Tratado de
Cardiologia
SOCESP

EDITORES
Ieda Biscegli Jatene
João Fernando Monteiro Ferreira
Luciano Ferreira Drager
Marcelo Franken
Miguel Antonio Moretti

5ª EDIÇÃO revisada e atualizada

Tratado de Cardiologia SOCESP

VOLUME 1

SOCESP
Sociedade de Cardiologia do Estado de São Paulo

manole

Editora: Juliana Waku
Editora de arte: Anna Yue
Capa: Ricardo Yoshiaki Nitta Rodrigues
Imagem da capa: iStock
Projeto gráfico do miolo: Departamento de Arte da Editora Manole
Ilustrações do miolo: Sírio José Braz Cançado, Mary Yamazaki, HiDesign Estúdio, Luargraf Serviços Gráficos, Formato Editoração, Triall Editorial
Editoração eletrônica: Formato Editoração, Triall Editorial

CIP-BRASIL. CATALOGAÇÃO NA PUBLICAÇÃO
SINDICATO NACIONAL DOS EDITORES DE LIVROS, RJ

T698
5. ed.
Tratado de cardiologia SOCESP / editores Ieda Biscegli Jatene ... [et al.]. - 5. ed., rev. e atual. - Santana de Parnaíba [SP] : Manole, 2022.
; 28 cm.

Inclui bibliografia e índice
ISBN 978-65-5576-517-5

1. Cardiologia. I. Jatene, Ieda Biscegli.

22-77604 CDD: 616.12
CDU: 612.17

Meri Gleice Rodrigues de Souza - Bibliotecária - CRB-7/6439

1ª edição – 2005; reimpressão – 2006
2ª edição – 2009
3ª edição – 2015
4ª edição – 2019
5ª edição – 2022

Editora Manole Ltda.
Alameda América, 876 – Tamboré
Santana de Parnaíba – 06543-315 – SP – Brasil
Tel.: (11) 4196-6000
www.manole.com.br | https://atendimento.manole.com.br

Impresso no Brasil
Printed in Brazil

Editores

Ieda Biscegli Jatene
Doutora pela Faculdade de Medicina da Universidade de São Paulo. Coordenadora do Serviço de Cardiopatias Congênitas e Cardiologia Pediátrica do Hospital do Coração (HCor). Membro do Comitê Criança da Sociedade Brasileira de Cardiologia. Coordenadora da Comissão de Residência Médica do Hospital do Coração. Presidente da Sociedade de Cardiologia do Estado de São Paulo (2022-2023).

João Fernando Monteiro Ferreira
Doutor em Cardiologia pela Faculdade de Medicina da Universidade de São Paulo (FMUSP). Especialista em Cardiologia pela SBC/AMB/CFM. *Fellow* ACC e ESC. Médico Assistente do Instituto do Coração do Hospital das Clínicas da FMUSP (InCor-HCFMUSP). Professor da Disciplina de Cardiologia da Faculdade de Medicina do ABC (FMABC). Presidente da Sociedade de Cardiologia do Estado de São Paulo (2020-2021). Presidente do Conselho Administrativo da Sociedade Brasileira de Cardiologia (2022).

Luciano Ferreira Drager
Professor Associado do Departamento de Clínica Médica, Disciplina de Nefrologia da Faculdade de Medicina da Universidade de São Paulo (FMUSP). Diretor da Unidade de Hipertensão, Disciplina de Nefrologia, do Hospital das Clínicas da FMUSP (HCFMUSP). Médico Assistente da Unidade de Hipertensão do Instituto do Coração (InCor-HCFMUSP). Diretor de Promoção e Pesquisa da Sociedade de Cardiologia do Estado de São Paulo (2022-2023).

Marcelo Franken
Doutor em Cardiologia pela Faculdade de Medicina da Universidade de São Paulo (FMUSP). Gerente Médico do Programa de Cardiologia do Hospital Israelita Albert Einstein. Diretor de Comunicação da Sociedade de Cardiologia do Estado de São Paulo (2022-2023).

Miguel Antonio Moretti
Doutor em Cardiologia pela Faculdade de Medicina da Universidade de São Paulo (FMUSP). Médico Assistente da Unidade de Coronariopatia Crônica do Instituto do Coração (InCor-HCFMUSP). Especialista em Cardiologia pela SBC/AMB/CFM. *Fellow* ACC, AHA e ESC. Professor Afiliado da Disciplina de Cardiologia da FMABC. Diretor de Publicações da Sociedade de Cardiologia do Estado de São Paulo (2022-2023).

Diretoria SOCESP

Diretoria Biênio 2022/2023

Presidente	Ieda Biscegli Jatene
Vice-Presidente	Alexandre Antonio C. Abizaid
1ª Secretária	Maria Cristina de Oliveira Izar
2ª Secretária	Auristela Isabel de Oliveira Ramos
1º Tesoureiro	Ricardo Pavanello
2ª Tesoureira	Salete Aparecida da Ponte Nacif
Diretor de Publicações	Miguel Antonio Moretti
Diretor de Qualidade Assistencial	Carlos Gun
Diretor Científico	Felix José Alvarez Ramires
Diretor de Comunicação	Marcelo Franken
Diretor de Relações Institucionais e Governamentais	Renato Azevedo Júnior
Diretor de Regionais	Andrei Carvalho Sposito
Diretor de Promoção e Pesquisa	Luciano Ferreira Drager
Diretor do Centro de Treinamento em Emergências	Agnaldo Piscopo
Coordenadores do Centro de Memórias	Alberto Francisco Piccolotto Naccarato
	Ronaldo Fernandes Rosa
Coordenadores do Projeto Insuficiência Cardíaca	Dirceu Rodrigues Almeida
	Múcio Tavares de Oliveira Junior
Coordenadores do Projeto Infarto	Antonio Claudio do Amaral Baruzzi
	Jorge Zarur Neto
	Roberta Saretta
Coordenadora do Projeto SOCESP Mulher	Lilia Nigro Maia

Diretoria Biênio 2020/2021

Presidente	João Fernando Monteiro Ferreira
Vice-Presidente	Renato Azevedo Júnior
1º Secretário	Otávio Rizzi Coelho Filho
2º Secretário	Álvaro Avezum
1º Tesoureiro	Marcos Valério Coimbra de Resende
2º Tesoureiro	Rogério Krakauer
Diretor de Publicações	Marcelo Franken
Diretora de Qualidade Assistencial	Lilia Nigro Maia
Diretor Científico	Luciano Ferreira Drager
Diretor de Comunicação	Ricardo Pavanello
Diretor de Relações Institucionais e Governamentais	Henry Abensur
Diretor de Regionais	Jorge Zarur Neto
Diretora de Promoção e Pesquisa	Maria Cristina de Oliveira Izar
Diretor do Centro de Treinamento em Emergências	Edson Stefanini
Coordenador de Estudos Populacionais	Otavio Berwanger
Coordenadores do Centro de Memórias	Alberto Francisco Piccolotto Naccarato
	Ronaldo Fernandes Rosa
Coordenadores do Projeto Insuficiência Cardíaca	Dirceu Rodrigues Almeida
	Múcio Tavares de Oliveira Junior
Coordenadores do Projeto Infarto	Luciano Moreira Baracioli
	Antonio Claudio do Amaral Baruzzi
Coordenador dos cursos de Emergências do AHA	Agnaldo Piscopo
Coordenadora do Projeto Cardiointensivismo	Ludhmila Abrahão Hajjar

Autores

Adalberto Menezes Lorga Filho
Responsável pelo Setor de Eletrofisiologia Clínica e Estimulação Cardíaca do Instituto de Moléstias Cardiovasculares (IMC), de São José do Rio Preto/SP. Responsável pelo Setor de Eletrofisiologia Clínica do Hospital de Base da Faculdade de Medicina de São José do Rio Preto. Doutor em Cardiologia pelo Instituto do Coração do Hospital das Clínicas da Faculdade de Medicina da Universidade de São Paulo (InCor-HCFMUSP). *International Fellow of the Posgraduate School of Rhytmology* – Cardiovascular Research and Teaching Institute Aalst, Belgium (Cardiovascular Center, OLV Hospital, Aalst – Bélgica). Cardiologista com Título de Especialista pela Sociedade Brasileira de Cardiologia (SBC), Associação Médica Brasileira (AMB). Eletrofisiologista Habilitado pela Sociedade Brasileira de Arritmias Cardíacas (SOBRAC)/SBC/AMB.

Adriana Bertolami
Médica da Seção de Dislipidemias e Diabetes e Coordenadora do Laboratório do Sono do Instituto Dante Pazzanese de Cardiologia (IDPC). Doutorado pelo Programa IDPC/USP.

Agnaldo Píscopo
Diretor do Centro de Emergências da SOCESP. Doutorando em Medicina/Tecnologia e Cardiologia Intervencionista IDPC/USP. Preceptor de Emergências da Santa Casa de Araras. Professor de Emergência da Faculdade São Leopoldo Mandic.

Aislan Henrique Bezerra Pinheiro
Residente Chefe de Cirurgia Cardiovascular – Universidade Federal de São Paulo. Plantonista da Unidade Pós-operatória de Cirurgia Cardiovascular – Hospital São Paulo. Plantonista da Unidade de Terapia Intensiva do Hospital Oswaldo Cruz. Graduação em Medicina pela Universidade Federal de Campina Grande.

Alberto Frisoli Junior
Professor afiliado da Disciplina de Cardiologia. Grupo de Pesquisa em Doenças de Vulnerabilidade do Idoso – Setor de Cardiogeriatria da Escola Paulista de Medicina da Universidade Federal de São Paulo (EPM-UNIFESP). Mestrado e Doutorado pela Unifesp. Pós-doutorado pelo Center of Aging and Health – Johns Hopkins University.

Alberto Takeshi Kiyose
Médico do Setor de Valvopatias da Disciplina de Cardiologia da Escola Paulista de Medicina da Universidade Federal de São Paulo (EPM-UNIFESP). Médico do Centro Avançado de Cardiopatias Estruturais e Doenças Valvares do HCor.

Alessandra Carvalho Goulart
Livre-Docente pelo Departamento de Clínica Médica da Faculdade de Medicina da Universidade de São Paulo. Médica clínica geral e epidemiologista do Centro de Pesquisa Clínica e Epidemiológica do Hospital Universitário da Universidade de São Paulo (HU-USP).

Alexandra Régia Dantas Brígido
Médica Cardiologista do Centro de Telemedicina do Hospital Israelita Albert Einstein. Residência completa em Cardiologia no Instituto do Coração do Hospital das Clínicas da Faculdade de Medicina da Universidade de São Paulo (InCor-HCFMUSP).

Alexandre Abizaid
Médico especialista em Cardiologia Intervencionista. PhD pela Universidade de São Paulo (USP). Diretor Técnico do Serviço de Cardiologia Invasiva do Instituto do Coração do Hospital das Clínicas da Faculdade de Medicina da USP (InCor-HCFMUSP).

Alexandre Ciappina Hueb
Doutor em Medicina pela Faculdade de Medicina da Universidade de São Paulo. Professor Auxiliar de Medicina da Universidade do Vale do Sapucaí – UNIVÁS. Responsável Técnico do Serviço de Cirurgia Cardiovascular do Hospital Samuel Libânio, Pouso Alegre/MG.

Alexandre da Costa Pereira
Departamento de CardioPneumologia do Instituto do Coração do Hospital das Clínicas da Faculdade de Medicina da

Universidade de São Paulo (InCor-HCFMUSP). Laboratório de Genética e Cardiologia Molecular – InCor-HCFMUSP.

Alexandre de Matos Soeiro
Médico Assistente da Unidade de Emergência do Instituto do Coração do Hospital das Clínicas da Faculdade de Medicina da Universidade de São Paulo (InCor-HCFMUSP). Médico Coordenador da Unidade Cardiológica Intensiva – BP Mirante. Doutor em Ciências pela FMUSP.

Alexandre Novakoski Ferreira Alves
Especialista em Cardiologia pela Sociedade Brasileira de Cardiologia (SBC). Especialista em Ergometria/Métodos Gráficos e Reabilitação Cardiopulmonar pelo DERC-SBC. Médico Assistente do Setor de Métodos Gráficos do Laboratório Fleury S.A. Médico do Setor de Ergometria do Hospital do Coração.

Aline Gehlen Ferrari
Preceptora do Programa de Residência Médica em Clínica Médica do Hospital Sírio-Libanês. Médica plantonista do Pronto Atendimento adulto do Hospital Sírio-Libanês. Título de Especialista em Cardiologia pela Sociedade Brasileira de Cardiologia e em Medicina Intensiva pela Associação de Medicina Intensiva Brasileira (AMIB).

Almir Sérgio Ferraz
Doutor em Cardiologia pela Universidade de São Paulo. Membro Efetivo da Sociedade Brasileira de Cardiologia. Supervisor do Laboratório de Avaliação Cardiopulmonar do Instituto Dante Pazzanese de Cardiologia. Coordenador da Divisão de Cardiologia Nuclear do Hospital Santa Paula - SP.

Aloisio Marchi da Rocha
Professor Titular de Cardiologia da Pontifícia Universidade Católica de Campinas (PUC-Campinas). Doutor em Ciências pela Faculdade de Medicina da Universidade de São Paulo. *Fellow of the American College of Cardiology. Fellow of the European Society of Cardiology.*

Álvaro Avezum
Professor Livre-Docente, Departamento de CardioPneumologia, Universidade de São Paulo. Diretor, Centro Internacional de Pesquisa, Hospital Alemão Oswaldo Cruz, São Paulo, SP. Pesquisador Associado International, Population Health Research Institute, McMaster University, Canadá. *At Large Board Member*, World Heart Federation.

Amanda Guerra de Moraes Rego Sousa
Presidente da SOCESP (1993-1995). Diretora Geral do Instituto Dante Pazzanese de Cardiologia (2009-2017). Membro Titular do Conselho Universitário da Universidade de São Paulo (2022-2023).

Amanda Rocha Diniz Kimura
Médica e pós-graduanda do Setor de Cardiogeriatria da Escola Paulista de Medicina da Universidade Federal de São Paulo. Médica do Setor de Ecocardiografia no Grupo Fleury.

Amélia Gorete Reis
Pediatra emergencista do Pronto-Socorro do Instituto da Criança e do Adolescente do Hospital das Clínicas da Faculdade de Medicina da Universidade de São Paulo (ICr-HCFMUSP). Doutora em Pediatria pela FMUSP. Membro da Força Tarefa Pediátrica da International Liaison Committee on Resuscitation (ILCOR).

Ana Paula Cornado Marte
Doutora em Cardiologia pela Faculdade de Medicina da Universidade de São Paulo (FMUSP). Médica Assistente da Unidade Clínica de Lípides do Instituto do Coração do Hospital das Clínicas da FMUSP (InCor-HCFMUSP).

André Arpad Faludi
Chefe da Seção Médica de Dislipidemias do Instituto Dante Pazzanese de Cardiologia. Doutor em Medicina pela Faculdade de Medicina da Universidade de São Paulo. Presidente do Departamento de Aterosclerose da SBC biênio 2016/2017.

André Coelho Marques
Doutor em Cardiologia pela Faculdade de Medicina da Universidade de São Paulo. Docente de Medicina da Faculdade Israelita de Ciências de Saúde Albert Einstein.

André Feldman
Cardiologista do Instituto Dante Pazzanese (IDPC). Coordenador de Cardiologia da Rede D'or São Luiz, Regional SP. Doutorado em Ciências Médicas pela USP/IDPC. Professor pleno da Pós-graduação USP/IDPC.

André Franci
Médico Coordenador da Unidade de Cardiologia Crítica do Hospital Sírio-Libanês – SP.

André Lupp Mota
Residência médica em Cirurgia Cardiovascular na Universidade Federal de São Paulo (UNIFESP). Mestrado pela UNIFESP.

André Schmidt
Médico Cardiologista. Professor Associado da Faculdade de Medicina de Ribeirão Preto da Universidade de São Paulo (FMRP-USP). Coordenador do Centro de Cardiologia do Hospital das Clínicas da FMRP-USP.

Andrei C. Sposito
MD PhD – Departamento de Clínica Médica, Disciplina de Cardiologia, Universidade Estadual de Campinas (UNICAMP).

Andreia Dias Jeronimo
Especialista em Doenças Valvares pelo Instituto Dante Pazzanese de Cardiologia (IDPC). Título de Especialista em Cardiologia pela Sociedade Brasileira de Cardiologia (SBC). Cardiologista do Hospital São Luiz Anália Franco (Rede D'or). Cardiologista da Seção Clínica de Valvopatias (Setor de Anticoagulação) do Instituto Dante Pazzanese de Cardiologia (IDPC). Cardiologista do Hospital do Servidor Público Estadual de São Paulo (HSPE). Coautora do Clube da Anticoagulação.

Angelo Amato V. de Paola
Professor Titular Livre-Docente e Chefe do Setor de Arritmias e Eletrofisiologia da Escola Paulista de Medicina da Universidade Federal de São Paulo (EPM-UNIFESP).

Anisio Alexandre Andrade Pedrosa
Doutor em Cardiologia pela Faculdade de Medicina da Universidade de São Paulo (FMUSP). Especialista Habilitado em Estimulação Cardíaca pela Sociedade Brasileira de Arritmias Cardíacas (SOBRAC-SBC). Médico Assistente da Unidade Clínica de Estimulação do Instituto do Coração do Hospital das Clínicas da FMUSP (InCor-HCFMUSP).

Antonio Carlos Bacelar Nunes Filho
Supervisor da Unidade Coronariana do Hospital Israelita Albert Einstein. Doutor em Cardiologia pelo Hospital Israelita Albert Einstein. Coordenador da Residência Médica em Cardiologia do Hospital Israelita Albert Einstein.

Antonio Carlos C. Carvalho (*in memoriam*)
Professor Titular, Disciplina de Cardiologia, Universidade Federal de São Paulo (UNIFESP).

Antonio Carlos Pereira Barretto
Professor Sênior da Faculdade de Medicina da Universidade de São Paulo (FMUSP). Livre-Docente da FMUSP. Médico da Divisão de Prevenção e Reabilitação do Instituto do Coração do Hospital das Clínicas da FMUSP (InCor-HCFMUSP). Supervisor da Cardiologia do Hospital Santa Marcelina.

Antonio Cláudio do Amaral Baruzzi
Médico Cardiologista do Hospital Albert Einstein. Doutor em Cardiologia pelo Instituto do Coração do Hospital das Clínicas da Faculdade de Medicina da Universidade de São Paulo (InCor-HCFMUSP). Coordenador do Projeto Infarto SOCESP. *Fellow* da European Society of Cardiology.

Antonio Eduardo Pereira Pesaro
Doutor em Cardiologia pela Universidade de São Paulo. Cardiologista do Hospital Israelita Albert Einstein.

Antônio Sérgio de Santis Andrade Lopes
Médico Assistente da Unidade de Valvopatia do Instituto do Coração do Hospital das Clínicas da Faculdade de Medicina da Universidade de São Paulo (InCor-HCFMUSP). Doutor em Cardiologia pela FMUSP.

Antonio Sergio Tebexreni
Especialista em Cardiologia pela Sociedade Brasileira de Cardiologia (SBC). Doutor em Ciências pela Universidade Federal de São Paulo (UNIFESP). Habilitação em Ergometria e Reabilitação pelo DERC-SBC. Médico Assistente Sênior do Setor de Métodos Gráficos do Fleury Medicina e Saúde.

Ari Timerman
Doutor em Cardiologia pela Faculdade de Medicina da Universidade de São Paulo. Ex-Presidente da SOCESP. Ex-Diretor Clínico do Instituto Dante Pazzanese de Cardiologia. Membro do Conselho Consultivo da SOCESP.

Ariane Vieira Scarlatelli Macedo
Cardiologista Assistente da Cardiologia na Irmandade Santa Casa de Misericórdia de SP. Médica pesquisadora no Brazilian Clinical Research Institute. Mestre em Ciências Aplicadas à Saúde do Adulto pela Universidade Federal de Minas Gerais (UFMG). Doutoranda em Medicina Translacional pela Universidade Federal de São Paulo (UNIFESP).

Auristela Isabel de Oliveira Ramos
Chefe da Seção de Valvopatias do Instituto Dante Pazzanese de Cardiologia de São Paulo. Doutora em Ciência pela Faculdade de Medicina da Universidade de São Paulo.

Bruna Romanelli Scarpa Matuck
Graduação em Medicina pela Faculdade de Medicina da Universidade de São Paulo (FMUSP). Residência em Cardiologia e *Fellow* em aterosclerose pelo Instituto do Coração do Hospital das Clínicas da FMUSP (InCor-HCFMUSP). Médica colaboradora da Unidade de Aterosclerose do InCor-HCFMUSP. Médica do Pronto Atendimento do Hospital Israelita Albert Einstein.

Bruno Aragão Rocha
Coordenador Médico de Inovação do Grupo Fleury. MBA de Gestão em Medicina Diagnóstica pela FIA/CBR.

Bruno Biselli
Médico Assistente da Unidade de Insuficiência Cardíaca do Instituto do Coração do Hospital das Clínicas da Faculdade de Medicina da Universidade de São Paulo (InCor-HCFMUSP). Médico da Unidade de Insuficiência Cardíaca Avançada do Hospital Sírio-Libanês-SP.

Bruno Caramelli
Professor Associado 3, Livre-Docente, Faculdade de Medicina da Universidade de São Paulo (FMUSP). Diretor da Unidade de Medicina Interdisciplinar em Cardiologia do Instituto do Coração do Hospital das Clínicas da FMUSP (InCor-HCFMUSP).

Bruno Gomes Padilha
Residência médica no Serviço de Medicina Nuclear do Hospital das Clínicas da Faculdade de Medicina da Universidade de São Paulo (HCFMUSP). Doutorado em Cardiologia pelo Instituto do Coração do Hospital das Clínicas da Faculdade de Medicina da Universidade de São Paulo (InCor-HCFMUSP). Especialista em Medicina Nuclear pela Sociedade Brasileira de Medicina Nuclear/Associação Médica Brasileira (SBMN/AMB).

Bruno Mahler Mioto
Médico Assistente da Unidade Clínica de Coronariopatia Crônica do Instituto do Coração do Hospital das Clínicas da Faculdade de Medicina da Universidade de São Paulo (InCor-HCFMUSP). Médico da Unidade Coronária do Hospital Israelita Albert Einstein. Doutor em Ciências pela Universidade de São Paulo.

Bruno Papelbaum
Especialista em Eletrofisiologia Invasiva pela SOBRACO. Especialista em Estimulação Cardíaca Eletrônica pela SBCCV. Especialista em Cardiologia pela SBC. Médico Titular da Beneficência Portuguesa (BP) de SP. Arritmologista do Hospital Dom Alvarenga.

Bruno Pereira Valdigem
Pós-doutorado pela Universidade de São Paulo. Estimulista e eletrofisiologista do Hospital Albert Einstein, Rede D'or e Instituto Dante Pazzanese.

Carlos A. C. Pedra
Doutor em Ciências Médicas pela Universidade de São Paulo (USP). Chefe da Seção Médica de Intervenções em Cardiopatias Congênitas do Instituto Dante Pazzanese de Cardiologia de São Paulo. *Fellow* do American College of Cardiology (FACC) e da Society for Angiography and Cardiovascular Interventions (FSCAI).

Carlos Alberto Buchpiguel
Professor Titular do Departamento de Radiologia e Oncologia da Faculdade de Medicina da Universidade de São Paulo (FMUSP). Coordenador do Serviço de Medicina Nuclear e PET/CT do Hospital Sírio-Libanês. Líder Médico do Setor de PET/CT do Hospital do Coração (HCor). Diretor da Divisão de Medicina Nuclear do Complexo do Hospital das Clínicas.

Carlos Alberto C. Hossri
Coordenador do Programa de Reabilitação Cardiopulmonar e do Setor de Ergometria e Ergoespirometria do Hospital do Coração (HCor). Supervisor do Setor de Provas Funcionais do Instituto Dante Pazzanese de Cardiologia (IDPC). Cardiologista pela Sociedade Brasileira de Cardiologia e Médico do Exercício e Esporte pela SBMEE. Doutor em Ciências pelo Instituto do Coração do Hospital das Clínicas da Faculdade de Medicina da Universidade de São Paulo (InCo-HCFMUSP).

Carlos Alberto Pastore
Diretor da Unidade Clínica de Eletrocardiografia do Instituto do Coração do Hospital das Clínicas da Faculdade de Medicina da Universidade de São Paulo (InCor-HCFMUSP). Ex-Presidente da International Society of Electrocardiology. Professor Livre-Docente pela FMUSP.

Carlos Costa Magalhães
Doutor em Ciências pela Faculdade de Medicina da Universidade de São Paulo (FMUSP). Título de Especialista em Cardiologia pela FMUSP. Presidente da SOCESP (2012-2013). Diretor de Promoção de Saúde Cardiovascular da SBC (2014-2015).

Carlos Eduardo Rochitte
Professor Livre-Docente e Doutor da Ressonância Magnética e Tomografia Computadorizada Cardiovascular do Instituto do Coração do Hospital das Clínicas da Faculdade de Medicina da Universidade de São Paulo (InCor-HCFMUSP). Coordenador Acadêmico da RM e TC Cardiovascular do InCor-HCFMUSP. Coordenador da RM e TC Cardiovascular do HCor. Médico da RM e TC Cardiovascular do Hospital Pró-Cardíaco - Rio de Janeiro. CEO da Rochitte Ressonância e Tomografia Cardíaca. Editor-chefe do *ABC Cardiol - Arquivos Brasileiros de Cardiologia* e Presidente do DIC-SBC 2020-2021.

Carlos Henrique Miranda
Coordenador da Unidade Coronariana da Unidade de Emergência do Hospital das Clínicas da Faculdade de Medicina de Ribeirão Preto da Universidade de São Paulo (HC-FMRP-USP). Professor Doutor da Divisão de Medicina de Emergência da FMRP-USP.

Carlos Henrique Sartorato Pedrotti
Gerente Médico do Centro de Telemedicina. Hospital Israelita Albert Einstein. MBA em Gestão em Saúde pelo Insper-SP.

Carlos Manuel de Almeida Brandão
Professor Colaborador da Faculdade de Medicina da Universidade de São Paulo (FMUSP). Médico Supervisor da Unidade Cirúrgica de Emergência do Instituto do Coração do Hospital das Clínicas da FMUSP (InCor-HCFMUSP). Doutor em Cirurgia Torácica e Cardiovascular - FMUSP.

Carlos V. Serrano Jr.
Livre-Docente pela Faculdade de Medicina da Universidade de São Paulo (FMUSP). Professor Associado da FMUSP. Diretor da Unidade Clínica de Aterosclerose – Instituto do Coração do Hospital das Clínicas da FMUSP (InCor-HCFMUSP).

Carolina Kassab Wroclawski
Médica do Núcleo de Hemorragia e Trombose do Hospital Sírio-Libanês. Especialista em Hematologia e Hemoterapia. Especialista em Clínica Médica. Responsável pelo estágio de Hematologia Benigna da Residência de Clínica Médica do Hospital Sírio-Libanês.

Carolina Mizzaci
Graduação em Medicina pela Faculdade de Medicina de Marília. Especialização em Eletrofisiologia pelo Instituto Dante Pazzanese de Cardiologia. Especialização em Ergometria e Reabilitação Cardiopulmonar pelo Hospital do Coração Associação do Sanatório Sírio, São Paulo. Especialização em Marca-passo pelo Instituto Dante Pazzanese de Cardiologia. Doutora em Ciências da Saúde pela Universidade Federal de São Paulo (UNIFESP). Título de Especialista em Cardiologia pelo MEC e pela Sociedade Brasileira de Cardiologia e Título de Especialista em Arritmias Cardíacas pela Sociedade Brasileira de Arritmias Cardíacas. Médica Assistente do Serviço de Reabilitação Cardiovascular do Instituto Dante Pazzanese de Cardiologia.

Cássia T. Bergamaschi
Professora Adjunta do Departamento de Fisiologia da Escola Paulista de Medicina da Universidade Federal de São Paulo.

Célia Maria Camelo Silva
Chefe do Setor de Cardiologia Pediátrica. Coordenadora do Setor de Hemodinâmica e Cateterismo Cardíaco Intervencionista

em Pacientes Pediátricos e Adultos Portadores de Cardiopatia Congênita. Disciplina de Cardiologia da Escola Paulista de Medicina da Universidade Federal de São Paulo (EPM-UNIFESP).

Celso Amodeo
Cardiologista e Nefrologista Colaborador do Setor de Cardiopatia Hipertensiva da Disciplina de Cardiologia da Universidade Federal de São Paulo (UNIFESP). Doutor em Medicina pela Faculdade de Medicina da Universidade de São Paulo.

César Augusto P. Jardim
Médico Especialista em Clínica Médica e Cardiologia. Preceptor da Residência de Cardiologia no Hospital do Coração (HCor) de São Paulo. Médico Cardiologista do HCor.

Cesar Higar Nomura
Diretor do Serviço de Radiologia do Instituto do Coração do Hospital das Clínicas da Faculdade de Medicina da Universidade de São Paulo (InCor-HCFMUSP), Superintendente Médico de Medicina Diagnóstica do Hospital Sírio-Libanês.

Cesar José Gruppi
Doutor em Cardiologia pela Faculdade de Medicina da Universidade de São Paulo. Médico Chefe do Setor de Monitorização Ambulatorial do Instituto do Coração do Hospital das Clínicas da Faculdade de Medicina da Universidade de São Paulo (InCor-HCFMUSP). Diretor do Centro de Diagnóstico Cardiológico SP. Ex-Professor Colaborador do Departamento de Cardio-Pneumologia da FMUSP.

Charles Mady
Professor Associado da Faculdade de Medicina da Universidade de São Paulo (FMUSP). Diretor do Grupo de Miocardiopatias do Instituto do Coração do Hospital das Clínicas da FMUSP (InCor-HCFMUSP).

Chong Ae Kim
Livre-Docente pelo Departamento de Pediatria da Faculdade de Medicina da Universidade de São Paulo (FMUSP). Professora Associada da Pediatria da FMUSP. Chefe da Unidade de Genética do Instituto da Criança e do Adolescente do Hospital das Clínicas da FMUSP. Supervisora do Programa de Residência em Genética Médica do Hospital das Clínicas da FMUSP.

Christian Valle Morinaga
Doutor em Ciências pela Universidade de São Paulo. Gerente Médico do Pronto Atendimento adulto do Hospital Sírio-Libanês.

Christopher B. Granger
Professor de Medicina da Duke University e Diretor da Unidade Coronária do Duke University Medical Center, Durham, NC, USA.

Cicero Piva de Albuquerque
Doutor pela Faculdade de Medicina da Universidade de São Paulo (FMUSP). Coordenador da Divisão de Cardiologia Clínica do Instituto do Coração do Hospital das Clínicas da FMUSP.

Claudia Cristiany Garcia Lopes
Médica Geriatra Titulada pela Sociedade Brasileira de Geriatria e Gerontologia (SBGG). Especialista em Cardiogeriatria pelo Instituto do Coração do Hospital das Clínicas da Faculdade de Medicina da Universidade de São Paulo (InCor-HCFMUSP). Médica Pesquisadora da Unidade Clínica de Cardiogeriatria, InCor-HCFMUSP.

Claudia F. Gravina
Doutora em Cardiologia pela Faculdade de Medicina da Universidade de São Paulo. *Research fellow* no Emory Center for Outcomes Research, Emory University, Atlanta, Georgia, USA, 1997-1999. Seção de Cardiogeriatria, Instituto Dante Pazzanese de Cardiologia.

Claudia Maria Rodrigues Alves
Doutora em Cardiologia pela Escola Paulista de Medicina da Universidade Federal de São Paulo (EPM-UNIFESP). Médica Assistente do Serviço de Cardiologia Intervencionista do Hospital São Paulo da EPM-UNIFESP. Cardiologista Intervencionista no Hospital do Coração/ASS, Hospital Nipo-Brasileiro, Hospital Santa Catarina e Hospital Cruz Azul.

Claudio Pinho
Doutor em Medicina pela Faculdade de Medicina da Universidade Estadual de Campinas (UNICAMP). Professor de Cardiologia da Faculdade de Medicina da Pontifícia Universidade Católica (PUC-Campinas).

Cledicyon Eloy da Costa
Cirurgião Cardiovascular. Membro Especialista pela Sociedade Brasileira de Cirurgia Cardiovascular (SBCCV). Cirurgião Cardiovascular da Pontifícia Universidade Católica de Campinas (PUC-Campinas), Hospital Samaritano e Hospital Vera Cruz Campinas.

Cristiano de Oliveira Dietrich
Cardiologista com atuação em Arritmias, Eletrofisiologia e Estimulação Cardíaca. Responsável por Equipe de Eletrofisiologia no Hospital Israelita Albert Einstein. Coordenador do Serviço de Eletrofisiologia do Hospital Moriah-Instituto de Fibrilação Atrial. Doutorado em Ciências de Saúde pela Escola Paulista de Medicina da Universidade Federal de São Paulo (EPM-UNIFESP).

Cristiano Faria Pisani
Médico Eletrofisiologista Assistente da Unidade de Arritmia do Instituto do Coração do Hospital das Clínicas da Faculdade de Medicina da Universidade de São Paulo (InCor-HCFMUSP). Doutor em Cardiologia pela FMUSP.

Cyrillo Cavalheiro Filho
Professor Colaborador Médico (Hematologia) da Faculdade de Medicina da Universidade de São Paulo (FMUSP). Doutor em Medicina pela FMUSP. Chefe do Serviço de Hemostasia e Trombose do Instituto do Coração do Hospital das Clínicas da FMUSP (InCor-HCFMUSP). Co-Responsável do Núcleo de Hemorragia e Trombose – Hospital Sírio-Libanês.

Dalmo Antonio Ribeiro Moreira
Doutor em Ciências pela Faculdade de Medicina da Universidade de São Paulo. Professor Pleno de Pós-graduação em Cardiologia do Instituto Dante Pazzanese – Universidade de São Paulo. Chefe da Seção Médica de Eletrofisiologia, Arritmias Cardíacas e Eletrocardiografia do Instituto Dante Pazzanese de Cardiologia de São Paulo. Médico responsável pelo Centro de Eletrofisiologia Diagnóstica e Intervencionista (CEDI-Ensino e Pesquisa), São Paulo.

Daniel B. Munhoz
MD MSc - Departamento de Clínica Médica, Disciplina de Cardiologia, Universidade Estadual de Campinas (UNICAMP).

Daniela Calderaro
Médica Assistente da Unidade de Medicina Interdisciplinar em Cardiologia do Instituto do Coração do Hospital das Clínicas da Faculdade de Medicina da Universidade de São Paulo (InCor-HCFMUSP). Professora Colaboradora do Departamento de Cardiopneumologia da FMUSP.

Daniéliso Renato Fusco
Médico e docente colaborador do Departamento de Clínica Médica da Faculdade de Medicina de Botucatu, Universidade Estadual Paulista Júlio de Mesquita Filho (UNESP).

Danielle Menosi Gualandro
Doutora em Ciências pela Faculdade de Medicina da Universidade de São Paulo (FMUSP). Professora Colaboradora do Departamento de Cardiopneumologia da FMUSP. Médica da Unidade de Medicina Interdisciplinar em Cardiologia do Instituto do Coração do Hospital das Clínicas da FMUSP (InCor-HCFMUSP). Presidente do GAPO/SBC.

Débora Romeo Bertola
Chefe da Unidade de Genética – Instituto da Criança e do Adolescente do Hospital das Clínicas da Faculdade de Medicina da Universidade de São Paulo (ICr-HCFMUSP). Médica Geneticista – Centro de Pesquisas sobre o Genoma Humano e Células-Tronco – Instituto de Biociências da Universidade de São Paulo. Doutora em Ciências pela FMUSP.

Décio Mion Júnior
Professor Livre-Docente pela Faculdade de Medicina da Universidade de São Paulo (FMUSP). Diretor da Escola de Educação Permanente do Hospital das Clínicas da FMUSP.

Denise Tessariol Hachul
Doutora em Ciências pela Faculdade de Medicina da Universidade de São Paulo (FMUSP). Professora da Pós-graduação – Disciplina de Cardiologia da FMUSP. Médica Assistente da Unidade de Arritmias do Instituto do Coração do Hospital das Clínicas da FMUSP (InCor-HCFMUSP).

Desidério Favarato
Médico Assistente da Unidade Clínica de Aterosclerose do Instituto do Coração do Hospital das Clínicas da Faculdade de Medicina da Universidade de São Paulo (InCor-HCFMUSP). Doutor em Medicina pela Universidade de São Paulo.

Diandro M. Mota
Instituto Dante Pazzanese de Cardiologia, São Paulo.

Diego Gaia
Professor Adjunto e Chefe da Disciplina de Cirurgia Cardiovascular da Universidade Federal de São Paulo.

Dirceu Rodrigues Almeida
Professor Adjunto da Disciplina de Cardiologia da Universidade Federal de São Paulo (UNIFESP). Responsável pelo Setor de Miocardiopatias, Insuficiência Cardíaca e Transplante Cardíaco.

Dirceu Thiago Pessoa de Melo
Doutor em Cardiologia pela Universidade de São Paulo. Coordenador da UTI Cardiológica do Hospital do Coração de Campinas.

Dorival Júlio Della Togna
Chefe da Seção de Endocardite do Instituto Dante Pazzanese de Cardiologia (IDPC). Cardiologista responsável pela enfermaria de Valvopatias do Instituto Dante Pazzanese de Cardiologia (IDPC). Doutor em Ciências pela Universidade de São Paulo/ Tecnologia e Intervenção em Cardiologia.

Edimar Alcides Bocchi
Professor Associado da Faculdade de Medicina da Universidade de São Paulo (FMUSP). Diretor da Unidade de Insuficiência Cardíaca do Instituto do Coração do Hospital das Clínicas da FMUSP (InCor-HCFMUSP).

Edmundo Arteaga-Fernández
Professor Livre-Docente pela Faculdade de Medicina da Universidade de São Paulo (FMUSP). Médico Assistente da Unidade Clínica de Miocardiopatias do Instituto do Coração do Hospital das Clínicas da FMUSP (InCor-HCFMUSP).

Edson Stefanini
Doutor em Medicina pela Disciplina de Cardiologia da Escola Paulista de Medicina - Universidade Federal de São Paulo.

Eduardo Flávio de Lacerda Marçal Filho
Residência médica no Serviço de Medicina Nuclear do Hospital das Clínicas da Universidade Estadual de Campinas (UNICAMP). Especialista em Medicina Nuclear pela Sociedade Brasileira de Medicina Nuclear/Associação Médica Brasileira (SBMN/AMB).

Eduardo Gomes Lima
Doutor em Cardiologia pela Faculdade de Medicina da Universidade de São Paulo (FMUSP). Professor Colaborador da FMUSP. Médico da Unidade de Aterosclerose do Instituto do Coração do Hospital das Clínicas da FMUSP (InCor-HCFMUSP). Coordenador Médico de Pesquisa do Hospital 9 de Julho.

Eduardo Nascimento Gomes
Cirurgião Cardiovascular dos Hospitais Afiliados da SPDM.

Eduardo Palmegiani
Cardiologista titulado pela AMB/SBC. Eletrofisiologista titulado pela AMB/SBC/SOBRAC. Médico do Setor de Arritmia e Eletrofisiologia Invasiva da Faculdade de Medicina de SJRP (FAMERP). Médico do Setor de Arritmia e Eletrofisiologia Invasiva do IMC de São José do Rio Preto.

Eduardo Rodrigues Bento Costa
Eletrofisiologista pela Sociedade Brasileira de Arritmias Cardíacas (SOBRAC). Especialista em Estimulação Cardíaca Artificial pelo DECA. Diretor Médico da Cardioritmo de São José dos Campos.

Elizabeth Regina Giunco Alexandre
Especialista em "Saúde da Mulher Climatérica" pela Faculdade de Saúde Pública da Universidade de São Paulo. Presidente do Departamento de Cardiologia da Mulher da Sociedade Brasileira de Cardiologia 2016-2017. Presidente da Associação Brasileira de Mulheres Médicas (ABMM).

Enio Buffolo
Professor Emérito de Cirurgia Cardiovascular da Escola Paulista de Medicina da Universidade Federal de São Paulo (EPM-UNIFESP). Ex-chefe do Departamento de Cirurgia da EPM-UNIFESP.

Enrique I. Pachón Mateos
Professor pela Universidade de São Paulo (USP). Especialista em Arritmias e Eletrofisiologia pela Sociedade Brasileira de Arritmias Cardíacas (SOBRAC). Especialista em Estimulação Cardíaca pelo DECA. Especialista em Cardiologia pela Sociedade Brasileira de Cardiologia.

Erika E. Nishi
Biomédica e Professora Afiliada do Departamento de Fisiologia da Escola Paulista de Medicina da Universidade Federal de São Paulo.

Estela Azeka
Professora Livre-Docente da Faculdade de Medicina da Universidade de São Paulo (FMUSP). Médica Assistente da Unidade de Cardiologia Pediátrica e Cardiopatias Congênitas do Adulto do Instituto do Coração do Hospital das Clínicas da FMUSP (InCor-HCFMUSP).

Expedito Eustáquio Ribeiro
Professor Livre-Docente de Cardiologia da Faculdade de Medicina da Universidade de São Paulo (FMUSP). Diretor do Serviço de Hemodinâmica do Instituto de Cardiologia do Hospital das Clínicas da FMUSP (InCor-HCFMUSP).

Fabiana Hanna Rached
Médica Assistente da Aterosclerose do Instituto do Coração do Hospital das Clínicas da Faculdade de Medicina da Universidade de São Paulo (InCor-HCFMUSP). Professora Colaboradora junto ao Departamento de Cardiopneumologia da FMUSP. Doutora em Medicina pela Faculdade de Medicina da Universidade de São Paulo. Phd Cotutelle - Universidade de São Paulo – USP - Universidade Pierre et Marie Curie - Paris.

Fabio Antonio Gaiotto
Pós-doutoramento em cirurgia cardiovascular pela Faculdade de Medicina da Universidade de São Paulo (FMUSP). Chefe do Grupo de Tratamento Cirúrgico da Insuficiência Cardíaca do Instituto do Coração do Hospital das Clínicas da FMUSP (InCor--HCFMUSP). Coordenador do Grupo Cirúrgico de Transplante Cardíaco do Hospital Albert Einstein. Cirurgião Cardiovascular da Beneficência Portuguesa de São Paulo.

Fabio Biscegli Jatene
Professor Titular da Disciplina de Cirurgia Cardiovascular da Faculdade de Medicina da Universidade de São Paulo (FMUSP). Diretor da Divisão de Cirurgia Cardiovascular do Instituto do Coração do Hospital das Clínicas da FMUSP (InCor-HCFMUSP). Vice-presidente do Conselho Diretor do InCor-HCFMUSP.

Fábio Fernandes
Professor Livre-Docente pela Universidade de São Paulo. Médico Assistente da Unidade de Miocardiopatias e Doenças da Aorta do Instituto do Coração do Hospital das Clínicas da Faculdade de Medicina da Universidade de São Paulo (InCor-HCFMUSP).

Fabio Grunspum Pitta
Médico Assistente da Unidade Clínica de Aterosclerose do Instituto do Coração do Hospital das Clínicas da Faculdade de Medicina da Universidade de São Paulo (InCor-HCFMUSP). Médico do Programa de Cardiologia e da Unidade Coronariana do Hospital Israelita Albert Einstein (HIAE).

Fabio Mastrocola
Especialista em Cardiologia pelo Instituto do Coração do Hospital das Clínicas da Faculdade de Medicina da Universidade de São Paulo e Sociedade Brasileira de Cardiologia. Especialista em Clínica Médica pela Sociedade Brasileira de Clínica Médica. Especialista em Terapia Intensiva pela Associação de Medicina Intensiva Brasileira. Editor do *Manual de Cardiologia Cardiopapers*. Chefe do Serviço de Cardiologia do Hospital Universitário Onofre Lopes – UFRN.

Fábio Sandoli de Brito Jr.
Médico especialista em Cardiologia Intervencionista. Livre--Docente pela Universidade de São Paulo (USP). Coordenador do Serviço de Cardiologia Invasiva do Hospital Sírio-Libanês.

Fátima Dumas Cintra
Professora-Adjunta da disciplina de Clínica Médica, Universidade Federal de São Paulo. Professora Livre-Docente em Cardiologia, Universidade Federal de São Paulo.

Fausto Feres
Diretor, Instituto Dante Pazzanese de Cardiologia.

Felipe de Oliveira Ramalho
Mestre em Ciências Cardiovasculares - Universidade de São Paulo (USP). *Fellow* em Pesquisa e Intervenções Cardíacas Complexas - Hospital Israelita Albert Einstein - SP. Residência médica em Hemodinâmica e Cardiologia Intervencionista - Instituto Dante Pazzanese. Residência médica em Cardiologia - Instituto Dante Pazzanese de Cardiologia - SP.

Felipe Lopes Malafaia
Cardiologia e Ergometria pelo Instituto Dante Pazzanese de Cardiologia. Especialista em Cardiologia e Ergometria pela SBC/AMB. Coordenador dos Métodos gráficos e Reabilitação – Hospital Samaritano Paulista.

Felix José Alvarez Ramires
Professor Livre-Docente da Faculdade de Medicina da Universidade de São Paulo. Médico da Unidade de Miocardiopatias do Instituto do Coração do Hospital das Clínicas da FMUSP (InCor-HCFMUSP). Coordenador do Programa de Insuficiência Cardíaca do HCor.

Fernanda Almeida Andrade
Médica do Setor de Miocardiopatias, Insuficiência Cardíaca e Transplante Cardíaco.

Fernanda Marciano Consolim-Colombo
Médica Assistente da Unidade de Hipertensão do Instituto do Coração do Hospital das Clínicas da Faculdade de Medicina da Universidade de São Paulo (InCor-HCFMUSP). Professora Livre-Docente de Cardiologia da FMUSP. Coordenadora de Pesquisa da Seção de Hipertensão do Instituto Dante Pazzanese.

Fernanda Reis de Azevedo
Doutora em Ciências pelo Instituto do Coração do Hospital das Clínicas da Faculdade de Medicina da Universidade de São Paulo (InCor-HCFMUSP). Nutricionista pelo Centro Universitário São Camilo. Título de Especialista de Nutrição em Cardiologia pela SOCESP.

Fernando Bacal
Livre-Docente da Faculdade de Medicina da Universidade de São Paulo. Diretor do Núcleo de Transplantes do Instituto do Coração do Hospital das Clínicas da FMUSP (InCor-HCFMUSP). Coordenador do Programa de Insuficiência Cardíaca e Transplante do Hospital Israelita Albert Einstein.

Fernando Ganem
Doutor em Ciências pela Universidade de São Paulo. Diretor Geral do Hospital Sírio-Libanês. Coordenador do Programa de Residência de Clínica Médica do Hospital Sírio-Libanês. Título de especialista em Cardiologia pela Sociedade Brasileira de Cardiologia e em Medicina Intensiva pela Associação de Medicina Intensiva Brasileira.

Fernando Nobre
Doutor pela Universidade de São Paulo (USP). Colaborador da Seção de Cardiologia da USP Ribeirão Preto. Ex-presidente do Departamento de Hipertensão Arterial da Sociedade Brasileira de Cardiologia. Ex-presidente da Sociedade Brasileira de Hipertensão. *Fellow* do American College of Cardiology. *Fellow* da European Society of Cardiology. Membro da Inter-American Society of Hypertension.

Filippe Barcellos Filippini
Médico especialista em Cardiologia Intervencionista. Cardiologista clínico.

Flávia Bernardes Morais
Especialista em Cardiologia com Habilitação e Atuação em Ergometria pelo Departamento de Ergometria e Reabilitação da Sociedade Brasileira de Cardiologia (SBC). Médica Ergometrista do Hospital Israelita Albert Einstein. Médica do Setor de Provas Funcionais e Reabilitação Cardiovascular do Instituto Dante Pazzanese de Cardiologia de São Paulo.

Flávia Bittar Brito Arantes
Cardiologista pelo Instituto Dante Pazzanese de Cardiologia e Pós-graduação em Coronariopatia Aguda pelo Instituto do Coração do Hospital das Clínicas da Faculdade de Medicina da Universidade de São Paulo (InCor-HCFMUSP). Doutora em Cardiologia pela USP. Docente da Faculdade de Medicina da Universidade Federal de Uberlândia.

Flávio de Souza Brito
Master of Health Science – Duke University. Doutor em Cardiologia pela Universidade Federal de São Paulo (UNIFESP). Professor e Responsável pela Divisão de Transplante Cardíaco da Faculdade de Medicina de Botucatu – Universidade Estadual Paulista (UNESP).

Flávio Tarasoutchi
Livre-Docente pela Faculdade de Medicina da Universidade de São Paulo (FMUSP). Diretor da Unidade Clínica de Valvopatias do Instituto do Coração do Hospital das Clínicas da FMUSP (InCor-HCFMUSP). Professor Colaborador da Cardiologia da FMUSP. Coordenador das Diretrizes de Valvopatia da Sociedade Brasileira de Cardiologia.

Francisco Akira Malta Cardozo
Médico Assistente da Unidade de Medicina Interdisciplinar em Cardiologia do Instituto do Coração do Hospital das Clínicas da Faculdade de Medicina da Universidade de São Paulo (InCor-HCFMUSP). Preceptor da Residência Médica em Cardiologia do InCor-HCFMUSP.

Francisco Antonio Helfenstein Fonseca
Professor Adjunto Livre-Docente da Disciplina de Cardiologia da Escola Paulista de Medicina da Universidade Federal de São Paulo.

Francisco Darrieux
Doutor em Cardiologia pela Faculdade de Medicina da Universidade de São Paulo. Médico Assistente da Unidade de Arritmias

Cardíacas do Instituto do Coração do Hospital das Clínicas da FMUSP (InCor-HCFMUSP).

Frederico José Neves Mancuso
Pós-Doutorado em Cardiologia pela Escola Paulista de Medicina da Universidade Federal de São Paulo (EPM-UNIFESP). Doutor em Cardiologia pela EPM-UNIFESP. Médico Assistente da EPM--UNIFESP. Coordenador do Pronto-Socorro de Clínica Médica do Hospital São Paulo – EPM-UNIFESP.

Gabriel Menezes Albuquerque
Cardiologista Intervencionista.

Geraldo Lorenzi-Filho
Professor Associado do Departamento de Pneumologia da Faculdade de Medicina da Universidade de São Paulo (FMUSP). Diretor do Laboratório do Sono, Disciplina de Pneumologia do Instituto do Coração do Hospital das Clínicas da FMUSP (InCor-HCFMUSP).

Gisele Sampaio Silva
Professora Livre-Docente da Universidade Federal de São Paulo (UNIFESP). Pesquisadora Clínica – Academic Research Organization, Hospital Israelita Albert Einstein.

Giselle de Lima Peixoto
Prestador de Serviços do Instituto do Coração do Hospital das Clínicas da Faculdade de Medicina da Universidade de São Paulo (InCor-HCFMUSP). Plantonista da Unidade de Terapia Intensiva do Hospital Santa Marcelina.

Giuliano Generoso
Residência em Cardiologia e Doutorado em Ciências pelo Instituto do Coração do Hospital das Clínicas da Faculdade de Medicina da Universidade de São Paulo (InCor-HCFMUSP). Pesquisador do Centro de Pesquisa Clínica e Epidemiológica – HU-USP.

Guilherme de Castro Machado Rabello
Engenheiro pela Universidade de São Paulo. Gerente Comercial e de Inteligência de Mercado – InovaInCor do Instituto do Coração do Hospital das Clínicas da Faculdade de Medicina da Universidade de São Paulo (InCor-HCFMUSP).

Guilherme Fenelon
Professor Livre-Docente em Cardiologia pela Universidade Federal de São Paulo. Coordenador do Centro de Arritmia do Hospital Israelita Albert Einstein.

Guilherme Flora Vargas
Professor Assistente da Disciplina de Cirurgia Cardiovascular da Escola Paulista de Medicina da Universidade Federal de São Paulo (EPM-UNIFESP).

Guilherme Sobreira Spina
Professor Colaborador da Faculdade de Medicina da Universidade de São Paulo (FMUSP). Orientador da Liga de Combate à Febre Reumática da FMUSP. Doutor em Cardiologia pela FMUSP. Médico Assistente da Unidade Clínica de Valvopatia do Instituto do Coração do Hospital das Clínicas da FMUSP (InCor-HCFMUSP).

Gustavo André Boeing Boros
Médico Assistente da Unidade de Terapia Intensiva Cardiológica do Instituto do Coração do Hospital das Clínicas da Faculdade de Medicina da Universidade de São Paulo (InCor-HCFMUSP).

Gustavo Bernardes de Figueiredo Oliveira
Cardiologista, Coordenador adjunto, Unidade Coronária, Instituto Dante Pazzanese de Cardiologia. Gerente médico, Centro Internacional de Pesquisa, Hospital Alemão Oswaldo Cruz. Coordenador adjunto, Comitê de Ética em Pesquisa, Instituto Dante Pazzanese de Cardiologia. Coordenador do Programa de Mestrado Profissional Associado à Residência Médica em Cardiologia, Universidade de São Paulo e Instituto Dante Pazzanese de Cardiologia. Doutorado em Ciências - Universidade de São Paulo.

Gustavo Calado de Aguiar Ribeiro
Chefe do Serviço de Cirurgia Cardíaca da Pontifícia Universidade Católica de Campinas.

Gustavo Jardim Volpe
Médico Cardiologista. Médico Assistente da Divisão de Cardiologia do Departamento de Clínica Médica da Faculdade de Medicina de Ribeirão Preto da Universidade de São Paulo (FMRP-USP). Doutor em Clínica Médica pela FMRP-USP. Título de Especialista em Cardiologia pela Sociedade Brasileira de Cardiologia (SBC) e Especialização em Imagem Cardiovascular pela Johns Hopkins University.

Guy Fernando de Almeida Prado Junior
Médico do Serviço de Cardiologia Intervencionista do Hospital Israelita Albert Einstein, em São Paulo.

Heitor Moreno Júnior
Professor Titular de Clínica Médica. Livre-Docente pela Faculdade de Ciências Médicas da Universidade Estadual de Campinas (UNICAMP).

Hélio Penna Guimarães
Médico Especialista em Medicina de Emergência pela Associação Brasileira de Medicina de Emergência (ABRAMEDE). Especialista em Medicina Intensiva pela Associação de Medicina Intensiva Brasileira (AMIB). Especialista em Cardiologia pelo Instituto Dante Pazzanese de Cardiologia (IDPC). Mestrado em Dirección Médica y Gestión Clínica (UNED) – Instituto Carlos III-Madri-Espanha. Master em Gestão de Serviços da Saúde (MBA) pela Fundação Getúlio Vargas (FGV). Doutor em Ciências pela Universidade de São Paulo (USP). Médico do Departamento de Pacientes Graves do Hospital Israelita Albert Einstein (HIAE). Professor Afiliado do Departamento de Medicina da Escola Paulista de Medicina da Universidade Federal de São Paulo (EPM-UNIFESP). Médico Coordenador da UTI de Clínica Médica da UNIFESP. Médico da

Unidade de Terapia Intensiva do Instituto de Infectologia Emílio Ribas – Secretaria de Saúde do Estado de São Paulo. *International Fellow* pela American Heart Association (AHA). Professor Titular das Disciplinas de Medicina de Emergência e Medicina Intensiva do Centro Universitário São Camilo (CUSC-SP).

Heno Ferreira Lopes
Médico da Unidade de Hipertensão do Instituto do Coração do Hospital das Clínicas da Faculdade de Medicina da Universidade de São Paulo (InCor-HCFMUSP). Médico Responsável pelo Laboratório de MAPA – InCor-FMUSP. Professor Livre-Docente pela FMUSP.

Henrique Barbosa Ribeiro
Médico Especialista em Cardiologia Intervencionista. PhD pela Université Laval, em Quebec no Canadá.

Henrique Tria Bianco
MD, PhD Doutor e Pós-Doutor em Cardiologia pela Universidade Federal de São Paulo (UNIFESP).

Henrique Turin Moreira
Médico Cardiologista. Professor Doutor do Departamento de Clínica Médica da Faculdade de Medicina de Ribeirão Preto da Universidade de São Paulo (FMRP-USP). Doutor em Clínica Médica pela FMRP-USP. Título de Especialista em Cardiologia pela Sociedade Brasileira de Cardiologia (SBC), com Habilitação em Ecocardiografia pelo Departamento de Imagem Cardiovascular da SBC e Especialização em Imagem Cardiovascular pela Johns Hopkins University.

Hermes Toros Xavier
MD, PhD Doutor e Pós-Doutor em Cardiologia pela Faculdade de Medicina da USP. *Fellow* da European Society of Cardiology.

Horacio Gomes Pereira Filho
Especialista em Cardiologia/Métodos Gráficos. Doutorando em Cardiologia. Médico Assistente da Unidade de Eletrocardiografia de Repouso do Instituto do Coração do Hospital das Clínicas da Faculdade de Medicina da Universidade de São Paulo (InCor-HCFMUSP).

Humberto Pierri
Professor Livre-Docente pela Universidade de São Paulo.

Ibraim Masciarelli F. Pinto
Médico do Serviço de Imagem do Grupo Fleury. Responsável pelo Serviço de Imagem do Instituto Dante Pazzanese de Cardiologia. Presidente da Sociedade de Cardiologia do Estado de São Paulo (2016-2017). Doutor em Ciências pela Faculdade de Medicina da Universidade de São Paulo.

Idiberto José Zotarelli Filho
Professor e Coordenador de área de pesquisa na Faculdade de Medicina FACERES de São José do Rio Preto, São Paulo, Brasil.

Isabela Martins Benseñor
Professora Associada da Faculdade de Medicina da Universidade de São Paulo. Pós-doutorado no Brighams and Women's Hospital, Harvard Medical School.

Ivna Girard Cunha Vieira Lima
Especialista em Insuficiência Cardíaca, Transplante Cardíaco e Dispositivos de Assistência Circulatória Mecânica. Pós-graduanda em Cardiologia no Instituto do Coração do Hospital das Clínicas da Faculdade de Medicina da Universidade de São Paulo (InCor-HCFMUSP).

Izo Helber
Professor Afiliado da Disciplina de Cardiologia. Assistente Doutor. Coordenador do Setor de Cardiogeriatra da Disciplina de Cardiologia da Universidade Federal de São Paulo. Presidente do Departamento de Cardiogeriatria da Sociedade Brasileira de Cardiologia (2020/2021).

Januario Manoel de Souza
Chefe de Equipe de Cirurgia Cardiovascular – Hospital Beneficência Portuguesa de São Paulo. Chefe de Equipe de Cirurgia Cardiovascular – Hospital Oswaldo Cruz de São Paulo.

Jarbas Jakson Dinkhuysen
Professor Livre-Docente pela Faculdade de Medicina da Universidade de São Paulo (FMUSP). Filiação: Hospital do Coração do Sanatório Sírio em São Paulo.

Jeane Mike Tsutsui
Professora Livre-Docente em Cardiologia pela Faculdade de Medicina da Universidade de São Paulo e CEO do Grupo Fleury.

Jefferson Curimbaba
Mestre em Ciências Médicas – Área de Concentração em Saúde Humana pelo Instituto de Assistência Médica ao Servidor Público Estadual de São Paulo (HSPE-FMO). Médico Assistente do Serviço de Cardiologia do Hospital do Servidor Público Estadual de São Paulo.

João Chaker Saba (*in memoriam*)
Doutorado em Ciências Médicas e Biológicas pela Universidade Federal de São Paulo (UNIFESP). Médico da UNIFESP.

João Fernando Monteiro Ferreira
Doutor em Cardiologia pela Faculdade de Medicina da Universidade de São Paulo (FMUSP). Especialista em Cardiologia pela SBC/AMB/CFM. *Fellow* ACC e ESC. Médico Assistente do Instituto do Coração do Hospital das Clínicas da FMUSP (InCor-HCFMUSP). Professor da Disciplina de Cardiologia da Faculdade de Medicina do ABC (FMABC). Presidente da Sociedade de Cardiologia do Estado de São Paulo (2020-2021). Presidente do Conselho Administrativo da Sociedade Brasileira de Cardiologia (2022).

João Henrique Clasen
Cardiologista pelo Instituto do Coração do Hospital das Clínicas da Faculdade de Medicina da Universidade de São Paulo (InCor--HCFMUSP) e Sociedade Brasileira de Cardiologia. Especialista em Arritmologia pelo InCor-HCFMUSP.

Joao Manoel Rossi Neto
Responsável pelo Ambulatório de Disfunção Ventricular e Transplante de Coração do Instituto Dante Pazzanese de Cardiologia. Doutor em Ciências pela Universidade de São Paulo.

João Nelson R. Branco
Professor Associado Livre-Docente da Disciplina de Cirurgia Cardíaca da Escola Paulista de Medicina da Universidade Federal de São Paulo (EPM-UNIFESP). Membro Titular da Sociedade Brasileira de Cirurgia Cardiovascular.

João Pimenta
Médico do Serviço de Cardiologia, Hospital do Servidor Público Estadual, São Paulo, SP. Doutor em Medicina, Área de Clínica Médica.

João Roberto Breda
Professor Associado de Cirurgia da Universidade de Miami – Miller School of Medicine. Divisão de Transplante Torácico e Suporte Mecânico – Miami Transplant Institute (MTI).

José Antonio Franchini Ramires
Professor Titular de Cardiologia da Faculdade de Medicina da Universidade de São Paulo.

José Antônio Marin-Neto
Professor Titular de Cardiologia e Diretor do Serviço de Cardiologia Intervencionista da Faculdade de Medicina de Ribeirão Preto da Universidade de São Paulo (FMRP-USP).

José Armando Mangione
MD, Ph.D. Cardiologista Intervencionista do Hospital Beneficência Portuguesa e Hospital Alemão Oswaldo Cruz – São Paulo. Professor Livre-Docente pela Faculdade de Medicina da Universidade de São Paulo (FMUSP).

José Augusto Duncan Santiago
Cirurgião Cardiovascular do Núcleo de Miocardiopatias e Doenças da Aorta - InCor HCFMUSP. Especialista em Cirurgia Cardiovascular pela Faculdade de Medicina da USP e SBCCV.

José Carlos Nicolau
Professor da Faculdade de Medicina da Universidade de São Paulo (FMUSP). Diretor da Unidade de Coronariopatia Aguda do Instituto do Coração do Hospital das Clínicas da FMUSP (InCor-HCFMUSP).

José Carlos Pachón Mateos
Diretor do Serviço de Arritmias, Eletrofisiologia e Marca-passo do Hospital do Coração (HCor) de São Paulo. Diretor do Serviço de Estimulação Cardíaca Artificial do Instituto Dante Pazzanese de Cardiologia de São Paulo.

José Cícero Stocco Guilhen
Professor Adjunto do Departamento de Cirurgia da Universidade Federal de São Paulo. Chefe do Setor de Cirurgia Cardíaca Pediátrica do Instituto Dante Pazzanese de Cardiologia. Doutorado pela Universidade Federal de São Paulo. Membro Titular da Sociedade Brasileira de Cirurgia Cardiovascular.

José de Arimateia Batista Araujo-Filho
Doutor em Radiologia pela Universidade São Paulo. *Postdoctoral fellowship* pelo Memorial Sloan Kettering Cancer Center. Radiologista torácico do Hospital Sírio-Libanês e do Grupo Fleury.

José Eduardo Krieger
Departamento de Cardiopneumologia do Instituto do Coração do Hospital das Clínicas da Faculdade de Medicina da Universidade de São Paulo (InCor-HCFMUSP). Laboratório de Genética e Cardiologia Molecular – InCor-HCFMUSP.

José Fernando Vilela-Martin
Livre-Docente em Cardiologia pela Universidade de São Paulo (FMUSP). Professor Adjunto Doutor da Faculdade de Medicina de São José do Rio Preto (FAMERP). Coordenador do Programa de Pós-graduação em Ciências da Saúde da FAMERP. *Fellow* da American Heart Association (AHA).

José Francisco Kerr Saraiva
Professor Titular da Disciplina de Cardiologia da Faculdade de Medicina da Pontifícia Universidade Católica de Campinas (PUC-Campinas). *Fellow* da European Society of Cardiology e do American College of Cardiology. Diretor de Promoção de Saúde da Sociedade Brasileira de Cardiologia. Diretor Clínico do Instituto de Pesquisa Clínica de Campinas. Membro do Departamento de Diabetes e Doença Cardiovascular da Sociedade Brasileira de Diabetes.

José Honório Palma
Professor Livre-Docente da Disciplina de Cirurgia Cardiovascular da Universidade Federal de São Paulo (UNIFESP). Professor Colaborador do Instituto do Coração do Hospital das Clínicas da Faculdade de Medicina da Universidade de São Paulo (InCor-HCFMUSP).

José Jayme Galvão de Lima
Professor Livre-Docente da Faculdade de Medicina da Universidade de São Paulo. Médico da Unidade de Hipertensão do Instituto do Coração do Hospital das Clínicas da Faculdade de Medicina da Universidade de São Paulo (InCor-HCFMUSP).

José Leonidas Alves-Jr
Doutor em Ciências Médicas pela Faculdade de Medicina da Universidade de São Paulo (FMUSP). Médico Assistente da Unidade de Circulação Pulmonar do Instituto do Coração do Hospital das Clínicas da FMUSP (InCor-HCFMUSP) e do Instituto do Câncer do Estado de São Paulo (ICESP) do HCFMUSP.

José Marcos Moreira
Mestre em Cardiologia pela Universidade Federal de São Paulo (UNIFESP). Responsável pelo Serviço de Eletrofisiologia Cardíaca do Hospital do Servidor Público Estadual de São Paulo. Membro da Sociedade Brasileira de Arritmias Cardíacas (SOBRAC).

Jose Mariani Junior
Coordenador Médico na Cardiologia Intervencionista do Hospital Israelita Albert Einstein, em São Paulo. Coordenador do Serviço de Hemodinâmica e Cardiologia Intervencionista da Santa Casa de São Paulo. Professor-Assistente da Faculdade de Ciências Médicas da Santa Casa de São Paulo. Doutor em Ciências Médicas pela Faculdade de Medicina da Universidade de São Paulo.

José Pedro da Silva
Doutor em Cirurgia Cardiovascular pela Faculdade de Medicina da Universidade de São Paulo (FMUSP).

José Ribamar Costa Jr.
Chefe da Seção de Intervenção Coronária do Instituto Dante Pazzanese de Cardiologia (IDPC). Professor Pleno do Programa de Doutorado IDPC/USP.

José Roberto de Oliveira Silva Filho
Médico Assistente da Unidade de Emergência Referenciada do Instituto do Coração do Hospital das Clínicas da Faculdade de Medicina da Universidade de São Paulo (InCor-HCFMUSP). Especialista em Clínica Médica pelo HCFMUSP. Especialista em Cardiologia pelo InCor-HCFMUSP e pela Sociedade Brasileira de Cardiologia. *Fellow* em Aterosclerose pelo InCor-HCFMUSP.

José Rodrigues Parga Filho
Doutor em Medicina pela Faculdade de Medicina da Universidade de São Paulo (FMUSP). Médico Assistente da Seção de Ressonância Magnética e Tomografia Cardiovascular do Instituto do Coração do Hospital das Clínicas da FMUSP (InCor-HCFMUSP).

José Soares Junior
Livre-Docente em Medicina Nuclear pela Faculdade de Medicina da Universidade de São Paulo (FMUSP). Diretor do Serviço de Medicina Nuclear e Imagem Molecular do Instituto do Coração do Hospital das Clínicas da FMUSP (InCor-HCFMUSP).

Joyce Maria Annichino-Bizzacchi
Professora Titular de Hematologia. Responsável pelo Laboratório de Hemostasia do Hemocentro da Universidade Estadual de Campinas (UNICAMP). Responsável pela área de doenças tromboembólicas do Hemocentro da UNICAMP. Vice-presidente da Sociedade Brasileira de Trombose e Hemostasia (SBTH).

Juán Carlos Pachón Mateos
Médico Coordenador do Serviço de Holter do Hospital do Coração (HCor) de São Paulo. Médico do Serviço de Estimulação Cardíaca Artificial do Instituto Dante Pazzanese de Cardiologia de São Paulo. Médico do Serviço de Eletrofisiologia, Marca-passo e Arritmias do HCor de São Paulo.

Juan Carlos Yugar-Toledo
Professor Doutor em Farmacologia pela Faculdade de Ciências Médicas da Universidade Estadual de Campinas (UNICAMP). Docente de Pós-graduação da Faculdade de Medicina de São José do Rio Preto (FAMERP).

Júlia Daher Carneiro Marsiglia
Doutora em Ciências (Genética) pela Faculdade de Medicina da Universidade de São Paulo. Fate Therapeutics inc. Cientista. PHD.

Juliana Barbosa Sobral-Alves
Doutora em Ciências Médicas pela Faculdade de Medicina da Universidade de São Paulo (FMUSP). Médica Assistente da Unidade de Ecocardiografia do Instituto do Coração do Hospital das Clínicas da FMUSP (InCor-HCFMUSP) e do Instituto do Câncer do Estado de São Paulo (ICESP) do HCFMUSP.

Katashi Okoshi
Professor Titular da Universidade Estadual Paulista (UNESP). Faculdade de Medicina de Botucatu, Departamento de Clínica Médica.

Kátia De Angelis
Livre-Docente pela Universidade Federal de São Paulo (UNIFESP). Professora Adjunta do Departamento de Fisiologia da UNIFESP. Professora PPG em Medicina e PPG em Ciências da Reabilitação, UNINOVE.

Laura Pacheco Avezum
Universidade Santo Amaro (UNISA), São Paulo.

Leonardo A. M. Zornoff
Professor Titular do Departamento de Clínica Médica. Faculdade de Medicina de Botucatu (Unesp).

Leopoldo Soares Piegas
Hospital do Coração (HCor). Professor Livre-Docente pela Faculdade de Medicina da Universidade de São Paulo.

Leticia Paciello
Serviço de Ecocardiografia, Hospital Samaritano Paulista, São Paulo/SP.

Ligia Nasi Laranjeira
Gerente do Instituto de Pesquisa do Hospital do Coração (HCor)/Associação Beneficente Síria. Atua na liderança da equipe em estudos multicêntricos. Cursa doutorado pelo Programa de Pós-graduação em Medicina Translacional da Universidade Federal de São Paulo (UNIFESP). Graduada em Fisioterapia pela Pontifícia Universidade Católica de Campinas. Residência em Fisioterapia Cardiovascular Funcional pelo Instituto Dante Pazzanese de Cardiologia.

Lilia Nigro Maia
Doutora em Cardiologia pela Faculdade de Medicina da Universidade de São Paulo (FMUSP). Professora Adjunta do Departamento de Cardiologia e Cirurgia Cardiovascular da

Faculdade de Medicina de São José do Rio Preto (FAMERP). Diretora Médica do Centro Integrado de Pesquisa do Hospital de Base da Fundação Faculdade Regional de Medicina de São José do Rio Preto (HB/FUNFARME).

Lilian Maria José Albano
Doutora em Medicina pelo Departamento de Pediatria da Faculdade de Medicina da Universidade de São Paulo (FMUSP). Médica Assistente aposentada da Unidade de Genética do Instituto da Criança e do Adolescente do Hospital das Clínicas da FMUSP.

Livia Arcêncio do Amaral
Professora Adjunta do Departamento de Ciências da Saúde (DCS) e Programa de Pós-graduação em Ciências da Reabilitação (PPGCR) da Universidade Federal de Santa Catarina (UFSC). Doutorado em Ciências – Faculdade de Medicina de Ribeirão Preto da Universidade de São Paulo (FMRP-USP).

Lucas Colombo Godoy
Médico pela Escola Paulista de Medicina da Universidade Federal de São Paulo (EPM-UNIFESP). Cardiologista pelo Instituto do Coração do Hospital das Clínicas da Faculdade de Medicina da Universidade de São Paulo (InCor- HCFMUSP) e pela Sociedade Brasileira de Cardiologia. *Fellow* no Peter Munk Cardiac Centre, Clinical Trials Unit, University of Toronto, Canada.

Lucas de Pádua Gomes de Farias
Radiologista Cardiotorácico. Médico Assistente do Instituto de Radiologia do Hospital das Clínicas da Faculdade de Medicina da Universidade de São Paulo (InRad-HCFMUSP), Hospital Sírio-Libanês e Grupo Fleury. Membro Titular do Colégio Brasileiro de Radiologia.

Luciana Dornfeld Bichuette
Graduada em Medicina pela Universidade de Uberaba. Especialista em Clínica Médica pelo Hospital das Clínicas da Faculdade de Medicina da Universidade de São Paulo (HCFMUSP). Residente de Cardiologia do Instituto de Cardiologia do HCFMUSP (InCor-HCFMUSP).

Luciana Fonseca da Silva
Professora Assistente de Cirurgia Cardiotorácica na Universidade de Pittsburgh (Pitt University). Cirurgiã cardiovascular pediátrica no UPMC – Children's Hospital of Pittsburgh.

Luciana Sacilotto
Doutora em Ciências pela Universidade de São Paulo. Assistente do Ambulatório de Arritmias Genéticas do Instituto do Coração do Hospital das Clínicas da Faculdade de Medicina da Universidade de São Paulo (InCor-HCFMUSP)

Luciana Savoy Fornari
Médica Pesquisadora da Unidade de Medicina Interdisciplinar do Instituto do Coração do Hospital das Clínicas da Faculdade de Medicina da Universidade de São Paulo (InCor-HCFMUSP). Pós-doutorado em Cardiologia pelo InCor-HCFMUSP.

Luciano Ferreira Drager
Professor Associado do Departamento de Clínica Médica, Disciplina de Nefrologia da Faculdade de Medicina da Universidade de São Paulo (FMUSP). Diretor da Unidade de Hipertensão, Disciplina de Nefrologia, do Hospital das Clínicas da FMUSP (HCFMUSP). Médico Assistente da Unidade de Hipertensão do Instituto do Coração (InCor-HCFMUSP). Diretor de Promoção e Pesquisa da Sociedade de Cardiologia do Estado de São Paulo (2022-2023).

Luciano Moreira Baracioli
Médico Assistente da Unidade Clínica de Coronariopatia Aguda do Instituto do Coração do Hospital das Clínicas da Faculdade de Medicina da Universidade de São Paulo (InCor-HCFMUSP). Médico Coordenador da Unidade de Terapia Intensiva Cardiológica do Hospital Sírio-Libanês - SP. Doutor em Ciências pela FMUSP.

Luís Alberto Oliveira Dallan
Professor Livre-Docente em Cirurgia Torácica e Cardiovascular de Medicina da Faculdade de Medicina da Universidade de São Paulo (FMUSP). Associado da FMUSP. Diretor do Serviço de Coronariopatia da Divisão de Cirurgia do Instituto do Coração do Hospital das Clínicas da FMUSP (InCor-HCFMUSP). Membro titular da Sociedade Brasileira de Cirurgia Cardiovascular (SBCCV).

Luís Augusto Palma Dallan
Médico Assistente do Serviço de Hemodinâmica e Cardiologia Intervencionista do Instituto do Coração do Hospital das Clínicas da Faculdade de Medicina da Universidade de São Paulo (InCor-HCFMUSP). Doutorado em Cardiologia pela Universidade de São Paulo. Pós-Doutorado em Cardiologia pela Case Western Reserve University/UH Cleveland Medical Center, OH, EUA. Professor Colaborador do Departamento de Cardiopneumologia da FMUSP.

Luís Henrique Wolff Gowdak
Especialista em Cardiologia pela Associação Médica Brasileira/Sociedade Brasileira de Cardiologia (AMB/SBC). Doutor em Cardiologia pela Faculdade de Medicina da Universidade de São Paulo (FMUSP). Professor Livre-Docente de Cardiologia do Departamento de Cardiopneumologia da FMUSP.

Luís Roberto Palma Dallan
Médico Assistente da Cirurgia Cardiovascular do Instituto do Coração do Hospital das Clínicas da Faculdade de Medicina da Universidade de São Paulo (InCor-HCFMUSP). Membro especialista da Sociedade Brasileira de Cirurgia Cardiovascular (SBCCV).

Luísa P. Avezum
Hospital Santa Marcelina, São Paulo.

Luiz Alberto Benvenuti
Médico Assistente do Laboratório de Anatomia Patológica do Instituto do Coração do Hospital das Clínicas da Faculdade

de Medicina da Universidade de São Paulo (InCor-HCFMUSP). Doutor em Medicina.

Luiz Antonio Machado César
Professor Associado do Departamento de Cardiopneumologia da Faculdade de Medicina da Universidade de São Paulo (FMUSP). Professor Livre-Docente de Cardiologia pela FMUSP. Diretor da Unidade de Coronariopatia Crônica do Instituto do Coração do Hospital das Clínicas da FMUSP (InCor-HCFMUSP).

Luiz Aparecido Bortolotto
Diretor da Unidade de Hipertensão do Instituto do Coração do Hospital das Clínicas da Faculdade de Medicina da Universidade de São Paulo (InCor-HCFMUSP). Professor Livre-Docente do Departamento de Cardiologia da FMUSP. Coordenador Técnico do Programa de Residência Multiprofissional em Prevenção e Terapêutica Cardiovascular da FMUSP. Presidente da Sociedade Brasileira de Hipertensão Gestão 2021-2022.

Luiz Augusto de Andrade Costa
Médico residente da disciplina de Cirurgia Cardiovascular da Universidade Federal de São Paulo (UNIFESP).

Luiz Eduardo Mastrocola
Coordenador do Serviço de Medicina Nuclear – Hospital do Coração (HCor), São Paulo. Coordenador do Programa de Residência Médica em Cardiologia Clínica, HCor, São Paulo. Doutor em Ciências pela Faculdade de Medicina da Universidade de São Paulo.

Luiz Felipe Porrio de Andrade
Especialista em Doenças Valvares pelo Instituto Dante Pazzanese de Cardiologia (IDPC). Título de Especialista em Cardiologia pela Sociedade Brasileira de Cardiologia (SBC). Cardiologista do Hospital São Luiz Anália Franco (Rede D'or). Médico Cardiologista da Unidade de Terapia Intensiva do Hospital do Servidor Público Estadual de São Paulo (HSPE).

Luiz Francisco Cardoso
Superintendente de Pacientes Internados e Práticas Médicas do Hospital Sírio-Libanês. Professor Livre-Docente da Faculdade de Medicina da Universidade de São Paulo.

Manuel Felipe de Morais Santos
Cardiologista pelo Instituto Dante Pazzanese de Cardiologia (IDPC). Médico Assistente no Setor de Valvopatias do Hospital de Base do Distrito Federal. Especialista em Valvopatias pelo IDPC. Mestre em Cardiologia pelo IDPC/Universidade de São Paulo (USP).

Marcelo Arruda Nakazone
Doutor em Ciências da Saúde pela Faculdade de Medicina de São José do Rio Preto (FAMERP). Professor Adjunto do Departamento de Cardiologia e Cirurgia Cardiovascular da FAMERP. Diretor Científico do Centro Integrado de Pesquisa e Cardiologista Assistente da Unidade de Cardiointensivismo do Hospital de Base de São José do Rio Preto.

Marcelo Biscegli Jatene
Professor Associado e Livre-Docente da Faculdade de Medicina da Universidade de São Paulo (FMUSP). Diretor da Unidade de Cirurgia Cardíaca Pediátrica do Instituto do Coração do Hospital das Clínicas da FMUSP (InCor-HCFMUSP).

Marcelo Chiara Bertolami
Doutor em Saúde Pública pela Faculdade de Saúde Pública da Universidade de São Paulo. Professor e Orientador do Programa de Pós-graduação (Doutorado Direto) do Instituto Dante Pazzanese de Cardiologia/Universidade de São Paulo. Médico Cardiologista.

Marcelo Franken
Doutor em Cardiologia pela Faculdade de Medicina da Universidade de São Paulo. Gerente Médico do Programa de Cardiologia do Hospital Israelita Albert Einstein. Diretor de Comunicação da Sociedade de Cardiologia do Estado de São Paulo (2022-2023).

Marcelo Katz
Doutor em Cardiologia pela Faculdade de Medicina da Universidade de São Paulo (FMUSP). *Master of Health Sciences* da Clinical Research da Duke University. Coordenador do Núcleo de Apoio à Pesquisa Cardiovascular do Programa de Cardiologia do Hospital Israelita Albert Einstein.

Marcelo Luiz Campos Vieira
Professor Livre-Docente em Cardiologia da Faculdade de Medicina da Universidade de São Paulo (FMUSP). Médico Assistente do Setor de Ecocardiografia do Instituto do Coração do Hospital das Clínicas da FMUSP (InCor-HCFMUSP). Médico Assistente do Setor de Ecocardiografia do Hospital Israelita Albert Einstein, SP.

Marcelo Silva Ribeiro
Médico Assistente da Seção de Intervenções em Cardiopatias Congênitas do Instituto Dante Pazzanese de Cardiologia, Hospital do Coração (HCor), Hospital Samaritano e São Luiz Rede D'Or. Título de Especialista em Pediatria – Sociedade Brasileira de Pediatria. Áreas de atuação: Cardiologia Pediátrica – Sociedade Brasileira de Cardiologia (SBC) e Hemodinâmica e Cardiologia Intervencionista – SBC/Sociedade Brasileira de Hemodinâmica e Cardiologia Invasiva.

Marcelo Villaça Lima
Doutor em Ciências pela Faculdade de Medicina da Universidade de São Paulo. Médico Supervisor da Atenção Integral à Saúde – Unimed São José do Rio Preto. Médico cardiologista do Hospital de Base de São José do Rio Preto – FAMERP. Docente do curso de Medicina da FACERES.

Márcio Gonçalves Sousa
Chefe da Seção de Hipertensão Arterial e Nefrologia do Instituto Dante Pazzanese de Cardiologia, Mestre, Doutor, *Research Fellow* na UCSF, *Fellow* da ESH/ESC.

Marcio Hiroshi Miname
Doutor em Cardiologia. Professor Colaborador de Cardiologia do Departamento de Cardiopneumologia da Faculdade de Medicina da Universidade de São Paulo.

Márcio Jansen de Oliveira Figueiredo
Professor da Disciplina de Cardiologia da Universidade Estadual de Campinas (UNICAMP). Doutor em Medicina pela UNICAMP. Especialista em Cardiologia e em Eletrofisiologia pela Sociedade Brasileira de Cardiologia/Sociedade Brasileira de Arritmias Cardíacas (SOBRAC/SBC).

Marcio Sommer Bittencourt
Professor Associado de Cardiologia e Radiologia na Universidade de Pittsburgh. Diretor de Tomografia Cardíaca na University of Pittsburgh Medical Center. Pós-Doutorado em Pesquisa Cardiovascular no Brigham and Women's Hospital, Boston, EUA. Mestre em Saúde Pública pela Universidade de Harvard.

Marco Antonio Praça de Oliveira
Doutor em Ciências pela Faculdade de Medicina da Universidade de São Paulo. Diretor da SCICVESP. Responsável pelo Departamento de Cirurgia Minimamente Invasiva da Equipe Prof. Dr. Sergio Almeida de Cirurgia Cardiovascular.

Marco Aurelio Finger
Médico Assistente da Seção Médica de Transplante – Instituto Dante Pazzanese de Cardiologia (IDPC). Doutor em Ciências pelo IDPC/USP.

Marcos Gradim Tiveron
Doutorado em Ciências pela Faculdade de Medicina da Universidade de São Paulo (FMUSP). Título de Especialista em Cirurgia Cardiovascular pela SBCCV/AMB. Residência Médica em Cirurgia Cardiovascular pelo Instituto do Coração do Hospital das Clínicas da FMUSP (InCor-HCFMUSP).

Marcos Pita Lottenberg
Graduado pela Faculdade de Medicina da Universidade de São Paulo (FMUSP). Especialista em Clínica Médica pelo Hospital das Clínicas da FMUSP. Residente em Cardiologia no Instituto do Coração (InCor-HCFMUSP).

Marcus Vinicius Simões
Professor Associado de Cardiologia da Faculdade de Medicina de Ribeirão Preto da Universidade de São Paulo. Livre-Docente.

Maria Angélica Binotto
Doutora em Cardiologia pela Faculdade de Medicina da Universidade de São Paulo (FMUSP). Supervisora do Programa de Residência Médica em Cardiologia Pediátrica da FMUSP. Médica Assistente da Unidade Clínica de Cardiologia Pediátrica e Cardiopatia Congênita no Adulto do Instituto do Coração do Hospital das Clínicas da FMUSP (InCor-HCFMUSP).

Maria Aparecida de Almeida e Silva
Médica Cardiologista Pediátrica do Instituto Dante Pazzanese de Cardiologia de São Paulo. Responsável pelo Ambulatório de Crianças e Adolescentes e Coordenadora do Setor de Primeiro Atendimento.

Maria Christiane Valéria Braga Braile-Sternieri
Professora Doutora em Ciências da Saúde pela FAMERP-RP. Cardiologista Especialista pela Sociedade Brasileira de Cardiologia. Chefe do Serviço de Cardiologia do Instituto Domingo Braile. Diretora Clínica do Hospital Beneficência Portuguesa de São José do Rio Preto, SP.

Maria Claudia Irigoyen
MD, PhD. Médica Assistente da Unidade de Hipertensão do Instituto do Coração do Hospital das Clínicas da Faculdade de Medicina da Universidade de São Paulo (InCor-HCFMUSP). Professora Livre-Docente do Departamento de Cardiopneumologia da FMUSP. Doutorado em Fisiologia Cardiovascular pela USP. Médica pela Pontifícia Universidade Católica do Rio Grande do Sul (PUCRS).

Maria Cristina de Oliveira Izar
Professora Livre-Docente, Setor de Lípides, Aterosclerose e Biologia Vascular, Disciplina de Cardiologia, Universidade Federal de São Paulo. Ex-Presidente do Departamento de Aterosclerose da Sociedade Brasileira de Cardiologia (2018-2019). Diretora de Promoção e Pesquisa da Sociedade de Cardiologia do Estado de São Paulo (2020-2021).

Maria Rita de Figueiredo Lemos Bortolotto
Mestrado em Obstetrícia e Ginecologia pela Faculdade de Medicina da Universidade de São Paulo (FMUSP). Doutorado em Obstetrícia e Ginecologia pela FMUSP. Médica Supervisora do Hospital das Clínicas da FMUSP (HCFMUSP).

Maria Teresa Nogueira Bombig
Assistente Doutora do Setor de Cardiopatia Hipertensiva da Disciplina de Cardiologia da Universidade Federal de São Paulo (UNIFESP). Assistente Doutora do Setor de Cardiopatia Hipertensiva da Disciplina de Cardiologia da UNIFESP. Mestra e Doutora pela Escola Paulista de Medicina (EPM-UNIFESP).

Maria Tereza Sampaio de Sousa Lira
Médica Cardiologista do Centro de Telemedicina do Hospital Israelita Albert Einstein. Residência completa em Cardiologia no Instituto do Coração do Hospital das Clínicas da Faculdade de Medicina da Universidade de São Paulo (InCor-HCFMUSP).

Mariana Bellaguarda de Castro Sepulvida
Título de Especialista em Geriatria pela Sociedade Brasileira de Geriatria e Gerontologia. Mestre em Medicina com foco em Doenças Cardiovasculares no Idoso pela Universidade Federal de São Paulo (UNIFESP). Docente de Medicina pela Universidade Municipal de São Caetano do Sul (USCS). Coordenadora do Serviço de Geriatria do Hospital Rede D'or São Luiz – São Caetano.

Mariana Pinto Wetten
Especialista em Cardiologia/Insuficiência Cardíaca pelo Instituto do Coração do Hospital das Clínicas da Faculdade de Medicina da Universidade de São Paulo (InCor-HCFMUSP). Médica Plantonista do Pronto-socorro do InCor-HCFMUSP.

Maristela Carvalho da Costa
Chefe da UTI do Serviço de Nefrologia do Hospital das Clínicas da Faculdade de Medicina da Universidade de São Paulo (HCFMUSP). Médica do Grupo de Nefrologia do Instituto do Coração (InCor) do HCFMUSP.

Martina Battistini Pinheiro
Médica da UTI Cardiológica, do Tilt Teste e da equipe de Arritmia do Hospital Sírio-Libanês. Médica do Holter e Tilt Teste do Hospital Beneficiência Portuguesa de São Paulo. Médica especialista em Cardiologia pela Sociedade Brasileira de Cardiologia (SBC) e Especialista em Arritmia pela Sociedade Brasileira de Arritmias Cardíacas (SOBRAC).

Martino Martinelli Filho
Professor Livre-Docente pela Faculdade de Medicina da Universidade de São Paulo (FMUSP). Diretor da Unidade Clínica de Estimulação do Instituto do Coração do Hospital das Clínicas da FMUSP (InCor-HCFMUSP).

Mateus Prata
Instituto Dante Pazzanese de Cardiologia, São Paulo.

Maurício Ibrahim Scanavacca
Diretor da Unidade Clínica de Arritmias do Instituto do Coração do Hospital das Clínicas da Faculdade de Medicina da Universidade de São Paulo (InCor-HCFMUSP). Professor Livre-Docente pela FMUSP.

Miguel Antonio Moretti
Doutor em Cardiologia pela Faculdade de Medicina da Universidade de São Paulo (FMUSP). Médico Assistente da Unidade de Coronariopatia Crônica do Instituto do Coração do Hospital das Clínicas da FMUSP (InCor-HCFMUSP). Especialista em Cardiologia pela SBC/AMB/CFM. *Fellow* ACC, AHA e ESC. Professor Afiliado da Disciplina de Cardiologia da FMABC. Diretor de Publicações da Sociedade de Cardiologia do Estado de São Paulo (2022-2023).

Mildred Patrícia Ferreira da Costa
Docente do Curso de Medicina do Grupo Unieduk Indaiatuba. Doutora pela Escola de Enfermagem da Universidade de São Paulo.

Minna Moreira Dias Romano
Professora Doutora da Faculdade de Medicina de Ribeirão Preto da Universidade de São Paulo (FMRP-USP). Coordenadora do Laboratório de Ecocardiografia de Adultos da FMRP-USP. Pós-doutoramento na Duke University, USA.

Moacir Fernandes de Godoy
Livre-Docente em Cardiologia pela Faculdade de Medicina de São José do Rio Preto (FAMERP).

Mônica Samuel Avila Grinberg
Doutora em Ciências pela Faculdade de Medicina da Universidade de São Paulo (FMUSP). Médica Assistente do Núcleo de Transplante do Instituto do Coração do Hospital das Clínicas da FMUSP (InCor-HCFMUSP). Médica Assistente do Equipe da Insuficiência Cardíaca e Transplante do Hospital Sírio-Libanês.

Mônica Satsuki Shimoda
Coordenadora da UTI Cardiopediátrica do Hospital Municipal de Clínicas de São Bernardo do Campo. Cardiologia Pediátrica no Hospital e Maternidade Santa Joana. Título de Especialista em Pediatria/Título de Especialista em Terapia Intensiva Pediátrica.

Múcio Tavares de Oliveira Jr.
Diretor do Centro de Infusão e Hospital Dia do Instituto do Coração do Hospital das Clínicas da Faculdade de Medicina da Universidade de São Paulo (InCor-HCFMUSP). Chefe da Unidade de Insuficiência Cardíaca do Hospital Samaritano Paulista.

Murillo de Oliveira Antunes
Pós-Doutorado e Doutorado em Ciências pela Universidade de São Paulo (USP). Coordenador da Equipe de Cardiologia do Hospital Universitário São Francisco (HUSF). Professor da Faculdade de Medicina de Bragança Paulista (USF).

Nadja Arraes de Alencar Carneiro de França
Médica da Seção de Cardiologia Pediátrica e Cardiopatias Congênitas do Adulto do Instituto Dante Pazzanese de Cardiologia de São Paulo.

Nair Naiara Barros de Vasconcelos
Médica Intensivista Diarista do Departamento de Pacientes graves do Hospital Israelita Albert Einstein (HIAE).

Nana Miura
Diretora da Unidade Clínica de Cardiologia Pediátrica e Cardiopatias Congênitas do Adulto do Instituto do Coração do Hospital das Clínicas da Faculdade de Medicina da Universidade de São Paulo (InCor-HCFMUSP). Doutora em Cardiologia pela FMUSP.

Natan Viola
Aluno do curso de Medicina da Faculdade de Medicina de Ribeirão Preto da Universidade de São Paulo (FMRP-USP). Iniciação Científica na FMRP-USP.

Nathália dos Reis de Moraes
Especialização em Insuficiência Cardíaca e Transplante no Instituto do Coração do Hospital das Clínicas da Faculdade de Medicina da Universidade de São Paulo (InCor-HCFMUSP). Assistente do Ambulatório de Insuficiência Cardíaca do Hospital PUC-Campinas. Especialização em Cardiologia no InCor-HCFMUSP. Título de Especialista em Cardiologia pela Sociedade Brasileira de Cardiologia.

Nelisa Helena Rocha
Residência médica no Serviço de Medicina Nuclear do Hospital das Clínicas da Faculdade de Medicina da Universidade de São Paulo (HCFMUSP). Pós-graduanda (Doutorado) em Radiologia pela FMUSP. Especialista em Medicina Nuclear pela Sociedade Brasileira de Medicina Nuclear/Associação Médica Brasileira (SBMN/AMB).

Nelson Américo Hossne Jr
Professor Adjunto da Disciplina de Cirurgia Cardiovascular da Escola Paulista de Medicina da Universidade Federal de São Paulo.

Neuza Helena Moreira Lopes
Livre-Docente em Medicina pela Universidade de São Paulo. Médica da Unidade Clínica de Coronariopatia Crônica e do Serviço de Hemodinâmica do Instituto do Coração do Hospital das Clínicas da Faculdade de Medicina da Universidade de São Paulo (InCor-HCFMUSP).

Noedir Antônio Groppo Stolf
Professor Emérito da Faculdade de Medicina da Universidade de São Paulo (FMUSP). Professor Titular da FMUSP. Ex-Diretor da Divisão de Cirurgia e Ex-Presidente do Conselho Diretor do Instituto do Coração do Hospital das Clínicas da FMUSP (InCor-HCFMUSP). Ex-Presidente da Sociedade Brasileira de Cirurgia Cardiovascular.

Octávio Marques Pontes-Neto
Neurologista. Professor Associado da Faculdade de Medicina de Ribeirão Preto da Universidade de São Paulo (FMRP-USP). Chefe do Serviço de Neurologia Vascular e Emergências Neurológicas do Hospital das Clínicas da FMRP-USP. Ex-presidente da Sociedade Brasileira de Doenças Cerebrovasculares (2016-2018). Coordenador da Rede Nacional de Pesquisa em AVC.

Orlando Campos Filho
Professor Associado de Cardiologia da Escola Paulista de Medicina da Universidade Federal de São Paulo (EPM-UNIFESP). Ecocardiografista Sênior do Hospital Sírio-Libanês – São Paulo.

Oswaldo Passarelli Júnior
Cardiologista da Seção de Hipertensão Arterial e Nefrologia do Instituto Dante Pazzanese de Cardiologia.

Otavio Berwanger
Doutor em Epidemiologia Clínica pela Universidade Federal do Rio Grande do Sul (UFRGS). Diretor de Pesquisa do Hospital do Coração (HCor) de São Paulo. Tutor em Treinamento do *Workshop* de Medicina Baseada em Evidências da Universidade McMaster (2006).

Otavio Celso Eluf Gebara
Professor Livre-Docente em Cardiologia e Doutor em Medicina pela Faculdade de Medicina da Universidade de São Paulo. Diretor de Cardiologia do Hospital Santa Paula em São Paulo.

Otavio Rizzi Coelho
MD, PhD, FACC, FESC. Chefe da Unidade Coronária do Hospital de Clínicas da Universidade Estadual de Campinas (HC-UNICAMP). Professor Associado de Cardiologia da Faculdade de Ciências Médicas (FCM-UNICAMP).

Otávio Rizzi Coelho-Filho
MD, MPH, PhD. Professor Assistente Doutor – Disciplina de Cardiologia – Faculdade de Ciências Médicas da Universidade Estadual de Campinas (FCM-UNICAMP). Doutor em Cardiologia pela UNICAMP. *Master in Public Health* pela Harvard School of Public Health.

Pablo Maria Alberto Pomerantzeff
Diretor da Unidade Cirúrgica de Cardiopatias Valvares do Instituto do Coração do Hospital das Clínicas da Faculdade de Medicina da Universidade de São Paulo (InCor-HCFMUSP). Professor Associado da Disciplina de Cirurgia Torácica e Cardiovascular do Departamento de Cardiopneumologia da FMUSP.

Pai Ching Yu
Doutora em Medicina pela Faculdade de Medicina da Universidade de São Paulo (FMUSP). Médica Pesquisadora da Unidade de Medicina Interdisciplinar em Cardiologia do Instituto do Coração do Hospital das Clínicas da FMUSP (InCor-HCFMUSP).

Paola Keese Montanhesi
Cirurgiã Cardiovascular. Título de Especialista pela Sociedade Brasileira de Cirurgia Cardiovascular. *Fellowship* em Cirurgia Cardíaca Minimamente Invasiva. Western University, London, ON, Canadá.

Patrícia Ana Paiva Corrêa Pinheiro
Enfermeira Chefe das Unidades de Terapias Intensivas Clínicas do Instituto do Coração do Hospital das Clínicas da Faculdade de Medicina da Universidade de São Paulo (InCor-HCFMUSP). Instrutora BLS/ACLS pelo InCor-HCFMUSP. Mestre em Ciências da Saúde pela USP. Especialista em Cardiologia pelo InCor-HCFMUSP.

Patrícia Oliveira Guimarães
Especialista em Cardiologia pelo Instituto do Coração do Hospital das Clínicas da Faculdade de Medicina da Universidade de São Paulo (InCor-HCFMUSP). Doutora em Cardiologia pelo InCor-HCFMUSP.

Paulo Andrade Lotufo
Professor Titular de Clínica Médica da Faculdade de Medicina da Universidade de São Paulo. Diretor do Centro de Pesquisa Clínica e Epidemiologia. Diretor Médico do Hospital Universitário da Universidade de São Paulo (USP). Superintendente de Saúde da USP.

Paulo Caleb Júnior de Lima Santos
Professor do Departamento de Farmacologia da Escola Paulista de Medicina da Universidade Federal de São Paulo. Pós-Doutor pela Faculdade de Medicina da Universidade de São

Paulo. Doutor pela Faculdade de Ciências Farmacêuticas da Universidade de São Paulo. Farmacêutico-Bioquímico pela Universidade Federal de Alfenas – Minas Gerais.

Paulo de Lara Lavítola
Doutorado em Cardiologia pelo Instituto do Coração do Hospital das Clínicas da Faculdade de Medicina da Universidade de São Paulo (InCor-HCFMUSP). Médico Assistente do InCor-HCFMUSP.

Paulo Rizzo Genestreti
Coordenador do Departamento de Doença Cardiovascular da Sociedade Brasileira de Diabetes (2022-2023). Pesquisador Clínico do CPClin. Pós-graduando (Doutorado) do Programa de Cardiologia do Instituto do Coração do Hospital das Clínicas da Faculdade de Medicina da Universidade de São Paulo (InCor-HCFMUSP).

Paulo Roberto Barbosa Evora
Professor Titular do Departamento de Cirurgia e Anatomia (Divisão de Cirurgia Torácica e Cardiovascular) da Faculdade de Medicina de Ribeirão Preto da Universidade de São Paulo (FMRP-USP). Doutorado em Cirurgia Geral pela FMRP-USP.

Paulo Vinicius Ramos Souza
Cardiologista pelo Instituto do Coração do Hospital das Clínicas da Faculdade de Medicina da Universidade de São Paulo (InCor-HCFMUSP). Pesquisador na Unidade de Miocardiopatias e Doenças da Aorta do InCor-HCFMUSP. Professor Assistente da Disciplina de Cardiologia da Universidade Metropolitana de Santos (UNIMES). Coordenador do Serviço de Clínica e Médica e Cardiologia do Hospital Frei Galvão – Santos/SP.

Pedro Alves Lemos Neto
Gerente Médico do Centro de Medicina Intervencionista do Hospital Hospital Israelita Albert Einstein. Professor Livre-Docente pela Faculdade de Medicina da Universidade de São Paulo.

Pedro Gabriel Melo de Barros e Silva
Mestre em Ciências da Saúde pela Duke University. Doutor em Cardiologia pela Universidade Federal de São Paulo (UNIFESP). Pesquisador do BCRI e IP-HCor. Coordenador da Rede de Dor Torácica e Telecardiologia Américas.

Pedro Henrique Duccini Mendes Trindade
Residência médica de Clínica Médica no IAMSPE-SP. Residência médica de Cardiologia e Eletrofisiologia no Instituto Dante Pazzanese de Cardiologia. Título de Especialista em Cardiologia (Sociedade Brasileira de Cardiologia) e Arritmias Cardíacas (Sociedade Brasileira de Arritmias Cardíacas). MBA Executivo em Saúde pela Fundação Getulio Vargas. Coordenador Médico do Serviço de Cardiologia do Hospital Vivalle Rede D'or São Luiz.

Pedro Silvio Farsky
Doutor em Ciências pela Faculdade de Medicina da Universidade de São Paulo. Pós-Doutorado em Cardiologia pelo Instituto Dante Pazzanese de Cardiologia. Médico do Instituto Dante Pazzanese de Cardiologia.

Precil Diego Miranda de Menezes Neves
Centro Internacional de Pesquisa. Hospital Alemão Oswaldo Cruz. São Paulo, Brasil. Divisão de Nefrologia. Faculdade de Medicina da Universidade de São Paulo.

Protásio Lemos da Luz
Professor Titular Sênior de Cardiologia do Instituto do Coração do Hospital das Clínicas da Faculdade de Medicina da Universidade de São Paulo (InCor-HCFMUSP).

Rachel Sayuri Honjo Kawahira
Médica Assistente da Unidade de Genética do Instituto da Criança e do Adolescente do Hospital das Clínicas da Faculdade de Medicina da Universidade de São Paulo (ICr-HCFMUSP). Coordenadora da Genética no Núcleo de Pediatria do Hospital Sírio-Libanês. Doutora em Ciências pela FMUSP.

Ranna Santos Pessoa
Fellow da Unidade de Valvopatia do Instituto do Coração do Hospital das Clínicas da Faculdade de Medicina da Universidade de São Paulo (InCor-HCFMUSP).

Reinaldo B. Bestetti
Professor Livre-Docente de Cardiologia. Diretor do Curso de Medicina da Universidade de Ribeirão Preto (UNAERP).

Remo Holanda de Mendonça Furtado
Cardiologista e Pesquisador do Hospital Israelita Albert Einstein. Professor Colaborador da Faculdade de Medicina da Universidade de São Paulo (FMUSP). Pós-Doutorado pela Harvard Medical School. Doutorado pela FMUSP.

Renato Azevedo Júnior
Médico Cardiologista do Hospital Samaritano Higienópolis – São Paulo. Vice-presidente da Sociedade de Cardiologia do Estado de São Paulo (SOCESP). Diretor Científico Adjunto da Associação Paulista de Medicina (APM). Ex-Presidente do Conselho Regional de Medicina do Estado de São Paulo (CREMESP).

Renato Delascio Lopes
Médico Especialista em Clínica Médica, Medicina de Urgência e Cardiologia. Professor Livre-Docente da Divisão de Cardiologia da Escola Paulista de Medicina da Universidade Federal de São Paulo (EPM-UNIFESP). Doutor em Ciências pela EPM-UNIFESP. *Master Degree of Health Science in Clinical Research* na Duke University. Professor de Medicina da Divisão de Cardiologia da Duke University. *Fellow of the American Heart Association* (FAHA). *Fellow of the European Society of Cardiology* (FESC). *Fellow of the American College of Cardiology* (FACC).

Renato Jorge Alves
MD, PhD. Doutor em Medicina, área de Cardiologia, no Instituto do Coração do Hospital das Clínicas da Faculdade de Medicina da Universidade de São Paulo (InCor-HCFMUSP). Professor Assistente da Disciplina de Cardiologia da Faculdade de Ciências Médicas da Santa Casa de São Paulo (FCMSCSP). Coordenador do Departamento de Cardiologia da Santa Casa de São Paulo.

Ricardo A. Costa
Doutor em Ciências pela Universidade de São Paulo. Cardiologista Intervencionista do Instituto Dante Pazzanese de Cardiologia.

Ricardo Alkmim Teixeira
Doutor em Ciências pela Faculdade de Medicina da Universidade de São Paulo. Professor da Disciplina de Cardiologia da Universidade do Vale do Sapucaí (UNIVÁS). Responsável pelo Serviço de Arritmias e Marca-passos do Hospital Renascentista, Pouso Alegre (MG). Presidente da Sociedade Brasileira de Arritmias Cardíacas (SOBRAC) 2020-2021.

Ricardo Kazunori Katayose
Médico cirurgião cardiovascular. Especialista pela Sociedade Brasileira de Cirurgia Cardiovascular (SBCCV). Cirurgião Assistente na Beneficência Portuguesa de São Paulo, Equipe Januário Manoel de Souza. Preceptor da Residência de Cirurgia Cardiovascular da Beneficência Portuguesa de São Paulo.

Ricardo Pavanello
Doutor em Ciências pela Universidade de São Paulo. Chefe da Seção de Coronariopatias do Instituto Dante Pazzanese de Cardiologia. *Fellow* da European Society of Cardiology.

Ricardo Ribeiro Dias
Especialista em Cirurgia Cardiovascular. Doutor em Ciências pela FMUSP. Professor Colaborador da Disciplina de Cardiopneumologia do Departamento de Cirurgia Torácica e Cardiovascular da FMUSP.

Roberto Alexandre Franken
Professor Emérito da Faculdade de Ciências Médicas da Santa Casa de São Paulo. Médico Chefe de Clínica da Santa Casa – SP.

Roberto Dischinger Miranda
Doutor em Cardiologia pela Escola Paulista de Medicina da Universidade Federal de São Paulo (EPM-UNIFESP). Ex-presidente do Departamento de Cardiogeriatria da Sociedade Brasileira de Cardiologia (DECAGE-SBC). Diretor Científico do Departamento de Hipertensão Arterial da SBC (DHA-SBC). Diretor Clínico do Instituto Longevità. Chefe do Serviço de Cardiologia da Disciplina de Geriatria da EPM-UNIFESP.

Roberto Kalil Filho
Professor Titular no Departamento de Cardiopneumologia da Faculdade de Medicina na Universidade de São Paulo (FMUSP). Presidente do Conselho Diretor e Diretor da Divisão de Cardiologia Clínica do Instituto do Coração do Hospital das Clínicas da FMUSP. Diretor-geral do Centro de Cardiologia do Hospital Sírio-Libanês.

Robinson Poffo
Cirurgião Cardiovascular. Diretor do Instituto Poffo de Cirurgia Cardiovascular. Membro Titular da Sociedade Brasileira de Cirurgia Cardiovascular. Mestre em Clínica Cirúrgica pela Universidade Federal do Paraná.

Rodrigo Nieckel da Costa
Doutor em Ciências Médicas pelo Instituto Dante Pazzanese de Cardiologia de São Paulo. Médico Assistente da Seção de Intervenções de Cardiopatias Congênitas do Instituto Dante Pazzanese de Cardiologia de São Paulo.

Rodrigo Rocha Codarin
Médico Assistente da Clínica Obstétrica do Hospital das Clínicas da Faculdade de Medicina da Universidade de São Paulo (HCFMUSP).

Rogerio Krakauer
Serviço de Ecocardiografia, Santa Casa de São Paulo, São Paulo, SP.

Rogério Petrassi Ferreira
Cardiologista. Título de Especialista. Pós-graduação *lato sensu* em Cardiologia. Preceptor da Cardiologia da Beneficência Portuguesa de São Paulo.

Rogerio Souza
Professor Titular da Disciplina de Pneumologia da Faculdade de Medicina da Universidade de São Paulo (FMUSP). Responsável pela Unidade de Circulação Pulmonar da Disciplina de Pneumologia do Instituto do Coração do Hospital das Clínicas da FMUSP (InCor-HCFMUSP).

Ronaldo Fernandes Rosa
Diretor Técnico da Santa Casa de São Paulo. Coordenador do Centro de Memórias da Sociedade de Cardiologia do Estado de São Paulo (SOCESP) (2018-2019 e 2020-2021). Ex-Presidente do Departamento de Cardiogeritiatria da Sociedade Brasileira de Cardiologia (DECAGE-SBC).

Roney Orismar Sampaio
Professor Colaborador do Departamento de Cardiologia da Faculdade de Medicina da Universidade de São Paulo (FMUSP). Doutor em Medicina pela FMUSP. Médico Assistente do Instituto do Coração do Hospital das Clínicas da FMUSP (InCor-HCFMUSP).

Rosa Maria Afonso Moysés
Professora Livre-Docente em Nefrologia pela Faculdade de Medicina da Universidade de São Paulo (FMUSP). Responsável pelo Laboratório de Pesquisa LIM-16 do Hospital das Clínicas da FMUSP.

Rosangela Monteiro
Mestre e Doutora em Ciências pela Universidade de São Paulo. Assistente de Direção da Divisão de Cirurgia Cardiovascular do Instituto do Coração do Hospital das Clínicas da Faculdade de Medicina da Universidade de São Paulo (InCor-HCFMUSP).

Rosilene Motta Elias
Livre-Docente pela Universidade de São Paulo. Doutorado em Ciências pela Universidade de São Paulo. Nefrologista do Hospital das Clínicas da Faculdade de Medicina da Universidade de São Paulo (HCFMUSP).

Rossana Pulcineli Vieira Francisco
Professora Associada da Disciplina de Obstetrícia do Departamento de Obstetrícia e Ginecologia da Faculdade de Medicina da Universidade de São Paulo.

Rui Manuel dos Santos Póvoa
Professor da Disciplina de Cardiologia da Universidade Federal de São Paulo (UNIFESP). Mestre e Doutor em Cardiologia pela UNIFESP. Chefe do Setor de Cardiopatia Hipertensiva da UNIFESP.

Ruy Ribeiro Campos Junior
Professor Titular de Fisiologia. Livre-Docente. Departamento de Fisiologia, Disciplina de Fisiologia Cardiovascular e Respiratória, Escola Paulista de Medicina da Universidade Federal de São Paulo.

Samira Kaissar Nars Ghorayeb
Médica Assistente da Seção de Valvopatias do Instituto Dante Pazzanese de Cardiologia (IDPC). Especialização em Cardiologia pela Sociedade Brasileira de Cardiologia (SBC). Especialização em Ecocardiografia pela Sociedade Brasileira de Ecocardiografia (SBE).

Samuel Padovani Steffen
Cirurgião Cardiovascular do Instituto do Coração do Hospital das Clínicas da Faculdade de Medicina da Universidade de São Paulo (InCor-HCFMUSP). Médico da Divisão de Cirurgia do Núcleo de Transplantes do InCor-HCFMUSP. Especialista pela Sociedade Brasileira de Cirurgia Cardiovascular (SBCCV). Doutorando pela Universidade de São Paulo.

Sandrigo Mangini
Doutor em Cardiologia pela Faculdade de Medicina da Universidade de São Paulo (FMUSP). Médico Assistente do Núcleo de Transplante do Instituto do Coração do Hospital das Clínicas da FMUSP (InCor-HCFMUSP). Médico do Programa de Transplantes do HI Albert Einstein. Professor da FICSAE.

Sergio Timerman
Doutor em Cardiologia pela Faculdade de Medicina da Universidade de São Paulo (FMUSP). Diretor do Centro de Parada Cardíaca e Ciências da Ressuscitação do Instituto do Coração do Hospital das Clínicas da FMUSP (InCor-HCFMUSP). *Fellow* AHA, ERC, ESC, ACP, ACC.

Silas dos Santos Galvão Filho
Médico formado na Universidade Federal do Pará (UFPA). Especialista em Cardiologia (SBC) com áreas de atuação em: Eletrofisiologia (SOBRAC/SBC) e Estimulação Cardíaca (ABEC/DECA). Responsável pelo ensino em ritmologia cardíaca na Beneficência Portuguesa de São Paulo.

Silvia Lacchini
Professora Doutora do Departamento de Anatomia do Instituto de Ciências Biomédicas da Universidade de São Paulo. Professora afiliada do Instituto de Ciências Médicas e Cardiovasculares da Universidade de Glasgow, Reino Unido.

Silvia Moreira Ayub-Ferreira
Especialista em Cardiologia. Doutora em Emergências Médicas pela Faculdade de Medicina da Universidade de São Paulo (FMUSP). Médica Assistente da Unidade de Insuficiência Cardíaca do Instituto do Coração do Hospital das Clínicas da FMUSP (InCor-HCFMUSP). Coordenadora do Programa de Transplante Cardíaco e Assistência Circulatória Mecânica do Hospital Sírio-Libanês.

Silvio Alves Barbosa
Médico Assistente do Serviço de Monitorização Ambulatorial do Hospital das Clínicas da Faculdade de Medicina da Universidade de São Paulo (HCFMUSP).

Silvio Reggi
Médico Cardiologista, Disciplina de Cardiologia, Universidade Federal de São Paulo (UNIFESP).

Solange Desiree Avakian Mansur
Doutora em Cardiologia pela Faculdade de Medicina da Universidade de São Paulo. Médica Assistente da Unidade Clínica de Valvopatias do Instituto do Coração do Hospital das Clínicas da Faculdade de Medicina da Universidade de São Paulo (InCor-HCFMUSP).

Sônia Maria Guimaraes Pereira Togeiro
Pneumologista. Doutora com área de atuação em Medicina do Sono. Professora Afiliada da Disciplina de Biologia e Medicina do Sono da Universidade Federal de São Paulo (UNIFESP). Médica da Disciplina de Clínica Médica – UNIFESP.

Stefano Garzon Dias Lemos
Médico do Serviço de Cardiologia Intervencionista do Hospital Israelita Albert Einstein, em São Paulo. Médico Assistente do Serviço de Cardiologia Intervencionista da Santa Casa de São Paulo.

Talia Falcão Dalçóqui
Coordenadora de Práticas Médicas do Hospital Sírio-Libanês. Médica plantonista da UTI Cardiológica do Hospital Sírio-Libanês. Título de especialista em Cardiologia pela Sociedade Brasileira de Cardiologia e em Medicina Intensiva pela Associação de Medicina Intensiva Brasileira (AMIB).

Tan Chen Wu
Especialista em Cardiologia/Arritmia. Doutora em Cardiologia pela Faculdade de Medicina da Universidade de São Paulo.

Tânia Miyuki Shimoda Sakano
Médica do Pronto-Socorro do Instituto da Criança e do Adolescente do Hospital das Clínicas da Faculdade de Medicina da Universidade de São Paulo. Mestrado em Pediatria pela FMUSP. Coordenadora da Ressuscitação Pediátrica pela SOCESP e

Sociedade de Pediatria de SP. Doutoranda do curso de pós-graduação da FMUSP.

Tarso Augusto Duenhas Accorsi
Doutor em Medicina pela Faculdade de Medicina da Universidade de São Paulo (FMUSP). Médico Assistente da Unidade Clínica de Valvopatias do Instituto do Coração do Hospital das Clínicas da FMUSP (InCor-HCFMUSP).

Tatiana de Carvalho Andreucci Torres Leal
Médica Cardiologista Assistente da Unidade Clínica de Emergência do Instituto do Coração do Hospital das Clínicas da Faculdade de Medicina da Universidade de São Paulo (InCor-HCFMUSP).

Tatiana de Fátima Gonçalves Galvão
Doutora em Cardiologia pela Faculdade de Medicina da Universidade de São Paulo. Pós-Doutorado em Cardiologia pela University of Maryland.

Thatiane Facholi Polastri
Enfermeira Coordenadora dos Cursos American Heart Association do Centro de Treinamento em Emergências Cardiovasculares do Instituto do Coração do Hospital das Clínicas da Faculdade de Medicina da Universidade de São Paulo (InCor-HCFMUSP). Doutoranda pelo Programa de Pós-Graduação em Gerenciamento em Enfermagem da Escola de Enfermagem da USP.

Thiago A. Macêdo
Médico Assistente da Unidade de Hipertensão do Instituto do Coração do Hospital das Clínicas da Faculdade de Medicina da Universidade de São Paulo (InCor-HCFMUSP). Doutor em Ciências pela FMUSP.

Thiago Baccili Cury Megid
Médico do Setor de Eletrofisiologia Clínica e Estimulação Cardíaca do Instituto de Moléstias Cardiovasculares (IMC) de São José do Rio Preto, SP. Cardiologista com Título de Especialista pela Sociedade Brasileira de Cardiologia (SBC) – Associação Médica Brasileira (AMB). Médico certificado em Arritmologia Clínica pela Sociedade Brasileira de Arritmias Cardíacas (SOBRAC).

Vagner Madrini Junior
Médico Graduado pela Universidade Federal do Pará (UFPA). Especialista em Clínica Médica pela Escola Paulista de Medicina da Universidade Federal de São Paulo (EPM-UNIFESP). Assistente do Departamento de Miocardiopatias e Doenças da Aorta do Instituto do Coração do Hospital das Clínicas da Faculdade de Medicina da Universidade de São Paulo (InCor-HCFMUSP). Editor do Aplicativo CardioTrials e do Projeto CardioLearning.

Valdir Ambrósio Moisés
Professor Associado Livre-Docente. Chefe da Disciplina de Cardiologia da Escola Paulista de Medicina da Universidade Federal de São Paulo.

Valter Furlan
Diretor de qualidade e segurança, educação corporativa, ensino, pesquisa e inovação – UHG Brasil.

Vanessa Guimarães Esmanhoto Andrioli
Serviço de Ecocardiografia, Hospital Samaritano Paulista – São Paulo, SP. Serviço de Ecocardiografia, Instituto Dante Pazzanese de Cardiologia (DANTE), São Paulo, SP.

Vera Koch
Professora Livre-Docente do Departamento de Pediatria da Faculdade de Medicina da Universidade de São Paulo (FMUSP). Médica Chefe da Unidade de Nefrologia Pediátrica do Instituto da Criança e do Adolescente do Hospital das Clínicas da FMUSP. Coordenadora da Enfermaria de Especialidades Pediátricas I – Criança e Adolescente do HCFMUSP. Coordenadora geral da COREME-FMUSP.

Vera Maria Cury Salemi
Professora Livre-Docente em Cardiologia pela Faculdade de Medicina da Universidade de São Paulo (FMUSP). Médica Assistente da Unidade Clínica de Insuficiência Cardíaca do Instituto do Coração do Hospital das Clínicas da FMUSP (InCor-HCFMUSP). Professora Colaboradora do Departamento de Cardiopneumologia da FMUSP.

Vitor Emer Egypto Rosa
Médico da Unidade Clínica de Valvopatias do Instituto do Coração do Hospital das Clínicas da Faculdade de Medicina da Universidade de São Paulo (InCor-HCFMUSP). Professor Colaborador do Departamento de Cardiopneumologia da FMUSP. Doutor em Cardiologia pela FMUSP.

Vivian Carla Junglos
Fisioterapeuta no Hospital de Clínicas de Porto Alegre (HCPA). Fisioterapeuta no Hospital da Restinga e Extremo Sul (HRES). Mestranda no Programa de Pós-graduação em Ciências da Reabilitação da Universidade Federal de Santa Catarina (PPGCR/UFSC). Residência Multiprofissional em Saúde: Cardiologia – Instituto de Cardiologia de Porto Alegre (IC/FUC).

Viviane Zorzanelli Rocha Giraldez
Cardiologista da Unidade de Lípides do Instituto do Coração do Hospital das Clínicas da Faculdade de Medicina da Universidade de São Paulo (InCor-HCFMUSP). Assessora da Cardiologia Molecular e médica do Check-up do Grupo Fleury. Doutora em Ciências pela USP. *Post-doctoral fellowship* no Brigham and Women's Hospital, Harvard Medical School.

Walter José Gomes
Professor Titular da Disciplina de Cirurgia Cardiovascular da Escola Paulista de Medicina da Universidade Federal de São Paulo. Coeditor do *Brazilian Journal of Cardiovascular Surgery*.

William Azem Chalela
Diretor da Unidade Clínica de Eletrocardiologia de Esforço e Dinâmica do Instituto do Coração do Hospital das Clínicas da Faculdade de Medicina da Universidade de São Paulo (InCor-HCFMUSP). Professor Médico Colaborador do Departamento de Cardiopneumologia da FMUSP. Médico Supervisor do Serviço de Ergometria do InCor-HCFMUSP. Médico Supervisor do Setor de Ergometria da Sociedade Beneficente de Senhoras do Hospital Sírio-Libanês.

Willian Vendramini Ferreira
Cirurgião Vascular Formado pela Pontifícia Universidade Católica (PUC) de Campinas, Membro da Sociedade Brasileira de Angiologia e Cirurgia Vascular (SBACV). Atua com Cirurgia Vascular e Endovascular em Ribeirão Preto.

Wilson Nadruz Jr.
Professor Associado de Cardiologia da Universidade Estadual de Campinas (UNICAMP). Coordenador do Ambulatório de Hipertensão Arterial do Hospital das Clínicas da UNICAMP.

Sumário

SEÇÃO 4
Fisiologia do sistema circulatório

SEÇÃO 5
Fundamentos para o diagnóstico cardiológico

SEÇÃO 6
Métodos diagnósticos específicos para doença cardiovascular

SEÇÃO 7
Fatores de risco para doença aterosclerótica

SEÇÃO 8
Hipertensão arterial

SEÇÃO 9
Doença arterial coronariana

SEÇÃO 10
Doença valvar

SEÇÃO 11
Cardiomiopatias

Volume 2

Apresentação

A educação e a atualização nas diferentes áreas da cardiologia sempre foram grandes pilares que sustentam as principais atividades da Sociedade de Cardiologia do Estado de São Paulo (SOCESP). Por isso, temos a honra e a responsabilidade de trazer até você leitor a quinta edição do *Tratado de Cardiologia SOCESP*. Uma obra complexa e que nos tempos atuais de rápido e crescente desenvolvimento tecnológico, somados a uma crise global de saúde, manteve seu elevado padrão de qualidade, graças ao esforço dos autores, da editora, dos colaboradores da SOCESP e dos editores.

A enorme quantidade de informações disponíveis nas mais diversas plataformas torna esse desafio ainda mais difícil. O grande diferencial do *Tratado de Cardiologia SOCESP* está no fato de que ele é escrito por profissionais que são referências em suas áreas, atuam em assistência-ensino-pesquisa e que foram capazes de reunir todas as informações e de maneira didática colocá-las a disposição do leitor em uma única plataforma. Por isso, somos gratos a esses autores. Agradecemos também ao trabalho da Editora Manole, há muito uma parceira SOCESP, que foi responsável por montar uma obra atual e com um aspecto gráfico agradável e prático.

O sucesso das edições anteriores e as constantes renovações e evolução do conhecimento serviram de estímulo para desenvolvermos este projeto, esta nova edição. Um livro que com certeza auxiliará na formação e atualização de estudantes e profissionais das mais diferentes áreas da saúde, servindo de guia para consultas e aprimoramento. Além dos já tradicionais temas do Tratado, nesta edição trouxemos a inovação, literalmente, como uma das seções do livro e não só como a forma de transmitir a informação, uma vez que inovar também é importante na arte de ensinar e comunicar. Além disso, não poderia ficar de fora a abordagem da relação entre o novo coronavírus e o coração.

São 23 sessões, totalizando 159 capítulos escritos e revisados por autores comprometidos com a excelência científica, um dos maiores valores da SOCESP, que servirão de constante fonte de consulta e referência. Esperamos que os nossos objetivos, de levar o conhecimento atualizado a todos que de alguma forma se envolvam com a cardiologia, sejam alcançados com a publicação de mais esta obra da SOCESP.

Os Editores

Prefácio da 5ª edição

Há três décadas (1991-1993), Prof. Antonio Carlos Pereira Barretto, Presidente da SOCESP naquele período, e eu, Amanda Guerra de Moraes Rego Sousa, Diretora de Publicação da Sociedade, tivemos o privilégio de editar o livro SOCESP – *Cardiologia: Atualização e Reciclagem*, precursor do *Tratado de Cardiologia SOCESP*, que ora é lançado em sua 5ª edição.

Aquela primeira obra teve a honra de ser prefaciada pelo Prof. Luiz Venere Décourt, que profetizou: "[...] A publicação deste livro não apenas exterioriza o cumprimento de aconselhável norma de conduta de uma associação médica, como também significa atraente promessa de atuação futura". Acrescentou: "esse projeto editorial é também compromisso a ser cumprido [...] desta forma, promove-se um ciclo de educação continuada, sempre atual, por períodos que o futuro determinará, mas que se pretende sejam repetidos".

O livro foi muito bem aceito pela comunidade médica, julgado de grande interesse pelo conteúdo teórico-prático profundo e bastante atualizado. Foi contemplado com o Prêmio Jabuti de 1995, concedido pela Câmara Brasileira do Livro, na área de Ciências Naturais e Medicina. Uma segunda edição foi produzida dois anos depois e, em 2005, tendo em vista seu porte e conteúdo amplo e atual, configurou-se como um Tratado de Cardiologia, que reflete indubitavelmente a pujança da especialidade no país e em particular no Estado de São Paulo.

Abordando em 23 seções da epidemiologia, bases genéticas, fisiopatologia e diagnóstico aos aspectos clínicos das grandes síndromes cardiovasculares, o Tratado explora, com notável perfeição e academicismo, o muito vasto tratamento clínico hoje disponível às intervenções percutâneas e cirúrgicas, sem deixar de dar ênfase às medidas de prevenção primária e secundária.

A partir daquela primeira obra, com 78 capítulos saídos das mãos de 165 especialistas, chegamos hoje na 5ª edição do *Tratado de Cardiologia SOCESP*, com a primorosa contribuição de 367 autores, responsáveis por 159 capítulos! Essa extraordinária expansão não apenas expressa a grandeza e o crescimento da especialidade, nas últimas três décadas, mas demonstra a exigência crescente de abordagens de amplo domínio e cientificamente formatadas, de acordo com os melhores métodos da medicina baseada em evidências, que demanda apuro e competência na interpretação de resultados e na formulação de recomendações.

Desta forma, a medicina cardiovascular, que se volta para as doenças mais prevalentes no mundo ocidental, acompanhadas de elevada morbimortalidade, está munida de um produto editorial que expressa conhecimento sólido, o qual é competentemente interpretado e franqueado, por meio das centenas de profissionais que o redigiram, a milhões de pacientes, hoje mais longevos, que esperam desfechos favoráveis que lhes possam garantir maior qualidade de vida nos anos adicionais que terão à frente. Por sua vez, os médicos se sentirão mais seguros e bem municiados para o exercício clínico, científico e didático da especialidade.

Congratulamo-nos com a Diretoria da SOCESP, por manter e implementar um projeto editorial de tal envergadura e valor. O espírito puramente científico e educacional, que nutre uma iniciativa como esta, que visa ao restabelecimento da saúde integral, e cujo princípio é o saber de qualidade e a aplicação de medidas terapêuticas e preventivas eficazes, representa o verdadeiro leme que garante a Medicina de alto nível que desejamos exercer.

Temos aqui uma obra à altura dos desenvolvimentos da terceira década do século XXI, que orgulha a todos e que, na grandeza da cardiologia, encontra o abrigo e a sagração dos melhores valores humanísticos e profissionais.

Nossos aplausos reiterados aos editores e os votos de grande êxito a esta 5ª edição do *Tratado de Cardiologia SOCESP*.

São Paulo, outono de 2022

Amanda Guerra de Moraes Rego Sousa

Presidente da SOCESP (1993-1995).

Diretora Geral do Instituto Dante Pazzanese de Cardiologia (2009-2017).

Membro Titular do Conselho Universitário da Universidade de São Paulo (2022-2023).

Prefácio da 4ª edição

Em pleno século XXI, as doenças cardiovasculares continuam a representar a principal causa de morbidade e mortalidade no mundo, quer em países desenvolvidos, quer em países em desenvolvimento. Ao mesmo tempo que se tem verificado um declínio da mortalidade por doenças cardiovasculares, tem-se assistido a um aumento da prevalência dos seus principais fatores de risco, como a obesidade, a hipertensão, o diabetes, a dislipidemia, entre outros. De fato, os avanços diagnósticos terapêuticos na área cardiovascular traduzem-se, hoje, em um contributo de cerca de 80% no aumento de esperança de vida da população mundial. Trata-se, pois, de um feito excepcional. Contudo, apesar dos avanços terapêuticos significativos, medidas preventivas devem ser urgentemente tomadas, nomeadamente no controle dos fatores de risco e na promoção de estilos de vida saudáveis. Existe hoje em dia evidência científica da relação entre a implementação de estratégias de prevenção e a correspondente redução de eventos cardiovasculares e mortalidade.

É este aparente paradoxo que explica a elevada prevalência da patologia cardiovascular, apesar dos extraordinários avanços no diagnóstico e na terapêutica dessa doença.

Torna-se, pois, essencial a existência de ferramentas pedagógicas que possam ajudar na disseminação do conhecimento e na preparação dos profissionais de saúde, em particular dos futuros cardiologistas. O presente livro de cardiologia organizado pela SOCESP é exemplo disso. De fato, é impressionante o conjunto de autores que contribuíram para este livro e que, no seu conjunto, constituem a *crème de la crème* da cardiologia falada em português (com sotaque brasileiro), bem como alguns autores internacionais de reputação inquestionável. Assim se explica como foi possível organizar um volume em que se associa o detalhe e a atualidade da informação à sua aplicabilidade prática. De fato, toda a área cardiovascular, do *bench to bedside* está contemplada neste trabalho, o que o transforma em um instrumento de uso obrigatório para quem quer saber mais, aprofundar um tema, independentemente da fase de treinamento ou da diferenciação em que se encontra, ou seja, do estudante de Medicina, passando pelo residente, até o especialista experiente, todos se beneficiarão com a leitura aprofundada deste trabalho de excelência. A diversidade e profundidade dos temas abordados vêm preencher um vazio muitas vezes sentido neste tipo de livro. De fato, é bem visível e perceptível o cuidado com que foi posto pelos editores e autores, de forma que houvesse uma harmonia e um equilíbrio na forma como os vários temas são abordados.

Gostaria também de realçar um outro aspecto que muito me agrada. Este livro representa um contributo ímpar à cardiologia falada em português, o que vem acrescentar maior peso à relevância desta obra. É, pois, com enorme prazer e honra que me associo ao lançamento da 4ª edição do *Tratado de Cardiologia SOCESP*, que já pode ser considerado um dos clássicos da Cardiologia mundial. Parabéns aos editores pela excelente iniciativa e aos vários autores que, com o seu saber e experiência, tão bem transmitiram o que de mais moderno se sabe e faz em Cardiologia, para bem da Ciência e da Medicina.

Como Dante Alighieri nos ensinou, há muitos séculos, de uma forma muito simples: "O segredo de obter resultados é agir". E, de fato, o trabalho contido neste Tratado é o resultado extraordinário da ação de muitos que, em conjunto, produziram uma obra-prima da Cardiologia. Desejo a todos uma ótima leitura e muita aprendizagem, para o bem de todos.

Lisboa, maio de 2019.

Prof. Fausto J. Pinto, MD, PhD, FESC, FACC
WHF, Presidente Eleito
ESC, Past-President
Diretor, Faculdade de Medicina da Universidade de Lisboa, Portugal

Prefácio da 3ª edição

O *Tratado de Cardiologia SOCESP* chega à sua 3ª edição após as publicações de 2005 e de 2010. Em boa hora, a atual diretoria 2014-2015 da SOCESP, capitaneada pelo Francisco Fonseca, resolveu atualizar este livro, que é uma das referências maiores da cardiologia brasileira.

É impressionante rever quanto a medicina progrediu nos últimos dois séculos. Desenvolvimentos como o ilustrado, que foram conseguidos com grande dificuldade e pioneirismo ímpar, tornaram-se rotina e foram responsáveis diretos pela grande diminuição da mortalidade, pela mudança no perfil epidemiológico das doenças e pelo aumento exponencial da sobrevida média da população. As doenças degenerativas, não as neonatais ou infecciosas, tornaram-se predominantes.

A cardiologia, especialmente, tem uma dinâmica própria e muito rápida em relação a outras especialidades, mostrando uma pujança invejável e uma modificação nos diagnósticos e condutas que faz com que, em poucos anos, haja encaminhamentos completamente diferentes para o paciente. Especialmente na área de farmacoterapia, imagem e intervenção, essas mudanças são galopantes, e, mercê disso, uma obra, mesmo extensa e atual na época em que foi escrita, fica rapidamente ultrapassada. A necessidade de reformatar e reatualizar o *Tratado de Cardiologia SOCESP* fica assim plenamente justificada.

Esta 3ª edição teve capítulos e seções acrescentados para definir o estado da arte atual, com editores setoriais que procuraram dar um conjunto homogêneo às diversas seções. De forma extremamente importante neste Tratado, temos a publicação de dados epidemiológicos de doenças cardiovasculares de todo o Estado de São Paulo, estatísticas nossas, mostrando, pela primeira vez, peculiaridades do comprometimento cardiovascular, extremamente importantes para o planejamento e para a realização de políticas de saúde por parte dos gestores municipais, estaduais e até federais.

Desnecessário dizer a experiência dos autores responsáveis por cada capítulo e é com grande orgulho e satisfação que vemos como em São Paulo pululam novos polos de conhecimento e há uma passagem de gerações entre os autores com manutenção do que deveria ser um fluxo normal de transmissão de conhecimento, algo que não acontece de modo rotineiro, infelizmente, em nosso país. Este livro foi coordenado por seis editores (Carlos Magalhães, Carlos V. Serrano Jr., Fernanda Consolim-Colombo, Fernando Nobre, Francisco Fonseca e João Fernando Ferreira), 22 editores setoriais e mais de 250 autores que escreveram 22 seções.

A SOCESP, que surgiu em 1977, merece todos os elogios por ter conseguido desenvolver uma política de estado, homogênea, sequencial, em que cada diretoria sempre acrescenta mais uma tábua ao navio em construção e, com essa filosofia, hoje a embarcação é enorme e ganhou força científica, moral e social, como toda sociedade que se preze, organizando congressos anuais de grande relevância, assim como reuniões regionais que contribuem significativamente para o aperfeiçoamento de seus sócios. Com esses aspectos em consideração, o sócio, objetivo maior da SOCESP, sente-se valorizado e as diretorias com certeza valorizam o sócio.

Não poderíamos deixar de colocar as dificuldades de nossa profissão no momento atual, com evidente preocupação relativa ao futuro em razão da formação inadequada de profissionais por parte de muitas escolas, com uma preocupação infeliz de nossos gestores federais com o número de formados e não com sua qualidade. É uma pena que a saúde pública, já tão depauperada, corra riscos de apresentar mais dificuldades exatamente àqueles que mais precisam. As doenças cardiovasculares, por sua prevalência e pelo aumento de longevidade da população, certamente serão muito afetadas por isso.

Por todos esses aspectos é que as iniciativas de treinamento e capacitação realizadas pela SOCESP aos seus associados e também aos médicos não sócios, bem como a nova edição deste *Tratado de Cardiologia SOCESP*, preenchem lacunas importantíssimas para o aprimoramento da extensão da formação médica.

Precisamos, ainda, de todos da SOCESP para dar um exemplo digno de atenção especialmente à população mais simples e mais afetada pelas dificuldades de nossa saúde pública, tratando adequadamente nossos pacientes e mantendo um padrão de ética e responsabilidade que reflita o padrão de qualidade SOCESP implantado ao longo dos seus 38 anos de existência. Mesmo com uma cardiologia altamente e cada vez mais técnica e sofisticada, não podemos nos esquecer do nosso objetivo principal médico, que é oferecer carinho, conforto, responsabilidade e ética (nosso país precisa muito da efetiva atuação dessa palavra) à pessoa que momentaneamente se encontra do outro lado, necessitando de ajuda naquele momento. Oxalá pudéssemos garantir que isso ocorresse para toda a população brasileira.

Antonio Carlos C. Carvalho
Professor Titular de Cardiologia da Unifesp
Membro da Diretoria da SOCESP em três oportunidades
Sócio SOCESP desde 1978

Prefácio da 2ª edição

Há três anos, surgia o *Tratado de Cardiologia SOCESP*. Sob a batuta excelente de Fernando Nobre e Carlos V. Serrano Jr., escrito por 338 autores membros da Sociedade de Cardiologia do Estado de São Paulo, ou seja, 5% dos sócios. Obra volumosa, branca como não poderia deixar de ser, pela quantidade de informações e pela cor da medicina, quase completa, bem organizada, escrita por especialistas dos temas escolhidos, médicos categorizados e muito experientes, e valorizada pela simplicidade, extensão, profundidade, condensação e modernidade. Seu sucesso foi tão grande que a SOCESP resolveu atualizá-la, agregando os ensinamentos que surgiram após sua edição e incluindo capítulos que faltaram, e assim fez a convocação de novos editores setoriais e autores para sua confecção, abordando temas como: fisiologia cardíaca e fisiopatologia das doenças cardiovasculares, fundamentos clínicos do diagnóstico, cardiopatia no idoso, temas especiais em cirurgia cardiovascular e estimulação artificial cardíaca, agora sob a coordenação de Carlos V. Serrano Jr., Ari Timerman e Edson Stefanini. É certo que o brilho da primeira edição repetir-se-á na segunda, e ela aí está. Enfim, loas à SOCESP e aos médicos pelo trabalho executado.

Quando formamos a SOCESP, em 1977, não esperávamos que esta sociedade conseguisse atingir a altura que atingiu, pois foi brilhante em sua caminhada pelo número de associados, pelo desenvolvimento da cardiologia, pela difusão dos ensinamentos, sempre em dia com as novas descobertas, e pelo espraiar do entusiasmo, a ponto de os salões de Conferências e os Centros de Convenções tornarem-se pequenos diante da magnitude de seus encontros. Como se não bastasse, lançou seu *Tratado de Cardiologia*, que será, sem dúvidas, presença obrigatória nas bibliotecas dos clínicos e cardiologistas. Lembro-me bem que começamos com folhetos de revisão de trabalho e, hoje, temos uma enciclopédia em mãos. Isso me faz pensar na semelhança do seu crescer com o explodir da massa primária (*big bang*) na expansão do universo.

O importante é notar que cada diretoria aumenta a importância desta sociedade com novos aportes num crescendo como as massas onde se colocam fermentos.

Como seria bom se a SOCESP fizesse germinar centros de pesquisas em todos os cantos do Brasil, propiciando o surgimento de trabalhos científicos de peso, inovadores, fontes imorredouras das ciências e que modifiquem para bem melhor este grande e rico país, pois ele bem merece.

Radi Macruz
Segundo Presidente da SOCESP
1979-1981

Prefácio da 1ª edição

Em maio de 1951, na qualidade de acadêmico do grupo chefiado pelo Prof. Zerbini na 1ª Clínica Cirúrgica do Hospital das Clínicas da Faculdade de Medicina da Universidade de São Paulo, cujo catedrático era o Prof. Alípio Correa Neto, tive a oportunidade de participar da primeira comissurotomia mitral realizada no país. Desde então, há mais de cinquenta anos, sou testemunha e partícipe do que aconteceu com a cardiologia e com a cirurgia cardíaca.

Além do Hospital das Clínicas, o Prof. Zerbini atuava na Escola Paulista de Medicina, onde mantinha sua clínica privada, na qual eu atuava como seu instrumentador e, posteriormente, seu assistente. Por onze anos, interrompidos entre agosto de 1955 e janeiro de 1958, trabalhei ao seu lado.

Quando voltei para o Hospital das Clínicas, em 1958, trazido pelo Prof. Zerbini, trazia comigo a credencial de ter construído, em Uberaba, o meu primeiro coração-pulmão artificial, inspirado no do Prof. Felipozzi, pioneiro da cirurgia com circulação extracorpórea no Brasil. Fui também incorporado à equipe cirúrgica que o Prof. Zerbini montava, no então Instituto de Cardiologia do Estado, fundado por Dante Pazzanese que, hoje, lhe empresta o nome.

Tive a rara felicidade de trabalhar nas três maiores equipes de cardiologia de São Paulo e conviver bem de perto com os grandes nomes da cardiologia paulista. As escolas dirigidas por Luiz Décourt, Jairo Ramos e Dante Pazzanese, e a grande escola cirúrgica comandada por Zerbini, que atuou nos três serviços, marcaram profundamente a minha formação.

Acompanhei e participei ativamente do desenvolvimento da cardiologia e da cirurgia cardíaca brasileira, inclusive contribuindo na área da bioengenharia e em técnicas cirúrgicas originais.

Fico, por isso, emocionado quando vejo uma obra como este *Tratado de Cardiologia*, editado pela SOCESP, que eu ajudei a criar, e da qual fui seu primeiro presidente. São mais de 320 especialistas do mais alto nível, que honram a cardiologia brasileira e que se juntaram, sob a liderança de Fernando Nobre e Carlos Serrano, para enriquecer a literatura nacional e apresentar não apenas uma obra atualizada, mas expressão de experiência pessoal, rica e vivida por cada um dos autores.

Com grande número deles pude trabalhar em grande proximidade, quando jovens, e acompanhar o seu crescimento profissional até se tornarem os expoentes, agora mais uma vez consagrados, nesta magnífica obra.

O grande avanço científico e tecnológico, vivido nestes pouco mais de cinquenta anos, transformou nossa especialidade, permitindo diagnósticos precisos e procedimentos terapêuticos, até há pouco tempo insuspeitados. Houve uma verdadeira revolução na medicina moderna, que cobrou um alto preço ao profissional médico.

O poder na condução da profissão lhes escapou e foi transferido para órgãos governamentais, empresas de pré-pagamento, indústrias de medicamentos e de equipamentos, cuja ética, de certa forma, conflita e contamina a ética médica.

Não podemos esquecer que no mundo tecnológico, materialista e interesseiro em que vivemos, existe algo que não mudou ao longo de todos esses avanços: refiro-me ao homem, que diante da doença continua angustiado, aflito e com medo. Repito sempre que o oposto do medo não é a coragem, é a fé. Ele precisa acreditar em quem o trata; e espera, além da competência profissional, o afeto, o carinho e a compaixão pelos sofrimentos que experimenta.

Este *Tratado de Cardiologia SOCESP* traz o que de melhor se pode fazer para diagnosticar e tratar o doente cardíaco.

Fica implícito que toda essa tecnologia tem de estar cercada por uma postura ética que estreite os laços de relação humana. Sem isso, podemos ser excelentes técnicos esquecendo que, antes de tudo, somos médicos que cuidam das doenças que as pessoas têm e, principalmente, cuidam das pessoas que estão doentes e que, inseguras, precisam do calor humano, de despertar ânimo e confiança, fatores tão essenciais quanto o que de melhor a tecnologia pode oferecer.

Sinto muito orgulho de pertencer à família cardiológica brasileira e de apresentar o que de melhor a cardiologia paulista pode oferecer.

Estou convencido do sucesso deste empreendimento e da valiosa contribuição de uma cardiologia competente, madura, equilibrada e, acima de tudo, ética, demonstrando que as gerações que se sucedem ampliam o conhecimento e preservam os valores morais, indispensáveis a uma convivência social saudável.

Só espero que consigamos criar condições para garantir acesso a todo este maravilhoso arsenal de conhecimento a toda a população brasileira.

Adib D. Jatene
Primeiro Presidente da SOCESP
1977-1979

Conteúdo complementar – plataforma digital

Esta obra possui conteúdo complementar disponibilizado em uma plataforma digital exclusiva.

Para ingressar no ambiente virtual, utilize o QR code abaixo, faça seu cadastro e digite a senha:

INOVA2022

O prazo para acesso a esse material limita-se à vigência desta edição.

Seção 1

Panorama das doenças cardiovasculares

Capítulo 1

Panorama das doenças cardiovasculares no mundo

Mateus Prata
Diandro M. Mota
Luísa P. Avezum
Laura P. Avezum
Álvaro Avezum

PONTOS-CHAVE

- As doenças cardiovasculares (DCV) lideram o ranking de mortalidade no Brasil, sendo responsáveis por cerca de 20% de todas as mortes em indivíduos acima de 30 anos.
- As DCV estão intimamente associadas a presença de comorbidades cuja coexistência é responsável pelo aumento da ocorrência de eventos cardíacos maiores.
- São descritas as características específicas de alguns dos fatores de risco para DCV.

Introdução

A humanidade vem presenciando uma mudança considerável na sua maneira de adoecer e morrer. Na primeira década do século XX, as doenças infecciosas e a fome lideravam o ranking de mortalidade, acarretando uma expectativa de vida extremamente baixa na população mundial. Nesse período, as doenças cardiovasculares (DCV) eram responsáveis por apenas 10% de todas as mortes.[1]

Impulsionada por mudanças demográficas, econômicas, sociais, nutricionais, além de um maior acesso a ações de saúde pública, observou-se uma queda vertiginosa nas taxas de mortalidade por desnutrição e doenças infecciosas no último século. Paralelamente a isso, as doenças crônicas não transmissíveis cardiovasculares, principalmente o infarto agudo do miocárdio (IAM) e o acidente vascular encefálico (AVE), passaram a se configurar como as principais causas de morte no mundo.[2]

Essa mudança no desenho da saúde mundial foi definida por Omram como "*transição epidemiológica*", sendo inicialmente dividida em três eras básicas: pestilência e fome, pandemias em recessão e doenças degenerativas e criadas pelo ser humano.[3]

Posteriormente, tal conceito foi complementado por Olshansky e Ault, os quais acrescentaram uma quarta era, a das doenças degenerativas tardias.[4]

As características desses estágios da transição epidemiológica estão sumarizadas na Tabela 1.

Segundo a teoria de transição epidemiológica, todos os países iniciaram na primeira era convivendo com a pestilência e a fome, porém, conforme suas sociedades passavam por transformações demográficas, econômicas e sociais, mudanças no perfil epidemiológico aconteciam em seguida.

Dados atuais do *Global Burden of Disease* (GBD) de 2019 revelam que a cardiopatia isquêmica e as doenças cerebrovasculares foram responsáveis por cerca de 32% do total de óbitos da população global, e a cardiopatia isquêmica foi a principal causa de óbito no mundo nos indivíduos acima de 50 anos. Nos países de alta renda, as DCV somaram 31% do total de óbitos, enquanto nos países baixa renda os valores foram inferiores, de cerca de 15%. Na população acima de 70 anos, os números ultrapassam os 40% dos óbitos. Não houve diferenças significativas entre ambos os sexos. Em análise comparativa de 1990 a 2017, as DCV ainda se mantêm no topo do *ranking* como causa de mortalidade, a despeito dos inúmeros avanços na área da saúde cardiovascular (Figura 1).[5]

O Brasil, apesar de conviver com realidades regionais heterogêneas, encontra-se atualmente na terceira era da transição epidemiológica, sendo que algumas regiões do país ainda estão vivenciando a segunda, enquanto outras, a quarta fase da transição.[1] Atualmente, as DCV lideram o *ranking* de mortalidade no país, sendo responsáveis por cerca de 28% de todas as mortes em indivíduos acima de 30 anos.

Os avanços contínuos nas condições econômicas, combinados com a urbanização e as modificações radicais na natureza das atividades relacionadas ao trabalho, levaram a alterações acentuadas no estilo de vida, na dieta, nos níveis de atividade física e no comportamento, expondo um número cada vez maior da população aos tradicionais fatores de risco para as DCV.[6]

TABELA 1 Quatro estágios característicos da transição epidemiológica

Estágio	Descrição	Proporção de mortes por DCV (%)	Tipos predominantes de DCV
Pestilência e fome	Predominância da desnutrição e de doenças infecciosas como causa de morte, taxas altas de mortalidade infantil, baixa expectativa de vida	< 10	Doença reumática, cardiomiopatias decorrentes de infecção e desnutrição
Pandemias em recessão	Melhora nutricional e na saúde pública, com redução nas taxas de mortalidade por desnutrição e infecção, declínio abrupto nas taxas de mortalidade infantil	10 a 35	Doença reumática, hipertensão, coronariopatia, AVE
Doenças degenerativas e criadas pelo ser humano	Aumento na ingestão de gordura e de calorias e redução na atividade física levando à emergência da hipertensão e da aterosclerose; em virtude de maior expectativa de vida, a mortalidade por doenças crônicas ultrapassa as causadas por infecção e desnutrição	35 a 65	Coronariopatia, AVE
Doenças degenerativas tardias	DCV e câncer são as principais causas de morbidade e de mortalidade; um melhor tratamento e esforços preventivos ajudam a evitar as mortes entre os que apresentam a doença e adiam os eventos primários. A mortalidade por DCV ajustada pela idade declina; a DCV afeta indivíduos cada vez mais idosos	40 a 50	Coronariopatia, AVE, insuficiência cardíaca

DCV: doenças cardiovasculares; AVE: acidente vascular encefálico. Fonte: adaptada de Omran, 2005.[3]

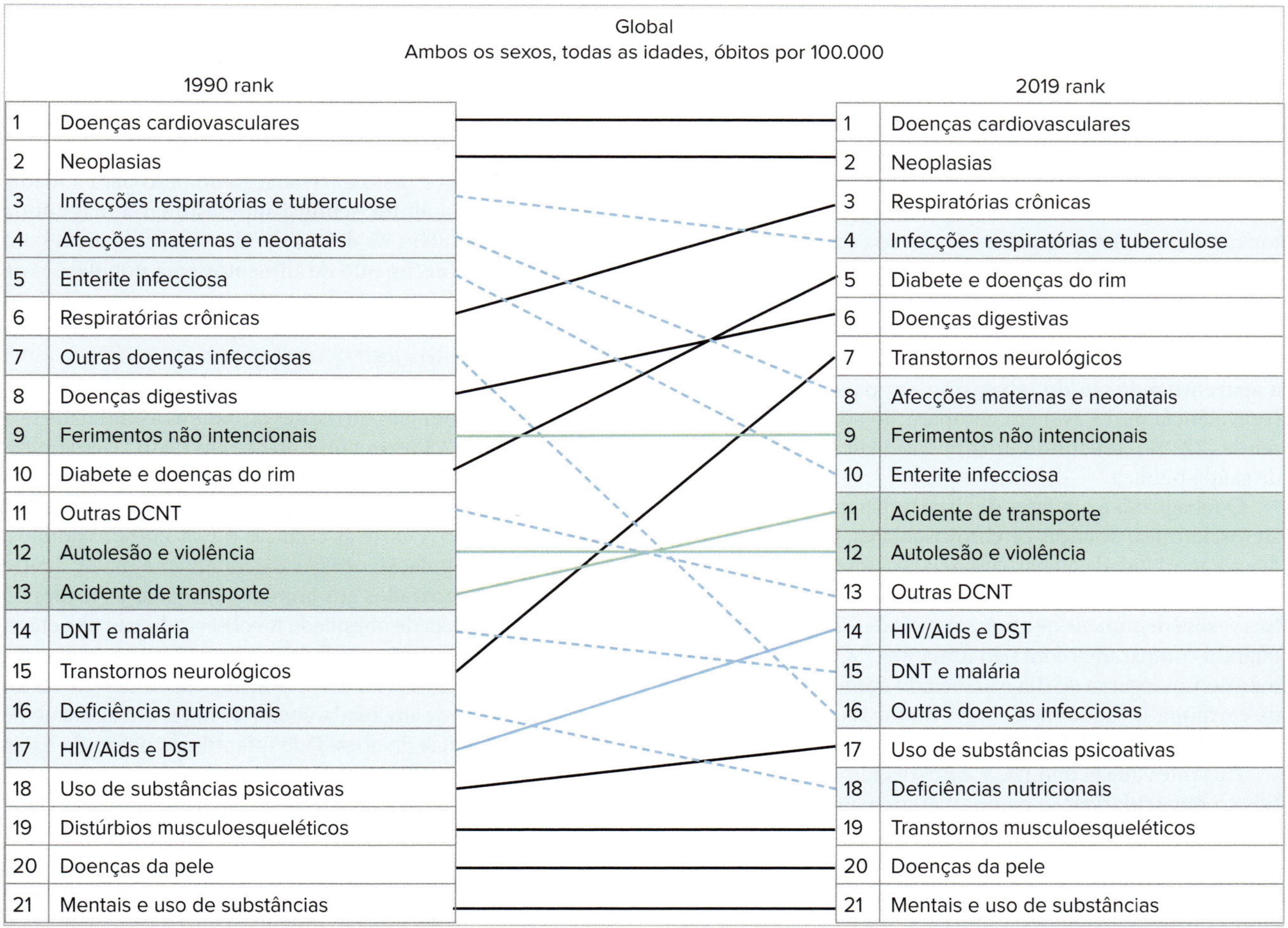

FIGURA 1

Evolução da mortalidade global, em ambos os sexos, todas as idades, entre 1990 e 2019.

Fonte: adaptada de Global Burden of Disease, 2019.[5]

Prevalência dos principais fatores de risco cardiovascular no mundo

As DCV estão intimamente associadas a presença de comorbidades cuja coexistência é responsável pelo aumento da ocorrência de eventos cardíacos maiores. O estudo INTERHEART demonstrou que 90% dos fatores de risco implicados no risco de ocorrência de um primeiro evento de IAM são fatores modificáveis, incluindo o tabagismo, dislipidemia, hipertensão arterial, obesidade e *diabetes mellitus*. Os níveis elevados de pressão arterial e colesterol foram as causas principais de DCV.[7]

Em 2019, foi publicado o estudo PURE, uma coorte prospectiva e internacional que incluiu 155.722 participantes sem doença cardiovascular prévia. Nele, cerca de 70% das doenças cardiovasculares desenvolvidas e mortes foram atribuídas a fatores de risco modificáveis, como os citados no INTERHEART. A hipertensão arterial foi o principal fator de risco (responsável por 22,3% desses casos), seguido por elevação do colesterol não HDL, poluição do ar, tabagismo, dieta, baixo nível educacional, obesidade e diabetes.[8]

São descritas a seguir as características específicas de alguns dos fatores de risco para DCV.

Tabagismo

Dados atuais sugerem que a prevalência do tabagismo no mundo seja de 33,5% em homens e 6,8% em mulheres, com diferenças regionais importantes.[9] As maiores taxas de tabagismo estão ligadas a locais de menores níveis de educação e desenvolvimento. Embora o consumo do tabaco seja historicamente maior nos países de elevada renda, nas últimas décadas notou-se um aumento no consumo nos países de baixa e média renda. Informação alarmante aponta que a maioria dos fumantes inicia o hábito antes dos 18 anos, mais comumente entre 14 e 15 anos.[10,11] O estudo PURE reforçou a aparente redução do tabagismo em países de alta renda (prevalência de 13,3%) em comparação aos países de baixa renda (22,2%), refletindo uma possível eficácia das medidas de saúde pública.[8]

O tabagismo é um fator de risco independente para DCV aterosclerótica, doenças cerebrovasculares, insuficiência cardíaca e mortalidade global, com relação dose-dependente.[12] A incidência de IAM é aumentada em seis vezes em mulheres e três vezes em homens que fumam mais de 20 cigarros por dia, quando comparados com não fumantes.[13] O hábito de fumar mesmo um cigarro ao dia é associado com aumento de 50% de cardiopatia isquêmica e 25% maior risco para acidente vascular cerebral (AVC).[14]

Pacientes que já têm DCV estabelecida ou foram submetidos a revascularização coronária têm maior risco de novos eventos cardiovasculares e morte súbita cardíaca.[15] No registro sueco do *Swedish National Diabetes Register* envolvendo 271.174 indivíduos diabéticos, o tabagismo foi o principal fator de risco envolvido na morte de pacientes diabéticos.[16] O tabagismo passivo também é causa estabelecida de doença cardiovascular.[7] Segundo metanálise incluindo 18 estudos epidemiológicos, não fumantes com exposição ambiental à fumaça do cigarro apresentaram risco relativo de 1,25 (IC 1,17 a 132) para desenvolvimento de cardiopatia isquêmica em comparação àqueles que não foram expostos.[17]

Obesidade

A obesidade tem etiologia complexa, sendo resultante da combinação das características genéticas, ambientais, do estilo de vida e suas interações. Embora a herança genética seja fundamental para explicar a susceptibilidade à maioria das doenças crônicas, a modernização e o processo de urbanização que afetam populações aborígenas têm trazido grandes mudanças que estão, provavelmente, contribuindo para a alta prevalência de obesidade e *diabetes mellitus*.[8]

As alterações dietéticas e o aumento do sedentarismo são considerados os principais fatores que contribuem para o aumento progressivo do sobrepeso e da obesidade, especialmente em grupos de baixa renda, cujo rendimento financeiro está melhorando, acompanhando o aumento da ingesta de alimentos ricos em gordura, carboidratos e calorias. O consumo desses alimentos tem aumentado em detrimento de grãos, frutas e legumes. A maioria das populações do campo mudou sua dieta e padrões de atividade física para se ajustar a um modelo das grandes cidades. Sob tais circunstâncias, essa população desenvolveu altas taxas de obesidade, resistência à insulina e *diabetes mellitus* tipo 2. Programas de alimentação suplementar são comuns na região e o número de seus beneficiários excede significativamente os desnutridos. A definição de desnutrição por meio da avaliação do peso para a idade, sem considerar a altura, tende a superestimar a magnitude da desnutrição, além de deixar de identificar crianças com sobrepeso. O fornecimento de alimentos para populações de baixa renda pode ser benéfico para alguns, mas prejudicial para outros, induzindo obesidade, especialmente em moradores das zonas urbanas.

De acordo com os dados mais recentes do GBD de 2019, estima-se que o número de mortes atribuídos à obesidade seja de 5,02 milhões (2,3 vezes a mais do que em 1990).[9] Desde 1980, a prevalência de obesidade dobrou em 73 países e ainda mantém uma curva ascendente de crescimento. A prevalência atual encontra-se em 5% entre as crianças e 12% entre os adultos, e número da população obesa é discretamente maior dentre as mulheres comparados aos homens, em todas as idades. O pico de prevalência de obesidade foi observado na faixa etária de 60 a 64 anos entre as mulheres e entre 50 e 54 anos entre os homens. Entre as crianças, a prevalência de obesidade foi maior nos países de alta renda, apesar de haver um aumento de 20% na prevalência de obesidade infantil nos países de baixa renda entre 1980 e 2015.[19]

Diabetes mellitus

O número de pessoas com *diabetes mellitus* está aumentando concomitantemente ao crescimento demográfico, envelhecimento, urbanização e aumento da prevalência de obesidade e sedentarismo, de maneira que cerca de 90% dos casos de diabete tipo 2 estão relacionados com obesidade.

Estima-se que há 346 milhões de pessoas com *diabetes mellitus* no mundo, com prevalência na população adulta de 8,5%, sendo que 80% vivem em países de baixa e média renda.[7] O PURE identificou uma prevalência de 10% da doença na população estudada.[8] Dados do GBD mostram que nas últimas 3 décadas, o número de mortes atribuídas à intolerância à glicose subiu de 2.91 milhões para 6.5 milhões.[9] Calcula-se que, em 2030, o número de pessoas com *diabetes mellitus* acima de 64 anos de idade seja superior a 82 milhões em países em desenvolvimento e 48 milhões nos países desenvolvidos.

Mesmo que a prevalência de obesidade se mantenha estável até 2030, o que parece improvável, espera-se que o número de pessoas com *diabetes mellitus* seja maior do que o dobro da atualidade, como consequência do envelhecimento da população e da urbanização.[18]

TABELA 2 Prevalência de diabete em 2000 e número estimado de casos em 2030 em países

País	Prevalência em milhões (%)	
	2000	2030
Índia	31,7	79,4
China	20,8	42,3
Estados Unidos	17,7	30,3
Indonésia	8,4	21,3
Japão	6,8	8,9
Brasil	4,6	11,3
Uruguai	4,6	5,6
Argentina	3,9	5,0

Adaptada de Wild et al., 2004.[20]

Hipertensão

A hipertensão é um importante fator de risco para o desenvolvimento de DCV. Além da idade e do sexo, que estão diretamente associados à doença, outros fatores, como etnia e nível socioeconômico, influenciam o curso da hipertensão. A prevalência da doença na coorte do PURE foi de 39%.[8]

Segundos os dados do GBD publicados em 2019, envolvendo 844 estudos de 154 países e 8,64 milhões de indivíduos, foi demonstrado que a prevalência de pressão arterial sistólica elevada (≥ 110-115 e ≥ 140 mmHg) aumentou significativamente entre 1990 e 2015, bem como o número de anos de vida perdidos ajustados por incapacidade e mortes associadas a hipertensão, a despeito de disponibilidade de medicações anti-hipertensivas efetivas e de baixo custo. Mundialmente, o número de indivíduos com pressão arterial sistólica ≥ 110-115 mmHg cresceu de 2,18 bilhões em 1990 para 4,06 bilhões em 2019, correspondendo um aumento de 86%. Níveis de pressão arterial sistólica superiores a 110 mmHg associaram-se com maior mortalidade por cardiopatia hipertensiva, doença renal crônica, AVC isquêmico e cardiopatia isquêmica.[9]

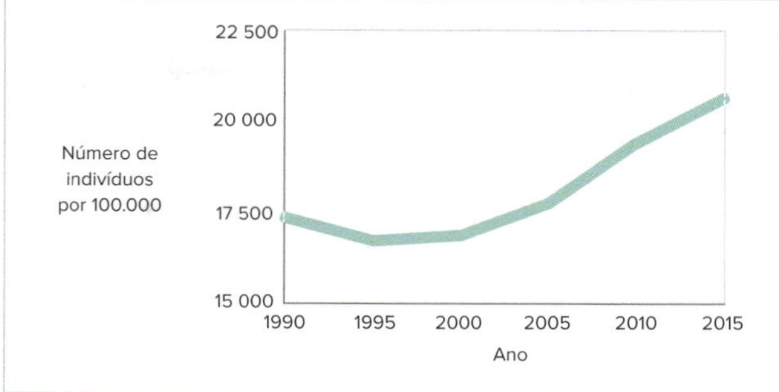

FIGURA 2

Evolução do número de indivíduos hipertensos por 100.000 de 1990 a 2015.

Adaptada de Forounzanfar et al., 2017.[19]

Outras causas de mortalidade cardiovascular

Doença reumática: a prevalência de cardiopatia reumática no mundo vem aumentando desde 1990, atingindo em 2019 cerca de 40,5 milhões de pessoas no mundo. O aumento da prevalência possivelmente se deve a uma maior sobrevida da doença pelos avanços nos diagnósticos e tratamentos. A China e a Índia permanecem como os países onde a doença é mais prevalente. O Brasil apresenta índices menores, porém ainda acima de países desenvolvidos como na Europa e Estados Unidos.[9]

Miocardite: de 1990 a 2019 foi observado aumento tanto da prevalência quanto da mortalidade da miocardite no mundo, com uma diferença regional importante.[9] Após a pandemia pelo novo coronavírus em 2021, espera-se aumento considerável desses números na próxima publicação do GBD.[22]

Estenose aórtica não reumática: pelo envelhecimento da população, já se esperava aumento da prevalência da estenose aórtica degenerativa. Porém ao longo das últimas 3 décadas foi observado aumento da prevalência da doença mesmo após ajuste estatístico pela idade. Isso se deve provavelmente ao aumento dos fatores de risco modificáveis para aterosclerose que também desempenham papel fundamental na gênese da calcificação da valva aórtica.[9]

Endocardite: observa-se aumento da incidência de endocardite causada por patógenos virulentos (*Staphylococcus aureus* como o mais prevalente), assim como da mortalidade pela doença.

Perspectivas

A expectativa de vida aumentou de uma média global de 46 anos em 1950 para 66 anos em 1998. Durante a primeira metade do século, países desenvolvidos experimentaram quedas rápidas nas mortes por infecções, doenças da infância e aumentos relativos das doenças crônicas. Essas mudanças são atribuídas ao desenvolvimento econômico e a modificações sociais e do estilo de vida associadas à urbanização. Espera-se que, em 2020, mais de 85% do total das DCV esteja em países em desenvolvimento. Portanto, há uma necessidade urgente de entender como as mudanças sociais atualmente em curso no Brasil podem levar a um aumento da DCV, a fim de desenvolver estratégias que mitiguem esses processos.

A má adaptação à urbanização (com aumento da ingestão calórica e diminuição do gasto energético) é provavelmente a principal causa de obesidade, o que contribui para o aumento dos fatores de risco tradicionais (dislipidemia, disglicemia e hipertensão). Os fatores de risco interagem com fatores genéticos e psicossociais, resultando em aumento da DCV. A definição de vias biológicas e sociais, relacionando as causas ambientais (má adaptação à urbanização) a fatores de risco primordiais (obesidade), fatores de risco primários (dislipidemia, disglicemia e hipertensão) e doenças clínicas, facilita o desenvolvimento de intervenções para combater o aumento global da obesidade, do *diabetes mellitus* e da DCV.

Em resumo, se ignorada, a DCV continuará com suas elevadas taxas de mortalidade com impacto negativo substancial sobre a saúde da população devido à morte, invalidez e ao uso de recursos de saúde. A investigação eficaz e a colaboração internacional podem aumentar a capacidade de pesquisa e desenvolvimento, contribuindo para melhorias nos cuidados de saúde cardiovascular no Brasil e no mundo.

Referências bibliográficas

1. Libby P, Braunwald E. Braunwald's heart disease: a textbook of cardiovascular medicine. 8. ed. Philadelphia: Saunders/Elsevier; 2008.
2. Ounpuu S, Anand S, Yusuf S. The impending global epidemic of cardiovascular diseases. Eur Heart J. 2000;21(11):880-3.
3. Omran AR. The epidemiologic transition: a theory of the epidemiology of population change. 1971. Milbank Q. 2005;83(4):731-57.
4. Olshansky SJ, Ault AB. The fourth stage of the epidemiologic transition: the age of delayed degenerative diseases. Milbank Q. 1986;64(3):355-91.
5. Global Burden of Disease [homepage na internet]. Análise causal de mortalidade global, em ambos os sexos e todas as idades, de 1990 a 2019 [acesso em 27 de set 2021]. Disponível em: https://vizhub.healthdata.org/gbd-compare/#.
6. Mansur AP, Favarato D, Souza MF, Avakian SD, Aldrighi JM, Cesar LA, et al. Trends in death from circulatory diseases in Brazil between 1979 and 1996. Arq Bras Cardiol. 2001;76(6):497-510.
7. Mann DL, Zipes DP, Libby P, Bonow RO, Braunwald E. Braunwald – Tratado de Doenças Cardiovasculares. 10. ed. Rio de Janeiro: Elsevier; 2018.
8. Yusuf S, Joseph P, Rangarajan S, et al. Modifiable risk factors, cardiovascular disease, and mortality in 155 722 individuals from 21 high-income, middle-income, and low-income countries (PURE): a prospective cohort study [published correction appears in Lancet. 2020;395(10226):784]. Lancet. 2020;395(10226):795-808.
9. Roth GA, Mensah GA, Johnson CO, et al. Global Burden of Cardiovascular Diseases and Risk Factors, 1990-2019: update from the GBD 2019 Study. J Am Coll Cardiol. J Am Coll Cardiol. 2020;76(25):2982-3021.
10. Benjamim EJ, Virani SS, Callaway CW, Chamberlain AM, Chang AR, Cheng S, et al. Heart disease and stroke statistics-2018 update: a report from the American Heart Association. Circulation. 2018;137e67.
11. Ambrose JA, Barua RS. The pathophysiology of cigarette smoking and cardiovascular disease: an update. J Am Coll Cardiol. 2004;43:1731.
12. Kamimura D, Cain LR, Mentz RJ, White WB, Blaha MJ, DeFilippis AP, et al. Cigarette smoking and incidental heart failure: insights from the Jackson Heart Study. Circulation. 2018;137(24):2572-82.
13. Prescott E, Hippe M, Schnohr P, Hein HO, Vestbo J. Smoking and risk of myocardial infarction in women and men: longidutinal population study. BMJ. 1998; 316:1043.
14. Hackshaw A, Morris JK, Boniface S, Tang JL, Milenković D. Low cigarette consumption and risk of coronary heart disease and stroke: meta-analysis of 141 cohort studies in 55 study reports. BMJ. 2018;360:j5855.
15. Rea TD, Sheth T, Negassa A, Yusuf S. Relationship of current and past smoking to mortality and morbidity in patients with left ventricular dysfunction. J Am Coll Cardiol. 2001;37:1677-82.
16. Rawshani A, Rawshani A, Franzén S, Sattar N, Eliasson B, Svensson AM, et al. Risk factors, mortality and cardiovascular outcomes in patients with type 2 diabetes. N Engl J Med. 2018;379:633-44.
17. He j, Vupputuri S, Allen K. Passive smoking and the risk of coronary heart disease – a meta-analysis of epidemiologic studies. N Engl J Med. 1999;340(12):920.
18. Uauy R, Albala C, Kain J. Obesity trends in Latin America: transiting from under- to overweight. J Nutr. 2001;131(3):893S-9S.
19. The GBD 2015 Obesity Collaborators. Health effects of overweight and obesity in 195 countries over 25 years. N Engl J Med. 2017;377:13-27.
20. Wild S, Roglic G, Green A, Sicree R, King H. Global prevalence of diabetes: estimates for the year 2000 and projections for 2030. Diabetes Care. 2004;27(5):1047-53.
21. Forounzanfar M, Liu P, Roth GA, Ng M, Biryukov S, Marczak L, et al. Global burden of hypertension and systolic blood pressure of at least 110 to 115 mmHg, 1990-2015. JAMA. 2017;317(2):165-82.
22. Phelan AL, Katz R, Gostin LO. The novel coronavirus originating in wuhan, china: challenges for global health governance. JAMA. 2020;323(8):709-10.

Capítulo 2

Doenças cardiovasculares no Brasil

Paulo Andrade Lotufo
Alessandra Carvalho Goulart
Isabela Martins Benseñor

PONTOS-CHAVE

- No Brasil, a doença coronariana e a cerebrovascular são os principais determinantes de óbito para ambos os sexos, comparada com as demais condições. As cardiomiopatias são a quarta causa em decorrência da elevada carga de homicídios entre homens.
- As doenças do aparelho circulatório, mais especificamente a doença coronariana, guarda relação com dois aspectos constitutivos: a idade e o sexo.
- A identificação de fatores de risco, assim como sua distribuição geográfica e tendência temporal, tem sido fundamental para a prática da cardiologia preventiva.

Introdução

No Brasil, as doenças infectoparasitárias foram a maior causa de óbitos até os anos 1960, com exceção das cidades do Rio de Janeiro e São Paulo, onde as doenças cardiovasculares e os cânceres já tinham se tornado o principal fator de mortalidade. A mortalidade por doença coronariana aumentava ano a ano nos Estados Unidos e no Reino Unido desde o final da Segunda Guerra Mundial. A reversão desse crescimento passou a ocorrer a partir de 1968 nos Estados Unidos, em meados dos anos 1970 na Europa Ocidental e no início dos anos 1980 no Brasil.[1]

A redução em um terço da mortalidade precoce (abaixo dos 70 anos de idade) pelas doenças crônicas não transmissíveis em um terço em 2030 é o alvo 3.4 dos Objetivos de Desenvolvimento do desafio número 3 estabelecido pelas Nações Unidas. Por serem as doenças cardiovasculares o componente principal das doenças crônicas, a descrição da mortalidade precoce pelas doenças do aparelho circulatório merece destaque.

A Figura 1 descreve um longo período no Brasil das taxas com ajuste pela idade de mortalidade precoce pelo conjunto das doenças cardiovasculares desde 2000 até 2019. O ritmo de queda das taxas decorrentes da doença cerebrovascular é mais veloz do que da doença coronariana. Entre as mulheres, nesse período, a doença coronariana suplantou a cerebrovascular como principal causa de falecimento.

No Brasil, conforme mostra a Figura 2, a doença coronariana e a cerebrovascular são os principais determinantes de óbito para ambos os sexos comparadas com todas as demais condições letais. As miocardiopatias são a quarta causa em decorrência da elevada carga de homicídios entre homens.

Uma análise mais minuciosa das causas cardiovasculares por etiologia é mostrada na Figura 3 com taxas ajustadas pela idade. O maior risco de morte é decorrente de etiologia aterosclerótica com trombose subsequente, ou seja, a doença coronariana e a cerebrovascular isquêmica. A terceira causa são miocardiopatias em geral, sem menção a hipertensão e por miocardites. Em seguida temos duas doenças que têm associação direta com a hipertensão arterial: a doença cerebrovascular hemorrágica e a cardiomiopatia hipertensiva. Em seguida temos as doenças da aorta e dos membros inferiores. Os valores relativamente abaixo do esperado da doença arterial periférica são explicados pelo fato de que pacientes com esses agravos têm como episódio fatal mais frequente uma síndrome coronariana aguda. As doenças valvares, reumáticas ou não, e a endocardite são as que apresentaram as menores taxas de mortalidade.

Entre 2019 e 2020, a redução da mortalidade precoce por doenças cardiovasculares em todo o país teve redução em 33%, um valor bastante apreciável. No entanto, há fatores que podem ter influenciado o aumento em algumas unidades da federação, como a melhoria expressiva da qualidade da notificação que pode ter inflado artificialmente o número de óbitos propiciando aumento das taxas ou redução temporal menos expressiva. Outro fator relevante na análise temporal e geográfica da mortalidade cardiovascular precoce é que pelo fato das causas de mortes serem variáveis competitivas, o aumento ou a redução de uma outra situação letal, como as causas externas de morte (homicídio e acidente de transporte) influenciam tanto a temporalidade como na distribuição geográfica das mortes cardíacas.

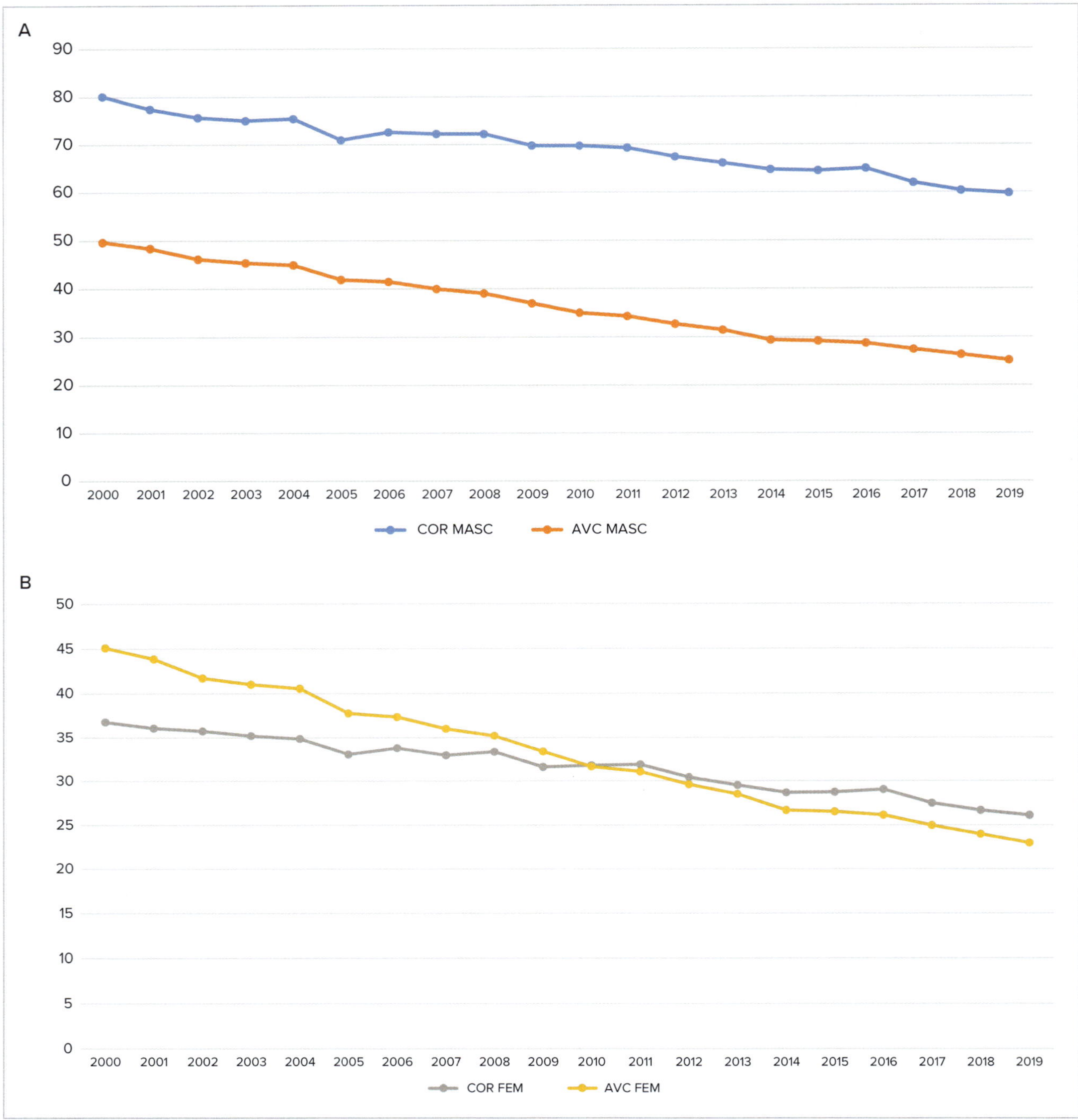

FIGURA 1

Tendência da mortalidade precoce (30 a 69 anos) entre 2009 e 2019 no Brasil para as doenças cardiovasculares para o sexo masculino (A) e feminino (B). Eixo Y: taxas de mortalidade ajustadas por idade (x 100.000 habitantes).

Fonte: DATASUS, Ministério da Saúde, Brasília, 2019.

Na Tabela 1 apresentam-se as diferenças entre esses dois anos por estados da federação e pelo Distrito Federal.

A Região Norte é a que apresenta ainda maior proporção de óbitos com causas mal definidas (12,5% em todo o período comparado a 8% em todo o país) e ao mesmo tempo aumento expressivo de mortes por causa externa (17% comparado a 12% em todo o país). Por essas razões, o posicionamento das taxas de mortalidade varia consideravelmente desde Roraima com a mais alta do país até o Amazonas (com 16% de óbitos mal definidos) em 26º lugar. As alterações dos valores das taxas também foram muito distintas, desse +9% no Pará para -33% em Rondônia.

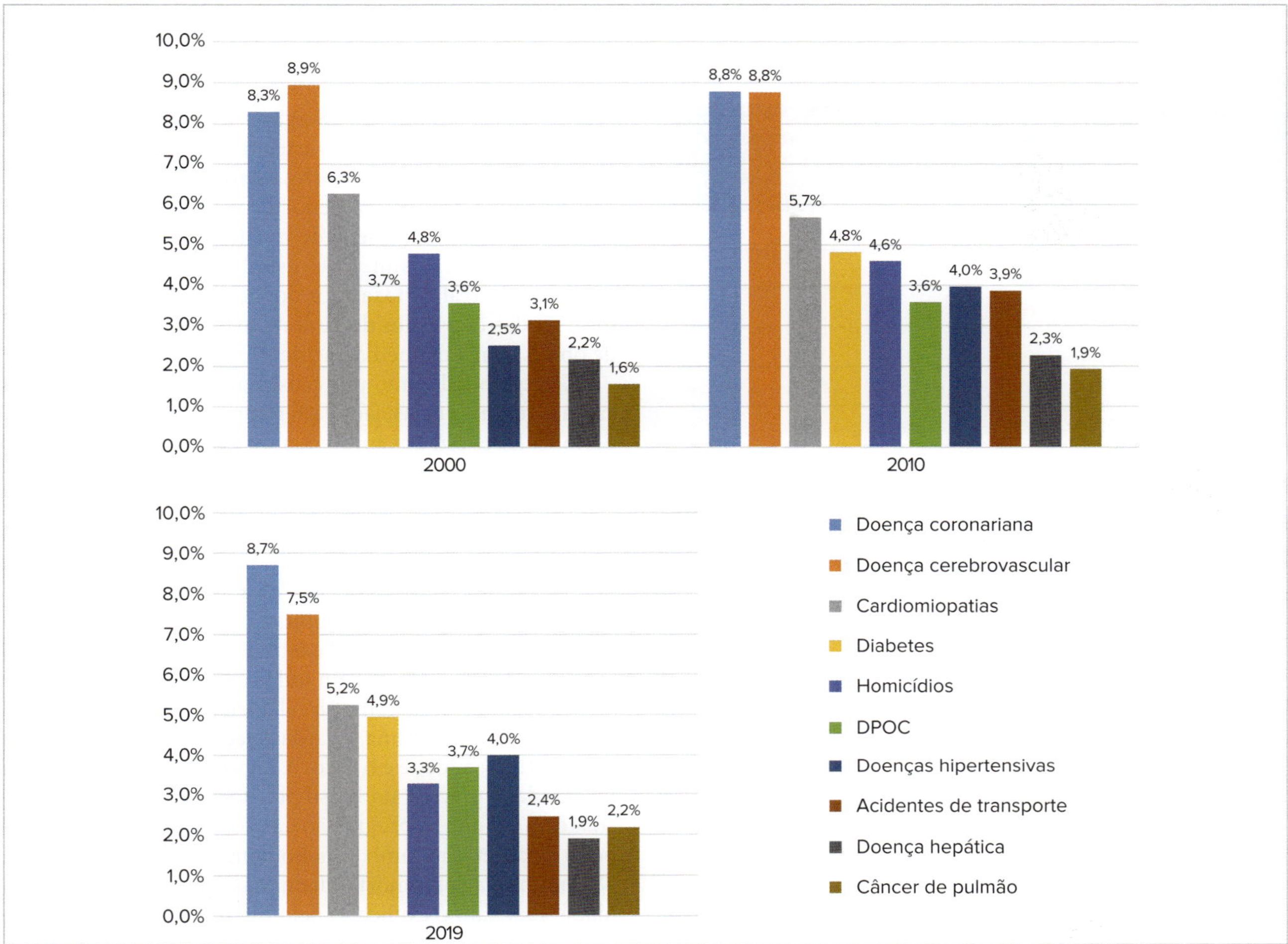

FIGURA 2

Principais causas de mortalidade precoce (30 a 69 anos) em porcentagem no Brasil em 200, 2010 e 2019. Eixo Y: mortalidade proporcional (%).

Fonte: DATASUS, Ministério da Saúde, Brasília, 2019.

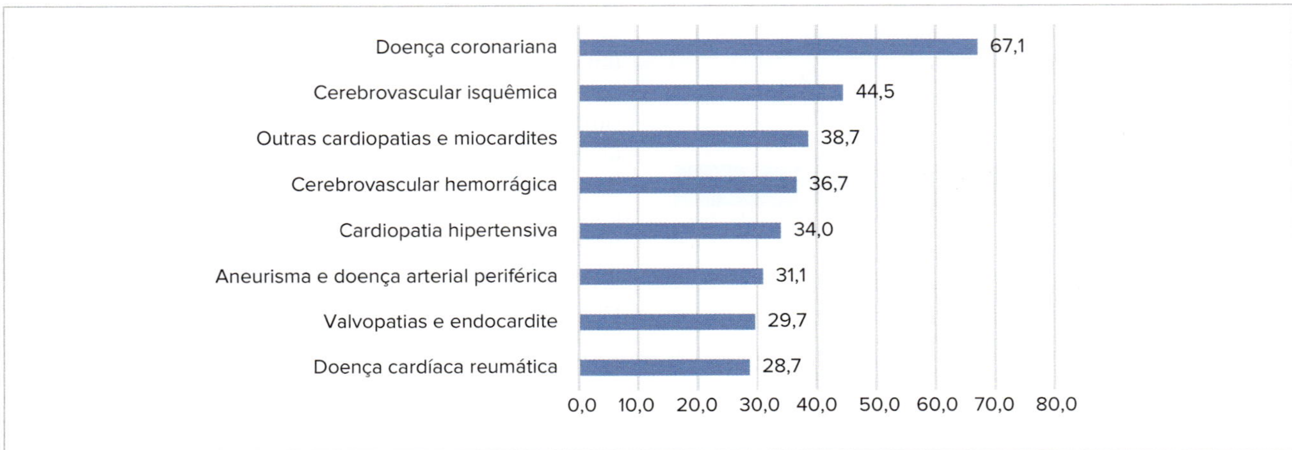

FIGURA 3

Mortalidade precoce (30 a 69 anos) em 2019 no Brasil por causas cardiovasculares específicas para ambos os sexos. Eixo Y: taxas de mortalidade ajustadas por idade (x 100.000 habitantes).

Fonte: DATASUS, Ministério da Saúde, Brasília, 2019.

TABELA 1 Taxas de mortalidade ajustadas pela idade em 2000 e 2019 por estados da federação e no Distrito Federal

	2000	2019	2019-2000 (%)	Posicionamento 2019
Região Norte				
Roraima	203	181	-11%	1
Tocantins	126	140	11%	13
Acre	140	131	-6%	15
Pará	118	129	9%	17
Amapá	134	119	-11%	21
Rondônia	174	107	-38%	25
Amazonas	110	106	-4%	26
Região Nordeste				
Pernambuco	216	180	-17%	1
Alagoas	168	179	6%	2
Piauí	145	159	10%	5
Paraíba	104	159	52%	6
Maranhão	93	155	66%	8
Ceará	116	148	28%	10
Rio Grande do Norte	124	153	23%	9
Sergipe	140	127	-10%	18
Bahia	144	115	-20%	22
Região Sudeste				
Rio de Janeiro	276	178	-36%	4
São Paulo	263	157	-40%	8
Espírito Santo	227	136	-40%	14
Minas Gerais	215	120	-44%	20
Região Sul				
Paraná	256	130	-49%	16
Santa Catarina	204	116	-43%	22
Rio Grande do Sul	246	112	-54%	24
Região Centro-Oeste				
Mato Grosso do Sul	249	159	-36%	5
Goiás	205	147	-28%	12
Mato Grosso	217	128	-41%	18
Distrito Federal	224	101	-55%	27

Fonte: DATASUS, Ministério da Saúde, Brasília, 2021.

A Região Nordeste teve aumento expressivo na qualificação de óbitos nesse período (2000 com 28% mortes mal definidas a 6,2% em 2019). Ao mesmo tempo, as mortes por causa externa apresentaram aumento considerável desde 2000 até 2017. Os estados dessa região apresentam taxas elevadas comparadas ao restante do país. Alguns estados, em decorrência da redução substancial de causas mal definidas (todos exceto Bahia, Pernambuco e Sergipe), apresentaram aumento de mortes classificadas como artefato estatístico-nosológico.

A região Sudeste com os três estados mais populosos do país tem uma proporção menor de mortes mal definidas e com estabilidade ou queda de mortes por causas externas neste momento. Assim, esses estados podem mostrar um quadro mais real de taxas por doenças do aparelho circulatório. Todos os estados do Sudeste tiveram redução de taxas de óbitos acima da média nacional.

Na região Sul, tanto por causas mal definidas como por causa externa, as taxas não se alteraram significativamente no período. Esses estados apresentaram as maiores quedas entre 2000 e 2019 e encontram-se entre os com menores valores ao final do período entre todos os estados.

A Região Centro-Oeste não teve alterações significativas de mortes mal definidas, no entanto tem proporção elevada de mortes por causas externas no mesmo nível da região Norte. Mato Grosso tem a quinta taxa mais alta por doença cardiovascular e o Distrito Federal tem a menor no país. As quedas foram expressivas em todos os estados.

As doenças do aparelho circulatório, mais especificamente a doença coronariana, guarda relação com dois aspectos constitutivos: a idade e o sexo. A Figura 4 mostra em 2019 a mortalidade precoce no Brasil por doenças do aparelho circulatório em que há progressão da proporção da mortalidade pelas faixas etárias tanto para homens como para mulheres. No entanto, a sobremortalidade masculina se reduz com a idade. Esse fato é explicado pelo diferencial relacionado ao sexo que é decorrente da ação protetora dos níveis estrogênicos (ou mais precisamente da relação andrógeno/estrógeno) contra a aterosclerose.

Fatores de risco: definição e conceito

Se, para a doenças infectoparasitárias, é possível identificar uma causa específica e bem definida – um vírus (poliomielite), uma bactéria (tuberculose), um fungo (paracoccidioidomicose) ou um parasita (doença de Chagas) –, para doenças cardiovasculares há situações que aumentam suas chances de desenvolvimento – os assim chamados fatores de risco.

A identificação de fatores de risco, assim como sua distribuição geográfica e tendência temporal, tem sido de grande importância para a prática da cardiologia preventiva. A epidemiologia, desde os anos 1950, criou vários tipos de estudos para evidenciar os fatores de risco para as doenças crônicas. O primeiro deles é o estudo de prevalência, que quantifica esses agentes na população. Os estudos de coorte, por sua vez, conseguem estimar o risco de um determinado fator na incidência de uma doença.

Nos anos 1960, os fatores de risco para a doença coronariana foram descritos na coorte *Framingham Heart Study*, iniciada em 1948, nos Estados Unidos, com 5.500 homens e mulheres. Seus primeiros resultados apontaram o colesterol elevado, a hipertensão arterial e o tabagismo como condições que

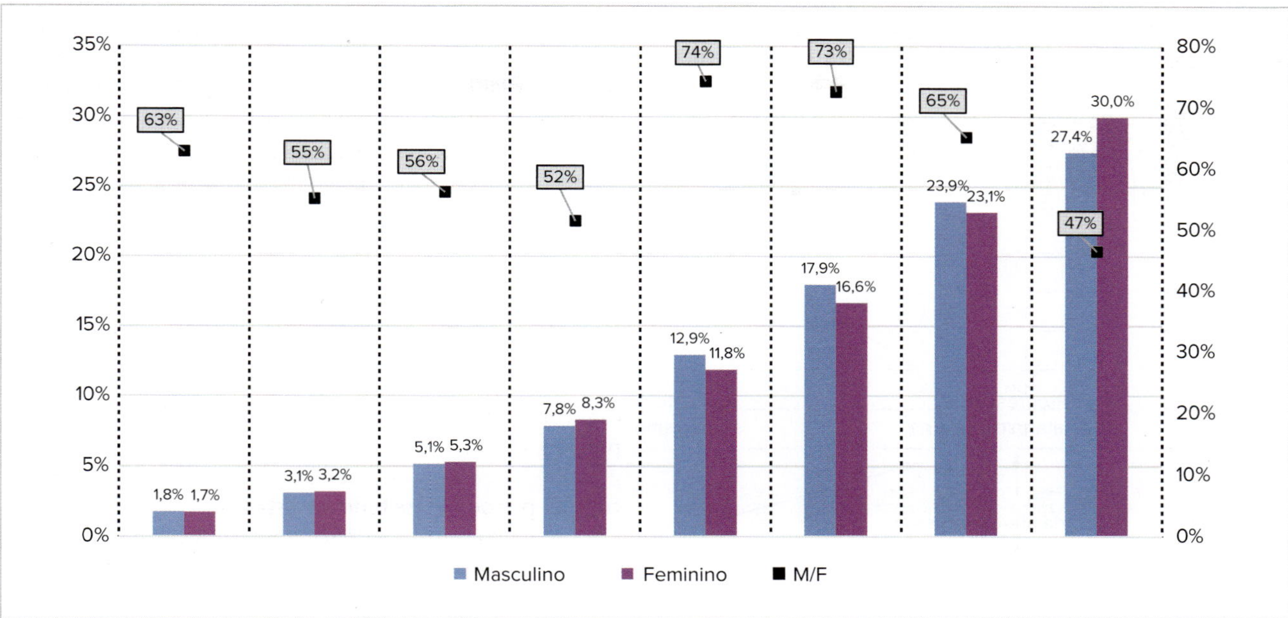

FIGURA 4

Mortalidade proporcional em 2019 no Brasil por faixas etárias e por sexo pelo conjunto das doenças cardiovasculares. Eixo Y1: mortalidade proporcional (%); eixo Y2: sobremortalidade masculina (%).

Fonte: DATASUS, Ministério da Saúde, Brasília, 2019.

induzem risco maior de infarto do miocárdio e morte súbita. Criou-se, a partir dessa descoberta, o conceito fator de risco. Ao contrário das doenças infecciosas, o fator de risco cardiovascular não é uma condição necessária nem suficiente por si só para o aparecimento da enfermidade cardíaca. Ela indica, sim, um aumento significativo na probabilidade da doença.

Entre os participantes do estudo, o diabetes registrava prevalência baixa, motivada pela letalidade elevada do diabetes tipo 1 (insulinodependente) antes do período de entrada no estudo e pela frequência restrita de diabetes tipo 2 (insulinorresistente), possivelmente relacionada às pequenas taxas de obesidade à época. A relevância dos resultados pioneiros do *Framingham Heart Study* torna-se mais evidente com a confirmação desses mesmos fatores de risco em outras coortes. O conceito de fator de risco deixa para trás a ideia equivocada de que as doenças cardiovasculares, em particular a coronariana, fossem próprias do envelhecimento e do sexo masculino. Mostrou-se que, associado ao sexo e à idade, há forte carga ambiental que poderia ser reduzida ou mesmo eliminada. Com isso, nascia a "cardiologia preventiva", responsável por destacar a importância de diagnosticar, tratar e controlar fatores de risco como hipertensão, dislipidemia e diabetes, além de combater o hábito tabágico.

A emergência das doenças cardiovasculares no início da segunda metade do século XX se deve à associação de um fenômeno patológico conhecido há tempos: a aterosclerose com a hipertensão arterial agravada com o aumento do tabagismo. Posteriormente, o diabetes se apresentaria como mais um aspecto complicador por alterar vários processos ateroscleróticos, aumentar a pressão arterial e induzir microangiopatias, principalmente nos rins. Ressalte-se que esses fatores têm origens distintas, decorrentes de momento histórico, realidades sociais e ações de contenção, como o uso de medicamentos para controle dos fatores de risco.

Um ponto importante é compreender que os fatores de risco podem ser classificados de acordo com a proximidade com o evento cardiovascular. A Figura 5 mostra fatores determinantes para a emergência no século XX das doenças cardiovasculares (coronariana, cerebrovascular isquêmica, cerebrovascular hemorrágica e hipertensão maligna) desde os determinantes primordiais associados, como o aumento da ingestão de alimentos com gordura saturada (que faz crescer a aterosclerose), a intensificação da migração e da urbanização (fator que eleva as taxas de pressão arterial) e a epidemia de tabagismo iniciada nos anos 1920 em todo o mundo.

Em resumo, mudanças sociais iniciadas no início do século XX foram as determinantes para o aumento da incidência das doenças cardiovasculares. A industrialização iniciada em São Paulo no início do século XX, seguida por outras cidades do país, induziu o êxodo rural, com aumento de população urbana com estresse característico de mudanças de ambiente com aumento da pressão arterial média. Ao mesmo tempo, a fonte principal de suprimento energético passou a ser gorduras de origem animal (banha no Brasil) com alto poder aterogênico. Além desses dois fatores, após a Primeira Guerra Mundial houve aumento expressivo da prevalência de fumantes em todo o mundo. A combinação desses três fatores (urbanização – hipertensão; oferta de gordura animal – aterosclerose; tabagismo) conduziu ao aumento expressivo de mortes cardíacas precoces e súbitas até os anos 1960.

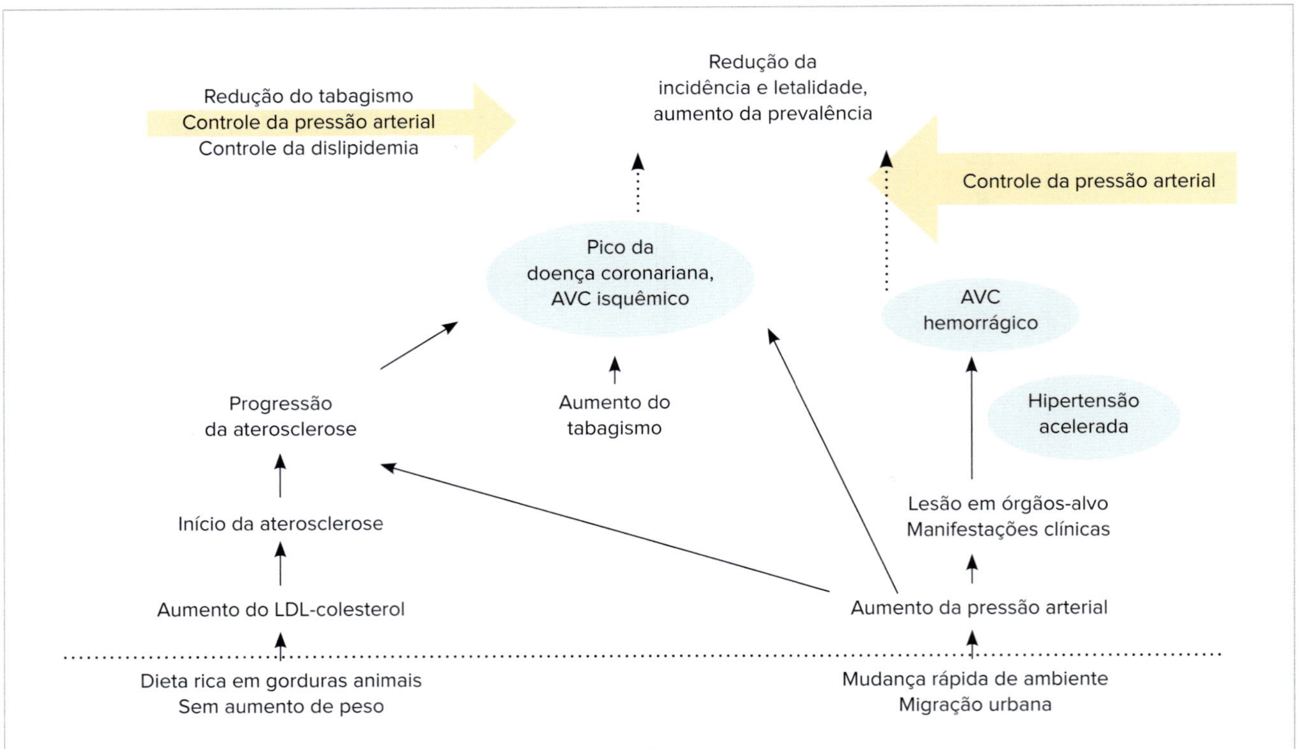

FIGURA 5

Modelo esquemático da epidemiologia das doenças cardiovasculares no século XX.

A estimativa de fatores de risco cardiovascular no Brasil é realizada por estudos com base populacional seriados que amostram parte da população todo ano por contato telefônico, o assim denominado Sistema de Vigilância de Fatores de Risco e Proteção para Doenças Crônicas por Inquérito Telefônico (VIGITEL), pela Pesquisa Nacional de Saúde (PNS), realizada em 2013 com amostragem populacional com entrevista domiciliar e, também na linha de base do Estudo Longitudinal de Saúde do Adulto, o ELSA-Brasil.

Evolução temporal dos fatores de risco: VIGITEL 2006-2019

O objetivo do VIGITEL é monitorar a frequência e a distribuição de fatores de risco e de proteção para doenças crônicas não transmissíveis em todas as capitais dos 26 estados e no Distrito Federal. Todo ano, realizam-se entrevistas telefônicas em amostras da população adulta (18 anos ou mais) residente em domicílios com linha de telefone fixo. Para os resultados serem representativos de toda a população, os números telefônicos que entrarão na pesquisa são sorteados, a partir dos cadastros de telefones existentes nas capitais do país.

A informação do VIGITEL referente à hipertensão arterial, diabetes e dislipidemia tem uma limitação decorrente do acesso diferencial. Por exemplo, a diferença de qualidade da atenção médica ou o fato de que mulheres utilizam mais os serviços de saúde podem ser determinantes para aumentos temporais desses fatores de risco, o que não representa necessariamente uma elevação da prevalência, mas apenas um maior contato com o atendimento de saúde. Por outro lado, o VIGITEL faz perguntas que não dependem do contato prévio com o médico, como as questões sobre tabagismo ou sobre peso e altura, que permitem calcular o índice de massa corpórea e, consequentemente, as prevalências de sobrepeso e obesidade. Essas são as duas informações mais precisas vindas do VIGITEL.

A Figura 6 mostra a evolução das informações do VIGITEL, entre 2006 e 2019, no que diz respeito ao hábito de fumar. Houve uma significativa queda na proporção de fumantes no país desde 2006. Entre os homens, ela atingiu 7,2 pontos percentuais e entre mulheres, a redução foi de 4,7 pontos. As quedas relativas foram as mesmas para homens e mulheres (37%). Esses dados são de extrema relevância, pois a queda iniciada em 2006 já se inicia com valores baixos para os padrões comparativos internacionais à época: 19,5% de homens e 12,4% de mulheres. O VIGITEL também mostrou uma diminuição no grupo de pessoas que fumam mais do que 20 cigarros por dia (de 4,6% em 2006 para 2,6% em 2019). Se a prevalência de fumo passivo em casa não se alterou, por outro lado o fumo passivo no local de trabalho caiu de 12,1% em 2009 para 6,7% em 2019.

A Figura 7 mostra a tendência de obesidade calculada pela proporção do índice de massa corpórea acima de 30 kgm^2, que aumentou ano a ano para ambos os sexos e com aceleração

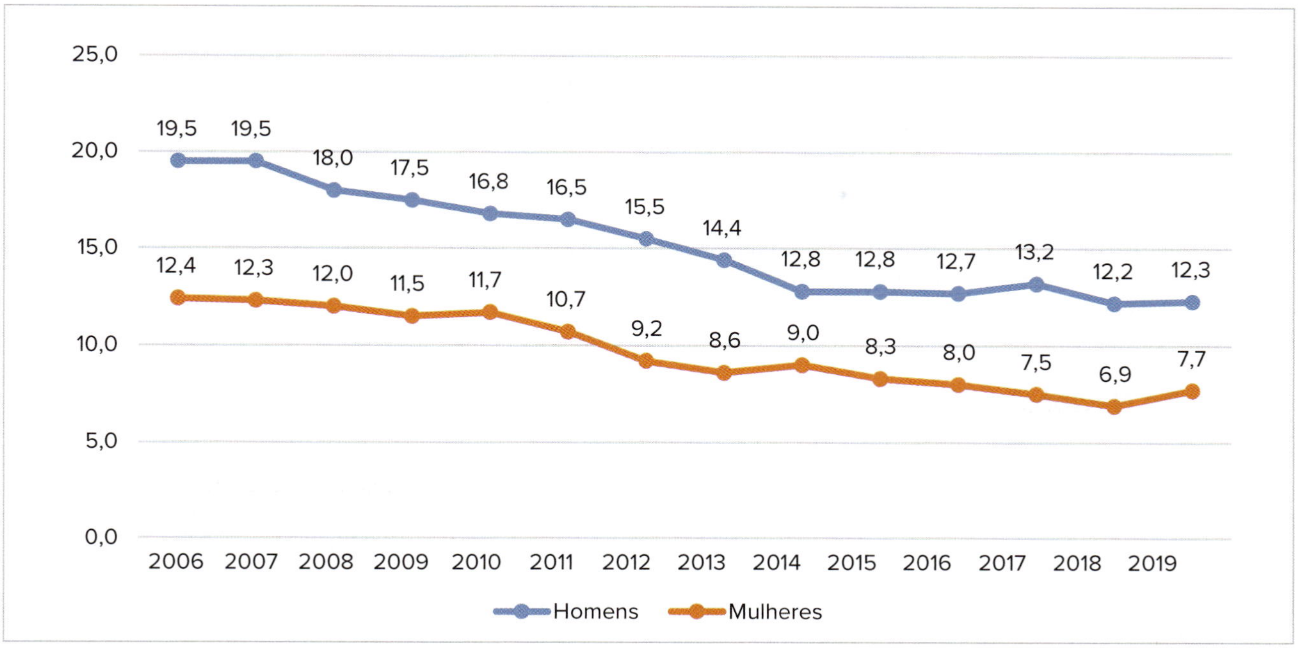

FIGURA 6

Evolução temporal da frequência do hábito de fumar entre 2006 e 2019 aferidas no VIGITEL nas 26 capitais de estado e no Distrito Federal. Eixo Y: proporção (%) de fumantes ativos.

Fonte: DATASUS, Ministério da Saúde, Brasília, 2021.

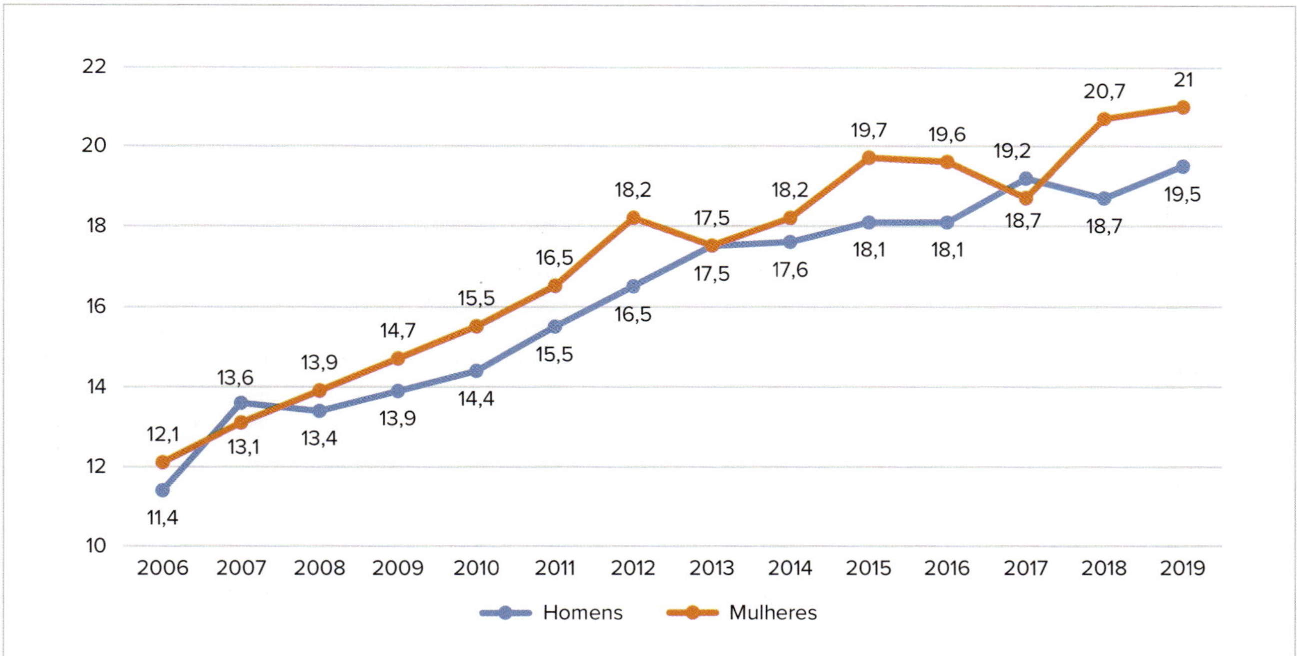

FIGURA 7

Evolução temporal da obesidade (índice de massa corpórea > 30 kg/m2) entre 2006 e 2019 aferidas no VIGITEL nas 26 capitais de estado e no Distrito Federal. Eixo Y: proporção (%) de respondentes com obesidade.

Fonte: DATASUS, Ministério da Saúde, Brasília, 2021.

constante. Ao longo dos 14 anos do VIGITEL o aumento em números percentuais de pessoas com obesidade foi de 9%. Esse crescimento tem associação com a redução do número de fumantes, que costumeiramente ganham peso após a cessão do hábito tabágico e com o aumento significativo da prevalência de diabetes, decorrente da relação direta entre o ganho de peso e as alterações da homeostase glicêmica.

O VIGITEL ainda avalia outros aspectos relacionados às doenças crônicas, como dieta e atividade física, que poderiam explicar a evolução da obesidade. Porém, os seus instrumentos de coleta, assim como os de outros estudos, possuem acurácia bem menor que não permite conclusão acurada.

A Pesquisa Nacional de Saúde 2013

A Pesquisa Nacional de Saúde (PNS) realizada em 2013 avaliou a prevalência de fatores de risco para doenças crônicas a partir de uma amostra probabilística de toda a população brasileira. As entrevistas foram feitas presencialmente nos domicílios. A metodologia possibilitou que informações sobre hábitos, fatores de risco e doenças fossem colhidas com um detalhamento maior em relação ao sistema VIGITEL.

A Figura 8 mostra que a hipertensão, o diabetes e a dislipidemia aferidas por relato de diagnóstico médico prévio tiveram prevalência mais alta entre as mulheres. Já o hábito de fumar mostrou-se mais comum entre os homens. A ocorrência dos fatores de risco por raça/cor de pele foi distinta para cada um deles, como indica a Figura 9. A hipertensão, por exemplo, teve, entre pretos e brancos, frequência bem maior do que a registrada entre pardos. No caso do diabetes, pretos, brancos e pardos (nesta ordem) foram mais afetados, enquanto a prevalência de dislipidemia atingiu brancos, pardos e pretos, nesta ordem. Em ambas as situações, não houve diferença estatística relevante. Em relação ao tabagismo, as taxas foram significativamente menores em brancos na comparação com pardos e pretos.

O Estudo Longitudinal de Saúde do Adulto (ELSA-Brasil)

O ELSA-Brasil é um estudo de coorte que estima em longo prazo dados de incidência de doenças cardiovasculares e sua associação com fatores de risco clássicos e novos. Ao contrário dos estudos anteriores, o ELSA-Brasil não utiliza amostra com representatividade nacional, pois o objetivo é garantir ao máximo o acompanhamento de 15.105 voluntários de seis universidades brasileiras (Universidade de São Paulo, Fundação Oswaldo Cruz, no Rio de Janeiro, e as Universidades Federais de Minas Gerais, Rio Grande do Sul, Bahia e Espírito Santo), que já realizaram três baterias de exames em 2008-2010, 2012-2014 e 2017-2018. Por outro lado, o ELSA-Brasil confirmou o diagnóstico dos fatores de risco com medidas diretas de pressão arterial, glicose e colesterol no sangue e o uso de medicamentos para hipertensão, diabetes e dislipidemia. A comparação das prevalências de fatores de risco na linha de base do ELSA-Brasil (2008-2010) com aquelas obtidas no VIGITEL (2010) foram relativamente similares, conforme mostra a Figura 10 diferentemente do que se poderia supor.

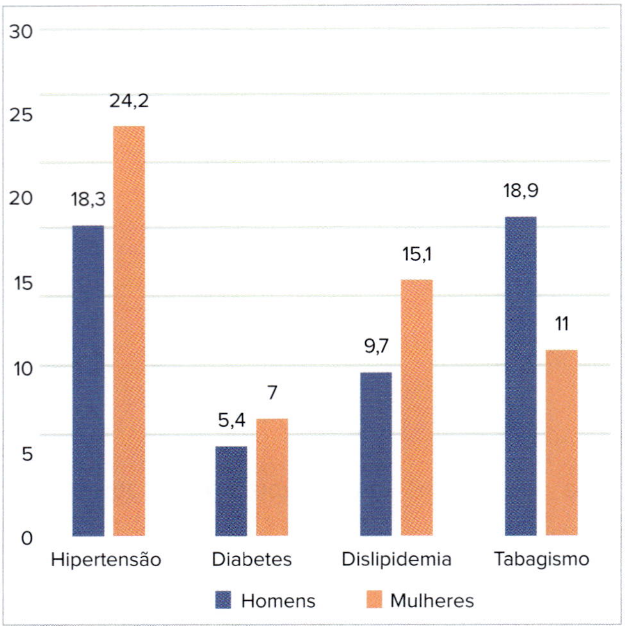

FIGURA 8

Prevalência de hipertensão, diabetes, dislipidemia e tabagismo autorreferidos na Pesquisa Nacional de Saúde (PNS) de 2013 por sexo.

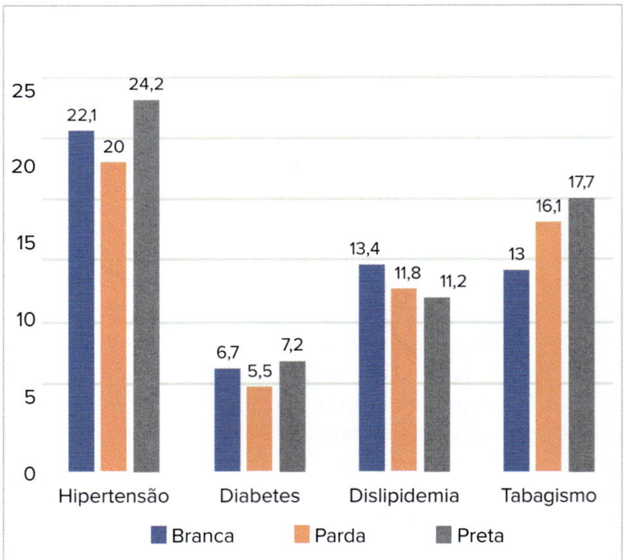

FIGURA 9

Prevalência de hipertensão, diabetes, dislipidemia e tabagismo autorreferidos na Pesquisa Nacional de Saúde (PNS) de 2013 por raça.

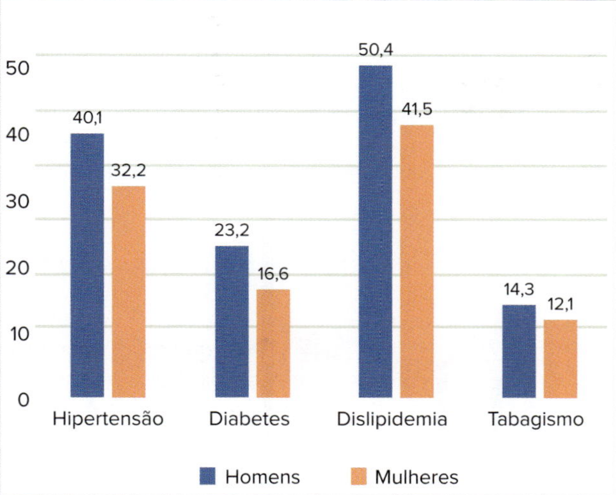

FIGURA 10

Prevalência na linha de base dos fatores de risco cardiovascular no Estudo Longitudinal de Saúde do Adulto (ELSA-Brasil) em 2008-2010.

Ao contrário do VIGITEL e da PNS, a prevalência de hipertensão foi maior entre homens (40,1%) do que entre mulheres (32,2%). O ELSA-Brasil comprovou que os dados autorreferidos de hipertensão arterial por diagnóstico médico prévio em relação às medidas realizadas no estudo foram maiores nas mulheres (84,8% das hipertensas) do que nos homens (75,8% dos hipertensos). Consequentemente, o uso de medicamentos para controle da hipertensão entre aqueles que tiveram o diagnóstico da doença antes do ELSA-Brasil também foi maior entre as mulheres (83,1%) do que entre os homens (70,7%). O mesmo fenômeno determinado pelo acesso diferencial aos serviços de saúde refletiu-se na prevalência de hipertensão, que foi bem maior entre as pessoas de raça/cor de pele preta (49,3%) na comparação com pardos (38,2%) e brancos (30,3%). O ELSA-Brasil demonstrou que o controle foi maior entre os participantes com escolaridade mais alta e entre os brancos.

O ELSA-Brasil apresentou elevados valores para diabetes, revelando que metade dos pacientes não sabiam do diagnóstico previamente. A justificativa é que o critério utilizado no estudo foi mais sensível, já que incluiu diagnóstico médico prévio, glicemia de jejum ≥ 126 mg/dL, glicemia após duas horas ≥ 140 mg/dL ou HBA1c ≥ 6,5 mg/dL. Mesmo reduzindo o diagnóstico apenas para a glicemia de jejum, os valores ainda continuam altos, associados, de forma consistente, à prevalência elevada de sobrepeso/obesidade.

O ELSA-Brasil também estudou o perfil de dislipidemia por meio da avaliação dos níveis de LDL-colesterol, usando a atualização do *National Cholesterol Education Program Adult Treatment Panel III* (ATP-III) de 2004. A frequência de LDL-colesterol elevado foi de 45,5%. Entre os indivíduos com LDL-C elevado, 58,1% sabiam ter hipercolesterolemia, 42,3% passavam por tratamento e 58,3% estavam com os níveis de colesterol controlados. Após ajuste para características sociodemográficas, os valores de LDL-C aumentados foram mais elevados em homens, pretos, idosos e com menor nível educacional.

A avaliação global de risco do ELSA-Brasil foi realizada com a aplicação dos critérios da American Heart Association para "saúde cardiovascular ideal". Os valores variam de zero (pior) a sete (ótimo). A Figura 11 mostra que as mulheres e as pessoas de raça/cor de pele branca e asiática apresentam os melhores escores. Fumantes e ex-fumantes têm indicadores semelhantes, o que sugere a necessidade de se atuar não somente para cessar o hábito tabágico, mas também para melhorar o perfil de risco do ex-fumante. Aqueles com diagnóstico prévio de diabetes e de hipertensão possuem indicadores ruins, como esperado, mas por isso devem ser objeto de abordagem global, não unicamente para reduzir a pressão arterial ou a glicemia de jejum. O ELSA-Brasil relatará mais informações das ondas seguintes quando será possível verificar quem mudou de hábitos, procurou tratamento medicamentoso e alcançou novos padrões de fatores de risco.

Qual a ação necessária em ambiente de trabalho?

Os dados apresentados mostram o perfil do brasileiro adulto em termos recentes. As causas primordiais que atuam no binômio saúde-doença, entre elas dieta e atividade física, ainda não foram avaliadas com instrumentos precisos que permitam comparação geográfica ou temporal. Mesmo assim, elas devem sempre ser a base de alterações coletivas para reduzir os fatores de risco. Cabe, no entanto, discriminar o que seria ação do médico e do serviço de saúde. As informações expostas mostram que há ainda muitas pessoas sem diagnóstico de hipertensão, diabetes e dislipidemia, especialmente homens e pessoas de raça/cor da pele preta. Ao mesmo tempo, verifica-se um tratamento insuficiente daqueles com diagnóstico. Uma atenção específica deve ser dada àqueles que fumam e aos que deixaram de fumar, porque mantêm hábitos ainda inadequados e, principalmente, ganham peso após a cessação do tabagismo.

Perspectivas

Os vetores de risco do tabagismo e da obesidade têm se mostrado opostos com resultante que não permite ainda especulação. O fato é que a redução da mortalidade é indicativa tanto de menor letalidade como de redução de fatores de risco (redução do tabagismo, melhor controle da hipertensão e mais diagnóstico e tratamento da dislipidemia) e implica aumento de sobrevida geral da população com mais tempo de risco aos fatores de risco decorrentes do aumento da prevalência de obesidade e de diabetes. Isso poderá induzir ao novo perfil das doenças cardiovasculares com aumento da insuficiência cardíaca e da insuficiência renal (Figura 12). O impacto da pandemia de Covid-19 no perfil epidemiológico das doenças cardiovasculares é um o desafio maior que teremos nos próximos anos.

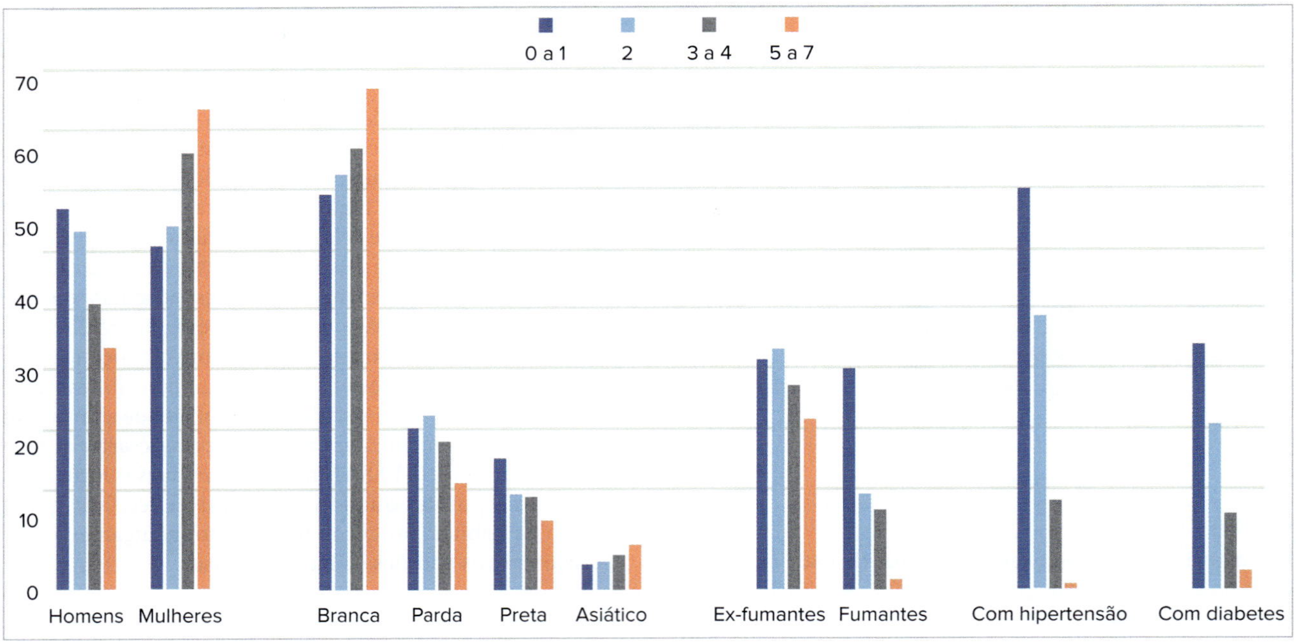

FIGURA 11

Descrição do escore de saúde ideal (zero = pior) entre os participantes do Estudo Longitudinal de Saúde do Adulto (ELSA-Brasil) na linha de base de acordo com sexo, ração, tabagismo, hipertensão e diabetes.[9]

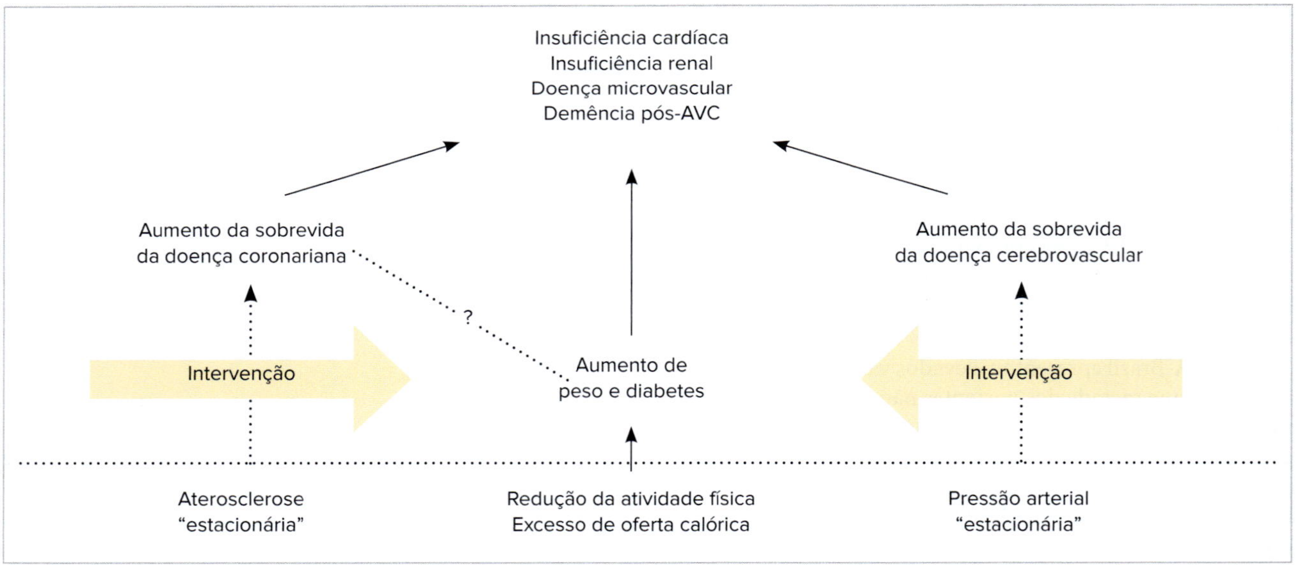

FIGURA 12

Modelo esquemático da epidemiologia das doenças cardiovasculares no século XXI.

RESUMO

- Os dados apresentados mostram o perfil do brasileiro adulto em termos recentes em termos da saúde cardiovascular. As informações expostas mostram que há ainda muitas pessoas sem diagnóstico de hipertensão, diabetes e dislipidemia, especialmente homens e pessoas de raça/cor da pele preta. Ao mesmo tempo, verifica-se um tratamento insuficiente daqueles com diagnóstico. Uma atenção específica deve ser dada àqueles que fumam e aos que deixaram de fumar, porque mantêm hábitos ainda inadequados e, principalmente, ganham peso após à cessação do tabagismo.
- Se, por um lado houve redução do tabagismo, maior controle da hipertensão arterial e também da dislipidemia, por outro lado há aumento considerável da prevalência de obesidade e diabetes. Com a melhoria do tratamento dos eventos coronarianos e agudos surge a situação de um número maior de pessoas que sobrevivem ao quadro crítico, anteriormente letal, mas com maior exposição aos fatores de risco. Consequentemente, especula-se que haverá aumento significativo da prevalência de insuficiência cardíaca e, de outras situações relacionadas à doença vascular como a doença renal crônica e a demência vascular.

Referências bibliográficas

1. Lotufo PA. Why Brazil does not have an epidemic of chronic diseases: some answers from cardiovascular diseases. Sao Paulo Med J. 2005;123(2):47-8
2. Lotufo PA. Cardiovascular diseases in Brazil: premature mortality, risk factors and priorities for action. Comments on the preliminary results from the Brazilian National Health Survey (PNS), 2013.Sao Paulo Med J. 2015;133(2):69-72.
3. Kannel WB, Dawber TR, Kagan A, Revotskie N, Stokes J 3rd. Factors of risk in the development of coronary heart disease-six year follow-up experience. The Framingham Study. Ann Intern Med. 1961;55:33-50.
4. Brasil. Ministério da Saúde. Vigilância de fatores de risco e proteção para doenças crônicas por inquérito telefônico (VIGITEL). Disponível em: https://datasus.saude.gov.br/vigitel-vigilancia-de-fatores-de-risco-e-protecao-para-doencas-cronicas-por-inquerito-telefonico/.
5. Lotufo PA, de Lolio CA. Mortality trends in ischemic heart disease in São Paulo State: 1970-1989. Arq Bras Cardiol. 1993;61(3):149-53.
6. Lotufo PA, Goulart AC, Fernandes TG, Benseñor IM. A reappraisal of stroke mortality trends in Brazil (1979-2009). Int J Stroke. 2013;8(3):155-63.
7. Aquino EM, Barreto SM, Bensenor IM, Carvalho MS, Chor D, Duncan BB, et al. Brazilian Longitudinal Study of Adult Health (ELSA-Brasil): objectives and design. Am J Epidemiol. 2012;175(4):315-24.
8. Lotufo PA, Santos RD, Figueiredo RM, Pereira AC, Mill JG, Alvim SM, et al. Prevalence, awareness, treatment, and control of high low-density lipoprotein cholesterol in Brazil: baseline of the Brazilian Longitudinal Study of Adult Health (ELSA-Brasil). J Clin Lipidol. 2016;10(3):568-76.
9. Bensenor IM, Goulart AC, Santos IS, Bittencourt MS, Pereira AC, Santos RD, et al. Association between a healthy cardiovascular risk factor profile and coronary artery calcium score: Results from the Brazilian Longitudinal Study of Adult Health (ELSA-Brasil). Am Heart J. 2016;174:51-9.
10. Brasil. Pesquisa Nacional de Saúde (PNS). Datasus. Disponível em: http://www2.datasus.gov.br/DATASUS/index.php?area=0208&id=28247790.

Capítulo 3

Mortalidade cardiovascular no Estado de São Paulo

Marcio Sommer Bittencourt
Giuliano Generoso

PONTOS-CHAVE

- Com o fenômeno de transição demográfica no Estado de São Paulo pelo envelhecimento da população, a doença cardiovascular tornou-se mais frequente em números absolutos.
- A doença isquêmica do coração é a principal causa dentre os óbitos por doença cardiovascular.
- Os indicadores da doença cerebrovascular vêm apresentando quedas expressivas, tanto na mortalidade quanto na letalidade, o que pode ser resultado de políticas públicas de amplo acesso a medicações anti-hipertensivas e melhorias no atendimento de urgência e emergência do acidente vascular encefálico.
- Os registros de mortalidade são englobados como um todo na doença de Chagas, sendo a cardiopatia chagásica crônica seu principal componente de morbidade e mortalidade.

Introdução

Principal causa mundial de óbito desde meados do século XX, a doença cardiovascular (DCV) também ocupa o primeiro posto na mortalidade geral da população brasileira e paulista (Figura 1). Após importante publicação da estatística cardiovascular brasileira pela Sociedade Brasileira de Cardiologia,[1] este capítulo reúne os dados de mortalidade e tendência, com enfoque particular nas últimas duas décadas, de acordo com a

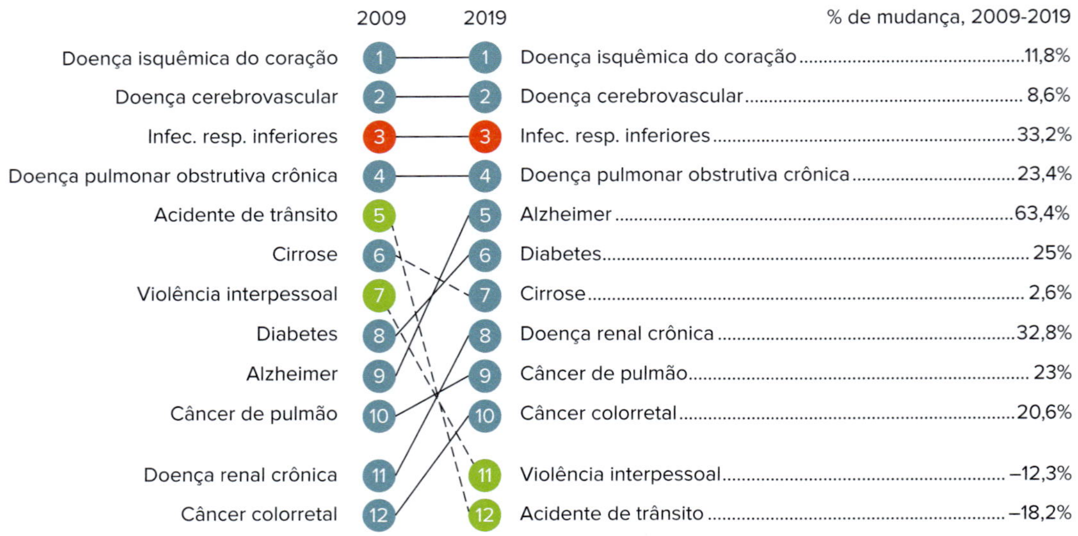

FIGURA 1

Classificação dos óbitos no Estado de São Paulo de acordo com a causa de base.

Fonte: GBD, 2019.

doença cardiovascular total e estratificada por cada categoria, faixa etária, sexo, etnia, entre outros dados.

Métodos

Os dados de mortalidade apresentados neste capítulo foram coletados do sistema Tabnet-Datasus considerando o capítulo IX (I00 a I99) do CID-10 a partir de 1996 e o capítulo VII do CID-9 (390 a 459) antes desta data.[2] Também foram utilizados dados do *Global Burden of Disease* (GBD),[3] estudo epidemiológico de abrangência mundial, por meio dos microdados disponíveis em seu *website* (http://ghdx.healthdata.org/gbd-results-tool), fonte das representações gráficas deste capítulo. De seus dados foram extraídas importantes análises de tendência temporal desde 1990 até 2019.

Doença cardiovascular total

Com o fenômeno de transição demográfica no Estado de São Paulo pelo envelhecimento da população, a DCV tornou-se mais frequente em números absolutos, totalizando quase 90 mil mortes no ano de 2019 (Tabela 1). No entanto, quando ajustado para idade da população, a incidência no total de registros por óbito cardiovascular por 100 mil habitantes vem progressivamente reduzindo pela metade em duas décadas, em um ritmo de queda mais acelerado quando comparado aos dados totais do Brasil (Figura 2). Também se observa queda mais proeminente da mortalidade em homens em relação às mulheres (Figura 3). Essa queda impactou sensivelmente os anos de vida perdidos na população paulista (Figura 4).

TABELA 1 Total de óbitos de causa cardiovascular no Estado de São Paulo

Ano	Óbitos	Ano	Óbitos	Ano	Óbitos	Ano	Óbitos
1979	55.413	1989	66.729	1999	72.482	2009	77.928
1980	58.023	1990	67.274	2000	72.692	2010	79.933
1981	57.732	1991	63.803	2001	71.017	2011	81.182
1982	57.076	1992	65.381	2002	70.838	2012	80.152
1983	59.940	1993	68.802	2003	72.133	2013	82.299
1984	61.033	1994	69.618	2004	74.515	2014	82.592
1985	61.984	1995	68.634	2005	71.590	2015	85.071
1986	61.744	1996	72.450	2006	74.683	2016	88.810
1987	62.570	1997	71.703	2007	74.736	2017	87.725
1988	67.238	1998	71.259	2008	76.555	2018	87.713
						2019	89.438

*De 1979 a 1995 foi utilizado o CID-9 e, a partir de 1996, o CID-10. Fonte: Datasus.

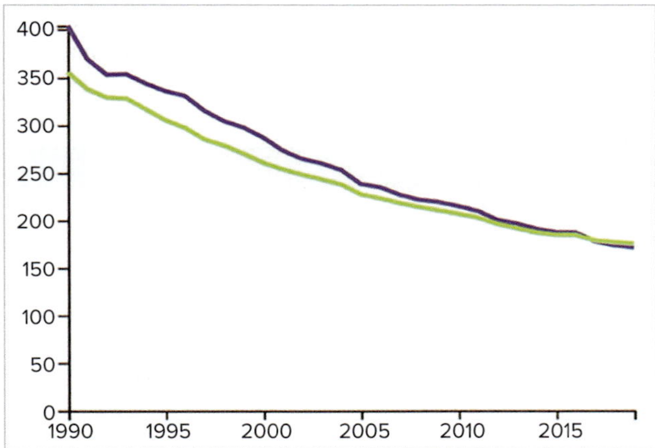

FIGURA 2

Mortalidade por doença cardiovascular por 100 mil habitantes, padronizada por idade, no Estado de São Paulo e no território nacional. A curva lilás corresponde à mortalidade brasileira e, em verde, dados do Estado de São Paulo. Os intervalos de confiança foram ocultados para melhor visualização do gráfico.

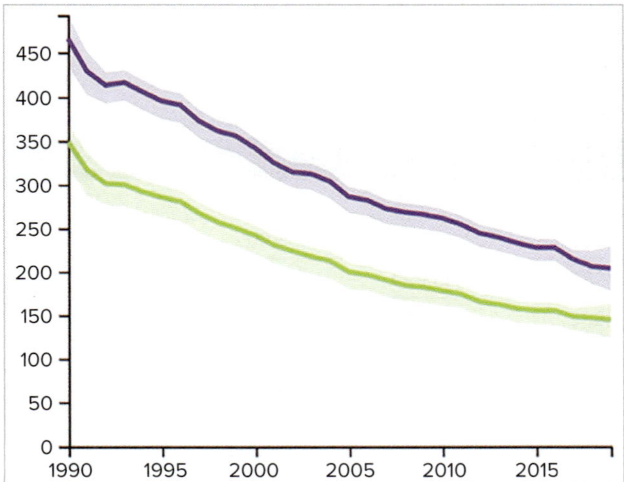

FIGURA 3

Mortalidade por doença cardiovascular por 100 mil habitantes, padronizada por idade e estratificada por sexo, no Estado de São Paulo. A curva lilás corresponde à mortalidade no sexo masculino e, em verde, dados do sexo feminino.

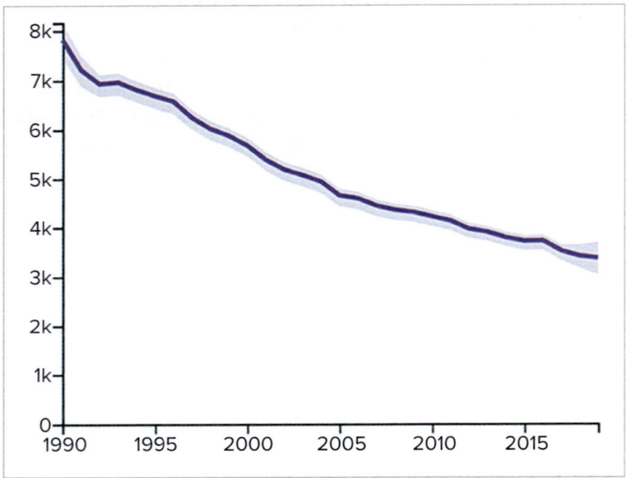

FIGURA 4

Anos de vida perdidos por óbito cardiovascular, por 100 mil habitantes, no Estado de São Paulo.

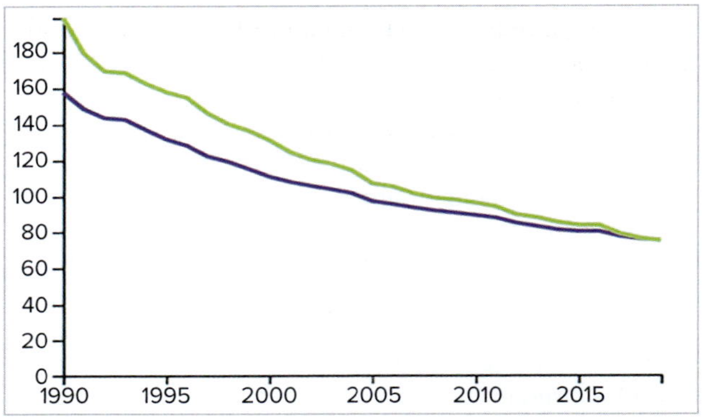

FIGURA 5

Mortalidade por doença isquêmica do coração por 100 mil habitantes, padronizada por idade, no Estado de São Paulo e no território nacional. A curva lilás corresponde à mortalidade brasileira e, em verde, dados do Estado de São Paulo. Os intervalos de confiança foram ocultados para melhor visualização do gráfico.

Doença isquêmica do coração (CID-10 I20 a I25/CID-9 410 a 414)

A doença isquêmica do coração é a principal causa dentre os óbitos por DCV, correspondendo a 35% das mortes e atingindo mais de 31 mil mortes no ano de 2019 (Tabela 2). Embora a redução tenha sido contínua ano a ano no decorrer das últimas três décadas, observa-se uma queda menos expressiva, acumulada de 4,2% na mortalidade padronizada por idade nos últimos três anos (de 2016 a 2019), comportamento semelhante aos dados nacionais (Figura 5).

Embora a mortalidade por doença isquêmica do coração venha caindo em todas as faixas etárias, houve claro benefício na população acima de 50 anos, com mortalidade por 100 mil habitantes em 2019 cerca de 60% menor em relação a 1990 (Figura 6).

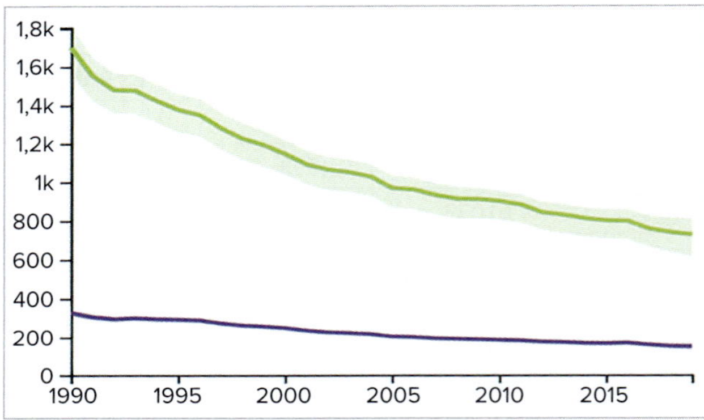

FIGURA 6

Mortalidade por doença isquêmica do coração por 100 mil habitantes no Estado de São Paulo estratificada pela faixa etária. A curva lilás corresponde à mortalidade na população de 50 a 69 anos e, em verde, àqueles com 70 anos ou mais.

TABELA 2 Total de óbitos por doença isquêmica do coração no Estado de São Paulo

Ano	Óbitos	Ano	Óbitos	Ano	Óbitos	Ano	Óbitos
1979	18.621	1989	22.165	1999	24.689	2009	26.112
1980	18.912	1990	22.530	2000	25.193	2010	27.228
1981	18.999	1991	21.820	2001	24.711	2011	27.881
1982	18.702	1992	21.754	2002	24.994	2012	27.965
1983	20.125	1993	22.363	2003	25.643	2013	28.826
1984	20.219	1994	22.810	2004	26.092	2014	29.128
1985	20.443	1995	22.767	2005	24.434	2015	29.771
1986	20.528	1996	24.400	2006	25.374	2016	31.099
1987	21.209	1997	24.269	2007	25.264	2017	30.648
1988	22.331	1998	24.100	2008	25.919	2018	30.578
						2019	31.769

*De 1979 a 1995 foi utilizado o CID-9 e, a partir de 1996, o CID-10.
Fonte: Datasus.

Embora a redução relativa na mortalidade tenha sido maior nas mulheres (–65% vs. -60% em homens), é de suma importância observar fato já relatado mundialmente: há maior letalidade da doença no gênero feminino, visto taxas bem menores de incidência de DCV em relação à população masculina paulista (Figura 7).

Doença cerebrovascular (CID-10 I5 a I69/ CID-9 429 a 438)

Com quase 22 mil óbitos no Estado de São Paulo, a doença cerebrovascular ainda ocupa o segundo posto entre as causas de óbito por DCV. No entanto, os indicadores da doença cerebrovascular vêm apresentando quedas expressivas, tanto na mortalidade quanto na letalidade (Figura 8). Tal fato deve ser interpretado como resultado de políticas públicas de amplo acesso a medicações anti-hipertensivas[4] e melhorias no atendimento de urgência e emergência do acidente vascular encefálico.[5,6] Ainda assim, observa-se considerável diferença nos desfechos em locais de acordo com o perfil socioeconômico.[7]

A incidência de doença cerebrovascular (padronizada pela idade) foi 45% menor em relação a 1990, enquanto a mortalidade atribuída a essa causa foi 63% menor em homens e mulheres no ano de 2019 em relação a três décadas atrás (Figura 9).

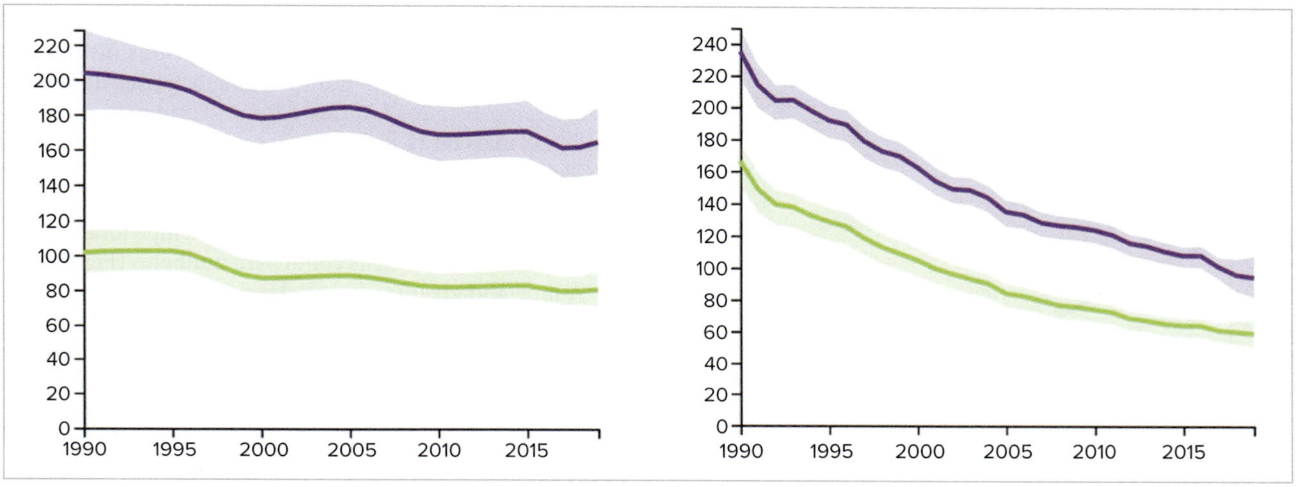

FIGURA 7

Incidência (esquerda) e mortalidade (direita) por doença isquêmica do coração, por 100 mil habitantes no Estado de São Paulo, padronizada por idade e estratificada por gênero. A curva lilás corresponde aos dados referentes ao sexo masculino e, em verde, ao sexo feminino.

TABELA 3 Total de óbitos por doença cerebrovascular no Estado de São Paulo

Ano	Óbitos	Ano	Óbitos	Ano	Óbitos	Ano	Óbitos
1979	17.989	1989	20.491	1999	21.194	2009	21.596
1980	18.350	1990	20.489	2000	21.039	2010	21.579
1981	18.520	1991	19.139	2001	20.737	2011	21.847
1982	18.122	1992	19.826	2002	20.764	2012	21.396
1983	18.919	1993	20.842	2003	20.443	2013	21.627
1984	19.817	1994	21.043	2004	21.084	2014	21.555
1985	19.965	1995	20.460	2005	19.959	2015	21.724
1986	19.580	1996	20.896	2006	21.055	2016	22.308
1987	19.343	1997	20.878	2007	20.887	2017	21.765
1988	20.592	1998	20.639	2008	21.043	2018	21.591
						2019	21.716

*De 1979 a 1995 foi utilizado o CID-9 e, a partir de 1996, o CID-10. Fonte: Datasus.

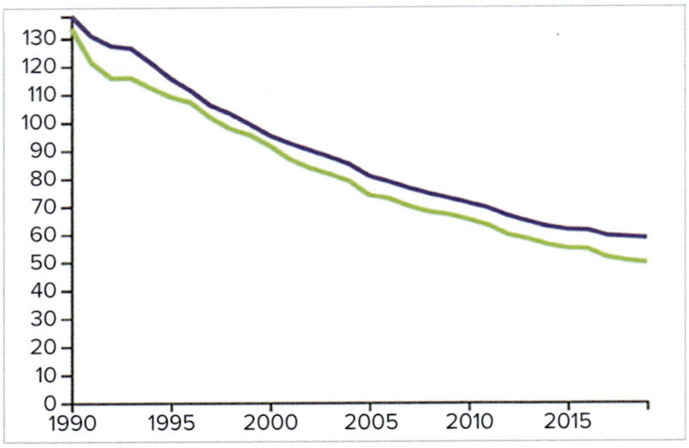

FIGURA 8

Mortalidade por doença cerebrovascular por 100 mil habitantes, padronizada por idade, no Estado de São Paulo e no território nacional. A curva lilás corresponde à mortalidade brasileira e, em verde, dados do Estado de São Paulo. Os intervalos de confiança foram ocultados para melhor visualização do gráfico.

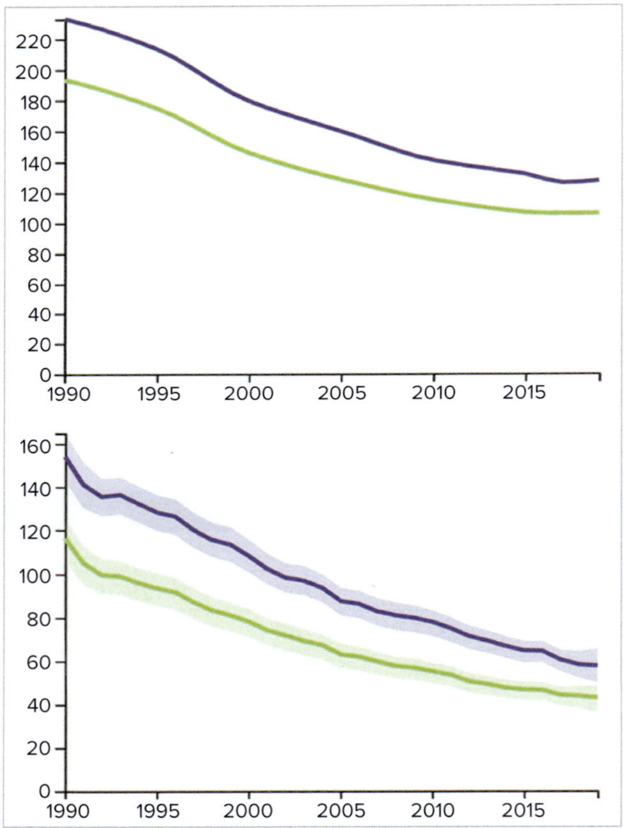

FIGURA 9

Incidência (acima) e mortalidade (abaixo) por doença isquêmica do coração, por 100 mil habitantes no Estado de São Paulo, padronizada por idade e estratificada por gênero. A curva lilás corresponde à mortalidade no sexo masculino e, em verde, dados do sexo feminino. Os intervalos de confiança foram ocultados no gráfico superior para melhor visualização.

Insuficiência cardíaca e cardiomiopatias (CiD-10 I30; I31; I33; I40; I42 e I50; CID-9 397; 420 a 425 e 428)

Nota: todas as informações sobre a mortalidade por insuficiência cardíaca e cardiomiopatias neste capítulo são decorrentes da declaração destas como causa básica do óbito. Todos os quadros de IC&CP com causa básica bem definida são realocados para a devida classificação, visto que a insuficiência cardíaca é um código Garbage, ou seja, é o estágio final de muitas doenças cardíacas e não cardíacas, que devem ser atribuídas como a causa subjacente. Assim, a insuficiência cardíaca deveria ser incluída apenas como uma causa intermediária de morte.

Embora as taxas de mortalidade associadas à insuficiência cardíaca e cardiomiopatias (IC&CP) no Estado de São Paulo apresentem queda no decorrer dos últimos 25 anos, os indicadores são muito acima de países desenvolvidos, como Estados Unidos e Reino Unido (Figura 10). Em 2019, mais de 11 mil óbitos paulistas foram atribuídos à IC&CP (Tabela 4).

A mortalidade observada é quase 60% maior no gênero masculino e as oscilações de acordo com o tempo foram semelhantes tanto para homens como para mulheres (Figura 11).

A mortalidade intra-hospitalar na internação por insuficiência cardíaca descompensada tem particular interesse. No registro BREATHE, o maior estudo prospectivo em insuficiência cardíaca no país, apenas 15% apresentavam cardiomiopatia dilatada idiopática ou miocardite como causa da internação por insuficiência cardíaca na região Sudeste. A mortalidade intra-hospitalar foi alarmante, atingindo 12,6%.[8] Dados do SIH/SUS mostram um pico de cerca de 48 mil internações anuais por IC no Estado de São Paulo entre 2009 e 2011 seguido por um decréscimo, atingindo 37 mil internações no ano de 2019.

Finalmente, são necessárias medidas de registros mais detalhados e abrangentes da IC&CP (como causa primária ou secundária) para melhor compreensão da comorbidade e combate à alta letalidade.

Doença hipertensiva (CID-10 I10 a I13/CID-9 401 a 404)

Terceira causa dentre os óbitos por DCV, a doença hipertensiva é causa importante de mortalidade, sendo atribuída como causa da doença a quase 10 mil mortes no ano de 2019 (Tabela 5). Embora a taxa de mortalidade padronizada pela idade tenha decrescido nos últimos 30 anos, a população acima dos 70 anos ainda é especialmente atingida, na qual a prevalência e a mortalidade são cerca de oito vezes maiores em relação à população adulta até 69 anos (Figuras 12 e 13).

Embora as taxas de mortalidade sejam semelhantes entre homens e mulheres, estima-se que a prevalência de doença hipertensiva é cerca de 45% maior no sexo masculino, conferindo maior letalidade na população paulista feminina (Figura 14).

TABELA 4 Total de óbitos por doença cerebrovascular no Estado de São Paulo

Ano	Óbitos	Ano	Óbitos	Ano	Óbitos	Ano	Óbitos
1979	9.593	1989	12.317	1999	11.678	2009	10.896
1980	11.033	1990	12.260	2000	10.871	2010	10.951
1981	10.603	1991	11.623	2001	10.116	2011	10.894
1982	10.505	1992	12.134	2002	9.525	2012	10.632
1983	10.811	1993	13.053	2003	9.809	2013	11.079
1984	10.910	1994	13.125	2004	10.094	2014	10.965
1985	11.094	1995	13.006	2005	10.291	2015	11.580
1986	11.067	1996	12.807	2006	10.550	2016	12.274
1987	11.080	1997	12.329	2007	10.608	2017	11.836
1988	12.492	1998	12.268	2008	10.504	2018	12.035
						2019	11.901

*De 1979 a 1995 foi utilizado o CID-9 e, a partir de 1996, o CID-10. Fonte: Datasus.

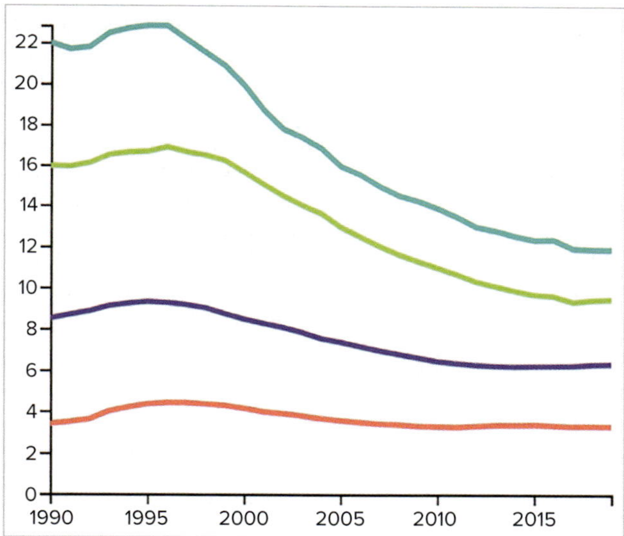

FIGURA 10

Mortalidade por insuficiência cardíaca e cardiomiopatias, por 100 mil habitantes, padronizada por idade no Estado de São Paulo e Brasil em comparação com países selecionados. A curva azul corresponde à mortalidade no Estado de São Paulo; em verde, no Brasil; em lilás, nos Estados Unidos e, em vermelho, dados do Reino Unido. Os intervalos de confiança foram ocultados no gráfico para melhor visualização.

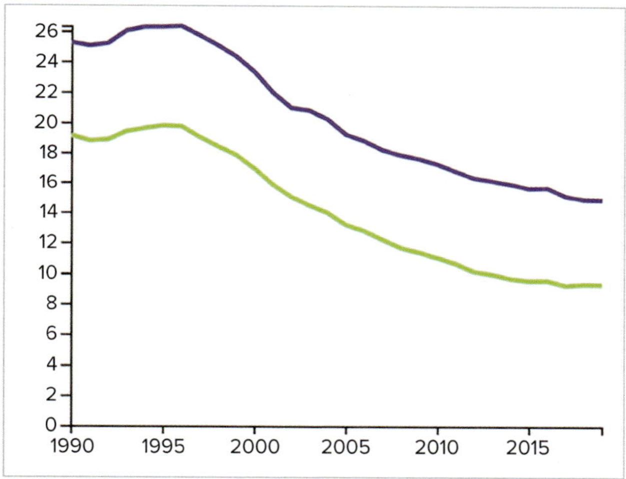

FIGURA 11

Mortalidade por insuficiência cardíaca e cardiomiopatias por 100 mil habitantes no Estado de São Paulo, padronizada por idade e estratificada por gênero. A curva lilás corresponde à mortalidade no sexo masculino e, em verde, dados do sexo feminino. Os intervalos de confiança foram ocultados no gráfico superior para melhor visualização.

Doença valvar

Com o envelhecimento da população do Estado de São Paulo, houve crescimento nominal em quatro vezes nos óbitos por doença valvar não reumática (Tabela 6), decorrente de valvopatia mitral e aórtica. Entretanto, a mortalidade por 100 mil habitantes permanece estável quando padronizada pela idade (Figura 15). Observa-se aumento progressivo da sua prevalência na população acima de 50 anos, chegando a ser 50% maior na população com 70 anos ou mais (Figura 16). Esse aumento é decorrente das repercussões degenerativas associadas à estenose aórtica e insuficiência mitral. Dados epidemiológicos dos EUA e Europa observam uma prevalência de doença valvar de pelo menos 10% em idosos. Mesmo com acesso à abordagem cirúrgica como tratamento de escolha, há alta morbidade e mortalidade perioperatória em razão das frequentes comorbidades associadas e das condições gerais de fragilidade desses pacientes.[9] Ainda assim, países como o Reino Unido estimam uma prevalência duas vezes maior de doença valvar significativa nos próximos 30 anos.[10]

TABELA 5 Total de óbitos por doença hipertensiva no Estado de São Paulo

Ano	Óbitos	Ano	Óbitos	Ano	Óbitos	Ano	Óbitos
1979	2.924	1989	4.179	1999	5.030	2009	7.848
1980	3.058	1990	4.175	2000	5.545	2010	8.113
1981	3.233	1991	3.952	2001	5.535	2011	8.086
1982	3.420	1992	4.087	2002	5.373	2012	7.622
1983	3.520	1993	4.588	2003	5.984	2013	7.933
1984	3.460	1994	4.567	2004	6.446	2014	7.951
1985	3.720	1995	4.587	2005	6.506	2015	8.268
1986	3.533	1996	4.985	2006	6.837	2016	8.786
1987	3.635	1997	4.803	2007	7.066	2017	8.881
1988	4.110	1998	4.806	2008	7.747	2018	9.140
						2019	9.349

*De 1979 a 1995 foi utilizado o CID-9 e, a partir de 1996, o CID-10. Fonte: Datasus.

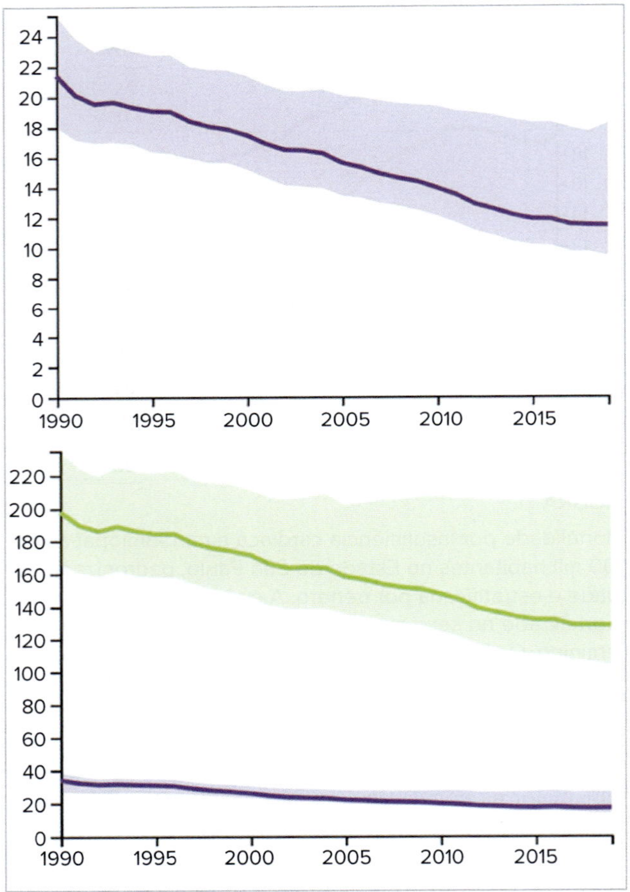

FIGURA 12

Mortalidade por doença hipertensiva por 100 mil habitantes, padronizada por idade (acima) e estratificada por faixa etária (abaixo), no Estado de São Paulo. No gráfico inferior, a curva lilás corresponde à mortalidade por 100 mil habitantes na população de 50 a 69 anos e, em verde, dados da população com 70 anos ou mais.

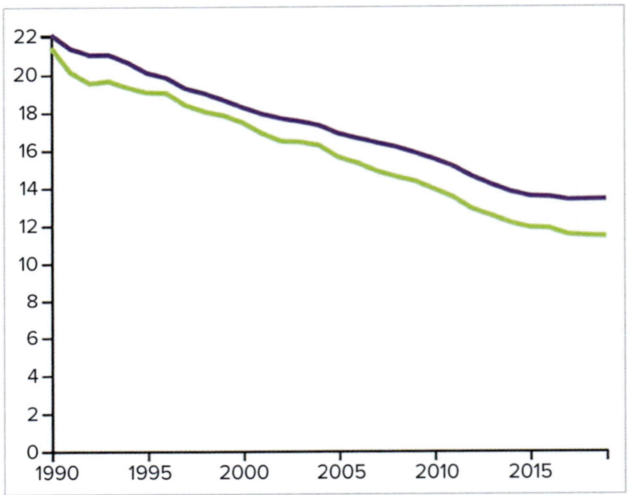

FIGURA 13

Mortalidade por doença hipertensiva por 100 mil habitantes, padronizada por idade, no Estado de São Paulo e no território nacional. A curva lilás corresponde à mortalidade brasileira e, em verde, dados do Estado de São Paulo. Os intervalos de confiança foram ocultados para melhor visualização do gráfico.

Flutter e fibrilação atrial (CID-10 I48)

Assim como no caso da insuficiência cardíaca, a mortalidade por *flutter* e fibrilação atrial (FA) apresenta viés, pois os dados apontam a FA apenas em casos de causa base do óbito. Assim, a taxa de mortalidade por FA, quando padronizada pela idade, vem se mantendo estável nas últimas três décadas (Figura 17).

Quando estratificada por faixa etária, a taxa de mortalidade é 17 vezes maior na população com 80 anos ou mais (Figura 18). Dados da coorte ELSA-Brasil já haviam mostrado crescimento exponencial do risco de FA de acordo com o aumento da idade.[11]

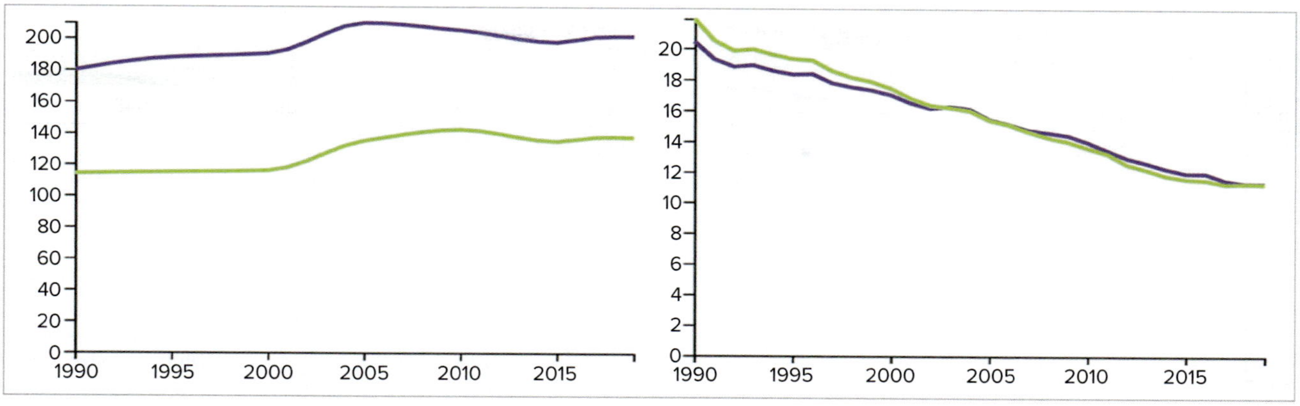

FIGURA 14

Incidência (esquerda) e mortalidade (direita) por doença isquêmica do coração, por 100 mil habitantes no Estado de São Paulo, padronizada por idade e estratificada por gênero. A curva lilás corresponde à mortalidade no sexo masculino e, em verde, dados do sexo feminino. Os intervalos de confiança foram ocultados para melhor visualização.

TABELA 6 Total de óbitos por doença valvar no Estado de São Paulo

Ano	Óbitos	Ano	Óbitos	Ano	Óbitos	Ano	Óbitos
1979	374	1989	483	1999	671	2009	975
1980	355	1990	535	2000	680	2010	1.031
1981	301	1991	494	2001	705	2011	1.061
1982	304	1992	510	2002	746	2012	1.029
1983	377	1993	507	2003	752	2013	1.132
1984	375	1994	530	2004	801	2014	1.164
1985	368	1995	446	2005	774	2015	1.227
1986	438	1996	588	2006	861	2016	1.264
1987	508	1997	422	2007	854	2017	1.305
1988	525	1998	537	2008	938	2018	1.318
						2019	1.408

*De 1979 a 1995 foi utilizado o CID-9 e, a partir de 1996, o CID-10. Fonte: Datasus.

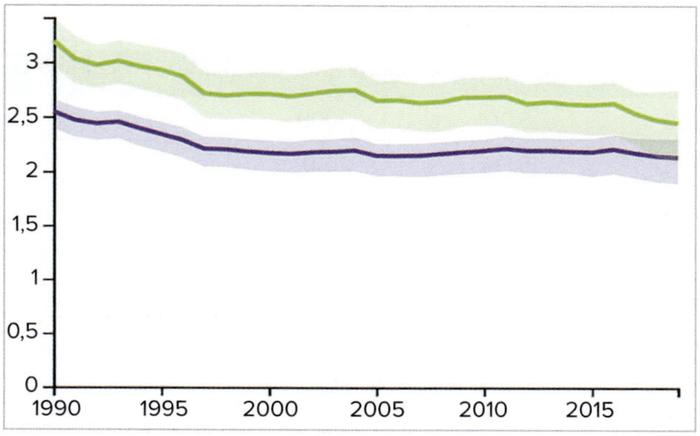

FIGURA 15

Mortalidade por doença valvar por 100 mil habitantes, padronizada por idade, no Estado de São Paulo e no território nacional. A curva lilás corresponde à mortalidade brasileira e, em verde, dados do Estado de São Paulo.

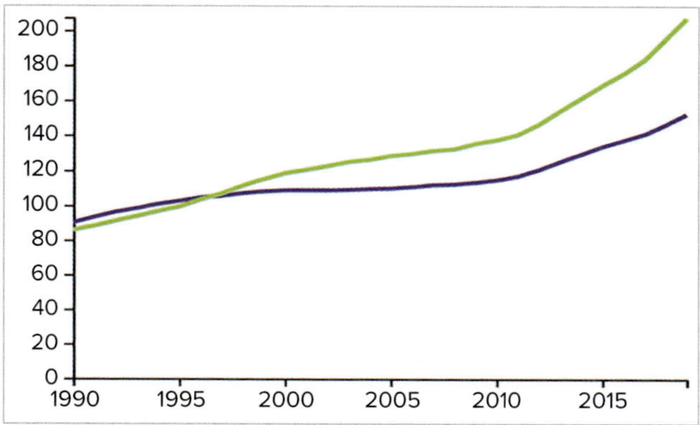

FIGURA 16

Prevalência de doença valvar por 100 mil habitantes, estratificada por faixa etária, no Estado de São Paulo. No gráfico, a curva lilás corresponde à prevalência por 100 mil habitantes na população entre 50 e 69 anos e, em verde, dados da população com 70 anos ou mais. Os intervalos de confiança foram ocultados para melhor visualização.

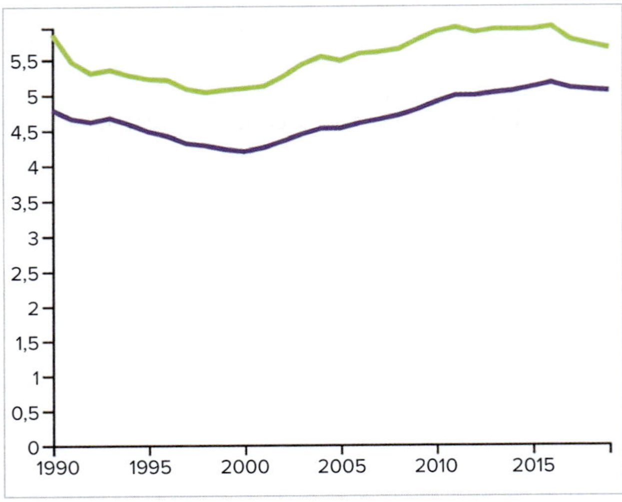

FIGURA 17
Mortalidade por *flutter* e fibrilação atrial por 100 mil habitantes, padronizada por idade, no Estado de São Paulo e no território nacional. A curva lilás corresponde à mortalidade brasileira e, em verde, dados do Estado de São Paulo. Os intervalos de confiança foram ocultados para melhor visualização.

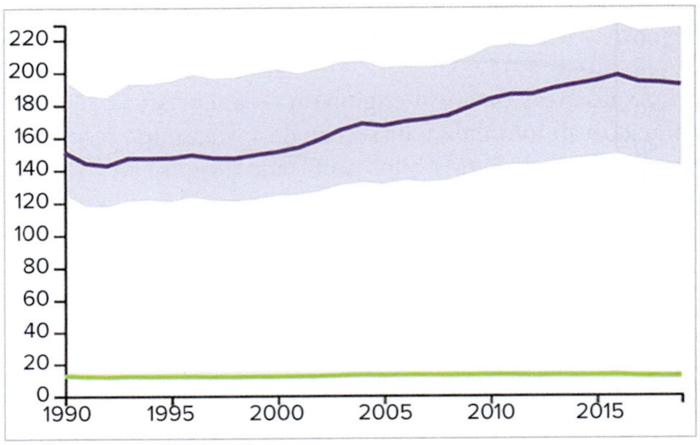

FIGURA 18
Mortalidade por *flutter* e fibrilação atrial por 100 mil habitantes, estratificada por faixa etária, no Estado de São Paulo. No gráfico, a curva verde corresponde à mortalidade por 100 mil habitantes na população entre 60 e 79 anos e, em lilás, dados da população com 80 anos ou mais.

Doença de Chagas (CID-10 B57/CID-9 086)

Embora os registros de mortalidade sejam englobados como um todo na doença de Chagas (DC), a cardiopatia chagásica crônica (CCC) é seu principal componente de morbidade e mortalidade. Em decorrência de ações de controle do vetor e medidas preventivas e assistenciais do sistema de saúde do Brasil, houve redução importante na mortalidade por DC nos últimos 30 anos (Figura 19). Além disso, mudanças demográficas na estrutura populacional e urbanização possivelmente contribuíram para essa queda. Mesmo assim, mais de 4 mil óbitos em 2019 foram atribuídos à Doença de Chagas (Tabela 7).

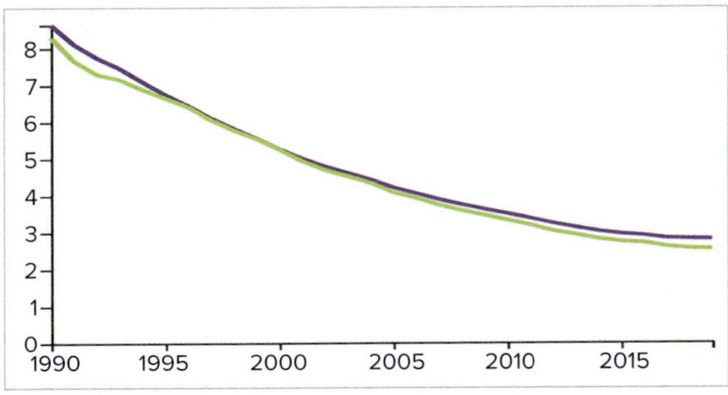

FIGURA 19
Mortalidade por doença de Chagas por 100 mil habitantes, padronizada por idade, no Estado de São Paulo e no território nacional. A curva lilás corresponde à mortalidade brasileira e, em verde, dados do Estado de São Paulo. Os intervalos de confiança foram ocultados para melhor visualização.

TABELA 7 Total de óbitos por Doença de Chagas no Estado de São Paulo

Ano	Óbitos	Ano	Óbitos	Ano	Óbitos	Ano	Óbitos
1979	6.026	1989	6.031	1999	5.001	2009	4.741
1980	6.191	1990	5.845	2000	5.134	2010	4.876
1981	6.543	1991	5.529	2001	4.889	2011	4.673
1982	6.139	1992	5.710	2002	4.891	2012	4.650
1983	6.016	1993	5.772	2003	5.016	2013	4.628
1984	6.274	1994	5.549	2004	5.041	2014	4.428
1985	6.124	1995	5.442	2005	4.916	2015	4.472
1986	6.159	1996	5.376	2006	4.930	2016	4.461
1987	5.958	1997	5.410	2007	4.725	2017	4.543
1988	6.257	1998	5.356	2008	5.096	2018	4.391
						2019	4.287

*De 1979 a 1995 foi utilizado o CID-9 e, a partir de 1996, o CID-10. Fonte: Datasus.

Doenças da aorta (CID-10 I71/CID-9 441)

As doenças da aorta englobam os aneurismas de aorta torácico e abdominal e a dissecção de aorta, sendo responsáveis por mais de 3 mil óbitos no Estado de São Paulo no ano de 2019 (Tabela 8). No decorrer das últimas décadas, houve crescimento progressivo da mortalidade até cerca de 2010 e, desde então, vem se mantendo estável (Figura 20). No entanto, há dificuldades recorrentes em estimar a real prevalência e incidência das doenças da aorta.[12]

Quando estratificada pela faixa etária, observam-se taxas de mortalidade diretamente associadas, principalmente na população com 70 anos ou mais (Figura 21).

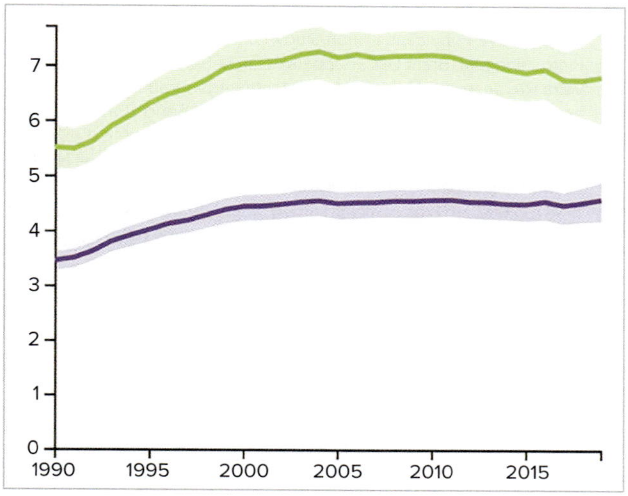

FIGURA 20

Mortalidade por doenças da aorta por 100 mil habitantes, padronizada por idade, no Estado de São Paulo e no território nacional. A curva lilás corresponde à mortalidade brasileira e, em verde, dados do Estado de São Paulo.

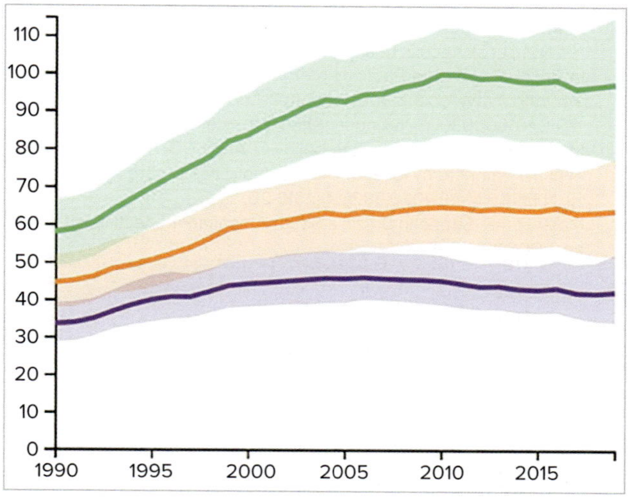

FIGURA 21

Mortalidade por doenças da aorta por 100 mil habitantes, estratificada por faixa etária, no Estado de São Paulo. A curva verde corresponde à mortalidade por 100 mil habitantes na população entre 70 e 74 anos; em laranja, na população entre 75 e 79 anos; e em lilás, dados da população com 80 anos ou mais.

TABELA 8 Total de óbitos por doenças da aorta no Estado de São Paulo

Ano	Óbitos	Ano	Óbitos	Ano	Óbitos	Ano	Óbitos
1979	399	1989	822	1999	1.659	2009	2.374
1980	413	1990	908	2000	1.690	2010	2.500
1981	406	1991	886	2001	1.784	2011	2.617
1982	454	1992	1.046	2002	1.843	2012	2.670
1983	529	1993	1.086	2003	1.876	2013	2.787
1984	608	1994	1.169	2004	2.046	2014	2.712
1985	612	1995	1.271	2005	2.065	2015	2.805
1986	688	1996	1.302	2006	2.204	2016	2.965
1987	724	1997	1.436	2007	2.168	2017	3.060
1988	800	1998	1.544	2008	2.371	2018	3.070
						2019	3.161

Referências bibliográficas

1. Oliveira GMM, Brant LCC, Polanczyk CA, Biolo A, Nascimento BR, Malta DC, et al. Estatística cardiovascular – Brasil 2020. Arq Bras Cardiol. 2020;115(3):308-439.
2. Ministério da Saúde. Estatísticas vitais - mortalidade e nascidos vivos [Internet]. Ministério da Saúde; 2021. Disponível em: http://www2.datasus.gov.br/DATASUS/index.php?area=02. Acesso em: 16 nov. 2021.
3. Murray CJL, Aravkin AY, Zheng P, Abbafati C, Abbas KM, Abbasi-Kangevari M, et al. Global burden of 87 risk factors in 204 countries and territories, 1990–2019: a systematic analysis for the Global Burden of Disease Study 2019. Lancet. 2020;396(10258):1223-49.
4. Mengue SS, Bertoldi AD, Ramos LR, Farias MR, Oliveira MA, Tavares NUL, et al. Access to and use of high blood pressure medications in Brazil. Rev Saúde Pública [Internet]. 2016;50(suppl 2). Disponível em: http://www.scielo.br/scielo.php?script=sci_arttext&pid=S0034-89102016000300305&lng=en&tlng=en. Acesso em: 16 nov. 2021.
5. Martins SO, Mont'Alverne F, Rebello LC, Abud DG, Silva GS, Lima FO, et al. Thrombectomy for stroke in the public health care system of Brazil. N Engl J Med. 2020;382(24):2316-26.
6. Massaro AR. Stroke in Brazil: a South America Perspective. Int J Stroke. 2006;1(2):113–5.
7. Fernandes TG, Bando DH, Alencar AP, Benseñor IM, Lotufo PA. Income inequalities and stroke mortality trends in Sao Paulo, Brazil, 1996-2011. Int J Stroke. 2015 Oct;10(SA100):34-7.
8. Albuquerque DC, Souza Neto JD, Bacal F, Rohde LEP, Bernardez-Pereira S, Berwanger O, et al. I Brazilian registry of heart failure - clinical aspects, care quality and hospitalization outcomes. Arq Bras Cardiol [Internet]. 2015. Disponível em: https://www.scielo.br/scielo.php?script=sci_arttext&pid=S0066-782X2015000600002. Acesso em: 16 nov. 2021.
9. Rostagno C. Heart valve disease in elderly. World J Cardiol. 2019;11(2):71-83.
10. d'Arcy JL, Coffey S, Loudon MA, Kennedy A, Pearson-Stuttard J, Birks J, et al. Large-scale community echocardiographic screening reveals a major burden of undiagnosed valvular heart disease in older people: the OxVALVE Population Cohort Study. Eur Heart J. 2016;37(47):3515-22.
11. Pinto-Filho MM, Brant LCC, Foppa M, Garcia-Silva KB, Mendes de Oliveira RA, Jesus MFM, et al. Major electrocardiographic abnormalities according to the minnesota coding system among Brazilian adults (from the ELSA-Brasil Cohort Study). Am J Cardiol. 2017;119(12):2081-7.
12. Dias RR, Mejia OAV, Fernandes F, Ramires FJA, Mady C, Stolf NAG, et al. Mortality impact of thoracic aortic disease in são paulo state from 1998 to 2007. arq bras cardiol [Internet]. 2013. Disponível em: http://www.gnresearch.org/doi/10.5935/abc.20130203. Acesso em 11 nov. 2021.

Seção 2

Princípios e conceitos de estudos clínicos

Capítulo 1

Conceitos de pesquisa e fundamentos de boa prática clínica

Hélio Penna Guimarães
Ligia Nasi Laranjeira
Leopoldo Soares Piegas

> **PONTOS-CHAVE**
>
> - A medicina baseada em evidências oferece critérios específicos e objetivos a serem aplicados na avaliação da validade e utilidade clínica das informações advindas das pesquisas.
> - Com a pergunta da pesquisa estruturada e a partir do conhecimento dos tipos de estudos e sua classificação na hierarquia das evidências científicas, o profissional pode buscar resultados de estudos já realizados em bases eletrônicas e posteriormente aplicar os resultados na sua prática clínica.
> - As Boas Práticas Clínicas (GCP) são um padrão de qualidade ética e científica para o planejamento, a condução, o registro e o relato de estudos clínicos que envolvam a participação de seres humanos.

Introdução

Nas situações em que há incerteza sobre qual o melhor tratamento, teste diagnóstico ou medidas preventivas a serem adotadas na prática clínica, a conduta mais adequada, sob o ponto de vista ético e científico, é a realização de uma pesquisa clínica que possa responder a questão. Este conceito de ensaio clínico controlado para responder questões de pesquisa foi documentado pela primeira vez em 1747 por James Lind.[1] Este pesquisador desenvolveu um ensaio clínico em um navio, cuja tripulação estava sendo afetada pelo escorbuto. Lind comparou diferentes dietas em uma amostra de tripulantes doentes; os melhores resultados ocorreram no grupo de doentes que tinham frutas cítricas adicionadas à sua alimentação diária. Esta descoberta impactou não apenas no tratamento específico desta doença como também sua publicação possibilitou que a consolidação do conhecimento advindo de resultados de pesquisa clínica passasse a ser utilizado como padrão ouro de resposta a questões clínicas diárias.

A cardiologia se firmou nas últimas quatro décadas como prática clínica profundamente baseada em evidências científicas sedimentadas nos resultados de estudos clínicos randomizados, estratégia poderosa em pesquisa clínica para a avaliação de procedimentos terapêuticos. Sem a realização destes estudos, torna-se improvável a comprovação de maneira confiável dos efeitos de um determinado tratamento sobre uma condição clínica. Adicionalmente, sem hipóteses cientificamente interessantes e promissoras, advindas da realização de estudos epidemiológicos, não haveria também a racionalidade para a realização de estudos randomizados. A ratificação de hipóteses por meio da execução de estudos randomizados e o levantamento de questionamentos por estudos epidemiológicos estão divididos em fases. Provavelmente, durante a próxima década, cada vez mais serão necessários estudos epidemiológicos para gerar questões a serem respondidas confiavelmente por estudos randomizados posteriores.

No entanto, a quantidade de informação disponível na literatura médico-científica é imensa, porém com a qualidade variada. Estudos bem delineados e conduzidos que impactam diretamente na qualidade assistencial concorrem com estudos publicados com menor rigor metodológico. Neste cenário, a habilidade em reconhecer a validade de novo conhecimento e aplicá-lo na prática clínica torna-se um dos principais desafios da atualidade ao cardiologista.

Medicina baseada em evidências: conceitos básicos

A medicina baseada em evidências (MBE) oferece critérios específicos e objetivos a serem aplicados na avaliação da validade e utilidade clínica das informações advindas das pesquisas, referentes à terapia, ao diagnóstico, ao prognóstico, às avaliações econômicas e às avaliações de qualidade de vida. Por esta razão, seus conceitos são fundamentais e permitem que os benefícios observados nos estudos clínicos (e que configuram as melhores evidências disponíveis na literatura) possam de fato ser incorporados à prática clínica.

Medicina baseada em evidências é a prática do uso consciencioso, explícito e judicioso da melhor evidência disponível, visando à tomada de decisão para o tratamento individual dos pacientes.[2] O termo MBE foi cunhado e, de forma pioneira, utilizado na Escola de Medicina da Universidade McMaster, Canadá, na década de 1980, para denominar uma estratégia de aprendizado clínico,[3] envolvendo as seguintes etapas: a) formular questões; b) Encontrar as informações disponíveis na literatura; c) Avaliar criticamente as informações relevantes; d) utilizar as informações avaliadas para a decisão clínica.

O que se consideram evidências são estudos clínicos publicados em diferentes periódicos ou bancos de dados eletrônicos, sob forma de artigos originais, resumos estruturados de artigos originais, revisões sistemáticas, *health technology assessments* e diretrizes (*guidelines*).

No contexto da MBE, a decisão clínica deve levar em consideração três aspectos: melhor evidência científica, preferência do paciente e experiência clínica individual (Figura 1).

Formulando questões de pesquisa

A prática da MBE sugere a organização de dúvidas clínicas na estratégia PICO. Trata-se de um acrônimo para representar: P: paciente; I: intervenção ou fator de exposição; C: comparação, controle; e O: *outcome* (resultado, desfecho).

A estruturação da dúvida clínica no formato PICO possibilita a definição correta de quais informações, advindas de quais tipos de estudos são necessárias para a resolução do problema, e facilita a busca das evidências nas bases de dados.

Alguns grupos de pesquisadores ampliaram a estratégia PICO para PICOT, adicionando o T para tipo de estudo ou tempo de tratamento ou acompanhamento.

Exemplificando: um cardiologista está diante de um paciente com síndrome coronariana aguda (SCA) que requer angioplastia. O procedimento será realizado em 4 horas. Neste momento, o profissional questiona se uma dose de ataque de atorvastatina (80 mg) poderia ser administrada para evitar mortalidade em 30 dias por meio das ações pleiotrópicas das estatinas na placa de ateroma. Neste caso, vejamos como a questão poderia ser estruturada:

- P: paciente com SCA.
- I: receber estatina em dose de ataque (80 mg).
- C: não receber estatina em dose de ataque.
- O: mortalidade.
- T: tempo: 30 dias.

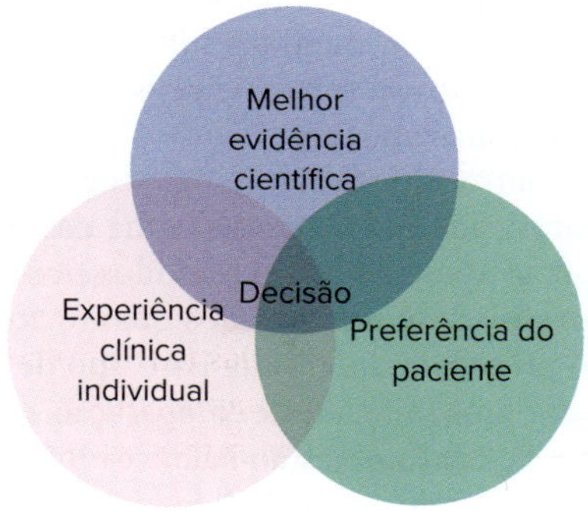

FIGURA 1

Aspectos considerados para decisão clínica no contexto da medicina baseada em evidências (MBE).

Tipo de estudo: estudo clínico randomizado

As informações estruturadas permitem agilidade e eficiência para estratégia de busca nas principais bases de dados, como PubMed e Lilacs por exemplo.

A prática da MBE identifica e aplica as intervenções mais eficientes focadas nos melhores desfechos aos pacientes.[4] Esta prática demonstra que a medicina é uma ciência dinâmica em que novos tipos de evidências são gerados a cada dia; o conhecimento e desempenho clínico deterioram-se com o tempo; programas de educação médica permanente isolados, em seu formato tradicional, não melhoram o desempenho clínico[4-6] e, por fim, a MBE é um forte aliado da excelência na prática assistencial e não pretende substituir ou subestimar o julgamento e a experiência clínica.

Tipos ou desenho de um estudo clínico

A escolha de uma estratégia de pesquisa clínica depende basicamente da questão enunciada. Vários desenhos ou tipos de estudo são possíveis e factíveis; contudo, ao se escolher a estratégia de qualidade mais adequada para geração de evidência científica forte, sólida, confiável e robusta, será obtida a melhor alocação de tempo, de recursos e resultados.[7-18]

Na pesquisa clínica, a necessidade de um grupo-controle para comparação com uma nova intervenção a ser avaliada é fundamental e a randomização torna-se a forma mais idônea e adequada de designar os grupos-controle e de intervenção.

Os estudos clínicos generalistas podem ser denominados estudos experimentais, nos quais uma intervenção encontra-se sob o controle do investigador, e estudos observacionais, nos quais a intervenção não está sob o controle do investigador. Esses dados podem ser obtidos de forma prospectiva ou retrospectiva, e sua comparação pode ser histórica (comparação com dados de estudos anteriores) ou contemporânea (comparação com dados de estudos recentes).[8-10]

As principais estratégias de pesquisa para adequada obtenção dos dados podem ser agrupadas em: observacionais descritivas/analíticas e experimentais. Nas estratégias observacionais descritivas/analíticas estão envolvidos os estudos tipo relato de caso, série de casos, transversal (registro), ecológico, caso-controle e de coorte. Nas estratégias experimentais têm-se o estudo controlado randomizado, estudo com controle em outra região ou tempo (controle histórico) e estudos ou intervenções em comunidade.[8-10]

Estratégias observacionais descritivas e analíticas

As estratégias descritivas/analíticas de pesquisa podem ser indicadas quando não é ético ou aceitável, em um ensaio clínico, expor indivíduos a condições de risco à sua saúde ou a situações nas quais pode haver um longo intervalo entre a exposição e a ocorrência do evento. Assim, considerando que o investigador não controla as circunstâncias de exposição, ele dependerá fortemente da seleção dos indivíduos para o estudo, em relação à informação e ao esclarecimento da questão formulada; o estudo observacional com frequência se aplica à análise e determinação de fatores de risco associados a doenças cardiovasculares.[8,10,11]

O estudo relato de caso ou série de casos tem como característica descrever um caso ou série de casos, enfatizando um aspecto de uma determinada condição clínica, sem utilizar um grupo controle para comparação. Desse estudo obtêm-se apenas as informações preliminares a serem avaliadas em ensaios planejados posteriormente. Considerando a inexistência da comparação, não se faz viável avaliar a eficácia de uma intervenção ou a acurácia de um teste diagnóstico, sendo usados para apresentar manifestações incomuns de doenças. São sujeitos a vieses de seleção, de publicação e não devem modificar a prática clínica.[8-10]

O estudo transversal (prevalência) desenha-se de uma amostra representativa da população (entrevistada, examinada ou estudada) para uma análise e respostas a uma questão. Neste cenário, doença e exposição são avaliadas simultaneamente em um grupo de indivíduos; esse é um estudo de simples execução, custos baixos e seguimento desnecessário. É útil na avaliação no planejamento em saúde (instituições, saúde pública), avaliação de prática clínica, etiologia de doenças e quase sempre só para gerar hipóteses. Infelizmente esses ensaios, apesar de estabelecerem associação, não necessariamente demonstram a causalidade e é impossível assegurar a igualitária distribuição de fatores de confusão entre grupos; esses estudos também não avaliam a história natural ou o prognóstico de doenças. [8-10,17]

No estudo ecológico a informação obtida é derivada de grupos ou comunidades como um todo, por meio de coletas rotineiras sobre níveis de exposição em determinadas regiões geográficas comparadas a dados sobre frequência de doenças nestes locais. Portanto, não são coletados dados por indivíduo, sendo impossível atribuir fatores como causa de doença. Este tipo de estudo é realizado para explorar a associação entre variáveis econômicas, serviços de saúde, padrões dietéticos com mortalidade etc.

O estudo caso-controle determina grupos com base nos achados e, por busca ativa, da exposição a determinado fator relacionado positiva ou negativamente ao resultado de forma retrospectiva. Esses grupos são pareados em indivíduos portadores da doença estudada e indivíduos sem a doença submetidos à presença ou não do fator em estudo (compara-se, portanto, individuo doente e não doente). Podem ser realizados em curto tempo e com custos relativamente baixos. Nas situações ou doenças em que transcorre longo período de tempo entre a exposição e o evento, pode ser o único método de estudo passível de execução. É um método vantajoso para utilizar amostras de menor tamanho e gerar novas hipóteses para futuros estudos, porém há dependência dos adequados relatos de exposição dos voluntários sadios e pacientes envolvidos no estudo, os quais nitidamente não são acurados (vieses de memória). Os fatores de confusão (o evento por outro fator distinto ao da exposição) podem também adicionar-se às desvantagens do estudo, assim como a não demonstração da causalidade (a associação entre fator e resultado clínico não demonstrado), havendo ainda a possibilidade de vieses de seleção e de medição.[8-10]

O estudo de coorte (acompanhamento) caracteriza-se principalmente pela estratificação dos voluntários em expostos (ou tratados) e não expostos (ou não tratados), considerando os antecedentes, seguindo-os por um período para se avaliar quantos em cada grupo ou número de indivíduos desenvolveram uma doença ou um resultado clínico. Os voluntários não são portadores da doença analisada no início do estudo, e só apresentam diferenças em relação ao grau de exposição a um potencial fator (protetor ou causador) da doença, comparando-os em relação à incidência (número de casos novos no decorrer do estudo) em cada grupo. Os dados coletados podem ser obtidos de forma prospectiva ou retrospectiva ("coorte retrospectivo, seguimento retrospectivo ou coorte histórico"). Quando um estudo de coorte é prospectivo, os critérios de inclusão, de exclusão e os resultados clínicos podem ser padronizados. Pelo acompanhamento da amostra é possível estabelecer a temporalidade (determinar o tempo necessário entre a exposição e a ocorrência da doença), bem como a direção dos eventos. Entre as dificuldades desse método, cita-se o alto custo e, no caso de doenças raras, a necessidade de maior seguimento e tamanho da amostra.[8-10]

Estratégias experimentais

Permitem ao investigador controlar a intervenção e determinar os grupos, ou seja, designar de forma aleatória ou randomizada a intervenção a ser utilizada nos indivíduos em estudo. Esses métodos são os mais utilizados para estudos que avaliam terapias ou métodos intervencionistas e, por causa do grupo-controle, estão menos sujeitos a vieses que comprometem a sua validade.

O estudo controlado randomizado designa os doentes de maneira aleatorizada para qualquer uma das intervenções em estudo; os grupos são então seguidos por um período de tempo determinado e analisados quanto aos desfechos definidos no protocolo do estudo. Esse tipo de ensaio tem, portanto, maior probabilidade de comparação, considerando que os fatores de confusão estão balanceados entre os grupos; há maior controle e probabilidade de manutenção da condição cega do pesquisador e dos voluntários.[8,9] A Figura 2 demonstra de forma esquemática o desenho hipotético de um estudo randomizado.

A análise estatística associada ao princípio da randomização permitiu também uma avaliação rigorosa do efeito do tratamento em questão *versus* placebo ou outra droga em um

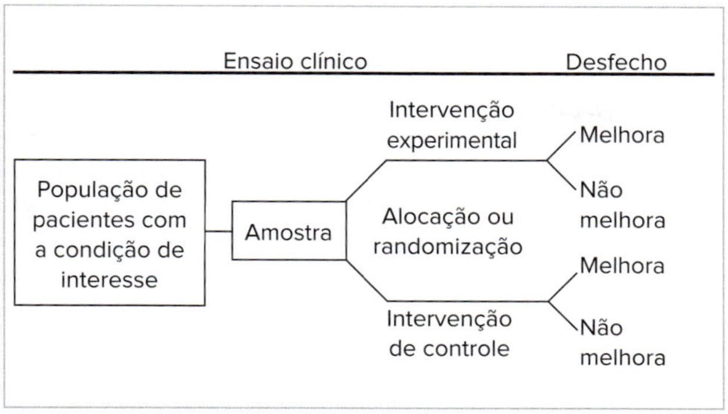

FIGURA 2

Desenho de estudo randomizado.

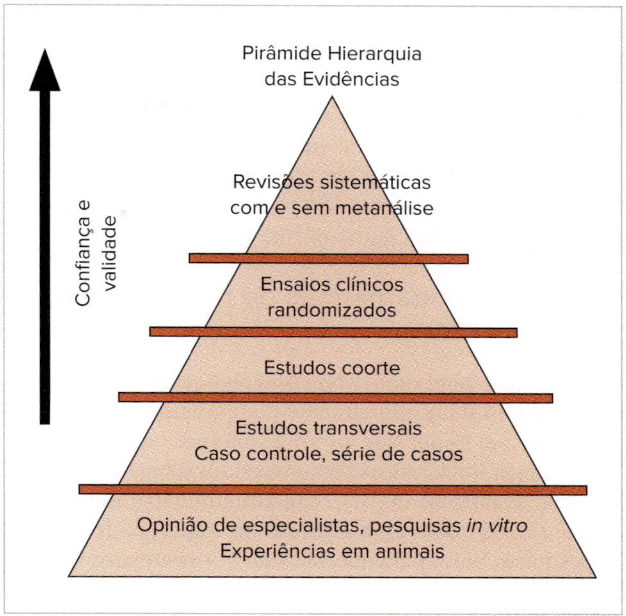

FIGURA 3

Pirâmide hierarquia das evidências científicas.

grupo precisamente definido. Esses estudos devem ter planejamento prospectivo, erradicando vieses, possibilitando a sua futura utilização em revisões sistemáticas ou em metanálises.

O estudo controlado randomizado gera mais consumo de recursos e tempo; obviamente, o rigor de critérios de inclusão e exclusão de pacientes faz que nem sempre sejam representativos da população que compõe a prática clínica diária; soma-se ainda a questão ética relativa a um tratamento potencialmente efetivo não ser administrado a alguns pacientes.[8,9]

O estudo randomizado cruzado determina que os voluntários recebam tratamento ativo e controle de maneira aleatorizada, seguido por um período de *wash-out*, sem nenhum tratamento. Assim, todos os sujeitos da pesquisa receberão tratamento ativo e controle e essa estratégia permite que os pacientes sejam controles de si mesmos. Esse estudo pode ser vantajoso se considerarmos que os pacientes são seus próprios controles e há, portanto, redução da variância e tamanho da amostra. O fato de alguns pacientes responderem ao tratamento e serem retirados do grupo placebo ou tratamento para prosseguimento do estudo, os períodos longos de eliminação do efeito de alguns fármacos durante os quais o paciente receberia placebo e a necessidade de não se utilizar a associação de tratamentos de efeito permanente podem ser desvantajosos nesses métodos.[8,9]

Os ensaios em comunidades são intervenções que envolvem comunidades inteiras, em aspectos que não são passíveis de análise individualizada; geralmente são estudos de prevenção, com custo elevado e tem como principal restrição a dificuldade de assegurar comparabilidade entre grupos.

Tipos de estudos e pirâmide das evidências

A pirâmide apresentada na Figura 3 ilustra a hierarquia das evidências científicas em nível de confiança e validade para questões clínicas relacionadas particularmente à terapêutica. No topo da pirâmide estão as melhores evidências, que se traduzem em revisões sistemáticas, as quais sumarizam evidências provenientes de estudos primários para responder a uma questão específica de pesquisa.

Na sequência temos o ensaio clínico randomizado (ECR), o qual é considerado o desenho de estudo preferencial para avaliar a eficácia e a segurança de intervenções de qualquer natureza (terapêutica, tratamento não farmacológico, testes diagnósticos etc.). Os ECRs são realizados sob condições bastante controladas para garantir o mínimo de vieses que possam interferir na hipótese de pesquisa a ser estudada e, desta forma, atribuir os achados da pesquisa exclusivamente à intervenção.

Descendo mais um nível na pirâmide, encontramos os estudos observacionais como: coortes, caso-controle, estudos transversais, série de casos, São estudos em que não há uma intervenção direta, mas uma observação da exposição ou não ao fator do estudo por um tempo de acompanhamento. Dentre os estudos observacionais, os estudos de coorte (prospectiva ou retrospectiva) e os estudos de caso-controle permitem estabelecer uma relação causal entre o fator de exposição e o desfecho, já que o fator de exposição sempre precede o desfecho. Esta relação de causalidade já não é possível de se estabelecer em estudos transversais, por exemplo. Série e relato de casos, por incluírem um número muito pequeno de participantes, servem para gerar hipóteses e sugerir que a questão de pesquisa seja melhor investigada por um outro delineamento de estudo que fornecerá evidências mais robustas e confiáveis.[5-10]

Por fim, na base da pirâmide encontram-se os estudos *in vitro*, experiências em animais, opinião de especialistas. Este tipo de evidência é usado na falta de outro tipo de evidência disponível e geralmente precede um delineamento de pesquisa hierarquicamente superior.

Com a pergunta da pesquisa estruturada e a partir do conhecimento dos tipos de estudos e sua classificação na hierarquia das evidências científicas, o profissional pode buscar resultados de estudos já realizados em bases eletrônicas, como por exemplo PubMed, avaliá-los e posteriormente aplicar os resultados na sua prática clínica.

Para tanto, a avaliação crítica de cada artigo publicado deve ser realizada para garantir que os resultados do estudo tenham validade interna, ou seja, o estudo possui rigor metodológico necessário para comprovar o que se propôs a testar, mas, além disso, avaliar também sua validade externa, ou seja, verificar se a aplicação dos resultados pode ser expandida para a prática clínica, considerando o perfil dos pacientes incluídos, tratamento realizado, entre outros fatores.

Conceitos fundamentais de pesquisa e boas práticas clínicas

O conceito de *good clinical practices* ou boas práticas clínicas (GCP/BPC) está mundialmente disseminado e respaldado por resoluções nacionais e diretrizes internacionais. Apesar de não abranger todos os aspectos envolvidos sobre boas práticas clínicas, as normas de BPC constituem instrumentos que devem ser rigorosamente seguidos na condução de projetos de pesquisa clínica para que, mais do que resultados fidedignos e de real impacto clínico proporcionados ao término do estudo, fundamentalmente se possa garantir a segurança e integridade dos participantes de pesquisa.[9-13]

A pesquisa clínica pode ser definida de forma abrangente como uma investigação em seres humanos por meio de um processo organizado e sistemático que visa responder a uma pergunta ou lacuna de conhecimento envolvendo intervenção terapêutica, diagnóstica ou medidas preventivas.

Atualmente, normas regulatórias nacionais e internacionais exigem uma demonstração anterior da eficácia e segurança de um novo produto, sendo os ensaios clínicos controlados o meio para esta demonstração, obrigatoriamente passando pelas seguintes etapas ou fases:

- Fase pré-clínica: nesta fase são testados os novos fármacos com relação à atividade específica e aceitável toxicidade, utilizando animais de laboratório, culturas de tecido ou células para testes de efetividade.
- Fase I: primeiro estudo em seres humanos realizado em pequeno grupo de voluntários sadios, com o objetivo de testar um novo princípio ativo ou nova formulação. Busca avaliar efeitos das doses, parâmetros farmacocinéticos e biodisponibilidade, visando basicamente à determinação de segurança e tolerabilidade do fármaco.
- Fase II: também conhecida como estudo terapêutico piloto, tem por objetivos demonstrar a atividade e estabelecer a segurança em curto prazo do princípio ativo, em pacientes afetados com a doença específica em questão. As pesquisas são realizadas em um número limitado de pessoas (de 100 a 300) geralmente seguidas de um estudo de administração. Podem ser divididos em IIa e IIb. O estudo IIa é realizado em uma população selecionada para avaliação de aspectos de segurança e eficácia (curva dose-resposta, tipo de paciente, frequência da dose). O estudo IIb avalia eficácia e segurança em teste nos indivíduos com a doença e visam a demonstração de eficácia sob condições experimentais mais rigorosas, envolvendo grupo-controle comparativo.
- Fase III: conhecida como estudo terapêutico ampliado. São estudos realizados em grandes e variados grupos de pacientes, com o objetivo de determinar o resultado do risco/benefício das formulações do princípio ativo. É nessa fase que se estuda o perfil das reações adversas mais frequentes, assim como características especiais do medicamento e/ou especialidade medicinal.
- Fase IV: na fase IV encontram-se as pesquisas realizadas depois da comercialização do produto e/ou especialidade medicinal. Normalmente, são estudos de vigilância pós comercialização para estabelecer o valor terapêutico,o surgimento de novas reações adversas e/ou confirmação da frequência desurgimento das já conhecidas, e as estratégias de tratamento.[14]

As normas que regem as pesquisas em seres humanos são relativamente recentes e tem seu início após a segunda guerra mundial. O Código de Nuremberg,[15] publicado em 1947, foi o primeiro documento estruturado com a finalidade de garantir princípios éticos perante a condução de pesquisa que envolva seres humanos. Mais tarde, em 1964, na XVIII Associação Médica Mundial em Helsink, na Finlândia, outro documento foi lançado: A Declaração de Helsink.[16] Trata-se de um guia para desenvolvimento de pesquisas biomédicas. Este documento considera que a pesquisa tem que ser baseada em estudos pré-clínicos, conduzida por uma equipe qualificada, que deve-se ter uma avaliação criteriosa dos risco e benefícios envolvidos, que é necessária a obtenção por escrito do livre consentimento, que o participante deve estar apto (em estado mental físico e legal) para exercer seu poder de decisão, e na ausência disto, deve ser representado por um responsável legal.

Em 1996, Estados Unidos, Japão e países da Europa se reuniram e assinaram o Manual para Boa Prática Clínica. "As Boas Práticas Clínicas (GCP) são um padrão de qualidade ética e científica para o planejamento, condução, registro e relato de estudos clínicos que envolvam a participação de seres humanos. A adesão a este padrão garante que os direitos, a segurança e o bem-estar dos pacientes estão protegidos, de acordo com os princípios originados da Declaração de Helsinque, e assegura a credibilidade dos dados do estudo clínico."[10]

A adesão a este padrão assegura a garantia pública de que os direitos, a segurança e o bem-estar dos pacientes participantes destes estudos estão protegidos, consistentes com os princípios éticos que têm sua origem na Declaração de Helsinque, bem como a credibilidade dos dados do estudo clínico.

O Manual de Boas Práticas Clínicas, bem como as Resoluções Nacionais acerca de estudos envolvendo serem humanos, do Conselho Nacional de Saúde apresentam alguns papéis fundamentais de pesquisa, os quais podemos resumir a seguir:

A. Investigador ou pesquisador: pessoa responsável por conduzir o estudo clínico em um centro de pesquisa. Se um estudo é conduzido por uma equipe em um centro de pesquisa, o investigador é o líder da equipe responsável e pode ser chamado de investigador principal. Outros profissionais que o auxiliam na atividade de condução do estudo são chamados de sub-investigadores.

B. Paciente/sujeito de pesquisa: pelo manual de boas práticas clínicas, devemos chamar o indivíduo que participa de um estudo clínico de sujeito de pesquisa. Entretanto, no Brasil, a resolução nacional de 2012 do Conselho Nacional de Saúde[17] recomenda chamarmos este indivíduo de participante de pesquisa.
C. Patrocinador: um indivíduo, empresa, instituição, ou organização responsável pela implementação, gerenciamento e/ou financiamento de um estudo clínico.

Além destas definições, o manual e as resoluções nacionais apresentam outros conceitos e orientações relevantes para condução de um clínico de acordo com os princípios de boas práticas clínicas.[17]

Em resumo, no Brasil, qualquer estudo que envolva seres humanos deve ser aprovado por um Comitê de Ética em Pesquisa (CEP) antes de ser iniciado. O investigador deverá estruturar um protocolo de pesquisa que apresente conteúdo adequado com justificativa do estudo, objetivos, metodologia, desfechos esperados, aspectos éticos, entre outros itens. Além do protocolo, o investigador deverá estruturar o termo de consentimento livre e esclarecido (TCLE), cronograma, orçamento e declarações específicas.

O termo de consentimento livre e esclarecido consiste em um documento que oficializa o processo por meio do qual um sujeito voluntariamente confirma sua intenção de participar de um estudo em particular, após ter sido informado sobre todos os aspectos do estudo que sejam relevantes para a sua decisão de participar do mesmo. O consentimento então é documentado por meio deste termo preenchido, datado e assinado (tanto pelo participante, quanto pelo profissional que aplicou o TCLE) em duas vias. Uma via permanece com o participante, a outra via deve ser arquivada pelo investigador, em um local adequado que garanta a confidencialidade dos dados.[18-22]

Atualmente, o investigador realiza a submissão de um novo estudo à aprovação do CEP por meio de um sistema eletrônico: Plataforma Brasil (http://plataformabrasil.saude.gov.br). O CEP consiste em uma organização independente constituída por membros médicos, científicos e não científicos, cuja responsabilidade é garantir a proteção dos direitos, segurança e bem-estar dos seres humanos envolvidos em um estudo. Além do CEP, alguns estudos também precisam de aprovação da CONEP, Comissão Nacional de Ética em Pesquisa. São aqueles estudos que possuem alguma área temática considerada como especial, como genética humana, reprodução humana, equipamentos e dispositivos terapêuticos, novos ou não registrados no país, novos procedimentos terapêuticos invasivos, estudos com populações indígenas, projetos de pesquisa que envolvam organismos geneticamente modificados (OGM), células-tronco embrionárias e organismos que representem alto risco coletivo, e protocolos de constituição e funcionamento de biobancos para fins de pesquisa.

Após aprovação de todas as instâncias éticas e regulatórias aplicáveis, o estudo se inicia, e o investigador possui a responsabilidade de incluir os pacientes de forma adequada, considerando os critérios estabelecidos em protocolo, monitorar a ocorrência de eventos adversos (qualquer ocorrência médica inconveniente em um paciente ou em um sujeito de pesquisa clínica com um produto farmacêutico administrado e que não necessariamente tenha uma relação causal com o tratamento) e eventos adversos sérios. Deve enviar relatórios periódicos ao CEP e se o estudo for patrocinado, deve participar das monitorias, preencher a ficha clínica com dados fidedignos e rastreáveis, manter o arquivo atualizado e organizado, manter o produto investigacional em condições ideais fornecidas pelo fabricante, entre outras atividades e responsabilidades, até a pesquisa ser concluída e publicada.

Como vimos, o profissional de saúde pode envolver-se com os estudos clínicos tanto aplicando os resultados de pesquisas prévias em sua prática clínica quanto na participação de pesquisas clínicas, incluindo pacientes e gerando resultados importantes para melhoria de tratamento, prevenção ou diagnóstico. Nesse sentido, o conhecimento dos fundamentos da pesquisa clínica e dos princípios de boas práticas clínicas é fundamental a todos os pesquisadores, médicos e profissionais de saúde.

RESUMO

A medicina baseada em evidências (MBE) oferece critérios específicos e objetivos a serem aplicados na avaliação da validade e utilidade clínica das informações advindas das pesquisas. A prática da MBE sugere a organização de dúvidas clínicas na estratégia PICO. Trata-se de um acrônimo para representar: P: paciente; I: intervenção ou fator de exposição; C: comparação, controle; e O: *outcome* (resultado, desfecho). A estruturação da dúvida clínica no formato PICO possibilita a definição correta de quais informações, advindas de quais tipos de estudos são necessárias para a resolução do problema e facilita a busca das evidências nas bases de dados e posteriormente a aplicação dos resultados na prática clínica. As normas que regem as pesquisas em seres humanos são relativamente recentes e tem seu início após a Segunda Guerra Mundial. As principais são o Código de Nuremberg, a Declaração de Helsinque e o Manual para Boa Prática Clínica. As Boas Práticas Clínicas são um padrão de qualidade ética e científica para planejamento, condução, registro e relato de estudos clínicos que envolvam a participação de seres humanos. A adesão a este padrão garante que os direitos, a segurança e o bem-estar dos pacientes estão protegidos, de acordo com os princípios originados da Declaração de Helsinque, e assegura a credibilidade dos dados do estudo clínico. O profissional de saúde pode envolver-se com os estudos clínicos tanto aplicando os resultados de pesquisas prévias em sua prática clínica quanto na participação de pesquisas clínicas, incluindo pacientes e gerando resultados importantes. Portanto, o conhecimento dos fundamentos da pesquisa clínica e dos princípios de boas práticas clínicas é fundamental nestes cenários.

Referências bibliográficas

1. Lind, James. A Treatise of the scurvy. In three parts. Edinburg: Sands Murray; 1753.
2. Sackett DL, Haynes RB, Guyatt GH, et al. Clinical epidemiology: a basic science for clinical medicine 2.ed. Boston/Toronto/London: Little, Brown; 1991.
3. Sackett DL, Richardson WS, Rosenberg W, Haynes RB. Evidence-based medicine. How to practice & teach. New York: EBM; 1997.
4. Avezum A. Cardiologia baseada em evidências e avaliação crítica da literatura cardiológica: princípios de epidemiologia clínica aplicados à Cardiologia. Rev.Soc. Cardiol. Estado de São Paulo. 1996;3:241-59.
5. Gray JAM. Evidence-based Healthcare. How to make health policy and management decisions. New York: 1997.
6. Yusuf S, Kitching AD. Evidence-based cardiovascular medicine: why another journal. Evidence-Based Cardiovasc Med. 1997;1:1-15.
7. Berwanger O, Guimarães HP, Avezum A, Piegas LS. Medicina intensiva baseada em evidências. RBTI. 2005:17(1):44-7.
8. Figueiró MB, Buheler AM, Oliveira CJ. Como buscar evidências em medicina de urgência nas bases de dados on-line. Prourgem. 2013;6(3):103-53.
9. Laranjeira LN, Marcilio CS, Guimaraes HP, et al. Boas práticas clínicas: padrão de pesquisa clínica. Rev Bras Hipertens. 2007;14:121-3.
10. International Conference on Harmonization of Technical Requirements for the Registration of Pharmaceuticals for Human Use – ICH. Harmonised tripartite guideline for Good Clinical Practice. Richmond: Brookwood; 1996.
11. Organização Panamericana de Saúde. Documento das Américas. OPAS; 2006.
12. Castilho EA, Kalil J. Ethics and medical research: principles, guidelines, and regulations. Rev Soc Bras Med Trop. 2005;38(4):344-7.
13. Grimes DA, et al. The good clinical practice guideline: a bronze standard for clinical research. Lancet. 2005;366:172-4.
14. Guimarães HP, Marin-Neto JA, Piegas LS. Conceitos de pesquisa clínica para o cardiologista. In: Serrano Junior CV, Timerman A, Stefanini E. Tratado de cardiologia SOCESP, 2ª ed. Barueri: Manole; 2008. p.71-9.
15. Código de Nuremberg: reprodução dos 10 princípios – Tribunal Internacional de Nuremberg 5.
16. Declaração de Helsinque da Associação Médica Mundial. Princípios éticos para Pesquisa Clínica Envolvendo Seres Humanos. Adotado da 18ª Assembleia Médica Mundial Helsinque. Finlândia. Junho 1964 e emendas até outubro de 2002.
17. Brasil. Ministério da Saúde. Conselho Nacional de Saúde. Resolução n. 466/12 de 12.12.2012.
18. Guimarães HP, Assunção MSC, Laranjeira LN. Ética em pesquisa na medicina intensiva. In: Azevedo Jr. R (org.). Reflexões éticas em medicina intensiva. 1ed. São Paulo: Conselho Regional de Medicina (Cremesp); 2018, v. 1. p. 59-70.
19. Barbosa LM, Laranjeira, LN, César MB, et al. Pesquisa clínica em medicina de urgência: abordagem do paciente e consentimento informado. Rev Bras Clin Med. 2008;6:135-8.
20. Santucci EV, Laranjeira LN, Suzumura EA, Guimarães HP, Cavalcanti AB, Berwanger O. Peculiaridades da pesquisa clínica em Medicina de urgência e emergência: aspectos éticos e organizacionais. Rev Bras Clin Med. 2009;7:245-50.
21. Wandile P, Ghoo R. A role of ICH- GCP in clinical trial conduct. J Clin Res Bioeth. 2017;8:1.
22. Laranjeira LN, Valeis N, Guimarães HP. Pesquisa clínica em medicina de emergência: aspectos regulatórios e éticos In: Guimarães HP, Borges LAA (orgs.); Associação Brasileira de Medicina de Emergência. PROMEDE: Programa de Atualização em Medicina de Emergência. Porto Alegre: Artmed; 2018.

Capítulo 2

Ensaios clínicos: desenhos dos estudos e suas implicações

Marcelo Arruda Nakazone
Lilia Nigro Maia

PONTOS-CHAVE

- O objetivo primordial da prática médica é a incorporação das mais robustas evidências disponíveis no manejo clínico dos pacientes.
- Os ensaios clínicos randomizados são os modelos ideais para se estabelecer a resposta de um grupo de indivíduos a uma determinada intervenção terapêutica. Por esse motivo, norteiam e consolidam, na maioria das vezes, as diretrizes e os consensos de prática clínica.
- Devem ser criteriosamente delineados, visando avaliar hipóteses científicas precisas e eliminar potenciais vieses. De maneira geral, os ensaios clínicos devem seguir os princípios de boas práticas clínicas, pautadas em respeito ao participante do estudo, beneficência e justiça. Apenas dessa maneira, permitirão que os profissionais de saúde adotem condutas pautadas em resultados realmente confiáveis.

Introdução

A história dos ensaios clínicos teve início em 1747 com James Lind, um dos cirurgiões a bordo da Armada Inglesa sob o comando do Almirante Nelson. No navio *HMS Salisbury*, Lind conduziu um experimento ao dividir doze marinheiros afetados pelo escorbuto em pequenos grupos para receberem diferentes terapias. Na ocasião, aqueles submetidos à terapia composta por laranjas e limões evoluíram com melhoras significativas. Reconhecido como o primeiro ensaio clínico do qual se tem conhecimento, seus resultados foram posteriormente publicados em 1753.

Atualmente, o ensaio clínico randomizado é o modelo ideal utilizado para estabelecer a resposta de um grupo de indivíduos a uma determinada intervenção terapêutica. Seus resultados norteiam e consolidam, na maioria das vezes, as diretrizes e os consensos de prática clínica.[1] Dessa maneira, enfatizamos a importância dos profissionais de saúde em compreender os princípios básicos de sua metodologia, incluindo a análise crítica de seus pontos fortes e de suas limitações.

Princípios fundamentais de um ensaio clínico[2]

Planejamento e condução

O ensaio clínico deve ser delineado para testar uma hipótese específica ou um grupo de poucas hipóteses. Este tipo de análise permite avaliar questões científicas de maneira precisa. Para que um ensaio clínico possa produzir conclusões confiáveis, deve ser criteriosamente planejado.

A menos que o efeito da intervenção seja muito específico, o resultado do estudo pode ser atribuído a outro fator estranho à pesquisa. Para evitar contratempos dessa natureza, algumas precauções devem ser tomadas, como: grupo-controle adequadamente estabelecido, processo de randomização, processo de mascaramento e métodos de análises apropriados.

Hipótese da pesquisa

Há alguns anos, Sackett et al.[3] nos auxiliaram ao dissecar as partes de uma boa pergunta clínica:

- Primeiramente, devemos definir precisamente sobre quem é a questão. Assim, podemos perguntar "como eu posso descrever um grupo de pacientes elegíveis ao estudo?".
- A seguir, precisamos definir qual a manobra terapêutica (por exemplo, tratamento medicamentoso) que consideraremos à população-alvo e, se necessário, qual a manobra de comparação (por exemplo, placebo ou tratamento padrão atual) que iremos utilizar.
- Finalmente, devemos definir o desfecho desejado (ou indesejado) para o nosso estudo (por exemplo, redução da mortalidade cardiovascular, redução dos custos com o tratamento instituído, melhoria na qualidade de vida etc).

Determinação do tamanho amostral

O tamanho da amostra deve ser determinado em relação à hipótese principal. Nesse sentido, é preciso considerar a incidência do evento (único ou combinado) na amostra do estudo e o impacto que se pretende obter com a terapia em avaliação. O ensaio clínico tem como característica metodológica essencial selecionar uma quantidade suficiente de pacientes que permita alcançar uma estimativa de resposta com razoável precisão às terapias envolvidas.

Para se estimar o tamanho amostral, algumas questões precisam ser consideradas:

- Qual o principal objetivo do estudo? Por exemplo, verificar se o ácido acetilsalicílico tem valor em prevenir morte pós-infarto é diferente de verificar se previne apenas reinfarto ou se previne ambos os desfechos.
- Qual é a principal medida de resultado?
- Como os dados serão analisados para se detectar uma diferença entre os tratamentos? A forma mais simples é a comparação entre porcentagens, por exemplo, entre mortes no grupo tratado e no grupo placebo.
- Que tipo de resultado é antecipado com o tratamento padrão? Por exemplo, estima-se 10% de mortalidade nos pacientes do grupo controle no primeiro mês após o tratamento.
- Qual a menor diferença de tratamento considerada importante a ser detectada e com que grau de precisão? É importante lembrar que a demonstração de reduções moderadas (por exemplo, de 20-25%) do evento de interesse pode exigir a randomização de milhares de pacientes.

No cálculo do tamanho da amostra deve ser levado em consideração o nível de significância desejado para se detectar uma diferença de tratamento e o poder do estudo, ou seja, o grau de certeza de que a diferença entre os tratamentos será detectada, caso ela de fato esteja presente.[4]

Erro alfa ou erro tipo I é a probabilidade de detectar uma diferença que na verdade não existe, ou seja, a probabilidade de um resultado falso-positivo. Em ciências da saúde, geralmente se estipula o erro tipo I como 0,05. Erro beta ou erro tipo II é a probabilidade de não se detectar uma diferença quando ela de fato existe, isto é um resultado falso-negativo. O poder do estudo é igual a 1 – beta e, geralmente, estipulado entre 0,80 e 0,90.

Elegibilidade dos participantes

Critérios de inclusão

A combinação dos critérios de inclusão e as características demográficas dos pacientes selecionados propiciam ao leitor uma descrição adequada do grupo em estudo. Com essas informações, o leitor deverá ser capaz de julgar se os resultados apresentados são aplicáveis ou generalizáveis para quais pacientes.

É necessário especificar que população será investigada, pois o estudo terá, a princípio, apenas validade interna, ou seja, vale apenas para a amostra de pacientes que participaram do estudo. Se a amostra tiver tamanho adequado e for representativa da população de referência da pesquisa, poderá então ser considerada válida e generalizável para população similar como um todo e, em consequência, ter validade externa.

Critérios de exclusão

Qualquer exclusão, entre os participantes potenciais do estudo, deve ser realizada antes da randomização. Esse tipo de exclusão não introduz a vícios na seleção dos pacientes (validade interna), mas pode limitar a aplicabilidade dos resultados (validade externa ou generalização dos achados).

Nos critérios de exclusão, o autor deverá definir o que excluirá os participantes de sua participação no ensaio clínico. Ou seja, se o paciente faz parte da população avaliada, mas será excluído da análise, é necessário que se justifique, considerando que essa decisão influenciará na validade externa do estudo.

Técnicas de randomização

O objetivo principal do processo de randomização é alcançar a igualdade nas características basais nos grupos tratados (Figura 1). Só assim a comparação entre os grupos poderá ser considerada justa. Na randomização, todos os participantes têm a mesma chance de serem alocados para cada grupo do estudo. A fim de reduzir o viés de seleção, o processo de alocação não deve ser realizado pelos investigadores, pelos clínicos ou pelos participantes do estudo. Assim, é de fundamental importância que o procedimento de randomização dos indivíduos nos diferentes grupos de um ensaio clínico seja feito de maneira adequada.[5] De maneira geral, podem ser utilizados os seguintes métodos de randomização:

- Simples: sorteios através de tabela de números aleatórios, programas de computador, moedas, dados, etc.
- Pareada: inicialmente são formados pares de participantes e a alocação aleatória é feita no interior do par, de tal forma que um indivíduo receberá o tratamento alternativo proposto pelo estudo e o outro o tratamento padrão, considerado controle.
- Em bloco: caracteriza-se a formação de blocos de números fixos de indivíduos, de igual tamanho, dentro dos quais são distribuídos os tratamentos em questão, bloco por bloco, até que termine o processo de alocação dos participantes da pesquisa. Tem a vantagem de conferir um número semelhante de participantes nos grupos de intervenção (estudo) e controle.
- Estratificada: utilizada para manter as características dos participantes. Os pacientes são inicialmente divididos em blocos (estratos de risco ou características importantes que podem afetar o resultado do estudo tal como idade, sexo etc.) e a randomização é realizada separadamente em cada bloco.

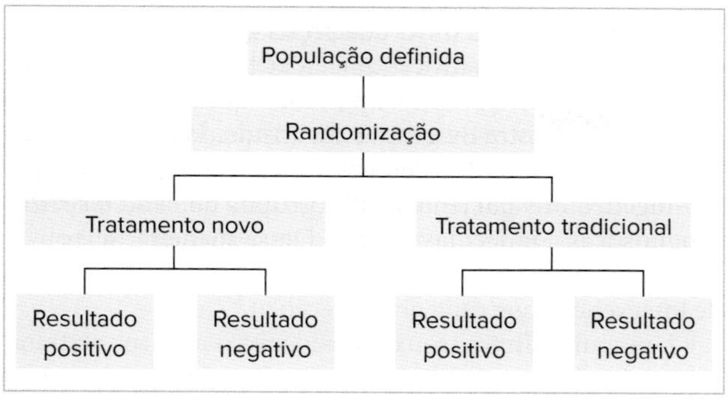

FIGURA 1

A técnica de randomização ocupa papel central na realização dos ensaios clínicos.

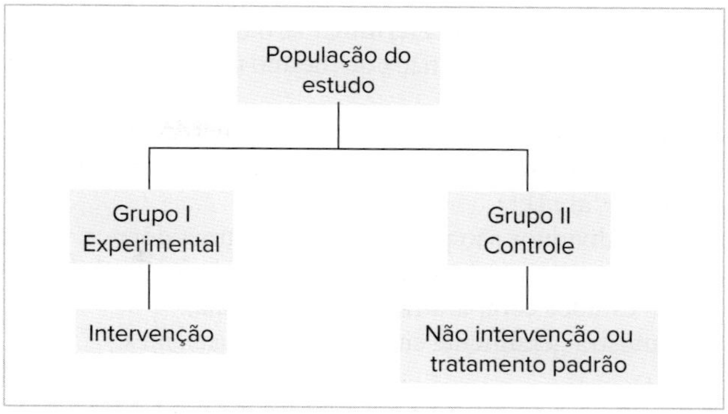

FIGURA 2

Estrutura básica dos ensaios clínicos mais empregados nas pesquisas com drogas.

Processos de mascaramento

Mascaramento significa que o tratamento designado não é do conhecimento de certas pessoas. O processo de cegamento amostral se justifica, preponderantemente, com o intuito de reduzir a chance para potenciais vieses durante a condução dos ensaios clínicos.[6] Existem os seguintes tipos de mascaramento:

- Duplo-cego: o paciente e a equipe clínica não sabem qual tratamento foi designado. Este é o desenho ideal já que reduz a chance da ocorrência de viés na decisão terapêutica ou na definição dos desfechos pela equipe clínica.
- Simples-cego: o paciente não sabe que tratamento está recebendo, mas a equipe clínica fica ciente. É mais simples de ser conduzido que os estudos duplo-cegos, mas está sujeito a ocorrência de viés do examinador.
- Não mascarado: tanto o paciente quanto a equipe clínica estão cientes do tratamento administrado. É de fácil execução, porém sujeito a muitos vieses.

Principais desenhos de estudos clínicos

- Estudo de grupos paralelos (controle concorrente): dois ou mais grupos independentes são avaliados, prospectivamente, e comparados ao mesmo tempo quanto a uma terapêutica (Figura 2).
- Controlado externamente (controle histórico): quando apenas um único grupo experimental é estudado e os resultados do estudo são comparados com dados obtidos de outros estudos ou fontes.
- Autocontrolado: os próprios indivíduos do estudo são seus próprios controles. Isto é, baseiam-se na observação do que acontece antes e depois de uma intervenção. Nos estudos do tipo antes-depois, ou *crossover studies*, dois ou mais tratamentos são aplicados em sequência no mesmo paciente. Este tipo de estudo só é recomendado para doenças crônicas e estáveis cuja intervenção terapêutica tenha efeito circunscrito apenas ao tempo de uso das drogas em avaliação.
- Estudo do tipo fatorial: este tipo de desenho permite responder a duas questões com a mesma amostra de indivíduos. Digamos que se pretende investigar qual o melhor tratamento para pacientes com *diabetes mellitus* e insuficiência cardíaca. Ao mesmo tempo, os autores resolveram avaliar qual das estratégias para o controle da glicemia nessa população é a mais efetiva na prevenção de eventos cardiovasculares. Com esse objetivo, a amostra inicial é randomizada tanto para a primeira pergunta quanto para a segunda, de forma que teremos quatro estratos amostrais que se compõem em duas amostras quando se analisam as questões principais. Além de permitir no mesmo trabalho responder mais de uma pergunta, esse tipo de desenho possibilita investigar a interação entre as formas de tratamentos.

Fases dos ensaios clínicos

Fase I

São ensaios de farmacologia clínica e toxicidade no homem, relacionados à segurança e não à eficácia. Um dos objetos é a determinação de dose aceitável da droga que está sendo testada, ou seja, que possa ser administrada sem causar efeitos colaterais sérios.

Em geral são utilizados quando:

- Novos tratamentos são testados em humanos pela primeira vez.
- Aspectos como absorção, metabolismo, excreção, tempo de ação e segurança ainda estão sendo avaliados.
- Objetiva determinar a dose segura e o esquema posológico, identificando possível toxicidade.
- Os indivíduos estudados são voluntários ou pacientes que não obtiveram resultados satisfatórios após uso de terapia convencional.
- A amostra geralmente é inferior a 100 indivíduos.

Fase II

São ensaios iniciais de investigação clínica do efeito do tratamento, em pequena escala de eficácia e segurança da droga, com monitoramento cuidadoso de cada paciente. São estudos pilotos de eficácia. Em geral:

- São utilizados para determinar se o tratamento proposto possui efeito terapêutico e ao mesmo tempo estimar a taxa de efeitos adversos.
- A avaliação da dose terapêutica ideal geralmente é realizada durante a fase I, mas em alguns casos pode ser expandida para a fase II.
- Os indivíduos são pacientes com alguma doença, ainda que os critérios de inclusão sejam mais restritos do que em estudos comparativos de larga escala.
- Amostra geralmente entre 100 e 300 pacientes.

Fase III

Avaliação em larga escala do tratamento. A droga que se mostrou eficaz é comparada em larga escala com o tratamento padrão disponível para a mesma condição médica, por meio de ensaio clínico controlado com número suficientemente grande de pacientes. Em geral são utilizados quando:

- O objetivo é estabelecer de maneira definitiva a eficácia e a segurança do novo tratamento.
- A terapia experimental é comparada com a terapia padrão ou o placebo.
- O desenho do estudo é, geralmente, com controles concorrentes, randomizado e cego.
- Amostra geralmente superior a 1.000 pacientes.

Fase IV

Fase de vigilância pós-comercialização. Após a droga ter sido aprovada para distribuição e uso clínico. Monitoramento dos efeitos adversos. Em geral são utilizados quando:

- O objetivo é gerar informações sobre efeitos adversos incomuns, interação com outras terapias ou complicações raras.
- Estudos fase IV geralmente são não randomizados e observacionais.

Análise dos resultados de um ensaio clínico e as suas principais implicações

Depois do adequado processo de randomização e da administração terapêutica proposta, segue a etapa de avaliação dos resultados do ensaio clínico. Esta fase talvez pareça intimidadora porque, em geral, imaginam ser necessário um conhecimento profundo de estatística. Contribui para essa percepção o fato de os artigos médicos utilizarem, cada vez mais, testes estatísticos sofisticados ou complexos. Inquestionável a relevância da estatística para a ciência moderna, mas mesmo um indivíduo que não seja um pesquisador ou uma pessoa aficionada por números pode, atualmente, ser capaz de interpretá-los de maneira adequada e pertinente às suas necessidades de clínico ou de profissional da saúde.[7]

Na análise dos resultados, os pacientes devem ser considerados de acordo com o grupo para o qual foi inicialmente designado (análise por intenção de tratar ou *intention-to-treat*). A lógica desta conduta se justifica na tentativa de preservar a randomização e evitar o viés de seleção. Este procedimento foi sugerido como alternativa às dificuldades estatísticas em lidar com situações em que ocorrem perdas de casos ou migração dos pacientes entre os grupos do estudo. Isso macularia o processo de randomização que pressupõe uma distribuição homogênea dos pacientes entre grupos de características prognósticas conhecidas ou não. Dessa maneira, se houver uma resposta terapêutica diferente, esta ocorreria pelo tipo de intervenção que cada grupo recebeu.[8]

A pesquisa clínica trouxe consideráveis avanços no tratamento das doenças cardiovasculares. Paradoxalmente, esses avanços vêm dificultando a comprovação do benefício de novos tratamentos. Isso ocorre porque hoje existe uma vasta gama de medicamentos disponíveis para as mais diferentes situações clínicas. Sendo assim, os estudos controlados, ao invés do placebo, vêm utilizando cada vez mais fármacos ativos como comparadores. Além disso, os novos medicamentos precisam ser testados "*on top*", ou seja, na vigência do uso de todo o regime terapêutico indicado para aquela população. Esses dois fatores associados reduzem a diferença esperada entre o grupo testado e o grupo controle e para que se comprove o benefício de um novo tratamento, é preciso aumentar enormemente o tamanho amostral, elevando os custos e a duração da pesquisa. Por conta disto, alguns investigadores passaram a delinear estudos de não inferioridade, capazes de demonstrar que novos tratamentos tenham ao menos um efeito similar ao tratamento padrão, ao invés de absoluta superioridade.[9,10] Neste tipo de delineamento, o controle ativo precisa ser bem selecionado e bem fundamentado em eficácia quando comparado ao placebo.

Neste contexto, a partir de ensaios históricos, análises estatísticas adequadas e julgamentos clínicos apropriados devem ser rigorosamente aplicados com o intuito de se estabelecer a margem de não inferioridade e a sensibilidade do ensaio que, acima de tudo, visaria estabelecer que a droga ativa seria superior ao placebo neste referido cenário, garantindo a suposição de constância. A escassez de estudos históricos placebo-controlados voltados ao controle ativo destas análises aliada às grandes dificuldades para a determinação da margem de não inferioridade e da sensibilidade destes estudos são limitações que não podem ser desconsideradas.

Existem diferentes maneiras de se avaliar o desfecho de interesse em um ensaio clínico e, para isto, diversas medidas são utilizadas. Essas medidas são construídas por meio da demonstração das possíveis diferenças nos resultados das intervenções terapêuticas. As apresentações mais usuais dos resultados, para além das médias, desvios-padrão, porcentagens e proporções, que frequentemente não trazem dificuldades, são pelas medidas de eficácia do tipo risco relativo (RR), redução do risco relativo (RRR) ou *odds ratio* (OD).

Quando empregamos essas medidas, elas expressam a divisão (razão) entre dois riscos (RR) ou chances (OR) e, por conseguinte, os dados obtidos são relações entre valores do numerador e denominador. Representam medidas de associação de grande importância, pois refletem o tamanho do efeito do tratamento avaliado no ensaio clínico. Por serem uma propriedade intrínseca do tratamento, tendem a uma certa constância nos diferentes estratos de riscos dos pacientes incluídos no estudo.

Como um dos objetivos principais da pesquisa é extrapolar os seus achados a um determinado indivíduo, devemos considerar a redução do risco absoluto (RRA) desta intervenção ao abordá-lo. Assim, queremos deixar claro que cada paciente tem a sua redução absoluta do risco, já que guarda relação com o seu risco basal. Ou seja, indivíduos de mais alto risco terão maiores reduções absolutas do risco, sob uma mesma intervenção, quando comparados àqueles com menores riscos basais.

No contexto da aplicabilidade terapêutica, torna-se importante saber calcular o número necessário para tratar (NNT). O NNT nada mais é que o recíproco da redução do risco absoluto e expressa quantos pacientes seriam necessários tratar, durante um certo período, para se obter um benefício ou redução de um evento indesejável. A relevância do NNT é propiciar ao clínico, profissional ou gestor de saúde condições de estimar objetivamente a dimensão do impacto terapêutico da intervenção proposta.

Na última década, as estatinas se tornaram uma das drogas mais prescritas na prática médica. Incontestável sua eficácia clínica. O que utilizaremos como exercício de julgamento e aplicação do conceito acima apresentado, é que nos diferentes cenários de pacientes estratificados, quer para prevenção primária ou secundária, quer como de alto ou baixo risco cardiovascular, é sempre possível estimar a importância de uma conduta médica.

No Quadro 1, encontram-se os NNTs de algumas pesquisas pioneiras responsáveis pelo sucesso inicial dessa droga. Observa-se que não foi especificado o intervalo de confiança do NNT, importante para se ter ideia da precisão dos valores, mas todos os NNTs estão calculados para um ano de tratamento. Não raramente os pesquisadores apresentam os resultados com NNTs não tão altos, porque são referentes ao seguimento do tempo médio da pesquisa: três, quatro ou mais anos. Isto é estatisticamente aceitável porque os eventos ocorrem durante a evolução da pesquisa, mas não é razoável considerar que todos acontecerão no tempo médio. Os eventos são fenômenos naturais que acontecem nos seus devidos tempos, mais ou menos influenciados por diversos fatores, entre eles o tratamento proposto. Por isso, como a questão econômica e temporal são cruciais para os pacientes e para os clínicos, pode ser interessante apresentar a prevenção dos eventos para a escala de NNT de um ano. Da análise desses trabalhos pode-se concluir que quanto menos grave a estratificação de risco, maior será o número de pacientes que se precisará tratar para alcançar o benefício esperado.

QUADRO 1 Número necessário para tratar (NNT) para prevenir morte ou infarto agudo do miocárdio nos ensaios clínicos de prevenção primária (WOSCOPS) e secundária (4S e CARE) no intervalo de tempo de um ano.

Estatinas e redução de eventos – ensaios clínicos		
Prevenção secundária	Mortalidade	Infarto agudo do miocárdio
4 S	100	150 NNT/ano
CARE	277	625 NNT/ano
Prevenção primária	Mortalidade	Infarto agudo do miocárdio
WOSCOPS	263	555 NNT/ano

Em razão dos custos crescentes das pesquisas e do tamanho amostral necessário para se obter uma taxa de eventos que garanta a precisão dos resultados, tornou-se frequente a utilização de desfechos compostos. A racionalidade científica desse tipo de variável é que, reunindo dois ou mais eventos em um simulacro de variável única, haveria aumento tanto do poder estatístico, como da eficiência na amostra empregada. O preço que se paga por essa estratégia é que, da maneira como é usualmente utilizada, todas as variáveis deveriam ter o mesmo peso clínico e ocorrerem de forma equilibrada na amostra. Infelizmente, porém, não é isso que ocorre na maioria das vezes.

É aceitável considerar que exista uma relação fisiopatológica entre morte cardiovascular, infarto agudo do miocárdio, acidente vascular encefálico, angina instável e necessidade de revascularização miocárdica ou internação hospitalar. No entanto, não seria razoável considerarmos angina instável, acidente vascular encefálico e óbito no mesmo patamar de significância clínica. Nesse contexto, um aspecto a se considerar na análise do desfecho composto é a quantidade de componentes. Quanto maior esse número, maior a probabilidade de que um deles, por acaso, apresente diferença estatisticamente significante. Assim, se várias análises estatísticas forem realizadas, algumas serão significantes apenas por questão de chance. Por exemplo, se um desfecho composto apresenta seis componentes e eles forem testados para um $P < 0{,}05$, a chance de que pelo menos uma seja estatisticamente significante é de 26%:

$$\text{Para um } P \leq 0{,}05 \rightarrow [1 - (0{,}95^6)] = 26\%$$

Outro ponto importante é verificar se a soma dos desfechos (por exemplo: morte, acidente vascular encefálico etc.) representa quantidade expressiva. Na área cardiovascular, são considerados grandes ensaios quando se observam mais de 500 eventos, e não apenas o número total de participantes, a menos que se esteja lidando com eventos raros. Esse é um dos principais motivos para estudos com grande tamanho amostral. Nesse contexto, deve-se evitar qualquer influência equivocada baseada exclusivamente na magnitude do valor *P* ($P < 0{,}01$ ou 0,0001). O recomendado é que se compare as diferenças entre os desfechos compostos e seus componentes nos diversos grupos. Pois, diferenças de apenas 20 a 30 eventos, que representam frações de percentagens em amostra envolvendo mais de 4.000 participantes, podem originar valor *P* "altamente" significante do ponto de vista estatístico, mas de pouco valor clínico. Daí a importância de se extrapolar para o cenário médico as repercussões clínicas, econômicas e sociais dos dados apresentados.

Nesse mesmo sentido, recomenda-se a valorização de achados correlacionados a desfechos clinicamente relevantes, reconhecidos como "duros" ou como *hard endpoints*. Não é incomum um estudo não encontrar diferenças significantes em relação à mortalidade global ou específica, recidiva de uma doença, incidência de tromboembolismo, entre outros, e ser significante para redução de internação, tempo de hospitalização, taxas de revascularização arterial ou melhora funcional, reconhecidos como desfechos "moles" ou *soft endpoints*. De suma importância, ainda, é a análise pormenorizada dos intervalos de confiança das medidas apresentadas. Ocasionalmente, resultados espetaculares apresentam um intervalo de confiança de 95% muito amplo, revelando imprecisão ou baixa confiabilidade.

Esse cenário se torna um pouco mais complicado quando encontramos um ensaio clínico com milhares de pacientes e com desfechos relevantes, mas de pequena proporção em relação ao tamanho amostral.[11] Como em geral esse tipo de ensaio clínico é patrocionado por grandes grupos econômicos, os resultados são quase sempre apresentados com grande ênfase na redução do risco relativo (RRR) e valor "altamente" significante do *P* (erro tipo I).

Uma maneira de abordar parcimoniosamente essa situação é estimar, quando possível, o Índice de Fragilidade (IF) do estudo. Este índice quantifica a robustez ou a fragilidade dos resultados de um ensaio clínico.[12,13] O IF é um número que indica quantos pacientes seriam necessários para converter um estudo estatisticamente significante em um estudo não significante ($P > 0,05$). O IF é calculado pela conversão de um paciente do grupo (controle ou experimental) que não apresentou o desfecho em um paciente com o referido desfecho. Dessa maneira, calcula-se o impacto das conversões consecutivas adicionais desses pacientes do grupo em questão, utilizando o teste de Fisher bi-caudal, até se obter um $P > 0,05$. Assim, quanto maior for o IF, mais robusto é o resultado do ensaio clínico. Importante ressaltar que esse índice deve ser utilizado em conjunto com o valor *P* e o intervalo de confiança.

Interessante ressaltar que revisões de ensaios clínicos em diversas áreas da medicina encontraram um IF com mediana de 8 (IC95% 3 a 18). Isso significa que, não obstante, em metade desses estudos, a simples mudança de desfecho no grupo-controle de 8 pacientes para o grupo experimental transformaria o estudo em estatisticamente não significante.

Outra questão pertinente é que, não raramente, além dos dados referentes aos desfechos principais e secundários, os artigos apresentam resultados relacionados às características da amostra: distribuição por sexo, grupos etários, raças, gravidade das manifestações, uso de drogas coadjuvantes etc. Esse tipo de exercício analítico visa responder, muitas vezes, perguntas importantes. O problema dessa estratégia é que frequentemente os achados são destacados com relevâncias inadequadas.[14] Em primeiro lugar, porque as variáveis podem ter sido formuladas *post hoc*, apresentando concordância ou discordância de acordo com potencial interesse dos realizadores do ensaio clínico, meramente por uma questão de chance. Vale recordar que, do ponto de vista estatístico, para cada 20 variáveis analisadas, uma pode apresentar resultado diferente por erro randômico ($P \leq 0,05$). Além disso, alguns autores sugerem que nas análises de subgrupos ocorrem perdas do poder estatístico dos testes pelo menor número de pacientes envolvidos nos estratos em foco. Nesse contexto, as análises de subgrupos devem ser realizadas com parcimônia e apenas como estratégias de exploração e com o intuito de levantar novas hipóteses. Não devem ser tomadas como orientação ou recomendação de conduta ou tratamento.

Vale ainda lembrar que vários fatores podem influenciar as taxas de abandono em um ensaio clínico: eventos adversos, longa duração do seguimento clínico, etc. Além disso, a literatura demonstra que pacientes não aderentes tendem a ter piores prognósticos que os indivíduos aderentes. Assim, a remoção desses indivíduos da análise pode limitar a generalização dos resultados de um estudo ou mesmo culminar em conclusões enviesadas e enganosas. Nesse caso, torna-se fundamental que tenhamos um seguimento completo dos indivíduos incluídos em um estudo clínico e, preferencialmente, sob uso regular da terapêutica em avaliação. Do contrário, poderemos obter resultados totalmente equivocados ou mesmo inviabilizar a demonstração de achados definitivamente conclusivos.

Fundamentos éticos preconizados aos ensaios clínicos

- Nenhuma opção de tratamento incluída no ensaio clínico randomizado pode ser reconhecidamente inferior a outro tratamento. Se existir um tratamento padrão estabelecido, este deve ser utilizado como controle.
- O ensaio clínico deve enfocar uma questão clínica significativa e tentar responder questões que possam ser úteis no futuro tratamento dos pacientes.
- Os pacientes devem ser informados que estão fazendo parte de um estudo experimental. Isto deve ser comunicado em linguagem acessível, municiando-os com dados acerca dos riscos, potenciais benefícios e a natureza da randomização. O paciente que concordar assinará um documento de consentimento, implicando que sua participação se dará de maneira voluntária e consciente.
- O investigador, ao iniciar o ensaio clínico, deve ter conhecimento das chances em recrutar o número de pacientes necessários para atingir o tamanho amostral estimado e em um tempo aceitável para a fase de recrutamento.

RESUMO

Os ensaios clínicos randomizados constituem uma ferramenta essencial na construção de evidências científicas em ciências da saúde. Seus resultados norteiam e consolidam, na maioria das vezes, as diretrizes e os consensos de prática clínica. Devem ser criteriosamente delineados para avaliar hipóteses científicas precisas e eliminar diversos vieses, considerando a alocação aleatória de seus participantes e as determinações de seus desfechos de interesse. De maneira geral, os ensaios clínicos devem seguir princípios de boas práticas clínicas, pautadas em respeito ao participante do estudo, beneficência e justiça. Apenas dessa maneira, permitirão que os profissionais de saúde adotem condutas pautadas em resultados realmente confiáveis. Neste contexto, enfatizamos a importância da compreensão de princípios éticos e metodológicos primordiais de um ensaio clínico por todos os profissionais da área da saúde, assim como as potenciais implicações desses estudos, razões pelas quais ganharam destaques neste capítulo.

DESTAQUES DE INOVAÇÃO

Ensaios clínicos descentralizados

- Reprodutibilidade, compartilhamento e privacidade de dados, recrutamento e envolvimento de pacientes em ensaios clínicos, além da contenção de custos, são enormes desafios médicos para a pesquisa clínica contemporânea.
- Os ensaios clínicos virtuais, pautados em uma estrutura transparente e descentralizada que serviria como um meio de interação entre pesquisadores e pacientes na produção fidedigna de resultados, seriam provas imutáveis do progresso científico neste cenário.
- Uma promissora tecnologia, Blockchain, que leva a internet ao seu objetivo definitivo de descentralização, ganha cada vez mais destaque para a abordagem desse desafio.[15]

Referências bibliográficas

1. Moher D, Hopewell S, Schulz KF, et al. CONSORT 2010 explanation and elaboration: updated guidelines for reporting parallel group randomised trials. BMJ. 2010;340:c869.
2. Nakazone MA, Maia LN, Luna Filho B. Ensaios clínicos: desenhos dos estudos e suas implicações. In: Consolim-Colombo FM, Saraiva JFK, Izar MCO. Tratado de cardiologia SOCESP, 4. ed. Barueri: Manole; 2019. p. 51-7.
3. Sackett DL, Richardson WS, Rosenberg WMC, Haynes RB. Evidence-based medicine: how to practice and teach EBM. 2. ed. London: Churchill-Livingstone; 2000.
4. Cesana BM, Antonelli P. Sample size calculations in clinical research should also be based on ethical principles. Trials. 2016;17:149.
5. Altman DG, Bland JM. Statistic notes: treatment allocation in controlled trials. Why randomise? BMJ. 1999;318:1209.
6. Schulz KF, Chalmers I, Hayes RJ, Altman DG. Empirical evidence of bias: dimensions of methodological quality associated with estimates of treatment effect in controlled trials. JAMA. 1995;273:408-12.
7. Luna Filho, B. A ciência e a arte de ler artigos médicos. São Paulo: Atheneu; 2010.
8. Charlton BG. Mega-trials: methodological issues and clinical implications. J R Coll Physicians Lond. 1995;29:96-100.
9. Snapinn SM. Noninferiority Trials. Cur Control Trials Cardiovasc Med. 2000;1:19-21.
10. Maia LN, Nakazone MA, Machado MN, Moreira DAR. Ensaios clínicos de não inferioridade e de superioridade. In: Magalhães CC, Serrano Jr CV, Consolim-Colombo FM, Nobre F, Fonseca FAH, Ferreira JFM (eds.). Tratado de cardiologia SOCESP. 3. ed. Barueri: Manole; 2015. p. 39-43.
11. Lanchin JM, Matts JP, Wei LJ. Randomization in clinical trial: conclusions and recommendations. Control Clin Trials. 1988;9:365-76.
12. Walsh M, Srinathan SK, McAuley DF, et al The statistical significance of randomized controlled trial results is frequently fragile: a case for Fragility Index. J Clin Epidemiol. 2014;67:622-8.
13. Ridgeon EE, Young PJ, Bellomo R, et al. The fragility index in multicenter randomized controlled critical care trials. Crit Care Med. 2016;44:1278-84.
14. Oxman AD, Guyatt GH. A consumer's guide to subgroup analysis. Ann Intern Med. 1992;116:78-84.
15. Jeng W, Wang SH, Chen HW, Huang PW, Chen YJ, Hsiao HC. A decentralized framework for cultivating research lifecycle transparency. PLoS One. 2020;15(11):e0241496.

Capítulo 3

Revisões sistemáticas e metanálises

Patrícia Oliveira Guimarães
Otavio Berwanger
Renato Delascio Lopes

PONTOS-CHAVE

- As revisões sistemáticas quando realizadas com boa qualidade metodológica podem gerar evidências adicionais para estabelecer eficácia e segurança de intervenções terapêuticas e preventivas em cardiologia.
- As revisões sistemáticas devem possuir: busca abrangente incluindo dados publicados e não publicados, extração de dados de maneira independente, avaliação da validade interna dos estudos incluídos, síntese dos resultados por meio de metanálise e avaliação das causas de heterogeneidade entre os estudos.
- Aspectos adicionais das revisões sistemáticas que podem auxiliar o cardiologista na tomada de decisões incluem a análise de subgrupos com maior poder estatístico e a avaliação dos estudos incluídos de forma individual.

Introdução

Revisões sistemáticas podem ser definidas como investigações científicas utilizando um agrupamento de estudos originais como a sua "população".[1, 2] Esse delineamento de pesquisa visa a sintetizar os resultados de investigações primárias já publicadas na literatura. Importantemente, estratégias para minimizar a ocorrência de erros aleatórios e sistemáticos são utilizadas.[3] Ou seja, as revisões sistemáticas são "estudos de estudos". Por exemplo, podemos ter uma revisão sistemática de ensaios clínicos randomizados que compararam angioplastia primária com trombolíticos para o tratamento de infarto agudo do miocárdio com supradesnivelamento do segmento ST. É importante notar que as revisões sistemáticas não se restringem a estudos com enfoque terapêutico. Assim, podemos ter revisões sistemáticas de estudos observacionais (como aqueles de coorte ou de caso-controle), de estudos prognósticos, diagnósticos, entre outros. As revisões sistemáticas podem e idealmente devem ser projetos de pesquisa prospectivos (em relação à sua metodologia), mas com a limitação inerente de utilizar dados retrospectivos (a partir dos resultados dos estudos individuais).

As revisões sistemáticas podem ser classificadas em quantitativas ou qualitativas. As quantitativas utilizam métodos estatísticos para sumarizar os resultados dos estudos primários sob a forma de um único parâmetro clínico-epidemiológico (como *odds ratio [OR]*, risco relativo [RR], redução de risco absoluto [RRA], número necessário para tratar [NNT], sensibilidade, especificidade, entre outros). Essa combinação estatística dos resultados de diversos estudos independentes é denominada *metanálise*. Dessa forma, a metanálise constitui uma parte opcional de uma revisão sistemática. As revisões sistemáticas podem combinar os resultados dos estudos através desta técnica ou podem apenas avaliar os seus resultados de forma qualitativa. Essas revisões qualitativas, por sua vez, apresentam os resultados dos estudos de forma conjunta, sem, contudo, sumarizar os resultados sob uma medida de efeito comum. A princípio pode parecer que as revisões sistemáticas com metanálises, por utilizar métodos estatísticos, possuam maior relevância clínico-epidemiológica do que as revisões sistemáticas qualitativas. Entretanto, esse nem sempre é o caso, pois fatores como heterogeneidade e inconsistência entre os resultados dos estudos incluídos podem impedir que os resultados individuais sejam unidos sob a forma de uma medida total. Os principais passos para elaboração de uma revisão sistemática estão apresentados na Figura 1.

Revisões sistemáticas *versus* artigo de revisão tradicional

As revisões sistemáticas se diferenciam do artigo de revisão tradicional, atualmente denominado de revisões narrativas, que são simples revisões da literatura, sem aprofundamento em nenhuma questão específica. Essas revisões são comumente formatadas de forma semelhante a capítulos de livro e geralmente abordam temas de forma ampla e sem metodologia preestabelecida da seleção e análise das fontes de evidência consultadas. As revisões narrativas são úteis por fornecer uma

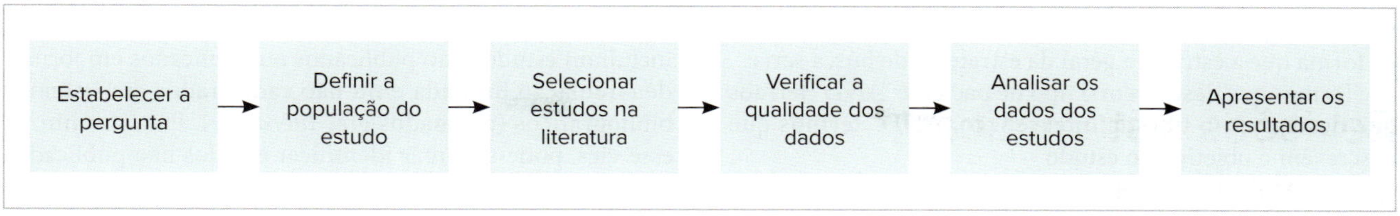

FIGURA 1
Passos para elaboração de uma revisão sistemática.

visão ampla de um determinado tópico, mas não respondem questões clínicas específicas e não são consideradas um tipo de estudo original a exemplo das revisões sistemáticas. A Tabela 1 apresenta as principais diferenças entre revisões sistemáticas e revisões narrativas.

TABELA 1 Principais diferenças entre revisões sistemáticas e revisões narrativas

Característica	Revisão narrativa	Revisão sistemática
Questão	Frequentemente ampla	Geralmente uma questão clínica estruturada
Identificação dos estudos	Geralmente não especificada; potencial de viés	Estratégia de levantamento bibliográfico explícita; realizado de forma ampla e abrangente
Seleção dos estudos	Geralmente não especificada; potencial de viés	Seleção de acordo com critérios pré-especificados, aplicados uniformemente
Avaliação	Variável	Avaliação crítica rigorosa
Síntese	Frequentemente um sumário qualitativo	Sumário quantitativo
Inferências	Algumas vezes baseada em evidências	Geralmente baseadas em evidências

Metodologia

Para ilustração desta metodologia, utilizaremos o exemplo da revisão sistemática e metanálise realizada para avaliação dos riscos e benefícios cardiovasculares do uso de agonistas do receptor do peptídeo-1 semelhante ao glucagon (GLP-1) em pacientes com diabetes tipo 2 realizada por Sattar et al.[3]

Delimitação de uma questão clínica estruturada e focada (PICOT)

Para a realização de uma revisão sistemática de boa qualidade metodológica, o ideal é definir o tipo de paciente, tipo de intervenção, o tipo de comparação e o tipo de objetivo claramente antes da investigação se iniciar. O acrônimo "PICOT" (paciente, intervenção, comparação, objetivos e tipo de estudo) representa essa estratégia. Nesse caso, a revisão sistemática terá foco em estudos que tenham avaliado, ao mesmo tempo, todos os componentes da questão PICOT. A formulação adequada da questão PICOT permite delinear uma busca adequada por estudos nos diferentes bancos de dados eletrônicos.

Critérios de elegibilidade

Com base na questão PICOT, para que o estudo seja incluído na revisão, é necessário que tenha os componentes acima mencionados de forma clara.

Busca e identificação dos estudos concluídos

Uma revisão sistemática deve reunir toda a evidência disponível referente a um determinado tópico. Dessa forma, a busca dos estudos primários deve ser realizada da forma mais abrangente possível, uma vez que existem evidências demonstrando de forma inequívoca que revisões sistemáticas com buscas pouco amplas geralmente tendem a obter resultados "falsos-positivos" com maior frequência. A estratégia de busca e seleção deve estar bem definida antes de o processo de busca ser iniciado nas diferentes bases de dados. Idealmente, a busca por evidências deve envolver a procura por estudos publicados e não publicados.

Como realizar a busca por estudos?

Uma vez formulada a questão clínica, deve-se buscar na literatura artigos que tenham avaliado especificamente os componentes dessa questão e que, de preferência, tenham delineamento de acordo com o enfoque clínico-epidemiológico preestabelecido. É a partir da questão no formato PICOT que a busca por evidências se inicia. Em resumo, o principal objetivo da busca é encontrar artigos que ao mesmo tempo incluam o tipo de paciente, o tipo de intervenção, o tipo de comparação e o tipo de objetivo contido na questão básica definida.

Para facilitar a busca de evidências, é necessário lançar mão dos chamados *bolean operators*, dos quais os mais utilizados são o "OR" e "AND". Quando combinamos dois termos com "OR", obteremos artigos que contenham um ou outro termo. Quando combinamos dois termos com "AND", obteremos artigos que contenham os dois termos ao mesmo tempo. Dessa forma, a partir dos componentes da questão no formato

PICOT, a busca por evidências da literatura pode ser delineada, de forma que a estrutura geral da estratégia de busca seria:

Termos que descrevem o tipo de paciente "AND" termos que descrevem o tipo de intervenção "AND" termos que descrevem o objetivo do estudo

O princípio básico é que termos de mesmo domínio (por exemplo, termos que descrevem o tipo de paciente) devem ser combinados pelo operador "OR" e termos de domínios diferentes devem ser combinados pelo operador "AND", conforme demonstra o esquema a seguir:

Paciente (sinônimo 1 OR sinônimo 2 OR sinônimo 3...)
AND
Intervenção (sinônimo 1 OR sinônimo 2 OR sinônimo 3...)
AND
Controle (sinônimo 1 OR sinônimo 2 OR sinônimo 3...)
AND
Objetivo (sinônimo 1 OR sinônimo 2 OR sinônimo 3...)

No exemplo da revisão sistemática de Sattar et al.,[3] diversos termos foram utilizados para a busca de artigos na literatura, dentre eles: "albiglutida", "liraglutida", "exenatide", "dulaglutida", "semaglutida", "morte", "infarto do miocárdio" e "acidente vascular encefálico". Foram selecionados ensaios clínicos que incluíram mais de 500 participantes e que tinham como desfecho primário eventos cardiovasculares maiores.

Busca por estudos publicados em diferentes bancos de dados

A fim de encontrar estudos publicados, uma revisão sistemática adequadamente delineada deve buscar artigos nos principais bancos de dados eletrônicos, a exemplo do MEDLINE em suas diferentes versões (PubMed, Ovid, Silverplatter, entre outras), do EMBASE (Excerpta Medica Database) e do LILACS (Literatura Latino-Americana e do Caribe em Ciências da Saúde).

O EMBASE representa uma fonte de dados com mais foco em estudos com fármacos. Algumas referências indexadas no EMBASE não estão indexadas no MEDLINE e vice-versa, e esse número varia de área para área e de condição clínica para condição clínica. Dessa forma, é necessário, sempre que possível, utilizar também o EMBASE para obter uma busca completa na literatura.

Outra fonte extremamente rica é o CENTRAL (Registro de ensaios clínicos randomizados da Cochrane Collaboration que atualmente conta com mais de 350.000 referências). Além disso, a verificação das referências citadas em artigos originais e artigos de revisão sobre o tema é fundamental para seleção mais abrangente de estudos primários.

Busca por estudos não publicados e *grey literature*

A busca por estudos não publicados é fundamental para minimizar o viés de publicação, que ocorre quando os estudos publicados não representam o total de estudos investigando determinado o tema e cujos resultados podem ser opostos aos publicados. Sabe-se que estudos com resultados negativos tendem a ser publicados em jornais de menor circulação, não ser publicados, ou ser publicados em língua não inglesa.[4] Acredita-se que apenas um terço das metanálises publicadas incluíram estudos não publicados ou publicados em jornais de circulação limitada e/ou não cadastrados em sistemas bibliográficos (chamados *grey literature*). Para minimizar esse viés, pode-se tentar identificar estudos não publicados em registros de ensaios clínicos randomizados (a exemplo do *website* <www.current clinical trials.org>), nas bases de dados de teses de mestrado e doutorado das principais universidades nacionais e internacionais ou em bases digitais de teses disponíveis na internet, nos resumos apresentados em congressos e nas reuniões de consenso de especialistas. Além disso, mediante o contato de especialistas na área, bem como pelo contato com investigadores de ensaios clínicos randomizados, é possível obter referências adicionais.

A exclusão de estudos não publicados das metanálises pode levar a estimativas exageradas da efetividade de determinadas intervenções e, portanto, todo esforço deve ser realizado na tentativa de se resgatar essas fontes de dados na elaboração de uma metanálise. Além disso, especialistas na área e autores de outros estudos relevantes identificados pela revisão devem ser consultados, a fim de identificar possíveis estudos adicionais, publicados ou não. Uma vez completada a busca na literatura, é necessário utilizar um gerenciador de referências, principalmente para exclusão de referências duplicadas entre os bancos de dados, como por exemplo o Endnote.

Seleção dos estudos para análise

Os critérios de inclusão e exclusão estabelecidos no protocolo devem ser rigorosamente seguidos. De modo geral, devem ser estabelecidos *a priori* o tipo de paciente/condição clínica a ser estudado, tipo de estudo a ser incluído (ensaios clínicos randomizados com acompanhamento de no mínimo 6 meses), tipo de intervenções (por exemplo, antiplaquetários, antidiabéticos), tipo de grupo controle (placebo ou não tratamento) e tipos de desfecho (por exemplo, mortalidade total, mortalidade cardiovascular, infarto agudo do miocárdio, etc.) e período de publicação (por exemplo, de 1960 a 2004).

No caso do exemplo publicado por Sattar et al.,[3] a revisão e metanálise incluiu ensaios clínicos randomizados, controlados por placebo, publicados até junho de 2021, testando agonistas do GLP-1 usados por via oral ou via injetável, em pacientes com diabetes tipo 2. Uma pesquisa bibliográfica foi realizada na busca de artigos científicos com esse perfil na literatura. Atualmente, não é aconselhável que a revisão sistemática restrinja, nos critérios de inclusão, aspectos de qualidade metodológica dos estudos, visto que a influência deles nos resultados pode ser explorada na análise. Em um primeiro momento, é necessário reunir a totalidade das evidências disponíveis e, em um segundo momento, avaliar a influência da qualidade metodológica dos estudos nos resultados.[5] Uma primeira seleção identificará os potenciais estudos para inclusão na análise. Em um segundo tempo, esses estudos serão revisados de modo independente por pelo menos dois revisores cegos em relação ao título da revista no qual o estudo foi publicado, os autores e os seus resultados. Todos os estudos primários excluídos nessa fase deverão ser listados e os motivos da exclusão descritos, pois isso permite identificar se uma busca abrangente da literatura foi de fato realizada.

No exemplo de Sattar et al.,[3] 98 artigos foram avaliados para elegibilidade e apenas 8 ensaios clínicos preencheram os critérios de inclusão. Dos estudos excluídos, muitos eram revisões sistemáticas ou metanálises, alguns eram análises secundárias de ensaios clínicos e outros eram publicações de desenho de estudos ou apenas continham dados basais de participantes. Esses motivos para exclusão da revisão sistemática estão adequadamente explicitados em um diagrama no início do artigo publicado.

Avaliação crítica da qualidade metodológica dos estudos incluídos na análise

Além de uma busca incompleta de estudos, a maior limitação de uma revisão sistemática é que a confiabilidade dos resultados está diretamente relacionada à qualidade desses estudos que serviram como base para a revisão. Estimativas exageradas da eficácia clínica de intervenções podem ser observadas quando os resultados de estudos primários de baixa qualidade metodológica são utilizados. Dessa forma, todo o estudo incluído deve ter sua qualidade metodológica avaliada. Por exemplo, em uma revisão sistemática de estudos randomizados, para cada estudo incluído são avaliados todos os critérios de qualidade de estudos mencionados anteriormente (método de randomização, manutenção do sigilo da lista de randomização, análise por intenção de tratar, dentre outros). A influência da qualidade metodológica nos resultados deve ser explorada na metanálise. Diversos métodos estão disponíveis nesse sentido, os quais vão desde o uso de teste de interação entre estimativas de efeito em análise estratificada e modelos multivariados de metarregressão.[12,13]

Por exemplo, pode-se estabelecer que os seguintes critérios metodológicos serão utilizados para avaliar a qualidade metodológica dos estudos incluídos: manutenção do sigilo da lista de alocação, cegamento (pacientes, coletadores de dados e avaliadores de desfecho) e interrupção precoce por benefício.[6] A manutenção do sigilo da lista de randomização será considerada adequada quando o estudo relatar utilização de randomização central e automatizada (randomização via Internet, randomização por central telefônica), procedimentos de sigilo garantidos por farmácia central (*kits* de medicação numerados e idênticos) ou uso de envelopes sequenciais, numerados, opacos e lacrados. A manutenção do sigilo da randomização será considerada inadequada quando forem utilizados métodos que possam levar a alocação sistemática, a exemplo de alocações por: data de nascimento, número do prontuário, dia do mês ou qualquer outro em que haja divulgação da lista de randomização ou no qual as pessoas responsáveis pela inclusão dos pacientes tenham como prever para que grupo o paciente será alocado. Estudos nos quais não houver nenhum relato referente ao método de sigilo da alocação devem ser classificados como incertos. Em relação ao cegamento, serão extraídos dados sobre quem (entre pacientes, coletadores de dados e avaliadores de desfecho) desconhecia a identidade do tratamento durante o estudo. Estudos sem nenhuma descrição sobre cegamento também devem ser considerados como incertos.

Dados dos estudos incluídos coletados de maneira objetiva e reproduzível

Um formulário padronizado de coleta de dados de cada estudo selecionado deve ser elaborado antes de se iniciar o processo de busca. Isso porque a exploração dos dados em uma busca de um resultado positivo (ou favorável à hipótese dos autores) pode dar margem a resultados falsos-positivos.

Em uma primeira etapa, dois revisores independentes revisam os estudos com base no título e no seu resumo. Nessa fase, serão excluídos todos os estudos que claramente não forem ensaios clínicos randomizados ou que claramente não tenham testado as intervenções de interesse. Em uma segunda etapa, o artigo de texto integral será obtido, analisado e tabulado por dois investigadores independentes para extração dos resultados e dados metodológicos por meio de ficha de coleta de dados padronizada. Aqueles estudos que realmente preencherem critérios de inclusão serão finalmente incluídos na metanálise. As discordâncias entre os revisores serão resolvidas consultando um terceiro revisor. De cada um dos artigos incluídos serão extraídos os seguintes dados: primeiro autor ou nome do estudo, ano de publicação (para estudos publicados), características dos pacientes incluídos, tamanho da amostra, posologia das intervenções farmacológicas, tempo de acompanhamento, número absoluto de eventos nos grupos experimental e controle. Para avaliar a concordância da avaliação metodológica dos estudos entre os dois revisores, o teste Kappa (k) pode ser utilizado.

Em uma revisão sistemática, os estudos primários tendem a ser diferentes em relação ao tipo de paciente incluído (idade, gravidade da doença, sexo, etc.), tipo de intervenção utilizada (tempo de tratamento, agente farmacológico, posologia, etc.), forma de coleta dos desfechos (por exemplo: definição clínica de infarto diferente entre os estudos). O conjunto dessas diferenças entre os estudos é denominado de heterogeneidade clínica. Adicionalmente, os estudos podem diferir em relação a aspectos metodológicos (qualidade metodológica, delineamento dos estudos, etc.), o que é denominado heterogeneidade metodológica.[7] Atualmente, a heterogeneidade clínica e a metodológica são englobadas sob um mesmo termo, denominado diversidade. A diversidade entre os estudos, na maioria das vezes, possui impacto nos resultados dos mesmos. Assim, estudos diversos tendem a apresentar resultados diferentes. Essa diferença entre o resultado dos estudos é denominada heterogeneidade estatística, ou atualmente, simplesmente heterogeneidade.

Vários métodos quantitativos desenvolvidos para avaliar a heterogeneidade têm sido propostos (meta-regressão, diagnóstico de viés de publicação, métodos para metanálise de dados individuais de pacientes, etc.) e devem ser incorporados na elaboração de metanálises, levando-se em conta seus méritos e limitações.[8] O método mais tradicionalmente utilizado é o denominado teste de heterogeneidade, o qual parte do pressuposto que os achados dos estudos primários são iguais (hipótese nula) e usa testes estatísticos para verificar se os dados encontrados nos estudos primários refutam esta hipótese. Se a hipótese nula for confirmada, os estudos são considerados homogêneos ($p > 0,05$), do contrário são considerados heterogêneos. Infelizmente, esse teste apresenta uma série de limitações, principalmente o baixo poder discriminatório quando o número de estudos incluídos é pequeno. Nessa situação, um teste não significativo não exclui necessariamente a presença de heterogeneidade. Adicionalmente, alguns autores argumentam que um pouco de heterogeneidade sempre está presente, de forma que não faria sentido testar se a mesma está ou não presente, mas sim testar a sua magnitude. Em 2003 foi proposta a medida denominada de "inconsistência" usualmente representada por I^2, a qual mede justamente o quanto da diferença de resultados entre os estudos é devida à heterogeneidade. Geralmente esse resultado é expresso sob a forma de porcentagem, sendo que inconsistências de até 25% são consideradas baixas (ou seja existe pouca heterogeneidade), ao redor de 50% são consideradas intermediárias e maiores do que 75% são consideradas altas (situação em que a combinação dos estudos sob forma de metanálise é bastante questionável).

Conforme discutido anteriormente, a metanálise é uma abordagem que visa combinar estatisticamente (se apropriado) os resultados de estudos relevantes (em geral, estudos controlados randomizados que constituem o padrão-ouro da evidência científica) a fim de se obter uma estimativa comum de efeito, mais acurada e precisa do que a estimativa de efeito de uma intervenção particular utilizando-se o resultado de apenas um estudo.

Os dois métodos utilizados em uma revisão sistemática com metanálise são:

- O parâmetro clínico-epidemiológico e a síntese dos resultados.
- O método utilizado para quantificar o quanto cada um dos estudos contribui para a análise (peso a cada um dos estudos).

Em relação à escolha do parâmetro clínico-epidemiológico, primeiramente deve ser determinado se os dados são binários (sim/não, presente/ausente, etc.) ou contínuos (pressão arterial, peso, etc.). No caso de dados binários, os resultados podem ser combinados em medidas como OR, RR e número NNT.[9] Cada uma dessas medidas apresenta vantagens e desvantagens. Por exemplo, risco relativo não é influenciado pelo risco basal e isto geralmente permite que os resultados sejam aplicáveis para diferentes populações, o que não é verdade para RRA e o NNT. Vale lembrar que tanto o OR como o RR são medidas que refletem a magnitude do efeito de uma intervenção, já o NNT informa o impacto clínico. Dados contínuos podem ser sumarizados nas médias entre os grupos em discussão (por exemplo, a média da pressão arterial sistólica em mmHg).

Cada estudo pode contribuir em maior ou menor grau para análise final, ou seja, ao combinar os resultados, alguns estudos terão mais peso do que outros. Quanto maior o número de eventos no estudo, maior o número de pacientes incluídos e menor o erro-padrão, maior o será o peso do estudo. Quando não há diversidade importante entre os estudos, geralmente aqueles estudos com maior poder estatístico (leia-se estudos com maior número de pacientes e de eventos) possuirão mais peso. Nesse caso, utiliza-se um método denominado de efeitos fixos, o qual pressupõe que todos os estudos estão estimando um mesmo efeito do tratamento, isto é, resultados semelhantes e na mesma direção. Dentre os modelos de efeitos fixos podemos citar os modelos de *Mantel-Haenszel*, o modelo de *Peto* e o modelo do inverso da variância. A maioria das revisões sistemáticas utiliza o modelo de efeitos fixos, salvo quando há diversidade e heterogeneidade significativas entre os estudos. Neste último caso, geralmente os autores lançam mão do modelo de efeitos-randômicos. Esse método distribui o peso de maneira mais uniforme, valorizando também a contribuição dos estudos pequenos e geralmente fornece, por tal razão, um intervalo de confiança mais amplo (menos preciso). O modelo de efeitos randômicos mais utilizado é o de *DerSimonian-Laird*. Não há, até o momento, consenso sobre qual o melhor modelo a ser utilizado, visto que esta geralmente é uma decisão realizada quando do desenvolvimento do protocolo de uma revisão sistemática, ou seja, antes de se ter informações sobre a diversidade dos estudos que serão incluídos. Uma forma de lidar com essa limitação é apresentar na análise de sensibilidade, um segundo método a fim de aferir o quanto o resultado seria diferente em relação ao primeiro método utilizado.

Na figura padrão de uma metanálise ("*forest plot*"), cada linha representa um estudo, sendo que a última linha representa a combinação dos resultados de todos os estudos (metanálise), que é simbolizada por um "diamante" (Figura 2).[10] O resultado de cada estudo é descrito tanto de forma gráfica (o "quadrado" representa o RR ou razão de riscos e o "traço", o IC) quanto de forma numérica.[11] Quando o IC não ultrapassa a linha de nulidade (linha vertical), podemos afirmar que o resultado é estatisticamente significativo. Estudos maiores possuem IC mais estreitos, ou seja, resultados mais precisos e maior contribuição para a metanálise. Quanto maior a área do quadrado, maior o peso do estudo na metanálise. A vantagem dos *forest plots* é sumarizar, em uma única figura, todas as informações sobre o efeito/precisão do tratamento e a contribuição de cada estudo para a análise.

No exemplo da metanálise de Sattar et al., o tratamento com agonistas de GLP-1 foi associado a uma redução relativa de 14% em eventos adversos cardiovasculares, em comparação ao placebo, com um HR de 0,86, intervalo de confiança 95% de 0,80 a 0,93, e valor de $p < 0,0001$. O NNT foi de 65. A Figura 3 demonstra o *forest plot* do artigo de Sattar et al.[3] Cada linha representa um dos oito estudos incluídos na metanálise e a última linha representa a combinação de todos os resultados com o HR e intervalo de confiança 95%.

O papel complementar entre ensaios randomizados individuais e revisões sistemáticas

Muitos investigadores consideram que uma revisão sistemática não teria o mesmo crédito ou mesmo valor científico equivalente ao de um estudo clínico individual de larga escala. Na verdade, estudos individuais com poder estatístico adequado e revisões sistemáticas não são métodos rivais e sim complementares, como propõe o esquema apresentado na Figura 4.

Existem revisões sistemáticas que constituem excelentes evidências científicas de benefício de intervenções terapêuticas, especialmente as que incluem exclusivamente estudos clínicos randomizados que individualmente apresentam poder adequado para detectar eventos clínicos relevantes e apresentam

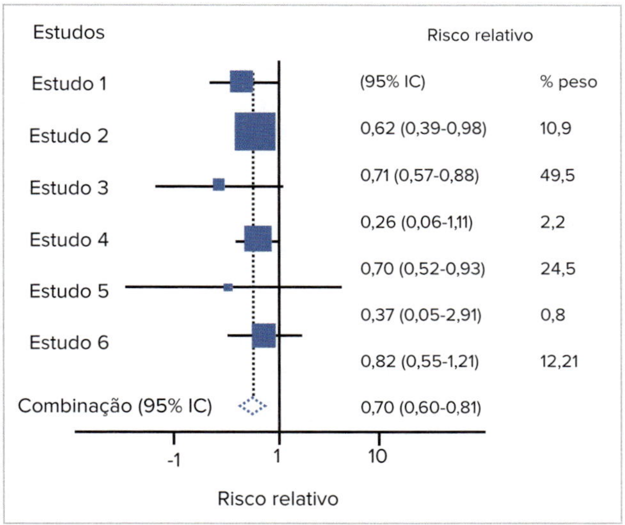

FIGURA 2

Resultados de uma metanálise apresentados em um *forest plot.*

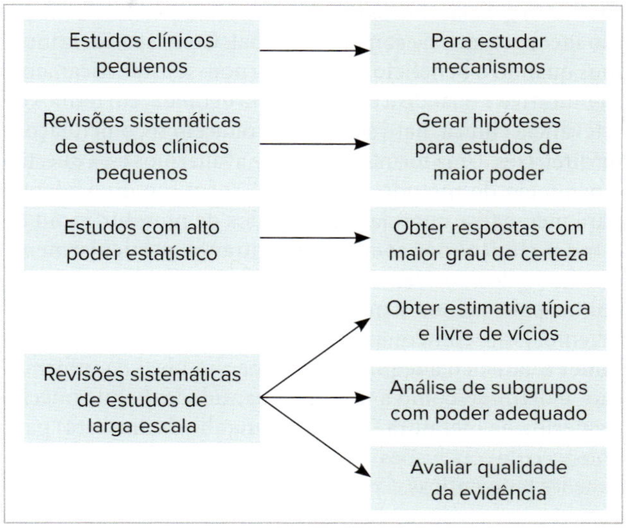

FIGURA 4

Papéis complementares entre revisões sistemáticas e ensaios clínicos randomizados.[12]

	GLP-1 agonista receptor, n/N (%)	Placebo, n/N (%)	Hazard ratio (95% IC)	NNT (95% IC)	p value
MACE 3 pontos					
ELIXA	400/3034 (13%)	392/3034 (13%)	1,02 (0,89-1,17)		0,78
LEADER	608/4668 (13%)	694/4672 (15%)	0,87 (0,78-0,97)		0,01
SUSTAIN-6	108/1648 (7%)	146/1649 (9%)	0,74 (0,58-0,95)		0,016
EXSCEL	839/7356 (11%)	905/7396 (12%)	0,91 (0,83-1,00)		0,061
Harmony Outcomes	338/4731 (7%)	428/4732 (9%)	0,78 (0,68-0,90)		0,0006
REWIND	594/4949 (12%)	663/4952 (13%)	0,88 (0,79-0,99)		0,026
PIONEER 6	61/1591 (4%)	76/1592 (5%)	0,79 (0,57-1,11)		0,17
AMPLITUDE-0	189/2717 (7%)	125/1359 (9%)	0,73 (0,58-0,92)		0,0069
Subtotal (I2 = 44,5%, p = 0,082)			**0,86 (0,80-0,93)**	**65 (45-130)**	**< 0,0001**

FIGURA 3

Risco de eventos cardiovasculares maiores com uso de agonistas do GLP-1 *versus* placebo em pacientes com diabetes tipo 2.

MACE: eventos cardiovasculares maiores (composto de morte cardiovascular, infarto do miocárdio e acidente vascular encefálico); NNT: número necessário para tratar.

Figura adaptada de Sattar et al., 2021.3

metodologia adequada. Entretanto, outras existem apenas para sinalizar quanto à direção de um benefício potencial, não possuindo robustez e confiabilidade suficiente para permitir recomendações para a prática clínica diária.

Uma das formas de verificarmos se a informação gerada pelas evidências disponíveis é ou não definitiva é por meio de metanálise cumulativa, ou seja, à medida que as informações vão sendo geradas (novos estudos), automaticamente os dados são incorporados na somatória global. Com isso, identificamos quando o benefício ou risco tornou-se estatisticamente significativo e quando a evidência está definida, em termos de relevância clínica, para ser incorporada em recomendações de diretrizes. Uma forma objetiva de avaliarmos essa questão é por meio do método de Pogue e Yusuf,[12] o qual adapta, para metanálise cumulativa, métodos de monitorização de estudos clínicos por comitês de segurança, particularmente o método de Lan-DeMets.[13] É assumido que a revisão deve conter pelo menos a mesma quantidade de informações (eventos) que contém um ensaio clínico randomizado com poder estatístico adequado. O "tamanho ideal da informação" é definido como a mínima quantidade de informação requerida na literatura (mínimo tamanho de amostra) para obtenção de conclusões confiáveis quanto à eficácia de intervenções terapêuticas. Como exemplo, temos que a aplicação desse método em uma revisão sistemática avaliando o efeito de betabloqueadores na redução de eventos cardiovasculares maiores em pacientes de alto risco submetidos a cirurgias não cardíaca (Figura 5).[14] Os autores definiram que para obter uma redução de risco relativo plausível (25%), com 90% de poder estatístico e um alfa de 1%, seriam necessários 10.000 pacientes (tamanho ideal da informação). Esse tamanho ideal da informação foi, então, utilizado como um limiar que deveria ser atingido ou ultrapassado a fim de se definir se a evidência seria definitiva e conclusiva. A partir dos dados da Figura 5, podemos notar que não houve quantidade suficiente de informações, confiáveis e robustas para definição clara de benefício (poucos estudos, poucos eventos e poder estatístico inadequado para identificar reduções relativas de risco plausíveis).

RESUMO

A revisão sistemática é uma investigação científica que utiliza como base um agrupamento de estudos originais e apresenta um sumário de dados disponíveis para responder a uma determinada questão. Quando realizadas com boa qualidade metodológica, as revisões sistemáticas podem gerar evidências adicionais para estabelecer eficácia e segurança de intervenções terapêuticas. A combinação e analise estatística dos resultados, quando possível, é denominada metanálise.

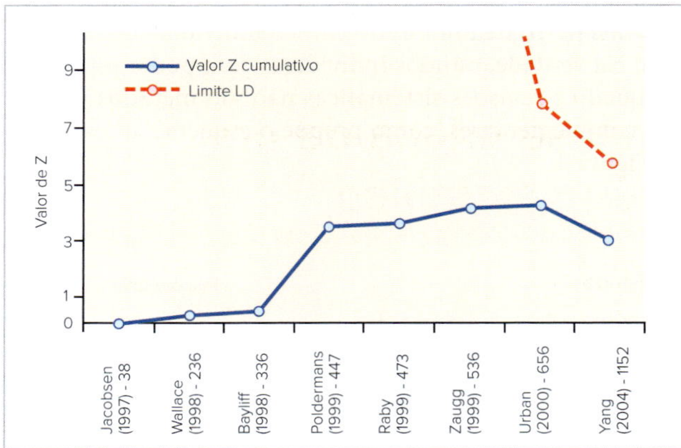

FIGURA 5

Metanálise cumulativa de uso de betabloqueadores em pacientes submetidos a cirurgia não cardíaca. LD: Lan deMets.[14]

Referências bibliográficas

1. Davey Smith G, Egger M. Meta-analyses of randomised controlled trials. Lancet. 1997;350:1182.
2. Cook DJ, Mulrow CD and Haynes RB. Systematic reviews: synthesis of best evidence for clinical decisions. Annals Intern Med. 1997;126:376-80.
3. Sattar N, Lee MMY, Kristensen SL, Branch KRH, Del Prato S, Khurmi NS, et al. Cardiovascular, mortality, and kidney outcomes with GLP-1 receptor agonists in patients with type 2 diabetes: a systematic review and meta-analysis of randomised trials. Lancet Diabetes Endocrinolo. 2021;9(10):653-62.
4. Dwan K, Gamble C, Williamson PR, Kirkham JJ. Systematic review of the empirical evidence of study publication bias and outcome reporting bias - an updated review. PloS one. 2013;8:e66844.
5. Juni P, Altman DG, Egger M. Systematic reviews in health care: assessing the quality of controlled clinical trials. BMJ. 2001;323:42-6.
6. Sterne JA, Juni P, Schulz KF, Altman DG, Bartlett C, Egger M. Statistical methods for assessing the influence of study characteristics on treatment effects in 'meta-epidemiological' research. Statistics in Medicine. 2002;21:1513-24.
7. Langan D, Higgins JP, Simmonds M. An empirical comparison of heterogeneity variance estimators in 12 894 meta-analyses. Research Synthesis Methods. 2015;6:195-205.
8. Langan D, Higgins JPT, Simmonds M. Comparative performance of heterogeneity variance estimators in meta-analysis: a review of simulation studies. Research synthesis methods. 2017;8:181-198.
9. Mendes D, Alves C, Batel-Marques F. Number needed to treat (NNT) in clinical literature: an appraisal. BMC Medicine. 2017;15:112.
10. Sedgwick P. How to read a forest plot in a meta-analysis. BMJ. 2015;351:h4028.
11. Verhagen AP, Ferreira ML. Forest plots. J Physiotherapy. 2014;60:170-3.
12. Pogue JM, Yusuf S. Cumulating evidence from randomized trials: utilizing sequential monitoring boundaries for cumulative meta-analysis. Controlled clinical trials. 1997;18:580-93; discussion 661-6.
13. Wetterslev J, Jakobsen JC, Gluud C. Trial sequential analysis in systematic reviews with meta-analysis. BMC medical research methodology. 2017;17:39.
14. Devereaux PJ, Beattie WS, Choi PT, Badner NH, Guyatt GH, Villar JC, et al. How strong is the evidence for the use of perioperative beta blockers in non-cardiac surgery? Systematic review and meta-analysis of randomised controlled trials. BMJ. 2005;331:313-21.

Capítulo 4

Análise crítica de um artigo científico

Gustavo Bernardes F. Oliveira
José Antônio Marin-Neto

PONTOS-CHAVE

- O objetivo final da prática médica é a incorporação da melhor evidência disponível no manejo clínico do paciente em questão.
- A análise crítica é um processo sistemático utilizado para identificar aspectos positivos e limitações de um artigo científico e, portanto, determinar a validade, importância e aplicabilidade dos dados publicados.
- O processo sistemático de análise envolve três domínios para respaldar a tomada de decisão clínica: busca da literatura de forma independente; determinação do problema biomédico hipotético, ou simulado, ou observado, em pacientes do "mundo real"; e interpretação crítica dos dados disponíveis, com finalidade de implementação na prática.
- *Checklists* ou roteiros específicos para cada delineamento de estudo, com recomendações para realizar uma análise crítica, representam ferramentas úteis para auxiliar na verificação da qualidade do estudo conduzido.
- A importância da questão científica a ser respondida pela pesquisa, adequação do plano de análise estatística, validade das conclusões em coerência com os objetivos pré-especificados, e os potenciais conflitos de interesse, são fundamentais no processo de análise crítica.
- As conclusões e a tomada de decisão, em termos científicos, não devem ser baseadas exclusivamente no critério de um valor de P atingindo um nível limiar ou de corte pré-especificado. Em outros termos, significância estatística não mede a magnitude do efeito nem a relevância clínica de um resultado. Isso em geral torna-se codificado pelo denominado número de indivíduos a serem tratados (NNT) para se alcançar um efeito positivo ou o oposto, isto é, o número de indivíduos a serem tratados para se observar um efeito deletério (NNH em que H provem do inglês *harm*).
- Um novo modelo de suporte à tomada de decisão deverá ser construído com a análise crítica de artigos científicos em conjunto com ferramentas e tecnologias de inovação em saúde digital, com o objetivo primordial de facilitar a implementação da melhor evidência em determinada área, para efeitos diagnóstico ou prognóstico ou terapêutico.

Introdução

O objetivo essencial da prática médica é a incorporação da melhor evidência disponível para o manejo clínico do paciente individualizado em questão. A capacitação técnica adequada é condição fundamental, porém, além dos requisitos teóricos e práticos universais da Medicina, há que se desenvolver habilidades clínicas específicas. Estas representam a compilação acurada de dados clínicos e para os médicos clínicos, portanto, estão relacionadas à aquisição de dados *per se*, enquanto a avaliação crítica do conjunto de informações está diretamente conectada à interpretação desses dados. Essa avaliação crítica da evidência científica engloba a aplicação de regras de evidência a dados clínicos (sinais e sintomas), paraclínicos (testes diagnósticos) e dados publicados, com o objetivo final de determinar sua validade e sua aplicabilidade. Para um entendimento mais amplo e aperfeiçoamento continuado dessas habilidades de interpretação de forma crítica, três domínios ou dimensões do aprendizado clínico devem ser retidos: o problema clínico a ser resolvido, a evidência clínica sobre a qual a solução se impõe e as habilidades de avaliação crítica com as quais se deve verificar a validade e a aplicabilidade dos dados disponíveis.[1] A análise crítica de um artigo científico, portanto, envolve elementos destes três domínios mencionados acima: a pesquisa ou busca da literatura de forma sistemática e independente, a determinação do problema biomédico (hipotético ou simulado), ou observado em pacientes do "mundo real", e a interpretação crítica dos dados disponíveis de forma tutorial com finalidade de incorporação na prática, ou seja, respaldando a tomada de decisão clínica. De modo contrário, para efeito de comparação em termos hierárquicos, elementos menos desenvolvidos destes domínios incluiriam dados disponibilizados de forma passiva por um tutor ou formador de opinião, sem qualquer problema biomédico definido (apenas teórico e pensado como mandatório de ser ensinado e aprendido) e sem avaliação crítica dos dados (apenas baseada em intuição, pré-julgamentos ou empirismo). Neste capítulo, discutem-se, particularmente, o domínio referente à responsabilidade de mapear a evidência clínica disponível e a consequente interpretação crítica de um artigo publicado sobre tratamentos ou estratégias (estudo clínico aleatorizado), necessárias para a tomada de decisão clínica diante de um determinado problema médico. De modo complementar, serão abordados roteiros sugeridos para leitura e apreciação crítica de artigos relacionados a outros tipos de estudos, além dos ensaios clínicos aleatorizados. Espera-se que o conteúdo discutido neste capítulo possa estimular ainda mais o hábito da leitura crítica, assumindo um papel ativo, e considerando de forma sistemática os princípios básicos, além de se permitir maior credibilidade científica e menos suscetibilidade à crença passiva em resultados, conclusões e resumos de artigos publicados.[2,3]

O que é a análise crítica de uma publicação científica?

Esta análise crítica compreende um processo sistemático utilizado para identificar aspectos positivos e limitações de um determinado artigo de pesquisa, com objetivo de verificar a utilidade e a validade dos resultados científicos. É definida como aplicação de regras de evidência a um estudo determinado para avaliar a validade dos dados coletados, se o conteúdo inclui métodos e procedimentos completos, além da coerência das conclusões e da conformação com aspectos éticos.[4-16] Este deveria ser o processo ideal de análise de informações derivadas de dados relatados em uma publicação científica. Entretanto, muitos profissionais relatam tempo insuficiente para executar uma leitura crítica, frequentemente não lendo o artigo na totalidade e contentando-se em ver apenas o resumo. A seleção, a leitura e a apreciação de forma crítica são, portanto, necessárias para uma atualização constante na área de atuação médica, uma das premissas da medicina baseada em evidência.[2,17,18] Os componentes mais importantes dessa análise pormenorizada são a avaliação de quão apropriado é o desenho do estudo para a pergunta científica respectiva e a análise cuidadosa dos aspectos metodológicos essenciais deste desenho de estudo. Fatores adicionais que deveriam ser considerados incluem a factibilidade dos métodos estatísticos usados e sua interpretação, potenciais conflitos de interesse e a relevância da pesquisa para a prática médica.

Checklists para a avaliação crítica de artigos

Com exceção de alguns itens específicos, os princípios são igualmente aplicáveis a estudos experimentais, clínicos e epidemiológicos. Leituras adicionais recomendadas estão disponíveis.[19-23] Como forma global de análise sistematizada de publicações científicas, há várias sugestões na literatura disponível, algumas delas descritas nas Tabelas 1 a 3, que fornecem um sumário de itens relevantes para a verificação da credibilidade científica dos dados publicados.[4,24,25] Embora pontos relevantes sejam passíveis de verificação, determinação e avaliação de modo geral nos artigos científicos, diferentes desenhos de estudo são suscetíveis a diversos tipos e fontes de vieses (erros sistemáticos). Portanto, após a identificação do desenho específico do estudo, recomenda-se a utilização de *checklists* para análise crítica, com a finalidade de conclusão sobre a qualidade do estudo. O Programa de Competências de Análise Crítica (CASP) inclui tais ferramentas, e roteiros (*checklists*) foram desenvolvidos para avaliação de revisões sistemáticas, estudos clínicos randomizados e também os observacionais, como os estudos de coorte, os estudos caso-controle, e estudos e padronizações de testes diagnósticos, avaliações econômicas e pesquisa de qualidade assistencial.[7,11] Recomenda-se a utilização destes *checklists* contendo perguntas-chave em cada situação, específica para interpretação adequada e crítica da qualidade do artigo publicado em apreciação. De forma didática, apresentam-se estas recomendações nas Tabelas 4 a 10.

TABELA 1 Questões sobre métodos descritos em artigos científicos

O desenho do estudo está de acordo com os objetivos por ele propostos?
Há menção sobre a natureza confirmatória, exploratória ou descritiva do estudo?
Qual o tipo de estudo escolhido? Ele permite que os objetivos sejam avaliados?
O desfecho primário ou *endpoint* está definido de forma precisa?
Qual medida estatística foi utilizada para caracterizar o *endpoint*? Por exemplo, estudos epidemiológicos fornecem a incidência (número de casos novos), prevalência (número total de casos), a mortalidade (proporção da população que evolui para óbito pela causa avaliada), a letalidade (proporção daqueles com a doença que evoluem para óbito) ou a taxa de admissão hospitalar (proporção da população admitida em hospital em decorrência da doença)
Região geográfica, população, período de estudo (incluindo duração do acompanhamento ou *follow-up*) e os intervalos entre visitas clínicas são descritos de forma adequada?

Fonte: modificada de du Prel et al.[24]

TABELA 2 Aspectos relevantes a serem avaliados de modo global

O estudo investiga questões interessantes do ponto de vista científico?
Os dados numéricos e as afirmações de base para o estudo são respaldados pelas citações da literatura?
O tópico em questão é relevante do ponto de vista médico?

(continua)

TABELA 2 Aspectos relevantes a serem avaliados de modo global (*continuação*)

O estudo é inovador?
O estudo realmente investiga os objetivos pré-especificados?
O desenho do estudo é adequado para avaliar os objetivos e/ou as hipóteses?
Dificuldades de praticalidade (i.e., em recrutamento ou perda de acompanhamento) provocaram significante comprometimento na implementação do estudo, comparado com o protocolo dele?
O número de dados faltantes (*missing*) foi significativamente grande a ponto de comprometer análises acuradas sobre os desfechos?
O número de casos foi pequeno a ponto de comprometer o poder estatístico do estudo?
A condução do estudo foi monitorada de modo inadequado (dados faltantes, fatores de confusão, desvios temporais)?
Os dados obtidos com o estudo respaldam as conclusões dos autores?
Os autores e/ou patrocinadores do estudo apresentam conflitos de interesse ideológicos ou financeiros não passíveis de ajuste?
Os métodos do estudo abordam as fontes potenciais de viés (bias) mais importantes?

Fonte: modificada de du Prel et al., 2009[24] e de Young e Solomon, 2009.[4]

TABELA 3 *Checklist* para avaliar a qualidade das publicações científicas

Desenho
O objetivo do estudo foi claramente descrito, de acordo com a hipótese?
Os critérios de inclusão e exclusão e a amostra da população do estudo foram descritos em detalhes?
Os pacientes foram alocados de forma aleatória para os diferentes braços do estudo? Se sim:
▪ O método de alocação aleatória ("randomização") foi descrito?
▪ O número de casos foi discutido à luz do cálculo amostral inicial, considerando as margens de erros alfa e beta e a estimativa do efeito esperado de acordo com a hipótese do estudo?
▪ Foram recrutados casos suficientes (i. e., foi assegurado poder adequado)?
▪ Os métodos de mensurações (i. e., exames laboratoriais, questionários, testes diagnósticos) foram adequados para determinação da variável-alvo (relacionada a escala, tempo de análise, padronização)?
▪ Há informação relacionada a perda de dados (taxas de resposta), perda de acompanhamento clínico, valores ou dados faltantes?

(continua)

TABELA 3 *Checklist* para avaliar a qualidade das publicações científicas (*continuação*)

Início e implementação do estudo
Os grupos de intervenção e controle foram pareados com relação a características relevantes principais (p. ex., idade, gênero, tabagismo etc.)?
As taxas de *drop-out* (abandono do estudo) foram analisadas com relação às diferenças entre os grupos de intervenção e controle?
O número de casos observados ao longo do período de estudo foi descrito?
Eventos adversos e efeitos colaterais durante o estudo foram descritos?
Análise e avaliação
As premissas e os métodos estatísticos foram corretamente selecionados e descritos de forma clara?
As análises estatísticas foram claramente descritas?
Parâmetros importantes (fatores prognósticos) foram incluídos na análise ou discutidos?
Os parâmetros estatísticos foram apresentados de forma apropriada, abrangente e clara?
As estimativas de efeito e intervalos de confiança foram relatadas para os principais achados?
Há sinalização do racional para a escolha do desenho do estudo e dos métodos estatísticos?
As conclusões são fundamentadas pelos achados do estudo?

Fonte: modificada de du Prel et al., 2009.[24]

TABELA 4 Aspectos relevantes a considerar na análise crítica de revisões sistemáticas e nas metanálises

Todos os estudos relevantes foram incluídos (i. e., a busca da literatura foi abrangente? Excluiu artigos com base no status da publicação ou no idioma? O potencial para viés de publicação foi analisado)?
Os artigos selecionados foram avaliados e os dados foram extraídos por dois revisores independentes?
Foram fornecidos detalhes suficientes sobre os estudos primários, incluindo descrição dos pacientes, intervenções e resultados?
A qualidade dos estudos primários foi analisada?
Os pesquisadores avaliaram o quão apropriada foi a combinação dos resultados para calcular uma medida ou valor sumário (compilado)?

Fonte: modificada de Young e Solomon, 2009.[4]

TABELA 5 Aspectos relevantes a considerar na análise crítica de um estudo clínico "randomizado"

O processo de alocação para os grupos de tratamento foi realmente aleatório? Em outros termos, o processo de aleatorização assegurou a chance (usualmente 50% ou de 1:1) de alocar para cada um dos grupos?
Os participantes foram capazes de saber ou perceber para qual grupo de tratamento foram alocados?
Os participantes e os pesquisadores foram mantidos sob a condição "cega" (alocação sigilosa) em relação aos grupos de tratamento?
Os desfechos (*endpoints*) foram avaliados de modo objetivo?
Todos os pacientes alocados de modo aleatório nos tratamentos em investigação foram contabilizados na análise final?
Todos os dados dos participantes foram analisados no grupo para o qual foram alocados pela randomização (análise por intenção de tratar)?
Qual a dimensão do efeito do tratamento [verificando os valores expressos para o *endpoint* (desfecho) primário – i. e., *hazard ratio, relative risk*]?
Qual a precisão da estimativa do efeito do tratamento (verificando os valores compreendidos no intervalo de confiança, habitualmente de 95%)?
As significâncias clínica [*number needed to treat*, ou número necessário para tratar, ou NNT, calculado pela razão de 100/RRA (redução do risco absoluto para o desfecho de eficácia); e *number needed to harm*, ou número necessário para causar dano, ou NNH, calculado pela razão de 100/RRA (para o desfecho de segurança)] e estatística (valor de p descritivo para o desfecho primário) foram consideradas?
Qual é a representatividade da amostra estudada, relativamente à população como um todo?

Fonte: modificada de Young e Solomon, 2009[4] e de Guyatt, et al., 1994.[25]

TABELA 6 Aspectos relevantes a considerar na análise crítica de um estudo de coorte

O estudo é retrospectivo ou prospectivo?
A coorte é representativa de um grupo definido ou população?
Todos os fatores de confusão importantes foram identificados?
Todas as exposições e/ou tratamentos, fatores confundidores potenciais e desfechos clínicos foram mensurados de modo acurado e objetivo em todos os componentes da coorte?
Houve significante perda de *follow-up* (acompanhamento clínico)?
Os participantes foram acompanhados por tempo suficiente?

Fonte: modificada de Young e Solomon, 2009.[4]

TABELA 7 Aspectos relevantes a considerar na análise crítica de um estudo caso-controle

Os casos foram claramente definidos?
Os casos foram representativos de uma população-alvo?
Como os controles foram selecionados? Eles foram recrutados da mesma população de onde foram extraídos os casos?
As mensurações do estudo foram idênticas para os casos e os controles?
As mensurações do estudo foram subjetivas ou objetivas? Se subjetivas, o viés de memória poderá ter influenciado os dados?

(continua)

TABELA 7 Aspectos relevantes a considerar na análise crítica de um estudo caso-controle (*continuação*)

Fonte: modificada de Young e Solomon.[4]

TABELA 8 Aspectos relevantes a considerar na análise crítica de um estudo transversal

O tamanho amostral foi claramente definido?
Uma amostra representativa da população-alvo foi coletada?
Todas as exposições relevantes, fatores confundidores potenciais e desfechos clínicos foram mensurados de modo acurado?
Foram recrutados pacientes com amplo espectro de gravidade da doença em questão?

Fonte: modificada de Young e Solomon, 2009.[4]

TABELA 9 Aspectos relevantes a considerar na análise crítica de um estudo de série de casos

Os casos foram identificados de forma prospectiva ou retrospectiva?
Os casos constituem uma amostra representativa (i. e., série consecutiva de indivíduos recrutados de múltiplos centros) e semelhante aos pacientes da sua prática?
Todas as exposições relevantes, fatores confundidores potenciais e desfechos clínicos foram mensurados de modo acurado?

Fonte: modificada de Young e Solomon, 2009.[4]

TABELA 10 Aspectos relevantes a considerar na análise crítica de um estudo de teste de acurácia diagnóstica

A amostra de pacientes representa todo o espectro de pacientes com e sem o diagnóstico de interesse?
Houve comparação com um teste padronizado, considerado "padrão-ouro"?
Todos os pacientes foram submetidos a ambos os testes (o sob avaliação atual e o considerado "padrão-ouro")?
Os testes foram realizados de modo independente e sob a "condição cega" em relação aos resultados do teste considerado "padrão-ouro"?
Os valores de corte usados para classificar pacientes como tendo um resultado positivo foram claramente descritos no racional e nos métodos?
As condições de segurança para aplicação do teste em avaliação foram atendidas e analisadas?

Fonte: modificada de Young e Solomon, 2009.[4]

Considerações adicionais

Com o objetivo de implementar a medicina baseada em evidência de modo apropriado, há necessidade de análise criteriosa para aplicar os resultados de pesquisas científicas pertinentes às devidas condições de pacientes individuais, como parte do processo de tomada de decisão. De fato, ressaltamos a capacitação do médico responsável por tal decisão no sentido de selecionar e, ativamente, interpretar de modo crítico a literatura científica disponível para um determinado campo do conhecimento e área de expertise na medicina. Além disso, o médico deve ser capaz de entender as implicações de suas decisões e incluir as preferências dos pacientes, para desenvolver um plano de manejo apropriado baseado na combinação desta informação proveniente da literatura com seu tirocínio próprio e individualizado. De fato, estas habilidades ou competências trazem limitações e desafios inerentes, porém, de modo mais óbvio e direto, a enorme quantidade de informações na era digital e o exponencial aumento no volume de publicações médicas constituem uma dificuldade já na primeira etapa (seleção dos artigos). Isso pode desestimular ou promover uma postura mais refratária, passiva, como um simples ouvinte, ao contrário do objetivo maior de se construir uma postura reflexiva e ativa na verificação da validade, relevância e potencial aplicabilidade dos dados, assimilação e disseminação do conhecimento, e sua implementação otimizada na prática diária. Como ilustração da magnitude desta tarefa gigantesca de atualização e consolidação do conhecimento médico científico, estima-se que o número de artigos médicos esteja em progressão constante, com cerca de 2 milhões de novos artigos científicos publicados anualmente; neste volume, incluem-se os mais de 300 estudos randomizados que são adicionados ao banco de dados do MEDLINE semanalmente.[26,27]

Também é essencial ressaltar-se um aspecto que vem sendo reconsiderado na análise de artigos científicos: qual a real importância do P-valor? Vários autores têm reportado os valores de P nos resumos, mas esta medida estatística não deve representar a melhor forma de se avaliar o sucesso ou não de determinado estudo. Mais ainda, frequentemente é interpretada de forma inadequada, segundo uma revisão recente de mais de 12 milhões de resumos no PubMed.[28] Em consonância com esta publicações, dentre outras, a Associação Americana de Estatística (ASA) publicou em 2016 um documento reconhecendo a importância do assunto envolvendo significância estatística com base nos valores de P que vêm sendo reportados.[29]

Desse modo, acrescentamos pontos para reflexão sobre significância estatística versus significância clínica: valores de P podem indicar quanto há de incompatibilidade entre os dados e um modelo estatístico específico; valores de P não medem a probabilidade de que a hipótese avaliada seja verdadeira, ou se a probabilidade de que os dados foram produzidos por chance, ao acaso isoladamente; as conclusões e tomadas de decisões, em termos científicos, não deveriam ser baseadas apenas em se um valor de P atinge um valor limiar ou de corte predeterminado; um valor de P, ou significância estatística, não mede o tamanho do efeito ou a importância de um resultado. Por fim, até que todos os periódicos e os artigos científicos possam atender a estas recomendações sistemáticas, as competências individuais de cada profissional médico em termos de leitura de textos científicos de forma crítica serão os fatores que desempenharão o papel decisivo em determinar se as práticas diagnóstica e terapêutica são baseadas em conhecimento médico atualizado e de qualidade, lastreado nas melhores evidências disponíveis. Esses conceitos essenciais devem ser integrados, à luz de princípios fundamentais de bioestatística e de epidemiologia clínica, para o uso judicioso de métodos científicos aplicáveis à solução de problemas médicos, inclusive em seus desdobramentos de ordem ética.[30]

Como reflexão suplementar, deve ser abordado o avanço progressivamente mais rápido em sistemas tecnológicos que incorporam dados sobre variáveis biológicas como parâmetros clínicos, resultados de exames complementares, ganho em desempenho e impacto real de estratégias de manejo ou de fármacos em mortalidade e outros desfechos clinicamente relevantes, como modelos de alta eficiência na coleta, análise e divulgação de casos do mundo real. Como exemplo atual e em progressivo desenvolvimento, temos as pesquisas com *big-data*, que explicitam nítidas e múltiplas possibilidades de construção de conhecimento através da análise dos dados obtidos em milhões de pacientes. Uma plataforma que se destaca na área de *big-data* e *real world evidence* é a TriNetX, rede de pesquisa em saúde global que visa ao aumento da eficiência na produção de conhecimento através do compartilhamento de dados do mundo real. De modo similar, novos métodos de análise estatística, como as metanálises de rede (colaborativas e conectadas), permitem avaliar probabilidades de efeitos de tratamento quando comparações diretas não são disponíveis, através da integração total dos dados na maior escala possível (totalidade da informação).

Portanto, esse novo modelo integrativo e eletrônico de coleta e armazenamento de dados, com a finalidade precípua de suporte à tomada de decisão, deverá ser construído com a análise crítica de artigos científicos em conjunto com ferramentas digitais, e para o objetivo primordial de facilitar a implementação da melhor evidência em determinada área, em parceria com as informações compartilhadas com o paciente.[31-38]

É ainda oportuno considerar que nem sempre o desenho essencial de um estudo corresponde ao ideal para responder-se a uma questão científica. Então, torna-se essencial que os braços de um determinado estudo controlado e randomizado incluam comparadores adequados, o que nem sempre é feito, especialmente em casos de comparação direta entre fármacos de uma mesma classe terapêutica. Exemplo marcante de distorção inadequada foi o estudo já na década de 2000, quando se comparou no contexto da insuficiência cardíaca o efeito do carvedilol – em dose alvo maximizada de 25 mg 2x/dia – contra o metoprolol (em vez do succinato, em dose maximizada de 200 mg 1x/dia, usou-se o tartarato, e em dose alvo não maximizada – apenas 100 mg diariamente).[39]

Outro exemplo, mais recente, de comparadores inadequados para um estudo terapêutico, também na insuficiência cardíaca com baixa fração de ejeção ventricular, foi quando um braço da pesquisa contemplou o enalapril – em dose alvo não maximizada, de apenas 10 mg bid – versus o outro braço, que incluía o valsartan em dose maximizada, de 240 mg diariamente, associado ao sacubitril.[40] Com esse desenho não foi possível assegurar-se se a vantagem geral do braço valsartan-sacubitril sobre o braço enalapril/placebo deveu-se ao próprio sacubitril ou ao efeito mais decisivo do valsartan em contraste com o enalapril sem maximização.[41]

Finalmente, acrescentando ao discutido acima sobre a pletora de informações disponíveis na literatura, vale registrar que já há indícios de abusos no tratamento de dados que se tornam redundantes e às vezes falaciosos. Como exemplo, metanálises de diversas procedências e métodos têm por vezes se caracterizado como fontes de confusão e incerteza, ao invés de se dirimir a dificuldade de se interpretar os vários estudos randomizados disponíveis. Nesse sentido, é importante o alerta de que "quando há muitos, pode-se não ter nenhum confiável", e metanálises podem até incutir a impressão no leitor, de se prestarem ao papel de reais fake news no âmbito justo da Medicina.[42]

RESUMO

A análise crítica de um artigo científico compreende um processo sistemático utilizado para identificar aspectos positivos e limitações de um determinado artigo de pesquisa, com objetivo de verificar a utilidade e a validade dos achados científicos. Para um entendimento mais amplo e aperfeiçoamento continuado dessas habilidades de interpretação de forma crítica, três domínios ou dimensões do aprendizado clínico devem ser retidos: o problema clínico a ser resolvido, a evidência clínica sobre a qual a solução se impõe e as habilidades de avaliação crítica com as quais se deve verificar a validade e aplicabilidade dos dados disponíveis. A compreensão dos três domínios é essencial para a persistência da boa prática da pesquisa clínica no contexto da medicina baseada em evidência.

DESTAQUES DE INOVAÇÃO

- Desenvolvimento tecnológico em sistemas de informação com coleta e armazenamento de dados em plataformas digitais que incorporam variáveis biológicas como parâmetros clínicos, resultados de exames laboratoriais e de imagens, e desfechos clínicos podem agregar valor em termos de predição de eventos (ferramentas como escores de risco), propostas de algoritmos clínicos, indicadores de desempenho e avaliação do impacto real de estratégias de manejo ou de fármacos em mortalidade e outros desfechos clinicamente relevantes.
- Modelos de alta eficiência na coleta, análise, interpretação e publicação de dados baseados em pacientes do "mundo real". Como exemplo atual e em progressivo desenvolvimento, temos as pesquisas com *big-data*, que explicitam múltiplas possibilidades de construção de conhecimento através da análise dos dados obtidos em milhões de pacientes.
- Uma plataforma que se destaca na área de *big-data* e *real world evidence* é a TriNetX, rede de pesquisa em saúde global que visa ao aumento da eficiência na produção de conhecimento através do compartilhamento de dados do mundo real.
- Novos métodos de análise estatística, como as metanálises de rede (colaborativas e conectadas), permitem avaliar probabilidades de efeitos de tratamento quando comparações diretas não são disponíveis, através da integração total dos dados na maior escala possível (totalidade da informação).
- Novos modelos integrativos e eletrônicos de coleta e armazenamento de dados, com a finalidade precípua de suporte à tomada de decisão, deverão ser construídos com finalidade de fornecer a base das informações para compor com a análise crítica de artigos científicos (ferramentas digitais com inteligência artificial que permitam a construção de algoritmos), e para o objetivo primordial de facilitar a implementação da melhor evidência em determinada área, em parceria com as informações compartilhadas com o paciente.

Referências bibliográficas

1. Sackett DL, Haynes RB, Guyatt GH, Tugwell P. Clinical epidemiology: a basic science for clinical medicine. 2nd ed. Boston: Little, Brown and Company; 1991.
2. Haddad N. Metodologia de estudos em ciências da saúde. Como planejar, analisar e apresentar um trabalho científico. São Paulo: Roca; 2004.
3. Fletcher RH, Fletcher SW, Wagner EH. Epidemiologia clínica: elementos essenciais, 3ª ed. Porto Alegre: Artmed; 1996.
4. Young JM, Solomon MJ. How to critically appraise an article. Nature Clinical Practice Gastroenterology & Hepatology. 2009;(6)2.
5. Last JE. A dictionary of epidemiology, 4th ed. Nova York: Oxford University Press; 2001.
6. Sackett DL, et al. Evidence-based medicine: how to practice and teach EBM. Londres: Churchill Livingstone; 2000.
7. Guyatt G, Rennie D (eds). Users' guides to the medical literature: a manual for evidence-based clinical practice. Chicago: American Medical Association; 2002.
8. Greenhalgh T. How to read a paper: the basics of evidence-based medicine. Londres: Blackwell Medicine Books; 2000.
9. MacAuley D. READER: an acronym to aid critical reading by general practitioners. Br J Gen Pract. 1994;44:83-5.
10. Hill A and Spittlehouse C. What is critical appraisal? Evidence-based medicine. 2001;3:1-8.
11. Public Health Resource Unit. Critical Appraisal Skills Programme (CASP). 2008. Disponível em: www.phru.nhs.uk.
12. National Health and Medical Research Council. How to review the evidence: systematic identificationand review of the scientific literature. Canberra: NHMRC; 2000.

13. Elwood JM. Critical appraisal of epidemiological studies and clinical trials. 2nd ed. Oxford: Oxford University Press; 1998.
14. Agency for Healthcare Research and Quality. Systems to rate the strength of scientific evidence. Evidence Report/Technology Assessment n 47. Publication n 02-E019 Rockville: Agency for Healthcare Research and Quality; 2002.
15. Crombie IK. The pocket guide to critical appraisal: a handbook for health care professionals. Londres: Blackwell; 1996.
16. Heller RF, et al. Critical appraisal for public health: a new checklist. Public Health. 2008;122:92-8.
17. Sackett DL, Rosenberg WMC, Gray JAM, Haynes RB, RW Scott. Evidence based medicine: what it is and what it isn't. Editorial BMJ. 1996;312:71-2.
18. Albert DA. Deciding whether the conclusion of studies are justified: are view. Med Decision Making. 1981;1:265-75.
19. Altman DG. Practical statistics for medical research. Londres: Chapman and Hall; 1991.
20. Moher D et al. The CONSORT statement: revised recommendations for improving the quality of reports of parallel group randomized trials. BMC Medical Research Methodology. 2001;1:2.
21. Gardner MJ, Machin D, Brynant TN, Altman DG. Statistics with confidence. Confidence intervals and statistical guidelines. Londres: BMJ Books; 2002.
22. Altman DG, Gore SM, Gardner MJ, Pocock SJ. Statistical guidelines for contributers to medical journals. BMJ. 1983;286:1489-93.
23. Gardner MJ, Machin D, Campbell MJ. Use of check lists in assessing the statistical content of medical studies. BMJ (Clin Res Ed). 1986;292:810-2.
24. du Prel JB, Röhrig B, Blettne M. Critical appraisal of scientific articles part 1 of a series on evaluation of scientific publications. Review article. Dtsch Arztebl Int. 2009;106(7):100-5.
25. Guyatt GH, Sackett DL, Cook DJ. Evidence-based medicine working group. user's guide to the medical literature; II. How to use an article about therapy or prevention – B. What were the results and will they help me in caring for my patients? JAMA. 1994;271:59-63.
26. Druss BG, Marcus SC. Growth and decentralisation of the medical literature: implications for evidence-based medicine. J Med Libr Assoc. 2005;93:499-501.
27. Glasziou PP. Information overload: what's behind it, what's beyond it? Med J. 2008;189:84-5.
28. Chavalarias D, Wallach JD, Ting Li AH, et al. Evolution of reporting P values in the biomedical literature, 1990-2015. JAMA. 2016;315(11):1141-8.
29. Wasserstein RL, Lazar NA. The ASA's statement on p-values: context, process, and purpose. The American Statistician. 2016;70(2):129-33.
30. Wassertheil-Smoller S. Biostatistics and epidemiology. A primer for health and biomedical professionals. 3rd ed. Nova York: Springer-Verlag; 2004.
31. Bhavnani SP, Parakh K, Atreja A, et al. 2017 roadmap for innovation: ACC health policy statement on healthcare transformation in the era of digital health, big data, and precision health. J Am Coll Cardiol. 2017;70:2696-718.
32. Califf RM, Robb MA, Bindman AB, et al. Transforming evidence generation to support health and health care decisions. N Engl J Med. 2016;375:2395-400.
33. Hemingway H, Asselbergs FW, Danesh J, et al. Innovative Medicines Initiative 2nd programme, Big Data for Better Outcomes, BigData@Heart Consortium of 20 academic and industry partners including ESC. Big data from electronic health records for early and late translational cardiovascular research: challenges and potential. Eur Heart J. 2018;39(16):1481-95.
34. Ping P, Hermjakob H, Polson JS, et al. biomedical informatics on the cloud: a treasure hunt for advancing cardiovascular medicine. Circ Res. 2018;122(9):1290-1301.
35. Sendak M, Gao M, Nichols M, Lin A, Balu S. Machine Learning in Health Care: A Critical Appraisal of Challenges and Opportunities. EGEMS (Wash DC). 2019;7(1):1.
36. Roever L, Oliveira GB. Critical appraisal of randomised controlled trials. Evidence Based Medicine and Practice. 2016;2(1).
37. Roever L, Resende ES, Diniz ALD, et al. Statins in adult patients with HIV. Protocol for a systematic review and network meta-analysis. Medicine. 2018;97:15(e0116).
38. Navarese EP, Andreotti F, Kołodziejczak M, et al. Comparative efficacy and safety of anticoagulant strategies for acute coronary syndromes. Comprehensive network meta-analysis of 42 randomised trials involving 117,353 patients. Thromb Haemost. 2015;114:933-44.
39. Poole-Wilson PA, Swedberg K, Cleland JGF, Di Lenarda A, Hanrath P, Komajda M, et al.; Carvedilol Or Metoprolol European Trial Investigators. Comparison of carvedilol and metoprolol on clinical outcomes in patients with chronic heart failure in the Carvedilol Or Metoprolol European Trial (COMET): randomised controlled trial. Lancet. 2003;362(9377):7-13.
40. McMurray JJV, Packer M, Desai AS, Gong J, Lefkowitz MP, Rizkala AR, et al.; PARADIGM-HF Investigators and Committees. Angiotensin-neprilysin inhibition versus enalapril in heart failure. N Engl J Med. 2014;371(11):993-1004.
41. Lemos-Correia LC, Rassi Jr A. Paradigm-HF: a paradigm shift in heart failure treatment? Arq Bras Cardiol. 2016;106(1):77-9.
42. Packer M. Are meta-analyses a form of medical fake news? Thoughts about how they should contribute to medical science and practice. Circulation. 2017;136(22):2097-9.

Seção 3

Biologia molecular e genética

Capítulo 1
Princípios de biologia molecular e genética aplicados à cardiologia
Silvia Lacchini, José Eduardo Krieger

Capítulo 2
Síndromes genéticas e cardiopatias
Débora Romeo Bertola, Rachel Sayuri Honjo Kawahira, Lilian Maria José Albano, Chong Ae Kim

Capítulo 3
Genética das arritmias cardíacas e dos distúrbios da condução intracardíaca
Luciana Sacilotto, Francisco Darrieux

Capítulo 4
Genética da cardiomiopatia hipertrófica
Júlia Daher Carneiro Marsiglia, Edmundo Arteaga-Fernández, Murillo Antunes

Capítulo 5
Dislipidemias de base genética e estudos de randomização mendeliana
Maria Cristina de Oliveira Izar, Francisco Antonio Helfenstein Fonseca

Capítulo 6
Farmacogenômica
Paulo Caleb Júnior de Lima Santos, Alexandre da Costa Pereira

Capítulo 1

Princípios de biologia molecular e genética aplicados à cardiologia

Silvia Lacchini
José Eduardo Krieger

PONTOS-CHAVE

- O uso de tecnologias e métodos de biologia molecular mais modernos levou ao entendimento de que, virtualmente, todos os distúrbios e as doenças humanas podem ter um componente hereditário.
- A identificação de novos genes possivelmente envolvidos nas doenças cardiovasculares cria oportunidades não apenas para o diagnóstico e o tratamento, mas também para a prevenção.
- O uso de ferramentas de biologia molecular possibilitou a caracterização de mutações genéticas responsáveis por algumas doenças cardíacas, como a síndrome do QT longo ou a cardiomiopatia hipertrófica.

Aproximação entre genética e cardiologia

A partir dos primeiros estudos sobre a estrutura do DNA, um novo aspecto da genética, aliado à bioquímica, deu origem ao que se conhece por biologia molecular. Em 1953, James Watson e Francis Crick propuseram um modelo de estrutura tridimensional do DNA, baseado principalmente nos estudos de difração de raios x conduzidos por Rosalin Franklin e Maurice Walkins e em estudos químicos da molécula. Esse estudo tridimensional da molécula de DNA permitiu entender que esta se apresenta como uma hélice dupla e que as suas duas fitas se enrolam em torno do eixo desta hélice.[1] Embora muitas ferramentas associadas ao estudo dos ácidos nucleicos estivessem sendo descobertas e desenvolvidas, a incapacidade de manipular os genes restringia os estudos ao âmbito mais teórico do que operacional.[2]

Já na década de 1970, a tecnologia do DNA recombinante revolucionou o entendimento da genética. Esta envolveu a descoberta e o uso de diversas enzimas produzidas por bactérias que permitiam a manipulação do DNA. Entre tais enzimas, havia as enzimas de restrição, que funcionam como mecanismo de defesa bacteriana contra vírus e permitem clivar o DNA em posições específicas, ou mesmo as ligases, que fazem a ligação de fragmentos de DNA. Estas enzimas, então, possibilitavam cortar e colar fragmentos de DNA de um genoma para outro, originando um DNA recombinante. Mesmo que, no início, os estudos se concentrassem no uso de organismos geneticamente muito simples, como bactérias, a tecnologia do DNA recombinante tornou possível a produção dos primeiros organismos transgênicos e abriu perspectivas a terapias gênicas. A partir da especialização destes métodos, estabeleceu-se o avanço da tecnologia de vetores, permitindo introduzir, nas células de interesse, um gene substituto para genes-alvo deficientes ou mesmo bloquear um gene funcional para se estudar sua importância na célula, tecido ou organismo.[3,4]

Tais métodos propiciaram, então, a transferência de um gene funcional (transgene) ao indivíduo receptor para corrigir um gene inoperante, de modo a permitir a produção endógena de uma substância ou a aumentar a expressão de um gene já presente no organismo.

O uso destes novos métodos, associado ao domínio do uso da transcriptase reversa e dos processos de clonagem do DNA, permitiu aos pesquisadores reproduzir quantidades ilimitadas de fragmentos específicos de DNA, graças ao descobrimento e à caracterização da polimerase e ao entendimento da reação em cadeia da polimerase (PCR, do inglês *polymerase chain reaction*). O uso da PCR amplifica diretamente uma sequência específica de DNA, bem como cria novas sequências de DNA. Esta tecnologia permite não apenas sequenciar genomas (incluindo o humano) de forma mais ou menos completa,[5] mas também mapear e relacionar muitos genes individuais, gerando redes integradas entre si.[2]

A compreensão da genética humana por meio do uso de tecnologias e métodos de biologia molecular mais modernos levou ao entendimento de que, virtualmente, todos os distúrbios e as doenças humanas podem ter um componente hereditário. Ao se observar um indivíduo, nota-se que ele possui, em seu genoma, a codificação para as características que o definem como indivíduo e dentro de uma espécie. Assim, o genoma de cada humano apresenta uma bagagem genética de aproximadamente 20 mil a 25 mil genes, contendo em torno de 6 bilhões de pares de bases (A: adenina; T: timina; C: citosina; G: guanina) em seu DNA. Toda esta informação está distribuída em 23 pares de cromossomos.[6] Como a informação genética é única a cada indivíduo, a variação genética ou dissimilaridade genética influencia todos os aspectos da biologia humana, desde o desenvolvimento, passando pela determinação de morfologia e mecânica do tecido, até a sua capacidade funcional de adaptação a diferentes condições. Assim, como as características de um indivíduo resultam da interação da expressão do genótipo sob influência do ambiente, é possível entender que tal resultado (fenótipo) pode ser alterado de acordo com as mudanças no ambiente e possíveis alterações no genótipo – resultado de uma ou mais mutações no gene (ou genes) relacionado com tal característica.

Consequentemente, a identificação e a compreensão das variações genéticas têm um papel-chave na saúde e no combate a doenças. Essa percepção de mudança de paradigma gerou oportunidades excepcionais para o avanço da ciência médica e promete melhorar os cuidados clínicos e a prevenção.[4] Ao aplicar esta ideia à cardiologia, entende-se que tais avanços permitem compreender a regulação gênica no desenvolvimento e na manutenção cardiovascular. Esta compreensão específica reforça o entendimento sobre o funcionamento dos genes envolvidos em doenças cardiovasculares e facilita a elaboração de estratégias terapêuticas.

Análise genética na doença cardíaca

A identificação de novos genes possivelmente envolvidos nas doenças cardiovasculares cria oportunidades não apenas para o diagnóstico e o tratamento, mas inclusive para a prevenção. Neste sentido, também é fundamental entender se as mudanças na expressão de genes de interesse são causa de doenças ou são secundárias a outras doenças cardiovasculares já instaladas.[3]

Um excelente exemplo desta situação é a hipertrofia cardíaca, cuja patogênese é multifatorial e tem elementos críticos tanto na herança genética como no estresse ambiental. É interessante pensar que, em alguns casos, o desenvolvimento da hipertrofia cardíaca é resultado de respostas compensatórias cardíacas ao incremento da carga hemodinâmica. Contudo, outras formas de hipertrofia cardíaca são independentes da sobrecarga pressórica.[7] Além disso, deve-se ter em mente que a hipertrofia cardíaca pode ser causada por fatores endócrinos (catecolaminas, hormônios tireoidianos e angiotensina II, entre outros) ou por alterações genéticas, as quais podem ocorrer em apenas um ou em diversos genes. Neste contexto, diferentes mutações capazes de induzir hipertrofia cardíaca se relacionariam com prognósticos e tempos de sobrevida distintos.[5]

Quanto ao diagnóstico genético de doenças cardíacas, o uso de ferramentas de biologia molecular possibilitou a caracterização de mutações genéticas responsáveis por algumas delas, como a síndrome do QT longo ou a cardiomiopatia hipertrófica. Frente a esta complexidade, o uso de modelos experimentais em roedores geneticamente modificados é uma ferramenta fundamental para melhor entender a condição avaliada. Roedores com ausência, redução ou excessiva expressão de um gene de interesse mostraram-se excelentes modelos para a compreensão do papel primário ou secundário daquele gene no desenvolvimento de patologias cardiovasculares.[8]

A ideia de como os diversos genes interagem entre si e como respondem ao ambiente pode ser mais bem entendida quando são comparados, por exemplo, modelos experimentais de hipertrofia cardíaca com a doença em humanos. Nesses casos, a ausência do gene para o angiotensinogênio não parece afetar o desenvolvimento da hipertrofia cardíaca num modelo em camundongos expostos ao frio,[7] sugerindo que o sistema renina-angiotensina não estaria envolvido num caso de hipertrofia cardíaca independente de sobrecarga pressórica. Além disso, camundongos deficientes para o receptor AT1 desenvolvem hipertrofia cardíaca de modo semelhante aos animais sem a ausência do gene (não modificados geneticamente), tanto num modelo de sobrecarga pressórica por estenose aórtica[9] como num modelo sem sobrecarga pressórica, por exposição ao frio.[10] Embora a conclusão a que se pode chegar seja a de que o sistema renina-angiotensina não participa do desenvolvimento da hipertrofia cardíaca, deve-se ter em mente que o modelo experimental não reproduz necessariamente todas as etapas de um processo complexo. Tal situação se confirma ao considerar que, em humanos, o gene do receptor AT1 parece estar envolvido com esta patologia.[11] Desta forma, é imprescindível ter em mente que não apenas existem diferenças entre espécies, mas também ocorrem mudanças entre diferentes situações causais para aquela doença, ou que um modelo experimental não necessariamente reproduz a complexidade de uma doença em humanos.

A expressão gênica pode ser estudada analisando-se um único gene ou também podem ser avaliados múltiplos genes de uma só vez. Nesta segunda situação, o chamado *microarray* representa um método interessante de se estudar a possível participação de diversos genes numa amostra (muitas vezes pequena) em um momento específico da doença. Esta tecnologia representa um método de triagem de alta eficiência e permite estudar DNA, proteínas e tecidos, entre outros. Os *microarrays* de DNA são amplamente usados para identificar genes relevantes ou novos marcadores para uma determinada doença ou resposta a estímulo.[12] Como mostrado na Figura 1, sequências específicas de DNA usadas para identificar genes de interesse são fixadas em superfície bidimensional. O método permite avaliar, ao mesmo tempo, tantos genes quanto for possível posicionar nas sequências identificadoras. A ideia do *microarray* é comparar duas condições distintas, sendo que uma amostra pode ser o controle ou do indivíduo sadio e a outra amostra, a da condição experimental ou do indivíduo doente. O estudo permite comparar quantas vezes o gene de interesse é expresso a mais ou a menos em comparação com a outra condição experimental.

De forma geral, o *microarray* de DNA permite não só a diferenciação da expressão gênica, mas também a genotipagem e a determinação de genes marcadores de doenças, a descoberta de variações gênicas de um único nucleotídeo (SNP, do inglês *single nucleotide polymorphism*) ou mesmo a determinação de

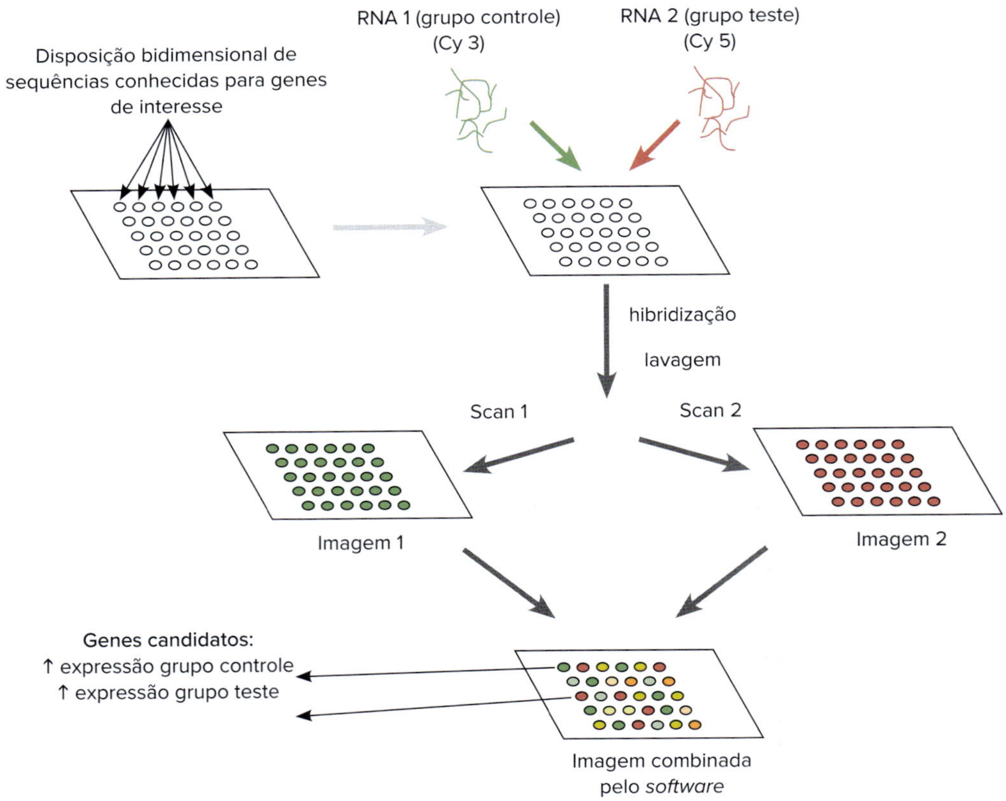

FIGURA 1

Esquema representativo do método de microarray. O RNA mensageiro extraído de duas condições de estudo é incubado com sequências específicas de genes de interesse. Como cada RNA é marcado por fluoróforo diferente (Cy3 ou Cy5), a intensidade de cor lida informa qual condição experimental possui mais RNA relacionado a determinado gene.

modificações que ocorrem após a transcrição gênica, como a metilação ou a acetilação, entre outras.[13] Uma aplicação prática do método de *microarray* pode ser exemplificada pela comparação da expressão gênica em artérias normais e ateroscleróticas. Diversos estudos foram realizados com este objetivo, verificando que tanto os genes relacionados com o estresse oxidativo como com a inflamação são cruciais para o desenvolvimento e a progressão da aterosclerose em humanos.[14,15]

Desenvolvimento de modelos transgênicos para o estudo de doenças cardíacas

A história da produção de modelos transgênicos na cardiologia é bastante recente. O primeiro modelo transgênico específico ao sistema cardiovascular foi desenvolvido em 1988 por Field, estudando a regulação do peptídio natriurético atrial. Desde então, centenas de modelos murinos foram gerados, seja promovendo deficiência, expressão diminuída ou expressão aumentada de um gene de interesse, seja promovendo a mutação sítio-específica em alguma proteína chave para o desenvolvimento ou a manutenção da estrutura cardíaca.[5] Como mencionado anteriormente, as técnicas de transgenia são ferramentas importantes para o estudo de um gene particular em uma doença cardiovascular de interesse. Ao se utilizar um modelo experimental com inserção ou deficiência de um gene, é preciso ter em mente que este não reproduz exatamente o que ocorre no processo patológico observado em pacientes, visto que a ativação ou inativação de determinados genes ocorre em momentos específicos da vida de um indivíduo, e não ao longo de toda a vida. Por outro lado, a alteração da expressão daquele gene de estudo é garantida e reprodutível, minimizando a introdução de outros fatores que podem interferir na interpretação do estudo.

O conhecimento de diversos genes reguladores proporcionou outra forma de trabalho muito relevante, visto que possibilita alterações gênicas tecido-específicas. Desta forma, a deficiência, a redução ou o aumento da expressão de um gene pode ser realizado num tipo celular desejado, sem modificar o restante dos tecidos. Esta estratégia se aproxima ainda mais das doenças cardiovasculares observadas em humanos. Um bom exemplo é o estudo de camundongos expressando diferentes cópias do gene da enzima conversora de angiotensina I (ECA). A primeira publicação a respeito desta linhagem de camundongos ocorreu em 1995, descrevendo os efeitos da deficiência do gene da ECA;[16] poucos anos depois, era descrito o modelo animal contendo cópias a mais do gene da ECA.[17] Vale lembrar que, normalmente, encontra-se 1 gene diferente em cada conjunto de cromossomos, havendo nos humanos 22 pares de autossomos (cromossomos não sexuais), levando os genes a se encontrarem em número de 2 em condições de normalidade. A ideia interessante relacionada a estes camundongos está na possibilidade de encontrar animais com o número normal de genes (2 genes), um número reduzido (1 gene) ou o número aumentado (3 genes), nos quais a atividade sérica da ECA é proporcional ao número de cópias do gene. Tal característica assemelha esta condição à herança de diferentes formas da ECA em humanos, em que o gene pode apresentar uma sequência específica (inserção) ou pode haver ausência desta sequência gênica (deleção). Desta forma, indivíduos apresentando deleção em ambos os genes (dupla deleção – DD) apresentam atividade da ECA maior que a de indivíduos contendo inserção em ambos os genes (II), sendo inclusive esta distribuição associada a aumentos na pressão arterial.[18] Voltando aos camundongos apresentando 1, 2 ou 3 cópias do gene da ECA, percebe-se que estes animais mimetizam o que ocorre na população humana, tornando-se um excelente modelo. Um ponto interessante dos estudos feitos nestes animais é que, em condições fisiológicas, a presença de diferentes números do gene da ECA não parece determinar alterações cardiovasculares.[19] Contudo, sob estímulos lesivos, a presença de mais cópias do gene da ECA predispõe a maior hipertrofia cardíaca,[20] maior nível de hipertensão[21] e maior lesão vascular.[22]

Outra condição interessante está na manipulação tecido-específica do gene de interesse. Continuando com o gene da ECA, podem-se encontrar diversos trabalhos usando sequências gênicas que orientam a expressão gênica num tecido específico, como o endotélio ou o túbulo renal.[23,24] Estes modelos são interessantes porque apresentam uma alteração gênica apenas num determinado tipo celular, o que não deve estimular as adaptações fisiológicas possivelmente encontradas nos animais com deficiência de um gene em todo o organismo e por toda a sua vida.

Aplicação de terapia gênica ou transferência gênica no tratamento de doenças cardiovasculares

Embora exista terapia farmacológica para o tratamento de doenças cardiovasculares, a morbimortalidade cardiovascular é pouco controlada no mundo. Muitos dos medicamentos usados para tratar doenças cardiovasculares são caros ou inacessíveis a alguns segmentos sociais. Além disso, muitos fármacos apresentam efeitos colaterais indesejáveis ou variação na resposta de um indivíduo a outro – seja a magnitude do efeito, seja sua duração. Estas dificuldades são inerentes à terapia medicamentosa, o que ressalta a importância de se procurar por outras possibilidades terapêuticas. Neste sentido, a terapia gênica oferece oportunidade de tratamento mais específico e duradouro. Em razão da complexidade das patologias cardiovasculares, ainda há muito o que se estudar para chegar à possibilidade de oferecer a terapia gênica como procedimento padrão de tratamento.[3]

Outro ponto a ser considerado é a forma como ocorrerá a introdução do gene de interesse. Neste caso, o tipo de vetor usado é fundamental, já que modelos experimentais têm como finalidade estudar um determinado período ou processo, e não toda a vida do indivíduo. Os métodos de liberação gênica envolvem vetores virais e não virais, e a escolha depende de fatores como eficiência de transfecção, tamanho do vetor, segurança em seu uso e estabilidade.

Entre os vetores virais aplicados na cardiologia, destacam-se adenovírus recombinantes, vírus adeno-associados e lentivírus. Contudo, os adenovírus não são seguros para terapia gênica em humanos, pois são propensos a iniciar processos inflamatórios no hospedeiro, reduzindo a duração do tratamento.[25,26] Por outro lado, este mesmo vírus é amplamente usado em modelos experimentais, por sua facilidade de preparo e alta eficiência de transdução tanto em células mitóticas como não mitóticas e sucesso na liberação gênica, seja em células isoladas ou em animais.

A sobrevivência dos cardiomiócitos após um evento isquêmico e o controle da formação de cicatriz e fibrose adjacente são condições fundamentais para garantir a preservação da estrutura e da função do coração. Estudos recentes têm reportado a existência de células-tronco residentes e células progenitoras capazes de se diferenciar em cardiomiócitos. Além disso, existe a possibilidade, embora rara, de alguns cardiomiócitos desdiferenciarem e multiplicarem. Contudo, cardiomiócitos de indivíduos adultos apresentam capacidade de regenerar o coração funcionalmente insignificante.[27]

Procurando sanar a dificuldade biológica de regeneração cardíaca, uma grande quantidade de estudos vem sendo desenvolvida com células-tronco tanto em animais experimentais como em humanos. Os estudos com animais experimentais mostram que o transplante de células-tronco em animais infartados é eficiente em reduzir a cicatriz e melhorar a função cardíaca mesmo que sejam aplicadas sistemicamente,[28,29] sugerindo que as células-tronco são capazes de identificar fatores responsáveis pelo seu direcionamento ao tecido que sofreu lesão. Além disso, a aplicação de células-tronco diretamente no coração infartado também mostra redução da perda de cardiomiócitos, redução da escara e melhora na função cardíaca.[30,31] As células-tronco, além de serem capazes de originar diferentes tipos celulares, apresentam outra característica interessante: a baixa imunogenicidade, fazendo o organismo receptor não apresentar resposta inflamatória importante. Outro fator muito positivo ao uso de células-tronco foi a identificação de que estas produzem diversas citocinas e fatores de crescimento, que estimulam a sobrevida dos cardiomiócitos na área infartada.

Estudos em humanos mostraram uma perspectiva semelhante, na qual pacientes com angina que receberam o transplante de células-tronco mostraram melhora na função cardíaca.[32] Da mesma forma, o tratamento com células-tronco em sinergia à cirurgia de revascularização cardíaca é igualmente capaz de mostrar melhora da função cardíaca.[33]

Mais recente é o uso de RNA de interferência (siRNA). A continuação dos estudos em biologia molecular trouxe à tona a existência destes elementos exógenos, oriundos de longas moléculas de RNA, que sofrem clivagem dentro da célula hospedeira e originam pequenas moléculas de siRNA. Os siRNA são capazes de parear com grande especificidade a moléculas de RNA mensageiro, interferindo com a sua tradução. Desta forma, a aplicação de siRNA é capaz de silenciar um gene de interesse em tecidos de mamíferos, inclusive humanos. Considerando o seu uso terapêutico, a aplicação de siRNA por meio de vetor viral mostrou-se eficaz em reduzir a expressão de genes-alvo de forma específica em diferentes tipos celulares, tanto em cultura como em animais inteiros.[34]

Efeitos epigenéticos sobre as doenças cardiovasculares

As últimas décadas mostram um expressivo avanço nos métodos para o estudo da genética de patologias cardiovasculares, concomitante ao progresso no tratamento e na prevenção destas doenças. Contudo, a tecnologia desenvolvida não é capaz de explicar totalmente a complexidade das doenças cardiovasculares. Na última década, observa-se um coincidente desenvolvimento de outra abordagem genética capaz de explicar parte das diferenças observadas numa doença ao longo de gerações. Esta nova abordagem recebe a denominação de epigenética, que se relaciona a todas as mudanças na regulação gênica herdáveis, diferentes da sequência de nucleotídeos e da organização da cromatina envolvida com a própria sequência do DNA.[35] Atualmente, sabe-se que a herança epigenética é um mecanismo essencial que permite a propagação de estados de atividade gênica de uma geração para a seguinte.[36] De forma simplificada, pode-se considerar que a epigenética confere a memória do estado de ativação e desativação gênica de uma geração a outra.

Esta característica colabora com a preservação da capacidade adaptativa de uma célula a uma condição ambiental, mesmo após sua divisão, e garante a manutenção da memória celular para o estado de diferenciação de uma população de células individuais ou num organismo.[35] Desta forma, uma célula muscular lisa vascular (CMLV), cujo genoma é o mesmo de um cardiomiócito do mesmo indivíduo, ao se dividir, garante que as células originadas se mantenham diferenciadas como CMLV. Os principais mecanismos envolvidos com a epigenética em células humanas incluem metilação de DNA, modificação pós-transcricional de histonas e um tipo específico de RNA muito pequeno, denominado microRNA.[37] A Figura 2 apresenta os principais mecanismos epigenéticos encontrados em células humanas.

A metilação do DNA envolve nucleotídeos específicos ao longo do genoma, em que a base de citosina seguida por uma guanina recebe a ligação de um radical metil. Em linhas gerais, estes sítios metilados funcionam como pontes de ancoragem de proteínas capazes de levar ao remodelamento da cromatina, levando a sua condensação.[35] A condensação da cromatina representa uma barreira física para a abertura da dupla hélice de DNA, necessária à expressão gênica. Desta forma, ocorre o silenciamento do gene codificado no DNA que está condensado. Diversas alterações nos padrões de metilação do DNA têm sido associadas com inflamação e doenças cardiovasculares.[38]

Já as histonas são proteínas com carga positiva que interagem fortemente com o DNA, que apresenta carga negativa. Esta interação histona+DNA origina unidades estruturais da cromatina denominadas nucleossomos. Cada nucleossomo contém 8 histonas envolvidas por aproximadamente 146 pares de bases de DNA. Por sua vez, os nucleossomos organizam-se de modo a originar o cromatossomo, que contém aproximadamente 100 milhões de pares de bases.[6] A despeito da dificuldade na análise das modificações de histonas, sabe-se que estas sofrem alterações como a acetilação, a fosforilação, a metilação ou a ubiquitinação. Todas estas alterações influenciam na compactação da cromatina, silenciando o gene codificado pela sequência de DNA envolvida. Dentre os estudos realizados, verificou-se que a enzima histona desacetilase 3 (HDAC3) apresenta papel importante na manutenção da função endotelial, enquanto a histona desacetilase 7 (HDAC7) está envolvida no processo de migração celular de CMLV em resposta ao estiramento mecânico.[39] Esta função poderia representar uma interessante janela terapêutica, na qual a inibição da HDAC7 poderia atuar preventivamente, impedindo a migração de CMLV durante o processo de lesão vascular. De modo geral, os estudos em modelos experimentais realizados usando inibidores das HDAC (desenvolvidos para estudos na oncologia), têm-se apresentado promissores para o tratamento da insuficiência cardíaca.[40] Embora promissora, esta abordagem ainda necessita de avaliação mais profunda, especialmente considerando a possibilidade de bloqueio tecido-específico, dose e tempo de tratamento, visto que estudos com pacientes oncológicos mostram efeitos colaterais moderados sobre o coração, especialmente relacionados a alterações de ritmo cardíaco, elevando o potencial para arritmias ventriculares letais.[41]

O terceiro mecanismo de regulação epigenética é representado por pequenos RNA sem função codificadora. Apesar da identificação de um grande número destes RNA, sua função ficou desconhecida por muitos anos.[42] Estes RNA não codificam proteínas e podem apresentar-se curtos (com menos de 200 pares de bases) ou longos (com mais de 200 pares de bases). Os menores e mais estudados RNA não codificantes apresentam aproximadamente 20-25 pares de bases e, por isso, recebem o nome de microRNA. Os microRNA são capazes de se ligar ao RNA mensageiro (codificante para proteínas) numa região específica para a sua tradução. Com esta ligação, ocorre o bloqueio da tradução do RNA mensageiro, impedindo a formação da proteína codificada. Diversos microRNA foram identificados como importantes na regulação dos fenótipos cardiovasculares, sendo a regulação da sua expressão específica para determinados tecidos. Nesse contexto, estudos recentes têm ressaltado o envolvimento de diversos microRNA com doenças cardiovasculares. A presença e a combinação de diferentes microRNA pode inclusive gerar assinaturas moleculares específicas para diferentes tecidos. Neste sentido, um estudo avaliando diferentes regiões cardíacas de três espécies de mamíferos (rato, cão e macaco) foi capaz de demonstrar que os microRNA são altamente conservados e que estes, isolados ou em conjuntos, atuam como reguladores da homeostase de cardiomiócitos e também no remodelamento patológico do tecido cardíaco.[43]

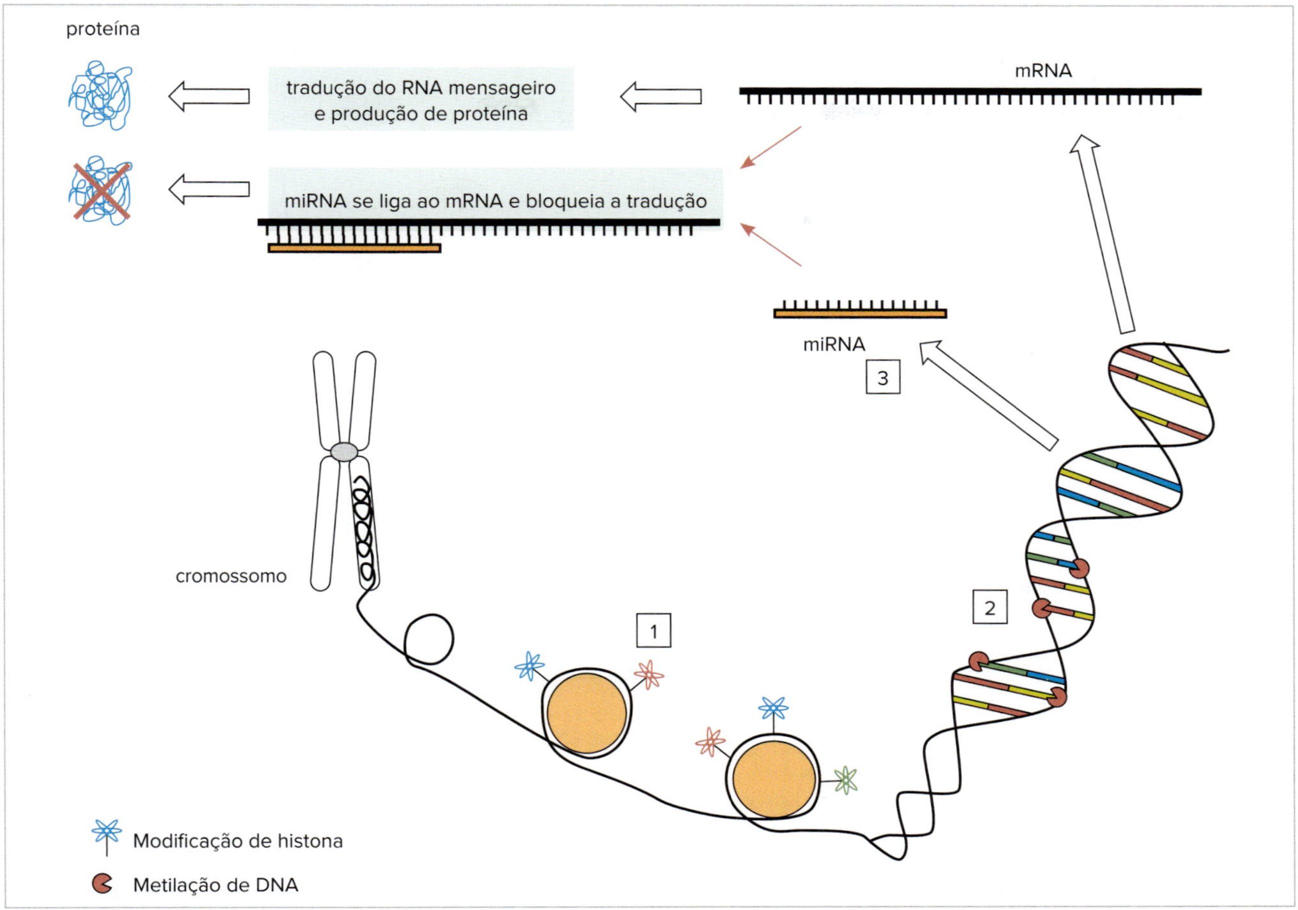

FIGURA 2

Representação dos três mecanismos epigenéticos. 1: modificação das histonas (acetilação, fosforilação e metilação, entre outros); 2: metilação de DNA; e 3: interação do RNA mensageiro (mRNA) com microRNAs (miRNA). Os três mecanismos são distintos, mas interagem entre si, controlando a expressão gênica.

Atualmente, tem-se discutido muito um outro tipo de RNA não codificante, denominado RNA circular (circRNA), que também teria papel no desenvolvimento de diversas doenças, inclusive as cardiovasculares.[44,45] Os circRNA foram descobertos e descritos na década de 1970, sendo formados por fita simples de RNA, cujas extremidades são unidas covalentemente entre si.[46] A estrutura destes circRNA foi identificada em microscopia eletrônica poucos anos depois.[47] Contudo, na época se acreditava que os circRNA não passassem de erros de processamento e que não teriam efeitos biológicos. Por isso, foram ignorados por mais de 30 anos. Apenas na última década a atenção se voltou aos circRNA, graças ao avanço das tecnologias de bioinformática e de sequenciamento de RNA. Neste novo momento, centenas de circRNA foram identificados em células eucarióticas, incluindo fungos, plantas, protistas e animais.[48,49] Uma característica que chama a atenção é a especificidade quanto ao tipo celular ou tecidual, bem como em relação a determinado estágio de desenvolvimento ou conservação entre espécies.[47]

Hoje são descritas diversas funções para os circRNA, indo desde a regulação da expressão gênica à codificação da expressão proteica e competição com os mRNAs.[49] Os circRNA, por se apresentarem em fita simples, são capazes de interagir com outros RNA, especialmente os miRNA, atuando como uma esponja, removendo-os do meio e reduzindo a sua capacidade de atuar sobre os mRNA. Além disso, a sua biossíntese se faz em competição com o processamento de mRNA, podendo isso significar um outro nível regulatório da expressão gênica. Como os circRNA também são capazes de interagir com proteínas, a sua presença pode funcionar como um arcabouço para pequenas proteínas denominadas RBP (proteínas de ligação ao RNA), modulando a sua atividade e a sua distribuição. Além disso, os circRNA podem modular a transcrição, agindo sobre a RNA polimerase e sobre pequenas ribonucleoproteínas U1 presentes no núcleo (snRNP U1). Estes mecanismos de ação dos circRNA são resumidos na Figura 3.

Entre as funções reconhecidas para os circRNA, tem-se verificado uma relação importante com o desenvolvimento

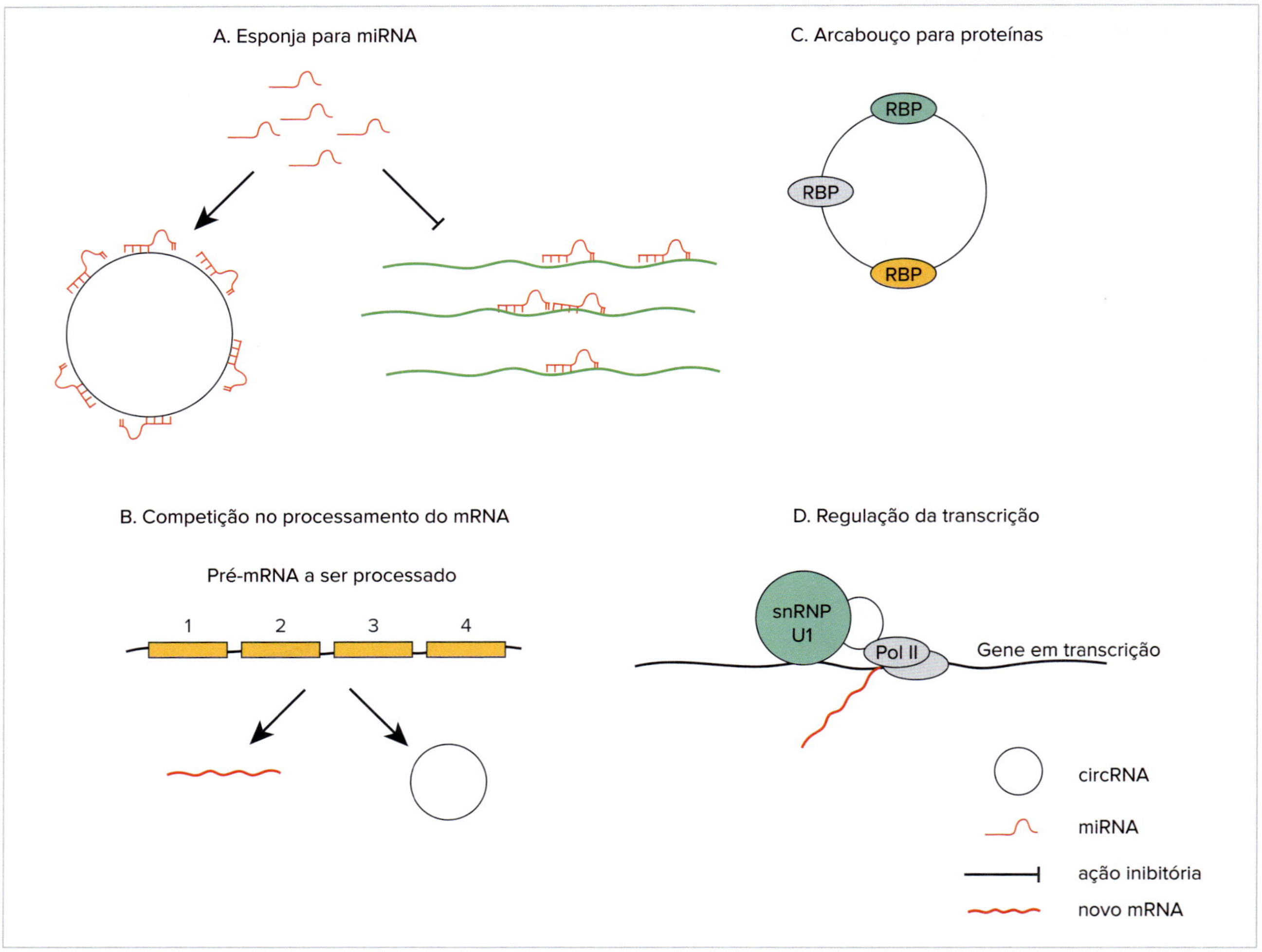

FIGURA 3

Representação dos mecanismos de ação dos ácidos ribonucleicos circulares (circRNA) sobre os demais RNA, modulando miRNA (A) ou a síntese de mRNA (B), servindo como estrutura para ajustar a disponibilidade de proteínas (C) ou mesmo regulando a transcrição de um gene (D). RBP: proteína associada a RNA; snRNP U1: pequena ribonucleoproteína U1 presente no núcleo; Pol II: RNA polimerase II.

Fonte: modificada de Aufiero et al., 2019.[49]

de doenças cardiovasculares. Embora as informações ainda sejam escassas, estudos recentes têm mostrado que os circRNA podem ser importantes alvos terapêuticos para o tratamento da aterosclerose e da insuficiência cardíaca. Wang et al.[45] mostraram que proteínas importantes para a regulação da angiogênese, como a fosfodiesterase 3B (PDE3B), e da regulação da resposta celular ao cálcio, como a aspartato beta-hidroxilase (ASPH), têm sua expressão modulada por circRNA. Apesar de ainda não se ter grande quantidade de informações, estes circRNA se apresentam como alvos terapêuticos promissores para o tratamento da placa aterosclerótica em diferentes fases de desenvolvimento.

Os circRNA também têm sido relacionados à insuficiência cardíaca, servindo como potenciais biomarcadores. Esta ideia se faz especialmente interessante, no momento em que os circRNA são resistentes à degradação, visto que não apresentam terminações expostas à ação das exorribonucleases (RNAses). Dessa forma, sua meia-vida no sangue ou vesículas extracelulares ultrapassa as 48 horas.[50] Um bom exemplo pode ser visto no circRNA denominado MICRA (circRNA associado ao infarto do miocárdio), que pode ser utilizado para predizer o remodelamento do ventrículo esquerdo após o infarto do miocárdio. Os valores de MICRA reduzidos no sangue de pacientes infartados são bons preditores de disfunção do ventrículo esquerdo após 3 a 4 meses.[51] Por outro lado, um outro circRNA denominado CDYL tem sido associado com a capacidade de regeneração tecidual após o infarto do miocárdio. Um estudo *in vivo* e *in vitro* com camundongos sugere que o aumento da expressão de circCDYL pode levar à regeneração de cardiomiócitos e a uma melhora na função cardíaca após o infarto.[52] Certamente, muitas informações vêm sendo agregadas ao conhecimento dos circRNAs e, possivelmente, os próximos anos permitirão saber o valor preditor e o potencial terapêutico destes RNA.

Considerações finais

O avanço das técnicas de biologia molecular permitiu elucidar diversos aspectos do genoma humano, auxiliando no desenvolvimento de diagnósticos, terapias e ações preventivas. Neste contexto, hoje se tem um conhecimento muito mais aprofundado sobre a informação genética de um indivíduo e se consegue comparar o estado doente do estado sadio. Além disso, hoje é possível realizar alterações no código genético de células a serem usadas para terapia celular ou mesmo alterar o código genético de células germinativas, produzindo animais geneticamente modificados e capazes de passar estas alterações a sua prole. Os métodos de análise de expressão gênica ou proteica permitem o estudo de grandes quantidades de genes ou proteínas em poucos ou muitos indivíduos, trazendo um volume considerável de informações sobre respostas a determinadas condições, sejam elas individuais (por exemplo, como a alteração de um gene pode levar ao desenvolvimento de hipertensão) ou populacionais (por exemplo, de que forma o polimorfismo de um gene influencia nos valores de pressão arterial ou na resposta a um fármaco). Contudo, os novos conhecimentos obtidos nos últimos anos, com os estudos epigenéticos, expõem um novo lado do conhecimento ainda a ser explorado. Talvez esta nova fase da biologia molecular seja muito benéfica na melhor compreensão das diferenças individuais ou populacionais a fármacos ou mudanças no estilo de vida. Esta individualização do tipo de resposta fisiológica ou patológica abre caminho à compreensão de conceitos de sistemas biológicos integrados e a terapias personalizadas no futuro.

DESTAQUES DE INOVAÇÃO

- O uso de tecnologias e métodos de biologia molecular mais modernos levou ao entendimento de que, virtualmente, todos os distúrbios e as doenças humanas podem ter um componente hereditário.
- A identificação de novos genes possivelmente envolvidos nas doenças cardiovasculares cria oportunidades não apenas para o diagnóstico e o tratamento, mas também para a prevenção.
- O uso de ferramentas de biologia molecular possibilitou a caracterização de mutações genéticas responsáveis por algumas doenças cardíacas e abrem perspectivas para tratamentos individualizados.
- A descoberta de mecanismos de regulação da expressão gênica diversos dos reconhecidos classicamente, como a regulação epigenética e os circ-RNA, permitem melhor compreender as diferentes respostas individuais a um fármaco ou variações nas características de uma doença em uma população.

Referências bibliográficas

1. Roberts R, Gollob M. Molecular cardiology and genetics in the 21st century – A primer. Curr Probl Cardiol. 2006;31:637-701.
2. Pasipoularides A. Implementing genome-driven personalized cardiology in clinical practice. J Mol Cell Cardiol. 2018;115:142-57.
3. Jain KK. Personalized management of cardiovascular disorders. Med Princ Pract. 2017;26:399-414.
4. Pasipoularides A. Genomic translational research: paving the way to individualized cardiac functional analyses and personalized cardiology. Int J Cardiol. 2017;230:384-401.
5. Sun Z. Overview of recent advances in molecular cardiology. Can J Cardiol. 2006;22(3):235-40.
6. Corella D, Ordovas JM. Basic concepts in molecular biology related to genetics and epigenetics. Rev Esp Cardiol (Engl Ed). 2017;70(9):744-53.
7. Sun Z, Cade R, Zhang Z, Alouidor J, Van H. Angiotensinogen gene knockout delays and attenuates cold-induced hypertension. Hypertension. 2003;41:322-7.
8. Choy L, Yeo JM, Tse V, Chan SP, Tse G. Cardiac disease and arrhythmogenesis: mechanistic insights from mouse models. Int J Cardiol Heart Vasc. 2016;12:1-10.
9. Hamawaki M, Coffman TM, Lashus A, Koide M, Zile MR, Oliverio MI, et al. Pressure-overload hypertrophy is unabated in mice devoid of AT1A receptor. Am J Physiol. 1998;274(3 Pt 2):H868-73.
10. Sun Z, Wang X, Wood CE, Cade JR. Genetic AT1A receptor deficiency attenuates cold-induced hypertension. Am J Physiol Regul Integr Comp Physiol. 2005;288:R433-9.
11. Ohtani S, Fujiwara H, Hasegawa K, Doyama K, Inada T, Tanaka M, et al. Up-regulated expression of angiotensin II type 1 receptor gene in human pathologic hearts. J Card Fail. 1997;3(4):303-10.
12. Chen J, Goodchild TT, Brott BC, Li J, King SB 3rd, Chronos N, et al. Microarray applications in occlusive vascular disease. Cardiovasc Hematol Agents Med Chem. 2011;9(2):84-94.
13. Grant SF, Hakonarson H. Microarray technology and applications in the arena of genome-wide association. Clin Chem. 2008;54:1116-24.
14. King JY, Ferrara R, Tabibiazar R, Spin JM, Chen MM, Kuchinsky A, et al. Pathway analysis of coronary atherosclerosis. Physiol Genomics. 2005;23(1):103-18.
15. Liu L, Liu Y, Liu C, Zhang Z, Du Y, Zhao H. Analysis of gene expression profile identifies potential biomarkers for atherosclerosis. Mol Med Rep. 2016;14(4):3052-8.
16. Krege JH, John SW, Langenbach LL, Hodgin JB, Hagaman JR, Bachman ES, et al. Male-female differences in fertility and blood pressure in ACE-deficient mice. Nature. 1995;375(6527):146-8.
17. Krege JH, Kim HS, Moyer JS, Jennette JC, Peng L, Hiller SK, et al. Angiotensin-converting enzyme gene mutations, blood pressures, and cardiovascular homeostasis. Hypertension. 1997;29(1 Pt 2):150-7.
18. Pereira AC, Mota GA, Benseñor I, Lotufo PA, Krieger JE. Effect of race, genetic population structure, and genetic models in two-locus association studies: clustering of functional renin-angiotensin system gene variants in hypertension association studies. Braz J Med Biol Res. 2001;34(11):1421-8.
19. Evangelista FS, Krieger JE. Small gene effect and exercise training-induced cardiac hypertrophy in mice: an Ace gene dosage study. Physiol Genomics. 2006;27(3):231-6.
20. Silva GJ, Moreira ED, Pereira AC, Mill JG, Krieger EM, Krieger JE. ACE gene dosage modulates pressure-induced cardiac hypertrophy in mice and men. Physiol Genomics. 2006;27(3):237-44.
21. Ceroni A, Moreira ED, Mostarda CT, Silva GJ, Krieger EM, Irigoyen MC. Ace gene dosage influences the development of renovascular hypertension. Clin Exp Pharmacol Physiol. 2010;37(4):490-5.
22. Lacchini S, Heimann AS, Evangelista FS, Cardoso L, Silva GJ, Krieger JE. Cuff-induced vascular intima thickening is influenced by titration of the Ace gene in mice. Physiol Genomics. 2009;37(3):225-30.
23. Kessler SP, Hashimoto S, Senanayake PS, Gaughan C, Sen GC, Schnermann J. Nephron function in transgenic mice with selective vascular or tubular expression of Angiotensin-converting enzyme. J Am Soc Nephrol. 2005;16(12):3535-42.

24. Shen XZ, Xiao HD, Li P, Billet S, Lin CX, Fuchs S, et al. Tissue specific expression of angiotensin converting enzyme: a new way to study an old friend. Int Immunopharmacol. 2008;8(2):171-6.
25. Atasheva S, Shayakhmetov DM. Adenovirus sensing by the immune system. Curr Opin Virol. 2016;21:109-13.
26. Kohn DB. Gene therapy for blood diseases. Curr Opin Biotechnol. 2018;60:39-45.
27. Broughton KM, Wang BJ, Firouzi F, Khalafalla F, Dimmeler S, Fernandez-Aviles F, et al. Mechanisms of cardiac repair and regeneration. Circ Res. 2018;122(8):1151-63.
28. Braga LM, Rosa K, Rodrigues B, Malfitano C, Camassola M, Chagastelles P, et al. Systemic delivery of adult stem cells improves cardiac function in spontaneously hypertensive rats. Clin Exp Pharmacol Physiol. 2008;35(2):113-9.
29. Nakamuta JS, Danoviz ME, Marques FL, dos Santos L, Becker C, Gonçalves GA, et al. Cell therapy attenuates cardiac dysfunction post myocardial infarction: effect of timing, routes of injection and a fibrin scaffold. PLoS One. 2009;4(6):e6005.
30. de Macedo Braga LM, Lacchini S, Schaan BD, Rodrigues B, Rosa K, De Angelis K, et al. In situ delivery of bone marrow cells and mesenchymal stem cells improves cardiovascular function in hypertensive rats submitted to myocardial infarction. J Biomed Sci. 2008;15(3):365-74.
31. Danoviz ME, Nakamuta JS, Marques FL, dos Santos L, Alvarenga EC, dos Santos AA, et al. Rat adipose tissue-derived stem cells transplantation attenuates cardiac dysfunction post infarction and biopolymers enhance cell retention. PLoS One. 2010;5(8):e12077.
32. Gowdak LH, Schettert IT, Baptista E, Lopes NL, Rochitte CE, Vieira ML, et al. Intramyocardial injection of autologous bone marrow cells as an adjunctive therapy to incomplete myocardial revascularization--safety issues. Clinics (Sao Paulo). 2008;63(2):207-14.
33. Gowdak LH, Schettert IT, Rochitte CE, Lisboa LA, Dallan LA, César LA, et al. Early increase in myocardial perfusion after stem cell therapy in patients undergoing incomplete coronary artery bypass surgery. J Cardiovasc Transl Res. 2011;4(1):106-13.
34. Xia H, Mao Q, Paulson H, Davidson BL. siRNA-mediated gene silencing in vitro and in vivo. Nat Biotechnol 2002;20:1006-10.
35. Khalil CA. The emerging role of epigenetics in cardiovascular disease. Ther Adv Chronic Dis. 2014;5(4):178-87.
36. Kelsey G, Feil R. New insights into establishment and maintenance of DNA methylation imprints in mammals. Philos Trans R Soc Lond B Biol Sci. 2013;368(1609):20110336.
37. Wilson A. Epigenetic regulation of gene expression in the inflammatory response and relevance to common diseases. J Periodontol. 2008;79:1514-9.
38. Davis FM, Gallagher K. Epigenetic mechanisms in monocytes/macrophages regulate inflammation in cardiometabolic and vascular disease. Arterioscler Thromb Vasc Biol. 2019;39(4):623-34.
39. Yan ZQ, Yao QP, Zhang ML, Qi YX, Guo ZY, Shen BR, et al. Histone deacetylases modulate vascular smooth muscle cell migration induced by cyclic mechanical strain. J Biomech. 2009;42(7):945-8.
40. Habibian J, Ferguson BS. The crosstalk between acetylation and phosphorylation: emerging new roles for HDAC inhibitors in the heart. Int J Mol Sci. 2018;20(1):pii: E102.
41. Schiattarella GG, Sannino A, Toscano E, Cattaneo F, Trimarco B, Esposito G, et al. Cardiovascular effects of histone deacetylase inhibitors epigenetic therapies: Systematic review of 62 studies and new hypotheses for future research. Int J Cardiol. 2016;219:396-403.
42. Viereck J, Thum T. Circulating noncoding RNAs as biomarkers of cardiovascular disease and injury. Circ Res. 2017;120:381-99.
43. Vacchi-Suzzi C, Hahne F, Scheubel P, Marcellin M, Dubost V, Westphal M, et al. Heart structure-specific transcriptomic atlas reveals conserved microRNA-mRNA interactions. PLoS One. 2013;8(1):e52442.
44. Li M, Duan M, Li Y, Liu B. Long noncoding RNA/circular noncoding RNA: miRNA-mRNA axes in cardiovascular diseases. Life Sciences. 2019;233:116440.
45. Wang L, Zheng Z, Feng X, Zang X, Ding W, Wu F, Zhao Q. circRNA/lncRNA-miRNA-mRNA network in oxidized, low-density, lipoprotein-induced foam cells. DNA and Cell Biology. 2019;38(12):1499-511.
46. Sanger HL, Klotz G, Riesner D, Gross HJ, Kleinschmidt AK. Viroids are single-stranded covalently closed circular RNA molecules existing as highly base-paired rod-like structures. Proc Natl Acad Sci USA. 1976;73:3852-6.
47. Huang A, Zheng H, Wu Z, Chen M, Huang Y. Circular RNA-protein interactions: functions, mechanisms, and identification. Theranostics. 2020;10(8):3503-17.
48. Salzman J, Gawad C, Wang PL, Lacayo N, Brown PO. Circular RNAs are the predominant transcript isoform from hundreds of human genes in diverse cell types. PloS One. 2012;7:e30733.
49. Aufiero S, Reckman YJ, Pinto YM, Creemers EE. Circular RNAs open a new chapter in cardiovascular biology. Nature Reviews Cardiology. 2019;16:503-14.
50. Devaux Y, Creemers EE, Boon RA, Werfel S, Thum T, Engelhardt S, Dimmeler S, Squire I, on behalf of the Cardiolinc network. Circular RNAs in heart failure. Eur J Heart Fail. 2017;19:701-9.
51. Vausort M, Salgado-Somoza A, Zhang L, Leszek P, Scholz M, Teren A, et al. Myocardial Infarction-Associated Circular RNA Predicting Left Ventricular Dysfunction. J Am Coll Cardiol. 2016;68(11):1247-8.
52. Zhang M, Wang Z, Cheng Q, Wang Z, Lv X, Wang Z, et al. Circular RNA (circRNA) CDYL induces myocardial regeneration by ceRNA after myocardial infarction. Med Sci Monit. 2020;26:e923188-1-e923188-8.

Capítulo 2

Síndromes genéticas e cardiopatias

Débora Romeo Bertola
Rachel Sayuri Honjo Kawahira
Lilian Maria José Albano
Chong Ae Kim

PONTOS-CHAVE

- Em uma síndrome genética, as múltiplas malformações estão patogeneticamente relacionadas ou apresentam uma etiologia genética definida.
- Doenças de etiologia complexa constituem um conjunto de doenças em que fatores ambientais interagem com fatores genéticos para o desenvolvimento do fenótipo.
- As anomalias cromossômicas dividem-se em numéricas e estruturais. As numéricas ocorrem por alteração no número dos cromossomos autossômicos ou sexuais e as estruturais resultam de uma quebra seguida de uma reconstituição em uma combinação alterada.
- Doenças monogênicas decorrem de alteração em um gene, podendo ser autossômicas, ligadas ao X ou ligadas ao Y.
- O aperfeiçoamento das técnicas citogenéticas moleculares e de genética molecular permitiu a identificação de outros mecanismos etiopatogênicos das doenças genéticas, além das anomalias cromossômicas, das doenças monogênicas ou mendelianas e das doenças de etiologia complexa ou multifatoriais, reconhecendo-se, a partir da aplicação dessas modernas técnicas, formas de heranças não clássicas, como microdeleções e microduplicações, mosaicismo, dissomia uniparental, "*imprinting*" e mitocondrial, entre outras; e a identificação de diversos genes a partir do sequenciamento de nova geração.
- A inclusão de um capítulo contendo as síndromes genéticas que cursam com cardiopatia tem como escopo fundamental a capacitação dos especialistas no trato dessas doenças relativamente comuns na prática clínica, para a suspeita de um diagnóstico sindrômico e um manejo mais adequado dessas doenças.
- Os avanços tecnológicos da genética nas últimas décadas permitiram que mecanismos etiopatogênicos de determinadas síndromes, antes pouco evidentes ou mesmo desconhecidos, fossem elucidados, contribuindo sobremaneira para a prevenção, diagnóstico e tratamento de determinados distúrbios genéticos.
- Além disso, a disponibilidade de testes específicos para algumas doenças genéticas propicia um aconselhamento genético mais adequado, na medida em que o geneticista, em conjunto com a equipe multidisciplinar destinada a cuidar desses indivíduos, pode dispor dessas ferramentas para melhor delinear os riscos de recorrência para uma eventual futura prole.

Introdução

A genética médica adquiriu grande notoriedade nos últimos tempos, especialmente após o desenvolvimento do Projeto Genoma Humano, cujo objetivo era decifrar o código genético humano. A partir desse estudo, ficou estabelecido que o número de genes em cada célula do nosso organismo é de aproximadamente 20 mil. Na busca incansável pelo conhecimento dos genes responsáveis por doenças genéticas, boa parte deles já pôde ser identificada.

Os genes, como sequências de DNA, localizam-se ao longo dos cromossomos, nos núcleos das células. O ser humano possui 46 cromossomos, sendo 22 pares de cromossomos não sexuais, denominados autossomos, e um par de cromossomos sexuais (XX na mulher e XY no homem). O local do gene, no cromossomo, denomina-se *loco* e as formas alternativas do gene nesse *loco* recebem o nome de alelos.[1]

As anomalias congênitas únicas subdividem-se em malformações, deformidades, disrupções e displasias; e as múltiplas, em síndromes, sequências e associações.

Nas malformações há um erro morfogenético primário resultando em uma anormalidade intrínseca que pode variar de leve a letal, dependendo do comprometimento orgânico resultante. Por outro lado, as deformidades resultam de um fator extrínseco e não intrínseco, como nas malformações, que compromete estruturas embriologicamente bem desenvolvidas. A insuficiência vascular, trauma ou teratógenos levam às disrupções.

Malformações maiores associadas ou não a defeitos menores constituem as anomalias múltiplas. Em uma síndrome, as múltiplas malformações estão patogeneticamente relacionadas ou apresentam uma etiologia genética definida, diferentemente do que ocorre na associação, em que essa identificação não é possível.

A sequência de Pierre-Robin ilustra seu mecanismo etiopatogênico. Há um evento inicial causal: a hipoplasia mandibular dificulta a migração dos processos palatinos laterais pela interposição da língua, que impede esse processo migratório e resulta na formação de uma fissura palatina e glossoptose. É importante salientar que as sequências podem ocorrer de forma isolada ou não. Na segunda eventualidade, ela pode fazer parte de uma síndrome. Assim, a sequência de Pierre-Robin de forma isolada ocorre em apenas 17% dos casos, merecendo destaque as seguintes síndromes na forma não isolada ou sindrômica: a síndrome de Stickler, presente em 34% dos casos sindrômicos, a síndrome velocardiofacial, em 11% a 15% e a síndrome alcoólica fetal, em 10%.[2]

Nas associações, as diversas malformações ocorrem simultaneamente com uma frequência maior do que a esperada pelo acaso. Como exemplos, temos a associação VATER (V = anomalia vertebral, A = atresia anal, T = fístula traqueoesofágica, E = atresia de esôfago e R = anomalia renal e/ou defeitos radiais). Esse acrônimo foi expandido pela presença de dois outros achados frequentes: cardiopatia e anomalias do eixo radial (VACTERL). As alterações cardíacas são as mais comuns e podem ser de qualquer natureza e gravidade.

Algumas vezes, a separação entre síndrome, associação e sequência não é nítida. Essa dificuldade ficou claramente visível no histórico da associação CHARGE, acrônimo para **C**oloboma ocular, ***H**eart defects* - defeitos cardíacos -, **A**tresia de coana, **R**etardo de crescimento e/ou desenvolvimento, anomalias **G**eniturinárias e ***E**ar abnormalities* - anomalias de orelha. Posteriormente essa associação foi reconhecida como síndrome, decorrente de variantes em heterozigose no gene *CHD7*. Embora haja uma ampla variedade de anomalias cardíacas encontradas nos pacientes com a síndrome CHARGE, defeitos conotruncais, particularmente a tetralogia de Fallot, são recorrentes.[3,4] Convém ainda ressaltar que, antes de se formular um diagnóstico definitivo de associação, é necessário proceder a uma investigação cuidadosa, uma vez que esse diagnóstico deve ser de exclusão.

As doenças genéticas de herança clássica dividem-se em três grandes grupos principais, quanto à sua etiologia:

1. Doenças de etiologia complexa (multifatoriais).
2. Anomalias cromossômicas.
3. Doenças monogênicas (mendelianas).

As diferentes cardiopatias distribuem-se nos três grupos clássicos descritos. A maioria dos defeitos cardíacos congênitos apresenta uma herança multifatorial (80%); 2% devem-se a fatores ambientais; 10%, a anomalias cromossômicas, incluindo as microdeleções do cromossomo 22q11, responsáveis por 5% das doenças cardíacas congênitas; e 3%, a doenças monogênicas.[5]

Doenças de etiologia complexa

Constituem um conjunto de doenças em que fatores ambientais interagem com fatores genéticos para o desenvolvimento do fenótipo.

A maioria das doenças cardiovasculares do adulto, incluindo hipertensão arterial sistêmica e aterosclerose, assim como diabete melito e obesidade, apresenta esse padrão de herança. As anomalias congênitas do coração e dos grandes vasos são as mais frequentes entre as malformações congênitas graves e apresentam alta mortalidade no primeiro ano de vida. Vários estudos, realizados em populações específicas, têm mostrado uma incidência entre 2 a 10 por 1.000 nascidos vivos.[6]

A maior parte dos defeitos cardíacos congênitos isolados apresenta uma etiologia complexa ou multifatorial. Nesse grupo de doenças, o risco de recorrência depende do sexo do afetado, da gravidade do defeito, do número de afetados na família, do grau de parentesco com o afetado e da presença ou não de consanguinidade na família. O risco de recorrência nem sempre representa um resultado fidedigno e baseia-se em estudos populacionais (risco empírico) de onde se extrai a probabilidade de acometimento para o caso concreto.[1,7]

Anomalias cromossômicas

Ocorrem em 1:160 nativivos e dividem-se em numéricas e estruturais. As anomalias cromossômicas numéricas são as mais comuns (60%) e podem ocorrer por alteração nos cromossomos autossomos (por exemplo: trissomia 21, 18 e 13) ou nos sexuais (monossomia do cromossomo X). As anomalias estruturais resultam de uma quebra seguida de uma reconstituição em uma combinação alterada. Elas são menos comuns (40%) que as anomalias numéricas, ocorrendo em 1:375 nascimentos. Os rearranjos podem ser equilibrados (complemento normal da informação genética) ou não equilibrados (perda e/ou excesso de material genético).

O diagnóstico das anomalias cromossômicas é feito pelo exame do cariótipo com bandas, procedido, em geral, em cultura de células do sangue periférico. A técnica de bandamento mais comum utiliza a coloração por Giemsa (banda G).[8]

Recentemente, têm sido utilizadas técnicas para identificar rearranjos cromossômicos menores, não visualizados pelo cariótipo, como hibridação *in situ* por fluorescência (FISH), *multiplex ligation probe-dependent amplification* (*MLPA*) e *arrays* genômicos (CGH ou SNP *array*). Assim, a constatação de uma etiologia cromossômica em pacientes com dismorfismos fenotípicos evidentes e cariótipo normal tem sido possível, na atualidade, a partir dessas novas aquisições metodológicas.[1]

Diversas anomalias cromossômicas cursam com defeitos cardíacos e as mais frequentes serão discutidas a seguir.

Trissomias

Trissomia do cromossomo 21 ou síndrome de Down

Com frequência estimada em um a cada 800 nascimentos, a síndrome de Down é considerada a anomalia cromossômica mais comum entre os nativivos e a mais frequentemente associada a defeitos cardíacos. Caracteriza-se por atraso do desenvolvimento neuropsicomotor (DNPM) e deficiência intelectual, em geral, moderada, braquicefalia, fácies com inclinação superior das fendas palpebrais, pregas epicânticas, ponte nasal deprimida, língua protrusa, orelhas pequenas, excesso de pele na nuca, displasia do quadril, prega palmar única, aumento da distância entre o hálux e os demais artelhos (Figura 1).[8,9]

Os defeitos cardíacos ocorrem em quase 50% das crianças afetadas, contribuindo como a principal causa de mortalidade. Os mais frequentes são: defeito de septo atrioventricular - DSAV (30% a 49%); comunicação interventricular - CIV (33%); comunicação interatrial - CIA (10%); tetralogia de Fallot (6%).[10,11]

A expectativa de vida das pessoas com síndrome de Down aumentou nas últimas décadas para 60 anos. O risco de mortalidade durante a lactância é maior em decorrência da presença de defeitos cardíacos, leucemia e doenças respiratórias. Assim, a sobrevivência até um ano de idade para afetados com defeitos cardíacos é de 76,3%; até cinco anos, de 61,8%; até dez anos, de 57,1%; até vinte anos, de 53,1%; e até trinta anos, de 49,9%. Entretanto, para aqueles sem defeitos cardíacos, essas cifras são, respectivamente para as mesmas idades, de 90,7%; 87,2%; 81,9% e 79,2%.[11]

A correção cirúrgica das cardiopatias graves nesses pacientes é um fator importante para uma maior sobrevida e melhor qualidade de vida. Nos indivíduos adultos, embora a maioria com cardiopatia evolua bem, alguns podem requerem reabordagem cirúrgica. Além disso, comorbidades, como hipertensão pulmonar e arritmias, além da presença de prolapso da valva mitral e regurgitação aórtica, podem ser observadas. Outros fatores que contribuem para a morbidade e mortalidade incluem a doença de Alzheimer e alterações do sistema imunológico.[10,11]

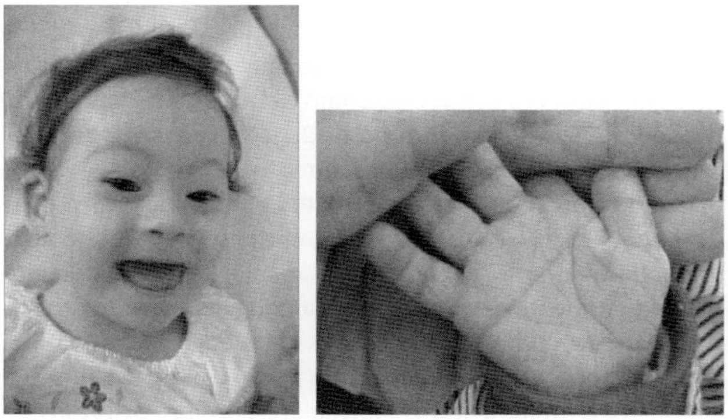

FIGURA 1
Síndrome de Down.

Trissomia do cromossomo 18 ou síndrome de Edwards

Na síndrome de Edwards, cuja frequência estimada é de 1:6.000 nascimentos, observam-se as seguintes características: baixo peso ao nascimento, sucção débil, hipotonia seguida de hipertonia, retardo de crescimento e do desenvolvimento acentuados, occipício proeminente, orelhas displásicas e de implantação baixa, esterno curto, mãos fechadas com sobreposição dos dedos, pés em cadeira de balanço e háluces dorsifletidos (Figura 2). As anomalias cardíacas ocorrem em mais de 80% dos afetados, sendo a CIV perimembranosa, a CIA, o defeito do septo atrioventricular e a coarctação da aorta, as mais frequentes. Anomalias cardíacas complexas estão presentes em 10% dos casos.[8,12,13]

O prognóstico é bastante reservado pela presença de diversas malformações associadas (mais de 150 anomalias já foram descritas): 50% dos afetados morrem na primeira semana de vida e grande parte dos restantes, nos doze meses seguintes de vida. Somente 5% a 10% sobrevivem além do primeiro ano de vida e, em geral, apresentam deficiência in-

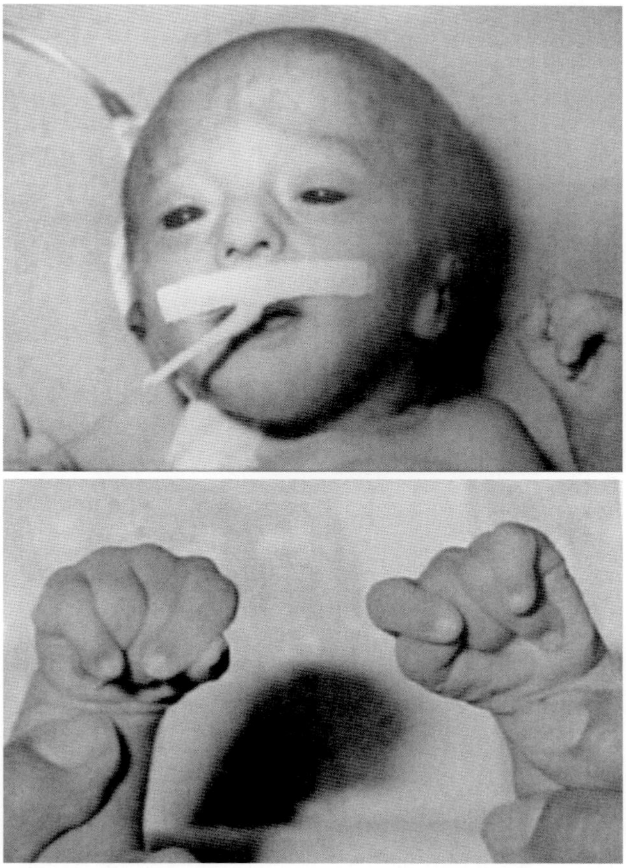

FIGURA 2
Síndrome de Edwards.

telectual grave. Entretanto, alguns afetados com sobrevida prolongada são capazes de interagir com seus familiares mostrando melhor desenvolvimento neuropsicomotor comparados aos demais. Dessa forma, o manejo clínico-cirúrgico tem sido objeto de calorosas discussões, e medidas para prolongar a vida dos pacientes, antes desaconselhadas, atualmente são tomadas em consonância com a vontade dos familiares.[12]

Trissomia do cromossomo 13 ou síndrome de Patau

A tríade característica – microftalmia, fenda labial/palatina e polidactilia – encontra-se presente em 70% dos pacientes com a síndrome de Patau, cuja frequência é estimada em um a cada 12 mil nascimentos (Figura 3). Outros achados são comumente observados, como presença de baixo peso ao nascimento, retardo de crescimento e do desenvolvimento e aplasia *cutis* na região parieto-occipital. Diversos outros órgãos e sistemas também são acometidos, como o sistema nervoso central (microcefalia, holoprosencefalia, alterações cerebelares, agenesia do corpo caloso e hidrocefalia), sistema digestivo (má-rotação intestinal, anomalias do baço, displasia do pâncreas e divertículo de Meckel) e sistema urogenital (rins policísticos, duplicação da pelve renal ou ureter, hidronefrose, hidroureter, disgenesia ovariana, criptorquia). As malformações cardíacas ocorrem em aproximadamente 60% dos casos, e as mais frequentes são constituídas por defeitos septais (CIV, especialmente infundibular, e CIA) e a tetralogia de Fallot.

Assim como na trissomia 18, os pacientes afetados pela trissomia do cromossomo 13 também apresentam um prognóstico reservado, com sobrevida diminuída, e apenas 12% dos pacientes sobrevive até um ano de idade.[8,13]

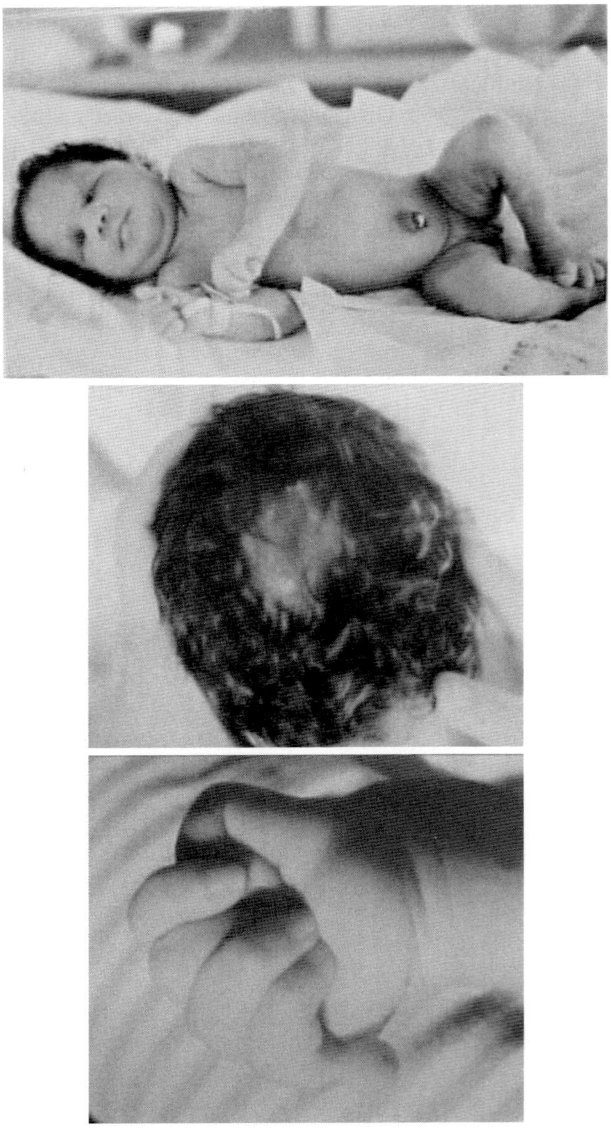

FIGURA 3
Síndrome de Patau.

Risco de recorrência nas trissomias

O risco de aparecimento da síndrome de Down está diretamente relacionado à idade materna avançada. A trissomia livre do cromossomo 21 ocorre em torno de 95% dos casos, com risco de recorrência para uma futura prole do casal de 1% em mulheres jovens. Esse mesmo mecanismo, ou seja, não disjunção na divisão celular na formação dos gametas (trissomia livre), é observado em 80% dos afetados por trissomia do cromossomo 13 ou do 18.

Nos casos mais raros, em que se detecta uma translocação, o estudo cromossômico dos pais é indicado, uma vez que o risco de recorrência aumenta na translocação herdada, podendo chegar até 100%, como no caso dos portadores da translocação 21/21.

A presença em um indivíduo ou tecido de uma linhagem celular normal e uma linhagem celular com trissomia, provenientes de um mesmo zigoto, configura um mosaicismo. Nessa eventualidade, o quadro clínico pode ter uma expressão parcial do fenótipo, com risco de recorrência desprezível.[1]

Monossomias

Monossomia parcial do braço curto do cromossomo 4 ou síndrome Wolf-Hirschhorn

A deleção da porção distal do braço curto do cromossomo 4 (4p16.3), também conhecida como del 4p ou 4p^{-}, exibe uma predileção pelo sexo feminino de 2:1 e uma frequência estimada de um a cada 50 mil nascimentos. Caracteriza-se por déficit de crescimento pré e pós-natal, microcefalia, atraso do desenvolvimento neuropsicomotor, deficiência intelectual grave, hipotonia, crises convulsivas, dismorfismos faciais (glabela proeminente e hipertelorismo ocular, lembrando um capacete grego, estrabismo, epicanto, filtro curto, fenda palatina e/ou labial, rima bucal voltada para baixo, micrognatia, apêndices e/ou fossetas pré-auriculares, orelhas displásicas), prega palmar única, criptorquia, hipospádia, fosseta sacral, pés tortos e unhas hiperconvexas (Figura 4).[8]

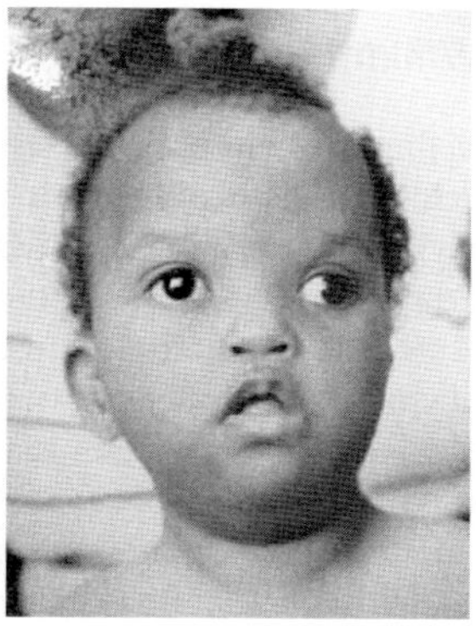

FIGURA 4
Deleção 4p.

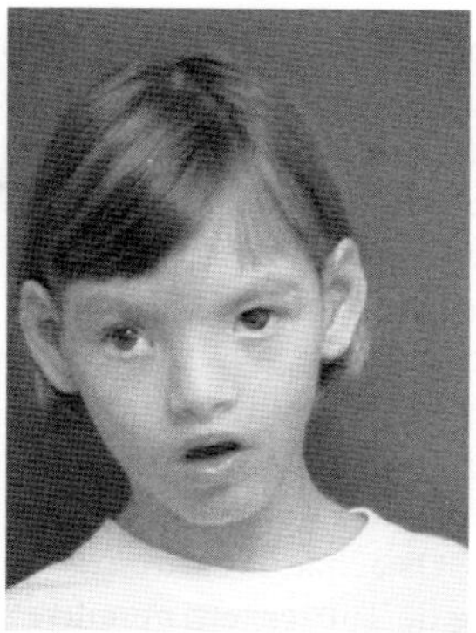

FIGURA 5
Síndrome de *cri-du-chat* (5p$^-$).

Os defeitos cardíacos estão presentes em 50% dos afetados, principalmente os septais (CIA/CIV), a estenose pulmonar, persistência do ducto arterioso, associado com insuficiência aórtica. [14]

Na maioria dos casos, a deleção envolve de um terço a dois terços do braço curto do cromossomo 4, mas a região crítica determinante do fenótipo é a 4p16.3. Em alguns casos, a deleção é submicroscópica e o estudo cromossômico com banda G normal. Nessa situação, a deleção pode ser detectada pelas técnicas de *FISH*, *MLPA* ou *array* genômico. A maioria dos indivíduos apresenta apenas a deleção terminal em 4p, mas em uma porcentagem considerável, um rearranjo cromossômico mais complexo pode ser identificado, normalmente requerendo o emprego de técnicas clássicas e de citogenômica.

A detecção da deleção 4p requer o estudo cromossômico dos pais, uma vez que, em cerca de 15% dos casos, um dos progenitores apresenta uma translocação equilibrada, aumentando o risco de recorrência para uma futura prole do casal.[8,14]

Monossomia parcial do braço curto do cromossomo 5 ou síndrome do *cri-du-chat*

A frequência estimada da deleção 5p ou 5p$^-$ varia de um a cada 15.000, a um a cada 50 mil nascimentos. Caracteriza-se por um choro fraco e agudo, semelhante a um miado de gato, de onde decorre a denominação de "síndrome do miado de gato". Há retardo de crescimento e do desenvolvimento importantes, apresentando ainda microcefalia, fácies redonda com hipertelorismo ocular, inclinação inferolateral das fendas palpebrais, epicanto, orelhas rodadas posteriormente, apêndices pré-auriculares, ponte nasal alargada, micrognatia e má oclusão dentária. Anomalias esqueléticas e gastrintestinais e lesões lábio-palatais também podem ser observadas (Figura 5). Defeitos cardíacos diversos estão presentes em 30% a 50% dos casos.[8,15]

A deleção parcial do braço curto do cromossomo 5 pode ser terminal ou intersticial, envolvendo a região 5p15.2-p15.3. À semelhança da deleção do 4p$^-$, essa deleção ocorre "*de novo*" em 85% dos casos.[15]

No Brasil, dispomos de uma entidade multidisciplinar sem fins lucrativos – Núcleo de Aconselhamento e Pesquisa Cri du Chat – criada por iniciativa de um grupo de pais, com o objetivo de apoiar e orientar os portadores da síndrome de *cri du chat* e seus respectivos familiares (<http://www.portalcriduchat.com.br>).

Síndrome de Turner

A síndrome de Turner, também conhecida como síndrome de Ullrich-Turner ou de Bonnevie-Ullrich-Turner, ou ainda monossomia do cromossomo X, decorre da deficiência parcial ou completa do cromossomo X em um fenótipo feminino. A incidência é estimada em 1:5.000 meninas. Caracteriza-se por baixa estatura, orelhas proeminentes, prega epicântica, palato alto e estreito, implantação baixa de cabelos na nuca, pescoço curto e alado, tórax largo com mamilos afastados e hipoplásicos, cúbito valgo, quartos metacarpos e/ou metatarsos curtos (braquidactilia tipo E), unhas hipoplásicas e/ou hiperconvexas, linfedema transitório de mãos e de pés, nevos pigmentados em número excessivo e disgenesia gonadal (Figura 6). As anomalias renais estruturais ocorrem com certa frequência, observando-se rins em ferradura nos cariótipos 45,X, em 45% a 60% dos casos.[8]

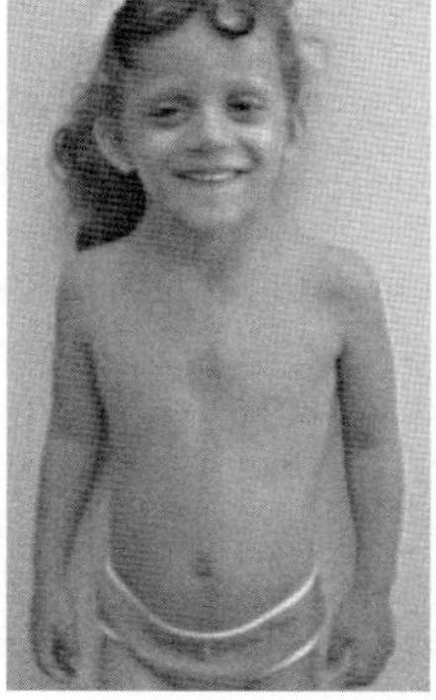

FIGURA 6
Síndrome de Turner.

Aproximadamente 99% dos embriões e fetos acometidos têm morte intrauterina, contrastando com a relativa benignidade da evolução das afetadas que sobrevivem, com provável mosaicismo para a linhagem monossômica nestas.

Entre os defeitos cardiovasculares, a presença de uma anomalia cardíaca estrutural é observada em 56% dos casos, com destaque para a valva aórtica bicúspide (39%) e a coarctação da aorta (21%). Estudos avaliando o diâmetro da aorta ascendente detectaram uma dilatação em 1/3 dos casos, sendo que a grande maioria apresentava uma valva aórtica bicúspide. Os achados cardíacos congênitos e adquiridos na síndrome de Turner tem gerado uma atenção maior dos especialistas, uma vez que podem comprometer a sobrevida destas pacientes. Desta forma, recomendações foram estabelecidas para a realização de ecocardiograma ou ressonância magnética do coração em todas as pacientes no momento do diagnóstico e posteriormente em períodos específicos, na ausência de anomalias cardíacas no exame realizado inicialmente.[16,17]

A síndrome deve ser suspeitada em toda menina com baixa estatura e/ou amenorréia primária. Embora a monossomia do cromossomo X seja a alteração cromossômica mais frequente na síndrome de Turner, deleções do braço curto, assim como alterações estruturais, entre elas o isocromossomo do braço longo do cromossomo X, podem ocorrer. Além disso, vários tipos de mosaicismo também são observados.[8]

A administração de hormônio de crescimento exógeno tem sido utilizada rotineiramente em alguns centros, embora não haja evidências de deficiência desse hormônio na síndrome. A terapia de reposição hormonal também é preconizada, uma vez que apenas 10% das meninas com cariótipo 45,X entrarão em puberdade de forma espontânea.[17]

Síndromes de microdeleções/microduplicações

Algumas síndromes genéticas estão associadas a deleções ou duplicações muito pequenas, menores que 5 a 10 milhões de pares de bases (Mb), não detectáveis pelo estudo cromossômico tradicional com bandas. O fenótipo dessas síndromes de microdeleções pode ser atribuído à haploinsuficiência de múltiplos genes contíguos presentes na região deletada.

O diagnóstico dessas doenças requer o emprego de técnicas de citogenética molecular, como o *FISH*, *MLPA* ou *array* genômico.[1]

Nas últimas décadas, o *array* genômico tem sido uma técnica cada vez mais utilizada para identificar alterações não equilibradas, com um positividade superior ao cariótipo convencional, 20 a 30% contra 6%, respectivamente. Está indicado na investigação de crianças que apresentam uma causa não identificada de atraso do desenvolvimento neuropsicomotor/deficiência intelectual, transtorno do espectro autista ou malformações congênitas múltiplas.[18] No caso de uma hipótese clínica específica, testes genômicos mais restritos a uma área cromossômica específica podem ser empregados, como o *FISH* ou *MLPA*.

A seguir, são descritas as principais síndromes de microdeleções.

Síndrome de Williams-Beuren

A síndrome de Williams-Beuren é uma síndrome de genes contíguos, com incidência estimada entre 1:10.000 e 1:20.000 crianças nascidas vivas. Descrita por Williams e um grupo de colaboradores da Nova Zelândia, em 1961, e por Beuren e sua equipe em 1962, na Alemanha, tem como principais achados clínicos: dismorfismos faciais (intumescência periorbitária, aspecto estrelado da íris, ponte nasal deprimida, narinas antevertidas, filtro longo e lábios grossos), cardiopatia congênita, atraso do desenvolvimento neuropsicomotor, personalidade alegre e amigável, deficiência intelectual leve a moderada, hiperacusia, déficit de crescimento, anormalidades oculares (principalmente estrabismo), anormalidades renais, urinárias e esqueléticas (Figura 7). Ocasionalmente, as crianças afetadas apresentam hipercalcemia transitória, com níveis elevados de cálcio no sangue na lactância.[19,20]

As anomalias cardiovasculares ocorrem em 80% dos afetados. A estenose aórtica supravalvar é o defeito cardíaco mais frequente (55% dos casos), sendo muitas vezes progressiva e requerendo intervenção cirúrgica. A estenose das artérias pulmonares periféricas está frequentemente presente na lactância e tende a melhorar com o passar dos anos. A coarctação da aorta, a estenose de artéria renal e a hipertensão arterial sistêmica são complicações que também podem ocorrer. Portanto, uma avaliação cardiovascular e o monitoramento da pressão arterial sistêmica devem ser realizados periodicamente, mesmo na ausência de qualquer anormalidade cardíaca detectada. Na presença de hipertensão arterial sistêmica, faz-se necessária a investigação de estenose de artéria renal, uma vez que sendo detectada, o uso de inibidores da enzima conversora de angiotensina deve ser evitado. A morte súbita tem sido relatada nos pacientes, geralmente associada à administração de sedação à cirurgia cardíaca, evento trágico que ocorre de 25 a 100 mais vezes do que na população em geral.[20]

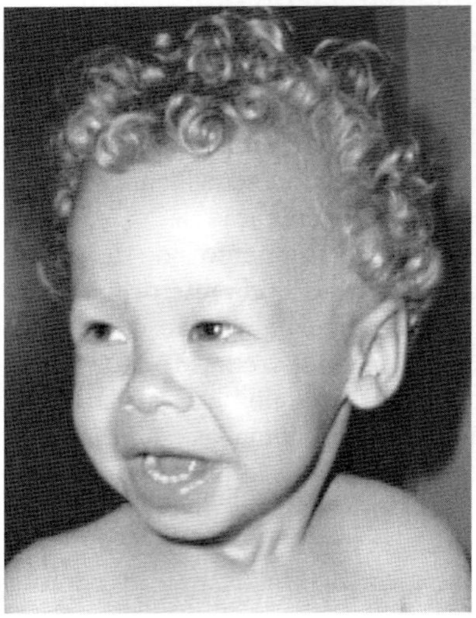

FIGURA 7
Síndrome de Williams-Beuren.

Mais de 28 genes já foram identificados na região do braço longo do cromossomo 7 (7q11.23) em que se dá a microdeleção. Entre eles, o gene *ELN* codifica a proteína estrutural elastina, que constitui um importante componente das fibras elásticas encontradas no tecido conjuntivo de diversos órgãos, incluindo a parede das artérias. Como consequência, a haploinsuficiência desse gene está implicada na gênese da estenose que pode ocorrer em qualquer artéria do organismo do paciente com a síndrome de Williams-Beuren.

A grande maioria dos pacientes (90%) apresenta uma microdeleção de 1,55 Mb e cerca de 8%, apresenta uma microdeleção de 1,83 Mb, ambas típicas da síndrome de Williams-Beuren. Em 2% dos pacientes há uma microdeleção maior ou menor do que esse tamanho e são consideradas como atípicas.

A técnica de *FISH* tem se mostrado altamente eficiente para a detecção da microdeleção nos afetados pela síndrome de Williams, sendo considerado um excelente exame para a confirmação diagnóstica (Figura 8). Atualmente, a técnica de *MLPA* tem sido muito eficaz para detecção de microdeleções tanto típicas, como atípicas.

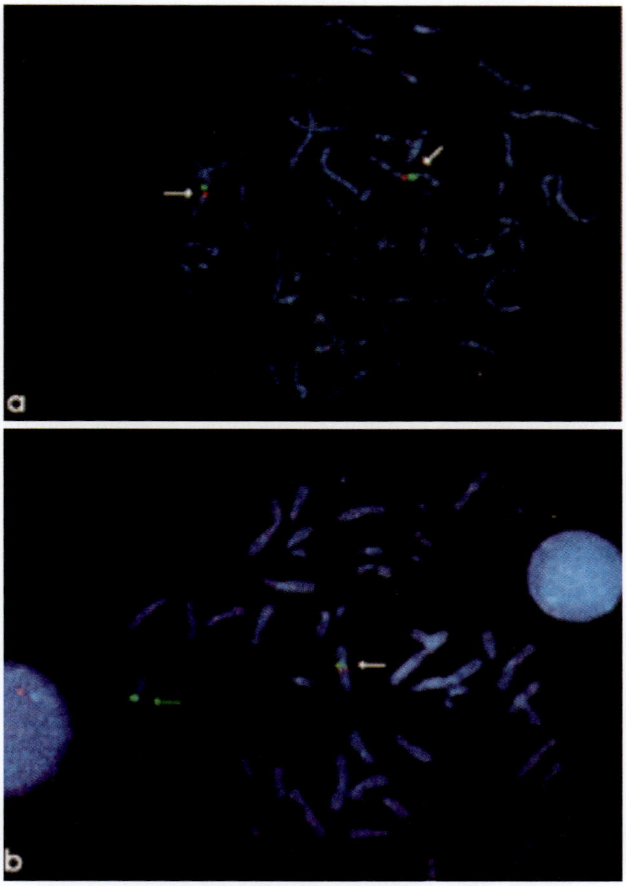

FIGURA 8

Fotografia do teste de *FISH* mostrando metáfase. A: presença de dois sinais vermelhos (gene da elastina) e dois sinais verdes (marcadores do cromossomo 7), portanto, sem deleção (*FISH* negativo); B: presença de dois sinais verdes e apenas um sinal vermelho, portanto, com deleção (*FISH* positivo).

Na maioria das vezes, a ocorrência dessa síndrome é esporádica. No entanto, casos familiais já foram descritos, seguindo, portanto, um modelo de herança autossômico dominante, em que um dos genitores é afetado e o risco de recorrência para uma futura prole do casal é de 50%.[19,20]

Em 2002, em São Paulo, foi fundada a Associação Brasileira da Síndrome de Williams, entidade sem fins lucrativos e de cunho eminentemente social, que elenca entre os seus objetivos a promoção e a integração das pessoas com a síndrome de Williams na sociedade, orientando os pais, familiares, profissionais e pesquisadores (<http://swbrasil.org.br/>).

Deleção do 22q11.2

A deleção 22q11.2 é uma microdeleção particularmente comum, com incidência estimada entre 1:1.000 e 1:2.000 nascimentos. A deleção geralmente se expande por cerca de 3 Mb, região onde pelo menos 40 genes já foram mapeados.[21]

Até o presente, não foi possível estabelecer se essa deleção constitui uma síndrome de genes contíguos (manifestações diferentes causadas por genes diversos), ou se a maioria das características fenotípicas decorre de mutações em um único gene. Recentemente, o gene *TBX1*, pertencente à família dos genes *T-box,* foi implicado como responsável pela maioria dos achados cardiovasculares observados.[19,21]

Esta anomalia cromossômica recebeu diversos epônimos, sendo frequentemente referida como síndrome velocardiofacial ou síndrome de DiGeorge. Seu fenótipo é extremamente amplo e variável, com mais de 180 características clínicas descritas. Anomalias cardíacas estão presentes em cerca de 70% dos casos, com uma alta prevalência de defeitos conotruncais, particularmente interrupção do arco aórtico tipo B, seguido de tetralogia de Fallot e *truncus arteriosus.* Outros achados cardinais na síndrome incluem anomalias palatais, como fenda palatina submucosa e oculta, além de malformações vasculares na faringe, o que acarreta um risco cirúrgico maior; imunodeficiência, autoimunidade, hipoparatiroidismo, com hipocalcemia; dismorfismos faciais, como pálpebras encobertas, inclinação superior das fendas palpebrais, orelhas pequenas, baixo implantadas e com hélices espessadas, hipoplasia das asas nasais e ponta bulbosa, microstomia, retromicrognatia; deficiência intelectual e problemas psiquiátricos, como ansiedade, depressão, esquizofrenia, entre outros (Figura 9).[19,21]

Doenças monogênicas

As doenças monogênicas, classificadas de acordo com o modo pelo qual são herdadas, decorrem de uma alteração em um gene. Se o gene estiver localizado em um cromossomo autossômico, trata-se de uma doença de herança autossômica; se estiver no cromossomo X, de herança ligada ao X; e no cromossomo Y, de herança holândrica. Além disso, como os genes se distribuem aos pares, se, com a alteração de apenas um gene, desenvolve-se a doença, a herança será dominante, mas, se houver necessidade de alteração nas duas cópias do gene, ela será recessiva. Assim, as doenças gênicas são, basicamen-

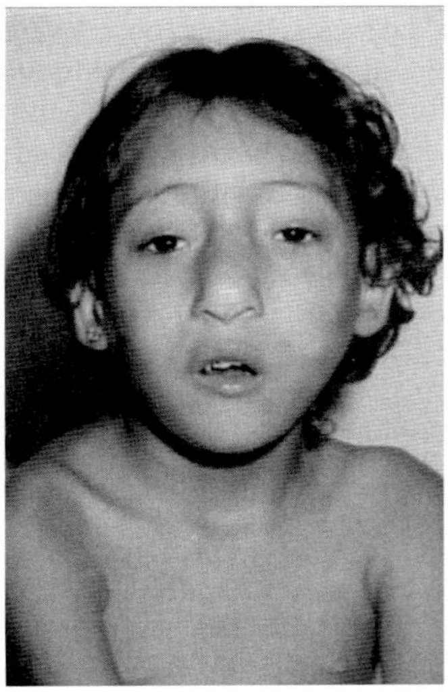

FIGURA 9
Síndrome velocardiofacial.

te, de herança autossômica dominante, autossômica recessiva, ligada ao X dominante e ligada ao X recessiva.[1]

A importância do reconhecimento de um distúrbio monogênico e, por conseguinte, de seu padrão de herança, permite que se proceda a um aconselhamento genético mais preciso, estimando-se de forma mais acurada o risco de recorrência para uma eventual futura prole do casal e/ou do indivíduo afetado.

As doenças monogênicas conhecidas, até o presente, foram inicialmente catalogadas no livro *Mendelian Inheritance in Man (MIM)*, de Victor A. McKusick, que possui agora uma versão eletrônica (OMIM) disponível na internet. Os dados estatísticos do OMIM, acessados em 06/08/2021 e atualizados até essa data, mostravam que havia 26.004 entradas, sendo destes 16.544 referentes a descrições de genes e 6.151 a fenótipos reconhecidos com base molecular conhecida.

A comprovação diagnóstica das síndromes monogênicas baseia-se no estudo molecular do gene envolvido. Atualmente, grande parte dos defeitos gênicos já foi identificada. A técnica do sequenciamento tradicional de Sanger tem sido utilizada para a detecção de variantes intragênicas com grande sucesso há várias décadas, mas ela é extremamente laboriosa para a análise de genes grandes e em doenças com grande heterogeneidade genética lócica, ou seja, naquelas doenças causadas por mais de um gene. Nos últimos anos, uma nova técnica que permite o sequenciamento massivo e em paralelo de diversos genes, denominada de sequenciamento de nova geração, permite a análise conjunta de diversos genes, seja aquele realizado com a captura de genes específicos de interesse (painel de genes) ou das regiões codificadoras de todos os genes (exomas), ou ainda do genoma todo, no qual não ocorre a etapa da captura. O sequenciamento do exoma está incluído atualmente na prática clínica e foi recentemente incorporado no rol de exames na saúde suplementar em casos selecionados. No entanto, alguns desafios ainda precisam ser vencidos, como a não cobertura universal de todas as regiões gênicas, o alto custo e a interpretação do grande número de variantes encontradas. Em cada indivíduo, obtem-se entre 20.000 a 30.000 variantes, as quais diferem do DNA referência. Vários filtros são utilizados para restringir o número de variantes e tentar obter apenas a responsável pelo fenótipo do indivíduo, o que nem sempre ocorre. Muitas dessas variantes são classificadas como de significado incerto (VUS).[22]

A seguir, serão discutidas algumas doenças monogênicas relativamente frequentes com acometimento do sistema cardiovascular.

Síndrome de Noonan

A síndrome de Noonan é uma doença gênica de herança autossômica dominante na grande maioria dos casos, com expressividade bastante variável e frequência estimada de um caso para cada 1.000 a 2.500 nascimentos.

Caracteriza-se pela presença de dismorfismos faciais (inclinação inferolateral das fendas palpebrais, hipertelorismo ocular, ptose palpebral, exoftalmia, palato alto, má oclusão dentária, orelhas com sobredobramento da porção superior da hélice); pescoço alado; deformidade esternal *(pectus carinatum* superiormente e *excavatum* inferiormente); cardiopatia congênita (80% a 90%), hepatoesplenomegalia; criptorquia nos pacientes do sexo masculino; *cubitus valgus*; presença de coxins nas extremidades dos dedos com unhas curtas e largas; e baixa estatura (Figura 10).[19] Cerca de 30% dos pacientes pode apresentar uma diátese hemorrágica, observando-se anomalia de plaquetas (em número e/ou função) e/ou deficiência dos fatores de coagulação, principalmente do fator XI, um fator que deve ser avaliado no momento do diagnóstico e, sobretudo, previamente a procedimentos cirúrgicos.[23]

As anomalias cardíacas na síndrome de Noonan incluem, majoritariamente, os defeitos congênitos e a cardiomiopatia

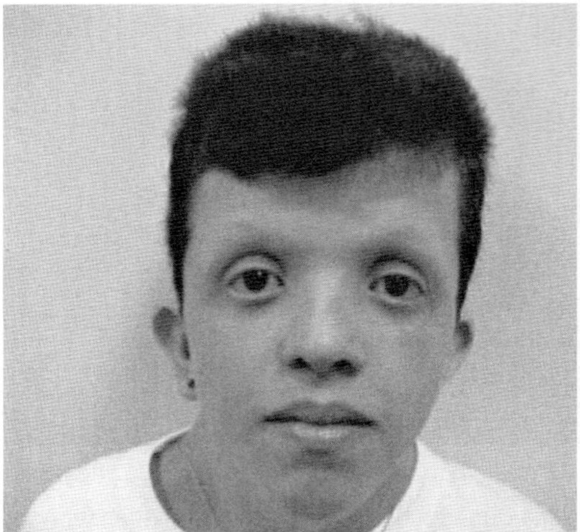

FIGURA 10
Síndrome de Noonan.

hipertrófica. Em um levantamento em nosso centro, dos 185 pacientes avaliados entre 2002, quando foi iniciada a avaliação molecular na síndrome de Noonan, e 2020, 78,5% apresentavam alguma anomalia cardíaca, sendo a mais prevalente (aproximadamente 62%) a estenose pulmonar valvar e/ou supravalvar, seguida da cardiomiopatia hipertrófica, em 22,3%, semelhante aos dados da literatura. Outras cardiopatias observadas foram os defeitos septais (CIA/CIV) em 6,5%, anomalias da valva mitral (4,3%), defeito de septo atrioventricular (2,2%), além de tetralogia de Fallot, coarctação da aorta, estenose da artéria pulmonar e anomalia de Ebstein, em casos isolados. Estes achados corroboram o fato de que várias outras anomalias cardíacas podem ser detectadas em indivíduos com a síndrome de Noonan, além das mais prevalentes. Nos indivíduos com estenose da valva pulmonar, 23% da casuística apresentavam valvas displásicas, um fator que pode contribuir para uma menor efetividade do procedimento percutâneo para a correção desta estenose. De fato, em 1/3 dos indivíduos desta casuística submetidos a este procedimento, o gradiente pressórico entre o ventrículo direito e o tronco da pulmonar manteve-se elevado, requerendo a realização de um procedimento cirúrgico na evolução. A cardiomiopatia hipertrófica, comumente associada a outros defeitos cardíacos, especialmente a estenose pulmonar valvar, com ou sem CIA, e anomalias da valva mitral, tem aparecimento precoce, sendo que mais da metade dos casos são diagnosticados aos seis meses de vida e pode comprometer a sobrevida dos indivíduos com síndrome de Noonan.[24] Entre as anomalias observadas no eletrocardiograma, as mais frequentes são as constituídas pelo desvio superior do eixo do complexo QRS, independentemente do defeito cardíaco.[23]

Variantes em heterozigose em diferentes genes pertencentes à via de sinalização RAS/MAPK são responsáveis pela síndrome de Noonan e síndromes semelhantes, como a síndrome cardiofaciocutânea, síndrome de Costello e síndrome de Noonan com múltiplas lentigines, entre outras. Por esta razão, este conjunto de doenças malformativas, decorrentes de um aumento da sinalização da via RAS/MAPK, recebe a denominação de RASopatias.

A síndrome de Noonan é a que apresenta a maior heterogeneidade genética de loco, sendo os principais genes associados a esta síndrome o *PTPN11* (50% dos casos), *SOS1* (11%), *RAF1* (5%), *RIT1* (5%) e *LZTR1*, este último descoberto pelo nosso grupo.[25,26] Em 2018, variantes nas duas cópias do gene *LZTR1* foram descritas em indivíduos com síndrome de Noonan nos quais havia consanguinidade entre os pais dos pacientes e/ou recorrência em irmandades, confirmando que alguns raros casos de indivíduos com síndrome de Noonan apresentam um padrão de herança autossômico recessivo.[27] Embora não haja uma correlação genótipo-fenótipo precisa na síndrome de Noonan, variantes no gene *PTPN11* estão mais comumente associadas a indivíduos apresentando estenose da valva pulmonar e variantes no gene *RAF1*, à miocardiopatia hipertrófica. Vale ressaltar que embora uma rápida progressão da cardiomiopatia hipertrófica não seja frequente, algumas variantes *missense* no éxon 13 do gene *PTPN11* (códons 506 e 510) parecem conferir um maior risco para rápida progressão, com obstrução da via de saída do ventrículo esquerdo e, consequentemente, maior morbi-mortalidade.[24]

Pela evidente heterogeneidade genética de loco encontrada na síndrome de Noonan, cada vez mais a confirmação molecular tem sido feita por um painel de genes contendo todos aqueles já reconhecidamente associados à síndrome de Noonan, pela técnica do sequenciamento de nova geração. O estudo conjunto destes genes apresenta uma positividade ao redor de 80%.

A maioria dos casos da síndrome é esporádica, porém, como a expressividade é extremamente variável, preconiza-se a realização de um estudo molecular nos parentes de primeiro grau pelas implicações no aconselhamento genético. Na presença da variante apenas no probando, o risco de recorrência para futura prole do casal em questão é ao redor de 1%, pela possibilidade de mosaicismo gonadal. Já para um indivíduo com síndrome de Noonan, o risco de ter um filho ou filha também com a síndrome de Noonan é de 50%. Naquelas raras situações nas quais o indivíduo apresenta variantes nas duas cópias do gene *LZTR1*, o risco de recorrência para futuros filhos do casal em questão é de 25%.

Síndrome de Marfan

A síndrome de Marfan, com incidência estimada entre 1:5.000 e 1:10.000 nascimentos, é uma doença gênica de herança autossômica dominante. Caracteriza-se por extrema variabilidade clínica, acometendo, basicamente, os sistemas cardiovascular, ocular e esquelético, cujas características principais são a dilatação da raiz da aorta, a luxação do cristalino e um crescimento acentuado dos ossos longos, respectivamente.[28]

Os critérios diagnósticos foram revistos, em 2010. Incluem a história familial, história médica pregressa, achados do exame físico, avaliação oftalmológica com avaliação da câmara anterior a partir da lâmpada de fenda, e ecocardiograma ou outros exames de imagem cardíaca. Outras características da síndrome que não a dilatação da raiz da aorta e a luxação do cristalino, sinais cardinais da síndrome, foram agrupadas em um escore clínico que auxilia no diagnóstico (Figura 11). O estudo molecular é parte integrante dos critérios diagnósticos.[29]

Na infância, as anomalias cardíacas mais frequentes envolvem a valva mitral (prolapso, em 28 a 75% dos casos, e regurgitação) e a dilatação da aorta ascendente (50%). A dilatação da raiz da aorta em geral é progressiva e dependente de manejo farmacoterápico (betabloqueadores e antagonista do receptor tipo 1 da angiotensina II) e cirúrgico adequados, condutas que aumentaram significativamente a expectativa de vida dos afetados, uma vez que a principal causa de óbito é em decorrência da dissecção da raiz da aorta. Estudos clínicos comparando a eficácia de betabloqueador e antagonista do receptor tipo 1 da angiotensina II foram realizados com resultados contraditórios. Em um estudo clínico randomizado, duplo-cego com placebo e losartana, esta medicação não impediu a progressão da dilatação da aorta em um período de três anos. A partir desses achados o uso de betabloqueadores se mantém como a terapia de escolha para pacientes com síndrome de Marfan.

O gene fibrilina 1 (*FBN1*), localizado no braço longo do cromossomo 15 (15q21), é responsável por mais de 90% dos casos clássicos da síndrome de Marfan. Este gene codifica uma glicoproteína da matriz extracelular que integra a formação de microfibrilas, desempenhando um papel importante na elasticidade e no suporte estrutural de diversos tecidos. As mutações em *FBN1* na síndrome de Marfan levam a um aumento da sinalização da via do transforming growth factor-beta (TGF-β). A técnica de sequenciamento de nova geração facilita o encontro de mutações no gene, uma vez que a técnica tradicional de Sanger é muito laboriosa para um gene grande como o *FBN1*, que contém 65 éxons com mutações espalhadas em toda a sua extensão. A maioria dos casos (75%) da síndrome de Marfan apresenta uma história familial positiva, cuja mutação tende a ser particular de cada família.

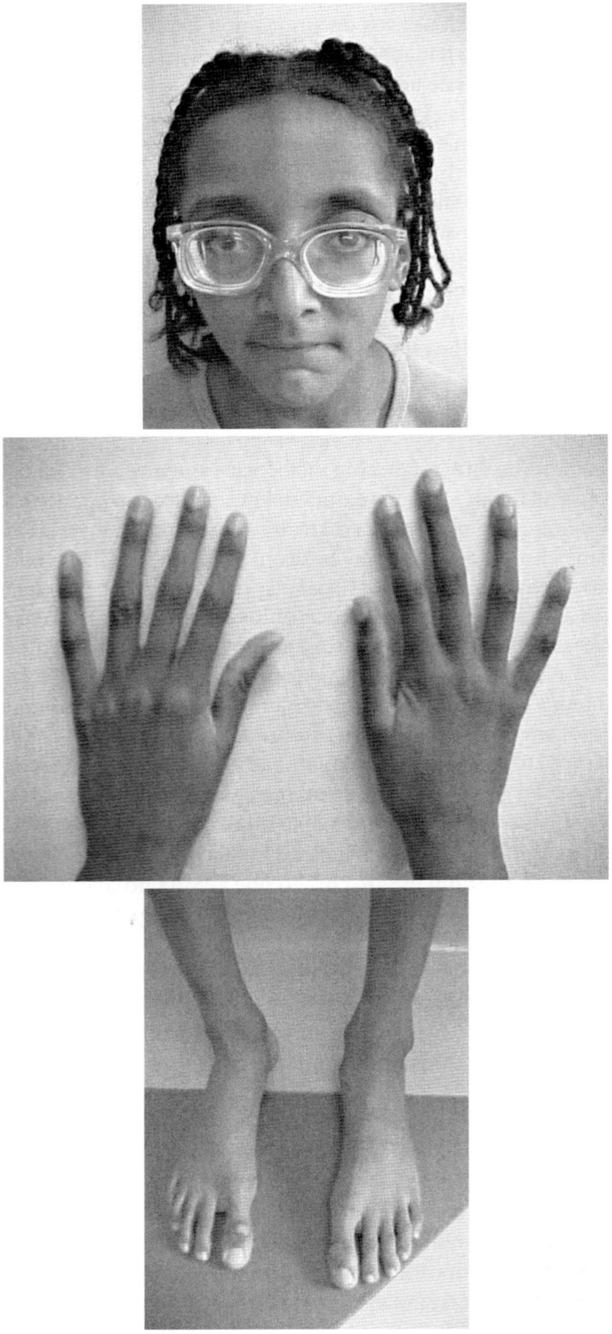

FIGURA 11
Síndrome de Marfan.

Em 2005, relatou-se uma nova síndrome autossômica dominante denominada Loeys-Dietz, cujas características clínicas se sobrepõem às da síndrome de Marfan, especialmente o envolvimento cardíaco, que se caracteriza pela presença de aneurisma da aorta ascendente com dissecção precoce. Além disso, hipertelorismo ocular, úvula bífida e/ou fenda palatina e tortuosidade arterial generalizada constituem outros achados dessa síndrome. Nos últimos anos, seis diferentes genes da via de sinalização do TGF-β, com ativação desta via, foram associados a esta síndrome: *TGFBR2, TGFBR1, SMAD2, SMAD3, TGFB2, TGFB3*. Outros fenótipos semelhantes à síndrome de Marfan incluem o fenótipo MASS (Miopia, prolapso da valva Mitral, dilatação da raiz da Aorta não progressiva, hábitos marfanoides não específicos de pele - *Skin* – e esquelético – *Skeletal*), também com variantes em FBN1, e a síndrome de Shprintzen-Goldberg, caracterizada por dificuldade de aprendizagem, craniossinostose, hipotonia, anomalias craniofaciais, esqueléticas, cutâneas e cardiovasculares, com variantes no proto-oncogene *SKI*.[28]

Síndrome de Holt-Oram

A síndrome de Holt-Oram constitui uma doença gênica de herança autossômica dominante com expressividade bastante variável. Caracteriza-se por um envolvimento geralmente assimétrico das anormalidades esqueléticas com graus variados de defeitos de redução dos membros superiores e da cintura escapular. Os ombros são frequentemente estreitos e caídos; os polegares podem estar ausentes, serem hipoplásicos, trifalangeanos ou bífidos; e a sindactilia entre o polegar e o indicador frequentemente está presente. Hipoplasia do primeiro metacarpo e do rádio, assim como defeitos da ulna, úmero, clavícula e escápula também podem estar presentes. O segundo sistema acometido é o cardiovascular, sendo os defeitos mais comuns a CIA tipo *ostium secundum*, algumas vezes com arritmia; e a CIV. Um terço dos pacientes pode apresentar outros tipos de anomalias cardíacas, defeitos de condução e hipoplasia dos vasos sanguíneos distais.[30]

A síndrome de Holt-Oram é decorrente de mutações no gene *TBX5*, localizado no cromossomo 12q24.1. Em um estudo recente, variantes no gene *TBX5* foram detectadas em 78/212 (58%) indivíduos com suspeita desta síndrome, sendo 87% mutações de ponto, em geral de perda de função, e as restantes eram deleções ou duplicações intragênicas. No grupo que apresentava envolvimento bilateral do membro superior, associado a uma anomalia cardíaca congênita, a positividade era de 70%. Em quatro famílias, as variantes encontradas estavam presentes em um dos genitores sem nenhuma característica da síndrome e, em uma outra família, um mosaicismo somático foi detectado no pai da criança afetada, demonstrando que a penetrância da síndrome de Holt-Oram é incompleta. Este fato traz implicações para o aconselhamento genético da família, alertando para a importância de estudo molecular dos pais, mesmo sem características clínicas da síndrome. Nos casos que foram negativos para variantes em *TBX5*, diagnósticos diferenciais foram confirmados em 10% deles, mesmo em casos que exibiam um quadro típico da síndrome de Holt-Oram. Nos restantes, naqueles nos quais nenhuma variante monogênica ou microdeleção/microduplicação foi identificada, até o momento não é possível excluir que variantes presentes em regiões regulatórias do próprio gene *TBX5* sejam responsáveis pelo fenótipo. Alternativamente, outro gene pode ser responsável pela síndrome, caracterizando a heterogeneidade genética do loco.[30]

Homocistinúria

A homocistinúria constitui um importante diagnóstico diferencial da síndrome de Marfan e, por este motivo, deve ser conhecida pelos cardiologistas.

A homocistinúria é uma doença gênica rara, de herança autossômica recessiva decorrente da diminuição da atividade da enzima cistationina-beta-sintase (CBS), levando ao acúmulo de homocisteína. Dosagens plasmáticas revelam um aumento acentuado da homocisteína e da metionina, estabelecendo o diagnóstico de homocistinúria. A dosagem da homocisteína deve ser feita na ausência da suplementação de piridoxina por pelo menos duas semanas. Alternativamente, o encontro de duas variantes patogênicas no gene CBS também permite estabelecer o diagnóstico.

As principais manifestações clínicas observadas ocorrem nos sistemas esquelético, ocular, vascular e nervoso central. A expressividade é variável, não sendo incomum o indivíduo ser assintomático durante anos e somente na vida adulta apresentar um evento tromboembólico, frequentemente um evento cerebrovascular.

As anomalias esqueléticas incluem um crescimento excessivo dos ossos longos, resultando em estatura elevada, osteoporose, escoliose, deformidade esternal e aracnodactilia. A massa muscular é reduzida. A mobilidade articular é, em geral, restrita nos pacientes com homocistinúria, e o sinal de polegar raramente está presente. Nos casos não tratados, a osteoporose surge precocemente, na adolescência, sendo a coluna mais frequentemente acometida, especialmente nos pacientes piridoxina-não responsivos. As fraturas ocorrem com maior frequência do que na população geral.

As alterações oculares são as mais proeminentes e a ectopia *lentis*, às vezes, constitui a única manifestação da doença. A luxação de cristalino é observada ao redor dos oito anos de idade, nos pacientes não tratados. Glaucoma, catarata, miopia, descolamento de retina, astigmatismo e atrofia óptica também são descritos.

As manifestações do sistema nervoso central incluem deficiência intelectual (mais expressiva nos casos piridoxina-não responsivos), distúrbios psiquiátricos, acidente vascular cerebral, convulsões e sinais extrapiramidais, estando muitos dos sinais neurológicos relacionados a eventos isquêmicos.

As complicações clínicas decorrem, basicamente, dos fenômenos tromboembólicos e constituem a principal causa da morte precoce. A maior parte dos distúrbios tromboembólicos ocorre após procedimentos cirúrgicos, preconizando-se medidas preventivas nesse sentido.

A dieta com restrição alimentar da metionina e suplementação da vitamina B6 (piridoxina), além de folato, vitamina B12 e betaína, é preconizada no tratamento dos pacientes com homocistinúria. Os pacientes dividem-se em dois grupos: a) piridoxina-responsivos com melhora clínica e bioquímica após a suplementação da vitamina B6 (piridoxina) e diminuição expressiva dos níveis de homocisteína; b) piridoxina-não responsivos, em que a suplementação vitamínica não é capaz de diminuir os níveis séricos desse aminoácido. No momento, uma terapia de reposição enzimática está em ensaio clínico fase I.[31]

Mucopolissacaridoses (MPS)

As mucopolissacaridoses, com incidência de 1:10.000 nascimentos, constituem um grupo de doenças hereditárias progressivas, decorrentes da deficiência de diferentes enzimas lisossomais, com acúmulo de glicosaminoglicanas (GAGs) em diversos órgãos e sistemas. Há sete tipos de MPS: MPS I ou síndrome de Hurler (forma de aparecimento mais precoce e grave), Hurler-Scheie (forma intermediária) e Scheie (forma mais leve); MPS II ou síndrome de Hunter; MPS III ou síndrome de SanFilippo; MPS IV ou síndrome de Mórquio; MPS VI ou síndrome de Maroteaux-Lamy; MPS VII ou síndrome de Sly e MPS IX. Com exceção da MPS II que apresenta um padrão de herança ligado ao X recessivo e, portanto, acometendo pacientes do sexo masculino, todos os outros tipos seguem uma herança autossômica recessiva. Os pacientes acometidos pelos tipos I, II, VI e VII apresentam uma face infiltrada, hepatoesplenomegalia, mãos em garra, gibosidade dorsal (disostose múltipla) e comprometimento intelectual variável (Figura 12), podendo estar ausente em alguns pacientes.

Na MPS III, o acometimento neurológico é mais acentuado, com distúrbios de comportamento. Por sua vez, o tipo IV caracteriza-se pelas anomalias esqueléticas, assumindo diagnóstico diferencial com displasias esqueléticas.

O envolvimento cardíaco presente nos diferentes tipos de MPS caracteriza-se principalmente pelo acometimento valvar, com espessamento progressivo das valvas e regurgitação, o que, às vezes, requer intervenção cirúrgica, além de cardiomiopatia hipertrófica. O envolvimento valvar é mais comum naquelas formas com acúmulo de GAG dermatan sulfato, como as MPS tipo I, II e VI. As valvas aórtica e mitral tendem a ser mais gravemente acometidas quando comparadas com as valvas tricúspide e pulmonar. Um estreitamento da artéria coronária, ou mesmo sua oclusão, foi descrita em todos os tipos de MPS, mas é mais frequente no tipo II. As MPS são consideradas a principal causa de calcificação do ânulo da valva mitral na infância.

Pelo caráter progressivo da doença, os pacientes devem ser avaliados do ponto de vista cardíaco periodicamente, uma

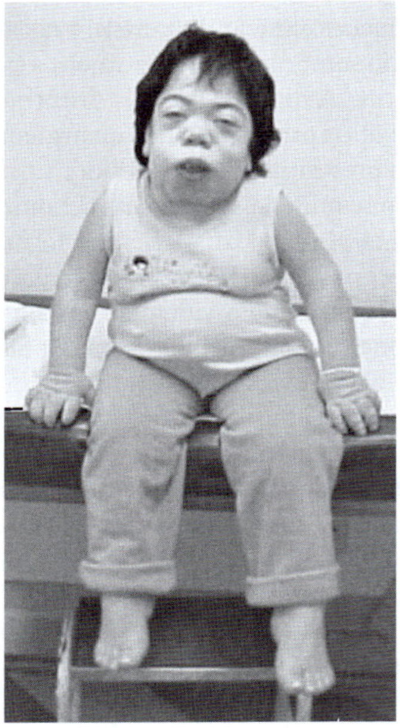

FIGURA 12
Mucopolissacaridose.

vez que as anomalias que acometem esse órgão estão diretamente relacionadas a uma redução da taxa de sobrevida.

O diagnóstico desse grupo de doenças pode ser suspeitado pelo quadro clínico-radiológico, aliado ao excesso de excreção urinária de GAGs. Entretanto, o diagnóstico definitivo requer a dosagem enzimática específica para cada tipo de MPS.

A terapia de reposição enzimática tem mostrado efeitos benéficos e, quanto mais precocemente empregada, melhores são os resultados obtidos.[32]

Na atualidade, essa terapia está disponível e liberada pela Agência Nacional de Vigilância Sanitária (ANVISA) para os tipos I, II, IVA, VI e VII.

Doença de Pompe ou glicogenose tipo II

Os distúrbios do metabolismo do glicogênio envolvem primariamente o fígado (tipos 1, 3, 6, e 9); o fígado, o músculo e o coração (tipo 3); o fígado e os músculos (tipos 3 e 9); ou músculo sem envolvimento hepático (tipos 2, 5 e 7).

Na doença de Pompe ou glicogenose tipo II, há um acúmulo de glicogênio nos lisossomos de diversos tecidos, e em especial no coração e no sistema esquelético, em razão da deficiência da enzima lisossômica alfa-glicosidase ácida (GAA).

A incidência dessa doença é estimada em aproximadamente 1:40.000 nascidos vivos na população caucasiana e o defeito metabólico exibe um padrão de herança autossômico recessivo.

A glicogenose tipo II é classificada em três tipos de acordo com a idade de aparecimento e gravidade dos sintomas clínicos: infantil, juvenil e adulta.

A forma clássica infantil, com deficiência praticamente completa da enzima GAA, caracteriza-se por uma intensa hipotonia e fraqueza muscular generalizada já nos primeiros meses de vida. A cardiomegalia acentuada, com insuficiência cardíaca precoce, antes dos 18 meses, é a regra. O eletrocardiograma mostra um encurtamento do intervalo PR, complexos QRS aumentados e QT alargados e, o ecocardiograma, uma hipertrofia acentuada, excendendo aquela comumente observada nas formas familiais de cardiomiopatia hipertrófica, além de uma alteração da ecogenicidade, provavelmente decorrente do processo infiltrativo do músculo cardíaco Estas crianças podem apresentar ainda uma macroglossia e leve hepatomegalia. Esta doença apresenta alta letalidade no 1° ano de vida pela insufuciência cardíaca e respiratória.

O diagnóstico da forma infantil é confirmado pela detecção de uma deficiência importante da enzima alfa-glicosidase ácida nos leucócitos ou nos fibroblastos (<1% do valor obtido em controles). A análise dos oligossacarídeos urinários mostra anormalidades, contudo, essas alterações não são suficientemente específicas para estabelecer o diagnóstico. Embora a doença cardíaca seja grave, a morte ocorre usualmente como resultado da insuficiência respiratória decorrente do envolvimento da musculatura esquelética. A idade de início mostrou uma correlação com a atividade enzimática residual.[32,33]

O gene que codifica a enzima deficiente na doença de Pompe (*GAA*) localiza-se no cromossomo 17q25.2-q25.3 e centenas de mutações já foram descritas, algumas delas recorrentes em determinadas etnias. Duas variantes no gene *GAA* (c.1726G>A e c.2065G>A), relativamente frequentes na população asiática, levam a uma pseudodeficiência (baixos níveis enzimáticos, mas sem expressão fenotípica), gerando resultados falso-positivos nos testes de triagem neonatal.

A terapia de reposição enzimática (alfa-glicosidase recombinante humana) vem sendo empregada na última década, inclusive já tendo sido aprovada pela ANVISA em nosso país, mostrando uma mudança na história clínica desta doença. Diversos estudos mostraram uma melhora nos parâmetros cardiológicos, com redução das taxas de óbitos precoces e a necessidade de ventilação mecânica nos pacientes tratados, comparados com casuísticas históricas, embora os resultados tenham sido variados. No entanto, um novo fenótipo pode ser reconhecido nos pacientes que apresentam uma sobrevida prolongada, caracterizado por fraqueza muscular, surdez, ptose palpebral, face miopática, dificuldades na fala, disfagia, arritmias, pneumonias recorrentes e problemas esqueléticos, além de anormalidades na substância branca nos exames de imagem do sistema nervoso central e declínio cognitivo. Outro fato que merece ser comentado refere-se à resposta imunológica, particularmente para aquelas crianças que não produzem a enzima. Elas tendem a desenvolver altos títulos de anticorpos, com progressão da doença, independente da continuidade da reposição enzimática.[33]

Ataxia de Friedreich

A ataxia de Friedreich é uma doença neurodegenerativa progressiva e a mais frequente das ataxias hereditárias com padrão de herança autossômico recessivo de início precoce, com uma incidência estimada na população ocidental variando entre 1:20.000 e 1:725.000 nascimentos. A frequência de portador (heterozigoto) é de 1:55 no norte da Espanha e 1:336 na Russia.[34]

Apresenta um envolvimento multissistêmico, acometendo o sistema nervoso central e periférico, cardiológico e endocrinológico. O quadro clínico inicia-se, em geral, na adolescência com idade média de início 15 anos e meio, sendo lentamente progressiva. Os primeiros sinais e/ou sintomas incluem uma instabilidade na marcha e/ou escoliose. O quadro evolui para uma incapacidade progressiva e a maioria dos pacientes fica restrita a uma cadeira de rodas após uma média de duração da doença entre 11 e 15 anos. O início dos sintomas antes dos 20 anos e o envolvimento cardíaco estão associados a uma progressão mais rápida dos sintomas neurológicos. A expectativa de vida aumentou consideravelmente nos últimos anos, sendo as causas de óbito principais aquelas decorrentes de pneumonias aspirativas, das complicações cardiovasculares e do diabetes.

Aproximadamente 25% dos casos apresentam formas atípicas da doença, com início mais tardio, com uma progressão mais lenta e um menor aparecimento de outros sintomas que não os neurológicos, conhecidas pelas siglas LOFA (*Late Onset FRDA*, com início dos sintomas após os 25 anos de idade), VLOFA (*Very Late Onset FRDA*, com início dos sintomas após os 40 anos de idade).

Entre os sintomas neurológicos, detacam-se a ataxia lentamente progressiva, com arreflexia, disartria, anomalia da motilidade ocular e neuropatia periférica axonal. O comprometimento da audição também é comum. Alguns indivíduos podem evoluir com perda significativa da audição e visão.

O envolvimento cardíaco, particularmente em indivíduos com menos de 40 anos de idade, caracteriza-se pela presença de uma miocardiopatia hipertrófica, que raramente é sintomática. O ecocardiograma mostra uma hipertrofia ventricular esquerda, geralmente concêntrica e sem obstrução da via de saída do ventrículo esquerdo. A fração de ejeção tende a se manter estável por vários anos. As anormalidades observadas no eletrocardiograma são caraterísticas, como as alterações da onda T e do segmento ST. Os indivíduos podem ainda apresentar arritmias supraventriculares.

O diagnóstico de certeza é realizado pela detecção de expansões de trinucleotídeos guanina-adenina-adenina (GAA) no intron 1 do gene *FXN* em 95% dos casos, com um número que varia entre 44 a 1700 repetições, comumente entre 600 e 900 repetições GAA. Alelos contendo mais de 30 repetições GAA são susceptíveis a sofrer uma expansão e atingir o valor observado para o desenvolvimento do quadro clínico. Há uma associação positiva entre o tamanho da expansão e a idade de início dos sintomas, assim como a gravidade do quadro. Outros fatores que podem influenciar esses parâmetros incluem a interrupção da expansão pela presença de outros nucleotídeos, um mosaicismo somático e a instabilidade da expansão no decorrer da vida do indivíduo. Uma porcentagem pequena dos indivíduos com a ataxia de Friedreich é heterozigota composta, possuindo expansão em um alelo e uma mutação de ponto na outra cópia do gene. Convém ressaltar que, na identificação de apenas um alelo expandido, deve-se realizar o sequenciamento do gene *FXN*.

Apesar de haver uma correlação genótipo-fenótipo não é possível predizer de forma precisa a evolução clínica dos afetados baseada em seus genótipos. A idade de início, a fraqueza muscular, o período de evolução até que ocorra a restrição a uma cadeira de rodas, a prevalência de miocardiopatia, os pés cavos e a escoliose mostram uma correlação inversa com o tamanho da expansão GAA. A idade em que é feito o diagnóstico parece ser o melhor fator preditivo da gravidade da doença, o que sugere que outros fatores além do tamanho dessas expansões de trinucleotídeos devem estar presentes na etiopatogenia.[35]

Não há até o momento um tratamento que consiga retardar a progressão da doença. Os pacientes devem ser acompanhados em um centro especializado, com equipes multidisciplinar e multiprofissional, cujo objetivo primordial é aliviar os sintomas, monitorar complicações, além de prolongar a independência e manter a qualidade de vida destes indivíduos. Diversos medicamentos, dirigidos a etapas distintas da deficiência da frataxina, foram e estão sendo testados, seja em ensaios pré-clínicos, ou mesmo em ensaios clínicos.

RESUMO

A genética, enquanto ciência que trata dos mecanismos que controlam a constância e as mudanças que se operam nos seres vivos, nasceu com a descoberta dos princípios mendelianos, em 1865. Contudo, o reconhecimento desses preceitos só passou a ser valorizado depois de aproximadamente 35 anos e, desde então, o progresso nessa área vem ocorrendo de forma espantosa.

Novos conhecimentos não param de surgir, como:

- O reconhecimento de outros modelos de herança que não os tradicionais, como a dissomia uniparental, a epigenética e a herança mitocondrial;
- A importância de técnicas que detectam os polimorfismos, as microdeleções/microduplicações, os genes contíguos e a região subtelomérica;
- A presença de diferentes fenótipos cujo substrato pode ser explicado pelo mesmo tipo de mutação e vice-versa;
- A identificação de alguns genes importantes de algumas doenças poligênicas;
- A detecção de microdeleções com menos de 5 Mb por *MLPA* e *array* genômico;
- O estudo de diversos genes ou de todos os éxons de diferentes genes ao mesmo tempo (exoma), ou mesmo do genoma completo, graças ao sequenciamento de nova geração - uma das mais significativas aquisições da biologia molecular.

Muitos são os campos de interesse da genética humana e, na prática da genética clínica, é de importância fundamental o reconhecimento ao menos de alguns distúrbios genéticos mais frequentes, para que o diagnóstico, prevenção, tratamento e devido aconselhamento sejam procedidos de forma adequada e as implicações desse manejo apropriado possa se fazer sentir tanto na saúde individual como coletiva.

Estamos agora iniciando uma era de acelerada expansão de conhecimento, o que com certeza permitirá avanços nas descobertas de tratamentos específicos para doenças genéticas.

Dessa forma, é importante que o cardiologista também possa reconhecer e abordar adequadamente as doenças genéticas que cursam com um envolvimento cardíaco o mais rápido possível e assim atuar em consonância com o geneticista e/ou com uma equipe multidisciplinar.

Referências bibliográficas

1. Nussbaum RL, McInnes RR, Willard HF, Hamosh A. Thompson & Thompson Genetics in medicine. 7th ed. Philadelphia: WB Saunders, 2007: 525.
2. Giudice A, Barone S, Belhous K, Morice A, Soupre V, Bennardo F, et al. A Pierre Robin sequence: A comprehensive narrative review of the literature over time. J Stomatol Oral Maxillofac Surg. 2018;119(5):419-428.
3. Epstein CJ. Human malformations and their genetic bases. In: Epstein CJ, Erickson RP, Wynshaw-Boris A. Inborn errors of development: the molecular basis of clinical disorders of morphogenesis. New York: Oxford University Press, 2004: 3-9.
4. Zentner GE, Layman WS, Martin DM, Scacheri PC. Molecular and phenotypic aspects of CHD7 mutation in CHARGE syndrome. Am J Med Genet A. 2010;152A(3):674-86.
5. Connor M, Ferguson-Smith M. Congenital malformations. In Medical Genetics, 5thed. Oxford: Blackwell Science, 1997: 177-96.
6. Miyague NI, Cardoso SM, Meyer F, Ultramari FT, Araújo EH, Rozkowisk I, et al. Estudo epidemiológico de cardiopatias congênitas na infância e adolescência. Análise em 4.538 casos. Arq Bras Cardiol. 2003;80(3):269-73.
7. Marian AJ. Genetics for Cardiologists: the molecular genetic basis of cardiovascular disorders. London: Remedica, 2000; 89.
8. Schinzel A. Catalogue of unbalanced chromosome aberrations in man. Berlin: Walter de Gruyter, 2001; 966.
9. Hunter AGW. Down syndrome. In Cassidy SB, Allanson JE. Management of genetic syndromes, 2nd ed. New York: Wiley-Liss, 2005; 191-210.
10. Versacci P, Di Carlo D, Digilio MC, Marino B. Cardiovascular disease in Down syndrome. Curr Opin Pediatr. 2018;30(5):616-622.
11. Carfì A, Antocicco M, Brandi V, Cipriani C, Fiore F, Mascia D, et al. Characteristics of adults with down syndrome: prevalence of age-related conditions. Front Med (Lausanne). 2014 Dec 3;1:51.
12. Cereda A, Carey JC. The trisomy 18 syndrome. Orphanet J Rare Dis. 2012 23;7:81.
13. Springett A, Wellesley D, Greenlees R, Loane M, Addor MC, Arriola L, et al. Congenital anomalies associated with trisomy 18 or trisomy 13: a registry-based study in 16 European countries, 2000-2011. Am J Med Genet A. 2015;167A(12):3062-9..
14. Battaglia A, Carey JC, South ST. Wolf-Hirschhorn syndrome: A review and update. Am J Med Genet C Semin Med Genet. 2015;169(3):216-23.
15. Cerruti Mainardi P. Cri du chat syndrome. Orphanet J Rare Dis. 2006 Sep 5;1:33.
16. Yetman AT, Starr L, Sanmann J, Wilde M, Murray M, Cramer JW. Clinical and echocardiographic prevalence and detection of congenital and acquired cardiac abnormalities in girls and women with the Turner syndrome. Am J Cardiol. 2018;122(2):327-30.
17. Gravholt CH, Andersen NH, Conway GS, Dekkers OM, Geffner ME, Klein KO, et al.; International Turner Syndrome Consensus Group. Clinical practice guidelines for the care of girls and women with Turner syndrome: proceedings from the 2016 Cincinnati International Turner Syndrome Meeting. Eur J Endocrinol. 2017;177(3):G1-G70.
18. Miller DT, Adam MP, Aradhya S, Biesecker LG, Brothman AR, Carter NP, et al. Consensus statement: chromosomal microarray is a first-tier clinical diagnostic test for individuals with developmental disabilities or congenital anomalies. Am J Hum Genet. 2010;86:749-64.
19. Goldenberg P. An update on common chromosome microdeletion and microduplication syndromes. Pediatr Ann. 2018;47(5):e198-e203.
20. Kozel BA, Barak B, Kim CA, Mervis CB, Osborne LR, Porter M, et al. Williams syndrome. Nat Rev Dis Primers. 2021;7(1):42.
21. McDonald-McGinn DM, Hain HS, Emanuel BS, Zackai EH. 22q11.2 Deletion Syndrome. 1999 [Updated 2020 Feb 27]. In: Adam MP, Ardinger HH, Pagon RA, et al., editors. GeneReviews® [Internet]. Seattle (WA): University of Washington, Seattle; 1993-2021. Disponível em: https://www.ncbi.nlm.nih.gov/books/NBK1523/
22. Schnekenberg RP, Németh AH. Next-generation sequencing in childhood disorders. Arch Dis Child. 2014;99(3):284-90.
23. Romano AA, Allanson JE, Dahlgren J, Gelb BD, Hall B, Pierpont ME, et al. Noonan syndrome: clinical features, diagnosis, and management guidelines. Pediatrics 2010;126:746-59.
24. Bertola DR, Castro MAA, Yamamoto GL, Honjo RS, Ceroni JR, Buscarilli MM, et al. Phenotype-genotype analysis of 242 individuals with RASopathies: 18-year experience of a tertiary center in Brazil. Am J Med Genet C Semin Med Genet. 2020;184(4):896-911.
25. Aoki Y, Niihori T, Inoue S, Matsubara Y. Recent advances in RASopathies. J Hum Genet. 2016;61(1):33-9.
26. Yamamoto GL, Aguena M, Gos M, Hung C, Pilch J, Fahiminiya S, et al. Rare variants in SOS2 and LZTR1 are associated with Noonan syndrome. J Med Genet. 2015;52(6):413-21.):413-21.
27. Johnston JJ, van der Smagt JJ, Rosenfeld JA, Pagnamenta AT, Alswaid A, Baker EH, et al.; Members of the Undiagnosed Diseases Network. Autosomal recessive Noonan syndrome associated with biallelic LZTR1 variants. Genet Med. 2018;20(10):1175-85.
28. Verstraeten A, Alaerts M, Van Laer L, Loeys B. Marfan syndrome and related disorders: 25 years of gene discovery. Hum Mutat. 2016;37(6):524-31.
29. Loeys BL, Dietz HC, Braverman AC, Callewaert BL, De Backer J, Devereux RB, et al. The revised Ghent nosology for the Marfan syndrome. J Med Genet. 2010a;47:476-85.
30. Vanlerberghe C, Jourdain AS, Ghoumid J, Frenois F, Mezel A, Vaksmann G, et al. Holt-Oram syndrome: clinical and molecular description of 78 patients with TBX5 variants. Eur J Hum Genet. 2019;27(3):360-8.
31. Sacharow SJ, Picker JD, Levy HL. Homocystinuria caused by cystathionine beta-synthase deficiency. In: Adam MP, Ardinger HH, Pagon RA, Wallace SE, Bean LJH, Stephens K, et al., editores. SourceGeneReviews® [Internet]. Seattle (WA): University of Washington; 1993-2019.
32. Nair V, Belanger EC, Veinot JP. Lysosomal storage disorders affecting the heart: a review. Cardiovasc Pathol. 2018 Dec 1;39:12-24.
33. Kohler L, Puertollano R, Raben N. Pompe disease: from basic science to therapy. Neurotherapeutics. 2018;15(4):928-42.
34. Burk K. Friedreich Ataxia: current status and future prospects. Cerebellum Ataxias. 2017;4:4.
35. Cook A, Giunti P. Friedreich's ataxia: clinical features, pathogenesis and management. Br Med Bull. 2017 Dec 1;124(1):19-30.

Capítulo 3

Genética das arritmias cardíacas e dos distúrbios da condução intracardíaca

Luciana Sacilotto
Francisco Darrieux

PONTOS-CHAVE

- As arritmias cardíacas podem ser secundárias a diversos distúrbios de natureza genética, especialmente quando ocorrem na ausência de cardiopatia estrutural demonstrável.
- Um desequilíbrio nas correntes iônicas gerado a partir de defeitos genéticos, polimorfismos, intervenções terapêuticas ou anormalidades estruturais pode ocasionar vários fenótipos arritmogênicos, como arritmias cardíacas, síncope e morte súbita.
- Na maioria dos casos, o diagnóstico é estabelecido por meio da correlação genótipo-fenótipo, fundamental para a estratificação de risco nessas arritmias. O papel do teste genético para diagnóstico, prognóstico e tratamento é variável e peculiar para cada doença.
- O avanço do conhecimento genético poderá classificar estas doenças de maneira mais refinada, abrindo espaço para tratamentos gene-específicos, ampliando as perspectivas de proteção para além dos desfibriladores implantáveis.

Introdução

As arritmias cardíacas ocorrem por distúrbios na formação e/ou condução do estímulo cardíaco, os quais, por sua vez, dependem de um complexo mecanismo que envolve, entre outras coisas, a estabilidade e integração das correntes iônicas nas diferentes fases do potencial de ação, bem como da integridade das proteínas sarcoméricas e citoesqueléticas.

Uma considerável parte das doenças cardíacas deriva principalmente de anormalidades na codificação destas três principais famílias de proteínas. As alterações nas proteínas sarcoméricas, que geram força para a contração mecânica dos miócitos, são responsáveis pela cardiomiopatia hipertrófica. Já as anormalidades nas proteínas citoesqueléticas, que transmitem esta força às células vizinhas para uma contração coordenada, são responsáveis pela cardiomiopatia dilatada. Finalmente, os defeitos nos canais iônicos, que mantêm o balanço iônico que ocasiona a atividade elétrica dos miócitos, são responsáveis pelas arritmias "familiares", como a síndrome do QT longo congênito. O equilíbrio das correntes iônicas sustenta o complexo mecanismo elétrico de despolarização e repolarização cardíacas. Um desequilíbrio nestas correntes iônicas gerado a partir de defeitos genéticos, polimorfismos, intervenções terapêuticas ou anormalidades estruturais pode ocasionar vários fenótipos arritmogênicos, como arritmias cardíacas, síncope e morte súbita.

A identificação do primeiro *locus* relacionado a uma arritmia cardíaca (síndrome do QT longo) ocorreu há cerca de 30 anos.[1] Desde então, um progresso considerável tem sido alcançado na detecção de genes candidatos para alguns tipos de arritmias cardíacas. Também um considerável "*overlap*" tem sido encontrado em muitas dessas doenças, como as relacionadas ao canal de sódio SCN5A e a síndrome do QT longo, síndrome de Brugada e defeitos de condução familiares. Uma abordagem integrada associando a clínica, a genética e a fisiologia permitirá uma estratégia mais racional do diagnóstico e de novas opções terapêuticas. Entretanto, é possível que a base genética ainda não esteja completamente esclarecida ou que haja alterações indetectáveis aos métodos atuais. Algumas frentes de pesquisa também avaliam a modulação imunológica dos canais iônicos.[2]

Determinadas arritmias cardíacas ocorrem na ausência de cardiopatia estrutural aparente e podem ter como substrato a presença de defeitos nos genes que codificam os canais iônicos. O conhecimento destas síndromes geneticamente determinadas é de fundamental importância, uma vez que parte destas arritmias são potencialmente fatais, como a síndrome de Brugada, síndrome do QT longo, QT curto e TV catecolaminérgica. Na maioria dos casos, o diagnóstico é estabelecido por meio da correlação genótipo-fenótipo, fundamental para a estratificação de risco nestas arritmias. O papel do teste genético para diagnóstico, prognóstico e tratamento é variável e peculiar para cada doença (Tabela 1).[3]

TABELA 1 Teste genético nas cardiopatias/canalopatias hereditárias[3]

Doença	Diagnóstico	Prognóstico	Terapêutico
SQTL	+++	+++	++
TVPC	+++	+	?
SB	+	+	?
CAVD	+	+	-

Impacto do teste genético para o caso índice, conforme a doença: +++ maior impacto/++ moderado/+ discreto/- desprezível. SB: síndrome de Brugada; TVPC: taquicardia ventricular polimórfica catecolaminérgica.

Com o crescente conhecimento das variantes mutacionais implicadas em parte das arritmias cardíacas de origem genética, bem como o aumento da oferta de testes genéticos, um dos desafios atuais é tentar interpretar com toda a cautela e bastante ciência e conhecimento técnico os resultados e como aumentar o rendimento diagnóstico, ao mesmo tempo em que se evitam "superdiagnósticos" e, por outro lado, se promovem ações mais assertivas na prevenção de morte súbita em probandos e familiares rastreados.

Neste capítulo, abordaremos, de forma sucinta, os principais avanços na área de genética das arritmias cardíacas. Serão atualizadas as principais doenças genéticas associadas às arritmias com risco de morte súbita. Os distúrbios de condução intracardíacos também serão revisados no contexto do conhecimento genético atual e implicações específicas.

Síndrome do QT longo congênito

A síndrome do QT longo congênito (SQTL) é caracterizada pelo prolongamento do intervalo QT (superior a 460 ms), síncope arrítmica, *torsades de pointes* ou fibrilação ventricular (FV) e um risco aumentado de morte súbita cardíaca. Trata-se de uma enfermidade de herança mendeliana, que inclui a síndrome de Romano-Ward (autossômica dominante, mais frequente) e a síndrome de Jervell e Lange-Nielsen (autossômica recessiva, mais rara e associada à surdez neurossensorial). Esta última tem também importância histórica, por ter sido a primeira descrição da SQTL nos seus aspectos fenotípicos.[4]

A prevalência da SQTL é aproximadamente 1:2000. A síncope é geralmente o sintoma inicial mais comum e a morte súbita é rara (1-3%). Dos pacientes sintomáticos, 50% apresentam os primeiros sintomas na segunda década de vida e 90% se manifestam até os 40 anos.[5] A SQTL é causa de síndrome da morte súbita infantil (SMSI) e, em até 20% desses casos, encontra-se uma mutação em gene causador de SQTL.[6]

O diagnóstico é definido pelo escore de Schwartz de 2011 (alta probabilidade quando ≥ 3,5 pontos - Tabela 2), na ausência de causa reconhecidamente "adquirida" (hipocalemia, hipocalcemia, fármacos bloqueadores da HERG).[5] O intervalo QT corrigido (QTc) pela fórmula de Bazett, medido no eletrocardiograma de 12 derivações e no quarto minuto da recuperação do teste ergométrico,[7] os sintomas e a história familiar somam as características para definir o paciente em baixa, intermediária ou elevada probabilidade de SQTL. Apesar de alta especificidade, o escore apresenta baixa sensibilidade, principalmente pela elevada prevalência de carreadores silenciosos (intervalo QT normal, assintomático e com a mutação patogênica identificada). O próprio autor do escore reconhece as limitações de verificar apenas o intervalo QTc e chama atenção para ter em mente que os valores acima do percentil 95% (450 ms para homem e 460 ms para mulher) não são sinônimos de SQTL.[8] Por esse motivo, quando a suspeita clínica é relevante, o paciente deve ser acompanhado com eletrocardiograma seriado, Holter de 24 horas e testes provocativos (ergométrico ou farmacológico com adrenalina).

Entretanto, quando o intervalo QTc permanece maior ou igual a 480 ms em traçados eletrocardiográficos repetidos ao longo do acompanhamento, na ausência de outras causas "adquiridas", o diagnóstico é bastante provável.

TABELA 2 Escore de Schwartz – probabilidade de SQTL (aplicado ao probando)[5]

Eletrocardiograma de repouso*	Pontos
QTc > 480 ms	3
QTc 460-479	2
Qtc 450-459 (homem)	1
Torsades	2
Alternância de T	1
Entalhe de onda T (3 derivações)	1
Bradicardia/faixa etária	0,5
QTc do 4° minuto da recuperação do teste ergométrico	
QTc > 480 ms	1
História clínica	
Síncope ao esforço	2
Síncope ao repouso	1
Defeito congênito	0,5
História familiar	
Familiar com SQTLc	1
Morte súbita inexplicada em < 40 anos**	0,5

* Na ausência de causas secundárias, QTc calculado pela fórmula de Bazett. ** Familiares de 1° grau. Total de pontos 0 ou 1 = baixa probabilidade/ 1,5 a 3,0 = intermediário/ ≥ 3,5 = alta probabilidade.

As peculiaridades clínicas da SQTL dependem do canal afetado, que é determinado geneticamente. Em 1995 e 1996, o *locus* genético dos subtipos mais prevalentes (SQTL 1, 2 e 3) foram descritos[1] e, desde então, pelo menos outros treze genes subsequentes foram relacionados a doença.[9] De particular interesse na correlação fenótipo-genótipo, estas mutações genéticas podem ser identificadas em até 75% dos pacientes com escore de Schwartz maior ou igual a 3,5, sendo herdadas em cerca de 85% dos casos, e em outros 15% são consideradas mutações *de novo*, ou seja, aquelas que não são relacionadas a nenhum grau de parentesco ou não foram transmitidas.[10]

Os esforços para explicar a herdabilidade remanescente da SQTL levaram a um aumento exponencial em publicações relatando uma infinidade de novos genes, dando origem aos genes *SQTL* menores, numerados de *LQT4* a *LQT17* e, coletivamente, respondendo por 5 a 10% dos casos. Há ainda falta de relação genótipo-fenótipo em genes menores não sindrômicos, o que reforça a necessidade de aconselhamento genético diante de pesquisas genéticas amplas.[11]

A SQTL tipo 1 ocorre por mutação no gene *KCNQ1*, acomete os canais de potássio (retificadores lentos – IKs), altera a morfologia da onda T (base alargada), promove aumento paradoxal do intervalo QT com o aumento da frequência cardíaca e apresenta deflagradores específicos, como o estresse emocional e físico, especialmente a natação.[12]

A SQTL tipo 2 também ocorre por defeito dos canais de potássio (retificadores rápidos – IKr), decorrentes de mutação no gene *KCNH2*, apresenta padrão de onda T bífida e aumento paradoxal do intervalo QT de modo mais discreto ao teste ergométrico, porém mais evidente na mudança de decúbito, com exacerbação do padrão bífido da onda T (teste de Viskin).[13] As arritmias são mais frequentes no período pós-parto, havendo correlação com os estímulos auditivos e o estresse emocional.

Já a SQTL tipo 3, menos frequente e mais maligna, é uma doença dos canais de sódio, por mutação do gene *SCN5A*. A onda T tem início tardio, com segmento ST retificado e não há aumento paradoxal do intervalo QT com o aumento da frequência cardíaca. Os pacientes geralmente apresentam os sintomas à noite, em repouso ou durante o sono.[12] O padrão da onda T mais observado nestes 3 tipos de SQTL estão demonstrados na Figura 1.[14]

O diagnóstico é clínico, entretanto, o teste genético, quando disponível, otimiza o rastreamento familiar. Atualmente, são descritos 17 tipos de SQTL (Figura 2). Se o paciente apresenta uma mutação patogênica identificada, os familiares podem ser investigados de maneira mais precisa e segura. Os chamados *silent carriers* (ou portadores assintomáticos) são os indivíduos sem manifestação clínica da doença, com QTc normal, mas

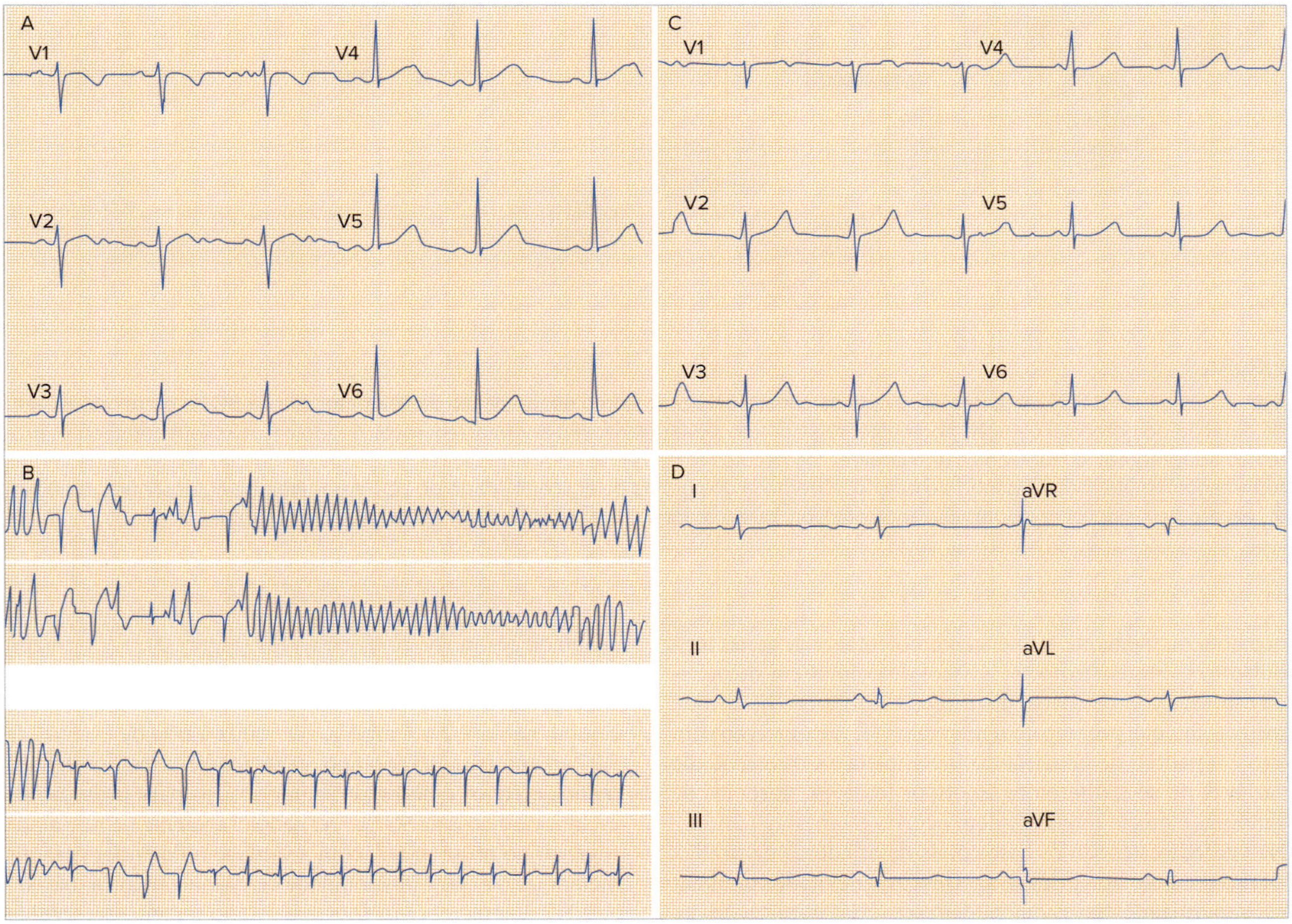

FIGURA 1

Subtipos de SQTL conforme fenótipo eletrocardiográfico. A: SQTL tipo 2 – onda T bífida, com entalhe em V2 e V3. B: *Torsade de pointes*, arritmia típica da SQTL e potencialmente fatal. C: SQTL tipo 1 – onda T de base alargada. D: SQTL tipo 3 – ST retificado, com início tardio da onda T.

Fonte: Acervo do Instituto do Coração do Hospital das Clínicas da Faculdade de Medicina da Universidade de São Paulo (InCor-HCFMUSP).

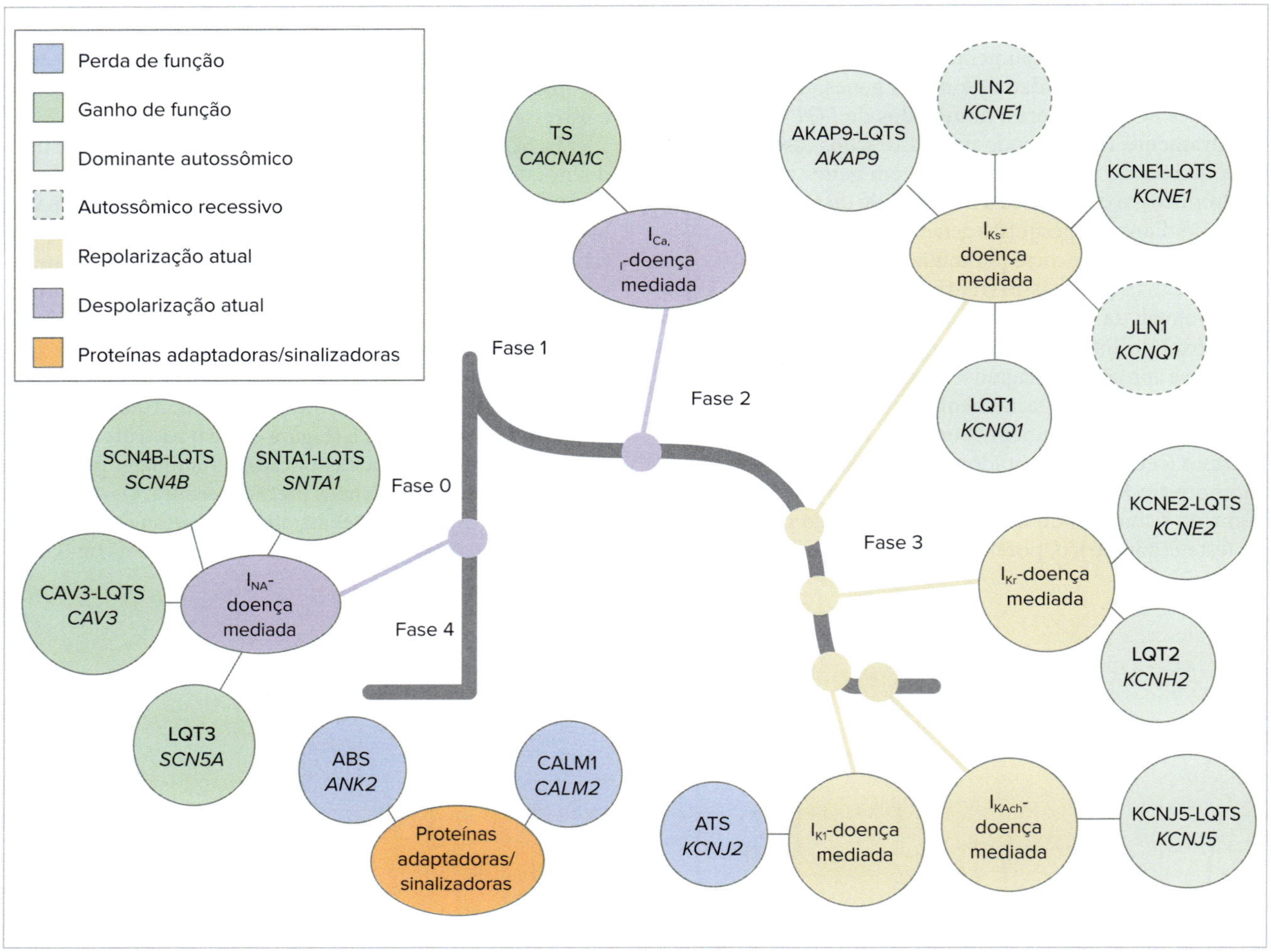

FIGURA 2

Genes descritos na SQTL e sua relação com os canais iônicos. Resumo esquemático da fisiopatologia da SQTL: o prolongamento da duração do potencial de ação pode estar relacionado à despolarização anormal (em roxo), à repolarização (em bege) ou às proteínas adaptadoras disfuncionais (em laranja). Os círculos azuis representam mutações de perda de função e os círculos verdes representam mutações de ganho de função. A herança dos genes de suscetibilidade do LQT é geralmente autossômica dominante, exceto pela síndrome de Jervell-Lange-Nielsen, que é autossômica recessiva (linhas de círculo tracejadas).

Fonte: adaptada de Giudicessi e Ackerman, 2013.[9]

que podem, mediante influências ambientais e de genes moduladores, estarem expostos a riscos de eventos em situações de esportes competitivos, distúrbios eletrolíticos ou uso de medicações que prolongam o intervalo QT. A explicação para isso é o padrão de penetrância incompleta e expressividade variável, ou seja, diferentes fenótipos (síncope, ausência de sintomas e morte súbita) podem ocorrer na mesma família.[5] Na verdade estes são os casos mais desafiadores na prática clínica para tomada de decisão. Devem ser evitados também os "superdiagnósticos", que podem ter sérias implicações na qualidade de vida e planejamento familiar.

A estratificação de risco depende fundamentalmente dos aspectos clínicos. Os principais marcadores de risco, em geral, são intervalo QTc ≥ 500 ms e a presença de síncope.[10] Atualmente a pirâmide clássica de estratificação de risco de 2003 foi adaptada aos novos conhecimentos (Figura 3).[15] A primeira linha de tratamento é o uso de fármacos betabloqueadores, em especial o propranolol, pela sua ação no sistema nervoso central, na dose 2 a 4 mg/kg, que reduz a taxa de eventos de 0.97 ao ano para 0,31 ao ano. O atenolol e o metoprolol são menos efetivos e não são recomendados para proteção de eventos cardíacos na SQTL.[16] O nadolol aparentemente é ainda superior ao propranolol, com a vantagem de poder garantir melhor adesão pela possibilidade de posologia única diária.[15] A SQTL 1 apresenta a melhor resposta ao tratamento, seguido da SQTL 2 e SQTL3. Entretanto, deve ser ressaltado que a terapêutica antiadrenérgica, apesar de ter eficácia variável, deve ser empregada em todos os subtipos da SQTL.

As terapias adjuvantes são gene-específicas. A reposição oral de potássio deve ser realizada em todos os pacientes

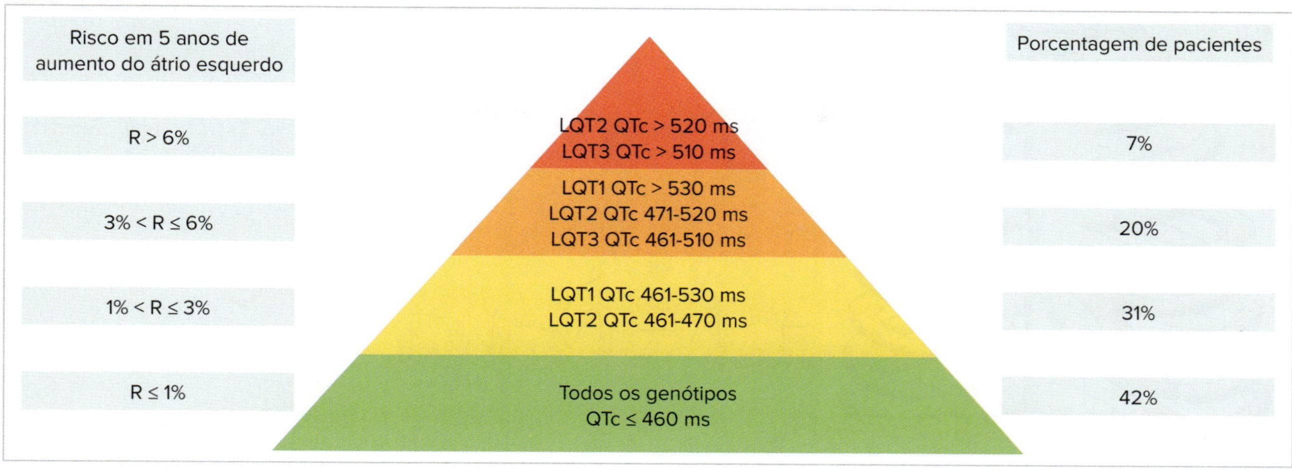

FIGURA 3

Risco de arritmias fatais estimado em 5 anos, conforme subtipo da SQTL e o intervalo QTc pela formula de Bazett.

Fonte: adaptada de Mazzanti et al., 2018.[15]

com hipocalemia, especialmente em portadores de SQTL2. Na SQTL3, a mexiletina pode ser eficaz, juntamente com o propranolol, em pacientes que respondem ao teste da droga com encurtamento do intervalo QTc. A ranolazina recentemente destacou-se como terapia adjuvante, pelo bloqueio da corrente tardia de sódio, entretanto há ainda poucos estudos que a fundamentem como fármaco de escolha.[17]

A denervação simpática cardíaca esquerda requer o isolamento dos três ou quatro primeiros gânglios torácicos, preservando a porção cefálica do gânglio estrelado, para evitar a síndrome de Horner. É atualmente utilizada em pacientes sintomáticos, refratários ao propranolol e na redução de terapias por choques em portadores de cardiodesfibrilador implantável (CDI). A redução do intervalo QTC (< 500 ms) após o procedimento prediz boa resposta ao tratamento.[18]

A indicação de CDI restringe-se aos pacientes com parada cardiorrespiratória (PCR) recuperada ou síncope, apesar da terapia com betabloqueador e, em casos específicos, às terapias adjuvantes supracitadas.[17]

Síndrome de Brugada

A síndrome de Brugada (SBr), desde a sua descrição inicial em 1992, sofreu vários avanços na elucidação diagnóstica e no seu conhecimento fisiopatológico.[17,18]

O diagnóstico da SBr é baseado nos achados clínicos e eletrocardiográficos. O paciente pode ser assintomático, apresentar síncope, respiração agônica noturna, palpitações (por taquicardia ventricular não sustentada ou arritmias atriais) e parada cardíaca recuperada. Em geral, os eventos arrítmicos ocorrem na quarta década de vida, com maior prevalência no sexo masculino, sendo um diagnóstico pouco comum na faixa etária pediátrica. A característica eletrocardiográfica, que pode ser dinâmica, é o supradesnivelamento do segmento ST em pelo menos uma das derivações precordiais direitas (V1 a V3), posicionadas no segundo, terceiro ou quarto espaço intercostal.[17]

Do ponto de vista histórico, foram descritos três padrões eletrocardiográficos: a) tipo 1, caracterizado pelo típico supradesnivelamento do segmento ST maior que 2 mm, seguido de onda T descendente e negativa, semelhante à barbatana dorsal do golfinho; b) tipos 2 e 3, ou não tipo 1, com supradesnivelamento do segmento ST e onda T ascendente e positiva, respectivamente com 2 mm e menor que 2 mm. A acurácia do eletrocardiograma é maior quando as derivações precordiais são colocadas em espaços intercostais superiores (Figura 4).[19]

Para efeito diagnóstico e prognóstico, apenas o tipo 1 define a SBr. Porém, os tipos 2 e 3 sugerem a presença da canalopatia, cuja expressão fenotípica não foi conclusiva. Nestes casos, especialmente nos rastreamentos familiares, é recomendado que seja feito um acompanhamento mais frequente e investigação adicional, pois as alterações fenotípicas podem ser dinâmicas e dependentes de vários fatores moduladores, como o aumento da temperatura corporal e o uso de alguns fármacos concomitantes.

A fisiopatologia da síndrome de Brugada permanece ainda respaldada por duas teorias, possivelmente a combinação delas e ambas como consequência do déficit de função dos canais de sódio (INa): (1) a hipótese do transtorno de repolarização, baseado na dispersão transmural na repolarização da via de saída do ventrículo direito;[20] e (2) a hipótese do transtorno de despolarização, pelo atraso de subepicárdio do mesmo local. Há um crescente apoio à teoria da despolarização, por observações histológicas, de imagem, ECG e estudo eletrofisiológico (EEF), incluindo a presença de potenciais tardios e eletrogramas fragmentados registrados no epicárdio da via de saída do ventrículo direito em mapeamento eletroanatômico.[21,22]

A herança genética da SBr tem um padrão autossômico dominante, atualmente com mais de 250 mutações descritas em 19 genes.[23] O primeiro gene associado à SBr foi o *SCN5A*, que codifica a subunidade alfa do canal de sódio (Nav1.5), que embora seja o mais frequentemente associado à SBr (tipo 1), está presente em somente 15 a 30% dos pacientes, o que limita atualmente o papel da genotipagem nesta doença

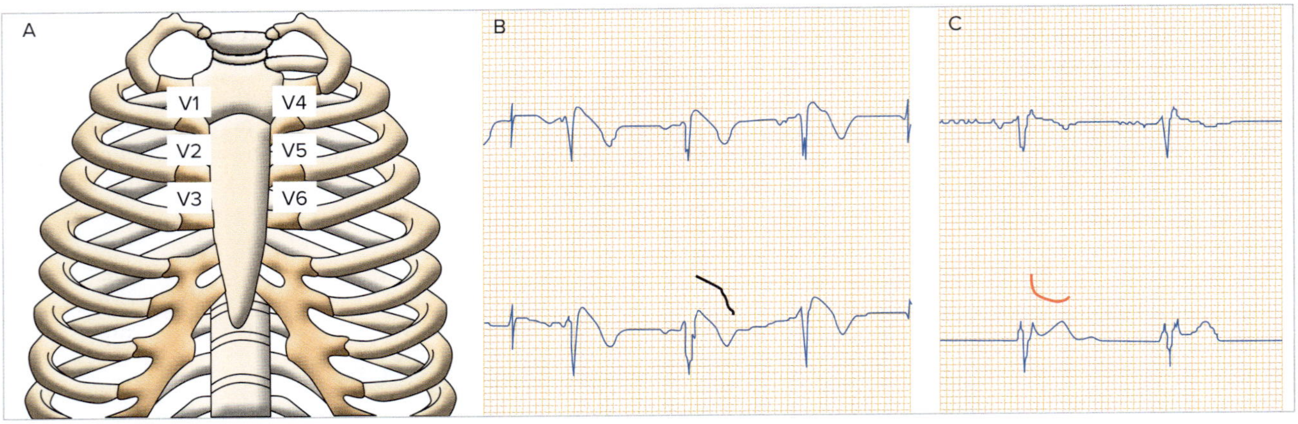

FIGURA 4

A: Localização sugerida das derivações precordiais para investigação do padrão eletrocardiográfico de Brugada. B: V1 e V2 no 4º espaço intercostal (risco preto – "barbatana de golfinho", padrão tipo 1). C: V1 e V2 no 2º espaço intercostal (risco vermelho – "corcova de camelo", padrão não 1).

Fonte: Acervo do Instituto do Coração do Hospital das Clínicas da Faculdade de Medicina da Universidade de São Paulo (InCor-HCFMUSP).

na estratificação de risco. O papel dos demais genes é ainda muito questionado, sendo o *SCN5A* o principal envolvido na fisiopatologia da doença.[21]

Após diagnóstico clínico de SBr, é fundamental a identificação do paciente com alto risco. A dimensão do problema já esbarra nos diferentes resultados nas casuísticas mundiais. Entre pacientes assintomáticos, o risco de arritmias fatais ou potencialmente fatais varia entre as séries publicadas. Brugada et al. revelaram 8% de risco no acompanhamento médio de 33 meses.[24] Já o grupo de Priori et al. publicaram uma incidência de 6% no acompanhamento médio de 34 meses.[25] Outros autores, como Eckardt et al., relataram 1% de risco após acompanhamento médio de 40 meses, semelhante ao estudo de Probst et al., com risco de 1,5% em 31 meses de acompanhamento.[26,27]

A maioria dos estudos demonstra que o padrão tipo 1 espontâneo (*hazard ratio* [HR], 1,8; 95% intervalo de confiança [IC], 1,03 a 3,33; p = 0,04), a presença de síncope (6 a 19% dos pacientes apresentam novo evento arrítmico após 24 e 39 meses de acompanhamento) ou PCR recuperada (entre 17 e 62% após 48 e 84 meses de acompanhamento) estão relacionados a maior chance de ocorrência de eventos arrítmicos durante a evolução. Em metanálise publicada em 2016, o sexo masculino também foi considerado de maior risco. A história familiar de morte súbita e a identificação de mutação genética no SCN5A não predizem maior risco de eventos fatais.[28]

O estudo eletrofisiológico (EEF) falhou em predizer eventos arrítmicos de forma consensual. Brugada et al. apontam que a FV induzida ao EEF é preditor independente de eventos arrítmicos. Giustetto et al. encontraram elevado valor preditivo negativo (nenhum paciente com EEF negativo apresentou evento arrítmico vs. 15% dos pacientes com EEF positivo). Por outro lado, em todas as demais séries, o EEF não demonstrou adequado valor na estratificação de risco, sendo para esses autores, um exame dispensável. Uma ressalva a ser feita é o conceito de como se valoriza o EEF, desde seu papel na indução de arritmias ventriculares, a depender da "intensidade" do protocolo de estimulação ventricular, até o seu uso para definir o período refratário ventricular, que se menor que 200 milissegundos pode denotar um subgrupo de maior risco de eventos, como demostrado no estudo PRELUDE.[27]

No entanto, estes dados estão longe de concluir a polêmica da estratificação de risco do EEF na SBr, principalmente porque do lado da eletrofisiologia também há estudos demonstrando melhora do padrão eletrocardiográfico e na redução de choques por CDI em pacientes submetidos à ablação do substrato arritmogênico na SBr.[29]

A indicação de CDI é consensual em pacientes com síncope arrítmica ou PCR recuperada. Entretanto, dado o valor questionável do EEF, o implante do dispositivo em pacientes assintomáticos, com arritmia ventricular induzida durante o exame, é uma conduta controversa entre centros especializados no tratamento da SBr.[17]

Quanto ao tratamento farmacológico, há resultados de pequenos ensaios clínicos que sugerem o uso da quinidina em pacientes sintomáticos, com redução de arritmias supraventriculares e ventriculares, inclusive em pacientes com terapias apropriadas pelo CDI.[30] Também é preconizado o uso de isoproterenol no tratamento da tempestade elétrica. Embora muito tenha sido estudado, até o momento nenhum fármaco mostrou ser mais eficaz na prevenção de morte súbita na SBr do que o implante do desfibrilador.[17]

Recente publicação com dados nacionais com 138 pacientes com SBr tipo 1 demonstrou que, embora com impacto diagnóstico, no acompanhamento clínico houve baixa taxa de eventos ameaçadores à vida, possivelmente pela incorporação de medidas comportamentais (tratamento precoce da febre, evitar refeições copiosas e evitar medicações implicadas no desencadeamento de arritmias, www.brugadadrugs.org). Com baixa taxa de eventos no mundo real, ainda é desafiadora a estratificação de risco em assintomáticos com SBr.[31]

Cardiomiopatia arritmogênica de ventrículo direito

A cardiomiopatia arritmogênica de ventrículo direito (CAVD) ocorre pela substituição das células miocárdicas por tecido fibroadiposo em uma região do ventrículo direito chamada "triângulo da displasia", que compreende as porções inferior, apical e infundibular do VD. Inicialmente, ocorre uma deposição fibrogordurosa no epicárdio ou miocárdio, podendo evoluir com extensão transmural, levando ao afilamento e até dilatação da parede com formação de pequenos aneurismas.

Trata-se de uma doença progressiva, podendo também afetar o septo e o ventrículo esquerdo, geralmente, em estágios mais avançados. A CAVD é uma das causas mais frequentes de morte súbita (dependendo da casuística estudada), principalmente em indivíduos jovens do sexo masculino e com menos de 35 anos.[32] Entretanto, as manifestações clínicas podem surgir em qualquer idade, com maior prevalência em atletas, uma vez que o exercício pode desencadear arritmias ventriculares ou até acelerar o desenvolvimento de anormalidades estruturais. Estima-se que a prevalência desta doença seja cerca de 1:2500 a 1:5000, sendo mais comuns entres norte-italianos e alemães.

Os principais sintomas da doença são palpitações, síncope, taquicardia ventricular estável ou instável, insuficiência cardíaca e morte súbita. As palpitações podem ser decorrentes de arritmias ventriculares, mais temidas pelo risco de morte súbita, entretanto também podem ocorrer por arritmias supraventriculares.[33] A fibrilação atrial (FA), presente em até 30% dos pacientes com CAVD, em geral é sintomática, quase sempre denotando envolvimento mais extenso da doença e pode ser responsável por choques inapropriados em pacientes portadores de CDI.[34]

O diagnóstico clínico da doença é baseado na análise de alterações estruturais, morfológicas, arritmias ventriculares e histórico familiar para CAVD ou morte súbita em indivíduos com idade inferior a 35 anos. Deste modo, os critérios diagnósticos são baseados na proposição feita pela *International Task Force Criteria* em 1994, que foram atualizados em 2010. As principais características para a suspeição diagnóstica de CAVD são: ondas T invertidas nas precordiais direitas, arritmias ventriculares com padrão morfológico de bloqueio do ramo esquerdo (principalmente com eixo superior), graus variáveis de dilatação do VD (na ausência de hipertensão pulmonar), ondas épsilon (Figura 5) e história familiar de CAVD confirmada.[35]

A CAVD é geneticamente herdada, na maioria dos casos, por um padrão autossômico dominante, embora já tenham sido descritos alguns casos de herança recessiva, com menor frequência e relacionados às mutações em outros genes que não os mais comuns (doença de Naxos). As mutações mais comumente relacionadas à CAVD estão em genes chamados desmossomais, sendo que até o presente momento, aproximadamente 800 variantes genéticas foram identificadas em 14 genes principais (Figura 6), mas apenas 300 destas foram consideradas prejudiciais. Estudos confirmam a existência de uma interação entre mutações de outros genes não desmossomais (RYR2) e a CAVD, descritos em casos familiares e associados à taquicardia ventricular polimórfica catecolaminérgica (TVPC).[33]

Entretanto, há uma grande variabilidade fenotípica em indivíduos com a mesma mutação, devido à penetrância incompleta da doença e sua expressão variável. Esse padrão de herança influencia as diversas alterações morfofuncionais observadas, bem como a idade do início da manifestação clínica, reforçando a influência de fatores ambientais, interações genéticas e de genes moduladores.

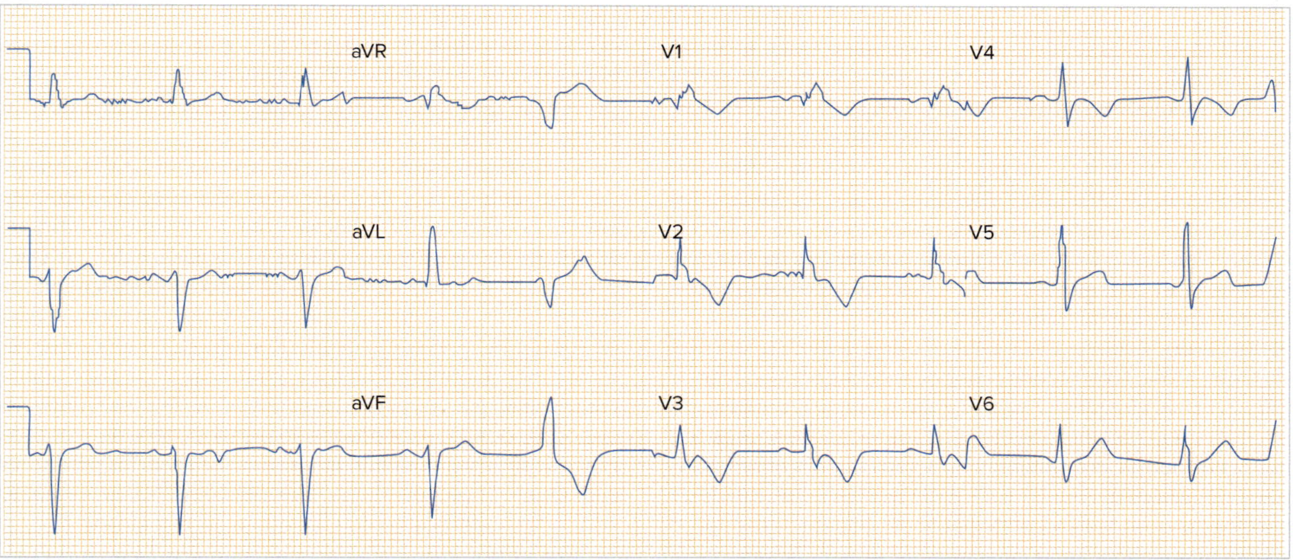

FIGURA 5

Atraso final de condução em V1 peculiar à CAVD (onda épsilon).

Fonte: Acervo do Instituto do Coração do Hospital das Clínicas da Faculdade de Medicina da Universidade de São Paulo (InCor-HCFMUSP).

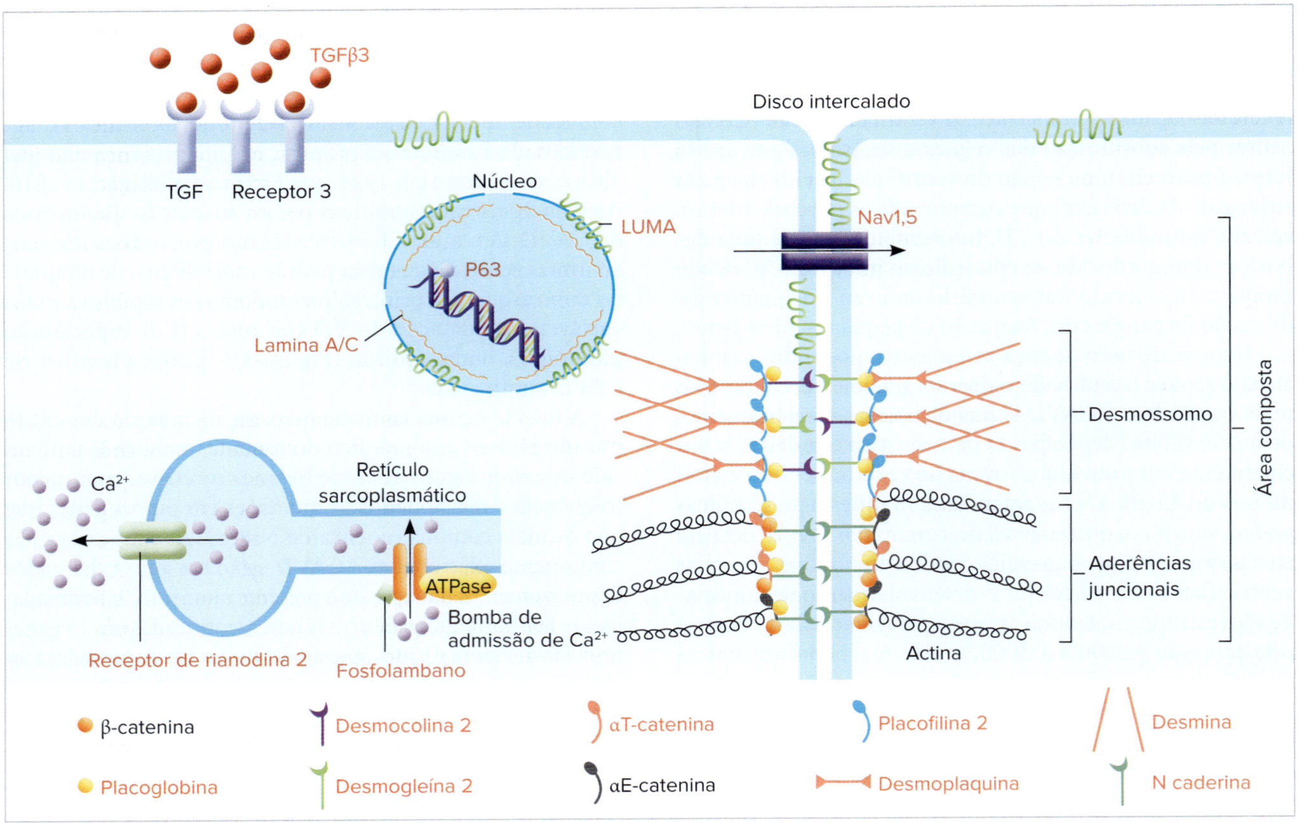

FIGURA 6

Genes que codificam as proteínas associadas a CAVD (em vermelho): placofilina-2 (PKP2); desmogleína-2 (DSG2); desmoplaquina (DSP); desmocolina-2 (DSC2); placoglobina (JUP); alfa-T-catenina (CTNNA3); N-caderina (CDH2); LUMA (TMEM43); lamina A/C (LMNA); desmina (DES); titina (TTN); fosfolambano (PLN); receptor de rianodina tipo 2 (RYR2); Nav1.5 (SNC5A); P63 (TP63); e TGF-beta 3 (TGFB3).

Fonte: adaptada de Gandjbakhch et al., 2018.[33]

O tratamento curativo ainda não existe e visa a melhora dos sintomas, prevenção de morte súbita e da progressão da doença. A atividade física extenuante, competitiva ou não, deve ser evitada, devido ao risco de arritmias fatais e da comprovada progressão do fenótipo no miocárdio ventricular (dilatação e disfunção). Os fármacos antiarrítmicos são recomendados para controle dos sintomas ou de terapias do CDI.[36] O betabloqueador é adequado, pela natureza adrenérgica da arritmia. A associação com amiodarona é eficaz quando a arritmia é refratária ao primeiro fármaco. Além de reduzir a ocorrência de arritmias ventriculares e supraventriculares, reduz a frequência da taquicardia, favorecendo o uso de terapias antitaquicardia para evitar os choques. O sotalol pode ser uma alternativa em pacientes sem disfunção ventricular importante e se mostrou eficaz no controle dos sintomas em alguns estudos observacionais.[17] Os pacientes com FA em CAVD tem risco aumentado de eventos cardioembólicos, principalmente quando há disfunção ventricular e aneurismas de ventrículo direito. Nesses casos, devem receber terapia anticoagulante.[37]

O estudo eletrofisiológico e ablação podem ser realizados em pacientes com arritmias ventriculares sintomáticas ou choques pelo CDI. Entretanto, a ablação bem-sucedida também deve ser considerada paliativa e não é suficiente para prevenção de morte súbita, já que a CAVD é uma doença progressiva e imprevisível.[36]

O alto risco de arritmias em pacientes com CAVD abrange desde a adolescência até idade avançada, atingindo seu pico entre 21 e 40 anos. A fibrilação atrial, a síncope, a prática de atividades físicas extenuantes após o diagnóstico de CAVD e a presença de taquicardia ventricular monomórfica sustentada são preditores de arritmias letais no acompanhamento. A falta de eficácia em prevenção de morte súbita da terapia antiarrítmica destaca a importância da estratificação de risco, ainda controversa, para os pacientes com CAVD. Por esse motivo, a indicação de CDI para prevenção primária deve ser realizada individualmente, podendo lançar mão de modelos preditores como apoio às decisões (https://arvcrisk.com).[38] Já na prevenção secundária, a indicação do CDI está mais respaldada.[39]

Um importante registro publicado por Mazzanti et al. agregou marcadores de risco para auxiliar na estratificação de risco dos pacientes que ainda não apresentaram evento arrítmico instável.[39] O sexo masculino, a presença de fibrilação atrial, síncope, taquicardia ventricular monomórfica sustentada estável e a participação em exercícios extenuantes após o diagnóstico de CAVD relacionaram-se à maior ocorrência de arritmias letais no acompanhamento.[39] Já o modelo com validação internacional proposto pelo grupo do Johns Hopkins, com 528 pacientes, incluiu vários parâmetros, em especial sexo, idade, história recente de síncope, taquicardia ventricular não sustentada, número absoluto de extrassístoles ventriculares em 24 horas, número de derivações com ondas T invertidas e a fração de ejeção do ventrículo esquerdo.[38]

As pontuações de risco requerem validação independente e externa, no intuito de entender se têm ampla utilidade, considerando que as populações podem ser diferentes (composição genética diferente, prevenção secundária) e os desfechos também podem ser diversos, sendo estas ferramentas necessárias para a análise do seu desempenho. Além disso, a RM cardíaca com realce tardio tem o potencial de refinar e personalizar ainda mais o risco para pacientes com doença ventricular com acometimento esquerdo significativo.[40]

Taquicardia ventricular polimórfica catecolaminérgica

A taquicardia ventricular polimórfica catecolaminérgica (TVPC) foi descrita inicialmente por Coumel em 1978,[41] e mais extensivamente por Leenhardt em 1995. É uma síndrome arrítmica herdada, geralmente, por um padrão autossômico dominante e mais raramente recessivo. Está relacionada à alta mortalidade nos casos sem tratamento, em torno de 30 a 50%, entre 20 e 30 anos de idade e tem uma prevalência estimada em 1:10.000.[42]

Caracteriza-se por síncopes recorrentes ou morte súbita em crianças e jovens, especialmente relacionadas ao esforço físico e estresse emocional. A manifestação clínica mais clássica compreende a taquicardia ventricular polimórfica bidirecional, taquicardia ventricular polimórfica ou fibrilação ventricular, na ausência de cardiopatia estrutural. No ECG de repouso, observa-se uma tendência à bradicardia sinusal, presença de onda U e um intervalo QTc limítrofe.[43]

Swan et al.[44] demonstraram a ligação dessa síndrome com o *locus* 1q42.1-43 e sua estreita relação com o gene codificador do receptor cardíaco rianodina (RyR2) em 38% dos pacientes, nos casos de herança autossômica dominante. Em uma proporção menor, foi identificado também, em casos de herança autossômica recessiva da doença, o gene *CASQ2*, localizado no cromossomo 1q11-13.3, que codifica a calsequestrina.[44]

Ambos os genes estão envolvidos com a liberação do cálcio do retículo sarcoplasmático, para participação no processo de excitação-contração. O acúmulo do cálcio no citosol, principalmente durante a estimulação adrenérgica, gera influxo de sódio que precipita um novo potencial de ação (atividade deflagrada por potenciais pós despolarização tardios, também conhecida como pós potenciais tardios), à semelhança ao que acontece na intoxicação digitálica.[45]

Até o momento há poucos dados para uma estratificação de risco eficiente. Quanto menor a idade, quando aparecem os primeiros sintomas, pior o prognóstico. A recorrência de síncope, apesar do betabloqueador, também está relacionada a maior malignidade.

Alterações cromossômicas podem ser identificadas em aproximadamente 50% dos casos, e a sua presença não implica necessariamente pior prognóstico. A avaliação genética familiar pode ser considerada para identificar portadores assintomáticos que se beneficiariam de terapia com betabloqueador mais precocemente.

A terapêutica atual baseia-se no uso de betabloqueador (propranolol ou nadolol) e, nos casos não responsivos (30 a 59%), na associação com o CDI, este último sempre indicado com cautela.

Têm sido estudadas as terapias adjuvantes para controle da arritmia em pacientes que apresentam contraindicação ao CDI ou naqueles com recorrência de terapia apropriada. Dois estudos mostraram benefício na associação de propranolol e verapamil, porém o acompanhamento clínico foi curto e só feito em pacientes com mutação do gene *CASQ2*. A flecainida tem uma forte associação fisiopatológica com a TVPC e, portanto, promissora, por inibir a liberação de cálcio pelo receptor de rianodina em estudos animais.[13] Entretanto, quando a flecainida é prescrita, deve ser mantido o uso do betabloqueador, que ainda é a melhor terapia padrão disponível.[43]

Mais recentemente, têm sido descritos efeitos benéficos do carvedilol na redução das arritmias polimórficas, por conta de ser um betabloqueador com efeito específico na região do seu armazenamento, conhecida como SOICR.[46] A hipótese é uma teoria de liberação de cálcio induzida por sobrecarga deste local de armazenamento (SOICR). Com a RyR2 normal, os níveis de repouso e estresse do cálcio livre estão abaixo do nível do SOICR. No entanto, com RyR2 mutante, o limiar de SOICR cai abaixo do nível de cálcio livre no retículo sarcoplasmático (RS). Isso pode causar um transbordamento de cálcio do RS e gerar as arritmias polimórficas por atividade deflagrada por pós-potenciais tardios. O carvedilol poderia atenuar este efeito deletério nos pacientes com TVPC.[47]

A denervação simpática por toracoscopia tem evidência crescente e deve ser considerada em situações específicas. Pacientes com indicação de CDI, que negam o implante do mesmo, pacientes com contraindicação ao betabloqueador ou com terapias apropriadas, apesar da dose máxima de betabloqueador tolerada, podem ter a terapia antiadrenérgica otimizada com a simpatectomia esquerda.[18]

As terapias adjuvantes ainda não demonstraram redução de mortalidade em TVPC e, portanto, devem ser consideradas em associação com betabloqueador e CDI. Há interesse crescente na terapia molecular e os avanços em TVPC são pioneiros em cardiologia.[48]

As indicações de CDI devem ser feitas com muita cautela, já que devido à natureza adrenérgica desta doença, a possibilidade de tempestades elétricas é muito alta, principalmente em se tratando de crianças e adolescentes. No entanto, nos casos de prevenção secundária, principalmente quando há refratariedade aos betabloqueadores, recomenda-se a necessidade de proteção destes pacientes com o CDI.[17]

Síndrome do QT curto

A síndrome do QT curto (SQTC) é uma canalopatia hereditária, muito rara, descrita pela primeira vez em 2000 por Gussak et al.[49] Caracteriza-se pela presença dos sintomas síncope arrítmica, FA paroxística, morte súbita cardíaca e o intervalo QTc < 300 ms. Aparentemente não há um fator desencadeante evidente, mas observou-se que as arritmias detectadas pelo CDI ocorreram principalmente em repouso e durante o sono.

Até recentemente, cerca de 200 casos haviam sido descritos pela Sociedade Europeia de Cardiologia[50] e, dentre 6,4 milhões de ECGs avaliados ao longo de 13 anos, em apenas 45 havia intervalo QTc < 300 ms. Estudos observacionais descreveram uma sobreposição nos valores do intervalo QTc em pacientes portadores de SQTC e na população controle, tornando difícil a definição de um valor de corte. Para superar as limitações diagnósticas baseadas em um único parâmetro (o ECG), em 2011 foi desenvolvido um sistema de pontuação de probabilidade de SQTC, envolvendo os sintomas, a história familiar e o genótipo (Tabela 3).[51]

TABELA 3 Critério diagnóstico de SQTC[51]

Eletrocardiograma de repouso (ms)	Pontos
QTc < 370	1
QTc < 350	2
Qtc < 330	3
Intervalo ponto J – pico T< 120	1
História clínica	
História de PCR recuperada	2
TV polimórfica ou FV documentadas	2
Síncope inexplicada	1
Fibrilação atrial	1
História familiar (1° ou 2° grau)	
Alta probabilidade SQTCc	2
Morte súbita inexplicada em < 40 anos**	1
Morte súbita infantil	1
Genotipagem	
Positiva	2
Mutação de significado incerto em gene culpado	1

Total de pontos: 1 ou 2 = baixa probabilidade; 3 = intermediária; ≥ 4 = alta probabilidade. Conta-se apenas 1 ponto por sessão, sendo o ECG critério obrigatório.
* Na ausência de causas secundárias, QTc calculado pela fórmula de Bazett.
FV: fibrilação ventricular; SQTC: síndrome do QT curto; TV: taquicardia ventricular.

Cerca de 70% dos pacientes apresentam história familiar de SQTC ou morte súbita precoce, porém a mutação não foi identificada na maioria dos casos. Estudos genéticos demonstraram cinco genes associado à doença, sendo os três primeiros envolvidos no ganho de função do canal de potássio voltagem dependente (KCNH2- SQTC tipo1, KCNQ1-SQTC tipo 2 e KCNJ2-SQTC tipo 3). Recentemente, foram descritas mutações nos genes *CACNA1c* e *CACNB2b*, que causam perda de função nos canais de cálcio tipo L, entretanto nesses pacientes também foi observado o supradesnivelamento característico da SBr. Portanto, ainda restam dúvidas do diagnóstico de SQTC, se estaria relacionado a um *overlapping* ou às alterações de repolarização da própria SBr, com manifestação fenotípica diversa.

O mecanismo eletrofisiológico proposto para a ocorrência de parada cardíaca é a presença de um potencial de ação de curta duração, que predispõe ao fenômeno R sobre T, precipitando fibrilação ventricular ou *torsades des pointes*. Curiosamente, além do período refratário ventricular curto, estes pacientes também possuem período refratário atrial curto, com alta vulnerabilidade para episódios de fibrilação atrial.[50]

As drogas antiarrítmicas (incluindo sotalol, propafenona, flecainida, disopiramida, amiodarona, vernakalant e ranolazina) têm experiência limitada em humanos, portanto, seu uso na prática clínica precisa ser avaliado individualmente, pela ausência de evidências na prevenção de morte súbita. Recentemente, a quinidina, indisponível no Brasil, demonstrou redução dos eventos arrítmicos fatais em uma considerável amostra de 17 pacientes. O desfibrilador implantável se mantém como único tratamento.[17,52]

Síndrome de Wolff-Parkinson-White

A síndrome de Wolff-Parkinson-White (WPW) é a segunda principal causa de taquicardia supraventricular paroxística, sendo mais prevalente que as demais doenças descritas anteriormente. Entretanto, tem sido difícil confirmar uma transmissão genética. Na minoria dos casos, há transmissão familiar isolada ou como parte de uma síndrome mais complexa, com base genética.

Assim, a síndrome pode se apresentar como uma simples pré-excitação isolada ou como um componente de uma doença cardíaca estrutural (anomalia de Ebstein ou cardiomiopatia hipertrófica) ou de síndromes multissistêmicas, como miopatias metabólicas e doenças de depósito (doença de Pompe, doença de Danon e esclerose tuberosa) ou síndromes mitocondriais (neuropatia ótica hereditária de Leber).

Em um estudo, onde foram analisados 2.343 parentes de primeiro grau, sintomáticos, de 383 pacientes com síndrome de WPW conhecida e comprovada por estudo eletrofisiológico, se observou uma prevalência de 3,4% nesse grupo, contra 0,15% de frequência na população geral.[53] Nesses parentes, também foi maior a incidência de múltiplas vias acessórias. O padrão de transmissão nos casos familiares pareceu ser autossômico dominante com penetrância variável, porém essa análise forneceu somente um esboço da hereditariedade da doença, visto que somente os parentes sintomáticos foram avaliados.[53]

Na anomalia de Ebstein identifica-se a síndrome de WPW em 10% dos casos, sendo o gene da forma familiar da doença identificado no cromossomo 11q. Foram identificados distúrbios sarcoméricos associados à cardiomiopatia hipertrófica familiar e à pré-excitação, com transmissão autossômica dominante.[24]

Outra forma familiar de WPW, fenocópia da cardiomiopatia hipertrófica, apresenta predominantemente distúrbio progressivo do sistema de condução. Ocorre em razão da mutação do gene *PRKAG2*, que foi identificada em um *locus* do cromossomo 7 (7q3), que codifica a subunidade A-2 da AMP-quinase.

Entre as doenças de depósito, a pré-excitação é um componente da doença de Pompe, distúrbio de depósito de glicogênio por uma deficiência autossômica recessiva da maltase ácida. Na doença de Danon, uma desordem cromossômica ligada ao X, na qual ocorre um distúrbio lisossomal de depósito relacionado ao gene *LAMP2* em homens, observa-se retardo mental, miopatia esquelética e cardiomiopatia hipertrófica com pré-excitação.[54]

Assim, observa-se que há formas de WPW mediadas geneticamente, porém na maioria dos casos a síndrome se apresenta como doença isolada sem transmissão genética aparente.

O tratamento da síndrome de WPW segue as recomendações gerais das diretrizes, sendo mais consistente a ablação por cateter nos casos sintomáticos (crises de palpitações sustentadas e/ou síncopes). Os casos assintomáticos precisam ser estratificados quanto ao risco de morte súbita, que geralmente é muito baixo. Entretanto, a abordagem invasiva deve ser também considerada nestes casos, exceto quando a pré-excitação for intermitente e a via acessória estiver localizada em zona de risco de bloqueio AV total.[17]

Fibrilação atrial idiopática familiar

A fibrilação atrial (FA) é a arritmia sustentada mais frequente na prática clínica. O termo "FA isolada" ou ainda "*lone atrial fibrillation*" era empregado a pacientes menores de 60 anos, sem valvopatia e sem fatores precipitantes da arritmia, como hipertensão arterial, obesidade, ou doença cardíaca estrutural. O avanço das métodos de imagem e das pesquisas moleculares sugerem envolvimento de canalopatias ou miopatias atriais (presença de fibrose restrita ao átrio) na fisiopatogênese da fibrilação, deixando o termo "FA isolada" ultrapassado.[55]

Em algumas famílias estudadas observa-se a coexistência de FA e repolarização precoce, síndrome de Brugada, síndromes do QT curto ou QT longo congênito. Entretanto, ainda não há indicação de teste genético em pacientes com FA, sem características fenotípicas mais evidentes de outras síndromes hereditárias arritmogênicas.[56] Variantes genéticas relacionadas a cardiopatias arritmogênicas tem sido cada vez mais descritas em associação com o fenótipo exclusivo de FA.

O sistema renina-angiotensina-aldosterona é importante para o desenvolvimento da FA. Muitas pesquisas têm focado na relação entre polimorfismos do gene da inserção (I) / deleção (D) da enzima conversora de angiotensina (ECA) e FA e tem demonstrado um perfil de alto risco de desenvolver FA, independente da idade (genótipo D/D), porém mais relacionado a etnia.[57]

Os esforços para elucidar as bases moleculares da FA estão concentrados em três áreas principais: os defeitos genéticos que ocasionam formas familiares de FA; os fatores genéticos que predispõem à doença; e os distúrbios na expressão genética das correntes iônicas que estão envolvidas na formação do potencial de ação atrial. As pesquisas direcionadas para a expressão genética das correntes iônicas poderão fornecer algum entendimento das alterações moleculares deflagradas pela doença, bem como poderão explicar alguns dos mecanismos que perpetuam a FA crônica. Outras linhas interessantes de pesquisa referem-se ao estudo das disfunções nas conexinas atriais, o que explicaria a perpetuação da fibrose nos átrios em muitos casos, independente das intervenções clínicas e invasivas.[58]

Outras arritmias

Taquicardia ventricular polimórfica deflagrada por extrassístole com intervalo de acoplamento ultracurto

Leenhardt et al. descreveram os casos de quatorze pacientes sem doença cardíaca estrutural que apresentaram episódios recorrentes de síncopes por taquicardia ventricular com aspecto de *torsades de pointes*, sendo que em oito casos também foram registrados episódios de fibrilação ventricular.[59] Porém, ao contrário da descrição clássica de *torsades de pointes*, em que habitualmente há acoplamento longo da primeira extrassístole ventricular que dá início à arritmia (600 a 800 ms), nesse grupo de pacientes observou-se que o intervalo de acoplamento foi muito curto (245 ± 28 ms). Quase todos os casos estavam em repouso no momento do início da arritmia. Na análise de Holter, observou-se predominância das arritmias durante o período diurno e a análise de variabilidade da frequência cardíaca (FC) permitiu observar que as atividades simpática e vagal estavam significativamente deprimidas, sendo que em todos os casos a atividade vagal encontrava-se mais deprimida do que a atividade simpática. No estudo eletrofisiológico, nenhum paciente apresentava alteração dos parâmetros basais. Durante o acompanhamento médio de sete anos, cinco pacientes tiveram morte súbita, três receberam implante de CDI e seis mantiveram-se em tratamento clínico com altas doses de verapamil, sem resposta aos betabloqueadores. Como quatro pacientes apresentavam história de morte súbita familiar e quase todos se beneficiaram do uso de bloqueador de canal de cálcio, pode ser especulado que se trate de canalopatia de um ou mais genes que codificam os canais de cálcio.[58,59]

Um dos desafios desta patologia reside na conduta em pacientes assintomáticos, mas nos casos que são provenientes de rastreamento, esses pacientes já podem ser tratados com verapamil e acompanhamento frequente.[59]

Síndromes de repolarização precoce patológica

Em 1953, Osborn descreveu a clássica onda J durante hipotermia experimental. As pesquisas subsequentes revelaram que a onda J era secundária à dispersão da repolarização, devido ao encurtamento desproporcional do potencial de ação do epicárdio ao endocárdio. Em 2008, Haissaguere descreveu que a repolarização precoce era mais frequente em pacientes vítimas de PCR.[60]

A síndrome de repolarização precoce patológica é diagnosticada na presença de elevação do ponto J ≥ 1 mm em ≥ 2 derivações inferiores e/ou laterais contíguas de um ECG de 12 derivações, em um paciente vítima de parada cardíaca recuperada, que diferencia o padrão eletrocardiográfico de repolarização precoce benigna.[61] Quando a prevenção é secundária, recomenda-se o uso de CDI. Há recomendação de quinidina em alguns casos específicos.[17] Já nos casos assintomáticos e de achado eletrocardiográfico, sem história familiar de morte súbita, recomenda-se cautela e "superdiagnósticos", pois podem ser variantes da normalidade, em especial nos atletas, com padrões de RP tipo verticais.[62]

Doença progressiva do sistema de condução cardíaco

A doença progressiva do sistema de condução cardíaco (DPSC) é frequentemente uma doença principalmente genética, com sobreposições clínicas e genéticas com outras doenças cardíacas e metabólicas hereditárias.[63] Vários genes têm sido implicados na patogênese da DPSC com ou sem doença cardíaca estrutural ou manifestações sistêmicas. O diagnóstico genético preciso contribui para a estratificação de risco, melhor seleção de terapia específica e permite o rastreamento familiar.

Existem diferentes fenótipos emergentes de diferentes mutações genéticas e do risco potencial de morte cardíaca súbita. As formas genéticas de DPSC muitas vezes se sobrepõem ou coexistem com outras doenças cardíacas hereditárias ou se manifestam no contexto de síndromes multissistêmicas. Apesar dos avanços significativos no conhecimento da arquitetura genética da DPSC e doenças sobrepostas, em uma fração mensurável de casos de DPSC, incluindo o agrupamento familiar de doenças, as investigações de genes associados a doenças cardíacas conhecidas falham para revelar o substrato subjacente, sugerindo que novos genes causais ainda não foram descobertos.

Os distúrbios da condução intracardíaca, neste caso os decorrentes de anomalias genéticas, podem estar relacionados a vários padrões fenotípicos e com causas diversas, que vão desde defeitos nas correntes iônicas que geram a função de marca-passo cardíaco até alterações em canais de sódio e potássio, alterações proteicas em canais (ex., HCN4), conexinas mutantes, proteínas de ancoragem, doenças mitocondriais ou defeitos na embriogênese e na fibrogênese.[63].

Doenças multissistêmicas ou síndromes de sobreposição

Outro perfil são os pacientes com distrofias musculares, que pertencem a um grupo de risco para doença do sistema de condução e bradicardia hereditárias. Nas síndromes de Duchenne e Becker o desenvolvimento de cardiomiopatia dilatada é comum e as bradicardias podem ocorrer após o aparecimento da dilatação. Os pacientes com miotonias dos tipos 1 e 2, Emery-Dreifuss, membro-cinta 1B e distrofias musculares facioscapuloumeral apresentam doença de condução e arritmias associadas, eventualmente com cardiomiopatia dilatada.[64]

As canalopatias também podem levar a distúrbios na formação do impulso. As correntes iônicas predominantes, que contribuem para a atividade de marca-passo do nó sinusal, dependem dos canais iônicos ativados por hiperpolarização de nucleotídeos cíclicos (HCN), dos canais de cálcio tipo L e tipo T, dos canais retificadores tardios de potássio, e dos canais ativados pela acetilcolina.

A descoberta da mutação genética responsável pela DPSC é recente e tem um padrão autossômico dominante. Algumas mutações do gene *SCN5A* e *TRPM4* foram consideradas patogênicas e estão relacionadas à doença isolada do sistema de condução. O acometimento estrutural do miocárdio, associado a DPSC, foi observado nas mutações do gene *LMNA*.

Além disso, a disfunção do nódulo sinusal foi associada a uma variedade de taquiarritmias atriais, particularmente a fibrilação atrial (FA). Nos últimos anos, com desenvolvimento da base molecular dos canais iônicos e da remodelação proteica estrutural, foi possível entender melhor a fisiopatologia da disfunção do nó sinusal e sua relação com a FA. Dentre estas descobertas destacam-se o melhor entendimento dos canais HCN4, canais de sódio/potássio e conexinas.[65]

As alterações proteicas no canal HCN4 estão associadas à bradicardia sinusal, pois essa proteína forma os canais "*funny*" (If). A propriedade de marca-passo do nó sinusal depende desses canais, que são capazes de iniciar um estímulo na fase de despolarização diastólica, sendo que sua modulação pelo AMPc parece estar relacionada ao aumento da frequência cardíaca.

Os pacientes podem apresentar bradicardia sinusal sintomática ou assintomática e, algumas vezes, a manifestação consequente é fibrilação atrial como ritmo de suplência.

Na DPSC existem também várias associações com disfunções em canais iônicos específicos e nas moléculas das junções celulares.

Os canais de sódio (INa), codificados pelo gene SCN5A, são responsáveis pela despolarização ascendente rápida do potencial de ação cardíaca (PA) e, portanto, tem um papel importante na formação e condução do estímulo cardíaco. Embora esses canais tenham menor atividade no nó sinusal, a condução sinoatrial lentificada também leva a bradicardia.

A ocorrência de taquiarritmia concomitante e morte súbita é mais frequente em indivíduos com perda de função dos canais de sódio, comparável à Síndrome de Brugada. Curiosamente, o *overlapping* de fenótipos (SBr, SQTL e DPSC) foi relatado em algumas famílias.[3]

O gene *KCNQ1*, que codifica o canal retificador lento de potássio (IKs), quando perde função, leva à SQTL tipo 1 e, quando ganha, à SQTC tipo 2 e à FA. O aumento da saída de potássio (IKs) em células sinoatriais gera uma negativação do potencial de membrana, que dificulta a nova despolarização da célula, causando a bradicardia.

As conexinas são junções celulares (junções gap) que consistem em um complexo multiproteico, que proporciona a ligação entre as células vizinhas, sendo importantes na redução do estresse sobre as células do organismo.

A *Cx 40*, codificada pelo gene GJA5, é específica do átrio. As *Cxs 43 e 45* (genes respectivamente GJA1 e GJA7), também se expressam nos ventrículos. Essas conexinas, quando mal formadas, apresentam transporte intracelular lentificado, levando às propriedades heterogêneas de condução do estímulo cardíaco, substrato elétrico para arritmias atriais. Isoladamente, não estão associadas às arritmias clínicas, entretanto a presença de outros variantes genéticos pode levar a DPSC e FA.[3]

Bloqueio atrioventricular total congênito

O bloqueio atrioventricular total congênito (BAVTc) pode ocorrer na vida fetal ou após o nascimento, com a dissociação atrioventricular total e bradicardia. A maioria desses casos não tem uma base genética identificada até o momento, sendo mais provável a etiologia autoimune, pela passagem de anticorpos da mãe para o feto através da placenta, danificando o nódulo atrioventricular (por exemplo, mães com lúpus eritematoso sistêmico, síndrome de Sjögren).

Quando a DPSC é acompanhada pela presença de doença cardíaca congênita, a maior probabilidade são as mutações nos genes do fator transcrição cardíaca precoce, como o *Nkx2.5* ou a *GATA4*. As mutações em *Nkx2.5* ou *TBX5*, envolvidas na embriogênese cardíaca, podem estar associadas com alterações estruturais, tais como defeitos septais e transposição das grandes artérias.[3]

Mutação no gene *PRKAG2*

A síndrome PRKAG2 (PS) é uma doença hereditária autossômica dominante, rara, de início precoce, caracterizada por pré-excitação ventricular, arritmias supraventriculares e hipertrofia cardíaca. Frequentemente, é acompanhada por incompetência cronotrópica e bloqueios cardíacos avançados, levando ao implante de marcapasso prematuro (MP).[66]

Em 1991, a síndrome PRKAG2 foi mapeada no locus 7q 36 4 e, em 2001, Gollob et al. identificaram o gene responsável.[67] A síndrome é causada por mutações no gene que codifica a proteína quinase 5 de adenosina monofosfato ativada (AMPK), especificamente por sua subunidade reguladora γ2 (PRKAG2). A AMPK é uma enzima profundamente envolvida na regulação metabólica celular do ATP. As mutações genéticas PRKAG2 são raras e têm sido reconhecidas principalmente no contexto de pacientes com cardiomiopatia hipertrófica familiar não sarcomérica associada à síndrome de Wolff-Parkinson-White (WPW).

Em resumo, apesar dos avanços significativos no conhecimento da arquitetura genética da DPSC e doenças sobrepostas, em uma fração mensurável de casos de DPSC, incluindo os agrupamentos familiares de doenças ("clusterings"), as investigações de genes associados às doenças cardíacas conhecidas ainda são insuficientes para revelar o substrato subjacente, sugerindo que novos genes causais ainda não foram descobertos.

RESUMO

- A identificação da possível hereditariedade das arritmias cardíacas, assim como a análise de seus inúmeros aspectos genéticos, encontra-se em fase ascendente de evolução no conhecimento científico. A cada nova publicação sobre o assunto, novas alterações são identificadas e descritas, estendendo os bancos de dados e ampliando as possibilidades genotípicas e fenotípicas das arritmias. Em várias situações, observam-se genótipos semelhantes levando a apresentações fenotípicas diferentes e, por outro lado, alterações genéticas diferentes com fenótipos parecidos.
- A pesquisa clínica permitirá encontrar informações de casos e de seus familiares que levarão à identificação de novos genes culpados, a partir de estudos de relação gene/função e fenótipo/genótipo, permitindo uma melhor compreensão dos distúrbios do ritmo cardíaco, especialmente os que ocorrem na ausência de uma cardiopatia estrutural demonstrável.
- O avanço do reconhencimento das síndromes arritmogênicas de base genética poderá classificar as doenças de maneira mais refinada, abrindo espaço para tratamentos gene-específicos, ampliando as perspectivas de proteção para além do CDI.

Referências bibliográficas

1. Schwartz PJ, Priori SG, Locati EH, Napolitano C, Cantù F, Towbin JA, et al. Long QT syndrome patients with mutations of the SCN5A and HERG genes have differential responses to Na+ channel blockade and to increases in heart rate. Implications for gene-specific therapy. Circulation. 1995;92:3381-6.
2. Lazzerini PE, Capecchi PL, Laghi-Pasini F. Anti-Ro/SSA antibodies and cardiac arrhythmias in the adult: facts and hypotheses. Scand J Immunol. 2010;72:213-22.
3. Ackerman MJ, Priori SG, Willems S, Berul C, Brugada R, Calkins H, et al.; (HRS) HRS; (EHRA) EHRA. HRS/EHRA expert consensus statement on the state of genetic testing for the channelopathies and cardiomyopathies: this document was developed as a partnership between the Heart Rhythm Society (HRS) and the European Heart Rhythm Association (EHRA). Europace. 2011;13:1077-109.
4. Romano C, Gemme G, Pongiglione R. rare cardiac arrythmias of the pediatric age. ii. syncopal attacks due to paroxysmal ventricular fibrillation. (presentation of 1st case in italian pediatric literature). Clin Pediatr (Bologna). 1963;45:656-83.
5. Schwartz PJ, Crotti L, Insolia R. Long-QT syndrome: from genetics to management. Circ Arrhythm Electrophysiol. 2012;5:868-77.
6. Van Niekerk C, Van Deventer BS, du Toit-Prinsloo L. Long QT syndrome and sudden unexpected infant death. J Clin Pathol. 2017;70:808-13.
7. Schwartz PJ, Crotti L. QTc behavior during exercise and genetic testing for the long-QT syndrome. Circulation. 2011;124:2181-4.
8. Schwartz PJ, Ackerman MJ. The long QT syndrome: a transatlantic clinical approach to diagnosis and therapy. Eur Heart J. 2013;34:3109-16.
9. Giudicessi JR, Ackerman MJ. Genotype- and phenotype-guided management of congenital long QT syndrome. Curr Probl Cardiol. 2013;38:417-55.
10. Cerrone M, Cummings S, Alansari T, Priori SG. A clinical approach to inherited arrhythmias. Circ Cardiovasc Genet. 2012;5:581-90.
11. Ingles J, Semsarian C. Time to rethink the genetic architecture of long QT syndrome. Circulation. 2020;141:440-3.
12. Schwartz PJ, Priori SG, Spazzolini C, Moss AJ, Vincent GM, Napolitano C, et al. Genotype-phenotype correlation in the long-QT syndro-

me: gene-specific triggers for life-threatening arrhythmias. Circulation. 2001;103:89-95.
13. Chorin E, Havakuk O, Adler A, Steinvil A, Rozovski U, van der Werf C, et al. Diagnostic value of T-wave morphology changes during "QT stretching" in patients with long QT syndrome. Heart Rhythm. 2015;12:2263-71.
14. Mizusawa Y, Horie M, Wilde AA. Genetic and clinical advances in congenital long QT syndrome. Circ J. 2014;78:2827-33.
15. Mazzanti A, Maragna R, Vacanti G, Monteforte N, Bloise R, Marino M, et al. Interplay between genetic substrate, qtc duration, and arrhythmia risk in patients with long qt syndrome. J Am Coll Cardiol. 2018;71:1663-71.
16. Chockalingam P, Crotti L, Girardengo G, Johnson JN, Harris KM, van der Heijden JF, et al. Not all beta-blockers are equal in the management of long QT syndrome types 1 and 2: higher recurrence of events under metoprolol. J Am Coll Cardiol. 2012;60:2092-9.
17. Al-Khatib SM, Stevenson WG, Ackerman MJ, Bryant WJ, Callans DJ, Curtis AB, et al. 2017 AHA/ACC/HRS guideline for management of patients with ventricular arrhythmias and the prevention of sudden cardiac death: Executive summary: A Report of the American College of Cardiology/ American Heart Association Task Force on Clinical Practice Guidelines and the Heart Rhythm Society. Heart Rhythm. 2018;15:e190-e252.
18. Schneider HE, Steinmetz M, Krause U, Kriebel T, Ruschewski W, Paul T. Left cardiac sympathetic denervation for the management of life-threatening ventricular tachyarrhythmias in young patients with catecholaminergic polymorphic ventricular tachycardia and long QT syndrome. Clin Res Cardiol. 2013;102:33-42.
19. Curcio A, Mazzanti A, Bloise R, Monteforte N, Indolfi C, Priori SG, et al. Clinical presentation and outcome of brugada syndrome diagnosed with the new 2013 criteria. J Cardiovasc Electrophysiol. 2016;27:937-43.
20. Antzelevitch C, Patocskai B. Brugada syndrome: clinical, genetic, molecular, cellular, and ionic aspects. Curr Probl Cardiol. 2016;41:7-57.
21. Brugada J, Campuzano O, Arbelo E, Sarquella-Brugada G, Brugada R. Present status of Brugada syndrome: JACC state-of-the-art review. J Am Coll Cardiol. 2018;72:1046-59.
22. Nademanee K, Raju H, de Noronha SV, Papadakis M, Robinson L, Rothery S, et al. Fibrosis, connexin-43, and conduction abnormalities in the Brugada syndrome. J Am Coll Cardiol. 2015;66:1976-86.
23. Savio-Galimberti E, Argenziano M, Antzelevitch C. Cardiac arrhythmias related to sodium channel dysfunction. Handb Exp Pharmacol. 2018;246:331-54.
24. Antzelevitch C, Brugada P, Borggrefe M, Brugada J, Brugada R, Corrado D, et al. Brugada syndrome: report of the second consensus conference. Heart Rhythm. 2005;2:429-40.
25. Priori SG, Napolitano C, Gasparini M, Pappone C, Della Bella P, Giordano U, et al. Natural history of Brugada syndrome: insights for risk stratification and management. Circulation. 2002;105:1342-7.
26. Eckardt L, Probst V, Smits JP, Bahr ES, Wolpert C, Schimpf R, et al. Long--term prognosis of individuals with right precordial ST-segment-elevation Brugada syndrome. Circulation. 2005;111:257-63.
27. Priori SG, Gasparini M, Napolitano C, Della Bella P, Ottonelli AG, Sassone B, et al. Risk stratification in Brugada syndrome: results of the PRELUDE (PRogrammed ELectrical stimUlation preDictive valuE) registry. J Am Coll Cardiol. 2012;59:37-45.
28. Wu W, Tian L, Ke J, Sun Y, Wu R, Zhu J, et al. Risk factors for cardiac events in patients with Brugada syndrome: a PRISMA-compliant meta--analysis and systematic review. Medicine (Baltimore). 2016;95:e4214.
29. Nademanee K, Hocini M, Haïssaguerre M. Epicardial substrate ablation for Brugada syndrome. Heart Rhythm. 2017;14:457-461.
30. Belhassen B, Rahkovich M, Michowitz Y, Glick A, Viskin S. Management of Brugada syndrome: thirty-three-year experience using electrophysiologically guided therapy with class 1A antiarrhythmic drugs. Circ Arrhythm Electrophysiol. 2015;8:1393-402.
31. Sacilotto L, Scanavacca MI, Olivetti N, Lemes C, Pessente GD, Wulkan F, et al. Low rate of life-threatening events and limitations in predicting invasive and noninvasive markers of symptoms in a cohort of type 1 Brugada syndrome patients: data and insights from the GenBra registry. J Cardiovasc Electrophysiol. 2020;31:2920-8.
32. Ackerman M, Atkins DL, Triedman JK. Sudden Cardiac Death in the Young. Circulation. 2016;133:1006-26.
33. Gandjbakhch E, Redheuil A, Pousset F, Charron P, Frank R. Clinical diagnosis, imaging, and genetics of arrhythmogenic right ventricular cardiomyopathy/dysplasia: JACC state-of-the-art review. J Am Coll Cardiol. 2018;72:784-804.
34. Wu L, Guo J, Zheng L, Chen G, Ding L, Qiao Y, et al. Atrial remodeling and atrial tachyarrhythmias in arrhythmogenic right ventricular cardiomyopathy. Am J Cardiol. 2016;118:750-3.
35. Marcus FI, McKenna WJ, Sherrill D, Basso C, Bauce B, Bluemke DA, et al. Diagnosis of arrhythmogenic right ventricular cardiomyopathy/dysplasia: proposed modification of the Task Force Criteria. Eur Heart J. 2010;31:806-14.
36. Towbin JA, McKenna WJ, Abrams DJ, Ackerman MJ, Calkins H, Darrieux FCC, et al. 2019 HRS expert consensus statement on evaluation, risk stratification, and management of arrhythmogenic cardiomyopathy. Heart Rhythm. 2019;16:e301-e372.
37. Wu L, Yao Y, Chen G, Fan X, Zheng L, Ding L, et al. Intracardiac thrombosis in patients with arrhythmogenic right ventricular cardiomyopathy. J Cardiovasc Electrophysiol. 2014;25:1359-62.
38. Cadrin-Tourigny J, Bosman LP, Nozza A, Wang W, Tadros R, Bhonsale A, et al. A new prediction model for ventricular arrhythmias in arrhythmogenic right ventricular cardiomyopathy. Eur Heart J. 2019;40:1850-8.
39. Mazzanti A, Ng K, Faragli A, Maragna R, Chiodaroli E, Orphanou N, et al. Arrhythmogenic right ventricular cardiomyopathy: clinical course and predictors of arrhythmic risk. J Am Coll Cardiol. 2016;68:2540-50.
40. Bluemke DA, James CA, Te Riele ASJM. Risk stratification in arrhythmogenic right ventricular cardiomyopathy: not a one-size-fits-all strategy. J Am Coll Cardiol. 2020;75:2766-8.
41. Reid DS, Tynan M, Braidwood L, Fitzgerald GR. Bidirectional tachycardia in a child. A study using His bundle electrography. Br Heart J. 1975;37:339-44.
42. Roston TM, Vinocur JM, Maginot KR, Mohammed S, Salerno JC, Etheridge SP, et al. Catecholaminergic polymorphic ventricular tachycardia in children: analysis of therapeutic strategies and outcomes from an international multicenter registry. Circ Arrhythm Electrophysiol. 2015;8:633-42.
43. Priori SG, Blomström-Lundqvist C. 2015 European Society of Cardiology Guidelines for the management of patients with ventricular arrhythmias and the prevention of sudden cardiac death summarized by co-chairs. Eur Heart J. 2015;36:2757-9.
44. Swan H, Piippo K, Viitasalo M, Heikkilä P, Paavonen T, Kainulainen K, et al. Arrhythmic disorder mapped to chromosome 1q42-q43 causes malignant polymorphic ventricular tachycardia in structurally normal hearts. J Am Coll Cardiol. 1999;34:2035-42.
45. Venetucci L, Denegri M, Napolitano C, Priori SG. Inherited calcium channelopathies in the pathophysiology of arrhythmias. Nat Rev Cardiol. 2012;9:561-75.
46. Sumitomo N. Current topics in catecholaminergic polymorphic ventricular tachycardia. J Arrhythm. 2016;32:344-51.
47. Zhou Q, Xiao J, Jiang D, Wang R, Vembaiyan K, Wang A, et al. Carvedilol and its new analogs suppress arrhythmogenic store overload-induced Ca2+ release. Nat Med. 2011;17:1003-9.
48. Liu B, Walton SD, Ho HT, Belevych AE, Tikunova SB, Bonilla I, et al. Gene transfer of engineered calmodulin alleviates ventricular arrhythmias in a calsequestrin-associated mouse model of catecholaminergic polymorphic ventricular tachycardia. J Am Heart Assoc. 2018;7.
49. Gussak I, Brugada P, Brugada J, Wright RS, Kopecky SL, Chaitman BR, et al. Idiopathic short QT interval: a new clinical syndrome? Cardiology. 2000;94:99-102.
50. Mazzanti A, Underwood K, Nevelev D, Kofman S, Priori SG. The new kids on the block of arrhythmogenic disorders: short QT syndrome and early repolarization. J Cardiovasc Electrophysiol. 2017;28:1226-36.
51. Gollob MH, Redpath CJ, Roberts JD. The short QT syndrome: proposed diagnostic criteria. J Am Coll Cardiol. 2011;57:802-12.
52. Mazzanti A, Maragna R, Vacanti G, Kostopoulou A, Marino M, Monteforte N, et al. Hydroquinidine prevents life-threatening arrhythmic events in patients with short QT syndrome. J Am Coll Cardiol. 2017;70:3010-5.
53. Ehtisham J and Watkins H. Is Wolff-Parkinson-White syndrome a genetic disease? J Cardiovasc Electrophysiol. 2005;16:1258-62.
54. Miyamoto L. Molecular pathogenesis of familial Wolff-Parkinson-White Syndrome. J Med Invest. 2018;65:1-8.

55. Kirchhof P, Benussi S, Kotecha D, Ahlsson A, Atar D, Casadei B, et al.; Group ESD. 2016 ESC Guidelines for the management of atrial fibrillation developed in collaboration with EACTS. Eur Heart J. 2016;37:2893-962.
56. Olesen MS, Andreasen L, Jabbari J, Refsgaard L, Haunsø S, Olesen SP, et al. Very early-onset lone atrial fibrillation patients have a high prevalence of rare variants in genes previously associated with atrial fibrillation. Heart Rhythm. 2014;11:246-51.
57. Ma R, Li X, Su G, Hong Y, Wu X, Wang J, et al. Angiotensin-converting enzyme insertion/deletion gene polymorphisms associated with risk of atrial fibrillation: a meta-analysis of 23 case-control studies. J Renin Angiotensin Aldosterone Syst. 2015;16:793-800.
58. Vroomen M, Pison L. Lone atrial fibrillation: risk factors, triggers and ablation techniques. J Atr Fibrillation. 2015;8:1203.
59. Leenhardt A, Glaser E, Burguera M, Nürnberg M, Maison-Blanche P, Coumel P. Short-coupled variant of torsade de pointes. A new electrocardiographic entity in the spectrum of idiopathic ventricular tachyarrhythmias. Circulation. 1994;89:206-15.
60. Haïssaguerre M, Derval N, Sacher F, Jesel L, Deisenhofer I, de Roy L, et al. Sudden cardiac arrest associated with early repolarization. N Engl J Med. 2008;358:2016-23.
61. Macfarlane PW, Antzelevitch C, Haissaguerre M, Huikuri HV, Potse M, Rosso R, et al. The early repolarization pattern: a consensus paper. J Am Coll Cardiol. 2015;66:470-7.
62. Adler A, Rosso R, Viskin D, Halkin A, Viskin S. What do we know about the "malignant form" of early repolarization? J Am Coll Cardiol. 2013;62:863-8.
63. Asatryan B and Medeiros-Domingo A. Molecular and genetic insights into progressive cardiac conduction disease. Europace. 2019;21:1145-58.
64. Groh WJ. Arrhythmias in the muscular dystrophies. Heart Rhythm. 2012;9:1890-5.
65. Nof E, Glikson M, Antzelevitch C. Genetics and sinus node dysfunction. J Atr Fibrillation. 2009;1:151.
66. Porto AG, Brun F, Severini GM, Losurdo P, Fabris E, Taylor MRG, et al. Clinical spectrum of PRKAG2 syndrome. Circ Arrhythm Electrophysiol. 2016;9:e003121.
67. Gollob MH, Green MS, Tang AS, Gollob T, Karibe A, Ali Hassan AS, et al. Identification of a gene responsible for familial Wolff-Parkinson-White syndrome. N Engl J Med. 2001;344:1823-31.

Capítulo 4

Genética da cardiomiopatia hipertrófica

Júlia Daher Carneiro Marsiglia
Edmundo Arteaga-Fernández
Murillo Antunes

PONTOS-CHAVE

- A cardiomiopatia hipertrófica é a doença hereditária mais frequente, com padrão de transmissão autossômico dominante, expressividade variável e penetrância idade-relativa.
- Mais de 20 genes já foram relacionados à doença, incluindo genes sarcoméricos, do disco Z e controladores de cálcio.
- O diagnóstico molecular pode contribuir para aumentar a certeza diagnóstica em casos incertos e permite também a identificação de crianças e adultos com manifestações subclínicas da doença.
- A relação entre genótipo e fenótipo ainda é limitada na doença, mas é possível afirmar que a presença de uma mutação em um gene sarcomérico está associada a um pior prognóstico.
- Com a mutação definida, é possível interromper a transmissão da doença utilizando a fecundação *in vitro* para seleção de embriões sem mutação.

Introdução

A cardiomiopatia hipertrófica (CMH) é uma doença genética com padrão de transmissão autossômico dominante, expressividade variável e penetrância idade-relativa. Os filhos de uma paciente com a doença possuem uma chance de 50% de herdar a mutação e risco de também desenvolver a doença. Entretanto, existem casos de pacientes esporádicos, que possuem uma mutação *de novo*, ou seja, uma mutação não herdada dos genitores.[1,2] A doença é causada por uma mutação em um dos genes que formam o miofilamento cardíaco. Mais recentemente, genes do disco Z e controladores de cálcio também foram relacionados com o desenvolvimento da doença, com menor grau de evidência. A Tabela 1 lista os genes que atualmente são considerados definitivos ou putativos. Os genes considerados definitivos têm amplo suporte na literatura e dados de alta qualidade e confiabilidade, como segregação familiar ou testes funcionais, que corroboram seu papel no desenvolvimento da CMH. Os genes considerados putativos têm dados de correlação ou achados incidentais em pacientes com CMH mas ainda não está completamente claro se e como eles atuam na doença.[3] Com a queda do custo e o aumento da eficiência das tecnologias de sequenciamento de DNA é possível avaliar cada vez mais genes em menos tempo. Todavia, o aumento de diagnóstico genético não acompanha essa tendência, principalmente porque ainda faltam tecnologias para determinar se uma mutação é a responsável pela doença em um determinado paciente. Estudo recente[4] utilizou um painel de sequenciamento com 50 genes distintos e concluiu que a inclusão de genes que ainda não são certamente causadores da doença não aumenta a porcentagem de diagnóstico. Ao contrário, aumenta a incerteza do diagnóstico genético.

A prevalência estimada da CMH na população geral é de 0,2% (1:500), correspondendo a 0,5% de todas as cardiopatias. Entretanto, a taxa de detecção na prática clínica cardiológica é baixa, o que pode ser explicado por alguns motivos: a) a CMH pode ser totalmente assintomática em uma parcela considerável de doentes, e se não for descoberta incidentalmente poderá passar despercebida; b) doenças concomitantes como hipertensão e doenças valvulares cardíacas podem confundir o diagnóstico; c) a expressão fenotípica da doença é idade-dependente e pode não ser detectada no período da avaliação; d) a penetrância do gene em algumas famílias é muito baixa.[5]

Teste genético

O teste diagnóstico é usado para identificar a causa genética da doença na pessoa afetada. Ele permite identificar não só o gene afetado, mas também qual a base nucleotídica alterada na sequência de DNA do paciente. Isso é importante para confirmação de diagnóstico ou diagnóstico diferencial. A doença de Fabry ou a amiloidose, por exemplo, podem apresentar sobreposição de manifestações e sintomas que confundem o diagnóstico. A identificação de fenocópias é essencial porque muitas doenças podem ter tratamentos ou

TABELA 1 Genes definitivos e putativos

Gene	Proteína	Cromossomo	Função	Localização celular	Frequência
Definitivos					
MYBPC3	Proteína C de ligação da miosina	11	Miofilamento	Sarcômero, filamento grosso	15-40%
MYH7	Cadeia pesada betamiosina	14	Miofilamento	Sarcômero, filamento grosso	15-40%
MYL2	Cadeia leve da miosina regulatória	12	Miofilamento	Sarcômero, filamento grosso	< 2%
MYL3	Cadeia leve da miosina essencial	3	Miofilamento	Sarcômero, filamento grosso	< 1%
TNNI3	Troponina I	19	Miofilamento	Sarcômero, filamento fino	< 5%
TNNT2	Troponina T	1	Miofilamento	Sarcômero, filamento fino	< 5%
TPM1	Alfatropomiosina	15	Miofilamento	Sarcômero, filamento fino	< 1%
ACTC1	Actina cardíaca a	15	Miofilamento	Sarcômero, filamento fino	< 1%
Putativos					
ACTN2	Alfa-actina	1	Disco Z	Sarcômero, disco Z	< 1%
MYOZ2	Miozenina	4	Disco Z	Sarcômero, disco Z	< 1%
CSRP3	Proteína muscular LIM	11	Disco Z	Sarcômero, disco Z	< 1%
MYPN	Miopaladina	10	Disco Z	Sarcômero, disco Z	< 1%
TNNC1	Troponina C	3	Miofilamento	Sarcômero, filamento fino	< 1%
MYH6	Cadeia pesada da alfa-miosina	14	Miofilamento	Sarcômero, filamento grosso	< 1%
NEXN	Nexilina	1	Disco Z	Sarcômero, disco Z	< 1%
TCAP	Teletonina	17	Disco Z	Sarcômero, disco Z	< 1%
ANKRD1	Domínio repetitivo da anquirina 1	10	Disco Z	Sarcômero, disco Z	< 1%
LDB3	Domínio 3 de ligação LIM	10	Disco Z	Sarcômero, disco Z	< 5%
VCL	Vinculina/metavinculina	10	Disco Z	Sarcômero, disco Z, disco intercalado e sarcolema	< 1%
JPH2	Junctofilina-2	20	Controle de cálcio	Sarcolema	< 1%
CAV3	Caveolina 3	3	Controle de cálcio/ formação de calveolas	Sarcolema	< 1%
PLN	Fosfolambam	6	Controle de cálcio	Retículo sarcoplasmático	< 1%
CALR3	Calreticulina 3	19	Controle de cálcio	Retículo sarcoplasmático	< 1%

estratégias de manejo de doença distintos da CMH.[6] Ainda não é possível estabelecer uma relação de genótipo e fenótipo completa que permita definir tratamento ou prever a história natural da doença em um paciente específico, mas existem alguns indícios de que mutações sarcoméricas sugerem pior quadro clínico. No futuro, o conhecimento mais detalhado dessa relação poderá ajudar a nortear o tratamento e intervenções em pacientes.[7]

O teste preditivo, por outro lado, é caracterizado pelo teste genético direcionado de familiares de paciente com mutação identificada. Esse processo é também chamado de rastreamento em cascata e avalia em todos os familiares de primeiro grau se possuem a mesma mutação identificada no paciente. Com isso, é possível identificar indivíduos que possuem a mutação mas que ainda não desenvolveram a doença. Esses pacientes devem realizar avaliações cardiológicas periódicas para identificação do possível desenvolvimento da doença em estágios bem iniciais. Além disso, indivíduos que possuem a mutação, mesmo sem desenvolver a doença, têm chance de 50% de transmitir a mutação para um descendente. Cabe ressaltar que a presença da mutação em um indivíduo não significa doença, mas risco aumentado para o desenvolvimento dela, já que, como foi mencionado, a penetrância da doença pode não ser completa em algumas famílias. Também é importante esclarecer ao paciente e familiares que a ausência da identificação de uma mutação naqueles com diagnóstico clínico da doença não significa que não tenha CMH. Existe uma porcentagem de pacientes em que a mutação causadora não é identificada, sugerindo que existam genes relacionados com a doença ainda não identificados ou mecanismos distintos ainda não esclarecidos. Nesses casos, não é possível realizar o teste preditivo em familiares. Ainda, uma mutação inicialmente identificada como causadora da doença em um indivíduo pode ter seu *status* revisto por pesquisadores em casos de discrepâncias na literatura.[7,8] O aconselhamento genético, portanto, deve ser cuidadoso e o mais informativo possível, assim como o acolhimento por parte dos médicos responsáveis. Ainda, deve-se avaliar cuidadosamente o cenário para definir a probabilidade de abrangência e utilidade clínica de cada caso. Um paciente com indícios clínico, história familiar de CMH e familiares interessados em buscar o rastreamento representa um cenário de alta probabilidade de abrangência e alta utilidade clínica. Em contraste, uma pessoa com o diagnóstico clínico inequívoco, sem familiares afetados para estudo de segregação e sem familiares de primeiro grau ou intenção de ter filhos representa um cenário de baixa abrangência e baixa utilidade clínica.[7]

Para pacientes com uma mutação genética causal confirmada que queiram ter filhos sem a doença, existe a possibilidade de diagnóstico genético pré-implantacional para seleção de embrião. Nesses casos, mesmo o casal não possuindo problemas de fertilidade, é necessária uma fertilização *in vitro*. Após a fertilização, uma única célula é removida de cada embrião (8 células, estágio de 3 dias) e testada para a presença da mutação específica. Assim, apenas embriões livres da mutação são transferidos para o útero.[20] Entretanto, essa ainda é uma opção controversa e deve ser muito bem avaliada na conversa com o médico responsável pela fertilização ou com um médico geneticista.

Genética e prognóstico

A compreensão das formas moleculares de mutações que levam à doença abre a perspectiva para a identificação de ambas as associações genótipo-fenótipo moleculares e clínicas. Isso poderia levar não somente a melhores modelos de previsão de doenças mas também servir para orientar a terapêutica. Uma metanálise recentemente publicada avaliou as relações de genótipo e fenótipo nas principais publicações da área. Segundo os autores, ainda é difícil estabelecer uma relação significativa entre mutações e desenvolvimento da doença.

Gene mutado

Houve um consenso inicial de que mutações no gene *MYH7* tinham características clínicas variáveis, com algumas alterações consideradas malignas,[29,30] mutações no gene *MYBPC3* estavam relacionadas com um prognóstico mais benigno[31,32] e que mutações no gene *TNNT2* estavam relacionadas com taxas mais altas de morte súbita com pouca ou nenhuma hipertrofia.[33,34] Entretanto, à medida que mais mutações foram descobertas e mais pacientes foram genotipados, essas primeiras impressões não foram replicadas em estudos subsequentes ou em diferentes populações avaliadas. Um estudo realizado na China[35] comparou pacientes com mutações nos genes *MYH7* e *MYBPC3* e concluiu que os pacientes com mutações no gene *MYH7* desenvolvem a doença em uma idade mais jovem, têm maior taxa de morte súbita familiar, maior proporção de fibrilação atrial e necessitam de intervenção cirúrgica mais do que o segundo grupo. Um grupo americano realizou uma análise de 389 pacientes não relacionados, com e sem mutações no gene *MYH7* e observou que aqueles com mutações no gene *MYH7* também eram mais jovens no momento do diagnóstico, tinham mais hipertrofia e, mais frequentemente, tinham sido submetidos à miectomia, mas não encontraram diferença no histórico familiar de morte súbita entre os grupos.[36] No entanto, outro grupo encontrou um diâmetro médio maior do SIV em portadores de uma mutação MYBPC3, em comparação com pacientes MYH-7-positivos.[37] Um estudo com pacientes brasileiros mostrou que mutações no gene *MYH7* estão mais relacionadas com o maior tamanho do átrio esquerdo e maior frequência de fibrilação atrial, quando comparadas com mutações no gene *MYBPC3*, sugerindo um pior prognóstico nesses pacientes.[22] As comparações realizadas focaram principalmente em mutações nos genes *MYH7* e *MYBPC3* porque são as mais prevalentes entre os pacientes portadores de CMH e, portanto, é mais fácil conseguir um grande número de pacientes com mutações nos mesmos. Entretanto, a falta de consenso entre os diferentes estudos sugere que o gene envolvido na CMH não determina necessariamente o prognóstico e ainda existe muita variabilidade entre as diferentes mutações no mesmo gene.

Mutações específicas

A associação de mutações específicas com o fenótipo clínico da CMH é ainda muito controversa. Desde a descoberta dos genes causadores de doença, vários autores tentaram rotular as mutações como "malignas" ou "benignas", de acordo com o fenótipo do paciente. No entanto, para a maioria das associações, há uma exceção ou os pesquisadores mais recentes não conseguem replicar os dados em outro grupo de pacientes. Na verdade, esse assunto foi tema de um debate entre os autores Ho[26] e Landstrom[38] e ambos concluíram que ainda é difícil fazer prognósticos com base em uma única mutação. Algumas mutações apresentam alguma concordância entre os especialistas quanto à sua gravidade, embora a apresentação clínica possa variar. Por exemplo, a mutação R723G no gene *MYH7* foi descrita pela primeira vez em 2000[39] com uma taxa elevada de morte súbita e insuficiência cardíaca progressiva, ambas em torno da quinta década de vida. Em 2006, um grupo chinês detectou uma família com a mesma mutação e, nela, apenas um indivíduo do sexo masculino tinha histórico de síncope; os outros cinco indivíduos morreram de insuficiência cardíaca grave, e a média de idade foi de 66 anos à época da morte. Morte súbita não foi descrita.[35] Isso sugere que o fenótipo torna-se maligno com a idade, sendo benigno em pacientes mais jovens, embora a apresentação do fenótipo não seja a mesma. Por outro lado, não há uma percepção clara em relação a outras mutações. A mutação Val606Met no gene *MYH7* foi descrita pela primeira vez como uma mutação benigna, com os pacientes portadores dessa alteração apresentando sobrevivência quase normal.[40] Mais tarde, vários pesquisadores descreveram a mesma mutação como maligna, com risco maior de morte súbita.[41-43] Predições baseadas em mutações específicas ainda não são consideradas confiáveis. Isso deve-se principalmente ao fato de que maior parte das mutações são privadas (únicas para cada família), é difícil reunir um número grande de pacientes não relacionados com a mesma mutação de forma que se tenha poder estatístico suficiente para demonstrar correlações entre mutações individuais e o fenótipo.

Presença ou ausência de uma mutação identificada

A presença de uma mutação identificada em um paciente está relacionada a um pior prognóstico do que em pacientes nos quais não foi possível identificar uma mutação em genes sarcoméricos. Entretanto, o fenótipo que prediz um pior prognóstico varia entre os estudos. Uma pesquisa revelou que a razão entre espessura do septo interventricular e da parede posterior era significativamente maior nos pacientes com mutações nos genes *MYBPC3*, *MYH7* ou *TPM1* do que em pacientes sem mutações nos genes sarcoméricos.[21] Na população brasileira, os autores encontraram correlação entre a presença de uma mutação identificada com uma maior frequência de taquicardia ventricular não sustentada, menor idade e os pacientes eram mais jovens no momento do diagnóstico, quando comparados com os pacientes sem mutação identificada nos genes *MYH7*, *MYBPC3* e *TNNT2*.[22] Uma menor idade de diagnóstico também foi encontrada em uma população da Alemanha em pacientes que possuíam uma mutação identificada em algum dos genes testados (*MYH7*, *MYBPC3*, *TNNT2*, *TPM1*, *TNNI3* e *TNNC1*) quando comparados a pacientes nos quais não foi identificada uma mutação. Os autores também identificaram uma maior probabilidade de história familiar da doença e um maior número de procedimentos invasivos no grupo com genótipo positivo.[23] Um estudo da Mayo Clinic com 389 pacientes encontrou menor idade ao diagnóstico e maior frequência de história familiar da doença nos pacientes com mutação identificada em um dos oito genes sarcoméricos quando comparados a pacientes que não possuíam uma mutação identificada. Entretanto, o estudo relata também que pacientes com genótipo positivo possuíam uma maior espessura de parede do ventrículo esquerdo.[24] Além disso, alguns estudos mostram que a presença de uma mutação identificada em um gene sarcomérico aumenta o risco de morte cardiovascular, derrame não fatal e progressão para classe funcional III/IV da New York Heart Association em comparação a pacientes sem mutação identificada.[25] De acordo com Ho[26] uma análise multivariada mostrou que a presença de uma mutação sarcomérica foi o melhor preditor independente de efeitos adversos, ultrapassando variáveis clínicas como idade, presença de obstrução e fibrilação atrial. Estudo recente, o maior publicado até hoje, examinou 2.763 pacientes portadores de CMH com genótipo, oriundos de oito centros internacionais especializados, incluindo pacientes do Instituto do Coração do Hospital das Clínicas da Faculdade de Medicina da Universidade de São Paulo (InCor-HCFMUSP), com acompanhamento médio de 4 anos e concluiu que a presença de mutação em genes sarcoméricos confere risco duas vezes maior de eventos adversos nos pacientes com CMH. Pacientes com idade entre 20 e 29 anos ao diagnóstico possuem taxa de mortalidade quatro vezes maior do que a população geral norte-americana na mesma idade – a presença de mutação mostrou-se forte preditor de pior desfecho para pacientes, reforçando a necessidade de vigilância contínua durante toda a vida do paciente.[27,28]

Número de mutações

Alguns pacientes são portadores de mais do que uma mutação patogênica e a literatura atualmente estima que isso aconteça em 3 a 5% dos pacientes.

De acordo com Kelly e Semsarian,[44] as características clínicas em pacientes com múltiplas mutações são mais graves, com maior risco de morte súbita e hipertrofia do VE. Em sua revisão, eles compararam os dados publicados de pacientes com mutações homozigóticas[45,46] heterozigóticas compostas[47,48] e duplo-heterozigóticas[9,49] e, na maioria dos casos, o fenótipo é mais grave e a idade de diagnóstico é menor, incluindo pacientes pediátricos. Outro estudo recentemente publicado descreveu um perfil clínico da mutação sarcomérica tripla.[50] Eles encontraram quatro pacientes em uma coorte de 488 indivíduos não relacionados com mutação tripla (0,8%) e concluíram que esse cenário é raro, mas provoca aumento do risco de progressão para fase avançada e arritmias ventriculares. No entanto, mais estudos ainda são necessários para entender completamente como as diferentes combinações de mutações agem para criar o fenótipo final, já que as combinações possíveis são incontáveis.

Genes modificadores

Dados da literatura sugerem a existência de genes modificadores que podem modular o fenótipo, tornando o prognóstico baseado em genótipo ainda mais difícil. Por exemplo, algumas variantes no gene do receptor de angiotensina II tipo 2 foram significativamente associadas com o grau de hipertrofia em pacientes com CMH, independentemente de sua pressão arterial.[51] A enzima conversora de angiotensina também foi implicada como moduladora do fenótipo. Pesquisadores correlacionaram um polimorfismo no gene com a dispersão do QT, que reflete as diferenças regionais na repolarização ventricular e é utilizado como marcador do conteúdo de colágeno (nos pacientes com o genótipo DD, a dispersão do QT é aumentada).[52]

Outro grupo estudou, em pacientes com CMH, a presença de resistina, uma citocina associada à inflamação e suspeita de induzir hipertrofia em ratos. Eles analisaram ambos os níveis de resistina e o polimorfismo -410C > G no promotor do gene, verificando que ambos os níveis de resistina e o polimorfismo poderiam estar associados com a hipertrofia cardíaca no grupo estudado.[53]

Outros estudos avaliaram o polimorfismo -34T > A no gene da calmodulina (CALM3) e observaram que o polimorfismo é um agente modificador para a CMH porque provavelmente afeta a expressão do gene, que tem um papel fundamental na homeostase do Ca^{2+}, atuando como um sensor intracelular dessa molécula.[54]

Além disso, o papel dos genes dos receptores de hormônios sexuais na hipertrofia ventricular esquerda em pacientes do sexo masculino CMH também foi investigado. Foi descrito que um número menor de repetições (CAG) no receptor de androgênio estava associado com maior espessura da parede do ventrículo esquerdo (EPVE) nos indivíduos do sexo masculino. Os indivíduos do sexo masculino portadores do alelo A no SNP rs6915267 da região promotora do gene do receptor de estrogênio 1 tinham diminuição de 11% na média da EPVE quando comparados com os indivíduos do sexo masculino homozigotos GG3.[55] Em geral efeitos de genes modificadores são discretos e é necessário um grande número de pacientes para que esses efeitos sejam identificados. Considerando o número de genes e mutações envolvidos na CMH, isolar uma coorte homogênea torna-se um desafio. Porém, a ideia que diferentes genes modificadores podem atuar modulando o fenótipo pode, pelo menos em parte, explicar a grande variabilidade clínica observada na doença.

Desenvolvimento molecular da doença

Diversos genes foram implicados na CMH e extensivamente provados por meio de modelos animais. Entretanto, as vias moleculares que levam ao desenvolvimento dos fenótipos observados nas doenças ainda não são claras. A primeira hipótese proposta era de que a incorporação de uma proteína mutada levaria a uma depressão da função contrátil e isso poderia desencadear uma hipertrofia compensatória.[56,57] Entretanto, de acordo com alguns autores, essa hipótese se mostrou inconsistente com algumas evidências clínicas e laboratoriais. Em um artigo de revisão, Asharafian et al.[58] listou três argumentos que refutam essa hipótese.

- Inicialmente, os experimentos com proteínas mutantes mostravam redução da motilidade delas. Entretanto, com o desenvolvimento de ensaios mais avançados, percebeu-se que em algumas mutações existe na verdade aumento da motilidade, sugerindo ganho de função da proteína mutada. Assim, diminuição da função não pode ser o único estímulo para desenvolvimento da hipertrofia.
- A hipertrofia presente em pacientes com CMH é assimétrica, muito diferente da hipertrofia concêntrica visualizada em corações hipertrofiados por aumento de carga, como na hipertensão.
- Pacientes com CMH normalmente desenvolvem a hipertrofia após a puberdade e ela não parece progredir muito após esse período. Além disso, alguns pacientes apenas desenvolvem a hipertrofia na idade adulta. Por isso, esses padrões não podem explicar um mecanismo compensatório, já que a mutação está presente desde o desenvolvimento cardíaco.

Alguns estudos desenvolvidos por vários autores mostraram que a genética molecular e mecanismos biofísicos da CMH englobam uma variedade de defeitos funcionais, incluindo sensibilidade ou afinidade ao Ca^{2+}, atividade da ATPase miofibrilar, deficiência de energia, estresse oxidativo e anormalidades eletrofisiológicas.[59]

Como as mutações que causam CMH aumentam o custo energético de tensão, foi hipotetizado que o uso excessivo de energia do sarcômero leva ao fenótipo de CMH. Vários autores mostraram uma redução na razão fosfocreatina/ATP em estágios pré-hipertróficos e com hipertrofia estabelecida, o que sugere que o déficit bioenergético pode ser causa primária de remodelamento do miocárdio. Contudo, não se sabe se o paradigma de déficit de energia pode ser generalizado a todos os pacientes com CMH em todos os estágios da doença.[59-63]

Vários estudos focaram na sensibilidade ao Ca^{2+}, que está alterada no coração doente, como um mecanismo que leva aos fenótipos de CMH. Existe uma crescente evidência na literatura científica de que mutações em diferentes genes das proteínas de miofilamento aumentam a sensibilidade ao Ca^{2+} e o defeito consequente na homeostase, como transporte intracelular de Ca^{2+}, reabsorção de Ca^{2+} pelo retículo endoplasmático e a fosforilação de algumas proteínas provavelmente contribuem para vários aspectos da doença.[64,65] Alguns estudos mostraram que uma maior sensibilidade miofibrilar ao Ca^{2+} é suficiente para aumentar a probabilidade de arritmias. Em camundongo, foi demonstrado que com uma maior sensibilidade ao Ca^{2+} o formato dos potenciais de ação ventriculares era modificado, resultando em períodos refratários efetivos mais curtos, maior variabilidade da duração do potencial de ação entre batimentos e aumento da dispersão da velocidade de condução ventricular em frequências cardíacas mais altas. Acredita-se que isso seja suficiente para criar um substrato arritmogênico. Essa associação foi reforçada por um estudo com camundongo transgênico com uma mutação no gene da troponina T, no qual o grau de arritmias ventriculares possuía uma correlação com a sensibilidade ao Ca^{2+}. Finalmente, o sensibilizador de miofilamento ao Ca^{2+} EM 57033 exacerbou arritmias nesse modelo, enquanto a blebistatina, que reverte a sensibilização ao Ca^{2+}, eliminou quase inteiramente as arritmias.[66] Não está claro, entretanto, se essas alterações observadas são causativas da hipertrofia ou alternativamente um epifenômeno do processo. Eles podem modular o fenótipo clínico e explicar em parte a grande variabilidade interindividual da expressão da doença, mas possivelmente não podem ser considerados suficientes para o desenvolvimento da hipertrofia e desarranjo das miofibrilas.

Uma recente linha de pesquisa com técnicas de biofísica aponta uma região específica da proteína da cadeia pesada da beta miosina como possível resposta para varias perguntas. A proteína, que faz parte do filamento grosso do sarcômero e é responsável em grande parte pela geração de força no músculo, é codificada pelo gene *MYH7*, um dos principais envolvidos na CMH. Acredita-se que uma região da proteína conhecida por conectar-se ao gene da proteína C de ligação da miosina (MYBPC3) possua uma disposição helicoidal de cabeças de miosina, de forma que parte das cabeças que se conectam à proteína C ficam protegidas e consequentemente inativas. Esse estado é denominado "*myosin mesa*" ou IHM (*interacting head motifs*), em português "motivo de interação de cabeças". Uma mutação nessa região do gene pode alterar a conformação helicoidal e mais cabeças de miosina ficariam expostas para se ligarem à proteína C. Isso seria responsável pela hipercontratilidade e pelo aumento de gasto energético da contração, conforme foi mostrado em alguns estudos.[67,68] Sabe-se que o mecanismo molecular da CMH ainda não está completamente esclarecido, mas avanços como os mostrados acima abrem possibilidades de intervenções terapêuticas, ate agora limitados a manejo de sintomas.

Teste genético

Os testes genéticos abrangentes para doenças geneticamente heterogêneas, como cardiomiopatias, costumavam ser difíceis e de alto custo. O teste genético tradicional (Sanger) limitava o tamanho dos painéis de genes investigados e normalmente genes com baixa taxa de detecção não eram analisados. Tecnologias de sequenciamento de nova geração (NGS) permitem uma análise rápida e barata de um número muito grande de bases ao mesmo tempo e consequentemente eliminaram a limitação de genes analisados. Análises de genoma e exoma completo são poderosas em identificar novos genes causais, como mostrado em alguns estudos.[69] Entretanto, a qualidade técnica de estudos de genoma e exoma é subótima, já que a cobertura de genes essenciais não pode ser garantida. Além disso, a análise do enorme número de variantes encontradas ainda é muito complexa. Por essas razões, o sequenciamento de regiões alvo preestabelecidas é, no momento, a melhor ferramenta para análise genética de pacientes com um diagnóstico clínico bem estabelecido. Ainda assim, essa análise apresenta algumas limitações, como a identificação de diversas variantes de efeito incerto, que complicam o diagnóstico. A maior parte das variantes não foi previamente estudada e seu potencial patogênico deve ser investigado antes da liberação do laudo. Idealmente, seriam necessários estudo de segregação dentro da família afetada, avaliação da ausência da variante em grupo-controle, testes funcionais *in vivo* e *in vitro* e análises *in silico* para que uma mutação pudesse ser classificada como patogênica, entretanto, na maior parte dos casos, esses testes não estão disponíveis ou encarecem muito o processo. Assim, embora sejam analisados virtualmente todos os genes já relacionados com a doença, a probabilidade de o resultado ser inconclusivo ainda é grande.[69-71] Entretanto, o acesso mais fácil e barato ao sequenciamento de DNA tem um grande potencial de acelerar as pesquisas com CMH e outras doenças genéticas e o futuro da pesquisa genética e promissor.

RESUMO

A CMH é uma doença genética com padrão de transmissão autossômico dominante, expressividade variável e penetrância idade-relativa com prevalência de 1:500 na população geral. A doença é causada por uma mutação em um dos genes que forma o miofilamento cardíaco, genes do disco Z ou genes controladores de cálcio. Os filhos de uma paciente com a doença possuem uma chance de 50% de herdar a mutação. O diagnóstico molecular pode contribuir para aumentar a certeza diagnóstica em casos incertos e permite também a identificação de crianças e adultos com manifestações subclínicas da doença. Os estudos relacionando genótipo e fenótipo da doença ainda são limitados. Por enquanto, a única relação de genótipo e fenótipo com relativo consenso na literatura científica é com relação à presença de uma mutação em um gene sarcomérico, que está relacionado a pior prognóstico. As vias moleculares que levam ao desenvolvimento dos fenótipos observados nas doenças ainda não são claras, mas o aumento de sensibilidade das miofibrilas mutadas ao Ca^{2+} e a utilização ineficiente de ATP pelas células são fatores importantes que podem explicar, pelo menos parcialmente, o desenvolvimento da doença. Com o desenvolvimento de tecnologias de sequenciamento de nova geração, que baratearam muito o teste genético e possibilitaram uma análise mais abrangente do genoma humano, é esperado que muitas perguntas sejam respondidas futuramente.

DESTAQUES DE INOVAÇÃO

- A cardiomiopatia hipertrófica é a doença hereditária mais frequente, com padrão de transmissão autossômico dominante, expressividade variável e penetrância idade-relativa.
- Diversos genes já foram relacionados à doença, incluindo genes sarcoméricos, do disco Z e controladores de cálcio.
- O diagnóstico molecular pode contribuir para aumentar a certeza diagnóstica em casos incertos e permite também a identificação de crianças e adultos com manifestações subclínicas da doença.
- A relação entre genótipo e fenótipo ainda é limitada na doença, mas é possível afirmar que a presença de uma mutação em um gene sarcomérico está associada a um pior prognóstico.
- Com a mutação definida, é possível interromper a transmissão da doença utilizando a fecundação *in vitro* para seleção de embriões sem mutação.

Referências bibliográficas

1. Maron BJ, Maron MS, Semsarian C. Genetics of hypertrophic cardiomyopathy after 20 years: clinical perspectives. J Am Coll Cardiol. 2012;60:705-15.
2. Seidman CE, Seidman JG. Identifying sarcomere gene mutations in hypertrophic cardiomyopathy: a personal history. Circ Res. 2011;108:743-50.
3. Burke MA, Cook SA, Seidman JG, Seidman CE. Clinical and mechanistic insights into the genetics of cardiomyopathy. J Am Coll Cardiol. 2016;68:2871-86.
4. Thomson KL, Ormondroyd E, Harper AR, Dent T, McGuire K, Baksi J, et al. Analysis of 51 proposed hypertrophic cardiomyopathy genes from genome sequencing data in sarcomere negative cases has negligible diagnostic yield. Genet Med. 2019;21:1576-84.

5. Maron BJ, Gardin JM, Flack JM, Gidding SS, Kurosaki TT, Bild DE. Prevalence of hypertrophic cardiomyopathy in a general population of young adults. Echocardiographic analysis of 4111 subjects in the CARDIA Study. Coronary Artery Risk Development in (Young) Adults. Circulation. 1995;92:785-9.
6. Ingles J, Burns C, Bagnall RD, Lam L, Yeates L, Sarina T, et al. Nonfamilial hypertrophic cardiomyopathy: prevalence, natural history, and clinical implications. Circ Cardiovasc Genet. 2017;10.
7. Cirino AL, Seidman CE, Ho CY. Genetic testing and counseling for hypertrophic cardiomyopathy. Cardiol Clin. 2019;37:35-43.
8. Hershberger RE, Givertz MM, Ho CY, Judge DP, Kantor PF, McBride KL, et al. genetic evaluation of cardiomyopathy: a Heart Failure Society of America Practice Guideline. J Card Fail. 2018;24:281-302.
9. Richard P, Charron P, Carrier L, Ledeuil C, Cheav T, Pichereau C, et al. Hypertrophic cardiomyopathy: distribution of disease genes, spectrum of mutations, and implications for a molecular diagnosis strategy. Circulation. 2003;107:2227-32.
10. Lopes LR, Zekavati A, Syrris P, Hubank M, Giambartolomei C, Dalageorgou C, et al. Genetic complexity in hypertrophic cardiomyopathy revealed by high throughput sequencing. J Med Genet. 2013;50:228-39.
11. Dugueperoux I, Audrézet MP, Parent P, Audebert-Bellanger S, Roussey M, Férec c, et al. Cascade testing in families of carriers identified through newborn screening in Western Brittany (France). J Cyst Fibros. 2013;12:338-44.
12. Smart A. Impediments to DNA testing and cascade screening for hypertrophic cardiomyopathy and Long QT syndrome: a qualitative study of patient experiences. J Genet Couns. 2010;19:630-9.
13. Nherera L, Marks D, Minhas R, Thorogood M, Humphries SE. Probabilistic cost-effectiveness analysis of cascade screening for familial hypercholesterolaemia using alternative diagnostic and identification strategies. Heart. 2011;97:1175-81.
14. Sorensen PL, Gane LW, Yarborough M, Hagerman RJ, Tassone F. Newborn screening and cascade testing for FMR1 mutations. Am J Med Genet A. 2013;161A:59-69.
15. Wordsworth S, Leal J, Blair E, Legood R, Thomson K, Seller A, et al. DNA testing for hypertrophic cardiomyopathy: a cost-effectiveness model. Eur Heart J. 2010;31:926-35.
16. Miller EM, Wang Y, Ware SM. Uptake of cardiac screening and genetic testing among hypertrophic and dilated cardiomyopathy families. J Genet Couns. 2013;22:258-67.
17. Charron P, Arad M, Arbustini E, Basso C, Bilinska Z, Elliott P, et al. Genetic counselling and testing in cardiomyopathies: a position statement of the European Society of Cardiology Working Group on Myocardial and Pericardial Diseases. Eur Heart J. 2010;31:2715-26.
18. Elliott PM, Anastasakis A, Borger MA, Borrgrefe M, Cecchi F, Charron P, et al. 2014 ESC Guidelines on diagnosis and management of hypertrophic cardiomyopathy: the Task Force for the Diagnosis and Management of Hypertrophic Cardiomyopathy of the European Society of Cardiology (ESC). Eur Heart J. 2014;35:2733-79.
19. Ommen SR, Mital S, Burke MA, Day SM, Deswal A, Elliott P, et al. 2020 AHA/ACC Guideline for the diagnosis and treatment of patients with hypertrophic cardiomyopathy. J Am Coll Cardiol. 2020;76:e159-e240.
20. Sciorio R, Aiello R, Irollo AM. Review: preimplantation genetic diagnosis (PGD) as a reproductive option in patients with neurodegenerative disorders. Reproductive Biology. 2021;21:100468.
21. Otsuka H, Arimura T, Abe T, Kawai H, Aizawa Y, Kubo T, et al. Prevalence and distribution of sarcomeric gene mutations in Japanese patients with familial hypertrophic cardiomyopathy. Circ J. 2012;76:453-61.
22. Marsiglia JDC, Credidio FL, Oliveira TGM, Reis RF, Antunes MO, Araujo AQ, et al. Screening of MYH7, MYBPC3, and TNNT2 genes in Brazilian patients with hypertrophic cardiomyopathy. Am Heart J. 2013;166:775-82.
23. Erdmann J, Daehmolow S, Wischke S, Senyuva M, Werner U, Raible J, et al. Mutation spectrum in a large cohort of unrelated consecutive patients with hypertrophic cardiomyopathy. Clin Genet. 2003;64:339-49.
24. Van Driest SL, Ommen SR, Tajik AJ, Gersh BJ, Ackerman MJ. Yield of genetic testing in hypertrophic cardiomyopathy. Mayo Clin Proc. 2005;80:739-44.
25. Olivotto I, Girolami F, Ackerman MJ, Nistri S, Bos JM, Zachara E, et al. Myofilament protein gene mutation screening and outcome of patients with hypertrophic cardiomyopathy. Mayo Clin Proc. 2008;83:630-8.
26. Ho CY. Genetics and clinical destiny: improving care in hypertrophic cardiomyopathy. Circulation. 2010;122:2430-40; discussion 2440.
27. Ho CY, Day SM, Ashley EA, Michels M, Pereira AC, Jacoby D, et al. Genotype and lifetime burden of disease in hypertrophic cardiomyopathy: insights from the Sarcomeric Human Cardiomyopathy Registry (SHaRe). Circulation. 2018;138:1387-98.
28. Lee SP, Ashley EA, Homburger J, Caleshu C, Green EM, Jacoby D, et al. Incident atrial fibrillation is associated with MYH7 sarcomeric gene variation in hypertrophic cardiomyopathy: results from the International Sarcomeric Human Cardiomyopathy Registry. Circ: Heart Failure. 2018;11.
29. Marian AJ, Mares Jr A, Kelly DP, Yu QT, Abchee AB, et al. Sudden cardiac death in hypertrophic cardiomyopathy. Variability in phenotypic expression of beta-myosin heavy chain mutations. Eur Heart J. 1995;16:368-76.
30. al-Mahdawi S, Chamberlain S, Chojonwska L, Michalak E, Nihoyannopoulos P, Ryan M, et al. The electrocardiogram is a more sensitive indicator than echocardiography of hypertrophic cardiomyopathy in families with a mutation in the MYH7 gene. Br Heart J. 1994;72:105-11.
31. Charron P, Dubourg O, Desnos M, Bennaceur M, Carrier L, Camproux AC, et al. Clinical features and prognostic implications of familial hypertrophic cardiomyopathy related to the cardiac myosin-binding protein C gene. Circulation. 1998;97:2230-6.
32. Niimura H, Patton KK, McKenna WJ, Soults J, Maron BJ, Seidman JG, et al. Sarcomere protein gene mutations in hypertrophic cardiomyopathy of the elderly. Circulation. 2002;105:446-51 (2002).
33. Watkins H, McKenna WJ, Thierfelder L, Suk HJ, Anan R, O'Donoghue A, et al. Mutations in the genes for cardiac troponin T and alpha-tropomyosin in hypertrophic cardiomyopathy. N Engl J Med. 1995;332:1058-64.
34. Moolman JC, Corfield VA, Posen B, Ngumbela K, Seidman C, Brink PA, et al. Sudden death due to troponin T mutations. J Am Coll Cardiol. 1997;29:549-55.
35. Wang S, Zou Y, Fu C, Xu X, Wang J, Song L, et al. Worse prognosis with gene mutations of beta-myosin heavy chain than myosin-binding protein C in Chinese patients with hypertrophic cardiomyopathy. Clin Cardiol. 2008;31:114-8.
36. Van Driest SL, Jaeger MA, Ommen SR, Will ML, Gersh BJ, Tajik AJ, et al. Comprehensive analysis of the beta-myosin heavy chain gene in 389 unrelated patients with hypertrophic cardiomyopathy. J Am Coll Cardiol. 2004;44:602-10.
37. Waldmuller S, Erdmann J, Binner P, Gelbrich G, Pankuweit S, Geier C, et al. Novel correlations between the genotype and the phenotype of hypertrophic and dilated cardiomyopathy: results from the German Competence Network Heart Failure. Eur J Heart Fail. 2011;13:1185-92.
38. Landstrom AP, Ackerman MJ. Mutation type is not clinically useful in predicting prognosis in hypertrophic cardiomyopathy. Circulation. 2010;122:2441-9; discussion 2450.
39. Enjuto M, Francino A, Navarro-López F, Viles D, Paré JC, Ballesta AM. Malignant hypertrophic cardiomyopathy caused by the Arg723Gly mutation in beta-myosin heavy chain gene. J Mol Cell Cardiol. 2000;32:2307-13.
40. Watkins H, Rosenzweig A, Hwang DS, Levi T, McKenna W, Seidman CE, et al. Characteristics and prognostic implications of myosin missense mutations in familial hypertrophic cardiomyopathy. N Engl J Med. 1992;326:1108-14.
41. Havndrup O, Bundgaard H, Andersen PS, Larsen LA, Vuust J, Kjeldsen K, et al. The Val606Met mutation in the cardiac beta-myosin heavy chain gene in patients with familial hypertrophic cardiomyopathy is associated with a high risk of sudden death at young age. Am J Cardiol. 2001;87:1315-7.
42. Semsarian C, Yu B, Ryce C, Lawrence C, Washington H, Trent RJ, et al. Sudden cardiac death in familial hypertrophic cardiomyopathy: are 'benign' mutations really benign? Pathology. 1997;29:305-8.
43. Nakajima-Taniguchi C, Azuma J, Nagata S, Kishimoto T, Yamauchi-Takihara K. Missense mutation in the beta-myosin heavy chain gene in a japanese patient with hypertrophic cardiomyopathy. Jpn Circ J. 1995;59:833-7.
44. Kelly M, Semsarian C. Multiple mutations in genetic cardiovascular disease: a marker of disease severity? Circ Cardiovasc Genet. 2009;2:182-90.

45. Nishi H, Kimura A, Harada H, Adachi K, Koga Y, Sasazuki T, et al. Possible gene dose effect of a mutant cardiac beta-myosin heavy chain gene on the clinical expression of familial hypertrophic cardiomyopathy. Biochem Biophys Res Commun. 1994;200:549-56.
46. Nanni L, Pieroni M, Chimenti C, Simionati B, Zimbello R, Maseri A, et al. Hypertrophic cardiomyopathy: two homozygous cases with 'typical' hypertrophic cardiomyopathy and three new mutations in cases with progression to dilated cardiomyopathy. Biochem Biophys Res Commun. 2003;309:391-8.
47. Nishi H, Kimura A, Harada H, Koga Y, Adachi K, Matsuyama K, et al. A myosin missense mutation, not a null allele, causes familial hypertrophic cardiomyopathy. Circulation. 1995;91:2911-5.
48. Jeschke B, Uhl K, Weist B, Schoroder D, Meitinger T, Dohlemann C, et al. A high risk phenotype of hypertrophic cardiomyopathy associated with a compound genotype of two mutated beta-myosin heavy chain genes. Hum Genet. 1998;102:299-304.
49. Richard P, Isnard R, Carrier L, Dubourg O, Donatien Y, Mathieu B, et al. Double heterozygosity for mutations in the beta-myosin heavy chain and in the cardiac myosin binding protein C genes in a family with hypertrophic cardiomyopathy. J Med Genet. 1999;36:542-5.
50. Girolami F, Ho CY, Semsarian C, Baldi M, Will ML, Baldini K, et al. Clinical features and outcome of hypertrophic cardiomyopathy associated with triple sarcomere protein gene mutations. J Am Coll Cardiol. 2010;55:1444-53.
51. Carstens N, van der Merwe L, Revera M, Heradien M, Goosen A, Brink PA, et al. Genetic variation in angiotensin II type 2 receptor gene influences extent of left ventricular hypertrophy in hypertrophic cardiomyopathy independent of blood pressure. J Renin Angiotensin Aldosterone Syst. 2011;12:274-80.
52. Kaya CT, Gurlek A, Altin T, Klickap M, Karabulut HG, Turhan S, et al. The relationship between angiotensin converting enzyme gene I/D polymorphism and QT dispersion in patients with hypertrophic cardiomyopathy. J Renin Angiotensin Aldosterone Syst. 2010;11:192-7.
53. Hussain S, Asghar M, Javed Q. Resistin gene promoter region polymorphism and the risk of hypertrophic cardiomyopathy in patients. Transl Res. 2010;155:142-7.
54. Friedrich FW, Bausero P, Sun Y, Treszl A, Kramer E, Juhr D, et al. A new polymorphism in human calmodulin III gene promoter is a potential modifier gene for familial hypertrophic cardiomyopathy. Eur Heart J. 2009;30:1648-55.
55. Lind JM, Chiu C, Ingles J, Yeates L, Humphries SE, Heather AK, et al. Sex hormone receptor gene variation associated with phenotype in male hypertrophic cardiomyopathy patients. J Mol Cell Cardiol. 2008;45:217-22.
56. Lankford EB, Epstein ND, Fananapazir L, Sweeney HL. Abnormal contractile properties of muscle fibers expressing beta-myosin heavy chain gene mutations in patients with hypertrophic cardiomyopathy. J Clin Invest. 1995;95:1409-14.
57. Watkins H, Seidman CE, Seidman JG, Feng HS, Sweeney HL. Expression and functional assessment of a truncated cardiac troponin T that causes hypertrophic cardiomyopathy. Evidence for a dominant negative action. J Clin Invest. 1996;98:2456-61.
58. Ashrafian H, Redwood C, Blair E, Watkins H. Hypertrophic cardiomyopathy:a paradigm for myocardial energy depletion. Trends Genet. 2003;19:263-8.
59. Vakrou S, Abraham MR. Hypertrophic cardiomyopathy: a heart in need of an energy bar? Front Physiol. 2014;5:309.
60. Blair E, Redwood C, Ashrafian H, Oliveira M, Broxholme J, Kerr B, et al. Mutations in the gamma(2) subunit of AMP-activated protein kinase cause familial hypertrophic cardiomyopathy: evidence for the central role of energy compromise in disease pathogenesis. Hum Mol Genet. 2001;10:1215-20.
61. Crilley JG, Boehm EA, Blair E, Rajagopalan B, Blamire AM, Styles P, et al. Hypertrophic cardiomyopathy due to sarcomeric gene mutations is characterized by impaired energy metabolism irrespective of the degree of hypertrophy. J Am Coll Cardiol. 2003;41:1776-82.
62. Abozguia K, Elliott P, McKenna W, Phan TT, Nallur-Shivu G, Ahmed I, et al. Metabolic modulator perhexiline corrects energy deficiency and improves exercise capacity in symptomatic hypertrophic cardiomyopathy. Circulation. 2010;122:1562-9.
63. Abraham MR, Bottomley PA, Dimaano VL, Pinheiro A, Steinberg A, Traill TA, et al. Creatine kinase adenosine triphosphate and phosphocreatine energy supply in a single kindred of patients with hypertrophic cardiomyopathy. Am J Cardiol. 2013;112:861-6.
64. Robinson P, Mirza M, Knott A, Abdulrazzak H, Willott R, Marston S, et al. Alterations in thin filament regulation induced by a human cardiac troponin T mutant that causes dilated cardiomyopathy are distinct from those induced by troponin T mutants that cause hypertrophic cardiomyopathy. J Biol Chem. 2002;277:40710-6.
65. Guinto PJ, Haim TE, Dowell-Martino CC, Sibinga N, Tardiff JC. Temporal and mutation-specific alterations in Ca2+ homeostasis differentially determine the progression of cTnT-related cardiomyopathies in murine models. Am J Physiol Heart Circ Physiol. 2009;297:H614-626.
66. Baudenbacher F, Schober T, Pinto JR, Sidorov VY, Hilliard F, Solaro RJ, et al. Myofilament Ca2+ sensitization causes susceptibility to cardiac arrhythmia in mice. J Clin Invest. 2008;118:3893-903.
67. Alamo L, Ware JS, Pinto A, Gillilan RE, Seidman JG, Seidman CE, et al. Effects of myosin variants on interacting-heads motif explain distinct hypertrophic and dilated cardiomyopathy phenotypes. eLife 6. 2017;e24634.
68. Trivedi DV, Adhikari AS, Sarkar SS, Ruppel KM, Spudich JA. Hypertrophic cardiomyopathy and the myosin mesa: viewing an old disease in a new light. Biophys Rev. 2018;10:27-48.
69. Need AC, Shashi V, Hitomi Y, Schoch K, Shianna KV, McDonald MT, et al. Clinical application of exome sequencing in undiagnosed genetic conditions. J Med Genet. 2012;49:353-61.
70. Ionita-Laza I, Lange C, Laird MN. Estimating the number of unseen variants in the human genome. Proc Natl Acad Sci USA. 2009;106:5008-13.
71. Norton N, Robertson PD, Rieder MJ, Zuchner S, Rampersaud E, Martin E, et al. Evaluating pathogenicity of rare variants from dilated cardiomyopathy in the exome era. Circ Cardiovasc Genet. 2012;5:167-74.

Capítulo 5

Dislipidemias de base genética e estudos de randomização mendeliana

Maria Cristina de Oliveira Izar
Francisco Antonio Helfenstein Fonseca

PONTOS-CHAVE

- A hipercolesterolemia familiar é uma doença autossômica codominante e relativamente frequente, porém subdiagnosticada e subtratada.
- Associa-se ao alto risco de desenvolvimento de doença aterosclerótica cardiovascular prematura, e o tratamento precoce pode mudar a história natural dessa condição.
- Os defeitos mais comuns relacionam-se às mutações nos genes *LDLR* (95%), *APOB* (2 a 5%), *PCSK9* (< 1%) e *LDLRAP1* (< 1%).
- O rastreamento em cascata é o meio mais custo-efetivo de identificar portadores assintomáticos a partir de um caso índice.
- As hipertrigliceridemias primárias apresentam heterogeneidade genética, sendo as formas monogênicas mais graves e raras, associadas a pancreatite, porém com associação incerta com a doença aterosclerótica cardiovascular.
- As causas genéticas de HDL-C baixo são raras, possuem em geral sinais clínicos característicos relacionados com o comprometimento da remoção de colesterol dos tecidos, podendo os níveis de HDL-C serem próximos de zero (mg/dL).
- Estudos de randomização mendeliana podem antecipar os resultados de estudos clínicos randomizados avaliando terapias hipolipemiantes atuais e futuras, direcionar o desenho de estudos clínicos randomizados e transformar a descoberta e o desenvolvimento de novos fármacos.
- Terapias baseadas no RNA são promissoras e estão sendo testadas para manejo de formas graves de dislipidemias, como os fármacos antisentido e os siRNA, impedindo a expressão de proteínas causadoras de doenças.

Introdução

As dislipidemias ou distúrbios do metabolismo dos lipídios e das lipoproteínas podem ser de origem genética ou ambiental. Podem ser primárias, em decorrência de defeitos durante a formação das lipoproteínas, o transporte ou o catabolismo, ou ainda secundárias a certas condições clínicas, como diabete melito, hipotireoidismo, síndrome nefrótica e ao uso de certos fármacos. Este capítulo é dedicado ao estudo das dislipidemias de base genética e existem condições primárias que levam a hipo ou hiperlipoproteinemias. Para se compreender os distúrbios do metabolismo lipídico é importante conhecer como ocorrem a absorção, a síntese, o transporte e o catabolismo dos lipídios.

Lipídios e lipoproteínas – estrutura e função

Os lipídios biologicamente mais relevantes, sob o aspecto fisiológico e clínico, são o colesterol, os triglicérides (TG), os fosfolipídios e os ácidos graxos (AG). Os fosfolipídios formam a estrutura básica das membranas celulares. O colesterol é precursor dos hormônios esteroidais, dos ácidos biliares e da vitamina D e participa como constituinte das membranas celulares, atua na fluidez de membranas e na ativação de enzimas. Os TG são formados a partir de três AG ligados a uma molécula de glicerol e constituem uma das formas de armazenamento energético mais importantes no organismo, depositados nos tecidos adiposo e muscular.[1] Os AG podem ser classificados como saturados (sem duplas-ligações entre seus átomos de carbono), mono ou poli-insaturados, de acordo com o número de ligações duplas na sua cadeia.[1]

Os lipídios são substâncias geralmente hidrofóbicas no meio aquoso plasmático, sendo solubilizados e transportados nas lipoproteínas. As lipoproteínas são estruturas esféricas compostas por lipídios e proteínas denominadas apolipoproteínas (Apo), as quais possuem diversas funções no metabolismo das lipoproteínas, como a formação intracelular das partículas lipoproteicas (Apo B100 e Apo B48), atuam como ligantes de receptores de membrana (Apo B100 e Apo E) ou são ainda cofatores enzimáticos (Apo CII, Apo CIII e Apo AI).[1] Existem quatro grandes classes de lipoproteínas separadas em dois grupos:

As ricas em TG, maiores e menos densas, representadas pelos quilomícrons (QM), de origem intestinal, e pelas lipoproteínas de densidade muito baixa (*very low density lipoprotein* - VLDL), de origem hepática.

As ricas em colesterol, incluindo as lipoproteínas de baixa densidade (*low density lipoprotein* - LDL) e as lipoproteínas de alta densidade (*high density lipoprotein* - HDL).

Existe ainda uma classe de lipoproteínas de densidade intermediária (*intermediary density lipoprotein* - IDL) e a lipoproteína (a) [Lp(a)], que resulta da ligação covalente de uma partícula de LDL à Apo (a). Não se conhece a função fisiológica da Lp(a), porém ela parece estar associada à formação e à progressão da placa aterosclerótica.[1]

Metabolismo das lipoproteínas

O metabolismo das lipoproteínas compreende uma via exógena, ou intestinal, uma via endógena e o transporte reverso do colesterol, mediado pela HDL.

Via exógena ou intestinal

Após ingestão de TG, que correspondem à maior parte das gorduras ingeridas, as lipases pancreáticas os hidrolisam a AG livres, mono e diglicerídios. Esses e outros lipídios oriundos da dieta e da circulação êntero-hepática são emulsificados por sais biliares liberados na luz intestinal para formação das micelas. Tanto o colesterol da dieta quanto o secretado pela bile são solubilizados sob a forma de micelas, facilitando sua movimentação pela borda em escova das células intestinais. O transportador intestinal de colesterol (proteína *Niemann-Pick C1-like 1*, NPC1-L1) está situado na membrana apical do enterócito, promovendo o transporte do colesterol pela borda em escova dessa célula, facilitando a absorção intestinal do colesterol.[2]

Após absorvidas pelas células intestinais, as diversas partículas lipídicas, particularmente os AG, são utilizadas na formação dos QM, que contêm uma forma truncada de Apo B100, a Apo B48. Participam dessa etapa a ACAT2 (*acyl-CoA:cholesteril acyltransferase 2*), enzima que esterifica colesterol na partícula de QM, e a proteína de transferência de triglicérides microssomal (MTP), proteína que transfere TG para os QM. Estes são em seguida secretados pelas células intestinais para o interior do sistema linfático, de onde alcançam a circulação pelo duto torácico. Parte do colesterol transportado para o enterócito sofre extrusão, mediada por dois transportadores acoplados, ABC G5/G8, que promovem a excreção intestinal de colesterol e de outros esteróis, assim como de fitosteróis (análogos do colesterol de origem vegetal).

Os QM são formados pela incorporação dos lípides provenientes da dieta com as apolipoproteínas (A-I, A-II, A-IV, B-48, CII, CIII e E) e secretados na linfa mesentérica.[3] Na circulação, os QM sofrem hidrólise pela lipase lipoproteica (LPL), enzima localizada na superfície endotelial de capilares do tecido adiposo e músculos, liberando AG livres e glicerol do *core*, e colesterol não esterificado da superfície dessas partículas. A LPL, ao ser ativada, inicia o processo de hidrólise dos triglicérides dos quilomícrons, gerando os remanescentes de quilomícrons. A atividade da LPL é modulada pela ação da ApoCII e ApoAV que atuam como cofatores na sua ativação; pelo fator de maturação da lipase 1 (LMF1, do inglês, *lipase maturation factor 1*), necessário para a homodimerização da LPL e, pela GPIHBP1 (*glycosylphosphatidylinositol anchored high-density lipoprotein binding protein 1*) que transporta LPL do espaço intersticial para o lúmen capilar. Há ainda o papel inibidor da atividade da LPL pela Apo C3, ANGPTL3 e ANGPTL4. Qualquer alteração na função e/ou ativação da LPL resulta no aumento da meia-vida dos quilomícrons na corrente sanguínea e, consequentemente, hipertrigliceridemia ou quilomicronemia.[3]

O papel da LPL e de seus cofatores é crucial para se entender o metabolismo das lipoproteínas ricas em triglicérides.[3] A síntese de LPL ocorre no intracelular de adipócitos e células musculares lisas. Ela é produzida como um monômero e o LMF-1 é necessário para que ocorra a correta homodimerização da LPL. Após esse passo, a GPIHBP1, uma glicoproteína, envolvida no transporte da LPL no lúmen dos capilares, facilita a ancoragem da enzima aos capilares endoteliais, onde a LPL hidrolisa os triglicérides dos QM e de VLDL. A hidrólise dos TG dessas lipoproteínas libera ácidos graxos livres e monoglicerídeos, que são transportados aos miócitos ou adipócitos onde são utilizados para produção de energia ou para estocar lípides.[3] Os AG são então capturados por células que funcionam como reservatórios de TG. Os remanescentes de quilomícrons (QMrem) e os AG são também captados pelo fígado, para formação de VLDL.[1]

Via endógena ou hepática

O transporte de lipídios de origem hepática ocorre por meio das VLDL, IDL e LDL. VLDL são lipoproteínas ricas em TG e contêm a Apo B100, mas também contêm Apo AI, Apo CIII, Apo CII, Apo E. As VLDL são secretadas pelo fígado e liberadas na circulação periférica. A montagem de VLDL no fígado requer a ação de uma proteína intracelular, a MTP, responsável pela transferência dos TG para a Apo B, permitindo a formação da VLDL. Os TG das VLDL são hidrolisados na circulação pela LPL, cuja atividade é estimulada pela Apo CII e inibida pela Apo CIII. Os AG liberados no processo de hidrólise são redistribuídos para os tecidos para armazenamento, como o tecido adiposo, ou são prontamente utilizados, como nos músculos esqueléticos, para obtenção de energia. Por ação da LPL, as VLDL, progressivamente depletadas em TG, transformam-se em remanescentes, também removidas pelo fígado por receptores específicos. Parte das VLDL é metabolizada formando as IDL, que são removidas rapidamente do plasma. O processo de catabolismo continua envolvendo a ação da lipase hepática (LH) e resultando na formação das LDL. Durante a hidrólise das VLDL, essas lipoproteínas estão sujeitas a trocas lipídicas com as HDL e as LDL. Por intermédio da ação da proteína de transferência de ésteres de colesterol (*cholesterol ester transfer protein* - CETP), as VLDL trocam TG por colesterol éster com as HDL e as LDL.[1] Ainda, a PLTP (*phospholipid transfer protein*) transfere fosfolípides das lipoproteínas ricas em TG às HDL durante a lipólise, com papel importante no transporte reverso de colesterol.[1]

Lipoproteína de baixa densidade (LDL)

A LDL é composta principalmente de colesterol e uma única apolipoproteína, a Apo B100, e possui conteúdo apenas residual de TG. As LDL são capturadas por células hepáticas ou periféricas por meio dos receptores de LDL (LDL-R). No interior das células, o colesterol livre pode ser esterificado para depósito por ação da enzima ACAT. A expressão dos LDLR nos hepatócitos é a principal responsável pelo nível de colesterol no sangue e depende da atividade da enzima hidroximetilglutaril (HMG) CoA redutase, enzima-chave para a síntese intracelular do colesterol hepático. Quando há queda do conteúdo intracelular do colesterol, ocorre aumento da expressão de LDL-R nos hepatócitos, e, assim, maior captura de LDL, IDL e VLDL circulantes por essas células. A identificação e a caracterização da pró-proteína convertase subtilisina/kexina tipo 9 (PCSK9) introduziu novos conhecimentos ao metabolismo do colesterol. A *PCSK9* é uma protease expressa predominantemente pelo fígado, pelo intestino e pelos rins,[2] secretada na circulação, onde se liga e é capaz de inibir a reciclagem do LDL-R de volta à superfície celular, resultando em menor número de receptores e aumento dos níveis plasmáticos de LDL-C. A inibição da *PCSK9* bloqueia a degradação do LDL-R, aumentando a remoção da LDL circulante, sendo um potencial alvo na terapêutica da hipercolesterolemia.[1,4,5]

Transporte reverso de colesterol

As partículas de HDL são formadas no fígado, no intestino e na circulação e seu principal conteúdo proteico é representado pelas apolipoproteínas: Apo AI e Apo AII. O colesterol livre da HDL, recebido das membranas celulares, é esterificado por ação da LCAT (*lecithin cholesterol acyltransferase*). A Apo AI, principal proteína da HDL, atua como cofator dessa enzima. O processo de esterificação do colesterol ocorre principalmente nas HDL e é fundamental para sua estabilização e transporte no plasma, no centro dessa partícula. A HDL transporta o colesterol ao fígado, onde este é captado pelos receptores SR-B1. O circuito de transporte do colesterol dos tecidos periféricos para o fígado é denominado transporte reverso do colesterol. É importante a ação do complexo ABCA1 (*ATP binding cassete*), que facilita a extração do colesterol da célula pelas HDL. A HDL possui ainda outras ações que contribuem para a proteção do leito vascular contra a aterogênese, como remoção de lipídios oxidados da LDL, inibição da fixação de moléculas de adesão e monócitos ao endotélio, estimulação da liberação de óxido nítrico, papel antitrombótico, função cognitiva e imune.[1]

Além das diferenças em tamanho, densidade e composição química entre as lipoproteínas, elas podem ainda diferir entre si pela presença de modificações que ocorrem *in vivo* por oxidação, glicação ou dessialização. Essas modificações influenciam seu papel no metabolismo lipídico e no processo aterogênico. No caso das HDL, não apenas o conteúdo de colesterol, mas sua funcionalidade estão relacionados ao seu papel mais ou menos antiaterotrombótico.[1]

Bases fisiopatológicas das dislipidemias primárias

As concentrações de TG no plasma são um traço poligênico complexo com um padrão de distribuição populacional desviado para a D. O acúmulo de QM e/ou de VLDL no compartimento plasmático resulta em hipertrigliceridemia e decorre da diminuição da hidrólise dos TG dessas lipoproteínas pela LPL ou do aumento da síntese de VLDL. Pode-se usar como medida das lipoproteínas ricas em triglicérides (LRT) as dosagens no período pós-prandial, que refletem predominantemente os QM sintetizados no intestino, ou em jejum, para determinação das lipoproteínas sintetizadas no fígado, as VLDL. Análises de GWAS (*Genome Wide Association Studies*) demonstram que existem um número significativo de *loci* que contribuem para o aumento dos níveis de TG, e explicam cerca de 10% da variação dos níveis de TG. Existem ainda defeitos genéticos em enzimas ou apolipoproteínas que podem causar ambas as alterações metabólicas, aumento de síntese ou redução da hidrólise das LRT.[6]

O acúmulo de lipoproteínas ricas em colesterol como a LDL no compartimento plasmático resulta em hipercolesterolemia. Dados de GWAS demonstram que também existem polimorfismos genéticos que contribuem para a variação dos níveis de colesterol, mas o interesse deste capítulo está nas doenças monogênicas causadoras de hipercolesterolemia. Assim, a hipercolesterolemia de base genética, ou familiar, pode ocorrer como doença monogênica, em particular por defeito no gene que codifica o receptor de LDL (*LDLR*), no gene da Apo B100 (*APOB*), de mutações com ganho de função do gene *PCSK9*, ou ainda na forma recessiva, deficiência na proteína adaptadora do receptor de LDL (*LDL receptor adaptor protein 1* - LDLRAP1).[7] Centenas de mutações do *LDLR* já foram detectadas em portadores de hipercolesterolemia familiar (HF), algumas causando redução de sua expressão na membrana; outras, levando a deformações em sua estrutura e função. Nem todas as mutações são funcionais, ou seja, determinam diminuição de sua função, e podem não ser patogênicas. Em mutações no gene *APOB*, por exemplo, a substituição Arg3500Gln, no sítio de ligação da LDL ao LDL-R, pode também causar hipercolesterolemia por deficiência no acoplamento da LDL ao receptor celular. Contudo, mais comumente, a hipercolesterolemia resulta de mutações em múltiplos genes envolvidos no metabolismo lipídico, as hipercolesterolemias poligênicas. Nesses casos, a interação entre fatores genéticos e ambientais determina o fenótipo do perfil lipídico. Podem ainda ocorrer hipolipoproteinemias, nas quais há redução seja de QM, VLDL, LDL (hipobeta e abetalipoproteinemia) ou HDL (hipoalfalipoproteinemia familiar, doença de Tangier, *fish-eye disease*, deficiências de Apo AI).[8,9]

Distúrbios que afetam o LDL-colesterol: HF

A hipercolesterolemia familiar (HF) é uma doença genética do metabolismo das lipoproteínas cujo modo de herança é autossômico codominante e que se caracteriza por níveis muito elevados do colesterol da lipoproteína de baixa densidade (LDL-C) e de Apo B, e pela presença de sinais clínicos característicos, como xantomas tendíneos e risco aumentado de doença aterosclerótica cardiovascular (DACV) prematura. A HF pode ocorrer na forma tanto heterozigótica quanto homozigótica, com um ou dois alelos mutados, respectivamente. Indivíduos afetados por defeitos genéticos na forma heterozigótica apresentam níveis de colesterol cerca de 2 a 3 vezes maiores do que a população geral. Na forma homozigótica, muito rara, os níveis de colesterol podem ser 3 a 6 vezes maiores do que o normal. Indivíduos com HF são, em geral, heterozigotos ou homozigotos para defeitos no gene que codifica o receptor de LDL (*LDLR*), mas o fenótipo da doença pode também ser decorrente de defeitos no gene *APOB* (*familial defective apolipoprotein B-100*) ou na pró-proteína convertase subutilisina/kexina tipo 9 (*PCSK9*), também chamado de HF tipo III. Foram descritas formas heterozigotas e homozigotas para a *APOB* e a *PCSK9*.[7,10]

De forma coletiva, esses distúrbios monogênicos resultam no fenótipo de HF e são classificados como HF autossômica dominante (ADH). O fenótipo da HF homozigótica pode ser decorrente de uma única mutação em ambos os alelos – o verdadeiro homozigótico – ou ser um heterozigoto composto, no qual diferentes mutações são encontradas em cada alelo.[7,10] O fenótipo homozigoto pode ser decorrente ainda de mutações em dois genes distintos causadores da HF, por exemplo, um alelo que apresenta defeito no *LDLR* e outro no gene *APOB*, chamado de duplo heterozigoto.[10] Mutações na proteína adaptadora do receptor de LDL1 (*LDLRAP1*) causam a HF autossômica recessiva (ARH, do inglês *autosomal recessive hypercholesterolemia*), que é extremamente rara.[10] Pacientes com ARH são semelhantes àqueles com HF homozigótica, porém apresentam maior variabilidade fenotípica. A prevalência estimada de HF heterozigótica era de 1:500, porém, após análise dos dados do estudo de Copenhagen, usando-se os critérios do *Dutch Lipid Clinics Network* (DLCN), essa prevalência pareceu ser maior, estimando-se que haja um caso de HF para cada 200 indivíduos da população geral. Recentemente, dados de metanálise demonstraram a prevalência da HF na população geral de 1:311, sendo 18 vezes maior entre os indivíduos com doença cardiovascular aterosclerótica.[11] Outra metanálise evidenciou uma prevalência global de HF de 1:313, sendo maior entre aqueles com doença isquêmica do coração, doença isquêmica do coração prematura e hipercolesterolemia grave, em 10, 20 e 23 vezes, respectivamente.[12] Esse estudo também estimou a prevalência global de HF homozigótica como sendo de 1:400.000.[12] O diagnóstico é feito com base em níveis elevados de colesterol total e da fração LDL-C, sinais clínicos de hipercolesterolemia, história familiar e/ou pessoal de doença coronária precoce, além de diagnóstico genético.[7,10,13,14] Existem critérios diagnósticos clínicos e laboratoriais (que podem incluir o diagnóstico genético) para diagnóstico de HF. Entre eles estão o US MEDPED, o Simon Broome e o DLCN. Contudo, no Brasil foi adotado o critério do DLCN (Tabela 1), por incluir dados de história pessoal, familiar, concentrações lipídicas e teste genético, quando disponível.[1,13,14]

O critério MEDPED utiliza valores de corte para o indivíduo afetado e seus parentes de 1º, 2º e 3º graus, considerando-se probabilidade alta de HF quando valores de colesterol total (LDL-C) estiverem acima dos valores de corte.[13]

O critério de Simon Broome também leva em conta história pessoal e familiar de dislipidemia, aterosclerose prematura e presença de sinais clínicos de dislipidemia; dados laboratoriais, análise de mutações funcionais nos genes *LDLR*, *APOB* ou *PCSK9*, com pontuação em forma de letras (A, B, C, D e E), sendo considerados como diagnóstico certo quando os critérios A e B ou C estão presentes; provável quando os critérios A e D ou A e E estão presentes.[13]

O diagnóstico de HF com base no critério do DLCN inclui dados de história pessoal e familiar de dislipidemia, aterosclerose prematura e presença de sinais clínicos de dislipidemia, dados laboratoriais, análise de mutações funcionais no gene *LDLR*, *APOB* ou *PCSK9*. Cada uma dessas variáveis recebe uma pontuação (Tabela 1) e a soma dos pontos considera diagnóstico de certeza (> 8 pontos), provável (6 a 8 pontos) e possível (3 a 5 pontos). Abaixo de 3 pontos não se deve considerar suspeita de HF (Tabela 1).

A importância do seu diagnóstico reside no fato de ser a HF a mais frequente forma de dislipidemia de base genética a ser subdiagnosticada (menos de 1% dos casos de HF são diagnosticados no Brasil).[7] Com base nos dados do ELSA Brasil (Estudo Longitudinal de Saúde do Adulto – Brasil) estima-se cerca de 1:263 indivíduos sejam portadores de HF, utilizando-se critérios laboratoriais e de história médica do DLCN.[17] Foram também observadas diferenças na prevalência de acordo com características étnicas, sexo e idade dos participantes. Estima-se, assim, que cerca de 897.269 indivíduos no Brasil sejam portadores de HF, com base nos dados populacionais atualizados do IBGE. Na forma homozigótica, não existem dados na população brasileira, mas a estimativa com base na prevalência global de 1:400.000 projetada para a população brasileira nos dá cerca de 529 indivíduos com a forma homozigótica.[12] Estima-se que no mundo todo existam mais de 34 milhões de indivíduos portadores de HF; no entanto, menos de 10% desses têm diagnóstico conhecido de HF, e menos de 25% recebem tratamento hipolipemiante.[18]

Uma vez diagnosticada a HF, é essencial que se proceda ao rastreamento em cascata, que poderá incluir testes genéticos, quando disponíveis. Esse rastreamento aumenta o número de diagnósticos e diminui a idade com que o indivíduo é diagnosticado, havendo maior chance de tratamento precoce, melhor adesão ao tratamento, melhor estratificação e diminuição do risco de DACV prematura.[19] O rastreamento de mutações em parentes de 1º grau de indivíduos em que uma mutação causal para HF tenha sido identificada é estratégia custo-efetiva.[20] Os indivíduos diagnosticados como HF por meio de teste genético passam a ser os casos-índice, sendo com base neles rastreados os parentes de 1º grau e subsequentemente os demais parentes (2º e 3º graus) em uma abordagem genética combinada à análise do perfil lipídico dos familiares suspeitos e de uma anamnese dirigida e exame físico, pesquisando-se os achados clínicos típicos da HF (arco corneal precoce, xantomas tendíneos, xantelasmas), também

TABELA 1 Critérios diagnósticos de HF heterozigótica com base nos critérios da Dutch Lipid Clinic Network (Dutch MEDPED)[15]

Parâmetro		Pontos
História familiar	Parente de primeiro grau portador de doença vascular/coronariana prematura (homens com menos de 55, mulheres com menos de 60 anos) OU Parente adulto com colesterol total > 290 mg/dL*	1
	Parente de primeiro grau portador de xantoma tendíneo e/ou arco corneano OU Parente de primeiro grau < 16 anos com colesterol > 260 mg/dL*	2
História clínica	Paciente portador de doença coronariana prematura (homens com menos de 55, mulheres com menos de 60 anos)	2
	Paciente portador de doença cerebral ou periférica prematura (homens com menos de 55, mulheres com menos de 60 anos)	1
Exame físico	Xantoma tendíneo	6
	Arco corneano < 45 anos	4
Níveis de LDL-C (mg/dL)	≥ 330	8
	250 a 329	5
	190 a 249	3
	155 a 189	1
Análise do DNA	Presença de mutação funcional do gene do receptor de LDL, Apo B-100 ou PCSK9*	8
Diagnóstico de HF	Certeza se	> 8
	Provável se	6 a 8
	Possível se	3 a 5

LDL-C: Colesterol da lipoproteína de baixa densidade; DNA: ácido desoxirribonucleico; HF: hipercolesterolemia familiar.
* Fonte: modificada de *Dutch Lipid Clinic Network*, adotando um critério do *Simon Broome Register Group*.[16]

chamados de estigmas cutâneos. A análise combinada é referida como rastreamento genético em cascata. Pode-se, no entanto, como primeira abordagem, realizar o teste genético, no qual se busca a mesma alteração do caso-índice. Há 50% de probabilidade de detecção em parentes de 1º grau; 25% de probabilidade em parentes de 2º grau; 12,5% de probabilidade em parentes de 3º grau. O rastreamento em cascata combina a informação genética à clínica. O rastreamento universal visa a rastrear o perfil lipídico em todas as crianças a partir dos 10 anos, ou dos 2 anos na presença de fatores de risco, história familiar de doença coronária prematura ou de sinais clínicos de dislipidemia.[1] Outra estratégia promissora, mas não testada, é o rastreamento oportunístico, no qual todas as crianças deveriam ter seu perfil lipídico avaliado por ocasião da imunização.[7]

O gene causal, se *LDLR*, *APOB*, *PCSK9* ou *LDLRAP1*, além dos outros mais raros, não pode ser determinado clinicamente, sendo necessário teste genético para sua verificação. Existe variabilidade fenotípica de acordo com as variantes genéticas (Tabela 2).

Por conta da variabilidade fenotípica e do grande número de mutações possíveis, o método de diagnóstico genético deve incluir o sequenciamento da região codificadora de todos os genes ligados à etiologia da doença.[15]

Para que seja possível esse sequenciamento em grande escala, permitindo que um grupo de genes seja sequenciado (painel de genes-alvo), é necessária a utilização da tecnologia de sequenciamento de nova geração (*next-generation sequencing* – NGS). A utilização do painel contendo os genes-alvo, os quais serão sequenciados configura-se como uma alternativa mais custo-efetiva, além de mais precisa em casos específicos de doenças monogenéticas, como é o caso da HF.[1,19,20]

TABELA 2 Variabilidade no fenótipo da hipercolesterolemia familiar por ordem decrescente de concentrações de LDL-C

Valores de LDL-C	Genótipos possíveis
400 a 1.000 mg/dL	Variantes patogênicas em homozigose
	Homozigoto LDL-R "nulo"
	Verdadeiro homozigoto LDL-R
	Heterozigoto composto LDL-R
130 a 450 mg/dL	Variantes patogênicas em heterozigose
	LDL-R "nulo"
	LDL-R defeituoso
	Ganho de função da PCSK9
	APOB
	Formas poligênicas (múltiplos SNP que elevam o LDL-C)
	Lipoproteína (a) elevada
130 a 200 mg/dL	Hipercolesterolemia comum

LDL-C: colesterol da lipoproteína de baixa densidade; LDL-R: receptor da LDL; PCSK9: proproteína convertase subutilisina/kexina tipo 9; APOB: apolipoproteína B; SNP: polimorfismo de nucleotídeo único.
Fonte: adaptada de Sturm et al., 2018.[19]

A tecnologia NGS apresenta muitas vantagens em relação ao sequenciamento tradicional: a velocidade de obtenção de resultados, a quantidade de material necessário utilizado na reação, o custo do sequenciamento por base, a quantidade de informação gerada e a precisão dos resultados obtidos. Após a coleta de sangue periférico em tubo contendo EDTA, obtém-se o DNA genômico de leucócitos. A próxima etapa consiste na geração de uma biblioteca de fragmentos de DNA flanqueados por adaptadores específicos. As regiões de interesse dos genes em estudo são amplificadas por meio da reação em cadeia da polimerase em larga escala, em reações multiplexadas, com centenas de pares de oligonucleotídeos em um mesmo tubo de reação. A partir dessas reações, são construídas bibliotecas com códigos de barras, identificando-se cada paciente analisado. Os fragmentos gerados são amplificados por clonagem em esferas por reação em cadeia da polimerase em emulsão. Essas esferas contendo os fragmentos são aplicadas em um *chip* e inseridas no equipamento de NGS. Uma vez gerados os dados, eles são transferidos para uma plataforma, na qual as leituras são mapeadas com o genoma humano (hg19/GRCh37) e é realizada a interpretação das variantes encontradas. As mutações encontradas são confirmadas por Sanger. Além dessas técnicas, buscam-se microdeleções no gene *LDLR* (por MLPA – *multiplex ligation probe amplification*).[1] O laudo genético deve ser informativo, descrever as mutações encontradas, sua localização, patogenicidade e as referências que embasam os achados genéticos. Os exames devem ser precedidos de avaliação da probabilidade pré-teste e aconselhamento ao paciente.

A partir de um caso-índice confirmado deve-se proceder ao rastreamento em cascata, o qual é custo-efetivo e deve ser realizado em todos os familiares em 1º grau de pacientes com diagnóstico de HF. O rastreamento em cascata mais custo-efetivo é o que utiliza informação genética de indivíduos afetados, no qual uma mutação causadora da doença tenha sido identificada. O rastreamento clínico/bioquímico deve ser realizado mesmo quando a realização de teste genético não é possível.[1,19]

Recentemente, foram publicadas diretrizes normatizando a utilização do teste genético para diagnóstico de HF.[19] Elas orientam como proceder o rastreamento em cascata a partir de um caso-índice, como mostra a Figura 1.

Estratificação de risco na HF

A HF associa-se à maior ocorrência de aterosclerose prematura na forma heterozigótica. Em homozigose praticamente todos os pacientes estarão afetados na vida adulta.[1] O risco de DAC é maior em portadores de mutações patogênicas comparado àqueles sem mutações para qualquer valor de LDL-C, e acima de 190 mg/dL, o risco de DAC chega a ser quatro vezes maior,[17] pela exposição ao longo da vida a níveis elevados de LDL-c.[21] Naqueles sem mutação atribui-se a etiologia poligênica. A estratificação de risco na HF não utiliza os escores tradicionais. De acordo com a Atualização da Diretriz Brasileira de Dislipidemias e Prevenção da Aterosclerose – 2017,[1] essa já é considerada uma condição de alto risco. No entanto, nem todos os indivíduos com HF possuem o mesmo risco.

São considerados de muito alto risco na HF:

- Quando diante de doença aterosclerótica clinicamente manifesta, assim definida quando houver infarto prévio do miocárdio, angina pectoris, revascularização miocárdica prévia, acidente vascular isquêmico ou transitório ou claudicação intermitente.
- Na presença de doença subclínica aterosclerótica avançada, diagnosticada como CAC superior a 100 UH ou 75% do percentil para idade e sexo, ou angiotomografia computadorizada coronariana apresentando obstruções coronárias > 50% ou a presença de placas não obstrutivas em mais de um vaso.

Nessas condições deve-se buscar reduzir o LDL-C em ao menos 50%, sendo o ideal atingir níveis < 50 mg/dL.

São considerados de alto risco na HF:

- Indivíduos em prevenção primária com LDL-C > 400 mg/dL, ou LDL-C > 310 mg/dL além de uma condição adicional, ou LDL-C > 190 mg/dL e duas condições adicionais constantes na Tabela 3.

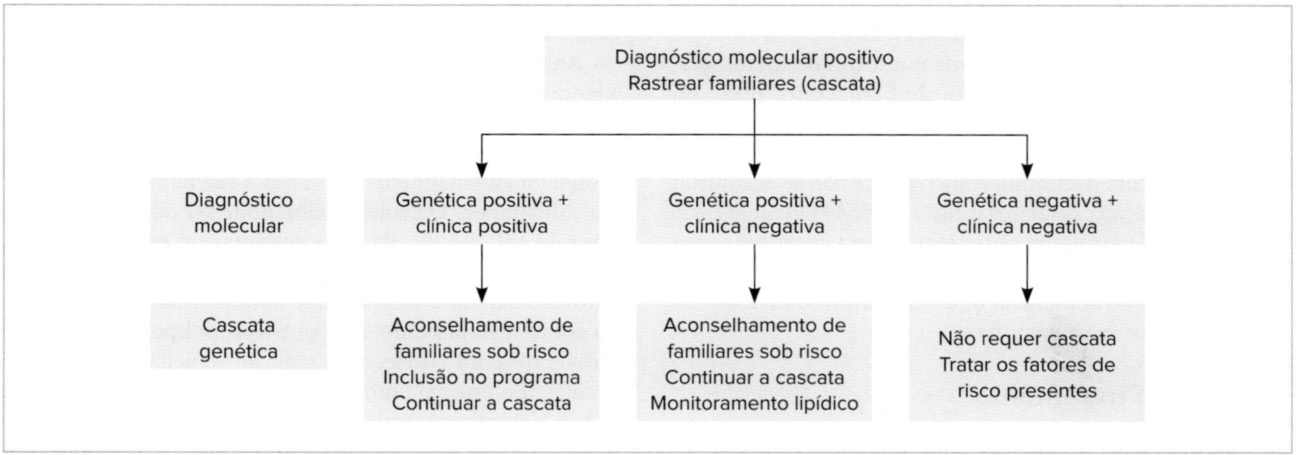

FIGURA 1

Algoritmo de decisão no rastreamento genético em casos suspeitos de hipercolesterolemia familiar.

Fonte: Adaptada de Sturm et al.[19]

TABELA 3 Critérios adicionais de gravidade na hipercolesterolemia familiar

Idade > 40 anos e em tratamento
Tabagismo
Sexo masculino
Lipoproteína(a) > 50 mg/dL
HDL-C < 40 mg/dL
Hipertensão
Diabete melito
História familiar de DAC prematura em parentes de 1° grau (homens < 55 anos e mulheres < 60 anos)
DRC (TFG < 60 mL/min)
IMC > 30 kg/m²

Fonte: Santos et al., 2016.[22]

Nessas condições deve-se buscar reduzir o LDL-C em ao menos 50%, sendo o ideal atingir níveis < 70 mg/dL.

São considerados de risco intermediário na HF:

- Em indivíduos em prevenção primária sem fatores adicionais de risco, devem ser consideradas reduções de no mínimo 50%, sendo ideais valores de LDL-C < 100 mg/dL. É preciso reavaliar periodicamente para verificar a instalação de fatores de risco.

Nessas condições deve-se buscar reduzir o LDL-C em ao menos 50%, sendo ideais valores de LDL-C < 100 mg/dL. É preciso reavaliar periodicamente para verificar a instalação de fatores de risco.

Pacientes portadores da HF com qualquer uma dessas características devem ser considerados de muito alto risco de DACV e tratados precoce e agressivamente.

Na HF foi identificado que 95% das mutações são no *LDLR*, 2 a 5% na *APOB*, < 1% na *PCSK9* e a forma autossômica recessiva da HF causada pela LDLRAP1 ocorre em < 1% dos casos.[6,9] Existe uma condição de maior gravidade na HF quando o receptor de LDL é dito "nulo" ou "negativo" do que quando é defeituoso.[9] Estudos moleculares realizados em vários países constataram que em 20 a 48% dos pacientes com o fenótipo clínico de HF não se encontrou nenhuma mutação causal nos genes *LDLR*, *APOB* ou *PCSK9*, sendo possível que algum outro lócus possa contribuir para esse fenótipo. Há autores que acreditam que a HF possa ser decorrente do somatório da contribuição individual de múltiplos alelos mais comuns.[6]

Impacto do tratamento

Estudos que avaliaram o tratamento medicamentoso da HF mostraram benefícios com o uso de estatinas, porém, o alcance de metas lipídicas frequentemente requer a associação de dois ou mais medicamentos. Não existem estudos clínicos randomizados avaliando desfechos clínicos nessa população de pacientes.

Existem poucos dados sobre o risco de DACV na HF e o uso de estatinas. Dados do *Copenhagen General Population Study* mostraram que a prevalência de HF é de 1:137 indivíduos (0,73%), a prevalência de DACV nos portadores de HF foi de 33% e apenas 48% desses admitiram usar estatinas. A razão de chances de doença arterial coronariana (DAC) naqueles sem medicação hipolipemiante foi 13,2 (10,0 – 17,4) naqueles com diagnóstico de certeza ou provável de HF comparado com não portadores de HF, após ajustes para idade, sexo, índice de massa corpórea, hipertensão arterial, síndrome metabólica, diabete e tabagismo. Já a razão de chances de doença coronária naqueles com HF em uso de estatinas foi de 10,3 (7,8-13,8).[23]

No estudo ENHANCE, no qual foram avaliados pacientes portadores de HF heterozigótica sob tratamento com a associação de uma estatina (sinvastatina 80 mg) e um inibidor da absorção do colesterol (ezetimiba 10 mg) comparados à estatina isoladamente, foi medida a espessura do complexo íntima-média da artéria carótida em três pontos diferentes, no início do estudo e ao final do tratamento. Não foi encontrada diferença estatística entre os grupos de tratamento analisados quanto ao desfecho primário,[24] apesar da maior redução do LDL-C e da proteína C-reativa. Os benefícios dos hipolipemiantes foram vistos também na forma homozigótica, inclusive com redução de mortalidade, a despeito de não serem atingidas metas de LDL-C.[25] Além disso, o acompanhamento de uma coorte inglesa mostrou que o uso precoce de estatinas modificou a história natural da HF, com uma sobrevida livre de eventos semelhante à da população geral.[26] Houve ao longo dos anos maior prescrição de estatinas mais potentes, em doses elevadas ou em associação a outros hipolipemiantes, o que levou a uma redução dos níveis de LDL-C e também demonstrou que a ocorrência de desfechos cardiovasculares vem ocorrendo mais tardiamente nos indivíduos com HF.[27] Reduções de LDL-C acima de 50% são alternativas para o alcance de metas na HF, uma vez que os valores basais de LDL-C podem ser muito elevados. Combinações de medicamentos, usando estatinas potentes em doses apropriadas, o inibidor da absorção de colesterol intestinal, ezetimiba e niacina poderão ser utilizados nos casos mais graves.

Anticorpos monoclonais foram desenvolvidos para reduzir a biodisponibilidade da PCSK9, impedindo assim sua ligação ao receptor da LDL. Dentre eles, o evolocumabe e alirocumabe foram aprovados para uso clínico. Ambos são anticorpos monoclonais totalmente humanos e são administrados por via subcutânea. O evolocumabe pode ser administrado na dose de 140 mg a cada duas semanas ou em 420 mg por mês. Nas duas posologias, o evolocumabe reduz LDL-C em aproximadamente 60%, quando administrado isoladamente ou sobre o tratamento com outros hipolipemiantes.[28] Em indivíduos com HFHe, uma redução semelhante foi observada;[29,30] porém, em homozigotos, a redução alcançada foi de 38%.[31] Naturalmente, o grau de resposta dependerá do tipo e número de mutações. Nos indivíduos com dois alelos mutados defeituosos (captação de LDL de 2 a 25%), o tratamento pode reduzir LDL-C em até 47%,[31] quando um alelo é defeituoso e um alelo negativo (captação de LDL < 2%), o efeito máximo esperado é de 25%[31] e, se dois alelos forem nulos (nenhuma captação de LDL), não há resposta ao tratamento.[31] Os dados do estudo TESLA B foram amplificados pela análise interina do estudo TAUSSIG, no qual foram incluídos 106 portadores de HFHo.[32] Nesse estudo aberto, após 12 semanas de uso mensal de evolocumabe 420 mg, a redução média do LDL-C foi de 21% (desvio padrão 24%). Da mesma maneira que no TESLA B, houve variabilidade da resposta de acordo com o defeito genético presente na HF. Homozigotos que apresentavam defeitos nos genes *APOB* ou *LDLRAP1* (causador da hipercolesterolemia autossômica recessiva com fenótipo similar ao da HFHo) tiveram reduções médias de 47 e 15%, respectivamente. As respostas foram sustentadas até 4 anos de tratamento, e os eventos adversos mais frequentes foram sintomas de nasofaringite e resfriado comum.

O alirocumabe foi testado nas doses de 75 e 150 mg a cada duas semanas. Na dose mais baixa é esperada uma redução de LDL-C de 45 a 50%, e na dose mais alta, 60%.[33,34,35] Na posologia de 300 mg mensais, o alirocumabe reduz o LDL-C em 55 a 60%.[36] O alirocumabe reduz o LDL-C em pacientes com HFHe em aproximadamente 40 a 60%.[37] Em pacientes com HFHo, as reduções de LDL-C dependem do genótipo e variam de 7 a 64%.[38] O alirocumabe foi aprovado para a HFHo pelo FDA, mas aguarda a aprovação na Agência Regulatória Europeia (EMA) e no Brasil (ANVISA).

Assim, a terapia com anticorpos antiPCSK9 pode ser tentada em indivíduos com HFHo, exceto naqueles homozigotos para mutações nulas no *LDLR*. No entanto, esses pacientes provavelmente irão requerer terapias adicionais.

Custo do tratamento na hipercolesterolemia familiar

A HF é responsável por número significativo de internações hospitalares e perda de produtividade, pela alta incidência de DACV. Não existem dados objetivos no Brasil, mas utilizando-se a prevalência estimada de HF pelo estudo ELSA-Brasil[17] e a chance de DAC entre os portadores de HF, foi possível calcular o número de internações hospitalares por DAC (CID 10: I20-I25), atribuíveis à HF.[39] Essas taxas dariam uma estimativa de 7.249 a 12.915 pessoas com HF internadas ao ano pelo SUS por DAC levando a um custo estimado em 29 a 52 milhões de reais ao ano (baseando-se nos anos de 2012 a 2014).[39] Esse custo não é computado para o programa de diagnóstico precoce, rastreamento familiar e tratamento otimizado da HF, evidenciando a necessidade de diagnóstico e prevenção da HF, antes da instalação da DAC.

A redução do LDL-C e de eventos cardiovasculares com associação de fármacos, utilizando-se ezetimiba associada à estatina, e ainda, inibidores de PCSK9, está alinhada com os dados da metanálise dos trialistas, ou seja, reduzem o risco de eventos cardiovasculares ateroscleróticos (ECVA) proporcionalmente à redução do LDL-C (Figura 2).

A estimativa do número necessário de pacientes a serem tratados (NNT) para redução de um ECVA em pacientes sob terapia otimizada com estatinas calculado para duas classes de fármacos não estatinas, ezetimiba e inibidores de PCSK9 projetado para 5 anos e levando em conta os valores de LDL-C podem dar ideia da magnitude esperada na redução do risco cardiovascular e dos benefícios esperados com não estatinas. Essa abordagem permite ao médico decidir, em um paciente com risco residual de ECVA, a escolha da terapia que proporcione o alcance de metas lipídicas e, consequentemente, a redução projetada de eventos cardiovasculares.

A Figura 3 representa um algoritmo para determinação de quando usar terapia de adição às estatinas de acordo com o LDL-C basal (sob terapia otimizada com estatinas) e o risco absoluto de ECVA em 10 anos (muito alto: > 30%; alto risco: 20 a 29%; e intermediário: 10 a 19%). As setas indicam o NNT conforme a terapia com não estatinas para cada faixa de risco absoluto e de LDL-C basal. Na HF, quanto maior o LDL-C sob terapia com estatinas e em presença de critérios de maior gravidade, menor será o NNT para a adição de não estatinas.[44]

Novos tratamentos para a hipercolesterolemia familiar

Inibidor microssomal da proteína de transferência de triglicerídeos (MTP)

A MTP é uma proteína transferidora de lipídios encontrada no retículo endoplasmático de hepatócitos e enterócitos, que atua na montagem de lipoproteínas que contêm Apo B.[45] A lomitapida é uma pequena molécula que inibe a MTP, reduzindo a formação de quilomícrons no intestino e de VLDL no fígado. É terapia adicional às estatinas, utilizada na redução das concentrações de LDL-C, principalmente em indivíduos portadores de HF. Por ser a VLDL precursora metabólica de LDL, as concentrações plasmáticas de LDL seriam reduzidas.[46] Na ausência ou disfunção da MTP, semelhante ao que ocorre na hipo ou abetalipoproteinemia recessiva, não há produção de VLDL e, consequentemente, das demais lipoproteínas que contêm Apo B, tais como LDL, IDL e Lp(a). Atualmente, seu uso tem aprovação da FDA e da Agência Regulatória Europeia (EMA) como terapia adjuvante em adultos com HFHo; entretanto, já está documentado seu uso em criança.[47] Recentemente, a lomitapida foi aprovada em nosso país em 2020 pela Agência Nacional de Vigilância Sanitária (ANVISA) para uso em adultos na hipercolesterolemia familiar homozigótica.

A lomitapida é administrada por via oral, na dose inicial de 5 mg/dia e pode chegar a 60 mg/dia, sendo que a dose deve ser individualizada de acordo com as metas terapêuticas e com a resposta e tolerância individual ao tratamento. Estudo de fase 3 em pacientes com HFHo, em doses iniciais de 5 mg/dia e tituladas até 60 mg/dia, associadas à terapia de base, mostrou reduções adicionais de 50% no LDL-C e de 49% na Apo B.[48] Ainda não foram descritas alterações em concentrações de HDL-C e Lp(a) com a manutenção do tratamento com lomitapida após 78 semanas, exceto discretas flutuações de HDL-C.[49]

Estudo de fase 3 com 26 semanas de tratamento com lomitapide avaliou o alcance de metas da European Atherosclerosis Society e da ocorrência de eventos cardiovasculares maiores (MACE). O alcance de meta de LDL-C < 100 mg/dL foi de 51% e < 70 mg/dL foi de 28% nas primeiras 26 semanas.[50] Na fase de extensão, nos pacientes que continuaram com lomitapide

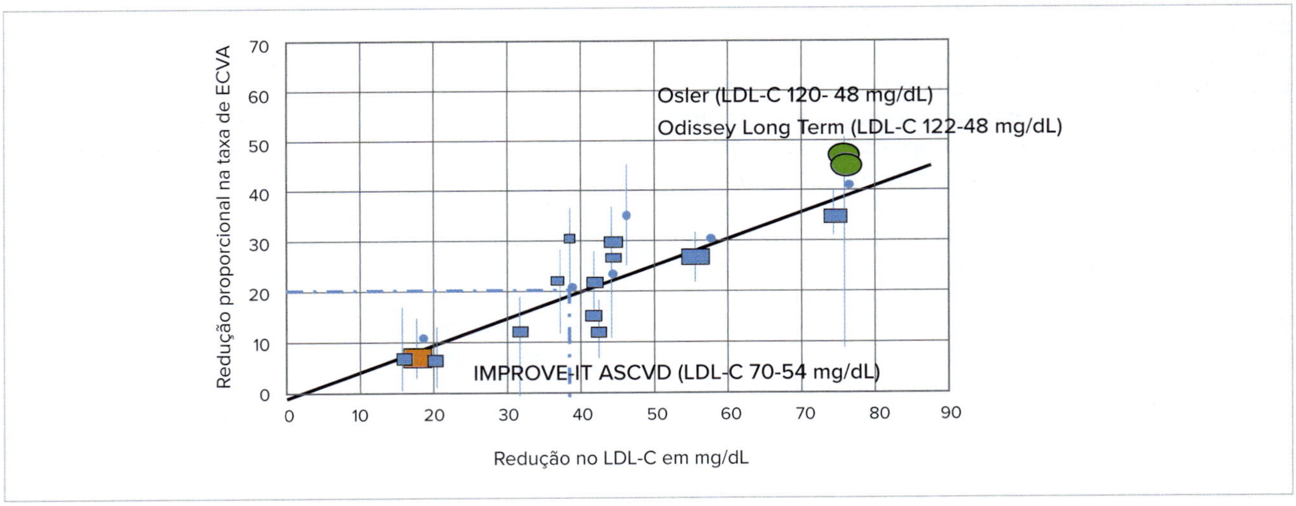

FIGURA 2

Associação entre a magnitude da redução do LDL-C e a redução proporcional nos eventos cardiovasculares maiores.

Adaptada do estudo IMPROVE-IT[40] e dos estudos de segurança e eficácia com os inibidores de *PCSK9*,[41,42] e metanálise do CTT.[43]

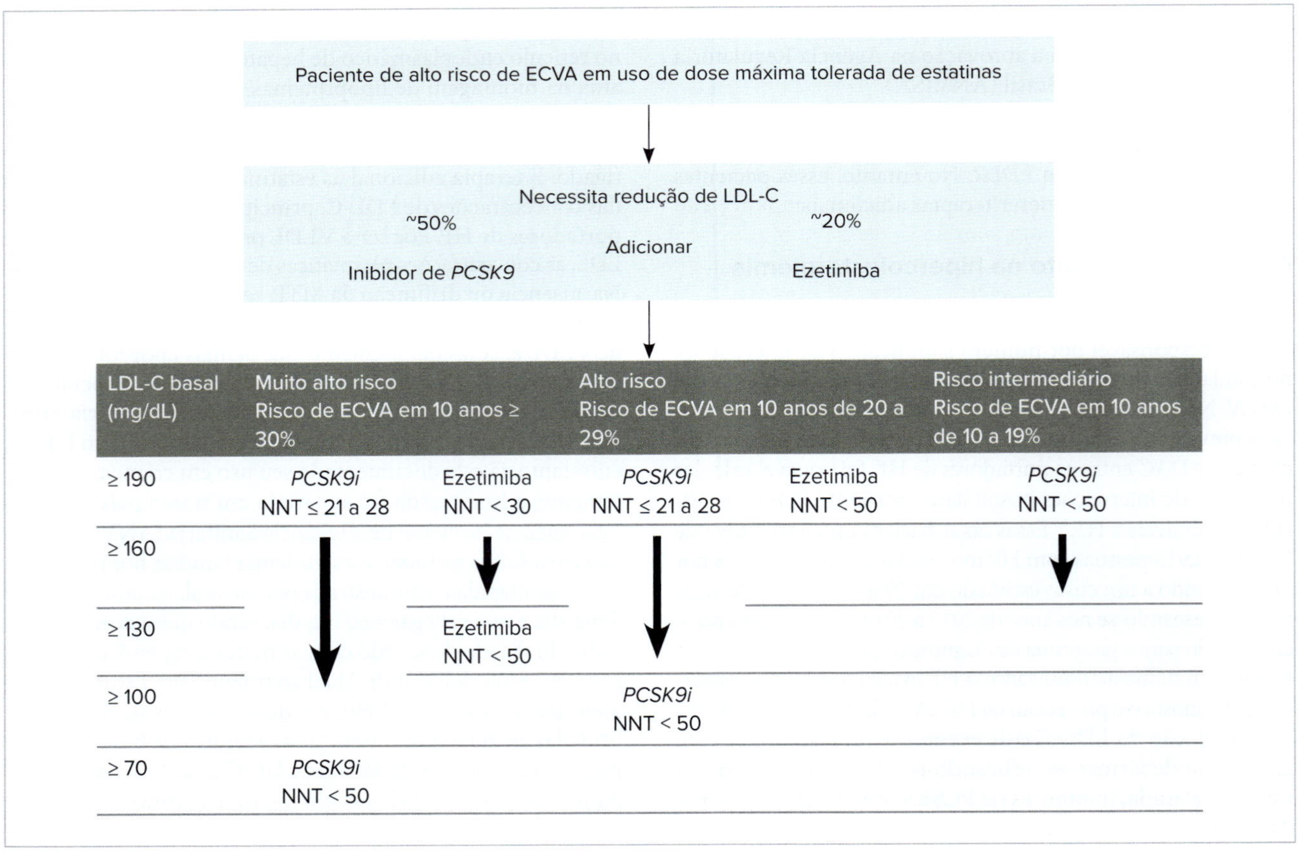

FIGURA 3

Algoritmo para determinação de quando utilizar terapia de adição às estatinas de acordo com o LDL-C basal (sob terapia otimizada com estatinas) e o risco absoluto de ECVA em 10 anos.

Adaptada de Robinson et al.[44]

após 176 semanas (N = 19), 74% alcançaram meta de LDL-C < 100 mg/dL e 58% < 70 mg/dL em pelo menos uma dosagem. O LDL-C sob tratamento com lomitapide alcançado foi de 166 mg/dL. Houve dois eventos cardiovasculares, uma morte cardíaca e uma revascularização do miocárdio, equivalente a 1,7 eventos por 1.000 pacientes por mês de tratamento. Esses valores são muito menores do que os observados entre as coortes de pacientes com HF antes do uso das novas terapias.

Os efeitos adversos mais comuns com a lomitapida foram gastrintestinais, como náuseas, flatulência e diarreia. Eles podem ser minimizados pela redução da ingesta de gordura ou pela titulação escalonada do medicamento.[51] Tem sido descrito, em alguns pacientes, aumento das transaminases, em geral reversível com a redução ou a descontinuação do fármaco, ou mesmo transitório com a manutenção do tratamento.

Na maioria das vezes, não foram descritos elevação concomitante das bilirrubinas, fosfatase alcalina e surgimento de sintomas. Entretanto, o efeito adverso mais preocupante com uso da lomitapida, devido ao seu mecanismo de ação, é a esteatose hepática, que seria dose dependente e que se atenua com a redução da dosagem diária. Pode ser detectada especialmente por ressonância magnética. Outro efeito colateral relevante é o aparecimento de esteatorreia.[50,51]

Pelo fato de a inibição da MTP levar não apenas à redução hepática da síntese de VLDL, mas também da produção intestinal de quilomícrons, o uso de lomitapida poderia causar redução da absorção de ácidos graxos essenciais e vitaminas lipossolúveis, em especial vitamina E, que é transportada principalmente por LDL. Além disso, pesquisas não demonstraram nenhum efeito significativo do tratamento com lomitapida sobre os níveis plasmáticos de vitaminas A e D. Contudo, com a finalidade de prevenir deficiências nutricionais, podem ser suplementados ácidos graxos essenciais e vitaminas lipossolúveis ao tratamento.

Ácido bempedoico

O ácido bempedoico é uma pequena molécula que atua na redução do LDL-C pela inibição de uma enzima-chave na via de biossíntese do colesterol, a ATP citrato liase, que atua um passo antes da 3-hidroxi-3-metilglutaril-coenzima A. Diferente das estatinas, tem ação específica no fígado, sem interferência nos músculos esqueléticos.[52] Em um estudo randomizado de fase III, um total de 779 pacientes com doença aterosclerótica cardiovascular, hipercolesterolemia familiar heterozigótica ou ambos e com LDL-C tratado > 70 mg/dL foram incluídos. O ácido bempedoico reduziu o LDL-C em 15,1%, além de reduzir o colesterol não HDL, colesterol total, apoB e proteína C-reativa de alta sensibilidade, em comparação ao placebo.[53] Já no estudo usando combinação fixa de ácido bempedoico 180 mg e ezetimiba 10 mg em pacientes com hipercolesterolemia recebendo dose máxima tolerada de estatina e de alto risco cardiovascular, a redução de LDL-C foi de 36%, comparada à ezetimibe isolada (-23,2%) e ácido bempedoico isolado (-17,2%).[54] A redução com o ácido bempedoico/ezetimiba foi semelhante entre os grupos recebendo estatina de alta ou média intensidade e naqueles sem estatina. Os outros lípides e a PCR-us também tiveram redução maior com a terapia combinada.

Esta classe de fármacos é associada a elevações modestas no nível de ácido úrico, explicada pela competição do metabólito do medicamento e do ácido úrico para os mesmos transportadores renais envolvidos na excreção desses compostos. Dados de segurança com exposição prolongada, bem como de desfechos cardiovasculares, estão sendo avaliados em estudo de fase 3, ainda sem resultados publicados. O ácido bempedoico isolado ou combinado à ezetimiba tiveram seu uso aprovado pelo FDA para HFHe e pacientes com doença aterosclerótica cardiovascular (DASCV).

RNA pequeno de interferência (siRNA)

Outra forma de inibir a ação da PCSK9 é reduzir sua produção tecidual. Os *small interfering RNA* (siRNA) impedem a tradução do RNA mensageiro.[55] O inclisiran é um siRNA sintético que inibe a síntese hepática da PCSK9. O fármaco foi testado no programa ORION, administrado por via subcutânea como primeiro na classe, avaliando sua eficácia e segurança na redução do LDL-C. Estudos de fase II e fase III demonstraram redução de cerca de 50% no LDL-C com uma aplicação a cada seis meses, em pacientes com doença aterosclerótica cardiovascular estabelecida, ou de alto risco cardiovascular, incluindo pacientes com HF. Estudos de fase III em andamento irão determinar evidências de segurança e eficácia em longo prazo e na HFHo. Além disso, o estudo ORION-4 irá avaliar o impacto do inclisiran nos eventos cardiovasculares. Sua eficácia já foi demonstrada (em estudo fase 1 e confirmada em estudo fase 2), com redução de 52,6% do LDL-C.[56] No estudo ORION-9, um estudo de fase III com pacientes portadores de HFHe, o inclisiran na dose de 300 mg reduziu em 39,7% as concentrações de LDL-C no dia 510 (vs. aumento de 8,2% no grupo placebo) e entre os dias 90 e 540, houve redução de 38,1%. As reduções foram robustas em todos os genótipos encontrados.[57] Recentemente, o inclisiran recebeu aprovação pelo FDA e pela Agência Regulatória Europeia para uso em pacientes com hipercolesterolemia primária (HF) ou mista e nm combinação a estatinas e/ou ezetimiba, ou mesmo para os intolerantes às estatinas.

Anticorpo monoclonal anti-ANGPTL3

Outra terapia promissora especialmente para as formas refratárias de HF e para os portadores de HFHo envolve a inibição da ANGPTL3 (*angiopoietin-like 3 peptide*), com o anticorpo monoclonal anti-ANGPTL3, o evinacumabe. Na HFHo o evinacumabe reduziu em 47% o LDL-C administrado por via endovenosa na dose de 15 mg/kg de peso a cada 4 semanas.[58] O evinacumabe foi efetivo tanto nos pacientes com mutações nulas para o LDLR (redução de LDL-C de 43,4%), como para as outras variantes (redução de LDL-C de 49,1%).

Nas formas graves e refratárias de hipercolesterolemia o evinacumabe foi testado por via subcutânea e endovenosa em várias doses e intervalos posológicos, mostrando redução de LDL-C superior a 50%.[59] O evinacumab foi recentemente aprovado para uso em pacientes com HFHo pelo FDA.

Exames de imagem para rastreio de aterosclerose subclínica na HF

Embora a HF seja uma condição em que seus portadores apresentem níveis de LDL-C elevados desde o nascimento, e sejam em geral de muito alto risco para DACV, existe um número considerável de pacientes com HF que não apresentam eventos, mesmo com LDL-C muito elevado, enquanto outros os apresentem apesar de terapia de alta intensidade e mesmo associação de fármacos,[22,60] sugerindo que o risco real é heterogêneo. Estudos recentes demonstraram que também a presença de calcificação coronária é heterogênea na HF. O escore de cálcio coronário (ECC) foi realizado em pacientes com HF seguidos prospectivamente para avaliação de eventos cardiovasculares. Nesse estudo, o ECC foi independentemente associado com eventos cardiovasculares ateroscleróticos em pacientes com HF recebendo tratamento hipolipemiante padrão. Esses dados podem identificar pacientes com HF sob risco, candidatos a terapias adicionais com novos fármacos hipolipemiantes.[61]

Distúrbios que afetam os níveis de triglicérides

Hipertrigliceridemia é um achado frequente na cardiologia clínica. As formas graves necessitam ser reconhecidas, pois causam risco aumentado de pancreatite. Considerava-se que as formas familiares seriam causadas por um único gene, mas atualmente sabe-se que esse termo inclui os tipos hiperlipidemia familiar combinada (tipo 2b), disbetalipoproteinemia (tipo 3), hipertrigliceridemia simples (tipo 4) e hipertrigliceridemia mista (tipo 5) da classificação de Friedrickson e que têm uma base genética multigênica ou poligênica, sendo consequentes a efeitos aditivos de múltiplos alelos.[8] No entanto, existem formas raras, autossômicas recessivas e graves de hipertrigliceridemia. As hipertrigliceridemias são classificadas de acordo com a anormalidade lipoproteica primária, conforme a Tabela 4.

Um tipo de hipertrigliceridemia é de fato monogênica, a chamada quilomicronemia familiar, ou tipo 1, que se caracteriza pela persistência de QM elevados após jejum de 12 a 14 horas. Os níveis de TG são acima de 1.000 mg/dL e a condição manifesta-se na infância ou na adolescência.[33]

A quilomicronemia monogênica é extremamente rara na população, ocorrendo em cerca de 1:100.000 a 1:1.000.000 de indivíduos.[33,34] O diagnóstico clínico ocorre entre a infância e o adulto jovem. Com o acúmulo de QM, a hipertrigliceridemia grave pode ser detectada após o nascimento. A quilomicronemia promove um plasma turvo, leitoso, de aparência lipêmica. O principal risco dos QM elevados não é a doença vascular, mas a pancreatite aguda, que pode ser fatal. Os pacientes com quilomicronemia monogênica também podem exibir desde cedo xantomas eruptivos, lipemia *retinalis*, hepatoesplenomegalia, dor abdominal crônica, náuseas e vômitos. A quilomicronemia monogênica tem herança autossômica recessiva por variantes raras bialélicas, tanto em homozigose quanto heterozigotos compostos, por mutações em um dos cinco genes causais. Assim, tais genes afetam a atividade da LPL (a perda da sua função), a falta de seu cofator, Apo CII, a deficiência na Apo A-V, embora o mecanismo da hipertrigliceridemia não seja bem compreendido, e os outros dois genes *LMF* e *GPIHBP1*, afetando a montagem e o transporte da LPL. Contudo, assim como na HF, 30% das quilomicronemias não exibem mutações em nenhum desses genes, sugerindo que outros possam causar esse fenótipo, ou ainda que seja um traço poligênico. Existem pelo menos dez polimorfismos genéticos associados à hipertrigliceridemia.

TABELA 4 Classificação das hipertrigliceridemias genéticas de acordo com a anormalidade lipoproteica primária

Nome	Anormalidade lipoproteica primária	Perfil lipídico	Manifestação clínica	Prevalência populacional
Quilomicronemia familiar (tipo 1)	QM elevados	Aumento TG +++ Aumento CT +	Xantomas eruptivos, lipemia *retinalis*, dores abdominais recorrentes, pancreatite, hepatoesplenomegalia, sintomas neurológicos focais	1:1.000.000
Hiperlipidemia familiar combinada (tipo 2b)	VLDL elevado LDL elevado	Aumento TG ++ Aumento CT ++	Achados de xantomas ou xantelasmas são incomuns	1:40
Disbetalipoproteinemia (tipo 3)	IDL elevado Remanescentes de QM elevados	Aumento TG ++ Aumento CT ++	Xantomas tuberosos e palmares Risco aumentado de DAC	1:10.000
Hipertrigliceridemia primária simples (tipo 4)	VLDL elevado	Aumento TG ++ Aumento CT +	Risco aumentado de DAC, DM, obesidade, hipertensão, hiperuricemia e resistência à insulina	1:20
Hipertrigliceridemia primária mista (tipo 5)	QM elevados VLDL elevado	Aumento TG +++ Aumento CT +++	Semelhante ao tipo 1, mas surge na vida adulta e é exacerbada por fatores secundários	1:600

Adaptada de Brahm e Hegele, 2015.[62]

Situações como lipodistrofias (parciais ou generalizada), fibrose cística podem causar hipertrigliceridemias, pancreatite a chamada quilomicronemia multifatorial.

Entre as formas poligênicas, os defeitos na Apo E E2/E2, em que a isoforma E2 possui afinidade muito reduzida pelo receptor B/E, ligando-se fracamente à superfície do receptor, leva ao acúmulo de partículas remanescentes.[33]

Tratamento das hipertrigliceridemias

O tratamento das hipertrigliceridemias deve levar em conta o grau de elevação dos TG. Assim, nas elevações limítrofes dos TG (150 a 199 mg/dL), devem-se afastar causas secundárias e incentivar mudanças de estilo de vida com medidas não medicamentosas; para níveis elevados de TG (entre 200 e 499 mg/dL), o objetivo primário é reduzir o LDL-C com medidas não medicamentosas e estatinas, e secundariamente reduzir o não HDL-C titulando-se doses das estatinas e/ou associando fibratos, ácido nicotínico ou AG ômega-3. Quando os TG forem muito elevados (acima de 1.000 mg/dL), a prioridade é a redução de TG para prevenção de pancreatite, com fibratos (preferencialmente) ou AG ômega-3, instituindo-se medidas não medicamentosas simultaneamente à terapia medicamentosa.[62]

Na síndrome da quilomicronemia familiar (SQF), como esses pacientes não são capazes de metabolizar os TG, a orientação nutricional atual consiste de dieta com muito baixo teor de gorduras (<10-15% das calorias totais, ou cerca de 15-20 g de gorduras por dia), restrição a carboidratos refinados, e retirada de álcool.[63] Adicionalmente, indivíduos portadores de SQF, de todas as idades, devem ser regularmente monitoradosquanto ao consumo de micronutrientes, particularmente as vitaminas lipossolúveis.[63] Dependendo da tolerabilidade individual, os TCM podem ser indicados para aporte calórico da dieta.[64] Os medicamentos que sabidamente elevam os TG também devem ser usados com cautela, como diuréticos, beta-bloqueadores, corticosteroides sistêmicos, retinóides, sequestrantes de ácidos biliares, inibidores de protease, anti-depressivos (sertralina). A suplementação com ácidos graxos ômega 3 e outros medicamentos utilizados para tratamento das hipertrigliceridemias tem resultado inconsistente na redução dos TG.[65-67]

Distúrbios que afetam o HDL-colesterol

Níveis baixos de HDL-C são frequentemente encontrados em associação à hipertrigliceridemia, podem ser secundários a uma série de distúrbios metabólicos, como diabete melito, obesidade, síndrome metabólica, doenças graves, queimaduras extensas, HIV, neoplasias malignas, tabagismo, uso de medicamentos como andrógenos.[1] Existem, entretanto, causas genéticas de HDL-C extremamente baixo. Entre elas, destacam-se as mutações no gene *APO-AI*, as deficiências de LCAT, como *fish-eye disease*, e a doença de Tangier, por defeito no gene *ABCA1*. A classificação dessas doenças e os principais achados para seu reconhecimento são apresentados na Tabela 5.[9] Nas deficiências de ApoA-I por alelo nulo, a proteína não é sintetizada, encontrando-se xantomas cutâneos e opacificação de córnea. Os níveis de HDL-C são muito baixos e o transporte reverso de colesterol, comprometido. O mesmo não ocorre por alterações estruturais da ApoA-I, como na ApoA-I Milano, na qual, embora com níveis baixos de HDL-C, o transporte reverso não está comprometido e há até proteção à DAC.[9] Na doença de Tangier, defeitos em ambos os alelos do gene *ABCA1* resultam em um rápido catabolismo da ApoA-I por não receber colesterol livre desse transportador, e em um acúmulo de colesterol em tecidos, como nas tonsilas. Pode haver neuropatia predominantemente sensitiva. Nas deficiências de LCAT não ocorre a conversão do colesterol livre para a forma esterificada na partícula HDL e observam-se opacificação de córnea e nefropatia com insuficiência renal.[9] Não existe um tratamento

TABELA 5 Genes associados às formas recessivas de quilomicronemia familiar

Gene	Prevalência da doença	Idade de aparecimento	Base molecular
Lipoproteína lipase (LPL)	1:1.000.000 (95% dos casos)	Infância ou adolescência	Atividade da LPL muito reduzida ou ausente
Apolipoproteína CII (Apo CII)	Mais de 20 famílias descritas	Adolescência ou vida adulta	Apo CII não funcionante ou ausente
Glycosil-phosphatidyl-inositol-anchored HDL-binding protein (GPIHBP1)	Mais de cinco famílias descritas	Vida adulta	Deficiência ou ausência de *GPIHBP1*
Apo A-V (APOAV)	Mais de cinco famílias descritas	Vida adulta	Deficiência ou ausência de Apo A-V
Fator de maturação da lipase-1 (LMF1)	Mais de cinco famílias descritas	Vida adulta	Deficiência ou ausência de LMF1

Adaptada de Hegele et al.[62]

TABELA 6 Principais aspectos observados nas dislipidemias com HDL-C extremamente baixo

	Mutações na APOAI		Mutações na ABCA1		Mutações na LCAT	
	Deficiência de Apo-AI	Mutações estruturais na Apo-AI	Doença de Tangier	Deficiência heterozigótica de ABCA1	FLD (*familial LCAT deficiency*)	FED (*fish-eye disease*)
Exame físico	Xantomas, opacificação de córnea	Xantomas, opacificação de córnea	Amígdalas alaranjadas e aumentadas	Nenhum	Opacificação de córnea, hepatoesplenomegalia	Opacificação de córnea
Laboratório						
LDL-C	Normal	Normal	Baixo	Normal	Pode estar elevado*	Pode estar elevado*
TG	Normais na deficiência isolada da Apo-AI; deleção de Apo-AI/C3/A-IV: baixo 0 a 1 mg/dL	Normal	Alto	Normal	Alto	Alto
ApoA-I eletroforese 2D	Não há Apo-AI	10 a 20 mg/dL Apo-AI baixa	0 a 5 mg/dL Pré-beta HDL: presente Alguma alfa-HDL: ausente	10 a 20 mg/dL Pré-beta HDL: presente Alguma alfa-HDL: baixa	30 a 50 mg/dL Pré-beta HDL: presente Alfa-4-HDL: presente Alfa-HDL maior: ausente	30 a 50 mg/dL Pré-beta HDL: presente Alfa-4-HDL: presente Alfa-4-HDL: presente
Testes lipídicos adicionais			Efluxo de colesterol de fibroblastos: baixo Biópsia retal: células espumosas	Efluxo de colesterol de fibroblastos: baixo Biópsia retal: células espumosas	Massa/atividade da LCAT: ausente Relação colesterol éster/CT: muito baixa	Massa/atividade da LCAT: baixa Relação colesterol éster/CT: normal
Outros					Proteinúria, redução do *clearance* de creatinina, anemia	
Associação com DAC prematura	++	±	±	±	–	–

* A LDL estruturalmente se assemelha à lipoproteína X.
Adaptada de Rader et al., 2012.[9]

específico dessas entidades, sendo o foco a identificação de fatores de risco cardiovasculares que possam ser manejados e o estabelecimento de metas individualizadas de LDL-C para prevenção de desfechos cardiovasculares.

Existem ainda outras formas raras de dislipidemias, tais como abetalipoproteinemia e hipobetalipoproteinemia.[68] Várias mutações nos genes *APOB*, *PCSK9* e *MTP* resultam em níveis muito baixos ou ausentes de Apo B e LDL-C no plasma, causando hipobetalipoproteinemia familiar e abetalipoproteinemia familiar. Mutações no gene *ANGPTL3* causam hipolipidemia familiar combinada. As manifestações clínicas desses distúrbios metabólicos vão desde nenhuma a distúrbios graves e ameaçadores à vida.[68]

Estudos de randomização mendeliana em dislipidemias

Estudos de randomização mendeliana em humanos com mutações raras envolvendo "perda de função" de alguma proteína envolvida no metabolismo de lipoproteínas sugerem que o LDL-C, os TG e a Lp(a) possuem uma associação de causalidade com o risco de doença cardiovascular e, consequentemente, as terapias direcionadas a esses alvos devem reduzir o risco de eventos cardiovasculares. No entanto, várias terapias direcionadas a esses alvos falharam em reduzir o risco de eventos cardiovasculares em grandes ensaios clínicos randomizados, sugerindo que a causalidade não é evidência suficiente para estabelecer a validação de um alvo genético. A questão crítica a ser resolvida é de quanto um biomarcador causal precisa ser modificado para produzir um benefício de magnitude clinicamente significativa em um estudo de curta duração. Evidências de estudos de randomização natural genética podem antecipar os resultados de estudos clínicos randomizados avaliando terapias hipolipemiantes atuais e futuras, direcionar o desenho de estudos clínicos randomizados e transformar a descoberta e o desenvolvimento de novos fármacos.[69] Nesse sentido, o efeito do LDL-C mais baixo no risco de DACV mediado por polimorfismos nos genes *NPC1L1*, *HMGCR* ou em ambos é aproximadamente o mesmo por unidade e com proporção log-linear à exposição absoluta ao LDL-C baixo.[70]

Outro aspecto importante é a comprovação de causalidade de um fator de risco, como o LDL-C. As fortes e consistentes evidências oriundas de estudos genéticos, prospectivos e coortes epidemiológicas, estudos de randomização mendeliana e estudos randomizados de intervenção, apoiados por evidências mecanísticas estabelecem que o LDL-C não é meramente um biomarcador de risco cardiovascular, mas um fator causal na fisiopatologia da DCVA, conforme painel de especialistas.[71]

Ainda, os resultados dos estudos FOURIER e SPIRE demonstraram que a redução do LDL-C com inibidores de *PCSK9* reduz o risco de eventos cardiovasculares maiores na mesma proporção das estatinas por mmol/L de redução do LDL-C. A magnitude da redução de risco observada nos estudos FOURIER e SPIRE foi a esperada com base na metanálise do CTT (*Cholesterol Treatment Trialists*) com estatinas quando o efeito dos inibidores de PCSK9 foram comparados pela duração total do tratamento ou pelo efeito observado durante cada ano de tratamento. A concordância entre as evidências de estudos de randomização genética natural e os resultados da metanálise do CTT com estatinas e dos estudos com os inibidores de *PCSK9* demonstram que tanto os inibidores de *PCSK9* quanto as estatinas reduzem o risco de eventos cardiovasculares proporcionalmente à redução absoluta alcançada no LDL-C e à duração total do tratamento.[72]

RESUMO

- As dislipidemias ou distúrbios do metabolismo dos lipídios e das lipoproteínas podem ser de origem genética ou ambiental. Condições que causam hipercolesterolemia genética (familiar ou HF) podem ser decorrentes de defeitos nos genes *LDLR*, *APOB*, *PCSK9* e na forma recessiva à *LDLRAP1*.
- A HF na sua forma heterozigótica corresponde à dislipidemia herdada mais frequente com uma prevalência de 1:200 a 1:300 indivíduos. Subdiagnosticada e subtratada, constitui um problema de saúde pública em razão de sua associação com aterosclerose precoce. O diagnóstico correto, a instituição de tratamento apropriado e o rastreamento em cascata constituem passos essenciais no manejo dessa doença.
- As hipertrigliceridemias possuem grande heterogeneidade causal e na sua forma de apresentação. São em geral poligênicas, e as formas monogênicas são muito raras e graves.
- As condições que levam a HDL-C extremamente baixo de causa genética são raras, possuem em geral sinais clínicos característicos e sua associação com doença aterosclerótica não é tão clara.
- Estudos de randomização mendeliana relacionados ao metabolismo de lipoproteínas sugerem que o LDL-C, os triglicérides (TG) e a lipoproteína(a) [Lp(a)] possuem uma associação de causalidade com o risco de doença cardiovascular e, consequentemente, as terapias direcionadas a esses alvos devem reduzir o risco de eventos cardiovasculares.
- Podem antecipar os resultados de estudos clínicos randomizados avaliando terapias hipolipemiantes atuais e futuras, direcionar o desenho de estudos clínicos randomizados e transformar a descoberta e o desenvolvimento de novos fármacos.

DESTAQUES DE INOVAÇÃO

- O conhecimento das dislipidemias de base genética teve grandes avanços impulsionados pelo descobrimento de novas classes de fármacos que envolvem tecnologias de ponta, como por exemplo, as terapias baseadas em RNA, em que é possível impedir a tradução de uma proteína de várias maneiras.
- Um exemplo são os fármacos antissentido, que são oligonucleotídeos que se hibridizam ao mRNA formando um RNA de fita dupla, sendo esta reconhecida como estranha e, portanto, degradada por uma RNAase H deixando de formar a proteína alvo. São exemplos o antissentido antiAPOC3, que atua na via independente da LPL, permitindo reduções muito significativas nos quilomícrons e triglicérides, em pacientes resistentes às terapias convencionais na síndrome da quilomicronemia familial.
- Outra forma de atuar sobre a tradução é com siRNA (RNA pequeno interferente), uma sequência de nucleotídeos, com uma terminação modificada que permite meia-vida mais longa e com uma terminação GalNac que confere especificidade a receptores hepáticos, que permitem uma menor dose, com menos eventos adversos sistêmicos e maior espaçamento entre as doses, com efetividade. O inclisiram é um exemplo de fármaco que usa essa tecnologia, sendo capaz de reduzir em 50% o LDL-C além da terapia padrão.
- Já os anticorpos monoclonais podem ter como alvo diversas proteínas chave no metabolismo lipídico, entre elas a PCSK9, ANGPTL3, com perspectivas de atuação não apenas no metabolismo do colesterol, mas também nas lipoproteínas remanescentes, hoje considerado importante fator de risco e relacionado ao maior risco residual.
- Pequenas moléculas, como a lomitapida, um inibidor da MTP, podem atuar nas formas homozigóticas da hipercolesterolemia familiar, situação não responsiva às terapias convencionais e que permite redução adicional de até 50% do LDL-C, por atuar na montagem de precursores da LDL.

Referências bibliográficas

1. Faludi AA, Izar MCO, Saraiva JFK, Chacra APM, Bianco HT, A une A Neto, et al. Atualização da Diretriz Brasileira de Dislipidemias e Prevenção da Aterosclerose – 2017. Arq Bras Cardiol. 2017;109(2 Supl1):1-76.
2. Altmann SW, Davis HR Jr, Zhu LJ, Yao X, Hoos LM, Tetzlo G, et al. Niemann-Pick C1 like 1 protein is critical for intestinal cholesterol absorption. Science. 2004;303(5661):1201-4.
3. Stroes E, Moulin P, Parhofer KG, Rebours V, Löhr JM, Averna M. Diagnostic algorithm for familial chylomicronemia syndrome. Atheroscler Suppl. 2017;23:1-7.
4. Horton JD, Cohen JC, Hobbs HH. PCSK9: a convertase that coordinates LDL catabolism. J Lipid Res. 2009;50Suppl:S172-7.
5. Steinberg D, Witztum JL. Inhibition of PCSK9: a powerful weapon for achieving ideal LDL cholesterol levels. Proc Natl Acad Sci USA. 2009;106(24):9546-7.
6. Dron JS, Hegele RA. Genetics of triglycerides and the risk of atherosclerosis. Curr Atheroscler Rep. 2017;19(7):31.
7. Nordestgaard BG, Chapman MJ, Humphries SE, Ginsberg HN, Masana L, Descamps OS, et al. e European Atherosclerosis Society Consensus Panel, familial hypercholesterolaemia is underdiagnosed and undertreated in the general population: guidance for clinicians to prevent coronary heart disease. Eur Heart J. 2013;34:3478-90.
8. Brahm A, Hegele RA. Hypertriglyceridemia. Nutrients. 2013;5:981-1001.
9. Rader D, deGomma EM. Approach to the patient with extremely low HDL-cholesterol. J Endocrinol Metab. 2012;97:3399-407.
10. Cuchel M, Bruckert E, Ginsberg HN, Raal FJ, Santos RD, Hegele RA, et al. European Atherosclerosis Society Consensus Panel on Familial Hypercho- lesterolaemia. Homozygous familial hypercholesterolaemia: new insights and guidance for clinicians to improve detection and clinical management. A po- sition paper from the Consensus Panel on Familial Hypercholesterolaemia of the European Atherosclerosis Society. Eur Heart J. 2014;35:2146-57.
11. Hu P, Dharmayat KI, Stevens CAT, et al. Prevalence of familial hypercholesterolemia among the general population and patients with atherosclerotic cardiovascular disease: a systematic review and meta-analysis. Circulation. 2020;141(22):1742-59.
12. Beheshti SO, Madsen CM, Varbo A, Nordestgaard BG. Worldwide prevalence of familial hypercholesterolemia: meta-analyses of 11 million subjects. J Am Coll Cardiol. 2020;75(20):2553-66.
13. Santos RD, Gagliardi ACM, Xavier HT, Casella Filho A, Araújo DB, Cesena FY, et al. Sociedade Brasileira de Cardiologia. I Diretriz Brasileira de Hipercolesterolemia Familiar (HF). Arq Bras Cardiol. 2012;99(2 Supl. 2):1-28.
14. Civeira F; International panel on management of familial hypercholesterolemia. Guidelines for the diagnosis and management of heterozygous familial hypercholesterolemia. Atherosclerosis. 2004;173: 55-68.
15. Williams RR, Hunt SC, Schumacher MC et al. Diagnosing heterozygous familial hypercholesterolemia using new practical criteria validated by molecular genetics. Am J Cardiol. 1993;72(2):171-6.
16. National Collaborating Centre for Primary Care (UK). Identification and management of familial hypercholesterolemia (FH). London: Royal College of General Practitioners (UK); 2008. Disponível em: http://www.nice.org.uk/CG71. 29 abr 2018.
17. Harada P, Miname MH, Bensenor IM, et al. Familial hypercholesterolemia prevalence in an admixed racial society: Sex and race matter. The ELSA-Brazil. Atherosclerosis. 2018;277:273-7.
18. World Health Organization; Familial hypercholesterolaemia (FH). Report of a second WHO consultation. Geneva: World Health Organization; 1999.
19. Sturm AC, Knowles JW, Gidding SS, Ahmad ZS, Ahmed CD, Ballantyne CM, et al. Clinical genetic testing for familial hypercholesterolemia. JACC. 2018;72(6):662-80.
20. Wonderling D, Umans-Eckenhausen MA, Marks D, Defesche JC, Kastelein JJ, Thorogood M. Cost-effectiveness analysis of the genetic screening program for familial hypercholesterolemia in the Netherlands. Semin Vasc Med. 2004;4(1):97-104.
21. Khera AV, Won HH, Peloso GM, Lawson KS, Bartz TM, Deng X, et al. Diagnostic yield and clinical utility of sequencing familial hypercholesterolemia genes in patients with severe hypercholesterolemia. J Am Coll Cardiol. 2016;67:2578-89.
22. Santos RD, Gidding SS, Hegele RA et al. International Atherosclerosis Society Severe Familial Hypercholesterolemia Panel. Defining severe familial hypercholesterolemia and the implications for clinical management: a consensus statement from the International Atherosclerosis Society Severe Familial Hypercholesterolemia Panel. Lancet Diabetes Endocrinol. 2016;4(10):850-61.
23. Benn M, Watts GF, Tybjaeg-Hansen A, Nordestgaard B. Familial hypercho- lesterolemia in the Danish General Population: prevalence, coronary artery disease, and cholesterol-lowering medication. J Clin Endocrinol Metab. 2012;97:3956-64.
24. Kastelein JJ, Akdim F, Stroes ES, Zwinderman AH, Bots ML, Stalenhoef AF, et al. Sinvastatin with or without ezetimibe in familial hypercholesterolemia. N Engl J Med. 2008;358(14):1431-43.
25. Raal FJ, Pilcher GJ, Panz VR, van Deventer HE, Brice BC, Blom DJ, et al. Reduction in mortality in subjects with homozygous familial hypercholesterolemia associated with advances in lipid-lowering therapy. Circulation. 2011;124(20):2202-7.
26. Versmissen J, Oosterveer DM, Yazdanpanah M, Defesche JC, Basart DC, Liem AH, et al. Efficacy of statins in familial hypercholesterolaemia: a long term cohort study. BMJ. 2008;337:a2423.
27. Elis A, Zhou R, Stein EA. Effect of lipid-lowering treatment on natural history of heterozygous familial hypercholesterolemia in past three decades. Am J Cardiol. 2011;108(2):223-6.
28. Robinson JG, Nedergaard BS, Rogers WJ et al. Effect of evolocumab or ezetimibe added to moderate or high-intensity statin therapy on LDL-C lowering in patients with hypercholesterolemia: the LAPLACE-2 randomized clinical trial. JAMA. 2014;311(18):1870-82.
29. Raal FJ, Stein EA, Dufour R et al. PCSK9 inhibition with evolocumab (AMG 145) in heterozygous familial hypercholesterolemia (RUTHERFORD-2): a randomized, double-blind, placebo-controlled trial. Lancet. 2015;385(9965):331-40.
30. Kastelein JJ, Ginsberg HN, Langslet G, et al. ODYSSEY FH I and FH II: 78 week results with alirocumab treatment in 735 patients with heterozygous familial hypercholesterolemia. Eur Heart J. 2015;36(43):2996-3003
31. Raal FJ, Hovingh GK, Blom D, et al. Long-term treatment with evolocumab added to conventional drug therapy, with or without apheresis, in patients with homozygous familial hypercholesterolemia: an interim subset analysis of the open-label TAUSSIG study. Lancet Diabetes Endocrinol. 2017;5(4):280-90.
32. Raal FJ, Honarpour N, Blom DJ, et al. Inhibition of PCSK9 with evolocumab in homozygous familial hypercholesterolemia (TESLA Part B): a randomized, double-blind, placebo-controlled trial. Lancet. 2015;385(9965):341-50.
33. Kastelein JJ, Ginsberg HN, Langslet G, et al. ODYSSEY FH I and FH II: 78 week results with alirocumab treatment in 735 patients with heterozygous familial hypercholesterolemia. Eur Heart J. 2015;36(43):2996-3003.
34. Roth EM, Taskinen MR, Ginsberg HN, et al. Monotherapy with the PCSK9 inhibitor alirocumab versus ezetimibe in patients with hypercholesterolemia: results of a 24 week, double-blind, randomized Phase 3 trial. Int J Cardiol. 2014;176(1):55-61.
35. Cannon CP, Cariou B, Blom D, et al. Efficacy and safety of alirocumab in high cardiovascular risk patients with inadequately controlled hypercholesterolemia on maximally tolerated doses of statins: the ODYSSEY COMBO II randomized controlled trial. Eur Heart J. 2015;36(19):1186-94.
36. Roth EM, Moriarty PM, Bergeron J, et al. A phase III randomized trial evaluating alirocumab 300 mg every 4 weeks as monotherapy or add-on to statin: ODYSSEY CHOICE I. Atherosclerosis. 2016;254:254-62.
37. Ginsberg HN, Rader DJ, Raal FJ, et al. Efficacy and safety of alirocumab in patients with heterozygous familial hypercholesterolemia and LDL-C of 160 mg/dl or higher. Cardiovasc Drugs Ther. 2016;30(5):473-83.
38. Hartgers ML, Defesche JC, Langslet G, et al. Alirocumab efficacy in patients with double heterozygous, compound heterozygous, or homo-

zygous familial hypercholesterolemia. J Clin Lipidol. 2018;12(2):390-6e8.
39. Bahia LR, Rosa RS, Santos RD, Araujo DV. Estimated costs of hospitalization due to coronary artery disease attributable to familial hypercholesterolemia in the Brazilian public health system. Arch Endocrinol Metab. 2018;62(3):303-8.
40. Cannon CP, Blazing MA, Giugliano RP, Mc Cagg A, White JA, Theroux P, et al.; IMPROVE-IT Investigators. Ezetimibe added to statin therapy after acute coronary syndromes. N Engl J Med. 2015;372(25):2387-97.
41. Sabatine MS, Giugliano RP, Wiviott SD, Raal FJ, Blom DJ, Robinson J, et al.; Open-Label Study of Long-Term Evaluation against LDL Cholesterol (OSLER) Investigators. Efficacy and safety of evolocumab in reducing lipids and cardiovascular events. N Engl J Med. 2015;372(16):1500-9.
42. Robinson JG, Farnier M, Krempf M, Bergeron J, Luc G, Averna M, et al.; ODYSSEY LONG TERM Investigators. E cacy and safety of alirocumab in reducing lipids and cardiovascular events. N Engl J Med. 2015;372(16):1489-99.
43. Cholesterol Treatment Trialists' (CTT) Collaboration; Fulcher J, O'Connell R, Voysey M, Emberson J, Blackwell L, Mihaylova B, et al. E cacy and safety of LDL-lowering therapy among men and women: meta-analysis of individual data from 174,000 participants in 27 randomised trials. Lancet. 2015;385:1397-405.
44. Robinson J, Huijgen R, Ray K, Persons J, Kastelein JJP, Pencina MJ. Determining when to add nonstatin therapy. J Am Coll Cardiol. 2016;68(22):2412-21.
45. Neef D, Berthold HK, Gouni-Berthold I. Lomitapide for use in patients with homozygous familial hypercholesterolemia: a narrative review. Expert Ver Clin Pharmacol. 2016; 9(5):655-63.
46. Hussain MM, Rava P, Walsh M, et al. Multiple functions of microsomal triglyceride transfer protein. Nutr Metab (Lond). 2012; 9(14):1-16.
47. Chacra APM, Ferrari MC, Rocha VZ, et al. Case report: the efficiency and safety of lomitapide in a homozygous familial hypercholesterolemic child. J Clin Lipidol. 2019;13(3):397-401.
48. Cuchel M, Meagher EA, du Toit Theron H, et al; Phase 3 HoFH Lomitapide Study investigators. Efficacy and safety of a microsomal triglyceride transfer protein inhibitor in patients with homozygous familial hypercholesterolemia: a single-arm, open-label, phase 3 study. Lancet. 2013; 381(9860):40-6.
49. Chandler CE, Wilder DE, Pettini JL, et al. CP346086: an MTP inhibitor that lowers plasma cholesterol and triglycerides in experimental animals and in humans. J Lipid Res. 2003; 44(10):1887-901.
50. Blom DJ, Cuchel M, Ager M, Phillips H. Target achievement and cardiovascular event rates with lomitapide in homozygous familial hypercholesterolaemia. Orphanet J Rare Dis. 2018;13(1):96.
51. Blom DJ, Averna MR, Meagher EA, et al. Long-term efficacy and safety of the microsomal triglyceride transfer protein inhibitor lomitapide in patients with homozygous familial hypercholesterolemia. Circulation. 2017;136(3):332-5.
52. Pinkosky SL, Newton RS, Day EA, Ford RJ, Lhotak S, Austin RC, et al. Liver-specific ATP-citrate lyase inhibition by bempedoic acid decreases LDL-C and attenuates atherosclerosis. Nat Commun. 2016;7(1):13457.
53. Goldberg AC, Leiter LA, Stroes ESG, et al. Effect of bempedoic acid vs placebo added to maximally tolerated statins on low-density lipoprotein cholesterol in patients at high risk for cardiovascular disease: The CLEAR Wisdom randomized clinical trial. JAMA. 2019;322(18):1780-1788.
54. Ballantyne CM, Laufs U, Ray KK, et al. Bempedoic acid plus ezetimibe fixed-dose combination in patients with hypercholesterolemia and high CVD risk treated with maximally tolerated statin therapy. Eur J Prev Cardiol. 2020;27(6):593-603.
55. Brandts J, Ray KK. Clinical implications and outcomes of the ORION Phase III trials. Future Cardiol. 2020;17(5).
56. Ray KK, Landmesser U, Leiter LA, et al. Inclisiran in Patients at High Cardiovascular Risk with Elevated LDL Cholesterol. N Engl J Med. 2017;376(15):1430-40.
57. Raal FJ, Kallend D, Ray KK, et al. Inclisiran for the treatment of heterozygous familial hypercholesterolemia. N Engl J Med. 2020;382(16):1520-1530.
58. Raal FJ, Rosenson RS, Reeskamp LF, et al. Evinacumab for homozygous familial hypercholesterolemia. N Engl J Med. 2020;383(8):711-20.
59. Rosenson RS, Burgess LJ, Ebenbichler CF, et al. Evinacumab in patients with refractory hypercholesterolemia. N Engl J Med 2020; 383(24):2307-2319.
60. Besseling J, Hovingh GK, Huijgen R, Kastelein JJ, Hutten BA. Statins in familial hypercholesterolemia: consequences for coronary artery disease and all-cause mortality. J Am Coll Cardiol. 2016;68:252-60.
61. Miname MH, Bittencourt MS, Moraes SR, Alves RLM, Silva PRS, Jannes CE, et al. Coronary artery calcium and cardiovascular events in patients with familial hypercholesterolemia receiving standard lipid-lowering therapy. JACC Cardiovasc Imaging. 2019;12(9):1797-804.
62. Brahm AJ, Hegele RA. Chylomicronaemia–current diagnosis and future therapies. Nat Rev Endocrinol. 2015;11(6):352-62.
63. Williams L, Rhodes KS, Karmally W, et al, for the patients and families living with FCS. Familial chylomicronemia syndrome: Bringing to life dietary recommendations throughout the life span. J Clin Lipidol. 2018;12:908-19.
64. Williams L, Wilson DP. Editorial commentary: dietary management of familial chylomicronemia syndrome. J Clin Lipidol. 2016;10(3):462-5.
65. Yuan G, Al-Shali KZ, Hegele RA. Hypertriglyceridemia: its etiology, effects and treatment. CMAJ. 2007;176:1113-20.
66. Connor WE, DeFrancesco CA, Connor SL. N-3 fatty acids from fish oil. Effects on plasma lipoproteins and hypertriglyceridemic patients. Ann NY Acad Sci. 1993;683:16-34.
67. Pschierer V, Richter WO, Schwandt P. Primary chylomicronemia in patients with severe familial hypertriglyceridemia responds to long- term treatment with (n-3) fatty acids. J Nutr. 1995;125:1490-4.
68. Welty FK. Hypobetalipoproteinemia and abetalipoproteinemia. Curr Opin Lipidol. 2014;25(3):161-8.
69. Ference BA. Using genetic variants in the targets of lipid lowering therapies to inform drug discovery and development: current and future treatment options. Clin Pharmacol Ther. 2018;28.
70. Ference BA, Majeed F, Penumetcha R, Flack JM, Brook RD. E ect of naturally random allocation to lower low-density lipoprotein cholesterol on the risk of coronary heart disease mediated by polymorphisms in NPC1L1, HMG- CR, or both. A 2x2 factorial Mendelian randomization study. J Am Coll Cardiol. 2015;65(15):1552-61.
71. Ference BA, Ginsberg HN, Graham I, Ray KK, Packard CJ, Bruckert E, et al. Low-density lipoproteins cause atherosclerotic cardiovascular disease. 1. Evidence from genetic, epidemiologic, and clinical studies. A consensus state- ment from the European Atherosclerosis Society Consensus Panel. Eur Heart J. 2017;38:2459-72.
72. Ference bA, Cannon CP, Landmesser U, Luscher TF, Catapano AL, Ray KK. Reduction of low density lipoprotein-cholesterol and cardiovascular events with proprotein convertase subtilisin-kexin type 9 (PCSK9) inhibitors and statins: an analysis of FOURIER, SPIRE, and the Cholesterol Treatment Trialists Collaboration. Eur Heart J. 2018;39(27):2540-5.

Capítulo 6

Farmacogenômica

Paulo Caleb Júnior de Lima Santos
Alexandre da Costa Pereira

PONTOS-CHAVE

- Farmacogenômica é um campo da farmacologia que identifica o efeito da variação genética sobre o metabolismo, a eficácia e a toxicidade de fármacos sobre os indivíduos.
- Os polimorfismos mais conhecidos e estudados são os relativos às famílias de enzimas metabolizadoras responsáveis por participar da biotransformação hepática de variados fármacos.
- Na página on-line da agência norte-americana Food and Drug Administration (FDA), na seção de *Science and Research (Drugs)*, há indicações de que as bulas de alguns medicamentos devem conter informações sobre os respectivos biomarcadores genéticos.
- Indica-se que os genótipos para *CYP2C9* e para *VKORC1* são úteis na estimativa da dose inicial da varfarina e a genotipagem pode se tornar mais comum na avaliação inicial dos pacientes usuários de varfarina.
- O FDA elaborou uma tabela a fim de, caso os genótipos *CYP2C9* e *VKORC1* estejam disponíveis, sugerir a dose inicial de varfarina.
- A variante alélica *CYP2C19*2* é associada aos níveis mais elevados da agregação plaquetária ADP induzido em pacientes tratados com clopidogrel.

Introdução

As pesquisas na área de farmacogenômica estão bem avançadas para diversos medicamentos, incluindo os cardiovasculares. Estas indicam que as diferenças genéticas individuais podem influenciar significativamente a terapêutica farmacológica. É cada vez mais provável que durante os próximos anos mudanças importantes ocorrerão na forma como avaliamos e tratamos nossos pacientes. A utilização dessas novas ferramentas não deve ser entendida como evento isolado, mas sim como parte de um processo de avaliação individual que envolve não apenas o cardiologista, mas o laboratório clínico e outros profissionais e especialistas envolvidos no cuidado de pacientes e dos familiares.

Farmacogenômica

É um campo da farmacologia que identifica o efeito da variação genética sobre o metabolismo, a eficácia e a toxicidade de fármacos sobre os indivíduos. O objetivo da medicina personalizada com a farmacogenômica consiste na combinação da informação genética com outros fatores individuais para adequar as estratégias preventivas e terapêuticas, a fim de melhorar a eficácia medicamentosa e diminuir a frequência dos efeitos adversos. Desse modo, deve-se melhorar significativamente a sobrevida do paciente e diminuir as frequências de eventos e de hospitalização.

A farmacogenômica pode ser dividida, didaticamente, em duas áreas de estudo: a dos polimorfismos genéticos, que alteram a farmacocinética de fármacos (absorção, transporte, metabolismo, distribuição e eliminação) e a dos polimorfismos, que afetam a farmacodinâmica. Os polimorfismos mais conhecidos e estudados são os relativos às famílias de enzimas metabolizadoras responsáveis por participar da biotransformação hepática de variados fármacos, o sistema citocromo P450 (CYP450).

Biomarcadores farmacogenômicos ou exames genéticos

Na página *on-line* da agência norte-americana Food and Drug Administration (FDA), na seção "*Science and research (drugs)*", há indicações de que as bulas de alguns medicamentos devem conter informações sobre os respectivos biomarcadores genéticos. Estas informações na bula podem também descrever a alteração acarretada, como:

- variabilidade da resposta clínica;
- risco de eventos adversos;
- dosagem específica para determinado genótipo;
- genes alvo do fármaco com possibilidade polimórfica.

Além disso, o Consórcio Internacional de Implementação Farmacogenética Clínica (CPIC – *Clinical Pharmacogenetics Implementation Consortium*), que tem como objetivo auxiliar a decisão clínica em relação às indicações terapêuticas por meio da elaboração de diretrizes baseadas em resultados genéticos, também apresenta em sua página *online*, na seção "*Genes-drugs*", uma lista de medicamentos e seus possíveis biomarcadores genéticos. Ainda, nessa tabela são apresentados, em categorias, os níveis de evidência e de confiança encontrados na literatura para a associação desses biomarcadores com desfechos clínicos relacionados ao fármaco, definidos pelo CPIC, PharmGKB (*The Pharmacogenomics Knowledge Base*) e FDA.

As definições das categorias estabelecidas por cada órgão para a o nível de relação entre um fármaco e biomarcador estão explicadas em detalhes nas Tabelas 1, 2 e 3, respectivamente.

A Tabela 1 mostra uma listagem de medicamentos aprovados pelo FDA e com informações farmacogenômicas em suas bulas. Essas informações podem ser descritas em diversas seções da bula. Existem dezenas de medicamentos em diversas áreas terapêuticas, mas serão citados apenas os descritos na área cardiovascular (Tabela 4).

Serão abordados alguns fármacos que apresentam potencial farmacogenômico significativo à prática clínica.

Agentes anticoagulantes

A anticoagulação com a varfarina é uma modalidade terapêutica importante para pacientes considerados de risco para doença tromboembólica e esse fármaco foi importantíssimo para o desenvolvimento potencial da farmacogenômica. Historicamente, a varfarina é conhecida pela sua faixa terapêutica estreita e com difícil ajuste de dose-resposta. Pesquisas recentes revelam que cerca de 20% dos indivíduos com ancestralidade europeia são portadores de pelo menos um alelo variante dos dois polimorfismos mais frequentes na enzima CYP2C9, que causa sensibilidade ao fármaco. Essa enzima do CYP450 é metabolizadora de fase I, que inativa o fármaco no fígado.

O genótipo selvagem (chamado também de referência ou normal) é identificado como alelo *CYP2C9*1*. Além deste, a enzima pode evidenciar dois alelos variantes relativamente comuns, *CYP2C9*2* e *CYP2C9*3*, com a alteração de propriedades catalíticas, acarretando a diminuição da funcionalidade enzimática. A variante *CYP2C9*2* é caracterizada pela substituição Arg144Cys, em razão do polimorfismo c.C416T no éxon 3 do gene *CYP2C9*, e a variante *CYP2C9*3* pela substituição Ileu359Leu, em consequência do polimorfismo c.A1061T no éxon 7. Alelos variantes são mais comuns entre os pacientes que

TABELA 1 Definições dos níveis CPIC, baseados no contexto clínico, no nível de evidência e na relevância da recomendação clínica

Nível CPIC	Contexto clínico	Nível de evidência	Relevância da recomendação
A	Informação genética deve ser utilizada para alterar a prescrição do fármaco afetado	Preponderância da evidência é alta ou moderada em favor da mudança de prescrição	Pelo menos uma ação moderada ou forte (mudança de prescrição) é recomendada
B	Se disponível, a informação genética pode ser utilizada para alterar a prescrição do fármaco afetado, pois terapias/dosagens alternativas são muito prováveis de serem tão efetivas e seguras quanto aquelas que não são baseadas em resultados genéticos	Preponderância da evidência é baixa com poucos dados conflitantes	Pelo menos uma ação opcional (mudança de prescrição) é recomendada
C	Há estudos publicados de diversos níveis de evidência, alguns com proposições relacionadas a mecanismo biológico; porém alterações de prescrição baseadas na genética não são recomendáveis, pois: a) não são clinicamente significativas; b) são duvidosas, possivelmente menos efetivas, mais tóxicas ou, ainda, impraticáveis; c) são suportadas por poucos estudos ou evidências fracas, em maioria, e apresentam ações clínicas pouco claras	Níveis de evidência podem variar	Nenhuma ação na prescrição é recomendada
D	Há poucos estudos publicados, ações clínicas são pouco claras e existe pouca base biológica, além de evidências fracas ou dados controversos. Caso esses genes não tenham sido testados clinicamente, não há necessidade de avaliações	Níveis de evidência podem variar	Nenhuma ação na prescrição é recomendada

CPIC: *Clinical Pharmacogenetics Implementation Consortium*. Disponível em: https://cpicpgx.org/prioritization/#flowchart. Acesso em 29/11/2018.

TABELA 2 Definições dos níveis PharmGKB, baseados no contexto clínico, no nível de evidência e na relevância da recomendação clínica

Nível PharmGKB	Contexto clínico, nível de evidência e relevância da recomendação clínica
1A	Anotação para o biomarcador genético em diretrizes farmacogenéticas do CPIC ou sociedade médica endossada ou biomarcador implementado na página online da PGRN (*Pharmacogenomics Research Network*) ou em outro sistema de saúde relevante
1B	Anotação para o biomarcador genético para o qual a preponderância da evidência mostre associação. A associação deve ser replicada em mais de uma coorte com significância estatística (valor p significativo) e, preferencialmente, apresentar um forte tamanho de efeito
2A	Anotação para o biomarcador genético que está dentro da categoria VIP (*very important pharmacogene*), estabelecida pelo PharmGKB. As variantes incluídas no nível 2A estão presentes em farmacogenes bem estabelecidos, portanto apresentam provável significância funcional clínica
2B	Anotação para o biomarcador genético com evidência moderada de associação. A associação deve ser replicada, porém pode haver estudos que não evidenciam significância estatística e/ou o tamanho do efeito pode ser pequeno
3	Anotação para o biomarcador genético baseada em um estudo único significativo (ainda não replicado) ou anotação para uma variante avaliada em múltiplos estudos, porém faltando evidência clara de associação
4	Anotação baseada em estudo de casos, estudos sem estatística significativa ou com evidências apenas em ensaios *in vitro*, moleculares ou funcionais

CPIC: *Clinical Pharmacogenetics Implementation Consortium*. Disponível em: https://www.pharmgkb.org/page/clinAnnLevels. Acesso em 29/11/2018.

TABELA 3 Definições do FDA para as informações farmacogenéticas incluídas na bula

Nível farmacogenético – FDA	Contexto clínico, nível de evidência e relevância da recomendação clínica
Teste requerido	A bula afirma ou sugere que algum gene, proteína ou teste cromossômico, incluindo teste genético, ensaios proteicos funcionais, estudos citogenéticos, entre outros, devem ser conduzidos antes da utilização do fármaco. Esse requerimento pode ser apenas para um subgrupo particular de pacientes. A PharmGKB considera bulas que afirmam que a variante é associada ao fármaco, implicando o requerimento de teste genético. Caso a bula diga que o teste "deve ser" realizado, também deve ser interpretado como um requerimento
Teste recomendado	A bula afirma ou sugere que algum gene, proteína ou teste cromossômico, incluindo teste genético, ensaios proteicos funcionais, estudos citogenéticos, entre outros, são recomendáveis antes da utilização do fármaco. Esse requerimento pode ser apenas para um subgrupo particular de pacientes. A PharmGKB considera bulas que afirmam que o teste "deve ser considerado"
FGx discutível	A bula não discute sobre teste genético ou outro teste para alguma variante proteica ou cromossômica, porém contém informações sobre mudança na eficácia, dosagem ou toxicidade devido a essas variantes. A bula pode mencionar contraindicação do fármaco para um subgrupo particular de pacientes, porém não requer ou recomenda teste genético, proteico ou cromossômico
FGx informativa	A bula menciona que um gene ou proteína está envolvido no metabolismo ou farmacodinâmica do fármaco, porém não há informação para sugerir que essa variante genética ou proteica leva a uma resposta farmacológica diferente.

FDA: Food and Drug Administration. Disponível em: https://www.pharmgkb.org/page/drugLabelLegend. Acesso em 29/11/2018.

TABELA 4 Exemplos de medicamentos com informações farmacogenômicas disponíveis segundo o FDA na área cardiovascular

Fármaco(s)	Gene(s) envolvido(s) e subgrupo referenciado	Seções da bula
Carvedilol Metoprolol Propranolol	*CYP2D6* (metabolizadores lentos)	"Interações medicamentosas", "Precauções", "Farmacologia clínica"
Clopidogrel	*CYP2C19* (metabolizadores lentos e intermediários)	Advertência na embalagem, "Dosagem", "Cuidados e precauções", "Interações medicamentosas", "Farmacologia clínica", "Estudos clínicos"
Prasugrel Ticagrelor	*CYP2C19* (metabolizadores lentos)	

(continua)

TABELA 4 Exemplos de medicamentos com informações farmacogenômicas disponíveis segundo o FDA na área cardiovascular (*continuação*)

Fármaco(s)	Gene(s) envolvido(s) e subgrupo referenciado	Seções da bula
Isossorbida Hidralazina	*NAT1-2* (acetiladores lentos)	"Farmacologia clínica"
Quinidina	*CYP2D6* (metabolizadores lentos)	"Precauções"
Varfarina	*CYP2C9* (metabolizadores lentos e intermediários) *VKORC1* (portadores do alelo A para o polimorfismo rs9923231)	"Dosagem", "Interações medicamentosas", "Farmacologia clínica"

FDA: Food and Drug Administration. Disponível em http://www.fda.gov/Drugs/ScienceResearch. Acesso em 05/12/2018.

requerem baixas doses de varfarina comparados àqueles que requerem doses usuais. Além disso, os portadores dos alelos polimórficos podem manifestar maior frequência de sangramento e de elevação no valor de INR no início do tratamento.

A enzima vitamina K epóxido redutase (VKORC1) é um cofator essencial na formação dos fatores II, VII, IX e X ativados pela carboxilação. Polimorfismos no gene *VKORC1* (especialmente o c.G1639A, rs9923231) podem resultar em maior resposta indicada pelo INR, exigindo menores doses.

Desse modo, indica-se que os genótipos para *CYP2C9* e para *VKORC1* são úteis na estimativa da dose inicial da varfarina e a genotipagem pode se tornar mais comum na avaliação inicial dos pacientes usuários de varfarina. Em 2007, a agência regulamentadora de fármacos dos Estados Unidos, a FDA, indicou que doses iniciais menores devem ser consideradas em pacientes portadores de variantes alélicas e essas informações devem ser introduzidas no produto. Também, o FDA elaborou uma tabela a fim de, caso os genótipos estejam disponíveis, sugerir a dose inicial de varfarina (Tabela 5).

Além das variantes abordadas acima nos genes *VKORC1* e *CYP2C9*, a diretriz CPIC, atualizada em 2017, também traz evidências de que variantes adicionais no gene *CYP2C9* (**5*, **6*, **8* e **11*), uma variante no gene *CYP4F2* (c.G1297A, rs2108622) e no *cluster CYP2C* (g.96405502G>A, rs12777823) também estão associadas com a variabilidade na resposta terapêutica à varfarina. Apesar disso, a recomendação para testes genéticos dessas variantes ainda não foi aprovada pelo FDA para ser inserida na bula da varfarina.

Em particular, as variantes *CYP2C9*5*, **6*, **8* e **11*, as quais estão associadas com uma diminuição da função da isoenzima CYP2C9, são encontradas em alta frequência, e mais comumente do que as variantes **2* e **3*, no subgrupo de pacientes afrodescendentes.

O gene *CYP4F2* também codifica uma isoenzima da família do CYP450, a CYP4F2, que é responsável por metabolizar primariamente a vitamina K por meio de uma reação de hidroxilação. Tem sido observado que os portadores da variante c.G1297A requerem, em média, doses maiores de varfarina para atingir o mesmo efeito terapêutico anticoagulante, comparado aos pacientes que apresentam genótipo selvagem. Sugere-se, então, que essa variante leva à diminuição da função da CYP4F2, de forma que pacientes com esse genótipo teriam uma maior quantidade de vitamina K disponível e, portanto, uma maior quantidade de varfarina seria requerida para antagonizar o seu efeito na cascata de coagulação. Essa correlação foi observada em pacientes com ancestralidade europeia e asiática, porém ainda não foi confirmada em pacientes afrodescendentes.

Por fim, a variante não codificante rs12777823 no cluster *CYP2C* é sugerida por estar associada à variabilidade de dose de varfarina por influenciar significativamente no *clearance* desse fármaco ou por estar em forte desequilíbrio de ligação com outras variantes que podem resultar nesse efeito. Particularmente, essa associação foi verificada e demonstrada em pacientes afro-americanos.

Na Figura 1 estão resumidas as recomendações do CPIC para ajuste de dose de varfarina baseadas nos genótipos de pacientes adultos e ancestralidade.

Na Tabela 6 são mostrados os níveis de evidência para associação dos biomarcadores *VKORC1*, *CYP2C9* e *CYP4F2* com a variabilidade terapêutica com varfarina, de acordo com os órgãos CPIC, PharmGBK e FDA.

TABELA 5 Dose inicial de varfarina de acordo com genótipos para os genes *CYP2C9* e *VKORC1* segundo o FDA

VKORC1	CYP2C9					
	*1/*1	*1/*2	*1/*3	*2/*2	*2/*3	*3/*3
GG	5-7 mg	5-7 mg	3-4 mg	3-4 mg	3-4 mg	0,5-2 mg
GA	5-7 mg	3-4 mg	3-4 mg	3-4 mg	0,5-2 mg	0,5-2 mg
AA	3-4 mg	3-4 mg	0,5-2 mg	0,5-2 mg	0,5-2 mg	0,5-2 mg

FDA: *Food and Drug Administration*.

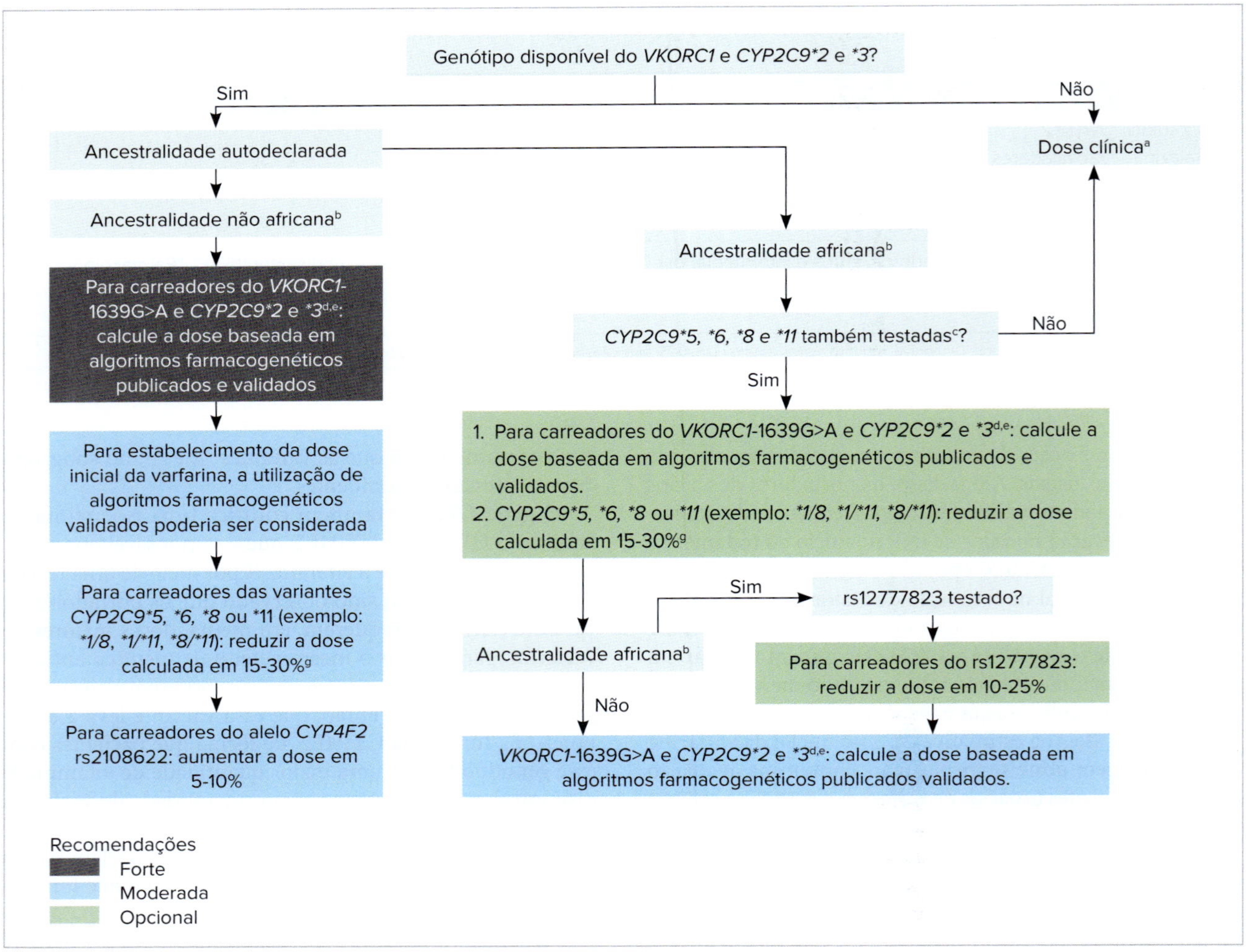

FIGURA 1

Recomendações do CPIC para ajuste de dose de varfarina baseadas nos genótipos de pacientes adultos e ancestralidade. a: Dose clínica é aquela estabelecida sem base em informações genéticas, que pode ser por meio de algoritmo clínico ou método tradicional de estabelecimento de dosagem. b: Dados muito relevantes para populações com ancestralidade europeia e leste-asiática e consistentes em outras populações. c: 45–50% dos indivíduos com ancestralidade africana autodeclarada carreiam as variantes *CYP2C9*5*, **6*, **8*, **11* ou rs12777823. Caso os SNPs *CYP2C9*5*, **6*, **8* e **11* não tenham sido testados, considerar a dose clínica. Obs.: esses dados foram derivados primariamente de afro-americanos, que apresentam alta índice de ancestralidade do oeste-africano. Assim, não é sabido se essa mesma associação se estende para aqueles de outras partes da África. d: A maioria dos algoritmos são desenvolvidos para a faixa terapêutica alvo de RNI entre 2 e 3. e: Considere a prescrição de outro agente anticoagulante caso o paciente apresente genótipos associados a metabolismo CYP2C9 lento (ex.: *CYP2C9*3/*3, *2/*3, *3/**) ou alta sensibilidade a varfarina (VKORC1 A/G ou A/A) e metabolismo CYP2C9 lento. f: Verifique que no estudo EU-PACT do algoritmo farmacogenético para estabelecimento de dose inicial de varfarina o algoritmo não foi testado ou validado em populações com ancestralidade africana. g: Maiores reduções de dose podem ser necessárias para homozigotos variantes (ex.: 20-40%). h: Afro-americanos se referem aos indivíduos que são majoritariamente provenientes do oeste da África.

CPIC: *Clinical Pharmacogenetics Implementation Consortium*. Fonte: adaptada de Johnson et al., 2017.

TABELA 6 Categorias estabelecidas por cada órgão para a o nível de relação entre a varfarina e biomarcadores

Biomarcador (Gene)	CPIC	PharmGKB	FDA
VKORC1	A	1A	FGx discutível
CYP2C9	A	1A	FGx discutível
CYP4F2	A	1A	–

CPIC: *Clinical Pharmacogenetics Implementation Consortium*; FDA: *Food and Drug Administration*.

Agentes antiplaquetários

O clopidogrel é uma pró-droga inativa que inibe o ADP induzido e, por conseguinte, apresenta a ação de antiagregação plaquetária. É prescrito principalmente para pacientes com síndromes coronárias agudas e requer metabolização hepática pela ativação das isoenzimas do citocromo P450, em particular, a isoenzima CYP2C19.

Vários estudos têm mostrado associação entre os polimorfismos do gene *CYP2C19* e a atividade da enzima. A variação genética mais comum, designada *CYP2C19*2* (c.G681A), conduz a um defeito de *splicing*, que afeta a funcionalidade da enzima, porém outras alterações também são relatadas com perda de função.

A variante alélica *CYP2C19*2* é associada aos níveis mais elevados da agregação plaquetária ADP induzido em pacientes tratados com clopidogrel e, consequentemente, maior risco de eventos cardiovasculares adversos, tais como ocorrência de trombose de *stent*. Ao contrário, a variante alélica *CYP2C19*17* (c.C806T; região 5'-UTR do gene), associa-se ao aumento da função da enzima. Assim, os indivíduos portadores desta variante genética evidenciam melhor prevenção de eventos trombóticos; mas, por outro lado, maior risco de sangramentos.

Alguns estudos concluíram que a genotipagem dos polimorfismos do gene *CYP2C19* podem contribuir para individualização e otimização do tratamento com o clopidogrel e que uma maior dose de clopidogrel em pacientes portadores de variantes de perda de função pode acarretar melhora na resposta antiagregante plaquetária. Desse modo, a terapêutica personalizada para o clopidogrel pode ser viável e aplicável.

Em setembro de 2016, a bula do clopidogrel foi atualizada pelo FDA, tendo sido adicionado um alerta de que pacientes que apresentam fenótipo metabolizador fraco, predito de acordo com os genótipos *CYP2C19*, podem apresentar terapia menos efetiva quando comparados aos pacientes com fenótipo metabolizador normal. Assim, a bula sugere que para esses pacientes, outro agente antiplaquetário seja prescrito. A Tabela 7 resume a classificação de fenótipos metabolizadores CYP2C19 e recomendações terapêuticas para administração do clopidogrel. Na Tabela 8 são mostrados os níveis de evidência para associação do biomarcador *CYP2C19* com a variabilidade de dose de clopidogrel, determinados pelo CPIC, PharmGBK e FDA.

TABELA 7 Recomendações de dosagem para o clopidogrel baseadas no fenótipo CYP2C19

Fenótipo metabolizador *CYP2C19*	Genótipos	Implicações	Recomendação terapêutica	Classificação da recomendação
Ultrarrápido: atividade normal ou aumentada (incidência: ~5-30%)	Indivíduo que carreia um ou dois alelos que resultam em aumento de atividade (*17) Ex: *1/*17, *17/*17	Inibição plaquetária normal ou aumentada; agregação plaquetária residual normal ou diminuída	Seguir orientações de dosagem e administração recomendadas na bula	Forte
Normal: atividade normal (incidência: ~35-50%)	Indivíduo que carreia dois alelos funcionais (*1) Ex: *1/*1			
Intermediário: atividade intermediária (incidência: ~18-45%)	Indivíduo que carreia um alelo funcional (*1) e um alelo de perda de função (*2 a *8) ou um alelo de perda de função (*2 a *8) e um alelo de aumento de atividade (*17) Ex.: *1/*2, *1/*3, *2/*17	Inibição plaquetária reduzida; agregação plaquetária residual aumentada; risco aumentado para eventos adversos cardiovasculares	Considerar terapia antiplaquetária alternativa, caso não haja contraindicação, como exemplo prasugrel ou ticagrelor	Moderado
Fraco: atividade baixa ou deficiente (incidência: ~2-15%)	Indivíduo que carreia dois alelos de perda de função (*2 a *8) Ex.: *2/*2, *2/*3, *3/*3	Inibição plaquetária significantemente reduzida; agregação plaquetária residual aumentada; risco aumentado para eventos adversos cardiovasculares		Forte

Adaptado de Scott et al., 2013.

TABELA 8 Categorias estabelecidas por cada órgão para a o nível de relação entre o clopidogrel e biomarcador

Biomarcador (gene)	CPIC	PharmGKB	FDA
CYP2C19	A	1A	FGx discutível

Referências bibliográficas

1. Billeci AM, Agnelli G, Caso V. Stroke pharmacogenomics. Expert Opin Pharmacotherapia. 2009;10(18):2947-57.
2. Takahashi H, et al. Comparisons between in-vitro and in-vivo metabolism of (S)-warfarin: catalytic activities of cDNA-expressed CYP2C9, its Leu359 variant and their mixture versus unbound clearance in patients with the corresponding CYP2C9 genotypes. Pharmacogenetics. 1998;8(5):365-73.
3. Becquemont L. Evidence for a pharmacogenetic adapted dose of oral anticoagulant in routine medical practice. Eur J Clin Pharmacol. 2008;64(10):953-60.
4. Mega JL, et al. Cytochrome p-450 polymorphisms and response to clopidogrel. N Engl J Med. 2009;360(4):354-62.
5. Kalia M. Biomarkers for personalized oncology: recent advances and future challenges. Metabolism. 2015;64(3 Suppl 1):S16-21.
6. Johnson JA, Caudle KE, Gong L, Whirl-Carrillo M, Stein CM, Scott SA, et al. Clinical Pharmacogenetics Implementation Consortium (CPIC) Guideline for pharmacogenetics-guided warfarin dosing: 2017 update. Clin Pharmacol Ther. 2017;102(3):397-404.
7. Scott SA, Sangkuhl K, Stein CM, Hulot JS, Mega JL, Roden DM, et al.; Clinical Pharmacogenetics Implementation Consortium. Clinical Pharmacogenetics Implementation Consortium guidelines for CYP2C19 genotype and clopidogrel therapy: 2013 update. Clin Pharmacol Ther. 2013;94(3):317-23.
8. Hicks JK, Sangkuhl K, Swen JJ, Ellingrod VL, Müller DJ, Shimoda K, et al. Clinical pharmacogenetics implementation consortium guideline (CPIC) for CYP2D6 and CYP2C19 genotypes and dosing of tricyclic antidepressants: 2016 update. Clin Pharmacol Ther. 2017;102(1):37-44.

Seção 4

Fisiologia do sistema circulatório

Capítulo 1

Regulação neuro-humoral do sistema cardiovascular

Ruy R. Campos Jr.
Erika E. Nishi
Cássia T. Bergamaschi

PONTOS-CHAVE

- O controle cardiovascular depende de múltiplos sistemas reguladores que interagem fortemente ao longo do tempo para ajustar os níveis de pressão arterial de acordo com as necessidades do indivíduo.
- Os mecanismos de regulação da pressão arterial são divididos de acordo com sua capacidade de resposta (rápida ou lenta) e com o tempo de atuação para promover alterações de pressão arterial. Os mecanismos neurais são os de atuação mais rápida – levam de segundos a algumas horas para agir. Os hormonais modulam a pressão arterial em médio prazo. Já os rins, atuam em longo prazo para ajustar os níveis tensionais, modificando a excreção de sódio e água.
- O sistema nervoso central tem importante papel no controle da pressão arterial. Por meio do sistema nervoso autônomo, é capaz de interferir nos dois principais determinantes da pressão arterial: o débito cardíaco e a resistência periférica total.
- A angiotensina II é o hormônio mais importante na regulação da pressão arterial. O sistema renina-angiotensina-aldosterona regula a pressão arterial e controla a homeostase, além de atuar sobre a perfusão tecidual e o volume extracelular.
- Embora não seja muito reconhecido como hormônio responsável pela manutenção tônica da pressão arterial, a vasopressina, ou ADH, tem um papel importante na regulação do volume plasmático em situações específicas.
- Outros hormônios podem exercer ações sobre a pressão arterial, sendo, porém, sistemas com participação mais discreta. Dentre eles, o peptídeo natriurético atrial (ANP) é um potente natriurético que atua sobre a vasculatura e a glândula adrenal. Dessa forma, é capaz de reduzir a pressão arterial em consequência da redução da resistência vascular periférica, do débito cardíaco e do volume intravascular.
- Os mecanismos reguladores da pressão arterial atuam em conjunto para manter os níveis tensionais dentro de patamares considerados normais. Os sistemas simpático e angiotensinérgico interagem fortemente mantendo a homeostase cardiovascular. Quando um ou mais sistemas de regulação da pressão arterial se tornam hiperativos, novos patamares tensionais são estabelecidos, levando à hipertensão arterial sistêmica sustentada.

Introdução

A manutenção da pressão arterial dentro de níveis considerados adequados é de fundamental importância para a correta perfusão tissular e para a manutenção da homeostase corporal. O controle cardiovascular depende de múltiplos sistemas reguladores que interagem fortemente ao longo do tempo para ajustar os níveis de pressão arterial de acordo com as necessidades do indivíduo. Assim, durante o sono e o repouso, há redução de pressão arterial. Em situações de estresse emocional ou físico, há aumento da pressão arterial e taquicardia a fim de manter a homeostase cardiovascular fornecendo um suporte vegetativo ao comportamento a ser executado. A pressão arterial flutua de forma substancial de acordo com a atividade comportamental, entretanto, ao longo de 24 horas essa variável é rigorosamente controlada e sua variabilidade é mantida dentro de valores estreitos por mecanismos de controle que atuam tonicamente. Vale destacar que a pressão arterial sistêmica deve prover fluxo sanguíneo adequado aos tecidos e órgãos que têm exigências próprias, desta forma, diversos mecanismos operam momento a momento para manter níveis adequados de pressão arterial e fluxo sanguíneo para atender às necessidades do organismo.

Classicamente, os vários mecanismos de regulação da pressão arterial são divididos de acordo com sua capacidade de resposta (rápida ou lenta) e, também, de acordo com o tempo de atuação para promover alterações de pressão arterial. Dentro desse contexto, os mecanismos neurais, sobretudo aqueles dependentes do sistema nervoso autônomo (simpático-adrenérgico e parassimpático-colinérgico), são considerados mecanismos de regulação a curto prazo, ou seja, são capazes de produzir ajustes cardiovasculares agudos (de segundos a horas). Os mecanismos hormonais possuem atuação em médio prazo (de horas a dias) e têm como seu mais importante braço efetor o sistema renina-angiotensina (SRA). Esse sistema é complexo, sendo constituído por vários componentes que contribuem para a formação da angiotensina (Ang) II, um potente vasoconstritor que possui ações diversas sobre o sistema cardiovascular no sentido de aumentar a pressão arterial. Finalmente, existem os mecanismos que atuam em longo prazo (de dias a semanas); essa categoria é representada pela função renal, que é capaz de ajustar os níveis tensionais modificando a excreção de sódio e água. Esse mecanismo é de atuação lenta, porém, extremamente efetivo em ajustar o volume corporal e, em consequência, a pressão arterial.

Apesar dos mecanismos de regulação da pressão arterial terem sido classificados e divididos de acordo com sua ação ao longo do tempo (curto, médio e longo prazos) e desta classificação ainda ser utilizada em vários livros-texto, vale ressaltar que tal tentativa é simplesmente uma divisão didática. É da natureza humana tentar explicar um processo físico complicado dividindo-o em elementos individuais, ou seja, tentando assumir que todo processo mais complexo é a combinação de processos elementares individualizados, presumindo-se que ao dividir o todo em partes, isso não afetará a característica do todo (Max Planck). Planck, de maneira eloquente, enfatizou que, ao se dividir o todo, em geral, altera-se a característica do processo. Pode-se assumir que isso também é válido quando se considera o corpo humano e os mecanismos de regulação da pressão arterial, nos quais o coração não funciona isolado dos vasos sanguíneos, dos rins ou do sistema neuro-humoral. Dessa forma, hoje se reconhece que os vários sistemas de regulação cardiovascular se sobrepõem ao longo do tempo e atuam de forma conjunta para manter a pressão arterial. A atividade simpática, por exemplo, pode produzir a liberação de renina com consequente formação de Ang II, que, por sua vez, pode produzir ativação do sistema simpático, estabelecendo-se um ciclo vicioso. Portanto, quando um ou mais desses sistemas de regulação se torna hiperativo, pode ocorrer redundância no processo regulatório e estabelece-se a hipertensão arterial sistêmica.

Apesar de muito se conhecer sobre os mecanismos de controle cardiovascular, a hipertensão arterial é considerada uma síndrome multifatorial e, na maioria das vezes, sua etiologia é desconhecida, em grande parte porque os vários sistemas de regulação interagem ao longo do tempo. Essa interação de mecanismos dificulta estabelecer a origem do problema, tornando a eficiência do tratamento da hipertensão arterial um desafio na prática médica – sobretudo de pacientes que não apresentam o controle da pressão arterial após o tratamento com doses adequadas de três ou mais medicamentos anti-hipertensivos de diferentes classes. A hipertensão refratária ao tratamento medicamentoso é denominada hipertensão resistente. De forma interessante, a ablação do nervo renal utilizando uma abordagem percutânea por meio de cateteres baseada na liberação de energia por radiofrequência tem mostrado redução prolongada da pressão arterial em pacientes hipertensos resistentes. Apesar de o ensaio clínico Symplicity HTN-3 não ter apresentado a mesma eficácia após 6 meses da denervação renal e questionamentos quanto à experiência do aplicador do método terem sido levantadas, ensaios clínicos de segunda geração, especialmente o estudo SPYRAL HTN-OFF MED Pivotal, foram desenhados de forma mais rigorosa e provaram a eficácia da denervação renal. A redução da pressão arterial obtida foi ligeiramente menor do que o previsto, no entanto, foi estatisticamente significativa e clinicamente relevante. Para tanto, avanços no método para remover a inervação têm sido atingidos, como o desenvolvimento de dispositivos multieletrodos para induzir múltiplas ablações dos nervos renais simultaneamente. Além disso, outras abordagens não farmacológicas têm sido estudadas para obter uma neuromodulação controlada na hipertensão resistente, como o estímulo do reflexo baroceptor carotídeo. Os dois principais dispositivos utilizados atuam por meio de mecanismos distintos para estimular os baroceptores; um para diminuir a atividade simpática e outro para aumentar a atividade parassimpática. Assim, o uso dessas abordagens não farmacológicas, as quais têm como alvo a modulação do sistema nervoso autonômico, em pacientes resistentes reforçam o papel da ativação nervosa simpática no desenvolvimento da hipertensão arterial e sua contribuição no que diz respeito à regulação em longo prazo.

O presente capítulo tratará dos principais mecanismos de controle cardiovascular, com ênfase nos sistemas de controle nervoso e hormonal.

Mecanismos nervosos de controle cardiovascular

O sistema nervoso central (SNC) tem importante papel no controle da pressão arterial. O SNC, por meio do sistema nervoso autônomo, é capaz de interferir nos dois principais determinantes da pressão arterial (PA), ou seja, o débito cardíaco (DC) e a resistência periférica total (RPT), uma vez que PA = DC × RPT.

O sistema nervoso autônomo, por meio do sistema simpático, pode produzir rápido aumento da pressão arterial, modificando seus dois principais determinantes, ou seja, produz vasoconstrição arteriolar (aumentando a RPT) e aumenta a frequência cardíaca e a contratilidade miocárdica (aumentando o DC). O DC é dependente de três variáveis que estão sob controle contínuo do sistema nervoso simpático, ou seja, o volume diastólico final (influenciado pelo volume sanguíneo e pelo tono vascular venoso, ambos sob controle simpático), a contratilidade miocárdica e a própria FC, também sob rigoroso controle autonômico. A Figura 1 mostra, de forma esquemática, a inervação autonômica sobre o sistema cardiovascular. As ações do sistema simpático se processam, principalmente, pela ação da noradrenalina e da adrenalina, que atuam em receptores específicos de membrana (receptores α e β). Vários outros neurotransmissores foram identificados nesse sistema, entretanto, o seu papel é ainda pouco estabelecido. De modo geral, os receptores β estão preferencialmente envolvidos com o aumento da contratilidade miocárdica e da frequência cardíaca e, portanto, do DC. Os receptores α, por outro lado, estão mais relacionados ao aumento do tônus das arteríolas e, portanto, da RPT.

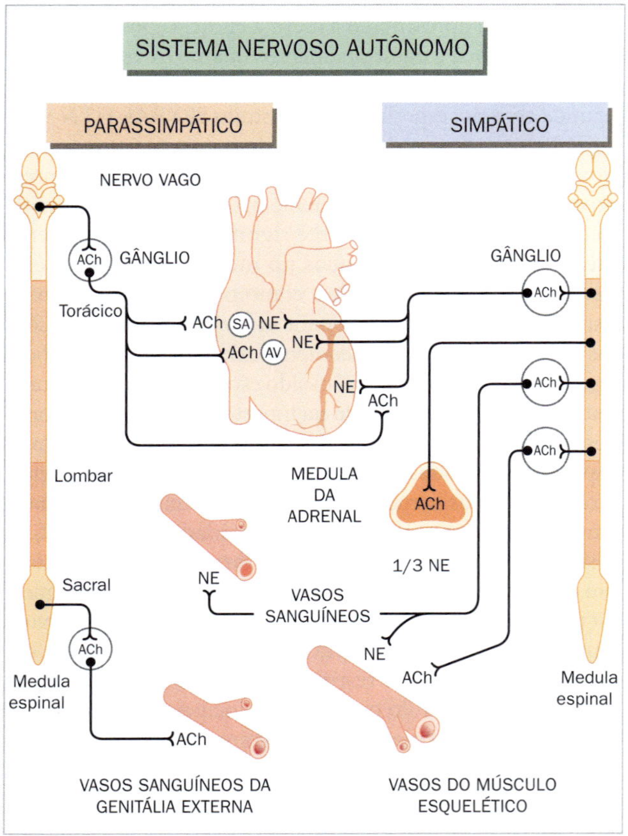

FIGURA 1

Representação esquemática da inervação autonômica do sistema cardiovascular.

NE: noradrenalina; ACh: acetilcolina; SA: nodo sinoatrial; AV: nodo atrioventricular.

Fonte: adaptada de Heesch.[1]

A adrenalina é capaz de produzir, simultaneamente, o aumento de FC, o aumento da pressão arterial sistólica e a redução da pressão arterial diastólica, acompanhada de aumento no fluxo sanguíneo para a musculatura dos braços e pernas. Portanto, a ativação de receptores β-adrenérgicos pode produzir respostas diferenciadas no sistema cardiovascular; isso se deve ao fato de que existem subclasses de receptores β, distribuídas de forma heterogênea ao longo desse sistema. Os receptores β1 estão localizados em grande densidade no coração; quando ativados, aumentam o desempenho ventricular (frequência cardíaca e desempenho ventricular). Os receptores β2, por outro lado, estão localizados em grande densidade nas arteríolas e, quando ativados, produzem vasodilatação. Durante o exercício físico intenso, por exemplo, muitas das alterações hemodinâmicas são explicadas pelo aumento na adrenalina plasmática. Dessa forma, o aumento do volume sistólico durante a sístole sobrepuja o efeito vasodilatador da adrenalina e aumenta a pressão arterial sistólica. Por outro lado, durante a diástole, a dilatação arteriolar diminui a pressão diastólica. Portanto, a pressão arterial média não aumenta de forma substancial durante o exercício físico intenso, a não ser que a vasodilatação arteriolar esteja prejudicada por alguma razão. Resumindo, os dois principais efeitos da adrenalina na circulação são o aumento no débito cardíaco e a redução da RPT com consequente aumento do fluxo sanguíneo para a musculatura esquelética.

A noradrenalina também produz aumento de FC, mas, em contraste à adrenalina, reduz o fluxo sanguíneo para o músculo esquelético e aumenta a pressão arterial sistólica e diastólica. A maior razão para essa diferença deve-se ao fato de a noradrenalina, além de atuar em receptores β1-adrenérgicos cardíacos, produzindo taquicardia, também pode ativar receptores α1-adrenérgicos, localizados nos vasos sanguíneos, o que causa a contração da musculatura lisa vascular e o aumento da RPT. Em geral, a infusão de noradrenalina produz bradicardia; após um transiente aumento da FC pela estimulação do nodo sinoatrial, essa bradicardia é reflexa e deve-se à ativação de receptores de pressão, os barorreceptores arteriais que serão abordados posteriormente neste capítulo.

Os efeitos cardiovasculares da outra divisão do sistema nervoso autônomo – o sistema parassimpático – são predominantemente direcionados à função cardíaca, ou seja, a ativação vagal sobre o coração produz redução da frequência cardíaca e, em menor grau, da contratilidade miocárdica. O neurotransmissor desse sistema, a acetilcolina, atua em receptores muscarínicos (M_2).

O sistema nervoso autonômico pode ajustar a circulação de acordo com o comportamento executado pelo indivíduo (por exemplo, durante exercício físico, comportamento alimentar, comportamento sexual, entre outros). Pode, ainda, ajustar a circulação de acordo com o ambiente em que o indivíduo se encontra (por exemplo, ajustes termorregulatórios) ou, ainda, de acordo com as emoções (reação de luta ou fuga). As alterações circulatórias são componentes de uma resposta autonômica mais elaborada que depende de estruturas cerebrais corticais, límbicas e hipotalâmicas. As alterações cardiovasculares ocorrem por meio de rápidas alterações no DC ou RPT e podem estar associadas a importantes aumentos de pressão arterial. Em muitos casos, esse aumento é adaptativo, uma vez que facilita a troca de gases respiratórios e nutrientes nos tecidos ativos (por exemplo, os músculos em atividade durante o exercício físico). Os aumentos de pressão arterial dependentes de comportamentos são tanto permitidos como moderados pela atuação do reflexo barorreceptor.

Uma característica importante que o controle autonômico exerce sobre o sistema cardiovascular é o fato de que essa influência é tônica, ou seja, o sistema cardiovascular é controlado de forma contínua pelo sistema nervoso central, mesmo quando o indivíduo se encontra em repouso absoluto. A atividade simpática relacionada ao controle cardiovascular mantém um grau de tonicidade sobre os vasos e o coração, controlando-os de forma a ajustar adequadamente o grau de desempenho cardíaco e o nível de resistência vascular periférica. Esta última é regulada de forma diferenciada aos vários tecidos, de modo a direcionar o fluxo sanguíneo de acordo com a necessidade metabólica de cada região em particular. Assim, quando a atividade simpática sobre as arteríolas torna-se aumentada, há importante redução da luz vascular e intenso aumento da resistência vascular com consequente redução do fluxo sanguíneo, como mostra a Figura 2. Esse mecanismo é extremamente importante para desviar o sangue para regiões que necessitam de maior aporte de nutrientes e oxigênio, ou seja, como os vasos de resistência vascular estão dispostos em paralelo dentro do sistema cardiovascular, pode-se desviar sangue, por exemplo, do território muscular esquelético para o território digestório e vice-versa.

O grau de tonicidade que o sistema simpático exerce sobre o sistema cardiovascular é denominado tono vasomotor simpático. Portanto, a resistência vascular periférica que é gerada, sobretudo, pelo grau de contração das arteríolas que são consideradas as resistências hidráulicas do sistema cardiovascular é de fundamental importância para a manutenção dos níveis de pressão arterial adequados. Os neurônios pré-ganglionares do simpático são continuamente excitados por projeções provenientes de regiões supraespinais, ou seja, a tonicidade simpática depende de uma conexão neural entre o bulbo e os neurônios do simpático, localizados na medula espinal. Da mesma forma que outros neurônios medulares, como os neurônios motores da medula espinal, os neurônios autonômicos simpáticos dependem de um controle supraespinal para manter a sua atividade. Dessa forma, indivíduos que sofreram lesões cervicais medulares totais apresentam tonicidade vasomotora simpática extremamente baixa acompanhada de redução expressiva da pressão arterial, que atinge níveis de aproximadamente 60 mmHg (choque espinal agudo), como mostra a Figura 3.

Após a lesão espinal, o retorno da pressão arterial é lento e gradativo; esse retorno deve-se, em grande parte, à ativação de sistemas hormonais e renais de controle da PA. A Figura 4 mostra o grau de atividade simpática em um indivíduo tetraplégico. Vale ressaltar que, após a fase aguda da lesão medular, a despeito de haver retorno gradual da pressão arterial pelos mecanismos supracitados, a atividade vasomotora simpática permanecerá reduzida de forma permanente. Uma das importantes respostas indesejáveis encontradas nesses pacientes é a hipotensão postural pela ausência de mecanismos rápidos de controle cardiovascular em resposta às mudanças posturais. Nesses pacientes, a redução da atividade simpática não é consequente à redução da responsividade dos neurônios pré-ganglionares simpáticos; de fato, esses neurônios são altamente ativados por reflexos provenientes da periferia; por exemplo, a distensão vesical por retenção urinária produz intensa ativação simpática e pode produzir surtos de hipertensão arterial em indivíduos paraplégicos. Portanto, a baixa atividade vasomotora simpática deve-se à ausência de um comando supraespinal sobre os neurônios pré-ganglionares do simpático, localizados na medula toracolombar, e não à redução de sua excitabilidade.

Os neurônios do SNC que se projetam diretamente para os neurônios pré-ganglionares do simpático, localizados na medula espinal, mantendo o seu nível de atividade constante,

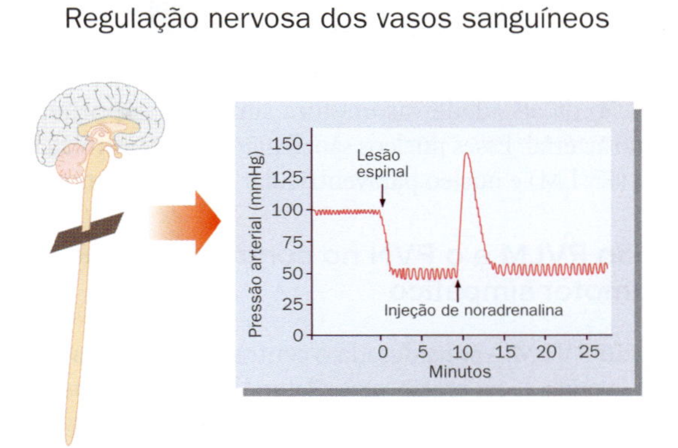

FIGURA 3

A lesão espinal aguda produz queda da pressão arterial para níveis considerados espinais agudos (aproximadamente 60 mmHg) pela retirada do tono vasomotor simpático. A administração de agentes vasoativos, como a noradrenalina, pode restabelecer a pressão arterial (seta).

Fonte: adaptada de Guyton & Hall, 2017.[31]

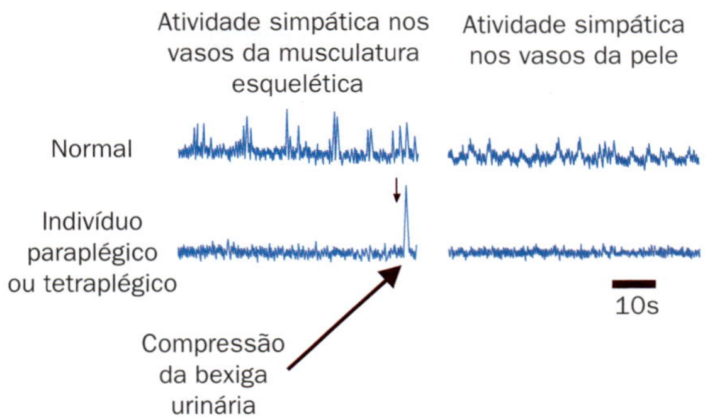

FIGURA 4

Atividade simpática registrada para os vasos que suprem a musculatura esquelética e para a pele em um indivíduo normal (traçado superior) e em um indivíduo tetraplégico (traçado inferior). O nível de atividade simpática no tetraplégico é extremamente baixo em comparação ao indivíduo normal.

Fonte: modificada de Stjernberg et al.[2]

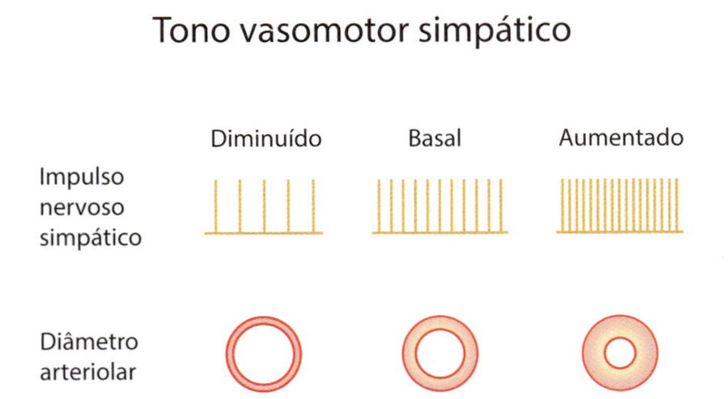

FIGURA 2

Nível de atividade simpática e diâmetro arteriolar. Em condições basais (centro), existe um tono vasomotor simpático que mantém as arteríolas parcialmente contraídas, mantendo a pressão arterial. Se a atividade simpática aumenta (direita), as arteríolas tornam-se mais contraídas, causando aumento rápido da pressão arterial. Se a atividade simpática diminui (esquerda), as arteríolas se dilatam e há queda da pressão arterial.

Fonte: adaptada de Heesch.[1]

denominam-se neurônios pré-motores do simpático. Existem alguns grupos pré-motores do simpático já identificados, entretanto, dois deles são de extrema importância para a manutenção da atividade vasomotora simpática e, portanto, da pressão arterial. Esses núcleos são: região rostroventrolateral do bulbo (RVLM) e núcleo paraventricular do hipotálamo (PVN).

Região RVLM e o PVN no controle do tono vasomotor simpático

A região RVLM – considerada o centro vasomotor simpático – está localizada na região ventrolateral bulbar e é considerada de fundamental importância para a manutenção da pressão arterial. Essa pequena região contém neurônios com ações exclusivas de controle cardiovascular, ou seja, não interferem em outras ações do simpático que não sejam relacionadas ao controle cardiovascular. Portanto, a conexão tônica entre a região RVLM e os neurônios pré-ganglionares espinais é que determina o grau de atividade eferente simpática cardiovascular. Evidências experimentais em várias espécies mostram que a inibição bilateral dessa região por meio de aminoácidos inibitórios (GABA e glicina) produz queda da pressão arterial e da atividade vasomotora simpática para níveis considerados espinais agudos. Por outro lado, sua estimulação com glutamato, por exemplo, produz aumento substancial da atividade simpática e da pressão arterial.

As propriedades intrínsecas dos neurônios localizados na região RVLM, bem como suas aferências e eferências, são fundamentais para o entendimento de como o tono vasomotor simpático é gerado. Aparentemente, a transmissão glutamatérgica ionotrópica nessa região é pouco importante para a manutenção de sua atividade tônica. Entretanto, em situações específicas, como hipertensão arterial experimental, desidratação, ou alterações nos níveis gasométricos arteriais, as sinapses glutamatérgicas na região RVLM tornam-se muito ativas e há grande aumento da atividade eferente simpática e da pressão arterial.

Portanto, a RVLM é capaz de gerar aumentos substanciais de atividade simpática e, em consequência, da pressão arterial. A Figura 5 mostra que a ativação ou a inibição dessa

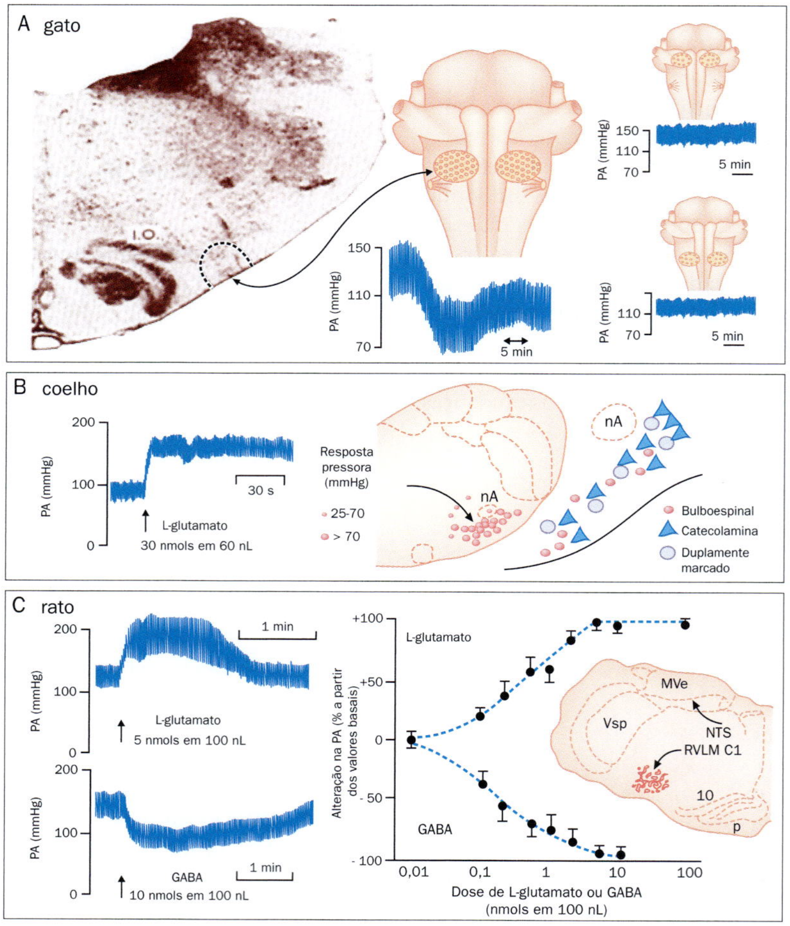

FIGURA 5

Experimentos em condições controladas de três diferentes espécies animais mostrando que a inibição da região RVLM produz a queda da pressão arterial. Por outro lado, sua estimulação produz aumento.

MVe: núcleo vestibular medial; Vsp: núcleo espinal do nervo trigêmeo; NTS: núcleo do trato solitário; RVLM C1: região C1 do bulbo ventrolateral rostral.

Fonte: adaptada de Blessing.[5]

região produz aumento e queda da PA, respectivamente, em diferentes espécies animais.

Hoje, acredita-se que a atividade tônica dos neurônios cardiovasculares localizados na região RVLM dependa de uma rede de neurônios localizados na base do cérebro que atuam em conjunto, mantendo os níveis de atividade vasomotora simpática.

Além da região RVLM, outros núcleos, como o PVN e a região dorsomedial do hipotálamo, são fundamentais para o controle cardiovascular. O núcleo dorsomedial hipotalâmico contribui quase que exclusivamente para o controle do sistema cardiovascular em situações de estresse e de medo. O PVN recebe informações de várias regiões hipotalâmicas envolvidas na homeostase cardiovascular; esse núcleo está envolvido na regulação do volume corporal, no metabolismo e em respostas imunes e termorregulatórias.

Os neurônios da região RVLM são barossentivos, ou seja, respondem a variações de pressão arterial sistêmica. Portanto, para que o sistema cardiovascular seja regulado de forma efetiva quanto aos níveis tensionais e de atividade vasomotora simpática, faz-se necessário um sistema de retroalimentação – o reflexo barorreceptor.

Reflexo barorreceptor

Os barorreceptores são terminações nervosas especializadas localizadas principalmente no arco aórtico e na bifurcação das carótidas. Esses receptores não detectam a pressão arterial em si, mas sim o grau de estiramento vascular nessas regiões estratégicas. Dessa forma, quando a pressão arterial aumenta por algum motivo, os barorreceptores são distendidos e sua atividade aferente é aumentada, enviando informações ao SNC por meio dos nervos vago e glossofaríngeo. Esse reflexo é tônico, ou seja, atua batimento a batimento controlando os níveis tensionais. De modo geral, quando há aumento súbito de pressão arterial, os barorreceptores enviam informações ao SNC, que as processará, produzindo como resposta a redução da atividade eferente simpática ao coração e aos vasos sanguíneos com aumento simultâneo da atividade eferente vagal. Por outro lado, caso haja redução da pressão arterial, os barorreceptores se tornam menos ativos, produzindo grande aumento da atividade eferente simpática e redução do tono vagal. Essas respostas se processam rapidamente (em segundos) e permitem que variações de pressão arterial sejam prontamente tamponadas. Portanto, em situações nas quais há variação de pressão arterial (estresse, mudanças posturais, desidratação), os barorreceptores atuam na tentativa de manter a pressão de perfusão dentro de níveis fisiológicos. A Figura 6 mostra, de forma esquemática, como o reflexo barorreceptor opera.

O reflexo barorreceptor é reconhecido como um dos mecanismos mais importantes para o controle fino da atividade autonômica sobre o sistema cardiovascular. As vias aferentes, a integração central e as vias eferentes desse reflexo estão bem estabelecidas. A Figura 7 mostra os componentes desse importante reflexo. Os barorreceptores localizados na artéria aorta e na bifurcação das carótidas enviam suas informações ao SNC

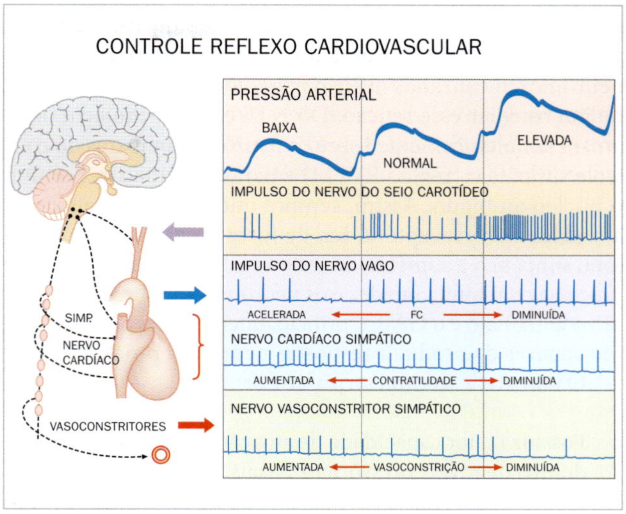

FIGURA 6

Representação esquemática de como o reflexo barorreceptor funciona. Em condições de pressão arterial normal (painel do meio), os barorreceptores continuamente mandam potenciais de ação ao SNC, controlando a atividade eferente simpática e vagal. Quando há aumento de PA, esse reflexo fica mais ativo, reduzindo a atividade simpática para coração e vasos e, simultaneamente, aumenta o tono vagal (painel da direita). Por outro lado, quando a PA diminui, o reflexo fica menos ativo, permitindo aumento da descarga vagal e redução da atividade eferente simpática.

Fonte: adaptada de Heesch et al.[1]

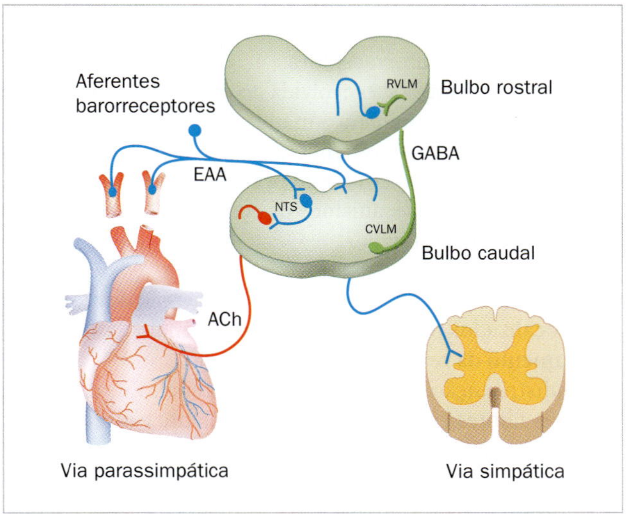

FIGURA 7

Representação esquemática das vias aferentes, integração central, vias eferentes e efetores do reflexo barorreceptor. Ach: acetilcolina; GABA: ácido gama-aminobutírico; EAA: aminoácido excitatório; CVLM: medula ventrolateral caudal; RVLM: região rostroventrolateral do bulbo.

Fonte: adaptada de Sved e Gordon.[6]

por meio do nervo vago e glossofaríngeo, respectivamente. Essas informações convergem no NTS e fazem sinapse em neurônios, localizados nesse núcleo, com funções específicas de intermediar esse reflexo. Do NTS existem projeções que atuam simultaneamente sobre os neurônios bulbares de controle simpático (região RVLM) e parassimpático, sobretudo o núcleo ambíguo. Assim, sempre que houver aumento de atividade barorreceptora, há, de forma reflexa, redução do tono simpático e aumento do tono vagal. Como esse reflexo se processa com muita rapidez e os neurotransmissores utilizados são o glutamato e o GABA, principalmente, esses aminoácidos são capazes de produzir respostas neuronais prontas.

O barorreflexo caracteriza-se por:

- Possuir maior capacidade de atuação, ou seja, mais ganho, dentro de níveis pressóricos basais. Isso significa que em um indivíduo normal, o reflexo barorreceptor opera com grande capacidade, em níveis pressóricos na ordem de 100 mmHg.
- Esse reflexo adapta-se quando a pressão arterial se mantém elevada por períodos longos de tempo, ou seja, esse reflexo não determina o nível absoluto de pressão arterial em longo prazo. A adaptação inicia-se em minutos e é virtualmente completa no período de dias ou semanas.

Em situações de hipertensão arterial sustentada, os barorreceptores passam a reconhecer os novos níveis pressóricos como normais e, nessa condição, em vez de se oporem à hipertensão, passam a cooperar para a manutenção dos níveis tensionais elevados. Os mecanismos envolvidos na adaptação dos barorreceptores não estão totalmente esclarecidos; disfunções nos receptores periféricos, nas vias aferentes, vias centrais de integração e vias eferentes parecem contribuir para a adaptação barorreceptora.

A atividade simpática envolvida no controle cardiovascular não somente contribui para a manutenção dos níveis tensionais de forma aguda, mas também participa na determinação dos níveis pressóricos em longo prazo. A ativação simpática pode interferir em mecanismos de controle a longo prazo de pressão arterial, como:

- Aumento da liberação de renina pela ativação de receptores - localizados nas arteríolas aferentes renais.
- Aumento da reabsorção renal de sódio.
- Redistribuição do fluxo sanguíneo renal. Em conjunto, esses fatores elevam o volume circulante e aumentam a pressão arterial.

Quando os níveis circulantes de renina se tornam elevados, com consequente formação de Ang II, há, em resposta a esse peptídeo, um aumento substancial da atividade simpática. Com isso, forma-se um círculo vicioso no qual um sistema pressor estimula o outro. Uma das hipóteses relacionadas à origem da hipertensão arterial é a de que, nas fases agudas, há aumento na atividade vasomotora simpática e, ao longo do tempo, outros sistemas entram em ação, perpetuando o estado hipertensivo. Portanto, a interação Ang II e sistema simpático é extremamente relevante para o controle cardiovascular e a etiologia da hipertensão arterial.

Mecanismos humorais de regulação da pressão arterial

Sistema renina-angiotensina-aldosterona

Dentre os hormônios participantes no controle da PA, sem dúvida, o mais importante e bem estudado é a Ang II. Como já citado, o sistema renina-angiotensina-aldosterona (SRAA) é um sistema de regulação da pressão arterial e do controle homeostático bem conhecido, além de atuar sobre a perfusão tecidual e o volume extracelular.

O substrato para o início da produção desse sistema é o angiotensinogênio, uma α-glicoproteína liberada pelo fígado. Este, por sua vez, é clivado na circulação pela ação da enzima renina, liberada pelo aparelho justaglomerular dos rins. A renina transforma o angiotensinogênio em um decapeptídeo chamado Ang I. Sob a ação de uma metaloproteinase, a enzima conversora de Ang (ECA), que é predominantemente expressa em alta concentração na superfície das células endoteliais na circulação pulmonar, a Ang I é transformada no octapeptídeo Ang II.

A Ang II é considerada o principal agente efetor do SRA e atua sobre receptores muito específicos na membrana celular (AT_1 e AT_2).

O controle da liberação de renina é um fator determinante para a atividade do SRA e, portanto, de sua ação sobre a pressão arterial. A secreção ativa de renina é regulada, principalmente, por quatro mecanismos interdependentes:

- Mecanismo barorreceptor renal, localizado na arteríola aferente que detecta alterações na pressão de perfusão renal.
- Redução na concentração do aporte de NaCl nas células da mácula densa do túbulo distal, que, juntamente com as células justaglomerulares, forma o aparelho justaglomerular. Alterações na concentração de cloreto no túbulo distal são mais importantes do que alterações na concentração de sódio.
- Estimulação direta do nervo simpático, via receptor B1 adrenérgico.
- *Feedback* negativo por ação direta da própria Ang II sobre as células do aparelho justaglomerular.

Apesar de a Ang II ser considerada o principal agente efetor do SRA, existem evidências de que outros metabólitos das Ang I e II podem ter ação biológica, principalmente sobre tecidos. Dessa forma, as Ang III e IV são formadas por remoção de sequências de aminoácidos da Ang II. A Ang III, por exemplo, está presente no sistema nervoso central, onde, aparentemente, atua na manutenção tônica da pressão arterial e hipertensão. A Ang IV, por sua vez, parece estar envolvida na sinalização da Ang II. Outro peptídeo que pode ser formado a partir das Ang I ou II é o heptapeptídeo Ang (1-7), cujas ações ainda não estão bem estabelecidas, mas que aparentemente teria uma ação vasodilatadora e cardioprotetora.

Apesar dessa variedade de formas de Ang, é bem estabelecido que as funções fisiológicas e fisiopatológicas do sistema SRA são mediadas pela Ang II. Ao menos quatro subtipos de receptores de Ang são conhecidos e, dentre eles, o tipo AT_1 medeia a maior parte dos efeitos da Ang II. As ações sobre os receptores AT_1 são as mais bem conhecidas e estudadas e sugerem a maior parte dos efeitos patológicos da Ang II, incluindo a hipertrofia cardíaca e a fibrose.

Dentre as principais ações da Ang II mediadas pelos receptores AT_1 estão as ações cardiovasculares (vasoconstrição, aumento da pressão arterial, aumento da contratilidade miocárdica, hipertrofia cardíaca e vascular), ações renais (reabsorção tubular de sódio, inibição da liberação de renina), ações centrais (estimulação do sistema nervoso simpático e córtex da adrenal, produzindo síntese de aldosterona). Os receptores AT_1 também medeiam os efeitos da Ang II no crescimento e proliferação celular.

As funções dos receptores AT_2 são bem menos conhecidas. Os receptores AT_2 são abundantes durante a fase fetal no cérebro, rins e outros órgãos e são fortemente reduzidos no período pós-natal. Alguns estudos sugerem que, apesar da baixa expressão deste receptor no adulto, ele pode mediar ações de vasodilatação, antiproliferação e apoptose na vasculatura lisa e inibir crescimento e remodelamento no coração.

As ações dos subtipos de receptores III e IV ainda são muito pouco estudadas.

Além da clássica cascata de formação do SRA, diversas evidências demonstram a formação tecidual de Ang II. Todos os componentes do SRA podem ser encontrados no cérebro, coração, vasculatura, tecido adiposo, gônadas, pâncreas, placenta e rim, entre outros. Acredita-se que o sistema intrarrenal tenha por finalidade a regulação da pressão arterial e alguns aspectos da função renal, como fluxo sanguíneo e reabsorção de sódio. Por sua vez, a formação de Ang no cérebro pode facilitar a neurotransmissão, estimular a liberação de vasopressina e atividade simpática. A real função dos sistemas teciduais de formação de Ang ainda não é totalmente bem esclarecida, mas é importante salientar que evidências clínicas sugerem papéis importantes para eles. Dentre as evidências encontradas está o fato de que pacientes hipertensos que apresentam níveis normais ou até mesmo baixos dos componentes do SRA no plasma se beneficiam do tratamento farmacológico com inibidores do sistema. Além da formação tecidual de Ang II, este hormônio pode ser formado independentemente da ECA por ação de outras enzimas, incluindo quimases, catepsina G, enzima geradora de Ang quimostatina sensível (CAGE). A relevância fisiológica dessas vias ainda não está totalmente esclarecida. A Figura 8 mostra, de forma esquemática, o SRA clássico e o tecidual.

Sabe-se que o clássico eixo renina-ECA-Ang II-AT_1 e AT_2 não é mais o efetor exclusivo do sistema. Dois novos eixos têm sido descritos após a descoberta dos novos membros do SRA: o receptor de pró-renina (RPP) e a ECA2.

A ativação do RPP pela renina não apenas catalisa a pró-renina, precursor inativo da renina, para produzir Ang II, como também induz respostas intracelulares independentes da Ang II, resultando em ativação de mecanismos de contratilidade, hipertrofia, fibrose e apoptose. A ECA2 degrada a Ang II para produzir Ang (1-7), que, por sua vez, ativa o receptor MAS, caracterizando uma via contrarregulatória da cascata do SRA. No rim, a ativação do receptor MAS produz efeito natriurético no túbulo proximal e aumenta a liberação de prostaglandinas e óxido nítrico. Recentemente, um novo peptídeo foi descoberto, a alamandina, com estrutura semelhante a Ang (1-7), este novo peptídeo é capaz de produzir vasodilatação dependente de óxido nítrico. Entretanto, o papel fisiológico deste novo fragmento é ainda motivo de investigação.

A Ang II, além de suas ações diretas, também pode influenciar o controle da pressão arterial, atuando sobre outros sistemas. Sabe-se que a Ang II possui a capacidade de amplificar as ações do sistema simpático, atuando tanto periférica como centralmente. Sendo a Ang uma molécula relativamente grande, seu acesso ao sistema nervoso central é restrito e sua passagem ocorre somente em regiões desprovidas de barreira hematoencefálica. Acredita-se que a Ang II, ao atuar em regiões anteriores do sistema nervoso, produz aumento na ingestão de água e sódio e estimula a liberação de vasopressina que, por sua vez, reduz a excreção de água. Além disso, regiões bulbares envolvidas no controle autonômico da pressão arterial, como

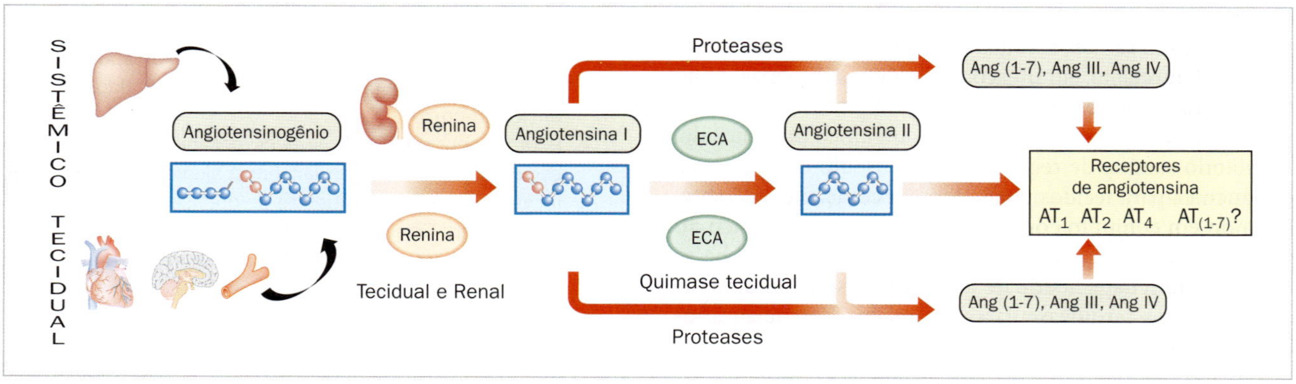

FIGURA 8

Representação esquemática do sistema renina-angiotensina clássico e tecidual.

a área rostroventrolateral do bulbo, acima descrita, possuem grande quantidade de receptores para Ang, e a sua administração nesta região produz aumento da pressão arterial.

Além dos SRA, outros mecanismos atuam no sentido de manter a pressão arterial. Dentre os vários sistemas hormonais, a vasopressina, ou hormônio antidiurético (ADH), participa no controle cardiovascular, controlando a excreção renal de água.

Aldosterona

A Ang II é também capaz de produzir a liberação de outro hormônio produzido pelas células granulares localizadas na zona glomerulosa das glândulas suprarrenais, a aldosterona. Este importante hormônio é capaz de produzir maior absorção de sódio pelos rins e intestino, além de aumentar a excreção de potássio. Portanto, o sistema renina-angiotensina-aldosterona (SRAA) atua em conjunto para aumentar a volemia, reduzir a excreção de sódio e aumentar a atividade vasomotora simpática, culminando em aumento nos níveis tensionais.

Vasopressina

Embora não seja muito reconhecida como um hormônio responsável pela manutenção tônica da pressão arterial, a vasopressina, ou hormônio antidiurético (ADH), tem um papel importante na regulação do volume plasmático em situações específicas.

A vasopressina é um hormônio peptídico sintetizado pelos corpos celulares dos neurônios magnocelulares dos núcleos supraóptico e paraventricular do hipotálamo e armazenado e liberado pela neuro-hipófise. Este hormônio é liberado por meio de estímulos específicos, como aumento da osmolalidade plasmática ou diminuição da pressão arterial, além de outros estímulos, como a dor, o estresse e o vômito. Suas ações são exercidas por dois tipos de receptores: V1 e V2. Os receptores V1 encontram-se na membrana celular da musculatura lisa dos vasos e medeiam as ações vasoconstritoras do VP. Esta ação é desencadeada pelo aumento de cálcio intracelular, pela ativação de fosfoinositídeos. Embora seja um potente vasoconstritor, a ação da VP no controle tônico da pressão arterial é muito discutível. Nem todos os leitos vasculares são sensíveis a este hormônio e, além disso, os efeitos vasoconstritores só são observados com níveis hormonais muito elevados. Entretanto, em situações fisiológicas extremas, como desidratação severa e hemorragia, pode ocorrer a atuação desse hormônio como regulador do fluxo sanguíneo diferenciado, desviando sangue de regiões como músculo esquelético e esplâncnica para tecidos vitais, como o coração e o cérebro, atuando em conjunto com o sistema nervoso simpático no controle seletivo da resistência vascular. Além disso, sabe-se que a VP tem capacidade de aumentar a sensibilidade de certos reflexos cardiovasculares e, também, potencializar as ações do sistema nervoso simpático.

Os receptores do tipo V2 encontram-se densamente localizados na membrana celular dos túbulos renais; a ativação desses receptores leva a um aumento da permeabilidade, permitindo a reabsorção de água.

Além dos hormônios já citados, outros ainda podem exercer ações sobre a pressão arterial, sendo, porém, sistemas com participação mais discreta. Dentre eles, o peptídeo natriurético atrial (ANP) é um potente hormônio natriurético produzido, principalmente, pelos miócitos do átrio cardíaco em resposta à distensão local da parede atrial. Os ventrículos também produzem um peptídio natriurético, *brain natriuretic peptide* (BNP), que está aumentado em pacientes com disfunção cardíaca. Além de sua ação natriurética renal, também atua sobre a vasculatura e as glândulas suprarrenais. Desta forma, tanto o ANP como o BNP são capazes de reduzir a pressão arterial em consequência de redução da resistência vascular periférica, do débito cardíaco e do volume intravascular.

Pode-se considerar que os vários mecanismos reguladores da pressão arterial atuam em conjunto a fim de manter os níveis tensionais dentro de patamares considerados normais. Os sistemas simpático e angiotensinérgico interagem fortemente, mantendo a homeostase cardiovascular. Quando um ou mais sistemas de regulação da pressão arterial se torna hiperativo, novos patamares tensionais são estabelecidos, levando à hipertensão arterial sistêmica sustentada.

DESTAQUES DE INOVAÇÃO

- Os mecanismos de controle neurais da circulação atuam tanto em curto como e em longo-prazo; a efetividade da denervação renal, por exemplo, em pacientes hipertensos refratários ao tratamento medicamentoso demonstra esta importante capacidade de regulação.
- Os mecanismos neurais da circulação operam em conjunto com importantes mecanismos hormonais, por exemplo, o sistema nervoso simpático é capaz de ativar receptores AT1 de angiotensina II intrarrenais, produzindo maior reabsorção de sódio e, consequentemente, aumento da pressão arterial.
- A angiotensina II atua tanto por meio do clássico sistema circulante denominado sistema renina-angiotensina-aldosterona (SRAA) como também por meio da produção local de angiotensina II em órgãos vitais para regulação da pressão arterial como o cérebro e os rins. As ações locais da angiotensina II nestes órgãos são capazes de produzir ajustes de pressão arterial, tanto em curto, como em longo-prazo.
- Pode-se considerar que os vários mecanismos de regulação da pressão arterial atuam em conjunto a fim de manter os níveis tensionais dentro de patamares considerados normais. Os sistemas simpático e angiotensinérgico interagem fortemente, mantendo a homeostase cardiovascular. Quando um ou mais dos sistemas de regulação da pressão arterial se torna hiperativo, novos patamares tensionais são estabelecidos, levando a hipertensão arterial sistêmica sustentada.

Referências bibliográficas

1. Heesch CM. Reflexes that control cardiovascular function. American Journal of Physiology – Adv Physiol Educ. 1999;22:S234-S243.
2. Stjernberg L, Blumberg H, Wallin BG. Sympathetic activity in man after spinal cord injury. Outflow to muscle below the lesion. Brain. 1986;109(Pt 4):695-715.
3. Guertzenstein PG, Silver A. Fall in blood pressure produced from discrete regions of the ventral surface of the medulla by glycine and lesions. J Physiol. 1974;242(2):489-503.
4. Bergamaschi C, Campos RR, Schor N, Lopes OU. Role of the rostral ventrolateral medulla in maintenance of blood pressure in rats with Goldblatt hypertension. Hypertension. 1995;26(6 Pt 2):1117-20.
5. Blessing W. The lower brainstem bodily homeostasis. New York: Oxford University Press, 1997;192.
6. Sved AF, Gordon FJ. Amino acids as central neurotransmitters in the baroreceptor reflex pathway. NIPS. 1994;9:243-5.
7. Krieger EM. Time course of baroreceptor resetting in acute hypertension.Am J Physiol. 1970;218(2):486-90.
8. Paul M, Meher AP, Kreutz R. Physiology of local renin-angiotensin systems. Physiol Rev. 2005;86:747-803.
9. Lavoie JL, Sigmund CD. Minireview: overview of the rennin-angiotensin system – an endocrine and paracrine system. Endocrinology. 2003;144:2179-83.
10. Atlas SA. The renin-angiotensin aldosterone system: phatophysiological role and pharmacologic inhibition. J Manag Care Pharm. 2007;13:S9-S20.
11. Nickenig G, Ostergren J, Struijker-Boudier H. Clinical evidence for the cardiovascular benefits of angiotensin receptors blockers. JRAAS. 2006;7:S1-S7.
12. Brown MJ. Direct renin-inhibition – a new way of targeting the renin system. JRAAS. 2006;7:S7-S11.
13. Carey RM, Siragy HM. Newly recognized components of the rennin--angiotensin system: potential roles in cardiovascular and renal regulation. Endocr Rev. 2003;24:261-71.
14. Bader M, Peterson J, Baltatu O, Muller DN, Luft FC, Ganten D. Tissue renin-angiotensin systems: new insights from experimental animal models in hypertension research. J Mol Med. 2001;79:76-102.
15. Morimoto S, Sigmund CD. Angiotensin mutant mice: a focus on the brain rennin-angiotensin system. Neuropeptides. 2002.36:194-200.
16. Cowley AW. Long term control of blood pressure. Physiol Rev. 1992;72:231-99.
17. Noronha IL, Graciano ML. Peptídeos vasoativos e o rim. Riella M (ed.) Princípios de nefrologia e distúrbios hidroeletrolíticos. Rio de Janeiro: Guanabara-Koogan, 2003.
18. Krum H, Schlaich M, Whitbourn R, Sobotka PA, Sadowski J, Bartus K, Kapelak B, Walton A, Sievert H, Thambar S, Abraham WT, Esler M. Catheter-based renal sympathetic denervation for resistant hypertension: a multicentre safety and proof-of-principle cohort study. Lancet. 2009;373(9671):1275-81.
19. Villela DC, Passos-Silva DG, Santos RA.Alamandine: a new member of the angiotensin family. Curr Opin Nephrol Hypertens. 2014;23(2):130-4.
20. Santos RA. Angiotensin-(1-7). Hypertension. 2014;63(6):1138-47.
21. Biancardi VC, Son SJ, Ahmadi S, Filosa JA, Stern JE. Circulating angiotensin II gains access to the hypothalamus and brain stem during hy--pertension via breakdown of the blood-brain barrier. Hypertension. 2014;63(3):572-9.
22. Nishi E E, Lopes NR, Gomes GN, Perry JC, Sato AYS, Naffah-Mazzacoratti. Renal denervation reduces sympathetic overactivation, brain oxidative stress, and renal injures in rats with renovascular hypertension independent of its effects on reducing blood pressure. Hypertense Res. 2019;42(5):628-40.
23. Mahfoud F, Bakris G, Bhatt DL, Esler M, Ewen S, Fahy M, et al. Reduced blood pressure-lowering effect of catheter-based renal denervation in patients with isolated systolic hypertension: data from SYMPLICITY HTN-3 and the Global SYMPLICITY Registry. Eur Heart J. 2017;38:93-100.
24. Jacek K, Warchoł-Celińska E, Prejbisz A, Januszewicz A, Witkowski A, Tsioufis K. Renal denervation: can we press the "ON" button again in 2020? Postepy Kardiol Interwencyjnej. 2020;16(3):262-8.
25. Seravalle G, Dell'Oro R, Grassi G. Baroreflex activation therapy systems: current status and future prospects, Expert Review of Medical Devices. 2019; 16(12):1025-33.
26. Guyton AC, Hall, JE. Tratado de fisiologia médica, 13. ed. São Paulo: Elsevier; 2017.
27. Januzzi JL, Mohebi R. Obesity-mediated disruption of natriuretic peptide–blood pressure rhythms. J Am Coll Cardiol. 2021;77(18):2304-6.

Capítulo 2

Papel do endotélio no sistema cardiovascular

Protásio Lemos da Luz
Desidério Favarato

PONTOS-CHAVE

- O endotélio é uma extensa camada única de células que recobre a porção interna dos vasos. Exerce inúmeras funções fisiológicas, permitindo a motricidade arterial e a incoagulabilidade do sangue, e protegendo a parede arterial como barreira semipermeável, além de atuar como células do sistema imunológico.
- Quando alterado, o endotélio muda suas características fisiológicas e permite a entrada de células e partículas circulantes para a região subendotelial. Facilita a formação de placas de aterosclerose de trombos, induz formação de espécies reativas de oxigênio e de processo inflamatório; e, portanto, participa ativamente de processos patológicos vasculares, como aterosclerose.
- Neste artigo, revisamos novos conceitos fisiopatológicos envolvendo disfunção endotelial e o papel do endotélio na saúde e nas doenças.

Endotélio normal

O conhecimento sobre o endotélio evoluiu de simples camada de revestimento do sistema vascular para um órgão de múltiplas e complexas funções necessárias ao desenvolvimento normal e implicado em inúmeros processos patológicos.[1] A Figura 1 apresenta resumidamente essas funções.

Barreira endotelial

A função de barreira semipermeável mantendo os elementos do sangue circulante – células, proteínas – é de suma importância.[2] Essa barreira preserva a integridade da parede do vaso e, quando alterada, facilita a penetração de células circulantes, como monócitos ou partículas de lipoproteínas de baixa densidade (LDL), para a região subendotelial, como ocorre na aterosclerose.

Endotélio e força de arrasto (*shear stress*)

As células endoteliais (CE) são submetidas às forças hemodinâmicas do fluxo sanguíneo e possuem vários mecanossensores que respondem às forças de deformação ao atrito do líquido com a superfície celular (*shear stress*; Tabela 1). O fluxo laminar estimula as propriedades vasodilatadoras, antiproliferativas, de barreira, antitrombóticas, anti-inflamatórias e, também, antiateroscleróticas das CE. O oposto ocorre com fluxo turbulento, com baixo *shear stress*. As influências do *shear stress* sobre o endotélio são apresentadas nas Tabelas 1 e 2.

Os fatores de transcrição Kruppel-*like* fator 2 (KLF 2) e Kruppel-*like* fator 4 (KLF 4) são ativados no fluxo laminar e bloqueados nas áreas de fluxo turbulento[3] por ação do NFκβ. Eles são anti-inflamatórios e estimulam a produção do óxido nítrico (NO), inibem a transcrição de IL-1β e bloqueiam a expressão de moléculas de adesão pró-inflamatórias em cultura de células endoteliais humanas.[4]

Endotélio e vasomotricidade

O endotélio produz fatores vasoativos relaxantes (FRDE) ou vasoconstritores (FCDE). O principal FRDE é o óxido nítrico (NO), que é responsável por aproximadamente 80% da vasodilatação arterial (Tabela 3). O NO é produzido a partir da L-arginina, sob ação do *shear stress*, pela ação da enzima sintase de NO, e depende de cofatores como tetra-hidrobiopterina (BH4), calmodulina, flavina, entre outros. Várias alterações nesse sistema podem modificar a produção de NO, mas isto não será discutido aqui.

O NO se dissemina rapidamente até as fibras musculares lisas, onde se combina com o ferro da porção ativa da guanilil-ciclase, ativando-a para a produção de GMP-cíclico, que provoca o relaxamento das fibras musculares lisas.[3] O NO também desempenha importante ação regulatória *in situ*, influenciando diretamente o grau de adesividade leucocitária e a expressão de moléculas de adesão leucocitária.

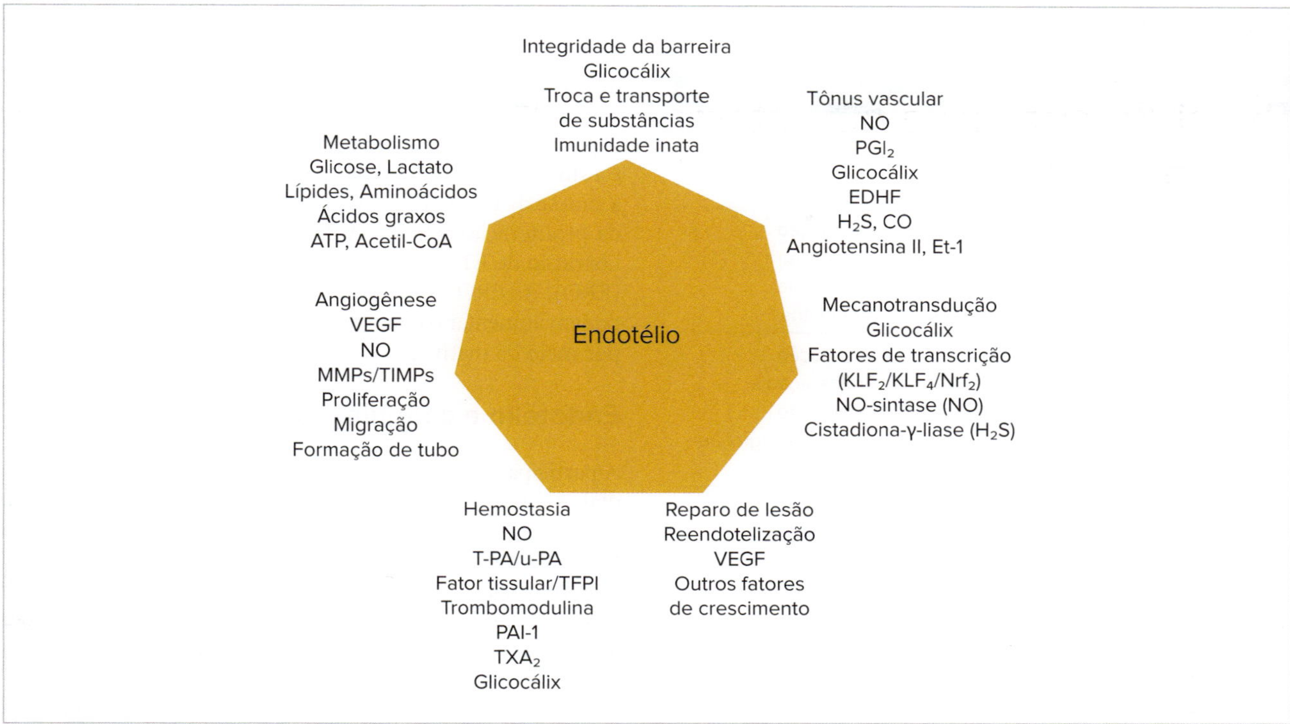

FIGURA 1

Funções do endotélio.

Acetil-CoA: acetil coenzima-A; ATP: trifosfato de adenosina; CO: monóxido de carbono; EDHF: fator endotelial hiperpolarizante; ET-1: endotelina-1; H_2S: sulfeto de hidrogênio; KLF_2/KLF_4/Nrf2: fator de transcrição Kruppel-Like; MMP: metaloproteinase de matriz extracelular; Nrf_2: fator nuclear eritroide-derivado 2; NO: óxido nítrico; PAI-1: inibidor do ativador do plasminogênio; PGI_2: prostaglandina I_2 (prostaciclina); TFPI: inibidor do fator tissular; TIMP: inibidor de metaloproteinase; T-PA: ativador tissular do plasminogênio; TXA_2: tromboxane 2; u-PA: ativador do plasminogênio uroquinase-like; VEGF: fator de crescimento vascular endotelial.

TABELA 1 Sistemas regulados pelo fluxo laminar (alto *shear stress*)

Classe de sensor	Sistema	Ação	Efeito final
Receptores	GPCR68	Ativação	Dilatação mediada pelo fluxo
Quinases	ERK AMPK AKT/PI3K CDK MAPK	Ativação	Aumento de NO Função mitocondrial Antiapoptose Antiproliferação Alinhamento, fenótipo endotelial
Proteínas de junção	VE-caderina	Ativação	Formação de junção
Canais iônicos	Piezo1	Ativação	Desenvolvimento celular
Moléculas de adesão	E-selectina	Inibição	Anti-inflamação
Fatores de transcrição	$KLF_{2/4}$	Ativação	Dilatação mediada pelo fluxo
Histona deacetilase	SIRT1, HADAC 6, 7	Ativação	Aumento de NO, anti-inflamação
Fluidez membrana	Caveolina-1	Ativação	Aumento de NO
GTPases pequenas	Cdc42	Ativação	Alinhamento celular

AMPK: AMP-*activated protein kinase*; ERK: *extra-cellular signal-regulated kinase*; GPCR68: *G-protein-oupled receptor 1.*

TABELA 2 Sistemas ativados pelo fluxo turbulento (baixo *shear stress*)

Classe de sensor	Sistema	Efeito final
Quinases	FLK-1 JNK FAK	Inflamação Apoptose Inflamação
Moléculas de adesão	ICAM-1 VCAM-1 MCP-1	Inflamação Inflamação Adesão de monócitos
Proteínas adaptadoras	TIFA YAP/TAZ Paxilina	Inflamação Proliferação e inflamação Adesão e migração de monócitos
Fatores de transcrição	NFκB SMAD	Inflamação Proliferação
Histona deacetilase	HDAC1,2,3	Oxidação, inflamação, proliferação
Metabolismo lipídico	SREBP1/2	Ligação LDL
Ubitiquinação	CBL	Hiperplasia neonatal

TABELA 3 Fatores vasoativos derivados do endotélio

Fatores relaxantes derivados do endotélio (FRDE)	Fatores constritores dependentes do endotélio (FCDE)
Óxido nítrico (NO) Prostaciclina (PGI2) Fator hiperpolarizante derivado do endotélio (EDHF)	Endotelina (ET) Prostaglandina H2 (PGH2) Tromboxane A2 (TXA2) Ânion superóxido (O_2^-) Prostanoides Angiotensina II (AII)

A prostaglandina I2 (PGI2) é considerada um FRDE pelas suas propriedades vasodilatadoras e sua origem primariamente endotelial;[5] provoca relaxamento do músculo liso vascular (MVL) por ativar a adenilato ciclase, aumentando, dessa forma, a produção de AMP cíclico. Quanto à adesão plaquetária, o NO e a PGI2 são sinérgicos e, quando administrados em conjunto, causam inibição intensa da agregação plaquetária.[5] O relaxamento dependente do endotélio pode ser acompanhado por hiperpolarização das células do músculo liso (CMVL); portanto, a existência de uma via adicional que envolve hiperpolarização do músculo liso foi sugerida e atribuída a um fator endotelial não caracterizado denominado EDHF.[5] Existem evidências de que respostas mediadas pelo EDHF são iniciadas por aumento na concentração de [Ca^{+2}i] endotelial e consequente ativação dos canais SKca e IKca, os quais induzem a hiperpolarização das CE.[6,7]

Os fatores constritivos derivados do endotélio (FCDE) incluem a endotelina (ET), as substâncias prostanoides e a angiotensina II (AII) (Tabela 3). A isoforma mais comum é a ET_1, secretada pelas CEs, células epiteliais dos pulmões e intestinos, macrófagos e monócitos. ET liga-se aos receptores A e B no MVL e promove vasoconstrição. A ativação do receptor A provoca vasoconstrição e estimula a proliferação das CMVL e a síntese da AII, sendo que a geração da AII pode estimular a síntese da ET. A AII e a ET são os mais potentes promotores da proliferação celular.[8] A AII estimula a vasoconstrição e liberação de ET e a geração de espécies reativas de oxigênio (ERO). As ERO estimulam também a proliferação celular e podem aumentar o efeito proliferativo e vasoconstritor da AII por meio da inativação do NO.[9]

Endotélio e coagulação sanguínea

A participação do endotélio na hemostasia é ampla e primordial. Além da secreção de NO, a superfície endotelial contém glicocálix rico em heparan sulfato com carga elétrica negativa, anticoagulante e ectonucleotidases, tais como a CD39, que hidrolisa ADP oriundo das plaquetas para gerar AMP e adenosina; já foi demonstrado que estatinas aumentam a expressão endotelial de CD39 com redução paralela da agregação plaquetária.

O glicocálix também serve de suporte para trombomodulina e antitrombina III. As CE expressam o receptor de proteína C, que, ao reagir com trombomodulina, gera a proteína C; e os antitrombóticos ativador tissular do plasminogênio (tPA) e uroquinase-ativador do plasminogênio (u-PA) e o inibidor do fator tissular, que age como anticoagulante ao inativar o complexo fator VIIa/fator tissular. A interação plaqueta/endotélio ou a liberação de trombina estimula a produção de prostaciclina e prostaglandina E_2, potentes antiplaquetários.[10]

Outras ações anticoagulantes incluem baixos níveis de inibidor 1 do ativador de plasminogênio (PAI-1), fator de von Willebrand (vWF) e P-selectina, níveis baixos de moléculas de adesão vascular solúvel (sVCAM.), molécula de adesão intercelular solúvel (sICAM), E-selectina, proteína C-reativa (PCR), fator de necrose tumoral alfa (TNF-α) e interleucina-6 (IL-6).

Endotélio e sistema imunológico

As CE fazem parte das respostas imunológicas, inata e adaptativa. Em comparação com os macrófagos, as CEs compartilham funções da resposta imune inata, isto é, secreção de citocinas, fagocitose, apresentação de antígenos, sensores para padrões moleculares associados à patógenos (PAMP) e padrões moleculares associados a danos (DAMP), ação pró-inflamatória, potenciação imunológica, imunossupressão, migração, heterogeneidade e plasticidade.

Os DAMP se ligam aos receptores de reconhecedores de padrão (PRR) e, contudo, outras moléculas com ação semelhante aos DAMPs não se ligam a eles e são denominadas DAMPs condicionais. São exemplos de DAMP: metabólitos endógenos (MBL – *mannose-binding lectin*), HMBB1 (*high motility group box1*), receptores dos lisofosfolípides (LPL), NET (*netrophyles extracelullar trap*), sNRP1 (neutrofilina1), PoliP70 (polifosfato orgânico), eVS (*endothelium-derived extracelular vesicle*), espermina; microRNA (miRNA199-3p,5p), vesículas extracelulares (CaV+MV).

As CE possuem vários sistemas de sensores/receptores de DAMP e outras moléculas pró-inflamatórias: PRR (receptores de DAMP); GPCR (receptores ligados a proteína G); HAMP (GLP-1r, ITPR3); ao fluxo (CD36, CSe, SREBP2); envelhecimento (lamininas); às citocinas, quimiocinas e fatores de crescimento (Alk1, LOX-1, FPR1/2, VECCFR2, IL-12rb2, NOTCH1, integrinas. Todos induzem vias inflamatórias que terminam na ativação do NFκB, o qual induz fatores de transcrição e CBP (proteína ligadora ao receptor nuclear de esteroides): Yap, KLF15, KLF4, EZH2, AP-1; e alterações epigenéticas que incluem a deacetilação da sirtuina 3, que corresponde à sua inativação.

As vias inatas da imunidade induzem as enzimas da glicólise, mevalonato e geração de acetil-CoA. Como resultado, ocorre a produção de molécula de adesão intercelular-1 (ICAM-1), molécula de adesão de celular vascular-1 (VCAM-1) e E-selectina e de citocinas e quimiocinas (IL-1α, IL-1β, IL-6, TNF-α, Ccl5 ou RANTES – *regulates on activation, normal T cell expressed and secreted* –, Cxcl1, Cxcl2).[11]

A interação sistema imune e inflamação tem sido bastante estudada.[12] Existem células fundamentais na inflamação arterial, desde as células residentes na parede vascular, como as CE e CMVL, macrófagos, neutrófilos e linfócitos. Doenças com alto componente inflamatório caracterizam-se por alteração de endotélio, levando a trânsito alterado de células imunológicas. E o endotélio tem expressão alta de complexo principal de histocompatibilidade maior-II (MHC-II) em doenças autoimunes/inflamatórias, tais como diabetes, rejeição de transplantes, esclerose múltipla, miocardite, artrite reumatoide, lúpus, vasculite e Covid-19.

Nessas situações, o endotélio expressa moléculas de adesão de monócitos e linfócitos T, tais como ICAM-1, VCAM-1, ICOS-L (ligante coestimulador indutível) e PD-L1 (ligante de morte celular programada-1).

Em contrapartida, as células T modulam o crescimento e a disfunção endotelial pela liberação de citocinas específicas, como o interferon gama (IFN-γ) e o fator tissular de necrose alfa (TNF-α), as interleucinas IL-4 e IL-13, e interleucina-10 (IL-10) e o fator de crescimento beta (TGF-β). Essa associação leva também à alteração do fenótipo das CE para estado pró-inflamatório e redução das concentrações de NO.[13]

Em estados inflamatórios agudos localizados, as principais modificações decorrem da alteração do tônus microvascular, da permeabilidade e diapedese de leucócitos; as alterações endoteliais são transitórias, reversíveis. O mesmo não ocorre na endotoxemia por bactérias Gram-negativas e na presença de PAMP e DAMP ou de citocinas, tais como interleucina1, TNFα e interferon gama, e também tabagismo, LDL oxidadas e angiotensina II, todos levando as CE a sofrerem alteração fenotípica permanente, cuja marca principal é a predominância de fatores de transcrição relacionados com inflamação, tais como o NFκB.[12]

A aterosclerose é um bom exemplo da interação sistema imune e inflamação. No processo aterosclerótico, a ligação do monócito à E-selectina é chamada de adesão de rolamento, enquanto a sua ligação às ICAM-1 e VCAM-1 é chamada de adesão firme. Os monócitos ativados e aderidos usam a PECAM-1 para migrarem entre as células para a região subintimal.

As ERO fazem parte de sistemas sinalizadores essenciais para o funcionamento celular normal e sua contrapartida são os antioxidantes naturais, como superóxido dismutase e glutationa. A cadeia de oxidação fosforilativa nas mitocôndrias produz níveis fisiológicos de superóxido, o qual é convertido em peróxido de hidrogênio pela superóxido dismutase dependente de magnésio (SOD2), seguida pela conversão em água pela catalase e glutationa-peroxidase (GPx1). Além desses sistemas, os carotenoides também têm ação antioxidante. Envelhecimento, sexo masculino, obesidade, fumo, hipertensão arterial, diabetes e dislipidemia aumentam a produção de ERO.

O endotélio "inflamado" também libera na circulação as micropartículas endoteliais (MPE) que exercem papel na angiogênese, trombose e inflamação pela transferência da citocina RANTES (*regulated on activation, normal T cell expressed and secreted*), fatores de crescimento: VEGF (*vascular endothelial growth factor*), PDGF (*platelet derived growth fator*), bFGF (*basic fibroblast growth fator*) e microRNA para outras células endoteliais e células musculares lisas vasculares.

Assim, a aterosclerose se inicia com a disfunção endotelial. A menor disponibilidade de NO super-regula VCAM-1 por haver ativação preferencial da expressão do NFκB pelo excesso de EROs. Essas alterações junto com PCR, o ligante de CD40 e a expressão do receptor-1 lectina símile da LDL oxidada (*lectinlike oxidized LDL receptor-1* – LOX-1) também aumentam a expressão das moléculas de adesão VCAM-1, ICAM-1 e E-selectina, que ligam monócitos e linfócitos T e propiciam sua passagem para o espaço subintimal e a formação de células espumosas e a migração de CML, completando todo o quadro de secreção de citocinas, matriz extracelular e, finalmente, metaloproteinases que desencadeiam a instabilização da placa.

Disfunção endotelial

Estresse oxidativo é um processo que permeia a disfunção endotelial. Em vários estados patológicos, há ativação da NADPH oxidase, xantina oxidase e desaclopamento da NO sintase endotelial (eNOS) com a oxidação da tetra-hidropterina (BH4) a di-hidropterina (BH2), dimerização de eNOS e geração de enzima oxidativa, a qual gera peroxinitrito. Há também disfunção na cadeia respiratória mitocondrial com geração de mais EROs. Essas alterações são acompanhadas por inativação do sistema antioxidante: superóxido dismutase, glutationa peroxidase e catalase. O resultado é a redução da disponibilidade de NO, com disfunção endotelial que leva ao remodelamento, agregação plaquetária, perda da vasodilatação, inflamação e crescimento de CML.

A redução da disponibilidade de NO pelo desequilíbrio redox associa-se à super-regulação VCAM-1, ICAM-1 e MCP-1 (*macrophage chemoatant peptide-1*). Já o aumento da dimetilarginina assimétrica (ADMA) leva à disfunção endotelial por competição com L-arginina para o sítio ativo da eNOS. Os níveis de ADMA estão elevados na hipercolesterolemia, em idosos com hipertensão arterial e na insuficiência renal.

AII induz aumento da produção de ERO pelo endotélio em razão do aumento da expressão da NADPH oxidase e inflamação. Portanto, o endotélio saudável apresenta fenótipo vasodilatador com altos níveis de NO e PGI2 e baixos níveis de ERO e ácido úrico, bem como fenótipo anticoagulante. Em contrapartida, na disfunção endotelial, ocorre prejuízo da vasodilatação com baixos níveis de NO, aumento do estresse oxidativo, do ácido úrico, radicais lipídicos peroxidados, nitrotirosina e perfil pró-coagulante e pró-inflamatório, reduzida capacidade de reparação vascular e aumento do número de micropartículas endoteliais (MPE) e de células endoteliais circulantes (CEC), 6-ceto-prostaglandina F1-alfa, NO_2 (nitrito), NO_3 (nitrato) e peroxinitrito.

A Figura 2 particulariza o conceito de que inflamação, estresse oxidativo, estresse de retículo endoplasmático e disfunção endotelial estão intimamente relacionados e formam os pilares básicos de praticamente todas as doenças cardiovasculares.[14,15]

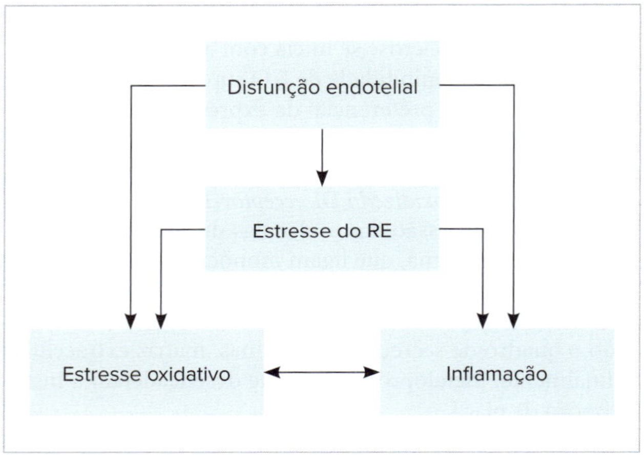

FIGURA 2

O estresse oxidativo está intimamente ligado à disfunção endotelial e inflamação. Recentemente, várias evidências indicam que o estresse do retículo endoplasmático (RE) contribui para esses processos e é um componente importante da fisiopatologia de doença vascular.

Fonte: Laurindo et al., 2003.[12]

Células progenitoras e regeneração endotelial

A possibilidade de regenerar tecidos humanos lesados é um sonho antigo dos pesquisadores. No caso do endotélio, a regeneração espontânea ocorre lentamente e de modo incompleto. Porém, inúmeras pesquisas investigaram possibilidades de origem de CE incluindo células da medula óssea hematopoiéticas ou mesenquimais (células-tronco, CTM), células endoteliais residentes (CER), células-tronco embrionárias pluripotentes (CTEP), células endoteliais induzidas humanas (CEih) e transformação direta de células teciduais em células endoteliais.

As CTM se diferenciam em células progenitoras endoteliais (CPE). As CPE são de variada origem, isto é, células hematopoiéticas da medula óssea: células mieloides e células-tronco mesenquimais, que são células circulantes encontradas no sangue de cordão umbilical e sangue periférico. As CER encontram-se em tecidos como o do cordão umbilical, adiposo, cardíaco, neural e dental.

Recentemente, observou-se que CPE residentes são as principais componentes na regeneração endotelial; > 95% das CE regenerativas derivam de CE residentes, segundo estudos de linhagem genética (Evans). Tanto células derivadas da medula óssea como CPE circulantes se diferenciam em CE. Múltiplos fatores de transcrição, incluindo Fox<1, HIF-1α, Sox-17 e Atf3, estão envolvidos (Evans). Igualmente, múltiplas vias de sinalização participam da regeneração endotelial e do reparo vascular; estas incluem P11oyPI3K, miRNA-126, Notch-1, VEGF e IGF-1.

Além da regeneração celular em si, outro processo importante na regeneração vascular é o reparo das pontes de adesões entre CEs, um processo fundamental na manutenção da integridade do endotélio e da barreira endotélio/vascular/sangue circulante. Essas junções são um complexo formado por VE – cadherin (vascular endothelial cadherin), β-catenin, α-catenin e p120 catenin; um dos processos envolvidos nessa restauração é o "*re-annealing*" –, similar ao tratamento por calor, que modifica propriedades físicas de um material, restaurando, portanto, essas "pontes".[16]

Uma importante contribuição foi feita por Takahashi e Yamanaka em 2006[17]; eles demonstraram um processo inovador pelo qual a injeção dos fatores de transcrição Oct4, Sox-2, Klf4 e cMyc em células somáticas da pele era capaz de fazer tais células retornarem ao seu estado pluripotente de células-tronco. E, portanto, estas poderiam a seguir ser diferenciadas em quaisquer tipos de células. Esse processo elimina o problema ético relacionado ao uso de CT humanas, e ainda permite a aplicação em tecidos específicos.

Duas novas descobertas merecem citação: *human pluripotent stem cells* (CTPPih) e reprogramação direta ou CE induzidas, representando novas perspectivas na restauração endotelial.[18] No entanto, problemas potenciais com as CPPih são a capacidade de induzir tumores; também não há consenso sobre os critérios que definem as características das CE assim formadas; por outro lado, requer-se grande número de células para aplicação clínica; biomateriais para deposição das células nos tecidos podem influenciar os resultados.

Por outro lado, a reprogramação direta de células somáticas em CE, isto é, sem passar pelo estágio de células-tronco embrionárias, representa uma perspectiva animadora. A Figura 3 demonstra as vias de reprogramação de células somáticas sob a influência de fatores de transcrição específicos.[19,20]

Histonas e regeneração endotelial

Histonas desempenham papel crítico na regeneração endotelial. O remodelamento da estrutura da cromatina é essencial

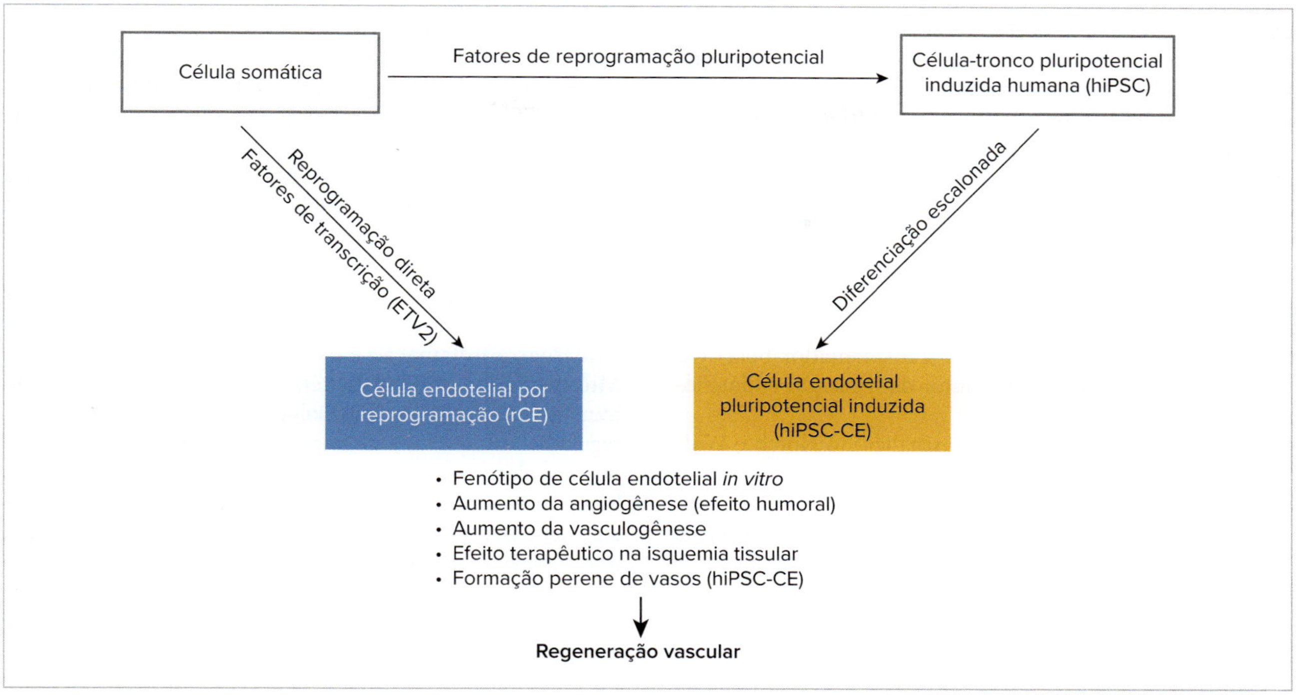

FIGURA 3

Reprogramação celular e regeneração.

Fonte: modificada de Lee et al., 2017.[18]

para o desenvolvimento normal, diferenciação celular fisiológica tanto nas CTEP como nas adultas. O equilíbrio entre histona acetiltransferase (HAT) e histona deacetiltransferases (HDAC) é a chave na dinâmica da estrutura e função da cromatina. Enquanto as HAT estão associadas à ativação de fatores de transcrição, as HDAC estão associadas à compactação da cromatina e supressão de genes. A deacetilação das histonas é necessária para a diferenciação das CTEP e das CPE. A Figura 4 resume as ações das HDAC nas células endoteliais. Há vários fatores que influenciam a concentração e a função das CPE. O exercício e o jejum estimulam. Já depressão, hipercolesterolemia, hipertensão e diabetes prejudicam as funções das CPE.[21]

Transição endotélio-mesenquimal

As células mesenquimais são componentes habituais da placa aterosclerótica junto com as células do sistema imunológico e a matriz extracelular. Estudos sobre a trajetória de linhagem revelaram sua origem em CE por meio da transição endotélio-mesenquimal (TEnd-Mes).

As CEs ativadas adquirem propriedades similares aos mioblastos por uma forma específica de transição epitélio-mesenquimal (TE-M) denominada transição endotélio-mesenquimal (TEnd-M).

As células mesenquimais [CMLV e (mio)fibroblastos)] intimais desempenham papel crítico na progressão e

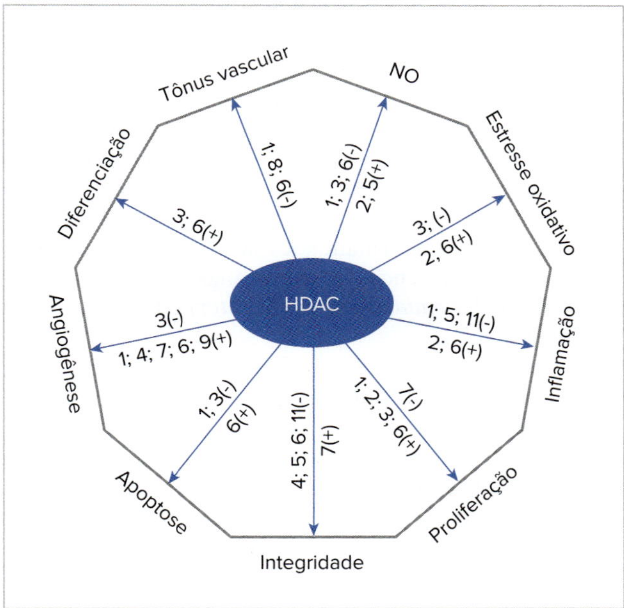

FIGURA 4

Ações das histona-deacetilases (HDAC) nas células endoteliais. A expressão de HDAC3 está aumentada em áreas mais propensas a aterosclerose, onde o fluxo sanguíneo está alterado. E mais, em modelo de camundongo *in vivo*, KO de HDCA3 induz evidentes placas ateroscleróticas, e até rotura delas.

complicações da placa aterosclerótica, secretam substâncias pró-inflamatórias, produzem matriz extracelular e, também, promovem a sua degradação por produzir metaloproteinases de matriz (MMP).

Há três vias sinalizadoras para a transição endotélio-mesenquimal:

- Embrionária – via dos transcritores Gata4-Twist1-Snail. Esses fatores de transcrição já estão ativos nas regiões propensas à aterosclerose previamente ao estabelecimento da placa em si própria.
- TGF-β (fator de crescimento transformador-beta) – É considerado o principal indutor da transição endotélio-mesenquimal.
- Vias alternativas ao TGF-β – sinalização Notch e Wnt-catenina.

Os fatores que ativam o programa de TEnd-M – hipóxia, inflamação e estresse oxidativo – estão presentes na placa aterosclerótica. A hipóxia agrava a TEnd-M. Isso explicaria o aumento de sensibilidade das células endoteliais ao TGF-β na hipóxia. A inflamação também tem ação sinérgica com o TGF-β na indução de TEnd-M e acelera a progressão da aterosclerose.[22-24]

MicroRNA (MiRNA) e cRNA (RNA circular)

Os miRNAs são sequências pequenas, de fita única, de RNA não codificadoras. Agem como moduladores da expressão gênica, inibindo ou promovendo a translação de proteínas pelo RNA mensageiro ou promovendo a sua degradação. Cada sequência de miRNA pode regular múltiplos genes.

O microRNA-126 é restrito às CEs e medeia a angiogênese *in vivo*. Sua deleção em camundongos causa hemorragias e letalidade embrionária por perda da integridade vascular e defeitos na proliferação, migração e angiogênese das células endoteliais. Essas anormalidades são semelhantes àquelas observadas na deficiência dos fatores angiogênicos, tais como VEGF (*vascular endotelial growth factor*) e FGF (*fibroblast growth factor*).[25]

A hipóxia ativa os miRNA, chamados de "hypoximiRs"; o principal deles é o MiR-210, que sob hipóxia potencia a angiogênese. Outro tipo de RNA não codificador é o RNA circular (circRNA), cuja função mais frequente é servir como "esponja" para os miRNA, ligando-se a eles e impedindo-os de se ligar aos mRNA alvos. Contudo, há evidências de que participam na transcrição, emenda de mRNA, degradação de RNA e translação e outros processos biológicos. E estão associados ao desenvolvimento de câncer e doenças neurológicas e cardiovasculares.[26]

Pacientes com aterosclerose intensa têm microvesículas circulantes enriquecidas com miR-150, comparados a controles; isto parece ser uma forma de comunicação a distância das CE com outros locais ou tecidos. Em suma, miRNA participam de modo bem claro na regulação das funções endoteliais, alteram-se na disfunção endotelial e podem ser alvos terapêuticos.[27]

Microvesículas

O conceito de vesículas extracelulares é amplo e abarca toda partícula com membrana e sem capacidade de síntese liberada pelas células. Seu conteúdo pode ser proteínas, lipídeos e ácidos nucleicos. As micropartículas circulantes são em sua maioria de origem plaquetária (70 a 90%); as demais têm origem em CE, granulócitos, hemácias, células musculares lisas, células tumorais e fibroblastos.

Os estímulos para a formação de microvesículas endoteliais são os mesmos que levam à disfunção endotelial, o estresse oxidativo, a inflamação e os fatores de risco tradicionais. Microvesículas endoteliais têm funções fisiológicas como transferência de informação biológica, ativação da coagulação, regulação imune e inflamatória, angiogênese, regulação do tônus vascular, apoptose, estresse oxidativo e em doenças, isto é, hipertensão arterial, diabetes mellitus, fumo, dislipidemia. Na aterosclerose, agem aumentando a permeabilidade endotelial por inibição da eNOS e promovendo inflamação e migração de monócitos; inflamação e quimioatração de leucócitos (citocinas, moléculas de adesão), neovascularização (proteólise e fatores pró-angiogênese).[28]

Genética e dano ao DNA

Segundo estudos genômicos, somente cerca de 10% dos casos de doença aterosclerótica cardíaca podem ser atribuídos a risco genético. Isso realça a importância dos fatores ambientais.[29]

A relevância do dano ao DNA na aterosclerose é ilustrada pela frequência em que os marcadores do dano ou estresse replicativo ao DNA, tal como a histona fosforilada cH2AX, estão presentes nas CEs, macrófagos e CMVL em lesões ateroscleróticas avançadas. O dano ao DNA não só afeta a replicação celular e a homeostase tissular, mas também desencadeia resposta inflamatória sustentada. Normalmente, temos DNA no núcleo e em mitocôndrias. Contudo, sua presença no citosol é observada: (a) no estresse celular com aumento de geração das EROs na mitocôndria; (b) no dano ao DNA genômico com quebras não reparadas e sua incorporação a micronúcleos que não se replicam ou fazem transcrição; (c) no DNA exógeno derivado da fagocitose de células mortas e vírus. Em geral, são rapidamente catabolizados pela autofagia, mas se isso não ocorrer há disparo dos mecanismos imunes, o complexo inflamassoma com recrutamento e processamento de pró-caspase-1 e secreção de citocinas IL-1beta, IL-18 e gasdermina, que medeia a morte celular por piroptose.[30]

Covid-19

O SARS-CoV-2, o coronavírus causador da Covid-19, acessa o sistema circulatório pelos receptores da A_2 (ECA-2) presentes nas CEs vasculares e dispara processo inflamatório. As CE ativadas aumentam a expressão do fator de von Willebrand e moléculas de adesão; há recrutamento de neutrófilos, plaquetas e complemento para os sítios de atividade. Os neutrófilos liberam as NET (armadilhas extracelulares de neutrófilos), que ativam a cascata intrínseca da coagulação. Concomitantemente, o complemento super-regula a expressão do fator tissular, o qual ativa a cascata intrínseca da coagulação, ambos levando à geração descontrolada de trombina e, por fim, formação de coágulos de fibrina e propagação de trombos por todo o leito vascular[31] (Figura 5).

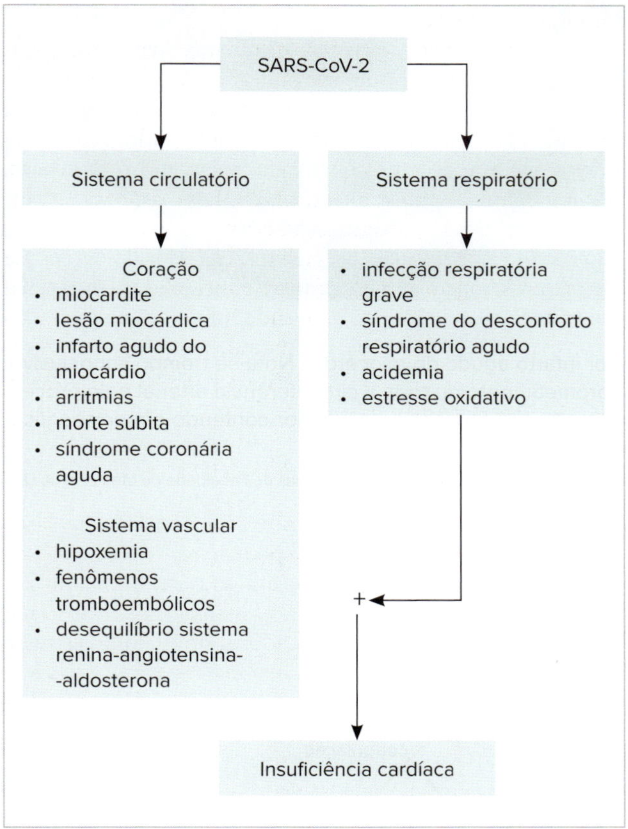

FIGURA 5

Interação entre coronavírus e endotélio na Covid-19.

A inflamação e a disfunção endotelial contribuem para estado pró-trombótico subjacente com elevação dos níveis de dímero D e produtos da degradação de fibrina e tempo de protrombina prolongado.[32] Esses são os mecanismos básicos dos eventos tromboembólicos e coagulopatia intravascular disseminada.

Endotélio e fatores de risco clássicos

Em nosso laboratório, documentamos redução da dilatação mediada pelo fluxo (DMF) em praticamente todos os fatores de risco e na depressão[33] (Figura 6). Por outro lado, os tratamentos dos FR melhoram a função endotelial, como, por exemplo, supressão de tabagismo, exercício físico, correção de dislipidemias, correção de obesidade ou correção de hipertensão arterial.

Síndromes coronarianas agudas e endotélio

Síndromes coronarianas agudas (SCA) começam com disfunção endotelial, incluindo necrose de células endoteliais. Forrester et al.[34] descreveram alterações na superfície endotelial com ulcerações, em pacientes com SCA, usando angioscopia intracoronária, constatando a incorporação de trombo intraluminal à parede arterial, o que contribui para o crescimento da lesão.

Trombose junto à placa de ateroma também pode ocorrer em decorrência da erosão da placa ou, mais raramente, na presença de nódulo calcificado, o que ocorre com mais frequência em idosos com artérias tortuosas e muito calcificadas. A Figura 7 ilustra os dois principais mecanismos envolvidos na obstrução coronariana aguda, ou seja, rotura e erosão da placa. Ambos se iniciam com disfunção endotelial e são causas de infarto e síndrome coronariana aguda, como obstrução total ou parcial da artéria culpada. A Figura 8 mostra os vários mecanismos de instabilização da placa.

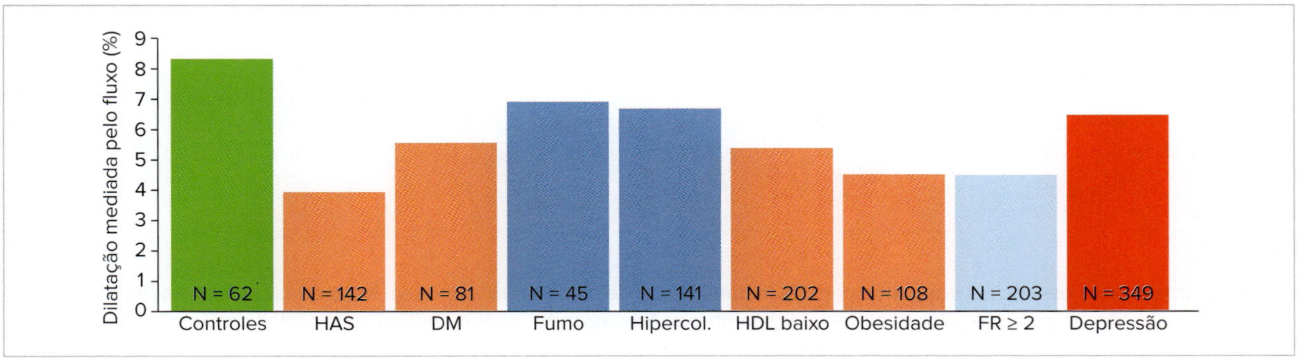

FIGURA 6

Dilatação mediada pelo fluxo em artéria braquial, influência dos fatores de risco.

DM: diabete melito; HAS: hipertensão arterial sistêmica; HDL: lipoproteínas de alta densidade. Fonte: Laboratório de Endotélio, Equipe de Aterosclerose, Instituto do Coração do Hospital das Clínicas da Faculdade de Medicina da Universidade de São Paulo (InCor-HCFMUSP) e Waclawovsky, et al.[33]

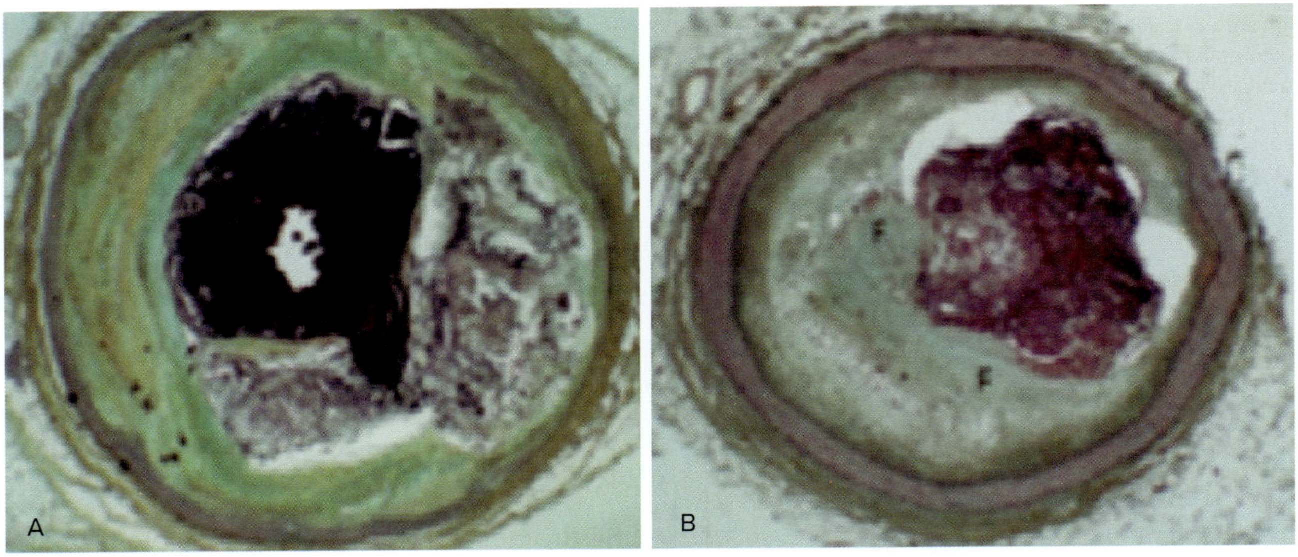

FIGURA 7

A: Corte da artéria descendente anterior em paciente que faleceu por infarto agudo do miocárdio. Nota-se trombo suboclusivo, rotura da placa com capa fibrosa fina, núcleo lipídico grande e comprometimento de toda a circunferência arterial pelo processo aterosclerótico. B: Placa com trombose por erosão; placas com erosão são fibróticas, com maior conteúdo em proteoglicanos, menor inflamação que as rotas e são mais frequentes em mulheres.

Fonte: contribuição da Dra. Maria de Lourdes Higuchi – Departamento de Patologia, Instituto do Coração do Hospital das Clínicas da Faculdade de Medicina da Universidade de São Paulo (InCor-HCFMUSP).

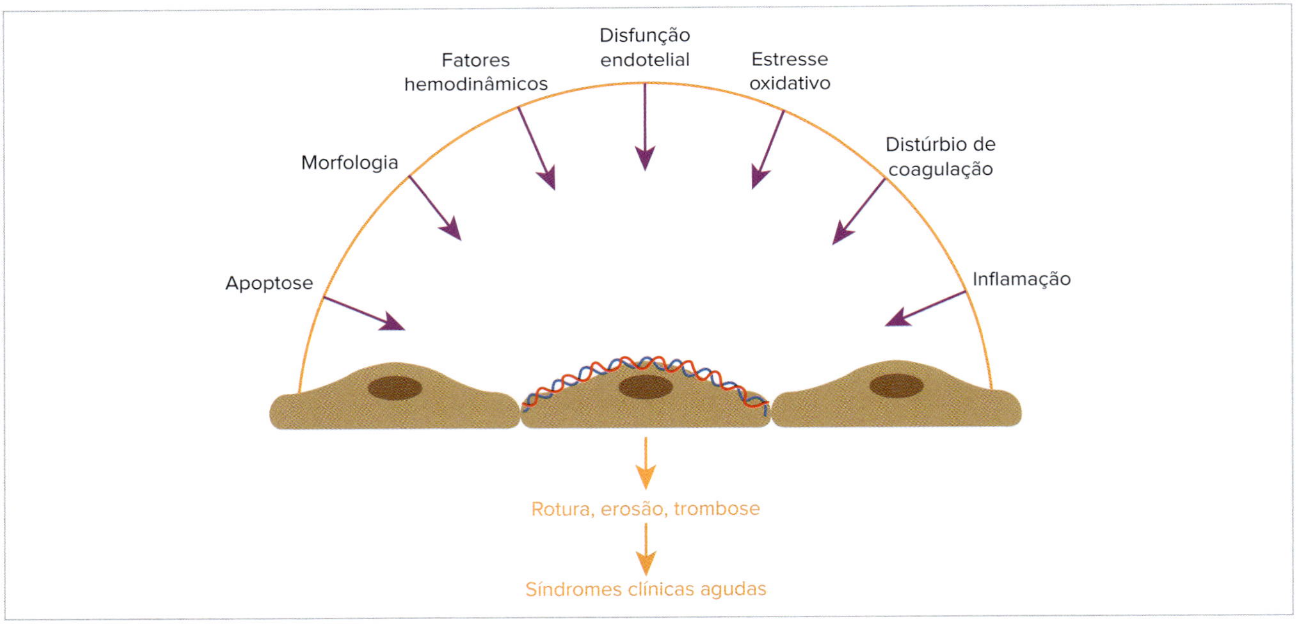

FIGURA 8

Esquema dos fatores essenciais que participam da instabilização da placa aterosclerótica. Note que a instabilização ocorre principalmente nas placas com morfologia especial (capa fibrosa fina, grande núcleo lipídico, microcalcificações, remodelamento positivo). No entanto, essas características anatômicas por si mesmas não são suficientes para desencadear a instabilização. É necessário que outros fatores (i. e., alterações hemodinâmicas, disfunção endotelial, processo inflamatório e alterações da coagulação) também ocorram para que o trombo se forme e a redução do fluxo sanguíneo aconteça.

Fonte: adaptada de Da Luz PL et al., 2016.[35]

TABELA 4 Fisiopatologia da disfunção endotelial na aterogênese

Fator	Agente
Hipercolesterolemia	Lipoproteínas oxidadas
Diabetes, resistência à insulina	Produtos avançados da glicação, ERO, adipocinas
Hipertensão arterial	Angiotensina II e ERO
Desequilíbrio dos hormônios sexuais	Deficiência de estrógenos, menopausa
Envelhecimento	Produtos avançados da glicação, senescência celular
Estresse oxidativo	Multifatorial
Citocinas inflamatórias	Interleucina-1 e TNFα
Agentes infecciosos	Toxinas bacterianas e vírus
Toxinas ambientais	Fumo, poluição ambiental
Forças hemodinâmicas	Fluxo turbulento

RESUMO

- O endotélio normal é responsável por inúmeras funções essenciais na circulação: é uma barreira que protege a parede dos vasos, é dilatador pela produção de substâncias como NO e prostaciclina, antiplaquetário e antiproliferativo; também produz substâncias vasoconstritoras, como ET_1. A circulação normal depende do equilíbrio entre esses dois tipos de produtos químicos, com predomínio dos vasodilatadores.
- Por outro lado, o endotélio sofre agressões constantes pelos fatores de risco cardiovasculares. Nessas circunstâncias, torna-se "ativado" e então facilita a inflamação, o recrutamento de células para a região subendotelial, torna-se protrombótico e induz a proliferação celular. Assim, é o local de início da formação de placas ateroscleróticas, de sua progressão e complicações como nas síndromes coronarianas agudas. Portanto, o entendimento dos mecanismos básicos em praticamente todas as doenças cardiovasculares – isto é, doença coronariana, hipertensão, diabetes, insuficiência cardíaca – passa pelo entendimento das funções normais do endotélio e de suas alterações em diversos cenários. Pesquisas recentes dão conta de novos conhecimentos sobre o endotélio, como micropartículas, transcrição endotélio-mesenquimal, participação de miRNA e regeneração endotelial.
- De especial importância é a questão da regeneração endotelial com reprogramação direta das células somáticas em CE ou indução de células humanas pluripotenciais embrionárias.
- De grande interesse foi o relato da reprogramação de fibroblastos humanos em CE, especialmente a infusão de apenas um fator de transcrição – ETV2 – em um sistema lentiviral, o que foi suficiente para induzir a reprogramação (Lee), a ponto de melhorar isquemia em membro inferior de camundongo.
- Em conclusão, as demonstrações recentes de que o endotélio pode ser regenerado e. consequentemente, a circulação pode ser restabelecida, são promissoras. Porém, até que esses conhecimentos básicos possam ser incorporados à prática clínica, um longo caminho translacional precisa ser percorrido.
- O mecanismo principal dessa regeneração é importante em decorrência da exposição do organismo a fatores de risco como fumo, hipercolesterolemia e hipertensão; se não fosse essa regeneração, provavelmente ocorreriam mais eventos clínicos do que os observados no dia a dia.

DESTAQUES DE INOVAÇÃO

- As respostas do endotélio ao fluxo sanguíneo e seus distúrbios, muito além da vasomotricidade.
- O papel do endotélio como participante do sistema de defesa inata do organismo.
- A importância das células progenitoras circulantes e residentes no reparo e regeneração vascular.
- Enfoque especial dos sistemas de deacetilação das histonas e da transição mesenquimal do endotélio na regeneração vascular.
- O papel dos miRNas (microRNA) como mediadores da regulação a distância da angiogênese e processos relacionados ao desenvolvimento de câncer e doenças neurodegenerativas.
- Papel do endotélio na Covid-19.

Referências bibliográficas

1. Niu N, Xu S, Xu Y, Litle PJ, Jin ZG. Targeting mechanosensitive transcription factors in atherosclerosis. Trend Pharmacol Sci. 2019;40(4):253-66.
2. Svenjo E, Bouskela E. Barreira endotelial: fatores que regulam sua permeabilidade. in da Luz PL, Libby P, Chagas ACP, Laurindo FRM. Endotélio e doenças cardiovasculares: biologia vascular e síndromes clínicas. Rio de Janeiro: Atheneu; 2016. p.43-55.
3. Wassmann S, Wassmann K, Jung A, et al. Induction of p53 by GKLF is essential for inhibition of proliferation of vascular smooth muscle cells. J Mol Cell Cardiol. 2007;43:301-7.
4. Tzima E, Irani-Theran M, Kiosses WB, et al. A mechanosensory complex that mediates the endothelial response to fluid shear stress. Nature. 2005;437,426-31.
5. Moro MA, Russel RJ, Celleck S, et al. CGMP mediates the vascular and platelet action of nitric oxide. Confirmation using an inhibitor of the soluble guanylyl cyclase. Proc Natl Acad Sci USA. 1996;93:1480-85.
6. Mombouli JV, Illians S, Nagao T, et al. The potentiation of bradykinin-induced relaxations by perindoprilat in canine coronary arteries involve both nitric oxide and endothelium-derived hyperpolarizing factor. Circ Res. 1992;71(1):137-44.
7. Busse R, Edwards G, Tou MFI, et al. EDHF: bringing the concepts together. Trends in Pharmacological Science. 2002;23(8):374-80.
8. López-Ongil S, Senchak V, Saura M, et al. Superoxide regulation of endotelin-converting enzyme. J Biological Chemistry. 2000;34:26423-27.

9. Kunusch C, Medford RM. Oxidative stress as a regulator of gene expression in the vasculature. Circ Res. 1999;85:753-66.
10. Bochenek ML, Schafer K. Role of endothelial cells in acute and chronic thrombosis. Hamostaseolgie. 2019;39:128-39.
11. Shao Y, Saredy J, Y WY, et al. Vascular endothelial cells and innate immunity. Arteriosc ler Thromb Vasc Biol. 2020;40:e138-e152.
12. Moreira MB, Saffi MAL, Garcia-Cardña G, Libby P. O endotélio: Coordenador da inflamação aguda e crônica. In: Da Luz PL, Libby P, Laurindo FR, Chagas AC. Endotélio e doenças cardiovasculares; biologia vascular e síndromes clínicas. Rio de Janeiro: Atheneu, 2016. p.509-515.
13. Certo M, Elkafrawy H, Pucino V, et al. Endothelial cell and T-cell cross-talk: Targeting metabolism as a therapeutic approach in chronic inflammation. BJP. 2021;178:2041-59.
14. Inoue M, Sato EF, Park AM, et al. Cross-talk between NO and oxyradicals, a supersystem that regulates energy metabolism and survival of animals. Free Rad Res. 2000;33(6);757-70.
15. Laurindo FRM, Leite PF. Mecanismos de síntese do óxido nítrico. In: Da Luz PL, Laurindo FRM, Chagas ACP. Endotélio e doenças cardiovasculares. São Paulo: Atheneu, 2003. p.537-52.
16. Evans CE, Iruela-Arispe ML, Zhao YY. Review: mechanisms of endothelial regeneration and vascular repair ad their application to regenerative medicine. Am J Pathol. 2021;191:52-65.
17. Takahashi K, Yamanaka S. Induction of pluripotent stem cells from mouxe embryonic and adult fibroblast cultures by defined factors. Cell. 2006;126:663-76.
18. Lee S, Park C, Han JW, et al. Direct reprogramming of human dermal fibroblasts into endothelial cells using ER71/ETV2. Circ Res. 2017;120:848-61.
19. Ginsberg M, James D, Ding BS, et al. Efficient direct reprogramming of mature amniotic cells into endothelial cells by ETS factors and TGFβ suppression. Cell. 2012;151:559-75.
20. Cheng Z, Verma DSK, Losordo DW, and Kishore T. Reprogramed human endothelial cells: a novel source of regenerative vascular medicine. Circ Res. 2017;120(5):756-8.
21. Chen X, He Y, Fu W, et al. Histones Deacetylases (HDACs) and atherosclerosis: A mechanistic and Pharmacological review. Front Cell Dev Biol. 2020;8larticle 5810115.
22. Mahmoud M, Souilhol C, Serbanovic-Canic J, Evans P. GATA4-Twist-1 Signalling in disturbed flow-induced atherosclerosis. Casrdiovasc Drugs Ther. 2019;33:231-7.
23. Doerr M, Morrison J, Bergeron L, Coomber BL, Viloria-Petit A. Differential effect of hypoxia on early endothelial-mesenchymal transition response to transforming growth beta isoforms 1 and 2. Microvasc Res. 2016;108:48-63.
24. Julien S, Puig I, Caretti E, Bonaventure J, et al. Activation of NF-[kappa] B by Akt upregulates Snail expression and induces epithelium mesenchyme transition. Oncogene. 2007;26:7445-56.
25. Zhou K, Yue P, Ma F, et al. Interpreting the various associations of MiRNA polymorphisms with susceptibility of cardiovascular diseases. Current evidence based on a systematic review and meta-analysis. Medicine. 2018;97:21(e10712).
26. Chan YC, Banerjee J, Choi SY, Sen CK. miR-210: the master hypoximir. Microcirculation. 2012;19:215-23.
27. Sun X, Deng K, Zang Y, et al. Exploring the regulatory roles of circular RNAs in the pathogenesis of atherosclerosis. Vascular Pharmacology. 2021;141.
28. Voukalis C, Shanstsila E, Lip GYH. Microparticles and cardiovascular diseases: review article. Ann Med. 2019;51:193-223.
29. The CARDIoGRAMplusCAD Consortium. Large-Scale association analysis identifies new risk loci for coronary disease. Nat Gen. 2013;45(1):25-33.
30. Man SM, Kanneganti TD. Gasdermin: the long-awaited executioner of pyroptosis. Cell Res. 2015;25:1183-4.
31. Adu-Amandkwaah J, Mprah R, Oluwafemi A, et al. The cardiovascular aspect of COVID-19. Ann Med. 2021;53(1):227-36.
32. Smadja DM, Mentzer SJ, Fontenay M, et al. COVID-19 is a systemic vascular hemopathy: insight for mechanistic and clinical aspects. Angiogenesis. 2021;24(4):755-88.
33. Waclawovky AJ, Brito E, Smith L, et al. Endothelial dyfunction in people with depressive disorders: A systematic review and meta-analysis. J Psychi Res. 2021;141:152-9.
34. Forrester JS, Litvack F, Grundfest W, Hickey A. A perspective of coronary seen through the arteries of living man. Circulation. 1987;75(3):505-13.
35. Da Luz PL, Dourado PMM, Chagas ACP, Laurindo FR. Papel do endoélio na aterosclerose: formação da placa e complicações. In: Da Luz PL, Libby P, Laurindo FR, Chagas AC. Endotélio e doenças cardiovasculares; biologia vascular e síndromes clínicas. Rio de Janeiro: Atheneu; 2016, Cap. 33, p.517-36.

Capítulo 3

Coagulação e anticoagulação: conceitos básicos

Joyce M. Annichino-Bizzacchi
Cyrillo Cavalheiro Filho
Carolina Kassab Wroclawski

PONTOS-CHAVE

- São muitas as situações clínicas que podem demandar anticoagulação do paciente, e cada vez mais o arsenal terapêutico que temos para lidar com estas situações aumenta.
- A varfarina é um medicamento anticoagulante de ampla utilização, mas apresenta limitações na prática clínica, como estreita janela terapêutica, necessidade de controle laboratorial, meia-vida longa e interação medicamentosa e alimentar. Nesse sentido, os anticoagulantes orais diretos (DOAC – do inglês *direct oral anticoagulants*) representam um avanço em todos esses aspectos, embora tenham um custo elevado.
- Os DOAC são tão eficazes quanto a varfarina, e mais seguros em relação aos sangramentos graves, principalmente em sistema nervoso central (SNC). Contudo, o sangramento gastrointestinal é maior com dabigatrana, rivaroxabana e edoxabana.
- Em situações como cirurgias de urgência, sangramentos, comprometimento agudo da função hepática ou renal, a determinação da concentração ou da atividade anticoagulante relacionada ao uso dos DOAC é muito importante, e, nesse sentido, ainda há limitações, pois exames laboratoriais específicos não estão disponíveis na prática clínica. A adesão ao tratamento com DOAC é importante, pela curta meia-vida desses medicamentos.
- O arsenal terapêutico para reversão de anticoagulação é realizado com vitamina K1 (fitomenadiona), plasma fresco congelado (PFC), complexo protrombínico, fator VIIa recombinante e antídotos específicos para DOAC.

Introdução

As indicações mais comuns de anticoagulação oral são profilaxia e tratamento do tromboembolismo venoso (TEV) e prevenção de fenômenos tromboembólicos na fibrilação atrial (FA) ou próteses cardíacas. Depois de mais de 50 anos do uso de antagonistas da vitamina K (AVK), com comprovada eficácia, a limitação de fatores como interações medicamentosa e alimentar, início de ação lento e necessidade de monitoramento rigoroso para manter a relação normalizada internacional (RNI) dentro do índice terapêutico impulsionou o desenvolvimento de novos anticoagulantes. Nesse sentido, os anticoagulantes orais diretos, agindo por meio da inibição de trombina ou fator X ativado (Xa) avançaram ao demonstrar risco reduzido de sangramentos graves ou clinicamente relevantes, menor interação com outros medicamentos, nenhuma interação com alimentos, fácil administração, sem a necessidade de controle laboratorial, e, recentemente, disponibilidade de antídotos aprovados na prática clínica.[1,2]

A escolha do anticoagulante deve considerar: indicações aprovadas pelas autoridades regulatórias e sociedades médicas, função renal, fatores de risco, incapacidade de manter RNI na faixa terapêutica durante tempo de tratamento (TTR – do inglês *therapeutic time in range*) adequado com o AVK e a preferência do paciente. Grande parte das diretrizes recentemente expressam a preferência pelos DOAC com base no benefício clínico estabelecido em estudos clínicos e de vida real.[1,2] Em alguns países, os DOAC somente são indicados quando o controle laboratorial com a varfarina não é alcançado.

Vale ressaltar que, apesar da melhora no controle do tratamento anticoagulante, as complicações hemorrágicas ainda são causa importante para internações emergenciais, principalmente de idosos.

Neste capítulo, será discutido o uso prático dos AVK, em especial a varfarina, e dos DOAC, incluindo controle e reversão da anticoagulação, contraindicações e situações especiais.

Fisiologia da hemostasia

A hemostasia é um processo fisiológico de manutenção do sangue fluido dentro dos vasos. O sangramento anormal ou a trombose podem ocorrer na presença de alterações dos componentes que participam do processo hemostático, sendo eles o endotélio, as plaquetas, os fatores e os inibidores da coagulação e a fibrinólise. Trata-se de um processo dinâmico, esquematicamente separado em fases:

- Endotelial.
- Adesão e agregação plaquetária.
- Deflagração e propagação da cascata da coagulação.
- Controle da coagulação via inibidores.
- Fibrinólise e remodelamento vascular.

O fator tecidual, responsável pela maior parte da ativação da coagulação, além de expresso nas células extravasculares, também está presente em células sanguíneas circulantes e em micropartículas. Além disso, leucócitos e eritrócitos também participam do processo de ativação da coagulação e das plaquetas.

Anticoagulantes

Os AVK e os DOAC agem basicamente na coagulação sanguínea, sendo que os AVK reduzem a atividade de fatores e inibidores dependentes da vitamina K, e os DOAC são inibidores específicos de fatores de coagulação. Isso tem relação com o tratamento nas complicações hemorrágicas.

Antagonistas da vitamina K

Os AVK atuam pela competição com a enzima epóxi-redutase na redução da vitamina K à vitamina K reduzida. Esta última é um cofator da gamacarboxilação dos fatores II, VII, IX, X e dos anticoagulantes naturais proteína C e proteína S. Assim, a diminuição de vitamina K reduzida leva ao comprometimento da atividade dos fatores vitamina-K-dependentes. Como a proteína C é o fator com meia-vida mais curta, é o primeiro a decair após o começo da anticoagulação, podendo inicialmente levar a um estado protrombótico, sobretudo nos pacientes com deficiência de proteína C. Posteriormente, com a diminuição do fator VII, e dos outros fatores de coagulação, a ação anticoagulante se estabelece. O uso concomitante de outro anticoagulante com efeito imediato, geralmente a heparina, é necessário em situações em que a anticoagulação deva ser alcançada rapidamente, como no tratamento do TEV.[1,3]

A varfarina é o AVK mais comumente utilizado e, no Brasil, por causa do custo elevado dos DOAC, é o anticoagulante mais prescrito nas diversas indicações. O tempo necessário para que o efeito terapêutico pleno da varfarina seja alcançado é de 3 a 5 dias.

A dose da varfarina é baseada no RNI, obtido pelo tempo de protrombina (TP) elevado ao Índice de Sensibilidade Internacional (ISI), e normalmente mantido entre 2 e 3. Exceções são assistência circulatória mecânica, prótese mecânica mitral e falha de tratamento com a dose usual; nesses casos, o RNI deve estar entre 2,5 e 3,5.[1,3]

A importância do controle laboratorial é demonstrada em diversos estudos clínicos, que revelam que o sangramento e a trombose ocorrem quando os níveis do RNI estão fora dos parâmetros preestabelecidos. Contudo é importante ressaltar que complicações hemorrágicas ocorrem mesmo com RNI subterapêutico e associadas a alterações locais como fator causal.[1,3]

Os AVK têm algumas indicações exclusivas: prótese mecânica cardíaca, estenose mitral moderada/grave, insuficiência renal grave ou dialítica, síndrome do anticorpo antifosfolipídio (SAF), em especial o triplo positivo. A maioria das entidades nosológicas com indicação de anticoagulação deve estar com o RNI entre 2 e 3, exceto na prótese mecânica em posição mitral e na assistência mecânica, quando o RNI deve estar entre 2,5 e 3,5.

O controle da anticoagulação e a correção do RNI na ausência de sangramento podem ser realizados conforme segue:

1. RNI entre o nível terapêutico e 5: apenas corrigir a dose.
2. RNI entre 5 e 10 sem sangramento:
   - Suspender anticoagulante.
   - Administrar vitamina K (1 a 2,5 mg), via oral (VO).
   - Controlar o RNI em 24 horas.
   - Se necessário, administrar doses adicionais de vitamina K (1 a 2,5 mg), VO, até que o RNI esteja abaixo de 3,5.
   - Reiniciar com redução de 50% da dose semanal.
   - Realizar novo controle em 72 horas.
3. RNI maior que 10:
   - Observar em ambiente hospitalar, de preferência.
   - Suspender anticoagulante.
   - Administrar vitamina K (1 a 5 mg), VO.
   - Em paciente com elevado risco hemorrágico, considerar o uso de PFC e concentrado de complexo protrombínico (CCP).
   - Controlar o RNI em 12 horas.
   - Se não houver redução do RNI, administrar doses adicionais de vitamina K (1 a 5 mg), VO, com novo controle entre 12 e 24 horas, até que o RNI esteja abaixo de 3,5.
   - Reiniciar com redução de 50% da dose semanal.
   - Realizar novo controle em 72 horas.

Medicamentos que interferem na via de metabolização da varfarina e o nível de vitamina K dietético ou produzido pela flora bacteriana intestinal têm impacto significativo sobre o RNI. Pacientes com deficiência de vitamina K têm maior instabilidade do RNI, uma vez que a ingesta de pequenas quantidades de vitamina K pode alterar o exame. Portanto, é de grande valia orientar os pacientes a adotar uma dieta homogênea, que pode incluir vegetais. Sempre que possível, os medicamentos com grande interação devem ser evitados, e caso isso não seja possível, o controle do RNI deve ser mais frequente. Lembrar que produtos naturais e suplementos também interferem no RNI, e este é um cuidado na anamnese, pois os pacientes muitas vezes não referem o uso desses produtos. A prática de exercícios físicos também pode levar a necessidade de aumento da dose do AVK. Fatores genéticos representados por polimorfismos nos genes *CYP2C9* e *VKORC1* também interferem na ação dos AVK, mas, na prática clínica, não há indicação de doses baseadas em farmacogenômica.[1,3]

Os pacientes devem ser orientados a realizar o RNI sempre no mesmo laboratório, pois a diferença do ISI dos *kits* empregados para mensuração do RNI leva a resultados diversos. Após 3 dias do início da varfarina, o RNI é avaliado diariamente ou a cada 2 dias. Assim que o alvo terapêutico for alcançado, os controles podem ser realizados a cada 4 a 6 semanas ou, nos pacientes com RNI muito estável, a cada 3 meses.

Na prática clínica, há grande variação interindividual, e mesmo nos pacientes com adesão adequada, o RNI pode não se estabilizar. O cálculo do TTR é efetivo para avaliar a prevenção de fenômenos tromboembólicos ou hemorrágicos em pacientes sob uso de varfarina, e idealmente deve ser mantido um TTR entre 60 e 70%. O TTR pode ser estimado pelo cálculo da fração do número de RNI dentro da faixa terapêutica dividido pelo total de testes realizados. O uso do escore SAMe-TT2R2 pode auxiliar na identificação de pacientes com mais chance de manter um TTR adequado.[1,3,4]

Serviços especializados no acompanhamento desses pacientes levam a um controle muito mais adequado e favorecem a adesão ao tratamento. O uso de monitores portáteis é muito interessante, uma vez que: o ISI da tromboplastina utilizada nas tiras de medida do RNI é 1, a amostra de sangue é adquirida por punção digital e o autocontrole e o automonitoramento podem ser instituídos com maior facilidade. Contudo, nos dois últimos casos, é necessário treinar o paciente.

O fator mais importante para o risco de sangramento é a intensidade da anticoagulação, que aumenta com RNI acima de 5. O antecedente de sangramento grave é o fator pessoal mais relevante. Contudo, outros fatores como idade avançada, câncer, insuficiência renal ou hepática, hipertensão arterial, angiodisplasia, antecedente de acidente vascular cerebral (AVC) e uso concomitante de antiagregantes plaquetários também são relevantes para o sangramento. Quando o sangramento tem origem no trato gastrointestinal ou urinário, a presença de lesão local deve sempre ser considerada.[1,3]

DOAC

Os DOAC ligam-se diretamente ao alvo específico, sem a necessidade de um cofator, como a antitrombina. As indicações para uso de DOAC são o tratamento do TEV, incluindo pacientes com câncer, profilaxia de trombose em próteses de joelho e quadril, e para a profilaxia de embolia na FA não valvular.[2,5]

Estes medicamentos atualmente são considerados como primeira escolha na maioria das indicações quando comparados aos AVK, em virtude da maior segurança em relação aos sangramentos, principalmente cerebral, e das facilidades na prática clínica. Praticamente não há interação com alimentos e esta é pequena com medicamentos. Pela ampla janela terapêutica e ação anticoagulante mais previsível, não há a necessidade de monitoramento laboratorial.[2,5] Contudo, em determinadas situações, é necessário avaliar a atividade anticoagulante e, eventualmente, a sua quantificação, como na presença de sangramento espontâneo moderado/grave ou cirurgias emergenciais e em eventos trombóticos. Discute-se a avaliação laboratorial em paciente com agravamento agudo da insuficiência renal ou hepática sob uso de medicamentos que podem alterar consideravelmente a concentração do DOAC, e naqueles com pesos extremos. No entanto, os testes de coagulação de rotina não refletem com precisão o efeito anticoagulante dos DOAC, há influência dos reagentes, que é variável entre os diferentes laboratórios, e do tempo decorrido entre a coleta da amostra e a última ingestão do fármaco. Além disso, não há um *cutoff* que defina o risco de sangramento ou trombose, pois não há uma relação linear clínico-laboratorial. Também não há estudos clínicos com nível de evidência para definição de condutas de acordo com o resultado dos exames.[2,5,6] Os testes utilizados estão descritos na Tabela 1.

TABELA 1 Métodos de coagulação e anticoagulantes orais diretos (DOAC)

	Dabigatrana	Apixabana	Rivaroxabana	Edoxabana
Nível plasmático máximo – Horas pós-administração	2	1-4	2-4	1-2
Nível plasmático mínimo – Horas pós-administração	12-24	12-24	16-24	12-24
TP	↑ Não usado	↑ Não usado	↑↑ Associação clínica	↑ ?
RNI	Não usado	Não usado	Não usado	Não usado
TTPa	↑↑ Associação clínica	Não usado	Não usado	Não usado
ECT	Sensível	-	-	-
TT	↑↑↑↑ Associação clínica	-	-	-
dTT	Sensível	-	-	-

dTT: tempo de trombina diluído; ECT: tempo de coagulação de ecarina; RNI: relação normalizada internacional; TP: tempo de protrombina; TT: tempo de trombina; TTPa: tempo de tromboplastina parcial ativado.
Fonte: Steffel et al., 2018[2].

Os estudos clínicos mostraram que a dispepsia é mais comum com o uso da dabigatrana e que o sangramento gastrointestinal foi mais prevalente com dabigatrana, rivaroxabana e edoxabana. Portanto, a apixabana é mais interessante para uso em pacientes com queixas gastrointestinais.[2,5,7,8] A decisão sobre o melhor DOAC é baseada em idade, função renal, peso e outras comorbidades.[7,8] O uso de inibidores de bomba de prótons (IBP) pode ser considerado em pacientes com história de sangramento gastrointestinal ou úlcera, ou naqueles com indicação de terapia antiagregante simultaneamente.[2,5]

Apesar das vantagens práticas dos DOAC, os pacientes devem ser avaliados 1 mês após o início do tratamento, e depois a cada 3 a 6 meses, dependendo do risco de alterações que indiquem mudanças na anticoagulação. Nesse sentido, os pacientes devem estar bem orientados quanto a fatores clínicos, uso de outros medicamentos incluindo antiagregantes e anti-inflamatórios, e sobre a adesão, uma vez que a meia-vida dos DOAC é curta.[2,5]

Pacientes com alteração de função renal devem ser monitorados a cada 3 a 6 meses. Testes de função hepática e hemograma podem ser realizados anualmente.[2,5] Alterações das doses preconizadas somente devem ser instituídas quando baseadas nos resultados obtidos em grandes estudos de fase III.

É importante ressaltar que ainda há muitas situações específicas, em que não há uma definição de conduta com esses medicamentos, seja por falta de estudos ou porque esses pacientes foram excluídos dos estudos clínicos. O *website* www.NOACforAF.eu, apesar de específico para pacientes com FA, apresenta um avanço nesse sentido.

Como não foram estabelecidas segurança e eficácia dos DOAC em mulheres gestantes e lactantes, e em estudos com animais demonstrou-se que eles atravessam a barreira placentária e são secretados no leite materno, esses medicamentos não devem ser indicados nessas condições.[2,5]

A Tabela 2 apresenta as principais características dos DOAC.

TABELA 2 Principais características dos anticoagulantes orais diretos (DOAC)

	Dabigatrana	Rivaroxabana	Apixabana	Edoxabana
Mecanismo de ação	Inibidor de trombina	Inibidor Xa	Inibidor Xa	Inibidor Xa
Pico de ação (h)	0,5-2	2-4	3-4	1-2
Biodisponibilidade (%)	6	80-100	50	62
Ligação a proteínas plasmáticas (%)	35	92	87	55
Eliminação renal (%)	80	33	25	35
Monitoração laboratorial	TTPa, TT, dTT, ECT	TP Anti-Xa	TP Anti-Xa	TP Anti-XA
Tolerabilidade gastrointestinal	Dispepsia	Boa	Boa	Boa
Ingestão de alimentos	Não	Sim	Não	Não

dTT: tempo de trombina diluído; ECT: tempo de coagulação de ecarina; TP: tempo de protrombina; TT: tempo de trombina; TTPa: tempo de tromboplastina parcial ativado; Xa: fator X ativado.
Fonte: Steffel et al., 2018[2].

Dabigatrana

O etexilato de dabigatrana é um pró-fármaco rapidamente metabolizado pelo fígado, transformando-se em um composto ativo que se liga de forma competitiva e reversível ao sítio ativo da trombina solúvel e a ligada à fibrina.[9] A dabigatrana é absorvida pelo trato gastrointestinal, com pico de ação entre 1-2 horas e uma meia-vida de 12-17 horas, com 80% de excreção renal e 20% fecal. A biodisponibilidade absoluta da dabigatrana após administração oral é de aproximadamente 6,5%.[2,5,9]

A integridade da cápsula de dabigatrana deve ser sempre preservada para evitar um aumento da biodisponibilidade. Portanto, não deve ser macerada para administração oral ou por sonda nasogástrica, pois há um aumento do risco hemorrágico.[2,5,9]

Por não se ligar a outras proteínas, é o único dos DOAC que tem resultados com a diálise (único DOAC que pode ser dialisável caso haja necessidade?).[2,5,9]

A dabigatrana é eliminada principalmente na forma inalterada na urina e não deve ser prescrita a pacientes com *clearance* de creatinina inferior a 30 mL/min.[2,5,9]

Apesar de poucas interações medicamentosas, não é indicado seu uso concomitante com quinidina, cetoconazol sistêmico, tacrolimo e ciclosporina, fortes inibidores da ga-P. Deve-se evitar a associação com amiodarona, dronedarona, verapamil, ritonavir, claritromicina, rifampicina, fenitoína e carbamazepina.[2,5]

Existe uma estreita correlação entre as concentrações plasmáticas de dabigatrana e o grau do efeito anticoagulante. A avaliação qualitativa da atividade anticoagulante é determinada pelo tempo de tromboplastina parcial ativado (TTPa) ou pelo tempo de trombina (TT). O TTPa apresenta uma relação curvilínea, e a relação após 12 horas da última dose é, em média, 1,5 vez o controle; se for superior a 2, pode estar associado a um elevado risco de hemorragia. Um TTPa normal praticamente exclui a presença de quantidades significativas da dabigatrana. O TT é um teste com elevada sensibilidade e é útil para confirmar a ausência de atividade anticoagulante da dabigatrana.

O tempo de coagulação de ecarina (ECT) e o tempo de trombina diluído (dTT), embora não estejam facilmente disponíveis, permitem uma avaliação quantitativa da dabigatrana. Quando o ECT excede 3 vezes o valor normal, após 12-24 horas da ingestão da última dose do medicamento, sugere um elevado risco de hemorragia. O dTT (*Hemoclot*) apresenta uma relação linear com a dabigatrana e, se superior a 65 segundos após 12-24 horas da ingestão da última dose, também indica um alto risco hemorrágico. Um TTPa normal praticamente exclui a presença de quantidades significativas da dabigatrana, mas o grau de elevação não necessariamente se correlaciona com o grau de sangramento/anticoagulação (ver Tabela 1).[6,9]

Rivaroxabana

A rivaroxabana inibe seletivamente o fator Xa livre e associado ao coágulo e, consequentemente, o complexo protrombinase. O pico plasmático se dá de 2-4 horas após a ingestão da droga, com duração de 24 horas e meia-vida de 5-9 horas em indivíduos jovens saudáveis, e de 11-13 horas em indivíduos idosos saudáveis. A absorção oral da rivaroxabana é quase completa com elevada biodisponibilidade (80-100%).[2] Apesar de não ter interação alimentar, doses acima de 15 mg não devem ser ingeridas em jejum.

A ligação às proteínas plasmáticas é alta, sendo a albumina sérica a principal ligante.[2,5] Aproximadamente 65% da dose tem degradação metabólica, sendo igualmente eliminados por via renal ou fecal. Os outros 35% são excretados inalterados pelos rins, sendo o composto mais importante no plasma.[2,5] A rivaroxabana é contraindicada em pacientes com *clearance* de creatinina < 15 mL/min, e usada com cautela naqueles com *clearance* entre 15-30 mL/min.[2] Pacientes com cirrose hepática Child Pugh B e C não devem fazer uso de rivaroxabana, pelo aumento da concentração plasmática do medicamento.[2]

Apesar da baixa interação medicamentosa, a rivaroxabana não é recomendada em pacientes recebendo tratamento sistêmico com antimicóticos azólicos, ritonavir, rifamicina, fenitoína e carbamazepina. Também deve-se evitar o uso concomitante de claritromicina.[2,5]

A avaliação laboratorial inclui o TP, influenciado pela rivaroxabana de um modo dose-dependente, com uma correlação estreita com as concentrações plasmáticas se for usado o reagente Neoplastin® (tromboplastina liofilizada obtida a partir de cérebro de coelho) (ver Tabela 1). Contudo, a maior parte dos serviços não tem esse reagente específico. Como o prolongamento do TP é observado em paralelo ao pico de ação, exceto nesse período, os valores do TP geralmente estão normais. De qualquer forma, o TP – e não o RNI – pode ser utilizado como um guia, pois um teste normal praticamente exclui a presença de quantidades de rivaroxabana no plasma. O teste que avalia a concentração plasmática é o anti-Xa, desde que calibrado especificamente para a rivaroxabana (ver Tabela 1).[2,5,6]

Apixabana

A apixabana é um inibidor direto e reversível do fator Xa livre e ligado ao trombo. Este fármaco apresenta uma biodisponibilidade oral de cerca de 50%, um início de ação rápido, com um pico de ação após 3-4 horas da sua administração, e uma meia-vida de aproximadamente 12 horas. A apixabana apresenta uma elevada ligação às proteínas plasmáticas (87%).[2,5]

A excreção renal da apixabana é de 27%, e a eliminação pelas fezes é de 70%, o que torna a droga mais segura para pacientes com insuficiência renal.[2,5] A insuficiência renal não teve efeito evidente sobre a relação entre a concentração plasmática de apixabana e a atividade anti-Xa. Nenhum ajuste de dose é necessário em pacientes com insuficiência renal leve ou moderada, e deve ser usada com cautela em pacientes com insuficiência renal grave. Pela experiência clínica limitada em pacientes com *clearance* de creatinina < 15 mL/min e dados limitados de pacientes submetidos à diálise, a apixabana não é recomendada para esses pacientes.[7,8] Também não é recomendada a pacientes com insuficiência hepática grave (Child Pugh C).

A inibição do fator Xa prolonga o TP de forma leve e com elevado grau de variabilidade, não sendo útil na prática, exceto para exclusão de um efeito anticoagulante (ver Tabela 1).

Edoxabana

A edoxabana é um inibidor direto e reversível, altamente seletivo do fator Xa livre e ligado. A edoxabana atinge o pico de ação em 1-2 horas. A biodisponibilidade é de aproximadamente 62%. A ligação às proteínas plasmáticas é de aproximadamente 55%. A edoxabana é metabolizada por hidrólise, mas a forma inalterada de edoxabana é a forma predominante no plasma.[2,5]

A meia-vida é de 10-14 horas, sendo 50% eliminada por via renal e 50% pela via biliar/intestinal. A edoxabana é contraindicada em pacientes com *clearance* de creatinina de abaixo de 15 mL/min, e a dose deve ser reduzida para 30 mg naqueles com *clearance* de 15-50 mL/min.[2-5]

A dose reduzida de edoxabana é indicada em pacientes com peso corporal inferior a 60 kg e com uso concomitante com ciclosporina, dronedarona, eritromicina ou cetoconazol. O perfil da edoxabana é o mesmo que a rivaroxabana em relação aos medicamentos que podem promover alterações na concentração da droga.[2,5]

A edoxabana é contraindicada em pacientes com comprometimento hepático grave (Child Pugh C).[2,5]

A inibição do fator Xa prolonga o TP de forma leve e com elevado grau de variabilidade, não sendo útil na prática, exceto para exclusão de um efeito anticoagulante. A avaliação da concentração é realizada pelo anti-Xa calibrado especificamente com a edoxabana (ver Tabela 1).[2,6]

Medicamentos e componentes hemoterápicos para reversão da anticoagulação

O arsenal terapêutico para reversão da anticoagulação com varfarina é composto por vitamina K1 (fitomenadiona), PFC, complexo protrombínico e fator VIIa recombinante. No caso dos DOAC, a vitamina K não é indicada, e há antídotos como o idarucizumabe para a dabigatrana, e andexanete alfa para os inibidores de Xa, este último ainda não disponível em nosso meio.

Vitamina K

A vitamina K1 é a forma reduzida da vitamina K e propicia a produção de fatores vitamina-K-dependentes, a despeito da presença do AVK.[1,3]

A administração da vitamina K1 pode ser realizada por via endovenosa (EV) ou VO. Doses orais de vitamina K1 são absorvidas principalmente na porção média do intestino delgado. A biodisponibilidade sistêmica após administração oral é de aproximadamente 50%, com grande variação individual. O início da ação ocorre aproximadamente de 1-3 horas após a administração EV, e de 4-6 horas após a administração VO.

A ampola da vitamina K1 deve ser protegida da luz, devendo ser armazenada em temperatura inferior a 25 °C, e há risco de reações anafiláticas relacionadas aos componentes da preparação, as quais podem ser controladas pela diluição em soro fisiológico e infusão em 20 minutos, ou pelo uso de vitamina K sem componentes que promovam tal reação.

Plasma fresco congelado

O PFC é obtido por meio de centrifugação a partir de uma bolsa de sangue total. Cada unidade contém, em média,

200-250 mL e é constituída de proteínas e fatores coagulantes e anticoagulantes.

A dose é muito variável – normalmente entre 10-20 mL/kg, com tempo máximo de infusão de 4 horas – e depende da situação clínico-cirúrgica do paciente.[1,3]

No caso dos AVK, o PFC propicia a reposição de fatores com atividade normal até que a ação do anticoagulante seja revertida. No caso dos DOAC, os fatores X ou trombina transfundidos serão inibidos pelo anticoagulante e, por esse motivo, o efeito de reversão da anticoagulação do PFC é praticamente desprezível, e deve ser considerado apenas como um expansor de volume.

Embora o risco transfusional de transmissão de hepatites e HIV tenha diminuído significativamente nas últimas décadas, podem ocorrer reações alérgicas, lesão pulmonar aguda associada à transfusão (Trali), sobrecarga volumétrica ou hipotensão pela presença de cininas vasoativas em seu conteúdo.

Concentrado de complexo protrombínico

Os concentrados de complexo protrombínico (CCP) contêm fatores vitamina K-dependentes em uma concentração 25 vezes maior que a do plasma e são classificados em compostos de 3 ou 4 fatores, de acordo com a presença do fator VII (FVII), podendo ou não ser ativados. Quando comparados ao PFC, são mais eficazes, por sua rápida ação, em pequeno volume, sem risco de sobrecarga volêmica, com preparo e infusão imediatos. O risco de transmissão de agentes infecciosos também é menor, pela inativação viral. As complicações tromboembólicas devem ser lembradas no momento de sua utilização, especialmente naqueles ativados.[2,11]

Assim, diversas diretrizes os colocam como primeira escolha para correção emergencial da anticoagulação e sangramento induzido pelos AVK. Resultados satisfatórios na correção do sangramento grave pelos DOAC foram relatados, mas com a disponibilidade de antídotos específicos, o uso dos CCP deve ser cada vez menor. Os CCP são preferíveis ao rFVIIa, visto que há poucos estudos disponíveis e pelo custo elevado do último.[2]

Apesar de variações entre as diretrizes das diversas sociedades nacionais e internacionais, a dose para reversão dos AVK em geral é de 25-50 U/kg, sendo necessários níveis plasmáticos médios de cada fator de 30-40% do normal para que a hemostasia ocorra de forma correta. Esses níveis equivalem a um RNI < 1,5, e cada unidade de complexo protrombínico por kg de peso eleva os fatores plasmáticos em 1-2%.[1,3,11]

O efeito do CCP na reversão da anticoagulação é esperado de 30-40 minutos após sua administração. O controle é realizado pelo RNI, mas vale ressaltar que este pode ser corrigido sem reversão do quadro hemorrágico, e vice-versa. A administração da mesma dose pode ser repetida a cada 6-12 horas, ou enquanto forem mantidas as alterações laboratoriais em presença de distúrbios hemorrágicos.[1,3,11]

Há uma indicação de administração concomitante de 5-10 mg de vitamina K EV (diluída em um mínimo de 50 mL e administrada no mínimo em 30 minutos), uma vez que a meia-vida do FVII é de cerca de 6 horas e, assim, garante-se a manutenção dos níveis plasmáticos dos fatores de coagulação, evitando-se o aumento "rebote" do RNI 12-24h após a administração do CCP.[11]

Para a reversão do sangramento em pacientes sob uso de DOAC, está indicada a dose de CCP de 50 U/kg, com um acréscimo de 25 U/kg de acordo com a evolução clínica. A dose de 50 U/kg, com um máximo de 200 U/kg/dia de CCP, pode ser indicada, mas não há estudos demonstrando superioridade em relação ao CCP.[2,10,11]

Fator VIIa recombinante

O fator VII ativado recombinante tem sido utilizado em várias complicações hemorrágicas com grande eficácia e sem apresentar efeitos adversos relevantes. Em circunstâncias especiais, é também utilizado para reversão de anticoagulação com AVK com sangramento grave.[11] Raramente é indicado nos sangramentos com risco de morte sob uso de DOAC, na dose de 90 mcg/kg.[2]

A posologia preconizada varia de 15 a 120 mcg/kg infundidos via EV a cada 2 a 6 horas, conforme a evolução clínica e o controle do sangramento. A infusão em *bolus* é a preconizada, devendo-se evitar a infusão contínua.[2,10,11]

Idarucizumabe

O idarucizumabe é um fragmento de anticorpo monoclonal que se liga a dabigatrana com alta afinidade e reverte seu efeito sem aumento da geração de trombina.[12]

O idarucizumabe no estudo REVERSE-AD mostrou reversão completa e imediata da atividade anticoagulante em quase todos os pacientes com dabigatrana e sangramentos com risco de morte ou com necessidade de cirurgia de urgência. Atualmente, é considerada a terapia de eleição nessas situações. Não se mostrou um efeito protrombótico com essa medicação.[12]

A dose total de 5 g é administrada por via EV em 2 *bolus* de 2,5 g, com intervalo de 15 minutos. Os seguimentos clínico e laboratorial podem indicar a necessidade de repetição da dose, em raras exceções, como na insuficiência renal grave ou em caso de overdose e manutenção do quadro hemorrágico.[12]

Andexanete-alfa

O andexanete-alfa é um fator Xa modificado sem efeito coagulante. O estudo ANEXXA-4, publicado em 2019, mostrou rapidez e eficácia na reversão do efeito anticoagulante da rivaroxabana e apixabana, mensurado por nível de atividade antifator Xa e sangramento ativo. Alguns casos de trombose foram observados, provavelmente associados à demora na reintrodução da anticoagulação ou à doença de base.[13]

A dose é dependente do tipo e do tempo da última tomada do anticoagulante. Para a rivaroxabana com última tomada superior a 7 horas e para a apixabana, é indicado 400 mg em *bolus* seguido de infusão contínua de 480 mg em 2 horas (4 mg/min). Para a rivaroxabana com tomada há menos de 7 horas e edoxabana, é indicada uma dose inicial de 800 mg em *bolus*, seguida de infusão contínua de 960 mg em 2 horas (8 mg/min). Os seguimentos clínico e laboratorial devem ser indicados.[2,13]

Esse medicamento está em fase de aprovação em diversos países e ainda não disponível em nosso meio.

Manejo do paciente anticoagulado para procedimentos cirúrgicos

Os pacientes submetidos à terapia anticoagulante apresentam, com alguma frequência, necessidade de reversão da anticoagulação decorrente de circunstâncias cirúrgicas, traumáticas ou de doença de base que os levaram a uma situação de risco.

No preparo dos pacientes que serão submetidos a tratamento clínico e/ou cirúrgico, alguns requisitos quanto ao estado hemostático e os níveis hematimétricos adequados devem ser preenchidos. Aqueles com alto risco trombótico e/ou hemorrágico devem ser identificados e observados com maior cuidado. Relatos de sangramentos ocasionais e repentinos não são incomuns, assim como de fenômenos trombóticos decorrentes das terapias anticoagulantes e sua reversão em momentos críticos, respectivamente.

Pacientes que serão submetidos a procedimentos menores não necessitam suspender a anticoagulação, e naqueles em que houver interrupção, a ponte não é necessária, exceto na prótese mecânica cardíaca.[14]

No caso de cirurgias ou procedimentos invasivos eletivos com riscos hemorrágico e trombótico moderados, a anticoagulação com varfarina deve ser interrompida 5 dias antes e substituída por heparina, de preferência de baixo peso molecular, quando o RNI estiver abaixo de 2. A heparina deve ser suspensa 12-24 horas antes do procedimento e reiniciada 6 horas após o procedimento, junto com o AVK. A heparina será retirada quando o RNI estiver dentro da faixa terapêutica.[1,3]

A utilização de ponte com heparina não está indicada com o uso dos DOAC, em razão de suas propriedades farmacocinéticas e farmacodinâmicas previsíveis. Para pacientes com uso dos inibidores de Xa e com função renal normal, a suspensão deve ser realizada 24 ou 48 horas antes do procedimento com baixo ou elevado risco hemorrágico, respectivamente. No caso de *clearance* de creatinina inferior a 30 mL/min, a suspensão deve ser feita 36 ou 48 horas antes do procedimento com baixo ou elevado risco hemorrágico, respectivamente. Os pacientes em uso de dabigatrana devem suspender o medicamento entre 24-48 horas para procedimentos com risco hemorrágico baixo, de acordo com a função renal. Nos procedimentos com risco hemorrágico elevado, a suspensão deve ser feita 48-72 horas com *clearance* superior a 50 mL/min, ou após 96 horas naqueles com *clearance* inferior a 50 mL/min.[2,5]

O DOAC pode ser reiniciado em 6-8 horas após a intervenção, quando o risco hemorrágico é baixo, com uma hemostasia adequada. Há situações em que retomar o DOAC nas primeiras 48-72 horas pode representar um risco hemorrágico superior ao risco tromboembólico. Quando o risco tromboembólico é muito alto, pode-se instituir profilaxia com heparina fracionada 6 a 8 horas após a intervenção, retornando o uso do DOAC em 48-72 horas.[2,5]

No caso de cirurgias com elevado risco hemorrágico em paciente com alto risco trombótico, iniciar heparina não fracionada 24 horas após o procedimento, via EV, na dose de 10-15 UI/kg/h, mantendo a relação do TTPa entre 1,7-2,5. A heparina deve ser suspensa 2 horas antes do procedimento e reinstituída 6 horas após o procedimento. A anticoagulação oral deve ser reiniciada quando o risco hemorrágico estiver sob controle.[1-3,5]

Manejo do sangramento em pacientes sob uso de anticoagulantes

O sangramento deve ser classificado em leve, moderado/grave e com risco de morte para condutas apropriadas, e medidas gerais devem ser inicialmente analisadas:

- Hora da última dose.
- Origem e gravidade do sangramento.
- Mudanças nas condições clínicas: idade, peso, *clearance* de creatinina, função hepática.
- Uso de medicamentos que podem ter interação ou que interferem com a função plaquetária.

Testes laboratoriais incluem avaliação da hemoglobina, hematócrito, contagem plaquetária, função renal e hepática; para os AVK, o RNI. Para a dabigatrana, o TTPa; para a rivaroxabana, o TP; ou testes mais específicos como dTT para a dabigatrana e anti-Xa calibrados para os inibidores de Xa. A maior parte desses testes específicos ainda não está disponível na prática clínica.

Sangramento leve

Epistaxe e gengivorragia podem ser tratadas com medidas locais, com antifibrinolíticos. Em casos recorrentes, uma causa local deve ser investigada. Os fatores responsáveis pelo sangramento devem ser corrigidos sempre que possível.[1-3,5]

Nos pacientes em uso de AVK e RNI acima do nível terapêutico, suspender o anticoagulante e administrar vitamina K (1-10 mg), EV. Podem-se administrar doses adicionais de acordo com a evolução clínico-laboratorial. O PFC somente deve ser administrado em situações estritamente necessárias.[1-3]

Pelo fato dos DOAC apresentarem uma curta meia-vida, a hemostasia será restabelecida em 12-24 horas após a suspensão de uma única dose, que na maior parte dos casos é suficiente para melhora do quadro.[2,5]

Sangramento moderado/grave sem risco de morte

Além das medidas como compressão local, hemostasia cirúrgica ou endoscópica, pode ser necessária a transfusão sanguínea e a reposição de fluidos. Procedimentos diagnósticos específicos devem ser realizados prontamente, como a endoscopia digestiva. O uso de antifibrinolíticos ou desmopressina pode ser avaliado no caso de associação com coagulopatia ou trombopatia. O ácido tranexâmico mostrou resultados favoráveis no sangramento associado ao trauma em pacientes sob anticoagulação com DOAC (Tabela 3).[1-3,5]

O AVK deve ser suspenso, com administração de vitamina K (1-10 mg), via EV, com doses adicionais, se necessário. A transfusão de CCP é indicada, mas o PFC, apesar de mais lento, também é efetivo. Excepcionalmente, é indicado o concentrado de fator VIIa recombinante.[1,3]

Caso os DOAC tenham sido ingeridos em um período de 2-4 horas, a lavagem gástrica e o carvão ativado podem reduzir a absorção. Uma diurese adequada é importante para todos os DOAC, particularmente para a dabigatrana. A diálise pode ser indicada nos casos de insuficiência renal grave sob uso de dabigatrana, quando não há disponibilidade dos antídotos.[2,5,9] Dependendo da evolução clínica, pode-se indicar antídoto para pacientes que tiverem utilizado a dabigatrana, e caso não disponíveis, o CCP e excepcionalmente o fator VIIa recombinante. O antídoto para os inibidores de fator Xa ainda estão em aprovação (Tabela 3).[2,5]

Sangramento com risco de morte

Além de todas as medidas de suporte descritas para o sangramento grave sem risco de morte, a reversão imediata do efeito anticoagulante é obrigatória. Assim, no caso dos DOAC, o uso de antídotos é a alternativa mais rápida e efetiva na correção da coagulação. Para os AVK, a disponibilidade de CCP é crítica, pela rápida recuperação da coagulação sanguínea.[1-3,5,9]

Situações especiais em pacientes anticoagulados

Após um isquêmico (AVCi) em paciente sob anticoagulação, esta é suspensa e deve ser reiniciada 1-12 dias após o evento, com base na gravidade e em outros fatores clínicos. Avaliações por imagem devem ser repetidas para determinar o início da anticoagulação em pacientes com AVCi extenso com risco de transformação hemorrágica.[15]

Já no caso de sangramento em SNC, a anticoagulação pode ser reiniciada em 4-8 semanas, se a causa do sangramento foi resolvida.[16]

Minimizar ou eliminar os fatores de risco controláveis, como hipertensão arterial, aneurismas intracranianos e úlceras gastrointestinais, é fundamental para reduzir o risco de sangramento. A suspensão permanente do anticoagulante após um episódio hemorrágico é rara.[1-3,5]

TABELA 3

	Dabigatrana	Rivaroxabana, apixabana, edoxabana
Sangramento grave	Medidas locais	
	Reposição de volume	
	CH, se necessário	
	Concentrado de plaquetas, se número < 60.000/mm³	
	PFC como expansor	
	Desmopressina – coagulopatia ou trombopatia – 0,3 mcg/kg, EV, máx. 20 mcg	
	Ácido tranexâmico – 1 g, EV; repetir em 6 h, se necessário	
	Estimar níveis normais no plasma: ▪ Função renal normal: 12-24 h ▪ ClCr 50-80 mL/min: 24-36 h ▪ ClCr 30-50 mL/min: 36-48 h ▪ ClCr < 30 mL/min: > 48 h ▪ Manter diurese ▪ Avaliar idarucizumabe	Estimar níveis normais no plasma: 12-24 h
Sangramento com risco de morte	Todos os anteriores	Todos os anteriores
	Idarucizumabe: 5 g, EV, em 2 doses em *bolus* de 2,5 g, com intervalo de até 15 min	Andexanete-alfa*: *bolus* em 15-30 min, seguido de infusão contínua em 2 h
		Rivaroxabana (última tomada > 7 h) e apixabana: 400 mg em *bolus*, 480 mg (4 mg/min)
		Rivaroxabana (última tomada < 7 h) e edoxabana: 800 mg em *bolus*, 960 mg (8 mg/min)
	CPP 50 U/kg, com adicional de 25 U/kg, se necessário	
	CPPa 50 U/kg, máximo de 200 U/kg/dia	

CH: concentrado de hemácias; ClCr: *clearance* de creatinina; CPP: concentrado de complexo protrombínico.
* Andexanete-alfa está em fase de aprovação para uso clínico.
Fonte: Steffel et al., 2018.[2]

Apesar de quedas serem uma preocupação no paciente anticoagulado, não há evidências que essa condição aumente o risco de sangramento. Portanto, a anticoagulação somente deve ser suspensa em situações incontroláveis e graves, por exemplo, na epilepsia.[16]

Uso concomitante de antiplaquetários

Aproximadamente 5-15% dos pacientes com FA sob anticoagulação terão algum evento isquêmico miocárdico com indicação de colocação de *stent* coronariano. Uma metanálise recente avaliou essa situação frente ao uso dos DOAC. Nos pacientes de baixo risco hemorrágico, a tripla terapia pode ser indicada por 6 meses, seguida de mais 6 meses de dupla terapia. Naqueles com alto risco hemorrágico, esse tempo deve ser alterado para 1 mês e 11 meses, respectivamente.[17]

Deve-se evitar o prasugrel ou o ticagrelor, exceto quando estritamente necessário, pelo maior risco hemorrágico e poucos estudos disponíveis.[18]

RESUMO

Os AVK e os DOAC são medicamentos eficazes para a anticoagulação oral. Os DOAC representam um avanço por não necessitarem monitoração, terem ampla janela terapêutica e farmacocinética previsível, apresentarem poucas interações alimentares e medicamentosas, terem rápido início de ação, serem administrados em doses fixas e disponibilidade de antídotos.

Os pacientes em uso de terapia anticoagulante podem apresentar necessidade de reversão da anticoagulação, como em decorrência de circunstâncias cirúrgicas, traumáticas ou de doença de base, que os colocam em uma situação de risco. É necessário estratificar o risco trombo-hemorrágico do paciente e, assim, decidir qual a melhor estratégia a ser adotada nessas situações.

Apesar dos DOAC não necessitarem de monitoração laboratorial, em certas situações, exames laboratoriais que tenham uma correlação com a atividade anticoagulante são importantes para maior segurança quanto às condutas clínicas. Nesse sentido, esse é um fator limitante no uso prático dos DOAC.

Referências bibliográficas

1. Kirchhof P, Benussi S, Kotecha D, ESC Guidelines for the management of atrial fibrillation developed in collaboration with EACTS. Eur Heart J. 2016;37:2893-962.
2. Steffel J, Verhamme P, Potpara TS, Albaladejo P, Antz M, Desteghe L, et al. The 2018 European Heart Rhythm Association Practical Guide on the use of non-vitamin K antagonist oral anticoagulants in patients with atrial fibrillation. Eur Heart J. 2018;39(16):1330-93.
3. Ageno W, Gallus AS, Wittkowsky A, Crowther M, Hylek EM, Palareti G. Oral anticoagulant therapy: Antithrombotic therapy and prevention of thrombosis – 9th ed: American College of Chest Physicians Evidence-Based Clinical Practice Guidelines. Chest. 2012;141(Suppl):e44S-e88S.
4. Apostolakis S, Sullivan RM, Olshansky B, Lip GY. Factors affecting quality of anticoagulation control among patients with atrial fibrillation on warfarin: the SAMe-TT(2)R(2) score. Chest. 2013;144:1555-63.
5. Fontana P, Robert-Ebadi H, Bounameaux H, Boehlen F, Righini M. Direct oral anticoagulants: a guide for daily practice. Swiss Med Wkly. 2016;146:w14286.
6. Weitz JI, Eikelboom JW. Urgent need to measure effects of direct oral anticoagulants: table. Circulation. 2016;134:186-8.
7. Diener HC, Aisenberg J, Ansell J, Atar D, Breithardt G, Eikelboom J, et al. Choosing a particular oral anticoagulant and dose for stroke prevention in individual patients with non-valvular atrial fibrillation: part 1. Eur Heart J. 2017;38(12):852-9.
8. Diener HC, Aisenberg J, Ansell J, Atar D, Breithardt G, Eikelboom J, et al. Choosing a particular oral anticoagulant and dose for stroke prevention in individual patients with non-valvular atrial fibrillation: part 2. Eur Heart J. 2017;38(12):860-8.
9. Ganetsky M, Babu KM, Salhanick SD, Brown RS, Boyer EW. Dabigatran: review of pharmacology and management of bleeding complications of this novel oral anticoagulant. J Med Toxicol. 2011;7(4):281-7.
10. Tomaselli GF, Mahaffey KW, Cuker A, Dobesh PP, Doherty JU, Eikelboom JW, et al. 2017 ACC expert consensus decision pathway on management of bleeding in patients on oral anticoagulants: a report of the American College of Cardiology Task Force on Expert Consensus Decision Pathways. J Am Coll Cardiol. 2017;70(24):3042-67.
11. Abreu EMF, Oliveira LSG, Menezes PMB, Jorge JC. O concentrado de complexo protrombínico e suas aplicações na sala de cirurgia. Rev Med Minas Gerais. 2014;24:S37-S48.
12. Pollack CV Jr., Reilly PA, Eikelboom J, Glund S, Verhamme P, Bernstein RA, et al. Idarucizumab for dabigatran reversal. N Engl J Med. 2015;373:511-20.
13. Connolly SJ, Crowther M, Eikelboom JW, Gibson CM, Curnutte JT, Lawrence JH, et al. ANNEXA-4 Investigators. Full study report of andexanet alfa for bleeding associated with factor Xa inhibitors. N Engl J Med. 2019;380(14):1326-35.
14. Douketis JD, Spyropoulos AC, Kaatz S, Becker RC, Caprini JA, Dunn AS, et al. BRIDGE Investigators. Perioperative bridging anticoagulation in patients with atrial fibrillation. N Engl J Med. 2015;373:823-33.
15. Nielsen PB, Larsen TB, Skjoth F, Gorst-Rasmussen A, Rasmussen LH, Lip GY. Restarting anticoagulant treatment after intracranial hemorrhage in patients with atrial fibrillation and the impact on recurrent stroke, mortality, and bleeding: a nationwide cohort study. Circulation. 2015;132:517-25.
16. Banerjee A, Clementy N, Haguenoer K, Fauchier L, Lip GY. Prior history of falls and risk of outcomes in atrial fibrillation: the Loire Valley Atrial Fibrillation Project. Am J Med. 2014;127(10):972-8.
17. Oldgren J, Wallentin L, Alexander JH, James S, Jönelid B, Steg G, et al. New oral anticoagulants in addition to single or dual antiplatelet therapy after an acute cor-onary syndrome: a systematic review and meta-analysis. Eur Heart J. 2013;34(22):1670-80.
18. Jackson LR II, Ju C, Zettler M, Messenger JC, Cohen DJ, Stone GW, et al. Outcomes of patients with acute myocardial infarction undergoing percutaneous coronary intervention receiving an oral anticoagulant and dual antiplatelet therapy: a comparison of clopidogrel versus prasugrel from the TRANSLATE-ACS Study. JACC Cardiovasc Interv. 2015;8(14):1880-9.

Capítulo 4

Regulação do fluxo coronário, isquemia e reperfusão miocárdica

Bruna Romanelli Scarpa Matuck
Fabio Grunspum Pitta
Antonio Eduardo Pereira Pesaro
Carlos V. Serrano Jr.

PONTOS-CHAVE

- Isquemia miocárdica ocorre quando há um desequilíbrio entre a oferta e o consumo de oxigênio pelo miocárdio. Em condições fisiológicas, a oferta de oxigênio depende do fluxo coronário e da resistência vascular e o consumo é determinado por inotropismo, cronotropismo e tensão miocárdica.
- Lesões ateroscleróticas geram obstruções ao fluxo arterial coronário, limitando a oferta de oxigênio no esforço ou até mesmo em repouso, em situações extremas.
- A redução do conteúdo arterial de oxigênio também contribui para a diminuição da oferta: hipóxia, intoxicação por monóxido de carbono, cor pulmonale ou anemia grave são algumas situações que reduzem a oferta de oxigênio para o miocárdio.
- O miocárdio tem metabolismo predominantemente aeróbico, com elevada extração de oxigênio e baixa margem de reserva.
- O fluxo coronário é fundamental para a manutenção da oferta de oxigênio ao miocárdio.
- Na vigência de isquemia, há uma rápida resposta de vasodilatação e incremento de fluxo na microcirculação, denominada hiperemia reativa.
- A liberação de óxido nítrico pode atenuar a inflamação e a instabilização de placas ateroscleróticas, reduzindo a circulação de citocinas, o recrutamento de células inflamatórias e o fator tecidual, além de diminuir moléculas de adesão leucocitária e a diferenciação de monócitos em macrófagos.
- As artérias coronárias são inervadas por fibras simpáticas e parassimpáticas. A ativação simpática causa aumento da frequência e do inotropismo cardíaco, elevando o consumo de oxigênio.
- A ação parassimpática é mediada pela liberação de acetilcolina, mas sua ação vasodilatadora dependerá da liberação de óxido nítrico que está depletado na doença aterosclerótica.
- Quando o fluxo coronário é reduzido por uma estenose, ocorre uma vasodilatação compensatória dos vasos de resistência da microcirculação.
- A restauração do fluxo sanguíneo leva a alterações fisiológicas e anatômicas, que incluem infiltração de neutrófilos, edema tecidual e dano à microcirculação, com subsequente comprometimento do fluxo sanguíneo.

Introdução

Neste capítulo, serão abordados os conceitos de isquemia miocárdica e de fluxo e reserva coronária. Considerando que para exercer adequadamente sua função contrátil o miocárdio necessita de suprimento contínuo e elevado de oxigênio e glicose, e que é extremamente sensível à interrupção desse suprimento, serão caracterizados os determinantes de oferta e consumo que se alteram na vigência de isquemia, bem como os fatores reguladores do fluxo coronário. Serão abordadas, também, as possibilidades atuais de monitoração invasiva e não invasiva do fluxo coronário e, por fim, mecanismos e tratamentos de lesão de reperfusão e *no reflow*.

Demanda e consumo de oxigênio pelo miocárdio

Em condições fisiológicas, a oferta de oxigênio, dependente do fluxo coronário e da resistência vascular, deve estar em equilíbrio com o consumo, determinado por inotropismo, cronotropismo e tensão miocárdica.

Quando ocorre um desequilíbrio desse sistema, há a isquemia miocárdica.

A redução da oferta pode ocorrer por redução de fluxo ou, menos comumente, por redução do conteúdo arterial de oxigênio (Figura 1).

A redução de fluxo pode ter instalação insidiosa, como no caso das síndromes coronárias crônicas estáveis, ou aguda, como nas síndromes instáveis. Na síndrome coronariana

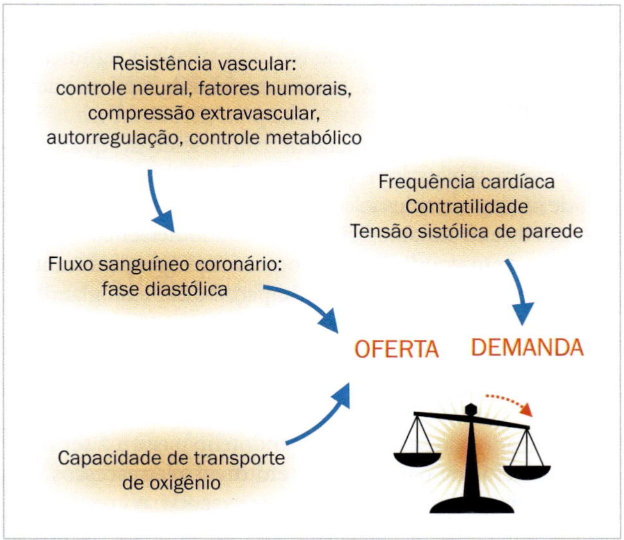

FIGURA 1

Fatores que influenciam a oferta e a demanda miocárdica de oxigênio.

estável, lesões ateroscleróticas geram obstruções significativas ao fluxo arterial epicárdico, limitando a oferta de oxigênio em valores fixos (Figura 2). Com o aumento da demanda, por exemplo, durante exercícios físicos, a oferta torna-se insuficiente, gerando isquemia. A representação clínica caracteriza-se por angina estável aos esforços. Na síndrome coronariana instável, a redução de fluxo é aguda. A causa mais frequente é a rotura ou a erosão de uma placa aterosclerótica, que determina a formação de trombos compostos por plaquetas, fibrina e hemácias.[1] Nesses casos, como a redução de fluxo é abrupta, a isquemia ocorre mesmo em situações de baixa demanda, como no repouso.[2] Durante espasmos coronários, como na angina variante de Prinzmetal, também ocorre redução súbita de fluxo epicárdico, porém geralmente reversível e sem a presença de trombose.[3] Outras etiologias menos frequentes são dissecção coronária e evento embólico. A redução do conteúdo arterial de oxigênio também contribui para a diminuição da oferta. Ela pode ocorrer durante asfixia, intoxicação por monóxido de carbono, cardiopatia congênita cianótica, cor pulmonale ou anemia grave.

A isquemia miocárdica pode, ainda, ser precipitada por elevações no consumo de oxigênio pelo miocárdio, como em situações de taquicardia (ansiedade, febre, dor, insuficiência cardíaca), aumento de contratilidade (durante o exercício, efeito de agentes vasoativos, descarga adrenérgica) ou mesmo na presença de elevação da tensão miocárdica por elevação da pressão intraventricular (hipertrofia ventricular, sobrecarga de volume e complacência reduzida por isquemia).[4]

O músculo cardíaco tem metabolismo predominantemente aeróbico, com elevada extração de oxigênio e baixa margem de reserva. Adicionalmente, não há estoques de oxigênio disponíveis em quantidade significativa no miocárdio. Durante a isquemia, ocorre menor remoção de metabólitos, ocasionando aumento de fosfatos inorgânicos e consequente redução da sensibilidade de miofilamentos ao cálcio. Portanto, a isquemia ocasionada por redução de oferta e/ou elevação de consumo determina profundas alterações metabólicas, elétricas e de contratilidade no miocárdio.

Fluxo coronário

O fluxo coronário é fundamental para manter a oferta de oxigênio ao miocárdio. Ele não depende apenas da perviedade

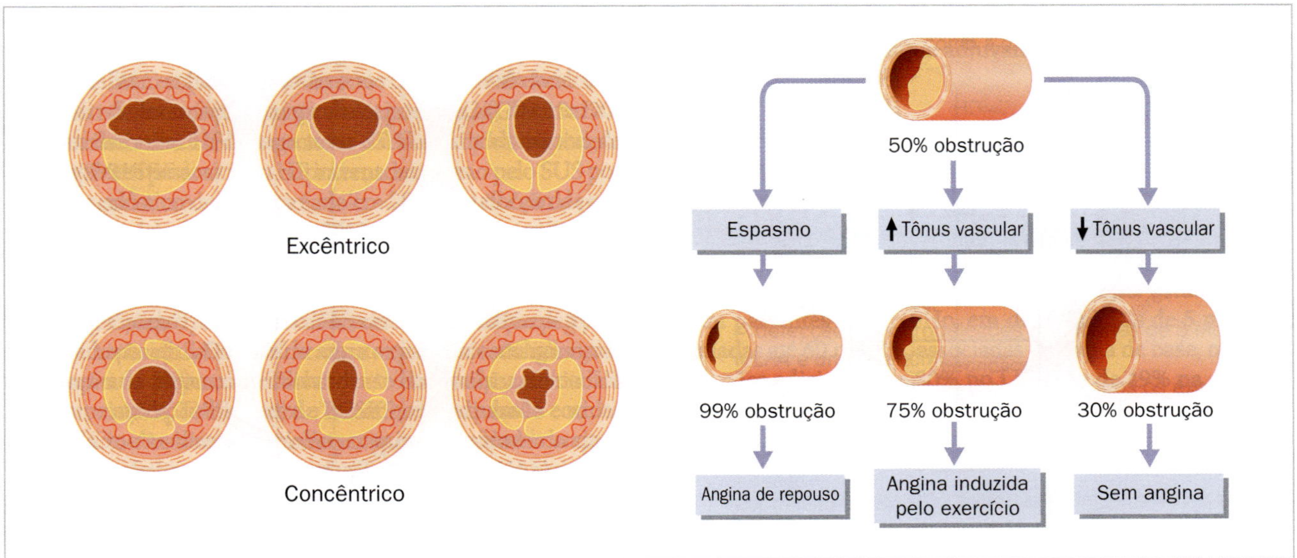

FIGURA 2

Estenose coronária como causa de isquemia.

Fonte: adaptada de Epstein e Talbot, 1981.[53]

de artérias epicárdicas de condução, frequentemente comprometidas por aterosclerose e trombose intracoronária, mas também de vasos de resistência e da microcirculação. Além disso, o fluxo é regulado por fatores que serão descritos em seguida, sofrendo interferências diversas, como vasodilatação, vasoconstrição e alterações inflamatórias.[5] Entre os fatores reguladores, destacam-se: regulação metabólica, fatores endoteliais, autorregulação, controle miogênico, compressão extravascular e controle neural (Figura 3).

Regulação metabólica

Na vigência de isquemia, há uma rápida resposta de vasodilatação e incremento de fluxo na microvasculatura, denominada hiperemia reativa. Essa resposta é mediada principalmente pela liberação de adenosina, óxido nítrico (NO), prostaglandinas e pela participação dos canais de potássio. A adenosina é liberada sob estímulo da redução da tensão de oxigênio em cardiomiócitos e tem ação dilatadora potente. Forma-se a partir de adenosina trifosfato (ATP) em células miocárdicas, sendo transportada através do espaço intersticial, onde age sobre a musculatura lisa de arteríolas e é transformada em inosina e hipoxantina. Em pacientes portadores de aterosclerose ou fatores de risco cardiovasculares, pode haver incremento da ação da adenosina como mecanismo compensatório da depleção de NO.[6-8]

Os canais de potássio regulados por ATP também participam da vasodilatação reativa à isquemia. A abertura desses canais na musculatura lisa das artérias coronárias gera hiperpolarização da membrana, redução do influxo de cálcio por canais voltagem-dependentes e, consequentemente, vasodilatação. Os canais de potássio podem ser bloqueados por glibenclamida, e diversos experimentos em animais demonstraram que seu bloqueio reduz de maneira significativa a vasodilatação coronária, tanto sob efeito de hipóxia quanto em condições estáveis.[9]

Prostaglandinas são metabólitos do ácido araquidônico com ação vasodilatadora, liberadas principalmente em situações de hipóxia ou oclusão coronária. Sua ação pode ser inibida pelo uso de anti-inflamatórios como a indometacina. Durante o repouso, em condições fisiológicas, ou mesmo durante o exercício, parece não haver participação das prostaglandinas na regulação do fluxo coronário.[10]

Fatores endoteliais

Desde meados do século XX, o endotélio passou a ser reconhecido pelo seu papel crucial em diversos processos biológicos, como a regulação do tônus vascular, o crescimento e o remodelamento vascular e a produção de citocinas que atuam na regulação de inflamação e processos de aterogênese.

Um dos principais mecanismos envolvidos na instabilização de placa aterosclerótica e vasoespasmo é a disfunção endotelial, na qual há liberação irregular de NO, causando comprometimento do relaxamento arterial.

O NO é sintetizado no endotélio a partir de L-arginina e sofre a ação da NO-sintase. Sua ação vasodilatadora, limitada por meia-vida curta, predomina sobre a musculatura lisa de artérias, pela ativação de guanilato ciclase, elevação de guanosina monofosfato (GMP) cíclico e redução de cálcio intracelular. A dilatação ocorre tanto em artérias epicárdicas quanto nos vasos de resistência. O estímulo para sua liberação depende fundamentalmente da presença de acetilcolina, trombina, agregação plaquetária (ADP, serotonina), histamina, bradicinina e

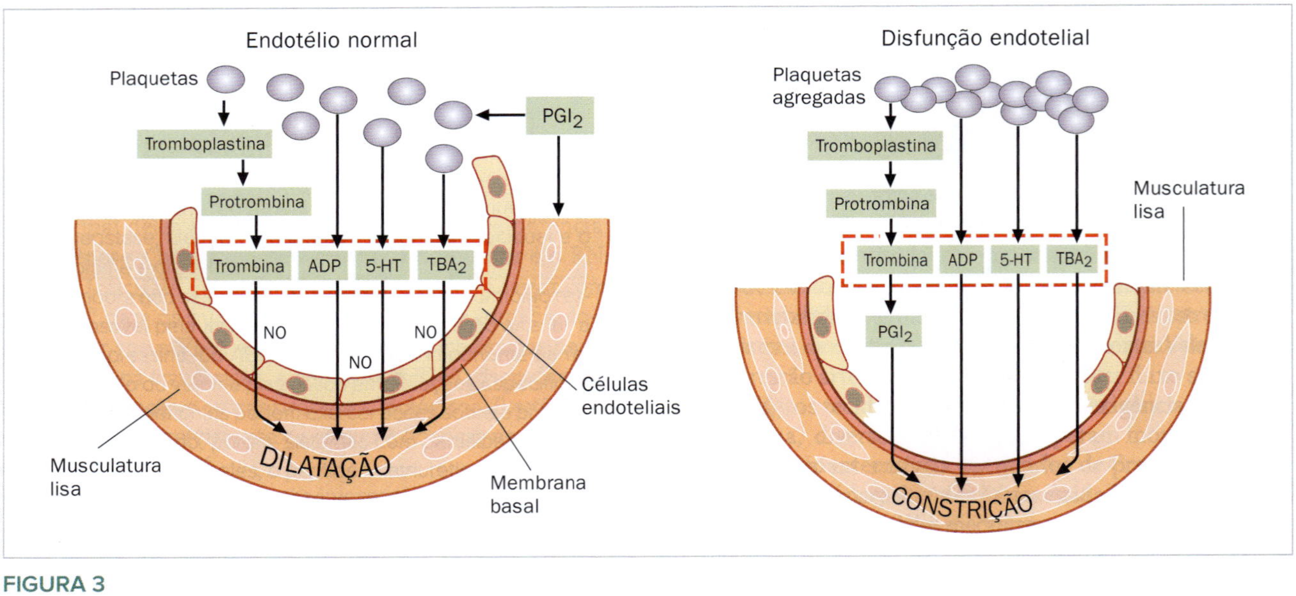

FIGURA 3

Função endotelial coronária.

ADP: adenosina difosfato; NO: óxido nítrico; PGI_2: prostaglandina I2; 5-HT: serotonina; TBA_2: tromboxane A2.

Fonte: Abrams; 1997.

do incremento das forças de cisalhamento na luz coronária ou no fluxo pulsátil. Ou seja, ele sofre tanto a influência de outros vasodilatadores quanto de fatores mecânicos e do processo trombótico, no qual tem função compensatória na regulação de fluxo. O NO também pode agir sobre a inflamação presente na instabilização de placas ateroscleróticas, reduzindo a circulação de citocinas, o recrutamento de células inflamatórias e o fator tecidual, além de diminuir as moléculas de adesão leucocitária e a diferenciação de monócitos em macrófagos.[11,12]

Ocorre redução na liberação de NO na vigência de processo de aterosclerose e na presença de fatores de risco cardiovasculares, como dislipidemia, hipertensão, diabete, tabagismo, menopausa, hiper-homocisteinemia e idade avançada.[7]

Tal redução também se faz notar durante estresse físico. Durante o exercício, em pessoas saudáveis, habitualmente há vasodilatação mediada por NO. No entanto, em portadores de aterosclerose, a redução de NO favorece a vasoconstrição e os sintomas anginosos em reação aos esforços. O mesmo distúrbio foi identificado em situações de estresse mental, teste de estresse térmico (*cold pressure test*) e taquicardia.[13]

Além disso, na doença aterosclerótica, alguns agentes que normalmente não têm ação vasoconstritora passam a promover constrição e espasmo coronário, como é o caso da acetilcolina e da serotonina (liberada por agregação plaquetária). Em relação à acetilcolina, a inversão do efeito vasomotor ocorre pois sua ação vasodilatadora depende da liberação de NO, o qual é depletado na doença aterosclerótica.[14]

O efeito vasoconstritor associado ao tabagismo também está, aparentemente, relacionado ao seu efeito direto sobre a função endotelial e pode ser revertido após interrupção do hábito.[15]

Igualmente, nas síndromes coronárias instáveis, há presença de significativa disfunção endotelial. Nesse contexto, estão presentes vasoconstrição, vasoespasmo e resposta exacerbada à acetilcolina nas artérias relacionadas ao evento agudo, em relação às artérias estáveis.

Acrescenta-se que a disfunção endotelial pode ser reduzida com o controle do colesterol plasmático por meio do uso de estatinas em pacientes dislipidêmicos, com melhora da perfusão e redução da isquemia.[16]

O fator hiperpolarizante do endotélio (FHE) também é um promotor endotelial de vasodilatação. Mediante a hiperpolarização de células musculares lisas, obtida com o envolvimento de canais de potássio ativados por cálcio, há ação vasodilatadora e anti-inflamatória, particularmente sobre artérias de pequeno calibre. A liberação de FHE é estimulada por fatores comuns à liberação de NO, como acetilcolina, bradicinina e aumento de forças de cisalhamento.[17] Em situações de redução de NO por disfunção endotelial, pode haver elevação de FHE como mecanismo compensatório. Da mesma forma, a prostaciclina, vasodilatador igualmente derivado do endotélio e originado da via da ciclo-oxigenase, eleva-se na presença de aterosclerose e pode também compensar a deficiência de NO.

Dentre os fatores vasoconstritores derivados do endotélio, destacam-se as endotelinas, que apresentam potente ação vasoconstritora de início lento e longa duração, e com possível ação na proliferação de células musculares, remodelamento vascular e adesão leucocitária. São estimuladas pela presença de trombina e catecolaminas e encontram-se elevadas em hipertensos, dislipidêmicos e pacientes com infarto do miocárdio ou insuficiência cardíaca.[18]

Autorregulação de fluxo e controle miogênico

A autorregulação constitui-se na capacidade de manutenção do fluxo coronário, da pressão ventricular e da contratilidade, apesar da redução da pressão de perfusão. Essa regulação é possível em virtude da vasodilatação dos vasos de resistência, possivelmente influenciada por NO e pelo controle miogênico. Este último caracteriza-se por resposta direta da musculatura lisa arterial às variações de pressão de perfusão.[19] A autorregulação é possível dentro de limites de pressão e, tanto em animais quanto em humanos, foram identificados valores semelhantes: extremos pressóricos entre 40 e 130 mmHg podem ser compensados, com manutenção da perfusão miocárdica. Fora desses limites, gera-se isquemia e, consequentemente, redução de complacência, aumento de pressão ventricular diastólica e redução ainda maior do fluxo coronário.

Controle neural

As artérias coronárias são inervadas por fibras simpáticas e parassimpáticas. A ativação simpática causa aumento da frequência e inotropismo cardíaco, elevando o consumo de oxigênio. Simultaneamente, há vasoconstrição sistêmica e de artérias coronárias. A contração de artérias epicárdicas de médio e grande calibres, mediada por alfarreceptores, pode favorecer a redistribuição de fluxo com favorecimento da perfusão do endocárdio, região frequentemente mais vulnerável à isquemia, em particular durante o exercício.

Por sua vez, a norepinefrina liberada por terminações nervosas simpáticas age sobre betarreceptores em vasos de resistência, promovendo vasodilatação. Essa ação pode contribuir com cerca de 25% da vasodilatação coronária que ocorre durante esforço físico.[20,21]

A ação parassimpática é mediada pela liberação de acetilcolina. Em pacientes saudáveis, a acetilcolina associada ao NO promove vasodilatação coronária. Contudo, em pacientes com aterosclerose, o efeito pode ser inverso, com contração de células musculares lisas e vasoconstrição.[22]

Isquemia coronária

Diferenças entre o epicárdio e o endocárdio

O fluxo coronário normal é 25% maior no endocárdio quando comparado ao epicárdio. Isso ocorre apesar de as arteríolas subendocárdicas terem seu fluxo reduzido durante a sístole, em razão da maior força compressiva extravascular. Graças à capacidade de dilatação dos vasos nessa porção do miocárdio, entretanto, o fluxo total de sangue durante o ciclo cardíaco consegue suprir a maior necessidade de oxigênio do subendocárdio, submetido à elevada tensão na parede muscular.[23]

Quando ocorre obstrução ao fluxo coronário e isquemia miocárdica, a relação de fluxo de 1,25:1, do endocárdio para o epicárdio, cai consideravelmente. Com apenas 40% de redução no fluxo coronário nas artérias epicárdicas, a relação entre as duas porções do miocárdio cai para 0,37:1. Com reduções progressivas do fluxo, essa relação é reduzida ainda mais e pode levar a quadros de isquemia.[24]

Deve-se lembrar, também, que, nas situações em que a pressão intracavitária se torna maior e a tensão na parede do miocárdio se amplia, o fluxo coronário pode ser reduzido de maneira significativa no endocárdio. Isso ocorre na hipertrofia ventricular esquerda e na insuficiência cardíaca, com um aumento da pressão diastólica final, podendo ser corrigido com regressão da hipertrofia, redução da pressão diastólica ou com o uso de medicamentos como os betabloqueadores[25] ou inibidores da enzima conversora de angiotensina.[26]

Estenoses coronárias

A cinecoronariografia simples, ainda que seja considerada o método de referência para detecção anatômica de estenoses coronárias, traz poucas informações sobre as alterações do fluxo coronário provocadas pela redução do diâmetro arterial. A diferença de pressão no vaso anterior à estenose *versus* sua porção distal é dada pelo inverso do diâmetro da estenose elevado a quatro. Assim, reduções relativamente pequenas da luz coronária já provocam significativas reduções de fluxo. Isso pode ser evidenciado na Figura 4, na qual se observa que, embora no repouso o fluxo coronário só se reduza a partir de uma obstrução de 80% na luz coronária, o fluxo máximo já se reduz a partir de uma diminuição de 40% da luz.[27]

Embora o cateterismo cardíaco diagnóstico possa facilmente prever a redução de fluxo em repouso nas duas pontas da Figura 4 (com estenoses < 40% ou > 80%), nas lesões intermediárias, o fluxo coronário e a diferença de pressão entre o sítio proximal e distal à obstrução podem sofrer grandes variações. Isso ocorre em razão do comprimento da estenose, da capacidade de distensão arterial (dada pela integridade endotelial, entre outros) e do tipo de fluxo existente naquela porção da artéria.[28] Assim, a gravidade da estenose coronária torna-se dinâmica, limitando sua correta avaliação pelo simples luminograma da estenose.

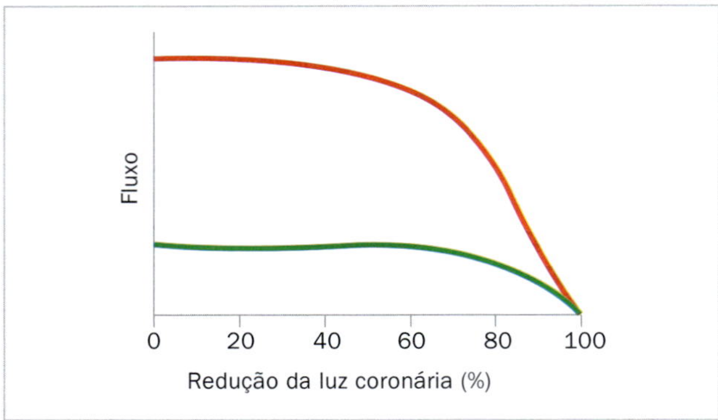

FIGURA 4

Na linha vermelha, observa-se o fluxo coronário máximo (durante exercício ou após vasodilatação medicamentosa). Nota-se que o fluxo máximo se reduz a partir de uma redução de 40% da luz do vaso. Na linha verde, tem-se o fluxo coronário em repouso (cerca de 4 vezes menor que o fluxo máximo). No repouso, o fluxo só é reduzido a partir de cerca de 80% da obstrução luminal.

Fonte: adaptada de Gould et al., 1990.[27]

Identificação da importância funcional da estenose

Para identificar se uma estenose coronária tem importância na redução do fluxo coronário e, portanto, pode gerar quadros isquêmicos, é necessária sua avaliação funcional. Quando o fluxo coronário é reduzido por uma estenose, ocorre vasodilatação compensatória dos vasos de resistência da microcirculação, conforme exemplo na Figura 5. Essa dilatação compensatória reduz a reserva de fluxo máxima daquele leito coronário. Quando o consumo de oxigênio miocárdico aumenta, por exercício ou outro estímulo hiperêmico, o fluxo coronário não se eleva tanto quanto nos locais onde não há uma obstrução significativa. Ao mesmo tempo, a diferença de pressão entre a porção proximal e distal da estenose aumenta à medida que a pressão distal é reduzida pela vasodilatação e permanece fixa, ou mesmo com constrição da luz do vaso, no local da estenose.

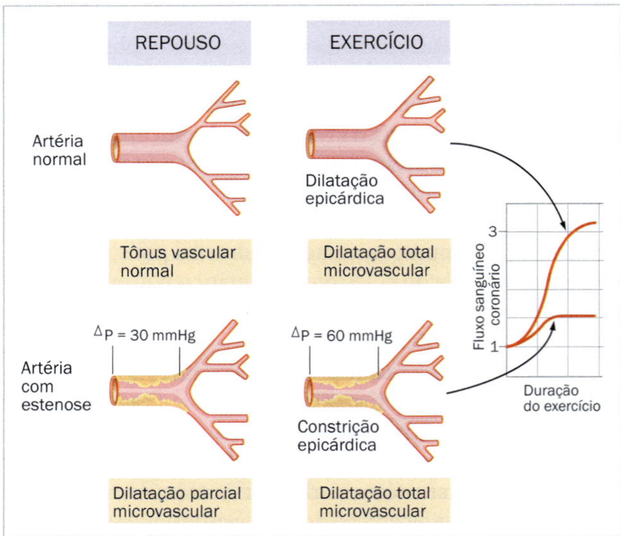

FIGURA 5

Na artéria normal, a microvasculatura no repouso apresenta-se sem dilatação. Durante o exercício, tanto a microvasculatura quanto as artérias epicárdicas se dilatam, com um aumento significativo do fluxo coronário. Na artéria estenótica, há uma dilatação compensatória da microvasculatura para aumentar o fluxo sanguíneo em repouso, com uma queda da pressão pós-estenose. No exercício, a microvasculatura tem uma baixa reserva para se dilatar ainda mais, levando a uma redução da pressão pós-estenose que é ainda mais intensificada por uma discreta constrição da artéria no local da placa.[28]

A primeira forma de avaliar a importância fisiológica de uma estenose se deu pela medida da velocidade do fluxo através de um cateter com Doppler em sua ponta, estabelecendo-se a reserva de velocidade de fluxo (CVR). A diferença de velocidade entre o estado em repouso e após um estímulo hiperêmico (seja com adenosina, dipiridamol, papaverina, exercício ou oclusão coronária) mostra a CVR. Entretanto, essa medida tem uma série de limitações, já que, se a microcirculação estiver anormal (no caso de hipertrofia ventricular esquerda, diabete, isquemia aguda ou crônica), sua medida pode estar reduzida mesmo na ausência de uma obstrução epicárdica. A CVR, portanto, não consegue distinguir qual dos dois componentes, epicárdico ou microcirculatório, é responsável pela sua redução.

Considerando as limitações do método, desenvolveu-se outra medida de avaliação funcional de estenose coronária, denominada reserva de fluxo fracionada (FFR). Diferente da CVR, que mede a velocidade de fluxo, a FFR é baseada na diferença de pressão entre a porção proximal e distal de uma estenose. Ela mede a fração de fluxo máximo que passa através da estenose em comparação com a mesma artéria na ausência teórica da obstrução. Como a perfusão miocárdica durante a máxima vasodilatação é quase inteiramente dependente das pressões, sua medida nessa situação reproduz de forma bastante precisa o fluxo coronário (Figura 6A). Medindo a pressão distal e a pressão proximal durante o repouso e durante hiperemia máxima, a FFR fica independente da frequência cardíaca, da pressão sistêmica e do *status* da microcirculação, refletindo o fluxo coronário tanto anterógrado quanto o retrógrado promovido por possível circulação colateral.[29] Um exemplo de medida de FFR encontra-se na Figura 6B. Valores de FFR abaixo de 0,75 indicam isquemia miocárdica, enquanto valores acima de 0,8 definem estenoses não isquêmicas.[30]

Medida da reserva de fluxo coronário de forma não invasiva

Do ponto de vista prático, uma vez identificada uma obstrução intermediária, é útil ter a medida invasiva da sua repercussão funcional para optar-se por realizar angioplastia ou implante de *stent* coronário. Entretanto, além do custo dos cateteres para medir as pressões intracoronárias, muitas vezes pretende-se estabelecer de maneira não invasiva a verdadeira gravidade de determinada estenose, a fim de evitar um procedimento mais invasivo.

Os primeiros métodos capazes de realizar tal tarefa surgiram com a medicina nuclear (por meio da tomografia por emissão de pósitrons [PET])[31] e a ecocardiografia.[32] A aplicação de tais métodos é relatada nos capítulos correspondentes. A grande desvantagem no caso da PET é a necessidade de haver uma região miocárdica normal para efeito de comparação, estabelecendo-se sempre a medida relativa da reserva coronária *versus* a medida absoluta dada pela FFR invasiva, por exemplo. Essa não é uma limitação da ecocardiografia, mas a resolução espacial do método também dificulta sua aplicação na prática clínica.

Juntamente a esses métodos, foram descritos trabalhos de identificação da reserva de fluxo absoluta mediante ressonância magnética cardíaca,[33] a qual permite não se limitar a uma medida relativa de fluxo, além de promover uma alta resolução espacial de imagem.

Mais recentemente, vem se destacando, dentre os métodos não invasivos, a avaliação de reserva de fluxo fracionado pela angiotomografia coronária (FFRct). Por meio de um modelo computacional complexo que envolve a reconstrução 3D da árvore coronária, modelos matemáticos considerando a

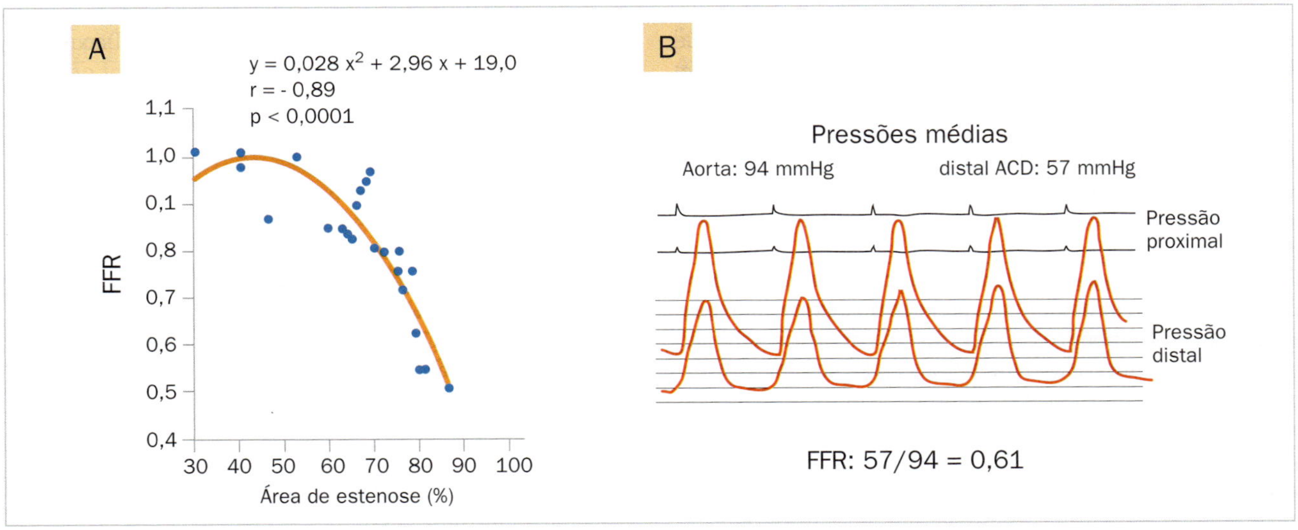

FIGURA 6

Gráfico demonstrando a relação entre a área de estenose e a FFR. A. Observa-se que a FFR cai acentuadamente após estenoses acima de 70%. B. Medida de pressão distal e proximal em um paciente com estenose da artéria coronária direita (ACD). Nessa lesão, há uma redução siginificativa da FFR para 0,61, indicando limitação grave do fluxo coronário.

FFR: reserva de fluxo fracionada.

dinâmica de fluidos e variações na atenuação do contraste pré e pós-lesão é possivel estimar o fluxo e a pressão em cada ponto da coronária, determinando o impacto funcional das estenoses. Para tal avaliação não são necessárias medicações adicionais (como adenosina) ou dose extra de radiação.[34]

Importância clínica de se estabelecer a medida de fluxo coronário

Nas lesões angiograficamente definidas como intermediárias, a determinação da importância fisiológica da lesão torna-se fundamental para a decisão do cardiologista quanto ao tratamento a ser oferecido ao paciente.

A aferição da FFR consolidou-se nos últimos anos como um bom método de avaliação funcional. Sua sensibilidade para identificar defeitos de perfusão reversíveis por exames de imagem ou teste de esforço foi determinada em 88%, com especificidade de 100% e acurácia de 93%.[35]

O seu uso também demonstra relevância clínica por auxiliar a tomada de condutas. Em ensaio clínico randomizado com o uso da técnica, pacientes que apresentaram FFR > 0,8 e permaneceram em tratamento clínico tiveram taxa de eventos cardiovasculares (morte, infarto ou revascularização de urgência) de 15%. Dentre os pacientes com FFR < 0,8, os que realizaram angioplastia tiveram taxa de 14%, comparados a 27% no grupo que permaneceu apenas em tratamento medicamentoso.[36]

Além de situações diagnósticas, a avaliação fisiológica do fluxo coronário também pode avaliar o sucesso terapêutico do tratamento percutâneo com a avaliação de FFR de controle pós-intervenção.

Reperfusão miocárdica

Lesão de reperfusão

A reperfusão de uma área previamente isquêmica, apesar de benéfica, pode causar nova corrente de lesão ao miocárdio, caracterizando um processo conhecido por lesão de reperfusão. A restauração do fluxo sanguíneo leva a alterações fisiológicas e anatômicas. A resposta inflamatória é exacerbada, ocorrendo maior liberação de mediadores inflamatórios pelos neutrófilos, como interleucinas, e ativação de complemento. Sabe-se que valores elevados de proteína C reativa à admissão estão associados à reperfusão de microcirculação prejudicada.[37] Também há dano à microcirculação, com prejuízo do fluxo – tanto pelo ambiente pró-trombótico causado quanto por debris ateroscleróticos de uma intervenção mecânica. O retorno súbito do fornecimento de oxigênio favorece a formação de espécies reativas de oxigênio, o acúmulo de cálcio intracelular e, consequente, hipercontratilidade miocárdica e vasoconstrição. A morte do cardiomiócito pode ocorrer por dano direto do citoesqueleto ou pela ativação de cascatas pró-apoptóticas. Ainda, a instabilidade intracelular pode desencadear fibrilação ventricular após reperfusão, levando à morte súbita.[38]

As formas de apresentação da lesão de reperfusão são: miocárdio atordoado, lesão do endotélio e da microcirculação, dano celular irreversível ou necrose.

Fenômeno de no *reflow*

O *no reflow* ocorre quando um segmento miocárdico apresenta perfusão inadequada apesar de circulação epicárdica sem lesões obstrutivas, após um infarto agudo do miocárdio tratado com trombólise ou intervenção mecânica.[39] A incidência é variável a depender do método utilizado para diagnóstico, mas estudos demonstram ocorrência em até 25% dos casos de infarto agudo tratados e está associado a pior prognóstico, com maior incidência de insuficiência cardíaca e remodelamento ventricular.[40]

As causas das alterações de reperfusão que levam ao fenômeno de *no reflow* são múltiplas, havendo cinco fatores determinantes descritos: disfunção microvascular preexistente, microembolização trombótica distal, injúria isquêmica, lesão de reperfusão e susceptibilidade individual (como fatores genéticos, *status* inflamatório basal, comorbidades como dislipidemia e diabete, além da influência do pré-condicionamento isquêmico).[41]

Identificação do *no reflow*

Diversos métodos podem ser utilizados para a identificação do *no reflow*. A suspeita inicial pode ser levantada se a redução do segmento ST no eletrocardiograma for menor que 50% após > 30 minutos da reperfusão.[42] Entretanto, a angiografia invasiva, realizada na fase aguda, foi a primeira técnica a identificar o fenômeno. O exame avalia se há lentificação do fluxo coronário epicárdico após a abertura da artéria que está sendo estudada. Essa lentificação é classificada de acordo com o escore de TIMI:[43]

- 0, para ausência de fluxo coronário.
- 1, para presença de opacificação da artéria após a obstrução, mas sem opacificação de toda a coronária.
- 2, para presença de opacificação total, mas com fluxo lento.
- 3, para fluxo normal.

Mais recentemente, um escore de graduação da perfusão miocárdica, avaliado por angiografia, foi descrito também pelo grupo TIMI:[44]

- 0, para ausência de *blush* miocárdico.
- 1, para contraste que chega ao miocárdio e fica visível até a próxima injeção.
- 2, para contraste que chega ao miocárdio e é lentamente lavado com persistência até o final da injeção.
- 3, para entrada e saída normais do contraste no miocárdio.

Apesar de simples avaliação, os métodos têm baixa sensibilidade e especificidade, havendo número significante de pacientes com TIMI 3 que apresentam *no reflow*.

Ainda de forma invasiva, as medidas de velocidade e reserva de fluxo coronário são bons parâmetros para avaliação de função microvascular. Medidas de pressão intracoronária também podem ser realizadas para avaliar presença de obstrução e resistência microcirculatória.

Dentre os exames não invasivos, o ecocardiograma com contraste e a ressonância magnética se destacam como métodos diagnósticos.

O ecocardiograma é realizado com a injeção de contraste composto por microbolhas, o qual causa opacificação intramiocárdica. Quando a opacificação está ausente, detecta-se área de *no reflow*, sendo este um bom parâmetro na predição de remodelamento ventricular.[45] O teste tem melhor acurácia quando realizado após 24 a 48 h da reperfusão.

A ressonância magnética cardíaca é o método mais sensível e específico ao avaliar a extensão do *no reflow*. O método permite também avaliar a presença e a extensão de necrose miocárdica, acrescentando informações prognósticas quanto à viabilidade do segmento com defeito da microcirculação, suas chances de recuperação contrátil e risco de eventos cardiovasculares.[46,47] Um exemplo de imagem de *no reflow* detectado pela ressonância magnética cardíaca pode ser observada na Figura 7.

Prevenção e tratamento na lesão de reperfusão

Diversos métodos foram testados para prevenir o *no reflow*: trombectomia manual, dispositivos de proteção embólica distal, implante de *stent* sem pré-dilatação, infusão de inibidores de GP IIb/IIIa e infusão de vasodilatadores coronários ou agentes trombolíticos. Nenhum dos métodos recebe indicação de rotina, por não terem demonstrado benefício de longo prazo na população geral.[49]

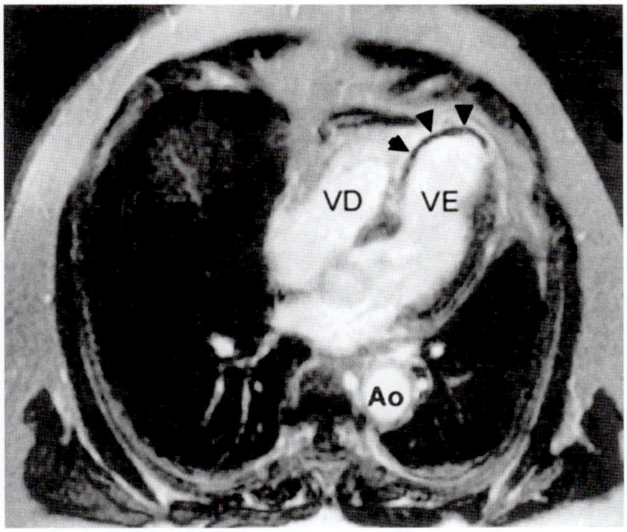

FIGURA 7

Imagem mostrando segmento anterosseptoapical do ventrículo esquerdo (VE) com obstrução microvascular (setas) após a injeção de gadolíneo. A imagem em cine mostrou discinesia dessa região compatível com miocárdio não viável nessa porção do ventrículo.

VD: ventrículo direito; Ao: aorta.

Fonte: adaptada de Lesser et al., 2003.[48]

Algumas medidas gerais contribuem na redução do fenômeno como: redução do tempo porta-balão, controle da pressão arterial e glicemia, especialmente em diabéticos. O uso de estatina também parece estar associado a menor incidência de *no reflow*.[50]

Quanto ao tratamento do paciente que se apresenta com *no reflow* após o tratamento percutâneo, alguns agentes vasodilatadores foram testados em pequenos estudos com algum sucesso.[51,52] Os mais utilizados na prática clínica são: verapamil, nitroprussiato e adenosina, infundidos via intracoronária, com preferência por cateteres distais em vez do guia, para evitar efeitos sistêmicos.

RESUMO

- Em condições fisiológicas, a oferta de oxigênio, que depende do fluxo coronário e da resistência vascular, deve estar em equilíbrio com o consumo, determinado por inotropismo, cronotropismo e tensão miocárdica. Esse equilíbrio está comprometido durante a isquemia e a lesão do miocárdio. A redução de fluxo pode ter instalação insidiosa ou súbita. Lesões ateroscleróticas estáveis geram obstruções significativas ao fluxo arterial epicárdico, limitando a oferta de oxigênio em valores fixos. Com o aumento da demanda, a oferta torna-se insuficiente, gerando isquemia.
- O fluxo coronário não depende apenas da perviedade de artérias epicárdicas de condução, frequentemente comprometida por aterotrombose intracoronária, mas também de vasos de resistência e da microcirculação. O fluxo é regulado por fatores metabólicos, endoteliais, de autorregulação, miogênicos, de compressão extravascular e neurais.
- A medida do fluxo coronário é importante por avaliar a repercussão funcional de uma estenose. Sua aferição, tanto de modo invasivo quanto não invasivo, auxilia na tomada de decisão terapêutica, com implicação prognóstica.
- A reperfusão miocárdica de uma área previamente isquêmica, apesar de benéfica, pode causar nova injúria ao miocárdio, caracterizando um processo conhecido por lesão de reperfusão. A restauração do fluxo sanguíneo leva a alterações fisiológicas e anatômicas, que incluem infiltração de neutrófilos, edema tecidual e dano à microcirculação, com comprometimento subsequente do fluxo sanguíneo.

Referências bibliográficas

1. Pesaro AEP, Serrano Jr CV, Nicolau JC. Infarto agudo do miocárdio: síndrome coronária com supradesnível do segmento ST. Rev Assoc Med Bras. 2004;50:214-20.
2. Libby P. Mechanisms of acute coronary syndromes. N Engl J Med. 2013;369:883-4.
3. Beltrame JF, Crea F, Kaski JC; Coronary Vasomotion Disorders International Study Group (COVADIS). The who, what, why, when, how and where of vasospastic angina. Circ J. 2016;80(2):289-98.

4. Braunwald ER. Myocardial oxygen consumption: the quest for its determinants and some clinical fallout. J Am Coll Cardiol. 2000;35:45B-50B.
5. Goodwill AG, Dick GM, Kiel AM, Tune JD. Regulation of coronary blood flow. Compr Physiol. 2017;7(2):321-82.
6. Bender SB, Tune JD, Borbouse L. Altered mechanism of adenosine-induced coronary arteriolar dilation in early-stage metabolic syndrome. Exp Biol Med (Maywood). 2009;234:683-92.
7. Minamino T, Kitakaze M, Matsumura Y, Nishida K, Kato Y, Hashimura K, et al. Impact of coronary risk factors on contribution of nitric oxide and adenosine to metabolic coronary vasodilation in humans. J Am Coll Cardiol. 1998;31:1274-9.
8. Feletou M, Kohler R, Vanhoutte PM. Nitric oxide: orchestrator of endothelium-dependent responses. Ann Med. 2012;44:694-716.
9. Liu Y, Xie A, Singh AK, Ehsan A, Choudhary G, Dudley S, Sellke FW, Feng J. Inactivation of endothelial small/intermediate conductance of calcium-activated potassium channels contributes to coronary arteriolar dysfunction in diabetic patients. J Am Heart Assoc. 2015;4(8):e002062.
10. Tune JD, Richmond KN, Gorman MW, Feigl EO. Control of coronary blood flow during exercise. Exp Biol Med. 2002;227:238-50.
11. Bohlen HG. Nitric oxide and the cardiovascular system. Compr Physiol. 2015;5:808-23.
12. Vanhoutte PM. Endothelial control of vasomotor function: from health to coronary disease. Circ J. 2003;67:572-5.
13. Selwyn AP, Kinlay S, Creager M. Cell dysfunction in atherosclerosis and the ischemic manifestations of coronary artery disease. Am J Cardiol. 1997;79:17-23.
14. Quyyumi AA, Dakak N, Mulcahy D. Nitric oxide activity in the atherosclerotic human coronary circulation. J Am Coll Cardiol. 1997;29:308-17.
15. Messner B, Bernhard D. Smoking and cardiovascular disease: mechanisms of endothelial dysfunction and early atherogenesis. Arterioscler Thromb Vasc Biol. 2014;34(3):509-15.
16. Huggins GS, Pasternak RC, Alpert NM, Fischman AJ, Gewirtz H. Effects of short-term treatment of hyperlipidemia on coronary vasodilator function and myocardial perfusion in regions having substantial impairment of baseline dilator reserve. Circulation. 1998;98:1291-6.
17. Ellinsworth DC, Sandow SL, Shukla N. Endothelium-derived hyperpolarization and coronary vasodilation: diverse and integrated roles of epoxyeicosatrienoic acids, hydrogen peroxide, and gap junctions. Microcirculation. 2016;23:15-32.
18. Gorman MW, Farias M III, Richmond KN. Role of endothelin in alpha-adrenoceptor coronary vasoconstriction. Am J Physiol Heart Circ Physiol. 2005;288:H1937-H1942.
19. Izzard AS, Heagerty AM. Myogenic properties of brain and cardiac vessels and their relation to disease. Curr Vasc Pharmacol. 2014;12:829-35.
20. Tune MD, Gorman MW, Feigl EO. Matching coronary blood flow to myocardial oxygen consumption. J Appl Physiol. 2004;97:404-15.
21. Pradhan RK, Feigl EO, Gorman MW, Brengelmann GL, Beard DA. Open-loop (feed-forward) and feedback control of coronary blood flow during exercise, cardiac pacing, and pressure changes. Am J Physiol Heart Circ Physiol. 2016;310:H1683-H1694.
22. Konidala S, Gutterman DD. Coronary vasospasm and the regulation of coronary blood flow. Prog Cardiovasc Dis. 2004;46(4):349-73.
23. Akinboboye OO, Chou RL, Bergmann SR. Myocardial blood flow and efficiency in concentric and eccentric left ventricular hypertrophy. Am J Hypertens. 2004;17:433-8.
24. Christian TF, Rettmann DW, Aletras AH. Absolute myocardial perfusion in canines measured by using dual-bolus first-pass MR imaging. Radiology. 2004;232:677-84.
25. Togni M, Vigorito F, Windecker S. Does the beta-blocker nebivolol increase coronary flow reserve? Cardiovasc Drugs Ther. 2007;21(2):99-108.
26. Nikolaidis LA, Doverspike A, Huerbin R. Angiotensin-converting enzyme inhibitors improve coronary flow reserve in dilated cardiomyopathy by a bradykinin-mediated, nitric oxide-dependent mechanism. Circulation. 2002;105:2785-90.
27. Gould KL, Kirkeeide RL, Buchi M. Coronary flow reserve as a physiologic measure of stenosis severity. J Am Coll Cardiol. 1990;15:459-74.
28. Wilson RF. Assessing the severity of coronary artery stenoses. N Engl J Med. 1996;334:1735-7.
29. de Bruyne B, Bartunek J, Sys SU. Simultaneous coronary pressure and flow velocity measurements in humans: feasibility, reproducibility, and hemodynamic dependence of coronary flow velocity reserve, hyperemic flow versus pressure slope index, and fractional flow reserve. Circulation. 1996;94:1842-9.
30. Elgendy IY, Conti CR, Bavry AA. Fractional flow reserve: an updated review. Clin. Cardiol. 2014;37(6):371-80.
31. Valenta I, Antoniou A, Marashdeh W, Leucker T, Kasper E, Jones SR, et al. PET-measured longitudinal flow gradient correlates with invasive fractional flow reserve in CAD patients. Eur Heart J Cardiovasc Imaging. 2017;18(5):538-48.
32. Watanabe N. Noninvasive assessment of coronary blood flow by transthoracic Doppler echocardiography: basic to practical use in the emergency room. J Echocardiogr. 2017;15(2):49-56.
33. Li M, Zhou T, Yang LF, Peng ZH, Ding J1, Sun G Diagnostic accuracy of myocardial magnetic resonance perfusion to diagnose ischemic stenosis with fractional flow reserve as reference: systematic review and meta-analysis. JACC Cardiovasc Imaging. 2014;7(11):1098-105.
34. Min JK, Taylor CA, Achenbach S, Koo BK, Leipsic J, Nørgaard BL, et al. Noninvasive fractional flow reserve derived from coronary CT angiography: clinical data and scientific principles. JACC Cardiovasc Imag. 2015;8:1209-22.
35. Pijls NH, Bruyne B de, Peels K, Van Der Voort PH, Bonnier HJ, Bartunek J, et al. Measurement of fractional flow reserve to assess the functional severity of coronary-artery stenoses. N Engl J Med. 1996;334:1703-8.
36. Xaplanteris P, Fournier S, Pijls NHJ, Fearon WF, Barbato E, Tonino PAL, et al. Five-year outcomes with PCI guided by fractional flow reserve. N Engl J Med. 2018;379:250-9.
37. Groot HE, Karper JC, Lipsic E, van Veldhuisen DJ, van der Horst ICC, van der Harst P. High-sensitivity C-reactive protein and long term reperfusion success of primary percutaneous intervention in ST-elevation myocardial infarction. Int J Cardiol. 2017;248:51-6.
38. Bainey KR, Armstrong PW. Clinical perspectives on reperfusion injury in acute myocardial infarction. Am Heart J. 2014;167(5):637-45.
39. Rezkalla SH, Stankowski RV, Hanna J, Kloner RA. Management of no-reflow phenomenon in the catheterization laboratory; JACC Cardiovasc Interv. 2017;10(3):215-23.
40. Morishima I, Sone T, Okumura K, Tsuboi H, Kondo J, Mukawa H, et al. Angiographic no-reflow phenomenon as a predictor of adverse long-term outcome in patients treated with percutaneous transluminal coronary angioplasty for first acute myocardial infarction. J Am Coll Cardiol. 2000;36:1202.
41. Niccoli G, Scalone G, Lerman A, Crea F. Coronary microvascular obstruction in acute myocardial infarction. Eur Heart J. 2016;37(13):1024-33.
42. Santoro GM, Valenti R, Buonamici P, Bolognese L, Cerisano G, Moschi G, et al. Relation between ST-segment changes and myocardial perfusion evaluated by myocardial contrast echocardiography in patients with acute myocardial infarction treated with direct angioplasty. Am J Cardiol. 1998;82(8):932-7.
43. The Thrombolysis in Myocardial Infarction (TIMI) trial. Phase I findings. TIMI Study Group. N Engl J Med. 1985;312:932-6.
44. Gibson CM, Cannon CP, Murphy SA. Relationship of the TIMI myocardial perfusion grades, flow grades, frame count, and percutaneous coronary intervention to long-term outcomes after thrombolytic administration in acute myocardial infarction. Circulation. 2002;105:1909-13.
45. Galiuto L, Garramone B, Scarà A, Rebuzzi AG, Crea F, La Torre G, et al. The extent of microvascular damage during myocardial contrast echocardiography is superior to other known indexes of post infarction reperfusion in predicting left ventricular remodelling: result of the multicentre AMICI study. J Am Coll Cardiol. 2008;51(5):552-9.
46. Abbas A, Matthews GH, Brown IW, Shambrook JS, Peebles CR, Harden SP. Cardiac MR assessment of microvascular obstruction. Br J Radiol. 2015;88(1047):20140470.
47. van Kranenburg M, Magro M, Thiele H, de Waha S, Eitel I, Cochet A, et al. Prognostic value of microvascular obstruction and infarct size, as

measured by CMR in STEMI patients. JACC Cardiovasc Imaging. 2014;7(9):930-9.
48. Lesser JR, Johnson K, Lindberg JL. Images in cardiovascular medicine. Myocardial rupture, microvascular obstruction, and infarct expansion: elucidation by cardiac magnetic resonance. Circulation. 2003;108:116-7.
49. Jolly SS, Cairns JA, Yusuf S, Meeks B, Pogue J, Rokoss MJ, et al. Randomized trial of primary PCI with or without routine manual thrombectomy. N Engl J Med. 2015;372:1389-98.
50. Li XD, Yang YJ, Hao YC, Yang Y, Zhao JL, Dou KF, et al. Effects of pre--procedural statin therapy on myocardial no-reflow following percutaneous coronary intervention: a meta analysis. Chin Med J (Engl). 2013;126(9):1755-60.
51. Wang L, Cheng Z, Gu Y, Peng D. Short-term effects of verapamil and diltiazem in the treatment of no reflow phenomenon: a meta-analysis of randomized controlled trials. Biomed Res Int. 2015;2015:382086.
52. Zhao S, Qi G, Tian W, Chen L, Sun Y. Effect of intracoronary nitroprusside in preventing no reflow phenomenon during primary percutaneous coronary intervention: a meta-analysis. J Interv Cardiol. 2014;27(4):356-64.
53. Epstein SE, Talbot TL. Dynamic coronary tone in precipitation, exacerbation and relief of angina pectoris. Am J Cardiol. 1981;48:797-803.

Capítulo 5

Contratilidade cardíaca

Dalmo Antonio Ribeiro Moreira

PONTOS-CHAVE

- O músculo cardíaco apresenta também células estriadas, mas suas fibras musculares se dispõem envoltas entre si.
- As fibras cardíacas organizam-se como um sincício funcional, por meio de discos intercalados e junções comunicantes que favorecem a transmissão do impulso célula a célula, seja por potenciais de ação, seja por condução eletrônica (passagem direta de íons).
- O acoplamento excitação-contração é o mecanismo em que o potencial de ação faz com que as células se contraiam e sejam coordenadas por mudanças intracelulares de concentração de íons.
- É o aumento significativo dos níveis de cálcio que produz o deslizamento da actina e da miosina e, portanto, a contração da miofibrila.
- É a ligação do cálcio à troponina C que modifica estruturalmente a tropomiosina, expondo os sítios de interligação da actina à miosina, produzindo, então, a contração efetiva.

Introdução

A contração muscular é atividade fundamental para a adequada condição hemodinâmica de atender as demandas metabólicas periféricas. Qualquer alteração das partes constituintes dessa complexa máquina "produtora" de atividade mecânica muscular implica comprometimento, em graus variáveis, do desempenho cardíaco, podendo culminar em insuficiência cardíaca. Para a contração muscular é fundamental uma adequada despolarização do miócito, concentrações apropriadas de íons, particularmente o cálcio extracelular, estruturas e funcionalidades normais dos canais de cálcio e seus receptores, além da integridade dos túbulos T e sua integração com o retículo sarcoplasmático, responsável pelo armazenamento do cálcio intracelular. Não menos importante, o sistema de recaptação do cálcio, após encerrada a contração muscular, deve ter sua integridade preservada visando preparar o miócito para as contrações musculares subsequentes. O objetivo deste capítulo é descrever os mecanismos relacionados à contração do músculo cardíaco.

Contração do miócito

A atividade contrátil do músculo cardíaco, funcionalmente, não difere daquela do músculo esquelético. Pequenas diferenças, contudo, do ponto de vista histológico e elétrico, estão presentes entre essas células. O músculo cardíaco tem uma estrutura em "treliça", com fibras musculares envoltas entre si.[1,2] Na sua composição fazem parte as miofibrilas que compõem a fibra muscular. Estas apresentam também um aspecto estriado, semelhante ao musculo esquelético, causado pela presença das proteínas contráteis paralelas, de actina e miosina, que se interdigitam (Figura 1). Nas extremidades dos filamentos de actina encontram-se as linhas Z, ponto de ancoragem desses filamentos. O intervalo entre as linhas Z define a unidade funcional contrátil muscular que é o sarcômero. O deslizamento das proteínas contráteis sobrepostas, por meio de pontes proteicas especiais, é o mecanismo básico responsável pelo encurtamento dos miócitos durante o processo de contração.

Os miócitos estão unidos em série uns aos outros por meio dos discos intercalados que contêm as junções comunicantes, estruturas responsáveis pela baixa resistência à condução da atividade elétrica intercelular[3]. Por meio dessas junções, o impulso elétrico percorre uma célula a outra, seja por meio de potenciais de ação ou por condução eletrotônica (passagem direta de íons entre as células). Este processo inicia-se logo após a despolarização celular e a propagação rápida dos impulsos a partir de um ponto estimulado faz com que o coração se contraia de maneira rápida e harmônica a partir de seu ápice em direção à base. Este é o conceito do sincício funcional aplicado à atividade elétrica celular do coração.[1,2]

O coração é efetivamente composto por dois sincícios, o atrial e o ventricular. Os átrios são separados dos ventrículos por um tecido fibroso que circunda as válvulas

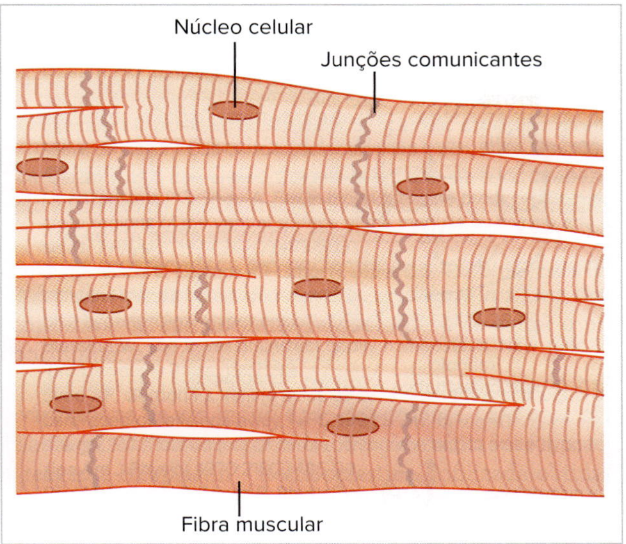

FIGURA 1

Estrutura das fibras musculares cardíacas. Observe a localização central dos núcleos celulares. As linhas mais grossas que separam as células correspondem às junções comunicantes. O aspecto estriado do miócito, similar ao que ocorre no músculo esquelético, é causado pelas linhas Z que delimitam os sarcômeros (ver discussão no texto).

Fonte: mofidificada de Guyton e Hall, 2011.[1]

atrioventriculares[1,2]. Normalmente, o impulso elétrico atravessa o nódulo atrioventricular, sofrendo aí o retardo fisiológico para manutenção do sincronismo contrátil entre essas câmaras, permitindo assim que a contração atrial preceda a contração ventricular. Uma vez ultrapassado o nódulo atrioventricular, o impulso se propaga pelo feixe de His e seus ramos, direito e esquerdo bem como de suas respectivas subdivisões, até atingir as fibras de Purkinje periféricas, responsáveis pela transição da atividade elétrica do sistema especializado de condução para as fibras musculares ventriculares.

Essa sequência da atividade elétrica é seguida da contração e relaxamento musculares (também conhecido como acoplamento excitação-contração) e compreende o ciclo cardíaco que se repete a cada 60, 80, 90 vezes ou mais por minuto, sendo responsável pelo débito cardíaco ou pela quantidade de sangue ejetada pelo coração a cada minuto.

Acoplamento excitação-contração, função dos íons cálcio e os túbulos transversais na atividade contrátil cardíaca

O termo "acoplamento excitação-contração" refere-se ao mecanismo pelo qual o potencial de ação faz com que as miofibrilas e, consequentemente, as fibras musculares se contraiam.[4] Em outras palavras, é a transformação de energia elétrica em energia mecânica nas células contráteis cardíacas. Para que isso ocorra é necessária harmonia entre a atividade elétrica cardíaca, representada pela condução do impulso elétrico, e o miócito propriamente.

Quando um potencial de ação percorre a superfície do músculo cardíaco, este se propaga ao longo da membrana celular, que se invagina por entre as miofibrilas chegando próximo dos túbulos T.[4-6] Esses túbulos estão localizados muito próximos às cisternas do retículo sarcoplasmático celular, que contém elevada concentração de íons cálcio. A abertura dos canais de cálcio di-hidropiridínicos voltagem-dependente da membrana dos túbulos T permite a entrada do cálcio extracelular na célula. Este cálcio interage com receptores de rianodina presentes na membrana do retículo sarcoplasmático e, em milésimos de segundo, libera o cálcio aí armazenado para o interior do citoplasma, sendo este um mecanismo de *feedback* positivo no qual o cálcio presente libera mais cálcio do retículo.[2,4] Estima-se que a cada canal de cálcio aberto nos túbulos T ocorra a abertura de 4 a 6 canais de rianodina, que ativam canais adjacentes liberando grande quantidade de cálcio no citoplasma.[7] Este cálcio é que vai catalisar uma série de reações químicas e proporcionar a sequência de eventos que permite a formação das pontes cruzadas que culmina com o deslizamento dos filamentos de actina e miosina, gerando a contração muscular cardíaca (Figura 2).

O processo de liberação do cálcio ocorre durante a fase 2 ou de platô do potencial de ação. No final dessa fase o influxo de íons cálcio para o interior da fibra muscular é subitamente interrompido e o cálcio no sarcoplasma é rapidamente recaptado para o retículo sarcoplasmático e para o espaço extracelular, onde estão os túbulos T. A recaptação para dentro do retículo é realizada por uma bomba cálcio-ATPase dependente (também conhecida como SERCA – *sarcoplasmic reticulum calcium pump ATPase*) que tem capacidade de concentrar o cálcio dentro do retículo em até 10.000 vezes. A ação dessa bomba é modulada pela proteína fosfolambam, presente tanto nos miócitos dos átrios como dos ventrículos. Na fase de relaxamento muscular essa proteína inibe a ação da SERCA. Quando fosforilada, efeito que é intensificado pelo próprio cálcio no citosol, como também por fármacos beta-agonistas, torna-se ativa, aumentando a sensibilidade da SERCA ao cálcio e incrementando a sua recaptação. Esse processo acelera o relaxamento do miócito. A ação da SERCA é altamente dependente de energia que, quando escassa, é responsável pelo acúmulo de cálcio no citoplasma, afetando o relaxamento do miócito. O cálcio recaptado é mantido dentro do retículo pelo efeito de uma proteína conhecida como calsequestrina, que tem a propriedade de se ligar e manter o cálcio aprisionado no seu interior, até que um outro ciclo se reinicie.[4-6,9] O cálcio remanescente que não foi recaptado para o retículo sarcoplasmático é trocado pelo sódio, por meio do trocador sódio-cálcio (sódio entra na célula e o cálcio sai). Os íons sódio são trocados pelo potássio por meio da atividade da bomba sódio-potássio ATPase dependente (Figura 3). Como resultado, a contração cessa até que surja um novo potencial de ação. A dinâmica do relaxamento é mostrada com mais detalhes na Figura 3, que apresenta as principais etapas da interação dos íons cálcio com o sódio e potássio, bem como as enzimas envolvidas em todo esse processo.[6,8-10]

Sem o cálcio que entra na célula a partir dos túbulos T, a força de contração do músculo cardíaco seria extremamente

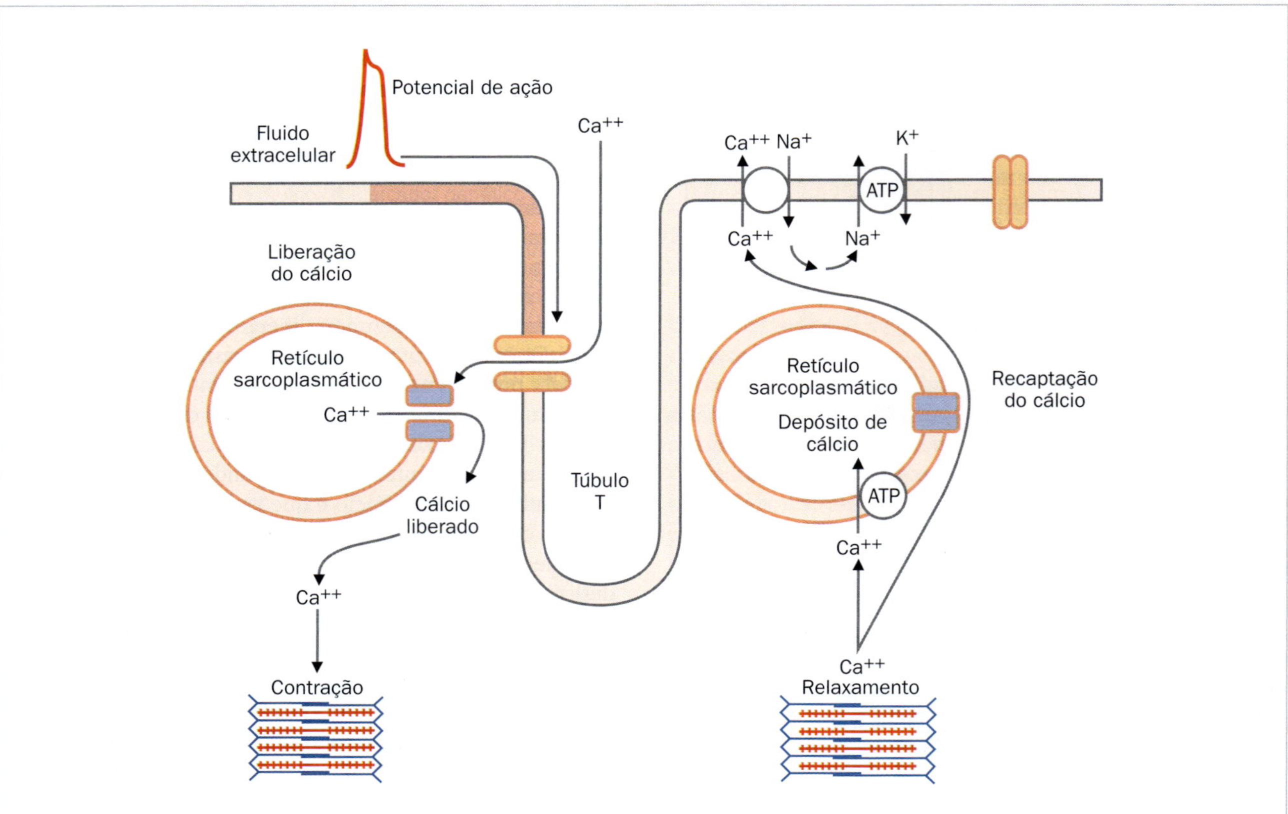

FIGURA 2

Visão geral do complexo envolvendo a liberação (iniciando o processo de contração) e a recaptação do cálcio (iniciando o processo de relaxamento) no miócito após a propagação do potencial de ação na superfície celular e em especial sobre os túbulos T. Após o potencial de ação a abertura dos canais de cálcio di-hidropiridínicos permite a entrada de cálcio na célula que por sua vez libera o cálcio aprisionado dentro do retículo sarcoplasmático. Após sua liberação (à esquerda) deflagra a contração muscular. Terminada a contração, iniciando o relaxamento muscular, o cálcio é recaptado para o retículo (esquema à direita) e uma série de etapas está envolvida nesse processo (ver discussão no texto).

reduzida porque é com este íon e sua interação com receptores de rianodina que o retículo sarcoplasmático libera o cálcio em maior concentração aí armazenado. Os túbulos T do músculo cardíaco têm um diâmetro 5 vezes maior em comparação com a dos túbulos T do músculo esquelético. Além disso, no interior dos túbulos T há uma grande quantidade de mucopolissacarídeos carregados negativamente que se ligam ao cálcio, mantendo estes íons sempre disponíveis para difusão para o interior da fibra muscular cardíaca quando um potencial de ação aparece.[4,9] Portanto, a quantidade de íons cálcio no sistema tubular T (ou seja, a disponibilidade desse íon para provocar a contração do músculo cardíaco) depende, em grande medida, da concentração de cálcio no fluido extracelular. Esse fato difere da força de contração do músculo esquelético que dificilmente é afetada por alterações na concentração de cálcio no fluido extracelular. Nesse tipo de músculo, o que causa a contração é quase que inteiramente o cálcio liberado pelo retículo sarcoplasmático.[4,8,9]

Em casos de insuficiência cardíaca, a não disponibilidade de cálcio, a não integridade dos túbulos T causada pelas lesões teciduais que comprometem o miócito, a disfunção dos canais de rianodina podem ser os principais responsáveis pela queda da força contrátil muscular nos pacientes afetados.

Mecanismo da contração do músculo cardíaco

Estrutura contrátil do miócito

A Figura 4 apresenta a ultraestrutura das fibras musculares cardíacas e as suas miofibrilas e um esquema da disposição das proteínas contráteis do miócito responsáveis pelas características histológicas dessas células. O sarcolema da célula se invagina por entre as miofibrilas formando o sistema de túbulos T transversos, que percorrem toda a dimensão da fibra muscular, de um lado ao outro.[5,6,10] Pelo fato do sistema tubular se iniciar a partir da membra da célula, comunica-se com o meio externo por toda sua extensão, de modo que as porções mais internas do sistema miofibrilar estão em contato com o líquido extracelular. Assim, por esse sistema tubular,

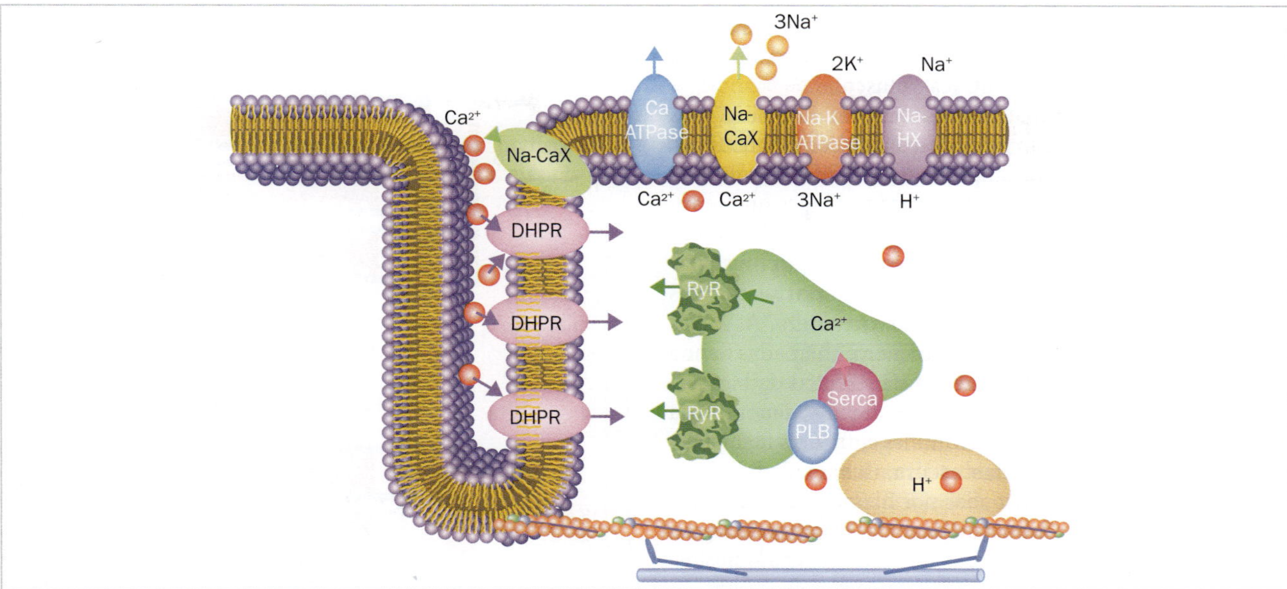

FIGURA 3

Ultraestrutura do túbulo T e do retículo sarcoplasmático e a dinâmica do íon cálcio no mecanismo excitação-contração. Após a entrada do cálcio pelos canais di-hidropiridínicos e a liberação de mais cálcio pelo retículo sarcoplasmático pela interação deste íon com os receptores de rianodina (RyR) presentes na parede do retículo sarcoplasmático, inicia-se contração muscular por ativação das pontes cruzadas entre actina e miosina. Na repolarização e no relaxamento muscular, a bomba de cálcio-ATPase (SERCA), auxiliada pela fosforilação da proteína fosfolambam (PLB) recapta o cálcio para o retículo. O trocador de sódio-cálcio (Na-CaX) bem como a bomba de sódio-potássio ATPase dependente, e a bomba de cálcio da membrana celular (Ca-ATPase) também atuam nesse processo (ver discussão no texto). As setas indicam o movimento do cálcio.

Fonte: modificada de Rueda et al., 2014.[8]

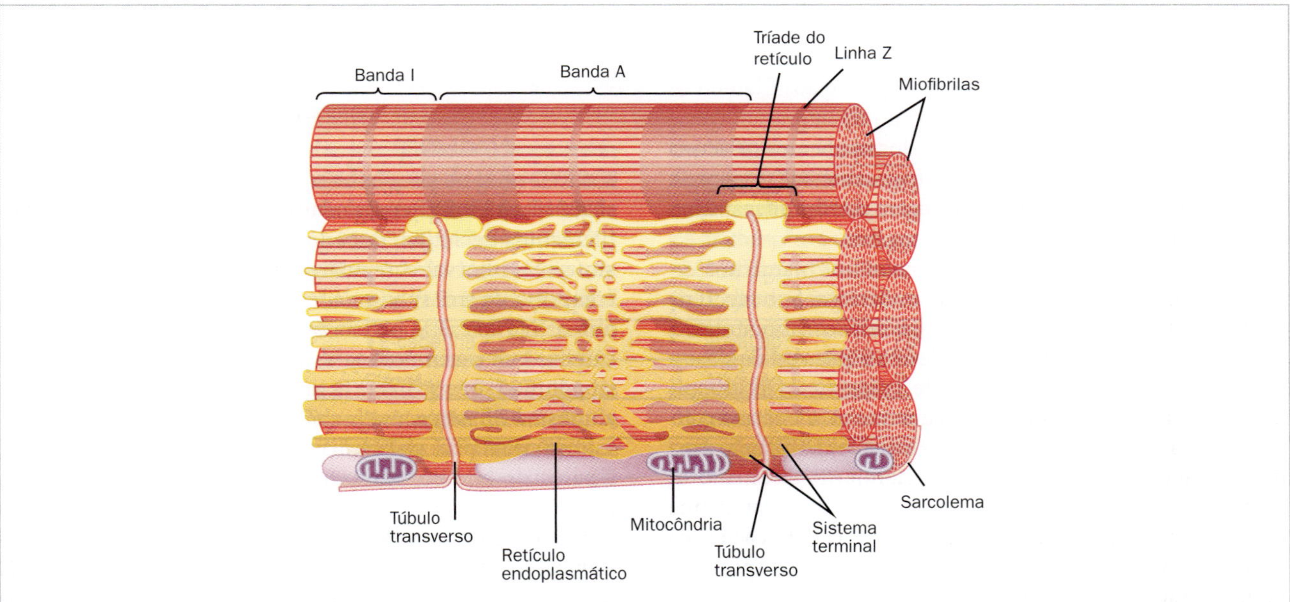

FIGURA 4

Estrutura das fibras musculares do coração e as correspondentes miofibrilas. Notar a relação das miofibrilas com as invaginações do sarcolema que correspondem aos túbulos T. Estas estruturas também estão muito próximas ao retículo sarcoplasmático, com elevado conteúdo em cálcio, fundamental para o processo da contração miocárdica. São apresentadas também as bandas A e I, além das linhas Z que delimitam o tamanho do sarcômero, a unidade contrátil do miócito (ver discussão no texto).

Modificado de Guyton e Hall, 2016.[1]

o potencial de ação penetra por entre as miofibrilas e, pela sua proximidade com o retículo sarcoplasmático, facilita a liberação do cálcio para a contração muscular.[4,5,10]

O retículo sarcoplasmático é dividido em duas porções, a cisterna terminal em muito próximo contato com os túbulos T e um sistema tubular que acompanha o trajeto das miofibrilas.[1]

As miofibrilas são constituídas por unidades que se repetem ao longo de seu comprimento, denominadas sarcômeros. As proteínas responsáveis pela contração muscular são a actina e a miosina.[4,6,11] A distribuição dos filamentos de actina e miosina varia ao longo do sarcômero. As faixas mais extremas e mais claras do sarcômero, chamadas banda I, contêm apenas filamentos de actina. Dentro da banda I existe uma linha que se cora mais intensamente, denominada linha Z, que corresponde a várias uniões entre dois filamentos de actina. A faixa central, mais escura, é chamada banda A, cujas extremidades são formadas por filamentos de actina e miosina sobrepostos. Dentro da banda A existe uma região mediana mais clara – a banda H – que contém apenas miosina. Um sarcômero compreende o segmento entre duas linhas Z consecutivas e é a unidade contrátil da fibra muscular, pois é a menor porção da fibra muscular com capacidade de contração e distensão.[1,2,5]

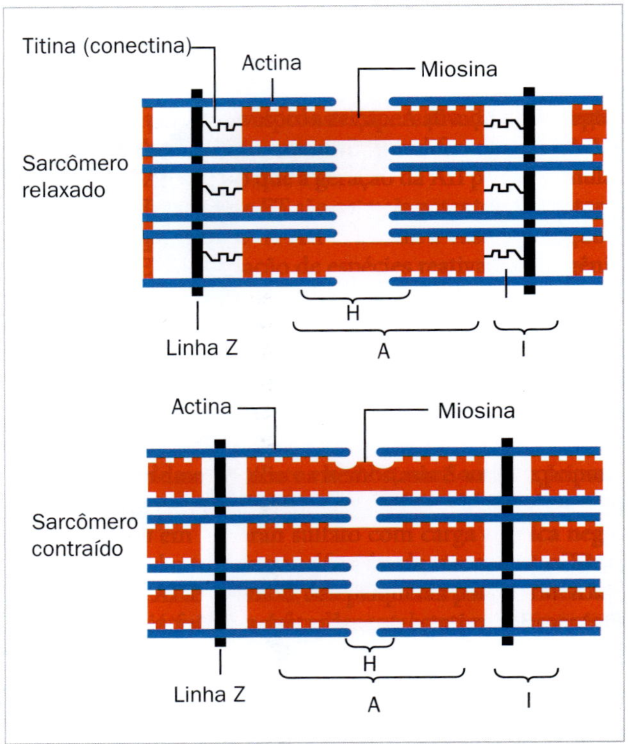

FIGURA 5
Esquema mostrando os diferentes componentes da unidade contrátil do miócito, incluindo os filamentos de actina e miosina responsáveis pela formação das linhas Z, bandas A, H e I. Na parte superior o miócito relaxado e na parte inferior o miócito contraído. Em repouso as proteínas actina e miosina estão separadas, durante a contração as extremidades da actina apresentam máxima interação com os filamentos de miosina. A titina (também conhecida como conectina) liga os filamentos de miosina às linhas Z (ver discussão no texto).

Mecanismo de contração cardíaca

Proteínas relacionadas à contração muscular cardíaca

Quando o músculo está relaxado as extremidades dos filamentos de actina que se estendem a partir de duas linhas Z estão pouco sobrepostas sobre os filamentos de miosina. Por outro lado, no estado contraído, os filamentos de actina são tracionados para dentro sobrepondo-se aos filamentos de miosina, até chegar ao grau máximo de interação. Desse modo, as linhas Z são tracionadas pelos filamentos de actina até as porções terminais dos filamentos de miosina (Figura 5). A contração muscular, portanto, ocorre por um mecanismo de deslizamento entre esses filamentos.[1,2,6]

A miosina é uma proteína formada por filamentos espessos com aproximadamente 300 moléculas. Sob efeito de enzimas proteolíticas desdobram-se dois componentes, a meromiosina leve, que corresponde à estrutura da cauda, e a meromiosina pesada correspondente à cabeça.[1,2,11] As cabeças possuem atividade ATPásica, fundamental para iniciar a contração muscular (ver mais detalhes adiante). A actina, uma outra proteína de tamanho menor, é composta de estruturas globulares (monômeros de actina) conhecidas como actina G que disposta em filamentos finos, entrelaçados como uma hélice, forma a estrutura denominada actina F[11]. Apresenta pontos de ligação específicos que farão interdigitação com os filamentos espessos de miosina durante a contração. A titina, também conhecida como conectina, liga os filamentos de miosina às linhas Z e é responsável pela elasticidade do processo contrátil.[2]

A tropomiosina é uma proteína de dupla hélice localizada na "fenda" entre os filamentos de actina e, no estado de repouso, inibe a interação entre as cabeças de miosina e os filamentos de actina, impedindo a contração. A troponina situa-se a intervalos regulares entre os feixes de actina e é composta de três subunidades polipeptídicas: troponina C, que se liga ao cálcio responsável pela deflagração da contração muscular, a troponina T, que se liga à tropomiosina, e a troponina I, que se une à actina e inibe a sua interação com a miosina (Figura 6).

Na célula muscular cardíaca, o cálcio deve ser transportado a partir do líquido extracelular para dentro da célula. Sem esse cálcio, o músculo cardíaco para de se contrair em poucos segundos, contrariamente ao que acontece com o músculo esquelético cuja contração pode perdurar por horas.[1,4,11] O cálcio liga-se à subunidade C da troponina, causando sua alteração conformacional, empurrando a tropomiosina para dentro do sulco do filamento de actina, liberando o sítio de ligação da actina à miosina. A miosina tem uma porção alongada, em bastão, formada por duas cadeias pesadas (cada qual é uma alfa-hélice) enroladas em uma espiral e, na extremidade, duas porções globulares, com atividade ATPásica. A

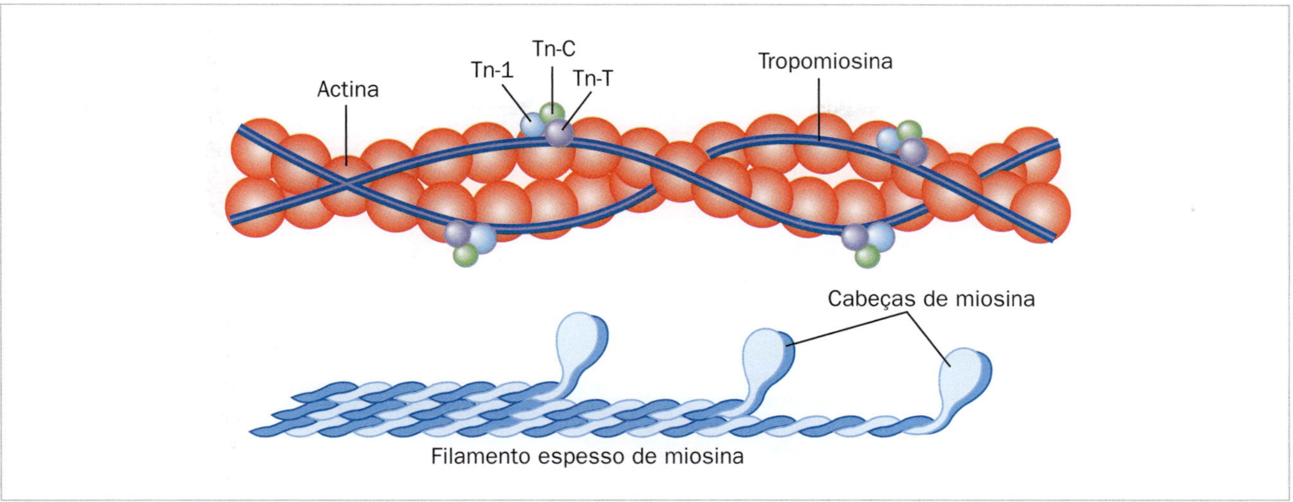

FIGURA 6

Esquema das proteínas contráteis do miócito, incluindo os filamentos de actina e miosina. A tropomiosina e a troponina (Tn-C é a troponina C; Tn-T é a troponina T; Tn-1 é troponina I) são proteínas reguladoras do processo contrátil.
Fonte: modificada de Guyton e Hall, 2016.[1]

porção alongada é denominada cauda (meromiosina leve), e as porções globulares correspondem à cabeça (meromiosina pesada). A cada cabeça aderem duas cadeias leves, com papel estrutural na estabilização da miosina. As cabeças dispõem-se em espiral ao longo do filamento de miosina. A quebra de ATP faz com que a cabeça e parte da cauda dobrem-se, levando junto a actina. A ligação e a quebra de outra molécula de ATP promovem a dissociação entre a actina e a miosina. O ciclo de ligação e dissociação repete-se várias vezes, promovendo o deslizamento dos filamentos finos e espessos uns em relação aos outros.[1,2,11]

Aspectos moleculares da contração muscular cardíaca

Antes de iniciar a contração, as cabeças da miosina ligam-se ao ATP.[2,4] A atividade ATPásica desta estrutura imediatamente quebra o ATP mas deixa os produtos da clivagem, ADP e o fosfato, ligados à cabeça. Neste estado, a conformação da cabeça é tal que se estende perpendicularmente em direção ao filamento de actina, mas ainda não está conectada a esta (Figura 7, A e B).[1,2,4] Quando o complexo troponina-tropomiosina se liga aos íons cálcio, os locais ativos do filamento de actina ficam descobertos e as cabeças de miosina, então, ligam-se àqueles locais ativos, formando-se as pontes cruzadas (Figura 7, B e C). A inclinação da cabeça da miosina fornece a força que puxa o filamento de actina. A energia que ativa essa força é aquela já armazenada quando a molécula de ATP foi clivada anteriormente. Quando ocorre a movimentação da ponte cruzada, há liberação de ADP e íon fosfato que estavam previamente ligados à cabeça (Figura 7, C e D). No local de liberação do ADP, uma nova molécula de ATP se liga e causa o desligamento da cabeça de miosina da actina, desfazendo-se as pontes cruzadas. Após esse desligamento, uma nova molécula de ATP é quebrada para reiniciar o próximo ciclo, produzindo novamente uma força potente para uma outra contração. Essa força leva a cabeça de volta à sua posição perpendicular, pronta para reiniciar um outro processo contrátil.

Quando a cabeça verticalizada, com toda a energia derivada da quebra de ATP, liga-se a um novo local ativo no filamento de actina, ou seja, refazendo-se as pontes cruzadas, ocorre novamente a tração da actina. Assim o processo se repete várias vezes até que o filamento de actina traciona as linhas Z próximas das porções finais dos filamentos de miosina ou até que a carga no músculo seja suficiente para provocar mais tração entre esses filamentos.[2,4,11] Na contração muscular, portanto, há o encurtamento dos sarcômeros e assim de toda a fibra, em decorrência da maior sobreposição dos filamentos de actina aos de miosina. As bandas I e H tornam-se mais estreitas, enquanto a banda A não altera a sua extensão.

A força contrátil do miócito depende do tamanho do sarcômero no estado de repouso. Quando os filamentos de actina e miosina estão separados, o grau de interdigitação entre esses filamentos é grande durante o processo contrátil, ou seja, há maior extensão do deslizamento entre esses filamentos. Isso em parte explica o fenômeno de Frank-Starling que estabelece um maior desempenho contrátil do coração quanto maior for o comprimento da fibra muscular ao final da diástole.[4,11] Nessa condição, o afastamento entre actina e miosina aumenta, propiciando mais interdigitação entre estes filamentos quando da formação das pontas cruzadas (complexo cabeça de miosina-filamento de actina), proporcionando maior força de contração. Estima-se que o comprimento ideal do sarcômero para uma contração muscular potente está entre 2 e 2,5 micrômetros[1] (Figura 8).

O mau funcionamento dos processos envolvidos na dinâmica dos íons cálcio influencia de maneira significativa o estado da função ventricular, sendo essa uma causa primária

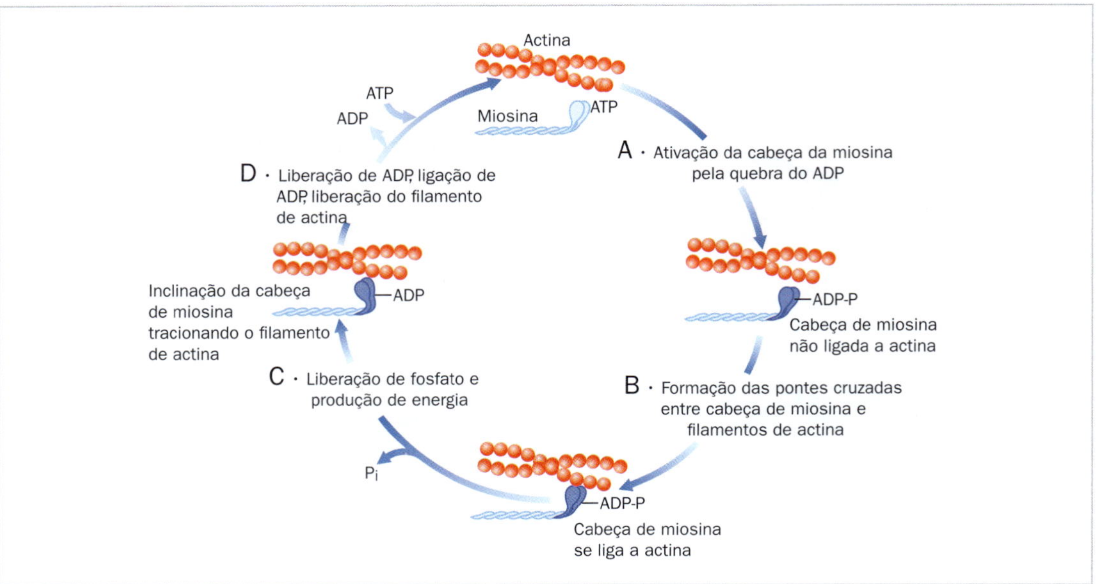

FIGURA 7

Esquema do processo contrátil do miócito. Em A, a cabeça da miosina é ativada pela hidrólise do ATP. Em B, quando o cálcio entra na célula, remove o processo inibitório da contração formado pelo complexo tropomiosina-troponina, permitindo a formação das pontes cruzadas, ou seja, a interação da cabeça da miosina com os filamentos de actina. Em C, após a liberação do fosfato, há energia que facilita a inclinação da cabeça da miosina que traciona o filamento de actina em direção ao centro do sarcômero. Em D, após a liberação do ADP, que é substituído por outro ATP, a cabeça da miosina se dissocia do filamento de actina. Todo esse processo se repete várias vezes até ocorrer o encurtamento muscular. O ciclo persiste até o final da fase 2 do potencial de ação, quando diminui a concentração do cálcio dentro da célula.

Fonte: modificada de Lemieux, 2016.[2]

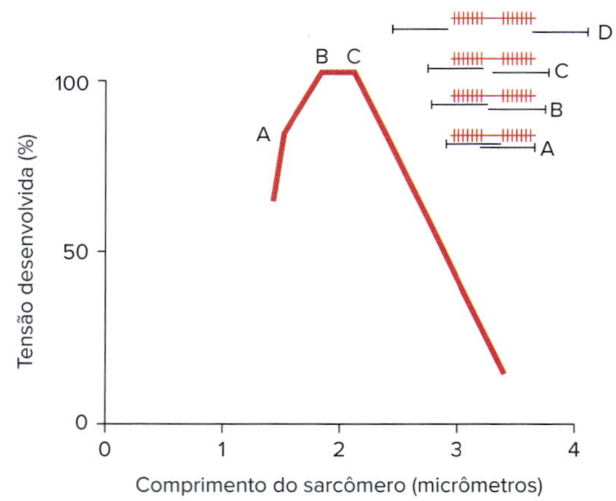

FIGURA 8

Diagrama mostrando a relação entre a tensão muscular desenvolvida (ordenada) e o comprimento do sarcômero (abscissa) com base no grau de sobreposição dos filamentos de actina e miosina. Acima e à direita é apresentada a posição dos filamentos de actina e miosina em relação aos diferentes comprimentos do sarcômero (pontos A-D). No ponto D as extremidades dos filamentos de actina estão afastados, não havendo nenhuma sobreposição com os filamentos de miosina. A tensão muscular nesse ponto é zero. No ponto A, o grau de sobreposição entre as extremidades dos filamentos de actina é maior, havendo, portanto, menor extensão de deslizamento entre este e o filamento de miosina, reduzindo a tensão muscular. Há aumento progressivo da tensão muscular quando o sarcômero encurta e os filamentos de actina passam a se sobrepor aos de miosina (comprimento do sarcômero entre 2 e 2,2 micrômetros, pontos B e C).

Fonte: modificada de Guyton, 2016.[12]

de insuficiência cardíaca. Modificações da dinâmica do cálcio na contração muscular, causadas por distúrbios da condução do impulso elétrico, alterações da arquitetura dos miócitos e dos canais iônicos parecem ter papel relevante na insuficiência contrátil atrial e ventricular. Alguns estudos sugerem que a cardiopatia isquêmica seria caracterizada por captação deficiente do cálcio ao final da sístole (já que se trata de um processo ativo, dependente de energia), prejudicando a diástole ventricular, enquanto os pacientes com cardiomiopatia dilatada idiopática apresentariam principalmente modificações na liberação de cálcio, começando já a partir de desarranjos dos túbulos T. De qualquer maneira, o conhecimento dos mecanismos envolvidos na contração muscular parece ser fundamental para se entender condições clínicas associadas a deficiências da mecânica cardíaca.

RESUMO

Todo o processo de contratilidade cardíaca é complexo e fascinante. As miofibrilas cardíacas também têm conformação estriada, como a musculatura esquelética, entretanto dispõem-se entre si em treliças, favorecendo o funcionamento repetitivo do coração. Todo o processo do acoplamento excitação-contração é dependente de variações iônicas que geram um potencial de ação e que resultam em um aumento considerável do cálcio intracelular. É o cálcio que se liga à troponina C, que modifica molecularmente a tropomiosina, expondo os sítios de ligação da actina com a miosina. Os sarcômeros, unidades de miofibrilas que se repetem ao longo do seu comprimento, funcionam em harmonia, geradas por comunicações celulares, possibilitando um sincício funcional.

Referências bibliográficas

1. Guyton AC, Hall JP. Cardiac muscle; the hear as pump and function of heart valves. In: Textbook of medical physiology. Philadelphia: Saunders-Elesevier; 2016. p. 109-22.
2. Lemieux JE, Edelman ER, Strichartz G, Lilly LS. Normal cardiac structure and function. In Lilly LS ed. Pathophysiology of heart disease. Philadelphia: Wolster Kluewer, Lippincott, Williams & Wilkins; 2016. p.1-25.
3. De Mello WC. Intercelular communication in cardiac muscle; physiological and pathologic implications. In: Zipes DP& Jalife J (eds). Cardiac eletroctrophysiology and arrhythmias. Orlando: Grune & Straton; 1985. p.65-72.
4. Guyton AC. Hall JP. Excitation of skeletal muscle: neuromuscular transmission and excitation-contraction coupling. In: Textbook of medical physiology, 13th ed. Philadelphia: Saunders-Elesevier; 2016. p.89-105.
5. Katz AM. Structure of the heart and cardiac muscle. In: Physiology of the heart. Philadelphia; Wolters Kluwer, Lippincott Williams & Wilkins; 2011. p. 3-32.
6. Beers DM, Borlaug BA. Mechanisms of cardiac contraction and relaxation. In Mann DL, Zipes DP, Libby P, Bonow RO, eds. Braunwald's heart disease: a textbook of cardiovascular medicine, 11th ed. Philadelphia: Elesevier Saunders; 2019. p. 418-41.
7. Wang SQ, Song LS, Lakatta EG, Cheng H. Ca2+ signalling between single L-type Ca2+ channels and ryanodine receptors in heart cells. Nature. 2001;410(6828):592-6.
8. Rueda A, de Alba-Aguayo DR, Valdivia HH. Receptor de rianodina, fuga de cálcio e arritmias. Arq Cardiol Mex. 2014;84:191-201.
9. Bers DM. Cardiac sarcoplasmic reticulum calcium leak: basis and roles in cardiac dysfunction. Annu Rev Physiol. 2014;76:107-27.
10. Hong T, Shaw RM. Cardiac T-tubule microanatomy and function. Physiol Rev. 2017;97:227-52.
11. Katz AM. The contractile proteins. In: Physiology of the heart. Philadelphia: Wolters Kluwer, Lippincott Williams & Wilkins; 2011. p.88-106.
12. Guyton AC. Hall JP. Contractiopn of skeletal muscle. In: Textbook of medical physiology. Philadelphia: Saunders-Elesevier; 2016. p.77-88.
13. Gambardella J, Trimarco B, Iaccarino G, Santulli G. Adv Exp Med Biol. 2018;1067: 373-85.

Capítulo 6

Eletrofisiologia da célula cardíaca

Dalmo Antonio Ribeiro Moreira
Eduardo Rodrigues Bento Costa

PONTOS-CHAVE

- Eletrofisiologia é a variação da atividade elétrica e sincronizada intracelular causada pelo transporte ativo de íons através de canais específicos, que favorece correntes elétricas que culminam com a liberação de cálcio.
- O potencial de ação do miócito compreende a despolarização celular, conhecida como fase zero; uma fase de repolarização rápida, conhecida como fase 1; a fase de platô ou fase 2; fase de repolarização final ou fase 3; e por fim, a fase 4 ou de despolarização lenta.
- É na fase de platô, com altos níveis intracelulares de cálcio que ocorre o acoplamento excitação-contração.

Introdução

A atividade contrátil do miócito depende de um estímulo elétrico gerado a partir das células marca-passo localizadas no nódulo sino-atrial. Após percorrer o tecido de condução atrial, atravessar o nódulo atrioventricular e sofrer o retardo fisiológico, chega às fibras de Purkinje até atingir a musculatura ventricular. A contração muscular depende de uma atividade elétrica harmônica e sincronizada nos sucessivos ciclos cardíacos, causada pelo tráfego de íons na superfície da membrana celular por meio de canais iônicos específicos. Esse movimento iônico gera correntes elétricas na membrana dos miócitos que culminam com a liberação do cálcio intracelular (Figura 1). A partir daí, ativa-se a dinâmica das proteínas contráteis que, no processo de despolarização favorecem a contração muscular e, no processo oposto, o de repolarização, favorecerão o seu relaxamento. Neste capítulo serão apresentados conceitos básicos sobre a eletrofisiologia do miócito que culmina a seguir com o processo de contração cardíaca.[1]

O potencial de ação do miócito

A atividade elétrica cardíaca ocorre pela passagem de íons através da membrana celular, por meio de canais específicos. Esse trânsito gera correntes elétricas que podem ser registradas na superfície celular, caracterizando o potencial de ação. A correlação entre as características do potencial de ação e o eletrocardiograma de superfície está bem estabelecida, havendo uma boa correspondência entre as suas diferentes fases com as ondas dos complexos QRS. O potencial de ação representa a atividade elétrica de uma única célula, enquanto o eletrocardiograma representa a ativação de todas as células cardíacas. A Figura 1 apresenta o esquema do potencial de ação bem como das correntes iônicas, tanto do processo de despolarização como de repolarização.

Com a célula em repouso, há predomínio de cargas positivas no meio externo e de cargas negativas no seu interior. Essa separação se dá pela característica de semipermeabilidade da membrana, que permite somente o trânsito livre de potássio, pelo processo de difusão passiva, entre os meios interno e externo da célula. Os íons sódio e cloreto predominam no meio externo enquanto o potássio predomina dentro da célula. Após um estímulo químico ou elétrico, ocorre transitoriamente a abertura de um canal de sódio que permite a sua entrada na célula a favor de um gradiente elétrico e de concentração. Se a quantidade de sódio que entra nesse momento for suficiente para modificar a voltagem da membrana, geram-se potenciais de ação que se propagam na sua superfície, ativando células adjacentes.[1-3] Na sequência, serão descritos os principais mecanismos iônicos que originam o potencial de ação da célula. Como será visto, o processo de despolarização compreende a fase zero, seguido da repolarização inicial denominada fase 1; seguida de uma fase de platô conhecida como fase 2. A fase 3 a seguir corresponde a um período de repolarização mais prolongado. Um novo potencial de ação é reiniciado com a fase 4 nas células com atividade automática própria.

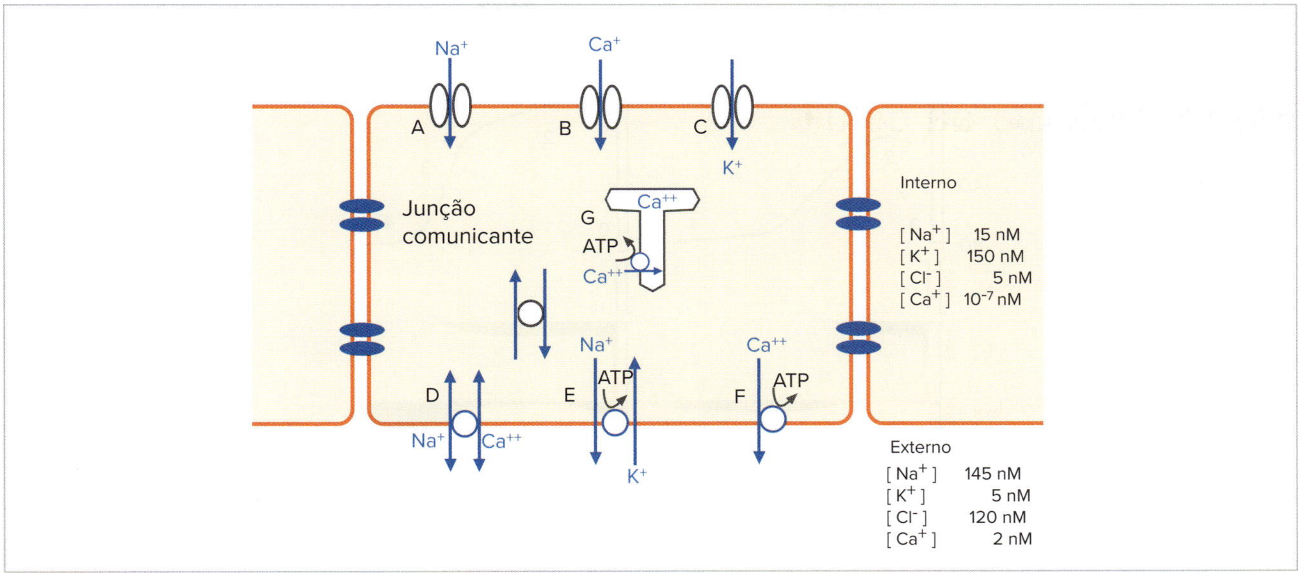

FIGURA 1

Canais iônicos da membrana celular e os respectivos íons que por eles trafegam, relacionados com a deflagração dos potenciais de ação celular bem como a dinâmica dos íons cálcio relacionados com a contração muscular. A: canais de sódio; B: canais de cálcio relacionados com o potencial de ação celular; C: canais de potássio relacionados principalmente com a repolarização; D: correntes trocadoras de sódio-cálcio responsáveis pela manutenção da concentração intracelular de cálcio; E: bomba de sódio-potássio ATPase dependente responsável pelo restabelecimento das concentrações iônicas intracelulares ao final da repolarização; F e G: transportadores de cálcio para fora da célula e para dentro do retículo sarcoplasmático respectivamente, que auxiliam na manutenção da homeostase do cálcio na célula.

Fonte: modificada de Lin et al., 2015.[1]

Mecanismos eletrofisiológicos das fases do potencial de ação do miócito

Fase zero[1-3]

Quando a membrana está em repouso, existe uma diferença de potencial entre o lado interno e externo da célula, da ordem de –90 mV. Essa diferença é mantida pela propriedade de semipermeabilidade da membrana, que não permite, em condições normais, a entrada do sódio mas permite o livre trânsito do íon potássio (mais abundante no meio intracelular) através da membrana. Além disso, uma bomba eletrogênica que consome energia é responsável pela manutenção da constância de concentração iônica dentro e fora da célula. Essa condição, na qual a célula ainda não foi ativada e encontra-se polarizada, é conhecida por potencial de repouso da membrana. Após um estímulo mecânico ou elétrico, há uma pequena alteração da permeabilidade (ou resistência) da membrana, que facilita a entrada parcial de sódio e que altera discretamente o potencial de ação local. Quando uma quantidade crítica de sódio penetrou a célula, alterando o seu potencial de repouso até atingir o potencial limiar (ao redor de -70 a - 65 mV), abrem-se os canais rápidos de sódio e uma grande quantidade deste íon propaga-se, a favor de seu gradiente eletroquímico, para o interior celular, tornando-o positivo com relação ao seu exterior (Figura 3). Esta corrente de entrada é chamada regenerativa (I_{Na}), porque uma pequena entrada de sódio abre outros canais para este íon, aumentando a condutância ao sódio (gNa). Em outras palavras, o aumento de cargas positivas anula progressivamente as cargas negativas e o potencial de repouso passa de - 90 mV para -80, -70 mV e assim sucessivamente, até inverter totalmente a polaridade da membrana (Figura 3). Quando o potencial de equilíbrio para o sódio (ENa) é atingido, cessa-se a sua entrada. Neste período, o potencial de membrana deixa de ser mediado pelo potássio (como na condição de repouso) e passa a ser mediado pelo sódio. O canais de sódio permanecem abertos por cerca de 1 ms. Aproximadamente 1% dos canais de sódio permanecem ativos e contribuem para a manutenção da fase 2 ou de platô.

Ainda na fase zero ocorre e entrada de íons cálcio (I_{CaL}) a potenciais negativos ao redor de -30 a -40 mV por meio dos canais lentos de cálcio. Não desempenha papel importante na fase zero do potencial de ação até os canais de sódio serem inativados. Tem influência importante na fase de platô e está relacionada à despolarização dos túbulos T, permitindo a entrada de íons cálcio do meio extracelular para deflagrar a liberação de mais cálcio a partir do retículo sarcoplasmático, fundamental para a contração muscular. Além disso, a corrente de cálcio é responsável em grande parte pela ascensão do potencial de ação quando os canais de sódio são inativados, por exemplo, por processos isquêmicos.

A velocidade de ascensão do potencial de ação é definida eletrofisiologicamente como Vmáx, caracteriza a velocidade

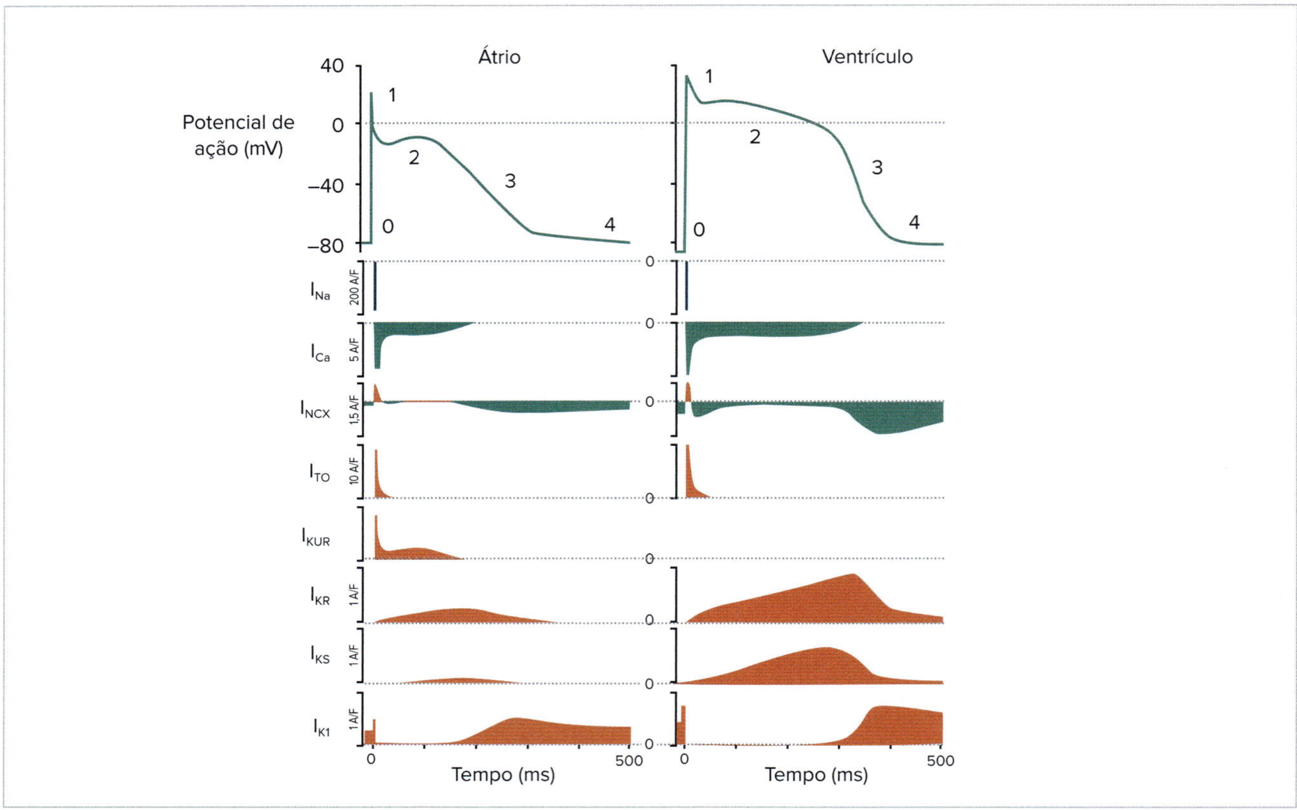

FIGURA 2

Fases do potencial de ação dos átrios e ventrículos e as respectivas correntes iônicas envolvidas na sua gênese. As correntes coloridas em verde são despolarizantes, enquanto as vermelhas correspondem à repolarização. O potencial de ação ventricular apresenta duração maior que a dos átrios, maior amplitude e duração da fase 2 e potencial de repouso mais negativo. Além disso, os átrios têm corrente I_{KUR}, ausente nos ventrículos. I_{Na}: corrente de sódio; I_{Ca}: corrente de cálcio tipo L; I_{NCX}: corrente trocadora sódio-cálcio; I_{TO}: corrente de potássio transitória externa; I_{KUR}: corrente de potássio de retificação tardia de ativação ultrarrápida; I_{KR}: corrente de potássio de retificação tardia e ativação rápida; I_{KS}: corrente de potássio de retificação tardia e ativação lenta; I_{K1}: corrente de potássio de retificação interna.

Fonte: modificada de Oudit e Backx, 2018.[19]

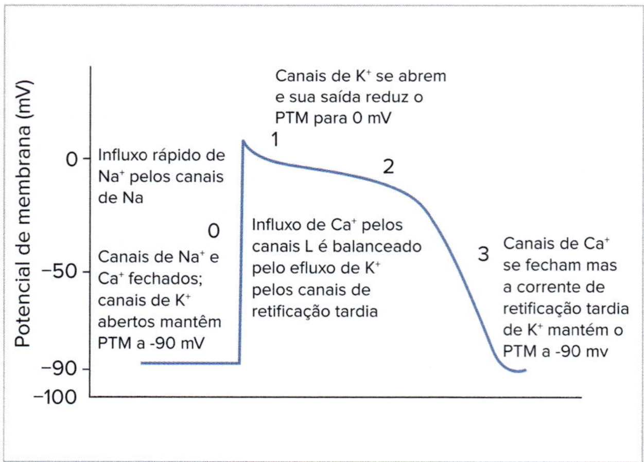

FIGURA 3

Resumo dos eventos iônicos relacionados ao potencial de ação. Ver discussão no texto. PTM: potencial de ação transmembrana.

com a qual o potencial de ação é propagado para as células. A Vmáx depende do potencial de repouso da membrana, da intensidade da corrente de sódio, do gradiente eletroquímico do sódio, que por sua vez depende da quantidade de canais de sódio disponíveis e varia de acordo com o tipo de célula. Quanto maior o número de canais, mais veloz é a fase de ascensão, sendo da ordem de 500 V/s nas fibras de Purkinje, 200 V/s nas fibras do miocárdio ventricular e entre 100 e 200 V/s no miocárdio atrial (Figura 4). Quanto mais rápida uma célula é ativada mais rapidamente se instala um gradiente de voltagem entre as células vizinhas, mais rápida será a condução do impulso no tecido via junções comunicantes. Esta será, portanto, a força motriz que favorece a progressão da célula vizinha em direção ao potencial limiar de despolarização, facilitando a difusão da corrente entre as células. A Vmáx torna-se mais lenta quando os canais estão parcialmente inativados, como em casos de despolarização parcial da membrana (potencial de repouso menos negativo) que ocorre, por exemplo, na isquemia miocárdica.

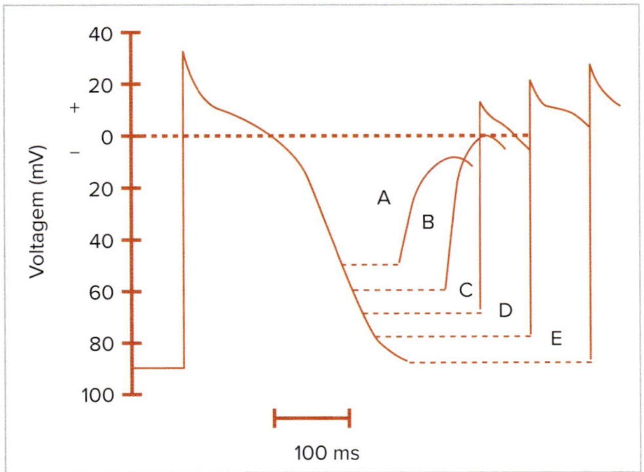

FIGURA 4

Velocidade de ascensão da fase zero do potencial de ação de acordo com a disponibilidade de canais de sódio aptos à condução do impulso elétrico. No esquema, cinco potenciais de ação (A→D) deflagrados em diferentes níveis de repolarização apresentam fase zero progressivamente mais rápido por causa da maior disponibilidade de canais de sódio à medida que o potencial transmembrana avança para a fase de repouso. Em outras palavras, a quantidade de canais de sódio disponível para condução aumenta de potenciais menos negativos para mais negativos. Ver discussão no texto.

Modelo hipotético de portões para o transporte de íons[2-5]

Admite se que, para as células musculares dos átrios e ventrículos e células de Purkinje, a entrada do sódio pela membrana ocorra através de canais rápidos, que se mantêm abertos até quando o potencial de ação atinge - 55 mV. A condutância ao sódio ou gNA (condutância é igual ao inverso da resistência) é modulada na membrana por meio de um mecanismo baseado em dois tipos de portões de entrada: o portão **m** de ativação (localizado do lado externo da membrana) e o portão **h** de inativação (localizado do lado interno)[7] (Figura 4). Na fase de repouso, o portão **m** encontra-se fechado e o **h**, aberto. No início da fase zero, os portões **m** se abrem rápida e progressivamente enquanto os portões **h** já estão abertos, permitindo a passagem de sódio. Ao mesmo tempo, com maior ganho de positividade interna, os portões **h** começam a se fechar, porém mais lentamente, tendendo a limitar progressivamente a entrada do sódio. Quando o interior da célula atingiu alta concentração de cargas positivas, o portão **h** já se encontra fechado, cessando a passagem do sódio. Após reiniciada a repolarização (ver adiante), quando a membrana atinge potenciais mais negativos que -55, -60 mV, ocorre abertura lenta dos canais **h**, período chamado de reativação ou recuperação da inativação, estando a célula apta a receber um novo estímulo e se despolarizar. Pelo fato dos portões **m** estarem ainda fechados e os portões **h** não estarem totalmente abertos, um estímulo precoce que atinja a membrana quando a repolarização não se completou totalmente não resultará em um novo potencial de ação. Entretanto, na progressão da repolarização, com a reativação gradual dos portões inicialmente, um número limitado de canais de sódio estará disponível (Figura 4). Deve-se ressaltar que, nesse período, o potencial de membrana é menos negativo. Como consequência, a velocidade de ascensão da fase zero (Vmáx) de um novo potencial que por alguma razão ocorra nesse período será mais lenta, o mesmo acontecendo com sua duração e amplitude. Em outras palavras, o grau de repolarização e, consequentemente, a quantidade de canais de sódio disponíveis para ser reativado é que determinarão a qualidade de um novo potencial de ação. Além disso, o estado de abertura ou fechamento dos portões **m** e **h** está na dependência do potencial de membrana e o tempo no qual o potencial se manteve, ou seja, a abertura e o fechamento desses portões são dependentes de voltagem e também de tempo (Figura 5).

Os canais de sódio podem se encontrar em duas posições: abertos ou fechados. Três combinações possíveis dos portões **m** e **h** identificam sua situação: a) portão **m** fechado e o **h** aberto, definindo o estado fechado em repouso; b) portões **m** e **h** abertos e o canal também encontra-se aberto; c) portão **h** fechado e o **m** aberto, definindo o canal inativo e fechado. O processo de inativação é a base para o período refratário do miócito e é fundamental para impedir a sua re-excitação prematura.

Fase 1

Após ter sido atingido o nível máximo de despolarização, próximo de +30 mV, inicia-se um curto período de repolarização quando o potencial de ação diminui ao redor de 0 mV (Figura 2). Esta, denominada fase 1, deve-se à inativação da corrente de sódio (INa) ou ativação de uma corrente de "saída" transitória (I_{TO}), causada pela fuga de potássio ou ainda, devido à entrada parcial de íons cloretos (cargas negativas) através de canais de cloro. Essas correntes tendem a contrabalançar a entrada do cálcio que se iniciou na fase 0 e que ainda está acontecendo pelos canais lentos. Com a diminuição da entrada de cargas positivas (interrupção da entrada de sódio, fuga de potássio, entrada de cloreto) há, nessa fase, um ligeiro aumento das cargas negativas, e o potencial de ação cai a níveis próximos de zero. Portanto, na fase 1, predomina a corrente de "saída", que em termos eletrofisiológicos resulta do predomínio de fluxo de cargas positivas para fora da célula (íon potássio é o mais importante nessa fase) ou fluxo de cargas negativas para seu interior.[2,4,5] É importante lembrar que dentro da célula, nesta fase, a concentração de cargas positivas ainda é proporcionalmente maior que as negativas, tanto é que o potencial de ação ainda é positivo.

Fase 2

Após a fase de repolarização precoce, há diminuição importante da condutância da membrana ao potássio, principalmente da sua saída da célula, apesar do seu gradiente eletro-

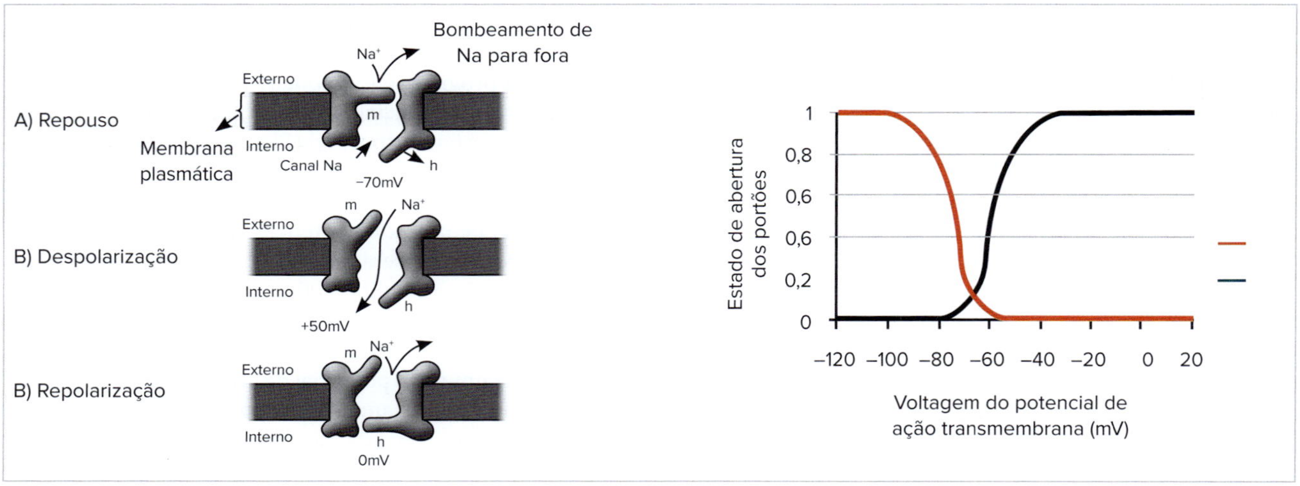

FIGURA 5

Representação esquemática da cinética de abertura e fechamento dos portões dos canais de sódio, de ativação **m** e inativação **h**, que regulam a entrada de sódio. Em A, condição de repouso, o portão **m** está fechado e o **h** aberto; na fase de despolarização ambos os portões estão abertos e o sódio entra na célula; na fase de repolarização, o portão **m** está se fechando e o **h** começa a se abrir, correspondendo à fase de canal inativado. Em B, estado dos portões **m** e **h** de acordo com a amplitude do potencial de ação transmembrana. Em potenciais mais negativos o portão **h** está aberto e o **m** fechado. Com a despolarização celular progressiva (potencial de ação menos negativo), o portão **m** vai se abrindo enquanto o **h** vai se fechando.

químico favorecer este movimento (Figura 2). Nessa fase, a permanência do potássio é maior que a fuga, produzindo a «corrente de retificação interna".[4-6] A diminuição da saída de potássio mantém a célula no estado de despolarização. De maneira geral, nas membranas biológicas, a permeabilidade dos canais de potássio está relacionada à voltagem, e a capacidade de conduzir corrente por estes canais varia com o potencial de membrana. A variação da resistência da membrana com a voltagem do potencial de ação é denominada retificação. Quando a resistência é constante durante variações do potencial de ação, a corrente que atravessa os canais é chamada "não retificada".[5,6]

A retificação é um mecanismo importante para manter a duração do potencial de ação na fase 2 e permitir a entrada do cálcio para favorecer a contração muscular. Quando o potencial de membrana ainda é positivo com relação ao potencial de equilíbrio do potássio (força "eletromotriz" que favorece a fuga do íon da célula), há tendência desse íon sair a favor de seu gradiente de concentração. Entretanto, o íon magnésio bem como as poliaminas envolvidas no metabolismo celular, espermina e espermidina, "fluem" em direção ao canal e bloqueiam a saída do potássio.[7,8] Como consequência, o potencial de ação se prolonga. Na ausência do processo de retificação o potencial de ação seria muito curto e reduziria o efeito do cálcio sobre contratilidade miocárdica.

Na fase 2 há também diminuição da condutância ao sódio e um discreto aumento da entrada de cloreto. O potencial de ação permanece próximo de 0 mV durante 40 a 80 milissegundos (podendo chegar a 100 milissegundos), visto que não há gradiente elétrico através da membrana, embora haja movimentação iônica. Em outras palavras, a constância do potencial de membrana ocorre em decorrência de correntes que se neutralizam, mantendo a célula em estado de despolarização.

Conforme discutido anteriormente, a diminuição da saída do potássio é um dos principais fatores que mantém a membrana despolarizada durante a fase 2 e o influxo de cálcio que ocorre por meio dos canais lentos de cálcio-sódio é que deflagra o processo de contração muscular. Os canais lentos, que conduzem tanto sódio quanto cálcio (principalmente este último) para o interior da célula, podem estar ativos durante a fase inicial do platô. Quanto mais longa essa fase maior a entrada de cálcio, maior a liberação do cálcio pelo retículo sarcoplasmático, maior será a força de contração do miócito. A amplitude do potencial de membrana durante a fase 2 e a magnitude da corrente de cálcio são dependentes da concentração extracelular desse íon. A fase 2 só está presente nas células miocárdicas atriais e ventriculares e nas células de Purkinje.

Durante a fase 2 e próximo do início da fase 3, canais distintos de potássio desempenham papéis de destaque tanto no início como na conclusão da fase de repolarização do potencial de ação. A taxa de efluxo de potássio e, consequentemente, da repolarização é determinada pela densidade e função dos canais pelos quais estes íons transitam. Para a regulação da duração da fase de platô do potencial de ação atua a corrente de retificação de potássio, composta de um componente rápido (I_{KR}) e outro lento (I_{Ks}), que trafegam por canais com cinéticas diferentes e propriedades distintas[7,8-10] (Figura 2). A corrente I_{KR} transita por canais rápidos cuja estrutura proteica é codificada pelo gene *hERG*, responsável pela síntese da subunidade alfa (o corpo principal do canal iônico). A corrente I_{KS} transita por outro canal cuja estrutura é codificada pelo gene *KvLQT1*[11] (lócus 11p15.5).[12] O gene *KCNE1* (lócus 21q22.1- p22) codifica uma subunidade beta (acessória) conhecida por Mink e que se associa com KvLQT1 para formar canais funcionais mediadoras de I_{Ks}.[12,13] A corrente de potássio surge progressivamente durante a fase de platô, opondo-se às correntes de despolarização subjacente. Como no final o saldo destes efeitos é o predomínio das correntes de saída, inicia-se a repolarização.

Fase 3

A repolarização celular ocorre após inibição da corrente de "entrada" mediada pelos canais lentos (sódio e cálcio), diminuindo a passagem de cargas positivas para dentro da célula. Além disso, há aumento da condutância ao potássio, a favor de seu gradiente de concentração (corrente de "saída" de potássio pelos canais I_{KR}, I_{KS} e $I_{K1;}$ Figura 3), trazendo o potencial de ação a valores mais negativos, restaurando de forma regenerativa o potencial de repouso da membrana. Esta é conhecida como fase de repolarização rápida ou fase 3 (Figura 2).[2-4,14]

Fase 4

No período subsequente, o sódio intracelular acumulado nas fases 0 e 2 é eliminado ativamente em troca pelo potássio extracelular, que saiu da célula durante as fases 2 e 3. Este efeito ocorre por meio da ativação da bomba de sódio e potássio que consome energia, produzida pela quebra de ATP pela enzima Na-K ATPase. A relação entre extrusão de sódio e captação de potássio é de 3:2, ou seja, para cada três íons sódio eliminados, dois de potássio são recapturados, criando-se uma corrente eletrogênica de "saída" de cargas positivas, restabelecendo os níveis definitivos do potencial de repouso da membrana.[2,4,6] A redução da concentração de cálcio plasmático na diástole é feita pela recaptação desse íon pelo retículo sarcoplasmático, via ativação da bomba de cálcio-ATPase na superfície do retículo (SERCA), além da extrusão através do sarcolema por meio do trocador sódio--cálcio (I_{NCX}).

Potencial de ação das células marca-passo

As características do potencial de ação acima descritas são encontradas nas células do tipo resposta rápida do músculo cardíaco e nas células de Purkinje. As células do nódulo sinusal e da região NH do nódulo atrioventricular são do tipo resposta lenta por causa das características do potencial de ação (Figura 6). Este último difere do potencial de ação das primeiras nos seguintes aspectos: a) menor velocidade de ascensão da fase zero (Vmáx variando de 5 a 15 V/s); b) menor amplitude (ao redor de 65 mV); c) ausência de canais rápidos de sódio; d) ausência da fase de platô; e) fase 4 com inclinação ascendente, responsável pela propriedade automática característica das células marca-passo (Tabela 1).[2,6,15,16]

Durante a fase 4 nas células de resposta lenta, há um ganho progressivo de cargas positivas para o interior celular, cujo mecanismo ainda é muito discutido, podendo ser secundário à diminuição da saída de potássio ou causado pela entrada de cálcio e sódio. O aumento de cargas positivas promove diminuição progressiva do potencial de repouso da membrana, até que o potencial limiar é atingido e a célula se despolariza de maneira autônoma.

Do ponto de vista eletrofisiológico, nas células marca-passo do coração alguns canais voltagem-dependentes são ativados com potenciais negativos da ordem de -50 e -60 mV durante a fase de repolarização rápida. Nesta magnitude de potencial, uma corrente de "entrada" (If ou *funny current*) é

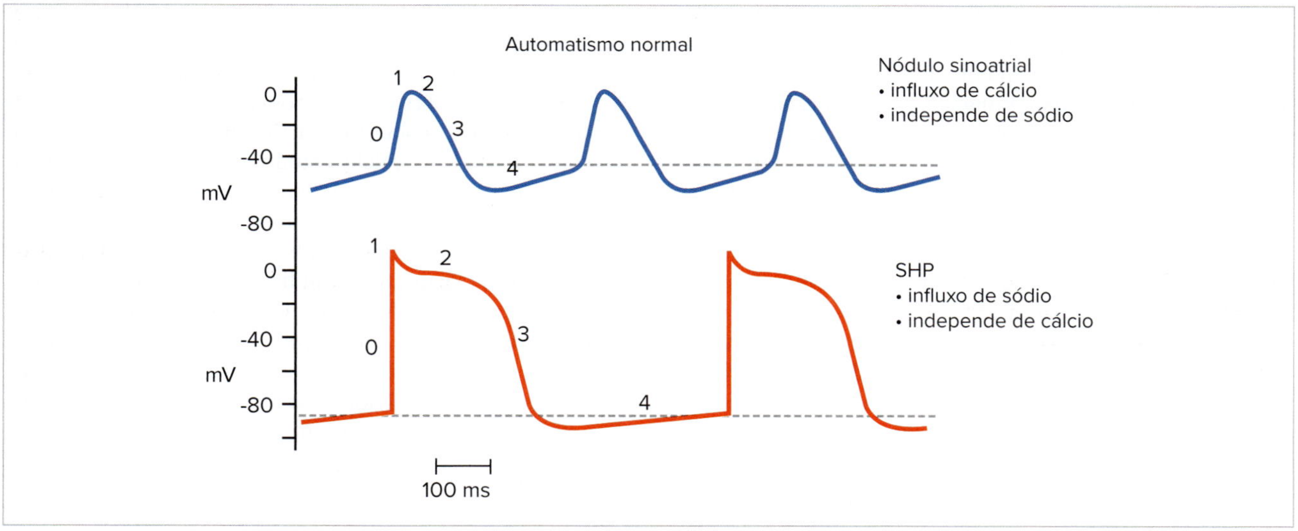

FIGURA 6

Características dos potenciais da ação das células de resposta lenta, do nódulo sinusal e atrioventricular (parte superior da figura) e das células de resposta rápida, como átrios, ventrículos e fibras de Purkinje (parte inferior). Ver discussão no texto.

TABELA 1 Diferenças eletrofisiológicas entre as células de repostas rápida e lenta

	Rápida	Lenta
Íon envolvido	Sódio	Cálcio
Limiar de ativação	-70 a -55mV	-55 a -30mV
Potencial de repouso da membrana	-80 a -95mV	-40 a -70mV
Vmáx da fase 0	200 a 1000 V/s	5 a 15 V/s
Amplitude do potencial de ação	100 a 130 mV	35 a 75 mV
Recuperação da excitabilidade	Imediata, após a repolarização	Tardia, após a repolarização

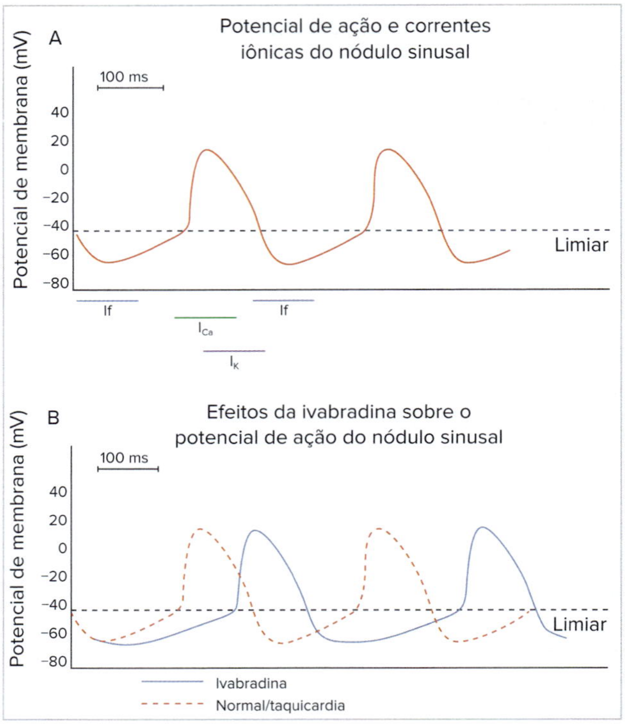

FIGURA 7

Em A, a corrente If está ativa durante a fase 4. Após atingido o potencial limiar, ativa-se a corrente de cálcio (I_{Ca}) que deflagra o potencial de ação. Em seguida inicia-se o processo de repolarização com a abertura dos canais de potássio (I_K), reiniciando o ciclo. Em B, observa-se o efeito da ivabradina, tornando ainda mais lenta a ascensão da fase 4 do potencial de ação, reduzindo a frequência cardíaca.

Fonte: modificada de Thorup et al., 2017.[17]

ativada e conduzida através de canais pouco seletivos a cátions monovalentes, predominantemente sódio e potássio.[2,6] É possível que os canais lentos que transportam cálcio, bem como os canais que transportam sódio, sejam ativados causando despolarização progressiva da membrana. Os canais que transportam a corrente If o fazem através do mecanismo de "portão" cuja abertura e fechamento são dependentes da voltagem transmembrana.[2-4,6] Fármacos que bloqueiam essa corrente, como betabloqueadores e ivabradina, podem reduzir a frequência de disparo do nódulo sinusal. Há vários estudos demonstrando efeitos benéficos da ivabradina na redução da frequência sinusal com melhora do prognóstico de pacientes com insuficiência cardíaca.[17] A vantagem deste agente em relação aos betabloqueadores é a ausência de efeitos inotrópicos negativos (Figura 7).

Outras correntes, mediadas pelos íons cálcio, são descritas na gênese do potencial de ação das células marca-passo. Há uma corrente que só é ativada quando a voltagem da membrana atinge –40 mV, ou seja, quando a célula já iniciou o processo de despolarização. Esta corrente é transportada por canais do tipo I_L (corrente I_{CaL}) cuja contribuição ao potencial diastólico ocorre tardiamente na diástole. Outra corrente mediada por cálcio, denominada I_{CaT}, é ativada a potenciais de membrana ao redor de -50 mV que, nas células do nódulo sinusal de coelho, contribui com cerca de 20% para a corrente dos canais lentos de cálcio (I_{Si}). Os canais que transportam as correntes I_{CaL} e I_{CaT} parecem ser específicos, pois apresentam padrões de resposta diferentes frente a diferentes bloqueadores de canais de cálcio como a nifedipina e galopamil e, também, ao níquel.[2,6]

O aumento do tônus simpático e dos níveis de AMP cíclico intracelular pelos inibidores da fosfodiesterase (como a teofilina, cilostazol) aumentam a frequência de disparo das células marca-passo por intensificação da fase de ascensão, secundária ao aumento da condutância ao cálcio e, consequentemente, da I_{Si}. A passagem de cálcio é facilitada pela influência do AMP cíclico sobre as proteínas que controlam a permeabilidade a este cátion nos canais I_L. O tempo que os canais permanecem abertos é maior nessas condições, favorecendo a entrada do cálcio. Estudos clínicos demonstram os efeitos benéficos do cilostazol aumentando a frequência sinusal em pacientes com disfunção sinusal e da frequência ventricular em pacientes com bloqueio atrioventricular de segundo grau (Figura 8) e com fibrilação atrial com resposta ventricular lenta[18]. A acetilcolina diminui a velocidade de ascensão da fase 4 das células marca-passo, causando diminuição da frequência de disparo celular devido à diminuição da I_{Si}. A inibição da atividade da adenilciclase pela acetilcolina está envolvida neste fenômeno.[6]

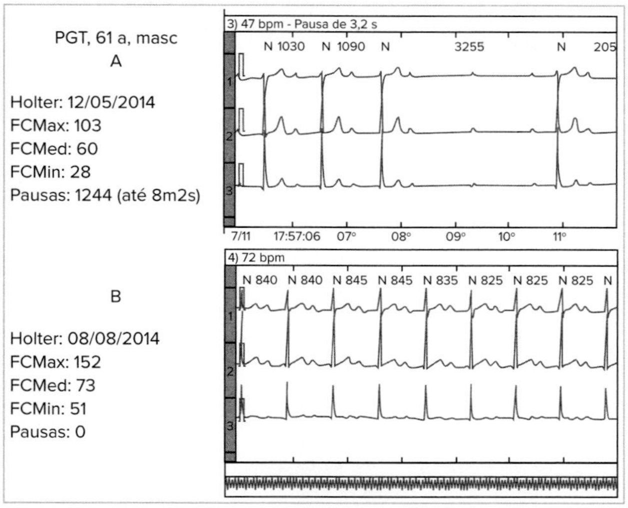

FIGURA 8

Paciente de 61 anos com história de síncope secundária a bloqueio atrioventricuar do segundo grau. Traçados de Holter antes e após a prescrição de cilostazol 200 mg ao dia. Observe as diferenças de frequência cardíaca entre os dois procedimentos e a abolição das pausas após cilostazol. Apesar da permanência do intervalo PR prolongado, o paciente não mais teve síncopes.

Referências bibliográficas

1. Lin KY, Edelman ER, Strichartz G, Lilly LS. Normal cardiac structure and function. In: Lilly LS, ed. Pathophysiology of heart disease. Philadelphia: Wolster Kluewer, Lippincott, Williams & Wilkins 2015. p. 1-26.
2. Issa ZF, Miller JM, Zipoes DP. Molecular mechanisms of cardiac electrical activity. In: Clinical arrhythmology and electrophysiology. A companion to Braunwald's heart disease. Philadelphia: Elsevier; 2019. p. 1-14.
3. Tomaselli GF, Rubart M, Zipes DP. Mechanisms of cardiac arrhythmias. In: Zipes DP, Libby P, Bonow RO, Mann DL, Tomaselli GF, Braunwald E, eds. Braunwald's heart disease. A textbook of cardiovascular medicine. Philadelphia: Elsevier; 2019. p. 619-47.
4. Spector P. Ion channles. In: Understanding clinical cardiac electrophysiology. A conceptually guided approach. Oxford: Wiley-Blackwell; 2016. p.3-8.
5. Katz AM. Cardiac ion channels. N Engl J Med. 1993;328:1244-51.
6. Katz AM. The cardiac action potential. In: Physiology of the heart. Philadelphia: Wolters Kluwer, Lippincott Williams & Wilkins; 2011. p. 369-97.
7. Grant AO. Cardiac ion channels. Circ Arrhythm Electrophysiol. 2009;2:185-94.
8. Lopatin AN, Makhina EN, Nichols CG. Potassium channel block by cytoplasmic polyamines as the mechanism of intrinsic rectification. Nature. 1994;372:366-9.
9. Sanguinetti MC, Jurkiewicz NK. Two components of cardiac delayed rectifier K current. Differential sensitivity to block by class III antiarrhythmic agents. J Gen Physiol. 1990;96:195-215.
10. Hancox JC, Levi AJ, Witchel HJ. Time course and voltage dependence of expressed HERG current compared with native 'rapid' delayed rectifier K current during the cardiac ventricular action potential. Pflügers Arch. 1998;436:8
11. Raay TJ, Shen J, Timothy KW, Vincent GM, de Jager T, Schwartz PJ, et al. Positional cloning of a novel potassium channel gene: KvLQT1 mutations cause cardiac arrhythmias. Nat Genet. 1996;12:17-23.43-853.
12. Barhanin J, Lesage F, Guillemare E, Fink M, Lazdunski M, Romey G. KvLQT1 and Isk (minK) proteins associate to form the IKs cardiac potassium channel. Nature. 1996;384:78-80.
13. Sanguinetti MC, Curran ME, Zou A, Shen J, Spector PS, Atkinson DL, Keating MT. Coassembly of KvLQT1 and minK (Isk) proteins to form cardiac IKs potassium channel. Nature. 1996;384:80-3.
14. Katz AM. Cardiac íon channels. In: Physiology of the heart. Philadelphia; Wolters Kluwer, Lippincott Williams & Wilkins; 2011l. p.343-68.
15. Vassale M. Automaticity and automatic rhythms. Am J Cardiol. 1971;28:245-52.
16. Vassale M. The relationship among cardiac pacemakers: overdrive suppression. Circ Res. 1977; 41:269-77.
17. Thorup L, Simonsen U, Grimm D, Hedegaard ER. Ivabradine: current and future treatment of heart failure. Basic Clin Pharmacol Toxicol. 2017;121:89-97.
18. Kanlop N, Chattipakorn S, Chattipakorn N. Effects of cilostazol in the heart. J Cardiovasc Med (Hagerstown). 2011;12:88-95.
19. Oudit GY, Backx PH. Voltage gated potassium channels. In: Zipes DP, Jalif J, eds. Cardiac electrophysiology: from cell to bedside, 7th ed. Philadelphia: Elesevier; 2018.

Seção 5

Fundamentos para o diagnóstico cardiológico

Capítulo 1

História clínica

Minna Moreira Dias Romano
Natan Viola

PONTOS-CHAVE

- Em um momento de grandes avanços na instrumentação técnica em medicina, não se deve desvalorizar a adequada coleta de dados da história clínica. O fortalecimento das técnicas de treinamento na obtenção de dados clínicos, mediante anamnese bem conduzida e exame clínico, representa a forma mais efetiva para utilização adequada dos recursos diagnósticos mais sofisticados, ao mesmo tempo em que expressa o resgate da prática médica mais pessoal e humana.
- A história clínica cardiovascular deve ser detalhada, mas guiada por sintomas. É importante a completa caracterização dos sintomas, assim como sua relação com a atividade física e a determinação de fatores desencadeantes ou de alívio.
- Dentre os sintomas fundamentais cardiovasculares, especial atenção deve ser dada à investigação da precordialgia. A caracterização clínica da dor torácica deve ser minuciosa, conduzindo o diagnóstico a várias síndromes clínicas (como a síndrome coronariana aguda), guiando assim a solicitação e a interpretação de exames complementares. A dispneia também é sintoma frequente e pouco específico, e sua correta interpretação clínica terá papel prioritário no diagnóstico, assim como assume também papel prognóstico em algumas doenças como a insuficiência cardíaca.
- A síncope é outra manifestação de doença cardiovascular bastante frequente e com amplo espectro diagnóstico, desde patologias aparentemente benignas como as síncopes neurocardiogênicas ou situacionais até situações ameaçadoras como algumas síndromes arrítmicas, valvares ou miocardiopatias. A anamnese cuidadosa desse sintoma é crucial tanto para confirmá-lo (pois várias situações podem simular síncope) quanto para alcançar o diagnóstico da doença. Porém, essa anamnese pode ser desafiadora, uma vez que envolve características situacionais, fatores desencadeantes e informações que muitas vezes só podem ser fornecidas por uma segunda pessoa que tenha presenciado a perda de consciência.
- Outros sintomas comuns de doenças cardiovasculares como palpitação, edema, tosse, cianose e fadiga devem ser bem desvendados na história clínica. Um erro inicial na avaliação de tais sintomas será refletido em excessos de exames complementares e maior tempo despendido, além de maior custo para alcançar o diagnóstico.

Introdução

Em que pese o expressivo desenvolvimento tecnológico que incorporou à avaliação diagnóstica do sistema cardiovascular um amplo e sofisticado conjunto de recursos instrumentais, nas últimas décadas, não se pode deixar de reconhecer a fundamental importância que se deve atribuir aos dados obtidos na história clínica como instrumental propedêutico. Em uma era de predomínio marcante de moderna e variada tecnologia diagnóstica, que certamente oferece recursos para o aprimoramento e maior acurácia do diagnóstico de doenças cardiovasculares, o grande desafio consiste em manter acesa a chama que alimenta o desenvolvimento e o treinamento das habilidades clínicas fundamentais. Assim, a obtenção de história clínica de qualidade e a execução sistematizada e abrangente do exame físico continuam a ser parte essencial da abordagem clínica, elemento fundamental para que os exames suplementares, muitas vezes sofisticados e caros, sejam utilizados criteriosamente em busca de uma relação custo-efetividade que garanta a melhor precisão diagnóstica com o menor custo para o sistema de saúde.

A utilização indiscriminada de métodos diagnósticos mais sofisticados resulta não apenas em custos crescentes para o sistema de atenção à saúde do país, mas também em um atendimento médico mais instrumental, menos pessoal, menos humano, em que a relação fundamental de confiança entre o médico e seu paciente tende à deterioração progressiva. O fortalecimento das técnicas de treinamento na obtenção de dados clínicos, mediante anamnese bem conduzida e com base no aprimoramento das habilidades no exame físico cardiovascular, representa a forma mais custo-efetiva para utilização adequada dos recursos diagnósticos mais sofisticados, ao mesmo tempo em que expressa o resgate da melhor qualidade intrínseca do atendimento médico, tornando o exercício da medicina mais pessoal e humano.

A análise sistematizada da história clínica adequadamente realizada permite o diagnóstico preciso em 74-90% dos casos, na dependência do tipo de sintoma principal apresentado.[1-3]

Escapa aos objetivos deste texto discutir em profundidade os aspectos técnicos relativos à obtenção de uma adequada história clínica. Entretanto, nunca é demais lembrar que a qualidade dos dados obtidos em uma anamnese depende:

- Do grau de atenção e cuidado com que as informações do paciente são registradas e analisadas.
- Do detalhamento com que as informações são caracterizadas, incluindo a queixa tal como descrita na "linguagem" do paciente, início e duração do sintoma, bem como sua qualidade, localização, irradiação, intensidade, fatores desencadeantes e impacto na capacidade de trabalho, fatores de alívio, manifestações concomitantes e evolução do sintoma ao longo do tempo.
- De oferecer ao paciente tempo suficiente para espontaneamente relatar seus sintomas.
- Do cuidado, ao questionar o paciente, para não conduzi-lo a confirmar ou não determinada manifestação sintomática.
- De observar cuidadosamente a presença de sintomas que mais comumente levantam a suspeita de doença cardiovascular (dispneia, dor torácica, palpitações, síncope, cianose, tosse, fadiga, hemoptise, edema).
- Da inclusão de dados relativos à história familiar, antecedentes pessoais, ocupacionais e hábitos do paciente (tabagismo, ingestão de álcool, uso de drogas ilícitas, exercício físico regular), passado mórbido, bem como de interrogatório de sintomas relativos a outros aparelhos.
- Do estabelecimento de adequada relação de confiança com o paciente.

É importante lembrar, ainda, que a doença cardiovascular pode apresentar-se assintomática, quando, então, o exame físico passa a ter papel ainda mais crucial.

Uma situação que merece destaque especial diz respeito a manifestações sintomáticas que têm alguma relação com o exercício físico ou impacto sobre as atividades desenvolvidas pelo paciente, como ocorre, por exemplo, com a dispneia e a dor torácica. É comum, nessa situação, o relato de que o sintoma se manifesta a pequenos, médios ou grandes esforços. Evidentemente, essa é uma forma inadequada de reportar essa relação, uma vez que a magnitude do esforço depende da capacidade física do indivíduo. Portanto, é fundamental, ao relatar essa relação, apontar o tipo e a intensidade da atividade que desencadeia o sintoma, bem como sua evolução temporal. Ao mesmo tempo, deve-se descrever qual foi o impacto que o surgimento desse sintoma teve sobre a capacidade de trabalho do paciente e sobre as atividades que ele era capaz de desenvolver cotidianamente.

No contexto das doenças cardiovasculares, deve-se destacar a importância de incluir, na anamnese, dados relativos a fatores de risco de doenças cardiovasculares (tabagismo, hipertensão arterial sistêmica, hipercolesterolemia, *diabetes mellitus*, menopausa, uso de contraceptivos, história familiar de doenças cardiovasculares).

Com base nos dados colhidos na história clínica, o médico poderá, então, formular um conjunto de hipóteses diagnósticas, que serão confirmadas ou refutadas com base nos dados obtidos no exame físico.

Sintomas fundamentais de doenças cardiovasculares

Dispneia[4,5]

A dispneia é um dos mais importantes sintomas de doenças cardíacas ou pulmonares e se caracteriza por uma sensação de respiração anormalmente desconfortável ou dificuldade para respirar, geralmente desencadeada por exercício físico.

Mecanismos fisiopatológicos

A dispneia pode ser desencadeada por uma multiplicidade de mecanismos fisiopatológicos. Quando decorrente de uma doença cardíaca, ela geralmente se manifesta em consequência do aumento da pressão capilar pulmonar determinado por aumento da pressão atrial esquerda ou de enchimento ventricular esquerdo. Isso leva ao extravasamento de líquido para o espaço intersticial pulmonar, tornando os pulmões mais rígidos e exigindo deles maior trabalho durante a respiração; ao mesmo tempo, ocorre alteração da relação ventilação-perfusão, com aumento do espaço morto pulmonar, maior resistência em vias aéreas e hipoxemia, estímulos adicionais para a sensação de dispneia. O aumento da estimulação ventilatória ocorre como consequência da excitação de receptores pulmonares sensíveis ao estiramento, localizados em vasos pulmonares e interstícios, bem como de quimiorreceptores sensíveis à hipoxemia e à acidose metabólica.

Nas diferentes doenças do sistema respiratório, a dispneia pode manifestar-se em decorrência de alterações da relação ventilação-perfusão, limitação mecânica da ventilação ou de estímulos associados à hipoxemia. Ela pode surgir ainda em condições não associadas a doenças cardíacas ou pulmonares, incluindo: anemia (redução na capacidade de transporte de oxigênio), descondicionamento físico (redução na capacidade de redistribuição de fluxo sistêmico), obesidade (aumento do trabalho respiratório), gravidez (redução da capacidade pulmonar total) e distúrbios psicológicos (hiperventilação).

Caracterização pelo paciente[4-6]

Quando o paciente descreve o sintoma como "falta de ar", "fôlego curto" ou "dificuldade para respirar", a caracterização dessa manifestação como dispneia não representa nenhuma dificuldade. Entretanto, algumas vezes, o paciente pode queixar-se de "cansaço" ou "'canseira", situações em que se torna necessário definir se o paciente apresenta sensação de cansaço em todo o corpo, representando provavelmente fadiga ou adinamia, ou se essa manifestação é mais localizada no tórax, caracterizando efetivamente dispneia. Eventualmente, ela poderá ser descrita como "dificuldade para realizar respiração profunda", o que muitas vezes caracteriza a dispneia suspirosa, associada a causas psicogênicas.

Geralmente, a dispneia se manifesta nos esforços, o que torna fundamental a caracterização precisa da intensidade do esforço que a desencadeia, sua evolução no tempo, bem como o impacto sobre as atividades habituais do paciente.

Em pacientes com hipertensão venocapilar pulmonar, a dispneia que se manifesta dentro de poucos minutos após deitar-se caracteriza a ortopneia, que se expressa pela necessidade de aumentar o número de travesseiros para dormir. Ao assumir essa posição, há redistribuição de líquidos para o território pulmonar, aumentando o nível de congestão pulmonar e provocando dispneia de decúbito. Esta é uma manifestação pouco específica, uma vez que pode ocorrer em outras situações em que a capacidade vital é reduzida, como na ascite volumosa.

A dispneia paroxística noturna ocorre após o paciente ter conciliado o sono por duas a quatro horas, manifestando-se, então, subitamente, ao acordar o paciente com uma sensação de dispneia intensa, geralmente associada à necessidade imperiosa de levantar-se do leito em busca de ar e à sensação de morte iminente. A melhora dessa manifestação é relativamente demorada (15 a 30 minutos) quando comparada à melhora da ortopneia, que é imediata com a elevação do corpo. Admite-se que sua ocorrência dependa, além da redistribuição de fluidos para o território pulmonar determinada pelo decúbito, de alterações na atividade adrenérgica durante o sono e de depressão do centro respiratório, provocando edema intersticial pulmonar e, eventualmente, edema alveolar. Essa manifestação mostra elevado grau de especificidade para indicar um grave quadro de congestão pulmonar aguda.

Diagnóstico diferencial

Entre as principais causas da dispneia nos esforços, que se manifesta cronicamente, estão as cardiopatias associadas a aumento da pressão em território capilar pulmonar, mecanismo fundamental na síndrome de insuficiência cardíaca congestiva. A dispneia de origem cardíaca deve ser diferenciada da dispneia de causa pulmonar, que pode ocorrer na doença pulmonar obstrutiva crônica, na bronquite crônica, no enfisema pulmonar e na fibrose pulmonar intersticial. A dispneia crônica que se manifesta na anemia, no hipertireoidismo, no hipotireoidismo, na obesidade e no descondicionamento físico geralmente não representa dificuldade no diagnóstico diferencial em face de outras manifestações associadas.

A dispneia de início súbito pode ocorrer no tromboembolismo pulmonar, no pneumotórax, no edema agudo de pulmão, na pneumonia ou na obstrução aguda de vias aéreas. Quando a dispneia se acompanha de sibilos pulmonares, ela pode indicar broncoconstrição primária (asma brônquica) ou hipertensão venocapilar (asma cardíaca).

Deve-se registrar a possibilidade de a dispneia representar manifestação secundária à isquemia miocárdica, quando então ela corresponde a um "equivalente anginoso", reproduzindo outras características da angina, como duração, relação com esforço e melhora com nitratos.

Valor diagnóstico[3]

A utilização sistematizada das informações obtidas na história clínica pode propiciar elementos fundamentais para se definir o diagnóstico de doenças do sistema cardiovascular. Aproximadamente, 74% dos diagnósticos clínicos foram estabelecidos considerando apenas os dados da história de pacientes cuja queixa principal era dispneia.

Dor torácica

Conceito e mecanismos fisiopatológicos[4,5,7]

A dor torácica é uma manifestação sintomática relativamente frequente e complexa, uma vez que pode ser decorrente de causas cardíacas e não cardíacas, múltiplos mecanismos fisiopatológicos, manifestando-se aguda ou cronicamente, com expressão clínica nem sempre de fácil distinção entre as diferentes etiologias. Exatamente por isso, a história clínica tem papel extremamente relevante no diagnóstico diferencial.

Em face da importância epidemiológica e da elevada morbidade e mortalidade a ela inerentes, a doença isquêmica do coração representa o diagnóstico mais importante entre as diferentes causas de dor torácica. Mais da metade das mortes associadas a síndromes isquêmicas agudas ocorre dentro da primeira hora desde o início dos sintomas e antes da chegada do paciente ao hospital. A dor torácica aguda, manifestada por episódio de duração variável, nas últimas 24 horas, representa um dos mais comuns e complexos problemas clínicos em unidades de atendimento de emergências médicas. Até 7% de todos os casos atendidos em unidades de atendimento de emergências relacionam-se a queixas de dor torácica.

A dor torácica decorrente da síndrome isquêmica aguda tem mecanismo fisiopatológico que se inicia com a ruptura ou erosão de uma placa aterosclerótica, à qual se associam diferentes graus de trombose sobreposta e embolização distal, resultando em isquemia de gravidade variável, na dependência do grau de obstrução vascular. Em contrapartida, a isquemia crônica geralmente está associada a desproporção entre a oferta e a demanda de oxigênio por parte do miocárdio, com manifestação isquêmica e dor torácica ocorrendo especialmente durante o exercício ou sob condições de estresse.

Caracterização pelo paciente e diagnóstico diferencial[7,10]

A caracterização precisa da dor torácica é fundamental para embasar o diagnóstico diferencial. É essencial tipificar particularmente os seguintes aspectos: início e duração do sintoma, bem como sua qualidade, localização, irradiação, intensidade, fatores desencadeantes e impacto na capacidade de trabalho, fatores de alívio, manifestações concomitantes e evolução do sintoma no tempo. Esquematicamente, são apresentadas a seguir as características da dor torácica nas diferentes etiologias. Eventualmente, são apresentadas particularidades do exame físico ou de exames complementares que auxiliem essa diferenciação diagnóstica (Tabela 1).

Características de dor torácica que não são típicas de isquemia miocárdica

- Caráter pleurítico (aguda ou "em facada" deflagrada por respiração ou tosse).
- Desconforto localizado primária ou unicamente na porção média ou inferior do abdome.
- Dor que pode ser localizada apenas com a ponta de um dedo, especialmente na projeção da região apical do ventrículo esquerdo.
- Dor que pode ser reproduzida com o movimento ou palpação da parede torácica ou dos braços.
- Dor constante que dura muitas horas.
- Episódios de dor muito curtos que duram alguns segundos que se irradia para as extremidades inferiores.

Causas cardíacas de dor torácica crônica

Essas condições clínicas, embora representem causas de dor torácica com manifestação crônica, eventualmente podem ser observadas em atendimento nas unidades de emergência:

- Angina estável.
- Prolapso valvar mitral.
- Estenose valvar aórtica.
- Cardiomiopatia hipertrófica.
- Pericardite incessante e crônica.

Apesar de a grande maioria dos pacientes com pericardite aguda idiopática terem um bom prognóstico, existe um

TABELA 1 Caracterização e diagnóstico diferencial da dor torácica baseado na história clínica

Síndrome clínica	Caracterização
Síndrome isquêmica aguda ▪ angina instável ▪ infarto agudo do miocárdio	▪ Desconforto, dor opressiva ou em queimação em região retroesternal ou mais lateral no precórdio ou epigástrica ▪ Duração: desde minutos (10-20) até poucas horas ▪ Irradiação para ombro, braço esquerdo, pescoço ou mandíbula ▪ Sintomas associados: diaforese, náuseas, vômitos, dispneia ▪ Sinais clínicos de obstrução arterial periférica ▪ Dispneia pode ser o sintoma mais importante em pacientes idosos ▪ Manifestações frequentemente atípicas em mulheres e diabéticos
Dissecção da aorta	▪ Dor intensa, de início súbito, lancinante, na região precordial ▪ Duração: horas ▪ Irradiação acompanhando o trajeto da dissecção na aorta, geralmente para o dorso ▪ Assimetria nos pulsos periféricos; gradiente de pressão arterial entre membros; sopro de insuficiência aórtica ▪ Tratamento fibrinolítico não deve ser iniciado se a probabilidade de dissecção da aorta for elevada
Pericardite aguda	▪ Dor precordial de caráter pleurítico, piorando com inspiração, ou retroesternal opressiva ▪ Duração de horas ou dias ▪ Piora com movimentação do tórax; pode melhorar com inclinação anterior do tórax ▪ Pode apresentar irradiação similar à isquemia miocárdica ▪ Atrito pericárdico pode estar presente, melhor audível com diafragma na borda esternal esquerda ▪ ECG com elevação de segmento ST distribuída em múltiplos territórios coronários, sem alterações recíprocas ▪ Ecocardiografia tem grande sensibilidade para detecção de derrame pericárdico
Tamponamento cardíaco	▪ Dor torácica aguda ou a descrição de um desconforto ou plenitude torácica ▪ Associado a dispneia, taquipneia, edema e fatigabilidade ▪ *Pulsus paradoxus* (queda > 10 mmHg na pressão sistólica à inspiração) ▪ Aumento da pressão venosa jugular ▪ Atrito pericárdico pode estar presente ▪ ECG com baixa voltagem e alternância elétrica ▪ Ecocardiografia tem grande sensibilidade e pode definir volume do derrame, localização, nível de repercussão hemodinâmica. Também é útil para guiar pericardiocentese com excelente segurança e eficácia

(continua)

TABELA 1 Caracterização e diagnóstico diferencial da dor torácica baseado na história clínica (*continuação*)

Síndrome clínica	Caracterização
Embolia pulmonar	▪ Tipicamente associado a dispneia, taquipneia e dor precordial pleurítica ▪ Dor pleurítica quando ocorre infarto pulmonar; dor opressiva associada a isquemia de ventrículo direito e/ou hipotensão arterial sistêmica ▪ Antecedentes de decúbito prolongado, cirurgia recente, trauma, insuficiência cardíaca, estados de hipercoagulação ▪ ECG com desvio de eixo para a direita; novo bloqueio de ramo direito; padrão S1-Q3-T3
Pneumotórax	▪ Dor de início súbito, geralmente mais lateralizada, no dorso ou nos ombros, associada à dispneia e variando com respiração, apresentando caráter não opressivo ▪ Exame clínico (som claro pulmonar e ausência de ruídos ventilatórios) e radiológico do tórax com sinais típicos ▪ Pneumotórax hipertensivo pode estar associado a insuficiência respiratória e colapso cardiovascular
Dor musculoesquelética	▪ Piora com a movimentação do tórax e a inspiração ▪ Dor à palpação do local, reproduzindo sintomatologia
Herpes-zóster	▪ Pode se manifestar com dor precordial intensa, geralmente muito prolongada (até dias) ▪ Aparecimento subsequente de lesões de pele características, que podem ser precedidas de parestesia no local
Dor de origem pulmonar ▪ pleurite ▪ pneumonia	▪ Manifestações clínicas de infecção ▪ Caráter pleurítico da dor, localização geralmente não precordial
Dor de origem digestiva ▪ gastrite ▪ doença péptica ▪ doença esofágica (espasmo, refluxo, inflamação) ▪ pancreatite ▪ cólica biliar/colecistite	▪ Dor epigástrica ou retroesternal em queimação; relação com horário ou tipo de alimentação (gástrica/ esofágica) ▪ Dor opressiva, retroesternal, que melhora com nitratos; disfagia; frequência e intensidade variáveis (esofágica) ▪ Dor epigástrica intensa em faixa (pancreatite) ▪ Dor intensa, em cólica, no hipocôndrio (doença biliar)
Psicogênica (síndrome do pânico/depressão)	▪ Manifestações de depressão (falta de interesse, desesperança, perda de concentração, insônia, irritabilidade, diminuição da autoestima) ou ansiedade excessiva ▪ Síndrome do pânico pode ser responsável por até 40% dos casos de dor em que uma causa cardíaca tenha sido excluída

risco de 15 a 30% de desenvolvimento da forma incessante ou recorrente quando não tratados com colchicina, enquanto os tratados têm essa taxa reduzida pela metade. A pericardite recorrente pode ser definida quando há um primeiro episódio de pericardite documentado, um intervalo assintomático de no mínimo 4-6 semanas e evidências de uma recorrência. Uma causa frequente para recorrência é a má adesão ao tratamento. Já o termo incessante é adotado nos casos em que há persistência dos sintomas, sem uma remissão identificável após a abertura do episódio agudo. Designamos pericardite como crônica quando sua duração, principalmente do derrame pericárdico, ultrapassa 3 meses.

Uma parcela dos pacientes com doença de Chagas pode apresentar episódios relativamente intensos de dor precordial, cuja etiologia não é bem definida, que os leva a buscar atendimento emergencial.

Valor diagnóstico[10]

A acurácia dos preditores diagnósticos depende do contexto clínico. Em paciente crônicos, estáveis, com dor torácica, o melhor preditor diagnóstico é a descrição das características da dor torácica pelo paciente (sensibilidade: 50% a 91%; especificidade: 78% a 94%), enquanto nos quadros agudos o eletrocardiograma mostra maior valor diagnóstico.

Palpitações[5,11]

Palpitação é um sintoma cardiovascular muito comum na prática clínica, mas é também uma manifestação de especificidade particularmente baixa. É caracterizada como uma sensação desconfortável geralmente associada a alteração da regularidade, aumento da intensidade dos batimentos cardíacos e/ou aumento da sua frequência.

Mecanismos fisiopatológicos[11,12]

Várias condições clínicas podem preceder ou estar associadas ao sintoma de palpitação, sendo assim variáveis seus mecanismos fisiopatológicos. Essa manifestação sintomática pode ocorrer em associação a situações fisiológicas ou patológicas, como ansiedade ou reações de pânico (distúrbio do pânico e outras desordens psiquiátricas), excesso de catecolaminas (atividade física, estresse emocional) ou hipertonia vagal, mudanças posturais (hipotensão postural), síncope ou pré-síncope (taquicardias ventriculares ou supraventriculares associadas a reflexos vasovagais).

Caracterização pelo paciente[5,13]

A caracterização de palpitação pelo paciente pode surpreender por sua ampla variabilidade. Descrições como "golpes no coração", "batedeira", "coração disparado" ou "batidas fora do tempo" são comuns. Embora nem sempre seja possível estabelecer uma relação precisa entre a descrição do sintoma pelo paciente e o efetivo distúrbio de ritmo ou da frequência cardíaca determinante da sensação de palpitação, algumas formas de descrição podem sugerir o mecanismo subjacente. A sensação de "golpes" no coração está associada geralmente a ectopias, com a impressão de que o coração pára e volta a bater, típica da pausa pós-extrassistólica. O batimento pós-extrassistólico, mais vigoroso, é então percebido como um "golpe". O termo "disparo cardíaco" costuma ser usado para descrição de taquicardias (atriais, ventriculares ou mesmo sinusais). Outra descrição frequente em histórias clínicas é a de "veias que pulam no pescoço" ou de "golpes no pescoço", às vezes até de "pulsação no pescoço"; essa sensação pode refletir a ocorrência de dissociação atrioventricular, quando a contração atrial ocorre, estando a valva atrioventricular (mitral ou tricúspide) fechada, produzindo ondas A em canhão. Tais ondas são percebidas como pulsação cervical, algumas vezes chamadas de "sinal do sapo". Esse sintoma pode sugerir a presença de arritmias supraventriculares de reentrada, como a taquicardia nodal. Quando a sensação se apresenta como de pulsações ocasionais ou arrítmicas, ela pode representar a ocorrência de extrassistolias. As extrassístoles, ocasionalmente, podem ser ainda referidas como "falhas", ou mesmo como "dificuldade de puxar o ar" ou "fôlego curto", quando então esse sintoma acaba determinando uma investigação de dispneia.

Na coleta da história clínica, além da descrição do sintoma, é importante a definição de seu início, duração e intensidade. Episódios de palpitação associados a arritmias ventriculares podem representar situação de grande risco, pois há a possibilidade de existir baixo débito, com maior chance de se necessitar de intervenção para a recuperação do paciente. Entretanto, palpitações associadas a distúrbios psiquiátricos podem ser fugazes, associadas a estresse emocional e autolimitadas. Os fatores desencadeantes e de alívio também devem ser pesquisados, como situações de vagotonia, exercício físico, estresse psíquico e mudanças posturais ou uso de drogas. Palpitações de início e término abruptos sugerem a presença de taquiarritmias paroxísticas. Palpitações que podem ser supressas por manobras vagais sugerem a presença de taquicardias supraventriculares, particularmente do tipo reentrada nodal ou por vias anômalas de condução.

O grau de comprometimento das atividades diárias deve também ser bem caracterizado, tendo valor diagnóstico e prognóstico. É importante definir se os sintomas ocorrem em repouso ou durante o trabalho, bem como sua manifestação ou não durante o sono.[14] O momento de início dos sintomas é outra informação potencialmente útil: quando inicia-se na infância pode sugerir arritmias supraventriculares, vias anômalas de condução, idiopáticas.

É necessária ainda a definição do ritmo ou da regularidade da palpitação e, para isso, o médico pode solicitar ao paciente que bata com os dedos reproduzindo o ritmo de seu sintoma. Ritmos rápidos e regulares são sugestivos de taquicardias supraventriculares ou ventriculares; ritmos rápidos e irregulares sugerem fibrilação atrial, *flutter* ou taquicardias com bloqueio atrioventricular variável. A Tabela 2 sumaria os principais aspectos a serem abordados na anamnese da palpitação.[15]

TABELA 2 Itens a serem avaliados na coleta da história clínica de palpitação

A palpitação ocorre	Suspeitar de
Como "falhas" ou "saltos"	Extrassístoles
Em ataques de início súbito, com FC ≥ a 120 bpm, com ritmo regular ou irregular	Taquicardias paroxísticas
Independentemente de exercício ou estímulo adequado para gerar o sintoma	FA, *flutter* atrial, tireotoxicose, anemia, estado febril, hipoglicemia, estado de ansiedade
Em ataques rápidos, mas não abruptos, sem relação com exercícios ou outros estímulos	Hemorragia, hipoglicemia, tumores adrenais
Associada ao uso de drogas	Tabaco, café, chá, álcool, epinefrina, efedrina, aminofilina, atropina, extratos de tireoide, inibidores da MAO
Ao levantar-se	Hipotensão postural
Com FC normal e regular	Distúrbio de ansiedade

Adaptada de Goldman & Braunwald.[12]

Diagnóstico diferencial[5]

Embora a descrição da forma de manifestação da palpitação possa oferecer elementos para orientar o diagnóstico, seu significado clínico geralmente depende da identificação de alteração do ritmo e/ou da frequência cardíaca durante o exame físico e de sua confirmação com avaliação eletrocardiográfica. Ao mesmo tempo, a abordagem diagnóstica deve identificar se há ou não cardiopatia estrutural associada.

Valor diagnóstico[13-15]

Na maioria das vezes, a queixa de palpitação não está relacionada a importantes alterações cardiovasculares, sendo o sintoma um indicador pouco preciso de distúrbios do ritmo. Summerton et al.[15] mostraram que há algumas características da história clínica que podem ser preditoras da presença de arritmias, incluindo o sexo masculino, a regularidade dos sintomas e a ocorrência de manifestações durante o trabalho ou o sono. A história clínica detalhada pode ajudar a discriminar pacientes que necessitam de maior investigação cardiológica, e desta forma ter impacto positivo no custo da avaliação das arritmias que é potencialmente complexa.

Edema[16]

Denomina-se edema a expansão do volume do componente extravascular do líquido extracelular. O conceito não inclui o acúmulo de líquido no interior das células, a não ser no caso do tecido nervoso.

Mecanismos fisiopatológicos

O mecanismo básico e geral da formação do edema consiste em uma ou mais alterações das forças de Starling, que atuam na microcirculação. Há aumento da filtração da extremidade arterial, diminuição da reabsorção da extremidade venosa ou, ainda, bloqueio da drenagem linfática. Porém, tal mecanismo não é suficiente para explicar o edema generalizado. Nesse caso, há também um balanço positivo de sódio e água mediado por complexos mecanismos neuroendócrinos.

Classificação[16]

A classificação dos edemas está sumariada na Tabela 3.

TABELA 3 Classificação dos estados edematosos

▪ No território da circulação sistêmica/generalizado:
Insuficiência cardíaca, nefropatias, hepatopatias, nutricionais, gastroenteropatias perdedoras de proteínas, gravidez normal e patológica, edema idiopático, síndrome do extravasamento vascular sistêmico
▪ No território da circulação sistêmica/localizado:
Estase venosa periférica, linfedema, inflamatório, urticária e angioedema, edema cerebral
▪ No território da circulação pulmonar/cardiogênico:
Insuficiência ventricular esquerda, estenose mitral, obstrução valvar mitral por trombo ou mixoma, "*Cor triatriatum*", drenagem anômala total de veias pulmonares com obstáculo ao retorno venoso pulmonar
▪ No território da circulação pulmonar/não cardiogênico:
Síndrome da angústia respiratória aguda, edema pulmonar das grandes altitudes, neurogênico, secundário a acidente escorpiônico

Caracterização pelo paciente[5]

A história detalhada do sintoma é bastante útil na definição da etiologia do edema. A descrição desse sintoma pelo paciente pode variar bastante: ele pode relatar "inchaço" em uma região bem localizada e definida ou mesmo uma queixa inespecífica e mal definida de aumento de peso corporal ou dificuldade em calçar os sapatos. É importante, na obtenção da história clínica, caracterizar a localização do edema, seu período de manifestação e piora ao longo do dia, sua relação com a posição e a presença de sintomas associados. Não se pode deixar de considerar a importância de correlacionar os dados da história clínica com o exame físico de pacientes com edema. Não é raro que alguns pacientes se queixem da sensação de que algumas partes do corpo, ou mesmo o corpo todo, estejam "inchadas", sem que se documente objetivamente qualquer evidência de edema no exame físico. A Tabela 4 estabelece uma correlação entre a manifestação do sintoma na história clínica e sua etiologia provável.

TABELA 4 Manifestação sintomática de diversos tipos de edema

Descrição do sintoma	Provável etiologia
Edema de membro inferior unilateral sem outros sinais inflamatórios pode estar associado a trauma recente ou a fatores de risco para estase venosa, como obesidade ou imobilização, de instalação aguda	Trombose venosa profunda
Edema de membros, porém unilateral e associado a outros sinais inflamatórios, ocasionalmente associado à febre	Celulite
Edema de membros inferiores, bilateral, que piora à tarde ou com a posição ortostática, crônico	Insuficiência cardíaca
Edema localizado em tornozelos, simétrico, sem sinais inflamatórios	Uso de nifedipina
Edema ao redor dos olhos e na face, principalmente ao acordar, simétrico, crônico, de lenta evolução	Síndrome nefrótica
Edema localizado incluindo face, pescoço e braço de forma unilateral	Obstrução ou compressão de veia cava superior
Edema associado a prurido intenso, generalizado, de instalação súbita	Urticária
Edema generalizado, de evolução lenta, associado a queixas de sonolência, fala empastada, constipação, ganho de peso	Hipotireoidismo

O edema da insuficiência cardíaca pode, na sua evolução, alcançar as coxas, a genitália e a parede abdominal. Se o paciente estiver deitado, pode ocorrer na região sacral, inicialmente, e logo atingir também membros superiores. O estado de edema generalizado, chamado anasarca, pode ocorrer na insuficiência cardíaca, em nefropatias (síndrome nefrótica) e hepatopatias. É importante lembrar que alguns fármacos podem causar edema, como é o caso da nifedipina (edema de tornozelos) ou dos corticoesteroides, sendo importante uma história detalhada relativa ao uso de medicamentos.

Diagnóstico diferencial

O diagnóstico diferencial desse sintoma está baseado nos tipos de edema como descrito na Tabela 2 e nas síndromes clínicas de suas prováveis etiologias. Dentre etiologias mais frequentes de edema generalizado, três síndromes clínicas devem ser distinguidas: a insuficiência cardíaca, as nefropatias e as hepatopatias. Dentre os edemas localizados, causas obstrutivas, imunológicas ou inflamatórias devem ser consideradas. A história clínica e a correta caracterização do sintoma podem oferecer grande auxílio na investigação diagnóstica, direcionando, em associação ao exame físico, os exames complementares, de modo a reduzir os custos da investigação diagnóstica.

Sintomas associados[5]

A pesquisa de sintomas associados complementa a história, ajudando na definição da etiologia do edema. Aqueles com causa cardíaca frequentemente estão associados à queixa de dispneia, ortopneia ou dispneia paroxística noturna. Quando a causa é hepática, esses sintomas são incomuns, a menos que haja ascite de grande volume, mas pode haver história de abuso de álcool. Já os edemas de causa renal podem estar associados a sintomas urêmicos, como inapetência, irritabilidade, alteração do padrão de sono, alteração do paladar; podendo haver dispneia, porém de forma sutil.

Tosse[5]

Consiste de uma sequência de eventos que incluem inspiração rápida e profunda, seguida de fechamento da glote e contração brusca dos músculos expiratórios, terminando com uma expiração forçada, após súbita abertura da glote.

Fisiopatologia

A tosse resulta de estímulos locais nos receptores da mucosa do trato respiratório ou de estímulos centrais (tosse psicogênica). Os estímulos podem ser inflamatórios (hiperemia, edema, secreções e ulcerações), mecânicos (poeira, corpo estranho, mudanças na pressão pleural, como ocorre nos derrames e atelectasias), químicos (gases) ou térmicos (frio ou calor excessivo). A tosse é um mecanismo de alerta e defesa das vias respiratórias, contudo, pode ser nociva ao sistema respiratório em virtude do excessivo aumento da pressão na árvore brônquica.

Caracterização pelo paciente

A correta semiologia da tosse inclui as seguintes características: frequência (contínua, intermitente), intensidade, tonalidade (rouca, bitonal), presença ou não de expectoração (produtiva ou seca), relação com o decúbito, período em que predomina, características do escarro. A tosse bitonal deve-se a paresia ou paralisia de uma das cordas vocais que pode indicar compressão do nervo laríngeo recorrente. A tosse quintosa é aquela que surge em acessos, frequentemente de madrugada, acompanhada de vômitos e sensação de asfixia.

Diagnóstico diferencial[5]

A história clínica, com a caracterização completa do sintoma, pode guiar o diagnóstico e ajudar, principalmente, na diferenciação (Tabela 5) entre síndromes cardíacas (ICC, valvopatias, pericardiopatias), pulmonares (DPOC, doenças intersticiais, fibrose pulmonar, infecções) ou traqueobrônquicas (bronquites, bronquiolites).

TABELA 5 Caracterização da tosse e sugestão diagnóstica

Descrição do sintoma	Provável etiologia
Tosse quintosa	Coqueluche ou outras infecções respiratórias
Tosse seca	Irritação da faringe, canal auditivo externo, seios paranasais, pleura parietal ou mediastino
Tosse seca contínua	Corpo estranho nas vias aéreas
Tosse seca em condições de estresse emocional	Psicogênica
Tosse produtiva	Bronquite, ou outras infecções pulmonares
Tosse hemoptoica	Infartos pulmonares, tuberculose, neoplasia pulmonar
Tosse acompanhada de secreção rósea	Edema agudo de pulmão
Tosse rouca em tabagistas	Laringite crônica
Tosse seca, irritativa, espasmódica e noturna que piora com decúbito	Hipertensão venosa pulmonar (estenose mitral ou insuficiência cardíaca)
Tosse seca acompanhada de dispneia aos esforços	ICC ou DPOC
Tosse associada a atopia e fatores irritativos	Asma

Sintomas associados

Pode haver associação da tosse com febre, sibilância, cianose ou mesmo síncope. A tosse associada à síncope sugere o diagnóstico de síncope situacional. Pode haver ainda outros sintomas relacionados à síndrome de insuficiência cardíaca como edema, dispneia e ortopneia.

Cianose[5]

Definição

A cianose representa a coloração azulada da pele e das mucosas de grau variável. Ela pode ser central ou periférica (manifestando-se apenas em extremidades). Como sintoma, representa a queixa correspondente a sinal clínico, que pode então ser comprovado mediante exame físico.

Fisiopatologia

A cianose resulta do aumento da quantidade de hemoglobina reduzida no sangue capilar ou da presença de hemoglobinas anormais no sangue. Seu reconhecimento pode ser dificultado por uma coloração mais escura da pele. Tal manifestação pode decorrer da diminuição da tensão de O_2 no ar (grandes altitudes), transtornos da ventilação/perfusão pulmonar, *shunts* de sangue da direita para a esquerda (cardiopatias congênitas), estase venosa causando perda excessiva de O_2 na rede capilar (insuficiências venosas) ou vasoconstrição periférica (frio).

A cianose central geralmente se manifesta quando os níveis de hemoglobina reduzida no leito capilar são maiores que 5 g/dL ou de 1,5 g/dL de metaemoglobina. Ela depende da redução da saturação arterial de oxigênio secundária a *shunt* direita-esquerda ou a pneumopatias.

A cianose periférica manifesta-se em decorrência de vasoconstrição cutânea secundária a baixo débito cardíaco ou exposição ao frio.

Caracterização pelo paciente

É importante a definição da localização da cianose, se central ou periférica, de sua periodicidade, se é motivada por esforços físicos ou pelo frio, sua duração, intensidade, tempo de início dos sintomas, se surgiu na infância ou desde o nascimento. A cianose que se inicia com o nascimento e desaparece pode sugerir passagem transitória de sangue por meio do forame oval ou comunicação interatrial (CIA) durante período de hipertensão pulmonar, enquanto a cianose de início entre um e três meses de vida pode sugerir o fechamento do canal arterial em doenças congênitas associadas à obstrução da via de saída de ventrículo direito. Caso ela ocorra tardiamente em pacientes com conhecida cardiopatia congênita prévia, pode sugerir a síndrome de Eisenmenger, com *shunt* direita-esquerda secundário ao aumento progressivo da resistência vascular pulmonar.

Diagnóstico diferencial

A diferenciação inicial entre cianose central e periférica já oferece um bom direcionamento do diagnóstico. A cianose central pode ocorrer em uma série de doenças pulmonares (intersticiais, doença pulmonar obstrutiva crônica, embolia pulmonar) ou em cardiopatias congênitas (secundárias a *shunts* direita-esquerda). A cianose periférica pode ocorrer em razão de doenças do sistema venoso periférico, síndrome de Raynaud (transtornos vasomotores), ICC ou patologias que cursem com obstruções venosas.

Sintomas associados

Nas cianoses periféricas, é comum a queixa de frialdade nos membros e pode também ocorrer edema. A estase venosa ocasionalmente leva a pigmentação crônica da pele (dermite ocre). Nos casos centrais, pode haver queixa de dispneia ou outros sintomas de insuficiência cardíaca ou de pneumopatias. O baqueteamento digital, por vezes relatado pelos pacientes como unhas em vidro de relógio, é comum nos casos que tenham causas pulmonares e em portadores de cardiopatias congênitas.

Hemoptise[5,17]

Consiste na expectoração de sangue, puro ou associado a secreções, pela tosse, habitualmente de coloração vermelho vivo. A eliminação de sangue junto às secreções é denominada expectoração hemoptoica.

Fisiopatologia

A hemoptise é secundária a sangramento que pode se originar da traqueia, dos brônquios ou dos pulmões, incluindo sangramento alveolar secundário a congestão venosa pulmonar (edema pulmonar, estenose mitral), ruptura de vasos endobrônquicos dilatados, necrose e hemorragia alveolar (infartos pulmonares, tuberculose), ulceração de mucosa brônquica (tuberculose), invasão vascular por tumores ou necrose de mucosas (bronquiectasias).

Caracterização pelo paciente

Quando a hemoptise é acompanhada de expectoração espumosa rósea, pode significar edema agudo de pulmão ou insuficiência ventricular esquerda; quando sua secreção é descrita como "cor de tijolo", sugere infecções como a pneumonia pneumocócica. Raias de sangue que recobrem grumos de muco aparecem nas bronquites e nos tumores endobrônquicos. Sangue escuro, misturado com expectoração mucosa, com aspecto de "geleia de framboesa", ocorre no infarto pulmonar e na pneumonia necrotizante. Hemoptise volumosa, com sangue vivo, sugere rupturas de vasos brônquicos que podem ocorrer em estenose mitral, bronquiectasias, tuberculose e neoplasias brônquicas.

Diagnóstico diferencial

A hemoptise deve ser diferenciada, na história clínica, da hematêmese. Uma história detalhada do sintoma e das suas características evita confusão diagnóstica. A hematêmese acontece no vômito e pode até ser precedida por tosse; pode ser em forma de sangue vivo ou de sangue coagulado, caracterizado como "borra de café".

Fadiga[5,18]

É um dos sintomas mais comuns em doenças cardiovasculares, ainda que pouco específico e de difícil elucidação. É definido como uma indisposição para realizar tarefas e não só como fraqueza muscular.

Fisiopatologia

Na insuficiência cardíaca, a fadiga deve-se à diminuição do débito cardíaco, com má oxigenação dos músculos esqueléticos. Em pacientes que tiveram diurese abundante, pode ser devida à depleção do volume intravascular ou a distúrbios hidroeletrolíticos, como a hipopotassemia.

Caracterização pelo paciente

A queixa pode ocorrer de várias formas: como fraqueza, cansaço geral, desânimo, "moleza". Em razão de seu caráter inespecífico, frequentemente há subvalorização dessa queixa pelo médico. A inapetência é um frequente sintoma associado e pode contribuir para a piora da astenia. A anamnese deve caracterizar o tempo de início do sintoma, a gravidade, o grau de acometimento em face das atividades diárias, os fatores relacionados e a definição de outros sintomas associados.

Diagnóstico diferencial

Deve ser feito entre entidades como insuficiência cardíaca, distúrbios hidroeletrolíticos e outras síndromes consumptivas, como tuberculose, neoplasias, doenças crônicas degenerativas, doenças musculares, distúrbios do sono e síndromes depressivas.

Valor diagnóstico

A história clínica desse sintoma, isoladamente, tem baixo valor diagnóstico e deve ser sempre complementada pela cuidadosa caracterização de sintomas associados. Papp et al.[16] mostraram que há grande dificuldade entre estudantes de medicina em elucidar o diagnóstico de distúrbio do sono por meio de queixa de fadiga.

Síncope[19,20]

Síncope é a perda súbita e temporária de consciência e do tônus muscular, seguida de recuperação total e espontânea secundária à hipoperfusão cerebral; é caracterizada por início súbito, brevidade e recuperação espontânea. Pode haver ou não sintomas premonitórios, como tontura, distúrbios visuais e perda do equilíbrio motor. Há outras causas de perda súbita de consciência não classificadas como síncope, entre as quais destacam-se as convulsões, causas metabólicas, como hipoglicemia, ou aquelas decorrentes da síndrome do roubo da subclávia.

O uso indiscriminado do termo síncope deve ser evitado, ressaltando-se que, por definição, é um evento autolimitado, com recuperação completa e rápida, raramente durando mais que 2 minutos. Quando a perda de consciência durar mais que 5 minutos, deve-se pensar em outros diagnósticos ou numa síncope associada a outras condições, como traumatismo cranioencefálico, convulsões e pseudossíncope psicogênica (sendo o último um colapso considerado secundário a uma reação de conversão ou episódio dissociativo).

Fisiopatologia[19-23]

A perda de consciência é secundária à redução intensa e súbita do fluxo sanguíneo à substância reticular ascendente. Essa redução de fluxo cerebral ocorre mediante diferentes mecanismos fisiopatológicos, que estão resumidos na Tabela 6.

TABELA 6 Mecanismos fisiopatológicos envolvidos na síncope

Redução súbita da pressão arterial	Síndromes reflexas (neuromediadas, situacionais e HSC) Hipotensão ortostática
Redução súbita do débito cardíaco e da pressão arterial	Arritmias, obstruções ao fluxo, disfunção miocárdica, tamponamento pericárdico
Aumento súbito da resistência cerebrovascular	Hiperventilação (psicogênica) Hipertensão intracraniana
Doença arterial cerebrovascular	Aterosclerose carotídea ou vertebrobasilar

Caracterização pelo paciente

A história clínica tem papel fundamental na elucidação diagnóstica da síncope e deve incluir os seguintes pontos principais:

1. Descrição do evento:

A. Houve realmente alteração do nível de consciência associada à queda?
B. Com que frequência ocorrem os episódios? Quanto tempo duram?
C. Que circunstâncias precederam o evento?
D. Posição: decúbito, sentada, vertical.
E. Atividade: repouso, associada à mudança postural, exercício físico, (após terminar o exercício ou durante a execução?), durante diurese ou defecação, tosse ou deglutição.oudeglutição. Fatores precipitantes: ambientes abafados ou quentes, longo tempo de permanência de pé, período pós-prandial, medo, dor, movimentos cervicais.
F. Como é o início do evento? Náusea, vômito, dor abdominal, sudorese, sensação de frio, visão borrada.
G. Quais sintomas sucedem o evento? Confusão, fadiga, trauma, náusea, vômito, sensação de calor ou frio, palpitação, dispneia, dor torácica, incontinência esfincteriana.

H. Alguém testemunhou e pode descrever como foi o evento? Descrição da queda, coloração da pele, duração da perda de consciência, padrão respiratório, movimentos associados (mioclônicos ou tônico-clônicos), movimentos de língua, sintomas associados.
I. Como o evento termina? Recuperação da consciência, sonolência, confusão mental, palpitação, lesões, dores musculares, incontinência de esfíncteres. Vídeos do momento em que ocorreu o episódio podem ser de grande ajuda na caracterização da história.
J. Antecedentes: história familiar de morte súbita ou doença congênita arritmogênica (QT longo?), doença cardíaca estrutural, doença neurológica (AVC, Parkinson, epilepsia), doenças metabólicas (DM?), uso de medicações, frequência de episódios.

Diagnóstico diferencial[24,25]

Várias situações podem ser confundidas com síncope; em algumas, pode haver perda de consciência secundária a distúrbios metabólicos, epilepsia ou intoxicações; em outras, a perda de consciência pode ser apenas mimetizada, como ocorre na cataplexia (Tabela 7). Em ambos os casos, o diagnóstico diferencial é estabelecido pela história clínica.

TABELA 7 Diagnóstico diferencial entre síncope e epilepsia

	Convulsões epilépticas	Síncope
Sinais observados durante a perda de consciência	▪ Movimentos tônico-clônicos se iniciam junto à perda de consciência ▪ Movimentos clônicos hemilaterais ▪ Automatismos ▪ Movimentos da língua ▪ Face azulada	Movimentos mioclônicos de curta duração precedendo a perda de consciência
Sintomas que precedem o evento	Aura	Náusea, vômito, sensação de frio, sudorese
Sintomas após o evento	Confusão mental prolongada Dores musculares	Recuperação rápida e usualmente assintomática. Pode haver palidez e sudorese
Outros sinais clínicos menores específicos	História familiar Sazonalidade Incontinência de esfíncteres após o evento Cefaleia Sonolência	

Valor diagnóstico[2]

A história clínica assume importante papel diagnóstico na síncope, e o diagnóstico, muitas vezes presuntivo, baseado na história clínica e no exame físico. O valor diagnóstico da história clínica foi avaliado em síncopes secundárias a taquicardias ventriculares, bloqueio atrioventricular (BAV) e síncopes neurocardiogênicas. No caso de síncopes arrítmicas, foram de alto valor preditivo o sexo masculino, a idade maior que 54 anos, dois ou menos episódios, tempo de duração dos episódios de 5 segundos ou menos. Sintomas como palpitações, visão borrada, náusea, sudorese ou fadiga após os episódios foram pouco indicativos de síncopes arrítmicas. Em mais de três quartos dos pacientes com síncope neurocardiogênica há relato de "cabeça vazia", enquanto em cerca da metade dos casos há queixa de sintomas prodrômicos como náusea e sudorese.

A anamnese cuidadosa e bem dirigida pode diminuir os custos do diagnóstico de síncope e selecionar casos que necessitem de maior investigação com exames complementares.

RESUMO

- Apesar do surgimento de novos métodos complementares diagnósticos, ainda são a história clínica e o exame físico bem feitos e direcionados que apresentam a melhor relação custo-benefício para a interpretação diagnóstica. A caracterização dos sintomas é primordial para a diferenciação entre as doenças e suas apresentações. No contexto das doenças cardiovasculares deve-se destacar a importância de incluir, na anamnese, dados relativos a fatores de riscos específicos, assim como a história familiar do paciente.

Referências bibliográficas

1. Hampton JR, Harrison MJ, Mitchell JR, Prichard JS, Seymour C. Relative contributions of history-taking, physical examination, and laboratory investigation to diagnosis and management of medical outpatients. Br Med J. 1975;2(5969):486-9.
2. Kirch W, Schafii C. Reflections on misdiagnosis. Journal of Internal Medicine. 1994;235(5):399-404.
3. Bordage G. Where are the history and the physical? CMAJ. 1995;152(10):1595-8.
4. Chizner MA. The diagnosis of heart disease by clinical assessment alone. Current problems in Cardiology. 2001;26(5):285-379.
5. Fang JC, O´Gara P. History and physical examination: an evidence-based approach. In: Zipes DP, Braunwald E. Braunwald's heart disease: a textbook of cardiovascular medicine. El Salvador: Elsevier; 2018. p 83-101.
6. Constant J. Bedside cardiology. 2. ed. 1976.
7. Clinical policy for the initial approach to adults presenting with a chief complaint of chest pain, with no history of trauma. American College of Emergency Physicians. Ann Emerg Med. 1995;25(2):274-99.
8. Imazio M, Gaita F. Diagnosis and treatment of pericarditis. Heart. 2015;101(14):1159-68.
9. Adler Y, Charron P, Imazio M, Badano L, Baron-Esquivias G, Bogaert J, et al. 2015 ESC Guidelines for the diagnosis and management of pericardial diseases: The Task Force for the Diagnosis and Management of Pericardial Diseases of the European Society of Cardiology (ESC) Endorsed by: The European Association for Cardio-Thoracic Surgery (EACTS). Eur Heart J. 2015;36(42):2921-64.
10. Bassan R. Chest pain units: a modern way of managing patients with chest pain in the emergency department. Arq Bras Cardiol. 2002;79(2):196-209.

11. Zimetbaum P, Josephson ME. Evaluation of patients with palpitations. N Engl J Med. 1998;338(19):1369-73.
12. Loscalzo J. Papitation. In: Harrison's principles of internal medicine: the profession of medicine. Philadelphia: McGraw-Hill Education; 2018.
13. Summerton N, Mann S, Rigby A, Petkar S, Dhawan J. New-onset palpitations in general practice: assessing the discriminant value of items within the clinical history. Family Practice. 2001;18(4):383-92.
14. Mayou R, Sprigings D, Birkhead J, Price J. Characteristics of patients presenting to a cardiac clinic with palpitation. QJM: monthly journal of the Association of Physicians. 2003;96(2):115-23.
15. Kunz G, Raeder E, Bruckhardt D. What does the symptom "palpitation" mean? Correlation between symptoms and the presence of cardiac arrhythmias in the ambulatory Ecg. Zeitschrift fur Kardiologie. 1977;66(3):138-41.
16. Eknoyan G. A history of edema and its management. Kidney International Supplement. 1997;59:S118-26.
17. Mal H, Thabut G, Plantier L. Hemoptysis. La Revue du Praticien. 2003; 53(9):975-9.
18. Papp KK, Erokwu B, Decker M, Strohl KP. Medical student competence in eliciting a history for "chronic fatigue". Sleep & Breathing = Schlaf & Atmung. 2001;5(3):123-9.
19. Saklani P, Krahn A, Klein G. Syncope. Circulation. 2013;127(12):1330-9.
20. Calkins H, Shyr Y, Frumin H, Schork A, Morady F. The value of the clinical history in the differentiation of syncope due to ventricular tachycardia, atrioventricular block, and neurocardiogenic syncope. The American journal of medicine. 1995;98(4):365-73.
21. Somers VK, Abboud FM. Neurocardiogenic syncope. Adv Internal Med. 1996;41:399-435.
22. Mathias CJ, Kimber JR. Postural hypotension: causes, clinical features, investigation, and management. Ann Rev Med. 1999;50:317-36.
23. Benditt DG, Adkisson WO. Approach to the patient with syncope: venues, presentations, diagnoses. Cardiology Clinics. 2013;31(1):9-25.
24. Schaer B, Kuhne M. Syncope – reasonable diagnostic tools to identify potentially dangerous syncopes. Therapeutische Umschau Revue Therapeutique. 2014;71(2):67-71.
25. Peeters SY, Hoek AE, Mollink SM, Huff JS. Syncope: risk stratification and clinical decision making. Emerg Med Practice. 2014;16(4):1-22; quiz -3.

Capítulo 2

Exame físico

Carlos Henrique Miranda
Minna Moreira Dias Romano
André Schmidt

> **PONTOS-CHAVE**
>
> - Apresentação das técnicas de avaliação e dos principais achados do exame físico cardiovascular em relação a inspeção, palpação, ausculta e medida indireta da pressão arterial das principais síndromes clínicas cardiológicas.

Introdução

O exame físico cardiovascular é composto por habilidades cujo aprendizado exige treinamento intenso e sistematizado, mas que pode fornecer informações fundamentais para o diagnóstico clínico das doenças cardiovasculares. O exame físico do aparelho cardiovascular é compreendido pelas técnicas de inspeção, palpação, percussão e ausculta, bem como pela medida indireta da pressão arterial sistêmica e antropometria básica.

Atualmente, o exame físico vem sendo renegado a um segundo plano, visto o grande desenvolvimento dos exames complementares, principalmente de imagens em cardiologia. Contudo, inúmeras observações comprovam que o exame físico cardiovascular executado por profissional experiente é custo-efetivo e pode diminuir a solicitação de exames complementares desnecessários, auxiliando no diagnóstico, no tratamento e na determinação prognóstica desses pacientes.

Técnicas de exame

Inspeção

A inspeção compreende a primeira parte do exame físico cardiovascular. Por meio da observação cuidadosa do paciente, pode-se obter informações valiosas para a sua abordagem. A inspeção compreende a observação geral do paciente, por exemplo, em relação a sua postura, sua fácies, suas extremidades, boca, olhos, pele, deformidades e cicatrizes torácicas. Após essa avaliação geral, deve-se analisar as ondas do pulso venoso e também as características do *ictus cordis*, sendo que na avaliação semiotécnica deste último parâmetro, será utilizada também a técnica da palpação associada.

Inspeção geral

A avaliação da postura do paciente poderá trazer subsídios diagnósticos. Nos pacientes com insuficiência cardíaca esquerda, pode-se observar que o paciente prefere ficar sentado e quando assume o decúbito dorsal apresenta uma intensificação do desconforto respiratório. Durante quadros de pericardite aguda, o paciente apresenta alívio da dor flexionando o tronco sobre as coxas. Deve-se avaliar a presença de palidez cutânea-mucosa, sugerindo anemia ou baixo débito cardíaco, e a presença de cianose sugerindo *shunts* intracardíacos ou problemas respiratórios. A presença de xantomas (nódulos ricos em colesterol) no tecido subcutâneo ou tendões associados ou não com a presença de xantelasmas (xantomas localizados nas pálpebras) pode sugerir hipercolesterolemia. Estatura elevada, mãos e braços alongados, e escoliose podem sugerir a presença de síndrome de Marfan, sendo importante reconhecer esses pacientes, pois apresentam um risco aumentado de dissecção de aorta. O baqueteamento dos dedos (hipocratismo digital) pode sugerir uma cardiopatia congênita ou hipoxemia crônica secundária à doença pulmonar. A presença dos nódulos de Osler, pequenos nódulos eritematosos e dolorosos nas polpas digitais, na palma das mãos e na planta dos pés; as lesões de Janeway, lesões hemorrágicas, ligeiramente elevadas e não dolorosas em geral distribuídas nas mesmas regiões, assim como a presença de petéquias, hemorragias conjuntivais, são achados importantes da endocardite infecciosa. Na insuficiência aórtica, pode-se observar algumas alterações na inspeção, como o sinal de Musset, que corresponde ao balanço da cabeça síncrono com cada batimento cardíaco, e o sinal de Müller, que corresponde à pulsação sistólica da úvula.

Na inspeção torácica é importante observar a presença de cicatrizes sugestivas de esternotomia ou alguma cirurgia torácica ou cardíaca prévia que pode não ter sido identificada durante a anamnese. A presença de deformidades torácicas como o tórax em barril, em razão de um aumento no diâmetro anteroposterior do tórax secundário, a insuflação pulmonar do paciente enfisematoso, cujos sintomas de dispneia podem ser confundidos com problemas cardíacos e a presença de cifoescoliose podem causar repercussão pulmonar e inclusive levar à *cor pulmonale* crônico. Destaca-se alguns sinais observados na inspeção que são mais prevalentes nos dias atuais, porém existem outras alterações que podem ser importantes para determinadas situações clínicas e que não foram relatadas aqui.

Pulso venoso

A relação de continuidade anatômica entre o átrio direito, a veia cava superior e a veia jugular interna, compondo um sistema tubular não valvado, permite que a pressão da cavidade atrial direita, representando, em última análise, a pressão venosa central, seja transmitida por meio dessa coluna líquida e percebida na região cervical. Embora a veia jugular externa também esteja relacionada a essas estruturas, a presença de valvas nesse vaso torna a transmissão da pressão pouco confiável. As oscilações dessa coluna de sangue constituem o pulso venoso, que é pesquisado pela inspeção das veias do pescoço. O entendimento das oscilações percebidas requer uma revisão dos fenômenos hemodinâmicos pertinentes, lembrando que a morfologia dessas oscilações são semelhantes à curva de pressão obtida do átrio direito (Figura 1).

Imediatamente antes da sístole ventricular, na porção final da diástole, ocorre a sístole atrial, ocasionando elevação da pressão venosa central (onda A). O esvaziamento do átrio implica queda da pressão, ilustrada pelo descenso X. A contração do ventrículo, no início da sístole, se traduz, inicialmente, por uma elevação da pressão atrial direita (onda C) em razão do fechamento da valva tricúspide e seu abaulamento para o interior do átrio e, posteriormente, com o esvaziamento ventricular e o deslocamento do anel valvar em direção ao ápice do ventrículo, por uma queda da pressão venosa central (descenso X'). O enchimento do átrio direito subsequente volta a elevar a pressão venosa central, que é transmitida para as jugulares, sendo percebida como onda V. Com a abertura

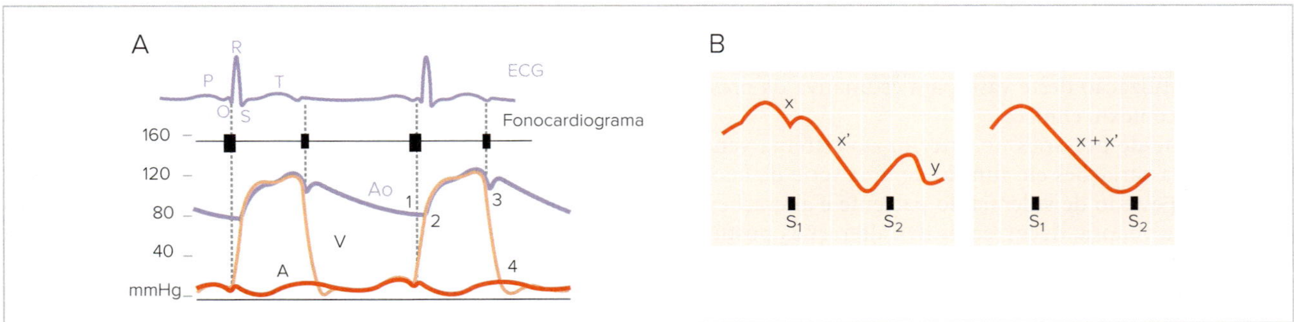

FIGURA 1

A: a excitação elétrica dos ventrículos inicia o processo de contração ventricular, com aumento da pressão intraventricular esquerda, superando a pressão atrial e determinando o fechamento da valva mitral (ponto 1: correspondente à primeira bulha cardíaca). O crescente aumento da pressão ventricular supera a pressão da aorta e determina a abertura da valva aórtica (ponto 2). O intervalo entre o ponto 1 e o ponto 2 é conhecido como contração isovolumétrica, pois o ventrículo esquerdo apresenta um aumento da pressão intraventricular, sem que ocorra esvaziamento da cavidade. A abertura da valva aórtica delimita o início do período de ejeção ventricular durante o qual ocorre, inicialmente, aumento, seguido de redução, concomitantes da pressão intraventricular e da aorta, que durante essa fase comportam-se como uma cavidade única. Esse período termina quando a pressão ventricular decrescente torna-se menor que a pressão da aorta (ponto 3: correspondente à segunda bulha cardíaca), determinando o fechamento da valva aórtica. Os períodos de contração isovolumétrica e de ejeção ventricular compõem a sístole ventricular. Após o fechamento da valva aórtica, ocorre, como decorrência do relaxamento ventricular, queda rápida e progressiva da pressão intraventricular até valores próximos de zero. Ao ficar menor que a pressão atrial, ocorrerá a abertura da valva mitral (ponto 4), com o consequente início do período de enchimento ventricular. O intervalo de tempo entre os pontos 3 e 4 é denominado relaxamento isovolumétrico, constituindo a primeira fase da diástole. Segue-se a segunda fase da diástole, a fase de enchimento rápido, seguida, devido à equalização de pressões entre as cavidades, de uma fase de enchimento lento ou diástase (terceira fase) e terminando com uma fase de enchimento tardia, representada pela contração atrial (quarta fase). Esse último componente é responsável, em corações normais, por aproximadamente 15% a 20% do volume de enchimento ventricular. B: pressão venosa central obtida durante cateterismo cardíaco, correlacionada com o fonocardiograma. Imediatamente antes da sístole ventricular, na porção final da diástole, ocorre a sístole atrial, ocasionando elevação da pressão venosa central (onda A). O esvaziamento do átrio implica queda da pressão, ilustrada pelo descenso X. A contração do ventrículo, no início da sístole, corresponde, inicialmente, a uma elevação da pressão atrial direita (onda C) e, posteriormente, ao esvaziamento ventricular e ao deslocamento do anel valvar em direção ao ápice do ventrículo, por uma queda da pressão venosa central (descenso X'). O enchimento do átrio direito subsequente torna a elevar a pressão venosa central, que é transmitida para as jugulares, sendo percebida como onda V. Com a abertura da valva tricúspide e o início do enchimento ventricular, na fase inicial da diástole, a pressão venosa central volta a cair, sendo expressa na curva de pressão através do descenso Y.[7]

da valva tricúspide e o início do enchimento ventricular, na fase inicial da diástole, a pressão venosa central volta a cair, sendo expressa na curva de pressão por meio do descenso Y.

Do ponto de vista clínico, os descensos são mais facilmente perceptíveis que as ondas, por representarem maiores variações de pressão. Como o descenso X é de pouca expressão pressórica, não se consegue distingui-lo do descenso X′, o que determina a percepção de um único descenso X-X′. Como esse descenso ocorre simultaneamente com a sístole ventricular, ele é mais facilmente identificável, o que pode ser facilitado pela palpação concomitante do pulso radial (que é mais síncrono com o descenso X-X′ que o pulso carotídeo) ou realizando ausculta cardíaca simultaneamente à inspeção do pescoço (o descenso X-X′ termina com a segunda bulha cardíaca). O descenso identificado simultaneamente a esses dois referenciais é por definição o descenso X-X′, e o que a ele se segue é o descenso Y, cuja menor amplitude, decorrente da menor variação de pressão que o determina, é fator adicional para sua identificação.

O pulso venoso pode ser perceptível em todas as veias jugulares (interna e externa, direita e esquerda), porém, as melhores condições anatômicas de transmissão tornam a percepção melhor na veia jugular interna direita. A presença de valvas, bem como o trajeto tortuoso da veia jugular externa, limitam a utilização deste vaso para estimativa da pressão venosa, no contexto clínico.

O regime de pressões no interior do sistema venoso experimenta variações em função de uma série de fatores, incluindo o estado de volemia do paciente e alterações da capacitância venosa, decorrentes das alterações posturais e da respiração, sendo que somente no átrio direito pode-se identificar níveis pressóricos relativamente estáveis. A inspeção do pulso venoso requer a observância de alguns aspectos técnicos:

- Colocar o paciente, em posição confortável, com a cabeça relaxada e voltada para o lado esquerdo.
- O uso de iluminação tangencial ao pescoço pode sensibilizar a sua percepção.
- A cama do paciente deve ser colocada em uma inclinação que permita perceber a pulsação venosa; em pessoas sem alterações patológicas geralmente isto implica um ângulo de 45°, pois ângulos menores elevam o pulso para o interior do crânio e ângulos maiores trazem o pulso para o interior do tórax, tornando-o não perceptível nessas situações.

A amplitude e a localização do pulso venoso variam na dependência da fase do ciclo respiratório. Durante a inspiração, por causa da queda da pressão intratorácica, observa-se a diminuição da amplitude do pulso, que tende a se aproximar da base do pescoço, ou mesmo deixar de ser visível, por se deslocar para o interior da cavidade torácica. Em situações patológicas, em que o enchimento do ventrículo direito encontra-se prejudicado, pode-se observar uma situação paradoxal, na qual, durante a inspiração, nota-se ingurgitamento das veias cervicais, com aumento da amplitude do pulso e deslocamento em direção à mandíbula. Esse padrão de resposta caracteriza o sinal de Kussmaul, que pode ser encontrado em várias situações clínicas, tais como pericardite constritiva, insuficiência cardíaca descompensada, embolia pulmonar, infarto agudo de ventrículo direito e crise aguda de asma.

Um obstáculo à correta identificação do pulso venoso pode ser a confusão com o pulso carotídeo, que também pode ser visível no pescoço. A distinção entre os dois pulsos pode ser efetuada ao se considerar que o pulso jugular não é palpável e pode ser suprimido com a compressão da base do pescoço; ao mesmo tempo, o pulso jugular apresenta um descenso pronunciado e rápido na sístole, enquanto o pulso carotídeo apresenta uma ascensão mais lenta. O pulso jugular é afetado pela inspiração e pela compressão abdominal, o mesmo não ocorre com o pulso carotídeo. Além disso, enquanto o pulso venoso apresenta mais de uma onda em cada ciclo cardíaco, o pulso arterial associa-se a um único movimento por ciclo.

A avaliação clínica do pulso venoso é fundamental no exame físico, uma vez que permite a caracterização da pressão venosa central, bem como mostra comportamentos particulares em algumas doenças específicas. A avaliação não invasiva da pressão venosa central oferece informações fisiopatológicas importantes na investigação clínica de pacientes que apresentam doenças cardiovasculares. Sua importância reside primeiramente no diagnóstico diferencial com outras entidades nosológicas que não cursam com elevação da pressão venosa central. Um dos exemplos mais representativos ocorre na investigação de pacientes com edema, que pode estar associado a outras doenças que não as cardiovasculares, porém a presença de estase jugular a 45° sugere uma etiologia cardíaca como a mais provável para este estado edematoso. Contudo, não se deve esquecer que, por exemplo, uma retenção de sódio e água pelo rim causando uma hipervolemia transitória também pode implicar elevação da pressão venosa central. Um segundo ponto, a análise do formato da onda do pulso venoso pode fornecer informações diagnósticas adicionais conforme mostrado na Tabela 1.

Além da análise das ondas de pulso, pode-se estimar a pressão venosa central a partir da constatação de que a altura em que se observa o pulso venoso no pescoço tem correspondência direta com a pressão venosa central. O referencial mais aceito é a junção entre o corpo do esterno e o manúbrio – o ângulo de Louis. O método considera que o átrio direito fica localizado cerca de 5 cm abaixo dessa junção; assim, a pressão venosa central pode ser obtida somando-se 5 cm à medida da distância vertical compreendida entre o ângulo de Louis até a linha horizontal que margeia o ponto superior onde o pulso venoso é percebido. Considera-se como valores normais, níveis até 2 a 3 cm de água acima do ângulo de Louis. A conversão para mmHg pode ser obtida levando-se em conta que 1,36 cm de água corresponde a 1 mmHg.

Deve-se salientar que essa técnica representa somente uma estimativa da pressão venosa central. A descrição original da técnica orientava apenas para a caracterização da pressão em níveis normais, elevados ou indeterminados de pressão venosa central, não se fixando em sua mensuração objetiva. A meta era apenas fornecer um parâmetro semiquantitativo que permitisse o acompanhamento do tratamento. Estudos que compararam as pressões obtidas dessa maneira com métodos mais acurados, como a Doppler ecocardiografia, ou mesmo com técnicas invasivas e de mensuração direta, como o estudo hemodinâmico, não encontraram correlação elevada. Outro ponto a ser levado em consideração é que a técnica proposta pode implicar que a pressão venosa central seja subestimada, mas não superestimada, conferindo-lhe uma especificidade desejável para a prática clínica.

A pressão venosa central sofre influência de uma série de fatores, sendo um dos principais a variação postural. Essa variação é exacerbada em condições de depleção de volume ou de insuficiência cardíaca e pode ser a causa de discordância entre mensurações obtidas pelo exame físico e aquelas obtidas por métodos invasivos. Na insuficiência cardíaca descompensada, a mudança do decúbito ortostático para a posição supina pode implicar a queda da pressão venosa estimada pelo exame físico, em até 8 cm de água. A explicação mais aceita para esse achado implica o estado hiperadrenérgico como responsável por uma venoconstrição acentuada, diminuindo a capacitância venosa. Na condição normal, quando o indivíduo assume a posição supina, a queda da pressão venosa central é compensada pela venoconstrição periférica, que aumenta o retorno venoso em um mecanismo compensatório. Já nos estados hiperadrenérgicos, a venoconstrição acentuada reduz essa capacidade de compensação e, como resultado, observa-se uma queda sensível da pressão venosa central.

A falsa impressão de que a pressão venosa central se apresenta reduzida, em pacientes nesses estados hiperadrenérgicos, pode ser avaliada ao exame físico pela pesquisa do refluxo abdominojugular, reflexo abdominojugular ou teste abdominojugular. Trata-se de uma manobra em que se realiza uma compressão abdominal, com a mão espalmada, colocada sobre a região superior do abdome. A compressão deve ser lenta e gradual, de modo a não causar desconforto ao paciente. Ao se realizar a compressão, deve-se observar atentamente o pulso venoso; caso se observe uma elevação de cerca de 3 cm em relação ao valor documentado durante a situação basal, persistente durante todo o período da compressão, evidencia-se que a pressão venosa está elevada. Elevações não persistentes podem ser observadas em adultos normais. Pacientes que apresentam esse teste positivo, geralmente apresentam também o sinal de Kusmaull descrito anteriormente.

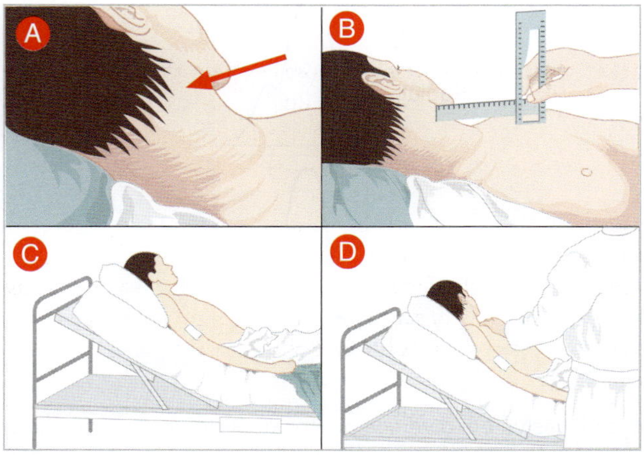

FIGURA 2

Mensuração do pulso venoso. A: identificação do pulso venoso na inspeção; B: estimativa da pressão venosa central; C: decúbito do leito a 45°; D: estimativa da pressão a 45°.

Contudo, deve-se enfatizar que o exame do pulso jugular não é tarefa fácil, particularmente em pacientes hipovolêmicos ou com pescoço curto e obesos, e também que o pulso venoso jugular pode não ser observado mesmo em indivíduos normais. A sua avaliação é particularmente difícil em situações caracterizadas por variações amplas dos movimentos respiratórios, tais como a ventilação mecânica e indivíduos muito dispneicos. Em um estudo realizado em ambiente de terapia intensiva, as pulsações jugulares foram adequadas para exame em apenas 20% dos casos, e a pressão venosa central pôde ser avaliada pelo exame físico em apenas metade dos pacientes.

Palpação

A palpação é a segunda técnica semiotécnica utilizada e dependerá muito da experiência do médico em executá-la. Ela consiste principalmente na palpação dos pulsos arteriais, na avaliação do *ictus cordis*, na determinação da perfusão periférica, das impulsividades precordiais anormais e dos frêmitos e vibrações valvares.

Pulsos arteriais

Pulso, no contexto biológico aplicado ao sistema cardiovascular, é definido como qualquer flutuação periódica no sistema causada pelo coração. Quando o sangue é ejetado para o interior do sistema arterial são geradas alterações no fluxo sanguíneo, na pressão arterial e nas dimensões dos vasos. Embora qualquer um desses três fatores apresente variações pulsáteis durante o ciclo cardíaco, o pulso, tal como é avaliado no exame físico, decorre, principalmente, de alterações da pressão intravascular. Apesar disso, a magnitude do pulso não é diretamente correlacionada com a pressão intravascular. A percepção da amplitude do pulso depende, além da magnitude de pressão intravascular, das dimensões da artéria sob avaliação e da pressão exercida pelos dedos do examinador. A sensação de um pulso de baixa amplitude pode resultar tanto de níveis reduzidos de pressão arterial sistêmica como representar um pulso de amplitude normal avaliado em uma artéria muito estreita.

Outro aspecto da fisiologia de propagação do pulso arterial no sistema cardiovascular é fundamental para a adequada aplicação dessa técnica de investigação clínica. Durante a ejeção ventricular, a parede da aorta se distende e gera uma onda que se propaga por meio de todo o sistema arterial até o nível das arteríolas. Nesse local, em razão da acentuada redução do diâmetro desses vasos, existe um aumento importante da resistência oferecida à propagação dessa onda. É nesse ponto que ocorre uma reflexão da propagação do pulso, ou seja, é gerada uma onda de pulso de sentido oposto (da periferia para o centro). A propagação dessa onda até as arteríolas e o seu retorno ocorrem muito rapidamente, sendo possível que, dentro do mesmo ciclo cardíaco, esse fenômeno se propague até a periferia e retorne aos vasos mais calibrosos. Desse modo, um fator adicional passa a influenciar na percepção das características do pulso arterial, uma vez que ela passa a representar a somatória da onda que se propagou em direção à periferia e sua correspondente reflexão. Apesar de os sentidos opostos da propagação do fluxo, as ondas de pulso (a original e a refletida) são percebidas no mesmo sentido pelo clínico (Figura 3). Assim, pode-se depreender que a percepção do pulso é influenciada pela velocidade de propagação dessas ondas, que, por sua vez, dependem das características estruturais do sistema arterial. Desse modo, sistemas arteriais mais rígidos, como aqueles encontrados em idosos, permitem uma propagação mais rápida, enquanto que sistemas mais complacentes, como os que ocorrem em jovens, favorecem uma propagação mais lenta dessas ondas.

Uma outra característica que influencia a percepção do pulso, levando em consideração esse fenômeno de reflexão, é o sítio onde o pulso é avaliado. Na dependência da distância a ser percorrida pelo pulso, pode ocorrer que a onda de reflexão interfira com a onda que é gerada durante a ejeção ventricular, de maneira diversa. Em pequenas distâncias, dependendo do ângulo de reflexão, em relação à onda original, ela poderá modificar a sua forma. Entretanto, ao percorrer distâncias maiores, como ocorre nos membros inferiores, o maior tempo para a propagação da onda retrógrada pode determinar que ela venha a somar-se com o pulso anterógrado, aumentando a amplitude do pulso nos membros inferiores. Desse modo, se o objetivo da avaliação do pulso for determinar seu contorno ou sua velocidade de inscrição, o exame deve ser realizado em locais mais proximais do sistema arterial, como, por exemplo, os pulsos carotídeos, cuja amplitude e forma aproximam-se mais das características do pulso aórtico.

Frente ao exposto, as características básicas que devem ser investigadas na avaliação dos pulsos arteriais são:

- Frequência: alterações da frequência cardíaca podem ser facilmente determinadas pela palpação do pulso em qualquer sítio; é importante ressaltar que, na presença de alterações do ritmo cardíaco, a frequência será mais precisamente determinada aumentando-se o tempo de observação. Sendo que idealmente, deve-se observar a frequência em um intervalo de um minuto.
- Ritmo: deve-se avaliar se o ritmo é regular ou irregular. Quando irregular, é possível, com a prática, identificar algumas características que sugiram a presença de alguns distúrbios do ritmo cardíaco específicos, como a fibrilação atrial ou extrassistolia. É importante registrar que essa técnica tem especificidade limitada para estabelecer o diagnóstico de arritmias, embora possa oferecer informações relevantes. A avaliação do pulso, simultaneamente com a ausculta cardíaca, possibilita verificar a concomitância entre os eventos. Normalmente, a cada batimento deve ser detectado o pulso arterial correspondente. A não ocorrência dessa concomitância, ou seja, quando nem todo batimento auscultado tem seu correspondente palpável, indica que a contração imediatamente precedente não teve

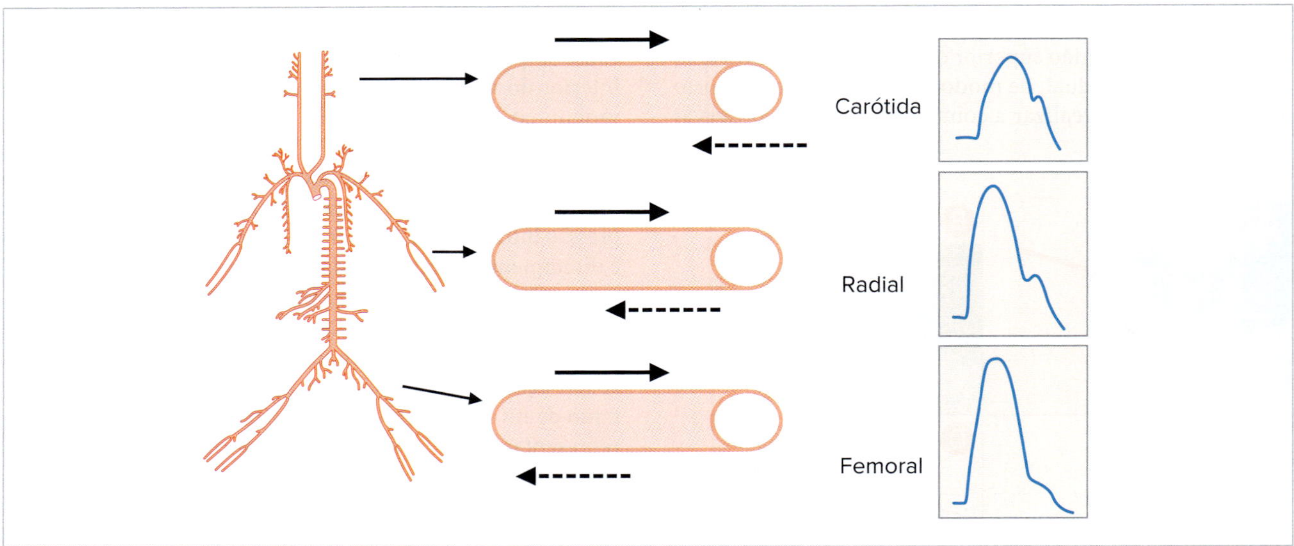

FIGURA 3

Pulsos arteriais: ondas de pressão obtidas por estudo hemodinâmico invasivo em diversos pontos do sistema cardiovascular (carótidas, radial e femoral). As setas cheias representam a onda de pulso anterógrada (centro-periferia) e as setas tracejadas, a onda de pulso retrógrada (periferia-centro). Observa-se que na carótida, devido à proximidade do coração, a onda retrógrada é muito posterior à onda anterógrada, enquanto o inverso ocorre na artéria femoral, onde a onda anterógrada e a retrógrada são praticamente simultâneas. Esse mecanismo é responsável pelo aumento da amplitude do pulso arterial nos locais mais distantes do coração.

intensidade suficiente para abrir a valva aórtica e gerar o pulso correspondente.

- Localização: a avaliação dos pulsos deve ser realizada em todos os locais onde podem ser palpados: carotídeo, temporal, braquial, radial, ulnar, abdominal, femoral, poplíteo, tibial posterior e pedioso.
- Simetria: envolve a percepção da amplitude dos pulsos palpáveis, em comparação com o mesmo pulso contralateral. Essa análise oferece subsídios para o diagnóstico de situações como obstrução arterial crônica de membros inferiores ou de outras doenças vasculares como, por exemplo, dissecção aguda de aorta.
- Formato: do ponto de vista clínico, embora uma grande variedade de formatos seja descrita com estudos invasivos das ondas de pulso, essas alterações são de difícil percepção e exigem muita prática. Na Tabela 2, estão exemplificados alguns padrões de pulsos arteriais mais frequentes, com o objetivo primário de demonstrar como a caracterização do formato do pulso pode ser útil para a avaliação de algumas doenças. Para a distinção entre os diversos pulsos de duplo pico, a caracterização do momento do ciclo em que as ondas ocorrem é fundamental. É importante ressaltar que devem ser pesquisados em pulsos proximais, como o pulso carotídeo.
- Amplitude: a amplitude do pulso pode ser influenciada por vários fatores, como ressaltado acima. Sua percepção pode ser facilitada com o exame de pulsos de localização mais distal no sistema arterial. Quanto à amplitude, os pulsos arteriais podem ser classificados como de amplitude normal, aumentada ou reduzida. É implícita, nessa classificação, que o observador deverá definir a gradação de amplitude segundo uma escala individual que depende, fundamentalmente, da experiência acumulada. Desse modo, essa avaliação tem componentes bastante subjetivos, mas que não diminuem sua importância clínica. Além disso, o pulso arterial pode apresentar amplitude variável, batimento a batimento, como, por exemplo, durante o pulso paradoxal, no qual a amplitude do pulso diminui durante a inspiração. Vide classificação dos principais tipos de pulsos arteriais encontrados na prática clínica nas Tabelas 2 e 3.

TABELA 1 Principais variações na apresentação da morfologia da onda de pulso venoso

	Achado	Descrição	Patologias
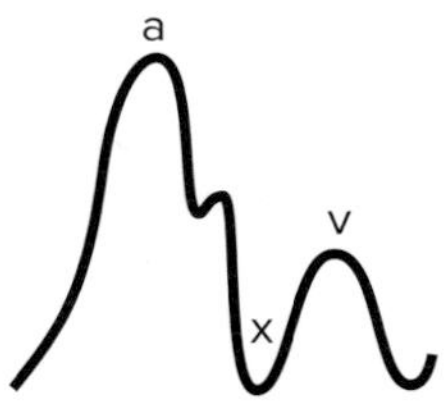	Onda A gigante	Onda A de grande amplitude em situações que aumentam a resistência do esvaziamento atrial	Estenose tricúspide Tumores no átrio direito Hipertensão pulmonar grave
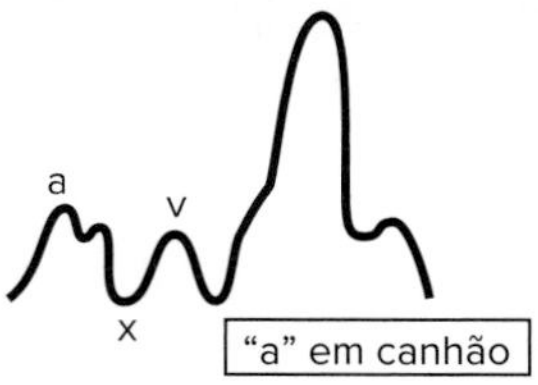	Onda A em canhão	Onda A gigante durante algumas sístoles (contração atrial ocorre com a valva tricúspide fechada)	Bloqueio atrioventricular total
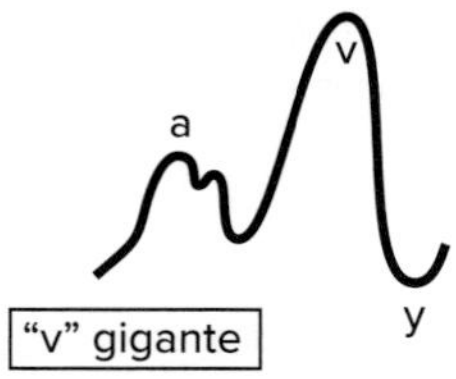	Onda V gigante	Onda V de maior amplitude e duração	Regurgitação tricúspide
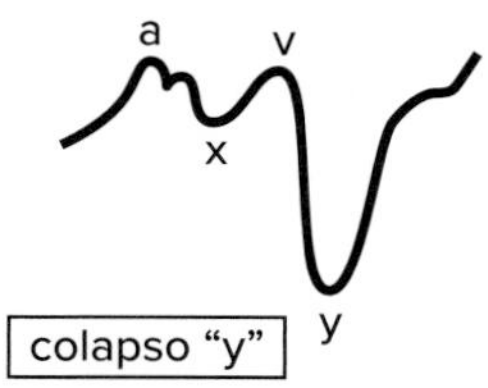	Descenso Y pronunciado	A restrição pericárdica determina elevação e equalização das pressões nos átrios e ventrículos, fazendo com que praticamente todo o enchimento ventricular ocorra no início da diástole, originando um colapso "Y" rápido e profundo	Pericardite constritiva

TABELA 2 Classificação e características clínicas dos pulsos arteriais quanto ao formato

	Formato	Características clínicas	Exemplo
Pulsos de duplo pico	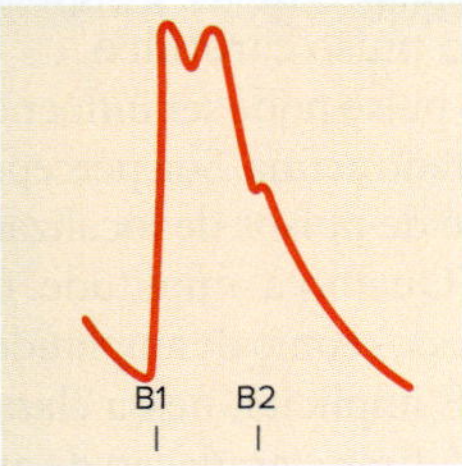	PULSO BISFERIENS Pulso amplo, com dois componentes perceptíveis durante a sístole Sinonímia – pulso de Corrigan; pulso em martelo d'água Geralmente acompanhado de outros sinais periféricos de insuficiência aórtica	Insuficiência aórtica
	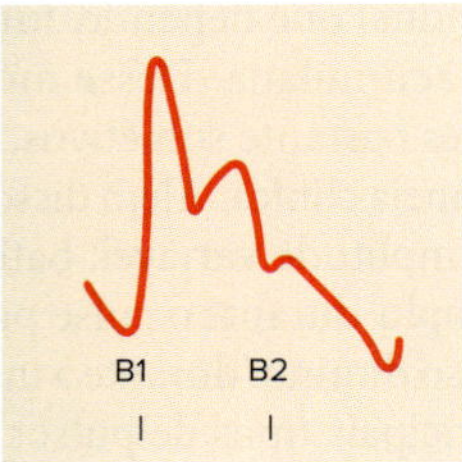	PULSO BÍFIDO Sinonímia – "pico e domo" Pulso amplo, com dois componentes sistólicos O primeiro componente é decorrente da fase de ejeção rápida, sendo limitado no momento em que se estabelece a obstrução dinâmica ao fluxo sanguíneo. Segue-se o segundo componente, de ejeção mais lenta, com configuração de um domo Geralmente de difícil detecção à beira do leito Quando presente implica gravidade	Cardiomiopatia hipertrófica
	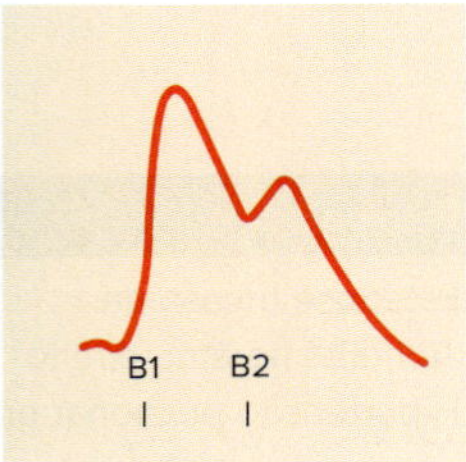	PULSO DICRÓTICO Raro Caracteristicamente apresenta um pico na diástole Pode ser diferenciado dos anteriores por maior intervalo entre os picos Não ocorre acima de 45 anos	Estados de baixo débito Tamponamento cardíaco Insuficiência cardíaca congestiva

TABELA 3 Classificação e características clínicas dos pulsos arteriais quanto à variação da amplitude

Tipo	Características	Exemplo
Pulso alternante	▪ Alterna intensidade maior e menor com mesma frequência ▪ Mais perceptível no pulso radial ▪ Um dos sinais mais precoces de disfunção ventricular ▪ Alteração da intensidade das bulhas e dos sopros ▪ Sensibilizado pela posição sentada ou em pé ▪ Quanto mais intensos os achados, maior a disfunção	▪ Insuficiência cardíaca congestiva
Pulso paradoxal	▪ Sinonímia – pulso de Kussmaul ▪ Diminui de intensidade ou desaparece com a inspiração ▪ Denominação incorreta – na realidade é exacerbação de um fenômeno normal (queda da pressão com a inspiração) ▪ Mais bem pesquisado mediante aferição da pressão arterial (ver capítulo sobre verificação da pressão arterial)	▪ Tamponamento cardíaco ▪ Pericardite constritiva ▪ Asma acentuada ou DPOC
Pulso *parvus* e *tardus*	▪ Sinonímia – pulso anacrótico ▪ Caracterizado por amplitude diminuída e retardo da elevação do pulso, que se encontra lentificado ▪ Pode ser mascarado pelas alterações decorrentes da idade ▪ Quando presente implica gravidade da lesão ▪ Sinal de desenvolvimento tardio	▪ Estenose aórtica

DPOC: doença pulmonar obstrutiva crônica.

Perfusão periférica

A avaliação da perfusão periférica, durante o exame físico, é extremamente valiosa para determinação da presença de débito cardíaco adequado às necessidades metabólicas do organismo, avaliando-se a adequação da microcirculação às condições hemodinâmicas do paciente. O exame do leito vascular das extremidades é de fácil acesso e execução, além de permitir reavaliações repetidas durante intervenções terapêuticas.

A investigação clínica da perfusão periférica pode ser efetuada com base na análise de várias características:

1. Temperatura.
2. Coloração.
3. Grau de enchimento das extremidades.

Deve-se ter sempre presente que alterações da magnitude da perfusão periférica podem ser ocasionadas por outras variáveis fisiológicas ou por entidades nosológicas não cardiovasculares. Assim, por exemplo, caso o paciente tenha tido contato com água fria ou a temperatura ambiente esteja muito reduzida, a percepção tátil de extremidades frias e a observação da presença de cianose neste local, provavelmente, pode ser explicada por reflexo de vasoconstrição periférica, visando à preservação de calor, em vez de representar diminuição da perfusão periférica decorrente de processo patológico. A avaliação da coloração, à inspeção, pode ser muito prejudicada em pacientes anêmicos ou de pele escura.

O enchimento do leito vascular das extremidades é avaliado com a compressão da polpa de um ou mais dedos, o que ocasiona um esvaziamento da microvasculatura daquela região. Com a liberação da compressão, o leito ungueal vai gradativamente readquirindo a coloração normal da pele circunvizinha. Em indivíduos com perfusão periférica normal esse enchimento é rápido, da ordem de 2 a 3 segundos. Nos casos de redução da perfusão, esse enchimento se torna cada vez mais lento, mantendo uma correlação direta com a gravidade do quadro. A correta avaliação do grau de redução na velocidade de enchimento do leito vascular se faz por meio da comparação com o enchimento observado no próprio examinador.

A avaliação da temperatura, a coloração e o enchimento vascular das extremidades são de suma importância para a diferenciação das causas do comprometimento da perfusão tecidual. Assim, por exemplo, no contexto do choque cardiogênico, pode-se observar extremidades frias, cianóticas e com enchimento lentificado, ao passo que na fase inicial do choque séptico, elas podem ser quentes e coradas, secundárias a intensa vasodilatação periférica. Mas apesar desse hiperfluxo, observa-se hipóxia tecidual em razão da abertura de *shunts* na microcirculação, dificultando a extração do oxigênio.

Ictus cordis

O *ictus cordis*, também conhecido como impulso apical ou choque da ponta, traduz o contato da porção anterior do ventrículo esquerdo com a parede torácica durante a fase de contração isovolumétrica do ciclo cardíaco. Embora os termos impulso apical e choque da ponta sejam comumente utilizados para denominar o *ictus cordis*, não se trata realmente da ponta do coração em contato com a parede torácica. Na verdade, o ápice cardíaco encontra-se mais para o interior do tórax e pode estar cerca de meio centímetro lateralmente ao ponto onde se percebe o *ictus cordis* (Figura 4).

O coração é um órgão relativamente móvel no interior da caixa torácica. Encontra-se fixo ao mediastino pela inserção das veias pulmonares no átrio esquerdo, sendo envolvido pelo pericárdio, que limita parcialmente a amplitude de sua movimentação. Essas características anatômicas garantem certo grau de mobilidade no interior da caixa torácica, mobilidade que é igualmente assegurada pela conformação anatômica da massa muscular ventricular, porção do coração que menor restrição experimenta à movimentação. Essas relações anatômicas permitem ao coração, principalmente aos ventrículos, movimentos de rotação e translação ao longo do eixo base-ápice, que são responsáveis pela aproximação do coração à parede torácica durante a sístole ventricular. Essas características permitem que, durante a fase de contração isovolumétrica, o movimento de rotação e translação dos ventrículos faça com que o coração se aproxime da parede torácica, momento em que se observa o *ictus*. Logo após essa fase, inicia-se a ejeção ventricular, responsável por diminuição do volume ventricular e afastamento do coração da parede torácica. Isso explica porque o *ictus* normal tem duração protossistólica, sendo um importante fator na identificação de anormalidades decorrentes de processos patológicos.

O *ictus* pode ser observado com o paciente em decúbito ventral, dorsal ou lateral esquerdo. Notadamente, em condições fisiológicas, observa-se variação das características descritas abaixo, na dependência da posição do paciente, e,

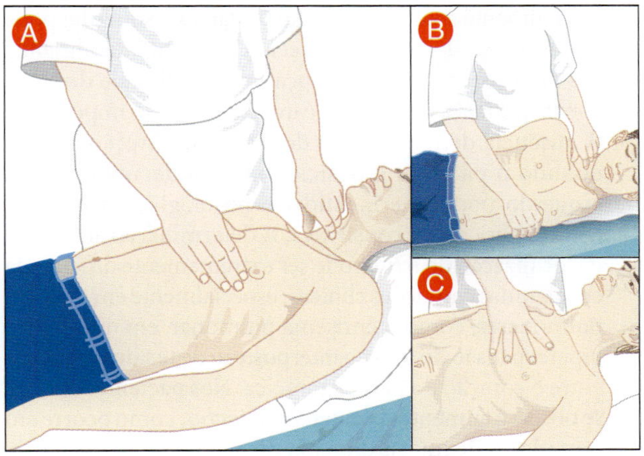

FIGURA 4

Semiotécnica da avaliação do *ictus cordis*. A: palpação em decúbito dorsal; B: palpação em decúbito lateral esquerdo; C: localização do *ictus cordis* contando-se os espaços intercostais a partir do segundo espaço (ângulo de Louis). Observe que em A e B, a palpação do *ictus* é simultânea ao pulso carotídeo.

portanto, quando se descreve o *ictus* no exame físico, deve-se, obrigatoriamente, anotar em qual posição foi realizada a observação. O decúbito lateral esquerdo aproxima o coração da parede torácica, tornando as características do *ictus cordis* mais pronunciadas, sendo, portanto, um recurso importante naqueles pacientes em que não é possível observá-lo ou palpá-lo em decúbito dorsal. As evidências disponíveis para avaliação do *ictus* são escassas na literatura, e uma padronização da melhor posição para avaliação não existe, embora a maior parte do conhecimento disponível se refira à posição supina (decúbito ventral). Independentemente da posição em que se pesquisa o *ictus*, o médico deve se colocar à direita do paciente, com seu campo visual voltado para a localização onde ele é mais comumente detectado, tendo-se o cuidado de procurar condições ideais de iluminação.

As características do *ictus cordis* que devem ser examinadas são:

1. Localização.
2. Extensão.
3. Duração.
4. Intensidade.
5. Forma.
6. Ritmo.
7. Componentes acessórios.

Essas características serão sempre identificadas inicialmente para a posição supina e, quando sofrerem influência da posição, também na posição específica sob avaliação.

- Localização: como consequência da relativa mobilidade do coração no interior da caixa torácica, a posição do paciente pode influenciar na localização do *ictus*. Em decúbito dorsal, ele pode ser percebido no quarto ou quinto espaço intercostal esquerdo, na linha hemiclavicular ou medialmente a ela. Já em decúbito lateral esquerdo, pode sofrer um deslocamento de cerca de 2 cm lateralmente, em direção à axila. A percepção da mobilidade do *ictus*, com a mudança de posição, é uma observação importante. A ausência de mobilidade do *ictus*, em direção à axila, quando o paciente é posicionado em decúbito lateral esquerdo, pode sugerir entidades nosológicas específicas, como a pericardite constritiva. A determinação adequada da localização do *ictus* pode ser extremamente dificultada em algumas condições clínicas, especialmente em doenças pulmonares, como o enfisema pulmonar, em que ocorre hiperexpansão do tórax e interposição de tecido pulmonar entre o coração e a parede torácica. Nos pacientes em que se observa aumento da extensão do *ictus*, como ocorre em portadores de miocardiopatia dilatada ou de cardiopatia chagásica crônica, a localização exata pode ser impossível. Como dado isolado, a correlação dessa variável com a presença de hipertrofia ou dilatação ventricular não é sensível, embora seja específica.
- Extensão: geralmente, o *ictus cordis* exibe uma extensão em torno de duas polpas digitais (cerca de 2 a 2,5 cm), ocupando, no máximo, um ou dois espaços intercostais. Trata-se também de uma característica que sofre influência postural. Ao assumir o decúbito lateral esquerdo, a extensão pode aumentar para cerca de três polpas digitais ou 3 a 3,5 cm, por causa da maior proximidade do ventrículo esquerdo em relação à parede torácica. Cardiopatias que determinam dilatações importantes do ventrículo esquerdo implicam um aumento da extensão do *ictus*, podendo-se citar, como exemplo, as miocardiopatias de padrão dilatado e a cardiopatia chagásica crônica.
- Duração: o *ictus* é um fenômeno que se manifesta precocemente na sístole e deve ser simultâneo, ou mesmo preceder, a percepção do pulso carotídeo. Em pacientes com comprometimento da ejeção ventricular, como ocorre em portadores de estenose valvar aórtica significativa ou cardiomiopatias de grau avançado, a ejeção ventricular é prolongada, e o esvaziamento ventricular encontra-se retardado, prolongando o contato dessa cavidade com a parede torácica. No exame físico, isso se expressa pela percepção do *ictus* muito após o desaparecimento do pulso arterial carotídeo. A ausculta cardíaca, simultaneamente à palpação do *ictus*, permite que se identifique melhor essa variável; a percepção de impulsão concomitante à segunda bulha indica alteração patológica. Esse achado é um dos mais sensíveis e específicos associados ao *ictus*.
- Intensidade: a observação sistemática do *ictus* permite identificar pacientes que apresentam impulsividade aumentada ou diminuída, sendo que essa percepção é geralmente associada ao estado contrátil cardíaco. Entretanto, a intensidade da impulsão do *ictus* não guarda relação direta com a contratilidade miocárdica. Pacientes com miocardiopatias de padrão dilatado podem apresentar impulsividade aumentada em razão do aumento da extensão do *ictus*, sem que isso traduza aumento da força contrátil do coração.
- Forma: descrições do *ictus cordis* como globoso ou cupuliforme são comuns na literatura. Entende-se como forma, uma característica composta que leva em consideração a duração e a extensão anteriormente descritas. Aqueles pacientes que apresentam aumento da extensão e da duração do *ictus*, geralmente associadas ao deslocamento lateral e rebaixamento, apresentam *ictus* globoso. Pacientes hipertensos ou com estenose aórtica grave, geralmente, apresentam extensão e localização preservadas, mas duração aumentada, características que se apresentam no *ictus* impulsivo. Geralmente definimos o *ictus cordis* com extensão, localização e duração normais como sendo cupuliforme.
- Ritmo: o exame do *ictus* pode também fornecer informações relativas ao ritmo cardíaco do paciente. A palpação simultânea com o pulso arterial carotídeo deve ser executada para a adequada avaliação dessa característica. Distúrbios do ritmo, como fibrilação atrial ou extrassistolia, podem ser adequadamente identificados, o que pode influenciar outras características descritas. Por exemplo, na fibrilação atrial, que se associa ao enchimento variável do ventrículo esquerdo, a intensidade e a duração do *ictus* podem apresentar variações batimento a batimento.

- Componentes acessórios: além da percepção do componente principal do *ictus*, a inspeção e palpação cuidadosas, associadas à palpação do pulso arterial carotídeo ou à ausculta cardíaca, podem identificar componentes acessórios. Dentre esses componentes acessórios, os dois mais comumente encontrados são os correspondentes à terceira e quarta bulhas. São de importância clínica inequívoca e algumas vezes são palpáveis, mas não audíveis. A correta identificação desses componentes pode ser obtida, de maneira muito mais fácil, pela palpação simultânea do pulso carotídeo. Caso o componente acessório percebido, geralmente reconhecido por ser de menor amplitude do que o *ictus* propriamente dito, preceder o pulso carotídeo, trata-se do correspondente palpatório da quarta bulha cardíaca. Caso esse componente acessório suceda o pulso carotídeo, trata-se de uma terceira bulha cardíaca.

Impulsividades precordiais anormais

Além da presença do *ictus cordis*, é possível identificar a presença de outras impulsividades precordiais, cuja descrição também é importante pelo valor diagnóstico que encerram. Dentre elas, destacam-se a pulsação epigástrica e a pulsação paraesternal esquerda, cuja identificação está relacionada ao aumento da pressão e/ou do volume do ventrículo direito. Essas regiões de impulsividade precordial ocorrem em situações clínicas nas quais há acometimento de cavidades direitas decorrentes de um processo fisiopatológico primário do pulmão, como no cor pulmonale, ou secundárias a um acometimento de câmaras esquerdas, como nas miocardiopatias de padrão dilatado, nas valvopatias e na doença isquêmica do coração. Considerando-se a pouca expressão auscultatória de condições clínicas que acometem cavidades cardíacas direitas, a percepção dos sinais pode contribuir para a adequada caracterização desse envolvimento.

Frêmitos e vibrações valvares

Durante a palpação do precórdio, pode-se perceber a presença de frêmitos, por meio de uma sensação tátil vibratória causada pelo fluxo sanguíneo turbulento dentro do coração causado por lesões valvares importantes.

Percussão

A percussão da região precordial do tórax é uma técnica de valor semiológico limitado. Ela não demonstra uma boa sensibilidade ou especificidade para estimar a área cardíaca, entretanto pode oferecer algumas informações de relevância clínica. Por um lado, a percussão do segundo espaço intercostal junto ao esterno, tanto à direita como à esquerda, permite sugerir a presença de dilatação do tronco da artéria pulmonar, quando o som claro pulmonar, habitualmente observado neste local, for substituído pela observação de um som submaciço à percussão. Além disso, quando à percussão da região paraesternal esquerda, junto ao esterno, se observa persistência de som claro pulmonar junto ao 3º, 4º e 5º espaços intercostais, sugere-se a presença de ar anteriormente ao coração, o que ocorre em doenças pulmonares obstrutivas, especialmente no enfisema pulmonar.

Ausculta

Ondas sonoras e o papel do estetoscópio

O estetoscópio capta e conduz até o aparelho auditivo as vibrações das estruturas cardíacas e vasculares que atingem a superfície do tórax. Além disso, ele tem a função de reduzir ou eliminar os ruídos ambientais durante o processo de ausculta cardíaca, ao mesmo tempo em que, na dependência de características dos tubos que o compõem, pode até amplificar determinadas frequências sonoras.

As vibrações produzidas em estruturas cardíacas e vasculares durante o ciclo cardíaco propagam-se até a superfície do corpo, obedecendo às leis da física que regem a condução de ondas através de meios de constituição diversa. Elas apresentam, na interface entre esses meios, refração e reflexão, com perda progressiva de energia ao longo desse trajeto. Os ruídos e sopros produzidos no sistema cardiovascular correspondem a fenômenos sonoros que podem ser descritos de acordo com três características físicas fundamentais: intensidade (amplitude), frequência (tonalidade) e qualidade (timbre). A intensidade de uma onda sonora diz respeito à quantidade de energia por unidade de área, perpendicular à direção de propagação que compõe o som. A frequência

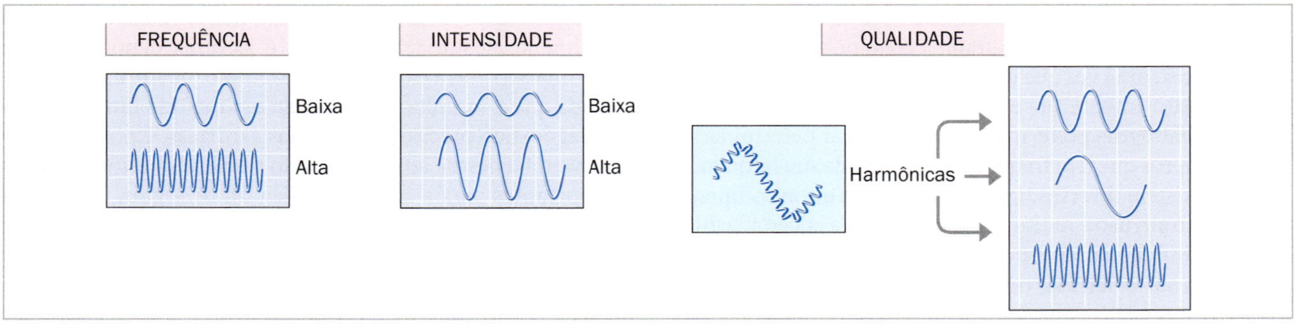

FIGURA 5

Princípios básicos de física das ondas sonoras aplicadas na ausculta cardíaca.

da onda sonora corresponde ao número de vibrações que ocorrem por unidade de tempo, sendo expressa geralmente em ciclos por segundo (cps) ou Hertz (Hz), que equivale a 1 cps. A sensação auditiva subjetiva determinada pela frequência das ondas sonoras é a tonalidade, que permite caracterizar os sons na dependência do predomínio dos componentes de baixa frequência (graves) ou alta frequência (agudos). A terceira característica fundamental é a qualidade (timbre) do som percebido pelo ouvido humano. Os sons produzidos no sistema cardiovascular são, na verdade, composições de diferentes frequências sonoras. A análise dessas misturas complexas de frequências diversas permite identificar frequências que são múltiplas de uma frequência fundamental (harmônicas) e dão ao som percebido pelo ouvido humano um timbre mais ou menos musical, na dependência do número de harmônicas que o compõe. Essa propriedade é que permite caracterizar um sopro como musical ou um ruído como metálico.

O ouvido humano tem a capacidade de perceber vibrações sonoras com frequência variando entre 20 e 20.000 Hz. As frequências superiores a 20.000 Hz são chamadas de ultrassônicas, enquanto as inferiores a 20 Hz são infrassônicas. Essas últimas, ainda que não sejam audíveis, podem ser percebidas pelo tato, como ocorre, por exemplo, na palpação do impulso apical. O limiar de audibilidade do ouvido humano varia em função da frequência do som, sendo que os menores limiares ocorrem para sons de frequência entre 1.000 e 2.000 Hz, onde estão as frequências da fala. Além disso, deve-se ter presente que a intensidade com que um determinado som é percebido (sensação subjetiva) não depende apenas da quantidade de energia que o compõe (amplitude), mas da inter-relação de amplitude com a tonalidade (frequência) do som. Outro aspecto é que a maioria dos sons produzidos que apresenta importância para o processo de ausculta cardíaca situa-se em uma faixa de frequência entre 20 e 500 Hz, uma região de limiar da audibilidade relativamente elevado. A sensibilidade do ouvido humano também é influenciada pela intensidade de sons temporalmente próximos. Assim, um ruído muito intenso em determinada posição do ciclo cardíaco pode dificultar a percepção de outro som, menos intenso, em outra localização do ciclo cardíaco.

Para obter melhor ausculta de sons de baixa frequência (30 a 150 Hz), o estetoscópio deve possuir uma campânula relativamente grande e pouco profunda, a ser aplicada suavemente sobre a superfície torácica. Os sons de alta frequência são melhor audíveis com o diafragma pressionado firmemente sobre o tórax, uma vez que essa estrutura tem uma frequência natural relativamente alta e filtra os sons de frequência mais baixa. O diafragma pode, inclusive, amplificar determinados tipos de sopros que têm frequência próxima da sua frequência natural. Existem diversos tipos de aparelho, e o conhecimento do aparelho em uso é muito importante para a adequada utilização. De fundamental importância ainda é a conformação de sua porção auricular. Elas devem estar ajustadas para respeitar a conformação anatômica básica do ouvido humano, ou seja, devem estar orientadas anteriormente.

Ausculta cardíaca: técnica

A técnica de ausculta cardíaca, como ocorre com todo método de propedêutica clínica, deve, obrigatoriamente, envolver uma sequência lógica e sistematizada de procedimentos, direcionados no sentido de obter o mais abrangente conjunto de informações fisiológicas. Assim, o paciente deve ser examinado em ambiente silencioso e em posição confortável. As áreas clássicas de ausculta são:

1. Foco mitral: ápice.
2. Foco tricúspide: quarto espaço intercostal esquerdo, junto ao esterno.
3. Foco aórtico: segundo espaço intercostal direito, paraesternal.
4. Foco aórtico acessório: terceiro espaço intercostal esquerdo, paraesternal.
5. Foco pulmonar: segundo espaço intercostal esquerdo, paraesternal (Figura 6).

Não obstante essas áreas de ausculta cardíaca devam ser exploradas rotineiramente, outras regiões também precisam ser avaliadas, como o mesocárdio, a região paraesternal direita, o pescoço, a axila e a região infraclavicular e interescapulo-vertebral. Nesse sentido, é importante conhecer as direções naturais de propagação dos sons produzidos em diferentes valvas: os ruídos originários da valva mitral propagam-se frequentemente em direção à axila, enquanto os sons da valva aórtica podem ser audíveis no pescoço ou ao longo da borda esternal esquerda; por outro lado, os ruídos dependentes das valvas situadas no lado direito da circulação tendem a se propagar pouco, mantendo-se mais restritos às áreas clássicas de ausculta, os focos pulmonar e tricúspide.

A definição de uma sequência lógica de ausculta cardíaca é um passo fundamental na aplicação dessa técnica propedêutica e, ainda que ela possa variar entre diferentes examinadores, deve conter todos os elementos relacionados na Figura 6. Na sequência proposta, o passo inicial consiste em caracterizar o ritmo cardíaco do paciente em regular ou irregular, bem como sua variação respiratória. Na segunda hipótese, é possível, eventualmente, identificar um padrão básico de regularidade sobre o qual, intermitentemente, documentam-se batimentos isolados precoces, como ocorre nas extrassistolias. Por outro lado, o ritmo cardíaco pode não apresentar qualquer padrão de regularidade, com os batimentos ocorrendo em sequência totalmente aleatória. Esse padrão é, às vezes, denominado de arritmia arrítmica e ocorre, por exemplo, na fibrilação atrial. Ainda que a ausculta cardíaca seja um método limitado para o diagnóstico preciso de arritmias cardíacas, é possível, mediante uma descrição detalhada do ritmo, reunir informações importantes para a sua caracterização. A seguir, avalia-se a frequência cardíaca, que pode ser estimada pela média de batimentos em 15 ou 30 segundos quando o ritmo é regular, mas deverá considerar um tempo de 1 ou 2 minutos para obtenção de um valor médio, quando houver arritmia cardíaca frequente. A caracterização das bulhas cardíacas (primeira

1. Caracterização do ritmo cardíaco
   - Regular
   - Iregular (arritmia respiratória, extrassistolia, arritmia arrítmica)
2. Frequência cardíaca
3. Bulhas (1ª e 2ª)
   - Intensidade
   - Desdobramentos
4. Ruídos adicionais
   - 3ª e 4ª bulhas
   - Cliques, estalidos
   - Ruídos de próteses
5. Sopros cardíacos
   - Fases do ciclo cardíaco
   - Tipo
   - Localização
   - Duração
   - Intensidade
   - Tonalidade
   - Timbre
   - Irradiação
6. Atritos

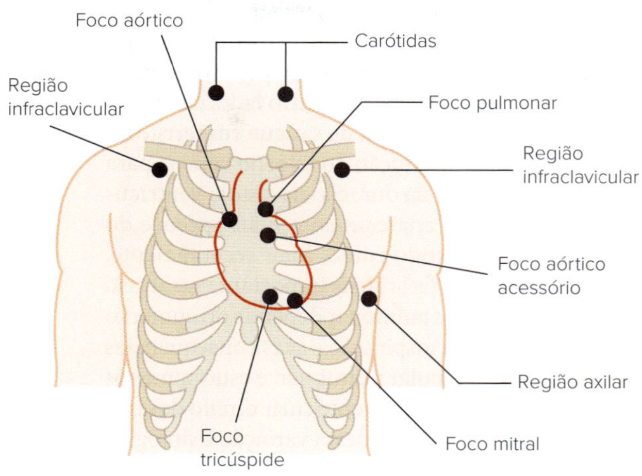

FIGURA 6

Esquema para sistematização da ausculta cardíaca e identificação dos principais focos de ausculta do exame cardiovascular.

e segunda) é o passo seguinte, que inclui a identificação das bulhas, a avaliação de sua intensidade, a variação respiratória e a identificação de eventuais desdobramentos. A presença de ruídos adicionais deve ser pesquisada na sequência, incluindo a identificação eventual de terceira e quarta bulhas, cliques ou estalidos e ruídos de próteses valvares. A pesquisa de sopros cardíacos deve incluir a caracterização da fase do ciclo, duração, localização, intensidade, tonalidade, timbre, configuração e irradiação. Finalmente, deve-se avaliar a existência ou não de atrito pericárdico.

Um pré-requisito básico para a ausculta cardíaca consiste em tentar concentrar-se individualmente em cada um dos componentes dessa sequência de avaliação auscultatória, analisando as características sonoras desses elementos e sua variação com a respiração.

O decúbito lateral esquerdo tende a amplificar a ausculta dos sons originários da valva mitral, enquanto a posição sentada tende a tornar mais audíveis os ruídos produzidos nas valvas semilunares.

Ruídos cardíacos básicos

São ruídos transitórios, de curta duração, cuja propagação até a superfície do tórax depende do local de origem e da intensidade da vibração. Os sons que se originam do lado esquerdo do coração geralmente apresentam intensidade suficiente para serem audíveis em todo o precórdio, enquanto que aqueles gerados no lado direito, habitualmente, estão restritos às áreas limitadas da borda esternal esquerda, entre o segundo e quarto espaços intercostais.

Primeira bulha

Ainda que alguma controvérsia tenha existido quanto aos mecanismos determinantes do primeiro ruído, parece ser consensual que dois componentes fundamentais têm maior importância na sua gênese: o primeiro é composto de vibrações intensas de alta frequência, e ocorre como consequência da tensão e desaceleração abrupta da valva mitral (M1) durante o seu fechamento, que delimita o início da sístole; o segundo é, também, constituído de vibrações de alta frequência, ocorre em média 30 milissegundos (ms) depois do primeiro, e depende da desaceleração súbita do sangue, determinada pela tensão a que a valva tricúspide (T1) é submetida durante o seu fechamento (Figura 6). O fechamento das valvas atrioventriculares, assim, coloca em vibração os componentes valvares e do sangue que dão origem ao primeiro ruído cardíaco.

Na prática clínica, como decorrência da proximidade temporal dos componentes mitral e tricúspide do primeiro ruído, nem sempre é possível distingui-los em condições normais, o que faz com que esse ruído muitas vezes seja percebido como um som único de duração relativamente prolongada.

A primeira bulha cardíaca (B1) é representada pela onomatopeia: TUM.

Segunda bulha

As valvas semilunares durante o seu fechamento são submetidas à tensão, que determina uma abrupta desaceleração do sangue e do movimento valvar. As vibrações resultantes desse processo dão origem ao segundo ruído cardíaco. Ele é constituído por dois componentes temporalmente distintos: o primeiro depende do fechamento mais precoce da valva aórtica (A2) relativamente ao da valva pulmonar (P2), ao qual se associa o segundo componente. Na maioria dos indivíduos normais percebe-se um ruído único durante a expiração, enquanto que na inspiração esses componentes são identificados separadamente, o que caracteriza o desdobramento fisiológico do segundo ruído cardíaco. Esse desdobramento depende, por um lado e principalmente, de uma sequência de eventos fisiológicos que se inicia com a redução da pressão intratorácica induzida pela inspiração, resultando em aumento do retorno venoso sistêmico, prolongamento do enchimento ventricular direito, e retardo no aparecimento do componente pulmonar da segunda bulha; por outro lado, durante a inspiração, também ocorre acúmulo de sangue em território pulmonar, com consequente redução do retorno venoso para o lado esquerdo do coração e da duração da sístole ventricular esquerda, resultando em aparecimento mais precoce do componente aórtico do segundo ruído. Mais recentemente, passou-se a considerar que o fator mais importante no atraso da ocorrência do componente pulmonar depende do aumento da capacitância pulmonar na inspiração e suas consequências sobre a dilatação do leito vascular pulmonar, e estaria menos relacionada às alterações do volume ventricular direito durante a respiração. A adequada avaliação dessa variação fisiológica requer a execução da ausculta durante a respiração profunda e de baixa frequência, sendo menos perceptível quando é realizada durante apneia inspiratória ou expiratória. A magnitude desse desdobramento reduz-se à medida que a idade dos indivíduos aumenta.

A segunda bulha cardíaca (B1) é representada pela onomatopeia: TA.

Primeira e segunda bulhas como marcadores descritivos dos fenômenos auscultatórios

O primeiro (B1) e segundo (B2) ruídos cardíacos delimitam os intervalos a partir dos quais todos os eventos observados na ausculta cardíaca são descritos. O início da sístole ventricular é clinicamente identificado pela primeira bulha, enquanto o segundo ruído marca o início da diástole ventricular. Assim, a identificação desses dois sons é elemento primordial do processo auscultatório. Nas frequências cardíacas observadas habitualmente em condições basais de repouso, o intervalo sistólico é mais curto que o intervalo diastólico, mas essa diferença torna-se menos perceptível à medida que a frequência cardíaca se eleva. O primeiro ruído mostra-se mais intenso na região apical e porção inferior da borda esternal esquerda, enquanto a intensidade do segundo ruído tende a ser mais proeminente nos focos da base. A proximidade temporal entre a ocorrência da primeira bulha e o início do pulso carotídeo é outro elemento clínico que pode auxiliar a distinção entre esses dois sons. A partir da identificação de B1 e de B2 todos os demais eventos auscultatórios podem ser, então, localizados no ciclo cardíaco. Os eventos sistólicos podem ser classificados como proto, meso ou telessistólicos, na dependência de ocorrerem na porção inicial, no meio ou ao final da sístole, enquanto os fenômenos diastólicos são caracterizados como proto, meso ou telediastólicos.

Variações da ausculta da primeira e segunda bulhas cardíacas

Intensidade

A avaliação da intensidade das bulhas obedece a critérios que padecem de grau significativo de subjetividade. É importante, no entanto, ao tentar caracterizar um ruído cardíaco como normofonético (intensidade normal), hipofonético (intensidade reduzida) ou hiperfonético (intensidade aumentada), ter presente a variação fisiológica da intensidade das bulhas nas diferentes regiões do precórdio, as características anatômicas (forma e espessura) do tórax, e reconhecer a existência de fatores fisiológicos que podem facilitar ou prejudicar a ausculta cardíaca. A intensidade do primeiro ruído cardíaco irá depender de uma inter-relação entre esses múltiplos fatores fisiológicos, e de aspectos da anatomia do tórax, determinantes da transmissão das vibrações sonoras. Essa intensidade mantém uma relação direta com a velocidade de elevação da pressão ventricular, e com a distância percorrida pelos folhetos da valva mitral, desde o momento do início da contração ventricular até o fechamento valvar; por outro lado, a relação inversa é verificada com o grau de rigidez dos folhetos valvares. Com base nesses elementos, é possível identificar um conjunto de situações fisiológicas, ou não, que determinam hipofonese ou hiperfonese da primeira bulha cardíaca (Tabela 4).

TABELA 4 Variações da intensidade do primeiro ruído cardíaco

Mecanismo	Hiperfonese	Hipofonese
Anatomia torácica	Espessura diminuída do tórax	Obesidade, enfisema pulmonar, tamponamento cardíaco
Velocidade de elevação da pressão ventricular	Estados hiperdinâmicos (febre, anemia, tireotoxicose, exercício)	Estado de baixo débito cardíaco (choque, cardiomiopatia) Bloqueio do ramo esquerdo
Amplitude da excursão dos folhetos	Estenose mitral, mixoma atrial, P-R curto	P-R longo (200-500 ms) Insuficiência aórtica grave
Rigidez dos folhetos	Valva mitral com degeneração mixomatosa e folhetos amplos	Estenose mitral calcificada

As características anatômicas do tórax podem facilitar a ausculta da primeira bulha, como ocorre em pacientes com tórax pouco espesso, determinando hiperfonese do ruído ou, em oposição, podem dificultar a propagação dessas vibrações, como documentado em indivíduos obesos e com doença pulmonar obstrutiva crônica ou, também, quando há interposição de estruturas entre o coração e o ouvido humano, como no derrame pericárdico e tamponamento cardíaco.

Em situações clínicas nas quais se documenta um aumento do desempenho ventricular, decorrente de circulação hiperdinâmica, como no estado febril, hipertireoidismo, anemia ou durante exercício físico, observa-se um aumento da intensidade da primeira bulha. Pelo contrário, nos estados de baixo débito cardíaco (choque circulatório, miocardiopatias congestivas), a hipofonese pode ser identificada como resultado da depressão da função sistólica ventricular. Em pacientes com bloqueio completo do ramo esquerdo, o primeiro ruído pode se apresentar hipofonético como consequência da menor velocidade de elevação da pressão ventricular, determinada pelo assincronismo da contração ventricular esquerda. O grau de abertura da valva mitral, no momento do início da contração ventricular, ou a distância a ser percorrida pelos folhetos valvares até o fechamento valvar explica a hiperfonese de B1 documentada na estenose mitral, no mixoma atrial esquerdo e, ainda, quando o intervalo P-R no eletrocardiograma é curto (120 ms). Esse mesmo mecanismo determinando um posicionamento dos folhetos valvares próximo da posição de fechamento, no momento da contração ventricular, é responsável pela observação de hipofonese de primeira bulha na presença de intervalos P-R longos (200-500 ms) e de insuficiência aórtica grave.

Refere-se comumente à insuficiência mitral como uma condição clínica em que o primeiro ruído se apresenta frequentemente hipofonético. No entanto, essa observação parece depender mais da influência de um sopro sistólico, muito intenso, sobre a capacidade de percepção da bulha. Muitas vezes, inclusive, pode-se documentar hiperfonese na ausculta da insuficiência mitral, provavelmente relacionada à extensão da excursão valvar até o fechamento. A posição dos folhetos valvares no momento do início da contração ventricular também determina a variação de intensidade da primeira bulha observada na fibrilação atrial, quando se constata a relação das bulhas menos intensas com os intervalos R-R mais prolongados, e vice-versa. O grau de rigidez dos folhetos valvares pode desempenhar um papel determinante na redução da intensidade do primeiro ruído, tal como se documenta na estenose mitral calcificada. Por outro lado, valvas com prolapso valvar associadas à degeneração mixomatosa, e folhetos amplos, tendem a dar origem ao primeiro ruído hiperfonético.

A intensidade da segunda bulha cardíaca também depende de um conjunto variado de fatores, incluindo: os níveis de pressão arterial em território sistêmico ou pulmonar, a velocidade de variação da pressão arterial na diástole, o grau de fibrose e espessamento das valvas semilunares, a posição espacial relativa dos vasos da base do coração em relação à parede, bem como de fatores que facilitam, ou prejudicam, a transmissão do som por meio da parede torácica. É importante lembrar, ao avaliar clinicamente a intensidade do segundo ruído, que o componente pulmonar tem sua ausculta mais restrita ao foco pulmonar, enquanto o componente aórtico tem uma distribuição auscultatória mais ampla. Portanto, hiperfonese ou hipofonese poderão ser documentadas, clinicamente, dependendo da ocorrência desses fatores (Tabela 5). Obviamente, os fatores anatômicos e aqueles dependentes da dinâmica circulatória que influenciavam a intensidade do primeiro ruído têm o mesmo papel no que diz respeito à segunda bulha.

A presença de hipertensão arterial nos territórios sistêmico e pulmonar é determinante de hiperfonese do componente

TABELA 5 Variações da intensidade da segunda bulha

Mecanismo	Hiperfonese	Hipofonese
Anatomia torácica	Espessura diminuída do tórax	Obesidade, enfisema pulmonar, tamponamento cardíaco
Velocidade de redução da pressão ventricular	Estados hiperdinâmicos (febre, anemia, tireotoxicose, exercício)	Estados de baixo débito cardíaco (choque, cardiomiopatia)
Pressão arterial sistêmica/ pulmonar	Hipertensão arterial sistêmica (A2); hipertensão pulmonar	Hipofluxo pulmonar (P2)
Relação espacial grandes vasos/ parede torácica	Dilatação da aorta (A2) ou pulmonar (P2), transposição de grandes artérias (A2), tetralogia de Fallot (A2)	
Rigidez dos folhetos		Estenose valvar aórtica ou pulmonar

aórtico e pulmonar do segundo ruído, respectivamente. Em contraposição, situações clínicas às quais se associam hipotensão nesses territórios, como ocorre nos estados de baixo débito cardíaco, estão associadas à hipofonese desse ruído. Esse mecanismo também está implicado na hipofonese de P2, documentada em cardiopatias congênitas associadas ao baixo fluxo pulmonar. Hiperfonese do segundo ruído também pode ser detectada quando a aorta (A2), ou o tronco da artéria pulmonar (P2), estão mais próximos da parede torácica, como é o caso em dilatações desses vasos ou, por exemplo, na transposição das grandes artérias e tetralogia de Fallot. Uma redução seletiva da intensidade dos componentes aórtico ou pulmonar também pode ser observada em consequência da rigidez e perda de mobilidade dos folhetos valvares, como verificado na estenose valvar aórtica ou pulmonar.

Do ponto de vista prático, em que pesem as considerações já expostas, é de fundamental importância a comparação da fonese das bulhas entre focos com as mesmas características acústicas. Considerando-se a variação da normalidade, não é incomum se considerar uma bulha normal, para um determinado indivíduo, como sendo hiper ou hipofonética. Assim, ao mencionar que a segunda bulha é hiperfonética no foco pulmonar, como ocorre nos contextos de hipertensão pulmonar de diversas etiologias, identifica-se esse sinal com base na comparação da fonese da segunda bulha no foco pulmonar com a fonese da segunda bulha no foco aórtico. Do mesmo modo, quando se registra que a primeira bulha é hiperfonética no foco mitral, como caracteristicamente ocorre na estenose mitral, a rigor, compara-se sua intensidade no foco mitral com a do foco tricúspide, onde normalmente apresenta as mesmas características acústicas.

Desdobramentos

Um mínimo desdobramento do primeiro ruído pode ser percebido em indivíduos normais, na porção inferior da borda esternal esquerda. Desdobramento amplo da primeira bulha ocorre, basicamente, por causa do retardo no aparecimento do componente tricúspide desse som. Situações clínicas em que tal fenômeno pode se manifestar mais claramente incluem o bloqueio completo do ramo direito do feixe de His, a anomalia de Ebstein, a estenose tricúspide e a estimulação elétrica do ventrículo esquerdo por marca-passo. No entanto, deve ser mencionado que o desdobramento do primeiro ruído não é documentado em todos os pacientes com essas condições clínicas.

O desdobramento anormal do segundo ruído cardíaco pode ocorrer na dependência de mecanismos diversos (Figura 7). Ele recebe o nome de paradoxal quando o fechamento da valva aórtica é tão retardado, a ponto de o componente pulmonar ocorrer antes do aórtico. Desse modo, durante a expiração, o desdobramento será detectado, desaparecendo na inspiração, quando ocorre o retardo fisiológico do componente pulmonar. A situação clínica mais comumente associada ao desdobramento paradoxal é o bloqueio completo do ramo esquerdo do feixe de His. Esse tipo de desdobramento tem sido identificado em outras situações clínicas, que incluem a estenose aórtica, a persistência do canal arterial e a hipertensão arterial sistêmica. No entanto, sua ausculta é, com frequência, obscurecida pela presença de sopros, e sua ocorrência pouco frequente. O desdobramento da segunda bulha pode ser, por outro lado, persistente, mas não fixo, significando que os dois componentes podem ser audíveis nas duas fases do ciclo respiratório, mantendo-se a variabilidade inspiratória do componente pulmonar, que aumenta a separação dos dois componentes nessa fase. Tal padrão auscultatório pode ocorrer por retardo do componente pulmonar, como ocorre no bloqueio completo de ramo direito, ou por precocidade do componente aórtico, tal como na insuficiência mitral. Finalmente, o desdobramento do segundo ruído pode ser persistente e fixo, quando estão amplamente separados os dois componentes durante as duas fases do ciclo respiratório, sem apresentar a variação inspiratória do componente pulmonar. Esse padrão auscultatório é, classicamente, observado no defeito do septo atrial tipo *ostium secundum* não complicado. Essa observação está associada à capacitância pulmonar persistentemente elevada nessa condição clínica, com pouca ou nenhuma variação respiratória. O enchimento ventricular direito apresenta variações respiratórias mínimas, uma vez que os efeitos respiratórios sobre o retorno venoso são contrapostos pela variação do volume de *shunt* esquerdo-direito durante o ciclo respiratório. Além disso, a sístole ventricular direita tem duração normal.

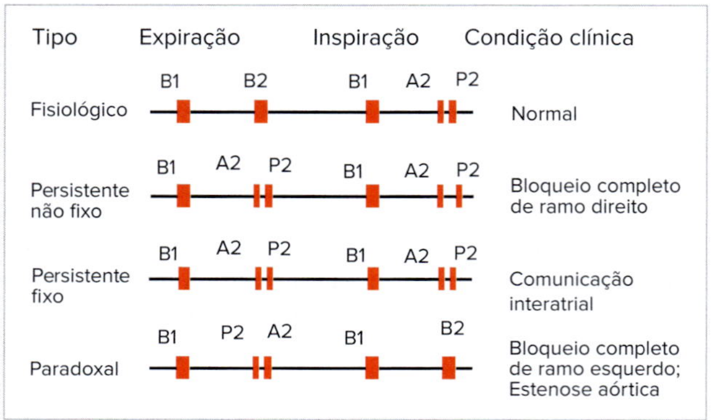

FIGURA 7

Desdobramentos da segunda bulha cardíaca.

Ruídos cardíacos adicionais

Além do primeiro e segundo ruído, alguns sons adicionais podem ser auscultados durante o ciclo cardíaco, tanto em condições fisiológicas como em decorrência de cardiopatias diversas. Estão incluídos aqui a terceira e quarta bulhas cardíacas, os ruídos de ejeção e os cliques, bem como os sons de próteses valvares. É fundamental reforçar aqui a importância da pesquisa sistematizada, rigorosa, da presença, ou não, de cada um desses sons. O sucesso na sua identificação depende, ainda, da utilização adequada das propriedades do estetoscópio em função das características sonoras de cada um desses ruídos.

Terceira bulha

Mecanismos determinantes

O terceiro ruído cardíaco é um som transitório de baixa frequência (20-70 Hz), que ocorre concomitantemente com a fase de enchimento rápido ventricular do ciclo cardíaco, durante a qual ocorre a maior parte do enchimento diastólico do ventrículo (aproximadamente 80%). Esse som pode ser originário tanto do ventrículo direito como do esquerdo e, embora seu mecanismo seja fonte de alguma controvérsia, acredita-se que se origine como resultado da súbita limitação do movimento de expansão longitudinal da parede ventricular durante esta fase do ciclo cardíaco. Sua intensidade poderá ser fisiologicamente aumentada, por manobras que promovam um incremento de velocidade de fluxo por meio das valvas atrioventriculares, como ocorre durante exercício físico dinâmico, ou por elevação dos membros inferiores. Do mesmo modo, a intensidade desse som também poderá estar anormalmente aumentada, quando ocorrerem situações clínicas que se associem ao aumento do fluxo por meio de valvas atrioventriculares, como insuficiência mitral, febre, anemia, hipertireoidismo, ou quando os ventrículos apresentarem anormalidades estruturais que modifiquem sua complacência e seu volume, como se verifica na insuficiência cardíaca.

O conhecimento das implicações prognósticas associadas à terceira bulha é muito importante. No contexto do exame físico do adulto, resguardadas as outras etiologias listadas acima, a terceira bulha é um marcador de disfunção sistólica do ventrículo esquerdo. Pode ser, inclusive, o único achado em um paciente assintomático que apresente disfunção sistólica do ventrículo esquerdo. Evidências recentes confirmam o caráter de evolução desfavorável dos pacientes que apresentam esse sinal.

Características auscultatórias

Por se tratar de um ruído de baixa frequência, a terceira bulha será melhor audível com a campânula do estetoscópio posicionada adequadamente, e submetida a uma pressão mínima, suficiente apenas para um perfeito contato com a pele do paciente. Quando originada no ventrículo esquerdo, sua ausculta será melhor se o paciente for posicionado em decúbito lateral esquerdo e a campânula estiver sobre o impulso apical. Por outro lado, o terceiro ruído de origem ventricular direito é melhor audível na porção inferior da borda esternal direita ou na região subxifoide.

Do ponto de vista auscultatório não existe diferença entre um terceiro ruído de origem fisiológica e outro patológico, ficando essa caracterização dependente de outros elementos de ordem clínica. Do ponto de vista prático, a associação da terceira bulha com desvio do ictus cordis em direção à axila e aos espaços intercostais inferiores, bem como o aumento de sua duração e extensão, denotando cardiomegalia, é um dos principais fatores que apontam para uma característica patológica desse achado. A terceira bulha pode ser audível em crianças e adultos jovens normais, mas existem evidências de que ela pode ser detectada em mulheres normais até a idade de 40 anos.

A onomatopeia para representação da terceira bulha é: TUM-TA-TA.

Quarta bulha

Mecanismos determinantes

Este é outro ruído que apresenta características físicas comparáveis à terceira bulha, tanto do ponto de vista de frequência como de duração. Ele demonstra uma relação temporal evidente com a contração atrial, sendo tipicamente um som pré-sistólico. Seu mecanismo provável parece estar relacionado com vibrações da parede ventricular, secundárias à expansão volumétrica dessa cavidade produzida pela contração atrial. Normalmente, sua intensidade é insuficiente para que seja audível em indivíduos normais, apesar de ser possível registrá-la, facilmente, por meio da fonocardiografia. A quarta bulha cardíaca é detectada, com frequência, em situações clínicas nas quais os ventrículos apresentem redução da complacência, tornando necessário um aumento da força de contração atrial para produzir o enchimento pré-sistólico dessa cavidade, tal como observado em hipertensão arterial sistêmica ou pulmonar, em estenose aórtica ou pulmonar, na miocardiopatia hipertrófica e, também, na doença isquêmica do coração. Na maior parte dessas situações clínicas, a avaliação do *ictus cordis* não apresenta sinais de cardiomegalia. Nessas condições, a contração atrial pode ser responsável por mais de 25% do volume de enchimento ventricular. Na ausência de contração atrial, como ocorre na fibrilação atrial, a quarta bulha não está presente.

Características auscultatórias

Os mesmos cuidados técnicos utilizados na ausculta da terceira bulha são válidos para a quarta bulha, uma vez que as características físicas desses ruídos são similares, ao mesmo tempo em que ambos os sons são originários dos ventrículos. Apesar de alguma controvérsia, considera-se que a ausculta de quarta bulha representa um indicador de anormalidade do enchimento ventricular. Alguns, no entanto, admitem que a quarta bulha auscultada em indivíduos idosos, sem cardiopatia clinicamente detectada, representa um fenômeno normal. Diferente da terceira bulha, caracteriza-se temporalmente por ser um ruído pré-sistólico.

A onomatopeia para representação da quarta bulha é TA-TUM-TA.

Na presença de elevações da frequência cardíaca, a ausculta do terceiro e/ou quarto ruídos pode dar origem aos ritmos de galope, que podem ser caracterizados pela ausculta isolada de cada um desses ruídos, ou, quando existe um intervalo diastólico curto ou um intervalo P-R longo. Pode ocorrer coincidência temporal entre ambos os sons, resultando no galope de soma.

Ruídos de ejeção (cliques protossistólicos)

São ruídos transitórios, de alta frequência, com timbre que lembra um estalido de curta duração, que ocorrem logo após o primeiro ruído, relacionando-se temporalmente à ejeção ventricular. Dois mecanismos têm sido propostos para sua gênese: vibrações decorrentes da tensão a que os folhetos de valvas semilunares estenóticas seriam submetidos durante sua abertura na sístole, ou associadas à distensão súbita das paredes arteriais durante a ejeção ventricular. Sua ocorrência está associada às anormalidades estruturais de valvas semilunares e/ou dos vasos da base, que normalmente se apresentam dilatados nessas condições. Não são, portanto, audíveis em indivíduos normais. Podem ocorrer no lado sistêmico da circulação, em decorrência da estenose valvar aórtica, valva aórtica bicúspide, ou dilatação da raiz da aorta. Quando ocorre associado à doença valvar, o ruído indica uma valva não calcificada, com boa mobilidade, embora não se relacione com a gravidade da estenose. Por outro lado, ruídos de ejeção podem ocorrer no lado direito da circulação associados à estenose valvar pulmonar, hipertensão arterial pulmonar, ou dilatação idiopática da artéria pulmonar. Na estenose valvar pulmonar observa-se tendência ao desaparecimento do ruído de ejeção durante a inspiração. Além disso, o intervalo de aparecimento, em relação à primeira bulha, tende a ser tanto mais curto como maior a gravidade da estenose.

Esse ruído habitualmente é detectado sem dificuldades quando ocorre pelo menos 50 ms após a primeira bulha. Suas características de frequência (tonalidade) são similares às da primeira e segunda bulhas, diferenciando-se destas pelo timbre. Desse modo, esses sons são auscultados, em melhores condições, utilizando-se o diafragma do estetoscópio. Os ruídos de ejeção aórticos são melhor audíveis sobre o foco aórtico e na região apical, enquanto aqueles originados no lado direito são detectados no foco pulmonar. Ruídos protossistólicos de características auscultatórias similares também ocorrem em pacientes portadores de próteses metálicas em posição aórtica, mas não são detectados em portadores de próteses biológicas.

É importante estabelecer, do ponto de vista auscultatório, o diagnóstico diferencial de ruídos que ocorrem temporalmente próximos, como a quarta bulha, a primeira bulha desdobrada e o ruído de ejeção. Deve-se lembrar que a quarta bulha corresponde a um ruído pré-sistólico, de baixa frequência, que apenas será audível adequadamente, com a campânula do estetoscópio submetida à pressão mínima e, quando originado do lado esquerdo do coração, o que é mais frequente, em decúbito lateral esquerdo. Assim, a quarta bulha tem características sonoras que não se superpõem ao desdobramento e aos ruídos de ejeção. A diferenciação entre esses dois últimos ruídos é um pouco mais complexa, uma vez que ambos são sons de alta frequência (tonalidade) e ocorrem no início da sístole. Sua distinção baseia-se, fundamentalmente, no timbre de estalido do ruído de ejeção. Além disso, o desdobramento de B1, geralmente, é identificado na porção inferior da borda esternal esquerda, enquanto o ruído de ejeção é melhor audível nos focos da base do coração, e costuma ser mais intenso que o componente tricúspide do primeiro ruído. No entanto, a diferenciação auscultatória nem sempre é possível. Nesse sentido, é importante utilizar o conjunto das informações clínicas para adequada interpretação da ausculta cardíaca. Um dado que pode auxiliar na distinção entre um cliqui de ejeção e um desdobramento da primeira bulha, é que, geralmente, o primeiro vem acompanhado de um sopro protomesossistólico (ou ejetivo).

Ruídos mesotelessistólicos (cliques)

Correspondem a ruídos de alta frequência, de curta duração, que têm timbre de estalido e ocorrem na porção média ou final da sístole. A causa mais frequente desse tipo de clique é o prolapso de valva mitral, admitindo-se que sua gênese, nesse caso, estaria relacionada com a tensão súbita a que os folhetos redundantes e cordas tendíneas são submetidos durante a sístole ventricular. Nessa condição clínica, pode-se auscultar apenas um ou, até mesmo vários desses ruídos em sequência. Manobras fisiológicas que reduzem o enchimento ventricular esquerdo, como a inspiração, a posição ortostática, a inalação de nitrito de amilo, ou a manobra de Valsalva, fazem com que esse estalido ocorra mais precocemente. Algumas estruturas extracardíacas têm sido implicadas na gênese de ruídos mesossistólicos, incluindo sons de origem pericárdica ou relacionados a pneumotórax.

Estalidos de abertura de valvas atrioventriculares

Enquanto, em condições normais, a abertura das valvas atrioventriculares não está habitualmente associada à ocorrência de sons, quando estenóticas, elas podem determinar o aparecimento de ruídos de alta frequência, com timbre de estalido, que surgem, em média, entre 40 e 60 ms após o componente aórtico da segunda bulha. Admite-se que a gênese dos estalidos de abertura dependa da tensão súbita a que são submetidos os folhetos das valvas atrioventriculares, durante sua abertura incompleta no início da diástole, na presença de gradiente de pressão maior que o da situação normal, não patológica. A estenose mitral é, certamente, a condição clínica em que mais comumente esse tipo de som é identificado. Sua presença é um indicador clínico, de que pelo menos o folheto anterior da mitral apresenta mobilidade satisfatória, enquanto que sua ausência, na estenose mitral pura, indica a possibilidade de calcificação dos folhetos valvares, ou estenose muito leve. Nessa condição clínica, o intervalo entre o estalido de abertura e o componente aórtico do segundo ruído tende a ser tanto mais curto, como maior a gravidade hemodinâmica da estenose. Pelas suas características físicas, esse ruído é melhor audível com o diafragma do estetoscópio posicionado na porção inferior da borda esternal esquerda, mas ele também pode ser percebido na região apical e nos focos da base. A diferenciação entre o estalido de abertura da mitral ou tricúspide e a presença de segunda bulha desdobrada não é tão simples, uma vez que ambos são sons de frequência relativamente elevada. Alguns elementos, no entanto, podem auxiliar nessa distinção: o timbre do estalido tende a ser diferente daquele de P2, sua irradiação é mais ampla, e sua relação com A2 não varia com a respiração, ao contrário do que ocorre com P2. Contudo, existem algumas situações em que é praticamente impossível distinguir clinicamente esses dois ruídos, especialmente quando a estenose mitral grave se associa à hipertensão arterial pulmonar. O estalido de abertura não deve ser confundido com a presença de terceira bulha, uma vez que esse último é um ruído de baixa frequência, mais tardio (geralmente ocorre mais de 120 ms após A2), tanto que muitos autores o classificam como um ruído mesodiastólico.

Além do estalido de abertura das valvas atrioventriculares, existem outros ruídos protodiastólicos identificáveis clinicamente. Em algumas condições, tais como o ducto arterioso persistente, o defeito do septo ventricular, a tireotoxicose, a miocardiopatia hipertrófica e, com maior destaque, a insuficiência mitral, pode ocorrer aumento do fluxo anterógrado por meio das valvas atrioventriculares. Na dependência de condições de complacência ventricular anormal, a descompressão rápida do átrio esquerdo hipertenso pode determinar um movimento rápido e amplo das valvas normais que, quando interrompido, geraria esse ruído protodiastólico. Um mecanismo similar parece ser responsável pelo ruído observado no início da diástole em pacientes com pericardite constrictiva (*pericardialknock*). Nessa condição, o enchimento ventricular ocorre, predominantemente, no início da diástole, de modo que a súbita interrupção da expansão ventricular criaria as condições para o ruído protodiastólico. Ele tende a ser mais precoce (90-120 ms), e também apresenta uma tonalidade mais aguda que o terceiro ruído. A presença de um mixoma atrial direito ou esquerdo pedunculado pode oferecer as condições para outro tipo de ruído protodiastólico. Esse som, de baixa frequência, que ocorre entre 80 e 130 ms depois de A2, tem características similares à terceira bulha, e parece ocorrer como consequência do movimento abrupto do tumor em direção ao orifício valvar na diástole (*tumor plop*).

A abertura de próteses metálicas em posição mitral também se acompanha da produção de ruídos protodiastólicos, que geralmente são mais intensos com próteses do tipo Starr-Edwards. As próteses biológicas não originam ruídos desse tipo durante a diástole ventricular.

Sopros cardíacos

Comparativamente aos sons descritos até aqui, os sopros cardíacos correspondem a um conjunto de vibrações de duração bem mais prolongada, que surgem quando o sangue, submetido a um gradiente de pressão entre dois pontos, modifica o seu padrão laminar de fluxo, tornando-se turbulento. A turbulência pode ocorrer como resultado de um aumento desproporcional da velocidade do fluxo sanguíneo, relativamente às dimensões das estruturas por meio das quais ele se movimenta. Assim, os sopros podem se originar quando o sangue atravessa orifícios restritivos (estenoses e insuficiências valvares), em obstruções arteriais, na coarctação da aorta, e em pequenas comunicações interventriculares, ou em estados de hiperfluxotransvalvar (comunicação interatrial e estados circulatórios hiperdinâmicos), ou, ainda, quando ele flui por meio de dilatações vasculares (dilatações da aorta e da artéria pulmonar).

Existe um conjunto de características fundamentais que devem ser exploradas na avaliação de sopros cardíacos. Isso implica uma abordagem sistematizada, buscando analisar, individualmente, cada uma dessas características e utilizando as propriedades do estetoscópio que mais se ajustam a cada tipo de sopro.

Características descritivas dos sopros cardíacos

Fase do ciclo cardíaco

Os sopros são caracterizados como sistólicos (entre a primeira e a segunda bulha), diastólicos (entre a segunda e a primeira bulha), ou contínuos (ao ocorrerem nas duas fases do ciclo, incorporando, sem interrupção, o segundo ruído).

Duração

De acordo com a duração, desde o momento de início até o seu término, um sopro sistólico pode ser caracterizado como proto, meso, tele ou holossistólico, no caso de a vibração ocorrer predominantemente no início, meio, final ou ao longo de toda a sístole, respectivamente. Do mesmo modo, os sopros diastólicos também podem ser caracterizados como proto, meso, tele ou holodiastólicos.

Localização e irradiação

É fundamental, na avaliação dos sopros cardíacos, identificar o local em que se manifestam com maior intensidade, uma vez que esse dado é utilizado na determinação do local de origem. Nesse sentido, a ausculta não deve ser executada apenas nos focos auscultatórios clássicos. Ela deve incluir, além desses focos, o mesocárdio, as bordas esternais esquerda e direita, a região subxifoide, e áreas de irradiação frequente de sopros como a região axilar, região subclavicular, fúrcula e base do pescoço e, em alguns casos, no dorso. Desde que um sopro seja detectado, deve-se procurar, a partir de pequenos movimentos do estetoscópio, a região de maior intensidade. Essa movimentação também permitirá definir o padrão de irradiação do sopro, outro elemento importante na caracterização clínica desses sons cardíacos.

Intensidade

Esta característica é dependente da inter-relação de diversos fatores, incluindo a distância entre o local de origem da turbulência e a região de ausculta, a velocidade do sangue, e o fluxo sanguíneo por meio do local de produção do sopro, bem como as condições de transmissão desse som até a superfície do tórax. Assim, a intensidade dos sopros tende a aumentar em indivíduos de tórax pouco espesso e em crianças, enquanto os sopros tendem a apresentar menor intensidade em pacientes obesos, com doença pulmonar obstrutiva crônica, ou derrame pericárdico. Do mesmo modo, eles aumentam em condições hiperdinâmicas da circulação e diminuem em estados de hipofluxo. Genericamente, os sopros cardíacos são caracterizados de acordo com a intensidade em 6 graus, definidos como: grau I/6 = representa um sopro tão pouco intenso que só pode ser ouvido com muito esforço e concentração; grau II/6 = sopro de pequena intensidade mas que pode ser identificado rapidamente por um observador experiente; grau III/6 = sopro bem marcante mas não muito intenso; grau IV/6 = sopro intenso; grau V/6 = sopro muito intenso e grau VI/6 = sopro tão intenso que pode ser audível mesmo quando o estetoscópio não está em contato direto com a parede do tórax. Ainda que essa classificação seja utilizada desde a década de 1930, deve-se registrar que ela envolve um grau substancial de subjetividade, o que, no entanto, é inevitável. Sua utilidade clínica, apesar disso, é inquestionável. Uma regra prática para a distinção da intensidade dos sopros é atentar para a presença de frêmitos. Quando existir frêmito, o sopro apresenta intensidade de IV, V ou VI em 6.

Frequência (tonalidade)

A frequência de um sopro geralmente tem relação direta com a velocidade do sangue no local onde este ruído é gerado. O espectro de variação dos ruídos e sopros cardíacos não é muito amplo, estando entre 20 e 500 Hz. Ainda que essa faixa esteja situada na região de baixas frequências do espectro de audibilidade do ouvido humano, do ponto de vista clínico, considera-se que sons com frequências entre 20 e 100 Hz são de baixa frequência, enquanto aqueles que estão entre 100 e 200 Hz têm frequências médias, e aqueles com frequência entre 200 e 500 Hz são considerados de alta frequência. Desse modo, esses sons poderão ser caracterizados clinicamente, com base nessa variação de frequências, como sopros graves ou agudos.

Timbre

A caracterização do timbre (qualidade) de um sopro depende do espectro de frequências (harmônicas) que o compõe. Um conjunto variado de termos tem sido empregado na descrição dessa característica dos sopros, incluindo: rude, áspero, suave, musical, aspirativo, em ruflar, em maquinaria. Cada um deles tem aplicação específica para determinados tipos de sopros, como será descrito posteriormente.

Configuração

A forma de um sopro representa a maneira pela qual a intensidade desse som se distribui ao longo do tempo. Desse modo, eles podem ser descritos como em crescendo quando sua intensidade aumenta progressivamente, enquanto o contrário ocorre nos sopros em decrescendo. No sopro crescendo-decrescendo, a intensidade aumenta no início, atinge um pico e depois se reduz progressivamente. O sopro em plateau mantém uma intensidade constante ao longo de toda sua ocorrência. Nem todos os sopros podem ser enquadrados nessas configurações, uma vez que apresentam intensidade variável no tempo.

Relação com a respiração

A intensidade dos sopros originados nas câmaras cardíacas direitas sofre influência da respiração. Durante a inspiração, o aumento do retorno venoso para as câmaras direitas, que ocorre por causa da diminuição da pressão intratorácica, ocasiona o aumento transitório da intensidade do sopro. Esse fenômeno, conhecido como sinal de Rivero-Carvallo, é melhor explorado com o estetoscópio colocado no foco tricúspide, pedindo-se ao paciente que realize incursões inspiratórias lentas e prolongadas. Esse sinal pode desaparecer na vigência de insuficiência cardíaca descompensada.

Sopros sistólicos

Estes sopros são clinicamente descritos, de acordo com sua duração ao longo da sístole, como mesossistólicos, holossistólicos, protossistólicos e telessistólicos. Do ponto de vista da prática diária, eles merecem destaque, pois são muito prevalentes. Sua presença pode ser identificada desde em situações em que são ditos inocentes, como são chamados os sopros não associados a dano estrutural cardíaco, audíveis em crianças e adultos jovens, até condições clínicas mais graves, como é o caso da estenose aórtica.

Sopros mesossistólicos

São sopros originados entre câmaras de alta pressão, como os ventrículos, e câmaras de média pressão, como os grandes vasos. Nessa situação, o gradiente de pressão responsável pela gênese se estabelece, efetivamente, apenas após o ponto em que o ventrículo ultrapassa a pressão da aorta. Portanto, as condições para que o sopro seja gerado só começam a existir alguns milissegundos após o fechamento da mitral, ou seja, o sopro não se inicia concomitantemente com a primeira bulha, embora, por causa do fato de este retardo não ser tão pronunciado, em uma grande parte das situações clínicas fica a impressão de que o sopro começa com a primeira bulha. Durante a sístole, à medida que o gradiente vai aumentando, a intensidade do sopro também aumenta, fazendo com que ele seja mais intenso no meio da sístole. Com o relaxamento ventricular no final da sístole, o gradiente diminui, conjuntamente com o sopro, o que torna possível a percepção da segunda bulha. Essas características lhe conferem um timbre ejetivo. No fonocardiograma, esse tipo de sopro é descrito como em crescendo-decrescendo ou em diamante.

Esse tipo de sopro ocorre em condições clínicas diversas, que incluem: obstruções ao fluxo da via de saída dos ventrículos (estenose aórtica ou pulmonar em região subvalvar, valvar ou supravalvar), hiperfluxo por meio das valvas semilunares (comunicação interatrial, anemia, exercício, febre, hipertireoidismo, gravidez, bloqueio atrioventricular total), dilatação da aorta ou do tronco pulmonar e anormalidades estruturais em valvas semilunares (degeneração senil da valva aórtica).

Nos casos em que esses sopros traduzem obstrução da via de saída do ventrículo esquerdo ocasionada por lesão valvar (estenose aórtica), a intensidade do sopro se correlaciona diretamente com a gravidade da lesão, ou seja, o sopro se torna cada vez mais intenso à medida que a estenose se torna mais grave. Isso só deixa de ocorrer nos casos onde a lesão é muito grave, sendo conhecida como estenose aórtica silenciosa, ou quando se instala a disfunção ventricular. Ainda no contexto da estenose aórtica, particularmente em idosos, o sopro mesossistólico pode se irradiar para o ápice do ventrículo, sofrendo uma mudança de timbre e se tornando mais agudo, mais musical, com um padrão piante. Esse achado recebe o nome de fenômeno de Gallavardin, e se constitui em um diagnóstico diferencial com o sopro regurgitativo da insuficiência mitral, podendo a distinção ser feita, pois, apesar da mudança de timbre, o sopro da estenose aórtica permanece mesossistólico.

Os fenômenos hemodinâmicos responsáveis pela gênese desse tipo de sopro fazem com que a intensidade do sopro seja dependente das condições de enchimento dos ventrículos. Isso se traduz pela observação de que a intensidade desses sopros varia na fibrilação atrial e nos batimentos pós-extrassistólicos, ou seja, nas condições em que houver tempo maior de enchimento ventricular decorrente de diástole prolongada, a intensidade do sopro do batimento seguinte será maior. Essa observação é útil no diagnóstico diferencial com sopros holossistólicos que não apresentam essa variação.

A maior parte dos sopros ditos inocentes, que ocorre predominantemente em crianças e jovens adultos, é também tipicamente mesossistólicos ejetivos. Esses sopros inocentes podem se originar nos folhetos das valvas pulmonar e aórtica, no tronco pulmonar e em ramos da artéria pulmonar, podendo ter sua ausculta facilitada pela proximidade desse vaso com a parede torácica, como ocorre em pacientes que têm uma dimensão anteroposterior do tórax diminuída (perda da cifose torácica). É a associação com outros achados de exame físico, por exemplo, a presença de frêmito, bem como dados de história clínica, que servirão para distinguir os sopros inocentes de sopros estruturais. Esses sopros podem apresentar um timbre bastante rude e áspero, como observados nas estenoses valvares aórtica e pulmonar, ou suave, como verificado nos sopros inocentes, nas dilatações vasculares e no hiperfluxotransvalvar pulmonar ou aórtico. Nem todos os sopros mesossistólicos são ejetivos. Algumas formas de regurgitação mitral, como acontece em alguns pacientes com disfunção de músculo papilar, podem apresentar um sopro mesossistólico.

Sopros holossistólicos

São sopros originados entre câmaras de alta pressão, como os ventrículos, e câmaras de baixa pressão, como os grandes vasos ou as cavidades direitas. Nessas situações, o gradiente pressórico é estabelecido logo no início da sístole ventricular, concomitante ao fechamento da valva mitral, e persiste durante toda a sua duração, traduzindo-se na observação de um sopro que se inicia com a primeira bulha e se estende até a segunda bulha. Na realidade, a segunda bulha é encoberta pelo sopro, dando a impressão de que esse ruído apresenta-se "apagado" ou mesmo ausente. Essa condição hemodinâmica é a responsável por característica em "*plateau*" ao fonocardiograma, traduzida na ausculta cardíaca por um timbre dito regurgitativo. Nos sopros regurgitativos decorrentes de insuficiência das valvas atrioventriculares, o gradiente de pressão pode ser extremamente variável na dependência da complacência atrial.

Ainda que, com frequência, esses sopros sejam referidos como regurgitativos, eles não são causados apenas pelo fluxo retrógrado por meio das valvas atrioventriculares, podendo estar relacionados ao fluxo por meio de comunicações intraventriculares. Eles dependem, frequentemente, de grandes gradientes de pressão por meio de orifícios pequenos, o que determina seu padrão de alta frequência. Eles ocorrem nas insuficiências valvares mitral e tricúspide, na comunicação interventricular com orifício restritivo, e em comunicação entre as grandes artérias, como no caso de janelas aortopulmonares, e canal arterial persistente, associados à resistência vascular pulmonar elevada, eliminando o fluxo diastólico por meio do defeito. Os sopros holossistólicos das insuficiências valvares apresentam, geralmente, timbre mais suave, enquanto aqueles relacionados à comunicação interventricular apresentam-se mais rudes. Uma característica diferencial importante do sopro holossistólico da insuficiência tricúspide é o notável aumento inspiratório da intensidade do sopro (sinal de Rivero-Carvallo) que, geralmente, não se manifesta quando a função ventricular direita mostra-se muito alterada. Embora o sinal de Rivero-Carvallo seja utilizado na distinção entre sopros holossistólicos de origem ou tricúspide ou mitral, outros sinais semiológicos, como a inspeção do pulso jugular e do precórdio, são mais fidedignos para a percepção de insuficiência tricúspide significativa.

Nos casos de insuficiência valvar mitral, ao contrário dos defeitos do septo interventricular, pode-se estabelecer uma correlação entre a intensidade do sopro e a magnitude do gradiente de pressão entre o átrio e o ventrículo. Intervenções que acentuem a pressão ventricular (aperto de mão, agachamento, drogas vasoconstritoras) aumentam a intensidade do sopro, enquanto intervenções que promovem diminuição da pressão ventricular (inalação de nitrito de amilo, manobra de Valsalva) apresentam efeito inverso. Essas manobras podem ajudar no diagnóstico diferencial com sopros mesossistólicos.

Como as características dos sopros de insuficiência mitral e dos defeitos do septo interventricular são idênticas, a distinção entre os dois sopros pode ser difícil; alguns elementos podem ser úteis nessa distinção, como a localização do sopro. No defeito do septo interventricular, eles tendem a ser mais localizados na borda esternal, com irradiação para o lado direito do tórax.

A miocardiopatia hipertrófica pode apresentar sopro mesossistólico, em decorrência da obstrução subaórtica da via de saída do ventrículo esquerdo, e um sopro holossistólico de insuficiência mitral, ambos ocasionados pelo movimento sistólico anterior do folheto anterior da valva mitral. Essa situação se constitui um desafio diagnóstico, sendo que as manobras dinâmicas de ausculta adquirem importância no diagnóstico diferencial. Essas manobras influenciam as condições de enchimento do ventrículo esquerdo, sendo que a diminuição do volume diastólico final implica que o movimento sistólico anterior do folheto anterior da mitral ocorra mais precocemente e, consequentemente, o gradiente de pressão entre o ventrículo e a aorta mostre-se mais pronunciado, traduzindo-se em maior intensidade do sopro. Assim, a posição em pé, a fase de esforço da manobra de Valsalva, ou a inalação de nitrito de amilo ocasionam redução do retorno venoso, diminuindo o enchimento cardíaco e acentuando a intensidade do sopro, enquanto o inverso ocorre com a posição de agachamento, a elevação dos membros inferiores e a infusão de vasoconstritores (fenilefrina). Essas características auxiliam no diagnóstico diferencial com sopros holossistólicos de regurgitação mitral por outras etiologias, que não sofrem alteração com essas manobras.

Sopros protomesossistólicos

Estes sopros iniciam-se com a primeira bulha, estendem-se pela parte inicial da sístole, e tendem a decrescer e desaparecer até a metade dessa fase do ciclo. Podem ocorrer nas insuficiências mitral e tricúspide agudas graves, e o seu desaparecimento ao final da sístole parece depender da tendência à equalização das pressões ventricular e atrial nesse momento do ciclo. Do mesmo modo, esse tipo de sopro também é descrito em comunicações interventriculares associadas à resistência vascular pulmonar elevada, quando o fluxo por meio do defeito pode ser desprezível ao final da sístole. Em defeitos muito pequenos do septo ventricular, às vezes, documenta-se um sopro protomesossistólico.

Sopros mesotelessistólicos

São assim catalogados os sopros que se iniciam na metade, ou no final da sístole, e se prolongam até o segundo ruído. O exemplo clássico desse tipo de sopro é aquele identificado no prolapso valvar mitral, que muitas vezes, inclusive, é precedido por um ou mais cliques mesossistólicos. Apresentam alta frequência, têm timbre suave, mas ocasionalmente podem ser musicais.

No prolapso valvar mitral, a intensidade e a posição desses sopros na sístole ventricular podem variar na dependência das condições de enchimento do ventrículo. Essa característica permite que os sopros sofram influência de algumas intervenções durante a ausculta cardíaca. Manobras que diminuam o volume diastólico final do ventrículo e a impedância periférica (posicionar o paciente em pé; inalação de nitrito de amilo) ou que aumentem a contratilidade cardíaca, favorecem condições para que o prolapso dos folhetos da valva mitral ocorra antecipadamente, fazendo com que o sopro se inicie mais precocemente e tende a se tornar holossistólico. De maneira inversa, o aumento do volume diastólico final do ventrículo esquerdo e da impedância periférica (agachamento), bem como a diminuição da contratilidade cardíaca, são responsáveis pelo início mais tardio do sopro, que tende a se tornar telessistólico.

Sopros diastólicos

Podem ser proto, meso ou telessistólicos se, respectivamente, iniciam-se com o segundo ruído, ou após um evidente intervalo subsequente à segunda bulha, ou ocorrem de maneira imediata antes do primeiro ruído. Genericamente, eles podem se originar de regurgitação por meio de valvas semilunares, ou como resultado do fluxo anterógrado por meio de valvas atrioventriculares. Ao contrário dos sopros sistólicos, cuja interpretação clínica pode variar desde um sopro inocente até uma condição clínica com prognóstico mais reservado, os sopros diastólicos são sempre considerados patológicos e demandam investigação. Esse fato torna a sua detecção, embora mais difícil, como exposto a seguir, de suma importância.

Sopros protodiastólicos

Classicamente representados pela insuficiência das valvas semilunares, são decorrentes de um gradiente pressórico que se estabelece precocemente na diástole (Figura 8). A duração do gradiente pressórico, entre o grande vaso e o ventrículo correspondente, dependerá da complacência ventricular, determinada, na maioria das vezes, pela instalação aguda ou crônica da lesão. Essa condição hemodinâmica é responsável pela característica em decrescendo desse sopro, com timbre dito aspirativo, quando predominam os componentes de alta frequência que caracterizam a insuficiência aórtica crônica; entretanto, ele pode ser curto e composto de frequências sonoras mais baixas na insuficiência aórtica aguda. São sopros que se iniciam com o segundo ruído e podem estender-se por toda a diástole, ainda que sua intensidade tenda a decrescer continuamente. Além da insuficiência aórtica, podem ocorrer na insuficiência pulmonar.

Para a correta observação semiológica desses sopros, o foco de melhor percepção se constitui no foco aórtico acessório. A ausculta na posição sentada, com o estetoscópio sobre os focos da base, também é útil. Vale ainda ressaltar, que como todo evento diastólico de alta frequência, o uso do diafragma pode ser crucial para a correta percepção. A intensidade dos sopros de regurgitação aórtica é diretamente relacionada ao gradiente de pressão que se estabelece na diástole entre a aorta e o ventrículo esquerdo. Manobras que acentuem esse gradiente, como o agachamento ou aperto de mão, aumentam a intensidade do sopro, ao elevarem a resistência periférica, enquanto a inalação de nitrito de amilo ocasiona o efeito inverso.

Ao colidir com o endocárdio ventricular, o jato de regurgitação aórtica pode gerar um ruído telediastólico apical de baixa frequência, com características semelhantes à estenose mitral. Esse sopro, associado à regurgitação aórtica, é chamado sopro de Austin Flint. Alguns autores consideram que a origem desse sopro esteja no estreitamento da abertura valvar mitral causado pelo direcionamento do jato de regurgitação aórtica. As manobras descritas acima, capazes de interferir na dimensão cavitária do ventrículo esquerdo e na resistência vascular periférica, podem ser úteis na diferenciação desse ruído. As manobras dinâmicas descritas, ao alterarem as condições hemodinâmicas da regurgitação aórtica, também alteram a intensidade do sopro de Austin Flint, embora não ocasionem alteração nos casos de estenose mitral orgânica.

Em especial no contexto da insuficiência aórtica, a pressão arterial divergente pode ocasionar uma série de sinais periféricos, indicativos da gravidade da lesão valvar e muitas vezes mais expressivos que o próprio sopro, em particular nos casos de lesões valvares associadas.

Além da insuficiência aórtica, a insuficiência pulmonar também pode ocasionar sopro protodiastólicos ou holodiastólicos, tendo características auscultatórias similares. O sopro holodiastólico decorrente da insuficiência pulmonar originada de hipertensão pulmonar significativa recebe o nome de sopro de Graham-Steel.

Sopros mesodiastólicos ou telediastólicos

Classicamente associados à estenose mitral, são sopros originados de um gradiente de pressão que se estabelece tardiamente na diástole. Isso explica porque esses sopros não são ouvidos junto com a segunda bulha, sendo mais audíveis a partir do meio da diástole. A contração atrial, no final da diástole, exacerba o gradiente de pressão, ocasionando exacerbação desses sopros imediatamente antes da primeira bulha (reforço pré-sistólico). Por causa dessa característica são ditos telediastólicos ou pré-sistólicos. Como a porção final desse sopro depende do efeito da contração atrial sobre o fluxo transvalvar, esse reforço pré-sistólico diminui de intensidade ou desaparece quando o ritmo cardíaco é de fibrilação atrial. Eles têm, habitualmente, configuração em crescendo e padrão de tonalidade composto por baixas frequências de ondas sonoras (menos que 150 Hz), sendo melhor audíveis com a campânula do estetoscópio. Em particular nos sopros telediastólicos da estenose mitral, a utilização do decúbito lateral esquerdo, com a colocação da campânula sobre o foco mitral, pode favorecer a sua percepção.

Além da estenose mitral, os sopros podem ser observados também como consequência do aumento excessivo do fluxo anterógrado por meio de valvas atrioventriculares normais (insuficiência mitral, comunicação interventricular e canal arterial persistente), na comunicação interatrial (em que o fluxo através da valva tricúspide é excessivo), e na insuficiência da valva pulmonar associada à pressão arterial pulmonar normal. Em todas essas condições, o sopro diastólico tende a ser mesodiastólico.

Sopros contínuos

São classificados como contínuos os sopros que têm início na sístole e se estendem por meio do segundo ruído, envolvendo parte, ou até mesmo toda, a diástole. Eles ocorrem em condições nas quais existe comunicação entre segmentos da circulação com grande diferencial de pressão, que se mantêm ao longo de todo o ciclo cardíaco, como acontece na persistência do canal arterial, nas fístulas arteriovenosas, na ruptura do seio de Valsalva em cavidades cardíacas direitas, e na janela aorta-pulmonar. Sopros contínuos também podem ser detectados na projeção de artérias normais, como acontece

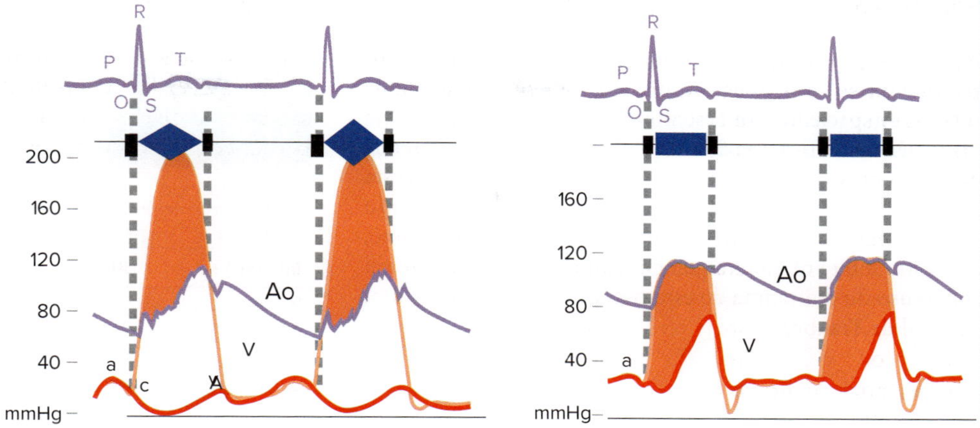

Característica	Estenose aórtica	Insuficiência mitral
Fase do ciclo	Sístole	Sístole
Duração	Protomeso ou mesossistólico	Holossistólico
Intensidade	Variável (geralmente 3/6)	Variável (geralmente 3/6)
Frequência	Grave	Agudo ou suave
Timbre	Grave/rude	Agudo/musical
Configuração	Em diamante ou crescendo-decrescendo	Em *plateau*
Localização	Mais intenso no foco aórtico	Mais intenso no foco mitral
Irradiação	Para fúrcula e pescoço	Para a axila e o dorso
Relação com respiração	Não	Não

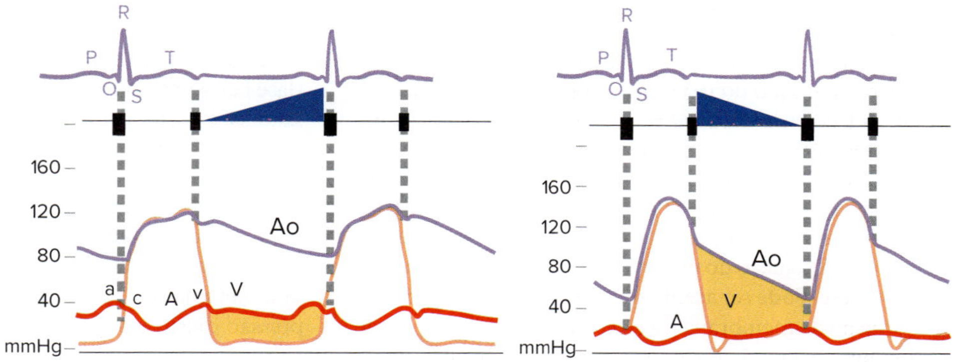

Característica	Estenose mitral	Insuficiência aórtica
Fase do ciclo	Diástole	Diástole
Duração	Mesotelediastólico ou telediastólico	Protomesodiastólico
Intensidade	Variável (geralmente 2/4)	Variável (geralmente 2/4)
Frequência	Grave	Agudo
Timbre	Em ruflar	Aspirativo
Configuração	Em crescendo	Em decrescendo
Localização	Mais intenso no foco mitral	Mais intenso no foco aórtico acessório
Irradiação	Sem irradiação	Para o ápice e bordo esternal esquerdo
Relação com respiração	Não	Não

FIGURA 8

Comparação entre sopros sistólicos e diastólicos.

na região mamária de mulheres ao final da gravidez ou na lactação, quando representa um sopro inocente. Às vezes, esse sopro mamário é predominantemente sistólico. Do mesmo modo, sopros contínuos podem ser percebidos em pacientes com cardiopatias cianosantes graves, quando, então, estão relacionados com a presença de circulação colateral abundante. Sopros contínuos também podem ser detectados na base do pescoço, em crianças normais e adultos jovens, bem como em pacientes com anemia, hipertireoidismo ou em mulheres grávidas.

Sopros arteriais

A presença de sopros também pode ser observada em territórios arteriais, como, por exemplo, um sopro carotídeo na região cervical em pacientes com estenose carotídea significativa. Na insuficiência aórtica acentuada, podemos observar a presença de um sopro sistólico audível na artéria femoral, quando esta é comprimida proximalmente, e um sopro diastólico quando ela é comprimida distalmente (sinal de Duroziez), assim como, um ruído súbito de alta frequência, audível na artéria femoral com o uso do diafragma do estetoscópio (Pistolshot femoral ou sinal de Traube).

Atritos pericárdicos

São ruídos de duração relativamente prolongada que podem ocorrer tanto na sístole como na diástole, concomitantemente ou de modo isolado, sendo descritos como sons rudes ou ásperos à ausculta. Estão relacionados ao contato das camadas visceral e parietal do pericárdio envolvidas por um processo inflamatório. Até três componentes podem ser identificados em um mesmo paciente, sendo geralmente um sistólico (o mais prevalente e o último a desaparecer na evolução) e dois diastólicos (um no início e outro no final da diástole). No entanto, pode ser que apenas um ou dois componentes sejam notados. Localiza-se, mais frequentemente, junto à borda esternal esquerda, por volta do quarto espaço intercostal, região onde a relação do pericárdio com a parede torácica é maior. Pode, no entanto, estar presente em todo o precórdio.

A apresentação do atrito pericárdico é variável na dependência da afecção responsável. Pode ser transitório, estando presente em um momento da ausculta e desaparecendo no momento seguinte. Sua duração também é variável, na dependência da resolução do processo inflamatório responsável pela sua gênese. Pode ser acentuado pela inspiração, por uma maior pressão da membrana do estetoscópio contra a parede torácica e pela inclinação do tórax para a frente, com o paciente sentado ou em pé. O decúbito lateral esquerdo pode diminuir a intensidade do atrito.

Medida indireta da pressão arterial

A medida da pressão arterial faz parte do exame clínico e envolve tanto a técnica palpatória como a técnica auscultatória. A medida da pressão arterial deverá ser realizada utilizando-se de esfigmomanômetro de coluna de mercúrio ou aneroide. Deverá ser realizada em condições adequadas em ambiente calmo, após explicar ao paciente sobre o procedimento e garantindo que o paciente não esteja com a bexiga cheia, não tenha praticado exercício físico nos últimos 60 minutos, não tenha fumado nos últimos 30 minutos e que não fique falando durante as medidas de pressão arterial. Deve-se selecionar o manguito apropriado de acordo com a circunferência do braço do paciente conforme demonstrado na Tabela 6. A medida deverá ser realizada em posição sentada e confortável em ambos os braços, considerando-se a medida mais elevada. A diferença entre os braços não deverá ser maior que 20/10 mmHg, respectivamente para a pressão sistólica e diastólica, se esse fato ocorrer deve-se descartar a presença de doença arterial periférica. O ideal é que seja feita pelo menos três medidas diferentes separadas por pelo menos 1 minuto, devendo-se considerar a média das duas últimas medidas.

TABELA 6 **Dimensões da bolsa de borracha do manguito para aferição da pressão arterial de acordo com a circunferência do braço**

Denominação do manguito		Circunferência do braço (cm) Largura	Bolsa de borracha (cm) Comprimento
Recém-nascido	≤ 10	4	8
Criança	11-15	6	12
Infantil	16-22	9	18
Adulto pequeno	20-26	10	17
Adulto	27-34	12	23
Adulto grande	35-45	16	32

Inicialmente deve-se estimar a pressão sistólica por meio da palpação da artéria radial, depois deve-se inflar o manguito rapidamente ultrapassando 20 a 30 mmHg do valor da pressão sistólica medida por meio da palpação da artéria radial. O manguito deverá ser desinflado a uma velocidade de 2 mmHg por segundo até o surgimento do primeiro som (fase I de Korotkoff) que consistirá no valor da pressão arterial sistólica e posteriormente até o desaparecimento do som (fase V de Korotkoff) que consistirá na pressão arterial diastólica. Considera-se valores acima de 140/90 mmHg, respectivamente para pressão arterial sistólica e diastólica, como alterados para as medidas de consultório. Em situações especiais, de redução importante da resistência vascular periférica, como, por exemplo, na insuficiência aórtica, pode-se considerar a pressão diastólica no momento do abafamento dos sons de Korotkoff (fase IV) e não no seu desaparecimento. Também nessa situação poderá ser observado um aumento do diferencial de pressão (diferença entre a pressão arterial sistólica e a diastólica), geralmente superior a 50 mmHg.

Principalmente em pacientes idosos, deve-se tomar cuidado com o "hiato auscultatório" que representa o desaparecimento dos ruídos de Korotkoff entre a fase I e a fase II; se não identificado corretamente, pode-se minimizar a medida da pressão arterial sistólica e magnificar a da pressão arterial diastólica. Por esse motivo, a utilização da técnica palpatória primeiramente evita a ocorrência desse erro.

Em algumas condições clínicas específicas, como pacientes idosos, diabéticos, com suspeita de disautonomia e em investigação de síncope, a pressão arterial deverá ser medida em decúbito ventral e posição ortostática, considerando-se hipotensão ortostática uma redução da pressão sistólica maior que 20 mmHg ou uma redução maior de 10 mmHg na pressão arterial diastólica. Inicialmente o paciente deverá permanecer deitado por pelo menos 5 minutos, e a pressão arterial deverá ser medida imediatamente após o paciente se levantar e depois a cada 2 minutos durante 10 minutos.

TABELA 7 Achados semiológicos do exame físico cardiovascular das principais síndromes clínicas cardiológicas

Técnica	Estenose aórtica	Regurgitação aórtica	Estenose mitral	Regurgitação mitral	Insuficiência tricúspide	Insuficiência cardíaca	Tamponamento cardíaco	Dissecção de aorta
Inspeção	Sem alterações	Sinal de Musste, sinal de Müller	Fácies *mitrale*	Sem alterações	Pulsação paraesternal, onda V gigante (pulso venoso)	Edema, turgência jugular	Turgência jugular, sinal de Kussmaul	Pulsatilidade arterial, junção estenoclavicular
Palpação	*Ictus* impulsivo, *pulso parvus tardus*	*Ictus* globoso e desviado, pulso *bisferiens*, pulso capilar de Quincke	*Ictus* sem alterações	*Ictus* impulsivo e desviado	*Ictus* sem alterações	*Ictus* globoso e desviado, má perfusão, pulso alternante, pulso dicrótico	Pulso paradoxal, má perfusão	Assimetria de pulsos arteriais
Ausculta	Sopro protomeso ou mesossistólico ejetivo rude, desdobramento paradoxal de B2, clique de ejeção, quarta bulha	Sopro portomesodiastólico aspirativo, sinal de Duroziez, *pistol shot* femural	Sopro mesotelediastólico em ruflar, estalido de abertura, P2 hiperfonética	Sopro holossistólico regurgitativo, desdobramento fixo de B2, clique mesossistólico	Sopro holossistólico, intensificação do sopro com a inspiração	Sopro holossistólico mitral e tricuspídeo, terceira bulha, ritmo de galope	Bulhas hipofonéticas	Sopro protomesodiastólico em foco aórtico e aórtico acessório
Pressão arterial sistêmica	Sem alterações	Aumento do diferencial de pressão	Sem alterações	Sem alterações	Sem alterações	Diferencial de pressão estreito	Redução da pressão sistólica > 10 mmHg com a inspiração	Diferença de pressão arterial entre os membros

A pressão arterial também deverá ser medida em todos os quatro membros na suspeita de doenças da aorta, principalmente dissecção aguda de aorta e coarctação de aorta, considerando-se uma assimetria significativa uma diferença da pressão sistólica superior a 20 mmHg e uma diferença superior a 10 mmHg para a pressão diastólica.

O índice tornozelo-braquial (ITB) deverá ser avaliado na consulta inicial e consiste no valor da pressão arterial sistólica medida no tornozelo divido pelo valor da pressão arterial sistólica medida na região braquial, e deverá ser realizado de ambos os lados. Um ITB menor ou igual a 0,9 é indicativo da presença de doença arterial periférica, representando um importante marcador de risco cardiovascular.

Na suspeita de tamponamento cardíaco, deve-se avaliar a presença do pulso paradoxal, que consiste em uma redução da pressão arterial sistólica superior a 10 mmHg durante a inspiração. Insufla-se o manguito 10 mmHg acima do ponto de desaparecimento do pulso radial. Em seguida, com o estetoscópio na região braquial, desinsufla o manguito até o surgimento do primeiro ruído, neste momento oclui-se o manguito e observa-se a respiração do paciente, verificando se durante a inspiração ocorre desaparecimento desse ruído. A seguir, desinsufla o manguito para 5 mmHg abaixo desse ponto, ocluindo-o novamente e observando se ocorre desaparecimento do ruído com a inspiração. Essa desinsuflação gradual é realizada sucessivamente até se observar que não está ocorrendo desaparecimento do ruído durante a inspiração.

Avaliação antropométrica básica

Como a obesidade é um importante fator de risco cardiovascular, a sua identificação por meio de uma avaliação antropométrica básica deverá ser realizada em todo paciente em análise cardiovascular. As medidas do peso corporal em quilogramas e da estatura em metros deverão ser realizadas para o cálculo do índice de massa corporal (IMC), que corresponde ao peso (kg) dividido pela estatura ao quadrado (metros). Considera-se normal um IMC entre 18,5 e 24,9 kg/m^2 para adultos de ambos os sexos, enquanto o IMC entre 25,0 e 29,9 kg/m^2 é definido com sobrepeso, o IMC entre 30,0 e 34,99 kg/m^2 como obesidade grau I, o IMC entre 35 e 39,9 kg/m^2 como obesidade grau II e o IMC maior que 40 kg/m^2 como obesidade grau III (OMS, 1998).

A medida da circunferência abdominal (CA) faz parte dessa avaliação, visto que valores elevados apontam a presença de obesidade visceral, sendo ela um critério essencial para o

TABELA 8 Preparo do paciente para a medida da pressão arterial

Preparo do paciente para a medida da pressão arterial
1. Explicar o procedimento ao paciente
2. Repouso de pelo menos 5 minutos em ambiente calmo
3. Evitar bexiga cheia
4. Não praticar exercícios físicos 60 a 90 minutos antes
5. Não ingerir bebidas alcoólicas, café ou alimentos e não fumar 30 minutos antes
6. Manter pernas descruzadas, pés apoiados no chão, dorso recostado na cadeira e relaxado
7. Remover roupas do braço no qual será colocado o manguito
8. Posicionar o braço na altura do coração (nível do ponto médio do esterno ou quarto espaço intercostal), apoiado, com a palma da mão voltada para cima e o cotovelo ligeiramente fletido
9. Solicitar para que não fale durante a medida
Procedimento de medida da pressão arterial
1. Medir a circunferência do braço do paciente
2. Selecionar o manguito de tamanho adequado ao braço
3. Colocar o manguito sem deixar folgas acima da fossa cubital, cerca de 2 a 3 cm
4. Centralizar o meio da parte compressiva do manguito sobre a artéria braquial
5. Estimar o nível da pressão diastólica (palpar o pulso radial e inflar o manguito até seu desaparecimento, desinflar rapidamente e aguardar um minuto antes da medida)
6. Palpar a artéria braquial na fossa cubital e colocar a campânula do estetoscópio sem compressão excessiva
7. Inflar rapidamente até ultrapassar em 20 a 30 mmHg o nível estimado da pressão sistólica
8. Proceder à deflação lentamente (velocidade de 2 a 4 mmHg por segundo)
9. Determinar a pressão sistólica na ausculta do primeiro som (fase I de Korotkoff), que é um som fraco seguido de batidas regulares, e, em seguida, aumentar ligeiramente a velocidade de deflação
10. Determinar a pressão diastólica no desaparecimento do som (fase V de Korotkoff)
11. Auscultar cerca de 20 a 30 mmHg abaixo do último som para confirmar seu desaparecimento e depois preceder à deflação rápida e completa
12. Se os batimentos persistirem até o nível zero, determinar a pressão diastólica no abafamento dos sons (fase IV de Korotkoff) e anotar valores da sistólica/diastólica/zero
13. Esperar 1 a 2 minutos antes de novas medidas
14. Informar os valores de pressão arterial obtidos para o paciente
15. Anotar os valores e o membro

diagnóstico da síndrome metabólica e importante marcador de risco cardiovascular. Para medida da CA utiliza-se uma fita métrica inelástica que será posicionada após a expiração no diâmetro máximo da circunferência abdominal, que normalmente coincide com a cicatriz umbilical. Considera-se valores anormais uma CA maior que 94 cm para homens e maior que 80 cm para mulheres (SBC, 2007).

RESUMO

As bases fisiopatológicas dos principais sinais cardiovasculares são discutidas neste capítulo, procurando-se enfatizar aqueles cuja detecção se constitui em um diferencial para o clínico. Procurou-se a valorização das informações adquiridas por técnicas de inspeção e palpação, além das classicamente descritas para a ausculta, bem como a integração de todas essas informações. Embora não se constitua no objetivo primário do texto, foi detalhada a técnica semiológica de alguns sinais particulares, pela dificuldade de obtenção e pela importância clínica que representam.

Referências bibliográficas

1. McGee SR. Physical examination of venous pressure: a critical review. Am Heart J. 1998; 136(1): 10-8.
2. Bilchick KC, Wise RA. Paradoxical physical findings described by Kussmaul: pulsus paradoxus and Kussmaul's sign. Lancet. 2002; 359(9321): 1940-2.
3. Economides E, Stevenson LW. The jugular veins: knowing enough to look. Am Heart J. 1998; 136(1): 6-9.
4. Drazner MH, Rame JE, Stevenson LW, Dries DL. Prognostic importance of elevated jugular venous pressure and a third heart sound in patients with heart failure. N Engl J Med. 2001; 23; 345(8): 574-81.
5. Miranda CH, Castro RBP, Pazin-Filho A. Abordagem da descompensação aguda da insuficiência cardíaca crônica. Medicina, RibeirãoPreto. 2003; 36 (2/4): 179-186.
6. Nohria A, Lewis E, Stevenson LW. Medical management of advanced heart failure. JAMA. 2002; 287(5): 628-40.
7. Constant J. Jugular pressures and pulsations. In: Constant J, ed. Bedside cardiology. Filadélfia: Lippincott Williams & Wilkins, 1999; pp. 67-93.
8. Shapira Y, Porter A, Wurzel M, et al. Evaluation of tricuspid regurgitation severity: echocardiographic and clinical correlation. J Am Soc Echocardiogr. 1998; 11(6): 652-9.
9. Goldstein JA. Cardiac tamponade, constrictive pericarditis, and restrictive cardiomyopathy. Curr Probl Cardiol. 2004; 29(9): 503-67.
10. Vlachopoulos C, O'Rourke M. Gênesis of the normal and abnormal arterial pulse. Curr Probl Cardiol. 2000; 25(5): 297-368.
11. Chizner MA. The diagnosis of heart disease by clinical assessment alone. Curr Probl Cardiol. 2001; 26(5): 285-380.
12. Conn RD, Cole JS. The cardiac apex impulse. Clinical and angiographic correlations. Ann Intern Med. 1971; 75(2): 185-91.
13. Eilen SD, Crawford MH, O'Rourke RA. Accuracy of precordial palpation for detecting increased left ventricular volume. Ann Intern Med. 1983; 99(5): 628-30.
14. Del Nero Jr E, Savioli RM, Lima EV. Fonomecanocardiografia. In: Del Nero Jr E, Netto MP, Moffa P, Ortiz J Ed. Semiologia cardiológica não invasiva. Rio de Janeiro: Publicações Médicas, 1979; pp. 103-155.
15. Constant J. Inspection, palpation and auscultation of the chest. In: Constant J, ed. Bedside cardiology. Lippincott Williams & Wilkins, Filadélfia, 1999; pp. 94-118.
16. Perloff J K. Cardiac auscultation. Dis. Mon. 1980; 26: 91-6.

17. Perloff J K. Heart sounds and murmurs: physiological mechanisms. In: Braunwald, E. Heart disease. Filadélfia, W. B. Saunders, 1992; p. 43.
18. Tavel ME. Clinical phonocardiography and external pulse recording. 3 ed. Chicago. Year Book Medical, 1978.
19. Shaver JA. Cardiac auscultation: a cost-effective diagnostic skill. Curr Probl Cardiol 1995; 20(4): 441-532.
20. Ommen SR, Nishimura RA. Hypertrophic cardiomyopathy. Curr Probl Cardiol. 2004; 29(5): 239-91.
21. Richardson TR, Moody JM Jr. Bedside cardiac examination: constancy in a sea of change. CurrProblCardiol. 2000; 25(11): 783-825.
22. Bonow RO, Carabello B, de Leon AC, et al. ACC/AHA Guidelines for the Management of Patients With Valvular Heart Disease. Executive Summary. A report of the American College of Cardiology/American Heart Association Task Force on Practice Guidelines (Committee on Management of Patients With Valvular Heart Disease). J Heart Valve Dis. 1998; 7(6): 672-707.
23. Constant J. Jugular wave recognition breakthrough: X' descent vs the X descent and trough. Chest. 2000; 118(6): 1788-91.
24. Otto CM, Burwash IG, Legget ME, et al. Prospective study of asymptomatic valvular aortic stenosis. Clinical, echocardiographic, and exercise predictors of outcome. Circulation. 1997 Maio 6; 95(9): 2262-70.
25. Choudhry NK, Etchells E. Does this patient have aortic regurgitation? JAMA. 1999; 281(23): 2231-2238.
26. Desjardins VA, Enriquez-Sarano M, Tajik AJ, et al. Intensity of murmurs correlates with severity of valvular regurgitation. Am J Med. 1996 Fev; 100(2): 149-56.
27. Ishmail AA, Wing S, Ferguson J, Hutchinson TA, Magder S, Flegel KM. Interobserver agreement by auscultation in the presence of a third heart sound in patients with congestive heart failure. Chest. 1987 Jun; 91(6): 870-3.
28. Lok CE, Morgan CD, Ranganathan N. The accuracy and interobserver agreement in detecting the 'gallop sounds' by cardiac auscultation. Chest. 1998 Nov; 114(5): 1283-8.
29. Davie AP, Francis CM, Caruana L, et al. Assessing diagnosis in heart failure: which features are any use? QJM. 1997 Maio; 90(5): 335-9.
30. Wang CS, FitzGerald M, Schulzer M, et al. Does this patient in the emergency department have congestive heart failure? JAMA. 2005; 294(15): 1944-1956.
31. Roy CL, Minor MA, Brookhart A, et al. Does this patient with a pericardial effusion have cardiac tamponade? JAMA. 2007; 297(16): 1810-1818.
32. Klompas M. Does this patient have an acute thoracic aortic dissection? JAMA. 2002; 287(17): 2262-72,
33. Tarasoutchi F, Montera MW, Grinberg M, Barbosa MR, Piñeiro DJ, Sanches CRM, et al. Diretriz Brasileira de Valvopatia – SBC 2011. Arq Bras Cardiol. 2011, 97 (5 supl. 1): 1-67.
34. Shub C. Cardiac physical examination. Clinical "pearls"and application. ACC Current Journal Review. Setembro/Outubro 1999: 9-13,
35. Simão AF, Précoma DB, Andrade JP, Correa Filho H, Saraiva JFK, Oliveira GMM, et al. I Diretriz Brasileira de Prevenção Cardiovascular. Arq Bras Cardiol. 2013, 101 (6 supl. 2): 1-63.

Capítulo 3

Eletrocardiografia

Carlos Alberto Pastore
Horacio Gomes Pereira Filho

PONTOS-CHAVE

- É um exame rápido e de fácil realização e interpretação.
- Avalia a atividade elétrica cardíaca.
- Derivado da vetorcardiografia, que estuda a ativação tridimensional do coração por meio de planos.
- Fornece informações sobre diferentes patologias cardíacas e não cardíacas.
- É capaz de pautar diagnósticos, prognósticos e orientar terapêutica.

Introdução

O eletrocardiograma (ECG) representa recurso diagnóstico fundamental e de amplo uso na cardiologia, sendo um exame de baixo custo, grande disponibilidade, rápida realização e interpretação. Este capítulo, baseado nas IV Diretrizes de Análise e Emissão de Laudos Eletrocardiográficos da SBC de 2022 (em vias de publicação para substituir as III Diretrizes, de 2016),[1] traz descrições e critérios para auxiliar de maneira rápida e correta a interpretação do traçado eletrocardiográfico. Abordaremos primeiramente os conceitos da vetorcardiografia, que fornecem os subsídios para uma melhor compreensão do eletrocardiograma.

Vetorcardiograma[2]

A vetorcardiografia é um método de registro das forças eletromotrizes do coração no tempo e no espaço, de forma que a magnitude e a direção das referidas forças possam ser representadas por uma sucessão de vetores instantâneos.[3] A sua representação é de ordem didática, pois, sendo as curvas vetorcardiográficas bidimensionais, apresentam elementos adicionais para o entendimento e memorização inteligente do ECG. O vetorcardiograma (VCG) tem a sua expressão em planos (frontal ou vertical, horizontal e sagital), uma vez que o fenômeno elétrico relacionado à atividade elétrica cardíaca se desenvolve de um modo tridimensional (Figura 1). [3,4]

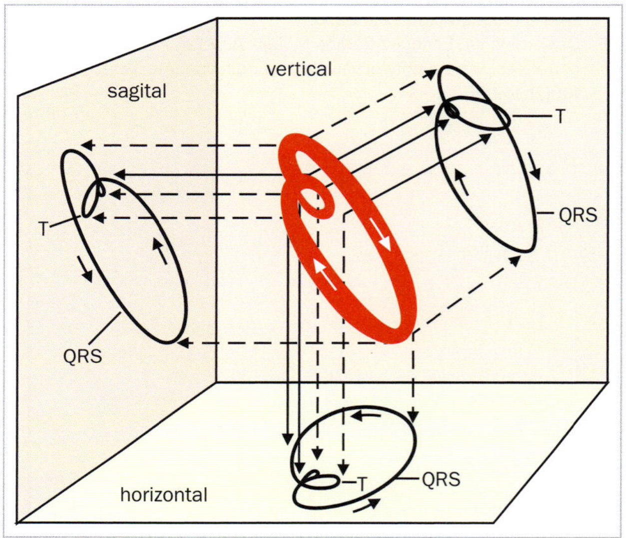

FIGURA 1
A ativação elétrica do coração (em vermelho) e sua projeção nos três planos espaciais, originando assim as alças vetorcardiográficas nos respectivos planos.

Derivações do VCG

No VCG, o coração atua como gerador elétrico representado por um dipolo único com magnitude e direção. O método mais aceito na literatura foi introduzido por Ernest Frank[3-5] em 1956, que utiliza apenas 7 eletrodos para determinar os componentes horizontal (derivação X), vertical (derivação Y) e anteroposterior (derivação Z). A Figura 2 demonstra as três derivações, perpendiculares entre si, com a direção da positividade de cada uma delas.

Os eletrodos do sistema de Frank são colocados em posições padronizadas, ao longo do 5º espaço intercostal, com o paciente em decúbito supino. A Figura 3 demostra o posicionamento: o eletrodo A na linha medioaxilar esquerda, o E na linha

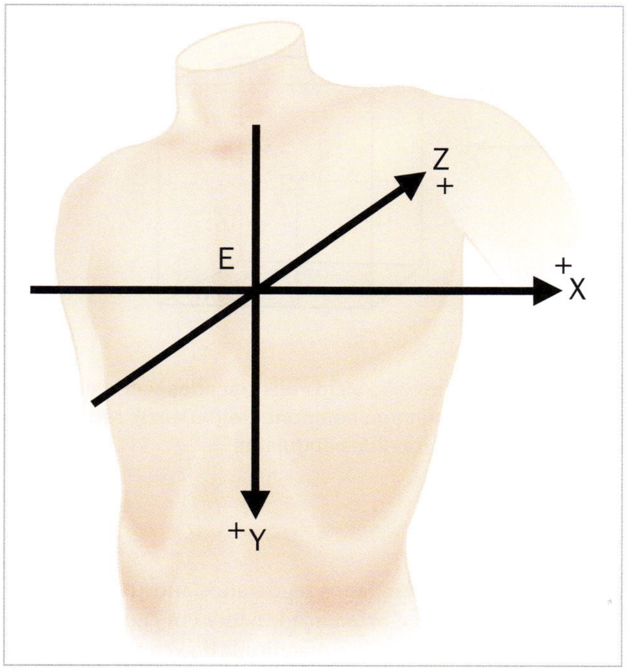

FIGURA 2

Eixos ortogonais do corpo, cruzando-se perpendicularmente no ponto E (centro do tórax). Os eixos (ou componentes) seguem a seguinte orientação: X, da direita para a esquerda; Y, da cabeça aos pés; Z, da parte anterior para a posterior.

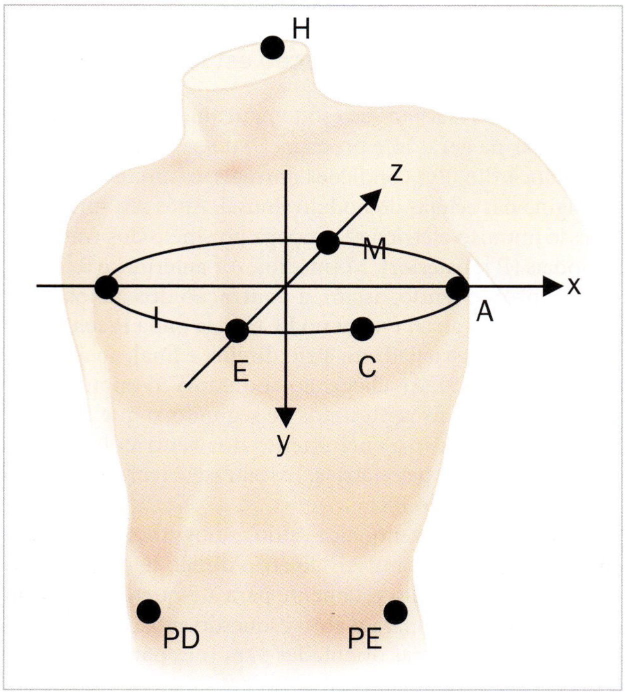

FIGURA 3

Posição dos eletrodos no sistema de derivações ortogonais corrigidas, proposto por Ernst Frank.

medioesternal e o C a meia distância entre os dois primeiros; o eletrodo I posicionado na linha medioaxilar direita e o M na linha medioespinal. Os eletrodos H e F são colocados, respectivamente, na face posterior do pescoço, junto à linha espinal e na perna esquerda.[5,6] O eletrodo da perna direita (usado como terra) e todos os demais são aplicados com pasta apropriada à pele, previamente atritada com álcool.

Dessa forma, temos os seguintes eixos: X, transversal ou componente esquerda-direita (correspondendo a DI), derivado dos eletrodos A, C e I; Y, vertical ou componente craniocaudal (correspondente a aVF), resultante dos eletrodos H, M e F e por fim o eixo Z, anteroposterior ou componente frente-trás, procedente de todos os eletrodos precordiais, situados no 5º espaço intercostal (A, C, E, I e M, correspondendo a V2).

Esses componentes, combinados dois a dois, dão origem aos três planos ortogonais, em que se projetarão as curvas espaciais representativas dos fenômenos elétricos do coração (Figura 4). Assim, dos componentes X e Z decorre o plano horizontal; dos Z e Y, o plano sagital (visto pela direita); e dos X e Y, o plano frontal.[5-7]

Na atualidade, com maior praticidade, rapidez e economia, podemos realizar a aquisição do vetorcardiograma a partir do eletrocardiograma de 12 derivações pelo uso de ferramentas matemáticas como a Matriz Inversa de Dowers e o Método de Kors.[8]

Registros do vetocardiograma

O registro de cada plano depende sempre de duas derivações perpendiculares: transversal e vertical para o plano frontal (PF), transversal e anteroposterior para plano horizontal (PH) e vertical e anteroposterior para o plano sagital (PS). O VCG é constituído por três alças fechadas, isto é, que se iniciam e terminam no mesmo ponto de origem – correspondem aos fenômenos de despolarização atrial e ventricular, e repolarização ventricular.[3-6] A alça assim formada é colocada em frente ao monitor do aparelho e a interrupção é conseguida pela aplicação da diferença do potencial alternante no cátodo do oscilógrafo. Essa ação oferece duas vantagens:[4-6]

- Os traços que constituem a alça adquirem a forma de pequenos cometas ou lágrimas. Cada cometa tem sua cauda orientada para o ponto de origem e com isso sua porção anterior (cabeça) determina a orientação da alça (Figura 5).
- A interrupção da alça se faz de modo constante, a cada 2 ms, de modo que o número de cometas e a distância entre eles fornecem, respectivamente, o tempo e a variação da velocidade de inscrição da alça.

O comprimento em centímetros desses segmentos é variável, conforme a sensibilidade escolhida para se obter uma análise detalhada da alça. Utilizando-se sensibilidade (S) igual a 1, cada centímetro corresponde a 1 mV. Com S igual a 2, cada centímetro corresponde a 0,5 mV e para sensibilidade igual a 4, cada cm corresponde a 0,25 mV.[8-10]

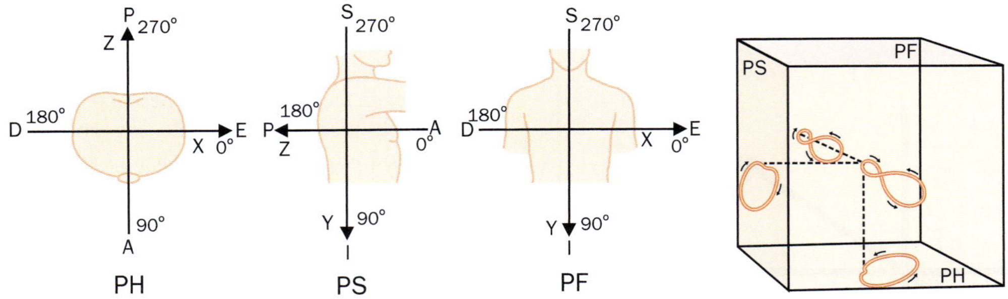

FIGURA 4

Forma de representação dos planos horizontal (PH), sagital (PS) e frontal (PF) conforme são vistos nos traçados vetorcardiográficos. São indicadas também as notações angulares e as direções de positividade de cada componente (ou eixo), representadas pelas setas. Prefere-se o plano sagital visto pela direita para a uniformidade das medidas angulares.

E: esquerdo, D: direito , P: posterior, A: anterior, S: superior, I: Inferior.

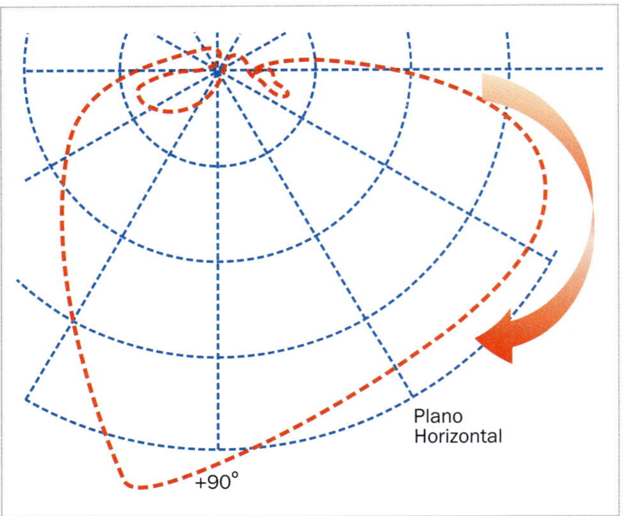

FIGURA 5

Detalhe de uma alça com orientação horária e aspectos dos respectivos cometas que a constituem.

Como os vetores são tridimensionais e a alça formada é espacial, o VCG é denominado eletrocardiograma espacial do coração. Como não há meios de registrá-lo, por intermédio de aparelhos, em formas tridimensionais, suas características podem ser entendidas analisando suas projeções em três planos perpendiculares entre si. Dessa maneira, utilizam-se os três planos conhecidos: horizontal, frontal e sagital (direito), como mostra a Figura 6. As alças do VCG representam a soma, ao longo do tempo, de todos os potenciais captados entre os eletrodos dispostos no sistema de Frank.

Nos planos, observam-se três curvas ou alças distintas: uma menor, correspondente à despolarização atrial (alça de P), outra de maior magnitude, relacionada à despolarização ventricular (alça de QRS) e uma de tamanho intermediário, alça de T correspondente à repolarização ventricular. As alças devem ser analisadas nos três planos registrados, mostrando-se sua morfologia, rotação e orientação média em cada um deles. Também poderá ser obtida a magnitude do vetor máximo das alças, medida em milimetros, para depois ser avaliada em milivolts, conforme a calibração do aparelho. O vetor máximo corresponde à distância entre o ponto E (centro elétrico do coração ou ponto de origem aparente de suas forças elétricas) e a parte mais distante da curva em estudo, corresponde à magnitude máxima da alça. Os ramos da alça vetorcardiográfica são nomeados de eferente (a que sai do ponto E, afastando-se deste) e aferente[10] (a que se aproxima do ponto E) (Figura 7).

A ativação normal do coração estudada pelo VCG

Na Figura 8, observam-se esquematicamente as estruturas envolvidas na geração e propagação desse impulso elétrico pelo miocárdio. Em condições normais, o impulso cardíaco se origina nas células do nódulo sinusal. Após seu surgimento, esse impulso elétrico se propaga por meio dos tratos internodais (P [posterior], M [médio], A [anterior] e B [Bachman]), promovendo, assim, a contração dos átrios.[1,4,5] A despolarização atrial é vista no ECG pela onda P, sendo sua porção inicial associada ao átrio direito, e final, ao átrio esquerdo (Figura 9). Ao chegar ao nódulo AV, o impulso é retardado por alguns centésimos de segundo, o que é importante para permitir o enchimento dos ventrículos com o sangue bombeado pelos átrios. Esse atraso é representado no ECG pelo segmento PR.

A alça de P é a menor alça vetorcardiográfica encontrada (Figura 7). As forças iniciais do átrio direito têm orientação anterior, inferior e discretamente para a esquerda. A seguir, a ativação caminha para o átrio esquerdo situado posteriormente, gerando forças orientadas para trás, para a esquerda e discretamente para baixo. A alça de P é mais bem estudada nos planos frontal e sagital. Sua direção de inscrição é difícil de ser reconhecida, necessitando frequentemente de ampliações. Assume diferentes configurações, direções e magnitudes nas várias projeções planares. No plano horizontal comu-

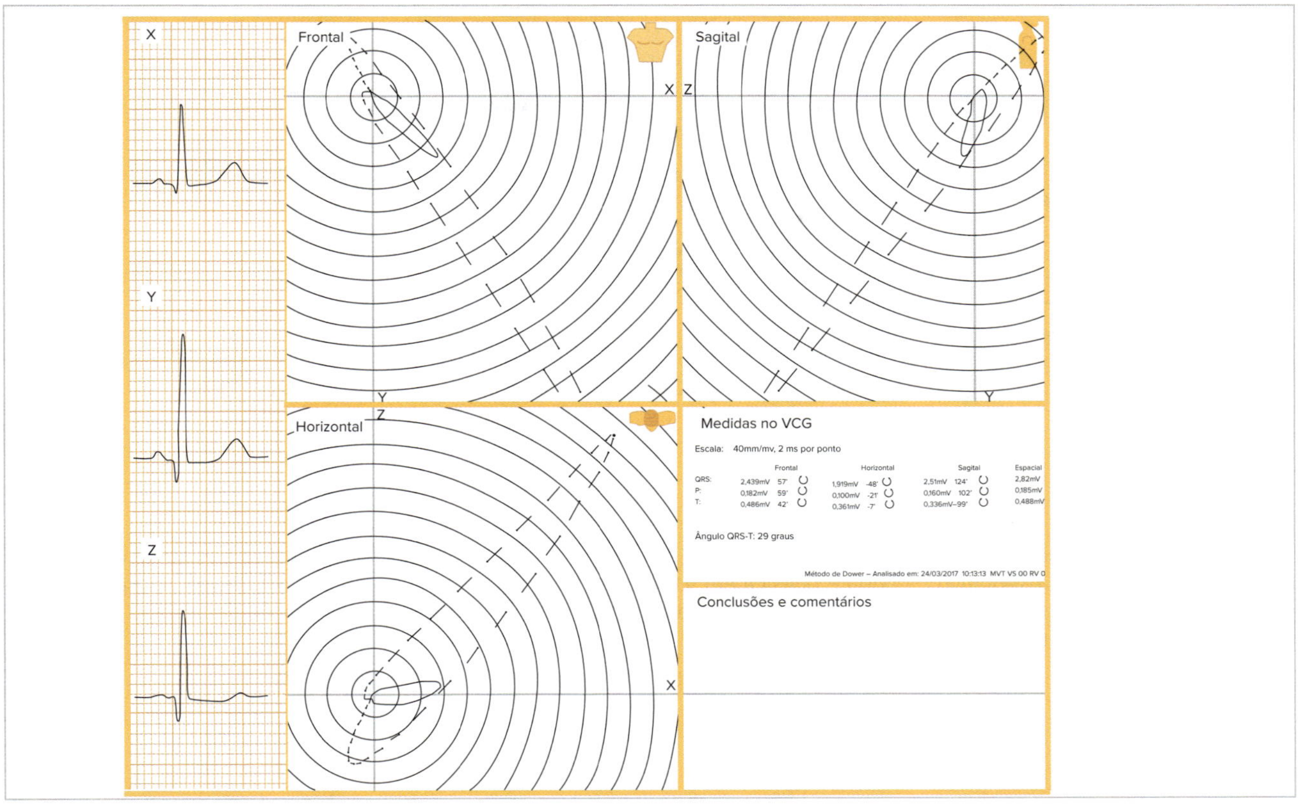

FIGURA 6

Alças vetorcardiográficas nos três planos habituais: frontal, sagital direito e horizontal, obtidas em sensibilidade 2. Observe as coordenadas X, Y e Z correspondentes a D1, aVF e V2, respectivamente.

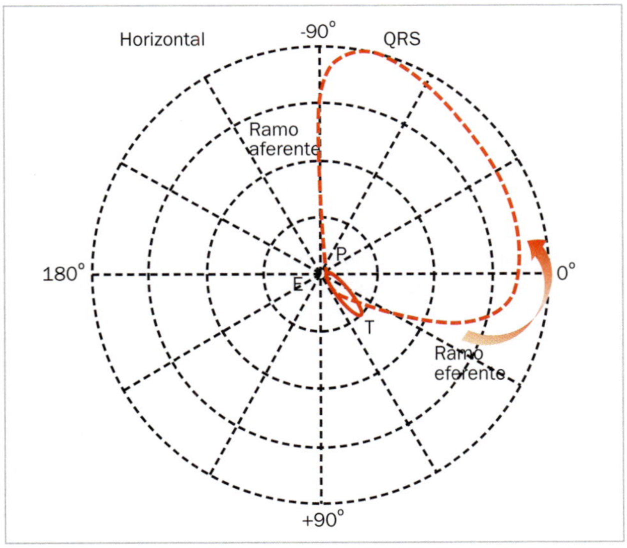

FIGURA 7

Representação de alça vetorcardiográfica no plano horizontal, sendo destacados o centro elétrico do coração (E), alças de ativação atrial (P), ventricular (QRS) e repolarização ventricular (T). Nota-se também na alça do QRS, com orientação em sentido anti-horário (seta vermelha) e suas porções eferentes e aferentes destacadas.

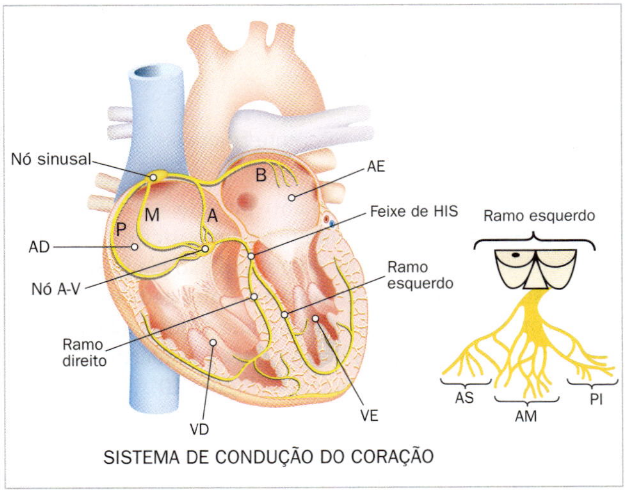

FIGURA 8

Representação esquemática do sistema de condução elétrica do miocárdio e sua localização no músculo cardíaco. O trato internodal tem representados os seus quatro fascículos: Bachman (B) para o átrio esquerdo; anterior (A); medial (M); posterior (P), assim como o ramo esquerdo do feixe de His: fascículos anterosseptal (AS); anteromedial (AM) e posteroinferior (PI).

VD: ventrículo direito; VE: ventrículo esquerdo; AD: átrio direito; AE: átrio esquerdo.

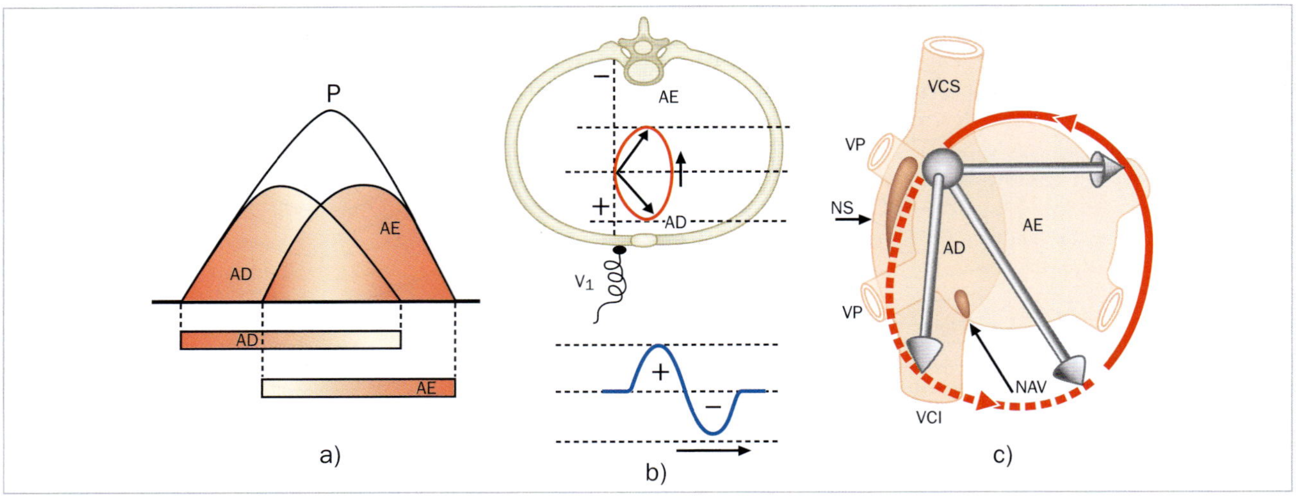

FIGURA 9

Várias formas de representação da despolarização atrial. a) A onda P como soma das despolarizações dos átrios direito e esquerdo; b) esquema representativo da onda P bifásica em V1 ressaltando a polaridade da derivação eletrocardiográfica e a associação de cada fase da onda P com uma câmara atrial; c) a alça vetorcardiográfica da despolarização atrial como a soma dos vetores gerados pelos átrios durante a onda P.

NS: nó sinusal; NAV: nó atrioventricular; VCI: veia cava inferior; VCS: veia cava superior; VP: veia pulmonar; AD: átrio direito; AE: átrio esquerdo.

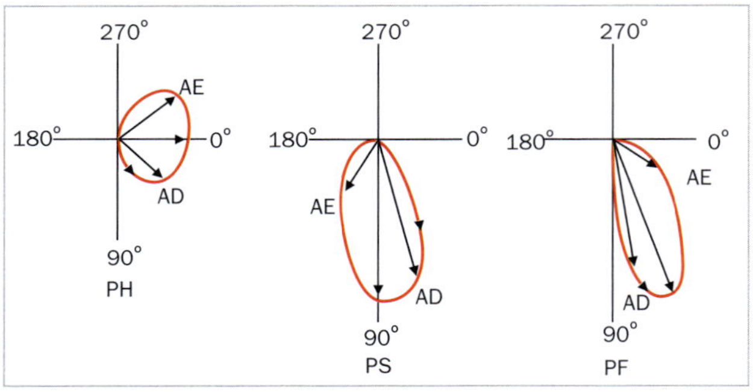

FIGURA 10

Aspectos da alça de P nos diferentes planos.

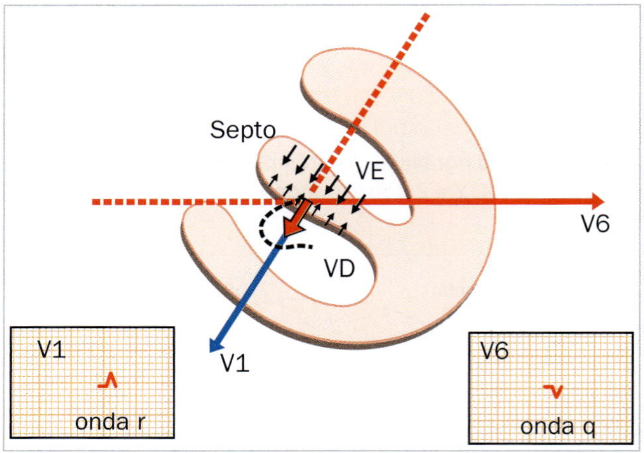

FIGURA 11

Ativação septal vista no plano horizontal por derivações precordiais diferentes. O mesmo instante provoca ondas distintas do ECG, conforme a polaridade da derivação. Dentro do quadro em detalhe há a representação do vetor resultante (vetor 1, em vermelho), nesse instante como sentido positivo em V1 e, ao mesmo tempo, de sentido negativo em V5 e V6. O traçado pontilhado em preto representa o início da alça do VCG no plano horizontal referente ao primeiro vetor.

mente se inscreve em sentido anti-horário, com uma parte inicial anterior e um componente tardio posterior, com o aspecto em "8" sendo variante do normal. No plano sagital direito, inscreve-se no sentido horário, é alongada ou triangular e se orienta para baixo. Já no plano frontal a alça de P é alongada e se orienta para baixo e para a esquerda, frequentemente no sentido anti-horário[8,9] (Figura 10).

Após a passagem pelo nódulo AV, o impulso elétrico chega aos ventrículos por meio do feixe de His e seus ramos direito e esquerdo determinando a despolarização ventricular (Figura 8). O ventrículo esquerdo possui mais massa muscular do que o direito. Para que essa carga muscular extra se despolarize em sincronia, o ramo esquerdo possui três fascículos: anterosseptal (AS), anteromedial (AM) e posteroinferior (PI). A despolarização ventricular como um todo é representada ao ECG como o complexo QRS. Por último, o segmento ST e a onda T representam a repolarização ventricular.[9] Um vetor é algo que, para ser bem representado e medido, deve possuir informações sobre sua direção, sentido e intensidade (também designado módulo ou magnitude). Um vetor é denominado resultante quando representa a soma da contribuição de vários outros vetores simultâneos; sua direção, magnitude e sentido variam conforme a contribuição de cada vetor nessa soma.[9] Como a despolarização ventricular é um fenômeno de duração mais longa e a massa cardíaca envolvida nesse caso é progressivamente maior, à medida que o coração se despolariza, é interessante para fins didáticos a criação de três vetores resultantes associados a determinados instantes específicos: as ativações septal, das paredes livres e das porções basais dos ventrículos. A ativação septal é mostrada na Figura 11.

Dentro do quadro há o desenho esquemático de como se forma o vetor resultante da ativação septal, com preponderância dos efeitos da parede septal do ventrículo esquerdo sobre a respectiva parede do ventrículo direito, orientado para a frente e para a direita. O vetor resultante da ativação septal é único nesse instante de tempo, mas é registrado por diferentes derivações precordiais. Em V1 sua magnitude é registrada como positiva nessa derivação e projetada como uma onda r no traçado de ECG. Ao contrário, sua direção e sentido são opostos às polaridades de V5 e V6, de modo que sua magnitude seja considerada negativa e projetada como uma onda q no traçado eletrocardiográfico. Esta é uma das diferenças principais na comparação entre o ECG e o VCG: o mesmo vetor resultante da ativação septal, visto como uma única entidade, provém em ondas diferenciadas no ECG conforme sua projeção sobre o eixo imaginário de cada derivação em particular.[9-11]

Após a ativação septal, há a ativação das paredes livres (Figura 12). O quadro interno mostra um esboço do vetor resultante (vetor 2) da ativação das paredes livres dos ventrículos direito e esquerdo, também com predomínio deste último na definição da direção e sentido: para trás, baixo e para a esquerda. Na ativação das paredes livres dos ventrículos, o vetor resultante tem sentido e direção concordantes com as derivações V5 e V6, e opostos à polaridade de V1. Então, o mesmo vetor é visto naquelas derivações como uma onda R de grande magnitude e em V1, como uma onda S, de magnitude semelhante.[9,11]

A última etapa da ativação ventricular é a despolarização das porções basais dos ventrículos (Figura 13). O quadro interno mostra o cálculo do vetor resultante (vetor 3), da soma de todos os vetores locais de ativação elétrica. Como nos instantes anteriores da ativação ventricular, a deflexão que esse vetor resultante causa em uma determinada derivação do ECG depende de como ele é projetado sobre o eixo e da polaridade. O vetor resultante da ativação das porções basais dos ventrículos se situa de forma quase totalmente perpendicular a V1, de modo que nenhuma onda é gerada no complexo QRS dessa derivação, e esta tem a configuração típica rS após a total despolarização dos ventrículos. Em relação a V5 e V6, contudo, o mesmo vetor causa uma deflexão negativa, originando o complexo QRS típico e completo com onda s terminal após a total ativação ventricular.[9,11]

A Figura 14 mostra, no mesmo plano horizontal das imagens anteriores, a alça vetorcardiográfica completa da ativação ventricular, sua correspondência com diferentes morfologias de complexos QRS e os três vetores resultantes discutidos anteriormente, sendo cada vetor um instante específico de tempo. A alça vetorcardiográfica do QRS é a composição de todos os vetores instantâneos registrados durante a ativação ventricular, unidos entre si pelas setas. É a alça de maior magnitude, assumindo aspecto alongado ou arrendondado. Quanto à leitura desse VCG, no plano horizontal, a ativação septal ocorre sempre na porção anterior, iniciando-se pelo seu lado direito e seguindo à esquerda.

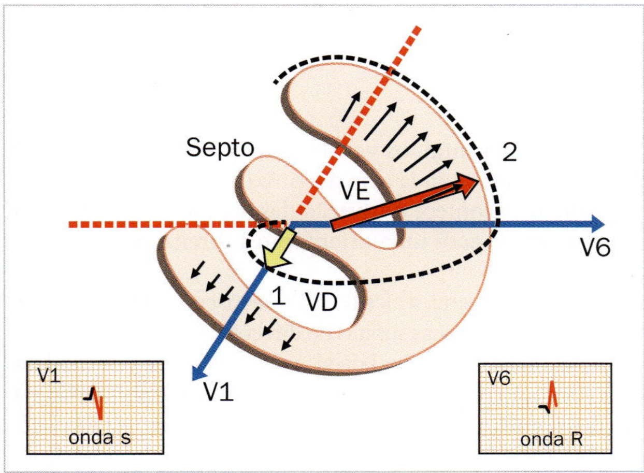

FIGURA 12

Dois momentos da ativação ventricular vista no plano horizontal por derivações precordiais distintas: septal (vetor 1 amarelo) e das paredes livres (vetor 2 vermelho). O mesmo instante provoca ondas distintas do ECG conforme a polaridade da derivação. Dentro do quadro em detalhe há a representação do vetor resultante da despolarização das paredes livres (vetor 2 vermelho) nesse instante, como sentido negativo em V1 e ao mesmo tempo de sentido positivo em V5 e V6. O traçado pontilhado em preto representa agora o desenho da alça do VCG com os vetores 1 e 2.

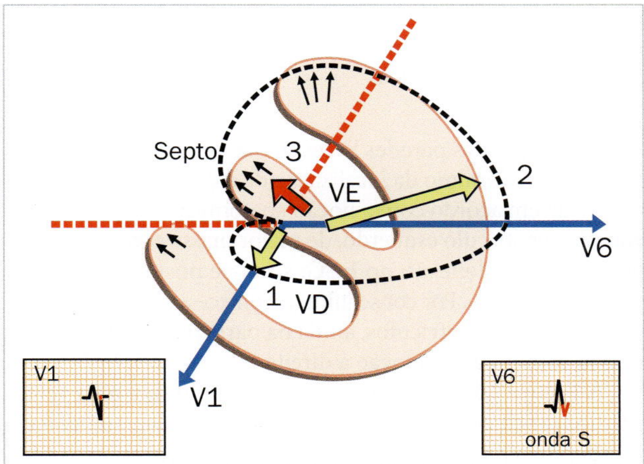

FIGURA 13

Ativação das porções basais dos ventrículos vista no plano horizontal por derivações precordiais distintas. O mesmo instante pode ser representado ou não no ECG conforme a polaridade da derivação. Dentro do quadro em detalhe há a representação do vetor resultante (vetor 3, em vermelho) nesse instante, perpendicular a V1 – e, portanto, de magnitude inexistente – sendo representado pela deflexão nula da linha isoelétrica; e, ao mesmo tempo, de sentido negativo em V5 e V6. O traçado pontilhado em preto evidencia a alça vetorcardiográfica gerada pelos três vetores no plano horizontal.

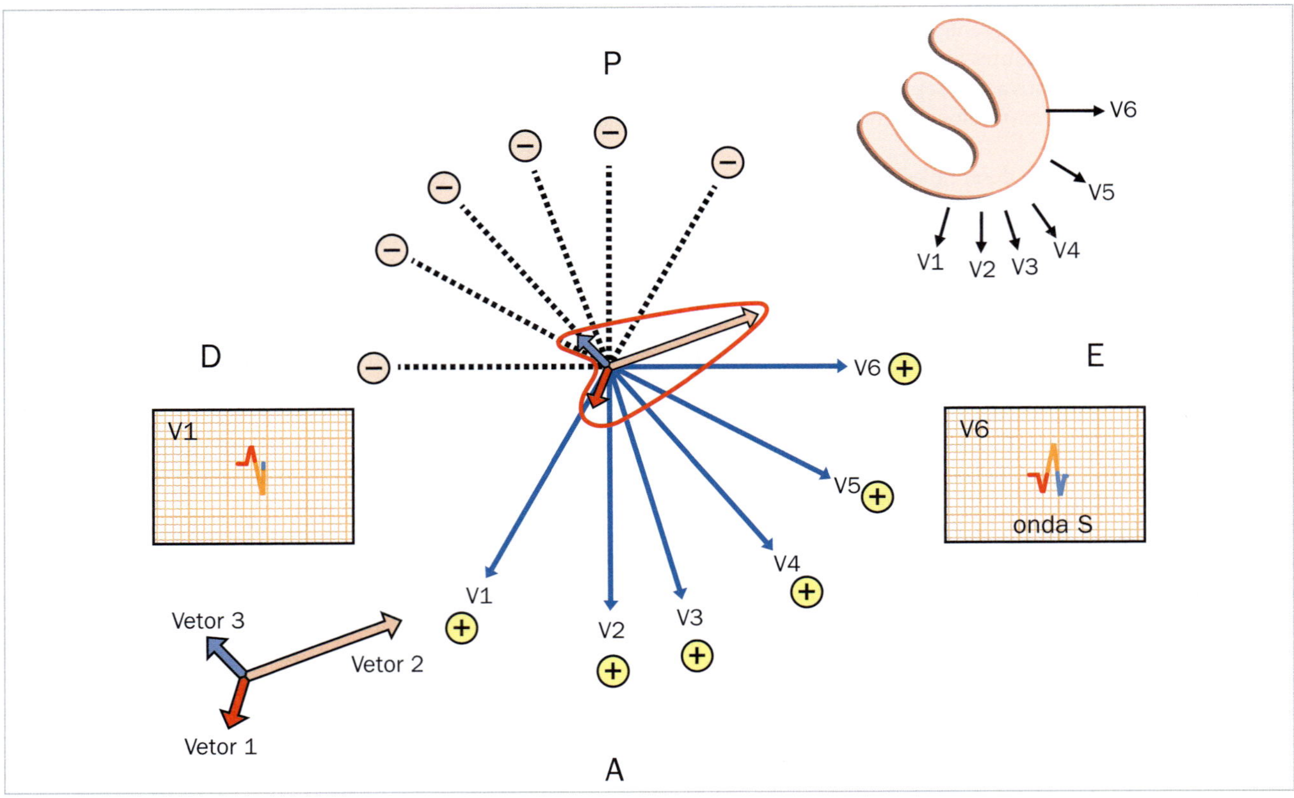

FIGURA 14

Alça vetorcardiográfica típica da ativação ventricular no plano horizontal (A: anterior; P: posterior; D: direita; E: esquerda). Para fins de comparação e clareza didática são incluídos, com a mesma notação das imagens anteriores, os vetores da ativação septal (vetor 1), das paredes livres (vetor 2) e das porções basais dos ventrículos (vetor 3). Também são mostradas morfologias típicas de QRS nas derivações V1, V5-V6, ressaltando como cada deflexão se correlaciona com trechos específicos da alça. Por último, há a localização dos eixos e polaridades das derivações precordiais V1-V6, tanto no corte anatômico esquemático quanto na representação da alça vetorcardiográfica.

A ativação das paredes livres se mantém à esquerda, com um claro predomínio da localização da alça na parte posterior. Isso se dá em acordo com a noção anatômica – no plano horizontal, o ventrículo esquerdo, de maior massa e, consequentemente, maior deflexão no ECG, situa-se posteriormente ao ventrículo direito. Por conseguinte, acontece a ativação das porções basais dos ventrículos, ainda na parte posterior do plano, mas já com uma orientação à direita.[12]

A Figura 15 representa, no plano frontal, a alça vetorcardiográfica completa da ativação ventricular, sua correspondência com diferentes morfologias de complexos QRS e os três vetores resultantes, sendo cada vetor um instante específico de tempo. A alça vetorcardiográfica é a composição de todos os vetores instantâneos registrados durante a ativação ventricular, unidos entre si pelas setas. A leitura desse VCG, nesse caso, no plano frontal, destaca a ativação septal ocorrida sempre na porção superior e à direita do plano, iniciando-se pelo seu lado direito e seguindo à esquerda e para baixo. A ativação das paredes livres se mantém na parte inferior do plano, com um claro predomínio da localização da alça à esquerda, ainda que ela termine no lado inferior direito. Isso se dá em acordo com a noção anatômica; no plano frontal, os ventrículos possuem uma grande parede inferior situada acima e próxima ao diafragma. Posteriormente, acontece a ativação das porções basais dos ventrículos, ainda com uma orientação à direita, na parte posterior do plano.[10,12]

De maneira geral, a alça do QRS se inscreve de modo simétrico, suave, sem trocas súbitas de direções. Em todos os planos, a porção inicial e terminal da alça caracteriza-se por moderada lentificação na sua inscrição, particularmente por aproximação dos cometas, que por vezes assumem morfologia de ponto. No plano horizontal, a inscrição é em sentido anti-horário em 99% dos traçados, formando uma figura oval, elíptica ou triangular (Figura 16B). Como já mencionado, as forças iniciais estão sempre com orientação anterior e voltadas para a direita. No plano sagital direito, comumente a inscrição é em sentido horário (95% dos casos). No plano frontal, pode-se encontrar variação do formato das alças, com orientação em sentido horário em 60% das vezes e 15% anti-horário. Podem ocorrer configurações de alça aberta e figuras em 8 em até 25% dos casos. O vetor máximo no plano frontal varia de 0 a 90 graus (Figura 16A).[9-12]

A alça da onda T tem forma elíptica ou alongada, sendo seu ramo eferente bem mais lento que o ramo aferente. Em indiví-

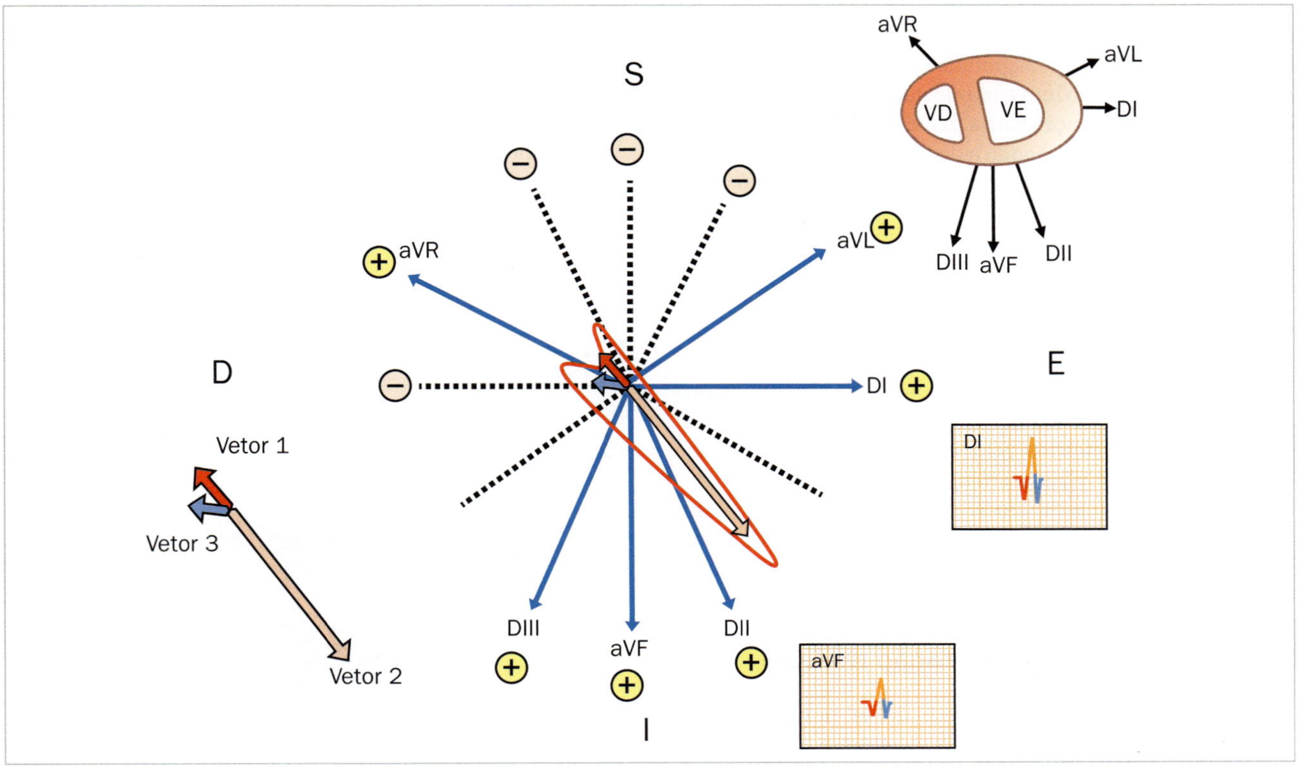

FIGURA 15

Alça vetorcardiográfica típica da ativação ventricular no plano frontal (I: inferior; S: superior; D: direita; E: esquerda). Para fins de comparação e clareza didática, são incluídos, com a mesma notação das imagens anteriores, os vetores da ativação septal (vetor 1), ativação das paredes livres (vetor 2), ativação das porções basais dos ventrículos (vetor 3). Também são mostradas morfologias típicas de QRS nas derivações DI e aVF, ressaltando como cada deflexão se correlaciona com trechos específicos da alça. Por fim, há a localização dos eixos e polaridades das derivações do plano frontal, tanto no corte anatômico esquemático quanto na representação da alça vetorcardiográfica.

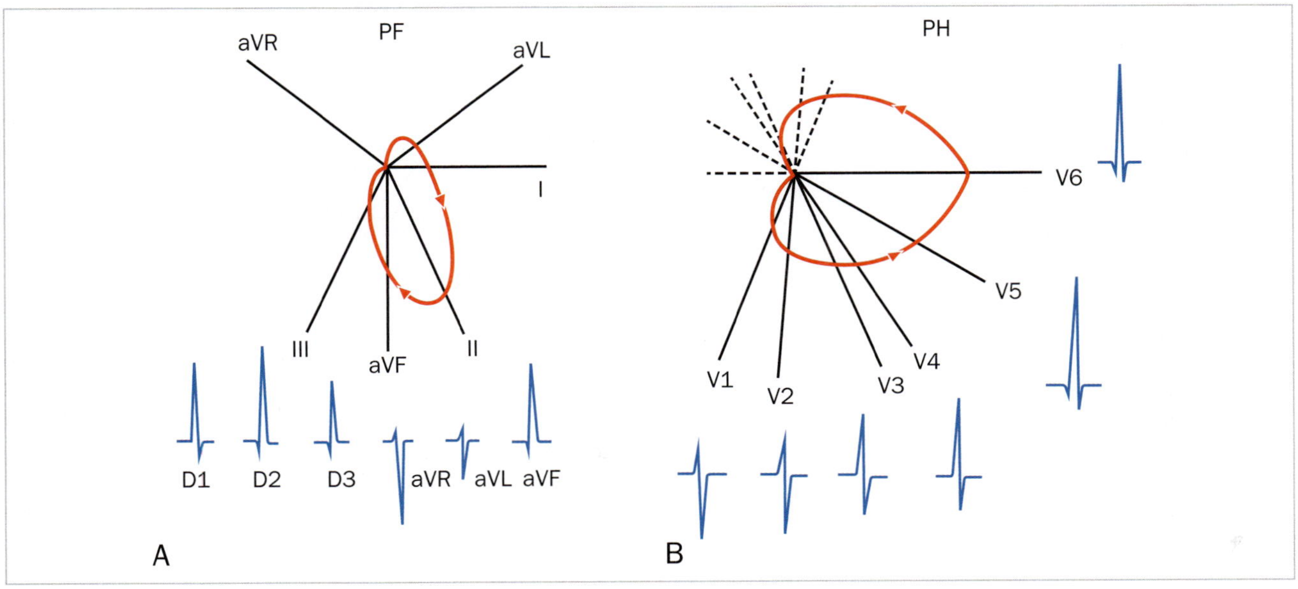

FIGURA 16

A: representação da alça do plano frontal, orientada em sentido horário, de morfologia ovalada, vetor máximo em torno de 60 graus e aspectos do complexo QRS nas derivações clássicas; B: nota-se alça de QRS no plano horizontal com rotação em sentido anti-horário e respectivos aspectos do QRS nas derivações precordiais.

duos normais, a alça de repolarização ventricular situa-se dentro da alça de QRS e tem magnitude inferior a esta e maior que a alça de P. O vetor máximo tem orientação inferior e para a esquerda, sendo a orientação para a frente comum no adulto, com rotação da alça acompanhando a do QRS, ou seja, é no sentido anti-horário no plano horizontal, em sentido horário no plano sagital e variável no plano frontal.[9]

Eletrovetorcardiografia

O avanço da tecnologia permitiu nos últimos anos que o eletrocardiograma e o vetorcardiograma fossem obtidos de maneira rápida e simultânea, o que representou um ganho para o estudo das situações em que o eletrocardiograma não é totalmente claro no diagnóstico, bem como o papel importante que o binômio ECG/VCG apresentam atualmente no estudo das doenças cardíacas que, devido a mutações genéticas, envolvem canais e correntes iônicas. Com isso, a eletrovetorcardiografia representa a soma das vantagens de ambos os métodos para o diagnóstico diferencial de patologias[13] (Figura 17).

Metodologia para a realização do ECG

Deve-se realizar o ECG em decúbito dorsal horizontal, preferencialmente com paciente confortável sobre a maca e com adequado preparo da pele. O registro utiliza 12 derivações: três bipolares dos membros (I, II e III), três unipolares amplificadas (aVR, aVL e aVF), constituindo-se esse conjunto o plano frontal e seis derivações unipolares torácicas de V1 a V6, que formam o plano horizontal. Ocasionalmente, podem ser utilizadas derivações especiais, para avaliação de infartos

PLATAFORMA DIGITAL

- O vídeo 1 disponível no ambiente virtual desta obra aborda de maneira sucinta e direta os aspectos mais relevantes da vetorcardiografia.
- Utilize o QR code abaixo para ingressar no ambiente virtual (senha: INOVA2022):

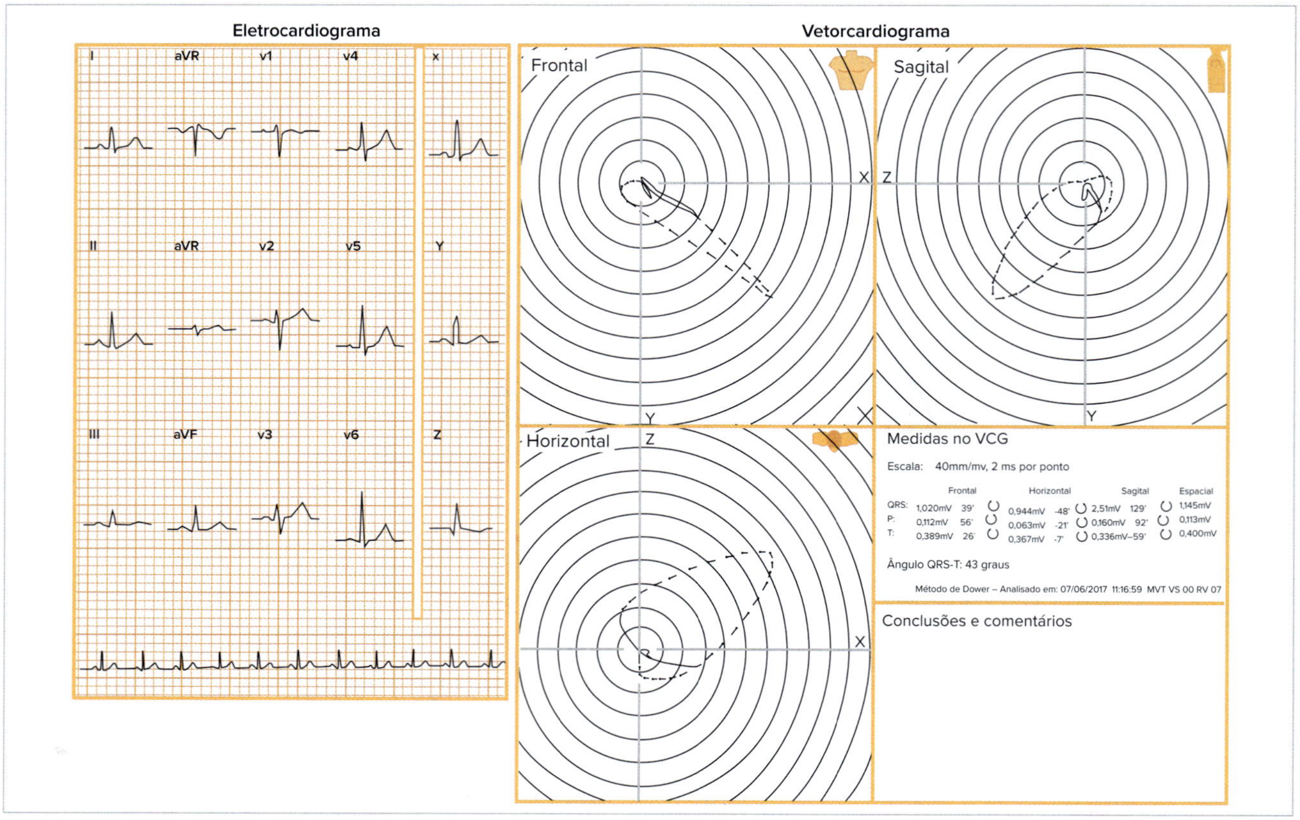

FIGURA 17

Aspecto de um estudo eletrovetorcardiográfico normal, combinando os registros do eletrocardiograma e do vetorcardiograma simultaneamente.

laterais (V7, V8 e V9), infarto do ventrículo direito (V3R e V4R), de Lewis, Golub etc. A padronização adotada é da velocidade do papel a 25 mm/s e calibração de amplitude (N) de 10 mm = 1 mV.[1,9,11,12]

PLATAFORMA DIGITAL

- O vídeo 2 disponível no ambiente virtual desta obra traz orientações sobre a montagem do eletrocardiograma e de algumas derivações especiais
- Utilize o QR code abaixo para ingressar no ambiente virtual (senha: **INOVA2022**):

Eletrocardiograma normal

Para a análise correta do ECG, deve-se sempre considerar a idade, o sexo e o contexto clínico de sua realização (Figura 18). No ECG, são analisadas as seguintes ondas e intervalos.[1,7,14]

Onda P

Representa a ativação de ambos os átrios, com duração de 0,06 a 0,09 s (crianças) e 0,08 a 0,11 s (adultos). Apresenta morfologia arrendondada, com amplitude de 0,5 a 2 mm, com eixo elétrico da onda P (SÂP) no plano frontal variando de −30 a +90 graus, sendo comumente positiva em DI, DII, aVF e isodifásica em V1 (onda P de origem sinusal).

Intervalo PR

Reflete o caminho do estímulo elétrico, das fibras musculares atriais, nó atrioventricular e início da despolarização ventricular. É aferido do início da onda P ao início do complexo QRS, com duração em adultos de 0,12 a 0,20 s.

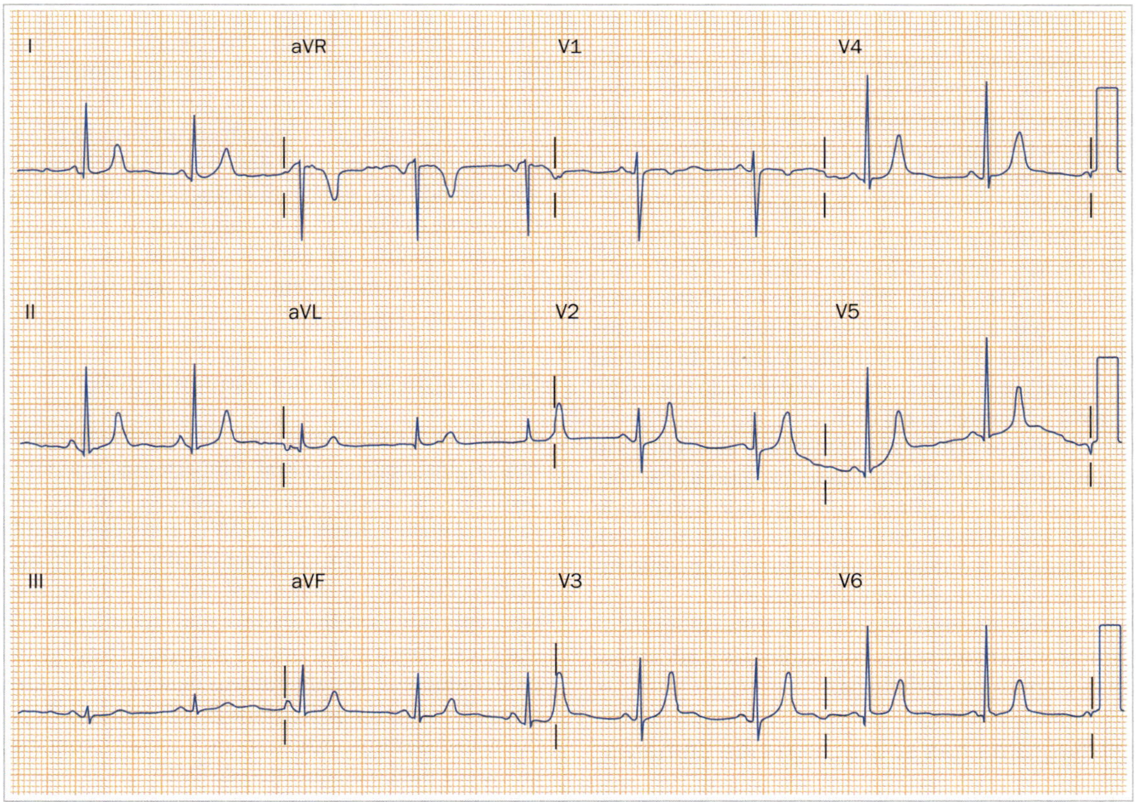

FIGURA 18

Eletrocardiograma de um homem de 40 anos, considerado dentro dos limites da normalidade para idade e sexo.

Complexo QRS

Representa a ativação ventricular, com duração de 0,08 a 0,12 s, com morfologia variável com complexos do tipo rS, Rs, qRs, QS, RsR' etc. O eixo normal do complexo QRS (SÂQRS) de -30° a +130°, conforme o desenvolvimento corpóreo ao longo da vida.

Segmento ST

Definido como o intervalo entre o fim do complexo QRS (o chamado ponto J) e o início da onda T. Normalmente, apresenta-se isoelétrico, com pequenos desníveis não superiores a 1 mm.

Onda T

Representa a repolarização ventricular, tendo morfologia positiva, arrendondada e levemente assimétrica, com amplitude não superior a 6 mm ou até 30% da amplitude do complexo QRS que a precede.

Onda U

Deflexão pequena e arrendondada logo após a onda T, originada da ativação das células M.

Intervalo QT

Medido do início do QRS ao final da onda T. Sua duração é maior em crianças e mulheres quando comparadas com homens adultos. É inversamente proporcional à frequência cardíaca, de tal modo que o QT medido à frequência (QTm) deve ser corrigido pela FC, utilizando-se fórmulas, como a de Bazett,[15] na qual QT corrigido = $QTm/RR^{1/2}$, com RR e QTm em segundos. Quando o QTm > 500 ms e QTc > 460 ms, são considerados prolongados (QT longo). Os valores para o QTc variam com o sexo e são aceitos como normais até o máximo de 450 ms para homens e 470 ms para mulheres. Para crianças, o limite superior do normal é de 460 ms, sendo em contrapartida considerado como QT curto os valores menores que 340 ms.

Existem inúmeros achados eletrocardiográficos que são considerados variantes da normalidade,[1,14] como os padrões gerado pelos biotipos (brevelíneos com eixo horizontalizado ou para cima e esquerda no plano frontal e longilíneos com eixo verticalizado ou à direita), a persistência do padrão juvenil de repolarização, repolarização precoce etc.

A seguir, apresentaremos aspectos eletrocardiográficos mais significativos encontrados em patologias e alterações clínicas mais comuns na cardiologia.

Eletrocardiograma nas sobrecargas de câmaras

O aumento das câmaras cardíacas produz alterações características ao ECG. Prefere-se utilizar o termo sobrecarga,[1,9,16] mais adequado à eletrocardiografia, ao invés de hipertrofia, que se aplica mais adequadamente a um método de investigação por imagem, como a ecocardiografia.

Sobrecarga atrial direita

Onda P com amplitude > 2,5 mm em DII, DIII, aVF, com duração normal (< 0,11 s, onda P *pulmonale* [Figura 19]), aumento da deflexão positiva inicial da onda P em V1, V2 e V4r. São sinais indiretos: complexo qR em V1 (sinal de Sodi), diminuição do complexo QRS em V1 com seu aumento em V2 (sinal de Peñaloza-Tranchesi).

Sobrecarga atrial esquerda (SAE)

Onda P com duração elevada (> 0,11 s), entalhada e bífida nas derivações frontais, com distância de 40 ms entre as duas componentes (AD e AE). Componente final negativo da onda P em V1 aumentado, com duração > 0,04 s e amplitude > 1 mm (índice de Morris).

Sobrecarga biatrial (SBiA)

Combinação dos achados de SAD e SAE, gerando ondas P de grande amplitude (> 2,5 mm), com aumento da duração (> 0,12 s).

Sobrecarga ventricular direita (SVD)

Entre as causas: cardiopatias congênitas (estenose pulmonar, tetralogia de Fallot, CIA etc.) e causas adquiridas, como estenose mitral, insuficiência tricúspide, DPOC, embolia pulmonar e hipertensão pulmonar secundária. O ECG se caracteriza principalmente por desvio do SÂQRS para a direita (> +90° em adultos, +110° em crianças), aumento da voltagem do complexo QRS (RV1 > 7 mm com SV1 < 2 mm) e achados como padrão rsr' em V1 > 10 mm, onda R V1 + onda S V5 ou V6 > 10 mm, R em aVR > 5 mm e onda R em V5 ou V6 < 5 mm (Figura 19).

Sobrecarga ventricular esquerda (SVE)

Destacam-se como causas as lesões aórticas (estenose, insuficência), insuficiência mitral, a hipertensão arterial sistêmica, cardiomiopatias etc. Diversos trabalhos e índices na literatura relacionam voltagem com SVE, entre eles: Sokolow-Lyon (SV1 + RV5 > 35 mm), Gubner (RDI + SD3 > 25 mm) e Cornell (RaVL + SV3 ≥ 28 mm nos homens ≥ 25 mm nas mulheres, com maior sensibilidade) e mais recentemente Peguero-Lo Presti com a maior onda S somada ao S de V4 (≥ 23 mm para mulheres e 28 para homens denota SVE).[17] Orientamos o uso dos critérios de Romhilt-Estes[18] (sistema de pontuação dos achados eletrocardiográficos, Tabela 1), com maior especificidade para o diagnóstico de SVE.

Quando o somatório de pontos for 4, a presença de SVE é sugestiva. Quando for igual a 5, a presença de SVE é definida (Figura 20).

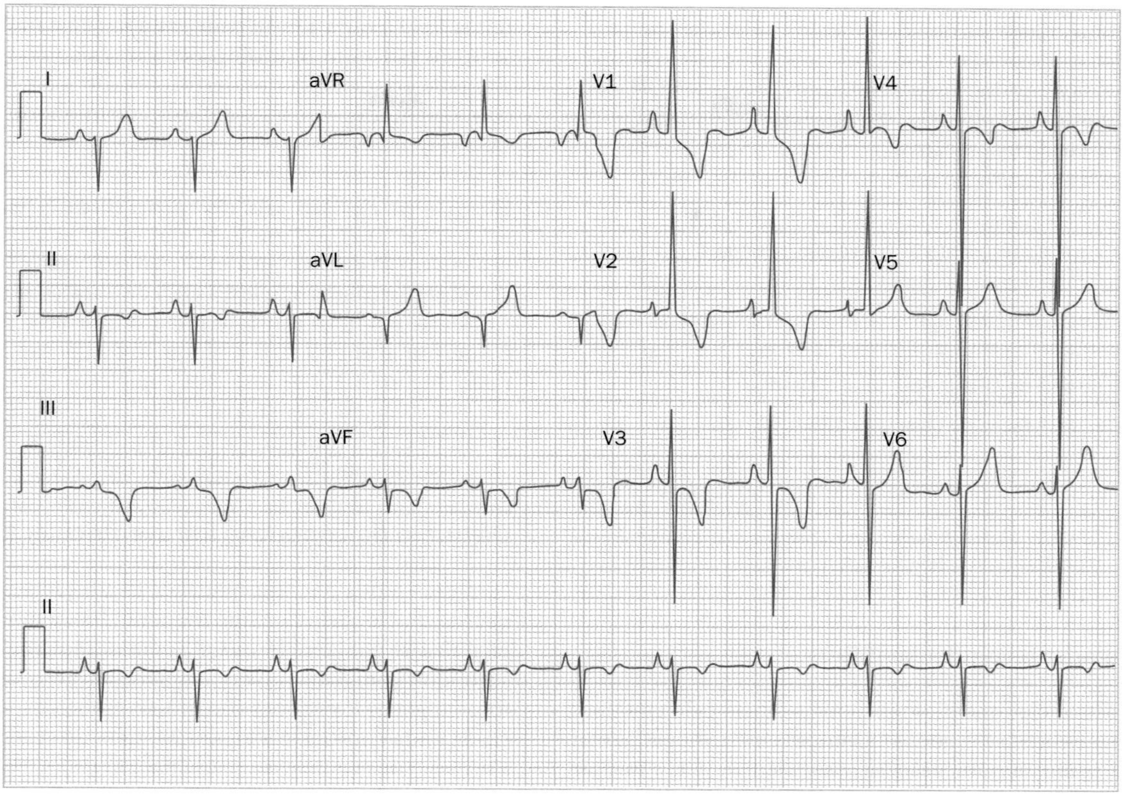

FIGURA 19

Eletrocardiograma que evidencia ondas P com grande amplitude no plano frontal e V1, associado a desvio do eixo do QRS para a direita e para cima, com R amplo em V1 e V2, S proeminente nas precordiais esquerdas e alterações da repolarização ventricular compatíveis com padrão *strain* do VD, sendo um padrão de sobrecarga das câmaras direitas.

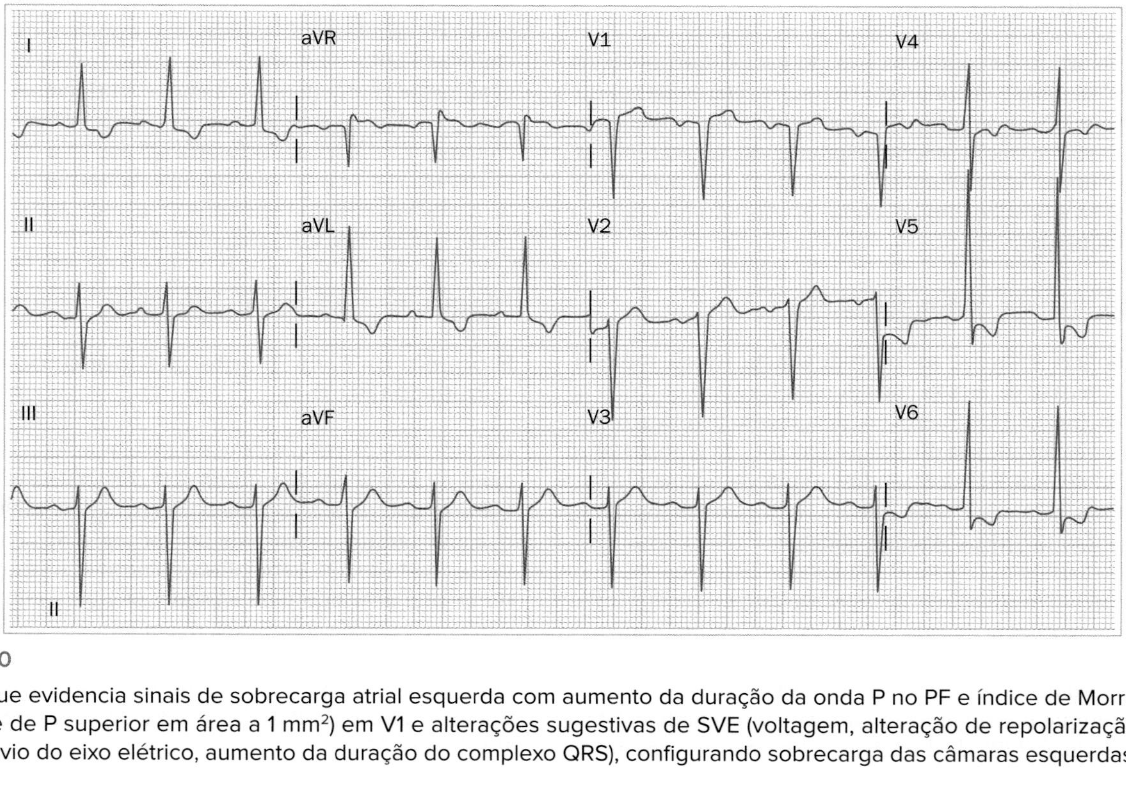

FIGURA 20

Traçado que evidencia sinais de sobrecarga atrial esquerda com aumento da duração da onda P no PF e índice de Morris (negatividade de P superior em área a 1 mm^2) em V1 e alterações sugestivas de SVE (voltagem, alteração de repolarização tipo *strain*, desvio do eixo elétrico, aumento da duração do complexo QRS), configurando sobrecarga das câmaras esquerdas.

TABELA 1 Critérios de Romhilt-Estes para sobrecarga ventricular esquerda

Aumento de voltagem do QRS: 3 pontos, se: ▪ Onda R ou S em derivações do plano frontal ≥ 20 mm, ou ▪ Onda S V1 ou V2 ≥ 30 mm, ou ▪ Onda R V5 ou V6 ≥ 30 mm
Alterações do segmento ST e onda T (padrão "*strain*"): infradesnível do segmento ST e inversão de onda T ▪ Sem uso de digital: 3 pontos ▪ Em uso de digital: 1 ponto
Sobrecarga atrial esquerda (Morris): 3 pontos
Desvio do eixo do QRS (≥ –30 graus): 2 pontos
Aumento da duração do complexo QRS (≥ 90 ms): 1 ponto
Aumento do tempo de ativação ventricular (> 50 ms em V5 e V6): 1 ponto

Sobrecarga biventricular (SBiV)

Diagnóstico eletrocardiográfico mais difícil, pelo equilíbrio de forças à direita e esquerda. Comum em cardiopatias congênitas como comunicação intraventricular, ICC e miocardiopatias. Presença de complexos QRS de alta voltagem em derivações precordiais intermediárias, associadas à onda R ampla em precordiais esquerdas (sinal de Katz-Watchel).

Eletrocardiograma nas alterações da condução ventricular

O termo atraso de condução é usado para definir qualquer situação na qual o estímulo elétrico sofre retardo na condução pelo miocárdio ventricular. Este achado eletrocardiográfico é bastante frequente, correspondendo a um amplo espectro clínico, desde uma variação do normal até marcadores de pior prognóstico clínico, como no caso do bloqueio de ramo esquerdo.[10-13]

Atraso final da condução (AFC)

O termo AFC refere-se aos casos de condução pelo ramo direito com grau de atraso considerado leve, em que não há desvio do eixo do QRS, bem como aumento patológico (duração ≥ 120 ms) de sua duração, alterações da repolarização e padrão rSr' em V1 e V2, sendo variante da normalidade.[1,9]

Bloqueio de ramo direito (BRD)

Ocorrência em corações normais, cardiopatias congênitas (Ebstein, tetralogia de Fallot, CIA, estenose pulmonar etc.), cardiopatia chagásica, estenose mitral. Como complicação no infarto agudo do miocárdio, confere risco para evolução como bloqueio atrioventricular total. São achados eletrocardiográficos: QRS de duração ≥ 0,12 s, nas precordiais direitas R' alargada e entalhada, maior que a onda r inicial (rSR' ou rsR', com morfologia estilizada como M), onda S alargada e espessada nas derivações DI, V5 e V6, onda T com orientação oposta à deflexão terminal do complexo QRS (Figura 21).[1,9-13,19,20]

Bloqueios divisionais do ramo direito (BDSRD)

O bloqueio da divisão superior do ramo direito[1,9,19,20] (BDSRD) apresenta-se como complexos QRS de duração normal, onda S evidente em II, III e aVF, terminal em I e V6 com SII > SIII e R terminal em aVR. Já o bloqueio da divisão inferior do ramo direito (BDIRD) apresenta complexos QRS de duração normal, complexos com onda r de baixa amplitude (< 10 mm) em II, III e aVF, com RII > RIII, além de onda R terminal em aVR e onda, com RIII > RIII, S final em I e V6.

Distúrbio da condução intraventricular (DCIV)

Nomeado ainda por atraso final de condução pelo ramo esquerdo ou bloqueio de ramo esquerdo leve a moderado, caracteriza-se por complexos QRS com duração de 0,10 a 0,12 segundos, com aumento do tempo de ativação ventricular e morfologia de R pura nas precordiais esquerdas, com ausência de onda q inicial. Na Figura 20, além do critério de SVE, a duração dos complexos revela padrão de DCIV.

Bloqueio de ramo esquerdo (BRE)

O BRE comumente é encontrado em situações de HAS, insuficiência coronariana, insuficiência cardíaca, miocardiopatias, valvopatias aórtica e mitral, doença de Lenègre, cardiopatias congênitas, entre outras. São características do ECG: complexo QRS ≥ 120 ms, ondas R alargadas e monofásicas, geralmente apresentando entalhes e empastamentos em DI, V5 e V6 (clássico aspecto de torre), onda r com crescimento lento em V1 e V2, ou morfologia QS em V1 a V3, com onda S alargada, com espessamentos ou entalhes em V1 e V2, além de deslocamento do segmento ST e onda T em oposição à maior deflexão do QRS (Figura 22).[1,11-13,19,21]

Bloqueios divisionais do ramo esquerdo

Bloqueio da divisão anterossuperior do ramo esquerdo (BDASE)

É o bloqueio divisional de ocorrência mais comum.[1,9] Relaciona-se à presença de cardiopatias congênitas, insuficiência coronariana, HAS, miocardiopatias (Chagas), valvopatia aórtica, miocardites, doença de Lev-Lenègre. São encontrados nessa condição: QRS com duração normal e SÂQRS no plano frontal desviado para a esquerda e para cima, além de –30°; presença de complexos rS em DII, DIII, aVF, com relação $SD_{III} > SD_{II}$; onda S em DIII com amplitude ≥ 15 mm, complexos qR em DI e aVL, qR em aVR com R empastado, diminuição de R de V1 a V3 e presença de S de V4 a V6 (Figura 23).

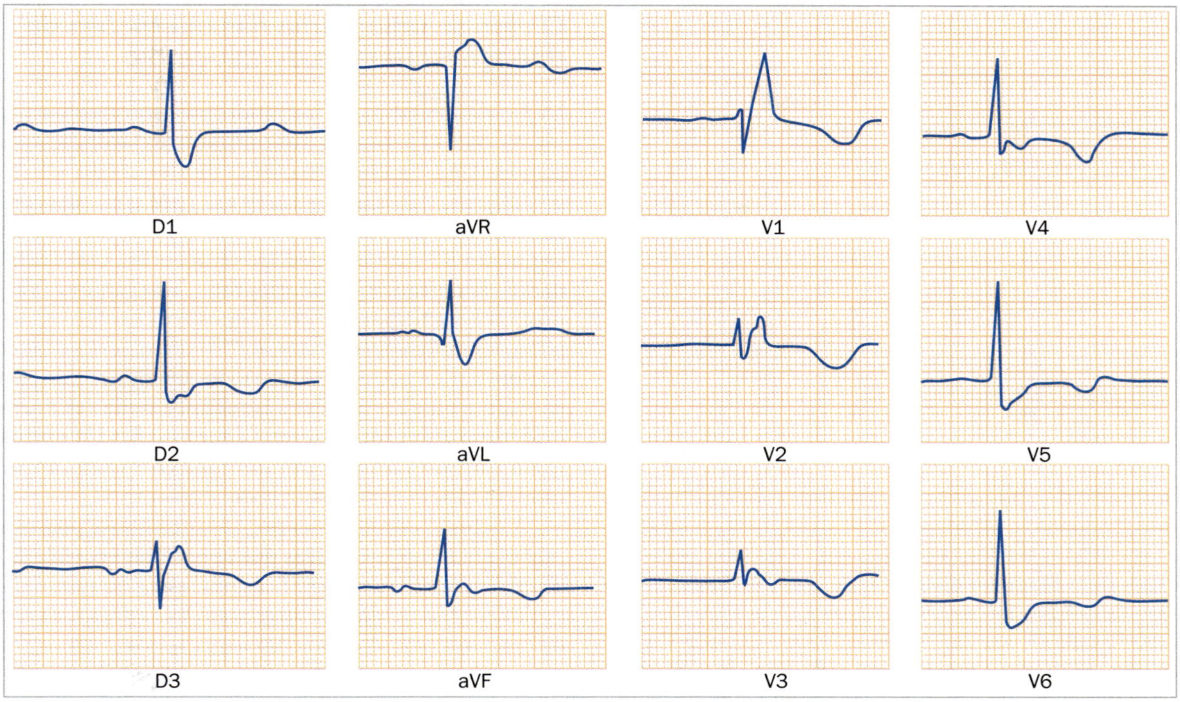

FIGURA 21

Achados eletrocardiográficos do bloqueio de ramo direito: duração do QRS > 120 ms, padrão rSr' em V1 e V2, ondas S demoradas e empastadas nas precordiais esquerdas.

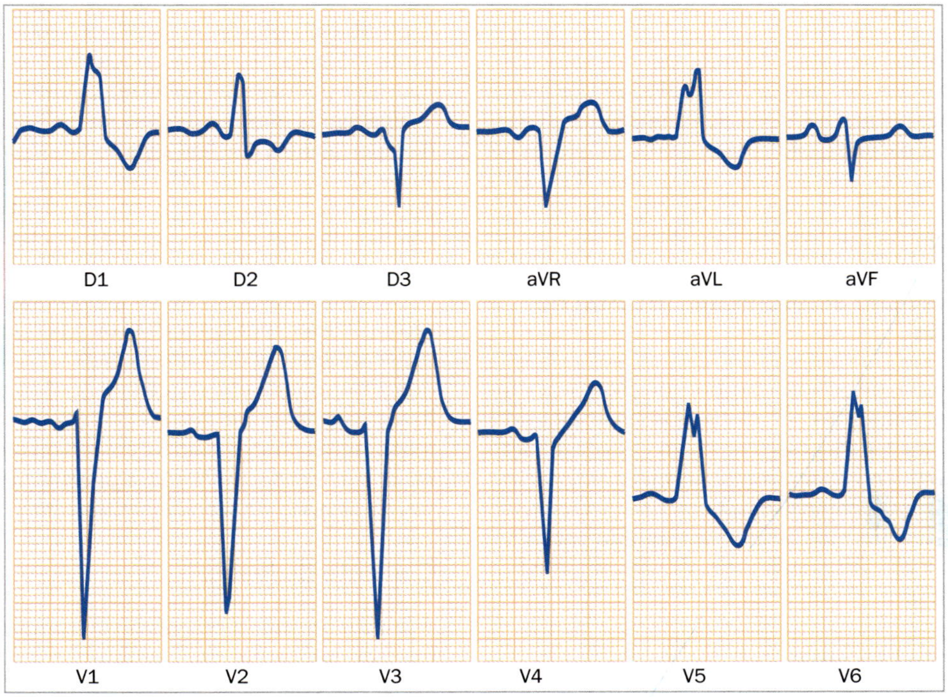

FIGURA 22

Achados eletrocardiográficos do bloqueio de ramo esquerdo com duração do QRS > 120 ms, complexos QS ou rS em precordiais direitas, morfologia de R pura "torre" em precordiais esquerdas, DI e aVL.

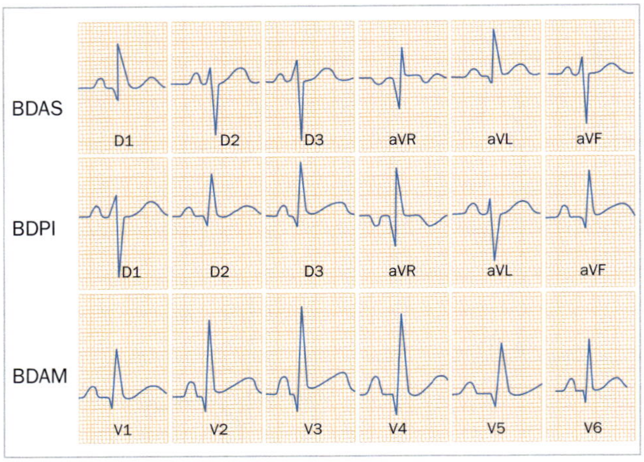

FIGURA 23

Aspectos do ECG entre os três bloqueios divisionais do ramo esquerdo. Enquanto o BDAS e o BDPI se expressam no plano frontal, o BDAM manifesta-se no plano horizontal. Isoladamente, nenhum bloqueio divisional aumenta a duração do QRS além de 120 ms. Eixos desviados para cima além de -30 graus, morfologia rS nas derivações inferiores, com S III > SI e amplitude de 15 mm, caracterizam o BDASE. Já o BDPI é diagnosticado quando há eixo desviado para a direita além de +90 graus, morfologia qR nas derivações inferiores, com R III > RII. O BDAM apresenta anteriorização do fenômeno elétrico no plano horizontal, com morfologia qR nas derivações precordias, com R amplos (> 15 mm) e RV2 > RV3.

Bloqueio da divisão posteroinferior do ramo esquerdo (BDPIE)

Ocorrência incomum, relacionada à cardiopatia chagásica, insuficiência coronariana e doença de Lev-Lenègre. São achados: QRS com duração normal e SÂQRS no plano frontal desviado para a direita a partir de +90°; presença de complexos qR em DII, DIII, aVF, com relação $RD_{III} > RD_{II}$; onda R em DIII com amplitude ≥ 15 mm, complexos rS em DI, diminuição de R de V1 a V3 e presença de S de V4 a V6 (Figura 23).

Bloqueio da divisão anteromedial (BDAM) do ramo esquerdo

Entidade muito rara, associada à cardiopatia chagásica e insuficiência coronariana grave.[1,9,23] O diagnóstico do BDAM é de exclusão. As características são complexo QRS de duração normal, com SÂQRS no plano frontal normal e anteriorizado no plano horizontal; complexos qR em V2-V3, crescendo para as precordiais intermediárias e diminuindo para V5 e V6, com relação $RV_2 > RV_3$; onda R em V2 com amplitude ≥ 15 mm (Figura 23).

Associações de bloqueio

O ECG nessas condições reproduz as características de um dos bloqueios tronculares com os divisionais.[1,9,13] Exemplos: BRD e BDAS, BRE e BDAS, BRD + BDAS + BDAM, etc.

O eletrocardiograma nas alterações da doença isquêmica do miocárdio

De fundamental papel nas síndromes coronarianas agudas (SCA), o ECG permite a caracterização e classificação dos pacientes (síndromes coronarianas de alto, médio e baixo risco), classificação diagnóstica (p.ex., IAM com supradesnivelamento do segmento ST, IAM sem supradesnivelamento do segmento ST), apoio à decisão terapêutica, correlação com dados da cineangiocoronariografia, agregando valor prognóstico e participando nos diagnósticos evolutivo, de complicações e diferenciais das SCA.[24-26] Porém, séries da literatura demonstraram que o ECG inicial do atendimento de pacientes com síndrome coronariana isquêmica pode ser normal ou evidenciar alterações discretas e inespecíficas, o que não exclui o diagnóstico de SCA nessas condições (p.ex., angina instável, IAM sem supradesnível do segmento ST).

A oclusão coronariana por aterotrombose provoca alterações anatomopatológicas que apresentam correlação com mudanças eletrocardiográficas, inclusive do ponto de vista evolutivo. Tais mudanças surgem em três estágios de comprometimento, nomeados como isquemia, lesão e necrose.[1,9-12,14,24-26]

Isquemia miocárdica

Modificação mais precoce das SCA no ECG, envolvendo alterações da onda T quanto à forma (tornando-se simétrica, base estreita e pico pontiagudo), amplitude (aumento) e a direção da onda T. Sua gênese elétrica parece envolver modificação do processo ordenado de repolarização causado pela isquemia nos primeiros minutos da obstrução coronária.[1,9-12,14,24,26] Classificada conforme sua localização em isquemia subendocárdica (Figura 24), que se caracteriza por onda T positiva, simétrica e pontiaguda (apiculada), também chamada de onda T hiperaguda (deve-se diferenciar das alterações decorrentes da hipercalemia, que tem aspecto difuso ao ECG) e isquemia subepicárdica (Figura 24), com onda T negativa, simétrica e pontiaguda, conforme a parede envolvida (deve-se diferenciar das alterações secundárias da repolarização, que são decorrentes da SVE, bloqueios de ramo, onda T cerebral etc.).

Trabalhos mais recentes têm postulado que essas modificações ocorrem por um padrão de reperfusão ou edema e não mais correspondendo a uma isquemia real da região subepicárdica. O termo isquemia circunferencial ou global tem sido utilizado para descrever a ocorrência durante episódio de angina infradesnível do segmento ST em seis ou mais derivações, com maior intensidade em V4 a V6 acompanhado de ondas T negativas, em associação a supradesnivelamento ST > 0,5 mm em aVR.

Corrente de lesão

A lesão representa a progressão do comprometimento isquêmico do miocárdio, com agravamento da insuficiência coronariana, criando-se um gradiente de voltagem entre áreas normais e isquêmicas ao surgimento do desnível e modificação do segmento ST.[24-26] Conforme sua localização, pode ser classificada em corrente de lesão subendocárdica (Figu-

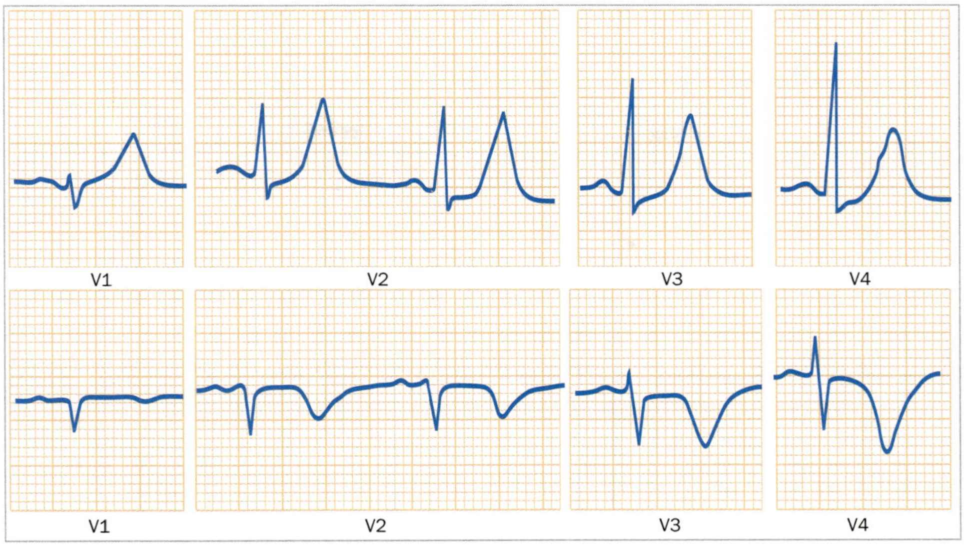

FIGURA 24

No painel, vê-se acima padrão de isquemia subendocárdica em parede anterior (isquemia subendocárdica anterior – onda T positiva, de grande amplitude e simétrica); e, embaixo, padrão de isquemia subepicárdica em parede anterior (onda T negativa, de grande amplitude e simétrica).

ra 25A), que se expressa pelo infradesnível do ponto J e do segmento ST, além de 0,5 mm e em pelo menos duas derivações contíguas (correspondendo à manifestação síndromes coronarianas sem supradesnível do segmento ST) e corrente de lesão subepicárdica (Figura 25B), expressa pelos supradesnível do ponto J e do segmento ST, em pelo menos duas derivações contíguas, manifestação dos infartos com supradesnível do segmento ST. A persistência crônica do supradesnível após evento coronariano é indicativo do surgimento de área discinética e/ou disfunção segmentar da área infartada (aneurisma ventricular). Excetuando-se as derivações precordiais direitas, consideram-se patológicas as elevações do ST acima de 1 mm. Para diferencial dos quadros de repolarização precoce,[1,24-26] recomenda-se que para as derivações V1 a V3 observemos que em mulheres a elevação do segmento ST deve ser de 1,5 mm, em homens com idade abaixo de 40 anos 2,5 mm e acima dessa idade, 2,0 mm de supradesnível.

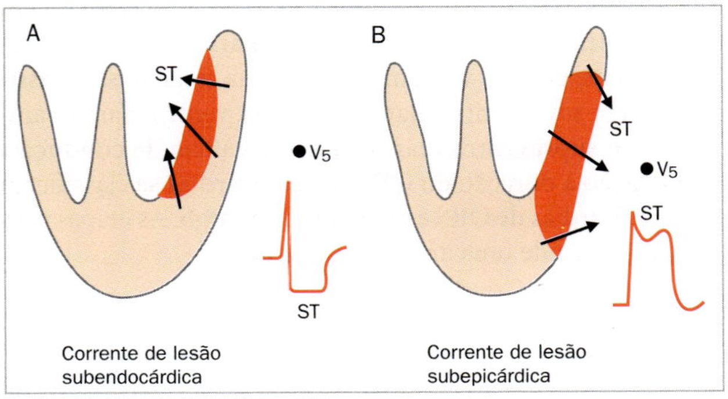

FIGURA 25

A: Corrente de lesão subendocárdica que se expressa pelo infradesnível do segmento ST. B: Registro de corrente de lesão subepicárdica, expressa ao ECG pelo supradesnível do segmento ST.

Necrose

Ocorre a morte de miócitos que não mais se ativam, gerando ao ECG ondas Q patológicas (presença de entalhes, duração ≥ 40 ms e amplitude superior a 25-30% da onda R do respectivo complexo) ou diminuição das deflexões positivas normais (Figura 26).[1,9,25-27] Pode se manifestar pelos achados ao ECG de complexos do tipo QS (se acompanhados de alterações do segmento ST onda T constituem o achado mais fidedigno de necrose miocárdica), QR ou Qr; perda da deflexão positiva nas derivações que geralmente se iniciam pela onda R; ondas R amplas nas precordiais direitas (como na necrose da parede lateral); diminuição da amplitude habitual da onda R em determinada parede.

Diagnóstico topográfico do infarto do miocárdio

Refere-se à localização anatômica da artéria culpada diante das alterações vistas ao ECG.[11,26] Atualmente, os termos dorsal (posterior) e lateral alto são considerados inapropriados e deve-se usar os termos lateral e anterolateral, respectivamente, baseando-se na segmentação miocárdica adotada atualmente nos exames de imagem, dividindo o coração em zonas anterosseptal e inferolateral:

Zona anterosseptal

- Septal: V1, V2 (ramo septal da ADA).
- Anterior-apical: V5 e V6, com ou sem DI e aVL (ADA, distal).

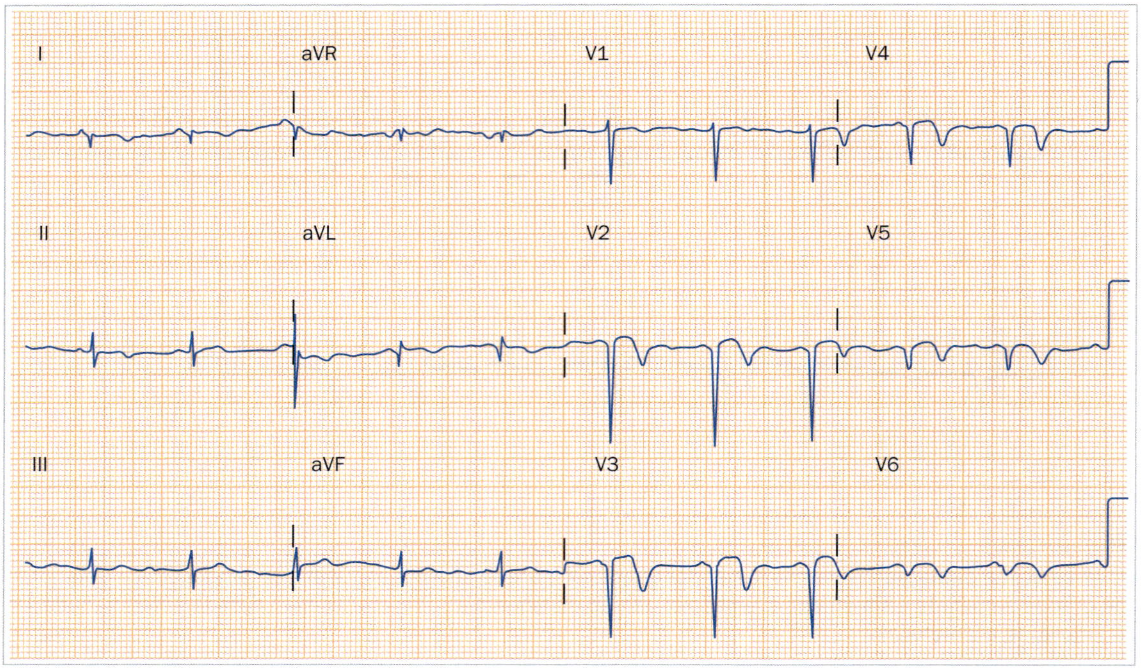

FIGURA 26

ECG evidenciando área inativa (necrose) anterior extensa com complexos QS de V1 a V6 e Qr em I e aVL.

- Anterior médio: DI e/ou aVL. Ocasionalmente V2 e V3 (diagonal).
- Anterior extenso: V1 a V6 (ADA proximal).

Zona inferolateral

- Inferior propriamente dito: DII, DIII, aVF (ACX distal ou ACD).
- Inferolateral: DII, DIII, aVF, V5 e V6 (Figura 14) ou DI, DII, DIII, aVL, aVF, V5, V6, V7 e V8 ou efeito recíproco em V1 e V2 (ACD ou ACX dominante).
- Lateral: V5 e V6 com ou sem DI e aVL ou efeito recíproco V1 e V2 (marginal esquerda).
- Ventrículo direito: V3R e V4R.

Infarto e bloqueios de ramo

Quando associado ao bloqueio de ramo direito, não há dificuldade do reconhecimento do IAM em curso, podendo ocorrer pseudonormalização da onda T na parede anterior.[10,11,13] Quando há associação com bloqueio de ramo esquerdo, podem ser usados os critérios de Sgarbossa (Figura 27):[11,13,28] elevação ST > 1 mm concordante com a polaridade do QRS em qualquer derivação (5 pontos); depressão concordante do segmento ST > 1 mm em V1 a V3 (3 pontos) e elevação do segmento ST > 5 mm discordante da polaridade do QRS (2 pontos), de modo que atingidos 3 pontos ou mais definem a presença de IAM. Áreas inativas em presença de BRE se apresentam com ondas Q em DI, aVL, V5 e V6, entalhes de S de V3 a V5 e V6, entalhe da porção ascendente da onda R em DI, aVL, V5 e V6.

Eletrocardiograma nas alterações do ritmo cardíaco

Arritmias são distúrbios ocasionados por alterações na formação e/ou condução do impulso elétrico através do tecido miocárdico, modificando a origem ou a difusão fisiológica do estímulo elétrico. O ECG é fundamental para o diagnóstico das arritmias, permitindo o diagnóstico de até 84% das taquicardias supraventriculares e 90% das ventriculares.[1,8,19,29,30] Podem ser classificados, em relação à frequência cardíaca em bradiarritmias (bradicardias) ou taquiarritmias (taquicardias). Estas, por sua vez, em relação à sua origem, são classificadas em supraventriculares ou atriais, ventriculares e ainda serem supraventriculares com aberrância de condução. Em relação à duração do QRS, as taquicardias se classificam em taquicardias de QRS estreito ou QRS largo. As etapas para o diagnóstico de uma arritimia constituem:

- Avaliação da frequência cardíaca: bradicardia (< 50 bpm) ou taquicardia (> 100 bpm).
- Análise do QRS: estreito (< 120 ms, supraventricular) ou largo (> 120 ms, ventricular ou supraventricular com aberrância).
- Intervalo RR: regular ou irregular.
- Onda P: presente ou ausente durante o traçado.

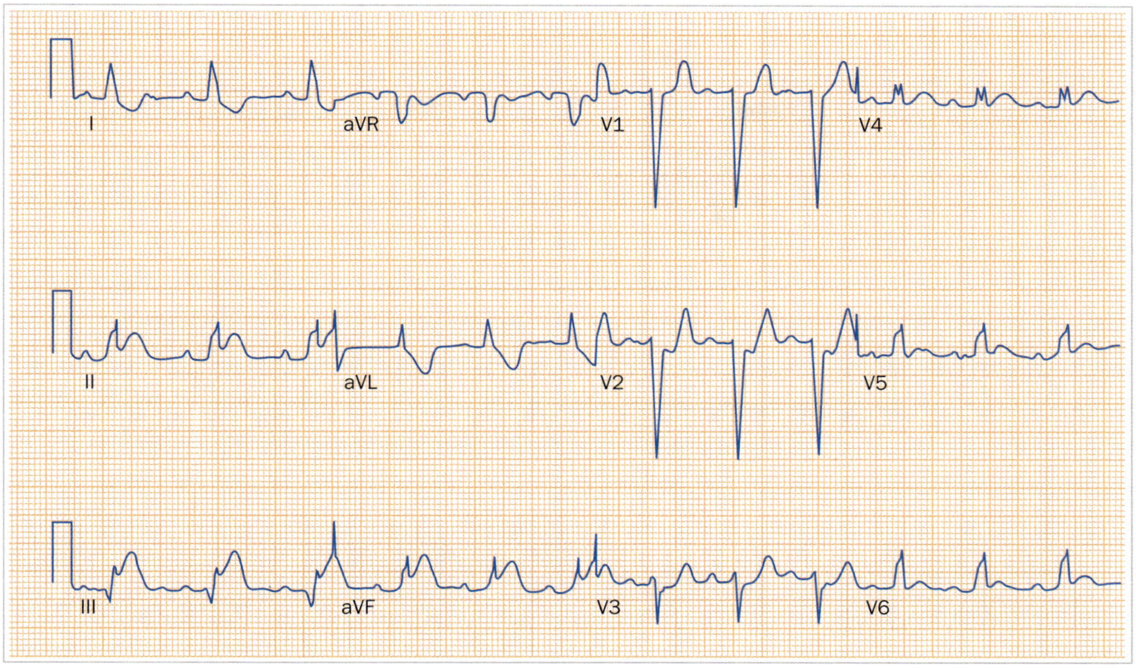

FIGURA 27

Infarto com supradesnível ST em portador de BRE, segundo critérios de Sgarbossa: supradesnível do segmento ST concordante com o QRS em II, III, aVF, V4 a V6 (5 pontos) e infradesnível em V2 e V3 (3 pontos).

- Relação onda P/complexo QRS: intervalos PR, RP e relação P: QRS (1:1, 2:1, 3:1 etc.).

Ritmos, arritmias e taquiarritmias de origem supraventricular

- Arritmia sinusal: geralmente fisiológica, na qual há variação na frequência do ritmo sinusal, fásica, na qual há variação relacionada ao ciclo respiratório comum em crianças e idosos, dependente do tônus do sistema nervoso autônomo.
- Ritmo ectópico atrial: originado em outras regiões do átrio que não o nó sinusal, gerando onda P com SÂP fora do intervalo de 0 a +90°.
- Extrassístole atrial: batimento ectópico, precoce de origem atrial, que pode ser conduzido aos ventrículos gerando complexo QRS estreito ou não ser conduzido (extrassístole atrial não conduzida).
- Taquicardia sinusal: ritmo regular, no qual há uma onda P para cada complexo QRS, de morfologia sinusal, com FC ≥ 100 bpm, encontrada como resposta fisiológica a determinados fatores como febre, dor, ansiedade.
- Taquicardia atrial: apresenta-se com onda P de morfologia e orientação diferente da onda P sinusal, com relação 1:1, 2:1, 3:1 com o QRS (regular) ou relação variável (taquicardia atrial com condução AV variável), com frequência atrial entre 120 a 240 bpm (Figura 28). Descreve-se ainda a taquicardia atrial multifocal (TAMF), na qual há uma onda P para cada QRS, porém as ondas P apresentam ao menos três morfologias distintas e variabilidade dos intervalos PR e RR.

Flutter atrial típico, comum ou tipo I

Ritmo atrial regular, com frequência atrial entre 240 e 340 bpm, com presença das ondas F em aspecto serrilhado. Seu traçado característico evidencia frequência atrial de 300 bpm, condução AV 2:1 e resposta ventricular de 150 bpm, mas em muitos casos a condução AV pode ser variável (Figura 29). Apresenta-se na maioria das vezes em sentido anti-horário da ativação: ondas F negativas em DII, DIII e aVF e positivas em V1, que corresponde a 90% dos casos.

Flutter atrial atípico, incomum ou tipo II

Frequência atrial entre 350 e 450 bpm, com padrão das ondas F não tão característico como o anterior, positivas e quase sempre evoluindo ao longo do tempo para a fibrilação atrial.

Fibrilação atrial

ECG característico dessa arritmia muito comum é a ausência de atividade atrial organizada, sendo vista à linha de base irregularidades finas, grosseiras ou a presença de ambas, chamadas de ondas f, com frequência de 450 a 700 ciclos por minutos, acompanhada de intervalos RR irregulares. Pode ser classificada ainda em FA de alta resposta ventricular quando a FC é ≥ 120 bpm, inadequada ou controle leniente quando a FC está entre 80 a 120 bpm, de adequada resposta ventri-

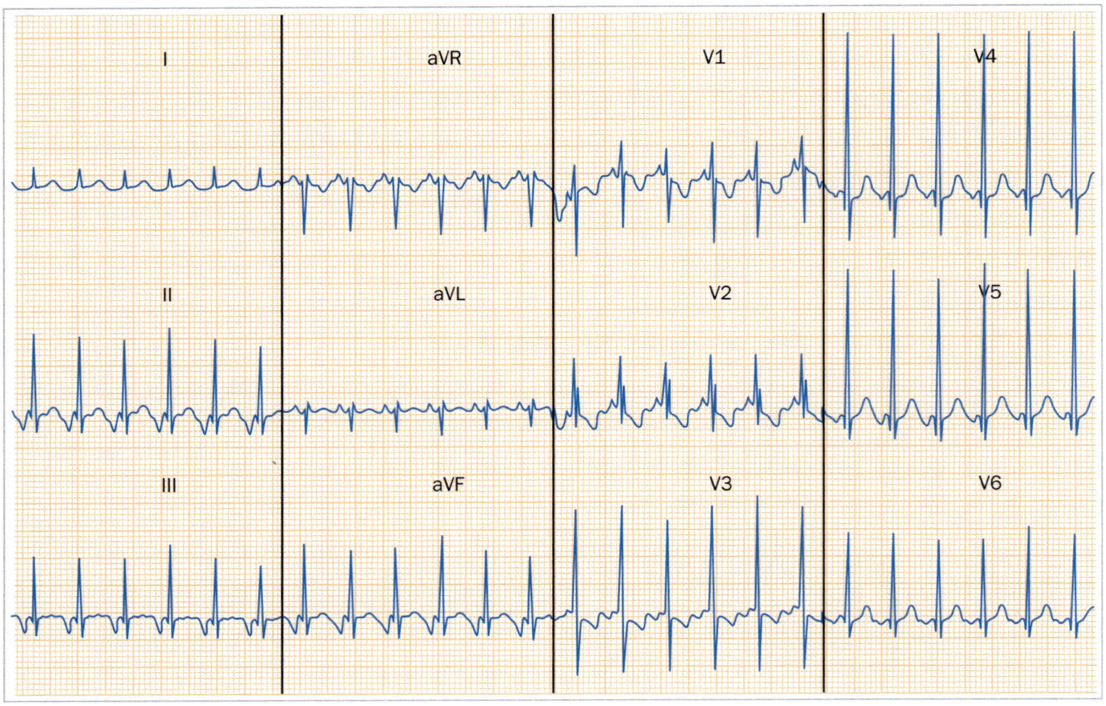

FIGURA 28

Exemplo de taquicardia atrial, condução 1:1. Ondas P negativas em II, III e aVF (eixo de P no plano frontal fora do intervalo de zero a 90°).

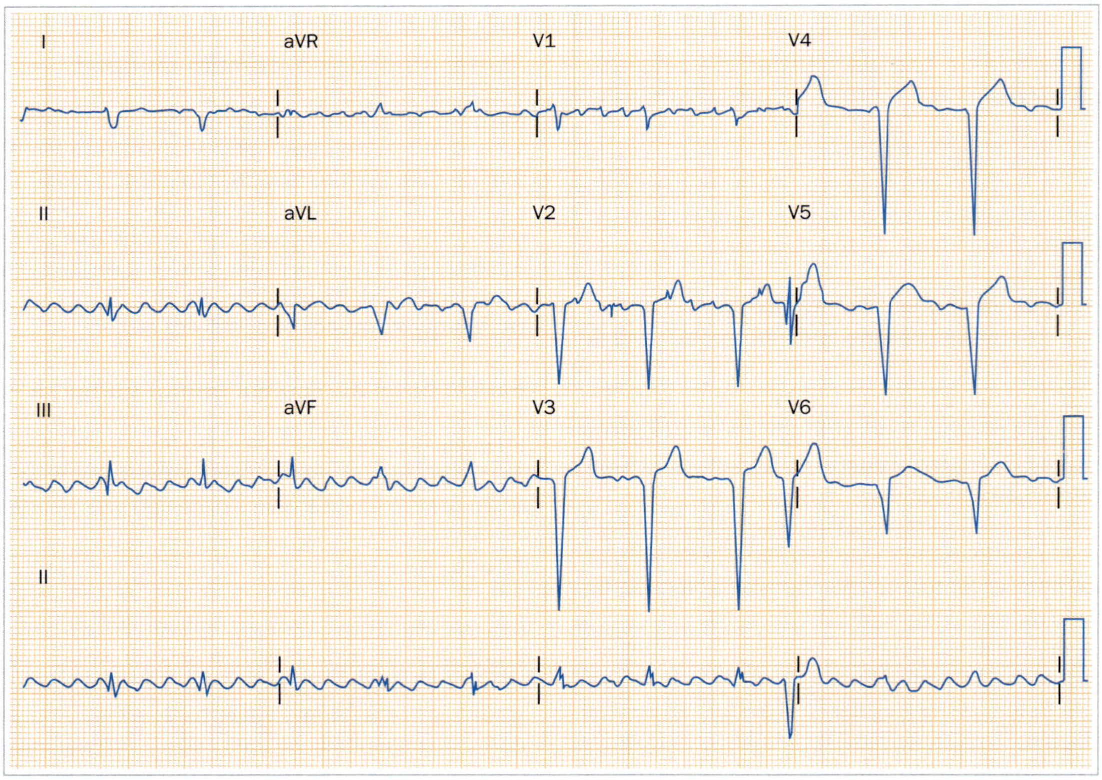

FIGURA 29

Exemplo de *flutter* atrial típico. Ondas F negativas em II, III e aVF e positivas em V1.

cular (50 a 90 bpm) ou ainda de baixa resposta ventricular (< 50 bpm). Em alguns casos, pode ocorrer situação de fibrilação atrial com bloqueio atrioventricular total, gerando no registro ausência de ondas P e RR regular e bradicardia.

Taquicardia por reentrada nodal (TRN)

Representa 60% das TPSV, é uma arritmia de microreentrada que utiliza o nó AV para sua gênese e propagação. A forma comum apresenta-se como uma taquicardia de QRS estreito com FC entre 140 e 250 bpm, presença de pseudo r' em V1 e pseudo s' em DII, DIII, aVF (ondas P retrógradas, com intervalo RP < PR e RP curto [Figura 30]). Já a forma incomum da TRN (em que o sentido da ativação do circuito é o inverso da TRN comum) apresenta-se com ondas P negativas (retrógradas) em DII, DIII, aVF, imediatamente antes do QRS, porém com intervalo RP > PR (RP longo).

Taquicardia atrioventricular (TAV)

A TAV constitui uma das manifestações da síndrome de Wolff-Parkinson-White (WPW) ou pré-excitação ventricular.[29-31] O ECG de repouso da síndrome pode ser normal (forma oculta), PR curto e onda delta pouco manifesta (inaparente) e clássico (manifesta). O padrão clássico de pré-excitação ventricular apresenta como achados ao ECG: intervalo PR curto, presença de onda delta, aumento da duração habitual do QRS e alterações da repolarização ventricular (Figura 31). Conforme a polaridade da onda delta ou do complexo QRS, pode-se localizar a via anômala por meio do ECG (Tabela 2).[30] São variantes da pré-excitação ventricular: síndrome de Mahaim (PR normal, QRS alargado com onda delta e padrão de BRE) e síndrome de Lown-Ganon-Levine (PR curto, QRS estreito, ausência de onda delta). A TAV, conforme o sentido de ativação dentro do circuito de macrorrentrada, pode ser classificada em (Figura 32):

- Ortodrômica: mais frequente, com estímulo seguindo em sentido anterógrado pelo sistema de condução e retrógrado pela via anômala, gerando uma taquicardia de QRS estreito, FC de 140 a 250 bpm, alternância elétrica, onda P de morfologia variável, comumente responsável por infradesnível do segmento ST, RP < PR. Merece menção a taquicardia de Coumel, que se apresenta com FC de ± 130 bpm com ondas P negativas em DII, DIII e aVF, fenômeno de alternância e RP > PR.

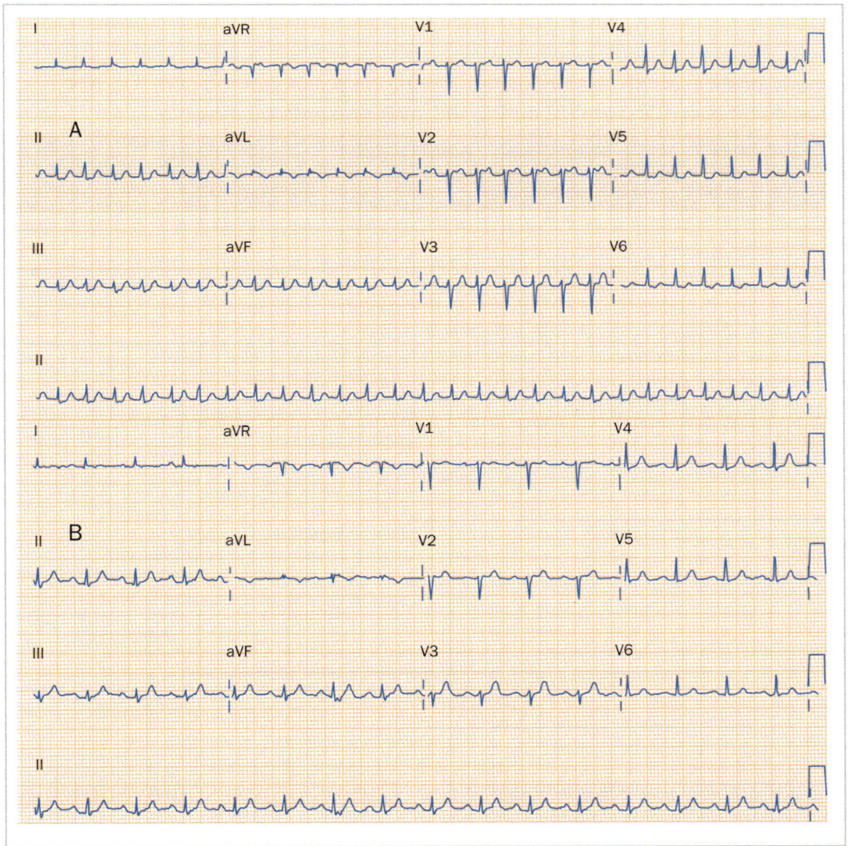

FIGURA 30

A: presença de taquicardia de QRS estreito, regular, com sugestiva morfologia de pseudo s' em II, III e aVF e pseudo r' em V1 e V2, compatível com TRN; B: reversão após administração de adenosina, com ECG em ritmo sinusal, dentro da normalidade.

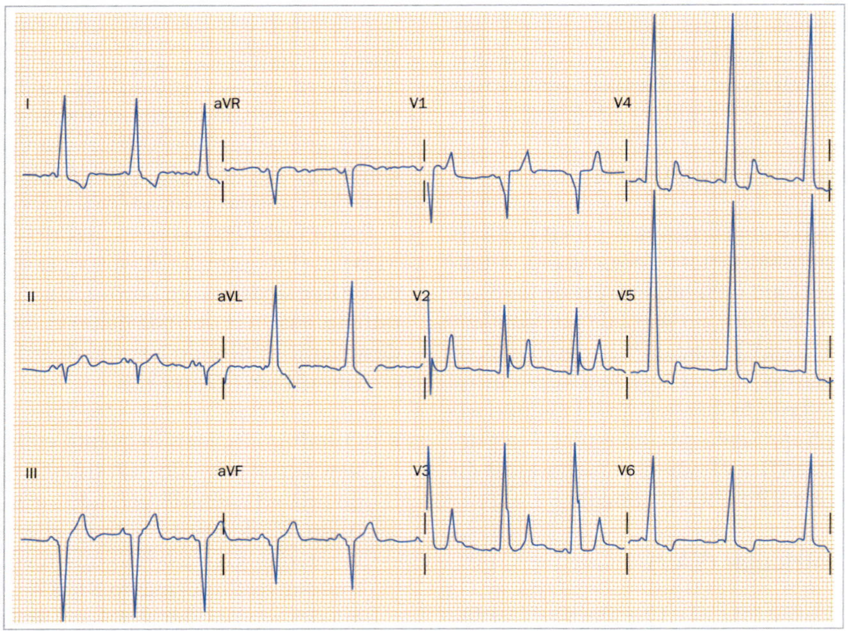

FIGURA 31

ECG com presença de pré-excitação ventricular em localização posterosseptal, nota-se presença de intervalo PR curto, onda delta, aumento da duração do QRS e alterações da repolarização ventricular.

TABELA 2 Algoritmo para localização de vias anômalas, a partir da polaridade do QRS. No passo 3, o quesito QRS significa padrão morfológico trifásico (Qrs) em V2 ou DII, DIII, aVF, presente ou ausente

Passo 1 V1	Passo 2 DIII	Passo 3 aVL	QRS	Passo 4 DII	Passo 5 V2	Passo 6 Localização
Positiva ou isodifásica	Positiva	→				Lateral esquerda
	Isodifásica	→				Posterior esquerda
	Negativa	→				Parasseptal esquerda
Negativa	Positiva	Positiva →				Anterosseptal
		Negativa →				Lateral esquerda
	Isodifásica	→				Anterosseptal
	Negativa		Sim →			Mediosseptal
			Não	Positiva	Positiva	Posterosseptal direita
					Negativa	Lateral direita
				Negativa	Positiva	Posterosseptal
					Negativa	Lateral direita

- Antidrômica: sentido anterógrado pela via anômala e retrógrado pelo sistema de condução com uma taquicardia de QRS largo e bizarro e regular, onda delta presente e despolarização atrial retrógrada. Em presença de FA, os complexos tornam-se irregulares, com sua morfologia comparável ao padrão típico da síndrome de WPW.

Outros ritmos supraventriculares

Batimentos de escape atrial, ritmo juncional, extrassístole juncional e taquicardia juncional.

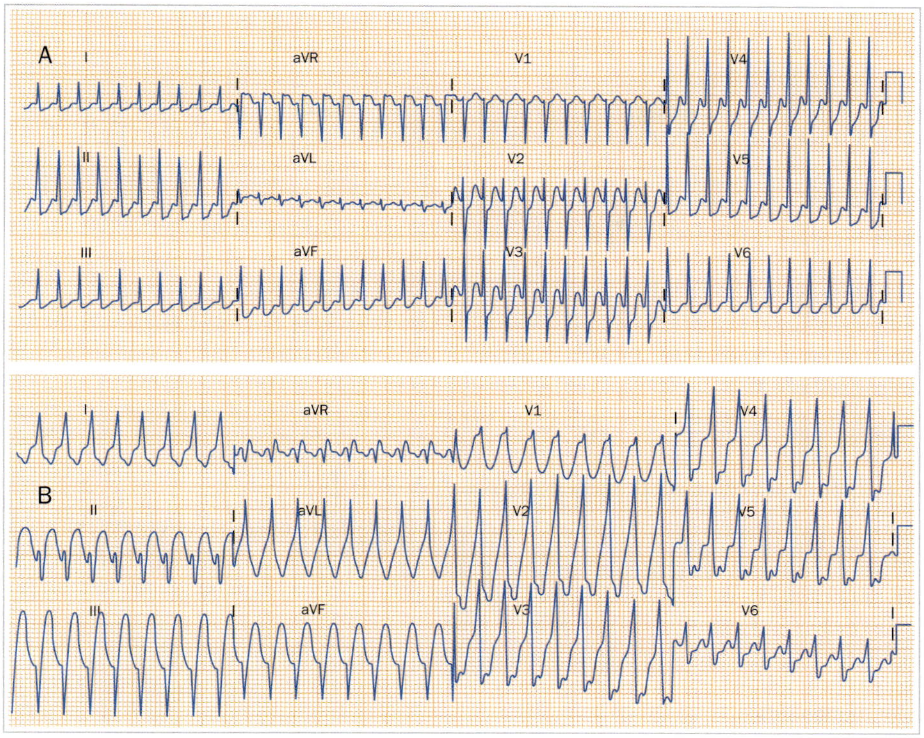

FIGURA 32

A: taquicardia atrioventricular ortodrômica caracterizada por complexos QRS estreitos, infradesnível do segmento ST, discreta alternância elétrica; B: nota-se taquicardia atrioventricular antidrômica, regular e com complexos QRS bizarros.

Ritmos, arritmias e taquicardias de origem ventricular

Ritmo idioventricular

Trata-se de ritmo com origem nos ventrículos, com FC inferior a 40 bpm, ocorrendo em substituição a ritmos anatomicamente mais altos que foram inibidos ou bloqueados.

Ritmo idioventricular acelerado (RIVA)

Ritmo originado no ventrículo, com FC entre 50 e 130 bpm, mais usualmente entre 70 e 85 bpm, em consequência de automatismo aumentado. Não é ritmo de suplência, competindo com o ritmo basal do coração. Costuma ser autolimitado e está relacionado à doença isquêmica miocárdica (ciclo de reperfusão/isquemia).

Extrassístole ventricular

Batimento ectópico, precoce, de origem ventricular, que se caracteriza por complexo QRS alargado, bizarro, acompanhado de alteração da repolarização ventricular, acompanhado ou não por pausa pós-extrassistólica. Pode ser classificado quanto a morfologia (mono ou polimórfica), local de origem, frequência, apresentação e periodicidade.

Taquicardia ventricular não sustentada (TVNS)

Ritmo ventricular com 3 ou mais batimentos consecutivos, com duração inferior a 30 segundos, FC > 100 bpm e ausência de instabilidade hemodinâmica (Figura 33).

Taquicardia ventricular sustentada (TVS)

Ritmos ventricular com duração maior de 30 s e FC > 100 bpm. Perfazem de 80 a 90% das taquicardias de QRS largo. Conforme a morfologia, classifica-se ainda em monomórfica (morfologia uniforme) ou polimórfica (morfologia variável), sendo esta última forma conhecida como *torsade de pointes* (TdP), pela variação dos complexos em relação a morfologia, que parecem estar girando sobre seu eixo, comumente encontrada nas síndromes do QT longo congênito e adquirido (Figura 34).

Taquicardia ventricular bidirecional

Trata-se de taquicardia de origem ventricular que, ao conduzir-se para o ventrículo, apresenta-se com o ramo direito bloqueado constantemente (raramente BRE) e as divisões anterossuperior e posteroinferior do ramo esquerdo bloqueadas alternadamente, batimento a batimento. No plano frontal do ECG alternam-se um batimento com QRS positivo,

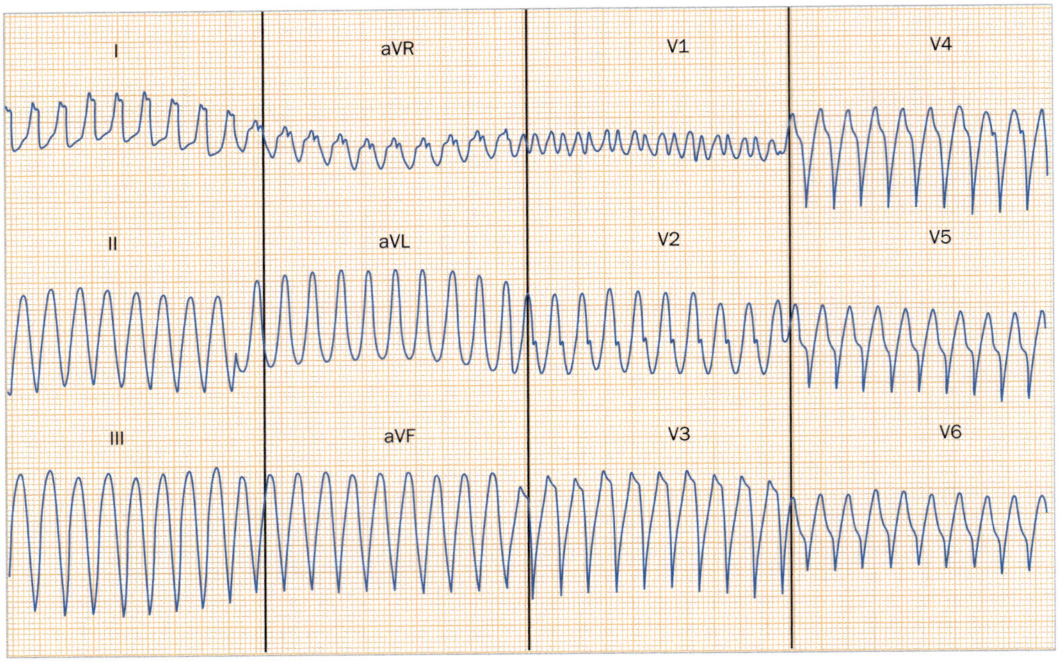

FIGURA 33

Taquicardia ventricular monomórfica.

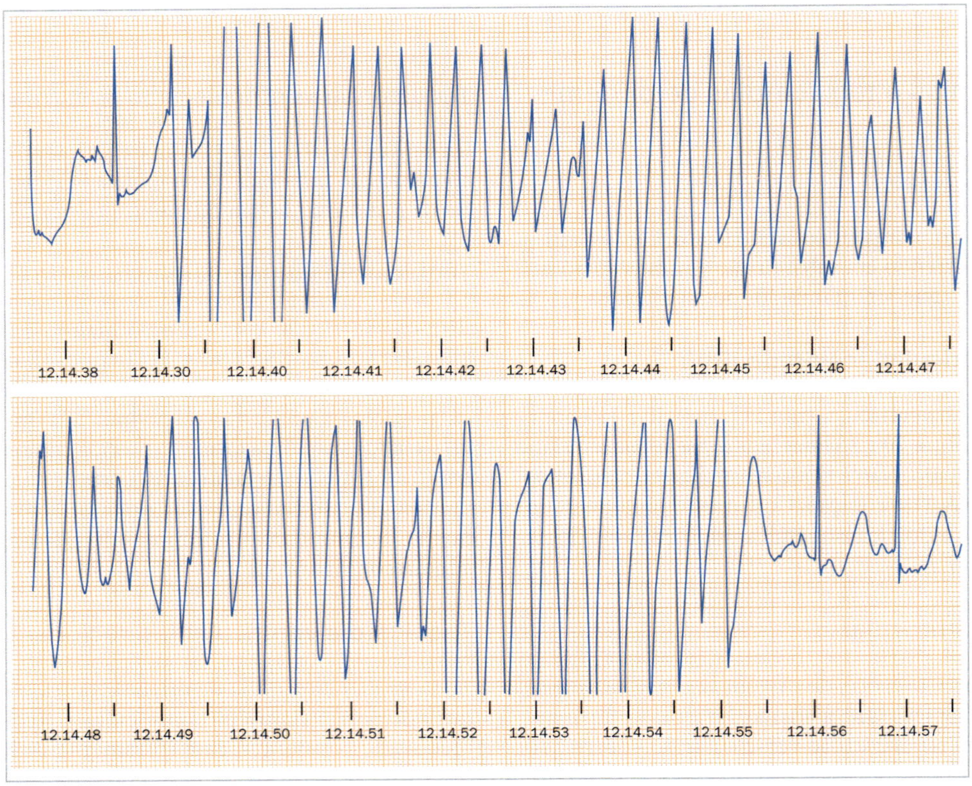

FIGURA 34

Taquicardia ventricular polimórfica (*torsade de pointes*).

seguido de outro com QRS negativo, sucessivamente (gerando o aspecto bidirecional). Esta arritmia está relacionada a quadros de intoxicação digitálica, doença miocárdica grave por cardiomiopatia avançada e casos sem cardiopatia estrutural, como a taquicardia catecolaminérgica familiar, sendo prenúncio de taquicardia ventricular polimórfica nestes indivíduos.

Flutter ventricular (FlV)

Arritmia ventricular com aspecto semelhante à taquicardia ventricular e FC de 220 a 300 bpm, pré-fibrilatório.

Fibrilação ventricular (FV)

Quadro gravíssimo, com presença de ondulações irregulares de várias morfologias e amplitudes, que correspondem à parada cardiorrespiratória.

Taquicardias ventriculares com aberrância de condução

Das taquicardias com QRS largos, destacam-se como etiologia: TV (80-90%), TSV com aberrância de condução, pré-excitação ventricular (TAV antidrômica e Mahaim) e taquicardia supraventricular com bloqueio de ramo prévio. São taquicardias supraventriculares com condução aberrante mais comuns as taquicardias atrioventriculares, TRN, *flutter* e fibrilação atrial. A diferenciação entre TV e TSV com condução aberrante tem implicação na conduta terapêutica e prognóstico. São amplamente conhecidos os critérios de Brugada[32] (Tabelas 3 e 4) e de Vereckei[33] (mais simples, utilizando-se a derivação aVR [Tabela 5]) para sua diferenciação e mais recentemente os critérios de Pava[34] e Santos-Neto (Tabela 6).[35].

TABELA 3 Critérios de Brugada

Critérios	Sim	Não
1. Ausência de complexos RS nas derivações precordiais	TV	Avalie critério n. 2
2. Intervalo RS > 100 ms em 1 ou mais precordiais	TV	Avalie critério n. 3
3. Dissociação AV	TV	Avalie critério n. 4
4. Critérios morfológicos	TV	TSV com aberrância

Bradicardias

A presença de bradicardia é definida quando encontramos FC < 50 bpm e entre as principais causas destacam-se: medicamentos, isquemia miocárdica (no escopo dos infartos de parede inferior), doença de Chagas, doenças que acometam o sistema de condução, alterações do sistema nervoso autônomo.[1,10,14,29,30] Nesse escopo, destacam-se:

TABELA 4 Critérios morfológicos de Brugada para TV na presença de padrões BRD e BRE

Morfologia de BRD		
V1	R monofásico	TV
	QR ou RS	TV
	R trifásico	TSV com aberrância
V6	R/S < 1	TV
	QS ou QR	TV
	R trifásico	TSV com aberrância
Morfologia de BRE		
V1/V2	R > 30 ms	TV
	Duração > 60 s até nadir S	TV
V6	QR ou QS	TV
	R monofásico	TV

TABELA 5 Critérios de Vereckei

Critérios	Sim	Não
1. Onda R inicial presente	TV	Avalie critério n. 2
2. Onda R ou Q inicial > 40 ms	TV	Avalie critério n. 3
3. Entalhe descendente de QRS negativo/predominantemente negativo	TV	Avalie critério n. 4
4. Relação voltagem inicial/voltagem final* ≤ 1	TV	TSV com aberrância

* Voltagem inicial dos 40 ms do complexo QRS em qualquer derivação e os 40 ms finais, na mesma derivação.

TABELA 6 Critérios de Pava e Santos-Neto

Autor	Critério	Sim	Não
Pava	1.Duração ≥ 50ms do início QRS até pico R em DII	TV	TSV com aberrância
Santos--Neto	1.Polaridade predominantemente negativa nas 4 derivações: DI, DII, V1, V6	TV	Avalie critério n.2
	2.Polaridade predominantemente negativa em 3 das 4 derivações	TV	Avalie critério n.3
	3.Polaridade predominantemente negativa em 2 das 4 derivações (DI ou V6 incluídas)	TV	TSV com aberrância

1. Bradicardia sinusal: presença de ritmo sinusal com frequência abaixo de 50 bpm.
2. Bloqueio sinoatrial: condição na qual o estímulo formado nas células do nó sinusal é bloqueado em sua condução para os átrios não havendo despolarização atrial e registro de onda P. São classificados em:
   - Bloqueio sinoatrial de primeiro grau: não diagnosticado ao ECG.
   - Bloqueio sinoatrial de segundo grau Mobitz I: ocorre diminuição progressiva do intervalo PP, porém com intervalo PR constante até ocorrer o bloqueio. Na vigência dessa pausa, o intervalo PP gerado é inferior ao dobro do intervalo PP básico.
   - Bloqueio sinoatrial de segundo grau Mobitz II: presença de intervalos PP constante e quando não ocorre a inscrição da onda P, a pausa resultante tem duração equivalente a um múltiplo do intervalo PP básico.
   - Bloqueio sinoatrial de terceiro grau: expressam-se na forma de escapes atriais ou juncionais.
3. Bloqueio atrioventricular (BAV): caracterizado pelo atraso ou mesmo impossibilidade de transmissão do estímulo atrial para os ventrículos (Figura 35). São classificados em:
   - BAV 1º grau: relação AV 1:1, com intervalo PR maior que 200 ms e fixo, sem ocorrência de ondas P bloqueadas.
   - BAV 2º grau tipo I (Mobitz I): também chamado de bloqueio tipo Wenckebach, caracterizam-se por aumento progressivo do intervalo PR; porém com incrementos cada vez menores até que uma onda P não é seguida de complexo QRS (onda P bloqueada), repetindo-se o ciclo novamente. Comum no período de sono e indivíduos condicionados.
   - BAV 2º grau tipo II (Mobitz II): condução AV com relação 1:1, intervalos PR fixos, até que em dado momento ocorre uma onda P bloqueada, não seguida de QRS. Relaciona-se comumente ao achado de bloqueios de ramo no ECG e presença de doença cardíaca.
   - BAV 2º grau 2:1: tipo particular de bloqueio no qual ocorre uma onda P conduzida aos ventrículos e uma onda P bloqueadas, sucessivamente.
   - BAV de alto grau ou avançado: ocorrência de mais uma onda P bloqueada no registro.
   - BAV 3º grau ou total (BAVT): nenhum estímulo atrial consegue despolarizar os ventrículos, caracterizando ao ECG a ausência total de relação entre as ondas P e os complexos QRS, com frequência atrial superior a frequência. Escapes ventriculares com QRS estreito são de origem alta (juncional) e com QRS alargado, de origem baixa (ventricular).

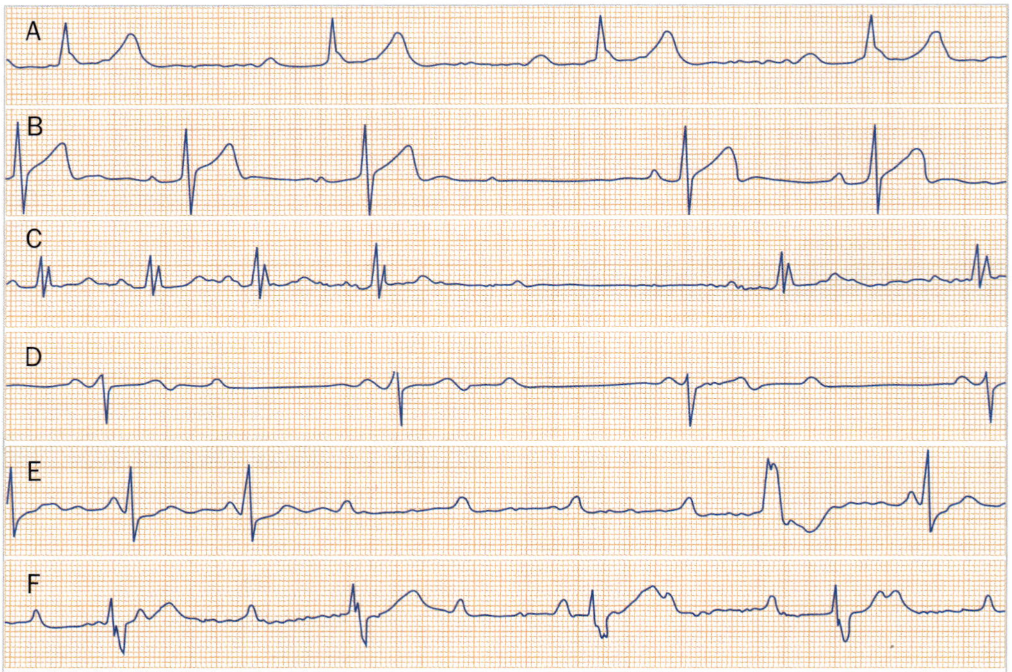

FIGURA 35

Sequência de traçados exemplares dos bloqueios atrioventriculares. A) Notam-se intervalos PR de 260 ms, fixos, característicos de BAV de primeiro grau; B) aumento progressivo do intervalo PR com surgimento de onda P bloqueada característica do BAV de segundo grau Mobitz I ou Wenckebach; C) intervalos PR fixos com súbito bloqueio de onda P, marcador dos BAV de segundo grau Mobitz II; D) 50% de bloqueio das ondas P, o que caracteriza o bloqueio 2:1; E) mais de uma onda P bloqueada, representando o bloqueio atrioventricular avançado; F) exemplo de bloqueio atrioventricular total.

Eletrocardiograma na estimulação cardíaca artificial

Este tema será abordado com maior propriedade em capítulo próprio desta obra, contudo deve-se destacar aspectos importantes reconhecidos pelo ECG de dispositivos cardíacos eletrônicos implantáveis:[1,2] captura e sensibilidades normais, modos de estimulação, perdas de capturas, sensibilidade excessiva (*over-sensing*), sensibilidade diminuída (*under-sensing*), batimentos de fusão e pseudofusão, taquicardias mediadas, conduzidas e induzidas pelo dispositivo etc.

Eletrocardiograma nas alterações da repolarização ventricular

A repolarização ventricular é avaliada ao ECG pelo segmento ST e onda T.[11,4,9,11,15,36] Pode haver pequena depressão ou elevação do segmento ST de até 1 mm e a onda T se caracteriza por morfologia assimétrica, com amplitude de até 30% do respectivo complexo QRS, positiva na maioria das derivações, com exceção de aVR e frequentemente V1. As alterações de repolarização são achado muito comum e por vezes inespecífico, devendo ser correlacionado ao quadro clínico e/ou etiologia. Podem ser classificadas com inespecíficas, discretas ou difusas, relacionadas às síndromes coronarianas agudas, pericardite, secundárias a sobrecargas, bloqueios de ramo, medicamentos, alterações de eletrólitos ou associadas a padrões específicos, como a síndrome do QT longo (congênito e adquirido), QT curto, displasia arritmogênica, síndrome de Brugada etc. A medida do intervalo QT é utilizada como uma das ferramentas para a análise da repolarização ventricular.[36-39] O intervalo QT apresenta relação inversamente proporcional com a frequência cardíaca, como se observa nas diferentes fórmulas utilizadas para o cálculo do chamado QT corrigido (QTc), como a tradicional de Bazett QTc = $QTmedido/RR^{½}$, (melhor performance entre 60 a 90 bpm), com as medidas em segundos (Tabela 7).

Considera-se em contrapartida como referência para o QTcurto valores menores de 340 ms. A medida do intervalo QT nos bloqueios de ramo é controversa, destacando-se recentemente a correção simplificada proposta por Bogossian[40] QTmBR = QTm – 0,5QRS.

TABELA 7 Duração do intervalo QTc em relação a idade e sexo

QTc (ms)	Crianças (1-15 anos)	Homens	Mulheres
Normal	< 0,44	< 0,43	< 0,45
Intermediário	0,44-0,46	0,43-0,45	0,45-0,46
Aumentado	> 0,46	> 0,45	> 0,46

Eletrocardiograma na infância

As alterações eletrocardiográficas que ocorrem no recém-nascido e na criança são consequências de grandes alterações hemodinâmicas e respiratórias pela mudança do padrão da circulação fetal para a neonatal nas primeiras semanas de vida e pelo desenvolvimento do domínio fisiológico do ventrículo esquerdo.[1,9,41] São características do ECG nas diferentes faixas da infância:

- Período neonatal (predomínio da expressão do VD) até 6 meses: FC média de 130 bpm ao nascimento, duração de QRS de 70 ms, desvio do eixo para a direita (+120°) e frente, R dominante em precordiais direitas, onda T positiva em V1 e V2 nas primeiras 48 horas e após, negativa nas precordiais direitas.
- De 6 meses a 3 anos: eixo voltado para a esquerda (< +90°), voltado para a frente, onda R dominante em V6, relação R/S em V1 < 1.
- De 3 a 8 anos: presença de arritmia sinusal, amplitude de P não superior a 2,5 mm, duração do complexo QRS até 90 ms, SÂQRS aproximadamente a + 60°, ondas T negativas em precordiais direitas (Figura 36).
- De 8 a 12 anos: padrão morfológico do adulto, ondas T negativas em precordiais direitas (que se positivam na pré-adolescência).

O eletrocardiograma em atletas

Grande parte das alterações eletrocardiográficas em atletas decorrem de adaptações do organismo ao treinamento físico. Conforme a natureza desses achados, podemos categorizar essa população em três grupos[42]:

- Achados eletrocardiográficos normais: aumentos de voltagem do QRS que sugerem SVE ou SVD, atrasos pelo ramo direito, padrão de repolarização precoce ou elevação do segmento ST, inversão de onda T de V1 a V4 sobretudo em atletas negros ou de V1 a V3 em menores de 16 anos, arritmia sinusal, bradicardia sinusal, ritmos atriais ou juncionais, bloqueio AV de primeiro grau ou Mobitz I.
- Achados eletrocardiográficos limítrofes: desvio do eixo elétrico para cima e esquerda e aumento atrial esquerdo.
- Achados eletrocardiográficos patológicos: encontro de inversão de onda T em outras situações, depressão segmento ST, ondas Q patológicas, bloqueio de ramo esquerdo, complexos QRS com duração maior ou igual a 160 ms, presença de ondas épsilon, pré-excitação ventricular, QT longo, padrão Brugada tipo I, bradicardia sinusal acentuada (< 30 bpm), PR > 400 ms, bloqueios átrio ventriculares tipo Mobitz II ou BAVT, extrassístoles ventriculares pareadas ou salvas, arritmias ventriculares complexas e taquiarritmias atriais.

Eletrocardiograma em outras entidades cardiológicas, clínicas e fenômenos associados

O ECG pode apresentar-se ainda com padrões característicos cujo reconhecimento tem aplicabilidade no diagnóstico de diversas condições,[1,41,42] como relacionados a seguir:

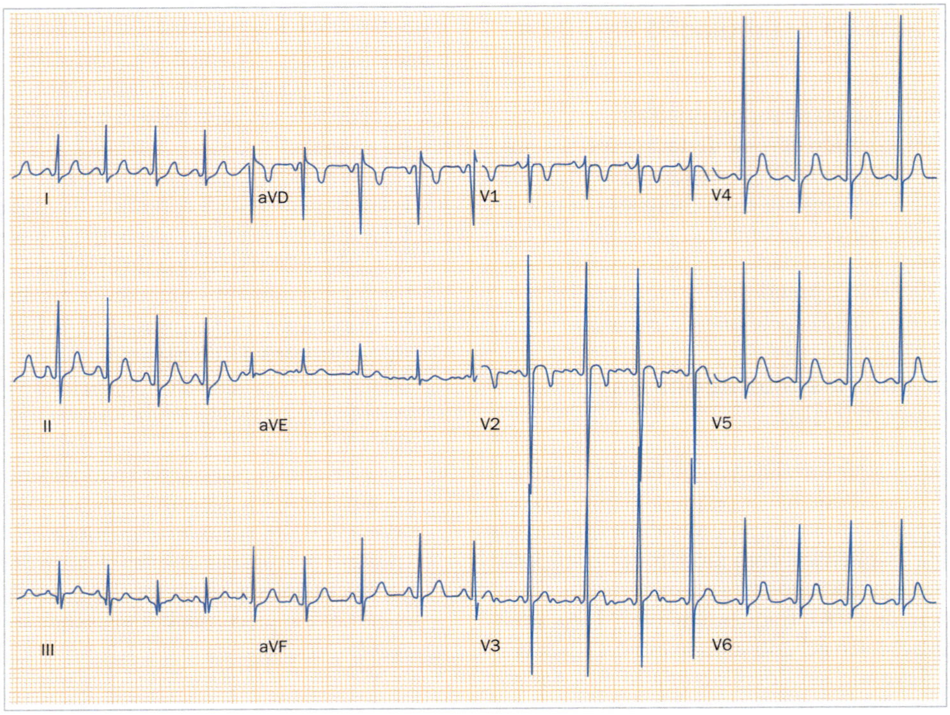

FIGURA 36

Eletrocardiograma de menina de 5 anos, sendo observado ritmo sinusal, padrão de predomínio do VE, ondas R proeminentes em V1 e V2 com inversão de onda T nessas derivações, dentro da normalidade para a idade.

Aberrância de condução

Bloqueio de ramo transitório relacionado a mudanças da FC, alterações da condução AV, anormalidades metabólicas, eletrolíticas ou efeitos de drogas, geralmente pelo ramo direito.

Ação (impregnação) digitálica

Infradesnível do segmento ST, inversão de onda T (onda T em "colher de pedreiro"), diminuição do QTc.

Cardiomiopatia hipertrófica

Presença de ondas Q rápidas e profundas nas derivações inferiores e/ou precordiais, SVE, alterações difusas da repolarização ventricular.

Alternância elétrica

Presença de QRS com amplitudes alternadamente maiores e menores, de aspecto cíclico.

Comunicação interatrial (CIA)

Atraso final de condução pelo ramo direito (rsR'), possível associação com SVD. Na CIA *ostium primum*, presença de BDAS associado.

Covid-19

Comumente descreve-se em pacientes graves o aparecimento de taquicardias supraventriculares, bradicardia, bloqueio de ramo e bloqueios atrioventriculares, bloqueios de ramo e sinais de tromboembolismo pulmonar.

Dextrocardia (*situs inversus*)

Presença de onda P negativa em DI e V6, positiva em aVR, diminuição de amplitude do QRS progressivamente de V1 a V6, padrão QRS com onda T positiva em V1 e rS e T negativo em V6.

Displasia arritmogênica do ventrículo direito (DAVD)

Atraso final de condução, presença de potenciais de baixa amplitude após o QRS (onda épsilon), inversão de onda T em V1-V3 e extrassístoles de via de saída de VD.

Distúrbios hidroeletrolíticos

- Hipercalemia: onda T apiculada e de base estreita, QTC diminuído, distúrbio da condução intraventricular (alargamento QRS), condução sinoventricular em quadros graves.

- Hipocalemia: diminuição de amplitude da onda T e aumento da dona U, depressão do segmento ST e onda T, aumento do intervalo QTU.
- Hipercalcemia: intervalo QT encurtado.
- Hipocalcemia: aumento do QT corrigido às custas da duração do segmento ST.

Distrofias musculares

R amplo V1 e V2, Q em DI e aVL.

DPOC

Desvios dos eixos de P e QRS para a direita, SAD, diminuição da amplitude do QRS, padrão rS V1 a V6, complexos QS V1 e V2, taquiarritmias.

Efeito dielétrico

Baixa voltagem dos complexos QRS em todo o traçado (< 0,5 mV no PF e < 1,0 mV no PH).

Hipotermia

QRS alargado com entalhe final (ondas J ou O de Osborn), ondas T de baixa voltagem, QT elevado, bradicardia e BAV.

Hipotireoidismo

Bradicardia, baixa voltagem de P, QRS, T, distúrbio da condução intraventricular.

Lesão aguda do SNC

Alterações da repolarização (ondas T cerebrais – negativas, simétricas, > 1 mV de amplitude).

Insuficiência renal crônica (IRC)

Achados de hipercalemia e hipocalcemia associados.

Pericardite aguda

Supradesnível difuso do segmento ST, infradesnível do segmento PR.

Síndrome de Brugada[44]

Padrão de bloqueio incompleto de ramo direito, associado com supradesnível do segmento ST de V1 a V3 (tipo 1) ou em sela (tipo 2).

Tromboembolismo pulmonar

Taquicardia sinusal, alterações inespecíficas de ST-T, desvio do QRS para direita (padrão S1Q3T3), distúrbio de condução do ramo direito.

DESTAQUES DE INOVAÇÃO

- O desenvolvimento tecnológico dos últimos anos tem agregado ao eletrocardiograma e a tomada de decisões pelo médico novas possibilidades. A tele-eletrocardiologia já se encontra fortemente sedimentada no mundo e no país, contribuindo de maneira decisiva para a melhoria do atendimento da população no sentido do diagnóstico de emergências cardiovasculares ou rotina ambulatorial. Após a pandemia de Covid-19 houve expansão de suas possibilidades, como teleconsulta em Cardiologia, teleassistência e serviços digitais de segunda opinião entre outros. Estudo realizado no nosso meio[45] (CODE Study) mostrou a capacidade de interação entre tele-eletrocardiologia e ferramentas de inteligência artificial, com alta acurácia no diagnóstico de bloqueio atrioventricular de primeiro grau, bloqueios de ramo esquerdo e direito, bradicardia e taquicardia sinusais e com maior score F1 para o reconhecimento de fibrilação atrial.
- Assim sendo, ferramentas como redes neurais e inteligência artificial (IA) para sinalização, detecção e diagnóstico têm sido incorporadas[46] à rotina de plataformas digitais de aquisição de sinais eletrocardiográficos, grandes hospitais e serviços laboratoriais, tendo sido validada de maneira primordial para o reconhecimento de distúrbios do ritmo (fibrilação atrial, taquicardias supraventriculares, taquicardias ventriculares, bradicardias, extrassístoles etc.). Esta aplicação é a que apresenta maior número de publicações e validações científicas.[47]
- Outras possibilidades de aplicação da IA em eletrocardiografia atualmente são seu uso na identificação dos distúrbios da perfusão coronariana na emergência – para os diagnósticos de isquemia e lesão miocárdicas, predição de disfunção ventricular, insuficiência mitral, cardiomiopatia hipertrófica, hipertensão pulmonar, morte súbita cardíaca e outros.[48]
- Em paralelo, um interessante recurso capaz de acessar sinais biológicos e com grande potencial para a monitorização de controle e/ou detecção diagnóstico vem se tornando cada vez mais popular e acessível a população em geral: os wearables, sobretudo os smartwatches. Estimando-se que em 2022 serão mais de 65 milhões de americanos49 usando algum tipo deste dispositivo, eles terão lugar no manejo e seguimento clínico de pacientes em aspectos do bem-estar físico e mental. Inicialmente, sinais vitais como a frequência cardíaca eram aferidos, registrados e analisados, passando-se para variáveis hemodinâmicas outras como pressão arterial sistêmica, débito cardíaco ou outras parametrizações, como a oximetria, até o processamento do registro eletrocardiográfico, inicialmente em um canal e atualmente, de maneira rápida e com simples toque ou apoio do dispositivo sobre o tórax do paciente, obtém-se 6 ou 12 derivações, como nos aparelhos comerciados pela KardiaMobile, AliveCor e outros. As primeiras validações destes dispositivos foram para alterações do ritmo (ex., fibrilação atrial), com mais de 1.000 *trials* concluídos e em execução contudo, a incorporação de ferramentas de IA poderá ampliar ainda mais as possibilidades destes aparelhos na prática médica diária.

RESUMO

- A partir do vetorcardiograma, que estuda a ativação elétrica do coração sob um aspecto tridimensional, a qual, projetada em planos, faz surgir o eletrocardiograma de 12 derivações que, por sua vez, de uma maneira rápida, fornece importantes informações diagnósticas e prognósticas sobre alterações cardíacas estruturais como sobrecargas, alterações da condução do estímulo elétrico, alterações da perfusão coronarianas, arritmias, alterações da repolarização ventricular, influência de alterações eletrolíticas, medicamentosas, além do reconhecimento de padrões normais, fisiológicos e suas variantes e padrões característicos e únicos de determinadas condições.

Referências bibliográficas

1. Pastore CA, Pinho JA, Pinho C, Samesima N, Pereira-Filho HG, Kruse JCL, et al. III Diretrizes da Sociedade Brasileira de Cardiologia sobre Análise e Emissão de Laudos Eletrocardiográficos. Arq Bras Cardiol. 2022 (no prelo).
2. Rautaharju PM. A hundred years of progress in electrocardiography. 2: The rise and decline of vectorcardiography. Can J Cardiol. 1998;4:60-71.
3. Pastore CA, Moffa PJ. Aspectos técnicos e aplicações clínicas do mapeamento eletrocardiográfico de superfície (body surface mapping). Arq Bras Cardiol. 1992;58(5):391-7.
4. Mirvis DM. Electrocardiography: a physiologic approach. St. Louis: Mosby; 1993.
5. Helm RA. Theory of vectorcardiography: a review of fundamental concepts. Am Heart J. 1955;49(1):135-59.
6. Chou TC. Value and limitations of vectorcardiography in cardiac diagnosis. Cardiovasc Clin. 1975;6:163-78.
7. Man S, Maan AC, Schalij MJ, Swenne CA. Vectorcardiographic diagnostic & prognostic information derived from the 12-lead electrocardiogram: historical review and clinical perspective. J Electrocardiol. 2015;48:463-75.
8. Waks JW, Tereshchenko LG Global electrical heterogeneity: a review of the spatial ventricular gradient Journal of Electrocardiology. 2016;49(6):824-30.
9. Moffa PJ, Sanches PCR. Eletrocardiograma normal e patológico, 7ª ed. São Paulo: Rocca; 2001.
10. Bayes de Luna A. Clinical electrocardiography, 4.ed. Wiley-Blackwell; 2012.
11. Samesima N, Pastore CA, Munerato R. ABC do ECG. CBBE; 2013.
12. Bayes de Luna A. ECGS for beginners. New York: Wiley Blackwell; 2014.
13. Pastore CA, Samesima N, Pereira Filho HG, Tobias NMMO, et al. Aplicabilidade do eletrovetorcardiograma na atual prática clínica: um retrato preciso da ativação elétrica cardíaca Arq Bras Cardiol. 2019;113 (1):87-99.
14. Uptodate to practice standards for electrocardiographic monitoring in hospital settings: a scientific statement from American Heart Association. Circulation. 2017;136(19):e273-e344.
15. Smulyan H, QT interval: Bazett's correction corrected. J Electrocardiology. 2018,51(60):1009-10
16. AHA/ACCF/HRS Recommendations for the Standardization and Interpretation of the Electrocardiogram: Part V: Electrocardiogram changes associated with cardiac chamber hypertrophy. 2009. http://circ.ahajournals.org/content/119/10/e251.full.pdf
17. Peguero JG, Lo Presti S, Perez J, Issa O, Brenes JC, Tolentino A. Electrocardiographic criteria for the diagnosis of left ventricular hypertrophy. J Am Coll Cardiol. 2017;69(13):1694-703.
18. Bacharova L, Schocken D, Estes EH. The role of ECG in the diagnosis of left ventricular hypertrophy. Curr Cardiol Rev. 2014;10:257-61.
19. Kusumoto FM, Schoenfeld MH, Barrett CN, Edgerton JR, Ellenbogen KA, Gold MR, et al. 2018 ACC/AHA/HRS guideline on the evaluation and management of patients with bradycardia and cardiac conduction delay: a report of the American College of Cardiology/American Heart Association Task Force on Clinical Practice Guidelines and the Heart Rhythm Society. J Am Coll Cardiol. 2019;74:e51-156.
20. Ikeda T. Right bundle branch block: current considerations. Curr Cardiol Rev. 2021;17(1):24-30.
21. Tan N Y, Chance M W, Oh JK, et al. Left bundle branch block. left bundle branch block current and future perspectives. Circ Arrhymth Electophysiology. 2020;13(4):e008239.
22. Pastore CA, Moffa PJ, Tobias NM, de Moraes AP, Nishioka SA, Chierighini JE, et al. Segmental blocks of the right bundle-branch and electrically inactive areas. Differential electro-vectorcardiographic diagnosis. Arq Bras Cardiol. 1985;45(5):309-75.
23. Tranchesi J, Moffa PJ, Pastore CA, de Carvalho Filho ET, Tobias NM, Scalabrini Neto A, et al. Block of the antero-medial division of the left bundle branch of His in coronary diseases. Vectorcardiographic characterization. Arq Bras Cardiol. 1979;32(6):355-60.
24. AHA/ACCF/HRS Recommendations for the Standardization and Interpretation of the Electrocardiogram: Part VI: Acute ischemia/infarction. J Am Coll Cardiol. 2009;53:1003.
25. Nicolau JC, Feitosa-Filho G, Petriz JL, Furtado RHM, Précoma DB, Lemke W, et al. Diretrizes da Sociedade Brasileira de Cardiologia sobre Angina Instável e Infarto Agudo do Miocárdio sem Supradesnível do Segmento ST – 2021. Arq Bras Cardiol. 2021;117(1):181-264.
26. Piegas LS, Timerman A, Feitosa GS, Nicolau JC, Mattos LAP, Andrade MD, et al. V Diretriz da Sociedade Brasileira de Cardiologia sobre Tratamento do Infarto Agudo do Miocárdio com Supradesnível do Segmento ST. Arq Bras Cardiol. 2015;105(2):1-105.
27. Bayés de Luna A, Wagner G, Birnbaum Y, et al. A new terminology for left ventricular walls and location of myocardial infarcts that present Q wave based on the standard of cardiac magnetic resonance imaging. Circulation. 2006;114:75.
28. Sgarbossa EB, Pinski SL, Barbagelata A, et al. Electrocardiographic diagnosis of envolving acute myocardical infarction in the presence of left bundle branch block. GUSTO 1 Investigators. NEJM. 1996;334:481.
29. Issa Z, Miller JM, Zipes DP. Clinical arrhythmology and electrophysiology: a companion to Braunwald's heart disease. Philadelphia: Elsevier; 2010.
30. Mirvis DM, Goldberger AL. Chapter 13 Electrocardiography. In: Braunwald's heart disease: a textbook of cardiovascular medicine, 11. ed. Philadelphia: Elsevier; 2018.
31. Toscani B, Cancellier RH, Macêdo Neto NC, da Silva RAB, da Silva MSD, Andalaft RB, et al. Via acessória médio-septal: papel do eletrocardiograma como preditor da localização no estudo eletrofisiológico relampa. 2014;27(2):77-84
32. Brugada P, Brugada J, Mont L, et al. A new approach to the differential diagnosis of a regular tachycardia with a wide QRS complex. Circulation. 1991;83:1649.
33. Vereckei A, Duray G Szénasi G, et al. New algorithm using only lead aVR for diffential diagnosis of wide QRS complex tachycardia. Heart Rhythm. 2008:5:89.
34. Pava LF et al. R-wave peak time at DII: a new criterion for differentiating between wide complex QRS tachycardias. Heart Rhythm. 2010.
35. Santos Neto F, Pisani CF, Darrieux FCDC, et al. Validação de um algoritmo simples para detecção de taquicardia ventricular no eletrocardiograma. Arq Bras Cardiol. 2021;116(3):454-63.
36. Rautaharju P, Surawicz B, Gettes L. AHA/ACC/HRS Recommendations for the Standardization and Interpretation of the Electrocardiogram: Part IV: The ST segment, T and U Waves, and the QT interval: A Scientific Statement form the American Heart Association Electrocardiography anda Arrhytmias Committee, Council on Clinical Cardiology; the

American College of Cardiology Foundation; and the Heart Rhytm Society. Circulation. 2009;119:e241-e250.
37. Surawicz B, Parikh SR: Prevalence of male and female patterns of early ventricular repolarization in the normal ECG of males and females from childhood to old age. J Am Coll Cardiol. 2002;40:1870.
38. Galinier M, Vialette J-C, Fourcade J, et al. QT interval dispersion as a predictor of arrhythmic events in congestive heart failure. Importance of aetiology. Eur Heart J. 1998;19:1054-62.
39. Malik M(1), Acar B, Gang Y, Yap YG, Hnatkova K, Camm AJ. QT dispersion does not represent electrocardiographic interlead heterogeneity of ventricular repolarization. J Cardiovasc Electrophysiol. 2000;11(8):835-43.
40. Bogossian H, Linz D, Heijman J, et al. QTc evaluation in patients with bundle branch block. Int J Cardiol Heart Vasc. 2020;30:100636.
41. Pastore CA, Samesima N, Tobias NMMO, Pereira Filho HG. Eletrocardiografia atual – Curso do Serviço de Eletrocardiografia do InCor, 3.ed. São Paulo: Atheneu; 2016.
42. Drezner JA, Sharma S, Baggish A, et al. international criteria for electrocardiographic interpretation in athletes: Consensus statement. Br J Sports Med. 2017;51:704-31.
43. Grindler J, Silveira MAP, Oliveira CAR. Diagnóstico diferencial no eletrocardiograma. Barueri: Manole; 2007.
44. Bayes de Luna A, Brugada J, Baranchunk A, Borgreffe M, et al. Current electrocardiografica criteria for diagnosis of Brugada pattern: a consensus report. J Electrocardiology. 2012;45:433-42.
45. Ribeiro ALP, Paixão GMM, Gomes PR, Ribeiro MH, Ribeiro AH, Canazart JA, et al. Tele-electrocardiography and bigdata: The CODE (Clinical Outcomes in Digital Electrocardiography) study. J Electrocardiol. 2019;S0022073619304984.
46. Attia ZI, Noseworthy PA, Lopez-Jimenez F, Asirvatham SJ, Deshmukh AJ, Gersh, et al. An artificial intelligence-enabled ECG algorithm for the identification of patients with atrial fibrillation during sinus rhythm: a retrospective analysis of outcome prediction. The Lancet. 2019;S0140673619317210.
47. Mincholé, A., Rodriguez, B. Artificial intelligence for the electrocardiogram Nat Med. 2019;222-23.
48. Fernández-Ruiz, I. Artificial intelligence to improve the diagnosis of cardiovascular diseases. Nat Rev Cardiol. 2019;16,133.
49. Dagher L, Shi H, Zhao Y, Marrouche NF. Wearables in cardiology: Here to stay. Heart Rhythm. 2020;17(5):889-95.

Capítulo 4

Radiografia de tórax

José de Arimateia Batista Araujo-Filho
Lucas de Pádua Gomes de Farias
Cesar Higar Nomura

PONTOS-CHAVE

- A adequada avaliação de uma radiografia de tórax exige a identificação de alguns referenciais anatômicos e sua correlação com as estruturas cardiovasculares do mediastino.
- A incidência frontal posteroanterior (PA) em apneia inspiratória é considerada a aquisição padrão e deve ser idealmente solicitada junto com a incidência em perfil, sobretudo na primeira avaliação radiológica do paciente.
- A aquisição anteroposterior (AP) é geralmente indicada quando não é possível realizar a radiografia PA padrão, estando classicamente associada a magnificação da silhueta cardíaca e graus insuficientes de inspiração.
- Na radiografia simples de tórax é possível avaliar-se o aumento volumétrico de uma ou várias câmaras cardíacas.
- Muitos diagnósticos de significativa importância na prática cardiológica podem ser aventados ou confirmados pela radiografia simples de tórax, com destaque para o edema cardiogênico, o derrame pericárdico, o pneumomediastino, os aneurismas aórticos e as principais patologias pulmonares eventualmente associadas.

Introdução

A radiografia de tórax é um exame de imagem amplamente utilizado na prática clínica, sobretudo devido à sua ampla disponibilidade e baixo custo. No contexto da propedêutica cardiopulmonar, são inúmeras as aplicações desse método de rápida e fácil execução, desde o consultório e a sala de emergência até as unidades de terapia intensiva, quer seja na avaliação inicial ou acompanhamento de inúmeras patologias e condições clínicas.

Sabemos que a avaliação de uma radiografia de tórax requer uma análise cuidadosa e sistematizada, uma vez que múltiplos fatores devem ser considerados durante a interpretação de seus achados. Neste capítulo, iremos revisar alguns conceitos fundamentais para a interpretação desse exame em variados cenários clínicos.

Anatomia radiográfica do tórax

A caixa torácica é delimitada por planos musculares, partes moles e por um arcabouço ósseo constituído por 12 paredes de arcos costais, esterno, clavículas e pelo segmento torácico da coluna vertebral.[1,2] Normalmente, os 11º e 12º arcos costais não são visíveis por estarem obscurecidos por partes moles abdominais.[2] Superiormente, a cavidade torácica é limitada pelos primeiros arcos costais e o corpo da 1ª vértebra torácica; inferiormente pelo diafragma, estruturas osteocartilaginosas dos arcos costais inferiores e pelo corpo da 12ª vértebra torácica; anteriormente pelo esterno; posteriormente pela coluna torácica; e lateralmente pelos arcos costais (Figura 1). O espaço compreendido entre estes limites pode ser dividido em um compartimento mediano (mediastino) e dois compartimentos laterais (pulmões e pleuras). O espaço pleural é considerado virtual, sendo que enquanto o folheto visceral reveste a superfície pulmonar, o folheto parietal reveste internamente a cavidade de ambos os hemitórax, não sendo visível à radiografia na maioria dos casos, dando a impressão de que o pulmão toca a margem interna das costelas lateralmente[1] (Figura 2).

O parênquima pulmonar normal apresenta-se radiotransparente (preto), homogêneo e relativamente simétrico, com exceção para as diferenças provenientes dos contornos do mediastino, estruturas vasculares intrapulmonares (mais evidentes nas bases) e subreposição de partes moles. O pulmão direito possui duas cissuras (oblíqua e horizontal) que o dividem em lobos superior, médio e inferior; enquanto o pulmão esquerdo possui somente uma (oblíqua) que o divide em lobos superior (incluindo a língula) e inferior (Figura 3).

Os hilos pulmonares contêm as estruturas condutoras de ar para os pulmões (brônquios principais) e os ramos vasculares arteriais e venosos pulmonares. A ramificação dos hilos é composta principalmente por estes ramos vasculares arteriais, pois os brônquios intrapulmonares normais que as acom-

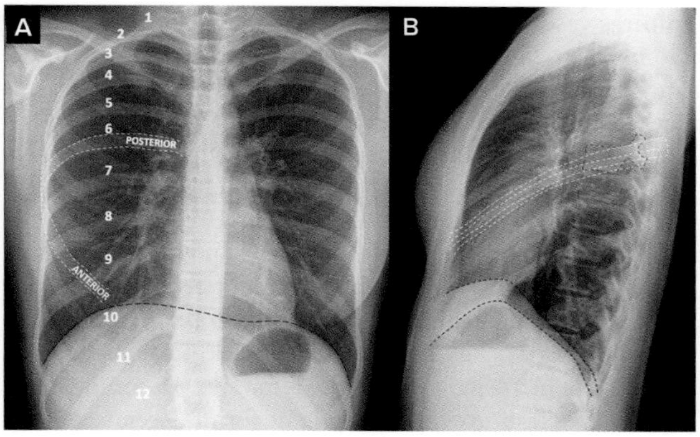

FIGURA 1

Caixa torácica. Radiografia de tórax nas incidências posteroanterior (A) e perfil (B) evidenciam os limites da caixa torácica caracterizados pelos doze arcos costais (linha pontilhada branca) articulados ao esterno (linha pontilhada amarela) e às respectivas vértebras (linha pontilhada vermelha), e pelo diafragma (linha pontilhada preta). A porção posterior do arco costal apresenta trajeto horizontal em relação ao trajeto oblíquio da sua porção anterior. Note que as projeções dos arcos costais apresentam espessuras diferentes devido ao efeito de magnificação do arco costal que está mais distante do filme-ecrán.

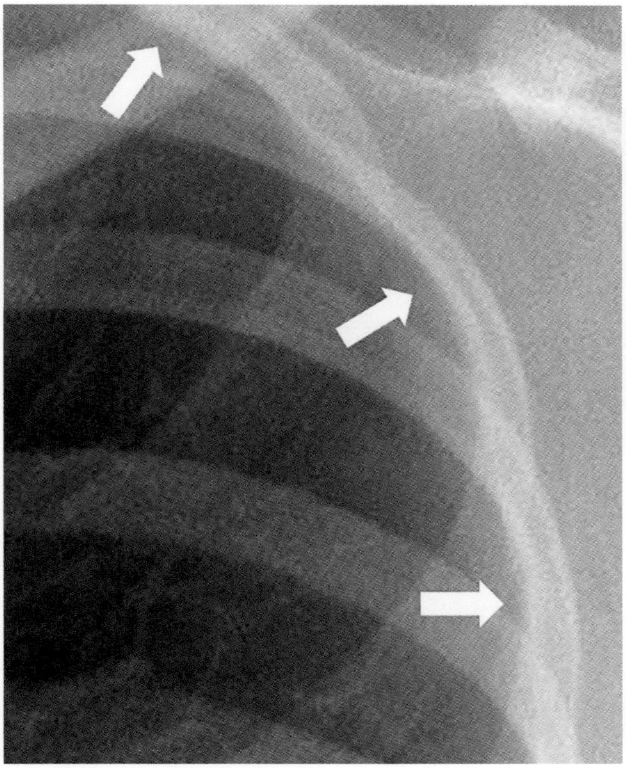

FIGURA 2

O folheto pleural parietal reveste internamente a cavidade de ambos os hemitórax e não é visível à radiografia na maioria dos casos, dando a impressão de que o pulmão toca a margem interna das costelas lateralmente (setas).

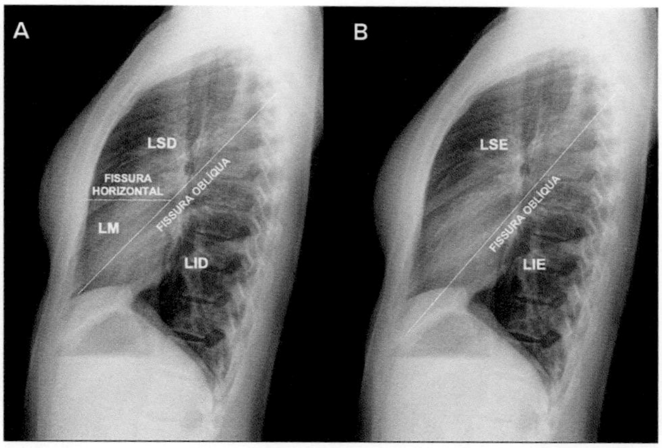

FIGURA 3

Fissuras e lobos pulmonares. Radiografias de tórax em perfil (B) evidenciam as fissuras horizontal e oblíqua no pulmão direito (A), que individualizam os lobos superior direito (LSD), médio (LM) e inferior direito (LID), e a fissura oblíqua no pulmão esquerdo (B), que individualiza os lobos superior esquerdo (LSE) e inferior esquerdo (LIE). Em alguns radiografias, fissuras normais podem ser visualizadas como estruturas lineares de fina espessura.

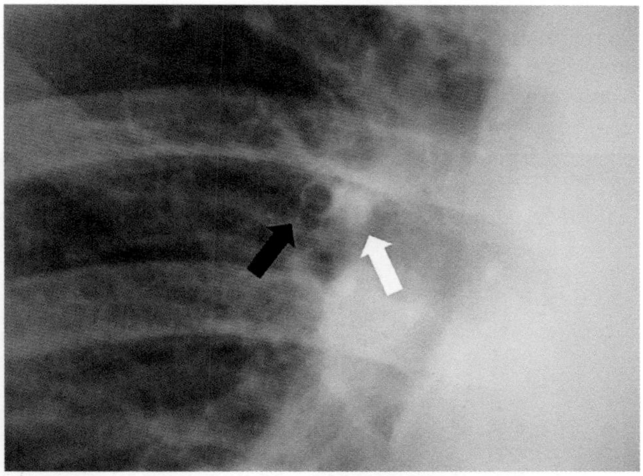

FIGURA 4

Sinal do monóculo. No hilo pulmonar direito, observa-se a ramo da artéria pulmonar (seta branca) adjacente ao respectivo brônquio (seta preta).

panham são pouco visíveis na radiografia simples (Figura 4), exceto quando radiografados de forma longitudinal. Na medida em que os vasos se distanciam das regiões centrais para a periferia do pulmão, eles apresentam redução no seu calibre, de forma que não devemos observar vasos nas regiões mais periféricas do tórax de indivíduos normais.

O mediastino (Figura 5) é classicamente dividido em pré-vascular (anterior), visceral (médio) e paravertebral (posterior). O compartimento pré-vascular é composto pelo timo e veia braquicefálica, enquanto o visceral é composto por es-

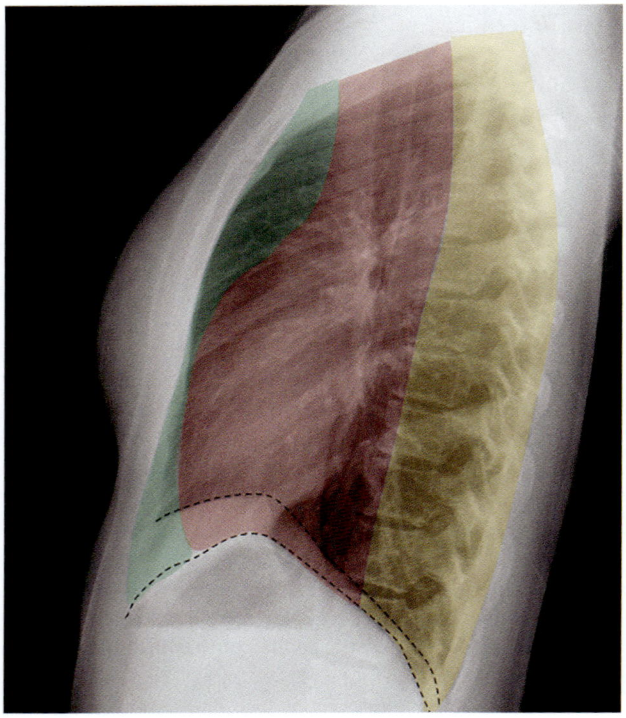

FIGURA 5

Compartimentos mediastinais. O mediastino é dividido em pré-vasular ou anterior (verde), visceral ou médio (vermelho) e paravertebral ou posterior (amarelo).

truturas vasculares (coração, aorta, veia cava superior, porção intrapericárdica das veias pulmonares e ducto torácico) e não vasculares (traqueia e esôfago). O compartimento paravertebral é ocupado pela coluna torácica e partes moles adjacentes, incluindo as estruturas neurais, enquanto tecido adiposo, linfonodos e estruturas neurais podem ser encontrados em quaisquer compartimentos.[3]

Na radiografia simples de tórax não é possível individualizar as câmaras cardíacas, porém é importante reconhecer a projeção de cada uma delas e determinar se o tamanho e a disposição espacial estão dentro da faixa de normalidade (Figura 6). Na incidência posteroanterior (PA), o contorno direito do mediastino é determinado de forma ascendente pelo átrio direito, veia cava superior e aorta ascendente, podendo, em alguns casos, ser identificada a projeção da veia cava inferior. A margem esquerda é determinada pelo ventrículo esquerdo (ápice cardíaco) e pela aurícula esquerda logo acima, seguida pelo hilo pulmonar e botão aórtico. Na incidência PA, o átrio esquerdo é identificado apenas quando estiver aumentado. Na incidência em perfil, o átrio esquerdo constitui a porção superior do contorno posterior do coração, porém não pode ser separado do ventrículo esquerdo, que completa esta margem inferiormente. Ainda na incidência em perfil, a margem anterior do coração (face esternocostal) é determinada pelo ventrículo direito e átrio direito, seguidos da veia cava superior.[1] A face diafragmática é formada pelos ventrículos direito e esquerdo e face inferior do átrio direito.

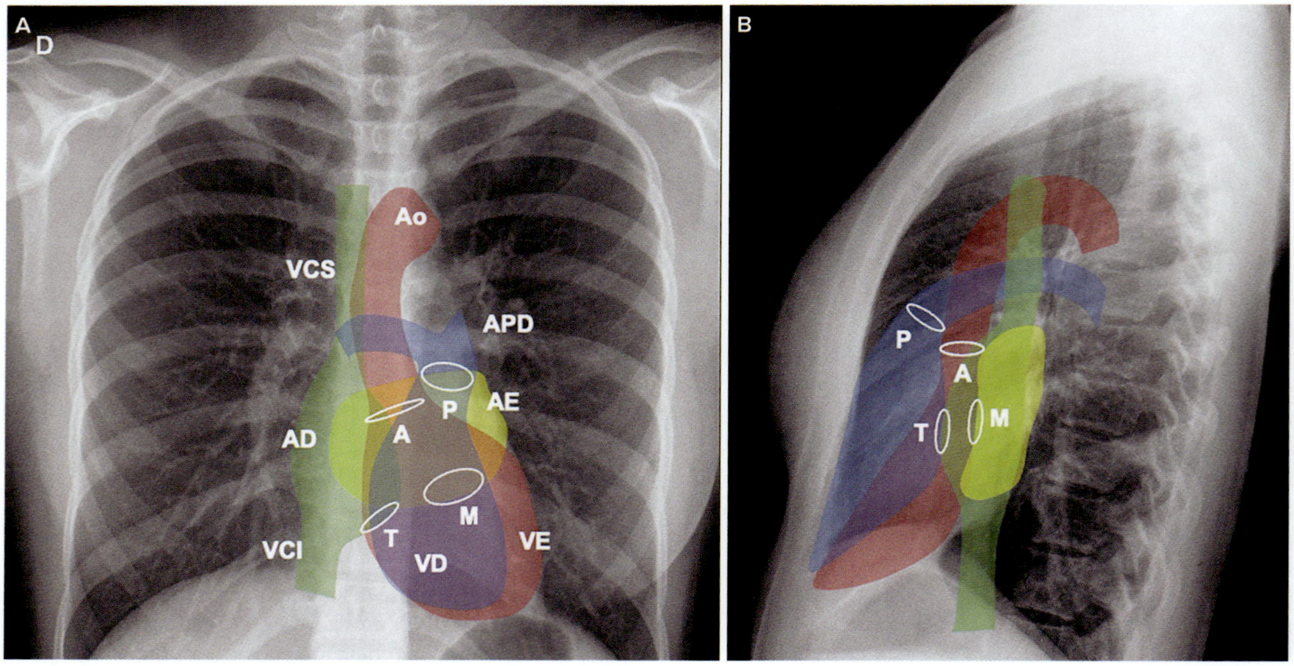

FIGURA 6

Câmaras cardíacas e vasos da base. Radiografia de tórax nas incidências posteroanterior (A) e perfil (B) evidenciam as projeções das câmaras cardíacas e vasos da base. AD: átrio direito (verde); VD: ventrículo direito (azul); AE: átrio esquerdo (amarelo); VE: ventrículo esquerdo (vermelho). Note o posicionamento das valvas cardíacas (círculos brancos). A: aórtica; P: pulmonar; APD: artéria pulmonar direita; T: tricúspide; M: mitral.

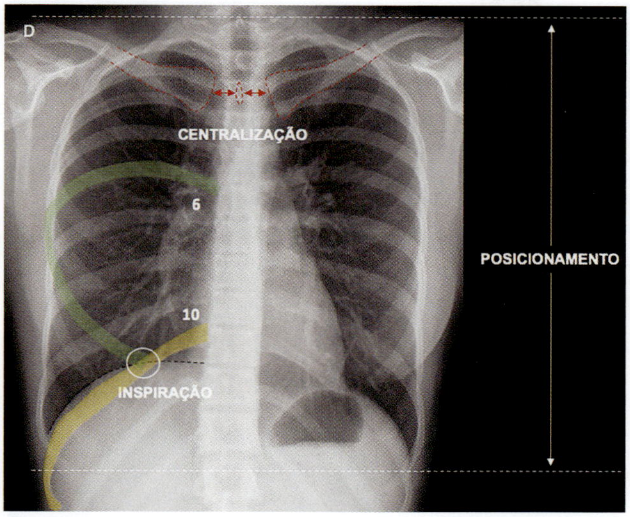

FIGURA 7

Qualidade da radiografia de tórax. Na avaliação da qualidade da radiografia de tórax, deve-se avaliar o posicionamento, a centralização, a inspiração, a exposição e se há artefatos de movimentação que possam prejudicar a análise.

A avaliação da aorta ascendente no PA ou perfil é limitada, pois essa porção é encoberta pelos átrios e artéria pulmonar. O arco aórtico e sua porção descendente podem ser identificados por toda a sua extensão até o diafragma.

Aspectos técnicos básicos

A incidência considerada padrão para o estudo do tórax é a PA em apneia inspiratória, pois retira a escápula da projeção dos campos pulmonares e mantém o coração mais próximo do filme/placa detectora, reduzindo o efeito de magnificação da imagem do coração. Várias outras incidências podem ser empregadas, e a incidência em perfil deve, sempre que possível, complementar a PA.

A incidência anteroposterior (AP), quando os raios X incidem primeiramente na parede torácica anterior, é geralmente indicada quando não há possibilidade da aquisição PA, por exemplo em pacientes graves, restritos ao leito, inconscientes ou politraumatizados. Formam imagens com magnificação da silhueta cardíaca (pela maior distância do coração ao filme/placa detectora), com sobreposição de algumas estruturas ósseas, comumente em graus insuficientes de inspiração. Outras incidências podem ser aplicadas para fins específicos, dentre as quais: decúbito lateral com raios horizontais (útil para demonstrar mobilização de líquidos pleurais), apicolordótica (melhor avaliação dos ápices pulmonares, lobo médio e língula) e oblíquas (caracterização de lesões parcialmente sobrepostas por outras estruturas).

A técnica mais utilizada para a realização da radiografia de tórax é a de alta quilovoltagem (95 a 125 KV) e baixa miliamperagem (mA), que permite maior espectro de tons de cinzas e identificação das variações de densidade das várias estruturas torácicas, com distância entre tubo e filme em torno de 180 centímetros. A radiografia digital oferece algumas vantagens sobre as técnicas convencionais que empregam filmes convencionais e écrans, com destaque para a ampla latitude de fatores de exposição e para as facilidades no pós-processamento, armazenamento e transmissão de imagens.

Avaliação do coração na radiografia de tórax

Como apenas os contornos externos do coração e dos vasos da base são caracterizados pela radiografia simples, a radiografia limita-se geralmente a descrever o aumento volumétrico das câmaras cardíacas. O índice cardiotorácico (relação entre o maior diâmetro transverso do coração e o maior diâmetro do tórax) é ainda a medida mais utilizada para a avaliação cardíaca pela radiografia. Medimos o comprimento horizontal do coração e o dividimos pelo comprimento interno da base do hemitórax ao nível das cúpulas diafragmáticas (Figura 8), sendo classicamente alterado quando superior a 0,5 na incidência em PA e 0,55 em AP nos adultos.[4] Tal medida pode variar com o aumento da idade (o coração é proporcionalmente maior nas crianças) e nos diferentes tipos constitucionais. O pericárdio normalmente não é identificável nas radiografias simples, embora o acúmulo de líquido pericárdico resulte em aumento da silhueta cardíaca, o que pode ser bastante difícil de ser diferenciado do aumento volumétrico das câmaras cardíacas pela radiografia simples. De forma não infrequente, também podemos ver formações arredondadas junto aos ângulos cardiofrênicos, principalmente à direita, que podem estar relacionadas a cistos pericárdicos, lipomas ou aumento dos coxins endocárdicos (Figura 9) de fácil confirmação pelos métodos axiais.

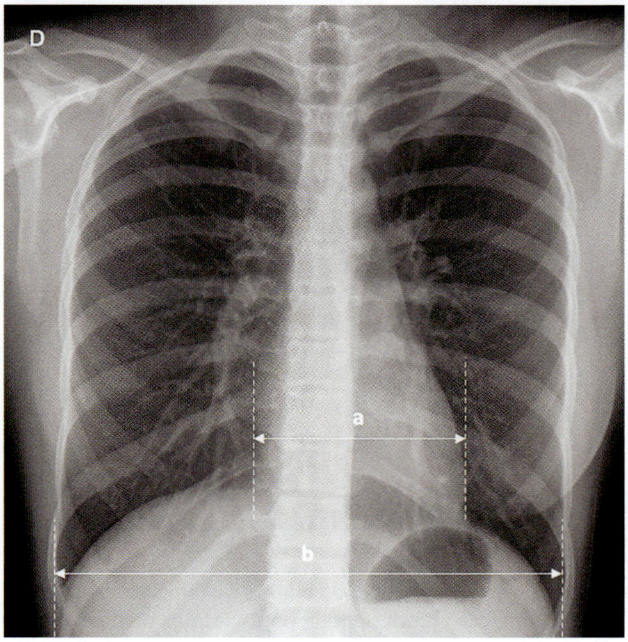

FIGURA 8

Índice cardiotorácico. Relação entre o maior diâmetro transverso do coração (a) e o maior diâmetro do tórax (b).

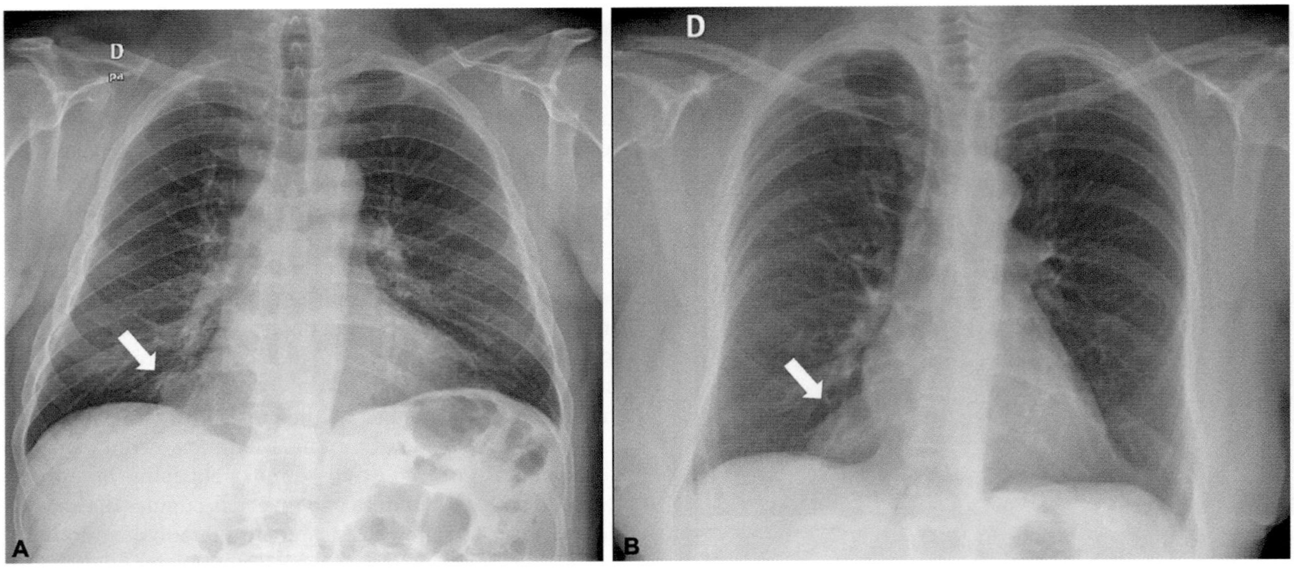

FIGURA 9

Opacidades junto aos recessos cardiofrênicos à direita (setas) e que representam cisto (A) e lipoma (B) pericárdicos.

Avaliação dos campos pulmonares: padrões radiológicos pulmonares na radiografia de tórax

As alterações pulmonares parenquimatosas na radiografia de tórax são didaticamente classificadas em:

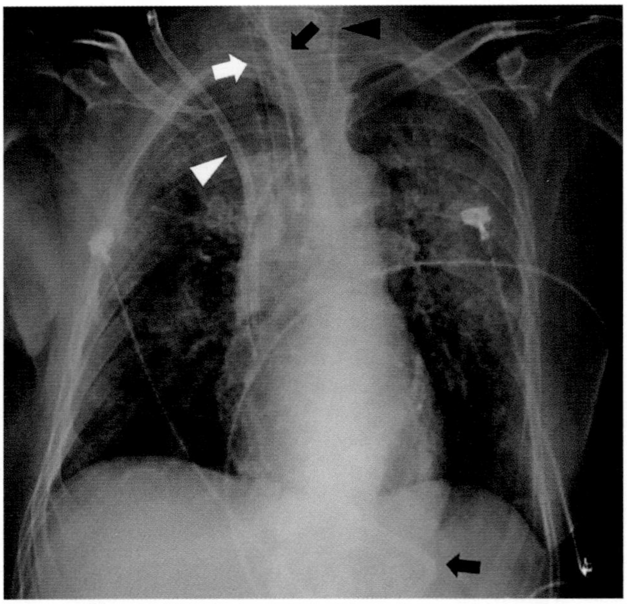

FIGURA 10

Consolidação. Consolidações difusas em ambos os pulmões, em paciente com broncopneumonia. Note os dispositivos de suporte à vida: tubo traqueal (seta branca), sonda digestiva (seta preta), acesso venoso subclávio à direita (cabeça de seta branca) com extremidade na veia cava superior, acesso venoso jugular interno à esquerda (cabeça de seta preta); além de outros dispositivos de monitorização.

- Consolidação (Figura 10): definida como a substituição do ar alveolar por qualquer material sólido ou líquido (inclusive exsudatos inflamatórios, sangue e tumores) e expressa radiologicamente como opacidades mal definidas, por vezes confluentes, que não estão associadas à perda do volume pulmonar.
- Atelectasia (Figura 11): opacidade pulmonar associada à perda do volume pulmonar (redução volumétrica).
- Nódulos ou massas (Figura 12): englobando desde o nódulo pulmonar solitário, até as massas pulmonares (opacidades maior que 3,0 cm), metástases e processos granulomatosos.

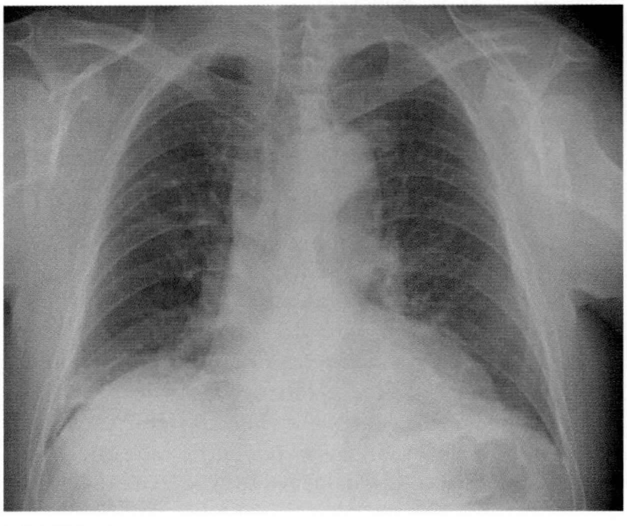

FIGURA 11

Atelectasias laminares basais típicas de hipoventilação das bases.

- Alterações parenquimatosas intersticiais (Figura 13): referem-se às alterações do tecido conectivo que dá suporte aos pulmões, compreendendo as paredes de brônquios e alvéolos, geralmente não caracterizadas na radiografia simples de tórax. São ainda subdivididas em padrão micronodular (múltiplos nódulos menores que 3 mm, como na sarcoidose, pneumoconioses, tuberculose e metástases miliares), padrão reticular (imagens lineares entrelaçadas como na linfangite carcinomatosa e no edema pulmonar) e reticulonodular (uma mistura dos dois padrões anteriores, descrita em algumas infecções, neoplasias e pneumoconioses).

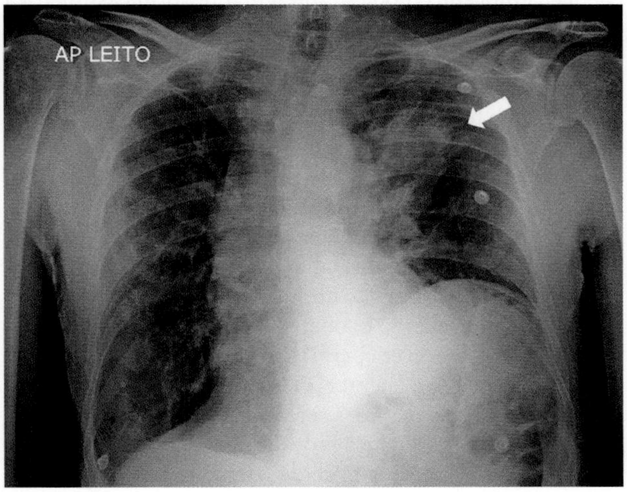

FIGURA 12

Massa pulmonar. Opacidade arredondada peri-hilar no lobo superior esquerdo (seta). Observa-se a paralisia diafragmática com elevação da hemicúpula ipsilateral, além de consolidações difusas em ambos os pulmões, mais evidente à direita.

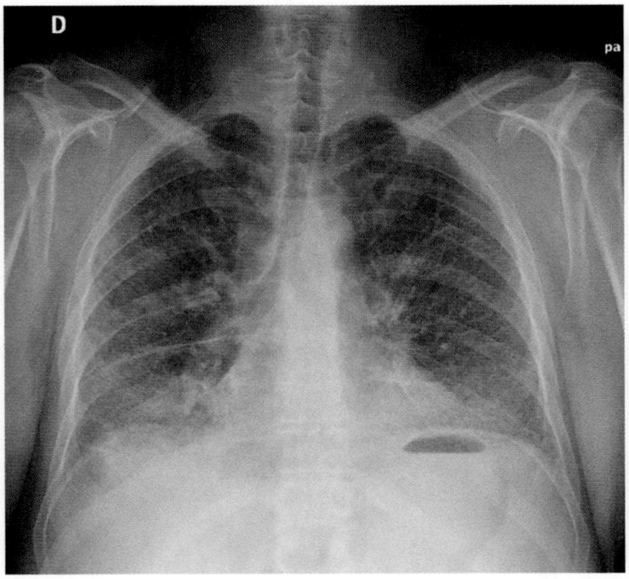

FIGURA 13

Intersticiopatia. Padrão intersticial reticular difuso por ambos os pulmões em paciente com pneumoconiose, além de alguns focos de consolidação, o mais evidente no lobo médio que oblitera a silhueta cardíaca à direita. Note o espessamento da fissura horizontal à direita.

Existem ainda as alterações parenquimatosas que cursam com redução da atenuação do parênquima, como na hiperinsuflação secundária à asma ou enfisema (Figura 14).

Na prática clínica diária, tais padrões comumente se associam em diversos contextos clínicos. Algumas condições mais frequentes merecem melhor explanação.

Atelectasia pulmonar

É uma causa frequente de opacidade pulmonar em pacientes internados, sendo a maior incidência no lobo inferior esquerdo (66%) e é atribuída à compressão da árvore brônquica pelo coração durante o decúbito dorsal.[5,6,7] Sua apresentação mais frequentemente é caracterizada por uma opacidade linear ou banda, embora possa variar de acordo com a localização e extensão, com forma triangular ou mal definida, sendo muitas vezes difícil de ser diferenciada da consolidação parenquimatosa (Figura 11). Algumas características que favorecem o diagnóstico de atelectasia incluem: redução volumétrica (elevação do diafragma), forma triangular ou em cunha, surgimento ou resolução rápidos (em horas), mudança de localização e resposta à hiperventilação.[8]

Edema pulmonar

Pode ser classificado como hidrostático (quanto há insuficiência cardíaca), renal ou por hiper-hidratação e por aumento

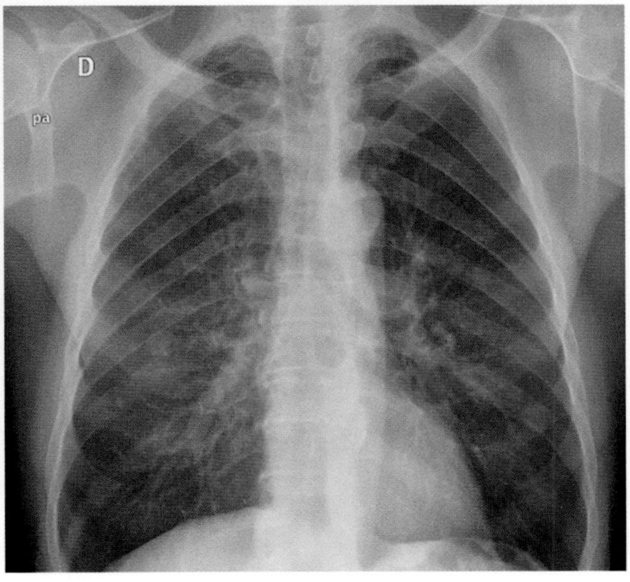

FIGURA 14

Hiperinsuflação pulmonar bilateral em paciente com doença pulmonar obstrutiva crônica.

da permeabilidade capilar (associada a trauma grave, sepse, infeccão pulmonar, aspiração, choque e toxicidade medicamentosa, por exemplo). Outras causas de edema pulmonar incluem a injúria pulmonar aguda relacionada à transfusão e o edema de re-expansão após drenagem torácica (Figura 15).

O acometimento cardiogênico se apresenta inicialmente por redistribuição com cefalização do fluxo pulmonar que torna a trama vascular dos campos superiores com calibre igual ou maior se comparado aos inferiores no mesmo raio de distância em relação ao hilo pulmonar. Este achado também pode ser observado em imagens obtidas de pacientes em posição supina devido à mudança do efeito gravitacional sobre a os vasos pulmonares, limitando esta avaliação.[5,7,8,9] Com o aumento da pressão venosa pulmonar, tornam-se evidentes sinais de edema intersticial caracterizados por espessamento do feixe peribroncovascular e perda da definição de seus contornos, além do surgimento de linhas A, B e C de Kerley representando líquido em septos interlobulares e linfáticos. As linhas A de Kerley representam espessamento de septos profundos e linfáticos, observados como longas linhas (5 a 10 cm) direcionadas do hilo para a periferia, mais evidentes nos lobos superiores. As linhas B de Kerley são as mais frequentemente observadas e representam espessamento de septos interlobulares periféricos, caracterizadas como curtas linhas (até 2 cm) perpendiculares à superfície pleural com predomínio nos campos inferiores. As linhas C de Kerley, menos frequentes, representam linhas B não perpendiculares à superfície pleural, sendo caracterizadas como opacidades reticulares finas em ambos os campos pulmonares inferiores.[5]

Na fase seguinte ocorre a transudação alveolar, preenchendo os espaços antes aerados, com surgimento de infiltrado parenquimatoso. Essas opacidades inicialmente se apresentam com distribuição peri-hilar simetricamente (aspecto em "asa de morcego" ou "asa de borboleta") e aumentam o acometimento pulmonar paralelamente ao incremento da pressão venosa até tornarem-se difusas. Apesar de classicamente simétrico, o edema cardiogênico pode se apresentar de forma assimétrica em casos como insuficiência mitral, quando o jato de refluxo é direcionado ao óstio de uma veia pulmonar (mais frequente da superior direita), ou associado a doença pulmonar crônica subjacente havendo redistribuição do fluxo para as regiões menos acometidas, onde ocorre troca gasosa com maior eficiência. Menos frequentemente, o edema hidrostático pode se apresentar de forma lobar, miliar ou nos campos inferiores, dificultando ainda mais o diagnóstico.[5] Outros achados incluem cardiomegalia ou sinais de aumento do átrio esquerdo (duplo contorno cardíaco, aumento do ângulo subcarinal, elevação do brônquio fonte esquerdo e compressão anterior do esôfago observada na incidência em perfil) (Figura 16), além de derrame pleural usualmente bilateral.[5,9] O infiltrado alveolar pode ainda apresentar broncogramas aéreos de permeio e rápida mudança do padrão às alterações de decúbito.[6,10]

A forma não cardiogênica de edema pulmonar, em sua forma mais severa conhecida como síndrome do desconforto respiratória aguda (SDRA), pode estar relacionada a diferentes causas. Possui três fases de evolução (exudativa, proliferativa e fibrótica) e embora não seja clara a distinção por imagem das primeiras duas, na fase fibrótica é notada transição das opacidades alveolares para um aspecto reticular e

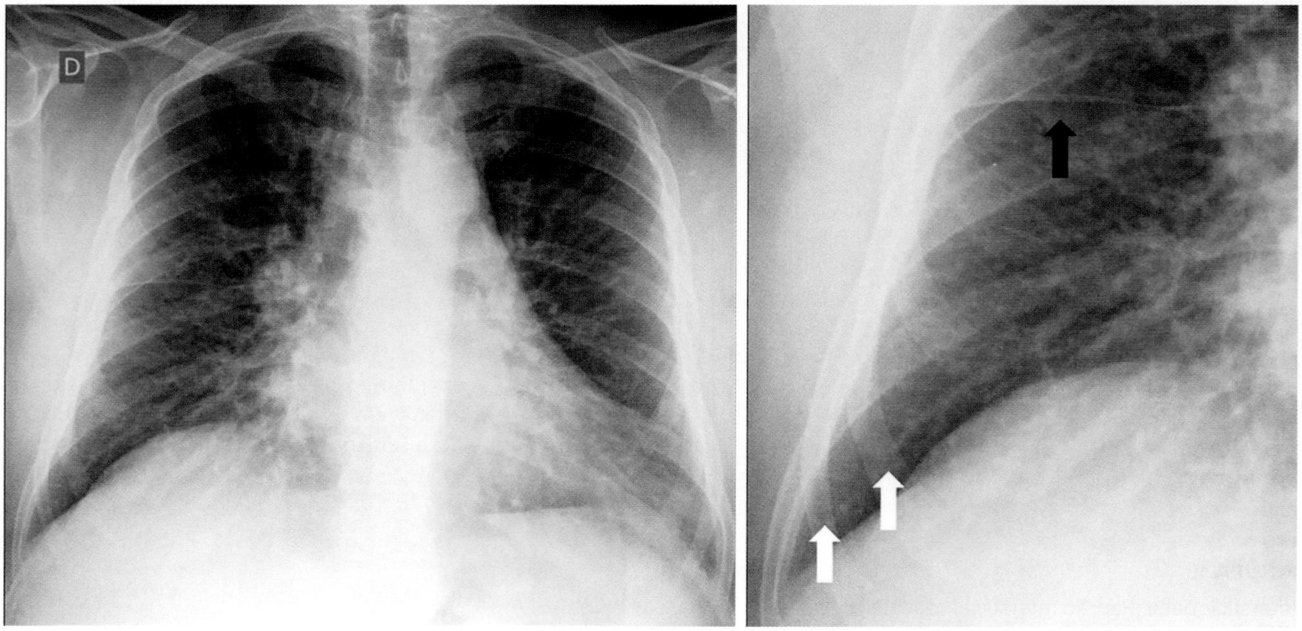

FIGURA 15

Edema pulmonar. Sinais de congestão pulmonar caracterizados por espessamento hilar e linhas B de Kerley (setas brancas). Note a fissura horizontal (seta preta).

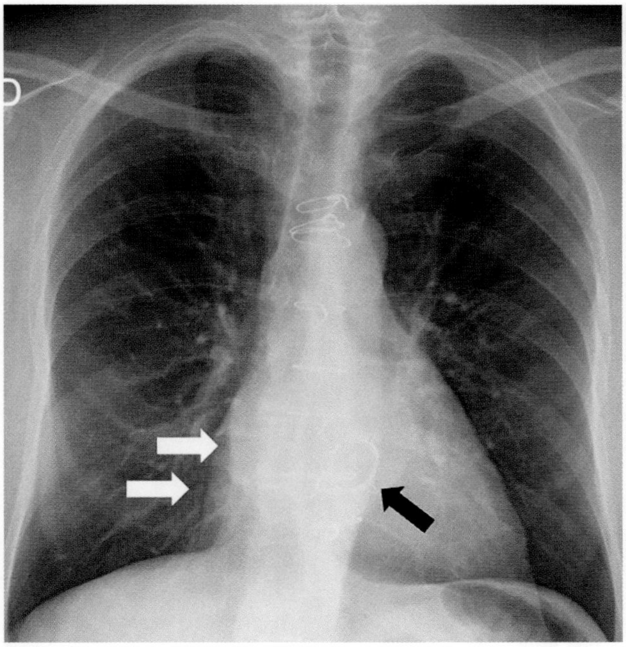

FIGURA 16

Duplo contorno atrial (setas brancas) indicando aumento atrial esquerdo em paciente com prótese mitral (seta preta) com disfunção. Note a esternorrafia metálica.

retrátil que pode permanecer como sequela. A apresentação inicial comumente é caracterizada pelas opacidades periféricas esparsas evoluindo de forma a confluir em infiltrados maiores que então acometem os pulmões difusamente. O grau de alteração fibrótica residual tem relação com a gravidade do quadro durante sua evolução, a duração e extensão.[5,6,7,8,9]

Apesar de muitas vezes ser impossível a diferenciação entre natureza cardiogênica ou por aumento de permeabilidade, alguns aspectos podem pesar a favor de um ou outro. Cardiomegalia, cefalização da vascularização pulmonar, linhas de Kerley, derrame pleural bilateral, início com distribuição peri-hilar e clareamento rápido da imagem radiológica com instituição da terapêutica adequada favorecem a possibilidade da etiologia hidrostática.[5,6,8,9,10]

Aspiração

Os achados radiológicos variam de acordo com a quantidade e conteúdo do material aspirado e, diferentemente do que ocorre no paciente em ortostase (quando o infiltrado é mais frequentemente observado na base pulmonar direita), o paciente em decúbito dorsal tem o conteúdo aspirado preferencialmente para os segmentos posteriores dos lobos superiores e segmentos superiores dos lobos inferiores.[6,7,8] Tais achados tendem a ser assimétricos, variando desde sinais de bronquiolite até extensas consolidações com áreas de pneumonia necrotizante e formação de abscessos. Atelectasias são comumente associadas a quadros aspirativos decorrentes da inflamação brônquica com acúmulo de secreção formando plugues luminais na via aérea.[5,8]

Pneumonia

Opacidades parenquimatosas com aspecto alveolar esparsas (Figura 10) ou com distribuição segmentar periférica devem levantar a suspeita de infeção pulmonar, principalmente quando em contato com superfícies pleurais ou fissurais e associadas a broncograma aéreo único.[7] Quando avaliados infiltrados mais extensos, lobares ou bilaterais, atenção deve ser tomada para a presença ou não de redução volumétrica, distribuição dos broncogramas aéreos (se divergentes ou agrupados) e o tempo de evolução para o surgimento, modificação ou resolução das opacidades. O exsudato alveolar de natureza infecciosa não cursa com redução volumétrica significativa (podendo até, ao contrário, determinar abaulamento de fissuras) e tem evolução relativamente lenta tanto para o surgimento quanto para resolução, sem alterações relacionadas à posição de decúbito. A presença de abscesso ou escavação em meio à consolidação aumenta a especificidade para etiologia infecciosa.[6,7]

Embolia pulmonar

Na maior parte dos pacientes com tromboembolismo pulmonar, a radiografia de tórax não evidencia alterações, sendo achados usuais e inespecíficos a presença de opacidades atelectásicas e pequeno derrame pleural ipsilaterais. Alterações menos frequentes, porém mais indicativas de um evento tromboembólico incluem o sinal de Westermark, que representa oligoemia distal ao ponto de oclusão vascular observada como região de menor atenuação e vascularização do parênquima pulmonar; a corcova de Hampton (Figura 17), nos casos em que há evolução para infarto pulmonar e pode-se identificar esta área como uma opacidade em cunha periférica, com base voltada para a pleura; e o sinal de Palla, caracterizado como aumento do calibre da artéria pulmonar direita devido à impactação tromboembólica.[5,8] Vale lembrar que o método de escolha para confirmação do diagnóstico é a angiotomografia computadorizada de artérias pulmonares que deve ser realizada em pacientes com as condições clínicas suficientes para o transporte.

Derrame pleural

É necessário um volume considerável de líquido (cerca de 500 mL) no espaço pleural para que um derrame se torne evidente em radiografias anteroposteriores realizadas em decúbito,[5] podendo as incidências em decúbito lateral (sobre o lado acometido) aumentar a sensibilidade. Quando livre, o líquido pleural espalha-se pela região posterior do hemitórax. com maior espessura no campo inferior em posição supina. Outros sinais incluem aumento homogêneo da atenuação ou de forma progressiva em direção à base, sem obscurecer a trama broncovascular. Com o aumento da quantidade de líquido, observa-se obliteração do seio costofrênico lateral e indefinição da cúpula diafragmática[5,6,8] (Figura 18).

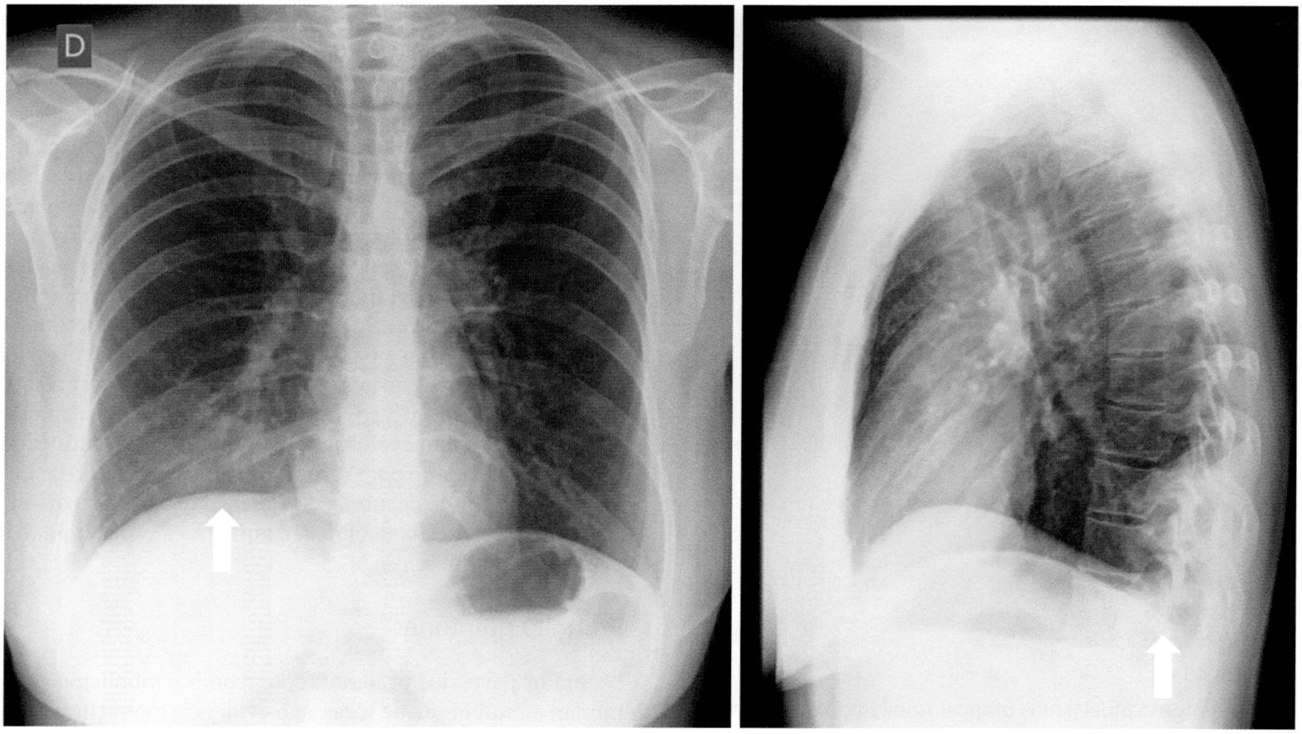

FIGURA 17

Corcova de Hampton. Opacidade pulmonar subpleural com aspecto em cunha no campo inferior direito, sem borrar os contornos cardíacos, correspondente a infarto pulmonar confirmado pela angiotomografia.

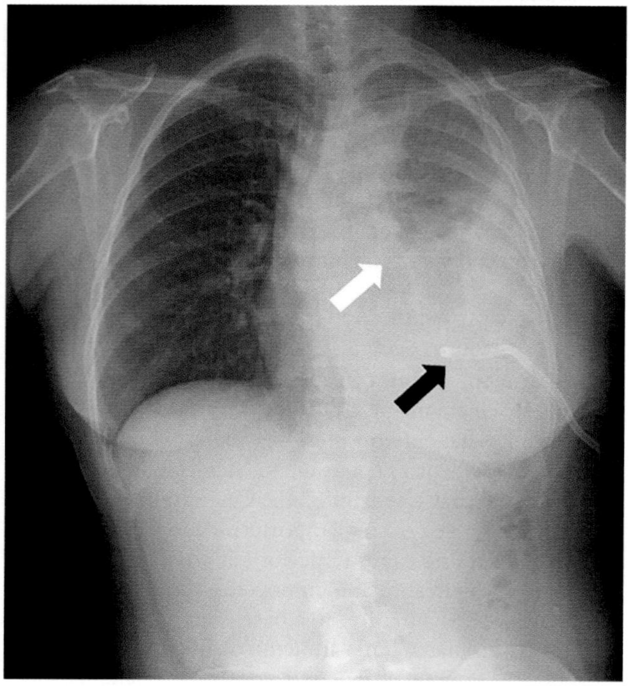

FIGURA 18

Derrame pleural à esquerda com sinal do menisco (seta branca). Note o dreno torácico ipsilateral (seta preta).

Pneumotórax

A presença de gás entre os folhetos pleurais pode ser caracterizada como uma fina linha periférica, sem trama vasobrônquica observada além desse limite nos pacientes em posição ortostática (Figura 19). São sinais de pneumotórax anteromedial e anterolateral, o aumento da transparência e profundidade dos seios cardiofrênicos e costofrênicos laterais, chamados de sinal do sulco profundo. O acúmulo gasoso subpulmonar, por sua vez, determina hiperlucência do respectivo hipocôndio com melhor delineação da superfície superior do diafragma e contornos cardíacos.[6,10] No pneumotórax hipertensivo, comumente observa-se retificação da borda cardíaca direita e da veia cava inferior como os sinais mais específicos de restrição ao retorno venoso, corroborados por rebaixamento da cúpula frênica, aumento do espaço intercostal e deslocamento contralateral do recesso azigoesofágico.[10]

Pneumomediastino (Figura 20)

Sinais patognomônicos de gás no mediastino incluem hipertransparências circundando os grandes vasos, a borda medial da veia cava inferior e a veia ázigos; ou ao redor do arco ou segmento descendente da aorta torácica ou das artérias pulmonares.[5]

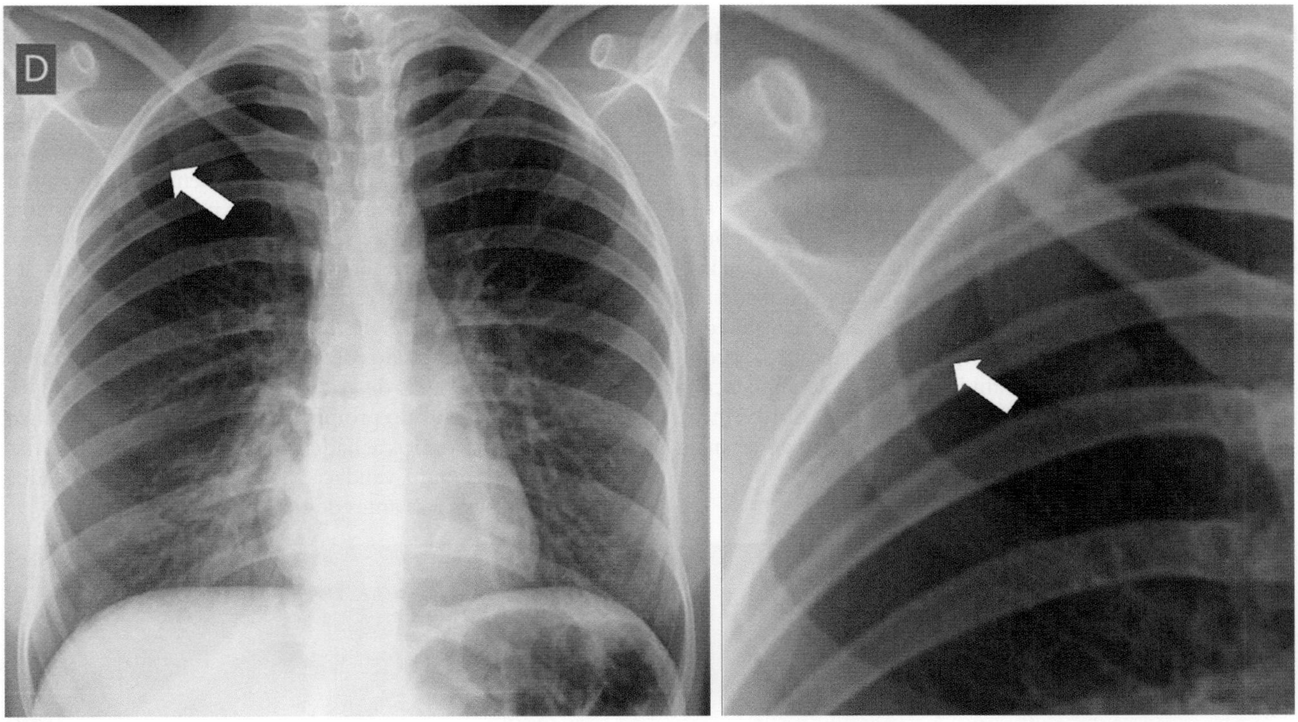

FIGURA 19

Pneumotórax. Observe a fina linha pleural (seta) no ápice pulmonar direito sem a caracterização das estruturas vasculares na periferia.

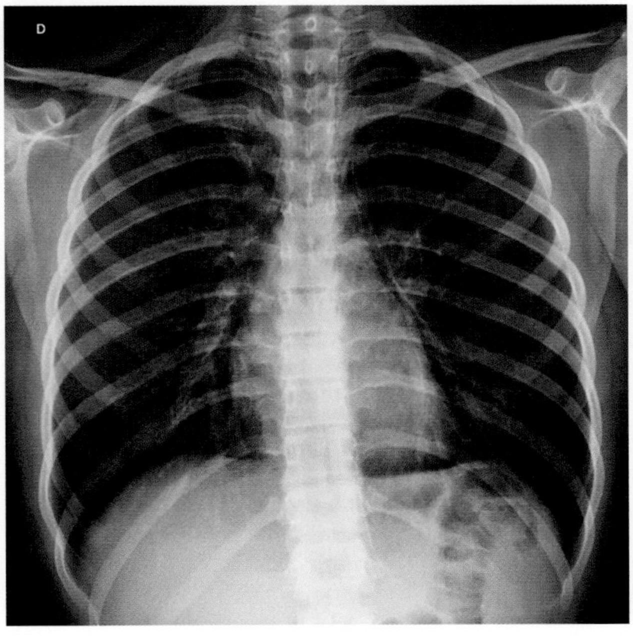

FIGURA 20

Pneumomediastino. Conteúdo gasoso visível nas bordas mediastinais e no aspecto superior do mediastino, bem como o enfisema de partes moles nas regiões cervicais inferiores e porção superior da parede torácica. Note o sinal do diafragma contínuo caracterizado pelo visualização da cúpula diafragmática em toda sua extensão, cruzando a linha média.

Derrame pericárdico

Radiograficamente, se apresenta como aumento e alteração de forma da silhueta cardíaca tornando-se com aspecto globoso ou "em moringa"[5] (Figura 21), que também pode alargar o ângulo subcarinal.

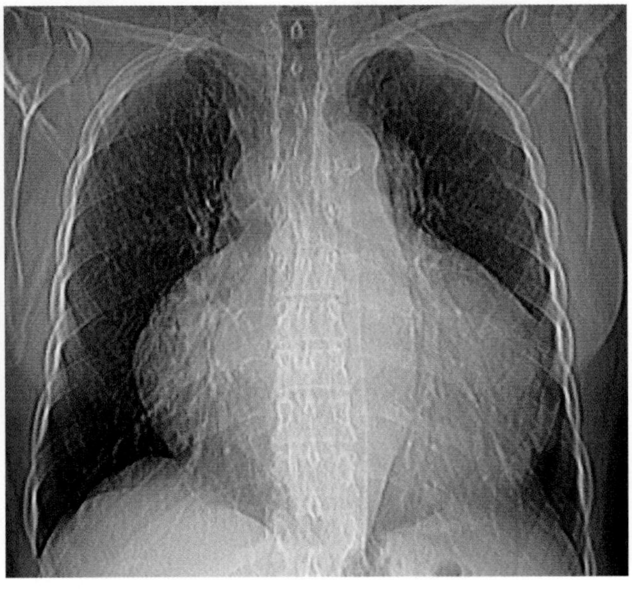

FIGURA 21

Coração em "moringa" caracterizando um volumoso derrame pericárdico.

Dispositivos de suporte à vida e monitorização

A avaliação desses dispositivos (Figura 22) requer, no mínimo, as duas incidências básicas (PA, ou AP, e lateral) para que seja possível localizá-los em relação às estruturas torácicas. Recomenda-se que seja feita uma radiografia imediatamente após instalação desses instrumentos a fim de avaliar sua posição e detectar eventuais complicações.[4,7] O posicionamento adequado dos dispositivos utilizados é de suma importância para seu adequado funcionamento, e, quando em posição insatisfatória, além de não desempenharem sua função esperada, podem contribuir para a deterioração da condição clínica do paciente ou ainda cursar com complicações potencialmente letais.[5,7] A avaliação destes dispositivos invasivos tem limitada acurácia pelo exame físico e pode ser mais claramente realizada pelos métodos de imagem.

Inovações em radiografia de tórax

Os recentes avanços tecnológicos têm permitido uma maior reprodutibilidade das radiografias de tórax, sobremaneira mediante correlação com dados clínicos e cirúrgicos e por meio de análises comparativas através de ferramentas que tornaram possível o armazenamento de imagens por longos períodos, como o PACS (*Picture Archiving and Communication System*).

Mais recentemente, ferramentas de inteligência artificial têm sido testadas como estratégias de diagnóstico auxiliado por computador (do inglês *computer-aided diagnosis*) utilizando diferentes métodos de imagem, incluindo radiografias de tórax. Tecnologias de aprendizado profundo (do inglês *deep learning*) têm sido promissoras na detecção automática de pneumonia e outros achados pulmonares em radiografias de tórax,[11] no entanto, validação com grandes bases de dados ainda são necessárias antes de sua aplicação clínica.

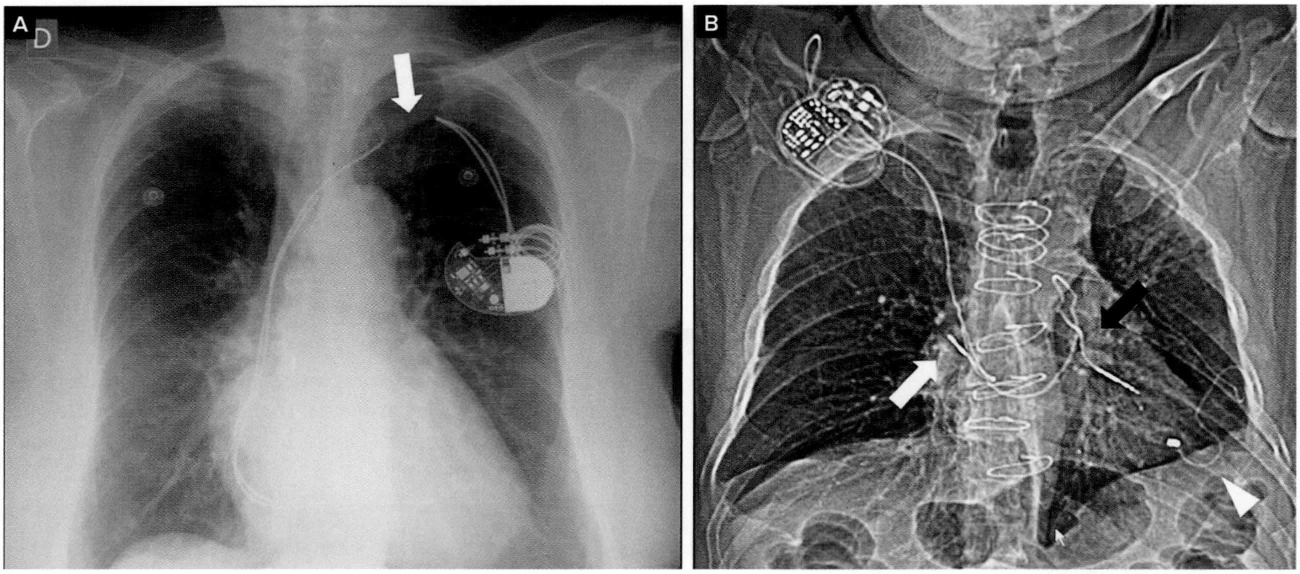

FIGURA 22

Marca-passo. A: Eletrodos de marca-passo com sinais de descontinuidade/fratura (seta branca). B: Eletrodos com extremidades no átrio direito (seta branca) e com trajeto no ventrículo direito após fazer trajeto curvo na via de saída do ventrículo e tronco da artéria pulmonar (seta preta). Observe o eletrodo de marca-passo transcutâneo (cabeça de seta branca).

Referências bibliográficas

1. Funari MBG et al. Diagnóstico por imagem das doenças torácicas; editor da série Giovanni Guido Cerri. Rio de Janeiro: Guanabara Koogan; 2012.
2. Talbot BS, Gange CP Jr, Chaturvedi A, et al. Traumatic rib injury: patterns, imaging pitfalls, complications, and treatment-erratum. Radiographics. 2017;37(3):628-51.
3. Carter BW, Benveniste MF, Madan R, et al. ITMIG Classification of mediastinal compartments and multidisciplinary approach to mediastinal masses. RadioGraphics. 2017; 37(2): 413-36.
4. Silva CIS et al. Tórax. Série Colégio Brasileiro de Radiologia e Diagnóstico por Imagem, 1ª. ed. Rio de Janeiro: Elsevier: 4-5; 2010.
5. Fernandez JD, Gay SB, Dee PM, Rubner RC, Jackson JM. Interpretation of the ICU Chest Film. Disponível na internet: http://www.med-ed.virginia.edu/courses/rad/chest/ (13 jan 2013).
6. Horner PE, Primack SL. Chest Radiology in the Intensive Care Unit. In: Imaging of the chest, 1a ed. Philadelphia: Muller; 2008. p. 1288-308.
7. Trotman-Dickenson B. Radiology in the intensive care unit (part I). J Intensive Care Med. 2003;18:198-210.
8. Rubinowitz AN, Smitaman E, Mathur M, Siegel MD. Thoracic radiology in the ICU. PCCSU Volume 24. Lesson 15. 2010. Disponível na internet: http://www.chestnet.org/accp/pccsu/thoracic-radiology-icu?page=0,3 (20 jan 2013).
9. Aberle DR, Wiener-Kronish JP, Webb WR. Hydrostatic versus increased permeability pulmonary edema: Diagnosis based on radiographic criteria in critically ill patients. Radiology. 1988;168:73-9.
10. Trotman-Dickenson B. Radiology in the intensive care unit (part 2). J Intensive Care Med. 2003;18:239-52.
11. van Ginneken B. The potential of artificial intelligence to analyze chest radiographs for signs of COVID-19 pneumonia. Radiology. 2021;299(1):E214-E215.

Seção 6

Métodos diagnósticos específicos para doença cardiovascular

Capítulo 1

Respostas cardiovasculares frente ao esforço físico

Luiz Eduardo Mastrocola
Almir Sérgio Ferraz
Fabio Mastrocola
Carolina Mizzaci
William Azem Chalela

PONTOS-CHAVE

- O teste ergométrico, além de fornecer informações multifatoriais, objetiva principalmente a avaliação da reserva coronariana frente ao esforço, especialmente quando a indicação é a avaliação da doença arterial coronariana.
- Alterações da razão entre o consumo e a oferta de oxigênio ao miocárdio podem ter como expressão manifestações clínicas (sintomas e sinais), hemodinâmicas (pressão arterial e frequência cardíaca) e eletrocardiográficas sugestivas de isquemia.
- A presença de dor torácica desencadeada ao exercício, incompetência cronotrópica, recuperação anormal da frequência cardíaca após o esforço, comportamento das arritmias, desvios do segmento ST (infradesnivelamento e supradesnivelamento), curvas anormais da pressão arterial, entre outros sinais e sintomas auxilia, de modo integrado, na caracterização diagnóstica e no estabelecimento de risco.
- Fornece também informações relacionadas à capacidade funcional, com implicações prognósticas em doenças cardiovasculares específicas, variável esta de grande impacto e incluída atualmente em algoritmos de estratificação de risco.
- A utilização de escores prognósticos, que envolvem variáveis derivadas do esforço físico, isoladas ou associadas às informações clínicas pré-teste, consolidam-se como ferramentas de reestratificação de risco e de auxílio ao processo de decisão médica.

Introdução

A aplicação do estresse físico de forma programada pelo teste ergométrico (TE) tem como objetivo evidenciar anormalidades cardiovasculares que não estejam presentes na condição de repouso, bem como determinar de modo indireto a resposta da função ventricular esquerda frente ao esforço.[1,2]

No cenário da doença arterial coronária obstrutiva os testes que envolvem o estresse físico, quer realizados em esteira ergométrica ou cicloergômetro, empregam, como elemento principal, a avaliação indireta da reserva coronária frente ao esforço físico, que representa a resposta de elevação do fluxo coronário e da oferta de oxigênio ao miocárdio frente ao aumento da demanda imposta pela aplicação de cargas crescentes de trabalho. Qualquer alteração da razão entre consumo e oferta de oxigênio ao miocárdio resulta em "isquemia", quer pelo aumento desproporcional do consumo ou por diminuição da oferta. Este fenômeno pode ter como expressão manifestações clínicas (sintomas e sinais), hemodinâmicas (pressão arterial e frequência cardíaca) e eletrocardiográficas sugestivas (específicas). A hiperemia máxima induzida pelo exercício é comparável a outras formas de estresse ou estímulo farmacológico empregados para a realização de métodos de imagem não invasiva, como a cintilografia de perfusão do miocárdio pela técnica SPECT, tomografia por emissão de pósitrons ou PET, ressonância cardíaca e ecodopplercardiografia (Figura 1).[3]

Fisiologia do exercício

O fluxo sanguíneo basal pelas artérias coronárias é de aproximadamente 1 $ml.min^{-1}.gr^{-1}$ de miocárdio, mantido habitualmente dentro dos limites normais até obstruções luminais de 70-80%. Para estenoses maiores, ainda na condição de repouso, observa-se esgotamento da reserva coronária e queda subsequente de fluxo. No entanto, quando são aplicadas formas de estresse que aumentam o consumo de oxigênio do miocárdio (exercício, dobutamina) ou vasodilatadores por via intravenosa (dipiridamol, adenosina, regadenoson) verifica-se aumento variável do fluxo coronário até 4 a 5 vezes os valores iniciais, em situações de normalidade funcional (como por exemplo ausência de disfunção endotelial/doença microvascular) e anatômica (coronárias normais).[3]

Mas em condições de estresse e na presença de lesões obstrutivas a partir de 50% já podem ser observadas alterações (diminuição crítica) da reserva de velocidade de fluxo coronário (comportamento variável, especialmente em lesões moderadas) (Figura 2), resultando em queda mais precoce do

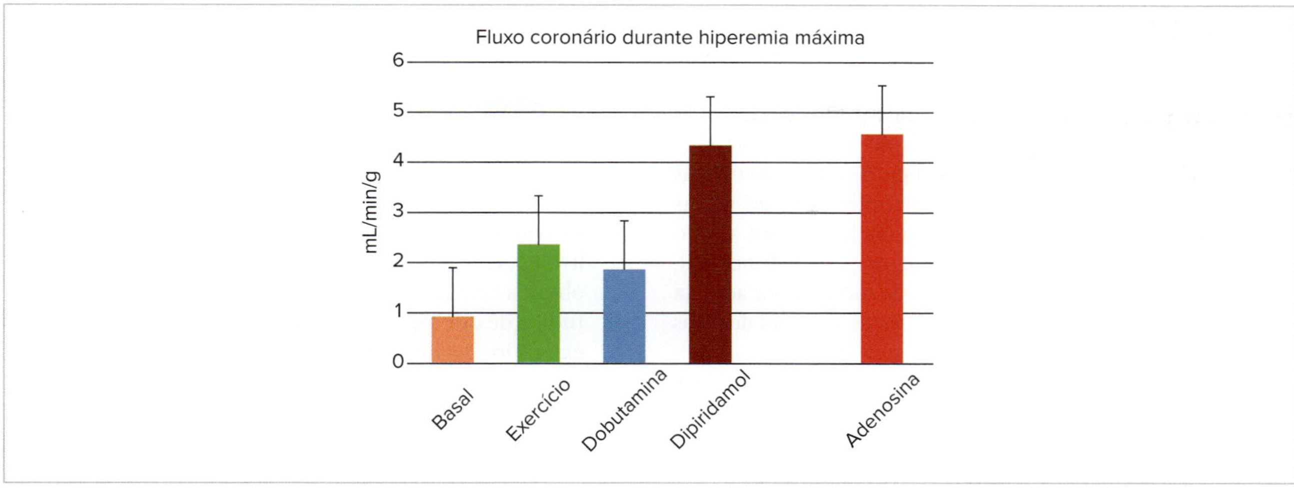

FIGURA 1

Formas de estresse físico (teste ergométrico)/farmacológico – dobutamina) e estímulo farmacológico (dipiridamol, adenosina, regadenoson) associadas a métodos de imagem não invasiva (exemplificados no texto), com resposta vasodilatadora máxima (incluindo desvios-padrão) e variação resultante do fluxo coronário. A vasodilatação farmacológica com dipiridamol/adenosina não resulta em estresse verdadeiro e sim "estímulo", pois conceitualmente não aumentam de modo significativo o consumo de oxigênio do miocárdio.

Fonte: modificada de Mastrocolla et al., 2006.[3]

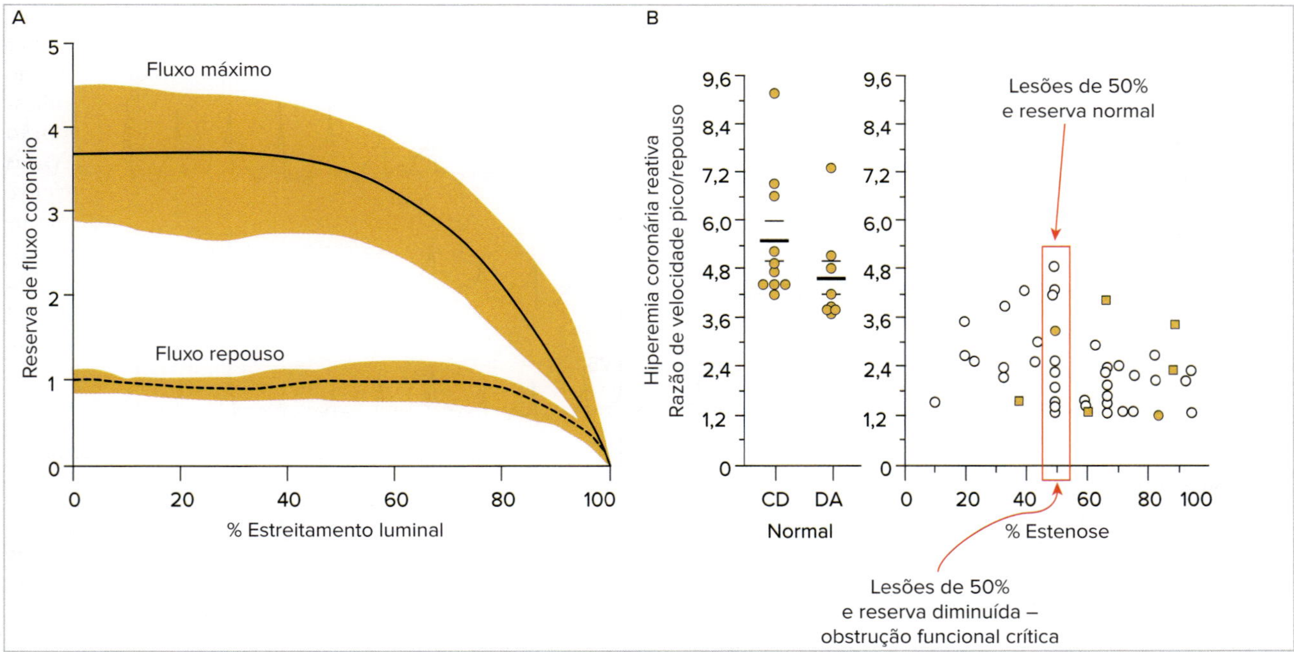

FIGURA 2

A: O gráfico evidencia o conceito clássico de estenose crítica em estudos animais como o porcentual de estreitamento luminal de 80-85%, a partir do qual o fluxo coronário de repouso começa a diminuir, mas com queda da reserva de fluxo coronário sob estresse em obstruções já a partir de 50%. B: Demonstração da ampla faixa de variação da reserva de fluxo em lesões estimadas de 50% de estreitamento luminal, evidenciando a dissociação entre gravidade anatômica e funcional. CD: coronária direita; DA: artéria descendente anterior; no eixo vertical do gráfico à esquerda está representada a reserva de fluxo coronário e à direita a razão da velocidade de fluxo coronário na condição de hiperemia máxima e de repouso. No eixo horizontal dos gráficos à esquerda e direita são plotados os graus crescentes de estenose luminal, à exceção das artérias CD e DA sem lesões e com hiperemia coronária reativa dentro de valores normais.

Fonte: modificada de Gould, 2009.[4]

fluxo em comparação à situação de repouso e aumentando, desta forma, a acurácia para a detecção e caracterização de isquemia miocárdica por DAC.[4,5]

A presença de dor torácica desencadeada ao exercício, incompetência cronotrópica, desvios do segmento ST (infradesnivelamento e supradesnivelamento), curvas anormais da pressão arterial, incidência de arritmias em suas várias formas, recuperação anormal da frequência cardíaca após o esforço, adicionalmente à avaliação da capacidade funcional, entre outros sinais e sintomas auxilia, de modo integrado, na caracterização prognóstica e estratificação de risco em doenças cardiovasculares específicas.[7-10]

Da mesma forma e com base em evidências, os escores prognósticos[11-13] têm sido incorporados de modo incremental à análise multifatorial dos testes de exercício, com validação, limitações e considerações específicas ou interpretações adequadas a diferentes populações. Aplicam-se na atualidade tanto para os testes realizados em esteira como em cicloergômetro,[14,15] incluindo variáveis derivadas do esforço físico, isoladas ou associadas às informações clínicas pré-teste e consolidando-se como ferramentas de reestratificação de risco e de auxílio ao processo de decisão médica. O denominado escore de Duke é o de maior utilização em nosso meio e validação na prática clínica, incluindo as variáveis:

- Tempo de exercício em minutos no protocolo de Bruce.
- Desvios do segmento ST em mm (milímetros) ou mv (milivolts), em comparação aos traçados eletrocardiográficos obtidos em repouso.
- Índice de dor torácica (0 = ausente; 1 = não limitante ao exercício; 2 = limitante ao exercício) durante o esforço.

Estas são incorporadas em uma equação de regressão, auxiliando na caracterização do risco para eventos maiores na evolução, a partir de seus resultados (< – 11 = alto risco, mortalidade anual ≥ 5%; – 11 a +5 = risco intermediário, mortalidade anual entre 1 e 5%; > +5 = baixo risco, mortalidade anual ≤ 1%) (exemplo, Figuras 3, 4, 5). Adicionalmente

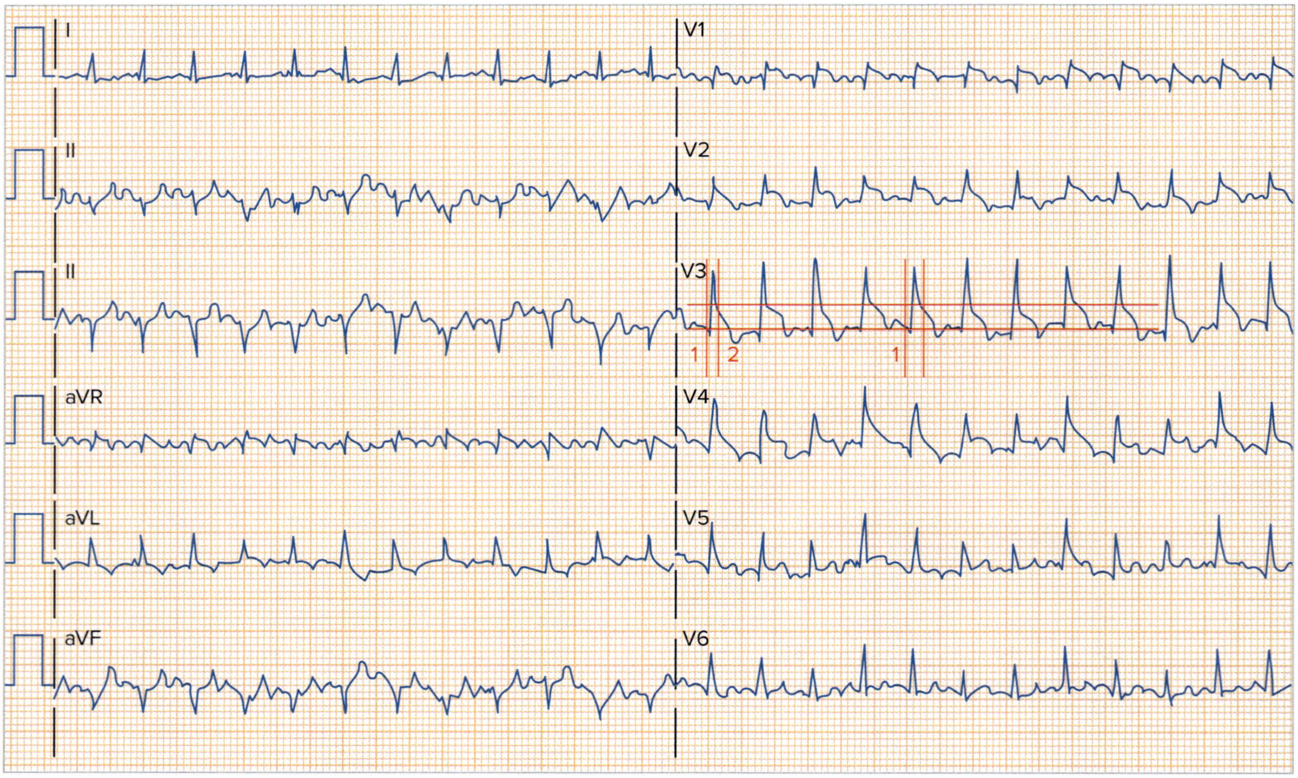

FIGURA 3

Paciente do sexo masculino, PT, 55 anos, hipertenso, dislipidêmico, com episódio de dor torácica atípica há duas semanas. Solicitado TE associado à cintilografia de perfusão do miocárdio com MIBI marcada com tecnécio 99m (MIBI-^{99m}Tc). Realizou protocolo de Bruce 7,5 minutos (terceira etapa), com desencadeamento de dor torácica em aperto de leve intensidade, concomitante a supradesnivelamento acentuado (4 mm) de segmento ST, medido no ponto J (linha vertical vermelha traçada em V3 ao final dos complexos QRS – número 2, segundo e quinto complexos QRS), seguindo-se a injeção do radiofármaco (89% da frequência cardíaca máxima) e interrupção do exercício, com retorno ao aspecto eletrocardiográfico basal em torno de 6 minutos no período de recuperação, além da rápida estabilização clínica. Escore de Duke considerado de alto risco (Figura 4). Linha vertical vermelha traçada no início do complexo QRS em V3 (número 1) corresponde à junção PQ, que serve de referência para definição da linha de base, quando continua por vários complexos na mesma derivação, resultado do estudo hemodinâmico evidenciado na Figura 5.
Fonte: arquivo pessoal.

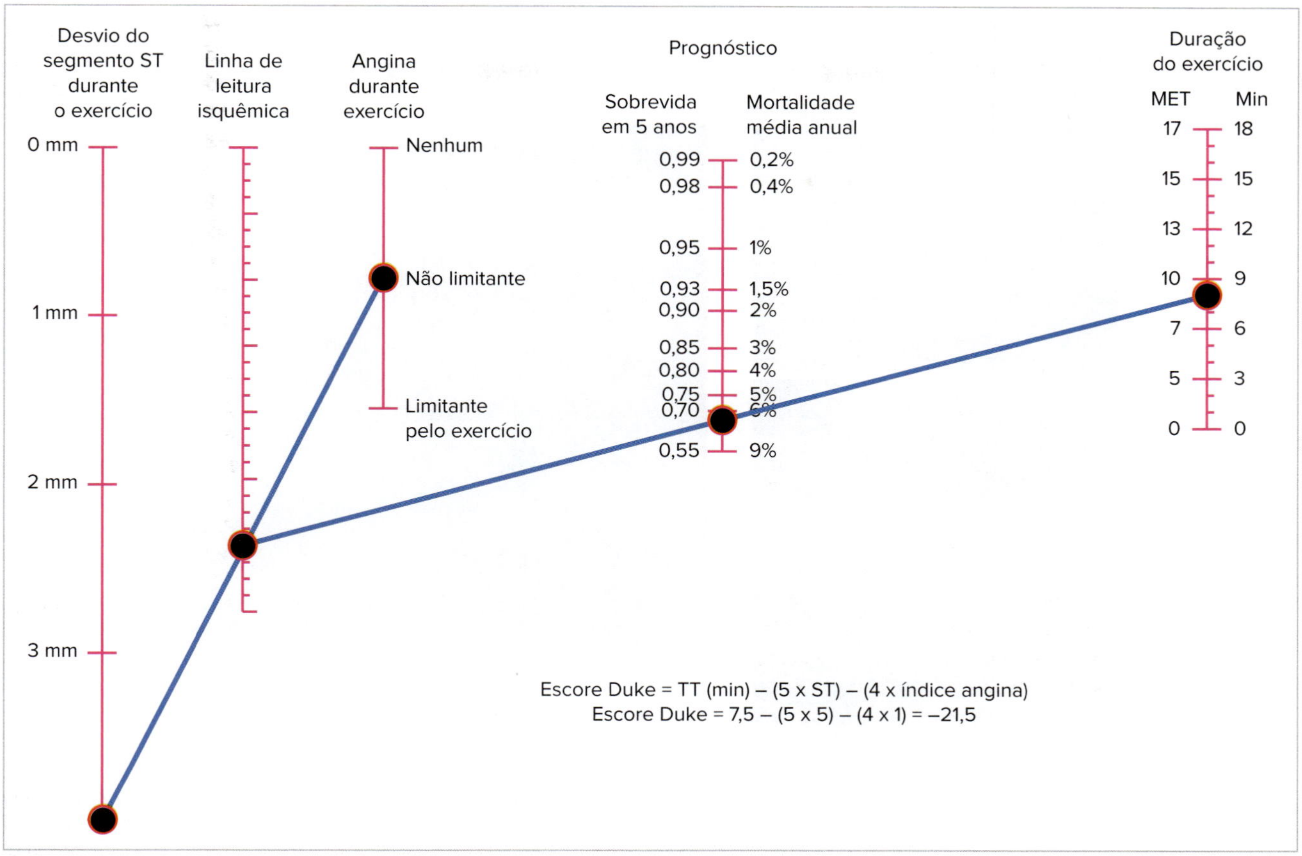

FIGURA 4

Paciente PT, 55 anos, mesmo da Figura 3. Escore prognóstico de Duke, obtido com as variáveis tempo de exercício em minutos (TT) no protocolo de Bruce, desvios do segmento ST (ST) e um índice de dor torácica (ausência de dor = 0; dor não limitante ao exercício = 1; dor limitante ao prosseguir do exercício = 2), resultando em uma equação de regressão para estabelecimento de probabilidade de morte na evolução de um e cinco anos. Valores < – 11 indicam alto risco ou > 5% ao ano (escore do paciente = – 21,5); entre – 11 e +5 indicam risco intermediário ou entre 1 e 5% ao ano e > +5 indicam baixo risco ou < 1% ao ano. Os valores das variáveis podem ser também plotados em um nomograma específico, como no presente caso. Passo 1: supradesnível de ST 4 mm (régua vertical à direita). Passo 2: dor torácica não limitante (régua vertical intermediária). Passo 3: unir os dois pontos anteriores com uma linha que cruza a régua de leitura de isquemia (novo ponto na intersecção). Passo 4: duração total do exercício (ou carga metabólica em MET se protocolo diferente de Bruce) em minutos (7,5) – régua vertical à esquerda. Passo 5: unir o ponto novo obtido na régua vertical à esquerda (tempo em minutos) com o ponto de interseção obtido na linha de leitura de isquemia. Esta nova linha irá cruzar a régua de média porcentual anual de mortalidade/5 anos de sobrevida, sendo então plotado o último ponto nesta interseção.
Fonte: arquivo pessoal.

há documentações nacionais recentes[16] que evidenciaram associação de escores de Duke de "alto risco" (valores < – 11) e estudos "anormais" de perfusão com radiofármacos pela técnica SPECT (MIBI marcada com tecnécio 99m) em 71% dos pacientes encaminhados, com pior evolução no acompanhamento clínico (desfechos combinados de morte cardiovascular e infarto do miocárdio) em comparação aos (29% restantes com Duke de alto risco, mas perfusão normal pela cintilografia de perfusão miocárdica (CPM). Ressalta-se a importância na interpretação dos resultados da integração com os dados clínicos e prevalência estimada/observada da população sob estudo.

A avaliação da probabilidade pré-teste de doença arterial coronária (DAC) baseada em idade, sexo e presença/natureza de sintomas convencionalmente utilizada para a classificação de risco "baixo, intermediário e alto ou elevado" e objetivando a indicação apropriada dos testes de exercício (Diamond Forrester, PROCAM, SCORE, AHA),[17,18] tem sido motivo de várias revisões de literatura em anos recentes, documentando-se que a prevalência observada é significativamente menor em comparação à prevalência esperada da doença. Assim, novo conceito é proposto e denominado "probabilidade clínica de DAC", que incorpora fatores de risco clínicos conhecidos e modificadores, como a presença de aterosclerose subclínica

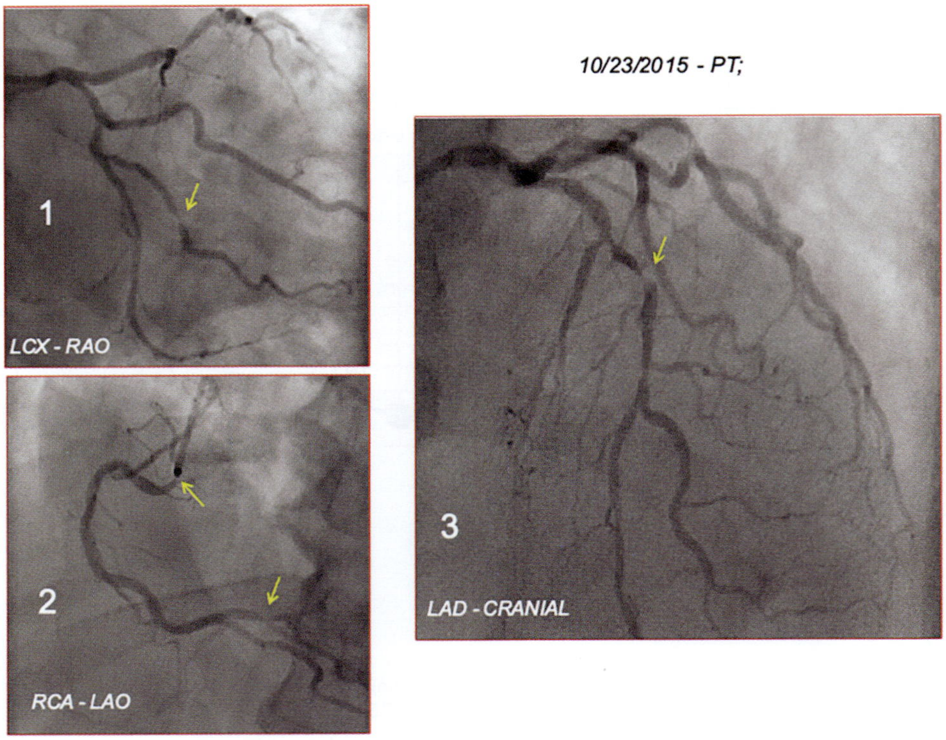

FIGURA 5

Cinecoronariografia do paciente PT, 55 anos, mesmo das Figuras 3 e 4, realizada no mesmo dia após o teste ergométrico. Evidencia-se doença obstrutiva multiarterial, com a artéria descendente anterior (3 – LAD cranial) ou DA evidenciando lesão suboclusiva segmentar no terço médio; a artéria circunflexa (1 – LCX / RAO) ou CX com lesão discreta proximal e segundo ramo marginal = 80%; a artéria coronária direita ou CD (2 – RCA / LAO) é dominante com lesão = 70% na sua origem, além de sub-ramo da artéria ventricular posterior = 70%. Cavidade ventricular esquerda com discreto aumento de volume e hipocontratilidade moderada apical.

pela detecção de cálcio nas artérias coronárias e a capacidade funcional, entre outros.[19-24]

Adicionalmente, recomenda-se que a seleção do teste não invasivo diagnóstico inicial seja baseada não só na probabilidade clínica de DAC, mas em outras características dos pacientes que são relacionadas ao desempenho da prova, bem como dependente da expertise e disponibilidade locais dos diversos tipos de metodologias empregadas (classe I de recomendação, nível C de evidências). A prova ergométrica passa então a assumir em populações selecionadas papel preponderante na estratificação de risco e de utilização menos abrangente como ferramenta diagnóstica (Tabela 1) quando comparada a diretrizes anteriores.[19,25,26]

Finalmente consolida-se a grande abrangência alcançada dos testes de exercício em cenários que extrapolam a doença arterial coronária/doença isquêmica do coração/síndromes coronárias crônicas, desde crianças até idosos, que encontram graus ou classes de recomendação consensuais ou favoráveis para a sua aplicação (por exemplo, Tabelas 2, 3). Situações como pacientes assintomáticos, prescrição da atividade física nas prevenções primária e secundária na DAC, no esporte, em atletas, na hipertensão arterial sistêmica, na disfunção ventricular, nas valvopatias, nas arritmias, na avaliação perioperatória, na perícia médica, nas mulheres, entre outras, são habitualmente contempladas em diretrizes nacionais, internacionais e publicações anteriores de impacto.

Análise do comportamento das variáveis e fisiologia cardiovascular durante e após o exercício[1,29-35]

A magnitude das respostas hemodinâmicas durante os testes de exercício, com componente dinâmico - aeróbico predominante, está relacionada a fatores como intensidade, modo de aplicação e duração da carga aplicada, além da massa muscular envolvida, entre outros.

Destacam-se como variáveis principais envolvidas na gênese destas respostas a frequência cardíaca (FC), o volume sistólico (VS), o débito cardíaco (DC) e a diferença arteriovenosa de oxigênio – Dif. (A-V) O_2, todos estes, componentes do consumo máximo de oxigênio ou VO_2, além do comportamento da pressão arterial sistêmica (PA). Outras variáveis (medida direta de VO_2, produção de CO_2, ventilação, parâmetros e índices derivados) envolvidas nos aspectos de metabolismo oxidativo e anaeróbico frente ao exercício referem-se

TABELA 1 Graus de recomendação das provas de esforço considerando-se o cenário da DAC conhecida ou suspeita em diretrizes nacionais e internacionais recentes

2010 SBC / 2013 AHA	Classe	ESC 2019	Classe
TE recomendado para diagnóstico de DAC estável na presença de sintomas sugestivos de insuficiência coronariana e PPT intermediária (faixas entre = 10 – 90%, 15-85% ou 15-65%) sem fármacos interferentes. Exceções – impossibilidade de exercitar-se ou ECG repouso não interpretável	I	ECG de esforço recomendado para a avaliação de respostas cronotrópicas, PA, arritmias, sintomas, tolerância ao exercício e risco de eventos em populações selecionadas.	I
		TE pode ser considerado como alternativa para diagnóstico ou exclusão de DAC quando outros métodos não invasivos não são disponíveis	IIb
TE deve ser considerado em pacientes sob terapia médica otimizada para a avaliação e controle de sintomas e isquemia.	IIa	TE deve ser considerado em pacientes sob terapia médica otimizada para a avaliação e controle de sintomas e isquemia.	IIb

TE: teste ergométrico / testes de exercício; SBC: Sociedade Brasileira de Cardiologia; AHA: American Heart Association; ECG: eletrocardiograma; PPT: probabilidade pré-teste; ESC: European Society of Cardiology; PA: pressão arterial; I: evidência/concordância geral que o procedimento é de utilidade, benéfico e efetivo (recomendado ou indicado); IIa: peso da evidência/opinião a favor da utilidade/eficácia do procedimento deve ser considerado; IIb: utilidade e eficácia menos estabelecidas por evidências/opinião pode ser considerado.

TABELA 2 Algumas aplicações atuais dos TE considerando-se as recomendações consensuais (classe I) e favoráveis (classe IIa) e respectivos níveis de evidências. Cenários da investigação de arritmias, e *devices* implantados

Recomendações	Arritmias	Evidências
Classe I	Pré-síncope ou equivalentes, síncope, palpitações, mal-estar ou palidez relacionados ao esforço físico	B
	Assintomáticos com suspeita ou arritmia documentada durante ou após o exercício	B
Classe IIa	Avaliação de adultos com arritmias ventriculares com probabilidade intermediária ou elevada de DAC	B
	Avaliação de terapêutica antiarrítmica ou após ablação por arritmias induzidas pelo esforço	B
	Síndromes arritmogênicas ou elétricas primárias – estratificação – morte súbita	
Classe I	Avaliação de adultos com arritmias ventriculares com probabilidade intermediária ou elevada de DAC	B
	Terapêutica betabloqueadora e indicação de cardiodesfibriladores implantáveis, na presença de taquicardia ventricular catecolaminérgica	C
	Arritmia ventricular conhecida ou suspeita durante o esforço, incluindo taquicardia ventricular catecolaminérgica, independentemente da idade	C
Classe IIa	Recuperados de parada cardiorrespiratória, para a programação das atividades de vida diária e recreacionais	B
	Fibrilação atrial persistente	
Classe IIa	Avaliação da resposta ventricular frente ao esforço objetivando prescrição de exercícios e adequação terapêutica	C
	Disfunção de nó sinusal, bradiarritmias, marca-passo, cardiodesfibriladores	
Classe I	Observação da resposta cronotrópica ao exercício (atrial * e ventricular**) na presença de BAVT congênito	C* / B**
	Observação da resposta cronotrópica na presença de disfunção do nó sinusal	B
Classe IIa	Avaliação funcional de marcapasso com biossensores	B
	Sala de emergência/unidade de dor torácica	
Classe I	TE para complementação de estratificação de risco, desde que respeitadas indicações, contraindicações, cuidados e restrições	B

Fonte: modificada Meneghelo et al., 2010.[25]

TABELA 3 Algumas aplicações atuais dos TE considerando-se as recomendações consensuais (classe I) e favoráveis (IIa). Cenário da investigação e avaliação das valvopatias*[27,28]

Recomendações	Valvopatias	Evidências
Classe I	Avaliação da capacidade funcional e de sintomas em pacientes com IAo com sintomas duvidosos ou de origem não esclarecida	Nível B
Classe IIa	Avaliação da capacidade funcional (CF) como auxiliar na indicação cirúrgica	Nível B
	Avaliação da CF de pacientes com valvopatia leve a moderada para esclarecer sintomas	
	Avaliação da CF antes da participação em atividades físicas	
	Estenoses aórticas moderadas e graves em pacientes assintomáticos ou com sintomas incaracterísticos	

*Ressalta-se na abordagem das valvopatias a participação dos TE, mas de modo preferencial o TCPE na decisão integrada do momento ideal para a intervenção percutânea e ou cirúrgica. Na atualização das Diretrizes Brasileiras (2020) e da Sociedade Europeia de Cardiologia (2021) de valvopatias destaca-se a participação do TE ou TCPE ou Eco de estresse na estenose mitral na busca de fatores complicadores (PASAP > 50 mmHg em repouso ou > 60 mmHg em esforço), na avaliação da dispneia na insuficiência mitral importante, mesmo sem limitação significativa das atividades habituais (CF II); na estratificação da estenose aórtica acentuada na busca de marcadores de risco e complicadores (diminuição da reserva inotrópica, capacidade funcional limitada, queda da PAS no esforço > 20 mmHg, sintomas em baixa carga, arritmia ventricular complexa caracterizada por TVNS com taquicardia > 4 batimentos, infradesnível de ST > 2 mm) com Classe IIa nível B de evidências para intervenção (SBC e AHA) ou classe I nível C (ESC). Destaca-se adicionalmente a segurança e utilidade dos TE em assintomáticos com doença valvular do coração, mesmo sendo raramente empregado na prática clínica. PASAP: pressão arterial sistólica da artéria pulmonar; TE: teste ergométrico; TCPE: teste cardiopulmonar de exercício; CF II: grau de capacidade funcional com limitação aos esforços maiores); TVNS: taquicardia ventricular não sustentada; SBC: Sociedade Brasileira de Cardiologia; AHA: American Heart Association; ESC: European Society of Cardiology.

à análise dos gases expirados e são objeto de estudo no teste cardiopulmonar de exercício (TCPE).

O consumo de oxigênio ou VO_2 em qualquer momento do exercício e igual ao produto do débito cardíaco (DC) vezes a Dif. (A – V) O_2. Quando o esforço máximo é alcançado, no indivíduo saudável coincidente habitualmente com a exaustão e FC máxima prevista para a idade alcançada, o VO_2 passa a representar o DC máximo e recebe a denominação de VO_2 máximo. Deve ser diferenciado do termo VO_2 pico, que é o consumo de oxigênio obtido no momento de interrupção do exercício e que pode ou não coincidir com o VO_2 máximo (Figura 6).

Em fases preparatórias ao esforço (I) em posição ortostática observa-se elevação da FC por inibição parassimpática, aumento na ventilação alveolar e aumento na pré-carga como resultado de estimulação simpática e consequente venoconstrição. Nas fases iniciais de exercício (II) há elevação do DC (= VS × FC), resultado do aumento predominante do volume sistólico (VS), via mecanismo de Frank-Starling e pela FC em menor magnitude. O VS tem comportamento curvilinear, alcançando o maior valor em torno de 60-70% do VO_2 máximo, exceto em atletas de elite. A partir deste momento (III) a elevação do DC tem como responsável principal a FC até fases finais de esforço (estimulação adrenérgica dominante).

No exercício dinâmico extenuante, habitualmente coincidente com o VO_2 pico ou máximo, a descarga simpática e a inibição parassimpática são máximas, culminando em vasoconstrição de parte do sistema circulatório corporal não envolvido na atividade específica (fígado, baço, intestinos por exemplo) e vasodilatação máxima nos órgãos ou sistemas sob sobrecarga contínua e elevada demanda de oxigênio (sistema muscular, circulação coronária por exemplo). Há liberação de noradrenalina venosa e arterial de terminações nervosas

$$\dot{V}O_2 = (FC \times VS) \times DIF\,(A - V)\,O_2$$

⇕

$$\dot{V}O_2 = \dot{Q} \times (CaO_2 - C\bar{v}O_2$$

⇕

$$\dot{Q} = \dot{V}O_2 \,/\, (CaO_2 - C\bar{v}O_2)$$

$$CaO_2 = [(1{,}39 \times Hb \times SaO_2) + (0{,}003 \times PaO_2)]$$

$$C\bar{v}O_2 = [(1{,}39 \times Hb \times S\bar{v}O_2) + (0{,}003 \times P\bar{v}O_2)]$$

FIGURA 6

Para abordar a capacidade individual de realizar exercícios aeróbicos mantidos e vigorosos, um dos parâmetros de maior utilidade e eficácia é o consumo máximo de oxigênio ou VO_2 máx., que é a quantidade de oxigênio em ml. minuto utilizada no pico do exercício (momento de interrupção do esforço, que pode ou não coincidir com os valores máximos previstos para a idade e sexo). Da mesma forma, o consumo de oxigênio (VO_2) em determinado momento do exercício representa o quanto de oxigênio é utilizado pelos tecidos por minuto. Fórmulas para o cálculo do consumo máximo e do débito cardíaco pela Equação de Fick. FC: frequência cardíaca; VS: volume sistólico; DIF (A – V) O_2: diferença arteriovenosa de oxigênio; Q: débito cardíaco; CaO_2: conteúdo arterial de oxigênio; CvO_2: conteúdo venoso de oxigênio; Hb: concentração de hemoglobina; PaO_2: pressão parcial de oxigênio no sangue arterial; PvO_2: pressão parcial de oxigênio no sangue venoso; SaO_2: saturação arterial de oxigênio; SvO_2: saturação venosa de oxigênio.

pós-ganglionares simpáticas, bem como de renina plasmática, verificando-se aumento final da contratilidade ventricular.

Ainda, com o progredir do exercício são observados: I) aumento da Dif. (A – V)O_2, por maior extração de oxigênio decorrente de aumento do fluxo sanguíneo muscular esquelético (limites fisiológicos de 15 a 17 mL de oxigênio por 100 mL); II) decréscimo da resistência periférica total; III) elevação das pressões arteriais sistólica, média e de pulso, mantendo-se inalterada ou com ligeiras oscilações e tendência de queda a pressão arterial diastólica. Verifica-se também IV) grande capacidade de acomodação para o leito vascular pulmonar frente a elevações de até seis vezes do DC, mas resultando em pequenas elevações da pressão arterial pulmonar, pressão capilar pulmonar e pressão atrial direita. Deve-se ressaltar ainda que aumentos acentuados do DC dependem de características individuais específicas (genéticas) e dose ou nível de treinamento.

A localização e o tamanho dos grupos musculares envolvidos determinarão diferentes comportamentos hemodinâmicos, com maior resposta de elevação da FC e PA a uma carga dada de trabalho nos exercícios dinâmicos com os membros superiores, quando comparados aos inferiores.

Na fase de recuperação ou pós-esforço existe retorno à atividade vagal e normalização progressiva das modificações hemodinâmicas em tempo variável, a depender do grau de condicionamento físico, da presença de isquemia miocárdica por DAC e comorbidades associadas como insuficiência cardíaca congestiva, disfunção autonômica, entre outras. A queda da FC considerada normal nos dois minutos iniciais da fase de recuperação ativa (> 12 batimentos caminhando na velocidade de 1,5 mph e 2,5% de inclinação) implica predomínio parassimpático ou reativação vagal preservada, enquanto a manutenção de FC elevada traduz domínio simpático e maior associação com eventos no acompanhamento clínico.

Com o avançar da idade observa-se, de modo inverso, o decréscimo do VO_2 máx., resultado da diminuição do débito cardíaco e da freqüência cardíaca máxima preconizada, que pode ser estimada por equações de regressão clássicas (Tabela 4).

TABELA 4 Equações de regressão para a estimativa da frequência cardíaca máxima preconizada para a idade

Autores	Equação de regressão
Karvonen	FC máxima = (220 – idade em anos) bpm
Lange Andersen	FC máxima = 210 – (0,65 x idade em anos) bpm
Inbar	FC máxima = 205,8 – (0,685 x idade em anos) bpm
Tanaka	FC máxima = 208 – (0,7 x idade em anos) bpm
Tanaka (sexo feminino)	FC máxima = 206 – (0,88 x idade em anos) bpm

Respostas clínicas[1]

Quando a DAC obstrutiva constitui o objetivo principal, torna-se importante o conhecimento da sequência de eventos dentro da cascata isquêmica, lembrando que a dor ou manifestações equivalentes surgem como etapas finais deste processo, sendo habitualmente precedidas por alterações eletrocardiográficas, área de abrangência dos TE (Figura 7). Novas informações e modalidades de imagem atualizam e refinam a compreensão temporal do processo isquêmico global nas fases pré-clínica e clínica reconhecidas, culminando com a síndrome coronária aguda, infarto crônico do miocárdio e a disfunção ventricular esquerda.[36] A caracterização da dor torácica durante TE inclui a propedêutica convencional, sendo importantes as observações: a) de tempo e carga de início da manifestação sintomática; b) da progressão; c) do caráter limitante; d) da frequência cardíaca (FC) e do duplo produto (PAS × FC) correspondentes de aparecimento; e) se existem alterações de ECG (desvios de ST) concomitantes; f) do comportamento após o esforço, entre outros. Tais aspectos assumem importância diagnóstica e prognóstica quando a angina é caracterizada como típica, definindo por si só provas isquêmicas. O aparecimento de outras manifestações, como: dispneia desproporcional ao esforço realizado (modificações da complacência ventricular); bulhas anormais (terceira e/ou quarta); sopros holossistólicos apicais; estertores basais na fase imediata de recuperação; sinais de broncoespasmo; sudorese fria, palidez, cianose, sensação de tontura ou desmaio podem representar disfunção ventricular isquêmica e baixo débito resultante. Quanto menor é o gasto metabólico em MET (1 MET ou unidade metabólica basal equivale ao consumo de oxigênio de 3,5 $mL.kg^{-1}.min^{-1}$ de indivíduos em repouso supino ou sentado, sendo as cargas de trabalho dos protocolos convencionais estimadas em múltiplos do consumo de repouso) da ocorrência da angina de esforço maior o risco de eventos na evolução, ressaltando-se valores abaixo de 5 MET como representativos de gravidade. Reafirma-se como importante preditora independente da presença e gravidade da DAC, de valor semelhante ou superior ao infradesnivelamento do segmento ST. Em estudo recente Christman et al. reportaram em série de 3.270 pacientes sem doença conhecida encaminhados para teste ergométrico que a manifestação de angina "típica" foi preditora de eventos adversos, incluindo morte, infarto não fatal e revascularização, sem considerar alterações de ST ou boa capacidade funcional[37,38] Adicionalmente, o sintoma tem sido incorporado a escores prognósticos, com o consequente impacto na abordagem clínica.[39-41]

Capacidade funcional (CF)

Considerada como a habilidade de um indivíduo realizar trabalho aeróbico e definida pelo consumo máximo de oxigênio (VO_2 máx.), destaca-se de modo importante para a classificação do risco cardiovascular e previsão de mortalidade e desfechos não fatais, tanto em indivíduos assintomáticos, homens e mulheres,[42] bem como na presença de disfunção ventricular,

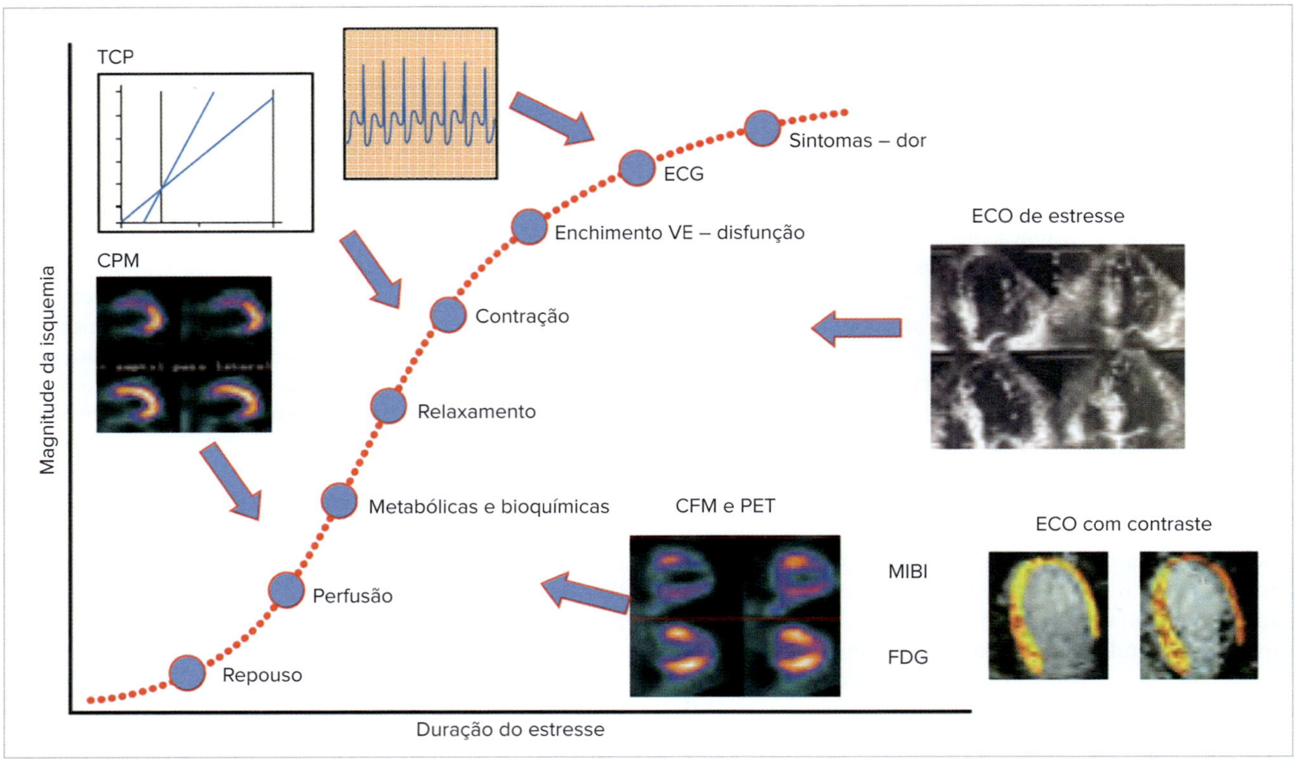

FIGURA 7

Sequência de eventos da cascata isquêmica e métodos de investigação. No momento em que se instala a situação de isquemia miocárdica, observam-se modificações metabólicas e bioquímicas imediatamente após a diminuição relativa de perfusão, seguindo-se as alterações contráteis, de ECG e clínicas, que podem ser identificadas sequencial e temporalmente por vários métodos: a) tomografia por emissão de pósitrons (PET) avaliando perfusão e viabilidade (FDG: fluordeoxiglicose); b) cintilografia do miocárdio com radiofármacos (CPM) e ecocardiografia com contraste para avaliação da perfusão e função (MIBI: 2-metoxi-isobutil isonitrila); c) ecocardiografia (ECO) com contraste (microbolhas), para avaliação da perfusão; d) ecocardiografia (ECO) de estresse para avaliação de alterações contráteis segmentares e das funções sistólica e diastólica do ventrículo esquerdo; e) teste cardiopulmonar de exercício (TCP ou TCPE) para avaliação do volume sistólico durante momento de isquemia no exercício, pela curva de pulso de oxigênio; f) teste ergométrico para avaliação da resposta eletrocardiográfica isquêmica (ECG) e sintomas sugestivos de insuficiência coronariana.
Fonte: modificada de Stillman et al., 2018.[36]

além de adicionada a fatores de risco clássicos e demográficos objetivando reestratificação de risco e avaliação da qualidade de vida. A inatividade física é dos fatores de maior impacto para mortalidade global, com aumento do risco estimado de morte em 20-30% quando comparada à população fisicamente ativa, dados estes amparados por evidências científicas demonstrando a ligação entre capacidade cardiorrespiratória (CF) e saúde global, incluindo a associação inversa com mortalidade cardiovascular.[43,44] Não havendo disponibilidade da realização do TCPE para a medida direta do VO_2 máx., que é considerado o padrão de referência, existem equações de regressão linear em homens e mulheres que permitem estimar de modo razoável a CF pelo teste ergométrico (Tabela 5),[45,46] com base no gasto metabólico em numero de MET (*metabolic equivalent*) alcançados no pico do exercício e respectiva equivalência com o VO_2 expresso em $mL.kg^{-1}.min^{-1}$ ou $ml.min^{-1}$.

Há inúmeros relatos comprobatórios de associação entre CF no pico como parâmetro principal de elevado valor preditivo para risco de morte, após ajustes para a faixa etária e outros fatores, em indivíduos aparentemente normais e com doença cardiovascular. Da mesma forma estudos observacionais evidenciaram a melhora significativa nas taxas de sobrevida (variações de 12 a 20%) a cada MET adicional na capacidade de exercício, incorporando-se também como forte preditora independente de risco nas mulheres[42] (Figuras 8 e 9), em idosos,[47] na presença de disfunção ventricular esquerda, entre outros. Na insuficiência cardíaca congestiva (ICC) é bem documentada a fraca correlação entre capacidade física e fração de ejeção do VE, em repouso, com as medidas dos gases expirados pelo TCPE consideradas como padrão para a abordagem da capacidade física. A medida dos índices cardiopulmonares durante o exercício está estabelecida como

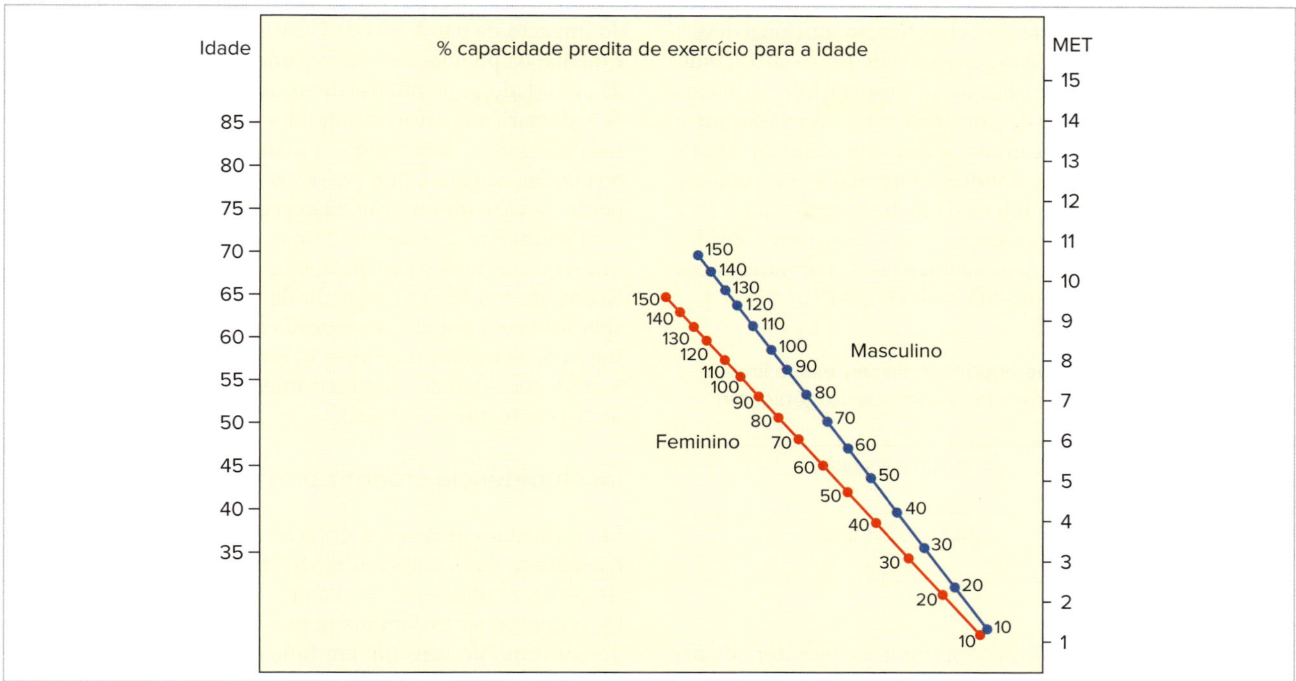

FIGURA 8

Nomograma de valores porcentuais da capacidade funcional predita para a idade em homens e mulheres sem sintomas. A união da idade (escala a esquerda) com o gasto metabólico em MET (escala a direita) por uma linha cruzará a escala de valores porcentuais da capacidade predita.
Fonte: modificada de Gulati et al., 2005.[42]

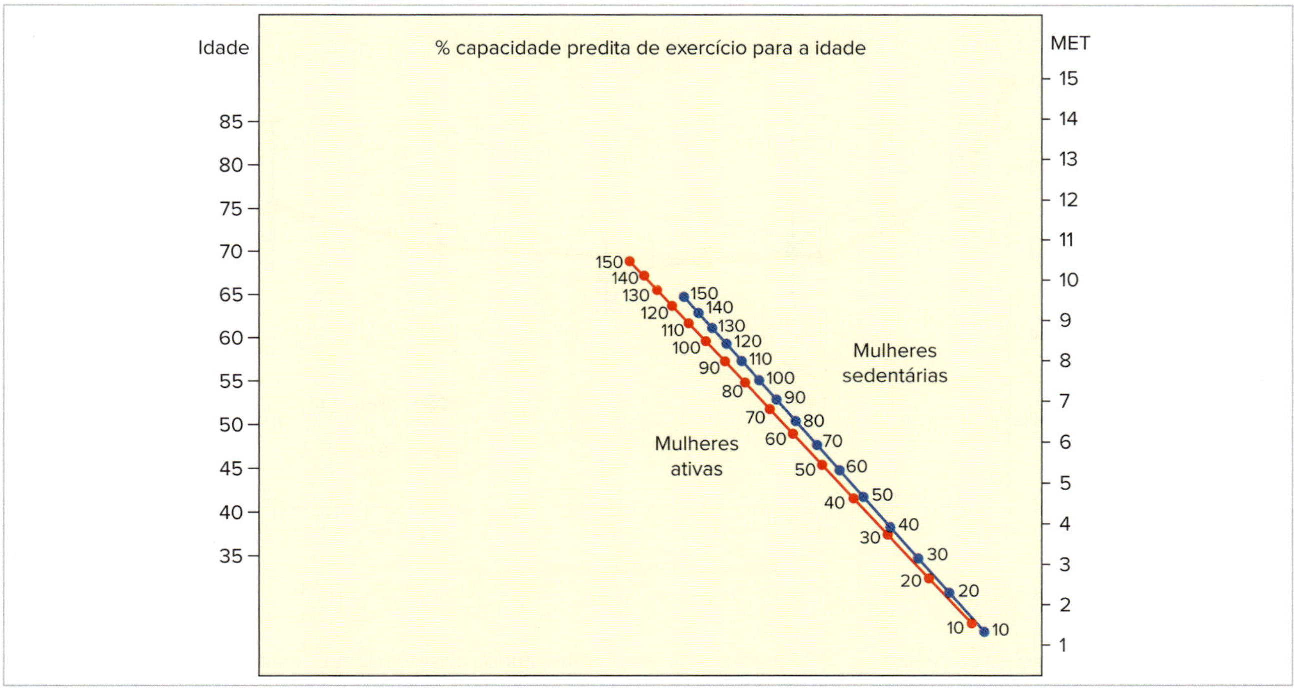

FIGURA 9

Nomograma de valores porcentuais da capacidade funcional predita para a idade em mulheres sedentárias e ativas na coorte de assintomáticas. A união da idade (escala à esquerda) com o gasto metabólico em MET (escala à direita) por uma linha cruzará a escala de valores porcentuais da capacidade predita.
Fonte: modificada de Gulati et al., 2005.[42]

padrão na ICC, caracterizando a classificação funcional desses pacientes, avaliando terapêutica, estimando risco e auxiliando na escolha apropriada de candidatos a transplante cardíaco.

Há muitas maneiras e demonstrações da associação entre atividade física e doença cardiovascular, com resultados consistentes entre os estudos, aonde quanto maior o volume de exercícios (considerando intensidade, frequência, duração e modo) maior foi a redução de risco dos desfechos considerados, bem como a clara demonstração dos efeitos benéficos sobre os fatores de risco modificáveis (Figura 10).[48]

TABELA 5 Exemplos de equações de regressão linear para a estimativa do consumo máximo de oxigênio, em homens e mulheres

Sexo masculino – gasto metabólico (MET predito)	18 – (0,15 x idade)
Sexo feminino – gasto metabólico (MET predito)	14,7 – (0,13 x idade)

Na juventude a CF cardiorrespiratória é preditora de indicadores de saúde, incluindo homeostase cardiometabólica, desempenho na vida acadêmica e saúde mental.[49] Mesmo assim e com campanhas promocionais relacionadas ao estímulo da vida saudável e ativa, há evidências de declínio da CF nas últimas seis décadas, de modo globalizado. Sem a compreensão clara de tais fatos e sem a avaliação consolidada e disponível do impacto da pandemia da COVID-19 sobre a saúde física e mental da população,[50] fatores interferentes como aumento da obesidade, aumento das doenças crônicas comuns, tempo de sedentarismo, níveis diminuídos de atividade física moderada a vigorosa, bem como mudanças sociais e econômicas profundas surgem como possíveis marcadores vinculados à perda da CF e diminuição da expectativa de vida.[49]

Finalmente, a despeito da não aceitação consensual de valores de corte de gasto metabólico ou consumo de oxigênio alcançado em MET (estimado de acordo com o protocolo aplicado) para populações específicas (p. ex., assintomáticos), sugerem-se limites inferiores < 5 MET, entre 5 e 8 MET e > 8 MET, considerados respectivamente como estratificadores de risco alto, médio e baixo.

Incompetência cronotrópica[1,2,25,51-53]

Em indivíduos normais, a elevação da FC durante o exercício é resultado da descarga adrenérgica por aumento do tônus simpático e inibição concomitante da atividade parassimpática. O comportamento demonstra relação linear com o aumento do consumo de oxigênio em função do tempo e das cargas aplicadas dentro de determinados limites, sendo inversamente proporcional à idade e os valores máximos estimados derivados de equações de regressão estabelecidas (Tabela 4). A redução da FC pode ser resultante de treinamento físico, aumento do volume sistólico, doenças que afetam o nó sinusal, bloqueios atrioventriculares, doença arterial coronária, doenças

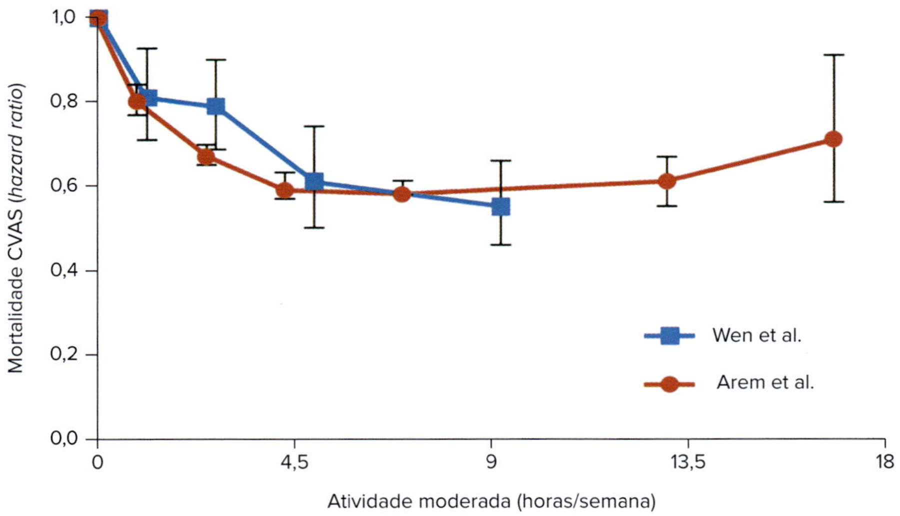

FIGURA 10
Média de volume de exercício calculado em MET por hora / semana em estudos observacionais, evidenciando redução de risco para mortalidade cardiovascular com o aumento do tempo de atividade. A redução máxima de risco foi obtida no volume de exercício de 41 MET – hora/semana. O volume definido é em torno de 3,5 a 4,0 vezes maior que o recomendado habitualmente e foi equivalente a 547 minutos por semana de atividade moderada a 4,5 MET ou 289 minutos/semana em exercícios vigorosos na intensidade de 8,5 MET. Houve redução de 45% no risco para mortalidade cardiovascular (HR: 0,55; 95% IC: 0,46-0,66) em comparação com o grupo controle composto por indivíduos inativos.
Modificado de Eijsvogels et al. 2016.[48]

metabólicas descompensadas (hipotireoidismo), doença de Chagas, utilização de fármacos com efeito cronotrópico negativo, *diabetes mellitus* com neuropatia autonômica, insuficiência cardíaca, cardiomiopatia hipertrófica, entre inúmeras outras doenças. Também há várias equações disponíveis para a caracterização da IC, todas de valor prognóstico estabelecido (Tabela 6). Em metanálise de 351 estudos e população de 18.712 pacientes Tanaka et al. demonstraram que a frequência cardíaca máxima prevista pode estar subestimada na população idosa, sem interferência por sexo. Em especial na ICC de diferentes graus e apresentações pode ocorrer menor aumento da FC frente a estímulos habituais por sensibilidade diminuída do nó sinusal à estimulação simpática.

TABELA 6 Exemplos de métodos comuns para avaliação da resposta cronotrópica e caracterização de incompetência cronotrópica

Valor atingido da FC ou FC pico
Percentual da reserva de FC utilizada ≤ 80% = alto risco; IC = FC pico/alcançada – FC repouso (220 – idade) – FC repouso x 100
Percentual da reserva de FC utilizada na vigência de betabloqueadores ≤ 62% = alto risco; FC pico ou alcançada – FC repouso /(220 – idade) – FC repouso x 100
FC predita em função da idade (220 – idade) – ≤ 0,85
Incapacidade de alcançar valores de FC no esforço situados abaixo de 2 desvios-padrão da FC máxima estimada, em torno de 24 batimentos

De modo global, a incompetência cronotrópica representa a incapacidade da FC elevar-se proporcionalmente diante do aumento da demanda de oxigênio imposta por determinada atividade. Essa resposta cronotrópica abaixo do esperado demonstra valor preditivo estabelecido para eventos cardíacos e mortalidade por todas as causas. Mais raramente e adicionalmente às definições dos comportamentos da FC frente ao esforço pode ser exteriorizada também por platô ou queda com o progredir do exercício. No cenário da DAC suspeita ou conhecida, embora por si só não caracterize resposta isquêmica, quando associada a ela atesta a gravidade do fenômeno.

A incompetência cronotrópica é frequentemente diagnosticada quando a elevação da FC é insuficiente para alcançar índices porcentuais arbitrários dos valores máximos preditos para a idade, habitualmente em torno de 80% em um teste de exercício com incremento gradual de cargas ou, de modo alternativo, os mesmos valores em relação à reserva de FC (RFC),[54-56] que representa a diferença entre a FC de repouso (FCR) e a FC de pico (FCP). Considerando-se que a RFC é afetada pela FC de repouso, a fórmula {(FCP – FCR / FC máx. prevista – FCR) x 100} é frequentemente utilizada para calcular a RFC ajustada (Tabela 6). Esta tem caráter dinâmico, é diminuída em pacientes com FCR elevada mesmo se a FCP é normal. Desta forma, torna-se essencial a realização de um TE verdadeiramente limitado por sintomas, objetivando na escala de percepção subjetiva de Borg valores > 18 ou cansaço "muito intenso". Definições de incompetência cronotrópica em pacientes com insuficiência cardíaca têm limitações importantes considerando-se a discordância ou diferença entre débito cardíaco e demanda metabólica, com fórmulas propostas para o cálculo da FC prevista na presença de fração de ejeção reduzida[57] {(FC prevista ou máx. = 119 + 0,5 (FCR) – 0,5 (idade) – 0 (esteira) ou 5 (cicloergômetro)}

Finalmente e à semelhança da CF determinada pelo teste ergométrico, estudos de populações com indivíduos assintomáticos têm evidenciado que a incompetência cronotrópica se associa a maiores taxas de eventos cardíacos maiores, incluindo morte, mesmo após abordagens pelo escore de Framinghan.

Recuperação da frequência cardíaca após a interrupção do esforço[58-60]

É a expressão da reativação vagal após a cessação da estimulação simpática predominante na fase de esforço, uma vez que a queda rápida da FC na fase imediata de recuperação pode ser prevenida pela injeção de atropina em indivíduos assintomáticos normais e atletas. Com a associação entre risco cardíaco e tônus vagal alterado, estudos objetivando a análise da recuperação da FC na etapa pós esforço dos TE evidenciaram que a queda lenta nos minutos iniciais após o exercício, associou-se à maior incidência de morte no acompanhamento. Houve validação dos mesmos achados em estudos de coorte e epidemiológicos envolvendo indivíduos assintomáticos e diabéticos, entre outras populações. Os valores de corte para a queda da FC no primeiro e segundo minutos da recuperação são relacionados ao protocolo empregado e à diferença calculada a partir da FC pico. Nos que empregam a recuperação ativa caminhando na velocidade de 1,5 mph e 2,5% de inclinação no relato original) a diminuição ≥ 12 batimentos no primeiro minuto é considerada normal; na recuperação após cessação súbita do exercício o limite de corte sugerido é de 18 batimentos, e ≥ 22 batimentos no segundo minuto, com poder discriminante para melhor evolução em relação ao risco de morte. Esta associação é independente do índice cronotrópico, uso de betabloqueadores, gravidade da DAC, função ventricular, infradesnível de ST e resultado do escore de Duke, mas adiciona valor à capacidade prognóstica do VO_2 pico. Adicionalmente a recuperação anormal da FC pode indicar disfunção autonômica associada com risco aumentado de arritmias complexas. No cenário da cárdio-oncologia, em pacientes submetidos a tratamento para câncer de mama com radioterapia complementar, a irradiação pode resultar em disfunção autonômica, caracterizada por FCR elevada e recuperação anormal da FC, com limitação resultante da tolerância ao esforço risco aumentado de morte.

À medida que novos métodos foram incorporados aos algoritmos de estratificação clínica, há relatos de associação entre a FC anormal na fase de recuperação, capacidade física, resposta cronotrópica durante o exercício, risco de aterosclerose coronariana subclínica avaliada pela detecção de cálcio (escore de Agatston), achados de alto risco à CPM, entre outros. Finalmente, dados atuais reafirmam o valor da recuperação da frequência cardíaca não somente para coortes especificas, mas também em prevenção primária, na abordagem da população geral. Aplicações recentes da análise do comportamento da queda da FC nos minutos iniciais da etapa de recuperação sinalizam os resultados como índice de desempenho em atletas de elite,[61] de diferentes faixas etárias, além de auxiliarem na avaliação dos resultados de diferentes modos de treinamento (treinamento intervalado de alta intensidade versus contínuo) em pacientes com DAC. Adicionalmente a recuperação lenta da FC após esforço, como expressão da função autonômica vagal diminuída, pode ser associada de modo independente com o desenvolvimento de síndrome metabólica futura e hipertensão incidente em indivíduos sem cardiopatia estrutural.[62,63]

Arritmias durante a realização de testes de exercício[1,25,64-66]

Podem ser desencadeadas pelo esforço, de origem supra ou ventricular, ocorrendo ou sendo exacerbadas sob inúmeras circunstâncias, como em vigência de medicação (diuréticos, digital), uso de cafeína, ingestão de bebidas alcoólicas, presença de DAC com repercussão funcional, disfunção ventricular, entre outras situações. A frequência é diretamente relacionada à idade e anormalidades cardíacas, demandando maior atenção quando há história familiar de morte súbita, diagnóstico de cardiomiopatias, doença valvar ou isquemia acentuada. A inibição ou supressão de atividade ectópica ventricular prévia com o esforço é achado inespecífico, sem associação estabelecida com DAC.

A prevalência de atividade ectópica ventricular em geral nos pacientes encaminhados a TE é próxima a 20-25%, variando de batimentos isolados até períodos não sustentados (taquicardia ventricular não sustentada – TVNS), mas a depender da população estudada no laboratório e local específicos. No entanto, a manifestação de extrassistolia ventricular frequente durante e após o exercício em assintomáticos é pequena (2-3%), mas tem sido associada a risco aumentado de morte, podendo representar instabilidade elétrica por aumento da demanda de oxigênio do miocárdio e/ou alterações do tônus autonômico.

O período imediato de recuperação é particularmente vulnerável ao desencadeamento de arritmia ventricular complexa de maior gravidade, considerando-se a intensa atividade simpática e o quadro de vasodilatação arterial periférica induzido pelo esforço. Com a interrupção da atividade muscular, muitas vezes de forma súbita, observa-se diminuição do retorno venoso, do débito cardíaco e, consequentemente, da perfusão coronariana, em momento de FC ainda elevada, o que pode resultar em aceleração da fase 4 do potencial de ação da membrana (PAM) e aumento final da automaticidade das fibras de Purkinje. Também há a compreensão de que o período pós-esforço imediato promove, adicionalmente às modificações bruscas do equilíbrio autonômico, desvios iônicos, que podem precipitar arritmias potencialmente letais. Igualmente, pesquisas sugerem correlação entre catecolaminas circulantes, potassemia e pH sanguíneo.

Em fase de esforço intenso, os níveis séricos de potássio de um indivíduo normal podem até dobrar, bem como o pH sanguíneo pode diminuir de modo significativo (até 0,4 unidades) enquanto as concentrações plasmáticas de noradrenalina se elevam até 15 vezes os valores basais. É bem conhecido o fato de que a hipercalemia reverte a ação excitatória da noradrenalina sobre a fibra cardíaca, e esta é capaz de estabilizar o PAM na presença de hipercalemia e acidose. Portanto, durante o exercício, existe um antagonismo mútuo de forças potencialmente deletérias. No entanto, a potassemia é totalmente corrigida já nos primeiros três minutos de recuperação, período no qual as concentrações de noradrenalina ainda se encontram até sete ou oito vezes os valores de repouso.

Em um grande estudo de coorte de população encaminhada à realização de TE, evidenciou-se que a atividade ectópica ventricular durante a fase de recuperação foi maior preditora de risco do que durante o exercício. Ainda, dentro da proposta de correlacionar características clínicas e significado prognóstico de extrassístoles ventriculares durante e após a fase de esforço de TE, Dewey et al. estudaram 1.847 indivíduos livres de insuficiência cardíaca congestiva, que se submeteram a testes limitados por sinais e sintomas, observando que enquanto as extrassístoles ventriculares durante o exercício estiveram associadas com a elevação da frequência cardíaca, a ocorrência na fase de recuperação correlacionou-se com a presença de doença arterial coronariana e infradesnivelamento de segmento ST. A arritmia exclusiva da fase de recuperação, mas não durante o esforço, associou-se fortemente com maiores taxas ajustadas de mortalidade, reclassificando 33,2% dos indivíduos com escores de risco intermediários em subgrupos de maior risco. Ressalta-se que o prognóstico adverso relacionado às extrassístoles na etapa pós-esforço é independente da presença de arritmia no esforço e similar a achados prévios de estudos de outras coortes clínicas.

De fato, estudos observacionais mostraram que uma grande proporção das mortes relacionadas aos esportes de alto rendimento ocorria minutos após a interrupção do exercício. A cessação abrupta da atividade muscular tornaria o miocárdio mais vulnerável aos efeitos excitatórios das catecolaminas, aumentando o risco de arritmias letais em indivíduos susceptíveis;

No entanto, em populações assintomáticas, um estudo de 2.099 participantes seguidos por 13 anos não encontrou correlação entre arritmias ventriculares não sustentadas e mortalidade.[67]

Finalmente, o desencadeamento de arritmias supraventriculares pelo exercício não é preditivo de isquemia ou de desfechos cardiovasculares, mas pode ser um marcador para a ocorrência futura de fibrilação atrial ou taquicardia supraventricular.

Interpretação da resposta eletrocardiográfica durante o teste ergométrico

Considerando-se a padronização para a obtenção das derivações eletrocardiográficas no decorrer da prova, quer empregando o sistema modificado de 12 derivações de Mason e Likar, quer adicionando a 13ª derivação (por exemplo a derivação bipolar transtorácica MC5 ou CM5) ao mesmo sistema (Figuras 11 e 12), a análise deve incluir a análise das modificações ocorridas durante e/ou após o esforço em relação aos traçados basais, normais ou não. Se os traçados de repouso já exibirem alterações (desvios de ST), estas devem ser descontadas dos valores máximos alcançados no pico do exercício. Para a caracterização eletrocardiográfica da resposta isquêmica do miocárdio, as fases de estresse e recuperação têm valor semelhante na elaboração do relatório final, mas a interpretação deve ser integrada à análise multifatorial das demais variáveis obtidas e à probabilidade clínica de doença arterial coronária estabelecida previamente (índices de acurácia dependentes da prevalência na população estudada).

A linha de base considerada é uma linha imaginária que une duas junções PQ (final do intervalo PR e início do complexo QRS) do eletrocardiograma e considerada pelo menos em 3 a 4 complexos sucessivos livres de artefatos, servindo de referência para as alterações desenvolvidas durante e após esforço, fisiológicas ou não. Deve-se ressaltar que a linha de base pode rebaixar durante o exercício por infradesnivelamento do segmento PR, resultante da influência da captação da onda de repolarização atrial Ta. Tal adequação modifica a interpretação de medidas das deflexões consideradas fisiológicas e anormais. (Figuras 13 e 14). Os valores estabelecidos para as modificações eletrocardiográficas (ECG) anormais

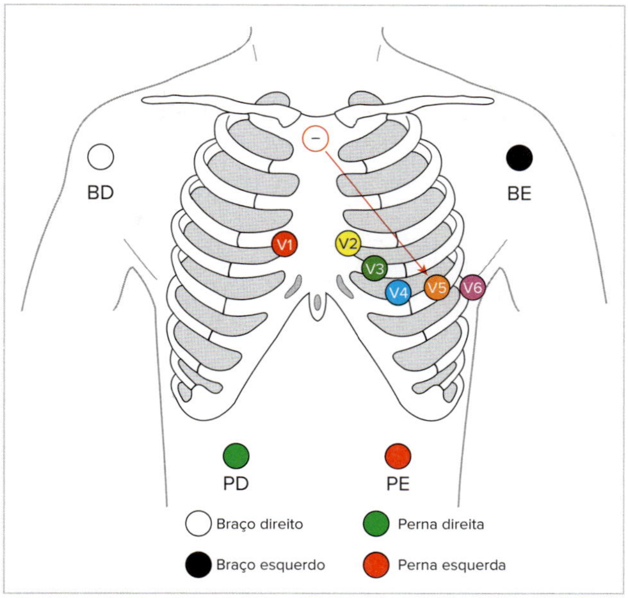

FIGURA 12

Adição da 13ª derivação (MC5 ou CM5) ao sistema de Mason e Likar. Como uma derivação bipolar transtorácica, utiliza o ponto de referência (polaridade negativa) no manúbrio e o ponto positivo na derivação V5.

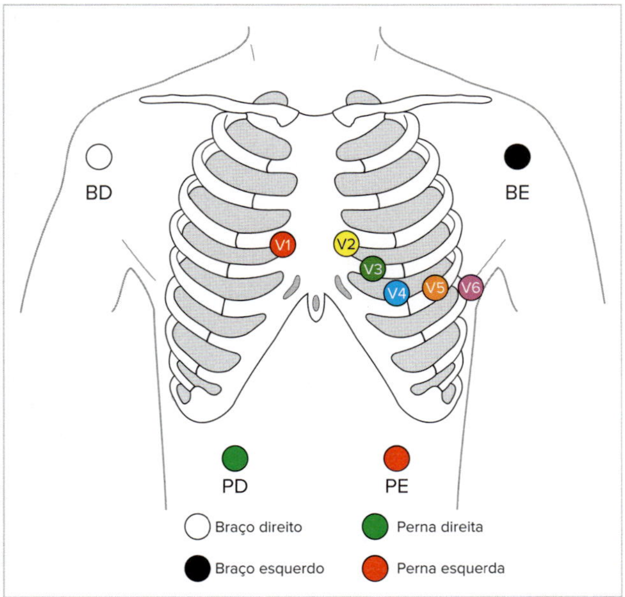

FIGURA 11

Sistema de 12 derivações eletrocardiográficas de Mason e Likar. Em relação ao ECG convencional, os eletrodos das extremidades dos membros superiores são deslocados para a raiz dos ombros; os das extremidades inferiores são deslocados para a borda superior das cristas ilíacas ou em ponto equidistante entre o rebordo costal e a borda superior da crista ilíaca, bilateralmente. Os eletrodos do plano horizontal são mantidos em suas posições convencionais.

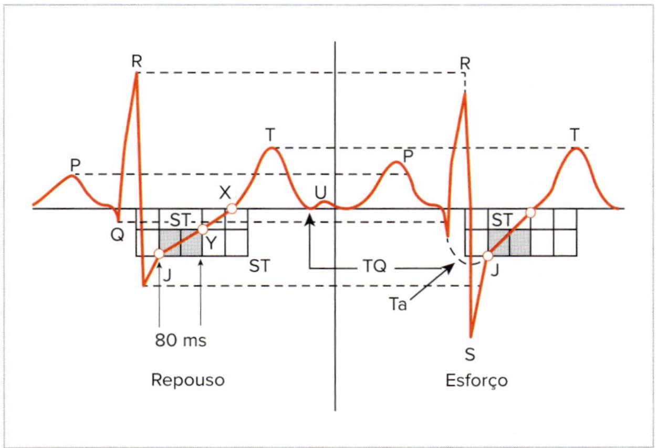

FIGURA 13

Variações eletrocardiográficas consideradas fisiológicas durante o esforço e comparadas em relação aos traçados de repouso, normais ou não. Habitualmente a deflexão P aumenta de amplitude com aspecto apiculado no exercício máximo; o intervalo PR pode evidenciar infradesnível por influência da onda de repolarização atrial Ta; a deflexão Q aumenta em amplitude também no exercício máximo, a deflexão R diminui, S pode aumentar, o ponto J geralmente pode apresentar infradesnivelamento, mas com rápido retorno do segmento ST à linha de base, antes de 80 ms; as modificações da onda T são variáveis; a duração dos intervalos clássicos diminui. TQ: intervalo do final da onda T ao início do complexo QRS; X: momento em que o segmento ST retorna a linha de base; Y: ponto medido no segmento ST a 80 ms do ponto J (ou J + 80 ms).

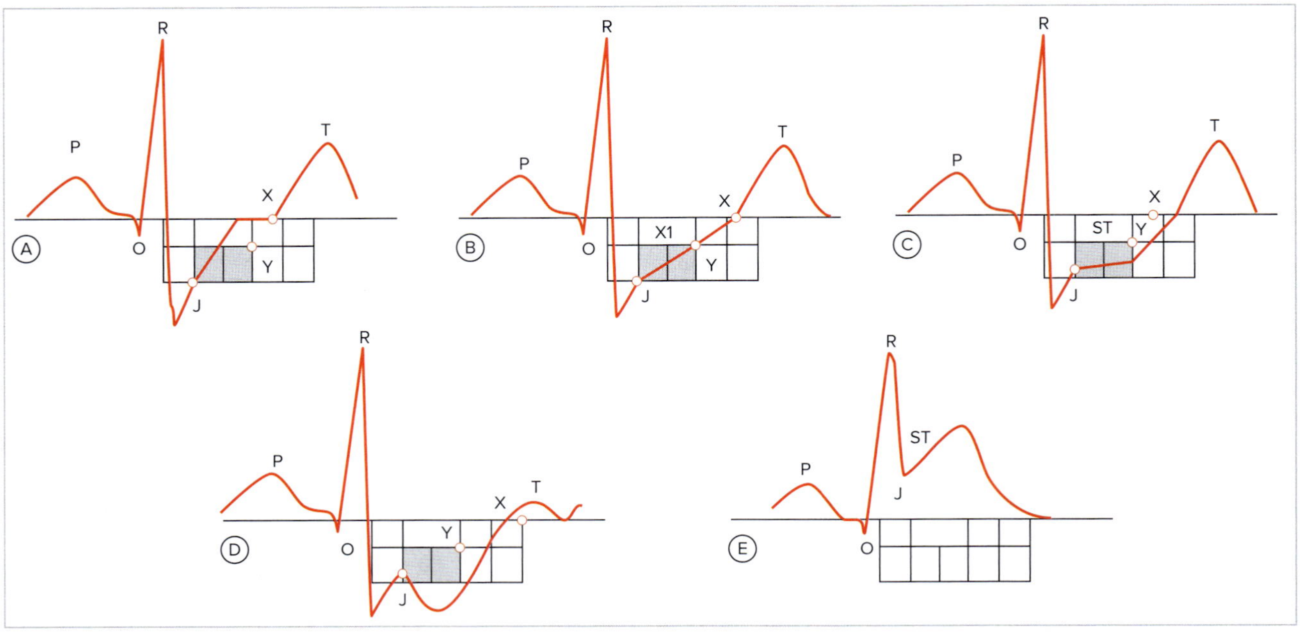

FIGURA 14

Possibilidades de respostas eletrocardiográficas durante a prova de esforço. A: variações fisiológicas, com rápido retorno à linha de base, antes de 80 ms; B: infradesnível de segmento ST de aspecto ascendente lento, medido 80 ms após o ponto J; C: infradesnível do ponto J com segmento ST horizontal por ≥ 80 ms; D: infradesnível ST medido no ponto J, com aspecto descendente; E: supradesnivel do ponto J ou da junção J/ST.

não são consensuais entre os serviços, podendo variar de acordo com os objetivos do exame, sexo e população estudada. Independentemente dos comentários finais que devem constar ao final dos relatórios dos testes ergométricos e do impacto no manejo médico, devem ser descritos os padrões eletrocardiográficos anormais, que podem sugerir resposta isquêmica do miocárdio e correlações possíveis pertinentes:

A. Infradesnivelamento do segmento ST ≥ 1,5 mm, medido 80 ms após o ponto J ou no ponto Y (J + 80 ms), de aspecto ascendente lento, mas em indivíduos com risco moderado a elevado de DAC (Figuras 15 e 16).[68]
B. Infradesnivelamento horizontal do segmento ST ≥ 1,0 mm, medido no ponto J ou 80 milissegundos após o ponto J, para ambos os sexos (caso clínico, Figuras 17,18 e 19). Outras denominações utilizam infradesnivelamento retificado em vez de horizontal. Há padronizações que empregam 1,5 mm para o sexo feminino.
C. Infradesnivelamento descendente do segmento ST ≥ 1,0 mm, medido no ponto J, para ambos os sexos. Assim como a morfologia horizontal, quando presente em indivíduos com probabilidade intermediária de DAC e com ECG de base sem modificações, evidencia elevada especificidade (sua ocorrência associa-se à pequena possibilidade de resultados alterados sem a presença de doença obstrutiva, com moderada sensibilidade (Figura 20).
D. Infradesnivelamento do segmento ST ≥ 2,0 mm, medido 80 ms após o ponto J ou no ponto Y (J + 80 ms), de aspecto ascendente, em indivíduos com risco baixo de DAC.

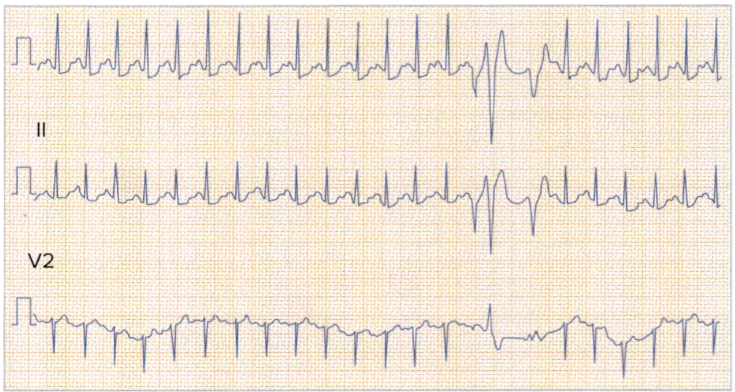

FIGURA 15

Paciente de 72 anos, sexo masculino, portador de diabete melito não insulinodependente > 10 anos, hipertenso, dislipidêmico, encaminhado para avaliação cardiológica e orientação para atividades físicas. Em uso de metformina, maleato de enalapril, sinvastatina e ácido acetilsalicílico. Eletrocardiograma de repouso normal. O traçado superior corresponde à derivação MC5 em fases intermediarias de esforço; evidencia infradesnível ascendente lento de segmento ST, medido após 80 ms do ponto J, até 1,5/2,0 mm e episódio de salva ou taquicardia ventricular polimórfica. De acordo com a atualização da diretriz de prevenção cardiovascular da Sociedade Brasileira de Cardiologia – 2019 paciente de alto risco cardiovascular (homens com escore de risco global > 20%), encaminhado à cintilografia de perfusão do miocárdio para complementação diagnóstica e estratificação de risco.
Fonte – arquivo pessoal.

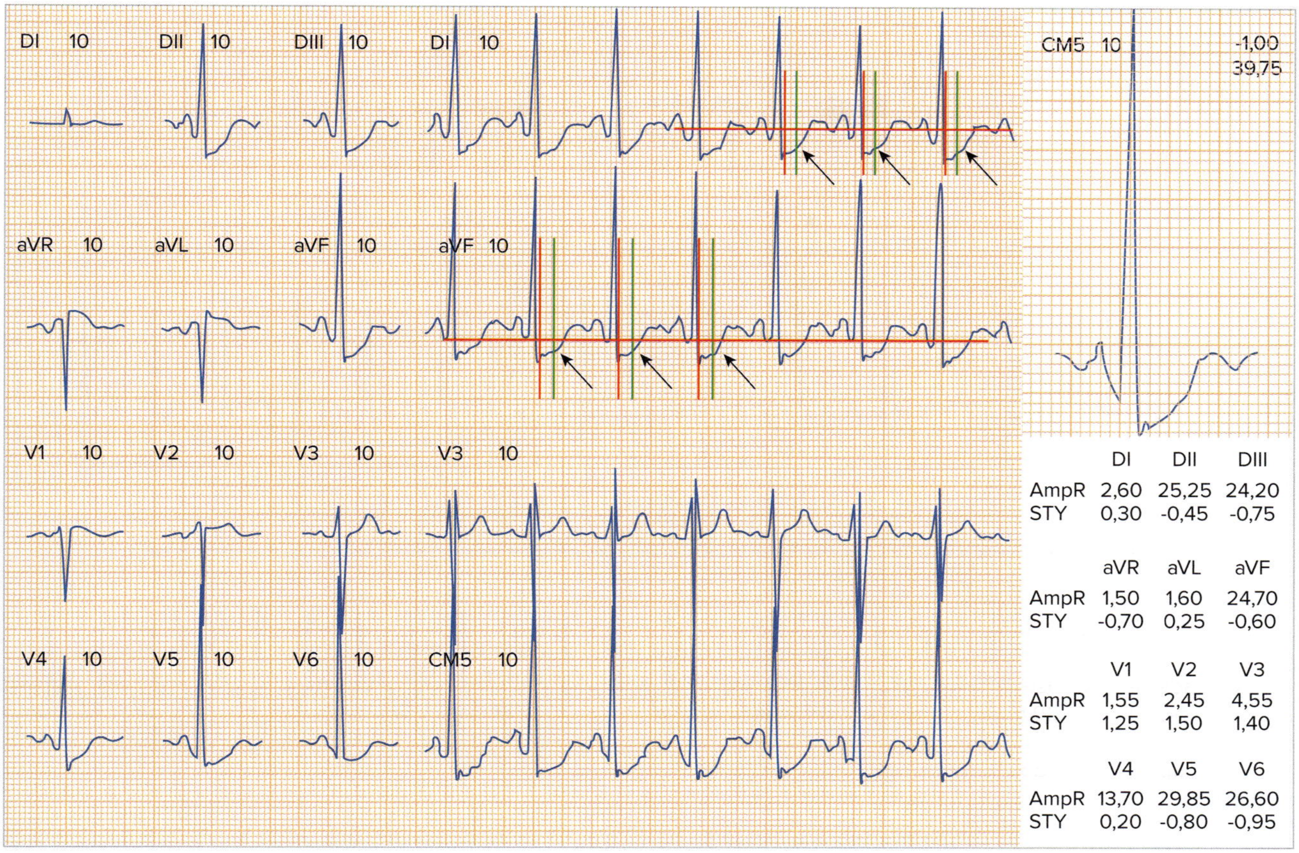

FIGURA 16

Paciente de 29 anos, sexo feminino, assintomática, encaminhada à TE para prescrição de atividades físicas. Na semana prévia à prova referiu episódio de "pontadas torácicas" durante situação de forte tensão emocional. Antecedentes familiares de doença arterial coronária (pai revascularizado), sem outros fatores de risco documentados. Realizou protocolo de Ellestad, com bom desempenho e carga metabólica superior a 10 MET. Traçados eletrocardiográficos no período inicial de recuperação evidenciam infradesnivelamento ascendente do segmento ST, medido a partir do ponto J (intersecção da linha vertical vermelha demarcada ao final dos complexos QRS em II e aVF) + 80 milissegundos (ms) (intersecção da linha vertical verde com o segmento ST) com valores entre 1 e 1,5 m. Eletrocardiograma de repouso normal. De acordo com a atualização da diretriz de prevenção cardiovascular da Sociedade Brasileira de Cardiologia 2019, paciente de baixo risco cardiovascular (mulheres com escore de risco global < 5%). Sem valorização clínica expressiva dos achados relatados, não demandando investigação complementar.
Fonte: arquivo pessoal.

E. Infradesnivelamento convexo do segmento ST ≥ 2,0 mm, medido no nadir. Considerado de menor especificidade para DAC, mas podendo associar-se à cardiopatia não aterosclerótica (Figura 21).

F. Supradesnivelamento de ST ≥ 1,0 mm, medido no ponto J ou junção J/ST, não relacionado à onda Q anormal no ECG. Não considerado habitualmente nas derivações V1 e aVR. Traduz isquemia transmural, associando-se com lesão de tronco de coronária esquerda ou lesões proximais graves, geralmente envolvendo a artéria descendente anterior ou, ainda, espasmo coronariano. A localização eletrocardiográfica da alteração apresenta boa capacidade de identificação da artéria envolvida (Figura 22).

G. Supradesnivelamento de ST na derivação aVR. Há relatos de associação com lesão obstrutiva grave de artéria descendente anterior, especialmente quando concomitante a infradesnivelamento na derivação V5 (Figura 17).

H. Supradesnivelamento adicional de ST ≥ 1,0 mm, medido no ponto J ou junção J/ST, relacionado à área inativa com onda "Q". Associa-se ao aparecimento ou acentuação de movimento discinético de ventrículo esquerdo no esforço, não se podendo descartar isquemia/viabilidade.

I. Modificações da polaridade da onda U durante e/ou após esforço. Ótima acurácia para o diagnóstico de isquemia miocárdica, mas de difícil identificação em frequências cardíacas elevadas, pela fusão entre as ondas P e T precedentes. Pequena aplicabilidade na prática.

J. Desaparecimento do infradesnivelamento basal de segmento ST e/ou inversão da polaridade de ondas T (pseudonormalização). De ocorrência rara e menor acurácia na

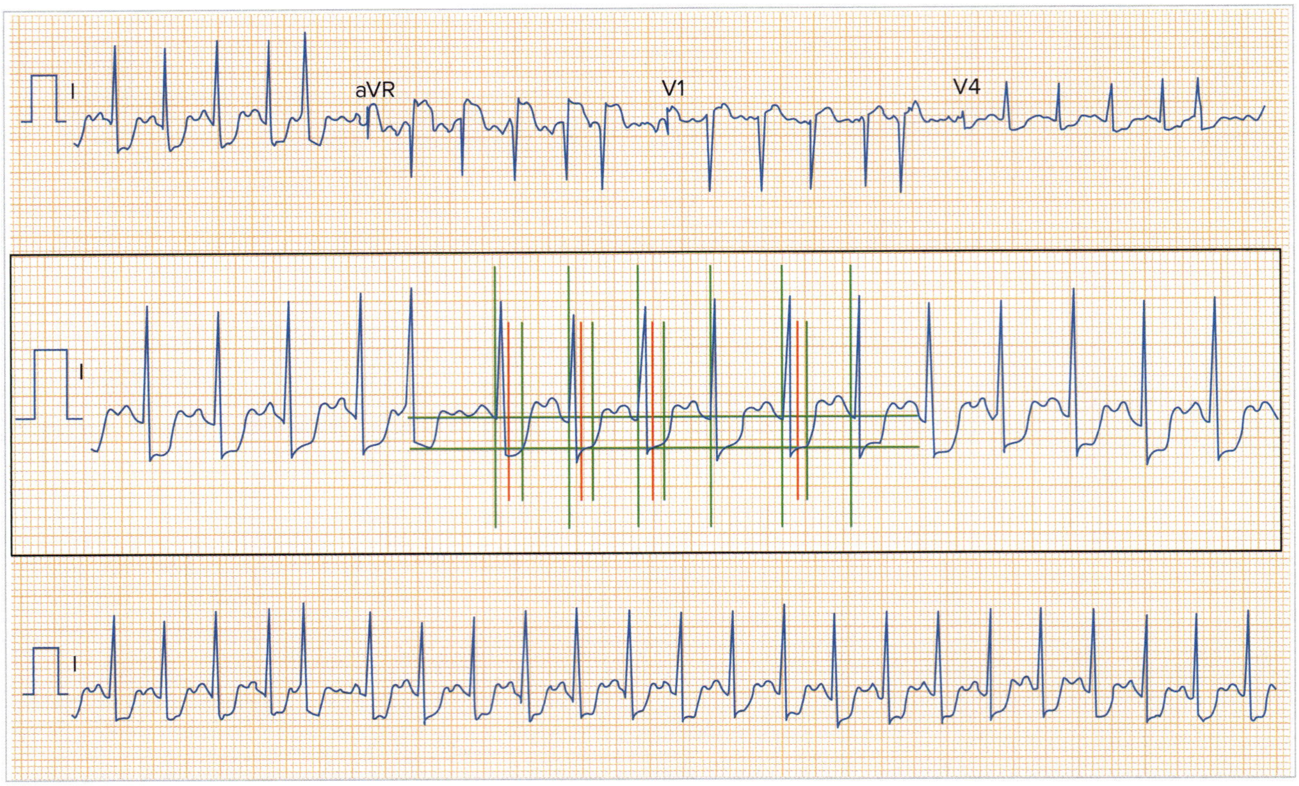

FIGURA 17

DT, 55 anos, sexo masculino, dor paravertebral à esquerda há 40 dias, durante partida de tênis. Hipertensão arterial sistêmica controlada, antecedentes familiares de DAC (irmão SCA e intervenção coronária percutânea). Realizou TE em esteira rolante com protocolo de Bruce, segunda etapa (4,0 km/hora e 12% de inclinação), associado à cintilografia de perfusão miocárdica com MIBI-^{99m}Tc, evidenciando marcadores de alto risco: a) dor reprodutível em carga baixa de trabalho, tempo de duração do exercício = 4,5 minutos; b) queda da pressão arterial sistólica de 20 mmHg – PAR = 130/80 mmHg / PA1 = 150/80 mmHg / PA2 = 130/80 mmHg; c) dispneia desproporcional ao esforço, palidez facial; d) infradesnível horizontal de segmento ST entre 4 e 5 mm, medido no ponto J (intersecção da linha vertical vermelha com o final do complexo QRS, demarcada na derivação I ou MC5) ou 80 ms após J (linha vertical verde demarcada após a linha vermelha, na intersecção com o segmento ST). Linha verde horizontal superior representa a linha de base demarcada na união das junções PQ do ECG e linha verde inferior representa o valor máximo do infradesnivelamento de ST; e) nota-se adicionalmente infradesnível de ST em múltiplas derivações, além de supradesnivel de J/ST acentuado em aVR. Estabilização clínica e hemodinâmica aos 8 minutos da etapa de recuperação, sendo encaminhado à cinecoronariografia. Imagens de perfusão miocárdica e estudo hemodinâmico nas Figuras 18 e 19.
Fonte: arquivo pessoal.

identificação de isquemia, são mais valorizados quando concomitantes com angina ou equivalente.

K. A localização eletrocardiográfica do infradesnivelamento de segmento ST guarda pequena correlação com a artéria envolvida.

L. Outros achados durante a prova de esforço, como desencadeamento de arritmias ventriculares complexas, dor torácica incaracterística, distúrbios da condução intraventricular, déficit cronotrópico, insuficiência cronotrópica, comportamento anormal da pressão arterial (queda/platô/pequena elevação da pressão arterial sistólica), hiper-reatividade da pressão arterial diastólica), recuperação anormal da frequência cardíaca, entre outros, devem ser valorizados em concomitância com outros dados exteriorizados durante a prova e analisados diante da probabilidade clínica de DAC. Índices como a relação entre a variação do segmento ST (delta ST) e a elevação da frequência cardíaca (delta FC), dispersão do intervalo QT (diferença entre o maior e o menor valor de duração, medidos automaticamente nas 12 derivações eletrocardiográficas) encontram menor aplicação, dependentes da população analisada e dos softwares empregados no sistema de registro utilizado. O método simples denominado índice ST corrigido pela FC (infradesnível de ST em microvolts/FC pico – FCR) pode ser implementado facilmente, sendo critério de anormalidade 1,6 µV/batimento/minuto.

M. A frequência de bloqueios de ramo induzidos pelo exercício é rara (0,5% ou menor),[69] sendo que quando os bloqueios de ramo esquerdo (BRE) se manifestam em FC mais elevada (> 125-130 bpm), doença isquêmica do

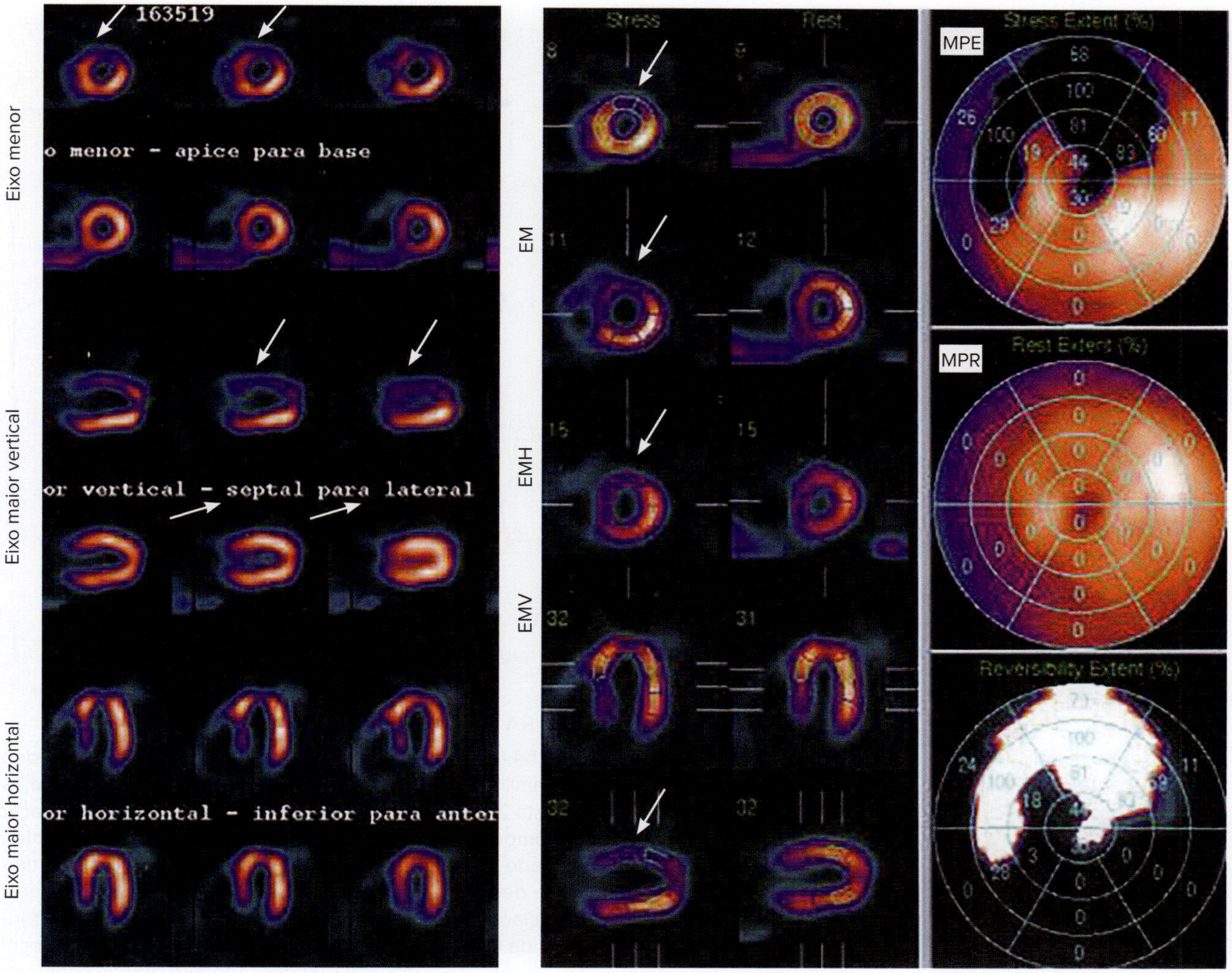

FIGURA 18

DT, 55 anos, sexo masculino, mesmo paciente da Figura 17. Injeção do radiofármaco (MIBI ou 2 metoxi isobutil isonitrila marcada com ^{99m}Tc ou tecnécio 99 metaestável) durante manifestação do sintoma, na FC de 138 bpm (89% da frequência cardíaca máxima preconizada para a idade). Estudo de perfusão pela técnica SPECT (tomografia por emissão de fóton único) evidencia grande área de hipocaptação transitória ou isquemia (estimada em 31% de extensão) envolvendo as regiões anterior, septal e o ápice do ventrículo esquerdo, evidenciada nos cortes tomográficos em eixo menor, maior vertical e maior horizontal da fase de estresse (setas indicativas) em comparação ao repouso (perfusão normal, imagens inferiores, sem setas indicativas). MPE: mapa polar de estresse, com a linha branca delimitando a área de miocárdio em risco (escala de cores – preto e azul).
Fonte: arquivo pessoal.

coração é improvável, existindo relatos de associação de BRE com morte e de outros eventos maiores. De qualquer modo seu aparecimento sempre é considerado anormal, podendo representar doença específica do tecido de condução, entre outras etiologias. A presença de bloqueio divisional anterossuperior esquerdo desencadeado pelo esforço em pacientes selecionados (probabilidade clínica intermediária ou elevada pré-teste) guarda associação com isquemia por DAC obstrutiva e envolvimento da artéria descendente anterior em estudos observacionais. Adicionalmente, a manifestação de bloqueio de ramo direito é de rara ocorrência (0,24% em grande série de indivíduos consecutivos submetidos a TE), não guarda associação com risco incremental,[69] não limitando a análise eletrocardiográfica nas derivações inferiores e laterais.

N. No cenário específico das anormalidades elétricas primárias como síndrome do QT longo (LQTS), taquicardia ventricular polimórfica catecolaminérgica (CPVT), síndrome de Brugada (BS), os TE evidenciam poder diagnóstico e prognóstico, podendo expor ou sensibilizar alterações de ECG ocultas (25% dos pacientes com LQTS geneticamente comprovada tem intervalo QT normal, podendo-se tornar-se anormal com a elevação da FC em posição ortostática; aspecto típico de supradesnivel de ST na fase de

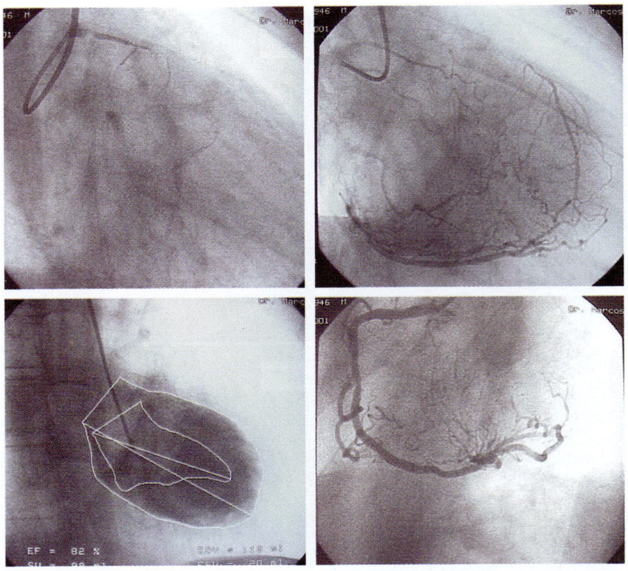

FIGURA 19

DT, 55 anos, sexo masculino, mesmo paciente das Figuras 17 e 18. Estudo hemodinâmico evidenciando oclusão de tronco de coronária esquerda, com enchimento retrógrado da artéria descendente anterior por circulação colateral da coronária direita. Função ventricular aparentemente normal. Submetido 24 horas após à cirurgia de revascularização do miocárdio com enxertos de MIE – DA (mamária interna esquerda – descendente anterior); PS-MG1 (CX) – ponte de safena para o ramo MG1 da artéria circunflexa e PS para artéria coronária direita ou CD.

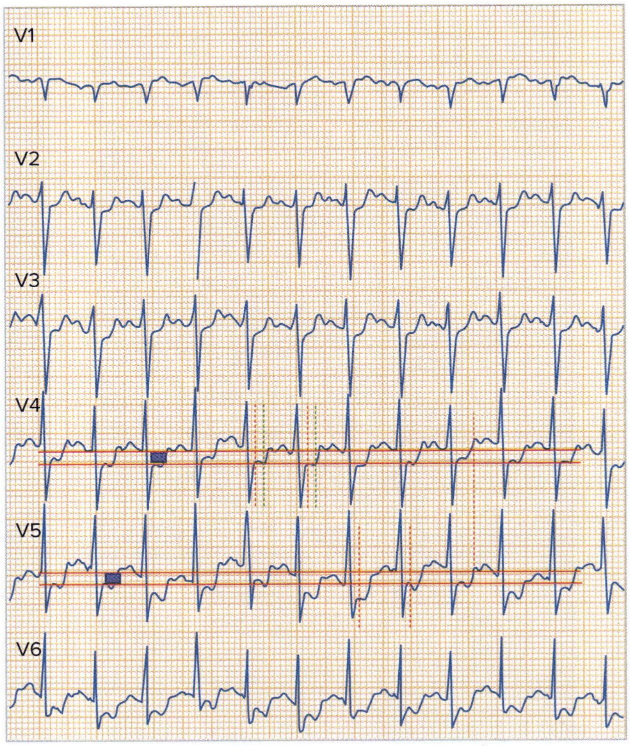

FIGURA 20

JRB, 54 anos, sexo masculino, origem caucasiana. Antecedentes familiares de morte súbita (SIC) e câncer. Dislipidêmico, tabagista 20 cigarros dia, sedentário. Encaminhado à realização de tomografia de coronárias (angio CT) e sequencialmente à unidade de emergência para complementação de investigação e decisão terapêutica. Solicitada CPM com radiofármacos associada ao teste ergométrico. ECG de repouso com alterações da repolarização ventricular inferior. Nota-se infradesnível de aspecto horizontal (V4)/descendente (V5) de segmento ST, medido no ponto J (linhas verticais vermelhas na intersecção com o final dos complexos QRS), com valor entre 2 e 3 mm, na FC =147 bpm (89% da FCmáx. Prevista) e etapa IV do protocolo de Ellestad (9 minutos). CPM com hipocaptação do radiofármaco de média extensão na parede anterosseptal e região inferior do VE (área em risco com extensão entre 10 e 20%). Angio CT de coronárias evidenciou artéria DA subocluída proximal, trajeto intramiocárdico no terço médio; DG1 = lesão grave ostial; CX = lesão grave com oclusão distal; MG1 (CX) = lesão grave; DP (CX) = redução luminal acentuada; CD não dominante, suboclusão/oclusão proximal. Circulação intercoronária. Percentil de cálcio = 70%.

recuperação prediz eventos arrítmicos durante o acompanhamento clínico na síndrome de Brugada, extrassístoles ventriculares polimórficas e TV podem ser desencadeadas com o exercício).

o. Alterações outras podem eventualmente agregar valor à análise dos TE como aumento da amplitude da onda T (> 2,5 mV) nas derivações de V2 a V4 em pacientes com dor torácica induzida pelo exercício (sinal específico para isquemia), aumento da duração da onda P na derivação V5 (de difícil avaliação na prática clínica com os testes de exercício e sistemas convencionais de derivações eletrocardiográficas), comparação de infradesnivelamento de ST em batimentos extrassistólicos ventriculares antes e durante exercício (maior sensibilidade), entre outros.

Finalmente, os TE continuam na atualidade como ferramenta de grande valor dentro do processo de decisão clínica na suspeita ou doença arterial conhecida em suas várias formas de apresentação, reafirmando seu valor prognóstico incremental, especialmente quando a análise multifatorial de suas variáveis se agrega aos dados das outras modalidades. Novos cenários surgem dentro da doença isquêmica do coração, como a doença microvascular e a disfunção endotelial na ausência ou em superposição à doença obstrutiva, melhorando o entendimento dos processos e fenômenos fisiopatológicos de resultados anormais aparentemente não explicados. Informações sólidas obtidas pela simples avaliação da capacidade funcional auxiliam na conduta terapêutica, norteiam a avaliação prognóstica em inúmeros cenários, desde crianças até gerontes, expressam qualidade de vida auxiliam na implementação correta das atividades físicas de maneira geral, entre outros atributos. Integram-se também à novas metodologias de avaliação em pacientes com múltiplas comorbidades e maior gravidade, como na presença de dispositivos implantáveis (CDI, marca-passo e ressincronização), entre outros.

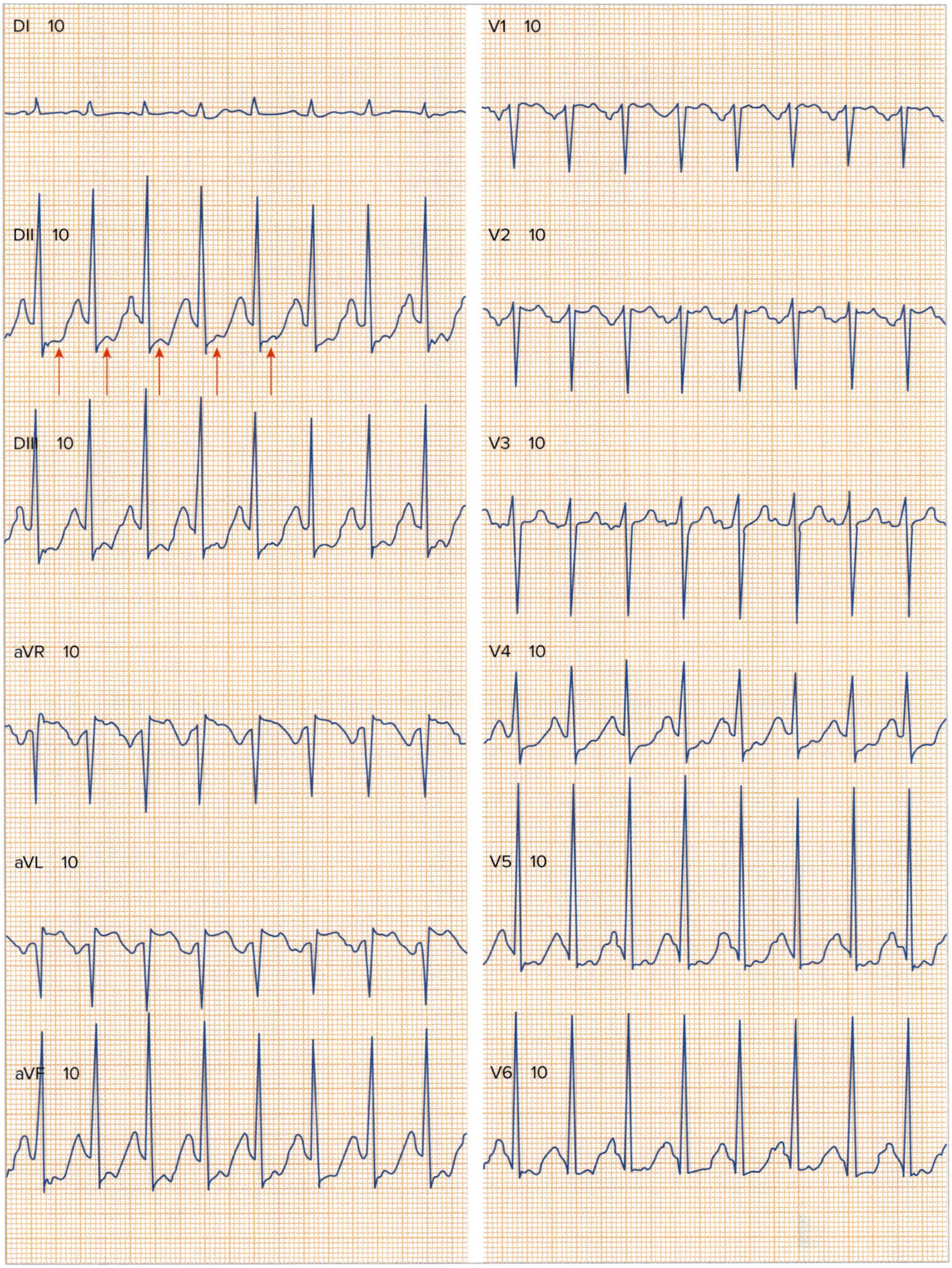

FIGURA 21

APA, assintomática, sexo feminino, sem fatores de risco relatados, encaminhada para avaliação da capacidade funcional. Protocolo de Ellestad, Etapa V, 10 minutos, 34 segundos. (bom desempenho físico). Fase de esforço descontinuada por exaustão, na FC = 181 bpm (95,7% da FCmáx prevista). Evidenciou infradesnível convexo de segmento ST de até 2 mm, medido no nadir, em III, III e aVF. Considerando-se muito baixa probabilidade clínica de DAC (prova não indicada para este objetivo) e intervalo PR limítrofe (entre 100 e 120 ms no ECG de repouso, não se podendo descartar a possibilidade de variante de pré-excitação), paciente liberada para as atividades físicas propostas, sem investigações adicionais.
Fonte: arquivo pessoal.

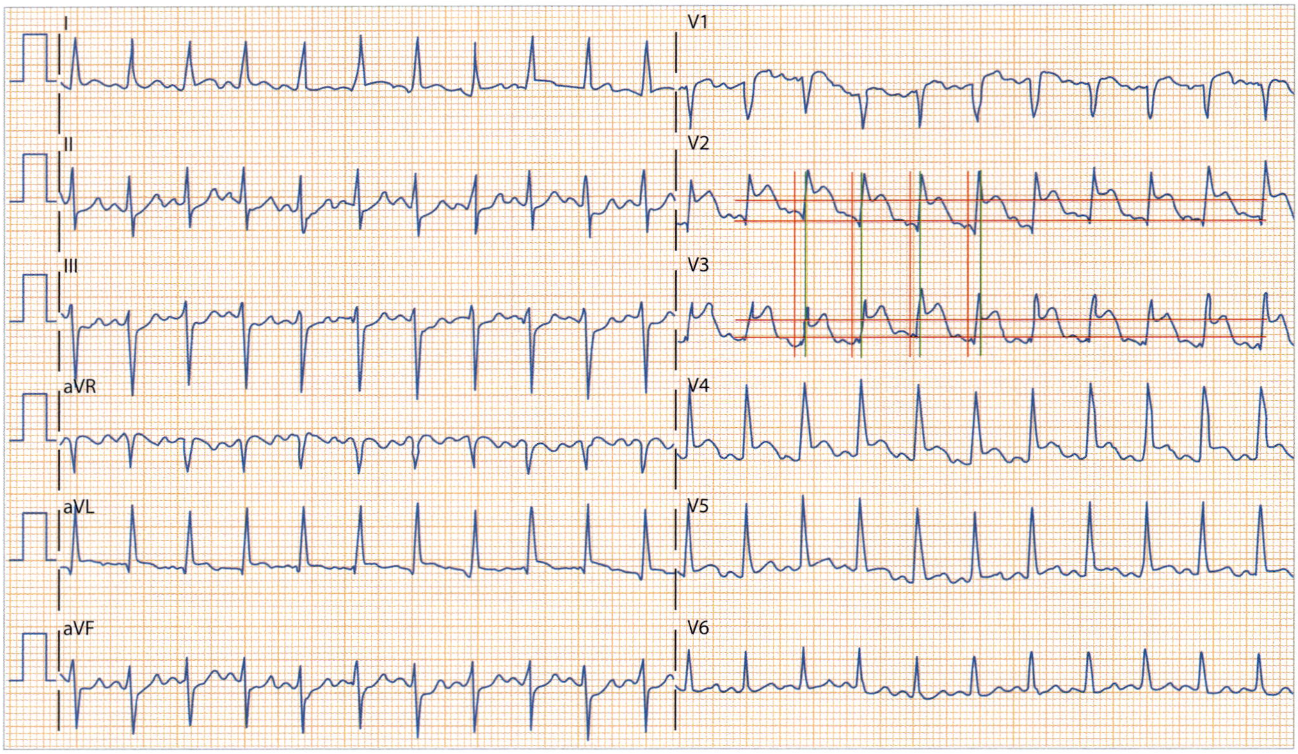

FIGURA 22

LGS, 54, sexo masculino, hipertenso, ex-tabagista, com antecedentes familiares de DAC precoce, sedentário, com angina de recente começo. Último episódio de dor torácica em opressão há 15 dias, com duração de 10 minutos. Procurou serviço de emergência, sendo estratificado como "baixo risco" e solicitada CPM + TE. Durante primeiro estágio do protocolo de Bruce, 1 minuto e 23 segundos, apresentou sintoma reprodutível, na FC = 135 bpm (81,3% da FCmáx.), concomitante a supradesnível na junção J/ST em região de parede anterior (de V2 a V5). A linha vertical vermelha, na intersecção com o início do complexo QRS demarca a junção PQ do ECG. A linha vertical verde, na intersecção com o complexo QRS, demarca o ponto J ou junção J/ST, evidenciando o supradesnível de até 5 mm em V3. A linha vermelha horizontal inferior representa a linha de base, formada pela união de pelo menos duas junções PQ do ECG. A linha vermelha horizontal superior representa a magnitude do desvio do segmento ST. De modo concomitante, observou-se não elevação da pressão arterial sistólica em comparação ao repouso. Considerando-se marcadores de alto risco (dor em baixa carga, modificações de ECG sugestivas de isquemia transmural em território de artéria descendente anterior/tronco de coronária esquerda ou equivalente, platô de PAS), paciente encaminhado de urgência a estudo hemodinâmico (Figura 23). A hipótese de espasmo coronário não foi consolidada devido aos dados de história clínica.

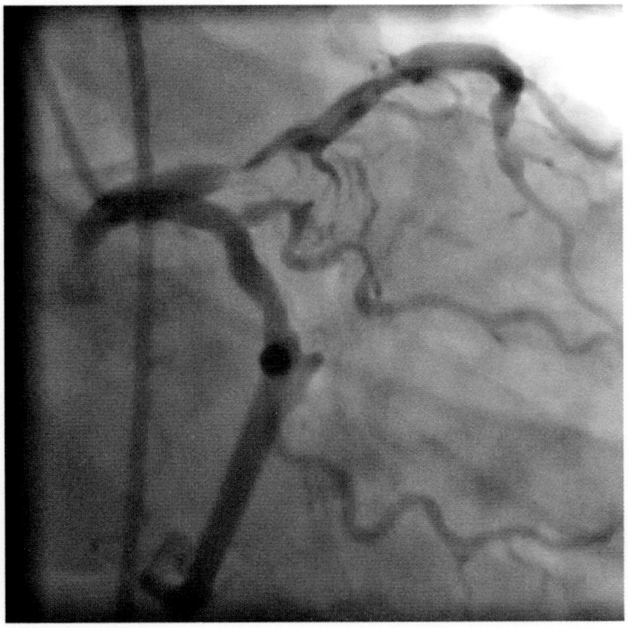

FIGURA 23

LGS, 54, sexo masc., hipertenso, ex-tabagista, com antecedentes familiares de DAC precoce, sedentário, com angina de recente começo. Estudo hemodinâmico evidenciou lesão única proximal suboclusiva de artéria coronária descendente anterior.

Referências bibliográficas

1. Balady GJ, Morise AP. Exercise electrocardiographic testing. In: Braunwald E, Zipes DP, Bonow RO, Mann DL, Libby P, Tomaselli GF, et al. (eds). Braunwald's heart disease. a textbook of cardiovascular medicine, 11.ed. Volume I. Chapter 13. Philadelphia: Elsevier; 2019. p.154-72.
2. Fletcher GF, Ades PA, Kligfield P, Arena R, Balady GJ, Bittner VA, et al.; on behalf of the American Heart Association Exercise, Cardiac Rehabilitation, and Prevention Committee of the Council on Clinical Cardiology, Council on Nutrition, Physical Activity and Metabolism, Council on Cardiovascular and Stroke Nursing, and Council on Epidemiology and Prevention. Exercise standards for testing and training: a scientific statement from the American Heart Association. Circulation. 2013;128:873-934.
3. Mastrocolla LE, Sousa AG, Smanio PE et al. Adenosine myocardial perfusion SPECT with Tc-99m-MIBI in patients with obstructive coronary artery disease: correlation between quantitative coronary angiography and intravascular ultrasound measurements. Arq Bras Cardiol. 2006;86(1):3-13.
4. Gould KL. Does coronary flow trump coronary anatomy? JACC Cardiovasc Imaging. 2009;2(8):1009-23. Erratum in: JACC Cardiovasc Imaging. 2009;2(9):1146.
5. Gould KL, Johnson NP, Bateman TM, Beanlands RS, Bengel FM, Bober R, et al. Anatomic versus physiologic assessment of coronary artery disease. Role of coronary flow reserve, fractional flow reserve, and positron emission tomography imaging in revascularization decision-making. J Am Coll Cardiol. 2013;62(18):1639-53.
6. Kern MJ, Lerman A, Bech JW, et al. Physiological assessment of coronary artery disease in the cardiac catheterization laboratory. A scientific statement from the American Heart Association Committee on Diagnostic and Interventional Cardiac Catheterization, Council on Clinical Cardiology. Circulation. 2006;114:1321.
7. Azarbal B, Hayes SW, Lewin HC, Hachamovitch R, Cohen I, Berman DS. The incremental prognostic value of percentage of heart rate reserve achieved over myocardial perfusion single-photon emission computed tomography in the prediction of cardiac death and all-cause mortality: superiority over 85% of maximal age-predicted heart rate. J Am Coll Cardiol. 2004;44(2):423-30.
8. Morshedi-Meibodi A, Larson MG, Levy D, O'Donnell CJ, Vasan RS. Heart rate recovery after treadmill exercise testing and risk of cardiovascular disease events (The Framingham Heart Study). Am J Cardiol 2002;90(8):848-52.
9. Cole CR, Blackstone EH, Pashkow FJ, Snader CE, Lauer MS. Heart-rate recovery immediately after exercise as a predictor of mortality. N Engl J Med. 1999;341(18):1351-7.
10. Frolkis JP, Pothier CE, Blackstone EH, Lauer MS. Frequent ventricular ectopy after exercise as a predictor of death. N Engl J Med. 2003;348(9):781-90.
11. Mark DB, Shaw L, Harrell FE Jr, Hlatky MA, Lee KL, Bengtson JR, et al. Prognostic value of a treadmill exercise score in outpatients with suspected coronary artery disease. N Engl J Med. 1991;325(12):849-53.
12. Rafie AH, Dewey FE, Myers J, Froelicher VF. Age-adjusted modification of the Duke Treadmill Score nomogram. Am Heart J. 2008;155(6):1033-8
13. Morise AP, Jalisi F. Evaluation of pretest and exercise test scores to assess all-cause mortality in unselected patients presenting for exercise testing with symptoms of suspected coronary artery disease. J Am Coll Cardiol. 2003;42:842-50.
14. Salokari E, Laukkanen JA, Lehtimaki T, Kurl S, Kunutsor S, Zaccardi F, et al. The Duke treadmill score with bicycle ergometer: Exercise capacity is the most important predictor of cardiovascular mortality. Eur J Prev Cardiol. 2019;26(2):199-207.
15. Guerreiro SL, Ferreira JM, Calqueiro JM, Mendes MS. Prognostic value of electrocardiogram exercise testing for risk stratification in asymptomatic coronary artery disease. Coron Artery Dis. 2017;28(8):664-9.
16. Vítola JV, Wanderley MR Jr, Cerci RJ, Pereira Neto CC, Kormann O, Neto OF, et al. Outcome of patients with high-risk Duke treadmill score and normal myocardial perfusion imaging on spect. J Nucl Cardiol. 2016;23(6):1291-300.
17. Gibbons RJ, Abrams J, Chatterjee K, Daley J, Deedwania PC, Douglas JS, et al. ACC/AHA 2002 guideline update for the management of patient with chronic stable angina. JACC. 2003;41:159-6.
18. Versteylen MO, Joosen IA, Shaw LJ, Narula J, Hofstra L et al., Comparison of Framingham, PROCAM, SCORE, and Diamond Forrester to predict coronary atherosclerosis and cardiovascular events. J Nuclear Cardiol. 2011; 18(5):904-11.
19. Baskaran L, et al. Comparison of the Updated Diamond-Forrester, CAD Consortium, and CONFIRM History-Based Risk Scores for predicting obstructive CAD in PT with wtable CP. The SCOT-HEART Coronary CTA Cohort. JACC Img. 2018.
20. Di Carli MF, Gupta A. Estimating pre-test probability of CAD battle of the scores in an evolving CAD landscape. JACC CVAS Imaging. 2019; 12(7Pt2):1401-4.
21. Knuuti J, Wijns W, Saraste A, Capodanno D, Barbato E, Funck-Brentano C, et al.; ESC Scientific Document Group. 2019 ESC Guidelines for the diagnosis and management of chronic coronary syndromes: the Task Force for the diagnosis and management of chronic coronary syndromes of the European Society of Cardiology (ESC). Eur Heart J. 2020:41:407-77.
22. Gupta S, Rohatgi A, Ayers CR, et al. Cardiorespiratory fitness and classification of risk of cardiovascular disease mortality. Circulation. 2011;123(13):1377-83;
23. Ricketts TA, Sui X, Lavie CJ, Blair SN, Ross R. Addition of cardiorespiratory fitness within an obesity risk classification model identifies men at increased risk of all-cause mortality. Am J Med. 2015;
24. Forman DE, Arena R, Boxer R, Dolansky MA, Eng JJ, Fleg JL, et al. Prioritizing functional capacity as a principal endpoint for therapies oriented to older adults with cardiovascular disease: a scientific statement for healthcare professionals from the American Heart Association. American Heart Association Council on Clinical Cardiology; Council on Cardiovascular and Stroke Nursing; Council on Quality of Care and outcomes Research; and Stroke Council. Circulation. 2017;135(16):e894-e918.
25. Meneghelo RS, Araújo CGS, Stein R, Mastrocolla LE, Albuquerque PF, Serra SM, et al. Sociedade Brasileira de Cardiologia. III Diretrizes da

Sociedade Brasileira de Cardiologia sobre teste ergométrico. Arq Bras Cardiol. 2010;95(5;1):1-26

26. Wolk MJ, Bailey SR, Doherty JU, Douglas PS, Hendel RC, Kramer CM, et al. ACCF/AHA/ASE/ASNC/HFSA/HRS/SCAI/SCCT/SCMR/STS 2013 multimodality appropriate use criteria for the detection and risk assessment of stable ischemic heart disease: a report of the ACC Foundation Appropriate Use Criteria Task Force, American Heart Association, American Society of Echocardiography, American Society of Nuclear Cardiology, Heart Failure Society of America, Heart Rhythm Society, Society for Cardiovascular Angiography and Interventions, Society of Cardiovascular Computed Tomography, Society for Cardiovascular Magnetic Resonance, and Society of Thoracic Surgeons. J Am Coll Cardiol. 2014;63:380-406.
27. Tarasoutchi F, Montera MW, Ramos AIO, Sampaio RO, Rosa VEE, Accorsi TAD, et al. Update of the Brazilian Guidelines for Valvular Heart Disease - 2020. Arq Bras Cardiol. 2020;115(4):720-75.
28. Vahanian A, Beyersdorf F, Praz F, Milojevic M, Baldus S, Bauersachs J, et al.; ESC/EACTS Scientific Document Group. 2021 ESC/EACTS Guidelines for the management of valvular heart disease. Eur Heart J. 2021: ehab395.
29. Fletcher GF, Ades PA, Kligfield P, Arena R, Balady GJ, Bittner VA, et al.; on behalf of the American Heart Association Exercise, Cardiac Rehabilitation, and Prevention Committee of the Council on Clinical Cardiology, Council on Nutrition, Physical Activity and Metabolism, Council on Cardiovascular and Stroke Nursing, and Council on Epidemiology and Prevention. Exercise standards for testing and training: a scientific statement from the American Heart Association. Circulation. 2013;128:873-934.
30. Balady GJ, Arena R, Sietsema K, Myers J, Coke L, Fletcher GF, et al.; on behalf of the American Heart Association Exercise, Cardiac Rehabilitation, and Prevention Committee of the Council on Clinical Cardiology; Council on Epidemiology demiology and Prevention; Council on Peripheral Vascular Disease; and Interdisciplinary Council on Quality of Care and Outcomes Research. Clinician's Guide to cardiopulmonary exercise testing in adults: a scientific statement from the American Heart Association. Circulation. 2010;122:191-225.
31. Wasserman K, Hansen JE, Sue DY, Whipp BJ, Casaburi R. Principles of exercise testing and interpretation: including pathophysiology and clinical applications. 3rd ed. Baltimore: Lippincott Williams and Wilkins; 1999.
32. Leclerc K. Cardiopulmonary exercise testing: a contemporary and versatile clinical tool. Cleve Clin J Med. 2017;84(2):161-8. Erratum in: Cleve Clin J Med. 2017;84(3):214.
33. Luks AM, et al. Introduction to CPET. New York: Springer; 2013.
34. Hall JE: Guyton and Hall Textbook of Medical Physiology. 12th ed. Philadelphia: Saunders; 2010.
35. Dhoble A, Lahr BD, Allison TG, Kopecky SL. Cardiopulmonary fitness and heart rate recovery as predictors of mortality in a referral population. J Am Heart Assoc. 2014;3(2):e000559.
36. Stillman AE, Oudkerk M, Bluemke DA, de Boer MJ, Bremerich J, Garcia EV, et al. Imaging the myocardial ischemic cascade. Int J Cardiovasc Imaging. 2018;34(8):1249-63. Erratum in: Int J Cardiovasc Imaging. 2018;34(9):1503.
37. Christman MP, Bittencourt MS, Hulten E, et al. Yield of downstream tests after exercise treadmill testing: a prospective cohort study. J Am Coll Cardiol. 2014;63:1264-74.
38. Ahmed HM, Blaha MJ, Nasir K, et al. Effects of physical activity on cardiovascular disease. AmJ Cardiol. 2012; 109:288-95.
39. Mark DB, Hlatky MA, Harrell FE, Califf RM, Pryor DB. Exercise treadmill score for predicting prognosis in coronary artery disease. Ann Intern Med. 1987;106:793-800.
40. Raxwal V, Shetler K, Morise A, Do D, Myers J, Atwood JE, et al. Simple treadmill score to diagnose coronary disease. Chest. 2001;119:1933-40.
41. Mastrocola LE, Saliba LA, Mastrocola F, Buchler RDD. Aplicação prática dos escores diagnósticos e prognósticos em ergometria. Implicações preditivas. In: Moreira MCV, Montenegro ST, de Paola AAV (eds.). Livro-texto da Sociedade Brasileira de Cardiologia. 2a ed. Barueri: Manole, 2015. p. 146-15.
42. Gulati M, Black HR, Shaw LJ, Arnsdorf MF, Merz CN, Lauer MS, et al. The prognostic value of a nomogram for exercise capacity in women. N Engl J Med. 2005;353:468.
43. Fletcher GF, Landolfo C, Niebauer J, Ozemek C, Arena R, Lavie CJ. Promoting physical activity and exercise. JACC Health Promotion Series. JACC. 2018;72(14):1622-39.
44. Forman DE, Arena R, Boxer R, Dolansky MA, Eng JJ, Fleg JL, et al. Prioritizing functional capacity as a principal endpoint for therapies oriented to older adults with CVAS disease: a scientific statement for healthcare professionals from the AHA. American Heart Association Council on Clinical Cardiology; Council on Cardiovascular and Stroke Nursing; Council on Quality of Care and Outcomes Research; and Stroke Council. Circulation. 2017;135(16):e894-e918.
45. Gupta S, Rohatgi A, Ayers CR, Willis BL, Haskell WL, Khera A, et al. Cardiorespiratory fitness and classification of risk of cardiovascular disease mortality. Circulation. 2011;123(13):1377-83.
46. Goff DC Jr, Lloyd-Jones DM, Bennett G, Coady S, D'Agostino RB Sr, Gibbons R, et al. 2013 ACC/AHA Guideline on the Assessment of Cardiovascular Risk: a report of the ACC/AHA Task Force on Practice Guidelines. J Am Coll Cardiol. 2014;63 (25 Pt B):2935-59.
47. Forman DE, Arena R, Boxer R, Dolansky MA, Eng JJ, Fleg JL, et al.; American Heart Association Council on Clinical Cardiology; Council on Cardiovascular and Stroke Nursing; Council on Quality of Care and Outcomes Research; and Stroke Council. Prioritizing Functional Capacity as a Principal End Point for Therapies Oriented to Older Adults with Cardiovascular Disease: A Scientific Statement for Healthcare Professionals from the American Heart Association. Circulation. 2017;135(16):e894-e918.
48. Eijsvogels TM, Molossi S, Lee DC, Emery MS, Thompson PD. Exercise at the extremes: the amount of exercise to reduce cardiovascular events. J Am Coll Cardiol. 2016;67(3):316-29.
49. Raghuveer G, Hartz J, Lubans DR, Takken T, Wiltz JL, Mietus-Snyder M, et al.; American Heart Association Young Hearts Athero, Hypertension and Obesity in the Young Committee of the Council on Lifelong Congenital Heart Disease and Heart Health in the Young. Cardiorespiratory Fitness in Youth: An Important Marker of Health: A Scientific Statement from the American Heart Association. Circulation. 2020;142(7):e101-e118.
50. Califf RM. Avoiding the coming tsunami of common, chronic disease. what the lessons of the COVID-19 pandemic can teach us. Circulation. 2021;143:1831-4.
51. Tanaka H, Monahan KD, Seals DR. Age-predicted maximal heart rate revisited. J Am Coll Cardiol. 2001;37:153.
52. Santos M, West E, Skali H, Forman DE, Nadsruz W Junior, Shah AM. Resting heart rate and chronotropic response to exercise: prognostic implications in heart failure across the left ventricular ejection fraction spectrum. J Card Fail. 2018;24(11):753-62.
53. Magri D, Agostoni P, Sinagra G, Re F, Correale M, et al. Clinical and prognostic impact of chronotropic incompetence in patients with hypertrophic cardiomyopathy. Int J Cardiol. 2018;271:125-31.
54. Kitzman DW. Chronotropic incompetence: causes, implications, and management. Dialogues Cardiovasc Med. 2013;18(3):139-53.
55. Cohen-Solal A, Beauvais F. What are the criteria of chronotropic incompetence in patients with cardiovascular disease and how is it measured? Dialogues Cardiovasc Med. 2013;18(3):157-63.
56. Marzlin KM, Webner C. Chronotropic Incompetence. AACN Adv Crit Care. 2019;30(3):294-300.
57. Zweerink A, van der Lingen AL, Handoko ML, van Rossum AC, Allaart CP. Chronotropic incompetence in chronic heart failure: a state-of-the-art review. Circ Heart Fail. 2018;11(8):e004969.
58. Phan TT, Shivu GN, Abozguia K, et al. Impaired heart rate recovery and chronotropic incompetence in patients with heart failure with preserved ejection fraction. Circ Heart Fail. 2010;3:29.
59. Johnson NP, Goldberger JJ. Prognostic value of late heart rate recovery after treadmill exercise. Am J Cardiol. 2012;110:45-49.
60. Arbit B, Azarbal B, Hayes SW, et al. Prognostic contribution of exercise capacity, heart rate recovery, chronotropic incompetence, and myocardial perfusion single-photon emission computerized tomography in the prediction of cardiac death and all-cause mortality. Am J Cardiol. 2015;116:1678-84.
61. Suzic Lazic J, Dekleva M, Soldatovic I, Leischik R, Suzic S, Radovanovic D, et al. Heart rate recovery in elite athletes: the impact of age and exercise capacity. Clin Physiol Funct Imaging. 2017;37(2):117-23.

62. Jae SY, Bunsawat K, Fadel PJ, Fernhall B, Choi YH, Park JB, et al. Attenuated heart rate recovery after exercise testing and risk of incident hypertension in men. Am J Hypertens. 2016;29(9):1103-8.
63. Jae SY, Bunsawat K, Kunutsor SK, Yoon ES, Kim HJ, Kang M, et al. Relation of exercise heart rate recovery to predict cardiometabolic syndrome in men. Am J Cardiol. 2019;123(4):582-587.
64. Frolkis JP, Pothier CE, Blackstone EH, Lauer MS. Frequent ventricular ectopy after exercise as a predictor of death. N Engl J Med. 2003;348(9):781-90.
65. Beckerman J, Mathur A, Stahr S, Myers J, Chun S, Froelicher V. Exercise-induced ventricular arrhythmias and cardiovascular death. Ann Noninvasive Electrocardiol. 2005;10(1):47-52.
66. Dewey FE, Kapoor JR, Williams RS, Lipinski MJ, Ashley EA, Hadley D, et al.Ventricular arrhythmias during clinical treadmill testing and prognosis. Arch Intern Med. 2008;168(2):225-34.
67. Marine JE, Shetty V, Chow GV, et al. Prevalence and prognostic significance of exercise induced nonsustained ventricular tachycardia in asymptomatic volunteers: BLSA (Baltimore Longitudinal Study of Aging). J Am Coll Cardiol. 2013;62:595-600.
68. Précoma DB, Oliveira GMM, Simão AF, Dutra OP, Coelho OR, Izar MCO, et al. Updated Cardiovascular Prevention Guideline of the Brazilian Society of Cardiology - 2019. Arq Bras Cardiol. 2019;113(4):787-891.
69. Stein R, Nguyen P, Abella J, et al. Prevalence and prognostic significance of exercise-induced right bundle branch block. Am J Cardiol. 2010;105:677- 680.

Capítulo 2

Teste cardiopulmonar de exercício: uso atual em cardiologia

Antonio Sergio Tebexreni
Alexandre Novakoski Ferreira Alves
João Manoel Rossi Neto

PONTOS-CHAVE

- O teste cardiopulmonar permite a avaliação do sistema cardiovascular e do sistema respiratório e é importante ferramenta de diagnóstico diferencial de alguns sintomas, como a dispneia.
- Por meio deste exame pode-se aferir dados fisiológicos e fisiopatológicos fundamentais, como o VO_2, o VCO_2 e a ventilação do paciente.
- O uso deste método é muito importante em pacientes com insuficiência cardíaca com fração de ejeção reduzida, sendo fundamental ao se avaliar candidatos a transplante cardíaco.
- A contribuição do teste cardiopulmonar na insuficiência cardíaca com fração de ejeção preservada em especial a inclinação VE/VCO_2, o pico de VO_2 e o VEP.
- Seu uso é muito importante na avaliação da dispneia, condição na qual diferentes fatores podem indicar as diversas causas relacionadas a este sintoma.
- É um exame extremamente importante na programação do treinamento físico, sendo indispensável para o planejamento das atividades de atletas de elite.

Introdução

Os testes realizados com exercício físico programado configuram-se como ferramenta muito importante para a avaliação da capacidade física em indivíduos presumivelmente sadios ou doentes, pois o estresse provocado pelo esforço pode desencadear e identificar anormalidades que não se manifestam no repouso, melhorando substancialmente a sensibilidade da avaliação.[1]

Em comparação com os testes de exercício tradicionais, o teste cardiopulmonar de exercício (TCPE) permite avaliação completa da fisiologia integrativa do exercício envolvendo os sistemas pulmonar, cardiovascular, muscular e metabólico. O TCPE acrescenta as medidas de ventilação (VE), consumo de oxigênio (VO_2) e produção do dióxido de carbono (VCO_2) aos parâmetros fisiológicos (frequência cardíaca e pressão arterial) e de desempenho (tempo de exercício) dos testes de exercício convencionais, fornecendo uma visão geral dos sistemas envolvidos no transporte de oxigênio do ar para a mitocôndria e seu uso durante o esforço físico. Dentre os diversos parâmetros analisados pelo TCPE, o VO_2, os denominados primeiro (LV1) e segundo (LV2) limiares ventilatórios, a relação de trocas gasosas (RQ), o pulso de oxigênio (PuO_2), a eficiência ventilatória de CO_2 (VE/VCO_2 *slope*), a reserva ventilatória (RV) e a pressão parcial de expiração final do dióxido de carbono ($PETCO_2$) são as variáveis mais relevantes no cenário clínico.

As peculiaridades da metodologia do TCPE são o uso de protocolos de rampa, procedimentos de calibração para os aparelhos medidores de fluxo e analisadores de gás, oxímetro de pulso e realização de espirometria.

O TCPE é um método de grande utilidade clínica[2] e tem sido cada vez mais empregado. É considerado padrão-ouro na avaliação funcional cardiorrespiratória,[1-5] pois permite quantificar, de maneira acurada e reprodutível, a aptidão cardiorrespiratória (ACR), classificar a etiologia e gravidade do comprometimento e avaliar objetivamente a resposta à intervenção terapêutica de qualquer natureza, além de ser considerado, especialmente nas duas últimas décadas, um método que associa valor prognóstico verdadeiro à evolução de algumas doenças cardíacas e respiratórias.[6] A escolha dos parâmetros a serem considerados dependerá da indicação do TCPE: avaliação da tolerância ao exercício, estratificação prognóstica, prescrição de treinamento, avaliação da eficácia do tratamento, diagnóstico da dispneia inexplicável ou avaliação da fisiopatologia do exercício para fins de pesquisa.

Conceitos fisiológicos de importância para a compreensão das variáveis envolvidas no teste cardiopulmonar de exercício

As variáveis principais do TCPE são: frequência cardíaca (FC), ventilação (VE), consumo de oxigênio (VO_2) e produção de CO_2 (VCO_2). A principal característica destas variáveis é que todas aumentam com o esforço e mantêm relação linear com o grau de esforço realizado. Destas quatro surgem outras que representam papéis peculiares na avaliação do indivíduo submetido ao TCPE (Tabela 1).

TABELA 1 Parâmetros metabólicos medidos ou derivados do TCPE[7]

Consumo de oxigênio pico	O maior VO_2 alcançado durante o TCPE. Relatado como um parâmetro ajustado ao peso em mL.kg^{-1}.min^{-1} ou mL.min^{-1}
Consumo de oxigênio máximo (VO_2máx)	Valor obtido quando o VO_2 permanece estável, apesar de aumento progressivo na intensidade do exercício. Relatado como parâmetro ajustado ao peso em mL.kg^{-1}.min^{-1} ou mL.min^{-1}
Reserva ventilatória (RV)	A capacidade de reserva do sistema ventilatório, calculada como 1 menos a relação entre a VE máxima (VE) e a ventilação voluntária máxima. Valor normal ≥ 20%
Limiar anaeróbico ventilatório (LAV)	O maior consumo de oxigênio obtido sem aumento sustentado na concentração de lactato. Relatado como parâmetro ajustado ao peso em mL.kg^{-1}.min^{-1}
Razão de trocas gasosas (RER)	Definida como a razão da VCO_2/VO_2. Relaciona-se com o metabolismo celular. Exercícios com RER ≥ 1,10 são considerados máximos
Pressão expiratória final de CO_2 ($PETCO_2$)	Valores normais em repouso variam entre 36 e 42 mmHg. Relação direta com débito cardíaco. Em pacientes com hipertensão pulmonar auxilia no diagnóstico e prognóstico da doença
Pulso de O_2 (PuO_2)	Representa a quantidade de O_2 consumida do volume de sangue entregue aos tecidos por cada batimento cardíaco; é calculado como a relação entre VO_2/FC e estima o volume sistólico
Relação da ventilação/produção de dióxido de carbono (VE/VCO_2) e sua inclinação (*slope*)	O equivalente ventilatório de CO_2 ($VEVCO_2$), representa uma função de controle respiratório que reflete a sensibilidade dos quimiorreceptores, o equilíbrio ácido-base e a eficiência ventilatória. VE/VCO_2 *slope* > 35 é considerado anormal

Consumo de oxigênio (VO_2)

O consumo de oxigênio (VO_2) é uma medida objetiva da capacidade funcional. Reflete a capacidade do sistema cardiopulmonar em manter fluxo sanguíneo adequado às necessidades metabólicas do músculo esquelético em atividade. É determinado pelo produto do débito cardíaco (DC) pela diferença do conteúdo arteriovenoso de oxigênio [dif (a-V) O_2] em um determinado momento, em que DC = [FC X VS (volume sistólico)], como demonstra a equação de Fick[8] na Figura 1. Pode ser expresso em litros ou mililitros de oxigênio por minuto, ou ainda em mililitros de oxigênio por quilograma de peso corporal por minuto (mL.kg^{-1}.min^{-1}), facilitando as comparações entre os indivíduos.[9] Um equivalente metabólico (MET) é o consumo de oxigênio em repouso na posição sentada e equivale a 3,5 mL.kg^{-1}.min^{-1}.

O consumo máximo de oxigênio (VO_2máx) é definido como o maior valor atingido de VO_2 durante um teste de cargas incrementais, a partir do qual existe o aparecimento de platô d e VO_2, apesar do aumento progressivo da carga de trabalho aplicada. Entretanto, em algumas situações, esse platô pode não ser alcançado antes do aparecimento de sintomas/sinais de esforço limitantes, então, o maior valor de VO_2 atingido é caracterizado como VO_2 pico, que, geralmente, é utilizado como uma estimativa do VO_2máx.[9]

O VO_2máx é diretamente influenciado por idade, sexo, genética, aptidão física, tipo de exercício e quantidade de musculatura utilizada, presença de doenças e medicações que interferem nos fatores diretamente relacionados.[9] Existem diferentes equações que predizem os valores normais de VO_2máx ou pico,[9,11] considerando-se anormais valores inferiores a 85% do predito.[9]

Independentemente da aptidão física individual, a partir dos 20 anos de idade ocorre declínio do VO_2máx de 10% a cada década, mediado pelas reduções no volume sistólico, na

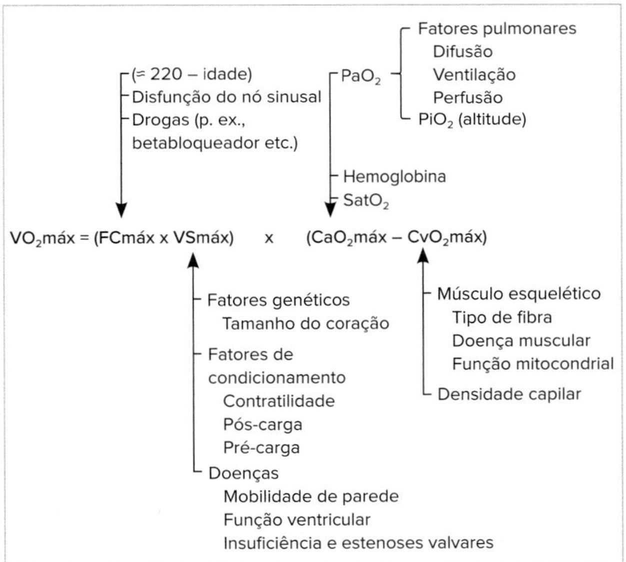

FIGURA 1

Determinantes do VO_2máx na equação de Fick. VO_2máx: consumo máximo de oxigênio; FCmáx: frequência cardíaca máxima; VSmáx: volume sistólico máximo; CaO_2máx: conteúdo arterial de O_2 máximo; CvO_2máx: conteúdo venoso de O_2 máximo; $SatO_2$: saturação de oxigênio; PaO_2: pressão arterial de oxigênio; PiO_2: pressão de oxigênio inspirado na traqueia.

Fonte: adaptada de Mitchel e Blomqvist, 1971.[10]

frequência cardíaca máxima, no fluxo sanguíneo para o músculo e, finalmente, pela redução da utilização da musculatura esquelética. Em atletas, a taxa de declínio parece acelerar com a idade, aumentando de 3 a 6% por década em indivíduos jovens (20 a 30 anos) até 20% por década nos indivíduos com 70 anos ou mais.[12,13]

Em qualquer idade, o VO_2máx em homens é 10 a 20% maior do que em mulheres, em parte em decorrência das maiores concentrações de hemoglobina, proporção de massa muscular e volume sistólico. O VO_2máx medido pode atingir valores de 30 a 50 mL/kg/min, ou seja, um aumento de até 15 vezes o valor de VO_2 obtido em repouso (cerca de 3,5 $mL.kg^{-1}.min^{-1}$). Em atletas, o VO_2 atinge valores até 20 vezes maiores do que o de repouso (até 80 $mL.kg^{-1}.min^{-1}$).[9]

Todos os estados fisiopatológicos que dificultam o transporte de oxigênio do ar ambiente para as mitocôndrias, e seu uso durante o exercício, determinarão algum grau de redução do VO_2 em relação aos valores previstos de acordo com a idade e o sexo. O VO_2máx (ou pico) baixo pode refletir problemas com o transporte de oxigênio (débito cardíaco, capacidade carreadora de O_2), limitação pulmonar (mecânica, controle da respiração ou trocas gasosas), extração de O_2 pelos tecidos (perfusão tecidual, difusão), limitações neuromusculares ou muscular esqueléticas e, naturalmente, grau de esforço realizado, portanto, é considerado um índice que reflete não somente a aptidão física em indivíduos normais, mas também em portadores de cardiopatias, pneumopatias e outras doenças como esclerose lateral amiotrófica e miopatias mitocondriais, além da falta de condicionamento físico.[7]

Produção de dióxido de carbono (VCO_2)

A produção de CO_2 (VCO_2) reflete o volume de dióxido de carbono adicionado ao ar inspirado pela ventilação pulmonar, num dado período de tempo, podendo ser expressa em litros ou mililitros por minuto. Durante o exercício é determinada por fatores similares aos envolvidos na determinação do VO_2, entre eles, o débito cardíaco, a capacidade carreadora de O_2 pelo sangue e a troca gasosa tissular. Entretanto, como o CO_2 é muito mais solúvel nos tecidos e no sangue, a VCO_2 medida no ar expirado depende muito mais da VE do que o VO_2.[9]

A produção inicial de CO_2 pelo organismo decorre do metabolismo oxidativo (CO_2 metabólico). Aproximadamente 75% do oxigênio consumido são convertidos em dióxido de carbono e eliminados pelos pulmões. Em exercícios de baixa intensidade, o VCO_2 aumenta de modo linear com o aumento do VO_2 e com o incremento da ventilação (VE). Em cargas mais elevadas de exercício, o metabolismo anaeróbico produz ácido láctico ($C_3H_6O_3$) e íon H^+. O aumento da produção do íon H^+ e, consequente, queda do PH, promove reação de tamponamento pelo bicarbonato: $H^+ + [HCO_3^-] \leftrightarrow [H_2CO_3] \leftrightarrow [CO_2] + [H_2O]$. Como a produção de lactato tissular aumenta [H+], a reação é desviada para a direita produzindo CO_2 extra, acima do nível habitualmente produzido pelo metabolismo aeróbico. O aumento do CO_2 determina elevação imediata da VE com intuito de eliminar (via ar expirado) o excesso de CO_2. Assim, a VCO_2 relaciona-se intimamente com a VE durante o exercício, mantendo o PH dentro da normalidade na maioria das condições. O VCO_2 e a VE elevam-se em paralelo ao VO_2 até intensidades de exercício de 50 a 70% do VO_2 máximo. Acima destas, a VE eleva-se desproporcionalmente ao VO_2, uma vez que, com o aumento da intensidade, o lactato e o íon H^+ são produzidos numa taxa maior do que aquela removida do sangue, gerando CO_2 extra (excesso) decorrente do tamponamento dos íons H^+ pelo bicarbonato, o que estimula o aumento desproporcional da ventilação.[9]

Ventilação pulmonar (VE)

A ventilação pulmonar, que representa o volume de ar exalado expresso em litros por minuto (VE, L/min, BTPS), é determinada pelo produto da frequência respiratória (FR) pelo volume de ar expirado a cada ciclo (volume corrente, VC).[14]

A VE é dependente de múltiplos fatores, incluindo demanda metabólica, grau de acidose lática, ventilação do espaço-morto, condicionamento físico, peso corpóreo, modalidade de exercício realizado e outros determinantes. O objetivo principal é a manutenção do equilíbrio ácido-básico sistêmico e das tensões gasosas arteriais.[14]

A intensidade da resposta da VE frente ao exercício está intimamente ligada à produção de dióxido de carbono (VCO_2), uma vez que é pela remoção do CO_2 produzido perifericamente que a ventilação mantém o pH estável. Em indivíduos saudáveis, a VE aumenta de modo linear com a VCO_2 durante o exercício moderado, sendo necessários 23-25 L de VE para eliminar 1 L de CO_2. Entretanto, a partir do ponto de compensação respiratória (PCR) a VE aumenta desproporcionalmente em relação à VCO_2 com o objetivo único de tentar compensar a progressiva acidose metabólica que se desenvolve com o aumento da intensidade do exercício.[15]

A VE atinge maiores valores em indivíduos treinados, jovens e do sexo masculino, mas sua demanda encontra-se elevada em repouso ou em qualquer intensidade de exercício em portadores de doença pulmonar obstrutiva crônica (DPOC), doença pulmonar intersticial (DPI) e doença vascular pulmonar decorrente de um desequilíbrio na relação ventilação/perfusão (V/Q).[15]

A ventilação aumenta continuamente durante o esforço progressivo no TCPE e sofre aumentos adicionais influenciados pelo metabolismo anaeróbico resultante do acúmulo de ácido láctico, definindo o primeiro e segundo limiares ventilatórios.[16]

A ventilação periódica (VEP) (ou oscilatória) é definida como o padrão oscilatório de repouso que persiste em $\geq$ 60% do esforço com amplitude $\geq$ 15% em relação aos valores médios em repouso. Esse padrão de ventilação reflete a gravidade da doença e está relacionado a pior prognóstico em pacientes com IC.[16]

Razão de trocas gasosas (R, RQ, RER)

A razão de trocas gasosas (RER) representa a relação entre a produção de CO_2 e o consumo de O_2 medidos no ar expirado (VCO_2/VO_2). Em condições "estado-estáveis" e no exercício moderado, corresponde ao RER, isto é, relação QCO_2/QO_2

(respiração interna).[14] Em repouso 75% do O_2 consumido em repouso são convertidos em CO_2, com a RER variando de 0,75 a 0,85.[17]

O valor de R depende do tipo de substrato utilizado na produção de energia. Em repouso e nas fases iniciais do exercício, o valor de RER é próximo a 0,7, indicando predomínio dos lipídeos em relação aos carboidratos como combustível de escolha para produção de energia. Com o aumento da intensidade do exercício, o valor de RER também aumenta, refletindo a utilização cada vez maior de carboidratos, até que em maiores intensidades de exercício a RER atinge valor de 1,0, ou seja, os carboidratos tornam-se a principal fonte energética para o organismo. Níveis de RER superiores a 1,0 indicam grau de esforço acentuado, porém, valores iguais ou superiores a 1,1 são considerados resultado de exercício próximo à exaustão ou máximo.[4,14]

Equivalentes ventilatórios para o oxigênio (VE/VO_2) e dióxido de carbono (VE/VCO_2)

Equivalentes ventilatórios são as razões entre a ventilação (VE) e a taxa de consumo de O_2 e/ou produção de CO_2 (VE/VO_2 e VE/VCO_2, respectivamente), em determinado momento. Ambos refletem a necessidade de ventilação para um determinado consumo de O_2 (VE/VO_2) ou para a eliminação de CO_2 (VE/VCO_2) resultante do metabolismo celular.[9]

O VE/VO_2 reduz-se progressivamente desde o início do exercício até seu ponto mais baixo (nadir), próximo ao limiar I (LV1) e, a partir daí, aumenta até valores máximos, quando o pico do exercício é atingido. O VE/VCO_2 também decresce durante o exercício até o primeiro limiar, porém, ao contrário do VE/VO_2, eleva-se somente após o ponto de compensação respiratória (segundo limiar) em decorrência da queda do pH sanguíneo acarretada pelo acúmulo de ácido láctico em nível muscular.[9]

Valores elevados dos equivalentes em repouso e no exercício leve a moderado, principalmente quando associados a pressões expiratórias finais baixas, sugerem hiperventilação. Entretanto, VE/VCO_2 elevado no LV1 é indicador de má eficiência ventilatória, sugerindo alta relação espaço-morto fisiológico/volume corrente e PCO_2 baixa.[9]

O VE/VCO_2 é inferior a 32-34 (valor médio de 25 em jovens) próximo ao LV1 e menor do que 36 (raramente 40) no exercício máximo em indivíduos normais e valores anormais representam a gravidade da doença em portadores de IC, cardiomiopatia hipertrófica, hipertensão pulmonar (HP) e doença pulmonar obstrutiva crônica ou restritiva.[9]

Pressões expiratórias finais de O_2 e CO_2 ($PETO_2$ e $PETCO_2$)

As pressões expiratórias finais de O_2 ($PETO_2$) e de CO_2 ($PETCO_2$) correspondem aos valores de pressão parcial dos gases respiratórios na porção final da expiração, após a eliminação do ar do espaço morto anatômico. Em indivíduos saudáveis, podem representar as pressões alveolares médias de O_2 e CO_2.[9] Em repouso, o valor da $PETO_2$ é, habitualmente, maior ou igual a 90 mmHg. Estes valores reduzem-se progressivamente durante o exercício leve e moderado até próximo ao LAV. A partir daí, aumenta de 10 a 30 mmHg, concomitantemente ao aumento do VE/VO_2.[9] A $PETCO_2$ varia de 36 a 42 mmHg em repouso, eleva-se cerca de 3 a 8 mmHg durante o exercício suave e moderado até o momento em que ocorre o aumento do VE/VO_2. Estabiliza-se a partir deste ponto até que ocorra o aumento do VE/VCO_2, quando inicia a queda de seus valores. O período em que ocorre elevação da $PETO_2$ associada à relativa estabilidade da $PETCO_2$ é conhecido como tamponamento isocápnico.[9] VE/VCO_2 elevada e $PETCO_2$ baixa sugerem hiperventilação, enquanto VE/VCO_2 elevada sem queda nos valores de $PETCO_2$ sugere aumento da ventilação do espaço morto.[9]

Limiares ventilatórios

O primeiro (LAV) e o segundo limiares (PCR) ventilatórios são parâmetros importantes para a prescrição da intensidade do treinamento aeróbico em várias situações, além de determinar a capacidade de exercício, com valores extremos e que se reduzem desde em atletas de alto nível até em pacientes com desempenho gravemente reduzido (Figura 2).

Conforme aumenta o nível de esforço realizado, há incremento das necessidades de energia por parte do organismo, que, a partir de um determinado ponto, ativará o metabolismo anaeróbico, com a concentração de lactato sanguíneo aumentando acima do nível basal a uma taxa progressivamente maior. Quase todos os íons hidrogênio gerados na célula pela dissociação do ácido láctico são tamponados por bicarbonato, produzindo dióxido de carbono em excesso que faz com que a relação VCO_2/VO_2 se torne mais acentuada. Ao medir por via oral as modificações da troca gasosa induzidas por essas alterações metabólicas, o chamado primeiro limiar ventilatório pode ser identificado pela análise da inclinação da relação VCO_2/VO_2 (plotada em escalas iguais) durante o exercício incremental em rampa. Assim, o primeiro limiar ventilatório é o ponto de transição do declive de menos de 1 para maior que 1, ocorrendo na grande maioria dos indivíduos saudáveis e pacientes entre 40 e 60% de VO_2. Durante o TCPE, quanto mais tardiamente ocorrer esta transição, maior a capacidade de utilizar o metabolismo predominantemente aeróbico, ou seja, utilizar o oxigênio adequadamente e, portanto, maior resistência aeróbica e integridade orgânica. Com o aumento da intensidade do exercício acima do primeiro limiar ventilatório, um ponto no tempo é atingido quando os bicarbonatos intracelulares não são mais capazes de neutralizar adequadamente a acidose metabólica induzida pelo exercício. A hiperventilação se desenvolve porque há aumento da ventilação devido ao excesso de VCO_2, que é denominado segundo limiar ventilatório ou "ponto de compensação respiratória" geralmente obtido em torno de 70 a 80% de VO_2.[7]

Pulso de oxigênio

O pulso de oxigênio é a relação entre o VO_2 e a frequência cardíaca e reflete a quantidade de oxigênio consumida por

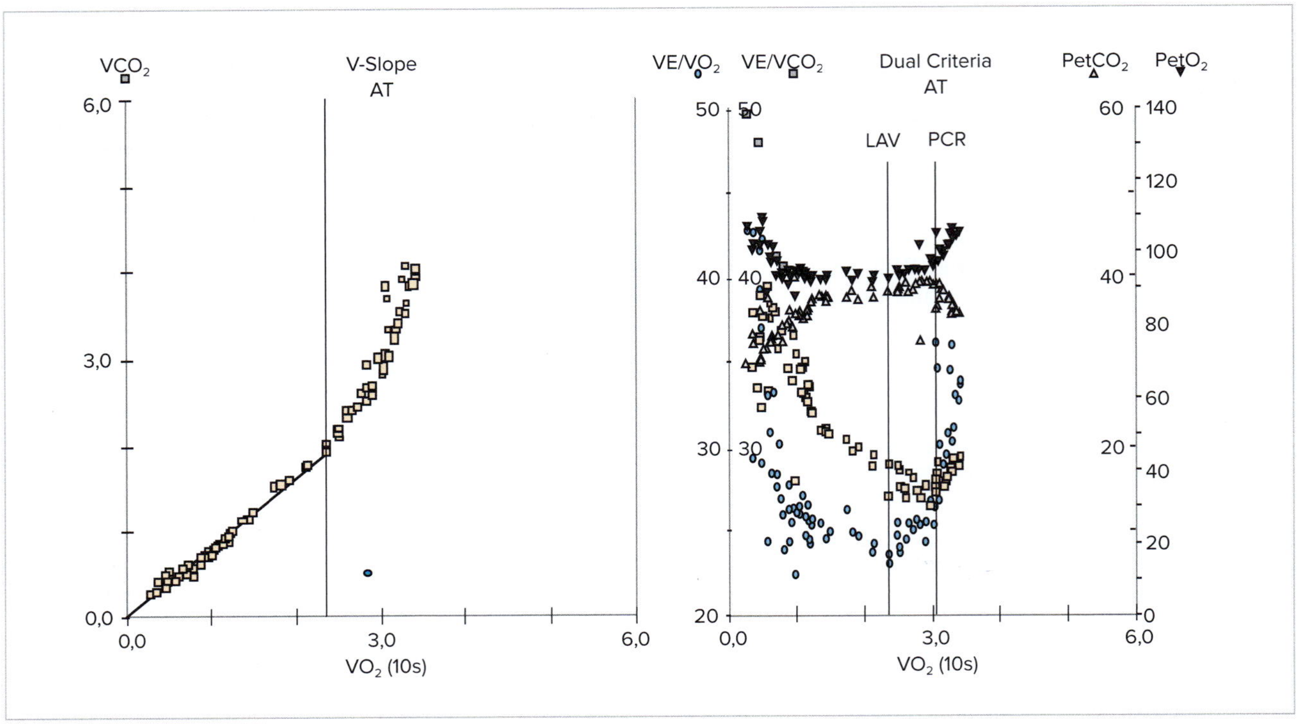

FIGURA 2

(Painel esquerdo) Volume do dióxido de carbono exalado (VCO_2) em função do volume de consumo de oxigênio (VO_2) durante o exercício incremental. O ponto no tempo quando a inclinação VCO_2 /VO_2 aumenta devido ao excesso de VCO_2 do tamponamento de ácido láctico é o primeiro limiar ventilatório. (Painel direito) Equivalentes ventilatórios para oxigênio e dióxido de carbono como função da taxa de trabalho (VO_2) durante o exercício incremental em rampa. O nadir do equivalente ventilatório para oxigênio (VE/VO_2 em azul turquesa) identifica o primeiro limiar ventilatório (ou seja, o momento em que o acionamento ventilatório começa a aumentar em relação ao VO_2 devido ao excesso de VCO_2 da ativação do metabolismo anaeróbico). O nadir do equivalente ventilatório para o dióxido de carbono (VE/VCO_2 em vermelho) identifica o segundo limiar ventilatório, ou seja, o momento em que o acionamento ventilatório começa a aumentar em relação ao VCO_2 (ou seja, quando ocorre a hiperventilação).

LAV: primeiro limiar ventilatório; PCR: segundo limiar ventilatório; VE: ventilação.[7]

batimento. Durante o exercício incremental, a contribuição relativa do volume sistólico para o DC é dominante durante as fases iniciais e intermediária no exercício. Assim, o pulso de oxigênio expresso em função da quantidade de trabalho aumenta rapidamente durante os estágios iniciais do exercício e tem curva de crescimento mais plana ao final do exercício. Um deslocamento achatado ou descendente da cinética do pulso de oxigênio durante o exercício incremental provavelmente reflete as limitações na perfusão ou extração vascular periférica ou do desempenho central do coração.[7] Seu significado é melhor compreendido pela observação da equação de Fick.[8] Considerando que, em muitas situações clínicas, a [dif (a-V) O_2] não muda substancialmente no exercício incremental, o pulso de O_2 representa o VS e, de certo modo, o desempenho do ventrículo esquerdo.[16]

Eficiência ventilatória de CO_2 (VE/VCO_2 *slope*)

Ao traçar a ventilação em função do VCO_2 durante o exercício incremental, a inclinação de tal relação (VE/VCO_2 *slope*) descreve a eficiência ventilatória do paciente, isto é, a quantidade de ar que deve ser ventilada para expirar 1 L de dióxido de carbono. O significado fisiológico da inclinação VE/VCO_2 é descrito rearranjando a equação como segue: $VE/VCO_2 = 863/[PaCO_2 \times (1\text{-}VD/VT)]$, em que VD/VT é razão entre espaço morto e volume corrente. Consequentemente, a inclinação de VE/VCO_2 aumentará quando a $PaCO_2$ for reduzida por hiperventilação e quando a VD/VT (isto é, ventilação desperdiçada) for alta. Outra causa proposta para o aumento da inclinação do VE/VCO_2 é a ativação exacerbada do ergorreflexo muscular induzida pelo esforço.[7]

Uma inclinação de VE/VCO_2 maior do que o normal (usualmente entre 20 e 30) pode ser de origem indeterminada (isto é, hiperventilação primária) ou decorrente de doenças respiratórias ou cardíacas (> 35) que induzem um desajuste da ventilação à perfusão. Uma inclinação aumentada de VE/VCO_2 é classicamente observada em pacientes com insuficiência cardíaca e naqueles com hipertensão pulmonar (HP) de diferentes etiologias, com valores progressivamente maiores com o aumento da gravidade da doença. Por outro lado,

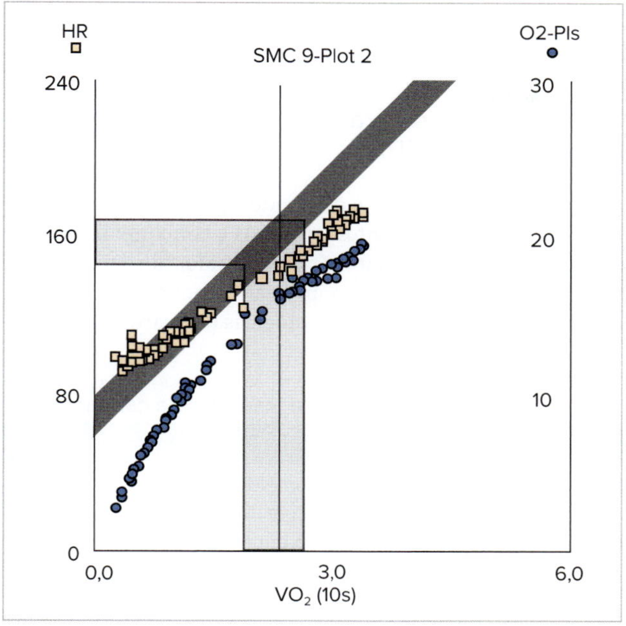

FIGURA 3

Pulso de oxigênio (em azul marinho) e FC (em vermelho) em função do trabalho (VO_2) durante o exercício incremental em rampa.

deslocamento descendente da inclinação VE/VCO_2 ocorre quando o valor de referência da $PaCO_2$ é aumentado (isto é, na hipoventilação alveolar primária).[7]

Reserva respiratória (RV)

Representa a relação entre a ventilação máxima durante o exercício (VEmáx) e a ventilação voluntária máxima (VVM) em repouso, ambas variáveis em L/min. Equações para predizer a VVM podem ser usadas (volume expiratório forçado no primeiro segundo – VEF1 × 40), embora possam ser medidas diretamente na espirometria pré teste. Valores normais da RV são maiores que 0,20. No entanto, tanto em atletas como naqueles que realizam exercícios extenuantes, uma fração maior da reserva respiratória pode ser fisiologicamente usada. É útil no diagnóstico diferencial da dispneia relacionada ao mecanismo pulmonar.[16] A reserva respiratória há muito é sugerida como discriminadora de limitação respiratória.

Variáveis adicionais

A estimativa da eficiência de consumo de oxigênio (OUES) é medida pela relação entre o VO_2 e o logaritmo na base 10 da VE, variável independente e reprodutível da função cardiorrespiratória que não requer exercício máximo, assim como o VE/VCO_2 *slope*. Seu uso diminui de forma importante a variabilidade do teste por causa de fatores motivacionais e subjetivos e parece ser uma alternativa submáxima útil em indivíduos incapazes de realizar o exercício máximo.[18]

A potência ventilatória ao exercício é um novo índice ventilatório definido como a razão entre o pico de pressão arterial sistólica (PAS) e a inclinação de VE/VCO_2. Usando como ponto de corte ≤/>3,5 mmHg para alto risco, esta variável demonstrou ter maior discriminação de prognóstico do que as respostas tradicionais do TCPE.[19]

A potência circulatória (PC), que é produto do débito cardíaco pela pressão arterial média, foi desenvolvida para caracterizar a relação entre o fluxo sanguíneo gerado pelo coração e a pressão de perfusão periférica, porém sua aplicação é limitada pela dependência de avaliações cardíacas invasivas. No TCPE a PC é calculada como o produto do VO_2 pico e PAS.[19]

Utilização nas doenças cardíacas

Tradicionalmente, a principal indicação para o TCPE é insuficiência cardíaca com fração de ejeção reduzida (ICFER) para a seleção de candidatos ao transplante cardíaco. Hoje em dia as indicações para realização do TCPE vão além da ICFER.

Insuficiência cardíaca com fração de ejeção reduzida

Diversos estudos relataram que um VO_2 pico baixo está associado ao aumento nos eventos cardíacos e na mortalidade. Além disso, VO_2 pico continua sendo um marcador prognóstico independente do uso de betabloqueador; no entanto, valores de corte inferiores podem ser mais adequados quando este medicamento é prescrito. O pico de VO_2 pode ser modificado por tratamento medicamentoso, intervenções de treinamento com exercícios aeróbicos e terapia de ressincronização cardíaca. Em pacientes jovens o valor predito < 50% deve ser considerado como de pior prognóstico. O TCPE é técnica custo-efetiva e mais econômica em comparação às investigações com cateteres cardíacos invasivos e mais dispendiosas.[20] A Tabela 2 mostra a classe de recomendação e nível de evidência do TCPE na IC.

É importante ressaltar que as diretrizes da Sociedade Internacional para Transplante de Coração e Pulmão também sugere o uso de um VE/VCO_2 *slope* > 35 (Figura 4) como um determinante na listagem para transplante de coração quando o TCPE é submáximo (RER < 1,05).[22]

A incapacidade de identificar o primeiro limiar ventilatório é um importante preditor prognóstico negativo em pacientes com insuficiência cardíaca avançada.[23]

O monitoramento do tratamento na melhora clínica e/ou aptidão cardiorrespiratória com o uso do TCPE já foi demonstrado com inibidores da enzima conversora de angiotensina (IECA) ou os bloqueadores dos receptores da angiotensina II (BRA), betabloqueadores, ivabradina e sildenafila nos parâmetros de VO_2 pico e VE/VCO_2 *slope*.[21]

Uma abordagem com múltiplas variáveis é mais apropriada e dessa forma pode-se estratificar a IC como na Tabela 3 usando um esquema de cores: todas as variáveis em verde: excelente prognóstico nos próximos 1-4 anos (> 90% livre de eventos);

maior número variáveis em vermelho/amarelo/laranja indicativo de pior prognóstico progressivo e forte consideração de tratamento médico mais agressivo e opções cirúrgicas.[19]

Recente metanálise comparando o treinamento intervalado de alta intensidade (HIIT) *versus* treinamento contínuo de intensidade moderada (MICT) na capacidade de exercício e na qualidade de vida em pacientes com ICFER mostrou que HITT teve melhora no VO_2 pico e deveria ser considerado um componente nos cuidados dos pacientes com ICFER. No entanto, esta superioridade em relação ao MICT desapareceu quando os protocolos isocalóricos (que ajustam o gasto energético em sessões de exercícios aeróbicos realizados com diferentes intensidades) foram comparados.[24]

Insuficiência cardíaca com fração de ejeção preservada (ICFEP)

O diagnóstico da ICFEP é desafiador, pois a fisiopatologia é heterogênea com diferentes fenótipos e concomitantemente condições cardiovasculares (por exemplo, fibrilação atrial, hipertensão arterial, doença arterial coronariana, hipertensão pulmonar) e condições patológicas não cardiovasculares

TABELA 2 Classe de recomendação (CR) e nível de evidência (NE) para aplicações do TCPE na insuficiência cardíaca[21]

Recomendações prognósticas	CR	NE
O TCPE deve ser realizado em pacientes com ICFER sendo considerado para transplante cardíaco ou implante de dispositivo mecânico. No entanto, o TCPE fornece informação prognóstica robusta em todos os pacientes com ICFER e, portanto, também é recomendado naqueles que não estão sendo considerados para o tratamento cirúrgico em estágio final.	I	A
Variáveis primárias do TCPE, incluindo a inclinação VE/VCO_2 *slope*, VO_2 pico e VEP, são fortes preditores de eventos adversos. Recomenda-se a resposta dessas três variáveis do TCPE para formar a base da avaliação prognóstica em pacientes com ICFER. Uma combinação de uma inclinação $VE/VCO_2 \geq 45,0$, VO_2 pico ≤ 10 mL/kg/min e a presença de EVEP tem um prognóstico particularmente ruim.		
Variáveis do TCPE secundárias, incluindo $PETCO_2$, PuO_2, pressão arterial sistólica e resposta do ECG ao exercício, são preditores adicionais de eventos adversos e podem ser úteis durante a avaliação prognóstica em pacientes com ICFER. Uma $PETCO_2$ em repouso < 33 mmHg, um aumento na $PETCO_2$ < 3 mmHg durante o exercício, uma queda na pressão arterial sistólica durante o exercício e/ou anormalidades no eletrocardiograma garantindo a interrupção do exercício indicam um pior prognóstico.	IIa	B
O valor prognóstico em pacientes com ICFEP mostra resultados muito promissores, particularmente a inclinação VE/VCO_2, o pico de VO_2 e o VEP. Essas variáveis podem ser úteis para fornecer informações prognósticas também em pacientes com ICFEP.	IIa	B
O uso de um modelo multivariado composto de variáveis chaves e limiares do TCPE pode ser útil para melhorar a resolução prognóstica em pacientes com ICFER em comparação com variáveis avaliadas independentemente.	IIa	B
Recomendações para avaliar a eficácia terapêutica		
As variáveis primárias do TCPE, incluindo a inclinação VE/VCO_2 e o pico de VO_2, respondem a inúmeras intervenções farmacológicas, cirúrgicas e de exercício em pacientes com ICFER. Como tal, a avaliação da mudança do VE/VCO_2 *slope* e pico de VO_2 é recomendada quando se avalia a eficácia terapêutica em pacientes com ICFER em ambientes clínicos e de pesquisa.	I	A
A reversão da VEP também pode ocorrer com intervenções farmacológicas e de exercícios em pacientes com ICFER. Portanto, a avaliação da reversão do VEP como um indicador de eficácia terapêutica pode ser útil em contextos clínicos e de pesquisa.	IIa	B
As variáveis primárias do TCPE, incluindo a inclinação VE/VCO_2 e o pico de VO_2, podem ser responsivas às intervenções farmacológicas, cirúrgicas e de exercício em pacientes com ICFEP. Assim, a inclinação VE/VCO_2 e o pico de VO_2 podem ser úteis como variáveis centrais quando se avalia a eficácia terapêutica em pacientes com ICFEP em contextos clínicos e de pesquisa.	IIa	C
Recomendações diagnósticas		
As variáveis do TCPE que refletem a eficiência ventilatória, incluindo a inclinação VE/VCO_2, VEP e $PETCO_2$ em repouso e durante o exercício, podem ser consideradas na detecção da HP esquerda em pacientes com ICFER e ICFEP. Se todas essas 3 variáveis estiverem em suas respectivas zonas vermelhas, conforme ilustrado na Tabela 1, a suspeita de que o paciente tenha HP do lado esquerdo pode ser razoável. Uma indicação principal do TCPE para fins de diagnóstico não pode ser recomendada no momento. Avaliações diagnósticas podem ser consideradas em pacientes com IC e suspeita de hipertensão pulmonar.	IIb	B

ICFER: insuficiência cardíaca com fração de ejeção reduzida; PuO_2: pulso de oxigênio; TCPE: teste cardiopulmonar de exercício.

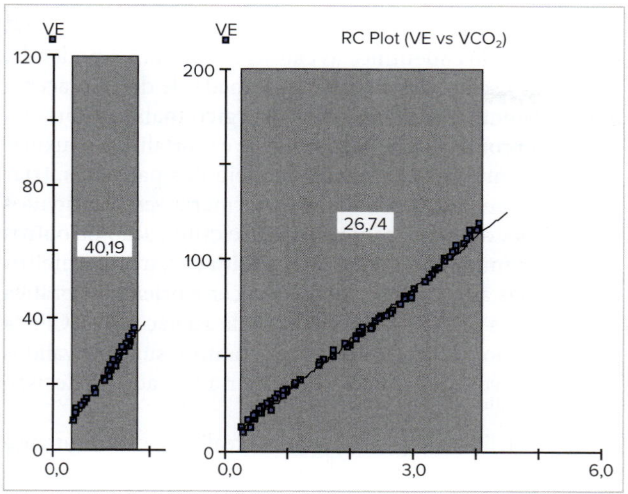

FIGURA 4

Ventilação (VE) em função do volume de dióxido de carbono exalado (VCO_2) durante o exercício incremental em rampa em um indivíduo normal (*slope* = 26,47) e em um paciente com insuficiência cardíaca (*slope* = 40,19).

TABELA 3 Estratificação clínica para pacientes com insuficiência cardíaca[21]

VE/VCO_2 *slope*	VO_2 pico	VE periódica	$PETCO_2$ repouso
Classe ventilatória I < 30,0	Classe ventilatória A > 20,0 mL/kg/min	Ausente	≥ 33,0 mmHg 3-8 mmHg aumento durante exercício
Classe ventilatória II 30,0-35,9	Classe ventilatória B 16,0-20,0 mL/kg/min		
Classe ventilatória III 36,0-44,9	Classe ventilatória C 10,0-15,9 mL/kg/min	Presente	< 33,0 mmHg < 3 mmHg aumento durante exercício
Classe ventilatória IV ≥ 45,0	Classe ventilatória D < 10,0 mL/kg/min		

(diabetes, doença renal crônica, anemia, deficiência de ferro, DPOC e obesidade). A intolerância ao exercício é o principal sintoma também na ICFEP.

Ao comparar o ICFEP com a ICFER, as medidas derivadas do pico de VO_2 e da resposta ventilatória (VE/VCO_2 *slope*) foram descritas com reduções similares ou menos comprometidas. Até o momento, o papel preditivo dos parâmetros derivados do TCPE não foi definido de modo inequívoco para a ICFEP, pois não há resultados definitivos. Em alguns relatos, o pico de VO_2, VE/VCO_2 *slope* e a VEP preservaram seu poder preditivo, enquanto em outros estudos a VE/VCO_2 *slope* e VEP não lograram manter este poder.[21,25]

Doença arterial coronariana

O TECP ajuda a expandir as contribuições do teste de esforço para além de identificar lesões que limitem o fluxo coronário. No diagnóstico, pode ajudar a confirmar a presença de disfunção cardíaca em pacientes sintomáticos com 50% ou menos de estenose coronariana, que poderia atuar como gatilho para modificação mais agressiva dos fatores de risco no tratamento da DAC. No prognóstico, permite vigilância rigorosa do estado cardiovascular com testes em série em que incrementos de 10% na mudança na capacidade de exercício (por exemplo o VO_2) podem ser quantificados para medir a resposta à mudança ao estilo de vida ou ao tratamento realizado e estimular que a adesão daqueles que estejam respondendo à terapia permaneça por longo prazo.[26]

A definição das zonas de exercício físico de intensidade moderada para pacientes com DAC como ponto de partida de um programa de reabilitação é crucial. O TCPE oferece a capacidade única de definir as zonas de FC específicas e individualizadas que correspondem aos esforços de intensidade moderada (40-60% da reserva de VO_2), visando zonas de trabalho seguras e com eficácia terapêutica.[26]

A identificação de platô na curva do pulso de O_2 ou de padrão descendente ou com valores decrescentes sugere redução no VS durante o exercício incremental e pode representar isquemia miocárdica. Outras condições clínicas podem provocar alterações semelhantes, como as disfunções ventriculares decorrentes de cardiomiopatias não isquêmicas, conferindo informações prognósticas na IC com fração de ejeção reduzida, assim como em doenças oro-valvares obstrutivas. A análise do pulso fica comprometido na presença de alterações cronotrópicas graves, estimulação elétrica artificial e arritmias (por exemplo fibrilação atrial).[16]

Após infecção pela Covid-19

Até o momento, sabemos que os sintomas cardiorrespiratórios persistentes nos sobreviventes à Covid-19, a chamada "síndrome de longo curso pós-Covid-19" ou "Covid longo" podem ser classificados em duas entidades clínicas:[27]

- Aqueles diretamente relacionados à lesão dos órgãos ou consequências iatrogênicas durante a fase aguda.
- Aqueles com sintomatologia persistente, incluindo uma diminuição na capacidade de exercício determinada objetivamente por teste de exercício cardiopulmonar (TCP) e testes normais da função pulmonar, do ecocardiograma de repouso e da tomografia computadorizada (TC) do tórax meses após o início dos sintomas agudos.

A base fisiopatológica para a limitação funcional e do esforço entre os pacientes pós-Covid-19 que se recuperaram de uma doença aguda leve permanece desconhecida. De acordo com o princípio de Fick, na ausência de uma limitação pulmonar mecânica, o VO_2 pico reduzido é o resultado de uma resposta do DC/IC atenuada e/ou da extração de oxigênio (EO_2) sistêmica prejudicada. Recentemente, dois estudos com TCP em pacientes após Covid-19, um com 3 meses[28] e outro com 6 meses,[29] os autores concluíram que o descondicionamento foi a principal causa de limitação aos exercícios, com limiar anaeróbio precoce, reserva ventilatória e eficiência ventilatória de CO_2 (VE/VCO_2 *slope*) normais. Por outro lado, um estudo usando TCP invasivo, com inserção de um cateter na artéria pulmonar, o VO_2 pico deprimido em pacientes pós-Covid-19 foi impulsionado principalmente pela redução da EO2 sistêmica, além da VE/VCO_2 *slope* anormal, sendo este parâmetro atribuído ao aumento da sensibilidade mecânica e metaboergorreflexa periférica, em vez de um processo primário de hiperventilação cardiopulmonar ou mediada centralmente, semelhante aos pacientes com insuficiência cardíaca, em que um processo miopático do músculo esquelético caracterizado por uma mudança no tipo de fibra e/ou redução da atividade da enzima aeróbica muscular com dependência precoce do metabolismo anaeróbio levaram à ativação em excesso da atividade aferente do músculo esquelético do grupo III/IV com resultante hiperventilação exagerada.[27]

Outras situações

Na cardiomiopatia hipertrófica (MCH) numerosos estudos transversais demonstraram que o pico de VO_2 se correlaciona com um número de variáveis clinicamente relevantes, incluindo gravidade da função diastólica, qualidade de vida e (inversamente) com o gradiente da via de saída. Além disso, a intervenção com miectomia ou ablação com álcool para aliviar a obstrução do fluxo de saída, um dos principais determinantes dos sintomas de insuficiência cardíaca na MCH, está associada à melhora do pico de VO_2.[30] O pico de VO_2 pode ser útil para distinguir a MCH com hipertrofia leve do VE da hipertrofia fisiológica (isto é, coração do atleta). Para atletas pacientes, que estão dentro de uma "zona cinzenta" de diagnóstico ambíguo por marcadores de imagem convencionais, um pico de VO_2 > 50 mL/kg/min (ou > 20% acima do máximo previsto) é mais consistente com coração de atleta e não com diagnóstico de HCM.[30]

Doença ou disfunção em qualquer valva cardíaca pode ter um impacto significativo na função cardiopulmonar. Dois efeitos principais da doença cardíaca valvular são a elevação da pressão retrógrada (isto é, HP) e débito cardíaco diminuído. Evidências atuais indicam que a eficiência ventilatória (ou seja, VE/VCO_2 *slope*) pode ser um marcador importante para avaliar a gravidade, o prognóstico e as melhorias na doença valvar após a correção cirúrgica. O pico de VO_2 também reflete o grau em que essa doença compromete o DC e, portanto, a capacidade aeróbica. Não parece que o pico de VO_2 seja um marcador sensível para melhorias imediatas após a correção cirúrgica, embora possam ser demonstradas ao longo do tempo. A avaliação da PA sistólica (PAS) também é uma consideração importante porque a queda na PAS durante o TCPE é indicativa de um limiar crítico no qual a doença valvar está comprometendo novos aumentos do DC.[19]

O uso do TCPE no período perioperatório para avaliar o risco de eventos adversos e o manejo de pacientes submetidos à cirurgia aumentou na última década. O TCPE fornece uma avaliação objetiva da capacidade de exercício no pré-operatório e identifica as causas da limitação, podendo, ainda, ser usado para auxiliar na tomada de decisão acerca do tratamento cirúrgico e não cirúrgico mais apropriado, estimar a probabilidade de morbidade e mortalidade, auxiliar na análise multidisciplinar do manejo dos pacientes, triar casos para cuidados imediatos (enfermaria *versus* cuidados intensivos), direcionar intervenções e otimização de outros procedimentos, identificar comorbidades, avaliar efeitos das terapias adjuvantes contra o câncer e orientar a prática anestésica e a reabilitação. Com a rápida aceitação do TCPE, a padronização é fundamental para garantir resultados válidos e reprodutíveis que possam informar a tomada de decisão clínica.[31]

O TCPE limitado por sintomas foi realizado com segurança em receptores selecionados de dispositivos de assistência ventricular (DAV), com valores de pico de VO_2 variando de 11,5 a 20,3 mL/kg/min. É importante notar que estes achados devem ser considerados com cautela, pois somente os portadores de DAV com tratamento otimizado e estáveis foram selecionados para realizar o TCPE e aqueles com comorbidades importantes foram excluídos.[25] A estratificação de risco do TCPE nesta situação é algo limitada, uma vez que a mortalidade (e morbidade) está principalmente ligada a complicações não relacionadas à capacidade de exercício, como complicações do dispositivo (por exemplo, infecções ou trombose), tromboembolismo ou hemorragia cerebral, hemorragia gastrintestinal e anemia e insuficiência renal aguda.[25]

Avaliação pré-operatória

A capacidade funcional (ou aptidão cardiopulmonar) se sobrepõe a outras características importantes, incluindo força muscular, equilíbrio e fragilidade. A capacidade funcional deficiente está associada à morbidade pós-operatória, especialmente às complicações não cardiovasculares. Dentre os testes de esforço, o TECP mostrou ter a associação mais consistente com o risco de complicações. Outros testes (teste de caminhada de 6 minutos, teste de caminhada incremental, subir escadas) podem prever complicações, mas ainda requerem avaliação adicional de alta qualidade.[32]

Avaliação da dispneia a esclarecer

Uma das mais importantes indicações do TCPE é o auxílio no diagnóstico da dispneia sem etiologia conhecida.[33] Define-se dispneia como uma "experiência subjetiva de dificuldade ou desconforto respiratório", sendo um sintoma comum e debilitante que afeta até 50% dos pacientes admitidos em serviços de emergência de hospitais terciários. É um importante preditor de mortalidade.[33]

A fisiopatologia da dispneia é complexa e envolve mecanismos neuro-humorais e mecânicos, tendo como causas principais as doenças pulmonares, cardíacas, distúrbios que afetam o conteúdo ou a qualidade das hemoglobinas, doenças metabólicas, psicogênicas, musculares ou a combinação de duas ou mais causas. Na avaliação da dispneia é obrigatória a realização da prova de função pulmonar (PFP) antes do teste de exercício. Além de diagnosticar possíveis distúrbios ventilatórios no repouso, a PFP permite realizar o cálculo da ventilação voluntária máxima (VVM = VEF1 × 40), sendo VEF1 o volume expiratório forçado no primeiro segundo.[33]

Em casos de suspeita de broncoespasmo induzido pelo exercício (BIE), torna-se necessária a realização de provas de função pulmonar adicionais após o término da atividade física (5, 10, 15 e até 20 minutos após o esforço). A queda da VEF1 superior a 15% em qualquer manobra pós-exercício confirma o diagnóstico de broncoespasmo induzido pelo esforço.

Observa-se na Tabela 4 o comportamento das principais variáveis do TCPE em diversas situações clínicas que podem causar dispneia.

Nas pneumopatias observam-se, normalmente, baixa tolerância ao exercício, ineficiência ventilatória (*slope* VE/VCO_2 elevado), RV diminuída e, em alguns casos, ocorre queda significativa da $SatO_2$ (queda > 4% no pico do esforço em relação ao repouso), decorrente do distúrbio das trocas gasosas a nível da membrana alveolocapilar. A frequência cardíaca (FC) está normal ou reduzida (reserva cronotrópica aumentada) e os valores do pulso de O_2 permanecem normais.

Nos casos em que predomina a doença vascular pulmonar como causa da dispneia (hipertensão pulmonar, por exemplo), ocorre elevação significativa do *slope* VE/VCO_2 (> 40) associada à queda da $SatO_2$, valores particularmente baixos do $PETCO_2$ (< 36 mmHg no LA) com curva em platô e sem a elevação característica presente no início do exercício. Em alguns casos ocorre queda do pulso de O_2.

Os distúrbios psicogênicos são causas comuns de dispneia, associadas ou não ao exercício. Em muitos casos é extremamente difícil diferenciar a síndrome da hiperventilação das doenças cardiovasculares ou pulmonares. Nesse sentido, o TCPE pode trazer algumas informações importantes.

Nos casos em que a simulação é a causa da dispneia o TCPE pode ser fundamental no diagnóstico. Durante o teste o paciente refere cansaço extremo, solicita a interrupção precoce do exercício (VO_2 pico reduzido), porém, apresenta RV normal, comportamento adequado da $SatO_2$, LA dentro do esperado em relação ao máximo predito (40-60% do VO_2máx), mas um R (relação VCO_2/VO_2) inferior a 1,0 além de aparente déficit cronotrópico, compatíveis com esforço submáximo.

A Figura 5 representa, de modo simplificado, como o teste cardiopulmonar pode ser útil na avaliação da dispneia de etiologia desconhecida. Na Figura 5 estão representadas apenas algumas das variáveis adquiridas durante o exame.

TCPE na pediatria

O teste de exercício pediátrico é fundamental para desvendar os mecanismos fisiológicos da redução da aptidão aeróbia e para avaliar os efeitos da intervenção em crianças e adolescentes com doença crônica ou deficiência. O TCPE inclui a medição da troca gasosa respiratória e é o padrão ouro para determinar a aptidão aeróbia, bem como para examinar as respostas fisiológicas integradas ao exercício na medicina pediátrica. Como as respostas fisiológicas ao exercício mudam durante o crescimento e desenvolvimento (Tabela 5), valores de referência pediátricos apropriados são essenciais para uma interpretação adequada do teste de esforço cardiopulmonar.[34]

Existem diferentes metodologias para realizar um TCPE em pediatria e muitos laboratórios usam seus próprios protocolos padronizados. Quando o desempenho de uma criança é comparado com valores de referência, é necessário padronizar o TCPE de acordo com os procedimentos do teste e da metodologia que foram usados para estabelecer os valores de referência, porém neste grupo de pacientes os dados para comparação são mais escassos que nos adultos.[13]

TCPE em indivíduos aparentemente saudáveis

O consumo de oxigênio (VO_2máx) é considerado o parâmetro mais importante associado ao condicionamento físico de um indivíduo, sendo indicador prognóstico objetivo e independente para doença cardiovascular.[35] A aptidão cardiorrespiratória

TABELA 4 Resposta das variáveis do TCPE em diferentes causas de dispneia[15,16]

Variáveis	Cardiovascular	Pulmonar	Vascular-pulmonar	Hiperventilação	Descondicionamento
VO_2máx ou pico	↓	↓	↓	Normal	↓
LA	Precoce	Normal	Precoce	Normal	Precoce
FC máxima	Normal (casos leves)	Normal/↓	Normal/↓	Normal/↑	Normal
Pulso O_2	↓/platô	Normal	Normal/↓	Normal	Normal
Slope VE/VCO_2	↑	↑	↑	↑	Normal
$PETCO_2$	↓	↓	↓ no LAV	↓ no LAV	Normal
RV	Normal	↓	Normal	Normal	Normal
$SatO_2$	Normal	↓	↓	Normal	Normal
VD/VT	↑	↑	↑	Normal	Normal

VO_2: consumo de oxigênio; LA: limiar anaeróbico; FC: frequência cardíaca; *slope* VE/VCO_2: curva da relação entre ventilação e a produção de dióxido de carbono; $PETCO_2$: pressão expirada de dióxido de carbono; RV: reserva ventilatória (VE/VVM x 100); $SatO_2$: saturação da hemoglobina; VD/VT: razão entre o espaço morto fisiológico e o volume corrente; ↑: alto/aumento; ↓: baixo/diminuída.

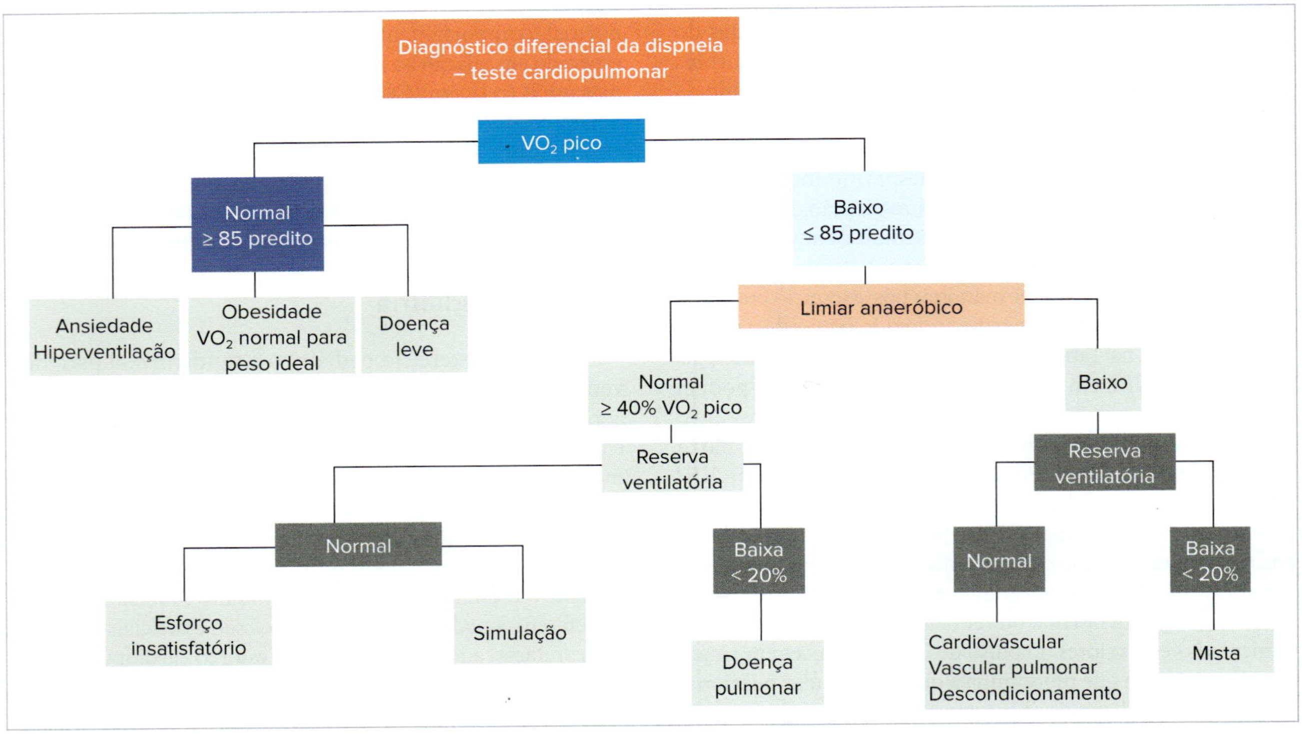

FIGURA 5

Algoritmo da avaliação da dispneia utilizando o teste cardiopulmonar de exercício (TCPE).

TABELA 5 Diferenças comumente observadas nos parâmetros fisiológicos do exercício entre adultos e crianças

Variável		Diferença para adultos
Cardiovascular	VO_{2pico}, $L \cdot min^{-1}$	Baixo
	VO_{2pico}, $mL \cdot kg^{-1} \cdot min^{-1}$	Alto
	FC submáxima, $bat \cdot min^{-1}$	Alto
	FC_{pico}, $bat \cdot min^{-1}$	Alto
	Volume sistólico (sub)max, $mL \cdot bat^{-1}$	Baixo
	Débito cardíaco (na $\%VO_{2pico}$)	Baixo
	Diferença arteriovenosa (na $\%VO_{2pico}$)	Alto
	Fluxo sanguíneo para o músculo	Alto
	Pressão arterial sistólica e diastólica, mmHg	Baixo
	Isquemia miocárdica	Raro
Pulmonar	Tidal volume, L	Baixo
	Frequência respiratória, $resp \cdot min^{-1}$	Alto
	VE_{pico}, $L \cdot min^{-1}$	Baixo
	Drive vemtilatório, VE/VCO_2 *slope*	Alto
	Eficiência ventilatória VE/VO_2	Baixo

(continua)

TABELA 5 Diferenças comumente observadas nos parâmetros fisiológicos do exercício entre adultos e crianças (*continuação*)

Variável		Diferença para adultos
Metabólica	Oxidação gordura	Alto
	Oxidação carboidrato	Baixo
	Pico lactato sanguíneo	Baixo
	Capacidade glicolítica	Baixo
	Capacidade ac lático	Baixo
	Clearance lactato	Igual
	Recuperação após exercício de alta intensidade	Mais rápido

FC: frequência cardíaca; FC_{pico}: frequência cardíaca de pico; VE_{pico}: VE de pico; VO_{2pico}: VO_2 de pico.

(ACR) está inversamente associada a alto risco de doença cardiovascular, mortalidade por todas as causas e mortalidade atribuível a vários tipos de câncer.[36] Melhorias na ACR estão associadas à redução do risco de mortalidade, e pequenos aumentos na ACR (por exemplo, 1 a 2 MET) estão associados a taxas de eventos cardiovasculares consideravelmente menores (10 a 30%).[36,37]

A ACR é frequentemente estimada de modo indireto usando fórmulas matemáticas para calcular a captação de VO_2. O TCPE é o teste mais amplamente usado e confiável para avaliar a capacidade de exercício, ter valores de referência precisos e inferir o risco à saúde, além de apresentar variação de acordo com a idade, sexo e população.[36]

A procura por valores normativos para a ACR é uma busca importante, havendo clara necessidade de definir pontos de corte para o que é "condicionado" *versus* "sedentário" por sexo e grupos etários em relação aos desfechos de morbidade e mortalidade. No Brasil, os dados de referência mais citados são derivados da Clínica Cooper, que usa valores de ACR estimados, calculados usando a velocidade e o grau de inclinação da esteira.[17] Recentemente, nosso grupo publicou um estudo que forneceu dados de referência para o VO_2máx medido a partir do TCPE em uma grande população brasileira,[13] comparados a dados americanos,[38-40] da Clínica Cooper[17] e noruegueses. Para cada faixa etária, homens e mulheres noruegueses tiveram maior ACR do que as coortes nos Estados Unidos e no Brasil, porém, quando comparamos os nossos dados com os da Clínica Cooper, os valores encontrados para homens avaliados no Grupo Fleury foram maiores nas faixas etárias de 20, 30, 40 e 50 anos e menores nas faixas etárias de 60 e 70 anos.[13] Com os dados do nosso trabalho construímos um nomograma para ACR (Tabelas 6 e 7) e comparamos com a Clínica Cooper.[13] Além disso, mostramos que em 18.186 TCPE, 12.552 homens e 5.634 mulheres (com idade de 7 a 84 anos), a resposta ao exercício mais recorrente foi "boa" (20,2%), além de correlação inversa entre VO2 máximo com idade, peso e IMC.[41]

TABELA 6 Nomograma de VO_2máx (mL/kg/min) para aptidão cardiorrespiratória entre dados do Grupo Fleury (F) e da Clínica Cooper (C) – masculino

Idade (percentil)	Ref	Muito fraca 0-20	Fraca 20-40	Regular 40-60	Boa 60-80	Excelente 80-90	Superior > 90
<19	F	<42,5	42,6-46,8	46,9- 51,1	51,2- 55,6	55,7-58,6	>58,7
	C	<35,0	35,1-38,3	38,4-45,1	45,2-50,9	51,0-55,9	>56,0
20-29	F	<38,6	38,7-42,8	42,9-46,4	46,5-51,8	51,9-55,2	>55,3
	C	<330	33,1-36,4	36,5-42,4	42,5-46,4	46,5-52,4	>52,5
30-39	F	<36,5	36,6-41,4	41,5-45,3	45,4-50,3	50,4-53,5	>53,6
	C	<31,5	31,6-35,4	35,5-40,9	41,0-44,9	45,0-49,4	>49,5
40-49	F	<34,7	34,8-39,5	39,6-43,5	43,6-48,1	48,2-51,7	>51,8
	C	<30,2	30,3-33,5	33,6-38,9	39,0-43,7	43,8-48,0	<48,1
50-59	F	<31,4	31,5-36,3	36,4-40,5	40,6-45,0	45,1-49,0	>49,1
	C	<26,1	26,2-30,9	31,0-35,7	35,8-40,9	41,0-45,3	>45,4
60-69	F	<27,0	27,1-31,3	31,4-35,3	35,4-39,2	39,3-42,7	>42,8
> 60	C	<20,5	20,6-26,0	26,1-32,2	32,3-36,4	36,5-44,2	>44,3
70-79	F	<22,6	22,7-26,1	26,2-29,9	30,0-34,7	34,8-37,3	>37,4

TABELA 7 Nomograma de VO_2máx (mL/kg/min) para aptidão cardiorrespiratória entre dados do Grupo Fleury (F) e da Clínica Cooper (C) – feminino

Idade (percentil)	Ref	Muito fraca (0-20)	Fraca (20-40)	Regular 40-60	Boa 60-80	Excelente 80-90	Superior > 90
< 19	F	<31,7	31,8-34,9	35,0-39,1	39,2-44,0	44,1-48,2	>48,3
	C	<25,0	25,1-30,9	31,0-34,9	35,0-38,9	39,0-41,9	>42,0
20-29	F	<31,1	31,2-34,9	35,0-38,2	38,3-42,6	42,7-45,6	>45,7
	C	<23,6	23,7-28,9	29,0-32,9	33,0-36,9	37,0-40,9	>41,0
30-39	F	<29,9	30,0-33,7	33,8-37,2	37,3-42,1	42,2-45,2	>45,3
	C	<22,8	22,9-26,9	27,0-31,3	31,4-35,6	35,7-40,0	>40,1
40-49	F	<28,3	28,4-32,2	32,3-36,2	36,3-41,0	41,1-44,2	>44,3
	C	<21,0	21,1-24,4	24,5-28,9	29,0-32,8	32,9-36,9	>37,0
50-59	F	<25,4	25,5-28,8	28,9-32,4	32,5-36,8	36,9-40,8	>40,9
	C	<20,2	20,3-22,7	22,8-26,9	27,0-31,4	31,5-35,7	>35,8
60-69	F	<21,3	21,4-23,4	23,5-27,0	27,1-31,5	31,6-34,3	>34,4
> 60	C	<17,5	17,6-20,1	20,2-24,4	24,5-30,2	30,3-31,4	>31,5
70-79	F	<17,6	17,7-19,7	19,8-23,2	23,3-27,9	28,0-32,8	>32,9

Nos indivíduos saudáveis, fisicamente ativos ou atletas, o TCPE possibilita obter informações clínicas relevantes como identificar, objetivamente, os fatores limitantes ao esforço máximo (cardiovascular, respiratório e muscular e metabólico), avaliar o comportamento do volume sistólico de ejeção (análise da curva e do valor máximo do pulso de oxigênio) e dos equivalentes respiratórios de oxigênio e do dióxido de carbono ($VEVO_2$ e $VEVCO_2$).[42]

Baseada nas informações obtidas com a realização do TCPE,[37,42] a prescrição de exercícios aeróbicos para indivíduos saudáveis, em fase inicial ou de aprimoramento do condicionamento físico, pode ser individualizada e otimizada. Em se tratando de atletas, de elite ou não e das mais diferentes modalidades, é o método que possibilita obter medida válida e precisa da condição aeróbica para avaliação da performance máxima e dos efeitos do treinamento aeróbico ou das técnicas empregadas com essa finalidade. Os parâmetros utilizados são o consumo máximo ou pico de oxigênio (VO_2máx) e o consumo de oxigênio nos limiares ventilatórios (L_1 ou LAV e L_2 ou PCR).[21]

Prescrição de exercícios

Tanto do ponto de vista prático como científico, os limiares ventilatórios (LAV e PCR) identificam dois eventos fisiológicos claramente definidos num exercício de cargas crescente, que correspondem aos limiares de lactato denominados aeróbico e anaeróbico, caracterizando três fases de liberação de energia que, por sua vez, refletem a intensidade do exercício e servem para orientar o treinamento:

- Fase 1, exercícios de baixa intensidade, abaixo do LAV em que a concentração de lactato sanguíneo é menor que 2,0 mmol/L.
- Fase 2, exercícios de média e moderada intensidade, entre o LAV e o PCR, onde a concentração de lactato sanguíneo é mais elevada, acima que 2,0 mmol/L e abaixo de 4,0 mmol/L, porém, as taxas de produção e remoção estão em equilíbrio.
- Fase 3, exercícios de alta intensidade, acima do PCR, onde a produção de lactato excede a capacidade de remoção, e a lactacemia é, geralmente, superior a 4 mmol/L, tornando eminente a fadiga muscular.

Independentemente do indivíduo, a identificação das fases de treinamento pelas variáveis fisiológicas do TCPE possibilita uma prescrição individualizada e mais segura ao praticante de atividade física aeróbica, seja ele um atleta ou não (Figura 6).[43] Para determinar a intensidade do exercício de acordo com as necessidades específicas do momento, as variáveis medidas em laboratório (TCPE) são "traduzidas", principalmente, em termos de frequência cardíaca (FC) máxima atingida e FC dos limiares ventilatórios, no entanto, velocidade em quilômetros por hora ($km.h^{-1}$) ou potência em watts (W) e gasto calórico ($kcal.\ h^{-1}$) são também utilizados. Os dispositivos portáteis que aferem a FC "instantânea" tornam mais fáceis a realização do treinamento dentro de faixas preestabelecidas de batimentos por minuto pelo tempo desejado.[43]

A Figura 6, adaptada do modelo de Skinner, demonstra e ilustra as três fases de energia e as duas intersecções definidas com o aumento da intensidade do exercício que acarreta elevação da concentração sanguínea de lactato, delimitadas pelos limiares, além das respostas ventilatórias e metabólicas envolvidas na determinação desses índices, a partir do TCPE de um indivíduo de 49 anos, do sexo masculino e que pratica corrida de rua regularmente, cinco vezes por semana, com objetivo de manter o condicionamento físico aeróbico e participar de provas de média e longa distância (até meia maratona).

Exemplos de modos de treinamento

A otimização dos métodos de treinamento é uma área de grande interesse para os cientistas, atletas e entusiastas do "*fitness*". O treinamento envolve manipulação da intensidade, duração e frequência do exercício durante as sessões (Tabela 8).

- Treinamento no LAV mostra melhora significativa em indivíduos destreinados que treinam na intensidade próxima ou no LAV.[44]
- Modelo polarizado baseado em estudos com atletas de elite como remadores, ciclistas, maratonistas etc., de alta performance, geralmente demonstram treinamentos abaixo do LAV (talvez 75% das sessões ou treinos de distância) ou muito acima do limiar (15-10% do tempo). Em essência, deve-se treinar, quer em baixa ou alta intensidade, mantendo um tempo relativamente pequeno de treinamento moderado entre esses dois extremos (limiar lactato) (Figura 7).[43]

Um exemplo da aplicação das informações obtidas no TCPE (Tabela 8) baseadas na intensidade de exercício representadas pelas frequências cardíacas e velocidades máximas atingidas e nos limiares ventilatórios (LAV e PCR), especificamente para a prática de corrida (iniciantes ou não), é a elaboração

TABELA 8 Valores de frequência cardíaca (FC), seu percentual em relação à máxima FC atingida de acordo com as velocidades correspondentes, obtidos no TCPE realizado com protocolo de rampa e citado na Figura 6, classificados de acordo com a intensidade de exercício proposta para treinamento específico

Treinamento	FC (bpm)	%FC máxima atingida	Velocidade (km/h)
Muito leve	123-131	75-80	7,0-9,0
Leve (LAV)	131-140	80-86	9,0-10,0
Moderado	140-148	86-92	10,0-11,0
Moderado/ intenso (PCR)	148-151	92-95	11,0-12,0
Intenso	151-155	95-97	12,0-13,0
Muito intenso	155-162	97-100	13,0-14,0+5%

LAV: limiar anaeróbico; PCR: ponto de compensação respiratória; TCPE: teste cardiopulmonar de exercício.

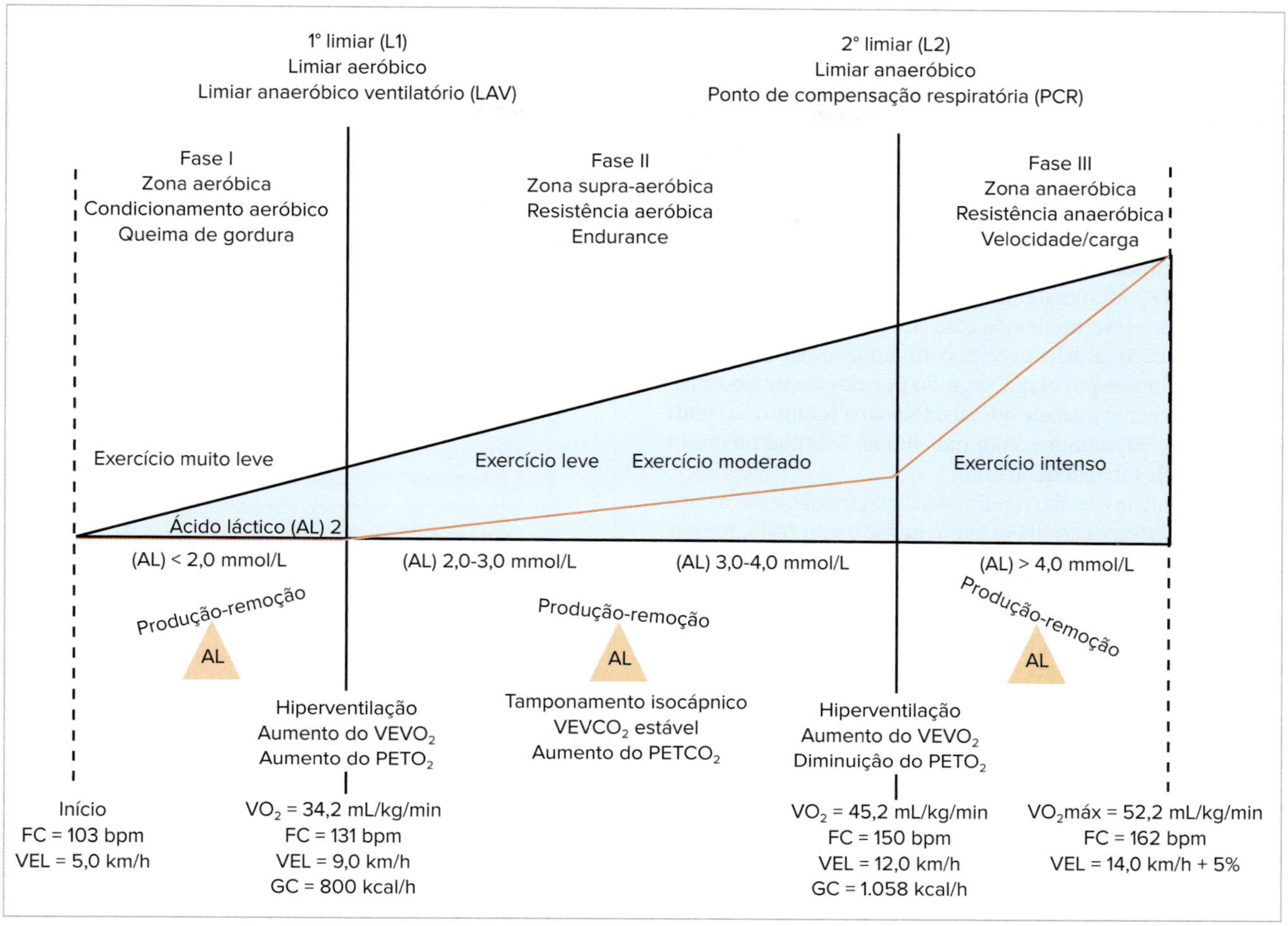

FIGURA 6

Modelo de Skinner modificado em que se observam as três fases de liberação de energia (I, II e III) de acordo com o exercício incremental, as duas intersecções correspondentes aos limiares de lactato, no caso teóricos (2,0 ≤ [lactato mmol/L] ≥ 4,0), os valores de consumos de oxigênio na maior carga de trabalho executada e nos limiares (VO_2máx, LAV e PCR em mL.kg^{-1}.min^{-1}), das FC (bpm), das velocidades (km.h^{-1}) e dos gastos calóricos (GC em kcal.h^{-1}) determinados em TCPE de um homem de 49 anos, praticante de corrida. Observa-se, também, o comportamento da ventilação (VE), dos equivalentes ventilatórios ($VEVO_2$ e $VEVCO_2$) e das pressões expiratórias finais ($PETO_2$ e $PETVCO_2$), que permitem identificar os limiares ventilatórios.

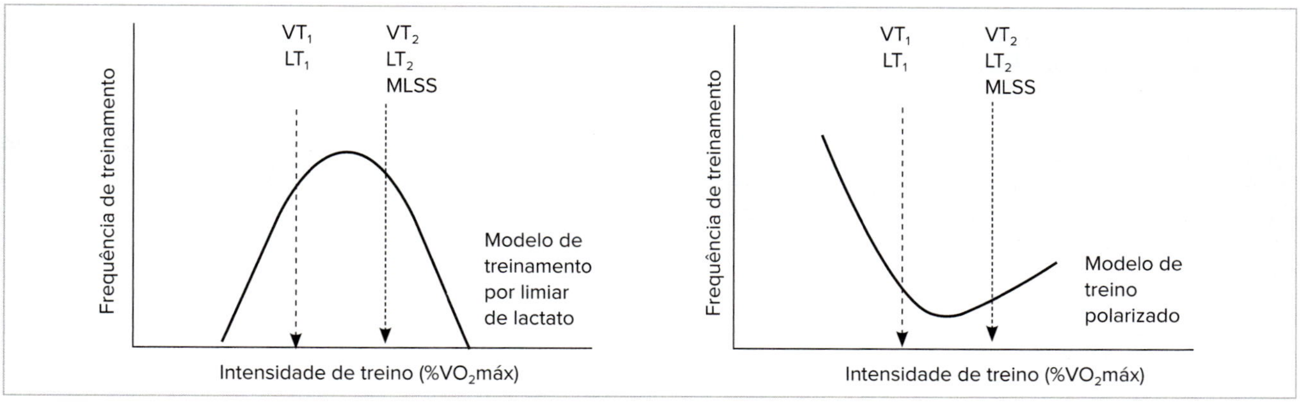

FIGURA 7

Conceitos de aplicação da intensidade de treinamento pelo modelo dos limiares ventilatórios. No painel esquerdo entre o primeiro (VT1 = LT1 = LAV) e o segundo limiares (VT2 = LT2 = PCR) e no direito, o modelo polarizado destacando um maior volume de atividades abaixo dos limiares (LAV e PCR), combinado com doses significativas de treinos com cargas entre 90 e 100% do VO_2máx.

de planilhas de treinamento individualizadas e específicas (de acordo com o condicionamento do momento), com objetivos definidos, por períodos semanais ou quinzenais, de cinco etapas distribuídas ao longo de cinco dias da semana, com dois dias de descanso, alternando a intensidade das sessões nos quatro primeiros dias entre treinos mais leves no primeiro e terceiro dias, trabalhados por 60 minutos, no primeiro limiar e pouco acima dele, porém, sem atingir o segundo limiar, intercalando com um segundo e quarto dias de treinamentos mais intensos, também de 60 minutos, onde se alternam períodos de trotes de intensidade leve/moderada com períodos mais intensos no 2º limiar ou acima dele, porém, com duração não superior a 20 ou 30 minutos por etapa, seguido por um dia de descanso e um treinamento durante o final da semana (quinto dia) mais prolongado (90 minutos), com trabalho no 2º limiar ou muito próximo dele (abaixo ou acima).

Para os atletas de alto rendimento, cujo treinamento ocorre uma ou duas vezes ao dia durante quase o ano todo, treinar repetidamente na faixa entre os limiares pode gerar estresse excessivo do sistema simpático sem ganho adicional na capacidade e no desempenho. Ao contrário, o treinamento desses atletas deve incluir grandes volumes de trabalho em cargas de intensidades mais baixas combinado com "ataques" de 1 a 3 vezes na semana em intensidades acima de 90% do VO_2máx. Devemos lembrar que atletas de elite possuem VO_2máx de até 70-80 mL/kg/min, sendo assim, treinar em "baixa" intensidade (VO_2 em torno de 45 mL/kg/min) ainda promove fluxo altamente oxidativo na musculatura em exercício.[45]

Estudos mostram que aumentar o treinamento em alta intensidade (fase 3) para 25 a 30% das sessões pode acarretar sintomas de *overtraining,* como redução da performance, fadiga, insônia, perda de peso, depressão e outros sintomas.[46]

E, dentro da fase 3, a intensidade de treinamento ideal seria de 100% do VO_2máx para representar a carga ideal para estimular um aumento do volume mitocondrial e consequentemente melhorar o desempenho no treinamento de resistência.[47]

TABELA 9 Definição e parâmetros dos modelos de treinamento[48]

Definição de cada zona de treinamento	Fase 1	Fase 2	Fase 3
Limiares lactato	≤ LAV	LAV-PCR	≥ PCR
Lactato sanguíneo (mM)	< 2	2-4	>4
Percentagem de tempo em cada zona de treinamento			
Polarizado (Alternando alta e baixa intensidade)	75-80	0-10	15-20
Limiares	50-60	40-60	0
HVT (alto volume e baixa intensidade)	100	0	0
HIIT (treinamento intervalado de alta intensidade)	50	0	50

RESUMO

- O teste cardiopulmonar de exercício (TCPE) é, atualmente, uma metodologia mais disponível, apoiada por evidências científicas sólidas em vários campos clínicos e por isso tem um lugar definitivo no arsenal clínico para a avaliação dos distúrbios cardiopulmonares. No entanto, todo o potencial dessa técnica continua pouco utilizado, apesar do importante aprimoramento nos últimos anos.
- O TCPE fornece dados fisiológicos úteis, permite o monitoramento da resposta a medicações e intervenções cirúrgicas, ajuda na identificação da causa da dispneia de origem desconhecida, estima o prognóstico e guia o encaminhamento para transplante cardíaco. Em indivíduos aparentemente saudáveis, a determinação da capacidade cardiorrespiratória pela medida direta do VO2 pode ser interpretada com maior precisão utilizando os valores de referência específicos por idade e sexo. Tem papel fundamental na prescrição do exercício e do treinamento mais eficaz em diversas doenças ou para melhorar a capacidade cardiorrespiratória em indivíduos saudáveis.

Referências bibliográficas

1. Sue DY, Wasserman K. Impact of integrative cardiopulmonary exercise testing on clinical decision making. Chest. 1991;99(4):981-92.
2. Myers J, Madhavan R. Exercise testing with gas exchange analysis. Cardiol Clin. 2001;19(3):433-45.
3. Balady GJ, Arena R, Sietsema K, Myers J, Coke L, Fletcher GF, et al. Clinician's Guide to cardiopulmonary exercise testing in adults: a scientific statement from the American Heart Association. Circulation. 2010;122(2):191-225.
4. Guazzi M, Adams V, Conraads V, Halle M, Mezzani A, Vanhees L, et al. EACPR/AHA Scientific Statement. Clinical recommendations for cardiopulmonary exercise testing data assessment in specific patient populations. Circulation. 2012;126(18):2261-74.
5. Sociedade Brasileira de Cardiologia. III Guidelines of Sociedade Brasileira de Cardiologia on the exercise test. Arq Bras Cardiol. 2010;95(5Suppl1):1-26.
6. Kaminsky LA, Arena R, Ellingsen Ø, Harber MP, Myers J, Ozemek C, et al. Cardiorespiratory fitness and cardiovascular disease - The past, present, and future. Prog Cardiovasc Dis. 2019.
7. Mezzani A. Cardiopulmonary exercise testing: basics of methodology and measurements. Ann Am Thorac Soc. 2017;14(Supplement 1):S3-11.
8. Fick A. Uber die messung des Blutquantums in den Hertzvent rikeln. Vol. July 9th: 36. Sitzber Physik Med Ges Wurzburg; 1870.
9. Wasserman K, Hansen JE, Sue DY, Stringer W, Whipp BJ. Normal Values. In: Principles of Exercise Testing and Interpretation. 4th ed. Philadelphia: Lippincott Williams and Wilkins; 2005. p. 160-82.
10. Mitchell JH, Blomqvist G. Maximal oxygen uptake. N Engl J Med. 1971;284(18):1018–22.
11. Kokkinos P, Kaminsky LA, Arena R, Zhang J, Myers J. New generalized equation for predicting maximal oxygen uptake (from the Fitness Registry and the Importance of Exercise National Database). Am J Cardiol. 2017;120(4):688-92.
12. Fleg JL, Morrell CH, Bos AG, Brant LJ, Talbot LA, Wright JG, et al. Accelerated longitudinal decline of aerobic capacity in healthy older adults. Circulation. 2005;112(5):674-82.
13. Rossi Neto JM, Tebexreni AS, Alves ANF, Smanio PEP, de Abreu FB, Thomazi MC, et al. Cardiorespiratory fitness data from 18,189 partici-

pants who underwent treadmill cardiopulmonary exercise testing in a Brazilian population. PLoS ONE. 2019;14(1):e0209897.
14. Neder J, Nery L. Fisiologia do exercício: teoria e prática. Porto Alegre: Artes Médicas; 2003. p. 213-55.
15. American Thoracic Society, American College of Chest Physicians. ATS/ACCP Statement on cardiopulmonary exercise testing. Am J Respir Crit Care Med. 2003;167(2):211-77.
16. Herdy AH, Ritt LEF, Stein R, de Araújo CGS, Milani M, Meneghelo RS, et al. Cardiopulmonary exercise test: background, applicability and interpretation. Arq Bras Cardiol. 2016;107(5):467-81.
17. American College of Sports Medicine, Riebe D, Ehrman JK, Liguori G, Magal M, editors. ACSM's guidelines for exercise testing and prescription. 10th edition. Philadelphia Baltimore New York: Wolters Kluwer; 2018. 472 p.
18. Akkerman M, van Brussel M, Hulzebos E, Vanhees L, Helders PJM, Takken T. The oxygen uptake efficiency slope: what do we know? J Cardiopulm Rehabil Prev. 2010;30(6):357-73.
19. Guazzi M, Arena R, Halle M, Piepoli MF, Myers J, Lavie CJ. 2016 focused update: clinical recommendations for cardiopulmonary exercise testing data assessment in specific patient populations. Eur Heart J. 2018;39(14):1144-61.
20. Wagner J, Agostoni P, Arena R, Belardinelli R, Dumitrescu D, Hager A, et al. The role of gas exchange variables in cardiopulmonary exercise testing for risk stratification and management of heart failure with reduced ejection fraction. Am Heart J. 2018;202:116-26.
21. Guazzi M, Bandera F, Ozemek C, Systrom D, Arena R. Cardiopulmonary exercise testing: what is its value? J Am Coll Cardiol. 2017;70(13):1618-36.
22. Mehra MR, Canter CE, Hannan MM, Semigran MJ, Uber PA, Baran DA, et al. The 2016 International Society for Heart Lung Transplantation listing criteria for heart transplantation: a 10-year update. J Heart and Lung Transplantation. 2016;35(1):1-23.
23. Agostoni P, Corrà U, Cattadori G, Veglia F, Battaia E, La Gioia R, et al. Prognostic value of indeterminable anaerobic threshold in heart failure. Circ Heart Fail. 2013;6(5):977-87.
24. Gomes Neto M, Durães AR, Conceição LSR, Saquetto MB, Ellingsen Ø, Carvalho VO. High intensity interval training versus moderate intensity continuous training on exercise capacity and quality of life in patients with heart failure with reduced ejection fraction: a systematic review and meta-analysis. Int J Cardiol. 2018;261:134-41.
25. Corrà U, Agostoni PG, Anker SD, Coats AJS, Crespo Leiro MG, de Boer RA, et al. Role of cardiopulmonary exercise testing in clinical stratification in heart failure. A position paper from the Committee on Exercise Physiology and Training of the Heart Failure Association of the European Society of Cardiology. Eur J Heart Fail. 2018;20(1):3-15.
26. Chaudhry S, Arena R, Bhatt DL, Verma S, Kumar N. A practical clinical approach to utilize cardiopulmonary exercise testing in the evaluation and management of coronary artery disease: a primer for cardiologists. Curr Opin Cardiol. 2018;33(2):168-77.
27. Singh I, Joseph P, Heerdt PM, Cullinan M, Lutchmansingh DD, Gulati M, et al. Persistent exertional intolerance after COVID-19: insights from invasive cardiopulmonary exercise testing. Chest. 2021; S0012-3692(21)03635-7.
28. Clavario P, De Marzo V, Lotti R, Barbara C, Porcile A, Russo C, et al. Cardiopulmonary exercise testing in COVID-19 patients at 3 months follow-up. Int J Cardiol. 2021; 340:113-8.
29. Debeaumont D, Boujibar F, Ferrand-Devouge E, Artaud-Macari E, Tamion F, Gravier F-E, et al. Cardiopulmonary exercise testing to assess persistent symptoms at 6 months in people with COVID-19 who survived hospitalization: a pilot study. Phys Ther. 2021;101(6).
30. Rowin EJ, Maron BJ, Olivotto I, Maron MS. Role of exercise testing in hypertrophic cardiomyopathy. JACC Cardiovasc Imaging. 2017;10(11):1374-86.
31. Levett DZH, Jack S, Swart M, Carlisle J, Wilson J, Snowden C, et al. Perioperative cardiopulmonary exercise testing (CPET): consensus clinical guidelines on indications, organization, conduct, and physiological interpretation. Br J Anaesth. 2018;120(3):484-500.
32. Hanley C, Wijeysundera DN. Perioperative risk assessment: focus on functional capacity. Curr Opin Anaesthesiol. 2021;34(3):309-16.
33. An official American Thoracic Society statement: update on the mechanisms, assessment, and management of dyspnea [Internet]. [cited 2019 Mar 13]. Disponível em: https://www.ncbi.nlm.nih.gov/pubmed/?term=An+official+American+Thoracic+Society+Statement%3A+Update+of+the+mechanisms%2C+assessment%2C+and+management+of+dyspnea.
34. Takken T, Bongers BC, van Brussel M, Haapala EA, Hulzebos EHJ. Cardiopulmonary exercise testing in pediatrics. Ann Am Thorac Soc. 2017;14(Supplement_1):S123-8.
35. Kokkinos P, Myers J. Exercise and physical activity: clinical outcomes and applications. Circulation. 2010;122(16):1637-48.
36. Ross R, Blair SN, Arena R, Church TS, Després J-P, Franklin BA, et al. Importance of assessing cardiorespiratory fitness in clinical practice: a case for fitness as a clinical vital sign: a scientific statement from the American Heart Association. Circulation. 2016;134(24):e653-99.
37. Kodama S, Saito K, Tanaka S, Maki M, Yachi Y, Asumi M, et al. Cardiorespiratory fitness as a quantitative predictor of all-cause mortality and cardiovascular events in healthy men and women: a meta-analysis. JAMA. 2009;301(19):2024-35.
38. Kaminsky LA, Arena R, Myers J. Reference standards for cardiorespiratory fitness measured with cardiopulmonary exercise testing: data from the fitness registry and the importance of exercise national database. Mayo Clin Proc. 2015;90(11):1515-23.
39. Edvardsen E, Hansen BH, Holme IM, Dyrstad SM, Anderssen SA. Reference values for cardiorespiratory response and fitness on the treadmill in a 20- to 85-year-old population. Chest. 2013;144(1):241-8.
40. Loe H, Rognmo Ø, Saltin B, Wisløff U. Aerobic capacity reference data in 3816 healthy men and women 20-90 years. PLoS ONE. 2013;8(5):e64319.
41. Rossi Neto JM, Tebexreni AS, Alves ANF, Abreu FB, Nishio PA, Thomazi MC, et al. VO2max-based physical fitness categories in a brazilian population with supposed high socioeconomic status and without structural heart disease. Arq Bras Cardiol. 2020;115(3):468-77.
42. Ghorayeb N, Stein R, Daher DJ, Silveira AD, Ritt LEF, Santos DFP et al. The Brazilian Society of Cardiology and Brazilian Society of Exercise and Sports Medicine Updated Guidelines for Sports and Exercise Cardiology - 2019. Arq Bras Cardiol. 2019;326-68.
43. Seiler KS, Kjerland GO. Quantifying training intensity distribution in elite endurance athletes: is there evidence for an "optimal" distribution? Scandin J Med Sci in Sports. 2006;16(1):49-56.
44. Joyner MJ, Coyle EF. Endurance exercise performance: the physiology of champions: Factors that make champions. J Physiology. 2008;586(1):35-44.
45. Lima Paulo LF. Treinamento desportivo – da saúde e emagrecimento ao alto rendimento. São Paulo: Cia de eBook; 2015.
46. Midgley AW, McNaughton LR, Wilkinson M. Is there an optimal training intensity for enhancing the maximal oxygen uptake of distance runners?: empirical research findings, current opinions, physiological rationale and practical recommendations. Sports Med. 2006;36(2):117-32.
47. Edgett BA, Foster WS, Hankinson PB, Simpson CA, Little JP, Graham RB, et al. Dissociation of increases in PGC-1α and its regulators from exercise intensity and muscle activation following acute exercise. PLoS ONE. 2013;8(8):e71623.
48. Hydren JR, Cohen BS. Current scientific evidence for a polarized cardiovascular endurance training model. J Strength Cond Res. 2015;29(12):3523-30.

Capítulo 3

Monitoração prolongada do eletrocardiograma: Holter, monitor de eventos e outros

Cesar José Gruppi
Silvio Alves Barbosa
João Henrique Clasen

PONTOS-CHAVE

- Novas formas de monitoração prolongada (MP) do eletrocardiograma (ECG), inclusive utilizando *smartphones*.
- Interpretação clínica dos achados.
- Necessidade do registro do ECG durante o sintoma.
- Parâmetros do Holter utilizáveis para estratificação de risco de eventos arrítmicos futuros (frequência cardíaca, arritmia ventricular, variabilidade da frequência cardíaca, microalternância da onda T, turbulência espectral, isquemia miocárdica).
- Técnicas de avaliação autonômica com o Holter.
- Importância da MP na abordagem dos quadros de isquemia cerebral.
- Ferramenta de triagem na síndrome da apneia obstrutiva do sono.
- Avaliação de risco nas arritmias geneticamente determinadas.

Introdução

A monitoração prolongada do eletrocardiograma (ECG), que foi introduzida na prática clínica por Norman J. Holter em 1961,[1] engloba um conjunto de tecnologias que têm por objetivo o diagnóstico não invasivo de fenômenos elétricos cardíacos de curta duração ou de ocorrência eventual. Tornou-se uma ferramenta muito útil, especialmente, no manejo de pacientes com arritmias cardíacas, permitindo a obtenção de informações, em condições da vida real, em contraste com "situações irreais e artificiais de repouso" em que são obtidos os ECG padrão.

O objetivo deste capítulo é fornecer uma visão sobre a tecnologia atual e suas implicações para a prática clínica.

Tipos de monitoração

Basicamente todos os sistemas de monitoração do ECG dependem de eletrodos. Com exceção dos monitores implantáveis, os eletrodos são afixados no tórax do paciente. Dependendo do sistema de gravação, são usados de 2 a 10 eletrodos produzindo tiras de ECG em 1 a 12 derivações (Figura 1). Esses eletrodos são conectados diretamente ou por meio de cabos a gravadores nos quais o ECG é armazenado. Posteriormente, os traçados de ECG armazenados nos gravadores são transferidos para sistemas de análise que, por sua vez, são computadores com programas específicos para a revisão rápida de traçados, a contagem automática dos eventos e a produção de tabelas e

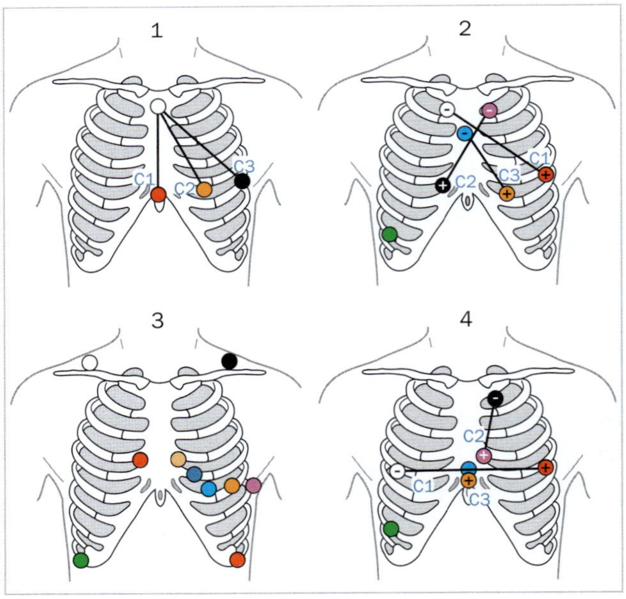

FIGURA 1

Posicionamento dos eletrodos no tórax. Padrões mais comuns para colocação dos eletrodos no tórax para registro do ECG: 1. Configuração com quatro eletrodos de três canais. 2. Com sete eletrodos e três canais. 3. 10 eletrodos para o registro de 12 derivações no sistema Mason-Likar. 4. Disposição ortogonal para reprodução em três canais (X, Y e Z) ou reconstrução de 12 derivações.

gráficos que auxiliam na interpretação dos resultados. Esses sistemas necessitam de ampla interação com um técnico ou médico habilitado que deverá fazer a edição dos dados brutos provenientes dos gravadores. Além disso, a pessoa a ser examinada leva consigo um diário no qual deve anotar atividades e sintomas que possam ter surgido durante o período de monitoração para depois se fazer as devidas correlações com o ECG. As características dos principais sistemas de monitoração são descritas a seguir.

Holter

É o mais antigo dos sistemas de monitoração prolongada do ECG e tem esse nome em homenagem ao seu criador. Também é o sistema mais usado na prática clínica. Pode fazer gravações de 3 a 12 derivações simultâneas de modo contínuo com duração típica de 24 a 48 horas. Obtém-se o registro de todos os batimentos cardíacos independentemente de ações do paciente. Por isso, com o Holter se podem inferir várias informações fundamentais dos pacientes (Tabela 1). A saber:

- O ritmo básico e a existência de arritmias transitórias (p. ex., episódios de fibrilação atrial (FA) paroxística ou episódios de bloqueio atrioventricular [BAV]).
- A curva da frequência cardíaca ao longo de um dia inteiro, inclusive durante as atividades habituais do paciente, ou em eventuais esforços físicos e durante o sono.
- A presença de extrassístoles atriais ou ventriculares, assim como a sua contagem e a identificação de batimentos repetitivos como pares ou salvas de taquicardias não sustentadas ou sustentadas.
- A identificação da existência de pausas e bradicardias; e a determinação do seu mecanismo, sejam decorrentes de disfunção do nó sinusal, sejam consequentes a BAV.
- A identificação de alterações isquêmicas.
- A documentação de outras alterações transitórias da repolarização ventricular, como mudanças no intervalo QT, presença de padrões eletrocardiográficos da síndrome de Brugada, de repolarização precoce ou de outras canalopatias genéticas.
- A obtenção, nos pacientes com ritmo básico sinusal, de dados referentes à variabilidade da frequência cardíaca (VFC).

TABELA 1 Alguns parâmetros comumente obtidos em gravações de Holter, respectivos valores de referência e interpretação/aplicação clínica

Parâmetro	Referência	Interpretação/aplicação clínica
Ritmo básico	Sinusal	
Frequência cardíaca média em 24 h	Em adultos, em ritmo sinusal: 60 a 100 bpm Em crianças: sugere-se consultar tabela de Davignon et al.[2]	Bradicardia/taquicardia (necessário correlacionar com as atividades e o quadro clínico)
	Em ritmo de fibrilação atrial: 60 a 90 bpm[3]	Baixa/alta resposta ventricular
Número de extrassístoles ventriculares	< 10/h	≥ 10/h: maior risco de morte súbita em presença de cardiopatia estrutural > 30/h: marcador de mau prognóstico em indivíduos meia-idade saudáveis[4] > de 16 a 20% do total dos batimentos em 24 h: risco de desenvolvimento de taquicardiomiopatia[5]
Complexidade (pares ou TVNS) de arritmias ventriculares	Ausente	Se presentes: maior risco de morte súbita na presença de cardiopatias estruturais e de síncope[6] Holter permite identificar mais de uma morfologia de EV
Número e complexidade de extrassístoles atriais	Não há referência de normalidade	> 32/h: maior risco de fibrilação atrial[7]
Pausas e bradicardias:	< 2 ou 3 s[8]	
• Disfunção sinusal		Identificar a duração da pausa e o número de pausas Necessário correlacionar com sintoma
• Bloqueios AV		Identificar se o BAV do segundo grau é do tipo I (relativamente comum no indivíduo em repouso) ou do tipo II (mau prognóstico)
Segmento ST	Ausência de infra ou supradesnivelmento signficativos	Infradesnivelamento ST descendente, > 1 mm, >1 min, com intervalo > 1 min entre os episódios sugere isquemia por doença coronariana crônica silenciosa (sem sintomas) ou sintomática (com angina)[9] Supradesnivelamento de ST sugere angina vasoespástica (Prinzmetal)[10]

(continua)

TABELA 1 Alguns parâmetros comumente obtidos em gravações de Holter, respectivos valores de referência e interpretação/aplicação clínica *(continuação)*

Parâmetro	Referência	Interpretação/aplicação clínica
Outras alterações transitórias de repolarização ventricular	Ausentes	Alterações sugestivas de síndrome de Brugada (recomendável Holter com derivações precordiais "altas"[11]) Alternância da onda T (necessário *software* específico para identificação da microalternância) é marcador de maior risco de morte súbita
Variabilidade da frequência cardíaca (somente em ritmo sinusal)	SDNN de 24 h > 70 ms[12]	Variabilidade com SDNN < 70 ms é marcador de risco de morte súbita em pacientes com insuficiência cardíaca[12] e em outras circunstâncias clínicas Outros parâmetros da VFC (no domínio do tempo e no domínio da frequência) úteis na avaliação indireta da ação do sistema nervoso autônomo sobre o coração (p. ex. nas neuropatias e no diabete) (uso principal em pesquisa clínica)[12] Rastreamento de apneia obstrutiva do sono (necessita de *software* específico)
Marca-passos (MP)		Descrição dos parâmetros normais de funcionamento do MP Identificação das disfunções do MP (útil se ter informações sobre a programação do MP no dia do Holter)
Correlação de sintomas com o ECG		25 a 50% dos indivíduos examinados têm sintomas durante o Holter 2 a 15% dos sintomas associam-se com arritmias 35% dos sintomas não têm relação com arritmias[13] Quanto maior o tempo de monitoração, maior a chance de se documentar esta associação[14]

bpm: batimentos por minuto; TVNS: taquicardia ventricular não sustentada; EV: extrassístole ventricular; AV: atrioventricular; ICo: insuficiência coronariana; ECG: eletrocardiograma; SDNN: desvio padrão de todos os intervalos entre batimentos normais (sinusais) consecutivos.
Fonte: Davignon in: Pastore et al., 2016.[2]

Esses parâmetros refletem a função autonômica cardíaca e estão fora dos limites da normalidade em pacientes com coronariopatia, diabete, insuficiência cardíaca embora possam surgir também pelo envelhecimento (Figura 2).

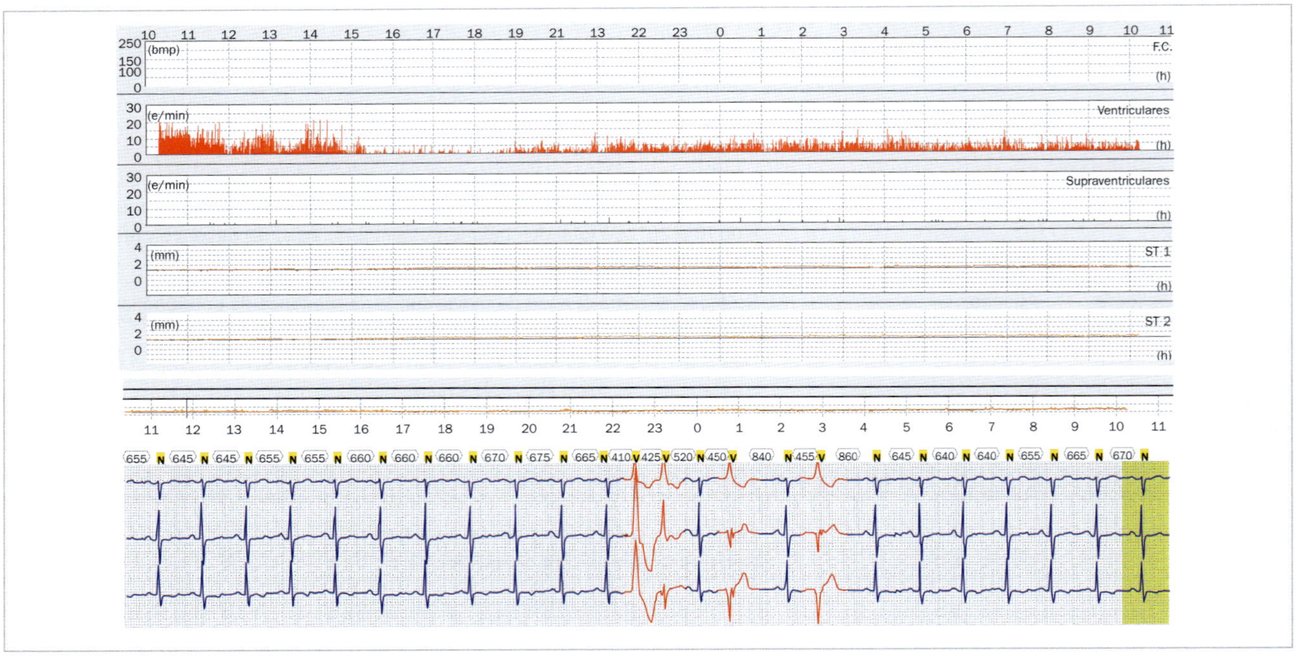

FIGURA 2

Exemplo de gráficos fornecidos em um relatório de Holter 24 horas. Registro de Holter 24 h mostrando gráficos da frequência cardíaca (FC), ocorrência de extrassístoles ventriculares (EV)/minuto, ocorrência de extrassístoles supraventriculares/minuto, nível do segmento ST dos canais 1 e 2 e tira de ECG mostrando EV. Note a variação da ocorrência das EV, sendo mais frequentes do início do exame às 15:00 h e menos frequentes entre 15:00 e 21:00 horas.

Outras formas de monitoração

Monitor de eventos com memória circular (*looper*) externo

Trata-se de um monitor de ECG geralmente com uma única derivação, entretanto, pode ser utilizado por um período de semanas a meses, aumentando as possibilidades de se registrar um evento arrítmico. Os dispositivos são externos e presos ao tórax do paciente, com necessidade de uso de eletrodos e fios acoplados ao gravador. O sistema registra continuamente o ECG e mantém em memória o último ou últimos minutos, e quando o paciente aciona o comando ele grava os minutos seguintes. Por essa última característica, esses sistemas são tipicamente monitores de eventos sintomáticos.

Alguns aparelhos são equipados com uma função "auto-*trigger*" que permite documentar certos tipos de arritmias (como pausas, períodos de bradicardias, de taquicardias e FA) e automaticamente fazer a gravação durantes estes eventos, além da gravação durante a ocorrência de sintomas (dependentes do acionamento por parte do paciente).

Adesivo

Os gravadores sem fio não necessitam de cabos elétricos e possuem eletrodos discretos. Podem monitorar de forma contínua, em 1 ou 2 derivações, por um período de até 14 dias. Um gravador desse tipo caracteriza-se por um adesivo compacto e leve, afixado sobre a região peitoral esquerda do paciente, confortável de usar e que não interfere nas suas rotinas diárias, pois é resistente à água e pode permanecer aderido ao corpo durante o banho e os exercícios. Os pacientes podem pressionar um botão para marcar episódios sintomáticos. Por serem usados por períodos maiores, também apresentam maior sucesso na identificação de arritmias[15,16] (Figura 3).

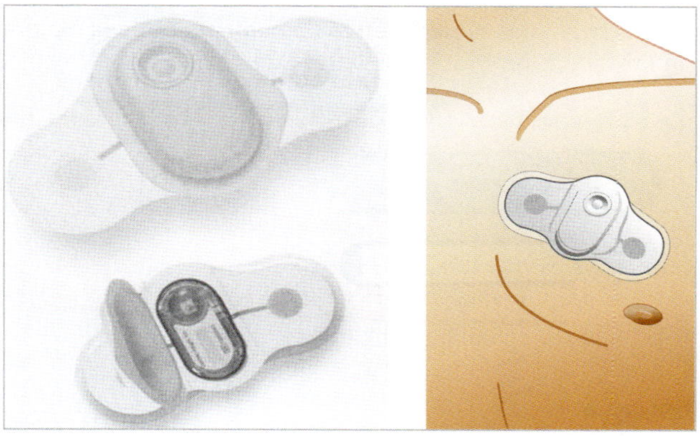

FIGURA 3

Modelo de monitor do tipo adesivo, sem cabo, à prova d'água, capaz de registrar continuamente o ECG em uma derivação por 15 dias.

Telemetria móvel (gravadores automáticos)

São dispositivos de monitoração de sinais biológicos, que podem ser utilizados de diversas formas, como: um pingente de colar, uma cinta no peito ou eletrodos convencionais. São capazes de transmitir em tempo real diretamente para a central de leitura. Os dados são processados pelo sistema de monitoramento e os eventos arrítmicos são identificados por técnicos treinados ou por processamento de sinais em tempo real com algoritmos que fornecem detecção de arritmias cardíacas. Esses dados são encaminhados diretamente à equipe responsável pelos cuidados com o paciente e são frequentemente utilizados em situações de atendimento em *home care*.

Dispositivos associados a *smartphones*

Podem ser encontrados em diversos formatos, sendo os mais conhecidos os relógios de pulso que registram a derivação DI ou pequenas placas com eletrodos integrados que podem ser seguradas com as mãos ou colocadas diretamente sobre o tórax, para gravar e transmitir uma derivação do ECG por curtos períodos. São utilizados durante os sintomas ou a intervalos regulares conforme a necessidade de cada caso. Possuem as vantagens de não ser usados continuamente, poder monitorar por muito longo tempo e de transmitir o registro do ECG quase em tempo real, desde que os pacientes reconheçam sintomas e ativem a gravação em tempo hábil. Com a tecnologia evoluindo rapidamente, a estes dispositivos têm sido agregadas novas possibilidades de monitorização de outros parâmetros fisiológicos, como pressão arterial, temperatura corporal, atividade física, etc., constituindo o que hoje tem sido chamado de monitores "vestíveis" quem têm uma expectativa de uso rapidamente crescente.[17,18]

Monitores implantáveis

Mesmo com a evolução das formas de monitoração descritas anteriormente, muitos pacientes com queixas como síncope e palpitações permanecem sem diagnóstico, em especial porque esses episódios podem ser infrequentes e de curta duração. Por isso, Holter e *looper*, muitas vezes, não são capazes de registrar o ECG durante a crise, e a doença de base não é identificada.

Um monitor implantável pode ser inserido, via subcutânea, na região peitoral esquerda, com necessidade apenas de anestesia local. Tem bateria com duração entre 24 e 36 meses, dependendo do fabricante. Com essa modalidade de monitoração, a sensibilidade aumenta. Registros recentes têm apresentado taxas de detecção de eventos de 78% em pacientes com monitoração contínua por 6 meses[19] (Figura 4).

Indicações

A monitoração ambulatorial pode ser indicada em diferentes circunstâncias e o método de realizá-la deverá ser escolhido na dependência das vantagens e desvantagens de cada um deles.[20]

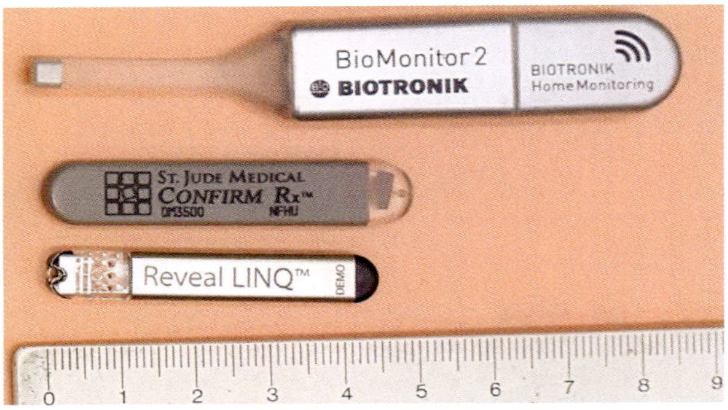

FIGURA 4
Foto dos tipos de monitores de eventos implantáveis disponíveis no mercado.

Esclarecimento de sintomas

Esta é a indicação mais frequente de monitoração. Os pacientes devem ser estimulados a escrever os seus sintomas em um "diário", acompanhados da hora em que ocorreram e da atividade quando estes surgiram. Com isso, é possível correlacionar os sintomas com as alterações eletrocardiográficas encontradas.

Os sintomas ligados às arritmias cardíacas podem ser divididos em dois grupos:

- Síncope, pré-síncope, tontura, mal-estar, palidez cutânea, relacionados à queda ou aumento súbito da frequência cardíaca com comprometimento hemodinâmico.
- Palpitações, desconforto precordial, mal-estar, dor precordial de curta duração, relacionados às arritmias não sustentadas ou sustentadas sem comprometimento hemodinâmico.

Na avaliação diagnóstica da síncope, é fundamental a diferenciação entre síncope arrítmica e não arrítmica. Isso só é feito com o registro do ECG durante o episódio sincopal, e a monitoração eletrocardiográfica permite esse registro.

A palpitação é um dos sintomas que mais motiva o médico a solicitar uma monitoração. Até 20% dos pacientes ambulatoriais apresentam palpitações e a maioria dos casos tem causas benignas. Embora uma história detalhada, exame físico e ECG de 12 derivações sejam suficientes para fazer o diagnóstico definitivo em até um terço dos pacientes com síncope ou palpitações, nos demais, a monitoração prolongada é um método de suma importância.

O objetivo nestes casos é registrar o ritmo cardíaco no momento dos sintomas, porém, mesmo que o paciente permaneça assintomático, o registro eletrocardiográfico pode mostrar algumas alterações potencialmente associadas com as queixas apresentadas, como a presença de bradicardia súbita, pausas prolongadas, BAV não relacionado a fenômenos vagais, de segundo grau do tipo II ou de grau avançado, taquicardias paroxísticas e FA. Isso permite inferir com elevado índice de acerto que o distúrbio de ritmo encontrado é a causa dos sintomas relatados.[21]

Por outro lado, a ausência de alterações eletrocardiográficas durante o relato dos sintomas constitui elemento importante para afastar as arritmias como causa das alterações clínicas apresentadas.

A sensibilidade diagnóstica depende da frequência dos sintomas e da probabilidade de a síncope ser secundária a alterações de ritmo. Conforme publicado por Krahn, em pacientes em investigação de síncope com monitor cardíaco implantável, acompanhados por 3 anos, o diagnóstico foi obtido em 34 a 53% dos casos.[21,22]

Na investigação diagnóstica, a escolha do melhor método depende de fatores que incluem o tipo de sintoma e a frequência com que ocorrem (Tabela 2).

TABELA 2 Escolha do método em função da frequência dos sintomas[21]

Ocorrência	Sintomas	Tipo de registrador
Diária	Fugazes ou persistentes Incapacitantes ou não	Holter
Semanal ou mensal	Fugazes	Monitor de eventos Adesivo
	Persistentes e não incapacitantes	Adesivo Dispositivo associado a smartphone
	Fugazes e não incapacitantes	Monitor de eventos
	Incapacitantes	Encaminhar ao pronto socorro
Rara (> 3 meses)	Fugazes	Avaliar a conveniência do esclarecimento Monitor de eventos implantável
	Persistentes	Monitor de eventos implantável Dispositivo associado a *smartphone* Monitores vestíveis Encaminhar ao pronto-socorro

A interpretação geral dos resultados obedece a critérios que procuram associar sintomas com a presença de alterações do ritmo e que estão descritos na Tabela 3.

Diagnóstico de isquemia

O Holter não é uma das principais ferramentas diagnósticas na isquemia miocárdica. Contudo, em alguns casos específicos pode fornecer importantes informações diagnósticas e prognósticas.

A definição de isquemia miocárdica no Holter é caracterizada por infradesnivelamento do segmento ST, transitório, igual ou

TABELA 3 Situações observáveis durante a monitoração

Paciente	Monitoração	Interpretação
Com sintoma	Com arritmia concomitante	Existe relação de causa e efeito entre a arritmia e os sintomas
	Sem arritmia	Os sintomas estarão provavelmente relacionados a outras causas
	Com arritmia e sem relação	Não existe correlação direta entre a arritmia e os sintomas A arritmia é irrelevante e deve-se procurar outra causa para os sintomas A arritmia é potencialmente indicativa de sintomas
Sem sintoma	Sem arritmia	Repetir a gravação, se possível, até a ocorrência de sintomas
	Com arritmia	Repetir a gravação, se possível, até a ocorrência de sintomas A arritmia é irrelevante e deve-se procurar outra causa para os sintomas A arritmia é potencialmente indicativa de sintomas

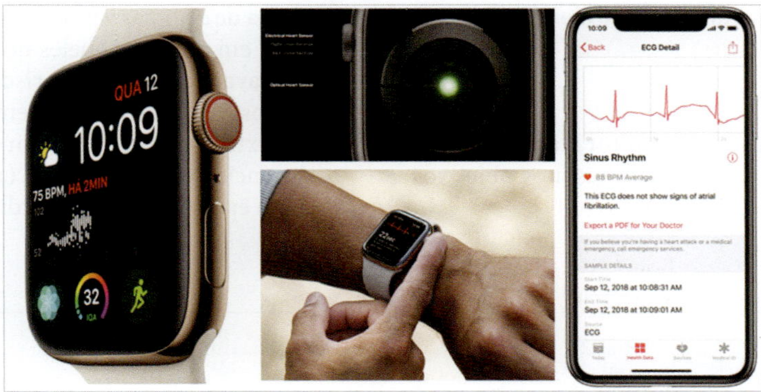

FIGURA 5

Exemplo de monitor vestível (*wearable*). *Smartwatch* da fabricante Apple, cujo algoritmo para detecção automática de fibrilação atrial demonstrou acurácia razoável durante uso no dia a dia.

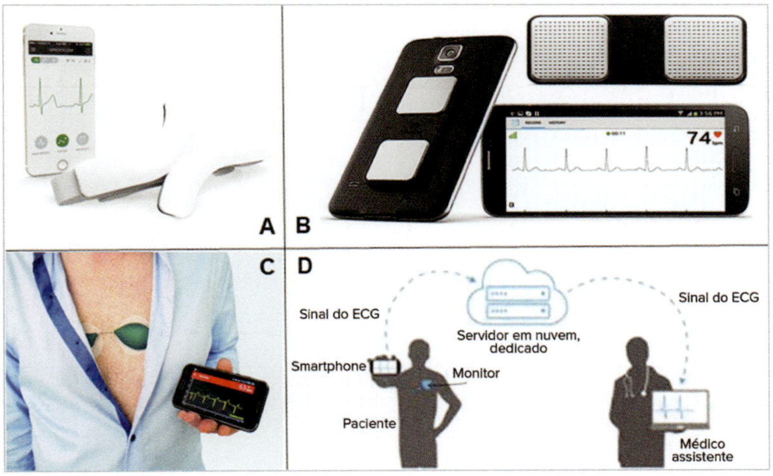

FIGURA 6

Opções de dispositivos associados a *smartphones* disponíveis. A e B: marcas diferentes de monitores acoplados a *smartphones* para uso eventual; C: apresenta um outro tipo de dispositivo que é colado à pele e permite uso mais prolongado; D: esquema de monitorização contínua usando *smartphone*, nuvem e inteligência artificial: o registro é feito com um pequeno monitor acoplado ao tórax por eletrodos, transmitindo continuamente, sem fio, para o telefone celular do paciente, que por sua vez envia a um servidor em "nuvem" que utilizando inteligência artificial identifica as principais alterações e informa ao médico assistente.

Fonte: http://www.savvy.si/en/

maior que 1 mm com morfologia horizontal ou descendente, com duração mínima de 1 minuto. Além disso, os episódios devem estar separados por no mínimo 1 minuto[24] (Figura 7).

A principal indicação de Holter é para pacientes com suspeita de isquemia vasoespástica ou angina de Prinzmetal.[10] Particularmente porque, em pacientes com doença arterial coronariana estável, a presença de isquemia silenciosa – sem relato de sintomas –, está associada a maiores taxas de mortalidade.[25]

Na angina instável, a identificação da isquemia espontânea também é associada a maior risco, porém a monitoração pode não ter boa correlação custo-benefício em relação a outros métodos diagnósticos mais específicos. Em pacientes pós-infarto agudo do miocárdio a recorrência de isquemia identifica pacientes de maior risco, e a monitoração com Holter ajuda tanto no diagnóstico quanto no controle terapêutico.

Avaliação de risco

A avaliação de risco utilizando a monitoração eletrocardiográfica ambulatorial é feita tendo em vista os objetivos apresentados a seguir.

Arritmias cardíacas

A ocorrência de extrassístoles tanto atriais quanto ventriculares é um evento comum nas gravações de Holter, inclusive de indivíduos sem doença cardíaca. Dados do laboratório dos autores mostraram que as arritmias atriais ocorrem em 68% dos indivíduos entre 15 e 30 anos, em 84% entre 31 e 64 anos e em 95% daqueles com 65 anos ou mais.[26]

As extrassístoles ventriculares (EV) mostraram-se associadas a um aumento do risco de eventos cardiovasculares, e a força dessa associação é semelhante a fatores modificáveis, incluindo obesidade, hipertensão, diabete e a presença de doença arterial coronariana. Dukes et al.[27] estudaram 1.139 indivíduos saudáveis, com fração de ejeção (FE) preservada que foram submetidos ao estudo de Holter de 24 horas e observou-se que aqueles com carga de ectopias ventriculares no quartil superior (0,123 a 17,7%) em relação àqueles no quartil inferior (< 0,002%) apresentavam aumento no risco de insuficiência cardíaca em 5 anos. EV aparece, também, como fator independente no contexto dos pacientes com doença cardíaca estrutural. A ocorrência de EV frequentes (> 10/h em 24 h) e repetitivas (pares ou episódios de taquicardia ventricular não sustentada

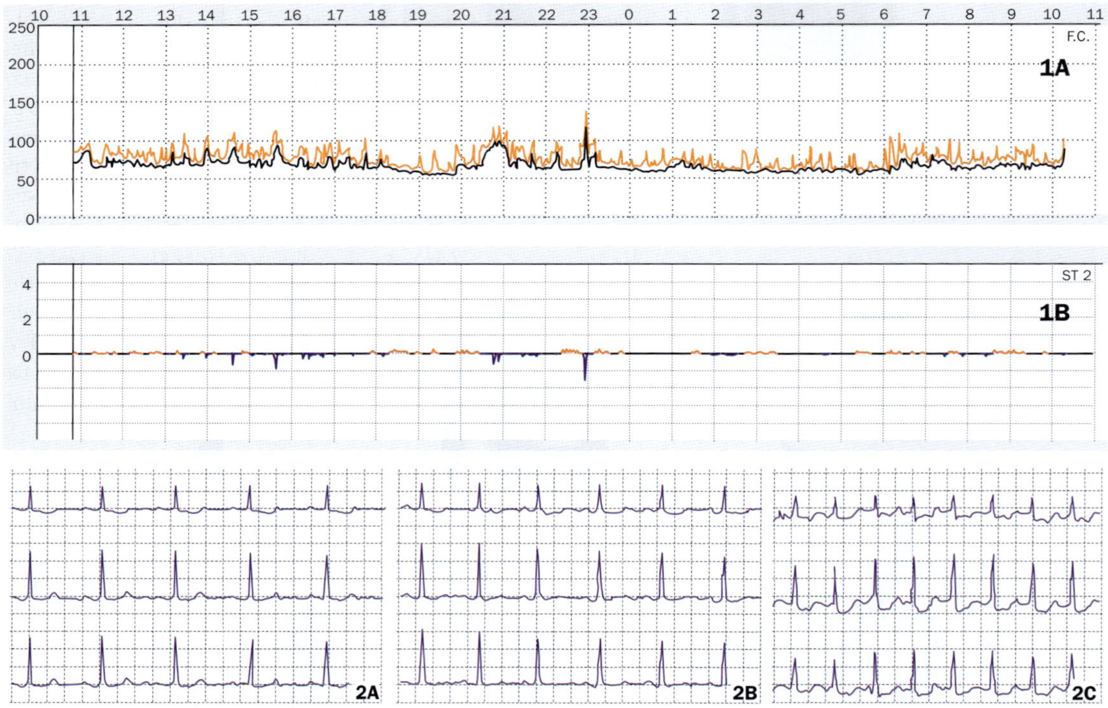

FIGURA 7

Gráficos simultâneos da FC (1A) e do nível do segmento ST (1B) nas 24 h de gravação. Notam-se, ao menos, quatro episódios de infradesnivelamento do segmento ST às 14:37 h, 15:40 h e 20:49 h, que não atingiram o limite de 1 mm e um episódio às 22:59 h que atinge 1,7 mm, todos relacionados com o aumento da FC. Registro do ECG em três derivações bipolares precordiais em três momentos diferentes. Às 13:23 h (2A), paciente em repouso e assintomático, FC = 80 bpm e sem alteração do segmento ST; às 14:49 h (2B), durante caminhada leve, queixando-se de dor nas costas, com FC = 89 bpm e discretas alterações do segmento ST; e às 22:56 h (2C), durante atividade não relatada, nota-se infradesnivelamento do segmento ST de 1,5 mm com segmento ST retificado.

[TVNS]) é fator independente de risco, quando associadas à presença de doença coronariana ou miocardiopatia.

Também, é importante a avaliação da arritmia atrial, que é comum, principalmente a partir da quinta década de vida, e está relacionada além da idade, com peso, história de doença cardiovascular, nível de peptídeo natriurético, atividade física e HDL colesterol.

Frequência cardíaca

A frequência cardíaca média, ao Holter, é uma variável que pode ser modificada por vários fatores, como atividade física, estresse psicológico, tabagismo e medicamentos.

Tratando-se de pacientes sem comorbidades, os dados estatísticos são conflitantes, porém em pacientes com doença aterosclerótica, insuficiência cardíaca e arritmias supraventriculares, a frequência média tem valor prognóstico bem estabelecido.

Em pacientes com doença arterial coronariana, a frequência cardíaca é um preditor de mortalidade total. No registro CASS, pacientes com frequência cardíaca de repouso ≥ 83 bpm apresentaram maior risco de mortalidade total e cardiovascular.[28]

Variabilidade da frequência cardíaca

A VFC pode ser definida como a variação de tempo entre batimentos sinusais sucessivos durante um período de observação. Essa variabilidade pode ser quantificada por meio de cálculos matemáticos facilmente realizados por programas de análise de Holter, como será visto a seguir. A VFC permite avaliar o efeito do sistema nervoso autônomo (SNA) sobre o nó sinusal e, portanto, é também uma forma de estudo indireto do SNA. Já foi demonstrado que a redução do VFC está associada com alterações de funcionamento do SNA em diversas situações clínicas, notadamente no diabete, na doença arterial coronariana e na insuficiência cardíaca. Além disso, reduções da VFC e, especificamente, uma redução do desvio-padrão de todos os intervalos entre batimentos normais (sinusais) consecutivos (SDNN) abaixo de 50 a 70 ms têm sido relacionadas com aumento da mortalidade e por isso também pode ser usada como marcador prognóstico.[29]

Isquemia miocárdica

A presença e a extensão da isquemia miocárdica é um fator de risco para eventos adversos em pacientes com doença arterial coronariana. O Holter não está entre os exames complementares de primeira linha para avaliação, porém a presença de alterações eletrocardiográficas sugestivas de isquemia durante a monitoração representa um risco aumentado, principalmente naqueles com relato de infarto do miocárdio prévio.[30,31]

Microalternância de onda T (MAT)

A alternância de onda T representa uma heterogeneidade da repolarização cardíaca que pode ser avaliada no ECG de 12 derivações, conferindo risco mais elevado para morte súbita cardíaca (MSC), com destaque para os portadores de síndrome do QT longo. Os bons resultados encontrados com esta abordagem levaram ao interesse de se buscar alterações não perceptíveis à simples avaliação visual dos registros, mas que pudessem ser detectados por algoritmos dedicados para este fim, com destaque para a técnica *modified moving average* (MMA), que tem sido utilizada em Holter. Esta abordagem mostrou associação positiva com a ocorrência de eventos desfavoráveis. Em pacientes com insuficiência cardíaca, MMA com resultado alterado representava aumento de seis vezes no risco de MSC.[32] Apesar dos resultados favoráveis, seu uso na prática clínica ainda é restrito, necessitando de maiores estudos.

Controle terapêutico

O tratamento das arritmias, com técnicas invasivas ou não, apresenta resultados variados, cuja eficácia e potenciais complicações podem ser avaliadas de modo efetivo pelo Holter.[33]

Fármacos

Após o início da terapêutica farmacológica, é necessário avaliar o tratamento e dois itens deverão ser considerados. O primeiro é a taxa de sucesso terapêutico, em que o objetivo vai depender da arritmia em questão. No caso da FA, com o Holter pode-se avaliar a recorrência da arritmia nos pacientes em controle de ritmo e a frequência cardíaca média durante todo o período de monitoração nos pacientes em controle de frequência cardíaca. No caso das arritmias ventriculares, o objetivo do tratamento é a prevenção da morte súbita, no entanto, para se constatar o efeito antiarrítmico da droga, é necessário demonstrar uma redução no número das EV e dos episódios de TVNS que ultrapasse a variabilidade espontânea dessas arritmias. No estudo ESVEM os critérios de Holter para eficácia do medicamento foram definidos como redução ≥ 70% nas EV, redução ≥ 80% nos pares ventriculares, redução ≥ 90% na taquicardia ventricular de 3 a 15 batimentos em duração, e eliminação de taquicardia ventricular de > 15 batimentos.[34]

O segundo aspecto a ser considerado é a identificação do efeito pró-arrítmico dos fármacos utilizados como: bradicardia importante, acentuação do grau de BAV, distúrbios da condução intraventricular, aumento da ocorrência da arritmia, transformação de uma arritmia não sustentada em sustentada. O mais grave efeito pró-arrítmicos é o aumento do intervalo QT, que representa aumento da dispersão da repolarização ventricular e favorece a ocorrência de arritmias ventriculares polimórficas, como o "*torsades des pointes*".[35]

Ablação

A ablação por energia de radiofrequência tem melhorado suas técnicas, com taxas de sucesso cada vez maiores, de acordo com o tipo de arritmia. A monitoração prolongada do ECG é o exame indicado para a avaliação da sua efetividade terapêutica.[36]

Marca-passo

Mesmo com o expressivo avanço tecnológico dos dispositivos eletrônicos implantáveis, que fornecem parâmetros como frequência de arritmias e taxas de estimulação, o Holter continua sendo uma ferramenta importante nessa população. Em casos como defeitos transitórios de estimulação, complexos de fusão em portadores de ressincronizador cardíaco, quantificação de EV e avaliações morfológicas, o Holter pode ajudar contribuindo para que o médico otimize a programação das funções do dispositivo e, assim, para a melhora terapêutica.[35]

Avaliação autonômica

Variabilidade da frequência cardíaca

A VFC é analisada por meio de um conjunto de parâmetros que capturam a magnitude e a organização dos intervalos entre batimentos cardíacos normais consecutivos. Anormalidades na VFC têm se mostrado como preditores independentes de mortalidade após infarto do miocárdio e de morte súbita em pacientes com insuficiência cardíaca.[29]

As medidas da VFC podem ser determinadas tanto em períodos de 5 minutos quanto em gravações de 24 horas, fazendo parte dos programas de análise de Holter. A presença de artefatos, extrassístoles atriais ou ventriculares, marca-passo artificial, FA e BAV limita a contribuição desta técnica, que deverá ser aplicada, somente, em pacientes em ritmo sinusal. Além disso, alguns fármacos interferem no resultado, como a propafenona, a procainamida e a mexiletina, reduzindo a utilidade deste parâmetro.

Foram desenvolvidas várias técnicas para o estudo da VFC, incluindo as paramétricas (no domínio do tempo e da frequência) e as não paramétricas (geométricas, gráficos de Poincaré, turbulência espectral, etc.), e dentro de cada técnica foram criados vários índices. Mais recentemente, novos métodos vêm surgindo na avaliação de parâmetros da VFC, como a correlação de longa extensão e o escalonamento fractal, que estuda a irregularidade dos intervalos NN assumindo-se que não há uma escala fixa que a determine; a complexidade de curta duração, que avalia a irregularidade dos intervalos NN em curtas escalas (no máximo 10 intervalos NN); a medida da entropia e da regularidade, que avaliam a desordem dos intervalos NN durante o período do exame; e os sistemas dinâmicos não lineares e o comportamento caótico, os quais ainda carecem de mais estudos para a implementação na prática clínica.[38,39]

A análise no domínio do tempo utiliza índices baseados no desvio padrão da média dos intervalos RR de batimentos normais do período estudado e é dependente do número de intervalos estudados e da frequência cardíaca. Seus resultados são fornecidos em milissegundos. Os índices da análise da VFC no domínio do tempo são vistos na Tabela 4.

A análise no domínio da frequência decompõe a série de intervalos RR dos batimentos normais e apresenta os seus ciclos de variação. A identificação desses ciclos de variação (ondas), com determinação da sua duração e frequência, é feita por métodos matemáticos (transformação rápida de Fourier ou método autorregressivo paramétrico). A apresentação final mostra a VFC através de dois eixos, sob a forma de curva, onde, no eixo horizontal, estão apresentadas as diferentes bandas de frequência, expressas em Hertz, e no vertical, a amplitude da curva, como densidade da força espectral, em ms^2/Hz. Estudos, principalmente de Akselrod, mostraram a associação de bandas de frequência com informações fisiológicas específicas, sendo três as principais. A relação baixa/alta é considerada por alguns como um índice do equilíbrio simpatovagal (Figura 8). Na VFC, os índices não são considerados como normais ou anormais, mas são utilizados níveis de corte para avaliação de risco ou a comparação de valores para os estudos funcionais. Na fase crônica do infarto do miocárdio, o encontro de SDNN < 50 ms é um preditor de risco mais importante do que a presença de arritmia ventricular.[31]

TABELA 4 Índices da variabilidade da frequência cardíaca obtidos com a análise no domínio do tempo

Índice	Valor	Definição
RRMED	ms	Média de todos os intervalos NN
SDNN	ms	Desvio padrão de todos os intervalos NN
SDANN	ms	Desvio padrão da média dos intervalos NN, medida em segmentos de 5 min
SDNNi	ms	Média dos desvios padrão dos intervalos NN, medidos em segmentos de 5 min
RMSSD	ms	Raiz quadrada da média das diferenças sucessivas ao quadrado, entre NN adjacentes
pNN50	%	Porcentagem das diferenças sucessivas entre os intervalos NN que são > 50 ms

Intervalo NN: intervalo entre batimentos normais (sinusais) consecutivos.

No momento, para avaliação de risco em pacientes com doença cardíaca, o índice recomendado tem sido o desvio padrão dos intervalos RR em ritmo sinusal (SDNN), sendo o valor de corte de 70 ms.[23]

Turbulência da frequência cardíaca

A turbulência da frequência cardíaca (TFC) analisa as flutuações que ocorrem na duração dos ciclos sinusais após uma EV. Em uma resposta normal de TFC, o intervalo RR encurta-se, logo após uma EV, em seguida alarga-se e posteriormente volta para seus valores normais (à ocorrência da extrassístole). Essas alternâncias representam a sensibilidade de barorreceptores.[40,41]

Existem dois principais parâmetros para avaliação da TFC: TO (*turbulence onset*), que representa a aceleração inicial, e TS (*turbulence slope*), que representa a desaceleração tardia.

Parâmetros anormais têm sido documentados em pacientes após infarto do miocárdio, com insuficiência cardíaca ou por causas não cardíacas (diabete, síndrome

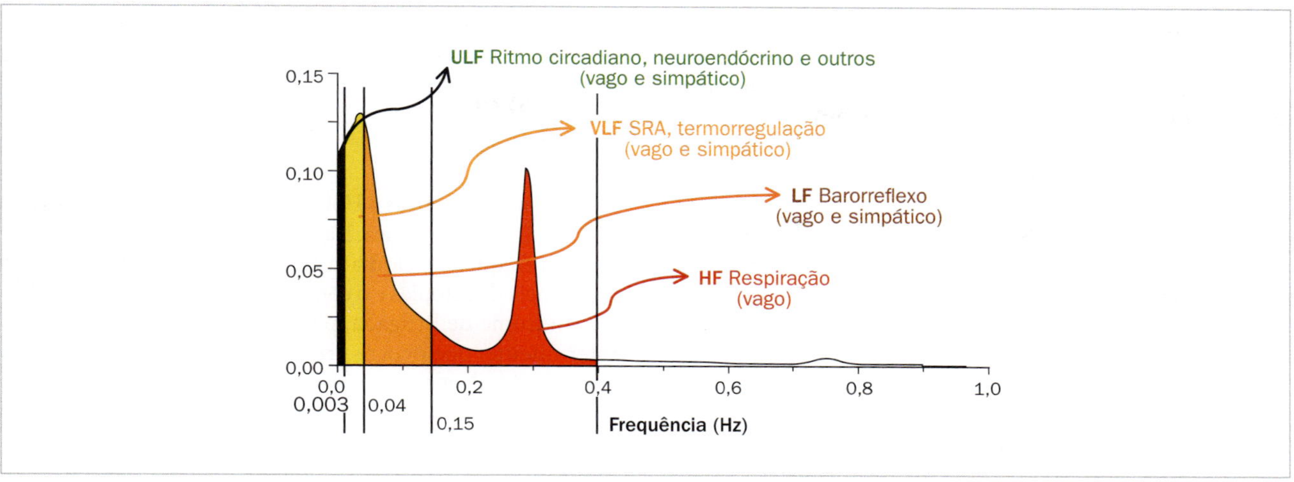

FIGURA 8

Curva esquemática da distribuição da "força espectral" da análise da variabilidade da frequência cardíaca (VFC). Estão apresentadas no eixo horizontal as diferentes bandas de frequência: ULF – ultrabaixa frequência (0,0001 a 0,003 Hz), VLF – muito baixa frequência (0,003 a 0,04 Hz), LF – baixa frequência (0,04 a 0,15 Hz) e HF – alta frequência (0,15 a 0,4 Hz) e respectivas correlações fisiológicas. Também se pode usar a razão baixa/alta frequência, que é considerada uma medida do balanço simpatovagal. SRA: sistema renina-angiotensina-aldosterona.

Fonte: adaptada de Anis Rassi Jr.

da apneia obstrutiva do sono [SAOS] e doenças do tecido conectivo). O estudo REFINE avaliou alterações de TFC entre 10 e 14 semanas após infarto e demonstrou aumento de MSC em pacientes com FE do ventrículo esquerdo menor que 50%.[42] O estudo FINGER demonstrou que anormalidade em TS associada a TVNS está associada a aumento de risco de morta súbita cardíaca.[43]

Apesar dos dados inicias, que demonstram aumento de desfechos em pacientes com alterações de TFC, são necessários estudos maiores para estabelecer a real utilidade do uso clínico de tais parâmetros como fatores prognósticos.

Indicações especiais

Fibrilação atrial/acidente vascular cerebral

A FA é a arritmia sustentada mais comum, aumentando em prevalência com a idade, resultando em morbidade significativa e altos custos para o sistema de saúde.[44,45] Os pacientes com FA podem mostrar-se assintomáticos mesmo que apresentem a forma permanente da arritmia e estima-se que na forma paroxística somente 10% dos episódios sejam sintomáticos, fazendo com que muitos pacientes permaneçam sem diagnóstico por anos, ou que a arritmia seja identificada apenas após acidente vascular cerebral (AVC) ou internação por insuficiência cardíaca. A monitoração ambulatorial do ECG é uma ferramenta muito utilizada nesse cenário. Gravações prolongadas de Holter e monitores de eventos são superiores no diagnóstico de FA quando comparados ao ECG de 12 derivações e à monitoração de Holter de 24 horas[46] (Figura 9). No Apple Heart Study,[48] que realizou a monitorização prolongada com uma tecnologia vestível em 419.297 indivíduos, irregularidades do ritmo cardíaco foram identificadas em 0,52% dos casos. Nestes, a FA foi comprovada em 34% dos participantes, usando registro contínuo do ECG por 7 dias.

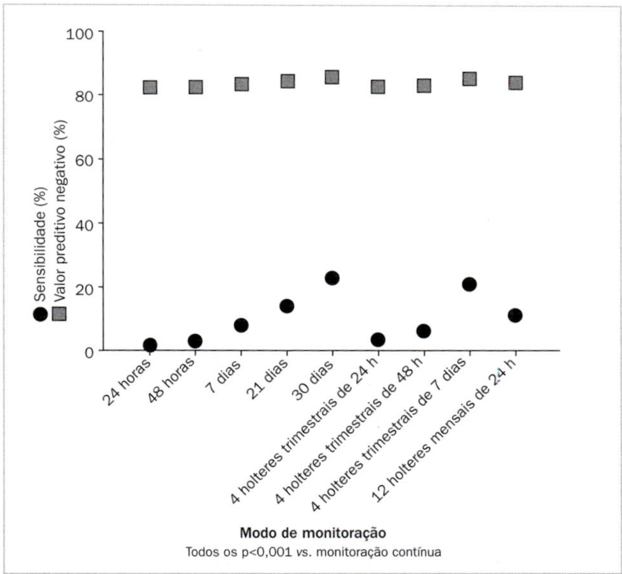

FIGURA 9

Comparação da sensibilidade (círculo preto) e do valor preditivo negativo (quadrado cinza) da monitoração contínua por ≥ 1 ano com monitor implantável e diversos modos de monitoração externa periódica para detecção de fibrilação atrial. Note que a sensibilidade aumenta proporcionalmente com o aumento do tempo de monitoração.

Fonte: adaptada de Choe et al., 2015.[47]

No controle terapêutico, o Holter é útil permitindo observar o ritmo, a frequência ventricular média, o comportamento circadiano, as pausas e seus picos de elevação e os episódios assintomáticos da arritmia.

Síndrome da apneia do sono

A SAOS é o principal distúrbio relacionado ao sono. Tem prevalência estimada entre 20 a 30% entre homens na América do Norte, e números vêm aumentando a cada ano, relacionados com aumento da obesidade. Os pacientes com SAOS, particularmente quando moderada ou grave (acima de 15 episódios de apneia por hora) e não tratada, apresentam risco aumentado para doenças cardiovasculares, incluindo: hipertensão arterial, hipertensão arterial pulmonar, doença arterial coronariana, arritmias atriais, insuficiência cardíaca e AVC.[49]

A SAOS provoca, inicialmente, um estímulo parassimpático pela obstrução da passagem aérea seguindo-se de importante estímulo adrenérgico (simpático) com aumento nítido da frequência cardíaca que retorna ao normal após o alívio do bloqueio aéreo. Essa sequência provoca alterações na sequência dos intervalos RR.

A gravação de Holter de 24 horas, utilizando *software* específico para análise da frequência cardíaca de pacientes em ritmo sinusal, pode fornecer informações importantes no caso de suspeita diagnóstica da apneia obstrutiva e de outros distúrbios respiratórios durante o sono, sendo úteis no sentido de selecionar melhor pacientes que podem se beneficiar da avaliação por polissonografia (Figura 10).

Arritmias genéticas

Nas arritmias genéticas o Holter é uma importante ferramenta diagnóstica e prognóstica. Na síndrome do QT longo, o Holter avalia a frequência cardíaca com sua variação circadiana, a ocorrência de ectopias e o comportamento do intervalo QT.[50] Na síndrome de Brugada, pode evidenciar o padrão tipo I intermitente, que ocorre predominantemente relacionado aos períodos de maior atividade vagal,[51] devendo ser utilizada gravação com 12 derivações e posicionamento adequado dos eletrodos do plano horizontal.[11] Na taquicardia ventricular paroxística catecolaminérgica, pode registrar episódios de taquicardia polimórfica em momentos de esforço físico ou estresse emocional.[52]

A presença de EV com morfologia sugestiva de origem na via de saída do ventrículo direito, predominantemente monomórficas, em número maior do que 500/24 h constitui critério menor para o diagnóstico de displasia arritmogênica do ventrículo direito (DAVD).[53] O intervalo de acoplamento das EV é facilmente observado e deverá ser sempre avaliado: pacientes que apresentam um acoplamento ultracurto (< 300 ms) possuem risco aumentado de MSC por *torsades de pointes*" (Figura 11).

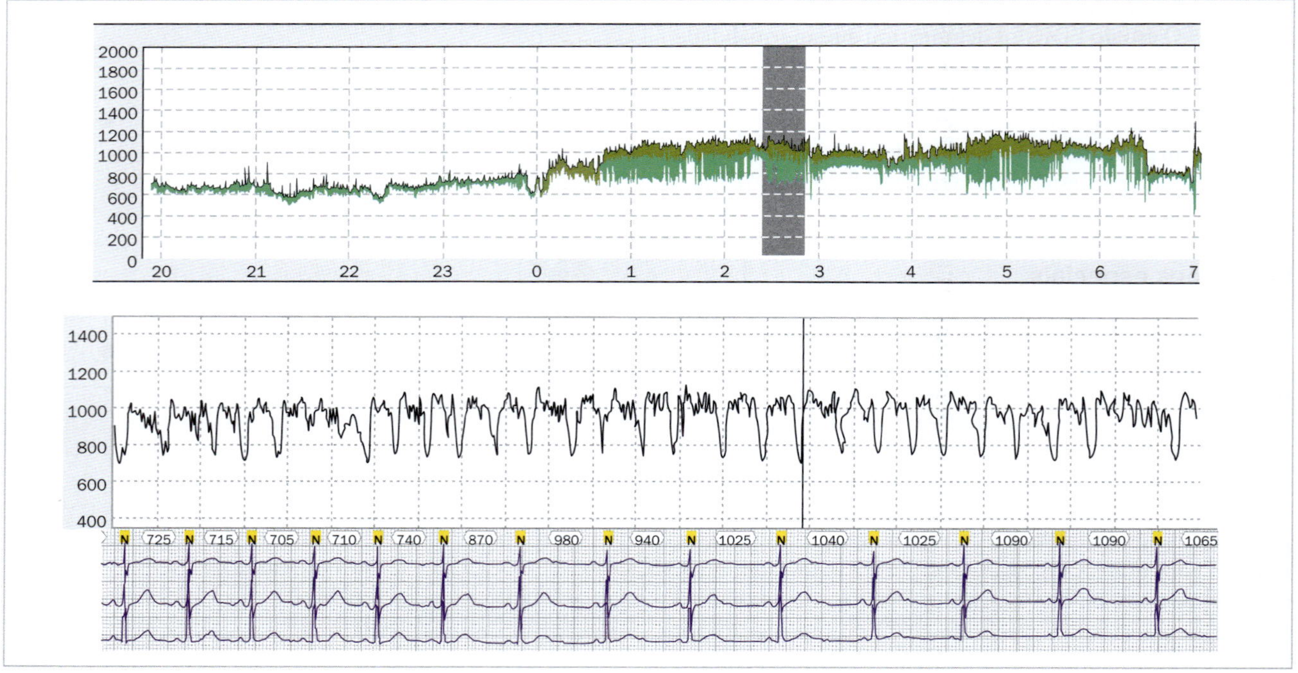

FIGURA 10

O gráfico superior mostra os intervalos RR (medidos em milissegundos) de paciente em ritmo sinusal, no período de 20:00 às 07:00 h. O gráfico inferior corresponde à ampliação da faixa hachurada onde se podem observar bem as flutuações cíclicas da frequência cardíaca (FC) caracterizadas por, pelo menos, três ciclos consecutivos, grande amplitude de variação, ciclos com duração maior do que 10 s e intervalo de no mínimo 20 s e no máximo 2 minutos entre dois ciclos. O registro do ECG mostra que não existe variação do ritmo, somente a flutuação cíclica da FC. Padrão característico de síndrome da apneia obstrutiva do sono.

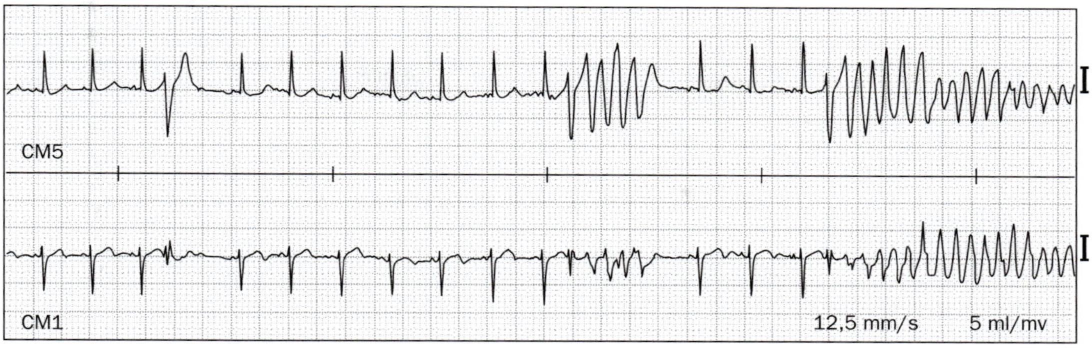

FIGURA 11

Paciente do sexo feminino com 27 anos e história de síncope sem pródromos de início e término súbitos. A monitoração com Holter mostrou extrassístoles ventriculares com acoplamento curto (280 ms), isoladas e desencadeando episódios de taquicardia ventricular não sustentada e sustentada, com frequência rápida, polimórfica e configurando episódio de *torsades des pointes*.

Monitoração na população pediátrica

Nessa população, a maioria das arritmias não necessita de tratamento. No entanto, alguns casos em especial podem corresponder a emergência, necessitando de rápido diagnóstico e introdução da terapêutica; entre as quais destacam-se arritmias geneticamente determinadas, distúrbios do ritmo consequentes a cicatriz cirúrgica para correção de defeitos anatômicos e os casos associados com cardiomiopatias.

O Holter está especialmente indicado para o esclarecimento de sintomas sugestivos de arritmias como palpitações, desmaios e "convulsões", que em alguns casos da população pediátrica são consequentes a baixo débito sanguíneo cerebral secundários às alterações do rimo cardíaco.[52,54]

Deve-se tentar diagnosticar as arritmias geneticamente determinadas o mais precocemente possível, sendo o ECG de 12 derivações a ferramenta de escolha e o Holter indicado para melhor estratificar o risco. O Holter pode ser usado em casos selecionados de pacientes com síndrome do QT longo para demonstrar variação circadiana do intervalo QT. No caso da taquicardia ventricular polimórfica catecolaminérgica

DESTAQUES DE INOVAÇÃO

Os sistemas de monitorização ambulatorial do eletrocardiograma sofreram um grande impacto tecnológico quando da sua transformação de analógico para digital. Posteriormente, a miniaturização dos componentes, o aumento da capacidade dos processadores, a diminuição no consumo de energia e a utilização de algoritmos para análise das gravações provocaram um outro impacto na execução do método. Atualmente, utilizando-se do avanço tecnológico, surgiram equipamentos que podem ser "vestidos" pelos pacientes e permanecer com eles indefinidamente. Estes sistemas normalmente comunicam-se com o smartphone do paciente transmitindo o registro eletrocardiográfico e outros, de onde são enviados a uma nuvem digital e/ou processados para envio diretamente ao médico do paciente, se este assim desejar. Associado a isso, estão sendo introduzidos sistemas de inteligência artificial para análise dos dados obtidos. Esse processo traz à tona alguns questionamentos e dúvidas como a quantidade de dados gerados, como o médico irá lidar e valorizar estas informações, a segurança destas informações, o aumento de custos para os serviços de saúde e a quem caberá custear este sistema.

RESUMO

A monitoração prolongada do ECG foi introduzida na prática clínica há quase seis décadas e desde então tem se mostrado uma aliada importante nas situações em que se pretende flagrar mudanças transitórias do ECG, em especial nas arritmias cardíacas. Ao Holter foram acrescentadas novas metodologias de monitoração prolongada do ECG como o monitor de eventos e até aplicativos para a monitoração por meio de *smartphones*, além de monitores implantáveis para monitorações extremamente prolongadas.

A indicação mais frequente desse tipo de monitoração é para o diagnóstico de sintomas potencialmente relacionados às arritmias cardíacas. Nesse caso, o ponto principal é a presença de, ao menos, um episódio sintomático durante a monitoração. A ausência de sintomas durante o registro eletrocardiográfico pode fazer necessária sua repetição. A interpretação apropriada dos achados de arritmias na monitoração com os sintomas obedece a critérios específicos.

A monitoração prolongada do ECG também fornece dados, como os relativos à ocorrência de arritmias atriais e ventriculares, às oscilações da frequência cardíaca, às mudanças intermitentes por vezes sutis da repolarização ventricular e à isquemia miocárdica, que podem ser agregados a outros parâmetros clínicos para avaliação de risco de eventos futuros como a morte em geral e a morte súbita.

(TVPC), o registro durante estresse físico e/ou emocional em crianças é mais fácil de obter com o Holter do que com o teste de esforço. Holter também está indicado no rastreamento de familiares de pacientes com TVPC. Além disso, o Holter pode, eventualmente, identificar pré-excitação intermitente ou sinais sugestivos da presença de dupla via nodal.[52]

Referências bibliográficas

1. Holter NJ. New method for heart studies. Science. 1961;134(3486):1214-20.
2. Pastore CA, Pinho JA, Pinho C, Samesima N, Pereira Filho HG, Kruse JC, et al. III Diretrizes da Sociedade Brasileira de Cardiologia sobre Análise e Emissão de Laudos Eletrocardiográficos. Arq Bras Cardiol. 2016;106(4 Suppl 1):1-23.
3. Olshansky B, Rosenfeld LE, Warner AL, Solomon AJ, O'Neill G, Sharma A, et al. The Atrial Fibrillation Follow-up Investigation of Rhythm Management (AFFIRM) study: approaches to control rate in atrial fibrillation. Journal of the American College of Cardiology. 2004;43(7):1201-8.
4. Sajadieh A, Nielsen OW, Rasmussen V, Hein HO, Frederiksen BS, Davanlou M, et al. Ventricular arrhythmias and risk of death and acute myocardial infarction in apparently healthy subjects of age >or=55 years. Am J Cardiol. 2006;97(9):1351-7.
5. Hasdemir C, Ulucan C, Yavuzgil O, Yuksel A, Kartal Y, Simsek E, et al. Tachycardia-induced cardiomyopathy in patients with idiopathic ventricular arrhythmias: the incidence, clinical and electrophysiologic characteristics, and the predictors. J Cardiovasc Electrophysiol. 2011;22(6):663-8.
6. Priori SG, Blomstrom-Lundqvist C, Mazzanti A, Blom N, Borggrefe M, Camm J, et al. 2015 ESC Guidelines for the management of patients with ventricular arrhythmias and the prevention of sudden cardiac death: The Task Force for the Management of Patients with Ventricular Arrhythmias and the Prevention of Sudden Cardiac Death of the European Society of Cardiology (ESC). Endorsed by: Association for European Paediatric and Congenital Cardiology (AEPC). Eur Heart J. 2015;36(41):2793-867.
7. Dewland TA, Vittinghoff E, Mandyam MC, Heckbert SR, Siscovick DS, Stein PK, et al. Atrial ectopy as a predictor of incident atrial fibrillation: a cohort study. Ann Intern Med. 2013;159(11):721-8.
8. Kusumoto FM, Schoenfeld MH, Barrett C, Edgerton JR, Ellenbogen KA, Gold MR, et al. 2018 ACC/AHA/HRS Guideline on the evaluation and management of patients with bradycardia and cardiac conduction delay. J Am Coll Cardiol. 2018.
9. Steinberg JS, Varma N, Cygankiewicz I, Aziz P, Balsam P, Baranchuk A, et al. 2017 ISHNE-HRS expert consensus statement on ambulatory ECG and external cardiac monitoring/telemetry. Heart Rhythm. 2017;14(7):e55-e96.
10. de Luna AB, Cygankiewicz I, Baranchuk A, Fiol M, Birnbaum Y, Nikus K, et al. Prinzmetal angina: ECG changes and clinical considerations: a consensus paper. Ann Noninvasive Electrocardiol. 2014;19(5):442-53.
11. Gray B, Kirby A, Kabunga P, Freedman SB, Yeates L, Kanthan A, et al. Twelve-lead ambulatory electrocardiographic monitoring in Brugada syndrome: potential diagnostic and prognostic implications. Heart Rhythm. 2017;14(6):866-74.
12. Heart rate variability: standards of measurement, physiological interpretation and clinical use. Task Force of the European Society of Cardiology and the North American Society of Pacing and Electrophysiology. Circulation. 1996;93(5):1043-65.
13. Zeldis SM, Levine BJ, Michelson EL, Morganroth J. Cardiovascular complaints. Correlation with cardiac arrhythmias on 24-hour electrocardiographic monitoring. Chest. 1980;78(3):456-61.
14. Grupi CJ, Barbosa SA, Sampaio CR, Moffa PJ. Contribuição do monitor de eventos no diagnóstico de sintomas. Arq Bras Cardiol. 1998;70(5):309-14.
15. Lobodzinski SS. ECG patch monitors for assessment of cardiac rhythm abnormalities. Prog Cardiovasc Dis. 2013;56(2):224-9.
16. Lobodzinski SS, Laks MM. New devices for very long-term ECG monitoring. Cardiol J. 2012;19(2):210-4.
17. Pevnick JM, Birkeland K, Zimmer R, Elad Y, Kedan I. Wearable technology for cardiology: an update and framework for the future. Trends Cardiovasc Med. 2018;28(2):144-50.
18. Cheung CC, Krahn AD, Andrade JG. The emerging role of wearable technologies in detection of arrhythmia. Can J Cardiol. 2018;34(8):1083-7.
19. Krahn AD, Klein GJ, Skanes AC, Yee R. Insertable loop recorder use for detection of intermittent arrhythmias. PACE. 2004;27(5):657-64.
20. Crawford MH, Bernstein SJ, Deedwania PC, DiMarco JP, Ferrick KJ, Garson A Jr, et al. ACC/AHA guidelines for ambulatory electrocardiography: executive summary and recommendations. A report of the American College of Cardiology/American Heart Association task force on practice guidelines (committee to revise the guidelines for ambulatory electrocardiography). Circulation. 1999;100(8):886-93.
21. Brignole M, Moya A, de Lange FJ, Deharo JC, Elliott PM, Fanciulli A, et al. 2018 ESC Guidelines for the diagnosis and management of syncope. Eur Heart J. 2018;39(21):1883-948.
22. Bennett MT, Leader N, Krahn AD. Recurrent syncope: differential diagnosis and management. Heart. 2015;101(19):1591-9.
23. Scanavacca MI, de Brito FS, Maia I, Hachul D, Gizzi J, Lorga A, et al. Diretrizes para Avaliação e Tratamento de Pacientes com Arritmias Cardíacas. Arq Bras Cardiol. 2002;79 Suppl 5:1-50.
24. Wimmer NJ, Scirica BM, Stone PH. The clinical significance of continuous ECG (ambulatory ECG or Holter) monitoring of the ST-segment to evaluate ischemia: a review. Prog Cardiovasc Dis. 2013;56(2):195-202.
25. Stone PH. ST-segment analysis in ambulatory ECG (AECG or Holter) monitoring in patients with coronary artery disease: clinical significance and analytic techniques. Ann Noninvasive Electrocardiol. 2005;10(2):263-78.
26. DePaula RS, Antelmi I, Vincenzi MA, Andre CD, Artes R, Grupi CJ, et al. Cardiac arrhythmias and atrioventricular block in a cohort of asymptomatic individuals without heart disease. Cardiology. 2007;108(2):111-6.
27. Dukes JW, Dewland TA, Vittinghoff E, Mandyam MC, Heckbert SR, Siscovick DS, et al. Ventricular ectopy as a predictor of heart failure and death. Journal of the American College of Cardiology. 2015;66(2):101-9.
28. Diaz A, Bourassa MG, Guertin MC, Tardif JC. Long-term prognostic value of resting heart rate in patients with suspected or proven coronary artery disease. Eur Heart J. 2005;26(10):967-74.
29. Patel VN, Pierce BR, Bodapati RK, Brown DL, Ives DG, Stein PK. Association of Holter-derived heart rate variability parameters with the development of congestive heart failure in the Cardiovascular Health Study. JACC Heart Fail. 2017;5(6):423-31.
30. Conti CR, Bavry AA, Petersen JW. Silent ischemia: clinical relevance. Journal of the American College of Cardiology. 2012;59(5):435-41.
31. Kleiger RE, Miller JP, Bigger JT, Jr., Moss AJ. Decreased heart rate variability and its association with increased mortality after acute myocardial infarction. Am J Cardiol. 1987;59(4):256-62.
32. Quan XQ, Zhou HL, Ruan L, Lv JG, Yao JH, Yao F, et al. Ability of ambulatory ECG-based T-wave alternans to modify risk assessment of cardiac events: a systematic review. BMC Cardiovasc Disord. 2014;14:198.
33. Zipes DP, Camm AJ, Borggrefe M, Buxton AE, Chaitman B, Fromer M, et al. ACC/AHA/ESC 2006 Guidelines for management of patients with ventricular arrhythmias and the prevention of sudden cardiac death: a report of the American College of Cardiology/American Heart Association Task Force and the European Society of Cardiology Committee for Practice Guidelines (writing committee to develop Guidelines for Management of Patients With Ventricular Arrhythmias and the Prevention of Sudden Cardiac Death): developed in collaboration with the European Heart Rhythm Association and the Heart Rhythm Society. Circulation. 2006;114(10):e385-484.
34. The ESVEM trial. Electrophysiologic Study Versus Electrocardiographic Monitoring for selection of antiarrhythmic therapy of ventricular tachyarrhythmias. The ESVEM Investigators. Circulation. 1989;79(6):1354-60.
35. Frommeyer G, Eckardt L. Drug-induced proarrhythmia: risk factors and electrophysiological mechanisms. Nat Rev Cardiol. 2016;13(1):36-47.
36. Katritsis DG, Siontis GC, Camm AJ. Prognostic significance of ambulatory ECG monitoring for ventricular arrhythmias. Prog Cardiovasc Dis. 2013;56(2):133-42.
37. Diemberger I, Gardini B, Martignani C, Ziacchi M, Corzani A, Biffi M, et al. Holter ECG for pacemaker/defibrillator carriers: what is its role in the era of remote monitoring? Heart. 2015;101(16):1272-8.
38. Sassi R, Cerutti S, Lombardi F, Malik M, Huikuri HV, Peng CK, et al. Advances in heart rate variability signal analysis: joint position statement by the e-Cardiology ESC Working Group and the European Heart Rhythm Association co-endorsed by the Asia Pacific Heart Rhythm Society. Europace. 2015;17(9):1341-53.
39. Huikuri HV, Stein PK. Heart rate variability in risk stratification of cardiac patients. Prog Cardiovasc Dis. 2013;56(2):153-9.
40. Bauer A, Malik M, Schmidt G, Barthel P, Bonnemeier H, Cygankiewicz I, et al. Heart rate turbulence: standards of measurement, physiological interpretation, and clinical use: International Society for Holter and Noninvasive Electrophysiology Consensus. Journal of the American College of Cardiology. 2008;52(17):1353-65.
41. Schmidt G, Malik M, Barthel P, Schneider R, Ulm K, Rolnitzky L, et al. Heart-rate turbulence after ventricular premature beats as a predictor of mortality after acute myocardial infarction. Lancet. 1999;353(9162):1390-6.

42. Exner DV, Kavanagh KM, Slawnych MP, Mitchell LB, Ramadan D, Aggarwal SG, et al. Noninvasive risk assessment early after a myocardial infarction the REFINE study. Journal of the American College of Cardiology. 2007;50(24):2275-84.
43. Makikallio TH, Barthel P, Schneider R, Bauer A, Tapanainen JM, Tulppo MP, et al. Prediction of sudden cardiac death after acute myocardial infarction: role of Holter monitoring in the modern treatment era. Eur Heart J. 2005;26(8):762-9.
44. Israel CW, Gronefeld G, Ehrlich JR, Li YG, Hohnloser SH. Long-term risk of recurrent atrial fibrillation as documented by an implantable monitoring device: implications for optimal patient care. Journal of the American College of Cardiology. 2004;43(1):47-52.
45. Magalhaes LP, Figueiredo MJO, Cintra FD, Saad EB, Kuniyoshi RR, Menezes Lorga Filho A, et al. II Diretrizes Brasileiras de Fibrilação Atrial. Arq Bras Cardiol. 2016;107((4Supl.2)):1-22.
46. Rosero SZ, Kutyifa V, Olshansky B, Zareba W. Ambulatory ECG monitoring in atrial fibrillation management. Prog Cardiovasc Dis. 2013;56(2):143-52.
47. Choe WC, Passman RS, Brachmann J, Morillo CA, Sanna T, Bernstein RA, et al. A comparison of atrial fibrillation monitoring strategies after cryptogenic stroke (from the Cryptogenic Stroke and Underlying AF Trial). Am J Cardiol. 2015;116(6):889-93.
48. Turakhia M, Perez M. Results of a large-scale, app-based study to identify atrial fibrillaion using a smartwatch: The Apple Heart Study. Paper presented at: ACC.19 - American College of Cardiology; 2019 March 16; New Orleans, LA; United States of America.
49. Drager LF, Lorenzi-Filho G, Cintra FD, Pedrosa RP, Bittencourt LR, Poyares D, et al. 1º Posicionamento Brasileiro sobre o Impacto dos Distúrbios de Sono nas Doenças Cardiovasculares da Sociedade Brasileira de Cardiologia. Arq Bras Cardiol. 2018;111(2):290-341.
50. Locati EH, Maison-Blanche P, Dejode P, Cauchemez B, Coumel P. Spontaneous sequences of onset of torsade de pointes in patients with acquired prolonged repolarization: quantitative analysis of Holter recordings. Journal of the American College of Cardiology. 1995;25(7):1564-75.
51. Cerrato N, Giustetto C, Gribaudo E, Richiardi E, Barbonaglia L, Scrocco C, et al. Prevalence of type 1 brugada electrocardiographic pattern evaluated by twelve-lead twenty-four-hour holter monitoring. Am J Cardiol. 2015;115(1):52-6.
52. Magalhaes LP, Guimaraes I, Melo SL, Mateo E, Andalaft RB, Xavier L, et al. Diretriz de Arritmias Cardíacas em Crianças e Cardiopatias Congênitas SOBRAC e DCC – CP. Arq Bras Cardiol. 2016;107(1 Suppl 3):1-58.
53. Haugaa KH, Haland TF, Leren IS, Saberniak J, Edvardsen T. Arrhythmogenic right ventricular cardiomyopathy, clinical manifestations, and diagnosis. Europace. 2016;18(7):965-72.
54. Rodrigues TR, Sternick EB, Moreira MC. Epilepsy or syncope? An analysis of 55 consecutive patients with loss of consciousness, convulsions, falls, and no EEG abnormalities. PACE. 2010;33(7):804-13.

Capítulo 4

Monitorização ambulatorial da pressão arterial (MAPA)

Fernando Nobre
Décio Mion Junior

PONTOS-CHAVE

- A monitorização ambulatorial da pressão arterial (MAPA) está definitivamente incorporada à prática clínica, por oferecer contribuições sobre o comportamento da pressão arterial (PA) em 24 horas, que pode ser subdividido em dois subperíodos: vigília e sono.
- As principais indicações e vantagens desse método justificam essa afirmativa e estão discutidas neste capítulo, sendo elas:a) identificação do efeito e da hipertensão do avental branco; b) identificação da hipertensão mascarada; c) distinção entre hipertensão resistente verdadeira e pseudo-hipertensão resistente; d) avaliação de sintomas, principalmente de hipotensão; e e) disfunção autonômica.

Introdução

Desde que Riva-Rocci[1] criou o esfigmomanômetro em 1886, as medidas de pressão arterial (PA) casuais têm sido utilizadas para a avaliação da PA e determinação do diagnóstico, prognóstico e eficácia do tratamento anti-hipertensivo.

Desde a publicação de Aiman e Goldshine em 1940,[2] é conhecido que porcentagem significativa de pacientes apresenta valores de PA mais elevados quando examinados na clínica do que em casa. Também foi demonstrado que diferentes observadores como o médico, o enfermeiro ou o próprio paciente registram valores diferentes de PA, sendo que o médico obtém os valores mais elevados.[3,4] Isso pode ocasionar falsos valores de PA que resultam em diagnóstico incorreto e condutas, por conseguinte, inapropriadas.[5,6]

Estes aspectos têm ocasionado uma mudança de paradigma com relação ao melhor método de se avaliar o comportamento da PA. Considerando-se as vantagens da MAPA, estabelecidas em várias revisões e diretrizes,[7-10] este é hoje o padrão ouro para medida da PA, especialmente para fins de diagnóstico. Isso se deve, principalmente, ao avanço nas técnicas de avaliação da PA em 24 horas e a utilização de equipamentos de novas gerações com características mais apropriadas, fáceis de serem manuseados, com custos cada vez mais acessíveis, validados por protocolos internacionais rigorosos, totalmente automáticos e eletronicamente sofisticados, que conferem grande confiabilidade ao seu desempenho.[11]

As evidências de que as medidas de pressão obtidas pela MAPA são mais bem correlacionadas com os riscos decorrentes da hipertensão arterial, quando comparadas às medidas convencionais, constituem-se em outro fator decisivo para a sua crescente utilização.[12-14]

História da MAPA

Na década de 1960 Kain et al.[15] demonstraram os benefícios da MAPA e a possibilidade atraente de avaliar a PA durante as atividades usuais do paciente. A Figura 1 exibe uma sequência de aparelhos de MAPA em 24 horas em três diferentes momentos, e a evolução desses equipamentos com o tempo. A MAPA consolidou-se no Brasil a exemplo do que ocorreu em todo o mundo.

Definição e aplicações

A MAPA é o método que permite o registro da pressão arterial por meio de equipamento automático por período de 24 horas ou mais.

O uso racional da MAPA é normatizado por diretrizes das Sociedades Brasileiras de Cardiologia, de Hipertensão e de Nefrologia, bem como por declarações de sociedades internacionais. Esses documentos contribuem para o uso correto e consistente do método em diferentes populações[16,17]. Além disso, diretrizes editadas por sociedades internacionais que normatizaram o uso racional e cientificamente correto da MAPA,[7-9,18,19] inclusive em crianças e adolescentes,[20] contribuíram para sua utilização cada vez mais consistente e ampliada. Assim, é possível registrar medidas de PA durante períodos de 24 horas ou mais, avaliando-se parâmetros hemodinâmicos que refletem flutuações da PA: médias de PA sistólicas e diastólicas, cargas de pressão, áreas sob as curvas,

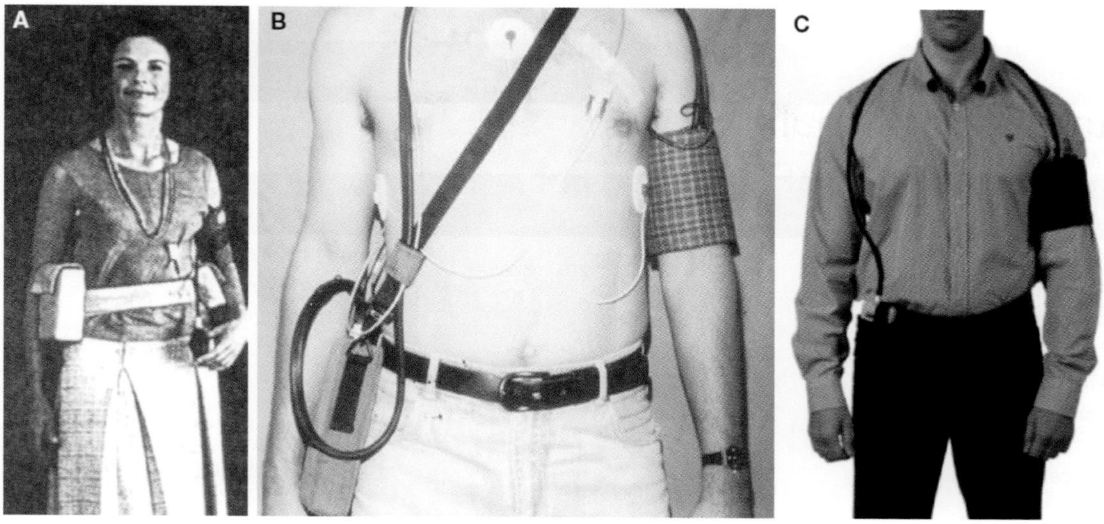

FIGURA 1

Da esquerda para a direita aparelhos para monitorização da pressão arterial em 24 horas em 1966 (A), 1988 (B) e em 2019 (C). Arquivo pessoal dos autores.

variações da pressão entre os períodos de vigília e sono, variabilidade da PA, pressão de pulso e outros. Esses dados podem ser apresentados na forma de um resumo analítico ou de gráficos que expressem as variações das pressões obtidas durante as 24 horas de exame.[21] Assim, o emprego da MAPA ampliou-se pelo conhecimento de que os dados obtidos melhor expressam o comportamento da PA com equipamentos mais confortáveis, seguros e confiáveis.

Indicações, vantagens e limitações

As indicações, vantagens, utilidades, limitações e valores de normalidade de pressão na MAPA, de acordo com as VI Diretrizes Brasileiras para o uso da MAPA[17] estão nas Tabelas 1 a 5.

TABELA 1 Principais indicações para a realização da monitorização ambulatorial da pressão arterial (MAPA)

1. Identificação do fenômeno do avental branco (NE: I; GR: A) ▪ Hipertensão do avental branco em pacientes não tratados ▪ Efeito do avental branco ▪ Pseudo-hipertensão resistente devido ao efeito do avental branco
2. Identificação do fenômeno da hipertensão mascarada (NE: I; GR: A) ▪ Hipertensão mascarada em pacientes tratados com PA controlada e indícios de persistência ou progressão de lesão de órgãos-alvo ▪ Hipertensão mascarada em pacientes tratados
3. Identificação hipertensão resistente verdadeira e pseudo-hipertensão resistente (NE: I; GR: A)
4. Avaliação de sintomas, principalmente de hipotensão (NE: I; GR: C)

(continua)

TABELA 1 Principais indicações para a realização da monitorização ambulatorial da pressão arterial (MAPA) *(continuação)*

5. Disfunção autonômica (NE: IIa; GR: B)

NE: nível de evidência; GR: grau de recomendação.

TABELA 2 Principais vantagens da monitorização ambulatorial da pressão arterial (MAPA)

Obtenção de múltiplas medidas nas 24 horas
Avaliação da pressão arterial durante as atividades habituais
Avaliação da pressão arterial durante o sono

TABELA 3 Principais utilidades da monitorização ambulatorial da pressão arterial (MAPA)

Diagnóstico de pré-hipertensão sem lesões de órgãos-alvo
Avaliação de hipertensão episódica
Identificação de hipertensão no sono ou ausência de descenso no sono
Avaliação da eficácia anti-hipertensiva
Manejo da hipertensão durante a gravidez
Avaliação da hipertensão em idosos
Avaliação da hipertensão em crianças e adolescentes
Triagem e seguimento na apneia obstrutiva do sono
Identificação do comportamento da pressão arterial em disautonomias
Avaliação da elevação matinal precoce da pressão arterial
Identificação das variações circadianas da pressão arterial

1 – Dados básicos		
Total de medições:	73	
Medições válidas:	53 = 72%	
2 – Valores médicos		**Normalidade**
Período total:	105 / 63 mmHg	até 129 / 79 mmHg
Período da vigília:	115 / 69 mmHg	até 134 / 84 mmHg
Período do sono:	90 / 53 mmHg	até 119 / 69 mmHg
Pressão matinal:	98 / 52 mmHg	
Ascenso matinal*:	13 mmHg	
Descenso de P.A. no sono:	21% / 23%	acima de 10% / 10%
Carga pressórica** na vigília:	0% / 9%	até 50% / 50%
Carga pressórica** no sono:	0% / 0%	até 50% / 50%
Carga pressórica** total:	0% / 6%	até 50% / 50%

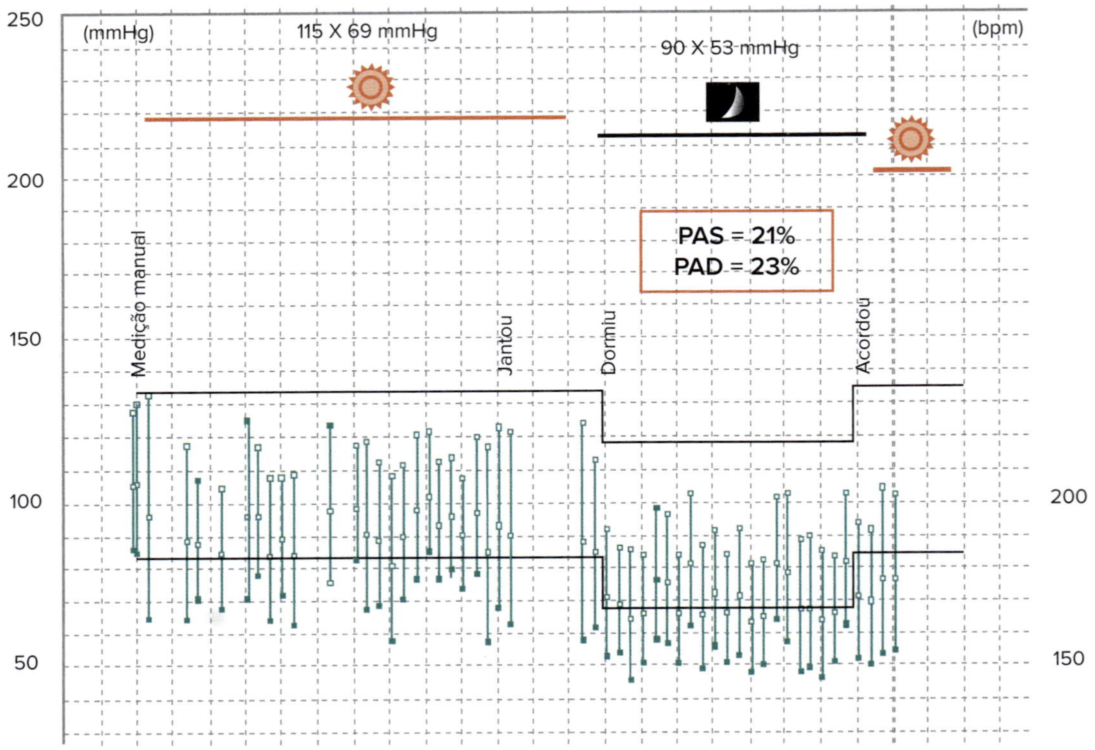

FIGURA 2

Resumo dos dados obtidos com a monitorização ambulatorial da pressão arterial (MAPA) de 24 horas e gráfico expressando o registro das medidas obtidas e as correlações com as atividades realizadas durante o exame.

TABELA 4 Principais limitações para realização da monitorização ambulatorial da pressão arterial (MAPA)

Braços com dificuldade do ajuste adequado do manguito
Valores muito elevados da pressão arterial sistólica
Situações clínicas associadas a distúrbios do movimento, como Parkinson
Arritmias cardíacas (fibrilação atrial, *flutter* atrial, extrassístoles ventriculares frequentes)
Desconforto do método, principalmente à noite
Custo relativamente elevado
Disponibilidade limitada nos serviços de saúde

TABELA 5 Valores anormais de PA pela monitorização ambulatorial da pressão arterial (MAPA)[17]

24 horas	≥ 130/80 mmHg
Vigília	≥ 135/85 mmHg
Sono	≥ 120/70 mmHg

Com relação às indicações da MAPA, em 2001 o Centers for Medicare and Medcaid Services recomendou o reembolso da MAPA para os pacientes com suspeita de hipertensão do avental branco[22] enquanto em 2011 o National Institute for Health and Care Excellence (NICE) recomendou a MAPA para todos os indivíduos com PA ≥ 140/90 mmHg no consultório por ser procedimento com boa relação custo-efetividade.[23] Esta recomendação possibilita o diagnóstico da hipertensão do avental branco, com economia real segundo estudo que empregou análise de custo-efetividade baseado no modelo probabilístico de Markov.[24] No entanto, pacientes com hipertensão mascarada não estão incluídos na recomendação do NICE, pois se mostram normotensos no consultório. Essa situação tende a ser solucionada à medida que ocorra o barateamento do exame de MAPA e ele possa ser indicado também para hipertensos e normotensos.[25] Qi-Fang Huang et al.[26] reavaliaram a questão da indicação e pagamento pelos programas de seguros de saúde da MAPA para os pacientes com PA normal. medida que não está regimentada até o momento.

Contribuição da MAPA para avaliar os comportamentos da PA e estabelecimento de diagnósticos

O uso da MAPA para a avaliação dos diversos comportamentos da PA tem sido ampliado e referendado por diretrizes nacionais[17] e internacionais.[7-9,18-21] De modo geral, o objetivo principal de se utilizar a MAPA está centrado na decisão entre tratar ou não um determinado paciente com base nos valores de PA obtidos, além de o classificar dentro dos vários e possíveis fenótipos hoje existentes com o advento da MAPA. Quando se considera que a instituição do tratamento anti-hipertensivo será baseada na PA obtida, dois tipos de erros indesejáveis e potencialmente danosos aos pacientes podem ocorrer, caso os valores obtidos não representem o real comportamento da PA. Se a medida da PA casual ou de consultório superestimar o valor real, poderá ser instituído tratamento desnecessário ou, por outro lado, se subestimar o valor, ele poderá ser privado de tratamento que seria benéfico.

Graças ao emprego da MAPA, hoje sabemos que a PA medida no consultório pode ser maior, igual ou menor do que a PA obtida com o método. Essas diferenças possibilitam a identificação de quatro diferentes diagnósticos: normotensão, hipertensão, hipertensão do avental branco e hipertensão mascarada[17] (Figura 3).

A normotensão caracteriza-se por valores normais de PA no consultório (< 140/90 mmHg) e na MAPA de 24 horas (< 130/80 mmHg), enquanto a hipertensão caracteriza-se por valores anormais da PA no consultório (≥ 140/90 mmHg) e na MAPA de 24 horas (≥ 130/80 mmHg).[17]

A hipertensão do avental branco ocorre em 15 a 30% dos indivíduos com PA elevada no consultório, aumentando exponencialmente de 2% para 19% da idade de 18 a 30 anos para 70 anos, com poucas diferenças entre os sexos.[5,7,27,28] É definida pela presença de valores anormais na medida de PA no consultório (≥ 140/90 mmHg) e valores normais pela MAPA de 24 horas (< 130/80 mmHg) ou pela monitorização residencial da pressão arterial - MRPA (< 130/80).[17,29] É importante observar que nessa condição ocorre mudança de diagnóstico de hipertensão no consultório para normotensão fora dele. Como não existem dados patognomônicos, as características que orientam a pesquisa do diagnóstico de hipertensão do avental branco são: idosos, mulheres, gestantes, não fumantes, indivíduos sem lesão de órgão-alvo e, principalmente, pacientes com diagnóstico de hipertensão estágio I.[30,31]

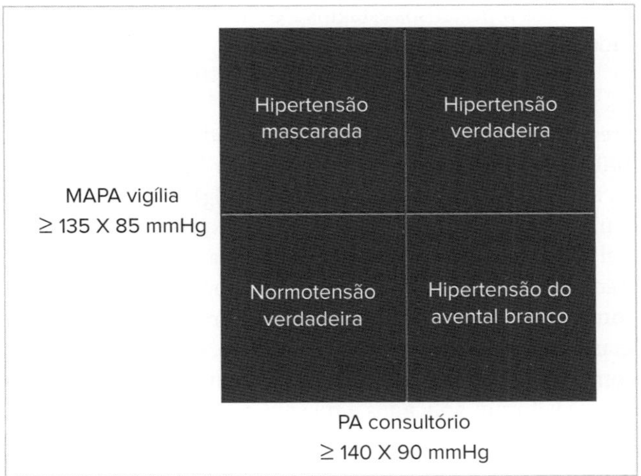

FIGURA 3

Possibilidades de diagnóstico (hipertensão do avental branco, hipertensão verdadeira, normotensão e hipertensão mascarada) segundo comportamento da pressão arterial (PA) no consultório e pela monitorização ambulatorial da pressão arterial (MAPA).

Barroso et al.[32] mostraram em amostra de 1.273 hipertensos com PA clínica ≥ 120/80 mmHg e < 160/100 mmHg, sem medicação, que 49% dos 570 hipertensos estágio 1 apresentavam hipertensão do avental branco, empregando a MRPA. O risco atribuído aos pacientes que têm hipertensão do avental branco tem sido muito discutido.[29] Alguns estudos apontam que os pacientes que têm esse diagnóstico apresentam risco cardiovascular intermediário entre normotensão e hipertensão, porém mais próximo ao risco atribuído aos normotensos. O estudo IDACO, uma coorte com 7.295 indivíduos, mostrou em acompanhamento de 10,6 anos, que a incidência de eventos cardiovasculares em pacientes com hipertensão do avental branco não tratados não foi diferente da verificada em normotensos não tratados.[33] Não existem evidências de benefícios de intervenções medicamentosas neste grupo de pacientes.[29] Esses pacientes necessitam de acompanhamento e mudanças de hábitos de vida.[7,29] Recomenda-se que o diagnóstico de hipertensão do avental branco seja confirmado e os pacientes sejam seguidos anualmente, ou mais frequentemente naqueles com risco alto, com MAPA para detectar progressão para hipertensão, já que eles têm maior probabilidade de se tornarem com hipertensos.[7]

Define-se efeito do avental branco como a diferença entre a PA medida no consultório e a da MAPA na vigília, sem mudança no diagnóstico. Descrito por Mancia et al. em 1983,[34] está presente em maior ou menor magnitude em quase todos os indivíduos, sendo a elevação média da PA sistólica de 27 mmHg.[4,29] O efeito do avental branco tem sido considerado significativo quando a diferença é superior a 20/10 mmHg na sistólica/diastólica. No entanto, Feitosa et al.[35] mostraram que a diferença de 15/9 mmHg para sistólica/diastólica, entre vários valores investigados, incluindo 20/10, são os que apresentaram melhor desempenho para detecção de hipertensos estágio 1 com hipertensão do avental branco não controlada ou sem tratamento, de acordo com a avaliação da área sob a curva. Nos hipertensos estágios 2 e 3 nenhum dos valores estudados mostrou bom desempenho.

A hipertensão mascarada ocorre em 10 a 40% dos pacientes sem tratamento anti-hipertensivo.[7,28,36,37] É definida pela presença de valores normais na PA medida no consultório (< 140/90 mmHg) e valores anormais pela MAPA de 24 horas (≥ 130/80 mmHg) vigília (≥ 135/85 mmHg) ou sono (≥ 120/70 mmHg) ou pela monitorização residencial da pressão arterial - MRPA (≥ 130/80 mmHg) embora a MAPA tenha mostrado maior sensibilidade, ou seja, a proporção de pacientes com diagnóstico de hipertensão mascarada ou hipertensão mascarada não controlada foi maior com a MAPA do que com MRPA (22% vs. 16%, p < 0,05), quando ambas as metodologias foram aplicadas à mesma coorte de pacientes.[17,38] Nessa condição, ocorre mudança de diagnóstico de normotensão no consultório para hipertensão fora dele. Os estudos de análises multivariadas identificaram como fatores de risco associados para hipertensão mascarada: sexo masculino, tabagismo e índice e massa corporal anormal.[39] Feitosa et al.[35] mostraram que as diferenças de -1/-1 mmHg para sistólica/diastólica, entre vários valores investigados, são as que apresentaram melhor desempenho para detecção de hipertensos sob tratamento com hipertensão mascarada não controlada, de acordo com a avaliação da área sob a curva. A hipertensão mascarada está associada a aumento do risco de morbidade e mortalidade cardiovasculares, mas como as medidas de consultório estão normais, esses riscos podem ser subestimados.[40] Metanálise de 12 estudos com 4.884 indivíduos não tratados, sendo 2.467 normotensos, 776 hipertensos mascarados e 1.641 hipertensos, mostrou associação entre hipertensão mascarada e aumento do risco de alterações estruturais do ventrículo esquerdo.[41] O risco observado nos portadores de hipertensão mascarada é aproximadamente duas vezes maior do que o dos normotensos[31] Thakkar et al.[38] mostraram numa metanálise que a hipertensão mascarada e a hipertensão mascarada não controlada foram associadas a risco aumentado de eventos cardíacos/cerebrovasculares fatais e não fatais (risco relativo [RR] 2,09 [1,80, 2,44]), e o risco foi comparável à hipertensão sustentada (RR 2,26 [1,84, 2,78]). O tratamento anti-hipertensivo medicamentoso parece conduta racional nesses indivíduos, mas não há ainda estudos aleatorizados para avaliar esse procedimento.[36,37]

MAPA e prognóstico do paciente com hipertensão arterial

Perloff et al.[42] em 1983 foram pioneiros em avaliar mais de mil pacientes hipertensos pela MAPA e medida de PA de consultório e mostrar que as medidas da MAPA são um indicador de prognóstico de risco independente. Valores maiores nas 24 horas eram mais consistentes na determinação do nível de risco que os obtidos pelas medidas casuais ou de consultório. Estudos longitudinais baseados em eventos forneceram evidências inequívocas da associação independente entre a PA da MAPA e o risco de doença cardiovascular na população geral e em hipertensos.[12-14,43] Com base nestes estudos, a MAPA passou a ser considerada marcador de risco mais consistente que as medidas convencionais de PA. Alguns parâmetros obtidos pela MAPA de 24 horas podem contribuir para a avaliação do prognóstico e serão analisados a seguir, individualmente.

Médias de pressão arterial

Há melhor correlação entre risco cardiovascular e PA média de 24 horas do que com a PA de consultório.[44-45] Conen e Bamberg[46] demonstraram em metanálise que cada elevação de 10 mmHg da PA sistólica de 24 horas está associada a aumento do risco de 27% de evento cardiovascular, independentemente da PA do consultório. Em outra metanálise, Fagard et al.[14] analisaram quatro estudos prospectivos realizados na Europa e mostraram que a PA sistólica da vigília e a do sono da MAPA de 24 horas apresentaram importância prognóstica para mortalidade cardiovascular, doença arterial coronariana e acidente vascular encefálico, independentemente da PA do consultório. A PA durante o sono e a razão sono/vigília demonstraram significado prognóstico para todos os desfechos, enquanto a PA durante a vigília não adicionou precisão prognóstica à PA durante o sono. Tal fato confere grande importância à MAPA, uma vez que é o único método de medida de PA ambulatorial, não invasivo, que mede a pressão durante o sono. Assim, acumulam-se evidências de que as pressões obtidas pela MAPA oferecem melhor correlação com prognóstico do que as medidas casuais, para risco total, cardíaco e encefálico.[46]

Relação vigília sono

A MAPA é o único método que registra a PA durante o sono, um importante marcador de risco. O'Brien et al.,[47] em 1988, em carta ao periódico *Lancet*, sugeriram que os pacientes cuja PA não apresentasse uma redução de pelo menos 10% entre os períodos de vigília e de sono tinham maior probabilidade de AVE. A variação da PA entre a vigília e sono é estimada de acordo com o percentual (%) de modificação entre os dois momentos. Assim, de acordo com esse cálculo, os indivíduos podem ser classificados com: descenso presente (redução de PA vigília – sono de 10 a 20%), descenso atenuado (> 0 e < 10%), descenso ausente (0% ou um valor negativo) ou descenso acentuado (> 20%).[17] Há evidências de que a variação da PA na vigília e no sono é importante para o prognóstico.[48] Ao avaliarem 3.957 pacientes durante o período médio de 6,5 anos, Ben-Dov et al.[49] verificaram mortalidade maior em pacientes com descenso atenuado ou ausente comparando-os àqueles com descenso presente. Os pacientes com descenso acentuado e presente apresentaram risco semelhante. Em outro estudo[50] os indivíduos com descenso atenuado ou ausente apresentaram maior probabilidade de mortalidade. Mas, em contrapartida, estes indivíduos também apresentavam idade mais avançada, maior prevalência de não brancos, assim como índices mais elevados de tabagismo, diabetes, hipertensão verdadeira, doença coronariana, insuficiência cardíaca e doença renal crônica. Portanto, embora o descenso atenuado ou ausente determine maior risco de mortalidade, está em grande parte associado a outros fatores de risco cardiovascular. Em banco de dados internacional em que foram incluídos 8.711 indivíduos de 10 populações,[51] a hipertensão noturna isolada, ou seja, indivíduos com PA durante o sono acima da normalidade e com PA normal durante a vigília foi associada a risco maior de mortalidade total e eventos cardiovasculares, quando comparada aos indivíduos normotensos. Os mecanismos determinantes da hipertensão noturna e de sua correlação com pior prognóstico cardiovascular não estão bem estabelecidos.[52] Podem estar envolvidos aumento da atividade simpática, diminuição da sensibilidade do barorreceptor ou disfunção autonômica, diminuição da excreção de sódio durante a vigília, natriurese pressórica noturna, aumentos de atividade durante o sono, apneia do sono, resistência à insulina, disfunção endotelial ou todos estes fatores em diferentes graus.[53] Gomes et al.[54] realizaram MAPA em 407 indivíduos durante o período de sesta (118 ± 58 minutos), e este período de repouso influenciou os parâmetros estruturais cardíacos e a média da PA sistólica e diastólica do período de vigília. Pacientes que apresentaram redução da PA durante a sesta de 0 a 5% tinham maior espessura do septo interventricular e da parede posterior do que os com redução acima de 5%. Deste modo, a disponibilidade da MAPA para avaliação do comportamento do descenso da PA durante o sono assim como da média de PA durante este período fornece informação prognóstica clinicamente importante.

Variabilidade

A MAPA de 24 horas oferece avaliação adequada da variabilidade em curto prazo desde que o intervalo entre as medidas não seja maior do que 15 minutos. No entanto, ela não permite avaliação de parâmetros mais sofisticados da variabilidade da PA, como índices espectrais e análise da sensibilidade do barorreflexo porque não oferece registro batimento a batimento.[7,55-57] Estudos longitudinais evidenciaram que a variabilidade em curto prazo pode contribuir para o risco cardiovascular. Pacientes com variabilidade da PA aumentada apresentam maior probabilidade de ter hipertensão do avental branco ou mascarada.[58] Mais recentemente, foi proposto um novo índice de variabilidade em curto prazo da PA *average real variability* (ARV) que é uma representação mais confiável da variabilidade da série temporal que o desvio-padrão e pode ser menos sensível à baixa frequência de amostragem relativa da MAPA. Os resultados sugerem que ARV acrescenta valor prognóstico para a MAPA e poderia auxiliar no uso de medidas terapêuticas para essa variável da PA. Foi mostrado que 48 leituras de PA em 24 horas foram adequadas para calcular ARV sem perda significativa de informação do prognóstico. A avaliação da variabilidade da PA não faz parte da rotina de análise do exame porque ainda não existem valores estabelecidos de normalidade. Ainda não está estabelecido se a redução da variabilidade em curto prazo induzida por tratamento seria acompanhada por redução da morbidade e da mortalidade. Ou ainda, se o tratamento anti-hipertensivo deve ser orientado não só para a redução da PA média de 24 horas, mas também para a estabilização da variabilidade e otimização da proteção cardiovascular. Dolan e O'Brien [58] assim como Boggia et al.[59] ressaltam que a variabilidade da PA pela MAPA não aumenta a previsão de risco cardiovascular além da PA média, principalmente em indivíduos de baixo risco.

Pressão de pulso

A pressão de pulso tem sido considerada um importante marcador de prognóstico, particularmente para os pacientes com mais de 55 anos.[49,60] Cabe destacar, entretanto, que ela pode ser fortemente influenciada pela reação de alerta durante a visita médica, particularmente no que diz respeito à PA sistólica. Assim, a pressão de pulso estimada pelas medidas de consultório pode ser superestimada. Verdecchia et al.[61] avaliaram 2.010 pacientes pela MAPA e, de acordo com a distribuição da pressão de pulso em tercis, encontraram taxas de risco para eventos cardiovasculares totais de 1,19; 1,81 e 4,92, ao passo que para eventos fatais, as taxas foram de 0,11, 0,17 e 1,23. Por esse estudo, e para esse grupo de pacientes, os autores estratificaram como de alto risco os indivíduos que, pela MAPA, apresentaram pressão de pulso > 53 mmHg. Estudos prospectivos de apropriado delineamento são necessários para determinar, pela MAPA, o real significado prognóstico da pressão de pulso na população em geral.

Áreas sob as curvas de pressão

As áreas que se formam sob as curvas de pressão foram estudadas por Nobre e Mion,[62] tendo sido demonstradas correlações diretas entre os valores obtidos e a massa do ventrículo esquerdo. Constituem, assim, parâmetro que pode expressar uma forma de avaliação do comportamento da PA e lesão de órgão-alvo.

MAPA e avaliação da eficácia terapêutica anti-hipertensiva

Está bem estabelecida a necessidade de adequado controle da PA nas 24 horas. A avaliação e o acompanhamento dos pacientes hipertensos sob tratamento medicamentoso pela MAPA parecem ser mais eficientes do que quando utilizadas as medidas de consultório.[63] Duas questões, entretanto, precisam ser consideradas.[64] Primeiro, o custo da MAPA para o controle da hipertensão em pacientes tratados não será mais elevado que o das medidas de consultório? Segundo, há evidências de que os indivíduos hipertensos tratados e controlados com base nas informações da MAPA terão melhor prognóstico, expressos por menores morbidade e mortalidade? Em relação à primeira, Staessen et al.[65] demonstraram, em estudo com 419 pacientes hipertensos tratados (213 com base nos dados da MAPA, comparados com 206 que se valeram das medidas de consultório), que não houve maior custo com o uso da MAPA durante o período de acompanhamento. Isso deveu-se a três aspectos: os indivíduos com hipertensão do avental branco foram excluídos do grupo que recebeu tratamento medicamentoso; o número de medicamentos utilizados foi menor no grupo seguido pela MAPA e o número de consultas médicas foi também inferior no grupo da MAPA em comparação ao grupo seguido por medidas de consultório. Quando foram analisados os custos do acompanhamento em ambos os grupos, o valor da aplicação da MAPA foi compensado pelo menor uso de medicamentos e menor número de consultas médicas. Em relação à segunda questão, Schrader et al.[66] demonstraram, por estudo prospectivo e aleatorizado envolvendo 851 pacientes, que a morbidade e a mortalidade foram menores naqueles indivíduos que utilizaram os valores de pressão obtidos pela MAPA para orientar o tratamento anti-hipertensivo. O estudo incluiu 1.298 pacientes, dos quais 851 concluíram o acompanhamento de 5 anos. Destes, 439 tiveram as medidas de consultório como referência para o acompanhamento e 412 as obtidas pela MAPA. No grupo da MAPA foram registrados em cinco anos de acompanhamento vinte eventos primários (morbidade e mortalidade totais e eventos cerebrovasculares), contra 35 no grupo de medidas de consultório ($p = 0{,}037$). Foram identificados 22% de hipertensos do avental branco, excluídos do tratamento anti-hipertensivo medicamentoso. Ademais, Clement et al.[67] demonstraram que a pressão sistólica pela MAPA quando acima de 135 mm Hg correlacionou-se fortemente com pior prognóstico de pacientes sob tratamento anti-hipertensivo, independentemente da PA de consultório. Com relação ao papel da MAPA na orientação do tratamento anti-hipertensivo, ainda são necessários estudos que, de forma incontestável, confirmem e ampliem as informações iniciais de que seu uso resultará em menor morbidade e mortalidade decorrentes da hipertensão arterial. Uma questão de ordem prática não absolutamente respondida é: a despeito de todas as considerações sobre o método de avaliação da pressão arterial nas 24 horas, como aplicar a MAPA na prática clínica com parcimônia? Sugerimos uma sequência de avaliações, baseadas em fluxograma estabelecido por Staessem et al.[68] para aplicação da MAPA com a finalidade de definir os diversos comportamentos da PA e, assim, responder a essa intrigante pergunta (Figura 4).

Interpretação do exame

De modo geral a MAPA é aplicada para duas condições muito frequentes: avaliação do comportamento da PA e para quantificar os resultados de um determinado tratamento proposto. Quando o objetivo é avaliar o comportamento da PA quatro definições são possíveis (Figura 3): normotensão verdadeira, hipertensão verdadeira, hipertensão do avental branco e hipertensão mascarada. Em relação à avaliação do tratamento instituído, as conclusões serão de duas formas apresentadas: tratamento exercendo adequado controle da pressão arterial nas 24 horas ou tratamento não exercendo adequado controle da PA nas 24 horas. A avaliação da PA pela MAPA deve obedecer às informações do médico que avalia o paciente considerando suas observações ao solicitar o exame.

RESUMO

- Com o advento da MAPA foi possível a identificação de outros tipos de comportamento da PA antes não conhecidos: hipertensão do avental branco e hipertensão mascarada.
- Assim, do ponto de vista de diagnóstico, os indivíduos podem ser classificados em portadores de: normotensão verdadeira, hipertensão verdadeira, hipertensão do avental branco e hipertensão mascarada.
- Cada uma dessas condições apresenta prognósticos específicos e necessitam de tratamentos e acompanhamentos igualmente particularizados.
- A MAPA permite, além da melhor definição de diagnóstico, mais acurácia no acompanhamento do tratamento instituído, bem como melhor avaliação dos tratamentos prescritos.
- Do ponto de vista econômico, há consistentes demonstrações de que sua aplicação não aumenta os custos com diagnóstico, tratamento e acompanhamento dos pacientes.

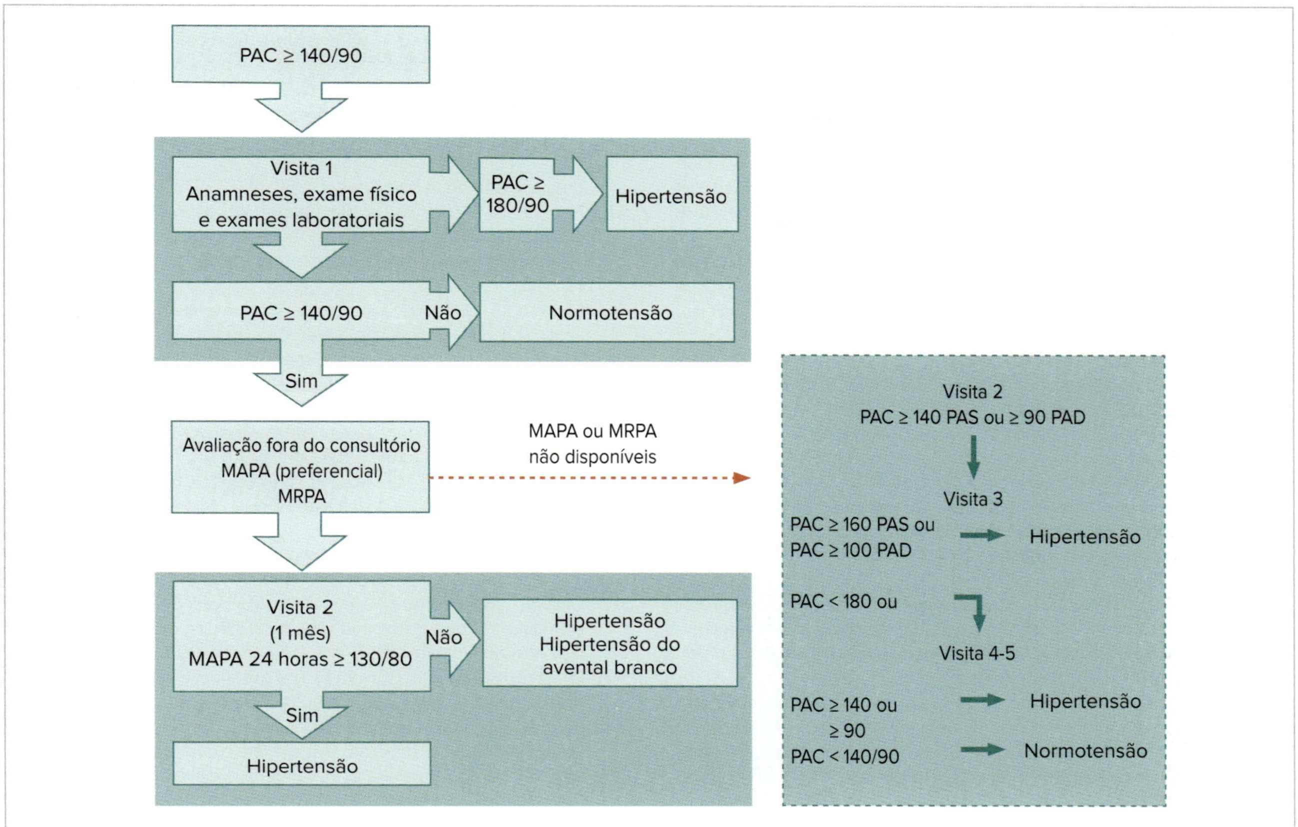

FIGURA 4

Fluxograma sugerido para aplicação da MAPA e avaliação dos diversos comportamentos da pressão arterial.[68] MAPA: monitorização ambulatorial da pressão arterial; MRPA: monitorização residencial da pressão arterial; PAC: pressão arterial no consultório.

Referências bibliográficas

1. Riva-Rocci S. Um nuovo sfigmomanometro. Gazz Med Torino. 1896;47:981-1001.
2. Ayman D, Goldshine AD. Blood pressure determinations by patients with essential hypertension. Am J Med Sci. 1940;200:465-74.
3. Gomes MA, Pierin AM, Segre CA, Mion Junior D. Home blood pressure measurement and ambulatory blood pressure measurement versus office blood pressure measurement. Arq Bras Cardiol. 1998;71(4):66-78.
4. Pierin AM, Souza V, Lima JC, Mano GM, Ortega K, Ignês EC, et al. White coat effect and white coat hypertension and office blood pressure measurement taken by patients, nurses, and doctors compared with ambulatory blood pressure monitoring. J Hypertens. 2002;20(4 Suppl):S975.
5. Segre CA, Ueno RK, Warde KR, Accorsi TA, Miname MH, Chi CK, et al. White-coat hypertension and normotension in the League of Hypertension of the Hospital das Clínicas, FMUSP: prevalence, clinical and demographic characteristics. Arq Bras Cardiol. 2003;80(2):117-26.
6. Myers MG, Godwin M, Dawes M, Kiss A, Tobe SW, Kaczorowski J. Measurement of blood pressure in the office: recognizing the problem and proposing the solution. Hypertension. 2010;55(2):195-200.
7. O'Brien E, Parati G, Stergiou G, Asmar R, Beilin L, Bilo G, et al; European Society of Hypertension Working Group on Blood Pressure Monitoring. European Society of Hypertension position paper on ambulatory blood pressure monitoring. J Hypertens. 2013;31(9):1731-68 Erratum: J Hypertens. 2013;31(12):2467.
8. Hermida RC, Smolensky MH, Ayala DE, Portaluppi F; International Society for Chronobiology; American Association of Medical Chronobiology and Chronotherapeutics; Spanish Society of Applied Chronobiology, Chronotherapy, and Vascular Risk; Spanish Society of Atherosclerosis; Romanian Society of Internal Medicine. 2013 ambulatory blood pressure monitoring recommendations for the diagnosis of adult hypertension, assessment of cardiovascular and other hypertension associated risk, and attainment of therapeutic goals. Chronobiol Int. 2013;30(3):355-410.
9. Parati G, Stergiou G, O'Brien E, Asmar R, Beilin L, Bilo G, et al; European Society of Hypertension Working Group on Blood Pressure Monitoring and Cardiovascular Variability. European Society of Hypertension practice guidelines for ambulatory blood pressure monitoring. J Hypertens. 2014;32(7):1359-66.
10. Turner JR, Viera AJ, Shimbo D. Ambulatory blood pressure monitoring in clinical practice: a review. Am J Med. 2015;128(1):14-20.
11. O'Brien E, Atkins N, Stergiou G, Karpettas N, Parati G, Asmar R, et al; Working Group on Blood Pressure Monitoring of the European Society of Hypertension. European Society of Hypertension International Protocol revision 2010 for the Validation of Blood Pressure Measuring Devices in Adults. Blood Press Monit. 2010;15(1):23-8. Erratum in: Blood Press Monit. 2010;15(3):171-2.
12. Bombelli M, Toso E, Peronio M, Fodri D, Volpe M, Brambilla G, et al. The Pamela study: main findings and perspectives. Curr Hypertens Rep. 2013;15(3):238-43.
13. Hara A, Tanaka K, Ohkubo T, Kondo T, Kikuya M, Metoki H, et al. Ambulatory versus home versus clinic blood pressure: the association with subclinical cerebrovascular diseases: the Ohasama Study. Hypertension. 2012;59(1):22-8.
14. Fagard RH, Celis H, Thijs L, Staessen JA, Clement DL, de Buyzere ML, et al. Daytime and nighttime blood pressure as predictor of death and cause-specific cardiovascular events in hypertension. Hypertension. 2008;51(1):55-61.

15. Kain HK, Hinman AT, Sokolow M. Arterial blood pressure measurements with a portable recorder in hypertensive patients. I. Variability and correlation with "casual" pressures. Circulation. 1964; 30:882-92.
16. Hinman AT, Engel BT, Bickford AF. Portable blood pressure recorder: accuracy and preliminary use in evaluating intra-daily variations in pressure. Am Heart J. 1962; 63:663-8.
17. Nobre F, Mion Jr, D, Gomes, MAM, Barbosa ECD, Neves, MFT, Brandão AA et al. VI Diretriz de monitorização ambulatorial da pressão arterial e IV Diretriz de monitorização residencial da pressão arterial. V MAPA / III MRPA. Arq Bras Cardiol. 2018;110(5 supl 1):1-29.
18. National Heart Foundation and High Blood Pressure Research Council of Australia. Ambulatory Blood Pressure Monitoring Consensus Committee. Ambulatory blood pressure monitoring. Aust Fam Physician. 2011;40(11):877-80.
19. JCS Joint Working Group. Guidelines for the clinical use of 24 hours ambulatory blood pressure monitoring (ABPM) (JCS 2010): digest version. Circ J. 2012;76(2):508-19.
20. Flynn JT, Daniels SR, Hayman LL, Maahs DM, McCrindle BW, Mitsnefes M, et al; American Heart Association Atherosclerosis, Hypertension and Obesity in Youth Committee of the Council on Cardiovascular Disease in the Young. Update: ambulatory blood pressure monitoring in children and adolescents: a scientific statement from the American Heart Association. Hypertension. 2014;63(5):1116-35.
21. Omboni S, Palatini P, Parati G; Working Group on Blood Pressure Monitoring of the Italian Society of Hypertension. Standards for ambulatory blood pressure monitoring clinical reporting in daily practice: recommendations from the Italian Society of Hypertension. Blood Press Monit. 2015;20(5):241-4.
22. Centers for Medicare & Medicaid Services. (CMS). Medicare coverage policy decisions. Ambulatory blood pressure monitoring (#CAG-00067N); 2021. Disponível em: https://www.cms.gov/medicare-coverage-database/view/ncacal-decision-memo.aspx?proposed=N&NCAId=5.
23. National Institute for Health and Clinical Excellence. (NICE). Hypertension: clinical management of primary hypertension in adults. Clinical Guideline. London; 2011. Disponível em: https://www. nice.org.uk/guidance/CG127m.
24. Lovibond K, Jowett S, Barton P, Caulfield M, Heneghan C, Hobbs FD, et al. Cost-effectiveness of options for the diagnosis of high blood pressure in primary care: a modelling study. Lancet. 2011;378(9798):1219-30. Erratum in: Lancet. 2011;378(9798):1218.
25. Silva GV, Mion Júnior D. Is ABPM indicated for all hypertensives and normotensives? Is supportive evidence available?. Arq Bras Cardiol. 2005;85(3):215-7.
26. Huang QF, Yang WY, Asayama K, Zhang ZY, Thijs L, Li Y, et al. ambulatory blood pressure monitoring to diagnose and manage hypertension. Hypertension. 2021;77:254-64.
27. Conen D, Aeschbacher S, Thijs L, Li Y, Boggia J, Asayama K, et al. Age-specific differences between conventional and ambulatory daytime blood pressure values. Hypertension. 2014;64:1073-9.
28. Feitosa ADM, Mota-Gomes MA, Miranda RD, Barroso WS, Barbosa ECD, Pedrosa RP, et al. Impact of 2017 ACC/AHA hypertension guidelines on the prevalence of white-coat and masked hypertension: a home blood pressure monitoring study. J Clin Hypertens (Greenwich). 2018;20(12):1745-7.
29. Franklin SS, Thijs L, Hansen TW, O'Brien E, Staessen JA. White-coat hypertension: new insights from recent studies. Hypertension. 2013;62(6):982-7.
30. Manios ED, Koroboki EA, Tsivgoulis GK, Spengos KM, Spiliopoulou IK, Brodie FG, et al. Factors influencing white-coat effect. Am J Hypertens. 2008;21(2):153-8.
31. Pierdomenico SD, Cuccurullo F. Prognostic value of white-coat and masked hypertension diagnosed by ambulatory monitoring in initially untreated subjects: an updated meta-analysis. Am J Hypertens. 2011;24(1):52-8.
32. Barroso WKS, Feitosa ADM, Barbosa ECD, Miranda RD, Brandão AA, Vitorino PVO, et al. Prevalence of masked and white-coat Hypertension in pre-hypertensive and stage 1 hypertensive patients with the use of TeleMRPA. Arq Bras Cardiol. 2019;113(5):970-5.
33. Franklin SS, Thijs L, Hansen TW, Li Y, Boggia J, Kikyua M, et al; International Data-base on Ambulatory Blood Pressure in Relation to Cardiovascular Outcomes Investigators. Significance of white-coat hypertension in older persons with isolated systolic hypertension: a meta-analysis using the International Database on Ambulatory Blood Pressure Monitoring in Relation to Cardiovascular Outcomes Population. Hypertension. 2012;59(3):564-71.
34. Mancia G, Bertinieri G, Grassi G, Parati G, Pomidossi G, Ferrari A, et al. Effects of blood-pressure measurement by the doctor on patient's blood pressure and heart rate. Lancet. 1983;24;2(8352):695-8.
35. Feitosa ADM, Mota-Gomes MA, Barroso WS, et al. Blood pressure cutoffs for white-coat and masked effects in a large population undergoing home blood pressure monitoring. Hypertens Res. 2019;42(11):1816-23.
36. Franklin SS, Wong ND. The complexity of masked hypertension: diagnostic and management challenges. Curr Hypertens Rep. 2014;16(9):474.
37. Peacock J, Diaz KM, Viera AJ, Schwartz JE, Shimbo D. Unmasking masked hypertension: prevalence, clinical implications, diagnosis, correlates and future directions. J Hum Hypertens. 2014;28(9):521-8.
38. Thakkar HV, Pope A, Anpalahan M. Masked hypertension: a systematic review. Heart Lung Circ. 2020;29(1):102-11.
39. Bobrie G, Clerson P, Ménard J, Postel-Vinay N, Chatellier G, Plouin PF. Masked hypertension: a systematic review. J Hypertens. 2008;26(9):1715-25.
40. Turner JR, Viera AJ, Shimbo D. Ambulatory blood pressure monitoring in clinical practice: a review. Am J Med. 2015;128(1):14-20.
41. Cuspidi C, Sala C, Tadic M, Rescaldani M, Grassi G, Mancia G. Untreated masked hypertension and subclinical cardiac damage: a systematic review and meta-analysis. Am J Hypertens. 2015;28(6):806-13.
42. Perloff D, Sokolov M, Cowam R. The prognostic value of ambulatory blood pressure. JAMA. 1983;249(20):2792-8.
43. Sega R, Facchetti R, Bombelli M, Cesana G, Corrão G, Grassi G, et al. Prognostic value of ambulatory and home blood pressures compared with office blood pressure in the general population follow-up results from the Pressioni Arteriose Monitorate e Loro Associazioni (PAMELA) study. Circulation. 2005;111(14):1777-83.
44. Kikuya M, Ohkubo T, Asayama K, Metoki H, Obara T, Saito S, et al. Ambulatory blood pressure and 10-year risk of cardiovascular and noncardiovascular mortality: the OHASAMA study. Hypertension. 2005;45(2):240-5.
45. Hansen TW, Kikuya M, Thijs L, Bjorklund-Bodegard K, Kuznetsova T, Ohkubo T, et al.; IDACO Investigators. Prognostic superiority of daytime ambulatory over conventional blood pressure in four populations: a meta-analysis of 7030 individuals. J Hypertens. 2007;25(8):1554-64.
46. Conen D, Bamberg F. Noninvasive 24-h ambulatory blood pressure and cardiovascular disease: a systematic review and meta-analysis. J Hypertens. 2008;26(7):1290-9.
47. O'Brien E, Sheridan J, O'Malley K. Dippers and non-dippers. Lancet. 1988;2(8607):397.
48. Ortega KC, Mion Júnior D. What is the best prognostic determinant for ambulatory blood pressure monitoring: nondipping or morning surge in blood pressure? Arq Bras Cardiol. 2005;85(3):208-9.
49. Ben-Dov IZ, Kark JD, Bem-Ishay D, Mekler J, Bem-Arie L, Bursztyn M. Predictors of all-cause mortality in clinical ambulatory monitoring: unique aspects of blood pressure during sleep. Hypertension. 2007;49(6):1235-41.
50. Brotman DJ, Davidson MB, Boumitri M, Vidt DG. Impaired diurnal blood pressure variation and all-cause mortality. Am J Hypertens. 2008;21(1):92-7.
51. Fan H, Li Y, Thijs L, Hansen TW, Boggia J, Kikuya M, et al; International Database on Ambulatory Blood Pressure in Relation to Cardiovascular Outcomes (IDACO) Investigators. Prognostic value of isolated nocturnal hypertension on ambulatory measurement in 8711 individuals from 10 populations. J Hypertens. 2010;28(10):2036-45.
52. Ortega KC, da Silva GV, Mion D Jr. Nocturnal blood pressure fall changes in correlation with urinary sodium excretion. Hypertension. 2008;52(2):e10.
53. MarijanaTadic,Cesare Cuspidi, Guido Grassi, Giuseppe Mancia. Isolated nocturnal hypertension: what do we know and what can we do? Integrated Blood Pressure Control. 2020;13:63-9.
54. Gomes MA, Pierin AM, Mion D Jr. The effect of siesta in parameters of cardiac structure and in interpretation of ambulatory arterial blood pressure monitoring. Arq Bras Cardiol. 2000;74(4):314-8.

55. Parati G. Blood pressure variability: its measurement and significance in hypertension. J Hypertens Suppl. 2005;23(1):S19-25.
56. Mancia G, Bombelli M, Facchetti R, Madotto F, Corrao G, Trevano FQ, et al. Long-term prognostic value of blood pressure variability in the general population: results of the Pressioni Arteriose Monitorate e Loro Associazioni study. Hypertension. 2007;49(6):1265-70.
57. Hansen TW, Thijs L, Li Y, Boggia J, Kikuya M, Bjorklund-Bodegard K, et al; International Database on Ambulatory Blood Pressure in Relation to Cardiovascular Outcomes Investigators. Prognostic value of reading-to-reading blood pressure variability over 24 h in 8938 subjects from 11 populations. Hypertension. 2010;55(4):1049-57. Erratum in: Hypertension. 2010;55(6):e27.
58. Dolan E, O'Brien E. Is it daily, monthly, or yearly blood pressure variability that enhances cardiovascular risk? Curr Cardiol Rep. 2015;17(11):93.
59. Boggia J, Asayama K, Li Y, Hansen TW, Mena L, Schutte R. Cardiovascular risk stratification and blood pressure variability on ambulatory and home blood pressure measurement. Curr Hypertens Rep. 2014;16(9):470.
60. Franklin SS, Kham SA, Wong ND, Larson MG, Levy D. Is pulse pressure useful in predicting risk of coronary heart disease? The Framingham Heart Study. Circulation. 1999;100(4):354-60.
61. Verdecchia P, Schillaci G, Borgioni C, Ciucci A, Pede S, Porcellati C. Ambulatory pulse pressure: a potent predictor of total cardiovascular risk in hypertension. Hypertension. 1998;32(6):983-8.
62. Nobre F, Mion D Jr. Is the area under blood pressure curve the best parameter to evaluate 24-h ambulatory blood pressure monitoring data? Blood Press Monit. 2005;10(5):263-70.
63. Nobre F, Coelho EB. 3 decades of AMBP: 24-hour ambulatory monitoring of blood pressure. Paradigm changes in the diagnosis and treatment of arterial hypertension. Arq Bras Cardiol. 2003;81(4):428-34.
64. Staessen JA, Byttebier G, Buntinx F, Celis H, O'Brien ET, Fagard R. Anti-hypertensive treatment based on conventional or ambulatory blood pressure measurement: a randomized controlled trial. Ambulatory Blood Pressure Monitoring and Treatment of Hypertension Investigators. JAMA.1997;278(13):1065-72.
65. Schrader J, Luders S, Zuchner C, Herbold M, Schrandt G. Pratice vs ambulatory blood pressure measurement under treatment with ramipril (PLUR Study): a randomised, prospective long-term study to evaluate the benefits of ABPM in patients on antihypertensive treatment. J Hum Hypertens. 2000;14(7):435-40.
66. Clement DL, De Buyzere ML, De Bacquer DA, de Leeuw PW, Duprez DA, Fagard RH, et al; Office versus Ambulatory Pressure Study Investigators. Prognostic value of ambulatory blood pressure in patients with treated hypertension. N Engl J Med. 2003;348(24):2407-15.
67. Cloutier L, Daskalopoulou SS, Padwal RS, Lamarre-Cliche M, Bolli P, McLean D, et al. A new algorithm for the diagnosis of hypertension in Canada. Can J Cardiol. 2015;31(5):620-30.
68. Staessen JA, Wang J, Bianchi G, Birkenhäger WH. Essential hypertension. Lancet. 2003;361:1629-41

Capítulo 5

Atividade autonômica: teste de inclinação ortostática (*tilt table test*)

Martina Battistini Pinheiro
Denise Tessariol Hachul

PONTOS-CHAVE

- O teste de inclinação foi fundamental na elucidação dos mecanismos fisiopatológicos da síncope vasovagal, possibilitando melhores intervenções terapêuticas.
- As indicações para realização do teste são: história de síncope recorrente de origem indeterminada em não cardiopatas e sem fatores sugestivos de síncope vasovagal (SVV); episódio isolado de síncope em pacientes de risco; episódios recorrentes sugestivos de SVV, propiciando ao paciente o reconhecimento dos sintomas iniciais para evitar a queda; síncope recorrente em cardiopata ou associada ao exercício, desde que afastadas causas cardíacas; diagnóstico diferencial entre síncope reflexa e hipotensão ortostática e entre síncope convulsiva e epilepsia; diagnóstico de síncope conversiva; avaliação de quedas recorrentes em idosos.
- O diagnóstico da síncope vasovagal pode, na maioria das vezes, ser elucidado pela história clínica do paciente: presença de sintomas premonitórios, situações desencadeantes, características do paciente durante a perda de consciência e tipo e duração dos sintomas pós-sincopais.
- É contraindicado na gravidez, estenose aórtica ou mitral grave, coronariopatia obstrutiva proximal, ou doença cerebrovascular obstrutiva.
- O chamado *tilt training*, ou treinamento postural passivo, tem eficácia comprovada no controle clínico da maioria dos casos, desde que haja adesão do paciente à sua prática.

Introdução

As síncopes vasovagais podem ter várias origens, mas o mecanismo de perda da consciência é sempre o hipofluxo cerebral global devdo à hipotensão arterial com ou sem bradicardia, provocado pelo aumento da atividade eferente vagal e diminuição da atividade simpática sobre o sistema cardiovascular.

Através da observação e análise cuidadosa dos dados obtidos com a monitorização contínua da pressão arterial e outras variáveis hemodinâmicas durante ortostase, atualmente pode-se dividir os eventos que levam a síncope vasovagal em 4 fases: estabilização inicial, instabilidade circulatória, hipotensão final (pré-síncope ou síncope) e recuperação.[1]

Fisiopatologia da síncope vasovagal desencadeada pelo teste de inclinação

Fase 1 – estabilização inicial

Ao ficar na posição supina, ocorre uma queda de 500 a 1.000 mL do volume circulatório central para as veias abaixo do diafragma. A queda no volume ocasiona queda no débito cardíaco (10 a 20%), com consequente aumento da frequência cardíaca, e ativa os baroceptores, levando a contração das arteríolas esplâncnicas e musculares. Com isso, há a compensação do débito cardíaco. Nessa fase, é comum observar uma queda na pressão arterial sistólica decorrente da redução do volume, e aumento da pressão arterial diastólica decorrente da vasoconstrição das arteríolas.[1]

Fase 2 – instabilidade circulatória

Após algum tempo de estabilização, pacientes com síncope vasovagal iniciam a fase de instabilidade (o tempo até o início dessa fase é bastante variável). Nesta fase ocorre queda da pressão arterial sistólica e do débito cardíaco e se inicia uma fase de oscilação da pressão arterial ocasionada por uma modulação aumentada do barorreflexo.[1]

Fase 3 – hipotensão final

Nesta fase ocorre queda rápida e abrupta da pressão arterial sistólica, podendo também ocorrer queda da frequência cardíaca associada. Essa hipotensão é ocasionada por vasodilatação massiva.[1]

Fase 4 – recuperação

Ao colocar o paciente em posição supina, ocorre rápido aumento na pressão arterial médica e melhora dos sintomas; quase todos os pacientes irão recuperar a pressão arterial e consequentemente dos sintomas após 30 segundos. Com a posição horizontal ocorre rápido retorno às veias centrais do sangue acumulado nas veias periféricas. O aumento do retorno venoso, melhora pré-carga, o volume sistólico e o débito cardíaco.

Alguns pacientes podem permanecer bradicárdicos e hipotensos por mais tempo, relacionado a um aumento do estímulo vagal no coração causada pelo no núcleo ambíguo, levando a redução da contração ventricular.[1]

Indicações do teste de inclinação

Apesar de ser um método não invasivo, pouco dispendioso e seguro, as principais recomendações para realização de teste de inclinação devem obedecer a critérios bem estabelecidos.[2,3] O diagnóstico de síncope vasovagal pode, na grande maioria das vezes, ser realizado pela história clínica do paciente.

As indicações para realização do teste de inclinação são:[2,3,4]

- O *tilt* teste deve ser recomendado na suspeita de: síncope vasovagal, hipotensão ortostática e síndrome postural ortostática taquicardizante (POTS) – classe de indicação IIaB.
- O *tilt* teste pode ser solicitado para orientar o paciente sobre sintomas prodrômicos e manobras para evitar a síncope – classe de indicação IIbB.
- Pode ser útil na diferenciação de síncope com movimentos anormais da epilepsia.[4]
- Pode ser útil na diferenciação de síncope e queda.
- Pode ser útil no diagnóstico de síncope psicogênica

Atenção:

- *Tilt* teste negativo não exclui síncope reflexa.
- Nas síncopes de origem indeterminada e mesmo nas síncopes de causa cardíaca, o *tilt* teste pode indicar uma suscetibilidade a hipotensão que pode não ser a causa principal, mas sim um fator contribuidor. Por exemplo um paciente com taquiarritmia que tem suscetibilidade a hipotensão levando a síncope.
- *Tilt* teste com resposta cardioinibitória prediz, com alta probabilidade, síncope espontânea relacionada a assistolia. Isso não é verdade em relação às outras respostas.
- O teste não deve ser utilizado para avaliação de resposta terapêutica.

O teste é contraindicado nas seguintes condições[2,3,4]:

- Estenose aórtica grave, cardiomiopatia hipertrófica com gradiente importante e em pacientes com estenose mitral crítica.
- Síncope em presença de doença arterial coronária obstrutiva, especialmente proximal, em que hipotensão e bradiarritmia provocadas pelo reflexo vasovagal poderão trazer complicações irreversíveis.
- Síncope em presença de doença cerebrovascular obstrutiva, pelas mesmas razões anteriores.
- Na gestação.

Especificações técnicas

Em se tratando de um método para avaliação do sistema nervoso autônomo, e sendo este muito vulnerável a variações circadianas, sazonais e a estímulos do meio ambiente, o teste de inclinação deve ser realizado preferencialmente em ambiente quieto, com iluminação diminuída e temperatura agradável. Normalmente, não se recomenda a permanência de familiares no laboratório. Quanto mais próximo do evento sincopal o teste for realizado, maior será a probabilidade diagnóstica. O laboratório deve ter equipamento de reanimação cardiorrespiratória, embora sejam raras as intercorrências durante o teste.

Há inúmeras variações metodológicas publicadas no que se refere a testes passivos ou com sensibilização medicamentosa. É recomendável que manipulações venosas sejam evitadas, pois aumentam a vulnerabilidade ao reflexo vasovagal. Quando houver necessidade de punções venosas, recomenda-se aguardar pelo menos 30 minutos antes do início do teste.

O estado de hidratação do paciente deve estar adequado. A monitorização do eletrocardiograma e da pressão arterial deve ser realizada de forma contínua, batimento a batimento, assim como a gravação dos dados. A monitorização batimento a batimento possibilita maior acurácia na interpretação do tipo de resposta antes e durante o colapso hemodinâmico induzido pelo teste. Caso a monitorização intermitente seja realizada, recomenda-se que as medidas sejam realizadas com a maior frequência possível, especialmente em caso de aparecimento de sintomas.

Recomenda-se período de repouso em decúbito dorsal horizontal por, no mínimo, 20 minutos. O paciente deve permanecer em jejum oral por pelo menos 6 horas para minimizar os sintomas de mal-estar e possível vômito com aspiração, em caso de indução de síncope.

A maca deve ser inclinada a 60º ou 70º e deve ter suporte para os pés e cintos de segurança. Ângulos menores podem diminuir os índices de positividade, assim como ângulos maiores podem diminuir a especificidade.

O tempo de exposição pode ser entre 30 e 45 minutos para o teste passivo prolongado. Em crianças, o tempo para positivação é, em média, entre 10 e 15 minutos, motivo pelo qual recomenda-se a exposição ortostática por 20 minutos.[6] A criança deve ser informada sobre os procedimentos do teste e, em poucos casos, é necessária a presença da mãe ou do responsável.[6]

Pode ser acompanhado por enfermeiro ou auxiliar de enfermagem, desde que capacitado para atender intercorrências, em conjunto com o médico assistente, que deve permanecer em local acessível para atendimento de emergência.

Em pacientes com idade superior a 40 anos, como complementação da investigação, deve-se proceder à massagem dos seios carotídeos em postura ortostática, com monitorização contínua da pressão arterial e eletrocardiograma. Esse procedimento sensibiliza a manobra vagal, melhorando assim sua acurácia diagnóstica e possibilitando o diagnóstico da forma vasodepressora da hipersensibilidade do seio carotídeo.[7] Comparando-se os resultados da compressão do seio carotídeo realizada tanto na posição supina como após a inclinação a 60°, demonstrou-se que a compressão do seio carotídeo realizada com o paciente na posição inclinada permitiu o diagnóstico de hipersensibilidade em um porcentual significativamente maior do que na posição supina (60% e 8,7%, respectivamente). A taxa de diagnóstico falso-positivo foi relativamente baixa (6,6%). Em razão desse aumento significativo na sensibilidade diagnóstica, a compressão do seio carotídeo deve ser realizada na posição supina e, nos casos negativos, durante os primeiros minutos de um teste de inclinação.[7]

Considera-se hipersensibilidade do seio carotídeo quando, na ausência de agentes depressores do nó sinusal e da condução atrioventricular, ocorrer pausa ventricular > 3 segundos – por parada sinusal ou bloqueio atrioventricular (tipo cardioinibitória) ou queda da PA sistólica ≥ 50 mmHg sem sintomas ou > 30 mmHg com sintomas (tipo vasodepressora), durante manobra de compressão do seio carótido por 5 a 10 segundos[7] (Figuras 1 e 2).

Sensibilização medicamentosa

Não havendo um teste padrão ouro de referência, a sensibilidade do teste de inclinação não pode ser avaliada com precisão. A decisão sobre usar ou não protocolos sensibilizados deve respeitar a necessidade individual de cada paciente e sua interpretação deve ser criteriosa.

Sabe-se que o teste passivo prolongado tem menor positividade, mas fornece diagnóstico com alta especificidade. A síncope vasovagal é uma condição clínica à qual todo ser humano é vulnerável. A administração de agente sensibilizante pode levar à perda da especificidade maior ou menor, de acordo com a dose do medicamento aplicado, tempo de exposição à ortostase e ângulo de inclinação utilizado. A interpretação do resultado do teste sensibilizado deve ser individualizada, levando-se em consideração a reprodução dos sintomas clínicos do paciente.

Embora vários agentes medicamentosos provocativos tenham sido propostos, os mais aceitos são o isoproterenol, a nitroglicerina e os nitratos sublinguais. O isoproterenol tem a desvantagem de requerer punção venosa, que comprovadamente aumenta a suscetibilidade ao reflexo vasovagal. Quando administrado em doses baixas, com objetivo de aumentar a frequência cardíaca basal em 25 a 30%, apresenta boa especificidade, podendo ser complementar ao teste basal prolongado. Normalmente esse objetivo é atingido com doses de 1 a 2 mg/minuto.[8]

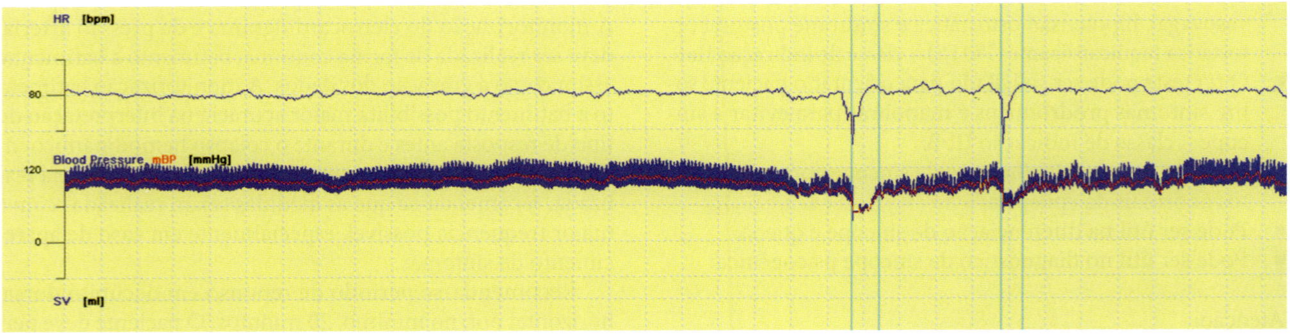

FIGURA 1

Exemplo de gráfico de *tilt* teste com hipersensibilidade do seio carotídeo à esquerda. Note a assistolia durante massagem.

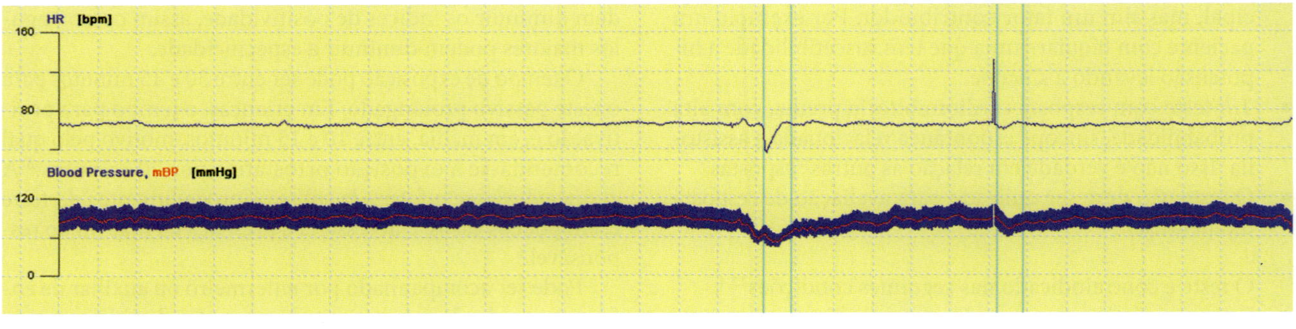

FIGURA 2

Exemplo de gráfico de *tilt* teste com hipersensibilidade do seio carotídeo à direita. Note a queda expressiva da pressão arterial.

Quando esses níveis de frequência cardíaca são atingidos, aguarda-se 5 minutos e inclina-se o paciente a 60º ou 70º em ortostase, posição na qual permanecerá até a indução do reflexo vasovagal ou por no máximo 20 minutos. O teste com isoproterenol é contraindicado em pacientes portadores de doença arterial coronária, estenose aórtica, cardiomiopatia hipertrófica. Reservas devem ser feitas para portadores de taquiarritmias ventriculares. As complicações relatadas na literatura médica restringem-se aos testes com isoproterenol: vasoespasmo coronário, cefaleia, indução de arritmias, intolerância.[8]

Outra forma de sensibilização é a administração de nitroglicerina *spray* (um *puff* de 400 mg) ou de 1,25 mg de dinitrato de isossorbida via sublingual, depois de vinte minutos de exposição ortostática passiva, prolongando-se o tempo por mais 15 ou 20 minutos. Esse protocolo denomina-se combinado (passivo + sensibilizado), tem boa especificidade e boa acurácia diagnóstica, além da vantagem de evitar manipulação venosa.[9] Sua utilização clínica é amplamente aceita pela facilidade de execução e ausência de complicações.

Resultados esperados

O critério de positividade do teste de inclinação ortostática é a reprodução dos sintomas clínicos associada ao colapso hemodinâmico. Existem pelo menos duas classificações propostas para as respostas anormais observadas durante o teste de inclinação.[2-4]

Resposta vasovagal clássica

1. Mista (tipo 1): queda da pressão arterial sistólica > 30 mmHg, associada à queda da frequência cardíaca (Figura 3).
2. Cardioinibitória (tipo II):

A. Tipo IIA: queda abrupta da FC para menos de 40 bpm por mais de 10 segundos ou assistolia por menos de 3 segundos, com queda da PA menor que 30 mmHg.

B. Tipo IIB: assistolia maior que 3 segundos, com queda da PA menor que 30 mmHg (Figura 4).

3. Vasodepressora (tipo 3): queda da pressão arterial sistólica > 30 mmHg, sem alterações significativas da frequência cardíaca (Figura 5).

Resposta disautonômica

Hipotensão postural mantida durante todo o período de exposição ortostática, ou queda gradual e progressiva da pressão arterial, à medida que se prolonga a exposição, algumas vezes acompanhada de discreto aumento da frequência sinusal. O paciente, nesse caso, pode apresentar hipertensão supina e hipotensão ortostática, caracterizando insuficiência autonômica (Figura 6).

Síndrome postural ortostática taquicardizante (SPOT)

Incremento de no mínimo 30 batimentos na frequência cardíaca basal imediatamente ao se assumir a postura ortostática, mantida a ou maior que 120bm nos primeiros 10 minutos de exposição, com sintomas de intolerância à postura e acompanhados de PA limítrofe ou normal, porém sem atingir níveis para desencadear franco hipofluxo cerebral (Figura 7).

Resposta exagerada ao nitrato

Em testes sensibilizados com nitratos e nitroglicerina, foi descrita a resposta exagerada ao nitrato, caracterizada por queda gradual e progressiva da pressão arterial com taquicardia sinusal progressiva. Não é considerada uma resposta positiva, mas simplesmente um efeito intrínseco do vasodilatador (Figura 8).

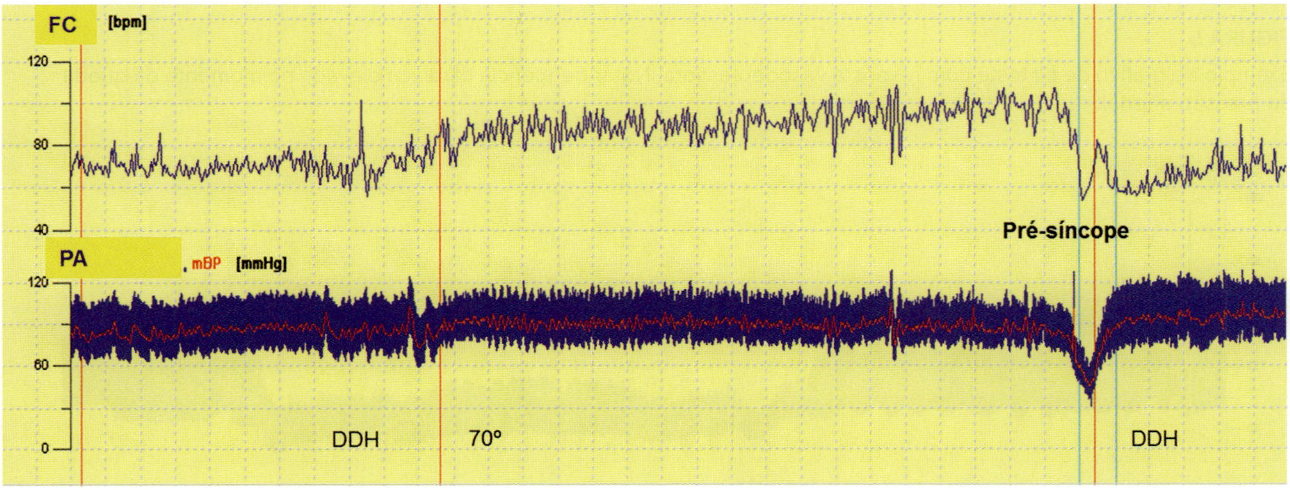

FIGURA 3

Exemplo de gráfico de *tilt* teste com reposta mista. Note a queda da frequência cardíaca simultaneamente à queda da pressão arterial.

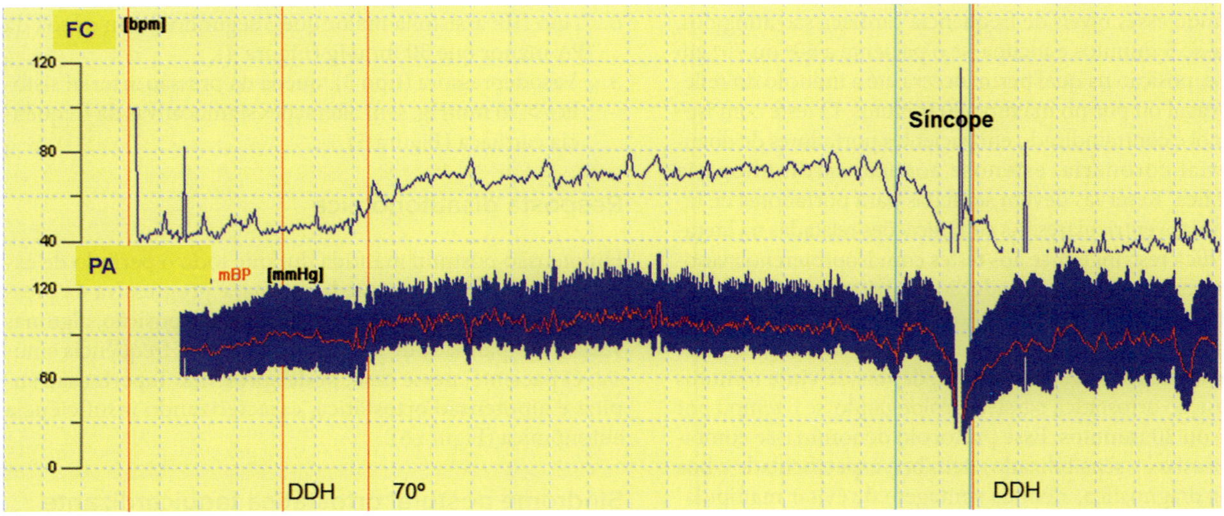

FIGURA 4

Exemplo de gráfico de *tilt* teste com reposta cardioinibitória do tipo IIB. Notar queda pouco acentuada da pressão arterial com assistolia.

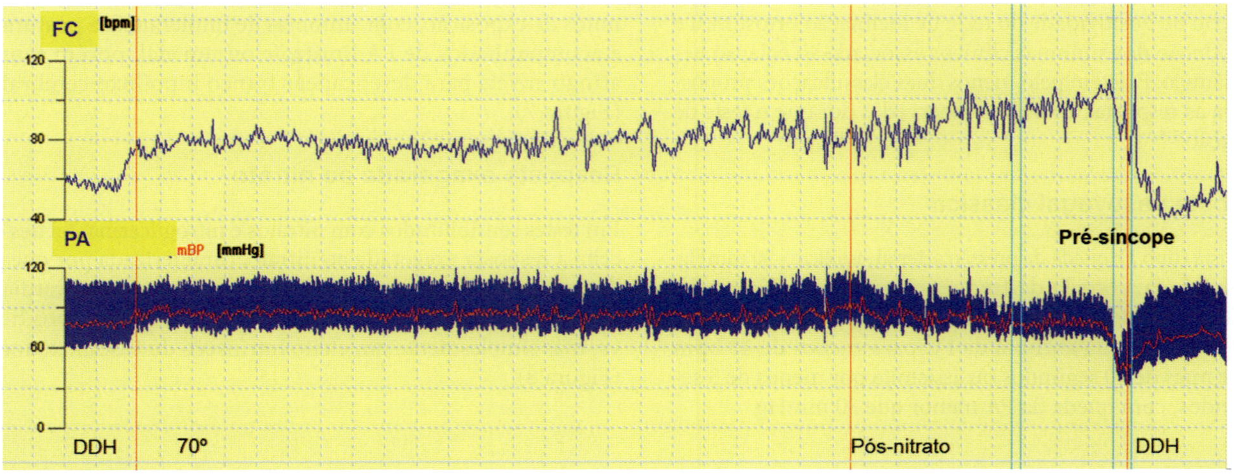

FIGURA 5

Exemplo de gráfico de *tilt* teste com resposta vasodepressora. Notar frequência cardíaca elevada no momento da queda da pressão arterial.

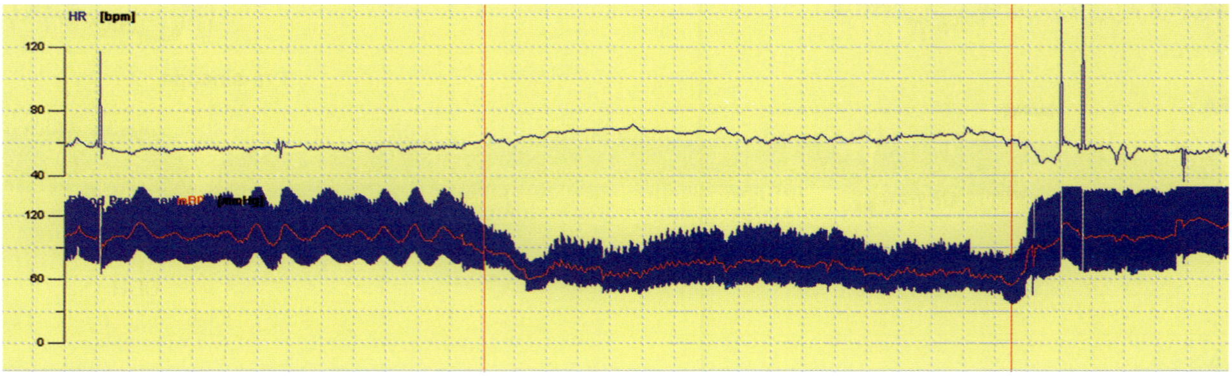

FIGURA 6

Exemplo de gráfico de disautonomia. Note a hipertensão supina e a queda progressiva da pressão arterial em ortostase.

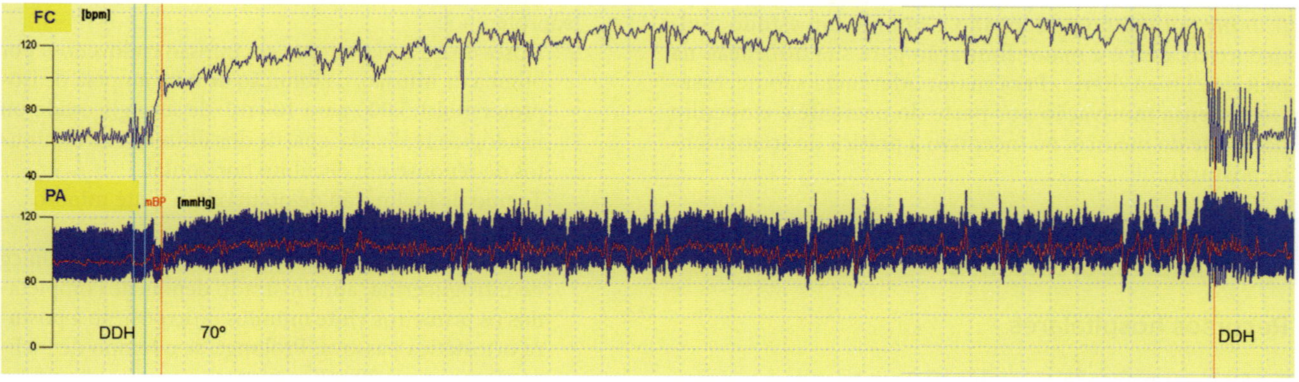

FIGURA 7

Exemplo de gráfico de *tilt* teste com SPOT. Note o aumento abrupto da frequência cardíaca na exposição ortostática e a manutenção da taquicardia durante todo o período de ortostase.

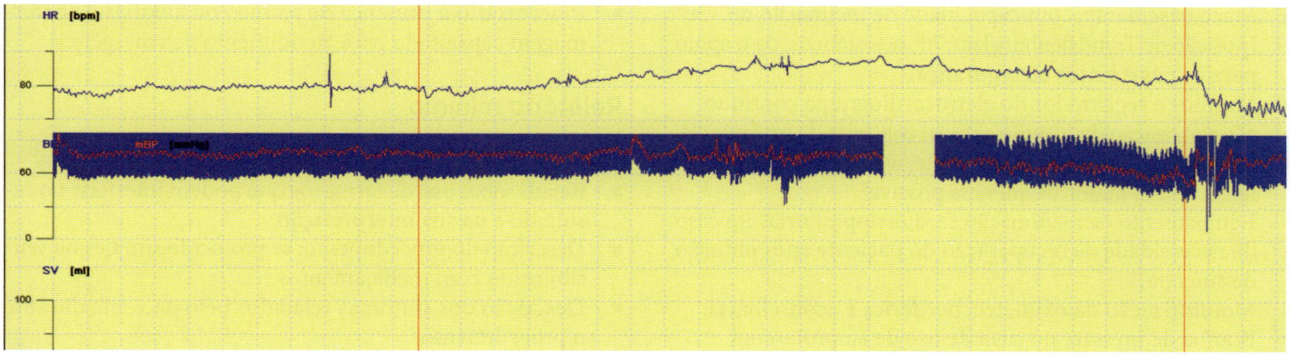

FIGURA 8

Exemplo de gráfico de *tilt* teste com reposta exagerada ao nitrato. Note a queda progressiva da pressão arterial a partir do primeiro minuto após sensibilização.

Síncope cerebral

Em casos mais raros, pode-se observer perda de consciência por vasoconstrição cerebral documentada com Doppler transcraniano, sem alterações hemodinâmicas periféricas concomitantes.

Testes autonômicos básicos

Além do estresse ortostáticos, alguns testes ajudam a identificar alterações autonômicas como causa da síncope.

Manobra de Valsalva

É uma manobra de expiração forçada. Quando não ocorre queda da PA e aumento da FC com a manobra, sugere-se falência autonômica, que pode ser primária ou secundária. O grau de hipotensão e de falta de compensação da FC está diretamente relacionado com o grau de disfunção autonômica.[10] Uma queda da PA maior que o esperado mas com resposta cronotrópica adequada sugere síncope situacional relacionada a levantamento de peso, tosse, risada entre outros.[11]

Manobra de inspiração profunda

Em condições fisiológicas, a FC aumenta durante a inspiração e cai durante a expiração. A variabilidade da FC durante inspiração profunda é maior que 15 bpm em indivíduos saudáveis com mais de 50 anos.[12] Uma variação menor ou a ausência de variação sugere disfunção parassimpática.

Utilização do teste de inclinação seriado (*tilt training*) como terapia da síncope vasovagal

O *tilt training*, ou treinamento postural passive, consiste na exposição ortostática prolongada repetitiva, com objetivo de promover maior sensibilização do barorreflexo e da reatividade vascular.[13-17]

Apesar da eficácia obtida em estudos de series de casos, nem todos os pacientes são capazes de aderir ao *tilt training* por tempo prolongado. Segundo um estudo multicêntrico, essa é a maior limitação para sua utilização na prática clínica diária. Para maior aderência são necessários intensa motivação por parte do paciente e empenho por parte do médico, no incentivo à prática do treinamento postural.[13-17]

Aspectos práticos para realização do teste de inclinação ortostática

Recursos hospitalares

- Deve ser realizado em ambiente hospitalar de segurança.
- O laboratório deve ser silencioso, com iluminação regulável e temperatura amena.

Equipamento necessário

- Maca basculante, com capacidade de inclinação de –20° (posição de Trendelenburg) até 70° ortostáticos, com apoio para os pés e cintos de segurança.
- Monitor e registrador do eletrocardiograma contínuo.
- Monitorização de pressão arterial contínua de preferência.
- No caso de monitor intermitente, as medidas devem ser feitas com a maior frequência possível.
- Equipamento de reanimação cardiorrespiratória, em caso de necessidade de recuperação do paciente após indução de síncope.
- Monitorização da oximetria periférica é aconselhável.
- Bomba de infusão. no caso de uso de isoproterenol.

Especificações técnicas do procedimento

Sem que haja um teste padrão ouro de referência, o tempo de repouso, o tempo de inclinação, o ângulo de inclinação e a sensibilização do teste por agentes farmacológicos, variavam muito entre diferentes serviços. Atualmente, as diretrizes de conduta orientam que:

- Pode ser realizado no período matutino ou vespertino, mas preferencialmente matutino.
- O paciente deve permanecer em jejum oral por no mínimo seis horas para sólidos e quatro horas para líquidos, e estar adequadamente hidratado.
- Não se recomenda a permanência de familiares no laboratório. Em caso de crianças pequenas ou pacientes dependentes, ponderar sobre a presença de apenas um acompanhante.
- O período de repouso deve ser de pelo menos 10 minutos em decúbito dorsal horizontal e a elevação passiva da maca, feita em 10 a 15 segundos.
- A inclinação pode variar entre e 60° e 70°.
- Exposição à postura ortostática deve durar entre 40 e 45 minutos no teste passivo para adultos e vinte minutos para crianças.

Para sensibilização por agentes pode-se usar:

- Isoproterenol:
  - Doses de 1 a 2 mg/minuto em infusão endovenosa por bomba de infusão, na diluição de uma ampola de isoproterenol 1:5.000 para 100 mL de soro glicosado ou fisiológico realizada a partir dos últimos cinco minutos de repouso em decúbito horizontal.
  - Tempo de inclinação de no máximo vinte minutos.
- Vasodilatadores:
  - Dose de 1,25 mg via sublingual ou um *puff* de 400mcg de nitroglicerina, administrado depois de completados os primeiros vinte minutos de exposição à postura ortostática passova. Prolonga-se o tempo de inclinação por mais 20 a 25 minutos.

Recursos humanos

- É necessária a presença de um médico especializado durante todo o procedimento.
- É necessário a presença de técnico ou auxiliar de enfermagem capacitado para atendimento de emergência.

Relatório mínimo

- Identificação do paciente: nome, idade.
- Relato sobre uso de fármacos que podem interferir no resultado e na sua interpretação.
- Descrição do procedimento: se protocolo simples ou sensibilizado com medicamentos.
- Descrição dos sintomas relatados pelo paciente durante o procedimento.
- Gráfico contendo os valores da pressão arterial e frequência cardíaca durante o procedimento.
- Na conclusão, se o teste foi positivo, definir o padrão de resposta hemodinâmica e se houve ou não reprodução dos sintomas clínicos.

RESUMO

- Desde que foi introduzido na prática clínica, há mais de 30 anos, o teste de inclinação muito nos auxiliou no conhecimento de mecanismos fisiopatológicos envolvidos na síncope vasovagal.
- Todos os seres humanos são suscetíveis à síncope vasovagal, dependendo da intensidade do estímulo nocivo a que são submetidos. Por isso, a interpretação clínica dos seus resultados deve sempre ser realizada de acordo com a reprodução dos sintomas clínicos e o seu reconhecimento pelo paciente. Os protocolos utilizados devem obedecer rigorosamente as recomendações dos consensos e diretrizes internacionais, a fim de garantir uma boa especificidade diagnóstica, evitando resultados falso-positivos e, consequentemente, diagnósticos equivocados.

Referências bibliográficas

1. Jardine DL, Wieling W, Brignole M, Lenders JWM, Sutton R, Stewart J. The pathophysiology of the vasovagal response. Heart Rhythm. 2018;15(6):921-9.
2. Sheldon RS, Grubb BP 2nd, Olshansky B, Shen WK, Calkins H, Brignole M, et al. 2015 heart rhythm society expert consensus statement on the diagnosis and treatment of postural tachycardia syndrome, inappropriate sinus tachycardia, and vasovagal syncope. Heart Rhythm. 2015 Jun;12(6):e41-63.
3. Michele Brignole, Angel Moya, Frederik J de Lange, Jean-Claude Deharo, Perry M Elliott, Alessandra Fanciulli, et al. 2018 ESC Guidelines for the diagnosis and management of syncope, ***European Heart Journal***, Volume 39, Issue 21, 01 June 2018, 1883–1948.
4. Goldberger ZD, Petek BJ, Brignole M, Shen WK, Sheldon RS, Solbiati M, Deharo JC, Moya A, Hamdan MH. ACC/AHA/HRS Versus ESC Guidelines for the Diagnosis and Management of Syncope: JACC Guideline Comparison. J Am Coll Cardiol. 2019 Nov 12;74(19):2410-2423.
5. Zaidi A, Clough P, Cooper P, Scheepers B, Fitzpatrick AP. Misdiagnosis of epilepsy: many seizure-like attacks have a cardiovascular cause. J Am Coll Cardiol 2000;36:181–184.
6. Wu TC, Hachul D, Scanavacca M, Sosa E. Valor diagnóstico do teste de inclinação em crianças e adolescentes. Arq Bras Cardiol. 2001;77(n6):501-4.
7. McIntosh SJ, Lawson J, Kenny RA. Clinical characteristics of vasodepressor, cardioinhibitory and mixed carotid sinus syndrome in the elderly. Am J Med. 1993;100:418-22.
8. Morillo C, Klein G, Sandri S, Yee R. Diagnostic accuracy of a low dose isoproterenol head up tilt protocol. Am Heart J. 1995;129:901-6.
9. Ammirati F, Colivicchi F, Biffi A, et al. Head-up tilt testing potentiated with low-dose sublingual isosorbide dinitrate: a simplified time-saving approach for the evaluation of unexplained syncope. Am Heart J. 1998;135:671-6.
10. Novak P. Assessment of sympathetic index from the Valsalva maneuver. Neurology. 2011;76:2010-6.
11. Kim AJ, Frishman WH. Laughter-induced syncope. Cardiol Rev. 2012;20:194-6.
12. Ndayisaba JP, Fanciulli A, Granata R, Duerr S, Hintringer F, Goebel G, et al. Sex and age effects on cardiovascular autonomic function in healthy adults. Clin Auton Res. 2015;25:317-26.
13. Ector H, Reybrocuck T, Heidbuchel H, et al. Tilt training: a new treatment for recurrent neurocardiogenic syncope and severe orthostatic intolerance. PACE. 1998;21:193-6.
14. Di Girolamo E, Di Iorio C, Leonzio L, et al. Usefulness of a tilt training program for the prevention of refractory neurocardiogenic syncope in adolescents. Circulation. 1999;100:1798-801.
15. Numata T, Abe H, Nagatomo T, et al. Sucessful treatment of malignant neurocardiogenic syncope with repeated tilt training program. Jpn Circ J. 2000;64:406-9.
16. Reybrouck T, Heidbüchel H, Van De Werf F, Ector H. Tilt training: a treatment for malignant and recurrent neurocardiogenic syncope. PACE. 2000;23:493-8.
17. Manzillo GF, Giada F, Gaggioli G, et al. Efficacy of tilt training in the treatment of neurally mediated syncope. A randomized study. Europace. 2004;6:199-204.

Capítulo 6

Ecocardiografia Doppler: aspectos fundamentais

Orlando Campos Filho
Frederico José Neves Mancuso
Jeanne Mike Tsutsui

PONTOS-CHAVE

- A ampla disponibilidade, ótima relação custo-benefício, inocuidade, portabilidade e versatilidade diagnóstica são algumas das vantagens que colocam o ecocardiograma em posição de destaque na avaliação cardiológica não invasiva.
- A ecocardiografia é uma excelente técnica para análise estrutural e funcional do coração. São obtidas de forma fácil e rápida as dimensões cavitárias, espessura das paredes, função valvar, características do pericárdio, medida da pressão em artéria pulmonar e avaliação da aorta.
- Técnicas especiais atualmente disponíveis complementam o arsenal da ecocardiografia, aumentando o alcance diagnóstico do método em situações especiais: ecocardiografia sob estresse, ecocardiografia transesofágica, medida do *strain* e a ecocardiografia tridimensional.
- A ultrassonografia cardíaca direcionada é uma modalidade que pode ser utilizada por não ecocardiografistas para obter respostas rápidas para decisões clínicas.

Introdução

A ecocardiografia com Doppler e mapeamento do fluxo em cores permanece como um exame diagnósticos mais importantes na cardiologia. Entre suas vantagens, a ecocardiografia fornece dados anatômicos e funcionais com acurácia, rapidez, além de ser um exame versátil, facilmente realizado à beira do leito e de baixo custo, sendo ainda não invasivo e sem uso de radiação ionizante.

A ecocardiografia transtorácica convencional inclui imagem bidimensional, modo-M, Doppler espectral (pulsátil e contínuo), mapeamento de fluxo em cores e Doppler tecidual.[1] O *strain*, obtido pela técnica de *speckle tracking* e que mede a deformação miocárdica, assim como a ecocardiografia tridimensional em tempo real são outras técnicas que podem acrescentar dados importantes em situações específicas, estando cada vez mais disponíveis na prática clínica.[2,3]

Atualmente, também tem sido utilizada a ultrassonografia cardíaca direcionada ou focada, em que é realizado um exame direcionado por médico não ecocardiografista com o objetivo de obter uma resposta clínica, geralmente em situação de emergência ou terapia intensiva. Para este fim, habitualmente são utilizados equipamentos portáteis, com dimensões de um *notebook* ou menores, semelhantes a *smartphones*. Estas avaliações têm por objetivo principal avaliar a função ventricular, sinais indiretos de hipertensão pulmonar, avaliação da presença de derrame/tamponamento pericárdico e necessidade de expansão volêmica ou *status* da volemia.[4,5]

Fundamentos do exame ecocardiográfico

A ecocardiografia é baseada nas ondas de ultrassom, na qual feixes de ondas acústicas de alta frequência, em uma faixa inaudível (2 a 10 MHz), são emitidos por transdutores e penetram tecidos de densidade variável. Ao incidir em interfaces de estruturas com diferentes densidades acústicas, as ondas parcialmente refletidas são captadas pelo mesmo transdutor e transformadas em sinal elétrico. O processamento eletrônico do sinal é realizado por computação, que analisa variações na intensidade e tempo de transmissão das ondas, gerando imagens planares bidimensionais dinâmicas em tempo real das estruturas cardíacas (Figuras 1 a 3).[6]

A análise da variação entre as frequências do ultrassom emitido e refletido (efeito Doppler) possibilita a determinação das velocidades e direção do fluxo sanguíneo, dando origem às diversas modalidades de estudos com Doppler (Figura 4).[6]

O modo-M consiste na representação gráfica da profundidade *versus* tempo, indicando a movimentação de estruturas ao longo de uma linha única, selecionada a partir da imagem bidimensional.[6] Tem sido menos utilizada com a melhora progressiva da imagem bidimensional, porém ainda tem seu papel na melhor definição de bordos endocárdi-

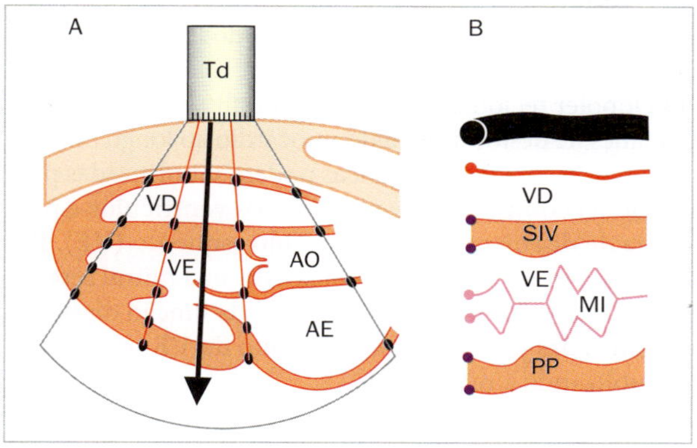

FIGURA 1

A: diagrama ilustrativo de uma imagem bidimensional do coração no corte longitudinal, obtida pela conjunção de múltiplas linhas de feixes ultrassônicos emitidos, refletidos e captados pelo transdutor (Td). B: observa-se a representação de um eco unidimensional (modo-M) obtido no nível dos folhetos mitrais.

VD: ventrículo direito; VE: ventrículo esquerdo; AE: átrio esquerdo; AO: aorta; SIV: septo interventricular; MI: valva mitral; PP: parede posterior do ventrículo esquerdo. Fonte: adaptada do *site* http://www.echoincontext.com.

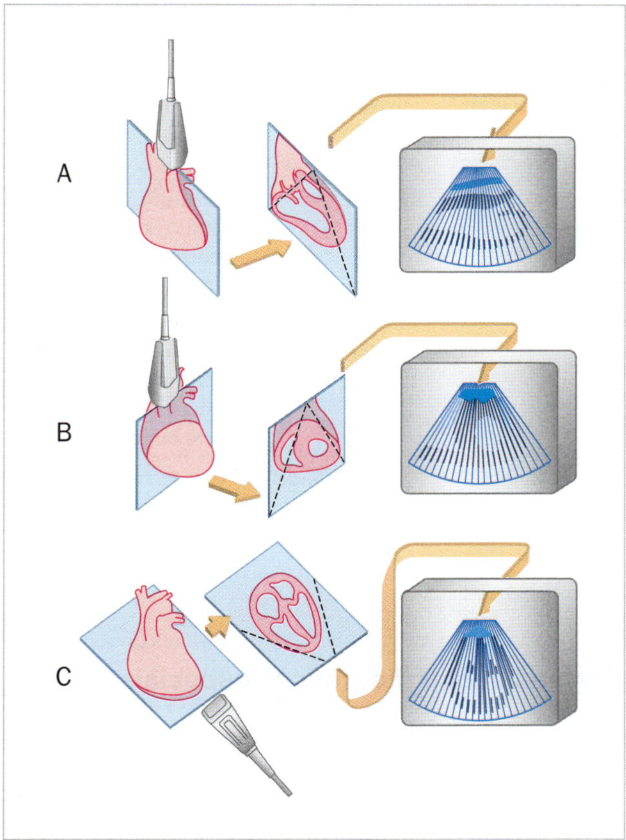

FIGURA 2

Esquema relacionando os planos ecocardiográficos com os respectivos cortes anatômicos biplanares e as imagens bidimensionais correspondentes. A: corte longitudinal; B: corte transversal no nível dos músculos papilares; C: corte apical de quatro câmaras.

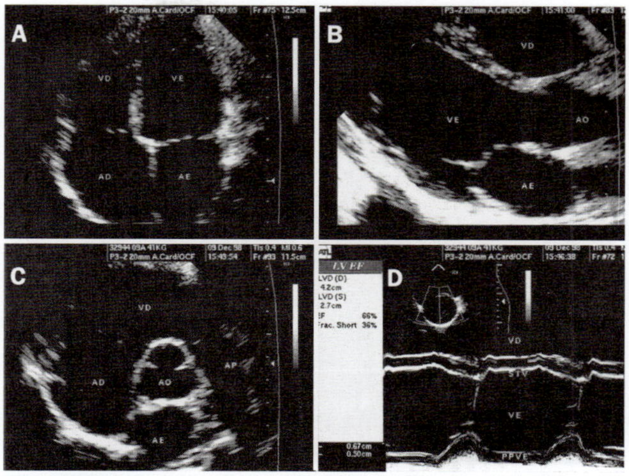

FIGURA 3

Exemplo de um ecocardiograma transtorácico normal (A, B, C: imagens bidimensionais; D: imagem unidimensional modo-M). A: corte apical de quatro câmaras; B: corte paraesternal longitudinal; C: corte paraesternal transversal no nível da valva aórtica; D: eco modo-M no nível das câmaras ventriculares.

VD: ventrículo direito; VE: ventrículo esquerdo; AD: átrio direito; AE: átrio esquerdo; SIV: septo interventricular; PPVE: parede posterior do ventrículo esquerdo.

cos, avaliação de movimento de estruturas e determinação de tempos cardíacos.

Doppler

A análise do fluxo cardíaco é feita pelas diversas técnicas de Doppler espectral, que avaliam a velocidade e direção do fluxo em um determinado local (Doppler pulsátil) ou ao longo de um eixo (Doppler contínuo).[6]

O Doppler pulsátil tem melhor resolução espacial, sendo útil para determinar a velocidade de fluxo em um ponto determinado do coração, porém ele não é capaz de estimar altas velocidades. Por sua vez, o Doppler contínuo pode estimar altas velocidades, porém não é possível determinar o ponto de maior velocidade, sendo estimada a maior velocidade presente ao longo do feixe do ultrassom.[6]

O mapeamento de fluxo em cores (MFC) analisa a distribuição espacial do fluxo sanguíneo por uma escala de cores que discrimina variações de direção e velocidade do fluxo sanguíneo, cujas imagens são sobrepostas à imagem bidimensional. Fluxos que se aproximam do transdutor são representados pela cor vermelha e os que se afastam pela cor azul. Tonalidades e brilhos diferentes significam variações de velocidade.[6]

No coração normal, as velocidades da corrente sanguínea são uniformes e caracterizam o fluxo laminar, com representação no MFC com uma cor única, podendo variar em tonalidade. Em situações em que há passagem de sangue com alta velocidade através de orifício restritivo comunicando duas cavidades com pressões diferentes (ex.: estenoses valvares ou "*shunts* intracavitários") ou insuficiências,

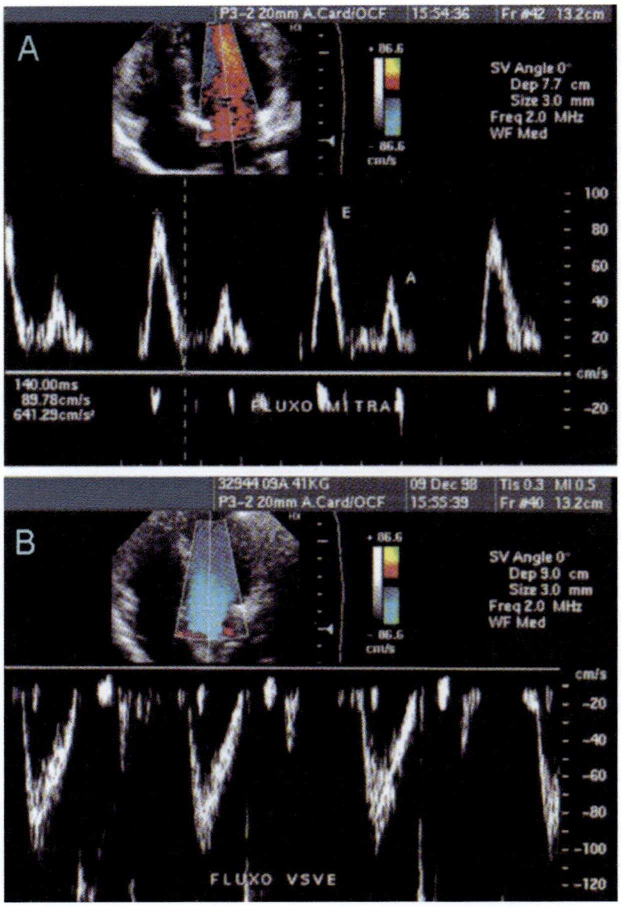

FIGURA 4

Exemplo de um estudo normal dos fluxos transvalvares pelo mapeamento de fluxo em cores (figura reduzida) e as respectivas curvas espectrais da vçelocidade de fluxo sanguíneo obtidas pelo Doppler pulsátil. A: fluxo diastólico mitral normal, bifásico, com o mapeamento colorido em vermelho e a curva de Doppler típica com seus dois componentes: ondas "E" e "A". Após o pico da onda E, ocorre redução progressiva da velocidade (rampa "EF" de desaceleração do fluxo) seguida de uma nova aceleração conferida pela contração atrial. B: fluxo sistólico normal da via de saída do ventrículo esquerdo (VSVE), com um único componente negativo e o correspondente mapeamento de fluxo colorido em azul. Observam-se as cores homogêneas do mapeamento de fluxo em cores que expressam o fluxo laminar uniforme e a escala de cores à direita. Nas curvas espectrais do Doppler pulsátil, a escala de velocidades encontra-se à direita (cm/s).

há fluxo turbulento caracterizado por um "mosaico" de cores ao MFC (Vídeo 1).[6]

Ao Doppler espectral (pulsátil ou contínuo), as curvas de velocidades diastólicas das valvas atrioventriculares são bifásicas e positivas; apresentam um componente inicial (onda E), que reflete o enchimento protodiastólico passivo e um componente tardio (onda A) que representa a contração atrial e são codificadas em vermelho ao MFC. As curvas espectrais de velocidade sistólica das vias de saída dos ventrículos são unifásicas e negativas, por se afastarem do transdutor e são codificadas em azul pelo MFC.[6]

O Doppler tecidual (DT) utiliza um filtro para medir as velocidades de deslocamento do miocárdio ao longo do ciclo cardíaco. As velocidades sistólicas podem ser utilizadas para avaliação da contratilidade de ambos os ventrículos e para pesquisa de dissincronia do ventrículo esquerdo (VE). Por outro lado, as velocidades diastólicas, do anel mitral septal e lateral (e´ e a´) são utilizadas no estudo da função diastólica e estimativa das pressões de enchimento do VE (particularmente utilizando a relação E/e´).[6]

Exame ecocardiográfico – janelas e cortes

O ecocardiograma transtorácico é realizado preferencialmente em decúbito lateral esquerdo por janelas ecocardiográficas, que são pontos em que é possível visibilizar o coração ou grandes vasos (Vídeos 2 a 7) (Tabela 1).[6]

TABELA 1 Janelas ecocardiográficas

Janela	Local	Principais estruturas visualizadas
Paraesternal Cortes longitudinal, transversal e via de entrada do ventrículo direito	3° ou 4° espaço intercostal esquerdo. Em algumas situações pode estar mais abaixo	Câmaras cardíacas, valvas cardíacas, aorta ascendente, artéria pulmonar, pericárdio, entre outras
Apical Cortes 4, 2 e 5 câmaras	Ictus	Câmaras cardíacas, valvas cardíacas e pericárdio, entre outras
Subcostal	Abaixo do xifoide/epigástrio	Veia cava inferior, pericárdio, aorta abdominal e cavidades cardíacas e valvas, entre outras
Supraesternal	Fúrcula esternal	Aorta (arco e aorta torácica descendente proximal) e artéria pulmonar

Exames ecocardiográficos especiais

Ecocardiografia transesofágica

A ecocardiografia transesofágica (ETE) utilizada uma sonda que é introduzida no esôfago, permitindo obter imagens mais nítidas, principalmente de estruturas posteriores, como o átrio esquerdo e seu apêndice, septo atrial e valva mitral (Figuras 5 e 6).

O ETE também é particularmente útil para avaliação de próteses valvares e pesquisa de vegetações endocárdicas e para avaliação da aorta torácica. A ETE ainda possibilita a realização do

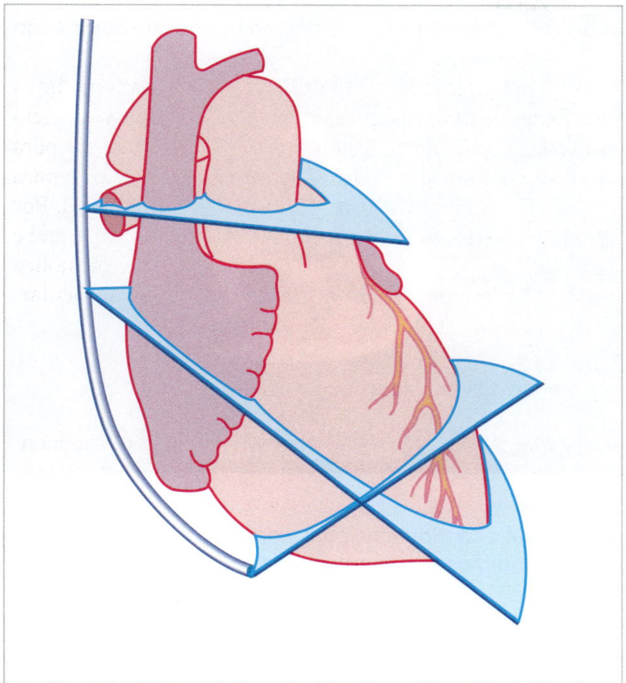

FIGURA 5

Ilustração esquemática de uma sonda de eco transesofágico demonstrando sua íntima relação com as estruturas cardíacas e os níveis habitualmente utilizados para estudo: esofágico superior (cerca de 20-25 cm da arcada dentária), esofágico médio (25-35 cm) e transgástrico, após ultrapassar o hiato esofágico (40-45 cm). Estão representados apenas os cortes transversais.

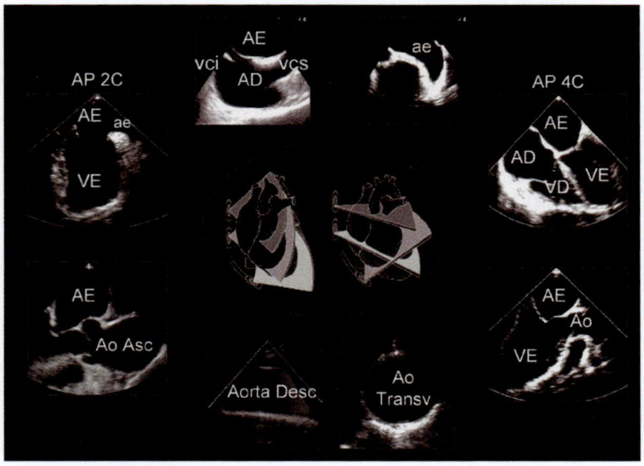

FIGURA 6

Representação dos diversos cortes obtidos pelo eco transesofágico em múltiplos planos e níveis variados de profundidade da sonda esofágica.

AE: átrio esquerdo; AD: átrio direito; VE: ventrículo esquerdo; VD: ventrículo direito; ae: apêndice atrial esquerdo; vcs: veia cava superior; vci: veia cava inferior; Ao: aorta torácica.

exame durante cirurgias cardíacas e da aorta e para monitorização de procedimentos invasivos em sala de hemodinâmica.[7]

Em razão da ótima qualidade das imagens obtidas, a ETE permite contornar algumas limitações do exame transtorácico, sendo particularmente útil na pesquisa de fonte embolígena, na identificação de vegetações endocárdicas, na avaliação da integridade do septo interatrial, no estudo dos mecanismos e da gravidade da insuficiência mitral, avaliação das disfunções de próteses valvares, avaliação de massas ou tumores intra ou extracardíacos, nas doenças da aorta torácica, na seleção de pacientes para cardioversão de fibrilação atrial, entre outras indicações.[6]

A ETE pode ser utilizada para monitorização de procedimentos intervencionistas na sala de hemodinâmica (oclusão de defeitos septais, inserção de endopróteses aórticas, implante transcateter de prótese aórtica; TAVI) e no intraoperatório de cirurgias cardíacas (plastia mitral, cardiomiopatia hipertrófica, dissecção aórtica, entre outras).

A ETE é um procedimento seguro, realizado com anestesia local (*spray*) e sedação leve, após jejum absoluto de pelo menos 6 horas. Não deve ser realizado em pacientes com hemorragia digestiva alta ativa ou recente.[7]

O contraste salino – solução salina agitada – é utilizado para pesquisa de forame oval pérvio ou fístula pulmonar. As microbolhas geradas não ultrapassam a circulação pulmonar e, assim, quando surgem em cavidades esquerdas, decorre de forame oval pérvio (passagem precoce) ou fístula pulmonar (passagem tardia, após 4 ou 5 ciclos da injeção). Geralmente é utilizado durante a ETE, porém pode ser realizado também na ecocardiografia transtorácica.[7]

Ecocardiografia sob estresse

O eco sob estresse (farmacológico ou físico) representa uma modalidade de exame particularmente útil na avaliação da isquemia miocárdica e de doenças valvares ou cardiomiopatia hipertrófica.[6]

O contraste ecocardiográfico propriamente dito, ultrapassa a circulação pulmonar e tem por objetivo melhorar o delineamento do bordo endocárdico do VE, para avaliação da contratilidade segmentar, especialmente na ecocardiografia sob estresse. Também é utilizado para avaliar a perfusão miocárdica.[6]

Ecocardiografia tridimensional

O eco tridimensional (eco 3D) em tempo real pode ser realizado por via transtorácica e transesofágica (Figuras 7, 8 e 9). As imagens ainda podem ser adquiridas para análise *off-line* para medidas e cálculos. Novos aparelhos permitem a aquisição da imagem em um batimento (*one beat*), o que pode trazer benefícios na avaliação de pacientes com ritmos irregulares, como fibrilação atrial.[3,6]

Na avaliação do VE, o eco 3D permite a visualização da segmentação miocárdica com suas respectivas curvas de função regional, as quais permitem o cálculo do índice de dissincronia intraventricular, que pode ser utilizado na seleção de pacientes para terapia de ressincronização cardíaca.[6]

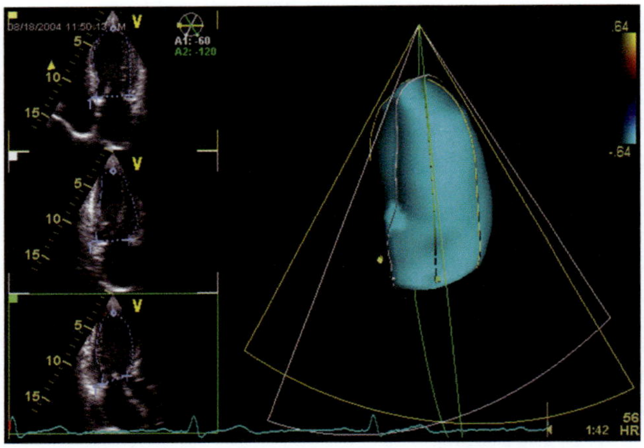

FIGURA 7

Eco tridimensional: corte apical, demonstrando a configuração espacial da cavidade ventricular esquerda após reconstrução a partir de cortes ortogonais.

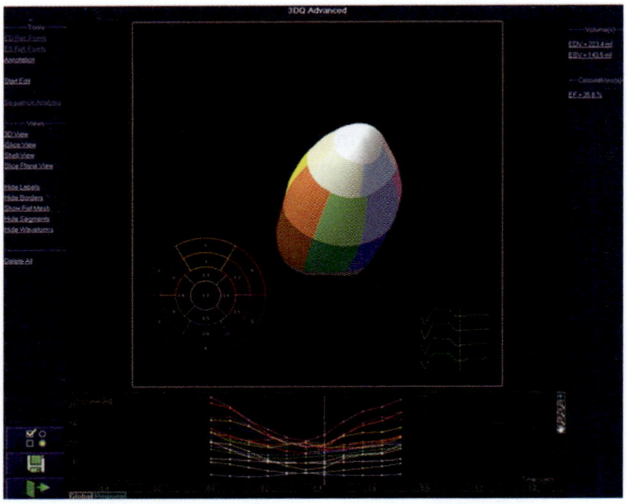

FIGURA 8

Eco tridimensional (3D) com a representação espacial da segmentação do ventrículo esquerdo em 17 segmentos miocárdicos, com suas respectivas curvas de função regional individualizadas abaixo. Modelo utilizado também para cálculo do índice de ressincronização ventricular pelo eco 3D.

Na avaliação do VD, o eco 3D pode trazer vantagens na avaliação do volume e função, pois esta é uma câmara cardíaca de anatomia peculiar e de difícil avaliação pelas imagens bidimensionais, porém, esta análise ainda depende de *softwares* específicos que ainda não estão presentes em todos os aparelhos com capacidade de avaliação tridimensional.

O eco 3D é particularmente útil em sua modalidade transesofágica, permitindo melhor detalhamento anatômico, especialmente na valvopatia mitral. Há uma excelente correlação das imagens tridimensionais com os achados cirúrgicos, principalmente no detalhamento de aspectos anatômicos da valva mitral. Também é crescente o uso do exame tridimensional para guiar procedimentos em salas de hemodinâmica e híbridas, como fechamento de comunicação interatrial e implante de prótese transvalvar aórtica percutânea, entre outros.[3,6]

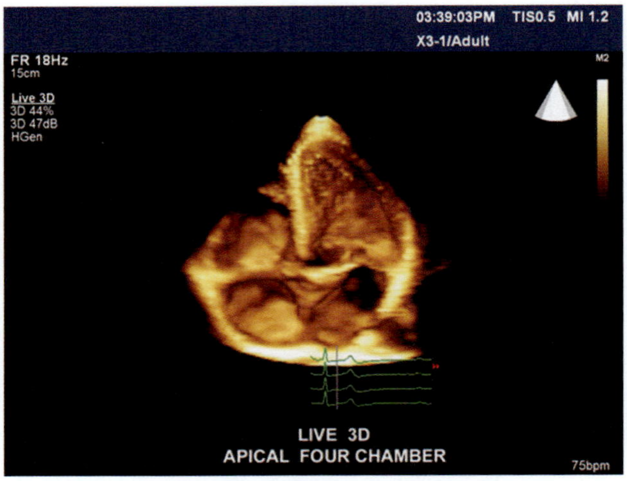

FIGURA 9

Imagem de eco tridimensional, corte apical, demonstrando detalhes internos das estruturas e cavidades cardíacas.

Strain

Uma nova ferramenta que tem sido utilizada é a medida da deformação miocárdica – o *strain* – pela técnica do *speckle tracking*. O *strain* pode ser avaliado nos planos longitudinal, circunferencial e radial, assim como de forma tridimensional.

Até o presente momento, a medida do *strain* longitudinal global sistólico tem se mostrado a mais consistente e estudada. O *strain* é apresentado em percentagem, sendo o longitudinal um valor negativo. Considera-se normal valores de *strain* longitudinal global igual ou mais negativos que 18% para o VE (ou valor absoluto ≥ 18%) (Figura 10).[2]

A medida do *strain* miocárdico se mostrou um bom parâmetro para avaliação da função sistólica ventricular, sendo que este parâmetro parece se alterar precocemente – antes da fração de ejeção – possibilitando a detecção precoce de comprometimento miocárdico (disfunção subclínica) em diversas doenças que podem evoluir com este comprometimento, como cardiotoxicidade por quimioterápicos, doenças valvares, miocardiopatia hipertrófica, entre outras. O *strain* também pode ser utilizado para avaliação da função sistólica do ventrículo direito (VD) e na pesquisa de dissincronia cardíaca.[2]

Esta é uma técnica que tem se tornado mais disponível, porém ainda não está presente em todos os aparelhos e persistem problemas na comparação dos valores realizados em aparelhos de fabricantes diferentes, embora este problema tenha sido reduzido nos últimos anos.

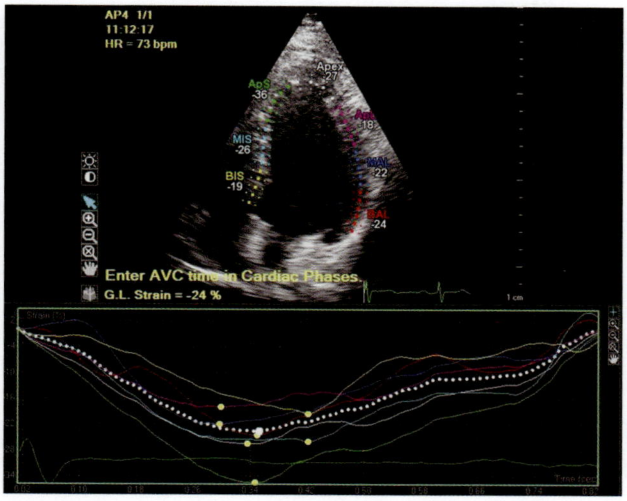

FIGURA 10

Exemplo de curvas de *strain* sistólico longitudinal do ventrículo esquerdo (VE), que avalia o encurtamento sistólico de cada segmento miocárdico, da base em direção ao ápice. Os sete segmentos e respectivas curvas de deformação são representados em cores neste corte apical de quatro câmaras. O *strain* de cada segmento é expresso em porcentagem, que corresponde ao encurtamento máximo ao final da sístole. Neste caso, com fração de ejeção do VE normal (67%) as curvas são uniformes e síncronas, uma vez que não há anormalidade contrátil segmentar nem distúrbio de condução. Observe que as curvas são negativas no caso do *strain* longitudinal, pois há uma redução do comprimento de cada segmento na sístole. A curva pontilhada em amarelo constitui o *strain* longitudinal global (SLG), resultante da média de todos os segmentos, igual a 24% (normal: acima de 18%).

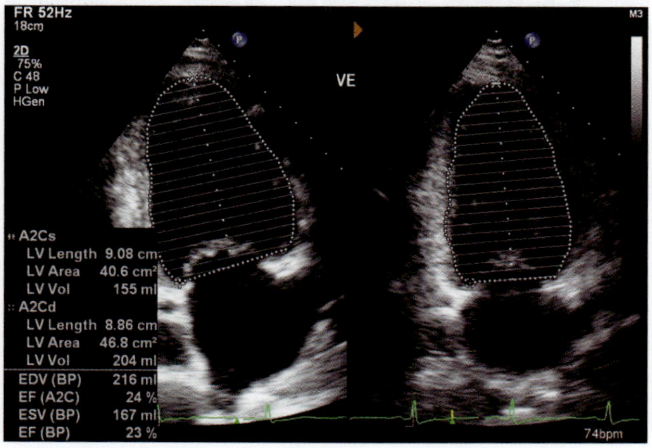

FIGURA 11

Função diastólica normal em homem de 31 anos, assintomático. Fluxo mitral normal com tempo de desaceleração da onda E de 246 ms e relação E/A de 1,6 (acima à esquerda), volume normal do átrio esquerdo (21,8 ml/m²) (acima à direita). Abaixo, notam-se as curvas do Doppler tecidual mostrando onda e' septal de 9,75 cm/s e e' lateral de 17,6 cm/s, com relação E/e' média de 5,5.

Avaliação da função ventricular e da massa miocárdica do ventrículo esquerdo

Função sistólica global

A análise da função sistólica do VE habitualmente é realizada pela medida da fração de ejeção (FEVE), que expressa o desempenho sistólico global, com valores diagnóstico e prognóstico consagrados. A FEVE matematicamente é representada pela fórmula: (volume diastólico final – volume sistólico final / volume diastólico final x 100), sendo expressa em percentagem. São considerados normais valores ≥ 52% para homens e ≥ 54% para mulheres.[8]

Idealmente, os volumes do VE devem ser obtidos pela técnica de Simpson modificado, na qual é tracejada (planimetria) a borda endocárdica nos planos apical 4- e 2- câmaras em diástole e sístole (Figura 12).

Alternativamente e apenas em pacientes com geometria normal do VE, sem alteração contrátil segmentar ou movimentação atípica ou paradoxal do septo ventricular, os volumes podem ser calculados pelo método de Teichholz, em que eles são obtidos a partir de uma fórmula matemática que utilizada apenas o diâmetro ventricular esquerdo.[8]

Os volumes também podem ser obtidos pelo eco 3D.[3] Para o ecocardiografista experiente e bem treinado, a FEVE pode ser estimada subjetivamente, sendo especialmente útil na presença de imagens de má qualidade que dificultam a planimetria para cálculo dos volumes.

Função sistólica segmentar ou regional

A análise da contração segmentar é fundamental na pesquisa da doença arterial coronariana e suas consequências, que

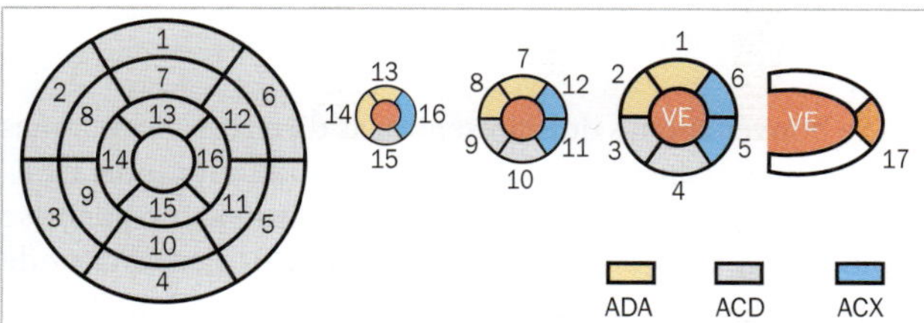

Basal	Médio	Apical
1. anterior	7. anterior	13. anterior
2. anterosseptal	8. anterosseptal	14. septal
3. inferosseptal	9. inferosseptal	15. inferior
4. inferior	10. inferior	16. lateral
5. inferolateral	11. inferolateral	17. ápice
6. anterolateral	12. anterolateral	

FIGURA 12

Esquema proposto para designar 17 segmentos miocárdicos do ventrículo esquerdo (6 basais, 6 médios e 5 apicais), relacionados à perfusão das artérias coronárias correspondentes. As cores amarela, cinza e azul discriminam, respectivamente, o território vascular das artérias coronárias descendente anterior (ADA), direita (ACD) e circunflexa (ACX).

se caracterizam por comprometimento miocárdico segmentar. Disfunção segmentar não é específica de isquemia miocárdica, já que também podem ocorrer em outras situações, como doença de Chagas e miocardite aguda.[5,6]

A alteração contrátil segmentar pode ser de intensidade variável (hipocinesia, acinesia ou discinesia) acometendo um ou mais segmentos das paredes miocárdicas, de forma reversível (isquemia miocárdica espontânea ou induzida por estresse físico/farmacológico) ou definitiva (infarto do miocárdio ou fibrose) (Vídeo 8). Para localizar as disfunções regionais, utiliza-se um esquema de divisão do ventrículo esquerdo em 17 segmentos miocárdicos de diferentes topografias (apical, média e basal), que compõem as diversas paredes (septal anterior, septal inferior, anterior, lateral, lateral inferior e inferior) e que estão relacionados à irrigação coronariana (Figura 12).[6]

Função diastólica

Atualmente, a função diastólica é avaliada pela combinação do fluxo mitral avaliado pelo Doppler pulsátil, a velocidade da onda e´ septal e lateral do anel mitral obtida pelo Doppler tecidual, volume do átrio esquerdo e pressão sistólica em artéria pulmonar, sendo valorizado principalmente a determinação das pressões de enchimento do VE ou pressão em átrio esquerdo (AE).[9]

Com estes parâmetros, considera-se que há disfunção diastólica com aumento das pressões de enchimento quando 3 ou 4 deles estão anormais:[9]

- Relação E/e´ média > 14.
- Velocidade onda e´ septal < 7 cm/s ou da onda e´ lateral < 10 cm/s.
- Volume do átrio esquerdo > 34 mL/m^2.
- Velocidade máxima do refluxo tricúspide > 2,8 m/s (como marcador de aumento da pressão pulmonar).

Se houver apenas dois presentes, as diretrizes norte-americanas atuais consideram como função diastólica indeterminada e se houver menos de dois itens presentes, considera-se como função diastólica normal. A disfunção diastólica pode ser classificada em disfunção diastólica graus 1, 2 ou 3, conforme o aumento da gravidade (Figuras 13 e 14).[9,10]

A disfunção diastólica grau 1 geralmente está associada à alteração do relaxamento diastólico do VE, que habitualmente não apresenta aumento da pressão em átrio esquerdo. A disfunção diastólica graus 2 e 3, geralmente estão associadas a aumento da pressão em átrio esquerdo. A disfunção diastólica grau III, também chamada de padrão restritivo, está associada a desfechos cardiovasculares.[6,9,10]

Em casos duvidosos, outros parâmetros podem ser utilizados, como o fluxo em veias pulmonares, o tempo de desaceleração da onda E mitral e a velocidade de propagação do fluxo diastólico.[9]

Mais recentemente, tem ganho atenção o ecocardiograma sob estresse físico para avaliação da função diastólica. Observa-se aumento da relação E/e´ e da pressão em artéria pulmonar com o esforço nos pacientes com disfunção diastólica significativa.[10]

Fibrilação atrial, taquicardia sinusal, ritmo de marca-passo e valvopatia mitral são fatores que interferem na avaliação da função diastólica, muitas vezes impedindo a sua análise.[9,10]

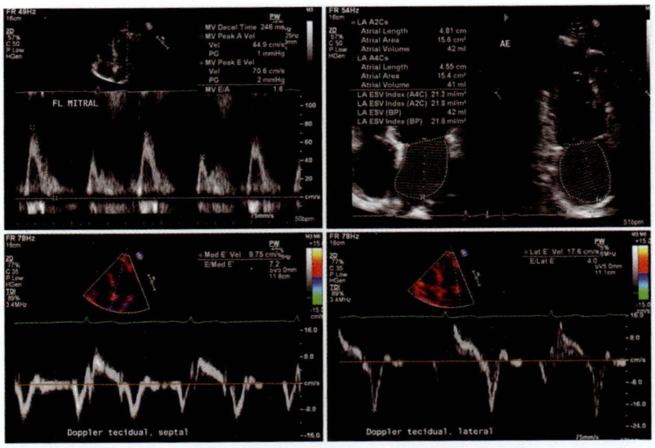

FIGURA 13

Exemplo do método de Simpson para obtenção da fração de ejeção em um paciente com cardiomiopatia dilatada e disfunção sistólica importante do ventrículo esquerdo, com fração de ejeção de 23%.

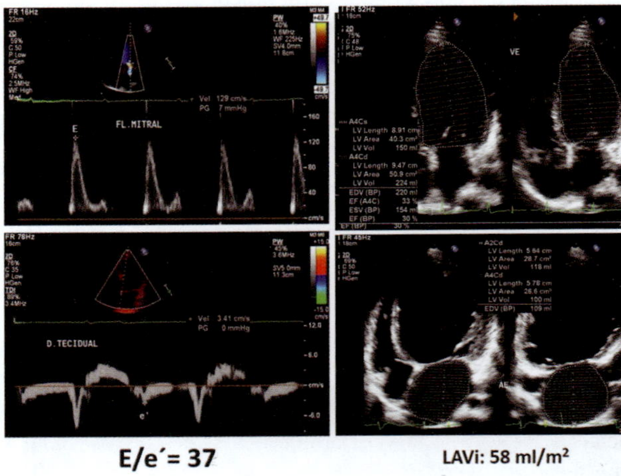

FIGURA 14

Disfunção diastólica grau III em paciente com cardiomiopatia dilatada com fração de ejeção do ventrículo esquerdo de 30%. Observa-se fluxo mitral com padrão restritivo (acima à esquerda), relação E/e' de 37, indicando aumento da pressão em átrio esquerdo (abaixo à esquerda) e volume atrial esquerdo com aumento importante, de 58 mL/m^2 (abaixo à direita).

Avaliação funcional do ventrículo direito

A geometria complexa do ventrículo direito (VD) dificulta a determinação de um algoritmo ou de uma fórmula matemática que calcule adequadamente seus volumes. A variação fracional das áreas diastólica e sistólica do ventrículo direito (FAC; *fractional área change*), no corte apical 4-câmaras, tem sido utilizada como alternativa de avaliação quantitativa da sua função sistólica (valores normais acima de 35%).[8]

Outro índice utilizado para avaliação da função é a excursão sistólica do anel tricúspide (TAPSE; valor normal ≥ 16 mm), que tem valor prognóstico, especialmente na hipertensão pulmonar. O Doppler tecidual, medindo a velocidade de deslocamento do anel tricúspide (onda S) também tem sido utilizado.[8]

O *strain* parece ser uma técnica promissora para avaliação da função do VD, sendo considerados normais valores mais negativos que 21% (ou valores absolutos ≥ 21%).[2] O eco 3D supera as limitações geométricas do VD, permitindo avaliação da função pela fração de ejeção,[3] porém aparelhos com *software* para análise do VD ainda são muito pouco disponíveis.

Massa ventricular esquerda e hipertrofia miocárdica

A espessura miocárdica normal é de até 9 mm para mulheres e 10 mm para homens. A massa ventricular esquerda é calculada indiretamente a partir da estimativa dos volumes ventriculares, derivados de fórmulas que geralmente levam em consideração as dimensões cavitárias lineares e a espessura miocárdica. O índice de massa do VE é obtido pela massa miocárdica corrigida pela área de superfície corpórea, com valores normais ≤ 95 g/m^2 em mulheres e ≤ 115 g/m^2 em homens. Esses dados são úteis no diagnóstico e quantificação da hipertrofia do VE, com acurácia superior ao eletrocardiograma e com valor prognóstico em pacientes com hipertensão arterial.[8]

A espessura relativa da parede leva em conta a espessura da parede lateral inferior (posterior) multiplicada por dois, dividida pelo diâmetro ventricular, cujo valor normal até 0,42. A associação desse índice à massa miocárdica permite caracterizar hipertensos com padrões geométricos específicos (Tabela 2)[8].

TABELA 2 Associação entre índices de massa do ventrículo esquerdo (VE)

	Índice de massa do VE indexada normal	Índice de massa do VE indexada aumentado
Espessura relativa normal	Normal	Hipertrofia excêntrica
Espessura relativa aumentada	Remodelamento concêntrico	Hipertrofia concêntrica

Pacientes hipertensos com hipertrofia miocárdica ou remodelamento concêntrico têm maiores chances de desenvolver eventos cardiovasculares.

Cardiomiopatias e transplante cardíaco

O eco é fundamental para a caracterização estrutural e funcional das cardiomiopatias, cuja classificação envolve muitos elementos obtidos por esse método. O exame auxilia no manuseio clínico dessas doenças, orientando seu tratamento farmacológico, estabelecendo critérios objetivos de resultados terapêuticos e oferecendo dados prognósticos.

Cardiomiopatia dilatada

O exame revela aumento das dimensões da cavidade ventricular esquerda e, geralmente em menor grau, dilatação do átrio esquerdo e das câmaras direitas. Há alteração da conformação geométrica do VE, com aumento da esfericidade dessa câmara.[6]

O aspecto mais marcante é o comprometimento global da função sistólica, com hipocontratilidade difusa de ambos os ventrículos e redução da FEVE. Alterações segmentares da contração ventricular são incomuns na forma idiopática e podem ocorrer em etiologias específicas como nas miocardites, cardiomiopatia chagásica e na presença de bloqueio de ramo esquerdo (BRE).

Entretanto, a hipocinesia difusa não é específica da cardiomiopatia dilatada e pode estar presente na cardiomiopatia isquêmica com envolvimento multiarterial e na fase avançada de valvopatia aórtica e/ou insuficiência mitral.[6]

O refluxo mitral é frequente, provocado por distorção geométrica do aparelho valvar causada pela dilatação e esfericidade ventricular, com desalinhamento e deslocamento inferolateral dos músculos papilares, além de dilatação do anel valvar, resultando em coaptação incompleta e insuficiência valvar em grau variável. Refluxo tricúspide também é frequente, associado ou não a graus variáveis de disfunção ventricular direita ou elevação da pressão arterial pulmonar.[6]

A disfunção diastólica do VE frequentemente está associada à disfunção sistólica, desde as formas mais leves, até o padrão restritivo como manifestação de aumento significativo da pressão diastólica final do VE e da pressão no átrio esquerdo. Tais padrões podem variar em função do tratamento: a redução da pré-carga pode causar melhora da disfunção diastólica. A inclusão de dados sobre a função diastólica em pacientes com cardiomiopatia dilatada acrescenta informação prognóstica à FEVE, a exemplo do padrão restritivo irreversível às manobras terapêuticas, que se associa a pior evolução clínica.[6]

Pode haver formação de trombos no interior de um ou mais ventrículos, sendo mais comum na região apical do VE.[6]

Cardiomiopatia chagásica

Na cardiopatia chagásica, há um amplo espectro de alterações, desde ecocardiograma normal até importante comprometimento difuso da função sistólica (cardiomiopatia) associado à disfunção diastólica avançada nas formas mais graves. Podem ser observadas alterações segmentares apicais (hipocinesias, acinesias, aneurisma digitiforme) ou das paredes lateral inferior e inferior, descritas algumas vezes até mesmo nas formas indeterminadas da doença.[11] Trombos apicais podem ocorrer no VE. Na cardiomiopatia chagásica é muito comum o comprometimento do ventrículo direito, com dilatação e disfunção contrátil desta câmara. A cardiomiopatia chagásica também apresenta comprometimento do átrio esquerdo.[11]

Cardiomiopatia hipertrófica

As diferentes localizações da hipertrofia são geralmente reconhecíveis ao ecocardiograma transtorácico. A apresentação mais comum é a hipertrofia predominante no septo interventricular, seguida das formas concêntrica, apical e da parede livre do VE (Figura 15). A hipertrofia com predomínio septal se caracteriza por uma relação superior a 1,3 entre as espessuras diastólicas do septo e da parede posterior do VE.[6]

Na forma obstrutiva, o exame pode identificar o movimento sistólico anterior da valva mitral, projetando-se em direção ao septo hipertrofiado e causando obstrução dinâmica da via de saída do VE na sístole. Essa obstrução dinâmica causa um jato turbulento com gradiente subaórtico sistólico crescente, de pico tardio, demonstrado ao Doppler contínuo, que pode estar presente em repouso ou ser induzido por manobra de Valsalva.[6] A ecocardiografia sob estresse físico pode ser realizada para evidenciar gradiente significativo na via de saída do VE, quando este é discreto ou ausente em repouso.[6,12]

O tracionamento do aparelho valvar mitral durante a sístole produz refluxo mitral de grau variável. Por vezes, é difícil diferenciar, ao Doppler contínuo, o jato da obstrução subaórtica do jato do refluxo mitral.

A cavidade ventricular esquerda é reduzida e a função sistólica é normal. Disfunção diastólica geralmente está presente, em grau variável. A insuficiência mitral e a disfunção diastólica produzem dilatação atrial esquerda.[6]

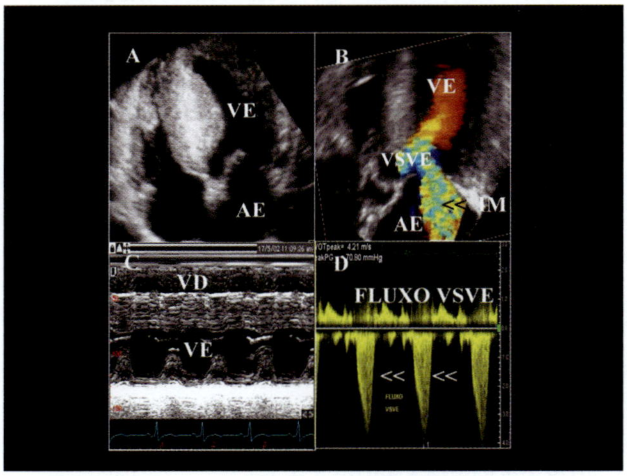

FIGURA 15

Cardiomiopatia hipertrófica obstrutiva. A: corte apical (ETT) demonstrando intensa hipertrofia septal. B: mapeamento de fluxo em cores com refluxo mitral e turbulência subaórtica; C: eco modo-M com relação espessura septal/parede posterior > 1,5; D: curva de Doppler contínuo ao longo da via de saída do VE com aspecto típico de obstrução dinâmica subaórtica.

A forma apical de cardiomiopatia hipertrófica, mais rara, produz imagem característica que pode ser realçada com o uso de contraste de microbolhas. Algumas vezes a cardiomiopatia hipertrófica apresenta obstrução médio-ventricular demonstrada pelo mapeamento de fluxo em cores, com gradiente dinâmico estimado pelo Doppler contínuo.[6]

Cardiomiopatia restritiva

Esse grupo é constituído por doenças que apresentam em comum o comportamento hemodinâmico restritivo, com função sistólica relativamente preservada, incluindo a endomiocardiofibrose, as doenças infiltrativas ou de depósito (amiloidose, sarcoidose e hemocromatose) e, ainda, a forma idiopática.[6]

A endomiocardiofibrose apresenta aspecto ecocardiográfico peculiar pela presença de obliteração da ponta de um ou ambos os ventrículos por material fibrotrombótico (Figura 16). No acometimento preferencial do ventrículo direito, observam-se dilatação da via de saída dessa câmara, com movimento paradoxal do septo interventricular, "ancorado" pela fibrose endocárdica e refluxo tricúspide, sem hipertensão pulmonar.

Nas formas avançadas, chama a atenção a dilatação acentuada do átrio direito, desproporcional ao grau de refluxo tricúspide, em decorrência do quadro restritivo caracterizado pelo padrão de fluxo tricúspide típico, com redução do seu tempo de desaceleração e dilatação da veia cava inferior. Pode haver derrame pericárdico.

No acometimento predominante ou exclusivo do VE, observa-se, além da obliteração apical, a desproporção da dilatação atrial em relação ao ventrículo, que pode ter dimensão normal ou discretamente aumentada com cavidade arredondada. A função sistólica é normal, hiperdinâmica ou levemente reduzida. O refluxo mitral geralmente é discreto. O padrão de fluxo mitral é tipicamente restritivo (relação onda E/A > 1; redução dos tempos de relaxamento isovolumétrico e do tempo de desaceleração mitral), e pode ocorrer hipertensão pulmonar secundária. Nas formas mistas, ou predominantemente direitas, o diagnóstico diferencial é feito com a pericardite constritiva, anomalia de Ebstein e valvopatias.[6]

A amiloidose constitui uma doença de depósito, cujos sinais ecocardiográficos são dilatação dos átrios e aumento da espessura miocárdica (incluindo septo interatrial) com textura granular e brilhante (Figura 17). Há graus variáveis de disfunção diastólica evolutivos até o padrão restritivo, comprometimento tardio da função sistólica, e espessamento e regurgitações valvares discretas e derrame pericárdico.[6] A técnica de *strain* trouxe auxílio importante nesta condição, mostrando preservação dos valores em segmentos apicais e redução do *strain* em segmentos basais e médios.

Cardiomiopatia arritmogênica do ventrículo direito

A displasia arritmogênica do ventrículo direito, em sua forma mais típica, apresenta dilatação com hipocontratilidade

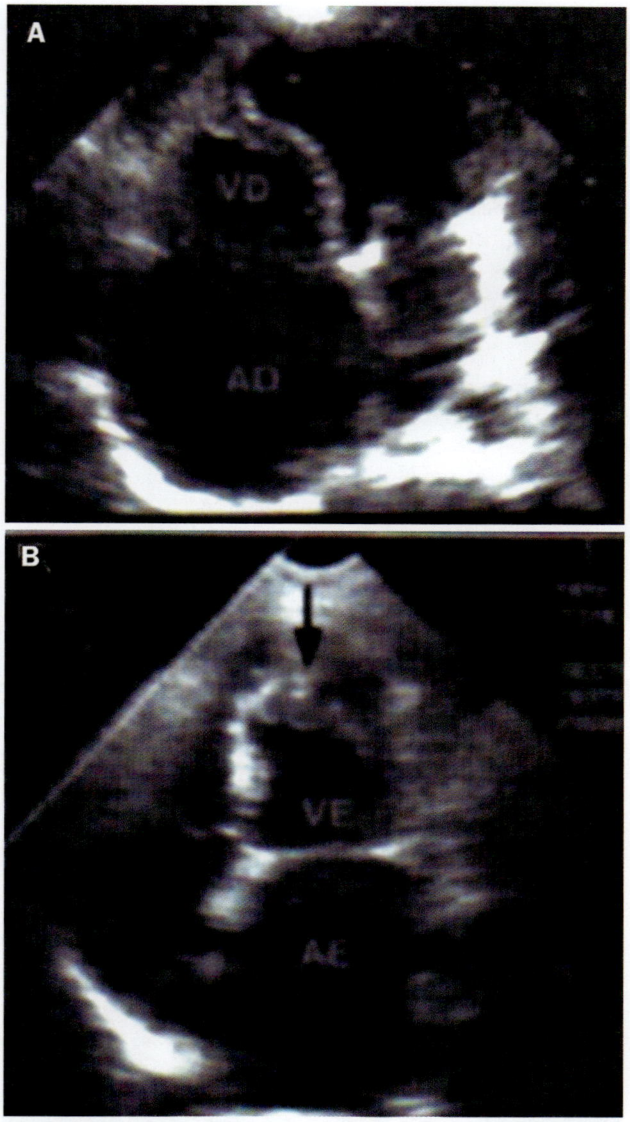

FIGURA 16

A: endocardiomiofibrose do ventrículo direito (VD) no corte apical de câmaras: observe a obliteração da ponta do VD, o septo interventricular serpiginoso e a acentuada dilatação do átrio direito (AD); B: endocardiomiofibrose do ventrículo esquerdo (VE), com material fibrino-trombótico obliterando o ápex (seta), associado à dilatação expressiva do átrio esquerdo (AE).

ventricular direita, associadas a pequenos aneurismas trabeculares, sendo estas alterações um dos critérios maiores para o diagnóstico da doença.[6]

Ventrículo esquerdo não compactado

O ventrículo não compactado, outra forma rara de cardiomiopatia, é caracterizado ao ecocardiograma pela presença de uma camada endocárdica com trabeculação excessiva e exuberante, permeada por recessos intratrabeculares proeminentes demonstráveis ao MFC, com acometimento preferencial das paredes apical e lateral do VE (Figura 18). Além disso, geralmente há hipocinesia difusa em graus variáveis e pode haver trombos ventriculares.[6]

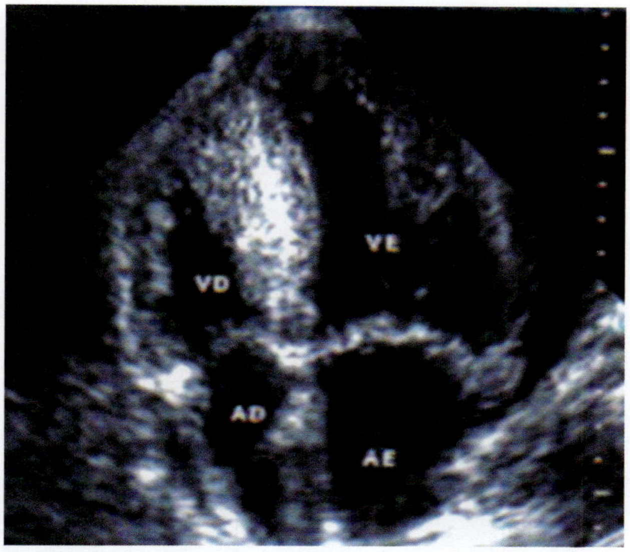

FIGURA 17

Amiloidose cardíaca ao eco transtorácico (corte apical de câmaras). Chama a atenção o septo interventricular espessado com textura tipicamente granular e hiper-refringente.

VE: ventrículo esquerdo; VD: ventrículo direito; AE: átrio esquerdo; AD: átrio direito.

Transplante cardíaco

O coração transplantado (ortotópico) exibe particularidades estruturais e funcionais ao eco. Observam-se aumento dos átrios (quando há união do átrio do doador com parte do receptor), espessamento nas linhas de sutura da anastomose biatrial, hipocinesia ou movimento paradoxal do septal com desempenho sistólico conservado.

Pode haver discreto aumento do ventrículo direito, com refluxo tricúspide de grau variável na dependência de persistência de hipertensão pulmonar no pós-operatório. O derrame pericárdico é frequente no pós-operatório recente, desaparecendo com a evolução. A função diastólica sofre variações temporais, inicialmente com padrão do tipo restritivo mesmo quando o paciente está evoluindo sem complicações.[6]

A rejeição aguda ao enxerto produz uma série de eventos ecocardiográficos, que incluem mudança no padrão de função diastólica, aumento da espessura miocárdica, novo refluxo mitral, reaparecimento de derrame pericárdico e, tardiamente, redução da função sistólica ventricular. *strain* reduzido, particularmente do ventrículo direito, pode ser um marcador de rejeição.[6]

Avaliação do infarto e suas consequências

A característica ecocardiográfica do infarto é a presença de anormalidades contráteis segmentares (hipocinesia, acine-

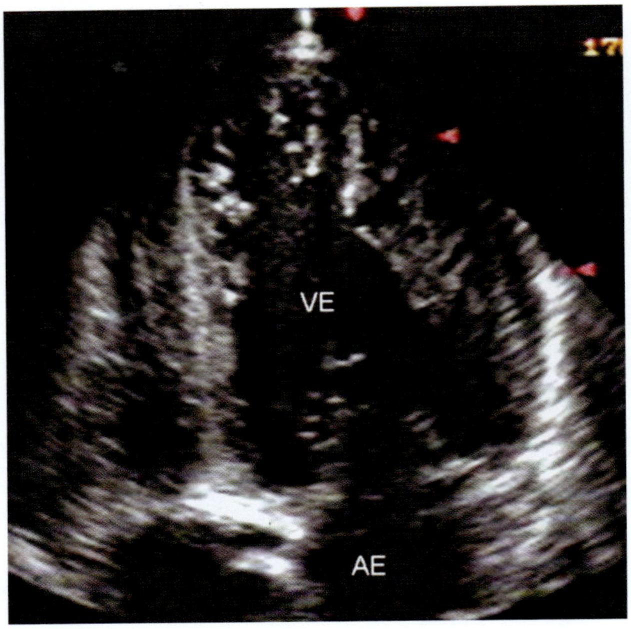

FIGURA 18

Imagem bidimensional (corte apical de quatro câmaras) de um caso de miocárdio não compactado, em paciente adulto com insuficiência cardíaca. Observa-se trabeculação grosseira afetando particularmente os segmentos apicais e médios das paredes anterolateral e septal do ventrículo esquerdo, que deve ser diferenciada de trombos.

AE: átrio esquerdo.

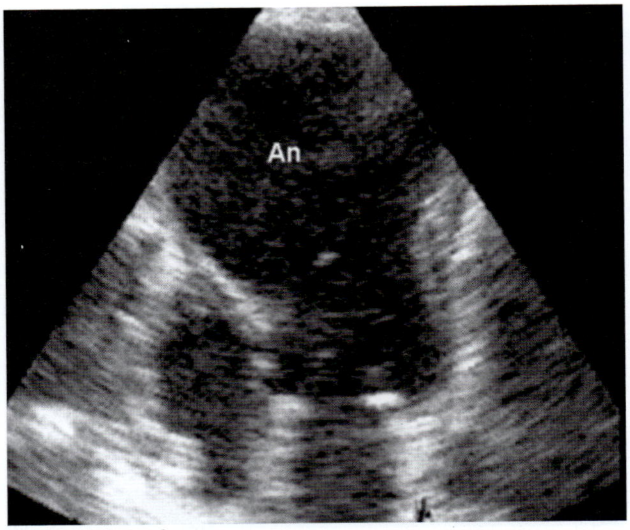

FIGURA 19

Volumoso aneurisma verdadeiro (An) anterosseptolateral do ventrículo esquerdo com colo amplo (corte apical de quatro câmaras).

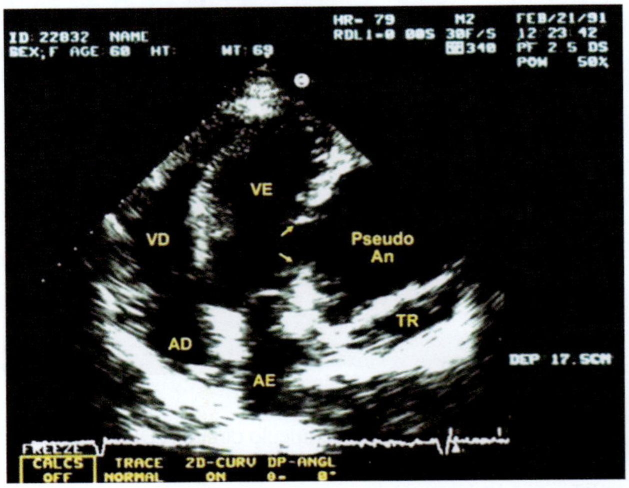

FIGURA 20

Imagem bidimensional de grande pseudoaneurisma (pseudo-An) do ventrículo esquerdo, em paciente com infarto lateral, exibindo colo estreito (setas) e trombo (TR) laminar em seu interior.

AD: átrio direito; AE: átrio esquerdo; VD: ventrículo direito.

sia ou discinesia) irreversíveis, associadas à diminuição do espessamento sistólico, mais frequentes nos pacientes com alteração eletrocardiográfica. Após a fase aguda, zonas fibróticas tornam-se, na evolução, mais delgadas e refringentes ao eco.

Devemos lembrar outras causas de movimentação atípica ou discinética do septo interventricular, como marca-passo, bloqueio de ramo esquerdo, síndrome de pré-excitação, pós-operatório de cirurgia cardíaca, sobrecarga de volume do ventrículo direito e derrame pericárdico.[6]

O papel do eco é ainda mais relevante no infarto agudo do miocárdio complicado com insuficiência cardíaca ou choque, podendo revelar imediatamente grande área de comprometimento ventricular, aneurisma do VE (Figura 19), infarto do ventrículo direito ou complicações mecânicas agudas que exigem diagnóstico precoce e tratamento imediato como pseudoaneurisma (Figura 20), comunicação interventricular aguda por ruptura do septo interventricular (Figura 21), insuficiência mitral aguda por disfunção/ruptura de músculo papilar e tamponamento cardíaco por ruptura da parede livre do VE.[6]

Aneurismas verdadeiros localizam-se frequentemente na porção septal anterior, anterior e apical e, em geral, têm colo largo. Pseudoaneurismas são mais observados nas paredes inferior lateral e lateral, tendo colo estreito. Ambos podem conter trombos cavitários.[6]

Trombos murais localizam-se, com maior frequência, na região apical do VE e surgem em áreas infartadas com acinesia ou discinesia. Os trombos protusos para a cavidade e móveis apresentam maior potencial embólico (Figura 22).[3] O ecocardiograma transtorácico é método sensível no diagnóstico de trombo em VE e pode documentar a resolução espontânea de trombos na fase aguda, ou sua persistência na fase crônica relacionada à disfunção ventricular irreversível.[6]

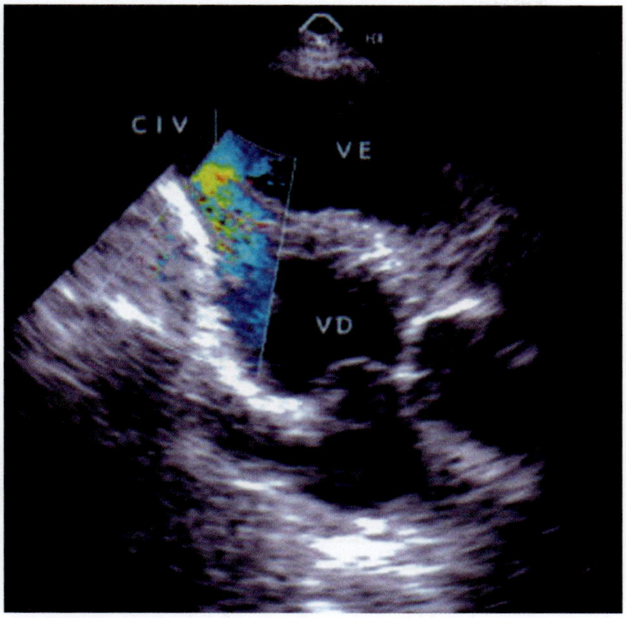

FIGURA 21

Infarto do miocárdio da parede anterosseptal complicado por comunicação interventricular (CIV), caracterizada ao mapeamento de fluxo em cores pela aceleração proximal na face ventricular esquerda (VE) em direção ao ventrículo direito (VD) (corte apical modificado).

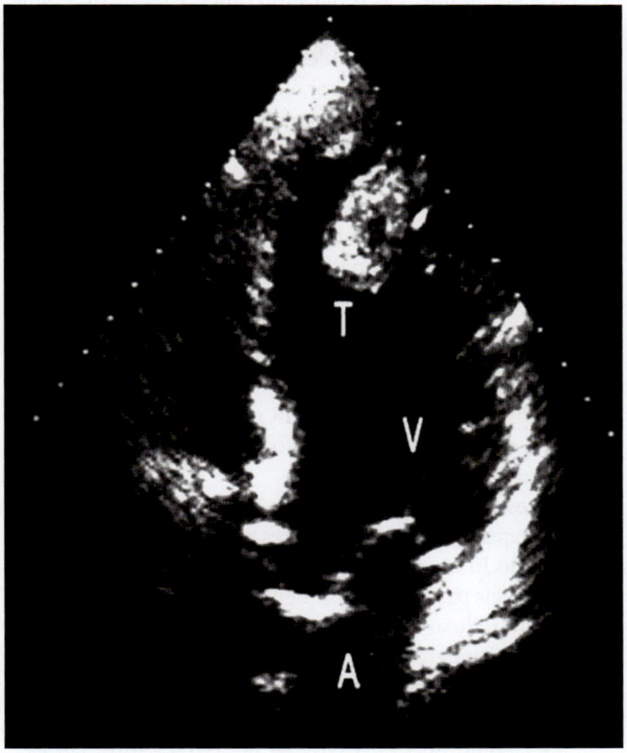

FIGURA 22

Trombo apical pediculado e móvel (T) com 3 cm de extensão, em paciente com infarto agudo do miocárdio anterosseptoapical.

V: ventrículo esquerdo; A: átrio esquerdo (corte apical de quatro câmaras).

Valvopatias, próteses valvares e endocardite infecciosa

O ecocardiograma permite a avaliação da estrutura valvar e da etiologia e gravidade da lesão, assim como do grau de repercussão hemodinâmica da sobrecarga de volume ou de pressão sobre as câmaras cardíacas. Em geral, as lesões valvares podem ser avaliadas de forma quantitativa ou qualitativa e classificadas em graus crescentes de gravidade (discreta, moderada ou grave).

Um conceito importante nas estenoses valvares (nativas ou protéticas) é o caráter lábil dos gradientes, que podem variar em razão das condições de fluxo: aumentam quando há refluxo associado e diminuem em presença de disfunção ventricular sistólica. Índices independentes das condições de fluxo, como a área valvar, são úteis nessas situações.

É importante também destacar que nenhum dado ecocardiográfico isolado deve constituir elemento único de avaliação da gravidade da lesão ou de sua repercussão hemodinâmica durante o acompanhamento de casos crônicos. Ao contrário, essa tarefa deve envolver todos os dados disponíveis do exame, julgados no contexto clínico do paciente. Nos casos duvidosos, é prudente a análise evolutiva de exames ecocardiográficos periódicos para confirmação dos resultados.

O termo "escape" é usado por alguns quando se observam somente traços de regurgitação ao estudo Doppler, sem alterações cardíacas estruturais ou funcionais. Essa situação com mínimos refluxos valvares, extremamente frequente na prática clínica, caracteriza os denominados "refluxos fisiológicos" que acometem frequentemente as valvas tricúspide, pulmonar e também a valva mitral.

Insuficiência mitral

O ecocardiograma auxilia no esclarecimento do mecanismo da insuficiência mitral (IM) que pode envolver qualquer elemento do aparelho valvar mitral (anel, cúspides, cordas e músculos papilares), afetado por agentes diversos como calcificações, espessamento (fibrose) das cúspides valvares e/ou do aparelho subvalvar, ruptura de cordas tendíneas ou de músculo papilar, prolapso valvar, vegetações, perfurações, aneurismas e *clefts* dos folhetos.[6,13]

A degeneração mixomatosa pode ser presumida ao eco pelo aspecto peculiar, com cúspides redundantes e espessadas e textura alterada, associado ao prolapso de um ou dos dois folhetos da valva mitral, por vezes associado à ruptura de cordas. A disfunção isquêmica do músculo papilar pode ser suspeitada em presença de refluxo mitral associado à hipocinesia ou acinesia da parede lateral inferior do VE.[6,13]

A duração e a gravidade da IM são os principais determinantes das mudanças adaptativas das câmaras cardíacas em resposta à sobrecarga de volume. Assim, refluxo mitral significativo crônico é geralmente acompanhado por dilatação das câmaras esquerdas, em geral proporcional à gravidade da lesão valvar. Já os refluxos de instalação aguda, decorrentes de endocardite ou de ruptura de cordas tendíneas, não permitem a remodelação das câmaras cardíacas mesmo nas lesões graves. O eco também é o método de escolha para avaliar a progressão do impacto da lesão regurgitante nas dimensões das câmaras cardíacas e na função sistólica ventricular ao longo da evolução.[13]

A caracterização do refluxo mitral é feita pelas diferentes técnicas de Doppler que identificam a presença de fluxo anômalo sistólico turbulento no interior do AE, seja pelo Doppler espectral seja pelo mapeamento de fluxo em cores ("mosaico").[6,13]

Para avaliar a gravidade da IM crônica leva-se em conta o grau de dilatação das câmaras esquerdas e diversos índices baseados no MFC e no Doppler espectral. O MFC permite avaliar a regurgitação mitral em diferentes níveis de manifestação, seja no interior da cavidade do AE (área do jato regurgitante; Figura 23) seja na origem do jato regurgitante (*vena contracta*) ou imediatamente antes de se formar o jato (convergência de fluxo; PISA [*proximal isovelocity surface area]*).[6,13]

A avaliação da área do jato regurgitante é a forma mais prática e corriqueira de estimativa semiquantitativa do refluxo mitral, baseada na extensão e distribuição espacial do jato no AE. De maneira geral, quanto maior a área do jato no interior do átrio, maior a gravidade da lesão, expressa em porcentagem da área do átrio ocupada pelo jato. Porém diversos fatores técnicos, fisiológicos e anatômicos podem afetar a análise pela área do jato regurgitante, devendo ser evitado seu uso isolado para quantificação das lesões. O principal fator que pode levar à subestimação é a excentricidade do jato – nesses casos ocorre colisão do jato com a parede da câmara coletora, com redução da área de refluxo (efeito Coanda). A janela ecocardiográfica limitada por condições individuais é outra causa importante de subestimação. A presença de disfunção contrátil manifesta do VE, como nas cardiomiopatias acompanhadas de IM, pode reduzir a extensão da área do jato regurgitante, dificultando a classificação da IM.[13]

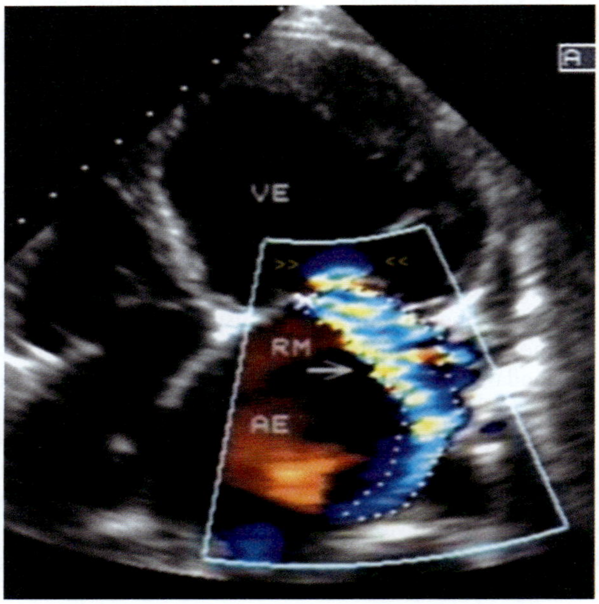

FIGURA 23

Eco transtorácico (corte apical de quatro câmaras) de um caso de insuficiência mitral por prolapso. Observa-se jato regurgitante assimétrico no interior do átrio esquerdo, caracterizado pelo mosaico de cores (fluxo turbulento) "aderido" à parede lateral dessa câmara. O fenômeno da convergência de fluxo (setas) pode ser observado na face ventricular esquerda, seguido pelo ponto mais estreito do jato ao mapeamento de fluxo em cores (*vena contracta*) no nível da passagem pelo orifício regurgitante.

Nas insuficiências que pareçam moderadas ou importantes pela área do jato regurgitante, outros elementos relacionados ao refluxo devem ser analisados. A *vena contracta* é a porção mais estreita do jato, onde ocorre a maior velocidade de fluxo no interior do orifício regurgitante (OR). A largura da vena contracta pode ser obtida pelo MFC e representa a medida do OR efetivo, sofrendo pouca influência da velocidade e direção do jato. A presença de mais de um jato de refluxo diminui a acurácia da medida da *vena contracta*.[13]

Outra forma de avaliação se baseia no fluxo na face ventricular da valva mitral, imediatamente antes de o jato penetrar no átrio esquerdo e envolve o fenômeno da convergência de fluxo (PISA),[68] observado próximo ao plano de coaptação das cúspides. Nessa situação, à medida que o sangue se aproxima do OR, ocorre aumento progressivo da velocidade de fluxo que se traduz ao MFC por arcos coloridos paralelos (áreas concêntricas de isovelocidades), apesar do volume de sangue permanecer constante ao longo desse trajeto. Após a aceleração proximal, esse volume de sangue atravessa o OR com máxima velocidade de fluxo (Vp) para se transformar no jato regurgitante. Considerando que o volume de sangue do hemisfério proximal ao OR é necessariamente igual àquele que ultrapassou o OR, podemos estabelecer diversos cálculos que podem, em última análise, quantificar esse orifício, bem como calcular o volume regurgitante.[13]

A partir da primeira linha concêntrica de isovelocidade, podemos obter a velocidade local (Va) e o respectivo raio do hemisfério de isovelocidade (r) para calcularmos o volume de sangue neste segmento ($2 \pi r^2 x Va$). Depois, obtém-se a velocidade-pico do fluxo regurgitante pelo Doppler contínuo (Vp) e, assim, calcula-se a área efetiva do OR pela fórmula:

$$OR = 2 \pi r^2 x Va / Vp$$

Multiplicando-se a área do OR pela integral da velocidade do jato regurgitante obtida pelo Doppler contínuo obtém-se o volume regurgitante (VR).

É necessário ter cautela para não incorrer em erros nas diversas etapas desses cálculos. Esses parâmetros, derivados do princípio do PISA, podem ser acrescidos aos dados tradicionais e são úteis para o esclarecimento de casos de difícil quantificação do refluxo mitral ou ainda para o acompanhamento periódico da sua gravidade ao longo da evolução de um caso potencialmente cirúrgico, com alto valor prognóstico em populações com diferentes etiologias de insuficiência mitral.[6,13]

Outros dados que caracterizam um refluxo mitral importante são: a velocidade da onda E do fluxo diastólico mitral maior que 1,2 m/s e presença de fluxo reverso sistólico em uma ou mais veias pulmonares detectada pela ETE.[6,13] A Tabela 3 lista os principais parâmetros para classificação da IM.

TABELA 3 Classificação da insuficiência mitral[6,13]

	Discreta	Moderada	Importante
Área do jato regurgitante	< 4 cm²	4 – 10 cm²	> 10 cm² ou ocupando mais que 50% da área do átrio esquerdo
Vena contracta	< 0,3 cm	0,3 – 0,69 cm	≥ 0,7 cm
Área do orifício regurgitante	< 0,20 cm²	0,20 – 0,39 cm²	≥ 0,40 cm²
Volume regurgitante	< 30 mL	30 – 49 mL	≥ 50 mL

A participação do eco é essencial no auxílio da tomada de decisão do momento ideal de indicação cirúrgica em casos de IM crônica oligossintomática ou assintomática, que ainda é uma tarefa difícil e controversa.

O eco pode indicar comprometimento subclínico da função do VE, ao surpreender diminuições progressivas da FEVE, além de aumento progressivo nos diâmetros ou volumes ventriculares. É oportuno lembrar que na IM crônica significativa a FEVE está aumentada no início da evolução. Isso ocorre em razão do aumento do volume diastólico pela sobrecarga volumétrica, e redução do volume sistólico por conta do esvaziamento parcial do VE para um circuito de baixa pressão constituído pelo AE dilatado e complacente, caracterizando assim um VE "hiperdinâmico". Dessa forma, o desenvolvimento de uma disfunção ventricular latente pode passar despercebido se a mudança do padrão contrátil não for identificada por meio de exames ecocardiográficos periódicos.[6,13]

O aumento evolutivo dos níveis de pressão da artéria pulmonar também deve ser levado em conta nesta abordagem. É necessário destacar que não há parâmetro ecocardiográfico isolado que por si só indique cirurgia. É preciso individualizar cada caso, dentro do contexto clínico e cirúrgico (plastia x prótese valvar). Indivíduos assintomáticos com IM significativa devem realizar eco a cada 6-12 meses. Nestes pacientes, a possibilidade de cirurgia pode ser considerada se a FE se reduzir abaixo de 60% e diâmetro sistólico do VE ≥ 40 mm, ou se houver aumento da pressão sistólica em artéria pulmonar (> 50 mmHg em repouso ou 60 mmHg ao esforço) com função do VE normal, sobretudo se houver queda no desempenho físico ao exercício.[6,12,13]

Insuficiência aórtica

As causas valvares (fibrocalcificação, vegetações endocárdicas, ruptura ou prolapso dos folhetos aórticos), anulares (dilatação do anel por doenças da aorta torácica com ectasias ou aneurismas) ou mistas (dissecção aórtica com desinserção ou má coaptação dos folhetos) de insuficiência aórtica (IAo) podem ser investigadas ao eco bidimensional. Nos casos crônicos, o grau de dilatação ventricular esquerda é, em geral, proporcional à gravidade do refluxo aórtico, e exprime a repercussão funcional da lesão valvar sobre essa câmara.[6,13]

A avaliação da gravidade da IAo envolve técnicas semiquantitativas que incluem o estudo do comportamento do jato regurgitante no interior da câmara receptora (VE) e das repercussões do refluxo na aorta. Entretanto, não há uma relação estreita entre o tamanho ou a profundidade do jato com o grau de refluxo aórtico. Por outro lado, a relação da largura da origem do jato regurgitante com o diâmetro da via de saída do VE é critério de gravidade (Figura 24).[13]

Insuficiência importante é caracterizada por tempo de meia-pressão (PHT; *pressure half-time*) do refluxo, avaliado pelo Doppler contínuo, menor que 200 ms. A avaliação isolada desses dados requer cuidado, uma vez que pode sofrer influência da complacência ventricular esquerda e da frequência cardíaca, sobretudo nos casos agudos. A presença de fluxo reverso holodiastólico em diferentes níveis da aorta torácica e abdominal proximal também constitui critério de gravidade do refluxo aórtico.[13]

Nas formas agudas, pode ser observado o fechamento precoce da valva mitral ao eco modo-M, e não há tempo hábil para mudanças estruturais do VE. Nas formas crônicas, o processo de remodelamento ventricular, com dilatação progressiva e manutenção da espessura diastólica, na dependência da gravidade do refluxo. Após longo período de adaptação, pode se instalar insidiosamente a disfunção ventricular esquerda assintomática, que pode ser surpreendida pela detecção de queda progressiva da FEVE. Essas anormalidades podem anteceder a queda da capacidade funcional e podem servir de critério de indicação cirúrgica nos casos com IAo crônica grave antes do aparecimento de sintomas.[6,13]

Considera-se diâmetro diastólico do VE > 70 mm ou sistólico > 55 mm (≥ 75/55 mm se etiologia reumática) e FEVE < 50% como parâmetros que auxiliam na indicação de cirurgia.

Insuficiência tricúspide

As diversas causas de insuficiência tricúspide primária podem ser estabelecidas ao eco após serem diferenciadas das formas fisiológicas e das formas secundárias à hipertensão pulmonar ou à dilatação do anel que ocorre nos casos de dilatação e/ou disfunção ventricular direita, a exemplo das cardiomiopatias dilatadas.

Formas primárias incluem doença reumática, prolapso de valva tricúspide, endocardite infecciosa, endomiocardiofibrose, ruptura traumática de cordoalha, radioterapia, anomalia de Ebstein, síndrome carcinoide e do uso de certos anorexígenos. A gravidade da lesão é presumida pela extensão do jato no interior do átrio direito, pelo grau de dilatação das câmaras direitas e da veia cava inferior. A presença de fluxo sistólico reverso em veias hepáticas ou até em veia cava superior indica refluxo significativo.[6,13]

Estenose mitral

A imensa maioria dos casos de estenose mitral (EM) em nosso meio se relaciona à doença reumática, com seus aspectos característicos ao eco: redução do grau de abertura (e aber-

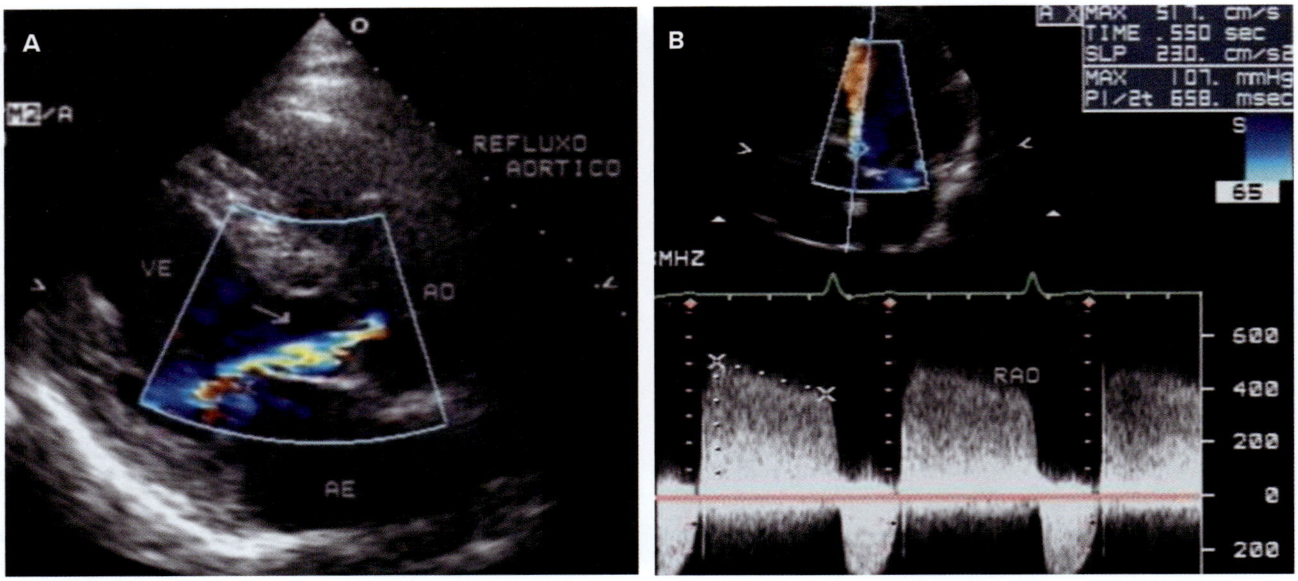

FIGURA 24

A: corte paraesternal longitudinal demonstrando refluxo aórtico, caracterizado por meio do mapeamento de fluxo em cores pelo jato regurgitante diastólico na via de saída do ventrículo esquerdo direcionado ao folheto anterior da valva mitral. Observa-se o fenômeno da convergência de fluxo na face aórtica da valva aórtica. A aorta ascendente encontra-se dilatada. B: curva espectral de Doppler contínuo do jato regurgitante aórtico, obtida por via apical, mostrando fluxo turbulento holodiastólico. O tempo de meia-pressão de 658 mseg é compatível com refluxo aórtico discreto.

tura em cúpula) e da mobilidade das cúspides por espessamento e calcificação, fusão de comissuras, espessamento e fusão de cordoalha. A calcificação do anel mitral de caráter degenerativo, presente em pacientes idosos, pode ser outra causa de estenose mitral discreta, porém raramente causa distúrbio hemodinâmico relevante.[6,14]

A EM reumática evolui lentamente com dilatação atrial esquerda progressiva. O VE tem tamanho normal ou discretamente reduzido, com função sistólica geralmente preservada, se não houver refluxo mitral ou valvopatia aórtica significativos. A dilatação ou disfunção ventricular direita pode ser resultante de comprometimento reumático da valva tricúspide por vezes subestimado, mas frequentemente é decorrente do aumento da pressão em artéria pulmonar, que também determina insuficiência tricúspide secundária.[6,14]

O eco transtorácico assume papel fundamental na seleção de pacientes com EM candidatos à valvotomia por cateter-balão pelos critérios de Wilkins-Block, que estabeleceram escores de 1 a 4 pontos para cada um dos quatro elementos que envolvem aspectos das cúspides (espessamento, calcificação, mobilidade valvar) e do envolvimento subvalvar. Casos ideais devem ter escore total inferior ou igual a 8 pontos. Calcificação dos folhetos e fibrose subvalvar têm maior repercussão na previsão de maus resultados. A presença de refluxo mitral significativo ou trombo em AE ou em seu apêndice contraindicam o procedimento, sendo necessária a realização e ETE para essa última avaliação.[6,14]

O estudo Doppler demonstra jato diastólico turbulento na via de entrada do VE, com o fenômeno da convergência de fluxo na face atrial esquerda dos folhetos mitrais. Podem ocorrer graus variáveis de refluxo mitral. Os critérios de gravidade da estenose mitral envolvem, sobretudo, o cálculo da área efetiva de fluxo mitral, complementados pela determinação dos gradientes diastólicos transvalvares.[6,14]

A estimativa da área valvar pode ser feita por diversas técnicas. A mais simples consiste na planimetria do orifício estenótico ao eco bidimensional no corte longitudinal transversal. O método planimétrico tem boa correlação com a cirurgia e o cateterismo cardíaco. Porém, apresenta certas limitações como a grande variabilidade intra e interobservador, subestimação da área em casos de calcificação significativa das cúspides, impossibilidade de avaliação do componente subvalvar e inadequação na avaliação da reestenose pós-cirúrgica.

O método mais utilizado é baseado no *pressure half-time* (PHT) ou tempo de meia-pressão, derivado da curva do fluxo diastólico mitral ao Doppler espectral. Esse índice baseia-se no tempo necessário para a queda da pressão diastólica na câmara atrial e aumenta com a gravidade da estenose. Os aparelhos atuais calculam o orifício mitral por uma fórmula em que o PHT é obtido a partir do traçado da porção descendente da onda E da curva diastólica do fluxo mitral ao Doppler espectral. O método é adequado para avaliação dos componentes valvar e subvalvar e pode ser utilizado em vigência de refluxo mitral associado ou fibrilação atrial, mas pode ter menor acurácia quando há refluxo aórtico significativo ou disfunção ventricular esquerda (sistólica ou diastólica). A área valvar mitral também pode ser calculada a partir da equação da continuidade e do método de PISA (Figura 25).[6,14]

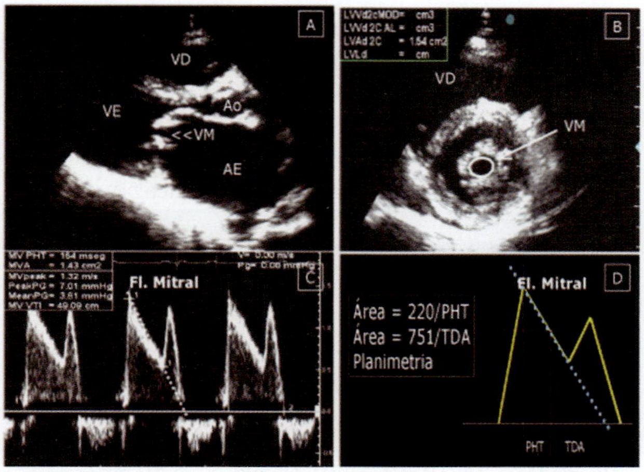

FIGURA 25

Exemplo de um caso de estenose mitral, avaliado pelo ecocardiograma transtorácico. A: corte paraesternal longitudinal demonstrando espessamento e limitação de abertura dos folhetos mitrais com aspecto em cúpula, e dilatação atrial esquerda; B: corte paraesternal transversal demonstrando a redução do orifício mitral, com área valvar estimada em 1,5 cm² pela planimetria; C: perfil do fluxo diastólico mitral obtido com Doppler pulsátil: observam-se as velocidades de fluxo elevadas, com lentidão na despressurização do átrio esquerdo, caracterizada pela maior horizontalização da rampa EF; neste caso, a área valvar mitral estimada pelo método do "*pressure half time*" foi de 1,4 cm². D: demonstração esquemática da obtenção do "*pressure half time*" a partir da curva de fluxo diastólico mitral.

Os gradientes diastólicos mitrais (máximo e médio) são facilmente obtidos a partir do traçado de curvas do fluxo diastólico mitral pelo Doppler espectral. Podem variar de acordo com a condição hemodinâmica e, portanto, devem ser analisados com critério. Casos de EM moderada com alto fluxo mitral, como ocorre na gravidez ou na IM significativa associada, podem apresentar altos gradientes. Entretanto, casos com EM significativa podem apresentar gradientes não tão elevados, quando adequadamente tratados com diuréticos e agentes que diminuem a frequência cardíaca, facilitando o esvaziamento diastólico. Em contrapartida, a fibrilação atrial com alta frequência produz elevação expressiva dos gradientes diastólicos. Por essa razão, o elemento mais confiável para quantificação da gravidade da estenose mitral é a área valvar, que independe das condições de fluxo[6,14]. A Tabela 4 lista os parâmetros utilizados para classificação da estenose mitral.

TABELA 4 Classificação da estenose mitral

	Discreta	Moderada	Importante
Gradiente diastólico médio	< 5 mmHg	5-10 mmHg	> 10 mmHg
Área valvar mitral	> 1,5 cm²	1,0-1,5 cm²	< 1,0 cm²

O eco sob estresse com esforço físico pode ser útil na avaliação de casos com dissociação clínico-ecocardiográfica, avaliando o comportamento dinâmico dos gradientes diastólicos mitrais e da pressão sistólica em artéria pulmonar.[12,14]

Estenose tricúspide

A avaliação de estenose tricúspide (rara e geralmente de etiologia reumática) é semelhante à da estenose mitral. Considera-se estenose tricúspide acentuada quando o gradiente médio é superior a 7 mmHg e o PHT acima ou igual a 190 ms. Devem ser levadas em consideração as variações respiratórias, que são mais intensas no lado direito do coração e podem influenciar nos resultados.[6]

Estenose aórtica

O exame bidimensional pode indicar a etiologia da estenose aórtica (EAo), ao demonstrar valva aórtica bivalvulada (Figura 26), ou sugerir a possibilidade de envolvimento reumático em presença de estenose comissural associada a comprometimento mitral reumático. O processo de calcificação tardia dificulta a análise dos aspectos anatômicos da valva aórtica, nos quais, em alguns casos selecionados a ETE pode acrescentar informações.[6,15]

A hipertrofia ventricular esquerda pode ser facilmente avaliada ao eco e expressa a magnitude da sobrecarga sistólica. A função sistólica do VE, usualmente normal, pode estar comprometida em estágios avançados da doença.[6,15]

A gravidade da EAo é caracterizada pelos gradientes sistólicos e pelo cálculo da área valvar. É necessário relembrar a influência das condições de fluxo sobre os gradientes sistólicos: a queda do fluxo transvalvar resultante de disfunção ventricu-

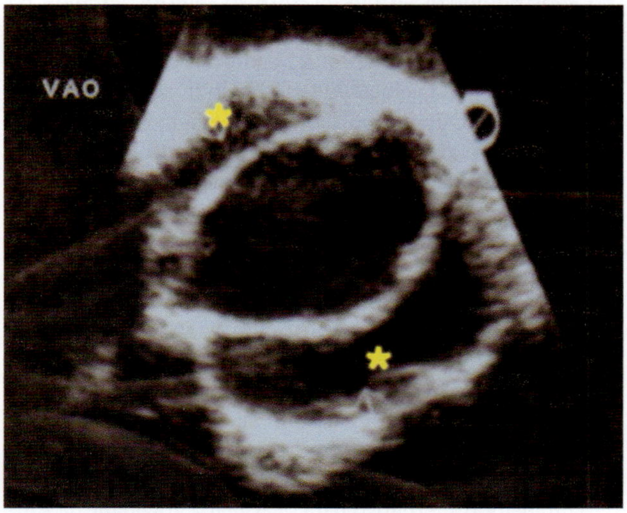

FIGURA 26

Imagem de valva aórtica bicúspide (em sístole) obtida por meio do eco transesofágico. As duas cúspides individualizadas são bem evidentes (asteriscos), separadas pelo orifício de abertura.

lar pode determinar redução dos gradientes para uma mesma área valvar. Ao contrário, nas situações de alto fluxo, como exercício, gravidez, estados febris, anemia, ou refluxo aórtico significativo associado, há aumento dos gradientes aórticos. Por essa razão, o uso de variáveis "fluxo-independentes", como a área valvar aórtica e o índice Doppler de velocidades, deve ser estimulado para a avaliação da gravidade da lesão.[6,14,15]

Os gradientes sistólicos (máximo e médio) são calculados a partir da curva de velocidade de fluxo transaórtico obtida pelo Doppler contínuo, pela aplicação automática da equação simplificada de Bernoulli (4 x velocidade^2).[6]

O gradiente sistólico máximo pela ecocardiografia geralmente é maior do que o calculado pelo estudo hemodinâmico invasivo, pois nesse último analisa-se a diferença entre a pressão máxima na aorta e a pressão intraventricular esquerda (gradiente pico a pico), fenômenos que não coincidem temporalmente. Por sua vez, o Doppler mede a máxima diferença de pressão (gradiente de pico) que ocorre em um determinado momento da sístole ventricular. Na prática, essa diferença entre eco e cateterismo é discreta e sem significado clínico.[6,15]

Para uma adequada avaliação dos gradientes, é necessário um correto alinhamento do feixe de ultrassom com o sentido do fluxo, pois as velocidades registradas são inversamente proporcionais ao ângulo formado por esses elementos. Subestimação dos gradientes é significativa com ângulos superiores a 20°, o que é mais frequente quando o jato é excêntrico ou a janela ecocardiográfica é limitada. Além da janela apical, alternativamente devem ser utilizadas as janelas paraesternal direita ou supraesternal para se obterem os maiores gradientes.[6]

A área valvar aórtica é obtida pela aplicação da equação da continuidade. Esta se baseia no princípio de que o fluxo volumétrico (F) entre duas cavidades (1 e 2), comunicadas por um orifício restritivo, deve permanecer constante: F1 = F2. Considerando que o F, expresso em cm^3, pode ser obtido pelo produto da área transversal (A) pela velocidade local (V), substituindo os termos da equação anterior, teremos: A1 x V1 = A2 x V2. Se considerarmos A1 como a área da via de saída do ventrículo esquerdo, A2 como a área da valva aórtica estenótica, V1 a velocidade média do fluxo na via de saída obtida pelo Doppler pulsátil e V2 a velocidade média do fluxo transvalvar aórtico obtido pelo Doppler contínuo, obteremos a área aórtica (A2) pela equação:[6,15]

$$A2 = A1 \times V1/V1$$

Na presença de disfunção sistólica do VE, o gradiente pressórico sistólico entre o ventrículo e a valva aórtica estenosada estará reduzido e pode subestimar a gravidade da EAo, sendo imprescindível o cálculo da área valvar. Devemos suspeitar dessa situação, por exemplo, na presença de uma valva aórtica calcificada com gradiente aórtico máximo de 30 mmHg, na vigência de FEVE ≤ 35%.

Um método alternativo para se avaliar a gravidade da EAo, que independe de avaliações geométricas, é o índice Doppler de velocidades obtido através da relação entre a velocidade de fluxo na via de saída do VE e da velocidade transvalvar aórtica (índice de velocidade VSVE/Ao). Quando essa relação é inferior a 0,25, indica uma estenose importante. A estimativa da área estenótica pode ser feita eventualmente com a planimetria do orifício valvar aórtico pela ETE.[6,14,15] A Tabela 5 lista dos parâmetros para classificação da EAo.

TABELA 5 Classificação da estenose aórtica[14,15]

	Discreta	Moderada	Importante
Gradiente sistólico máximo	< 36 mmHg	36-64 mmHg	≥ 64 mmHg
Gradiente sistólico médio	< 20 mmHg	20-39 mmHg	≥ 40 mmHg
Velocidade máxima	2,6-2,9 m/s	3,0-3,9 m/s	≥ 4,0 m/s
Área valvar aórtica	> 1,5 cm²	1,0-1,5 cm²	< 1,0 cm²
Relação de velocidade VSVE/VAo	> 0,50	0,26-0,50	≤ 0,25

Nos casos com disfunção ventricular esquerda manifesta, o ecocardiograma sob estresse farmacológico com dobutamina é útil na diferenciação de uma estenose crítica com cardiomiopatia secundária, de uma estenose não crítica associada a outra causa de disfunção miocárdica. Na vigência de disfunção ventricular relacionada à EAo importante, o exame pode revelar melhora da função contrátil com aumento dos gradientes, o que pressupõe a existência de reserva miocárdica e perspectiva cirúrgica. Na segunda condição, o exame pode demonstrar melhora da contratilidade sem aumento significativo dos gradientes valvares.[6,12,14,15]

A ecocardiografia com esforço tem sido proposta para avaliação da repercussão funcional de estenoses moderadas, quando se deseja estudar o comportamento dos gradientes transaórticos e da função ventricular esquerda durante o exercício físico.[12]

Um novo conceito na avaliação da EAo é a avaliação de pacientes que apresentam baixo fluxo/baixo gradiente com FEVE preservada, também chamada de EAo com baixo fluxo / baixo gradiente paradoxal. Nesta situação, observa-se área valvar reduzida (< 1,0 cm^2), sem elevação importantes dos gradientes transvalvares (gradiente sistólico médio < 40 mmHg) e com volume sistólico (VS) reduzido (VS < 35 ml). Assim, estes pacientes podem ser considerados como portadores de EAo importante. É mais comum em mulheres idosas, com baixo índice de massa corporal e cavidade ventricular esquerda pequena.[6,15]

Recentemente, o implante de prótese valvar aórtica por via percutânea possibilitou o tratamento de pacientes com EA importante e alto risco cirúrgico, sendo que a ecocardiografia é importante na avaliação pré-implante. A medida do anel aórtico (pelo exame transtorácico ou transesofágico; bi ou tridimensional) é fundamental na escolha da prótese e seu tamanho. Outras medidas importantes são da junção sinotubular e da distância dos óstios das coronárias até o anel aórtico. Para a medida da distância dos óstios das coronárias até o anel aórtico é necessária a ETE, tomografia ou ressonância cardíaca. Ainda, durante a realização do procedimento, a ecocardiografia transesofágica pode auxiliar no posicionamento correto da prótese e predizer e detectar precocemente insuficiência aórtica.[16]

Próteses valvares

A avaliação ecocardiográfica das próteses inicia-se com o ETT, sendo complementada com o ETE quando necessário. O eco possibilita a avaliação da estrutura e elementos móveis das próteses mecânicas (disco único ou duplo, bola), bem como da arquitetura das próteses biológicas (folhetos e anel protético rígido, quando presente). Novos substitutos biológicos, incluindo biopróteses *stentless* (sem suporte), valva pulmonar autóloga transposta para a posição aórtica na cirurgia de Ross e homoenxertos criopreservados aórticos, são difíceis de ser distinguidos de valvas nativas, exceto pela linha de sutura ao nível da raiz aórtica.[6,17] A ecocardiografia também faz a avaliação seriada das biopróteses aórticas de implante transcateter (TAVI).

Os princípios utilizados pelo eco para avaliação hemodinâmica não invasiva das próteses valvares são os mesmos das valvas nativas. Em geral, toda prótese é discretamente restritiva, ou seja, tem área efetiva de fluxo menor que a valva nativa. Por essa razão, o fluxo através das próteses é relativamente turbulento e com velocidades discretamente aumentadas, resultando em pequenos gradientes transprotéticos "fisiológicos" ao estudo com Doppler.

Na avaliação das próteses é sempre recomendável a realização de estudo ecocardiográfico no pós-operatório recente (três a quatro semanas), a fim de estabelecer parâmetros quantitativos e qualitativos individuais de referência para análises comparativas posteriores.

As áreas protéticas mitrais normais calculadas pelo tempo de meia-pressão (PHT) são maiores que aquelas derivadas da equação de continuidade: variam desde 1,2 cm^2 nas próteses de bola (Star-Edwards) até 4,4 cm^2 nas de duplo disco (St. Jude). As áreas das próteses aórticas normofuncionantes variam entre 1,4 e 3,0 cm^2.[11] Recomenda-se também o cálculo do índice Doppler de velocidade.[6,17]

Podem ser detectados discretos refluxos transprotéticos centrais, sem representar disfunção da prótese, o que ocorre sobretudo na avaliação de prótese em posição mitral pelo ETE. Discretos refluxos paraprotéticos ao ETE são descritos no período intraoperatório ou pós-operatório recente de próteses, sem significado patológico.

As velocidades e gradientes através das próteses dependem do tipo e tamanho do substituto valvar, da posição anatômica e das condições hemodinâmicas do paciente. Em posição aórtica, o gradiente sistólico máximo pode ser inexpressivo nos homoenxertos e biopróteses stentless (em média 7 mmHg), discretos nas biopróteses com suporte (em média 12 mmHg) e um pouco maiores nas próteses mecânicas (em média 12 a 28 mmHg).[6,17]

O diagnóstico de disfunção protética baseado em exame isolado pode ser passível de falhas; devem ser levadas em consideração mudanças no padrão hemodinâmico habitual e a condição da função ventricular, por meio de estudos seriados longitudinais. Exemplo disso é a presença de estenose intrínseca da prótese aórtica implantada em anéis valvares pequenos (*mismatch*), o que pode levar a falso diagnóstico de disfunção protética quando baseado em um único exame de pós-operatório tardio.[6,17]

Nas próteses estenóticas, pode ser observada restrição do elemento móvel (disco) nas mecânicas, ou espessamento, calcificação e graus variados de limitação de abertura dos folhetos das próteses biológicas. A diferenciação entre trombo (Figura 27) e *pannus* como causa de estenose de próteses mecânicas pode ser difícil mesmo com ETE. Ao Doppler, observa-se gradiente transprotético proporcional ao grau de obstrução, desde que a função ventricular esquerda seja normal e não haja refluxo significativo associado.[6,17]

Nas disfunções caracterizadas por regurgitação, o eco permite a diferenciação dos refluxos paraprotéticos dos centrais, auxiliando na determinação da conduta a ser adotada. O ETE por vezes é necessário para esclarecer o mecanismo e o grau de refluxo protético. A ruptura dos folhetos por falência primária do enxerto biológico ou "fratura" do folheto calcificado é causa de refluxo transprotético nas biopróteses, identificável ao eco.[6,17]

A hiper-refringência e reverberação das estruturas metálicas das próteses (Vídeo 9), a formação de sombras acústicas e a dificuldade de caracterização de estruturas anômalas implantadas nos substitutos valvares podem diminuir a acuidade diagnóstica do ETT convencional no diagnóstico de disfunção protética. Nesses casos, especialmente na suspeita de trombos e/ou vegetações, a abordagem por via transesofágica aumenta significativamente a sensibilidade diagnóstica. A ETE é particularmente superior ao ETT no diagnóstico de abscessos paraprotéticos aórticos, com ou sem deiscência, no diagnóstico do vazamento paraprotético e na avaliação do refluxo de próteses mecânicas mitrais.[6,17]

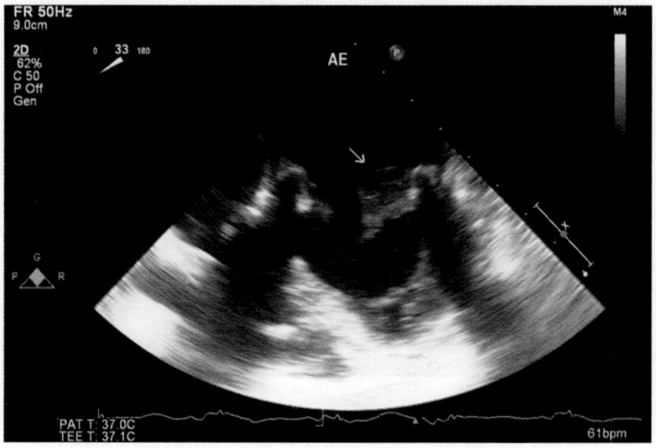

FIGURA 27

Ecocardiografia transesofágica demonstrando trombose (seta) em prótese biológica mitral.

Endocardite infecciosa

O ecocardiograma constitui um dos elementos essenciais para o diagnóstico da endocardite infecciosa (EI), que inclui também quadro clínico e hemocultura. Representa um critério maior nos critérios diagnósticos estabelecidos pela Duke University.[6]

Nos pacientes com suspeita de EI pode-se iniciar a pesquisa pela ecocardiografia transtorácica (ETT) que, apesar de apresentar menor sensibilidade (60-70%) que a ecocardiografia transesofágica (ETE) (sensibilidade: 90-95%), está mais rapidamente disponível e permite visibilizar a vegetação endocárdica ou sinais indiretos sugestivos de EI em grande número de paciente.

O diagnóstico ecocardiográfico de endocardite infecciosa se baseia na visibilização de estrutura com aspecto algodonoso, frequentemente móvel (mobilidade independente), aderida a valva, prótese, cateter ou junto a defeitos congênitos (Figura 28). Geralmente, a vegetação encontra-se na face de menor pressão da valva ou do *shunt* (exemplo: face atrial na valva mitral ou face ventricular na valva aórtica). Além disso, o método pode ser útil na identificação de complicações como abcessos, fístulas, rupturas de valvas ou próteses e consequentes disfunções hemodinâmicas.[6]

Outro critério ecocardiográfico maior para o diagnóstico de EI é a presença de abscesso perivalvar. Geralmente envolve a valva aórtica, na junção mitro-aórtica, sendo visibilizado como uma zona perivalvar heterogênea com ecogenicidade.[3,6]

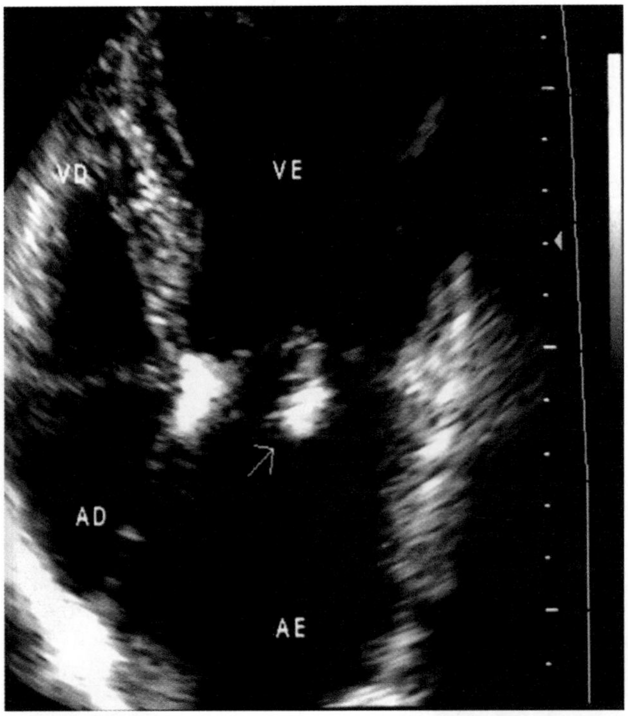

FIGURA 28

Vegetação endocárdica aderida à face atrial da valva mitral (seta). Imagem apical quatro câmaras de eco transtorácico em paciente com endocardite infecciosa.

VE: ventrículo esquerdo; AE: átrio esquerdo; VD: ventrículo direito; AD: átrio direito.

A ETT tem sensibilidade bem inferior à ETE para visibilização de abcessos, porém consegue identificar quando este apresenta grandes dimensões ou está localizado anteriormente à valva aórtica.[3,6]

Outra complicação é formação de pseudoaneurismas ou fístulas. O abscesso perivalvar aórtico pode ter fístula para o átrio esquerdo, átrio direito ou via de saída do ventrículo direito.[3,6]

A deiscência nova de uma prótese valvar representa outro critério ecocardiográfico para o diagnóstico de EI. A presença de nova regurgitação perivalvar, mesmo na ausência de vegetações ou abscesso, deve ser valorizada como achado sugestivo de EI, principalmente quando ocorre em pós-operatório tardio.

As principais limitações ecocardiográficas no diagnóstico da EI são vegetações pequenas (< 3 mm), localizações atípicas, ou em valvas com grave distorção anatômica prévia. Em situações de alta suspeita de EI e ETT e ETE negativos, deve-se repetir o exame aproximadamente sete dias depois.[3] O diagnóstico diferencial de vegetações ao ecocardiograma são trombos, tumores, prolapso de cúspides/folhetos, ruptura de cordoalha mitral, degeneração mixomatosa, excrescência de Lambl e endocardite marântica (não infecciosa). Desta forma, é importante a análise conjunta do achado ecocardiográfico com o quadro clínico para definição diagnóstica.[3,6]

Pesquisa de fonte emboligena

O coração, como fonte embolígena cardíaca, é responsável por cerca de 30% dos casos de acidente vascular encefálico embólico ou embolia periférica. A identificação da origem do êmbolo constitui-se em procedimento fundamental diante do paciente com quadros vasculares isquêmicos agudos, uma vez que o manuseio desses casos difere substancialmente daqueles com etiologia aterosclerótica trombótica.

Entre os pacientes considerados de alto risco cardíaco para a ocorrência de fenômenos cardioembólicos incluem-se os portadores de estenose mitral, fibrilação atrial, cardiomiopatia dilatada, infarto miocárdico recente, aneurismas ventriculares, próteses valvares, endocardite infecciosa e tumores intracardíacos (mixomas, fibroelastomas), que devem ser abordados inicialmente pelo eco transtorácico.[6,18]

A ETE pode identificar anormalidades cardíacas consideradas causas potenciais de acidentes vasculares embólicos, frequentemente não diagnosticadas ao eco transtorácico. Estas incluem trombos no átrio esquerdo (especialmente em apêndice atrial esquerdo) e anomalias do septo interatrial (forame oval pérvio, comunicação interatrial, aneurisma do septo. Deve também ser lembrada a participação da aorta torácica como fonte embolígena, por meio das placas ateromatosas protusas e móveis presentes na parede aórtica. Todas essas situações são facilmente reconhecíveis pela ETE, devido à proximidade da sonda esofágica com as estruturas envolvidas (septo interatrial, apêndice atrial esquerdo, aorta torácica) sem a interposição de tecidos, resultando em imagens de alta definição.[6,18]

O forame oval pérvio (FOP) tem sido responsabilizado ocasionalmente pela embolia paradoxal, na qual trombos (intracardíacos ou periféricos) vindos pelo átrio direito alcanvcde aumento transitório ou definitivo da pressão atrial direita.

Pela ETE é possível caracterizar a presença de FOP, diante de um septo interatrial aparentemente íntegro no qual a presença de um fluxo anômalo através do descolamento parcial da membrana da fossa oval pode ser visualizado pelo MFC. O uso de contraste salino, obtido pela agitação de solução salina a 0,9%, injetada em veia periférica, seguida de manobra de Valsalva para provocar aumento da pressão atrial direita, aumenta a sensibilidade diagnóstica (Figura 29).[6,8,18]

O aneurisma do septo interatrial consiste de uma membrana da fossa oval redundante e hiperdinâmica, que pode raramente ser sede de processo tromboembólico principalmente quando multiperfurado ou associado ao FOP.[6]

O contraste ecocardiográfico espontâneo caracteriza-se ao ETE por uma nuvem tênue de ecos com movimentação lenta, circular ou espiralada. Sua presença é indicativa de estase sanguínea, potencialmente trombogênica. Associa-se frequentemente à fibrilação atrial e disfunção ventricular esquerda, apresentando graus variáveis de intensidade. Em grau intenso, o contraste assume aspecto denso e gelatinoso, como substrato precursor de trombos. É, em geral, mais pronunciado no apêndice atrial esquerdo que por ser uma estrutura em fundo de saco tem menores velocidades de fluxo, razão pela qual é o local preferencial para formação de trombos.

O contraste espontâneo pode ser visibilizado com maior frequência nas cavidades atriais, mas também pode ocorrer nos ventrículos em presença de disfunção grave e baixo débito, e por vezes na aorta, associado à dilatação e ateromatose do vaso. Em geral, não sofre modificações em seu aspecto pelo uso de anticoagulantes, apesar de esses medicamentos reduzirem a frequência de fenômenos embólicos em vigência de fibrilação atrial.[6,18]

Trombos no apêndice atrial esquerdo geralmente não são visibilizados ao exame transtorácico, necessitando de ETE para seu reconhecimento (Figura 30). Trombos recentes no interior da cavidade atrial esquerda por vezes podem passar despercebidos ao ETT, somente identificados ao ETE. Os trombos localizados nas cavidades ventriculares, sobretudo na região apical, são bem caracterizados ao ETT, e não necessitam do ETE quando a janela transtorácica é adequada.[6,8,18]

A aorta é o local mais comum de aterosclerose, superando as artérias carótidas e cerebrais. O risco de embolia progride à medida que aumentam as dimensões da placa ateromatosa, sendo maior naquelas com mais de 4 mm de espessura, proeminentes na luz do vaso ("protusas"), sobretudo quando complicadas pela presença de ulcerações e trombose local, predispondo ao aparecimento de componentes móveis em sua superfície (debris), que podem constituir fonte de êmbolos (placas grau IV).[6,18]

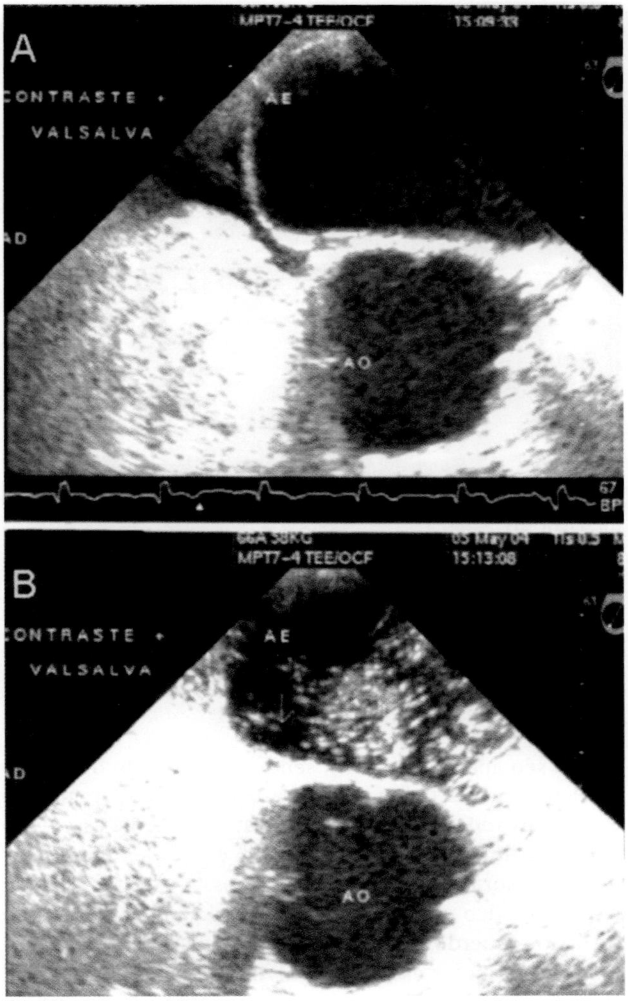

FIGURA 29

Forame oval patente identificado pelo uso de contraste de macrobolhas e manobra de Valsalva ao eco transesofágico (corte transversal alto). A: observa-se o átrio direito repleto de microbolhas intensamente brilhantes, separado do átrio esquerdo pela membrana da fossa oval. B: logo após (dois batimentos), surgem microbolhas no átrio esquerdo que ultrapassaram precocemente o forame oval patente.

Uso da ecocardiografia na fibrilação atrial

A ecocardiografia transtorácica (ETT) é bastante útil na avaliação de cardiopatia subjacente que pode facilitar o aparecimento de fibrilação atrial (FA) e a formação de trombos intracavitários. A ETE, por outro lado, tem contribuído para melhor compreensão dos mecanismos responsáveis pelos fenômenos tromboembólicos durante a FA, aumentando a capacidade de identificação de trombos atriais ou em apêndices atriais, auxiliando na seleção de pacientes para cardioversão ou para uso de anticoagulação, além de fornecer informações prognósticas.[6]

A ETE tem sensibilidade muito superior ao eco transtorácico na detecção de trombos no átrio esquerdo, sobretu-

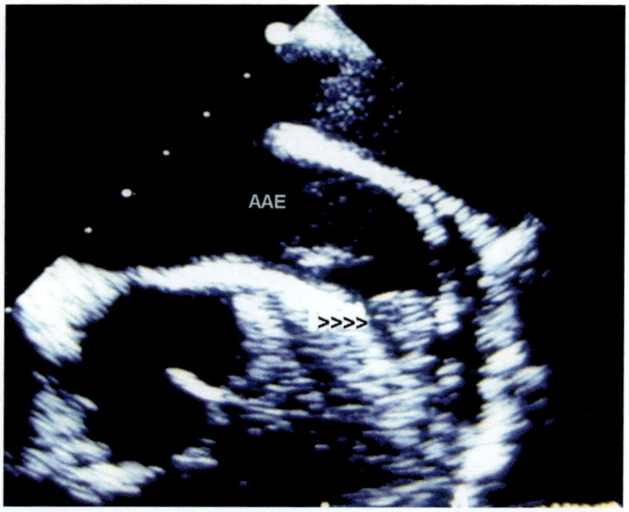

FIGURA 30

Imagem de pequeno trombo (setas) móvel no interior do apêndice atrial esquerdo (AAE), com cerca de 1 cm de diâmetro, detectado exclusivamente pelo eco transesofágico (corte transversal alto).

do em seu apêndice (AAE), sendo considerado o método de eleição para este fim. O contraste ecográfico espontâneo é um marcador de estase sanguínea, geralmente associado à FA e facilmente identificado à ETE e pode ser considerado precursor da formação de trombos. A estratificação de risco embólico na FA inclui elementos da ETT (dimensão do átrio esquerdo [diâmetro/volume], disfunção ou hipertrofia ventricular esquerda, valvopatia mitral) e da ETE (trombo em AE/AAE e contraste espontâneo denso/importante).[6]

A disfunção contrátil do AAE caracterizada à ETE, em vigência de FA, é uma causa potencial de embolia. Essa disfunção mecânica se acentua no período imediato pós-cardioversão (*atrial stunning*), independentemente do método utilizado para restauração do ritmo sinusal, com possibilidade de formação de trombo "de novo", contribuindo para possíveis eventos embólicos nesse período. A ETE é útil na orientação terapêutica da FA com mais de 48 horas de duração, auxiliando na escolha da melhor estratégia terapêutica, como a cardioversão após exclusão de trombo em AE/AAE.[6]

Massas e tumores cardíacos

A ecocardiografia é fundamental na pesquisa de massas e tumores cardíacos primários ou secundários (metastáticos). Os trombos representam a maior parte das massas intracardíacas e podem ocorrer em qualquer câmara. Quando o trombo não se associa à cardiopatia estrutural, pode ter se originado das veias dos membros inferiores, das veias cavas ou, mais raramente, relacionado à trombofilia.[6]

A forma mais comum de tumor cardíaco primário é representada pelo mixoma, de natureza benigna. Apresenta aspecto peculiar ao eco como uma massa globosa, de grandes dimensões, com textura "gelatinosa", pedunculada, geralmente aderida à face atrial esquerda do septo interatrial no nível da fossa oval, podendo se projetar para o orifício mitral. O diagnóstico diferencial se faz com trombo, associado à estenose mitral e fibrilação atrial.

Mixomas podem ocorrer menos frequentemente no átrio direito, quando deve ser feito o diagnóstico com tumores malignos do tipo sarcoma, principalmente se fortemente aderido à parede atrial. Trombos cilíndricos ou tumores extracardíacos (hipernefroma) podem permear a veia cava inferior e ocupar a cavidade atrial direita, com relativa mobilidade e devem ser distinguidos de mixoma de átrio direito.[6]

O papiloma (fibroelastoma) é outro tumor primário benigno, menos frequente, de menor proporção (< 1 cm), aderido a estruturas valvares (cordas mitrais ou folhetos valvares) e deve ser diferenciado de vegetações ou trombos, ou, mais raramente, de pequenas metástases intracavitárias implantadas no endotélio ventricular.

O rabdomioma ocorre em crianças, geralmente com múltiplas massas, intra ou extramurais. Fibromas intramurais também podem ocorrer.[6]

Em geral, as formas mais comuns de envolvimento tumoral maligno são extracavitárias, constituídas por metástases pericárdicas (carcinoma de mama, pulmão, esôfago) que podem evoluir para derrame e até mesmo tamponamento cardíaco. Linfomas mediastinais podem infiltrar as paredes cardíacas e causar processo restritivo. Em presença de massa infiltrando a parede posterior do átrio esquerdo, ou permeando veia pulmonar, deve ser suspeitado de tumor maligno extracardíaco (sarcoma/linfoma, melanoma/carcinoma).[6]

Hipertensão pulmonar (HP) e tromboembolismo pulmonar (TEP)

A hipertensão pulmonar (HP) pode ser diagnosticada facilmente em presença de refluxo tricúspide, estimando-se a velocidade máxima do refluxo tricúspide e os níveis de pressão sistólica da artéria pulmonar. A magnitude do refluxo depende do grau de HP e da função ventricular direita, que pode estar deprimida nos casos avançados.[6]

A pressão em artéria pulmonar pode ser estimada pela ecocardiografia, sendo mais confiável a estimativa da pressão sistólica em artéria pulmonar (PSAP) pelo refluxo tricúspide (RT). Com o Doppler contínuo, é obtida a velocidade máxima do RT (Figura 31), com a qual é calculado o gradiente de pressão entre átrio e ventrículo direitos. Sabendo a pressão em AD, é possível calcular a pressão sistólica no VD, a qual é igual à PSAP, na ausência de estenose pulmonar. A pressão do AD é estimada em 3, 8 ou 15 mmHg, conforme o diâmetro e variação respiratória da veia cava inferior.[6]

Mais recentemente, tem sido proposto o uso da velocidade do RT (VRT), em vez da PSAP, para determinar a presença de hipertensão pulmonar, já que a estimativa da pressão em átrio direito é mais susceptível a erros.[19]

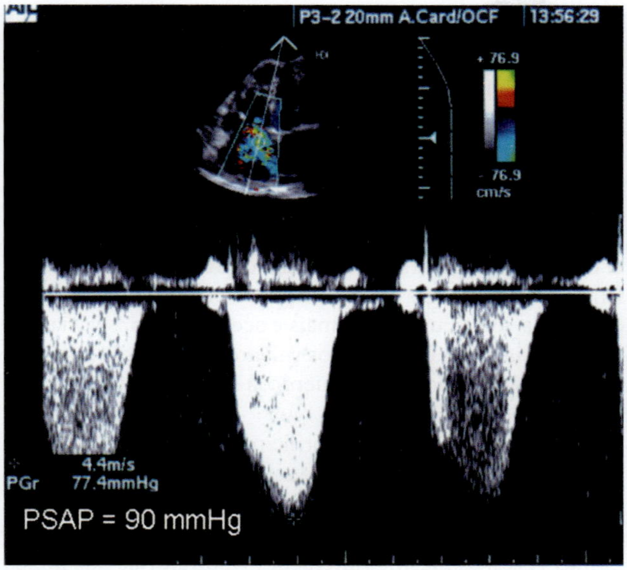

FIGURA 31

Eco transtorácico de um caso de hipertensão pulmonar primária. Observe na imagem superior (corte apical de quatro câmaras) a presença de refluxo tricúspide ao mapeamento de fluxo em cores. Abaixo, curva espectral de Doppler contínuo demonstrando gradiente sistólico entre ventrículo e átrio direito de 77 mmHg. Acrescentando-se o valor presumido de 13 mmHg de pressão atrial direita, obtém-se a pressão sistólica do ventrículo direito, por conseguinte, da artéria pulmonar, estimada em torno de 90 mmHg.

Consideram-se os valores da Tabela 6.[19]

TABELA 6 Hipertensão pulmonar

	Velocidade máxima do refluxo tricúspide	Pressão sistólica em artéria pulmonar
Normal	≤ 2,8 m/s	≤ 36 mmHg
Hipertensão pulmonar possível	2,9 a 3,4 m/s	37 a 50 mmHg
Hipertensão pulmonar provável	> 3,4 m/s	> 50 mmHg

É importante lembrar que o diagnóstico definitivo de hipertensão arterial pulmonar é feito por medida invasiva.[19]

Nos casos graves de HP, há aumento das cavidades cardíacas direitas com retificação ou até inversão da curvatura do septo interventricular, com abaulamento na direção do ventrículo esquerdo (Figura 32). Pode haver dilatação da veia cava inferior, indicativa de aumento da pressão atrial direita.[6]

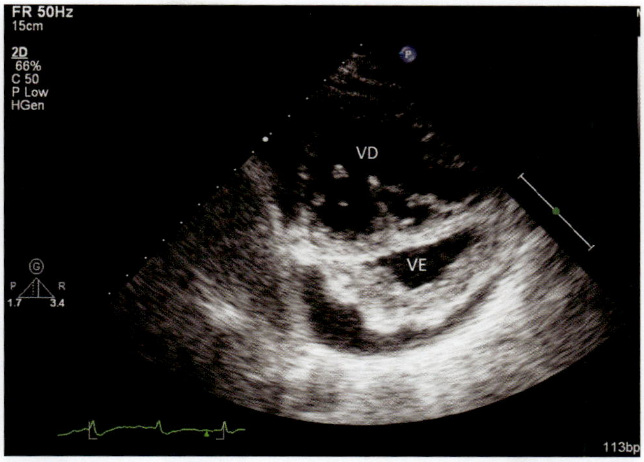

FIGURA 32

Corte paraesternal transversal mostrando ventrículo direito (VD) com dilatação importante, septo interventricular abaulado para a esquerda e ventrículo esquerdo (VE) com dimensões reduzidas em pacientes com hipertensão pulmonar importante.

Nos casos de HP com instalação aguda, deve-se suspeitar de tromboembolismo pulmonar (TEP). TEP discretos (envolvimento menor que 25% da árvore arterial pulmonar) podem não provocar alterações ecocardiográficas. Entretanto, no TEP maciço (30 a 40% de obstrução vascular), com choque cardiogênico, há disfunção ventricular direita grave e HP ao eco, que podem indicar necessidade de tratamento fibrinolítico.[6]

No paciente hemodinamicamente instável, sem diagnóstico definido, a ETE pode ser realizado à beira do leito, podendo evidenciar trombos na artéria pulmonar e porção proximal de seus ramos, e afastar dissecção da aorta. Eventualmente, o ETT e a ETE podem surpreender trombos altamente móveis nas cavidades direitas. Outras vezes, trombos podem se originar da extremidade de cateteres de longa permanência, ao nível da desembocadura da veia cava superior.[6]

Nos casos de hipertensão pulmonar crônica, excluídas as causas pulmonares (DPOC, etc.), por vezes é necessário a ETE para excluir a presença de defeitos do septo interatrial, sobretudo em adultos.

Doenças do pericárdio

O ecocardiograma é a ferramenta diagnóstica de escolha para identificar o derrame pericárdico e avaliar sua repercussão hemodinâmica. O derrame deve ser pesquisado em diversas janelas, para detectar coleções loculadas ou septadas, comuns em pós-operatório de cirurgia cardíaca. Pode ser classificado em discreto, moderado ou importante (Figura 33).[6]

O derrame pode ser classificado visualmente ou pela medida da distância diastólica final do espaço livre de ecos entre as lâminas visceral e parietal do pericárdio:

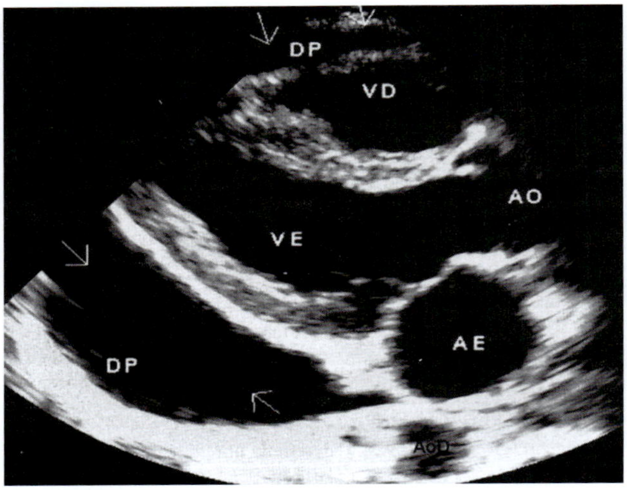

FIGURA 33

Eco transtorácico (imagem paraesternal longitudinal) demonstrando derrame pericárdico (DP) anterior e posterior de grau moderado a grave.

VD: ventrículo direito; VE: ventrículo esquerdo; AE: átrio esquerdo; AO: aorta ascendente; AoD: aorta descendente.

TABELA 7 Classificação do derrame pericárdico

Classificação do derrame pericárdico	Dimensão
Mínimo	Visibilizado apenas na sístole
Discreto	< 10 mm
Moderado	10 – 20 mm
Importante	> 20 mm

As consequências hemodinâmicas vão depender não só do volume, mas também da velocidade de instalação do derrame. Assim, derrames pequenos e moderados de rápida evolução, como nos hemopericárdios traumáticos, iatrogênicos (durante cateterismo), por ruptura de parede livre no infarto agudo do miocárdio ou na dissecção aórtica proximal, podem causar tamponamento cardíaco e colapso circulatório. Por outro lado, derrames grandes, porém de instalação insidiosa, podem ser mais bem tolerados.[6]

Em derrames de evolução mais lenta, podem ser apreciados sinais progressivos de restrição ao enchimento das câmaras cardíacas, que ocorre no tamponamento cardíaco:[6]

- Colapso diastólico tardio do átrio direito
- Colapso diastólico precoce do ventrículo direito
- Variação das velocidades de fluxo das valvas mitral/tricúspide com a inspiração:
  - Fluxo tricúspide: aumento ≥ 40% da velocidade da onda E com a inspiração;
  - Fluxo mitral: redução ≥ 25% da velocidade da onda E com a inspiração.
- Dilatação e redução da variabilidade respiratória da veia cava inferior (pouco específico).

Na pericardite aguda, a ecocardiografia pode ser normal ou revelar espessamento dos folhetos pericárdicos, que poder estar acompanhado de derrame pericárdico discreto.[6]

A pericardite constritiva produz sinais ecocardiográficos que, além do espessamento ou calcificação pericárdica, expressam a condição hemodinâmica restritiva. Embora nem sempre as alterações anatômicas do pericárdio sejam evidentes ao eco, devemos suspeitar de pericardite constritiva diante de um caso com franca dilatação da veia cava inferior (dilatação com ausência ou atenuação do colapso inspiratório), cavidades ventriculares normais e acentuação das variações respiratórias fásicas dos fluxos valvares do coração direito e sua recíproca no coração esquerdo, à semelhança do tamponamento pericárdico.[6]

O diagnóstico diferencial principal se faz com miocardiopatia restritiva; o Doppler tecidual pode demonstrar velocidades normais de deslocamento do anel atrioventricular na pericardite constritiva. Outras situações podem provocar, algumas vezes, as mesmas alterações respiratórias dos fluxos valvares presentes na pericardite constritiva ou no tamponamento cardíaco, como tromboembolismo pulmonar, doença pulmonar obstrutiva crônica, asma, infarto do ventrículo direito e derrame pleural hipertensivo.[6]

Doenças da aorta

A ecocardiografia, particularmente a ETE, pode ser utilizada na suspeita de síndrome aórticas agudas (dissecção aórtica, hematoma intramural e úlcera aterosclerótica penetrante) (Figuras 34, 35 e 36).[6]

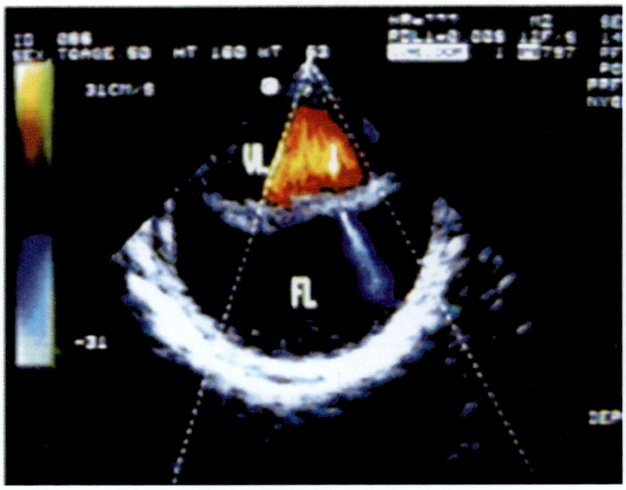

FIGURA 34

Imagem transversal da aorta descendente de um caso de dissecção aórtica do tipo A, obtida por eco transesofágico. Observam-se verdadeiras (VL) e falsas (FL) luzes, separadas pela membrana dissecante (*flapping* da íntima). O jato em azul caracterizado ao mapeamento de fluxo em cores corresponde a pequeno orifício comunicante distal, que não foi reconhecido pelo exame bidimensional por não haver descontinuidade aparente.

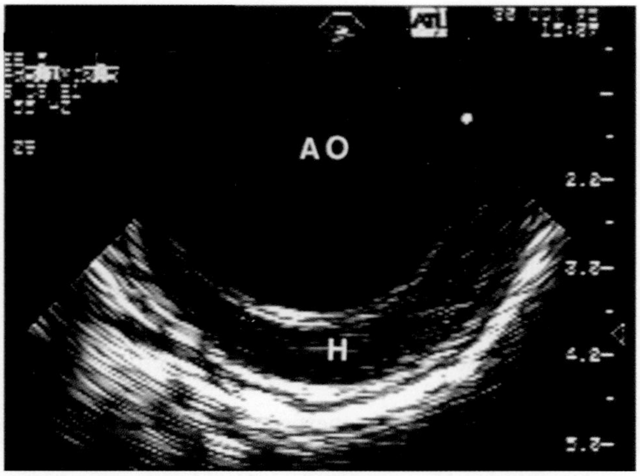

FIGURA 35

Caso de hematoma intramural (H) diagnosticado pelo eco transesofágico. Observa-se corte transversal da aorta descendente, com imagem típica de lua em quarto crescente, preenchida por trombos e separada da luz verdadeira pela camada íntima de superfície uniforme. Não havia comunicações entre os dois compartimentos.

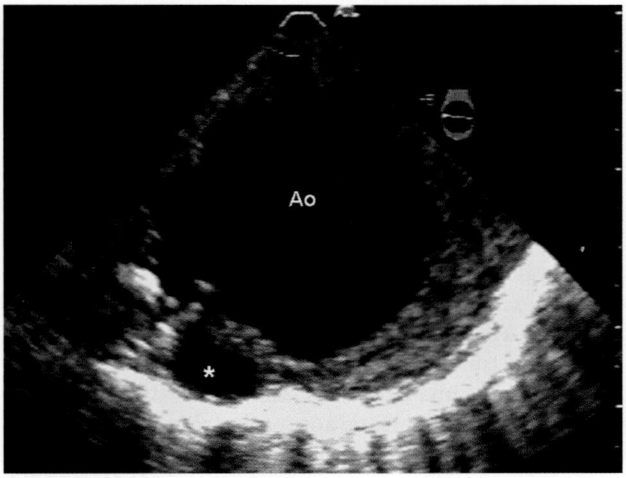

FIGURA 36

Úlcera aterosclerótica penetrante em direção à adventícia (asterisco), identificada por meio do eco transesofágico, no início da aorta descendente. Há trombos parietais laminares fixos, com superfície levemente irregular e sem membrana, o que os diferencia do hematoma intramural.

A ETT, apesar de baixa sensibilidade para o diagnóstico de dissecção, pode ser realizada rapidamente após o início dos sintomas e, em alguns casos, já mostrar a presença da lâmina (*flap*) de disseção em aorta torácica ascendente, arco aórtico ou aorta abdominal (Vídeo 10). A lâmina de dissecção tem por característica uma movimentação independente daquela das paredes aórticas. A ETT também permite a avaliação do comprometimento da valva aórtica.[6]

A ETE possui a mesma sensibilidade diagnóstica da tomografia computadorizada na dissecção aórtica, tendo como vantagens pode ser realizada à beira do leito e não precisar o uso de contraste iodado. A ETE ainda pode ser utilizada como ferramenta de monitorização durante procedimento cirúrgico ou percutâneo para o tratamento da dissecção.[6]

Na ETE, o hematoma intramural é observado como espessamento da parede da artéria, com aspecto em crescente em cortes transversais. A úlcera aterosclerótica penetrante é visibilizada como um "divertículo" ou evaginação com bordos irregulares na parede da aorta, geralmente associada a doença ateromatosa extensa.[6]

A ETE também tem sido útil na caracterização da aterotrombose complicada por placas complexas, ulceradas, recobertas por "debris" móveis emboligênicos, classificadas como grau IV.[6]

Peculiaridades ecocardiográficas de subgrupos especiais

Os idosos apresentam tipicamente um desalinhamento da porção basal do septo interventricular (septo "sigmoide"), por vezes acompanhado de discreto aumento local da espessura miocárdica, sem repercussão hemodinâmica. Nessa faixa etária, é comum a presença de sinais de processo degenerativo próprio da idade, como fibrocalcificação focal dos folhetos ou anéis valvares mitral/aórtico, com discreto refluxo associado. Pode haver discreto aumento do calibre da raiz aórtica ou do átrio esquerdo. Disfunção diastólica grau I (padrão de alteração de relaxamento) são descritos com frequência.[6]

Grávidas normais apresentam características ecocardiográficas do remodelamento cardíaco fisiológico e reversível que ocorre nesse processo de adaptação cardiovascular: discretos aumentos das câmaras cardíacas (sobretudo das direitas) sem ultrapassar os valores normais da população não gravídica. Além disso, são frequentes refluxos fisiológicos valvares (mitral, tricúspide e pulmonar) particularmente nas etapas mais tardias da gestação. Não há dilatação da raiz aórtica e em geral não se observa refluxo aórtico. Os índices de função sistólica e diastólica permanecem em valores normais.[6]

O condicionamento físico sustentado em indivíduos normais, submetidos a exercícios dinâmicos (corrida, ciclismo) periódicos, pode induzir discreto aumento das cavidades ventriculares, hipertrofia ventricular esquerda "fisiológica" e desempenho sistólico preservado, como parte do espectro de características do chamado "coração de atleta". O Doppler tecidual, assim como o *strain* miocárdio são normais, auxiliando na diferenciação com a hipertrofia patológica.[6]

Cardiopatias congênitas

O estudo ecocardiográfico da anatomia cardíaca nas cardiopatias congênitas envolve a análise segmentar sequencial, que se constitui na avaliação sistemática dos segmentos cardíacos. Isso é particularmente importante nas cardiopatias complexas, nas quais estruturas cardíacas podem estar ausentes ou mal posicionadas.

São necessárias informações sobre a presença, a posição e as conexões de cada segmento: átrios, ventrículos e grandes artérias. Os itens a serem conferidos e a sequência pela qual essa análise deve ser realizada são: a) *situs* atrial e posição do coração no tórax; b) identificação dos ventrículos; c) definição da conexão atrioventricular; d) identificação das grandes artérias; e) estabelecimento da conexão ventrículo-arterial.[6]

Situs atrial, *situs solitus* (normal)

Átrio morfologicamente direito (AD) posicionado à direita e o átrio morfologicamente esquerdo (AE) à esquerda. No *situs inversus* a situação é oposta. No *situs ambiguos* ambos os átrios são morfologicamente direitos (isomerismo direito) ou esquerdos (isomerismo esquerdo).

Na prática, são utilizadas as posições relativas da aorta abdominal, veia cava inferior e coluna vertebral para definir o *situs*. No *situs solitus* a aorta abdominal está à esquerda da coluna vertebral e a veia cava inferior à direita. No *situs inversus*, a posição é inversa. No isomerismo direito os vasos estão muito próximos e podem estar posicionados à direita, à esquerda ou à frente da coluna vertebral, com a veia cava geralmente posicionada anteriormente à aorta. No isomerismo esquerdo há interrupção da veia cava inferior, estando as veias hepáticas drenando diretamente no AD. A veia ázigos ou hemiázigos nesses casos encontra-se dilatada e localizada posteriormente à aorta e lateralmente à coluna.

Quanto à posição do coração do tórax, independentemente do *situs*, pode-se encontrar a levocardia (normal): coração localizado no hemitórax esquerdo, mesocárdia: coração na posição mediana e dextrocardia: localizado no hemitórax direito. É importante também definir a posição do ápex cardíaco, que pode ser à esquerda, à direita ou para o centro.[6]

Identificação e localização dos ventrículos

Define-se como ventrículo a câmara que está conectada a mais de 50% do anel de uma valva atrioventricular (AV). O ventrículo morfologicamente esquerdo (VE) tem formato elipsoidal e trabeculado discreto. A valva AV conectada a ele é a mitral: bicúspide, com continuidade fibrosa com a valva aórtica e com dois músculos papilares inseridos na parede livre. O ventrículo morfologicamente direito (VD) tem formato triangular, trabeculado grosseiro e banda moderadora; está conectado à valva tricúspide que apresenta inserção mais apical em relação à mitral e tem músculos papilares múltiplos inseridos no septo interventricular, além da parede livre e ápex. Quanto à posição dos ventrículos, pode ser: a) normal: VE à esquerda e posterior ao VD; b) inversa: VE à direita e o VD à esquerda, posicionados lado a lado (exemplo: transposição corrigida das grandes artérias); c) superior-inferior: VD em posição superior e VE em posição inferior, com septo interventricular horizontalizado; d) cruzada (*criss-cross*): VE e VD com eixos longitudinais cruzados.[6]

Definição da conexão atrioventricular[6]

1. Conexão atrioventricular biventricular:
A. Concordante (normal): AD conecta-se ao VD; AE conecta-se ao VE.
B. Discordante: AD conecta-se ao VE; AE conecta-se ao VD.
C. Ambígua: átrios isoméricos conectados a ventrículos separados.
2. Conexão atrioventricular univentricular:
A. Dupla via de entrada: os dois átrios e as duas valvas AV conectam-se ao mesmo ventrículo (esquerdo, direito ou indeterminado).
B. Ausência de uma das conexões: existe atresia de uma valva AV (mitral ou tricúspide).
C. Via de entrada comum (valva AV única).
3. Conexão atrioventricular ambígua: ocorre no isomerismo.

Identificação das grandes artérias

Normalmente, a artéria pulmonar bifurca-se precocemente e tem trajeto anteroposterior, localizada anterior e à esquerda da valva aórtica. A aorta apresenta trajeto ínfero-superior e dá origem às artérias coronárias.[6]

Conexão ventrículo-arterial[6]

1. Conexão concordante (normal): VD conectado à artéria pulmonar e VE à aorta.
2. Conexão discordante: VD conectado à aorta e VE conectado à artéria pulmonar (exemplo: transposição das grandes artérias).
3. Dupla conexão: um dos ventrículos está conectado a uma grande artéria e a mais de 50% da outra.
4. Conexão única: a conexão entre ventrículos e grandes artérias é feita através de:
A. Valva e tronco arterial comuns (tronco arterioso).
B. Atresia de uma das valvas semilunares (tronco pulmonar único, com atresia aórtica ou tronco aórtico único com atresia pulmonar).

Concomitantemente à análise minuciosa da arquitetura segmentar do coração, devem ser avaliados: integridade dos septos interventricular e interatrial; drenagem venosa sistêmica e pulmonar; dimensões das câmaras cardíacas e das grandes artérias; desempenho sistólico dos ventrículos; morfologia das valvas AV e semilunares; origem e calibre das artérias coronárias.[6]

Com o uso associado do estudo com Doppler espectral (pulsado e contínuo) MFC, é possível a caracterização e avaliação da gravidade de *shunts* (comunicação interatrial [Figura 37], comunicação interventricular, janela aortopulmonar, persistência do canal arterial), de estenoses valvares, subvalvares e supravalvares e de refluxos valvares. Além disso, nas cardiopatias que cursam com hiperfluxo pulmonar, é possível a determinação dos níveis de pressão arterial em território pulmonar.[6]

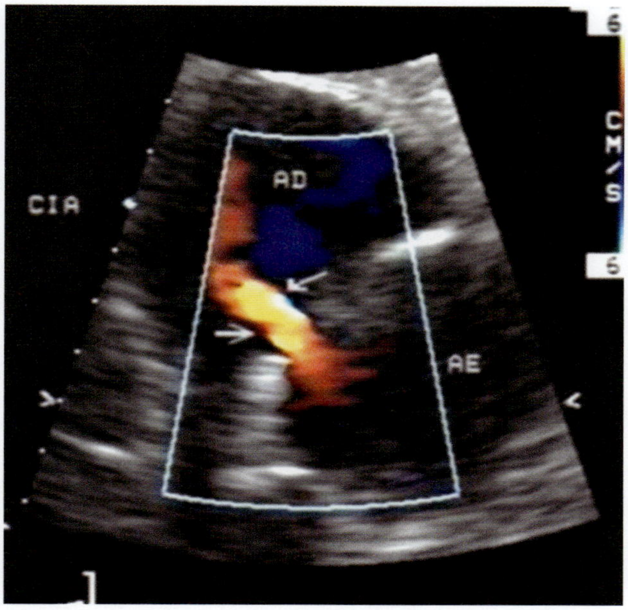

FIGURA 37

Comunicação interatrial (CIA) do tipo *ostium secundum* em criança submetida a ecocardiograma transtorácico pela via subcostal. O estudo caracterizou a presença de fluxo anômalo através do defeito (em vermelho), direcionado do átrio esquerdo para o direito.

PLATAFORMA DIGITAL

- Este capítulo contém conteúdo complementar disponibilizado em uma plataforma digital exclusiva.
- Utilize o QR code abaixo para ingressar no ambiente virtual (senha: **INOVA2022**):

Referências bibliográficas

1. Mitchell C, Rahko PS, Blauwet LA, Canaday B, Finstuen JA, Foster MC, et al. Guidelines for performing a comprehensive transthoracic echocardiographic examination in adults: recommendations from the American Society of Echocardiography. J Am Soc Echocardiogr. 2019;32(1):1-64.
2. Mor-Avi V, Lang RM, Badano LP, Belohlavek M, Cardim NM, Derumeaux G, et al. Current and evolving echocardiographic techniques for the quantitative evaluation of cardiac mechanics: ASE/EAE consensus statement on methodology and indications endorsed by the Japanese Society of Echocardiography. J Am Soc Echocardiogr. 2011;24(3): 277-313.
3. Lang RM, Badano LP, Tsang W, Adams DH, Agricola E, Buck T, et al.; American Society of Echocardiography; European Association of Echocardiography. EAE/ASE recommendations for image acquisition and display using three-dimensional echocardiography. J Am Soc Echocardiogr. 2012;25(1):3-46.
4. Marbach JA, Almufleh A, Di Santo P, Simard T, Jung R, Diemer G, et al. A shifting paradigm: the role of focused cardiac ultrasound in bedside patient assessment. Chest. 2020;158(5):2107-18.
5. Mancuso FJN, Hotta VT, Campos Filho O, Carvalho ACC. Ecocardiografia na terapia intensiva e na emergência. 1a edição. Barueri: Manole; 2014.
6. Otto CM. Textook of clinical echocardiography, 6th ed. Philadelphia: Elsevier, 2018.
7. Hahn RT, Abraham T, Adams MS, Bruce CJ, Glas KE, Lang RM, et al. Guidelines for performing a comprehensive transesophageal echocardiographic examination: recommendations from the American Society of Echocardiography and the Society of Cardiovascular Anesthesiologists. J Am Soc Echocardiogr. 2013;26(9):921-64.
8. Lang RM, Badano LP, Mor-Avi V, Afilalo J, Armstrong A, Ernande L, et al. Recommendations for cardiac chamber quantification by echocardiography in adults: an update from the American Society of Echocardiography and the European Association of Cardiovascular Imaging. J Am Soc Echocardiogr. 2015;28(1):1-39.e14.
9. Mitter SS, Shah SJ, Thomas JD. A Test in context: E/A and E/e' to assess diastolic dysfunction and LV filling pressure. J Am Coll Cardiol. 2017;69(11):1451-64.
10. Heney MY, Lindqvist P. Diastolic function assessment by echocardiography: A practical manual for clinical use and future applications. Echocardiography. 2020;37(11):1908-1918.
11. Acquatella H, Asch FM, Barbosa MM, et al. Recommendations for multimodality cardiac imaging in patients with Chagas disease: a report from the American Society of Echocardiography in collaboration with the InterAmerican Association of Echocardiography (ECOSIAC) and the Cardiovascular Imaging Department of the Brazilian Society of Cardiology (DIC-SBC). J Am Soc Echocardiogr. 2018;31(1):3-25.
12. Lancellotti P, Pellikka PA, Budts W, Chaudhry FA, Donal E, Dulgheru R, et al. The clinical use of stress echocardiography in non-ischaemic heart disease: recommendations from the European Association of Cardiovascular Imaging and the American Society of Echocardiography. J Am Soc Echocardiogr. 2017;30(2):101-38.
13. Zoghbi WA, Adams D, Bonow RO, Enriquez-Sarano M, Foster E, Grayburn PA, et al. Recommendations for noninvasive evaluation of native valvular regurgitation: a report from the American Society of Echocardiography Developed in Collaboration with the Society for Cardiovascular Magnetic Resonance. J Am Soc Echocardiogr. 2017;30(4):303-71.
14. Tarasoutchi F, Montera MW, Grinberg M, Barbosa MR, Piñeiro DJ, Sánchez CRM, et al. Diretriz Brasileira de Valvopatias - SBC 2011/I Diretriz Interamericana de Valvopatias - SIAC 2011. Arq Bras Cardiol. 2011;97(5 supl.1):1-67.
15. Baumgartner H, Hung J, Bermejo J, Chambers JB, Edvardsen T, Goldstein S, et al. Recommendations on the echocardiographic assessment of aortic valve stenosis: a focused update from the European Association of Cardiovascular Imaging and the American Society of Echocardiography. J Am Soc Echocardiogr. 2017;30(4):372-92.
16. Jabbour A, Ismail TF, Moat N, Gulati A, Roussin I, Alpendurada F, et al. Multimodality imaging in transcatheter aortic valve implantation and post-procedural aortic regurgitation: comparison among cardiovascular magnetic resonance, cardiac computed tomography, and echocardiography. J Am Coll Cardiol. 2011;58(21):2165-73.
17. Zoghbi WA, Chambers JB, Dumesnil JG, Foster E, Gottdiener JS, Grayburn PA, et al.; American Society of Echocardiography's Guidelines and Standards Committee; Task Force on Prosthetic Valves; American College of Cardiology Cardiovascular Imaging Committee; Cardiac Imaging Committee of the American Heart Association; European Association of Echocardiography; European Society of Cardiology; Japanese Society of Echocardiography; Canadian Society of Echocardiography; American College of Cardiology Foundation; American Heart Association; European Association of Echocardiography; European Society of Cardiology; Japanese Society of Echocardiography; Canadian

Society of Echocardiography. Recommendations for evaluation of prosthetic valves with echocardiography and doppler ultrasound. J Am Soc Echocardiogr. 2009;22(9):975-1014;

18. Saric M, Armour AC, Arnaout MS, Chaudhry FA, Grimm RA, Kronzon I, et al. Guidelines for the use of echocardiography in the evaluation of a cardiac source of embolism. J Am Soc Echocardiogr. 2016;29(1):1-42.

19. Galiè N, Humbert M, Vachieri JL, et al. 2015 ESC/ERS Guidelines for the diagnosis and treatment of pulmonary hypertension: The Joint Task Force for the Diagnosis and Treatment of Pulmonary Hypertension of the European Society of Cardiology (ESC) and the European Respiratory Society (ERS): endorsed by: Association for European Paediatric and Congenital Cardiology (AEPC), International Society for Heart and Lung Transplantation (ISHLT). Eur Heart J. 2016;37(1):67-119.

Capítulo 7

Doppler-ecocardiografia na avaliação de isquemia e viabilidade

Rogerio Krakauer
Vanessa Andrioli
Leticia Paciello
Marcelo Luiz Campos Vieira

PONTOS-CHAVE

- O ecocardiograma permite avaliação funcional em repouso, durante e após a realização de estresse físico ou farmacológico.
- Os fármacos mais utilizados para o estudo da perfusão miocárdica são a dobutamina, o dipiridamol e a adenosina, o primeiro inotrópico e cronotrópico positivo, os dois últimos vasodilatadores que promovem redistribuição do fluxo para áreas nutridas por vasos isentos de obstruções significativas.
- A presença de defeitos regionais da contratilidade miocárdica ao ecocardiograma é fortemente sugestiva de doença coronariana.
- Casos com isquemia e viabilidade têm isquemia transitória.
- Exames com apresentação bifásica da contratilidade (melhora – piora) indicam miocárdio em sofrimento isquêmico, mas ainda viável.
- O uso de contraste é seguro, aprimora a identificação do endocárdio e permite o estudo da perfusão miocárdica além da contratilidade.
- Exames sob estresse farmacológico usando a dobutamina são muito úteis para a pesquisa de viabilidade miocárdica.

Introdução

As doenças cardiovasculares seguem constituindo a primeira causa de morbidade e mortalidade no mundo, configurando um importante problema de saúde pública associado ao alto custo na assistência médica. Nesse cenário, a doença arterial coronariana (DAC) encabeça o rol dessas patologias.

De acordo com o Ministério da Saúde,[1] no Brasil, cerca de 300 mil indivíduos sofrem Infarto Agudo do Miocárdio (IAM) anualmente, ocorrendo óbito em 30% desses casos. Porém, com o advento do avanço da Medicina Diagnóstica e da implantação de medidas que visam orientar e tratar de modo precoce, a sociedade tem sofrido uma redução significativa desse impacto.

Nesse contexto, a ecocardiografia, por meio de diversas modalidades, ocupa um papel primordial no diagnóstico não invasivo da isquemia e viabilidade miocárdica (VM), estratificação de risco e prognóstico de pacientes com DAC. Além do mais, trata-se de um método absolutamente seguro, preciso, rápido, inócuo, acessível e portátil no diagnóstico de isquemia miocárdica que, se necessário, pode ser associado a outro método diagnóstico.

Por meio de diversas modalidades, a ecografia permite analisar, em tempo real, os segmentos miocárdicos do ventrículo esquerdo (VE), proporcionando informações sobre a contratilidade miocárdica regional e global, no repouso ou no estresse físico ou farmacológico.

O objetivo dos exames que induzem estresse é proporcionar, por meio do desbalanço da relação oferta-consumo, alterações na contratilidade dos segmentos isquêmicos pela redução da reserva contrátil provocada pela estenose coronariana, seja ela fixa ou dinâmica, e aumento na contratilidade dos segmentos normais ou atordoados.[2] Com a publicação dos primeiros estudos na década de 1980, houve a difusão da ecocardiografia sob estresse (ESS) com dobutamina-atropina, dipiridamol ou físico (bicicleta ou esteira) e, mais recentemente, seus derivados, como a seguir:

Ecocardiograma de perfusão miocárdica com contraste (EPMC), estresse físico para estratificação diastólica, associado a técnica de *strain* (incluindo análise do trabalho cardíaco), tridimensional, em portadores de marca-passo (MP) (aumento da frequência cardíaca – FC) e com ergonovina para angina vasoespástica.

Outros exames de imagem, como a ressonância magnética (RM), a cine-RM, a tomografia computadorizada (TC) e a cintilografia miocárdica (CM), também constituem métodos que podem ser associados no diagnóstico da DAC, cada qual com as suas indicações, ressalvas e limitações.

Dentre as novas técnicas, chama atenção a avaliação do *strain* longitudinal global (GLS), em repouso e no pico do esforço, considerando-se a diferença dos valores de pico sistólico global, um parâmetro de reserva contrátil, assim como a comparação dos picos sistólicos segmentares podem incrementar de modo quantitativo a análise subjetiva do índice de movimentação regional de parede. É uma metodologia factível e pode aumentar a predição de DAC grave em território da artéria descendente anterior (ADA).[3] Mais recentemente, o índice de trabalho cardíaco adquirido de forma não invasiva a partir do *strain* tem sido estudado para aumentar ainda mais a sensibilidade da ESS.

Por fim, diversos grandes estudos publicados recentemente demonstram que a ESS é uma técnica de utilidade ímpar para a estratificação de risco de pacientes com DAC conhecida ou suspeita.

O valor prognóstico foi demonstrado com todas as técnicas descritas como estresse físico ou farmacológico, e fornece incremento prognóstico para predição de mortalidade geral e de origem cardíaca. Como exemplo, um ecocardiograma (ECO) de exercício normal está associado a uma taxa anual de evento de morte cardíaca e de infarto do miocárdio não fatal < 1%.[4] Por outro lado, grandes isquemias preveem doença multiarterial e pior prognóstico e indicam tratamento agressivo.

O diagnóstico de isquemia e o ecocardiograma

O diagnóstico de isquemia ao ECO depende da identificação de uma redução da contração miocárdica regional sistólica, com menor espessamento do endocárdio, ou mesmo com a ausência de contração regional.[5] Estudos em animais e em humanos[6] permitiram formular uma cascata sequencial de eventos durante a isquemia: primeiro ocorre a redução da perfusão, seguida da disfunção diastólica, causando depois alteração da deformação (*strain*), alteração segmentar, depois alterações isquêmicas do eletrocardiograma (ECG) e só então dor precordial. A última alteração a ocorrer no tempo é a elevação das enzimas cardíacas. Em condições de estresse fisiológico, uma redução do fluxo coronariano de ao menos 60% pode ocasionar alteração segmentar visível.[7] A localização da alteração segmentar se correlaciona com o território isquêmico de cada coronária. Nem toda alteração da contração segmentar é isquêmica. O bloqueio de ramo esquerdo (BRE), o bloqueio de ramo direito (BRD), a estimulação por marca-passo (MP), o pós-operatório cardíaco e as situações de hipertensão pulmonar (HP) podem ser causas de alteração segmentar do septo interventricular não isquêmicas.

O ecocardiograma nas isquemias crônicas

No diagnóstico da isquemia miocárdica crônica, a ESS pode ser indicada para investigar situações de dor precordial atípica e ou dispneia em pacientes de alto risco ou de risco intermediário para DAC. Deve ser feita investigação de equivalente isquêmico em paciente com probabilidade pré-teste intermediária com ECG interpretável ou não, ou em paciente incapaz de realizar exercício físico.

Também pode ser indicado para o acompanhamento de doença isquêmica coronária já conhecida para investigar VM, risco perioperatório de cirurgia não cardíaca no paciente com baixa capacidade funcional para o exercício físico e para diagnóstico diferencial de pseudoestenose aórtica e estenose verdadeira de baixo fluxo (*low flow*). A ESS não é apropriadamente indicada nas seguintes condições: avaliação de isquemia com baixa probabilidade pré-teste em paciente com ECG interpretável e em condições de exercício, avaliação perioperatória de cirurgia de risco intermediário sem fatores de risco clássicos, e para pacientes assintomáticos com risco intermediário de DAC e ECG interpretável.[8]

Modalidades de ecocardiografia de estresse

A ESS pode ser realizada com o emprego de fármacos agonistas do sistema nervoso simpático, como a dobutamina, com vasodilatadores como o dipiridamol, ou com o auxílio do esforço físico. A dobutamina estimula os adrenorreceptores simpáticos beta-1. Aumenta o inotropismo miocárdico e a FC. Há maior consumo de oxigênio miocárdico e pode provocar isquemia na presença de DAC. Pode aumentar a pressão arterial. É contraindicada nos pacientes no período pós-infarto agudo complicado, nos pacientes hipertensos não controlados e naqueles com severa restrição à via de saída do VE (estenose aórtica importante ou em portadores de cardiomiopatia hipertrófica obstrutiva). Tem um potencial arritmogênico e não deve ser usada nos pacientes com histórico de taquicardia ventricular (TV) e de bloqueios atrioventriculares completos.[9] O dipiridamol promove vasodilatação coronariana por estimular os receptores de adenosina A_{2A}. Desse modo, causa aumento de fluxo nas coronárias sem lesão e roubo de fluxo naquelas coronárias com estenose. Não causa aumento importante da FC. É contraindicado para pacientes com história de asma ou doença pulmonar obstrutiva crônica (DPOC), pois pode causar broncoespasmo e hipotensão, motivo para ser evitado no pós-infarto agudo complicado e nos pacientes com arritmia.[9]

O estresse físico pode ser realizado por esteira ou por cicloergômetro (ciclomaca, bicicleta ou esteira). Há preservação do estímulo fisiológico da via eletromecânica de aumento da FC e da maior demanda de oxigênio pelo miocárdio. O estresse físico está contraindicado para os pacientes no pós-infarto agudo complicado, para aqueles com arritmias e hipertensos.[9] Antes de se atingir o pico do estresse (FC > 85% da máxima), deve-se avaliar a diástole, que pode se alterar antes do surgimento de alterações da contração segmentar. Essa avaliação da diástole não é possível na esteira, apenas na ciclomaca, entre as FC de 100 a 110 bpm, para evitar a fusão das ondas de protodiástole (onda E) e telediástole (onda A). A estimativa das pressões de enchimento ventricular e da pressão capilar pulmonar pode ser realizada com o emprego da observação da relação E/e > 14 (se correlaciona a pressões de enchimento ventricular elevadas que podem ter sido induzidas pela isquemia durante o estresse ou por outras desordens que levem à disfunção diastólica) e doppler contínuo.

A ESS deve ser interrompida caso haja dor precordial intolerável, síncope, isquemia, arritmia (TV sustentada, ectopia frequente, fibrilação atrial), hipertensão arterial (PA ≥ 220/120 mmHg), ou hipotensão.[9] O desenvolvimento de alteração da contração segmentar nos primeiros estágios da ESS indica obstrução coronariana importante, sem reserva de perfusão. Ao se interpretar uma ESS, deve-se avaliar a gravidade e a extensão das alterações de contratilidade regional encontradas. Quanto mais segmentos alterados, maior a porcentagem de músculo cardíaco ameaçado de isquemia. Nos casos de maior acometimento da contração segmentar, o risco de evento ao ano pode chegar a 6,7%. Já quando há dilatação da cavidade no pico, esse risco sobe para 19,7% ao ano.[9] Quando há o comprometimento sistólico segmentar no estresse das paredes do ventrículo direito (VD), o prognóstico piora com 11,4% de eventos ao ano. Uma ESS normal é associada a um bom prognóstico com uma taxa de eventos isquêmicos de 0,9% ao ano. DAC que ainda apresenta alguma reserva de perfusão pode melhorar o espessamento endocárdico com as baixas doses de dobutamina ou nos primeiros estágios do estresse físico. Com o aumento da taquicardia e do maior consumo de oxigênio, há declínio do fluxo sanguíneo subendocárdico, gerando subsequente piora da contração segmentar.[9]

A persistência de segmentos hipo ou acinéticos na fase de recuperação pode se dever à geração de miocárdio atordoado e a uma DAC mais significativa. O ECO pode ser usado para estratificação de risco em pacientes com BRE. A ausência de resposta hipercinética na ESS pode se dever à doença microvascular, resposta hipertensiva ao exercício ou refletir uma cardiomiopatia. Uma resposta isquêmica é definida por uma nova área hipo ou acinética com o estresse, ou por uma piora da contração de um segmento já alterado no basal. A ausência de modificações contráteis em uma área com alteração segmentar basal pode se dever a um infarto transmural sem viabilidade.

A ESS tem acurácia similar à da TC com emissão de pósitrons (PET) para identificar miocárdio hibernado.[10] Como método quantitativo de isquemia, o estresse com o GLS é o parâmetro mais usado. É menos dependente do ângulo e as fibras longitudinais são mais expostas à deficiência de oxigênio que as radiais. Nos casos de isquemia há uma redução do GLS basal quando comparado ao GLS do pico.[11] O *strain*, no entanto, não adiciona à análise visual da ESS maior acurácia (ver Figura 1 no ambiente virtual).[12]

A área criada pelo *loop* entre o *strain* e a medida não invasiva da pressão arterial sistêmica é uma medida do índice do trabalho miocárdico, e é mais sensível que o GLS para se detectar DAC. Durante o exercício, em um indivíduo normal, o trabalho miocárdico aumenta e a eficiência do trabalho se mantém preservada. Quando há isquemia, o trabalho miocárdico decresce nos segmentos afetados e a perda de trabalho miocárdico pode ser usada para diagnóstico de isquemia induzida pelo estresse. Por meio do índice de trabalho miocárdico, a isquemia apical foi mais acuradamente identificada. O índice de trabalho miocárdico é um parâmetro promissor para se quantificar a isquemia na ESS, mas ainda precisa de validação e de mais estudos para se conhecer sua sensibilidade e especificidade.[13]

O eco tridimensional (3D) também tem sido usado na ESS físico e farmacológico. Pode ser adquirido com rapidez no pico e permite uma boa visualização do ápex, diminuindo a possibilidade do encurtamento (*foreshortening*) ventricular, ocasionando maior proximidade com a anatomia ventricular real, sem que ocorra a necessidade de extrapolações matemáticas e geométricas necessárias quando do emprego da ecocardiografia bidimensional.

A sensibilidade da ESS para identificar doença isquêmica do coração é de 88% e a especificidade, de 83%. A sensibilidade é semelhante à da tomografia computadorizada por emissão de fóton único – cintilografia (SPECT), mas a especificidade é maior. Para a detecção de obstrução da ADA e de doença multiarterial, a sensibilidade é maior.[9] Doenças da microcirculação, vasoespasmo e amiloidose podem causar falsos positivos. O prognóstico de falsos positivos é similar ao dos verdadeiros positivos e esses pacientes devem ser acompanhados de modo criterioso.[9]

Teste de ecocardiograma de estresse com perfusão miocárdica

Contraste ecocardiográfico pode ser empregado atualmente para a melhor identificação das bordas miocárdicas e também para o estudo da perfusão miocárdica. Há diversos tipos distintos de contraste ecocardiográfico nos diferentes países do mundo, sendo que o atualmente disponível no Brasil constitui-se de complexo químico de derivado halogenado associado a enxofre (hexafluoreto de enxofre). Essa análise ecocardiográfica com contraste permite a observação tecidual das microbolhas geradas pelo contraste e do tempo e da intensidade do preenchimento miocárdico (perfusão). De forma simplificada, o equipamento de ecocardiografia gera pulso ultrassônico de alta intensidade por meio de softwares específicos que destroem as microbolhas, e realiza-se então a quantificação temporal, espacial e segmentar da reperfusão miocárdica. Essa técnica pode ajudar a fazer diagnóstico de obstrução coronariana e é uma alternativa ao PET e ao SPECT, que são métodos mais custosos e com exposição de raios X ao paciente. Ver exemplo de hipoperfusão apical em paciente com dor torácica em repouso no ambiente virtual do livro, Vídeo 5 e Figura 2. A doença isquêmica pode ser avaliada de modo multimodal e a escolha do método deve considerar as limitações de cada técnica, reconhecendo a sensibilidade e especificidade de cada um. Para o diagnóstico de isquemia, testes funcionais são mais específicos que os anatômicos. A ESS tem sensibilidade de 77% e especificidade de 95% quando a reserva de fluxo fracionada (FFR) é considerada *gold standard*, comparável ao SPECT, que tem, respectivamente, 70% e 95% de sensibilidade e especificidade. A RM e a FFR por TC são os métodos funcionais com melhores índices de sensibilidade e especificidade: 90 e 95%.[14]

A ESS na dor precordial e na isquemia miocárdica aguda

A avaliação do paciente que se apresenta ao pronto atendimento com dor precordial precisa de uma boa história clínica e exame físico, exames laboratoriais, como de marcadores de necrose miocárdica, de um ECG e radiografia do tórax. Porém, muitas situações podem precisar ir além para fazer o diagnóstico de isquemia aguda. O ecocardiograma transtorácico (ECOTT) pode ajudar, confirmando a presença de alterações regionais de contração compatíveis com a isquemia ou afastando diagnósticos diferenciais. Em particular, as miocardites e a síndrome de takotsubo (ST) podem provocar dor precordial e ser identificadas pelo ECOTT. A alteração de contração segmentar na ST geralmente não respeita o território arterial. Na apresentação mais comum dessa síndrome, há acinesia ou discinesia de todas as paredes médio apicais, com os segmentos basais hipercinéticos.[15] A alteração segmentar pode ser atípica em 25% dos casos e, muitas vezes, é indistinguível ao eco do IAM.

Em 60% das miopericardites agudas há derrame pericárdico associado. Também podem cursar com alterações regionais de contração dissociadas de territórios vasculares.

A embolia pulmonar também pode ser causa de dor precordial. Embora seja raro o eco surpreender um trombo na artéria pulmonar ou ramos, podem-se observar alterações no *strain* do VD e da função do VE, dilatação e sinais de HP. Dissecções da aorta devem ser excluídas no paciente que chega com dor precordial no pronto atendimento. O ECOTT tem baixa sensibilidade, exceto para a porção inicial da aorta ascendente, que pode ser bem visualizada na maioria dos pacientes. Nos casos de maior suspeita clínica, um eco transesofágico pode ser necessário para afastar a possibilidade de dissecção de aorta e ateromatose aórtica (ver Figura 3 no ambiente virtual).

Complicações mecânicas do IAM

A reperfusão precoce da artéria coronária (ver Figura 4 no ambiente virtual) reduziu de forma drástica a frequência de complicações mecânicas do IAM. Atualmente, apenas 0,27 a 0,91% dos pacientes com IAM tem complicações mecânicas.[11] A mortalidade intra-hospitalar desses pacientes é quatro vezes maior do que a dos pacientes infartados sem complicações mecânicas. Deve-se procurar fazer rapidamente esses diagnósticos. As rupturas podem ser agudas (quando ocorrem em 24 a 48 horas após o IAM), subagudas (quando acontecem dentro da primeira semana de infarto por erosão da parede miocárdica) e tardias (quando acontecem após 7 dias por perfuração de uma parede aneurismática afilada).

Conforme a lesão e a velocidade da ruptura, os achados ao ECOTT se apresentarão de formas diferentes. Na ruptura da parede livre, o ECOTT pode mostrar derrame pericárdico, tamponamento e coágulos epicárdicos. Na ruptura do septo interventricular, há *shunt* do VE para o VD com sobrecarga volumétrica do VD e aumento de seu volume e, dependendo da gravidade, pode haver perda de função do VD e hipertensão pulmonar. Hoje é possível o emprego de dispositivos percutâneos (*plugs*) para a oclusão das comunicações interventriculares. O ECO também pode acessar as dimensões da ruptura para avaliar a viabilidade técnica desse procedimento.[16] A ruptura do músculo papilar pode causar insuficiência mitral grave (ver Figura 5 no ambiente virtual).

Limitação do eco para análise de isquemia

Janelas acústicas limitadas, imagens de baixa qualidade, movimento excessivo cardíaco por hiperventilação e taquicardia podem dificultar a execução técnica do exame. Porém, a subjetividade intrínseca da técnica da ESS é a maior limitação do método. Os betabloqueadores reduzem a acurácia diagnóstica de todas as formas de estresse. Assim, é recomendado suspender a terapia no momento do teste para evitar resultados falso-negativos. A terapia anti-isquêmica modula fortemente o impacto prognóstico.

Viabilidade miocárdica: conceito, importância, prognóstico e análise do estudo STICH

O miocárdio viável é aquele que apresenta melhora após reperfusão, recuperando sua capacidade funcional. É importante identificar essas regiões viáveis e que estão disfuncionais por um atordoamento ou hibernação, pois podem impactar na sobrevida e na classe funcional do paciente.

A VM pode ser estudada pela ESS com dobutamina (ESSD), dipiridamol (ESSDI), EPMC ou, ainda, pela cintilografia miocárdica (CM).

À ESS, a identificação do miocárdio viável ocorre quando um segmento com disfunção em repouso (hipocinesia) pode mostrar uma melhora contrátil da função (hipercinesia). A resposta bifásica identifica VM. Caracteriza-se pela melhora da alteração contrátil durante o estresse inicial com deterioração subsequente no pico da medicação e sua presença aumenta a sensibilidade da ESS.[18]

TABELA 1 Ecocardiografia de estresse: análise da alteração da contração[17]

Repouso	+	Estresse	Diagnóstico
Normocinesia	+	Normo-hipercinesia	Normal
Normocinesia	+	Hipocinesia, acinesia ou discinesia	Isquêmico
Acinesia	+	Hipocinesia, normocinesia	Viável
Acinesia, discinesia	+	Acinesia, discinesia	Necrose

A ESSD identifica regiões com disfunção reversível em pacientes tratados com trombólise durante o IAM; a VM prediz um melhor resultado após a revascularização em pacientes diabéticos e não diabéticos com cardiomiopatia isquêmica; a VM prediz resposta à terapia de ressincronização:

pacientes com reserva contrátil mostram uma resposta clínica e remodelamento reverso do VE favorável à terapia de ressincronização.

É possível avaliar a presença de VM pelo dipiridamol, mas a melhor avaliação é realizada com dobutamina.

O estudo STICH (tratamento cirúrgico para insuficiência cardíaca sistólica) comparou o benefício da cirurgia de revascularização do miocárdio (CRM) com tratamento clínico em pacientes com disfunção ventricular sistólica (FEVE < 35%) utilizando a VM. Ao avaliar o estudo, concluímos que a presença ou ausência de VM deve ser usada com um parâmetro adicional, a fim de se determinar a melhor decisão de tratamento para cada paciente, já que, na maioria das vezes, pacientes com cardiopatia isquêmica apresentam quadros clínicos difíceis e complexos. A presença de miocárdio viável foi associada à melhora da função sistólica do VE, independentemente do tratamento, mas essa melhora não foi relacionada à sobrevida em longo prazo.[19]

Considerações finais

A Doppler-ecocardiografia, em suas múltiplas modalidades, é o método de investigação diagnóstica mais empregado em todos os continentes para a avaliação de isquemia e viabilidade do miocárdio. Apresenta não somente alta acurácia, mas também determina prognóstico com relação a eventos cardiovasculares e mortalidade por causas cardíacas.

Especialmente a ecocardiografia de estresse apresenta especificidade e sensibilidade elevada para o diagnóstico de isquemia miocárdica, devendo ser empregada em diferentes situações clínicas (por exemplo: na avaliação perioperatória de cirurgias cardiovasculares e não cardiovasculares). Em países em desenvolvimento e naqueles em situações econômicas de maior dificuldade, a ecocardiografia de estresse físico representa teste de excelente custo/benefício para a investigação de isquemia miocárdica. Novas modalidades de ecocardiografia (por exemplo: ecocardiograma para a análise da deformação miocárdica, "*strain*", ecocardiografia tridimensional e com agentes de contraste, microbolhas) apresentam-se extremamente promissoras para o uso clínico diário para a investigação de isquemia e viabilidade do miocárdio.

DESTAQUES DE INOVAÇÃO

- Trabalho miocárdico (*myocardial work*).
- Ecocardiografia sob estresse associada ao *strain*.
- Ecocardiografia sob estresse tridimensional.

PLATAFORMA DIGITAL

- Este capítulo contém conteúdo complementar disponibilizado em uma plataforma digital exclusiva.
- Utilize o QR code abaixo para ingressar no ambiente virtual (senha: **INOVA2022**):

Referências bibliográficas

1. Ministério da Saúde. Plano de ações estratégicas para o enfrentamento das doenças crônicas não transmissíveis (DCNT) no Brasil 2011-2022/ Ministério da Saúde. Secretaria de Vigilância em Saúde. Departamento de Análise de Situação de Saúde. Brasília: Ministério da Saúde, 2011. 160 p.: il. (Série B. Textos Básicos de Saúde).
2. Hauser AM, Gangadharan V, Ramos RG, et al. Sequence of mechanical, electrocardiographic and clinical effects of repeated coronary artery occlusion in human beings: echocardiographic observations during coronary angioplasty. J Am Coll Cardiol. 1985;5:193-7.
3. Usitalo v, Luotolahti M, Pietila M, Wendelin-Saarenhovi M, Hartiala J, Saraste M, et al. Two-dimensional speckle-tracking during dobutamine stress echocardiography in detection of myocardial isquemia in patients with suspected coronary artery disease. J Am Soc Echocardiography. 2016;29:470-9.e3.
4. Leppo JA. Preoperative cardiac risk assessment for noncardiac surgery. Am J Cardiol. 1995;75:42D-51D.
5. Hauser AM, Gangadharan V, Ramos RG, et al. Sequence of mechanical, electrocardiographic and clinical effects of repeated coronary artery occlusion in human beings: echocardiographic observations during coronary angioplasty, J Am Coll Cardiol. 1985;5:193-7.
6. Pandian NG, Kieso RA, Kerber RE. Two-dimensional echocardiography in experimental coronary stenosis. II Relationship between systolic wall thinning and regional myocardial perfusion in severe coronary stenosis. Circulation. 1982;66:603-11.
7. Salustre A, Arnese M, Boersma E, et al. Correlation of coronary stenosis by quantitative coronary arteriography with exercise echocardiography, Am J Cardiol. 1995;75(4):87-90.
8. Howard JW, et al. Appropriate use criteria for stress echocardiography J Am Coll Cardiol Imag. 2013;6(3):297-309.
9. Pellikka P. A., et al. Guidelines for performance, interpretation, and application of Stress Echocardiography in Ischemic Heart Disease. J Am Soc Echocardiography. 2020;33(1):1-41.e8.
10. Bax JJ, Poldermans D, Elhendy A, Boersma E, Rahimtoola SH. Sensitivity, specificity, and predictive accuracies of various noninvasive techniques for detecting hibernating myocardium. Curr Probl Cardiol. 2001;26:147-8.
11. Sawada SG. Stressing the limits of strain echocardiography. J Am Soc Echocardiography. 2015;28:1390-2.
12. Usitalo v, Luotolahti M, Pietila M, Wendelin-Saarenhovi M, Hartiala J, Saraste M, et al. Two-dimensional speckle-tracking during dobutamine stress echocardiography in detection of myocardial isquemia in patients with suspected coronary artery disease. J Am Soc Echocardiography. 2016;29:470-9.e3.
13. Borrie A, et al. Nonivasive myocardial work index: characterizing the normal and ischemic response to exercise. J Am Soc Echocardiogr. 2020;33:1191-200.
14. Danad I, et al. Diagnostic performance of cardiac imaging methods to diagnose ischaemia-causing coronary artery disease when directly compared with fractional flow reserve as a reference standard: a meta-analysis. Eur Heart J. 2017;38:991-8.

15. Napp LC, et al. Takotsubo syndrome: between evidence, myths and misunderstandigs. Herz. 2020;45:252-66.
16. Gong FF, Vaitenas I, Malaisrie SC, Maganti K. Mechanical complications of acute myocardial infarction. JAMA Cardiol. 2020.
17. Sicari R, Cortigiani L. The clinical use of stress echocardiography in ischemic heart disease. Cardiovasc Ultrasound. 2017;15(1):7.
18. Verma B, Singh A. Comparison of contrast enhanced low-dose dobutamine stress echocardiography with 99mTc-Sestamibi single-photon emission computed tomography in assessment of myocardial viability. Open Access Maced J Med Sci. 2019;7(8):1287-92.
19. Napp LC, Bengel FM, Bauersachs J. Myocardial viability and long-term outcomes in ischemic cardiomyopathy. N Engl J Med. 2019;381(24):2373.

Capítulo 8

Cintilografia de perfusão miocárdica

Carlos Alberto Buchpiguel
Nelisa Helena Rocha
Eduardo Flávio de Lacerda Marçal Filho

PONTOS-CHAVE

- A cintilografia de perfusão miocárdica é um método não invasivo que permite a avaliação de doença arterial coronariana (DAC) com emprego de compostos radioativos (radiofármaco). O principal radiofármaco utilizado atualmente é a isonitrila 99mTc-sestamibi.
- A perfusão nas paredes do ventrículo esquerdo é avaliada em dois momentos: em repouso e sob estresse (farmacológico ou físico). Desse modo, defeitos perfusionais fixos ou transitórios podem ser identificados.
- A função ventricular esquerda também pode ser avaliada simultaneamente com imagens sincronizadas ao eletrocardiograma (*gated*–SPECT).
- As principais indicações estão relacionadas ao espectro de apresentação dos pacientes com DAC: diagnóstico, estratificação de risco, avaliação da terapia, avaliação de isquemia em artéria com lesão detectada por método anatômico, pesquisa de viabilidade miocárdica.
- A cintilografia de perfusão miocárdica é capaz de definir prognóstico em diversos cenários clínicos, agregando informações relevantes para a definição de conduta.
- De forma geral, uma cintilografia de perfusão miocárdica normal correlaciona-se com alta sobrevida e baixa probabilidade de eventos cardíacos (< 1% ao ano), mesmo em pacientes com DAC diagnosticada.

Introdução

As doenças cardiovasculares são as principais causas de óbito no mundo. Nas últimas décadas, grandes avanços foram alcançados tanto no diagnóstico quanto no tratamento dessas doenças. A medicina nuclear é uma das especialidades de diagnóstico não invasivo, com papel fundamental na detecção e na estratificação de risco da doença arterial coronariana (DAC), o que permite a identificação de casos com maior chance de apresentar desfechos clínicos adversos. Uma das técnicas mais difundidas é a cintilografia de perfusão miocárdica, que será o tema deste capítulo.

A cintilografia de perfusão miocárdica é método não invasivo que permite o diagnóstico da DAC, detectando alterações relativas da perfusão miocárdica, que refletem indiretamente o grau de fluxo coronário, em distintas condições hemodinâmicas. Ela é essencialmente fundamentada nos princípios fisiológicos que regulam a perfusão e o metabolismo do músculo cardíaco. O registro de déficits perfusionais do miocárdio, seja em condições de estresse seja de repouso, permite caracterizar a repercussão funcional de uma determinada obstrução coronária uma vez que a existência de placas permite o diagnóstico de DAC, mas não de doença isquêmica do coração. A identificação de defeitos de perfusão, visíveis apenas em situações de estresse induzido, é uma clara demonstração de um evento isquêmico por meio da cintilografia (Figura 1).

É bem conhecido o fato de que a perfusão miocárdica depende do controle da resistência dos vasos coronários. Os pacientes com lesão obstrutiva crítica e, portanto, com elevada resistência intravascular, apresentam aumento da velocidade do fluxo sanguíneo laminar na parede do vaso, que por sua vez promove a liberação de metabólitos como o ácido nítrico, um potente vasodilatador. Quando a resistência não é crítica, o fluxo é regulado pelas arteríolas que representam os vasos de reserva primária da circulação coronária.[1,2]

O fluxo sanguíneo coronário é influenciado por forças mecânicas em razão da ação direta sobre o calibre da obstrução e indireta sobre o tono vasomotor. Como estes vasos encontram-se dentro do músculo cardíaco, a dinâmica do fluxo é afetada pelas forças mecânicas da contração e relaxação do ciclo cardíaco. Essa ação produz o padrão característico dos fluxos arterial e venoso do miocárdio.[2]

De forma simplificada, vê-se que a regulação da resistência se dá entre as arteríolas com dimensões inferiores a 150 micras de diâmetro. Quando submetidas a algum tipo de estresse, essas arteríolas se dilatam, diminuindo sua resistência e possibilitando o aumento proporcional do fluxo sanguíneo e da reserva de fluxo coronário regional. Quando há lesão obstrutiva crítica em uma ou mais das artérias principais, essa reserva microvascular encontra-se reduzida, tendo em vista que os mecanismos de vasodilatação estarão ativados

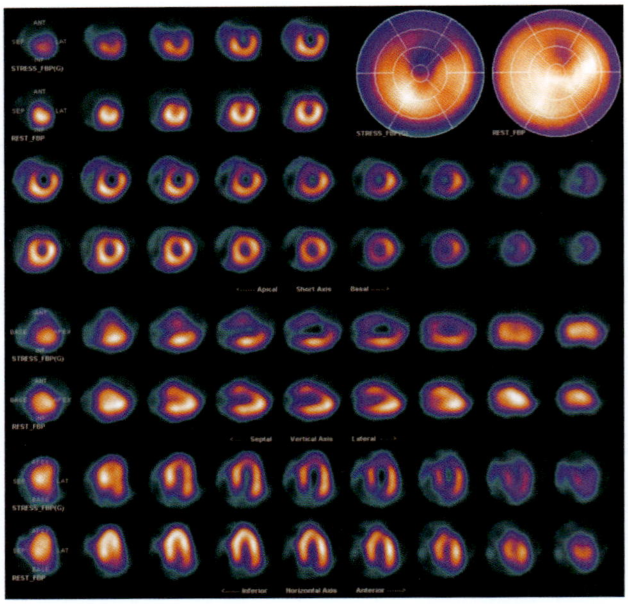

FIGURA 1

Exibição do padrão de imagens de perfusão miocárdica de estresse e repouso (SPECT). As imagens de estresse e repouso são exibidas em linhas alternadas (estresse acima e repouso abaixo). Imagens de eixo curto (4 linhas superiores) são exibidas do ápice para a base (da esquerda para a direita). Imagens de eixo longo vertical são exibidas do septo para a parede lateral (da esquerda para a direita). Imagens do eixo longo horizontal são exibidas da parede inferior para a parede anterior (da esquerda para a direita). Essas imagens demonstram um defeito de perfusão na parede anterior (artéria descendente anterior).

na tentativa de aumentar o fluxo e atender às necessidades metabólicas do organismo.[2]

A medicina nuclear utiliza provas de estresse físico ou farmacológico para tentar encontrar defeitos na irrigação do músculo cardíaco, uma vez que esta pode estar preservada mesmo diante de lesões acentuadas.[3]

Aspectos técnicos

Modalidades de estresse

Diferentes modalidades de estresse podem ser empregadas para avaliar a perfusão miocárdica.[3,4] A forma mais amplamente utilizada é a realização de esforço em esteira rolante/bicicleta ergométrica uma vez que tais exames reproduzem a fisiologia do exercício físico habitual. Entretanto, os testes medicamentosos são indicados com frequência pelas limitações que comprometem ou impedem a realização de um esforço efetivo por parte do paciente.

Estresse físico (teste ergométrico)

Esse é o tipo de estresse mais solicitado para a realização da cintilografia de perfusão miocárdica. O teste de esforço é procedimento seguro, sendo a opção mais comum o uso de esteiras ergométricas em relação aos cicloergômetros.

Os protocolos mais utilizados no país seguem as diretrizes atuais da Sociedade Brasileira de Cardiologia.[5] Considerando o teste de esforço aplicado à cintilografia de perfusão miocárdica, as orientações para a realização do exame são as mesmas encontradas para realização do teste de esforço isolado. Entretanto, como esses estudos estão vinculados a uma prova funcional cintilográfica, a suspensão prévia de drogas que limitam a eficácia do teste com objetivos diagnósticos como os betabloqueadores é usualmente recomendada.[5]

Quando existem contraindicações absolutas para realização do teste ergométrico ou mesmo quando existem condições que irão limitar sua eficácia ou interpretação, recomenda-se a utilização de agentes de estresse farmacológico.

Estresse farmacológico

Os testes medicamentosos serão normalmente indicados quando houver impedimento na realização de estresse físico efetivo, como na existência de insuficiência cardíaca, doença pulmonar obstrutiva crônica, doenças do sistema musculoesquelético, sequelas de acidentes vasculares cerebrais, hipertensão arterial grave, arritmias complexas ou causadas pelo esforço, baixa capacidade funcional, estratificação de infarto agudo recente, limitações físicas para a realização de atividade eficaz e bloqueio do ramo esquerdo. Os medicamentos que desencadeiam estresse miocárdico podem ser divididos em duas categorias: 1) medicamentos que promovem a dilatação dos vasos coronários; 2) medicamentos que promovem a elevação do consumo de oxigênio.[6-9]

Vasodilatadores

As escolhas mais frequentes nesta categoria são a adenosina e o dipiridamol, que apresentam resultados semelhantes no que se refere ao diagnóstico e às informações prognósticas.[6,7,10,11]

O dipiridamol, com base pirimídica, tem efeito indireto bloqueando o transporte da adenosina para o meio intracelular, assim como seu metabolismo, e, consequentemente, aumentando sua concentração plasmática, aumentando sua oferta aos receptores A2 da musculatura lisa dos pequenos vasos. Seus efeitos são revertidos com administração de aminofilina.

A adenosina, administrada por via venosa, tem efeito direto com mínima ação nos vasos epicárdicos e efeito máximo na microcirculação. Ao contrário do exercício, ela causa apenas aumento de 5 a 15% na frequência cardíaca, discreta queda da pressão arterial e aumento de três a cinco vezes do fluxo arterial coronário, em caso de haver vasos isentos de ateromatose. Seu efeito cessa com a parada da infusão, já que sua meia-vida é de cerca de 2 segundos.

Ambas as drogas exigem preparo adequado, com suspensão absoluta por período mínimo de 24 horas de cafeína – café, chá, chocolate, refrigerantes – e 48 horas quando utilizada alguma droga que contenha metilxantinas. Essas drogas são contraindicadas para pacientes com história de broncoespasmo e bloqueios avançados da condução atrioventricular.

Inotrópicos/cronotrópicos

Esses fármacos, representados pela dobutamina, produzem aumento do consumo de oxigênio como consequência de suas ações inotrópicas e cronotrópicas, que elevam o trabalho cardíaco e, portanto, causam estresse real. São indicados para pacientes que não podem realizar provas com vasodilatadores ou exercício físico efetivo. É contraindicado para pacientes em uso de betabloqueadores, portadores de arritmias complexas, angina instável, infarto do miocárdio recente, hipertensão arterial severa, insuficiência vascular cerebral e cardiomiopatias hipertróficas graves.

O mecanismo de ação é dose-dependente. Sua ação progressiva ocorre nos receptores beta-1-adrenérgicos com estimulação inotrópica, nos receptores beta-2 estimulando a vasodilatação periférica e nos alfa-1 quando em doses maiores provocando vasoconstrição periférica e aumento da força contrátil.[12]

Radiofármacos

As anormalidades da perfusão miocárdica são detectadas quando se provoca estresse físico ou medicamentoso que por sua vez provoque diferenças nos fluxos regionais entre artérias com e sem obstruções,[13]lembrando que o agente ideal deve ser extraído totalmente pelo miocárdio. No Brasil, dispõe-se de tálio-201, ^{99m}Tc-sestamibi e, muito menos frequentemente, de ^{99m}Tc-tetrofosmin.

O tálio-201 possui taxa de extração que reflete fielmente a hiperemia até que esta seja de 3 vezes o fluxo basal; acima deste valor, esta correlação passa a ser menos intensa e é melhor representada por uma curva que tende a um platô. Sua captação no interior da fibra miocárdica é dependente da bomba de Na+/K+ ATPase, portanto ocorrendo de forma ativa e com algum dispêndio de energia. A imagem precoce obtida 5 minutos após a administração desse agente no pico do esforço ou estresse representa essencialmente o fluxo que passa pelas artérias coronárias. Com o decorrer do tempo há redistribuição do tálio-201 em repouso, com clareamento diferenciado em comparação ao território irrigado por artérias coronárias normais e com obstrução significativa. A imagem de redistribuição (ou de repouso) obtida 4 horas após a injeção reflete a integridade ou a viabilidade da célula miocárdica. A despeito de suas qualidades, algumas características físicas limitam sua aplicabilidade em larga escala nos dias atuais, como a meia-vida física de 73 horas (relativamente longa) restringindo a quantidade de dose por paciente não superior a 111 MBq para pacientes adultos. Sua energia baixa, por volta de 69 a 83 Kev, está em faixa inferior à ideal para os cristais utilizados nos equipamentos modernos, propicia mais facilmente o aparecimento de artefatos provocados por atenuação de mamas densas ou pelo diafragma.[13]

O ^{99m}Tc-sestamibi é uma isonitrila marcada com tecnécio-99m, que é o isótopo radioativo mais utilizado na atualidade. As características físicas desse radioisótopo, meia-vida curta de 6 horas e energia baixa de 140 Kev propiciam a obtenção de imagens de boa qualidade com baixa exposição à radiação. Esse agente lipofílico entra na célula por mecanismo passivo através do sarcolema, liga-se às mitocôndrias e praticamente não existe redistribuição dentro do período de sua meia-vida. Por isso, distintamente do tálio-201, são necessárias duas injeções de sestamibi, uma em repouso e outra em estresse máximo para realização do estudo completo. Do ponto de vista químico e de biodistribuição, ele tem vantagens e desvantagens. Sua extração miocárdica não é 100% e não é linear com patamares mais elevados de hiperemia coronária.[13]

Apesar das diferenças aqui expostas, do ponto de vista clínico, imagens obtidas após exercício ou com estresse medicamentoso mostram resultados semelhantes e todos os agentes são apropriados para a análise da perfusão miocárdica e da insuficiência coronária.

Aplicações clínicas e indicações

A cintilografia de perfusão miocárdica pode ser utilizada com diferentes finalidades em pacientes com diagnóstico ou suspeita de DAC, incluindo diagnóstico, estratificação do risco, estratégias de terapia, monitoração terapêutica e avaliação de viabilidade miocárdica.

Diagnóstico de DAC

Um dos pontos mais fortes da cintilografia do miocárdio na avaliação da doença isquêmica do miocárdio é o acúmulo de mais de 30 anos de uso e de publicações desta metodologia neste subgrupo de pacientes. Em condição de esforço isotônico, ou sob estímulo vasodilatador, pode-se obter respostas de aumento de fluxo da ordem de 2,7 a 3,2 vezes quando a circulação coronária é normal.[14,15] A heterogeneidade de fluxo é o evento que dá início à cascata isquêmica e os radiotraçadores utilizados na cintilografia de perfusão miocárdica refletem esta condição. Portanto, alterações precoces de fluxo miocárdico podem constituir um dos sinais funcionais mais sensíveis da presença de obstrução coronária significativa.[14,15]

A maioria dos trabalhos na literatura compara os resultados obtidos com a cintilografia com os achados da cineangiocoronariografia. Contudo, a avaliação anatômica, apesar da presença, por vezes, de lesão anatômica obstrutiva "grave", não necessariamente reflete a situação funcional. Estudos têm demonstrado sensibilidade aproximada de 90% da cintilografia de perfusão miocárdica na detecção de DAC.[16] A especificidade calculada é tipicamente menor e tem variado muito entre os estudos, sendo de aproximadamente de 84%.[17-19]

Alguns fatores podem influenciar o resultado do exame cintilográfico, como características do paciente (variáveis relacionadas ao gênero, peso e massa corporal por artefatos de atenuação, etc.), aderência ao preparo e execução da prova de estresse, tipo e característica da lesão coronária, aspectos técnicos relacionados ao tipo de equipamento empregado, qualificação do médico que interpreta os procedimentos, bem como critérios empregados para interpretação. Apesar destas limitações, reconhece-se a cintilografia de perfusão miocárdica como de elevada importância clínica, permitindo que muitos pacientes assintomáticos com fatores de risco para doença coronariana ou mesmo com dor torácica a definir possam ser avaliados de forma não invasiva, antes de serem direcionados para estudos cinecoronariográficos ou mesmo para angiotomografia de artérias coronárias. Seu valor, entretanto, apenas é reconhecido quando respeitados aspectos básicos relacionados à probabilidade clínica pré-teste de o paciente ser portador de doença arterial coronária. O grupo de pacientes que mais se beneficia com a indicação da cintilografia é aquele que apresenta probabilidade intermediária de possuir doença arterial coronária. Pacientes com baixa probabilidade não necessitam de uma investigação com estudos funcionais. Por sua vez, os pacientes que já apresentam sinais clínicos fortemente indicativos de DAC podem ter indicação preferencial de cinecoronariografia do que de exames não invasivos.

Além do diagnóstico de isquemia miocárdica, a cintilografia permite avaliar a importância funcional de placas coronárias individuais. Com a possibilidade de implantação de *stents* cada vez mais eficientes, e da indicação de procedimentos cirúrgicos minimamente invasivos, torna-se importante caracterizar o grau de repercussão hemodinâmica de cada obstrução coronária, principalmente em situações de envolvimento multiarterial. Pode-se, assim, selecionar o território mais crítico a ser abordado terapeuticamente, sem que seja obrigatório o procedimento de revascularização de territórios funcionalmente sem grande repercussão funcional; isso é posto principalmente em situações em que os procedimentos de revascularização se revestem de alto risco ou mesmo alto custo.

Na avaliação da insuficiência coronária aguda, poderia ser citada a aplicação do método na caracterização da dor torácica de origem a esclarecer. Baseia-se no princípio de que na vigência de dor torácica de origem cardíaca ocorre normalmente alteração do fluxo sanguíneo coronário, que desencadeia fenômeno isquêmico. Isso pode ser detectado por meio da determinação do fluxo coronário ou da perfusão miocárdica no momento da crise de angina. Portanto, devem-se empregar radiofármacos que possibilitem o registro do estado perfusional no momento da dor sem que isso acarrete prejuízos ao tratamento e à condução clínica do paciente. Contudo, com o desenvolvimento da angiotomografia de artérias coronárias, essa aplicação da cintilografia ficou mais restrita a locais onde a tomografia não está disponível ou quando o paciente apresenta contraindicações para realizar aquele método.[20]

Um dos aspectos de desenvolvimento que trouxeram substancial valor incremental para a cintilografia de perfusão miocárdica é a possibilidade de se obter dados de função contráctil, global e regional, por meio da aquisição de imagens tomográficas sincronizadas com o eletrocardiograma. Com isso pode-se avaliar imagens em sístole e diástole, após a soma de vários ciclos cardíacos, aliando em um único estudo dados qualitativos e quantitativos de perfusão e função (Figuras 2 e 3).

Sabe-se que na cascata isquêmica existe relativa correspondência entre alterações de perfusão e alterações de contratilidade regional, embora estas últimas sejam consequência da primeira. Contudo, a possibilidade de se obter dados funcionais em duas condições distintas, repouso e após estresse, fornece dados adicionais que podem auxiliar no diagnóstico diferencial, na estratificação de risco, possibilitando reduzir significativamente os resultados falso-positivos.[21,22] Estudo

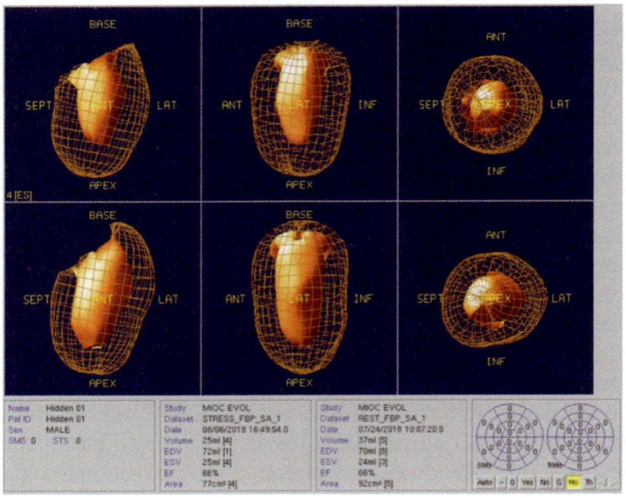

FIGURA 2

Imagens demonstrando a motilidade das paredes do ventrículo esquerdo (*gated*–SPECT normal).

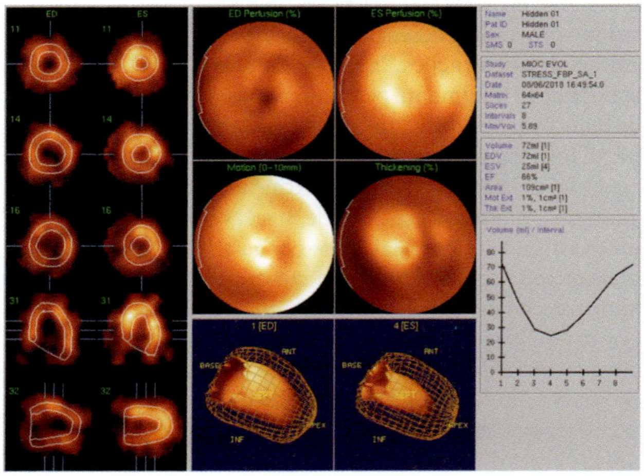

FIGURA 3

Imagens do movimento e do espessamento da parede do miocárdio em um estudo *gated* SPECT normal, com a fração de ejeção do ventrículo esquerdo (FEVE) calculada em 66%.

inicial mostrou que exames falso-positivos passaram de 14% para 3% com o acréscimo dos dados de função contrátil.[21] Defeito de perfusão miocárdica que provoque isquemia normalmente se acompanha de déficit de contratilidade no período pós-estresse imediato.

Estratificação de risco

Nos últimos anos, passou-se a valorizar a possibilidade de se aprimorar a estratificação de risco a partir do uso de métodos diagnósticos. Vários ensaios clínicos tentam estabelecer o melhor planejamento terapêutico, considerando não apenas os aspectos diagnósticos, mas também os aspectos prognósticos.

A cintilografia disponibiliza três tipos de indicadores prognósticos: 1) miocárdico; 2) funcional; e 3) não miocárdico. O indicador "miocárdico" correlaciona-se com a extensão e a gravidade dos defeitos perfusionais. Quanto maior a extensão e o número de defeitos e mais acentuado for o defeito de perfusão, maior será o risco de desenvolver eventos coronários futuros. Igualmente, quanto mais acentuado for o componente de transitoriedade de um defeito perfusional, pior o prognóstico do paciente.[23,24] Para avaliação tanto qualitativa como quantitativa do exame de cintilografia de perfusão miocárdica é utilizada nomenclatura da segmentação cardíaca de acordo com as paredes do ventrículo esquerdo, como também de acordo com a sua irrigação coronariana, conforme padronização ilustrada na Figura 4.[25]

O indicador "funcional" está intimamente associado à capacidade de o ventrículo esquerdo contrair de forma adequada e proporcional às necessidades metabólicas e de trabalho cardíaco, uma vez que se reconhece que a queda da fração de ejeção do ventrículo esquerdo é um dos fatores prognósticos mais importantes[26] (Figura 5).

O grau de concentração pulmonar é outro achado de valor prognóstico dentro da categoria "não miocárdio". A captação pulmonar de tálio-201 na fase de estresse correlaciona-se diretamente com pior prognóstico.[3,27] Embora o sestamibi mostre com menor frequência captação pulmonar significativa (visto que normalmente e de forma fisiológica pode-se observar um certo grau de captação pulmonar), índices quantitativos têm permitido identificar e estratificar pacientes com menor e maior risco de desenvolver eventos cardíacos futuros.[28] Outro achado que se correlaciona com um pior prognóstico é a presença de dilatação ventricular esquerda transitória (TID, do inglês *transient ischemic dilatation*). Esse achado, na fase

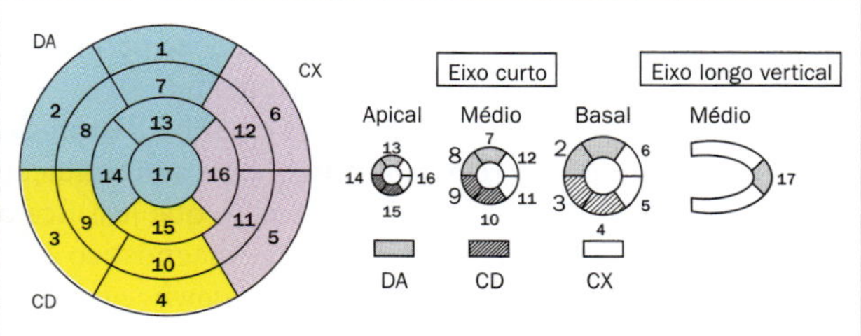

Regiões	Distal	Medial	Basal
Anterior	(13)	(7)	(1)
Anterosseptal	(14-septal)	(8)	(2)
Inferosseptal		(9)	(3)
Inferior	(15)	(10)	(4)
Inferolateral		(11)	(5)
Anterolateral		(12)	(6)
Lateral	(16)		
Ápice	(17)		

FIGURA 4

Padronização da segmentação miocárdica e nomenclatura segundo o Cardiac Imaging Committee of the Council on Clinical Cardiology of the American Heart Association.

DA: artéria descendente anterior; CX: artéria circunflexa esquerda; CD: artéria coronária direita. Fonte: Heller et al., 2002.[25]

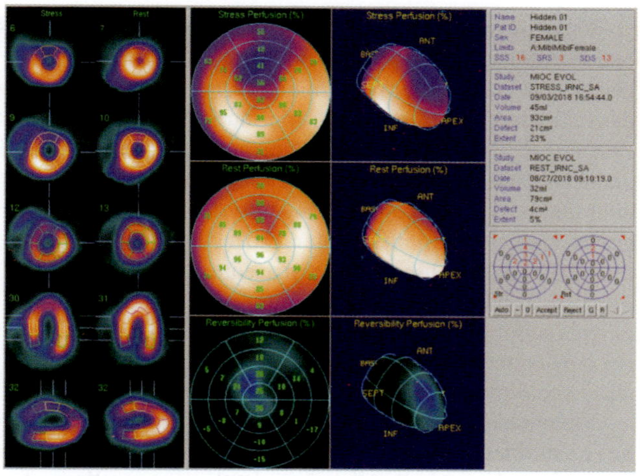

FIGURA 5

Estudo com isquemia da parede anterior do ventrículo esquerdo. As imagens de estresse mostram hipoperfusão da parede anterior. As imagens de repouso mostram melhora. Visualização do mapa polar em 2D e 3D.

de estresse, representa dilatação ventricular que ocorre em virtude de fenômeno isquêmico grave, como mecanismo de compensação e tentativa de manter o volume sistólico em condição de carga de trabalho aumentada. Alguns trabalhos comprovam o valor prognóstico desse achado em pacientes com doença arterial coronária.[29]

O uso da cintilografia na estratificação de risco pode ser observado em pacientes sem doença coronária comprovada, em pacientes com doença arterial coronária comprovada, após eventos isquêmicos agudos ou infarto agudo do miocárdio, e mesmo em pacientes que são candidatos a cirurgias não cardíacas de grande porte. Estudo realizado com pacientes avaliados nas universidades de Virginia e Harvard, acompanhados por período médio de 4 anos, mostrou que a gravidade e a extensão do defeito de perfusão detectado pela cintilografia apresenta poder prognóstico incremental em relação ao que estima a partir da avaliação clínica e eletrocardiográfica de esforço ($p < 0,05$).[30]

Pancholy et al.[31] avaliaram 212 mulheres com suspeita diagnóstica de doença arterial coronária. Entre as múltiplas variáveis analisadas, incluindo-se idade, frequência cardíaca atingida ao esforço, extensão da doença arterial coronária à angiografia, o número, a gravidade e a extensão dos defeitos transitórios foram os indicadores prognósticos mais potentes entre todos os demais analisados. Mulheres que apresentaram defeito de perfusão envolvendo > 15% do miocárdio mostraram sobrevida livre de eventos muito menor do que aquelas que apresentaram defeitos perfusionais envolvendo < 15% do miocárdio ($p < 0,0001$).

Em um outro estudo, Machecourt et al.,[32] avaliando 1.926 pacientes, demonstraram uma taxa de morte por causas cardiovasculares de 1,5% ao ano naqueles que apresentavam defeito de perfusão miocárdica contra uma taxa de eventos futuros de apenas 0,1% ao ano naqueles com cintilografia normal.

Berman et al. analisaram os achados em 1.702 pacientes que se submeteram à avaliação funcional com cintilografia de perfusão miocárdica com sestamibi-Tc99m.[33] Observaram taxa de eventos leves de 0,7%/ano (cirurgia ou angioplastia), e graves de apenas 0,2%/ano (infarto não fatal ou óbito cardiovascular) naqueles pacientes com cintilografia normal ou discretamente alterada, em contraste com 7,5%/ano de eventos cardíacos graves naqueles com nítida alteração à cintilografia. Hachamovitch et al.,[34] analisando 2.200 pacientes que se submeteram à avaliação funcional com cintilografia, demonstraram que parcela significativa de pacientes classificados como de baixo risco pelo *Duke Treadmill Score* foram classificados como de alto risco por mostrarem defeitos extensos à cintilografia.

Em um estudo que avaliou 521 pacientes com angina estável que se submeteram a teste de esforço máximo e cintilografia de perfusão miocárdica,[35] a taxa de eventos cardíacos foi substancialmente maior no grupo com alterações significativas (7,0%/ano) do que naquele que mostrou padrão de perfusão normal (0,5%/ano) ($p < 0,001$). A taxa de sobrevida livre de eventos foi menor no subgrupo que apresentou defeitos perfusionais mais extensos ($p < 0,002$).

Independentemente do agente estressor utilizado, cintilografias utilizando estresse farmacológico têm mostrado poder de estratificação similar ao observado com o emprego do teste ergométrico.[36-38]

No contexto da estratificação de risco pré-operatória, a cintilografia de perfusão miocárdica tem mostrado alto valor de predição negativo, principalmente no grupo de pacientes com risco intermediário.[39]

Carga isquêmica e estratégias de terapia

Muito se estuda em relação à melhor escolha dentro do arsenal terapêutico atualmente disponível para intervir no paciente com isquemia. A quantificação da carga isquêmica por meio da cintilografia pode auxiliar na definição da conduta terapêutica mais apropriada. Pacientes com carga isquêmica superior a 10% podem se beneficiar mais de estratégias terapêuticas invasivas como cirurgia de revascularização ou angioplastia. Por outro lado, pacientes com carga isquêmica inferior a 10% tem boa evolução se mantidos em tratamento clínico otimizado, sem a necessidade de tratamento invasivo. Tais dados são sugeridos pelo subestudo nuclear do COURAGE (*Clinical Outcomes Utilizing Revascularization and Aggressive Drug Evaluation*), que avaliou 314 pacientes, no qual se observou que pacientes com redução de carga isquêmica tiveram melhor prognóstico.[40]

O estudo ISCHEMIA apresenta como grande diferencial a inclusão apenas de pacientes com isquemia moderada ou grave (> 10%), sendo eles randomizados para terapia medicamentosa otimizada e revascularização. Os resultados ainda estão sendo coletados e sua publicação pode ter impacto relevante neste cenário.[41]

Monitoração terapêutica

Outra aplicação reconhecida da cintilografia de perfusão miocárdica é na monitoração de pacientes submetidos a procedimento de revascularização percutânea ou cirúrgica. No caso da intervenção percutânea, pode haver sinais de isquemia nos primeiros três meses que se seguem ao procedimento, uma vez que, nesta fase, existe um processo de adaptação endotelial, que pode ainda limitar a capacidade do vaso se dilatar em condições de maior demanda. Esse distúrbio funcional associado a certo grau de hiperplasia da íntima pode se manifestar como isquemia à cintilografia, sem necessariamente traduzir perda de resultado da intervenção. Contudo, reconhece-se que em fases mais tardias, a cintilografia de perfusão miocárdica pode ser um indicador confiável de doença arterial coronariana residual ou em progressão e, portanto, reforçar a indicação de reestudo cinecoronariográfico. Milavetz et al.,[42] analisando 33 pacientes que receberam *stents* reavaliados por cinecoronariografia, mostraram sensibilidade da cintilografia em detectar reestenoses da ordem de 95%, especificidade de 73%, valor de predição positivo de 88%, valor de predição negativo de 89% e acurácia de 88%. Mesmo após cirurgia de revascularização, não é incomum, mais tardiamente no curso da doença, o aparecimento de sintomas inespecíficos, que podem ser esclarecidos por meio da análise funcional. Caso exista isquemia em alguma modalidade de estresse, justifica-se o reestudo anatômico dos vasos coronários.

Viabilidade miocárdica

Pacientes com insuficiência coronariana crônica e disfunção do ventrículo esquerdo podem se beneficiar de procedimentos de revascularização que pode aumentar a expectativa de vida, reduzir o número de eventos e melhorar a qualidade de vida.[43]

Situações de defeitos reversíveis de disfunção miocárdica, como hibernação ou atordoamentos múltiplos, podem coexistir no mesmo paciente e respondem de modo positivo à revascularização.[44,45] Nestes casos, há preservação da integridade da membrana celular e suficiente manutenção da atividade metabólica em níveis suficientes para que o miócito permaneça viável, mesmo após repetidas crises de isquemia.

Miocárdio hibernado, condição na qual há disfunção ventricular esquerda em repouso consequente a diminuição da irrigação, apresenta viabilidade do tecido que justifica o tratamento mais agressivo e, por isso, exige diagnóstico acurado. Esse mecanismo crônico, denominado *down regulation*, implica redução do trabalho contrátil do coração para que ele possa sobreviver mesmo em condições de limitada oferta de oxigênio.[45,46]

A viabilidade miocárdica pode ser detectada por meio da presença de perfusão com captação diferenciada nas imagens de redistribuição com emprego do tálio-201, presença de metabolismo em áreas de acentuado déficit de fluxo (discordância perfusional/metabólica) ou melhora contrátil após estímulos apropriados em segmentos miocárdicos com defeitos cinéticos, mais frequentemente analisado com ecocardiografia de estresse e ressonância magnética, que também permite avaliar o grau de comprometimento transmural de território supostamente hibernante.[47]

Estudos demonstraram que o valor preditivo positivo da cintilografia de perfusão miocárdica com tálio-201 (associado a técnica de reinjeção e obtenção de imagens tardias após 24 horas) em relação à melhora funcional após revascularização do miocárdio é de 80 a 87%, e o valor preditivo negativo, de 82 a 100%.[48] As limitações dessa técnica consistem na baixa qualidade de imagem em pacientes obesos, artefatos de atenuação que podem ser interpretados como defeitos de perfusão e a pouca capacidade de facultar o diferencial entre viabilidade endocárdica e epicárdica.

Referências bibliográficas

1. Marinescu MA, Löffler AI, Ouellette M, Smith L, Kramer CM, Bourque JM. Coronary microvascular dysfunction, microvascular angina, and treatment strategies. Jacc Cardiovasc Imaging. 2015;8(2):210-20.
2. Shimokawa H. 2014 Williams Harvey lecture: importance of coronary vasomotion abnormalities: from bench to bedside. Eur Heart J. 2014;35(45):3180-93.
3. Dorbala S, Ananthasubramaniam K, Armstrong IS, Chareonthaitawee P, DePuey GE, Einstein AJ, et al. Single photon emission computed tomography (SPECT) myocardial perfusion imaging guidelines: instrumentation, acquisition, processing, and interpretation. J Nuclear Cardiol. 2018;25(5):1784-846.
4. Verberne HJ, Acampa W, Anagnostopoulos C, Ballinger J, Bengel F, Bondt P, et al. EANM procedural guidelines for radionuclide myocardial perfusion imaging with SPECT and SPECT/CT: 2015 revision. Eur J Nucl Med Mol I. 2015;42(12):1929-40.
5. Meneghelo R, Araújo C, Stein R, Mastrocolla L, Albuquerque P, Serra. III Diretrizes da Sociedade Brasileira de Cardiologia sobre teste ergométrico. Arq Bras Cardiol. 2010;95(5):1-26.
6. Iskandrian AS, Verani MS, Heo J. Pharmacologic stress testing: mechanism of action, hemodynamic responses, and results in detection of coronary artery disease. J Nucl Cardiol. 1994;1(1):94-111.
7. Lee J, Chae S, Lee K, Heo J, Iskandrian A. Biokinetics of thallium-201 in normal subjects: comparison between adenosine, dipyridamole, dobutamine and exercise. J Nucl Medicine Official Publ Soc Nucl Medicine. 1994;35(4):535-41.
8. Henzlova MJ, Duvall LW, Einstein AJ, Travin MI, Verberne HJ. ASNC imaging guidelines for SPECT nuclear cardiology procedures: Stress, protocols, and tracers. J Nucl Cardiol. 2016;23(3):606-39.
9. Saab R, Hage FG. Vasodilator stress agents for myocardial perfusion imaging. J Nucl Cardiol. 2017;24(2):434-8.
10. Treuth MG, Reyes GA, He ZX, Cwajg E, Mahmarian JJ, Verani MS. Tolerance and diagnostic accuracy of an abbreviated adenosine infusion for myocardial scintigraphy: a randomized, prospective study. J Nucl Cardiol. 2001;8(5):548-54.
11. Leppo JA. Comparison of pharmacologic stress agents. J Nucl Cardiol. 1996;3(Suppl 6):S22-6.
12. Verani MS. Dobutamine myocardial perfusion imaging. J Nucl Medicine Official Publ Soc Nucl Medicine. 1994;35(4):737-9.
13. Heller GV. Tracer selection with different stress modalities based on tracer kinetics. J Nucl Cardiol. 1996;3(Suppl 6):S15-21.
14. Holmberg S, Serzysko W, Varnauskas E. Coronary circulation during heavy exercise in control subjects and patients with coronary heart disease. Acta Med Scand. 1971;190(1-6):465-80.
15. Heiss H, Barmeyer J, Wink K, Hell G, Cerny F, Keul J, et al. Studies on the regulation of myocardial blood flow in man. Basic Res Cardiol. 1976;71(6):658-75.
16. Underwood S, Anagnostopoulos C, Cerqueira M, Ell P, Flint E, Harbinson M, et al. Myocardial perfusion scintigraphy: the evidence. Eur J Nucl Med Mol I. 2004;31(2):261–91.
17. Mahmarian JJ, Boyce TM, Goldberg RK, Cocanougher MK, Roberts R, Verani MS. Quantitative exercise thallium-201 single photon emission computed tomography for the enhanced diagnosis of ischemic heart disease. J Am Coll Cardiol. 1990;15(2):318–29.
18. Train VK, Maddahi J, Berman D, Kiat H, Areeda J, Prigent F, et al. Quantitative analysis of tomographic stress thallium-201 myocardial scintigrams: a multicenter trial. J Nucl Medicine Official Publ Soc Nucl Medicine. 1990;31(7):1168–79.
19. Maddahi J, van Train K, Prigent F, Garcia EV, Friedman J, Ostrzega E, et al. Quantitative single photon emission computed thallium-201 tomography for detection and localization of coronary artery disease: Optimization and prospective validation of a new technique. J Am Coll Cardiol. 1989;14(7):1689-99.
20. Lee H, Yoo S, White CS. Coronary CT angiography in emergency department patients with acute chest pain: triple rule-out protocol versus dedicated coronary CT angiography. Int J Cardiovasc Imaging. 2009;25(3):319-26.
21. DePuey E. Gated Tc-99m sestamaibi SPECT to characterize fixed defects as infarct or artifact. J Nucl Med. 1992;33.
22. Berman D, Kiat H, Train VK, Germano G, Maddahi J, Friedman J. Myocardial perfusion imaging with technetium-99m-sestamibi: comparative analysis of available imaging protocols. J Nucl Medicine Official Publ Soc Nucl Medicine. 1994;35(4):681-8.
23. Berman DS, Kiat H, Train K, Garcia E, Friedman J, Maddahi J. Technetium 99m sestamibi in the assessment of chronic coronary artery disease. Semin Nucl Med. 1991;21(3):190-212.
24. Brown K, Altland E, Rowen M. Prognostic value of normal technetium-99m-sestamibi cardiac imaging. J Nucl Medicine Official Publ Soc Nucl Medicine. 1994;35(4):554-7.
25. Heller GV, Cerqueira MD, Weissman NJ, Dilsizian V, Jacobs AK, Kaul S, et al. Standardized myocardial segmentation and nomenclature for tomographic imaging of the heart: a statement for healthcare professionals from the Cardiac Imaging Committee of the Council on Clinical Cardiology of the American Heart Association. J Nucl Cardiol. 2002;9(2):240-5.
26. Zaret BL, Wackers FJ. Nuclear cardiology. N Engl J Med. 1993;329(11):775-83.
27. Gill JB, Ruddy TD, Newell JB, Finkelstein DM, Strauss WH, Boucher CA. Prognostic importance of thallium uptake by the lungs during exercise in coronary Artery disease. N Engl J Med. 1987;317(24):1485-9.
28. Hurwitz G, Fox S, Driedger A, Wille C, Powe J. Pulmonary uptake of sestamibi on early post-stress images. Nucl Med Commun. 1993;14(1):15-22.
29. Weiss TA, Berman DS, Lew AS, Nielsen J, Potkin B, Swan HJC, et al. Transient ischemic dilation of the left ventricle on stress thallium-201 scintigraphy: a marker of severe and extensive coronary artery disease. J Am Coll Cardiol. 1987;9(4):752-9.
30. Pollock S, Abbott R, Boucher C, Beller G, Kaul S. Independent and incremental prognostic value of tests performed in hierarchical order to evaluate patients with suspected coronary artery disease. Validation of models based on these tests. Circulation. 2018;85(1):237-48.
31. Pancholy SB, Fattah A, Kamal AM, Ghods M, Heo J, Iskandrian AS. Independent and incremental prognostic value of exercise thallium single-photon emission computed tomographic imaging in women. J Nucl Cardiol. 1995;2(2):110-6.
32. Machecourt J, Longère P, Fagret D, Vanzetto G, Wolf JE, Polidori C, et al. Prognostic value of thallium-201 single-photon emission computed tomographic myocardial perfusion imaging according to extent of myocardial defect Study in 1,926 patients with follow-up at 33 months. J Am Coll Cardiol. 1994;23(5):1096-106.
33. Berman DS, Hachamovitch R, Kiat H, Cohen I, Cabico AJ, Wang F, et al. Incremental value of prognostic testing in patients with known or suspected ischemic heart disease: a basis for optimal utilization of exercise technetium-99m sestamibi myocardial perfusion single-photon emission computed tomography. J Am Coll Cardiol. 1995;26(3):639-47.
34. Hachamovitch R, Berman D, Kiat H, Cohen I. Exercise myocardial perfusion SPECT in patients without known coronary artery disease: incremental prognostic value and use in risk stratification. Circulation. 1996; 93(5):905-14.
35. Stratmann H, Williams G, Wittry, Chaitman B, Miller D. Exercise technetium-99m sestamibi tomography for cardiac risk stratification of patients with stable chest pain. Circulation. 2018;89(2):615-22.
36. Heller GV, Herman SD, Travin MI, Baron JI, Santos-Ocampo C, Mcclellan JR. Independent prognostic value of intravenous dipyridamole with technetium-99m sestamibi tomographic imaging in predicting cardiac events and cardiac-related hospital admissions. J Am Coll Cardiol. 1995;26(5):1202-8.
37. Stratmann HG, Younis LT, Wittry MD, Amato M, Miller DD. Exercise technetium-99m myocardial tomography for the risk stratification of men with medically treated unstable angina pectoris. Am J Cardiol. 1995;76(4):236-40.

38. Miller DD, Stratmann HG, Shaw L, Tamesis BR, Wittry MD, Younis LT, et al. Dipyridamole technetium 99m sestamibi myocardial tomography as an independent predictor of cardiac event-free survival after acute ischemic events. J Nucl Cardiol. 1994;1(1):72-82.
39. Weinstein H, Steingart R. Myocardial perfusion imaging for preoperative risk stratification. J Nucl Med. 2011;52(5):750-60.
40. Shaw LJ, Berman DS, Maron DJ, Mancini JG, Hayes SW, Hartigan PM, et al. Optimal medical therapy with or without percutaneous coronary intervention to reduce ischemic burden. Circulation. 2008;117(10):1283-91.
41. Maron DJ, Hochman JS, O'Brien SM, Reynolds HR, Boden WE, Stone GW, et al. International Study of Comparative Health Effectiveness with Medical and Invasive Approaches (ISCHEMIA) Trial: rationale and design. Am Heart J. 2018;201:124-35.
42. Milavetz JJ, Miller TD, Hodge DO, Holmes DR, Gibbons RJ. Accuracy of single-photon emission computed tomography myocardial perfusion imaging in patients with stents in native coronary arteries. Am J Cardiol. 1998;82(7):857-61.
43. Bax JJ, Delgado V. Myocardial viability as integral part of the diagnostic and therapeutic approach to ischemic heart failure. J Nucl Cardiol. 2015;22(2):229-45.
44. Members C, Klocke FJ, Baird MG, Lorell BH, Bateman TM, Messer JV, et al. ACC/AHA/ASNC Guidelines for the clinical use of cardiac radionuclide imaging: executive summary. J Am Coll Cardiol. 2003;42(7):1318-33.
45. Braunwald E, Rutherford JD. Reversible ischemic left ventricular dysfunction: Evidence for the "hibernating myocardium". J Am Coll Cardiol. 1986;8(6):1467-70.
46. Mari C, Strauss W. Detection and characterization of hibernating myocardium. Nucl Med Commun. 2002;23(4):311-22.
47. Carli MF, Hachamovitch R, Berman DS. The art and science of predicting postrevascularization improvement in left ventricular (LV) function in patients with severely depressed LV function. J Am Coll Cardiol. 2002;40(10):1744-7.
48. Carli DM, Asgarzadie F, Schelbert H, Brunken R. Quantitative relation between myocardial viability and improvement in heart failure symptoms after revascularization in patients with ischemic cardiomyopathy. Circulation. 1995;92(12):3436-44.

Capítulo 9

PET/CT em cardiologia

José Soares Junior
Nelisa Helena Rocha
Eduardo Flávio de Lacerda Marçal Filho
Bruno Gomes Padilha

PONTOS-CHAVE

- Com o uso de radiofármacos de perfusão emissores de pósitron, é possível, além da avaliação da perfusão miocárdica relativa, a avaliação da função ventricular esquerda por meio do ***gated***-PET e a avaliação quantitativa absoluta do fluxo sanguíneo miocárdico em repouso e sob estresse, permitindo o cálculo da reserva coronariana de forma não invasiva e padronizada.
- A tecnologia PET oferece modelos validados de cinética do traçador para a quantificação absoluta do fluxo sanguíneo miocárdico (mL/min/g) em repouso e sob estresse, de forma não invasiva.
- A quantificação absoluta do FSM e da RC melhora o diagnóstico de isquemia miocárdica e possibilita a reestratificação de risco de eventos sobre os dados clínicos, da perfusão miocárdica e funcionais do VE.
- Miocárdio hibernado consome glicose como substrato para produzir ATP.
- O PET/CT com ^{18}F-FDG (glicose marcada com flúor-18) é capaz de detectar o miocárdio hibernado por meio da avaliação de seu metabolismo glicolítico *in vivo*.
- A imagem do metabolismo glicolítico com ^{18}F-FDG é considerada o padrão-ouro para detecção do miocárdio hibernado, portanto viável.
- De forma geral, regiões que apresentam-se hipoperfundidas, mas com o metabolismo glicolítico preservado, encontram-se viáveis.
- Os exames de medicina nuclear podem ser realizados em pacientes com insuficiência renal e em portadores de implantes cardíacos metálicos.
- Em casos duvidosos ou inconclusivos, para endocardite infecciosa, o exame PET-CT com ^{18}F-FDG pode aumentar a sensibilidade de detecção quando associado aos critérios de Duke modificados. Com base nos resultados de estudos mais recentes, diretrizes como as da Sociedade Europeia de Cardiologia sugerem a inclusão do procedimento como critério maior no algoritmo diagnóstico da endocardite infecciosa (critérios de Duke modificados).
- 18F-FDG PET/CT detecta inflamação ativa em pacientes portadores de sarcoidose cardíaca e, desta forma, permite identificar o envolvimento cardíaco; detectar subgrupos de pacientes com alto ou baixo risco de eventos adversos futuros (morte/taquicardia ventricular); identificar pacientes mais prováveis de se beneficiar da terapia imunossupressora, sendo também útil no acompanhamento da resposta à terapia.

Introdução

A tomografia por emissão de pósitrons (PET) constitui modalidade de imagem que permite o estudo *in vivo* de diversos processos fisiológicos e patológicos, incluindo perfusão miocárdica, metabolismo, inervação, além da avaliação da função de receptores. Neste capítulo, serão apresentadas as principais aplicações clínicas da PET na cardiologia: estudos de perfusão com quantificação do fluxo sanguíneo miocárdico (FSM) e estudos de metabolismo glicolítico para pesquisa de viabilidade e processos infecciosos.

Nos últimos anos houve aumento significativo do número de equipamentos PET/CT no Brasil, constituídos por aparelhos híbridos de tomografia por emissão de pósitrons acoplada a tomografia computadorizada. Seu uso na avaliação de enfermidades cardiovasculares possui valor incremental em relação às modalidades convencionais de investigação por imagem, principalmente no contexto do paciente com doença arterial coronariana (DAC).

Instrumentação

Algumas características dos equipamentos PET/CT (Figura 1) aliadas a características dos radiofármacos emissores de pósitrons tornam essa tecnologia extremamente adequada para a avaliação *in vivo* de vários processos fisiológicos e patológicos: a) alta resolução espacial; b) alta sensibilidade e resolu-

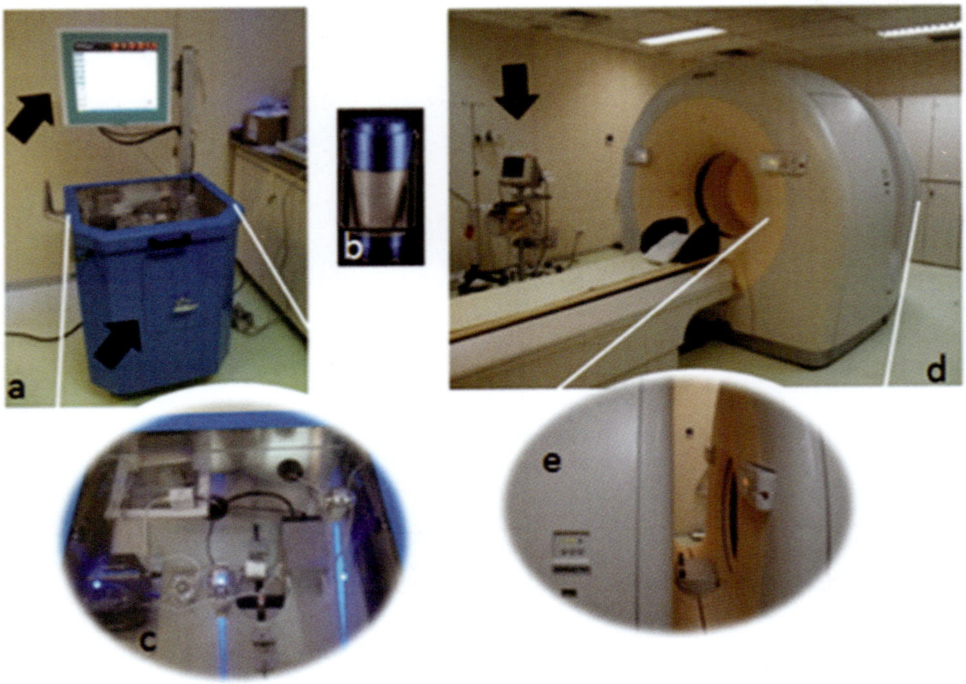

FIGURA 1

Equipamentos utilizados na aquisição das imagens cardíacas com ^{82}Rb. A, C: Bomba de infusão do radionuclídeo; B:gerador de estrôncio-82; D e E: PET/CT; setas: A: monitor da bomba e local de acoplamento do gerador; D: monitor eletrocardiográfico para GATED-PET/CT.

ção de contraste, permitindo imagens de melhor qualidade; c) correção de atenuação precisa; d) alta resolução temporal (da ordem de segundos), permitindo a estimativa da mudança da concentração do radiofármaco e consequentemente a quantificação absoluta de parâmetros biológicos nos quais as concentrações da radioatividade no tecido são determinadas em unidade de radioatividade por unidade de massa,[1] como por exemplo na quantificação do FSM expressa em mL/min/g; e e) meia-vida curta e maior fração de extração miocárdica dos traçadores PET, permitindo imagens seriadas com rapidez, maior resolução de contraste e menor exposição à radiação. A Figura 2 ilustra esquematicamente o princípio de aquisição de imagens PET.

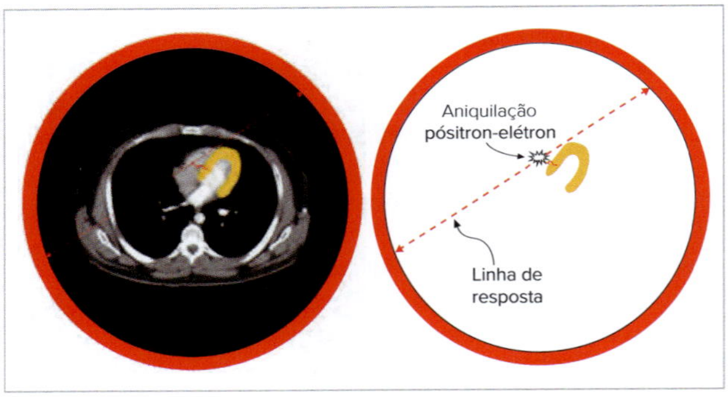

FIGURA 2

A estrutura que concentra o radiofármaco (neste exemplo, o ventrículo esquerdo) emite maior quantidade de pósitrons em relação às estruturas que concentram menos radiofármaco. Com uso de algoritmos de reconstrução tomográfica é possível formar a imagem da PET. Ao dispor de equipamento híbrido (PET/CT), a imagem funcional (representada do lado direito) pode ser registrada juntamente com a imagem anatômica (tomografia computadorizada [CT], representada do lado esquerdo). O registro conjunto de ambas as imagens permite adequada correção de atenuação das estruturas do corpo, tornando ainda possíveis avaliações referentes à CT como escore de cálcio coronariano e a angiotomografia de artérias coronárias, associadas a informações advindas da utilização de radiofármacos PET, seja para perfusão miocárdica, avaliação da viabilidade miocárdica, diagnóstico de processos infecciosos, entre outros.

Principais radiofármacos emissores de pósitrons utilizados em cardiologia

Dado o número crescente de radiotraçadores que podem ser aplicados em cardiologia, este capítulo apresentará apenas aqueles mais citados na literatura médica e abordará as aplicações clínicas mais relevantes, explorando principalmente os mais disponíveis no Brasil. A Tabela 1 resume os principais radiotraçadores emissores de pósitrons citados na literatura médica. Pode-se observar que a água marcada com oxigênio-15 e a amônia marcada com nitrogênio-13 possuem meia vida física curta e são produzidas em cíclotron, exigindo que sua produção seja feita no local onde será usado ou

TABELA 1 Resumo dos principais radiotraçadores PET utilizados em cardiologia

Radiotraçador	Produção	Meia-vida física	Princípio/indicação
Rubídio-82 (^{82}Rb)	Gerador	76 segundos	Perfusão miocárdica
^{13}N-Amônia	Cíclotron	9,96 minutos	Perfusão miocárdica
$^{15}O-H_2O$	Cíclotron	2,7 minutos	Perfusão miocárdica
^{18}F-fluordeoxiglicose (^{18}F-FDG)	Cíclotron	110 minutos	Análogo da glicose; permite o estudo do metabolismo glicolítico, avaliando processos inflamatórios/infecciosos e viabilidade (miocárdio hibernado)
^{18}F-flurpiridaz	Cíclotron	110 minutos	Perfusão miocárdica
^{11}C-meta-hidroxiefedrina (HED)	Cíclotron	20 minutos	Análogo da noradrenalina; avalia a captação pré-sináptica de catecolamina
^{18}F-fluorodopamina	Cíclotron	110 minutos	Função pré-sináptica simpática

em sítio próximo ao de sua utilização, resultando em aumento do custo operacional. Por outro lado, radiofármacos marcados com flúor-18, embora também produzidos em cíclotron, possuem meia-vida física pouco mais longa, com logística mais fácil em relação ao transporte.[2] O rubídio-82, apesar de possuir meia vida física muito curta (76 s), tem a vantagem de ser produzido no local de utilização por meio de geradores de estrôncio-82, dispensando a utilização de cíclotron.

Principais aplicações clínicas

Perfusão miocárdica com PET/CT

A avaliação da perfusão miocárdica por meio de radiotraçadores de perfusão em equipamentos PET/CT oferece algumas vantagens sobre a tecnologia SPECT (*single photon emission computed tomography*), relacionadas ao equipamento e às características dos traçadores emissores de pósitron, descritas anteriormente. Os radiofármacos mais utilizados são ^{13}N-amônia e ^{82}Rb. O exame com tais agentes adquirido no equipamento PET/CT permite a avaliação da perfusão miocárdica relativa, avaliação da função ventricular esquerda por meio do *gated*-PET e a avaliação quantitativa do FSM (em mL/min/g) de repouso, FSM de estresse e o cálculo da reserva coronariana (RC). A imagem de perfusão do miocárdio PET/CT implica a injeção intravenosa de um radiotraçador emissor de pósitrons, aquisição dinâmica de imagens do radiotraçador passando pelo sistema circulatório central e sua extração e retenção no miocárdio ventricular esquerdo. Como mencionado anteriormente, uma série de avanços na tecnologia PET/CT e melhorias na metodologia convergiram para melhorar e viabilizar a quantificação do fluxo sanguíneo miocárdio e da reserva de fluxo coronário ou reserva coronariana. A aquisição das imagens relativas de perfusão, imagens de função e quantificação absoluta do fluxo sanguíneo do miocárdio é chamada de PET cardíaco dinâmico ou PET dinâmico, que envolve a injeção e aquisição simultânea de imagens de radionuclídeos de curta duração. O exame é feito nas condições de repouso e sob estresse farmacológico com dipiridamol ou adenosina (fluxo hiperêmico) e tem duração total de cerca de 30 a 40 minutos. De modo geral, as imagens PET de perfusão miocárdica possuem sensibilidade, especificidade, acurácia e taxa de normalidade de cerca de 91%, 89%, 90% e 89 a 95%, respectivamente.[3] Esses valores são superiores aos observados com a tecnologia SPECT, em virtude da melhor qualidade. Isso significa, por exemplo, que caso o paciente apresente lesões triarteriais balanceadas o diagnóstico é feito de modo mais preciso pelo PET em relação ao SPECT. Além disso, a carga isquêmica obtida por meio das imagens de perfusão PET está fortemente relacionada à estratificação de risco em pacientes com doença coronariana, sendo que o risco anual de eventos maiores (infarto agudo do miocárdio e morte) passa de 0,4% quando o resultado é normal ou com alterações isquêmicas de pequena extensão (< 5% do ventrículo esquerdo [VE]) para 11,5% na presença de alterações isquêmicas de média e grande extensão (> 10% do VE).[4]

A avaliação funcional pode ser feita utilizando-se rubídio 82 com obtenção da fração de ejeção do ventrículo esquerdo (FEVE) no real pico de ação do agente estressor. Estudos mostraram que a variação da FEVE entre o repouso e o estresse, chamada delta FEVE, quando negativa, ou seja, quando há queda da FEVE estresse induzida, está relacionada à doença coronariana triarterial grave ou à lesão de tronco da coronária esquerda, o que aumenta o risco coronariano.[5]

Potencial valor incremental do estudo de perfusão miocárdica com PET/CT em relação ao SPECT em cenários clínicos específicos

De forma geral, a acurácia e o valor prognóstico dos estudos de perfusão miocárdica estão bem estabelecidos para a identificação de isquemia, subjacente à DAC. Além disso, a perfusão miocárdica permite estratificar/reestratificar o risco destes pacientes. A maioria dos estudos que dão suporte a tais informações é baseada em SPECT de perfusão miocárdica, com vasta literatura. Mais recentemente, as mesmas conclusões foram comprovadas para os estudos de perfusão baseados em PET. É importante ressaltar que quando avaliamos a perfusão miocárdica com PET/CT estamos nos referindo ao PET cardíaco dinâmico, ou seja, a avaliação envolve tanto as imagens da perfusão miocárdica relativa, as imagens da função ventricular esquerda e a análise quantitativa do fluxo sanguíneo miocárdico e da reserva coronariana. Em decorrência das implicações na abordagem de pacientes portadores de doença arterial coronariana e potencial aplicação em outras doenças cardiovasculares, a reserva coronariana com PET será descrita separadamente neste capítulo. A essa altura, cabe um questionamento importante: há valor incremental dos estudos de perfusão baseados em PET, quando comparados aos estudos baseados em SPECT? Embora os dados sejam limitados, é possível abordar separadamente alguns cenários clínicos específicos:

- Vasculopatia de aloenxerto cardíaco: após o transplante cardíaco, o ecocardiograma de estresse com dobutamina e o SPECT de perfusão miocárdica são relativamente insensíveis para detecção de vasculopatia de aloenxerto cardíaco. Evidências recentes demonstram que a análise quantitativa dos estudos de perfusão baseados em PET é útil para o diagnóstico e para o prognóstico após o transplante cardíaco. Desse modo, a preservação da reserva de fluxo é capaz de identificar os pacientes de baixo risco, enquanto a presença de vários parâmetros anormais identifica os pacientes de alto risco.[6]
- Insuficiência cardíaca: considerando que a DAC está entre as causas mais comuns de insuficiência cardíaca, sua investigação torna-se importante após o diagnóstico de insuficiência cardíaca. Em parte, isso pode ser justificado pelo fato de que a revascularização cirúrgica em pacientes com insuficiência cardíaca secundária a DAC com fração de ejeção reduzida está associada à melhora da sobrevida.[7] Dependendo dos fatores de risco e dos sintomas, a suspeita de DAC pode ser suficientemente alta para que modalidades de testes não invasivos tradicionalmente usados (p. ex., SPECT de perfusão miocárdica) possam ter valor preditivo negativo insuficiente. Por outro lado, devido à maior sensibilidade e especificidade da PET de perfusão miocárdica, um algoritmo de investigação baseado em PET pode ser suficiente para evitar a angiografia invasiva.
- Cardiomiopatia hipertrófica: pacientes sintomáticos com cardiomiopatia hipertrófica e disfunção microvascular coronariana apresentam risco aumentado de arritmia cardíaca e de pior evolução. Desse modo, em pacientes sintomáticos com teste ergométrico positivo ou negativo e SPECT de perfusão normal, o PET de perfusão pode ser realizado para identificar a disfunção microvascular coronariana como potencial causa para sintomas anginosos.[8]
- Pacientes sintomáticos com diabetes mellitus ou obesidade associada a teste ergométrico positivo ou negativo e SPECT de perfusão normal: neste cenário clínico, o PET de perfusão pode identificar disfunção microvascular. Vale ressaltar que alterações microvasculares podem estar presentes em até 60% desses pacientes.[9]

Avaliação da reserva coronariana (RC) com PET/CT

A circulação coronariana é única na capacidade de autorregular a oferta diante de variações da demanda metabólica. A relação entre o FSM máximo e o FSM de repouso foi chamada pela primeira vez de reserva de fluxo coronariano por Lance Gould em 1974.[10] Pode ser definida como a capacidade da circulação coronariana de aumentar o FSM para atender às maiores exigências de oxigênio por parte do coração. Ao permitir a quantificação absoluta do FSM de repouso (mL/min/g) e do FSM hiperêmico (mL/min/g sob estresse com dipiridamol ou adenosina), estabelece-se a relação entre eles (FSM estresse/FSM repouso) o que determina com precisão a reserva coronariana. De fato, a PET oferece modelos validados de cinética do traçador para a quantificação absoluta do FSM de forma não invasiva. É importante ressaltar que a RC é uma medida da disfunção vasomotora coronariana que reflete as consequências hemodinâmicas da estenose coronariana epicárdica, da aterosclerose difusa e da disfunção microvascular coronariana sobre a perfusão miocárdica tecidual. Portanto, RC rebaixada na ausência de doença coronariana epicárdica obstrutiva é indicativa de doença da microcirculação coronariana. Valores de RC ≥ 2 são considerados normais.

Vários estudos demonstraram que a adição de valores de RC reestratifica o risco de eventos em relação a dados clínicos, à perfusão miocárdica e a avaliações funcionais do VE.[11] De fato, as medidas quantitativas da PET (FSM e RC) melhoram a acurácia diagnóstica, a estratificação de risco e a seleção de pacientes para intervenções. Além disso, adicionando valores de RC aos achados da perfusão miocárdica, nota-se que há reestratificação do risco em um terço dos pacientes, tendo valor adicional tanto em casos normais como nos pacientes que têm exames alterados.[12,13]

Estudo recente de Gupta A et al., que acompanhou 4.029 pacientes, demonstrou que em pacientes com DAC conhecida ou com suspeita, a reserva coronariana foi um preditor independente de mortalidade cardiovascular, mais forte que o FSM absoluto máximo, a carga hemodinâmica, a isquemia e fibrose miocárdicas, a FEVE, os fatores de risco tradicionais e a revascularização pós-exame.[14]

A quantificação absoluta do FSM e da RC melhora o diagnóstico de isquemia miocárdica. A gravidade da DAC pode ser estimada por meio dos estudos de perfusão com PET de forma mais precisa.[1,15] O significado funcional de estenoses coronarianas pode ser diretamente avaliado; pode-se avaliar a disfunção microvascular coronariana na aterosclerose inicial e mesmo em doença microvascular não aterosclerótica associada com cardiomiopatias primárias e secundárias; a detecção de doença multiarterial ou lesão de tronco que podem produzir isquemia balanceada pode ser feita com facilidade; a avaliação dos efeitos de intervenções medicamentosas ou procedimentos intervencionistas pode ser feita de forma mais objetiva. As Figuras 3 e 4 ilustram um exame de perfusão com PET ^{82}Rb (PET cardíaco dinâmico).

O Serviço de Medicina Nuclear e Imagem Molecular do Instituto do Coração do Hospital das Clínicas da Faculdade de Medicina da Universidade de São Paulo (Serviço de Medi-

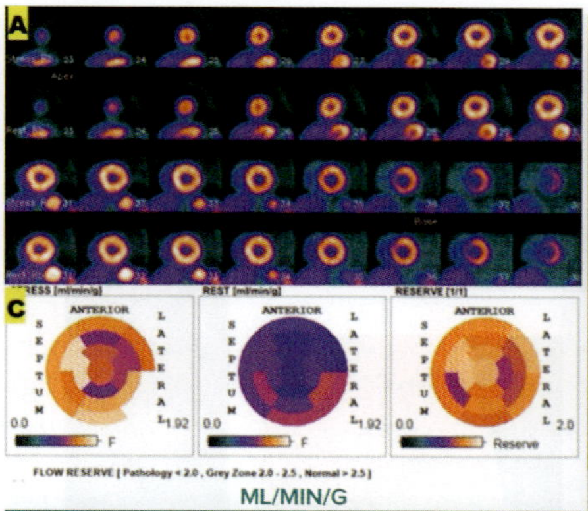

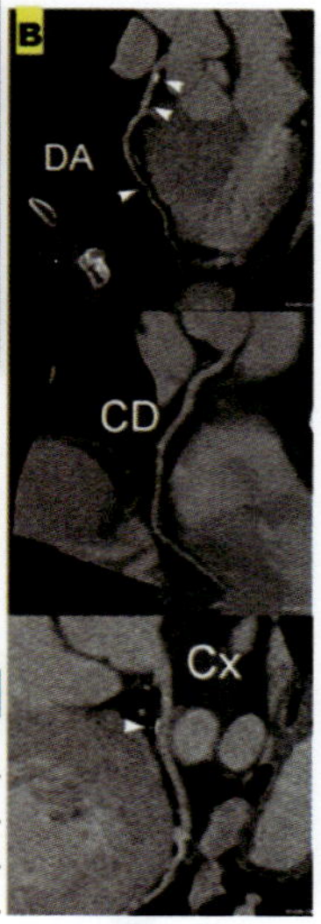

ML/MIN/G

	FSM repouso	FSM estresse	RC (reserva)
DA	0,91	1,4	1,6
CD	1,07	1,5	1,39
CX	1,03	1,5	1,46
Global	0,99	1,48	1,49

FIGURA 3

A: Estudo de perfusão miocárdica realizado por meio de PET ^{82}Rb – imagens no eixo curto, sendo possível observar perfusão homogênea, tanto na fase de estresse (fileira de imagens superiores) quanto na fase de repouso (fileira de imagens inferiores), ou seja, perfusão sem alterações significativas. B: Angiotomografia computadorizada de coronárias realizada no mesmo equipamento não detectou lesões coronarianas obstrutivas significativas. C: A quantificação do fluxo sanguíneo miocárdico (FSM) e da reserva coronariana mostra reserva coronariana anormal (baixa) nos três territórios arteriais (< 2,0). O conjunto dos achados (perfusão normal, ausência de lesões coronarianas epicárdicas e reserva coronariana reduzida) permite inferir que o paciente apresenta doença da microcirculação coronariana.

cina Nuclear do InCor-HCFMUSP) foi o primeiro a utilizar o ^{82}Rb na América do Sul e relatou resultados satisfatórios na avaliação das imagens de perfusão, função ventricular e na quantificação absoluta do FSM e da RC. Essa experiência inicial foi feita a partir de um protocolo de pesquisa, pois os geradores de ^{82}Rb não são aprovados pela Anvisa para uso rotineiro no país, situação que pode ser modificada, em breve, diante da excelência dos resultados alcançados e grande aplicabilidade na prática clínica.

Viabilidade miocárdica

A doença isquêmica cardíaca continua sendo a principal causa de morte e incapacidade no mundo, apesar dos avanços no tratamento de prevenção. Em subpopulações de pacientes de alto risco com viabilidade miocárdica e disfunção do VE, a revascularização pode resultar em melhora da função ventricular esquerda, dos sintomas de insuficiência cardíaca e da sobrevida. O termo hibernação é utilizado para descrever a condição de hipocontratilidade atribuída à hipoperfusão crônica em pacientes portadores de DAC e nos quais a revascularização miocárdica está associada à recuperação funcional parcial ou completa. O atordoamento miocárdico se refere à disfunção contrátil resultante de isquemia grave e aguda, que melhora espontaneamente após a restauração do fluxo sanguíneo. O termo miocárdio viável constitui um contínuo de alterações fisiopatológicas (p. ex., isquemia, atordoamento, remodelamento e hibernação). Contudo, neste tópico, será usado o termo viabilidade miocárdica para avaliar o miocárdio hibernado, sendo ele compreendido como resultado da hipoperfusão prolongada em repouso, gerando uma resposta adaptativa do músculo cardíaco.[16]

A medicina nuclear oferece vários testes para a avaliação da viabilidade miocárdica, sejam por meio da SPECT ou da PET, as quais avaliam a perfusão miocárdica, a integridade da membrana celular e a presença de metabolismo nos miócitos.

PET na avaliação da viabilidade miocárdica

A avaliação da viabilidade miocárdica com PET baseia-se na identificação da integridade da função metabólica dos miócitos. Este exame identifica viabilidade com base na avaliação da perfusão miocárdica, que pode ser feita com traçadores de perfusão (^{13}N-amônia ou ^{82}Rb) ou mesmo por meio do estudo perfusional com ^{99m}Tc-sestamibi ou tálio-201, associados ao estudo do metabolismo de glicose com fluordeoxiglicose marcada com flúor-18 (^{18}F-FDG). A ^{18}F-FDG é um análogo da glicose que entra na célula cardíaca do mesmo modo que a glicose e após fosforilação pela hexoquinase não pode ser metabolizada por enzimas, permanecendo assim na célula cardíaca, permitindo a obtenção de imagens que refletem o consumo de glicose do miocárdio *in vivo*. A imagem do metabolismo glicolítico com ^{18}F-FDG é considerada o padrão-ouro para hibernação, uma vez que o miocárdio hibernado, em decorrência da adaptação metabólica às mudanças da perfusão regional (com baixa oferta de oxigênio), muda o seu metabolismo para consumir essencialmente glicose, o que pode ser detectado por meio das imagens PET. Assim, o "*mismatch*" perfusão/metabolismo de glicose (zonas hipoperfundidas que apresentam metabolismo de glicose presente) representa o miocárdio viável/hibernado. Zonas de fibrose mostram hipoperfusão acompanhada de hipometabolismo glicolítico, enquanto o miocárdio normal apresenta perfusão e metabolismo glicolítico preservados. As zonas com "*mismatch*" representam, portanto, o miocárdio hibernado e estão associadas com alta probabilidade de melhora funcional após revascularização. A PET tem alta acurácia para prever a melhora da função do VE após revascularização, com VPN 76 a 90% e VPP 82 a 100%.[17] É importante reconhecer que a viabilidade de determinado segmento não implica, necessariamente, melhora da função após a revascularização, a menos que uma quantidade suficiente de segmentos com viabilidade estejam disponíveis. O número crítico de segmentos necessários para justificar as estratégias de revascularização ainda não foi adequadamente definido e dependerá, em parte, das comorbidades do paciente, além dos riscos de desfechos adversos de curto prazo da intervenção,[18] além da extensão da fibrose e do remodelamento ventricular esquerdo. Contudo, na prática clínica tem se demonstrado que pacientes com viabilidade detectada por meio da PET e submetidos à revascularização miocárdica apresentam melhora da sobrevida e da

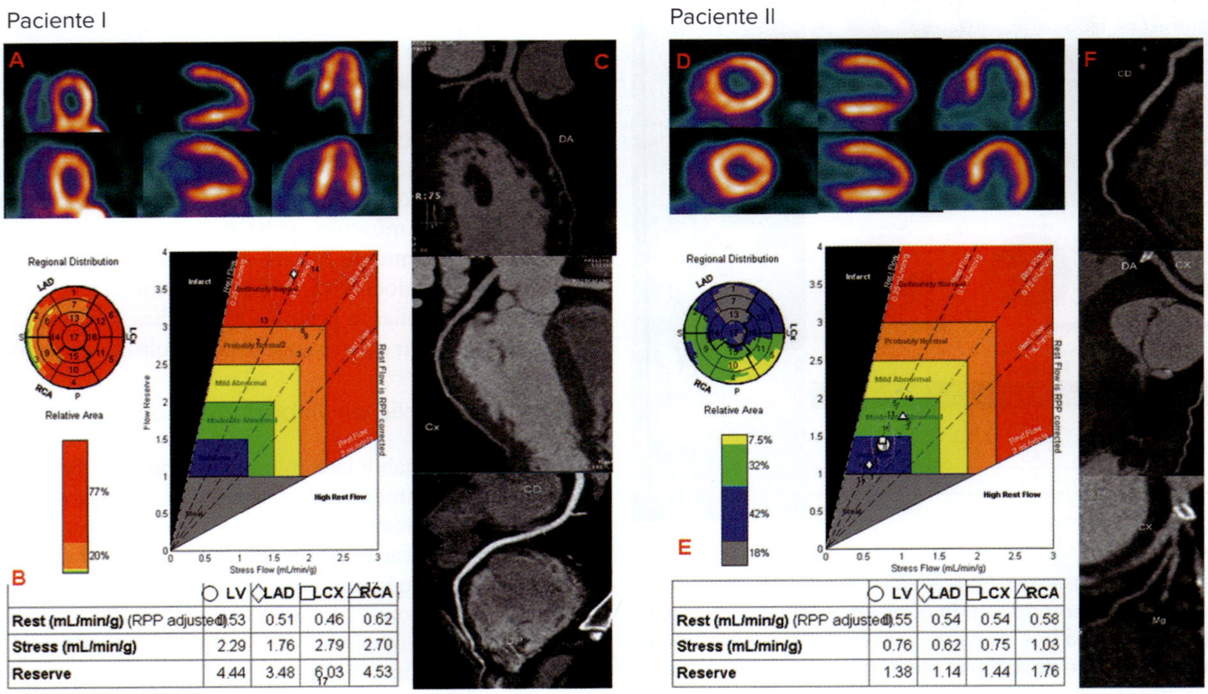

FIGURA 4

Dois estudos de PET/CT dinâmico com 82Rb. Paciente I, apresentando estudo perfusional miocárdico (A), RC e FSM (B) e angiotomografia computadorizada de coronárias (C) normais. Paciente II, com hipocaptação transitória de pequena extensão nas imagens de perfusão miocárdica (D), acentuada redução da RC (<2,0) e da FSM global (E) e redução luminal triarterial significativa na angiotomografia computadorizada das coronárias (F). LV: ventrículo esquerdo; LDA: descendente anterior; LCX: circunflexa; RCA: coronária direita.

qualidade de vida (redução dos sintomas, do número de internações e da insuficiência cardíaca), fatores considerados clinicamente relevantes. No estudo PARR (*PET and Recovery Following Revascularization*), cujas avaliações incluíram não apenas a redução da mortalidade mas também a redução do número de internações por causa cardíaca, sugeriu-se que cerca de 7 a 10% de miocárdio viável/hibernado à PET seria o valor de corte para selecionar pacientes com grande potencial de recuperação funcional pós-revascularização.[19] É importante salientar que o miocárdio hibernado pode estar presente mesmo em áreas com fibrose extensa detectadas à ressonância magnética por meio do realce tardio. Além disso, os exames de medicina nuclear podem ser realizados em pacientes com insuficiência renal e em portadores de implantes metálicos.

Há vários protocolos para a avaliação da viabilidade miocárdica com uso do PET-CT ^{18}F-FDG, sendo que o mais utilizado, inclusive no Serviço de Medicina Nuclear do InCor-HCFMUSP, é o *clamp* hiperinsulínico-euglicêmico, que estimula o consumo de glicose em todo o miocárdio, tornando fácil a detecção de áreas de hibernação, de fibrose e de miocárdio normal. Exemplo de exame positivo para viabilidade miocárdica é apresentado na Figura 5.

Na hibernação há estado metaestável caracterizado por fluxo sanguíneo, metabolismo e contração reduzidos, que pode persistir por meses, mas que progride para a morte celular por razões que permanecem indefinidas. A detecção de áreas com potencial para impedir esse processo e levar, assim, à melhora das condições clínicas dos pacientes permanece como importante tópico na cardiologia e a medicina nuclear traz muitas contribuições nesse sentido, como mencionado neste capítulo.

Endocardite infecciosa

A endocardite infecciosa (EI) é uma infecção provocada por bactérias ou fungos do endocárdio ou do endotélio vascular, podendo ser caracterizada pela formação de vegetações que consistem no aglomerado de plaquetas, fibrinas e microrganismos. Pode ser aguda, com duração de dias a semanas, ou subaguda, de semanas a meses. Origina-se na valva nativa (normal ou lesada) ou em próteses valvares e dispositivos implantáveis (como marca-passo, desfibrilador cardioversor implantável, dispositivo ventricular e seus cabos). Apesar dos avanços diagnósticos e terapêuticos, a EI ainda possui altas taxas de mortalidade e complicações, sendo sua confirmação diagnóstica muitas vezes um grande desafio clínico. A taxa de mortalidade dos pacientes com diagnóstico de EI varia entre 15 e 30%.[20]

O manejo clínico da EI envolve o diagnóstico rápido e preciso, terapia antimicrobiana e, em alguns casos, a manipulação cirúrgica. Complicações embólicas podem estar pre-

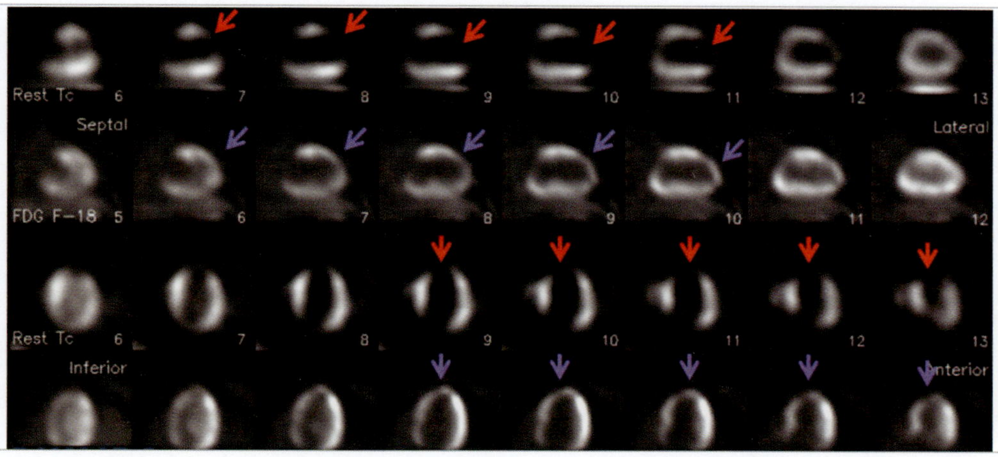

FIGURA 5

Pesquisa de viabilidade miocárdica (perfusão e metabolismo de glicose) em paciente masculino de 53 anos, com história de infarto agudo do miocárdio prévio. ECG com área inativa anterior e alteração difusa da repolarização ventricular. Cineangiocoronariografia mostra DA 100% médio, Dg 95% proximal, Cx 95% distal, MgE 60% médio e CD 30% proximal; acinesia da parede anterior, discinesia apical e hipocinesia médio-apical do VE. As imagens de perfusão miocárdica mostram ausência de captação do radiofármaco nas paredes anterior (segmento apical e médio), apical, anterosseptal (segmento médio) e septal (segmento apical) do VE. As imagens do metabolismo glicolítico (^{18}F-FDG-PET/CT) demonstram metabolismo glicolítico presente nas regiões hipoperfundidas, revelando assim padrão de "*mismatch*" perfusão/metabolismo de glicose, indicativo de viabilidade miocárdica nessas paredes (hibernação).

sentes em até 25% dos pacientes já ao diagnóstico, devendo entrar como uma das hipóteses diagnósticas em pacientes com eventos embólicos associados a febre.[20,21]

Papel do PET-CT com ^{18}F-FDG no diagnóstico de EI

Apesar de o padrão-ouro para caracterizar EI ser o exame patológico do tecido valvar ressecado, na prática clínica, o diagnóstico se baseia na associação da síndrome infecciosa com envolvimento recente do endocárdio. O ecocardiograma é o principal método diagnóstico e de manejo da EI, sendo a técnica de escolha.[20] Atualmente, são utilizados os critérios de Duke modificados que tentam facilitar o manejo desta entidade e esta classificação é fundamentada nos achados clínicos, ecocardiográficos e biológicos, fornecendo a probabilidade diagnóstica: definitiva, possível ou rejeitada.[22]

Apesar de estudos epidemiológicos mostrarem que os critérios modificados de Duke possuem sensibilidade e especificidade aproximada de 80% para o diagnóstico de EI na valva nativa, sua acurácia é menor no diagnóstico da infecção em prótese valvar e dispositivos intracardíacos.[23] Exames normais ou inconclusivos ocorrem em até 30% dos casos nesse grupo, pois o ecocardiograma pode apresentar imagens hiperecoicas, sendo difícil sua diferenciação com vegetações. Outros fatores que podem levar a testes inconclusivos são a prevalência de germes atípicos e o uso de antibióticos, que podem provocar resultado falso-negativo à hemocultura.[20]

Nesses casos inconclusivos, o estudo de PET-CT com ^{18}F-FDG pode aumentar a sensibilidade de detecção quando associado aos critérios de Duke modificados. O radiofármaco ^{18}F-FDG é um análogo da glicose, que, em sítios de infecção e inflamação, é incorporado *in vivo* pela ativação de leucócitos, monócitos, macrófagos e linfócitos T CD4.[20]

O estudo de Saby et al. propõe a inclusão do ^{18}F-FDG-PET-CT como critério maior da classificação de Duke modificada, uma vez que sua inclusão no diagnóstico inicial de pacientes com prótese valvar e suspeita de EI aumentou a sensibilidade de 70% (sem a inclusão da PET) para 97% (incluindo PET no algoritmo diagnóstico) e reduziu significativamente o número de casos de endocardite de prótese valvar possível de 56% para 32%, sem perder a especificidade.[24]

O estudo de Pizzi et al., que envolveu 92 pacientes consecutivos portadores de prótese valvar ou dispositivos eletrônicos cardíacos implantáveis, demonstrou que a PET-CT melhorou a acurácia diagnóstica. Nesse estudo, parte dos pacientes realizou a angiotomografia associada a PET, que proporcionou melhor desempenho diagnóstico, reclassificando os pacientes diagnosticados como EI possível, permitindo diagnóstico conclusivo (EI definida ou rejeitada) em 88% dos casos.[25]

A European Society of Cardiology (ESC) propõe que a captação anormal de ^{18}F-FDG no exame de PET-CT passe a ser considerado critério maior no diagnóstico de EI nos pacientes com próteses valvares, quando realizado no mínimo 3 meses após o implante e que a identificação de evento embólico recente poderia ser considerada como critério menor (Figura 4 e Tabela 2). Achado anormal no exame de PET-CT com ^{18}F-FDG na prótese valvar utilizando os critérios de Duke modificados na admissão pode incrementar a sensibilidade do diagnóstico de endocardite de prótese valvar de 70 para 97%.[21]

As novas diretrizes do American College of Cardiology/American Heart Association (ACC/AHA) também indicam

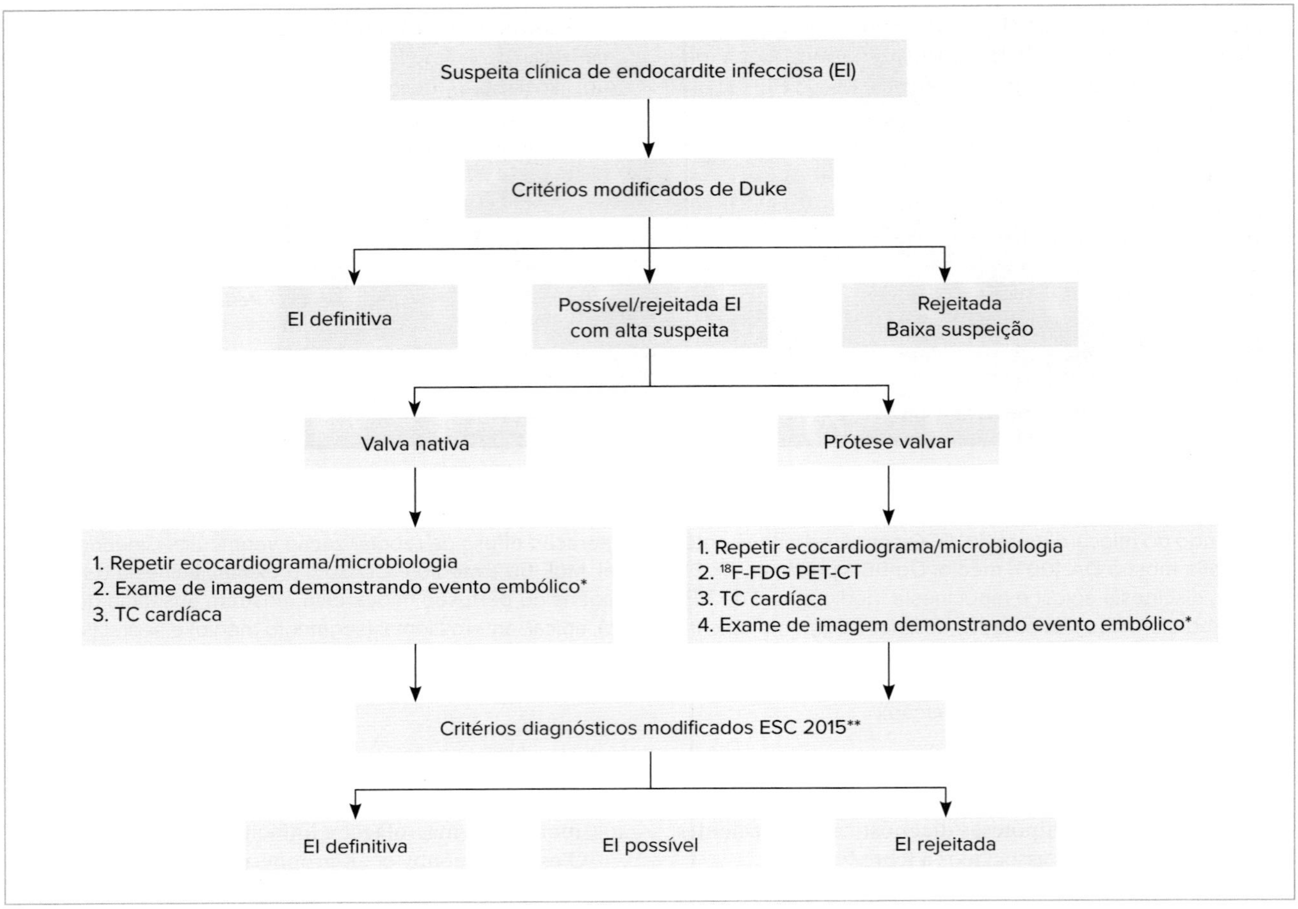

FIGURA 6

Captação anormal de ^{18}F-FDG no exame de PET-CT como critério maior no diagnóstico de endocardite infecciosa (EI) nos pacientes com próteses valvares.

TC: tomografia computadorizada; FDG: fluordeoxiglicose. *Pode incluir ressonância magnética cerebral, TC de corpo inteiro e/ou PET-CT com ^{18}F-FDG. ** Ver Tabela 2. Fonte: adaptada de ESC IE Task Force 2015. Eur Heart J. 2015;36(44):3075-128.

TABELA 2 Definição dos termos usados pela European Society of Cardiology com critérios modificados para diagnóstico de endocardite infecciosa (EI)

Critérios maiores
Hemocultura positiva*
Imagem positiva para EI
1. Ecocardiograma positivo para EI*
2. Captação anormal ao redor do sítio de implantação da prótese valvar detectada pelo PET-CT com ^{18}F-FDG (somente se implantada > 3 meses) ou SPECT-CT com leucócitos marcados
3. Lesões paravalvares definitivas pela TC cardíaca
Critérios menores*
1. Predisposição a condição cardíaca ou uso de drogas injetáveis
2. Febre (> 38°C)
3. Fenômeno vascular (incluindo os detectáveis somente com métodos de imagem como eventos embólicos)
4. Fenômeno imunológico
5. Evidência microbiológica

*Condições específicas não foram detalhadas. Fonte: adaptada de ESC IE Task Force 2015. Eur Heart J. 2015;36(44):3075-128.

o estudo de PET-CT com ^{18}F-FDG na apresentação inicial de pacientes com suspeita de EI de valva protética. O método aumenta a capacidade diagnóstica dos critérios de Duke modificados, permitindo a recategorização de 76% dos pacientes classificados como possível EI na admissão hospitalar para EI definitiva.[26]

Embora o PET-CT com ^{18}F-FDG tenha limitado valor na avaliação na suspeita de EI em pacientes com valva nativa, com alguns estudos demonstrando sensibilidade variando entre 14 e 39%, o exame tem o potencial adicional de detectar sítios de infecção extracardíacos, mesmo em assintomáticos, podendo ajudar no encontro de foco embólico infeccioso em até 43% dos casos.[27-29]

Além disso, na avaliação de suspeita de EI de valva nativa, o PET-CT com ^{18}F-FDG também pode ser considerado como ferramenta complementar no diagnóstico de alguns casos específicos.[26]

Estudo realizado no InCor-HCFMUSP, analisando 224 pacientes com suspeita de EI (124 em prótese valvar e 88 em valva nativa) submetidos ao PET-CT com ^{18}F-FDG e utilizando os critérios modificados de Duke para diagnóstico final, mostrou sensibilidade, especificidade, valor preditivo positivo e valor preditivo negativo do PET-CT com ^{18}F-FDG para detecção de endocardite em prótese valvar de 95%, 90%, 91% e 95%, respectivamente, e 18%, 100%, 100% e 66%, respectivamente, para endocardite em valva nativa, demonstrando que o uso desta tecnologia beneficiou a avaliação de pacientes portadores de próteses, ao contrário do que aconteceu naqueles com suspeita de valvas nativas. Neste último grupo, o exame contribuiu, porém, para detectar focos embólicos a distância não detectados por outras técnicas.[30]

Nos dispositivos cardíacos implantáveis, o estudo de PET-CT com ^{18}F-FDG é capaz de identificar infecção no dispositivo cardíaco precocemente, por detectar as alterações fisiológicas da inflamação e da infecção, antes mesmo do desenvolvimento de danos morfológicos do processo infeccioso. O ecocardiograma transtorácico (TEE) e a angiotomografia computadorizada (CTA) são considerados exames de primeira linha para avaliação de endocardite relacionada ao dispositivo, contudo possuem aplicação limitada na avaliação do componente extracardíaco ou foco primário e/ou embólico.[31] Esta limitação é superada com o uso do PET-CT com ^{18}F-FDG que tem as vantagens adicionais de promover o diagnóstico precoce, antes até de acontecerem alterações morfológicas; identificar a infecção de endocardite quando os achados no TEE e na CTA são inconclusivos; detectar o foco não suspeito da infecção primária e diagnóstico das consequências embólicas da endocardite e reduzir a necessidade de retirar/reimplantar dispositivos.[31]

É importante ressaltar que por meio das imagens de corpo inteiro, a PET-CT permite a detecção de infecção relacionada ao local de implantação do gerador (pele e subcutâneo), no trajeto intravascular dos cabos e também no trajeto intracardíaco dos cabo-eletrodos. O método tem alta sensibilidade para a detecção de infecção e pode orientar a retirada do dispositivo dependendo do local e da extensão do processo infeccioso.

A introdução de protocolos mais bem padronizados para realização do exame PET-CT na investigação de infecção cardiovascular tem mostrado achados muito favoráveis na avaliação de infecção em dispositivo cardíaco eletrônico implantável (DCEI). A sensibilidade relatada é de 83 a 88% e a especificidade 85%.[32,33] Dados de estudo realizado no InCor-HCFMUSP que avaliou 45 pacientes portadores de DCEI com suspeita de infecção mostraram que a ^{18}F-FDG-PET-CT apresentou sensibilidade, especificidade, valor preditivo positivo negativo de 75%, 86%, 78% e 83% respectivamente.[34] Com base nesses resultados e em observações clínicas, o exame teria maior importância para identificar corretamente pacientes com achados clínicos e ecocardiográficos inconclusivos aos quais a terapêutica conservadora seria prejudicial. A boa sensibilidade obtida permite considerar que a integração dos resultados da PET-CT na decisão clínica evitaria a necessidade de remoção desnecessária do dispositivo em uma porcentagem considerável de pacientes, com implicações diretas nos custos.

Critérios utilizados para a aquisição e interpretação das imagens

A realização do exame ^{18}F-FDG-PET-CT para investigação de EI exige preparo adequado, visando a inibir o metabolismo fisiológico de glicose do miocárdio. Esse preparo consiste em dieta pobre em carboidratos e rica em gorduras 24 horas antes do exame. A injeção de heparina não fracionada em doses baixas 15 minutos antes da administração venosa da ^{18}F-FDG também pode ser utilizada. Como critérios de interpretação das imagens do PET-CT com ^{18}F-FDG como positivo ou negativo para EI são utilizados parâmetros visuais e semiquantitativos (*standard uptake value* – SUVmáx). A ausência de áreas focais hipercaptantes em topografia do anel valvar indica estudo negativo para EI em atividade. Áreas focais com captação anormal de FDG, de intensidade moderada (em geral com SUV máx > 3,5) em topografia do anel da prótese valvar constituem o achado mais associado ao diagnóstico de EI (Figura 7). Com relação à infecção de dispositivos cardíacos eletrônicos implantáveis, a presença de área focal hipercaptante em topografia do trajeto dos cabo-eletrodos do dispositivo é sugestiva de foco de infecção. Focos de embolia séptica são caracterizados pela presença de área(s) focal(is) hipermetabólica(s) no exame de corpo inteiro, sendo que estas podem ou não estar relacionadas a achados anatômicos anormais à TC.

Limitações do método

As limitações do uso do PET-CT com ^{18}F-FDG são incluídas na Tabela 3.

Embora várias condições sejam referidas como possíveis causas de achados falso-positivos, o uso de imagem de fusão permite, com certa facilidade, diferenciá-las de captação no plano valvar ou no trajeto dos cabo-eletrodos dos dispositivos implantáveis. Com relação à troca valvar recente, o achado que em geral pode ocorrer é uma captação difusa e dis-

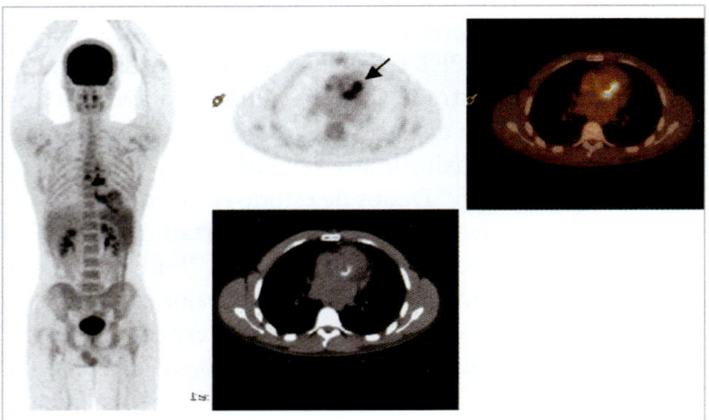

FIGURA 7

Paciente masculino em pós-operatório tardio de colocação de prótese valvar aórtica apresentando febre sem etiologia definida, com hemocultura positiva para *Staphylococcus warneri* e ecocardiograma negativo, mostrando ao PET-CT com 18F-FDG áreas focais com captação acentuada no anel da prótese aórtica (seta) indicativas de EI em atividade.

TABELA 3 Limitações do método (PET-CT com ^{18}F-FDG)

Localização de foco embólico cerebral ▪ Alta captação fisiológica do radiofármaco no córtex cerebral ▪ Focos infecciosos metastáticos geralmente possuem < 5 mm, no limite de resolução espacial do equipamento
Paciente recém-operados em cirúrgica cardíaca ▪ Resposta inflamatória pós-operatória, resultando em captação não específica do ^{18}F-FDG (falso-positivo) ▪ Orienta-se no mínimo 3 meses da cirurgia para a realização de PET-CT
Causas de falso-positivo que podem mimetizar EI (falso-positivo): ▪ Trombo ativo, placas ateroscleróticas moles, vasculite, tumores cardíacos primários, metástases cardíacas de tumores não cardíacos, inflamação pós-cirúrgica e reação a corpo estranho
Preparo inadequado do paciente: ▪ A dieta deve ser pobre/isenta de carboidratos e rica em gorduras, sendo realizada 24 horas antes do exame
Uso de antibióticos antes da realização do exame de PET-CT (pode levar a achado falso-negativo)

creta de FDG na topografia do anel valvar, o que não é critério diagnóstico de endocardite valvar pela PET-CT.

O principal benefício do exame de PET-CT com ^{18}F-FDG é reduzir a taxa de EI categorizados como "possíveis" pelos critérios de Duke modificados e na detecção de evento embólico periférico.[24] Os resultados de estudos recentes encorajam a realização da ^{18}F-FDG-PET-CT na avaliação diagnóstica de pacientes com suspeita de EI, especialmente aqueles com prótese valvar, e principalmente nos casos com suspeita clínica de EI com resultados do ecocardiograma transesofágico inconclusivo ou negativo. Mais estudos são necessários objetivando a uniformização das indicações e dos critérios diagnósticos. Outro futuro benefício do uso do PET-CT que necessita de maiores estudos é a monitoração da resposta à terapia antimicrobiana.

Sarcoidose cardíaca

A sarcoidose é uma doença granulomatosa multissistêmica de origem desconhecida que afeta principalmente pulmões e gânglios linfáticos. O comprometimento cardíaco pode ocorrer em qualquer fase de evolução da doença, independentemente de outras manifestações sistêmicas e das pulmonares, podendo inclusive constituir a forma de apresentação da doença. O envolvimento cardíaco é considerado uma manifestação infrequente e pode ser clinicamente evidente em menos de 10% dos pacientes com sarcoidose sem sintomas cardíacos, embora a autópsia e as séries de imagens relatem uma ocorrência substancialmente maior variando de mais de 20% nos Estados Unidos a mais de 50% no Japão. As manifestações clínicas dependem da localização e extensão dos granulomas sarcoides, sendo o sistema de condução mais frequentemente envolvido causando principalmente bloqueios atrioventriculares, taquicardia ventricular, arritmias supraventriculares. A infiltração miocárdica granulomatosa pode originar também insuficiência cardíaca, disfunção valvar, miocardiopatia restritiva, aneurisma ventricular e doença pericárdica. As principais causas de morte na sarcoidose cardíaca (SC) decorrem de morte súbita por taquicardias ventriculares ou bloqueios de condução e insuficiência cardíaca congestiva. A heterogeneidade na forma de apresentação clínica e evolução incerta da doença levam a uma dificuldade da suspeita diagnóstica e consequentemente a uma dificuldade diagnóstica.[35,36] O diagnóstico da SC constitui, portanto, um desafio clínico. Tradicionalmente, a biópsia endomiocárdica tem baixa sensibilidade (< 25%) para SC quando comparada retrospectivamente com a autópsia, provavelmente por causa do envolvimento irregular do miocárdio. Até recentemente, esse diagnóstico era difícil de fazer de forma não invasiva e, principalmente, a identificação de inflamação ativa. Numerosos estudos destacaram o potencial do ^{18}F-FDG PET/CT para melhorar a capacidade de identificar e tratar pacientes com sarcoidose cardíaca. De fato, PET/CT com ^{18}F-FDG tem um papel muito importante no diagnóstico de sarcoidose cardíaca uma vez que tem o potencial de revelar a atividade inflamatória da doença, ou seja, detectar doença ativa. Como o exame pode ser realizado de corpo inteiro, todas as regiões acometidas por sarcoidose em atividade vão ser reveladas, inclusive a sarcoidose cardíaca, o que contribui muito na avaliação do contexto geral dos pacientes portadores de sarcoidose.

O racional para o uso do PET ^{18}F-FDG no diagnóstico da SC se baseia no fato de que a SC em geral mostra áreas de realce tardio com gadolínio (LGE) na ressonância magnética cardíaca (RMC), o que representa um dos critérios padrão para o diagnóstico não invasivo, pois a doença pode levar à fibrose miocárdica. É importante ressaltar que a presença de realce tardio com gadolínio na RMC não esclarece se a doença está ou não em atividade e, este papel é desempenhado pelo ^{18}F-FDG PET/CT. É importante mencionar que a cintilografia de perfusão miocárdica, principalmente a realizada com traçadores emissores de pósitrons, também pode ser utilizada para demonstrar as áreas de fibrose miocárdica causadas pela SC. Desta forma, também pode-se utilizar a combinação de alterações perfusionais na cintilografia de perfusão miocárdica (fibrose) + captação de ^{18}F-FDG além da combinação RMC (fibrose) + captação de ^{18}F-FDG para o diagnóstico de SC em atividade.

O preparo adequado do paciente é fundamental para o sucesso do ^{18}F-FDG PET/CT na avaliação da SC e utiliza-se o mesmo protocolo mencionado para a avaliação de endocardite infecciosa, ou seja, manipulação dietética que compreende dieta pobre em carboidratos e rica em gorduras 24 horas antes do exame, com o objetivo de suprimir o metabolismo fisiológico de glicose do miocárdio e, desta forma, eventuais áreas com captação de ^{18}F-FDG no miocárdio representam inflamação miocárdica em curso. Em uma metanálise de 7 estudos envolvendo 164 pacientes com sarcoidose sistêmica e suspeita ou confirmação de SC, Youssef et al. encontraram sensibilidade combinada de 89% (intervalo de confiança de 95% (IC), 79-96) e especificidade combinada de 78% (intervalo de confiança de 95% (IC), 68-86) para 18F-FDG PET/CT.[37]

Dados de estudos apoiam o valor prognóstico de ^{18}F-FDG PET/CT na avaliação da SC. Esses estudos, embora com casuística pequena, demonstraram que pacientes com perfusão anormal e inflamação focal, e aqueles com captação de [18]F--FDG ventricular direita focal, têm evolução pior. Em um acompanhamento médio de 1,5 ano, os indivíduos com perfusão miocárdica anormal (cicatriz ou compressão da microvasculatura) e captação anormal de ^{18}F-FDG (inflamação focal) tiveram um aumento de 4 vezes na taxa anual de taquicardia ventricular ou morte em comparação com pacientes com resultados de imagem normais, o que significa dizer que o risco de morte/taquicardia ventricular passa de 7,3% para pacientes sem defeitos perfusionais e sem atividade inflamatória para 31,9% em pacientes com defeitos perfusionais (ou alterações na RMC) e atividade inflamatória em curso (captação de ^{18}F-FDG no miocárdio).[38] Muser et al. mostraram que em pacientes com sarcoidose cardíaca e taquicardia ventricular mudanças temporais na captação de FDG (atividade inflamatória) estão associadas com mudanças paralelas na função sistólica e que, além disso, a redução da captação cardíaca de FDG que representa redução da atividade inflamatória no miocárdio está fortemente associada com eventos cardíacos maiores no acompanhamento a longo-prazo, ou seja, pacientes que não responderam à terapia imunossupressora (em reavaliação feita por ^{18}F-FDG PET/CT) apresentaram risco 20 vezes maior de eventos cardíacos maiores do que os respondedores.[39] A imagem PET pode, portanto, ajudar a orientar a terapia imunossupressora entre pacientes com sarcoidose cardíaca, seja por introdução/intensificação da terapia para pacientes com inflamação em curso ou redução da terapia para aqueles sem inflamação ativa. A Figura 8 ilustra um exemplo de sarcoidose cardíaca com resposta satisfatória à terapia com imunossopressor, avaliada por meio do exame ^{18}F-FDG PET/CT.

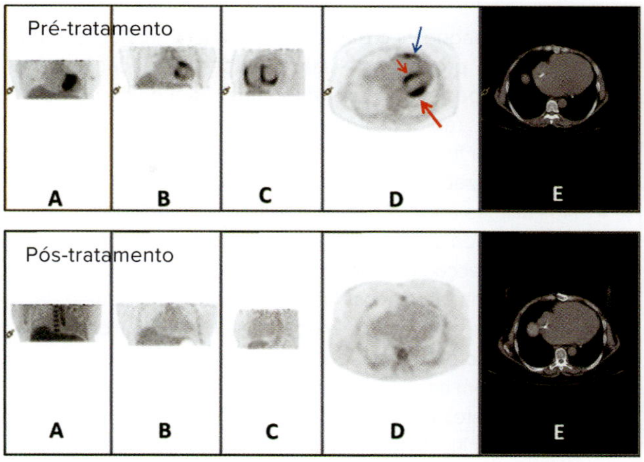

FIGURA 8

Paciente feminina de 50 anos, portadora de arritmia, submetida a implante de CDI, com suspeita clínica de sarcoidose cardíaca. Ressonância magnética cardíaca realizada anteriormente mostrava realce tardio na parede livre e via de saída do VD. O exame ^{18}F-FDG PET/CT pré-tratamento mostra áreas focais hipercaptantes nas paredes septal basal e lateral (porção média e basal) do VE [setas vermelhas] e na parede livre do VD [seta azul], indicando processo inflamatório (sarcoidose cardíaca em atividade). Novo exame PET obtido 3 meses após tratamento com 30 mg/dia de prednisona (pós-tratamento) mostra desaparecimento do processo inflamatório no miocárdio, sugerindo boa resposta à terapia. A: PET MIP; B: PET corte coronal; C: PET corte sagital; D: PET corte transverso; E: TC corte transverso.

A imagem PET é uma ferramenta extremamente útil na avaliação de pacientes com suspeita de SC. Além de auxiliar no diagnóstico da SC, reflete atividade inflamatória em curso identificando assim pacientes mais prováveis de se beneficiar da terapia imunossupressora; é útil no seguimento da resposta à terapia servindo como guia da duração/intensidade do tratamento. Não há biomarcadores ou outras modalidades de imagem que possam ser utilizados para identificar e quantificar a resposta ao tratamento na SC. Além disso, detecta envolvimento de outros órgãos através da aquisição de imagens de corpo inteiro.[40]

RESUMO

- A tomografia por emissão de pósitrons (PET) é uma modalidade de imagem promissora, possuindo diferentes radiofármacos com inúmeras aplicações em cardiologia.
- O método tem impacto clínico relevante sobre outras modalidades de avaliação da doença arterial coronariana, na medida em que torna possível quantificar parâmetros como a reserva coronariana, permitindo melhor compreensão da fisiopatologia da doença, uma vez que pos-

sibilita o diagnóstico de doença da microcirculação coronariana, propiciando uma melhor estratificação de risco dos pacientes coronariopatas. Com o uso de determinados radiotraçadores é possível identificar a integridade da função metabólica dos miócitos, permitindo a caracterização do miocárdio viável.

- Nos últimos anos, o exame de PET-CT com ^{18}F-FDG tem demonstrado desempenho superior ao do ecocardiograma na detecção de endocardite de prótese valvar e dispositivos intracardíacos. Além da confirmação ou não da suspeita de endocardite infecciosa (EI), o PET-CT com ^{18}F-FDG tem o potencial de diagnosticar focos de embolia séptica. Com base em resultados promissores de estudos mais recentes e bem conduzidos, algumas diretrizes sugerem a inclusão do procedimento como critério maior no algoritmo diagnóstico da endocardite infecciosa (critérios de Duke modificados). O principal benefício do exame de PET-CT com ^{18}F-FDG é reduzir a taxa de EI "possível" pelos critérios de Duke modificados, especialmente em pacientes com prótese valvar, levando a diagnóstico de certeza, e na detecção de evento embólico periférico.
- A imagem PET com ^{18}F-FDG é uma ferramenta extremamente útil também na avaliação de pacientes com suspeita de sarcoidose cardíaca. Além de auxiliar no diagnóstico, reflete atividade inflamatória em curso identificando assim pacientes mais prováveis de se beneficiar da terapia imunossupressora; é útil no seguimento da resposta à terapia servindo como guia da duração/intensidade do tratamento.

Referências bibliográficas

1. Di Carli MF, Dorbala S. Integrated PET/CT for cardiac imaging. Q J Nucl Med Mol Imaging. 2006;50:44-52.
2. Maddahi J. Properties of a ideal PET perfusion tracer: new PET tracer and data. J Nucl Cardiol. 2012;19:30-37.
3. Marcelo F. Di Carli, Martin J. Lipton. Cardiac PET and PET/CT Imaging – 2007 Springer Science Business Media.
4. Shaw LJ, Hage FG, Berman DS, Hachamovitch R, Iskandrian A. Prognosis in the era of comparative effectiveness research: where is nuclear cardiology now and where should it be? J Nuclear Cardiol. 2012;19(5):1026-43.
5. Dorbala S, Vangala D, Sampson U, Limaye A, Kwong R, Di Carli MF. Value of vasodilator left ventricular ejection fraction reserve in evaluating the magnitude of myocardium at risk and the extent of angiographic coronary artery disease: a 82Rb PET/CT study. J Nucl Med. 2007;48:549-58.
6. Miller RJH, Manabe O, Tamarappoo B, Hayes S, Friedman JD, Slomka PJ, et al. Comparative prognostic and diagnostic value of myocardial blood flow and myocardial flow reserve after cardiac transplantation. J Nucl Med. 2020;61(2):249-55.
7. Velazquez EJ, Lee KL, Jones RH, Al-Khalidi HR, Hill JA, Panza JA, et al. Coronary-artery bypass surgery in patients with ischemic cardiomyopathy. N Engl J Med. 2016;374(16):1511-20.
8. Ong P, Camici PG, Beltrame JF, Crea F, Shimokawa H, Sechtem U, et al. International standardization of diagnostic criteria for microvascular angina. Int J Cardiol. 2018;250:16-20.
9. Ford TJ, Corcoran D, Sidik N, McEntegart M, Berry C. Coronary microvascular dysfunction assessment of both structure and function. J Am Coll Cardiol. 2018;72(5):584-6.
10. Gould K, Lipscomb K. Effects of coronary stenoses on coronary flow reserve and resistance. Am J Cardiol. 1974;34(1):48-55.
11. Ziadi MC, Dekemp RA, Williams KA, Guo A, Chow BJ, Renaud JM, et al. Impaired myocardial flow reserve on rubidium-82 positron emission tomography imaging predicts adverse outcomes in patients assessed for myocardial ischemia. J Am Coll Cardiol. 2011;58(7):740-8.
12. Murthy VL, Naya M, Foster CR, Hainer J, Gaber M, Carli GD, et al. Improved cardiac risk assessment with noninvasive measures of coronary flow reserve. Circulation. 2011;124(20):2215-24.
13. Farhad H, Dunet V, Bachelard K, Allenbach G, Kaufmann PA, Prior JO. Added prognostic value of myocardial blood flow quantitation in rubidium-82 positron emission tomography imaging. Eur Heart J Cardiovasc Imaging. 2013;14:1203-10.
14. Gupta A, Taqueti VR, Hoef TPVD, Bajaj NS, Bravo PE, Murthy VL, et al. Integrated noninvasive physiological assessment of coronary circulatory function and impact on cardiovascular mortality in patients with stable coronary artery disease. Circulation. 2017;136(24):2325-36.
15. Machac J. Cardiac positron emission tomography imaging. Seminars in Nuclear Medicine. 2005;35(1):17-36.
16. Selvanayagam JB, Jerosch-Herold M, Porto I, Sheridan D, Cheng AS, Petersen SE, et al. Resting myocardial blood flow is impaired in hibernating myocardium: a magnetic resonance study of quantitative perfusion assessment. Circulation. 2005;112:3289-96.
17. Jamiel A, Ebid M, Ahmed AM, Ahmed D, Al-Mallah MH. The role of myocardial viability in contemporary cardiac practice. Heart Failure Reviews. 2017;22(4):401-13.
18. Holly TA, Abbott BG, Al-Mallah M, Calnon DA, Cohen MC, Difilippo FP, et al. Single photon-emission computed tomography. Journal of Nuclear Cardiology. 2010;17(5):941-73.
19. Abraham A, Nichol G, Williams KA, Guo A, Dekemp RA, Garrard L, et al. 18F-FDG PET imaging of myocardial viability in an experienced center with access to 18F-FDG and integration with clinical management teams: the Ottawa-FIVE Substudy of the PARR 2 Trial. Journal of Nuclear Medicine. 2010;51(4):567-74.
20. Habib G, Lancellotti P, Antunes MJ, Bongiorni M, Casalta JP, Zotti F, et al. 2015 ESC Guidelines for the management of infective endocarditis. The task force for the management of infective endocarditis of the European Society of Cardiology (ESC). Endorsed by: European Association for Cardio-Thoracic Surgery (EACTS), the European Association of Nuclear Medicine (EANM). Eur Heart J. 2015;36(44):3075-128.
21. Thuny F, Disalvo G, Belliard O, Avierinos JF, Pergola V, Rosenberg V, et al. Risk of embolism and death in infective endocarditis: prognostic value of echocardiography. Circulation. 2005;112(1):69-75.
22. Li JS, Sexton DJ, Mick N, Nettles R, Fowler VG, Ryan T, et al. Proposed modifications to the Duke criteria for the diagnosis of infective endocarditis. Clin Infect Dis. 2000;30(4):633-8.
23. Gomes A, Glaudemans AW, Touw DJ, van Melle JP, Willems TP, Maass AH, et al. Diagnostic value of imaging in infective endocarditis: a systematic review. Lancet Infect Dis. 2017;17.
24. Saby L, Laas O, Habib G, Cammilleri S, Mancini J, Tessonnier L, et al. Positron emission tomography/computed tomography for diagnosis of prosthetic valve endocarditis increased valvular 18F-fluorodeoxyglucose uptake as a novel major criterion. J Am Coll Cardiol. 2013;61(23):2374-82.
25. Pizzi PM, Roque A, Fernández-Hidalgo N, Cuéllar-Calabria H, Ferreira--González I, Gonzàlez-Alujas MT, et al. Improving the diagnosis of infective endocarditis in prosthetic valves and intracardiac devices with 18F-fluordeoxyglucose positron emission tomography/computed tomography angiography. Circulation. 2015;132(12):1113-26.
26. Otto CM, Nishimura RA, Bonow RO, Carabello BA, Erwin JP, Gentile F, et al. 2020 ACC/AHA Guideline for the Management of Patients With Valvular Heart Disease: a report of the American College of Cardiology/American Heart Association Joint Committee on Clinical Practice Guidelines. Circulation. 2021;143(5):e72-227.
27. Kouijzer IJ, Vos FJ, Janssen MJ, van Dijk AP, Oyen WJ, Bleeker-Rovers CP. The value of 18F-FDG PET/CT in diagnosing infectious endocarditis. Eur J Nucl Med Mol I. 2013;40(7):1102-7.

28. Orvin K, Goldberg E, Bernstine H, Groshar D, Sagie A, Kornowski R, et al. The role of FDG-PET/CT imaging in early detection of extra-cardiac complications of infective endocarditis. Clin Microbiol Infec. 2015;21(1):69-76.
29. Salomäki S, Saraste A, Kemppainen J, Bax JJ, Knuuti J, Nuutila P, et al. 18F-FDG positron emission tomography/computed tomography in infective endocarditis. J Nucl Cardiol. 2017;24(1):195-206.
30. Camargo RA, Siciliano RF, Paixao MR, Soeiro AM, Soares Jr J, Felicio MF, et al. Diagnostic value of positron emission tomography (PET/CT) in native and prosthetic infective endocarditis. Eur Heart J. 2017;38(suppl_1).
31. Chen W, Sajadi MM, Dilsizian V. Merits of FDG PET/CT and functional molecular imaging over anatomic imaging with echocardiography and CT angiography for the diagnosis of cardiac device infections. Jacc Cardiovasc Imaging. 2018;11(11):1679-91.
32. Rouzet F, Hyafil F, Guludec D. FDG PET/CT in cardiac electronic devices infection: now is the time to target guidelines implementation. J Nucl Cardiol. 2015;22(4):800-3.
33. Sarrazin J-F, Philippon F, Tessier M, Guimond J, Molin F, Champagne J, et al. Usefulness of fluorine-18 positron emission tomography/computed tomography for identification of cardiovascular implantable electronic device infections. J Am Coll Cardiol. 2012;59(18):1616-29.
34. Sia Filho EJ, Costa R, Silva KR, Soeiro A, Siciliano RF, Camargo RA, et al. Papel da tomografia por emissão de pósitrons com flúor-18 fluorodesoxiglicose (FGD-18F) no diagnóstico de processos infecionados relacionados a dispositivos cardíacos eletrônicos implantáveis: resultados iniciais de um centro de referência. XXXVII Congresso da SOCESP, 2016, São Paulo.
35. Iwai k, Sekiguti M, Hosoda Y, et al. Racial differences in cardiac sarcoidosis incidence observed at autopsy. Sarcoidosis. 1994;11:26-31.
36. Silverman HJ, Hutchins GM, Bulkley BH. Cardiac sarcoid: a clinicopathologic study of 84 unselected patients with systemic sarcoidosis. Circulation. 1978;58:1204-11.
37. Youssef G, Leung E, Mylonas I, et al. The use of 18F-FDG PET in the diagnosis of cardiac sarcoidosis; a systematic review and metaanalysis including the Ontario experience. J Nucl Med. 2012;53:241-8.
38. Blankstein R, Osborne M, Naya M, Waller A, et al. Cardiac positron emission enhances prognostic assessments of patients with suspected cardiac sarcoidosis. J Am Coll Cardiol. 2014;63:329-36.
39. Muser D, Santangeli P, Castro AS, Liang JJ, Enriquez A, et al. Prognostic role of serial quantitative evaluation of 18F-fluorodeoxyglucose uptake by PET/CT in patients with cardiac sarcoidosis presenting with ventricular tachycardia. Eur J Nucl Med Mol Imag (2018) 45:1394-404.
40. Chareonthaitawee P, Beanlands RS, Chen W, Dorbala, S, Miller EJ, Venkatesh L, et al. Joint SNMMI–ASNC Expert Consensus document on the role of 18F-FDG PET/CT in cardiac sarcoid detection and therapy monitoring. J Nucl Med. 2017;58(8):1341-53.

Capítulo 10

Tomografia computadorizada

Ibraim Masciarelli F. Pinto
José Rodrigues Parga Filho

PONTOS-CHAVE

- Tomografia computadorizada é a melhor forma atual de avaliação não invasiva das artérias coronárias.
- Sua maior contribuição é na exclusão de doença arterial coronariana obstrutiva, graças ao seu elevado valor preditivo negativo.
- A elevada resolução espacial da tomografia faz dela uma ferramenta fundamental para o planejamento de procedimentos intervencionistas na valva mitral e na valva aórtica.
- A tomografia pode ser útil em casos de cardiopatias congênitas, em especial nos casos em que há envolvimento das artérias pulmonares e seus ramos.
- O avanço tecnológico tem feito com que este seja um exame em que a dose de radiação é cada vez mais baixa, sem prejuízo da qualidade de imagem.

Introdução

Os fundamentos teóricos da tomografia computadorizada (TC) já eram, ao menos em parte, conhecidos desde o início do século XX e tiveram fundamental impulso com a publicação dos estudos de Cormack em 1963. Sua aplicação clínica, entretanto, foi possível apenas a partir do ano de 1972, quando foram feitas imagens do sistema nervoso central de uma paciente no equipamento desenvolvido por Godfrey N. Hounsfield. Tal foi a relevância dessa invenção que Cormack e Hounsfield receberam conjuntamente o prêmio Nobel de física em 1973 pelos seus esforços que levaram ao advento da tomografia e o processo de imageamento então utilizado ainda é a base da forma de aquisição que se emprega hoje. Fundamentalmente, o paciente é posicionado sobre uma maca que atravessa um túnel curto, mais conhecido pelo termo inglês *gantry*, ao redor do qual encontram-se o tubo gerador e os detectores de raios X. Os raios produzidos atravessam o corpo do paciente e interagem com as estruturas no seu interior, sendo atenuados de forma distinta pelos órgãos e tecidos das regiões avaliadas. A atenuação é expressa por um número (número TC) e tem seu valor expresso em unidades Hounsfield (UH). Utilizando-se como referência a atenuação da água (0 UH), observa-se que as estruturas do corpo humano exibem ampla gama de atenuação, que variam entre o ar no limite inferior (-1.000 UH) e a porção cortical dos ossos no limite superior (+1.000 UH) (Tabela 1).[1,2]

Avanço significativo ocorreu com o desenvolvimento do sistema helicoidal, o qual compreende o deslocamento contínuo da maca do equipamento, concomitantemente à constante emissão de raios X pelo tubo que gira ao redor do paciente em posição oposta à do sistema de detectores. Isso levou a significativo aumento da resolução temporal aprimorando a reprodução da anatomia humana e tornando mais relevante a contribuição clínica do exame.[1,2]

Tais tomógrafos, porém, não eram adequados para a avaliação cardiovascular, uma vez que os movimentos cardíacos ocorrem em velocidade superior à resolução temporal daque-

TABELA 1 Coeficientes de atenuação em tomografia computadorizada de vários tipos teciduais e estruturas frequentemente avaliadas no exame

Tecidos e outras estruturas	Atenuação (UH)
Ar	–1.000
Pulmões	–900 a –750
Gordura	–120 a –50
Água	0
Sangue	30 a 50
Músculo	30 a 80
Sangue contrastado	200 a 500
Calcificação	130 a 500
Osso cortical	1.000
Metal	> 1.000

les equipamentos. Além disso, o tempo necessário para a cobertura de toda a área cardíaca exigia períodos de apneia muito longos, impossíveis de atingir, pois na maioria das vezes tinha duração superior a 30 s. Adicionalmente, a espessura dos cortes obtidos nos primeiros aparelhos de TC era de 3 mm, o que não possibilitava a reprodução adequada da anatomia cardiovascular, em especial de estruturas mais finas tais como os folhetos valvares e as artérias coronárias. Desta forma, o uso da tomografia helicoidal para realizar exames cardíacos era muito restrito.[1,2]

No final do século passado, porém, surgiu novo e importante avanço tecnológico, com a introdução de tomógrafos capazes de completar giros ao redor do paciente em 1 s ou menos e nos quais a captação é feita por múltiplas fileiras de detectores, que eram quatro nos tomógrafos das primeiras gerações e que atualmente pode ser de até mais de 512. Tais aparelhos, conhecidos como tomógrafos de múltiplos detectores, podem, desde as primeiras gerações, fazer imagens de todo o coração em poucos segundos e com espessuras de corte submilimétricas, tão finas que a soma delas possibilita a reprodução volumétrica dos órgãos estudados. Nos equipamentos mais recentes, os tempos de ciclo do conjunto tubo gerador/detectores é tão rápido quanto 270 ms, e a área coberta pelos detectores pode ser de 11, 16 ou 18 cm. Na verdade, nos equipamentos com área de cobertura mais extensa, o conjunto tubo gerador/detectores é estático e não gira ao redor do paciente, e, assim como em tomógrafos que dispõem de dois conjuntos de tubos geradores/fileiras de detectores, imagens de todo o coração são adquiridas em apenas um ou dois ciclos cardíacos. Como a maturidade tecnológica foi obtida nos equipamentos de 64 fileiras de detectores, que facultaram a avaliação eficaz das artérias coronárias e consolidaram o uso clínico prático dessa tecnologia, uma vez que a espessura do corte é de 4 mm ou menos e a resolução temporal já era inferior a 150ms. Assim, de acordo com as diretrizes brasileiras em vigor, imagens de artérias coronárias devem ser realizadas em tomógrafos com, pelo menos 64 fileiras de detectores, enquanto o escore de cálcio em equipamentos pode ser obtido em tomógrafos com pelo menos 16 fileiras de detectores.[1,2]

Preparo e segurança do paciente

O preparo adequado do paciente antes da realização da tomografia computadorizada cardiovascular (TCC) é etapa fundamental do exame, uma vez que mesmo nos sistemas mais modernos a qualidade do exame é melhor quanto menos movimentos cardíacos existem. A qualidade do exame também pode ser limitada por outras condições, tais como obesidade mórbida (IMC $\geq$ 40 kg/m^2), dificuldade em manter apneia, incapacidade de obedecer a comandos por alguma alteração cognitiva e impossibilidade de elevar os braços (para minimizar artefatos ósseos). A indicação do exame nessas situações deve ser considerada cuidadosamente, uma vez que a qualidade das imagens pode ser limitada o que interferiria com a análise das artérias coronárias e limitaria a utilidade clínica do exame.[3]

Frequência cardíaca (FC) e vasodilatação coronariana

A qualidade das imagens registradas, na maior parte dos equipamentos, é maior quando FC é inferior a 65 bpm. Nesta faixa, o período de diástole é mais longo e assim é possível reproduzir a anatomia com elevada qualidade, com rápidas exposições aos raios X, trazendo assim a vantagem de se utilizar doses reduzidas de radiação ionizante. Por isso, a maior parte dos pacientes recebe betabloqueadores por via oral ou endovenosa a menos que existam contraindicações, como bloqueios atrioventriculares, associação de bloqueio de ramo esquerdo e bloqueio de ramo direito ou que sejam portadores de bronquite ou asma, particularmente durante crises. Caso a via de administração escolhida seja a oral, o fármaco pode ser iniciado dias antes da realização do exame. Caso exista contraindicação aos betabloqueadores, existem opções como bloqueadores do canal de cálcio (diltiazem, p. ex.) e, mais recentemente, a ivabradina, que têm se mostrado seguros e eficientes em casos selecionados.[3-5]

A presença de arritmias (fibrilação ou *flutter* atrial, extrassistolia frequente ventricular ou supraventricular) pode causar artefatos, em especial nos equipamentos de 64, 128 e 160 fileiras de detectores. Em tais casos deve-se utilizar protocolos menos sensíveis a movimentos, mas que implicam maior exposição à radiação.[1-6]

Outro elemento que beneficia a qualidade de imagem é o uso de agentes vasodilatadores, em especial nitratos sublinguais, que, por isso, fazem parte dos protocolos de rotina da maior parte dos serviços, pois seu uso aumenta o diâmetro das artérias e reduz a resistência arterial, melhorando a contrastação dos vasos coronários. Contudo, deve-se manter em mente que esses fármacos são contraindicados quando há estenose aórtica grave, pressão arterial sistólica inferior a 90 mmHg e se houve uso de inibidores da fosfodiesterase no período de 6 a 72 horas que antecederam o exame, dependendo da formulação e da dose cada fármaco.[6]

Meio de contraste

Parte importante das tomografias cardiovasculares e elemento fundamental quando se objetiva analisar a luz dos vasos, inclusive das artérias coronárias, é o meio de contraste, que habitualmente nos casos de tomografia é baseado em iodo, material cuja segurança aumentou de modo expressivo, nos últimos anos, mas que requer alguns cuidados para sua administração. Eventos adversos são cada vez mais raros (taxas atuais de 0,2 a 0,7%), sendo ainda mais infrequentes quando se empregam as formulações não iônicas de baixa osmolaridade. As reações mais comuns são classificadas como fisiológicas (i. e., náuseas e vômitos) e alérgicas.[7]

Reações alérgicas na grande maioria dos casos são leves (*rash* cutâneo e prurido, em geral), enquanto reações mais graves (anafilaxia) são extremamente raras (0,04%). Quando há histórico de reação prévia, mesmo sem haver consenso, grande parte dos serviços procede a profilaxia medicamentosa (corticosteroide e anti-histamínico H1 e H2), em especial nos casos que são classificados como de risco ao menos moderado (reação prévia com necessidade de intervenção medicamentosa). No caso de haver manifestação clínica, além do uso de anti-histamínicos e corticosteroides, pode ser necessário administrar adrenalina e, em situações extremas, pode ser inevitável realizar intubação endotraqueal ou até traqueotomia, com consequente ventilação artificial. Reações alérgicas devem, portanto, ser avaliadas com rigor e cautela para evitar desfechos desfavoráveis.[7,8]

Outro risco potencial com a utilização de material de contraste iodado é a indução de insuficiência renal. O efeito nefrotóxico desse material é conhecido: lesão renal aguda manifestando-se com elevação no nível da creatinina sérica basal em cerca de 25 a 50%, ou aumento absoluto de 0,5 mg/dL, 48 a 72 horas após uso do material iodado, sem outros fatores que justifiquem essa elevação. Atenção especial, porém, deve ser dada aos pacientes de maior risco: acima de 70 anos, insuficiência cardíaca em classe funcional pela NYHA III ou IV, portadores de diabete melito, insuficiência renal crônica (*clearance* de creatinina [ClCr] < 60 mL/m^2) e anemia. Nessas condições, alguns autores sugerem utilizar meios de contraste não iônicos, isosmolares em doses menores (< 100 mL), suspender fármacos potencialmente nefrotóxicos, bem como evitar desidratação. Alguns autores recomendavam o emprego de soluções bicarbonadas, mas a hidratação com solução salina tem-se mostrado útil e eficaz nos estudos atualmente disponíveis, em especial no ensaio randomizado PRESERVE.[7,8] Recomenda-se evitar o uso do contraste iodado em indivíduos com ClCr < 30 mL/m^2.

Metformina

Destaque especial merecem os pacientes candidatos à tomografia computadorizada cardíaca (TCC) e que fazem uso de metformina, pois nesses casos é obrigatório medir a creatinina sérica antes do exame, em virtude da nefrotoxidade do contraste iodado. No caso de existir redução do ritmo de filtração glomerular, pode existir acúmulo de metformina – que tem excreção preferencialmente renal – no organismo e com isso pode-se instar acidose lática, um quadro potencialmente grave.

Em decorrência do exposto, recomenda-se suspender o uso dessa medicação nas 48 horas que se seguem ao exame e, no caso de portadores de insuficiência renal crônica, o fármaco deve ser suspenso também nas 48 horas que precedem o exame.[7,9]

Radiação

Muito se debateu o potencial risco de desenvolvimento de tumores em pacientes submetidos a exames que empregam radiação ionizante, como é o caso da TC.[1,10-12] De fato, exames de imagem constituem importante causa de exposição à radiação ionizante que, em doses elevadas ou em casos de exposições repetidas, pode provocar mutações que estão associadas ao desenvolvimento de tumores.[1,10-12] Isso, por outro lado, fez com que a indústria investisse no desenvolvimento de equipamentos que realizassem exames de qualidade com baixos níveis de radiação. No momento atual, a dose de radiação à qual os pacientes submetidos a TCC são expostos é superponível àquela de outras modalidades de diagnóstico por imagem invasivas e não invasivas (Tabela 2). Além disso, quando se dispõe de equipamentos mais modernos, como os de mais de 256 fileiras de detectores ou com duplo conjunto tubo gerador/detectores, a dose à qual o paciente é exposto é ainda menor e pode ser até inferior a 1,0 milisievert (mSv).[1,10-12]

Indicações clínicas

A elevada resolução espacial da TC torna-a uma opção particularmente interessante para a análise da anatomia hu-mana e esta é a característica que dá suporte a maior parte das indicações desse exame na prática médica, como, por exemplo, quando se deseja diagnosticar ou excluir a presença de obstruções nas artérias coronárias. Mais recentemente, o avanço da tecnologia permitiu também obter outros aspectos importantes, tais como a presença de isquemia e a carga aterosclerótica total, além de poder contribuir para o diagnóstico e o manejo de outras cardiopatias.[1,2]

Doença arterial coronariana (DAC)

Escore de cálcio coronariano

A maior parte das placas de ateroma apresenta algum grau de calcificação na sua composição. Cálcio é um elemento que promove intensa atenuação dos raios X, o que o torna facilmente identificável mesmo em exames que não utilizam meio de contraste iodado e que empreguem baixas doses de radiação ionizante. O escore de cálcio (CAC) é, portanto, um exame sem riscos, rápido e que permite identificar pacientes que já apresentam comprometimento aterosclerótico de suas artérias coronárias, anos mesmo antes de haver qualquer tipo de manifestação clínica. O tempo de exame é de apenas alguns segundos e, ao término do registro das imagens, utiliza-se um método semiautomático que determinará como cal-

TABELA 2 Comparação da dose de radiação efetiva em exames utilizados na prática clínica

Exame	Dose efetiva (mSv)
Radiografia de tórax	0,1
Radiografia de abdome	1
Tomografia computadorizada de crânio	1 a 2
Tomografia computadorizada de abdome	5 a 7
Escore de cálcio	1 a 3
Tomografia computadorizada cardíaca	5 a 12
Angiografia coronariana diagnóstica	5 a 10
Cintilografia miocárdica (sestamibi)	12 a 16
Cintilografia miocárdica (tálio)	30 a 40

mSv: milisievert.

cificadas as áreas que apresentarem atenuação igual ou superior a 130 UH (índice que reflete a atenuação que uma estrutura provoca nos raios X), em pelo menos 3 pixels adjacentes. A soma de todas as áreas consideradas calcificadas fornece escore (Agatston), volume e massa de cálcio em todas as artérias coronárias. Os resultados são comparados com um banco de dados de indivíduos com semelhante apresentação de idade, gênero e etnia (Figura 1).[1,2,13]

Diferentes trabalhos confirmam que este é um índice de elevado valor prognóstico em assintomáticos, de modo que, quanto menor o escore de cálcio, menor a chance de haver eventos adversos, e quanto maior o escore de cálcio, maior a chance de acontecer algum evento cardiovascular significativo no período de até 10 anos que se segue à realização do exame.[13-19] O estudo HNR *(Heinz Nixdorf Recall Study Investigative Group)* demonstrou que o escore de cálcio era preditor independente de morte e infarto do miocárdio, capaz de reclassificar corretamente o risco de haver manifestações clínicas de DAC.[15] Já o registro MESA (*Multi Ethnic Study on Atherosclerosis*) revelou o impacto positivo de se avaliar indivíduos assintomáticos com risco pré-teste intermediário por esse exame para orientar o manejo clínico, pois no longo prazo, isso resultou na significativa redução de eventos, acompanhada de diminuição dos custos.[16]

Mais recentemente, Mitchell et al. publicaram os resultados observados em 13.644 pacientes sem diagnóstico prévio de DAC, acompanhados por uma mediana de 9,4 anos, e que foram submetidos à quantificação do escore de cálcio seguida do início de terapia com estatinas, conforme a indicação clínica. Houve benefício com o uso de estatinas apenas nos casos em que o CAC era maior do que zero. Quando não havia calcificação coronariana, não se observou benefício com o uso dos fármacos. Mais do que isso, considerando a prevenção de eventos adversos maiores (infarto, acidente vascular cerebral e morte) em 10 anos, o impacto do uso de estatinas era maior quanto mais elevado o grau de calcificação, de modo que o NNT era 100 nos casos em que o CAC variava entre 1 e 100 e 12 nos pacientes com CAC ≥ 100. Esses achados ampliam a utilidade clínica do exame por demonstrar que seus resultados têm impacto nos desfechos clínicos.[17]

Em pacientes sintomáticos, por outro lado, o CAC permanece como preditor de eventos cardiovasculares, mas não há relação entre a intensidade da calcificação coronariana e a presença de estenoses significativas, existindo casos em que há obstruções mesmo com CAC = 0. No estudo multicêntrico ACCURACY, dos 230 pacientes com angina estável e sem diagnóstico prévio de DAC, mais de 90% das placas significativas (obstrução da luz > 70%) eram não calcificadas ou apenas parcialmente calcificada.[19] O registro CONFIRM e experiências nacionais confirmaram que pode haver placas significativas mesmo na ausência de calcificação coronariana. Portanto, há que se ter cuidado na indicação e na interpretação dos escore de cálcio em pacientes com sintomas, sendo a contribuição da tomografia com contraste maior nessa população.[18-20]

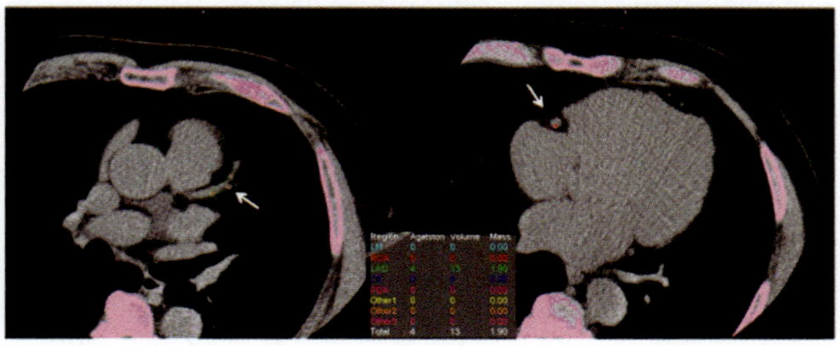

FIGURA 1

Tomografia computadorizada cardiovascular para avaliação de escore de cálcio (CAC), Agatston, volume e massa, da artéria descendente anterior, 4, 13 e 1,9; e da artéria coronária direita 4, 13 e 1,9, respectivamente.

Em virtude dos resultados apresentados, as diretrizes atualizadas conjuntas do American College of Cardiology e da American Heart Association recomenda que para indivíduos entre 40 e 75 anos, que apresentem risco pré-teste intermediário (entre 7,5% e 20%) o escore de cálcio seja utilizado para reclassificar os pacientes (escore de cálcio zero reduz o risco e escore de cálcio elevado, particularmente acima de 100 eleva o risco). De modo semelhante, os autores sugerem que o escore de cálcio seja utilizado como forma de determinar se há ou não necessidade de utilizar estatina, também em paciente de perfil de risco intermediário, particularmente utilizando este índice em decisões conjuntas com os pacientes.[21]

Angiografia coronariana por TC

Com o advento dos equipamentos de múltiplos detectores, a tomografia passou a ser uma opção para realizar a imagem não invasiva das artérias coronárias, e após a introdução dos sistemas de 64 fileiras de detectores o método atingiu a maturidade, passando a apresentar resultados consistentes, reprodutivos e confiáveis. Por outro lado, a principal contribuição clínica da tomografia resulta do seu elevado poder preditivo negativo, de modo que, um exame que não mostre calcificações ou estenoses nas artérias coronárias possibilita excluir com segurança a existência de doença coronária obstrutiva. Em exames de boa qualidade, o poder preditivo negativo do exame é superior a 95% e a probabilidade de ocorrer evento adverso nos 5 anos que se seguem ao exame é inferior a 3%. Este exame auxilia de modo particular na investigação de sintomas em casos de pacientes de perfil de risco pré-teste baixo ou intermediário (Tabela 3).[22-33]

A maior parte das indicações clínicas tem, portanto, como base o poder preditivo negativo do exame que, habitualmente, responde à pergunta clínica se há ou não aterosclerose comprometendo as artérias coronárias. No Brasil, as diretrizes de utilização do método elaboradas pela Agência Nacional de Saúde Suplementar em conjunto com a Sociedade Brasileira de Cardiologia e o Colégio Brasileiro de Radiologia mostram como as principais indicações do exame a pesquisa de DAC em pacientes sintomáticos com risco pré-teste estimado pelo escore de Duke-Forrester entre 30 e 70%, para identificar se há ou não DAC; em pacientes com história de insuficiência cardíaca, ou com bloqueio de ramo esquerdo de início recente; se houver suspeita de origem anômala das ar-

TABELA 3 Acurácia da TCC para diagnosticar estenose coronariana significativa, quando comparada a angiografia coronariana invasiva

Autor	Periódico	N	S (%)	E (%)	VPP (%)	VPN (%)
Achenbach, 2001	Circulation	64	91	84	59	98
Nieman, 2002	Circulation	58	95	86	80	97
Ropers, 2003	Circulation	77	92	93	79	97
Mollet, 2004	J Am Coll Cardiol	128	92	95	79	98
Raff, 2005	J Am Coll Cardiol	70	95	90	93	93
Schuijf, 2006	Am J Cardiol	61	94	97	97	93
Lebber, 2007	Eur Heart J	59	94	92	97	100
Miller, 2008	N Engl J Med	291	85	90	91	81
Budoff, 2008	J Am Coll Cardiol	230	95	83	64	99
Alkadhi, 2010	Heart	100	93	94	89	97
Petchersk, 2013	Am J Cardiol	121	97	97	75	99

S: sensibilidade; E: especificidade; VPP: valor preditivo positivo; VPN: valor preditivo negativo.

térias coronárias; e para avaliar DAC como causa de dor torácica na sala de emergência.[34]

Se o elevado valor preditivo negativo é o destaque da TC, o valor preditivo positivo costuma ser menor, inclusive porque há tendência da TCC superestimar o grau de estenoses, e a acurácia do método para quantificar o grau de lesão arterial é limitada em placas densamente calcificadas, em especial se se tratarem de vasos de fino calibre (menor que 1,5 mm) e no caso de a lesão se encontrar em áreas de bifurcação. Nesses casos, o desvio padrão das medidas feitas para determinar o grau de estenose pode ser de até 25%. [35,36]

Muito embora a quantificação do diâmetro interno do vaso e do grau de redução arterial seja possível, há tendência de se relatar o grau de estenose em termos quantitativos, para uniformizar o tipo de relato, bem como para evitar as tentativas de correlação direta com as avaliações feitas pela angiografia quantitativa: Outros documentos mais recentes, por sua vez, sugerem que se descreva o grau de obstrução da luz, na tentativa de dar mais informações clínicas. A despeito disto, porém, grande parte dos serviços nacionais mantém a descrição qualitativa, conforme o esquema a seguir.[35,36]

- Normal: ausência de placa e/ou estenose coronariana.
- Obstrução mínima: placa determinando até 25% de redução no diâmetro da luz arterial.
- Obstrução discreta: placa determinando estenose entre 25 e 49%.
- Obstrução moderada: placa determinando estenose entre 50 e 69%.
- Obstrução significativa ou grave: placa determinando estenose entre 70 e 99%.
- Oclusão.[35,36]

Relatar o grau de redução da luz arterial é parte importante do exame, uma vez que a existência de lesões que diminuam de modo importante a luz do vaso tem impacto prognóstico negativo, encontrando-se mais frequentemente associadas à presença de desfechos adversos e também se associando a maior ocorrência de eventos adversos.[35,36]

A importância do encontro de estenoses à tomografia, ficou demonstrada no estudo SCOT-HEART, que procurou analisar se os achados da TC relativos a presença ou não de aterosclerose e da existência ou não de estenoses significativas, tinham impacto na evolução de pacientes com suspeita clínica de doença coronariana. Os autores incluíram 4.146 pacientes divididos em dois grupos, um submetido ao manejo habitual e outro no qual, além da forma usual de avaliação diagnóstica os pacientes, também foram encaminhados à TC das artérias coronárias. Ao final dos 5 anos de evolução, os pacientes do grupo TC que exibiam aterosclerose receberam tratamento farmacológico mais intenso do que os demais casos, o que resultou em importante diminuição de eventos desfavoráveis. A conclusão do trabalho foi que incorporar a TC de coronárias na prática clínica tem impacto positivo no tratamento e na redução de desfechos adversos em pacientes com suspeita de DAC.[37]

Além do grau de redução da luz estar associada à ocorrência de eventos adversos, alguns autores identificaram características morfológicas das placas de ateroma que fossem capazes de identificar pacientes em risco maior de apresentar eventos coronários adversos. Estudos iniciais mostraram que placas não calcificadas, com remodelamento positivo e baixo coeficiente de atenuação radiológica, determinavam pior prognóstico. Também de determinou que quando havia área de hipoatenuação radiológica que circundassem a luz do vaso de forma "excêntrica", formando o sinal que é conhecido como sinal de anel de guardanapo (*napkin-ring*), há maior chance de ocorrer síndrome coronária aguda durante a evolução do paciente (Figura 2).[38] Metanálise feita por Nerlekar et al. selecionou 13 estudos que incluíram 13.977 pacientes, acompanhados períodos que variaram de 1,3 a 8,2 anos. Houve eventos adversos em 552 (3,9%) casos com maior

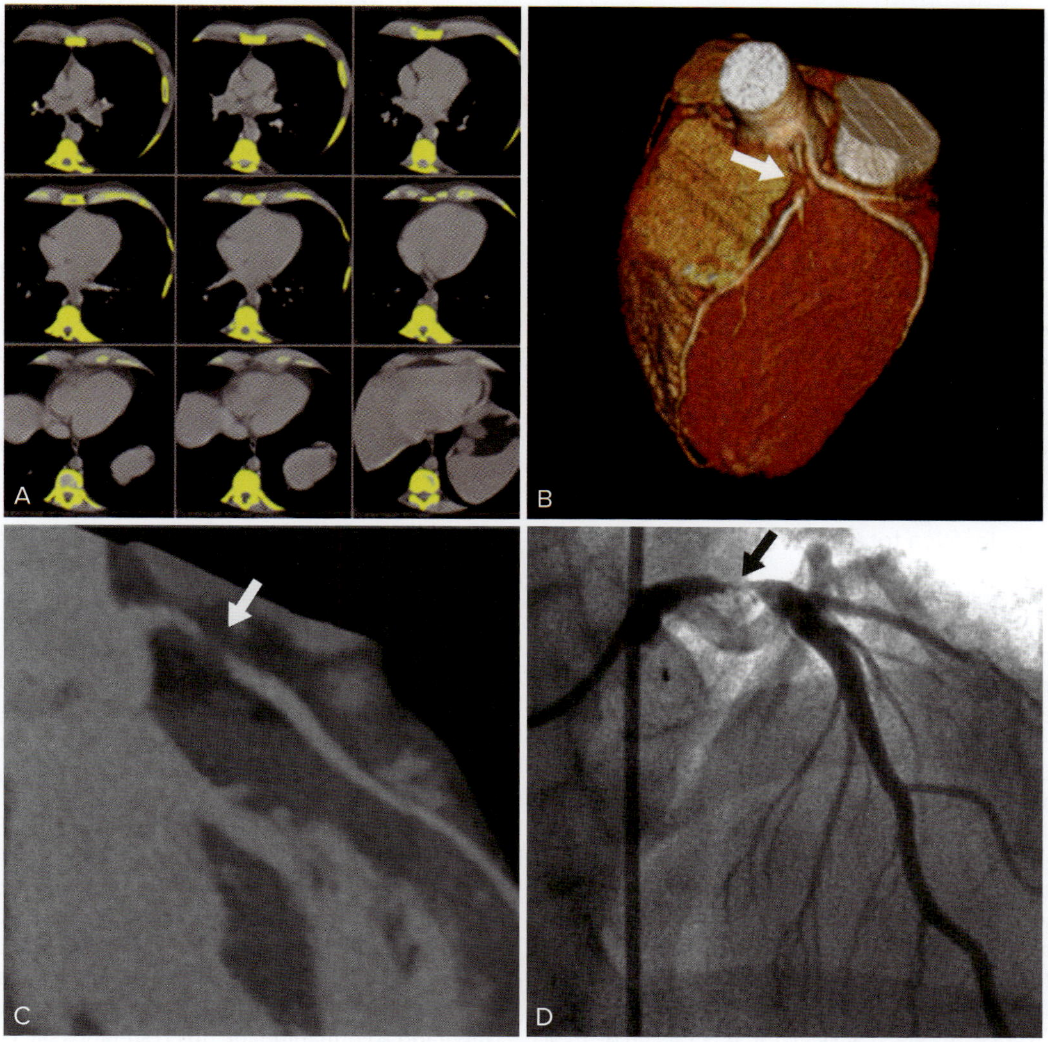

FIGURA 2

Tomografia computadorizada cardíaca de um paciente com dor torácica, escore de cálcio (CAC) zero, apresentando placa não calcificada na artéria descendente anterior proximal (A), determinando estenose significativa (B e C) e confirmado pela angiografia coronariana invasiva (D).

associação com placas não calcificadas, correlação intermediária quando havia placas com componentes calcificados e não calcificados e tais eventos eram menos frequentes nos casos de placas calcificadas. Os autores demonstraram que todas as características definidas como sendo de alto risco aumentavam a probabilidade de eventos adversos e destacaram o fato de que a presença de dois ou mais sinais de risco elevado era um importante preditor independente de desfechos desfavoráveis (9,17; IC95%: 4,10–20,50; $P < 0,001$).[38] Assim, concluíram que no caso de essas características de alto risco serem vistas à tomografia, elas devam ser relatadas, pois podem indicar pacientes de risco mais desfavorável, lembrando, porém, que ainda não existem dados comprovando o impacto do tratamento mais agressivo na redução de desfechos clínicos nos pacientes que apresentam esse tipo de obstrução.[38,39]

Uma potencial limitação da aplicação prática da análise da composição da placa de ateroma pela tomografia é a dificuldade de se obter análise reprodutível e confiável na prática. Artefatos de imagem, variação nos protocolos de injeção de contraste e na dose da radiação empregada, podem levar a imprecisões neste tipo de análise. Por outro lado, a caracterização das placas como calcificadas ou não é simples e muito reprodutível e também oferece dados a respeito da evolução tardia do paciente. Investigadores do estudo SCOT-HEART analisaram os resultados dos exames de 1769 pacientes, não apenas em relação à presença ou não de obstrução, mas dividindo-os em relação à existência de placas não calcificadas e mensurando a quantidade deste tipo de ateroma. Ao final do período de acompanhamento (mediana de 4,7 anos), concluíram que havia intensa associação entre a maior quantidade de placas não calcificadas e a maior prevalência de eventos adversos.[40]

Na tentativa de unir todas estas informações e oferecer ao médico solicitante dados com maior impacto clínico, um grupo de autores propôs a que o relatório da TC, incluísse características anatômicas e morfológicas dos ateromas. Assim, desenvolveu-se o consórcio CADS-RAD, que procura relacionar os resultados da tomografia com a literatura publicada e, a partir disto, sugere a realização de testes diagnósticos adicionais e/ou de medidas terapêuticas individualizadas. É importante notar que este consórcio valoriza não apenas o grau de redução da luz arterial mas também dados da história do paciente e critérios de vulnerabilidade da placa. Essa proposta ainda não foi adotada em todos os centros, mas representa um passo importante na direção de se incorporar as informações da tomografia na prática diária, baseada em critérios científicos sólidos e que não valoriza apenas o grau de redução arterial, mas explora todas as informações que a tomografia pode fornecer.[41]

Carga aterosclerótica total

Mais recentemente, vem ganhando destaque a análise da carga aterosclerótica total. Este foi um índice criado para tentar estimar quantas placas comprometem, no total, as artérias coronárias do paciente, independentemente delas apresentarem, ou não, redução significativa da luz. Revisão do registro CONFIRM demonstrou que a implicação prognóstica desse parâmetro era tão grande quanto a avaliação funcional das estenoses medidas pela reserva de fluxo fracionada.[42] Naoum et al., avaliando os 21.132 pacientes do mesmo registro, definiram índices para quantificar a carga aterosclerótica em homens e mulheres e comprovaram que a extensão da doença aterosclerótica medida pela tomografia deve ser avaliada e considerada na prática clínica.[43] O acompanhamento tardio mostrou que a taxa de eventos adversos anualizada era maior quanto mais alta a carga aterosclerótica (2,1%, IC95%: 1,7%-2,7% vs. 3,9%, IC95%: 3,0%-5,1% e 7,2%, IC95%: 5,4%-9,6% em casos de pacientes abaixo do percentil 50, entre o percentil 51 e 75 e acima do percentil 75, respectivamente; $p < 0,001$).[43]

Mortensen e associados avaliaram 23.759 pacientes do registro dinamarquês de tomografia e observaram que ao final de 4,3 anos houve desfechos adversos em 1.054 casos. Embora a presença de estenoses obstrutivas fosse preditor da ocorrência de eventos adversos, na análise multivariada, foi a carga aterosclerótica total o fator que mais fortemente se associou com a evolução dos pacientes.[44]

Enxertos cirúrgicos e endopróteses (*stents*)

A avaliação por TCC da patência de enxertos cirúrgicos possui excelente acurácia, servindo como opção para sua avaliação diagnóstica, tanto no período pós-operatório precoce quanto tardio. Como os enxertos vasculares são pouco móveis durante o ciclo cardíaco, eles estão menos sujeitos a artefatos de movimento (Figura 3), especialmente em sua porção proximal. Já a avaliação do leito nativo e da anastomose distal do enxerto pode ser comprometida se houver intensa calcificação parietal, uma condição que vem sendo superada pelos equipamentos mais recentes.[45-47]

A avaliação de *stents* representa desafio em potencial, pois as estruturas metálicas interferem com a passagem dos feixes de raios X e podem provocar alguns artefatos. Os mais comuns são: *blooming* (brilho exagerado da malha que dificulta a visualização da luz vascular) e *beam-hardening* (atenuação excessiva dos raios em parte das imagens, a qual pode ser confundida com proliferação neointimal intra-*stent*). Tais artefatos são menos limitantes quando as endopróteses possuem diâmetro maior que 3 mm e/ou são localizados em segmentos coronários proximais, em especial no tronco da coronária esquerda, condições nas quais a TC pode ser mais eficaz (Figura 4).[1,35,36,41] Avanços tecnológicos dos equipamentos e dos programas de pós-processamento de imagem possibilitam melhor avaliação intra-*stent* e tem aumentado a confiabilidade dos resultados da TC nesse subgrupo de pacientes, com o potencial de ampliar a contribuição do método no acompanhamento sequencial desses pacientes.[1] O papel da TC, porém, é bem definido para ana-

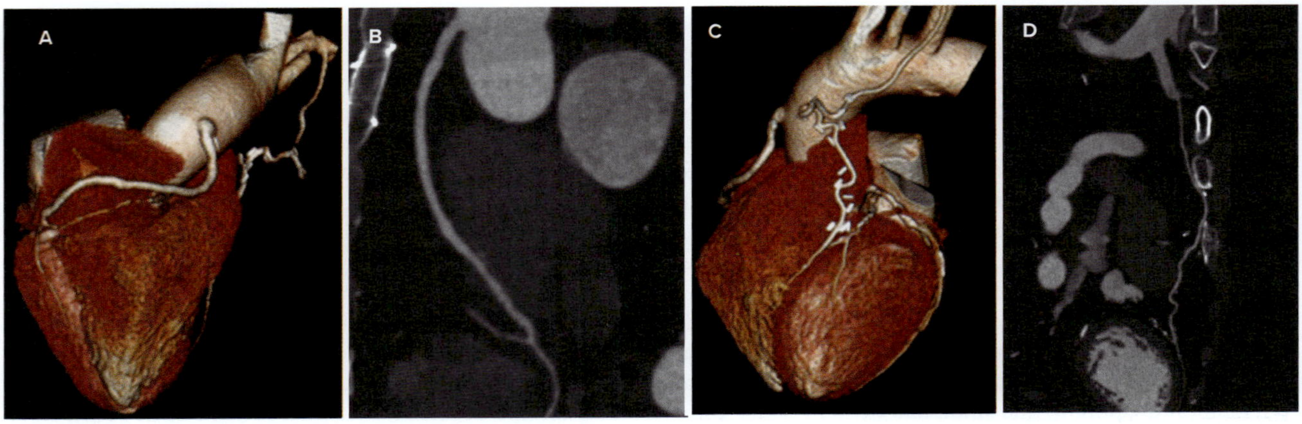

FIGURA 3

Tomografia computadorizada cardiovascular para avaliação de enxertos vasculares: ponte venosa de safena para artéria coronária direita (A e B) e da mamária interna esquerda para artéria descendente anterior (C e D).

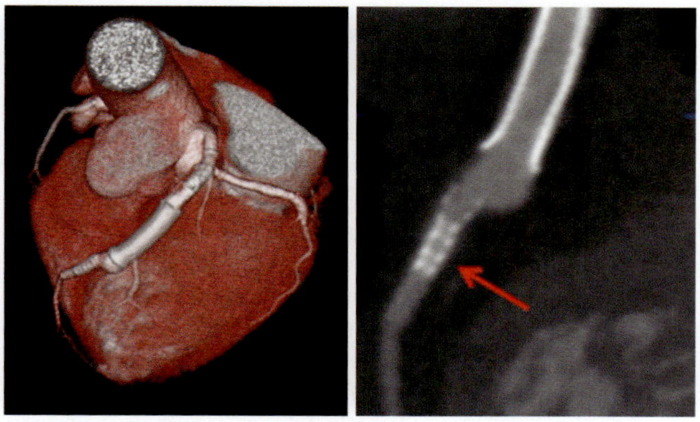

FIGURA 4

Tomografia computadorizada cardiovascular para avaliação de três diferentes *stents* na artéria descendente anterior: os dois proximais com boa avaliação e o mais distal (seta) com avaliação luminal comprometida pelo artefato de *blooming*.

lisar os resultados tardios de endopróteses bioabsorvíveis, uma vez que, como não há hastes metálicas nesses casos, a análise da parede vascular e da luz do vaso é feita de maneira semelhante àquela que se usa ao estudar artérias nativas não revascularizadas.[48-51]

Dor torácica na sala de emergência

Como a TC permite o imageamento não invasivo das artérias coronárias com elevado poder preditivo negativo, houve interesse em utilizá-la para avaliar pacientes com dor torácica que procuram a sala de emergência e que se encontram em risco pré-teste intermediário ou intermediário baixo (Tabela 4). Isto porque, nesses casos, o objetivo do exame é determinar se há ou não a possibilidade de que a DAC seja a causa do desconforto precordial e, dessa forma, indicar estudo invasivo ou a necessidade de exames adicionais nos casos em que houver estenose arterial coronariana e dispensar com segurança os casos sem obstruções coronarianas.[1]

Essa abordagem ganhou apoio em diferentes estudos que demonstraram não apenas a segurança mas também a custo-efetividade dessa abordagem. Estudos que incluíram mais de 3.000 pacientes são concordantes em apontar que há redução em cerca de 50% do tempo de permanência hospitalar e de 40% no custo total do manejo do paciente, sem que isso implique em pior evolução ou em maior número de eventos adversos.[1,41]

É importante, porém, definir que a tomografia deve ser utilizada em um subgrupo de pacientes nos quais não se consegue definir com segurança o diagnóstico de síndrome coronariana aguda. As principais características dos pacientes que devem ser conduzidos à TC são:[1,52,53]

- ECG negativo ou indeterminado para isquemia miocárdica.
- Probabilidade pré-teste baixa ou intermediária de a dor torácica ser secundária à síndrome coronariana aguda (a partir das classificações pelos escores TIMI *risk*, HEART *score*, ACCF/AHA).

Alguns pesquisadores também correlacionaram a possibilidade de os sintomas manifestados pelos pacientes serem a manifestação de síndrome coronariana aguda segundo as imagens obtidas com a tomografia. Segundo eles, a impressão visual do grau de redução da luz pode fornecer uma estimativa segura para orientar a conduta a ser tomada:[54,55]

- Grau de lesão entre 0 e 25%: síndrome coronariana aguda improvável. Alta da sala de emergência é uma conduta razoável e a critério clínico sugere-se acompanhamento ambulatorial com diagnóstico de DAC mínima.
- Grau de lesão entre 26 e 49%: síndrome coronariana aguda pouco provável. Alta da sala de emergência é razoável, recomenda-se acompanhamento ambulatorial para controle de fatores de risco.
- Grau de lesão entre 50 e 69%: síndrome coronariana aguda possível. Recomenda-se investigação adicional antes de considerar alta da sala de emergência.
- Grau de lesão > 70%: síndrome coronariana aguda provável. Internação e programação de tratamento conforme o protocolo de manejo de síndrome coronariana aguda da instituição na qual o paciente está sendo atendido.

Protocolo de descarte triplo

Nos primeiros anos após o advento da tomografia das artérias coronárias, houve grande expectativa quanto à possibi-

TABELA 4 Acurácia da TCC para diagnosticar estenose coronariana significativa em pacientes com dor torácica na emergência

Autor	Ano	Probabilidade pré-teste	N	Diagnóstico de DAC	Sensibilidade	Especificidade	VPP	VPN
Hoffmann	2006	Todas	103	Estenose > 50%	100	85	47	100
Meijboon	2007	Todas	254	Estenose > 50%	98	88	65	99
Rubinstein	2007	Intermediária	58	Estenose > 50%	100	92	87	100
Goldstein	2007	Baixa	99	Estenose > 70%	98	95	67	100
Hoffmann	2007	Baixa	368	Estenose > 50%	100	54	17	100

DAC: doença arterial coronariana; TCC: tomografia computadorizada cardiovascular; VPP: valor preditivo positivo; VPN: valor preditivo negativo.

lidade de avaliar pacientes com dor torácica pela tomografia, pois seria factível diagnosticar, em um único exame, a existência de tromboembolismo pulmonar, dissecção de aorta e a presença de DAC obstrutiva. Por outro lado, a experiência clínica não mostrou resultados favoráveis. O estudo CAPTURE avaliou pacientes com diagnóstico de dor torácica e sem diagnóstico confirmado de síndrome coronariana aguda randomizando-os para serem submetidos aos protocolos tradicionais ou ao esquema de descarte triplo. Não houve redução do tempo de internação nem de custos, e os resultados também foram semelhantes no que se refere à necessidade de exames adicionais. A acurácia também foi semelhante e os pacientes submetidos ao protocolo de descarte triplo tiveram a desvantagem de receber maior dose de radiação. Esses resultados não eliminaram o fato, porém, de que a TC por múltiplos detectores tem resultados de excelência diante da suspeita de dissecção da aorta, pois é um exame rápido, de elevada resolução espacial, que permite em poucos minutos caracterizar a presença de dissecção, bem como os pontos de interesse para o planejamento cirúrgico (ponto de entrada, sírio de término, presença de sinais de derrame pericárdico ou pleural, envolvimento das artérias coronárias ou carótidas, sinais de ruptura e janelas de reentrada). A TC é mais eficaz, por outro lado, em identificar causas não isquêmicas de dor torácica, tais como a miocardite, condição na qual o exame mostra desempenho inferior ao da ressonância magnética, mas que pode contribuir para o manejo correto dos pacientes.[1,56-58]

Análise funcional

A despeito de ser um exame anatômico, cujo ponto mais forte é o elevado poder preditivo negativo, recentes avanços técnicos têm possibilitado obter dados funcionais a partir das imagens tomográficas.[1] Este item será abordado em maior profundidade em outro capítulo, mas cabem aqui algumas considerações.

A avaliação funcional pode ser feita a partir do uso de estresse farmacológico durante uma etapa da tomografia. O protocolo compreende a aquisição de um exame padrão, para a avaliação da anatomia, e uma etapa com estresse farmacológico feito com agentes vasodilatadores, e a análise da qualidade da contrastação do miocárdio ventricular esquerdo em todas as paredes dos ventrículos. O desempenho dessa estratégia foi comparado com um modelo de avaliação mais tradicional que compreendia a análise funcional a partir da cintilografia de perfusão do miocárdio e o estudo anatômico baseado na angiografia invasiva convencional. Os resultados tardios demonstraram que ambas as formas de pesquisa de DAC obstrutiva eram semelhantes, sem diferenças significativas nas áreas sob a curva, e que não havia prejuízo para a evolução tardia dos pacientes. Ficou evidente também que a combinação de dados anatômicos e funcionais potencializa os resultados da TC, aumentando a acurácia por elevar a especificidade do exame. A despeito desses bons resultados, a necessidade de se realizar duas injeções de contraste e de expor o paciente duas vezes à radiação ionizante tem limitado a ampla utilização clínica desse exame. Sua maior utilidade ainda é complementar a avaliação de casos que representem dificuldade particular para a análise puramente anatômica como acontece com placas densamente calcificadas, nos portadores de algum tipo de *stent* e nos casos com artefatos de imagem.[59]

Outra forma de se realizar a avaliação funcional de estenoses coronarianas a partir da TC se dá com a medida da reserva de fluxo coronariana fracionada de forma não invasiva. A partir da análise da intensidade de contrastação e o emprego de técnicas de dinâmica de fluidos computacionais, logrou-se obter informações funcionais das placas estudadas que não eram inferiores à análise da reserva de fluxo fracionada conseguida por métodos invasivos.[60] Resultados positivos também foram mostrados pelo estudo PLATFORM, que comparou a evolução de 287 pacientes com suspeita de DAC submetidos a avaliação clínica habitual, com os dados de 297 outros que foram submetidos a TC de artérias coronárias com a quantificação da reserva de fluxo fracionada.[61] Os resultados de 1 ano demonstraram que não houve diferenças em relação à incidência de eventos adversos e evolução, mas no grupo em que a medida do FFRct foi feita houve menor custo, essencialmente em virtude do reduzido número de cateterismos invasivos.[61]

Por fim, análise de subgrupo dos pacientes com lesões significativas em 3 vasos demonstrou que mesmo nesta população a estimativa da reserva de fluxo a partir da tomografia propiciou a alteração do tratamento em 7% e a mudança do vaso selecionado para o tratamento em 12% dos 223 casos incluídos.[62]

Aspectos práticos e de custo ainda são limitantes do uso indiscriminado desse exame na prática, mas há grande potencial nessa abordagem e acredita-se que ela possa vir a ter impacto no diagnóstico e nas decisões sobre o manejo de pacientes com suspeita clínica de DAC.

Avaliação da valva aórtica e da valva mitral para planejamento de tratamento intervencionista

Técnicas de tratamento intervencionistas não cirúrgicas encontram-se hoje disponíveis para o tratamento de valvopatias aórtica e mitral com excelente desempenho, mas para que se obtenham os melhores resultados há a necessidade de se obter avaliação precisa e completa das estruturas anatômicas que serão tratadas. A elevada resolução espacial da TC faz dela o método de escolha para complementar o exame ecocardiográfico.[63,64]

Nos casos de pacientes com estenose mitral, o uso da TC permite estimar o grau de estenose a partir da quantificação do grau de calcificação e da própria planimetria da área de fluxo. Por outro lado, a mensuração correta tanto das dimensões do átrio, do diâmetro do anel valvar quanto da via de saída do ventrículo esquerdo é um elemento importante para a estratégia do tratamento percutâneo.[63]

A experiência com o uso da TC em pacientes com estenose aórtica grave é mais antiga e as contribuições do exame nesses pacientes são mais bem definidas.[64] O escore de cálcio da valva aórtica pode ser um critério de gravidade da estenose, as imagens de angiotomografia permitem identificar casos de valva aórtica bivalvular, estenose aórtica supra ou infravalvar mesmo em caso de fração de ejeção reduzida, e o uso do exame para planejar o tratamento percutâneo é fundamental.[1,64]

Para que o procedimento intervencionista tenha sucesso e logre os melhores resultados tardios possíveis, é necessário que se obtenham imagens precisas da via de acesso, do anel valvar aórtico, da raiz da aorta e da altura dos óstios das artérias coronárias. Todos esses parâmetros podem ser obtidos a partir de um único exame de tomografia.[64]

Diferentes parâmetros têm relevância prognóstica sobre os resultados da intervenção, além das dimensões mencionadas. A extensão da porção membranosa do septo interventricular e o diâmetro dos seios de Valsalva entre eles devem constar do relatório do exame, pois auxiliarão na escolha da melhor via de acesso e do tipo de prótese a ser utilizada[64,65] (Figuras 5 e 6).

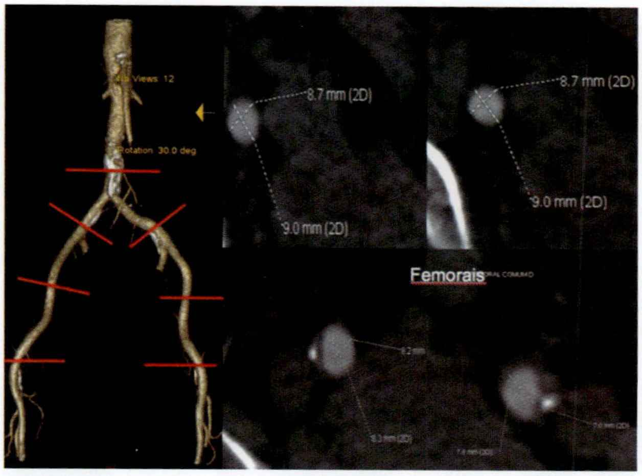

FIGURA 6

Ainda na área do tratamento intervencionista de pacientes com estenose aórtica, é fundamental analisar a via de acesso procurando por placas e mensurando o diâmetro mínimo, para estimar se o calibre é suficiente para a passagem do sistema que será usado para o implante da prótese valvar.

Cardiopatias congênitas

Uma das maiores limitações do uso disseminado da TC na avaliação de cardiopatias congênitas é a necessidade de expor o paciente a radiação ionizante, uma vez que o risco de indução de tumores é maior quanto mais jovem é o paciente.[1,66-68] Por outro lado, os bons resultados obtidos no tratamento das cardiopatias congênitas têm feito com que até 85% desses casos atinjam a vida adulta. Esses pacientes devem ser acompanhados de modo seriado.[66,67] Os métodos mais habitualmente utilizados para esse fim são a Doppler-ecocardiografia e a ressonância magnética, uma vez que esses exames oferecem importantes dados funcionais e não utilizam radiação ionizante.[1,66-68] Contudo, o desenvolvimento das modernas técnicas de redução da radiação fazem com que a TC seja considerada para a complementação diagnóstica em algumas condições, em especial naquelas que envolvem a anatomia vascular extracardíaca, como acontece em portadores de drenagem anômala parcial ou total das veias pulmonares, drenagem anômala das veias sistêmicas, alterações que envolvam a circulação pulmonar e a coarctação da aorta.[1,66-68] Na verdade, sempre que há envolvimento das artérias pulmonares e coarctação da aorta, a qualidade da imagem da tomografia faz dela uma opção diagnóstica mesmo em crianças pequenas, desde que se disponha de tomógrafos de gerações mais modernas, que possibilitam obter imagens com doses diminutas de radiação ionizante, de modo muito particular se há necessidade de definir a existência, o calibre e a qualidade de vasos colaterais sistêmico-pulmonares.[1,66-70] O mesmo vale para a pesquisa de anomalias congênitas das artérias coronárias, uma vez que, além de revelar a anatomia das artérias coronárias, a TC demonstra ainda o trajeto e a relação das coronárias com as demais estruturas cardíacas e extracardíacas[1,66-70] (Figuras 7 a 9).

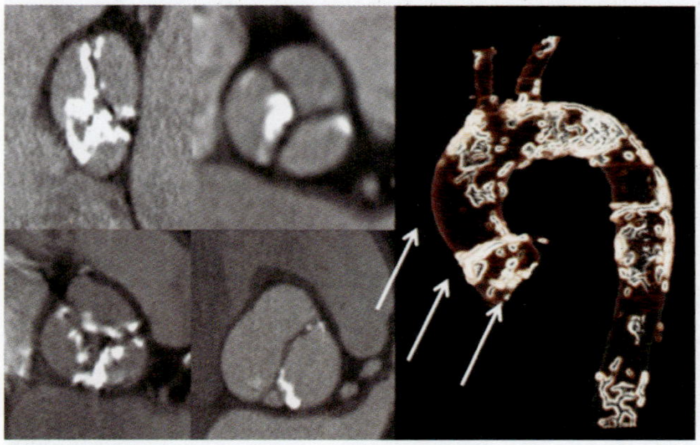

FIGURA 5

A tomografia permite a adequada visualização da valva aórtica, incluindo sua morfologia, a presença de calcificação e suas dimensões. Ela também faculta a identificação dos pontos de calcificação na aorta torácica (setas). Essas informações são fundamentais para o planejamento do tratamento intervencionista de pacientes com estenose aórtica.

Massas e tumores cardíacos

Tumores cardíacos são entidades raras, habitualmente diagnosticados de modo incidental ou mais raramente na pesquisa de potenciais causas para manifestações de quadros tromboembólicos. Sua prevalência varia de 0,002 a 0,3% em estudos de autópsias e são visualizados em especial pela Doppler-ecocardiografia.[71-73] Por outro lado, a caracterização da massa e o planejamento cirúrgico podem necessitar de exploração mais completa e pode ser necessário complementar com outras técnicas.[73] A ressonância magnética é usada frequentemente, mas diante da presença de arritmias, artefatos secundários à movimentação do paciente ou em massas de localização pouco usual e de pequenas dimensões a TC pode contribuir porque, a despeito da caracterização tecidual limitada do exame, ela pode fornecer dados relevantes, em especial no que se refe-

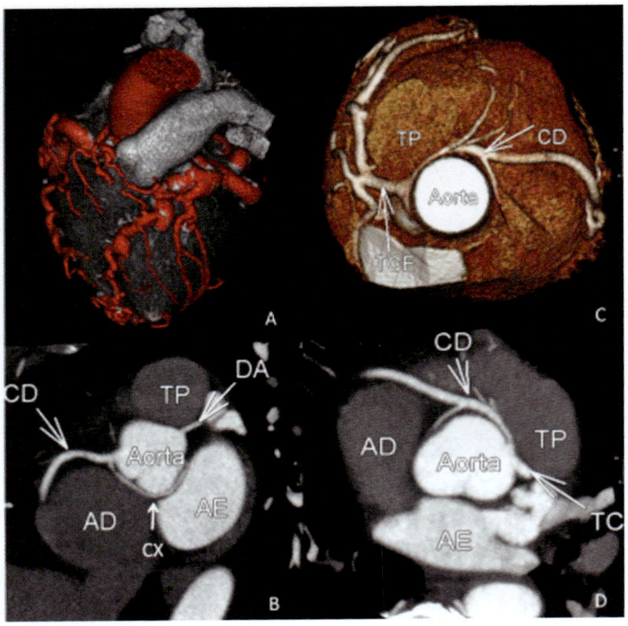

FIGURA 7

A: reformatação 3D volume *rendering* de uma paciente com ALCAPA (*anomalous left coronoary artery from pulmonary artery*), notando-se extensa circulação colateral e ectasia das artérias coronárias; B: reformatação em MIP mostrando a anomalia de origem coronariana mais comum: artéria circunflexa (seta) com origem na coronária direita e trajeto retroaórtico; C e D: reformatação em 3D volume *rendering* e MIP demonstrando anomalia de origem da coronária direita, com trajeto maligno interarterial.

DA: artéria descendente anterior; CD: coronária direita; Cx: artéria circunflexa; TC: tronco da coronária esquerda; AD: átrio direito; AE: átrio esquerdo; TP: tronco da artéria pulmonar.

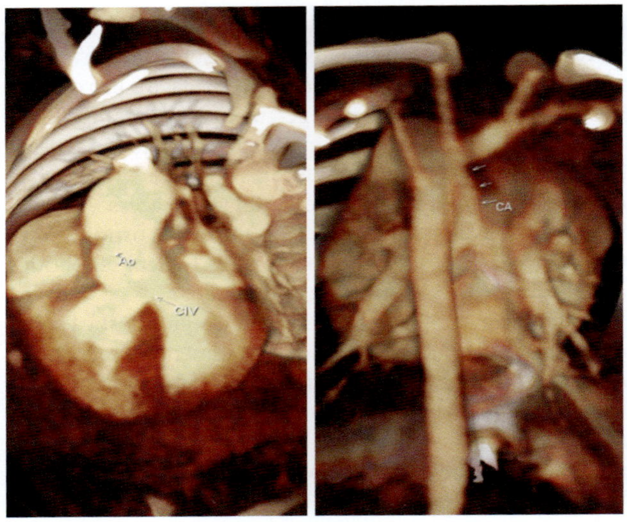

FIGURA 8

A elevada resolução espacial da tomografia faz dela uma opção importante para o estudo de malformações cardíacas que envolvem o território arterial pulmonar. Esta imagem apresenta os achados de um neonato com atresia pulmonar no qual foi possível identificar a circulação colateral sistêmico pulmonar (setas). A dose de radiação progressivamente mais baixa tem permitido usar o exame de modo satisfatório e seguro em pacientes com esse tipo de cardiopatia.

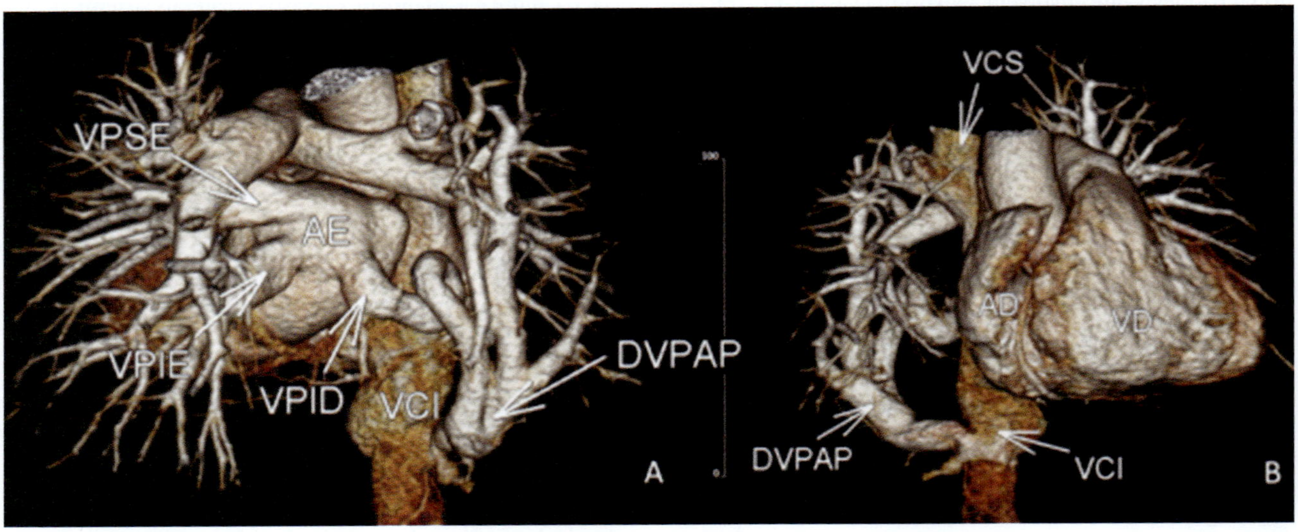

FIGURA 9

Reconstruções 3D *volume rendering* em visão posterior (A) e lateral direita (B), mostrando drenagem venosa pulmonar anômala parcial (DVPAP) do lobo superior direito para a veia cava inferior, em uma paciente com síndrome da cimitarra.

VPSE: veia pulmonar superior esquerda; VPIE: veia pulmonar inferior esquerda; VPID: veia pulmonar inferior direita; VCS: veia cava superior; VCI: veia cava inferior; AE: átrio esquerdo; AD: átrio direito; VD: ventrículo direito

re a informações anatômicas.[73] Para confirmar o diagnóstico, muitas vezes é necessário combinar informações a respeito da localização da massa com a forma como ela atenua a radiação. Trombos costumam se apresentar como estruturas de baixa atenuação de radiação, que não captam contraste e que mostram superfície geralmente lobular. Tumores lipomatosos também mostram hipoatenuação, mas têm sua localização em locais onde se pode encontrar gordura de modo habitual, como, por exemplo, no septo interatrial.[71-73]

Das massas tumorais benignas, o mixoma costuma ser o mais comum, é hipoatenuante (atenuação semelhante à da água), pode ser móvel e costuma estar aderido por um pedúnculo à superfície do endocárdio, podendo raramente ser calcificado, enquanto o elastoma é habitualmente aderido a uma superfície valvar.[71-73] Na infância, os tumores mais comuns são o rabdomioma e o fibroma. Rabdomiomas podem ser múltiplos, geralmente pequenos, hipo ou hiperdensos em relação ao miocárdio normal.[71-73] Fibromas habitualmente são únicos, maiores do que os rabdomiomas e podem apresentar realce e calcificações distróficas[71-73] (Figuras 10 e 11).

Hemangiomas cardíacos exibem tipicamente intenso realce pelo meio de contraste, podendo, inclusive, conter pequenas calcificações no interior, relacionadas a flebólitos.[71-73]

Paragangliomas também demonstram intenso realce após a injeção de meio de contraste, podendo ou não apresentar necrose e calcificações internas.[73] A angiotomografia de coronárias é muito útil na avaliação pré-operatória dos tumores, pois é capaz de permitir a análise da irrigação arterial, aspecto fundamental para o planejamento cirúrgico.[71,73]

Ao se considerar tumores malignos, merecem destaque as metástases, que são mais comuns do que os tumores malignos primários e que têm aspecto tomográfico semelhante ao tumor primário.[72,73] Linfomas podem comprometer o coração em taxas de até 8 a 20% em estudos de autópsias e costumam surgir como massas homogêneas, que captam contraste e que não respeitam o limite entre os tecidos.[73]

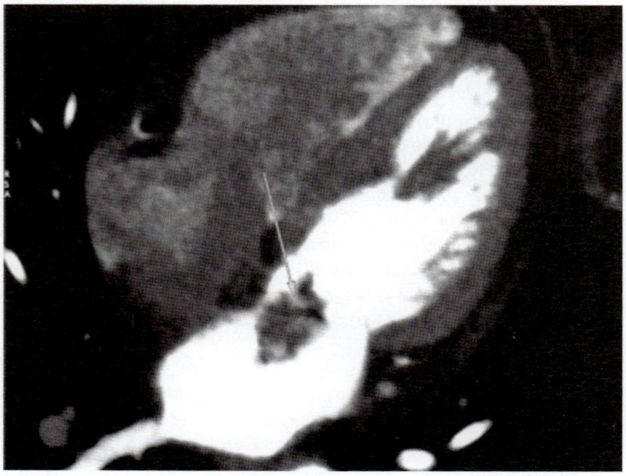

FIGURA 10

Reformatação no corte em quatro câmaras do coração, demonstrando mixoma do átrio esquerdo aderido ao septo interatrial.

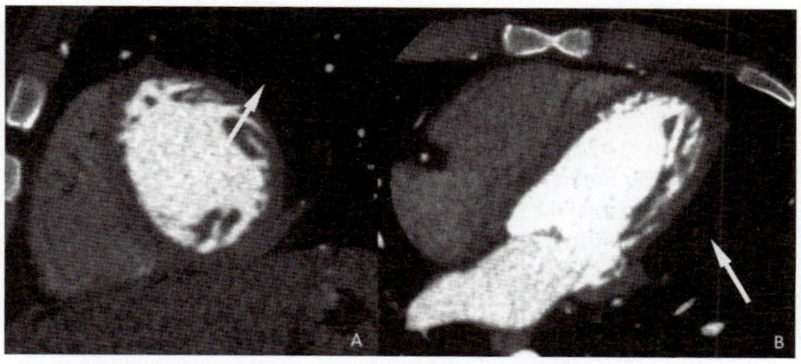

FIGURA 11

Reformatações multiplanares no corte em eixo curto (A) e quatro câmaras (B) do coração, demonstrando lipoma na parede lateral do ventrículo esquerdo (setas).

RESUMO

- A tomografia computadorizada é um exame de elevada resolução espacial, rápido, que auxilia no diagnóstico e no planejamento terapêutico de diversas doenças cardiovasculares. No caso de avaliação de DAC, a tomografia pode contribuir a partir da quantificação do escore de cálcio em assintomáticos e da avaliação da anatomia das artérias coronárias em pacientes sintomáticos, situação na qual sua maior contribuição é excluir, com segurança, a presença de doença obstrutiva. Também está indicada nos casos de avaliação de dor torácica em pacientes com probabilidade pré-teste de DAC baixa ou intermediária, quando também pode contribuir no diagnóstico de tromboembolismo pulmonar ou de dissecção da aorta. A utilidade para avaliar anatomia faz da tomografia um exame importante para o planejamento do tratamento percutâneo de estenose mitral ou de estenose aórtica, e é uma arma importante para avaliar algumas malformações congênitas, em especial as que afetam a circulação pulmonar. Finalmente, a despeito de não ter a mesma resolução temporal da Doppler-ecocardiografia ou da ressonância magnética, que também tem capacidade de caracterização tecidual superior, a tomografia pode ajudar a pesquisar massas e tumores intracardíacos e contribuir para o planejamento terapêutico mais adequado nesses casos.

Referências bibliográficas

1. Sara L, Szarf G, Tachibana A, Shiozaki AA, Villa AV, Oliveira AC, et al. Sociedade Brasileira de Cardiologia. II Diretriz de Ressonância Magnética e Tomografia Computadorizada Cardiovascular da Sociedade Brasileira de Cardiologia e do Colégio Brasileiro de Radiologia. Arq Bras Cardiol. 2014;103(6Supl.3):1-86.
2. Abbara S, Arbab-Zadeh A, Callister TQ, Desai MY, Mamuya W, Thomson L, Weigold WG. SCCT guidelines for performance of coronary computed tomographic angiography: a report of the Society of Cardiovascular Computed Tomography Guidelines Committee. J Cardiovasc Comput Tomogr. 2009;3(3):190-204.
3. Westwood ME, Raatz HD, Misso K, Burgers L, Redekop K, Lhachimi SK, et al. Systematic review of the accuracy of dual-source cardiac CT for

detection of arterial stenosis in difficult to image patient groups. Radiology. 2013;267(2):387-95.

4. Scheffel H, Alkadhi H, Plass A, Vachenauer R, Desbiolles L, Gaemperli O, et al. Accuracy of dual-source CT coronary angiography: first experience in a high pre-test probability population without heart rate control. Eur Radiol. 2006;16:2739-47.
5. Celik O, Atasoy MM, Erturk M, Yalcin AA, Aksu HU, Diker M, et al. Comparison of different strategies of ivabradine premedication for heart rate reduction before coronary computed tomography angiography. J Cardiovasc Comput Tomogr. 2014;8(1):77-82.
6. Oncel D, Oncel G, Tastan A. Effectiveness of dual-source CT coronary angiography for the evaluation of coronary artery disease in patients with atrial fibrillation: initial experience. Radiology. 2007;245:703-11.
7. Decramer I, Vanhoenacker PK, Sarno G, Van Hoe L, Bladt O, WijnsW, et al. Effects of sublingual nitroglycerin on coronary lumen diameter and number of visualized septal branches on 64-MDCT angiography. AJR Am J Roentgenol. 2008;190(1):219-25.
8. American College of Radiology. Manual on Contrast Media. Version 9, 2013. Disponível em: http://www.acr.org/quality-safety/resources/contrast-manual.
9. Weisbord SD, Gallagher M, Jneid H, Garcia S, Cass A, Thwin SS, et al.; PRESERVE Trial Group. Outcomes after angiography with sodium bicarbonate and acetylcysteine. N Engl J Med. 2018;378(7):603-14.
10. Wiholm BE, Myrhed M. Metformin-associated lactic acidosis in Sweden 1977-1991. Eur J Clin Pharmacol, 1993;44:589-91.
11. Strzelczyk JJ, Damilakis J, Marx MV, Macura KJ. Facts and controversies about radiation exposure, part 2: low-level exposures and cancer risk. J Am Coll Radiol. 2007;4:32-9.
12. Smith-Bindman R, Lipson J, Marcus R, Kim KP, Mahesh M, Gould R, et al. Radiation dose associated with common computed tomography examinations and the associated lifetime attributable risk of cancer. Arch Intern Med. 2009;169:2078-86.
13. Einstein AJ, Elliston CD, Arai AE, Chen MY, Mather R, Pearson GD, et al. Radiation dose from single-heartbeat coronary CT angiography performed with a 320-detector row volume scanner. Radiology. 2010;254:698-706.
14. Raff GL, Chinnaiyan KM, Share DA, Goraya TY, Kazerooni EA, Moscucci M, et al. Radiation dose from cardiac computed tomography before and after implementation of radiation dose-reduction techniques. JAMA. 2009;301:2340-8.
15. Chen MY, Shanbhag SM, Arai AE. Submillisievert median radiation dose for coronary angiography with a second-generation 320-detector row CT scanner in 107 consecutive patients. Radiology. 2013;267(1):76-85.
16. Raff GL, Chinnaiyan KM, Cury RC, Garcia MT, Hecht HS, Hollander JE, et al. SCCT guidelines on the use of coronary computed tomographic angiography for patients presenting with acute chest pain to the emergency department: a report of the Society of Cardiovascular Computed Tomography Guidelines Committee. J Cardiovasc Comput Tomogr. 2014;8(4):254-71.
17. Wong ND, Budoff MJ, Pio J, Detrano RC. Coronary calcium and cardiovascular event risk: evaluation by age- and sex-specific quartiles. Am Heart J. 2002;143:456-9.
18. Santos RD, Nasir K, Rumberger JA, Budoff MJ, Braunstein JB, Meneghelo R, et al. Difference in atherosclerosis burden in different nations and continents assessed by coronary artery calcium. Atherosclerosis. 2006;187(2):378-84.
19. Detrano R, Guerci AD, Carr JJ, Bild DE, Burke G, Folsom AR, et al. Coronary calcium as a predictor of coronary events in four racial or ethnic groups. N Engl J Med. 2008;358(13):1336-45.
20. Erbel R, Möhlenkamp S, Moebus S, Schmermund A, Lehmann N, Stang A, et al. Coronary risk stratification, discrimination, and reclassification improvement based on quantification of subclinical coronary atherosclerosis: the Heinz Nixdorf Recall study. J Am Coll Cardiol. 2010;56(17):1397-406.
21. Arnett DK, Blumenthal RS, Albert MA, Buroker AB, Goldberger ZD, Hahn EJ, et al. 2019 ACC/AHA guideline on the primary prevention of cardiovascular disease: a report of the American College of Cardiology/American Heart Association Task Force on Clinical Practice Guidelines. Circulation. 2019;140:e596–e646.
22. Mitchell JD, Fergestrom N, Gage BF, Paisley R, Moon P, Novak E, et al. Impact of statins on cardiovascular outcomes following coronary artery calcium scoring. J Am Coll Cardiol. 2018;72(25):3233-42.
23. Min JK, Edwardes M, Lin FY, Labounty T, Weinsaft JW, Choi JH, et al. Relationship of coronary artery plaque composition to coronary artery stenosis severity: results from the prospective multicenter ACCURACY trial. Atherosclerosis. 2011;219(2):573-8.
24. Gabriel FS, Gonçalves LFG, Melo EV, Sousa ACS, Pinto IMF, Santana SMM, et al. Atherosclerotic plaque in patients with zero calcium score at coronary computed tomography angiography. Arq Bras Cardiol. 2018;110(5):420-7.
25. Gottlieb I, Miller JM, Arbab-Zadeh A, Dewey M, Clouse ME, Sara L, et al. The absence of coronary calcification does not exclude obstructive coronary artery disease or the need for revascularization in patients referred for conventional coronary angiography. J Am Coll Cardiol. 2010;55(7):627-34.
26. Villines TC, Hulten EA, Shaw LJ, Goyal M, Dunning A, Achenbach S, et al. Prevalence and severity of coronary artery disease and adverse events among symptomatic patients with coronary artery calcification scores of zero undergoing coronary computed tomography angiography: results from the CONFIRM (Coronary CT Angiography Evaluation for Clinical Outcomes: An International Multicenter) registry. J Am Coll Cardiol. 2011;58(24):2533-40.
27. Miller JM, Rochitte CE, Dewey M, Arbab-Zadeh A, Niinuma H, Gottlieb I, et al. Diagnostic performance of coronary angiography by 64-row CT. N Engl J Med. 2008;359(22):2324-36.
28. Achenbach S, Giesler T, Ropers D, Ulzheimer S, Derlien H, Schulte C, et al. Detection of coronary artery stenoses by contrast-enhanced, retrospectively electrocardiographically-gated, multislice spiral computed tomography. Circulation. 2001;103(21):2535-8.
29. Nieman K, Cademartiri F, Lemos PA, Raaijmakers R, Pattynama PM, de Feyter PJ. Reliable noninvasive coronary angiography with fast submillimeter multislice spiral computed tomography. Circulation. 2002;106(16):2051-4.
30. Mollet NR, Cademartiri F, Nieman K, Saia F, Lemos PA, McFadden EP, et al. Multislice spiral computed tomography coronary angiography in patients with stable angina pectoris. J Am Coll Cardiol. 2004;43(12):2265-70.
31. Raff GL, Gallagher MJ, O'Neill WW, Goldstein JA. Diagnostic accuracy of noninvasive coronary angiography using 64-slice spiral computed tomography. J Am Coll Cardiol. 2005;46(3):552-7.
32. Schuijf JD, Pundziute G, Jukema JW, Lamb HJ, van der Hoeven BL, de Roos A, et al. Diagnostic accuracy of 64-slice multislice computed tomography in the noninvasive evaluation of significant coronary artery disease. Am J Cardiol. 2006;98(2):145-8.
33. Budoff MJ, Dowe D, Jollis JG, Gitter M, Sutherland J, Halamert E, et al. Diagnostic performance of 64-multidetector row coronary computed tomographic angiography for evaluation of coronary artery stenosis in individuals without known coronary artery disease: results from the prospective multicenter ACCURACY (Assessment by Coronary Computed Tomographic Angiography of Individuals Undergoing Invasive Coronary Angiography) trial. J Am Coll Cardiol. 2008;52(21):1724-32.
34. Agência Nacional de Saúde Suplementar. Parecer técnico Nº 01/GEAS/GGRAS/DIPRO/2016 cobertura: angiotomografia coronariana. Disponível em: http://www.ans.gov.br/images/stories/parecer_tecnico/uploads/parecer_tecnico/_parecer_2016_01.pdf.
35. Narula J, Chandrashekhar Y, Ahmadi A, Abbara S, Berman DS, Blankstein R, et al. SCCT 2021 Expert Consensus Document on Coronary Computed Tomographic Angiography: a report of the Society of Cardiovascular Computed Tomography. J Cardiovasc Comput Tomogr. 2021;15(3):192-217.
36. Leipsic J, Abbara S, Achenbach S, Cury R, Earls JP, Mancini GJ, et al. SCCT guidelines for the interpretation and reporting of coronary CT angiography: a report of the Society of Cardiovascular Computed Tomography Guidelines Committee. J Cardiovasc Comput Tomogr. 2014;8(5):342-58.39.
37. The SCOT-HEART Investigators. Coronary CT angiography and 5-year risk of myocardial infarction. N Engl J Med. 2018;379:924-33.
38. Motoyama S, Ito H, Sarai M, Kondo T, Kawai H, Nagahara Y, et al. Plaque characterization by coronary computed tomography angiography and

the likelihood of acute coronary events in mid-term follow-up. J Am Coll Cardiol. 2015;66:337-46.

39. Nerlekar N, Ha FJ, Cheshire C, Rashid H, Cameron JD, Wong DT, et al. Computed tomographic coronary angiography-derived plaque characteristics predict major adverse cardiovascular events: a systematic review and meta-analysis. Circ Cardiovasc Imaging. 2018;11(1):e006973.
40. Williams MC, Kwiecinski J, Doris M, McElhinney P, D'Souza MS, Cadet S, et al. Low-attenuation noncalcified plaque on coronary computed tomography angiography predicts myocardial infarction: results from the multicenter SCOT-HEART Trial (Scottish Computed Tomography of the HEART). Circulation. 20205;141(18):1452-62.
41. Cury RC, Abbara S, Achenbach S, Agatston A, Berman DS, Budoff MJ, et al. CAD-RADS™ Coronary Artery Disease – Reporting and Data System. An expert consensus document of the Society of Cardiovascular Computed Tomography (SCCT), the American College of Radiology (ACR) and the North American Society for Cardiovascular Imaging (NASCI). Endorsed by the American College of Cardiology. J Cardiovasc Comput Tomogr. 2016;10(4):269-81.
42. Schulman-Marcus J, Hartaigh BÓ, Gransar H, Lin F, Valenti V, Cho I, et al. Sex-specific associations between coronary artery plaque extent and risk of major adverse cardiovascular events: The CONFIRM Long-Term Registry. JACC Cardiovasc Imaging. 2016;9(4):364-72.
43. Naoum C, Berman DS, Ahmadi A, Blanke P, Gransar H, Narula J, et al. Predictive value of age- and sex-specific nomograms of global plaque burden on coronary computed tomography angiography for major cardiac events. Circ Cardiovasc Imaging. 2017;10(3):e004896.
44. Mortensen MB, Dzaye O, Steffensen FH, Bøtker HE, Jensen JM, Rønnow Sand NP, et al. Impact of plaque burden versus stenosis on ischemic events in patients with coronary atherosclerosis. J Am Coll Cardiol. 2020;76(24):2803-13.
45. Weustink AC, Nieman K, Pugliese F, Mollet NR, Meijboom WB, van Mieghem C, et al. Diagnostic accuracy of computed tomography angiography in patients after bypass grafting: comparison with invasive coronary angiography. JACC Cardiovasc Imaging. 2009;2(7):816-24.
46. Barbero U, Iannaccone M, d'Ascenzo F, Barbero C, Mohamed A, Annone U, et al. 64 slice-coronary computed tomography sensitivity and specificity in the evaluation of coronary artery bypass graft stenosis: a meta-analysis. Int J Cardiol. 2016;216:52-7.
47. Ippolito D, Fior D, Franzesi CT, Riva L, Casiraghi A, Sironi S. Diagnostic accuracy of 256-row multidetector CT coronary angiography with prospective ECG-gating combined with fourth-generation iterative reconstruction algorithm in the assessment of coronary artery bypass: evaluation of dose reduction and image quality. Radiol Med. 2017;122:893-901.
48. Andreini D, Pontone G, Bartorelli AL, Trabattoni D, Mushtaq S, Bertella E, et al. Comparison of feasibility and diagnostic accuracy of 64-slice multidetector computed tomographic coronary angiography versus invasive coronary angiography versus intravascular ultrasound for evaluation of in-stent restenosis. Am J Cardiol. 2009;103(10):1349-58.
49. Roura G, Gomez-Lara J, Ferreiro JL, Gomez-Hospital JA, Romaguera R, Teruel LM, et al. Multislice CT for assessing in-stent dimensions after left main coronary artery stenting: a comparison with three dimensional intravascular ultrasound. Heart. 2013;99(15):1106-12.
50. von Spiczak J, Morsbach F, Winklhofer S, Frauenfelder T, Leschka S, Flohr T, et al. Coronary artery stent imaging with CT using an integrated electronics detector and iterative reconstructions: first in vitro experience. J Cardiovasc Comput Tomogr. 2013;7(4):215-22.
51. Abizaid A, Costa RA, Schofer J, Ormiston J, Maeng M, Witzenbichler B, et al. Serial multimodality imaging and 2-year clinical outcomes of the novel DESolve novolimus-eluting bioresorbable coronary scaffold system for the treatment of single de novo coronary lesions. JACC Cardiovasc Interv. 2016;9:565-74.
52. Meijboom WB, Mollet NR, Van Mieghem CA, Weustink AC, Pugliese F, van Pelt N, et al. 64-Slice CT coronary angiography in patients with non-ST elevation acute coronary syndrome. Heart. 2007;93(11):1386-92.
53. Rubinshtein R, Halon DA, Gaspar T, Jaffe R, Karkabi B, Flugelman MY, et al. Usefulness of 64-slice cardiac computed tomographic angiography for diagnosing acute coronary syndromes and predicting clinical outcome in emergency department patients with chest pain of uncertain origin. Circulation. 2007;115:1762-8.
54. Hoffmann U, Bamberg F, Chae CU, Nichols JH, Rogers IS, Seneviratne SK, et al. Coronary computed tomography angiography for early triage of patients with acute chest pain: the ROMICAT (Rule Out Myocardial Infarction using Computer Assisted Tomography) trial. J Am Coll Cardiol. 2009;53(18):1642-50.
55. Goldstein JA, Chinnaiyan KM, Abidov A, Achenbach S, Berman DS, Hayes SW, et al. The CT-STAT (Coronary Computed Tomographic Angiography for Systematic Triage of Acute Chest Pain Patients to Treatment) trial. J Am Coll Cardiol. 2011;58(14):1414-22.
56. Maffei E, Seitun S, Guaricci AI, Cademartiri F. Chest pain: coronary CT in the ER. Br J Radiol. 2016;89(1061).
57. Rogers IS, Banerji D, Siegel EL, Truong QA, Ghoshhajra BB, Irlbeck T, et al. Usefulness of comprehensive cardiothoracic computed tomography in the evaluation of acute undifferentiated chest discomfort in the emergency department (CAPTURE). Am J Cardiol. 2011;107(5):643-50.
58. Montera MW, Mesquita ET, Colafranceschi AS, de Oliveira AC Jr, Rabischoffsky A, Ianni BM, et al. I Brazilian guidelines on myocarditis and pericarditis. Arq Bras Cardiol. 2013;100(4 Suppl 1):1-36.
59. Wang Y, Qin L, Shi X, Zeng Y, Jing H, Schoepf UJ, et al. Adenosine-stress dynamic myocardial perfusion imaging with second-generation dual-source CT: comparison with conventional catheter coronary angiography and SPECT nuclear myocardial perfusion imaging. AJR Am J Roentgenol. Chen MY, Rochitte CE, Arbab-Zadeh A, Dewey M, George RT, Miller JM, et al. Prognostic value of combined CT angiography and myocardial perfusion imaging versus invasive coronary angiography and nuclear stress perfusion imaging in the prediction of major adverse cardiovascular events: the CORE320 Multicenter Study. Radiology. 2017;284:55-65.
60. Nørgaard BL, Leipsic J, Gaur S, Seneviratne S, Ko BS, Ito H, et al. Diagnostic performance of noninvasive fractional flow reserve derived from coronary computed tomography angiography in suspected coronary artery disease: the NXT trial (Analysis of Coronary Blood Flow Using CT Angiography: Next Steps). J Am Coll Cardiol. 2014;63(12):1145-55.
61. Douglas PS, De Bruyne B, Pontone G, Patel MR, Norgaard BL, Byrne RA, et al. 1-year outcomes of FFRCT-guided care in patients with suspected coronary disease: the PLATFORM study. J Am Coll Cardiol. 2016;68(5):435-45.
62. Andreini D, Modolo R, Katagiri Y, Mushtaq S, Sonck J, Collet C, et al.; SYNTAX III REVOLUTION Investigators. Impact of fractional flow reserve derived from coronary computed tomography angiography on heart team treatment decision-making in patients with multivessel coronary artery disease: insights from the SYNTAX III REVOLUTION Trial. Circ Cardiovasc Interv. 2019;12(12):e007607.
63. Loghin C, Loghin A. Role of imaging in novel mitral technologies: echocardiography and computed tomography. Ann Cardiothorac Surg. 2018;7(6):799-811.
64. Achenbach S, Delgado V, Hausleiter J, Schoenhagen P, Min JK, Leipsic JA. SCCT expert consensus document on computed tomography imaging before transcatheter aortic valve implantation (TAVI)/transcatheter aortic valve replacement (TAVR). J Cardiovasc Comput Tomogr. 2012;6(6):366-80.
65. Blanke P, Weir-McCall JR, Achenbach S, Delgado V, Hausleiter J, Jilaihawi H, et al. Computed tomography imaging in the context of transcatheter aortic valve implantation (TAVI) / transcatheter aortic valve replacement (TAVR): An expert consensus document of the Society of Cardiovascular Computed Tomography. J Cardiovasc Comput Tomogr. 2019;13(1):1-20.
66. Marelli AJ, Mackie AS, Ionescu-Ittu R, Rahme E, Pilote L. Congenital heart disease in the general population: changing prevalence and age distribution. Circulation. 2007;115:163-72.
67. Warnes CA, Liberthson R, Danielson GK, Dore A, Harris L, Hoffman JI, et al. Task force 1: the changing profile of congenital heart disease in adult life. J Am Coll Cardiol. 2001;37:1170-5.
68. Warnes CA, Williams RG, Bashore TM, Child JS, Connolly HM, Dearani JA, et al. ACC/AHA 2008 guidelines for the management of adults with congenital heart disease: a report of the American College of Cardiology/American Heart. Association Task Force on Practice Guide-

lines (Writing Committee to Develop Guidelines on the Management of Adults With Congenital Heart Disease). J Am Coll Cardiol. 2008;52(23):e143-263.
69. Cademartiri F, La Grutta L, Malagò R, Alberghina F, Meijboom WB, Pugliese F, et al. Prevalence of anatomical variants and coronary anomalies in 543 consecutive patients studied with 64-slice CT coronary angiography. Eur Radiol. 2008;18(4):781-91.
70. Kimura-Hayama ET, Meléndez G, Mendizábal AL, Meave-González A, Zambrana GF, Corona-Villalobos CP. Uncommon congenital and acquired aortic diseases: role of multidetector CT angiography. RadioGraphics. 2010;30:79-98.
71. Díaz Angulo C, Méndez Díaz C, Rodríguez García E, Soler Fernández R, Rois Siso A, Marini Díaz M. Imaging findings in cardiac masses (Part I): study protocol and benign tumors. Radiologia. 2015;57:480-8.
72. Diaz AC, Méndez DC, Rodríguez GE, Soler FR, Rois SA, Marini DM. Imaging findings in cardiac masses. Part II: malignant tumors and pseudotumors. Radiologia. 2016;58(1):26-37.
73. Young PM, Foley TA, Araoz PA, Williamson EE. Computed Tomography Imaging of Cardiac Masses. Radiol Clin North Am. 2019;57(1): 75-84.

Capítulo 11

Ressonância magnética

Henrique Turin Moreira
Gustavo Jardim Volpe
André Schmidt

PONTOS-CHAVE

- A ressonância magnética cardíaca (RMC) é um exame não invasivo que não usa radiação ionizante ou contrastes nefrotóxicos, com alta segurança para o paciente. A avaliação funcional e anatômica do exame permite a investigação do pericárdio, alterações valvares, massas cardíacas, cardiopatias congênitas complexas e toda a avaliação de grandes vasos torácicos. Encontra-se em pleno desenvolvimento de métodos com alta sensibilidade e especificidade diagnósticos.
- A avaliação de doença arterial coronária pela RMC é realizada integrando informações de isquemia, infartos prévios e funções global e regional, tendo acurácia superior a outros exames não invasivos, e sua utilização está sendo incorporada nas principais diretrizes mundiais.
- Na estratificação de risco de arritmias e morte súbita, a RMC pode auxiliar no diagnóstico etiológico, além de determinar a presença e extensão de cicatrizes miocárdicas, que pioram de forma significativa o prognóstico de pacientes em prevenção primária ou secundária. A associação com mapeamento eletroanatômico permite a identificação de vias de reentrada para serem tratadas com ablação.
- O diagnóstico diferencial entre cardiomiopatias isquêmicas e não isquêmicas pode ser feito de rotina utilizando a RMC, sendo que neste último, o exame ainda pode fornecer significativo auxílio na diferenciação entre cardiomiopatias hipertróficas, dilatadas e restritivas. Nas cardiomiopatias hipertróficas, o exame tem especial indicação graças à sua contribuição prognóstica.
- A miocardite pode ser diagnosticada pela RMC com alta acurácia diagnóstica e prognóstica tanto na fase aguda quanto na crônica, utilizando imagens com contraste e mapas paramétricos sem contraste.

O que é ressonância e sua importância na cardiologia

A ressonância magnética cardiovascular (RMC) é um método não invasivo de excelente resolução espacial, baseado na formação de imagens por meio de magnetização e aplicação de pulsos de radiofrequência, sem a utilização de radiação ionizante, que permite a diferenciação entre os diversos tecidos que compõem as estruturas cardiovasculares.[1] Trata-se do padrão-ouro (*gold standard*) para avaliação da função ventricular e, por meio de diversas técnicas, pode-se prover avaliações anatômicas de alta definição, bem como estudos de fluxo sanguíneo e, reconhecidamente, caracterização da presença de fibrose miocárdica, que apresenta importantes implicações prognósticas em diversas entidades clínicas cardiovasculares.[2]

Sua elevada capacidade diagnóstica vem associada com o elevado custo do equipamento e da necessidade de pessoal altamente especializado para a geração e interpretação das imagens. Ademais, trata-se de um método em contínuo desenvolvimento, com aplicações e técnicas sendo desenvolvidas junto com sua sedimentação na prática clínica. A imensa versatilidade da RMC em prover respostas aos mais diversos cenários clínicos já levou alguns a considerarem esse método como potencialmente o único necessário para o diagnóstico de doença cardiovascular.[3]

O objetivo deste capítulo é apresentar aspectos relevantes do método na prática clínica, com informações sucintas para o cardiologista clínico sobre os princípios físicos da geração das imagens, sua aplicabilidade e contribuições para o diagnóstico e prognóstico de diversas entidades, bem como as limitações existentes e a forma de interpretação dos resultados.

Princípios e nomenclatura técnica que interessam ao clínico

Aparelhos de ressonância magnética têm como elemento central um grande ímã supercondutor, cuja força do campo magnético por ele produzido é medida em unidades Tesla (T). Os campos magnéticos dos aparelhos de ressonância comercialmente disponíveis variam de 0,2 a 3,0 T, sendo os aparelhos de 1,5 T os mais utilizados para a avaliação cardiovascular na prática clínica.[4]

Geração das imagens de ressonância magnética

Os núcleos dos átomos do corpo humano estão em constante rotação ao redor de um eixo próprio. Por possuírem carga, geram assim dois polos em lados opostos desse eixo e, consequentemente, criam um campo magnético entre esse dipolo. Em estado natural, esses diminutos magnetos orientam-se ao acaso. Porém, ao serem submetidos ao campo magnético de maior intensidade do aparelho de ressonância, os vetores de magnetização nucleares alinham-se ao vetor de magnetização externo e passam a girar ao redor deste último, fenômeno físico denominado precessão. No equilíbrio de precessão, cada tipo de átomo apresenta uma frequência rotatória específica (frequência de Larmor).

Caso seja aplicado um pulso de radiofrequência aos átomos nesse estado, aqueles núcleos que apresentarem frequência de Larmor igual à do pulso de radiofrequência entrarão em ressonância, com absorção de energia e desvio de seus vetores de magnetização. Por ser o hidrogênio o átomo mais abundante, é o mais utilizado e a sua frequência de Larmor é 42,6 MHz/T. A magnitude do desvio pode ser regulada por meio da aplicação de uma sequência de pulsos para gerar o ângulo de precessão prescrito (ângulo de giro). Após o encerramento do pulso, esses vetores retornam ao estado de precessão, liberando energia em forma de ondas de radiofrequência. Esse movimento de retorno à precessão é conhecido como relaxação.

A energia liberada na relaxação pode ser captada e codificada em imagens. Cada tecido do corpo humano, em razão da quantidade diferente de átomos de hidrogênio entre eles, apresenta um tempo de relaxação específico. Dessa forma, em um determinado momento da relaxação, diferentes tecidos apresentarão uma quantidade diferente de energia liberada, permitindo o contraste entre eles nas imagens produzidas. Geralmente, as imagens geradas são ponderadas em momentos predefinidos da relaxação.

O movimento de relaxação pode ser decomposto em dois vetores, um paralelo e outro transversal ao campo magnético externo, denominados vetor 1 e vetor 2, respectivamente. O movimento de retorno no plano paralelo ocorre mais lentamente. Define-se como constante de tempo 1 (T1) o período de tempo em que 63% da magnetização lateral foi recuperada, e a constante de tempo 2 (T2), o período de tempo em que houve decaimento de 37% da magnetização transversal. A combinação de pulsos de radiofrequência de diferentes características e a ponderação em T1 ou T2 permitem a reprodução das imagens em diversos padrões de caracterização tecidual. Cada protocolo de sequências de pulso de radiofrequência e ponderação das imagens apresenta objetivo específico, como a obtenção de imagens para definição anatômica, análise funcional, avaliação da perfusão e viabilidade miocárdicas e pesquisa de edema.[4]

Aspectos relevantes sobre a aquisição das imagens

A RMC é um método versátil, com uma ampla gama de protocolos para avaliação anatômico-funcional. Dessa forma, é importante que as indicações clínicas sejam reportadas nas solicitações desse exame. Diante dessas informações, os médicos especialistas em RMC poderão definir os protocolos a serem utilizados. Antes do exame, o paciente deve ser entrevistado quanto à indicação do exame, questionado sobre a presença de fatores que contraindiquem sua realização e orientado sobre potenciais efeitos colaterais, sobretudo aqueles relacionados ao meio de contraste, caso a sua utilização seja recomendada. Finalmente, a obtenção do consentimento do paciente para a realização do exame deve ser obtida.

A presença de um médico cardiologista ou radiologista durante a aquisição das imagens é crucial para o planejamento dos planos em que as imagens são obtidas, que podem variar com a indicação clínica. Após a aplicação de cada protocolo em um determinado plano, o médico responsável pelo exame avalia a qualidade da imagem, com atenção à presença de artefatos e eventual necessidade de ajustes para a um exame de melhor qualidade técnica. A aquisição das imagens é acoplada à monitorização eletrocardiográfica. A presença de arritmias cardíacas pode levar a artefatos de imagem, com necessidade de ajustes técnicos para minimizar esse efeito do ritmo cardíaco irregular na qualidade do exame.

Solicitando um exame: cuidados antes e após o exame, contraindicações, contrastes e demais medicamentos utilizados

O exame de RMC dura entre 15 e 40 minutos dependendo da indicação e é extremamente seguro, com raras complicações relacionadas, mesmo considerando exames mais complexos com estresse farmacológico para indução de isquemia. A incidência de complicações graves nesses casos está na faixa de 0,05% (1 a cada 2.000 exames).[5] Pacientes de qualquer idade podem ser submetidos ao exame, podendo ser necessária sedação em crianças abaixo de 5 anos em razão da necessidade de permanecer imóvel por ao menos 10 a 20 minutos dentro do aparelho. A maior parte dos aparelhos suporta pesos de até 250 kg, sendo o principal limitador a circunferência torácica ou abdominal do paciente para colocação na parte interna do magneto, que tem entre 60 e 72 cm de diâmetro. Aparelhos denominados "abertos" usualmente são de baixo campo e não realizam exames de RMC de rotina.

As principais contraindicações à realização do exame são as mesmas seguidas para os exames de ressonância de outros órgãos, destacando-se a presença de clipes ferromagnéticos cerebrais, presença de marca-passos ou desfibriladores implantados, aparelhos cocleares e artefatos metálicos próximos ao olho. Mais recentemente, ficaram disponíveis no mercado marca-passos, desfibriladores e até mesmo implantes cocleares, que são compatíveis com a ressonância e seus portadores podem realizar com segurança o exame, uma vez que esses aparelhos já possuem preparação especial para serem submetidos ao campo magnético, porém com programação específica.[6,7] Apesar de compatíveis, deve-se ter em mente que a presença de dispositivos pode induzir artefatos nas imagens. O site MRISafety (www.mrisafety.com) contém informações atualizadas sobre diversos dispositivos implantáveis que são seguros para realização de RMC.

Alguns componentes metálicos comumente utilizados na cardiologia não são considerados contraindicações para a realização da RMC e estão listados no Quadro 1.[8] A claustrofobia é, na prática, o grande limitador para a realização dos exames de RMC, com incidência descrita de 1 a 3%. Entretanto, a maior parte dos pacientes consegue realizar o exame após melhor compreensão do procedimento, presença de acompanhantes dentro da sala do exame ou, se necessário, uso de doses leves de ansiolíticos 30 a 60 minutos antes do exame.

QUADRO 1 Itens frequentemente utilizados em Cardiologia que não contraindicam o exame de ressonância magnética

Itens*
Sutura metálica de esterno pós-cirurgia cardíaca
Stents coronários
Próteses valvares biológicas e metálicas
Stents periféricos e de aorta
Dispositivos cardíacos oclusivos
Filtros de veia cava

* Existem algumas exceções raras e estas devem ser checadas na hora da execução do exame pelo especialista.

A maior parte dos exames de RMC utiliza contraste na sua realização, seja para determinação de caracterização tecidual, perfusão ou angiografia vascular e, para isso, o paciente necessita de 3 horas de jejum de sólidos e 1 hora para líquidos, previamente à injeção. O contraste utilizado na ressonância tem como substância básica o gadolínio, metal raro que, quando acoplado a uma molécula carreadora, torna-se extremamente estável e seguro. Os riscos de reações alérgicas ao contraste da RMC são cerca de quatro vezes menores que os utilizados na tomografia com contraste iodado de baixa osmolaridade, tendo a maior parte dos trabalhos relatado reações na ordem de 0,04%, sendo apenas 1 a cada 40 mil casos reações graves (0,0025%).[9] Pacientes com maior risco para alergia (história de broncoespasmo, atopia prévia, desidratação etc.) podem ser identificados previamente ao exame e receber preparo medicamentoso para reduzir o risco de reações, observando que esse preparo usualmente requer 24 a 72 horas para correta ação.

Apesar de o contraste utilizado na RMC não ser nefrotóxico, existe um histórico de associação de uso de grandes quantidades de contraste com a incidência de uma patologia de pele chamada fibrose nefrogênica sistêmica (FNS).[10] A doença tem maior prevalência em pacientes com insuficiência renal com *clearance* < 30 $mL/min/m^2$ e quando o contraste utilizado é do tipo linear, não havendo casos descritos em que a estrutura química do composto é cíclica. Dessa forma, vários cuidados devem ser tomados quando o exame é realizado em pacientes com insuficiência renal crônica: uso de contrastes não relacionados com a FNS (cadeia cíclica); uso da menor dose possível e realização de diálise no mesmo dia do exame.[11] Entretanto, se o exame de RMC é essencial, as recomendações atuais são de que o exame deva ser realizado com os cuidados relatados e isso não seja considerado como uma contraindicação absoluta.[12]

Durante a RMC, além do contraste, outros medicamentos podem vir a ser utilizados se o paciente estiver realizando a pesquisa de isquemia. Dentre esses medicamentos, destaca-se o uso de vasodilatadores como dipiridamol, adenosina e regadenoson e, também, a dobutamina, no caso de pesquisa de disfunção regional ao estresse farmacológico. No caso do primeiro grupo, as principais contraindicações à sua realização são bloqueios atrioventriculares avançados, hipotensão importante e broncoespasmo presente na hora do exame, embora o uso do regadenoson tenha reduzido parte desses problemas.[13] No caso da dobutamina, pacientes com hipertensão grave não controlada, taquicardia ou dor precordial em repouso não devem realizar o exame. O preparo para o exame de estresse farmacológico é similar às demais modalidades de estresse, como, por exemplo, a suspensão do uso de betabloqueadores até 2 dias antes do uso de dobutamina e a suspensão na ingestão de medicamentos ou alimentos com xantinas por pelo menos 24 horas antes do uso de adenosina ou dipiridamol.

Considerando esses fatores, ao solicitar um exame de RMC para um paciente, o médico solicitante deve realizar uma breve análise, na qual considera se o paciente: (1) tem implantes que contraindiquem o exame; (2) tem história de claustrofobia importante; (3) tem história ou risco aumentado de alergia; (4) tem insuficiência renal crônica grave; (5) irá realizar pesquisa de isquemia. Essas considerações clínicas devem ser relatadas para que os cuidados pré-exame possam indicar a necessidade de preparo antialérgico, necessidade de jejum, preparo para exame de estresse e alguma consideração especial conforme mencionado. Após o exame, o paciente usualmente volta à sua rotina normal, não sendo necessário nenhum cuidado especial na grande maioria dos casos.

Isquemia miocárdica

A pesquisa de isquemia miocárdica pela RMC sofreu evolução técnica bastante significativa nos últimos anos, sendo hoje considerada por muitos autores como o método mais acurado na investigação funcional da doença arterial coronária (DAC).[14,15] O exame usualmente é realizado pela indução de isquemia por meio farmacológico com a avaliação de perfusão ou alterações de contratilidade regional, mas é possível também a avaliação de isquemia acoplada ao exercício em esteira em ambientes preparados para isso.[16]

Os principais indutores de isquemia na RMC são a dobutamina e os vasodilatadores (dipiridamol, adenosina e regadenoson). No caso da pesquisa de isquemia utilizando-se a dobutamina, um protocolo de incremento de doses similar ao utilizado ao ecocardiograma de estresse é realizado com captura de imagens dinâmicas em diversos estágios progressivos do aumento do cronotropismo e inotropismo. Em razão da maior resolução espacial da ressonância e da possibilidade de imagem em diversos planos, os estudos comparativos indicam que a acurácia diagnóstica do método pode ser superior ao ecocardiograma, especialmente em casos de pacientes com bloqueio completo do ramo esquerdo.[17,18] Um exame negativo para isquemia miocárdica utilizando a RMC confere uma taxa prognóstica de eventos cardiovasculares bastante baixa, de 0,8% vs. 3,2% no caso de um exame de ecocardiograma de estresse normal (P = 0,002),[17] com reclassificação de risco significativa.[19]

Apesar dos resultados superiores da avaliação de isquemia com dobutamina, a grande maioria dos centros nacionais e mundiais faz essa avaliação utilizando vasodilatadores em razão da menor incidência de complicações e acurácias similares. Com esses medicamentos, a pesquisa de isquemia é realizada por meio da avaliação da perfusão miocárdica, embora se possa acrescentar também, no mesmo exame, a avaliação da contratilidade regional em estresse, assim como a avaliação da concentração de desoxi-hemoglobina tecidual. A aplicação do dipiridamol e da adenosina em doses padronizadas é a mais utilizada no país e segue os protocolos recomendados na literatura.[20] A consideração da pesquisa de isquemia por RMC e seu nível de evidência ganhou bastante força após a publicação de trabalhos multicêntricos que compararam os resultados obtidos do exame com técnicas de cintilografia por tomografia computadorizada por emissão de fóton único (SPECT).[21-25] Vários estudos multicêntricos randomizados demonstraram maior sensibilidade e valor preditivo negativo da RMC em comparação a outros métodos.[26-29] Metanálises posteriores reforçaram esses dados individuais também sugerindo que a pesquisa de isquemia por RMC oferece alta acurácia sem obviamente a necessidade de radiação ou contrastes nefrotóxicos.[14]

Estudos comparativos com técnicas de tomografia por emissão de pósitrons (PET) que avaliam quantitativamente a perfusão miocárdica absoluta também identificaram que a RMC tem a mesma acurácia que esses métodos, com alguma vantagem na simplicidade e no custo do exame.[30,31] Por fim, mais recentemente tem-se demonstrado também que a RMC é capaz de identificar lesões coronárias com significância funcional comparativamente às medidas invasivas provenientes da análise de reserva de fluxo fracionada (FFR), considerando o padrão de referência para determinação da importância funcional de estenoses coronárias.[32,33] Isso tem especial importância se considerarmos que diversos estudos demonstraram que pacientes com estenose tratados de acordo com a

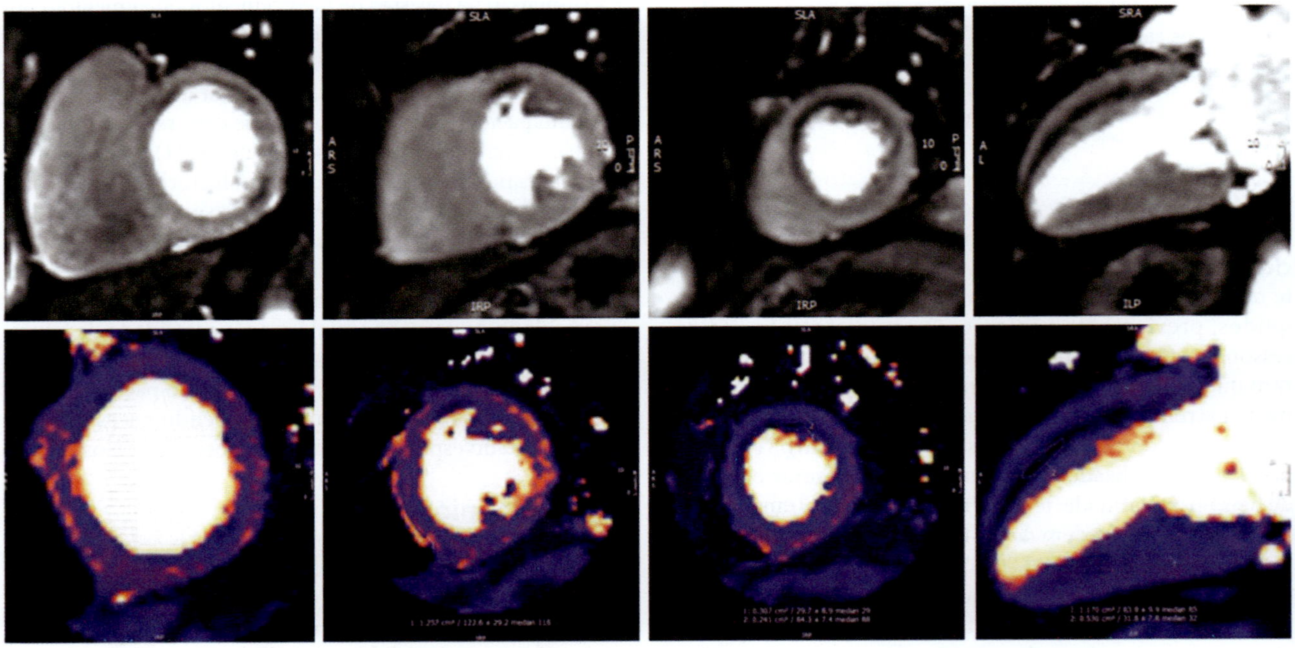

FIGURA 1

Na fileira superior, observa-se a imagem de perfusão com estresse com defeito perfusional subendocárdico na parede anterior medioapical e na parede lateral basal. A avaliação qualitativa é complementada simultaneamente pela quantificação da perfusão absoluta (em mL/g/min), evidenciando o caráter difuso da doença coronária e permitindo a avaliação direta do grau de isquemia. Nesse caso, observa-se redução significativa da perfusão nos segmentos isquêmicos (0,32 mL/g/min), com acometimento também difuso nos segmentos da parede inferior apical (0,84 mL/g/min). Imagens quantitativas obtidas a partir da plataforma Gadgetron, desenvolvida por Peter Kellman et al. (NIH, Bethesda, EUA).

Fonte: imagem gentilmente cedida pelo Dr. Juliano Fernandes, Radiologia Clínica de Campinas, Instituto de Ensino e Pesquisa Jose Michel Kalaf.

presença de isquemia detectada pelo FFR tiveram melhor evolução que pacientes orientados apenas pela anatomia,[34] destacando-se aqui o estudo FAME.[35] Atualmente, é possível realizar a pesquisa clínica de isquemia por RMC de forma quantitativa, com valores de cortes bastante correlacionados aos achados do FFR invasivo.[36] Na análise semiquantitativa, a identificação de isquemia moderada/grave se dá a partir da visualização de defeitos perfusionais em dois ou mais segmentos miocárdicos, caracterizando ao menos 10% de massa isquêmica.[15]

Não só os aspectos diagnósticos da RMC são bem característicos, mas também os dados prognósticos fornecidos pelo método demonstram que a presença de defeito perfusional foi significativamente associada a um maior risco de desfechos cardiovasculares duros (mortalidade e infarto do miocárdio) de forma independente e significativa (HR ajustado de 3,02 a 7,77).[37] Talvez até mais importante, o resultado normal na pesquisa de perfusão exibe um valor preditivo negativo bastante elevado de 95,6% em 5 anos de seguimento.[38] A Figura 1 ilustra um exemplo de paciente com isquemia nas paredes anterior e lateral, avaliadas tanto no aspecto qualitativo como quantitativo.

As limitações à investigação de isquemia pela RMC incluem as já citadas previamente relacionadas ao uso da ressonância em geral, além daquelas relacionadas ao uso de medicamentos vasodilatadores ou da dobutamina. Afora essas contraindicações, não há outras especificas que limitem a aquisição das imagens de isquemia pela RMC, sendo a acurácia do exame independente de sexo, peso, infartos prévios ou bloqueios de ramo. Em razão de alta acurácia diagnóstica, ausência de radiação e poucas limitações técnicas, o método vem rapidamente entrando no rol diagnóstico da avaliação de DAC, sendo incorporado em diversas diretrizes clínicas.[39-41]

Identificação de infarto e viabilidade

A viabilidade miocárdica pode ser clinicamente definida como a presença de disfunção do miocárdio ao repouso, com potencial de recuperação funcional após a restauração do suprimento sanguíneo normal.[42] A presença de áreas cicatriciais secundárias a infarto do miocárdico pode ser suspeitada na avaliação anatômica inicial pela identificação de áreas de afilamento miocárdico (Figura 2). Esse achado, embora de alta sensibilidade para a identificação de áreas não viáveis, demonstra baixa especificidade para esse fim. Em pacientes com doença arterial crônica, aproximadamente 20% dos segmentos miocárdicos afilados e com alteração de mobilidade apresentam pouca fibrose e exibem melhora de sua contratilidade após a revascularização miocárdica.[43]

A principal técnica de RMC utilizada para a identificação de cicatrizes de infarto e viabilidade miocárdica é aquela baseada no realce tardio por meio de contraste a base de gadolínio.[44,45] Os compostos carreadores de gadolínio são pequenos o bastante para extravasar dos capilares para o espaço intersticial, mas não são capazes de atravessar membranas celulares íntegras. Dessa forma, em condições normais, apresentam distribuição extracelular, atingindo o espaço intersticial cerca de 15 a 30 segundos após sua injeção endovenosa. Contudo, se há ruptura das membranas de miócitos, como no infarto do miocárdio, ou se há aumento do espaço extracelular entre as células miocárdicas, como na presença de fibrose crônica ou edema, o maior volume de distribuição e a lentificação da redistribuição do meio de contraste nessas condições fazem com que a concentração tardia desses compostos nas áreas afetadas seja significativamente maior do que no tecido miocárdico normal.

Assim, a presença de áreas miocárdicas de sinal hiperintenso (Figura 3) observadas tipicamente 10 a 15 minutos após a administração do meio de contraste pode identificar áreas de infarto, inflamação e fibrose miocárdicas.[46,47] Quanto maior a extensão transmural das áreas de realce tardio, menor a probabilidade de recuperação funcional após o restabelecimento do fluxo sanguíneo normal. Segmentos miocárdicos com transmuralidade do realce tardio maior que 50% têm uma chance menor que 10% de apresentar melhora após a revascularização coronariana e, portanto, são usualmente considerados como não viáveis. Já as áreas sem realce tardio ou com mínimo realce subendocárdico mostram alta probabilidade de recuperação, maior que 90%.[45]

A técnica de realce tardio apresenta alta sensibilidade para a detecção de infarto miocárdico, mesmo de pequenas áreas cicatriciais subendocárdicas com valor prognóstico demonstrado, que podem passar desapercebidas por técnicas cintilográficas, como SPECT.[48-52] Na comparação com o PET, a RMC mostrou acurácia similar para a identificação de miocárdio viável,[53,54] com possibilidade de complementaridade entre os métodos, sobretudo em casos intermediários.[55] Um exemplo de imagens de realce tardio utilizadas para determinação de viabilidade miocárdica está na Figura 3.

Além da técnica do realce tardio pelo gadolínio, a viabilidade miocárdica pode ser avaliada pela reserva contrátil em resposta à infusão de baixa dose de medicações com efeito

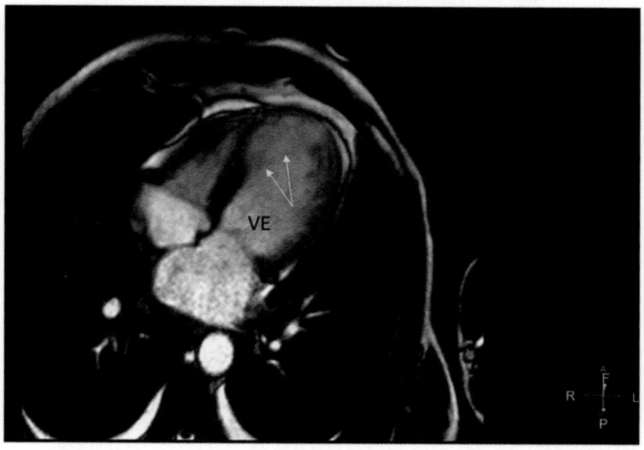

FIGURA 2

Afilamento do terço distal do septo interventricular e do ápice ventricular esquerdo (setas) decorrente de infarto do miocárdio. VE: ventrículo esquerdo.

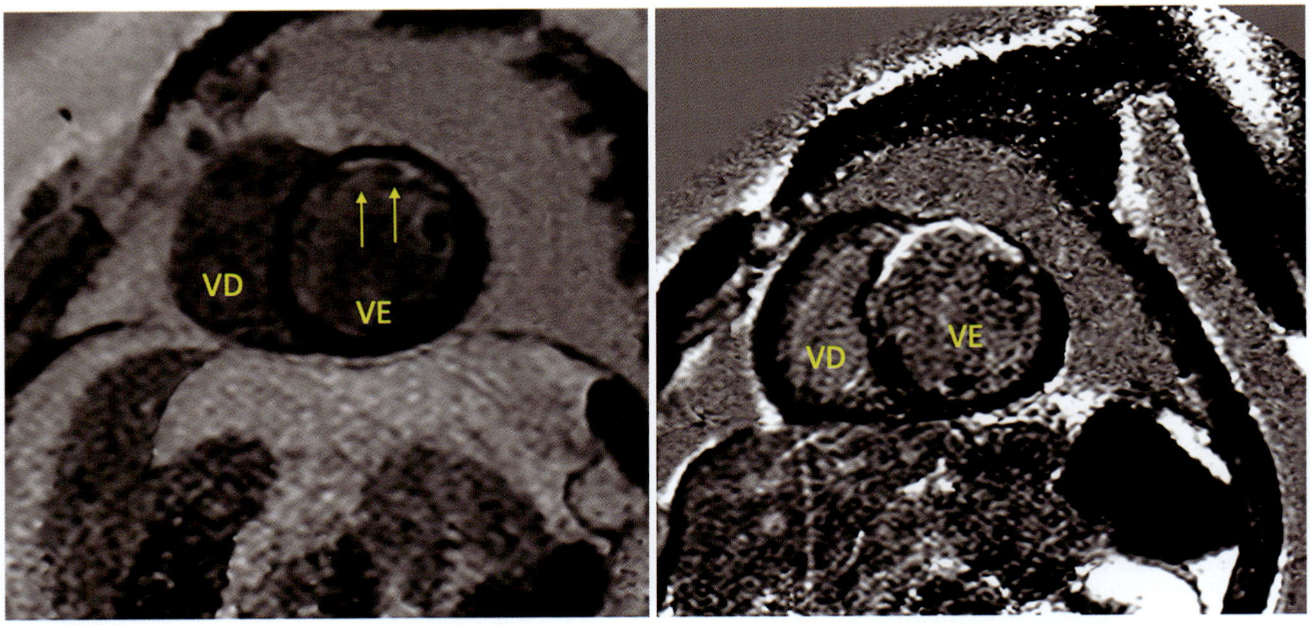

FIGURA 3

Cortes em eixo curto de sequências de realce tardio pelo gadolínio após infarto do miocárdio evidenciando área de cicatriz subendocárdica em parede anterior (painel à esquerda) e infarto transmural acometendo a parede anterior e parte do septo interventricular (painel à direita). VE: ventrículo esquerdo; VD: ventrículo direito.

inotrópico positivo. O medicamento mais utilizado para esse fim é a dobutamina, administrada em baixa dose. A melhora da mobilidade segmentar com o uso de baixas doses de dobutamina está associada à maior probabilidade de recuperação da contratilidade miocárdica após o restabelecimento da circulação coronariana por revascularização e, assim, é um indicativo de viabilidade miocárdica.[56] Comparada com a técnica de realce tardio pelo gadolínio, a avaliação da reserva contrátil pela RMC apresenta maior especificidade para a predição de recuperação miocárdica após revascularização, especialmente em pacientes com extensão transmural do realce tardio entre 1 e 74%.[57] Entretanto, sua sensibilidade para esse fim é apenas moderada, o que pode ser explicado pela indução ou agravamento de isquemia miocárdica em doses mesmo que baixas de dobutamina, sobretudo em casos com doença arterial coronariana mais grave.[42,58] Uma metanálise de 24 ensaios clínicos prospectivos sobre a avaliação de viabilidade miocárdica por RMC demonstrou que a técnica de realce tardio oferece maiores sensibilidade e valor preditivo negativo para essa finalidade, enquanto a pesquisa de reserva contrátil mostra maior especificidade e valor preditivo positivo.[59] Dessa forma, a utilização combinada dessas duas modalidades pode prover maior acurácia diagnóstica para a avaliação da viabilidade miocárdica.

Investigação de arritmias e morte súbita cardíaca

A RMC tem assumido papel proeminente na investigação etiológica de portadores de arritmia cardíaca e naqueles indivíduos que tiveram ou apresentem risco de morte súbita cardíaca (MSC). Em primeiro lugar, é forçoso reconhecer que a utilização da fração de ejeção do ventrículo esquerdo (FEVE) apresenta importantes limitações como estratificação de risco para MSC. Ainda que haja um maior percentual de eventos em portadores de baixa FEVE, o número absoluto de eventos é muito maior naqueles com valores normais ou levemente reduzidos[60] e, em séries com portadores de CDI com a FEVE como principal indicador para implante, a ocorrência de descargas foi muito baixa: 2,6% em prevenção primária e 7,4% em prevenção secundária.[61] Em série norte-americana de casos de MSC, naqueles com FEVE acima de 50% antes do evento, atingiu 50%.[61,62] Desse modo, há clara necessidade de novos marcadores mais precisos.

A RMC demonstrou primeiramente seu valor na caracterização da displasia arritmogênica do ventrículo direito (DAVD). A infiltração gordurosa na parede livre do ventrículo direito (VD), sítio de origem de arritmias potencialmente letais, é identificada como área de realce tardio na RMC,[63] e já foi demonstrado o valor prognóstico desse achado na ocorrência de MSC. Em casos em que a arritmia ventricular isolada é a manifestação mais frequente e mesmo sem fechar os critérios clássicos para o diagnóstico da entidade, a RMC, ao demonstrar a presença de graus variáveis de acometimento do VD (Figura 4), mostrou valor prognóstico para eventos potencialmente letais.[64] Essa entidade nosológica apresenta critérios diagnósticos cada vez mais refinados visando a redução de falso-positivos, sendo a proposta mais recente a do grupo de Pádua.[65]

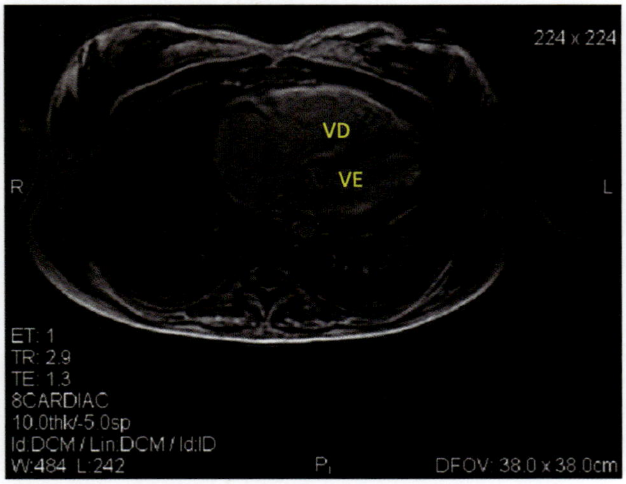

FIGURA 4

Imagem de sequência de realce tardio pelo gadolínio em paciente jovem com displasia arritmogênica do ventrículo direito (VD) clinicamente manifesta com taquicardia ventricular sustentada, evidenciando importante realce tardio em parede lateral e dilatação acentuada desta câmara.

Para a investigação de arritmias ventriculares, isoladas ou não, em coração aparentemente normal no exame Doppler ecocardiográfico, a utilização da RMC pode modificar o diagnóstico inicial em cerca de 2/3 dos casos, sendo 9% com novos diagnósticos e os demais com consequências terapêuticas relevantes conforme estudo multicêntrico com 27 mil pacientes.[66] Em séries menores, mas não menos significantes, em 80 pacientes recuperados de evento de MSC, a utilização da RMC permitiu reclassificação diagnóstica em 50% e, em 24%, houve novo diagnóstico em pacientes previamente considerados sem alteração miocárdica.[67] Especialmente na decisão de implante ou não de CDI, a identificação e a quantificação do realce tardio têm impacto importante para determinação de risco de eventos tanto em cardiomiopatias isquêmicas quanto não isquêmicas.[68] A reclassificação de risco para desfechos clínicos é de cerca de 30% quando essa avaliação leva em consideração dados da RMC em comparação a apenas o dado de função ventricular global, também demonstrando um impacto muito grande do método na decisão de como abordar esse grupo de pacientes.[69] Toda essa capacidade de distinção promovida pela RMC está sendo reconhecida em diretrizes específicas de arritmias e novos fluxogramas vêm sendo propostos, sobretudo quando se pretende realizar a profilaxia primária de morte súbita.[68,70]

Atualmente, há grande número de estudos que utilizaram a caracterização da presença e/ou extensão de fibrose miocárdica expressa pelo realce tardio como marcador prognóstico da ocorrência de MSC. Ainda que fuja especificamente do escopo deste texto, o Quadro 2 resume as principais entidades nas quais a RMC pode contribuir na avaliação prognóstica.

Cardiomiopatias não isquêmicas: diagnóstico diferencial pela RMC

Cardiomiopatias compreendem um capítulo extenso, com entidades que mostram curso clínico e prognóstico muito distinto entre si e que exigem diagnóstico etiológico preciso para que se escolha o tratamento adequado. A RMC, em especial com as técnicas de realce tardio, tem acurácia diagnóstica de 97% para identificar a causa da disfunção cardíaca. Assim, a RMC pode ser utilizada para estratificação de risco em pacientes com insuficiência cardíaca[71] e para a definição etiológica de pacientes com disfunção ventricular.[72]

Cardiomiopatia hipertrófica

A excelente resolução espacial da RMC e sua obtenção de imagens tomográficas tridimensionais permitem uma avaliação bastante confiável da espessura miocárdica, assim como da massa ventricular esquerda. Esses aspectos tornam a RMC um importante método de investigação complementar em pacientes com cardiomiopatia hipertrófica, sobretudo em indivíduos com janela ecocardiográfica limitada ou naqueles com hipertrofia focal, como nas formas apicais.[73,74] Adicionalmente, a superioridade da RMC para avaliação do ápice ventricular esquerdo é de particular importância para a pesquisa de aneurismas apicais em pacientes com cardiomiopatia hipertrófica (Figura 5), achados associados a maior risco de morte súbita e eventos tromboembólicos nesses indivíduos.[75]

QUADRO 2 Principais patologias cardíacas cuja presença de fibrose miocárdica identificada pela técnica de realce tardio na ressonância magnética cardíaca apresenta valor prognóstico para ocorrência de arritmias ventriculares potencialmente letais

Doença arterial coronariana
Cardiomiopatias dilatadas
Cardiomiopatia hipertrófica
Miocardites
Sarcoidose
Doença de Chagas
Displasia arritmogênica
Transplante cardíaco
Valvopatia mitral – fibrose nos papilares
Distrofias musculares
Não compactação do ventrículo esquerdo
Doença de Anderson-Fabry

A presença de realce tardio pode ser encontrada de forma frequente em pacientes com cardiomiopatia hipertrófica, com prevalência em torno de 40 a 60%, mas se associa em especial à maior frequência de taquicardias ventriculares não sustentadas (28% vs. 4% no grupo sem realce; P < 0,001)[76] com impacto prognóstico e chance de desfechos maiores na ordem de 3,4 vezes o risco de pacientes sem realce (P=0,006).[77] A quantificação da massa fibrótica parece ter ainda mais importância, sendo que valores maiores que 15% duplicam a chance de eventos adversos, mesmo em pacientes considerados de baixo risco[78] (Figura 5).

O realce tardio pode ainda ser utilizado para o diagnóstico diferencial de outras cardiomiopatias passíveis de cursar com importante espessamento ventricular, como a amiloidose cardíaca e a doença de Anderson-Fabry. O padrão típico do realce tardio na cardiomiopatia hipertrófica inclui áreas focais de hipersinal nas regiões hipertrofiadas ou nos pontos de intersecção entre os ventrículos esquerdo e direito, junto ao septo interventricular. Já a ocorrência de padrão subendocárdico circunferencial é altamente sugestiva de amiloidose.[79] O padrão de realce também permite diferenciar a cardiomiopatia hipertrófica da doença de Anderson-Fabry, entidade rara, recessiva ligada ao X, que também se apresenta com hipertrofia, mas com realce epicárdico inferolateral basal característico.[80] Finalmente, o diagnóstico diferencial com coração de atleta pode ser facilitado pela RMC, pois este não apresenta cicatrizes miocárdicas e tem índices geométricos que a RMC determina de forma precisa, tendo o exame especificidade de 99% para esse diagnóstico.[81]

Cardiomiopatias dilatadas

As cardiomiopatias dilatadas são caracterizadas por dilatação ventricular esquerda associada à disfunção sistólica e podem ser atribuídas a causas genéticas e não genéticas, incluindo hipertensão arterial sistêmica, doenças valvares, causas inflamatórias, infecciosas e por toxinas.[82] A RMC contribui de forma decisiva nessas entidades, pois ajuda a definir a etiologia subjacente à disfunção miocárdica, em especial pelo padrão de realce, que costuma apresentar diferenças entre as doenças de base.[83]

O padrão de realce tardio mesocárdico é o mais frequentemente encontrado nas cardiomiopatias dilatadas, em especial no septo interventricular (Figura 6).[80] Sua presença está associada a alterações de contratilidade miocárdica e pior prognóstico, com progressão de disfunção sistólica e ocorrência de arritmias ventriculares malignas e morte.[69,84] A identificação de múltiplos focos de realce tardio transmural associado a afilamento miocárdico predominantes nos segmentos basais e laterais sugere a presença de sarcoidose, com aumento do risco de desfechos cardiovasculares adversos nessa condição clínica.[85,86]

Uma patologia cujo diagnóstico diferencial inclui síndromes coronarianas agudas é a cardiomiopatia de takotsubo, cuja avaliação pela ressonância permite descartar a presença de realce tardio, característica dessa entidade, além de possibilitar a identificação de inflamação/edema regional na fase aguda.[87] Essa distinção é fundamental dado o caráter reversível da doença em comparação a outras etiologias que podem provocar dano ventricular permanente (Figura 7).

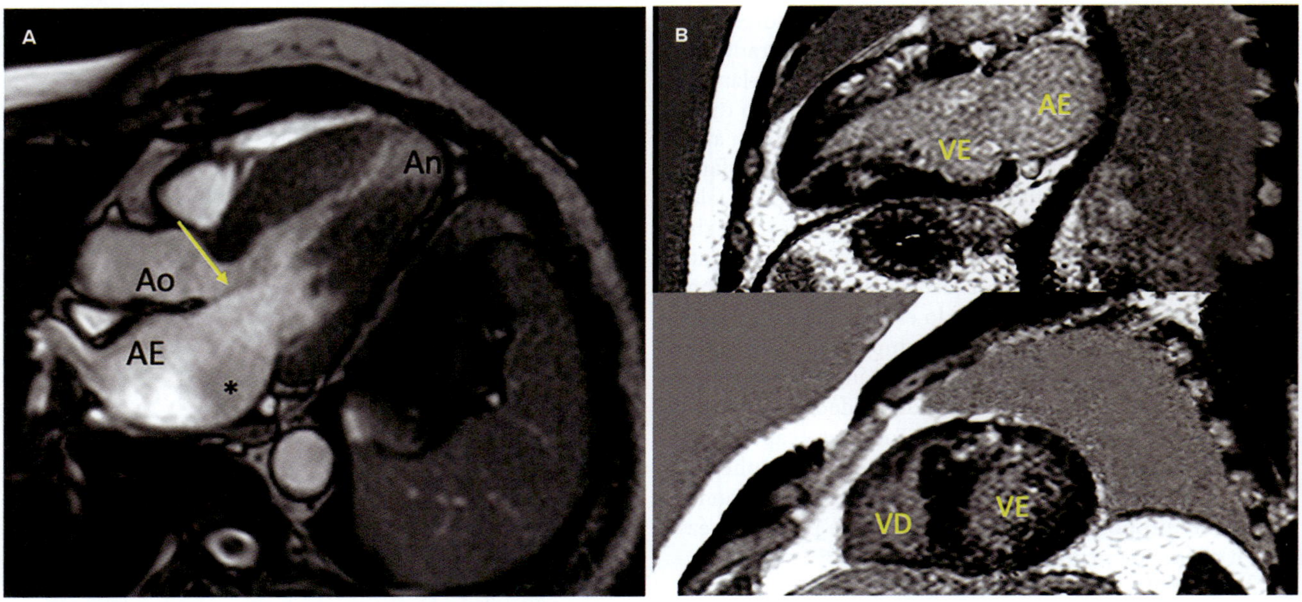

FIGURA 5

Cardiomiopatia hipertrófica. A: Presença de aneurisma apical (An) e seta mostrando folheto anterior da valva mitral, causando obstrução da via de saída do ventrículo esquerdo (VE) por movimentação sistólica anterior, além de jato regurgitante (*) para átrio esquerdo (AE). B: Áreas de hipersinal das sequências de realce tardio compatíveis com fibrose, que pode ser importante marcador prognóstico tardio.

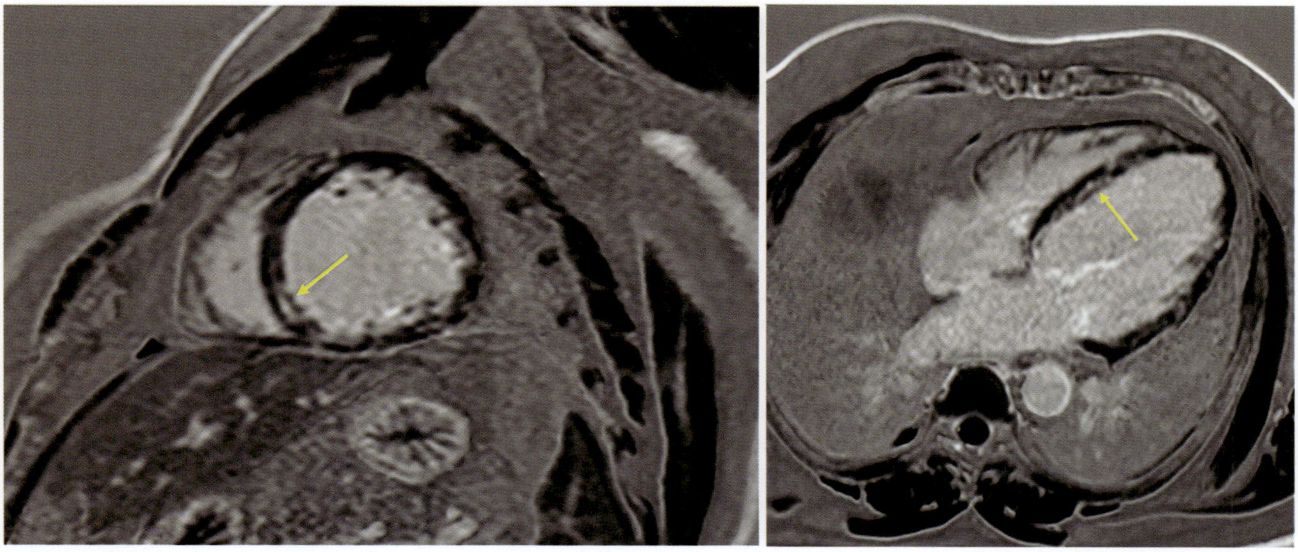

FIGURA 6

Cardiomiopatia dilatada mostrando dilatação acentuada do ventrículo esquerdo (VE) e presença de realce tardio mesomiocárdico evidenciado pela presença de áreas de hipersinal em parede septal (setas).

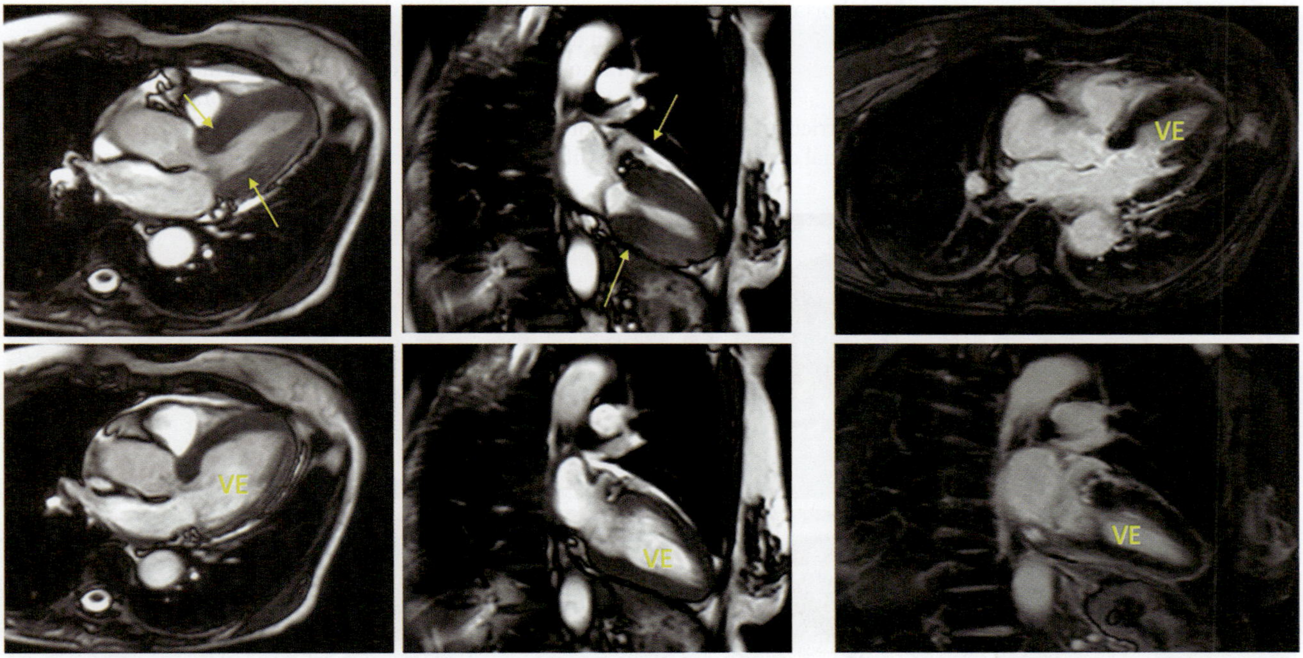

FIGURA 7

Exemplo de takotsubo, com presença de hipocinesia em terço distal do ventrículo esquerdo (VE) e hipercontratilidade da base (setas) na imagens de cine (A) em 4 e 2 câmaras com sístole (acima) e diástole (abaixo). B: Sequências de realce tardio que não mostram edema ou fibrose nas mesmas projeções.

Finalmente, nas patologias com depósito de ferro no miocárdio, a técnica de T2* permite determinar com exatidão a quantidade de ferro no músculo cardíaco e orienta tanto o diagnóstico como o tratamento específico.[88]

Doença de Chagas

A doença de Chagas apresenta amplo espectro de apresentações clínicas, podendo cursar com cardiomiopatia dilatada e arritmogênica. A excelente resolução espacial e independência de pressuposições geométricas para avaliação dos volumes ventriculares e fração de ejeção tornam a RMC o método de referência em pacientes com doença de Chagas, em especial naqueles com alterações de mobilidade segmentar do ventrículo esquerdo ou com janela acústica limitada para o estudo do ventrículo direito à ecocardiografia.[89,90] A caracterização tecidual pela RMC pode revelar edema e realce tardio miocárdicos nas diversas formas da doença, incluindo alterações subclínicas na forma indeterminada.[91,92] O padrão de realce tardio é variável, podendo ser focal ou difuso, epicárdico ou mesocárdico e, em alguns casos, mimetizar áreas de infarto quando se apresenta com padrões subendocárdicos ou transmurais (Figura 8).

Os segmentos mais frequentemente acometidos são as regiões inferolaterais basal e média do ventrículo esquerdo, seguidos pelos segmentos apicais.[93] Em pacientes com cardiomiopatia chagásica, a presença e a quantidade de realce tardio miocárdico associam-se a maior risco de internações hospitalares por insuficiência cardíaca, taquicardia ventricular sustentada e morte cardiovascular.[94] A identificação de fibrose miocárdica estimada pela RMC de pelo menos 12,3 g mostrou-se preditor de incidência de desfecho combinado composto por mortalidade geral, transplante cardíaco, terapias de estímulo antitaquicardia ou choques apropriados por cardiodesfibrilador implantável ou morte súbita abortada.[95]

Cardiomiopatias restritivas

Nas insuficiências cardíacas com volumes ventriculares e função global preservada, o diagnóstico diferencial das diversas causas de cardiomiopatias restritivas é bastante importante.[96,97] A amiloidose, já comentada anteriormente, pode muitas vezes se apresentar como uma cardiomiopatia restritiva antes de evoluir com hipertrofia mais importante, algo possível de se detectar com a RMC em fase precoce. Há realce tardio difuso e espessamento ventricular, que pode ser bicameral (Figura 9). O diagnóstico diferencial com casos de pericardite constritiva é bastante importante, já que a terapêutica é significativamente diferente. Nesse sentido, a identificação pela RMC de retificação septal oferece importante suporte diagnóstico para casos de pericardiopatia, enquanto sua ausência traz valor preditivo negativo de 83%, sendo mais compatível com quadros miocárdicos restritivos.[98]

Um caso particular de cardiomiopatia restritiva cujo diagnóstico a RMC pode auxiliar de forma importante é a endomiocardiofibrose. Geralmente apenas suspeitada por outros exames, ela é caracterizada pelo preenchimento apical do VE com três camadas facilmente identificáveis pelo método: miocárdio normal, endocárdio espesso com sinais inflamatórios e trombo aderido acima deste,[99] dando um aspecto como um sinal de "V" na imagem da Figura 10.

Miocardites

Outra condição clínica na qual a RMC se estabeleceu como um dos principais métodos de investigação é a miocardite. Em razão do quadro clínico agudo muito similar ao de síndromes coronarianas agudas – incluindo a dor torácica e eventual aumento de marcadores de necrose miocárdica –, o diagnóstico diferencial dessa condição é fundamental, sobretudo em

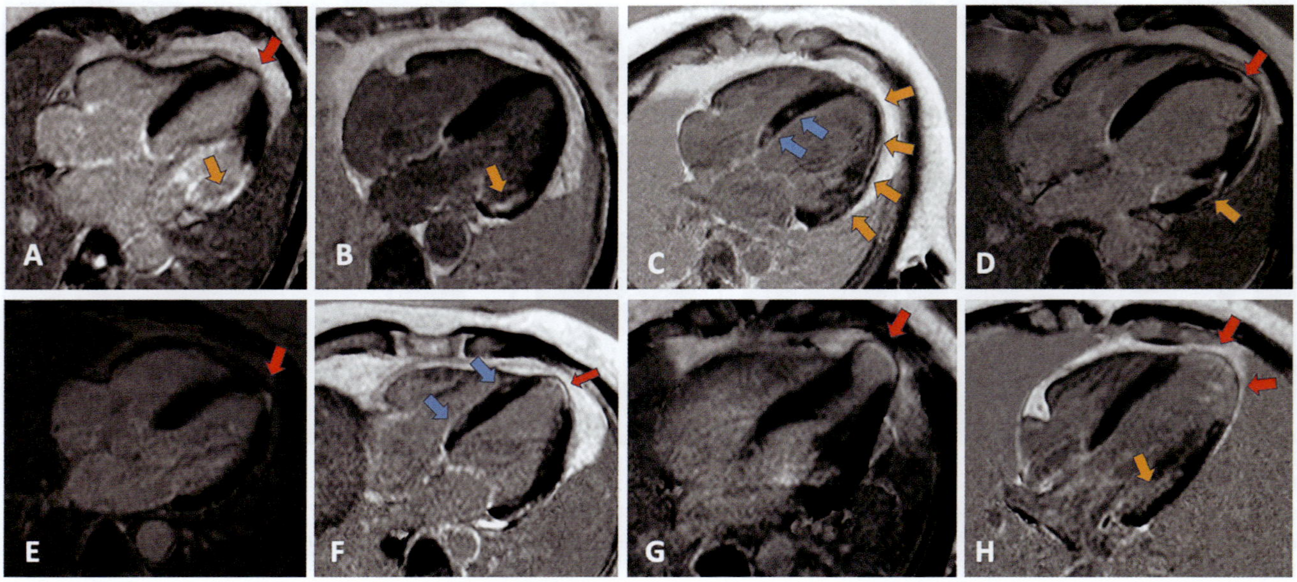

FIGURA 8

Sequências de realce tardio em cortes de 4 câmaras de diferentes pacientes portadores de doença de Chagas mostrando os diversos tipos de apresentação da patologia. As áreas de realce estão identificadas pelas setas: realces apicais (vermelhas); parede lateral (laranja); septais (azul). As áreas de fibrose estão mais comumente localizadas na parede lateral (A, B, C, D e H) e no ápice formando aneurismas apicais (E, F, G e H). Áreas de fibrose também podem estar presentes em outras áreas como no septo interventricular (C e F).

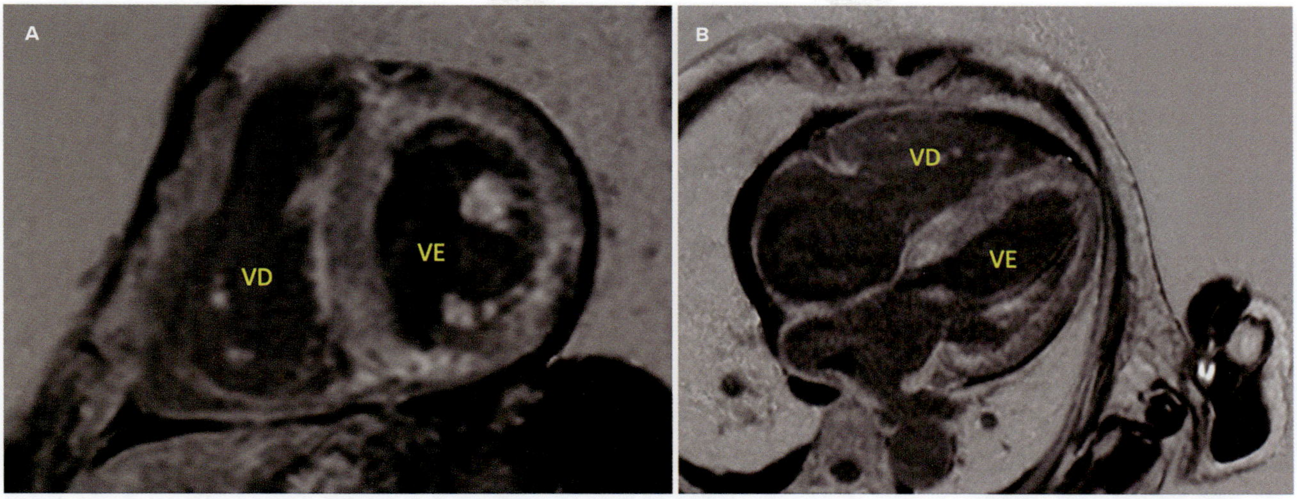

FIGURA 9

Amiloidose cardíaca em sequências de realce tardio (eixo curto em A e 4 câmaras em B) evidenciando espessamento biventricular e padrão de realce tardio difuso com miocárdio de aparência infiltrada, sugestiva de retenção de gadolínio por tecido amiloide.

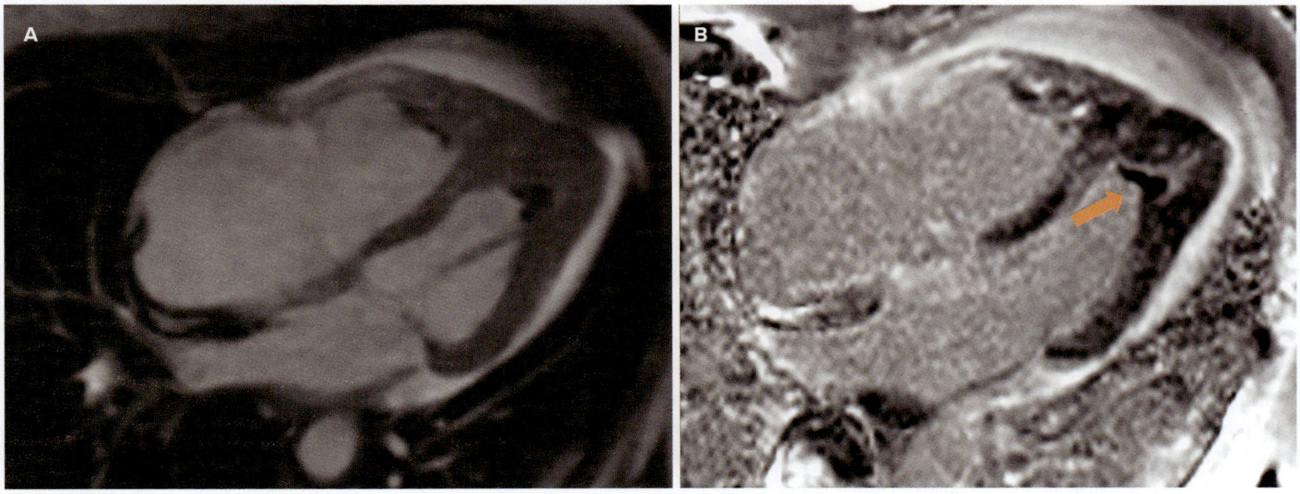

FIGURA 10

Paciente com diagnóstico de endomiocardiofibrose, com importante espessamento dos segmentos apicais do ventrículo esquerdo. A: Cine SSP; B: realce tardio. Note a presença de pequeno trombo aderido ao ápice ventricular esquerdo (seta laranja) associado à imagem de realce tardio subendocárdico em "V" invertido no ápice.

Fonte: Gustavo Jardim Volpe – Centro Médico Diagnóstico – Marília/SP.

pacientes jovens, que acabam carregando consigo o fato de terem tido um infarto prévio que muitas vezes não existe. O aspecto de imagem da miocardite é bastante distinto de quadros isquêmicos: o realce tardio, presente em pelo menos dois terços dos pacientes, é mesocárdico ou subepicárdico, localizado em territórios não contíguos e de forma heterogênea ao longo do miocárdio, predominando na parede lateral.[100]

Mais que o simples diagnóstico pelo realce tardio, atualmente a sensibilidade e especificidade da RMC para o diagnóstico da doença aumentaram bastante, para 94% e 97%, respectivamente, graças à capacidade de detecção por meio de técnicas de mapeamento paramétrico T1 e T2 do edema e inflamação, que são características fisiopatológicas da doença. Os critérios de Lake Louise foram revisados recentemente e se baseiam na caracterização da doença na presença de ao menos dois dos seguintes critérios: aumento de sinal global ou regional de T2, aumento de sinal de T1 pós-contraste ou uma lesão de realce tardio focal (Figura 11).[101] O uso de mapas de T2 pode deixar o método ainda mais preciso, com valores acima de 59 ms sendo utilizados para corte para o diagnóstico em 1,5 T.[102] Outra forma de aumentar a acurácia diagnóstica é incorporar aos métodos tradicionais o uso de

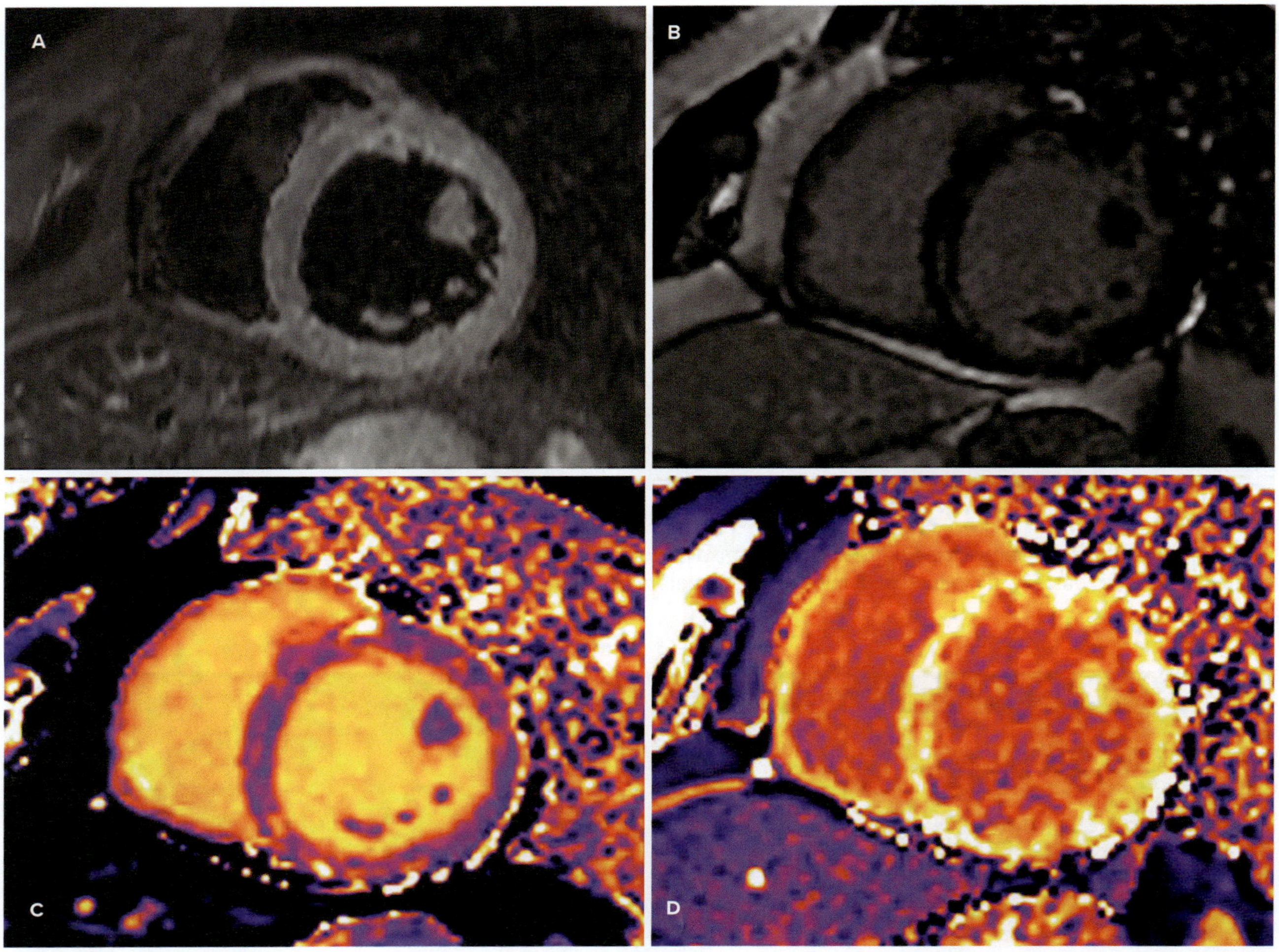

FIGURA 11

Sequências de mapeamento paramétrico melhoraram a acurácia da ressonância magnética cardíaca para detectar lesão miocárdica pela miocardite. Paciente com diagnóstico de miocardite viral, com áreas de realce tardio focal não isquêmico (B) associadas a edema miocárdico relacionado ao aumento do tempo T1 no mapeamento pré-contraste (C), porém sem alterações significativas no sinal do miocárdio na sequência ponderada em T2 (A), que tem menor acurácia. A sequência de mapeamento T1 pós-contraste possibilitou o cálculo do volume extracelular de 38%.

Fonte: Dr. Gustavo Jardim Volpe – Centro Médico Diagnóstico de Maríla/SP.

mapas de T1 com cálculo de volume extracelular, algo que se mostrou adicional aos critérios de Lake Louise.[103] Finalmente, o exame de RMC na fase aguda de suspeita da doença também se mostrou importante não só pelo critério diagnóstico, mas para auxiliar na determinação de pacientes que deverão se recuperar da disfunção ventricular inicial. Isso fica bastante claro ao se identificar que pacientes com presença de edema inicial, determinado por aumento de sinal de T2, foram os que mais recuperaram função miocárdica global no seguimento de 12 meses em comparação a pacientes sem tecido miocárdico com injúria reversível.[104]

Uma forma especial de miocardite importante de se destacar aqui são aquelas secundárias à quimioterapia. A cardiotoxicidade provocada pelos quimioterápicos pode ser monitorada tanto na fase aguda quanto na crônica pela RMC, identificando-se também tanto a inflamação quanto o edema associado. A detecção tardia de cardiomiopatia pós-quimioterapia também pode ser identificada pela RMC, não tanto pela presença de cicatrizes regionais, mas sobretudo pela fibrose difusa identificada em mapas de T1, tendo a RMC um papel de destaque no seguimento de pacientes oncológicos.[105] Dessa forma, o uso de RMC na investigação de pacientes com suspeita de cardiotoxicidade por quimioterápicos entrou em diversas recomendações clínicas de uso de imagem nessa condição, não só pela precisa caracterização de função ventricular, mas também pelas técnicas adicionais providas pelo método.[106]

Doenças valvares

Embora o ecocardiograma seja a primeira opção para avaliação de lesões valvares, a RMC tem suas indicações especialmente reservadas para casos em que houve alguma dúvida diagnóstica, dificuldade de janela acústica ou nos quais dados adicionais fornecidos pela RMC podem modificar a conduta clínica. A ressonância pode, primeiramente, adicionar informações mais precisas em relação aos volumes e função ventricular tanto do ventrículo esquerdo quanto do direito, além de toda anatomia de grandes vasos no mesmo exame. Embora pareça algo trivial, considerando que muitas diretrizes clínicas baseiam suas indicações cirúrgicas em valores de cortes de volumes e fração de ejeção,[107] a determinação e o seguimento precisos desses valores não são algo a ser relevado a segundo plano.

As medidas de estenoses da valva mitral e, sobretudo, da valva aórtica podem ser fácil e acuradamente mensuradas pela planimetria direta com excelentes correlações com medidas invasivas, com a ressalva de que os valores obtidos para a valva aórtica costumam ser pouco maiores que o aferidos pelo ecocardiograma transtorácico.[108] Isso pode ser especialmente importante nos casos de estenoses aórticas graves com baixo fluxo e/ou baixos gradientes em que o cálculo da estenose baseado nas estimativas de pressões intracavitárias pode gerar falsos resultados.[109]

Da mesma forma, o cálculo de volumes e frações regurgitantes das mesmas valvas podem ser também medidos de forma bastante precisa e reprodutível por meio de técnicas de contraste de fase[110] (Figura 12). Como a RMC não tem dependência de planos, essas medidas não sofrem imprecisões em razão do posicionamento do transdutor ou da dificuldade de janelas acústicas. Assim, com a aquisição de uma sequência de contraste de fase na raiz da aorta, podemos estimar a fração e o volume regurgitante de forma direta para a válvula aórtica e de forma indireta para a válvula mitral. Todas essas vantagens também são aplicadas ao estudo das valvas tricúspides e pulmonar.[111] O surgimento recente das sequências de fluxo volumétricas de três dimensões (4D *flow*) trouxe grande avanço em relação ao contraste de fase habitual, pois possibilitam a derivação quantitativa a partir de uma aquisição única com possibilidade de análise quantitativa retrospectiva em qualquer direção do fluxo de sangue, o que tem muita utilidade na avaliação de casos de jatos muito excêntricos ou padrões complexos de fluxo com grande acurácia.[112]

Além das informações diretas valvares e de volumes/função provenientes da RMC, outros dados exclusivos do método podem também dar mais substrato decisório para o clínico ao se integrarem informações sobre o miocárdio e suas lesões cicatriciais. Isso foi demonstrado em patologias aórticas, nas quais a presença mais extensa de realce tardio esteve associada a uma menor recuperação funcional pós-cirúrgica.[113] Além disso, a adição dessa informação no pós-operatório de pacientes submetidos a reparo da valva aórtica por método percutâneo (TAVR) também identificou pacientes com maior risco de redução de função ventricular tardiamente.[114] As mesmas informações, agora coletadas em valvopatias mitrais, também identificaram que a presença de realce em pacientes com insuficiência mitral e prolapso tem implicação prognóstica significativa,[115] reforçando a

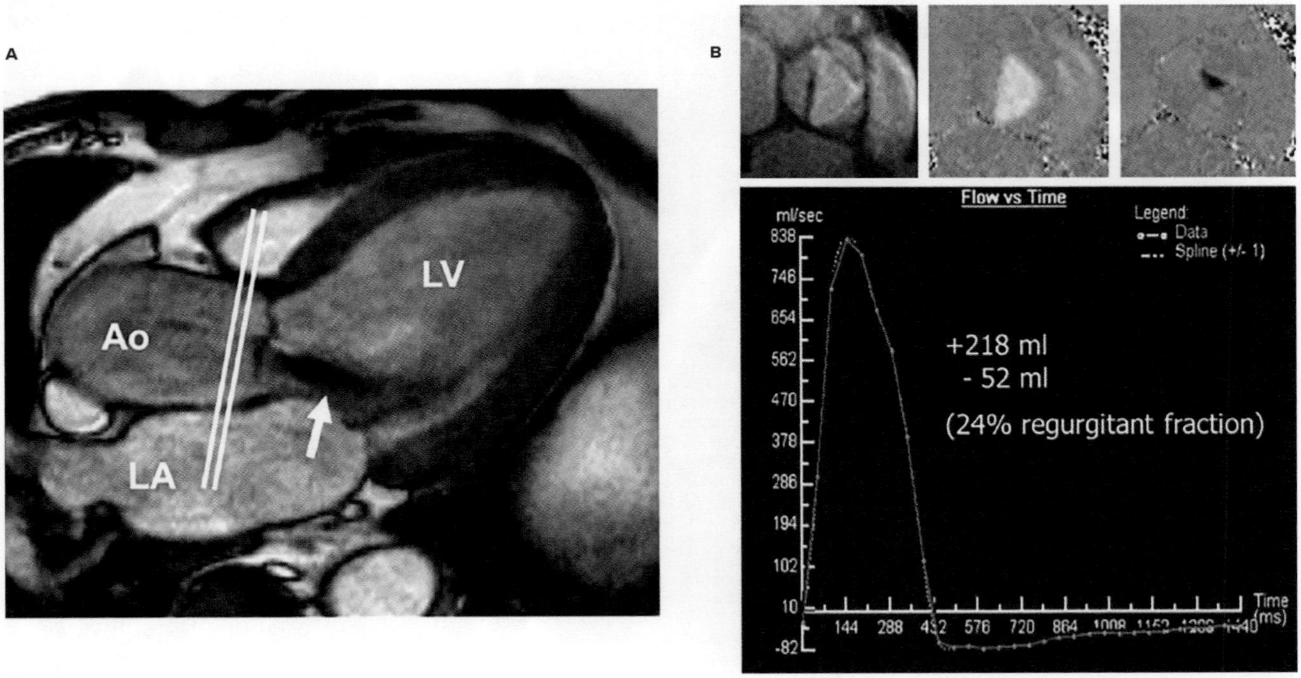

FIGURA 12

Exemplo de jato regurgitante aórtico com fração regurgitante calculada diretamente pelo método de contraste de fase. A: Linha de posicionamento para detecção do fluxo anterógrado e retrógrado e visão do jato regurgitante (seta). B: Na parte superior observam-se as três cúspides da valva aórtica na sístole e diástole, com o orifício regurgitante (mais escuro). Na parte inferior, o cálculo da fração regurgitante.

recomendação do uso da RMC nessa patologia para sua correta indicação cirúrgica.[116]

Cardiopatias congênitas

À medida que pacientes com cardiopatias congênitas passaram a sobreviver até a fase adulta, os exames de imagem passaram a ter papel preponderante no acompanhamento desses casos. Embora o ecocardiograma possa oferecer muitas informações necessárias, a RMC pode auxiliar em muito o clínico a tomar a decisão mais adequada para o caso.[117]

A angiorressonância para diagnóstico e estimativas da repercussão funcional da coarctação da aorta é facilmente estabelecida pela RMC não só com medida direta da estenose por planimetria, mas também por cálculos baseados em desaceleração do fluxo na aorta descendente.[118] O exame fornece todos os dados necessários para o manejo da doença de Ebstein e a avaliação do diagnóstico diferencial, como a doença de Uhl, por exemplo, complementando de forma adequada a ecocardiografia.[119,120]

Na tetralogia de Fallot, a RMC tem especial valor, sobretudo no acompanhamento pós-operatório desses pacientes, uma vez que complicações tardias são comuns e, muitas vezes, de difícil avaliação pela ecocardiografia.[121] A presença de realce tardio nesse grupo é a regra, mas a presença de cicatrizes apicais no ventrículo esquerdo ou supramedianas no ventrículo direito foi associada a pior evolução clínica.[122] Os achados de insuficiência pulmonar residual, aneurismas de via de saída de ventrículo direito ou das artérias pulmonares também podem ser encontrados com frequência nesses pacientes, sendo a RMC uma boa opção diagnóstica, uma vez que também pode fornecer no mesmo exame os dados funcionais necessários.[123]

Massas cardíacas

A RMC possui grande valor no diagnóstico diferencial de massas cardíacas. Além de mostrar a localização e a correlação anatômica com as estruturas do coração e órgãos adjacentes de forma bastante precisa, a caracterização tecidual possibilitada pelo uso de sequências distintas permite avaliar diferentes características da massa que, ultimamente, vão se somar para a definição da natureza do achado. Para isso, em geral se faz uso de um amplo arsenal de sequências, entre elas: cines SSFP, imagens ponderadas em T1 e T2 com e sem saturação de tecido adiposo, perfusão tecidual (massa e miocárdio), angiografia e realce tardio. A correlação das características da massa diante dessas sequências associada à sua localização anatômica no coração permite discriminar, grande parte das vezes, as massas entre benignas e malignas, bem como diferenciar estas de pseudotumores, como trombos intracavitários ou vegetações valvares, por exemplo.[124, 125]

No caso de identificação de trombos ventriculares (Figura 13), a RMC é superior ao ecocardiograma de rotina na

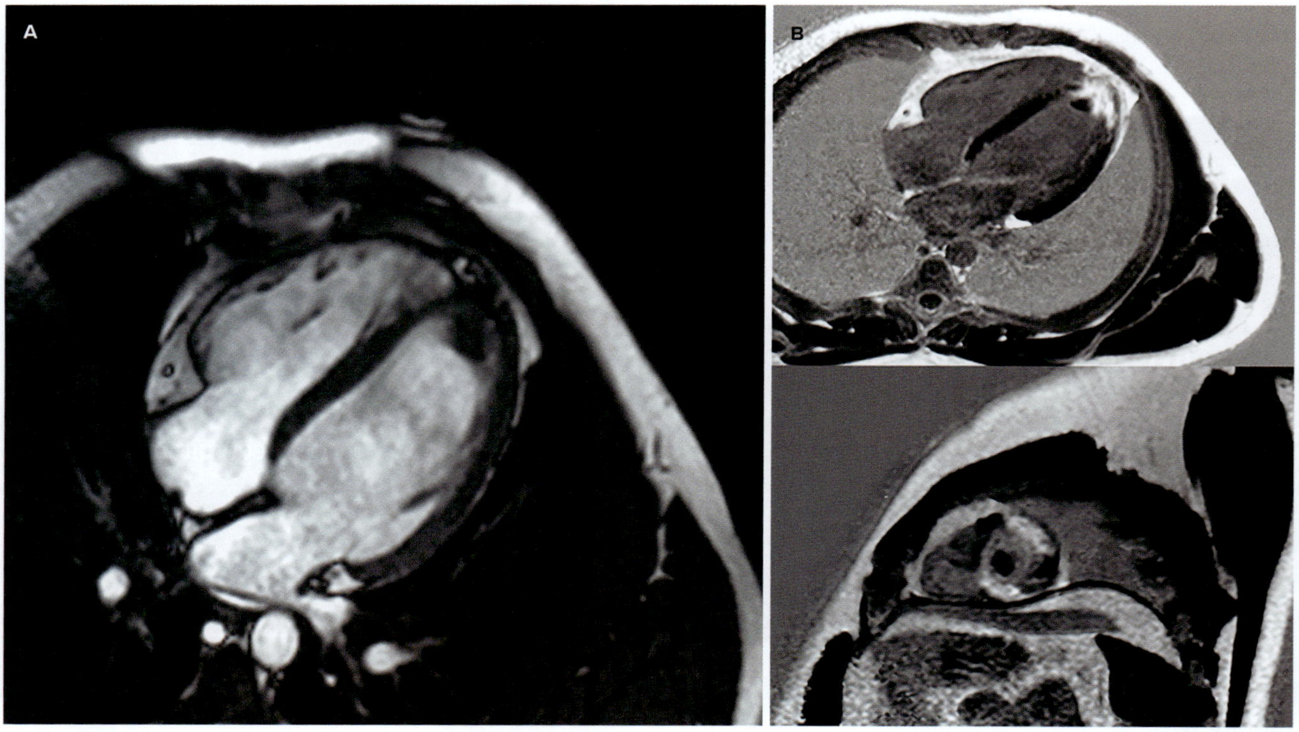

FIGURA 13

Massa intracavitária no ápice do ventrículo esquerdo (VE) nas sequências cine (A), sem realce tardio (B) (4 câmaras acima e eixo curto abaixo), compatível portanto com trombo, associado a área de fibrose miocárdica evidente pelo sinal hiperintenso em região apical.

identificação destes, sobretudo quando eles são pequenos ou murais, com valor preditivo positivo de 29% para o ecocardiograma vs. 75% para a RMC (P < 0,02).[126] Além do diagnóstico, a diferenciação entre trombo e tumores neoplásicos também é de grande relevância clínica e a RMC tem excelente acurácia para realização dessa distinção.[127] Usualmente os trombos são menores, mais homogêneos e menos móveis que as massas neoplásicas, sendo o uso de mapas de T1 a técnica mais acurada (95%) para diferenciação entre os dois. Para a identificação de tumores benignos vs. malignos, a distinção pode ocorrer, mas com acurácia bem mais modesta (79%), sendo o realce tardio a técnica de maior capacidade diferenciadora.

Dentre os tumores cardíacos benignos identificados pela RMC (que correspondem a 75% do total de tumores), os lipomas e fibromas são facilmente identificáveis pelas suas características teciduais específicas.[128] Mixomas e hemangiomas também têm algumas características particulares que permitem sua distinção. Os demais tumores benignos e malignos têm, muitas vezes, aspecto menos diferenciado e não têm caracterização patognomônica pela RMC. O fibroelastoma papilífero muitas vezes tem grande mobilidade e pequenos volumes e pode não ser identificado facilmente pelo método.

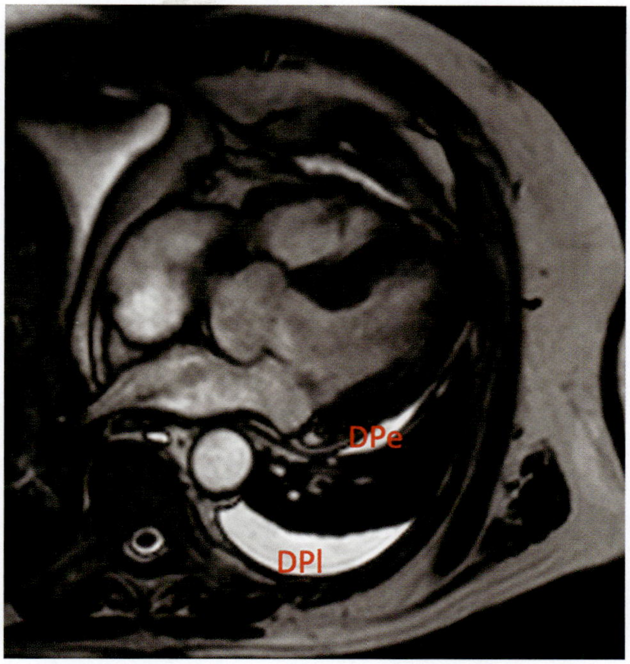

FIGURA 14

Derrame pericárdico (DPe) em sequência de cine com sinal hiperintenso entre lâminas de pericárdio que não está espessado e derrame pleural (DPl) associado.

Doenças do pericárdio

O pericárdio pode ser avaliado pela RMC tanto do ponto de vista funcional quanto no aspecto de sua repercussão funcional. Embora a calcificação pericárdica seja mais bem estudada com a tomografia, a RMC permite o preciso diagnóstico de espessamento.[129] O pericárdio normal pela RMC mede entre 1 e 2 mm; é considerado espessado se apresentar valores ≥ 4 mm e pode ser identificado em diversas sequências estáticas ou dinâmicas. O diagnóstico de pericardite e sua repercussão funcional (assim como o diagnóstico diferencial já citado anteriormente com cardiomiopatias restritivas) podem ser feitos pela RMC por meio do realce pós-contraste e da identificação da perda de complacência do pericárdio, tanto do ponto de vista regional quanto global com repercussão ventricular e atrial.[130] A análise funcional é especialmente importante se considerarmos que cerca de 20% dos casos de pericardite constritiva podem ocorrer sem espessamento pericárdico significativo.[131] O acompanhamento pela RMC de casos agudos de pericardite que foram tratados com anti-inflamatórios pode mostrar redução do realce pericárdico e de sua espessura, além da melhoria dos padrões hemodinâmicos,[132] aspectos que se correlacionam com melhor prognóstico[133] (Figura 14).

Entre as patologias mais específicas do pericárdio, a RMC auxilia no diagnóstico diferencial de cistos pericárdicos de maneira bastante precisa, identificando essas estruturas comumente localizadas no sulco cardiofrênico e que têm sinal típico de conteúdo líquido.[129] Da mesma forma, os defeitos pericárdicos parciais (mais comuns) ou totais podem ser identificados pela RMC e caracterizados pela típica rotação esquerda do coração, embora a visualização de toda a cobertura pericárdica seja muitas vezes difícil pela presença da gordura adjacente. Outras massas ou neoplasias que acometem a região, sobretudo as metástases pericárdicas, podem ser também identificadas pela RMC, embora o diagnóstico diferencial etiológico seja difícil de ser estabelecido.

Finalmente, em relação aos derrames pericárdicos, a RMC pode ser utilizada para melhor definição de sua presença (em especial fazendo o diagnóstico diferencial com gordura epicárdica abundante), quantificação de seus volumes, impacto hemodinâmico e relação concomitante com alterações próprias do pericárdio.[134] A caracterização do fluido contido no derrame pela RMC tem menor valor, uma vez que o tempo de doença e a presença ou não de mobilidade do fluido podem alterar sua imagem à RMC, sendo muitas vezes difícil a distinção entre transudatos e exsudatos ou mesmo a determinação de coágulos associados.

Doenças dos grandes vasos torácicos

Técnicas de angiorressonância, bem como séries de caracterização das paredes dos vasos, permitem avaliar as diferentes doenças da aorta e artérias pulmonares com elevada precisão.[135] Enquanto a tomografia é o exame preferencial na fase aguda de dissecções, por sua praticidade e tempo curto de execução, em condições crônicas a RMC oferece características clínicas e essenciais para a adequada condução dos casos.

No caso da aorta, as imagens para quantificação e determinação de aneurismas podem ser feitas pela RMC mesmo sem o uso de contrastes, uma aplicação bastante interessante em casos de pacientes nefropatas ou com acesso venoso periférico difícil.[136] Técnicas de aquisição ultrarrápidas, gerando angiografias dinâmicas com informações funcionais adicionais, também podem ser realizadas, assim como técnicas de 4D que incorporam a análise de fluxo temporal na aorta e vêm se tornando especialmente importantes para a análise de fluxos complexos e para a possibilidade de medir o *shear stress* e determinar gradientes pressóricos de forma não invasiva.[137] A aplicação clínica dessas técnicas ainda é pouco frequente, mas deve ganhar rápida aceitação à medida que estiver disponível em maior número de equipamentos.

Na análise das artérias pulmonares, a angiografia por RMC tem alta sensibilidade para detecção de tromboembolismos em terços proximais e médios dos ramos arteriais, mas menor acurácia para detecção de pequenos êmbolos mais distais em comparação com a angiotomografia.[138] Ao mesmo tempo, além da anatomia, a RMC permite o cálculo preciso da hipertensão pulmonar quando comparado à angiografia invasiva, possibilitando medida mais acurada do que as técnicas ultrassonográficas.[139] Com a adição da angiografia e da análise do ventrículo direito simultaneamente, a RMC pode ter papel único no diagnóstico e no acompanhamento de pacientes com hipertensão pulmonar, embora sua aplicação na prática ainda esteja muito aquém do seu potencial.

TABELA 1 Resumo de recomendações gerais para uso da ressonância magnética cardíaca com níveis de evidência com base nas últimas diretrizes norte-americanas, europeias, asiática e brasileira

Indicação	Recomendação	Nível de evidência
Estudos morfológicos	I	B
Estudos funcionais globais e regionais (VE e VD)	I	A
Avaliação de isquemia (perfusão e cine-estresse)	I	A
Viabilidade por realce tardio	I	A
Viabilidade por dobutamina	I	A
Análise de fluxo – doenças valvares	IIa	B
Anállise de fluxo – doenças congênitas	I	A
Caracterização tecidual – miocardites	I	A
Caracterização tecidual – cardiomiopatias	I	A
Doenças pericárdicas	IIa	B
Caracterização tecidual – massas e trombos	IIa	B
Suporte para eletrofisiologia (arritmias ventriculares e fibrilação atrial)	IIa	B

Considerações finais e diretrizes

Verificamos, portanto, ser a RMC método de ampla aplicação no suporte ao diagnóstico etiológico, avaliação das repercussões funcionais e eventual marcador prognóstico. Por se tratar de método de imagem muito recente, o desenvolvimento é constante, determinando necessidade de atualizações constantes nas indicações para sua priorização. Diretrizes das diversas áreas da Cardiologia têm incorporado a RMC e os graus de evidência a ela associados. Diretrizes específicas são regularmente publicadas pelas grandes sociedades e devem ser consultadas.[20,40,46] Com base nessas diretrizes, indicações e níveis de evidência foram resumidos na Tabela 1.

Referências bibliográficas

1. Pfeiffer MP, Biederman RW. Cardiac MRI: A general overview with emphasis on current use and indications. Med Clin North Am. 2015;99(4):849-61.
2. Campbell F, Thokala P, Uttley LC, Sutton A, Sutton AJ, Al-Mohammad A, et al. Systematic review and modelling of the cost-effectiveness of cardiac magnetic resonance imaging compared with current existing testing pathways in ischaemic cardiomyopathy. Health Technology Assessment. 2014;18(59):1-120.
3. Poon M, Fuster V, Fayad Z. Cardiac magnetic resonance imaging: a "one-stop-shop" evaluation of myocardial dysfunction. Curr Opin Cardiol. 2002;17(6):663-70.
4. Ridgway JP. Cardiovascular magnetic resonance physics for clinicians: part I. J Cardiovasc Magn Reson. 2010;12:71.
5. Bruder O, Schneider S, Nothnagel D, Dill T, Hombach V, Schulz-Menger J, et al. EuroCMR (European Cardiovascular Magnetic Resonance) registry: results of the German pilot phase. J Am Coll Cardiol.2009;54(15):1457-66.
6. Blissett S, Chetrit M, Kovacina B, Mardigyan V, Afilalo J. Performing cardiac magnetic resonance imaging in patients with cardiac implantable electronic devices: a contemporary review. Can J Cardiol. 2018;34(12):1682-6.
7. Yang E, Suzuki M, Nazarian S, Halperin H. Magnetic resonance imaging safety in patients with cardiac implantable electronic devices. Trends Cardiovasc Med. 2021.
8. Dill T. Contraindications to magnetic resonance imaging: non-invasive imaging. Heart. 2008;94(7):943-8.
9. Hunt CH, Hartman RP, Hesley GK. Frequency and severity of adverse effects of iodinated and gadolinium contrast materials: retrospective review of 456,930 doses. AJR Am J Roentgenol. 2009;193(4):1124-7.
10. Rydahl C, Thomsen HS, Marckmann P. High prevalence of nephrogenic systemic fibrosis in chronic renal failure patients exposed to gadodiamide, a gadolinium-containing magnetic resonance contrast agent. Invest Radiol. 2008;43(2):141-4.
11. Reiter T, Ritter O, Prince MR, Nordbeck P, Wanner C, Nagel E, et al. Minimizing risk of nephrogenic systemic fibrosis in cardiovascular magnetic resonance. J Cardiovasc Magn Reson. 2012;14:31.
12. Nandwana SB, Moreno CC, Osipow MT, Sekhar A, Cox KL. Gadobenate dimeglumine administration and nephrogenic systemic fibrosis: Is there a real risk in patients with impaired renal function? Radiology. 2015;276(3):741-7.
13. Nguyen KL, Bandettini WP, Shanbhag S, Leung SW, Wilson JR, Arai AE. Safety and tolerability of regadenoson CMR. Eur Heart J Cardiovasc Imag. 2014;15(7):753-60.
14. Chen L, Wang X, Bao J, Geng C, Xia Y, Wang J. Direct comparison of cardiovascular magnetic resonance and single-photon emission computed tomography for detection of coronary artery disease: a meta-analysis. PloS one. 2014;9(2):e88402.
15. Vincenti G, Masci PG, Monney P, Rutz T, Hugelshofer S, Gaxherri M, et al. Stress perfusion CMR in patients with known and suspected CAD:

Prognostic value and optimal ischemic threshold for revascularization. JACC Cardiovasc Imaging. 2017;10(5):526-37.
16. Foster EL, Arnold JW, Jekic M, Bender JA, Balasubramanian V, Thavendiranathan P, et al. MR-compatible treadmill for exercise stress cardiac magnetic resonance imaging. Magn Reson Med. 2012;67(3):880-9.
17. Bikiri E, Mereles D, Voss A, Greiner S, Hess A, Buss SJ, et al. Dobutamine stress cardiac magnetic resonance versus echocardiography for the assessment of outcome in patients with suspected or known coronary artery disease. Are the two imaging modalities comparable? Int J Cardiol. 2014;171(2):153-60.
18. Mordi I, Stanton T, Carrick D, McClure J, Oldroyd K, Berry C, et al. Comprehensive dobutamine stress CMR versus echocardiography in LBBB and suspected coronary artery disease. JACC Cardiovascular imaging. 2014;7(5):490-8.
19. Shah R, Heydari B, Coelho-Filho O, Murthy VL, Abbasi S, Feng JH, et al. Stress cardiac magnetic resonance imaging provides effective cardiac risk reclassification in patients with known or suspected stable coronary artery disease. Circulation. 2013;128(6):605-14.
20. Kramer CM, Barkhausen J, Flamm SD, Kim RJ, Nagel E, Society for Cardiovascular Magnetic Resonance Board of Trustees Task Force on Standardized P. Standardized cardiovascular magnetic resonance (CMR) protocols 2013 update. J Cardiovasc Magn Reson. 2013;15:91.
21. Greenwood JP, Maredia N, Younger JF, Brown JM, Nixon J, Everett CC, et al. Cardiovascular magnetic resonance and single-photon emission computed tomography for diagnosis of coronary heart disease (CE-MARC): a prospective trial. Lancet. 2012;379(9814):453-60.
22. Greenwood JP, Motwani M, Maredia N, Brown JM, Everett CC, Nixon J, et al. Comparison of cardiovascular magnetic resonance and single-photon emission computed tomography in women with suspected coronary artery disease from the Clinical Evaluation of Magnetic Resonance Imaging in Coronary Heart Disease (CE-MARC) Trial. Circulation. 2014;129(10):1129-38.
23. Schwitter J, Wacker CM, van Rossum AC, Lombardi M, Al-Saadi N, Ahlstrom H, et al. MR-IMPACT: comparison of perfusion-cardiac magnetic resonance with single-photon emission computed tomography for the detection of coronary artery disease in a multicentre, multivendor, randomized trial. Eur Heart J. 2008;29(4):480-9.
24. Schwitter J, Wacker CM, Wilke N, Al-Saadi N, Sauer E, Huettle K, et al. Superior diagnostic performance of perfusion-cardiovascular magnetic resonance versus SPECT to detect coronary artery disease: The secondary endpoints of the multicenter multivendor MR-IMPACT II (Magnetic Resonance Imaging for Myocardial Perfusion Assessment in Coronary Artery Disease Trial). J Cardiovasc Magn Reson. 2012;14:61.
25. Schwitter J, Wacker CM, Wilke N, Al-Saadi N, Sauer E, Huettle K, et al. MR-IMPACT II: Magnetic Resonance Imaging for Myocardial Perfusion Assessment in Coronary artery disease Trial: perfusion-cardiac magnetic resonance vs. single-photon emission computed tomography for the detection of coronary artery disease: a comparative multicentre, multivendor trial. Eur Heart J. 2013;34(10):775-81.
26. Biglands JD, Ibraheem M, Magee DR, Radjenovic A, Plein S, Greenwood JP. Quantitative myocardial perfusion imaging versus visual analysis in diagnosing myocardial ischemia: A CE-MARC substudy. JACC Cardiovasc Imaging. 2018;11(5):711-8.
27. Biglands JD, Magee DR, Sourbron SP, Plein S, Greenwood JP, Radjenovic A. Comparison of the diagnostic performance of four quantitative myocardial perfusion estimation methods used in cardiac MR imaging: CE-MARC substudy. Radiology. 2015;275(2):393-402.
28. Greenwood JP, Maredia N, Younger JF, Brown JM, Nixon J, Everett CC, et al. Cardiovascular magnetic resonance and single-photon emission computed tomography for diagnosis of coronary heart disease (CE-MARC): a prospective trial. Lancet. 2012;379(9814):453-60.
29. Schwitter J, Wacker CM, van Rossum AC, Lombardi M, Al-Saadi N, Ahlstrom H, et al. MR-IMPACT: comparison of perfusion-cardiac magnetic resonance with single-photon emission computed tomography for the detection of coronary artery disease in a multicentre, multivendor, randomized trial. Eur Heart J. 2008;29(4):480-9.
30. Morton G, Chiribiri A, Ishida M, Hussain ST, Schuster A, Indermuehle A, et al. Quantification of absolute myocardial perfusion in patients with coronary artery disease: comparison between cardiovascular magnetic resonance and positron emission tomography. J Am Coll Cardiol. 2012;60(16):1546-55.
31. van Dijk R, van Assen M, Vliegenthart R, de Bock GH, van der Harst P, Oudkerk M. Diagnostic performance of semi-quantitative and quantitative stress CMR perfusion analysis: a meta-analysis. J Cardiovasc Magn Reson. 2017;19(1):92.
32. Ebersberger U, Makowski MR, Schoepf UJ, Platz U, Schmidtler F, Rose J, et al. Magnetic resonance myocardial perfusion imaging at 3.0 Tesla for the identification of myocardial ischaemia: comparison with coronary catheter angiography and fractional flow reserve measurements. Eur Heart J Cardiovasc Imaging. 2013;14(12):1174-80.
33. Li M, Zhou T, Yang LF, Peng ZH, Ding J, Sun G. Diagnostic accuracy of myocardial magnetic resonance perfusion to diagnose ischemic stenosis with fractional flow reserve as reference: systematic review and meta-analysis. JACC Cardiovascular Imaging. 2014.
34. Johnson NP, Toth GG, Lai D, Zhu H, Acar G, Agostoni P, et al. Prognostic value of fractional flow reserve: linking physiologic severity to clinical outcomes. J Am Coll Cardiol. 2014;64(16):1641-54.
35. Tonino PA, De Bruyne B, Pijls NH, Siebert U, Ikeno F, van' t Veer M, et al. Fractional flow reserve versus angiography for guiding percutaneous coronary intervention. N Engl J Med. 2009;360(3):213-24.
36. Kotecha T, Martinez-Naharro A, Boldrini M, Knight D, Hawkins P, Kalra S, et al. Automated pixel-wise quantitative myocardial perfusion mapping by CMR to detect obstructive coronary artery disease and coronary microvascular dysfunction. Validation Against Invasive Coronary Physiology. 2019:2914.
37. El Aidi H, Adams A, Moons KG, Den Ruijter HM, Mali WP, Doevendans PA, et al. Cardiac magnetic resonance imaging findings and the risk of cardiovascular events in patients with recent myocardial infarction or suspected or known coronary artery disease: a systematic review of prognostic studies. J Am Coll Cardiol. 2014;63(11):1031-45.
38. Sammut EC, Villa ADM, Di Giovine G, Dancy L, Bosio F, Gibbs T, et al. Prognostic value of quantitative stress perfusion cardiac magnetic resonance. JACC Cardiovascular Imaging. 2018;11(5):686-94.
39. Task Force M, Montalescot G, Sechtem U, Achenbach S, Andreotti F, Arden C, et al. 2013 ESC guidelines on the management of stable coronary artery disease: the Task Force on the management of stable coronary artery disease of the European Society of Cardiology. Eur Heart J. 2013;34(38):2949-3003.
40. Fihn SD, Gardin JM, Abrams J, Berra K, Blankenship JC, Dallas AP, et al. 2012 ACCF/AHA/ACP/AATS/PCNA/SCAI/STS guideline for the diagnosis and management of patients with stable ischemic heart disease: a report of the American College of Cardiology Foundation/American Heart Association task force on practice guidelines, and the American College of Physicians, American Association for Thoracic Surgery, Preventive Cardiovascular Nurses Association, Society for Cardiovascular Angiography and Interventions, and Society of Thoracic Surgeons. Circulation. 2012;126(25):e354-471.
41. Knuuti J, Wijns W, Saraste A, Capodanno D, Barbato E, Funck-Brentano C, et al. 2019 ESC Guidelines for the diagnosis and management of chronic coronary syndromes. Eur Heart J. 2020;41(3):407-77.
42. Garcia MJ, Kwong RY, Scherrer-Crosbie M, Taub CC, Blankstein R, Lima J, et al. State of the art: Imaging for myocardial viability: a scientific statement from the American Heart Association. Circulation Cardiovascular imaging. 2020;13(7):e000053.
43. Shah DJ, Kim HW, James O, Parker M, Wu E, Bonow RO, et al. Prevalence of regional myocardial thinning and relationship with myocardial scarring in patients with coronary artery disease. JAMA. 2013;309(9):909-18.
44. Kim RJ, Fieno DS, Parrish TB, Harris K, Chen EL, Simonetti O, et al. Relationship of MRI delayed contrast enhancement to irreversible injury, infarct age, and contractile function. Circulation. 1999;100(19):1992-2002.
45. Kim RJ, Wu E, Rafael A, Chen EL, Parker MA, Simonetti O, et al. The use of contrast-enhanced magnetic resonance imaging to identify reversible myocardial dysfunction. N Engl J Med. 2000;343(20):1445-53.
46. Sara L, Szarf G, Tachibana A, Shiozaki AA, Villa AV, de Oliveira AC, et al. II Guidelines on Cardiovascular Magnetic Resonance and Computed Tomography of the Brazilian Society of Cardiology and the Brazilian College of Radiology. Arq Bras Cardiol. 2014;103(6 Suppl 3):1-86.

47. Shan K, Constantine G, Sivananthan M, Flamm SD. Role of cardiac magnetic resonance imaging in the assessment of myocardial viability. Circulation. 2004;109(11):1328-34.
48. Wagner A, Mahrholdt H, Holly TA, Elliott MD, Regenfus M, Parker M, et al. Contrast-enhanced MRI and routine single photon emission computed tomography (SPECT) perfusion imaging for detection of subendocardial myocardial infarcts: an imaging study. Lancet. 2003;361(9355):374-9.
49. Ibrahim T, Bulow HP, Hackl T, Hornke M, Nekolla SG, Breuer M, et al. Diagnostic value of contrast-enhanced magnetic resonance imaging and single-photon emission computed tomography for detection of myocardial necrosis early after acute myocardial infarction. J Am Coll Cardiol. 2007;49(2):208-16.
50. Kwong RY, Chan AK, Brown KA, Chan CW, Reynolds HG, Tsang S, et al. Impact of unrecognized myocardial scar detected by cardiac magnetic resonance imaging on event-free survival in patients presenting with signs or symptoms of coronary artery disease. Circulation. 2006;113(23):2733-43.
51. Kwong RY, Sattar H, Wu H, Vorobiof G, Gandla V, Steel K, et al. Incidence and prognostic implication of unrecognized myocardial scar characterized by cardiac magnetic resonance in diabetic patients without clinical evidence of myocardial infarction. Circulation. 2008;118(10):1011-20.
52. Schelbert EB, Cao JJ, Sigurdsson S, Aspelund T, Kellman P, Aletras AH, et al. Prevalence and prognosis of unrecognized myocardial infarction determined by cardiac magnetic resonance in older adults. JAMA. 2012;308(9):890-6.
53. Klein C, Nekolla SG, Bengel FM, Momose M, Sammer A, Haas F, et al. Assessment of myocardial viability with contrast-enhanced magnetic resonance imaging: comparison with positron emission tomography. Circulation. 2002;105(2):162-7.
54. Kuhl HP, Beek AM, van der Weerdt AP, Hofman MB, Visser CA, Lammertsma AA, et al. Myocardial viability in chronic ischemic heart disease: comparison of contrast-enhanced magnetic resonance imaging with (18)F-fluorodeoxyglucose positron emission tomography. J Am Coll Cardiol. 2003;41(8):1341-8.
55. Knuesel PR, Nanz D, Wyss C, Buechi M, Kaufmann PA, von Schulthess GK, et al. Characterization of dysfunctional myocardium by positron emission tomography and magnetic resonance: relation to functional outcome after revascularization. Circulation. 2003;108(9):1095-100.
56. Dendale P, Franken PR, Holman E, Avenarius J, van der Wall EE, de Roos A. Validation of low-dose dobutamine magnetic resonance imaging for assessment of myocardial viability after infarction by serial imaging. Am J Cardiol. 1998;82(3):375-7.
57. Wellnhofer E, Olariu A, Klein C, Grafe M, Wahl A, Fleck E, et al. Magnetic resonance low-dose dobutamine test is superior to SCAR quantification for the prediction of functional recovery. Circulation. 2004;109(18):2172-4.
58. Kaandorp TA, Lamb HJ, van der Wall EE, de Roos A, Bax JJ. Cardiovascular MR to access myocardial viability in chronic ischaemic LV dysfunction. Heart. 2005;91(10):1359-65.
59. Romero J, Xue X, Gonzalez W, Garcia MJ. CMR imaging assessing viability in patients with chronic ventricular dysfunction due to coronary artery disease: a meta-analysis of prospective trials. JACC Cardiovasc Imaging. 2012;5(5):494-508.
60. Gorgels AP, Gijsbers C, de Vreede-Swagemakers J, Lousberg A, Wellens HJ. Out-of-hospital cardiac arrest--the relevance of heart failure. The Maastricht Circulatory Arrest Registry. Eur Heart J. 2003;24(13):1204-9.
61. Sabbag A, Suleiman M, Laish-Farkash A, Samania N, Kazatsker M, Goldenberg I, et al. Contemporary rates of appropriate shock therapy in patients who receive implantable device therapy in a real-world setting: from the Israeli ICD Registry. Heart Rhythm. 2015;12(12):2426-33.
62. Stecker EC, Vickers C, Waltz J, Socoteanu C, John BT, Mariani R, et al. Population-based analysis of sudden cardiac death with and without left ventricular systolic dysfunction: two-year findings from the Oregon Sudden Unexpected Death Study. J Am Coll Cardiol. 2006;47(6):1161-6.
63. Tandri H, Saranathan M, Rodriguez ER, Martinez C, Bomma C, Nasir K, et al. Noninvasive detection of myocardial fibrosis in arrhythmogenic right ventricular cardiomyopathy using delayed-enhancement magnetic resonance imaging. J Am Coll Cardiol. 2005;45(1):98-103.
64. Aquaro GD, Pingitore A, Strata E, Di Bella G, Molinaro S, Lombardi M. Cardiac magnetic resonance predicts outcome in patients with premature ventricular complexes of left bundle branch block morphology. J Am Coll Cardiol. 2010;56(15):1235-43.
65. Corrado D, Perazzolo Marra M, Zorzi A, Beffagna G, Cipriani A, Lazzari M, et al. Diagnosis of arrhythmogenic cardiomyopathy: The Padua criteria. Int J Cardiol. 2020;319:106-14.
66. Bruder O, Wagner A, Lombardi M, Schwitter J, van Rossum A, Pilz G, et al. European Cardiovascular Magnetic Resonance (EuroCMR) registry: multi national results from 57 centers in 15 countries. J Cardiovasc Magn Reson. 2013;15:9.
67. White JA, Fine NM, Gula L, Yee R, Skanes A, Klein G, et al. Utility of cardiovascular magnetic resonance in identifying substrate for malignant ventricular arrhythmias. Circulation Cardiovascular Imaging. 2012;5(1):12-20.
68. Disertori M, Quintarelli S, Mazzola S, Favalli V, Narula N, Arbustini E. The need to modify patient selection to improve the benefits of implantable cardioverter-defibrillator for primary prevention of sudden death in non-ischaemic dilated cardiomyopathy. Europace. 2013;15(12):1693-701.
69. Gulati A, Jabbour A, Ismail TF, Guha K, Khwaja J, Raza S, et al. Association of fibrosis with mortality and sudden cardiac death in patients with nonischemic dilated cardiomyopathy. JAMA. 2013;309(9):896-908.
70. Disertori M, Gulizia MM, Casolo G, Delise P, Di Lenarda A, Di Tano G, et al. Improving the appropriateness of sudden arrhythmic death primary prevention by implantable cardioverter-defibrillator therapy in patients with low left ventricular ejection fraction. Point of view. J Cardiovasc Med. 2016;17(4):245-55.
71. Becker MAJ, Cornel JH, van de Ven PM, van Rossum AC, Allaart CP, Germans T. The prognostic value of late gadolinium-enhanced cardiac magnetic resonance imaging in nonischemic dilated cardiomyopathy: A review and meta-analysis. JACC Cardiovasc Imaging. 2018;11(9):1274-84.
72. Shanbhag SM, Greve AM, Aspelund T, Schelbert EB, Cao JJ, Danielsen R, et al. Prevalence and prognosis of ischaemic and non-ischaemic myocardial fibrosis in older adults. Eur Heart J. 2019;40(6):529-38.
73. Quarta G, Aquaro GD, Pedrotti P, Pontone G, Dellegrottaglie S, Iacovoni A, et al. Cardiovascular magnetic resonance imaging in hypertrophic cardiomyopathy: the importance of clinical context. Eur Heart J Cardiovasc Imaging. 2018;19(6):601-10.
74. Moon JC, Fisher NG, McKenna WJ, Pennell DJ. Detection of apical hypertrophic cardiomyopathy by cardiovascular magnetic resonance in patients with non-diagnostic echocardiography. Heart. 2004;90(6):645-9.
75. Rowin EJ, Maron BJ, Haas TS, Garberich RF, Wang W, Link MS, et al. Hypertrophic Cardiomyopathy With left ventricular apical aneurysm: Implications for risk stratification and management. J Am Coll Cardiol. 2017;69(7):761-73.
76. Adabag AS, Maron BJ, Appelbaum E, Harrigan CJ, Buros JL, Gibson CM, et al. Occurrence and frequency of arrhythmias in hypertrophic cardiomyopathy in relation to delayed enhancement on cardiovascular magnetic resonance. J Am Coll Cardiol. 2008;51(14):1369-74.
77. O'Hanlon R, Grasso A, Roughton M, Moon JC, Clark S, Wage R, et al. Prognostic significance of myocardial fibrosis in hypertrophic cardiomyopathy. J Am Coll Cardiol. 2010;56(11):867-74.
78. Maron BJ, Maron MS. The remarkable 50 years of imaging in HCM and how it has changed diagnosis and management: From M-Mode Echocardiography to CMR. JACC Cardiovasc Imaging. 2016;9(7):858-72.
79. Martinez-Naharro A, Treibel TA, Abdel-Gadir A, Bulluck H, Zumbo G, Knight DS, et al. Magnetic resonance in transthyretin cardiac amyloidosis. J Am Coll Cardiol. 2017;70(4):466-77.
80. Mahrholdt H, Wagner A, Judd RM, Sechtem U, Kim RJ. Delayed enhancement cardiovascular magnetic resonance assessment of non-ischaemic cardiomyopathies. Eur Heart J. 2005;26(15):1461-74.
81. Petersen SE, Selvanayagam JB, Francis JM, Myerson SG, Wiesmann F, Robson MD, et al. Differentiation of athlete's heart from pathological forms of cardiac hypertrophy by means of geometric indices derived from cardiovascular magnetic resonance. J Cardiovasc Magn Reson. 2005;7(3):551-8.

82. McNally EM, Mestroni L. Dilated cardiomyopathy: Genetic determinants and mechanisms. Circ Res. 2017;121(7):731-48.
83. Patel AR, Kramer CM. Role of cardiac magnetic resonance in the diagnosis and prognosis of nonischemic cardiomyopathy. JACC Cardiovasc Imaging. 2017;10(10 Pt A):1180-93.
84. Iles L, Pfluger H, Lefkovits L, Butler MJ, Kistler PM, Kaye DM, et al. Myocardial fibrosis predicts appropriate device therapy in patients with implantable cardioverter-defibrillators for primary prevention of sudden cardiac death. J Am Coll Cardiol. 2011;57(7):821-8.
85. Smedema JP, Snoep G, van Kroonenburgh MP, van Geuns RJ, Dassen WR, Gorgels AP, et al. Evaluation of the accuracy of gadolinium-enhanced cardiovascular magnetic resonance in the diagnosis of cardiac sarcoidosis. J Am Coll Cardiol. 2005;45(10):1683-90.
86. Greulich S, Deluigi CC, Gloekler S, Wahl A, Zurn C, Kramer U, et al. CMR imaging predicts death and other adverse events in suspected cardiac sarcoidosis. JACC Cardiovasc Imaging. 2013;6(4):501-11.
87. Eitel I, von Knobelsdorff-Brenkenhoff F, Bernhardt P, Carbone I, Muellerleile K, Aldrovandi A, et al. Clinical characteristics and cardiovascular magnetic resonance findings in stress (takotsubo) cardiomyopathy. JAMA. 2011;306(3):277-86.
88. Fernandes JL. MRI for iron overload in thalassemia. Hematology/Oncology Clin North Am. 2018;32(2):277-95.
89. Rochitte CE, Nacif MS, de Oliveira Junior AC, Siqueira-Batista R, Marchiori E, Uellendahl M, et al. Cardiac magnetic resonance in Chagas' disease. Artificial Organs. 2007;31(4):259-67.
90. Moreira HT, Volpe GJ, Marin-Neto JA, Ambale-Venkatesh B, Nwabuo CC, Trad HS, et al. Evaluation of right ventricular systolic function in Chagas disease using cardiac magnetic resonance imaging. Circ Cardiovasc Imaging. 2017;10(3):e005571.
91. Rochitte CE, Oliveira PF, Andrade JM, Ianni BM, Parga JR, Avila LF, et al. Myocardial delayed enhancement by magnetic resonance imaging in patients with Chagas' disease: a marker of disease severity. J Am Coll Cardiol. 2005;46(8):1553-8.
92. Torreao JA, Ianni BM, Mady C, Naia E, Rassi CH, Nomura C, et al. Myocardial tissue characterization in Chagas' heart disease by cardiovascular magnetic resonance. J Cardiovasc Magnetic Resonance. 2015;17:97.
93. Regueiro A, Garcia-Alvarez A, Sitges M, Ortiz-Perez JT, De Caralt MT, Pinazo MJ, et al. Myocardial involvement in Chagas disease: insights from cardiac magnetic resonance. Int J Cardiol. 2013;165(1):107-12.
94. Volpe GJ, Moreira HT, Trad HS, Wu KC, Braggion-Santos MF, Santos MK, et al. Left Ventricular Scar and Prognosis in Chronic Chagas Cardiomyopathy. J Am Coll Cardiol. 2018;72(21):2567-76.
95. Senra T, Ianni BM, Costa ACP, Mady C, Martinelli-Filho M, Kalil-Filho R, et al. Long-term prognostic value of myocardial fibrosis in patients with Chagas cardiomyopathy. J Am Coll Cardiol. 2018;72(21):2577-87.
96. Pereira NL, Grogan M, Dec GW. Spectrum of restrictive and infiltrative cardiomyopathies: Part 2 of a 2-Part Series. J Am Coll Cardiol. 2018;71(10):1149-66.
97. Pereira NL, Grogan M, Dec GW. Spectrum of restrictive and infiltrative cardiomyopathies: Part 1 of a 2-Part Series. J Am Coll Cardiol. 2018;71(10):1130-48.
98. Giorgi B, Mollet NR, Dymarkowski S, Rademakers FE, Bogaert J. Clinically suspected constrictive pericarditis: MR imaging assessment of ventricular septal motion and configuration in patients and healthy subjects. Radiology. 2003;228(2):417-24.
99. Syed IS, Martinez MW, Feng DL, Glockner JF. Cardiac magnetic resonance imaging of eosinophilic endomyocardial disease. Int J Cardiol. 2008;126(3):e50-2.
100. Mahrholdt H, Goedecke C, Wagner A, Meinhardt G, Athanasiadis A, Vogelsberg H, et al. Cardiovascular magnetic resonance assessment of human myocarditis: a comparison to histology and molecular pathology. Circulation. 2004;109(10):1250-8.
101. Ferreira VM, Schulz-Menger J, Holmvang G, Kramer CM, Carbone I, Sechtem U, et al. Cardiovascular magnetic resonance in nonischemic myocardial inflammation: Expert recommendations. J Am Coll Cardiol. 2018;72(24):3158-76.
102. Thavendiranathan P, Walls M, Giri S, Verhaert D, Rajagopalan S, Moore S, et al. Improved detection of myocardial involvement in acute inflammatory cardiomyopathies using T2 mapping. Circ Cardiovasc Imaging. 2012;5(1):102-10.
103. Radunski UK, Lund GK, Stehning C, Schnackenburg B, Bohnen S, Adam G, et al. CMR in patients with severe myocarditis: diagnostic value of quantitative tissue markers including extracellular volume imaging. JACC Cardiovascular imaging. 2014;7(7):667-75.
104. Kotanidis CP, Bazmpani MA, Haidich AB, Karvounis C, Antoniades C, Karamitsos TD. Diagnostic accuracy of cardiovascular magnetic resonance in acute myocarditis: A systematic review and meta-analysis. JACC Cardiovasc Imaging. 2018;11(11):1583-90.
105. Parashar A, Hundley WG. The role of cardiovascular magnetic resonance for surveillance of cardiac performance upon receipt of potentially cardiotoxic cancer therapeutics. Curr Cardiol Rep. 2018;20(12):142.
106. Plana JC, Galderisi M, Barac A, Ewer MS, Ky B, Scherrer-Crosbie M, et al. Expert consensus for multimodality imaging evaluation of adult patients during and after cancer therapy: a report from the American Society of Echocardiography and the European Association of Cardiovascular Imaging. Eur Heart J Cardiovasc Imaging. 2014;15(10):1063-93.
107. Sociedade Brasileira de C, Sousa MR, Feitosa GS, Paola AA, Schneider JC, Feitosa-Filho GS, et al. First guidelines of the Brazilian Society of Cardiology on processes and skills for education in cardiology in Brazil. Arq Bras Cardiol. 2011;96(5 Suppl 1):4-24.
108. Woldendorp K, Bannon PG, Grieve SM. Evaluation of aortic stenosis using cardiovascular magnetic resonance: a systematic review & meta-analysis. J Cardiovasc Magnetic Resonance. 2020;22(1):45.
109. Orwat S, Kaleschke G, Kerckhoff G, Radke R, Baumgartner H. Low flow, low gradient severe aortic stenosis: diagnosis, treatment and prognosis. EuroIntervention. 2013;9 Suppl:S38-42.
110. Myerson SG. Heart valve disease: investigation by cardiovascular magnetic resonance. Journal of cardiovascular magnetic resonance :. 2012;14:7.
111. Kim HK, Kim YJ, Park EA, Bae JS, Lee W, Kim KH, et al. Assessment of haemodynamic effects of surgical correction for severe functional tricuspid regurgitation: cardiac magnetic resonance imaging study. Eur Heart J. 2010;31(12):1520-8.
112. Spampinato RA, Jahnke C, Crelier G, Lindemann F, Fahr F, Czaja-Ziolkowska M, et al. Quantification of regurgitation in mitral valve prolapse with four-dimensional flow cardiovascular magnetic resonance. J Cardiovasc Magn Reson. 2021;23(1):87.
113. Azevedo CF, Nigri M, Higuchi ML, Pomerantzeff PM, Spina GS, Sampaio RO, et al. Prognostic significance of myocardial fibrosis quantification by histopathology and magnetic resonance imaging in patients with severe aortic valve disease. J Am Coll Cardiol. 2010;56(4):278-87.
114. Ribeiro HB, Orwat S, Hayek SS, Larose E, Babaliaros V, Dahou A, et al. Cardiovascular magnetic resonance to evaluate aortic regurgitation after transcatheter aortic valve replacement. J Am Coll Cardiol. 2016;68(6):577-85.
115. Kitkungvan D, Nabi F, Kim RJ, Bonow RO, Khan MA, Xu J, et al. Myocardial fibrosis in patients with primary mitral regurgitation with and without prolapse. J Am Coll Cardiol. 2018;72(8):823-34.
116. Uretsky S, Argulian E, Narula J, Wolff SD. Use of cardiac magnetic resonance imaging in assessing mitral regurgitation: Current evidence. J Am Coll Cardiol. 2018;71(5):547-63.
117. Orwat S, Diller GP, Baumgartner H. Imaging of congenital heart disease in adults: choice of modalities. Eur Heart J Cardiovasc Imaging. 2014;15(1):6-17.
118. Nielsen JC, Powell AJ, Gauvreau K, Marcus EN, Prakash A, Geva T. Magnetic resonance imaging predictors of coarctation severity. Circulation. 2005;111(5):622-8.
119. Richardson JD, Teo KS, Bertaso AG, Wong DT, Disney P, Worthley SG. Uhl's anomaly. Int J Cardiol. 2012;154(2):e36-7.
120. Bonello B, Kilner PJ. Review of the role of cardiovascular magnetic resonance in congenital heart disease, with a focus on right ventricle assessment. Arch Cardiovasc Dis. 2012;105(11):605-13.
121. Helbing WA, de Roos A. Clinical applications of cardiac magnetic resonance imaging after repair of tetralogy of Fallot. Pediatric Cardiol. 2000;21(1):70-9.
122. Babu-Narayan SV, Kilner PJ, Li W, Moon JC, Goktekin O, Davlouros PA, et al. Ventricular fibrosis suggested by cardiovascular magnetic reso-

nance in adults with repaired tetralogy of fallot and its relationship to adverse markers of clinical outcome. Circulation. 2006;113(3):405-13.
123. Gartner RD, Sutton NJ, Weinstein S, Spindola-Franco H, Haramati LB. MRI and computed tomography of cardiac and pulmonary complications of tetralogy of fallot in adults. J Thoracic Imaging. 2010;25(2):183-90.
124. Luna A, Ribes R, Caro P, Vida J, Erasmus JJ. Evaluation of cardiac tumors with magnetic resonance imaging. Eur Radiol. 2005;15(7):1446-55.
125. Marchini JF, Rodrigues AJ, Schmidt A. A ventricular thrombus mimicking a tumour. BMJ case reports. 2009;2009.
126. Weinsaft JW, Kim HW, Crowley AL, Klem I, Shenoy C, Van Assche L, et al. LV thrombus detection by routine echocardiography: insights into performance characteristics using delayed enhancement CMR. JACC Cardiovascular Imaging. 2011;4(7):702-12.
127. Pazos-Lopez P, Pozo E, Siqueira ME, Garcia-Lunar I, Cham M, Jacobi A, et al. Value of CMR for the differential diagnosis of cardiac masses. JACC Cardiovascular Imaging. 2014;7(9):896-905.
128. Syed IS, Feng D, Harris SR, Martinez MW, Misselt AJ, Breen JF, et al. MR imaging of cardiac masses. Magn Reson Imaging Clin N Am. 2008;16(2):137-64, vii.
129. Bogaert J, Francone M. Cardiovascular magnetic resonance in pericardial diseases. J Cardiovasc Magn Reson. 2009;11:14.
130. Cheng H, Zhao S, Jiang S, Lu M, Yan C, Ling J, et al. The relative atrial volume ratio and late gadolinium enhancement provide additive information to differentiate constrictive pericarditis from restrictive cardiomyopathy. J Cardiovasc Magn Reson. 2011;13:15.
131. Talreja DR, Edwards WD, Danielson GK, Schaff HV, Tajik AJ, Tazelaar HD, et al. Constrictive pericarditis in 26 patients with histologically normal pericardial thickness. Circulation. 2003;108(15):1852-7.
132. Feng D, Glockner J, Kim K, Martinez M, Syed IS, Araoz P, et al. Cardiac magnetic resonance imaging pericardial late gadolinium enhancement and elevated inflammatory markers can predict the reversibility of constrictive pericarditis after antiinflammatory medical therapy: a pilot study. Circulation. 2011;124(17):1830-7.
133. Kumar A, Sato K, Yzeiraj E, Betancor J, Lin L, Tamarappoo BK, et al. Quantitative pericardial delayed hyperenhancement informs clinical course in recurrent pericarditis. JACC Cardiovasc Imaging. 2017;10(11):1337-46.
134. Bogaert J, Francone M. Pericardial disease: value of CT and MR imaging. Radiology. 2013;267(2):340-56.
135. Hartung MP, Grist TM, Francois CJ. Magnetic resonance angiography: current status and future directions. J Cardiovasc Magn Reson. 2011;13:19.
136. Provenzale JM, Sarikaya B. Comparison of test performance characteristics of MRI, MR angiography, and CT angiography in the diagnosis of carotid and vertebral artery dissection: a review of the medical literature. AJR Am J Roentgenol. 2009;193(4):1167-74.
137. Hope MD, Hope TA, Crook SE, Ordovas KG, Urbania TH, Alley MT, et al. 4D flow CMR in assessment of valve-related ascending aortic disease. JACC Cardiovascular Imaging. 2011;4(7):781-7.
138. Stein PD, Chenevert TL, Fowler SE, Goodman LR, Gottschalk A, Hales CA, et al. Gadolinium-enhanced magnetic resonance angiography for pulmonary embolism: a multicenter prospective study (PIOPED III). Ann Intern Med. 2010;152(7):434-43, W142-3.
139. Kreitner KF, Wirth GM, Krummenauer F, Weber S, Pitton MB, Schneider J, et al. Noninvasive assessment of pulmonary hemodynamics in patients with chronic thromboembolic pulmonary hypertension by high temporal resolution phase-contrast MRI: correlation with simultaneous invasive pressure recordings. Circ Cardiovasc Imaging. 2013;6(5):722-9.

Capítulo 12

Avaliação da perfusão miocárdica por tomografia computadorizada e por ressonância magnética

Otávio Rizzi Coelho Filho
Ibraim Masciarelli Pinto
Carlos Eduardo Rochitte

PONTOS-CHAVE

- A avaliação da perfusão miocárdica ainda ocupa papel central no planejamento terapêutico de pacientes com doença coronária obstrutiva. Ressonância magnética e tomografia são opções eficazes, que utilizam estresse farmacológicos pra definir se há isquemia.
- O estresse farmacológico pode ser feito por agentes que aumentam o trabalho cardíaco, sendo o mais usado a dobutamina, ou por fármacos vasodilatadores, como o dipiridamol, a adenosina e o regadenoson, este último ainda não disponível para uso clínico no Brasil. A dobutamina é pouco utilizada nos estudos de tomografia.
- O diagnóstico de isquemia por tomografia utilizando estresse habitualmente inclui duas fases, uma para a aquisição de imagens anatômicas outra para a análise da perfusão miocárdica. Esta abordagem já foi validada em diversos trabalhos, incluindo estudo multicêntrico internacional.
- A quantificação não invasiva da reserva de fluxo fracionada pela tomografia tem a vantagem adicional de não exigir dupla exposição à radiação, nem de duas injeções de contraste. Esta abordagem também já foi validada e encontra-se próxima de ser usada de modo amplo na prática.
- A inclusão da análise da perfusão por tomografia aumenta a acurácia do método, por elevar a especificidade deste exame, que já tem elevada sensibilidade.
- A análise da perfusão miocárdica por ressonância é disponível há várias décadas e tem impacto clínico comprovado. Dentre suas vantagens, encontra-se o fato de não usar radiação ionizante.
- O diagnóstico de isquemia por ressonância tem valor diagnóstico, prognóstico, identifica pacientes de risco mais elevado e aponta quais casos seriam mais beneficiados por tratamento intervencionista.
- Além da análise de isquemia, no mesmo exame, a ressonância faculta a quantificação da função ventricular e a caracterização do miocárdio, mostrando a existência de áreas de necrose e fibrose, que agregam valor à estratificação de risco e tem impacto prognóstico.

Introdução

A definição e a quantificação de isquemia miocárdica por exames não invasivos ainda ocupam lugar central na decisão terapêutica de pacientes com doença arterial coronariana (DAC). Diferentes exames realizam este tipo de avaliação, dentre eles a tomografia computadorizada e a ressonância magnética, cada um deles com características técnicas e metodológicas particulares, mas que podem ser utilizados como formas eficazes de obter os dados necessários para a correta decisão terapêutica de pacientes com obstruções das artérias coronárias.[1,2]

Avaliação da perfusão miocárdica por estresse farmacológico

O objetivo de realizar exames não invasivos para analisar a perfusão miocárdica é encontrar pacientes que se beneficiariam de procedimentos de revascularização que, segundo as diretrizes vigentes, são aqueles que apresentam isquemia miocárdica pelo menos moderada (comprometendo 10% ou mais da massa do músculo cardíaco) em situações que reproduzam a demanda de oxigênio por parte do coração durante exercício físico.[2] Embora alguns autores tentem realizar estes exames durante ou imediatamente após a realização de exercício físico, o mais habitual é a utilização de estímulos farmacológicos, que têm eficácia clínica comprovada e que provocam menos desconforto para o paciente.[3,4]

Agentes vasodilatadores são empregados pois eles promovem hiperemia que é acompanhada por diminuição da resistência nos vasos coronários subepicárdicos (principalmente arteríolas pré-capilares). Assim, nos casos em que há obstruções significativas, a resistência ao fluxo é equalizada entre territórios com e sem obstrução e o fluxo será maior para as áreas nutridas por vasos isentos de estenoses graves (fluxo proporcional à área de secção dos vasos epicárdicos).[3,4] Esta finalidade pode ser obtida com o uso de dipiridamol, adenosina ou, mais recentemente, regadenoson.[4] O dipiridamol age por via indireta, aumentando a concentração intracelular de adenosina, que é um potente agente natural, cuja ação se dá por ligar-se a receptores específicos, que promovem maior degradação do ATP, com consequente ativação dos canais de potássio, o que leva ao relaxamento da musculatura lisa. O tempo necessário para o efeito e a meia-vida da adenosina administrada diretamente são menores do que o dipiridamol cuja meia-vida pode ser de até 30 minutos e, por isso, aconselha-se que quando este for o fármaco utilizado, os pacientes recebam aminofilina por injeção endovenosa lenta, de modo a reverter a ação vasodilatadora e reduzir o risco do exame. Dentre os efeitos adversos que podem acontecer com o uso destes fármacos e que exigem cuidado por parte da equipe médica, destacam-se os bloqueios atrioventriculares, broncoespasmo, hipotensão, cefaleia e rubor cutâneo.[4]

Regadenoson é um agente introduzido na prática clínica mais recentemente, que age por ligar-se diretamente ao receptor A2A da adenosina. Este agente tem menor risco de eventos adversos quando comparado à adenosina e ao dipiridamol, mas alguns estudos com medicina nuclear sugerem que ela possa ter menor acurácia.[4] Este agente, aprovado pela Food and Drug Administration (FDA), agência americana que regula medicamentos, ainda não foi avaliado e aprovado pela Agência Nacional de Vigilância Sanitária (Anvisa) e, portanto, não é disponível para uso clínico no Brasil.

A dose empregada mais habitualmente no caso do dipiridamol é a de 0,56 mg/kg, injetados ao longo de 4 minutos, embora alguns centros utilizem doses mais elevadas, que podem chegar a 0,84 mg/kg. No caso da adenosina, utiliza-se 140 mcg/kg/min em infusão contínua ao longo de 6 minutos e nos casos em que o agente escolhido é o regadenoson administra-se 0,4 mg em dose única, numa veia periférica calibrosa, seguida de 5 mL de solução salina.[5,6]

Outra opção para identificar pacientes com isquemia miocárdica, em especial por ressonância, é o uso de agentes que promovam o aumento do trabalho cardíaco, com consequente aumento da demanda de oxigênio por parte do miocárdio. No caso de haver lesões que limitem o fluxo em repouso, pode-se encontrar déficits de irrigação e até mesmo de contratilidade regional. A opção mais frequentemente utilizada é o uso da dobutamina, um agonista dos receptores beta-1-adrenérgicos, que também atua moderadamente sobre os receptores alfa-1 e beta-2. Em doses mais elevadas (20-40 µg/kg/min) a dobutamina apresenta efeito cronotrópico e inotrópico acompanhados de vasodilatação sistêmica, que aumentam o trabalho miocárdico e podem promover redistribuição do fluxo coronário, semelhante ao que ocorre com os agentes vasodilatadores.

Qualquer que seja o agente escolhido alguns cuidados são necessários. No caso dos vasodilatadores os pacientes devem evitar substâncias que contenham xantinas (café, chá, chocolate, refrigerantes e energéticos) 24 horas antes do exame, pois estes elementos são inibidores competitivos dos receptores da adenosina. O exame é contraindicado em pacientes com asma brônquica, doença pulmonar obstrutiva crônica, hipotensão arterial sistólica (PAS < 90 mmHg), bradicardia significativa e nos bloqueios atrioventriculares de segundo grau ou maiores.[5]

Quando o exame for feito com o uso da dobutamina, os pacientes devem evitar o uso de medicações com efeitos cronotrópicos negativos que possam dificultar o aumento da frequência cardíaca alvo a ser atingida. O exame é contraindicado em pacientes com angina instável, na fase aguda do infarto, com hipertensão arterial não controlada (PA ≥ 220 × 120 mmHg), que apresentem arritmias complexas (incluindo fibrilação atrial com alta frequência ventricular), estenose aórtica grave, cardiomiopatia hipertrófica obstrutiva, dissecção da aorta e aneurismas arteriais.[5]

Pelo potencial raro, mas não desprezível, do surgimento de complicações durante a fase de estresse, estes exames devem ser acompanhados presencialmente por médico especialista, que deve monitorar os pacientes em relação à frequência cardíaca, pressão arterial e outros parâmetros hemodinâmicos. A monitoração deve ser feita por equipamentos compatíveis com o ambiente de um alto campo magnético e deve-se dar atenção especial aos sintomas e queixas eventuais que o paciente possa apresentar. No caso do estresse com vasodilatadores, são critérios para interrupção do exame: angina acentuada, bloqueios atrioventriculares de alto grau, hipotensão arterial (PAS ≤ 80 mmHg) e broncoespasmo. Para o estresse com dobutamina, são critérios para interrupção do teste: sintomas ou sinais de gravidade como angina ou dispneia acentuadas, hipertensão grave (PA > 240 × 120 mmHg), hipotensão significativa (queda da PAS ≥ 40 mmHg acompanhada de sintomas) e arritmias cardíacas complexas. Caso nenhum sintoma surja, os exames devem prosseguir até o final, que no caso do dipiridamol, da adenosina e do regadenoson se dá com a injeção do meio de contraste feita após a administração da dose total do fármaco estressor. No caso da dobutamina o exame prossegue até que se atinja a frequência cardíaca predeterminada para o paciente (usualmente 85% da FC máxima para idade e com uso de atropina até 2 mg se necessário).[5]

Recomenda-se ainda que seja realizado eletrocardiograma de 12 derivações antes e depois do exame, tanto para ajudar a identificar contraindicações ao exame como para determinar se aconteceram alterações consequentes ao uso dos agentes provocadores de isquemia.

Quantificação do grau de isquemia pela ressonância

A despeito dos aspectos favoráveis obtidos com a ressonância magnética, alguns autores afirmaram que a introdução de técnicas de quantificação automática poderia trazer a vantagem de reduzir a dependência da experiência do observador, facilitaria o diagnóstico de isquemia em pacientes portadores de doença em múltiplos vasos e em casos de doença de microcirculação e agregaria informações prognósticas.[7]

De fato, a introdução desta forma de medir o grau de defeito de perfusão facilita a comparação entre a ressonância e as outras formas de identificar a existência de lesões com impacto hemodinâmico e parece, de fato, acrescentar valor prognóstico ao exame. Kotecha et al. estudaram 151 pacientes que haviam sido submetidos à ressonância com estresse e cujos resultados foram avaliados do modo visual, convencional, e por análise quantitativa. Esta mostrou-se significativamente superior para identificar casos de defeitos de perfusão em pacientes com doença coronária obstrutiva comprometendo dois ou três vasos (IQR 9 a 16 vs. IQR 5 a 9,5, p< 0,001).[7]

Tais resultados justificam a inclusão de programas para análise quantitativa do estresse por ressonância nos sistemas mais recentes e o uso desta ferramenta tem o potencial de aumentar nos próximos anos.

Avaliação da perfusão miocárdica por tomografia computadorizada

A contribuição da angiografia por tomografia para o diagnóstico anatômico de doença coronariana obstrutiva e sua importância para o manejo destes casos, em especial nas populações de risco intermediário-baixo, já foram bem demonstradas em estudos multicêntricos como o EVINCI e o SCOTT-HEART[8,9] que destacaram o poder preditivo negativo da tomografia, caracterizando sua maior contribuição clínica como a possibilidade de excluir com segurança a presença de doença arterial coronariana obstrutiva[1]. Tornou-se muito atrativo, portanto, desenvolver técnicas que elevassem o poder preditivo positivo deste exame anatômico, característica mais habitualmente associada aos exames funcionais, pois isto daria a este exame um caráter único que facultaria a análise anatômica e funcional num único momento com óbvias vantagens para o diagnóstico e o planejamento do tratamento de pacientes com doença arterial coronariana.[1]

Perfusão miocárdica por tomografia computadorizada – aspectos técnicos

Perfusão estática com mono-energia

A identificação de áreas isquêmicas pela tomografia baseia-se no encontro de regiões de opacificação reduzida pelo contraste iodado após a administração do agente estressor. Para tanto, é empregada a técnica de primeira passagem, isto é, o registro de imagens imediatamente após a injeção do fármaco utilizado para desencadear isquemia e as regiões nutridas por vasos que apresentam obstruções significativas surgirão como áreas escuras.[1,4]

É importante destacar que as imagens de perfusão, na maior parte das vezes, não têm qualidade suficiente para que se proceda à avaliação da isquemia e da anatomia simultaneamente. Por isso, a maior parte dos centros faz dois registros de imagem, um para analisar a contrastação do miocárdio durante o estímulo farmacológico e outro que pode ser empregado tanto para o estudo da anatomia como para a avaliação da opacificação miocárdica em repouso (Figura 2).[1,4]

Estudos de perfusão por tomografia utilizando a dobutamina são menos habituais, mas alguns autores sugerem que este possa ser o agente de escolha nos casos de origem anômala de artérias coronárias, pois nestes casos o uso apenas dos agentes vasodilatadores pode não ser suficiente para documentar a potencial isquemia destes pacientes.[4]

A maior parte dos centros que realizam este tipo de exame para o diagnóstico de isquemia inicia com a obtenção de imagens de repouso para o estudo da anatomia, que necessita das melhores condições de bem-estar, frequência cardíaca e vasodilatação arterial. Após repouso de cerca de 10 minutos, para permitir a eliminação do meio de contraste, é feita a aquisição das imagens para a análise funcional. Habitualmente, também, o relatório é composto a partir da integração dos dados de ambas as fases.

Perfusão estática com dupla-energia

Alguns modelos de tomógrafos permitem a construção da imagem não apenas de um nível, mas sim de dois ou mais níveis de energia, seja por apresentarem diferentes geradores de raios X, seja por produzirem raios X em níveis de energia distintos no mesmo tubo ou ainda por contarem com detectores que decompõem o espectro dos raios X nas diferentes faixas em que isto é possível. A grande vantagem deste protocolo é aprimorar a caracterização tecidual, com maior resolução de contraste e menor quantidade de artefatos. Além disso, há a possibilidade de se compor mapas de iodo e quantificar a perfusão miocárdica em mg/mL o aumenta a acurácia em relação à análise visual qualitativa (Figura 3).[4,10]

Perfusão dinâmica por tomografia

Alguns tomógrafos permitem o registro contínuo de imagens durante a maior parte do tempo de fluxo do contraste. Com isso, pode-se calcular o fluxo de sangue miocárdico, derivar parâmetros quantitativos, tais como o fluxo proporcional e o volume de sangue miocárdico, além de parâmetros semiquan-

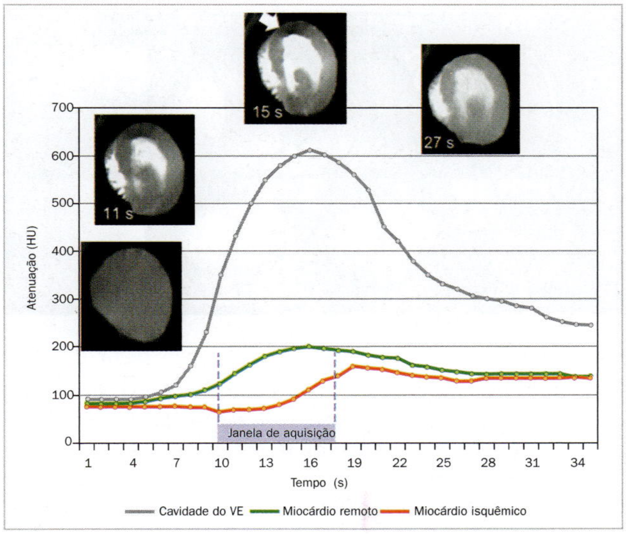

FIGURA 1

Análise de perfusão por tomografia. Após a injeção do meio de contraste iodado as imagens são adquiridas na "janela ideal" que é o momento em que se tem a maior contrastação do miocárdio. As regiões isquêmicas se manifestam como regiões de hipocontrastação (seta branca, imagem de 15 s).

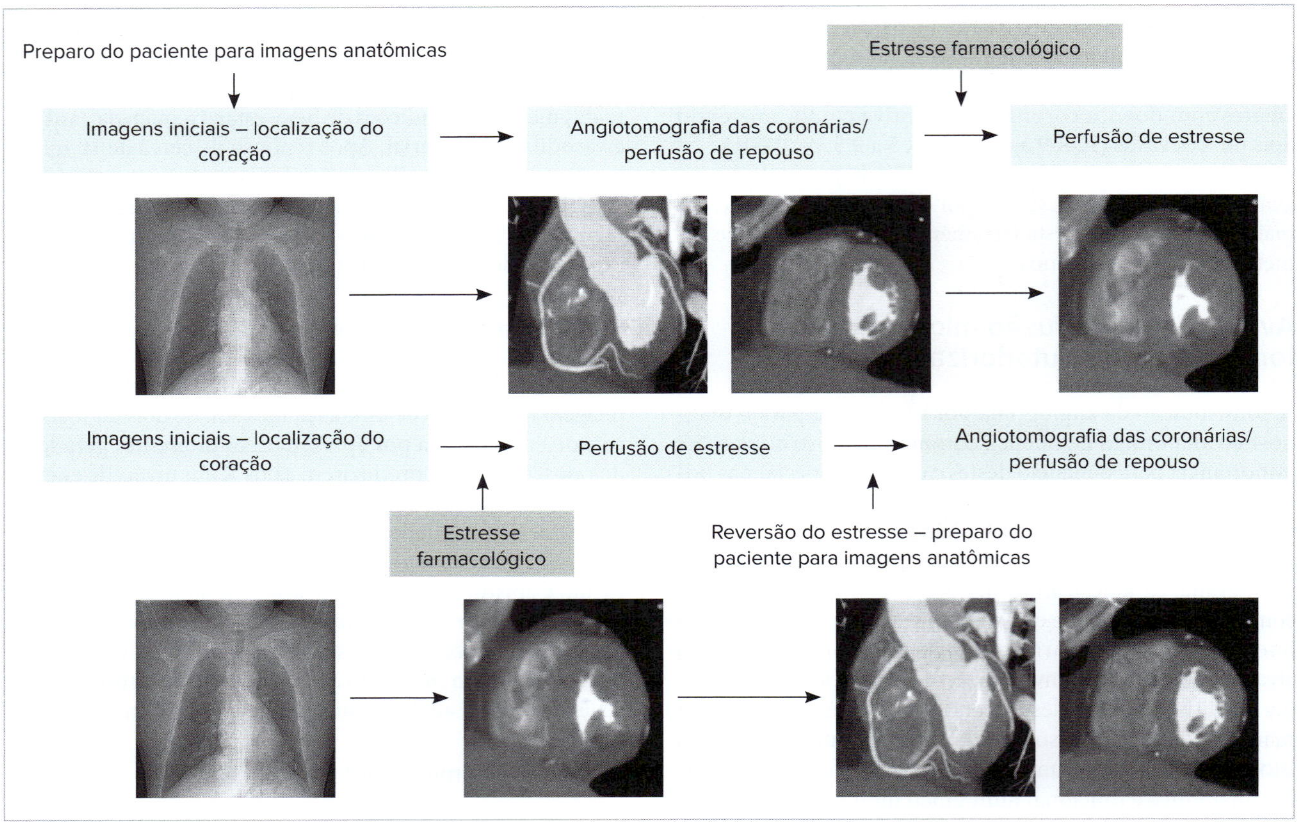

FIGURA 2

Protocolos de avaliação de isquemia por tomografia computadorizada. Alguns serviços realizam inicialmente as imagens de repouso e depois realizam o estresse farmacológico, enquanto outros autores dão preferência a obter em primeiro lugar as imagens de estresse e em seguida registrar os dados em repouso, tanto para a análise da anatomia como da perfusão em repouso.

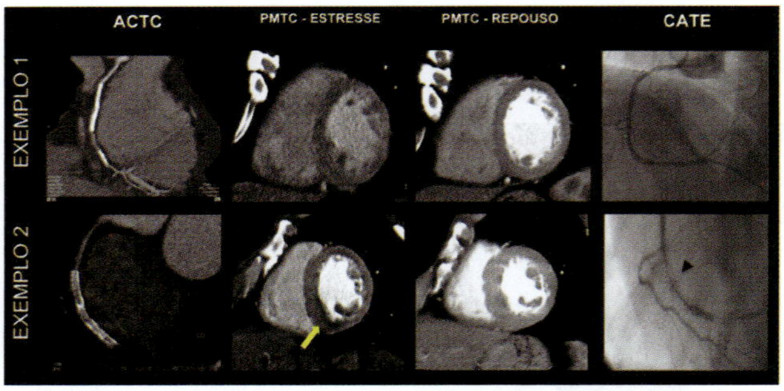

FIGURA 3

Exemplo 1: paciente com *stents* na artéria coronária direita com artefatos que limitam a acurácia da avaliação anatômica e não permitem excluir a presença de re-estenose. Por outro lado, não há sinais de isquemia, indicando que o resultado inicial deve ter sido mantido. A cinecoronariografia mostrou diâmetros luminares preservados, sem a presença de obstruções significativas. Exemplo 2: outro paciente com *stents* na artéria coronária direita, também apresentando artefatos que limitam a acurácia da quantificação da luz arterial, mas apresentando áreas de hipoperfusão nas imagens obtidas sob estresse. A cinecoronariografia indica a presença de re-estenose, confirmando a utilidade clínica da avaliação funcional.

titativos incluindo o tempo de trânsito tecidual, o tempo para o pico de contrastação e a área sob a curva (Figura 4).[11] Apesar das vantagens potenciais, a maior dose de radiação a qual o paciente é exposto durante o exame tem limitado o uso desta abordagem que, na prática, fica restrita aos tomógrafos que tem maior área de cobertura, sejam os de 256 ou 320 fileiras de detectores ou aos modelos de dupla fonte com detectores mais extensos.[4,10]

O volume de contraste utilizado depende do protocolo utilizado e, principalmente, do modelo de tomógrafo empregado, mas habitualmente varia entre 40 e 80 mL apenas para a fase de perfusão.[4,9,11]

É importante lembrar que o meio de contraste iodado pode piorar a função renal. Por isso, deve-se selecionar os pacientes com cuidado e prepará-los adequadamente, o que é, habitualmente, conseguido com a hidratação antes do exame. Além disso, há de se avaliar os indivíduos que farão o exame para identificar aqueles que têm maior potencial de reações anafilactoides, em especial os que já apresentaram eventos graves no passado. Nestas situações, caso seja feita a escolha por efetuar o exame, deve-se dessensibilizar o paciente que deve permancer sob supervisão pelo menos por uma hora após o exame, para minimizar as consequências do uso do material iodado. Contudo, o mais aconselhável é que se considere com

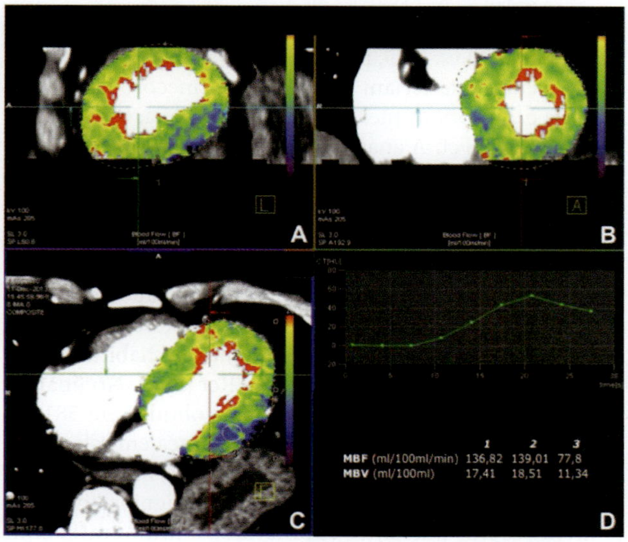

FIGURA 4

A análise dinâmica da perfusão utiliza a cinética da contrastação na cavidade ventricular para construir mapas em código de cores que indica a qualidade da irrigação global e regional do miocárdio (1, 2 e 3, painel D).

MFB: fluxo sanguíneo miocárdico; MBV: volume sanguíneo miocárdico.

rigor se não há a possibilidade de se utilizar outra forma de analise da perfusão miocárdica.

Perfusão por tomografia – aplicações clínicas

O potencial papel da análise da perfusão miocárdica por tomografia surgiu já nos estudos iniciais. Blankstein et al. avaliaram 34 pacientes submetidos a cintilografia miocárdica e à coronariografia invasiva, observando que a acurácia relativa da tomografia foi equivalente à medicina nuclear.[12] A tomografia mostrou sensibilidade de 93%, especificidade de 74% e teve acurácia semelhante àquela do exame nuclear para diagnosticar estenoses ≥ 50% à cinecoronariografia (estatística-C de 0,793 para ambos os métodos). Estudo posterior mostrou que a avaliação da perfusão adicionada à análise anatômica, para diagnosticar obstruções > 50% à coronariografia invasiva passou de 77 para 90% . Além disso, comprovou-se que a avaliação funcional contribuía de maneira mais clara nos casos em que havia elementos que representavam particular dificuldade para o estudo da anatomia, tais como calcificações densaas ou artefatos de movimento.[13]

Magalhães et al. avaliaram pacientes que apresentavam que haviam sido submetidos ao implante de *stents* metálicos, outro subgrupo de interesse, uma vez que a presença das endopróteses, em especial quando estes encontram-se em segmentos muito calcificados, dificultam a avaliação da luz do vaso pela tomografia. Eles demonstram que a acurácia passou de 81 para 91% (p = 0,03), confirmando o fato de que a avaliação da perfusão miocárdica pela tomografia tem impacto positivo no desempenho do estudo, em especial em situações desfavoráveis.[14]

A eficácia da avaliação combinada da anatomia e da perfusão por tomografia foi demonstrada de modo mais rigoroso pelo estudo randomizado CORE 320, que incluiu 381 pacientes que foram submetidos a avaliação anatômica e à pesquisa de isquemia pela tomografia, à cintilografia miocárdica e à cinecoronariografia invasiva. O estudo demonstrou que os resultados da análise pela tomografia beneficiaram-se significativamente da análise funcional concomitante, pois a acurácia medida pela área sob a curva passou de 0,84 para 0,87 (p = 0,02), considerando-se a eficácia de encontrar placa obstrutiva > 50% pela cinecoronariografia que provocasse defeito de perfusão à cintilografia.[15] O acompanhamento de 2 anos confirmou a eficácia do exame, uma vez que tanto a abordagem por tomografia como a análise de cintilografia e cinecoronariografia mostraram igual capacidade de prever os eventos que comprometeram 51 dos 379 pacientes que completaram o período de acompanhamento.[16] Assim como aconteceu no estudo inicial, a inclusão da análise funcional à avaliação anatômica melhorava os resultados do exame.[16]

Cury et al. também realizaram estudo multicêntrico que, embora incluindo menor número de pacientes, 110, avaliou os resultados de tomógrafos de mais de um fabricante.[17] Neste trabalho, o objetivo era comparar a detecção de isquemia por tomografia com os resultados conseguidos com a cintilografia. Os autores encontraram resultados semelhantes pelos dois métodos, com taxa de concordância de 0,86 (IC 95%, 0,74-0,98).[17]

A contribuição deste exame foi avaliada também em cenários mais instáveis. Estudando pacientes com angina de início recente, Sorgaard et al. estudaram 600 pacientes com esta apresentação clínica de angina e que foram randomizados para serem submetidos à tomografia ou com avaliação anatômica apenas, ou com análise da anatomia e da perfusão miocárdica.[18] Seus resultados mostraram que o uso da perfusão resultou em menor número de procedimentos invasivos e índices significativamente mais reduzidos de revascularização, sem que isso tivesse implicado maior número de eventos adversos ao final de 1,5 anos de evolução.[18] Um ponto de particular interesse deste trabalho, foi a possibilidade de reduzir o custo e a complexidade do manejo de pacientes com diferentes apresentações clínicas de doença arterial coronariana.

Alguns artigos sugerem que os resultados clínicos da avaliação de perfusão por tomografia podem ser ainda melhores se o protocolo escolhido for o de se avaliação dinâmica.[19,20] A vantagem seria consequente à possibilidade de se considerar mais de um parâmetro, conforme discutido anteriormente, o que daria maior sensibilidade a estes testes. Estudos publicados demonstraram que o método é factível, de interpretação relativamente simples e que vem se beneficiando do avanço da tecnologia, que permite obter imagens com níveis de radiação ionizante cada vez menores. Resultados como este estimulam o uso clínico mais disseminado desta técnica, que pode passar a ganhar mais destaque na prática clínica[4].

Pelo exposto, percebe-se que a avaliação concomitante da anatomia e perfusão por tomografia é possível e oferece resultados confiáveis que podem auxiliar no manejo clínico de forma relevante. Por um lado, esta abordagem sofre alguma limitação pela necessidade de aumentar a exposição do paciente à radiação e de se utilizar maiores volumes de contraste iodado. Contudo, a consistência dos estudos publicados faz com esta abordagem deva ser considerada, em especial nos pacientes que não são capazes de realizar esforço físico adequado e que mostram obstruções à tomografia ou que sejam de difícil quantificação por apresentarem elementos que dificultam a análise das imagens ou por mostrarem placas que promovem redução moderada da luz. Nestes casos, a factibilidade da análise concomitante de anatomia e perfusão pode reduzir custo e, principalmente o tempo necessário para a decisão clínica quanto ao manejo correto do paciente.

Avaliação da reserva de fluxo fracionada pela tomografia

Recentemente, houve a introdução na prática clínica da possibilidade de se avaliar a reserva de fluxo fracionada a partir das imagens de tomografia computadorizada, sem a necessidade de se realizar estímulos farmacológicos. Reserva de fluxo fracionada é uma forma de avaliar o impacto funcional de uma placa de ateroma, baseada na relação entre o fluxo máximo, em condições de hiperemia e sem obstruções, com o fluxo presente, em condições de hiperemia, num vaso comprometido por aterosclerose.[21] Esta ferramenta foi inicialmente empregada na cardiologia invasiva e comprovou-se, em ensaios randomizados, que ela levava a menor número de revascularizações ao mesmo tempo em que implicava significativa redução no número de eventos e de custo, quando comparada à decisão terapêutica baseada apenas na análise da cinecoronariografia.[22] Tais resultados despertaram o interesse na aplicação mais disseminada e na tentativa de se obter o mesmo resultado a partir das tomografias das artérias coronárias.[23] Com o aprimoramento na qualidade de imagem, conseguida a partir da introdução dos equipamentos de 64 fileiras de detectores, e com o avanço da ciência da computação logrou-se sucesso na aplicação não invasiva deste teste.[23] Para tanto, lança-se mão de sofisticadas técnicas matemáticas de fluidos computacionais, recontrução virtual de toda a árvore arterial coronária, simulando-se condições de hiperemia. A partir das equações de Navier-Stokes, extrapola-se a resolução espacial do método em reconstruções subvoxel de até 0,25 mm, criam-se modelos tridimensionais de todos os segmentos coronários e estima-se a demanda de fluxo conforme a massa miocárdica.[23] Assim como acontece com os exames invasivos, assume-se como valor normal resultados $\geq$ 0,8, isto é, acredita-se que lesões com resultado igual ou superior a este valor não provoquem isquemia.[4,23] Toda essa complexidade de cálculos ainda requer algumas horas para seu cálculo e os sistemas disponíveis, até o momento, não fornecem resultados imediatos, contudo ensaios randomizados foram feitos para definir se esta abordagem teria ou não potencial de aplicação clínica.[4]

O estudo DISCOVER-FLOW avaliou 103 pacientes e mostrou que a adoção da FFRct aumentava a acurácia do exame não invasivo em relação à análise anatômica isolada (área sob a curva de 0,90 vs. 0,75, p = 0,001).[24] O estudo NXT incluiu 254 pacientes que seriam submetidos à cinecoronariografia invasiva e que foram antes levados a tomografia, com a quantificação da FFFct. A análise funcional não melhorou a sensibilidade (86 vs. 94%) mas teve importante impacto sobre a especificidade (79 vs. 39%) e a acurácia (área sob a curva 0,90 vs. 0,81). O impacto do exame permaneceu alto mesmo nos casos em que havia obstruções intermediárias.[25] O estudo PLATFORM apresentou os resultados de um ano de 584 pacientes com angina de recente começo, que foram randomizados para serem submetidos ou ao manejo habitual (287) ou à tomografia com o cálculo da FFRct (297). No final do período de acompanhamento, os dados obtidos em 581 indivíduos mostraram que não havia diferença em relação ao número de eventos adversos nos dois braços, mas o número de procedimentos invasivos e o custo eram significativamente menores nos pacientes submetidos à tomografia com FFRct.[26]

Comparações entre a tomografia com realização de estresse farmacológico e como cálculo de FFRct também já foram realizadas. Yang et al. realizaram nos mesmos 72 pacientes tomografia para avaliar anatomia, análise de perfusão pela tomografia e avaliação do FFRct. Eles encontraram vantagem da FFRct com exceção dos casos em que havia placas muito calcificadas, situação na qual o exame de perfusão com estresse farmacológico mostrou resultados superiores.[27] Já Coenen et al. determinaram em 74 pacientes que ambas as abordagens apresentavam resultados semelhantes, com discreta superioridade de sensibilidade para a FFRct (82 vs.73% da tomografia com estresse).[28] Por outro lado, eles concluíram que a utilização dos dois exames aumentava de modo relevante a acurácia dos resultados (0,85 vs. 0,78).[28]

A avaliação da reserva de fluxo fracionada por tomografia representa notável avanço tecnológico com resultados apresentados até aqui que são animadores. Na medida em que ensaios com maiores populações incluídas, esta abordagem poderá vir a ser parte importante da avaliação diagnóstica de pacientes com suspeita de doença arterial coronariana, em especial pela simplicidade de aquisição. Contudo a logística e o custo desta metodologia permanecem com limitante à utilização mais disseminada na prática clínica e há interesse em desenvolver forma alternativa de obter este parâmetro. Este interesse levou à criação de *softwares* baseados em técnicas de inteligência artificial, como a *machine learning*, tornaram possível o cálculo da FFRct em computadores convencionais e em poucos minutos. Prazeres et al. avaliaram 15 pacientes que foram submetidos à tomografia e à avaliação invasiva da reserva de fluxo relatando que se trata de procedimento rápido (15 a 20 minutos), e que os resultados dos dois procedimentos eram semelhantes (0,87 vs. 0,84). Tais achados devem ser ainda mais valorizados se considerarmos que estes autores avaliaram pacientes com fibrilação atrial.[29] Outros estudos realizados no nosso meio mostram resultados favoráveis. Morais et al. avaliaram 152 vasos em 93 pacientes que também foram submetidos à cinecoronariografia com análise de FFr invasivo e nos quais mostraram boa concordância, com mínimo grau de superestimação (viés= –0,02) e no qual houve melhora da acurácia da tomografia (AUC: 0,93 vs. 0,61, p<0,001). A despeito destes resultados animadores, estes novos aplicativos requerem aprovação de órgãos regulatórios no Brasil e não estão disponíveis para uso clínico rotineiro[30].

Avaliação da perfusão miocárdica por ressonância magnética

A resolução temporal e a resolução de contraste da ressonância são superiores à sua resolução espacial e, em virtude disto, desde o princípio de sua aplicação clínica, suas contribuições mais significativas encontram-se no terreno das avaliações funcionais e da caracterização tecidual. Tentativas de avaliar as artérias coronárias por ressonância ainda não atingiram o mesmo patamar de excelência vistas com a tomografia, mas a potencialidade do método para ocupar lugar destacado na pesquisa de isquemia miocárdica é clara há mais de 2 décadas.[1] Empregando técnicas de estresse farmacológico, a ressonância permite a identificação de áreas hipoperfundidas com grande precisão e que têm impacto na decisão clínica e no manejo terapêutico de pacientes com suspeita de doença arterial coronariana.[1] Ademais, ao contrário do que habitualmente se acredita, o exame pode ser feito na maior parte dos equipamentos comercialmente disponíveis, em períodos de tempo progressivamente menores e em custos competitivos com outras técnicas de pesquisa não invasiva de isquemia.[1,31]

Perfusão miocárdica por ressonância magnética: aspectos técnicos

O diagnóstico de isquemia pela ressonância pode ser feito tanto pela presença de áreas de hipoperfusão como pela existência de defeitos de contratilidade induzidos pelo agente estressor, sendo a importância relativa destes, dependente do agente estressor escolhido. No caso de se empregar fármacos vasodilatadores, o encontro de hipocinesias transitórias é mais raro, embora dê maior especificidade ao teste quando presentes e o que se busca encontrar é, basicamente, o defeito de opacificação de paredes miocárdicas que sejam irrigadas por vasos obstruídos. No caso de se utilizar dipiridamol, adenosina ou regadenoson, o protocolo básico (Figura 5) inicia-se com a realização de séries dinâmicas em cinerressonância no eixo curto e no plano de quatro câmaras, de modo a permi-

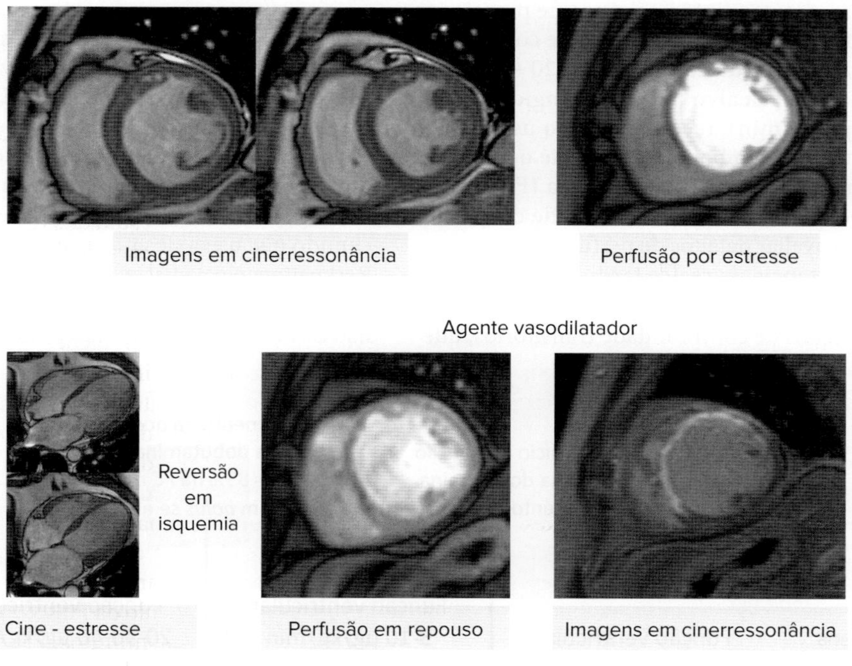

FIGURA 5

Protocolo para avaliação de isquemia por ressonância. Inicialmente são obtidas imagens dinâmicas em repouso para avaliação da função contrátil global e segmentar. Em seguida se administra o fármaco a ser usado (dipiridamol, adenosina ou regadenoson) e se obtêm imagens para analisar a perfusão miocárdica, reduzida no caso desta figura, na parede septal. Opcionalmente, podem-se obter imagens de cinerressonância para avaliar se há, ou não, alterações da contratilidade segmentar induzida pelo estresse. O próximo passo, em especial quando se utiliza o dipiridamol, é reverter a isquemia, com a injeção de aminofilina e se obtêm imagens de repouso. A última etapa, feita cerca de 10 a 15 minutos após a injeção da segunda dose de contraste paramagnético, é a aquisição de imagens de realce tardio que, no caso deste exemplo, mostram imagem compatível com infarto prévio na parede anterior e septal.

tir a análise da função ventricular e da dinâmica de funcionamento das valvas cardíacas. Em seguida é feito o estímulo farmacológico e são obtidas séries dinâmicas durante a injeção de contraste paramagnético. Opcionalmente, podem ser realizadas aquisições dinâmicas na tentativa de encontrar anormalidades da contratilidade regional induzidas pelo agente estressor, como já discutido em outra seção de raro surgimento com o uso desta classe de fármacos. O próximo passo inclui a reversão da isquemia com a injeção de aminofilina endovenosa, etapa obrigatória quando se utiliza dipiridamol e por vezes dispensável quando se utiliza adenosina ou regadenoson e realiza-se então nova injeção do contraste paramagnético, para documentar a perfusão miocárdica em repouso. A etapa final compreende a aquisição das séries de realce tardio para o diagnóstico de áreas de necrose ou fibrose, que tem elevado poder preditivo positivo para o diagnóstico de doença coronariana e ajuda a definir se há ou não viabilidade em territórios isquêmicos.[1, 31]

No caso de se empregar a dobutamina, adquirem-se imagens de cinerressonância pelo menos no plano do eixo curto e de quatro câmaras e, em seguida, dá-se início à injeção de dobutamina. São feitos incrementos de doses a cada 3 minutos, 5, 10, 20, 30 e 40 µg/kg/min com aquisição de imagens de cinerressonância, habitualmente também no plano eixo curto antes de cada mudança de dose. Se o paciente não apresentar sintomas, o exame prossegue até que se atinja a frequência cardíaca alvo, que corresponde a 85% da frequência cardíaca máxima (220 – idade). Caso a frequência cardíaca alvo não seja atingida com a dose máxima (40 µg/kg/min), recomenda-se o uso de pequenas doses de atropina em bolo (0,25 mg até o máximo de 1 mg) para aumentar a frequência cardíaca (Figura 6). Alguns autores recomendam injetar o meio de contraste paramagnético, para avaliar defeitos de perfusão, bem como para pesquisar a existência de realce tardio, contudo, tais séries são opcionais, uma vez que o objetivo deste protocolo é encontrar defeitos de contratilidade transitórios, que traduziriam a existência de estenoses significativas nas artérias coronárias.[1,31,32]

Embora não seja assunto específico deste capítulo, é importante destacar o potencial risco que existe quando se utiliza meio de contraste paramagnético em pacientes com insuficiência renal. A despeito do fato de que a nefrotoxicidade do gadolínio seja muito menor do que a do contraste iodado, nos pacientes que estejam em tratamento dialítico ou nos casos em que o ritmo de filtração glomerular seja inferior a 30 mL/min pode haver o desenvolvimento de fibrose nefrogênica sistêmica, uma doença potencialmente grave, com alta taxa de letalidade.[1] Felizmente esta síndrome se tornou extremamente rara, e mesmo deixou de ser relatada nos últimos anos em órgãos de fiscalização, após cuidados especiais no uso ou mesmo eliminação do uso de contrastes baseados em gadolínio de cadeia linear que estão associados a liberação mais fácil do gadolínio da macromolécula em tempos relativamente curtos, fato creditado como fator etiopatogênico da síndrome. Novos contrastes baseados em gadolínio com macromolécula quelante de conformação macrocíclica promovem ligação forte e duradoura do metal na macromolécula promovendo sua eliminação mais segura.

Pesquisa de isquemia miocárdica por ressonância: dobutamina

Nagel et al. publicaram um dos primeiros estudos relatando os achados com esta técnica, descrevendo os achados em 208 pacientes que foram submetidos a Doppler-ecocardiografia e a ressonância magnética com estresse por dobutamina. Eles relataram tanto a factibilidade como a segurança do procedimento e apontaram que a ressonância tinha maior sensibilidade (86,2 vs. 74,3%) e especificidade (85,7 vs. 69,8%), concluindo que o exame apresentava potencial de uso clínico.[33] Rerkpattanapipat et al. avaliaram a contribuição deste exame para avaliar 107 pacientes que seriam submetidos a cirurgia não cardíaca e que mostravam fatores de risco para a presen-

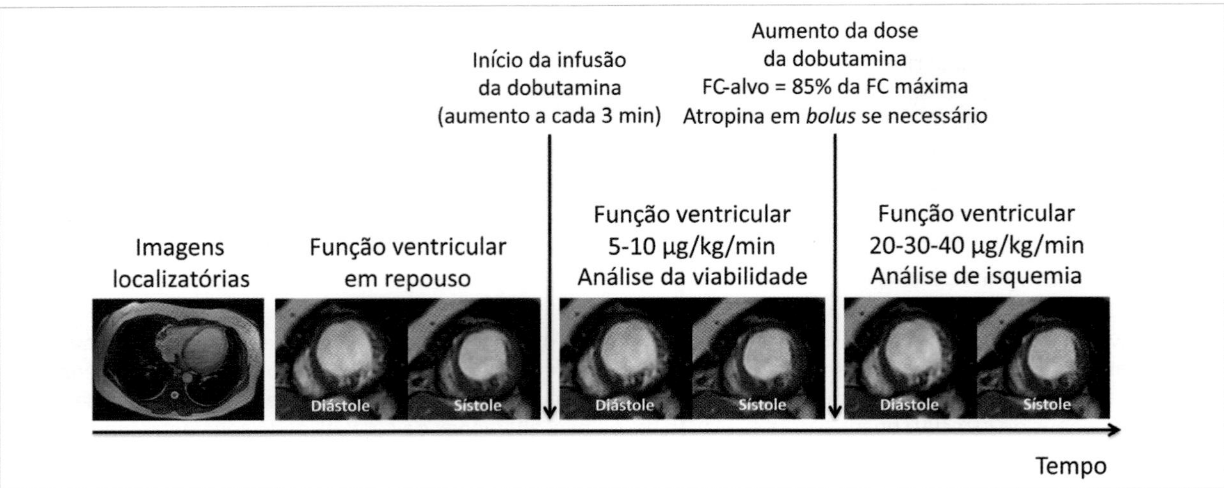

FIGURA 6
Fases do protocolo de ressonância magnética cardíaca sob estresse farmacológico com dobutamina.

ça de doença arterial coronariana. Eles compararam os resultados deste exame com a Doppler-ecocardiografia feita por estresse com dipiridamol e concluíram que a ressonância mostrava resultados favoráveis e era preditor independente de eventos, no caso de detectar isquemia[34]. Jahnke e associados mostraram que a ressonância com estresse por dobutamina tinha também alto valor prognóstico. Acompanhando pacientes submetidos a este exame por 3 anos, eles encontraram 3,3% de eventos adversos (morte cardíaca e infarto do miocárdio) nos pacientes sem alterações da contratilidade segmentar induzidas pela dobutamina. Já nos casos em que o agente estressor induzia alterações transitórias, essa taxa subia para 18,8% .[35]

O impacto sobre o prognóstico tardio dos resultados da ressonância com dobutamina foram avaliados em 1.369 pacientes submetidos ao exame e seguidos por 44 ± 24 meses. Eventos adversos incidiram sobre 301 pacientes, sendo 3,1% em pacientes sem defeito de contratilidade induzido pela dobutamina e em 8,0% dos pacientes com resultado positivo para isquemia. Por outro lado, os pacientes com isquemia induzida pela dobutamina que foram submetidos a revascularização precoce mostraram taxa de eventos reduzida (3,2%), indicando que esta estratégia seleciona de modo correto os pacientes que se beneficiam de procedimentos de revascularização.[36]

Metanálise publicada em 2017 confirmou os bons resultados obtidos com essa abordagem. Revendo 14 estudos, os autores encontraram sensibilidade de 0,83 (IC 95%; 0,79-0,88) e especificidade de 0,86 (IC 95%; 0,81-0,91).[37] A exemplo de Gebker et al., estes autores também recomendam que o exame inclua a injeção do meio de contraste paramagnético para avaliar a perfusão, aumentado a acurácia em particular nos pacientes que apresentem algum defeito basal da mobilidade regional, como acontece nos casos de bloqueio de ramo esquerdo.[37,38] A metanálise confirmou também os bons resultados em relação ao prognóstico tardio, indicando taxa de eventos anual de pacientes sem defeitos de contração induzidos pela dobutamina é de 1,3%.[37]

A avaliação da perfusão miocárdica usando dobutamina é exame seguro, que oferece informações diagnósticas e prognósticos relevantes para o manejo clínico dos pacientes e que permite identificar pacientes de alto risco. Alguns fatores práticos, como disponibilidade de bombas de infusão e equipamento de monitorização adequados, limitam seu uso mais disseminado, contudo, ela pode ser opção eficaz em especial se houver interesse em se associar a identificação de defeitos de contração e de perfusão concomitantemente.

Pesquisa de isquemia miocárdica por ressonância: fármacos vasodilatadores

A pesquisa de isquemia miocárdica por meio de estudos de ressonância magnética empregando fármacos vasodilatadores já era realizada nos primeiros anos de aplicação clínica do método em cardiologia. Trabalhos iniciais utilizando dipiridamol e comparando os resultados deste exame com outras formas de análise da perfusão miocárdica já mostravam o potencial desta abordagem.[39] A despeito de a tecnologia da época estar ainda nas fases iniciais de desenvolvimento, metanálises realizadas na primeira década do século XXI já apontavam resultados favoráveis e estimulavam tanto a realização de novas pesquisas como o uso clínico do exame, em especial em pacientes nos quais se desejava evitar o uso de radiação e nos quais se previa que o esforço físico não atingiria a eficácia desejada.[40] Além disso, experiências multicêntricas internacionais ajudaram a padronizar a técnica do exame, definir a dose de contraste paramagnético a ser utilizada de modo a conseguir a melhor qualidade de imagem e padronizar a interpretação dos resultados.[41]

Os bons resultados iniciais foram confirmados pelo estudo multicêntrico MR-IMPACT, que selecionou 234 pacientes para serem submetidos à cintilografia ou à ressonância de primeira passagem. Os autores definiram a presença de doença coronariana como a existência de obstruções > 50% em pelo menos uma artéria coronária e encontraram desempenho satisfatório da ressonância (área sob a curva 0,86 +/- 0,06 vs. 0,75 +/- 0,09 da cintilografia.[42] Achados favoráveis à ressonância também foram apresentados em grande registro multicêntrico, que analisou 1.722 pacientes demonstrando mais uma vez que havia correlação entre as anormalidades encontradas e a ocorrência de eventos adversos.[41] Contudo, esse registro chamou a atenção para alguns elementos em particular. Revascularização orientada pelos resultados da ressonância reduzia de modo significativo o número de eventos (7% vs. 26%, p = 0,0004). Este estudo também destacou que a presença de realce tardio de padrão isquêmico, que indica a existência de necrose ou fibrose, aumentava tanto a acurácia diagnóstica como o poder prognóstico do exame.[43] Este trabalho mostrou que a revascularização orientada pelos resultados da ressonância reduzia de modo significativo o número de eventos (7% vs. 26%, p= 0,0004). Da mesma forma,a presença de realce tardio de padrão isquêmico, que indica a existência de necrose ou fibrose consequente à doença arterial coronária, aumentava tanto a acurácia diagnóstica como o poder prognóstico do exame[43].

Já o ensaio multicêntrico MR-IMPACT II incluiu 533 pacientes e utilizou magnetos de diferentes fabricantes, recorrendo uma vez mais à angiografia invasiva como o exame padrão-ouro para encontrar doença arterial coronariana obstrutiva e mostrou que a cintilografia cursou com maior especificidade e a ressonância com maior sensibilidade.[44] Outra pesquisa multicêntrica, o CE-MARC incluiu 235 mulheres e 393 homens, submetidos à ressonância, cintilografia e usando como padrão-ouro para o diagnóstico de doença coronariana obstrutiva também a cinecoronariografia.[45] Os autores empregaram todas as técnicas diagnósticas da ressonância, incluindo a pesquisa de realce tardio e mostraram que a ressonância teve melhor acurácia diagnóstica (área sob a curva 0,90 vs. 0,67, p < 0,0001 para mulheres e 0,89 vs. 0,74, p < 0,0001 para homens), melhor sensibilidade (86,5% vs. 66,5%) e especificidade (83,4% vs. 82,6%) e ao se considerar apenas as imagens de perfusão os resultados em mulheres eram superiores aos da cintilografia.[45,46] Ainda mais relevantes foram os resultados tardios, relatando a incidência de eventos tardios nos 628 pacientes que completaram ao menos 5 anos de evolução e haviam sido submetidos a cintilografia, ressonância e cinecoronariografia invasiva.[47] A presença de anormalidade era preditora de eventos adversos tanto pela cintilografia (razão de chance 1,62) como pela ressonância (razão de chance 2,77), mas apenas a ressonância permaneceu como preditor independente da evolução clínica após o ajuste para outras variáveis, incluindo fatores de risco cardiovascular, estratificação de risco inicial, tratamento no momento da inclusão no estudo e o resultado do estudo angiográfico.[47]

A qualidade da ressonância para identificar defeitos de microcirculação, foi sugerida por Matheret al., e confirmada em estudos subsequentes[31,37,48] Kotecha publicou análise de 50 pacientes com doença coronária estável comparando os exames destes com 15 voluntários saudáveis nos quais além da ressonância foi realizada a angiografia invasiva com análise da reserva de fluxo fracionada na população com angina crônica. Os autores utilizaram métodos quantitativos e demonstram que a ressonância tem elevada acurácia para identificar portadores de coronariopatia obstrutiva e que nos casos em que não havia estenoses observava-se redução do FFr, reforçando a noção de que a ressonância é eficaz também para o diagnóstico de alterações da microcirculação[7]. Surgiram também dados demonstrando que o uso de técnicas tridimensionais, a análise quantitativa dos resultados e a determinação da carga isquêmica global pela ressonância eram factíveis e podem aumentar a contribuição clínica deste exame.[31,49-51] Buscando opções de estresse físico, o estudo multicêntrico EXACT incluiu 223 pacientes cujo estresse foi realizado após atividade física em esteiras compatíveis com o ambiente da ressonância.[52] Tais avanços estimulam a se continuar a pesquisar e procurar desenvolver o método, mas, por outro lado, hoje dispomos de volume de evidências que justifica a maior aplicação do exame na prática.

É importante lembrar que a presença de realce tardio eleva a acurácia diagnóstica do exame e que este deve ser ativamente pesquisado nos pacientes que se submetem à ressonância para avaliar a perfusão miocárdica. Buckert et al. mostraram, em 845 pacientes investigados por suspeita clínica de doença coronária, que a presença de realce tardio levava a reestratificação do risco estimado clinicamente, independentemente de haver ou não história de infarto prévio.[53]

Vincenti et al. pesquisaram isquemia por ressonância em 1.024 pacientes consecutivos. Os autores analisaram a existência de defeitos de perfusão, a existência de realce tardio e de lesões de microcirculação e consideraram o número de segmentos comprometidos, num modelo de 16 segmentos.[54] Eles demonstraram que a presença de alterações em pelo menos 1,5 segmentos associava-se com pior prognóstico e identificava casos que se beneficiariam de procedimentos de revascularização.[54] Além das vantagens clínicas, Moschetti et al. analisaram 3.647 pacientes e demonstrou que a associação entre avaliação de isquemia por ressonância e cinecoronariografia quando comparada à combinação de cinecoronariografia e determinação invasiva da reserva de fluxo fracionada mostrava resultados equivalentes, acompanhada de redução de custos, em especial nos pacientes de risco intermediário.[55]

Isto tem importância prática, pois desfaz a sensação de que a ressonância seja exame cujo uso implique em sobrecarga financeira do sistema de saúde, mas demonstra que seu uso clínico pode ter efeito positivo na análise dos custos do tratamento de portadores de doença arterial coronária.

O conjunto dos resultados despertou o interesse de se analisar o desempenho da ressonância também para a pesquisa de isquemia em mulheres, cenário que ainda é um desafio na prática clínica, devido a diversos fatores que incluem a atenuação causada pelas mamas, a menor dimensão do coração no sexo feminino e a baixa tolerância ao exercício.[56-58] A ressonância magnética cardíaca (RMC) permite acessar a função cardíaca, avaliar a presença de infarto e viabilidade miocárdica com alta resolução espacial e contraste tissular, além de facultar a avaliação da perfusão miocárdica com elevada resolução espacial, permitindo a avaliação de pequenos defeitos de perfusão ou de defeitos de perfusão subendocárdicos. Tais situações, frequentemente estão presentes em pacientes do sexo feminino ou em pacientes com alteração nos testes de estresse e coronárias normais.[59,60] Nesse sentido RMC com estresse[6,61] é um método com elevada sensibilidade e especificidade para o diagnóstico de DAC com repercussão hemodinâmica em ambos o sexos, incluindo mulheres com suspeita clínica de isquemia miocárdica, possuindo robusto papel prognóstico para predizer eventos cardíacos, incluindo morte, para ambos os sexos, sendo que pacientes sem evidência de isquemia miocárdica pela RMC apresentam muito baixo risco para eventos adversos cardíacos.

Trabalho de Heitner et al. mostrou resultados de grande impacto na prática cardiológica, ao divulgar a contribuição da ressonância em 9.151 pacientes consecutivos, recrutados em 7 centros diferentes e acompanhados por um período de mediana de 5 anos, que corresponde a seguimento de 48.000 pacientes-ano.[62] Os autores encontraram resultados indicativos de isquemia em 4743 casos e apontaram que a ressonância aprimorou a capacidade de prever mortes em dois modelos distintos, melhorou a estratificação de risco em 11,4% (IC95%: 7,3-136, p <0,001) e permanecia como preditor independente de óbito após ajuste para sexo, idade e fatores de risco para doença arterial coronária e naqueles com fração de ejeção normal e com fração de ejeção alterada.[62]

A avaliação da perfusão miocárdica por ressonância usando agentes vasodilatadores é um método consagrado, seguro, com impacto no manejo clínico e com resultado custo-benefício favorável ao ser comparada com outras modalidades. Evidências sólidas, baseadas em grande número de publicações que abordaram grandes populações, sustentam estas conclusões e estimulam a ampliação de seu uso clínico. O fato de o exame ser realizado sem o uso de radiação ionizante o torna seguro para o acompanhamento evolutivo, quando há a necessidade de se repetir avaliações ocasionalmente, e dá apelo adicional à ampliação de sua utilização prática.

Referências bibliográficas

1. Sara L, Szarf G, Tachibana A, Shiozaki AA, Villa AV, de Oliveira AC, et al. II Guidelines on cardiovascular magnetic resonance and computed

tomography of the Brazilian Society of Cardiology and the Brazilian College of Radiology. Arq Brasil Cardiol. 2014;103(6 Suppl 3):1-86.
2. Cesar LA, Mansur Ade P, Ferreira JF. Executive summary of the Guidelines on stable coronary disease. Arq Brasil Cardiol. 2015;105(4):328-38.
3. Beaudry RI, Samuel TJ, Wang J, Tucker WJ, Haykowsky MJ, Nelson MD. Exercise cardiac magnetic resonance imaging: a feasibility study and meta-analysis. Am J Physiol Regul Integr Comp Physiol. 2018;315(4):R638--R45.
4. Seitun S, De Lorenzi C, Cademartiri F, Buscaglia A, Travaglio N, Balbi M, et al. CT myocardial perfusion imaging: a new frontier in cardiac imaging. Biomed Res Int. 2018;2018:7295460.
5. Henzlova MJ, Duvall WL, Einstein AJ, Travin MI, Verberne HJ. ASNC imaging guidelines for SPECT nuclear cardiology procedures: Stress, protocols, and tracers. J Nucl Cardiol. 2016;23(3):606-39.
6. Coelho-Filho OR, Rickers C, Kwong RY, Jerosch-Herold M. MR myocardial perfusion imaging. Radiology. 2013;266(3):701-15.
7. Kotecha T, Chacko L, Chehab O, O'Reilly N, Martinez-Naharro A, Lazari J, et al. Assessment of multivessel coronary artery disease using cardiovascular magnetic resonance pixelwise quantitative perfusion mapping. JACC Cardiovasc Imaging. 2020;13(12):2546-57.
8. Neglia D, Rovai D, Caselli C, Pietila M, Teresinska A, Aguade-Bruix S, et al. Detection of significant coronary artery disease by noninvasive anatomical and functional imaging. Circ Cardiovasc Imaging. 2015;8(3).
9. Investigators S-H, Newby DE, Adamson PD, Berry C, Boon NA, Dweck MR, et al. Coronary CT angiography and 5-year risk of myocardial infarction. N Engl J Med. 2018;379(10):924-33.
10. Danad I, B OH, Min JK. Dual-energy computed tomography for detection of coronary artery disease. Expert Rev Cardiovasc Ther. 2015;13(12):1345-56.
11. Ho KT, Ong HY, Tan G, Yong QW. Dynamic CT myocardial perfusion measurements of resting and hyperaemic blood flow in low-risk subjects with 128-slice dual-source CT. Eur Heart J Cardiovasc Imaging. 2015;16(3):300-6.
12. Blankstein R, Shturman LD, Rogers IS, Rocha-Filho JA, Okada DR, Sarwar A, et al. Adenosine-induced stress myocardial perfusion imaging using dual-source cardiac computed tomography. J Am Coll Cardiol. 2009;54(12):1072-84.
13. Rocha-Filho JA, Blankstein R, Shturman LD, Bezerra HG, Okada DR, Rogers IS, et al. Incremental value of adenosine-induced stress myocardial perfusion imaging with dual-source CT at cardiac CT angiography. Radiology. 2010;254(2):410-9.
14. Magalhaes TA, Cury RC, Pereira AC, Moreira Vde M, Lemos PA, Kalil--Filho R, et al. Additional value of dipyridamole stress myocardial perfusion by 64-row computed tomography in patients with coronary stents. J Cardiovasc Comput Tomogr. 2011;5(6):449-58.
15. Rochitte CE, George RT, Chen MY, Arbab-Zadeh A, Dewey M, Miller JM, et al. Computed tomography angiography and perfusion to assess coronary artery stenosis causing perfusion defects by single photon emission computed tomography: the CORE320 study. Eur Heart J. 2014;35(17):1120-30.
16. Chen MY, Rochitte CE, Arbab-Zadeh A, Dewey M, George RT, Miller JM, et al. Prognostic value of combined CT angiography and myocardial perfusion imaging versus invasive coronary angiography and nuclear stress perfusion imaging in the prediction of major adverse cardiovascular events: The CORE320 Multicenter Study. Radiology. 2017;284(1):55-65.
17. Cury RC, Kitt TM, Feaheny K, Blankstein R, Ghoshhajra BB, Budoff MJ, et al. A randomized, multicenter, multivendor study of myocardial perfusion imaging with regadenoson CT perfusion vs single photon emission CT. J Cardiovasc Comput Tomogr. 2015;9(2):103-12 e1-2.
18. Sorgaard MH, Linde JJ, Kuhl JT, Kelbaek H, Hove JD, Fornitz GG, et al. Value of myocardial perfusion assessment with coronary computed tomography angiography in patients with recent acute-onset chest pain. JACC Cardiovasc Imaging. 2018;11(11):1611-21.
19. Meinel FG, Ebersberger U, Schoepf UJ, Lo GG, Choe YH, Wang Y, et al. Global quantification of left ventricular myocardial perfusion at dynamic CT: feasibility in a multicenter patient population. AJR Am J Roentgenol. 2014;203(2):W174-80.
20. Rossi A, Dharampal A, Wragg A, Davies LC, van Geuns RJ, Anagnostopoulos C, et al. Diagnostic performance of hyperaemic myocardial blood flow index obtained by dynamic computed tomography: does it predict functionally significant coronary lesions? Eur Heart J Cardiovasc Imaging. 2014;15(1):85-94.
21. Pijls NH, De Bruyne B, Peels K, Van Der Voort PH, Bonnier HJ, Bartunek JKJJ, et al. Measurement of fractional flow reserve to assess the functional severity of coronary-artery stenoses. N Engl J Med. 1996;334(26):1703-8.
22. Pijls NH, van Schaardenburgh P, Manoharan G, Boersma E, Bech JW, van't Veer M, et al. Percutaneous coronary intervention of functionally nonsignificant stenosis: 5-year follow-up of the DEFER Study. J Am Coll Cardiol. 2007;49(21):2105-11.
23. Min JK, Taylor CA, Achenbach S, Koo BK, Leipsic J, Norgaard BL, et al. Noninvasive fractional flow reserve derived from coronary CT angiography: clinical data and scientific principles. JACC Cardiovasc Imaging. 2015;8(10):1209-22.
24. Koo BK, Erglis A, Doh JH, Daniels DV, Jegere S, Kim HS, et al. Diagnosis of ischemia-causing coronary stenoses by noninvasive fractional flow reserve computed from coronary computed tomographic angiograms. Results from the prospective multicenter DISCOVER-FLOW (Diagnosis of Ischemia-Causing Stenoses Obtained Via Noninvasive Fractional Flow Reserve) study. J Am Coll Cardiol. 2011;58(19):1989-97.
25. Norgaard BL, Leipsic J, Gaur S, Seneviratne S, Ko BS, Ito H, et al. Diagnostic performance of noninvasive fractional flow reserve derived from coronary computed tomography angiography in suspected coronary artery disease: the NXT trial (Analysis of Coronary Blood Flow Using CT Angiography: Next Steps). J Am Coll Cardiol. 2014;63(12):1145-55.
26. Douglas PS, De Bruyne B, Pontone G, Patel MR, Norgaard BL, Byrne RA, et al. 1-Year outcomes of FFRCT-guided care in patients with suspected coronary disease: The PLATFORM Study. J Am Coll Cardiol. 2016;68(5):435-45.
27. Yang DH, Kim YH, Roh JH, Kang JW, Ahn JM, Kweon J, et al. Diagnostic performance of on-site CT-derived fractional flow reserve versus CT perfusion. Eur Heart J Cardiovasc Imaging. 2017;18(4):432-40.
28. Coenen A, Rossi A, Lubbers MM, Kurata A, Kono AK, Chelu RG, et al. Integrating CT myocardial perfusion and CT-FFR in the work-up of coronary artery disease. JACC Cardiovasc Imaging. 2017;10(7):760-70.
29. Prazeres CEE, Carvalho HSM, Silva ITQ, Carneiro ACC, Magalhães TA, Moreira VM, et al. Fractional flow reserve by tomography diagnostic performance in the detection of coronary stenoseshemodynamically significant. Arq Bras Cardiol: Imagem Cardiovasc. 2020;33(3):7.
30. Morais TC, Assuncao-Jr AN, Dantas Junior RN, Silva C, Paula CB, Torres RA, et al. Diagnostic performance of a machine learning-based ct--derived ffr in detecting flow-limiting stenosis. Arq Bras Cardiol. 2021;116(6):1091-8
31. Hendel RC, Friedrich MG, Schulz-Menger J, Zemmrich C, Bengel F, Berman DS, et al. CMR First-pass perfusion for suspected inducible myocardial ischemia. JACC Cardiovasc Imaging. 2016;9(11):1338-48.
32. Le TT, Huang W, Bryant JA, Cook SA, Chin CW. Stress cardiovascular magnetic resonance imaging: current and future perspectives. Expert Rev Cardiovasc Ther. 2017;15(3):181-9.
33. Nagel E, Lehmkuhl HB, Bocksch W, Klein C, Vogel U, Frantz E, et al. Noninvasive diagnosis of ischemia-induced wall motion abnormalities with the use of high-dose dobutamine stress MRI: comparison with dobutamine stress echocardiography. Circulation. 1999;99(6):763-70.
34. Rerkpattanapipat P, Morgan TM, Neagle CM, Link KM, Hamilton CA, Hundley WG. Assessment of preoperative cardiac risk with magnetic resonance imaging. Am J Cardiol. 2002;90(4):416-9.
35. Jahnke C, Nagel E, Gebker R, Kokocinski T, Kelle S, Manka R, et al. Prognostic value of cardiac magnetic resonance stress tests: adenosine stress perfusion and dobutamine stress wall motion imaging. Circulation. 2007;115(13):1769-76.
36. Kelle S, Chiribiri A, Vierecke J, Egnell C, Hamdan A, Jahnke C, et al. Long-term prognostic value of dobutamine stress CMR. JACC Cardiovasc Imaging. 2011;4(2):161-72.
37. Foley JR, Plein S, Greenwood JP. Assessment of stable coronary artery disease by cardiovascular magnetic resonance imaging: current and emerging techniques. World J Cardiol. 2017;9(2):92-108.

38. Gebker R, Frick M, Jahnke C, Berger A, Schneeweis C, Manka R, et al. Value of additional myocardial perfusion imaging during dobutamine stress magnetic resonance for the assessment of intermediate coronary artery disease. Int J Cardiovasc Imaging. 2012;28(1):89-97.
39. Pennell DJ, Underwood SR, Ell PJ, Swanton RH, Walker JM, Longmore DB. Dipyridamole magnetic resonance imaging: a comparison with thallium-201 emission tomography. Br Heart J. 1990;64(6):362-9.
40. Muhling O, Jerosch-Herold M, Nabauer M, Wilke N. Assessment of ischemic heart disease using magnetic resonance first-pass perfusion imaging. Herz. 2003;28(2):82-9.
41. Giang TH, Nanz D, Coulden R, Friedrich M, Graves M, Al-Saadi N, et al. Detection of coronary artery disease by magnetic resonance myocardial perfusion imaging with various contrast medium doses: first European multi-centre experience. Eur Heart J. 2004;25(18):1657-65.
42. Schwitter J, Wacker CM, van Rossum AC, Lombardi M, Al-Saadi N, Ahlstrom H, et al. MR-IMPACT: comparison of perfusion-cardiac magnetic resonance with single-photon emission computed tomography for the detection of coronary artery disease in a multicentre, multivendor, randomized trial. Eur Heart J. 2008;29(4):480-9.
43. Bodi V, Husser O, Sanchis J, Nunez J, Monmeneu JV, Lopez-Lereu MP, et al. Prognostic implications of dipyridamole cardiac MR imaging: a prospective multicenter registry. Radiology. 2012;262(1):91-100.
44. Schwitter J, Wacker CM, Wilke N, Al-Saadi N, Sauer E, Huettle K, et al. MR-IMPACT II: Magnetic Resonance Imaging for Myocardial Perfusion Assessment in Coronary artery disease Trial: perfusion-cardiac magnetic resonance vs. single-photon emission computed tomography for the detection of coronary artery disease: a comparative multicentre, multivendor trial. Eur Heart J. 2013;34(10):775-81.
45. Greenwood JP, Motwani M, Maredia N, Brown JM, Everett CC, Nixon J, et al. Comparison of cardiovascular magnetic resonance and single--photon emission computed tomography in women with suspected coronary artery disease from the Clinical Evaluation of Magnetic Resonance Imaging in Coronary Heart Disease (CE-MARC) Trial. Circulation. 2014;129(10):1129-38.
46. Greenwood JP, Maredia N, Younger JF, Brown JM, Nixon J, Everett CC, et al. Cardiovascular magnetic resonance and single-photon emission computed tomography for diagnosis of coronary heart disease (CE--MARC): a prospective trial. Lancet. 2012;379(9814):453-60.
47. Greenwood JP, Herzog BA, Brown JM, Everett CC, Nixon J, Bijsterveld P, et al. Prognostic value of cardiovascular magnetic resonance and single-photon emission computed tomography in suspected coronary heart disease: long-term follow-up of a prospective, diagnostic Accuracy Cohort Study. Ann Intern Med. 2016.
48. Mather AN, Lockie T, Nagel E, Marber M, Perera D, Redwood S, et al. Appearance of microvascular obstruction on high resolution first-pass perfusion, early and late gadolinium enhancement CMR in patients with acute myocardial infarction. J Cardiovasc Magn Reson. 2009;11:33.
49. Manka R, Paetsch I, Kozerke S, Moccetti M, Hoffmann R, Schroeder J, et al. Whole-heart dynamic three-dimensional magnetic resonance perfusion imaging for the detection of coronary artery disease defined by fractional flow reserve: determination of volumetric myocardial ischaemic burden and coronary lesion location. Eur Heart J. 2012;33(16):2016-24.
50. Manka R, Wissmann L, Gebker R, Jogiya R, Motwani M, Frick M, et al. Multicenter evaluation of dynamic three-dimensional magnetic resonance myocardial perfusion imaging for the detection of coronary artery disease defined by fractional flow reserve. Circ Cardiovasc Imaging. 2015;8(5).
51. Hussain ST, Paul M, Morton G, Schuster A, Chiribiri A, Perera D, et al. Correlation of fractional flow reserve with ischemic burden measured by cardiovascular magnetic resonance perfusion imaging. Am J Cardiol. 2017;120(11):1913-9.
52. Raman SV, Dickerson JA, Mazur W, Wong TC, Schelbert EB, Min JK, et al. Diagnostic performance of treadmill exercise cardiac magnetic resonance: The Prospective, Multicenter Exercise CMR's Accuracy for Cardiovascular Stress Testing (EXACT) Trial. J Am Heart Assoc. 2016;5(8).
53. Buckert D, Cieslik M, Tibi R, Radermacher M, Rottbauer W, Bernhardt P. Cardiac magnetic resonance imaging derived quantification of myocardial ischemia and scar improves risk stratification and patient management in stable coronary artery disease. Cardiol J. 2017;24(3):293-304.
54. Vincenti G, Masci PG, Monney P, Rutz T, Hugelshofer S, Gaxherri M, et al. Stress perfusion CMR in patients with known and suspected CAD: Prognostic Value and Optimal Ischemic Threshold for Revascularization. JACC Cardiovasc Imaging. 2017;10(5):526-37.
55. Moschetti K, Petersen SE, Pilz G, Kwong RY, Wasserfallen JB, Lombardi M, et al. Cost-minimization analysis of three decision strategies for cardiac revascularization: results of the "suspected CAD" cohort of the european cardiovascular magnetic resonance registry. J Cardiovasc Magn Reson. 2016;18:3.
56. Kwok Y, Kim C, Grady D, Segal M, Redberg R. Meta-analysis of exercise testing to detect coronary artery disease in women. Am J Cardiol. 1999;83(5):660-6.
57. Mieres JH, Shaw LJ, Arai A, Budoff MJ, Flamm SD, Hundley WG, et al. Role of noninvasive testing in the clinical evaluation of women with suspected coronary artery disease: consensus statement from the Cardiac Imaging Committee, Council on Clinical Cardiology, and the Cardiovascular Imaging and Intervention Committee, Council on Cardiovascular Radiology and Intervention, American Heart Association. Circulation. 2005;111(5):682-96.
58. Hansen CL, Crabbe D, Rubin S. Lower diagnostic accuracy of thallium-201 SPECT myocardial perfusion imaging in women: an effect of smaller chamber size. J Am Coll Cardiol. 1996;28(5):1214-9.
59. Panting JR, Gatehouse PD, Yang GZ, Grothues F, Firmin DN, Collins P, et al. Abnormal subendocardial perfusion in cardiac syndrome X detected by cardiovascular magnetic resonance imaging. N Engl J Med. 2002;346(25):1948-53.
60. Pilz G, Klos M, Ali E, Hoefling B, Scheck R, Bernhardt P. Angiographic correlations of patients with small vessel disease diagnosed by adenosine-stress cardiac magnetic resonance imaging. J Cardiovasc Magn Reson. 2008;10:8.
61. Coelho-Filho OR, Seabra LF, Mongeon FP, Abdullah SM, Francis SA, Blankstein R, et al. Stress myocardial perfusion imaging by CMR provides strong prognostic value to cardiac events regardless of patient's sex. JACC Cardiovasc Imaging. 2011;4(8):850-61.
62. Heitner JF, Kim RJ, Kim HW, Klem I, Shah DJ, Debs D, et al. Prognostic value of vasodilator stress cardiac magnetic resonance imaging: a multicenter study with 48000 patient-years of follow-up. JAMA Cardiol. 2019.

Capítulo 13

Estudo eletrofisiológico

Cristiano de Oliveira Dietrich
Bruno Pereira Valdigem
Angelo Amato V. de Paola

PONTOS-CHAVE

- O estudo eletrofisiológico é um procedimento invasivo útil na investigação das arritmias cardíacas. É usado como ferramenta diagnóstica para sintomas não esclarecidos pelos métodos não invasivos.
- Útil na estratificação de morte súbita em síndromes clínicas específicas.
- Orienta o diagnóstico específico de taquiarritmias ou bradiarritmias, auxiliando na escolha da melhor alternativa terapêutica.
- Os mecanismos das arritmias podem ser definidos pelo procedimento do estudo eletrofisiológico.
- Avanços na tecnologia acrescentaram novas ferramentas auxiliares para investigação invasiva das arritmias cardíacas.

Introdução

A eletrofisiologia clínica cardíaca teve início no final da década de 1960 a partir do registro pioneiro do potencial do feixe de His[1] por Scherlag. A partir de 1969, houve significativa evolução tecnológica e delineamento das técnicas empregadas na atualidade para elucidação do mecanismo, diagnóstico e terapêutica das arritmias cardíacas.

Neste capítulo, serão abordados de forma prática os componentes necessários para realização do procedimento diagnóstico e, em seguida, as suas indicações clínicas. A utilidade terapêutica por meio da ablação por cateter será discutida posteriormente em outros capítulos deste livro.

Laboratório de eletrofisiologia

O procedimento deve ser realizado em ambiente hospitalar e em sala equipada com os seguintes componentes: aparelhagem de hemodinâmica, polígrafo de eletrofisiologia com canais intracavitários (registro de eletrogramas) e de superfície (registro de eletrocardiograma de doze derivações), gerador de radiofrequência, estimulador cardíaco com capacidade de ofertar estímulos elétricos básicos (estimulação contínua) e complexos (até três extraestímulos), marca-passo cardíaco temporário, cardioversor-desfibrilador externo e equipamento de ressuscitação cardiopulmonar (Figura 1). O estudo eletrofisiológico é conduzido por profissionais capacitados com conhecimento em eletrofisiologia cardíaca.[2-4]

Descrição do procedimento

O paciente deve ser submetido ao estudo obedecendo jejum de 8 horas (exceções podem ser feitas em caso de crianças e pacientes candidatos a protocolos abreviados de jejum, a critério do anestesiologista). O paciente então é posicionado sob monitorização eletrocardiográfica contínua, oximetria de pulso e pressão arterial não invasiva ou invasiva. Após assepsia das regiões inguinal direita e/ou esquerda e cervical direita, são realizadas as punções vasculares sob anestesia local pela técnica de Seldinger. Para o estudo eletrofisiológico diagnóstico

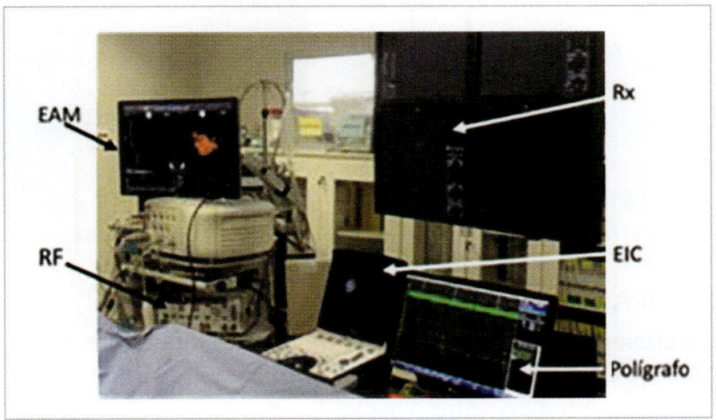

FIGURA 1

Disposição dos equipamentos utilizados no laboratório de eletrofisiologia.

Polígrafo; EAM: sistema de mapeamento eletroanatômico; Rx: equipamento de fluoroscopia/hemodinâmica; RF: gerador de radiofrequência (ablação); EIC: equipamento de ecocardiograma intracardíaco.

(EEF), são realizadas com mais frequência duas a três punções: veia femoral direita (1 ou 2 cateteres) e veia jugular interna direita (1 cateter). Pelas punções, são alocados os cateteres diagnósticos que são posicionados na região anterior do anel tricuspídeo para registro dos eletrogramas do feixe de His, na região superior do átrio direito (registro e estimulação atrial D), no seio coronário (registro e estimulação atrial E) e no ventrículo direito (registro e estimulação do ápex e via de saída do ventrículo direito) – Figura 2. A abordagem das cavidades esquerdas raramente é necessária para estudos somente diagnósticos. São então efetuadas as medidas basais seguidas pelos protocolos de estimulação elétrica atrial e ventricular, sob condições basais e ação farmacológica com isoproterenol, atropina, adenosina e/ou procainamida.

A estimulação elétrica pode ser realizada com decrementos progressivos do ciclo ou pela introdução de um a três extraestímulos durante a diástole atrial ou ventricular. Usando-se estes protocolos, determinam-se: a) função do nó sinusal, condução atrioventricular, intraventricular e ventrículo-atrial; b) refratariedade atrial, ventricular e do sistema de condução; c) indução de taquiarritmia (Figura 3). Após o término do exame, os cateteres e os introdutores são retirados e a hemostasia local é realizada por compressão manual, sendo recomendado repouso de 4 a 6 horas evitando-se flexão da coxa (punções em veia femoral) ou rotação do pescoço (nas punções de veia jugular). As complicações são raras nos exames diagnósticos (de 0,5 a 1%), sendo principalmente relacionadas à trombose venosa profunda do membro inferior, ipsilateral à veia femoral puncionada.[2-4]

Indicações para realização do estudo eletrofisiológico diagnóstico

O EEF tem muita utilidade na prática clínica, tanto para investigação de sintomas não esclarecidos, como para avaliação de taquiarritmias documentadas ou estratificação de morte súbita.

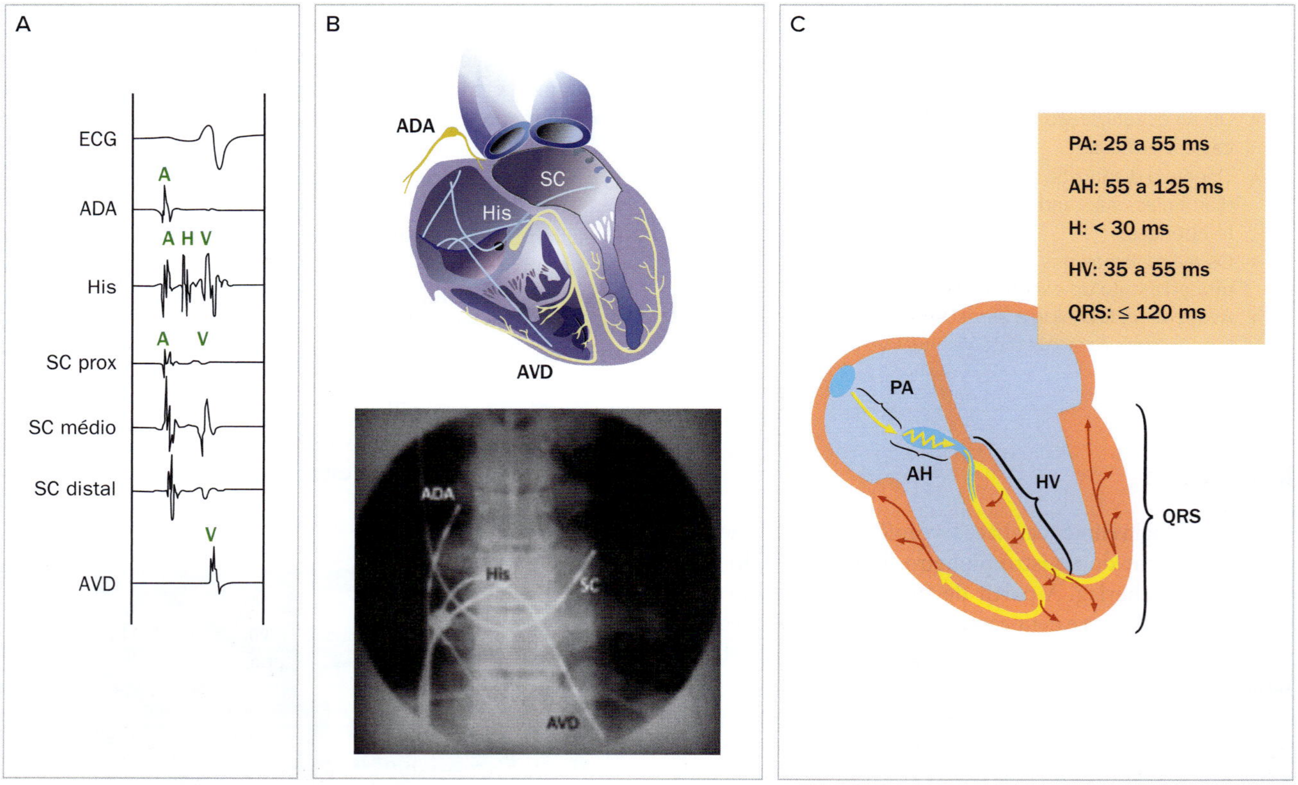

FIGURA 2

Representação do posicionamento dos cateteres nas câmaras cardíacas e o registro elétrico durante estudo eletrofisiológico (A e B). Os intervalos básicos de condução registrados durante o ritmo sinusal e seus valores normais (A e C). O intervalo PA representa o tempo entre o início da onda P do eletrocardiograma e o início do eletrograma atrial registrado no cateter posicionado na região do feixe de His, representando a ativação internodal. A condução através do nó atrioventricular é avaliada pelo intervalo entre o início do eletrograma atrial e do sinal hissiano registrados no cateter HIS. Já a ativação pelo sistema His-Purkinje é determinada pelo intervalo HV (medido do início da despolarização hissiana ao início do complexo QRS). Em B, quatro cateteres introduzidos pelo sistema venoso (veias femorais e veia jugular interna ou subclávia) para estimulação e registro dos eletrogramas.

A: eletrograma atrial; ADA: átrio direito alto; AVD: ápice do ventrículo direito; H: eletrograma hissiano; His: feixe de His.; V: ventricular.

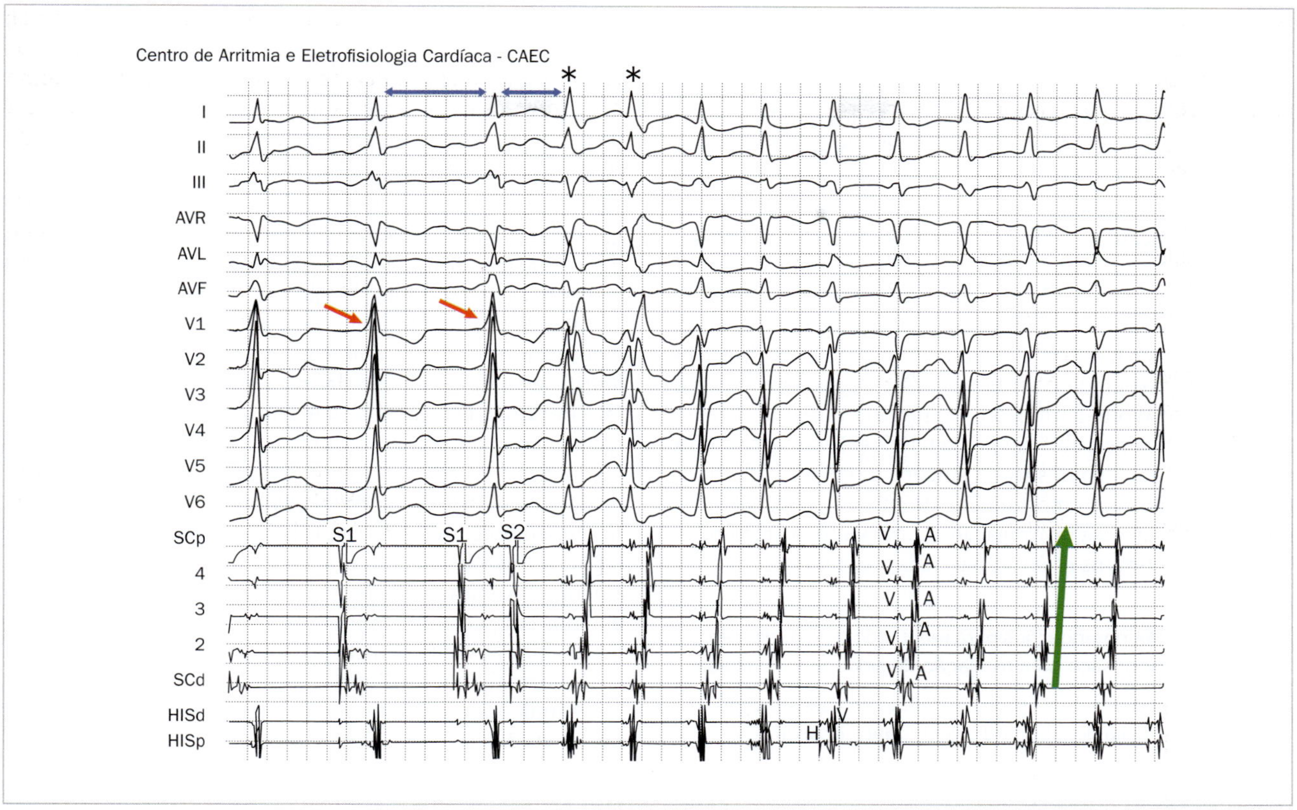

FIGURA 3

Indução de taquicardia supraventricular pela estimulação atrial programada. Durante a estimulação atrial básica (ciclo S1-S1 de 600 ms), há verificação de pré-excitação ventricular manifesta (onda delta, seta vermelha). O acréscimo de estímulo extra (S1-S2) atinge o período refratário de feixe acessório lateral esquerdo (desaparecimento da pré-excitação ventricular) e, dependente de retardo nodal na condução atrioventricular, há o início da taquicardia supraventricular por reentrada atrioventricular na forma ortodrômica, em que ocorre uma ativação atrial retrógrada (seta verde) que se inicia a partir da porção mais distal do anel atrioventricular registrada pelo cateter inserido no seio coronário (SCd) – compatível com feixe acessório lateral esquerdo. Os primeiros dois batimentos da taquicardia induzida apresentam padrão de bloqueio de ramo direito (BRD) (asteriscos) pelo fenômeno fisiológico de Asherman (ciclo longo, ciclo curto). Registro dos eletrogramas bipolares dos cateteres posicionados no His (feixe de His). SC: seio coronário – 5 pares de polos da parte distal do seio coronário (SCd) até o seio coronário proximal (SCp).

A: eletrograma atrial; V: eletrograma ventricular; H: eletrograma hissiano.

Essas indicações serão resumidas nos próximos parágrafos, baseando-se principalmente nas recomendações das diretrizes da Sociedade Brasileira, Europeia e Norte-Americana.[3,5-8]

Graus de recomendação – I: consenso e evidências para a indicação; IIa: divergência mas maioria aprova; IIb: divergência e divisão de opiniões; III: não recomendado.

Palpitações

A palpitação é sintoma frequente, podendo estar relacionada tanto com bradiarritmias, quanto com taquiarritmias. A avaliação não invasiva com a documentação eletrocardiográfica da arritmia é muitas vezes suficiente para efetuar o diagnóstico, pela correlação da arritmia com a sintomatologia. O estudo eletrofisiológico pode ser indicado nos casos em que não houve esclarecimento do sintoma pela investigação não invasiva. Na Tabela 1, estão as recomendações para o EEF.

TABELA 1 Recomendações para realização do estudo eletrofisiológico diagnóstico para avaliação de palpitações não esclarecidas

Palpitação recorrente, com início e término súbitos, refratária a tratamento clínico e não esclarecida pela avaliação não invasiva (I)[3]
Palpitação taquicárdica associada com síncope não esclarecida pela avaliação não invasiva[3]
Palpitação taquicárdica sem documentação eletrocardiográfica (IIb)[3]

Síncope

A investigação diagnóstica da síncope em pacientes sem doença cardíaca estrutural é realizada pelos métodos não invasivos, como com as técnicas de monitorização eletrocardiográfica e o teste de inclinação. Nesse cenário clínico, a acurácia diagnóstica do EEF é baixa. No entanto, para pacientes com história de infarto do miocárdio prévio ou portadores de cardiomiopatias, o EEF pode ser útil para definição diagnóstica nos casos em que o episódio sincopal pode estar relacionado a arritmias sustentadas dependentes de substrato cicatricial. O estudo eletrofisiológico também é recomendado para a investigação de síncope associada com taquicardia supraventricular e síndrome de Wolff-Parkinson-White pela possibilidade de terapia curativa pela ablação por cateter, realizada ao mesmo tempo do estudo diagnóstico. A síncope de etiologia cardíaca está relacionada com mortalidade de até 30%, necessitando, portanto, de rigorosa investigação e tratamento. As recomendações mais comuns estão sumarizadas na Tabela 2.

TABELA 2 Recomendações para realização do estudo eletrofisiológico diagnóstico para avaliação de síncope inexplicada

Síncope em paciente com história de infarto do miocárdio prévia em que se suspeita de taquicardia ventricular (classe I)[8]
Síncope inexplicada em paciente com cardiopatia estrutural ou fração de ejeção reduzida (classe I)[8]
Síncope com avaliação não invasiva inconclusiva, existindo a suspeita de bradiarritmia ou taquiarritmia como causa (classe IIa)[8]

Bradiarritmias

Nas bradiarritmias, a avaliação não invasiva por eletrocardiograma, Holter de 24 horas e teste ergométrico, e a avaliação da resposta cronotrópica com o uso de fármacos como atropina ou isoproterenol, associada ao quadro clínico do paciente, são suficientes na maioria dos casos para se determinar a conduta. Contudo, em alguns casos, a investigação diagnóstica torna-se necessária.

Disfunção do nó sinusal

O estudo eletrofisiológico invasivo é restrito para os pacientes nos quais não se consegue documentação eletrocardiográfica dos sintomas ou quando existem alterações sugestivas de disfunção sinusal, mas sem correlacionar-se com os sintomas do paciente. As indicações para EEF nessa situação são raras. Pela grande variabilidade dos valores normais baseados no tônus adrenérgico do paciente, a avaliação do nó sinusal com estudo eletrofisiológico foi substituída por métodos não invasivos, como teste ergométrico e Holter 24 horas.

Distúrbios da condução atrioventricular e intraventricular

A obtenção do registro do eletrograma do feixe de His aumentou a compreensão da fisiopatologia e do prognóstico dos bloqueios atrioventriculares. Dessa forma, a ocorrência de bloqueio da condução atrioventricular acima do feixe de His está relacionada ao bloqueio de segundo grau do tipo I (Mobitz I ou Wenckebach) e a bom prognóstico, ao passo que o bloqueio da condução intra ou infra-hissiano correlaciona-se com o bloqueio de segundo grau do tipo II (Mobitz II) e a evolução para bloqueio atrioventricular total ocorre na maioria das vezes (Figura 4). Os estudos não invasivos são suficientes para caracterizar o bloqueio atrioventricular, determinar o prognóstico e a conduta em cada situação.

A presença de bloqueio de ramo no eletrocardiograma é comum e funciona como marcador de algum grau de lentificação da condução do impulso elétrico pelo sistema His-Purkinje. Em geral, a evolução para bloqueio atrioventricular total é lenta e precedida por graus menores de bloqueio, ocasionando sintomas que alertem para a progressão da doença. A incidência anual da progressão para BAV varia na dependência da presença de sintomas, sendo de 0,6 a 0,8% para assintomáticos e de 5 a 11% para os pacientes com síncope.[6] A eficácia diagnostica do estudo eletrofisiológico é maior em pacientes com bradicardia sinusal, bloqueio bifascicular e suspeita clínica de taquicardia, e menor em com ECG normal, sem cardiopatia estrutural e sem palpitações.[6]

A indicação de EEF fica limitada às situações apresentadas na Tabela 3.

TABELA 3 Recomendações para realização do estudo eletrofisiológico nos distúrbios de condução atrioventricular e intraventricular

Pacientes com bloqueio bifascicular ou trifascicular associados a síncope, nos quais não se tenha documentação de bloqueio atrioventricular como causa desta e que existe necessidade de avaliação urgente da etiologia[6] IIa NEC
Em pacientes com síncope e bradicardia sinusal EEF pode ser considerado se os métodos não invasivos não permitirem diagnóstico[6] IIb NEC

Taquiarritmias

O registro eletrocardiográfico do episódio de taquicardia sintomática é fundamental para orientar o EEF. O eletrocardiograma de superfície é, em geral, suficiente para a diferenciação ou restrição das arritmias possíveis, para que posteriormente se faça o diagnóstico diferencial no EEF. Quando documentada no Holter de 24 horas, a análise de início e término pode também ser de grande utilidade. A necessidade de diagnóstico diferencial invasivo pode ocorrer, por exemplo, nas taquicardias com QRS alargado, entre taquicardias ventriculares e supraventriculares conduzidas por via acessória ou bloqueios de ramo. Além disso, o EEF proporciona oportunidade de mapeamento e ablação por cateter da arritmia, resultando muitas vezes na cura do paciente. As indicações para EEF nas taquiarritmias seguem na Tabela 4.

Avaliação de taquicardia ventricular

O EEF é utilizado para documentar a indução de taquicardia ventricular, guiar ablação, avaliar a perda de consciência em

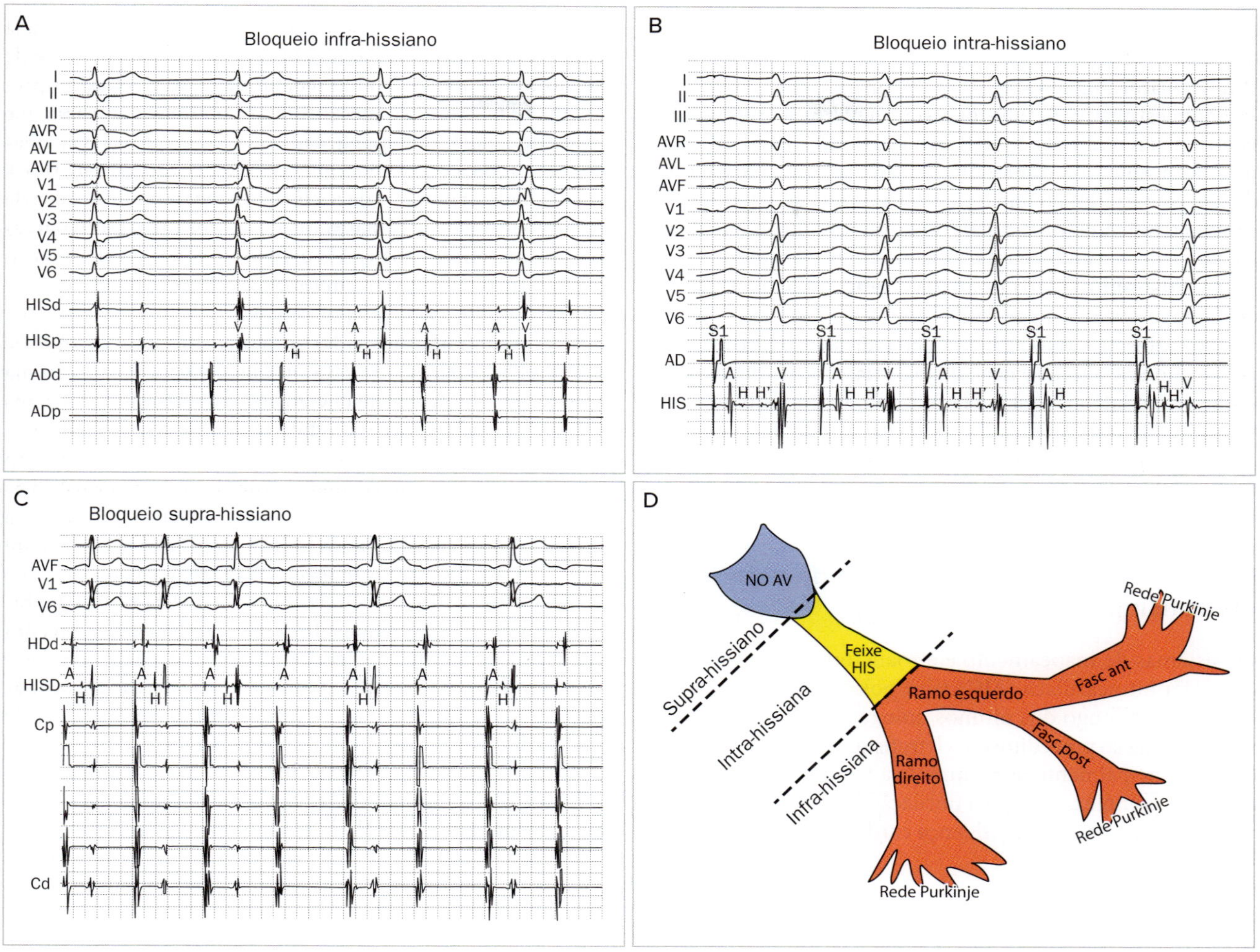

FIGURA 4

Bloqueio da condução atrioventricular infra-hissiana (A), intra-hissiana (B) e supra-hissiano (C). Em A, verifica-se durante o ritmo sinusal o bloqueio AV de segundo grau 2:1 abaixo do feixe de His (registro de A-H sem V) e, em B, nota-se a presença de bloqueio AV de segundo grau (tipo Wenckebach) ao nível do feixe de His (prolongamento progressivo do intervalo H-H'). No traçado C, há registro de bloqueio atrioventricular no nível do nó atrioventricular (registro de A sem H e V), iniciando-se como fenômeno de Wenckebach e, após, bloqueio 2:1. Na imagem D, apresenta-se uma esquematização do sistema de condução atrioventricular e os diferentes níveis de bloqueio.

TABELA 4 Recomendações para realização do estudo eletrofisiológico nas taquiarritmias[3]

Crises de taquicardia supraventricular frequentes ou hemodinamicamente mal toleradas, que não respondem ao tratamento ou que o paciente prefira ser submetido ao tratamento não farmacológico (grau I)
Pré-excitação ventricular em pacientes sintomáticos que serão submetidos à ablação cirúrgica ou por cateter (grau I)
Pré-excitação ventricular em pacientes assintomáticos, com atividades de alto risco (IIa)
Taquicardia com QRS largo na qual o mecanismo ou a origem da arritmia estão mal definidos por métodos não invasivos, visando principalmente à terapêutica adequada (grau I)
Taquicardia com QRS largo, mesmo que o mecanismo e/ou a origem da arritmia estejam bem definidos por métodos não invasivos, para melhor definição da terapêutica não farmacológica (grau I)
Taquicardias supraventriculares com condução aberrante ou pré-excitadas claramente definidas por métodos não invasivos, nas quais se considera a opção de terapia não medicamentosa (grau I)

pacientes selecionados com arritmias suspeitas de serem a causa do evento e acessar indicações para terapia com cardioversor-desfibrilador implantável.

Para a avaliação de arritmias ventriculares, a estimulação ventricular é realizada com ciclo basal de 600 a 450 ms e até três extraestímulos no ápice e via de saída de VD, com energia duas vezes superior ao limiar diastólico, com e sem infusão de isoproterenol. A prematuridade do extraestímulo é aumentada até atingir o período refratário ventricular ou a indução de taquicardia ventricular sustentada (Figura 5). Sequências de ciclo longo-curto também podem ser testadas.

Nos pacientes com cardiomiopatia dilatada, o EEF tem papel menor na avaliação e no manejo da taquicardia ventricular, o que está relacionado à baixa indução, reprodutibilidade e valor preditivo da taquicardia ventricular induzida.

O EEF não apresenta utilidade nos pacientes com síndrome do QT longo ou em cardiomiopatia hipertrófica para estratificação de risco.

Novas ferramentas para auxílio do estudo eletrofisiológico

Os sistemas de mapeamento eletroanatômico e de ecocardiografia intracardíaca (EIC) já se posicionaram de forma definitiva ao longo dos últimos quinze anos. Esses exames são auxiliares ao procedimento eletrofisiológico convencional, sendo principalmente úteis durante a terapia percutânea de arritmias complexas, como a fibrilação atrial e a taquicardia ventricular associada com doença cardíaca estrutural.

Basicamente, os sistemas de MEA permitem a construção virtual da câmara cardíaca envolvida na gênese do distúrbio do ritmo. Os mapas de ativação, propagação e voltagem permitem a elucidação do mecanismo da arritmia, contribuindo, sobretudo, com a diferenciação entre taquicardias focais ou por reentrada, bom como a qualidade do tecido cardíaco a ser ablacionado (Figura 6). Já a EIC contribui com informações sobre anatomia das câmaras cardíacas por meio das técnicas ecocardiográficas usuais. Além disso, auxilia na realização da punção transeptal e na monitorização de potenciais complicações durante a ablação por cateter.

Recentemente, novas ferramentas auxiliares têm sido desenvolvidas para a investigação e localização dos potenciais rotores perpetuadores e mantenedores da fibrilação atrial. Estas ferramentas apresentam o registro simultâneo de múltiplos sinais cardíacos por meio de métodos não invasivos (método superficial)[11] e invasivos (cateter-balão)[12] que geram a propagação do impulso elétrico nas câmaras atriais. Os resultados desses estudos clínicos ainda necessitam da sedimentação do método para incorporá-lo nas técnicas de ablação.[13]

O uso de ressonância magnética cardíaca permite maior avaliação da probabilidade pré-teste de indução de arritmias ventriculares por meio da avaliação de presença de substrato. Também permite afastar inflamação em atividade, preocupação que se torna cada vez mais comum em quadros de miocardite subclínica (como exemplos recém-descobertos, podemos citar casos atípicos de sarcoidose e quadros pós-SARS-CoV2). A presença de fibrose, representada por realce tardio, é um fator de risco independente e incremental para

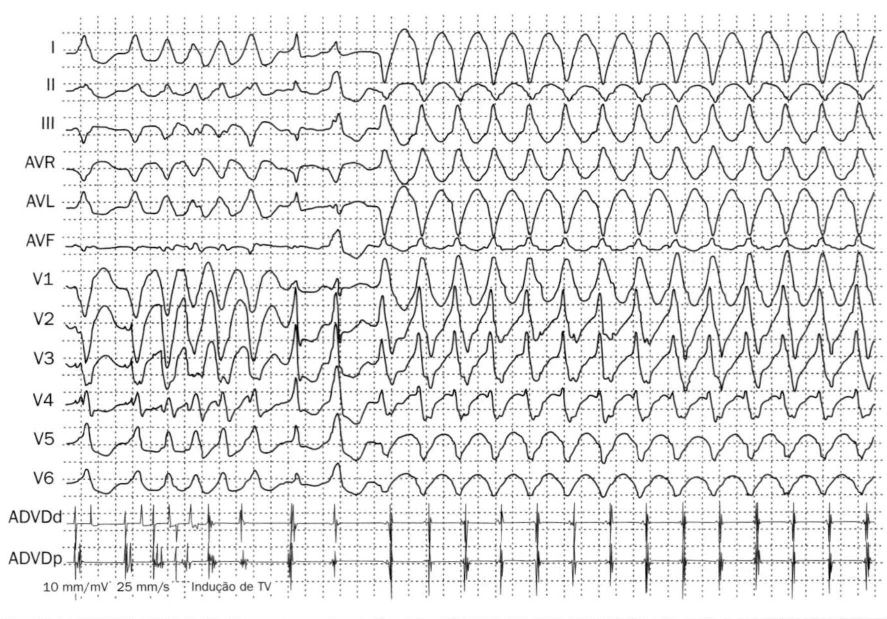

FIGURA 5

Indução de taquicardia ventricular sustentada pela estimulação ventricular programada, indicativa de substrato para desencadeamento de arritmias recorrentes e que apresentam grande especificidade para o esclarecimento de fenômenos sincopais em pacientes com cardiopatia estrutural.

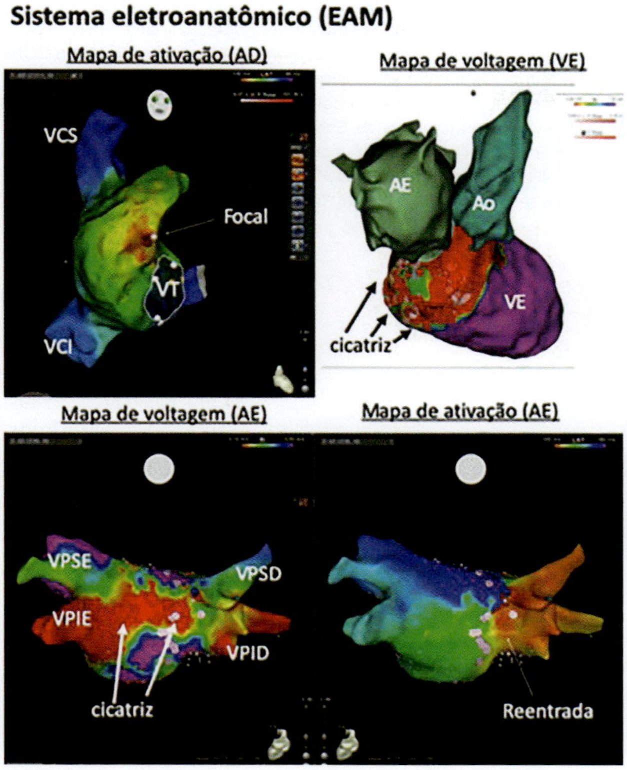

FIGURA 6

O sistema de mapeamento eletroanatômico. Nas imagens, são visualizadas as construções tridimensionais das geometrias atriais (AD: átrio direito; AE: átrio esquerdo) e ventricular (VE: ventrículo esquerdo) com seus respectivos mapas de ativação e/ou voltagem. Acima uma taquicardia atrial focal com origem na base inferior do apêndice atrial direito, acima da válvula tricúspide (VT). Ao lado, paciente com episódios de taquicardia ventricular relacionados com cicatriz pós-infarto em segmentos ínfero-septo-basal do VE (mapa de voltagem). Abaixo, uma taquicardia atrial por reentrada envolvendo a cicatriz (coloração vermelha no mapa de voltagem) da parede posterior do AE próxima à veia pulmonar inferior direita (VPID).

indução de arritmias ventriculares (quando consideramos a porcentagem de realce em relação ao total de miocárdio). Ver Figura 7.

RESUMO

O estudo eletrofisiológico invasivo possibilitou a compreensão do mecanismo das bradiarritmias e das taquiarritmias clínicas racionalizando a terapêutica. Sua utilização propedêutica é importante na investigação dos fenômenos clínicos secundários à alteração do ritmo cardíaco, quando a definição exata de taqui ou bradiarritmia é necessária para a terapêutica correta.

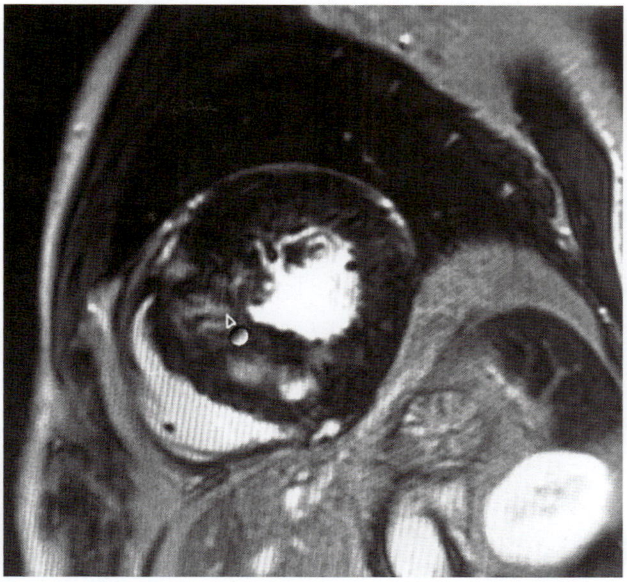

FIGURA 7

Realce tardio mesocárdico não isquêmico em paciente com diagnóstico de cardiomiopatia hipertrófica em que a realização de estudo eletrofisiológico não está indicada para estratificação de risco de taquiarritmia ventricular e morte súbita. O realce tardio permite, além do diagnóstico, confirmar cardiopatia estrutural e identificar potenciais áreas para ablação.

Referências bibliográficas

1. Scherlag BJ, Lau SH, Helfant RH, Berkowitz WD, Stein E, Damato AN. Catheter technique for recording His bundle activity in man. Circulation. 1969;39:13-8.
2. Josephson ME (ed.). Electrophysiologic investigation: technical aspects. In: Josephson ME (ed.). Clinical cardiac electrophysiology, techniques and interpretations. 5th ed. Philadelphia: Williams & Wilkins, 2015. p.1-18.
3. Scannavaca MI, de Brito FS, Maia I, Hachul D, Guizzi J, Lorga A, et al. Diretrizes para avaliação e tratamento de pacientes com arritmias cardíacas. Arq Bras Cardi-ol. 2002;79:1-50.
4. Tracy CM, Akhtar M, DiMarco JP, Packer D, Creages MA, et al. ACC/AHA Update of the clinical competence statement on invasive electrophysiology studies, catheter ablation, and cardioversion. J Am Coll Cardiol. 2006;48:1503-17
5. Brignole M, Moya A, de Lange FJ, Deharo JC, Elliott PM, Fanciulli A, et al. 2018 ESC Guidelines for the diagnosis and management of syncope. Eur Heart J. 2018; 39(21):1883-194.
6. Glikson M, Nielsen JC, Kronborg MB, et al. 2021 ESC Guidelines on cardiac pacing and cardiac resynchronization therapy: Developed by the Task Force on cardiac pacing and cardiac resynchronization therapy of the European Society of Cardiology (ESC) with the special contribution of the European Heart Rhythm Association (EHRA). Eur Heart J. 2021;42:3427-520.
7. Page RL, Joglar JA, Caldwell MA, Calkins H, Conti JB, Deal, BJ, et al. 2015 ACC/AHA/ESC Guidelines for the management of adult patients with supraventricu-lar tachycardia. Circulaiton. 2015;133:e506-e574.
8. Al-Khatib SM, Stevenson WG, Ackerman MJ, Bryant WJ, Callans DJ Curtis, AB, et al. 2017 AHA/ACC/HRS Guideline for management of patients with ventric-ular arrhythmias and the prevention of sudden cardiac death – a report of the American College of Cardiology/American Heart Association Task Force on clinical practice guidelines and the Heart Rhythm Society. Circulation. 2018;138:e272-e391.

9. Zipes DP, Jalife J, Stevenson W (eds.). Cardiac electrophysiology: from cell to bedside. 77th ed. Philadelphia:Elsevier; 2018.
10. Ellenbogen KA, Wilkoff BL, Kay GN, Lau CP, Auriccio A (eds). Clinical cardiac pacing, defibrillation and resynchronization therapy. 5th ed. Elsevier; 20117.
11. Jones AR1, Krummen DE, Narayan SM. Non-invasive identification of stable rotors and focal sources for human atrial fibrillation: mechanistic classification of atrial fibrillation from the electrocardiogram. Europace. 2013;15:1249-58.
12. Narayan SM, Krummen DE, Clopton P, Shivkumar K, Miller JM. Direct or coincidental elimination of stable totors or focal sources may explain successful atrial fibrillation ablation on-treatment analysis of the CONFIRM trial (Conventional ablation for AF with or without focal impulsẽ and rotor modulation). J Am Coll Cardiol. 2013;62:138-47.
13. Narayan SM1, Krummen DE, Shivkumar K, Clopton P, Rappel WJ, Miller JM. Treatment of atrial fibrillation by the ablation of localized sources CONFIRM (Conventional ablation for atrial fibrillation with or without focal impulse and rotor modulation). Trial. J Am Coll Cardiol. 2012;60:628-36.

Capítulo 14

Cateterismo cardíaco direito e esquerdo e cinecoronariografia

Felipe de Oliveira Ramalho
Gabriel Menezes Albuquerque
Guy Fernando de Almeida Prado Junior
Stefano Garzon Dias Lemos
Jose Mariani Junior
Pedro Alves Lemos Neto

PONTOS-CHAVE

- O cateterismo é a forma preferencial de avaliar as artérias coronárias, os átrios e os ventrículos.
- O exame utiliza radiação e contraste iodado. Os pacientes necessitam ter a função renal avaliada antes do exame. Necessita-se fazer avaliação pormenorizada dos medicamentos que o paciente utiliza.
- O risco do exame é reduzido, mas varia, dentre outras variáveis, conforme a gravidade do quadro clínico e das características do paciente.
- Diferentes sítios podem servir como via de acesso, havendo crescente interesse pela utilização da via radial que apresenta diferentes vantagens.
- O uso de meios de contraste de menor osmolaridade aumenta a segurança do exame.

Introdução

As primeiras descrições de cateterizações de câmaras cardíacas foram realizadas em cavalos em 1844, por Claude Bernard, por meio de cateterizações da veia jugular e carótida. Já a primeira descrição de cateterização cardíaca *in vivo* foi realizada por Werner Forssmann, em 1929, em que realizou cateterização do átrio direito em si próprio utilizando um cateter ureteral.[1] Desde então, passando pela primeira coronariografia seletiva realizada por Mason Sones em 1958, na Cleveland Clinic, foi dado início à era moderna da cardiologia intervencionista.[2]

Neste capítulo, vamos rever os princípios básicos, indicações, contraindicações, complicações e vias de acesso para a realização desses tipos de procedimentos.

Cateterismo cardíaco direito

Com o avanço de técnicas não invasivas por meio da ecocardiografia, tomografia computadorizada e ressonância magnética cardíaca, o cateterismo cardíaco direito passou a ser reservado a algumas condições especiais, em que ainda apresenta papel importante na tomada de decisão, como em pacientes com insuficiência cardíaca avançada, na determinação de débito cardíaco e no diagnóstico de *shunts* intracardíacos e hipertensão pulmonar. Pode ainda ajudar a diagnosticar cardiomiopatias, pericardite constritiva e tamponamento cardíaco quando testes não invasivos não são diagnósticos.[3]

A obtenção de um acesso venoso representa a primeira etapa do cateterismo cardíaco direito. As principais vias utilizadas são femoral, jugular interna, antecubital e subclávia.[4]

Para a realização do exame, é possível a utilização de cateteres específicos para artéria pulmonar (cateter de Swan-Ganz), com necessidade de uso de introdutor 7Fr, ou, ainda, cateteres angiográficos rotineiros, como Judkins *Right* (JR) ou *Multipurpose*; a vantagem de utilização de cateteres de Swan-Ganz é a possibilidade de permanência por mais tempo, útil na avaliação e seguimento em algumas situações, como no choque de etiologia desconhecida.[5]

Avaliação das curvas de pressão

As diferentes curvas de pressões obtidas devem ser interpretadas à luz do raciocínio clínico, não devendo ser consideradas de maneira isolada. Os contornos das diferentes curvas de pressão estão mostrados na Figura 1. Os valores normais das diferentes porções avaliadas no cateterismo cardíaco direito estão listados na Tabela 1.[3]

Átrio direito

Apresenta cinco deflexões, três positivas (ondas a, c e v) e duas negativas (descensos x e y):

- Onda a: onda positiva diastólica produzida pela contração atrial (no intervalo PR); ausente na fibrilação atrial.
- Descenso x: onda negativa que representa o relaxamento com alongamento da cavidade atrial, promovendo passagem de sangue para as veias pulmonares.

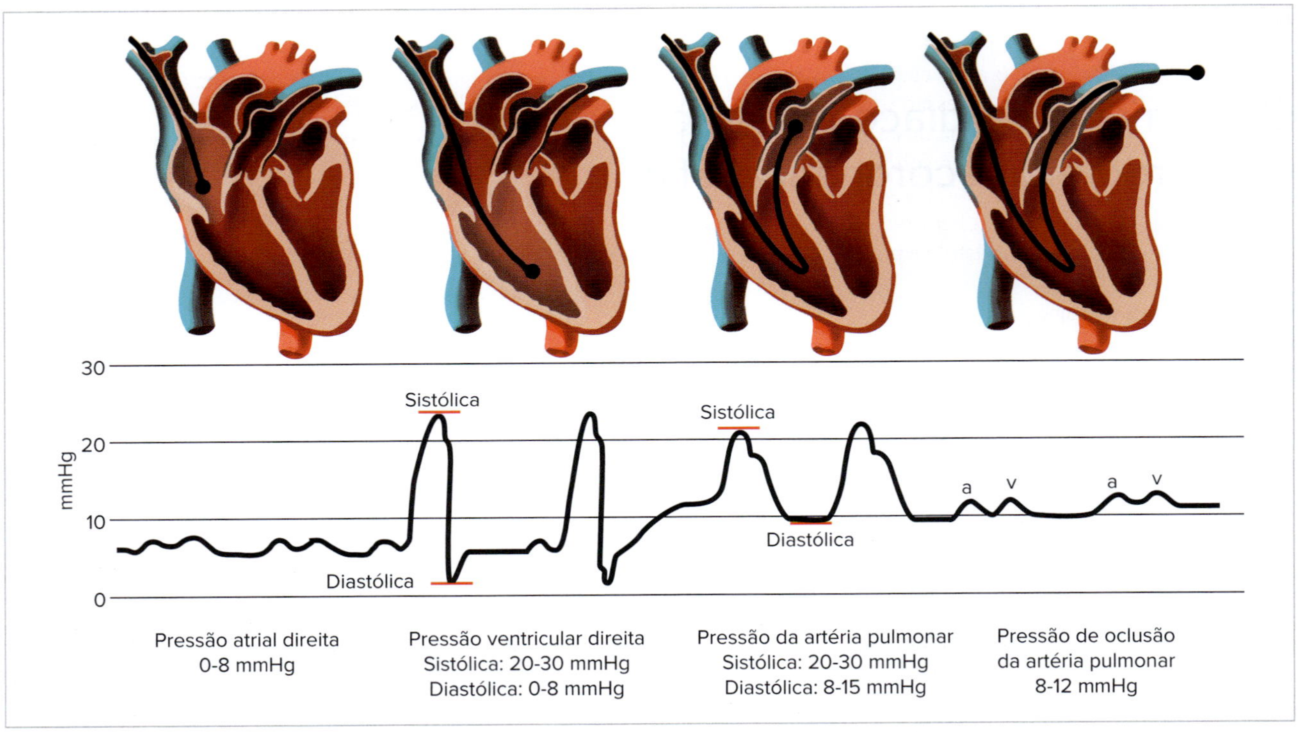

FIGURA 1

Curvas de pressão nas diferentes porções das cavidades direitas.

TABELA 1 Valores normais de pressão dos diferentes locais analisados no cateterismo cardíaco direito

		Valores de pressão (mmHg)
Átrio direito		4 (1-10)
Ventrículo direito	Sistólica	24 (20-30)
	Diastólica	5 (2-10)
Artéria pulmonar	Sistólica	20 (20-30)
	Diastólica	10 (8-15)
	Média	13 (10-20)
	Pressão de oclusão (encunhamento)	8 (5-12)
Ventrículo esquerdo	Sistólica	96 (60-120)
	Diastólica	5 (4-12)
Aorta	Sistólica	96 (60-120)
	Diastólica	60 (25-80)

- Onda c: onda positiva produzida pelo fechamento da valva atrioventricular e começo da sístole ventricular (contração isovolumétrica); em geral pouco visível.
- Onda v: onda positiva pelo retorno venoso enquanto a valva AV está fechada (aumento discreto da pressão); pode estar aumentada em casos insuficiência mitral e fibrilação atrial (pelo aumento da rigidez atrial).
- Descenso y: onda negativa derivada da abertura da valva AV e esvaziamento rápido do átrio (fase do enchimento ventricular rápido).

Ventrículo direito

Caracterizada por fase sistólica e diastólica mais pronunciada. No ventrículo direito, as durações da sístole, contração isovolumétrica e relaxamento são maiores que no ventrículo esquerdo.

Artéria pulmonar

A passagem para a artéria pulmonar é caracterizada pelo aparecimento de pressão diastólica significativamente aumentada, decorrente do fechamento da válvula pulmonar, que também produz uma incisura dicrótica, à semelhança da curva da aorta.

Pressão de oclusão ("encunhamento") da artéria pulmonar

A pressão de encunhamento, onda tipicamente não pulsátil, é obtida quando a ponta do cateter é posicionada no leito sanguíneo designado obstruindo completamente o fluxo sanguíneo. Assim, a pressão de oclusão torna-se igual ao lado subsequente do leito capilar. A pressão de oclusão da artéria pulmonar, portanto, mede a pressão venosa pulmonar (que deverá ser a mesma do átrio esquerdo na ausência de *shunt*). O gráfico da curva de pressão de oclusão é bastante semelhante ao do átrio direito (já descrito anteriormente), devendo também haver variação respiratória. Para assegurar uma pressão de oclusão apropriada, a saturação de oxigênio do cateter na oclusão deve ser maior ou igual a 95%, tendo a pressão medida no final da diástole e no final da expiração.[3]

Avaliação do débito cardíaco

O débito cardíaco (DC) é a quantidade de sangue bombeado a cada minuto pelo coração, sendo a quantidade de sangue que flui para a circulação. A identificação correta do débito cardíaco é parte importante na avaliação do cateterismo direito. Existem duas formas de avaliação do débito cardíaco durante o procedimento: termodiluição e método de Fick.

O método de Fick para avaliação do débito cardíaco utiliza o princípio de Fick de 1870, em que a captação total ou liberação de qualquer substância por um órgão é produto do fluxo sanguíneo pelo órgão e a diferença de concentração arteriovenosa da substância. É o método mais acurado para pacientes com baixo débito cardíaco, com erros de medição em menos de 10% dos casos. O débito cardíaco, portanto, pode ser então obtido pela relação entre o consumo e oferta de O_2, representado pela seguinte equação:[3]

Débito cardíaco (DC) = Consumo de O_2 (VO_2)/Diferença arteriovenosa de O_2 (DO_2)

A medição direta do consumo de O_2 (VO_2) raramente é obtida, pela necessidade de utilização de equipamentos complexos. Em geral, é utilizada a VO_2 estimada a partir da área de superfície corpórea, com ou sem correção por idade e sexo. Já a extração de dado nutriente da circulação pelos tecidos é expressa pela diferença arteriovenosa (DO_2). É determinada a partir da técnica manométrica de Van Slyke e Neill:

DO_2 = Hb (g/dL) x 1,36 (mL de O_2/g Hb) x 10 x Sat (arterial – venosa)% (valores em mL/L)

Para a realização adequada do método de Fick, é necessária a obtenção de gasometria de diversos sítios, a saber:

- Sangue arterial: de artéria sistêmica, VE, AE ou veias pulmonares. É importante excluir a presença de *shunt* quando $SatO_2 < 95\%$;
- Sangue venoso misto: artérias pulmonares.

A termodiluição é uma aplicação direta do método de Fick a partir de variação de temperatura. No método, é necessário o uso de termistor, sabendo que a temperatura do líquido injetado (medida antes da injeção) aumenta a um valor predizível durante a injeção.

A termodiluição é, portanto, método menos invasivo, porém acurado de mensuração do débito, não requerendo retirada de sangue nem necessitando de punção arterial. O mais utilizado é a injeção de *bolus* de solução salina a 0 a 4°C, avaliando a mudança na temperatura da artéria pulmonar; essa injeção deve ser realizada de forma rápida, constante e progressiva. Deve-se realizar média de pelo menos três medições, com pelo menos 90 s de diferença entre elas. Esse método não deve ser utilizado quando houver insuficiência tricúspide e/ou *shunt* intracardíaco.

Medidas de resistência vascular

As medidas de resistência vascular não podem ser feitas diretamente, porém devem ser calculadas e a obtenção de seus valores é parte fundamental na realização do cateterismo cardíaco direito. O cálculo das resistências é diretamente proporcional ao gradiente de pressão nos diferentes sistemas. Dessa forma, pode-se calcular as diferentes resistências:[4]

- Resistência vascular sistêmica (em Woods): PAM – PAD/Qs, sendo QS = DC
- Resistência vascular pulmonar: PMAP – PAE/Qp → levando em consideração que, na ausência de *shunt* intracardíaco, Qp = Qs = DC

Em que:

- PAM = pressão arterial média
- PAD = pressão medida do átrio direito
- PMAP = pressão medida da artéria pulmonar
- PAE = pressão medida do átrio esquerdo

Sendo que: 1 Wood = 80 dyna.s/cm^3

Na Tabela 2, seguem os valores normais das resistências analisadas no cateterismo cardíaco direito.

TABELA 2 Valores normais das resistências analisadas no cateterismo cardíaco direito

		Valores
Resistência vascular sistêmica	Woods	14 (11-17)
	dyna.S/cm^3	1.150 (900-1.400)
Resistência vascular pulmonar	Woods	2,5 (1,8-3,1)
	dyna.s/cm^3	200 (150-250)

A avaliação das resistências é útil na decisão para correção de cardiopatias congênitas (em que o aumento da resistência vascular pulmonar é determinante para a tomada de decisão), bem como na avaliação dos tipos de choque e na determinação de doença vascular pulmonar em pacientes com estenose mitral. Além disso, pode ajudar na mudança de conduta terapêutica em pacientes com IC, juntamente com os valores de pressões de enchimento. Também é fundamental sua mensuração nos pacientes que são candidatos a transplante cardíaco.

Indicações

Diagnóstico de hipertensão pulmonar

Na confirmação diagnóstica de hipertensão pulmonar, bem como na obtenção de outros parâmetros úteis na estratificação prognóstica (como índice cardíaco, pressão atrial direita e saturação venosa central). A hipertensão pulmonar é definida como pressão média de artéria pulmonar (PMAP) ≥ 25 mmHg em repouso e posição supina. Para fins de definição, será utilizada a classificação do Consenso de Nápoles de 2018, que utiliza como ponto de corte uma PMAP de 20 mmHg, descrita a seguir:

- Pré-capilar: PMAP > 20 mmHg, POAP = 15 mmHg, RVP ≥ 3 Woods
- Pós-capilar: PMAP > 20 mmHg, POAP > 15 mmHg, RVP < 3 Woods
- Combinada (pré e pós-capilar): PMAP > 20 mmHg, POAP > 15 mmHg, RVP ≥ 3 Woods

Teste de vasorreatividade pulmonar

Indicado em pacientes com HAP idiopática, hereditária ou associada a medicações, tendo como objetivo a reversão da vasoconstrição pulmonar utilizando fármacos vasodilatadores – nitroprussiato, prostaciclinas ou óxido nítrico. O teste é considerado positivo quando há queda na PMAP de 10 mmHg para atingir valor absoluto de 40 mmHg, na presença de DC inalterado ou aumentado. Ajuda no processo de decisão de candidatos a uso de bloqueadores de canais de cálcio (que apresentam melhor prognóstico que os não respondedores), além da avaliação de *status* volêmicos não esclarecidos.

Avaliação de pré-transplante cardíaco

Indicada em todos os candidatos a transplante pelo menos anualmente até a realização do procedimento. O teste de vasorreatividade é indicado em PSAP > 50 mmHg ou GTP (PMAP – POAP) ≥ 15 mmHg ou RVP > 3 mmHg, quando PAS > 85 mmHg. Em caso de não normalização, é possível otimizar o tratamento com inotrópicos, diuréticos e vasodilatadores e repetir o exame em 24 a 48 horas.[4]

Biópsia endomiocárdica

O cateterismo cardíaco direito pode ser via de acesso menos invasivo para a realização de biópsia endomiocárdica, importante no seguimento de pacientes transplantados (na identificação mais precoce de rejeição do enxerto), também tendo valor diagnóstico de doenças infiltrativas ou miocardite.

Avaliação de *shunt* intracardíaco

Capaz de identificar a presença de *shunts* intracardíacos, bem como avaliar necessidade de intervenção nesses pacientes. Comumente é realizada a chamada corrida oximétrica, que consiste na obtenção de gasometrias seriadas de veia cava, átrio direito, ventrículo direito, artéria pulmonar em pacientes em ar ambiente ou uso de oxigênio suplementar com fração de oxigênio < 30% (o que traria resultados fidedignos e evitaria resultados falso-negativos). Os resultados esperados de saturação de oxigênio em pacientes sem *shunts* estão representados na Tabela 3.

TABELA 3 Valores esperados de saturação dos diferentes locais analisados no cateterismo cardíaco direito

	Valores (%)
Veia cava superior	74 (67-83)
Átrio direito	75 (65-87)
Ventrículo direito	75 (67-84)
Artéria pulmonar	75 (67-84)
Ventrículo esquerdo	95 (93-98)
Aorta	95 (93-98)

Os saltos oximétricos, definidos como aumento no conteúdo de oxigênio ou saturação que supera os valores normais da câmara em questão, são indicativos da presença de *shunt*, contribuindo para confirmação diagnóstica e indicação de abordagem terapêutica específica.

Complicações

Complicações relacionadas ao cateterismo cardíaco direito são incomuns. Uma revisão de complicações relacionadas ao procedimento encontrou taxa de eventos adversos de 1,1% e mortalidade de 0,05%.[6]

As complicações mais comuns são as relacionadas aos sítio de acesso, como a punção inadvertida de artéria femoral/carótida, formação de pseudoaneurismas ou fístulas arteriovenosas ou, ainda, injúria do ducto linfático direito (em tentativa de punção da veia jugular interna direita).[5]

Outras complicações são ainda mais incomuns, como injúria na valva tricúspide (em tentativas de passagem do cateter) e ruptura de artéria pulmonar (menos de 0,5% dos casos, complicação potencialmente fatal – com mortalidade de 33 a 80%; manifesta-se com hemoptise, hipóxia, hemorragia lobar de parênquima, hemotórax; há necessidade de broncoscopia de urgência para isolamento brônquico).[6]

A trombose venosa profunda é complicação relacionada a cateterizações prolongadas (> 36h); atualmente é pouco vista em razão do uso cada vez menos prolongado do dispositivo.

Cateterismo cardíaco esquerdo

Cinecoronariografia

O princípio básico da formação de imagens durante a cinecoronariografia é a luminografia; caracterizada pela injeção de contraste no interior do vaso, permite a identificação apenas da luz desse vaso, mas não possibilita a identificação da parede dele, muito menos das alterações por ela sofridas durante, por exemplo, o desenvolvimento da doença aterosclerótica, com consequente obstrução da luz coronariana em seus mais diversos graus de severidade.

São utilizados cateteres pré-moldados de diferentes formatos, que permitem a cateterização seletiva dos óstios das coronárias com uma maior facilidade. As projeções são definidas de acordo com a posição do intensificador de imagens em relação à rotação (oblíqua anterior direita [OAD] se ele está à direita do paciente ou oblíqua anterior esquerda [OAE] quando à esquerda do paciente) e inclinação no plano sagital (cranial ou caudal) (Figuras 2 e 3).

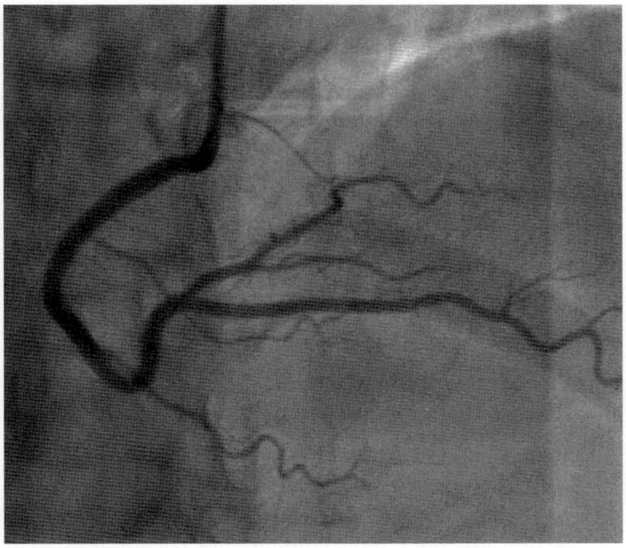

FIGURA 2
Coronária direita em projeção cranial.

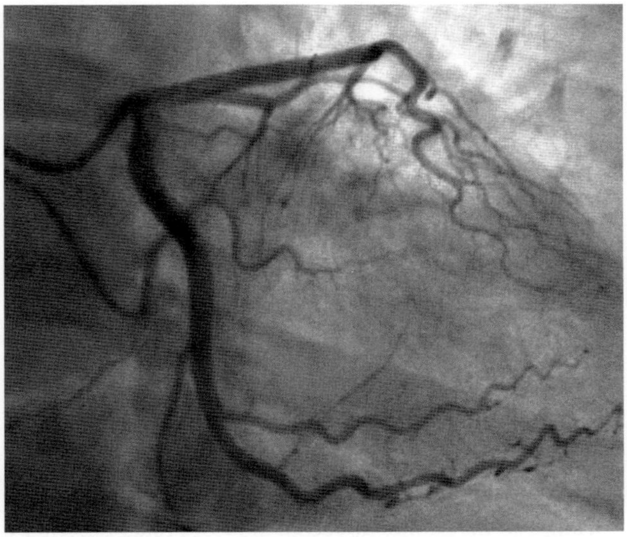

FIGURA 3
Coronária esquerda em projeção OAD caudal.

É de fundamental importância para uma adequada visualização e correta interpretação das imagens coronarianas a realização de pelo menos duas projeções ortogonais para cada artéria avaliada, evitando a sobreposição das artérias nas imagens, com adequado preenchimento luminal pelo contraste. Vale ressaltar que a angulação em cada uma das projeções irá variar com base no biotipo do indivíduo, na anatomia coronariana e na localização das lesões a serem estudadas.

Em pacientes revascularizados cirurgicamente, a cateterização de enxertos venosos e/ou arteriais é geralmente realizada logo em seguida ao estudo das coronárias. É de extrema importância que se forneça, previamente ao exame, o maior número de informações sobre a cirurgia: quantidade de enxertos realizados, o tipo (mamária esquerda ou direita, safena, radial, gastroepiploica) e local da anastomose, possibilitando assim menor exposição do paciente ao raio X e menor uso de contraste e facilitando a cateterização dos enxertos. As projeções a serem estudadas dependem do enxerto e da artéria em que foi realizada a anastomose.

Anatomia coronariana

As coronárias são vasos epicárdicos de médio calibre que se originam nos seios aórticos, percorrem a base do coração e se ramificam sobre toda a superfície cardíaca, garantindo o aporte sanguíneo durante a diástole ventricular. Em situações normais, a aorta dá origem a duas coronárias: artéria coronária esquerda e artéria coronária direita, originando-se, respectivamente, dos seios coronarianos esquerdo e direito.

A artéria coronária esquerda consiste habitualmente em um tronco relativamente curto, que por sua vez origina a artéria descendente anterior (ADA) e a artéria circunflexa (ACX). Em aproximadamente 20% dos casos pode dar origem a um terceiro ramo, denominado "diagonalis" ou intermédio, que se origina exatamente da bissetriz do ângulo entre a ADA e a ACX.[7] A artéria coronária esquerda é responsável por irrigar grande área do miocárdio, e lesões severas especialmente no tronco da artéria coronária esquerda impõem cuidado extremo em razão da elevada área miocárdica em risco.

A artéria descendente anterior percorre todo o sulco interventricular anterior até o ápex cardíaco, originando os ramos diagonais, que se direcionam para a parede anterolateral do ventrículo esquerdo, e os ramos septais, que irrigam os dois terços superiores do septo interventricular.[7] A artéria circunflexa percorre o sulco atrioventricular esquerdo, paralelamente ao seio coronariano. Origina os ramos marginais, que se direcionam para as paredes lateral e inferolateral do ventrículo esquerdo.[7]

A artéria coronária direita percorre o sulco atrioventricular direito, geralmente até atingir o *crux cordis*, quando se divide nos ramos descendente posterior e posterolateral direito (também denominado ventricular posterior direito). Da artéria coronária direita, originam-se os ramos do nó sinusal, o ramo do cone e o ramo marginal direito.[7]

Define-se dominância coronariana aquela coronária que irriga a porção inferior do septo interventricular, ultrapassando o *crux cordis*. O *crux cordis* ou Cruz de Haia é um ponto de referência anatômico virtual correspondendo ao ponto de cruzamento dos quatro sulcos da região posterior do coração: o sulco interatrial posterior, o sulco interventricular posterior e os sulcos atrioventricular direito e esquerdo. De um modo geral, a artéria que irriga essa região é a descendente posterior. Assim, em cerca de 70% dos casos, a artéria dominante é a coronária direita; em 20% dos casos a dominância é esquerda, com o ramo descendente posterior originando-se da artéria circunflexa e, em cerca de 10% dos casos, a dominância é balanceada, ou seja, tanto a artéria coronária direita quanto a artéria coronária esquerda, através da artéria circunflexa, originam o ramo descendente posterior, irrigando a porção inferior do septo interventricular, ultrapassando, portanto, o *crux cordis*.[7]

Quantificação e morfologia das estenoses

Na prática clínica, a gravidade das lesões é estimada por método comparativo visual: compara-se o ponto de obstrução naquela projeção que o demonstra mais estenótico com uma região angiograficamente "normal" e estima-se comparativamente o percentual de estenose do diâmetro do vaso. As lesões são consideradas discretas quando produzem obstrução em até 40% do diâmetro do vaso; moderadas quando produzem obstrução entre 50 e 60%; e severas quando produzem obstrução acima de 70%.[8] Destas últimas, denominamos suboclusão aquelas com obstrução entre 95 e 99% e oclusão quando existe obstrução em 100% da luz do vaso.[8] Habitualmente, obstruções menores que 50% de diâmetro não são associadas à redução significativa do fluxo coronário, passando a ter importância funcional somente aquelas lesões que produzem obstrução acima desse limite.[8,9]

Existem diferentes aspectos angiográficos que descrevem a morfologia das estenoses. Além de sua porcentagem de obstrução, extensão da lesão, excentricidade, tortuosidade, grau de calcificação e relação com bifurcação também são avaliados. O sistema de classificação angiográfica das lesões coronarianas mais aceito é o da American Heart Association/ American College of Cardiology.[10] Essas classificações têm por objetivo tentar predizer, com base nos aspectos angiográficos, a dificuldade técnica, o sucesso do procedimento e a evolução dos pacientes após tratamento percutâneo dessas lesões.[10]

A circulação colateral se desenvolve em resposta à isquemia, na presença de estenose importante ou oclusão do vaso. A magnitude dessas colaterais segue a classificação proposta por Rentrop.[11]

- Grau 0: colaterais não identificadas.
- Grau 1: colaterais através de pequenos ramos sem encher o vaso epicárdico.
- Grau 2: colaterais que enchem parcialmente o vaso epicárdico.
- Grau 3: colaterais que produzem o enchimento total do vaso epicárdico até seu ponto de oclusão.

Ventriculografia

A ventriculografia permite avaliar o tamanho do ventrículo e sua função global, presença de alterações segmentares, trombos, grau de regurgitação mitral e defeitos do septo ventricular. Com o avanço dos exames de imagem não invasivos, como o ecocardiograma e a ressonância magnética, sua realização vem sendo cada vez menos frequente.

As principais contraindicações para sua realização são prótese aórtica mecânica, presença de trombo conhecido em VE, insuficiência cardíaca descompensada ou edema agudo de pulmão recentes.[12]

Aortografia

A aortografia está indicada nas avaliações de lesões valvares aórticas, principalmente insuficiência (Tabela 3), análise dos diâmetros de sua porção ascendente, identificação de enxertos aortocoronários e nas doenças da aorta. Geralmente realizada na projeção oblíqua anterior esquerda, permite também identificar a anatomia e calcificação valvar[13] e, das síndromes aórticas agudas, as dissecções aórticas são facilmente demonstradas por esse método de imagem. Tem como desvantagem a necessidade óbvia da utilização de contraste, além daquele que já foi ou será utilizado para a cinecoronariografia e ventriculografia esquerda e, dessa forma, para sua realização, devemos ponderar os riscos da sobrecarga de volume e da nefropatia induzida pelo contraste com os benefícios das informações geradas com essas imagens.

Complicações

Embora atualmente seja considerado um procedimento seguro, especialmente no cenário dos exames eletivos, deve-se lembrar que a cinecoronariografia não é isenta de complicações. Dessa forma, os riscos e benefícios do procedimento devem sempre ser levados em conta, especialmente nos pacientes de mais alto risco, quando for necessária sua realização.

Os principais fatores de risco associados a complicações do cateterismo são as crianças com cardiopatias congênitas complexas, idade avançada, presença de lesão de tronco de coronária esquerda ou doença coronária multiarterial, presença de doença arterial periférica avançada, disfunção ventricular com insuficiência cardíaca, diabetes em uso de insulina e presença de valvopatias, principalmente a estenose valvar aórtica.[17]

As complicações mais comuns e sua frequência de ocorrência estão listadas a seguir:

- Óbito: 0,08%.
- Infarto do miocárdio: 0,05%.
- Acidente vascular encefálico: 0,07%.
- Arritmias: 0,4%.
- Complicações vasculares: 0,5%.
- Reação ao contraste: 0,4%.

Algumas medicações de uso contínuo podem aumentar a chance de complicações e devem ser interrompidas para a realização do exame. As recomendações estão descritas a seguir:[18]

- Metformina:
  - Deve ser suspensa 24 a 48 horas antes e reintroduzida após 48h ou normalização da função renal.
- Cumarínicos:
  - Interromper o uso do cumarínico 5 dias antes do procedimento, até INR = 1,5-1,8. O uso de heparinização plena até o procedimento deverá ser considerado em pacientes de alto risco de fenômeno tromboembólico.
- Novos anticoagulantes (dabigatran, rivaroxaban, apixaban):
  - Devem ser suspensos 24 a 48 horas antes e reintroduzidos após 24 horas.
- Antiagregantes plaquetários:
  - Não devem ser interrompidos.
- Inibidores da fosfodiesterase-5:
  - Sildenafil e vardenafil: suspender 24 horas antes.
  - Tadalafil: suspender 48 horas antes.
  - Em procedimentos de urgência, evitar uso de nitrato.

Vias de acesso

Os acessos mais frequentemente utilizados são as artérias femoral e radial. Embora a artéria braquial tenha sido por muito tempo utilizada como acesso preferencial para angiografias, atualmente ela tem sido utilizada apenas em casos de impossibilidade de uso das artérias radial e femoral.

A escolha da via de acesso depende de uma série de fatores, mas atualmente se recomenda, sempre que possível, o acesso radial. A via femoral possibilita o uso de cateteres mais calibrosos e de dispositivos de suporte hemodinâmico, como balão intra-aórtico, geralmente necessários em pacientes hemodinamicamente instáveis. Apresenta maior incidência de sangramento e de complicações vasculares, devendo ser evitada em pacientes obesos e com insuficiência arterial periférica.[19] A via radial apresenta menores taxas de sangramento e de complicações vasculares, como pseudoaneurismas, fístulas arteriovenosas e hematoma retroperitoneal, quando comparada à via femoral.[20] Oferece também maior conforto ao paciente, pois permite a deambulação imediata após o procedimento, possibilitando a alta mais precoce, reduzindo os custos com internação, diferentemente da via femoral, que exige um repouso no leito por pelo menos 4 a 6 horas. Essa via deve ser evitada em pacientes com insuficiência de colaterais para o arco palmar, arterites e possível necessidade de fístula para hemodiálise. As complicações mais comuns são espasmo, perda de pulso radial e perfuração arterial, podendo cursar com síndrome compartimental.[20]

Referências bibliográficas

1. Themes UFO. Cardiac catheterization history and current practice standards [Internet]. Thoracic Key. 2016. Disponível em: https://thoracickey.com/cardiac-catheterization-history-and-current-practice-standards/.
2. Sones FM, Shirey EK. Cine coronary arteriography. Mod Concepts Cardiovasc Dis. 1962;31:735-8.
3. Giuliani L, Rossi S. Right heart catheterization: tips and tricks. G Ital Cardiol (Rome). 2020;21(6 Suppl 1):46S-54S.
4. Callan P, Clark AL. Right heart catheterisation: indications and interpretation. Heart. 2016;102(2):147–57.
5. D'Alto M, Dimopoulos K, Coghlan JG, Kovacs G, Rosenkranz S, Naeije R. Right heart catheterization for the diagnosis of pulmonary hypertension: Controversies and practical issues. Heart Fail Clin. 2018;14(3):467-77.
6. Chen Y, Shlofmitz E, Khalid N, Bernardo NL, Ben-Dor I, Weintraub WS, et al. Right heart catheterization-related complications: A review of the literature and best practices. Cardiol Rev. 2020;28(1):36-41.
7. Altin C, Kanyilmaz S, Koc S, Gursoy YC, Bal U, Aydinalp A, et al. Coronary anatomy, anatomic variations and anomalies: a retrospective coronary angiography study. Singapore Med J. 2015;56(6):339-45.
8. Johnson NP, Kirkeeide RL, Gould KL. Coronary anatomy to predict physiology: fundamental limits. Circ Cardiovasc Imaging. 2013;6(5):817-32.
9. Uren NG, Melin JA, De Bruyne B, Wijns W, Baudhuin T, Camici PG. Relation between myocardial blood flow and the severity of coronary-artery stenosis. N Engl J Med. 1994;330(25):1782-8.
10. Guidelines for percutaneous transluminal coronary angioplasty. A report of the American College of Cardiology/American Heart Association Task Force on Assessment of Diagnostic and Therapeutic Cardiovascular Procedures (Subcommittee on Percutaneous Transluminal Coronary Angioplasty). J Am Coll Cardiol. 1988;12(2):529-45.
11. Rentrop KP, Cohen M, Blanke H, Phillips RA. Changes in collateral channel filling immediately after controlled coronary artery occlusion by an angioplasty balloon in human subjects. J Am Coll Cardiol. 1985;5(3):587-92.
12. Lee H-H, Lee W-H, Chiu C-A, Chu C-Y, Hsu P-C, Su H-M, et al. The current status of performing left ventriculography in Taiwan. Acta Cardiol Sin. 2016;32(1):49-54.
13. Hadjimiltiades S. Contrast aortography and the aortic annulus. Catheter Cardiovasc Interv. 2013;81(7):1253.
14. Esteves FP, Travin MI. The role of nuclear cardiology in the diagnosis and risk stratification of women with ischemic heart disease. Semin Nucl Med. 2014;44(6):423-38.
15. Bradley SM, Maynard C, Bryson CL. Appropriateness of percutaneous coronary interventions in Washington State. Circ Cardiovasc Qual Outcomes. 2012;5(4):445-53.
16. De Abreu M, Mariani JA, Silberstein A, Guridi C, Hecht G, Gagliardi JA, et al. Analysis of the invasive strategy decision in patients with acute coronary syndrome without ST-segment elevation in a real-world setting. Am J Cardiol. 2014;113(12):1956-61.
17. Chandrasekar B, Doucet S, Bilodeau L, Crepeau J, deGuise P, Gregoire J, et al. Complications of cardiac catheterization in the current era: a single-center experience. Catheter Cardiovasc Interv. 2001;52(3):289-95.
18. Thind GS, Parida R, Gupta N. Pharmacotherapy in the cardiac catheterization laboratory: evolution and recent developments. Ther Clin Risk Manag. 2014;10:885-900.
19. Farouque HMO, Tremmel JA, Raissi Shabari F, Aggarwal M, Fearon WF, Ng MKC, et al. Risk factors for the development of retroperitoneal hematoma after percutaneous coronary intervention in the era of glycoprotein IIb/IIIa inhibitors and vascular closure devices. J Am Coll Cardiol. 2005;45(3):363-8.
20. Caputo RP, Tremmel JA, Rao S, Gilchrist IC, Pyne C, Pancholy S, et al. Transradial arterial access for coronary and peripheral procedures: executive summary by the Transradial Committee of the SCAI. Catheter Cardiovasc Interv. 2011;78(6):823-39.

Capítulo 15

Avaliação funcional (FFR, iFR) e por imagem (USIC) intracoronária

José Ribamar Costa Jr.
Fausto Feres

PONTOS-CHAVE

- Ultrassom e FFR/iFR são ferramentas adjuntas que auxiliam na avaliação da intervenção coronária percutânea.
- O ultrassom pode ser utilizado para avaliar lesões intermediárias/ambíguas no tronco da coronária esquerda, para guiar ICP complexas e para compreensão dos mecanismos de falência dos stents.
- Tanto a FFR como a iFR estão indicadas na avaliação de lesões intermediárias, representando os exames invasivos padrão-ouro para detecção de isquemia.
- A realização de ICP em pacientes multiarteriais com base na avaliação da FFR/iFR mostrou-se seguro no acompanhamento de médio/longo prazo, além de representar uma estratégia custo-efetiva.

Introdução

Tradicionalmente, a angiografia coronária quantitativa constituiu-se na primeira modalidade de imagem utilizada com o propósito de avaliar a doença aterosclerótica coronária.[1,2]

Entretanto, logo foi compreendido que a aterosclerose não é uma doença da luz vascular e que a angiografia, por se tratar de representação bidimensional da silhueta do lúmen vascular, apresenta notória limitação na quantificação da extensão e distribuição do processo aterosclerótico, sobretudo na avaliação de sua progressão ao longo do tempo.[3]

Nas últimas décadas, vários métodos invasivos e não invasivos foram desenvolvidos com o propósito de favorecer o diagnóstico mais preciso da doença coronária e, com isso, garantir tratamento mais propício. Entre as modalidades adjuntas de diagnóstico em cardiologia intervencionista, três merecem destaque especial: o ultrassom intracoronário (USIC), a medida de reserva de fluxo coronário (FFR, do inglês *fractional flow reserve*) e a mensuração da reserva de fluxo instantânea (iFR, do inglês *instantenous flow reserve*). Enquanto o USIC avalia o ateroma do ponto de vista anatômico e morfométrico, tanto o FFR como o iFR avaliam da perspectiva funcional.

Neste capítulo, faremos a análise destas três modalidades de avaliação da doença coronariana, dando ênfase a suas aplicações na sala de cateterismo.

Reserva de fluxo fracionada

A presença de isquemia miocárdica representa o elemento central na indicação de procedimentos de revascularização em pacientes com doença arterial coronariana estável. Entretanto, uma parcela não desprezível destes pacientes chega à sala de cateterismo sem prévia investigação sobre a presença de isquemia miocárdica ou com testes não invasivos inconclusivos. Neste cenário, a avaliação de lesões intermediárias com a utilização da FFR representa a melhor opção para tomada de decisão terapêutica no laboratório de hemodinâmica.

Desde o trabalho pioneiro de Gould et al., publicado em 1982, estabeleceu-se a relação entre a resistência de fluxo sanguíneo coronário e o grau de obstrução do conduto, compreendendo-se a fisiologia coronária e desenvolvendo-se métodos para sua avaliação.[4] Entre estes aparatos invasivos, citam-se os transdutores de pressão e de Doppler montados em fios-guias de 0,014 polegada de diâmetro, desenvolvidos para auxiliar o cardiologista na tomada de decisão frente a lesões consideradas intermediárias ou moderadas à angiografia coronária.[4]

Nos próximos parágrafos abordaremos os princípios básicos da mensuração da FFR e do iFR, e suas principais indicações de acordo com as mais recentes diretrizes nacionais e internacionais.

Princípios básicos da medida de reserva de fluxo fracionada

Reserva de fluxo fracionada (FFR) é definida como o fluxo máximo de sangue para o território miocárdico irrigado por determinada artéria coronária e dividido pelo fluxo máximo considerado "normal" para o mesmo território.

Esse conceito pode ser definido matematicamente pela expressão:

$$(Pd-Ra)/(Pa-Ra)$$

Em que Pd representa a pressão distal à estenose coronária, Pa corresponde à pressão na aorta e Ra representa a pressão no átrio direito. Considerando que na maioria dos indivíduos a pressão do átrio direito é próxima a zero e, portanto, desprezível do ponto de vista prático, a equação pode ser simplificada da seguinte forma: Pd/Pa.

Por não ser influenciado por oscilações na pressão arterial e na frequência cardíaca e ainda levar em conta o suprimento de circulação colateral, esse método tem ganhado espaço nas salas de hemodinâmica como forma de aferir a gravidade de estenoses no leito arterial coronário.

Após posicionar o fio-guia com transdutor de FFR distal à lesão a ser avaliada, é necessária a obtenção da hiperemia máxima da microcirculação para se obter o valor da FFR. Uma vez atingido o estado de hiperemia máximo, o guia é lentamente recuado da porção distal para proximal e a FFR é calculada como a razão da pressão média intracoronária distal (aferida na ponta do fio-guia) dividida pela pressão arterial média, ao nível do óstio coronário (aferida pelo cateter-guia).

Existem vários fármacos capazes de induzir hiperemia máxima em coronárias humanas. Na prática, por simplicidade e segurança, a adenosina tornou-se o mais utilizado, por ser de fácil administração e segura, uma vez que seu efeito é bastante fugaz. Quando administrada de forma endovenosa contínua (forma mais recomendada na atualidade, uma vez que foi a mais testada nos estudos contemporâneos), a adenosina na dose de 140 μg/kg/min parece ser efetiva em produzir máxima hiperemia.

Princípios básicos da medida de reserva de fluxo instantânea (iFR)

A obtenção de hiperemia máxima é conceito fundamental para a mensuração da FFR. No entanto, alguns aspectos práticos geram questionamentos sobre a eficiência da hiperemia obtida (por exemplo, quais agentes utilizar, doses, vias de administração etc.).

Nesse sentido, foi proposto novo índice, que dispensa a necessidade de hiperemia, o *instantaneous wave-free ratio* (iFR). À semelhança da FFR, o iFR mede a relação entre a pressão distal à estenose e a pressão medida na ponta do cateter-guia, porém sob condições de repouso, em uma janela de tempo específica da diástole, quando a transmissão de ondas de pulso é ausente (*wave-free period*) e o fluxo coronário tem sua velocidade mais alta.

O iFR foi validado na série de estudos *ADenosine Vasodilator Independent Stenosis Evaluation* (ADVISE), nos quais correlações favoráveis entre iFR e RFF foram encontradas com elevada acurácia do iFR em identificar lesões com RFF < 0,80.[5]

Aplicações clínicas da FFR/iFR

Avaliação de lesões intermediárias

Em estudo clássico publicado por Pijls et al. em 1996, 45 pacientes portadores de doença coronária estável e função ventricular esquerda preservada foram avaliados, de forma não invasiva, para detecção de isquemia de três maneiras: teste de esforço com esteira; cintilografia com tálio-201 e ecocardiograma com estresse farmacológico (dobutamina endovenosa). A seguir, foram conduzidos ao laboratório de hemodinâmica e avaliados para mensuração de FFR. Observou-se que para valores de FFR < 0,75 (21 pacientes), havia isquemia miocárdica inconteste em pelo menos um dos testes não invasivos. Ainda, 21 dos 24 pacientes que apresentaram FFR > 0,75 tiveram todos os três testes não invasivos negativos para isquemia miocárdica e nenhuma intervenção foi necessária nestes pacientes nos 14 meses seguintes em que foram clinicamente acompanhados. Portanto, na avaliação de estenoses coronárias únicas em vasos epicárdicos, a FFR apresentaria especificidade de 100% do método neste cenário, com sensibilidade de 88% e acurácia de 93%.[6]

Corroborando os achados de Pijls, Bech et al. publicaram em 1999 o resultado do estudo DEFER (*Deferal of PTCA versus Performance of PTCA*) avaliando 325 pacientes portadores de lesões coronárias ditas intermediárias.[7] De acordo com o protocolo deste estudo, pacientes com FFR < 0,75 (n = 44) eram submetidos à angioplastia. Pacientes com FFR > 0,75 eram randomizados para tratamento clínico (n = 91) ou para intervenção percutânea (n = 90). Os pacientes foram seguidos por até 5 anos. Como resultado, não se observou diferença na evolução clínica de longo prazo entre pacientes tratados percutaneamente ou clinicamente quando a FFR era > 0,75. Portanto, estabeleceu-se este valor como de referência para adiar a intervenção percutânea.

Com base nestas premissas, dois grandes estudos randomizados avaliaram o papel da FFR como instrumental para guiar intervenção percutânea em pacientes com doença multiarterial. Estes estudos, porém, alteraram o ponto de corte para detecção de isquemia de 0,75 para 0,80, pois assim aumentariam a sensibilidade da FFR em detectar lesões causadoras de isquemia, ainda que às custas de discreta redução na especificidade do método.

No estudo FAME (*Fractional Flow Reserve versus Angiography for Multivessel Evaluation*), a utilização da FFR para guiar ICP resultou na redução de 30-35% na taxa de eventos combinados (óbito, IAM e nova revascularização) ao final de um ano de acompanhamento clínico.[8] Ao final de 2 anos de acompanhamento, os resultados foram mantidos, com redução inclusive na ocorrência isolada de IAM.[9] Ademais, o uso de FFR resultou em um melhor custo/benefício, com redução de até 30% no número de *stents* utilizados entre os pacientes cuja ICP baseou-se nos achados deste método.

A seguir, o estudo FAME 2 (*Fractional Flow Reserve versus Angiography for Multivessel Evaluation* 2) avaliou o papel da ICP na abordagem de pacientes com doença coronariana estável com isquemia documentada pela FFR. Pacientes com pelo menos uma lesão com FFR < 0,80 foram randomizados para tratamento medicamentoso otimizado *versus* ICP com *stent* farmacológico e seguidos por até 60 meses, a fim de averiguar a ocorrência do desfecho combinado de óbito, IAM e revascularização urgente. Entretanto a randomização foi precocemente interrompida após inclusão de 888 pacientes em decorrência do grupo mantido em tratamento medicamentoso otimizado ter apresentado excesso significativamente maior de eventos do desfecho primário do estudo (12,7% *vs.* 4,3% no grupo ICP, OR 0,32; IC 95%: 0,19 a 0,53; P < 0,001), sobretudo por causa da maior necessidade de procedimentos de revascularização urgente no grupo em tratamento clínico (11,1% *vs.* 1,6%; OR 0,13; IC 95%: 0,06 a 0,30; P < 0,001).[10]

Em 2018, os autores publicaram os resultados de 5 anos deste estudo, demonstrando que os pacientes com isquemia ao FFR e submetidos à ICP tiveram significativa redução no desfecho primário do estudo, composto de óbito, IAM e nova revascularização (13,9% vs. 27,0%; HR, 0,46; IC 95%, 0,34-0,63; P < 0,001). Este benefício foi obtido sobretudo à custa da redução na necessidade de revascularização de urgência no grupo ICP (6,3% *vs.* 21,1%, HR 0,27; IC 95% 0,18-0,41; P < 0,001). De forma inédita na DAC estável, o estudo FAME 2 também demonstrou que pacientes com isquemia (FFR positivo) mantidos em tratamento clínico evoluem com maiores taxas de IAM (12,0% *vs.* 8,1%, HR 0,66; IC 95% 0,43-1,0; p = 0,049), em especial após o terceiro ano de evolução.[11] Adicionalmente, ambos os estudos mostraram também redução de custos (custo-efetividade) no uso da FFR.

Mais recentemente, em 2021, foram publicados os resultados do estudo FAME 3, no qual 1.500 pacientes com doença multiarterial foram randomizados para cirurgia de revascularização miocárdica *vs.* ICP guiada por FFR, ou seja, apenas nas lesões causadoras de isquemia. Utilizou-se neste estudo quase 100% de enxerto de mamária esquerda e 24% de enxertos arteriais no grupo cirúrgico e no grupo ICP foram utilizados apenas *stents* faramcológicos de nova geração (zotarolimus) e em 12% dos casos utilizou-se a guia do procedimento com métodos de imagem intravascular (USIC ou OCT). Trata-se de uma população complexa, com aproximadamente 29% de diabéticos, 4,3 lesões por paciente e *Syntax score* médio de 26. Embora o grupo ICP não tenha atingido o objetivo primário do estudo, ou seja, não tenha sido não inferior à cirurgia no que tange ao combinado de óbito, IAM, AVC e nova revascularização (10,6% *vs.* 6,9%, RR 1,5 IC 95% 1,1 a 2,2), vale salientar que não houve diferença entre os desfechos isolados de óbito e IAM. Mesmo no que diz respeito à nova revascularização, a diferença que já foi abissal no passado agora foi de apenas 2% a favor da cirurgia. Ademais, o uso do FFR reduziu em 22% o número de lesões tratadas com ICP frente ao planejado utilizando apenas a angiografia coronária.[12]

Por sua vez, a aplicação clínica do iFR foi avaliada em dois estudos randomizados, que somadas totalizam a maior população de pacientes em estudos comparativos de fisiologia coronária invasiva até a presente data. Os estudos *Functional Lesion Assessment of Intermediate Stenosis to guide Revascularization* (DEFINE-FLAIR)[13] e *Instantaneous Wave-free Ratio versus Fractional Flow Reserve in Patients with Stable Angina Pectoris or Acute Coronary Syndrome* (iFR-SWEDEHEART)[14] incluíram pacientes com estenoses coronárias epicárdicas intermediárias que necessitavam de complementação diagnóstica para definir a propriedade da revascularização. Ambos os estudos testaram a não inferioridade da ICP guiada por iFR em comparação com a ICP guiada pelo método referência RFF, e os pontos de corte do iFR e RFF para indicar a revascularização das estenoses investigadas foram 0,89 e 0,80, respectivamente. O desfecho primário dos estudos foi a ocorrência de ECAM (morte por todas as causas, IM não fatal, ou revascularização não planejada) ao final de um ano de acompanhamento. No estudo DEFINE-FLAIR (n = 2.492), as taxas de ECAM foram semelhantes entre os grupos (iFR 6,8% vs. RFF 7,0%; diferença de risco = -0,2%; IC 95% = -2,3 a 1,8; $P_{\text{não inferioridade}} < 0,001$).[13]

Os pacientes submetidos à avaliação com iFR reportaram menos sintomas ou desconforto (p. ex.: dor torácica, dispneia) durante o procedimento em comparação àqueles estudados com RFF (3,1% *vs.* 30,8%; p < 0,001), e a duração dos procedimentos foi mais curta com iFR (40,5 *vs.* 45,0 minutos, p = 0,001).

Notavelmente, a proporção de pacientes em quem a ICP foi contraindicada pelos resultados do iFR foi maior do que a do RFF (53% *vs.* 47%, p = 0,003), mas não houve diferença quanto à ocorrência de eventos adversos entre estes pacientes.[13] Similarmente, no estudo iFR-SWEDEHEART (n = 2.037),[14] a ocorrência de ECAM foi semelhante entre os grupos (iFR 6,7% vs. RFF 6,1%; diferença de risco = 0,7%; IC 95% = -1,5 a 2,8; $P_{\text{não inferioridade}} = 0,007$), sendo o desconforto torácico também menor com iFR (3% *vs.* 68,3%; p < 0,001).

Digno de nota, em outubro de 2022, durante o congresso do TCT em Miami (EUA), foram apresentados os resultados de 5 anos do iFR-SWEDEHEART, que reproduziram os resultados inicias de 1 ano, mostrando que ambos os métodos são seguros para avaliar a necessiade de revascularização.

Avaliação de estenose em tronco de coronária esquerda

Presença de estenose significativa no TCE tem grande importância prognóstica, e a determinação do significado funcional de tais estenoses é fundamental para a decisão da estratégia terapêutica. Revascularização de lesões no TCE não significativas, do ponto de vista funcional, pode levar à oclusão precoce dos enxertos cirúrgicos, mesmo que condutos de artéria mamária interna esquerda sejam utilizados. Ademais, deve-se ter em mente que o TCE representa o local da árvore coronária em que a avaliação angiográfica da gravidade da estenose é mais ambígua e variável.[15]

Nos casos em que doença significativa também está presente na artéria coronária direita, os testes não invasivos de perfusão miocárdica podem apresentar captação reduzida do radiotraçador em todos os territórios (isquemia balanceada), promovendo resultados falso-negativos.[16] Nesse cenário de alta complexidade, diversos estudos, com população relativamente reduzida, demonstraram que a FFR pode ser utilizada com segurança na avaliação do significado funcional de lesões em TCE e auxílio na tomada de decisão.

É importante notar que a estenose do diâmetro angiográfica apresenta correlação apenas moderada com os valores da FFR ($r = 0{,}38$; $p < 0{,}001$), com grande dispersão dos pontos. No estudo de Hamilos et al., a FFR < 0,80 foi observada em apenas 23% das lesões em TCE com diâmetro de estenose > 50%, ressaltando a pobre correlação entre a gravidade angiográfica e o impacto funcional das estenoses.[17]

Deve-se ter em mente ainda que doença no TCE está frequentemente associada a doença em ramos subsequentes, e a presença de estenoses significativas na artéria descendente anterior e/ou na artéria circunflexa pode sub ou superestimar o valor da FFR medida na lesão no TCE. A influência que as lesões na artéria descendente anterior e/ou na artéria circunflexa exercem na medida de FFR (da lesão) do TCE relaciona-se com a gravidade da estenose e, principalmente, com a localização dessa estenose. Nessas situações, a interpretação dos resultados da FFR pode ser complexa e imprecisa, logo, sua utilização deve ser feita com cautela.[18]

Não se encontram publicados até o momento estudos de validação do iFR no cenário de lesões intermediárias no TCE.

FFR em pacientes com síndromes coronarianas agudas

Na SCAcSST, edema e disfunção microvascular transitória impedem que a microcirculação no território infartado alcance vasodilatação máxima, não fornecendo resistência mínima, uniforme e constante, premissas básicas para a realização da FFR. Com isso, a FFR tem valor limitado e não é recomendada quando utilizada na artéria relacionada ao IAM dentro das primeiras 24-48 horas após o evento agudo.

No que tange a avaliação de lesões não culpadas, estudos recentes (DANAMI 3 PRIMULTI, COMPARE Acute, etc.) demonstraram que guiar o tratamento destas lesões com FFR, realizado no momento da ICP primária, é factível e reduz eventos cardiovasculares quando comparada ao tratamento clínico apenas. Como crítica, cabe ressaltar que estes estudos não contemplam abordagem intermediária, que seria tratar as demais lesões graves (não culpadas) em outro momento que não durante a ICP primária, com base nos achados angiográficos, como é feito de rotina na maioria dos serviços. Ou avaliar com provas funcionais não invasivas quando houver dúvida sobre sua importância.

Nas síndromes coronarianas agudas sem supradesnivelamento do segmento ST (SCASSST), as alterações transitórias da microcirculação são menos proeminentes que as observadas na SCACSST, e o impacto dessas alterações no território servido por lesões não culpadas é mínimo. Com o objetivo de avaliar a segurança de se realizar ICP em pacientes com SCASSST, Potvin et al. investigaram 201 pacientes consecutivos (62% com angina instável, SCASSST ou SCACSST com mais de 24 horas de evolução; 30% com angina estável; e 8% com dor torácica atípica), com 231 lesões, cuja revascularização foi guiada pelos resultados da FFR (ponto de corte de 0,75).[19] A média dos valores de FFR foi de 0,87 ± 0,06, e a média do porcentual do diâmetro de estenose à angiografia foi de 41 ± 8%. Durante o acompanhamento de 11 ± 6 meses, eventos cardiovasculares adversos ocorreram em 20 pacientes (10%), sem diferença significativa entre os pacientes com angina instável ou IAM e aqueles com angina estável (9% *vs.* 13%; p = 0,44), sugerindo que a FFR pode ser utilizada para definir a necessidade de revascularização de lesões intermediárias em pacientes com SCASSST. Mais recentemente, Layland et al. conduziram o primeiro estudo dedicado apenas a pacientes com SCASSST.[20] Em seis centros britânicos, 350 pacientes com SCASSST e ≥ 1 lesão foram randomizados para ICP guiada por angiografia (n = 174) ou FFR (n = 176). FFR foi medida em todas as lesões com estenose ≥ 30%, sendo utilizado valor de corte de FFR < 0,80 para indicar revascularização. No geral, a estratégia guiada por FFR esteve associada a menos lesões tratadas e, consequentemente, maior número de lesões mantidas em tratamento clínico (22,7% *vs.* 13,2%; p = 0,022). Ao final de 12 meses, a taxa de revascularização continuou menor no grupo guiado por FFR (79% *vs.* 86,8%; p = 0,054). Não houve diferença significativa com relação aos desfechos clínicos e de qualidade de vida.

Embora os estudos de validação clínica do iFR (DEFINE-FLAIR e iFR-SWEDEHEART) tenham incluído um razoável número de indivíduos com SCASSST, até o presente não há estudos com este método dedicados a pacientes com SCA, em especial no caso do IAM com supra de ST.

A Tabela 1 sintetiza as principais aplicações do FFR e iFR na prática clínica, com graus de recomendação e níveis de evidência, de acordo com as mais recentes diretrizes nacional[21] e europeia.[22]

TABELA 1 Recomendações, classe de indicação e nível de evidência da FFR e iFR

Recomendações	Classe	Nível de evidência
FFR e iFR são recomendados como ferramentas acuradas para identificar estenoses coronárias hemodinamicamente significativas em pacientes sem evidência de isquemia por métodos não invasivos ou em casos em que esses métodos sejam inconclusivos, indisponíveis ou discordantes	I	A
FFR e iFR para guiar procedimentos de ICP em pacientes com DAC multiarterial estável, em estenoses > 50% e < 90% à angiografia	I	A
FFR para avaliar o significado funcional e indicar a necessidade de revascularização de estenoses em TCE	IIa	B
FFR para avaliar o significado funcional e indicar a necessidade de revascularização de lesões não culpadas na ICP primária em pacientes com IAMCSST	IIb	B

(continua)

TABELA 1 Recomendações, classe de indicação e nível de evidência da FFR e iFR (*continuação*)

Recomendações	Classe	Nível de evidência
FFR para avaliar o significado funcional e indicar a necessidade de revascularização de lesão culpada no momento da ICP primária em pacientes com IAMCSST	III	C

DAC: doença arterial coronariana; IAMCSST: infarto agudo do miocárdio com supradesnivelamento do segmento ST; ICP: intervenção coronária percutânea; iFR: reserva de fluxo instantânea; FFR: reserva fracionada de fluxo; TCE: tronco de coronária esquerda.

Ultrassom intracoronário

O ultrassom intracoronário (USIC) constitui modalidade tomográfica de imagem que possibilita caracterizar com bastante acurácia, *in vivo*, a parede vascular normal e as placas ateroscleróticas. Desde sua introdução na prática clínica, em 1989, por Yock et al., esta modalidade de imagem passou a representar uma importante ferramenta da cardiologia intervencionista, auxiliando a melhor compreensão da doença arterial coronariana.[23,24] Na atualidade, sua aplicabilidade estende-se desde a pesquisa clínica até a prática intervencionista diária, sobretudo para guiar o procedimento percutâneo a fim de otimizar seu resultado.

A seguir nos deteremos na utilização do USIC em três cenários da prática clínica: a) como guia para aperfeiçoar o implante de *stents*; b) como ferramenta para detectar o mecanismo de falência das intervenções coronárias percutâneas; e c) na avaliação de lesões intermediárias/ambíguas.

USIC como guia para implante de *stent*

Em geral, não se preconiza o uso rotineiro do USIC para guiar todas as intervenções coronárias percutâneas. Entretanto, foi a partir de estudos com esta modalidade de imagem que foi possível compreender o modo de ação dos *stents* e sobretudo os principais mecanismos relacionados ao seu insucesso no curto e longo prazo (subexpansão, cobertura incompleta da placa etc.).

Em termos de impacto do uso rotineiro de USIC na redução de desfechos clínicos, existem estudos e metanálises que apontam para um provável benefício do uso dessa modalidade de imagem para guiar o implante de *stents*, especialmente nos cenários de maior complexidade, a despeito de certas limitações metodológicas, sobretudo no que tange à ausência de critérios definitivos de implante "ótimo" de *stent* por USIC.[25-31]

Em 2014, Witzenbichler et al., utilizando um modelo de escore de propensão e avaliando mais de 8 mil pacientes incluídos no estudo *Assessment of Dual Antiplatelet Therapy With Drug-Eluting Stents* (ADAPT-DES), demonstraram que indivíduos submetidos a ICP guiada por USIC (39% da população total do estudo) tiveram redução de 60% na ocorrência de trombose do *stent*, 34% na ocorrência de IAM não fatal e 30% na taxa de ECAM combinados (morte, IAM não fatal e necessidade de nova RLA), todas significantes do ponto de vista estatístico.[32] Entretanto, trata-se de análise *post hoc* de estudo não destinado primariamente a este fim.

Recentemente, dois estudos randomizados foram publicados comparando o implante de *stent* guiado pela angiografia *versus* o uso do USIC. No estudo IVUS-XPL, Hong et al. randomizaram 1.400 pacientes com lesões longas (> 28 mm) para realizar ICP guiada por angiografia vs. USIC. Os autores observaram que o grupo guiado por imagem intracoronária apresentou redução de 50% na ocorrência do desfecho combinado de morte, IAM e reestenose (5,8% *vs.* 2,9%, p = 0,007), basicamente por redução de novos procedimentos de revascularização da lesão-alvo (5,0 *vs.* 2,5%, p = 0,02), sem impacto nos chamados desfechos duros (mortalidade e IAM) e na taxa de trombose (0,3% em ambos os grupos).[33]

De forma similar, Zhang et al. publicaram em 2018 os resultados do estudo Ultimate, que randomizou 1.448 pacientes para ICP guiada por angiografia *vs.* USIC. Ao contrário do estudo IVUS-XPL que só incluiu lesões longas, este estudo incluiu variedade maior de lesões, tais como bifurcações, oclusões crônicas etc. Da mesma forma que o estudo prévio, ao final de 12 meses de acompanhamento o grupo guiado por USIC apresentou redução de praticamente 50% no combinado óbito, IAM e reestenose (5,4% vs. 2,9%; p = 0,019), essencialmente por menor necessidade de nova intervenção na lesão-alvo, sem impacto nos desfechos duros e na trombose.[34]

Vale destacar que em ambos os estudos, a definição de implante "ótimo" do stent ao USIC foi bastante leniente, e ainda assim, em praticamente metade da população guiada por imagem intravascular, os critérios não foram atingidos, o que com certeza reduz os benefícios do método.

No que tange especifiamente a ICP no TCE, em 2017, Ye et al. publicaram os resultados de uma metanálise com nove estudos (n = 6.480 pacientes) envolvendo colocação de *stent* guiado por USIC ou apenas pela angografia. O uso da imagem intravascular resultou em significa redução na mortalidade cardiovascular (RR 0,47, IC 95% 0,33-0,66), reestenose RR 0,43, IC 95% 0,25-0,73) e trombse de stent (RR 0,28, IC 95% 0,12-0,67).[35]

Ultrassom para identificar mecanismos de falência das intervenções percutâneas

Quando nos deparamos com um caso de falência de *stent* (trombose ou reestenose), em especial de um *stent* farmacológico, o uso do USIC pode auxiliar na compreensão do mecanismo responsável pelo evento adverso.

Dentre as principais causas de falência dos *stents* identificadas pelo USIC e em geral subavaliadas à angiografia destacam-se: subexpansão das endopróteses, fratura, cobertura incompleta da lesão, presença de má aposição adquirida das hastes dos *stents* etc. Embora não existam ensaios clínicos randomizados para demonstrar os benefícios do USIC neste cenário, séries publicadas de trombose e reestenose corroboram estas observações.

USIC para avaliação de lesões intermediárias e ambíguas

Em artérias epicárdicas maiores (exceto tronco da coronária esquerda)

Em um dos trabalhos pioneiros que utilizaram USIC para avaliar lesões intermediárias, Abizaid et al. demonstraram que, em coronárias nativas de diâmetro de referência entre 3 e 3,5 mm, uma área mínima da luz ≥ 4 mm^2 e/ou diâmetro mínimo da luz > 2 mm estariam associados a sobrevida livre de eventos (óbito, IAM e RLA) > 95% no acompanhamento a médio prazo.[36] Recentemente, uma série de estudos revisitou a questão sobre qual seria o melhor valor de corte da USIC, inclusive estendendo a aplicabilidade do método para cenários antes não investigados (por exemplo, os vasos finos), visando correlacionar a avaliação anatômica à presença de isquemia pelos métodos de avaliação funcional, em especial a FFR.[37-42] Em comum, em todos estes estudos o USIC apresenta baixa especificidade na detecção de lesões causadoras de isquemia.

Porém, é sempre importante destacar que o valor da área luminal ≥ 4 mm^2 (ou qualquer dos novos valores propostos) pode ser utilizado como critério de segurança para não se indicar intervenção. A decisão de intervir é muito mais complexa e envolve outras importantes variáveis (quadro clínico, risco/benefício etc.).

Estudos recentes demonstram que, comparativamente à FFR, a USIC, quando utilizada para avaliar lesões intermediárias, resulta em mais intervenções coronárias, sem que isso se traduza em benefício clínico a médio prazo, ou seja, não é um método custo-efetivo para tal propósito.[43]

No tronco da coronária esquerda (TCE)

Na avaliação de lesões intermediárias/ambíguas em TCE, o papel da USIC está mais bem definido. Por conta de algumas particularidades daquele segmento coronário (pequena extensão, dificuldade de visualização em decorrência de cúspide aórtica e sobreposição de ramos na bifurcação), somos frequentemente levados a indicar procedimentos de revascularização desnecessários, e vice-versa.

Na avaliação do TCE, considera-se, em geral, lesão significativa com área luminal ≤ 5,5-6 mm^2.[42-44] Mais recentemente, Park et al. propuseram redução do valor de corte para detecção de lesão significativa em TCE para 4,5 mm^2, mas talvez esse valor ainda merecesse melhor validação no que se refere à capacidade de predizer desfechos clínicos.[45] Neste nobre território da circulação coronária, dois registros contemporâneos apontam que o uso do USIC pode não somente auxiliar na decisão de intervir no TCE, mas pode auxiliar no tratamento percutâneo, quando este for a estratégia de revascularização adotada. Trabalhos de Park[48] e de la Torres[44] associaram o uso do USIC no TCE como preditor de melhores desfechos clínicos, inclusive com redução de mortalidade e trombose no médio prazo. Mais recentemente, Maehara et al. apresentaram uma subanálise do estudo randomizado EXCEL, corroborando os achados prévios destes registros. No estudo EXCEL, a área final atingida ao USIC (> 9,8 mm^2) associou-se a maior sobrevida livre de eventos.

A Tabela 2 sintetiza as principais aplicações do USIC na prática clínica, com graus de recomendação e níveis de evidência, de acordo com as mais recentes diretrizes nacional[21] e europeia.[22]

TABELA 2 Recomendações, classe de indicação e nível de evidência da ultrassonografia intracoronária (USIC)

Recomendações	Classe	Nível de evidência
A USIC pode ser utilizada para avaliar lesões intermediárias/ambíguas em TCE e para guiar seu tratamento	IIa	B
A USIC pode ser utilizada, em casos selecionados, para guiar implante de *stents* coronários	IIa	B
A USIC pode ser utilizada para determinar o mecanismo de falência dos *stents* (reestenose e trombose), auxiliando na decisão sobre a melhor terapêutica a ser instituída	IIa	C
A USIC pode ser utilizada para avaliar precocemente (entre 4 semanas e 12 meses) a presença de doença vascular do enxerto em pacientes submetidos a transplante cardíaco, inclusive fornecendo informações com valor prognóstico	IIa	B
A USIC pode ser utilizada para avaliar lesões intermediárias (40-70%) em coronárias nativas, à exceção do TCE	IIb	B

TCE: tronco de coronária esquerda.

RESUMO

O progresso recente da cardiologia intervencionista acompanhou-se de substancial avanço das modalidades invasivas de caracterização do ateroma. Cada vez mais, pacientes e lesões complexas, outrora abordados exclusivamente de forma cirúrgica, estão sendo tratados por meio de procedimentos percutâneos com implante de *stents*. Neste cenário, a tomada de decisão sobre a necessidade de intervir, assim como o acompanhamento da intervenção a fim de aperfeiçoar seus resultados, faz-se mais necessária. Para tal, tanto o ultrassom intracoronário como a medida da reserva fracionada de fluxo coronário têm sido empregados. Embora se alicercem em princípios completamente distintos (avaliação anatômica versus fisiológica do ateroma), estas duas modalidades de avaliação da doença aterosclerótica coronária foram bastante utilizadas na última década, havendo ampla variedade de estudos clínicos que suportam seu uso nos diversos cenários da prática intervencionista atual, desde a avaliação das placas ateromatosas ditas moderadas ou intermediárias até a definição do implante ótimo do *stent* intracoronário, conforme analisado neste capítulo.

Referências bibliográficas

1. Pitt B, Mancini GB, Ellis SG, Rosman HS, Park JS, McGovern ME. Pravastatin limitation of atherosclerosis in the coronary arteries (PLAC I): reduction in atherosclerosis progression and clinical events. PLAC I investigation. J Am Coll Cardiol. 1995;26(5):1133-9.
2. Blankenhorn DH, Azen SP, Kramsch DM, et al. MARS Research Group. Coronary angiographic changes with lovastatin therapy. The Monitored Atherosclerosis Regression Study (MARS). Ann Intern Med. 1993; 119(10):969-76.
3. Topol EJ, Nissen SE. Our preoccupation with coronary luminology. The dissociation between clinical and angiographic findings in ischemic heart disease. Circulation. 1995;92(8):2333-42.
4. Gould KL, Kelley KO. Physiological significance of coronary flow velocity and changing stenosis geometry during coronary vasodilation in awake dogs. Circ Res. 1982;50(5):695-704.
5. Sen S, Escaned J, Malik IS, Mikhail GW, Foale RA, Mila R, et al. Development and validation of a new adenosine-independent index of stenosis severity from coronary wave-intensity analysis: results of the ADVISE (ADenosine Vasodilator Independent Stenosis Evaluation) study. J Am Coll Cardiol. 2012;59:1392-402.
6. Pijls NH, De Bruyne B, Peels K, Van Der Voort PH, Bonnier HJ, Bartunek J et al. Measurement of fractional flow reserve to assess the functional severity of coronary-artery stenoses. N Engl J Med. 1996;334(26):1703-8.
7. Bech GJ, Pijls NH, De Bruyne B, Peels KH, Michels HR, Bonnier HJ, Koolen JJ. Usefulness of fractional flow reserve to predict clinical outcome after balloon angioplasty. Circulation. 1999;99(7):883-8.
8. Tonino PA, De Bruyne B, Pijls NH, Siebert U, Ikeno F, van' t Veer M, et al.; FAME Study Investigators. Fractional flow reserve versus angiography for guiding percutaneous coronary intervention. N Engl J Med. 2009;360(3):213-24.
9. Pijls NH, Fearon WF, Tonino PA, Siebert U, Ikeno F, Bornschein B, et al.; FAME Study Investigators. Fractional flow reserve versus angiography for guiding percutaneous coronary intervention in patients with multivessel coronary artery disease: 2-year follow-up of the FAME (Fractional Flow Reserve Versus Angiography for Multivessel Evaluation) study. J Am Coll Cardiol. 2010;56(3):177-84.
10. De Bruyne B, Pijls NH, Kalesan B, Barbato E, Tonino PA, Piroth Z, et al.; FAME 2 Trial Investigators. Fractional flow reserve-guided PCI versus medical therapy in stable coronary disease. N Engl J Med. 2012;367(11):991-1001.
11. Xaplanteris P, Fournier S, Pijls NHJ, Fearon WF, Barbato E, Tonino PAL, et al.; FAME 2 Investigators. Five-Year Outcomes with PCI Guided by Fractional Flow Reserve. N Engl J Med. 2018;379(3):250-9.
12. Fearon WF, Zimmermann FM, De Bruyne B, Piroth F. van Straten AHM, Szekely L, et al. Fractional flow reserve-guided PCI as compared with coronary bypass surgery. N Eng J MEd. 2021.
13. Davies JE, Sen S, Dehbi HM, Al-Lamee R, Petraco R, Nijjer SS, et al. Use of the instantaneous wave-free ratio or fractional flow reserve in PCI. N Engl J Med. 2017;376:1824-34.
14. Gotberg M, Christiansen EH, Gudmundsdottir IJ, Sandhall L, Danielewicz M, Jakobsen L, et al. Instantaneous wave-free ratio versus fractional flow reserve to guide PCI. N Engl J Med. 2017;376:1813-23.
15. Lindstaedt M, Spiecker M, Perings C, Lawo T, Yazar A, Holland-Letz T, et al. How good are experienced interventional cardiologists at predicting the functional significance of intermediate or equivocal left main coronary artery stenoses? Int J Cardiol. 2007;120:254-61.
16. Ragosta M, Bishop AH, Lipson LC, Watson DD, Gimple LW, Sarembock IJ, et al. Comparison between angiography and fractional flow reserve versus single-photon emission computed tomographic myocardial perfusion imaging for determining lesion significance in patients with multivessel coronary disease. Am J Cardiol. 2007;99:896-902.
17. Hamilos M, Muller O, Cuisset T, Ntalianis A, Chlouverakis G, Sarno G, et al. Long-term clinical outcome after fractional flow reserve-guided treatment in patients with angiographically equivocal left main coronary artery stenosis. Circulation. 2009;120:1505-12.
18. Park SJ, Ahn JM and Kang SJ. Unprotected left main percutaneous coronary intervention: integrated use of fractional flow reserve and intravascular ultrasound. J Am Heart Assoc. 2012;1:e004556.
19. Potvin JM, Rodes-Cabau J, Bertrand OF, Gleeton O, Nguyen CN, Barbeau G, et al. Usefulness of fractional flow reserve measurements to defer revascularization in patients with stable or unstable angina pectoris, non- ST-elevation and ST-elevation acute myocardial infarction, or atypical chest pain. Am J Cardiol. 2006;98:289-97.
20. Layland J, Oldroyd KG, Curzen N, Sood A, Balachandran K, Das R, et al. Fractional flow reserve vs. angiography in guiding management to optimize outcomes in non-ST-segment elevation myocardial infarction: the British Heart Foundation FAMOUS-NSTEMI randomized trial. Eur Heart J. 2015;36:100-11.
21. Feres F, Costa RA, Siqueira D, Costa JR Jr, Chamié D, Staico R, et al. Diretriz da Sociedade Brasileira de Cardiologia e da Sociedade Brasileira de Hemodinâmica e Cardiologia Intervencionista sobre intervenção coronária percutânea. Arq Bras Cardiol. 2017;109(1Suppl 1):1-81.
22. Neumann FJ, Sousa-Uva M, Ahlsson A, Alfonso F, Banning AP, Benedetto U, et al. 2018 ESC/EACTS Guidelines on myocardial revascularization. EuroIntervention. 2019. pii: EIJY19M01-01.
23. Yock PG, Linker DT, Angelsen BA. Two-dimensional intravascular ultrasound: technical development and initial clinical experience. J Am Soc Echocardiogr. 1989;2(4):296-304.
24. Yock PG, Linker DT, White NW, Yock PG, Linker DT, White NW, et al. Clinical applications of intravascular ultrasound imaging in atherectomy. Int J Card Imaging. 1989;4(2-4):117-25.
25. Park SJ, Kim YH, Park DW, Lee SW, Kim WJ, Suh J, et al. Impact of intravascular ultrasound guidance on long-term mortality in stenting for unprotected left main coronary artery stenosis. Circ Cardiovasc Interv. 2009;2:167-77.
26. Casella G, Klauss V, Ottani F, Siebert U, Sangiorgio P, Bracchetti D. Impact of intravascular ultrasound-guided stenting on long-term clinical outcome: a meta-analysis of available studies comparing intravascular ultrasound-guided and angiographically guided stenting. Catheter Cardiovasc Interv. 2003;59(3):314-21.
27. Chieffo A, Latib A, Caussin C, Presbitero P, Galli S, Menozzi A, et al. A prospective, randomized trial of intravascular-ultrasound guided compared to angiography guided stent implantation in complex coronary lesions: the AVIO trial. Am Heart J. 2013;165(1):65-72.
28. Park SJ, Kim YH, Park DW, Lee SW, Kim WJ, Suh J, et al.; MAIN-COMPARE Investigators. Impact of intravascular ultrasound guidance on long-term mortality in stenting for unprotected left main coronary artery stenosis. Circ Cardiovasc Interv. 2009;2(3):167-77.
29. Parise H, Maehara A, Stone GW, Leon MB, Mintz GS. Meta-analysis of randomized studies comparing intravascular ultrasound versus angiographic guidance of percutaneous coronary intervention in pre-drug-eluting stent era. Am J Cardiol. 2011;107(3):374-82.
30. Zhang Y, Farooq V, Garcia-Garcia HM, Bourantas CV, Tian N, Dong S, et al. Comparison of intravascular ultrasound versus angiography-guided drug-eluting stent implantation: a meta-analysis of one randomised trial and ten observational studies involving 19,619 patients. EuroIntervention. 2012;8(7):855-65.
31. Ahn JM, Kang SJ, Yoon SH, Park HW, Kang SM, Lee JY, et al. Meta-analysis of outcomes after intravascular ultrasound-guided versus angiography guided drug-eluting stent implantation in 26,503 patients enrolled in three randomized trials and 14 observational studies. Am J Cardiol. 2014;113:1338-47.
32. Witzenbichler B, Maehara A, Weisz G, Neumann FJ, Rinaldi MJ, Metzger DC, et al. Relationship between intravascular ultrasound guidance and clinical outcomes after drug-eluting stents: The Assessment of Dual Antiplatelet Therapy With Drug-Eluting Stents (ADAPT-DES) Study. Circulation. 2014;129(4):463-70.
33. Hong SJ, Kim BK, Shin DH, Nam CM, Kim JS, Ko YG, et al.; IVUS-XPL Investigators. Effect of intravascular ultrasound-guided vs angiography-guided everolimus-eluting stent implantation: The IVUS-XPL randomized clinical trial. JAMA. 2015;314(20):2155-63.
34. Zhang J, Gao X, Kan J, Ge Z, Han L, Lu S, et al. Intravascular ultrasound versus angiography-guided drug-eluting stent implantation: The ULTIMATE Trial. J Am Coll Cardiol. 2018;72(24):3126-37.
35. Ye Y, Zhao X, Du J, Zeng Y. Percutaneous coronary intervention in left main coronary artery disease with or without intravascular ultrasound: a meta-analysisPLoS One. 2017;12(6):e0179756

36. Abizaid A, Mintz GS, Pichard AD, Kent KM, Satler LF, Walsh CL, et al. Clinical, intravascular ultrasound, and quantitative angiographic determinants of the coronary flow reserve before and after percutaneous transluminal coronary angioplasty. Am J Cardiol. 1998;82(4):423-8.
37. Nishioka T, Amanullah AM, Luo H, Berglund H, Kim CJ, Nagai T, et al. Clinical validation of intravascular ultrasound imaging for assessment of coronary stenosis severity: comparison with stress myocardial perfusion imaging. J Am Coll Cardiol. 1999;33(7):1870-8.
38. Briguori C, Anzuini A, Airoldi F, Gimelli G, Nishida T, Adamian M, et al. Intravascular ultrasound criteria for the assessment of the functional significance of intermediate coronary artery stenoses and comparison with fractional flow reserve. Am J Cardiol. 2001;87(2):136-41.
39. Takagi A, Tsurumi Y, Ishii Y, Suzuki K, Kawana M, Kasanuki H. Clinical potential of intravascular ultrasound for physiological assessment of coronary stenosis: relationship between quantitative ultrasound tomography and pressure-derived fractional flow reserve. Circulation. 1999;100(3):250-5.
40. Kang SJ, Lee JY, Ahn JM, Mintz GS, Kim WJ, Park DW, et al. Validation of intravascular ultrasound-derived parameters with fractional flow reserve for assessment of coronary stenosis severity. Circ Cardiovasc Interv. 2011;4(1):65-71.
41. Ben-Dor I, Torguson R, Gaglia MA Jr, Gonzalez MA, Maluenda G, Bui AB, et al. Correlation between fractional flow reserve and intravascular ultrasound lumen area in intermediate coronary artery stenosis. EuroIntervention. 2011;7(2):225-33.
42. Waksman R, Legutko J, Singh J, Orlando Q, Marso S, Schloss T, et al. FIRST: Fractional Flow Reserve and Intravascular Ultrasound Relationship Study. J Am Coll Cardiol. 2013;61(9):917-23.
43. Nam CW, Yoon HJ, Cho YK, Park HS, Kim H, Hur SH, et al. Outcomes of percutaneous coronary intervention in intermediate coronary artery disease: fractional flow reserve-guided versus intravascular ultrasound--guided. JACC Cardiovasc Interv. 2010;3(8):812-7.
44. de la Torre Hernandez JM, Lopez-Palop R, Garcia Camarero T, Carrillo Saez P, Martin Gorria G, Frutos Garcia A, et al. Clinical outcomes after intravascular ultrasound and fractional flow reserve assessment of intermediate coronary lesions. Propensity score matching of large cohorts from two institutions with a differential approach. EuroIntervention. 2013;9(7):824-30.
45. Abizaid AS, Mintz GS, Abizaid A, Mehran R, Lansky AJ, Pichard AD, et al. One-year follow-up after intravascular ultrasound assessment of moderate left main coronary artery disease in patients with ambiguous angiograms. J Am Coll Cardiol. 1999;34(3):707-15.
46. Jasti V, Ivan E, Yalamanchili V, Wongpraparut N, Leesar MA. Correlations between fractional flow reserve and intravascular ultrasound in patients with an ambiguous left main coronary artery stenosis. Circulation. 2004;110(18):2831-6.
47. Park SJ, Ahn JM, Kang SJ, Yoon SH, Koo BK, Lee JY, et al. Intravascular ultrasound-derived minimal lumen area criteria for functionally significant left main coronary artery stenosis. JACC Cardiovasc Interv. 2014;7:868-74.
48. Park SJ, Kim YH, Park DW, Lee SW, Kim WJ, Suh J, et al.; MAIN-COMPARE Investigators. Impact of intravascular ultrasound guidance on long--term mortality in stenting for unprotected left main coronary artery stenosis. Circ Cardiovasc Interv. 2009;2(3):167-77.

Seção 7

Fatores de risco para doença aterosclerótica

Capítulo 1

Fatores de risco clássicos e emergentes

André Arpad Faludi
Adriana Bertolami
Marcelo Chiara Bertolami

PONTOS-CHAVE

- Múltiplos estudos epidemiológicos observacionais têm sido desenvolvidos ao longo dos anos trazendo informações sobre os fatores de risco para o desenvolvimento da aterosclerose e de suas complicações.
- Entre eles, destaca-se o estudo de Framingham, iniciado em 1948, que até hoje contribui sobremaneira para a área.
- Os designados como fatores de risco clássicos ou tradicionais são aqueles nos quais se conseguiu estabelecer relação causal com a doença.
- Paralelamente, numerosos estudos têm tentado relacionar novos possíveis fatores de risco, os chamados emergentes.
- Entretanto, tais estudos não têm apresentado sucesso em estabelecer os critérios de causalidade para esses fatores.
- O conhecimento dos fatores de risco para aterosclerose e suas complicações é fundamental para que sejam desenvolvidas estratégias de combate contra esse mal, que tem sido designado como "a doença do século" desde o século passado.
- Assim, estratégias diagnósticas e de tratamento, mas principalmente de prevenção têm sido pautadas no entendimento e luta contra os fatores de risco.
- Este capítulo traz informações sobre os fatores de risco clássicos e os mais importantes entre os emergentes, possibilitando a compreensão de sua atuação e das estratégias empregadas em seu combate.

Introdução

A publicação dos resultados do estudo de Framingham em 1961, descrevendo a relação entre hipertensão arterial, colesterol total, hipertrofia ventricular esquerda e doença coronariana trouxe pela primeira vez o emprego do termo "fator de risco" para a literatura médica. Em contraposição a marcadores de risco, fatores de risco passaram a representar condições causais, não meramente associações estatísticas, provendo informação valiosa sobre o prognóstico e a fisiopatologia subjacente; com os que são modificáveis servindo como alvos terapêuticos. Os fatores de risco tradicionais, todos descritos aproximadamente há meio século, são relativamente poucos em número e limitados a dislipidemias, história familiar, hipertensão arterial, idade, tabagismo, diabete melito (DM), obesidade e inatividade física. Esforços para expandir essa lista obtiveram sucesso limitado em função da grande dificuldade imposta pela causalidade.

Muito se tem evoluído com novos procedimentos diagnósticos e terapêuticos das complicações da aterosclerose, no entanto, ela permanece como principal causa de morbidade e mortalidade nos países ocidentais. Esse cenário deverá piorar ainda mais nos próximos anos, particularmente nos países em desenvolvimento como o Brasil. Diante disso, fica claro que, paralelamente a essa evolução tecnológica, deve-se investir na prevenção da aterosclerose e de suas complicações. Para que a prevenção possa ser eficaz, os fatores de risco que levam à aterosclerose precisam ser bem conhecidos, uma vez que é por meio do combate a eles que se realiza a prevenção.

Neste capítulo serão discutidos os fatores de risco clássicos ou tradicionais com algumas considerações sobre os que têm sido sugeridos como os mais importantes entre os emergentes, muitos dos quais lutam há anos para ganhar lugar na lista dos clássicos.

Fatores de risco clássicos

Os fatores de risco clássicos podem ser classificados como passíveis de modificação com a finalidade da prevenção das complicações cardiovasculares e aqueles sobre os quais a intervenção não é possível.

Fatores de risco não modificáveis

Gênero

O risco de doença cardiovascular entre as mulheres tem sido subestimado ao longo dos anos principalmente em função do falso conceito de que o sexo feminino estaria protegido contra as doenças cardiovasculares. Na verdade, as doenças cardiovasculares permanecem como a principal causa de morbidade e mortalidade entre as mulheres, particularmente entre as com mais de 50 anos. Além disso, é importante ressaltar que mulheres portadoras de doença arterial coronariana costumam apresentar pior evolução do que os homens, independentemente da faixa etária. O climatério marca nítida mudança no perfil de risco das mulheres em relação às doenças cardiovasculares. Vários parecem ser os fatores que explicam essa modificação: deficiência estrogênica, maior prevalência de tabagismo, obesidade, dislipidemias e hipertensão arterial estão entre eles.[1]

Idade

A idade é importante fator de risco para o desenvolvimento da aterosclerose e suas complicações. Embora quanto maior a idade, maior o risco, com base em estudos observacionais, considera-se a idade acima de 55 anos nas mulheres e acima de 45 anos para os homens como fator de risco independente.

Em todos os algoritmos empregados para estratificação de risco cardiovascular, a idade tem peso muito importante, com aumento significativo do risco com a avançar dos anos.

Observe-se que ocorrem diferenças significativas quando são comparados os países desenvolvidos com os em desenvolvimento como o Brasil. Nestes últimos, a média de idade de óbito por causa cardiovascular ocorre uma a duas décadas antes da média de idade dos países desenvolvidos. Dessa forma, fatores de risco como a hipercolesterolemia possuem maior peso, uma vez que sua importância é tanto maior quanto mais prematura a idade do indivíduo. Quanto aos idosos, apresentam mais comumente comorbidades como a hipertensão arterial, alterações renais, DM, entre outras.

Hereditariedade (antecedentes familiares)

O risco aumentado de doença coronariana entre parentes de pacientes acometidos pela doença é observação genético-epidemiológica de longa data e trouxe o reconhecimento da história familiar como importante fator de risco para doença cardiovascular. Alguns resultados de estudos fundamentam a inclusão da história familiar como fator de risco.

A maioria das ferramentas disponíveis para estratificação de risco não leva em conta os antecedentes familiares. Exceção ocorre com o Escore de Reynolds para ambos os sexos.[2,3] A história familiar de doença arterial coronariana prematura faz parte da estratificação de risco dos indivíduos com diabetes segundo a Diretriz Brasileira Baseada em Evidências sobre Prevenção de Doenças Cardiovasculares em pacientes com diabetes publicada em 2017.[4] É considerada doença coronariana prematura quando esta acontece em parentes de primeiro grau abaixo dos 55 anos nos homens e dos 65 anos nas mulheres e é interpretada, nessa diretriz, como um estratificador de risco, classificando os pacientes com diabetes como de alto risco cardiovascular quando esse histórico familiar está presente.

Fatores de risco potencialmente modificáveis

Tabagismo

O tabagismo está relacionado com múltiplas doenças crônicas, particularmente câncer de pulmão e doenças cardiovasculares. Os fumadores de mais de um maço de cigarros por dia têm quatro vezes mais infarto do miocárdio do que os não fumadores.[16] Contudo, até o fumo de poucos cigarros por dia – tabagismo ligeiro – aumenta o risco de infarto do miocárdio: o fumo de apenas um a cinco cigarros por dia aumenta o risco para 40%. O risco de acidente vascular cerebral também aumenta nos fumadores de modo proporcional ao número de cigarros fumados por dia.

O tabagismo é considerado a principal causa de morte evitável em todo o mundo.[5]

Mesmo exposição a níveis baixos, como fumar ocasionalmente ou o tabagismo passivo são suficientes para aumentar o risco de doenças cardiovasculares.

Os benefícios da interrupção do fumo têm sido amplamente evidenciados. Algumas das vantagens são quase imediatas, enquanto outras requerem mais tempo. A interrupção do fumo após um infarto do miocárdio é potencialmente a mais efetiva de todas as medidas. O risco é reduzido rapidamente após o abandono, com diminuições significativas da morbidade e mortalidade já observadas após seis meses. Evidências apontam para redução do risco cardiovascular que se aproxima do risco dos que nunca fumaram em 10 a 15 anos, entretanto, sem nunca atingir o mesmo nível. Embora não existam dados para comprovar que a redução do número de cigarros fumados ao dia leve a maior probabilidade do abandono do fumo, essa estratégia pode ser utilizada para aqueles que não conseguem ou não querem parar. O abandono do tabagismo deve ser estimulado em todos os fumantes e não há limite de idade para os benefícios da interrupção do fumo.

A interrupção do tabagismo é um processo complexo e difícil por causa do vício ser fortemente mantido por fatores farmacológicos e psicológicos. A mais importante preditora do abandono bem-sucedido é a motivação, que pode ser aumentada pela assistência profissional. O trabalho de grupos antitabaco compostos por médico, psicólogo, nutricionista, enfermeira, educador físico costuma aumentar a chance do abandono. Medicamentos como substitutos da nicotina, bupropiona, vareniclina e antidepressivos podem auxiliar no processo.[6]

Nutrição

Sabe-se que os hábitos alimentares influenciam o risco cardiovascular por meio de interferência sobre os fatores de risco como colesterol sérico, pressão arterial, peso corpóreo ou DM bem como por efeitos independentes dos fatores de risco. Uma dieta saudável reduz também o risco de outras doenças crônicas como o câncer. A maior parte das evidências que avaliaram as relações entre nutrição e as doenças cardiovasculares é baseada em estudos observacionais.

De acordo com a tendência da mudança da avaliação e tratamento de fatores de risco isolados para a avaliação do perfil de risco total de um indivíduo, mais pesquisas têm focado nos padrões alimentares ao invés de em nutrientes isolados. A mais estudada tem sido a dieta mediterrânea, cujo conceito inclui: alto consumo de frutas, vegetais, legumes, grãos, peixe e ácidos graxos polinsaturados (especialmente azeite de oliva), consumo moderado de álcool (particularmente vinho, consumido preferencialmente com as refeições) e baixo consumo de carne vermelha, laticínios e ácidos graxos saturados. Vários estudos mostraram efeito protetor dessa dieta.[7]

O maior desafio na prevenção cardiovascular por meio da dieta é o do desenvolvimento de estratégias eficazes que consigam mudanças dos hábitos alimentares das pessoas (tanto quantitativa quanto qualitativamente) e a manutenção de dieta saudável e peso normal. As pesquisas continuam para determinação de substâncias nos alimentos que proporcionam efeitos protetores.

Dislipidemias

As dislipidemias têm sido consideradas dos mais importantes fatores de risco para o desenvolvimento da aterosclerose e suas complicações. Particularmente o LDL-colesterol(C) tem sido evidenciado como o mais relevante entre os componentes do perfil lipídico e o que acumula mais evidências de que sua redução traz benefícios cardiovasculares. A Atualização da Diretriz Brasileira de Dislipidemias e Prevenção da Aterosclerose de 2017[8] trouxe modificações nas ferramentas propostas para estratificação de risco, ampliando o universo de potenciais candidatos ao uso de estatinas. Esta atualização associou o conceito de porcentagem de redução do LDL-C de acordo com a categoria de risco do indivíduo para aqueles que não estão em uso de hipolipemiantes, e manteve o conceito de metas de tratamento, com foco exclusivo nas taxas de LDL-C e do colesterol não HDL, embora com valores mais agressivos.

Na ocasião a sugestão da meta de LDL-C < 50 mg/dL para pacientes em situação de risco cardiovascular muito alto foi considerada muito ambiciosa e fora da realidade. Entretanto, mais recentemente a diretriz europeia passou a sugerir meta muito próxima (< 55 mg/dL) para os pacientes de muito alto risco e ainda mais baixa (< 40 mg/dL) para os que apresentaram dois ou mais eventos cardiovasculares dependentes de comprometimento em qualquer território arterial nos últimos dois anos.[9]

O arsenal terapêutico para tratamento das dislipidemias conta, além das medidas comportamentais, com pequeno número de medicamentos. Entre eles, as estatinas são as que mais evidências acumulam de benefícios na prevenção cardiovascular em diferentes populações. Entretanto, recentemente tem sido muito discutido o "risco residual" que permanece após o tratamento com esses medicamentos. Parte desse risco parece ser dependente do aumento da trigliceridemia, que em geral é acompanhado de baixas taxas de HDL-colesterol.[10]

A ezetimiba e os inibidores da PCSK9 são capazes de auxiliar na redução do LDL-C. Podem ser utilizados isoladamente ou mais comumente em associação com as estatinas para obtenção das metas.

Outros produtos que atuam sobre o perfil lipídico como as resinas, os fibratos e o ácido nicotínico somente têm evidências robustas de benefício na prevenção cardiovascular quando em uso isolado, embora possam ser utilizados em combinação com as estatinas, a ezetimiba e os inibidores da PCSK9.

A pesquisa por novos fármacos que atuem sobre o perfil lipídico e levem à redução do risco cardiovascular é incessante e vários produtos encontram-se em avaliação: ácido bempedoico, pemafibrate, inclisiran, pelacarsen, evinacumabe, entre outros.[11]

Hipertensão arterial

A hipertensão arterial é o mais prevalente dos fatores de risco para o desenvolvimento das doenças cardiovasculares. É considerada como a principal causa de morte em todo mundo, pela sua elevada prevalência, nitidamente associada à idade, bem como pela relação com a doença coronariana, cerebrovascular e insuficiência cardíaca. A mortalidade por doença cardiovascular aumenta progressivamente com a elevação da pressão arterial a partir de 115/75 mmHg de forma linear, contínua e independente.

Os benefícios do tratamento da hipertensão arterial, têm sido exaustivamente evidenciados em grande ensaios clínicos e embora sejam disponibilizados medicamentos muito bem tolerados e eficientes para que as metas preconizadas sejam atingidas, por uma variedade de causas, o controle pressórico é muito aquém do que se poderia esperar.

Os hipertensos devem ser classificados tendo-se como base o nível médio de sua pressão arterial e a presença ou não de fatores de risco associados, lesões de orgãos-alvo e doenças cardiovasculares ou renais já presentes. A decisão terapêutica deverá basear-se na estratificação de risco de cada indivíduo.

Mudanças no estilo de vida devem ser incentivadas, pois são fortes as evidências de que a redução do consumo de sal, do álcool, aumento do consumo de frutas e outros vegetais, redução de gorduras e aumento na atividade física reduzem não apenas os níveis pressóricos, mas os desfechos cardiovasculares e outras alterações metabólicas associadas.

O controle adequado dos níveis pressóricos traz benefícios incontestáveis na redução do risco cardiovascular.

Em 2021 foram publicadas as Diretrizes Brasileiras de Hipertensão Arterial – 2020, última versão do posicionamento da Sociedade Brasileira de Cardiologia sobre o problema.[12]

Diabete

O diabete é causa importante de complicações cardiovasculares. Aproximadamente dois terços dos indivíduos com o diagnóstico de DM acabam por falecer devido a doença arterial coronariana ou doença cerebrovascular. Acompanhando o aumento do peso populacional, a incidência de diabete tem crescido em todo o mundo.

A agressão macrovascular ocasionada pelo diabete tem início, em geral, vários anos antes de ser feito o diagnóstico do próprio diabete. Implicação disso é que quando se diagnostica o diabete, cerca de metade dos pacientes já apresenta aterosclerose significativa.

Evidências mostram que o controle glicêmico adequado é capaz de reduzir o aparecimento de complicações microvasculares e também na redução de eventos cardiovasculares, particularmente após longo prazo de acompanhamento ou quando se associam medidas intensivas de mudança de estilo de vida e farmacológicas. De acordo com a Diretriz Brasileira Baseada em Evidências sobre Prevenção de Doenças Cardiovasculares em pacientes com diabetes a meta ideal de HbA1c para adultos com diabetes e na ausência de gravidez **é** menor que 7%, devendo haver individualização desse alvo, com atenção especial quanto ao risco de hipoglicemia, a qual deve ser evitada, uma vez que está relacionada com piora da isquemia miocárdica e surgimento de arritmias cardíacas. Assim, HbA1c em torno de 8,0% pode ser apropriada para pacientes com menos motivação para o tratamento, maior risco de hipoglicemia, duração longa da doença, com idade mais avançada e menor expectativa de vida, presença de outras doenças, ou complicações macrovasculares.[4]

Diante dos resultados de estudos que avaliaram os inibidores do SGLT2 e os agonistas do receptor do GLP-1, atualmente o foco do tratamento do diabete deixou de ser unicamente o controle da glicemia, mas passou a ser direcionado para a prevenção das complicações cardiovasculares. Diversas diretrizes recomendam o emprego dos inibidores do SGLT2 em portadores de diabete que apresentam risco de desenvolverem insuficiência cardíaca ou já a apresentam e/ou desenvolveram comprometimento da função renal. Por outro lado. Quanto aos agonistas do receptor do GLP-1 são mais indicados para portadores de doença aterosclerótica.[13]

Sedentarismo

O estilo de vida sedentário é um dos fatores de risco maiores para a doença cardiovascular. Inversamente, a atividade física regular e o treinamento aeróbico são relacionados a risco reduzido de eventos coronarianos fatais e não fatais em indivíduos saudáveis, indivíduos que apresentam fatores de risco e cardiopatas em ampla faixa de idade.

Todas as diretrizes de prevenção cardiovascular recomendam o treinamento físico regular como medida não farmacológica para evitar o aparecimento de complicações cardiovasculares. Entretanto, essa recomendação é difícil de ser seguida na prática diária, com a maioria dos pacientes permanecendo sedentários ou interrompendo a prática de exercícios pouco depois de tê-la iniciado. Na visão dos autores, a melhor forma de implementar a prática regular de exercícios físicos é iniciá-la precocemente, na infância, para que haja o crescimento com o hábito saudável da atividade física. Entretanto, o início de programa de exercícios físicos regulares traz benefícios se adotado em qualquer idade e deverá ser sempre incentivado.[14]

Obesidade

A obesidade tem natureza multifatorial e é um dos fatores preponderantes para explicar o aumento da carga das doenças crônicas não transmissíveis, uma vez que está associada frequentemente a enfermidades cardiovasculares como hipertensão arterial, dislipidemias, diabete, osteoartrites e certos tipos de câncer, sendo também apontada como importante condição que predispõe à mortalidade.

A redução do peso corpóreo deve ser objetivada por meio de mudanças de estilo de vida, particularmente as que envolvem os hábitos alimentares e a prática regular de exercícios físicos.[14] Quando necessário, poucos medicamentos são hoje disponíveis que conseguem auxiliar no emagrecimento, com efeitos contestáveis em longo prazo.

Psicossociais

Entre os fatores psicossociais que contribuem para o risco de desenvolvimento da doença cardiovascular, bem como para piora de sua evolução e prognóstico citam-se: baixo nível socioeconômico, falta de apoio social, estresse no trabalho e no ambiente familiar, depressão, ansiedade, hostilidade e personalidade tipo D. Esses fatores agem como barreiras à aderência ao tratamento e esforços para melhora do estilo de vida e promoção da saúde, mas mecanismos fisiopatológicos diversos foram identificados, que estão diretamente envolvidos na patogênese da doença cardiovascular.[14]

Ainda dispomos de limitadas evidências de que o rastreamento rotineiro de fatores de risco sociais contribui para a redução de eventos cardiovasculares, uma vez que esse rastreamento não foi, até o momento, traduzido em modelos de melhoria dos cuidados com a saúde.

Fatores de risco emergentes

Ácido úrico

O aumento das taxas séricas de ácido úrico está associado a doenças cardiovasculares como hipertensão, doença renal crônica, insuficiência cardíaca e doença arterial coronária. Apesar de numerosas investigações incluindo estudos de randomização Mendeliana, a causalidade ainda é controversa. Efeitos benéficos do tratamento que levou à redução das taxas séricas de ácido úrico foram sugeridos por açõe sobre eventos substitutos, entretanto a melhora de eventos clínicos ainda não foi mostrada. São esperados estudos focando pacientes com taxas aumentadas de ácido úrico e alto risco cardiovascular.[15]

Fibrinogênio

O fibrinogênio, proteína abundante no sangue, desempenha papel importante na formação do trombo, na agregação plaquetária e também participa da resposta inflamatória de fase aguda. Assim, aumento das concentrações séricas de fibrinogênio pode ser marcador de inflamação associada ao processo aterosclerótico.

As taxas séricas de fibrinogênio são influenciadas por fatores genéticos e ambientais. Entre eles destacam-se: tabagismo, sexo masculino, idade, obesidade, diabete, hipertensão arterial, hipercolesterolemia e taxas elevadas de triglicérides.

Resultados de metanálise com 31 estudos prospectivos evidenciaram associação independente e significativa entre elevação do fibrinogênio e eventos coronarianos e cerebrovasculares.[16] No entanto, faltam estudos mostrando que a atuação sobre a fibrinogenemia seja capaz de reduzir o risco cardiovascular.[17]

Homocisteína

A relação entre a elevação da homocisteína e aumento do risco aterotrombótico foi descrita inicialmente em pacientes com uma doença rara, de transmissão autossômica recessiva, a hiperhomocisteinúria. Esses indivíduos apresentam altas taxas sanguíneas de homocisteína e aterosclerose prematura. Desde então, numerosos estudos mostraram a associação de elevações discretas das taxas de homocisteína e risco aumentado de doença arterial coronariana (DAC), acidente vascular cerebral (AVC) e doença arterial periférica. Entretanto, estudos em que se obteve a redução das taxas séricas da homocisteína não foram capazes de mostrar benefícios sobre eventos cardiovasculares.[18]

Adiponectina

A adiponectina é produzida exclusivamente pelo tecido adiposo e suas concentrações estão reduzidas nos obesos, diabéticos tipo II e em pacientes com DAC, AVC e doença arterial periférica. Demonstrou-se que a adiponectina possui propriedades anti-inflamatórias, antidiabéticas e anti-aterogênicas. Pelo fato da adiponectina apresentar numerosos efeitos benéficos sobre a saúde cardiovascular, a sua elevação plasmática pode representar estratégia promissora para a prevenção e tratamento de doenças cardiovasculares.[19]

Doença periodontal

A gengivite não tratada pode progredir para periodontite e esta tem sido associada a várias doenças sistêmicas, entre elas a aterosclerose, com participação fundamental da inflamação. Entretanto, falta o estabelecimento da correlação causal, ou seja, que o tratamento da periodontite leva à redução de eventos cardiovasculares.[20]

Lp(a)

A lipoproteína "a" Lp(a) pertence a uma classe de lipoproteínas semelhantes à LDL pela composição lipídica e proteica. A principal diferença está na presença da glicoproteína apo(a) ligada à apoB-100. A apo(a) é muito semelhante à molécula do plasminogênio. Estudos *in vitro* demonstraram que a Lp(a), em níveis elevados compete com algumas funções do plasminogênio na cascata da coagulação e fibrinólise e assim, pode ter propriedades trombogênicas. Por ser semelhante à partícula de LDL, a Lp(a) também possui potencial aterogênico. Estudos epidemiológicos evidenciaram que taxas elevadas de Lp(a) se associaram a aumento da incidência de doença cardiovascular aterosclerótica e de estenose aórtica.[21]

Estudos com inibidores da PCSK9 têm evidenciado reduções significativas, mas discretas da Lp(a) e que não seriam suficientes para produzir grande impacto em seu potencial deletério. Não existem ainda estudos provando que a diminuição terapêutica da Lp(a) reduza o número de eventos cardiovasculares, no entanto, novos medicamentos têm sido propostos e estão em andamento estudos avaliando essa hipótese (por exemplo com o Pelacarsen).[22]

A diretriz europeia sobre dislipidemias recentemente publicada sugere que a determinação sérica da Lp(a) seja realizada em todos os indivíduos pelo menos uma vez na vida.[9]

Inflamação

A inflamação desempenha papel de destaque no processo aterogênico. Assim, as avaliações laboratoriais dos marcadores inflamatórios circulantes tais como as selectinas E e P, as moléculas de adesão intercelular (ICAM-1) e a molécula de adesão vascular (VCAM-1), o fator de necrose tumoral alfa (TNF-α), a interleucina 6 (IL-6) e a proteína C-reativa ultrassensível (PCRus) podem ajudar a predizer quais pacientes estão sob maior rico de apresentar evento CV futuro. Dentre elas, a PCRus é a que apresenta maior volume de evidências como preditor de futuro evento CV.

No Estudo JUPITER, indivíduos saudáveis, sem hiperlipidemia mas com altas taxas de PCRus, a rosuvastatina reduziu significativamente a incidência de eventos cardiovasculares maiores.[23]

Estudos com medicamentos antiinflamatórios específicos mostraram resultados divergentes. No estudo CANTOS (*Canakinumab Anti-Inflammatory Thrombosis Outcomes Study*)[24] que avaliou o canakinumab, inibidor da interleucina 1-β (IL-1β) foi observada redução dos marcadores inflamatórios como PCR-us e IL-6, com redução de eventos cardiovasculares independente do perfil lipídico. Já no CIRT (*Cardiovascular Inflammation Reduction Trial*) que empregou o metotrexate, não foi demonstrada redução dos marcadores inflamatórios e de desfechos cardiovasculares.[25] Recentemente têm sido publicados vários estudos evidenciando redução de eventos cardiovasculares com o uso da colchicina, medicamento com sabida ação antinflamatória. Entretanto, nesses estudos não foram avaliadas modificações de marcadores inflamatórios com esse fármaco.[26]

Vitamina D

Estudos observacionais e metanálises têm sugerido a associação entre a hipovitaminose D e a doença cardiovascular. Vários mecanismos fisiopatológicos são propostos para explicar tal fato. Entretanto, estudos que avaliaram a reposição de vitamina D até o momento não foram capazes de mostrar redução de eventos cardiovasculares.[27]

Apneia obstrutiva do sono (AOS)

Os pacientes com síndrome da apnéia obstrutiva do sono têm aumento da morbidade e mortalidade cardiovascular. Todavia, o quanto isso se deve à doença propriamente dita ou secundária a sua associação com fatores de risco tais como a obesidade abdominal, resistência à insulina, aumento da idade, ingestão de álcool e cafeína e tabagismo é difícil de ser determinado.

Estudos epidemiológicos transversais têm implicado a AOS como fator de risco independente de doença arterial trombótica, hipertensão arterial e arritmias. No entanto, grandes estudos randomizados e controlados utilizando a pressão contínua positiva em vias aéreas (CPAP), principal forma de tratamento da AOS, não mostraram benefícios cardiovasculares.[28]

Conclusões

O estudo e o conhecimento dos fatores de risco cardiovascular são passos importantes para a possibilidade da prevenção das doenças cardiovasculares, uma vez que é por meio do combate a eles que se consegue a almejada melhora do risco cardiovascular.

RESUMO

- As doenças cardiovasculares, particularmente as consequentes à aterosclerose, por suas elevadas prevalência e gravidade de complicações, têm representado importante desafio para todos os profissionais da saúde. É inegável a evolução que temos vivenciado dos métodos diagnósticos e terapêuticos da aterosclerose e suas complicações. Entretanto, a prevenção emerge como a mais destacada arma contra esse problema. Tal prevenção se baseia fundamentalmente no conhecimento e combate dos fatores de risco para a aterosclerose. Tradicionalmente eles têm sido classificados como clássicos, que engloba aqueles em que foi possível estabelecer clara relação causal e os novos ou emergentes, em que tal relação ainda não pode ser evidenciada. Este capítulo traz informações sobre os principais fatores de risco clássicos e emergentes, visando possibilitar a melhora de seu controle para a prática da prevenção cardiovascular.

DESTAQUES DE INOVAÇÃO

- Múltiplos estudos epidemiológicos observacionais têm sido desenvolvidos ao longo dos anos trazendo informações sobre os fatores de risco para o desenvolvimento da aterosclerose e de suas complicações.
- Entre eles, destaca-se o estudo de Framingham, iniciado em 1948, que até hoje contribui sobremaneira para a área.
- Os designados como fatores de risco clássicos ou tradicionais são aqueles nos quais se conseguiu estabelecer relação causal com a doença.
- Paralelamente, numerosos estudos têm tentado relacionar novos possíveis fatores de risco, os chamados emergentes.
- Entretanto, tais estudos não têm apresentado sucesso em estabelecer os critérios de causalidade para esses fatores.
- O conhecimento dos fatores de risco para aterosclerose e suas complicações é fundamental para que sejam desenvolvidas estratégias de combate contra esse mal, que tem sido designado como "a doença do século" desde o século passado.
- Assim, estratégias diagnósticas e de tratamento, mas principalmente de prevenção têm sido pautadas no entendimento e luta contra os fatores de risco.
- Este capítulo traz informações sobre os fatores de risco clássicos e os mais importantes entre os emergentes, possibilitando a compreensão de sua atuação e das estratégias empregadas em seu combate.

Referências bibliográficas

1. Lotufo P. Doenças cardiovasculares no Brasil: por que altas taxas de mortalidade entre mulheres?. Rev Socesp. 2007;17:5.
2. Ridker PM, Buring JE, Rifai N, Cook NR. Development and validation of improved algorithms for the assessment of global cardiovascular risk in women: the Reynolds Risk Score. JAMA. 2007;297(6):611-9.
3. Ridker PM, Paynter NP, Rifai N, Gaziano JM, Cook NR. C-reactive protein and parental history improve global cardiovascular risk prediction: the Reynolds Risk Score for men. Circulation. 2008;118(22):2243-51, 4p following 51.
4. Faludi AA, Izar MCO, Saraiva JFK, Bianco HT, Chacra APM, Bertoluci MC, et al. Diretriz brasileira baseada em evidências sobre prevenção de doenças cardiovasculares em pacientes com diabetes: posicionamento da Sociedade Brasileira de Diabetes (SBD), da Sociedade Brasileira de Cardiologia (SBC) e da Sociedade Brasileira de Endocrinologia e Metabologia (SBEM). Arq Bras Cardiol. 2017;109(6 Suppl 1):1-31.
5. Rostron BL, Chang CM, Pechacek TF. Estimation of cigarette smoking-attributable morbidity in the United States. JAMA Intern Med. 2014;174(12):1922-8.
6. Giulietti F, Filipponi A, Rosettani G, Giordano P, Iacoacci C, Spannella F, et al. Pharmacological approach to smoking cessation: an updated review for daily clinical practice. High Blood Press Cardiovasc Prev. 2020;27(5):349-62.
7. Martinez-Gonzalez MA, Gea A, Ruiz-Canela M. The Mediterranean Diet and Cardiovascular Health. Circ Res. 2019;124(5):779-98.
8. Faludi AA, Izar MCO, Saraiva JFK, Chacra APM, Bianco HT, Afiune AN, et al. Arq Bras Cardiol. 2017;109(2 Supl 1):1-76.
9. Mach F, Baigent C, Catapano AL, Koskinas KC, Casula M, Badimon L, et al. 2019 ESC/EAS Guidelines for the management of dyslipidaemias: lipid modification to reduce cardiovascular risk. Eur Heart J. 2020;41(1):111-88.
10. Raposeiras-Roubin S, Rossello X, Oliva B, Fernandez-Friera L, Mendiguren JM, Andres V, et al. Triglycerides and residual atherosclerotic risk. J Am Coll Cardiol. 2021;77(24):3031-41.
11. Nurmohamed NS, Navar AM, Kastelein JJP. New and emerging therapies for reduction of LDL-cholesterol and apolipoprotein B: JACC Focus Seminar 1/4. J Am Coll Cardiol. 2021;77(12):1564-75.

12. Barroso WKS, Rodrigues CIS, Bortolotto LA, Mota-Gomes MA, Brandao AA, Feitosa ADM, et al. Diretrizes Brasileiras de Hipertensão Arterial - 2020. Arq Bras Cardiol. 2021;116(3):516-658.
13. American Diabetes A. Standards of medical care in diabetes – 2021. Diabetes Care. 2021;44(Suppl 1).
14. Precoma DB, Oliveira GMM, Simao AF, Dutra OP, Coelho OR, Izar MCO, et al. Atualização da Diretriz de Prevenção Cardiovascular da Sociedade Brasileira de Cardiologia – 2019. Arq Bras Cardiol. 2019;113(4):787-891.
15. Saito Y, Tanaka A, Node K, Kobayashi Y. Uric acid and cardiovascular disease: A clinical review. J Cardiol. 2021;78(1):51-7.
16. Fibrinogen Studies C, Danesh J, Lewington S, Thompson SG, Lowe GD, Collins R, et al. Plasma fibrinogen level and the risk of major cardiovascular diseases and nonvascular mortality: an individual participant meta-analysis. JAMA. 2005;294(14):1799-809.
17. Pieters M, Wolberg AS. Fibrinogen and fibrin: an illustrated review. Res Pract Thromb Haemost. 2019;3(2):161-72.
18. Paganelli F, Mottola G, Fromonot J, Marlinge M, Deharo P, Guieu R, et al. Hyperhomocysteinemia and cardiovascular disease: is the adenosinergic system the missing link? Int J Mol Sci. 2021;22(4).
19. Farkhondeh T, Llorens S, Pourbagher-Shahri AM, Ashrafizadeh M, Talebi M, Shakibaei M, et al. An overview of the role of adipokines in cardiometabolic diseases. Molecules. 2020;25(21).
20. Priyamvara A, Dey AK, Bandyopadhyay D, Katikineni V, Zaghlol R, Basyal B, et al. Periodontal inflammation and the risk of cardiovascular disease. Curr Atheroscler Rep. 2020;22(7):28.
21. Saeed A, Kinoush S, Virani SS. Lipoprotein (a): recent updates on a unique lipoprotein. Curr Atheroscler Rep. 2021;23(8):41.
22. Tsimikas S, Moriarty PM, Stroes ES. Emerging RNA therapeutics to lower blood levels of Lp(a): JACC Focus Seminar 2/4. J Am Coll Cardiol. 2021;77(12):1576-89.
23. Ridker PM, Danielson E, Fonseca FA, Genest J, Gotto AM, Jr., Kastelein JJ, et al. Rosuvastatin to prevent vascular events in men and women with elevated C-reactive protein. N Engl J Med. 2008;359(21):2195-207.
24. Ridker PM, Everett BM, Thuren T, MacFadyen JG, Chang WH, Ballantyne C, et al. Antiinflammatory therapy with canakinumab for atherosclerotic disease. N Engl J Med. 2017;377(12):1119-31.
25. Ridker PM, Everett BM, Pradhan A, MacFadyen JG, Solomon DH, Zaharris E, et al. Low-dose methotrexate for the prevention of atherosclerotic events. N Engl J Med. 2019;380(8):752-62.
26. Kurup R, Galougahi KK, Figtree G, Misra A, Patel S. The role of colchicine in atherosclerotic cardiovascular disease. Heart Lung Circ. 2021;30(6):795-806.
27. Izzo M, Carrizzo A, Izzo C, Cappello E, Cecere D, Ciccarelli M, et al. Vitamin D: not just bone metabolism but a key player in cardiovascular diseases. Life (Basel). 2021;11(5).
28. Salman LA, Shulman R, Cohen JB. Obstructive sleep apnea, hypertension, and cardiovascular risk: epidemiology, pathophysiology, and management. Curr Cardiol Rep. 2020;22(2):6.

Capítulo 2

Abordagem da síndrome metabólica e do diabetes melito na redução de eventos cardiovasculares

Nathália dos Reis de Moraes
Aloisio Marchi da Rocha
José Francisco Kerr Saraiva

PONTOS-CHAVE

- A presença de resistência à insulina é condição fisiopatológica essencial da síndrome metabólica (SM), uma vez que a simples presença de distúrbios metabólicos independentes, sem uma base fisiopatológica comum, não configuram SM.
- Embora grande parte das terapias aprovadas para o DM2 tenham comprovado melhorias no controle glicêmico, poucas demonstraram redução de eventos cardiovasculares.
- Diretrizes recomendam a utilização dos inibidores da SGLT-2 e análogos do GLP-1, com comprovada eficácia na redução de desfechos cardiovasculares em diabéticos com DCV estabelecida, e inibidores da SGLT-2 em indivíduos portadores ou com alto risco de desenvolvimento de insuficiência cardíaca.

Introdução

Nas últimas décadas, o entendimento sobre os mecanismos fisiopatológicos da síndrome metabólica (SM) e do diabetes melito tipo 2 (DM2) avançou e, a partir deste, compreendeu-se a estreita relação entre estas duas entidades e o risco cardiovascular (RCV). Considerando que a SM é uma entidade multifatorial, estratégias para redução do RCV envolvem o manejo de múltiplos fatores de risco. A doença cardiovascular (DCV) aterosclerótica é a principal causa de morbidade e mortalidade em pacientes com DM2. Tanto os fatores de risco cardiovasculares associados à resistência à insulina (RI) quanto à hiperglicemia crônica podem contribuir para o risco da DCV no DM2.

Síndrome metabólica e resistência à insulina

A SM é caracterizada pela agregação de distúrbios metabólicos de alto risco para o desenvolvimento de DM2 e DCV. Sua prevalência varia conforme os critérios diagnósticos e as diversas definições utilizadas por diferentes autores, levando a uma ausência de comparabilidade entre os estudos. O conceito de SM possibilita ao clínico ampliar o espectro diagnóstico e adotar estratégias preventivas abrangentes, contemplando os diversos distúrbios que a compõem.

O consenso brasileiro define SM como um conjunto de fatores de RCV relacionados à obesidade visceral e à RI, que levam a aumento da mortalidade geral, especialmente de origem cardiovascular.[1,2] Sua prevalência já atinge cerca de 1/4 da população adulta mundial e é responsável por aumentar em 2 vezes o risco de morte e em até 5 vezes o risco para desenvolvimento de DM2.[3,4]

Não há dados brasileiros que expressem a prevalência da SM, entretanto, dados de populações distintas demonstraram taxas de 12,4-28,5% em homens e de 10,7-40,5% em mulheres.[5,6]

A presença de RI é condição diagnóstica essencial da SM, uma vez que a simples presença de distúrbios metabólicos independentes, sem uma base fisiopatológica comum, não configura SM, apesar de também determinarem maior risco de DCV.

A RI pode ser considerada o principal mecanismo na associação da gordura visceral com demais fatores de risco, como DM2, hipertensão e dislipidemia. Ela é definida pela redução da habilidade da insulina em extrair glicose do sangue para o tecido adiposo e a musculatura esquelética e geralmente vem acompanhada de diversas morbidades, incluindo obesidade, DM2, hepatite C e ovários policísticos. Além dos efeitos nos níveis de glicose no sangue, a RI também está associada ao aumento de 2 a 3 vezes no risco de mortalidade cardiovascular.[7]

Síndrome metabólica e risco cardiovascular

A existência de SM está relacionada ao aumento do RCV, sendo a disfunção endotelial o principal mecanismo, associada à deposição de LDL-colesterol (LDL-C) e ao recrutamento, à migração e à proliferação de monócitos nas células musculares lisas da parede arterial, que são mecanismos centrais no início e na progressão da aterosclerose.[8]

A disfunção endotelial na SM correlaciona-se a diversos fatores, como: estresse oxidativo associado ao processo inflamatório crônico; perfil lipídico pró-aterogênico; maior vasoconstrição induzida pela supressão de síntese de óxido nítrico, uma vez que a insulina, em circunstâncias normais, estimula a enzima óxido nítrico-sintase; maior coagulabilidade, envolvendo o aumento na expressão do inibidor do ativador do plasminogênio 1 (PAI-1); e, por fim, a elevação dos níveis pressóricos.[8]

Indivíduos com SM não diabéticos apresentaram incidência 2,5 maior de espessamento da camada íntima-média de carótidas, que é um indicador precoce de lesão vascular. Associada à maior incidência de doença coronariana, a morbimortalidade relacionada à isquemia é maior em portadores de SM.

Manejo da síndrome metabólica

Considerando que a SM tem origem multifatorial, as estratégias para redução do RCV nos portadores desta síndrome envolvem o tratamento de múltiplos fatores de risco. Mudança no estilo de vida representa a primeira linha no tratamento da SM. Ensaios clínicos demonstraram que a modificação intensa no estilo de vida, incluindo aumento na intensidade de atividade física e mudanças na dieta, reduzem o risco de DM2 em 39-58%.[9-11] Estudos demonstraram que uma dieta rica em vegetais, frutas e baixo teor de gordura produz efeitos benéficos em pressão arterial, HDL-C, triglicerídios, glicemia e peso em portadores de SM[12] e está associada à redução de mortalidade por causas cardiovasculares.[13,14]

A terapia farmacológica também pode ser apropriada para reduzir RCV em portadores de SM. Comumente utilizados para o controle pressórico, os diuréticos e os betabloqueadores podem agravar a SM ou aumentar o risco de DM2.[15-17] Por conta disso, os inibidores da enzima conversora de angiotensina (IECA) e os bloqueadores do receptor de angiotensina (BRA) com efeitos de proteção renal e vascular atraíram interesse no manejo da SM.[18]

Alguns ensaios demonstraram que a telmisartana melhora a sensibilidade à insulina e reduz a glicemia e a concentração de triglicerídios em portadores de SM.[19-23]

As estatinas – medicamentos de primeira linha para controle do LDL-colesterol – reduzem eventos cardiovasculares em portadores de SM.[24-26] Elas podem variar em eficácia na redução de LDL-C. Alguns ensaios demonstraram que a rosuvastatina é mais efetiva na redução de LDL-C, triglicerídios e não HDL-C; na relação colesterol total/HDL-C; na apolipoproteína B; e no aumento do HDL-C em portadores de SM, quando comparada a outras estatinas.[27-29]

Os fibratos exercem efeitos benéficos no perfil lipídico na SM, especialmente na redução dos triglicerídios e no aumento do HDL-C. Dados sugerem que pacientes com SM ou DM2 teriam maior benefício com o uso de fibratos.[30,31] O bezafibrato demonstrou atenuar a progressão da RI em portadores de doença arterial coronariana (DAC)[32] e reduziu a incidência de infarto agudo do miocárdio (IAM) em 29% em portadores de SM.[33]

Estudos demonstraram o efeito benéfico da metformina na função endotelial em portadores de SM.[34,35] No *Diabetes prevention program trial*, a metformina reduziu a incidência de SM em 17% comparado a placebo em indivíduos isentos de SM na admissão.[36]

As tiazolidinedionas aumentam a sensibilidade à insulina por meio da ativação dos receptores gama ativados pelo proliferador de peroxissomo (PPAR-gama) que, em troca, reduzem os níveis de glicemia em portadores de DM2 ou SM.[37] Em estudos que envolveram pacientes com SM, o tratamento com pioglitazona melhorou o perfil lipídico e reduziu a pressão arterial.[38,39]

Outras terapias, como as drogas incretinomiméticas e os inibidores da dipeptidilpeptidase-4 (DPP-4) parecem ter efeitos benéficos na SM, por contribuírem com perda de peso e aumento na produção de insulina.[40,41]

Diabetes e doença cardiovascular

Há mais de um século é conhecida a relação entre DM2 e DCV. A prevalência do DM2 tem aumentado em todo o mundo nos últimos anos e, junto com ela, as DCV, incluindo DAC, acidente vascular cerebral (AVC) e doença arterial periférica, que constituem a principal causa de morte nessa população.[42]

O estudo *Framingham* apontou que o DM2 foi associado ao aumento de cerca de 2 vezes do risco de insuficiência cardíaca em homens e 4 vezes em mulheres, independentemente de outros fatores de risco. Comparados à população geral, indivíduos diabéticos apresentam risco de 3 a 4 vezes maior de sofrer evento cardiovascular e o dobro do risco de óbito por causas cardiovasculares.[42]

Embora grande parte das terapias aprovadas para o DM2 tenham comprovado melhorias no controle glicêmico, poucas demonstraram redução de eventos cardiovasculares. Os benefícios foram mais significativos na redução de eventos microvasculares em comparação à redução de desfechos macrovasculares. Algumas delas, entretanto, demonstraram incremento no RCV com aumento do risco de IAM, como observado com o uso da rosiglitazona.[40,43] Em 2007, uma metanálise gerou grande controvérsia ao demonstrar aumento de 43% no risco de IAM nos pacientes diabéticos em uso dessa medicação. Outra metanálise, que incluiu outras tiazolidinedionas, revelou um aumento na taxa de piora clínica em pacientes portadores de insuficiência cardíaca.[44-47] Em relação às sulfonilureias, diferentes revisões passaram a questionar a segurança cardiovascular do seu uso na prática clínica, porém, não se pode ter nenhuma interpretação definitiva desses achados, uma vez que muitas dessas publicações envolveram análises retrospectivas e uso de diversas formulações.[43] Este resultado impulsionou o Food and Drug Administration (FDA) a colocar restrições no uso desta medicação em determinado perfil de pacientes e, desde 2008, determinou que toda nova classe de antidiabético deveria ter a segurança cardiovascular avaliada em estudos randomizados controlados envolvendo pacientes com alto RCV.[48]

Fármacos que reduzem risco cardiovascular

Metformina

Desde a década de 1950, a metformina tornou-se medicação de primeira linha no tratamento do DM2. Apesar de não ter a segurança cardiovascular testada em ensaios clínicos randomizados, existe grande experiência clínica e de farmacovigilância com esta droga, o que sugere seu benefício protetor quando usada em longo prazo. O *UK prospective diabetes study* (UKPDS) mostrou que a introdução precoce de metformina em portadores de DM2 reduziu a incidência de complicações vasculares relacionadas ao DM2 em 32%, de IAM em 39%, de mortes relacionadas ao diabetes em 42% e de mortalidade por todas as causas em 36%. Estudos subsequentes também mostraram efeitos similares, comprovando que metformina oferece efeito protetor contra desfechos cardiovasculares em portadores de DM2.[49]

Inibidores da dipeptidilpeptidase-4

Os inibidores da DPP-4 aumentam os níveis de peptídio semelhante ao glucagon-1 (GLP-1) endógeno pela inibição da degradação enzimática deste. Estudos clínicos em pacientes com DM2 têm demonstrado que inibidores da DPP-4 reduzem a hemoglobina glicada (HbA1C) elevada, reduzem as glicemias pós-prandial e de jejum, suprimem a liberação elevada do glucagon e são neutros quanto ao peso.[40,41]

O SAVOR–TIMI não observou redução significativa de desfecho primário (morte cardiovascular, IAM ou AVC isquêmico) no grupo saxagliptina em comparação ao placebo: 7,3% e 7,2%, respectivamente, relação de risco (HR) com saxagliptina 1,00; 95% intervalo de confiança (IC) 0,89-1,12; p = 0,99 para superioridade; p < 0,001 para não inferioridade. O desfecho secundário (composto por morte cardiovascular, IAM, AVC, hospitalizações por angina instável, revascularização coronariana ou insuficiência cardíaca) ocorreu em maior número no grupo saxagliptina em relação ao placebo: 12,8% e 12,4%, respectivamente, HR 1,02; 95% IC; 0,94-1,11; p = 0,66. Houve maior número de hospitalizações por insuficiência cardíaca no grupo saxagliptina comparado ao grupo placebo (3,5% *vs.* 2,8%; HR 1,27; 95% IC; 1,07-1,51; p = 0,007).[50]

O estudo EXAMINE avaliou alogliptina em pacientes com história recente de IAM ou angina instável (AI) e mostrou que a droga não é inferior no desfecho primário composto de morte por causas cardiovasculares, IAM não fatal ou AVC não fatal (11,3% do grupo alogliptina comparado a 11,8% do grupo placebo: HR 0,96; limite máximo do IC 1,16; p < 0,001 para não inferioridade, p = 0,32 para superioridade).[51]

O TECOS também demonstrou não inferioridade com o uso de sitagliptina em portadores de DM2 com DCV estabelecida em desfecho primário composto por mortalidade cardiovascular, IAM não fatal, AVC não fatal ou hospitalização por AI (HR 0,98; 95% IC; 0,88-1,09; p < 0,001).[52]

Todos esses estudos com DPP-4 alcançaram não inferioridade em relação ao placebo no que diz respeito a eventos cardiovasculares maiores, sugerindo que saxaglitpina, alogliptina e sitagliptina são fármacos neutros do ponto de vista cardiovascular, não sendo alcançada superioridade do ponto de vista cardiovascular com nenhuma dessas drogas. Em 2016, o FDA alertou sobre eventuais riscos do uso de alogliptina e saxagliptina para o aumento do risco de insuficiência cardíaca.

Análogos do GLP-1

Os incretinomiméticos são medicamentos peptídicos que mimetizam várias das ações do GLP-1 e têm demonstrado reduzir níveis de HbA1C em pacientes com DM2. Adicionalmente, reduzem as glicemias pós-prandial e de jejum, suprimem a liberação elevada do glucagon e são associados a redução de peso. Há pelo menos duas décadas vem sendo estudados os potenciais efeitos benéficos dessa classe de fármacos sobre o aparelho cardiovascular.[53]

O ELIXA avaliou a segurança cardiovascular da lixisenatida em portadores de DM2 pós-síndrome coronariana aguda. A lixisenatida foi considerada não inferior ao placebo em relação ao desfecho primário composto de morte por causas cardiovasculares, IAM não fatal, AVC não fatal ou hospitalização por AI (13,4% *vs.* 13,2%; HR 1,02; 95% IC; 0,89-1,17; p < 0,001 para não inferioridade; p = 0,81 para superioridade). Este agente falhou em demonstrar superioridade comparada ao placebo neste estudo, no entanto, a segurança cardiovascular foi alcançada, e a lixisenatida apresentou efeito neutro quanto a hospitalizações por insuficiência cardíaca.[54]

O estudo LEADER mostrou que a liraglutida pode contribuir na redução do risco cardiovascular e na incidência de morte por causas cardiovasculares. Neste estudo, 81% dos indivíduos apresentavam DCV estabelecida. A hipótese do estudo LEADER era comprovar a não inferioridade da liraglutida em comparação ao placebo em eventos cardiovasculares maiores (morte por causa cardiovascular,IAM não fatal ou AVC não fatal). A liraglutida demonstrou superioridade em desfechos primários (13% *vs.* 14,9%; HR 0,87; 95% IC; 0,78-0,97; p < 0,001 para não inferioridade; p = 0,01 para superioridade). Houve também redução de morte por causa cardiovascular (4,7%*vs.* 6%; HR 0,78; 95% IC; 0,66-0,93). No desfecho secundário composto por mortalidade cardiovascular, IAM não fatal, AVC não fatal, revascularização do miocárdio e hospitalização por AI ou insuficiência cardíaca, a liraglutida mostrou-se superior ao placebo (HR 0,88; 95% IC, 0,81-0,96). Ainda, a mortalidade por todas as causas também foi menor no grupo liraglutida (8.2% *vs.* 9,6%; HR 0,85; 95% IC; 0,74-0,97). A hospitalização por insuficiência cardíaca não diferiu entre os dois grupos (HR 0,87; 95% IC; 0,73-1,05).

Observou-se também uma redução significativa de ocorrência de eventos microvasculares de 16% (IC 95%; 0,73-0,97; p = 0,02). Essa redução se deu principalmente à custa de primeiro evento renal em que houve uma redução de 22% (IC 95%; 0,67-0,92; p = 0,003). Posteriormente , foram publicados dados dos subgrupos de pacientes do estudo LEADER com insuficiência renal crônica e de indivíduos com idade acima de 75 anos. Em ambos os subgrupos, houve consistência em relação à manutenção da segurança e à redução de desfechos cardiovasculares.[55]

O SUSTAIN 6 avaliou a segurança cardiovascular para uso de semaglutida. Nesse estudo, 83% dos pacientes apresentavam DCV estabelecida e/ou doença renal crônica. O semaglutida demonstrou tanto não inferioridade quanto superioridade em desfecho primário composto de morte cardiovascular, IAM não fatal, AVC não fatal (6,6% *vs.* 8,9%; HR, 0,74; 95% IC; 0,58-0,95; p < 0,001 para não inferioridade; p = 0,02 para superioridade), sendo a redução suportada pela menor taxa de AVC não fatal (1,6% no grupo do semaglutida *vs.* 2,7% no grupo placebo, HR 0,61; 95% IC; 0,38-0,99; p = 0,04). No desfecho secundário composto de morte cardiovascular, IAM não fatal, AVE, revascularização (coronariana ou periférica) ou hospitalização por AI ou insuficiência cardíaca, a semaglutida foi superior ao placebo (HR 0,74; 95% IC; 0,62-0,89). Nefropatia ocorreu em 3,8% no grupo recebendo semaglutida *vs.* 6,1% no grupo placebo (HR 0,64; 95% IC; 0,46-0,88; p = 0,005).[56]

O PIONEER-6 foi um ensaio clínico que avaliou desfechos cardiovasculares da dose diária de semaglutida oral, em uma população de alto risco CV (idade ≥ 50 anos com doença renal crônica ou cardiovascular ou estabelecida ou idade ≥ 60 anos apenas com fatores de risco cardiovascular). O desfecho primário em uma análise de tempo até o evento foi a primeira ocorrência de um evento cardiovascular adverso maior, MACE, definido por morte por causas cardiovasculares, infarto do miocárdio não fatal ou AVC não fatal. A idade média dos pacientes foi de 66 anos; 2.695 pacientes (84,7%) tinham 50 anos ou mais e apresentavam doença renal cardiovascular ou crônica. Os principais eventos cardiovasculares adversos ocorreram em 61 de 1.591 pacientes (3,8%) no grupo semaglutida oral e 76 de 1.592 (4,8%) no grupo placebo (HR 0,79; 95% IC; 0,57-1,11; p < 0,001 para não inferioridade).

Os componentes do desfecho primário tiveram como resultado: morte por causas cardiovasculares, 0,9% no grupo semaglutida oral e 1,9% no grupo placebo (HR 0,49; 95% IC; 0,27-0,92); infarto do miocárdio não fatal, 2,3% *versus* 1,9%, respectivamente (HR 1,18; 95% IC; 0,73-1,90); e AVC não fatal 0,8% *versus* 1,0%, respectivamente (HR 0,74; 95% IC; 0,35-1,57).

A morte por qualquer causa ocorreu em 1,4% dos pacientes do grupo semaglutida oral e 2,8% do grupo placebo (HR 0,51; 95% IC; 0,31-0,84). Eventos adversos gastrointestinais que levaram à descontinuação da semaglutida oral ou placebo foram mais comuns com a semaglutida oral. Assim, este estudo mostrou que o perfil de risco cardiovascular da semaglutida oral não foi inferior ao do placebo e nenhum risco cardiovascular (CV) foi verificado.[57]

Em face dos benefícios cardiovasculares descritos com a semaglutida , está em andamento um novo estudo (SELECT trial) envolvendo apenas indivíduos com síndrome metabólica e doença aterosclerótica, porém sem DM2 para verificar se a semaglutida pode reduzir desfechos cardiovasculares nessa população.[58]

No estudo EXSCEL, a exenatida não aumentou a incidência de eventos cardiovasculares maiores, desfecho composto de morte cardiovascular, IAM não fatal ou AVC não fatal, comparado ao uso de placebo (HR 0,91; 95% IC; 0,83-1,0; p < 0,001 para não inferioridade). Entretanto,falhou ao demonstrar benefício cardiovascular em relação ao placebo.[59] O REWIND foi o único estudo que analisou população com predomínio de prevenção primária. Ele incluiu pacientes com 50 anos de idade ou mais, DM2, hemoglobina glicada (HbA1c) ≤ 9,5% e IMC de ao menos 23 kg/m^2, que estivessem em uso de dois ou mais hipoglicemiantes orais, com ou sem uso de insulina basal, e portadores de alto risco cardiovascular para utilizarem dulaglutida *versus* placebo.

O desfecho primário de eficácia foi um composto de IAM não fatal, AVC não fatal e morte por causas cardiovasculares ou desconhecidas. O desfecho secundário de eficácia foi um combinado de eventos microvasculares composto por retinopatia diabética, doença renal, admissão hospitalar por angina instável, componentes individuais do desfecho primário, morte por todas as causas ou insuficiência cardíaca com necessidade de internação hospitalar ou consulta urgente para modificação de terapia.

Houve redução significativa do desfecho primário composto de eficácia, que ocorreu em 12% dos participantes no grupo dulaglutida e 13,4% no grupo placebo (HR 0,88; IC 95%; 0,79-0,99; p = 0,026 e NNT = 72). Na análise dos componentes do desfecho primário, observou-se redução significativa de AVC não fatal no grupo dulaglutida em relação ao placebo (HR 0,76; IC 95%; 0,61-0,95; p = 0,017).

A incidência do desfecho secundário composto microvascular também foi significativamente menor no grupo dulaglutida em relação ao placebo (HR 0,87; IC 95%; 0,79-0,95), redução esta que foi determinada, em grande parte, pela menor ocorrência do desfecho composto renal no grupo dulaglutida. Os participantes no grupo dulaglutida também obtiveram maior redução de HbA1c (0,61%), peso (1,46 kg), IMC (0,53 kg/m^2), pressão arterial sistólica (1,7 mmHg) e diastólica (0,49 mmHg) em relação aos valores basais dos pacientes do grupo placebo.

O presente estudo corrobora as evidências atuais de que os análogos do GLP-1 são medicações seguras do ponto de vista cardiovascular e eficazes para o controle glicêmico de pacientes com DM2, tendo o benefício adicional de reduzir desfechos cardiovasculares, peso, pressão arterial, IMC e LDL.[60]

O AMPLITUDE–O, publicado em setembro de 2021, avaliou a efpeglenatida em portadores de DM2 e histórico de doença cardiovascular ou renal. Os participantes foram randomizados na proporção 1:1:1 para receberem efpeglenatida nas doses 4, 6 mg ou placebo. A diferença dos demais estudos que avaliaram desfecho cardiovascular em antagonistas do GLP-1 foi que, além de avaliar os desfechos cardiovasculares, também foram investigados desfechos renais, definidos como nefropatia nova ou em progressão (composto por surgimento de albuminúria A3 e aumento > 30% do basal; queda > 40% na TFG com duração maior que 30 dias ou doença renal terminal – diálise, transplante renal ou TFG < 15 mL/min).

O estudo teve como desfecho primário a não inferioridade ao placebo em relação à MACE, ou seja, um desfecho composto por IAM não fatal, AVC não fatal e morte por causas cardiovasculares. Ainda, foi definido como desfecho secundário a superioridade da efpeglenatida ao placebo com relação aos

MACEs, MACEs acrescidos de revascularização miocárdica e angina instável requerendo internação e MACEs acrescidos de morte por causas não cardiovasculares.

Foram incluídos pacientes com eventos cardiovasculares prévios ou maiores que 50 anos com doença renal crônica (TFG entre 25 e 60 mL/min) com um fator de risco cardiovascular adicional: obesidade (IMC > 35 kg/m^2), LDL elevado, HDL baixo ou em uso de estatinas, tabagistas, albuminúria, hipertensos com PA > 140/90 mmHg apesar de tratamento. Foram excluídos pacientes com TFG < 25 mL/min.

Houve uma redução de 27% na incidência de MACE no grupo efpeglenatida de 4 ou 6 mg (HR 0,73; IC 95%; 0,58-0,92, p = 0,007), com NNT 46, possivelmente com efeito dose-dependente, uma vez que no grupo 4 mg o HR estimado comparado ao placebo foi de 0,82 (0,63–1,06) e no grupo 6 mg, o HR foi de 0,65 (0,5–0,86).

Houve também redução do evento MACE expandido (HR 0,79; IC 95%; 0,65–0,96; p = 0,02). Houve redução no desfecho composto renal (HR 0,68; IC 95%; 0,57–0,79) e no desfecho combinado por MACE e morte por causas não cardiovasculares.

Quanto a HbA1c, houve uma redução no grupo efpeglenatida de – 1,24% *vs.* placebo e perda de peso de -2,6 kg. Houve aumento nos efeitos adversos gastrointestinais, porém sem aumento na incidência de pancreatites, câncer de pâncreas ou hipoglicemias graves. Este tudo traz grande entusiasmo pois foi a primeira molécula baseada em exendina-1 que apresentou redução de MACE não observado, por exemplo, na lixisenatida (estudo ELIXA). Ainda, mostrou também ter papel na proteção renal. Os autores afirmam que tais benefícios ocorreram independentemente do uso de base de inibidores de SGTL-2, visto que seu uso foi equilibrado na randomização.[61]

Metanálise recente que reuniu 60.080 pacientes para avaliação de desfechos, tanto cardiovasculares como renais, com uso de aGLP-1 em portadores de DM2, demonstrou redução de MACE em 14% (HR 0,86 ; IC 95%; 0,80–0,93; p < 0,0001) sem significância em relação à heterogenicidade da composição do receptor agonista GLP-1. Houve redução de mortalidade por todas as causas em 12% (HR 0,88; 95% IC; 0,82–0,94; p = 0,0001), admissão hospitalar por IC em 11% (HR 0,89; 95% IC; 0,82–0,98; p = 0,013) e composto de desfechos renais em 21% (HR 0,79; 95% IC; 0,73–0,87; p < 0,0001) sem aumento no risco de hipoglicemia severa, retinopatia ou pancreatite. Em análise de subgrupo não se encontrou heterogenicidade entre o efeito do aGLP-1 em prevenção primária de pacientes de risco (aqueles sem doença cardiovascular estabelecida) daqueles com doenças cardiovasculares de base (HR 0,94; 95% CI; 0,83–1,06; *vs.* 0,85; 0,78–0,92; $p_{interaction}$ = 0,18. Da mesma forma não houve heterogenicidade no efeito do aGLP-1 quando examinados os valores basais da HbA1c (alta *versus* baixa), de IMC, idade ou valores de TGF.[62]

Estudos mais recentes avaliaram tirzepatida (TZP), um agonista dual de receptores GLP-1 (*glucagon-likepeptide*) e GIP (*glucose-dependentinsulinotropicpolypeptide*), no controle glicêmico. Ao se utilizar um agonista dual mantêm-se os ganhos trazidos pelos aGLP-1 e adicionaria-se um aliado que pudesse contribuir ainda mais no controle do DM2 e do peso. Esta nova estratégia foi testada no SURPASS–1, um ensaio clínico que avaliou a segurança e eficácia de três doses de tirzepatida *versus* placebo em adultos com diabetes tipo 2 inadequadamente controlados com dieta e atividade física. Teve como objetivo primário a melhora da hemoglobina glicada comparada ao basal e, secundário, a média de perda de peso, proporção de pacientes que atingiram glicada < 7,0%, alteração média na glicemia de jejum e proporção de pacientes que atingiram glicada < 5,7%. O ensaio randomizou 478 pacientes para receber TZP 5 mg, 10 mg, 15 mg ou placebo na proporção 1:1:1:1. A média inicial de hemoglobina glicada (HbA1c) dos pacientes de todos os grupos era de aproximadamente 8% e o IMC médio era de 32 kg/m^2. Como resultado, aproximadamente 90% dos pacientes que usaram TZP apresentaram uma hemoglobina glicada < 7 e 87% dos pacientes que utilizaram a dose de 5 mg atingiram esse resultado enquanto no grupo 10 mg, 92% e no grupo 15 mg, 88%. Já no grupo placebo (dieta e atividade física), 20%.

Houve uma redução média de HbA1c (por análise de eficácia) de –1,87% no grupo 5 mg, –1,89% no grupo 10 mg, –2,07% no grupo 15 mg, comparado a +0,04% no grupo placebo. Houve também grande perda de peso, que foi estatisticamente significativa em todos os grupos em análise por eficácia (–7,0 kg no grupo 5 mg, –7,8 kg no grupo 10 mg e –9,5 kg no grupo 15 mg, comparado a –0,7 kg no grupo placebo), e até 27% dos participantes atingiram perda de peso superior a 15%. Em relação aos efeitos colaterais, houve incidência elevada de náuseas e vômitos (11,6% no grupo 5 mg a 18,2% no grupo 15 mg *vs.* 6,1% no grupo placebo), sendo a maioria dos eventos de leve a moderada intensidade. Não foram observados casos de hipoglicemia severa (< 54 mg/dL) e nenhum caso de pancreatite grave. Resultados surpreendentes com boa tolerância da medicação.[63]

O SURPASS-2 comparou a tirzepatida *versus* a semaglutida, um agonista GLP1 com eficácia comprovada em controle glicêmico e perda de peso. Os pacientes foram divididos em quatro grupos: semaglutida 1 mg/semana; tirzepatida 5, 10 e 15 mg/semana num acompanhamento de 40 semanas. O grupo semaglutida 1 mg/d teve uma redução na HbA1c de –1,86%. Nos grupos 5, 10 e 15 mg de TZP, –2,09%, –2,37% e –2,46%, respectivamente, todos com p < 0,001. Além disso, uma proporção maior de pacientes atingiu hemoglobina glicadas menores que 7% e que 5,7% nos grupos tirzepatida *vs.* semaglutida, bem como melhores glicemias de jejum. Em relação ao peso, houve uma redução de –6,2 kg (6,7%) no grupo semaglutida e nos grupos 5, 10 e 15 mg, –7,8 kg (8,5%), –10,3 kg (11%) e –12,4 kg (13,1%), respectivamente, também com diferença estatisticamente significativa. No total, 36% perderam mais que 15% do peso no grupo TZP 15 mg. Como efeito colateral, houve um aumento de náuseas, vômitos e diarreia, especialmente nas doses de 10 e 15 mg/s, comparado aos outros grupos, com a maioria dos eventos no início do quadro e de grau leve/moderado. Houve apenas um caso de hipoglicemia grave no grupo TZP 5 mg e nenhum evento nos demais.[64]

Com base nos dados apresentados, pode-se dizer que a TZP parece ser superior à semaglutida 1 mg em qualquer dose, com efeito dose dependente tanto em termos de controle do DM2 como em perda de peso. Novos estudos estão em andamento e trarão resposta sobre o perfil de segurança cardiovascular e, caso esta droga se prove segura, será mais um divisor de águas no tratamento do DM2 e da obesidade.

Inibidores do cotransportador 2 de sódio-glicose (SGLT-2)

Os inibidores da SGLT-2 (responsável por 90% da reabsorção de glicose nos túbulos renais) provocam um aumento da glicosúria e, assim, promovem uma diminuição da glicemia de modo totalmente independente da ação da insulina. A inibição da reabsorção tubular de glicose promovida por estas medicações leva a uma diminuição discreta da glicemia de jejum (em torno de 20 a 30 mg/%) e a uma diminuição mais expressiva da hiperglicemia pós-prandial (em torno de 50 a 70 mg/%). A diminuição da HbA1C é de cerca de 0,9%, partindo de um basal inicial de 8%.

O EMPA-REG OUTCOME avaliou os efeitos da empagliflozina comparados ao placebo sobre defechos cardiovasculares em portadores de DM2 com alto risco de eventos cardiovasculares e taxa de filtração glomerular acima de 30 mL/min. Os resultados mostraram uma redução de 14% dos desfechos primários (composto de morte de origem cardiovascular, IAM não fatal, AVC não fatal) no grupo de pacientes que receberam empagliflozina comparados ao placebo (IC 0,74-0,99; p = 0,04 para a superioridade). Além disso, no grupo que recebeu empagliflozina, houve uma taxa significativamente menor de mortalidade cardiovascular (3,7% *vs.* 5,9% no grupo de placebo; 38% redução do risco relativo) e redução de mortalidade por todas as causas em 32%. Em relação à insuficiência cardíaca, quando comparado ao placebo, o uso de empagliflozina associou-se a redução na hospitalização por insuficiência cardíaca (2,7% e 4,1%, respectivamente, 35% redução do HR) e mortalidade por todas as causas (5,7% e 8,3% respectivamente; 32% redução de HR). Além disso, observou-se redução do risco de início ou piora da nefropatia em 39%, com redução significativa do risco de progressão para macroalbuminúria, duplicação de creatinina sérica e início de terapia de substituição renal em 38%, 44% e 55%, respectivamente.

Não houve diferenças significativas entre os grupos nas taxas de infarto do miocárdio ou AVC. Houve um aumento da taxa de infecção genital, mas nenhum aumento em outros eventos adversos.[65]

Importante salientar que esses benefícios foram observados numa população com DCV estabelecida, recebendo em sua maioria tratamento adequados para o controle de fatores de risco para a DCV, na qual o controle da pressão arterial e da dislipidemia encontravam-se próximos às metas estabelecidas pelas diretrizes.

O Programa CANVAS comparou o uso de canagliflozina em portadores de DM2 com alto risco cardiovascular. Cerca de 65% dos pacientes apresentavam história prévia de DCV e 14% de insuficiência cardíaca. A taxa de desfecho primário (morte por causas cardiovasculares, IAM não fatal e AVC não fatal) foi menor no grupo canagliflozina comparada ao grupo placebo (26,9 *vs.* 31,5 participantes por 1.000 pacientes-ano; HR 0,86; 95% IC; 0,75-0,97; p <0,001 para não inferioridade; p = 0,02 para superioridade). Demonstrou-se também possível benefício na progressão de albuminúria (HR 0,73; 95% IC; 0,67-0,79), no desfecho composto de redução da taxa de filtração glomerular, necessidade de terapia de substituição renal ou morte por causas renais (HR 0,60; 95% IC; 0,47-0,77) e hospitalização por insuficiência cardíaca (HR 0,67; 95% IC; 0,52-0,87). Entretanto, o estudo CANVAS demonstrou aumento de quase o dobro do número de amputações, em sua maioria na altura do metatarso (6,3 *vs.* 3,4 casos por 1.000 pacientes-ano; HR 1,97).[66]

De forma interessante, a redução da HbA1c com uso de empagliflozina e canagliflozina foi modesta, em torno de 0,5% e 0,58%, respectivamente. Muitos outros estudos clínicos não foram capazes de demonstrar redução em eventos cardiovasculares maiores com o controle glicêmico intenso. Portanto, ainda não está claro o real mecanismo que levou a benefícios cardiovasculares com uso dos inibidores do SGLT-2.

Um estudo de vida real, o *The CVD-REAL study*, seguiu mais de 300.000 pacientes portadores de DM2 com ou sem DCV estabelecida em 6 países e avaliou desfechos de hospitalização por insuficiência cardíaca e mortalidade por todas as causas em diabéticos tipo 2 tratados com inibidores do SGLT-2 *vs.* outras drogas hipoglicemiantes. O tratamento com inibidores do SGLT-2 associou-se a redução de risco relativo de 39% em relação a hospitalizações por insuficiência cardíaca, a 51% de redução de mortalidade por todas as causas e 46% de redução de composto de hospitalização por insuficiência cardíaca ou morte. Cerca de 87% dos pacientes avaliados desconheciam a existência de DCV. Esses dados sugerem que o benefício desta classe de drogas se estende à população sem DCV conhecida.[67]

Mais recentemente, foram publicados os resultados do Estudo DECLARE, que avaliou os efeitos da dapagliflozina sobre a incidência de morte cardiovascular, IAM ou AVC isquêmico em indivíduos com DM2. Esse estudo envolveu uma população com amplo espectro de risco cardiovascular em indivíduos com idade maior que 40 anoscujos principais critérios de inclusão englobaram portadores de múltiplos fatores de risco ou DCV estabelecida. Foram randomizados 17.160 pacientes, dos quais 10.189 (59,4%) eram portadores de múltiplos fatores de risco e 6.971 (40,6%) possuíam DCV estabelecida; 9,9% dos pacientes tinham diagnóstico de insuficiência cardíaca. Em relação aos desfechos primários, a dapagliflozina alcançou uma redução estatisticamente significativa de 17% para morte cardiovascular e hospitalização por insuficiência cardíaca (HR 0,83; 0,73-0,95; p = 0,005 para superioridade). Além disso, a dapagliflozina atingiu o desfecho primário de segurança de não inferioridade para eventos adversos cardiovasculares maiores (HR 0,93; 0,84-1,03; p < 0,001 para não inferioridade), entretanto, não estatisticamente significativa para superioridade (p = 0,17). Em relação aos desfechos renais combinados – 40% de redução na taxa estimada de filtração glomerular, doença renal em estágio final, morte renal ou cardiovascular –, observou-se HR 0,76 (0,67-0,87; p < 0,001).[68]

Ressalte-se que a comparação direta dos resultados dos CVOT (*cardiovascular outcome trials*) e dos inibidores do SGLT-2 não pode ser feita, uma vez que não foram realizados estudos comparativos diretos para avaliar as diferenças nos resultados cardiovasculares entre os diferentes inibidores do SGLT-2. Como se pode observar, os estudos DECLARE-TIMI 58, EMPA-REG OUTCOME e CANVAS tiveram diferenças significativas em seus desenhos e nas características dos pacientes randomizados.

Posteriormente estudou-se o efeito dos ISGLT2 em população específica portadora de insuficiência cardíaca (IC). O estudo DAPA-HF publicado em 2019 avaliou efeito da dapagliflozina *versus* placebo em 4.744 pacientes portadores de IC classe funcional II–IV e fração de ejeção menor ou igual a 40%, independente da presença ou não de *diabetes mellitus*, que constituiu cerca de 45% da população de ambos os braços. A dapagliflozina reduziu em 26% o risco de morte cardiovascular e piora da IC (definida como atendimento de urgência que tenha necessitado terapia IV ou hospitalização por IC) comparada ao placebo (HR 0,74; 95% IC; 0,65-0,85; p < 0,001). Um achado interessante é que o tamanho desse benefício foi similar entre os pacientes com e sem DM 2 (25% e 27% de redução, respectivamente). Ao se analisar separadamente, a morte cardiovascular e a piora da IC foram significativamente reduzidas nos pacientes do grupo dapagliflozina (18 e 30% respectivamente). Além disso, a dapagliflozina reduziu o risco de morte por todas as causas em 17%.[69]

O EMPEROR–REDUCED publicado 2020 avaliou efeitos cardiovasculares e renais em portadores de IC. Este estudo incluiu 3.730 pacientes portadores de IC classe funcional II–IV e FE menor ou igual 40% que utilizaram empaglifozina 10 mg ou placebo. O desfecho primário foi observado em 19,4% no grupo de empagliflozina, e em 24,7% no grupo de placebo (HR 0,75; IC 95%; 0,65-0,86; p < 0,001). O efeito da empagliflozina no desfecho primário foi consistente independentemente da presença ou não de diabetes. Esta redução no risco do desfecho primário foi às custas principalmente de redução de hospitalizações por IC no grupo empagliflozina (HR 0,70; IC 95%; 0,58-0,85; p < 0,001). Além disso, o declínio na taxa de filtração glomerular estimada foi mais lenta no grupo da empagliflozina do que no grupo do placebo (–0,55 *vs.* –2,28 mL/min/1,73m^2 por ano, p < 0,001).[70]

O EMPEROR–PRESERVED foi um ensaio clínico que envolveu pacientes portadores de IC e fração de ejeção (FE) > 40% que foram randomizados para empaglifozina 10 mg *vs.* placebo. O desfecho primário foi morte cardiovascular ou hospitalização por IC. Desfechos secundários incluíram hospitalização por IC e taxa de declínio da filtração glomerular.

Neste estudo a idade média foi de 71 anos e as mulheres representaram aproximadamente 45% da amostra. A fração de ejeção média foi de 54% em ambos os grupos. Em torno de 50% eram diabéticos e portadores de fibrilação atrial e acima de 90% eram hipertensos. O desfecho primário (morte cardiovascular ou hospitalização por IC) ocorreu em 13,8% *vs.* 17,1%, ou seja, 6,9 *vs.* 8,7 eventos por 100 pacientes-ano (HR 0,79; IC 0,69–0,90 com p < 0,001) comparando-se empaglifozina com placebo, respectivamente.

O desfecho secundário hospitalização por IC foi 8,6 *vs.* 11,8% (HR 0,71; IC 95%; 0,60-0,83) com significância estatística (p < 0,001). Os efeitos foram consistentes independente da presença ou não de diabetes. Já morte por causas cardiovasculares foi 7,3% *vs.* 8,2% (HR 0,91; IC 95%; 0,76-1,09) sem significância estatística. Ao se analisar os subgrupos observou-se que o desfecho primário foi fortemente influenciado pelo benefício na redução de hospitalizações por IC; idosos (≥ 70 anos) e classe NYHA II parecem ser melhor respondedores ao tratamento; e pacientes com fração de ejeção ≥ 60% não apresentaram benefício.[71]

O SOLOIST-WHF avaliou a introdução de sotaglifozina, em pacientes agudamente descompensados iniciando o medicamento após estabilização do quadro agudo. Foram randomizados 1.222 pacientes e acompanhados por uma média de nove meses. A primeira dose do medicamento foi administrada antes da alta em cerca de 50% dos pacientes e em média, até 2 dias após alta hospitalar nos demais

Foi demonstrada uma redução de 33% nos eventos: morte cardiovascular, hospitalizações e visita ao pronto-socorro por insuficiência cardíaca (HR 0,67; 95% IC; 0,52-0,85; p < 0,001) em relação ao placebo e seu benefício foi mantido no subgrupo especificado com fração de ejeção superior ao 50%.[72]

O estudo foi interrompido precocemente devido à perda de financiamento, mas mostrou que podemos iniciar o medicamento após a estabilização de um paciente internado por insuficiência cardíaca aguda e abriu a hipótese de seu uso em pacientes com fração de ejeção preservada, hipótese que será respondida por outros estudos em andamento.

Por último, ainda sobre os benefícios no uso dos ISGLT2, estudos demonstraram melhora também em desfechos renais. O CREDENCE envolveu pacientes com DM2, macroalbuminúria e TFGe 30-90 mL/min/1,73 m^2. Avaliou a canagliflozina *versus* placebo e demonstrou que o risco de desfecho primário (definido por duplicação da creatinina sérica, rim em estágio terminal, morte renal ou morte CV) foi reduzido em 30% com canagliflozina (HR 0,70; 95% IC; 0,59-0,82; p = 0,00001).[73]

Mais recentemente, o estudo DAPA-CKD que avaliou os desfechos renais com dapagliflozina em pacientes com DRC (com uma TGF 25–75 mL/min/1,73 m^2) proteinúrica(?) com ou sem diabetes, foi interrompido precocemente devido à eficácia da dapagliflozina. Seu uso reduziu substancialmente a incidência de piora da doença renal crônica em 39%, em média, comparado com o placebo, quando adicionado ao tratamento padrão (HR 0,61; 95% IC; 0,51-0,72; p < 0,001) e um número necessário para tratar de 19 para prevenir um evento de desfecho primário (definido por composto de declínio sustentado em pelo menos 50% na TFG, doença renal terminal ou morte por causas renais ou cardiovasculares).[74]

Com base nos estudos apresentados até o momento, a ADA divulgou em sua nova diretriz de 2021 que para o tratamento do DM2, os ISGLT2 e análogos do GLP-1 estão indicados como medicação de primeira linha, em associação à metformina, para pacientes com alto risco cardiovascular independentemente dos valores da hemoglobina glicada.[75]

RESUMO

O DM2 é um importante fator de risco para a DCV, aumentando significativamente o risco de mortalidade por DAC, AVC, doença arterial periférica, insuficiência cardíaca e doença renal. Na última década, grandes avanços foram alcançados na redução do risco de eventos cardiovasculares e no aumento da sobrevida nesta população. Com base nos resultados observados nos pioneiros estudos EMPAREG e LEADER, posteriormente confirmados pelos demais estudos aqui descritos, as diretrizes de várias sociedades internacionais, e também a Diretriz Conjunta das Sociedades Brasileiras de Endocrinologia, Diabetes e Cardiologia, recomendam a utilização dos inibidores da SGLT-2e análogos da GLP-1, com comprovada eficácia na redução de desfechos cardiovasculares em diabéticos com DCV estabelecida, e inibidores da SGLT-2 em indivíduos portadores ou com alto risco de desenvolvimento de insuficiência cardíaca.[75-77]

Referências bibliográficas

1. Sociedade Brasileira de Hipertensão, Sociedade Brasileira de Cardiologia, Sociedade Brasileira de Endocrinologia e Metabologia, Sociedade Brasileira de Diabetes, Associação Brasileira para Estudos da Obesidade. I Diretriz Brasileira de Diagnóstico e Tratamento da Síndrome Metabólica. ArqBrasCardiol. 2005;84 (supl 1):1-28.
2. Saboya PP, Bodanese LC, Zimmermann PR, Gustavo AS, Macagnan FE, Feoli AP, et al. Lifestyle intervention on metabolic syndrome and its impact on quality of life: a randomized controlled trial. Arq Bras Cardiol [Internet]. 2017;108(1):60-9.
3. Vidigal FC, Bressan J, Babio N, Salas-Salvadó J. Prevalence of metabolic syndrome in Brazilian adults: a systematic review. BMC Public Health [Internet]. 2013;13:1198. Available from: www.ncbi.nlm.nih.gov/pmc/articles/PMC3878341/ pdf/1471-2458-13-1198.pdf.
4. Araújo MFM, Freitas RWJF, Lima ACS, Pereira DCR, Zanetti ML, Damasceno MMC. Relation between sleep quality and metabolic syndrome among university students. TextoContextoEnferm [Internet]. 2015;24(2):505-12.
5. Oh JY, Hong YS, Sung YA, Barrett-Connor E. Prevalence and factor analysis of metabolic syndrome in an urban Korean population. Diabetes Care. 2004;27(8):2027-32.
6. De Luis DA, Lopez Mongil R, Gonzalez Sagrado M, Lopez Trigo JA, Mora PF, Castrodeza Sanz J. GroupNovomet. Prevalence of metabolic syndrome with International Diabetes Federation Criteria and ATP III Program in patients 65 years of age or older. J Nutr Health Aging. 2010;14(5):400-4.
7. Egan BM. Insulina resistance and the sympathetic nervous system. Current Hypertension Rep. 2003;5(3):247-54.
8. Stamler J, Vaccaro O, Neaton JD, Wentworth D. Diabetes, other risk factors, and 12-year cardiovascular mortality for men screened in the Multiple Risk Factor Intervention Trial (MRFIT). Diabetes Care. 1993;16:434-44.
9. Pan XR, Li GW, Hu YH, Wang J-X, Yang W-Y, Na Z-X, et al. Effects of diet and exercise in preventing NIDDM in people with impaired glucose tolerance. The Da Qing IGT and Diabetes Study. Diabetes Care. 1997;20:537-44
10. Tuomilehto J, Lindstrom J, Eriksson JG, Valle TT, Hämäläinen H, Ilanne-Parikka P, et al. Prevention of type 2 diabetes mellitus by changes in lifestyle among subjects with impaired glucose tolerance. N Engl J Med. 2001;344(18):1343-50.
11. Zhu S, St-Onge MP, Heshka S, Heymsfield SB. Lifestyle behaviors associated with lower risk of having the metabolic syndrome. Metabolism. 2004;53:1503-11.
12. Azadbakht L, Mirmiran P, Esmaillzadeh A, Azizi T, Azizi F. Beneficial effects of a dietary approaches to stop hypertension eating plan on features of the metabolic syndrome. Diabetes Care. 2005;28:2823-31.
13. Trichopoulou A, Costacou T, Bamia C, Trichopoulos D. Adherence to a Mediterranean diet and survival in a Greek population. N Engl J Med. 2003;348:2599-608.
14. Esposito K, Marfella R, Ciotola M, Di Palo C, Giugliano F, Giugliano G, et al. Effect of a Mediterranean-style diet on endothelial dysfunction and markers of vascular inflammation in the metabolic syndrome: a randomized trial. JAMA. 2004;292(12):1440-6.
15. Ames RP. A comparison of blood lipid and blood pressure responses during the treatment of systemic hypertension with indapamide and with thiazides. Am J Cardiol. 1996;77:12b-16b.
16. Schmitz G, Stumpe KO, Herrmann W, Weidinger G. Effects of bunazosin and atenolol on serum lipids and apolipoproteins in a randomised trial. Blood Press. 1996;5:354-9.
17. Yusuf S, Sleight P, Pogue J, Bosch J, Davies R, Dagenais G. Effects of an angiotensin-converting-enzyme inhibitor, ramipril, on cardiovascular events in high-risk patients. The Heart Outcomes Prevention Evaluation Study Investigators. N Engl J Med. 2000;342:145-53.
18. Effects of ramipril on cardiovascular and microvascular outcomes in people with diabetes mellitus: results of the HOPE study and MICRO-HOPE substudy. Heart Outcomes Prevention Evaluation Study Investigators. Lancet. 2000;355(9200):253-9.
19. Benson SC, Pershadsingh HA, Ho CI, Chittiboyina A, Desai P, Pravenec M, et al. Identification of telmisartan as a unique angiotensin II receptor antagonist with selective PPARgamma-modulating activity. Hypertension. 2004;43(5):993-1002.
20. Kurtz TW, Pravenec M. Antidiabetic mechanisms of angiotensin converting enzyme inhibitors and angiotensin II receptor antagonists: beyond the renin–angiotensin system. J Hypertens. 2004;22:2253-61.
21. Pershadsingh HA. Treating the metabolic syndrome using angiotensin receptor antagonists that selectively modulate peroxisome proliferator-activated receptor-gamma. Int J Biochem Cell Biol. 2006;38:766-81.
22. Pershadsingh HA, Kurtz TW. Insulin-sensitizing effects of telmisartan: implications for treating insulin-resistant hypertension and cardiovascular disease. Diabetes Care. 2004;27:1015.
23. Vitale C, Mercuro G, Castiglioni C, Cornoldi A, Tulli A, Fini M, et al. Metabolic effect of telmisartan and losartan in hypertensive patients with metabolic syndrome. Cardiovasc Diabetol. 2005;4:6.
24. Pyörälä K, Ballantyne CM, Gumbiner B, Lee MW, Shah A, Davies MJ, et al. Reduction of cardiovascular events by simvastatin in nondiabetic coronary heart disease patients with and without the metabolic syndrome: subgroup analyses of the Scandinavian Simvastatin Survival Study (4S). Diabetes Care. 2004;27(7):1735-40.
25. Clearfield M, Downs JR, Lee M, Langendorfer A, McConathy W, Gotto Jr. AM. Implications from the Air Force/Texas Coronary Atherosclerosis Prevention Study for the Adult Treatment Panel III guidelines. Am J Cardiol. 2005;96:1674-80.
26. Geluk CA, Asselbergs FW, Hillege HL, Bakker SJ, de Jong PE, Zijlstra F, et al. Impact of statins in microalbuminuric subjects with the metabolic syndrome: a substudy of the PREVEND Intervention Trial. Eur Heart J. 2005;26(13):1314-20.
27. Stender S, Schuster H, Barter P, Watkins C, Kallend D. Comparison of rosuvastatin with atorvastatin, simvastatin and pravastatin in achieving cholesterol goals and improving plasma lipids in hypercholesterolaemic patients with or without the metabolic syndrome in the MERCURY I trial. Diabetes ObesMetab. 2005;7:430-8.
28. Deedwania PC, Hunninghake DB, Bays HE, Jones PH, Cain VA, Blasetto JW. Effects of rosuvastatin, atorvastatin, simvastatin, and pravastatin on atherogenic dyslipidemia in patients with characteristics of the metabolic syndrome. Am J Cardiol. 2005;95:360-6.
29. Stalenhoef AF, Ballantyne CM, Sarti C, Murin J, Tonstad S, Rose H, et al. A comparative study with rosuvastatin in subjects with metabolic syndrome: results of the COMETS study. Eur Heart J. 2005;26(24):2664-72.
30. Rubins HB, Robins SJ, Collins D, Nelson DB, Elam MB, Schaefer EJ, et al. Diabetes, plasma insulin, and cardiovascular disease: subgroup analysis from the Department of Veterans Affairs high-density lipoprotein intervention trial (VA-HIT). Arch Intern Med. 2002;162(22):2597-604.
31. Robins SJ, Rubins HB, Faas FH, Schaefer EJ, Elam MB, Anderson JW, et al. Insulin resistance and cardiovascular events with low HDL cho-

lesterol: the Veterans Affairs HDL Intervention Trial (VA-HIT). Diabetes Care. 2003;26(5):1513-7.
32. Tenenbaum A, Fisman EZ, Boyko V, Benderly M, Tanne D, Haim M, et al. Attenuation of progression of insulin resistance in patients with coronary artery disease by bezafibrate. Arch Intern Med. 2006;166(7):737-41.
33. Tenenbaum A, Motro M, Fisman EZ, Tanne D, Boyko V, Behar S. Bezafibrate for the secondary prevention of myocardial infarction in patients with metabolic syndrome. Arch Intern Med. 2005;165:1154-60.
34. de Aguiar LG, Bahia LR, Villela N, Laflor C, Sicuro F, Wiernsperger N, et al. Metformin improves endothelial vascular reactivity in first-degree relatives of type 2 diabetic patients with metabolic syndrome and normal glucose tolerance. Diabetes Care. 2006;29(5):1083-9.
35. Vitale C, Mercuro G, Cornoldi A, Fini M, Volterrani M, Rosano GM. Metformin improves endothelial function in patients with metabolic syndrome. J Intern Med. 2005;258:250-6.
36. Orchard TJ, Temprosa M, Goldberg R, Haffner S, Ratner R, Marcovina S, et al. The effect of metformin and intensive lifestyle intervention on the metabolic syndrome: the Diabetes Prevention Program randomized trial. Ann Intern Med. 2005;142(8):611-9.
37. Durbin RJ. Thiazolidinedione therapy in the prevention/delay of type 2 diabetes in patients with impaired glucose tolerance and insulin resistance. Diabetes ObesMetab. 2004;6:280-5.
38. Nissen SE, Wolski K. Effect of rosiglitazone on the risk of myocardial infarction and death from cardiovascular causes. N Engl J Med. 2007;356:2457-71.
39. Nissen SE, Wolski K. Rosiglitazone revisited: an updated meta-analysis of risk for myocardial infarction and cardiovascular mortality. Arch Intern Med. 2010;170:1191-201.
40. Joy SV, Rodgers PT, Scates AC. Incretin mimetics as emerging treatments for type 2 diabetes. Ann Pharmacother. 2005;39:110-8.
41. McIntosh CH, Demuth HU, Kim SJ, Pospisilik JA, Pederson RA. Applications of dipeptidyl peptidase IV inhibitors in diabetes mellitus. Int J Biochem Cell Biol. 2006;38:860-72.
42. Kannel WB, McGee D. Diabetes and cardiovascular disease. The Framingham study, JAMA. 1979; 241:2035-8.
43. Yosefy C, Magen E, Kiselevich A, Priluk R, London D, Volchek L, et al. Rosiglitazone improves, while glibenclamide worsens blood pressure control in treated hypertensive diabetic and dyslipidemic subjects via modulation of insulin resistance and sympathetic activity. J Cardiovasc Pharmacol. 2004;44(2):215-22.
44. Loke YK, Kwok CS, Singh S. Comparative cardiovascular effects of thiazolidinediones: systematic review and meta-analysis of observational studies. BMJ. 2011;342:d1309.
45. Graham DJ, Ouellet-Hellstrom R, MaCurdy TE, Ali F, Sholley C, Worrall C, et al. Risk of acute myocardial infarction, stroke, heart failure, and death in elderly Medicare patients treated with rosiglitazone or pioglitazone. JAMA;304(4):411-8.
46. Goldberg RB, Kendall DM, Deeg MA, Buse JB, Zagar AJ, Pinaire JA, et al. A comparison of lipid and glycemic effects of pioglitazone and rosiglitazone in patients with type 2 diabetes and dyslipidemia. Diabetes Care. 2005;28(7):1547-54.
47. Natali A, Baldeweg S, Toschi E, Capaldo B, Barbaro D, Gastaldelli A, et al. Vascular effects of improving metabolic control with metformin or rosiglitazone in type 2 diabetes. Diabetes Care. 2004;27:1349-57.
48. Food and Drug Administration (FDA). Guidance for industry: diabetes mellitus - evaluating cardiovascular risk in new antidiabetic therapies to treat type 2 diabetes Therapy Update Antidiabetic Therapies 976. Am J Health-Syst Pharm. 2017;74(13).
49. Effect of intensive blood-glucose control with metformin on complications in overweight patients with type 2 diabetes (UKPDS 34). UK Prospective Diabetes Study (UKPDS) Group. Lancet. 1998;352:854-65.
50. Scirica BM, Bhatt DL, Braunwald E, Steg PG, Davidson J, Hirshberg B, et al. Saxagliptin and cardiovascular outcomes in patients with type 2 diabetes mellitus. N Engl J Med. 2013;369(14):1317-26.
51. White WB, Cannon CP, Heller SR, Nissen SE, Bergenstal RM, Bakris GL, et al. Alogliptin after acute coronary syndrome in patients with type 2 diabetes. N Engl J Med. 2013;369(14):1327-35.
52. Green JB, Bethel MA, Armstrong PW, Buse JB, Engel SS, Garg J, et al. Effect of sitagliptin on cardiovascular outcomes in type 2 diabetes. N Engl J Med. 2015;373(3):232-42.
53. Saraiva FK, Sposito AC. Cardiovascular effects of glucagon-like peptide 1 (GLP-1) receptor agonists. Cardiovasc Diabetol. 2014;13:142.
54. Pfeffer MA, Claggett B, Diaz R, Dickstein K, Gerstein HC, Køber LV, et al. Lixisenatide in patients with type 2 diabetes and acute coronary syndrome. N Engl J Med. 2015;373(23):2247-57.
55. Marso SP, Daniels GH, Brown-Frandsen K, Kristensen P, Mann JFE, Nauck MA, et al. Liraglutide and cardiovascular outcomes in type 2 diabetes. N Engl J Med. 2016;375:311-22.
56. Marso SP, Bain SC, Consoli A, Eliaschewitz FG, Jódar E, Leiter LA, et al. Semaglutide and cardiovascular outcomes in patients with type 2 diabetes. N Engl J Med. 2016;375:1834-44.
57. Husain M, et al. Oral semaglutide and cardiovascular outcomes in patients with type 2 diabetes. N Engl J Med. 2019;381(9):841-51.
58. Ryan DH, Lingvay I, Colhoun HM, Deanfield J, Emerson SS, Kahn SE, et al. Semaglutide effects on cardiovascular outcomes in people with overweight or obesity (SELECT) rationale and design. Am Heart J. 2020;229:61-9.
59. Holman RR, Bethel A, Mentz RJ, Thompson VP, Lokhnygina Y, Buse JB, et al. Effects of once-weekly exenatide on cardiovascular outcomes in type 2 diabetes. N Engl J Med 2017;377(13):1228-39.
60. Gerstein HC, et al. Dulaglutideand cardiovascular outcomes in type 2 diabetes (REWIND): a double-blind,randomised placebo-controlled trial. Lancet 2019;394:121-30.
61. Gerstein HC, et al. Cardiovascular and renal outcomes with efpeglenatide in type 2 diabetes. N Engl J Med. 2021.
62. Sattar N, et al. Cardiovascular, mortality, and kidney outcomes with GLP-1 receptor agonists in patients with type 2 diabetes: a systematic review and meta-analysis of randomised trials. Lancet. 2021.
63. Rosenstock J, Wysham C, Frías JP, Kaneko S, Lee CJ, Fernández Landó L, et al. Efficacy and safety of a novel dual GIP and GLP-1 receptor agonist tirzepatide in patients with type 2 diabetes (SURPASS-1): a double-blind, randomised, phase 3 trial. Lancet. 2021;398(10295):143-55. Erratum in: Lancet. 2021;398(10296):212.
64. Frías JP, et al. Tirzepatide versus semaglutide once weekly in patients with type 2 diabetes. N Engl J Med. 2021.
65. Zinman B, Wanner C, Lachin JM. Empagliflozin, cardiovascular outcomes, and mortality in type 2 diabetes. N Engl J Med. 2015;373:2117-28.
66. Neal B, Perkovic V, Mahaffey KW, de Zeeuw D, Fulcher G, Erondu N, et al. Canagliflozin and cardiovascular and renal events in type 2 diabetes; N Engl J Med. 2017;377(7):644-57.
67. Kosiborod M, Cavender MA, Fu AZ, Wilding JP, Khunti K, Holl RW, et al. Lower risk of heart failure and death in patients initiated on sglt-2 inhibitors versus other glucose-lowering drugs: the CVD-REAL Study. Circulation. 2017;136(3):249-59.
68. Wiviott SD, Raz I, Bonaca MP, Mosenzon O, Kato ET, Cahn A, et al. Dapagliflozin and cardiovascular outcomes in type 2 diabetes. N Engl J Med. 2019;380(4):347-57.
69. McMurray JJV, Solomon SD, Inzucchi SE, et al Dapagliflozin in patients with heart failure and reduced ejection fraction. N Engl J Med. 2019;381:1995-2008.
70. Packer M, Anker SD, Butler J, et al. Cardiovascular and renal outcomes with empagliflozin in heart failure. N Engl J Med. 2020.
71. Anker SD, et al. Empagliflozin in heart failure with a preserved ejection fraction. N Engl J Med. 2021.
72. Bhatt DL, Szarek PG, et al. Sotagliflozin in patients with diabetes and recent worsening heart failure. N Engl J Med. 2021;384:117-28.
73. Perkovic V, Jardine MJ, Neal B, Bompoint S, Heerspink HJL, Charytan DM, et al. Canagliflozin and renal outcomes in type 2 diabetes and nephropathy. N Engl J Med. 2019;380(24):2295-306.
74. Heerspink HJL, Stefansson BV, Rotter RC, et al. Dapagliflozin in patients with chronic kidney disease. N Engl J Med. 2020;383:1436-46.
75. American Diabetes Association. Standards of medical care in diabetes. American Diabetes Association. 2021;44(1).
76. Faludi AA, Izar MCO, Saraiva JFK, Bianco HT, Chacra APM, Bertoluci MC, et al. Diretriz brasileira baseada em evidências sobre prevenção de doenças cardiovasculares em pacientes com diabetes: posicionamento da SBD, da SBC e da SBEM. ArqBrasCardiol. 2017;109(6 suppl.1):1-31.
77. American Diabetes Association (ADA). Standards of medical care in diabetes 2019. Diabetes Care. 2019;42(Suppl 1):S173-S181.

Capítulo 3

Dislipidemias: diagnóstico, estratificação de risco e tratamento

Henrique Tria Bianco
Hermes Toros Xavier
Renato Jorge Alves

PONTOS-CHAVE

- Dislipidemias são subdiagnosticadas e, consequentemente, subtratadas, contribuindo para a elevada incidência e recorrência das doenças cardiovasculares.
- Colesterol possui papel relevante na aterosclerose e sua diminuição em longo prazo reduz de maneira progressiva os desfechos cardiovasculares.
- Sinais físicos, como xantomas tendinosos e arco corneano, auxiliam no reconhecimento da hipercolesterolemia familiar, assim como xantomas eruptivos para hipertrigliceridemias graves. Devem ser pesquisados rotineiramente, sobretudo em pacientes com história familiar de dislipidemia ou de doença aterosclerótica prematura.
- O perfil lipídico permite a classificação da dislipidemia, podendo ainda sugerir sua base genética com base na intensidade da alteração lipídica. Deve ser realizado aos 10 anos na população em geral e após 2 anos de idade quando há doença aterosclerótica precoce em parentes de primeiro grau.
- A classificação fenotípica permite melhor estratificação diagnóstica, principalmente em casos mais graves de dislipidemias.
- A presença dos fatores de risco clássicos (hipertensão, dislipidemia, obesidade, sedentarismo, tabagismo, diabetes e histórico familiar) aumenta a probabilidade pré-teste de doenças cardiovasculares.
- Para estimar a gravidade da DCV, foram criados escores de risco e algoritmos, baseados em análises de regressão de estudos populacionais, por meio dos quais a identificação do risco global é aprimorada.
- A tomada de decisão para o tratamento farmacológico das dislipidemias depende do risco cardiovascular individual estratificado e do tipo de dislipidemia.
- O tratamento com estatinas está associado com significativas reduções de LDL-c, de eventos cardiovasculares e de mortalidade por qualquer causa.
- Os inibidores da PCSK9 estão recomendados para pacientes de alto risco e muito alto risco de eventos cardiovasculares em tratamento com estatinas na dose máxima tolerada, na terapia combinada, ou nos pacientes intolerantes às estatinas e que não alcançam as metas preconizadas.

Introdução

A dislipidemia é considerada um dos principais fatores de risco modificáveis para a doença arterial coronariana (DAC); entretanto, ainda é relativamente pouco diagnosticada e tratada no âmbito de saúde privada e, sobretudo, pública. Em diferentes países, inclusive no Brasil, estima-se que parte significativa dos pacientes em prevenção secundária não esteja diagnosticada, nem orientada, em relação ao tratamento da dislipidemia. No cenário de prevenção primária, o panorama parece ainda mais grave, estando essas populações suprimidas dos benefícios clínicos comprovados pelos diversos estudos já publicados. Esse fato poderia ser atribuído a diversos fatores: falta de diagnóstico, desconhecimento da importância de manutenção do tratamento medicamentoso indefinidamente ou de que a sobrevida após infarto agudo do miocárdio (IAM) não seja modificada pela correção da dislipidemia, extrema valorização dos procedimentos invasivos, mito de que a diminuição do colesterol pode levar a riscos.[1-5]

Ainda, faz-se necessária ampla conscientização de médicos e pacientes para uma tomada de decisão quanto à necessidade e benefícios do tratamento das dislipidemias.

Metabolismo lipídico

Os lípides são transportados no plasma por determinadas partículas, denominadas lipoproteínas, que são constituídas por uma porção externa hidrofílica, formada por fosfolipídios, colesterol livre e proteínas, as chamadas apolipoproteínas (apo), que têm como função estruturar a partícula (apo-B100 e apo-B48), ser o ligante desta com receptores celulares (apo-B100 e apo-E) e atuar na ativação de determinadas enzimas relacionadas ao metabolismo lipídico (apo-CII, apo-CIII e apo-AV), e uma porção interna hidrofóbica que contém triglicérides (TG) e colesterol esterificado.

O colesterol é uma substância orgânica de importância fundamental, participando: na formação e na função das membranas celulares, na produção dos ácidos biliares para a digestão das gorduras e na síntese dos hormônios esteroides e da vitamina D. Os TG são fontes de reserva energética e os fosfolípides são fundamentais para a manutenção da integridade das membranas celulares e da solubilidade dos ésteres de colesterol e dos TG no interior das lipoproteínas. As fontes de lípides do organismo são a alimentação (fonte exógena) e a síntese interna (fonte endógena).

Ciclo exógeno do metabolismo de lípides

No intestino, o colesterol e a gordura provenientes da alimentação são incorporados aos quilomícrons (QM), sintetizados no retículo endoplasmático das células da mucosa intestinal e, posteriormente, liberados na linfa mesentérica. Ricos em TG, os QM ganham a circulação sistêmica via ducto torácico. No plasma, ao nível dos capilares, sofrem ação da enzima lipase lipoproteica (LLP), que hidrolisa os TG, liberando ácidos graxos livres (AGL), que são armazenados no tecido adiposo ou utilizados no tecido muscular como fonte de energia. As partículas se tornam de tamanho menor e passam a ser chamadas de quilomícrons remanescentes (QMr). São removidas da circulação pela interação entre a apo-E e o receptor celular específico localizado principalmente nas células hepáticas. A hidrólise dos TG nos QM é fundamental para a redução de tamanho das partículas (transformando-se nos QMr), o que permite sua penetração nas reduzidas fenestrações dos hepatócitos.

Ciclo endógeno

A partir dos ácidos graxos provenientes do ciclo exógeno, as lipoproteínas de muito baixa densidade (VLDL) são formadas nos hepatócitos. Essas lipoproteínas contêm principalmente TG e as apo-B100, apo-E e apo-C. Nos capilares, por ação da LLP (que hidrolisa seus TG), são convertidas em partículas mais densas e menores denominadas VLDL-remanescentes ou lipoproteínas de densidade intermediária (IDL). Haverá também liberação de AGL, que serão armazenados na forma de TG no tecido gorduroso ou utilizados como fonte energética. Em condições normais, grande parte das IDL formadas são rapidamente removidas pelo fígado, pelos receptores de apo-B e apo-E. As IDL restantes sofrem ação da enzima lipase hepática (LH), perdendo TG e fosfolípides, formando as lipoproteínas de baixa densidade (LDL), as partículas mais aterogênicas e as principais responsáveis pelo transporte de colesterol para os tecidos periféricos. As partículas de LDL podem sofrer modificações oxidativas, por radicais livres de oxigênio, aumentando ainda mais o seu potencial aterogênico.

Assim, os níveis de colesterol plasmático dependem do metabolismo das lipoproteínas, principalmente das LDL, que são removidas no fígado e outros tecidos por intermédio da ligação com receptores específicos (receptores B/E). O aporte de LDL no plasma exerce atividade regulatória sobre a expressão desses receptores e sobre a atividade da enzima hidroximetil-glutarilCoA (HMG-CoA) reductase, responsável pela síntese do colesterol hepático. Portanto, a síntese intracelular de colesterol e dos receptores B/E varia na razão inversa da captação do colesterol plasmático. Entretanto, esse controle ocorre em indivíduos que não apresentam alterações nos genes que atuam no metabolismo lipídico. Assim, os níveis séricos de colesterol estão sob regulação, apresentando pequenas variações mesmo na presença de aporte alimentar.

Transporte reverso do colesterol

O transporte reverso do colesterol é realizado pelas lipoproteínas de alta densidade (HDL), que são sintetizadas no fígado e no intestino, ou a partir de componentes das lipoproteínas ricas em TG que sofreram ação da LLP. Nos tecidos periféricos, as HDL captam o colesterol livre por intermédio e dependente dos transportadores ABCA1. Esse processo resultará na formação da HDL3 ou HDL "jovem". Por ação da enzima lecitina-colesterol-acil-transferase (LCAT), as HDL3 tornam-se ricas em colesterol esterificado e passam a ser chamadas de HDL "madura" ou HDL2. As HDL transportam esse colesterol para o fígado ou o transferem, pela ação enzimática da proteína de transferência de colesterol esterificado (CETP), para as VLDL e LDL, para posteriormente ser transportado para o fígado. A única maneira que o organismo dispõe para eliminar colesterol é a excreção biliar.

Diagnóstico das dislipidemias

O diagnóstico das dislipidemias pode ser: clínico, laboratorial, etiológico e fenotípico.

Diagnóstico clínico

O diagnóstico clínico das dislipidemias poderá ser desafiador, uma vez que a grande maioria dos pacientes com alteração do perfil lipídico não apresenta qualquer sintoma ou sinal decorrente diretamente de sua alteração lipídica. Assim, a dislipidemia só será diagnosticada após a determinação do perfil lipídico, que algumas vezes só é realizado após alguma manifestação clínica de aterosclerose ou de pancreatite. Nas hiperlipidemias mais graves, geralmente as de caráter familiar, pode ocorrer acúmulo de material lipídico em determinados locais, tais como: região ocular (arco corneano e/ou xantelasmas), ao longo de tendões (xantomas tendinosos, especialmente tendão de Aquiles e mãos), superfície extensora muscular, como joelhos e cotovelos (xantomas tuberosos), geralmente na região dorsal os xantomas eruptivos (relacionados à hipertrigliceridemia). Vale lembrar que os xantelasmas nem sempre serão relacionados a dislipidemias, ao contrário dos outros acúmulos de lipídeos.

Diagnóstico laboratorial

A determinação do perfil lipídico deve ser feita aos 10 anos na população em geral e após 2 anos de idade, quando há doença aterosclerótica precoce em parentes de primeiro grau. Na maior parte dos casos, o diagnóstico laboratorial das dislipidemias é feito pela determinação bioquímica do perfil lipídico: dosagem do colesterol total (CT), do TG e do colesterol ligado à HDL (HDL-c) e cálculo do colesterol ligado à LDL (LDL-c) estimado pela fórmula de Friedewald: LDL-c = CT – (HDL-c + TG/5). Essa fórmula possui menor acurácia à medida que se têm valores mais extremos de TG, acima de 400 mg/dL ou muito reduzidos. Assim, mais recentemente, novo método de estimativa dos valores de LDL-c foi adotado pelo Departamento de Aterosclerose da Sociedade Brasileira de Cardiologia (DA-SBC), definindo diferentes divisores para o valor de TG, que permitem estimar com maior fidedignidade os valores de VLDL-c. Para obter esses divisores, depende-se das concentrações do colesterol não HDL (não HDL-c) e do TG da amostra do paciente. Com esse novo divisor (x) aplica-se a fórmula: LDL-c = CT – HDL-c – TG/x, em que x varia de 3,1 a 11,9.[6]

Os valores referenciais do perfil lipídico são mostrados na Tabela 1.

Diagnóstico etiológico

Quanto à etiologia, as dislipidemias (DLP) podem ser classificadas em:

- Primárias: de origem genética: hipercolesterolemias comum ou poligênica e familiar, DLP familiar combinada, hipertrigliceridemias comum e familiar, hipoalfalipoproteinemia ou síndrome do HDL baixo.
- Secundárias: causadas por outras doenças ou uso de medicamentos: hipotireoidismo, diabete melito, síndrome nefrótica, insuficiência renal crônica, obesidade, alcoolismo, icterícia obstrutiva, uso de doses altas de diuréticos tiazídicos, betabloqueadores, corticosteroides, ou uso de anabolizantes.[7]

TABELA 1 Classificação laboratorial

Hipercolesterolemia isolada	Aumento do LDL-c (> 160 mg/dL)
Hipertrigliceridemia isolada	Aumento dos triglicérides (> 150 mg/dL em jejum ou > 175 mg/dL sem jejum)
Hiperlipidemia mista	Aumento do LDL-c e dos triglicérides
Diminuição do HDL-c	HDL-c < 40 mg/dL em homens ou < 50 mg/dL em mulheres, com ou sem aumento dos triglicérides ou LDL-c

Classificação fenotípica

Trata-se da classificação fenotípica de Fredrickson[8] (Tabela 2). Tem por base a separação eletroforética e/ou por ultracentrifugação das frações lipoproteicas. Embora tenha sido muito importante para padronizar as nomenclaturas universais, atualmente é pouco utilizada, exceto em serviços terciários e especializados no atendimento de dislipidemias. Como exemplo de sua relevância, poderíamos citar paciente com hipertrigliceridemia, que pode ter diferentes classificações fenotípicas de acordo com a anormalidade lipoproteica primária: síndrome da quilomicronemia familiar (tipo I), hiperlipidemia familiar combinada (tipo IIb), disbetalipoproteinemia (tipo III), hipertrigliceridemia primária simples (tipo IV) e hipertrigliceridemia primária mista (tipo V). Entretanto, a classificação proposta por Fredrickson não leva em consideração as hipoalfalipoproteínas, ou HDL baixo.[9]

Estratificação de risco

Possivelmente alavancada por mudanças socioeconômicas, demográficas, nutricionais e sobretudo pelo maior acesso a ações de saúde pública e privada, a humanidade vem presenciando modificações consideráveis na sua maneira de viver, de adoecer e de morrer. Um notável declínio das taxas de mortalidade por moléstias infectocontagiosas é observado nos últimos relatórios, contrastando com a maior prevalência das doenças crônicas não transmissíveis, como as patologias isquêmicas do aparelho cardiovascular, que passaram a figurar entre as principais causas de mortalidade no mundo.[10,11]

A presença dos fatores de risco clássicos (hipertensão, dislipidemia, obesidade, sedentarismo, tabagismo, diabetes e histórico familiar) aumenta a probabilidade pré-teste de doenças cardiovasculares – com ênfase para a doença isquêmica coronária – e direciona a prevenção primária e secundária. Vários outros fatores, incluindo questões sociodemográficas, étnicas, culturais, dietéticas e comportamentais, podem também justificar as diferenças observadas entre populações e suas tendências ao longo das últimas décadas. No Brasil, essa queda da mortalidade por doença arterial coronária começou a ser observada nas últimas décadas, com significativa redução dessas taxas de mortalidade, não obstante a importantes diferenças regionais.[12,13]

TABELA 2 Classificação fenotípica de Fredrickson

Classificação	Lipoproteína elevada
Tipo I	Quilomícrons
Tipo IIa	LDL-c
Tipo IIb	LDL-c e VLDL
Tipo III	IDL
Tipo IV	VLDL
Tipo V	Quilomícrons e VLDL

Em interessante e recente editorial, Dr. Peter Libby traz em discussão evidências emergentes que estimulam reflexões sobre uma evolução considerável dos conceitos relacionados à aterosclerose, questionando muitos conceitos pragmáticos. O risco de desenvolver aterosclerose não está mais concentrado em países do ocidente. Em vez disso, está envolvido na maioria das mortes em todo o mundo. A aterosclerose agora afeta pessoas mais jovens, mulheres e indivíduos de diversas origens étnicas. Destaca, ainda, que fatores de risco não tradicionais para a aterosclerose – como distúrbios do sono, inatividade física, poluição do ar e o estresse ambiental – também ganharam atenção. Uma melhor caracterização dos mecanismos que sustentam as complicações trombóticas da aterosclerose evoluiu além do conceito da "placa vulnerável". Esses avanços abrem espaços para intervenções terapêuticas e sobretudo modificações de estilo de vida que prometem melhorar a prevenção e o tratamento das doenças ateroscleróticas.[14]

A Diretriz de Prevenção Cardiovascular da Sociedade Brasileira de Cardiologia atualiza as estratégias de abordagem dos fatores de risco clássicos e discute novos conceitos, como a necessidade de agregar o conhecimento de fatores de risco emergentes – por exemplo, espiritualidade, fatores socioeconômicos e ambientais, bem como estratégias adicionais como o uso de vacinas. Dessa forma, objetiva contribuir para o enfrentamento das doenças crônicas não transmissíveis, das quais a doença cardiovascular (DCV) é o principal componente.[15]

Estratificação de risco

Nas doenças infectoparasitárias é possível o estabelecimento de causalidade, como a identificação do agente etiológico. Entretanto, para as doenças cardiovasculares há um cenário de situações que aumentam as chances de seu aparecimento ou agravo, sendo assim chamadas de fatores de risco.

Estratificação de risco para prevenção e tratamento da aterosclerose

Um evento isquêmico agudo, em especial um evento coronário, pode ser a primeira manifestação da doença aterosclerótica em aproximadamente metade das pessoas que apresentam essa complicação. Dessa forma, a identificação dos indivíduos assintomáticos com maior predisposição é fundamental para a prevenção efetiva com a correta definição de metas terapêuticas. Portanto, um dos grandes desafios da prevenção cardiovascular é identificar o indivíduo vulnerável, assintomático, antes de um evento clínico acontecer. Décadas de investigações consagraram os chamados fatores de risco para aterosclerose.

O grande desafio estaria em focar os recursos diagnósticos nos indivíduos de maior risco cardiovascular, para que os procedimentos fossem mais custo eficazes. A partir da medicina baseada em evidências, diversos algoritmos foram criados para estratificação, de acordo com a presença dos fatores de risco, e calibrados para a população estudada. Esses algoritmos são de simples realização e de baixo custo. Podemos citar o escore de risco de Framingham (ERF), que identifica adequadamente indivíduos de alto e baixo riscos.[16]

O escore de Reynolds acrescenta a proteína C-reativa (PCR) e o antecedente familiar de doença coronária prematura na avaliação do risco e estima a probabilidade de infarto do miocárdio, acidente vascular cerebral, morte e revascularização em 10 anos.[17,18] Já o QRISK foi desenvolvido e calibrado para a população do Reino Unido.[19] Por sua vez, o escore de risco pelo tempo de vida (ERTV) avalia o risco de desfechos em longo prazo. Isso pode ser útil em adultos jovens e mulheres, que apresentam risco mais baixo quando avaliados por escores de curto prazo (10 anos), mas a avaliação em longo prazo incrementa o risco.[20]

Para estimar a gravidade da DCV, foram criados os chamados escores de risco e algoritmos baseados em análises de regressão de estudos populacionais, por meio dos quais a identificação do risco global é aprimorada substancialmente. O escore de risco global (ERG) de Framingham inclui a estimativa em 10 anos de eventos coronarianos, cerebrovasculares, doença arterial periférica ou insuficiência cardíaca e foi o escore adotado pelo Departamento de Aterosclerose da Sociedade Brasileira de Cardiologia (DA-SBC). Entretanto, qualquer estimativa de risco baseada em achados de estudos observacionais carece, inevitavelmente, de limitações vinculadas à calibração e poder discriminatório: a tentativa de atribuir um determinado percentual de risco a cada paciente esbarra em aspectos individuais, não capturados pelas equações de previsão de risco.[7,21]

Dessa forma, a estratificação de risco proposta pelo DA-SBC considera quatro níveis de risco e, com base nessa tipificação, são propostas estratégias de prevenção primária ou secundária.

Risco muito alto

São classificados nessa categoria os indivíduos que apresentam doença aterosclerótica significativa (coronária, cerebrovascular ou vascular periférica) com ou sem eventos clínicos.

Risco alto

São os pacientes em prevenção primária que apresentam ERG > 20% (homens) ou > 10% (mulheres), ou que apresentam condições agravantes de risco com base em dados clínicos ou de aterosclerose subclínica, conforme características a seguir.

Portadores de aterosclerose na forma subclínica documentada por métodos diagnósticos:

- Ultrassonografia de carótidas com presença de placa.
- Índice tornozelo-braquial (ITB) < 0,9.
- Escore de cálcio arterial coronariano (CAC) > 100 ou a presença de placas ateroscleróticas na angiotomografia (angio-CT) de coronária.
- Aneurisma de aorta abdominal.
- Doença renal crônica definida por taxa de filtração glomerular (TFG) < 60 mL/min, e em fase não dialítica.

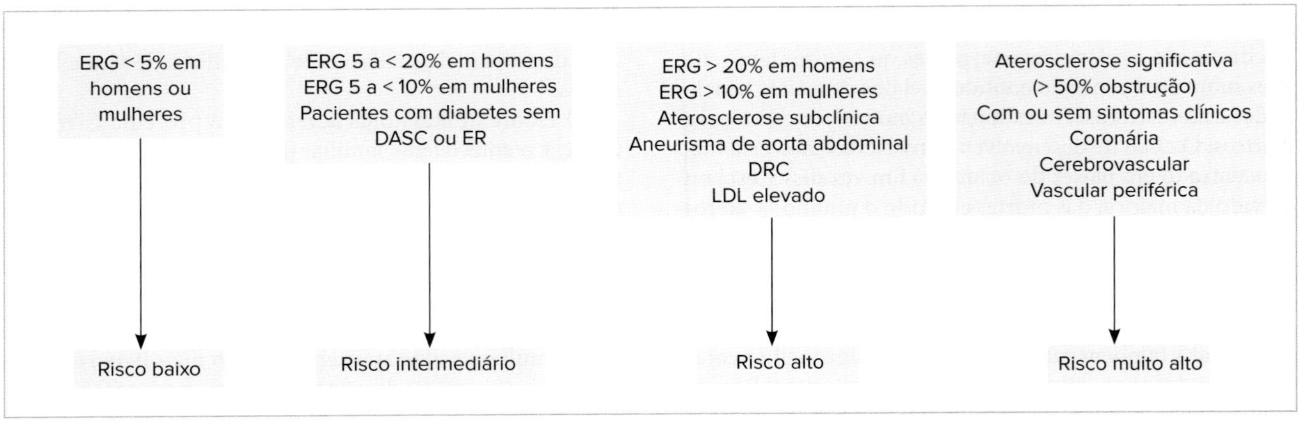

FIGURA 1

Estratificação do risco cardiovascular.

DASC: doença aterosclerótica subclínica; DRC: doença renal crônica (taxa de filtração glomerular < 60 mL/mn/m^2 não dialítica); ER: estratificadores de risco; ERG: escore de risco global.
Adaptado de: Atualização da Diretriz Brasileira de Dislipidemias e Prevenção da Aterosclerose.[7]

- Aqueles com concentrações de LDL-c ≥ 190 mg/dL.
- Presença de diabete melito tipos 1 ou 2, e com LDL-c entre 70 e 189 mg/dL e presença de estratificadores de risco (ER) ou doença aterosclerótica subclínica (DASC).

Definem-se ER e DASC no diabetes como:

- ER: idade ≥ 48 anos no homem e ≥ 54 anos na mulher.
- Tempo de diagnóstico do diabetes > 10 anos.
- História familiar de parente de primeiro grau com DCV prematura (< 55 anos para homens e < 65 anos para mulheres).
- Tabagismo (pelo menos um cigarro no último mês).
- Hipertensão arterial sistêmica.
- Síndrome metabólica, de acordo com a International Diabetes Federation.
- Presença de albuminúria > 30 mg/g de creatinina e/ou retinopatia.
- TFG < 60 mL/min.
- DASC: ultrassonografia de carótidas com presença de placa > 1,5 mm.
- ITB (índice tornozelo-braquial) < 0,9.
- Escore de CAC > 10; presença de placas ateroscleróticas na angio-CT de coronárias.
- Pacientes com LDL-c entre 70 e 189 mg/dL, do sexo masculino, com risco calculado pelo ERG > 20%, e nas mulheres > 10%.

Risco intermediário

Com base nesse escore, são classificados como de risco intermediário os indivíduos com ERG entre 5 e 20% do sexo masculino, e entre 5 e 10% do sexo feminino. Também são considerados como de risco intermediário os portadores de diabetes mellitus (DM) sem os critérios de doença DASC ou a presença dos ER. Muitos dos indivíduos de meia-idade pertencem a essa categoria de risco.

Risco baixo

São considerados de baixo risco CV aqueles adultos entre 30 e 74 anos, de ambos os sexos, cujo risco de eventos em 10 anos calculado pelo ERG é inferior a 5%.

Na Figura 1, podemos observar a estratificação de risco baseada no risco cardiovascular estimado.

As evidências científicas que determinam mudanças na prática clínica devem ser baseadas nos desfechos de saúde-doença, como morte e incidência de doença. Dados de pesquisas que interferem em desfechos substitutos (marcadores fisiopatológicos, bioquímicos etc.) têm menor impacto direto na prática clínica, embora possam ser relevantes para melhor compreensão da doença e desenvolvimento de metodologias diagnósticas e terapêuticas.

São diversos os ensaios clínicos e metanálises que demonstram, de maneira inequívoca, que o controle das dislipidemias e, em especial, as reduções mais intensivas do colesterol da lipoproteína de baixa densidade (LDL-c, sigla do inglês *low density lipoprotein-cholesterol*) têm se associado a importantes benefícios na redução de eventos e mortalidade cardiovasculares. Dessa forma, a importância da estratificação do risco individual, a necessidade do tratamento mais eficaz e o alcance da meta terapêutica preconizada devem ser reconhecidos e adotados na boa prática médica.

Desafios importantes se colocam como obstáculos ao tratamento otimizado do colesterol. Do diagnóstico correto das dislipidemias ao custo de seu tratamento, ele envolve, sobretudo, a relação médico-paciente. A inércia terapêutica e a falta de adesão dificultam que a maioria dos pacientes seja contemplada pelos benefícios já comprovados.[22]

Estratificação de risco em pacientes em uso de estatinas

Os escores para avaliação do risco cardiovascular devem ser utilizados na avaliação inicial naqueles indivíduos que não se enquadram nas situações de alto e muito alto risco, e que não recebam terapia modificadora de lípides. No entanto, aqueles sob terapêutica hipolipemiante não podem ter sua estratificação de risco e determinação das metas estabelecidas. Para esses pacientes, a Diretriz Brasileira de Dislipidemias e Prevenção da Aterosclerose propõe a utilização de um fator de correção para o colesterol total (CT), para o cálculo do ERG em pacientes sob terapia hipolipemiante. Assim, em pacientes em uso de estatina, deve-se multiplicar o CT por 1,43 – como utilizado em alguns ensaios clínicos que tomam por base uma redução média de 30% do CT com estatinas. Esse valor foi derivado de estudos que compararam a eficácia de várias estatinas nas doses utilizadas e que admitem uma redução média de LDL-c ~ 30% com o tratamento. Isto se aplica à maior parte dos pacientes que usam doses moderadas de estatinas. Entretanto, a utilização desse fator de correção tem limitações, pois pode subestimar o CT basal nos pacientes utilizando estatinas potentes e em doses altas, ou combinações de fármacos. Ainda, não considera a variabilidade na resposta individual ao tratamento, tampouco os efeitos do tempo de exposição ao tratamento na atenuação do risco. Porém, como o colesterol é classificado em faixas, o impacto do fator de correção é atenuado.[7]

Como proceder após a avaliação do risco?

Após a estratificação de risco, são definidas metas de tratamento. Portanto, a avaliação de risco tenta responder às seguintes questões:

Quem se beneficiará da intervenção?

A presença de doença CV prévia, de diabetes com os ER, doença renal crônica, doença coronária, além de vários fatores de risco, já define o paciente como risco muito alto ou no qual intervenções farmacológicas resultam em indiscutível benefício na redução de desfechos, extensivamente documentado por evidências robustas de estudos randomizados. A grande maioria dos indivíduos é identificada como risco intermediário ou baixo. Nessa população, os benefícios do tratamento farmacológico são menos evidentes, daí a importância da precisão na estratificação de risco. Existem enormes implicações na escolha de estratégias de avaliação de risco. Nenhuma intervenção na prevenção primária é livre de custos ou riscos. A decisão de tratar com aspirina ou estatinas é um compromisso de longo prazo com o paciente, que envolve eficácia do medicamento, relação custo-benefício e potenciais efeitos colaterais.

Quando os tratamentos não farmacológico e farmacológico, principalmente a redução do colesterol e da pressão arterial, deverão ser iniciados?

Os tratamentos não farmacológico e farmacológico devem ser iniciados de imediato nas populações de risco muito alto e alto. Nos indivíduos de risco intermediário e baixo, iniciam-se primeiro as mudanças de estilo de vida, o que é fundamental para a prevenção dos pacientes nas categorias de risco menos acentuado.

Tratamento

Tratamento das dislipidemias com base em mudanças no estilo de vida

Terapia nutricional

Visando à redução do risco cardiovascular, recomenda-se como base da terapia nutricional:[23]

- Limitar o consumo de graxos saturados em até 7% do valor calórico total para indivíduos sob risco cardiovascular, e em < 10% para a população geral.
- Excluir os ácidos graxos trans da dieta.
- Substituir parcialmente os ácidos graxos saturados da dieta por poli-insaturados.
- Evitar a substituição da gordura saturada por carboidratos refinados.
- Mesmo sem restrições dietéticas específicas e considerando padrões alimentares saudáveis, o consumo de colesterol deve ser o menor possível, levando-se em conta que as recomendações que restringem a ingesta de gordura saturada são suficientes para limitar o colesterol alimentar.
- Restrição de gorduras entre 25% e 35% no caso de hipertrigliceridemias, ao lado de restrição moderada de açúcares e abstenção de álcool nas hipertrigliceridemias mais graves.
- Suplementação com ácidos graxos ômega-3 marinho (2 a 4 g/dia) pode ser recomendada, a critério médico, como parte do tratamento da hipertrigliceridemia grave (> 500 mg/dL).
- Suplementação de ácidos graxos ômega-3 purificados, à base de EPA (icosapenta-etil, 4 g/dia), formulação não disponível no Brasil, pode ser recomendada em pacientes de alto risco cardiovascular com triglicérides elevados e em uso de estatinas em doses máximas toleradas.
- Maior consumo de hortaliças, frutas, grãos e carnes magras, especialmente aves e peixes.
- Adequar o consumo de calorias totais visando ao controle de peso corporal.
- Restringir os açúcares de suplementação, como a sacarose a 5% da ingestão calórica total.

Atividade física

A atividade física regular se associa com benefícios cardiovasculares, opondo-se a vários mecanismos responsáveis pela doença vascular, garantindo a função endotelial e importantes benefícios cardiometabólicos, como a redução dos TG e o aumento do HDL-c.[24] As recomendações são:

- Avaliar respostas cardiovasculares e metabólicas por meio de teste de esforço progressivo e máximo (ergométrico ou ergoespirométrico).

- Atividade física regular, em sessões de 60 minutos três a cinco vezes por semana, sempre precedida por 5 minutos de exercícios de aquecimento e alongamento.
- A intensidade do exercício deve ser estabelecida entre o limiar aeróbio e o ponto de compensação respiratória ou 60% a 80% da frequência cardíaca de pico.
- Exercícios aeróbios devem corresponder a 30 a 40 minutos e os exercícios de resistência muscular localizada, a 15 a 20 minutos, com intensidade menor ou igual a 50% da força de contração voluntária máxima.[7]

Cessação do tabagismo

A interrupção do hábito de fumar está recomendada em todas as fases da vida e impacta fortemente na redução do risco cardiovascular. Fumantes com maior grau de dependência necessitam, na maioria das vezes, do uso de fármacos para a cessação do tabagismo. Esses medicamentos se mostraram seguros em pacientes de alto risco cardiovascular, sem interferência na frequência cardíaca ou pressão arterial e não determinando aumento de desfechos clínicos como infarto do miocárdio ou acidente vascular cerebral. Recomendam-se como estratégias preferenciais ou primeira linha de tratamento para a cessação do tabagismo:[7]

- Terapia de reposição de nicotina (TRN) com goma ou *patch*.
- Bupropiona.
- Vareniclina.

Tratamento farmacológico das dislipidemias

Frente ao paciente, a tomada de decisão para o tratamento farmacológico das dislipidemias depende do risco cardiovascular individual estratificado e do tipo de dislipidemia. Prioriza-se a intervenção farmacológica com hipolipemiantes, concomitante às mudanças de estilo de vida, para pacientes de muito alto e de alto risco cardiovascular. Naqueles de risco intermediário e de baixo risco, o tratamento não farmacológico pode ser estabelecido inicialmente, sem o uso concomitante de medicamentos, que ficariam para a reavaliação. A escolha do fármaco deve considerar a natureza da dislipidemia, uma vez que os hipolipemiantes têm sido classificados de acordo com a sua eficácia na redução do colesterol ou de TG.

Medicamentos de ação predominante sobre o colesterol

Estatinas

As estatinas, em razão da similaridade em parte de sua estrutura molecular com a hidroximetilglutaril-CoA (HMG-CoA), competem com esse substrato para interação com a enzima HMG-CoA redutase. Ao reduzir a interação entre a enzima com seu substrato natural, ocorre menor ativação da via, que leva à formação de colesterol a partir de mevalonato. Estatinas de mais nova geração possuem maior afinidade com a enzima, o que explica sua maior efetividade na redução da síntese endógena de colesterol. Quanto maior a redução na síntese de colesterol, maior a expressão de receptores de LDL no fígado, determinando maior captação do colesterol plasmático, explicando a redução na colesterolemia, particularmente do colesterol das LDL. A visão mais moderna do metabolismo de colesterol sugere que as estatinas reduzem a quantidade de colesterol por partículas de VLDL formadas e que diversas lipoproteínas são internalizadas no fígado por múltiplos canais, ao contrário do modelo tradicional de metabolismo de lipoproteínas.[25]

Metanálises envolvendo milhares de indivíduos, participantes de estudos clínicos prospectivos, randomizados e controlados, demonstraram uma redução de 20% na ocorrência dos principais eventos cardiovasculares para cada diminuição de 39 mg/dL nos níveis de LDL-c, estabelecendo que o tratamento com estatinas está associado com significativas reduções de LDL-c, de eventos cardiovasculares e de mortalidade por qualquer causa.26,27 Esses resultados consolidaram a indicação do uso de estatinas na prevenção primária e secundária da doença aterosclerótica cardiovascular, conjuntamente com a comprovação da regressão da aterosclerose demonstrada nos estudos com estatinas de maior intensidade na redução do LDL-c e em doses mais vigorosas.[28,29] As principais recomendações contemplam:

- As estatinas diferem em sua potência na redução do LDL-c; rosuvastatina e atorvastatina são consideradas as mais efetivas. Objetivando reduções de LDL-c superiores a 50%, as doses de 20 a 40 mg de rosuvastatina e de 40 a 80 mg de atorvastatina são consideradas as principais opções para o alcance das metas terapêuticas para os pacientes de alto risco e muito alto risco cardiovascular. Essas mesmas estatinas geralmente são as mais efetivas na redução de TG, efeito potencialmente associado à sua maior meia-vida plasmática.
- Estatinas são seguras e raramente se associam com eventos adversos relevantes, como miosites graves.
- Estatinas não determinam hepatopatia, embora elevações iniciais das enzimas hepáticas possam ocorrer. Em longo prazo, estão associadas com possíveis benefícios na doença hepática gordurosa não alcoólica.
- Não se recomenda a dosagem rotineira de enzimas musculares em pacientes de uso crônico de estatinas, exceto na presença de sintomas musculares.
- Da mesma forma, não se recomenda a dosagem rotineira de enzimas hepáticas, exceto na presença de sintomas e antes da introdução do fármaco.

Ezetimiba

O inibidor da absorção do colesterol, ezetimiba, atua na borda em escova do intestino delgado, seletivamente nos receptores *Niemann-Pick C1-like protein 1*, inibindo o transporte do colesterol. Essa inibição da absorção, em grande parte do colesterol biliar, leva à diminuição dos níveis de colesterol hepático, estimulando a síntese e a expressão dos receptores de

LDL, com a consequente redução do nível plasmático de LDL-c, em torno de 10% a 25%.30

A adição de ezetimiba à terapia com estatinas em pacientes de alto risco, sobreviventes de síndrome coronária aguda, com níveis de LDL-c abaixo de 125 mg/dL, foi bem tolerada e reduziu a ocorrência de eventos cardiovasculares na comparação com estatinas em monoterapia.[31]

A associação da ezetimiba às estatinas se apresenta como opção terapêutica quando as metas de LDL-c não são atingidas na monoterapia com estatinas nas doses máximas toleradas, especialmente nos pacientes de alto e muito alto risco.

A terapia combinada é de maior efetividade, proporcionando diminuições mais intensas no LDL-c, em torno de 24% superiores àquelas atingidas pela monoterapia com estatina, na mesma dosagem.[32]

Resinas

São atualmente pouco utilizadas, pois a ezetimiba tornou-se o hipolipemiante mais receitado junto às estatinas para alcance de metas. No Brasil, apenas a colestiramina ainda é disponível. É administrada em envelopes de 4 g (dose máxima 24 g), não é absorvida, mas além de reduzir a absorção intestinal de sais biliares contendo colesterol, pode reduzir a absorção de outros medicamentos e vitaminas. Pode ser administrada para gestantes, mas tem o inconveniente de provocar obstipação. Além dos eventos adversos mencionados, pode provocar elevação de TG, sendo contraindicada em presença de TG elevados.

Inibidores da PCSK9

Os inibidores da PCSK9 representam uma classe de agentes redutores de LDL-c, que impedem a degradação dos receptores de LDL e aumentam o *clearance* do LDL-c. Alirocumabe e evolocumabe são anticorpos monoclonais, totalmente humanos, que inibem a proteína reguladora da atividade dos receptores de LDL, que são administrados a cada 2 semanas ou mensalmente, por via subcutânea. Extensos programas de estudos clínicos, incluindo ensaios de desfechos clínicos, confirmaram a eficácia na redução intensa dos níveis de LDL-c, bem como redução dos principais eventos cardiovasculares e de mortalidade em pacientes de muito alto risco.[33,34]

Os inibidores da PCSK9 estão recomendados para pacientes de alto risco e muito alto risco de eventos cardiovasculares em tratamento com estatinas na dose máxima tolerada ou na terapia combinada estatina e ezetimiba ou nos pacientes intolerantes à estatina que não alcançam as metas terapêuticas preconizadas.

A Tabela 3 mostra os principais fármacos, dosagens e precauções com os medicamentos de ação preferencial sobre o colesterol.

Medicamentos que atuam predominantemente sobre triglicérides

Pacientes com níveis elevados de triglicérides apresentam maior risco de pancreatite, que é proporcional à intensidade dessa elevação. As recomendações para o tratamento dependem dos níveis basais de TG. Para níveis acima de 500 mg/dL, recomenda-se o uso de fibrato, ácido nicotínico ou ácidos graxos ômega-3. Na presença de níveis alterados, mas abaixo de 500 mg/dL, a preferência é o uso de estatinas, particularmente aquelas de meia-vida mais longa, como atorvastatina ou rosuvastatina e, se necessário, um segundo fármaco.

TABELA 3 Tratamento farmacológico com fármacos de ação preferencial sobre o colesterol

Fármacos	Dosagens	Precauções
Estatinas		Interações farmacocinéticas, miosite, rabdomiólise (raro), hepatopatias graves, pequeno aumento no risco de diabete e de acidente vascular cerebral hemorrágico
Sinvastatina	10 a 40 mg	
Pravastatina	10 a 40 mg	
Fluvastatina	10 a 80 mg	
Pitavastatina	2 a 4 mg	
Atorvastatina	10 a 80 mg	
Rosuvastatina	5 a 40 mg	
Inibidor da absorção de colesterol		Hepatopatias graves
Ezetimiba	10 mg	
Resinas		Hipertrigliceridemias, distúrbios gastrointestinais, absorção de vitaminas e medicamentos
Colestiramina	4 a 24 g	
Inibidores da PCSK9		
Evolocumabe	140 mg* a 420mg	
Alirocumabe	75 a 150 mg*	

* Administração a cada 2 semanas. Fármacos podem ter restrições para uso na infância, gravidez ou lactação.

Fibratos

O complexo mecanismo de ação dos fibratos inclui a modulação da atividade dos receptores nucleares, denominados receptores ativados de proliferação dos peroxissomas alfa – os PPAR-α. Esse estímulo leva a distintos efeitos metabólicos, modulados pela maior produção e ação da lipase lipoproteica e da redução da Apo CIII. Há um incremento da lipólise dos TG plasmáticos, diminuição da síntese hepática das VLDL, redução do fluxo sanguíneo de ácidos graxos para o fígado e aumento na excreção biliar do colesterol hepático. Dentre os efeitos sobre o perfil lipídico, além da redução do TG, destaca-se o efeito benéfico sobre os níveis de HDL. Os fibratos têm ações antitrombóticas, anti-inflamatórias e antioxidantes.[35]

Estudos randomizados com fibratos resultaram em benefícios clínicos aparentemente restritos aos pacientes com hipertrigliceridemia e baixos níveis de HDL-c, embora metanálise de 18 estudos com fibratos tenha mostrado redução de 10% em eventos cardiovasculares e 13% em desfechos coronarianos, sem, contudo, modificar a mortalidade cardiovascular.[36]

O uso de fibratos é geralmente bem tolerado, mas como fármaco de eliminação renal, a dose deve ser ajustada e não ser prescrito para insuficiência renal grave. Além disso, recomenda-se maior cautela com sua utilização em pacientes com doença biliar, uso de anticoagulantes e de estatinas.

Ácido nicotínico

Atualmente, o uso desse medicamento é muito restrito. A despeito de modificações favoráveis no perfil lipídico (aumento de HDL-c, redução de LDL-c e de TG), apresenta efeitos adversos frequentes e lhe faltam resultados em estudos clínicos, na era das estatinas. Na formulação de liberação intermediária e com titulações graduais, tem sido mais bem tolerado e constitui alternativa para pacientes com intolerância a outros fármacos, como estatinas.

Ácidos graxos ômega-3

Os ácidos graxos ômega-3 emergiram como uma nova opção no controle do risco residual da doença cardiovascular, na era das estatinas, após o ensaio clínico REDUCE-IT[37] demonstrar resultados positivos na redução de eventos cardiovasculares com o ácido etil eicosapentanoico (EPA) em pacientes em uso de estatinas em doses máximas toleradas. No entanto, outro estudo clínico, o STRENGHT,[38] utilizando alta dose de EPA em combinação com o ácido docosaexaenoico (DHA), não mostrou resultados. Certamente, esses resultados levantaram questões clinicamente importantes, que merecem ampla discussão, análise crítica e melhor entendimento.

Os resultados contraditórios atuais podem ser atribuídos aos diferentes tipos de ácidos graxos ômega-3 (EPA ou EPA+DHA), às doses utilizadas, aos "placebos" (óleo de milho ou mineral), bem como ao perfil de risco cardiovascular dos participantes ou ao uso de estatinas.

Em relação à população estudada, os participantes do REDUCE-IT parecem ser de "maior risco", pacientes de prevenção secundária constituíram 70,7% dos participantes do REDUCE-IT *versus* 55,9% do STRENGHT, e as taxas de eventos com placebo foram de 25,5% no REDUCE-IT (seguimento de 4,9 anos) *versus* 12% no STRENGHT (3,5 anos). Quanto à formulação dos ácidos graxos ômega-3, os participantes do REDUCE-IT, que receberam 4 g de EPA altamente purificado, apresentaram aumentos maiores nas concentrações plasmáticas de EPA do que os participantes do STRENGHT, que receberam 4 g de EPA+DHA. Diferenças estruturais entre EPA e DHA podem resultar em efeitos antioxidantes e na função endotelial, decorrentes do EPA. Os níveis de EPA nos pacientes em tratamento se associaram inversamente aos desfechos CV no REDUCE-IT, mas não STRENGTH. No REDUCE-IT, o placebo óleo mineral se associou com aumento de LDL-c (direta ou talvez inibindo a absorção de estatina). Nenhum efeito sobre o LDL-c foi observado com placebo óleo de milho no STRENGHT. No entanto, a importante redução nos riscos relativo (25%) e absoluto (4,8%) de eventos CV no REDUCE-IT sugere que é improvável que o placebo sozinho possa explicar todo o benefício.[39]

Recente revisão sistemática e metanálise, com 149.051 participantes de 38 estudos randomizados, mostrou que as maiores reduções de risco relativo de mortalidade e eventos cardiovasculares ocorreram com o uso isolado de EPA do que com a combinação EPA+DHA.[40]

Ao se considerar os efeitos neutros de EPA+DHA nos desfechos CV, do estudo STRENGTH, a utilização de produtos com AG ômega-3 mistos segue sem evidências clínicas para uso generalizado. REDUCE-IT mostrou que em indivíduos de alto risco CV com níveis elevados de TG, tratados de forma ideal com estatinas, EPA puro foi superior ao placebo na redução não apenas do primeiro evento cardiovascular, mas também nos eventos subsequentes. Finalmente, as evidências atuais suportam o uso de EPA para pacientes elegíveis ao perfil do estudo REDUCE-IT.[41]

A Tabela 4 mostra os principais fármacos, dosagens e precauções com os medicamentos de ação preferencial sobre TG.

TABELA 4 Tratamento farmacológico com fármacos de ação preferencial sobre triglicérides

Fármacos	Dosagens	Precauções
Fibratos		Interações farmacocinéticas, insuficiência renal, colecistopatia
Genfibrozila*	600 a 1.200 mg	
Genfibrozila retard*	900 mg	
Bezafibrato	200 a 600 mg	
Bezafibrato retard	400 mg	
Ciprofibrato	100 mg	
Fenofibrato	250 mg	
Fenofibrato micronizado	160 a 200 mg	

(continua)

TABELA 4 Tratamento farmacológico com fármacos de ação preferencial sobre triglicérides *(continuação)*

Fármacos	Dosagens	Precauções
Ácido nicotínico	500 a 2.000 mg	Eritema, hepatopatia, diabete, gota
Ácido etil eicosapentanoico (EPA)	4 g ao dia	Podem elevar discretamente LDL-c

*Restrições para combinação com estatinas devido a potencial interação farmacocinética e eventos adversos. Fármacos podem ter restrições para uso na infância, gravidez ou lactação.
Incluem óleo de Krill.[9]

Novos hipolipemiantes

Ácido bempedoico

A adenosina trifosfato citratoliase (ACL) é uma enzima citossólica com ação a montante da hidroximetilglutaril-coenzima A (HMGCoA) redutase na via de biossíntese de lípides. O ácido bempedoico é uma molécula de uso oral com ação de inibição da ACL. Por tratar-se de uma pró-medicação convertida na forma ativa no fígado pela acil-CoA sintetase, apresenta menor efeito colateral em outros tecidos, como o muscular. A inibição da ACL leva à redução dos níveis de acetil coenzima A e da síntese de colesterol no fígado, com aumento na expressão de receptor de LDL-C e redução nos níveis dessa lipoproteína.[42]

Lomitapida

A proteína de transferência microssomal de triglicerídeos (MTP) é uma proteína transferidora de lípides encontrada no retículo endoplasmático de hepatócitos e enterócitos que atua na montagem de lipoproteínas que contêm apolipoproteína B (Apo B).[43] A lomitapida é uma molécula inibidora da MTP no intestino e no fígado e foi aprovada pelo FDA em 2012 e pela ANVISA em 2020, para o tratamento da hipercolesterolemia familiar homozigótica.

Volanesorsen

A apolipoproteína C3 (APOC3) é sintetizada no fígado e no intestino e está presente em quilomicrons, VLDL e HDL. Seu mecanismo de ação é baseado na inibição da ativação da lipase lipoprotéica a qual é mediada pela apolipoproteína CII. Estudos de genética mostram que portadores heterozigotos que apresentam perda de função da APOC3 apresentam níveis mais baixos de triglicérides e menor risco de doença coronária.[23] Dessa forma, a inibição da APOC3 é uma forma de tratamento de hipertrigliceridemia. O volanesorsen é uma medicação antissentido de segunda geração que se liga no RNA mensageiro da APOC3 e consequentemente impede a translação da APOC3.

Medicações redutoras de ANGPTL3

As proteínas angiopoetina-*like* (ANGPTL) são glicoproteínas compostos por 8 membros, sendo que ANGPTL3, ANGPTL4 e ANGPTL8 apresentam envolvimento no metabolismo lipídico. A perda de função de ANGPTL3 é associada a 41% menor risco de doença arterial coronária.[26]

Com base nesses achados duas medicações redutoras de ANGPTL3 estão em estudo: anticorpo monoclonal evinacumab e oligonucleotídeo antissenso para ANGPTL3.

Referências bibliográficas

1. Kannel WB, Wilson PWF. An update on coronary risk factors. Med Clin North Am. 1995;79(5):951-71.
2. Anderson M, Castelli WP, Levy D. Cholesterol and mortality: 30 years of follow-up from the Framingham Study. JAMA. 1987;257:2176-80.
3. Verschuren WMM, Jacobs DR, Bloemberg BPM, Kromhout D, Menotti A, et al. Serum total cholesterol and long-term coronary heart disease mortality in different cultures: 25 years follow-up of the Seven Countries Study. JAMA. 1995;274:131-6.
4. Gotto AM. Lipid lowering, regression and coronary events: a review of the Interdisciplinary Council on Lipids and Cardiovascular Risk Intervention, 70th council meeting. Circulation. 1995;92:646-56.
5. Glasser SP, Selwyn AP, Ganz P. Atherosclerosis: risk factors and the vascular endothelium. Am Heart J. 1996;131:379-84.
6. Martin SS, Blaha MJ, Elshazly MB, Toth PP, Kwiterovich PO, et al. Comparison of a novel method vs the Friedewald equation for estimating low-density lipoprotein cholesterol levels from the standard lipid profile. JAMA. 2013;310(19):2061-8.
7. Faludi AA, Izar MCO, Saraiva JFK, Chacra APM, Bianco HT, et al. Atualização da Diretriz Brasileira de Dislipidemias e Prevenção da Aterosclerose – 2017. Arq Bras Cardiol. 2017;109(2Supl.1):1-7.
8. Fredrickson DS, Levy RI, Lees RS. Fat transport in lipoproteins: an integrated approach to mechanisms and disorders. N Engl J Med. 1967;276(5):273-81.
9. Sullivan D, Lewis B. A classification of lipoprotein disorders: implications for clinical management. Clin Lipidol. 2011;6(3):327-338.
10. Nascimento BR, Brant LCC, Oliveira GMM, Malachias MVB, Reis GMA, et al. Cardiovascular Disease Epidemiology in Portuguese Speaking Countries: data from the Global Burden of Disease, 1990 to 2016. Arq Bras Cardiol. 2018;110(6):500-11.
11. Simão AF, Precoma DB, Andrade JP, Correa FH, Saraiva JF, et al. Brazilian Guidelines for cardiovascular prevention. Arq Bras Cardiol. 2013;101(6 Suppl 2):1-63.
12. Soares GP, Klein CH, Silva NA, Oliveira GM. Progression of mortality due to diseases of the circulatory system and human development index in Rio de Janeiro municipalities. Arq Bras Cardiol. 2016;107(4):314-22 441.
13. Villela PB, Klein CH, Oliveira GM. Trends in mortality from cerebrovascular and hypertensive diseases in Brazil between 1980 and 2012. Arq Bras Cardiol. 2016;107(1):26-32.
14. Libby P. The changing landscape of atherosclerosis. Nature.2021;592:524-33.
15. Précoma DB, Oliveira GMM, Simão AF, Dutra OP, Coelho OR, et al. Atualização da Diretriz de Prevenção Cardiovascular da Sociedade Brasileira de Cardiologia – 2019. Arq Bras Cardiol. 2019;113(4):787-891.
16. Wilson PW, D'Agostino RB, Levy D, Belanger AM, Silbershatz H, et al. Prediction of coronary heart disease using risk factor categories. Circulation. 1998;97(18):1837-47.
17. Ridker PM, Buring JE, Rifai N, Cook NR. Development and validation of improved algorithms for the assessment of global cardiovascular risk in women: the Reynolds Risk Score. JAMA. 2007;297(6):611-9.
18. Ridker PM, Paynter NP, Rifai N, Gaziano JM, Cook NR. C-reactive protein and parental history improve global cardiovascular risk prediction: the Reynolds Risk Score for men. Circulation. 2008;118(22):2243-51.

19. Hippisley-Cox J, Coupland C, Vinogradova Y, Robson J, May M, Brindle P. Derivation and validation of QRISK, a new cardiovascular disease risk score for the United Kingdom: prospective open cohort study. BMJ. 2007;335(7611):136.
20. Lloyd-Jones DM, Leip EP, Larson MG, D'Agostino RB, Beiser A, et al. Prediction of lifetime risk for cardiovascular disease by risk factor burden at 50 years of age. Circulation. 2006;113(6):791-8.
21. D'Agostino RB Sr, Vasan RS, Pencina MJ, Wolf PA, Cobain M, et al. General cardiovascular risk profile for use in primary care: the Framingham Heart Study. Circulation. 2008;117(6):743-53.
22. Baigent C, Keech A, Kearney PM, Blackwell L, Buck G, et al. Cholesterol Treatment Trialists' (CTT) Collaborators. Efficacy and safety of cholesterol lowering treatment: prospective meta-analysis of data from 90,056 participants in 14 randomised trials of statins. Lancet. 2005;366(9493):1267-78. Erratum in: Lancet.2005;366(9494):1358; Lancet. 2008;371(9630):2084.
23. Izar MCO, Lottenberg AM, Giraldez VZR, Santos Filho RDS, Machado RM, et al. Posicionamento sobre o Consumo de Gorduras e Saúde Cardiovascular –2021. Arq Bras Cardiol. 2021;116(1):160-212.
24. Bittencourt CR, Izar MC, Schwerz VL, Póvoa RM, Fonseca HAR, et al. Effects of High-Intensity Training of Professional Runners on Myocardial Hypertrophy and Subclinical Atherosclerosis. PLoS One. 2016;11(11):e0166009.
25. Sniderman AD, Kis RS, Reid T, Thanassoulis G, Watts GF. Statins, PCSK9 inhibitors and cholesterol homeostasis: a view from within the hepatocyte. Clin Sci (Lond). 2017;131(9):791-7.
26. Cholesterol Treatment Trialists' (CTT) Collaboration, Baigent C, Blackwell L, Emberson J, et al. Efficacy and safety of more intensive lowering of LDL cholesterol: a meta-analysis of data from 170,000 participants in 26 randomised trials. Lancet. 2010;376(9753):1670-81.
27. Cholesterol Treatment Trialists' (CTT) Collaborators. The effects of lowering LDL cholesterol with statin therapy in people at low risk of vascular disease: meta-analysis of individual data from 27 randomised trials. Lancet. 2012;380(9841):581-590.
28. Nissen SE, Tuzcu EM Schoenhagen P, et al. Effect of intensive compared with moderate lipid-lowering therapy on progression of coronary atherosclerosis. REVERSAL: A randomized controlled trial. JAMA. 2004;291:1071-80.
29. Nissen SE, Nicholls SJ, Sipahi I, et al. Effect of very high-intensity statin therapy on regression of coronary atherosclerosis: the ASTEROID trial. JAMA. 2011;306(19):2099-109.
30. Jeu L, Cheng JW. Pharmacology and therapeutics of ezetimibe (SCH 58235), a cholesterol-absorption inhibitor. Clin Ther. 2003 Sep;25(9):2352-87.
31. Cannon CP, Blazing MA, Giugliano RP, McCagg A, White JA, et al. Ezetimibe added to statin therapy after acute coronary syndrome. N Engl J Med. 2015;372(25):2387-97.
32. Okada K, Iwahashi N, Endo T, Himeno H, Fukui K, et al. Long-term effects of ezetimibe-plus-statin therapy on low-density lipoprotein cholesterol levels as compared with double-dose statin therapy in patients with coronary artery disease. Atherosclerosis. 2012;224(2):454-6.
33. Sabatine MS, Giugliano RP, Keech AC, et al. FOURIER Steering Committee and Investigators. Evolocumab and Clinical Outcomes in Patients with Cardiovascular Disease. N Engl J Med. 2017;376(18):1713-22.
34. Schwartz GG, Steg PG, Szarek M, et al. ODYSSEY OUTCOMES Committees and Investigators. Alirocumab and Cardiovascular Outcomes after Acute Coronary Syndrome. N Engl J Med. 2018 Nov 29;379(22):2097-2107.
35. Koh KK, Quon MJ, Rosenson RS, Chung W-J, Han SH. Vascular and metabolic effects of the treatment of combined hyperlipidemia: focus on statins and fibrates. Int J Cardiol. 2008;124(2):149-59.
36. Jun M, Foote C, Lv J, Neal B, Patel A, et al. Effects of fibrates on cardiovascular outcomes: a systematic review and meta-analysis. Lancet. 2010;375:1875-84.
37. Bhatt DL, Steg PG, Miller M, Brinton EA, Jacobson TA, et al. Effects of Icosapent Ethyl on Total Ischemic Events From REDUCE-IT. J Am Coll Cardiol. 2019;73:2791–802.
38. Nicholls SJ, Lincoff AM, GarciaM, Bash D, Ballantyne CM, et al. Effect of high-dose omega-3 fatty acids vs corn oil on major adverse cardiovascular events in patients at high cardiovascular risk: The STRENGTH Randomized Clinical Trial. JAMA. 2020;324(22):2268-2280.
39. Virani SS, Nambi V, Ballantyne CM. Has the 'strength' of fish oil therapy been 'reduced'? Reconciling the results of REDUCE-IT and STRENGTH. Eur Heart J - Cardiovascular Pharmacotherapy. 2021.
40. Khan SU, Lone AN, Khan MS, et al. Effect of omega-3 fatty acids on cardiovascular outcomes: A systematic review and meta-analysis. EClinical Med. 2021;38:100997.
41. Ruscica M, Ferri N, Santos RD, Sirtori CR, Corsini A. Lipid lowering drugs: Present status and future developments. Curr Atherosc Rep. 2021;23(17).
42. Bilen O, Ballantyne CM. Bempedoic Acid (ETC-1002): an investigational inhibitor of atp citrate lyase. Current atherosclerosis reports. 2016;18(10):61.
43. Neef D, Berthold HK, Gouni-Berthold I. Lomitapide for use in patients with homozygous familial hypercholesterolemia: a narrative review. Expert Rev Clin Pharmacol. 2016;9(5):655-63.
44. The TG and HDL Working Group of the Exome Sequencing Project, Nationa Heart, Lung, and Blood Institute; Crosby J, Peloso GM, Auer PL, et al. Loss-of-function mutations in APOC3, triglycerides, and coronary disease. N Engl J Med. 2014;371(1):22-31.
45. Dewey FE, Gusarova V, Dunbar RL, O'Dushlaine C, Schurmann C, Gottesman O, et al. Genetic and pharmacologic inactivation of ANGPTL3 and cardiovascular disease. N Engl J Med. 2017;377(3):211-21.

Capítulo 4

Apneia obstrutiva do sono e o risco cardiovascular

Luciano Ferreira Drager
Sônia Maria Guimaraes Pereira Togeiro
Geraldo Lorenzi-Filho

PONTOS-CHAVE

- A apneia obstrutiva do sono (AOS) é uma condição muito comum na população geral, mas ocorre particularmente em pacientes com doença cardiovascular.
- Estudos recentes sugerem que a AOS contribui de forma independente para o aumento da morbidade e mortalidade de origem cardiovascular, incluindo arritmias, infarto agudo do miocárdio e acidente vascular cerebral.
- Os mecanismos envolvidos na maior morbimortalidade cardiovascular associada à AOS são múltiplos e incluem o aumento da atividade simpática, disfunção endotelial, inflamação, aumento de espécies reativas de oxigênio e a desregulação metabólica incluindo a resistência à insulina.
- As evidências mais consistentes estão relacionadas a hipertensão arterial, sendo a AOS uma das condições clínicas mais comumente associadas à hipertensão resistente.
- O tratamento de escolha para a AOS moderada a grave consiste na aplicação da pressão positiva de vias aéreas superiores (*continuous positive airway pressure* – CPAP). O benefício do CPAP não está limitado apenas à supressão dos eventos respiratórios, ocorre também na diminuição de desfechos intermediários (por exemplo: pressão arterial) e da morbimortalidade cardiovascular em pacientes sem eventos cardiovasculares prévios.
- Em pacientes com doença cardiovascular prévia, o impacto do tratamento da AOS com o CPAP ainda é controverso.
- O grande desafio desta importante área de pesquisa é o de identificar pacientes com maior risco para as complicações cardiovasculares da AOS bem como o de aperfeiçoar os tratamentos existentes e desenvolver novos tratamentos para estes pacientes.

Introdução

A apneia obstrutiva do sono (AOS) é um dos distúrbios do sono mais frequentes caracterizada pelo colapso intermitente das vias aéreas superiores durante o sono, acarretando obstruções totais (apneias) e parciais (hipopneias).[1] As pausas respiratórias levam ao aumento do esforço respiratório e geram redução da pressão intratorácica que aumentam a pressão transmural do ventrículo esquerdo, quedas cíclicas da saturação de oxigênio (a chamada hipóxia intermitente), hipercapnia (usualmente discreta) e fragmentação do sono.[2] Dentre estas características, considera-se que a hipóxia intermitente é um dos principais fatores que levam a repercussões cardiovasculares adversas durante o sono.[2] Entre os mecanismos envolvidos podemos citar a ativação do sistema nervoso simpático, inflamação sistêmica, aumento na produção de espécies reativas de oxigênio, disfunção endotelial, resistência à insulina, entre outras (Figura 1).[2,3]

A prevalência da AOS é alta na população geral e depende dos critérios diagnósticos. Em adultos, acomete cerca de 9,6% das mulheres e 24,8% dos homens.[4] Nos pacientes com hipertensão arterial sistêmica (HAS), estima-se ao redor de 56%.[5] Em hipertensos resistentes, a AOS é a condição mais comumente associada, com prevalência de 64%.[6] A AOS é, provavelmente, a causa mais comum de HAS secundária.[6] Parte desta maior prevalência da AOS em pacientes com doenças cardiovasculares é explicada pela coexistência de fatores de risco comuns tais como a idade, o sexo masculino e o sobrepeso/obesidade.

O tratamento considerado padrão ouro para casos de AOS moderada a grave é o uso de um aparelho gerador de pressão positiva contínua na via aérea, o CPAP (derivado do inglês *continuous positive airway pressure*). A pressão positiva garante a manutenção da patência da via aérea superior durante o sono, refletindo em aumento da saturação de oxi-hemoglobina noturna e na diminuição dos despertares relacionados aos eventos respiratórios.[1] Ao promover uma redução significante dos eventos respiratórios na AOS, o CPAP tem sido o principal tratamento estudado para avaliar as consequências cardiovasculares deste distúrbio do sono em estudos não randomizados e randomizados. Neste sentido, o objetivo deste artigo é o de descrever as consequências cardiovasculares da AOS com enfoque no tratamento deste distúrbio do sono e o potencial efeito preventivo sobre as doenças cardiovasculares.

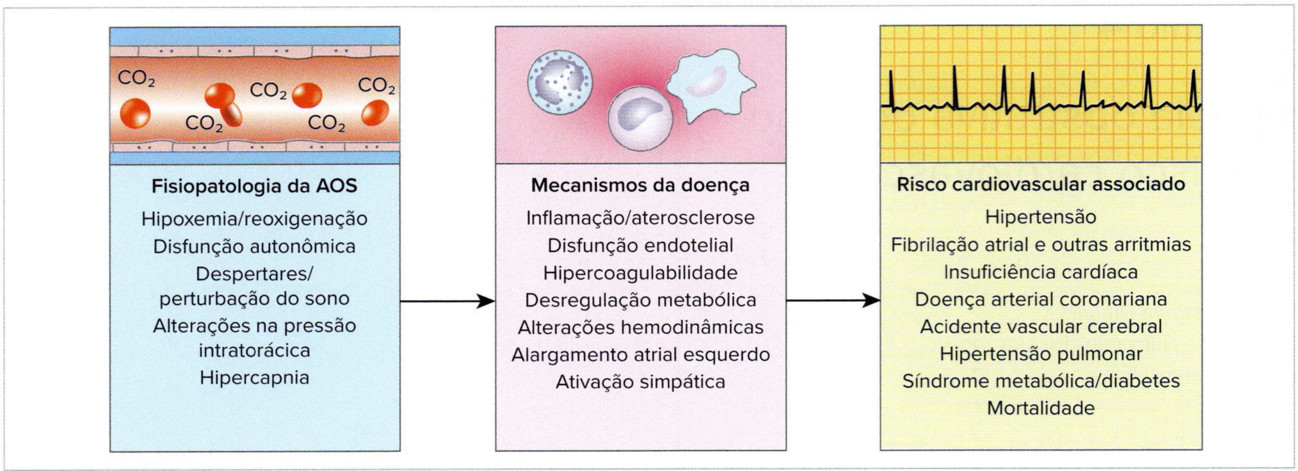

FIGURA 1

Mecanismos propostos para o maior risco cardiovascular observado na apneia obstrutiva do sono (AOS).

Fonte: modificada de Yeghiazarians et al., 2021.[3]

AOS e a hipertensão arterial sistêmica

Episódios de apneia e hipopneia associam-se a elevações cíclicas da pressão arterial (PA), especialmente ao final dos eventos respiratórios. Este fato pode contribuir para a redução ou ausência de descenso noturno da PA durante a monitorização ambulatorial da PA (MAPA).[7] Estes padrões de alteração da PA são considerados de risco aumentado para o surgimento de doença cardiovascular. Alterações do padrão de descenso noturno, especialmente o padrão reverso do descenso noturno (média da PA mais alta no sono do que na vigília), aumentam a chance para a presença da AOS em cerca de 3 a 4 vezes.[7] Estes achados foram independentes da presença de sintomas ou do uso dos questionários o que pode ajudar na triagem dos pacientes com AOS. Além disso, há associação entre AOS e lesões em órgãos-alvo no contexto da HAS, sendo este achado particularmente importante nas formas mais graves da AOS.[8]

A AOS aumenta o risco para o desenvolvimento da HAS. Um estudo de coorte espanhol com acompanhamento médio de 12,2 anos também mostrou uma associação independente entre as formas mais graves da AOS e a incidência de HAS.[9] De forma interessante, um subgrupo de pacientes tratados com o CPAP apresentou um efeito protetor para o surgimento da HAS (Figura 2).

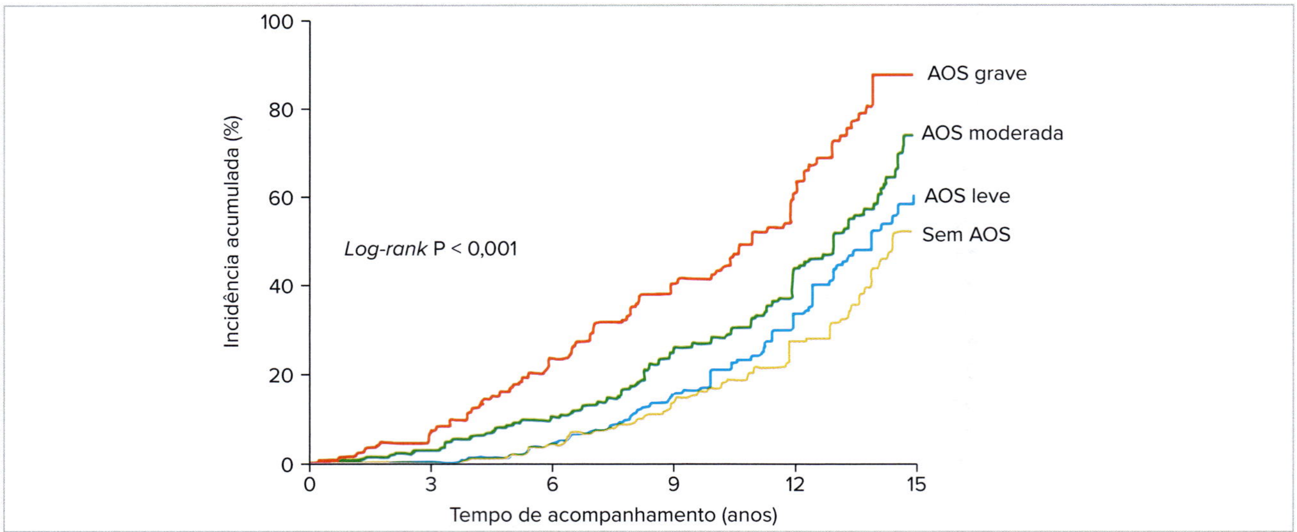

FIGURA 2

Presença da apneia obstrutiva do sono (AOS) e incidência da hipertensão arterial sistêmica (HAS). Subgrupo tratado com o CPAP (não mostrado na figura): efeito protetor para a incidência de HAS (HR 0,71; 0,53-0,94).

Modificado de Marin et al., 2012.[9]

No que diz respeito ao efeito do tratamento da AOS sobre a PA, os resultados são em geral modestos (reduções da PA sistólica em torno de 3 mmHg aproximadamente) muito em parte justificado pela mistura de pacientes normotensos e hipertensos e pela adesão nem sempre adequada ao uso do CPAP.[10] Estudos randomizados mostraram que o impacto do tratamento da AOS sobre a PA é maior em pacientes com hipertensão resistente (em torno de 5 mmHg em média) mas em geral não leva ao controle pressórico destes pacientes.[10-12] De forma interessante, um estudo mostrou que a presença de alteração do descenso noturno foi um preditor de melhor resposta do CPAP na redução da PA em pacientes com AOS.[13] Em pacientes com a chamada HAS refratária, a AOS é mais comum ainda e o efeito do CPAP parece ser particularmente significantes neste grupo de pacientes (Figura 3).[14]

AOS e alterações metabólicas

Pela relação estreita da AOS com a obesidade, a prevalência da AOS é mais alta em pacientes obesos (especialmente naqueles com *diabetes mellitus* e na obesidade grau 3) e em pacientes com síndrome metabólica.[2] Por isto, a AOS é frequentemente interpretada como um epifenômeno da obesidade sendo subestimado seu potencial impacto cardiometabólico.[2] Dados de estudos com modelos animais,[15-18] translacionais[17-18] e em humanos[19] sugerem que a hipóxia intermitente no tecido adiposo é um importante mecanismo de disfunção metabólica na AOS decorrente da inflamação crônica, aumento da lipólise, redução do *clearance* de lipoproteínas ricas em triglicérides, infiltração de macrófagos, redução dos níveis de adiponectina, elevação nos níveis de grelina, aceleração de apoptose do

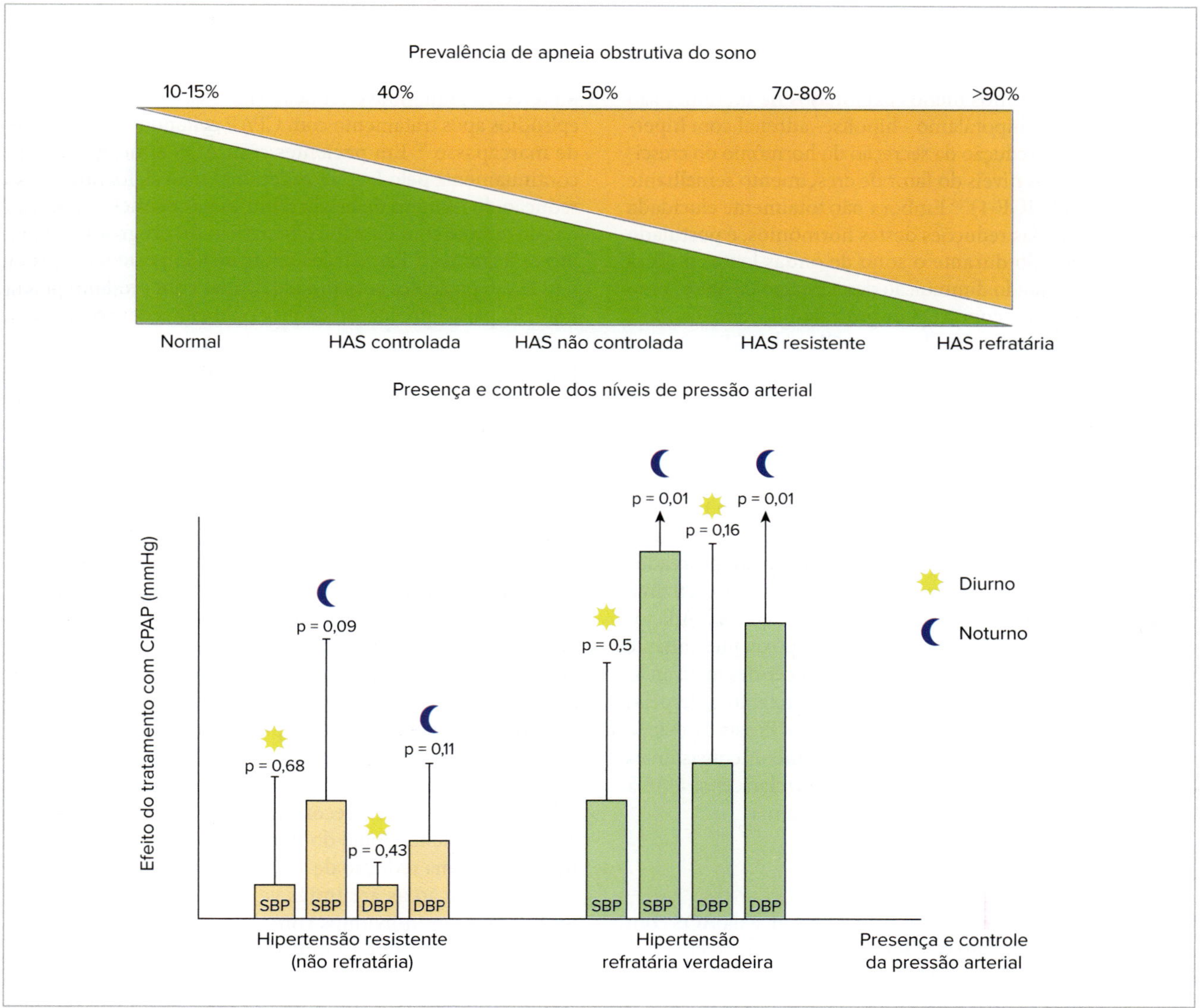

FIGURA 3

Efeito do tratamento da pressão positiva de vias aéreas superiores (CPAP).

DBP: pressão arterial diastólica; SBP: pressão arterial sistólica; HAS: hipertensão arterial sistêmica.

adipócito e disfunção mitocondrial. Todos estes fatores podem contribuir para a aterosclerose e ao consequente aumento do risco cardiovascular.[2]

A seguir, iremos abordar as principais alterações metabólicas associadas com a AOS.

Resistência insulínica, *diabetes melitus* tipo 2

No pâncreas e tecidos periféricos, a hipóxia intermitente leva à diminuição da secreção e ação da insulina por meio do aumento do estresse oxidativo no pâncreas, indução da apoptose das células beta e aumento de glicogênio hepático.[20] O efeito da hipóxia crônica intermitente parece agravar a hiperglicemia de jejum, a intolerância à glicose e a resistência insulínica tanto em camundongos com dieta hipergordurosa[15] e naqueles com obesidade geneticamente determinada.[21] Em humanos, a AOS (e com destaque para o papel da hipoxemia intermitente) parece contribuir para a resistência à insulina e ao desenvolvimento do diabetes dando suporte à aplicabilidade dos achados em modelos animais.[22-24]

Outros mecanismos menos explorados na literatura são a ativação do eixo hipotálamo –hipofise- adrenal com hipercortisolismo[25] e a redução da secreção do hormônio do crescimento (GH) e dos níveis do fator de crescimento semelhante à insulina tipo 1 (IGF-1).[26] Embora não totalmente elucidada a fisiopatogenia das reduções destes hormônios, é postulado que o GH liberado durante o sono de ondas lentas poderá estar reduzido quando diminuição deste estágio do sono como ocorre em pacientes com AOS de grau significativo devido a fragmentação do sono. A redução do GH e do IGF1, por sua vez estão associados à resistência insulínica.

Dislipidemia

Estudos com modelo animal também demonstraram que a hipóxia intermitente induz a dislipidemia de jejum tanto em camundongos magros como em obesos devido a ativação da transcrição do fator esterol regulatório elemento carreador da proteína 1(SREBP-1) e stearoyl- CoA dessaturase, enzima envolvida na biossíntese do triglicéride e fosfolípides.[27] Adicionalmente também foi demonstrado que a hipóxia intermitente reduz o *clearance* de proteínas ricas em triglicérides inativando a lipase lipoproteína no tecido adiposo.[28] Entretanto, a despeito de existir evidencias de que em humanos a AOS está associada com a dislipidemia, ainda faltam dados clínicos consistentes (incluindo de estudos randomizados) para esclarecer se a AOS é, de fato, um fator de risco para a dislipidemia.

AOS e arritmias

Evidências crescentes correlacionam a presença da AOS com diversos tipos de arritmias.[29] Por exemplo, a ocorrência de bradicardia associada a eventos de apneia e hipopneia reflete uma hiperativação parassimpática no sentido de reduzir o consumo de oxigênio pelo músculo cardíaco num contexto de hipoxemia. Quando ocorre hipoxemia na ausência de ventilação, a estimulação dos quimiorreceptores carotídeos tem efeito vagotônico causando bradicardia. Quando a ventilação é reiniciada, ainda na presença de hipoxemia, o estiramento dos receptores pulmonares inibe a estimulação vagal, o que resulta em taquicardia mediada pela descarga simpática cardíaca não-antagonizada.[30] Além disso, a apneia simula o "reflexo do mergulho", que se associa à bradicardia decorrente de hiperativação parassimpática.[31]

A prevalência de bradiarritmias em pacientes portadores de AOS pode variar dependendo da gravidade da AOS e fatores predisponentes.[31] Koehler et al. observaram bloqueio atrioventricular do segundo ou terceiro grau e ou parada sinusal superior a 2 segundos em 7% dos pacientes com AOS, sendo que a ocorrência de bradiarritmias estava relacionada ao grau de obesidade e gravidade da AOS.[31]

O tratamento com o CPAP em pacientes com AOS pode trazer benefício na redução das bradiarritmias e, em alguns casos, evitar o implante desnecessário de marca-passos. Em um interessante estudo envolvendo pacientes com AOS e bradicardia noturna (incluindo episódios de pausas superiores a 2 segundos e bloqueio atrioventriculares do segundo ou terceiro grau, houve redução significativa do número de episódios após tratamento com CPAP evitando-se o implante de marcapasso.[32] Em pacientes com AOS e monitorizados continuamente pelo *loop recorder* implantável, foi observada redução do número de bradiarritmias nas primeiras 8 semanas de terapia com CPAP, e o benefício foi progressivo nos 6 meses seguintes.[33] Estes dados reforçam a importância de triar a AOS em pacientes com bradiarritmias com predominância noturna para a prevenção de procedimentos desnecessários.

Fibrilação atrial (FA) e AOS

A FA é a arritmia cardíaca mais frequente e está associada a morbilidade e mortalidade significativas. Em decorrência de sua importância, um número crescente de investigações nos últimos anos têm associado a FA à AOS, incluindo FA paroxística ou as formas crônicas e persistentes.[29] Em pacientes consecutivos com FA aguda que reverteram com sucesso a arritmia, a presença de AO não tratada foi um preditor de maior recorrência da FA quando comparado ao grupo controle (sem AOS) e de um grupo de pacientes com AOS que realizaram o tratamento com o CPAP.[34] Uma metanálise incluindo aproximadamente 4.000 pacientes mostrou que os pacientes com AOS diagnosticados com polissonografia tinham cerca de 40% maior risco de recorrência de FA após a ablação por cateter do que aqueles sem AOS.[35] Em relação ao impacto do tratamento da AOS na recorrência de FA, duas metanálises avaliaram o efeito global do tratamento da AOS com CPAP mostrando uma redução de 40% no risco de recorrência.[36,37]

Com relação às arritmias ventriculares, elas são mais prevalentes em indivíduos com AOS quando comparada a indivíduos sem AOS. O índice de apneia e hipopneia e o grau de dessaturação noturna parecem estar associados com a densidade de arritmias.[38] Mehra et al. encontraram uma prevalência aumentada de taquicardia ventricular não sustentada (5,3 vs. 1,2%) e extrassistolia ventricular complexa (25 *vs*. 14,5%) em indivíduos com AOS quando comparados aos indivíduos sem AOS, respectivamente. Além disso, os indivíduos com AOS apresentavam uma chance três vezes maior de apresentar taquicardia ventricular não sustentada e quase duas vezes de apresentar extrassistolia ventricular complexa.[38] Pelo menos dois estudos avaliando pacientes com AOS, insuficiência cardíaca e arritmia ventricular demonstraram que o tratamento da AOS com CPAP foi capaz de reduzir a densidade de arritmias ventriculares.[39,40]

AOS e morte cardíaca súbita

O significado clínico das arritmias cardíacas na AOS também diz respeito à possibilidade de complicações mais graves, incluindo a morte súbita cardíaca. Pacientes com AOS apresentaram risco aumentado (2,6 vezes) de morte cardíaca súbita durante a noite, que foi um padrão marcadamente diferente comparado à população geral sem AOS que apresenta maior taxa de eventos fatais durante o dia.[41]

AOS e eventos cerebrovasculares

O acidente vascular cerebral (AVC) é a segunda principal causa de morte em todo o mundo. A maioria dos AVC (aproximadamente 85%) são isquêmicos e resultam de redução transitória ou permanente do fluxo sanguíneo cerebral em uma área específica do cérebro. A lesão cerebral subsequente com o rompimento da barreira hematoencefálica inicia uma cascata de inflamação, estresse oxidativo, excitotoxicidade e apoptose. Vários destes mecanismos foram descritos na AOS, o que fornece plausibilidade biológica para inferir que a AOS possa contribuir para a ocorrência do AVC, incluindo o AVC cujos sintomas já estão presentes ao acordar.[3,42] De fato, a associação entre AOS e AVC foi confirmada em uma metanálise incluindo 25.760 indivíduos que relatou um risco de ocorrência de AVC em indivíduos com AOS acentuada de 2,15 vezes maior.[43]

Apesar do número reduzido de estudos investigando os efeitos do CPAP em pacientes com AOS e AVC, ainda não está claro se o tratamento com CPAP em pacientes com AOS pode diminuir o risco de AVC em pacientes sem eventos cerebrovasculares prévios.[3] Em pacientes que tiveram eventos coronarianos ou cerebrovasculares prévios, os resultados também são conflitantes. O estudo multicêntrico SAVE abordou este tema incluindo 2.717 pacientes com idade entre 45 a 75 anos, com história prévia de doença coronariana ou cerebrovascular e AOS.[44] Os pacientes foram alocados para tratamento com CPAP ou cuidados habituais por uma média de 3,7 anos. Neste estudo, o uso do CPAP não preveniu mais uma nova recorrência do AVC na população estudada em relação ao grupo que ficou com o tratamento de rotina.[44] Em uma subanálise, no entanto, foi encontrado um risco menor de um desfecho composto para os eventos cerebrais no grupo de pacientes que usaram CPAP por pelo menos 4 h / dia (razão de risco: 0,52; IC 95%: 0,30 a 0,90; p = 0,02).[44] Uma metanálise incluindo o estudo SAVE e outros estudos menores sugere que o tratamento da AOS com o CPAP pode melhorar parâmetros neurofuncionais pós AVC e potencialmente reduzir novos eventos cerebrovasculares.[45]

AOS, doença coronariana e mortalidade cardiovascular

Vários estudos observacionais demonstraram que a AOS está independentemente associada com um risco aumentado de infarto do miocárdio e mortalidade cardiovascular.[46-48] Em pacientes com doença coronariana que implantaram *stent*, a presença da AOS foi associada com maior taxa de eventos combinados quando comparados aos pacientes sem AOS em uma grande coorte.[49] Uma metanálise destes estudos encontrou um *hazard ratio* de 2,21 para mortalidade cardiovascular (IC 95%, 1,61-3,04; P = 0,000). No entanto, não se encontrou um aumento da mortalidade cardiovascular em pacientes com AOS moderada (*hazard ratio* 1,40; IC 95%, 0,77-2,53) mas somente para a AOS grave (*hazard ratio* 2,65; IC 95%, 1,82-3,85).[50]

É importante destacar aqui um padrão distinto de potencial impacto do tratamento com o CPAP na morbimortalidade cardiovascular. Em pacientes sem eventos cardiovasculares prévios, o tratamento com o CPAP (atuando como uma prevenção primária) promoveu redução do risco de eventos cardiovasculares fatais e não fatais tanto em homens (Figura 4),[46] quanto em idosos[47] e mulheres[48] com AOS.

No cenário da prevenção secundária, no entanto, este dado não foi consistente. No mencionado estudo SAVE,[44] não foi observado uma redução na mortalidade cardiovascular com o tratamento da AOS pelo CPAP. No entanto, o uso de CPAP médio foi de 3,3 horas por noite. Apesar do desfecho principal (mortalidade) ter sido neutro, o estudo teve vários achados importantes.[44] Apesar de que os pacientes incluídos não eram muito sintomáticos, houve melhora no grau de sonolência e sintomas de ansiedade e depressão no grupo randomizado para CPAP. Como já mencionado, no subgrupo de pacientes que utilizou CPAP por pelo menos 4 horas por noite, houve uma diminuição de novos episódios de AVC.[44] Esse estudo demonstra a complexidade da AOS e reforça a necessidade de uma boa adesão ao tratamento para entender de forma definitiva o real impacto do tratamento da AOS com CPAP em desfechos cardiovasculares.[51] O aprendizado gerado com estes estudos iniciais documentam a necessidade de identificar subgrupos de maior risco cardiovascular e de aprimoramento no desenho dos futuros estudos randomizados na área.[51,52]

Considerações finais

A literatura disponível até o momento sugere que a AOS pode predispor ao surgimento da HAS, contribuir para os distúrbios metabólicos, arritmias e para o surgimento da doença cardiovascular em pacientes sem eventos cardiovasculares prévios. No entanto, a imensa maioria das evidências neste cenário são baseadas de estudos observacionais. No cenário de prevenção secundária, o tratamento da AOS pode prevenir a recorrência de FA. No entanto, em pacientes com doença cardiovascular prévia, o aumento do risco atribuído à AOS em pacientes em estudos observacionais não foi confirmado por estudos randomizados. Neste contexto, os efeitos neutros do CPAP podem ser parcialmente explicados pela exclusão de pacientes hipoxêmicos graves e pela baixa adesão ao CPAP

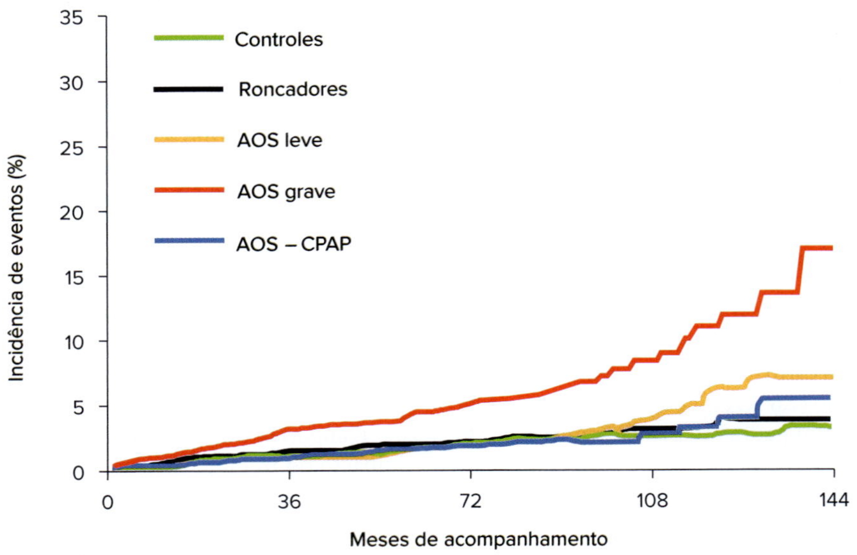

FIGURA 4

Impacto do tratamento da apneia obstrutiva do sono (AOS) na prevenção primária de eventos cardiovasculares fatais em homens.

CPAP: pressão positiva de vias aéreas superiores.

Fonte: modificada de Marin et al., 2005.[46]

observada nesses estudos.[51] Portanto, esforços adicionais para melhorar o uso de CPAP ou o desenvolvimento de novos tratamentos podem ajudar a entender a magnitude da AOS na doença cardiovascular e adotar medidas preventivas neste sentido. Finalmente, a identificação de pacientes com AOS que possuem maior risco cardiovascular podem direcionar prioridades para um tratamento multidisplinar eficaz. A criação de biomarcadores é um campo crescente de interesse.[53] Outro ponto relevante são as definiões de "fenótipos" de maior risco cardiovascular na AOS. Evidências recentes sugerem que a carga de hipoxemia (independente do número de eventos respirtórios),[54] quando a presença de uma AOS com sintomas de sonolência[55] mostraram-se marcadores associados com pior prognóstico na AOS.

Os dados apresentados de forma resumida neste capítulo reforçam o interesse crescente dos distúrbios de sono na Cardiologia. Como reflexo disto, em 2018 foi publicado o 1º Posicionalmento Brasileiro do impacto dos Distúrbios de Sono nas Doenças Cardiovasculares.[56] Particular atenção tem sido dada ao papel do Cardiologista neste cenário: identificação dos pacientes de forma cada vez mais precoce da AOS e interação com especialistas na área de Medicina do Sono para o correto manejo e acompanhamento da AOS. Neste contexto, a telemonitorização do CPAP trouxe grandes avanços na monitorização do paciente em tratamento da AOS. Esta tecnologia está permitindo diagnósticos mais precoces de situações que podem contribuir para a má adesão bem como aumenta o engajamento dos pacientes à terapêutica.[57] No Brasil, estudo de "mundo real" com a telemonitorização em mais de 31.000 pacientes mostra que a adesão ao CPAP é boa na maioria dos pacientes, ao contrário do conceito que vários profissionais apresentam sobre a tolerabilidade ao uso CPAP.[58]

RESUMO

- Os distúrbios respiratórios do sono são muito comuns na população geral e a prevalência é extremamente alta entre os pacientes com doença cardiovascular já estabelecida. Estes distúrbios continuam sendo pouco reconhecidos apesar de poderem causar muitos sintomas, incluindo sono de má qualidade, sonolência excessiva diurna, cansaço e baixa qualidade de vida.
- De forma importante, os distúrbios respiratórios do sono estão estreitamente relacionados com várias doenças cardiovasculares. Nesse capítulo abordaremos o impacto cardiovascular de um dos principais distúrbios respiratórios do sono: a apneia obstrutiva do sono (AOS). A AOS é caracterizada por obstruções parciais ou completas das vias aéreas superiores, promovendo redução da pressão intratorácica, fragmentação do sono e hipoxemia intermitente. Evidências crescentes apontam que a AOS pode contribuir para o surgimento e/ou contribuir para piorar o prognóstico de diversas doenças cardiovasculares, incluindo a hipertensão arterial, a fibrilação atrial, o infarto agudo do miocárdio e o acidente vascular cerebral.
- O principal tratamento da AOS, a pressão contínua de vias aéreas superiores (CPAP), é muito eficaz em abolir os

eventos respiratórios quando bem utilizado além de promover a redução da pressão arterial (particularmente nos pacientes com hipertensão arterial resistente), prevenir a recidiva de episódios de fibrilação atrial pós-cardioversão ou pós-ablação e de reduzir os eventos cardiovasculares não fatais e fatais em pacientes sem eventos cardiovasculares prévios (prevenção primária). No contexto da prevenção secundária (pacientes com AOS e eventos cardiovasculares prévios), dados de dois grandes estudos mostrou que o uso preventivo do CPAP não reduziu em relação ao tratamento padrão novos eventos cardiovasculares nestes pacientes. Este achado parece ser parcialmente explicado pela relativa baixa adesão média verificada nestes estudos (pacientes muito sintomáticos foram excluídos) uma vez que subanálises de pacientes com boa adesão ao CPAP reduziu eventos cerebrovasculares, o que levanta a hipótese de que o aperfeiçoamento do tratamento da AOS visando aumentar a adesão bem como a identificação de subgrupos de mais alto risco pode contribuir para o nosso entendimento do real impacto da AOS na doença cardiovascular.

DESTAQUES DE INOVAÇÃO

A telemonitorização do CPAP trouxe grandes avanços na monitorização do paciente em tratamento da AOS. Esta tecnologia permite diagnósticos mais precoces de situações que poderiam contribuir para a má adesão bem como aumenta o engajamento dos pacientes à terapêutica.

Referências bibliográficas

1. Gottlieb DJ, Punjabi NM. Diagnosis and management of obstructive sleep apnea: a Rreview. JAMA. 2020;323(14):1389-400.
2. Drager LF, Togeiro SM, Polotsky VY, Lorenzi-Filho G. Obstructive sleep apnea: A cardiometabolic risk in obesity and the metabolic syndrome. J Am Coll Cardiol. 2013;62:569-76.
3. Yeghiazarians Y, Jneid H, Tietjens JR, Redline S, Brown DL, El-Sherif N, et al. Obstructive sleep apnea and cardiovascular disease: a scientific statement from the American Heart Association. Circulation. 2021;144(3):e56-e67.
4. Tufik S, Santos-Silva R, Taddei JA, Bittencourt LRA. Obstructive sleep apnea syndrome in the Sao Paulo Epidemiologic Sleep Study. Sleep Med. 2010;11:441-6.
5. Drager LF, et al. Characteristics and predictors of obstructive sleep apnea in patients with systemic hypertension. Am J Cardiol. 2010;105:1135-9.
6. Pedrosa RP, et al. Obstructive sleep apnea: The most common secondary cause of hypertension associated with resistant hypertension. Hypertension. 2011;58:811-7.
7. Genta-Pereira DC, Furlan SF, Omote DQ, Giorgi DMA, Bortolotto LA, Lorenzi-Filho G, et al. Nondipping blood pressure patterns predict obstructive sleep apnea in patients undergoing ambulatory blood pressure monitoring. Hypertension. 2018;72:979-985.
8. Drager LF, Bortolotto LA, Figueiredo AC, Silva BC, Krieger EM, Lorenzi-Filho G. Obstructive sleep apnea, hypertension, and their interaction on arterial stiffness and heart remodeling. Chest. 2007;131(5):1379-86.
9. Marin JM, Agusti A, Villar I, Forner M, Nieto D, Carrizo SJ, et al. Association between treated and untreated obstructive sleep apnea and risk of hypertension. JAMA. 2012;307:2169-76.
10. Fatureto-Borges F, Lorenzi-Filho G, Drager LF. Effectiveness of continuous positive airway pressure in lowering blood pressure in patients with obstructive sleep apnea: a critical review of the literature. Integr Blood Press Control. 2016;9:43-7.
11. Pedrosa RP, et al. Effects of OSA treatment on BP in patients with resistant hypertension: A randomized trial. Chest. 2013;144:1487-94.
12. Martínez-García MA, et al. Effect of CPAP on blood pressure in patients with obstructive sleep apnea and resistant hypertension: the HIPARCO randomized clinical trial. JAMA. 2013;310:2407-15.
13. Castro-Grattoni AL, Torres G, Martínez-Alonso M, Barbé F, Turino C, Sánchez-de-la-Torre A, et al. Blood pressure response to CPAP treatment in subjects with obstructive sleep apnoea: the predictive value of 24-h ambulatory blood pressure monitoring. Eur Respir J. 2017;50(4). pii: 1700651.
14. Oscullo G, Sapiña-Beltrán E, Torres G, Zaldivar E, Barbé F, Martinez-Garcia MA. The potential role of obstructive sleep apnoea in refractory hypertension. Curr Hypertens Rep. 2019;21(8):57.
15. Drager LF, Li J, Reinke C, Bevans-Fonti S, Jun JC, Polotsky VY. Intermittent hypoxia exacerbates metabolic effects of diet-induced obesity. Obesity (Silver Spring). 2011;19:2167-74.
16. Thorn CE, Knight B, Pastel E, McCulloch LJ, Patel B, Shore AC, et al. Adipose tissue is influenced by hypoxia of obstructive sleep apnea syndrome independent of obesity. Diabetes Metab. 2017;43(3):240-7.
17. Drager LF, Yao Q, Hernandez KL, Shin MK, Bevans-Fonti S, Gay J, et al. Chronic intermittent hypoxia induces atherosclerosis via activation of adipose angiopoietin-like 4. Am J Respir Crit Care Med. 2013;188(2): 240-8.
18. Murphy AM, Thomas A, Crinion SJ, Kent BD, Tambuwala MM, Fabre A, et al. Intermittent hypoxia in obstructive sleep apnoea mediates insulin resistance through adipose tissue inflammation. Eur Respir J. 2017;49(4). pii: 1601731.
19. Carneiro G, Togeiro SM, Ribeiro-Filho FF, et al. Continuous positive airway pressure therapy improves hypoadiponectinemia in severe obese men with obstructive sleep apnea without changes in insulin resistance. Metab Syndr Relat Disord. 2009;7:537-42.
20. Polak J, Shimoda LA, Drager LF, Undem C, McHugh H, Polotsky VY, Punjabi NM. ntermittent hypoxia impairs glucose homeostasis in C57BL6/J mice: partial improvement with cessation of the exposure. Sleep. 2013;36(10):1483-90; 1490A-1490B.
21. Polotsky VY, Li J, Punjabi NM, et al. Intermittent hypoxia increases insulin resistance in genetically obese mice. J Physiol. 2003;552: 253-64.
22. Muraki I, Tanigawa T, Yamagishi K, Sakurai S, Ohira T, Imano H, et al.; CIRCS Investigators. Nocturnal intermittent hypoxia and the development of type 2 diabetes: the Circulatory Risk in Communities Study (CIRCS). Diabetologia. 2010;53:481-8.
23. Botros N, Concato J, Mohsenin V, Selim B, Doctor K, Yaggi HK. Obstructive sleep apnea as a risk factor for type 2 diabetes. Am J Med 2009;122:1122-7.
24. Kendzerska T, Gershon AS, Hawker G, Tomlinson G, Leung RS. Obstructive sleep apnea and incident diabetes: a historical cohort study Am J Respir Crit Care Med. 2014;190:218-25.
25. Carneiro G, Togeiro SM, Hayashi LF, Ribeiro-Filho FF, Ribeiro AB, Tufik S, et al. Effect of continuous positive airway pressure therapy on hypothalamic-pituitary-adrenal axis function and 24-h blood pressure profile in obese men with obstructive sleep apnea syndrome. Am J Physiol Endocrinol Metab. 2008;295:E380-E384.
26. Izumi S, Ribeiro-Filho FF, Carneiro G, Togeiro SM, Tufik S, Zanella MT. IGF-1 levels are inversely associated with metabolic syndrome in obstructive sleep Apnea. J Clin Sleep Med. 2016;12(4):487-93.
27. Savransky V, Jun J, Li J, et al. Dyslipidemia and atherosclerosis induced by chronic intermittent hypoxia are attenuated by deficiency of stearoyl coenzyme A desaturase. Circ Res. 2008;103:1173-80.
28. Drager LF, Li J, Shin MK, et al. Intermittent hypoxia inhibits clearance of triglyceride-rich lipoproteins and inactivates adipose lipoprotein lipase in a mouse model of sleep apnoea. Eur Heart J. 2012;33:783-90.
29. Linz D, McEvoy RD, Cowie MR, Somers VK, Nattel S, Lévy P, et al. Associations of obstructive sleep apnea with atrial fibrillation and conti-

nuous positive airway pressure treatment: a review. JAMA Cardiol. 2018;3(6):532-40.
30. Grimm W, et al. Electrophysiologic evaluation of sinus node function and atrioventricular conduction in patients with prolonged ventricular asystole during obstructive sleep apnea. Am J Cardiol. 1996;77:1310-4.
31. Koehler U, et al. Relations among hypoxemia, sleep stage, and bradyarrhythmia during obstructive sleep apnea. Am Heart J. 2000;139:142-8.
32. Stegman SS, Burroughs JM, Henthorn RW. Asymptomatic bradyarrhythmias as a marker for sleep apnea: appropriate recognition and treatment may reduce the need for pacemaker therapy. Pacing Clin Electrophysiol. 1996;19(6):899-904.
33. Simantirakis EN, et al. Severe bradyarrhythmias in patients with sleep apnoea: The effect of continuous positive airway pressure treatment: a long-term evaluation using an insertable loop recorder. Eur Heart J. 2004;25:1070-6.
34. Kanagala R, et al. Obstructive sleep apnea and the recurrence of atrial fibrillation. Circulation. 2003;107:2589-94.
35. Ng CY, Liu T, Shehata M, Stevens S, Chugh SS, Wang X. Meta-analysis of obstructive sleep apnea as predictor of atrial fibrillation recurrence after catheter ablation. Am J Cardiol. 2011;108:47-51.
36. Shukla A, Aizer A, Holmes D, Fowler S, Park DS, Bernstein S, et al. Effect of obstructive sleep apnea treatment on atrial fibrillation recurrence: a meta-analysis. JACC: Clinical Electrophysiology. 2015;1:41-51.
37. Qureshi WT, Nasir UB, Alqalyoobi S, O'Neal WT, Mawri S, Sabbagh S, et al. Meta-analysis of continuous positive airway pressure as a therapy of atrial fibrillation in obstructive sleep apnea. Am J Cardiol. 2015;116:1767-73.
38. Mehra R, Benjamin EJ, Shahar E, Gottlieb DJ, Nawabit R, Kirchner HL, et al.; Sleep Heart Health Study. Association of nocturnal arrhythmias with sleep-disordered breathing: The Sleep Heart Health Study. Am J Respir Crit Care Med. 2006;173(8):910-6.
39. Javaheri S. Effects of continuous positive airway pressure on sleep apnea and ventricular irritability in patients with heart failure. Circulation. 2000;101(4):392-7.
40. Ryan CM, Usui K, Floras JS, Bradley TD. Effect of continuous positive airway pressure on ventricular ectopy in heart failure patients with obstructive sleep apnoea. Thorax. 2005;60(9):781-5.
41. Gami AS, Howard DE, Olson EJ, Somers VK. Day-night pattern of sudden death in obstructive sleep apnea, N Engl J Med. 2005;352:1206-14.
42. Lu X, Liu W, Wang H. Investigating the association between wake-up stroke and obstructive sleep apnea: a meta-analysis. Eur Neurol. 2021:1-10.
43. Wang X, Ouyang Y, Wang Z, et al. Obstructive sleep apnea and risk of cardiovascular disease and all-cause mortality: a meta-analysis of prospective cohort studies. Int J Cardiol. 2013;169:207-14.
44. McEvoy RD, Antic NA, Heeley E, Luo Y, Ou Q, Zhang X, et al.; SAVE Investigators and Coordinators. CPAP for prevention of cardiovascular events in obstructive sleep apnea. N Engl J Med.2016;375(10):919-31.
45. Brill AK, Horvath T, Seiler A, Camilo M, Haynes AG, Ott SR, et al. CPAP as treatment of sleep apnea after stroke: a meta-analysis of randomized trials. Neurology. 2018;90(14):e1222-e1230.
46. Marin JM, Carrizo SJ, Vicente E, Agusti AGN. Long-term cardiovascular outcomes in men with obstructive sleep apnoea-hypopnoea with or without treatment with continuous positive airway pressure: An observational study. Lancet. 2005;365:1046-53.
47. Campos-Rodriguez, F. et al. Cardiovascular mortality in women with obstructive sleep apnea with or without continuous positive airway pressure treatment. Ann Intern Med. 2012;156:115.
48. Martínez-García MA, Campos-Rodríguez F, Catalán-Serra P, Soler-Cataluña JJ, Almeida-Gonzalez C, De la Cruz Morón I, et al. Cardiovascular mortality in obstructive sleep apnea in the elderly: role of long-term continuous positive airway pressure treatment: a prospective observational study. Am J Respir Crit Care Med. 2012;186(9):909-16.
49. Lee CH, Sethi R, Li R, Ho HH, Hein T, Jim MH, et al. Obstructive sleep apnea and cardiovascular events after percutaneous coronary intervention. Circulation. 2016;133(21):2008-17.
50. Ge, X. et al. Is obstructive sleep apnea associated with cardiovascular and all-cause mortality? PLoS One 8. 2013.
51. Drager LF, McEvoy RD, Barbe F, Lorenzi-Filho G, Redline S; INCOSACT Initiative (International Collaboration of Sleep Apnea Cardiovascular Trialists). Sleep apnea and cardiovascular disease: lessons from recent trials and need for team science. Circulation. 2017;136:1840-50.
52. Javaheri S, Martinez-Garcia MA, Campos-Rodriguez F. CPAP Treatment and cardiovascular prevention: we need to change the design and implementation of our trials. Chest. 2019;156(3):431-7.
53. Lebkuchen A, Carvalho VM, Venturini G, Salgueiro JS, Freitas LS, Dellavance A, et al. Metabolomic and lipidomic profile in men with obstructive sleep apnoea: implications for diagnosis and biomarkers of cardiovascular risk. Sci Rep. 2018;8(1):11270.
54. Azarbarzin A, Sands SA, Stone KL, Taranto-Montemurro L, Messineo L, Terrill PI, et al. The hypoxic burden of sleep apnoea predicts cardiovascular disease-related mortality: the Osteoporotic Fractures in Men Study and the Sleep Heart Health Study. Eur Heart J. 2019;40(14):1149-57.
55. Mazzotti DR, Keenan BT, Lim DC, Gottlieb DJ, Kim J, Pack AI. Symptom subtypes of obstructive sleep apnea predict incidence of cardiovascular outcomes. Am J Respir Crit Care Med. 2019;200(4):493-506.
56. Drager LF, Lorenzi-Filho G, Cintra FD, Pedrosa RP, Bittencourt LRA, Poyares D. 1º Posicionamento Brasileiro sobre o Impacto dos Distúrbios de Sono nas Doenças Cardiovasculares da Sociedade Brasileira de Cardiologia. Arq Bras Cardiol. 2018;111(2):290-340.
57. Chen C, Wang J, Pang L, Wang Y, Ma G, Liao W. Telemonitor care helps CPAP compliance in patients with obstructive sleep apnea: a systemic review and meta-analysis of randomized controlled trials. Ther Adv Chronic Dis. 2020;11:2040622320901625.
58. Drager LF, Malhotra A, Yan Y, Pépin JL, Armitstead JP, Woehrle H, et al.; medXcloud group. Adherence with positive airway pressure therapy for obstructive sleep apnea in developing vs. developed countries: a big data study. J Clin Sleep Med. 2021;17(4):703-9.

Capítulo 5

Doença aterosclerótica subclínica: diagnóstico e impacto no prognóstico

Viviane Zorzanelli Rocha Giraldez
Marcio Hiroshi Miname
Ana Paula Cornado Marte

PONTOS-CHAVE

- O uso de marcadores de aterosclerose subclínica baseados em métodos de imagem tem o intuito de refinar a estimativa do risco cardiovascular do indivíduo.
- A tomografia com escore de cálcio coronariano é um marcador de aterosclerose subclínica com significativa capacidade de predição de eventos cardiovasculares e com o melhor poder de discriminação e reclassificação.
- A espessura íntima-média carotídea (EIMC) aumentada também é preditora de eventos cardiovasculares e cerebrovasculares, mas a utilidade desse marcador na estratificação de risco em adição ao escore de risco de Framingham é questionável. A EIMC e a presença de placa carotídea podem ser utilizadas como agravantes de risco.
- O índice tornozelo-braquial (ITB) < 0,9 (ou > 1,4) é outro método com capacidade aditiva de predizer eventos cardiovasculares e cerebrovasculares.

Introdução

A doença cardiovascular permanece como a principal causa de morte no mundo e também no Brasil. De acordo com dados mais recentes da Organização Mundial da Saúde (OMS), quase 18 milhões de pessoas morrem anualmente por doenças cardiovasculares, sendo 85% dessas mortes decorrentes de doença arterial coronariana (DAC) e acidentes vasculares cerebrais (AVC).[1]

A estratificação do risco cardiovascular dos indivíduos, principalmente quando aliada ao manejo dos fatores de risco, como o controle do tabagismo e da pressão arterial, o tratamento do diabetes e a redução dos níveis de LDL-colesterol (LDL-C), representa estratégia importante para a diminuição do risco cardiovascular.

Quanto ao controle lipídico em particular, a prescrição de hipolipemiantes, em especial as estatinas, para reduzir o LDL-C em indivíduos assintomáticos de prevenção primária baseia-se no risco cardiovascular estimado para o paciente mediante seus fatores de risco. Infelizmente, o poder preditivo desses fatores é imperfeito, abrindo espaço para uma gama de marcadores de risco adicionais, como os marcadores de aterosclerose subclínica.

A investigação de aterosclerose subclínica, principalmente baseada em exames de imagem, visa a identificar indivíduos de maior risco cardiovascular, seguida da implementação de estratégias mais intensivas e dirigidas de redução de risco nesses pacientes. De fato, indivíduos com maior carga aterosclerótica apresentam mais risco cardiovascular e se beneficiam mais das medidas preventivas. Entre os métodos não invasivos destinados à identificação e à quantificação de aterosclerose subclínica estão a calcificação arterial coronariana (CAC) e a espessura da íntima-média carotídea (EIMC), ambas preditoras do risco cardiovascular independentes de fatores de risco tradicionais.

Este capítulo se propõe a revisar os principais marcadores de aterosclerose subclínica, sua associação com eventos cardiovasculares, sua utilidade em relação aos fatores de risco tradicionais e a evidência acerca do benefício do tratamento que cada método dirige.

Escore de cálcio

A calcificação vascular coronariana tem de ser entendida como representativa do processo de aterosclerose em curso. Alguns mecanismos foram propostos como iniciadores dessa calcificação: morte de células inflamatórias e debris necróticos que servem como sítios para formação de cristais de fosfato de cálcio; redução da expressão local de inibidores de mineralização; indução de formação óssea resultante da diferenciação de células musculares lisas vasculares.[2] Existem fatores procalcificação e fatores inibidores da calcificação vascular. O balanço entre esses elementos determina sua ocorrência. Inicialmente, a calcificação surge de forma microscópica em região de intensa inflamação, com expressão de fatores procalcificação.[2] Essas regiões de microcalcificação podem se agregar e formar regiões maiores de calcificação vascular, que passam a ser detectáveis em exames de imagem.

A detecção da CAC pode ser feita por diferentes métodos invasivos e não invasivos. Na prática clínica, o método mais utilizado é a tomografia de coronárias com a quantificação do escore de cálcio coronariano. A presença e a intensidade da CAC estão relacionadas com a carga total de placas ateroscleróticas.[3] A presença e a gravidade da CAC são quantificadas pelo escore desenvolvido por Agatston et al. ou pelo escore de volume ou pela massa de cálcio coronariano.[4] O escore de Agatston é o mais amplamente utilizado e é calculado multiplicando-se a área da lesão (mm^2) por um fator de densidade do cálcio (que varia de 1 a 4).[4] A aquisição de CAC é feita com uso de tomografia computadorizada (TC) e não requer infusão de contraste endovenoso (EV). A dose de radiação é baixa (menos de 1 mSv) e é comparável a um exame de mamografia.[4]

Associação do escore de cálcio com evento cardiovascular

Diversos estudos demonstraram a correlação entre CAC e eventos coronarianos em pacientes sem eventos cardiovasculares prévios. Os dois estudos mais importantes que avaliaram essa relação foram o *Multi-ethnic study of atherosclerosis* (MESA) e o *Heinz Nixdorf recall*. O estudo MESA incluiu 6.722 indivíduos sem doença cardiovascular manifesta, submetidos à realização de CAC e acompanhados por uma mediana de 3,8 anos.[5] Ocorreram 162 eventos coronarianos. Comparados a indivíduos com CAC zero, indivíduos com CAC de 101-300 tinham risco de 7,73 vezes maior de evento coronariano, e aqueles com CAC acima de 300 tinham risco 9,67 vezes maior.[6] O estudo *Heinz Nixdorf recall* incluiu 4.129 indivíduos acompanhados por 5 anos.[7] Ocorreram 93 mortes coronarianas e infarto do miocárdio (IM) não fatais. O risco relativo de evento coronariano ajustado para categorias de risco foi 2,80 para CAC 100-399 e 6,40 para CAC acima de 400 em comparação a escore de cálcio zero.[8] O risco absoluto de evento coronariano também aumenta com níveis mais elevados de CAC e, dessa forma, a taxa absoluta percentual de evento em 10 anos para CAC zero, 1-100, 101-400, > 400 e > 1.000 é, respectivamente: 1,1-1,7; 2,3-5,9; 12,8-16,4; 22,5-28,6 e 37.[4] O CAC zero está associado a taxa de evento coronariano muito baixa, enquanto CAC > 400 apresenta taxa de evento semelhante a paciente de prevenção secundária mesmo em longo prazo (10 anos).[9]

Informações adicionais fornecidas pelo escore de cálcio

O estudo MESA mostrou que o modelo de predição de risco cardiovascular com escore de cálcio melhorou a reclassificação de risco comparado ao modelo apenas com variáveis clínicas.[10] Nesse estudo, a área sob a curva ROC para discriminação de qualquer evento coronariano foi de 0,77 para os fatores de risco tradicionais e aumentou para 0,82 com adição do CAC ($p < 0,001$).[5] Esse achado foi corroborado pelo estudo alemão *Heinz Nixdorff* que também demonstrou melhora na reclassificação e discriminação de risco cardiovascular com uso do escore de cálcio coronariano em pacientes de prevenção primária: a área sob a curva ROC do escore de Framingham aumentou de 0,653 para 0,755 com adição do CAC ($p = 0,0001$).[7] Também existe evidência de que a CAC melhora a reclassificação de risco principalmente em pacientes de risco intermediário, nos quais a taxa de reclassificação varia de 52 a 65,6%.[4]

A despeito da importância da estratificação de risco cardiovascular, o escore de cálcio não deve ser utilizado na avaliação rotineira de pacientes sintomáticos, uma vez que pode ocorrer doença coronariana e mesmo síndrome coronariana aguda em vigência de escore de cálcio zero.

Evidências de tratamento dirigido pelo escore de cálcio

Apesar de forte evidência de CAC como ferramenta auxiliar na estratificação de risco de pacientes assintomáticos, ainda não há a mesma evidência para utilizá-lo como filtro de quem deve ser tratado ou não com estatinas. Um indício de que essa ferramenta pode auxiliar nessa decisão foi um estudo de registro em que foram incluídos pacientes de prevenção primária submetidos a CAC, analisando-se o uso ou não de estatina. Os autores incluíram 13.644 pacientes (idade média de 50 anos, 71% homens), acompanhados por uma mediana de 9,4 anos. Apenas os pacientes com CAC positivo apresentaram redução de evento com uso de estatina; em particular aqueles com CAC > 100 derivaram maior benefício com número necessário para tratar (NNT) de 12 ($p < 0,0001$).[11] A diretriz norte-americana de 2018 para tratamento do colesterol incorpora o CAC como forma de auxiliar na decisão terapêutica com estatina. Em particular para pacientes de 40-75 anos sem diabetes melito, com LDL-C entre 70-189 mg/dL e escore de risco de evento aterosclerótico entre 7,5-19,9%, o tratamento com estatina poderia não ser feito se CAC igual a zero (exceto para tabagistas, diabéticos ou aqueles com história familiar de doença aterosclerótica prematura). CAC de 1-99 favorece uso de estatina para aqueles com mais de 55 anos e CAC > 100 ou acima do percentil 75 teriam indicação do uso de estatina.[12] A US Preventive Services Task Force adota uma postura mais conservadora e acredita não haver recomendação para uso do CAC, por falta de evidência sobre impacto real do tratamento guiado por esse exame sobre a avaliação dos fatores de risco tradicionais.[13] A atualização da diretriz brasileira de dislipidemias de 2017 orienta tratar os pacientes com CAC > 100 como alto risco cardiovascular independente dos demais fatores de risco.[14]

Outro ponto de potencial aplicação do CAC é na seleção de pacientes com benefício do uso da aspirina na prevenção primária. Uma análise do estudo MESA concluiu que haveria malefício do uso para CAC zero, porém existiria um benefício líquido para CAC > 100, a despeito dos fatores de risco.[15] São necessários mais estudos que corroborem essa indicação de CAC, apesar de um consenso da Sociedade de Tomografia Cardiovascular já colocar indicação de aspirina em pacientes com CAC > 100.[16]

Angiotomografia coronariana

A angiotomografia coronariana permite visualizar a luz do vaso e analisar sua parede e, dessa forma, quantificar a obstrução luminal e trazer informação sobre a composição de placa aterosclerótica (calcificada, não calcificada e mista). O exame necessita de infusão de contraste EV, e a qualidade da aquisição de imagens depende de ritmo cardíaco regular e frequência cardíaca controlada. A capacidade de discriminação de obstrução luminal é elevada, com área sob a curva ROC média de 0,98 em estudos unicêntricos, variando entre 0,93-0,96 em estudos muticêntricos.[17]

Dessa maneira, a angiotomografia coronariana pode ser utilizada para avaliação de DAC em três cenários clínicos: suspeita de DAC crônica em paciente sintomático com probabilidade pré-teste intermediária pelos critérios de Diamon-Forrester; suspeita de DAC crônica em pacientes com provas isquêmicas conflitantes ou inconclusivas; e suspeita de síndrome coronariana aguda de baixo/intermediário risco com eletrocardiograma (ECG) normal ou não diagnóstico e marcadores de necrose miocárdica negativa.[18]

Associação da angiotomografia coronariana com evento cardiovascular

Existem alguns aspectos derivados da angiotomografia coronariana que estão associados a evento cardiovascular: detecção de obstrução coronariana, composição de placa, qualidade da placa e avaliação de inflamação perivascular.

O estudo de registro *Coronary CT angiography evaluation for clinical outcomes: an international multicenter registry* (CONFIRM) incluiu 27.125 pacientes consecutivos submetidos à angiotomografia coronariana (7.590 assintomáticos). Em 2,5 anos de seguimento, a taxa de mortalidade para indivíduos com DAC obstrutiva foi maior do que aqueles sem obstrução (4,1% *versus* 1,7%), e também aumentava quanto maior o número de vasos com DAC obstrutiva.[19,20] Uma análise *post-hoc* do *Scottish COMputed tomography of the HEART trial* (SCOT--HEART – estudo multicêntrico randomizado em pacientes com suspeita de angina *pectoris*) mostrou que a presença de placas com características adversas (remodelamento positivo ou baixa atenuação) leva a um risco 3 vezes maior de morte coronariana ou IM não fatal.[8] A detecção não invasiva de inflamação coronariana foi avaliada em uma análise *post-hoc* do estudo *Cardiovascular RISk prediction using computed tomography* (CRISP-CT). Existe uma correlação entre um índice de atenuação de gordura perivascular avaliado pela angiotomografia coronariana com inflamação. Esse estudo demonstrou um risco 2 vezes maior de mortalidade cardíaca com uso desse índice, sendo que um *cutoff* ≥ 70,1 unidades Hounsfield associou-se com risco 9 vezes maior.[21] Interessante notar a evidência de que, mesmo em população de mais alto risco, como os diabéticos, a presença e a extensão de DAC detectada pela angiotomografia coronariana em assintomáticos é forte preditora de eventos cardiovasculares.[6]

Informações adicionais fornecidas pela angiotomografia coronariana

O uso da angiotomografia coronariana em pacientes assintomáticos poderia ganhar aplicação na prática clínica caso agregasse informação aos fatores de risco tradicionais e a CAC na estratificação de risco e se mudasse o desfecho cardiovascular relacionado a mudança de tratamento guiado por seu resultado. A primeira premissa foi avaliada em uma subanálise do estudo CONFIRM, em que se avaliou o poder do incremento da angiotomografia coronariana na avaliação do risco de mortalidade por todas as causas e infarto não fatal em indivíduos assintomáticos em diferentes níveis de CAC. O estudo mostrou que pacientes com CAC < 100 não apresentaram melhora da área sob a curva ROC ou reclassificação de risco (NRI, do inglês *net reclassification improvement*) com uso da angiotomografia coronariana em comparação ao escore de Framingham. Os pacientes com CAC > 100 apresentaram um aumento da área sob a curva ROC de 0,53 para 0,77 (p < 0,001) e NRI de 0,62 (p < 0,001), porém o benefício ocorreu em particular para os pacientes com CAC 100-400, ou seja, indivíduos com nível de risco intermediário. Outra publicação do mesmo estudo demonstra que essa melhora no poder de incremento da estratificação do risco com angiotomografia coronariana ocorre em particular em pacientes mais idosos, pois a melhora da discriminação do risco e do NRI sobre o modelo com escore de Framingham + CAC ocorreu apenas no tercil de idade mais avançada (acima de 62 anos).[22] Logicamente, ainda não há resposta definitiva para esse tema, pois trata-se de um estudo observacional e com tempo de seguimento relativamente curto (2,5 anos). Ainda são necessários outros estudos para confirmar esses achados. A segunda premissa será discutida a seguir.

Evidência de tratamento dirigido pela angiotomografia coronariana

A avaliação do benefício do uso da angiotomografia coronariana na mudança de tratamento do paciente assintomático é complexa, pois envolve intensificação de tratamento clínico e possível atitude em relação a revascularização coronariana.

O único estudo randomizado em pacientes assintomáticos nesse tema é o FACTOR 64. Esse estudo avaliou se a angiotomografia coronariana em pacientes assintomáticos com diabetes tipos 1 ou 2 poderia trazer benefício em reduzir eventos clínicos.[23] Foram incluídos pacientes com duração de diabetes há pelo menos 3 ou 5 anos, randomizados para realizar ou não angiotomografia coronariana, sendo o resultado utilizado na sua condução clínica. Todos os pacientes foram submetidos a tratamento-padrão dos fatores de risco, sendo estimulados a atingir metas terapêuticas segundo diretrizes vigentes na época (hemoglobina glicada < 7%, LDL-C < 100 mg/dL e pressão sistólica < 130 mmHg). Os pacientes do grupo angiotomografia com coronárias normais eram mantidos no tratamento padrão. Aqueles que apresentavam doença coronariana leve proximal ou grave proximal ou distal, ou, ainda, escore de cálcio de 10, eram recomendados a passar por tratamento agressivo (LDL-C < 70 mg/dL, HDL-C > 50 mg/dL, triglicerídios < 150 mg/dL, hemoglobina glicada < 6% e pressão sistólica < 120 mmHg). Os pacientes com estenose grave eram submetidos à angiografia coronariana invasiva, ficando a decisão sobre revascularização a critério do médico assistente. Pacientes com lesão moderada eram submetidos a uma pesquisa de isquemia miocárdica. No total, foram randomizados 900 pacientes, sendo 452 para o grupo da angiotomografia, com tempo médio de seguimento de 4 anos. A duração média do diabetes no grupo sem angiotomografia foi de 13,5 anos; já no grupo com angiotomografia, de 12,3 anos. A taxa de eventos do desfecho primário (mortalidade total, infarto não fatal ou angina instável) não foi diferente entre os dois grupos, sendo de 6,2% no grupo angiotomografia e de 7,6% no grupo controle (HR 0,80; IC de 95%: 0,49 a 1,32; p = 0,38). Também não houve diferença em relação ao desfecho secundário (eventos isquêmicos cardíacos maiores). A taxa de eventos observada esteve abaixo do previsto para cálculo do tamanho amostral, o que pode ter interferido no resultado negativo do estudo.

De qualquer forma, pode-se concluir que pacientes diabéticos assintomáticos e apresentando fatores de risco bem controlados não parecem ter benefício com o rastreamento por angiotomografia coronariana.

Diante das evidências expostas até o momento, não existe uma recomendação do uso da angiotomografia coronariana em pacientes assintomáticos, estando as recomendações do uso dessa tecnologia reservadas para os sintomáticos.

Espessura íntima-média carotídea (EIMC)

A medida da EIMC é um marcador precoce de aterosclerose, globalmente utilizado por ser um método simples, reprodutível e não invasivo.[24]

A medida da EIMC é definida como a distância entre a interface lúmen-íntima e a interface média-adventícia da artéria carótida. O espaço entre essas duas linhas hiperecoicas, ou "dupla linha", é definido como EIMC.[24] Existem diversas estratégias para medir a EIMC, podendo haver certa confusão na literatura. Além disso, critérios unificados são indispensáveis para a apropriada diferenciação entre uma placa aterosclerótica inicial e o espessamento da íntima-média, este último correspondendo não apenas ao processo aterosclerótico em sua fase inicial, mas também ao remodelamento não aterosclerótico compensatório decorrente, em grande parte, de hipertrofia da média.[25] A diferenciação entre EIMC e placa aterosclerótica é relevante, considerando as diferenças entre esses dois biomarcadores, incluindo o próprio poder de predição de eventos vasculares.[25] De acordo com a atualização do consenso de Mannheim, as placas são estruturas focais e se projetam para a luz arterial em pelo menos 0,5 mm ou 50% do valor da EIMC, podendo ainda corresponder a uma espessura > 1,5 mm, medida da interface lúmen-íntima até a interface média-adventícia.[25]

Associação da EIMC com evento cardiovascular

Diversos estudos demonstraram a relação entre EIMC e eventos vasculares. O estudo *Atherosclerosis risk in communities* (ARIC) acompanhou 12.841 pacientes sem eventos cardiovasculares prévios por uma média de 5,2 anos.[26] O estudo avaliou a relação de eventos coronarianos (IM, morte coronariana) com a EIMC e observou uma taxa de eventos de 5,07 (IC 95% 3,08-8,36) para mulheres e de 1,85 (IC 95% 1,28-2,69) para homens, comparando a EIMC ≥ 1 mm com a EIMC < 1 mm.[26] Em outra análise do ARIC, os mesmos autores também constataram aumento do risco de AVC entre pacientes com maior valor da EIMC.[27]

O *Cardiovascular Health Study* (CHS) acompanhou 4.476 pacientes sem doença cardiovascular prévia, com idade igual ou acima de 65 anos, com seguimento médio de 6,2 anos.[28] O risco relativo de AVC ou IM foi maior quanto maior o quintil da EIMC (p < 0,001). O risco relativo de IM ou AVC comparando o quintil mais espesso com o menos espesso (ajustado para sexo e idade) foi de 3,87 (IC 95% 2,72 a 5,51).[28]

Em uma metanálise publicada em 2007, Lorenz et al. avaliaram a capacidade de predição de eventos cardiovasculares da EIMC.[29] Foram incluídos 8 estudos observacionais e mais de 37.000 indivíduos seguidos por um tempo médio de 5,5 anos. O risco relativo de IM ajustado por sexo e idade foi de 1,26 (IC 95%, 1,21 a 1,30) por diferença de 1 desvio-padrão da EIM da carótida comum, e 1,15 (IC 95%, 1,12 a 1,17) por diferença de 0,10 mm da EIM da carótida comum.[29] No caso do AVC, o risco relativo por diferença da EIMC foi discretamente maior do que o observado para o IM: 1,32 (IC 95%, 1,27 a 1,38) e 1,18 (IC 95%, 1,16 a 1,21), respectivamente. Essa metanálise mostrou que a EIMC é um preditor forte de eventos vasculares futuros. No entanto, o risco para ambos os desfechos diminuiu com o número de ajustes para os fatores de risco. Esse estudo também destacou potenciais dificuldades decorrentes das diferentes metodologias utilizadas para a medição da EIMC.[29]

Embora a EIMC se associe a risco de eventos cardiovasculares na população geral, a associação entre a progressão da EIMC avaliada a partir de dois exames de ultrassonografia (USG) e o risco cardiovascular ainda é incerta. Na metanálise de Lorenz et al., em que foram incluídos mais de 36.000 indivíduos, com seguimento médio de 7 anos, a progressão anual da EIMC foi derivada de dois exames de USG, realizados com intervalo de 2-7 anos. Nesse estudo, embora a média das medidas de EIMC dos dois exames estivesse robustamente associada com risco cardiovascular (HR 1,16, IC 95% 1,10-1,22 após ajustes), não foi detectada nenhuma associação entre progressão da EIMC e risco de eventos cardiovasculares subsequentes.[30]

Informações adicionais fornecidas pela EIMC

Se, por um lado, a associação da EIMC com o risco de eventos cardiovasculares é sólida entre os vários estudos, a utilidade desse marcador na estratificação de risco em adição ao escore de risco de Framingham é duvidosa. O estudo *USE intima-media thickness* (USE-IMT) – uma metanálise com dados individuais de estudos prospectivos que incluiu mais de 45.000 indivíduos – avaliou o valor da adição da EIM da carótida comum a modelos de predição de risco cardiovascular em indivíduos assintomáticos.[31] Nesse estudo, a adição da EIMC ao escore de risco de Framingham foi associada apenas a discreta melhora na predição de eventos cardiovasculares com base na estatística C (*C statistic*) e na NRI, sugerindo pouca utilidade no uso rotineiro da EIMC para a população geral.[31] Entretanto, o estudo de Polak et al. avaliou diferentes variáveis carotídeas, incluindo EIMC e placas carotídeas, quanto a sua capacidade de predição de eventos cardiovasculares, constatando que a adição dessas métricas aos fatores de risco de Framingham pode melhorar a predição de risco de eventos.[24,32]

Uso da EIMC como desfecho substituto para avaliação de intervenções

Finalmente, o uso da EIMC como desfecho substituto para avaliação de intervenções também se mantém questionável. Vários estudos clínicos já utilizaram esse parâmetro, demonstrando que diversas intervenções redutoras de eventos cardiovasculares, como as estatinas, por exemplo, se associam também à redução da EIMC. No entanto, ainda é incerta a associação entre redução da EIMC e redução de eventos. Por exemplo, a metanálise de Costanzo et al., que incluiu mais de 18.000 participantes, não observou relação significativa entre a regressão da EIMC e eventos cardiovasculares, mostrando que a redução da EIMC induzida por terapias pode não refletir benefícios clínicos.[33]

Assim, a medida da EIMC representa importante marcador de aterosclerose subclínica e preditor de eventos cardiovasculares e cerebrovasculares, principalmente quando associada à avaliação de presença, número e composição de placas ateroscleróticas pela USG de carótidas. Trata-se de exame seguro e acessível, porém ainda com críticas relacionadas à diversidade de metodologias utilizadas para a medida da EIMC. Por outro lado, o consenso da Sociedade Americana de Ecocardiografia e outros já destacou que a metodologia é bem definida e tem excelente reprodutibilidade.[34,35] Segundo o consenso, a USG de carótidas dirigida à estratificação de risco cardiovascular deve se basear na medida da EIM da artéria carótida comum associada à pesquisa extensa de placas nas carótidas, incluindo a bifurcação e carótida interna, sítios mais comuns de presença de placa.[35]

Algumas diretrizes contemplam a avaliação ultrassonográfica das carótidas na estratificação de risco cardiovascular. A diretriz brasileira de dislipidemias considera de alto risco indivíduos portadores de aterosclerose subclínica documentada por diversas metodologias, como a presença de placa à USG de carótidas.[14] A diretriz europeia de manejo das dislipidemias (ESC/EAS) também considera de risco mais alto indivíduos com aterosclerose subclínica detectada por diversos métodos, incluindo a USG de carótidas.[36] No entanto, outros documentos não recomendam a USG de carótidas entre os métodos para refinamento da estratificação de risco. A revisão sistemática da US Preventive Services Task Force avaliou três marcadores não tradicionais para estratificação de risco cardiovascular – a proteína C-reativa (PCR) de alta sensibilidade, o índice tornozelo-braquial (ITB) e o escore de cálcio coronariano – mas não considerou a evidência científica suficiente para a indicação de qualquer um deles.[37] Essa análise não incluiu a USG de carótidas. Já a nova diretriz norte-americana de manejo do colesterol (ACC/AHA), embora não tenha citado a USG de carótidas como um dos vários fatores agravantes de risco, incluiu outros marcadores, por exemplo o escore de cálcio e o ITB, em sua árvore de decisões para estratificação de risco em indivíduos de prevenção primária.[38]

Índice tornozelo-braquial

A doença arterial obstrutiva periférica (DAOP) é uma manifestação de aterosclerose *nos* membros inferiores, podendo prejudicar a marcha e, em casos graves, levar a infecção e amputação. Além da morbidade, a DAOP, independentemente de sintomas, está associada à doença arterial obstrutiva em outros leitos vasculares (coronariano, cerebral, carotídeo) e, consequentemente, a eventos cardiovasculares, numa proporção de 4-6% ao ano, em portadores da doença.[39]

Dentre os fatores de risco principais para a DAOP, destacam-se o tabagismo com risco relativo (RR) de 3,7, diabetes melito (para cada aumento de 1% no valor da hemoglobina glicada, há aumento de 26% no risco de DAOP), e hipertensão arterial sistêmica (HAS) com risco relativo menor do que o tabagismo.[40] A correlação entre dislipidemia e DAOP foi demonstrada no estudo de Framingham e, apesar do colesterol total ≥ 270 mg/dL estar associado a uma incidência 2 vezes mais elevada de DAOP, o HDL-C baixo demonstrou ser melhor preditor.[40]

A presença de DAOP aumenta o risco de desfechos cardiovasculares como infarto agudo do miocárdio (IAM), AVC e morte.[41] Assim, a identificação dos indivíduos portadores de DAOP, mesmo na sua forma assintomática, pode auxiliar na estratificação de risco dos pacientes.

O ITB é o método padrão de referência para o rastreamento da DAOP, detectando tanto casos sintomáticos como assintomáticos da doença.[42] Quando realizado por pessoas bem treinadas, o ITB tem confiabilidade excelente, além de alta sensibilidade e especificidade. Tem como objetivo medir a perviedade da circulação arterial dos membros inferiores. Desta forma, define a gravidade da doença e detecta a presença de obstruções arteriais com repercussão hemodinâmica.[40]

Este método se expressa pela razão da medida da pressão sistólica do tornozelo pela pressão sistólica braquial.[43] Em condições normais, a pressão sistólica dos membros inferiores é igual ou ligeiramente superior a dos membros superiores. Na presença de obstruções arteriais em membros inferiores capazes de provocar redução da pressão nos leitos distais à lesão, há queda na pressão sistólica dos tornozelos e, consequentemente, redução nos valores do ITB.[43]

O ITB é um método não invasivo que pode ser usado frequentemente na prática clínica, pelo fácil e rápido manuseio e seu baixo custo, exigindo apenas equipamento adequado e treinamento. A razão entre as pressões tornozelo-braquial varia de 1-1,4 em indivíduos normais e geralmente é menor que 0,90 em indivíduos com DAOP.[42] A presença de ITB acima de 1,4 indica menor compressibilidade por maior rigidez arterial, calcificação e também pode indicar maior risco cardiovascular.[44]

Dada a coexistência frequente de processos ateroscleróticos em distintos territórios vasculares, estudos anteriores demonstraram que o ITB apresenta forte correlação com a presença e a gravidade da aterosclerose nas artérias carótidas e coronarianas.[45] O estudo MESA mostrou uma correlação entre valores mais baixos de ITB com aterosclerose subclínica carotídea e coronariana.[46] Em adultos de meia-idade e idosos, um ITB diminuído está associado ao aumento da mortalidade e a elevado risco de DAC e doenças cerebrovasculares.[45]

Outros estudos também relataram que valores reduzidos de ITB podem predizer eventos coronarianos futuros, mortalidade cardiovascular e por outras causas.[47,48] Em um desses estudos, constatou-se que o ITB é capaz de detectar DAOP em homens e mulheres com idade média de 66 anos e que esses indivíduos teriam um risco aumentado de morte por doença cardiovascular (DCV) (RR 6,3), morte por DAC (RR 4,8) e morte por outras causas (RR 3,1).[39] O risco relativo alto foi encontrado mesmo após a exclusão de indivíduos com DCV conhecida no início do estudo e após o ajuste de outros fatores de risco para DCV, como nível de colesterol, idade, sexo, tabagismo, nível de glicose e alto índice de massa corporal (IMC).

As taxas de prevalência de doença coronariana, AVC e placa de artéria carótida pré-clínica aumentam com a diminuição dos índices de ITB ≤ 0,90.[49] Indivíduos com valores de ITB < 0,90 têm o dobro de chance de desenvolver DCV do que aqueles com valor de ITB > 0,90. Homens com valores < 0,90 têm 4 vezes mais chances de ter algum episódio de AVC ou ataque isquêmico transitório (AIT); em mulheres, essa associação foi mais fraca e não estatisticamente significativa.[49]

Uma metanálise avaliou o papel aditivo do ITB sobre a predição do risco de eventos coronarianos determinada pelos escores de Framingham.[44] A medida do ITB melhorou o poder preditor de risco do escore de Framingham em ambos os sexos.

Várias diretrizes contemplam o uso dessa ferramenta na estratificação de risco de indivíduos de prevenção primária. Como mencionado anteriormente, a diretriz brasileira de dislipidemias considera como de alto risco os portadores de aterosclerose subclínica documentada por diferentes métodos, incluindo o ITB (< 0,9).[14] A diretriz norte-americana de manejo das dislipidemias também posiciona o ITB < 0,9 como um dos fatores agravantes de risco. Por outro lado, a US Preventive Task Force, em revisão recente, ainda considerou a evidência insuficiente para avaliação dos benefícios/danos do rastreamento de DAOP e risco cardiovascular com o uso do ITB em assintomáticos.

Considerações finais

A estratificação do risco cardiovascular consiste em ferramenta importante para estimar a probabilidade de eventos cardiovasculares de um indivíduo e, portanto, para definir estratégias preventivas adequadas. Apesar da utilidade dos algoritmos de predição de risco, o aperfeiçoamento desses instrumentos ainda é necessário na tentativa de melhorar medidas como discriminação e calibração. Diversos biomarcadores de risco, em particular alguns métodos de imagem, surgiram com o objetivo de refinar e aumentar a acurácia da estratificação de risco (Quadro 1). Dentre esses, destaca-se o escore de cálcio coronariano, capaz de aumentar a discriminação do risco cardiovascular e com grande potencial de

QUADRO 1 Resumo das principais diretrizes quanto ao uso do escore de CAC, EIMC ou placa carotídea e ITB para a estratificação de risco cardiovascular em indivíduos de prevenção primária

	USPTF[37]	ACC/AHA, 2018[38]	ESC/EAS, 2016[36]	Diretriz brasileira de 2017[14]
Escore de CAC	Considera evidência insuficiente para recomendação	Em adultos de risco intermediário e alguns com risco *borderline*, é razoável utilizar o exame se a decisão sobre uso de estatina é incerta: CAC 1-99 → favorece estatina CAC ≥ 100 e/ou percentil ≥ 75 → iniciar estatina	A presença de CAC > 400 é agravante de risco	A presença de CAC > 100 é indicativa de alto risco
EIMC ou placa carotídea	Não avaliada na última análise	Sem recomendação formal	A presença de placa à USG de carótidas é agravante de risco	A presença de placa à USG de carótidas é indicativa de alto risco
ITB	Considera evidência insuficiente para recomendação	ITB < 0,9 usado como agravante de risco	ITB < 0,9 ou > 1,4 é usado como agravante de risco	ITB < 0,9 é indicativo de alto risco

ACC/AHA: American College of Cardiology/American Heart Association; CAC: cálcio arterial coronariano; EIMC: espessura íntima-média carotídea; ESC/EAS: European Society of Cardiology/European Atherosclerosis Society; ITB: índice tornozelo-braquial; USG: ultrassonografia; USPTF: US Preventive Services Task Force.

guiar a terapêutica na prevenção primária. No entanto, mais estudos são necessários para avaliar se o uso desse escore ou outros métodos são capazes de influenciar a incidência de desfechos cardiovasculares.

RESUMO

A estratificação de risco cardiovascular é sugerida para indivíduos assintomáticos de prevenção primária com o objetivo de instituir medidas preventivas mais apropriadas.

O uso de marcadores de aterosclerose subclínica, em particular de alguns métodos de imagem, visa a refinar a estimativa do risco cardiovascular do indivíduo. Assim, indivíduos de maior risco cardiovascular serão beneficiados com a implementação de estratégias mais intensivas, enquanto determinados indivíduos de baixo risco poderão ser poupados de algumas dessas medidas.

A tomografia com escore de CAC é um marcador de aterosclerose subclínica com significativa capacidade de predição de eventos cardiovasculares. Quanto mais alto o índice de CAC, maior o risco de eventos cardiovasculares. Já o CAC zero está associado à taxa de evento coronariano muito baixo. Dentre os marcadores de aterosclerose subclínica, o escore de cálcio é o método com melhor capacidade de discriminação e reclassificação. O CAC elevado é utilizado em várias diretrizes como agravante de risco e para ratificar a prescrição de estatina.

Até o momento, não existe uma recomendação do uso da angiotomografia coronariana em pacientes assintomáticos, estando as recomendações do uso dessa tecnologia reservadas para os sintomáticos.

A EIMC aumentada é preditora de eventos cardiovasculares e cerebrovasculares, mas a utilidade desse marcador na estratificação de risco em adição ao escore de risco de Framingham é questionável. A variedade de técnicas para a medição da EIMC ainda é citada como uma das limitações para aplicação do método. A EIMC aumentada e principalmente a presença de placa carotídea podem ser utilizadas como agravantes de risco em algumas diretrizes.

ITB < 0,9 (ou > 1,4) é outro método com capacidade aditiva de predizer eventos cardiovasculares e cerebrovasculares.

Referências bibliográficas

1. World Health Organization (WHO). 2019.
2. Nakahara T, Dweck MR, Narula N, Pisapia D, Narula J, Strauss HW. Coronary artery calcification: from mechanism to molecular imaging. JACC Cardiovascular Imaging. 2017;10(5):582-93.
3. Greenland P, Blaha MJ, Budoff MJ, Erbel R, Watson KE. Coronary calcium score and cardiovascular risk. Journal of the American College of Cardiology. 2018;72(4):434-47.
4. Hecht HS. Coronary artery calcium scanning: past, present, and future. JACC Cardiovascular Imaging. 2015;8(5):579-96.
5. Detrano R, Guerci AD, Carr JJ, Bild DE, Burke G, Folsom AR, et al. Coronary calcium as a predictor of coronary events in four racial or ethnic groups. N Engl J Med. 2008;358(13):1336-45.
6. Beller E, Meinel FG, Schoeppe F, Kunz WG, Thierfelder KM, Hausleiter J, et al. Predictive value of coronary computed tomography angiography in asymptomatic individuals with diabetes mellitus: systematic review and meta-analysis. Journal of Cardiovascular Computed Tomography. 2018;12(4):320-8.
7. Erbel R, Mohlenkamp S, Moebus S, Schmermund A, Lehmann N, Stang A, et al. Coronary risk stratification, discrimination, and reclassification improvement based on quantification of subclinical coronary atherosclerosis: the Heinz Nixdorf Recall study. Journal of the American College of Cardiology. 2010;56(17):1397-406.
8. Williams MC, Moss AJ, Dweck M, Adamson PD, Alam S, Hunter A, et al. Coronary artery plaque characteristics associated with adverse outcomes in the SCOT-HEART Study. Journal of the American College of Cardiology. 2019;73(3):291-301.
9. Mitchell JD, Paisley R, Moon P, Novak E, Villines TC. Coronary artery calcium and long-term risk of death, myocardial infarction, and stroke: the Walter Reed Cohort Study. JACC Cardiovascular Imaging. 2018;11(12):1799-806.
10. Polonsky TS, McClelland RL, Jorgensen NW, Bild DE, Burke GL, Guerci AD, et al. Coronary artery calcium score and risk classification for coronary heart disease prediction. Jama. 2010;303(16):1610-6.
11. Mitchell JD, Fergestrom N, Gage BF, Paisley R, Moon P, Novak E, et al. Impact of statins on cardiovascular outcomes following coronary artery calcium scoring. Journal of the American College of Cardiology. 2018;72(25):3233-42.
12. Grundy SM, Stone NJ, Bailey AL, Beam C, Birtcher KK, Blumenthal RS, et al. 2018 AHA/ACC/AACVPR/AAPA/ABC/ACPM/ADA/AGS/APhA/ASPC/NLA/PCNA Guideline on the management of blood cholesterol. Circulation. 2018 Nov 10:CIR0000000000000625.
13. US Preventive Services Task Force, Curry SJ, Krist AH, Owens DK, Barry MJ, Caughey AB, et al. Risk assessment for cardiovascular disease with nontraditional risk factors: US Preventive Services Task Force Recommendation Statement. Jama. 2018;320(3):272-80.
14. Faludi AA, Izar MCO, Saraiva JFK, Chacra APM, Bianco HT, Afiune AN, et al. Atualizacao da Diretriz Brasileira de Dislipidemias e Prevencao da Aterosclerose - 2017.Arquivos Brasileiros de Cardiologia. 2017;109(2 Supl 1):1-76.
15. Miedema MD, Duprez DA, Misialek JR, Blaha MJ, Nasir K, Silverman MG, et al. Use of coronary artery calcium testing to guide aspirin utilization for primary prevention: estimates from the multi-ethnic study of atherosclerosis. Circulation Cardiovascular Quality and Outcomes. 2014;7(3):453-60.
16. Hecht H, Blaha MJ, Berman DS, Nasir K, Budoff M, Leipsic J, et al. Clinical indications for coronary artery calcium scoring in asymptomatic patients: Expert Consensus Statement from the Society of Cardiovascular Computed Tomography. Journal of Cardiovascular Computed Tomography. 2017;11(2):157-68.
17. Miller JM, Rochitte CE, Dewey M, Arbab-Zadeh A, Niinuma H, Gottlieb I, et al. Diagnostic performance of coronary angiography by 64-row CT. N Engl J Med. 2008;359(22):2324-36.
18. Sara L, Szarf G, Tachibana A, Shiozaki AA, Villa AV, de Oliveira AC, et al. II Diretriz de Ressonancia Magnetica e Tomografia Computadorizada Cardiovascular da Sociedade Brasileira de Cardiologia e do Colegio Brasileiro de Radiologia. Arquivos Brasileiros de Cardiologia. 2014;103(6 Suppl 3):1-86.
19. Cho I, Chang HJ, Sung JM, Pencina MJ, Lin FY, Dunning AM, et al. Coronary computed tomographic angiography and risk of all-cause mortality and nonfatal myocardial infarction in subjects without chest pain syndrome from the CONFIRM Registry (coronary CT angiography evaluation for clinical outcomes: an international multicenter registry). Circulation. 2012;126(3):304-13.
20. Min JK, Dunning A, Lin FY, Achenbach S, Al-Mallah M, Budoff MJ, et al. Age- and sex-related differences in all-cause mortality risk based on coronary computed tomography angiography findings results from the International Multicenter CONFIRM (Coronary CT Angiography Evaluation for Clinical Outcomes: An International Multicenter Registry) of 23,854 patients without known coronary artery disease. Journal of the American College of Cardiology. 2011;58(8):849-60.

21. Oikonomou EK, Marwan M, Desai MY, Mancio J, Alashi A, Hutt Centeno E, et al. Non-invasive detection of coronary inflammation using computed tomography and prediction of residual cardiovascular risk (the CRISP CT study): a post-hoc analysis of prospective outcome data. Lancet. 2018;392(10151):929-39.
22. Han D, Hartaigh BO, Gransar H, Lee JH, Rizvi A, Baskaran L, et al. Incremental prognostic value of coronary computed tomography angiography over coronary calcium scoring for major adverse cardiac events in elderly asymptomatic individuals. European Heart Journal Cardiovascular Imaging. 2018;19(6):675-83.
23. Muhlestein JB, Lappe DL, Lima JA, Rosen BD, May HT, Knight S, et al. Effect of screening for coronary artery disease using CT angiography on mortality and cardiac events in high-risk patients with diabetes: the FACTOR-64 randomized clinical trial. Jama. 2014;312(21):2234-43.
24. Nezu T, Hosomi N, Aoki S, Matsumoto M. Carotid intima-media thickness for atherosclerosis. J Atheroscler Thromb. 2016;23(1):18-31.
25. Touboul PJ, Hennerici MG, Meairs S, Adams H, Amarenco P, Bornstein N, et al. Mannheim carotid intima-media thickness and plaque consensus (2004-2006-2011). An update on behalf of the advisory board of the 3rd, 4th and 5th watching the risk symposia, at the 13th, 15th and 20th European Stroke Conferences, Mannheim, Germany, 2004, Brussels, Belgium, 2006, and Hamburg, Germany, 2011. Cerebrovascular Diseases. 2012;34(4):290-6.
26. Chambless LE, Heiss G, Folsom AR, Rosamond W, Szklo M, Sharrett AR, et al. Association of coronary heart disease incidence with carotid arterial wall thickness and major risk factors: the Atherosclerosis Risk in Communities (ARIC) Study, 1987-1993. American Journal of Epidemiology. 1997;146(6):483-94.
27. Chambless LE, Folsom AR, Clegg LX, Sharrett AR, Shahar E, Nieto FJ, et al. Carotid wall thickness is predictive of incident clinical stroke: the Atherosclerosis Risk in Communities (ARIC) study. American Journal of Epidemiology. 2000;151(5):478-87.
28. O'Leary DH, Polak JF, Kronmal RA, Manolio TA, Burke GL, Wolfson SK Jr. Carotid-artery intima and media thickness as a risk factor for myocardial infarction and stroke in older adults. Cardiovascular Health Study Collaborative Research Group. N Engl J Med. 1999;340(1):14-22.
29. Lorenz MW, Markus HS, Bots ML, Rosvall M, Sitzer M. Prediction of clinical cardiovascular events with carotid intima-media thickness: a systematic review and meta-analysis. Circulation. 2007;115(4):459-67.
30. Lorenz MW, Polak JF, Kavousi M, Mathiesen EB, Volzke H, Tuomainen TP, et al. Carotid intima-media thickness progression to predict cardiovascular events in the general population (the PROG-IMT collaborative project): a meta-analysis of individual participant data. Lancet. 2012;379(9831):2053-62.
31. Den Ruijter HM, Peters SA, Anderson TJ, Britton AR, Dekker JM, Eijkemans MJ, et al. Common carotid intima-media thickness measurements in cardiovascular risk prediction: a meta-analysis. JAMA. 2012;308(8):796-803.
32. Polak JF, Szklo M, Kronmal RA, Burke GL, Shea S, Zavodni AE, et al. The value of carotid artery plaque and intima-media thickness for incident cardiovascular disease: the multi-ethnic study of atherosclerosis. Journal of the American Heart Association. 2013;2(2):e000087.
33. Costanzo P, Perrone-Filardi P, Vassallo E, Paolillo S, Cesarano P, Brevetti G, et al. Does carotid intima-media thickness regression predict reduction of cardiovascular events? A meta-analysis of 41 randomized trials. J Am Coll Cardiol. 2010;56(24):2006-20.
34. Stein JH, Korcarz CE, Hurst RT, Lonn E, Kendall CB, Mohler ER, et al. Use of carotid ultrasound to identify subclinical vascular disease and evaluate cardiovascular disease risk: a consensus statement from the American Society of Echocardiography Carotid Intima-Media Thickness Task Force. Endorsed by the Society for Vascular Medicine. Journal of the American Society of Echocardiography: Official Publication of the American Society of Echocardiography. 2008;21(2):93-111; quiz 89-90.
35. Stein JH, Tattersall MC. Carotid intima-media thickness and cardiovascular disease risk prediction. J Am Coll Cardiol. 2014;63(21):2301-2.
36. Catapano AL, Graham I, De Backer G, Wiklund O, Chapman MJ, Drexel H, et al. 2016 ESC/EAS Guidelines for the Management of Dyslipidaemias. Eur Heart J. 2016;37(39):2999-3058.
37. Lin JS, Evans CV, Johnson E, Redmond N, Coppola EL, Smith N. Non-traditional risk factors in cardiovascular disease risk assessment: updated evidence report and systematic review for the US Preventive Services Task Force. JAMA. 2018;320(3):281-97.
38. Grundy SM, Stone NJ, Bailey AL, Beam C, Birtcher KK, Blumenthal RS, et al. 2018 AHA/ACC/AACVPR/AAPA/ABC/ACPM/ADA/AGS/APhA/ASPC/NLA/PCNA Guideline on the Management of Blood Cholesterol: a report of the American College of Cardiology/American Heart Association Task Force on Clinical Practice Guidelines. J Am Coll Cardiol. 2018; pii: S0735-1097(18)39034-X.
39. Criqui MH, Langer RD, Fronek A, Feigelson HS, Klauber MR, McCann TJ, et al. Mortality over a period of 10 years in patients with peripheral arterial disease. The New Engl J Med. 1992;326(6):381-6.
40. Dormandy JA, Rutherford RB. Management of peripheral arterial disease (PAD). TASC Working Group. TransAtlantic Inter-Society Consensus (TASC). Journal of Vascular Surgery. 2000;31(1 Pt 2):S1-S296.
41. Criqui MH, Denenberg JO, Langer RD, Fronek A. The epidemiology of peripheral arterial disease: importance of identifying the population at risk. Vascular Medicine. 1997;2(3):221-6.
42. Hirsch AT, Haskal ZJ, Hertzer NR, Bakal CW, Creager MA, Halperin JL, et al. ACC/AHA 2005 Practice Guidelines for the management of patients with peripheral arterial disease (lower extremity, renal, mesenteric, and abdominal aortic): a collaborative report from the American Association for Vascular Surgery/Society for Vascular Surgery, Society for Cardiovascular Angiography and Interventions, Society for Vascular Medicine and Biology, Society of Interventional Radiology, and the ACC/AHA Task Force on Practice Guidelines (Writing Committee to Develop Guidelines for the Management of Patients With Peripheral Arterial Disease): endorsed by the American Association of Cardiovascular and Pulmonary Rehabilitation; National Heart, Lung, and Blood Institute; Society for Vascular Nursing; TransAtlantic Inter-Society Consensus; and Vascular Disease Foundation. Circulation. 2006;113(11):e463-654.
43. Donnelly R, Hinwood D, London NJ. ABC of arterial and venous disease. Non-invasive methods of arterial and venous assessment. BMJ. 2000;320(7236):698-701.
44. Ankle Brachial Index Collaboration, Fowkes FG, Murray GD, Butcher I, Heald CL, Lee RJ, et al. Ankle brachial index combined with Framingham Risk Score to predict cardiovascular events and mortality: a meta-analysis. JAMA. 2008;300(2):197-208.
45. Garcia LA. Epidemiology and pathophysiology of lower extremity peripheral arterial disease. Journal of Endovascular Therapy. 2006;13 Suppl 2:II3-9.
46. McDermott MM, Liu K, Criqui MH, Ruth K, Goff D, Saad MF, et al. Ankle-brachial index and subclinical cardiac and carotid disease: the multi-ethnic study of atherosclerosis. American Journal of Epidemiology. 2005;162(1):33-41.
47. McKenna M, Wolfson S, Kuller L. The ratio of ankle and arm arterial pressure as an independent predictor of mortality. Atherosclerosis. 1991;87(2-3):119-28.
48. Vogt MT, Cauley JA, Newman AB, Kuller LH, Hulley SB. Decreased ankle/arm blood pressure index and mortality in elderly women. JAMA. 1993;270(4):465-9.
49. Zheng ZJ, Sharrett AR, Chambless LE, Rosamond WD, Nieto FJ, Sheps DS, et al. Associations of ankle-brachial index with clinical coronary heart disease, stroke and preclinical carotid and popliteal atherosclerosis: the Atherosclerosis Risk in Communities (ARIC) Study. Atherosclerosis. 1997;131(1):115-25.

Seção 8

Hipertensão arterial

Capítulo 1
Fisiopatologia da hipertensão arterial
Fernanda M. Consolim-Colombo, Kátia De Angelis, Maria Cláudia Irigoyen

Capítulo 2
Avaliação clínica e laboratorial do paciente com hipertensão arterial sistêmica
Fernando Nobre

Capítulo 3
Tratamento não medicamentoso da hipertensão arterial
Precil Diego Miranda de Menezes Neves, Gustavo Bernardes de Figueiredo Oliveira, Laura Pacheco Avezum, Celso Amodeo, Álvaro Avezum

Capítulo 4
Tratamento medicamentoso da hipertensão arterial
Luiz Aparecido Bortolotto, Heno Ferreira Lopes

Capítulo 5
Hipertensão arterial resistente, refratária e secundária
Juan Carlos Yugar-Toledo, Heitor Moreno Júnior, Rui Manuel dos Santos Póvoa

Capítulo 6
Hipertensão arterial em situações especiais: gestantes
Maria Rita de Figueiredo Lemos Bortolotto, Rodrigo Rocha Codarin, Rossana Pulcineli Vieira Francisco

Capítulo 7
Hipertensão arterial no idoso
Mariana Bellaguarda de Castro Sepulvida, Claudia F. Gravina, Roberto Alexandre Franken, Roberto Dischinger Miranda

Capítulo 8
Hipertensão arterial na criança e no adolescente
Vera Koch, Maria Teresa Nogueira Bombig, Fernanda M. Consolim-Colombo

Capítulo 9
Novas terapias farmacológicas e invasivas em hipertensão arterial
Wilson Nadruz Jr., Thiago Macedo, Luciano Ferreira Drager

Capítulo 1

Fisiopatologia da hipertensão arterial

Fernanda M. Consolim-Colombo
Kátia De Angelis
Maria Cláudia Irigoyen

PONTOS-CHAVE

- A hipertensão arterial sistêmica (HAS) é caracterizada por valores de pressão arterial (PA) persistentemente altos nas artérias sistêmicas, sendo considerado o principal fator de risco para o desenvolvimento das doenças cardiovasculares. Na HAS primária existem alterações em praticamente todos os mecanismos de controle da PA (neuro-humorais e renais), sendo difícil definir quais os que tiveram papel preponderante no desencadeamento e mesmo na manutenção de valores elevados de PA.
- O aumento da atividade simpática ocorre precocemente na HAS e está associado à lesão de órgãos-alvo. Além disso, há evidências de disfunção dos três grandes arcos reflexos (receptores cardiopulmnares, quimiorreceptores e, principalmente, dos barorreceptores) envolvidos na modulação da atividade simpática na HAS.
- A angiotensina II desempenha um papel no desenvolvimento da HAS não só pelas suas ações vasoconstritoras, mas também por participar da disfunção endotelial, do remodelamento vascular e por induzir inflamação de baixo grau. A aldosterona, além de promover reabsorção de sódio no ducto coletor cortical, tem outros efeitos que contribuem para disfunção endotelial, vasoconstrição e HAS.
- A disfunção endotelial no cenário de HAS está relacionada a uma combinação de lesão direta mediada pelo aumento da PA e pelo aumento de mediadores inflamatórios e do estresse oxidativo.
- O papel da imunidade/inflamação foi acrescentado aos demais mecanismos envolvidos na fisiopatologia da HAS.
- A atenuação da disfunção dos mecanismos de controle da PA pode ser obtida por meio de abordagens não farmacológicas (atividade física regular e dieta), bem como pode estar relacionada a efeitos de fármacos anti-hipertensivos, tendo impacto positivo no manejo da HAS.

Introdução

A hipertensão arterial sistêmica (HAS) é caracterizada clinicamente por valores de pressão arterial (PA) persistentemente altos nas artérias sistêmicas. É considerada o principal fator de risco para o desenvolvimento das doenças cardiovasculares (DCV), que é passível de prevenção ou que pode ser controlado. Evidências decorrentes de estudos observacionais, compilados numa grande metanálise, demonstram que há um aumento progressivo e linear na moralidade por DCV à medida que a PA sistólica ultrapassa 115 mmHg e a diastólica 75 mmHg, independentemente do gênero, da faixa etária e da raça.[1] Apesar disso, existe uma discussão quanto aos valores que definem hipertensão arterial. A Diretriz Brasileira de Hipertensão publicada em 2020, bem como a maioria das diretrizes internacionais, define hipertensão arterial quando os valores aferidos no consultório são: ≥ 140 mmHg para PA sistólica (PAS) e ≥ 90 mmHg para PA diastólica (PAD), medida com a técnica correta, em pelo menos duas ocasiões diferentes, na ausência de medicação anti-hipertensiva.[2] Exceção é a Diretriz Americana publicada que adotou os valores ≥ 130/80 mmHg.[3] Ainda, os valores de PAS e PAD que definem a HAS são diferentes de acordo com o método de aferição, como na monitorização ambulatorial e medidas residenciais da pressão.[2,3]

A prevenção bem-sucedida e o tratamento da HAS são essenciais para reduzir a carga de doenças e promover a longevidade na população mundial. No tratamento do paciente hipertenso, deve-se considerar não somente o valor da PA, mas sim o risco cardiovascular global para desenvolvimento da doença aterosclerótica (ASCVD), já que as pessoas com alto risco de ASCVD obtêm o maior benefício do tratamento de redução da PA.[4]

Quanto à etiologia, a HAS é classicamente dividida em HAS primária (ou essencial) ou secundária. A maioria dos pacientes (90-95%) tem HAS primária, com a etiologia relacionada a fatores ambientais e distúrbios em múltiplos genes. É frequente a presença de antecedentes familiares de HAS em pacientes hipertensos. A herdabilidade da HAS é estimada entre 35 e 50%.[5] Estudos de associação genômica ampla (GWAS) identificaram cerca de 120 *loci* que estão associados à regulação da PA e juntos explicam 3,5% da variância do fenótipo da PA.[6] Corroborando o papel genético na HAS, formas raras de HAS monogênica foram descritas (por exemplo, síndrome de Liddle, aldosteronismo remediável com glicocorticoide, mutações na PDE3A), nas quais uma única mutação genética explica totalmente a patogênese da HAS e sugere a melhor modalidade de tratamento.[7,8] Quando a HAS é causada por outra condição determinada é denominada HAS secundária. São exemplos de causas de HAS secundária: feocromocitoma (tumor neuroendócrino das glândulas suprarrenais ou outros tecidos neuroendócrinos), aldosteronismo primário (adenoma ou hiperplasia suprarrenal), coarctação da aorta, estenose da artéria renal, dentre outros.[9] Neste capítulo, iremos nos ater à fisiopatologia da HAS primária, que serve de base para a compreensão dos mecanismos de lesão de órgãos-alvo e para o desenvolvimento de terapêuticas. Ainda, exploraremos as lacunas de conhecimento, as tendências e as perspectivas na pesquisa e no tratamento da HAS na próxima década.

Mecanismos de regulação da pressão arterial

O valor médio da PA de um indivíduo (componente tônico) bem como a variação momento a momento da PA (componente fásico) dependem de mecanismos complexos e redundantes que determinam ajustes apropriados da frequência e contratilidade cardíacas, do estado contrátil dos vasos de resistência e de capacitância e da distribuição de fluido dentro e fora dos vasos.[10,11] Os diferentes mecanismos redundantes de controle da PA são recrutados a agirem imediatamente (neurais), em alguns minutos (hormonais) e a longo prazo e a sua eficiência em trazerem o valor da PA a seus níveis basais anteriores à perturbação vai depender da causa e da extensão da perturbação. O desbalanço do sistema neuro-humoral integrado de controle da PA (Figura 1) pode levar ao aumento da PA, da variabilidade da PA ou de ambos, ao longo do tempo, resultando em dano a órgãos-alvo (por exemplo, hipertrofia do ventrículo esquerdo e doença renal) e outros desfechos cardiovasculares.[12,13]

Na HAS primária estabelecida existem alterações em praticamente todos os controladores, sendo difícil definir quais os que tiveram papel preponderante no desencadeamento e

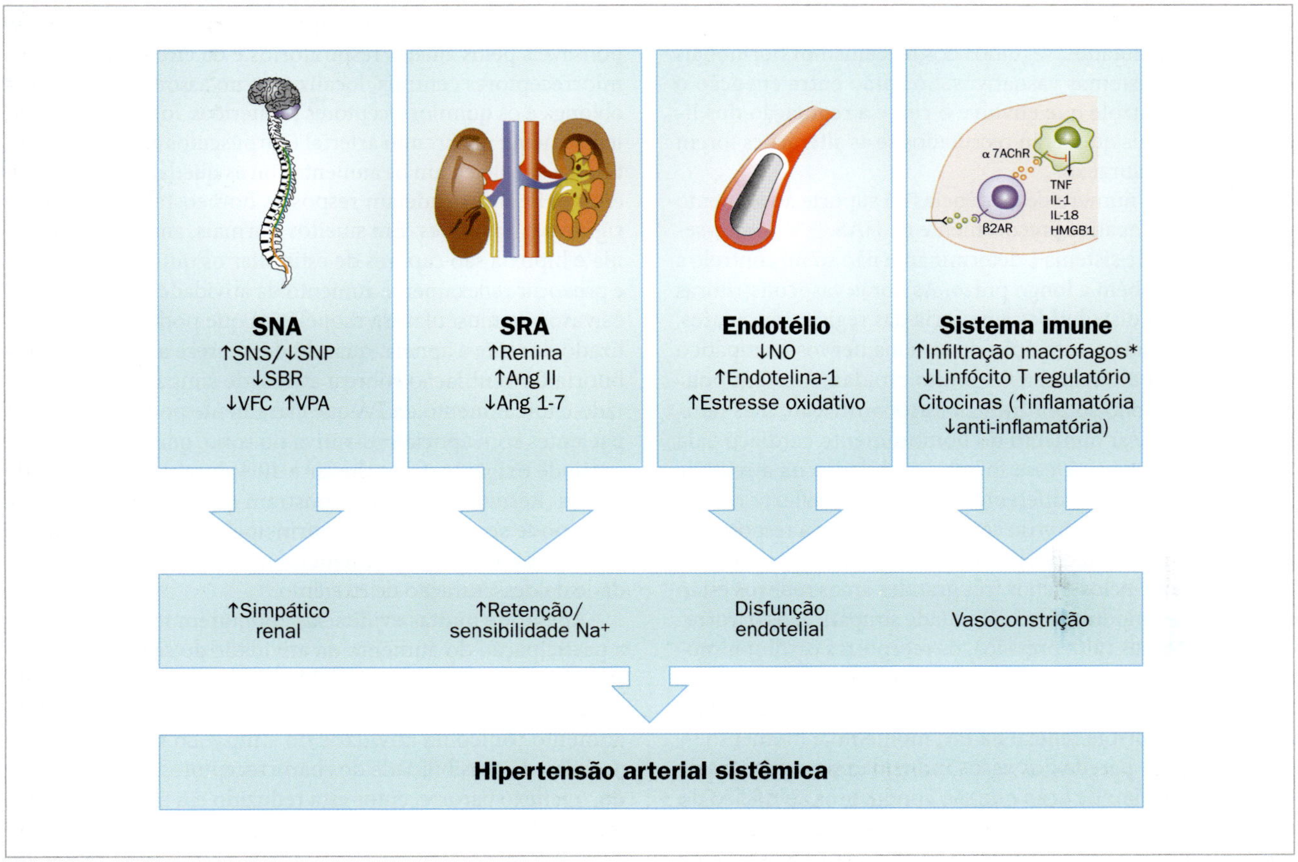

FIGURA 1

Principais alterações associadas à hipertensão nos sistemas neuroendócrinos envolvidos na regulação da pressão arterial.

mesmo na manutenção de valores elevados de PA. A complexidade das interações observadas entre fatores ambientais e genéticos sobre mecanismos de controle cardiovascular na determinação da HAS mais uma vez indica que todos esses fatores podem não estar alterados ao mesmo tempo num dado paciente e que arranjos múltiplos podem ser encontrados. Mais recentemente, outros mecanismos moleculares vêm sendo explorados e uma interação entre o sistema imune e o sistema nervoso autônomo parece indicar que a complexidade dos ajustes circulatórios nas diferentes circunstâncias fisiopatológicas vai muito além da visão de sistemas reguladores, como classicamente conhecemos.

Ang II: angiotensina II; Ang 1-7: angiotensina 1-7; NO: óxido nítrico; SBR: sensibilidade barorreflexa; SNA: sistema nervoso autônomo; SNS: sistema nervoso simpático; SNP: sistema nervoso parassimpático; SRA: sistema renina-angiotensina; VFC: variabilidade da frequência cardíaca; VPA: variabilidade da pressão arterial.

Mecanismos neurogênicos e hormonais

Os mecanismos de controle da PA podem ser classificados didaticamente em mecanismos de curto e longo prazo. Essa classificação pressupõe uma dependência temporal da ação desses mecanismos, todos importantes e muitas vezes redundantes, no controle da PA. Isto quer dizer que após uma mudança súbita na PA os sistemas neurogênicos são os primeiros a serem recrutados, seguidos dos mecanismos hormonais ou múltiplos sistemas vasoativos. Só então entra em ação o sistema de controle que envolve o rim e a regulação dos líquidos corporais que serão recrutados se as alterações forem de mais longa duração.

Um grande número de evidências dá suporte ao aumento da atividade simpática precocemente na HAS.[10,14,15] Poder-se-ia dizer que este sistema é determinante não só no controle a curto, mas também a longo prazo. As fibras vasoconstritoras simpáticas são distribuídas à maioria das regiões vasculares, cardíacas e renais e a ativação do sistema nervoso simpático (SNS) poderia aumentar a PA muito rapidamente, em poucos segundos, não só por induzir vasoconstrição, mas também por provocar aumento do bombeamento cardíaco e da frequência cardíaca. Dessa forma, modulação da atividade simpática causada por diferentes mecanismos reflexos ou por isquemia do sistema nervoso central provoca uma resposta rápida e eficiente, capaz de regular a PA momento a momento.[12]

Sabe-se que pelos menos três grandes arcos reflexos estão envolvidos na modulação da atividade simpática: os barorreceptores arteriais (alta pressão), os receptores cardiopulmonares (baixa pressão) e os quimiorreceptores arteriais.[12]

Os barorreceptores arteriais são o mais importante mecanismo de controle reflexo da PA, momento a momento. A deformação da parede dos vasos induzida por aumentos da PA gera potenciais de ação que são conduzidos ao núcleo do trato solitário no sistema nervoso central. A partir daí, são produzidas respostas de aumento da atividade vagal e queda da frequência cardíaca, bem como de redução da atividade simpática para o coração e os vasos, contribuindo para a bradicardia, reduzindo a contratilidade cardíaca e a resistência vascular periférica e aumentando a capacitância venosa.

Alterações da função barorreflexa têm sido demonstradas em várias DCV[16] e na HAS clínica e experimental.[17,18] Dados obtidos em nosso grupo demonstraram que jovens normotensos, filhos de hipertensos apresentam níveis mais elevados de PA e de catecolaminas séricas de repouso, maior atividade simpática basal e menor resposta de taquicardia em resposta à hipotensão induzida por vasodilatador quando comparados com jovens normotensos, filhos de normotensos.[19] Esses resultados indicam que a predisposição genética para a HAS pode cursar com a redução da sensibilidade desse importante mecanismo de controle reflexo momento a momento. Recentemente demonstramos que a disfunção autonômica precoce em filhos de hipertensos, a qual é exacerbada pela presença de sobrepeso/obesidade e atenuada por uma vida fisicamente ativa.[20,21]

Os receptores cardiopulmonares promovem respostas de ativação do sistema nervoso simpático às reduções no volume central de sangue (pré-carga) ou à depleção de sal enquanto a sobrecarga de sal ou a expansão do volume extracelular determina supressão da atividade simpática.[22] O reflexo cardiopulmonar pode estar deprimido na hipertrofia ventricular esquerda (com ou sem disfunção sistólica associada) decorrente da HAS[23] bem como em outras cardiopatias (chagásica) com função ventricular preservada.[24]

Existem dois grandes grupos de quimiorreceptores responsáveis pelos ajustes respiratórios e da circulação: os quimiorreceptores centrais, localizados no assoalho da medula oblonga e os quimiorreceptores periféricos, localizados estrategicamente no circuito arterial (corpúsculos aórticos e carotídeos) que detectam os aumentos ou as quedas de PO_2, PCO_2 e/ou pH e desencadeiam respostas homeostáticas para corrigir essas variações. Em sujeitos normais, ambos, hipercapnia e hipóxia são capazes de estimular os quimiorreceptores e provocar reflexamente aumento da atividade simpática para os vasos da musculatura esquelética que pode ser potencializado durante a apneia, quando desaparece a influência inibitória da ventilação sobre a atividade simpática.[25] O resultado é um aumento da PA que claramente pode ser visto em pacientes com apneia obstrutiva do sono, quando a dessaturação de oxigênio pode chegar a 40% durante os eventos de apneia. Resultados recentes mostram que a fragmentação do sono pode ser considerada o principal determinante da ativação simpática independentemente da frequência e gravidade da dessaturação de oxigênio.[26]

Apesar de muitas evidências apontarem fortemente para a participação do aumento da atividade do sistema nervoso simpático na patogênese da HAS, existem ainda dúvidas de como isso se inicia ou se mantém. Uma das possibilidades do aumento tônico na atividade do simpático na HAS seria o prejuízo da sensibilidade dos barorreceptores. Como já sabido, o reflexo barorreceptor está reduzido em eficiência no indivíduo hipertenso. Considerando que sua ação é inibitória sobre a atividade simpática periférica, a redução no ganho ou na capacidade de regular o simpático levaria a um aumento tônico do mesmo, contribuindo dessa forma para o aumento da PA. Adicionalmente, o prejuízo do barorreflexo está associado com redução da variabilidade da frequência cardíaca, aumento da variabilidade da PA[13,27,28] e com respostas exacerbadas da PA frente a estímulos fisiológicos ou não (Figura 1). De acordo com essa ideia estudos recentes têm demonstrado que a disfunção barorreflexa impede os benefícios cardiovasculares induzidos pelo treinamento físico em animais hipertensos[29] assim como pode estar associada à disfunção diastólica em animais normais.[30] Apesar das fortes evidências demonstradas acima, em animais de experimentação não se conseguiu demonstrar que a hiperatividade simpática isolada seja capaz de provocar HAS.[31]

Como a HAS é multifatorial, a atividade simpática aumentada pode interagir com outros fatores que contribuem para o desenvolvimento de HAS. As catecolaminas, liberadas pelos nervos simpáticos, além de aumentarem o tônus dos vasos de resistência nas fases iniciais da HAS, seriam também estimuladoras de mecanismos tróficos nos vasos, os quais manteriam a HAS por indução de hipertrofia vascular. Quanto à participação do simpático no controle a longo prazo da PA deve-se pensar na sua ação em diferentes territórios. Um desses territórios a considerar é o rim,[32] no qual a ativação dos nervos renais pode causar retenção de Na, aumento na secreção de renina e prejuízo na natriurese pressórica, contribuindo assim também para a regulação a longo termo da PA. Esse racional deu suporte a estudos experimentais nos quais a desnervação renal aboliu ou atenuou a HAS de diferentes causas.[33] Neste sentido, a desnervação renal bilateral por meio do método de ablação por cateter usando radiofrequência para seletivamente eliminar os nervos que correm ao longo das artérias renais reduz a PA em pacientes com HAS resistente que não responderam a terapia anti-hipertensiva usual. Embora a redução da PA tenha sido sustentada após 2 anos de acompanhamento, períodos mais longos de acompanhamento bem como a busca de mecanismos associados com a queda da PA deverão permitir o entendimento desses efeitos.[34,35] Na hipertensão espontânea em ratos foi observado que a função endotelial prejudicada da aorta, conforme demonstrado pelas curvas de resposta-concentração de nitroprussiato de sódio, acetilcolina e fenilefrina, foi normalizada pela desnervação renal sugerindo que os α1-adrenoreceptores e a biodisponibilidade de óxido nítrico podem ser os principais mecanismos envolvidos neste processo. Além disso, as respostas agudas à desnervação renal bilateral indicam que a queda da PA neste período está provavelmente associada ao aumento do volume urinário, o que também pode ter contribuído para as alterações funcionais da aorta.[36]

Mesmo com essas evidências, ainda não se conhece com clareza o que levaria ao aumento sustentado da atividade simpática na HAS. Neste sentido, tem sido amplamente aceito que o estresse crônico pode levar ao aumento sustentado da PA.

Observações clínicas sugerem que hipertensos e indivíduos com predisposição para desenvolver HAS apresentam maior estresse e respondem de forma diferente a ele.[37,38] A prevalência de HAS pode ser até cinco vezes maior em alguns grupos de indivíduos que trabalham ou vivem em situações estressantes, quando comparados com indivíduos afastados dessas situações.[39] Uma grande dificuldade em se atribuir ao estresse (e consequente aumento da atividade simpática) um papel preponderante no desenvolvimento da HAS está na observação de existirem nesses indivíduos outros fatores de risco associados como dieta, nível econômico, sedentarismo e hábitos sociais.[37,39] Nesse sentido, um estudo recente de nosso grupo demonstrou que em modelo genético de HAS submetido a dieta rica em frutose a disfunção barorreflexa antecedeu alterações cardiometabólicas, inflamatórias ou de estresse oxidativo, reforçando o papel do SNA na gênese das HAS.[40] De fato, há evidências de uma atenuação do controle cardiovascular autonômico na HAS e que o *overdrive* adrenérgico é um dos principais componentes dessa desregulação autonômica. Esses achados também mostram que a ativação adrenérgica é precoce no curso dessa doença e se torna ainda mais pronunciada com o aumento da gravidade do estado hipertensivo, participando no desenvolvimento das lesões de órgãos-alvo, que são frequentemente observadas em hipertensos. Tais achados fornecem uma justificativa para a busca da desativação simpática por meio de intervenções não farmacológicas e farmacológicas que visam reduzir a PA e proteger os pacientes de complicações relacionadas à HAS.[14,18,41,42]

Além das rápidas respostas neurais (segundos), os diferentes arcos reflexos participam da regulação da liberação de vários hormônios que prolongam por minutos, ou até mesmo horas, as respostas cardiovasculares comandadas por estes receptores. As catecolaminas adrenais, por exemplo, são sintetizadas pela medula adrenal após estimulação simpática induzida por quedas sustentadas da PA. No plasma, elas podem agir no coração (receptores β-adrenérgicos) ou nos vasos (receptores α-adrenérgicos), provocando respostas semelhantes àquelas desencadeadas pelos arcos reflexos neurais, mas com efeitos mais duradouros. Além das catecolaminas ocorre maior liberação de vasopressina pela neuro-hipófise e aumento dos níveis plasmáticos de renina, os quais prolongam por minutos ou até mesmo horas as respostas cardiovasculares comandadas pelos diferentes receptores.[10,12]

A importância do sistema renina-angiotensina-aldosterona (SRAA) na HAS pode ser avaliada pelo valor terapêutico de drogas como os bloqueadores da enzima de conversão da angiotensina (ECA) e, mais recentemente, dos antagonistas dos receptores da angiotensina II e dos inibidores da renina. Os inibidores do SRA são a classe de drogas mais amplamente prescritas para o manejo da HAS: os inibidores da ECA (iECA) estão entre as drogas anti-hipertensivas mais efetivas com a combinação de eficácia, baixa incidência de efeitos adversos e manutenção da qualidade de vida pela proteção que oferece aos órgãos-alvo como coração, rins e vasos.[43] Um inibidor direto da renina, o aliskireno, se mostrou eficaz na redução dos valores da PA em diferentes subgrupos de hipertensos. Porém, o efeito do alisquireno nos principais desfechos cardiovasculares é uma questão ainda em debate. Estudos de associação de alisquireno com outra classe de inibidores do SRAA, como iECA ou BRA (bloqueadores de receptor tipo 1 de angiotensina II – AT1), mostraram maior número de eventos adversos dessas combinações, especialmente em hipertensos diabéticos.[44]

Nas últimas décadas, a visão do SRA se expandiu para um conceito mais complexo.[45] O chamado eixo da angiotensina II, conhecido pelos seus efeitos deletérios obtidos pela sua interação com o receptor AT1, pode ser contrabalançado pelo eixo da angiotensina 1-7-ECA2-receptor Mas, que exerce seus efeitos benéficos na homeostasia cardiovascular em condições fisiológicas e patológicas. As novas descobertas chamam a atenção para a existência de duas enzimas conversoras. Por formar a angiotensina II, a ECA desempenha um papel central como uma enzima pressora. Por outro lado, a ECA2 além de gerar angiotensina 1-7 não metaboliza a bradicinina, sendo vista como uma enzima que favorece a vasodilatação.[46] As duas enzimas seriam, cada uma, um elemento chave nos dois eixos de ação do SRA. A angiotensina 1-7 tem sido bastante estudada, geralmente apresentando efeitos opostos aos da angiotensina II, levando à vasodilatação mediada por óxido nítrico,[47] facilitando o reflexo barorreceptor[48] e participando do efeito antitrombótico de agentes como captopril e losartana.[49] Entretanto, outras evidências das ações e efetividade deste novo braço do SRA ainda estão sendo construídas na literatura.

De fato, o SRA contrarregulatório é composto por vários peptídeos, receptores e enzimas e além do já comentado acima, os papéis potenciais de outros componentes contra-reguladores do SRA permanecem mal compreendidos. Entre esses componentes do SRA podemos citar a alamandina, a angiotensina 1-12 e a angiotensina 1-5, bem como a angiotensina 2-8 e a angiotensina 3-8, conhecidas como angiotensinas III e IV, respectivamente.[50] Quanto a alamandina, sabe-se que é um heptapeptídeo formado pela ação catalítica da ECA2 na angiotensina A ou diretamente da angiotensina 1-7 no coração, com ação antihipertensiva.[51] Este efeito anti-hipertensivo foi acompanhado de atenuação do remodelamento vascular em camundongos submetidos à ligadura transversal da aorta.[52] Estudos adicionais são necessários para aprofundar nosso entendimento da regulação complexa da alamandina, as cascatas de sinalização celular que ela desencadeia e suas implicações terapêuticas para HAS e outras DCV.

Além das funções já caracterizadas, a angiotensina II vem sendo considerada uma citocina multifuncional com propriedades não hemodinâmicas, entre as quais a de fator de crescimento, de citocina pró-fibrinogênica e pró-inflamatória, e modulador da resposta imunológica, como a quimiotaxia, a proliferação e a diferenciação de monócitos em macrófagos.[53,54] É importante ressaltar aqui que pacientes hipertensos apresentam aumento de moléculas de adesão no soro e em células inflamatórias, fato que deve estar diretamente associado às ações da própria angiotensina II. Dessa forma, a angiotensina II desempenha um papel no desenvolvimento da HAS (Figura 1) não só pelas suas ações vasoconstritoras, levando ao aumento da resistência periférica total, mas também por participar da disfunção endotelial, do remodelamento vascular e por induzir inflamação de baixo grau.[55] De fato, a angiotensina II desempenha um papel na inflamação por meio do estresse oxidativo e da produção de moléculas de adesão e citocinas.[56] Na HAS e nas lesões de órgão-alvo induzidas por angiotensina II a imunidade inata e adaptativa estão envolvidas, conforme sugerido inicialmente por Shao et al.[57] que demonstraram que a infusão de angiotensina II em ratos levava ao recrutamento de células T no rim, efeito esse prevenido pela administração dos bloqueadores do receptor AT1.

A aldosterona desempenha um papel crucial na HAS. Ao ligar-se ao receptor mineralocorticoide, induz efeitos não genômicos (ou seja, sem modificar diretamente a expressão gênica) que incluem a ativação do canal de Na sensível à amilorida, comumente conhecido como canal de Na epitelial (ENaC), e resulta na reabsorção de Na no ducto coletor cortical. A aldosterona também tem muitos efeitos não epiteliais que contribuem para a disfunção endotelial, vasoconstrição e HAS.[58,59] Estes incluem proliferação de células musculares lisas vasculares, deposição de matriz extracelular vascular, remodelamento vascular, fibrose e aumento do estresse oxidativo.[58,59]

Finalmente, os peptídeos natriurético atrial (ANP) e natriurético cerebral (BNP) desempenham um papel importante na sensibilidade ao sal e na HAS. A deficiência de peptídeo natriurético promove HAS. A corina (também conhecida como enzima conversora do peptídeo natriurético atrial) é uma serina protease que é largamente expressa no coração e converte os precursores do ANP e do BNP pró-ANP e pró-BNP em suas formas ativas. A deficiência de corina tem sido associada à sobrecarga de volume, insuficiência cardíaca e HAS sensível ao sal.[60] A deficiência de peptídeo natriurético também predispõe a resistência à insulina e diabetes melito tipo 2.

Endotélio e hipertensão

O endotélio é um importante regulador do tônus vascular e um dos principais contribuintes para a sensibilidade ao sal, por meio da produção de óxido nítrico (NO). As células endoteliais produzem continuamente o NO que é um dos mais importantes reguladores da PA, em resposta ao estresse de cisalhamento (*shear stress*) na parede dos vasos. Sendo um gás altamente difusível, o NO atua nas células musculares lisas dos vasos e leva ao relaxamento muscular por meio da ativação da guanilato ciclase e produção de GMP cíclico intracelular.[61] A redução do NO *per se* ou sua maior degradação são fatos comuns na disfunção endotelial decorrente de HAS[62] (Figura 1). Em modelos animais, a inibição crônica da NOS, por meio de drogas ou manipulação genética, provoca HAS em animais experimentais, ao passo que o aumento da biodisponibilidade de NO diminui a PA nesses modelos experimentais.[63]

As células endoteliais também secretam uma variedade de outras substâncias vasorreguladoras, incluindo vasodilatadores (como prostaciclina e fatores hiperpolarizantes derivados do endotélio) e vasoconstritores (como a endotelina 1, angiotensina II gerada localmente e os prostanoides – tromboxano A2 e prostaglandina A2). A endotelina 1 (ET-1) é um potente vasoconstritor que ativa o receptor específico (ET_A) no músculo liso vascular.[64] Diferentes substâncias vasodilatadoras secretadas por outros tipos de células, como adrenomedulina, substância P, CGRP (*calcitonin gene related pepti-*

de) e GLP-1 (*glucagon-like peptide*), atuam primariamente por meio de aumentos na liberação de NO pelas células endoteliais.[2] O equilíbrio entre todos esses fatores determina o efeito final do endotélio no tônus vascular.[65]

A ET-1 é um dos mais potentes vasoconstritores produzidos pelo organismo e apresenta ação natriurética nos rins. A ET-1 pode causar aumento nos valores de PA ativando receptores específicos do tipo A (ET_A), ou produz efeitos anti-hipertensivos pela ativação da via que se inicia pela estimulação dos receptores tipo B nos rins. O aumento da atividade da ET-1 é particularmente importante no modelo de HAS sal sensível.[66] Os níveis circulantes de ET1 não estão consistentemente aumentados na HAS, mas há uma tendência a maior sensibilidade aos efeitos vasoconstritores e hipertensivos da ET1 em indivíduos com HAS.[67] O uso clínico de uma droga que inibe os receptores ET_A-ET_B não se mostrou tão eficaz para o tratamento da HAS. Novas drogas, com maior seletividade para os receptores da ET-1, estão sendo estudadas.[68] Os antagonistas do receptor ET_A atenuam ou abolem a HAS em uma variedade de modelos experimentais e são eficazes na redução da PA em humanos.[66,70]

A disfunção endotelial desempenha um papel crucial na patogênese da HAS. Filhos normotensos de pais com HAS têm frequentemente menor vasodilatação dependente do endotélio, o que implica um componente genético no desenvolvimento da disfunção endotelial.[63] A disfunção endotelial no cenário de HAS crônica está relacionada a uma combinação de lesão direta mediada pelo aumento da PA e pelo aumento de mediadores inflamatórios e do estresse oxidativo. Vários sistemas enzimáticos (incluindo NADPH oxidase, xantina oxidase e ciclo-oxigenase) geram espécies reativas de oxigênio (ERO), e a menor atividade do sistema antioxidante (superóxido dismutase) também colabora nesse processo.[9,63] O endotélio de indivíduos que são sensíveis ao sal pode ser muito responsivo ao estresse hemodinâmico decorrente do aumento do volume sanguíneo, o que leva à superprodução de TGFβ e estresse oxidativo, e consequentemente ocorre limitação da biodisponibilidade de NO. A angiotensina II, juntamente com outros fatores, incluindo o estiramento circular do vaso (*cyclic stretch*) decorrente do aumento da PA, ET1, ácido úrico, inflamação sistêmica, noradrenalina, ácidos graxos livres e tabagismo, aumentam a atividade da NADPH oxidase e desempenham um papel central na geração de estresse oxidativo na HAS.[9]

Vale comentar também, que dado o papel central do endotélio na fisiopatologia de Covid-19[70,71], existe um grande esforço na busca de novos biomarcadores de lesão endotelial mediada por Covid-19 para identificar fatores prognósticos capazes de prever a gravidade e mortalidade de Covid-19. Aumentos de formas solúveis de moléculas de adesão, como endoglin, VCAM-1 e ICAM-1[72,73], bem como outros marcadores de deficiência de NO, como L-arginina e marcadores de ativação endotelial, como trombomodulina, P-selectina, vWF[74] e angiopoietina-2[73,75] foram descritos em pacientes com Covid-19 e foram individualmente associados à gravidade e mortalidade de Covid-19. Esse biomarcadores podem ser alterados temporalmente com a progressão da doença. Especificamente, os pacientes que vão morrer em comparação com aqueles que vão sobreviver já têm níveis mais elevados de VCAM-1, ICAM-1 e endoglin no momento da admissão, o que indica uma ativação do endotélio precocemente durante o desenvolvimento da doença. Além disso, os pacientes com Covid-19 também apresentam elevado número de células endoteliais circulantes, que estão positivamente relacionadas a citocinas inflamatórias e gravidade da doença[76], confirmando a participação do endotélio na fisiopatologia da Covid-19.

Estudos clínicos evidenciaram que pacientes com HAS apresentam disfunção endotelial, caracterizada por menor vasodilatação dependente do endotélio em artérias coronária, braquial, renal, assim como na microcirculação e no território venoso.[65,66,77] A atenuação da disfunção endotelial pode ser obtida por meio de abordagens não farmacológicas (atividade física regular e dieta) bem como pode estar relacionada a efeitos pleiotrópicos de classes de fármacos anti-hipertensivos ou mesmo estatinas.

Mecanismos imunológicos/inflamação e hipertensão arterial

Recentemente, o papel da imunidade/inflamação foi acrescentado aos demais mecanismos envolvidos na fisiopatologia da HAS primária (Figura 1). A inflamação "de baixo grau", ou inflamação subclínica, é atualmente uma característica reconhecida de HAS, aterosclerose e obesidade.[78] A proteína C-reativa ultrassensível (PCRus) encontra-se aumentada em pacientes hipertensos, de forma contínua e gradual aos valores de PA. Ainda, níveis elevados da PCRus em normotensos e pré-hipertensos são preditores do desenvolvimento de HAS. Há uma literatura em expansão sobre a participação da inflamação na elevação da PA e lesões de órgãos-alvo, em modelos animais e em estudos clínicos. Para uma maior revisão sobre o tema, existem excelentes publicações.[79-81]

Tanto a resposta imune inata como a adaptativa participam na geração de espécies reativas de oxigênio e alterações inflamatórias nos rins, vasos sanguíneos e cérebro em modelos de HAS.[82,83] As respostas imunes inatas, especialmente aquelas mediadas por macrófagos, têm sido associadas à HAS induzida pela angiotensina II, aldosterona e antagonismo do NO. Reduções na infiltração de macrófagos no rim ou no espaço perivascular da aorta e de artérias de tamanho médio levam a reduções da PA e da sensibilidade ao sal.[82,83] As respostas imunes adaptativas, via linfócitos T, também foram ligadas à gênese da HAS e ao dano em órgãos-alvo. Os linfócitos T expressam o receptor AT1 e estão associados à HAS dependente de angiotensina II; a depleção de linfócitos maduros reduz a HAS e a lesão renal resultante de uma dieta com alto teor de sal no modelo de ratos sensíveis à sal (Dahl). Linfócitos T regulatórios têm papel de inibir a HAS associada à infusão de angiotensina II.[54] Camundongos RAG-$1^{-/-}$ (animais geneticamente com deficiência de linfócitos T e B) foram resistentes ao desenvolvimento de HAS e protegidos do dano vascular induzidos pela infusão de angiotensina II, e a transferência adotiva de células T, mas não B, restaurou a resposta hipertensiva, com um padrão característico de infiltração de células T para a adventícia dos vasos sanguíneos. A NADPH oxidase e as citocinas, tais como a interleucina-17 (IL-17), produzidas pelas células T foram necessárias para a elevação da PA.[82,84]

Em uma extensa revisão sobre as consequências vasculares da inflamação publicada recentemente estão apresentados os principais mecanismos imunomediados que explicam como a inflamação altera a fisiologia arterial e pode levar à disfunção vascular na HAS, aterosclerose e enrijecimento arterial.[85] Destaca-se que ainda existem inúmeros pontos obscuros de como e quando o sistema imunológico é ativado na HAS. Porém, uma interessante sequência de eventos é proposta, na qual a elevação inicial da PA e/ou estímulos pró-hipertensivos podem induzir acúmulo de ERO e lesão cardiovascular levando ao desenvolvimento de padrões moleculares associados a danos (DAMP) ou de neoantígenos.[86] Estes ativam células dendríticas (CD) e estimulam a liberação de IL-6, IL-1β e IL-23, que, por sua vez, estimulam a imunidade inata por meio de receptores Toll-*like* em macrófagos pró-inflamatórios, outras CDs e células *natural killers* (NK), bem como linfócitos T γδ. Estes linfócitos são também capazes de reconhecer antígenos não proteicos e moléculas induzidas pelo estresse via TLR, ou de forma indireta, por meio da ativação pelas citocinas pelas CDs. De qualquer forma, uma vez ativados, os linfócitos γδ estimulam outros linfócitos e macrófagos, em especial, pela produção de IL-17, dentre outras citocinas, levando a lesão vascular e renal, contribuindo assim para a elevação progressiva da PA. As células T de memória (TME) geradas durante esse processo se acumulam nos órgãos linfoides, incluindo a medula óssea. Após um segundo estímulo, como exemplo, a ingestão de alto teor de sal, as células TME são ativadas, amplificam a resposta e contribuem para a HAS. Ao longo do tempo, células anti-inflamatórias, como linfócitos T reguladores (Treg), célula supressora derivada de mieloide e macrófagos M2 podem limitar essa resposta e ajudar no ajuste fino da inflamação vascular e renal.[87] A participação de áreas do sistema nervoso central como integrantes do circuito de ativação imune, causando HAS dependente de angiotensina II ainda não está totalmente elucidada.[9,81]

A interação entre o sistema imune e o sistema nervoso autônomo (modulação neuroimune) vem sendo intenso alvo de investigação.[88] Áreas centrais do sistema nervoso autonômico são informadas sobre o estado imunológico periférico por meio de vias aferentes de comunicação, incluindo vias neurais (aferências vagais) e não neurais (citocinas, células imunes periféricas, micróglia). Essas áreas centrais integram essa informação e se conectam com núcleos que regulam comportamento, gasto energético, que inervam órgãos linfoides, e também áreas de controle cardiovascular. Ambos os braços do sistema nervoso autônomo são as vias eferentes dos processos neuroimunes. Dessa forma, as citocinas e outros fatores imunológicos (estímulo inicial desse arco reflexo) afetam o nível de atividade e responsividade das descargas eferentes dos nervos simpáticos e parassimpáticos que inervam diversos alvos (tecidos e células). Como as células imunes (células-alvo ou efetoras) expressam receptores adrenérgicos e nicotínicos, os neurotransmissores liberados pelas terminações nervosas simpáticas e parassimpáticas ligam-se a seus respectivos receptores localizados na superfície celular e iniciam respostas que modulam a função de macrófagos e linfócitos.[88,89]

Há uma relação entre maior atividade simpática e maior resposta inflamatória. Por outro lado, está bem estabelecido o papel do parassimpático (atividade vagal) e a modulação da resposta anti-inflamatória. Tracey et al. descreveram os mecanismos estruturais e funcionais envolvidos na redução da inflamação em resposta à estimulação colinérgica (por meio de estímulo direto no nervo vago ou por meio de fármacos) em diferentes modelos animais e em estudos clínicos, e cunharam o termo reflexo colinérgico anti-inflamatório.[89] No entanto, ainda são necessários estudos adicionais para compreender interações complexas entre os sistemas adrenérgico e colinérgico, a nível pós-ganglionar, tecidual e celular.

Publicações recentes indicam profunda influência da modulação neuroimune nas doenças cardiovasculares e metabólicas.[90,91] Isso significa que a noção do controle autonômico da circulação necessita ser revista e expandida além da influência hemodinâmica. Vários mecanismos moleculares estão envolvidos no desenvolvimento da HAS, destacando-se a ativação de células do sistema imunológico, menor biodisponibilidade de NO e aumento do estresse oxidativo. As alterações celulares levam a mudanças na estrutura e função dos tecidos (SNA, vasos, coração, rins) e, consequentemente, os sistemas tornam-se disfuncionantes. A história natural que se segue é a manifestação clínica das lesões dos órgãos-alvo relacionadas ao aumento sustentado da PA.

Uma melhor compreensão do controle autonômico sobre os processos imunes cardiovasculares abre novas possibilidades de entendimento considerando que existem ferramentas que podem quantificar a influência autonômica e outros elementos que a modulam.[92] Apesar do grande volume de informações, permanecem grandes questões sobre esse tema, que certamente deverão ser abordadas em breve.

Mecanismo de controle da PA a longo prazo: rim/fluidos corporais

O controle da PA a longo prazo depende claramente dos mecanismos de *feedback* entre rim e fluidos corporais e, portanto, da homeostase do volume como um todo.[93,94] O Na é um regulador fundamental do volume extracelular e do volume de sangue total. Classicamente, o volume do fluido extracelular é determinado pelo balanço entre a ingesta e a excreção de sal e água pelos rins. Mesmo um desbalanço temporário entre a ingesta e a excreção do Na poderia levar a uma mudança no volume do líquido extracelular e consequentemente a uma mudança na PA. O componente chave desse mecanismo é o efeito da PA na excreção renal de água e sal, conhecido como diurese e natriurese pressóricas. O aumento da ingestão de Na leva a aumento da PA e consequentemente, maior pressão de perfusão renal e aumento da excreção de Na e água. Por outro lado, o aumento da ingestão de sal e do volume de sangue são acompanhados da redução da formação de angiotensina II e aldosterona que aumentam da eficiência da natriurese pressórica, e do aumento da produção de NO que causa vasodilatação. A interação desses sistemas permite o equilíbrio no balanço de sal, com pouco ou nenhum aumento da PA. Porém, quando esses sistemas não funcionam de forma adequada há aumento dos valores pressóricos.

De acordo com a teoria de Guyton[93,94] em situações como aumento da formação da angiotensina II, aumento da atividade simpática ou doença renal (alteração da capacidade excretora renal) a capacidade do rim excretar sal estaria reduzida o que levaria a retenção de sal e água (se a ingestão permanecesse constante). A denominada HAS sal sensível, que é caracterizada pelo incremento de pelo menos 10 mmHg algumas horas após a sobrecarga de 5 g de ingesta de sal pode acometer significativa porcentagem da população. Os mecanismos associados incluem, predisposição genética, alteração na relação pressão natriurese e também a disfunção endotelial (com menor biodisponibilidade de NO).[95]

Referências bibliográficas

1. Lewington S, Clarke R, Qizilbash N, Peto R, Collins C. Age-specific relevance of usual blood pressure to vascular mortality: a meta-analysis of individual data for one million adults in 61 prospective studies. Lancet. 2002;360(9349): 1903–13.
2. Barroso WKS, Rodrigues CIS, Bortolotto LA, Mota-Gomes MA, et al. Brazilian Guidelines of Hypertension - 2020. Arq Bras Cardiol. 2021;116(3):516-658.
3. Whelton PK, Carey RM, Aronow WS, Casey Jr DE, Collins KJ, Himmelfarb CD, et al. ACC/AHA/APA/ABC/ACPM/AGS/APhA/ASH/ASPC/NMA/PCNA guideline for the prevention, detection, evaluation and management of high blood pressure in adults. Hypertension. 2017;71(2018):e13-115.
4. Blood Pressure Lowering Treatment Trialists' Collaboration. Blood pressure-lowering treatment based on cardiovascular risk: a meta-analysis of individual patient data. Lancet. 2014;384:591-8.
5. Luft FC. Twins in cardiovascular genetic research. Hypertension. 2001;37:350-6.
6. Liu C, et al. Meta-analysis identifies common and rare variants influencing blood pressure and overlapping with metabolic trait loci. Nat Genet. 2016;48:1162-70.
7. Ehret GB, Caulfield MJ. Genes for blood pressure: an opportunity to understand hypertension. Eur Heart J. 2013;34:951-61.
8. Maass PG, et al. PDE3A mutations cause autosomal dominant hypertension with brachydactyly. Nat Genet. 2015;47:647-53.
9. Oparil S, Acelajado MC, Bakris GL, Berlowitz DR, Cífhová R, Dominiczak AF, et al. Hypertension. Nat Rev Dis Primers. 2018;4:18014.
10. Consolim-Colombo FM, Irigoyen MC. Fisiopatologia da hipertensão arterial. Medicina cardiovascular reduzindo o impacto das doenças, 1ed. São Paulo: Atheneu; 2016, v. 1. p. 719-36.
11. Kaplan NM. Primary hypertension: pathogenisis. In: Kapklan NM, editor. Clinical hypertension. Baltimore: Williams & Wilkins; 1998. p. 41-99.
12. Hall ME, Hall JE. Hypertension: a companion to Braunwald's heart disease 3rd ed. (eds Bakris GL, Sorrentino M). Philadelphia: Elsevier; 2018. p. 33-51.
13. Irigoyen MC, De Angelis K, Dos Santos F, Dartora DR, Rodrigues B, Consolim-Colombo FM. Hypertension, blood pressure variability, and target organ lesion. Curr Hypertens Rep. 2016;18(4):31.
14. Grassi G1, Ram VS. Evidence for a critical role of the sympathetic nervous system in hypertension. J Am Soc Hypertens. 2016;10(5):457-66.
15. De Angelis K, Santos F, Farah VMA, Irigoyen MC. Revisitando a fisiologia do sistema nervoso simpático: o que há de novo?. Revista da SOCESP. 2014;24:9-15.
16. La Rovere MT, Bigger JT Jr., Marcus FI, Mortara A, Schwartz PJ. Baroreflex sensitivity and heart-rate variability in prediction of total cardiac mortality after myocardial infarction. ATRAMI (Autonomic Tone and Reflexes After Myocardial Infarction) Investigators. Lancet. 1998;351(9101):478-84.
17. Irigoyen MC, Krieger EM. Baroreflex control of sympathetic activity in experimental hypertension. Brazilian Journal of Medical and Biological Research/Sociedade Brasileira de Biofisica. 1998;31(9):1213-20.
18. Mancia G, Grassi G. The autonomic nervous system and hypertension. Circ Res. 2014;114:1804-14.
19. Lopes HF, Silva HB, Consolim-Colombo FM, Barreto Filho JA, Riccio GM, Giorgi DM, et al. Autonomic abnormalities demonstrable in young normotensive subjects who are children of hypertensive parents. Brazilian Journal of Medical and Biological Research/Sociedade Brasileira de Biofisica. 2000;33(1):51-4.
20. Viana A, Dias DS, Nascimento MC, Dos Santos F, Cordoba Lanza F, Irigoyen MC, De Angelis K. Impact of overweight in mens with family history of hypertension: Early heart rate variability and oxidative stress disarrangements. Oxid Med Cell Longev. 2020; Article ID 3049831.
21. Santa-Rosa FA, Shimojo GL, Dias DS, Viana A, Lanza FC, Irigoyen MC, De Angelis K. Impact of an active lifestyle on heart rate variability and oxidative stress markers in offspring of hypertensives. Sci Rep. 2020;10(1):1-10.
22. Luft FC, Rankin LI, Bloch R, Weyman AE, Willis LR, Murray RH, et al. Cardiovascular and humoral responses to extremes of sodium intake in normal black and white men. Circulation. 1979;60(3):697-706.
23. Otto ME, Consolim-Colombo FM, Rodrigues Sobrinho CR, Krieger EM. Pressure and time dependence of the cardiopulmonary reflex response in patients with hypertensive cardiomyopathy. Brazilian Journal of Medical and Biological Research/Sociedade Brasileira de Biofisica. 2004;37(11):1615-22.
24. Consolim-Colombo FM, Filho JA, Lopes HF, Sobrinho CR, Otto ME, Riccio GM, et al. Decreased cardiopulmonary baroreflex sensitivity in Chagas' heart disease. Hypertension. 2000;36(6):1035-9.
25. Somers VK, Mark AL, Zavala DC, Abboud FM. Contrasting effects of hypoxia and hypercapnia on ventilation and sympathetic activity in humans. J Applied Physiol. 1989;67(5):2101-6.
26. Seravalle G, Mancia G, Grassi G. Sympathetic nervous system, sleep, and hypertension. Curr Hypertens Rep. 2018;20(9):74.
27. Krieger EM. Neurogenic hypertension in the rat. Circ Res. 1964;15:511-21.
28. Irigoyen MC, Moreira ED, Ida F, Pires M, Cestari IA, Krieger EM. Changes of renal sympathetic activity in acute and chronic conscious sinoaortic denervated rats. Hypertension. 1995;26(6 Pt 2):1111-6.
29. Moraes-Silva IC, De La Fuente RN, Mostarda C, Rosa K, Flues K, Damaceno-Rodrigues NR, et al. Baroreflex deficit blunts exercise training--induced cardiovascular and autonomic adaptations in hypertensive rats. Clinical and Experimental Pharmacology & Physiology. 2010;37(3):e114-20.
30. Mostarda C, Moraes-Silva IC, Moreira ED, Medeiros A, Piratello AC, Consolim-Colombo FM, et al. Baroreflex sensitivity impairment is associated with cardiac diastolic dysfunction in rats. J Cardiac Failure. 2011;17(6):519-25.
31. Franchini KG, Krieger EM. Neurogenic hypertension in the rat. In: Ganten D (ed.). Handbook of hypertension experimental and genetic models. Amsterdam: Elsevier; 1993. p. 119-46.
32. DiBona GF. Neural control of the kidney: past, present, and future. Hypertension. 2003;41(3 Pt 2):621-4.
33. Janssen BJ, Smits JF. Renal nerves in hypertension. Mineral and Electrolyte Metabolism. 1989;15(1-2):74-82.
34. DiBona GF, Esler M. Translational medicine: the antihypertensive effect of renal denervation. Am J Physiol Regulatory. 2010;298(2):R245-53.
35. Krum H, Sobotka P, Mahfoud F, Bohm M, Esler M, Schlaich M. Device--based antihypertensive therapy: therapeutic modulation of the autonomic nervous system. Circulation. 2011;123(2):209-15.
36. Moreira NJD, Dos Santos F, Moreira ED, Farah D, de Souza LE, da Silva MB, et al. Acute renal denervation normalizes aortic function and decreases blood pressure in spontaneously hypertensive rats. Sci Rep. 2020;10(1):21826.
37. Henry JP, Liu J, Meehan WP. Psychosocial stress and experimental hypertension. In: Laragh JH, Brenner BM (eds.). Hypertension: pathophy-

siology diagnosis and management. New York: Raven Press; 1995. p. 901-21.
38. Francica JV, Heeren MV, Tubaldini M, Sartori M, Mostarda C, Araujo RC, et al. Impairment on cardiovascular and autonomic adjustments to maximal isometric exercise tests in offspring of hypertensive parents. Eur J Prev Cardiol. 2013;20(3):480-5.
39. Pickering TG. Psychological stress and hypertension. In: Swalles JD (ed.). Textbook of hypertension. London: Blackwell Science; 1994. p. 640-54.
40. Bernardes N, da Silva Dias D, Stoyell-Conti FF, de Oliveira Brito-Monzani J, Malfitano C, Caldini EG, et al. Baroreflex impairment precedes cardiometabolic dysfunction in an experimental model of metabolic syndrome: role of inflammation and oxidative stress. Sci Rep. 2018;8(1):8578.
41. La Rovere MT, Bersano C, Gnemmi M, Specchia G, Schwartz PJ. Exercise-induced increase in baroreflex sensitivity predicts improved prognosis after myocardial infarction. Circulation. 2002;106(8):945-9.
42. de Leeuw PW, et al. Sustained reduction of blood pressure with baroreceptor activation therapy. Results of the 6-year open follow-up. Hypertension. 2017;69:836-43.
43. van Vark LC, Bertrand M, Akkerhuis KM, Brugts JJ, Fox K, Mourad JJ, et al. Angiotensin-converting enzyme inhibitors reduce mortality in hypertension: a meta-analysis of randomized clinical trials of renin-angiotensin-aldosterone system inhibitors involving 158,998 patients. Eur Heart J. 2012;33(16):2088-97.
44. Zhang J, Chen K, Guan T, Zhang S. Effect of aliskiren on cardiovascular outcomes in patients with prehypertension: a meta-analysis of randomized controlled trials. *Drug* Des Devel Ther. 2015;9:1963-71.
45. Irigoyen MC, De Angelis K, Moraes-Silva IC, Lacchini S, Ferreira JB, Scapini KB, et al. Renin-angiotensin system and cardiovascular physiology. In: Casarini DE, Arita DY, Colucci JA, Cunha TS (orgs.). New aspects of the renin angiotensin system in cardiovascular and renal diseases. 1ed.: Bentham eBooks; 2016. p. 45-78.
46. Santos RA, Ferreira AJ, Simoes ESAC. Recent advances in the angiotensin-converting enzyme 2-angiotensin(1-7)-Mas axis. Experimental Physiology. 2008;93(5):519-27.
47. Brosnihan KB, Li P, Ferrario CM. Angiotensin-(1-7) dilates canine coronary arteries through kinins and nitric oxide. Hypertension. 1996;27(3):523-8.
48. Benter IF, Diz DI, Ferrario CM. Pressor and reflex sensitivity is altered in spontaneously hypertensive rats treated with angiotensin-(1-7). Hypertension. 1995;26(6):1138-44.
49. Passos-Silva DG, Verano-Braga T, Santos RA. Angiotensin-(1-7): beyond the cardio-renal actions. Clin Sci (Lond). 2013;124(7):443-56.
50. Paz Ocaranza M, Riquelme JA, García L, Jalil JE, Chiong M, Santos RAS, et al. Counter-regulatory renin-angiotensin system in cardiovascular disease. Nat Rev Cardiol. 2020;17(2):116-29.
51. Lautner RQ, et al. Discovery and characterization of alamandine: a novel component of the reninangiotensin system. Circ. Res. 2013;112:1104-11.
52. Souza-Neto FP, et al. Alamandine attenuates arterial remodelling induced by transverse aortic constriction in mice. Clin. Sci. 2019;133:629-43.
53. Ruiz-Ortega M, Lorenzo O, Rupérez M, Esteban V, Suzuki Y, Mezzano S, et al. Role of the renin-angiotensin system in vascular diseases: expanding the field. Hypertension. 2001;38(6):1382-7.
54. Barhoumi T, Kasal DA, Li MW, Shbat L, Laurant P, Neves MF, et al. T regulatory lymphocytes prevent angiotensin II-induced hypertension and vascular injury. Hypertension. 2011;57(3):469-76.
55. Marchesi C, Paradis P, Schiffrin EL. Role of the renin-angiotensin system in vascular inflammation. Trends in pharmacological sciences. 2008;29(7):367-74.
56. Schiffrin EL. The flame that lights the fire: oxidative stress, inflammation, and renal damage in angiotensin II-induced hypertension. Hypertension. 2008;52(2):205-6.
57. Shao J, Nangaku M, Miyata T, Inagi R, Yamada K, Kurokawa K, et al. Imbalance of T-cell subsets in angiotensin II-infused hypertensive rats with kidney injury. Hypertension. 2003;42(1):31-8.
58. Zhou ZH, Bubien JK. Nongenomic regulation of EnaC by aldosterone. Am J Physiol Cell Physiol. 2001;281:C1118-C1130.
59. McCurley A, Jaffe IZ. Mineralocorticoid receptors in vascular function and disease. Mol. Cell. Endocrinol. 2012;350:256-65.
60. Armaly Z, Assady S, Abassi Z. Corin: a new player in the regulation of salt-water balance and blood pressure. Curr Opin Nephrol Hypertens. 2013;22:713-22.
61. Moncada S, Palmer RM, Higgs EA. Nitric oxide: physiology, pathophysiology, and pharmacology. Pharmacological Reviews. 1991;43(2):109-42.
62. Ayub T, Khan SN, Ayub SG, Dar R, Andrabi KI. Reduced nitrate level in individuals with hypertension and diabetes. J Cardiovasc Dis Res. 2011;2:172-6.
63. Panza JA, Casino PR, Badar DM, Quyyumi AA. Effect of increased availability of endothelium-derived nitric oxide precursor on endothelium--dependent vascular relaxation in normal subjects and in patients with essential hypertension. Circulation. 1993;87:1475-81.
64. Kohan DE, Barton M. Endothelin and endothelin antagonists in chronic kidney disease. Kidney Int. 2014;86:896-904.
65. Aird WC. Endothelium as an organ system. Critical Care Med. 2004;32(5 Suppl):S271-9.
66. Konukoglu D, Uzun H. Endothelial dysfunction and hypertension. Adv Exp Med Biol. 2017;956:511-40.
67. Schiffrin EL. Vascular endothelin in hypertension. Vascular Pharmacology. 2005;43(1):19-29.
68. Davenport AP, Kuc RE, Southan C, Maguire JJ. New drugs and emerging therapeutic targets in the endothelin signaling pathway and prospects for personalized precision medicine. Physiol Res. 2018;67(Suppl1):S37-S54.
69. Krum H, Viskoper RJ, Lacourciere Y, Budde M, Charlon V. The effect of an endothelin-receptor antagonist, bosentan, on blood pressure in patients with essential hypertension. Bosentan Hypertension Investigators. N Engl J Med. 1998;338(12):784-90.
70. Libby P, Lüscher T. COVID-19 is, in the end, an endothelial disease. Eur Heart J. 2020;41:3038-44.
71. Evans PC, Ed Rainger G, Mason JC, Guzik TJ, Osto E, Stamataki Z, et al. Endothelial dysfunction in COVID-19: a position paper of the ESC Working Group for Atherosclerosis and Vascular Biology, and the ESC Council of Basic Cardiovascular Science. Cardiovasc. Res. 2020;116:2177-84.
72. Sega FVD, Fortini F, Spadaro S, Ronzoni L, Zucchetti O, Manfrini M, et al. Time course of endothelial dysfunction markers and mortality in COVID-19 patients: a pilot study. Clin Transl Med. 2021;11:e283.
73. Spadaro S, Fogagnolo A, Campo G, Zucchetti O, Verri M, Ottaviani I, et al. Markers of endothelial and epithelial pulmonary injury in mechanically ventilated COVID-19 ICU patients. Crit. Care. 2021;25:74.
74. Goshua G, Pine AB, Meizlish ML, Chang CH, Zhang H, Bahel P, et al. Endotheliopathy in COVID-19-associated coagulopathy: Evidence from a single-centre, cross-sectional study. Lancet Haematol. 2020;7:e575-82.
75. Smadja DM, Guerin CL, Chocron R, Yatim N, Boussier J, Gendron N, et al. Angiopoietin-2 as a marker of endothelial activation is a good predictor factor for intensive care unit admission of COVID-19 patients. Angiogenesis. 2020;23:611-20.
76. Guervilly C, Burtey S, Sabatier F, Cauchois R, Lano G, Abdili E, et al. Circulating endothelial cells as a marker of endothelial injury in severe COVID-19. J. Infect. Dis. 2020;222:1789-93.
77. Rubira MC, Consolim-Colombo FM, Rabelo ER, Yugar-Toledo JC, Casarini D, Coimbra SR, et al. Venous or arterial endothelium evaluation for early cardiovascular dysfunction in hypertensive patients? J Clin Hypertens (Greenwich). 2007;9(11):859-65.
78. Ridker PM, Lüscher TF. Anti-inflammatory therapies for cardiovascular disease. Eur Heart J. 2014;35(27):1782-91.
79. Schiffrin EL. The immune system: role in hypertension. Canad J Cardiol. 2013;29(5):543-8.
80. Wenzel U, Turner JE, Krebs C, Kurts C, Harrison DG, Ehmke H. Immune mechanisms in arterial hypertension. J Am Soc Nephrol. 2016;27(3):677-86.
81. Nosalski R, McGinnigle E, Siedlinski M, Guzik TJ. Novel immune mechanisms in hypertension and cardiovascular risk. Curr Cardiovasc Risk Rep. 2017;11(4):12.
82. Marvar PJ, Thabet SR, Guzik TJ, Lob HE, McCann LA, Weyand C, et al. Central and peripheral mechanisms of T-lymphocyte activation and vascular inflammation produced by angiotensin II-induced hypertension. Circ Res. 2010;107(2):263-70.

83. Wu J, Thabet SR, Kirabo A, Trott DW, Saleh MA, Xiao L, et al. Inflammation and mechanical stretch promote aortic stiffening in hypertension through activation of p38 mitogen-activated protein kinase. Circ Res. 2014;114(4):616-25.
84. Xiao L, Harrison DG. Inflammation in hypertension. Can J Cardiol. 2020;36(5):635-47.
85. Zanoli L, Briet M, Empana JP, Cunha PG, Mäki-Petäjä KM, Protogerou AD, et al.; Association for Research into Arterial Structure, Physiology (ARTERY) Society, the European Society of Hypertension (ESH) Working Group on Vascular Structure and Function, and the European Network for Noninvasive Investigation of Large Arteries. Vascular consequences of inflammation: a position statement from the ESH Working Group on Vascular Structure and Function and the ARTERY Society J Hypertension. 2020;38(9):1682-98.
86. Kirabo A, Fontana V, de Faria AP, Loperena R, Galindo CL, Wu J, et al. DC isoketal-modified proteins activate T cells and promote hypertension. J Clin Invest. 2014;124(10):4642-56.
87. Bonneville M, O'Brien RL, Born WK. Gammadelta T cell effector functions: a blend of innate programming and acquired plasticity. Nat Rev Immunol. 2010;10:467-78.
88. Kenney MJ, Ganta CK. Autonomic nervous system and immune system interactions. Comp Physiol. 2014;4(3):1177-200.
89. Pavlov VA, Chavan SS, Tracey KJ. Annu Rev Immunol. 2018;36:783-812.
90. Sangaleti CT, Katayama KY, De Angelis K, Lemos de Moraes T, Araújo AA, Lopes HF, et al. The cholinergic drug galantamine alleviates oxidative stress alongside anti-inflammatory and cardio-metabolic effects in subjects with the metabolic syndrome in a randomized trial. Front Immunol. 2021;12:613979.
91. Consolim-Colombo FM, Sangaleti CT, Costa FO, Morais TL, Lopes HF, Motta JM, et al. Galantamine alleviates inflammation and insulin resistance in patients with metabolic syndrome in a randomized trial. JCI Insight. 2017;2(14):e93340.
92. Pavlov VA, Chavan SS, Tracey KJ. Bioelectronic medicine: from preclinical studies on the inflammatory reflex to new approaches in disease diagnosis and treatment. Cold Spring Harb Perspect Med. 2020;10(3):a034140.
93. Guyton AC. Arterial pressure and hypertension. Philadelphia: WB Saunders; 1980.
94. Guyton AC. Long-term arterial pressure control: an analysis from animal experiments and computer and graphic models. Am J Physiol. 1990;259(5 Pt 2):R865-77.
95. Feng W, Dell'Italia LJ, Sanders PW. Novel paradigms of salt and hypertension. J Am Soc Nephrol. 2017;28:1362-9.

Capítulo 2

Avaliação clínica e laboratorial do paciente com hipertensão arterial sistêmica

Fernando Nobre

PONTOS-CHAVE

- A avaliação clínica e laboratorial do paciente com hipertensão arterial sistêmica (HAS) deve considerar:
- Obter uma história clínica completa, sobretudo objetivando dados que tenham particular relevância para os pacientes com HAS.
- Confirmar o diagnóstico de HAS por medida da pressão arterial.
- Identificar fatores de risco para doenças cardiovasculares.
- Pesquisar lesões em órgãos-alvo, clínicas ou subclínicas.
- Buscar a presença de outras doenças associadas.
- Estratificar o risco cardiovascular global.
- Avaliar indícios do diagnóstico de hipertensão arterial secundária.

Introdução

Avaliar o paciente com hipertensão arterial sistêmica (HAS) do ponto de vista clínico e laboratorial é tarefa a ser desempenhada pelo médico e sua equipe para obter, com base nesses dados, o melhor conhecimento sobre aquele indivíduo que será por ele tratado.

A seguir, faremos um conjunto de orientações, de forma muito prática e com base em tabelas e fluxogramas que orientam as melhores condutas para esse fim específico.

Os objetivos da avaliação desses pacientes são: obter uma história clínica e realizar exame físico de muito boa qualidade; confirmar o diagnóstico de HAS, e dos demais fenótipos, por medidas de pressão arterial (PA) adequadamente bem feitas; identificar os fatores de risco para doenças cardiovasculares; pesquisar lesões em órgãos-alvo, tanto clínicas como subclínicas; identificar doenças associadas; estratificar o risco cardiovascular global; buscar indícios de hipertensão arterial sistêmica secundária a outras doenças.

História clínica (anamnese) e exame físico

História clínica (anamnese)

Como em todas as avaliações médicas, a história clínica ou anamnese bem-feita é fundamental. Em relação aos pacientes com HAS é essencial incluir: tempo de diagnóstico e tratamentos anti-hipertensivos instituídos previamente (medicamentos e doses); os sintomas que indiquem a evolução da doença hipertensiva, especialmente a presença de lesão de órgãos-alvo (LOA); os antecedentes pessoais e familiares; identificação de fatores de risco específicos para doença cardiovascular e renal; presença de comorbidades e aspectos biopsicossociais, culturais e socioeconômicos relevantes; o eventual uso de outros medicamentos, e drogas lícitas e ilícitas, que não anti-hipertensivos, que possam interferir na PA, bem como pesquisar indícios na história clínica que sugiram causas secundárias de HAS.

Devem ser considerados fatores de risco importantes na identificação dos pacientes com HAS os expressos na Tabela 1, de acordo com as Diretrizes Brasileiras de Hipertensão.[1]

TABELA 1 Fatores de risco a serem avaliados no paciente com hipertensão arterial sistêmica[1]

Idade (mulher > 65 anos e homem > 55 anos)
Tabagismo
Dislipidemia: triglicerídeos (TG) > 150 mg/dL em jejum; LDL-c > 100 mg/dL; HDL-c < 40 mg/dL
Diabetes melito (DM) já confirmado (glicemia de jejum de, pelo menos, 8 horas ≥ 126 mg/dL, glicemia aleatória ≥ 200 mg/dL ou HbA1c ≥ 6,5%) ou pré-diabetes (glicemia de jejum entre 100 e 125 mg/dL ou HbA1c entre 5,7 e 6,4%)
História familiar prematura de DCV: em mulher < 65 anos e homem < 55 anos
Pressão de pulso em idosos (PP = PAS – PAD) > 65 mmHg

(continua)

TABELA 1 Fatores de risco a serem avaliados no paciente com hipertensão arterial sistêmica[1] *(continuação)*

ITB ou VOP anormais
História patológica pregressa de pré-eclâmpsia ou eclâmpsia
Obesidade central: IMC < 24,9 kg/m² (normal); entre 25 e 29,9 kg/ m² (sobrepeso); > 30 kg/ m² (obesidade)
Relação cintura/quadril (C/Q) ▪ Cintura abdominal = mulher < 88 cm e homem < 102 cm ▪ Cintura: C = no ponto médio entre a última costela e a crista ilíaca lateral ▪ Quadril Q = ao nível do trocânter maior ▪ Cálculo (C/Q) = mulher: C/Q 0,85; homens: C/Q 0,95
Perfil de síndrome metabólica

C: cintura, Q: quadril, C/Q: relação cintura quadril, ITB: índice tornozelo braquial, PP: pressão de pulso, IMC: índice de massa corpórea. Fonte: Barroso et al., 2021.[1]

Exame físico

Segundo as Diretrizes Brasileiras de Hipertensão VIII[1] devem ser objetivos a serem alcançados com o exame físico os expressos na Tabela 2.

TABELA 2 Dados necessários a serem obtidos com o exame físico nos pacientes com hipertensão arterial sistêmica[1]

1. Obter medidas repetidas e acuradas em ambos os braços da PA
2. Medir parâmetros antropométricos: peso, altura, FC, CA e cálculo do IMC
3. Procurar sinais de lesões em órgãos-alvo
4. Detectar características de doenças endócrinas como Cushing, hiper ou hipotireoidismo
5. Examinar a região cervical: palpação e ausculta das artérias carótidas, verificação de estase jugular e palpação de tireoide
6. Avaliar o aparelho cardiovascular: desvio de ictus e propulsão à palpação; na ausculta, presença de B3 ou B4, hiperfonese de segunda bulha, sopros e arritmias
7. Avaliar o sistema respiratório: ausculta de estertores, roncos e sibilos
8. Observar as extremidades: edemas, pulsos em membros superiores e inferiores (na presença de pulsos femorais diminuídos, sugere coartação de aorta, doença da aorta ou ramos)
9. Palpar e auscultar o abdômen: frêmitos, sopros, massas abdominais indicativas de rins policísticos e tumores (podem sugerir causas secundárias ou LOA)
10. Detectar déficits motores ou sensoriais no exame neurológico

(continua)

TABELA 2 Dados necessários a serem obtidos com o exame físico nos pacientes com hipertensão arterial sistêmica[1] *(continuação)*

11. Realizar fundoscopia ou retinografia (quando disponível): identificar aumento do reflexo dorsal, estreitamento arteriolar, cruzamentos arteriovenosos patológicos, hemorragias, exsudatos e papiledema (sinais de retinopatia hipertensiva)

PA: pressão arterial, FC: frequência cardíaca; CA: circunferência abdominal; IMC: índice de massa corpórea.
Fonte: Barroso et al., 2021.[1]

Com relação à medida da circunferência abdominal, um parâmetro de grande importância na avaliação de risco[2] devem ser observadas as orientações da Figura 1.

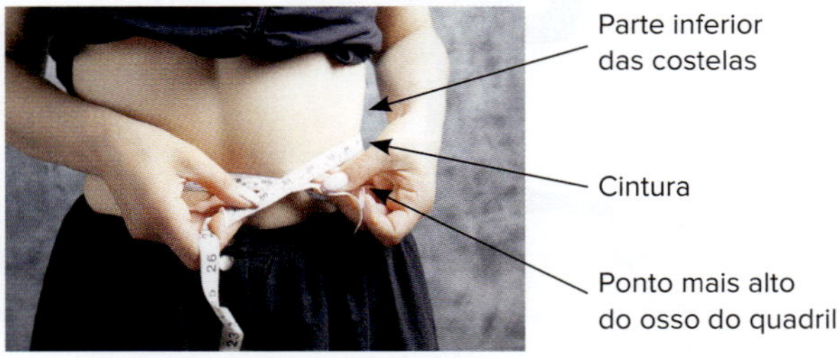

	Normalidade	
	H	M
Valor	< 102 cm	< 108 cm

FIGURA 1
Forma e medir a circunferência abdominal e valores de normalidade por gênero.

A medida da PA na avaliação do paciente com HAS é procedimento fundamental e poderá feita pelo método convencional realizado consultório (Figura 2) ou por métodos que obtêm as medidas fora dele, como monitorização ambulatorial da pressão arterial em 24 horas (MAPA) e a monitorização residencial da pressão arterial (MRPA ou MAPA 5 d).

A medida da PA em consultório como o método empregado rotineiramente deve obedecer a critérios rígidos para que seja confiável e represente o real comportamento da pressão arterial.

Assim, critérios básicos devem ser obedecidos, como, dentre outros: uso de manguitos adequados às características do braço do examinando; fazer com que o braço esteja ao nível do coração; utilizar aparelhos validados e que estejam devidamente calibrados; fazer as medidas em ambiente tranquilo, silencioso, sem que o paciente converse durante as medidas; assegurar que a pessoa examinada não esteja com a bexiga cheia, não tenha feito exercícios físicos vigorosos previamente e não tenha feito uso de bebidas que possam interferir com a pressão arterial: café, chá, alcoólicos,

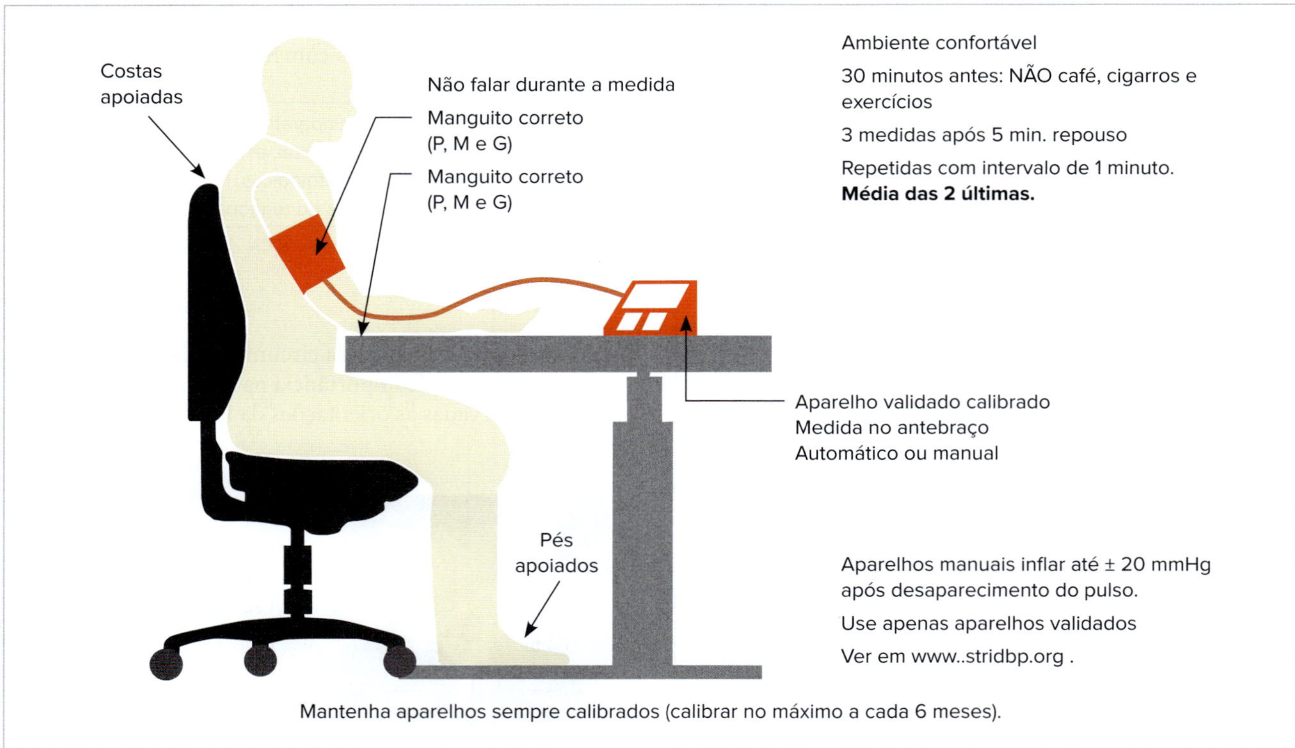

FIGURA 2

Procedimentos fundamentais para a medida da pressão arterial no consultório. Fonte: Unger, et al., 2020.[3]

Com o advento de medidas fora do ambiente do consultório (MAPA e MRPA) foi possível definir-se quatro diferentes fenótipos da PA[4] como pode ser observado na Figura 3.[1]

Com a história clínica, valores de pressão arterial e exame físico, deve-se estratificar o risco individual de cada paciente, fato que será fundamental essencial para o estabelecimento do tratamento e para se definir as metas ideais de pressão arterial a serem atingidas com as intervenções propostas.

Pela estratificação de risco pode-se concluir que pacientes com o mesmo valor de PA poderão ter diferentes riscos e merecerem, portanto, condutas e seguimentos específicos. A estratificação do risco deve levar em consideração os parâmetros observados na Figura 4, segundo as Diretrizes Brasileiras de Hipertensão VIII[1].

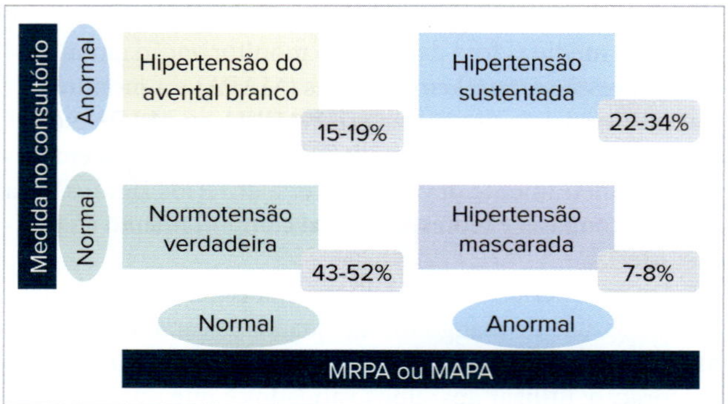

FIGURA 3

Identificação dos pacientes pertencentes a cada um dos quatro fenótipos possíveis utilizando-se medidas de consultório ou monitorização residencial da pressão arterial (MRPA).[1] Para a definição desses diversos fenótipos devemos considerar os valores de pressão arterial (PA) obtidos por cada um dos métodos utilizados como pode ser observado na Tabela 3.

TABELA 3 Valores de pressão arterial para cada um dos métodos de avaliação[1,5]

Categoria	PAS (mmHg)	PAD (mmHg)
PA no consultório	≥ 140 e/ou	≥ 90
MAPA 24 horas	≥ 130 e/ou	≥ 80
Vigília	≥ 135 e/ou	≥ 85
Sono	≥ 120 e/ou	≥ 70
MRPA	≥ 130 e/ou	≥ 80

HA: hipertensão arterial; PA: pressão arterial; PAS: pressão arterial sistólica; PAD: pressão arterial diastólica; MAPA: monitorização ambulatorial da pressão arterial; MRPA: monitorização residencial da pressão arterial. Fonte: Barroso et al., 2021.1; Williams et al., 2018.[5]

FR, presença de LOA ou doença	PA (mmHg) Pré-hipertensão PAS 130-139 PAD 85-89	Estágio 1 PAS 140-159 PAD 90-99	Estágio 2 PAS 160-179 PAD 100-109	Estágio 3 PAS > 180 PAD > 110
Sem FR	Sem risco adicional	Risco baixo	Risco moderado	Risco alto
1 ou 2 FR	Risco baixo	Risco moderado	Risco alto	Risco alto
≥ 3 FR	Risco moderado	Risco alto	Risco alto	Risco alto
LOA, DRC estágio 3, DM, DCV	Risco alto	Risco alto	Risco alto	Risco alto

FIGURA 4

Estratificação de risco para os pacientes de acordo com os valores de pressão arterial, fatores de risco presentes e doenças associadas. PA: pressão arterial; FR: fator de risco; PAS: pressão arterial sistólica; PAD: pressão arterial diastólica; LOA: lesão em órgão-alvo, DRC: doença renal crônica; DM: diabetes melito; DCV: doença cardiovascular. Fonte: Barroso et al., 2021.[1]

Na estratificação do risco devemos considerar os seguintes aspectos: fatores de risco coexistentes (Tabela 4); lesões em órgãos-alvos (Tabela 5) e fatores que, se presentes, podem modificar o risco (Tabela 6).

TABELA 4 Fatores de risco coexistentes[1]

Sexo masculino
Idade: > 55 anos no homem e > 65 anos na mulher
DCV prematura em parentes de 1º grau (homens < 55 anos e mulheres < 65 anos)
Tabagismo
Dislipidemia: LDL-colesterol ≥ 100 mg/dL e/ou não HDL-colesterol 130 mg/dL e/ou HDL-colesterol ≤ 40 mg/dL no homem e ≤ 46 mg/dL na mulher e/ou TG >150 mg/dL
Diabetes melito
Obesidade (IMC ≥ 30 kg/m^2)

Fonte: Barroso et al., 2021.[1]

TABELA 5 Lesões em órgãos-alvos[1]

Hipertrofia ventricular esquerda
ECG (índice Sokolow-Lyon (SV1 + RV5 ou RV6) ≥ 35 mm; RaVL > 11 mm; Cornell voltagem > 2.440 mm.ms ou Cornell índice > 28 mm em homens e > 20 mm em mulheres (GR: I, NE: B)
ECO: IMVE ≥ 116 g/ m^2 nos homens ou ≥ 96 g/ m^2 nas mulheres (GR: IIa, NE: B)
ITB < 0,9 GR (GR: IIa, NE: B)
Doença renal crônica estágio 3 (RFG-e entre 30 e 60 mL/min/1,73 m^2)
Albuminúria entre 30 e 300 mg/24h ou relação albumina/creatinina urinária 30 a 300 mg/g (GR: I, NE: B)
VOP carótido-femoral > 10 m/s (GR: IIa, NE: A)

ECG: eletrocardiograma; ECO: ecocardiograma; IMVE: índice de massa ventricular esquerda; ITB: índice tornozelo-braquial; RFG-e: ritmo de filtração glomerular estimado; VOP: velocidade de onda de pulso. Fonte: Barroso et al., 2021.1

TABELA 6 Fatores que podem modificar o risco do paciente com hipertensão arterial sistêmica[1]

História familiar ou nos pais de início precoce de hipertensão arterial
Nível muito elevado de um FR individual, incluindo HA estágio 3
Eclâmpsia/pré-eclâmpsia prévia
Apneia do sono
Pressão de pulso > 60 (em pacientes idosos)
Ácido úrico > 7 mg/dL (homens) e > 5,7 mg/dL (mulheres) (GR: I, nível: C)
Proteína C-reativa ultrassensível > 2 mg/L (GR: I, nível: B)
FC > 80 bpm
Síndrome metabólica*
Sedentarismo
Fatores psicossociais e econômicos
Distúrbios inflamatórios crônicos

FR: fatores de risco: HA: hipertensão arterial; FC: frequência cardíaca. *Para que se defina a presença de síndrome metabólica pelos critérios da International Diabetes Federation (IDF) é necessário haver obesidade central, definida como circunferência abdominal > 80 cm em mulheres ou > 94 cm em homens de descendência europeia ou africana ou > 90 cm naqueles de descendência asiática, além de dois entre os quatro fatores a seguir: triglicerídeos > 150 mg/dL, HDL-C baixo (< 40 mg/dL em homens e < 50 mg/dL em mulheres), hipertensão arterial; glicemia de jejum ≥ 100 mg/dL ou DM tipo 2 previamente diagnosticado. Fonte: Barroso et al., 2021.[1]

Exames complementares

Os exames complementares ou subsidiários por sua própria onomástica indicam que deverão ser feitos com o objetivo de complementar ou subsidiar um diagnóstico suposto ou quantificá-lo em termos de maior ou menor gravidade. Assim, deverão ser solicitados com parcimônia e absoluta indicação.

Para os pacientes com HAS um conjunto básico de exames, atendendo a esses conceitos, deverá ser solicitado como estabelecido na Tabela 7.

TABELA 7 Exames subsidiários básicos que devem ser solicitados de rotina ao paciente com hipertensão arterial sistêmica

Análise de urina (GR: I, NE: C)
Potássio plasmático (GR: I, NE: C)
Creatinina plasmática (GR: I, NE: B)
Glicemia de jejum (GR: I, NE: C) e HbA1c (GR: I, NE: C)
Estimativa do ritmo de filtração glomerular (GR: I, NE: B)
Colesterol total, HDLc e triglicerídeos plasmáticos (GR: I, NE: C)*
Ácido úrico plasmático (GR: I, NE: C)
Eletrocardiograma convencional (GR: I, NE: B)**

* O LDLc é calculado pela seguinte fórmula: LDLc: colesterol total – (HDLc + triglicerídeos/5) (quando a dosagem de triglicerídeos for abaixo de 400 mg/dL). *O LDLc também tem sido dosado por alguns laboratórios, fazendo parte da rotina laboratorial. **Critério de detecção de HVE – Sokolow-Lyon: SV1 + RV5,6 > 35 mm – Cornell voltagem: RaVL + SV3 > 20 mm (mulher), > 28 mm (homem). Fonte: Barroso et al., 2021.[1]

De acordo com a Diretriz Europeia de Hipertensão,[5] deve-se considerar na aplicação de exames: o valor preditivo, a disponibilidade, a reprodutibilidade e a relação custo/eficácia, uma visão prática e útil a ser seguida (Tabela 8).

RESUMO

A avaliação clínica e laboratorial do paciente com HAS deve ser composta pelas seguintes partes:

- Anamnese e exame físico.
- Exames laboratoriais.

Tendo como objetivos fundamentais:

- Confirmar o diagnóstico de hipertensão arterial sistêmica (HAS) por medida da pressão arterial (PA) pelo método convencional ou de consultório ou aplicando a monitorização ambulatorial da pressão arterial (MAPA) ou monitorização residencial da pressão arterial (MRPA).
- Identificar fatores de risco para doenças cardiovasculares.
- Pesquisar lesões em órgãos-alvo clínicas ou subclínicas.
- Pesquisar presença de outras doenças associadas.
- Estratificar o risco cardiovascular global.
- Avaliar indícios do diagnóstico de hipertensão arterial secundária.

Cada um desses itens deve ser seguido com rigor para se obter diagnóstico preciso dos diversos tipos de comportamentos da PA e estabelecer planos de cuidados e acompanhamentos adequados a cada um deles.

TABELA 8 Valor preditivo, disponibilidade, reprodutibilidade e custo/efetividade dos principais exames utilizados em cardiologia e na hipertensão arterial sistêmica

Marcador	Valor preditivo cardiovascular	Disponibilidade	Reprodutibilidade	Custo/eficácia
Eletrocardiografia	+++	++++	++++	++++
Ecocardiografia e Doppler	++++	+++	+++	+++
Taxa de filtração glomerular estimada	+++	++++	++++	++++
Microalbuminúria	+++	++++	++	++++
Espessura íntima – média carotídea e placa	+++	+++	+++	+++
Rigidez arterial (velocidade da onda de pulso)	+++	++	+++	+++
Índice tornozelo-braço	+++	+++	+++	+++
Fundoscopia	+++	++++	++	+++
Medições adicionais				
Escore de cálcio coronariano	++	+	+++	+
Disfunção endotelial	++	+	+	+
Lacunas cerebrais/lesões da substância branca	++	+	+++	+
Ressonância magnética cardíaca	++	+	+++	++

Referências bibliográficas

1. Barroso WKS, Rodrigues CIS, Bortolotto LA, Mota-Gomes MA, Brandão AA, Feitosa ADM, et al. Diretrizes brasileiras de hipertensão – 2020. Arq Bras Cardiol. 2021;116(3):516-658.
2. Pouliot MC, Despres JP, Lemieux S, et al. Waist circumference and abdominal sagitaldiameter: best simple anthropometric indexes of abdominal visceral adipose tissues accumulation and related cardiovascular risk in men and women. Am J.Cardiol 1994;73(7):460-68.
3. Unger T, Borghi C, Charchar F, Khan NA, Poulter NR, Prabhakaran D, et al. 2020 International Society of Hypertension Global Hypertension practice guidelines. Hypertension. 2020;75:1334-57.
4. Huang QF, Yang WY, Asayama K, Zhang ZY, Thijs L, Li Y, et al. Ambulatory blood pressure monitoring to diagnose and manage hypertension. Hypertension. 2021;77:254-64.

5. Williams B, Mancia G, Spiering W, Rosei AE, Azizi M, Burnier M, et al. 2018 ESC/ESH Guidelines for themanagement of arterial hypertension. The Task Force for the management of arterial hypertension of the European Society of Cardiology (ESC) and the European Society of Hypertension (ESH). Eur Heart J. 2018;36(10):1953-2041.

6. Feitosa ADM, Mota-Gomes MA, Nobre F, Mion Jr. D, Paiva AMG, Argenta F, et al. Quais os valores de normalidade mais adequados para monitorização residencial da pressão arterial? Arq Bras Cardiol. 2021;116(3):501-3.

Capítulo 3

Tratamento não medicamentoso da hipertensão arterial

Precil Diego Miranda de Menezes Neves
Gustavo Bernardes de Figueiredo Oliveira
Laura Pacheco Avezum
Celso Amodeo
Álvaro Avezum

PONTOS-CHAVE

- Globalmente, a hipertensão arterial sistêmica é uma doença altamente prevalente e de etiologia multifatorial e complexa.
- A fisiopatologia da hipertensão engloba aspectos genéticos e ambientais, como a alimentação, exposição a substâncias (tabagismo, consumo abusivo de bebida alcoólica, ingesta excessiva de sódio), obesidade, sedentarismo, estresse, entre outros.
- Para um controle pressórico adequado, além do uso de fármacos específicos, várias intervenções não medicamentosas já demonstraram benefício comprovado em reduzir a pressão arterial, sendo também abordadas nas diretrizes de hipertensão das diversas sociedades de especialidades relacionadas.
- Nesta revisão, abordamos o impacto clínico dos tratamentos não farmacológicos no controle da hipertensão e discutimos estratégias que possibilitem a sua efetiva implementação.

Introdução

A hipertensão arterial sistêmica (HAS) é uma doença altamente prevalente, de etiologia multifatorial e complexa. Vários fatores contribuem para a sua fisiopatologia, incluindo aspectos comportamentais que compõem o estilo de vida. Visando o controle pressórico adequado, várias intervenções não farmacológicas já demonstraram benefício como medidas essenciais ao uso de medicamentos específicos. De fato, isto tem sido contemplado nas diretrizes de HAS de diversas especialidades médicas relacionadas ao manejo clínico desta condição.[1-4] Nesta revisão, abordamos o impacto dos tratamentos não farmacológicos no controle da hipertensão e discutimos estratégias que possibilitem a sua efetiva implementação.

O tabagismo e a HAS representam as principais causas de morte prevenível globalmente.[5-7] O hábito de fumar, além de aumentar o risco cardiovascular, também é fator de risco importante para o desenvolvimento de diversos tipos de câncer. Como já previamente descrito na Diretriz Brasileira de Hipertensão Arterial – 2019, apesar de não haver benefício comprovado da cessação do tabagismo no controle pressórico, tal recomendação de mudança comportamental deve ser incentivada com terapias medicamentosas e não medicamentosas, para redução significante do risco de doenças cardiovasculares e câncer.[3] Outro ponto importante a ser ressaltado é que o consumo de outros produtos derivados do tabaco como narguilé, cachimbo, charuto, cigarro eletrônico, dentre outros, vem aumentando em escala global. Dados do Vigitel 2019[8] relacionados a 52.443 pacientes evidenciaram redução significativa do tabagismo no país na última década, com queda de 15,7% para 9,8% entre 2006 e 2019. Várias estratégias podem ser implementadas com o intuito de reduzir o tabagismo. A utilização de mídias para divulgação de campanhas antitabagismo é, em geral, a estratégia mais frequente, com eficácia também comprovada.[6,7,9] A divulgação dos malefícios do fumo nos rótulos de cigarro, propagandas de televisão e meios de comunicação em massa também são formas complementares. Outras formas de abordagem para estímulo à cessação do tabagismo consistem em terapias individuais ou em grupo, suporte via meios de comunicação (internet, telefone), tratamento da depressão/ansiedade, abordagem de outros vícios associados (como etilismo) e os tratamentos de reposição de nicotina.[10,11] No Brasil, a criação da Política Nacional para controle do Tabaco, coordenada pelo Instituto Nacional do Câncer (INCA) certamente colaborou para a redução da proporção de fumantes na última década, uma vez que tal programa contempla desde a atenção primária até a quaternária, com programas de cessação de tabagismo bem estruturados, acompanhamento multiprofissional e fornecimento de medicações.[12]

Em relação à alimentação, vários padrões dietéticos deletérios merecem intervenção, pois contribuem para o descontrole pressórico e aumento do risco cardiovascular. A dieta

DASH (*Dietary Approaches to Stop Hypertension*), que em sua composição agrega alto teor de potássio, cálcio, magnésio e fibras, quantidades reduzidas de colesterol e gordura total e saturada, representa a modalidade de dieta associada ao melhor controle pressórico e à redução da ocorrência de acidente vascular encefálico, doença renal e da mortalidade cardiovascular.[13-15] Quando associada à restrição de sódio, a dieta DASH promoveu redução na PAS de até 11,5 mmHg nos indivíduos hipertensos.[3] A piora progressiva do estado nutricional na população brasileira, com aumento da proporção de pacientes com sobrepeso/obesidade, ocorreu mesmo com o aumento do consumo de frutas e hortaliças em doses recomendadas. Dados do Vigitel de 2019[8] mostram que 34,3% dos pacientes adultos consumiam frutas e hortaliças pelo menos cinco vezes por semana, sendo mais frequente em mulheres e com níveis crescentes de acordo com a idade e nível de escolaridade, o que pode refletir aumento do poder aquisitivo, provavelmente pela manutenção do uso frequente de alimentos processados e industrializados. O consumo diário de pelo menos cinco porções de frutas e hortaliças (consumo recomendado) foi relatado por 22,9% dos pacientes. Entretanto, o consumo de alimentos processados e industrializados é frequente. Dados da Pesquisa Nacional de Saúde de 2019[16] mostram que 9,2% dos adultos consumiam refrigerante mais que cinco vezes por semana, 14,8% ingeriam habitualmente doces, chocolates, bolachas e afins, e 2,1% substituiam o almoço por *fast-food* mais que cinco vezes por semana. O consumo de alimentos altamente processados é associado a risco de desenvolvimento de hipertensão e aumento do risco cardiovascular.[17,18] O estudo *Prospective Urban and Rural Epidemiological* (PURE), maior estudo epidemiológico sobre doenças cardiovasculares do mundo, que atualmente acompanha 225 mil participantes em 27 países, constatou que o consumo ≥ 150 g de carne processada por semana associou-se a maior mortalidade total e por doença cardiovascular.[19]

O consumo diário de sal indicado para pacientes hipertensos é de 2 g, com benefício de redução aproximada de 5,4 mmHg na pressão arterial sistólica em pacientes hipertensos.[3,20] O consumo excessivo de sal já é fator de risco conhecido para a gênese e controle da HAS, colaborando para o aumento do risco cardiovascular. No Brasil, estimativas apontam que a média diária de consumo de sal é de 9,34 g e cerca de 28% da população fazem ingesta diária maior que 10,56 g, maior que o indicado tanto para normotensos (até 5 g/dia) quanto hipertensos (até 2 g/dia).[21,22]

Diferentemente dessas outras medidas descritas, um maior consumo de potássio em detrimento do sódio mostrou reduções nos valores de pressão arterial em hipertensos e normotensos, com reduções de até 7,1 mmHg na pressão arterial sistólica e 4,1 mmHg na diastólica, sendo tal efeito mais pronunciado em pacientes negros. Tal mudança dietética deve ser estimulada exceto se houver contraindicações, como doença renal crônica e uso de medicações retentoras de potássio.[3,23,24] Ainda em relação aos hábitos alimentares, há maiores evidências a respeito dos efeitos do consumo de alguns alimentos sobre a pressão arterial, entre eles chocolate e produtos de cacau, café e produtos com cafeína, laticínios, suplementos e substitutos, além da reposição de vitamina D.[3]

Perante a epidemia de alimentação não saudável, aumento da proporção de pacientes com sobrepeso e obesidade, elevada magnitude de consumo de sal e alimentos processados, a Organização das Nações Unidas para a Alimentação e a Agricultura (FAO) e a Organização Mundial da Saúde (WHO) lançaram, para o período de 2016 a 2025, a Década de Ação das Nações Unidas para a Nutrição, que define linhas de ação para melhoria das condições de alimentação, nutrição e saúde da população.[25,26] As estratégias para a melhoria dos hábitos alimentares podem ser divididas em orientações a respeito do preparo de alimentos, incentivando a substituição de alimentos nocivos por outras opções mais saudáveis (p. ex., utilização de cloreto de potássio ao invés de sal de cozinha e outros temperos prontos, preferir verduras e legumes frescos aos embalados, evitar consumo de *fast-foods*), incentivo e orientação da leitura de rótulos para propiciar adequada informação sobre o alimento a ser ingerido, divulgação de material pertinente ao tema em meios de comunicação e adoção de medidas e campanhas de saúde pública para orientar alimentação saudável. Outras medidas que podem ser alavancadas pelas autoridades locais incluem incentivos à criação de hortas comunitárias, parceria com agricultura local para fornecimento de alimentos a preços mais acessíveis, além de prover atendimento nutricional individualizado, realizado por profissional capacitado, com aconselhamento dietético específico. Além disso, outra medida possível seria a criação de políticas de regulação de consumo de sódio a serem aplicadas tanto em nível industrial quanto em estabelecimentos comerciais.[20,25,27,28]

Quanto ao aspecto da prática de atividade física, a prevalência de adultos ativos, ou seja, que praticam mais de 150 minutos de atividade física moderada ou 75 minutos de atividade física vigorosa na semana[29] passou de 30,3% em 2009 para 39,0% em 2019, conforme dados do Vigitel.[8] A prática regular de atividade física em pacientes hipertensos associa-se à redução da incidência de HAS, além de melhor controle pressórico e redução do risco cardiovascular. Orienta-se que pacientes com comorbidades devam ser submetidos à avaliação médica antes de iniciar atividade física e que esta seja realizada sob orientação de profissional capacitado e conste de treinamento aeróbico, resistido e isométrico. Reduções de até 8 mmHg na PAS e 3 mmHg na PAD podem ser alcançadas com a atividades física.[3,30,31] Apesar de não haver dados disponíveis de 2020, com as questões do isolamento social associado à pandemia da Covid-19, acredita-se que a porcentagem de sedentários tenha aumentado, com repercussões à saúde ainda a serem mensuradas. Nesse sentido, novas abordagens que incentivem a adoção de hábitos de atividade física são necessárias e importantes, principalmente as que são passíveis de realização domiciliar. Além da orientação sobre a importância da atividade física e seus potenciais benefícios, seja por meio de material impresso, campanhas publicitárias ou abordagem por profissionais de saúde, atividades físicas em família, monitoradas por internet, programas de atividade laboral, além de medidas como preferir escadas do que

TABELA 1

Modificação do estilo de vida	Recomendação	Redução da pressão sistólica
Dieta DASH + restrição de sal	Dieta com alto teor de potássio, cálcio, magnésio e fibras, quantidades reduzidas de colesterol e gordura total e saturada	11,5 mmHg
Dieta hipossódica	2 g de sal por dia	5,4 mmHg em hipertensos
Dieta rica em potássio	Consumo maior de frutas, verduras	7,1 mmHg
Atividade física	150 minutos de atividade física moderada ou 75 minutos de atividade física vigorosa na semana	8 mmHg
Perda de peso	Dieta + exercícios	0,5 a 2 mmHg/kg de peso perdido
Redução do consumo de álcool	Menor que duas doses ao dia	5,5 mmHg

Fonte: Barroso et al., 2021.[3]

usar elevadores ou escadas rolantes, ir ao trabalho caminhando ou por outro meio de transporte em que haja gasto energético podem colaborar para a redução do sedentarismo.[29,32]

A adoção de hábitos alimentares saudáveis associada ou não à prática de atividade física regular pode levar à redução de peso, outra medida comprovadamente eficaz para a redução dos níveis de pressão arterial. Dados do Vigitel[8] indicam que, no período de 2006-2019, houve aumento na proporção de pacientes com excesso de peso (sobrepeso/obesidade) de 42,6% para 55,4%, sendo essa mais frequente em homens, com aumento da faixa etária, e com relação inversa ao nível de escolaridade. Já o Inquérito da situação alimentar e nutricional do Brasil de 2019[33] avaliou o consumo alimentar de 2 milhões de pessoas, conjuntamente com análise antropométrica de 30 milhões. Tal inquérito detectou que 63% dos adultos acompanhados na atenção primária à saúde apresentam excesso de peso, com 28,5% deles já com critérios de obesidade. As metas propostas seriam atingir um índice de massa corporal (IMC) < 25 kg/m^2 na população adulta e 22 a 27 kg/m^2 em idosos, além de circunferência de cintura < 90 cm em homens e < 80 cm em mulheres.[3] A queda da pressão arterial associada à perda de peso varia de 0,5 a 2 mmHg/kg de peso perdido.[34-36] Além das estratégias para melhoria no padrão alimentar e aumento da adesão à atividade física para a perda de peso, suporte psicológico/psiquiátrico, terapia medicamentosa e cirurgia metabólica são opções, respeitando-se as indicações específicas para cada tipo de tratamento.[35,36]

Com relação ao consumo de bebida alcoólica, a redução da ingesta em pacientes com consumo maior que duas doses por dia associou-se a uma redução de 5,5 mmHg na PAS e 3,97 mmHg na PAD.[3] O percentual da população adulta que costumava ingerir bebida alcoólica uma vez ou mais por mês, no Brasil, foi de 30,0%, variando de 20,5% conforme dados da Pesquisa Nacional de Saúde, sendo inversamente proporcional ao nível de escolaridade.[16] Em dados do PURE, com casuística de 114.970 pacientes, 36.030 (31,3%) ingeriam pelo menos uma dose por semana. O alcoolismo foi mais frequente em países de renda baixa ou média.[37] Assim como para o tabagismo, estratégias úteis incluem medidas de divulgação dos malefícios associados ao consumo abusivo, participação em grupos de apoio, tratamento psicológico/psiquiátrico, uso de medicações e adoção de políticas de saúde voltadas à prevenção e tratamento do alcoolismo e, no caso do Brasil, a Política Nacional sobre o Álcool.[38]

Medidas que visam controle de estresse como meditação, yoga, respiração lenta, acupuntura, musicoterapia, entre outras, também demonstraram ter benefícios moderados sobre a pressão arterial. Outro campo de pesquisa progressivamente maior e bastante interessante é o que avalia os efeitos potencialmente benéficos de práticas e determinadas características dos pacientes, ligadas à espiritualidade/religiosidade sobre o controle da HAS, inclusive na taxa de adesão medicamentosa, obviamente respeitando aspectos culturais e crenças do paciente.[3,39-41]

Em resumo, a abordagem holística do paciente visando ao amplo conceito de saúde como um estado de completo bem-estar físico, mental, social e espiritual, ou seja, sua totalidade, também serve como base fundamental para o tratamento não farmacológico da HAS. A efetividade da adesão a tais medidas é de caráter multifatorial e requer um alinhamento entre paciente, equipe multiprofissional, gestores e políticas de saúde em prol do objetivo principal salientado.

Referências bibliográficas

1. Unger T, Borghi C, Charchar F, Khan NA, Poulter NR, Prabhakaran D, et al. 2020 International Society of Hypertension global hypertension practice guidelines. J Hypertens. 2020;38(6):982-1004.
2. Whelton PK, Carey RM, Aronow WS, Casey DE Jr, Collins KJ, Dennison Himmelfarb C, et al. 2017 ACC/AHA/AAPA/ABC/ACPM/AGS/APhA/ASH/ASPC/NMA/PCNA Guideline for the Prevention, Detection, Evaluation, and Management of High Blood Pressure in Adults: A Report of the American College of Cardiology/American Heart Association Task Force on Clinical Practice Guidelines. J Am Coll Cardiol. 2018;71(19):e127--e248.
3. Barroso WKS, Rodrigues CIS, Bortolotto LA, Mota-Gomes MA, Brandão AA, Feitosa ADM, et al. Brazilian Guidelines of Hypertension - 2020. Arq Bras Cardiol. 2021;116(3):516-658.
4. Williams B, Mancia G, Spiering W, Rosei EA, Azizi M, Burnier M, et al., ESC Scientific Document Group, 2018 ESC/ESH Guidelines for the management of arterial hypertension: The Task Force for the management of arterial hypertension of the European Society of Cardiology (ESC) and the European Society of Hypertension (ESH). Eur Heart J. 2018;39(3):3021–3104.
5. GBD 2015 Risk Factors Collaborators. Global, regional, and national comparative risk assessment of 79 behavioural, environmental and oc-

cupational, and metabolic risks or clusters of risks, 1990-2015: a systematic analysis for the Global Burden of Disease Study 2015. Lancet. 2016;388(10053):1659-724.

6. Colston DC, Cho B, Thrasher JF, Titus AR, Xie Y, Emery S, Elliott MR, Fleischer NL. Anti-Smoking Media Campaigns and Disparities in Smoking Cessation in the United States, 2001-2015. Am J Health Promot. 2021;35(5):658-668.
7. Khan A, Green K, Khandaker G, Lawler S, Gartner C. How can a coordinated regional smoking cessation initiative be developed and implemented? A programme logic model to evaluate the '10,000 Lives' health promotion initiative in Central Queensland, Australia. BMJ Open. 2021;11(3):e044649.
8. Ministério da Saúde [homepage na internet]. Vigitel Brasil 2019 - Vigilância de fatores de risco e proteção para doenças crônicas por inquérito telefônico. Disponível em: https://novoportal.crn1.org.br/wp-content/uploads/2020/04/vigitel-brasil-2019-vigilancia-fatores-risco.pdf. Acesso em: 17 set.2021.
9. Meltzer LR, Simmons VN, Piñeiro B, Drobes DJ, Quinn GP, Meade CD, et al. Development of a self-help smoking cessation intervention for dual users of tobacco cigarettes and E-cigarettes. Int J Environ Res Public Health. 2021;18(5):2328.
10. McAfee T, Babb S, McNabb S, Fiore MC. Helping smokers quit-opportunities created by the Affordable Care Act. N Engl J Med. 2015;372(1):5-7.
11. Kock L, Shahab L, Moore G, Beard E, Bauld L, Reid G, et al. Protocol for expansion of an existing national monthly survey of smoking behaviour and alcohol use in England to Scotland and Wales: The Smoking and Alcohol Toolkit Study. Wellcome Open Res. 2021;6:67.
12. Ministério da Saúde. Secretaria de Ciência, Tecnologia, Inovação e Insumos Estratégicos em Saúde. Conitec. [homepage na internet] Relatório de Recomendação n. 468 – Vareniclina para cessação do tabagismo - julho de 2019. Disponível em: http://conitec.gov.br/images/Relatorios/2019/Relatorio_VARENICLINA_TABAGISMO_FINAL_468.pdf. Acesso em: 17 set.2021.
13. Challa HJ, Ameer MA, Uppaluri KR. DASH Diet to Stop Hypertension. In: StatPearls. Treasure Island: StatPearls Publishing; 2021.
14. Sacks FM, Svetkey LP, Vollmer WM, Appel LJ, Bray GA, Harsha D, et al.; DASH-Sodium Collaborative Research Group. Effects on blood pressure of reduced dietary sodium and the Dietary Approaches to Stop Hypertension (DASH) diet. DASH-Sodium Collaborative Research Group. N Engl J Med. 2001;344(1):3-10.
15. Filippou CD, Tsioufis CP, Thomopoulos CG, Mihas CC, Dimitriadis KS, Sotiropoulou LI, et al. Dietary Approaches to Stop Hypertension (DASH) diet and blood pressure reduction in adults with and without hypertension: a systematic review and meta-analysis of randomized controlled trials. Adv Nutr. 2020;11(5):1150-1160.
16. Instituto Brasileiro de Geografia e Estatística (IBGE) [homepage na internet]. Pesquisa Nacional de Saúde 2019 Informações sobre domicílios, acesso e utilização dos serviços de saúde. Disponível em: https://biblioteca.ibge.gov.br/visualizacao/livros/liv101748.pdf. Acesso em:17 set. 2021.
17. Scaranni PODS, Cardoso LO, Chor D, Melo ECP, Matos SMA, Giatti L, Barreto SM, da Fonseca MJM. Ultra-processed foods, changes in blood pressure and incidence of hypertension: the Brazilian Longitudinal Study of Adult Health (ELSA-Brasil). Public Health Nutr. 2021;24(11):3352-3360.
18. Juul F, Vaidean G, Parekh N. Ultra-processed foods and cardiovascular diseases: Potential mechanisms of action. Adv Nutr. 2021; nmab049.
19. Iqbal R, Dehghan M, Mente A, Rangarajan S, Wielgosz A, Avezum A, et al. Associations of unprocessed and processed meat intake with mortality and cardiovascular disease in 21 countries Prospective Urban Rural Epidemiology (PURE) Study: a prospective cohort study. Am J Clin Nutr. 2021;114(3):1049-58.
20. Appel LJ. The effects of dietary factors on blood pressure. Cardiol Clin.2017;35(2):197-212.
21. Mill JG, Malta DC, Nilson EAF, Machado ÍE, Jaime PC, Bernal RTI, Cardoso LSM, Szwarcwald CL. Factors associated with salt intake in the Brazilian adult population: National Health Survey. Cien Saude Colet. 2021;26(2):555-67.
22. Mill JG, Malta DC, Machado ÍE, Pate A, Pereira CA, Jaime PC, Szwarcwald CL, Rosenfeld LG. Estimation of salt intake in the Brazilian population: results from the 2013 National Health Survey. Rev Bras Epidemiol. 2019;22 (Suppl 02):E190009.
23. Aburto NJ, Hanson S, Gutierrez H, Hooper L, Elliott P, Cappuccio FP. Effect of increased potassium intake on cardiovascular risk factors and disease: systematic review and meta-analyses. BMJ. 2013;346:f1378.
24. Binia A, Jaeger J, Hu Y, et al. Daily potassium intake and sodium-to-potassium ratio in the reduction of blood pressure: a meta-analysis of randomized controlled trials. J Hypertens. 2015;33(8):1509-20.
25. Bortolini GA, de Oliveira TFV, da Silva SA, Santin RDC, de Medeiros OL, Spaniol AM, Pires ACL, Alves MFM, Faller LA. Ações de alimentação e nutrição na atenção primária à saúde no Brasil. Rev Panam Salud Publica. 2020;44:e39.
26. World Health Organization (WHO), Food and Agriculture Organization of the United Nations. Driving commitment for nutrition within the UN Decade of Action on Nutrition: policy brief. Genebra: WHO; 2018.
27. Cobb LK, Appel LJ, Anderson CAM. Strategies to reduce dietary sodium intake. Curr Treat Options Cardio Med. 2012;14(4):425-34.
28. Institute of Medicine (US) Committee on Strategies to Reduce Sodium Intake; Henney JE, Taylor CL, Boon CS (eds.). Strategies to Reduce Sodium Intake in the United States. Washington (DC): National Academies Press (US); 2010. Disponível em: https://www.ncbi.nlm.nih.gov/books/NBK50956/.
29. US Department of Health and Human Services. Physical Activity Guidelines for Americans. 2.ed. Washington, DC: US Department of Health and Human Services, 2018.
30. Cornelissen VA, Smart NA. Exercise training for blood pressure: a systematic review and meta-analysis. J Am Heart Assoc. 2013;2:e004473.
31. Inder JD, Carlson DJ, Dieberg G, McFarlane JR, Hess NC, Smart NA. Isometric exercise training for blood pressure management: a systematic review and meta-analysis to optimize benefit. Hypertens Res. 2016;39(2):88-94.
32. Omura JD, Carlson SA, Brown DR, Hopkins DP, Kraus WE, Staffileno BA, et al.; American Heart Association Physical Activity Committee of the Council on Lifestyle and Cardiometabolic Health; Council on Cardiovascular and Stroke Nursing; and Council on Clinical Cardiology. Built Environment Approaches to Increase Physical Activity: a science advisory from the American Heart Association. Circulation. 2020;142(11):e160-e166.
33. Sistema de Vigilância Alimentar e Nutricional [homepage na internet]. Situação alimentar e nutricional no Brasil: excesso de peso e obesidade da população adulta na Atenção Primária à Saúde. Disponível em: http://bvsms.saude.gov.br/bvs/publicacoes/atlas_situacao_alimentar_nutricional_populacao_adulta.pdf. Acesso em 17 set.2021.
34. Stevens VJ, Obarzanek E, Cook NR, Lee IM, Appel LJ, Smith West D, et al.; Trials for the Hypertension Prevention Research Group. Long-term weight loss and changes in blood pressure: results of the Trials of Hypertension Prevention, phase II. Ann Intern Med. 2001;134(1):1-11.
35. Moore LL, Visioni AJ, Qureshi MM, Bradlee ML, Ellison RC, D'Agostino R. Weight loss in overweight adults and the long-term risk of hypertension: the Framingham study. Arch Intern Med. 2005;165(11):1298-303.
36. Cook NR, Appel LJ, Whelton PK. Weight change and mortality: Long--term results from the trials of hypertension prevention. J Clin Hypertens (Greenwich). 2018;20(12):1666-73.
37. Ikramuddin S, Korner J, Lee WJ, Connett JE, Inabnet WB, Billington CJ, et al. Roux-en-Y gastric bypass vs intensive medical management for the control of type 2 diabetes, hypertension, and hyperlipidemia: the Diabetes Surgery Study randomized clinical trial. JAMA. 2013;309(21):2240-9.
38. Smyth A, Teo KK, Rangarajan S, O'Donnell M, Zhang X, Rana P, et al.; PURE Investigators. Alcohol consumption and cardiovascular disease, cancer, injury, admission to hospital, and mortality: a prospective cohort study. Lancet. 2015;386(10007):1945-54.
39. Política Nacional sobre Drogas. Disponível em: http://www.planalto.gov.br/ccivil_03/_ato2019-2022/2019/decreto/D9761.htm. Acesso em: 18 set.2021.

40. McIntosh RC, Ironson G, Krause N. Do religious and spiritual identity confer risk for hypertension via psychosocial and lifestyle factors? J Health Psychol. 2020;25(8):1082-97.
41. Papathanasiou IV, Papathanasiou C, Malli F, Tsaras K, Papagiannis D, Kontopoulou L, et al. The effect of spirituality on mental health among hypertensive elderly people: A cross-sectional community-based study. Mater Sociomed. 2020;32(3):218-223.
42. Nobre F, Esporcatte R, Brandão AA, Álvaro Avezum Jr. A, Feitosa ADM, Amodeo C, et al. Posicionamento sobre Hipertensão Arterial e Espiritualidade – 2021. Arq Bras Cardiol. 2021;117(3):599-613.

Capítulo 4

Tratamento medicamentoso da hipertensão arterial

Luiz Aparecido Bortolotto
Heno Ferreira Lopes

PONTOS-CHAVE

- O principal objetivo do tratamento da hipertensão arterial é a diminuição da morbidade e da mortalidade cardiovasculares pelo controle adequado da pressão arterial.[1,2] Para se atingir esses objetivos, vários fatores devem ser considerados, pois a hipertensão é uma doença crônica de etiologia multifatorial.
- O tratamento deve incluir, entre outras ações, a participação do paciente na compreensão da importância do tratamento de uma doença essencialmente assintomática e também a recomendação de um tratamento integrado de adoção de hábitos de vida saudáveis e medicamentos apropriados.
- De uma maneira geral, o tratamento atual da hipertensão arterial deve ser individualizado considerando as condições clínicas associadas à hipertensão arterial, os aspectos sociodemográficos e as evidências de benefícios com determinada classe farmacológica para aquele tipo de paciente.
- Espera-se que a utilização da genética e da farmacogenética possa tornar o tratamento muito mais individualizado e direcionado ao avaliar e predizer as respostas à adoção de hábitos saudáveis de vida e os efeitos dos medicamentos anti-hipertensivos.

Introdução

O tratamento farmacológico da hipertensão arterial (HA) se iniciou no começo do século XX, com medicações que atuavam no sistema nervoso central, eram eficazes em pacientes com hipertensão grave, mas traziam efeitos colaterais muito indesejáveis. Com o passar dos anos, e o melhor entendimento da fisiopatologia da doença, novas medicações foram surgindo, e os benefícios do tratamento foram sendo evidenciados a partir de estudos clínicos prospectivos randomizados em diferentes populações.[3] As recentes diretrizes internacionais[3-6] e brasileiras[7] de hipertensão orientam o tratamento medicamentoso considerando, sobretudo, a capacidade comprovada de reduzir a pressão arterial e os resultados dos desfechos cardiovasculares e de mortalidade observados nos importantes estudos que avaliaram os principais fármacos usados para o tratamento anti-hipertensivo na prática clínica. Os ensaios clínicos com desfechos cardiovasculares relevantes têm demonstrado redução de morbidade e mortalidade com todas as principais classes farmacológicas anti-hipertensivas,[8-15] incluindo diuréticos, inibidores da enzima conversora da angiotensina (IECA), bloqueadores do receptor AT1 da angiotensina II (BRA), betabloqueadores e antagonistas dos canais de cálcio (ACC). Metanálises[11-14] recentes reforçam esses achados e mostram diferenças nos desfechos com algumas classes de fármacos: menor prevenção de acidente vascular cerebral (AVC) com betabloqueadores e menor prevenção de insuficiência cardíaca com os bloqueadores de canais de cálcio. No entanto, os principais desfechos cardiovasculares e mortalidade foram similares com o tratamento baseado na terapia inicial com as cinco classes descritas acima. Assim, as diretrizes europeias atuais[3] recomendam essas classes como as mais adequadas para o início e também para o acompanhamento do tratamento da hipertensão arterial, seja em monoterapia ou quando necessário em combinações. As diretrizes brasileiras[7] também recomendam as cinco classes, destacando que os betabloqueadores devem ser indicados preferencialmente quando há condição clínica associada, e não recomendados para pacientes acima de 60 anos de idade como monoterapia. Por sua vez, as recomendações americanas[6] e inglesas[16] incluem as mesmas classes como primeira escolha, exceto os betabloqueadores.

Os benefícios do tratamento estão relacionados a cada classe individualmente, mas deve-se destacar que na maior parte dos estudos foi necessária associação de anti-hipertensivos para se atingir as metas de redução da pressão arterial preconizadas.[17] Baseadas nessas evidências, a maioria das recomendações recentes[4,5,7] para o tratamento anti-hipertensivo indica a introdução precoce da associação de duas classes farmacológicas quando o paciente apresentar pressão arterial superior a 160/100 mmHg, ou mesmo em níveis inferiores (≥ 140/90 mmHg) se o paciente for de alto risco cardiovascular.

Todos os ensaios clínicos realizados até hoje mostraram que a diminuição dos eventos cardiovasculares associada ao controle da pressão arterial tem relação direta com a redução da pressão arterial *per se*, e parece ser independente da classe farmacológica do medicamento utilizado.[18] Redução de risco cardiovascular semelhante é observada também em subpopulações de hipertensos, como idosos,[19] diabéticos[20] e portadores de insuficiência renal.[21] Em pacientes idosos, diminuir a pressão arterial leva a uma significativa redução de eventos cardiovasculares, independentemente da classe farmacológica, e as evidências mais recentes indicam que há benefício para metas mais baixas (ao redor de 130/80 mmHg),[4,22] mas devendo-se levar em conta a tolerabilidade desses valores reduzidos, pois há maior chance de eventos adversos nessa população. Assim, em pacientes idosos hígidos com menos de 80 anos, pode-se tentar atingir a meta mais próxima a 130/80 desde que bem tolerado, e em alguns casos e nos idosos acima de 80 anos e aqueles com maior fragilidade, podem ser toleráveis níveis de pressão sistólica até 150 mmHg.[6,22] Nos pacientes que apresentam disfunção renal moderada a importante, a redução da pressão arterial é uma das mais significativas estratégias visando a evitar a ocorrência de eventos cardiovasculares, sem aparente superioridade de uma classe farmacológica sobre a outra.[21]

Princípios do tratamento medicamentoso

Ao se iniciar um medicamento para obter o controle da pressão arterial, é fundamental a existência de uma relação médico-paciente bem constituída para que o paciente possa compreender de maneira adequada que o uso correto da medicação é muito importante para o sucesso do tratamento, que, na maioria das vezes, é para sempre. Também é muito importante explicar ao paciente de que forma a diminuição da pressão arterial vai ocorrer, o que é esperado conseguir com o tratamento além de reduzir a pressão, a possibilidade de haver mudanças na medicação inicialmente prescrita e o tempo que será necessário para que o efeito desejado dos medicamentos seja alcançado, além dos efeitos colaterais que podem surgir. Todas essas explicações são imprescindíveis para a melhor adesão ao tratamento farmacológico e consequentemente para o melhor controle da pressão arterial e para a prevenção de suas complicações.

A escolha do medicamento para o tratamento anti-hipertensivo deve considerar as principais características do fármaco que devem se aproximar ao máximo das descritas na Tabela 1.[7] Apesar de não existir medicação anti-hipertensiva que apresente todas essas características, é fundamental escolher o medicamento que tenha as melhores características para o paciente que receberá a medicação. De acordo com as últimas diretrizes brasileiras,[7] qualquer uma das principais classes de anti-hipertensivos mostradas na Tabela 2 e comercialmente disponíveis no Brasil pode ser escolhida para o tratamento da hipertensão arterial, desde que as indicações e contraindicações específicas e o perfil clínico individual dos pacientes sejam considerados.

TABELA 1 Características desejáveis do fármaco anti-hipertensivo e algumas recomendações

■ Ter demonstrado a capacidade de reduzir a morbimortalidade cardiovascular
■ Ser eficaz por via oral
■ Ser bem tolerado
■ Poder ser usado no menor número de tomadas por dia
■ Poder ser usado em associação
■ Ter controle de qualidade em sua produção
■ Ser utilizado por um período de pelo menos 4 semanas, exceto em situações especiais, antes de aumentar a dose, substituir ou mudar as associações em uso
■ Não utilizar medicamentos manipulados, pois não são submetidos a controle da farmacocinética e farmacovigilância
■ O paciente deverá ser orientado sobre a importância do uso contínuo da medicação anti-hipertensiva, da eventual necessidade de ajuste de dose, da troca ou da associação de medicamentos, e ainda do eventual aparecimento de eventos adversos
■ Não há evidências suficientes para a recomendação rotineira da administração noturna de fármacos anti-hipertensivos, exceto em condições especiais

TABELA 2 Classes de anti-hipertensivos disponíveis para uso clínico

Diuréticos
Inibidores adrenérgicos ■ Ação central – agonistas alfa-2 centrais ■ Betabloqueadores – bloqueadores beta-adrenérgicos ■ Alfabloqueadores – bloqueadores alfa-1-adrenérgicos
Vasodilatadores diretos
Bloqueadores dos canais de cálcio
Inibidores da enzima conversora da angiotensina
Bloqueadores do receptor AT1 da angiotensina II

Nos próximos tópicos serão descritos os aspectos mais significativos relacionados às principais classes farmacológicas para o tratamento da hipertensão arterial, incluindo os mecanismos fundamentais de ação de redução da pressão, além dos resultados dos ensaios clínicos relevantes com os medicamentos e os possíveis efeitos adversos. Os principais fármacos utilizados para o tratamento da hipertensão arterial, de acordo com cada classe, e as respectivas doses baseadas no seu uso nos ensaios clínicos mais importantes sobre o impacto na redução da pressão arterial e da morbidade e mortalidade cardiovascular serão abordados.[4]

Diuréticos

Os diuréticos (Tabela 3) reduzem a pressão arterial por mecanismos que incluem inicialmente um aumento da excreção renal de sódio e água, com consequente diminuição do volume extracelular,[23] e, após cerca de 4 a 6 semanas, o volume sanguíneo praticamente se normaliza e há vasodilatação por diminuição da resistência vascular periférica em decorrência de mecanismo ainda não reconhecido. Em estudos experimentais prévios, demonstrou-se redução de cálcio intracelular e do tônus vascular induzidos por diuréticos tiazídicos, levando à vasodilatação.[23] Os diuréticos têm comprovado efeito anti-hipertensivo, e, nos ensaios clínicos mais importantes envolvendo os diuréticos tiazídicos, há clara demonstração de redução de morbidade e mortalidade cardiovasculares.[8,9,23] Para a escolha do tratamento anti-hipertensivo, deve-se dar preferência ao uso dos diuréticos tiazídicos e similares, em doses de 12,5 a 50 mg, conforme a medicação. Clortalidona e indapamida têm sido utilizadas em vários ensaios clínicos randomizados no tratamento de hipertensão arterial e são mais potentes por miligrama do que a hidroclorotiazida em reduzir a pressão arterial, com uma duração de ação mais longa, sem evidências de maior número de eventos adversos.[3,24] Assim, a redução da pressão arterial observada com 25 mg de clortalidona é equivalente à observada com 50 mg de hidroclorotiazida.[24] Apesar disso, uma metanálise[25] recente de estudos controlados reportou efeitos similares nos desfechos cardiovasculares comparado com placebo com hidroclorotiazida, clortalidona e indapamida, e assim as três medicações podem ser usadas como diuréticos no tratamento anti-hipertensivo. Pode-se dar preferência ao uso de clortalidona em pacientes que apresentam sinais de hipervolemia, associada a excesso da ingestão de sódio.[24] Os diuréticos de alça, como a furosemida e a bumetamida, são indicados no tratamento da hipertensão arterial na presença de insuficiência renal com taxa de filtração glomerular abaixo de 30 mL/min/1,73 m^2 ou de insuficiência cardíaca congestiva com retenção de sódio e água.[3] Em pacientes com maior gravidade de hipervolemia (insuficiências cardíaca e renal avançadas ou em associação), os diuréticos de alça podem ser indicados em associação com os tiazídicos, tanto para controle do edema quanto para redução dos sintomas de congestão pulmonar, além do melhor controle da pressão arterial, devendo-se ter cautela quanto ao maior risco de eventos adversos.[26]

Os diuréticos que têm ação no túbulo distal, conhecidos como poupadores de potássio, como a espironolactona e o eplerenona, têm efeitos diuréticos e anti-hipertensivos limitados como monoterapia, mas têm indicação para a prevenção e para o tratamento de hipocalemia, se usados em associação com os tiazídicos e com os diuréticos de alça.[26] Outra indicação da espironolactona é como quarta opção farmacológica em pacientes com hipertensão resistente,[27] isto é, a hipertensão arterial não controlada com esquema terapêutico de três classes (diuréticos, inibidores do sistema renina angiotensina, ACC). Além disso, esses diuréticos são indicados como primeira escolha nos pacientes portadores de hiperaldosteronismo primário. Quando usados cronicamente, sobretudo em pacientes com disfunção renal, os níveis de potássio devem ser frequentemente monitorados.

Efeitos adversos mais frequentes

Entre os principais efeitos adversos descritos com o uso crônico dos diuréticos, particularmente em doses mais altas, destacam-se a hiperuricemia, com sinais e sintomas de gota, e a hipopotassemia, que pode levar a sintomas de câibras e, nos graus mais acentuados, pode ocasionar arritmias ventriculares, principalmente quando associada à hipomagnesemia.[26] Para diminuir o risco dos efeitos colaterais sem prejudicar o efeito anti-hipertensivo, recomendam-se doses mais baixas de diuréticos, sobretudo em associação com outros anti-hipertensivos. Há evidências de que o uso crônico de diuréticos em altas doses pode levar ao surgimento de intolerância à glicose e também a maior risco de desenvolvimento de diabete, além de elevar níveis de triglicérides, especialmente nos pacientes que tenham predisposição para apresentar essas alterações metabólicas, como os portadores de obesidade ou síndrome metabólica.[26] Recente estudo mostrou que os efeitos adversos

TABELA 3 Lista de medicamentos anti-hipertensivos (diuréticos) disponíveis no Brasil

Classe	Medicamento	Dose diária habitual (mg)	Frequência	Comentários
Diuréticos tiazídicos e similares	Hidroclorotiazida	25-50	1	O mais antigo da classe
	Clortalidona	12,5-25	1	Dobro da potência em relação a hidroclotiazida
	Indapamida	1,5	1	Tem ação prolongada e eficácia parecida com a clortalidona
Diuréticos de alça	Furosemida	20-240	1-3	Hipertensos com congestão, edema, doença renal (TFGe <30 mL/min/1,73m^2)
	Bumetanida	1-4	1-3	Indicação semelhante à furosemida
Diuréticos poupadores de potássio	Espironolactona	25-100	1-2	Considerada 4ª medicação para pacientes com HA resistente
	Eplerenona	25-100	1-2	Não causa ginecomastia

dos tiazídicos sobre metabolismo de glicose podem ser reduzidos pela adição de um diurético poupador de potássio.[3] Estudo recente associou o uso crônico e cumulativo de hidroclorotiazida e câncer de pele não melanoma, em razão da maior fotossensibilização,[28] sendo recomendado que os usuários crônicos de hidroclorotiazida evitem a superexposição ao sol e fiquem atentos com o aparecimento de lesões de pele, mas sem suspender a medicação antes de avaliação médica.

Antagonistas dos canais de cálcio

O mecanismo principal pelo qual os ACC (Tabela 4) reduzem a pressão arterial decorre da diminuição da resistência vascular periférica por redução da concentração de cálcio nas células musculares lisas vasculares. Essa menor concentração de cálcio resulta de um menor influxo transmembrana do cálcio extracelular dependente de voltagem que age no músculo liso vascular.[26] Há três subtipos de ACC com um mesmo mecanismo vasodilatador comum, mas com outras características farmacológicas diferentes.[26]

A ação anti-hipertensiva dos ACC é muito potente, principalmente a dos di-hidropiridínicos, e os estudos mostram redução significativa da morbidade e mortalidade cardiovasculares.[9,13,18,29] A maioria dos estudos utilizou a anlodipino como representante da classe, que é especialmente eficaz na redução de acidente vascular encefálico, o qual teve uma diminuição de até 40% em alguns estudos com a medicação, maior do que o esperado para a redução da pressão arterial.[13,29] A insuficiência cardíaca foi o único evento ao qual os ACC foram menos efetivos na prevenção.[30] Dentre os ACC, devem ser usados preferencialmente aqueles que tenham duração de ação mais prolongada. Nas diretrizes americanas, os ACC são indicados como primeira opção para o tratamento da hipertensão arterial em pacientes afrodescendentes.[4,6] Também há evidências de que essa classe farmacológica também apresenta comprovada eficácia, tolerabilidade e segurança no tratamento anti-hipertensivo de pacientes com doença arterial coronariana.[26] Em pacientes com hipertensão arterial associada à arritmia supraventricular, as fenilalquilaminas são uma ótima opção de tratamento.

Efeitos adversos mais frequentes

Os efeitos adversos dos antagonistas de cálcio mais frequentemente observados são, na maioria dos casos, dose-dependentes e incluem edema de membros inferiores, cefaleia, tontura e rubor facial (mais comum com di-hidropiridínicos de curta ação).[26] O edema é mais observado no maléolo e tem características gravitacionais, melhorando com a posição supina, e também pode ser atenuado com o uso associado de IECA ou BRA.[26] Novas gerações dos ACC como o levanlodipino parecem promover uma redução significante na taxa de edema de membros inferiores. Outro efeito observado mais raramente é hipertrofia gengival, que pode ocasionar dor e dificuldades para a mastigação. Os di-hidropiridínicos com curta duração de ação podem causar um importante estímulo simpático reflexo, com taquicardia sintomática.[18] Outro efeito adverso que pode ser observado com as fenilalquilaminas (verapamil) e as benzotiazepinas (diltiazem), sobretudo quando associadas a betabloqueadores, é depressão da função miocárdica e bloqueio atrioventricular, podendo a levar a sérias consequências. Obstipação intestinal também pode ser observada com verapamil, que deve ser usado com cautela em pacientes com distúrbios gastrointestinais.[26]

Inibidores da enzima conversora da angiotensina

Os mecanismos hipotensores do uso crônico dos IECA são vários, incluindo a diminuição dos níveis circulantes da angiotensina II gerada por inibição da ECA, bloqueando assim a transformação da angiotensina I em angiotensina

TABELA 4 Lista de medicamentos anti-hipertensivos (ACC) disponíveis no Brasil

Classe/subtipos	Medicamento	Dose diária habitual (mg)	Frequência	Comentários
Fenilalquilaminas	Verapamil	120-360	1-2	Menor potência vasodilatadora, inibição sinoatrial e atrioventricular, redução da contratilidade miocárdica
Benzotiazepinas	Diltiazem	80-240	1-2	Menor potência vasodilatadora, inibição sinoatrial e atrioventricular
Di-hidropiridinas	Anlodipino	2,5-10	1	Predominantemente vasodilatador, mínima ação na contratilidade miocárdica
	Felodipino	2,5-10	1	
	Lacidipino	2-6	1	
	Lercanlodipino	10-20	1	
	Levanlodipino	2,5-5	1	
	Manidipino	10-30	1	
	Nifedipino	10-60	1-3	
	Nitrendipino	10-30	1	

II tanto no sangue quanto nos tecidos.[26] A inibição da ECA pode reduzir a pressão arterial por outros mecanismos como diminuição de atividade do sistema nervoso simpático (menor liberação de noradrenalina nos neurônios terminais), menor retenção de sódio por redução da secreção de aldosterona e/ou por aumento do fluxo de sangue renal, e por diminuição na formação de endotelina.[26]

Os IECA têm um efeito anti-hipertensivo semelhante ao observado com outras classes farmacológicas, atingindo resposta de controle de pressão arterial em 40 a 60% dos pacientes hipertensos em estágios 1 ou 2.[31] Existem fortes evidências de que a morbidade e a mortalidade cardiovasculares diminuem significativamente em hipertensos tratados com IECA.[8,11,31,32] Há evidências também de que essa classe é efetiva na prevenção e na regressão de lesões de órgãos-alvo em hipertensos, sobretudo hipertrofia cardíaca e do remodelamento vascular, e também podem reduzir a incidência de fibrilação atrial.[30] Além desses benefícios em hipertensos, os IECA também reduzem complicações e mortalidade cardiovasculares[32] em pacientes após infarto agudo do miocárdio, portadores de insuficiência cardíaca, naqueles com alto risco para aterosclerose e na prevenção secundária do acidente vascular encefálico. A administração de IECA em longo prazo atenua o declínio da função renal em portadores de nefropatia diabética, hipertensiva ou por outras etiologias.[32-34] Na Tabela 5 são apresentadas as principais condições clínicas que indicam o uso dos IECA como primeira escolha no tratamento da hipertensão arterial.

Efeitos adversos mais frequentes

De uma forma geral, os IECA (Tabela 6) são bem tolerados, não têm interferência na qualidade de vida e muitos pacientes relatam sensação de bem-estar com seu uso. Os efeitos adversos mais comumente descritos pelos pacientes que usam os IECA são alteração do paladar, tosse seca e reações de hipersensibilidade com erupção cutânea e edema angioneurótico, que são mais raras.[26]

TABELA 5 Situações indicativas do uso de inibidores da enzima conversora da angiotensina (IECA) em hipertensos

Hipertensão com hipertrofia ventricular
Disfunção sistólica ventricular e/ou insuficiência cardíaca
Após infarto agudo do miocárdio
Diabete melito com proteinúria/albuminúria
Hipertensão com outras doenças concomitantes ▪ Doença pulmonar obstrutiva crônica ▪ Doença arterial periférica ▪ Depressão
Síndrome metabólica (evita resistência a insulina e neutralidade com lípides)

Em pacientes hipertensos com doença renal crônica, especialmente naqueles com ritmo de filtração glomerular abaixo de 60 mL/1,73 m², o uso do IECA pode promover aumento dos níveis de creatinina até 30% dos valores basais, além de elevação de potássio sérico, que devem ser sempre monitorados.[26] Apesar disso, a utilização de IECA em longo prazo em pacientes com doença renal crônica tem efeito protetor com atenuação da perda de função renal.[26] Recente metanálise comprova que os IECA, ao lado dos bloqueadores dos receptores da angiotensina são as únicas classes que comprovadamente reduzem o risco de progressão para doença renal terminal.[35] Por outro lado, em pacientes com estenose de artéria renal bilateral ou unilateral associada a rim único funcional, os IECA podem levar à redução da filtração glomerular com maior aumento dos níveis séricos de creatinina, e por isso são contraindicados nesses pacientes. Em pacientes hipertensas durante a gravidez, os IECA são contraindicados pelo risco de complicações fetais.[26] Por isso, sua indicação deve ser cautelosa em adolescentes e mulheres em idade fértil, que devem ser orientadas quanto a não engravidar enquanto em uso da medicação.

TABELA 6 Lista de medicamentos anti-hipertensivos (IECA) disponíveis no Brasil

Classe	Medicamento	Dose diária habitual (mg)	Frequência	Comentários
Inibidores da enzima de conversão da angiotensina (IECA)	Benazeprila	10-40	1-2	Testada em associação com anlodipino com bons resultados em relação a desfechos cardiovasculares em pacientes hipertensos de alto risco cardiovascular
	Captoprila	25-150	2-3	Primeira da classe, tem curta duração de ação
	Enalaprila	5-40	1-2	Segunda da classe, testada em vários estudos clínicos
	Fosinoprila	10-40	1	Menor ocorrência de tosse se comparado com enalaprila
	Lisinoprila	10-40	1	Ação prolongada, boa relação vale-pico
	Perindroprila	2,5-10	1	Ação prolongada, boa relação vale-pico
	Ramiprila	2,5-20	1-2	Testada em vários estudos clínicos oferecendo boa proteção cardiovascular

Bloqueadores dos receptores AT1 da angiotensina II

Os BRA (Tabela 7) foram disponibilizados para o uso clínico como anti-hipertensivos no final do século XX.[32] O principal mecanismo de ação anti-hipertensiva dos BRA é a inibição da ação da angiotensina II nos receptores AT1 pelo seu bloqueio, além de proporcionar ação mais efetiva da angiotensina II nos receptores AT2, que gera vasodilatação por aumento indireto da produção de óxido nítrico.[26] Assim, os BRA podem reduzir a resistência vascular periférica sem modificar o débito cardíaco ou a frequência cardíaca, e sem interferir no metabolismo de carboidratos ou de lípides.

Os ensaios clínicos também demonstram eficácia dos BRA no tratamento da hipertensão arterial, sobretudo em populações de alto risco, com redução significativa da morbidade e mortalidade cardiovascular, embora com efeito menor em relação à doença coronariana.[12,36] Os efeitos anti-hipertensivos dos BRA parecem ser semelhantes tanto em jovens quanto em idosos, assim como em homens e mulheres. Em pacientes com diabete melito do tipo 2 e nefropatia instalada ou incipiente,[37] o uso dos BRA também tem ação nefroprotetora. Os principais fármacos representantes da classe são losartana, valsartana, irbersartana, candesartana e olmesartana, sendo que os dois últimos possuem ação mais prolongada.

Efeitos adversos mais frequentes

Os BRA são associados com taxas significantemente mais baixas de abandono de tratamento do que as demais classes de anti-hipertensivos,[3] e apresentam taxas similares de efeitos adversos que as do placebo.[38] Em uma pequena porcentagem dos usuários são referidas tonturas e, mais raramente, reação de hipersensibilidade cutânea.[26] As precauções com o uso dos BRA são as mesmas descritas para os IECA. Os IECA e os BRA não devem ser combinados para o tratamento de hipertensão, pois não há benefício adicional da associação e pode ocorrer excesso de eventos adversos renais.[3]

Inibidores adrenérgicos

Betabloqueadores

Os mecanismos pelos quais os betabloqueadores reduzem a pressão não são totalmente conhecidos, mas as evidências indicam que o efeito hipotensor esteja relacionado a um ou mais dos seguintes: redução parcial do débito cardíaco, diminuição da liberação de renina pelo aparelho justaglomerular, ação nos barorreceptores e diminuição das catecolaminas nas sinapses dos neurônios.[40] Há diferenças nas ações entre os subtipos de betabloqueadores, pois apresentam seletividades distintas aos receptores adrenérgicos (beta-1 e beta-2), e os desenvolvidos mais recentemente têm efeitos de vasodilatação por mecanismos diversos, como aumento da disponibilidade de óxido nítrico (nebivolol) ou ação antagonista no receptor alfa-1-adrenérgico (carvedilol).[40,41] Esses betabloqueadores de geração mais recente parecem ter efeito mais benéfico sobre pressão arterial central, rigidez arterial e disfunção endotelial do que os primeiras gerações.[3]

Os betabloqueadores adrenérgicos têm sido recomendados para o tratamento da hipertensão arterial desde os anos 1970-1980, baseado em várias evidências da eficácia em reduzir a pressão arterial e os eventos cardiovasculares.[26] Ensaios clínicos randomizados e metanálises demonstram que, quando comparados ao placebo, os betabloqueadores reduzem significantemente o risco de AVC, insuficiência cardíaca e desfechos cardiovasculares maiores em pacientes hipertensos.[25] Na comparação com outras classes de anti-hipertensivos, os betabloqueadores são equivalentes em prevenir eventos cardiovasculares, exceto para AVC.[35]

Apesar disso, nas últimas duas décadas, a partir dos resultados de alguns ensaios clínicos e de outras metanálises, o verdadeiro benefício dos betabloqueadores como tratamento inicial hipotensor tem sido questionado.[14] Esse questionamento se refletiu em diretrizes internacionais,[6,16] que não recomendam mais os betabloqueadores como primeira escolha para o tratamento da hipertensão.

TABELA 7 Lista de medicamentos anti-hipertensivos (BRA) disponíveis no Brasil

Classe	Medicamento	Dose diária habitual (mg)	Frequência	Comentários
Bloqueadores dos receptores AT1 da angiotensina II (BRA)	Candesartana	8-32	1	Tem ação prolongada com bons resultados em relação à proteção cardiovascular
	Irbesartana	150-300	1	Confere boa proteção renal
	Losartana	50-100	1-2	Ação menos prolongada, mas confere proteção cardiovascular ao hipertenso
	Olmesartana	20-40	1	Não foi superior ao placebo na prevenção de eventos cardiovasculares em pacientes diabéticos com microalbuminúria[39]
	Telmisartana	20-80	1	Não foi testado em estudo randomizado tendo como critério para randomização a HA
	Valsartana	80-320	1	Ação prolongada e confere proteção cardiovascular ao hipertenso

Em pacientes mais jovens, com idade inferior a 60 anos, os estudos mostram redução significativa da morbidade e da mortalidade cardiovascular com o uso de betabloqueadores como anti-hipertensivos.[41,42] No entanto, em pacientes idosos com idade acima de 60 anos, não se demonstrou redução importante de desfechos cardiovasculares, sobretudo acidente vascular encefálico.[43]

Entretanto, essa classe farmacológica continua sendo a preferida para pacientes hipertensos com insuficiência cardíaca ou doença coronária associada, baseados em resultados de ensaios clínicos nos quais os pacientes que apresentavam infarto do miocárdio e insuficiência cardíaca e receberam betabloqueadores tiveram um melhor prognóstico cardiovascular, inclusive com risco menor de mortalidade.[40]

Assim, essa classe é particularmente útil para o tratamento da hipertensão em situações específicas como angina sintomática, taquicardia supraventricular, controle da frequência cardíaca quando indicado, pós-infarto do miocárdio, insuficiência cardíaca, como alternativa em mulheres jovens que planejam gravidez, enxaqueca, além de outras indicações compulsórias que estão assinaladas na Tabela 8.[3] Em pacientes idosos, o uso dos betabloqueadores seria indicado apenas para as situações especiais descritas na Tabela 8.[3]

TABELA 8 Indicações dos betabloqueadores como tratamento inicial da hipertensão arterial baseadas na presença de condições clínicas associadas

Doença arterial coronariana com angina estável
Infarto do miocárdio previamente ocorrido
Insuficiência cardíaca diastólica e sistólica
Enxaqueca
Estado hiperadrenérgico (ansiedade, taquicardia, etc.)
Aneurisma de aorta sob tratamento clínico conservador
Arritmias supraventriculares

Deve-se ressaltar que a maior parte dos estudos com betabloqueadores em hipertensão arterial utilizou o atenolol como o fármaco principal, e o efeito não satisfatório verificado é mais relacionado ao próprio medicamento do que à classe farmacológica, pois outros estudos que empregaram outros betabloqueadores, como metoprolol e bisoprolol, não mostraram ausência de benefícios em relação ao placebo ou aos demais fármacos anti-hipertensivos.[14]

Efeitos adversos mais frequentes

A ocorrências das reações adversas associadas ao uso dos betabloqueadores (Tabela 9) depende das suas características farmacológicas, como especificidade pelos subtipos dos receptores beta-adrenérgicos, de sua distribuição nos receptores e de sua solubilidade.[43] De um modo geral, na prática clínica, essa classe é bem tolerada, mas alguns efeitos colaterais que incluem fadiga, depressão, diminuição da capacidade de exercício, disfunção sexual e crises de asma são descritos e podem comprometer a adesão ao tratamento.[26]

O uso continuado dos betabloqueadores tem sido relacionado também a efeitos metabólicos que podem influenciar a evolução clínica dos pacientes hipertensos, sobretudo quando eles apresentam síndrome metabólica.[44] Dentre esses efeitos metabólicos, que são mais observados com os betabloqueadores mais antigos, destacam-se a hiperglicemia e a hipertrigliceridemia. Como esses betabloqueadores não apresentam ação vasodilatadora periférica, o aumento persistente da resistência vascular periférica diminui a disponibilidade de glicose ao músculo esquelético, reduzindo seu uso, o que gera intolerância à glicose. Consequentemente, isso pode gerar o aparecimento de novos casos de diabete, como tem sido demonstrado em ensaios clínicos que utilizaram betabloqueadores por pelo menos 1 ano.[44] Entretanto, cabe ressaltar que o aparecimento de diabete foi apenas observado nos estudos com atenolol, mas não visto em outros estudos que utilizaram metoprolol, bisoprolol ou propranolol.[44]

Em contrapartida, os betabloqueadores adrenérgicos mais recentes, como o carvedilol e o nebivolol, não influenciam o metabolismo glicídico ou lipídico, ou até podem melhorar as alterações metabólicas, possivelmente em virtude do efeito vasodilatador com redução da resistência à insulina e consequente melhora da captação de glicose pelos tecidos periféricos.[44]

Outro cuidado no uso dessa classe diz respeito à suspensão abrupta, pois pode proporcionar aumento da atividade simpática, manifesta por hipertensão arterial rebote, taquicardia e/ou manifestações clínicas de isquemia miocárdica (angina, etc.), principalmente em pacientes hipertensos com níveis prévios muito elevados de pressão arterial.[44] As contraindicações dos betabloqueadores de 1ª e 2ª geração são: pacientes com asma brônquica, doença pulmonar obstrutiva crônica e bloqueio atrioventricular avançado (segundo grau e total). Os betabloqueadores devem ser utilizados com cautela em pacientes com doença arterial periférica, especialmente nos que apresentam claudicação intermitente.[26]

Alfabloqueadores

Os alfabloqueadores reduzem a pressão arterial por diminuição da resistência vascular periférica mediada por ação antagonista seletiva dos receptores alfa-1-adrenérgicos vasculares.[26] Por causa desse efeito, há maior tendência de se obter uma redução mais acentuada da pressão arterial na posição ortostática do que na posição supina, e por isso os alfabloqueadores devem ser usados com cautela nos pacientes idosos.[26] Os principais fármacos representantes da classe para o tratamento da hipertensão arterial são a doxazosina e a prazosina, que são indicadas como quinta opção terapêutica em associação com outras classes em hipertensão resistente, visto que o efeito hipotensor é discreto como monoterapia. A doxazosina foi efetiva no estudo ASCOT (*Anglo-Scandinavian Cardiac Outcomes Trial*) como terapia de terceira escolha sem aumento de risco de insuficiência cardíaca.[45]

Os alfabloqueadores apresentam uma vantagem de terem efeito neutro ou mesmo de melhora do metabolismo lipídico e glicídico, permitindo seu uso em pacientes com diabete ou dislipidemias graves. Além disso, os alfabloqueadores, principalmente a doxazosina, melhoram os sintomas de pacientes portadores de hipertrofia prostática benigna, e têm indicação compulsória nesse grupo de pacientes quando apresentam essa condição associada à hipertensão arterial.[26] Em virtude de sua ação principal nos receptores alfa-1-adrenérgicos, os alfabloqueadores são os agentes de primeira escolha indicados para o tratamento de pacientes portadores de feocromocitoma antes do procedimento cirúrgico.

Efeitos adversos mais frequentes

O efeito adverso dos alfabloqueadores mais indesejável é a condição "hipotensão da primeira dose", isto é, hipotensão postural exacerbada, que geralmente ocorre 30 a 90 minutos após a primeira dose do fármaco. Outro efeito que limita seu uso crônico na maioria dos pacientes é o surgimento de tolerância às doses terapêuticas, exigindo o uso de doses gradativamente maiores para se obter o mesmo efeito hipotensor. Também são descritos com o seu uso palpitações taquicárdicas e, em alguns casos, astenia limitante. Apesar de ter sido usado para tratamento de insuficiência cardíaca antes da era dos IECA, resultados do estudo clínico ALLHAT[8] demonstraram maior número de internações por insuficiência cardíaca congestiva entre os pacientes tratados com o alfabloqueador doxazosina quando comparados com os que utilizaram a clortalidona.

Agentes de ação simpática central

Apesar de ter sido uma das primeiras classes terapêuticas usadas para o controle da pressão arterial, com comprovada eficácia, o uso desses agentes como monoterapia no tratamento da hipertensão arterial é extremamente limitado por causa da elevada incidência de eventos adversos quando empregados em doses muito altas. Essa classe farmacológica engloba basicamente dois subgrupos de fármacos: os inibidores de receptores imidazolidínicos (moxonidina e rilmenidina) e os agonistas dos receptores pré-sinápticos centrais alfa-2-adrenérgicos (alfametildopa, clonidina e guanabenzo).[26] Dentre esses, a alfametildopa, indicada durante a hipertensão na gestação, e a clonidina, como quarta opção farmacológica em pacientes com hipertensão resistente, são as mais utilizadas da classe (Tabela 9).

Os agentes de ação simpática central diminuem diretamente o tônus simpático cardíaco e vascular ao estimular receptores alfa-2a-adrenérgicos no núcleo da medula ventrolateralrostral no sistema nervoso central, resultando em vasodilatação e redução da frequência cardíaca.[26] Portanto, a pressão arterial diminui, assim como possíveis manifestações adrenérgicas

TABELA 9 Lista de medicamentos anti-hipertensivos (inibidores adrenérgicos) disponíveis no Brasil

Classe	Medicamento	Dose diária habitual (mg)	Frequência	Comentários
Betabloqueadores (BB) não cardiosseletivos	Carvedilol	12,5-50	1-2	Não cardiosseletivo, ação nos receptores beta e alfa
	Pindolol	10-60	1	Não cardiosseletivo
	Propranolol	80-320	2-3	Muito lipossolúvel, penetração na barreira hematoencefálica
Betabloqueadores cardiosseletivos	Atenolol	50-100	1-2	Cardiosseletivo
	Bisoprolol	5-20	1	Cardiosseletivo, avaliado na disfunção de VE
	Nadolol	40-160	1	Cardiosseletivo
	Metoprolol	50-200	1	Cardiosseletivo, também usado no controle de frequência cardíaca e de arritmias
	Nebivolol	2,5-10	1	Cardiosseletivo, aumenta a biodisponibilidade de óxido nítrico
Simpaticolíticos de ação central	Clonidina	0,2-0,6	2	Pode ser considerada como 4ª. medicação nos hipertensos resistentes.[46] Pode ser usada como dose única *bedtime*. Deve ser iniciada em dose baixa em pacientes com déficit da função renal.
	Metildopa	500-1000	2	Pode ser usada em mulheres grávidas com segurança, deve ser iniciada em dose baixa em pacientes com déficit de função renal
	Rilmenidina	1-2	1-2	Menos efeitos colaterais em relação à clonidina e metildopa
Alfabloqueadores	Dosazosina	1-16	1	Hipotensores usados no tratamento da hiperplasia de próstata
	Prazosina	1-20	2-3	

associadas podem ser atenuadas ou desaparecer. A despeito do efeito hipotensor discreto como monoterapia, podem ser úteis quando utilizados em associação com medicamentos de outras classes, como diuréticos, particularmente quando há evidência clínica de hiperatividade simpática ou em pacientes que apresentam muita ansiedade.[26] Como não interferem no perfil metabólico, servem como opções para associação com outras classes em pacientes com diabete e/ou dislipidemias.

A alfametildopa é recomendada como anti-hipertensivo de primeira escolha para o tratamento da hipertensão arterial durante a gestação, pois apresenta segurança favorável tanto da mãe quanto do feto, sendo a dose máxima 2 g/dia.[7] A clonidina, em doses inferiores a 0,600 mg/dia, é uma opção como quarta medicação no paciente com hipertensão resistente que não controla com três fármacos combinados adequadamente.[23] No recente estudo brasileiro ReHOT,[46] o uso da clonidina como quarta opção terapêutica para hipertensão resistente teve o mesmo percentual de pacientes atingindo a meta de controle do que o uso da espironolactona.

Efeitos adversos mais frequentes

Os efeitos adversos mais observados com o uso dessa classe são decorrentes, em sua maioria, da ação direta no sistema nervoso central, como: sedação, boca seca, sonolência, astenia, hipotensão postural e impotência sexual.[26] A frequência desses efeitos é ligeiramente menor com os inibidores de receptores imidazolidínicos. Em relação à clonidina, principalmente quando usada em altas doses, hipertensão arterial rebote na forma de urgência hipertensiva pode ocorrer quando a medicação é suspensa abruptamente. Por esse motivo, os pacientes que utilizam clonidina devem ser muito bem orientados quanto ao uso adequado. Por outro lado, a alfametildopa pode, embora em menor frequência, também provocar galactorreia, anemia hemolítica e disfunção hepática, sendo contraindicada nos casos de insuficiência hepática.[26]

Vasodilatadores diretos

Essa classe farmacológica tem por característica principal a ação direta sobre o músculo liso da parede vascular, levando a seu relaxamento e consequente vasodilatação, proporcionando diminuição da resistência vascular periférica e resultando em queda da pressão arterial.[26] São utilizados preferencialmente em associação com diuréticos e/ou betabloqueadores em razão da retenção de volume e aumento da frequência cardíaca associados.

Entre os vasodilatadores diretos disponíveis (Tabela 10), a hidralazina e o minoxidil são os dois principais fármacos desse grupo utilizados no tratamento da hipertensão arterial, reservados para pacientes com hipertensão grave, especialmente para os portadores de hipertensão resistente e acelerada-maligna.[26,] O minoxidil é também indicado em pacientes que estão em uso de vasodilatador arterial endovenoso por crise hipertensiva, na intenção de retirar mais precocemente a medicação parenteral.

Efeitos adversos mais frequentes

Os principais eventos adversos da hidralazina são retenção de líquidos e taquicardia reflexa à vasodilatação, o que faz com que sejam contraindicados como monoterapia. Além disso, podem ser observados rubor facial e cefaleia, e o uso de doses muito altas de hidralazina (superior a 200 mg/dia) pode desencadear uma síndrome clínica similar ao lúpus eritematoso sistêmico.[26] O uso crônico de minoxidil pode causar hirsutismo, fator muito limitante para o uso da medicação em mulheres.

Escolha dos medicamentos

A escolha dos medicamentos a serem prescritos para o paciente, tanto em monoterapia quanto em combinações, depende do estágio e da gravidade da hipertensão arterial, sempre tendo como objetivo a meta de valores de pressão arterial a ser atingida. Baseados nisso, pode-se iniciar com monoterapia em pacientes com estágios menores (estágio 1) e baixo risco cardiovascular e com associação de fármacos em estágios mais avançados da doença hipertensiva (estágios 2 e 3) ou com risco cardiovascular alto, mesmo em estágio 1. Recomenda-se que o tratamento anti-hipertensivo seja individualizado, considerando-se todas as características clínicas e demográficas dos pacientes.[3,7]

A monoterapia pode ser indicada para pacientes com hipertensão arterial estágio 1 e risco cardiovascular baixo, baseado nas tabelas de estratificação de risco mencionadas em outro capítulo. Também pode ser indicada para pacientes com idade muito avançada (idade ≥ 80 anos) e pacientes frágeis. Nesses pacientes, a escolha do tratamento deve ser individualizada e o medicamento inicial para a monoterapia deve ser escolhido tendo como base as seguintes características: capacidade do agente escolhido em reduzir morbidade e mortalidade cardiovasculares; medicamento com bom perfil de segurança; doenças associadas; possível identificação do mecanismo fisiopatológico da hipertensão predominante no

TABELA 10 Lista de medicamentos anti-hipertensivos (vasodilatadores diretos) disponíveis no Brasil

Classe	Medicamento	Dose diária habitual (mg)	Frequência	Comentários
Vasodilatadores diretos	Hidralazina	50-200	2-3	Deve ser evitada como monoterapia. Provoca retenção de líquidos pela vasodilatação
	Minoxidil	5-40	1	Recomendado na HA resistente/refratária podendo chegar a dose de até 100 mg/dia.[47]

paciente; características individuais do paciente; condições socioeconômicas. Assim, baseadas nessas características principais, as classes de anti-hipertensivos indicadas atualmente como monoterapia para o controle da pressão arterial são:[3,7] diuréticos; IECA; BRA, betabloqueadores (exceto em pacientes idosos); bloqueadores dos canais de cálcio.

A posologia deve ser ajustada até que se consiga atingir a meta pressórica, ou seja, valores inferiores a 140/90 mmHg na maioria dos pacientes.[3,7] Se o objetivo não for atingido com a monoterapia inicial, pode-se adotar uma entre as três condutas recomendadas pelas Diretrizes Europeias de Hipertensão:[3] a) uso de combinação de dois fármacos de classe farmacológica diferente em doses baixas e ajuste da dose de acordo com a tolerância do paciente; b) o uso de combinação tripla é recomendado para pacientes que não atingiram a meta com combinação dupla em dose máxima; c) nos pacientes considerados como resistentes recomenda-se o uso de combinação tripla com a adição de espironolactona (25 a 50 mg 1 vez dia) ou outro diurético, alfabloqueador ou betabloqueador (Figura 1).

De acordo com as Diretrizes Brasileiras de Hipertensão 2020[7] a utilização de associações de dois medicamentos em baixas dosagens em hipertensos estágio 1, mesmo com baixo ou moderado risco cardiovascular, embora não preferencial, também poderá ser considerada em casos individuais. Em pacientes com hipertensão arterial estágio 1 e risco cardiovascular alto ou muito alto, e naqueles com hipertensão em estágios 2 e 3, independentemente do risco, as recomendações das principais diretrizes internacionais e nacionais[3,7] mais recentes indicam o tratamento com combinação de duas classes como primeira opção terapêutica (Figura 1).

Para as associações de fármacos anti-hipertensivos de diferentes classes recomenda-se seguir as orientações esquematizadas na Figura 2, adaptada das mais recentes diretrizes brasileiras,[7] nas quais se observam as combinações mais adequadas por serem mais eficazes e aquelas não recomendadas ou menos benéficas. Não se recomenda usar combinações com fármacos da mesma classe farmacológica, exceto a associação de diuréticos tiazídicos ou de alça com diuréticos poupadores de potássio, visando o menor risco de hipocalemia. As associações de fármacos anti-hipertensivos podem ser feitas tanto por meio de prescrição de medicamentos em separado quanto por combinações em doses fixas em um mesmo comprimido.[48]

Embora o efeito hipotensor dessas associações pareça ser semelhante, os estudos que compararam diretamente o controle da pressão arterial obtido com cada uma dessas combinações são pouco conclusivos para a prática clínica.[3] As combinações mais recomendadas são as que combinam diuréticos com IECA ou BRA, ou aquelas que combinam ACC com IECA ou BRA.[3] Muitas dessas associações estão disponíveis em doses fixas em único comprimido, e sua utilização pode proporcionar simplificação do esquema posológico, motivando a adesão ao tratamento.

Mais recentemente, um ensaio clínico com desfechos cardiovasculares significativos avaliou comparativamente o

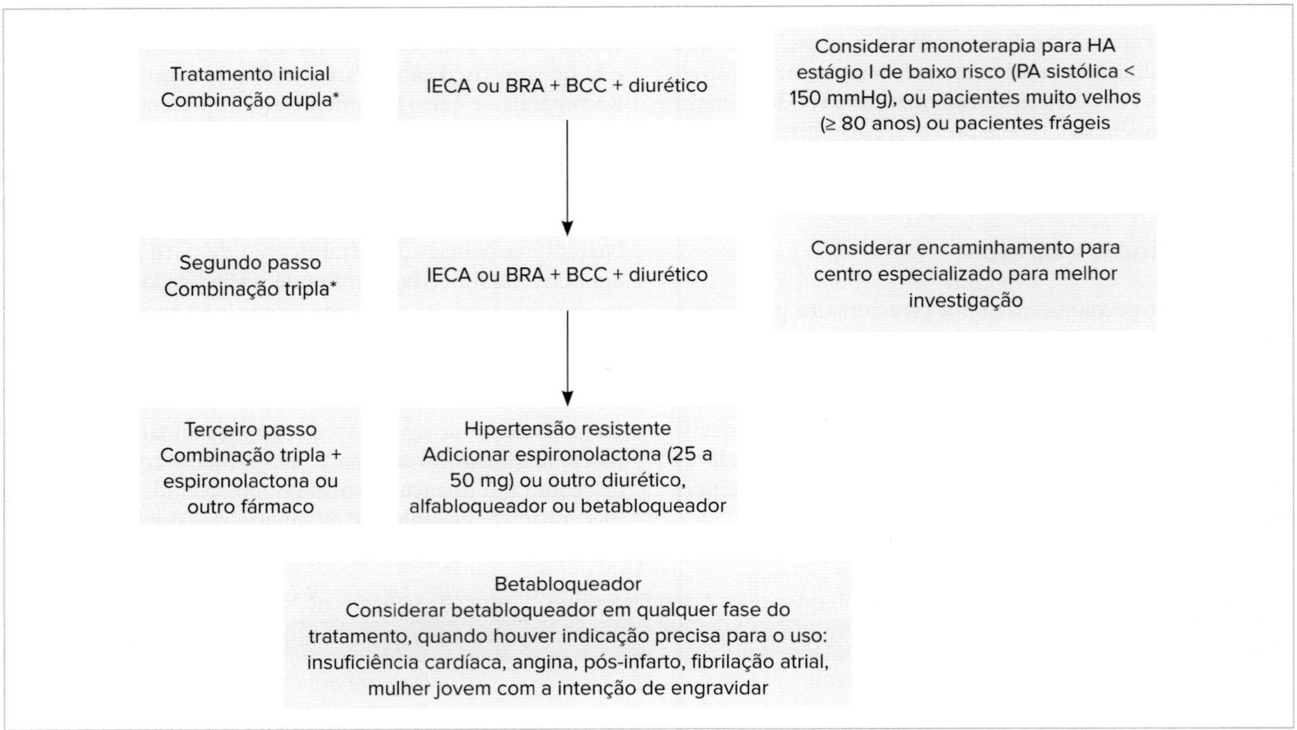

FIGURA 1

Fluxograma para o tratamento da hipertensão arterial.[3]

*Considerar a combinação fixa dentro do possível.

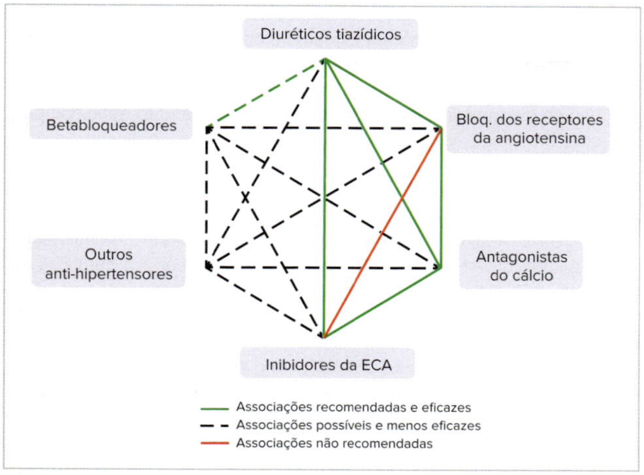

FIGURA 2

Esquema de associações farmacológicas possíveis no tratamento da hipertensão arterial.

impacto do tratamento da hipertensão arterial com combinações fixas de um IECA com um diurético e do mesmo IECA com um ACC, em pacientes com alto risco cardiovascular.[49] Os autores observaram que para um mesmo grau de redução da pressão arterial, a combinação do IECA com o ACC foi significativamente melhor em diminuir a morbidade e a mortalidade cardiovasculares.[49]

Considerando-se as outras combinações possíveis, a associação de betabloqueadores com diuréticos deve ser prescrita com cuidado em pacientes com ou predispostos a ter distúrbios metabólicos, particularmente os relacionados aos distúrbios glicêmicos.[3] A combinação de IECA com BRA não está recomendada em pacientes com hipertensão arterial,[3] pois, além de não trazer benefício cardiovascular adicional quando comparada aos fármacos usados separadamente, pode aumentar muito a chance de ocorrência de eventos adversos, sobretudo hipercalemia.[3]

De acordo com a Figura 1, no tratamento inicial, pode-se iniciar o tratamento com combinação de dose menor e fazer o ajuste de acordo com a resposta do paciente. Se a metade de pressão arterial não for atingida com a associação inicialmente indicada, em dose máxima, ou se houver eventos adversos não toleráveis, pode-se substituir a combinação. Ainda de acordo com o fluxograma da Figura 1, se a meta da pressão não for atingida com a combinação de dois fármacos em dose máxima, o passo seguinte é usar uma combinação tripla. Para os pacientes considerados resistentes, além da combinação tripla deve-se considerar o uso de espironolactona (25 a 50 mg 1 vez ao dia) ou outro diurético, alfabloqueador ou betabloqueador. A Figura 2 apresenta as combinações mais comumente usadas.

Tratamento da hipertensão arterial resistente

Quando o paciente não consegue obter o controle da pressão arterial com tríplice terapia otimizada, incluindo um diurético, apesar de uma boa adesão ao tratamento, caracteriza-se a condição clínica como hipertensão resistente.[50] Nessa situação deve-se obrigatoriamente avaliar a presença de fatores que possam estar dificultando o controle da pressão arterial, incluindo ingestão de sal em excesso, uso abusivo de álcool, obesidade, uso concomitante de medicamentos que elevam a pressão arterial, e causas secundárias de hipertensão, como apneia obstrutiva do sono, hiperaldosteronismo primário e estenose de artéria renal.[50] Após a identificação, as causas devem ser corrigidas, e se não houver uma causa ou se mesmo após a correção desses possíveis fatores não houver controle da pressão arterial, uma quarta medicação deve ser adicionada ao esquema triplo já iniciado (Figura 1). Entre as opções, tem sido recomendada a adição de espironolactona ou de simpatolíticos centrais ou de betabloqueadores ao esquema terapêutico com resultados satisfatórios.[50] Se apesar dessas estratégias a pressão arterial se mantiver elevada, pode-se considerar a adição de vasodilatadores diretos, como hidralazina e minoxidil.[7]

Para esses pacientes com hipertensão resistente, novas opções para o tratamento têm sido propostas,[50] como a denervação renal por ablação de radiofrequência ou a estimulação de barorreceptores carotídeos por um dispositivo similar a um marca-passo, instituindo-se um tratamento intervencionista para a hipertensão arterial. Além dessas já mencionadas, existem outras técnicas sendo testadas.[50] Estas técnicas serão abordadas em outro capítulo.

Referências bibliográficas

1. Go AS, Mozaffarian D, Roger VL, Benjamin EJ, Berry JD, Blaha MJ, et al.; American Heart Association Statistics Committee and Stroke Statistics Subcommittee. Executive summary: heart disease and stroke statistics--2014 update: a report from the American Heart Association. Circulation. 2014;129(3):399-410.
2. Lackland DT, Roccella EJ, Deutsch AF, Fornage M, George MG, Howard G, et al.; American Heart Association Stroke Council; Council on Cardiovascular and Stroke Nursing; Council on Quality of Care and Outcomes Research; Council on Functional Genomics and Translational Biology. Factors influencing the decline in stroke mortal-ity: a statement from the American Heart Association/American Stroke Association. Stroke. 2014;45(1):315-53.
3. Williams B, Mancia G, Spiering W, Agabiti Rosei E, Azizi M, Burnier M, et al.; ESC Scientific Document Group. 2018 ESC/ESH Guidelines for the management of arterial hypertension. Eur Heart J. 2018;39:3021-104.
4. Guideline for the pharmacological treatment of hypertension in adults. Geneva: World Health Organization; 2021.
5. Unger T, Borghi C, Charchar F, Khan NA, Poulter NR, Prabhakaran D, et al. 2020 In-ternational Society of Hypertension Global Hypertension Practice Guidelines. Hyper-tension. 2020 Jun;75(6):1334-57.
6. Whelton PK, Carey RM, Aronow WS, Casey DE Jr, Collins KJ, Dennison Himmelfarb C, et al. 2017 ACC/AHA/AAPA/ABC/ACPM/AGS/APhA/ASH/ASPC/NMA/PCNA guideline for the prevention, detection, evaluation, and management of high blood pressure in adults: a report of the American College of Cardiology/American Heart Association Task Force on Clinical Practice Guidelines. Hypertension. 2018;71(6):e13-e115.
7. Barroso WKS, Rodrigues CIS, Bortolotto LA, Mota-Gomes MA, Brandão AA, Feitosa ADM et al. Diretrizes Brasileiras de Hipertensão Arterial-2020. Arq Bras Cardiol. 2021; 116(3):516-658.
8. The ALLHAT Officers and Coordinators for the ALLHAT Collaborative Research Group. Major outcome in high-risk hypertensive patients to angiotensin-converting enzyme inhibitor or calcium channel blocker vs diuretic. The Antihypertensive and Li-pid-Lowering Treatment to Prevent Heart Attack Trial (ALLHAT). JAMA. 2002;228:2981-97.

9. Neal B, MacMahon S, Chapman N. Blood Pressure Lowering Trialist's Collaboration. Effects of ACE inhibitors, calcium antagonists and other blood-pressure-lowering drugs: results of prospectively designed overviews of randomized trials. Lancet. 2000;356:1955-64.
10. Ferrari R, Boersma E. The impact of ACE inhibition on all-cause and cardiovascular mortality in contemporary hypertension trials: a review. Expert Rev Cardiovasc Ther. 2013;11(6):705-17.
11. van Vark LC, Bertrand M, Akkerhuis KM, Brugts JJ, Fox K, Mourad JJ, et al. Angioten-sin-converting enzyme inhibitors reduce mortality in hypertension: a meta-analysis of randomized clinical trials of renin-angiotensin-aldosterone system inhibitors involving 158,998 patients. Eur Heart J. 2012;33(16):2088-97.
12. Zaiken K, Hudd TR, Cheng JW. A review of the use of angiotensin receptor blockers for the prevention of cardiovascular events in patients with essential hypertension without compelling indications. Ann Pharmacother. 2013;47(5):686-93.
13. Chen GJ, Yang MS. The effects of calcium channel blockers in the prevention of stroke in adults with hypertension: a meta-analysis of data from 273,543 participants in 31 randomized controlled trials. PLoS One. 2013;8(3):e57854.
14. Wiysonge CS, Bradley HA, Volmink J, Mayosi BM, Mbewu A, Opie LH. Beta-blockers for hypertension. Cochrane Database Syst Rev. 2012;11:CD002003.
15. SPRINT Research Group, Wright JT Jr, Williamson JD, Whelton PK, et al. A ran-domized trial of intensive versus standard blood-pressure control. N Engl J Med. 2015;373(22):2103-16.
16. Jaques H. National Institute for Health and Clinical Excellence (NICE). NICE guideline on hypertension. Eur Heart J. 2013;34(6):406-8.
17. Bakris G, Sarafidis P, Agarwal R, Ruilope L. Review of blood pressure control rates and outcomes. J Am Soc Hypertens. 2014;8(2):127-41.
18. Law MR, Morris JK, Wald NJ. Use of blood pressure lowering drugs in the prevention of cardiovascular disease: meta-analysis of 147 randomized trials in the context of ex-pectations from prospective epidemiological studies. BMJ. 2009;338:b1665.
19. Briasoulis A, Agarwal V, Tousoulis D, Stefanadis C. Effects of antihypertensive treatment in patients over 65 years of age: a meta-analysis of randomized controlled studies. Heart. 2014;100(4):317-23.
20. Wu HY, Huang JW, Lin HJ, Liao WC, Peng YS, Hung KY, et al. Comparative effec-tiveness of renin-angiotensin system blockers and other antihypertensive drugs in patients with diabetes: systematic review and Bayesian network meta-analysis. BMJ. 2013;347:f6008.
21. Blood Pressure Lowering Treatment Trialists' Collaboration, Ninomiya T, Perkovic V, Turnbull F, Neal B, Barzi F, Cass A, et al. Blood pressure lowering and major cardio-vascular events in people with and without chronic kidney disease: meta-analysis of randomised controlled trials. BMJ. 2013;347:f5680.
22. Williamson JD, Supiano MA, Applegate WB, Berlowitz DR, Campbell RC, Chertow GM, et al.; SPRINT Research Group. Intensive vs standard blood pressure control and cardiovascular disease outcomes in adults aged ≥ 75 years: a randomized clinical trial. JAMA. 2016;315(24):2673-82.
23. Ernst ME, Mann SJ. Diuretics in the treatment of hypertension. Semin-Nephrol. 2011;31(6):495-502.
24. Roush GC, Buddharaju V, Ernst ME. Is chlorthalidone better than hydrochlorothiazide in reducing cardiovascular events in hypertensives? CurrOpinCardiol. 2013;28(4):426-32.
25. Thomopoulos C, Parati G, Zanchetti A. Effects of blood pressure lowering on outcome incidence in hypertension: 4. Effects of various classes of antihypertensive drugs–overview and meta-analyses. J Hypertens. 2015;33:195-211.
26. Giorgi DMA, Lima JJG, Ribeiro JM. Tratamento farmacológico. In: Krieger E, coorde-nador. Hipertensão arterial. Bases fisiopatológicas e prática clínica. São Paulo: Atheneu; 2013. p. 523-44.
27. Departamento de Hipertensão Arterial da Sociedade Brasileira de Cardiologia. I Posi-cionamento brasileiro sobre hipertensão arterial resistente. Arq Bras Cardiol. 2012;99(1):576-85.
28. Pedersen SA, Gaist D, Schmidt SAJ, Hölmich LR, Friis S, Pottegård A. Hydrochloro-thiazide use and risk of nonmelanoma skin cancer: A nationwide case-control study from Denmark. J Am Acad Dermatol. 2018;78(4):673-81.
29. Coca A, Mazón P, Aranda P, Redón J, Divisón JA, Martínez J, et al. Role of dihydro-pyridinic calcium channel blockers in the management of hypertension. Expert Rev Cardiovasc Ther. 2013;11(1):91-105.
30. Thomopoulos C, Parati G, Zanchetti A. Effects of blood pressure-lowering on outcome incidence in hypertension: 5. Head-to-head comparisons of various classes of anti-hypertensive drugs - overview and meta-analyses. J Hypertens. 2015;33:1321-41.
31. Ferrari R. RAAS inhibition and mortality in hypertension. Glob Cardiol Sci Pract. 2013;2013(3):269-78.
32. White WB. Angiotensin-converting enzyme inhibitors in the treatment of hypertension: an update. J ClinHypertens (Greenwich). 2007;9(11):876-82.
33. Epstein BJ, Leonard PT, Shah NK. The evolving landscape of RAAS inhibition: from ACE inhibitors to ARBs, to DRIs and beyond. Expert Rev Cardiovasc Ther. 2012;10(6):713-25.
34. Wu HY, Huang JW, Lin HJ, Liao WC, Peng YS, Hung KY, et al. Comparative effec-tiveness of renin-angiotensin system blockers and other antihypertensive drugs in patients with diabetes: systematic review and Bayesian network meta-analysis. BMJ. 2013;347:f6008.
35. Thomopoulos C, Parati G, Zanchetti A. Effects of blood-pressure-lowering treatment on outcome incidence. 12. Effects in individuals with high-normal and normal blood pressure: overview and meta-analyses of randomized trials. J Hypertens. 2017;35:2150-60.
36. St Peter WL, Odum LE, Whaley-Connell AT. To RAS or not to RAS? The evidence for and cautions with renin-angiotensin system inhibition in patients with diabetic kidney disease. Pharmacotherapy. 2013;33(5):496-514.
37. Savarese G, Costanzo P, Cleland JG, Vassallo E, Ruggiero D, Rosano G, et al. A meta-analysis reporting effects of angiotensin-converting enzyme inhibitors and an-giotensin receptor blockers in patients without heart failure. J Am CollCardiol. 2013;61:131-42.
38. Thomopoulos C, Parati G, Zanchetti A. Effects of blood-pressure-lowering treatment in hypertension: 9. Discontinuations for adverse events attributed to different classes of antihypertensive drugs: meta-analyses of randomized trials. J Hypertens 2016;34:1921-32.
39. Haller H, Ito S, Izzo Jr JL, Andrzej J, Katayama S, Menne J et al. Olmesartan for the delay or prevention of microalbuminuria in type 2 diabetes. N Engl J Med. 2011;364:907-17.
40. Helfand M, Peterson K, Christensen V, Dana T, Thakurta S. Drug class review: beta adrenergic blockers: Final Report Update 4 [Internet]. Portland (OR): Oregon Health & Science University; 2009.
41. Frishman WH. β-Adrenergic blockade in cardiovascular disease. J Cardiovasc Phar-macol Ther. 2013;18(4):310-9.
42. Chatterjee S, Biondi-Zoccai G, Abbate A, D'Ascenzo F, Castagno D, Van Tassell B, et al. Benefits of β blockers in patients with heart failure and reduced ejection fraction: network meta-analysis. BMJ. 2013;346:f55.
43. López-Sendón J, Swedberg K, McMurray J, Tamargo J, Maggioni AP, Dargie H, et al.; Task Force On Beta-Blockers of the European Society of Cardiology. Expert consen-sus document on beta-adrenergic receptor blockers. Eur Heart J. 2004;25(15):1341-62.
44. Chrysant SG, Chrysant GS. Current status of β-blockers for the treatment of hyper-tension: an update. Drugs Today (Barc). 2012;48(5):353-66.
45. Chapman N, Chang CL, Dahlof B, Sever PS, Wedel H, Poulter NR. Effect of doxazosin gastrointestinal therapeutic system as third-line antihypertensive therapy on blood pressure and lipids in the Anglo-Scandinavian Cardiac Outcomes Trial. Circulation. 2008;118:42-8.
46. Krieger EM, Drager LF, Giorgi DMA, Pereira AC, Barreto-Filho JAS, Nogueira AR, et al; ReHOT Investigators. Spironolactone versus clonidine as a fourth-drug therapy for resistant hypertension: The ReHOT randomized study (Resistant Hypertension Opti-mal Treatment). Hypertension. 2018;71(4):681-90.
47. Sica DA. Minoxidil: an underused vasodilator for resistant or severe hypertension. J Clin Hypertens. 2004;6:283-7.
48. Richards TR, Tobe SW. Combining other antihypertensive drugs with β-blockers in hypertension: a focus on safety and tolerability. Can J Cardiol. 2014;30(5 Suppl):S42-6.
49. Jamerson K, Weber MA, Bakris GL, Dahlöf B, Pitt B, Shi V, et al. Benazepril plus am-lodipine or hydrochlorothiazide for hypertension in high-risk patients. N Engl J Med. 2008;359(23):2417-28.
50. Carey RM, Calhoun DA, Bakris GL, Brook RD, Daugherty SL, Dennison-Himmelfarb CR, et al. Resistant hypertension: detection, evaluation,

and management a scientific statement from the American Heart Association AHA Scientific Statement. Hyperten-sion. 2018;72:e53-e90.

51. Ammar S, Ladich E, Steigerwald K, Deisenhofer I, Joner M. Pathophysiology of renal denervation procedures: from renal nerve anatomy to procedural parameters. EuroIn-tervention. 2013;9(Suppl R):R89-95.
52. Krum H, Sobotka P, Mahfoud F, Böhm M, Esler M, Schlaich M. Device--based antihy-pertensive therapy: therapeutic modulation of the autonomic nervous system. Circu-lation. 2011;123(2):209-15.
53. Morganti A, Mancia G. Resistant hypertension: renal denervation or intensified medical treatment? Eur J Intern Med. 2018;50:6-11.
54. Bhatt DL, Kandzari DE, O'Neill WW, D'Agostino R, Flack JM, Katzen BT, et al.; SYM-PLICITY HTN-3 Investigators. A controlled trial of renal denervation for resistant hy-pertension. N Engl J Med. 2014;370(15):1393-401.
55. Briasoulis A, Bakris G. Efficacy of baroreflex activation therapy for the treatment of re-sistant hypertension. EuroIntervention. 2013;9(Suppl R):R136-9.
56. Lozano L, Tovar JL, Sampol G, Romero O, Jurado MJ, Segarra A, et al. Continuous positive airway pressure treatment in sleep apnea patients with resistant hypertension: a randomized, controlled trial. J Hypertens. 2010;28(10):2161-8.
57. Martinez-Garcia MA, Capote F, Campos-Rodriguez F, Lloberes P, Díaz de Atauri MJ, Somoza M, et al.; Spanish Sleep Network. Effect of CPAP on blood pressure in patients with obstructive sleep apnea and resistant hypertension: the HIPARCO randomized clinical trial. JAMA. 2013;310:2407-15.

Capítulo 5

Hipertensão arterial resistente, refratária e secundária

Juan Carlos Yugar-Toledo
Heitor Moreno Júnior
Rui Manuel dos Santos Póvoa

PONTOS-CHAVE

- A hipertensão arterial resistente (HAR) é definida quando a pressão arterial (PA) permanece acima das metas recomendadas pelas diretrizes e posicionamentos, apesar do uso de três anti-hipertensivos de diferentes classes, em doses máximas preconizadas e toleradas.
- A hipertensão arterial refratária é um fenótipo extremo do hipertenso resistente não controlado em uso de cinco ou mais anti-hipertensivos, ocorre com mais frequência em pacientes jovens, comumente mulheres, com destaque para o achado de maior atividade simpática nesse grupo.
- Hipertensão arterial secundária é a forma de hipertensão arterial (HA) decorrente de uma causa identificável, que pode ser tratada com uma intervenção específica, a qual determina cura ou melhora do controle pressórico. Deve ser investigada diante de indícios (história clínica, exame físico ou exames de rotina) que levem à sua suspeita clínica, como:
  - Hipertensão estágio 3, com lesões em órgãos-alvo, antes dos 30 ou após 55 anos.
  - Hipertensão resistente ou refratária.
  - Piora da função renal após tratamento com bloqueadores do sistema renina-angiotensina-aldosterona.
  - Hipocalemia (< 3,0 mEq/L) espontânea ou induzida por diuréticos.
  - Tríade do feocromocitoma: palpitações, sudorese e cefaleia e crise hipertensiva.
  - Fácies típica ou biotipo de doenças que cursam com hipertensão.
  - Indícios de apneia obstrutiva do sono.
  - Presença de sopros em territórios arteriais ou massas abdominais.
  - Uso de hormônios exógenos, fármacos e drogas ilícitas que possam elevar a PA.

Introdução

A atual definição de hipertensão arterial resistente (HAR) considera que indivíduos hipertensos resistentes são aqueles que permanecem com a pressão arterial (PA) acima das metas recomendadas pelas diretrizes e posicionamentos,[1-4] apesar do uso de três anti-hipertensivos de diferentes classes, incluindo um bloqueador do sistema renina-angiotensina (inibidor da enzima conversora da angiotensina – IECA – ou bloqueador do receptor de angiotensina II – BRA), um bloqueador dos canais de cálcio (BCC) de ação prolongada e um diurético tiazídico (DT) de longa ação em doses máximas preconizadas e toleradas, administradas com frequência, dosagem apropriada e provada adesão.[3]

Nessa definição está incluído o subgrupo de pacientes hipertensos resistentes, cuja PA é controlada com quatro ou mais anti-hipertensivos, chamada de HAR controlada (HAR-C). A classificação da doença em HAR-C e HAR não controlada (HAR-NC), incluindo a HAR refratária (HAR-Ref), um fenótipo extremo de HAR-NC em uso de cinco ou mais anti-hipertensivos, é uma proposta que ganha espaço na literatura.[5]

Assim, HAR-NC é definida como uma PA que permanece acima do nível desejado (140/90 mmHg), apesar do uso concomitante de três anti-hipertensivos de diferentes classes, um quarto fármaco, que geralmente é um antagonista do receptor mineralocorticoide ou um bloqueador simpático central e um quinto fármaco ou mais. A Figura 1 mostra a classificação da HAR.

Prevalência de hipertensão arterial resistente

A prevalência de HAR no mundo, segundo Achelrod et al.,[6] varia entre 10 e 20%. Analisando populações de hipertensos

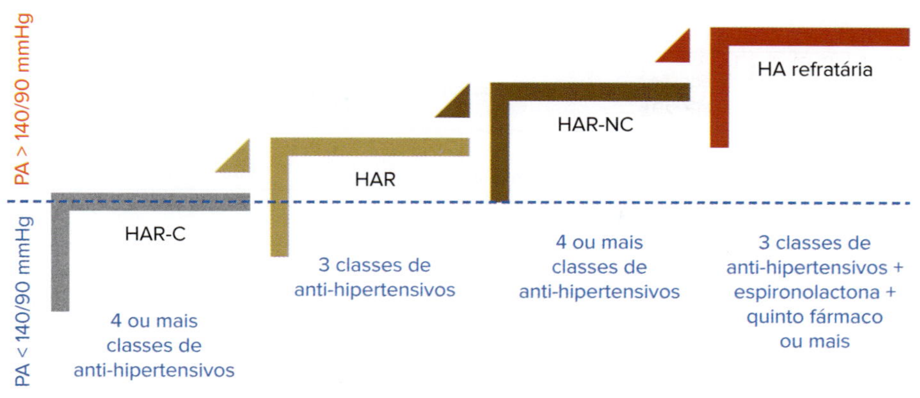

FIGURA 1

Classificação da hipertensão arterial resistente.

tratados, eles encontraram uma prevalência de 13,72% (IC 95%; 11,19 a 16,24%), de acordo com 20 estudos observacionais, e 16,32% (IC 95%; 10,68 a 21,95%) em quatro ensaios clínicos randomizados. No Brasil, o estudo multicêntrico ReHOT *study*, utilizando o monitoramento ambulatorial da pressão arterial (MAPA), mostrou uma prevalência de HAR de 11,7%.[7]

Recente metanálise de Noubiap et al.,[8] com 91 estudos publicados entre 1991 e 2017 com dados de uma amostra agrupada de 3.207.011 pacientes em tratamento anti-hipertensivo, avaliados apenas com a medida da pressão arterial de consultório, demonstrou uma prevalência de HAR verdadeira de 10,3% (IC 95% 7,8-13,2%), enquanto em pacientes com doença renal crônica a prevalência de HAR foi de 22,8% (IC 95% 19,1-27,0%) e, em idosos, de 12,3% (IC 95% 1,7-30,5%).

Prognóstico

A HAR está relacionada a uma alta taxa de morbidade e mortalidade cardiovascular (CV), apresentando um risco 47% maior de desenvolver desfechos combinados, morte, infarto do miocárdio, insuficiência cardíaca, acidente vascular cerebral ou doença renal crônica (DRC) quando comparado aos hipertensos controlados observados em um período de 3,8 anos de acompanhamento.[9]

O estudo de Sim et al.[10] com 470.386 hipertensos, dos quais 60.327 HAR subdivididos em HAR controlado (23.104) e HAR não controlado (37.223), demonstrou que pacientes HAR apresentam risco 32% maior de desenvolver DRC, 24% de ter evento isquêmico miocárdico, 46% de insuficiência cardíaca, 14% de AVC e 6% de morte súbita, quando comparados a hipertensos não resistentes. Estudos prospectivos utilizando MAPA sugerem risco duas vezes maior para eventos CV em comparação a hipertensos responsivos ao tratamento.[11]

A HAR verdadeira, diagnosticada pelo MAPA, tem risco CV duas vezes maior quando comparada à HAR com efeito do avental branco.[12] Assim, as médias de PA obtidas nos três períodos durante MAPA são fortes preditoras de risco CV.[13,14]

Diagnóstico

Diante da suspeita clínica de HAR é imprescindível a exclusão das principais causas de pseudorresistência como: falta de adesão, posologia inadequada de fármacos anti-hipertensivos, técnica imprópria de medida da PA e efeito do avental branco.[3,15] O MAPA é o exame indicado para confirmação de HAR verdadeira.[1,3,16,17] O fluxograma apresentado na Figura 2 orienta a avaliação do indivíduo com suspeita de HAR.

Após a exclusão das causas de pseudorresistência, inicia-se a investigação de HA secundária obedecendo as orientações das Diretrizes Brasileiras de Hipertensão Arterial.[4] A ocorrência de comprometimento de órgãos-alvo deve ser detectada com exames especializados.

A adesão ao tratamento representa uma grande barreira ao controle da PA, frequentemente relacionada à prescrição de um número excessivo de fármacos, posologias complexas, efeitos colaterais dos medicamentos, problemas socioculturais e desconhecimento da história natural da doença, além de outros adversidades referentes ao médico, como relação médico-paciente ruim e inércia médica. A carência de serviços de saúde pública também dificulta o acesso aos médicos, medicamentos e exames complementares.

A ingesta de sal precisa sempre ser adjudicada, com auxílio da verificação do sódio em urina de 24 horas; alta ingestão de sódio é comum nessa população.

Lesões em órgãos-alvo

A HAR, controlada ou não, associa-se à maior prevalência de lesões em órgãos-alvo.[14,18] A investigação de LOA na HAR é fundamental para complementar a estratificação de risco e estabelecer o prognóstico.

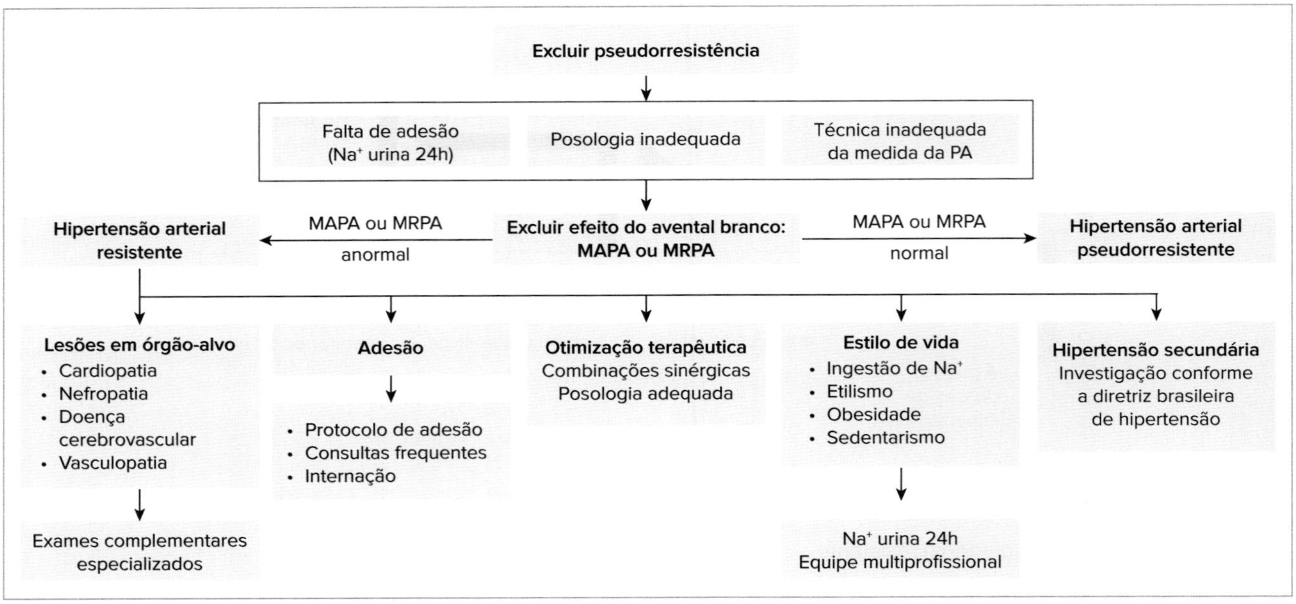

FIGURA 2

Fluxograma de avaliação de hipertensos resistentes.

Fonte: Yugar-Toledo et al., 2020.[3]

Alterações vasculares

Em hipertensos resistentes, foi observado um aumento da rigidez (estimada pela Velocidade de Onda carótida femoral – VOPc-f) e redução da complacência arterial em comparação com hipertensos controlados, sendo esse achado um marcador de prognóstico e de resposta terapêutica anti-hipertensiva.[19,20] A VOP tem valor preditivo independente em vários subgrupos de pacientes hipertensos.[21] Inclusive em hipertensos resistentes, particularmente quando é agregada a escores de risco cardiovascular.[22]

Na microcirculação, HAR promove remodelamento vascular e diminuição da reserva vasodilatadora associada à rarefação capilar. Esta última pode ser avaliada por capilaroscopia *in vivo*, ou por biópsia de glúteo[23] ou, ainda, por mensuração da relação média/lúmen com Dopplerfluxometria a *laser* de artérias retinianas e videomicroscopia óptica.[24]

O comprometimento macrovascular é caracterizado pela doença aterosclerótica carotídea, cerebral, coronariana e periférica.[25]

Alterações cardíacas

Diversas alterações cardíacas, tais como hipertrofia ventricular esquerda (HVE), disfunção diastólica do ventrículo esquerdo (DDVE) e isquemia miocárdica, são observadas em pacientes com HAR. No Brasil, a prevalência de HVE em pacientes com HAR, avaliada por ecocardiografia, varia de 68 a 87%, sendo a HVE concêntrica o padrão geométrico mais encontrado nesses indivíduos.[26-28]

A DDVE predispõe a eventos cardiovasculares e insuficiência cardíaca, independentemente da massa cardíaca e dos níveis de PA. A prevalência exata de DDVE em pacientes com HAR é incerta, mas a forte associação entre essa condição e a HVE sugere que a DDVE é bastante frequente nessa população. Cerca de um terço dos pacientes com HAR tem diagnóstico de DAC.[28] Contudo, mesmo na ausência de DAC manifesta, até 28% dos pacientes com HAR apresentam isquemia miocárdica, a qual pode resultar de diminuição na reserva coronária, aumento do consumo de oxigênio miocárdico, especialmente nos portadores de HVE, e aumento na rigidez arterial.[27]

Alterações cerebrais

O comprometimento cerebrovascular na HAR ocorre de maneira sutil e insidiosa. Lesões microscópicas da substância branca têm início precoce e podem evoluir de modo irreversível, promovendo déficit cognitivo e progressão para demência vascular. Os estudos KAISER permanente[10] e REGARDS demonstraram um aumento de risco de déficit cognitivo em 17 e 14%, respectivamente.

Pacientes com HAR apresentam microangiopatias (aneurismas de Charcot-Bouchard), que afetam as artérias penetrantes do cérebro e causam hemorragia intraparenquimatosa.[29] Ateroscleroses carotídea e dos pequenos vasos cerebrais são responsáveis por fenômenos isquêmicos e tromboembólicos.

Alterações renais

A associação entre HAR e doença renal crônica (DRC) está bem estabelecida, podendo ser causa ou consequência.[30] O substrato anatomopatológico é a nefroesclerose hipertensiva, decorrente de alterações hemodinâmicas (hiperfiltração e hipertrofia glomerular) que culminam em glomeruloesclerose. A nefroesclerose, denominada erroneamente como "benigna", caracteriza-se por arteriosclerose e arteriolosclerose, hialinose, lesões tubulointersticiais e glomerulosclerose segmentar focal e global.[31]

Albuminuria e redução do ritmo de filtração glomerular estimado (RFG-e) identificam pacientes de alto risco cardiovascular e renal, e a diminuição da albuminuria pode ser objetivo terapêutico na HAR.[32]

Tratamento não medicamentoso

O benefício da restrição de sódio na dieta sobre a redução da PA em pacientes com hipertensão é consistente.[33] Esse benefício é maior em pacientes com HAR, haja vista a associação entre retenção de sódio, líquidos e HAR.[34] O efeito da restrição de sódio em pacientes HAR foi observado em um pequeno estudo que comparou a restrição extrema de sódio na dieta (50 mEq/dia) por 7 dias com a alta ingestão de sódio na dieta (250 mEq/dia) em avaliação cruzada de 12 pacientes com HAR verdadeira. A baixa ingestão em comparação com a alta ingestão de sódio promoveu uma redução significante da PAS e PAD de 24 horas em 20,1 e 9,8 mmHg, respectivamente.

As recomendações da American Heart Association (AHA) sugerem que a ingestão diária de sódio seja de 1,5 g/dia, particularmente em populações de alto risco.[2]

Mudanças no estilo de vida sabidamente proporcionam efeitos anti-hipertensivos na população hipertensa em geral. No entanto, perda de peso e exercícios regulares não foram avaliados de forma adequada em pacientes com HAR. Essas intervenções fornecem claramente benefícios cardiovasculares e metabólicos gerais e provavelmente proporcionarão reduções da PA em pacientes com HAR semelhantes ou maiores do que as observadas na população hipertensa em geral, e devem ser recomendadas.

Sobre o efeito da cirurgia bariátrica em relação à PA em HAR a literatura é escassa. Um estudo aleatorizado demonstrou redução de 30% no número de anti-hipertensivos em 84% dos pacientes operados em comparação a 12,4% no grupo de pacientes tratados sem intervenção cirúrgica.[35]

Ingestão de álcool

A metanálise de Roerecke et al.[36] envolvendo 36 estudos com 2.865 participantes revelou que a redução de 50% na ingestão diária de álcool entre os consumidores de, aproximadamente, 72 g de álcool reduziu PAS em 5,50 mmHg (IC 95%; 6,70 a 4,30) e PAD em 3,97 mmHg (IC 95%; 4,70 a 3,25). Não há estudos publicados sobre ingestão alcoólica em HAR, mas com base nas informações disponíveis, recomenda-se restrição do consumo diário de álcool inferior a 24 g, inclusive cessação.

Atividade física

Apesar de avaliada apenas em pequenos grupos de pacientes HAR, a atividade física provavelmente é tão ou mais benéfica nestes do que em não resistentes, e também atenua a ativação neuro-humoral. Além disso, a melhor capacidade cardiorrespiratória obtida com atividade física parece reduzir a mortalidade de hipertensos resistentes.[37,38] Portanto, deve ser incentivada a realização de atividade física regular de moderada intensidade sob supervisão adequada em hipertensos resistentes.

Tratamento medicamentoso da hipertensão arterial resistente

O tratamento medicamentoso da HAR é baseado no uso de combinações eficazes de três ou mais fármacos anti-hipertensivos. Embora combinações específicas devam ser individualizadas com base nas comorbidades dos pacientes, intolerância e considerações financeiras, a prescrição inicial tríplice deve incluir fármacos com ações sinérgicas, envolvendo um inibidor de enzima de conversão (IECA) ou bloqueador do receptor AT1 da angiotensina (BRA), um bloqueador dos canais de cálcio (BCC) diidropiridínico e um diurético tiazídico (DT).[3] Os IECA ou BRA, por serem mais bem tolerados, devem ser elevados às doses máximas na HAR.

O DT deve ser de longa ação e maior potência, como a clortalidona (12,5 a 50 mg) em lugar da hidroclorotiazida, administrada em dose única pela manhã.[2,4] A indapamida constitui uma segunda opção de DT na HAR. A furosemida deve ser utilizada em casos de DRC com RFGe igual ou inferior a 30 mL/min.[1] A intolerância aos BCC, por efeitos colaterais, muitas vezes é uma das causas de resistência ao tratamento. Nesses casos, pode ser tentada a utilização de BCC não diidropiridínicos, como diltiazem e verapamil. Na impossibilidade de uso de um BCC, pode ser considerada a introdução de um betabloqueador (BB), preferencialmente com ação vasodilatadora, como nebivolol ou carvedilol.

O não alcance da meta pressórica com o esquema tríplice exige a utilização de um quarto fármaco; a opção preferencial atual é a espironolactona, de 25 a 50 mg ao dia.[39] Vários estudos indicam que o aldosteronismo primário clássico está presente em aproximadamente 20% dos pacientes com HAR. Mais importante, graus menores de excesso de aldosterona que não atendem aos critérios rigorosos para aldosteronismo primário clássico podem contribuir para a resistência aos medicamentos anti-hipertensivos comumente usados.

O estudo PATHWAY-2[39] demonstrou a superioridade da espironolactona quando adicionada como quarto medicamento. Em casos de intolerância à espironolactona (ginecomastia em homens), a dose prescrita pode ser reduzida para 12,5 mg ao dia. Como não há disponibilidade do eplerenone em nosso meio, caso persista a intolerância à espironolactona, mesmo em baixas doses, deverá ser avaliada a sua substituição por um simpatolítico central, preferencialmente a clonidina, de 0,1 a 0,2 mg, duas vezes ao dia, ou um diurético poupador de potássio, preferencialmente a amilorida (só disponível em nosso meio de forma isolada em formulações magistrais), de 10 a 20 mg, ou um betabloqueador, se não tiver sido ainda empregado e frequência cardíaca superior a 70 batimentos por minuto.

Com base nas evidências que implicam o aumento do tônus simpático como um importante mediador da resistência ao tratamento anti-hipertensivo, agentes simpatolíticos como a clonidina podem ser benéficos.

Betabloqueadores são particularmente úteis em presença de certas condições clínicas: pós-infarto agudo do miocárdio (IAM) e angina do peito, insuficiência cardíaca com fração de ejeção reduzida (ICFEr), ou para o controle da frequência cardíaca (FC). Finalmente, todas as classes de anti-hipertensivos podem ser utilizadas em associações sinérgicas quando necessário, de acordo com o fluxograma de orientações das Diretrizes e Posicionamentos[1,3] (Figuras 3 e 4).

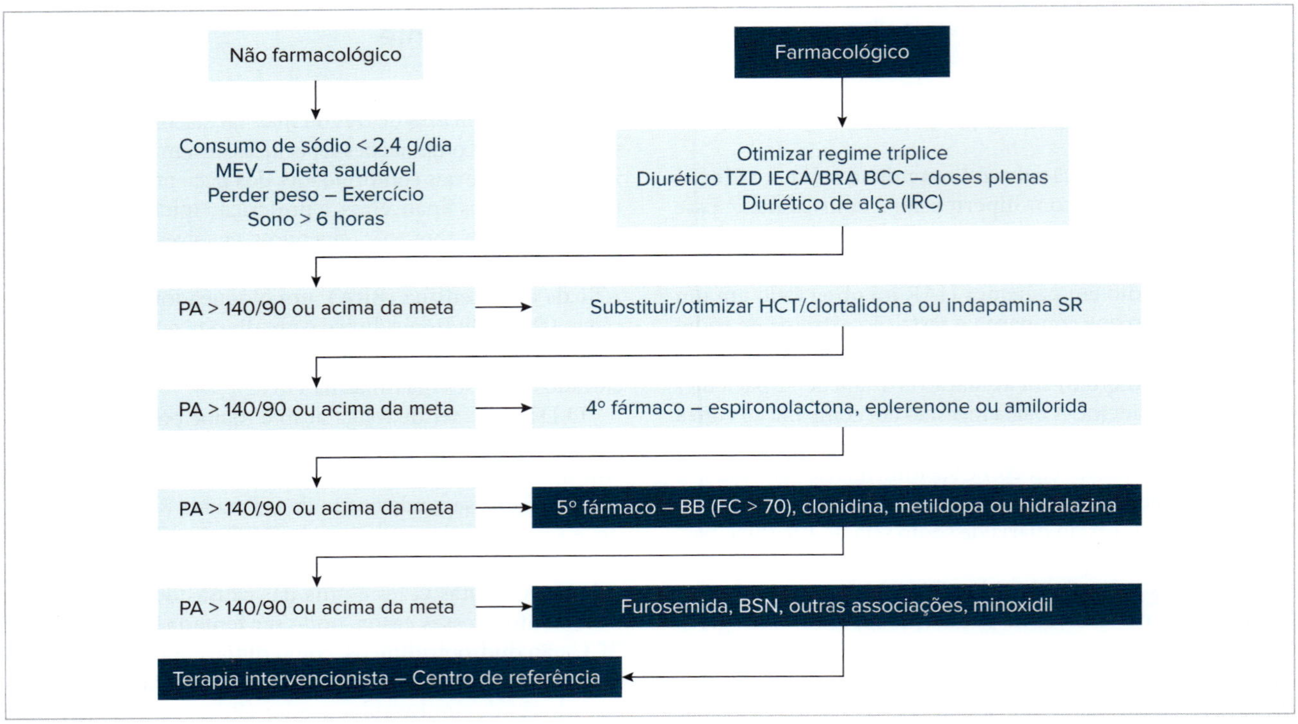

FIGURA 3

Fluxograma de tratamento de hipertensão arterial resistente.

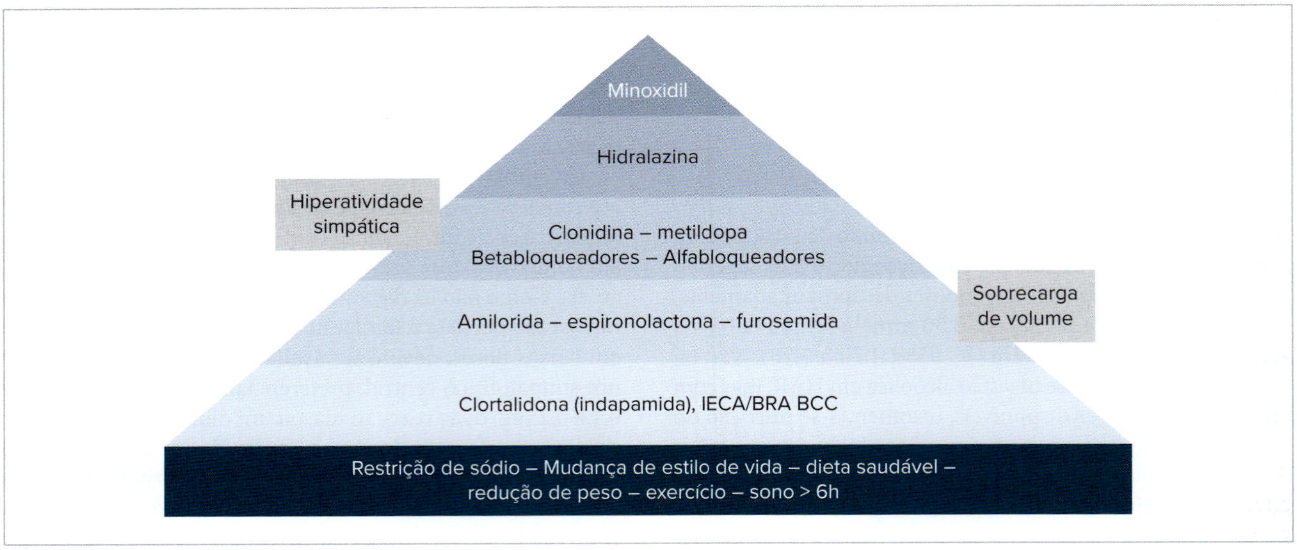

FIGURA 4

Pirâmide do tratamento farmacológico na hipertensão resistente.

Novos tratamentos

Nos últimos anos, novas terapias foram investigadas como potenciais tratamentos complementares ou alternativos aos medicamentos anti-hipertensivos.

A denervação simpática renal (DSR) baseada em cateter deriva sua base fisiopatológica da observação de que o tráfego de nervo simpático renal bidirecional contribui significativamente para a regulação da PA.[40] Esse procedimento pode ser utilizado para diminuir a atividade eferente renal com consequente aumento do fluxo sanguíneo renal, diminuição da ativação do sistema renina-angiotensina-aldosterona e da retenção de água. Além disso, foram observados efeitos clínicos favoráveis com DSR, como melhora da resistência à insulina, microalbuminúria e índice de apneia/hipopneia.[41]

Entretanto, mais estudos são necessários para que DSR seja indicada para uso clínico.[42]

Intervenções que promovem estimulação dos barorreceptores carotídeos têm sido usadas para o tratamento de pacientes com HAR não responsivos a tratamento clínico.[43] Finalmente, a confecção de uma fístula arteriovenosa (FAV) pode promover diminuição de PA por mecanismos relacionados à redução na resistência periférica total, volume sanguíneo, inibição de barorreflexo e liberação de peptídeos natriuréticos.[44] Esses procedimentos estão em estudo e a indicação permanece restrita a centros de referência treinados.

Hipertensão arterial secundária

A hipertensão arterial secundária (HAsec) é definida como um aumento de PA decorrente de uma causa identificável que pode ser tratada com uma intervenção específica, a qual determina cura da hipertensão ou melhora do controle da PA.

A real prevalência de HA secundária é desconhecida, mas estima-se entre 10 e 20%,[45] podendo ser maior ou menor conforme a população avaliada (especialmente idade), recursos diagnósticos disponíveis e experiência do médico responsável. Deve ser investigada diante de indícios (história clínica, exame físico ou exames de rotina) que levem à sua suspeita clínica.[46] As principais manifestações que sugerem HAsec, são listadas no Quadro 1.

As principais causas de HAsec podem ser agrupadas em três grupos: causas não endócrinas, causas endócrinas e por uso de hormônios exógenos ou de medicamentos, drogas e substâncias exógenas (Quadro 2).

Hipertensão arterial secundária de causas não endócrinas

Doença renal crônica

A doença renal crônica (DRC) é definida pela presença de alteração estrutural com diminuição irreversível da função glomerular e tubular, assim como da função renal endócrina, presentes por um tempo superior a 3 meses. A alteração funcional é caracterizada pela redução do ritmo de filtração glomerular estimado (RFG-e) < 60 mL/min e a estrutural pelas

QUADRO 1 Indícios de hipertensão arterial secundária

Hipertensão estágio 3, com lesões em órgãos-alvo, antes dos 30 anos ou após os 55 anos
Hipertensão resistente ou refratária
Piora da função renal após tratamento com bloqueadores do sistema renina-angiotensina
Hipopotassemia espontânea ou severa induzida por diuréticos (< 3,0 mEq/L)
Presença de sopros em territórios arteriais ou massas abdominais
Tríade do feocromocitoma: crises de palpitações, sudorese e cefaleia
Fácies típica ou biótipo de doenças que cursam com hipertensão arterial
Indícios de apneia obstrutiva do sono
Assimetria ou ausência de pulsos em membros inferiores
Exame de urina anormal (hematúria glomerular – dismórfica – ou presença de albuminúria/proteinúria), diminuição do RFG estimado, aumento de creatinina sérica, ou alterações de imagem renal
Utilização de hormônios exógenos, fármacos ou drogas que possam elevar a pressão arterial

QUADRO 2 Principais causas de hipertensão secundária

Causas não endócrinas	Causas endócrinas	Hormônios exógenos, medicamentos, drogas ou substâncias exógenas
Doença renal crônica Doença renovascular Apneia obstrutiva do sono Coarctação de aorta	Hiperaldosteronismo primário Feocromocitoma e paragangliomas *Cushing* Hipertireodismo Hipotireoidismo Hiperparatireoidismo Acromegalia Obesidade	Hormônios exógenos ▪ Corticoides ▪ Eritropoietina ▪ Anticoncepcionais orais e terapia de reposição hormonal Medicamentos ▪ Imunossupressores ▪ Anti-inflamatórios não esteroides ▪ Anorexógenos e cacietogenos ▪ Descongestionantes ▪ Antidepressivos ▪ Inibidores da monoaminooxidase Substância exógenas ▪ Álcool ▪ Anfetamina ▪ Cocaína ▪ Outras substâncias ilícitas

alterações no exame de urina, especialmente albuminúria, (30 mg/24 h ou razão albuminuria/creatininúria > 30 mg/g) e/ou na morfologia renal.[47]

A HA aumenta progressivamente de acordo com o declínio da função renal atingindo 90% dos pacientes em estágio 5 de DRC.[48]

As causas mais comuns de DRC são nefropatia diabética (30 a 40%), nefropatia hipertensiva (20%) e glomerulonefrite (15%). A doença renal policística e a nefrite tubulointersticial são responsáveis por aproximadamente 10% dos casos. Além destas, distúrbios obstrutivos congênitos do fluxo urinário, nefrolitíase crônica recorrente ou amiloidose podem levar à DRC.[49]

Prevalência

A prevalência global de DRC nos cinco estágios de gravidade é estimada em 13,4% (IC 95% 11,7-15,1%), sendo o estágio 3 o mais prevalente. A distribuição por estágios segue a seguinte distribuição de prevalência: estágio 1 = 3,5% (IC 95% 2,8-4,2%); estágio 2 = 3,9% (IC 95% 2,7-5,3%); estágio 3 = 7,6% (IC 95% 6,4-8,9%); estágio 4 = 0,4% (IC 95% 0,3-0,5%); e estágio 5 = 0,1% (IC 85% 0,1-1,0%).[50]

O envelhecimento da população provoca um aumento proporcional da prevalência de DRC, segundo dados do NHANES (1999-2010). O risco de desenvolver doença renal crônica terminal para adultos norte-americanos de 30 a 49 anos, 50 a 64 anos e 65 anos ou mais sem DRC é de 54%, 52% e 42%, respectivamente.[51]

Fisiopatologia

A DRC é caracterizada por alterações histopatológicas que compreendem inflamação renal, glomeruloesclerose, atrofia tubular, fibrose tubulointersticial, rarefação capilar e lesão do podócito ou célula mesangial. Vários mediadores moleculares e vias de sinalização relacionadas à DRC têm sido identificados até agora, incluindo o sistema renina-angiotensina-aldosterona (SRAA), TGF-β, CTGF, estresse oxidativo, miRNAs, HIF, sinalização Wnt – β-catenina, sinalização mTOR e metabolismo energético defeituoso.[49]

A redução da função renal resulta em retenção de sódio, ativação do SRAA, aumento da atividade do sistema nervoso simpático e elevação das catecolaminas plasmáticas. Além disso, o sódio pode ter um efeito direto sobre a vasculatura, acelerando a arteriosclerose e diminuindo a resposta vascular à medicação.

São fatores de risco conhecidos para progressão da DRC: idade > 50 anos, sexo masculino, predisposição genética, história familiar, afrodescendência, duração e estágio da HA, baixo nível socioeconômico, intensidade da albuminuria, grau de disfunção renal, dislipidemia, obesidade, diabetes, estilo de vida (dieta hipersódica, hiperproteica e fumo), uso de substâncias nefrotóxicas, entre outros.[49]

Diagnóstico

O diagnóstico de DRC em pacientes hipertensos é estabelecido de acordo com a creatinina sérica, acompanhada do cálculo do RFG estimado (RFGe) e exame de urina. Para rastreamento complementar, a ultrassonografia renal, TC ou RNM podem ser necessárias. A biópsia renal é reservada quando além da HA, há declínio rápido do RFGe ou presença de hematúria glomerular e/ou proteinúria/albuminuria.

Para classificação do estágio de DRC deve ser utilizada a tabela KDIGO[51] (Figura 5).

Prognóstico de DRC de acordo com a categoria do RFG e a albuminúria: KDIGO 2012				Categorias de albuminúria persistente Descrição e intervalos		
				A1 Normal e levemente aumentada	**A2** Moderadamente aumentada	**A3** Gravemente aumentada
				< 30 mg/g < 3 mg/mmol	30-300 mg/g 3-30 mg/mmol	> 300 mg/g > 30 mg/mmol
Categorias de RFG (mL/min/1,73 m^2) Descrição e intervalo	G1	Normal ou alto	≥ 90			
	G2	Levemente diminuído	60-89			
	G3a	Leve a moderadamente diminuído	45-59			
	G3b	Moderado a extremamente diminuído	30-44			
	G4	Extremamente diminuído	15-29			
	G5	Doença renal terminal	≤ 15			

FIGURA 5

Prognóstico da doença renal crônica de acordo com os graus de albuminúria e declínio do RFGe. Verde: baixo risco; amarelo: risco moderado; laranja: alto risco; vermelho: risco muito alto. DRC: doença renal crônica; RFGe :ritmo de filtração glomerular estimado. Fonte: adaptada de Cheung et al., 2021.[47]

Tratamento

Adequada terapia anti-hipertensiva é necessária para maioria dos pacientes com DRC. No entanto, o alcance do alvo terapêutico (PA < 130/80 mmHg) é menor quanto maior o estágio da DRC (49,5% para estágio 1 e 30,2% para estágio 4), apesar do arsenal terapêutico existente.[31]

Doença renovascular

Doença renovascular (DRV) é o termo usado para definir o acometimento das artérias renais (estenose de artéria renal - EAR) provocado por diferentes patologias, como doença aterosclerótica, displasia fibromuscular e vasculites, com quadro que varia de hipertensão à nefropatia isquêmica. É uma das causas mais comuns de hipertensão secundária e tem sido amplamente estudada como o protótipo da hipertensão dependente de angiotensina.

A estenose parcial ou total, uni ou bilateral da artéria renal (EAR) ou de seus ramos pode ocasionar isquemia renal significante, o que geralmente ocorre com obstruções superiores a 70%.[52]

Epidemiologia

DRV corresponde a 1 a 2% de todos os casos de hipertensão na população em geral e sua prevalência pode chegar a 6,8% na população com idade > 65 anos e 5,8% nos casos de hipertensão secundária em adultos jovens. No entanto, a incidência e prevalência variam de acordo com a definição de EAR utilizada e o tipo de população em estudo.

A prevalência pode chegar a 40% em populações de referência altamente selecionadas. Em 90% dos casos, a DRV é causada por estenose aterosclerótica da artéria renal (EAAR) seguida por displasia fibromuscular (DFM) em 9% dos casos.[52]

Estudos de imagem de pacientes com doença vascular coronariana, aórtica e periférica indicam que mais de 50% da oclusão de luz nas artérias renais pode ser detectada em 14 a 33% desses indivíduos.[53] Deve ser enfatizado que muitos desses casos são incidentais, sem importância clínica ou hemodinâmica. Sabe-se que EAR pode existir em indivíduos que não apresentaram hipertensão arterial durante a evolução da doença aterosclerótica, assim como pode ocorrer EAR em hipertensos com insuficiência renal que não foram adequadamente diagnosticados.

A displasia fibromuscular (DFM) das artérias renais, que se apresenta de forma semelhante a um "colar de contas" e localização preferencial no segmento médio da artéria renal, é outra causa de EAR, particularmente em jovens do sexo feminino. Todavia, 2% a 4% dos doadores renais apresentam DFM das artérias renais sem anormalidades funcionais identificáveis.[52]

Causas menos frequentes de EAR incluem trauma renal, oclusão de artéria renal por dissecção, trombose, embolia e vasculite inflamatória, como a arterite de Takayasu, esta última muito prevalente no Sudeste Asiático.

Fisiopatologia

A estenose da artéria renal leva à redução das pressões de perfusão renal no rim ipsilateral e ativação do sistema renina-angiotensina-aldosterona (SRAA), que resulta em liberação de diversos peptídeos vasoativos. Inicialmente, a renina sintetizada no aparelho justaglomerular do rim cliva o angiotensinogênio produzido pelo fígado para angiotensina I (Ang I). A Ang I é convertida em angiotensina II (Ang II) por ação da enzima conversora da angiotensina (ECA) presente no endotélio dos capilares pulmonares (40%) e em outros leitos vasculares (60%), como coração e coronárias. A Angiotensina II atua via receptores de angiotensina 1 (AT1) e causa vasoconstrição, fibrose intersticial, crescimento, migração celular e liberação de aldosterona a partir da adrenal.[54] Outros mecanismos envolvem a participação do sistema simpático e o aumento da atividade inflamatória manifestada por níveis elevados de citocinas pró- inflamatórias (TGF-β, MCP-1), biomarcadores de lesão (NGAL), além do aparecimento de linfócitos T e macrófagos no parênquima renal.[55]

Para provocar reduções significantes de pressão no território pós-estenose a obstrução luminal transversal deve ser superior a 70%. Ainda assim, a oxigenação do parênquima renal permanece preservada, consequência do alto fluxo renal.

Quando o rim pós-estenótico apresenta perfusão reduzida com ativação do SRAA, o rim contralateral sofre hiperperfusão e hiperfiltração glomerular. A exposição prolongada à ativação do SRAA e hipertensão está associada ao desenvolvimento de arteriolosclerose, lesão do parênquima renal contralateral e proteinúria maciça. Sua persistência resulta em glomeruloesclerose segmentar focal secundária no rim normal.

Diagnóstico

O diagnóstico inicia-se com a pesquisa de indicadores clínicos de doença renovascular descrita no Quadro 3.

QUADRO 3 Indicadores clínicos de doença renovascular
Início de hipertensão arterial antes de 30 anos
Início de hipertensão arterial grave após 55 anos, associado à doença renal crônica e insuficiência cardíaca congestiva
Hipertensão arterial e sopro abdominal
Hipertensão arterial com piora rápida e persistente em paciente previamente controlado
Hipertensão arterial resistente ou refratária
Crise hipertensiva com lesões em órgãos-alvo (insuficiência renal aguda, insuficiência cardíaca congestiva, encefalopatia hipertensiva, retinopatia hipertensiva grau 3-4)
Piora da função renal após tratamento com bloqueadores do sistema renina-angiotensina
Atrofia renal não justificada, assimetria renal ou piora inexplicada da função renal
Edema agudo de pulmão

As manifestações clínicas da doença renovascular são heterogêneas, muitas lesões evoluem sem repercussão hemodinâmica significante e são silenciosas, até progredirem para níveis críticos associados à ativação de mecanismos fisiopatológicos hipertensivos e de isquemia renal. Os principais métodos de avaliação para detecção da DRV estão descritos a seguir.

Doppler de artérias renais

A ultrassonografia Doppler (USD) de artérias renais é indicada para rastreamento de estenoses significativas (≥ 70%) com sensibilidade e especificidade estimadas respectivamente em 75% e 90%. Esse método fornece informações anatômicas e funcionais da vasculatura renal. Uma velocidade sistólica pico > 180 cm/s sugere estenose > 60%. Ainda, outros critérios devem ser usados para apoiar o diagnóstico. O índice de resistência renal (IRR) ajuda identificar EAR mais grave e fornece informações adicionais sobre a resposta do paciente à intervenção. Um exame positivo é considerado mais informativo do que um teste negativo.[56]

A USD é um método não invasivo e relativamente barato, que pode ser usado para avaliar a progressão da doença e detectar estenose recorrente após revascularização. No entanto, a precisão do ultrassom depende do operador e pode ser reduzida em pacientes obesos.

Os principais critérios para o diagnóstico são apresentados no Quadro 4.

QUADRO 4 Critérios Doppler-ultrassonográficos para avaliação do grau de estenose renal

Grau de estenose	VSP na artéria renal	Relação artéria renal/aorta
Normal	< 180 cm/s	< 3,5
< 60%	< 180 cm/s	< 3,5
> 60%	> 180 cm/s	> 3,5
Oclusão	Ausência de fluxo	Ausência de sinal

Cintilografia renal

A cintilografia renal com DTPA-Tc-99m (ácido triamino dietileno pentacético marcado com tecnécio-99) e captopril tem baixa sensibilidade e especificidade em pacientes com estenose bilateral e função renal comprometida, mas pode ser útil para detectar hipertensão renovascular em pacientes adequadamente selecionados e avaliar a função relativa de cada rim antes de intervenção.

Angiotomografia e ressonância nuclear magnética

A angiotomografia e a ressonância nuclear magnética (com ou sem gadolínio) têm alta sensibilidade (64-100% e 94-97%) e especificidade (92-98% e 85-93%), respectivamente, para detecção de EAR.[57]

A angiorressonância por subtração digital ou método BOLD proporciona uma excelente caracterização das artérias renais, dos vasos circundantes, da massa renal e excreção renal. Entretanto, tende a superestimar a gravidade da estenose. É menos útil em pacientes com *stents* da artéria renal em razão da presença de artefatos.[52]

A angiografia de artérias renais é o padrão-ouro para o diagnóstico de EAR. Um gradiente de pressão sistólica > 20 mmHg ou uma razão de pressão de repouso distal à estenose < 0,90 é suficiente para confirmar estenose significativa em pacientes sintomáticos. Em decorrência dos riscos potenciais dos procedimentos invasivos, a angiografia geralmente se limita à visualização e quantificação da estenose antes da intervenção vascular. Também é indicada quando a suspeita clínica é alta e os resultados de exames não invasivos são inconclusivos. A investigação da DRV deve ser realizada de forma custo/efetiva mediante seleção apropriada da população com suspeita de EAR por meio de exames que permitam avaliação anatômica e funcional e auxiliem a estabelecer a etiologia renovascular da hipertensão. A Figura 6 mostra um caso de EAR de causa aterosclerótica.[56]

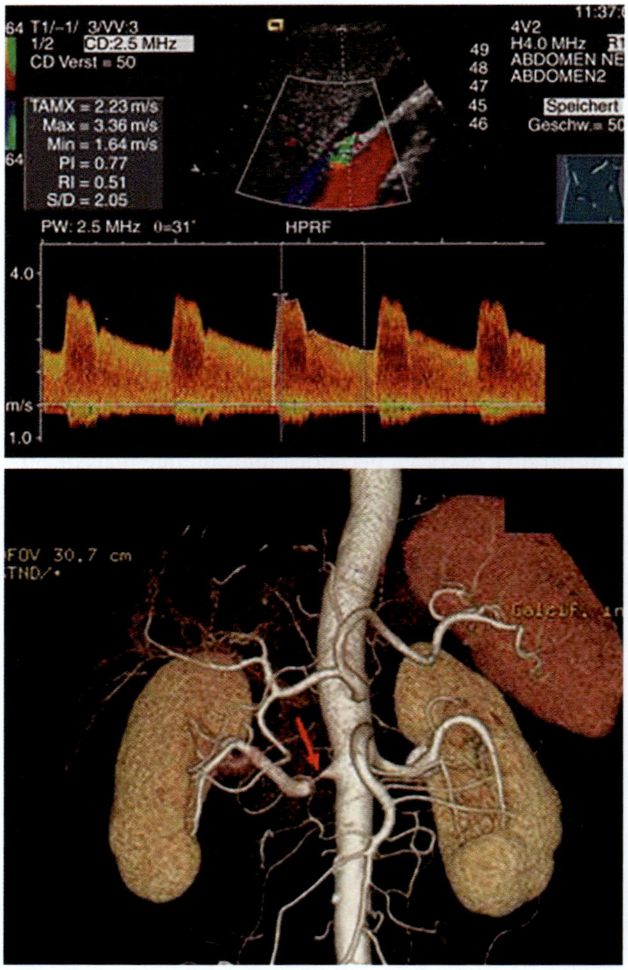

FIGURA 6
Estenose de artéria renal direita – Doppler e angiografia.

O Quadro 5 mostra as recomendações para diagnóstico de doença renovascular.

QUADRO 5 Recomendações para diagnóstico de doença renovascular

Método	Evidência
Doppler de artérias renais (triagem)	I B
Angiografia por ressonância nuclear magnética (RFGe > 30 mL/min por subtração digital ou BOLD) ou tomografia computadorizada espiral (RFGe > 60 mL/min) para confirmação	I B
Arteriografia (padrão-ouro)	I A
Cintilografia renal, dosagem de renina antes e pós-administração de captopril e dosagem de renina em veia renal não indicadas para *screening* de estenose de artéria renal	III C

Displasia fibromuscular

A displasia fibromuscular (DFM) é uma doença idiopática, segmentar, estenosante, não aterosclerótica e não inflamatória da musculatura das artérias pequenas e médias. Essas lesões podem ser sintomáticas ou clinicamente silenciosas, hemodinamicamente significativas ou não. O fenótipo clínico foi estendido também à dissecção arterial, aneurisma e tortuosidade, desde que associado à presença de pelo menos uma lesão estenótica.

Aproximadamente 80% a 90% dos pacientes acometidos são do sexo feminino. O primeiro consenso internacional recomenda uma classificação angiográfica em DFM focal e multifocal. O Doppler de artérias renais é o exame preconizado de rastreamento, desde que seja realizado em centros especializados com profissionais experientes. Os demais exames de imagem coincidem com aqueles utilizados para EAR de origem aterosclerótica: TC espiral, se RFG-e > 60 mL/min ou RNM, se RFG-e > 30 mL/min. A angiografia das artérias renais é o padrão-ouro para a identificação da lesão na artéria renal[55] (Figura 7).

Tratamento da doença renovascular

O controle pressórico adequado e a proteção da função renal são os objetivos principais do tratamento desses pacientes. Duas são as possibilidades terapêuticas: clínica ou intervencionista (cirúrgico ou percutâneo, com ou sem implante de próteses vasculares – *stents*).

O tratamento clínico inclui administração de fármacos anti-hipertensivos (bloqueadores do SRAA – IECAS e BRAS, bloqueadores dos canais de cálcio, betabloqueadores e diuréticos) em doses eficientes e bem toleradas. O tratamento clínico mostrou benefício na redução da morbidade e mortalidade em pacientes com EAR. Todavia, redução da pressão intraglomerular e da pressão hidrostática renal pode acompanhar-se de discreta e transitória redução da taxa de filtração glomerular e discreta elevação da creatinina plasmática.[52]

Estatina está associada à maior sobrevida em pacientes com EAR, lenta progressão da lesão e redução do risco de reestenose após angioplastia. A terapia antiplaquetária também está indicada pós-intervenção.

A terapia intervencionista está recomendada para os pacientes com HAR ou HA acelerada com perda progressiva da função renal, estenose bilateral ou com estenose em rim "único" e graves complicações (insuficiência cardíaca congestiva e edema agudo de pulmão de repetição). Em portadores de EAR por fibrodisplasia e arterite de Takayasu o tratamento

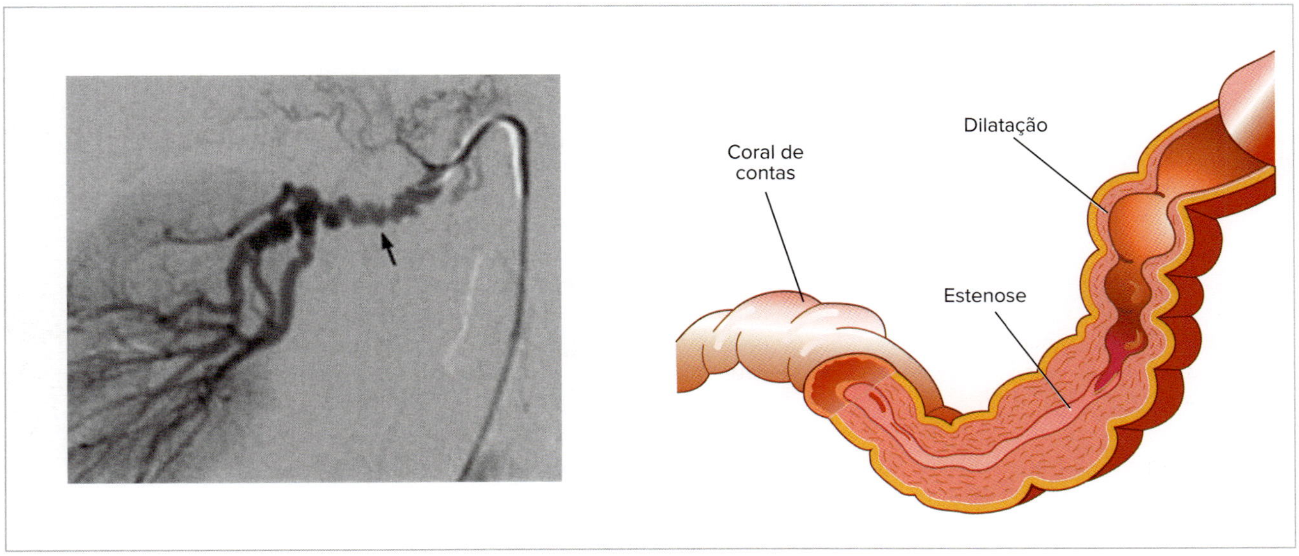

FIGURA 7
Displasia fibromuscular da camada média da artéria renal.

intervencionista está indicado. Os resultados mostram melhora ou cura de hipertensão arterial em cerca de 90% dos casos.

As indicações para intervenções cirúrgicas são excepcionais, como obstrução total da artéria renal, grandes fístulas arteriovenosas, lesão de aorta englobando as artérias renais, insucesso no tratamento clínico ou endovascular e dissecção de artéria renal durante angioplastia mal-sucedida.[55]

A Figura 8 resume o fluxograma de avaliação da doença renovascular.

A Figura 9 resume o fluxograma de tratamento da doença renovascular.

Coarctação da aorta

A coarctação da aorta é uma alteração congênita que leva à constrição da aorta geralmente justaductal, proximal ou distal ao canal arterial. Frequentemente, é subdiagnosticada, sua apresentação clínica é variada, ocorrem desde sintomas precoces ao nascimento (crítica) até a forma assintomática no adulto.[58] A manifestação hipertensiva depende da localização e severidade da coarctação, bem como da presença de outras malformações cardíacas que modificam seu prognóstico.[59]

O diagnóstico de coarctação requer presença de gradiente de pressão pré e pós-coarctação > 20 mmHg. A suspeita clínica deve ser feita em pacientes que apresentam HA resistente ou refratária, epistaxes, cefaleia, fraqueza nas pernas aos esforços, manifestações de IC, angina, dissecção da aorta ou hemorragia cerebral e confirmação de elevação da PA em MMSS (PAS > 10 mmHg na artéria braquial em relação à artéria poplítea), ausência ou diminuição dos pulsos em MMII, sopro sistólico interescapular e no dorso do tórax.[60] O diagnóstico é feito por meio de exames de imagem: radiografia do tórax (aorta torácica com dilatações pré e pós-estenose, corrosão de costelas); ecocardiograma, que é o principal exame de rastreio, angiotomografia ou angiorressonância[61] quando a janela acústica for inadequada. A angiorressonância é considerada o padrão-ouro para avaliação e acompanhamento pós-intervenção; em

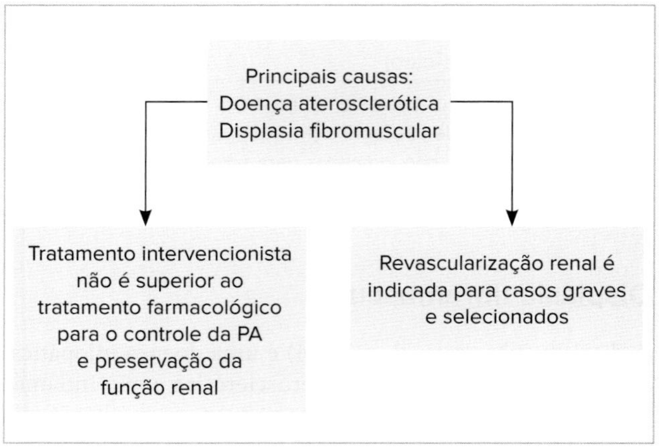

FIGURA 9

Fluxograma de tratamento da doença renovascular.

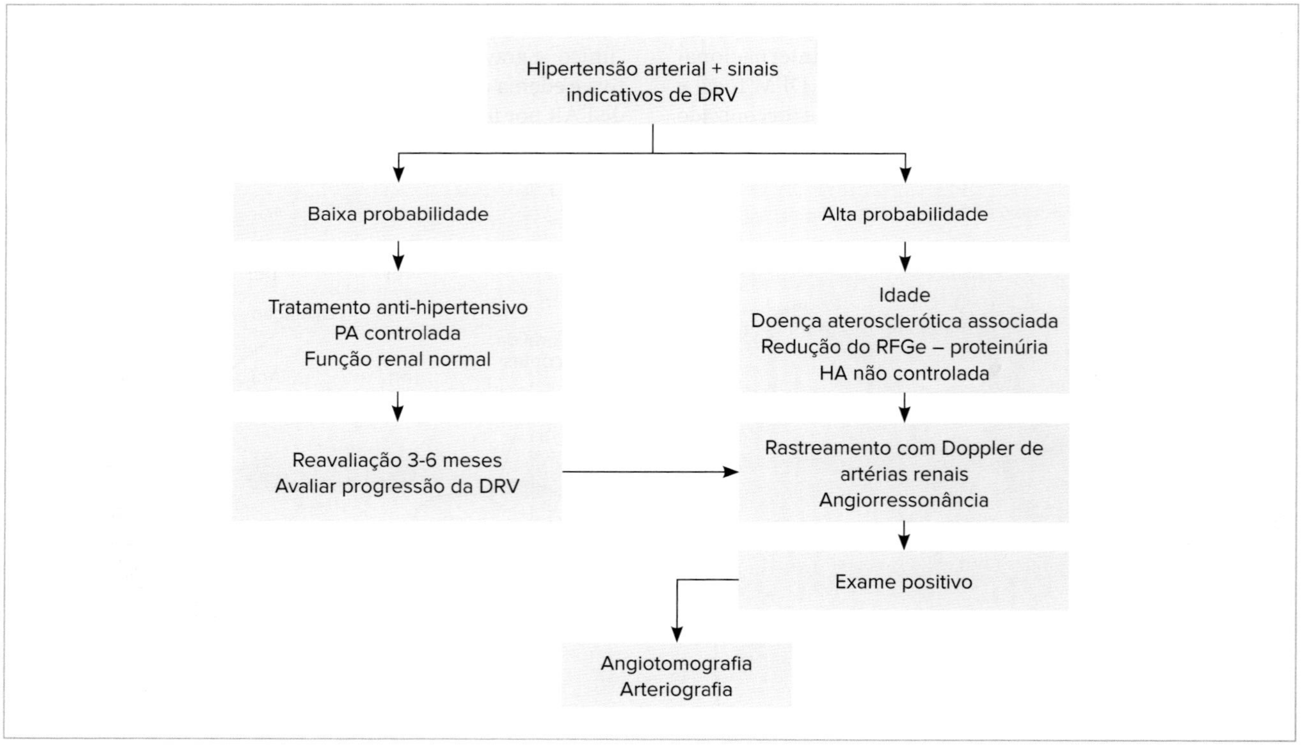

FIGURA 8

Fluxograma de avaliação da doença renovascular.

adultos jovens dispensa a realização da angiografia invasiva no pré-operatório, que está indicada quando as imagens de outros métodos não conseguem visualizar a coarctação, e em indivíduos mais velhos que podem ter DAC. O tratamento intervencionista inclui: angioplastia, implante de endoprótese vascular ou cirurgia aberta (hipoplasia do arco aórtico e/ou necessidade de ressecção da coarctação). A mortalidade operatória é muito baixa, o prognóstico é relativamente bom, embora pacientes portadores de coarctação da aorta tenham maior incidência de doenças cardiovasculares que a população geral, e o acompanhamento contínuo está indicado.[62] A resposta da PA ao tratamento intervencionista depende da duração da HA antes da cirugia e da idade do paciente.[63] Embora muitos reduzam a PA após o procedimento invasivo, uma grande proporção desenvolve HA exercício induzida. Os medicamentos anti-hipertensivos de escolha tanto para o período pré-operatório quanto para a PA residual após a cirurgia são os BB e os IECA ou BRA.[62,64] Os bloqueadores do SRAA devem ser utilizados com cuidado no pré-operatório para não ocorrer diminuição importante de fluxo sanguíneo distal à coarctação, desencadeando lesão renal aguda[62,64] (Figura 10).

Apneia obstrutiva do sono

A apneia obstrutiva do sono (AOS) é definida como a cessação intermitente do fluxo das vias aéreas durante o sono, resultando em obstrução total e pausas respiratórias superiores a 10 segundos (apneia) ou obstrução parcial do fluxo aéreo superior a 50% (hipopneia)[65] acompanhada de quedas cíclicas da saturação de oxigênio (hipóxia intermitente), hipercapnia (usualmente discreta), microdespertares e fragmentação do sono, com consequente aumento do esforço respiratório, redução da pressão intratorácica e elevação da pressão transmural do ventrículo esquerdo.[66]

A prevalência de AOS é alta na população geral,[67] dependendo dos critérios diagnósticos adotados. Em adultos, acomete 9,6% das mulheres e 24,8% dos homens. A prevalência de AOS é duas a três vezes maior nos homens que nas mulheres, mas aumenta entre as mulheres após a menopausa.

AOS está presente em 50% a 60% dos indivíduos com hipertensão arterial, obesidade, diabetes, insuficiência cardíaca, arritmias, acidente vascular cerebral e morte súbita.[68, 69] Essa associação é de aproximadamente 83% em pacientes com HAR.[70]

A elevada presença de AOS em pacientes com HAR foi associada a um aumento da retenção de líquidos, edema das vias aéreas superiores (consequência do deslocamento de fluidos das extremidades inferiores para a parte superior do corpo durante o sono em decúbito dorsal), associados a excesso de aldosterona e alta ingestão de sódio presentes em pacientes HAR. Esse efeito é atenuado pela intensificação da terapia diurética, incluindo o uso de espironolactona.

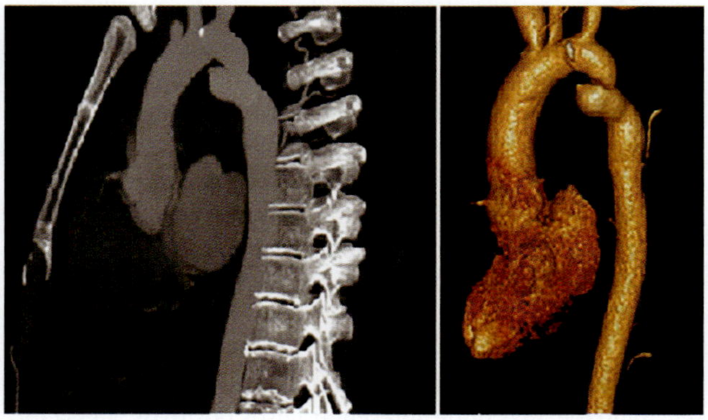

FIGURA 10
Coarctação de aorta – imagem ilustrativa.

Fisiopatologia

Os principais mecanismos fisiopatológicos da HA associada à AOS incluem hiperatividade do sistema simpático, hiperexcitação dos quimiorreceptores, disfunção dos barorreceptores, inflamação sistêmica, aumento na produção de espécies reativas de oxigênio e disfunção endotelial.[66] O excesso de aldosterona por mecanismos que envolvem retenção de líquidos e edema da nasofaringe promove obstrução das vias aéreas superiores.

Embora tenhamos evidências de que normotensos com AOS podem evoluir com maior incidência de HA independente de outros fatores de risco,[71,72] na prática clínica a AOS frequentemente surge em um paciente previamente hipertenso. Entretanto, há evidências demonstrando que pacientes com AOS e HA apresentam maior incidência de lesão em órgãos-alvo que pacientes hipertensos sem AOS.[73,74]

Diagnóstico

A suspeita clínica deve ser realizada em indivíduos que apresentem ronco alto, cansaço, sonolência diurna, redução da capacidade de concentração, obesidade, circunferência do pescoço aumentada, insuficiência cardíaca e sinais de hipertensão pulmonar.

Na população geral, alguns fatores predisponentes, sintomas clínicos e sinais devem ser avaliados durante o exame do paciente e podem reforçar a suspeita diagnóstica de AOS[65] (Quadro 6).

QUADRO 6 Frequência dos principais fatores de risco e de sintomas/sinais clínicos sugestivos da apneia obstrutiva do sono

Características	Medidas
Fatores de risco	**Razão de chances (odds ratio)**
Sobrepeso vs. eutrófico	2,3-3,4
Obeso vs. eutrófico	4,0-10,5
Sexo masculino vs. feminino	1,7-3,0
Idade (a cada aumento de 10 anos)	1,4-3,2
Período pós-menopausa em mulheres	2,8-4,3

(continua)

QUADRO 6 Frequência dos principais fatores de risco e de sintomas/sinais clínicos sugestivos da apneia obstrutiva do sono (*continuação*)

Características	Medidas
Sintomas clínicos e sinais	**Prevalência (%)**
Sonolência excessiva, fadiga ou sono não reparador	73-90
Relato de ronco na maioria das noites	50-60
Pausas respiratórias e engasgos observados por outra pessoa	10-15
Noctúria (2 ou mais vezes por noite)	30
Refluxo gastroesofágico durante a noite	50-75
Cefaleia matinal	12-18

Fonte: modificado de Gottlieb et al.[65]

O diagnóstico é feito com a polissonografia, que registra os índices de apneia/hipopneia. A classificação da gravidade é realizada pela soma dos eventos de apneia e hipopneia (o chamado índice de apneia e hipopneia, IAH) determinado pela polissonografia (Quadro 7).

QUADRO 7 Classificação de gravidade da apneia obstrutiva do sono

Índice apneia/hipopneia	Diagnóstico
< 5 eventos/hora	Sem AOS
5-14,9 eventos/hora	AOS leve
15-29,9 eventos/hora	AOS moderada
> 30 eventos/hora	AOS grave

Tratamento

O tratamento de escolha para AOS, especialmente nos casos moderados ou graves, é o uso de um aparelho gerador de pressão positiva contínua na via aérea, o CPAP (*continuous positive airway pressure*).[65]

Outros tratamentos da AOS como o avanço mandibular, exercícios orofaríngeos, terapia posicional e cirurgias são opções para casos menos graves e selecionados.[75]

O impacto do tratamento da AOS sobre a PA é discreto, redução de 2 a 3 mmHg da PA,[76] resultados justificados pela heterogeneidade dos estudos que incluíram pacientes normotensos, hipertensos controlados e não controlados, assim como baixa adesão ao uso de CPAP.

Estudos randomizados mostraram que o impacto do tratamento da AOS sobre a PA é maior em pacientes com HAR (redução de 5 mmHg), mas, em geral, não levam ao controle pressórico desses pacientes.[77-79] Indicadores de melhor resposta terapêutica ao CPAP incluem: uso do dispositivo por tempo superior a 4 horas, sonolência acentuada,[80] HAR e descenso noturno atenuado.

Anti-hipertensivos em geral são mais eficazes do que o CPAP na redução da PA, mas a associação de CPAP + anti-hipertensivo tem alguns benefícios adicionais particularmente na redução da PA noturna.[81]

O tratamento farmacológico da HA não melhora a gravidade e sintomas relacionados à AOS. Mesmo o efeito de alguns diuréticos e a restrição de sal sobre a gravidade da AOS (motivada pela teoria do deslocamento rostral de fluidos à noite favorecendo o colapso das vias aéreas superiores)[82] têm resultados muito modestos na gravidade da AOS.[83,84]

Hipertensão arterial secundária de causas endócrinas

Aldosteronismo primário

HA acompanhada de supressão da atividade da renina plasmática (ARP) e aumento da excreção de aldosterona caracteriza a síndrome de aldosteronismo primário (AP).[85] Esse quadro foi descrito pela primeira vez em 1955 por Conn, em um paciente hipertenso grave hipocalêmico e com secreção elevada de aldosterona, que submetido à adrenalectomia direita resultou em cura da HA.[85]

Prevalência

Aldosteronismo primário era considerado forma rara de HA secundária (1%) e, na atualidade, pode estar presente em 22% dos pacientes com HAR.[86,87] Gordon et al. observaram que a incidência de AP na população de hipertensos primários está entre 5% e 15%, provavelmente cerca de 12%.[88] O adenoma da adrenal é a causa mais frequente, enquanto a hiperplasia uni ou bilateral é menos detectada. Carcinomas, apesar de infrequentes, também podem ser responsáveis pela instalação da doença (Figura 11).

Diagnóstico

O diagnóstico de aldosteronismo primário é geralmente feito em pacientes que estão da terceira a sexta década de vida com hipertensão moderada a grave. Os sintomas são inespecíficos, porém, pacientes com importante hipocalemia podem apresentar fraqueza muscular, cólicas, dores de cabeça, palpitações, polidipsia, poliúria, noctúria ou uma combinação dessas.[89] Outra manifestação é a tetania associada à diminuição do cálcio ionizado com alcalose hipocalêmica acentuada. Poliúria e noctúria são um resultado da concentração renal induzida por hipocalemia e a apresentação é frequentemente confundida com prostatismo nos homens. Todos os portadores de HAR, não apenas aqueles que apresentem hipocalemia, devem ser avaliados para a presença de aldosteronismo primário.[90]

A triagem inclui avaliação da razão AP/ARP, aldosterona plasmática (AP, expressa em ng/dL) pela atividade de renina plasmática (ARP, expressa ng/mL/h). Esse método tem grande sensibilidade, mas pode apresentar falsos positivos. Dessa forma, recomenda-se utilizar como valores mínimos de AP e de

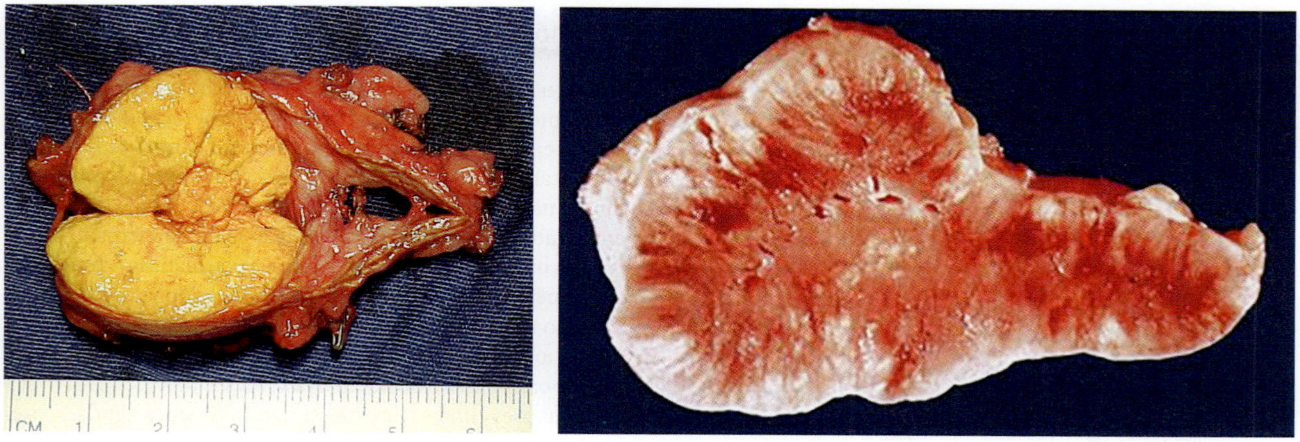

FIGURA 11

Adenoma e hiperplasia de adrenal (figura ilustrativa).

ARP, respectivamente, 15 ng/dL e 0,5 ng/mL/h. Considera-se a razão AP/ARP com valores ≥ 100 diagnóstico da aldosteronismo; valores < 20 a 30 indicam baixa probabilidade; e valores entre esses extremos detectam "potenciais portadores" dessa condição.[89] Nesse sentido, testes para avaliação do eixo renina-aldosterona (prova de infusão de volume, caminhada, uso de diuréticos) podem ser realizados. As principais causas de hipertensão arterial que acompanham o excesso de secreção de mineralocorticoide estão categorizadas com base nos níveis de renina e aldosterona, e apresentadas no Quadro 8.

Para identificação de adenomas ou hiperplasia na adrenal por imagem, usa-se a tomografia computadorizada com cortes finos para adrenal ou a ressonância magnética. A ausência de um tumor visível à tomografia não exclui um microadenoma, daí a importância na procura de um excesso na produção lateralizada de aldosterona. Imagens funcionais, obtidas pela cintilografia de adrenal, podem ser úteis na detecção dos adenomas, podendo diferenciá-los das hiperplasias nodulares em até 90% dos casos.

O cateterismo de veias adrenais com coleta sanguínea simultânea de aldosterona e cortisol tem por objetivo identificar a origem da secreção de aldosterona, sendo considerado o exame de maior acurácia na diferenciação dos diferentes subtipos de AP.[89, 91] Também está indicado sempre que os exames de imagem forem inconclusivos ou discordantes.

O fluxograma de investigação diagnóstica adaptado de Vilela e Almeida[96] é apresentado na Figura 12.

Tratamento

Na presença de adenoma unilateral, a ressecção unilateral geralmente corrige a produção excessiva de aldosterona e a perda de potássio. A resposta da pressão arterial ao tratamento cirúrgico é variável. As hiperplasias são beneficiadas com o bloqueio dos receptores de aldosterona.[91] A dosagem inicial de 12,5 a 25 mg/dia de espironolactona é recomendada e pode ser aumentada até 400 mg/dia. Suplementação de potássio deve ser feita se necessário. Hipocalemia responde prontamente, mas o controle da hipertensão arterial pode levar até 4 a 8 semanas. A dosagem de espironolactona pode ser reduzida para apenas 25 a 50 mg por dia posteriormente.[97]

Feocromocitoma

O feocromocitoma é um tumor neuroendócrino raro, originário de células cromafins (produtoras de catecolaminas), cuja manifestação clínica mais comum é a hipertensão arterial. O tumor pode ser originário da medula adrenal ou de tecidos extra-adrenais (paragangliomas). Seu pico de exacerbação clínica está entre a terceira e a quarta década de vida, porém

QUADRO 8 Principais causas de secreção elevada de aldosterona

Renina baixa Aldosterona elevada	Renina baixa Aldosterona baixa	Renina alta Aldosterona elevada
Aldosteronismo primário	Hiperdeoxocortisolismo	Hipertensão renovascular
Adenoma (35%)	Hiperplasia adrenal congênita	Abuso de diuréticos
Hiperplasia bilateral (60%)	Deficiência de 11-β-hidroxilase	Hipertensão maligna
Hiperplasia unilateral (23%)	Deficiência de 17-β-hidroxilase	Tumor secretor de renina
Carcinoma adrenocortical (<1%)	Resistência a cortisol	Coarctação de aorta
Hiperaldosteronismo familial	Aparente excesso de mineralocorticoide	
Secreção ectópica de aldosterona	Síndrome de Cushing	
	Iatrogenia	

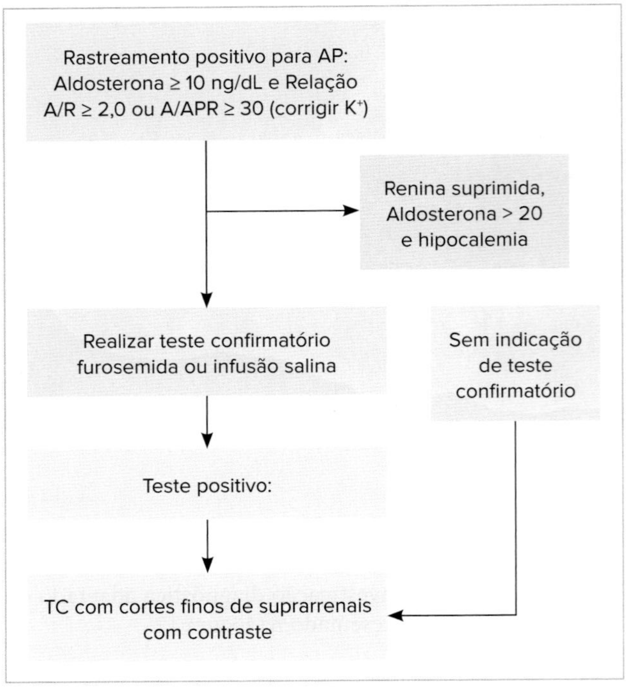

FIGURA 12

Fluxograma de investigação diagnóstica de aldosteronismo primário.

Fonte: adaptada de Vilela e Almeida, 2016.[96]

10% dos casos surgem na infância. Ocorre em uma proporção de dois a oito casos por milhão de habitantes e é causa rara de hipertensão (0,2 a 0,6%), entretanto corresponde a 4 a 7% dos incidentalomas das adrenais. O tumor pode se apresentar de modo esporádico ou associado a síndromes genéticas[98, 99] (aproximadamente 20% dos casos), em que predominam a de Von-Hippel-Lindau, neoplasia endócrina múltipla tipo 2A e 2B, neurofibromatose tipo 1 e paragangliomas, com pelo menos seis genes de suscetibilidade (RET, VHL, NF1, SDHB, SDHD e SDHC). Geralmente é unilateral, mas nas síndromes familiares pode ser bilateral, múltiplo e extra-adrenal, benigno ou maligno (5% a 26% dos casos).

Essa etiologia deve ser investigada em todos os pacientes que apresentem HAR e/ou sintomas ou sinais sugestivos de liberação adrenérgica. A hipertensão paroxística ocorre em 30% dos casos, sendo desencadeada por atividades físicas habituais, exercícios mais intensos, procedimentos cirúrgicos e pelo uso de algumas substâncias, como antidepressivos tricíclicos, histamina e opiáceos. Os paroxismos podem ser acompanhados de cefaleia (60 a 90%), sudorese (55 a 75%) e palpitações (50 a 70%). A concomitância da tríade clássica com crise hipertensiva tem sensibilidade de 89% e especificidade de 67% para o diagnóstico. Sintomas de insuficiência cardíaca e alterações no eletrocardiograma podem ser indicativos de miocardite induzida por excesso de catecolaminas, assim como infarto agudo do miocárdio e diabetes.[100]

Diagnóstico

O diagnóstico de feocromocitoma ou paraganglioma é feito mediante comprovação do excesso de liberação de catecolaminas e a documentação anatômica do tumor. A dosagem de metanefrinas plasmáticas livres (metanefrina e normetanefrina) tem sensibilidade 97% e especificidade 93%, mas, em razão do seu maior custo, indica-se metanefrina urinária isolada ou associada às catecolaminas plasmáticas (epinefrina, norepinefrina e dopamina). Dosagem de ácido vanilmandélico urinário tem boa especificidade, mas foi abandonada por conta da menor sensibilidade entre os métodos, só sendo indicada na impossibilidade dos demais exames.

Situações clínicas de estresse agudo (doença aguda, sepse, IAM, IC descompensada) e o uso de antidepressivos tricíclicos, agentes antipsicóticos, levodopa, dentre outros, podem cursar com aumento das catecolaminas endógenas. Esses fármacos devem ser suspensos 2 semanas antes das dosagens para evitar resultados falso-positivos.

Quando os exames laboratoriais não foram elucidativos, o teste de supressão com clonidina pode ser realizado (administração de 0,200 mg de clonidina com dosagem de catecolaminas 1 hora antes e 2 horas após a ingestão do fármaco). Para o diagnóstico topográfico dos tumores e eventualmente de metástases, os métodos de imagens recomendados são tomografia computadorizada com cortes finos para adrenal e a ressonância nuclear magnética (feocromocitoma apresenta hipersinal em T2), ambas com sensibilidades próximas a 100% para tumores adrenais. A RNM é superior na identificação de paragangliomas. Cintilografia de corpo inteiro com 123I-MIBG ou 68Ga DOTATE-PET-CT é muito eficaz em localizar feocromocitomas e paragangliomas, doença metastática ou identificação de múltiplos tumores cromafins e pode ser decisiva quando os exames anteriores são negativos ou na investigação de doença maligna.[101]

Tratamento

O tratamento é cirúrgico, devendo-se fazer preparo pré-operatório com alfa1-bloqueadores (doxazosina ou prazosin) e hidratação adequada por pelo menos 2 semanas antes da cirurgia.[102] Tratamento medicamentoso crônico inclui alfa1-bloqueadores, betabloqueadores (apenas após início de alfa1-bloqueadores, quando taquicardia sintomática), inibidores da enzima conversora e bloqueadores dos canais de cálcio, e agonistas de ação central. A crise hipertensiva paroxística do feocromocitoma é uma emergência e deve ser tratada com nitroprussiato de sódio ou fentolamina injetável e reposição volêmica, se necessário.[102]

A remoção total e precoce da neoplasia proporciona, em geral, remissão total dos sintomas e cura da HA, além de prevenir a doença metastática. Para tumores malignos, com metástases não passíveis de ressecção, indica-se quimioterapia, embolização, radioterapia e, se possível, ablação com MIBG-131. O acompanhamento do paciente é essencial para detecção de recorrências ou de metástases, recomendando-se, atualmente, detecção de mutações dos genes envolvidos para rastreamento familiar e de outros exames relativos a apresentações de cada uma das síndromes.

Síndrome de Cushing

A síndrome de Cushing iatrogênica (pelo uso de corticoide exógeno) é relativamente comum, ao contrário da síndrome de Cushing endógena, que é rara e afeta 0,1% da população geral.[103] O hipercortisolismo (endógeno e/ou exógeno) é responsável pelas manifestações clínicas.

O adenoma hipofisário produtor de ACTH é responsável por 85% dos casos, enquanto 15% dos casos são caudados por tumores ou hiperplasia adrenal (causa ACTH independente).

Os pacientes com essa síndrome apresentam obesidade, fácies de lua cheia, giba dorsal, hirsutismo e estrias purpúreas.[104] Hipertensão arterial ocorre em 80% dos pacientes com Cushing, e ocorre em 0,2% a 0,6% dos casos.

Os mecanismos da HA incluem estímulo pelo cortisol da ação vasopressora das catecolaminas, ação do cortisol nos receptores mineralocorticoides e ativação do SRAA pelo aumento da produção hepática de angiotensinogênio. O diagnóstico laboratorial do hipercortisolismo é feito pela dosagem de cortisol basal (útil para excluir uso exógeno de dexametasona ou betametasona), cortisol salivar à meia-noite, cortisol em urina de 24 h e teste de depressão com dexametasona 1 mg (tomar dexametasona 1 mg às 23 h e dosar cortisol sérico entre 7 e 8h na manhã do dia seguinte), e a localização adrenal deve ser pesquisada com tomografia computadorizada de adrenal ou RNM de hipófise nos casos de hipercortisolismo ACTH-dependente. Os exames de imagem só devem ser realizados após diagnóstico clínico e laboratorial de hipercortisolismo. O tratamento do Cushing endógeno depende da etiologia do hipercortisolismo, e a conduta pode ser cirúrgica ou medicamentosa.[105]

Hipotireoidismo e hipertireoidismo

A hipertensão arterial pode estar presente em 40% dos portadores que apresentam distúrbios da tireoide (hipo ou hipertireoidismo). A correção da disfunção glandular geralmente é responsável pelo controle da pressão arterial.[106] No hipotireoidismo, ocorre elevação da PA diastólica, pois o débito cardíaco baixo é compensado pela vasoconstrição periférica para manter a perfusão tecidual adequada.

Na maior parte das vezes, o quadro clínico do hipotireoidismo é inespecífico, com fadiga, sonolência e ganho de peso (discreto na maioria dos casos). Pacientes com hipotireoidismo apresentam níveis baixos de tiroxina (T4) livre e elevação do hormônio tireotrófico (TSH).[107] No hipotireoidismo subclínico, o T4 livre está normal e o TSH, elevado. No hipotireoidismo, existe um risco maior de HA diastólica.[108] O hipotireoidismo aumenta a resistência vascular e o volume extracelular, mas a elevação na PA é usualmente discreta (< 150/100 mmHg).

O hipertireoidismo aumenta o débito cardíaco em consequência do aumento do consumo periférico de oxigênio e do aumento da contratilidade cardíaca.[109] HA sistólica é comum, mas a prevalência da HA depende da gravidade do hipertireoidismo. Fibrilação atrial ocorre em 10 a 20% dos pacientes com hipertireoidismo, sendo mais comum acima dos 60 anos de idade.[110] O quadro clínico é mais proeminente na doença de Graves (palpitação, perda de peso, exoftalmia, bócio, tremores de extremidades, pele quente, intolerância ao calor, dentre outros sintomas) ou adenoma tóxico, podendo ser mais oligossintomático em indivíduos idosos com bócio multinodular tóxico. O diagnóstico é baseado na dosagem da tiroxina (T4) livre e do hormônio tireotrófico (TSH). Caracteristicamente, a tiroxina livre está elevada com o TSH suprimido.[111] A presença do anticorpo antirreceptor de TSH é diagnóstico da doença de Graves, mas pode estar ausente em aproximadamente 10% dos casos.

Hiperparatireoidismo primário

A frequência de HA em pacientes com hiperparatireoidismo primário varia de 10% a 60%. A maioria dos pacientes com hiperparatireoidismo primário é assintomática, enquanto o restante pode apresentar poliúria e polidipsia, osteoporose, constipação, litíase renal e HA. Os mecanismos envolvidos na HA não estão definidos, não havendo uma correlação direta entre níveis de PTH e calcemia com a gravidade da HA. A HA no hiperparatireoidismo primário se agrava com o comprometimento da função renal pela hipercalcemia. A investigação laboratorial é feita pela dosagem da calcemia (cálcio total e/ou iônico), fósforo, PTH e dosagem de cálcio total em urina de 24 h.[112] É importante dosar e repor vitamina D (principalmente se < 20 ng/dL) para excluir hiperparatireoidismo secundário à deficiência de vitamina D do hiperparatireoidismo primário normocalcêmico.

Acromegalia

A acromegalia é causada por adenomas hipofisários secretores do hormônio de crescimento (GH). O excesso de GH estimula a secreção hepática de *insulin-like growth factor-I* (IGF-1), que causa a maioria das manifestações clínicas da acromegalia. São mais comuns entre os 30 e os 50 anos e classificam-se como microadenomas (com menos de 1 cm) ou macroadenomas (com 1 cm ou mais), sendo que mais de 70% dos tumores causadores de acromegalia são do segundo tipo. A HA pode ocorrer em até 30% dos casos, além de diabetes, HVE e apneia obstrutiva do sono.[113] Outros sintomas incluem defeitos visuais, paralisia de nervos cranianos, cefaleia, macrognatia, crescimento de pés e mãos, hipertrofia de tecidos moles, macroglossia e complicações musculoesqueléticas.[114]

A avaliação laboratorial inicia com a dosagem de IGF-1 e, após, com a do nível sérico de GH. Um valor muito baixo de GH (abaixo de 0,4 ng/mL) exclui o diagnóstico de acromegalia, especialmente se associado a nível sérico de IGF-1 normal. A dosagem de GH após sobrecarga de glicose (75 g) é um teste laboratorial dinâmico que permite a demonstração da não supressão da secreção de GH. A dosagem de IGF-1 e o teste de supressão de GH após sobrecarga de glicose são também empregados para avaliação de resposta ao tratamento. RNM de sela túrcica é o melhor exame de imagem para identificação do tumor e, se contraindicada, pode ser substituída por tomografia computadorizada de sela túrcica.[114-116]

O tratamento da acromegalia pode envolver procedimentos cirúrgicos, radioterapia e terapia medicamentosa com análogos da somatostatina, como a octreotida, lanreotida e cabergolina.[117]

Obesidade

A distribuição excessiva de gordura visceral é acompanhada de importantes alterações hormonais, inflamatórias e endoteliais.[118] Todos esses mecanismos ativam uma cascata de eventos que liberam citocinas e adipocinas, aumentam a resistência à insulina e determinam hiperatividade do SRAA e do SNS, determinando retenção de sódio e água, com consequente HA e aumento do risco CV e renal. Inúmeros estudos demonstraram uma estreita associação entre o aumento da PA e o ganho de peso. A estratégia de redução de peso é uma recomendação fundamental para a diminuição da PA e do risco CV, bem como de doenças associadas como AOS.[119,120]

Do ponto de vista prático, embora com críticas por desconsiderar raça/etnia, idade, sexo e outros parâmetros, a obesidade é classificada de acordo com o IMC (kg/m^2) em Classe 1 (IMC de 30 a < 35), Classe 2 (IMC de 35 a < 40) e Classe 3 (IMC ≥ 40). A medida da circunferência abdominal também pode ajudar no diagnóstico de obesidade central. Estudos complementares como bioimpedância e exames de imagem mais fidedignos e muito caros podem ser realizados, principalmente em estudos clínicos, tais como DEXA (*dual-energy x-ray absorptiometry scanning*), TC e RNM.[121,122]

Causas medicamentosas, hormônios e substâncias exógenas

É causa relativamente comum e subestimada de agravamento ou mesmo indução de HA secundária, frequentemente contornável ou reversível. Uma anamnese completa de todos os fármacos, drogas e suplementos em uso deve ser realizada em todo hipertenso.[45]

Os mecanismos hipertensores são bastante diversos, por vezes multifatoriais e incluem retenção de volume (glicocorticoides, cetoconazol, anticoncepcionais orais, terapia androgênica, AINE), hiperatividade simpática (descongestionantes, anfetaminas, IMAO, antidepressivos, outros medicamentos utilizados em psiquiatria e cocaína, inibidores de calcineurina) e hiperatividade do SRAA (imunossupressores).[123] É boa prática clínica informar aos pacientes hipertensos quando medicamentos associados podem resultar em piora do controle pressórico[124] (Quadro 9).

QUADRO 9 Medicamentos, hormônios, substâncias exógenas ilícitas e lícitas relacionadas com o desenvolvimento ou agravamento de hipertensão arterial

Medicamentos	
Imunossupressores (inibidores de calcineurina)	Ciclosporina e tacrolimus
Anti-inflamatórios não esteroidais (AINE) e analgésicos	Inibidores da ciclo-oxigenase 1 e 2 Acetaminofem
Simpaticomiméticos	Descongestionantes nasais (efedrina, pseudoefedrina, fenilefrina)
Anorexígenos/sacietógenos	Anfepramona, sibutramina
Antidepressivos e drogas de uso psiquiátrico	Tricíclicos, inibidores da monoamino-oxidase (125), lítio, fluoxetina, selegilina, carbamazepina, clozapina, buspirona, duloxetina, velafaxina e desvenlafaxina
Antifúngicos	Cetoconazol, anfotericina B
Alcaloides do Ergot	Bromocriptina
Terapia antirretroviral combinada (TARV)	
Antineoplásicos inibidores do VEGF (*vascular endothelial growth fator*)	Axitinib, bevacizumab, ponatinib, pazopanib, regorafenib, sorafenib, sunitinib
Hormônios exógenos	
Glicocorticoides	
Eritropoietina recombinante humana	
Hormônios sexuais, terapia de reposição estrogênica (estrogênios conjugados e estradiol; anticoncepcionais orais)	
Hormônio de crescimento (GH)	
Substâncias exógenas	
Álcool	
Anfetaminas	
Cocaína	
Suplementos advindos de plantas	
Alcaçuz (liquorice)	
Ginseng	
Ginkgo biloba	

Finalmente, o Quadro 10 resume a investigação diagnóstica direcionada de pacientes com indícios de hipertensão secundária.

QUADRO 10 Principais causas de hipertensão arterial secundária, não endócrina e endócrina, sinais indicativos e rastreamento diagnóstico

Achados clínicos	Suspeita diagnóstica	Achados adicionais
Causas não endócrinas		
Edema, anemia, anorexia, fadiga, creatinina e ureia elevadas, alterações do sedimento urinário ou nos exames de imagem	Doença renal parenquimatosa	Creatinina e cálculo da RFG-e, US renal, exame sumário de urina, proteinúria/hematúria dismórfica. Razão albuminúria ou proteinúria/creatininúria
HA de aparecimento súbito ou com piora sem causa aparente antes dos 30 anos ou após 55 anos, HAR ou HA refratária, sopro abdominal, EAP súbito, alteração da função renal inexplicável ou por medicamentos que bloqueiam o SRAA, assimetria entre o tamanho dos rins > 1,5 cm	Estenose de artéria renal	US com Doppler renal de artéria renal, angiografia por RNM (RFG-e > 30 mL/min, por subtração digital ou BOLD) ou TC espiral (RFG-e > 60 mL/min), arteriografia renal (padrão-ouro)
Maior frequência em homens ou mulheres pós-menopausa, ronco na maioria das noites, fragmentação do sono com pausas ou engasgos, sonolência excessiva diurna, sono não reparador, fadiga, nictúria, cefaleia matinal, SM	Apneia obstrutiva do sono[113]	Questionários apresentam baixa precisão para triagem. Padrão-ouro: polissonografia ou poligrafia residencial. IAH < 5 eventos/h: sem AOS; IAH 5-14,9 eventos/h: AOS leve; IAH 15-29,9 eventos/h: AOS moderada; IAH ≥ 30 eventos/h: AOS importante (ou grave)
Fraqueza em MMII, pulsos em MMII ausentes ou de amplitude diminuída, HA com PAS 10 mmHg > em MMSS em relação aos MMSS, sopro sistólico interescapular e no tórax	Coarctação de aorta	Radiografia de tórax, Ecocardiograma para rastreio. Angiografia de tórax por TC ou preferencialmente, RNM aorta (padrão-ouro). Angiografia invasiva, apenas quando necessários dados adicionais
Causas endócrinas		
HAR ou HA refratária/ou com hipopotassemia (não obrigatória) e/ou com nódulo adrenal	Hiperaldosteronismo primário (hiperplasia ou adenoma)	Determinações de aldosterona (> 15 ng/dL) e atividade/concentração de renina plasmática; cálculo da relação aldosterona/renina > 30. Testes confirmatórios Exames de imagem: TC com cortes finos RNM. Coleta seletiva de aldosterona identifca subtipo
HA paroxística com a tríade composta por cefaleia, sudorese e palpitações	Feocromocitoma e paragangliomas	Metanefrinas plasmáticas livres e metanefrinas fracionadas urinárias TC (IIa, B) (rastreamento), RNM e cintilografia nos casos indicados
Fadiga, ganho de peso, perda de cabelo, HA diastólica, fraqueza muscular, sonolência	Hipotireoidismo	Rastreamento: TSH e T4 livre
Intolerância ao calor, perda de peso, taquicardia/palpitações, exoftalmia, hipertermia, reflexos exaltados, tremores, bócio	Hipertireoidismo	Rastreamento: TSH e T4 livre
Litíase urinária, osteoporose, depressão, letargia, fraqueza ou espasmos musculares, sede, poliúria, polidipsia, constipação	Hiperparatireoidismo (hiperplasia ou adenoma)	Cálcio total e/ou iônico, fósforo, PTH, calciúria de 24h e dosagem de vitamina D
Ganho de peso, diminuição da libido, fadiga, hirsutismo, amenorreia, "facies em lua cheia", "giba dorsal", estrias purpúreas, obesidade central, hipopotassemia	Síndrome de Cushing (hiperplasia, adenoma e excesso de produção de ACTH)	Cortisol basal, cortisol salivar à meia-noite, cortisol urinário livre de 24h e teste de supressão com dexametasona ou betametasona: TC adrenal, RNM hipófise
Aumento da gordura central ou generalizada	Obesidade	IMC (peso em kg/altura em m^2) e da circunferência abdominal (> 102 cm homem e 88 cm mulher) Exames de imagem: DEXA (padrão-ouro), TC, RNM (estudos clínicos)
HA em até 40% dos casos, além de diabetes, HVE e AOS. Outros sintomas: defeitos visuais, paralisia de nervos cranianos, cefaleia, macrognatia, crescimento de pés e mãos, hipertrofia de tecidos moles e macroglossia	Acromegalia	Dosagem de IGF-1 nível sérico de GH e GH pós-sobrecarga oral de glicose. Localização: RNM de sela túrcica (preferencial) ou TC de sela túrcica

Referências bibliográficas

1. Carey RM, Calhoun DA, Bakris GL, Brook RD, Daugherty SL, Dennison--Himmelfarb CR, et al. Resistant hypertension: detection, evaluation, and management: A scientific statement from the American Heart Association. Hypertension. 2018;72(5):e53-e90.
2. Whelton PK, Carey RM, Aronow WS, Casey DE, Jr., Collins KJ, Dennison Himmelfarb C, et al. 2017 ACC/AHA/AAPA/ABC/ACPM/AGS/APhA/ASH/ASPC/NMA/PCNA Guideline for the Prevention, Detection, Evaluation, and Management of High Blood Pressure in Adults: A Report of the American College of Cardiology/American Heart Association Task Force on Clinical Practice Guidelines. Hypertension. 2018;71(6):e13-e115.
3. Yugar-Toledo JC, Moreno Junior H, Gus M, Rosito GBA, Scala LCN, Muxfeldt ES, et al. Brazilian position statement on resistant hypertension - 2020. Arq Bras Cardiol. 2020;114(3):576-96.
4. Barroso WKS, Rodrigues CIS, Bortolotto LA, Gomes MAM, Brandão AA, Feitosa ADdM, et al. Diretrizes Brasileiras de Hipertensão Arterial – 2020. Arquivos Brasileiros de Cardiologia. 2021; 116(3):516-658.
5. Yugar-Toledo JC, Brunelli V, Vilela-Martin JF, Fattori A, Moreno H. Controlled versus uncontrolled resistant hypertension: Are they in the same bag? Curr Hypertens Rep. 2018;20(3):26.
6. Achelrod D, Wenzel U, Frey S. Systematic review and meta-analysis of the prevalence of resistant hypertension in treated hypertensive populations. Am J Hypertens. 2015;28(3):355-61.
7. Krieger EM, Drager LF, Giorgi DMA, Pereira AC, Barreto-Filho JAS, Nogueira AR, et al. Spironolactone versus Clonidine as a fourth-drug therapy for resistant hypertension: The ReHOT Randomized Study (Resistant Hypertension Optimal Treatment). Hypertension. 2018;71(4):681-90.
8. Noubiap JJ, Nansseu JR, Nyaga UF, Sime PS, Francis I, Bigna JJ. Global prevalence of resistant hypertension: a meta-analysis of data from 3.2 million patients. Heart. 2019;105(2):98-105.
9. Daugherty SL, Powers JD, Magid DJ, Tavel HM, Masoudi FA, Margolis KL, et al. Incidence and prognosis of resistant hypertension in hypertensive patients. Circulation. 2012;125(13):1635-42.
10. Sim JJ, Bhandari SK, Shi J, Reynolds K, Calhoun DA, Kalantar-Zadeh K, et al. Comparative risk of renal, cardiovascular, and mortality outcomes in controlled, uncontrolled resistant, and nonresistant hypertension. Kidney Int. 2015;88(3):622-32.
11. Cai A, Calhoun DA. Resistant hypertension: An update of experimental and clinical findings. Hypertension. 2017;70(1):5-9.
12. Lazaridis AA, Sarafidis PA, Ruilope LM. Ambulatory blood pressure monitoring in the diagnosis, prognosis, and management of resistant hypertension: Still a matter of our resistance? Curr Hypertens Rep. 2015;17(10):78.
13. Muxfeldt ES, Bloch KV, Nogueira AR, Salles GF. Twenty-four hour ambulatory blood pressure monitoring pattern of resistant hypertension. Blood Press Monit. 2003;8(5):181-5.
14. Roush GC, Fagard RH, Salles GF, Pierdomenico SD, Reboldi G, Verdecchia P, et al. Prognostic impact from clinic, daytime, and night-time systolic blood pressure in nine cohorts of 13,844 patients with hypertension. J Hypertens. 2014;32(12):2332-40; discussion 40.
15. Acelajado MC, Hughes ZH, Oparil S, Calhoun DA. Treatment of resistant and refractory hypertension. Circ Res. 2019;124(7):1061-70.
16. de la Sierra A, Segura J, Banegas JR, Gorostidi M, de la Cruz JJ, Armario P, et al. Clinical features of 8295 patients with resistant hypertension classified on the basis of ambulatory blood pressure monitoring. Hypertension. 2011;57(5):898-902.
17. Williams B, Mancia G, Spiering W, Agabiti Rosei E, Azizi M, Burnier M, et al. 2018 ESC/ESH Guidelines for the management of arterial hypertension. Eur Heart J. 2018;39(33):3021-104.
18. Tsioufis C, Kasiakogias A, Kordalis A, Dimitriadis K, Thomopoulos C, Tsiachris D, et al. Dynamic resistant hypertension patterns as predictors of cardiovascular morbidity: a 4-year prospective study. J Hypertens. 2014;32(2):415-22.
19. Sharman JE, Boutouyrie P, Laurent S. Arterial (Aortic) Stiffness in patients with resistant hypertension: From assessment to treatment. Curr Hypertens Rep. 2017;19(1):2.
20. Virdis A. Arterial stiffness and vascular aging: From pathophysiology to treatment, with a look at the future. High Blood Press Cardiovasc Prev. 2018.
21. Laurent S, Boutouyrie P, Asmar R, Gautier I, Laloux B, Guize L, et al. Aortic stiffness is an independent predictor of all-cause and cardiovascular mortality in hypertensive patients. Hypertension. 2001;37(5):1236-41.
22. Barbaro NR, Fontana V, Modolo R, De Faria AP, Sabbatini AR, Fonseca FH, et al. Increased arterial stiffness in resistant hypertension is associated with inflammatory biomarkers. Blood Pressure. 2015;24(1):7-13.
23. Rizzoni D, Aalkjaer C, De Ciuceis C, Porteri E, Rossini C, Rosei CA, et al. How to assess microvascular structure in humans. High Blood Press Cardiovasc Prev. 2011;18(4):169-77.
24. Lehmann MV, Schmieder RE. Remodeling of retinal small arteries in hypertension. Am J Hypertens. 2011;24(12):1267-73.
25. Lotufo PA, Pereira AC, Vasconcellos PS, Santos IS, Mill JG, Bensenor IM. Resistant hypertension: Risk factors, subclinical atherosclerosis, and comorbidities among adults—The Brazilian Longitudinal Study of Adult Health (ELSA-Brasil). The Journal of Clinical Hypertension. 2015;17(1):74-80.
26. Cuspidi C, Vaccarella A, Negri F, Sala C. Resistant hypertension and left ventricular hypertrophy: an overview. J Am Soc Hypertens. 2010;4(6):319-24.
27. Modolo R, de Faria AP, Paganelli MO, Sabbatini AR, Barbaro NR, Nascimento BB, et al. Predictors of silent myocardial ischemia in resistant hypertensive patients. Am J Hypertens. 2015;28(2):200-7.
28. Nadruz W, Shah AM, Solomon SD. Diastolic Dysfunction and hypertension. Med Clin North Am. 2017;101(1):7-17.
29. Hong D, Stradling D, Dastur CK, Akbari Y, Groysman L, Al-Khoury L, et al. Resistant hypertension after hypertensive intracerebral hemorrhage is associated with more medical interventions and longer hospital stays without affecting outcome. Front Neurol. 2017;8:184.
30. Wolley MJ, Stowasser M. Resistant hypertension and chronic kidney disease: A dangerous liaison. Curr Hypertens Rep. 2016;18(5):36.
31. Rodrigues CIS CR, Almeida FA. In: Moura LRR, Alves MAR, Santos DR, Pecoits Filho R. Hipertensão arterial resistente. Tratado de nefrologia. São Paulo: Atheneu, 2018.
32. da Costa PM, Cortez AF, de Souza F, Mares GS, Dos Santos BDM, Muxfeldt ES. Prognostic impact of baseline urinary albumin excretion rate in patients with resistant hypertension: a prospective cohort study. J Hum Hypertens. 2018;32(2):139-49.
33. He FJ, Li J, Macgregor GA. Effect of longer-term modest salt reduction on blood pressure. Cochrane Database Syst Rev. 2013(4):Cd004937.
34. Hwang AY, Dietrich E, Pepine CJ, Smith SM. Resistant hypertension: Mechanisms and treatment. Curr Hypertens Rep. 2017;19(7):56.
35. Schiavon CA, Bersch-Ferreira AC, Santucci EV, Oliveira JD, Torreglosa CR, Bueno PT, et al. Effects of bariatric surgery in obese patients with hypertension: The GATEWAY Randomized Trial (Gastric Bypass to Treat Obese Patients With Steady Hypertension). Circulation. 2018;137(11):1132-42.
36. Roerecke M, Kaczorowski J, Tobe SW, Gmel G, Hasan OSM, Rehm J. The effect of a reduction in alcohol consumption on blood pressure: a systematic review and meta-analysis. Lancet Public Health. 2017;2(2):e108-e20.
37. Dimeo F, Pagonas N, Seibert F, Arndt R, Zidek W, Westhoff TH. Aerobic exercise reduces blood pressure in resistant hypertension. Hypertension. 2012;60(3):653-8.
38. Ribeiro F, Costa R, Mesquita-Bastos J. Exercise training in the management of patients with resistant hypertension. World J Cardiol. 2015;7(2):47-51.
39. Williams B, MacDonald TM, Morant S, Webb DJ, Sever P, McInnes G, et al. Spironolactone versus placebo, bisoprolol, and doxazosin to determine the optimal treatment for drug-resistant hypertension (PATHWAY-2): a randomised, double-blind, crossover trial. Lancet. 2015;386(10008):2059-68.
40. Grassi G, Pisano A, Bolignano D, Seravalle G, D'Arrigo G, Quarti-Trevano F, et al. Sympathetic nerve traffic activation in essential hypertension and its correlates. Hypertension. 2018;72(2):483-91.
41. Lauder L, Wolf MA, Scholz SS, Hohl M, Mahfoud F, Böhm M. Renal denervation: Is it ready for prime time? Current Cardiology Reports. 2019;21(8):80.
42. Schmieder RE, Mahfoud F, Azizi M, Pathak A, Dimitriadis K, Kroon AA, et al. European Society of Hypertension position paper on renal denervation 2018. J Hypertens.2018.
43. van Kleef MEAM, Bates MC, Spiering W. Endovascular baroreflex amplification for resistant hypertension. Current Hypertension Reports. 2018;20(5):46.

44. Bertog SC, Sobotka NA, Sobotka PA, Lobo MD, Sievert K, Vaskelyte L, et al. Percutaneous creation of a central iliac arteriovenous anastomosis for the treatment of arterial hypertension. Curr Hypertens Rep. 2018;20(3):18.
45. Hirsch JS, Hong S. The demystification of secondary hypertension: Diagnostic strategies and treatment algorithms. Curr Treat Options Cardiovasc Med. 2019;21(12):90.
46. Charles L, Triscott J, Dobbs B. Secondary hypertension: Discovering the underlying cause. Am Fam Physician. 2017;96(7):453-61.
47. Cheung AK, Chang TI, Cushman WC, Furth SL, Hou FF, Ix JH, et al. Executive summary of the KDIGO 2021 Clinical practice guideline for the management of blood pressure in chronic kidney disease. Kidney Int. 2021;99(3):559-69.
48. Pugh D, Gallacher PJ, Dhaun N. Management of hypertension in chronic kidney disease. Drugs. 2019;79(4):365-79.
49. Ren J, Dai C. Pathophysiology of chronic kidney disease. In: Yang J, He W, editors. Chronic kidney disease: Diagnosis and treatment. Singapore: Springer; 2020. p. 13-32.
50. Lv JC, Zhang LX. Prevalence and disease burden of chronic kidney disease. Adv Exp Med Biol. 2019;1165:3-15.
51. Hill NR, Fatoba ST, Oke JL, Hirst JA, O'Callaghan CA, Lasserson DS, et al. Global prevalence of chronic kidney disease - A systematic review and meta-analysis. PLoS One. 2016;11(7):e0158765.
52. Herrmann SM, Textor SC. Renovascular hypertension. Endocrinol Metab Clin North Am. 2019;48(4):765-78.
53. de Mast Q, Beutler JJ. The prevalence of atherosclerotic renal artery stenosis in risk groups: a systematic literature review. J Hypertens. 2009;27(7):1333-40.
54. Bernstein KE, Ong FS, Blackwell W-LB, Shah KH, Giani JF, Gonzalez--Villalobos RA, et al. A modern understanding of the traditional and nontraditional biological functions of angiotensin-converting enzyme. Pharmacol Rev. 2013;65(1):1-46.
55. Obert LA, Elmore SA, Ennulat D, Frazier KS. A review of specific biomarkers of chronic renal injury and their potential application in nonclinical safety assessment studies. Toxicol Pathol. 2021;49(5):996-1023.
56. Boutari C, Georgianou E, Sachinidis A, Katsimardou A, Christou K, Piperidou A, et al. Renovascular hypertension: Novel insights. Curr Hypertens Rev. 2020;16(1):24-9.
57. Hirsch AT, Haskal ZJ, Hertzer NR, Bakal CW, Creager MA, Halperin JL, et al. ACC/AHA 2005 Practice Guidelines for the management of patients with peripheral arterial disease (lower extremity, renal, mesenteric, and abdominal aortic): a collaborative report from the American Association for Vascular Surgery/Society for Vascular Surgery, Society for Cardiovascular Angiography and Interventions, Society for Vascular Medicine and Biology, Society of Interventional Radiology, and the ACC/AHA Task Force on Practice Guidelines (Writing Committee to Develop Guidelines for the Management of Patients With Peripheral Arterial Disease): endorsed by the American Association of Cardiovascular and Pulmonary Rehabilitation; National Heart, Lung, and Blood Institute; Society for Vascular Nursing; TransAtlantic Inter-Society Consensus; and Vascular Disease Foundation. Circulation. 2006;113(11):e463-654.
58. Rao PS. Coarctation of the aorta. Seminars in nephrology. 1995;15(2):87-105.
59. Godart F. Management of aortic coarctation at the adult age. Arch Mal Coeur Vaiss. 2007;100(5):478-83.
60. Malachias MVB, Bortolotto LA, Drager LF, Borelli FAO, Lotaif LAD, Martins LC. 7th Brazilian Guideline of Arterial Hypertension: Chapter 12 - Secondary Arterial Hypertension. Arq Bras Cardiol. 2016;107(3 Suppl 3):67-74.
61. Dijkema EJ, Leiner T, Grotenhuis HB. Diagnosis, imaging and clinical management of aortic coarctation. Heart. 2017;103(15):1148-55.
62. Torok RD, Campbell MJ, Fleming GA, Hill KD. Coarctation of the aorta: Management from infancy to adulthood. World J Cardiol. 2015;7(11):765-75.
63. Martins JD, Zachariah J, Selamet Tierney ES, Truong U, Morris SA, Kutty S, et al. Impact of treatment modality on vascular function in coarctation of the aorta: The LOVE - COARCT Study. J Am Heart Assoc. 2019;8(7):e011536.
64. Cangussú LR, Lopes MR, Barbosa RHdA. The importance of the early diagnosis of aorta coarctation. Revista da Associação Médica Brasileira. 2019;65:240-5.
65. Gottlieb DJ, Punjabi NM. Diagnosis and management of obstructive sleep apnea: A review. Jama. 2020;323(14):1389-400.
66. Drager LF, Togeiro SM, Polotsky VY, Lorenzi-Filho G. Obstructive sleep apnea: a cardiometabolic risk in obesity and the metabolic syndrome. J Am Coll Cardiol. 2013;62(7):569-76.
67. Tufik S, Santos-Silva R, Taddei JA, Bittencourt LR. Obstructive sleep apnea syndrome in the Sao Paulo Epidemiologic Sleep Study. Sleep Med. 2010;11(5):441-6.
68. Sjostrom C, Lindberg E, Elmasry A, Hagg A, Svardsudd K, Janson C. Prevalence of sleep apnoea and snoring in hypertensive men: a population based study. Thorax. 2002;57(7):602-7.
69. Drager LF, Genta PR, Pedrosa RP, Nerbass FB, Gonzaga CC, Krieger EM, et al. Characteristics and predictors of obstructive sleep apnea in patients with systemic hypertension. Am J Cardiol. 2010;105(8):1135-9.
70. Pedrosa RP, Drager LF, Gonzaga CC, Sousa MG, de Paula LK, Amaro AC, et al. Obstructive sleep apnea: the most common secondary cause of hypertension associated with resistant hypertension. Hypertension. 2011;58(5):811-7.
71. Peppard PE, Young T, Palta M, Skatrud J. Prospective study of the association between sleep-disordered breathing and hypertension. N Engl J Med. 2000;342(19):1378-84.
72. Marin JM, Agusti A, Villar I, Forner M, Nieto D, Carrizo SJ, et al. Association between treated and untreated obstructive sleep apnea and risk of hypertension. JAMA. 2012;307(20):2169-76.
73. Drager LF, Bortolotto LA, Figueiredo AC, Silva BC, Krieger EM, Lorenzi--Filho G. Obstructive sleep apnea, hypertension, and their interaction on arterial stiffness and heart remodeling. Chest. 2007;131(5):1379-86.
74. Drager LF, Bortolotto LA, Krieger EM, Lorenzi-Filho G. Additive effects of obstructive sleep apnea and hypertension on early markers of carotid atherosclerosis. Hypertension. 2009;53(1):64-9.
75. Drager LF, Lorenzi-Filho G, Cintra FD, Pedrosa RP, Bittencourt LRA, Poyares D, et al. Arq Bras Cardiol. 2018;111(2):290-340.
76. Fatureto-Borges F, Lorenzi-Filho G, Drager LF. Effectiveness of continuous positive airway pressure in lowering blood pressure in patients with obstructive sleep apnea: a critical review of the literature. Integr Blood Press Control. 2016;9:43-7.
77. Pedrosa RP, Drager LF, de Paula LKG, Amaro ACS, Bortolotto LA, Lorenzi-Filho G. Effects of OSA treatment on BP in patients with resistant hypertension: a randomized trial. Chest. 2013;144(5):1487-94.
78. Martinez-Garcia MA, Capote F, Campos-Rodriguez F, Lloberes P, Diaz de Atauri MJ, Somoza M, et al. Effect of CPAP on blood pressure in patients with obstructive sleep apnea and resistant hypertension: the HIPARCO randomized clinical trial. JAMA. 2013;310(22):2407-15.
79. de Oliveira AC, Martinez D, Massierer D, Gus M, Goncalves SC, Ghizzoni F, et al. The antihypertensive effect of positive airway pressure on resistant hypertension of patients with obstructive sleep apnea: a randomized, double-blind, clinical trial. Am J Respir Crit Care Med. 2014;190(3):345-7.
80. Montesi SB, Edwards BA, Malhotra A, Bakker JP. The effect of continuous positive airway pressure treatment on blood pressure: a systematic review and meta-analysis of randomized controlled trials. J Clin Sleep Med. 2012;8(5):587-96.
81. Pepin JL, Tamisier R, Barone-Rochette G, Launois SH, Levy P, Baguet JP. Comparison of continuous positive airway pressure and valsartan in hypertensive patients with sleep apnea. Am J Respir Crit Care Med. 2010;182(7):954-60.
82. Yumino D, Redolfi S, Ruttanaumpawan P, Su MC, Smith S, Newton GE, et al. Nocturnal rostral fluid shift: a unifying concept for the pathogenesis of obstructive and central sleep apnea in men with heart failure. Circulation. 2010;121(14):1598-605.
83. Gaddam K, Pimenta E, Thomas SJ, Cofield SS, Oparil S, Harding SM, et al. Spironolactone reduces severity of obstructive sleep apnoea in patients with resistant hypertension: a preliminary report. J Hum Hypertens. 2010;24(8):532-7.
84. Fiori CZ, Martinez D, Montanari CC, Lopez P, Camargo R, Sezera L, et al. Diuretic or sodium-restricted diet for obstructive sleep apnea-a randomized trial. Sleep. 2018;41(4).
85. Conn JW. Primary aldosteronism. J Lab Clin Med. 1955;45(4):661-4.

86. Calhoun DA. Is there an unrecognized epidemic of primary aldosteronism? Pro Hypertension. 2007;50(3):447-53; discussion -53.
87. Kline GA, Prebtani APH, Leung AA, Schiffrin EL. Primary aldosteronism: a common cause of resistant hypertension. CMAJ. 2017;189(22):E773-E8.
88. Gordon RD, Ziesak MD, Tunny TJ, Stowasser M, Klemm SA. Evidence that primary aldosteronism may not be uncommon: 12% incidence among antihypertensive drug trial volunteers. Clin Exp Pharmacol Physiol. 1993;20(5):296-8.
89. Young JWF, Calhoun DA, Lenders JWM, Stowasser M, Textor SC. Screening for Endocrine Hypertension: an Endocrine Society Scientific Statement. Endocrine Reviews. 2017;38(2):103-22.
90. Malachias M, Plavnik FL, Machado CA, Malta D, Scala LCN, Fuchs S. 7th Brazilian Guideline of Arterial Hypertension: Chapter 1 - Concept, epidemiology and primary prevention. Arq Bras Cardiol. 2016;107(3 Suppl 3):1-6.
91. Funder JW, Carey RM, Mantero F, Murad MH, Reincke M, Shibata H, et al. The management of primary aldosteronism: Case detection, diagnosis, and treatment: an Endocrine Society Clinical practice guideline. J Clin Endocrinol Metab. 2016;101(5):1889-916.
92. Morera J, Reznik Y. Management of endocrine disease: the role of confirmatory tests in the diagnosis of primary aldosteronism. Eur J Endocrinol. 2018.
93. Stowasser M, Ahmed AH, Cowley D, Wolley M, Guo Z, McWhinney BC, et al. Comparison of seated with recumbent saline suppression testing for the diagnosis of primary aldosteronism. J Clin Endocrinol Metab. 2018;103(11):4113-24.
94. Nanba K, Tamanaha T, Nakao K, Kawashima ST, Usui T, Tagami T, et al. Confirmatory testing in primary aldosteronism. J Clin Endocrinol Metab. 2012;97(5):1688-94.
95. Vilela LAP, Almeida MQ. Diagnosis and management of primary aldosteronism. Arch Endocrinol Metab. 2017;61(3):305-12.
96. Vilela LAP, Almeida MQ. Diagnosis and management of primary aldosteronism. Arch Endocrinol Metab. 2017;61:305-12.
97. Sechi LA, Colussi GL, Novello M, Uzzau A, Catena C. Mineralocorticoid receptor antagonists and clinical outcomes in primary aldosteronism: as good as surgery? Horm Metab Res. 2015;47(13):1000-6.
98. Lenders JW, Eisenhofer G, Mannelli M, Pacak K. Phaeochromocytoma. Lancet. 2005;366(9486):665-75.
99. Pillai S, Gopalan V, Smith RA, Lam AK. Updates on the genetics and the clinical impacts on phaeochromocytoma and paraganglioma in the new era. Crit Rev Oncol Hematol. 2016;100:190-208.
100. Martin JF, Martin LN, Yugar-Toledo JC, Loureiro AA, Cury PM, Junior HM. Coronary emergency and diabetes as manifestations of pheochromocytoma. Int J Cardiol. 2010;139(3):e39-41.
101. Plouin PF, Amar L, Dekkers OM, Fassnacht M, Gimenez-Roqueplo AP, Lenders JWM, et al. European Society of Endocrinology Clinical Practice Guideline for long-term follow-up of patients operated on for a phaeochromocytoma or a paraganglioma. 2016;174(5):G1.
102. Naranjo J, Dodd S, Martin YN. Perioperative management of pheochromocytoma. J Cardiothorac Vasc Anesth. 2017;31(4):1427-39.
103. Newell-Price J, Bertagna X, Grossman AB, Nieman LK. Cushing's syndrome. Lancet. 2006;367(9522):1605-17.
104. Nieman LK, Biller BM, Findling JW, Newell-Price J, Savage MO, Stewart PM, et al. The diagnosis of Cushing's syndrome: an Endocrine Society Clinical Practice Guideline. J Clin Endocrinol Metab. 2008;93(5):1526-40.
105. Nieman LK, Biller BMK, Findling JW, Murad MH, Newell-Price J, Savage MO, et al. Treatment of Cushing's syndrome: An Endocrine Society Clinical Practice Guideline. J Clin Endocrinol Metab. 2015;100(8):2807-31.
106. Saito I, Ito K, Saruta T. Hypothyroidism as a cause of hypertension. Hypertension. 1983;5(1):112-5.
107. Jonklaas J, Bianco AC, Bauer AJ, Burman KD, Cappola AR, Celi FS, et al. Guidelines for the treatment of hypothyroidism: prepared by the american thyroid association task force on thyroid hormone replacement. Thyroid. 2014;24(12):1670-751.
108. Jian WX, Jin J, Qin L, Fang WJ, Chen XR, Chen HB, et al. Relationship between thyroid-stimulating hormone and blood pressure in the middle-aged and elderly population. Singapore Med J. 2013;54(7):401-5.
109. Klein I, Ojamaa K. Thyroid hormone and the cardiovascular system: from theory to practice. J Clin Endocrinol Metab. 1994;78(5):1026-7.
110. Frost L, Vestergaard P, Mosekilde L. Hyperthyroidism and risk of atrial fibrillation or flutter: a population-based study. Arch Intern Med. 2004;164(15):1675-8.
111. Ross DS, Burch HB, Cooper DS, Greenlee MC, Laurberg P, Maia AL, et al. 2016 American Thyroid Association Guidelines for diagnosis and management of hyperthyroidism and other causes of thyrotoxicosis. Thyroid. 2016;26(10):1343-421.
112. Bilezikian JP. Primary Hyperparathyroidism. J Clin Endocrinol Metab. 2018;103(11):3993-4004.
113. Aboyans V, Ricco J-B, Bartelink M-LEL, Björck M, Brodmann M, Cohnert T, et al. Editor's Choice – 2017 ESC Guidelines on the diagnosis and treatment of peripheral arterial diseases, in collaboration with the European Society for Vascular Surgery (ESVS). Eur J Vasc Endovasc Surg. 2018;55(3):305-68.
114. Katznelson L, Atkinson J, Cook D, Ezzat S, Hamrahian A, Miller K. American Association of Clinical Endocrinologists Medical Guidelines for clinical practice for the diagnosis and treatment of acromegaly – 2011 update. Endocrine Practice. 2011;17(Supplement 4):1-44.
115. de Pablos-Velasco P, Venegas EM, Alvarez Escola C, Fajardo C, de Miguel P, Gonzalez N, et al. Diagnosis, treatment and follow-up of patients with acromegaly in a clinical practice setting in Spain: the ACROPRAXIS program Delphi survey. Pituitary. 2020;23(2):129-39.
116. Silverstein JM, Roe ED, Munir KM, Fox JL, Emir B, Kouznetsova M, et al. Use of electronic health records to characterize a rare disease in the U.S.: treatment, comorbidities, and follow-up trends among patients with a confirmed diagnosis of acromegaly. Endocrine Practice. 2018;24(6):517-26.
117. Saúde MD, Saúde SDAÀ, Secretaria de Ciência TEIE, editors. Portaria conjunta n. 2, de 7 de janeiro de 2019. p. 32.
118. Fantin F, Giani A, Zoico E, Rossi AP, Mazzali G, Zamboni M. Weight loss and hypertension in obese subjects. Nutrients. 2019;11(7).
119. Saliba LJ, Maffett S. Hypertensive heart disease and obesity: a review. Heart Fail Clin. 2019;15(4):509-17.
120. Seravalle G, Grassi G. Obesity and hypertension. Pharmacol Res. 2017;122:1-7.
121. Ping Z, Pei X, Xia P, Chen Y, Guo R, Hu C, et al. Anthropometric indices as surrogates for estimating abdominal visceral and subcutaneous adipose tissue: A meta-analysis with 16,129 participants. Diabetes Res Clin Pract. 2018;143:310-9.
122. Nimptsch K, Konigorski S, Pischon T. Diagnosis of obesity and use of obesity biomarkers in science and clinical medicine. Metabolism. 2019;92:61-70.
123. Grossman E, Messerli FH. Drug-induced hypertension: an unappreciated cause of secondary hypertension. Am J Med. 2012;125(1):14-22.
124. Diaconu CC, Dediu GN, Iancu MA. Drug-induced arterial hypertension - a frequently ignored cause of secondary hypertension: a review. Acta Cardiol. 2018:1-7.
125. Précoma DB, Oliveira GMMd, Simão AF, Dutra OP, Coelho OR, Izar MCdO, et al. Updated Cardiovascular Prevention Guideline of the Brazilian Society of Cardiology - 2019. Arq Bras Cardiol. 2019;113:787-891.

Capítulo 6

Hipertensão arterial em situações especiais: gestantes

Maria Rita de Figueiredo Lemos Bortolotto
Rodrigo Rocha Codarin
Rossana Pulcineli Vieira Francisco

PONTOS-CHAVE

- As síndromes hipertensivas continuam a ser a principal causa de morbidade e mortalidade materna, fetal e neonatal.
- A suspeita diagnóstica deve ser realizada quando há presença de elevação dos níveis pressóricos e edema ou ganho acentuado de peso.
- A identificação das formas graves das síndromes hipertensivas permite tratamento clínico e obstétrico adequados, e reduz a morbidade e mortalidade materna e perinatal.
- Uma vez diagnosticada alguma forma grave de síndrome hipertensiva na gestação, torna-se obrigatória a pesquisa de síndrome HELLP.
- O tratamento com drogas anti-hipertensivas reduz complicações maternas e perinatais.
- A metildopa é o medicamento mais utilizado, mas outras drogas podem ser empregadas, com exceção dos inibidores da enzima de conversão da angiotensina e dos antagonistas dos receptores de angiotesina.
- Evita-se a associação de drogas anti-hipertensivas até que a dose máxima de cada medicamento seja atingida.
- O medicamento de escolha para o tratamento e prevenção da eclâmpsia é o sulfato de magnésio.
- A pré-eclâmpsia deve ser considerada como uma oportunidade de identificação de pacientes com maior risco cardiovascular futuro.

Introdução

As síndromes hipertensivas durante a gestação abarcam um amplo espectro de doenças, desde as pacientes portadoras de hipertensão arterial crônica até aquelas que desenvolvem a hipertensão como uma complicação da gestação, usualmente classificadas como pré-eclampsia.[1] Nos Estados Unidos, por ano, em torno de 240.000 mulheres sofrem consequências da hipertensão arterial na gestação e sua frequência aumentou em 25% nas últimas duas décadas.[2-7]

As síndromes hipertensivas continuam a ser a principal causa de morbimortalidade materna, fetal e neonatal[4] e, segundo dados da Organização Mundial da Saúde, são responsáveis por aproximadamente 18% das mortes maternas no mundo (62 a 77 mil mortes/ano). A chance de *near-miss* (morbidade materna grave com risco de morte) aumenta em oito vezes em mulheres com pré-eclampsia e em 60 vezes em mulheres com eclampsia, quando comparadas a pacientes sem essas condições.[8]

Durante a gestação, ocorrem mudanças fisiológicas nos sistemas endócrino, respiratório, hematológico, digestivo e circulatório que permitem o crescimento e desenvolvimento adequado do feto. Tais mudanças apresentam grande impacto principalmente quando complicadas por alguma forma de hipertensão. Entendê-las é essencial para os profissionais que irão prestar assistência à gestante. Um pré-natal adequado é fundamental para redução da morbimortalidade durante a gestação e necessário como medida de saúde pública.[9]

Definições

As definições e as classificações das síndromes hipertensivas durante a gestação variam muito na literatura médica. Em obstetrícia, define-se hipertensão arterial quando o nível pressórico for maior ou igual a 140 mmHg (pressão arterial sistólica) e/ou 90 mmHg (pressão arterial diastólica), em duas medidas, com intervalo mínimo de quatro horas, desde que aferida de forma adequada (com repouso pré-mensuração e manguito de tamanho compatível com a circunferência braquial).[10-12] Para a aferição da pressão arterial diastólica considera-se a fase V de Korotkoff (desaparecimento do som). Atualmente, não se utiliza mais o diagnóstico de pré-eclampsia diante do aumento de 30 mmHg na pressão arterial sistólica e de 15 mmHg na pressão arterial diastólica.[10]

Diversas são as organizações internacionais de obstetrícia e de hipertensão que tentam classificar as síndromes hipertensivas durante a gestação. Atualmente, existem mais de sete maneiras de classificação dessa síndrome, a depender da fonte utilizada, o que demonstra que existe bastante inexatidão em sua forma.[1,3,10,12-14]

Hipertensão arterial crônica

Classicamente, toda hipertensão arterial que se apresenta clinicamente antes da vigésima semana de gestação, excluindo-se casos de doença trofoblástica gestacional, é denominada hipertensão arterial crônica (HAC), ou seja, doença prévia a gestação, independente da etiologia desta. A maioria dos casos de HAC deve-se a hipertensão essencial e usualmente associam-se a história familiar positiva, sobrepeso ou obesidade. Ainda que se trate de mulheres jovens, causas secundárias de hipertensão são menos frequentes.[1,11,12,15]

Vale lembrar que níveis pressóricos normais no primeiro trimestre da gravidez não excluem totalmente o diagnóstico de HAC, já que neste período ocorre diminuição fisiológica dos níveis pressóricos, devendo o diagnóstico definitivo nestes casos ser confirmado após o puerpério.[15]

A HAC ainda pode ser classificada como complicada e não complicada. Sua forma complicada define-se quando existe a presença de insuficiência cardíaca ou renal, ou ainda com a pré-eclampsia associada à condição de base.[10]

Pré-eclampsia

O aparecimento de hipertensão arterial pode ocorrer após a vigésima semana de gravidez em decorrência de alterações patológicas que acompanham o quadro classicamente chamado de pré-eclampsia. Seus critérios diagnósticos variam na literatura (conforme Quadro 1), entretanto, ela basicamente ocorre por causa de vasoconstrição arterial por hiper-reatividade vascular. Usualmente, exige-se a presença de proteinúria maior que 300 mg em análise de 24 horas para o diagnóstico de pré-eclampsia. A presença de hiperuricemia sérica acompanhando o quadro clínico é uma grande preditora de pré-eclampsia e muitas vezes utilizada para corroborar o diagnóstico.[16]

Muitas vezes, é difícil a realização do diagnóstico diferencial entre as síndromes hipertensivas. As tentativas de classificações sempre esbarram na multiplicidade de formas clínicas da doença. As formas mais utilizadas para classificação da hipertensão arterial durante a gestação ainda descrevem a entidade chamada hipertensão gestacional, definida como a presença de nova hipertensão arterial após a 20ª semana de gestação sem a presença de proteinúria. Tal denominação enfrenta certa resistência, pois pode tratar-se de hipertensão crônica latente, não observada no início da gravidez, em especial nos casos de início tardio de assistência pré-natal, ou ainda uma fase mais precoce de pré-eclampsia, ainda sem proteinúria. Não deve ser vista como uma entidade de menor gravidade, visto que existem diversos relatos de complicações da pré-eclampsia (como eclampsia e síndrome HELLP) em pacientes diagnosticadas como hipertensão gestacional.

Em 2018, a International Society for the Study of Hypertension in Pregnancy[15] ratificou seus critérios diagnósticos para pré-eclampsia como o surgimento de hipertensão após a 20ª semana de gestação associada a proteinúria ou algumas disfunções orgânicas maternas e fetais (Quadro 1).

Nas pacientes diagnosticadas com HAC, em 25% da vezes pode ocorrer a sobreposição da pré-eclampsia, denominada pré-eclampsia superajuntada, o que implica piora o prognóstico materno e fetal.[17]

QUADRO 1 **Critérios diagnósticos para pré-eclampsia pela International Society for the Study of Hypertension in Pregnancy**

Surgimento de hipertensão arterial após a vigésima semana de gestação acompanhada de uma ou mais alterações a seguir:
Proteinúria
Disfunção de órgãos maternos: ▪ Insuficiência renal aguda (creatinina ≥ 1 mg/dL) ▪ Alteração hepática (TGO ou TGP elevadas) com ou sem dor em hipocôndrio direito ▪ Complicações neurológicas (eclampsia, alterações cognitivas, alterações visuais, acidentes vasculares, enxaqueca, escotomas) ▪ Complicações hematológicas (trombocitopenia, plaquetopenia, hemólise)
Disfunções uteroplacentárias ▪ Restrição de crescimento fetal ▪ Insuficiência placentária com alteração de dopplerfluxometria das artérias umbilicais ▪ Óbito fetal

Fonte: adaptado de Brown et al., 2018.[15]

Na Clínica Obstétrica do Hospital das Clínicas da Faculdade de Medicina da Universidade de São Paulo (HCFMUSP), Kahhale e Zugaib optaram por outra forma de classificação e diagnóstico das síndromes hipertensivas na gestação (adaptada da Classificação de Hughes de 1972), definida como:[10,18]

- Hipertensão arterial crônica: hipertensão arterial persistente anterior à gravidez ou anterior a 20 semanas e que se mantém após o puerpério:
  - não complicada;
  - complicada (acompanhada de pré-eclampsia superajuntada, insuficiência renal ou insuficiência cardíaca).
- Doença hipertensiva específica da gestação:
  - pré-eclampsia: presença de hipertensão arterial associada a edema generalizado e/ou proteinúria;
  - pré-eclampsia superajuntada: piora no controle pressórico associado a edema generalizado e/ou proteinúria;
  - eclampsia.

É importante destacar:

- Edema: define-se edema generalizado aquele que acomete também mãos e face, além de membros inferiores. O ganho súbito de peso acima de 1 kg por semana pode ser considerado como sinal clínico de edema. O edema de membros inferiores de forma isolada está presente em 60% das gestantes ao final do terceiro trimestre e não deve ser considerado para o diagnóstico.
- Proteinúria: considera-se a presença de proteinúria quando maior ou igual a 300 mg em 24 horas, maior ou igual a 1 g/dL em amostra isolada, maior ou igual a 1+ em avaliação de fita ou relação proteinúria/creatinúria acima de 0,3.

Formas graves

As formas graves de pré-eclampsia são as principais responsáveis pelas taxas de morbimortalidade associadas a esta doença. A definição de gravidade também varia na literatura, assim como o diagnóstico e a classificação da doença. Os critérios utilizados pela Task Force on Hypertension in Pregnancy do American College of Obstetricians and Gynecologists (ACOG) e pela Clínica Obstétrica do HCFMUSP estão demonstrados no Quadro 2.[12]

Outro ponto a ser observado é a idade gestacional do aparecimento da pré-eclampsia. Quanto mais precoce o surgimento da doença, pior será o seu prognóstico, principalmente se antes de 34 semanas de gestação. Nestes casos existe grande possibilidade do surgimento de forma grave de doença.

Complicações da pré-eclampsia

As pacientes consideradas como graves são as principais candidatas a evolução da pré-eclampsia para uma de suas complicações. As principais são:

- Eclampsia: aparecimento de convulsões tônico-clônicas generalizadas, excluindo-se aquelas de outras causas ou alterações do sistema nervoso central, em gestantes com sinais e sintomas de pré-eclâmspia. Ela pode se manifestar durante a gestação, o parto ou o puerpério.[3,10,12]
- Síndrome HELLP: termo inicialmente utilizado por Weinstein, em 1982, define um conjunto de sinais ou sintomas associado a hemólise microangiopática, elevação das enzimas hepáticas e plaquetopenia.[3,10,12]

QUADRO 2 Critérios de gravidade para pré-eclampsia

Task Force on Hypertension in Pregnancy (ACOG)[12]	Clínica Obstétrica HCFMUSP[10]
▪ PAS ≥ 160 mmHg ou PAD ≥ 110 mmHg em duas ocasiões com pelo menos 4 horas de intervalo entre as medidas ▪ Trombocitopenia (plaquetas abaixo de 100.000/mL) ▪ Disfunção hepática (aumento das enzimas hepáticas em pelo menos o dobro de seu valor de normalidade ou dor epigástrica ou em hipocôndrio direito sem outras causas e refratária a medicação analgésica) ▪ Insuficiência renal progressiva (creatinina sérica maior que 1,1 mg/dL ou o dobro de seu valor inicial na ausência de outras nefropatias) ▪ Edema agudo de pulmão ▪ Sintomas cerebrais ou visuais	▪ PAS ≥ 160 mmHg ou PAD ≥ 110 mmHg em duas ocasiões com pelo menos 4 horas de intervalo entre as medidas ▪ Iminência de eclampsia: conjunto de sintomas que precede a crise convulsiva da eclampsia (cefaleia, alterações visuais e epigastralgia) ▪ Proteinúria de 24 horas maior ou igual a 5 g ▪ Oligúria: volume urinário menor ou igual a 400 mL em 24 horas ▪ Edema agudo de pulmão ▪ Creatinina sérica maior ou igual a 1,2 mg/dL

ACOG: American College of Obstetricians and Gynecologists; HCFMUSP: Hospital das Clínicas da Faculdade de Medicina da Universidade de São Paulo; PAD: pressão arterial diastólica; PAS: pressão arterial sistólica.

Fisiopatologia

A fisiopatologia da pré-eclampsia é tema controverso. Em 1916, Zweifel já a caracterizava como a "doença das teorias". Talvez seja a etiologia multifatorial no surgimento da doença um dos principais fatores para a dificuldade na definição da fisiopatologia[10].

Em relação aos fatores dietéticos, o excesso ou a falta de nutrientes vêm sendo correlacionados ao surgimento de pré-eclampsia. Alguns estudos sugeriram associação inversa entre o consumo de cálcio e o nível pressórico, mas tal correlação não foi uniforme em estudos controlados. Estudos com substâncias antioxidantes, na tentativa de diminuir o estado inflamatório provocado pela doença, também não obtiveram sucesso, sendo tal conclusão corroborada por revisão sistemática da Biblioteca Cochrane.[10,19-22]

Fatores placentários

A única forma de tratamento definitivo para a pré-eclampsia é o parto. A presença dessa doença, mesmo em situações em que não exista feto (como nas moléstias trofoblásticas gestacionais) e o fato de a retirada da placenta iniciar o processo de resolução da doença, com melhora dos sintomas, sugere que a placenta tenha papel principal na patogênese da pré-eclampsia.

A placentação normal promove a invasão da camada muscular média das artérias espiraladas do endométrio pelo sinciciotrofoblasto até aproximadamente o final da 20ª semana, diminuindo a resistência vascular e aumentando do fluxo sanguíneo placentário. A placenta torna-se órgão extremamente vascularizado que permite as trocas materno-fetais. Esse processo vascular deriva de um intrincado balanço de fatores angiogênicos, antiangiogênicos, citocinas, metaloproteinases, moléculas do processo principal de histocompatibilidade, antígenos leucocitários e fatores de crescimento que cada dia mais são implicados na fisiopatologia da doença.

Kahhale e Zugaib, em 1995, já propunham que, quando a placentação ocorre de forma insuficiente, os fatores produzidos pela placenta, em decorrência da isquemia trofoblástica poderiam ser implicados no surgimento da pré-eclampsia, chamando-os de "endotoxina placentária".[23]

As gestantes produzem uma variante solúvel do receptor para o fator de crescimento endovascular denominada *fms-like tyrosine kinase* solúvel (sFlt1). Este receptor possibilita a ligação com o fator de crescimento endovascular (VEGF), mas não promove a resposta biológica intracelular que o receptor presente na membrana provoca. Outra molécula que reage com o sFlt1 é uma variante do fator de crescimento produzida pela placenta, denominada fator de crescimento placentário (PIGf). O VEGF e o PIGf são potentes estimuladores da expansão vascular, mecanismo essencial para o desenvolvimento da unidade uteroplacentária. Estudos apontam que mulheres com pré-eclampsia apresentam níveis mais elevados de sFlt1 e mais baixos de PIGf e VEGF quando comparados a mulheres com gestações sem complicações. Os níveis circulantes de sFlt1 e PIGf mostram-se alterados várias semanas antes do aparecimento da doença clínica e correlacionam-se com a gravidade da doença. Dessa forma, o sFlt1 apresenta efeito antiangiogênico.[2,24-26]

A relativa "isquemia uteroplacentária" pode ser um dos principais fatores no surgimento da doença. As placentas das pacientes com pré-eclampsia usualmente apresentam alterações compatíveis com esse quadro. Este caminho fisiopatológico explica a maior frequência de pré-eclampsia em pacientes com volumes placentários aumentados, tais como gestações gemelares e molares. A isquemia uteroplacentária também pode ser implicada no aumento da incidência em pacientes com doença vascular subjacente (diabetes, hipertensão e colagenoses).

Fator endotelial

O tecido mais afetado na apresentação clínica da doença é o endotélio vascular. Especula-se que possa haver ativação endotelial generalizada, decorrente da ativação anormal do sistema inflamatório materno, promovida pelo *status* pró-inflamatório desencadeado pela "isquemia placentária relativa". Assim sendo, ocorre ativação de células inflamatórias por substâncias como citocinas, fator de necrose tumoral e interleucinas, responsáveis pela agressão endotelial e pela formação de radicais livres de oxigênio (estresse oxidativo). Haveria, também, a possibilidade do envolvimento de fatores genéticos que poderiam determinar maior ou menor expressão na modulação da resposta inflamatória materna.[27]

Com o processo desencadeado pelo aumento de resistência placentária, com liberação de citocinas e prostaglandinas pró-inflamatórias, o endotélio entraria em estresse oxidativo. Tal reação seria a responsável pelo aumento na permeabilidade capilar, permitindo o extravasamento de proteínas sanguíneas para o terceiro espaço (mecanismo responsável pelo aparecimento de proteinúria na fase clínica da doença). Dessa forma, a pressão coloidosmótica do capilar terminal estaria diminuída, promovendo também a diminuição do retorno do líquido extravasado pela pressão hidrostática no início do capilar, perda de líquido para o terceiro espaço (edema) e hemoconcentração. A característica anatomopatológica renal típica da pré-eclampsia é a endoteliose glomerular, com aumento de volume e vacuolização das células glomerulares, acúmulo proteico, diminuição do espaço de Bowman e da superfície filtrante do glomérulo. A taxa de filtração glomerular, que fisiologicamente aumenta durante a gestação, nestas pacientes se reduz, mecanismo que colabora para a piora nos níveis pressóricos e a susceptibilidade destas pacientes em desenvolver quadros de insuficiência renal em graus variados (que usualmente se revertem após o parto).[28]

Durante a gestação sem comorbidades, ocorre aumento em todos os componentes séricos do sistema renina-angiotensina-aldosterona. Na paciente com pré-eclampsia, entretanto, ocorre diminuição da atividade da renina, da angiotensina II e da aldosterona. O mecanismo pelo qual isso ocorre ainda é incerto. Alguns estudos apontam a presença de anticorpo agonista do receptor da angiotensina II tipo 1. Esses autoanticorpos poderiam aumentar certos fatores inflamatórios e imunomediados, facilitando o aparecimento da doença.[29]

Taylor, Davidge e Roberts colocam a disfunção endotelial como o ponto principal da doença. Eles apontam que a "ativação" endotelial e sua disfunção são refletidas em vasoconstrição inadequada, hipercoagulabilidade e trombos microvasculares generalizados. Entre os vários compostos, que atuam sobre o endotélio, os mais estudados são as prostaglandinas e o óxido nítrico.[30] Ainda que não se saiba exatamente o mecanismo primário envolvido, verifica-se desequilíbrio na produção de prostaglandinas, com predomínio da produção plaquetária de tromboxane A2 (ação vasoconstritora e agregante plaquetária) em relação às prostaciclinas (ação vasodilatadora e inibidora da agregação plaquetária), concorrendo para a reatividade vascular e ativação da coagulação.[27]

Fator imunológico

A placentação e a evolução normal da gestação dependem de um grau de imunodepressão fisiológica, que permite a "tolerância" da carga genética paterna durante o tempo da gestação.

A pré-eclampsia é mais comum nas primigestas, nas pacientes que mudam de parceiro sexual, em pacientes com grandes intervalos interpartais e em mulheres que utilizam método contraceptivo de barreira.[31-33] Nas pacientes que engravidam após retirada cirúrgica de espermatozoides dos testículos de seus parceiros e que, portanto, nunca foram expostas a seu esperma, apresentam risco três vezes maior de desenvolver pré-eclampsia quando comparadas a pacientes que engravidaram sem a necessidade dessa abordagem cirúrgica.[34] Os pontos relacionados inferem que a patogênese da pré-eclampsia também teria um componente imunológico.[35]

Uma vez que o embrião apresenta diferenças genéticas e imunológicas em relação à receptora, as gestações obtidas por meio de ovodoação representam um modelo interessante para estudo da complexa interação imunológica entre o feto e a gestante.[36] A maioria dos estudos sobre desfechos obstétricos em pacientes com ovodoação reporta uma frequência de 20-50% de doença hipertensiva, mesmo quando os dados são corrigidos para a idade das pacientes (que usualmente são mais velhas quando necessitam desta técnica). Os achados de maior incidência da doença em pacientes com ovodoação falam a favor da hipótese imunológica, na qual o desenvolvimento da doença hipertensiva estaria relacionado a uma imunoproteção alterada ou inadequada da unidade fetoplacentária nas receptoras de óvulos, em decorrência da curta exposição aos antígenos não maternos.[35,36]

Fatores de risco

Embora a causa de pré-eclampsia permaneça incerta, vários fatores de risco têm sido descritos. Dentre eles podemos citar a nuliparidade, extremos de idade materna (muito jovem ou idosa), gestações múltiplas, obesidade, etnia afrodescendente, gestações após fertilização assistida, história familiar de pré-eclampsia, antecedente pessoal de doenças que evoluam com vasculopatias ou estados hipercoagulatórios (hipertensão arterial crônica, diabetes melito, colagenoses, síndrome do anticorpo antifosfolípede e outras trombofilias) e antecedente pessoal de pré-eclampsia em gestação anterior.

Paré et al., em 2014, em estudo coorte prospectivo multicêntrico, encontraram os seguintes riscos relativos, demonstrados nas Tabelas 1 e 2.[3]

TABELA 1 Fatores de risco para pré-eclampsia

Fator	Odds ratio	Intervalo de confiança 95%
HAC	2,72	1,78 – 4,13
Diabetes	3,88	2,08 – 7,26
Gestação múltipla	2,96	1,74 – 5,03
Afrodescendente	1,91	1,35 – 2,71
Antecedente pessoal de pré-eclampsia	3,63	2,29 – 5,73
Nuliparidade	1,73	1,26 – 2,38
Gestação pós-reprodução assistida	1,72	1,10 – 2,68

Fonte: adaptada de Paré et al., 2014.[37]

TABELA 2 Índice de massa corpórea (IMC) como fator de risco para pré-eclampsia[37]

IMC	Odds ratio	Intervalo de confiança 95%
25 ou menos	Referência	Referência
Sobrepeso (IMC 25-30)	1,65	1,13-2,41
Obesidade grau 1 (IMC 30-35)	2,34	1,51-3,61
Obesidade grau 2 (IMC 35-40)	3,59	2,13-6,03
Obesidade grau 3 (IMC > 40)	6,04	3,56-10,24

Fonte: adaptada de Paré et al., 2014.[37]

Quadro clínico

A maioria das gestantes em fases iniciais da pré-eclampsia é assintomática. Dessa forma, a rotina propedêutica cuidadosa, com ênfase na anamnese e no exame físico, é fundamental para o diagnóstico precoce.[10] Usualmente, a paciente relata edema generalizado como único sintoma até o agravamento do caso. A suspeita diagnóstica deve ser realizada quando há presença de elevação dos níveis pressóricos e edema ou ganho acentuado de peso (maior que 1 kg por semana).

Aquelas pacientes que evoluem para forma grave da doença podem apresentar sintomas mais floridos. Cefaleia, alterações visuais e dor epigástrica são sintomas frequentemente correlacionados a picos pressóricos na pré-eclampsia. Quando em conjunto, estes sintomas são denominados iminência de eclampsia e, como o nome sugere, usualmente ocorrem pouco antes da evolução do quadro para eclampsia.

Eclampsia

A eclampsia conceitua-se como o aparecimento de convulsões tonicoclônicas generalizadas, excluindo-se aquelas de outras causas ou alterações do sistema nervoso central, em gestantes com sinais e sintomas de pré-eclampsia, podendo se manifestar durante a gestação, o parto ou o puerpério.[3,10,12] O processo de instalação da eclampsia é geralmente gradual, embora em alguns casos a instalação seja rápida e devastadora. A convulsão típica da eclampsia evolui clinicamente em quatro fases:[10]

- Fase de invasão: pode ser silenciosa ou precedida de grito ou aura. Surgem fibrilações, principalmente em torno da boca. Os membros superiores ficam em pronação com o polegar sobre a mão fechada. Esta fase dura cerca de 30 segundos.
- Fase de contrações tônicas: tetanização de todo o corpo com opistótono cefálico. O rosto se mostra cianótico e pletórico com os olhos voltados para cima e as pupilas dilatadas.
- Fase de contrações clônicas: inspiração profunda seguida de expiração estertorosa. Pode haver incontinência de fezes e urina.
- Fase de coma: surge diante de convulsões repetidas ou prolongadas com perda de consciência e ausência de reflexos. Se mantida deve ser investigado outros quadros neurológicos tais como acidente vascular cerebral.

Síndrome HELLP

A síndrome HELLP engloba um conjunto de sinais e sintomas associado a hemólise microangiopática, elevação das enzimas hepáticas e plaquetopenia.[3,10,12] Sua incidência varia de 4 a 20% das gestantes com pré-eclampsia grave e de aproximadamente 11% das com eclampsia.[38]

Usualmente a síndrome HELLP é oligossintomática, sendo seu diagnóstico laboratorial. Os sintomas mais comuns em pacientes acometidas são dor em hipocôndrio direito, epigastralgia, náuseas e vômitos. A cefaleia é descrita em 30 a 60% e as alterações visuais em 20% dos casos em algum momento durante a gestação.[39]

Na hiperbilirrubinemia predomina a bilirrubina indireta, dessa forma, somente em quadros avançados a paciente pode apresentar icterícia clínica.[10]

Alterações no sistema coagulatório podem ocorrer. Acredita-se que a causa da plaquetopenia seja o consumo e deva-se à ativação plaquetária exagerada provocada pela lesão endotelial difusa. A evolução, em casos graves, para coagulação intravascular disseminada corrobora com a piora do caso e é diagnosticada por níveis diminuídos de fibrinogênio, antitrombina e aumento no tempo de protrombina e na fibrina.[40]

Diagnóstico

A HAC, a pré-eclampsia e a pré-eclampsia superajuntada devem ser pesquisadas durante o pré-natal e seu diagnóstico é possível com anamnese, exame físico e exames complementares simples.

Hipertensão arterial crônica

O diagnóstico da HAC é feito pela observação de níveis de PA aumentados antes da 20ª semana da gravidez, ou informação de hipertensão arterial prévia à gestação. Em alguns casos, os níveis pressóricos podem apresentar-se diminuídos no primeiro trimestre em decorrência da queda fisiológica dos níveis pressóricos, o que não exclui o diagnóstico de HAC, muitas vezes somente sendo possível a diferenciação diagnóstica da pré-eclampsia após o puerpério.

Pré-eclampsia

O diagnóstico da pré-eclampsia é feito ao se observar aumento dos níveis de PA após a 20ª semana, acompanhada de edema e/ou proteinúria.

O exame de urina 1 deve ser solicitado pois, além de demonstrar a análise quantitativa da proteinúria, possibilita a avaliação de sedimentoscopia e, em alguns casos, demonstra indícios de nefropatia.

O ácido úrico é um marcador de estresse oxidativo, lesão tecidual e disfunção renal, sendo seus níveis séricos marcadores prognósticos da pré-eclampsia, com piores resultados quando aumentados. A elevação do ácido úrico correlaciona-se fortemente com o diagnóstico de pré-eclampsia. Em nosso meio, considera-se marcador laboratorial de pré-eclampsia níveis séricos de ácido úrico acima de 6 mg/dL, em gestantes sem o uso de diurético e com valores anteriormente normais.[10]

O hemograma também pode ajudar no diagnóstico, pois pode se observar hemoconcentração, o que na maioria da população atendida traduz-se em valor acima de 37%.

A análise da função renal, com dosagem sérica de ureia e creatinina, é importante no diagnóstico, pois o rim é um dos órgãos mais acometidos pela pré-eclampsia.

Pré-eclampsia superajuntada

Piora no controle pressórico associado a edema generalizado e/ou proteinúria.

Síndrome HELLP

Uma vez diagnosticada alguma forma grave de síndrome hipertensiva na gestação, torna-se obrigatória a pesquisa de síndrome HELLP. A literatura diverge em relação aos valores dos parâmetros que definem essa síndrome.

Sibai et al. propuseram uma sistematização dos padrões de valores laboratoriais para o diagnóstico de síndrome HELLP, que foram adotados pelo Ministério da Saúde do Brasil. Seus critérios diagnósticos são:[41,42]

- Anemia hemolítica.
  - bilirrubina total > 1,2 mg%.
- Alteração de enzimas hepáticas.
  - aspartato aminotransferase > 70 UI/L.
  - oxalato aminotransferase > 70UI/L.
- Plaquetopenia.
  - contagem de plaquetas < 100.000/mm³.

Também não existe consenso no diagnóstico de síndrome HELLP denominada "parcial", que alguns autores atribuem à presença de apenas uma ou duas das alterações hematológicas e/ou bioquímicas.[41] A alteração isolada de alguns exames, notadamente das enzimas hepáticas e plaquetas, faz parte do espectro de gravidade da pré-eclampsia. A alteração isolada de bilirrubinas é pouco usual, obrigando a procurar outro diagnóstico.

O diagnóstico diferencial é particularmente difícil para doenças como púrpura trombocitopênica trombótica (PTT), síndrome hemolítico-urêmica (SHU), esteatose hepática aguda da gravidez (FGAG) e exacerbação de lúpus eritematoso sistêmico, em decorrência de pobre história clínica e da semelhança dos aspectos fisiopatológicos. Alguns autores sugerem tratar-se de espectros diferentes da mesma doença.[30] O Quadro 3 mostra os principais diagnósticos diferencias e suas particularidades.

A análise da função renal torna-se obrigatória, já que a principal complicação apresentada por essas pacientes é a insuficiência renal aguda, acometendo 38% dos casos.

A presença de hemácias dismórficas, principalmente os esquizócitos, são frequentes nesses casos e ocorrem pela passagem da hemácia em capilares com lesão endotelial e extremamente vascoconstritos.

Tratamento

Prevenção

A prevenção primária da pré-eclampsia é bastante discutível e a dificuldade na compreensão fisiopatológica e a sua multicausalidade são os empecilhos principais desta tarefa.

Fatores antioxidantes

A partir da observação de marcadores de estresse oxidativo estão presentes na fisiopatologia da PE, postulou-se a hipótese que a melhora do *status* inflamatório reduziria o risco de desenvolvimento desta entidade.[20-22,44-47] Chappell et al., em 1999, encontraram redução de 54% no risco relativo das pacientes que receberam vitamina C e E durante o pré-natal (risco relativo 0,39; IC 95%; 0,17 a 0,90).[45] A partir deste estudo inicial, Xu et al., em 2010, avaliaram mais de 2.640 gestações de forma multicêntrica, randomizada, placebo controlada e concluíram que a reposição de vitamina C e E não reduziu a taxa de pré-eclampsia e aumentou o risco para perda fetal, morte neonatal e parto prematuro.[48]

QUADRO 3 **Principais diagnósticos diferenciais de síndrome HELLP**

Parâmetros clínicos		Parâmetros laboratoriais						
		Hemólise/ anemia	Bilirrubina aumentada	Plaquetopenia	Creatinina aumentada	AST/ALT aumentados	CIVD	Hipoglicemia
PE	HA leve/grave, proteinúria, eclâmpsia iminente, convulsão	Comum, geralmente leve	Geralmente leve	Leve/ moderada	Variável, leve/ moderada	Variável, leve/ moderada	Rara, leve	Ausente
FGAG	Náusea e vômito, HA leve, insuficiência hepática	Comum, leve/ moderada	Comum, moderada	Moderada/ grave	Comum, moderada/ grave	Comum, moderado	Comum, grave (hipofibrino-genia)	Comum, moderada/ grave
PTT	Hemólise grave, plaquetopenia, comprometimento do SNC, HA casual	Comum, moderada/ grave	Variável, leve/ moderada	Comum, moderada/ grave	Variável, leve/ moderada	Raro, leve	Rara, leve	Ausente
LES	HA, proteinúria, sintomas exuberantes de lúpus	Ocasional, leve/ moderada	Rara	Variável, leve/ grave	Comum, leve/ moderada	Raro, leve	Rara, leve	Ausente
SHU	HA casual	Comum, moderada/ grave	Casual	Grave	Grave	Raro	Ausente	Ausente

FGAG: fígado gorduroso agudo da gravidez; LES: lúpus eritematoso sistêmico; PTT: púrpura trombocitopênica trombótica; SHU: síndrome hemolítico-urêmica.
Fonte: FEBRASGO, 2011.[43]

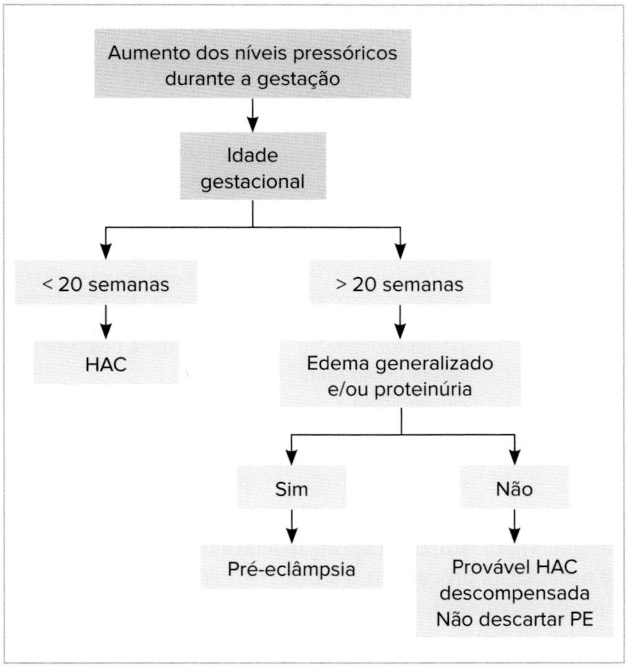

FIGURA 1
Diagnóstico das síndromes hipertensivas na gestação.

Fatores nutricionais

O ponto mais estudado para a prevenção da pré-eclampsia é o uso de cálcio durante a gestação. Em estudo nutricional na Guatemala encontraram-se baixas taxas de pré-eclampsia na população e este aspecto foi correlacionado a alta ingestão de cálcio. Tal achado foi responsável por hipótese que correlacionava aumento na ingesta de cálcio com prevenção de pré-eclampsia. Em revisão sistemática da Biblioteca Cochrane, com aproximadamente 15.730 mulheres, foi encontrado que a eficácia na redução no risco de desenvolvimento de pré-eclampsia se dava de forma mais pronunciada no grupo com baixa ingesta de cálcio na dieta (risco relativo 0,36; 95% IC; 0,20 a 0,65).

Agentes antiplaquetários

Os estudos de metanálise da Biblioteca Cochrane revelam que o emprego de agentes antiplaquetários (principalmente baixas doses de ácido acetilsalicílico, 1,0 mg/kg/dia, com objetivo de inibir a produção do tromboxano plaquetário) apresentariam benefícios moderados na prevenção da pré-eclampsia e suas consequências.

Em 2017, foi publicado o estudo "ASPRE – *Aspirin versus placebo in pregnancies at high risk for preterm preeclampsia*" que avaliou a utilização de 150 mg de AAS em pacientes com alto risco para pré-eclampsia diagnosticado pelo estudo morfológico de primeiro trimestre. Essa terapêutica reduziu de maneira significativa a frequência desse diagnóstico, principalmente quando analisado o grupo mais grave com pré-eclampsia precoce (diagnóstico antes de 34 semanas) (*odds ratio* = 0,38; 95%IC; 0,20-0,74; P = 0,004).[49]

Com base nesse estudo, a Federação Internacional de Ginecologia e Obstetrícia (FIGO) propõe o rastreamento universal da pré eclampsia por meio dos dados de de história e exame físico materno (pressão arterial média, peso e altura), bem como com ultrassom do 1º trimestre com Doppler de artérias uterinas e marcadores bioquímicos (em especial o PLGF). Em países de baixa renda, na impossibilidade de realização do Doppler e da dosagem dos marcadores bioquímicos, o rastreamento deveria ser feito pelo menos levando em consideração os dados maternos (as taxas de detecção utilizando os diferentes métodos está listada na Tabela 3). Na presença de identificação de alto risco para PE (maior que 1:100), recomenda-se a prevenção com AAS 100 a 150 mg/dia, associado à suplementação de cálcio, iniciando no 1º trimestre).[50]

Da mesma forma, propõe-se o emprego de AAS para as pacientes com antecedente de formas graves de hipertensão na gestação, bem como naquelas com nefropatia de base.

Conduta clínica e obstétrica durante o pré-natal

Hipertensão arterial crônica

O objetivo da terapêutica da paciente com HAC é a manutenção do controle pressórico com a tentativa de placentação em níveis pressóricos adequados, diminuição nas taxas de pré-eclampsia superajuntada e melhora no prognóstico.

Repouso adequado, redução do estresse emocional, atividades físicas regulares e dieta hipossódica (2 a 3 g/dia de sal) são recomendados.

No início do pré-natal, sugere-se a coleta de proteinúria de 24 horas, ácido úrico e função renal, além dos exames de rotina do pré-natal. Tais exames podem ajudar na diferenciação diagnóstica na suspeita de pré-eclampsia superajuntada ao final da gestação. Se a paciente apresentar antecedente de hipertensão de longa, data cabe aproveitar a oportunidade para otimização da avaliação de lesão de órgãos-alvo, como fundo de olho e ecocardiograma.

A terapêutica medicamentosa hipotensora tem como meta antes da 20ª semana, a normalização dos níveis pressóricos. Quando sua introdução se dá após a 20ª semana, seu objetivo é diminuir em 20 a 30% dos valores pressóricos iniciais. O estudo "CHIPS", realizado em 2015, é o mais importante em validar a utilização de medicações hipotensoras para diminuição de eventos hipertensivos maternos graves durante a gestação.[51] No estudo foi observado que o controle rigoroso da pressão arterial não modificou os desfechos perinatais, mas houve redução de desfechos maternos adversos, como hipertensão grave e alterações laboratoriais.

As drogas mais utilizadas em nosso meio estão descritas na Tabela 4. Vale lembrar que em obstetrícia, diferente da clínica

TABELA 3 Taxas de detecção de pré-eclampsia (PE) precoce (< 34 semanas) e tardia de acordo com fatores maternos (epidemiologia, exame físico), isolados ou combinados a Doppler de artérias uterinas e marcador bioquímico (fator de crescimento placentário)

Método de rastreamento	Taxa de detecção (DR) PE precoce DR % (IC 95%)	Taxa de detecção (DR) PE tardia DR % (IC 95%)
Fatores de risco maternos (FRM)	44,8 (40,5-49,2)	33,5 (31,0-36,2)
FRM + PAM	50,5 (46,1-54,9)	38,2 (35,6-40,9)
FRM + DAU	58,4 (54,0-62,7)	35,2 (32,7-37,9)
FRM+ PAM + DAU	68,4 (64,1-72,3)	41,4 (38,8-44,2)
FRM + PAM + PLGF	66,1 (61,8-70,2)	39,3 (36,7-42,0)
FRM + DAU + PLGF	74,8 (70,8-78,5)	41,0 (38,3-43,7)
FRM + PAM + DAU + PLGF	74,8 (70,8-78,5)	41,3 (38,7-44,1)

PAM: pressão arterial média; DAU: Doppler de artérias uterinas (média do índice de pulsatilidade dos dois lados); PLGF: fator de crescimento placentário. Obs.: rastreamento positivo em 10% dos casos. Fonte: adaptada de Poon et al., 2019.[58]

TABELA 4 Drogas mais utilizadas para controle da hipertensão na gestação

	Droga	Posologia
1ª opção	Metildopa	750 mg a 2 g/dia divididos em 3 a 4 doses
2ª opção	Besilato de anlodipino	5 a 10 mg/dia (em uma a duas doses)
3ª opção (ver observações)	Betabloqueadores ■ Metoprolol ■ Carvedilol	25 a 100 mg/dia (uma a duas doses/dia) 12,5 a 50 mg/dia (duas doses/dia)
	Hidralazina (via oral)	50 a 200 mg/dia (em duas doses/dia)
	Diuréticos (em pacientes com repercussão renal ou cardíaca)	Conforme necessidade (menor dose possível)

médica, opta-se por monoterapia até que a dose máxima seja atingida (para reduzir a exposição fetal a diferentes fármacos). Se necessário, procede-se à adição de mais drogas, cautelosa e progressivamente. Considera-se bom controle pressórico aquelas pacientes que apresentam PAS abaixo de 150 mmHg e PAD abaixo de 10 mmHg.

Os medicamentos inibidores da enzima de conversão da angiotensina e os antagonistas dos receptores da angiotensina estão proscritos em qualquer fase da gravidez, devido ao risco de teratogênese e supressão do sistema renina-angiotensina-aldosterona do feto, com possível consequências em diminuição de função renal, mas podem ser utilizados no puerpério, pois a excreção láctea é insignificante e não impede o aleitamento materno.

Em decorrência da disponibilidade na rede de distribuição do Sistema Único de Saúde e de seu efeito menos pronunciado como anti-hipertensivo (diminuindo lentamente os níveis pressóricos) a alfametildopa acaba, na prática, sendo a droga mais utilizada. A alfametildopa apresenta efeito hepatotóxico e é contraindicada em paciente com hepatopatia ativa.

Os bloqueadores dos canais de cálcio são boas opções no tratamento da hipertensão durante a gestação. O anlodipino é um inibidor do influxo do íon de cálcio (bloqueador do canal lento de cálcio ou antagonista do íon cálcio) e inibe o influxo transmembrana do íon cálcio para o interior da musculatura lisa cardíaca e vascular. Usualmente na prática clínica a dose máxima de anlodipino é de 10 mg/dia. Na Clínica Obstétrica do HCFMUSP, em casos graves, com intuito de postergar o parto, e levando em conta a limitação da terapêutica, temos utilizado até 15 mg/dia.

A nifedipina, outro bloqueador de canal de cálcio, pode ser utilizada, desde que em sua forma de liberação lenta. O uso sub-lingual de nifedipina é proscrito da prática obstétrica por causa da queda brusca dos níveis pressóricos.

Recomendamos internar a paciente quando houver necessidade de introdução de uma terceira droga anti-hipertensiva, para avaliar aderência ao tratamento e rever diagnósticos. Atualmente, nas raras situações em que necessitamos de uma terceira droga, temos recorrido ao uso de beta-bloquadores. O metoprolol já tem sido usado há algum tempo em gestantes, e o carvedilol é um alfa e beta bloqueador, assim como o labetalol, primeira escolha no países onde é disponível (América do Norte e Europa). A hidralazina também pode ser utilizada. Os diuréticos não devem ser usados quando existe pré-eclampsia superajuntada, sendo seu uso reservado para os casos de nefropatia ou cardiopatia associados.

Os critérios de internação das pacientes com HAC são:

- Diagnóstico de pré-eclampsia superajuntada.
- Urgência ou emergência hipertensiva.
- Controle pressórico inadequado após otimização de medicações.
- Necessidade de controle da vitalidade fetal (sinais de insuficiência placentária).

Pré-eclampsia

A primeira linha de tratamento para a pré-eclampsia é repouso, seguido de sedação, se necessário, que poderá ser feita com levomepromazina 3 mg (três gotas) a cada 8 ou 12 horas em pacientes internadas.

Abalos et al. encontraram em revisão sistemática que o tratamento de pacientes com níveis pressóricos aumentados de forma leve a moderada reduziria o risco de evolução para formas graves (OR 0,50; IC95%; 0,41 a 0,61).[52]

Vale lembrar que pacientes com pré-eclampsia apresentam hipovolemia relativa e reatividade vascular aumentada, portanto são mais susceptíveis as medicações hipotensoras. Recomenda-se, portanto, cuidado na dosagem das medicações para não promover hipotensão e hipofluxo placentário. As medicações hipotensoras mais utilizadas na pré-eclampsia são as mesmas utilizadas para a HAC.

Ressaltamos que o uso de diuréticos de alça restringe-se apenas nos casos com clara indicação clínica, como em cardiopatias, nefropatas crônicas com retenção hídrica ou em situações onde seja relevante maior redução do volume plasmático (edema agudo de pulmão).

Caso a paciente apresente algum dos critérios que a classifique como "forma grave" ou caso exista a necessidade de utilização de mais de duas drogas para o controle pressórico é indicada a internação hospitalar.

Eclampsia

A conduta inicial em pacientes com eclampsia deve ser o emprego de medidas para estabilização clínica de pacientes graves (jejum, oxigenação, proteção da língua com cânula de Guedel, acesso venoso, leito com grades de proteção levantadas e em posição semissentada). A paciente deve ser mantida, preferencialmente, em ambiente calmo, porém sob monitoração intensa. A paciente deve receber cuidados de terapia intensiva, orquestrados por obstetra versado no cuidado dessa doença.

O medicamento de escolha para o tratamento de qualquer caso de eclampsia é o sulfato de magnésio. Os esquemas de administração da medicação estão descritos na Tabela 5. Independentemente do esquema utilizado, os sinais clínicos de intoxicação por magnésio devem ser pesquisados periodicamente (nos esquemas de administração endovenosa) ou antes da próxima dose (no esquema intramuscular). Caso a paciente apresente abolição de reflexos patelares, frequência respiratória menor que 14 irpm ou diurese inferior a 25 mL/h a infusão/dose deve ser temporariamente suspensa/atrasada até obtenção de critérios clínicos para manutenção da medicação. Caso ocorra intoxicação grave por magnésio, seu antidoto é o gluconato de cálcio.

TABELA 5 Esquemas de administração do sulfato de magnésio na gravidez para prevenção e tratamento de eclampsia

Esquema	Dose ataque	Dose de manutenção*
Pritchard	4 g EV + 10 g IM (5 g em cada nádega)	5 g IM 4/4h
Zuspan	4 g EV em 5-10 min	1-2 g/h EV
Sibai	6 g EV em 20 min	2-3 g/h EV

*A dose de manutenção de ver mantida por 24 horas após o parto ou a última convulsão. EV: endovenoso.

Na eventualidade da paciente manter convulsões após o tratamento com sulfato de magnésio opta-se por medicá-la com fenitoína e realizar exames de imagem do sistema nervoso central para investigação de diagnóstico diferencial para os episódios convulsivos.

Síndrome HELLP

Quadros de síndrome HELLP são muito graves e geralmente opta-se pela resolução da gestação em presença de viabilidade fetal. Em pacientes com descontrole pressórico e sem utilização de tratamento prévio, pode-se tentar a otimização do tratamento, reavaliação precoce dos exames laboratoriais (em no máximo 6 horas após internação) e caso haja melhora laboratorial e clínica é possível tratamento expectante com criteriosa observação.

Em gestações inviáveis, em decorrência da prematuridade extrema, em que a gravidade do caso exija a resolução da gestação, pode ser utilizada corticoterapia com dexametasona para melhora na condição clínica materna e tentativa de parto por via vaginal.

Emergência/urgência hipertensivas

Define-se emergência hipertensiva como a elevação abrupta da PA acompanhada de sinais de comprometimento agudo de órgãos-alvo. Nestes casos, principalmente se nível de PAD acima de 110 mmHg, o controle pressórico deve ser realizado com a utilização de medicação endovenosa. A placenta é também considerada um órgão-alvo, portanto, o diagnóstico dessas intercorrências na gestação diferem dos *guidelines* adotados pelas associações clínicas. A medicação de escolha é a hidralazina, pois apresenta melhor segurança fetal. As condutas nestas situações estão demonstradas na Figura 2.

Na presença de sintomas de iminência de eclampsia (cefaleia acompanhada de alterações visuais e epigastralgia), recomendamos iniciar o sulfato de magnésio antes da hidralazina, para a prevenção de eclampsia.

Após controle pressórico, se manutenção de sintomas, prescrever sintomáticos. Se mesmo após utilização de 30 mg de hidralazina endovenosa a paciente ainda apresentar emergência hipertensiva pode ser utilizado o nitroprussiato de sódio, entretanto seu tempo de uso deve se restringir a no máximo 6 horas, pois após este período pode haver intoxicação fetal por metabólitos da droga. Outra opção é a utilização de infusão de nitroglicerina. Em ambos os casos, o controle deve ser intenso, e a redução da PA deve ser de 20 a 30% dos níveis iniciais.

Conduta obstétrica

O tratamento da pré-eclampsia é o parto. Entretanto controlá-la, para postergar o parto, possibilita redução drástica na morbidade e mortalidade fetal.

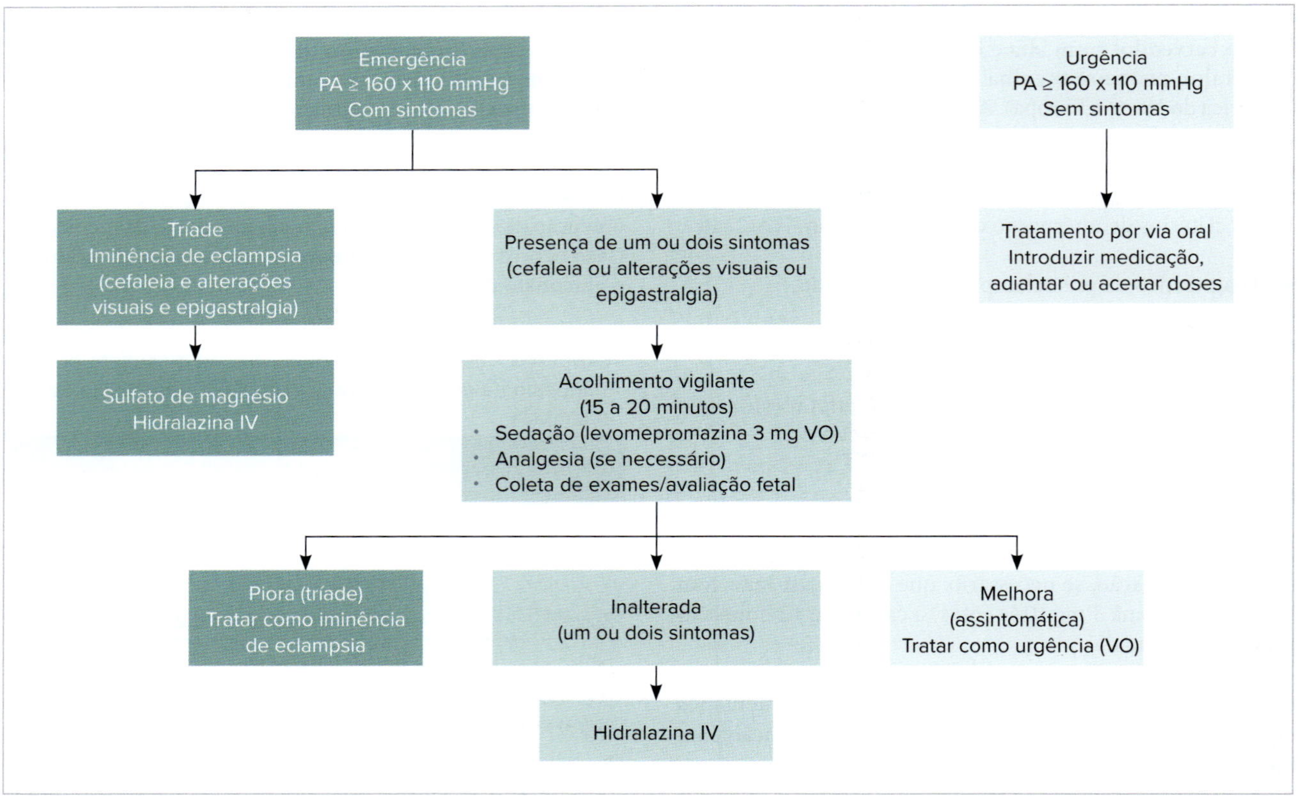

FIGURA 2
Conduta diante de emergência hipertensiva.

O feto deve ser avaliado frente a qualquer quadro de síndrome hipertensiva na gestação. Em gestações viáveis, fica indicada a realização de vitalidade fetal com dopplerfluxometria de artérias umbilicais, perfil biofísico fetal (incluindo a cardiotocografia) e a estimativa de peso fetal com ultrassonografia obstétrica. Usualmente o critério para a resolução prematura da gestação ocorre por acometimento fetal.

Os casos são seguidos dessa forma até que se observe critério para resolução da gestação, materno ou fetal; ou até a idade gestacional considerada como meta para cada síndrome hipertensiva da gestação (descrita na Tabela 6). Os critérios de resolução da gestação são:

- Maternos.
  - Impossibilidade de controle da doença materna.
  - Eclampsia/iminência de eclampsia em gestação com feto em idade gestacional viável.
  - Síndrome HELLP sem melhora clínica inicial.
- Fetais.
  - Alterações no perfil hemodinâmico fetal com ducto venoso maior que 1 (mediata) ou maior que 1,5 (imediata).
  - Perfil biofísico fetal alterado.
  - Oligoâmnio (índice de líquido amniótico menor que 5 cm).

Considerar administração de corticoterapia para aceleração da maturação pulmonar fetal quando se vislumbra a possibilidade de interrupção da gestação antes da 34a semana, em especial nos casos de vitalidade alterada com indicação mediata de resolução da gestação, e quando a condição materna permite aguardar 48 horas sem perigo de piora do quadro hipertensivo.

TABELA 6 Meta de idade gestacional nas síndromes hipertensivas para resolução da gestação na Clínica Obstétrica do HCFMUSP

Síndrome hipertensiva		Meta
Forma leve	Pré-eclampsia leve	Parto com 40 semanas
	HAC não complicada	
Forma grave	Pré-eclampsia grave	Parto com 37 semanas
	HAC complicada	
	Pré-eclampsia superajuntada	
	Síndrome HELLP	Parto com 34 semanas*
	Eclampsia	Parto após a viabilidade fetal

* A depender das condições clínicas maternas.

Impacto futuro das síndromes hipertensivas na gestação

Atualmente, a literatura médica questiona se as pacientes que desenvolvem alguma forma de hipertensão durante a gestação o fazem em decorrência de alguma predisposição à doença cardiovascular. Alguns estudos propõe que essas pacientes apresentam *status* metabólico "preparado" para o desenvolvimento da doença cardiovascular e que a sobrecarga imposta pela gestação não seria o fator.[53-57]

Bellamy et al., em 2007, em metanálise identificaram qual o impacto da pré-eclampsia para diversas formas de complicações cardiovasculares. Os principais resultados encontrados pelos autores estão demonstrados na Tabela 7.[53] Em 2014, Ahmed et al. em estudo de revisão encontraram resultados semelhantes.[56]

TABELA 7 Doenças cardiovasculares e pré-eclampsia

Morbidade	Risco relativo	Intervalo de confiança 95%
Hipertensão na vida futura	3,7	2,70-5,05
Isquemia miocárdica	2,16	1,86-2,52
Acidente vascular cerebral (AVC)	1,81	1,45-2,27
Tromboembolismo venoso (incluindo AVC)	1,79	1,37-2,33

Fonte: adaptada de Bellamy et al., 2007.[53]

RESUMO

As síndromes hipertensivas na gestação formam um grupo de doenças que representa considerável agravo no resultado materno, fetal e perinatal. Seu tratamento adequado melhora os resultados gestacionais e o prognóstico materno. Além disso, a pré-eclâmpsia deve ser considerada uma oportunidade de identificação de pacientes com maior risco cardiovascular futuro.

Referências bibliográficas

1. Visintin C, Mugglestone MA, Almerie MQ, et al. Management of hypertensive disorders during pregnancy: summary of NICE guidance. BMJ. 2010;341:c2207.
2. Mustafa R, Ahmed S, Gupta A, Venuto RC. A comprehensive review of hypertension in pregnancy. J Pregnancy. 2012;2012:105918.
3. Regitz-Zagrosek V, Roos-Hesselink JW, Bauersachs J, Blomström-Lundqvist C, Cífková R, De Bonis M, et al. 2018 ESC Guidelines for the management of cardiovascular diseases during pregnancy. Eur Heart J. 2018;39:3165-241.
4. Vega CE, Kahhale S, Zugaib M. Maternal mortality due to arterial hypertension in Sao Paulo City (1995-1999). Clinics (Sao Paulo, Brazil) 2007;62:679-84.
5. Wallis AB, Saftlas AF, Hsia J, Atrash HK. Secular trends in the rates of preeclampsia, eclampsia, and gestational hypertension, United States, 1987-2004. Am J Hypertension. 2008;21:521-6.
6. Kearney PM, Whelton M, Reynolds K, Muntner P, Whelton PK, He J. Global burden of hypertension: analysis of worldwide data. Lancet. 2005;365:217-23.
7. Pak KJ, Hu T, Fee C, Wang R, Smith M, Bazzano LA. Acute hypertension: a systematic review and appraisal of guidelines. The Ochsner Journal. 2014;14:655-63.

8. Abalos E, Cuesta C, Carroli G, et al. Pre-eclampsia, eclampsia and adverse maternal and perinatal outcomes: a secondary analysis of the World Health Organization Multicountry Survey on Maternal and Newborn Health. Bjog. 2014;121 Suppl 1:14-24.
9. Tan EK, Tan EL. Alterations in physiology and anatomy during pregnancy. Best Practice & Research Clinical Obstetrics & Gynaecology. 2013;27:791-802.
10. Bortolotto MR, Doença hipertensiva específica da gestação. Intercorrências obstétricas. In: Zugaib M, Francisco RPV. Zugaib Obstetrícia 4a ed. Barueri: Manole; 2020. cap 34, p.649-83.
11. Tranquilli AL, Dekker G, Magee L, et al. The classification, diagnosis and management of the hypertensive disorders of pregnancy: A revised statement from the ISSHP. Pregnancy Hypertension. 2014;4:97-104.
12. Hypertension in pregnancy. Report of the American College of Obstetricians and Gynecologists' Task Force on Hypertension in Pregnancy. Obstet Gynecol. 2013;122:1122-31.
13. Lowe SA, Bowyer L, Lust K, et al. The SOMANZ Guidelines for the Management of Hypertensive Disorders of Pregnancy 2014. Aust N Z J Obstet Gynaecol. 2015;55:11-6.
14. Gillon TE, Pels A, von Dadelszen P, MacDonell K, Magee LA. Hypertensive disorders of pregnancy: a systematic review of international clinical practice guidelines. PloS one. 2014;9:e113715.
15. Brown MA, Magee LA, Kenny LC, et al. The hypertensive disorders of pregnancy: ISSHP classification, diagnosis & management recommendations for international practice. Pregnancy Hypertension. 2018;13:291-310.
16. Koopmans CM, van Pampus MG, Groen H, Aarnoudse JG, van den Berg PP, Mol BW. Accuracy of serum uric acid as a predictive test for maternal complications in pre-eclampsia: bivariate meta-analysis and decision analysis. Eur J Obstet Gynecol Reprod Biol. 2009;146:8-14.
17. Sibai BM. Chronic hypertension in pregnancy. Obstet Gynecol. 2002;100:369-77.
18. Bortolotto MR. Hipertensão arterial sistêmica. Intercorrências clínico-cirúrgicas. In: Zugaib M, Francisco RPV. Zugaib Obstetrícia 4a ed. Barueri: Manole; 2020. p.922-34.
19. Levine RJ, Hauth JC, Curet LB, et al. Trial of calcium to prevent preeclampsia. N Engl J Med. 1997;337:69-76.
20. Poston L, Briley AL, Seed PT, Kelly FJ, Shennan AH. Vitamin C and vitamin E in pregnant women at risk for pre-eclampsia (VIP trial): randomised placebo-controlled trial. Lancet. 2006;367:1145-54.
21. Rumbold AR, Crowther CA, Haslam RR, Dekker GA, Robinson JS. Vitamins C and E and the risks of preeclampsia and perinatal complications. N Engl J Med. 2006;354:1796-806.
22. Rumbold A, Duley L, Crowther CA, Haslam RR. Antioxidants for preventing pre-eclampsia. Cochrane Database Syst Rev. 2008:Cd004227.
23. Kahhale S, Zugaib M. Fisiopatologia da Pré-eclampsia. In: Kahhale S, Zugaib M, eds. Sindromes hipertensivas na gravidez. Rio de Janeiro: Atheneu; 1995:15-30.
24. Levine RJ, Maynard SE, Qian C, et al. Circulating angiogenic factors and the risk of preeclampsia. N Engl J Med. 2004;350:672-83.
25. Makris A, Thornton C, Thompson J, et al. Uteroplacental ischemia results in proteinuric hypertension and elevated sFLT-1. Kidney International. 2007;71:977-84.
26. Robinson CJ, Johnson DD, Chang EY, Armstrong DM, Wang W. Evaluation of placenta growth factor and soluble Fms-like tyrosine kinase 1 receptor levels in mild and severe preeclampsia. Am J Obstet Gynecol. 2006;195:255-9.
27. Silva FRO, Sass N. Fundamentos fisiopatológicos. In: Sass N, ed. Hipertensão arterial e nefropatias na gestação. Diretrizes e rotinas assistenciais. 2 ed. São Paulo: Universidade Federal de São Paulo – Escola Paulista de Medicina; 2007.
28. August P. Preeclampsia: a "nephrocentric" view. Advances in Chronic Kidney Disease. 2013;20:280-6.
29. Granger JP, LaMarca BB, Cockrell K, et al. Reduced uterine perfusion pressure (RUPP) model for studying cardiovascular-renal dysfunction in response to placental ischemia. Methods in Molecular Medicine. 2006;122:383-92.
30. Taylor RN, Davidge ST, Roberts JM. Endothelial cell dysfunction and oxidative stress. In: Lindheimer MD, Cunningham FG, Roberts JM, eds. Chesley's hypertensive disorders in pregnancy. 3 ed. Amsterdam: Elsevier; 2009. p. 145-70.
31. Klonoff-Cohen HS, Savitz DA, Cefalo RC, McCann MF. An epidemiologic study of contraception and preeclampsia. JAMA. 1989;262:3143-7.
32. Tubbergen P, Lachmeijer AMA, Althuisius SM, Vlak MEJ, van Geijn HP, Dekker GA. Change in paternity: a risk factor for preeclampsia in multiparous women? Journal of Reproductive Immunology. 1999;45:81-8.
33. Tuffnell DJ, Jankowicz D, Lindow SW, et al. Outcomes of severe pre-eclampsia/eclampsia in Yorkshire 1999/2003. BJOG: An International Journal of Obstetrics & Gynaecology. 2005;112:875-80.
34. Wang JX, Knottnerus A-M, Schuit G, Norman RJ, Chan A, Dekker GA. Surgically obtained sperm, and risk of gestational hypertension and pre-eclampsia. The Lancet. 2002;359:673-4.
35. Levron Y, Dviri M, Segol I, et al. The 'immunologic theory' of preeclampsia revisited: a lesson from donor oocyte gestations. Am J Obstet Gynecol. 2014;211:383.e1-5.
36. Le Ray C, Scherier S, Anselem O, et al. Association between oocyte donation and maternal and perinatal outcomes in women aged 43 years or older. Hum Reprod. 2012;27:896-901.
37. Paré E, Parry S, McElrath TF, Pucci D, Newton A, Lim KH. Clinical risk factors for preeclampsia in the 21st century. Obstet Gynecol. 2014;124:763-70.
38. Haram K, Mortensen JH, Nagy B. Genetic aspects of preeclampsia and the HELLP syndrome. J Pregnancy. 2014;2014:910751.
39. Haram K, Svendsen E, Abildgaard U. The HELLP syndrome: clinical issues and management. A Review. BMC Pregnancy and Childbirth. 2009;9:8.
40. Townsley DM. Hematologic complications of pregnancy. Seminars in Hematology. 2013;50:222-31.
41. Sibai BM. The HELLP syndrome (hemolysis, elevated liver enzymes, and low platelets): much ado about nothing? Am J Obstet Gynecol. 1990;162:311-6.
42. Parpinelli MA, Pinto e Silva JL, Pereira BG, Amaral E, Rodrigues F, Torres JLC. Distúrbio hipertensivo na gravidez acompanhado por síndrome HELLP. Revista Brasileira de Ginecologia e Obstetrícia. 1994;16:129-34.
43. FEBRASGO. Manual de gestação de alto risco. 2011.
44. Beazley D, Ahokas R, Livingston J, Griggs M, Sibai BM. Vitamin C and E supplementation in women at high risk for preeclampsia: a double-blind, placebo-controlled trial. Am J Obstet Gynecol. 2005;192:520-1.
45. Chappell LC, Seed PT, Briley AL, et al. Effect of antioxidants on the occurrence of pre-eclampsia in women at increased risk: a randomised trial. Lancet. 1999;354:810-6.
46. Spinnato JA 2nd, Freire S, Pinto ESJL, et al. Antioxidant therapy to prevent preeclampsia: a randomized controlled trial. Obstet Gynecol 2007;110:1311-8.
47. Villar J, Purwar M, Merialdi M, et al. World Health Organisation multicentre randomised trial of supplementation with vitamins C and E among pregnant women at high risk for pre-eclampsia in populations of low nutritional status from developing countries. Bjog. 2009;116:780-8.
48. Xu H, Perez-Cuevas R, Xiong X, et al. An international trial of antioxidants in the prevention of preeclampsia (INTAPP). Am J Obstet Gynecol. 2010;202:239.e1-.e10.
49. Rolnik DL, Wright D, Poon LC, et al. Aspirin versus Placebo in pregnancies at high risk for preterm preeclampsia. N Engl J Med. 2017;377:613-22.
50. De Oliveira LG, Diniz ALD, Prado CAC, Da Cunha Filho EV, De Souza FLP, Korkes HA, et al. Pre-eclampsia: universal screening or universal prevention for low and middle-income settings? Rev Bras Ginecol Obstet. 2021;43(01):61-5.
51. Magee LA, Singer J, von Dadelszen P. Less-tight versus tight control of hypertension in pregnancy. N Engl J Med. 2015;372:2367-8.
52. Abalos E, Duley L, Steyn DW. Antihypertensive drug therapy for mild to moderate hypertension during pregnancy. Cochrane Database Syst Rev. 2014;2:Cd002252.
53. Bellamy L, Casas JP, Hingorani AD, Williams DJ. Pre-eclampsia and risk of cardiovascular disease and cancer in later life: systematic review and meta-analysis. BMJ. 2007;335:974.
54. Wilson BJ, Watson MS, Prescott GJ, et al. Hypertensive diseases of pregnancy and risk of hypertension and stroke in later life: results from cohort study. BMJ. 2003;326:845.
55. Ray JG, Vermeulen MJ, Schull MJ, Redelmeier DA. Cardiovascular health after maternal placental syndromes (CHAMPS): population-based retrospective cohort study. Lancet. 2005;366:1797-803.

56. Ahmed R, Dunford J, Mehran R, Robson S, Kunadian V. Pre-eclampsia and future cardiovascular risk among women: a review. J Am Coll Cardiol. 2014;63:1815-22.
57. Sattar N, Greer IA. Pregnancy complications and maternal cardiovascular risk: opportunities for intervention and screening? BMJ. 2002;325:157-60.
58. Poon LC, Shennan A, Hyett JA, Kapur A, Hadar E, Divakar H, et al. The International Federation of Gynecology and Obstetrics (FIGO) initiative on pre-eclampsia: a pragmatic guide for first-trimester screening and prevention. Int J Gynaecol Obstet. 2019;145(Suppl 1):1-33.

Capítulo 7

Hipertensão arterial no idoso

Mariana Bellaguarda de Castro Sepulvida
Claudia F. Gravina
Roberto Alexandre Franken
Roberto Dischinger Miranda

PONTOS-CHAVE

- Mais de 60% dos idosos brasileiros são hipertensos e a rigidez arterial decorrente do envelhecimento é a principal responsável pelo aumento da pressão arterial sistólica (PAS).
- A hipertensão arterial (HA) do idoso apresenta particularidades que podem dificultar o diagnóstico correto, destacando-se o hiato auscultatório, a hipotensão ortostática e pós-prandial, hipertensão mascarada e do avental branco, pseudo-hipertensão e hipertensão sistólica isolada.
- A redução de peso, dieta DASH (*Diet Approach to Stop Hypertension*), restrição de sódio, controle de potássio na dieta, atividade física e controle de bebida alcoólica são ferramentas úteis no tratamento da HA do idoso, contribuindo para a redução da polifarmácia.
- A meta pressórica deve ser sempre individualizada, considerando diversos fatores, com destaque para a condição funcional e comorbidades, visto ser um marcador prognóstico melhor até mesmo que a idade.
- Existem divergências entre as diferentes diretrizes, sendo que a última Diretriz Brasileira de HA sugere, para idosos robustos e hígidos, a meta de 130-139 mmHg de PAS e 70-79 mmHg de PAD. Já para os frágeis a meta de 140-149 mmHg de PAS e 70-79 mmHg de PAD.

Introdução

O envelhecimento altera a morfologia e a hemodinâmica cardiovascular. O aumento da pressão arterial sistólica (PAS) observado com a idade é decorrente da diminuição da distensibilidade e da elasticidade dos grandes vasos. A artéria mais rígida é menos complacente e sofre maior variação da pressão para um mesmo volume ejetado, elevando a PAS.[1] Isso não significa que a hipertensão arterial (HA) não deva ser adequadamente tratada na população idosa. Além de estar associada a todas as doenças cardiovasculares, a HA também já foi destacada como principal fator de risco para anos de vida perdidos ou vividos com dependência.[2] Seu diagnóstico e tratamento adequado trazem benefício para indivíduos de qualquer faixa etária, inclusive para aqueles com idade mais avançada.

Epidemiologia e risco cardiovascular

Com o envelhecimento populacional, há um aumento na prevalência global de HA. Segundo um estudo epidemiológico brasileiro, mais de 60% dos idosos brasileiros e até 80% das mulheres com mais de 75 anos são hipertensos.[3] Estima-se que o risco de um indivíduo normotenso entre 55 e 65 anos de idade desenvolver HA ao longo dos próximos 20 anos de vida seja de 90%.[4]

Estudos já demonstraram que o controle da PA no idoso pode reduzir o risco em até 47% de acidente vascular cerebral (AVC), 33% de infarto do miocárdio (IM) e até 43% de mortalidade cardiovascular e global.[5,6]

Diagnóstico

A medida de PA deve ser realizada pelo menos duas vezes em pelo menos duas ocasiões distintas. O médico deve certificar-se de que o paciente não esteja com a bexiga cheia, tenha praticado exercícios físicos na última hora, ingerido bebidas alcoólicas, café ou alimentos, ou fumado nos 30 minutos anteriores. O paciente deve permanecer em repouso por 3 a 5 minutos em ambiente calmo, em silêncio, confortável, em posição sentada com dorso recostado, pernas descruzadas e pés apoiados no chão. O braço deve estar na altura do coração, apoiado, com a palma da mão para cima. As roupas não podem garrotear o membro.[7]

Segundo as recomendações brasileiras, é hipertenso aquele que apresentar valores de PAS ≥ 140 mmHg e ou PAD ≥ 90 mmHg durante a aferição de consultório. Caso considere necessário, pode-se lançar mão de ferramentas complementares para auxiliar o diagnóstico. A monitoração ambulatorial da pressão arterial (MAPA) e a monitoração residencial da pressão arterial (MRPA) são opções para avaliação em domicílio e refletem a PA durante as atividades usuais do paciente. Além disso, só a MAPA é capaz de avaliar o comportamento pressórico durante o sono.[7]

Quando comparados com os valores da PA no consultório, os valores da MAPA e da MRPA são mais baixos e o limiar de diagnóstico para HA é ≥ 130/80 mmHg. A monitorização da PA fora do consultório, seja pela MAPA ou pela MRPA é cada vez mais valorizada e indicada no diagnóstico da HAS no idoso, especialmente com o advento da telemedicina, situação em que não é possível o médico aferir a pressão do paciente. Além disso, devido às particularidades do envelhecimento, a indicação da MAPA e da MRPA pode ser fundamental após as mudanças de terapia a fim de evitar erro de tratamento em casos de hipertensão mascarada e do avental branco.[7,8]

Peculiaridades da pressão arterial do idoso

Na população idosa, a PA apresenta grande variabilidade em situações distintas. É fundamental conhecer suas peculiaridades a fim de realizar o diagnóstico adequado e instituir o melhor tratamento para cada caso.

A fisiopatologia da HA no idoso tem vários fatores envolvidos, hemodinâmicos, anatômicos (rigidez arterial), neuro-humorais, disfunção endotelial e autonômicos além do envelhecimento renal. No idoso a perda da elasticidade arterial torna o continente arterial menos elástico e incapaz de se adequar às variações de volume durante o ciclo cardíaco, levando a hipertensão sistólica isolada que, acompanhada de queda na pressão diastólica, promove aumento na pressão de pulso. Além disso a onda de choque reversa reforça este mecanismo. Sasaki et al.[9] constataram que o aumento do NT-proBNP pode ser um marcador da rigidez arterial independente da disfunção ventricular.

Hipotensão ortostática

Seu diagnóstico é definido com a aferição da PA na posição deitada seguida da aferição na posição em pé após 2 a 5 minutos. Caracteriza-se como hipotensão ortostática (HO) caso ocorra uma redução da PAS maior que 20 mmHg ou da pressão arterial diastólica (PAD) maior que 10 mmHg. Alterações ateroscleróticas dos seios carotídeos podem reduzir a sensibilidade dos barorreceptores, ocasionando maior variabilidade da PA nos idosos e redução dos reflexos posturais, predispondo à HO.[10] Polineuropatias periféricas e doenças parkinsonianas, assim como o uso de medicamentos tais quais diuréticos (DIU), antidepressivos, vasodilatadores e betabloqueadores (BB) podem também ocasionar HO em até 34% de idosos com mais de 75 anos.[11]

O quadro clínico associado à HO é consequente da diminuição da perfusão cerebral levando a sintomas como tontura, turvação visual, escotomas, dor na nuca e ombros e até mesmo síncope. Pode haver sintomas imediatamente após a mudança do decúbito ou demorar para se manifestar, o que dificulta o diagnóstico.[12] Sintomas mais inespecíficos também são comuns e cerca de 16,2% dos casos podem ser assintomáticos.[13] A HO está associada ao aumento do risco de quedas, ataque isquêmico transitório (AIT) e IM.[13]

Seu tratamento baseia-se em identificar possíveis fatores desencadeantes e corrigi-los. Adequar as medicações, promover a euvolemia, encorajar o uso de meias elásticas e a prática de atividade física e orientar cuidado com ambientes quentes ou mudança brusca de posição.[12] Durante a manifestação dos sintomas, o paciente deve realizar medidas que aumentem o retorno venoso como cruzar as pernas ou agachar-se.[14] Para os casos refratários, a fludrocortisona é o medicamento de escolha. A dose inicial é de 0,1 mg/dia podendo ser aumentada para até 1 mg/dia se necessário, porém, acima de 0,3 mg/dia há aumento do risco de eventos adversos sem a certeza de melhora na eficácia.

Hipotensão pós-prandial

Os parâmetros para diagnóstico de hipotensão pós-prandial (HPP) são os mesmos da HO, no entanto, a medida é realizada 15 a 90 minutos após a refeição e não se relaciona com a posição do paciente. Acredita-se que ocorra uma compensação simpática inadequada ao aumento do fluxo sanguíneo esplâncnico, com diminuição do débito cardíaco e resistência vascular sistêmica.[12] Outras possíveis causas incluem vasodilatação induzida por insulina ou peptídeos vasoativos gastrointestinais.[15]

Os sintomas são semelhantes aos da HO, mas seu diagnóstico pode ser ainda mais difícil. O efeito cumulativo de alterações posturais assim como a ingestão de medicamentos concomitante com as refeições pode potencializar o sintoma e até camuflar o diagnóstico. A fim de evitar o quadro, o paciente deve alterar o horário de tomada das medicações hipotensoras ou diuréticas para longe das refeições, ingerir quantidades menores de alimentos, em intervalos curtos, com baixo teor de carboidrato e álcool. Deve-se evitar atividade física ou posição ortostática após as refeições, podendo ser indicado o descanso em semidecúbito por até 90 minutos após o período pós-prandial.[12,15]

Pseudo-hipertensão

A pseudo-hipertensão pode surgir em idosos com arteriosclerose pronunciada, cuja calcificação da parede arterial e o enrijecimento vascular não permitem que a artéria braquial colabe durante a insuflação do manguito para a aferição da PA, superestimando a pressão real intra-arterial. A manobra de Osler consiste em inflar o manguito até níveis acima da PAS obtida pelo método auscultatório, e então palpar a artéria radial. Se ela persistir palpável após não estar mais pulsátil, há indícios de que a rigidez arterial esteja impedindo a aferição exata da PA. Nesses casos, o paciente apresenta pouca lesão de órgão-alvo (LOA) e costuma manifestar sintomas de hipotensão ou hipersensibilidade ao tratamento anti-hipertensivo ainda que em doses baixas.[14]

Hipertensão do avental branco

A hipertensão do avental branco (HAB) ocorre quando a pressão se eleva no consultório, porém se mantém normal durante as atividades rotineiras. Essa condição está relacionada com hiperatividade simpática e pode ser mais bem avaliada pela MAPA de 24 horas ou pela MRPA. Em consultório, seu efeito pode ser minimizado por meio de aferições seriadas. Sua prevalência em idosos é de 15 a 25%.[16]

Hipertensão mascarada

Deve-se considerar o diagnóstico de hipertensão mascarada (HM) em indivíduos com PA limítrofe ou normal em consultório, mas com indícios de LOA ou outras doenças cardiovasculares, como diabete melito (DM). Sua prevalência em idosos sem tratamento anti-hipertensivo é de 16% e de até 18% naqueles em uso de medicação.[16] Em geral, pode ser desencadeada por fatores modificáveis como o consumo de álcool, tabagismo, atividade física (principalmente em idosos sem condicionamento físico), ansiedade e estresse. Metanálises de estudos prospectivos indicam que a incidência de eventos cardiovasculares é cerca de duas vezes maior na HM do que na normotensão. Seu diagnóstico é feito a partir da MAPA ou da MRPA e seu tratamento deve ser equiparado ao da HAS.[7]

Hipertensão sistólica isolada

A artéria mais rígida é menos complacente e sofre maior variação da pressão para um mesmo volume ejetado, elevando a PAS. Além disso, a onda de pulso propaga-se com maior velocidade, fazendo com que a onda reflexa retorne à aorta ascendente durante a sístole, o que também contribui para o aumento da PAS. A diferença entre a PAS e a PAD é conhecida como pressão de pulso (PP) e seu aumento está associado a maior risco cardiovascular.[1,14] Dessa forma, a hipertensão sistólica isolada (HSI) é definida por níveis de PAS ≥ 140 mmHg com PAD < 90 mmHg. Trata-se da forma mais comum de HA no idoso e pode corresponder a até 65% de todos os casos de HA não controlada e até 80% daqueles com mais de 50 anos.[6,17] Um estudo em HSI em indivíduos com idade superior a 59 anos demonstrou que a terapia anti-hipertensiva pode promover a redução de 42% em AVC e 31% em eventos cardíacos.[17]

Hiato auscultatório

O hiato auscultatório é uma situação em que, após ausculta do 1º som (fase I de Korotkoff), os demais ruídos desaparecem e podem reaparecer somente após decréscimo de até 40 mmHg da PA.[1] Isso leva à subestimação da PAS ou superestimação da PAD. A fim de driblar esse efeito, deve-se desinflar o manguito após 20 a 30 mmHg da PAS estimada pela ausculta e palpar o pulso radial. A PAS real deve ser aquela cujo valor corresponde ao início do pulso palpável durante a desinflação do manguito.[14]

Avaliação complementar

Feito o diagnóstico de HA e concomitante ao início do tratamento, a investigação de LOA deve ser realizada. Os idosos, seja pelo tempo mais longo de HA ou pela soma de fatores de risco, possuem uma maior prevalência dessas lesões, como alterações no fundo do olho, insuficiência renal, doença cerebrovascular, hipertrofia de ventrículo esquerdo (HVE) e aterosclerose periférica.[14] Testes cognitivos fazem parte dessa avaliação uma vez que o tratamento de HA está relacionado a redução de síndromes demenciais como a própria doença de Alzheimer.[17] Durante o exame físico, o cálculo do índice de massa corpórea (IMC) também apresenta particularidades, visto que é considerado eutrófico aquele idoso com índice entre 22 e 27 kg/m^2. Níveis sanguíneos de creatinina em idosos podem ser normais, apesar da queda da função renal. Esse fato decorre da perda progressiva da massa muscular, principal determinante da produção de creatinina. Por isso, deve-se sempre estimar a taxa de filtração glomerular estimada (TFGE), sendo a fórmula mais utilizada a de Cockcroft-Gault (mL/min).

Tratamento e metas

Todo hipertenso deve ser orientado a realizar as medidas não farmacológicas, sendo que o hipertenso de estágio 1, e sem LOA, pode utilizá-las de forma exclusiva por até 6 meses.

Em geral, todos os indivíduos com expectativa de vida superior a 1 ano e com PAS > 160 mmHg devem iniciar o tratamento farmacológico, assim como qualquer hipertenso de médio ou alto risco cardiovascular, portadores de LOA ou DM. Nesses casos, a terapia combinada inicial é preferível.[18]

A determinação do início do tratamento e da meta pressórica inicial baseia-se na presença de comorbidades, na autonomia, no *status* funcional e no grau de fragilidade.

Tratam-se idosos robustos e hígidos que apresentam PAS ≥140 e/ou PAD ≥ 90 a fim de se obter níveis pressóricos de 130-139 mmHg de PAS e 70-79 mmHg de PAD. Uma meta mais rígida da PAS (125-135 mmHg) pode ser almejada em casos selecionados, desde que o tratamento esteja sendo muito bem tolerado e ponderando-se outros fatores como o número de fármacos e suas interações.[7,8]

Os idosos frágeis devem ser tratados apenas quando apresentarem PA igual ou superior a 160 × 90 mmHg. Nesses casos a meta pressórica é de 140-149 mmHg de PAS e 70-79 mmHg de PAD.[7,18]

Diversos estudos buscaram analisar o real benefício do controle intensivo da PA.[19,20] Há evidências de que níveis muito baixos de PA em muito idosos podem ser prejudiciais, fato este conhecido como curva em J ou em U.[21,22] Dois novos estudos buscaram esclarecer essa questão. O estudo ACCORD analisou o benefício do controle pressórico rigoroso (PAS < 120 mmHg) *versus* a meta-padrão (PAS < 140 mmHg) em mais de 4.000 diabéticos hipertensos entre 40 e 79 anos. A taxa de AVC foi menor, porém não houve diferença significativa na taxa anual de desfechos combinados ou de mortalidade por todas as causas.[19]

Posteriormente, o estudo SPRINT (*Systolic Blood Pressure Intervention Trial*) trouxe resultados positivos para o controle intensivo. Foram incluídos no estudo mais de 9.000 indivíduos com idade superior a 50 anos e risco cardiovascular maior ou igual a 15%, porém sem antecedente de AVC, DM ou doença renal crônica (DRC) com TFG < 20 mL/min/1,73 m^2. As metas pressóricas estipuladas foram semelhantes às do ACCORD. O grupo de controle intensivo apresentou redução significativa de morte por doenças cardiovasculares, AVC, insuficiência cardíaca (IC) e mortalidade por todas as causas. Ao analisar os eventos adversos, houve maior taxa de hipotensão e bradicardia sintomática, síncope, hipocalemia e elevação da creatinina basal no grupo de controle intensivo de ambos os estudos, porém a incidência foi relativamente baixa.

A análise de subgrupo pré-especificado com 75 anos ou mais incluiu 2.636 indivíduos com idade média de 79,9 anos, sendo que 815 eram considerados idosos frágeis. Aqueles submetidos ao controle mais rígido da pressão tiveram, em 3 anos, taxas menores de mortalidade geral ou cardiovascular e o benefício manteve-se mesmo nos idosos frágeis.

Vale ressaltar que, nesta análise, o grupo em tratamento intensivo também apresentou mais tendência a hipotensão, distúrbios eletrolíticos, insuficiência renal aguda ou falência renal, porém sem significância estatística. Por sua vez, ao avaliar os idosos sem DRC na época da randomização, o grupo de tratamento intensivo apresentou mais desfechos secundários relacionados ao declínio da função renal do que o grupo conservador ($p < 0{,}001$).

Uma metanálise com 10.857 pacientes com idade maior que 75 anos, incluindo o SPRINT e outros três *trials* randomizados, avaliou que um melhor controle pressórico reduz taxa de eventos cardiovasculares, mortalidade cardiovascular e IC.[23] Além disso, o controle pressórico está aparentemente associado a menor declínio cognitivo e incidência de demência, especialmente no longo prazo. Outros fatores também podem participar ou interferir neste processo.[24]

Um limitante para o controle pressórico intensivo em idosos seria o risco de queda. No entanto, um estudo demonstrou que apenas os indicadores de fragilidade estavam associados ao maior risco de lesão por queda. O número de medicações anti-hipertensivas e os valores da PA *per se* não se relacionaram ao maior risco de quedas entre os idosos.[25]

Faltam estudos que contemplem populações especiais para definir o benefício da intensidade do tratamento pressórico em idosos frágeis, com idade superior a 80 anos e multimórbidos. Atualmente, dependemos da performance do idoso na avaliação geriátrica global para estratificar o risco e o benefício do tratamento em cada caso.[26-28]

Outra situação pouco explorada nos estudos e de representatividade na população idosa é a HSI com pressão diastólica inferior ao limite mínimo seguro (PAD < 70 mmHg). O tratamento desses casos tende a ser sub-ótimo, uma vez que ou a PAS ou a PAD estarão fora do alvo a depender da intensidade do tratamento. Nesses casos, ponderar o prognóstico, o risco e o benefício do controle pressórico intensivo deve ser avaliado individualmente.[29]

Tratamento não medicamentoso

O tratamento não medicamentoso (TNM) é importante para o melhor controle pressórico e a diminuição da polifarmácia. Um estudo realizado com 875 idosos demonstrou que a redução de peso e/ou de sódio na alimentação pode contribuir com o sucesso terapêutico. Os idosos eram hipertensos em tratamento farmacológico com apenas uma droga. Foram randomizados para restrição da ingestão de sódio e/ou redução de peso em obesos, ou tratamento habitual durante o período de 3 meses. Posteriormente, a medicação anti-hipertensiva foi descontinuada. Em 29 meses de seguimento, 44% dos pacientes do grupo de redução de sódio e peso, 37% do grupo de redução de peso e 34% do grupo de redução de sódio não apresentaram hipertensão ou necessidade de reintrodução de medicamento, contra 26% do grupo-controle ($p < 0{,}001$).[26] Por sua vez, a diminuição excessiva da ingestão de sal pode induzir hiponatremia e perda de apetite, levando a desnutrição. As dietas ricas em potássio devem ser incentivadas, porém convém ter maior cautela com o risco de hipercalemia, devido à presença frequente de doença renal crônica (DRC) e do uso de fármacos que reduzem a excreção de potássio.[7]

A prática de atividade física contribui para o controle pressórico, o ganho de massa magra e a diminuição de gordura corporal, além de contribuir para a manutenção da *status* funcional. O controle da dieta deve ser acompanhado com cautela. Com o envelhecimento, a sensibilidade gustativa diminui e o apetite pode acompanhar esse declínio, contribuindo para a subnutrição. O acompanhamento com nutricionista é fundamental para a adesão à dieta correta.

Além das medidas sugeridas na Tabela 1, a revisão de medicações de uso regular ou esporádico deve ser feita a fim de evitar que ocorra uma cascata de prescrição iatrogênica decorrente de fármacos que contribuem para a elevação da PA.

Tratamento medicamentoso

A escolha da melhor medicação deve levar em consideração o perfil previsto de tolerabilidade, o custo do tratamento e a viabilidade para mantê-lo, a posologia mais efetiva e segura, a interação medicamentosa com outras substâncias de uso crônico e até mesmo o efeito desejado para outras condições clínicas do paciente.[7,14]

Ao iniciar o tratamento farmacológico, a dose da medicação deve ser baixa, porém efetiva. A redução da PA deve ser gradual a fim de minimizar reações adversas ao tratamento. O paciente deve ser reavaliado a cada 4 semanas. Caso a PA permaneça fora da meta estabelecida, deve-se aumentar a dose da medicação e/ou associar outra classe de anti-hipertensivo. Vale ressaltar que quanto maior a dose da medicação, maior a probabilidade de efeitos adversos a ela relacionados.[7,8,18]

Todos os medicamentos anti-hipertensivos podem ser utilizados para o controle da PA,[7,8,18,32] conforme descrito na Tabela 2, porém os fármacos mais comumente utilizados no idoso são os DIU, bloqueadores do canal de cálcio (BCC), inibidores da enzima de conversão da angiotensina (IECA), bloqueadores do receptor da angiotensina II (BRA) e BB.[7,18]

Os DIU tiazídicos e correlatos (hidroclorotiazida, clortalidona, indapamida) são indicados como fármacos de primeira linha em idosos sem comorbidades.[18] Além disso, apresentam uso preferencial em idoso com osteoporose, pois diminuem a excreção urinária de cálcio, e em fases iniciais da IC, por reduzirem a pré-carga cardíaca, o volume e a congestão pulmonar. Na maioria dos casos, os DIU são associados ao esquema terapêutico. Entretanto, devem ser evitados em idosos com incontinência urinária incipiente, gota e prostatismo.[14] Deve-se ter atenção aos usuários de antidiabéticos orais ou insulina, pois os tiazídicos podem aumentar a glicemia.

Os BCC compreendem os di-hidropiridínicos (anlodipino, nifedipino, nitrendipino, manidipino, entre outros) e os não di-hidropiridínicos (verapamil e diltiazem). Os di-hidropiridínicos têm efeito vasodilatador potente e os de última geração provocam menos edema. São bastante utilizados em idosos com HAS e doença coronariana sintomática. Já os não di-hidropiridínicos, em especial o verapamil, têm menor efeito vasodilatador e são prescritos nos casos em que se deseja o efeito inotrópico negativo e de redução da FC, como no caso da IC diastólica.

Apesar da diminuição da renina plasmática com o envelhecimento, os IECA demonstraram boa eficácia em idosos, diminuindo eventos cardiovasculares principalmente em hipertensos portadores de IC ou disfunção ventricular assintomática. Como efeitos adversos, encontram-se a alteração do paladar, especialmente com o captopril, que pode levar a menor ingestão de alimentos, e tosse seca, que limitam seu uso. É fundamental o controle de potássio em virtude da função renal frequentemente reduzida. Os BRA também são eficazes na IC e apresentam ação protetora renal e cardíaca no diabético tipo 2 com nefropatia estabelecida, além de apresentarem bom perfil de tolerabilidade com poucos efeitos adversos (tontura ocasional e, raramente, reação de hipersensibilidade cutânea).

Os BB não são indicados como monoterapia inicial em idosos sem comorbidades. São utilizados principalmente para idosos hipertensos com insuficiência coronariana ou cardíaca. Os BB menos lipossolúveis, como atenolol, metoprolol e bisoprolol, são os recomendados em idosos por seu menor risco de efeito colateral no sistema nervoso central (depressão, sonolência, confusão, distúrbio do sono).

Desintensificação e desprescrição

Uma prática comum no acompanhamento do paciente idoso é a revisão periódica dos medicamentos em uso e a avaliação de seus benefícios a curto, médio e longo prazo. Por causa da interação farmacológica e da frequente polifarmácia, é possível que seja necessária a desprescrição de medicamentos. A depender dos sintomas apresentados e do declínio funcional ou cognitivo do paciente, muitas vezes nos deparamos com a desintensificação do tratamento anti-hipertensivo. A HA aumenta o risco de fragilidade e o controle adequado da HA pode influenciar sua trajetória. Por outro lado, graus avançados de fragilidade estão associados a menores valores de PA, pior cognição e maior mortalidade.

Idosos hipertensos que evoluem com fragilidade devem ter suas metas e prescrições revistas, assim como aqueles que passarem a não tolerar valores mais baixos de pressão com sintomas de hipofluxo cerebral.

A suspensão dos fármacos deve ocorrer de maneira gradual e consciente a fim de se evitar elevação exagerada da pressão arterial.

TABELA 1 Mudanças no estilo de vida

Intervenção		Redução da PAS	
		Hipertenso	Normotenso
Perda de peso e gordura corporal	Peso ideal ou redução de peso*	5 mmHg	2 a 3 mmHg
Dieta DASH	Rica em frutas, verduras, grãos e pobre em gorduras totais ou saturadas	11 mmHg	3 mmHg
Controle de sódio (Na^+)	< 1.500 mg/dia (3 g de sal) ou reduzir 1.000 mg, no mínimo	5 a 6 mmHg	2 a 3 mmHg
Controle de potássio (K^+)	3.500 a 5.000 mg/dia na dieta	4 a 5 mmHg	2 mmHg
Atividade física	Aeróbica: 90 a 150 min/semana†	5 a 8 mmHg	2 a 4 mmHg
	Resistida dinâmica: 90 a 50 min/semana	4 mmHg	2 mmHg
	Resistida isométrica: 3 vezes/semana	5 mmHg	4 mmHg
Controle de bebida alcoólica	Homem: ≤ 2 doses/dia Mulher ou baixo peso: ≤ 1 dose/dia‡	4 mmHg	3 mmHg

*Redução de 1 mmHg para a cada 1 kg – segundo ensaios clínicos.
†65 a 75% da frequência cardíaca máxima.
‡Uma dose contém cerca de 14 g de etanol e equivale a 350 mL de cerveja, 150 mL de vinho e 45 mL de bebida destilada.
PAS: pressão arterial sistólica; DASH: *Diet Approach to Stop Hypertension*.
Adaptada de Whelton et al., 2018.[30]

TABELA 2 Medicamentos anti-hipertensivos

Classe	Subclasse	Modo de ação	Principais fármacos	Dose máxima	Efeitos adversos	Preferir se	Evitar se
Diuréticos	Tiazídicos Tiazídicos-*like*	↓ Volume intravascular ↓ Resistência vascular	Hidroclorotiazida	Até 25 mg	↓ K, Mg ↑ Ácido úrico ↑ Glicemia ↑ Triglicérides Disfunção sexual	Osteoporose	IU HPB sintomática Gota DM IRC (Cr > 2,5)
			Clortalidona	Até 25 mg			
			Indapamida	Até 1,5 g			
	Alça		Furosemida	Variável	↓ K, Mg, Na HO Desidratação	DRC IC	IU HPB sintomática
	Poupador de K (em associação)		Amilorida	Até 5 mg	↑ K Ginecomastia (espironolactona)	Osteoporose Hepatopatia IC	IU HPB sintomática Hipercalemia IRC
			Espironolactona	Até 100 mg			
Bloqueador de canal de cálcio	Di-hidropiridínicos	↑ Resistência vascular ↓ Ca^+ no músculo liso arterial Não altera perfil lipídico, função sexual ou eletrólitos	Anlodipino	Até 10 mg	Cefaleia Tontura Rubor facial Edema periférico	DAOP DAC sintomática	Edema de MMII
			Nitrendipino	Até 40 mg			
			Nifedipino	Até 60 mg			
	Não di-hidropiridínicos		Diltiazem	Até 480 mg	Bradicardia Constipação (verapamil) Parkinsonismo (diltiazem)	DAOP DAC sintomática Taquiarritmia (QRS estreito)	IC sistólica Bradiarritmia
			Verapamil	Até 480 mg			
Antagonistas do sistema renina-angiotensina-aldosterona	Inibidor direto da renina	Diminuição da formação de angiotensina II	Alisquireno	Até 300 mg	*Rash* cutâneo Diarreia Aumento de CPK Tosse	Obs.: pouco usado Sem evidência de benefício sobre morbidade e mortalidade	Suspeita de estenose de artérias renais DRC grave
	Inibidor da enzima de conversão da angiotensina	Bloqueia a transformação de angiotensina I em II, não permitindo a vasoconstrição	Enalapril	Até 40 mg	Tosse seca (IECA) Alteração do paladar *Rash* cutâneo	DCV DAC IC HVE DM AVC DRC leve (Cr < 2,5) *nefroprotetor	
			Captopril	Até 150 mg			
			Ramipril	Até 10 mg			
	Antagonista dos receptores de angiotensina II	Bloqueia a ação da angiotensina II, não permitindo a vasoconstrição	Losartana	Até 100 mg			
			Valsartana	Até 320 mg			
			Candesartana	Até 32 mg			
			Olmesartana	Até 40 mg			

(continua)

TABELA 2 Medicamentos anti-hipertensivos *(continuação)*

Classe	Subclasse	Modo de ação	Principais fármacos	Dose máxima	Efeitos adversos	Preferir se	Evitar se
Inibidores adrenérgicos	Betabloqueadores	↓ Débito cardíaco (ação inicial) ↓ Secreção de renina com readaptação dos barorreceptores e catecolaminas nas sinapses nervosas	Atenolol	Até 100 mg	Bradicardia BAV Broncoespasmo Disfunção sexual Depressão Os mais seletivos e menos lipossolúveis têm menos efeito no SNC, brônquios e circulação periférica	Tremor essencial (propranolol) Migrânea Hipertireoidismo IC DAC Taquiarritmia AAA Ansiedade	Bradiarritmia DAOP grave Asma/DPOC SAHOS Depressão Disfunção sexual
			Bisoprolol	Até 10 mg			
			Carvedilol	Até 50 mg			
			Metoprolol (Succ)	Até 200 mg			
			Nebivolol	Até 10 mg			
			Propranolol	Até 240 mg			
	Ação central	Inibição da atividade simpática e do reflexo dos barorreceptores ↓ Níveis plasmáticos de renina e retenção de fluidos	Alfametildopa	Até 1.500 mg	Sonolência Sedação Boca seca Fadiga HO Disfunção sexual	Obs.: pouco usados HAS de difícil controle SPI, enxaqueca e retirada de opioides (clonidina)	Idosos Depressão Disfunção sexual AVC Hepatopatia (alfametildopa)
			Clonidina	Até 0,6 mg			
	Alfabloqueadores	Antagonistas competitivos dos receptores pós-sinápticos ↓ Resistência vascular periférica sem alterar o débito cardíaco	Doxazosina	Até 8 mg	HO IU Taquifilaxia	Obs.: pouco usados HPB sintomática Disfunção sexual	Idosos IU HO
			Prazosina	Até 10 mg			
	Vasodilatadores de ação direta	Relaxamento da musculatura lisa arterial ↓ Resistência vascular periférica	Hidralazina	Até 200 mg	Cefaleia *Flushing* Taquicardia reflexa Reação lúpus-*like* Anorexia Intolerância TGI Hirsutismo (minoxidil)	Obs.: pouco usados HAS de difícil controle CI a IECA ou BRA	Idosos Disfunção sexual HVE AAA dissecante Hemorragia SNC recente Enxaqueca (CI)
			Minoxidil	Até 40 mg			

AAA: aneurisma de aorta abdominal; AVC: acidente vascular cerebral; BAV: bloqueio atrioventricular; BRA: bloqueadores do receptor de angiotensina; Ca^{+}: cálcio; CI: contraindicação; CPK: creatinofosfoquinase; DAC: doença arterial coronariana; DAOP: doença arterial obstrutiva periférica; DCV: doença cardiovascular; DLP: dislipidemia; DM: diabete melito; DPOC: doença pulmonar obstrutiva crônica; DRC: doença renal crônica; HAS: hipertensão arterial sistêmica; HO: hipotensão ortostática; HPB: hiperplasia prostática benigna; HVE: hipertrofia de ventrículo esquerdo; IC: insuficiência cardíaca; IECA: inibidor da enzima conversora de angiotensina; IU: incontinência urinária; K: potássio; Mg: magnésio; MMII: membros inferiores; Na: sódio; SAHOS: síndrome da apneia e hipopneia obstrutiva do sono; SNC: sistema nervoso central; SPI: síndrome das pernas inquietas; Succ: succinato.

RESUMO

A prevalência da hipertensão arterial (HA) aumenta progressivamente com a idade, acometendo a maioria dos idosos, sendo que o mais comum é a elevação isolada ou predominante da pressão sistólica. A presença de HA eleva o risco de eventos cardiovasculares (CV), morte, incapacidade, assim como de demência, não devendo ser negligenciada em hipótese alguma. Para o diagnóstico correto da HA no idoso é fundamental estar atento a algumas peculiaridades, além do uso com frequência da monitorização da PA fora do consultório, com a MRPA e MAPA.

Estabelecer e atingir uma meta pressórica individualizada é fundamental. Inúmeras condições típicas do envelhecimento devem influenciar a decisão terapêutica, assim como as metas pressóricas, como por exemplo: comorbidades CV ou não, função renal, presença de hipotensão postural ou pós-prandial, cognição e expectativa de vida.

De forma geral, as metas de PA para idosos com boa expectativa de vida são as mesmas para o indivíduo adulto, devendo-se atentar para alguns cuidados adicionais, como a redução mais gradativa da PA, observação atenta à tolerabilidade, às interações farmacológicas e polifarmácia, além de periodicamente verificar a pressão na posição ortostática, entre outros.

O tratamento não farmacológico deve ser sempre encorajado e, se bem orientado, tem boa adesão mesmo naqueles cujos hábitos de vida são muito antigos. A escolha do(s) fármaco(s) anti-hipertensivo(s) deve considerar, entre outros fatores, a presença frequente de comorbidades CV ou não.

Referências bibliográficas

1. Sun, Z. Aging, arterial stiffness, and hypertension. Hypertension. 2014;65: 252-6.
2. Lim SS, Vos T, Flaxman AD, Danaei G, Shibuya K, Adair-Rohani H, et al. A comparative risk assessment of burden of disease and injury attributable to 67 risk factors and risk factor clusters in 21 regions, 1990–2010: a systematic analysis for the Global Burden of Disease Study 2010. Lancet. 2012;380:2224-60.
3. Ferreira C, Luna Filho B, Pinto ESAL, et al. Estudo de prevenção de doenças cardiovasculares para servidores da Unifesp-2000 (Estudo PrevServ-UNIFESP - 2000) [acesso em mar 2017]. Disponível em: http://www.epm.br/medicina/cardio/ch/index.htm.
4. Vasan RS, Beiser A, Seshadri S, Larson MG, Kannel WB, D'Agostino RB, et al. Residual lifetime risk for developing hypertension in middle-aged women and men: the Framingham Heart Study. JAMA. 2002;287(8):1003-10.
5. Dahlöf B, Lindholm LH, Hansson L, Scherstén B, Ekbom T, Wester PO. Morbity and mortality in the Swedish Trial in Older Patients with Hypertension (STOP-Hypertension) Lancet. 1991;338:1281-5.
6. Prevention of stroke by antihypertensive drug treatment in older persons with isolated systolic hypertension final results of the Systolic Hypertension in the Elderly Program (SHEP). JAMA. 1991;265(24):3255-64.
7. Barroso WKS, Rodrigues CIS, Bortolotto LA, Mota-Gomes MA, Brandão AA, Feitosa ADM, et al. Diretrizes Brasileiras de Hipertensão Arterial – 2020. Arq Bras Cardiol. 2020.
8. Feitosa-Filho GS, Peixoto JM, Pinheiro JES, Afiune Neto A, Albuquerque ALT, Cattani AC, et al. Atualização das Diretrizes em Cardiogeriatria da Sociedade Brasileira de Cardiologia. Arq Bras Cardiol. 2019;112(5):649-705.
9. Sasaki N, Yamamoto H, Ozono R, Fujiwara S, Kihara Y. Association of N-terminal pro B-type natriuretic peptide with blood pressure and pulse pressure in elderly people: a cross-sectional population study. Circ J. 2018;82(8):2049-54.
10. Perllof DP, Grimm C, Flack J, Frohlich EO, Hill M, McDonand M, et al. Human blood pressure determination by sphygmomanometry. Circulation. 1993;88(part I):2460-70.
11. Hiitola P, Enlund H, Kettunen R, Sulkava, Hartikainen RS. Postural changes in blood pressure and the prevalence of orthostatic hypotension among homedwelling elderly aged 75 years or older. J Hum Hypertens. 2009;23:33-9.
12. Wajngarten M, Serro-Azul JB, Maciel LG. Abordagem das hipotensões ortostática e pós-prandial. Rev Bras Hipertens. 2007;14(1):29-32.
13. Rutan GH, Hermanson B, Bild DE, Kittner SJ, LaBaw F, Tell GS. Orthostatic hypotension in older adults. The Cardiovascular Health Study. CHS Collaborative Research Group. Hypertension. 1992;19(6 Pt 1):508-19.
14. Miranda RD, Perrotti TC, Bellinazzi VR, Nóbrega TM, Cendoroglo MS, Toniolo-Neto J. Hipertensão arterial no idoso: peculiaridades na fisiopatologia, diagnóstico e tratamento. Rev Bras Hipertens. 2002;9(3):293-300.
15. Jansen RW, Lipsitz LA. Postprandial hypotension: epidemiology, pathophysiology, and clinical management. Ann Intern Med. 1995;122:286.
16. Ohkubo T, Kikuya M, Hirohito Metoki H, Obara T, Hashimoto J, Tatsune K, et al. Prognosis of "Masked" hypertension and "White-Coat" hypertension detected by 24-h ambulatory blood pressure monitoring,10-year follow-up from the Ohasama Study. J Am Coll Cardiol. 2005;46:508-15.
17. Staessen JA, Fagard R, Thijs L, Celis H, Arabidze GG, Birkenhager WH, et al. Randomised double-blind comparison of placebo and active treatment for older patients with isolated systolic hypertension. The Systolic Hypertension in Europe (Syst-Eur) Trial Investigators. Lancet. 1997;350(9080):757-64.
18. Gravina CF, Rosa RF, Franken RA, Freitas EV, Batlouni M, Rich M, et al. II Diretrizes Brasileira em Cardiogeriatria da Sociedade Brasileira de Cardiologia. Arq Bras Cardiol. 2010;95(3 supl.2):1-112.
19. Margolis KL, O'Connor PJ, Morgan TM, Buse JB, Cohen RM, Cushman WC, et al. Outcomes of combined cardiovascular risk factor management strategies in type 2 diabetes: the ACCORD randomized trial. Diabetes Care. 2014;37(6):1721-8.
20. Williamson JD, Supiano MA, Applegate WB, Berlowitz DR, Campbell RC, Chertow GM, et al. Intensive vs standard blood pressure control and cardiovascular disease outcomes in adults aged ≥ 75 years: a randomized clinical trial. JAMA. 2016;315(24):2673-82.
21. Delgado J, Masoli JAH, Bowman K, et al. Outcomes of treated hypertension at age 80 and older: cohort analysis of 79,376 Individuals. J Am Geriatr Soc. 2017;65(5):995-1003.
22. Böhm M, Schumacher H, Teo KK, Lonn EM, Mahfoud F, Mann JFE, et al. Achieved blood pressure and cardiovascular outcomes in high-risk patients: results from ONTARGET and TRANSCEND trials. Lancet. 2017;389:2226-37.
23. Bavishi C, Bangalore S, Messerli FH. Outcomes of intensive blood pressure lowering in older hypertensive patients. J Am Coll Cardiol. 2017;69(5):486-93.
24. Hughes D, Judge C, Murphy R, et al. Association of blood pressure lowering with incident dementia or cognitive impairment: a systematic review and meta-analysis. JAMA. 2020;323(19):1934-44.
25. Bromfield SG, Ngameni CA, Colantonio LD, Bowling CB, Shimbo D, Reynolds K, et al. Blood pressure, antihypertensive polypharmacy, frailty, and risk for serious fall injuries among older treated adults with hypertension. Hypertension. 2017;70(2):259-66.
26. Thomopoulos C, Parati G, Zanchetti A. Effects of blood pressure lowering on outcome incidence in hypertension. 1. Overview, meta-analyses, and meta-regression analyses of randomized trials. J Hypertens. 2014;32(12):2285-95.
27. Masoli JAH, Delgado J, Pilling L, Strain D, Melzer D. Blood pressure in frail older adults: associations with cardiovascular outcomes and all-cause mortality. Age Ageing. 2020;afaa028.
28. Benetos A, Petrovic M, Strandberg T. Hypertension management in older and frail older patients. Circ Res. 2019;124(7):1045-60.

29. Koracevic G, Stojanovic M, Kostic T, Lovic D, Tomasevic M, Jankovic-Tomasevic R. Unsolved problem: (isolated) systolic hypertension with diastolic blood pressure below the safety border. Med Princ Pract. 2020;29:301-9.
30. Whelton PK, Carey RM, Aronow WS, Casey DE Jr, Collins KJ, Dennison Himmelfarb C, et al. 2017 ACC/AHA/AAPA/ABC/ACPM/AGS/APhA/ASH/ASPC/NMA/PCNA guideline for the prevention, detection, evaluation and management of high blood pressure in adults: executive summary: a report of the American College of Cardiology/American Heart Association Task Force on clinical practice guidelines. J Am Coll Cardiol. 2018;71(19):2199-269.
31. Whelton PK, Appel LJ, Espeland MA, Applegate WB, Ettinger WH Jr, Kostis JB, et al. Sodium reduction and weight loss in the treatment of hypertension in older persons: a randomized controlled trial of nonpharmacologic interventions in the elderly (TONE). JAMA. 1998;279(11):839-46.
32. Freitas EV, Py L, Gorzoni ML, Doll J, Cançado FAX. Tratado de Geriatria e Gerontologia. 4. ed. Rio de Janeiro: Guanabara Koogan; 2016.

Capítulo 8

Hipertensão arterial na criança e no adolescente

Vera Koch
Maria Teresa Nogueira Bombig
Fernanda M. Consolim-Colombo

PONTOS-CHAVE

- Novas recomendações racionalizam o manejo inicial dos pacientes com pressão arterial (PA) elevada ou hipertensão arterial (HA) e ampliam a importância da avaliação por monitorização ambulatorial de pressão arterial (MAPA) no diagnóstico e manejo da hipertensão pediátrica.
- Dispositivos oscilométricos podem ser usados para a avaliação inicial da PA em crianças e adolescentes.
- A MAPA é útil para a confirmação da hipertensão do avental branco e da hipertensão mascarada.
- A prevenção da HA primária em crianças e adolescentes é baseada em uma estratégia de intervenção nas modificações dos fatores de risco.

Introdução

A adoção das definições e a normatização de pressão arterial (PA) do *National High Blood Pressure Education Program* (NHBPEP) 2004[1] promoveu uniformidade na classificação da PA na população pediátrica. Sugere-se que a porcentagem de crianças e adolescentes com diagnóstico de hipertensão arterial (HA) sistêmica dobrou nas últimas duas décadas. A prevalência atual de HA na idade pediátrica encontra-se ao redor de 3 a 5% e a de pré-hipertensão atinge 10 a 15%, e esses valores têm sido atribuídos à epidemia atual de obesidade infantil. No Brasil, um estudo recente (ERICA) evidenciou a prevalência de 9,6% de valores acima dos percentis considerados normais para sexo e idade.[2]

Dentre as principais etiologias da HA pediátrica destacam-se:

- HA secundária:
  - As doenças renais (parenquimatosas, renovasculares e obstrutivas) são responsáveis por aproximadamente 60 a 90% dos casos de HA de etiologia secundária; podem acometer todas as faixas etárias (infantes, crianças e adolescentes), mas são mais prevalentes em crianças mais jovens e que apresentam maiores elevações da PA.
  - Os distúrbios endócrinos correspondem a aproximadamente 5% dos casos de HA: excesso de mineralocorticoide, corticosteroide ou catecolaminas; doenças da tireoide; hipercalcemia associada ao hiperparatireoidismo.
  - Coarctação da aorta, ao redor de 2%.
  - Demais etiologias, cerca de 5%.
  - Efeitos adversos de medicamentos ou abuso de drogas esteroides, drogas vasoativas, imunossupressores, antidepressivos; alterações no sistema nervoso central, aumento pressão intracraniana, e outros.
- HA primária:
  - No momento pode ser a forma mais comum de HA no adolescente, mas o seu diagnóstico é de exclusão.
  - Mais prevalente em crianças com obesidade e sobrepeso e com história familiar de HA.
  - Em 2017, em consonância com as novas práticas clínicas sugeridas para diagnóstico e tratamento da hipertensão no adulto,[3] foram feitas modificações nos valores normativos de PA e nas recomendações para diagnóstico e manejo da hipertensão pediátrica.[4]

Os valores normativos atualizados foram obtidos a partir da revisão da base de dados utilizada na publicação de 2004 após exclusão de crianças e adolescentes com sobrepeso e obesidade. O termo pré-hipertensão foi substituído por PA elevada. As novas recomendações, apresentadas a seguir, redefinem o estadiamento da HA na infância e na adolescência, simplificam as recomendações para avaliação preventiva da PA em consultas pediátricas de rotina, racionalizam o manejo inicial dos pacientes com diagnóstico de PA elevada ou HA e ampliam a importância da avaliação por monitoração ambulatorial de pressão arterial (MAPA) no diagnóstico e manejo da hipertensão pediátrica.

A Tabela 1 apresenta a definição atualizada de PA normal, PA elevada, estágios 1 e 2 de HA na criança e no adolescente.

TABELA 1 Definição atualizada de pressão arterial normal, pressão arterial elevada, estágios 1 e 2 de hipertensão arterial na criança e no adolescente

1 a 13 anos de idade	≥ 13 anos
PA normal: < percentil 90	PA normal: < 120/< 80 mmHg
PA elevada: ≥ percentil 90 até < percentil 95 ou 120/80 mmHg até < percentil 95 (adotar o valor mais baixo)	PA elevada: 120/< 80 a 129/ < 80 mmHg
HA estágio 1: ≥ percentil 95 até percentil 95 + 12 mmHg, ou 130/80 até 139/89 mmHg (adotar o valor mais baixo)	HA estágio 1: 130/80 a 139/89 mmHg
HA estágio 2: ≥ percentil 95 + 12 mmHg, ou ≥ 140/90 mmHg (adotar o valor mais baixo)	HA estágio 2: ≥ 140/90 mmHg

HA: hipertensão arterial; PA: pressão arterial.

Aspectos metodológicos da medida de pressão arterial

A PA deve ser medida anualmente em crianças e adolescentes ≥ 3 anos de idade. A medida de PA deve ser repetida em todas as consultas no caso de condições de risco como obesidade, doença renal, obstrução de arco aórtico ou coarctação de aorta, diabete melito ou utilização crônica de medicamentos reconhecidamente associados a elevação de PA. A execução correta da técnica de medida de PA na criança e no adolescente, segundo padronização previamente estabelecida,[5,6] é condição obrigatória para obtenção de valor fidedigno de medida e categorização correta da PA pediátrica.

A PA deve ser medida preferencialmente no braço direito, com o paciente deitado até 3 anos, e, nas crianças maiores, em posição sentada com o braço apoiado ao nível do coração. Deve-se selecionar o manguito correto, sendo o comprimento da bolsa inflável de 80 a 100% da circunferência do braço (CB), e a largura de, pelo menos, 40% da CB. O sino do estetoscópio deve ser colocado na artéria braquial, na fossa antecubital, com a extremidade inferior do manguito posicionada a 2 a 3 cm acima da fossa antecubital. A PA deve ser avaliada incialmente através da palpação da artéria braquial, considerando-se que o desaparecimento do pulso radial durante a inflação do manguito corresponde à PA sistólica (PAS). Em sequência, para a medida auscultatória, o manguito deve ser inflado até 20 a 30 mmHg acima do ponto em que o pulso radial desaparece e depois esvaziado lentamente, 2 a 3 mmHg/s. Os primeiros sons audíveis (fase I de Korotkoff) correspondem à PAS, o desaparecimento dos sons (fase V de Korotkoff) deve ser considerado PA diastólica (PAD). Se os sons de Korotkoff forem ouvidos até zero mmHg, considera-se PAD o ponto em que o som se abafa (Korotkoff fase IV). Todo paciente hipertenso deve ter a medida de PA avaliada nos 4 membros. A medida da PA em membros inferiores (MMII) deve ser feita com o paciente em decúbito ventral, utilizando um manguito de tamanho apropriado colocado na coxa e o estetoscópio aposto sobre a artéria poplítea. A PAS em MMII é geralmente 10 a 20% mais elevada do que a PA medida na artéria braquial.[6]

As seguintes condições clínicas de risco determinam a necessidade de medida rotineira de PA em crianças < 3 anos de idade: prematuridade, muito baixo peso ao nascer, restrição de crescimento intrauterino, antecedente de internação em unidade de terapia intensiva neonatal ou de cateterização umbilical pós-natal, cardiopatias congênitas operadas ou não, infecção urinária de repetição, hematúria ou proteinúria, nefrouropatias, transplante de órgãos sólidos, doença oncológica ou transplante de medula óssea, uso crônico de medicamentos com reconhecido efeito de elevação de PA, doenças sistêmicas associadas a HA (neurofibromatose, esclerose tuberosa, anemia falciforme, entre outras), evidência de hipertensão intracraniana.[7]

Em relação à medida de PA do recém-nascido, sugere-se que seja avaliada por metodologia oscilométrica. Uma compilação de valores normativos para PA no período neonatal está disponível para recém-nascidos a partir de 15 dias de vida de 26 até 44 semanas de idade pós-conceptual.[7]

Valores normativos para PA de crianças até 1 ano de idade foram publicados em 1987.[8]

O diagnóstico de PA elevada ou HA na faixa etária pediátrica requer anamnese detalhada, incluindo história perinatal, histórico nutricional e de atividade física, avaliação psicossocial e levantamento de antecedentes de saúde familiar, assim como a realização de um exame clínico cuidadoso, para identificar os achados sugestivos de causas secundárias de HA. Crianças ≥ 6 anos de idade não devem ser submetidas a rastreamento extensivo para causas secundárias de hipertensão se apresentarem antecedentes familiares positivos para hipertensão, sobrepeso ou obesidade e/ou não apresentarem anamnese ou exame clínico sugestivos de causas secundárias de HA.[7]

Dispositivos oscilométricos, devidamente validados para a faixa etária pediátrica, podem ser usados para a avaliação inicial da PA em crianças e adolescentes. Se houver suspeita de PA elevada com base em leituras oscilométricas, medidas confirmatórias devem ser realizadas por metodologia auscultatória. O diagnóstico de HA pediátrica baseia-se na confirmação de valores de PA ≥ percentil 95 em 3 visitas diferentes por metodologia auscultatória.

A Tabela 2 oferece uma opção simplificada de valores de PA que sugerem a necessidade de avaliação clínica adicional e a Tabela 3 apresenta valores normativos para PA no período neonatal para recém-nascidos a partir de 15 dias de vida de 26 até 44 semanas de idade pós-conceptual.

Tabelas completas relacionando valores de PA normal, PA elevada e HA estágio 1 e 2, idade, sexo e percentil de altura relacionados podem ser encontradas na publicação de Flynn et al.[4]

Monitoração ambulatorial de pressão arterial (MAPA)

A MAPA deve ser realizada para a confirmação da HA em crianças e adolescentes com medidas de PA de consultório

TABELA 2 Valores de pressão arterial considerados sinal de alerta para a necessidade de avaliação clínica adicional segundo idade cronológica

Idade	Sexo masculino		Sexo feminino	
	PAS	PAD	PAS	PAD
1	98	52	98	54
2	100	55	101	58
3	101	58	102	60
4	102	60	103	62
5	103	63	104	64
6	105	66	105	67
7	106	68	106	68
8	107	69	107	69
9	107	70	108	71
10	108	72	109	72
11	110	74	111	74
12	113	75	114	75
≥ 13	120	80	120	80

PAD: pressão arterial diastólica; PAS: pressão arterial sistólica.

TABELA 3 Valores estimados de pressão arterial após 2 semanas de vida em lactentes de 26 a 44 semanas de idade pós-concepcional

	PAS			PAD			PAM		
Percentil PA	50	95	99	50	95	99	50	95	99
44 semanas	88	105	110	50	68	73	63	80	85
42 semanas	85	98	102	50	65	70	62	76	81
40 semanas	80	95	100	50	65	70	60	75	80
38 semanas	77	92	97	50	65	70	59	74	79
36 semanas	72	87	92	50	65	70	57	72	77
34 semanas	70	85	90	40	55	60	50	65	70
32 semanas	68	83	88	40	55	60	49	64	69
30 semanas	65	80	85	40	55	60	48	63	68
28 semanas	60	75	80	38	50	54	45	58	63
26 semanas	55	72	77	30	50	56	38	57	63

Esta tabela fornece estimativas dos valores de pressão arterial após 2 semanas de idade em RN de 26 a 44 semanas após a idade pós-conceptual. Os valores dos percentis 95 e 99 destinam-se a servir como uma referência para identificar os pacientes com hipertensão persistente que podem necessitar de tratamento anti-hipertensivo.
PAD: pressão arterial diastólica; PAM: pressão arterial média; PAS: pressão arterial sistólica. Fonte: Dionne, 2012.[7]

compatíveis com PA elevada por pelo menos 1 ano ou com valores de PA compatíveis com HA estágio 1 em 3 consultas ambulatoriais. O procedimento deve seguir técnicas padronizadas, utilizar monitores validados para uso pediátrico e dados normativos pediátricos.[9] A MAPA é útil para a confirmação da hipertensão do avental branco e da hipertensão mascarada. Na há do avental branco, o paciente apresenta medida compatível com HA em consultório que não se confirma na MAPA que demonstra PAS ou PAD < percentil 95 e carga pressórica S/D < 25%. Na hipertensão mascarada, a PA de consultório encontra-se normal, firmando-se o diagnóstico de HA por meio da MAPA.

A MAPA deve ser considerada parte da avaliação de rotina de crianças e adolescentes com as seguintes condições de alto risco, para avaliar a gravidade da hipertensão e a presença de prejuízo ao ritmo circadiano de PA, configurando risco aumentado para lesões de órgão-alvo: hipertensão secundária, doença renal crônica (DRC), diabete melito, síndrome da apneia obstrutiva do sono, obesidade, pós-operatório de coarctação de aorta, prematuridade, transplante de órgãos sólidos, assim como no seguimento clínico de pacientes com diagnóstico estabelecido de HA e na hipertensão refratária.[9] A Tabela 4 apresenta uma sugestão para a classificação da PA levando em conta a medida de PA no consultório, os valores pressóricos sistólicos e diastólicos obtidos na MAPA , e a carga pressórica sistólica e diastólica observada na MAPA. Valores normativos para PA sistólica e diastólica, correspondentes aos percentis 50, 75, 90, 95 e 99, em mmHg, pela MAPA em crianças e adolescentes saudáveis para ambos os sexos o de acordo com a altura (cm) e a idade (anos) devem ser consultados para a interpretação dos registros de MAPA da criança e do adolescente.[9]

TABELA 4 Sugestão para estadiamento da pressão arterial ambulatorial

Classificação	PA no consultório	PA/PAD ambulatória	Carga sistólica/ diastólica
PA normal	< p 90	< p 95	< 25
Hipertensão avental branco	≥ p 95	< p 95	< 25
Pré-hipertensão	≥ p 90 ou > 120/80 mmHg	< p 95	≥ 25
Hipertensão mascarada	< p 95	> p95	≥ 25
Hipertensão ambulatória	> p 95	> p95 (> p90 HAS secundária)	25-50
Hipertensão ambulatória grave	> p 95	> p95	> 50

Avaliação complementar

Recomenda-se que a investigação complementar para HA seja racionalizada de acordo com os achados de anamnese e exames clínicos.

Sugerem-se os seguintes exames complementares para todos os pacientes: urinálise, avaliação de eletrólitos, ureia, creatinina e perfil lipídico no sangue com dosagem de colesterol total e HDL, ultrassonografia de rins e vias urinárias, especialmente para crianças < 6 anos de idade e para aqueles com resultados alterados na urinálise ou função renal.

Na criança ou adolescente obeso (índice de massa corpórea [IMC] ≥ percentil 95), recomenda-se associar aos exames listados acima: hemoglobina A1c, enzimas hepáticas (triagem de esteatose hepática) e perfil lipídico completo, no sangue, em jejum.[3,6]

Exames complementares opcionais a depender dos dados clínicos e resultados de exames iniciais, podem ser realizados os seguintes exames complementares opcionais: glicemia de jejum (pacientes com risco elevado de diabete melito), hormônio estimulante da tireoide (TSH), hemograma completo (em caso de retardo de crescimento ou perda funcional renal), triagem para uso de drogas ilícitas e polissonografia (história de ronco, sonolência diurna ou apneia do sono). A medida rotineira de ácido úrico no sangue não é recomendada, sendo sugerida em casos de síndrome metabólica, redução de massa renal congênita ou adquirida ou em vigência de perda funcional renal.

Sugere-se suspeitar de hipertensão monogênica em pacientes com história familiar de hipertensão de início precoce, hipocalemia, supressão da renina plasmática ou relação aldosterona/renina elevada. Suspeitar hipertensão renovascular em crianças e adolescentes selecionados com estágio 2 HTN, hipertensão diastólica significativa, tamanhos de rim discrepantes em ultrassonografia, hipocalemia em laboratórios de triagem, ou um sopro abdominal superior ou epigástrico no exame.

A avaliação rotineira da microalbuminúria em pacientes com HA primária não é recomendada.

O eletrocardiograma não é recomendado para triagem de hipertrofia de ventrículo esquerdo (HVE). O ecocardiograma deve ser realizado para avaliação da massa de ventrículo esquerdo, geometria e função cardíaca no momento em que a terapia farmacológica da HA estiver sendo considerada.

Define-se HVE como:

- Massa de VE > 51 g/m² (crianças de ambos os sexos até 8 anos de idade).[7]
- Massa de VE > 115 g/superfície corpórea para crianças do sexo masculino > 8 anos.
- Massa de VE > 95 g/superfície corpórea para crianças do sexo feminino > 8 anos.

Pacientes com exame ecocardiográfico inicial sem alterações podem ter indicação de ecocardiografia de controle, a intervalos anuais, em caso de HA estágio 2, HA secundária, HA parcialmente controlada ou refratária, para avaliar o desenvolvimento da lesão do órgão-alvo do VE. No caso de alterações na ecocardiografia inicial, recomenda-se realização de ecocardiografia de controle, para monitorar a melhora ou a progressão do dano cardíaco a intervalos de 6 a 12 meses. Nesse caso, as indicações para a ecocardiografia de controle incluem hipertensão refratária, hipertrofia concêntrica do VE ou redução da fração de ejeção do VE.[3,6]

A hipertensão renovascular em crianças e adolescentes pode se manifestar por meio de hipertensão estágio 2, hipertensão diastólica significativa, presença de sopro abdominal superior ou epigástrico ao exame clínico, discrepância no tamanho dos dois rins à ultrassonografia ou hipocalemia. A ultrassonografia renal com Doppler pode ser utilizada como estudo não invasivo para a avaliação de estenose da artéria renal em crianças e adolescentes com peso normal e idade ≥ 8 anos e suspeita de HAS renovascular. Esse estudo pode ser complementado por tomografia computadorizada ou angiografia por ressonância magnética. A renografia nuclear é menos útil e geralmente deve ser evitada. O uso rotineiro de imagens vasculares, tais como medidas de espessura médio-intimal carotídeo ou medidas de velocidade de onda de pulso, não é recomendado na avaliação de hipertensão em crianças e adolescentes.[3,6]

A Tabela 5 apresenta agentes farmacológicos comumente associados com HA na criança e no adolescente.

TABELA 5 Agentes farmacológicos comumente associados com hipertensão arterial sistêmica na criança e no adolescente

Medicação disponível sem receita médica	Descongestionantes
	Cafeína
	Anti-inflamatórios não hormonais
	Terapias alternativas, à base de ervas e suplementos nutricionais
Medicação regulada por receita médica	Estimulantes para o transtorno de atenção e hiperatividade
	Anticoncepção hormonal
	Esteroides
	Antidepressivos tricíclicos
Drogas ilícitas	Anfetaminas
	Cocaína

Abordagem não farmacológica do adolescente com fatores de risco e hipertensão arterial

Os objetivos para o tratamento da HA primária e secundária em crianças e adolescentes são: redução da PA e do risco de lesões de órgãos-alvo na infância e a redução do risco de HA e doença cardiovascular (CV) na vida adulta.

A prevenção da HA primária em crianças e adolescentes é baseada em uma estratégia de intervenção nas modificações dos fatores de risco (FR), entre eles os de maior impacto, como sobrepeso, dieta, consumo de sal, sedentarismo e má qualidade do sono.

Em crianças e adolescentes diagnosticados com HA, a meta de tratamento não farmacológico e farmacológico deve ser uma redução na PAS e PAD para abaixo do percentil 90 e abaixo de 130/80 mmHg em adolescentes com 13 anos ou mais.[10]

Intervenções no estilo de vida em crianças são recomendadas para a redução da PA e devem ser introduzidas para todos os pacientes pediátricos com PA acima do percentil 90.

Recomenda-se reavaliar crianças e adolescentes tratados com modificação exclusiva de estilo de vida a cada 3 meses inicialmente e depois a cada 6 meses.

Dieta/consumo de sal

A média de ingestão de sódio em crianças e adolescentes excede a quantidade recomendada pela Organização Mundial de Saúde (OMS) de 2 g/dia.[11]

O estudo de base populacional NHANES mostrou correlações entre o sódio da dieta e PA na infância e PA elevada e HA, particularmente em pessoas com excesso de peso.[12] O aumento do consumo de sódio está associado com o aumento da PA. Estudos clínicos mostraram que reduzindo o sódio da dieta ocorre redução da PA e da mortalidade CV.[13]

A dieta DASH (*Dietary Approaches to Stop Hypertension*) e componentes específicos dessa dieta têm sido a estratégia primária testada na literatura. Preconiza baixo consumo de sódio, redução da ingestão de carne vermelha, doces e bebidas com açúcar; enfatiza o consumo de frutas, hortaliças e laticínios com baixo teor de gordura; inclui a ingestão de cereais integrais, aves, peixe e frutas oleaginosas. É rica em potássio, cálcio, magnésio e fibras e contém quantidades reduzidas de colesterol, gordura total e saturada.

Em 2.185 meninas acompanhadas por 10 anos, o padrão alimentar DASH – consumo diário maior ou igual a 2 porções de laticínios e 3 porções de frutas e legumes – foi associado com PA mais baixa na infância e 36% menos risco de PA alta em adultas jovens.[14]

Consumo alto de frutas, vegetais e legumes foi associado com PA mais baixa em adolescentes, assim como alta ingestão de laticínios com baixo teor de gorduras em crianças.[15]

Recomenda-se que a dieta tipo DASH seja introduzida como parte da terapêutica não farmacológica ao momento do diagnóstico de PA elevada ou HAS, juntamente com a orientação para atividade física moderada a vigorosa por pelo menos 3 a 5 dias por semana (30 a 60 min por sessão). A Tabela 6 apresenta as características da dieta DASH.[16]

TABELA 6 Recomendações da dieta DASH

Alimento	Porções por dia
Frutas e verduras	4 a 5
Produtos lácteos desnatados	≥ 2
Grãos	6
Peixe, aves e carne vermelha magra	≤ 2
Leguminosas e nozes	1
Azeite/gordura	2 a 3
Açúcar adicionado e doces (incluídos refrigerantes e bebidas adoçadas)	≤ 1
Sódio dietético	< 2.300 mg/dia

DASH: *Dietary Approaches to Stop Hypertension*. Adaptada de Barnes et al.[27] e Expert Panel on Integrated Guidelines for Cardiovascular Health and Risk Reduction in Children and Adolescents.[28]

Peso corporal e atividade física

O aumento do peso corporal está diretamente relacionado ao aumento da PA tanto em adultos quanto em crianças; relação observada a partir de 8 anos de idade.[17] A obesidade é o principal FR para HA em crianças e adolescentes.

Tanto para crianças e adolescentes só com HA quanto para aquelas com vários FR associados à obesidade são recomendadas dieta DASH e atividade física vigorosa como parte do tratamento intensivo para perda de peso.[18]

Programas que combinam dieta e atividade física podem proporcionar benefícios na PAS conforme mostrado em estudos desenhados para prevenir obesidade na infância e abordar o risco cardiometabólico.[19]

Dados observacionais estabeleceram relação entre atividade física e PA mais baixa,[20] assim como dados de intervenção mostraram que aumentando-se a intensidade da atividade física ocorre redução da PA.

A atividade física pode exercer um possível efeito no sobrepeso, balanço do sódio e má qualidade do sono, atuando indiretamente nos mecanismos metabólicos envolvidos no desenvolvimento e na manutenção do aumento da PA, tais como deposição e distribuição da massa gordurosa, a resistência a insulina, a ativação do sistema nervoso simpático, a homeostase do sódio, o sistema renina angiotensina e a regulação da função vascular.

Qualquer tipo de exercício, seja treinamento aeróbico, de resistência ou combinados são benéficos; reduzem a PA e melhoram marcadores precoces de aterosclerose em crianças obesas.[21]

Uma metanálise de 9 estudos randomizados controlados que avaliou o efeito do exercício físico na PA em repouso em crianças obesas mostrou que programas de 3 sessões de exercícios de pelo menos 60 minutos por semana induziram uma redução na PAS entre 0,58 e 0,82 mmHg. Apenas com frequência maior que 3 vezes por semana foi possível observar uma redução também da PAD.[22]

Metanálise recente analisou os efeitos na PA de programas de prevenção da obesidade na infância.[23] A maioria das intervenções efetivas, excluindo aquelas em crianças que já eram obesas ou com sobrepeso, foram as que combinaram intervenções dietéticas com atividade física. A média de redução da PA obtida após 6 a 12 meses com a combinação das duas estratégias foi de 1,64 mmHg para a PAS e de 1,44 mmHg para a PAD. Intervenções só com dieta ou só com atividade física foram menos sucedidas. Mesmo reduções aparentemente bem modestas reduzem o risco de HA na idade adulta acima de 10%.

Frente ao diagnóstico de PA elevada ou HA na criança ou adolescente, é prudente introduzir a dieta DASH e recomendar atividade física pelo menos 3 a 5 dias por semana durante 30 a 60 minutos para reduzir a PA.

Atividade física praticada regularmente induz perda de sódio pelo suor, favorecendo a realização e/ou a manutenção do equilíbrio do balanço de sódio. Caso o nível de exercício seja intensificado, a sudorese aumenta e consequentemente a perda de sódio também.

A recomendação para a prática de atividade física em crianças deve ser de pelo menos 60 minutos por dia de moderada a intensa com pelo menos 3 sessões por semana.[24]

A participação em esportes competitivos pode ser liberada para crianças e adolescentes com valores de PA abaixo dos valores compatíveis com HA estágio 2, após avaliação do risco CV e da pesquisa de lesões de órgãos-alvo.

Sono

A duração do sono correlacionou-se inversamente com o risco cardiometabólico, a obesidade e os níveis de atividade física em crianças.

Crianças que dormem mais que 9 horas por noite apresentam maior intensidade de atividade física e são mais magras que crianças que dormem menos. Entretanto, não se sabe se é o mais alto nível de atividade (duração e/ou intensidade) que causa aumento na duração do sono ou vice-versa.

A regularidade da duração do sono também durante os dias da semana e no fim de semana está relacionado com maiores níveis de atividade física.[25]

Se dieta e mudanças do estilo de vida não resolverem a hipertensão após 6 meses, é indicativo de que o tratamento farmacológico adicional é necessário.[26]

Tratamento medicamentoso da criança e do adolescente

A terapêutica farmacológica deve ser introduzida para crianças e adolescentes hipertensos cujo controle de PA não respondeu às recomendações não farmacológicas, particularmente em vigência de HVE, hipertensão sintomática ou hipertensão de estágio 2 sem um fator claramente modificável (p. ex., obesidade). O tratamento farmacológico deve ser iniciado com um inibidor da enzima de conversão da angiotensina (IECA), bloqueadores do receptor da angiotensina II (BRA), bloqueador dos canais de cálcio de ação prolongada ou diurético tiazídico.

A eficácia do tratamento pode ser acompanhada por meio da MAPA especialmente quando a avaliação da PA em consultório ou em domicílio indicarem uma resposta insuficiente ao tratamento.

O critério para tratamento da HA em crianças e adolescentes com DRC considera que a meta de tratamento deve ser a redução da PA média de 24 h da MAPA para valores inferiores ao percentil 50. Esses pacientes precisam ter a PA de consultório avaliada em todas as consultas médicas e, mesmo se ela se mostrar dentro de valores adequados, a MAPA deve ser repetida anualmente, pelo risco de hipertensão mascarada. A avaliação da criança/adolescente com DRC deve incluir a dosagem de proteinúria, para a qual, em caso positivo, a medicação anti-hipertensiva de escolha deve ser um IECA ou BRA.

Crianças e adolescentes com diabete melito tipo 1 ou 2 devem ter a PA medida em cada consulta médica e tratados se PAS ou PAD ≥ percentil 95 ou se PA > 130/80 mmHg em adolescentes ≥ 13 anos de idade.

Pacientes pediátricos com hipertensão aguda grave/emergência hipertensiva devem receber tratamento imediato com medicação anti-hipertensiva de curta duração. Nas primeiras 8 horas de tratamento a PA não deve ser reduzida em mais que 25% da redução total planejada.

Pacientes sob medicação anti-hipertensiva devem ser reavaliados a cada 4 a 6 semanas até que a PA seja controlada, prolongando-se depois o intervalo entre as consultas.

Crianças e adolescentes com hipertensão refratária devem ser conduzidos à semelhança do recomendado para adultos com hipertensão resistente. Pacientes hipertensos com dislipidemia devem ser conduzidos de acordo com orientações existentes para controle da dislipidemia na faixa etária pediátrica.

Adolescentes com diagnóstico de PA elevada ou HA devem fazer a transição de seus cuidados, com transferência de informações sobre a etiologia da HA, suas manifestações e complicações, para um clínico de adulto, em geral, após 22 anos de idade. Esse limite superior de idade pode ser alterado particularmente no caso de jovens com necessidades especiais de saúde.

Sugere-se informar e educar pacientes e seus familiares sobre a prevenção, o tratamento e as complicações potencias da HA, para melhorar a adesão do paciente ao tratamento e aos objetivos terapêuticos. Consideram-se estratégias úteis para a prevenção da hipertensão: a manutenção do IMC dentro de limites normais, o consumo de uma dieta do tipo DASH, a prevenção do consumo excessivo de sódio e a atividade física regular e vigorosa.[27,28]

As Tabelas 7 e 8 apresentam as medicações anti-hipertensivas para uso oral e parenteral mais utilizadas na criança e no adolescente.

TABELA 7 Medicações anti-hipertensivas para uso oral

Droga	Dose (mg/kg/dia)	Mecanismo de ação	Efeitos colaterais
Nifedipina (de liberação lenta)	0,25 a 2	Vasodilatação arteriolar (bloqueia canais de cálcio)	Taquicardia reflexa, vômitos, cefaleia, rubor, facial, hipotensão grave, palpitação, síncope, edema de tornozelo
Anlodipina	0,1 a 0,5	Vasodilatação arteriolar (bloqueia canais de cálcio)	Edema periférico, rubor e cefaleia
Enalapril	0,1 a 0,5	Vasodilatação arteriolar e venosa (bloqueia ECA)	Hipotensão, cefaleia, vômitos, erupção, cutânea, tosse, hipercalemia Contraindicado: insuficiência renal na estenose da artéria renal, em gestantes
Captopril	0,3 a 5	Vasodilatação arteriolar e venosa (bloqueia ECA)	Hipotensão, cefaleia, vômitos, erupção cutânea, tosse, hipercalemia Contraindicado: insuficiência renal na estenose da artéria renal, em gestantes
Propranolol	1 a 0	Betabloqueador	Contraindicado: asma, ICC Uso cauteloso: diabete melito, doença renal e hepática Pode causar: hipoglicemia, hipotensão, náusea, fraqueza, broncoespasmo, impotência, bloqueio cardíaco
Atenolol	1 a 2	Betabloqueador seletivo Beta-1	Contraindicado: asma, ICC Uso cauteloso: diabete melito, doença renal e hepática Pode causar: hipoglicemia, hipotensão, náusea, broncoespasmo, fraqueza, impotência, bloqueio cardíaco
Hidralazina	1 a 8	Vasodilatador	Taquicardia reflexa, retenção hidrossalina, cefaleia, vômitos, reação *lúpus-like*
Furosemida	0,5 a 4	Bloqueio na reabsorção renal de cloro e sódio	Hipopotassemia, hiponatremia, alcalose metabólica hiperclorêmica, hiperuricemia, ototoxicidade
Hidroclorotiazida	1 a 4	Diurético tiazídico	Taquicardia reflexa, cefaleia, dispepsia
Espironolactona	1 a 3	Diurético poupador de K	Contraindicado: na insuficiência renal aguda, pode causar hipercalemia, ginecomastia, *rash*
Minoxidil	0,1 a 2		Contraindicado: aneurisma dessecante de aorta, feocromocitoma

ECA: enzima conversora da angiotensina; ICC: insuficiência cardíaca congestiva.

TABELA 8 Drogas anti-hipertensivas de uso endovenoso

Droga	Dose (mg/kg)	Mecanismo de ação	Efeitos colaterais
Fentolamina	0,1 a 0,2	Bloqueador periférico alfa-adrenérgico	
Nitroprussiato de sódio	0,3 a 10	Vasodilatação arteriolar e venosa	Retenção hidrossalina, intoxicação por cianeto e tiocianeto, metemoglobinemia, hipotensão grave Proteja o equipo da luz e troque-o a cada 4 horas
Labetolol	1 a 3	Bloqueador alfa e beta	Idem a betabloqueador Muito potente, pode ser usado na crise hipertensiva

RESUMO

- Novas recomendações redefinem o estadiamento da hipertensão arterial (HA) na infância e adolescência, simplificam as recomendações para avaliação preventiva da pressão arterial (PA) em consultas pediátricas de rotina, racionalizam o manejo inicial dos pacientes com diagnóstico de PA elevada ou hipertensão arterial e ampliam a importância da avaliação por monitorização ambulatorial de pressão arterial (MAPA) no diagnóstico e manejo da hipertensão pediátrica.
- A MAPA deve ser considerada parte da avaliação de rotina de crianças e adolescentes com condições de alto risco, para avaliar a gravidade da hipertensão e a presença de prejuízo ao ritmo circadiano de PA, configurando risco aumentado para lesões de órgão-alvo.
- A prevenção da HA primária em crianças e adolescentes é baseada em uma estratégia de intervenção nas modificações dos fatores de risco, entre eles os de maior impacto como sobrepeso, dieta, consumo de sal, sedentarismo e má qualidade do sono.
- **A terapêutica farmacológica deve ser introduzida para crianças e adolescentes hipertensos cujo controle de PA não respondeu às recomendações não farmacológicas, particularmente em vigência de hipertrofia de ventrículo esquerdo, hipertensão sintomática ou hipertensão de estágio 2 sem um fator claramente modificável.**

Referências bibliográficas

1. National High Blood Pressure Education Program Working Group on High Blood Pressure in Children and Adolescents. The fourth report on the diagnosis, evaluation, and treatment of high blood pressure in children and adolescents. Pediatrics. 2004;114(2 Suppl 4th Report):555-76.
2. Bloch KV, Klein CH, Szklo M, Kuschnir MC, Abreu Gde A, Barufaldi LA, et al. ERICA: prevalences of hypertension and obesity in Brazilian adolescents. Rev Saúde Pública. 2016;50(supl 1):9s.
3. Whelton PK, Carey RM, Aronow WS, Casey DE Jr, Collins KJ, Dennison Himmelfarb C, et al. ACC/AHA/AAPA/ABC/ACPM/AGS/APhA/ASH/ASPC/NMA/PCNA guideline for the prevention, detection, evaluation, and management of high blood pres-sure in adults: executive summary: a report of the American College of Cardiology/American Heart Association Task Force on Clinical Practice Guidelines. Hy-pertension. 2018;71(6):1269-324.
4. Flynn JT, Kaelber DC, Baker-Smith CM, Blowey D, Carroll AE, Daniels SR, et al.; Subcommittee on Screening and Management of High Blood Pressure in Chil-dren. Clinical Practice Guideline for screening and management of high blood pressure in children and adolescents. Pediatrics. 2017;140(3).
5. Pickering TG, Hall JE, Appel LJ, Falkner BE, Graves J, Hill MN, et al. Recommendations for blood pressure measurement in humans and experimental animals: part 1: blood pressure measurement in humans: a statement for professionals from the Subcommittee of Professional and Public Education of the American Heart Association Council on High Blood Pressure Research. Circulation. 2005;111(5):697-716.
6. Malachias MVB, Koch V, Colombo Consolim F, Silva S, Guimarães IC, Nogueira PK. 7th Brazilian Guideline of Arterial Hypertension: Chapter 10 - Hyperten-sion in children and adolescents. Arq Bras Cardiol. 2016;107(3 Suppl 3):53-63.
7. Dionne JM, Abitbol CL, Flynn JT. Hypertension in infancy: diagnosis, management and outcome [published correction appears in Pediatr Nephrol. 2012;27(1):159-60]. Pediatr Nephrol. 2012;27(1):17-32.
8. Report of the second task force on blood pressure control in children–1987. Task force on blood pressure control in children. National Heart, Lung, and Blood In-stitute, Bethesda, Maryland. Pediatrics. 1987;79(1):1-25.
9. Flynn JT, Daniels SR, Hayman LL, Maahs DM, McCrindle BW, Mitsnefes M, et al. Update ambulatory blood pressure monitoring in children and adolescents: a scientific statement from the American Heart Association. Hypertension. 2014;63(5):1116-35.
10. Theodore RF, Broadbent J, Nagin D, Ambler A, Hogan S, Ramrakha S, et al. Childhood to early-midlife systolic blood pressure trajectories: early-life predictors, effect modifiers, and adult cardiovascular outcomes. Hypertension. 2015;66(6):1108-15.
11. World Health Organization. Guideline: sodium intake for adults and children. Geneva: World Health Organization; 2012.
12. Yang Q, Zhang Z, Kuklina EV, Fang J, Ayala C, Hong Y, et al. Sodium intake and blood pressure among US children and adolescents. Pediatrics. 2012;130(4):611-9.
13. Adler AJ, Taylor F, Martin N, Gottlieb S, Taylor RS, Ebrahim S. Reduced dietary salt for the prevention of cardiovascular disease. Cochrane Database Syst Rev. 2014;18(12):CD009217.
14. Moore LL, Bradlee ML, Singer MR, Qureshi MM, Buendia JR, Daniels SR. Dietary approaches to stop hypertension (DASH) eating pattern and risk of elevated blood pressure in adolescent girls. Br J Nutr. 2012;108(9):1678-85.
15. Yuan WL, Kakinami L, Gray-Donald K, Czernichow S, Lambert M, Paradis G. Influence of dairy product consumption on children's blood pressure: results from the QUALITY cohort. J Acad Nutr Diet. 2013;113(7):936-41.
16. Van Horn L, Carson JA, Appel LJ, Burke LE, Economos C, Karmally W, et al.; American Heart Association Nutrition Committee of the Council on Lifestyle and Cardiometabolic Health; Council on Cardiovascular Disease in the Young; Council on Cardiovascular and Stroke Nursing; Council on Clinical Cardiology; and Stroke Council. Recommended Dietary Pattern to Achieve Adherence to the American Heart Association/American College of Cardiology (AHA/ACC) Guide-lines: a scientific statement from the American Heart Association. Circulation. 2016;134(22):e505-e529.
17. Vaněčková I, Maletínská L, Behuliak M, Nagelová V, Zicha J, Kuneš J. Obesity-related hypertension: possible pathophysiological mechanisms. J Endocrinol. 2014;223(3):R63-78.
18. Asghari G, Yuzbashian E, Mirmiran P, Hooshmand F, Najafi R, Azizi F. Dietary approaches to stop hypertension (DASH) dietary pattern is associated with re-duced incidence of metabolic syndrome in children and adolescents. J Pediatr. 2016;174:178-84.e1.
19. Monzavi R, Dreimane D, Geffner ME, Braun S, Conrad B, Klier M, et al. Improvement in risk factors for metabolic syndrome and insulin resistance in overweight youth who are treated with lifestyle intervention. Pediatrics. 2006;117(6).
20. Rebholz CM, Gu D, Chen J, Huang JF, Cao J, Chen JC, et al.; GenSalt Collaborative Research Group. Physical activity reduces salt sensitivity of blood pressure: the Genetic Epidemiology Network of Salt Sensitivity study. Am J Epidemiol. 2012;176(suppl 7):S106-S113.
21. Farpour-Lambert NJ, Aggoun Y, Marchand LM, Martin XE, Herrmann FR, Beghetti M. Physical activity reduces systemic blood pressure and improves early markers of atherosclerosis in pre-pubertal obese children. J Am Coll Cardiol. 2009;54(25):2396-406.
22. García-Hermoso A, Saavedra JM, Escalante Y. Effects of exercise on resting blood pressure in obese children: a meta-analysis of randomized controlled trials. Obes Rev. 2013;14(11):919-28.
23. Cai L, Wu Y, Cheskin LJ, Wilson RF, Wang Y. Effect of childhood obesity prevention programmes on blood lipids: a systematic review and meta-analysis. Obes Rev. 2014;15(12):933-44.
24. Lobelo F, Rohm Young D, Sallis R, Garber MD, Billinger SA, Duperly J, et al.; American Heart Association Physical Activity Committee of the Council on Life-style and Cardiometabolic Health; Council on Epidemiology and Prevention; Council on Clinical Cardiology; Council on Genomic and Precision Medicine; Council on Cardiovascular Surgery and Anesthesia; Stroke Council. Routine assessment and promotion of physical activity in healthcare settings: a scientific statement from the American Heart Association. Circulation. 2018;137(18):e495-e522.

25. Fobian AD, Elliott L, Louie T. A systematic review of sleep, hypertension, and cardiovascular risk in children and adolescents. Curr Hypertens Rep. 2018;20(5):42.
26. Patel N, Walker N. Clinical assessment of hypertension in children. Clinical Hypertension. 2016;22:15.
27. Barnes TL, Crandell JL, Bell RA, Mayer-Davis EJ, Dabelea D, Liese AD. Change in DASH diet score and cardiovascular risk factors in youth with type 1 and type 2 diabetes mellitus: the SEARCH for Diabetes in Youth study. Nutr Diabetes. 2013;3:e91.
28. Expert Panel on Integrated Guidelines for Cardiovascular Health and Risk Reduction in Children and Adolescents; National Heart, Lung, and Blood Institute. Ex-pert panel on integrated guidelines for cardiovascular health and risk reduction in children and adolescents: summary report. Pediatrics. 2011;128(suppl 5):S213-S256.

Capítulo 9

Novas terapias farmacológicas e invasivas em hipertensão arterial

Wilson Nadruz Jr.
Thiago A. Macêdo
Luciano Ferreira Drager

PONTOS-CHAVE

- O sacubitril-valsartana pode ser útil no tratamento da hipertensão arterial sistêmica resistente em pacientes com insuficiência cardíaca com fração de ejeção preservada.
- Empagliflozina, canagliflozina, dapagliflozina e ertugliflozina são inibidores da SGLT2 aprovados para tratamento de diabetes mellitus.
- Dados sugerem que a denervação renal com os novos cateteres deva ser considerada no arsenal do tratamento anti-hipertensivo exigindo um processo estruturado que garanta a adequada realização do procedimento endovascular e a seleção adequada dos hipertensos.
- Evidências demonstraram que a ressecção do corpo carotídeo se associou com reduções da pressão arterial, particularmente em indivíduos com hipertensão arterial sistêmica.

Introdução

O objetivo primordial do tratamento da hipertensão arterial sistêmica (HAS) é a redução da morbidade e da mortalidade cardiovasculares.[1] Por ser uma doença crônica de etiologia multifatorial, é plenamente compreensível que o sucesso do tratamento dependerá de uma série de fatores que incluem desde a participação do paciente – que precisa compreender a importância de tratar uma doença essencialmente assintomática – até a oferta de um tratamento integrado que envolverá medidas não farmacológicas e farmacológicas. Dessa forma, é essencial o entendimento de que não obteremos sucesso na maioria das vezes com condutas isoladas no tratamento da HAS.

A despeito do desenvolvimento de diversas classes de anti-hipertensivos nas últimas décadas,[2] uma gama crescente de pacientes apresenta formas mais graves (incluindo a HAS resistente e refratária), além de efeitos colaterais que possam surgir ao longo do tempo. É nesse contexto que a necessidade de novas terapias para a HAS encontra respaldo: a necessidade crescente de tratamentos mais eficazes com menos efeitos colaterais e que possam reduzir o risco relacionado a essa importante condição clínica.

Neste capítulo, abordaremos novas terapias farmacológicas e invasivas no tratamento da HAS. Como veremos ao longo do capítulo, algumas dessas terapias não são "novas", mas o conhecimento adquirido em outras situações clínicas ou com o aprendizado gerado com os estudos anteriores permitiu a criação de novas perspectivas na área da HAS.

Potenciais novas classes medicamentosas

Sacubitril/valsartana

A neprilisina é uma endopeptidase ligada à membrana, encontrada em vários órgãos, que hidrolisa o peptídeo natriurético atrial (ANP), o peptídeo natriurético cerebral (BNP) e o peptídeo natriurético tipo C.[3] Os inibidores da neprilisina aumentam os níveis dos peptídeos natriuréticos endógenos, reduzindo a degradação de peptídeos vasoativos, incluindo adrenomedulina, bradicinina e substância P. O efeito desses inibidores promove natriurese, vasodilatação, redução do tônus simpático, além de efeitos anti-inflamatórios e antifibróticos. Idealmente, devem ser combinados com um bloqueador do sistema renina-angiotensina (SRA) para maximizar seus efeitos biológicos (Figura 1). O LCZ696, um inibidor da neprilisina, mostrou-se desprovido de quaisquer efeitos colaterais graves de angioedema, pois interrompe o metabolismo da bradicinina. O LCZ696 em combinação com o valsartana (sacubitril/valsartana) foi desenvolvido e aprovado pelo Food and Drug Administration (FDA) em 2015 para tratamento de insuficiência cardíaca com fração de ejeção reduzida.

Em uma metanálise que incluiu 3.816 pacientes hipertensos de 12 estudos multicêntricos duplo-cegos randomizados, doses mais elevadas de LCZ696 (200 e 400 mg) foram significativamente mais eficazes na redução da pressão arterial (PA) ambulatorial do que valsartana ou olmesartan isolados, sem diferença na incidência de efeitos adversos.[5] O estudo

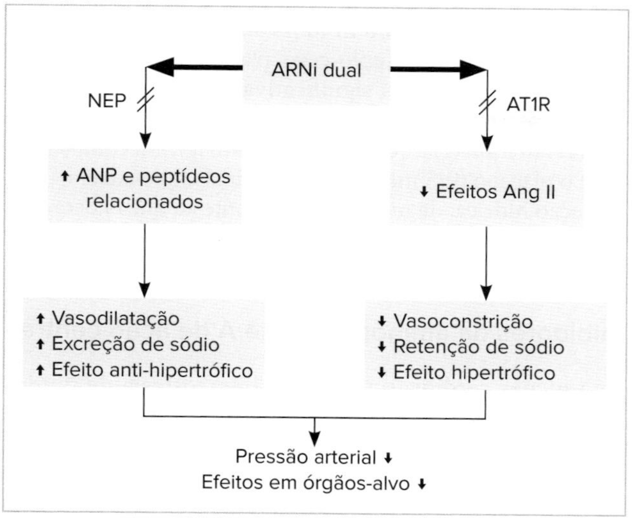

FIGURA 1

Mecanismo de ação dos inibidores do receptor de neprilisina com relevância para a hipertensão arterial sistêmica.[4]

ANP: peptídeo natriurético atrial; ARNI: receptor da angiotensina, inibidor da neprilisina; NEP: neprilisina.

PARAGON-HF, que estudou pacientes com insuficiência cardíaca com fração de ejeção preservada (ICFep), embora não tenha sido um estudo específico sobre tratamento de HAS, mais de 95% dos pacientes tinham antecedente de hipertensão arterial. Uma análise post-hoc[6] dos pacientes incluídos no final do período de run-in analisou 4.795 pacientes, dentre os quais 731 (15,2%) tinham HAS resistente aparente definida pela presença de PA sistólica (PAS) ≥ 140 mmHg (≥ 135 mmHg em pacientes com diabetes), apesar do uso de valsartana, bloqueador dos canais de cálcio e um diurético. Analisaram-se as reduções na PA por 16 semanas e a porcentagem de pacientes com PA controlada após a randomização. A redução da PA foi maior com sacubitril/valsartana (4,4 mmHg) do que com valsartana (3,9 mmHg). No geral, 731 pacientes (15,2%) tinham HAS resistente aparente. A proporção de pacientes que atingiu o controle pressórico com sacubitril/valsartana vs. valsartana foi 47,9% e 34,3%, respectivamente.[6] Esses resultados sugerem que o sacubitril-valsartana pode ser útil no tratamento da HAS resistente em pacientes com ICFep. As evidências disponíveis até o momento indicam que o sacubitril/valsartana é seguro e eficaz para o tratamento da HAS em curto prazo. Apesar dos dados encorajadores, o uso de sacubitril/valsartana de maneira isolada ainda é limitado.[7] Dessa forma, embora promissora, essa composição não tem indicação formal no tratamento da HAS até que novos estudos possam estabelecer o potencial papel do sacubitril/valsartana, independentemente do contexto da insuficiência cardíaca (IC).

Inibidores do receptor SGLT2 (iSGLT2)

Os rins desempenham um papel importante por meio de filtração glomerular, reabsorção do túbulo proximal de glicose. Os rins filtram, em condições fisiológicas, 160 a 180 g de glicose por dia. A maior parte da glicose é reabsorvida por um sistema de cotransportadores sódio-glicose (SGLT1 e SGLT2), localizados nos túbulos contorcidos proximais. O SGLT1 apresenta baixa afinidade com o transportador de glicose, enquanto SGLT2 apresenta alta afinidade com o transportador de glicose. Os receptores SGLT2 são responsáveis por 90% da reabsorção de glicose do rim e o SGLT1 representa o restante. Empagliflozina, canagliflozina, dapagliflozina e ertugliflozina são inibidores da SGLT2 aprovados pelo FDA para tratamento de diabetes mellitus. A inibição desses cotransportadores promove redução da absorção de glicose no túbulo proximal, com eliminação renal de glicose e melhora do controle glicêmico, independentemente dos níveis de insulina. Os efeitos de perda de glicose também representam a perda de calorias e certa contração de volume pelo efeito do carreamento de glicose (diurese osmótica). Isso também gera efeito de perda de calorias e redução de peso. Além desse efeito sobre a glicose, o iSGLT2 também promove redução da absorção de sódio no túbulo proximal. Este último representa o principal mecanismo sobre a PA, principalmente em pacientes com HAS. As ações anti-hipertensivas de iSGLT2 envolvem vários mecanismos, incluindo efeito diurético modesto, perda ponderal e efeito vascular direito, levando à redução de rigidez arterial e resistência vascular.[8]

Estudos recentes mostraram efeitos de redução da PA dos inibidores de SGLT2 em pacientes com DM2 e HAS. Em um estudo randomizado, placebo controlado, Townsend et al.[9] avaliaram 171 pacientes, tratados com canagliflozina 100 e 300 mg/dia por 6 semanas. Os pacientes foram avaliados com monitorização ambulatorial da pressão arterial (MAPA) no início do tratamento e após 6 semanas. Houve redução da média de PAS em 24 h em 4,5 mmHg com a dose de 100 mg/dia e em 6,2 mmHg com a dose de 300 mg/dia, com diferença significativa em relação ao placebo. A incidência de eventos adversos, como tontura ou hipotensão ortostática, foi baixa utilizando-se canagliflozina 100 mg/dia, 300 mg/dia e placebo (1,2%, 1,3% e 1,1%, respectivamente). Um estudo em pacientes com nefropatia diabética[9] mostrou a utilização de dapagliflozina 5 mg/dia, aumentando-se para 10 mg/dia após 24 semanas. Na avaliação por medida de PA domiciliar, houve redução significativa nos períodos matinal (média: –8,32/–4,18 mmHg) e noturno (média: – 9,57/4,48 mmHg). Na análise de regressão linear multivariada, mostrou que a redução na PAS matinal em casa contribuiu significativamente para redução da relação albumina/creatinina. Um outro estudo com dapagliflozina, duplo-cego, placebo controlado, incluiu 311 centros, 16 pacientes de 5 continentes.[10] Foram estudados pacientes com DM e HAS (MAPA com PA alterada antes da randomização). Os pacientes já estavam em tratamento habitual, incluindo inibidores do sistema renina-angiotensina-aldosterona (SRAA). Na análise post-hoc, em comparação ao placebo, com uso de dapagliflozina 10 mg (on top), houve redução da PA, sendo maior em pacientes que receberam betabloqueador (–5,76 mmHg) ou um bloqueador do canal de cálcio (–5,13 mmHg), com menor efeito em quem estava em um diurético tiazídico (–2,38 mmHg).[10]

As evidências disponíveis até o momento sugerem que o efeito anti-hipertensivo dos iSGLT2, em geral, parece ser modesto. Não há indicação para o uso específico dessa classe como anti-hipertensivo, independentemente do contexto do DM e da IC, em que essa classe tem papel de destaque.

Antagonistas do receptor de endotelina

O sistema de endotelina compreende três peptídeos: endotelina 1, 2 e 3 (ET-1, ET-2 e ET-3), que ativam receptores acoplados à proteína G: tipo A (ETA) e tipo B (ETB). O receptor ET-1 está relacionado com inflamação vascular, vasoconstrição, hipertrofia vascular e miocárdica, além de progressão de doença cardiovascular. No tratamento de hipertensão arterial pulmonar, os antagonistas do receptor de endotelina têm papel bem definido na terapêutica. A bosentana foi o primeiro antagonista duplo dos receptores ETA e ETB. Quando utilizado na dose de 2.000 mg em pacientes com hipertensão primária estágio II, apresentou efeito de redução da pressão arterial diastólica significativamente superior ao placebo, com redução absoluta em torno de 5,7 mmHg. Essa redução foi semelhante à obtida com enalapril 20 mg/dia.[11] Apesar desse efeito de redução pressórico, deve-se considerar o perfil de tolerabilidade da medicação (risco de lesão hepática e retenção hidrossalina). Dessa maneira, um antagonista mais seletivo do receptor da endotelina, o darusentan, foi desenvolvido. Esse fármaco foi estudado em pacientes com hipertensão resistente que utilizavam pelo menos três classes de anti-hipertensivos em dose máxima tolerada, incluindo um diurético. No estudo DORADO (Fixed Doses of Darusentan as Compared to Placebo in Resistant Hypertension),[12] um estudo randomizado, duplo-cego, placebo controlado, o uso de darusentan reduziu significativamente a PA (sistólica/diastólica), utilizando-se doses de 50 mg (17/10 mmHg), 100 mg (18/10 mmHg) e 300 mg (18/11 mmHg), em comparação com o placebo (9/5 mmHg). O principal efeito adverso foi a retenção hídrica, de maneira semelhante ao que ocorre com outros vasodilatadores. Em alguns casos, pode ser necessário o uso de terapia diurética efetiva.

Inibidores da aminopeptidase A de ação central

As funções cardiovasculares e a homeostasia de fluidos corporais também podem sofrer influência de um sistema renina-angiotensina localizado no cérebro. Conforme demonstrado em modelos experimentais, a angiotensina III é um dos principais peptídeos efetores desse sistema, podendo exercer efeito sobre a PA.[13] A aminopeptidase A (APA), uma metaloprotease de zinco ligada à membrana, gera angiotensina III a partir da angiotensina II cerebral. O firabastat inibe a atividade da APA em nível cérebro, bloqueando a formação de angiotensina III, promovendo redução do tônus simpático e da resistência vascular, reduzindo a liberação de arginina-vasopressina (hipófise posterior), com redução do volume extracelular e melhora da função do barorreflexo (Figura 2).

Embora alguns estudos tenham demonstrado redução de PAS entre 3 e 9 mmHg, são necessários novos estudos randomizados, placebo controlados, que demonstrem a magnitude da redução da PA e o potencial dessa classe no arsenal terapêutico da HAS.

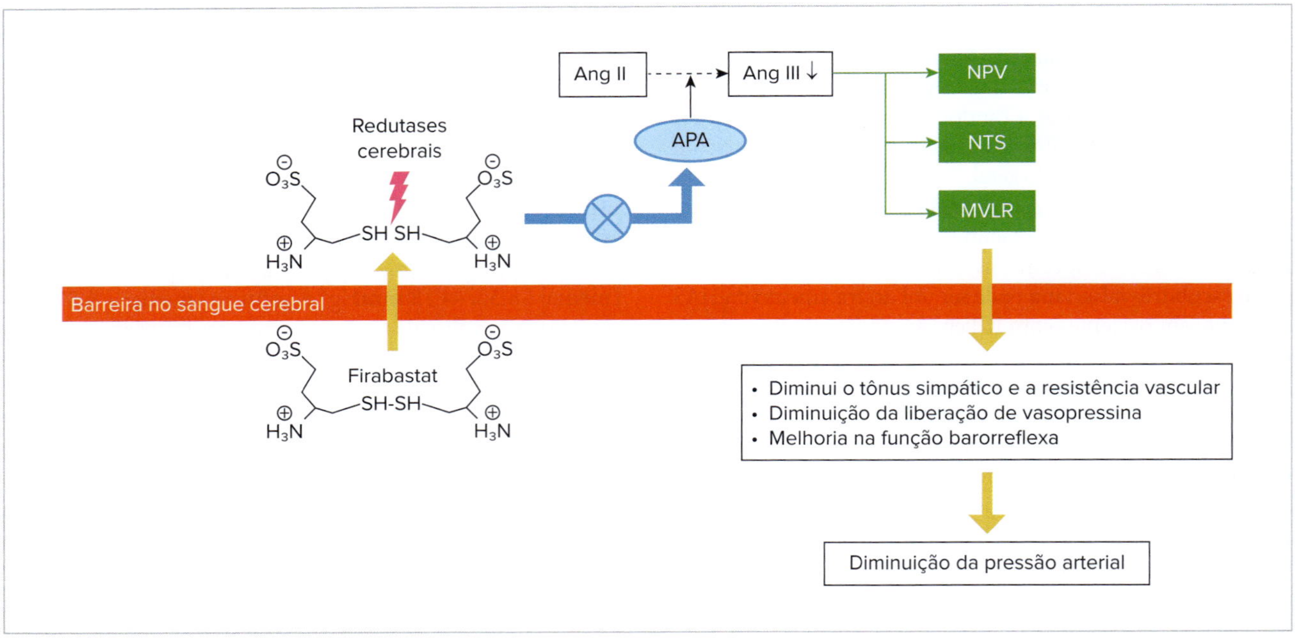

FIGURA 2

Mecanismo de ação do firabastat. Inibição da aminopeptidase A (APA).

MVLR: medula ventrolateral rostral; NPV: núcleo paraventricular; NTS: núcleo do trato solitário.

Fonte: Ferreira e Raizada, 2008.[14]

Denervação renal

A denervação renal tornou-se, na última década, uma grande esperança no tratamento da HAS. A ablação de artéria renal por cateter de radiofrequência foi desenvolvida a partir da descrição da importância da atividade simpática renal, tanto aferente quanto eferente, no controle de diversos mecanismos envolvidos na HAS. Estudos clínicos iniciais demonstraram resultados bem promissores, com diminuição significativa da PA, sem graves complicações do procedimento, em pacientes portadores de hipertensão resistente.[15-18] Em um desses estudos, o Simplicity HTN-1,[15] os pacientes submetidos à ablação por cateter tiveram redução significativa da pressão arterial, principalmente da PAS, após 24 meses do procedimento. Quando comparado com tratamento clínico otimizado (Simplicity HTN-2),[16] um número significativamente maior de indivíduos atingiu reduções de PAS > 10 mmHg após a ablação de artéria renal do que aqueles que permaneceram em tratamento clínico otimizado. No entanto, depois desses e de outros estudos mostrarem reduções muito relevantes e sustentadas da PA, faltava um estudo placebo controlado para que o National Institute of Health liberasse o procedimento nos EUA. E foi com essa proposta que surgiu o estudo Simplicity HTN-3,[17] uma investigação multicêntrica que incluiu mais de 500 pacientes portadores de hipertensão resistente, dentre os quais 364 submetidos à denervação renal por ablação, e os demais submetidos à arteriografia, mas sem ablação, com acompanhamento por seis meses. Os autores observaram redução da PAS significativa em ambos os grupos de pacientes, sem diferença estatística entre eles. Essa ausência de diferenças também se confirmou nas medidas de pressão arterial obtidas na MAPA (Figura 3). Esses dados tiveram impacto não só na determinação de manter a ablação como procedimento para pesquisa somente nos EUA, mas reduziram de forma significante o entusiasmo inicial sobre esse tratamento. A despeito da relevância do estudo, ele foi questionado sobre potenciais limitações, tais como o pequeno número de disparos de energia por radiofrequência no estudo e o treinamento prévio dos centros.

Frente ao resultado do Simplicity HTN-3, alguns importantes pontos passaram a ser considerados: realização por profissionais treinados; escolha criteriosa do cateter; número de aplicações padronizado; seleção de pacientes após amplo rastreamento para as causas da resistência ao tratamento anti-hipertensivo (incluindo má adesão); melhor identificação dos pacientes que terão uma resposta mais adequada ao tratamento.

Avanços nos cateteres de denervação renal: a era pós-Symplicity HTN-3

A lição deixada pelo Simplicity HTN-3 fez com que não as padronizações relatadas anteriormente, mas a evolução dos cateteres de ablação tornou-se necessária. E foi com essa premissa que surgiram importantes estudos usando cateteres multipolares. Como prova de conceito, o estudo SPYRAL HTN-OFF MED[18] envolveu 21 centros na Europa, Austrália, Japão e EUA com pacientes sem tratamento prévio ou que descontinuaram os anti-hipertensivos (Figura 4). No acompanhamento de 3 meses, a PAS diminuiu significativamente no grupo denervação renal em relação ao grupo controle.

Posteriormente, o estudo SPYRAL HTN-ON MED[19] avaliou o efeito da denervação renal com cateter multipolar em pacientes com HAS em uso de um a três medicamentos anti-hipertensivos com doses estáveis por pelo menos 6 semanas

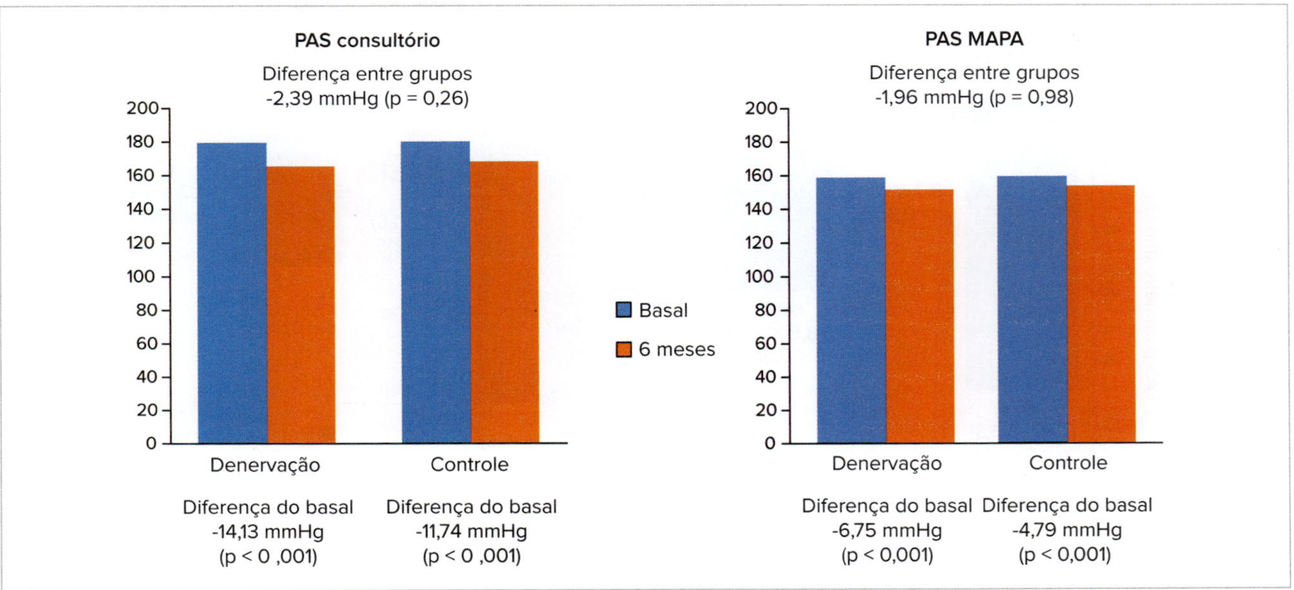

FIGURA 3

Dados do estudo na redução da PAS de consultório e na MAPA do Symplicity HTN-3.

Fonte: Bhatt et al., 2014.[17]

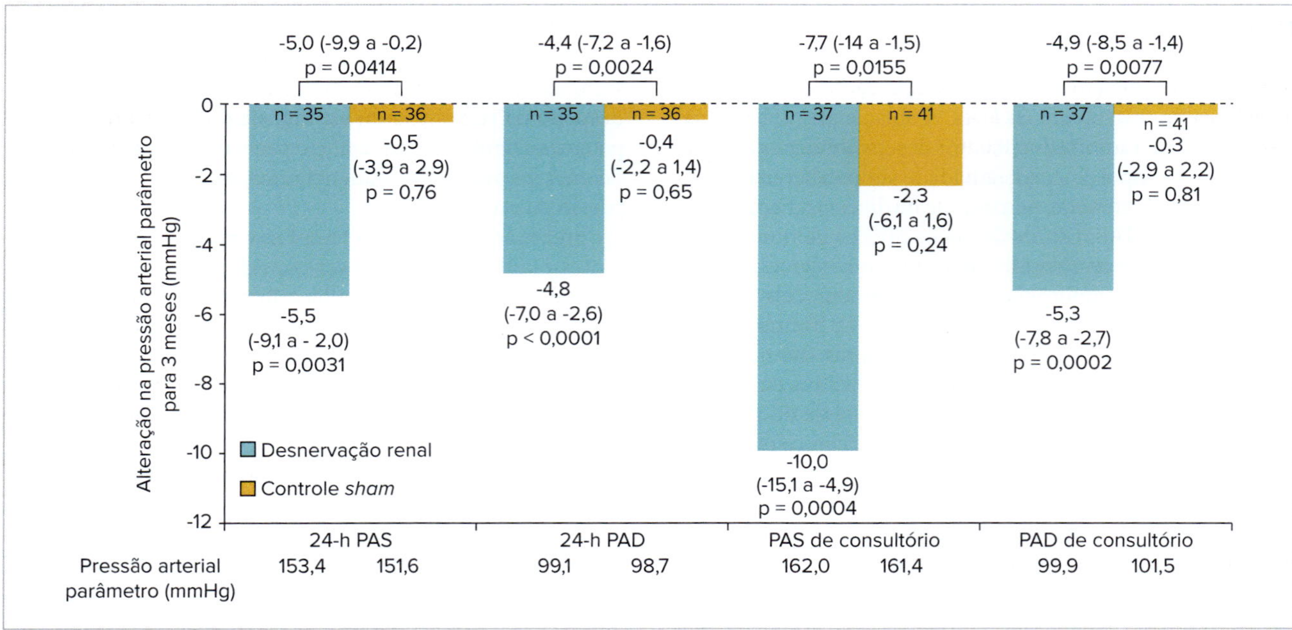

FIGURA 4

Redução na pressão arterial sistólica (PAS) de consultório e na monitorização ambulatorial da pressão arterial (MAPA) observadas no estudo SPYRAL HTN-OFF MED.

Fonte: Townsend et al., 2017.[18]

(Figura 5). Comparado ao grupo sham, a denervação renal promoveu redução significante da PA.

Mais recentemente, o estudo RADIANCE-HTN trio[20] reforçou a retomada potencial da denervação renal no tratamento da HAS resistente. Após colocar pacientes sobre o mesmo esquema terapêutico com uma única pílula combinando três medicações e não obter o controle pressórico, os pacientes foram randomizados para a denervação por ultrassom ou

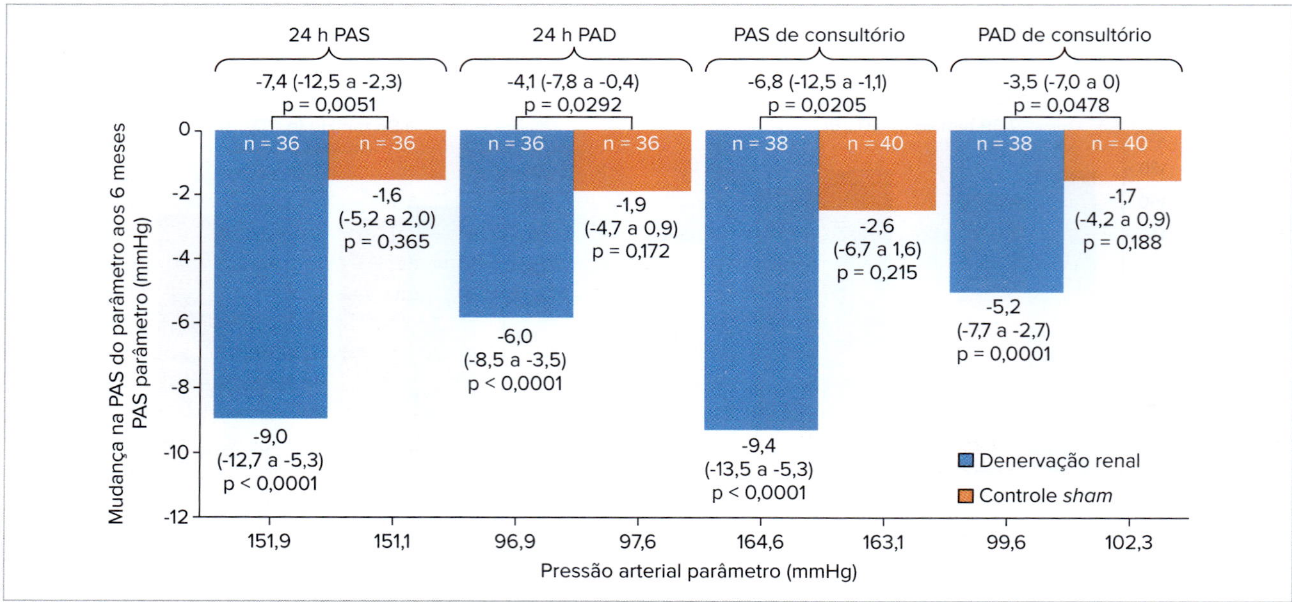

FIGURA 5

Redução na pressão arterial sistólica (PAS) de consultório e na monitorização ambulatorial da pressão arterial (MAPA) observadas no estudo SPYRAL HTN-ON MED.

Fonte: Kandzari et al., 2018.[19]

procedimento sham. Durante o acompanhamento de 2 meses em pacientes randomizados para a denervação e terapia de combinação tripla em um único comprimido, a denervação renal baseada em aquecimento ultrassônico e resfriamento foi associada a uma redução de 8,0 mmHg no PAS ambulatorial, sendo essa redução 4,5 mmHg maior do que com o procedimento sham. Esse efeito de maior redução foi consistente na redução da PA ao longo das 24 horas.

A Sociedade Europeia de Hipertensão[21] publicou um posicionamento levando em consideração essas novas evidências; os dados sugerem que a denervação renal com os novos cateteres deva ser considerada no arsenal do tratamento anti-hipertensivo exigindo um processo estruturado que garanta a adequada realização do procedimento endovascular e a seleção adequada dos hipertensos.

Terapia de ativação do barorreflexo

A estimulação de barorreceptores no seio carotídeo e na aorta provoca estímulos aferentes ao sistema nervoso central, que culminam com diminuição do fluxo simpático e consequente redução da PA. Pacientes portadores de HAS frequentemente apresentam alterações na sensibilidade barorreflexa, o que pode contribuir para a elevação da PA. Nesse contexto, intervenções que promovem estimulação elétrica dos barorreceptores carotídeos têm sido testadas como estratégia terapêutica para controle da PA.[22,23] Na terapia de ativação do barorreflexo (TAB), eletrodos são implantados cirurgicamente de forma unilateral ou bilateral na parte externa do seio carotídeo. Além disto, a intensidade do estímulo pode ser modulada e o estimulador pode ser desligado, diferenciando essa estratégia de outros procedimentos invasivos voltados para controle da PA.[23] A TAB tem sido utilizada em pacientes com HA resistente e resultados disponíveis de estudos clínicos randomizados indicam que as reduções da PA induzidas pela TAB se mantêm por até 6 anos.[24] Além disto, uma metanálise demonstrou que a TAB pode reduzir em média a PA sistólica em 24 mmHg, muito embora esses dados tenham sido majoritariamente derivados de um número restrito de estudos, com tamanho amostral pequeno e risco de vieses.[25] Por outro lado, esse procedimento ainda tem um custo elevado e costuma se acompanhar de alta taxa de efeitos colaterais, restringindo sua indicação e uso na prática clínica.[22,23,25]

Amplificação do barorreflexo endovascular

Ao contrário da estimulação elétrica direta dos barorreceptores com a TAB, a amplificação do barorreflexo endovascular explora o fato de que a deformação da parede arterial a nível do seio carotídeo leva à ativação das mesmas vias aferentes que culminam com redução do fluxo simpático e da PA. Nessa estratégia, é realizado, por via endovascular, o implante de um dispositivo expansível dentro da artéria carótida.[22,23] Em um estudo aberto avaliando 30 pacientes com HAS resistente, foi reportada redução de 24 mmHg e 21 mmHg na PA sistólica do consultório e de 24 horas, respectivamente, após 6 meses do implante do dispositivo.[26] Por outro lado, houve eventos adversos sérios em cinco pacientes, o que representa um número bastante expressivo. Diversos estudos clínicos estão em andamento com o objetivo de avaliar a eficácia e a segurança da amplificação do barorreflexo endovascular durante um período mais longo de acompanhamento, utilizando pacientes submetidos a intervenções sham como grupo controle.[23] Portanto, seu uso ainda não tem sido recomendado na prática clínica.

Ablação do corpo carotídeo

O corpo carotídeo se localiza na bifurcação da artéria comum e atua na regulação do fluxo e oxigenação cerebral por meio de diversos mecanismos, incluindo a modulação do fluxo simpático central. Evidências prévias demonstraram que a ressecção do corpo carotídeo se associou com reduções da PA, particularmente em indivíduos com HAS.[23] Sob essa perspectiva, estudos de prova de conceito demonstraram que a ablação do corpo carotídeo por meio de ondas de ultrassom emitidas por um cateter inserido na veia jugular é capaz de reduzir a PA em pacientes com HAS resistente até 3 meses após o procedimento.[27] Entretanto, estudos clínicos randomizados e controlados ainda são necessários para avaliar a eficácia e a segurança da ablação do corpo carotídeo no tratamento da HAS.

Terapia de neuromodulação cardíaca

Reduções no volume ejetado ventricular podem diminuir a PA, por reduzirem o débito cardíaco. Sabe-se que o volume ejetado é dependente do enchimento ventricular, o qual tem contribuição da contração atrial. Em pacientes com ritmo sinusal, diminuições no intervalo de condução atrioventricular do estímulo elétrico cardíaco podem reduzir o enchimento ventricular, resultando em reduções da PA. Com base nesse levantamento, foram desenvolvidos dispositivos similares a marca-passos bicamerais convencionais que atuam encurtando e expandindo o intervalo atrioventricular.[28] Esses dispositivos podem reduzir a PA por diminuir a pré-carga ventricular e por modular a atividade do sistema nervoso autônomo, prevenindo a ativação simpática mediada por barorreflexos.[29] Um estudo de prova de conceito avaliando 35 pacientes com HA não controlada demonstrou reduções médias de 16 e 14 mmHg na PA sistólica do consultório e de 24 horas, respectivamente, após ativação do dispositivo.[28] Em um estudo subsequente avaliando 47 pacientes hipertensos, houve redução de 11 mmHg na PA sistólica de 24 horas após 6 meses de uso do dispositivo.[30] É interessante notar que os efeitos dessa estratégia parecem ser restritos à PA sistólica, o que pode torná-la potencialmente atraente para o tratamento de HAS sistólica isolada, em geral observada em idosos. Em contrapartida, os estudos até o momento só incluíram pacientes com indicação prévia de implante de marca-passo bicameral e os efeitos colaterais foram similares àqueles observados em implantes de marca-passos bicamerais convencionais.

Fístula arteriovenosa ilíaca central

Diversas evidências demonstraram que a criação de uma fístula arteriovenosa reduz a PA, o que pode envolver a participação de diversos mecanismos: diminuição do volume arterial efetivo e da resistência vascular sistêmica, aumento da produção de peptídeos natriuréticos e inibição de barorreflexo.[23] Nos últimos anos, foi desenvolvida uma tecnologia que permite a criação, por via percutânea, de uma fístula arteriovenosa ilíaca–central por meio de um dispositivo implantável. Resultados de um estudo aberto e randomizado incluindo 44 pacientes com HAS resistente mostraram que a criação da fístula arteriovenosa ilíaca central se acompanhou de reduções de 27 e 13 mmHg na PA sistólica do consultório e de 24 horas, respectivamente, após 6 meses da intervenção.[31] Contudo, a fístula se associou com o desenvolvimento de estenose venosa ipsilateral em 29% dos pacientes, os quais necessitaram de tratamento percutâneo ou cirúrgico para correção dessa complicação. Além disto, um estudo subsequente que incluiria um número maior de pacientes hipertensos e com maior tempo de acompanhamento foi suspenso em 2019, por conta do desenvolvimento de insuficiência cardíaca em alguns pacientes portadores de fístula.[32] No momento, não parece haver planos de se reavivar essa tecnologia com vistas a promover controle da HAS.

Considerações finais

Este capítulo apresentou algumas das novas potenciais terapias para a HAS. Como previamente mencionado, algumas dessas terapias já estão disponíveis para uso em outras indicações ou tiveram a sua evolução em decorrência dos estudos e aprendizados prévios. O grande desafio dessas potenciais "novas" terapias é a capacidade de se estabelecerem em um campo em que já existem tratamentos muito eficazes para a HAS. Um novo tratamento, além de demonstrar segurança e eficácia em estudos randomizados, deve ser, idealmente, melhor do que um já existente ou abordar uma nova via que seja de muita relevância no contexto da HAS, que agregue um real valor às terapias existentes. Vimos um exemplo disto na prática, de como é desafiante esse campo: os inibidores diretos da renina, embora eficazes tanto em monoterapia como em combinação, foram lançados muitos anos após os inibidores da enzima de conversão de angiotensina e os bloqueadores de receptores da angiotensina II; por não mostrarem superioridade em relação a essas classes que abordam a mesma via (SRAA) e com custo mais elevado, acabaram não tendo na prática um papel relevante no tratamento da HAS.

Referências bibliográficas

1. Barroso WKS, Rodrigues CIS, Bortolotto LA, et al. Brazilian Guidelines of Hypertension – 2020. Arq Bras Cardiol. 2021;116(3):516-658.
2. Sever PS, Messerli FH. Hypertension management 2011: optimal combination therapy. Eur Heart J. 2011;32(20):2499-506.
3. Hubers SA, Brown NJ. Combined angiotensin receptor antagonism and neprilysin inhibition. Circulation. 2016;133:1115-24.
4. Azizi M, Rossignol P, Hulot JS. Emerging drug classes and their potential use in hypertension. Hypertension. 2019;74(5):1075-83.
5. Zhao Y, Yu H, Zhao X, Ma R, Li N, Yu J. The effects of LCZ696 in patients with hypertension compared with angiotensin receptor blockers: a meta-analysis of randomized controlled trials. J Cardiovasc Pharmacol Ther. 2017;22:447-57.
6. Jackson AM, Jhund PS, Anand IS, Düngen HD, Lam CSP, Lefkowitz MP, et al. Sacubitril-valsartan as a treatment for apparent resistant hypertension in patients with heart failure and preserved ejection fraction. Eur Heart J. 2021;42(36):3741-52.
7. Ruilope LM, Dukat A, Böhm M, Lacourcière Y, Gong J, Lefkowitz MP. Blood-pressure reduction with LCZ696, a novel dual-acting inhibitor of the angiotensin II receptor and neprilysin: a randomised, double-blind, placebo-controlled, active comparator study. Lancet. 2010;375(9722):1255-66.
8. Sternlicht H, Bakris GL. Blood pressure lowering and Sodium-Glucose Co-transporter 2 inhibitors (SGLT2is): more than osmotic diuresis. Curr Hypertens Rep. 2019;21:12.
9. Kinguchi S, Wakui H, Ito Y, et al. Improved home BP profile with dapagliflozin is associated with amelioration of albuminuria in Japanese patients with diabetic nephropathy: the Yokohama add-on inhibitory efficacy of dapagliflozin on albuminuria in Japanese patients with type 2 diabetes study (Y-AIDA study). Cardiovasc Diabetol. 2019;18:110.
10. Weber MA, Mansfield TA, Cain VA, Iqbal N, Parikh S, Ptaszynska A. Blood pressure and glycaemic effects of dapagliflozin versus placebo in patients with type 2 diabetes on combination antihypertensive therapy: a randomised, double-blind, placebo-controlled, phase 3 study. Lancet Diabetes Endocrinol. 2016;4:211-20.
11. Krum H, Viskoper RJ, Lacourciere Y, Budde M, Charlon V. The effect of an endothelin-receptor antagonist, bosentan, on blood pressure in patients with essential hypertension. Bosentan hypertension investigators. N Engl J Med. 1998;338:784-90.
12. Weber MA, Black H, Bakris G, Krum H, Linas S, Weiss R, et al. A selective endothelin-receptor antagonist to reduce blood pressure in patients with treatment-resistant hypertension: a randomised, double-blind, placebo-controlled trial. Lancet. 2009;374:1423-31.
13. Marc Y, Llorens-Cortes C. The role of the brain renin-angiotensin system in hypertension: implications for new treatment. Prog Neurobiol. 2011;95:89-103.
14. Ferreira AJ, Raizada MK. Aminopeptidase A: could it be a novel target for neurogenic hypertension? Hypertension. 2008;51:1273-4.
15. Symplicity HTN-1 Investigators. Catheter-based renal sympathetic denervation for resistant hypertension: durability of blood pressure reduction out to 24 months. Hypertension. 2011;57(5):911-7.
16. Symplicity HTN-2 Investigators, Esler MD, Krum H, Sobotka PA, Schlaich MP, Schmieder RE, Böhm M. Renal sympathetic denervation in patients with treatment-resistant hypertension (The Symplicity HTN-2 Trial): a randomised controlled trial. Lancet. 2010;376(9756):1903-9.
17. Bhatt DL, Kandzari DE, O'Neill WW, D'Agostino R, Flack JM, Katzen BT, et al.; SYMPLICITY HTN-3 Investigators. A controlled trial of renal denervation for resistant hypertension. N Engl J Med. 2014;370(15):1393-401.
18. Townsend RR, Mahfoud F, Kandzari DE, Kario K, Pocock S, Weber MA, et al.; SPYRAL HTN-OFF MED trial investigators*. Catheter-based renal denervation in patients with uncontrolled hypertension in the absence of antihypertensive medications (SPYRAL HTN-OFF MED): a randomised, sham-controlled, proof-of-concept trial. Lancet. 2017;390(10108):2160-70.
19. Kandzari DE, Böhm M, Mahfoud F, Townsend RR, Weber MA, Pocock S, et al.; SPYRAL HTN-ON MED Trial Investigators. Effect of renal denervation on blood pressure in the presence of antihypertensive drugs: 6-month efficacy and safety results from the SPYRAL HTN-ON MED proof-of-concept randomised trial. Lancet. 2018;391(10137):2346-55.
20. Azizi M, Sanghvi K, Saxena M, Gosse P, Reilly JP, Levy T, et al.; RADIANCE-HTN investigators. Ultrasound renal denervation for hypertension resistant to a triple medication pill (RADIANCE-HTN TRIO): a randomised, multicentre, single-blind, sham-controlled trial. Lancet. 2021;397(10293):2476-86.
21. Schmieder RE, Mahfoud F, Mancia G, Azizi M, Böhm M, Dimitriadis K, et al.; members of the ESH Working Group on Device-Based Treatment of Hypertension. European Society of Hypertension position paper on renal denervation 2021. J Hypertens. 2021;39(9):1733-41.
22. Groenland EH, Spiering W. Baroreflex amplification and carotid body modulation for the treatment of resistant hypertension. Curr Hypertens Rep. 2020;22:27.
23. Mahfoud F, Schlaich MP, Lobo MD. Device therapy of hypertension. Circ Res. 2021;128:1080-99.

24. de Leeuw PW, Bisognano JD, Bakris GL, Nadim MK, Haller H, Kroon AA; DEBuT-HT and Rheos Trial Investigators. Sustained reduction of blood pressure with baroreceptor activation therapy: Results of the 6-year open follow-up. Hypertension. 2017;69:836-43.
25. Chunbin W, Fu S, Jing H. Efficacy and safety of baroreflex activation therapy for treatment of resistant hypertension: a systematic review and meta-analysis. Clin Exp Hypertens. 2018;40:501-8.
26. Spiering W, Williams B, Van der Heyden J, van Kleef M, Lo R, Versmissen J, et al.; CALM-FIM_EUR Investigators. Endovascular baroreflex amplification for resistant hypertension: a safety and proof-of-principle clinical study. Lancet. 2017;390:2655-61.
27. Schlaich M, Schultz C, Shetty S, Hering D, Worthley S, Delacroix S, et al. Transvenous carotid body ablation for resistant hypertension: main results of a multicentre safety and proof-of principle cohort study. Eur Heart J. 2018;39:267.
28. Neuzil P, Merkely B, Erglis A, Marinskis G, de Groot JR, Schmidinger H, et al.; BackBeat Study Investigators. Pacemaker-mediated programmable hypertension control therapy. J Am Heart Assoc. 2017;6:e006974.
29. Yang B, Wang Y, Zhang F, Ju W, Chen H, Mika Y, et al. Rationale and evidence for the development of a durable device-based cardiac neuromodulation therapy for hypertension. J Am Soc Hypertens. 2018;12:381-91.
30. Kalarus Z, Merkely B, Neužil P, Grabowski M, Mitkowski P, Marinskis G, et al. Pacemaker-based cardiac neuromodulation therapy in patients with hypertension: A pilot study. J Am Heart Assoc. 2021;10:e020492.
31. Lobo MD, Sobotka PA, Stanton A, Cockcroft JR, Sulke N, Dolan E, et al.; ROX CONTROL HTN Investigators. Central arteriovenous anastomosis for the treatment of patients with uncontrolled hypertension (the ROX CONTROL HTN study): a randomised controlled trial. Lancet. 2015;385:1634-41.
32. Mahfoud F, Azizi M, Ewen S, Pathak A, Ukena C, Blankestijn PJ, et al. Proceedings from the 3rd European Clinical Consensus Conference for clinical trials in device-based hypertension therapies. Eur Heart J. 2020;41:1588-99.

Seção 9

Doença arterial coronariana

Capítulo 1

Patogênese da aterosclerose

Fabiana Hanna Rached
Lucas Colombo Godoy
Carlos Vicente Serrano Jr

PONTOS-CHAVE

- Aterosclerose é a base fisiopatológica de grande parte das doenças cardiovasculares, entre elas a doença arterial coronariana crônica e os quadros de infarto agudo do miocárdio, responsáveis por grande morbidade e mortalidade na sociedade contemporânea.
- O grande processo que permeia todo o desenvolvimento da aterosclerose, desde suas fases iniciais até suas complicações, é a inflamação.
- O espaço anatômico onde ocorre a maior parte da aterogênese é a parede das artérias das mais variadas regiões do organismo (por exemplo, artérias coronárias), sendo a camada íntima a mais importante para o desenvolvimento deste processo.
- As células endoteliais e as células musculares lisas, provenientes, em sua maior parte, das camadas arteriais íntima e média, respectivamente, e as células do sistema inflamatório (monócitos, macrófagos – que originam as células espumosas – linfócitos T e monócitos) são os grandes responsáveis celulares pelo desenvolvimento do processo aterogênico.
- Dentre as principais substâncias implicadas no desenvolvimento da placa aterosclerótica, podemos citar: molécula de adesão celular vascular 1 (VCAM-1); proteína quimiotática de monócito (MCP-1); fator estimulador de colônia de macrófago (M-CSF); metaloproteinase de matriz 9 (MMP-9); e CD40 ligante, todos eles detalhados no texto deste capítulo.
- As síndromes coronarianas agudas associadas às placas ateroscleróticas ocorrem mais comumente por dois mecanismos principais: rotura da capa fibrosa ou erosão superficial da íntima.

Introdução

Nas últimas décadas, o conhecimento sobre a fisiopatologia da aterosclerose apresentou uma grande evolução. O conceito de aterosclerose antigamente aceito e reconhecido era de um processo proliferativo insidioso e passivo[1] e suas consequências vasculares decorrentes apenas da obstrução mecânica simples ao fluxo sanguíneo. Por meio de estudos experimentais recentes, do advento da biologia molecular e da imunologia e da associação desses resultados às observações anatomopatológicas da placa aterosclerótica, podemos afirmar que a aterosclerose trata-se de uma doença inflamatória crônica sistêmica de grande complexidade que ocorre sobretudo na camada íntima das artérias, mas também envolvendo as camadas média e adventícia.[2] Múltiplas evidências experimentais apontam a inflamação como processo regulatório chave em todos os estágios do desenvolvimento da aterosclerose,[3] havendo íntima relação entre células e citocinas inflamatórias com o endotélio vascular, com as lipoproteínas e com a cascata de coagulação. Assim, podemos dizer que a inflamação acaba por modular as seguintes ações na aterogênese:

- A ativação do endotélio e recrutamento monolinfocitário.
- A captação e oxidação das partículas de lipoproteínas de baixa densidade (LDL).
- A produção local e sistêmica de citocinas pró-inflamatórias.
- A produção de proteases e a degradação da capa fibrótica, responsáveis pela desestabilização da placa.
- A indução da apoptose das células da placa.
- O controle da coagulação após rotura da placa, aumentando fatores pró-coagulantes tanto no núcleo lipídico quanto no sangue.

O processo de crescimento e de desenvolvimento da doença aterosclerótica se dá de maneira silenciosa e ao longo de décadas, iniciando-se com a formação da estria gordurosa em crianças e adolescentes, progredindo para formação de placas complexas na idade adulta. Nesse momento, essas placas, a depender do seu tamanho e do seu grau de instabilidade, podem levar a um quadro sintomático como angina *pectoris*, infarto agudo do miocárdio, acidente vascular cerebral ou claudicação intermitente.[4]

Recentemente, a importância central da inflamação na fisiopatologia da doença aterosclerótica foi também demonstrada clinicamente, por meio do estudo clínico CANTOS (*Canakinumab Antiinflammatory Thrombosis Outcome Study*).[5] Esse estudo randomizou pacientes com doença coronária aterosclerótica clinicamente manifesta e com níveis aumentados de proteína C-reativa de alta sensibilidade (PCRus), um marcador de atividade inflamatória, para tratamento com uma droga anti-inflamatória, mais precisamente um anticorpo monoclonal contra a interleucina 1β (canaquinumabe), de administração subcutânea. Após 4 anos de acompanhamento, os pacientes tratados com canaquinumabe apresentaram redução nos níveis de PCRus e uma redução de aproximadamente 15% no desfecho combinado de infarto, acidente vascular cerebral e morte de causa cardiovascular, todas complicações da doença aterosclerótica.

Como a IL-1β participa das defesas do hospedeiro, não foi surpreendente que CANTOS mostrou um aumento pequeno, mas estatisticamente significativo, em infecções (incluindo infecções fatais) em pacientes randomizados para canaquinumabe. Por outro lado, uma redução altamente significativa no câncer de pulmão incidente e fatal observada em análises exploratórias contrabalançou esse risco de infecção.[6] Ainda que essa medicação não seja utilizada na prática clínica atual com o objetivo de prevenção cardiovascular, esse estudo foi uma importante prova de conceito que a modulação da atividade inflamatória pode interferir diretamente na incidência de desfechos clínicos. Dois estudos recentes de desfecho indicaram eficácia na redução de eventos cardiovasculares recorrentes no espectro da doença aterosclerótica coronariana com uso de colchicina, medicação usada como terapia antiinflamatória por muitos anos, e seu uso tornou-se padrão no tratamento da pericardite. O *Colchicine Cardiovascular Outcomes Trial* (COLCOT) mostrou uma redução de 23% no desfecho primário composto, impulsionado principalmente por menos revascularizações em pacientes tratados na fase inicial após o desenvolvimento de uma síndrome coronária aguda (4-30 dias).[7] A incidência de pneumonia mais que dobrou no grupo tratado com colchicina. O estudo Colquicina em Dose Baixa 2 (LoDoCo2) administrou colchicina a indivíduos com doença arterial coronariana estável e relatou uma redução nos eventos recorrentes semelhantes aos observados no COLCOT.[8]

Mas nem todas as intervenções anti-inflamatórias produziram benefícios nos estudos clínicos. Por exemplo, um ensaio com metotrexato semanal em baixa dose não melhorou os desfechos cardiovasculares nem exerceu efeito anti-inflamatório na população estudada.[9]

Esses recentes estudos de resultados clínicos em grande escala reforçaram a aplicabilidade clínica de décadas de pesquisas fundamentais sobre as vias inflamatórias na patogênese da aterosclerose. O aumento nas infecções observado com canaquinumabe e colchicina indica uma oportunidade para o refinamento e aumento da especificidade da terapia anti-inflamatória para aterosclerose.

Conceitos de biologia vascular

Antes de iniciarmos o estudo da fisiopatologia da aterosclerose *per se*, torna-se necessário conhecer melhor o espaço onde esta doença se desenvolve: a íntima vascular.

Células vasculares

Os dois tipos celulares predominantes em uma artéria normal e que têm importância fundamental na gênese da placa aterosclerótica são as células endoteliais (CE) e as células musculares lisas (CML). As CE estão localizadas primordialmente na camada íntima do vaso, estando, assim, em contato direto com o sangue e permitindo que o mesmo, em situações de homeostase normal, possa fluir adequadamente pelos vasos.[10] A superfície dessas células expressa constitutivamente moléculas de heparan sulfato, trombomodulina, entre outros, responsáveis por essa propriedade fundamental de manutenção da reologia sanguínea. O endotélio também possui propriedades endócrinas, com secreção, por exemplo, de óxido nítrico, capaz de promover relaxamento de CML da túnica média e inibir a agregação plaquetária. Além disso, as CE também possuem importância na expressão de moléculas de adesão celular, como a molécula de adesão celular vascular 1 (VCAM-1), responsável pela adesão e internalização de células inflamatórias do lúmen vascular para o interior de sua parede.[11] Já as CML estão localizadas majoritariamente, em condições normais, na camada média do vaso e possuem propriedade de contração e relaxamento, sendo, assim, capazes de regular o fluxo de sangue em diversos territórios arteriais. Essas células também sintetizam matriz extracelular (sobretudo colágeno) e podem migrar para a camada íntima durante o desenvolvimento da placa aterosclerótica.[12]

Camadas de uma artéria normal

Em condições habituais, uma artéria possui três camadas (ou túnicas) principais:[2,10]

- Túnica íntima: é a camada mais próxima da luz vascular, sendo composta por uma monocamada de CE (previamente descritas), que ficam apoiadas na lâmina elástica interna, uma membrana constituída de colágeno não fibrilar do tipo IV, laminina, fibronectina, entre outras substâncias, e separa esta camada da seguinte, a túnica média.
- Túnica média: é constituída pelas já comentadas CML, em camadas concêntricas de disposição helicoidal, permeadas por matriz composta de colágeno fibrilar e glicoproteínas variadas. Tem função fundamental para receber e "conter" a energia cinética proveniente da sístole ventricular. Separando esta camada da próxima, em geral encontramos a lâmina elástica externa.
- Túnica adventícia: mais externa das três, é formada principalmente por colágeno tipo 1 e fibras elásticas. Em geral, apresenta continuidade com o tecido conjuntivo do órgão onde o vaso está localizado. Seu papel na fisiopatologia da reestenose vascular pós-angioplastia por balão já era conhecido sendo que, mais recentemente, está sendo demonstrado que também pode contribuir para a formação da placa de ateroma.

Outro componente que pode estar presente na parede arterial é a *vasa vasorum*, diminutos vasos sanguíneos responsáveis pela nutrição das camadas mais distantes do lúmen e que, sobretudo em artérias de médio e grande calibre, não seriam suficientemente nutridas apenas pela embebição do sangue proveniente da luz vascular. Quando há presença de aterosclerose, a reação inflamatória local pode estimular a síntese de fatores como o fator de crescimento de endotélio vascular (VEGF), que promove a formação de neovasos para irrigação das células componentes da placa[2] (Figura 1).

Fases do desenvolvimento da aterosclerose

Apesar de se tratar de um processo contínuo, para fins didáticos, iremos dividir o processo ateromatoso em quatro grandes fases:

- Fase inicial da aterogênese.
- Fase de desenvolvimento da estria gordurosa.
- Fase de progressão para placa complexa.
- Fase de rotura da placa.

Fase inicial da aterogênese

Como já foi destacado acima, a inflamação participa da aterosclerose em todas as suas fases: no início, no desenvolvimento e nos eventos finais, como as complicações trombóticas.[13] Em seu estado normal, as CE, que recobrem a superficial da parede arterial, não permitem a adesão de células sanguíneas como os leucócitos. Entretanto, fatores de risco ou desencadeadores da aterosclerose como dislipidemia, fumo, hipertensão, hiperglicemia, dieta rica em gorduras saturadas, obesidade ou resistência à insulina podem instigar a expressão de moléculas de adesão pelas CE, permitindo a adesão dos leucócitos à parede arterial. Atualmente, uma grande variedade de fatores não tradicionais têm sido implicados como desencadeadores do processo de aterogênese, desde mutações clonais de células hematopoiéticas conhecidas como CHIP (ver adiante neste texto) desde fatores psicossociais, como ter vivenciado uma experiência adversa na infância (*adverse childhood experience* – ACE),[14] como separação dos pais ou violência física e sexual. Com relação aos ACE, acredita-se que esses eventos desencadeiam um estado de hipervigilância e estresse crônico na infância, com alterações neuroendócrinas, metabólicas e imunes associadas, que acabam por culminar em aumento do risco de desenvolvimento de doença cardiovascular na idade adulta.

Um dos responsáveis por permitir a adesão das células sanguíneas ao endotélio é a molécula de adesão celular vascular 1(VCAM-1). A VCAM-1 liga-se a monócitos e linfócitos T, os dois tipos principais de leucócitos encontrados na fase inicial da placa aterosclerótica. Estudos em ratos submetidos a uma dieta aterogênica evidenciaram a expressão de VCAM-1 pelas CE tanto em áreas propensas a formação de lesão como já em lesões iniciais. Foi também evidenciado que a expressão de VCAM-1 precede o aparecimento de macrófagos na íntima arterial e o aparecimento da lesão acontece após três semanas. Ao controlar a expressão de VCAM-1 em ratos geneticamente modificados, nota-se que a diminuição de sua expressão leva a uma menor formação de lesões ateroscleróticas. A expressão de VCAM-1 é induzida por diversas substâncias. Podemos citar entre elas os lipídios oxidados e as citocinas pró-inflamatórias, como interleucina 1 (IL-1) e fator de necrose tumoral-α (TNF-α) que induzem a expressão de VCAM-1 através do mecanismo mediado pelo fator-nuclear kappa β (NFκβ).[15]

Sabemos também que a formação de placas ateroscleróticas é influenciada pelo tipo de fluxo sanguíneo. Em áreas onde o fluxo é turbulento, há uma maior propensão para formação de placas ateroscleróticas. Já em áreas com fluxo laminar, mecanismos antiaterogênicos são deflagrados, como a expressão de uma enzima antioxidante, a superóxido dismutase, e a produção de oxido nítrico, um potente vasodilatador.[10] Acredita-se que as CE possam sentir as diferenças de fluxo através de cílios presentes em sua superfície luminal e receptores de adesão em sua parede lateral, embora estes mecanismos ainda necessitem de maiores estudos.[16,17] Essas estruturas seriam responsáveis por fazer a transdução de um sinal mecânico (alteração do fluxo sanguíneo vascular) em químico, através da ativação de uma cascata de sinalização intracelular em resposta a esse estímulo, culminando em alterações de transcrição gênica. O aumento do oxido nítrico apenas pode limitar a expressão de VCAM-1 por inibir a ativação de NFκβ e por impedir a adesão plaquetária.[16]

Também nessa fase inicial da aterogênese, observamos a ocorrência de acúmulo extracelular de lípides na íntima. O maior exemplo disso é a ligação das partículas de LDL

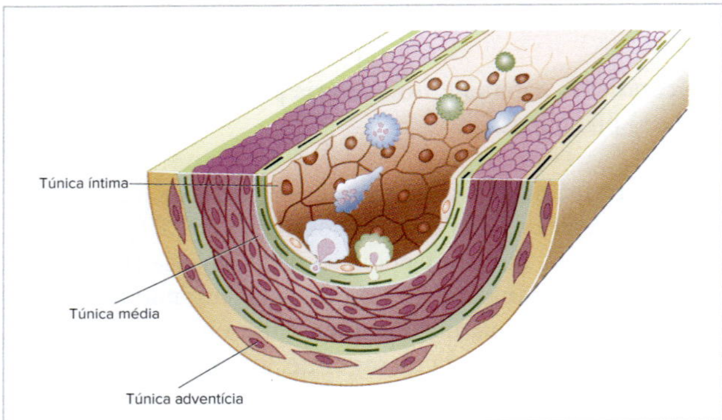

FIGURA 1

Camadas de uma artéria normal. Túnica íntima: é a camada mais próxima da luz vascular, sendo composta por uma monocamada de células endoteliais (CE) que ficam apoiadas na lâmina elástica interna, uma membrana constituída de colágeno não fibrilar do tipo IV, laminina, fibronectina, entre outras substâncias, e que separa esta camada da seguinte.
Túnica média: é constituída pelas células musculares lisas (CML), em camadas concêntricas de disposição helicoidal, permeadas por matriz composta de colágeno fibrilar e glicoproteínas variadas. Tem função fundamental para receber e "conter" a energia cinética proveniente da sístole ventricular.
Túnica adventícia: mais externa das três, é formada principalmente por colágeno tipo 1 e fibras elásticas. Em geral, apresenta continuidade com o tecido conjuntivo do órgão onde o vaso está localizado.

Fonte: adaptada de: Ross, 1999.[65]

aos proteoglicanos da matriz extracelular arterial, através de um sítio específico da apoproteína B que compõe as LDLs. Postula-se também que as LDL pequenas e densas tenham ainda maior afinidade para formação dessas ligações.[18] Outros mecanismos responsáveis pela retenção das LDL na íntima seriam a ação da lipoproteína lipase local da íntima e a ação de fosfolipases. Uma vez no espaço intimal, as lipoproteínas apresentam suscetibilidade aumentada à oxidação, dada a escassez de antioxidantes nessa região. O processo inflamatório inicial pode contribuir para a oxidação das lipoproteínas por diversos mecanismos, dentre os quais: redução da relação entre NADH/NADPH (dinocleotídeo nicotinamida adenina/NADH fosfato), aumento de expressão de enzimas oxidadeses, lipoxigenases e mieloperoxidases pelas CE e células inflamatórias. De maneira complementar, a LDL-oxidada também pode ser capaz de amplificar o processo inflamatório inicial local.[19] A lipoproteína (a) – Lp(a), que essencialmente é a LDL ligada a uma partícula de apolipoproteína (a) – é reconhecidamente um fator de risco independente para doença cardiovascular. Postula-se que a oxidação de fosfolípides da Lp(a) possa ter um papel causal na aterogênese, o que ainda carece de maiores evidências tanto clínicas como experimentais.[20]

Nas últimas três décadas, o papel causal do colesterol LDL (LDL-c) no desenvolvimento da doença aterosclerótica foi evidenciado por uma grande variedade de experimentos básicos e clínicos, nos quais a administração de medicações redutoras do LDL-c (fundamentalmente estatinas) levou à redução das taxas de eventos cardiovasculares. Estima-se que a redução de aproximadamente 40 mg/dL nos níveis séricos de LDL-c está relacionada a redução de 20% na incidência de eventos cardiovasculares por ano e redução de 10% em mortalidade cardiovascular.[21] O recente desenvolvimento de fármacos capazes de reduzir o colesterol LDL circulante para níveis ainda mais baixos (como os inibidores da proproteína convertase subtilisina/quexina tipo 9 - PCSK9) reforçaram ainda mais a importância dessa partícula na aterogênese[22], aventando inclusive a possiblidade de que grandes reduções no colesterol LDL circulante possam levar à regressão de placas ateroscleróticas já estabelecidas.[23]

Recentemente, tem sido postulado que a microbiota intestinal também pode ter um papel importante no desenvolvimento da placa aterosclerótica. Tanto em roedores quanto em humanos, a microbiota é responsável por transformar os aminoácidos colina e L-carnitina presentes nos alimentos em um gás volátil – trimetilamina (TMA), que, por sua vez, é convertido no fígado em N-óxido de TMA (TMAO). O aumento nos níveis de TMAO pode induzir o aumento da expressão de diversas substâncias pró-inflamatórias, como interleucina 6, cicloxigenase 2 e moléculas de adesão celular. Níveis aumentados de TMAO já foram correlacionados com aumento de incidência de eventos cardiovasculares em seres humanos[22] e, em animais de experimentação, a administração de um inibidor oral da produção de TMA pela microbiota foi capaz de reduzir os níveis séricos de TMAO e o desenvolvimento da placa aterosclerótica.[25] Ainda por mecanismos pouco esclarecidos, acredita-se que a microbiota também possa influenciar o desenvolvimento de fatores de risco tradicionalmente associados à doença aterosclerótica, como diabetes, hipertensão e obesidade.[26]

Retomando a sequência de eventos, as células inflamatórias passam a se aderir ao endotélio, inicialmente por uma fase de rolamento, mediada por moléculas endoteliais de adesão denominadas selectinas. Em seguida, os monócitos passam para a fase de adesão firme, caracterizada pela interação entre a já descrita VCAM-1 do endotélio e moléculas específicas de integrina na superfície dos monócitos e linfócitos T.[27] Uma vez aderidos ao endotélio arterial, os monócitos penetram por meio do endotélio e entram na íntima do vaso por diapedese, processo dependente de gradiente quimiotático, gerado, por exemplo, pela proteína quimiotática de monócito (MCP-1). Placas de ateroma hiperexpressam MCP-1 e essa citocina é responsável por recrutar monócitos de caráter inflamatório, presentes nos estágios iniciais da placa de ateroma. Dados revelam que em ratos suscetíveis à aterosclerose e sem a habilidade de expressar MCP-1, há uma redução de 83% na deposição de lipídios e uma menor presença de macrófagos na parede arterial. Essa hipótese foi testada inibindo a expressão do receptor da MCP-1, o CCR2, o que revelou uma menor progressão da lesão[28] (Figura 2).

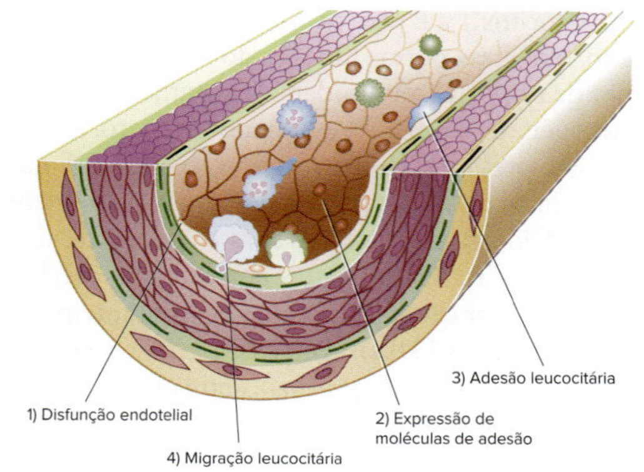

FIGURA 2

Fase inicial da aterogênese. Em seu estado normal, as células endoteliais (CE), que recobrem a superficial da parede arterial, não permitem a adesão de células sanguíneas como os leucócitos. Entretanto, fatores de risco ou desencadeadores da aterosclerose como cigarro, hipertensão, hiperglicemia, dieta rica em gorduras saturadas, obesidade ou resistência à insulina podem levar a disfunção endotelial e instigar a expressão de moléculas de adesão pelas CE, permitindo a adesão dos leucócitos à parede arterial. Após uma fase inicial de rolamento, mediada por moléculas endoteliais de adesão denominadas selectinas, os monócitos passam para a fase de adesão firme, caracterizada pela interação entre a VCAM-1 do endotélio e moléculas específicas de integrina na superfície dos monócitos e linfócitos T. Uma vez aderidos ao endotélio arterial, os monócitos penetram por meio do endotélio e entram na íntima do vaso por diapedese, processo dependente de um gradiente quimiotático, gerado, por exemplo, pela proteína quimiotática de monócito (MCP-1).

Fonte: adaptada de: Ross, 1999.[65]

Fase de desenvolvimento da estria gordurosa

Na intima das artérias, monócitos maturam-se em macrófagos que, por apresentarem expressão de receptores *scavenger* (como o *lectin-like oxidized low-density lipoprotein receptor-1* (LOX-1), expresso na parede arterial e também em macrófagos), permitem a internalização excessiva de lipídios modificados, principalmente a LDL-oxidada. Interessante notar que os receptores clássicos de LDL não participam desse processo.[29] Ésteres de colesterol acumulam-se no citoplasma e, assim, os macrófagos tornam-se células espumosas, características desse estágio da aterogênese. Os macrófagos multiplicam-se e liberam vários fatores de crescimento e citocinas, amplificando e sustentando os sinais pró-inflamatórios. Um mediador importante para esse processo é o fator estimulador de colônia de macrófago (M-CSF) que é hiperexpresso em placas ateroscleróticas humanas.[30] A presença de numerosos macrófagos transformados em células espumosas na íntima vascular caracteriza uma lesão aterosclerótica precursora conhecida como estria gordurosa que, nesse estágio, ainda pode ser reversível e não causar repercussões clínicas (Figura 3).

As ações de fagocitose e de liberação de citocinas exercidas por estes macrófagos são componentes da chamada resposta imunológica inata, aquela que não necessita da ativação e interação entre linfócitos T e B para ocorrer. Hoje, sabemos também, entretanto, que essas outras funções do sistema imunológico, chamadas de resposta imune adaptativa, também contribuem para a aterogênese. Apesar de em menor número, linfócitos T também estão presentes na placa aterosclerótica. Células dendríticas teciduais ou os próprios macrófagos provenientes da circulação funcionam como células apresentadoras de antígenos para os linfócitos T.[31] Os antígenos apresentados são bastante variáveis, como, por exemplo, porções de lipoproteínas (como epítopos da ApoB das LDLs), agentes infecciosos, proteínas de choque térmico (*heat schock proteins*), entre outros. Especula-se que alguns desses antígenos poderiam atuar como agente causadores ou iniciadores do processo de aterogênese (como no caso da teoria da origem infecciosa da aterosclerose, com implicação da *Chlamydia pneumoniae*) o que, até o momento, ainda não foi demonstrado.[32] É importante ressaltar que, ao menos de maneira indireta, infecções podem acelerar a progressão das lesões ateroscleróticas ou mesmo precipitar eventos cardiovasculares. Infecções crônicas, como periodontites, bronquites, úlceras cutâneas, podem aumentar os níveis sistêmicos de inflamação, o que poderia acelerar a aterogênese. Em processos infecciosos agudos, endotoxinas bacterianas lançadas na circulação (conhecidas como PAMPs - *pathogen-associated molecular patterns*), que ativam receptores da resposta imune inata, como os *toll-like receptors*) podem aumentar agudamente a atividade inflamatória sistêmica e também nas placas de ateroma, com a possibilidade de desencadear eventos cardiovasculares agudos. Na sepse, o aumento de proteínas de fase aguda (como fibrinogênio) leva a um estado pró-trombótico, também favorecendo a ocorrência de eventos cardiovasculares, enquanto as repostas fisiológicas, como taquicardia e febre, podem levar a aumento de consumo de oxigênio pelo músculo cardíaco, podendo causar um infarto miocárdico do tipo 2.[33,34]

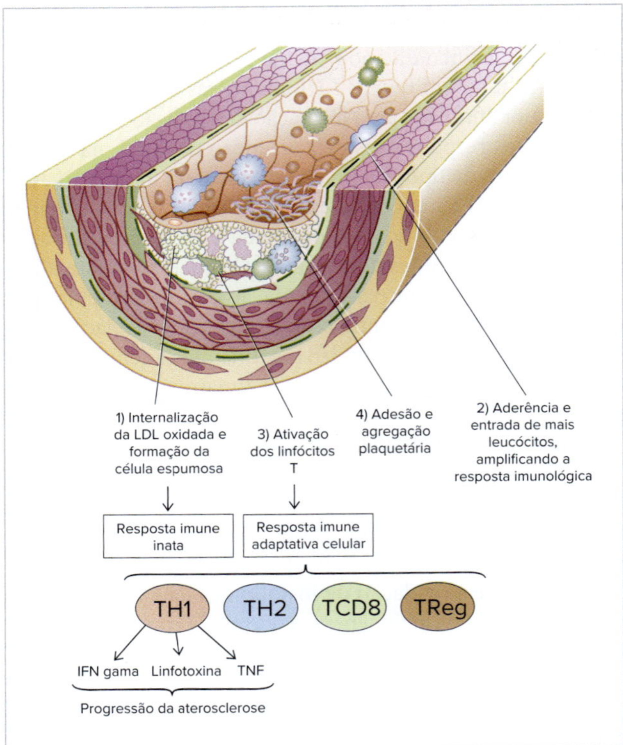

FIGURA 3

Fase de desenvolvimento da estria gordurosa. Na íntima das artérias, monócitos maturam-se em macrófagos e após a internalização excessiva de lipídios modificados, os macrófagos tornam-se células espumosas. As ações de fagocitose e de liberar citocinas exercidas por estes macrófagos são componentes da chamada resposta imunológica inata, aquela que não necessita da ativação e interação entre linfócitos T e B para ocorrer. Hoje, sabemos também, entretanto, que a resposta imune adaptativa também contribui para a aterogênese. Os linfócitos T ativados apresentam diferentes comportamentos de resposta imune, a depender de sua programação genética e das citocinas específicas a que é exposto. De maneira especial, os linfócitos TCD4+ que apresentam resposta TH1 contribuem para progressão das lesões ateroscleróticas (vide texto para maiores detalhes).

Fonte: adaptada de: Ross, 1999.[65]

Após a apresentação do antígeno ("sinapse imunológica"), as células T CD4+ (linfócitos T *helper*) são ativadas e diferenciam-se em dois subtipos principais de linfócitos T CD4+, que realizam ações imunológicas distintas: as células efetoras Th1 e Th2. A resposta Th1 produz citocinas pró-inflamatórias, como o interferon-γ, linfotoxina e TNF-α, contribuindo para desestabilização da placa. A resposta Th2, por sua vez, é responsável por secretar outro perfil de citocinas, como IL-4 e IL-10, que podem diminuir a inflamação, inclusive controlando a resposta Th1 e reduzindo a apresentação de antígenos às células T; sua função na aterogênese, entretanto, é menos estabelecida do que para a resposta Th1. Outro subtipo, os linfócitos Th17 secretam interleucina 17, que possui efeitos mistos na placa de ateroma, tanto pró-aterogênico quanto pró-fibrótico. Ainda outra população de células TCD4+, os linfócitos T reguladores (CD4+; CD25+), também estão presentes nesse cenário e possivelmente desempenham funções antiateroscleróticas.[34,35]

Os linfócitos TCD8+ (linfócitos T citotóxicos), por sua vez, estão relacionados ao processo de apoptose de células como macrófagos, CE e CML, por meio da expressão do fator citotóxico de membrana Fas ligante e de DAMPs (*damage-associated molecular patterns*), além de outros mecanismos. Os TCD8+ são ativados tanto via células apresentadoras de antígeno quanto via linfócitos TCD4+.[36] Todas as ações descritas até o momento são chamadas de resposta imune adaptativa celular. A resposta imune adaptativa humoral, que envolve a ativação das células B e sua decorrente produção de anticorpos, possivelmente também participa do processo aterogênico, por meio da produção de imunoglobulinas M (possivelmente ateroprotetora) pelas células B1 e de citocinas e imunoglobulinas G (pró-aterogência) pelas células B2. Sua importância, entretanto, ainda está sendo investigada, sobretudo em seres humanos.[37] Mastócitos são outras células do sistema imunológico que talvez também desempenhem funções importantes na aterogênese, o que está sendo investigado em modelos murinos. Essas células poderiam aumentar o poder aterogênico das LDLs e, em humanos, poderiam estar associadas a crescimento e instabilidade da placa aterosclerótica. Reforçamos que inúmeras outras moléculas de adesão, quimiocinas, citocinas e fatores de crescimento participam desse processo. Porém, VCAM-1, MCP-1, e M-CSF são os mediadores chaves para o início e progressão da placa de ateroma.[31]

Recentemente, um novo elemento tem sido reconhecido como fator de risco e possível mediador para o desenvolvimento da doença aterosclerótica: a ocorrência de hematopoiese clonal de potencial indeterminado (CHIP). À medida que envelhecemos, mutações adquiridas em células tronco hematopoiéticas vão ocorrendo e se acumulando, podendo levar à expansão clonal dessas células. Algumas linhagens mutantes podem ser eventualmente detectadas na circulação periférica, o que predispõe a aumento de risco para malignidades hematológicas em uma parcela pequena dos portadores dessas mutações. Recentemente observou-se que a mortalidade geral de indivíduos portadores de CHIP é maior do que a população geral, mesmo nos indivíduos que não desenvolvem nenhuma neoplasia hematológica. Percebeu-se, então, que, a principal causa de óbito desses pacientes era doença cardiovascular e que mesmo levando-se em consideração a influência de outros fatores de risco (como idade), a presença de CHIP está independentemente associada a uma incidência quase duas vezes maior de eventos cardiovasculares.[38] Os mecanismos relacionados a esse aumento de risco ainda não são bem entendidos, mas acredita-se que as mutações que originam a CHIP (como mutações dos genes Tet2 e Jak2) também sejam responsáveis por causar alterações epigenéticas (metilação) no DNA das células hematológicas, levando à hiperexpressão de fatores pró-inflamatórios e pró-trombóticos.[37]

Fase de progressão para placa complexa

Enquanto o conjunto de células espumosas é característico da estria gordurosa, a deposição do tecido fibroso define a lesão aterosclerótica mais avançada. Como vimos, macrófagos e linfócitos T infiltram as lesões ateroscleróticas e localizam preferencialmente na borda do ateroma, onde a atividade inflamatória é mais ativa e por onde se dá o crescimento da placa.

Na fase de progressão da placa, as CML sintetizam a matriz extracelular. Essas células migram da túnica média para a íntima em resposta à produção de fator de crescimento derivado de plaqueta (PDGF) secretado pelos macrófagos ativados e pelas CE, processo em parte estimulado pela degradação da matriz extracelular pela metaloproteinase de matriz 9 (MMP-9) e por outras proteinases. Acredita-se também que parte dessas CML seja proveniente de precursores vindos da corrente sanguínea ou mesmo de células tronco presentes na própria parede arterial.[40]Uma vez na íntima, as CML proliferam sob influência de vários fatores de crescimento e secretam proteínas da matriz extracelular, entre eles o colágeno intersticial. Associado a esse processo, observamos também que essas CML podem proliferar e sofrer metaplasia para se tornar células semelhantes a macrófagos, com atividade inflamatória intensa.[41] Em contrapartida, também observamos simultaneamente a ocorrência de apoptose de CML, mediada, sobretudo, pelos linfócitos T citotóxicos, via interação das proteínas de membrana Fas (da CML) e Fas ligante (do linfócito). Além de formação de matriz, também ocorre nesse momento a mineralização (calcificação) da placa, também por ação das CML. Esse processo parece ser mediado pelo sistema RANK/RANK ligante (como estimulantes da mineralização) e osteoprotegerina (como inibidor), de maneira análoga à mineralização no tecido ósseo.[42] A identificação de cálcio nas placas de ateroma vem sendo cada vez mais utilizada para a detecção precoce de aterosclerose coronária e para predição de risco de eventos cardiovascular futuros.[43]

Outro processo importante para a progressão da aterogênese é a formação de novos vasos sanguíneos a partir da *vasa vasorum*, processo conhecido como neovascularização. A neovascularização é mediada por fatores como o já citado VEGF, fatores de crescimento de fibroblasto, oncostatina M e fatores de crescimento placentário. Os neovasos permitem a progressão da placa aterosclerótica por facilitarem a entrada de mais leucócitos nas placas já estabelecidas (através da hiperexpressão de VCAM-1) e por possibilitarem o aporte de nutrientes para regiões mais centrais da placa e, por isso, mais afastadas do lúmen vascular original.[44] Os neovasos favorecem também a hemorragia intraplaca e trombose *in situ*, visto que são vasos pequenos e friáveis. Nesse fenômeno, há a produção de trombina, que promove a ativação de CE, de monócitos e macrófagos, de CML e de plaquetas. Em resposta à trombina, essas células secretam mediadores inflamatórios, entre eles CD 40L e RANTES (*regulated upon activation, normal T cell express sequence*), que promovem o crescimento da placa, tornando-as suscetíveis às complicações trombóticas da aterosclerose.[45]

As plaquetas têm um papel importante nessa fase, secretando mediadores inflamatórios, entre eles CD40L e fator de crescimento plaquetário, o que favorece o sinergismo entre inflamação e trombose na fisiopatologia da aterotrombose. Destacamos, entre os mediadores plaquetários, o CD40L, dada sua grande importância. Todas as principais células que participam da aterosclerose expressam essa citocina pró-inflamatória como também o seu receptor CD40. Essa ligação estimula a expressão de moléculas de adesão e a secreção de MMP envolvidas na degradação da matriz extracelular. Essa citocina também tem um efeito protrombótico, ao estimular a exposição de fator tecidual pelas CE, macrófagos e CML, ativando a coagulação extrínseca.[46]

A hemorragia causada pelos neovasos consiste num bom exemplo para ilustrar o conceito mais atual em relação à progressão temporal da doença aterosclerótica.[47] Antes, admitia-se que o crescimento das lesões ocorria de maneira contínua e uniforme ao longo do tempo. Hoje, acredita-se, na verdade, que essa evolução se dê em surtos: as placas podem permanecer quiescentes por algum tempo, talvez anos, até que algum evento específico (como, por exemplo, uma hemorragia intraplaca) deflagre uma piora dessa lesão, levando a um aumento de atividade inflamatória na região, com acúmulo de CML, aumento de deposição de matriz e crescimento da espessura global da placa (Figura 4).

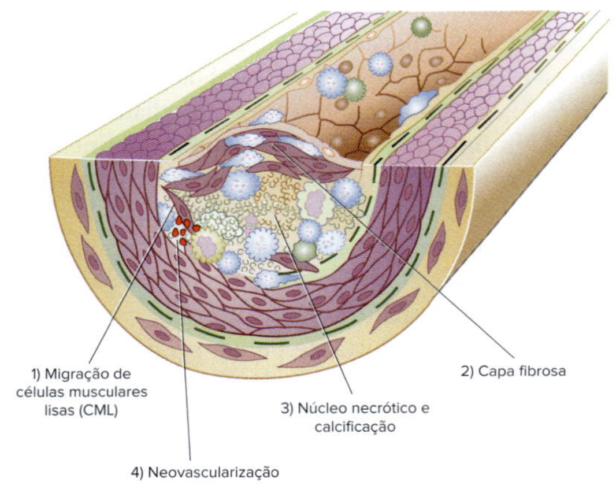

FIGURA 4

Fase de progressão para placa complexa. A deposição do tecido fibroso define a lesão aterosclerótica mais avançada, com a formação da capa fibrosa. Nesta fase, as células musculares lisas (CML) sintetizam a matriz extracelular. Essas células migram da túnica média para a íntima em resposta à produção de fator de crescimento derivado de plaqueta secretado pelos macrófagos ativados e pelas células endoteliais (CE), processo em parte estimulado pela degradação da matriz extracelular pela metaloproteinase de matriz 9 (MMP-9) e por outras proteinases. Concomitantemente, mais macrófagos e linfócitos T infiltram as lesões ateroscleróticas e localizam-se preferencialmente na borda do ateroma, onde a atividade inflamatória é mais ativa e por onde se dá o crescimento da placa.

Fonte: adaptada de: Ross, 1999.[65]

Progressão inexorável do ateroma

Muitos consideram a aterosclerose um processo "degenerativo" inevitável que progride continuamente ao longo do tempo, mas as evidências atuais mostram uma evolução muito mais dinâmica e não contínua da placa de ateroma.[48] Episódios de inflamação sistêmica ou inflamação regional distante da própria placa aterosclerótica podem provocar "crises" na evolução da placa e estimular uma rodada de ativação inflamatória que pode promover migração celular, proliferação, progressão da lesão e complicações. O conceito de "imunidade treinada" levanta a possibilidade de que sucessivas exposições a estímulos irritantes levam a respostas exageradas.[49] Isso faz com que a aterosclerose não prossiga de forma contínua, mas sim em fases de relativa quiescência pontuada por períodos de rápido crescimento.

Ao longo de todo o caminho de progressão da aterogênese, no qual há a transformação de uma placa rica em gordura para uma placa fibrosa e muitas vezes calcificada, pode haver estenose do lúmen do vaso. Considera-se que, em geral, no início do desenvolvimento das lesões ateroscleróticas, o crescimento da placa se dá num sentido contrário à luz vascular, aumentando, assim, a espessura total da parede do vaso. Esse processo é conhecido como remodelamento positivo, sendo mediado, sobretudo, pelos diversos ciclos de secreção e degradação da matriz extracelular secretada pelas CML. Acredita-se que quando a placa atinge um determinado tamanho (cerca de 40% da espessura vascular em corte seccional), a lesão passe a crescer em direção à luz do vaso, podendo assim, causar lesões estenóticas.[50] Essa progressão lenta da lesão em geral é responsável por quadros clínicos crônicos, como a angina estável, com desenvolvimento sintomático progressivo ao longo de anos, mas, que, salvas exceções, não costuma gerar eventos clínicos agudos.

Fase de rotura da placa

A rotura da placa com sua trombose é a complicação mais temida da aterosclerose, estando por trás da fisiopatologia de grande parte das síndromes coronárias agudas (SCA). Nas tromboses agudas que ocorrem na luz das artérias coronárias, a placa geralmente não causa obstrução ao fluxo sanguíneo. Dados evidenciam que em somente 15% dos casos de infarto há estenose crítica semanas ou meses antes do evento clínico.[51] Sabe-se que o mais importante para a instabilização da placa é o seu nível de atividade inflamatória mais do que seu grau de estenose. A SCA, em particular, pode mais frequentemente resultar de dois mecanismos distintos em relação à fase final de instabilização da placa: rotura da capa fibrosa ou erosão superficial da íntima, o que acaba por permitir que o sangue tenha contato com o material trombogênico do core lipídico ou com espaço subendotelial da íntima.[52] Destes, a rotura de capa fibrosa ainda é o mais comum e, estima-se, responsável por cerca de dois terços das SCA.[53]

Acredita-se que, para que a rotura aconteça, deva haver um desequilíbrio entre produção e degradação de matriz extracelular que compõe a capa fibrosa, sendo que, no cômputo final, haja predomínio da degradação da matriz, enfraquecimento da capa e rotura. A inflamação, mais uma vez, seria o processo básico que faria essa regulação, sendo que a degradação da capa fibrosa se dá essencialmente por enzimas (metaloproteinases e catepsinas) liberadas pelos macrófagos. Os linfócitos T ativados têm um importante papel nessa fase: secretam IFN-γ, que inibe a produção de colágeno pelas CML. Podem ainda contribuir para o aumento da colagenólise, uma vez que tanto IL-1 como CD-40L induzem o macrófago a liberar colagenases como MMP-1, -8,-9 e -13. A borda da placa, região rica em macrófagos, contém acúmulo de MMP-9. A inflamação também é responsável por estimular a apoptose das CMLs, como já comentado, contribuindo ainda mais para diminuição da síntese de matriz nas placas vulneráveis. Isso explica o achado histológico nessas placas de redução relativa do número de CML e aumento de células espumosas.[54-56]

Com a rotura, as moléculas de fator tecidual do núcleo lipídico exposto, proveniente das células espumosas e de partículas apoptóticas de CML, irão interagir com moléculas de fibrinogênio e inibidor do ativador plasminogênio (PAI-1) presentes no sangue, levando à formação de um trombo sobre a placa rota. Este trombo pode tanto levar a uma obstrução total e dramática do fluxo sanguíneo como pode ser não oclusivo e transitório, a depender de como essas interações complexas irão ocorrer. Se considerarmos que tanto o fibrinogênio quanto o PAI-1 são proteínas de fase aguda e que o CD40 ligante é um dos grandes estímulos indutores para expressão do fator tecidual, perceberemos novamente como a inflamação é capaz de modular o início e a propagação da cascata de coagulação, tendo, assim, importância na determinação das repercussões clínicas diretamente advindas da instabilização da placa aterosclerótica[57,58] (Figura 5).

Em uma era de intensa redução de lipídios, as placas da morfologia vulnerável clássica estão diminuindo.[59] Outro mecanismo de rompimento da placa (conhecido como erosão superficial) atualmente parece estar aumentando e provavelmente tem uma fisiopatologia distinta.[60] Esse gatilho para a estenose da artéria coronária não envolve fissura ou ruptura da capa fibrosa da placa, mas sim uma descontinuidade no revestimento endotelial da íntima. Seu conceito foi introduzido na década de 1990, ao se constatar, em peças de anatomopatologia, a ocorrência de trombose coronariana na ausência de placas rotas. Nesses casos, encontravam-se erosões no endotélio da placa, expondo ao sangue uma camada íntima rica em CML e proteoglicanos, sem haver, entretanto, exposição do núcleo lipídico. Atualmente, com o maior uso de métodos de imagem intracoronários, como a tomografia de coerência óptica, tem-se diagnosticado a erosão superficial em um maior número de pacientes com SCA, embora ainda seja incerto o impacto da identificação deste mecanismo para a tomada de decisão clínica.[61] Acredita-se que acometa mais mulheres e idosos, além de indivíduos com hipertrigliceridemia importante e diabetes melito. Os mecanismos de erosão envolvem lesão endotelial, a participação de leucócitos polimorfonucleares e armadilhas extracelulares de neutrófilos como um contribuinte local para a formação e propagação do trombo.[62]

Essa erosão superficial possivelmente está relacionada à apoptose das CE, mediada, por exemplo, pela ativação

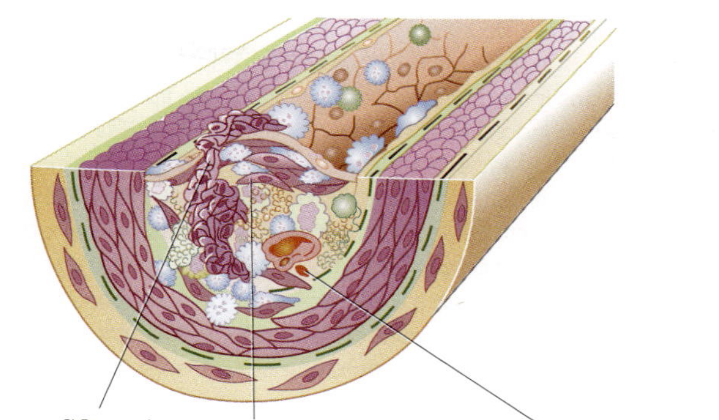

FIGURA 5

Fase de rotura da placa. A rotura da placa com sua trombose é a complicação mais temida da aterosclerose, estando por trás da fisiopatologia de grande parte das síndromes coronarianas agudas. Acredita-se que para a rotura acontecer deva haver um desequilíbrio entre produção e degradação de matriz extracelular que compõe a capa fibrosa, sendo que, no cômputo final, haja predomínio da degradação da matriz, enfraquecimento da capa e rotura. A inflamação, mais uma vez, seria o processo básico que faria essa regulação. Com a rotura, as moléculas de fator tecidual do núcleo lipídico exposto, proveniente das células espumosas e de partículas apoptóticas de CMLs, irão interagir com moléculas de fibrinogênio e inibidor do ativador plasminogênio (PAI-1) presentes no sangue, levando à formação de um trombo sobre a placa rota.

Fonte: adaptada de: Ross, 1999.[65]

de *Toll-like receptor 2* por ácido hialurônico. A partir disso, plaquetas seriam atraídas para a região, dando início à formação do trombo. Ao se comparar placas que sofreram erosão endotelial *versus* rotura, observa-se que o processo inflamatório é menos intenso na erosão superficial, com predomínio neutrofílico, em vez de macrófagos ou linfócitos T. Também se observa maior quantidade de colágeno e um menor núcleo lipídico nas placas acometidas por erosão superficial.[63,64]

RESUMO

A aterosclerose é doença multissistêmica e de fisiopatologia complexa, que tem como base o processo inflamatório, responsável por modular todas as etapas do seu desenvolvimento. Fatores de risco conhecidos para aterosclerose talvez sejam o gatilho inicial para alterações funcionais e estruturais nas células do endotélio arterial e do sistema imunológico, deflagrando o início do processo de formação da placa de ateroma. Após esse gatilho, células endoteliais passam a expressar moléculas como o VCAM-1, responsáveis pela adesão de monócitos. Estes penetram através do endotélio pela ação de moléculas quimiotáticas, como o MCP-1. Uma vez no espaço subintimal, macrófagos internalizam muitas partículas de lipoproteínas oxidadas, dando origem às células espumosas. Essas células liberam grande quantidade de citocinas inflamatórias e multiplicam-se graças à ação de fatores como M-CSF. Esse processo todo acaba por estimular outras células do sistema imune, sobretudo os linfócitos T CD4+, capazes de perpetuar e amplificar a inflamação e a consequente aterogênese local. Com o avançar da lesão, células musculares lisas migram da túnica médica para a íntima (por ação de metaloproteinases de matriz) e secretam grande quantidade de matriz extracelular, dando origem à capa fibrosa que compõe o ateroma. Processos de mineralização e neovascularização ocorrem concomitantemente e contribuem para o crescimento da lesão. A rotura da placa com sua trombose é a complicação mais temida da aterosclerose. Entende-se hoje que esse evento ocorre pelo desequilíbrio entre estímulos para produção e degradação da matriz extracelular e estímulos para migração e crescimento versus apoptose das células musculares lisas, etapas todas mediadas por ação de IL-1, CD 40 ligante, metaloproteinases, dentre outros. Com a rotura, as moléculas de fator tecidual do núcleo lipídico exposto irão interagir com o fibrinogênio e o inibidor do ativador plasminogênio (PAI-1) presentes no sangue, levando à formação de um trombo sobre a placa rota. A erosão superficial é outro mecanismo para a ocorrência de síndrome coronária aguda, que vem sendo cada vez mais reconhecido e estudado nos últimos anos. O processo da aterosclerose não prossegue de forma contínua mas sim em fases de relativa quiescência pontuada por períodos de rápido crescimento.

Referências bibliográficas

1. Ross R, Glomset JA. The pathogenesis of atherosclerosis (first of two parts). N Engl J Med. 1976;295(7):369-77.
2. Libby P, Hansson GK. Inflammation and immunity in diseases of the arterial tree: players and layers. Circ Res. 2015;116(2):307-11.
3. Libby P. Inflammation in atherosclerosis. Nature. 2002;420(6917):868-74.
4. Valgimigli M, Biscaglia S. Stable angina pectoris. Current atherosclerosis reports. 2014;16(7):422.
5. Ridker PM, Everett BM, Thuren T, MacFadyen JG, Chang WH, Ballantyne C, et al. Antiinflammatory therapy with canakinumab for atherosclerotic disease. N Engl J Med. 2017;377(12):1119-31.
6. Ridker PM, et al. Effect of interleukin-1β inhibition with canakinumab on incident lung cancer in patients with atherosclerosis: ex-ploratory results from a randomised, double-blind, place-bo-controlled trial. Lancet. 2017;390:1833-42.
7. Tardif JC, et al. Efficacy and safety of low-dose colchicine after myocardial infarction. N Engl J Med. 2019;381:2497-505.
8. Nidorf SM, et al. Colchicine in patients with chronic coronary disease. N Engl J Med. 2020;383:1838-47.
9. Ridker PM, et al. Low-dose methotrexate for the prevention of atherosclerotic events. N Engl J Med. 2019;380:752-62.
10. Gimbrone MA Jr., Garcia-Cardena G. Vascular endothelium, hemodynamics, and the pathobiology of atherosclerosis. Cardiovas-cular Pathology. 2013;22(1):9-15.
11. Atkins GB, Jain MK, Hamik A. Endothelial differentiation: molecular mechanisms of specification and heterogeneity. Arterioscle-rosis, Thrombosis, and Vascular Biology. 2011;31(7):1476-84.
12. Gomez D, Owens GK. Smooth muscle cell phenotypic switching in atherosclerosis. Cardiovasc Res. 2012;95(2):156-64.
13. Raggi P, Genest J, Giles JT, Rayner KJ, Dwivedi G, Beanlands RS, et al. Role of inflammation in the pathogenesis of atherosclero-sis and therapeutic interventions. Atherosclerosis. 2018;276:98-108.
14. Suglia SF, Koenen KC, Boynton-Jarrett R, Chan PS, Clark CJ, Danese A, et al. Childhood and adolescent adversity and cardiometa-bolic outcomes: a scientific statement from the American Heart Association. Circulation. 2018;137(5):e15-e28.
15. Cybulsky MI, Won D, Haidari M. Leukocyte recruitment to atherosclerotic lesions. Canadian J Cardiol. 2004;20(Suppl B):24b-8b.
16. Hahn C, Schwartz MA. Mechanotransduction in vascular physiology and atherogenesis. Nature Reviews Molecular Cell Biology. 2009;10(1):53-62.
17. Baeyens N, Bandyopadhyay C, Coon BG, Yun S, Schwartz MA. Endothelial fluid shear stress sensing in vascular health and disease. J Clin Invest. 2016;126(3):821-8.
18. Younis NN, Soran H, Pemberton P, Charlton-Menys V, Elseweidy MM, Durrington PN. Small dense LDL is more susceptible to gly-cation than more buoyant LDL in type 2 diabetes. Clinical Science. 2013;124(5):343-9.
19. Miller YI, Tsimikas S. Oxidation-specific epitopes as targets for biotheranostic applications in humans: biomarkers, molecular im-aging and therapeutics. Curr Opinion Lipidol. 2013;24(5):426-37.
20. Boffa MB, Koschinsky ML. Oxidized phospholipids as a unifying theory for lipoprotein(a) and cardiovascular disease. Nature Revi-ews Cardiology. 2019.
21. Collins R, Reith C, Emberson J, Armitage J, Baigent C, Blackwell L, et al. Interpretation of the evidence for the efficacy and safety of statin therapy. Lancet. 2016;388(10059):2532-61.
22. Dadu RT, Ballantyne CM. Lipid lowering with PCSK9 inhibitors. Nature Reviews Cardiology. 2014;11(10):563-75.
23. Nicholls SJ, Puri R, Anderson T, Ballantyne CM, Cho L, Kastelein JJP, et al. Effect of evolocumab on progression of coronary disease in statin-treated patients: The GLAGOV Randomized Clinical Trial. JAMA. 2016;316(22):2373-84.
24. Tang WHW, Wang Z, Levison BS, Koeth RA, Britt EB, Fu X, et al. Intestinal microbial metabolism of phosphatidylcholine and car-diovascular risk. N Engl J Med. 2013;368(17):1575-84.
25. Wang Z, Roberts AB, Buffa JA, Levison BS, Zhu W, Org E, et al. Non-lethal inhibition of gut microbial trimethylamine production for the treatment of atherosclerosis. Cell. 2015;163(7):1585-95.
26. Komaroff AL. The microbiome and risk for obesity and diabetes. JAMA. 2017;317(4):355-6.
27. Galkina E, Ley K. Vascular adhesion molecules in atherosclerosis. Arteriosclerosis, Thrombosis, and Vascular Biology. 2007;27(11):2292-301.
28. Boring L, Gosling J, Cleary M, Charo IF. Decreased lesion formation in CCR2-/- mice reveals a role for chemokines in the initiation of atherosclerosis. Nature. 1998;394(6696):894-7.
29. Pothineni NVK, Karathanasis SK, Ding Z, Arulandu A, Varughese KI, Mehta JL. LOX-1 in atherosclerosis and myocardial ischemia: biology, genetics, and modulation. J Am Coll Cardiol. 2017;69(22):2759-68.
30. Clinton SK, Underwood R, Hayes L, Sherman ML, Kufe DW, Libby P. Macrophage colony-stimulating factor gene expression in vascular cells and in experimental and human atherosclerosis. Am J Pathol. 1992;140(2):301-16.
31. Libby P, Lichtman AH, Hansson GK. Immune effector mechanisms implicated in atherosclerosis: from mice to humans. Immunity. 2013;38(6):1092-104.
32. Andraws R, Berger JS, Brown DL. Effects of antibiotic therapy on outcomes of patients with coronary artery disease: a me-ta-analysis of randomized controlled trials. JAMA. 2005;293(21):2641-7.
33. Tufano A, Di Capua M, Coppola A, Conca P, Cimino E, Cerbone AM, et al. The infectious burden in atherothrombosis. Seminars in Thrombosis and Hemostasis. 2012;38(5):515-23.
34. Libby P, Loscalzo J, Ridker PM, Farkouh ME, Hsue PY, Fuster V, et al. Inflammation, immunity, and infection in atherothrombosis: JACC Review Topic of the Week. J Am Coll Cardiol. 2018;72(17):2071-81.
35. Witztum JL, Lichtman AH. The influence of innate and adaptive immune responses on atherosclerosis. Ann Rev Pathol. 2014;9:73-102.

36. Kavurma MM, Tan NY, Bennett MR. Death receptors and their ligands in atherosclerosis. Arteriosclerosis, Thrombosis, and Vas-cular Biology. 2008;28(10):1694-702.
37. Lichtman AH, Binder CJ, Tsimikas S, Witztum JL. Adaptive immunity in atherogenesis: new insights and therapeutic approaches. J Clin Invest. 2013;123(1):27-36.
38. Jaiswal S, Natarajan P, Silver AJ, Gibson CJ, Bick AG, Shvartz E, et al. Clonal hematopoiesis and risk of atherosclerotic cardiovas-cular disease. N Engl J Med. 2017;377(2):111-21.
39. Libby P, Ebert BL. CHIP (clonal hematopoiesis of indeterminate potential). Circulation. 2018;138(7):666-8.
40. Nguyen AT, Gomez D, Bell RD, Campbell JH, Clowes AW, Gabbiani G, et al. Smooth muscle cell plasticity: fact or fiction? Circ Res. 2013;112(1):17-22.
41. Bennett MR, Sinha S, Owens GK. Vascular smooth muscle cells in atherosclerosis. Circ Res. 2016;118:692-702.
42. Derwall M, Malhotra R, Lai CS, Beppu Y, Aikawa E, Seehra JS, et al. Inhibition of bone morphogenetic protein signaling reduces vascular calcification and atherosclerosis. Arteriosclerosis, Thrombosis and Vascular Biology. 2012;32(3):613-22.
43. Andrews J, Psaltis PJ, Bartolo BAD, Nicholls SJ, Puri R. Coronary arterial calcification: A review of mechanisms, promoters and imaging. Trends Cardiovasc Med. 2018;28(8):491-501.
44. Vuorio T, Jauhiainen S, Yla-Herttuala S. Pro- and anti-angiogenic therapy and atherosclerosis with special emphasis on vascular endothelial growth factors. Expert Opinion on Biological Therapy. 2012;12(1):79-92.
45. Croce K, Libby P. Intertwining of thrombosis and inflammation in atherosclerosis. Curr Opinion Hematol. 2007;14(1):55-61.
46. Schönbeck U, Mach F, Sukhova GK, Herman M, Graber P, Kehry MR, et al. CD40 ligation induces tissue factor expression in human vascular smooth muscle cells. Am J Pathol. 2000;156(1):7-14.
47. Chistiakov DA, Orekhov AN, Bobryshev YV. Contribution of neovascularization and intraplaque haemorrhage to atherosclerotic plaque progression and instability. Acta Physiologica. 2015;213(3):539-53.
48. Vergallo R, Crea F. Atherosclerotic plaque healing. N Engl J Med. 2020;383:846-57.
49. Netea MG, et al. Trained immunity: a program of innate immune memory in health and disease. Science. 2016;352:aaf1098.
50. Heusch G, Libby P, Gersh B, Yellon D, Bohm M, Lopaschuk G, et al. Cardiovascular remodelling in coronary artery disease and heart failure. Lancet. 2014;383(9932):1933-43.
51. Hackett D, Davies G, Maseri A. Pre-existing coronary stenoses in patients with first myocardial infarction are not necessarily se-vere. Eur Heart J. 1988;9(12):1317-23.
52. Bentzon JF, Otsuka F, Virmani R, Falk E. Mechanisms of plaque formation and rupture. Circ Res. 2014;114(12):1852-66.
53. Falk E, Nakano M, Bentzon JF, Finn AV, Virmani R. Update on acute coronary syndromes: the pathologists' view. Eur Heart J. 2013;34(10):719-28.
54. Libby P. Mechanisms of acute coronary syndromes and their implications for therapy. N Engl J Med. 2013;368(21):2004-13.
55. Libby P. Collagenases and cracks in the plaque. J Clin Invest. 2013;123(8):3201-3.
56. Otsuka F, Joner M, Prati F, Virmani R, Narula J. Clinical classification of plaque morphology in coronary disease. Nature Reviews Cardiology. 2014;11(7):379-89.
57. Libby P, Tabas I, Fredman G, Fisher EA. Inflammation and its resolution as determinants of acute coronary syndromes. Circ Res. 2014;114(12):1867-79.
58. Sadowski M, Zabczyk M, Undas A. Coronary thrombus composition: links with inflammation, platelet and endothelial markers. Atherosclerosis. 2014;237(2):555-61.
59. Pasterkamp G, den Ruijter HM, Libby P. Temporal shifts in clinical presentation and underlying mechanisms of atherosclerotic disease. Nat Rev Cardiol. 2017;14:21-9.
60. Libby P. Once more unto the breach: endothelial permeability and atherogenesis. Eur Heart J. 2019;40:938-40.
61. Jia H, Dai J, Hou J, Xing L, Ma L, Liu H, et al. Effective anti-thrombotic therapy without stenting: intravascular optical coherence tomography-based management in plaque erosion (the EROSION study). Eur Heart J. 2017;38(11):792-800.
62. Libby P. Once more unto the breach: endothelial permeability and atherogenesis. Eur Heart J. 2019;40:938-40.
63. Santos-Gallego CG, Picatoste B, Badimon JJ. Pathophysiology of acute coronary syndrome. Current Atherosclerosis Reports. 2014;16(4):401.
64. Crea F, Libby P. Acute coronary syndromes: the way forward from mechanisms to precision treatment. Circulation. 2017;136(12):1155-66.
65. Ross R. Atherosclerosis: an inflammatory disease. N Engl J Med. 1999;340(2):115-26.

Capítulo 2

Diagnóstico e decisão terapêutica na doença coronariana crônica

Silvio Reggi
Edson Stefanini
Antonio Carlos C. Carvalho (*in memoriam*)

PONTOS-CHAVE

- No diagnóstico da doença arterial coronariana (DAC) o clínico não deve fugir das bases acadêmicas da anamnese e do exame físico. Exames subsidiários nem sempre precisam ser solicitados e devem obedecer a uma hierarquia, sempre com o objetivo de ajudar no diagnóstico, no prognóstico e na decisão terapêutica.
- A presença de placas ateroscleróticas nas artérias pode não levar à ocorrência de sintomas, mesmo quando exames adicionais mostram a sua presença.
- Embora os testes não invasivos sejam de enorme valia para o diagnóstico de DAC, só devem ser indicados nas situações em que a probabilidade de doença é pelo menos intermediária.
- Em pacientes com probabilidade pré-teste elevada e sintomáticos, a cinecoronariografia pode ser o exame de eleição, mesmo antes dos testes não invasivos.
- A decisão terapêutica tem se tornado um desafio, pois recentemente tem sofrido sensível mudança de paradigmas, visto que as evidências científicas nos direcionam cada vez mais para o tratamento clínico.
- A escolha da melhor estratégia da terapêutica no paciente com doença coronariana depende de vários fatores: intensidade de sintomas, resultados de testes não invasivos, risco de morte (estratificação de risco) e a possibilidade de intervenção, percutânea ou cirúrgica.
- Em situações de difícil decisão, é altamente recomendando pelas sociedades médicas que haja um consenso obtido pelo *Heart Team*, grupo composto por clínicos, intervencionistas e cirurgiões, levando também em conta o desejo do paciente, com o propósito de oferecer o melhor caminho terapêutico.

Introdução

O diagnóstico da doença arterial coronariana estável (DAC) tem se tornado um dos maiores desafios para o cardiologista, uma vez que o arsenal disponível para a avaliação do paciente, sintomático ou não, é cada vez maior. Os inúmeros exames disponíveis vão ao encontro de uma população preocupada com o diagnóstico precoce, o que pode levar a condutas diagnósticas e terapêuticas muitas vezes inadequadas. Para a formação de um cenário ainda mais complexo, soma-se o desafio da decisão terapêutica, que recentemente sofre sensível mudança de paradigmas, com evidências científicas que nos direcionam cada vez mais para o tratamento clínico.

Diante disso, o clínico não deve fugir das bases acadêmicas da anamnese e do exame físico. Somente após isto os exames subsidiários deverão ser solicitados, procurando obedecer a uma hierarquia, sempre com o objetivo de ajudar no diagnóstico, no prognóstico e na decisão do tratamento. O uso indiscriminado de exames, sem qualquer raciocínio clínico, dificilmente ajudará, sendo boa parte das vezes o motivo de condutas desnecessárias.

Habitualmente correlacionamos o diagnóstico da DAC aos sintomas ou achados de exames subsidiários existentes, em pacientes com obstruções significativas das artérias coronárias, quase sempre maior ou igual a 50% no tronco da coronária esquerda (TCE) ou maior ou igual a 70%, em uma ou mais artérias maiores. Contudo, não é incomum pacientes com sintomas típicos, muitas vezes com evidência de isquemia miocárdica em testes não invasivos, terem as coronárias livres de qualquer tipo de lesão aterosclerótica. Portanto, DAC também engloba outras situações, como a doença microvascular e o vasoespasmo. Sendo assim, o uso correto das ferramentas para o diagnóstico, somado a uma criteriosa avaliação clínica, é fundamental desde o primeiro momento, tendo sempre como referência as sólidas evidências científicas atuais.

Pela natureza dinâmica da doença aterosclerótica coronariana, ao longo da vida, o paciente pode permanecer assintomático por anos, apresentar sintomas estáveis ou ainda evoluir para síndromes agudas, como o infarto agudo do miocárdio ou a angina instável. Na diretriz europeia mais recente, denominam-se síndromes coronárias crônicas os diferentes cenários de manifestação da coronariopatia crônica: 1) pacientes portadores de angina estável ou dispneia, considerada como equivalente isquêmico; 2) insuficiência cardíaca com suspeita de doença coronária levando à disfunção de ventrículo esquerdo; 3) pacientes assintomáticos ou com sintomas, que tiveram um evento agudo e/ou que foram submetidos à revascularização há menos de um ano; 4) pacientes sintomáticos ou não que tiveram evento agudo ou foram revascularizados há mais de um ano; 5) pacientes com angina e suspeita de vasoespasmo ou doença microvascular; 6) pacientes assintomáticos nos quais a doença foi detectada em testes para avaliação cardiológica de rotina.[1]

Definição

A doença arterial coronariana estável (DAC) pode ser caracterizada como uma alteração anatômica e/ou funcional, levando à isquemia do músculo cardíaco, quase sempre reversível e, muitas vezes, relacionadas aos esforços – aumento da demanda de oxigênio e/ou diminuição da oferta, seja acompanhada de sintomas ou não.

São diversas as situações clínicas (Tabela 1) que podem levar ao distúrbio entre a oferta e a demanda de oxigênio, sendo a aterosclerose com subsequente diminuição da luz coronariana a mais comum. Outros mecanismos incluem: (a) o vasoespasmo de artérias, seja com ou sem a presença de placas ateroscleróticas; (b) a disfunção microvascular; e (c) a insuficiência ventricular esquerda causada por infarto prévio ou pelo fenômeno de hibernação do miocárdio (cardiomiopatia isquêmica), podendo, estas condições serem agravadas por outras doenças clínicas sistêmicas (ex.: sepse, anemia etc.). Estes mecanismos podem também estar presentes ao mesmo tempo. Vale lembrar que a presença de placas ateroscleróticas nas artérias pode não levar à ocorrência de sintomas, algumas vezes mesmo quando exames adicionais são solicitados.

TABELA 1 Mecanismos de isquemia miocárdica

Mecanismos de isquemia miocárdica
Placas ateroscleróticas com estreitamento da luz do vaso
Vasoespasmo coronariano
Disfunção microvascular
Cardiomiopatia isquêmica
Associação de alguns ou de todos os mecanismos acima
Doenças clínicas que diminuem a oferta ou aumentam o consumo de oxigênio

Epidemiologia

A prevalência da DAC varia de acordo com o estudo considerado, na medida em que os estudos referentes ao tema utilizam muitas vezes definições distintas. Estima-se que no ano de 2018, 16,5 milhões de americanos apresentavam doença coronária, sendo predominante no sexo masculino (55%). Naturalmente que tanto no homem quanto na mulher a prevalência aumenta com a idade.[2] Nas fases mais precoces da vida, a maior prevalência entre as mulheres pode ser explicada pela disfunção microvascular, mais comum nesse grupo.

Em relação a angina do peito, estima-se que nos Estados Unidos 10 milhões de pessoas sejam portadoras de angina.[2,3] Na população ocidental, entre 45 e 65 anos, a incidência é de aproximadamente 1% ao ano, podendo chegar a 4%, em pacientes com idade entre 75 e 85 anos.

Diagnóstico

O diagnóstico da doença arterial coronariana estável (DAC) deve seguir os princípios da semiologia médica, ou seja, deve incluir a anamnese detalhada, exame físico e exames subsidiários. A regra também é válida para os pacientes assintomáticos, uma vez que a busca ativa pela doença, utilizando exames subsidiários, só se justifica em pacientes de maior risco, identificados durante o atendimento médico.

Na história clínica, além da avaliação da dor torácica, quando existente, é fundamental que os antecedentes pessoais e familiares sejam explorados adequadamente. Pacientes com fatores de risco conhecidos[4-6] (Tabela 2) estão mais sujeitos a ter ou a desenvolver a doença, o que torna sua abordagem diferente daqueles sem qualquer um dos fatores. Doenças associadas também são igualmente importantes, pois muitos delas podem, mesmo isoladamente, levar ao diagnóstico de DAC, como no caso de um infarto do miocárdio prévio por exemplo. Outras podem se constituir em situações que desencadeiam os sintomas de angina ou dificultar o controle clínico.

O exame clínico normalmente não mostra alterações específicas nos pacientes com DAC, ainda que sintomáticos. Contudo, doenças associadas podem manifestar alterações significativas no exame físico, como por exemplo, na doença aterosclerótica grave das carótidas, quando os sopros podem ser detectados. Pacientes com insuficiência cardíaca (IC) ou arritmias também podem apresentar alterações relevantes no exame físico.

TABELA 2 Fatores de risco para doença arterial coronariana

Fatores de risco para doença arterial coronariana
Idade
Diabetes melito
Hipertensão arterial
Dislipidemia
Obesidade
Sedentarismo
Tabagismo
História familiar positiva

Diagnóstico clínico

Como referido anteriormente, toda avaliação médica adequada começa pela anamnese e pelo exame físico. A dor torácica, ou angina do peito, sintoma típico da DAC, tem característica própria, cuja presença pode praticamente confirmar o diagnóstico em certos contextos.

O desconforto no peito causado pela isquemia miocárdica é geralmente localizado no precórdio, em aperto, piora com as atividades físicas e melhora com o repouso. Contudo, não é incomum a presença de sintomas diferentes dos descritos. Em idosos, por exemplo, a dispneia é muito comum. A dor também pode ter localização distinta, muitas vezes no epigástrio ou mesmo na mandíbula. A irradiação pode acontecer para ambos os braços, em certos casos até ao mesmo tempo, assim como para as costas. As características clássicas da dor torácica anginosa estão descritas na Tabela 3.[7]

TABELA 3 Classificação da dor torácica (angina do peito)[6]

Angina típica	Presença dos seguintes critérios: ▪ Desconforto retroesternal, com características e duração compatíveis ▪ Provocada pelo exercício ou estresse emocional ▪ Aliviada pelo repouso ou uso de nitratos
Angina atípica	Apenas dois dos critérios acima descritos
Dor não anginosa	Apenas um ou nenhum dos critérios acima descritos

A dispneia relacionada à DAC pode, muitas vezes, ser confundida com patologias relacionadas ao sistema respiratório. Em grande parte das vezes será necessário explorar os sintomas associados à dispneia, pois a presença de tosse, sibilos ou o relato de exacerbações, pode nos direcionar para um diagnóstico não cardiológico. O tabagismo atual ou pregresso pode não ajudar na elucidação, uma vez que é fator de risco tanto para as doenças cardiológicas como pulmonares.

A duração do desconforto também tem características próprias na doença coronariana crônica estável. Geralmente ele é curto e não ultrapassa 10 minutos na maioria dos casos. Contudo, sintomas com duração de poucos segundos não costumam estar relacionados a DAC. Outro ponto relevante é a intensidade de exercício para o desenvolvimento dos sintomas. Apesar de não existir uma regra, o paciente quase sempre tem o desencadeamento dos sintomas sempre com a mesma intensidade de esforço, a não ser quando há uma piora do quadro clínico. A esta característica dá-se o nome de reprodutibilidade. Ou seja, esforço semelhante, dor semelhante. Os sintomas também podem estar relacionados às refeições, principalmente quando há uma exagerada ingesta alimentar.

A angina que ocorre em virtude do vasoespasmo pode ter característica distinta. Apesar da localização e intensidade poderem ser as mesmas, ela pode se iniciar no repouso e se intensificar progressivamente até atingir seu ponto mais intenso onde permanece por alguns minutos. A angina secundária a doença microvascular, por sua vez, responde mal ao uso dos nitratos.

Há ainda o "equivalente isquêmico", conjunto de sintomas muito comum em idosos e que não incluem a dor torácica típica, como dispneia, desconforto torácico incaracterístico, cansaço intenso ou mesmo a síncope.

Além de caracterizar a dor torácica e definir se é angina típica ou não, cabe ao médico classificar a intensidade dos sintomas. O método mais usado é a classificação da Sociedade Canadense de Cardiologia[8] (CCS), como pode ser notado a seguir:

- Classe I: atividades habituais não causam angina, como andar ou subir escadas. Sintomas podem aparecer em atividades intensas ou muito prolongadas.
- Classe II: leve limitação das atividades habituais. Sintomas presentes ao caminhar ou subir escadas rapidamente. Atividades mais leves podem causar sintomas no frio, após as refeições ou durante momentos de estresse. Os sintomas também podem estar presentes em caminhadas maiores do que 100 a 200 metros.
- Classe III: grande limitação das atividades habituais. Sintomas presentes durante caminhadas no plano, ainda que curtas – menores que 100 a 200 metros. Sintomas ao subir um lance de escadas em condições normais.
- Classe IV: limitação de todas as atividades. Sintomas presentes até mesmo em repouso.

Contudo, é preciso ficar claro que a classificação proposta possui limitações. A angina em repouso, por exemplo, pode surgir sobre qualquer uma das classificações e cabe aos médicos reavaliarem o paciente, pois tanto o vasoespasmo quanto um novo episódio de síndrome coronariana aguda pode levar a mudanças nas características da dor. Além disso, o paciente pode ter modificações no padrão, para mais ou para menos, de um dia para outro, sem necessariamente significar um avanço da doença.

Em 2010, Boesner et al.[9] propuseram cinco características para que em um contexto de atendimento primário fosse possível confirmar ou descartar a hipótese de doença coronariana:

- Homens com idade superior a 55 anos e mulheres com idade superior a 65 anos.
- Doença cardiovascular conhecida.
- Crença, pelo paciente, que a dor seja de origem cardíaca.
- Piora da dor durante os esforços.
- Ausência de dor à palpação torácica.

Ainda, segundo os autores, quando apenas duas características (ou menos) estiverem presentes, é possível descartar a hipótese de DAC com especificidade de 81%. No entanto, quando 3 a 5 características estão presentes, a sensibilidade do teste chega a 87%.

Com relação ao exame físico, deve-se destacar a importância de se detectar as complicações da doença isquêmica cardíaca e ainda, o diagnóstico de outras patologias que podem ser responsáveis pelos sintomas apresentados pelo paciente. Valvopatias, cardiomiopatias, anemia e hipotiroidismo são exemplos de doenças nas quais o exame físico é de enorme valia. Além disso, alguns dos fatores de risco para DAC são avaliados nesta etapa da avaliação clínica, como o peso e a pressão arterial, e ainda a presença de xantelasma que leva ao diagnóstico de dislipidemia. Porém, vale lembrar que na maioria dos casos a propedêutica clínica será normal.

Avaliação com exames subsidiários básicos

Entre os exames que podem ajudar na avaliação inicial do paciente com suspeita de DAC, destacam-se: (a) testes bioquímicos, (b) eletrocardiograma em repouso; (c) ecocardiograma transtorácico em repouso.

Exames bioquímicos

Os testes bioquímicos têm fundamental importância na medida em que ajudam a avaliar adequadamente o risco e/ou o prognóstico do paciente, auxiliam no diagnóstico de doenças associadas e colaboram para a decisão terapêutica.

A correlação entre diabetes melito e DAC está muito bem estabelecida, uma vez que a doença é mais prevalente e normalmente mais grave nos portadores de alterações no metabolismo da glicose. Assim, a medida da glicemia de jejum, da hemoglobina glicada (HbA1c) e, eventualmente, o teste de tolerância oral à glicose são fundamentais.[11] A função renal está diretamente relacionada à DAC. Diversas doenças que comprometem a capacidade de filtração glomerular são consideradas fatores de risco para coronariopatia, como a hipertensão arterial e o diabetes. Também pioram o prognóstico de pacientes com angina estável.[12,13] Portanto, a avaliação da função renal associada ao cálculo da filtração glomerular, seja por métodos matemáticos, como a calculadora CKP-EPI, ou pela medição direta, é fundamental na avaliação inicial e no seguimento do paciente.

Os níveis lipídicos estão diretamente relacionados ao risco de desenvolvimento de doença coronariana. O colesterol total, suas frações HDL e LDL, e também os triglicérides devem ser avaliados anualmente, em todos os pacientes com DAC com o objetivo de otimizar o tratamento e diminuir o risco de progressão da doença.[14] Já as dosagens de Lp(a) e das apolipoliproteínas têm valor limitado na prática clínica e não devem ser feitas rotineiramente.

A proteína C-reativa (PCR) tem sido há algum tempo associada ao aumento de risco de eventos cardiovasculares em pacientes com DAC. Entretanto, é controversa a utilização da PCR, pois por ser inespecífica pode sofrer influência de processos inflamatórios agudos não relacionados à DAC.

As troponinas também têm seu valor na avaliação de DAC, em especial nos casos em que a instabilização clínica é uma suspeita. Hoje, os ensaios de alta sensibilidade, quando normais, praticamente nos permitem afastar ou confirmar um evento agudo.[1]

Outros testes, como hemograma, função hepática e tiroidiana, apesar de não estarem diretamente relacionados à DAC, podem ser fundamentais principalmente na avaliação de doenças associadas. Portanto, deverão ser solicitados conforme o julgamento clínico.

Eletrocardiograma em repouso e dinâmico (Holter)

Alterações eletrocardiográficas em repouso podem estar ausentes em 50% dos pacientes portadores de angina estável, principalmente aqueles com função de ventrículo esquerdo normal.[15] Distúrbios de condução como bloqueio de ramo esquerdo, e bloqueio da divisão anterossuperior do ramo esquerdo, podem ocorrer em pacientes portadores de DAC e disfunção ventricular, comprometimento multiarterial, ou infarto prévio.

Embora um eletrocardiograma (ECG) em repouso normal, não seja capaz de excluir a presença da doença coronariana, algumas alterações podem nos direcionar para o diagnóstico, como aquelas relacionadas a um quadro isquêmico prévio. Assim, todo paciente com suspeita de DAC deve ter o ECG realizado.

O ECG tem papel ainda maior na avaliação do paciente no momento em que a dor se faz presente. Alteração do segmento ST e da onda T, principalmente as dinâmicas, são fortemente sugestivas de doença coronária, como ocorre por exemplo na angina vasoespástica (síndrome de Prinzmetal).

O Holter, geralmente de 24 horas, pode ser indicado em pacientes portadores de DAC e com suspeita de arritmia, podendo também ser útil no diagnóstico de angina vasoespástica.1 Além disso, é preciso lembrar que no Holter, a análise do segmento ST, ao longo de todo o exame, deve estar presente, o que pode em muitos casos contribuir para o diagnóstico da insuficiência coronariana.

Ecocardiograma em repouso

O ecocardiograma em repouso é um exame importante na avaliação do paciente com DAC, apesar de não ser sempre necessário. Alterações de função ventricular são alterações que se destacam, pois se constituem em importante parâmetro para a avaliação do prognóstico destes pacientes.[16] Os achados mais comuns relacionados à doença são as alterações segmentares do ventrículo esquerdo que, inclusive, podem determinar, com alguma precisão, qual a artéria comprometida. Em situações de difícil obtenção de um exame com boa qualidade técnica, o uso de contraste com microbolhas pode trazer excelente contribuição.

O ecocardiograma pode ter papel central em outras doenças cardiológicas que podem cursar com angina.[17] A mais comum é a estenose aórtica, em que é o exame de eleição. As cardiomiopatias também têm seu diagnóstico baseado em achados ecocardiográficos, além dos aspectos clínicos evidentemente.

Testes não invasivos

Embora os testes não invasivos sejam de enorme valia para o diagnóstico de DAC, seu uso só se aplica nas situações em que a probabilidade de doença é pelo menos intermediária. Exames realizados em pacientes assintomáticos ou com probabilidade baixa de doença não são custo/efetivos, além de aumentarem a possibilidade de um resultado falso-positivo, o que pode, em diversas situações, levar a condutas inadequadas.[10]

Os mesmos testes usados para o diagnóstico são também de grande importância para a determinação da gravidade da doença e, por consequência, do seu prognóstico. Assim, mesmo nas situações em que o diagnóstico já está confirmado, os testes não invasivos podem ser realizados para estratificação de risco ou avaliação da eficácia terapêutica.

Qualquer teste, ainda que de baixo custo, só deveria ser solicitado quando seu resultado influenciar no pensamento médico, tanto para o diagnóstico, quanto para a conduta terapêutica, ou na determinação do prognóstico. Na prática clínica, exames, muitas vezes, são solicitados sem a menor necessidade, de modo totalmente alheio ao pensamento clínico.

Testes não invasivos para avaliação de isquemia

A avaliação de um teste não invasivo não passa somente pela leitura de seu resultado, mas também pela probabilidade pré-teste do paciente ser portador de DAC (Tabela 4). Quando os sintomas são compatíveis com coronariopatia, a idade, o sexo e o tipo de dor presente podem fundamentalmente mudar a interpretação dos exames, uma vez que a prevalência da doença é muito diferente dependendo do grupo avaliado. Em muitas situações – seja pela probabilidade muito baixa, ou muito alta, de doença –, os exames podem ser desnecessários ou até mesmo prejudiciais.

TABELA 4 Probabilidade pré-teste em pacientes com sintomas relacionados à doença arterial coronariana[21]

	Angina típica		Angina atípica		Dor não anginosa	
Idade	Homem	Mulher	Homem	Mulher	Homem	Mulher
30-39	59	28	29	10	18	5
40-49	69	37	38	14	25	8
50-59	77	47	49	20	34	12
60-69	84	58	59	28	44	17
70-79	89	68	69	37	54	24
> 80	93	76	78	47	65	32

Os testes não invasivos para DAC têm em média sensibilidade e especificidade por volta de 85%. Por esta razão, a maioria das recomendações feitas pelas sociedades médicas não contempla testes para pacientes cuja probabilidade pré-teste de doença é menor que 15 ou maior que 85%.[18-20] Nestas situações, a avaliação clínica somada aos fatores demográficos, poderão trazer informações mais valiosas que o próprio exame.

Os testes de estresse, físico ou farmacológico, constituem uma valiosa ferramenta para o diagnóstico, prognóstico e decisão terapêutica em pacientes com DAC. A escolha da melhor modalidade de teste deve contemplar alguns fatores: a) habilidade do paciente para realizar esforço físico, b) presença de alterações no ECG de repouso, c) objetivo do exame d) história de revascularização miocárdica prévia.

Vale lembrar que, para o diagnóstico de doença coronária obstrutiva, os testes provocativos para avaliação de isquemia associados à imagem ou a avaliação direta da presença de placas ateroscleróticas coronarianas, como ocorre na angiotomografia, são colocados hoje, pelas mais recentes diretrizes, com o mesmo grau de recomendação (classe I com nível de evidência A).[1]

Teste ergométrico

O teste ergométrico (TE) continua sendo uma ótima opção para a avaliação de paciente com provável DAC. A sensibilidade e especificidade do TE é em torno de 45-50% e de 85-90%, respectivamente,[21,22] tornando-o especialmente interessante nos pacientes com probabilidade pré-teste entre 15-65%.

Durante o teste, o principal achado de isquemia consiste no infradesnivelamento do segmento ST de pelo menos 0,1 mV, que persiste por pelo menos 0,06 s após o ponto J em uma ou mais derivações. É importante salientar que em 15% dos pacientes os sintomas só aparecerão na recuperação, fase fundamental do teste. O TE ainda traz informações adicionais, como resposta pressórica, presença de sintomas e capacidade funcional. Estas duas últimas são importantes não somente para o diagnóstico como também para o prognóstico.

Vale ressaltar que em paciente com anormalidade no ECG em repouso, como o bloqueio de ramo esquerdo ou nas alterações persistentes do segmento ST, a interpretação pode ser prejudicada ou mesmo impossível.

Ecocardiograma com estresse

O ecocardiograma com estresse pode ser realizado tanto pelo esforço físico (esteira ou bicicleta) como farmacológico (dobutamina). Cada um dos métodos tem suas vantagens e desvantagens, porém destaca-se o fato do ecocardiograma associado ao exercício ser mais fisiológico, o que nos garante algumas informações adicionais muito valiosas, como a capacidade funcional e a resposta cronotrópica. Por outro lado, o estresse farmacológico permite a avaliação de pacientes com capacidade reduzida de se exercitar, além de ser capaz de avaliar a viabilidade miocárdica – quando realizado com dobutamina, trazendo informação importante naqueles pacientes que já possuem alterações segmentares no ventrículo esquerdo em repouso.

Qualquer dos métodos utilizados tem boa sensibilidade e especificidade para a avaliação de isquemia. No caso do teste físico, elas estão entre 80-85% e 80-88% respectivamente. Já no farmacológico, estes números são 79-83% para a sensibilidade e 82-86% para a especificidade.[23]

O ecocardiograma de estresse com contraste utilizando microbolhas permite avaliação da perfusão miocárdica além do espessamento da parede ventricular com isquemia, tanto com estresse farmacológico utilizando vasodilatador como com dobutamina.[24] Também o Doppler tecidual e a taxa de *strain* miocárdico são recursos que promovem maior acurácia do ecocardiograma de estresse.

Cintilografia de perfusão miocárdica

A cintilografia é largamente utilizada em nosso meio como método de detecção de isquemia miocárdica. Como o ecocardiograma, o método pode ser realizado tanto em esteira (ou bicicleta) quando pela injeção de fármacos (adenosina, dipiridamol ou dobutamina). Para que haja a avaliação da perfusão miocárdica é necessária a infusão de um radiotraçador. O mais utilizado é o sestamibi (tecnécio-99m), cuja diferença de distribuição no miocárdio, durante o repouso e após o estresse, pode nos dar informações seguras quanto a presença de isquemia e consequentemente de DAC. O exame também pode ser realizado com tálio-201, mas tem sido pouco empregado ultimamente a não ser para avaliação de viabilidade miocárdica.

No caso da cintilografia, o estresse físico é sempre o preferido, uma vez que os exames com fármaco não trazem avaliações adicionais como no caso do ecocardiograma. Portanto, o teste com fármacos deve ser quase sempre reservado àqueles que não conseguem se exercitar. Ainda uma indicação muito importante para realização da cintilografia de perfusão miocárdica com agentes farmacológicos é a presença de bloqueio de ramo esquerdo ou quando o paciente possui marca-passo.

Quanto à captação das imagens, elas podem ser obtidas por tomografia por emissão de fóton único (SPECT) ou por tomografia por emissão de pósitrons (PET). Os exames realizados com PET possuem melhor qualidade de imagens, porém são menos disponíveis e utilizam radiotraçadores menos comuns (^{82}Rb, ^{13}N-amonia), o que tornam os exames por este método bem mais caros e menos disponíveis.

No caso dos exames realizados com SPECT e estresse físico, a sensibilidade para DAC encontra-se entre 73-92% e a especificidade entre 63-87%. O mesmo exame, mas quando realizado com vasodilatadores, tem sensibilidade de 90-91% e especificidade de 75-84%.[24,25]

A melhor indicação clínica para a cintilografia de estresse é no paciente com risco intermediário pré-teste para DAC quando há discordância entre a clínica e o resultado de prova funcional previamente realizada.[26] A importância da realização da cintilografia de perfusão miocárdica é, não só para o diagnóstico de DAC, mas também para a avaliação prognóstica destes pacientes.[27]

Ressonância magnética com estresse

A ressonância magnética (RM) do coração tem aumentado seu espaço nos últimos anos. Sua capacidade de avaliar a presença de isquemia é comparável à cintilografia o que torna o exame um excelente método diagnóstico.[28] A RM pode empregar tanto a dobutamina quanto os vasodilatadores para a sua realização, porém, estes últimos têm sido a escolha na maioria dos serviços.

Se considerado os exames realizados com vasodilatadores, a sensibilidade do método é de 67-94% e a especificidade de 61-85%.[28,29]

Testes não invasivos para avaliação da anatomia coronariana

Tomografia computadorizada

A tomografia das artérias coronárias tem sido o método não invasivo mais utilizado para a avalição da anatomia coronariana. Com o desenvolvimento dos tomógrafos com múltiplos canais de detecção, é possível obter imagens de ótima qualidade e com compacidade de definir com grande precisão a anatomia da maioria dos pacientes. O exame pode ser realizado com ou sem contraste, dependendo do seu objetivo.

A avaliação do escore de cálcio coronariano é feito sem a necessidade de infusão de contraste iodado. Exceto em pacientes com insuficiência renal crônica, cuja camada média arterial pode ser calcificada, todo o cálcio coronariano é proveniente de lesões ateroscleróticas. As lesões são classificadas de acordo com o escore de Agatston,[30] quanto maior o seu valor maior a calcificação e, por consequência, maior a quantidade de aterosclerose.[31] O escore de cálcio é um método não invasivo que utiliza baixas doses de radiação ionizante que pode reclassificar paciente considerado com o nível de risco baixo a intermediário para níveis mais elevados, permitindo aprimoramento do tratamento clínico farmacológico da DAC.[32] Contudo, é preciso ficar claro que o escore de cálcio não se relaciona com a diminuição da luz do vaso. Da mesma forma, não é capaz de excluir a presença de lesões coronarianas, uma vez que nem todas são ricas em cálcio, principalmente quando considerados os indivíduos mais jovens.

Já a infusão de contraste iodado (angiotomografia) torna possível a visualização da luz do vaso, porém é preciso que o exame seja realizado dentro de seus preceitos técnicos e que a escolha do paciente seja adequada. Pacientes idosos (por possuírem muitas calcificações), obesos e taquicárdicos, por exemplo, não deveriam ser candidatos à angiotomografia.

Em pacientes com suspeita de DAC, a angiotomografia tem mostrado sensibilidade de 95-99% e especificidade de 97-99%.[33,34] Porém, pacientes com grande quantidade de cálcio coronariano podem ter a acurácia do método comprometida na avaliação do grau de obstrução da luz do vaso. Da mesma forma, para a avaliação de *stents* coronarianos, a angiotomografia apresenta limitações, o que tem sido superado atualmente com os tomógrafos com maior número de detectores. Quanto aos pacientes revascularizados, o método pode ser considerado para avaliação dos enxertos, no entanto, o desempenho do exame depende das características do equipamento e da experiência do examinador.

Dois importantes estudos recentes realizados para avaliação de portadores de angina estável crônica, compararam a angiotomografia coronária com os testes de isquemia. Um deles comparou a angiotomografia com teste de perfusão miocárdica. Depois de 2 anos verificaram-se resultados semelhantes entre os métodos quanto a óbito, infarto ou complicações de procedimentos.[35] Quando o teste isquêmico foi realizado sem imagem, a angiotomografia revelou após 5 anos redução da mortalidade e de infarto entre aqueles examinados com esse método.[36]

De modo geral podemos assim resumir as melhores indicações da angiotomografia coronária no coronariopata crônico: a) pesquisa e avaliação de origem anômala de artérias coronárias; b) diagnóstico de doença coronária significativa como causa de insuficiência cardíaca de recente começo ou no surgimento de bloqueio de ramo esquerdo; c) avaliação de pacientes com resultados conflitantes de outros exames não invasivos; d) método de avaliação inicial de dor torácica em pacientes ambulatoriais ou de consultório considerados de risco intermediário.[17,37] É ainda uma boa opção para pacientes com nível baixo ou intermediário de DAC. Conforme destacado anteriormente, a angiotomografia de coronárias ou o teste de estresse para avaliação de isquemia com imagem, são cosiderados a primeira opção para detecção de DAC.[1]

Entretanto, não são raras as vezes em que a detecção da placa aterosclerótica coronariana levará à realização de um teste funcional com imagem, principalmente para a avaliação da presença de isquemia e da área sob risco, complementando a estratificação e orientando a melhor terapêutica. Diante disso, em muitos casos os exames são complementares.

Atualmente não há evidência científica que apoie a realização de angiotomografia coronariana em pacientes assintomáticos como método de rastreamento de doença.[20]

Coronariografia por ressonância magnética

A coronariografia por ressonância magnética é um exame possível, mas ainda muito incipiente. Estudos iniciais têm mostrado sensibilidade e especificidade adequadas,[38,39] mas ainda há um longo caminho a ser percorrido. A maior vantagem da ressonância continua sendo a ausência de radiação. Com ela também é possível uma ótima avaliação do miocárdio, inclusive com pesquisa de isquemia, parâmetro da mais alta importância para indicação do tratamento de revascularização, e de viabilidade.[40]

Cineangiocoronariografia

Com os vários testes não invasivos, seja para avaliação de isquemia ou da anatomia coronária, a cinecoronariografia tem espaço limitado dentro do contexto exclusivo do diagnóstico. Sua indicação quase sempre se baseia após a realização de um teste não invasivo cujo resultado é alterado, ou ainda em situações em que o teste não invasivo não pode ser realizado, o que é muito raro; paciente com insuficiência cardíaca com fração de ejeção reduzida sem etiologia definida é um exemplo. A angiotomografia coronariana trouxe uma grande contribuição nesse contexto.[37]

Em pacientes com probabilidade pré-teste elevada e rico em sintomas, a cinecoronariografia pode ser o exame de eleição, mesmo antes dos testes não invasivos. Isso porque por meio dela é possível planejar o tratamento, seja por via percutânea (angioplastia coronária) ou cirúrgica. Por este mesmo motivo, pacientes que não são candidatos à angioplastia ou cirurgia de revascularização não devem ser submetidos à cinecoronariografia, uma vez que o exame não se justifica apenas para o diagnóstico, e o tratamento clínico seja bem definido.

Avaliação do paciente assintomático

Em assintomáticos, não diabéticos e sem antecedentes familiares cardiovasculares ou que não sejam portadores de insuficiência renal crônica, depois dos 40 anos, podem ser avaliados por algoritmos como o SCORE44, que estima a mortalidade em 10 anos.

Pessoas assintomáticas e com baixa probabilidade de doença aterosclerótica não devem rotineiramente ser submetidos a exames subsidiários para a avaliação de isquemia ou da anatomia coronariana. Apesar disso, verificamos que um grande número deles, sem qualquer indicação, realizam esses exames sempre com o objetivo do diagnóstico precoce, o que nem sempre se traduz em menor morbidade ou mortalidade.

Não existem sólidas evidências científicas de como devemos manejar os pacientes assintomáticos cujo resultado de um exame inapropriadamente solicitado apresenta-se alterado. Em princípio, paciente com probabilidade baixa de DAC deve ser conduzido de acordo com os princípios de redução de risco, sem necessariamente ser submetido a exames não invasivos.[17] Como referido, o escore de cálcio avaliado pela tomografia de coronárias sem contraste pode revelar no paciente assintomático a presença de doença aterosclerótica coronária, o que reforça a necessidade de aprimoramento terapêutico farmacológico, particularmente pra redução nos níveis de LDL-colesterol.[41]

Contudo, pacientes mesmo assintomáticos, cujos resultados revelam alto risco de eventos, deveriam ser considerados para a realização de cinecoronariografia, apesar de ainda não estar claro na literatura se eventuais intervenções mudariam o prognóstico destes pacientes. Também devemos ser mais rigorosos na estratificação de risco daqueles com antecedentes familiares de muito alto risco, como nos casos em que o pai apresentou evento coronariano agudo antes dos 55 anos ou mãe antes dos 65 anos, morte súbita em várias pessoas jovens ou história familiar de lesão de tronco. Também devem se submeter à estratificação mais rigorosa profissionais que atuam em atividades que podem colocar em risco a vida de outros, como piloto de avião por exemplo.

Estratificação de risco e decisão terapêutica

A decisão terapêutica é um assunto complexo mesmo para os especialistas. Hoje, com a disponibilidade de diversos agentes farmacológicos, associada às evidências de que nem sempre o tratamento por revascularização, seja percutâneo ou cirúrgico, se faz necessário, é fundamental identificarmos adequadamente quem é o paciente que potencialmente se beneficiará de cada uma das etapas do tratamento.

Talvez a melhor maneira de se definir qual conduta tomar diante de um paciente com diagnóstico de DAC seja através da estratificação do seu risco de evoluir com um evento isquêmico agudo (infarto do miocárdio ou óbito). Sabemos que os testes diagnósticos são também muito importantes no fornecimento de informações que nos revelam a gravidade, e por consequência o prognóstico, de cada paciente. Baseados nestes testes, podemos classificar o risco dos pacientes conforme a proposta da Diretriz de Doença Coronária Estável de 2014 publicada pela Sociedade Brasileira de Cardiologia.[20]

Estraficação de risco baseada em testes não invasivos

Alto risco (> 3% morte/ano)

- Disfunção do ventrículo esquerdo (VE) em repouso grave, FE < 0,35.
- Escore de risco elevado ao teste ergométrico, escore de Duke < -10.

- Disfunção do VE grave ao teste de imagem com estresse, FE < 0,35.
- Grandes defeitos de perfusão durante teste de imagem com estresse.
- Múltiplos defeitos de perfusão de tamanho moderado durante teste de imagem com estresse.
- Grandes defeitos fixos de perfusão com dilatação do VE ou aumento na captação pulmonar, usando a angiografia com radionuclídeos com tálio.
- Moderados defeitos com dilatação do VE ou aumento na captação pulmonar durante teste de imagem com estresse, utilizando tálio.
- Defeitos em mais de dois segmentos com baixa frequência cardíaca (< 120 bpm) ou com baixa dose de dobutamina (10 µg/kg/min) durante teste de ecocardiograma com estresse.
- Evidência de isquemia extensa durante ecocardiograma com estresse.

Moderado risco (1 a 3% morte/ano)

- Leve a moderada disfunção do VE em repouso, FE entre 0,49 e 0,35.
- Risco intermediário no teste ergométrico, escore de Duke entre 4 e -10.
- Moderados defeitos de perfusão sem dilatação do VE ou captação pulmonar durante teste de imagem com estresse.
- Defeitos de perfusão limitados, envolvendo dois segmentos e com dose de dobutamina maiores que 10 µg/kg/min durante o ecocardiograma com estresse.

Baixo risco (< 1% morte/ano)

- Escore de Duke baixo durante o teste ergométrico (≥ 5).
- Teste normal ou pequenos defeitos de perfusão em repouso ou em teste de imagem com estresse.
- Contração miocárdica normal ou nenhuma mudança em alguma porção do miocárdio durante teste do ecocardiograma com estresse.

Decisão terapêutica na DAC

A decisão terapêutica no paciente com doença coronariana depende de vários fatores: intensidade de sintomas, resultados de testes não invasivos, risco de morte (estratificação de risco) e a possibilidade de intervenção, seja percutânea ou cirúrgica.

As modificações do estilo de vida, que classicamente se baseiam em dieta adequada, perda de peso se necessária e prática regular de atividades físicas, além da cessação do tabagismo, devem sempre ser recomendadas para todos os indivíduos, independentemente do diagnóstico ou não de doença coronariana. Contudo, cabe ao médico ser mais enfático nos casos em que a doença estiver presente, uma vez que tais medidas, quando aceita pelos pacientes, modificam a progressão da doença.

O tratamento clínico permeia todos os pacientes com diagnóstico de DAC, como será discutido em outros capítulos deste tratado. Porém, a intensidade e o momento deste tratamento deverá ser guiada, não só pela gravidade dos sintomas, mas também pelo perfil de risco.

Tratamento farmacológico

Basicamente, o objetivo do tratamento farmacológico deve contemplar: a) controle dos sintomas, particularmente os episódios anginosos; e b) prevenção dos eventos coronarianos agudos.

Medicamentos de primeira linha para o controle sintomático dos pacientes

- Nitratos de curta ação por via sublingual: utilizados no momento do episódio de angina.
- Betabloqueadores: devem ser prescritos à todos os pacientes sintomáticos, salvo contraindicações.
- Bloqueadores dos canais de cálcio: utilizados como alternativa aos betabloqueadores ou associados aos mesmos quando os sintomas persistem. Medicamentos considerados de segunda linha que são indicados quando o paciente permanece muito limitado pelos sintomas
- Nitratos de longa ação: associados ao betabloqueador e/ou ao bloqueador de cálcio ou mesmo isoladamente quando existem contraindicação a esses últimos.

Nos últimos anos, temos disponíveis em nosso meio, medicamentos que associados aos de primeira linha ou até isoladamente, principalmente nos pacientes com angina refratária trazer benefício seja controlando os sintomas, reduzindo a necessidade de nitrato sublingual ou melhorando a tolerância aos esforços. Entre eles se incluem o nicorandil a ranolazina, a ivabradina e a trimetazidina.

Medicamentos utilizados para prevenção de infarto agudo do miocárdio ou óbito: Antiplaquetários

- O ácido acetilsalicílico deve ser indicado a todos os pacientes portadores de DAC. Os inibidores dos receptores P2Y12 das membranas das plaquetas são utilizados isoladamente como alternativa ao ácido acetil salicílico por impossibilidade de seu uso ou associado a este após procedimento de angioplastia com *stent* ou no tratamento clínico de evento isquêmico agudo.
- Betabloqueadores: tem indicação prioritária nos pacientes após infarto e naqueles que apresentam disfunção ventricular esquerda ou insuficiência cardíaca.
- Estatinas e outros agentes hipolipemiantes: fundamentais para redução dos níveis de LDL-colesterol estabelecidos como meta, associados à dieta.
- Inibidores da ECA ou bloqueadores da angiotensina: principalmente indicados em pacientes com disfunção de ventrículo esquerdo e nos portadores de coronariopatia difusa particularmente em diabéticos.
- Antcoagualntes orais: preferencialmente os novos anticoagulantes orais deverão ser utilizados nos pacientes portadores de fibrilação atrial ou com outra indicação

formal a esses medicamentos, associados aos antiplaquetários pós-procedimento intervencionista.

Revascularização

Pacientes muito sintomáticos ou com perfil de risco mais grave deverão sempre ser considerados para uma estratégia mais invasiva, uma vez que tal conduta pode diminuir a intensidade de sintomas e, em alguns casos, mudar o prognóstico. A Figura 1, proposta pela Diretriz de Doença Coronária Estável da Sociedade Brasileira de Cardiologia nos auxilia na decisão de permanecer no tratamento clínico ou seguir para a avaliação invasiva do paciente.[20]

Para que o tratamento por revascularização seja indicado, há diversos aspectos que precisam ser considerados: quantidade de vasos envolvidos, local da estenose, presença de disfunção ventricular, área do miocárdio sob risco e a possibilidade de realização do procedimento. Este último aspecto se destaca, uma vez que seja por motivos técnicos, seja por motivos médicos ou até mesmo sociais, quando não há a possibilidade de se realizar a intervenção, ou de manejar suas eventuais complicações, ela não deverá ser indicada. Na Figura 2, adaptada da Diretriz de Doença Coronariana Estável da Sociedade Europeia de Cardiologia,[17] pode-se verificar, com mais clareza, as situações em que o tratamento por revascularização está indicado.

Como pode ser notado na Figura 2, são diversos os aspectos que precisam ser considerados. Diante disso, torna-se muito difícil se fazer uma recomendação para cada particularidade possível de ser encontrada, cabendo ao médico se basear em evidências científicas existentes, mas também no bom senso, para tomar a conduta mais apropriada.[42,43]

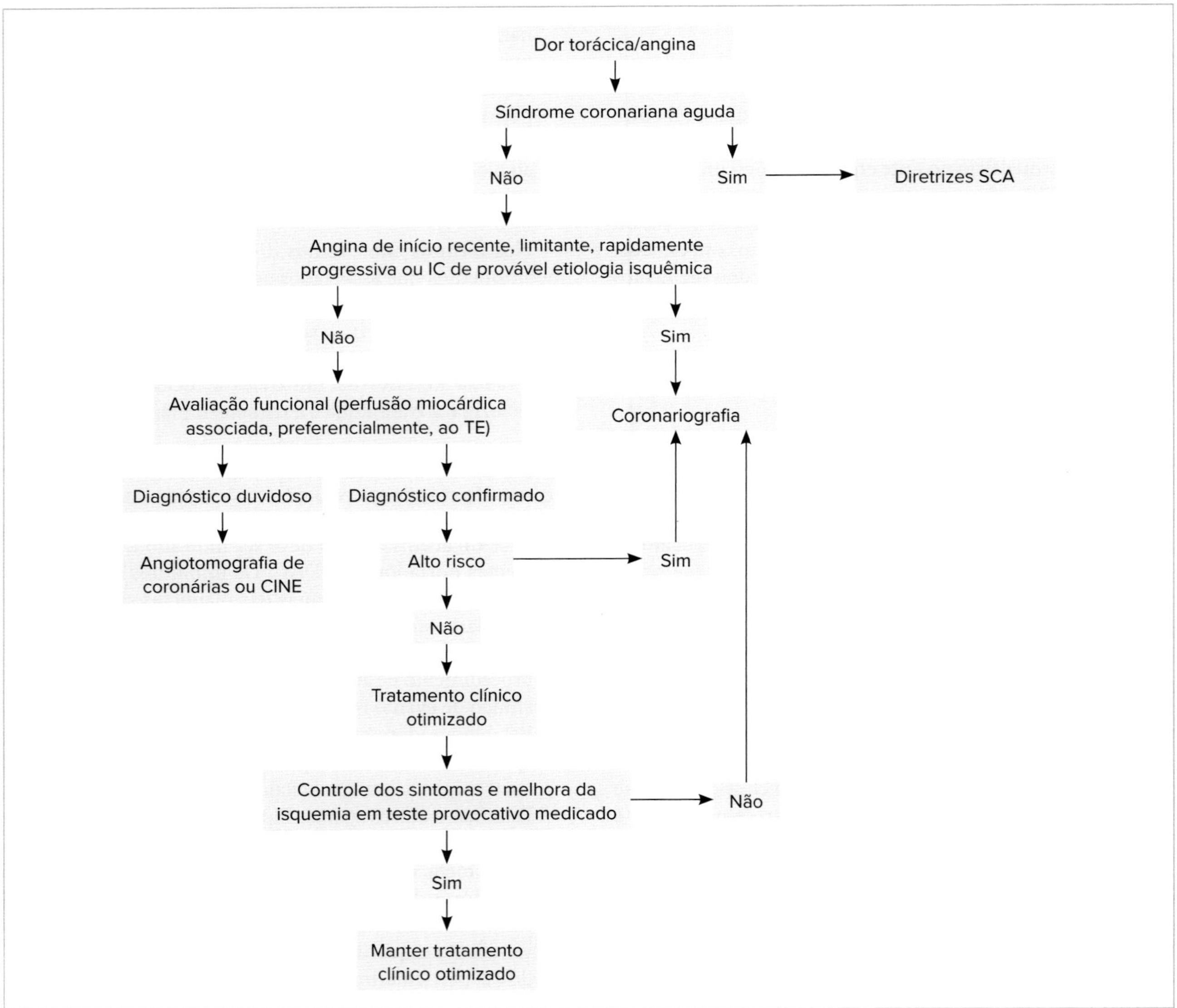

FIGURA 1
Algoritmo para diagnóstico e estratificação na doença arterial coronariana.[20]

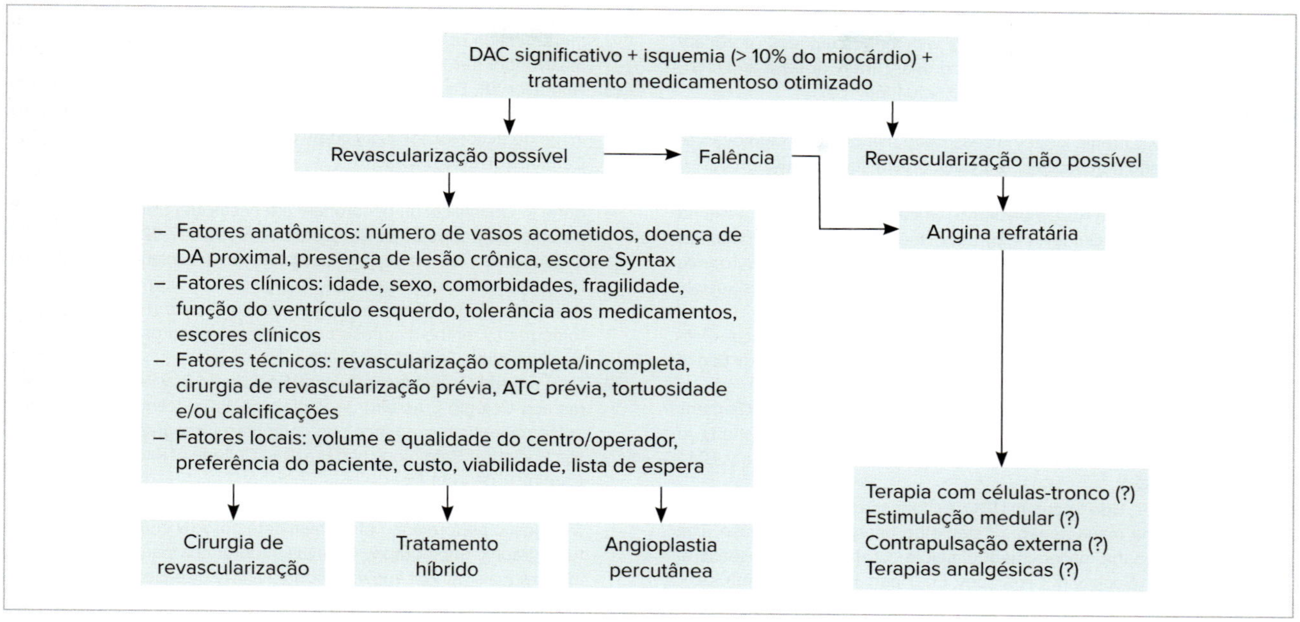

FIGURA 2

Algoritmo de decisão terapêutica na doença arterial coronariana.[16]

Em situações mais difíceis, é altamente recomendando pelas sociedades médicas, o consenso obtido pelo *Heart Team*, grupo composto por cirurgiões, clínicos e intervencionistas, cujo objetivo é unir a experiência de todos, num só momento, levando também em conta o que pensa o paciente, com o propósito de lhe oferecer o melhor caminho terapêutico.[17,20]

RESUMO

- O paciente portador de DAC pode ser totalmente assintomático, manifestando ou não isquemia miocárdica em testes específicos. Um grande contingente manifesta quadros de angina, principalmente aos esforços. O diagnóstico de DAC deve ter como pilares a anamnese, o exame físico e a utilização de exames subsidiários, valorizando seus achados no paciente com alguma probabilidade de doença aterosclerótica. A avaliação da função ventricular e a presença e extensão da isquemia miocárdica com testes não invasivos auxiliam na estratificação do risco do paciente orientando para realização ou não de exames que detectam a presença de lesões coronárias, seja a angiotomografia ou a cinecoronariografia diretamente. Fortes evidências científicas têm priorizado o tratamento farmacológico e mudança do estilo de vida nestes pacientes. A revascularização miocárdica por intervenção percutânea ou cirúrgica tem sido reservada para os casos refratários ao tratamento clínico e para aqueles de maior risco de infarto ou óbito nos testes não invasivos.

Referências bibliográficas

1. Knnuti J, Winjs W, Saraste A, Capodanno D, Barbato E, Frenck-Brentano C, et al. 2019 ESC guidelines for the diagnosis and management of chronic coronary syndromes. Eur Heart J. 2020;41(3):407-77.
2. Benjamim EJ, Viranni SS, Callanay CW, et al. Heart disease and stroke statistics. 2018 Update: a report from the American Heart Association. Circulation. 2018;137(12):e67-e492.
3. Hemingway H, McCallum A, Shipley M, Manderbacka K, Martikainen P, Keskimaki I. Incidence and prognostic implications of stable angina pectoris among women and men. JAMA. 2006;295:1404-11.
4. Bayturan O, Kapadia S, Nicholls SJ, Tuzcu EM, Shao M, Uno K, et al. Clinical predictors of plaque progression despite very low levels of low-density lipoprotein cholesterol. J Am Coll Cardiol. 2010;55:2736-42.
5. Chhatriwalla AK, Nicholls SJ, Wang TH, Wolski K, Sipahi I, Crowe T, et al. Low levels of low-density lipoprotein cholesterol and blood pressure and progression of coronary atherosclerosis. J Am Coll Cardiol. 2009;53:1110-5.
6. Kronmal RA, McClelland RL, Detrano R, Shea S, Lima JA, Cushman M, et al. Risk factors for the progression of coronary artery calcification in asymptomatic subjects: results from the Multi-Ethnic Study of Atherosclerosis (MESA). Circulation. 2007;15:2722-30.
7. Diamond GA. A clinically relevant classification of chest discomfort. J Am Coll Cardiol. 1983;1: 574-5.
8. Letter CL. Grading of angina pectoris. Circulation. 1976;54:522-3.
9. Boesner S, Haasenritter J, Becker A, Karatolios K, Vaucher P, Gencer B, et al. Ruling out coronary artery disease in primary care: development and validation of a simple prediction rule. CMAJ. 2010;182: 1295-300.
10. Chou R. cardiac screening with elecrocardiography, stress echocardiography, or myocardial perfusion omaging: advice for high-value care from the American College of Physicians. Ann Intern Med. 2015;162:438-47.
11. Faludi AA, Izar MCO, Saraiva JFK, Bianco HT, Chacra APM, Bertoluci MC, et al. Diretrizes brasileiras baseadas em evidências sobre prevenção de doenças cardiovasculares em pacientes com diabetes: posicionamento da Sociedade Brasileira de Diabetes (SBD), da Sociedade Brasileira de Cardiologia (SBC) e da Sociedade Brasileira de Endocrinologia e Metabologia (SBEM). Arq Bras Cardiol. 2017;109(6 Supl.1):1-31.

12. Sedlis SP, Jurkovitz CT, Hartigan PM, Goldfarb DS, Lorin JD, Dada M, et al. Optimal medical therapy with or without percutaneous coronary intervention for patients with stable coronary artery disease and chronic kidney disease. Am J Cardiol. 2009;104:1647-53.
13. Di Angelantonio E, Chowdhury R, Sarwar N, Aspelund T, Danesh J, Gudnason V. Chronic kidney disease and risk of major cardiovascular disease and non-vascular mortality: prospective population based cohort study. BMJ. 2010;341:c4986.
14. Reiner Z, Catapano AL, De Backer G, Graham I, Taskinen MR, Wiklund O, et al. ESC/EAS Guidelines for the management of dyslipidaemias: the Task Force for the management of dyslipidaemias of the European Society of Cardiology (ESC) and the European Atherosclerosis Society (EAS). Eur Heart J. 2011;32:1769-818.
15. Rihal CS, Davis KB, Kennedy JW, Gersh BJ. The utility of clinical, electrocardiographic, and roentgenographic variables in the prediction of left ventricular function. Am J Cardiol. 1995;75(4):220-3.
16. Daly CA, De Stavola B, Sendon JL, Tavazzi L, Boersma E, Clemens F, et al. Predicting prognosis in stable angina: results from the Euro heart survey of stable angina: prospective observational study. BMJ. 2006;332:262-7.
17. Montalescot G, Udo Sechtem UDO, Achenbach S, et al. 2013 ESC guidelines on the management of stable coronary artery disease. The Task Force on the management of stable coronary artery disease of the European Society of Cardiology. Eur Heart J. 2013;34:2949-3003.
18. Genders TS, Steyerberg EW, Alkadhi H, Leschka S, Desbiolles L, Nieman K, et al. A clinical prediction rule for the diagnosis of coronary artery disease: validation, updating, and extension. Eur Heart J. 2011;32:1316-30.
19. Costa RVC, Albuquerque PF, Serra SM, Freitas OGA. Indicações contraindicações e metodologia do teste ergométrico. In: Moreira MCV, Montenegro ST, de Paola AAV. Livro-texto da Sociedade Brasileira de Cardiologia, 2ª ed. Barueri: Manole; 2015. p.128.
20. Cesar LA, Ferreira JF, Armaganijan D, Gowdak LH, Mansur AP, Bodanese LC, et al. Diretriz de doença cororária estável. Arq Bras Cardiol. 2014;103(3Supl.2):1-59.
21. Froelicher VF, Lehmann KG, Thomas R, Goldman S, Morrison D, Edson R, et al. The electrocardiographic exercise test in a population with reduced workup bias: diagnostic performance, computerized interpretation, and multivariable prediction. Veterans Affairs Cooperative Study in Health Services #016 (QUEXTA) Study Group. Quantitative Exercise Testing and Angiography. Ann Intern Med. 1998;128:965-74.
22. Morise AP, Diamond GA. Comparison of the sensitivity and specificity of exercise electrocardiography in biased and unbiased populations of men and women. Am Heart J. 1995;130:741-7.
23. Heijenbrok-Kal MH, Fleischmann KE, Hunink MG. Stress echocardiography, stress single-photon-emission computed tomography and electron beam computed tomography for the assessment of coronary artery disease: a meta analysis of diagnostic performance. Am Heart J. 2007;154:415-23.
24. Senior R, Moreo A, Gaibazzi N, et al. Comparison of sulfur hexafluoride microbubble (SonoVue)-enhanced myocardial echocardiography to gated single photon emission computerized tomography for the detection of significant coronary artery disease: a large european multicentre study. J Am Coll Cardiol. 2013; pii: S0735-1097(13)02262-6.
25. Higgins JP, Williams G, Nagel JS, Higgins JA. Left bundle-branch block artifact on single photon emission computed tomography with technetium Tc 99m (Tc-99m) agents: mechanisms and a method to decrease false-positive interpretations. Am Heart J. 2006;152:619-26.
26. Hachamanovitchi R, Kang X, Amanullah AM, et al. Prognostic implications of myocardial perfusion single-photon emission computed tomography inelederly. Circulation. 2009;120(22):2197-206.
27. Smanio PEP, Schmidt A. Métodos de avaliação da perfusão miocárdica. Ver Soc Cardiol Estado de São Paulo. 2017;27(2):150-62.
28. Schwitter J,Wacker CM, Wilke N, Al-Saadi N, Sauer E, Huettle K, et al. MR-IMPACTII: Magnetic Resonance Imaging for Myocardial Perfusion Assessment in Coronary artery disease Trial: perfusion-cardiac magnetic resonance vs. single-photon emission computed tomography for the detection of coronary artery disease: a comparative multicentre, multivendor trial. Eur Heart J. 2012;34(10):775-81.
29. Nandalur KR, Dwamena BA, Choudhri AF, Nandalur MR, Carlos RC. Diagnostic performance of stress cardiac magnetic resonance imaging in the detection of coronary artery disease: a meta-analysis. J Am Coll Cardiol. 2007;50:1343-53.
30. Agatston AS, Janowitz WR, Hildner FJ, Zusmer NR, Viamonte M Jr., Detrano R. Quantification of coronary artery calcium using ultrafast computed tomography. J Am Coll Cardiol. 1990;15:827-32.
31. O'Rourke RA, Brundage BH, Froelicher VF, Greenland P, Grundy SM, Hachamovitch R, et al. American College of Cardiology/American Heart Association Expert Consensus document on electron-beam computed tomography for the diagnosis and prognosis of coronary artery disease. Circulation. 2000; 102:126-40.
32. Sara L, Szarf G, Tachibana A, et al. Sociedade Brasileira de Cardiologia and Colégio Brasileiro de Radiologia. II Guidelines on cardiovascular magnetic ressonance and computed tomography of the Brazilian Society of Cardiology and Brazilian College of Radiology. Arq Bras Cardiol. 2014;103:1-86.
33. Budoff MJ, Dowe D, Jollis JG, Gitter M, Sutherland J, Halamert E, et al. Diagnostic performance of 64-multidetector row coronary computed tomographic angiography for evaluation of coronary artery stenosis in individuals without known coronary artery disease: results from the prospective multicenter ACCURACY (Assessment by Coronary Computed Tomographic Angiography of Individuals Undergoing Invasive Coronary Angiography) trial. J Am Coll Cardiol. 2008;52:1724-32.
34. Meijboom WB, Meijs MF, Schuijf JD, Cramer MJ, Mollet NR, van Mieghem CA, et al. Diagnostic accuracy of 64-slice computed tomography coronary angiography: a prospective, multicenter, multivendor study. J Am Coll Cardiol. 2008;52:2135-44.
35. Douglas OS, Hoffman U, Patel MR, et al. Outcomes of anatomical versus functional testing for coronary artery disease. N Engl J Med. 2015;372:1291-300.
36. SCOT-HEART investigator; Newby DE, Adams PD, et al. Coronary CT angiography and 5-year risk of myocardial infarction. N Engl J Med. 2018;379:924-33.
37. Pinto IMF. Uso racional dos exames diagnósticos por imagem em Cardiologia. Rev Soc Cardiol Estado de São Paulo. 2017;27(2):163-70.
38. Kato S, Kitagawa K, Ishida N, Ishida M, Nagata M, Ichikawa Y, et al. Assessment of coronary artery disease using magnetic resonance coronary angiography: a national multicenter trial. J Am Coll Cardiol. 2010;56:983-91.
39. Hamon M, Fau G, Née G, et al. Meta-analysis of the diagnostic performance of stess perfusion cardiovascular magnetic resonance for detection of coronary disease. J Cardivasc Magn Reson. 2010;12:29.
40. Silva TQAC, Sande L, Coelho-Filho OR. Ressonância magnética e doença coronariana: Quiando o exame faz a diferença. Rev Soc Cardiol Estado de São Paulo. 2017;27(2):123-30.
41. Fallud AA, Izar MCO, Saraiva JFK, Chacra APM, Bianco HT, Afiune Neto A, et al. Atualização da Diretriz brasileira de dislipidemias e prevenção da aterosclerose – 2017. Arq Bras Cardiol. 2017;109(2 Supl. 1):1-76.
42. Patel MR, Calhoon JH, Dehmer GJ, Grantham JA, Maddox TM, Maron DJ, et al. ACC/AATS/AHA/ASE/ASNC/SCAI/SCCT/STS 2017 Appropriate use criteria for coronary revascularization in patients with stable ischemic heart disease: a report of the American College of Cardiology Appropriate Use Criteria Task Force, American Association for Thoracic Surgery, American Heart Association, American Society of Echocardiography, American Society of Nuclear Cardiology, Society for Cardiovascular Angiography and Interventions, Society of Cardiovascular Computed Tomography, and Society of Thoracic Surgeons. J Am Coll Cardiol. 2017;69(17):2212-41.
43. Neumann FJ, Sousa-Uva M, Ahlsson A, Alfonso F, Banning AP, Benedetto U, et al. 2018 ESC/EACTS Guidelines on myocardial revascularization. Eur Heart J. 2019;40(2):87-165.

Capítulo 3

Doença arterial coronariana crônica: tratamento farmacológico na redução de eventos cardiovasculares

Bruno Mahler Mioto
Eduardo Gomes Lima
Tatiana de Fátima Gonçalves Galvão

PONTOS-CHAVE

- A intensidade da terapia antitrombótica varia partindo-se do uso de monoterapia com um antiplaquetário até associações entre anticoagulantes e antiplaquetários em cenários específicos.
- Considerando o aumento do risco trombótico, em alguns cenários justifica-se a intensificação da terapia antiplaquetária, normalmente associando-se antitrombóticos à aspirina de baixa dose.
- O uso de hipolipemiantes é intuitivo no cenário da prevenção secundária, considerando a importância dos lípides na formação e progressão da aterosclerose.

Introdução

A terapia medicamentosa direcionada ao tratamento da doença arterial coronariana (DAC) ou síndrome coronariana crônica (SCC) é o mais importante passo a ser tomado após se estabelecer seu diagnóstico. Trata-se da única terapia direcionada à doença em si e não apenas às lesões isoladamente e contempla dois objetivos fundamentais: controle de sintomas anginosos e redução de eventos cardiovasculares. O cerne da terapia, consistindo de aspirina (AAS), estatinas, betabloqueadores e inibidores de enzima de conversão da angiotensina (IECA), foi consolidado nos últimos 40 anos e associa-se a uma redução de risco relativo de cerca de 70% comparado à ausência completa de tratamento.[1]

Mais recentemente, emergiu o conceito de risco residual, com terapias com potencial benefício na redução de risco adicional à já consolidada terapia instituída. Dados de um registro dinamarquês observaram que 80% dos indivíduos portadores de DAC e 99% daqueles com infarto do miocárdio (IAM) prévio preenchem os critérios de inclusão para pelo menos um dos estudos com drogas de redução de risco residual, sendo a presença do IAM prévio marcador de inclusão concomitante em pelo menos quatro desses estudos.[2]

Terapia antitrombótica

O uso de terapia antitrombótica no tratamento da doença aterosclerótica nas suas diversas apresentações clínicas já é consagrado, considerando a fisiopatologia envolvendo instabilização de placa e consequente trombose na progressão da doença. A intensidade da terapia antitrombótica varia partindo-se do uso de monoterapia com um antiplaquetário até associações entre anticoagulantes e antiplaquetários em cenários específicos. É evidente que à medida que se intensifica esse tipo de terapia, aumenta-se o risco concomitante de sangramento, o que prejudica o benefício líquido caso não haja risco aterotrombótico suficiente para justificar terapia mais potente. A lógica que norteia o uso de antitrombóticos é muito clara: a intensificação ocorre na proporção do aumento do risco trombótico. Assim, o uso de um antiplaquetário isolado pode ser suficiente no contexto da prevenção secundária sem evento clínico recente, podendo-se progredir para a associação de um segundo antiplaquetário caso haja instabilização clínica (infarto agudo do miocárdio ou angioplastia coronariana, por exemplo), ou mesmo para a adição de um anticoagulante em dose plena, considerando a associação de comorbidades que o requeiram (fibrilação atrial, por exemplo).

Monoterapia com antiplaquetários

O uso de monoterapia com antiplaquetários na doença coronariana ainda permanece como pilar fundamental do tratamento medicamentoso da doença aterosclerótica no contexto da prevenção secundária, tendo a aspirina (AAS) como antiplaquetário de escolha na maioria dos cenários clínicos.

O uso da aspirina em baixa dose foi consagrado no cenário agudo da doença coronariana no estudo ISIS-2,[3] com redução de 23% de mortalidade cardiovascular em 5 semanas, além de significante redução de reinfarto e AVE, sem aumento considerável de sangramentos maiores. Sua utilização foi expandida para além do tratamento nas síndromes isquêmicas agudas, sendo testada nos cenários de prevenção primária e secundária da doença coronariana. Uma metanálise colaborativa dos trialistas[4] dos principais estudos utilizando aspirina nos diversos cenários, incluindo mais de 17 mil indivíduos em prevenção secundária, demonstrou que seu uso se associa a 20% de redução em eventos coronarianos maiores e 19% de redução em eventos vasculares combinados no seguimento de longo prazo. O uso de AAS em baixa dose após as intervenções também é claro, influenciando a curva de aprendizado da utilização das técnicas cirúrgica e percutânea. Sabidamente, associa-se à maior patência de enxertos venosos quando introduzida precocemente após cirurgias de revascularização miocárdica[5] e, no tocante ao tratamento percurtâneo, demonstrou-se superior à varfarina na prevenção de perda luminal tardia naqueles com angina de pelo menos 6 meses após angioplastia com balão convencional.[6] Dessa forma, o uso de aspirina em dose baixa consolida-se como estratégia antitrombótica de escolha nos mais diversos cenários clínicos da doença coronariana, incluindo seu uso prolongado na prevenção de eventos cardiovasculares subsequentes.

Tentativas de substituição da aspirina por inibidores de P2Y12 (iP2Y12) intentando redução adicional de risco trombótico foram recorrentes nos últimos anos. O estudo CAPRIE,[7] comparando clopidogrel 75 mg/dia vs. aspirina 325 mg/dia em uma população de cerca de 19 mil indivíduos com antecedente de IAM, AVE ou doença periférica, demonstrou discreta superioridade do clopidogrel na prevenção de desfecho cardiovascular combinado (RRR 8,7%), principalmente à custa da população com doença periférica em quase dois anos de seguimento médio. Não houve diferença significante na ocorrência de sangramentos entre as terapias.

Recentemente, vários estudos dedicados à população após angioplastia coronariana têm sido desenhados com proposta de comparação da estratégia de dupla antiagregação (DAPT) padrão seguida de monoterapia com aspirina vs. DAPT em menor tempo seguida de monoterapia com iP2Y12.[8-10] Tais estudos são heterogêneos em seus desenhos, variando no cenário clínico (angioplastias eletivas ou no contexto das SCA), no tempo de DAPT (1 e 3 meses), no iP2Y12 utilizado (clopidogrel ou ticagrelor) e no tempo de manutenção da monoterapia deste último (12 ou 24 meses). A análise pormenorizada desses estudos foge do escopo deste capítulo, mas, em suma, eles apoiam o uso de monoterapia de iP2Y12 logo após o término de DAPT como estratégia que se associa a menores taxas de sangramento e taxas semelhantes de eventos trombóticos. O uso dessas estratégias para populações de mais alto risco de sangramento já tem sido contemplado em diretrizes internacionais.[11]

As principais diretrizes nacionais[12] e internacionais[11] recomendam o uso de aspirina em dose baixa (75 a 200 mg) como monoterapia de eleição, podendo ser substituída por clopidogrel 75 mg em casos de intolerância/alergia à aspirina ou em pacientes em cenários clínicos específicos (pós-angioplastia e alto risco de sangramento, presença concomitante de doença periférica, por exemplo).

Intensificação de terapia antiplaquetária

Em alguns cenários clínicos, considerando o aumento do risco trombótico, justifica-se a intensificação dessa terapia, normalmente associando-se antitrombóticos à aspirina de baixa dose. Assim, pode-se associar à aspirina um iP2Y12, configurando-se a DAPT; um anticoagulante oral direto em dose baixa (rivaroxabana 2,5 mg 2x/dia), configurando-se uma dupla via de inibição (DVI); ou mesmo anticoagulantes em dose plena na forma de dupla terapia antitrombótica (DTA) ou tripla terapia antitrombótica (TTA), sendo esta última o espectro mais potente da associação de antitrombóticos para uso prolongado.

Dupla antigregação plaquetária

O uso da DAPT já é consolidado no contexto das síndromes coronarianas agudas, bem como após angioplastias com ou sem *stent*. Sua duração tem sido motivo de intenso debate recente e depende de aspectos relacionados ao cenário clínico, risco trombótico residual ou fatores técnicos relacionados ao procedimento. No que concerne à doença coronariana crônica, seu uso se faz em duas situações específicas: risco residual trombótico elevado ou prolongamento de DAPT após angioplastia.

A tentativa de DAPT com clopidogrel comparada ao uso isolado de aspirina foi testada no estudo CHARISMA,[13] incluindo uma população em prevenção primária de alto risco ou secundária. A associação de clopidogrel não resultou em uma redução de eventos cardiovasculares na população geral do estudo, havendo benefício significante apenas naqueles com IAM ou AVE prévio. Recentemente, uma estratégia semelhante foi utilizada entre diabéticos portadores de doença coronariana sem IAM ou AVE prévio, comparando-se DAPT com ticagrelor vs. aspirina isoladamente. Foi observada redução modesta de 10% de eventos combinados à custa de aumento significante de 2,3 vezes em sangramento maior e 1,7 vez em sangramento intracraniano, não se justificando o uso rotineiro nessa população sem evento clínico prévio.[14] Especificamente em uma população com IAM prévio, o estudo PEGASUS-TIMI 54[15] demonstrou que a extensão de DAPT com ticagrelor após 1 ano do evento inicial por um tempo mediano de 33 meses associou-se à redução de 16% de desfecho combinado de morte, IAM e AVE com o uso de 60 mg de ticagrelor na DAPT, havendo aumento de sangramento maior, porém sem evidência de sangramento fatal ou intracraniano.

A extensão da duração da DAPT também foi objetivo do estudo DAPT,[16] utilizando clopidogrel ou prasugrel em angioplastias realizadas em cenário agudo ou eletivo, comparando-se 12 vs. 30 meses. A extensão da terapia associou-se a uma redução expressiva de 53% de IAM, porém com um aumento de 36% em mortalidade por todas as causas (P = 0,05), além de taxas significantemente mais elevadas de sangramentos moderados ou graves. Para melhor seleção da população com benefício líquido da estratégia, foi derivado da mesma população o escore DAPT, cujo resultado a partir de 2 já aponta para benefício líquido da estratégia mais agressiva.

Dupla via de inibição

A associação de um segundo antitrombótico à aspirina, que não um iP2Y12, baseia-se em inibição do fator Xa por um antitrombótico em dose baixa associado ao tradicional efeito antiplaquetário da aspirina. Essa foi a estratégia testada no estudo COMPASS,[17] um ensaio clínico realizado com 27.395 indivíduos em prevenção secundária e randomizados para receber AAS 10 mg/dia isoladamente, rivaroxabana 5 mg 2x/dia isoladamente ou rivaroxabana 2,5 mg 2x/dia + AAS 100 mg/dia. A estratégia de DVI associou-se à redução de 22% de mortalidade cardiovascular e 42% de AVE em longo prazo quando comparada ao uso isolado de aspirina. Houve, no entanto, aumento de 70% de sangramentos maiores, sem impacto em sangramentos fatais ou intracranianos. O benefício de tal estratégia parece ser mais evidente entre aqueles com doença polivascular, diabéticos ou com ritmo de filtração de 30 a 60 mL/min/1,73 m².[18]

Dupla e tripla terapia antitrombótica

Um dos cenários clínicos mais desafiadores é a utilização de antiplaquetários no contexto clínico do uso terapêutico de anticoagulantes (pacientes com fibrilação atrial, por exemplo). Foge do escopo deste capítulo discutir a evidência sobre esse tema, no entanto, alguns princípios já claros sobre o tema devem ser mencionados, tendo sido boa parte já assimilada por diretrizes nacionais[12] e internacionais recentes.[19] Assim, fica claro que o uso da DTA parece ser seguro, associando-se a menos risco de sangramento que a TTA, devendo a DTA ser considerada estratégia preferencial exceto se risco trombótico elevado. Ainda que se decida por TTA, ela deve ter duração máxima de 30 dias, tendo-se extremo cuidado com sangramentos. As drogas preferíveis nessa combinação são os anticoagulantes orais diretos e o clopidogrel. Após a suspensão da associação por período de 6 a 12 meses, deve-se manter apenas o anticoagulante, suspendendo-se o antiplaquetário.

Seleção da população para redução de risco residual trombótico

Na falta de biomarcador laboratorial adequado para identificação da população com maior benefício líquido da estratégia, resta-nos o contexto clínico como *gatekeeper* para uso de estratégia mais agressiva. Não há muita dúvida que populações com alto risco de sangramento/baixo risco trombótico devem ter seu tratamento antitrombótico reduzido ao mínimo, bem como aqueles com baixo risco de sangramento/baixo risco trombótico devem receber o tratamento padrão. Grande dúvida sempre paira sobre populações com alto risco de sangramento/alto risco trombótico, porém fica claro, nesse caso, que preponderará o risco de sangramento e as terapias antitrombóticas serão reduzidas conforme esse risco. De fato, apenas entre aqueles com risco de sangramento baixo e risco trombótico elevado é que se pondera a associação de terapias. A diretriz europeia de síndrome coronariana crônica[11] é uma das poucas diretrizes que já contemplam esse cenário clínico com recomendações IIa e IIb para associação de antitrombóticos conforme risco isquêmico alto ou moderado, respectivamente (Tabela 1). As opções terapêuticas disponíveis estão contidas na Tabela 2.

TABELA 1 Definição de risco isquêmico conforme Diretrizes da Sociedade Europeia de Cardiologia

Alto risco isquêmico definido como:	Moderado risco isquêmico definido como:
DAC difusa multiarterial com pelo menos um dos seguintes: ▪ *Diabetes mellitus* exigindo medicação ▪ IAM recorrente ▪ Doença arterial periférica ▪ DRC com TFGe 15 a 59 mL/min/1,73 m²	Pelo menos um dos seguintes: ▪ DAC multiarterial/difusa ▪ *Diabetes mellitus* exigindo medicação ▪ IAM recorrente ▪ Doença arterial periférica ▪ DRC com TFGe 15 a 59 mL/min/1,73 m² ▪ Insuficiência cardíaca

DAC: doença arterial coronariana; DRC: doença renal crônica; IAM: infarto agudo do miocárdio.

TABELA 2 Opções terapêuticas de redução de risco trombótico na doença coronariana crônica

Droga	Dose	Considerações clínicas	Ensaio clínico
Clopidogrel	75 mg/dia	IAM prévio ou pós-IAM como extensão de DAPT	DAPT CHARISMA
Prasugrel	10 mg/dia ou 5 mg/dia se peso < 60 kg ou idade > 75 anos	Pós-angioplastia por IAM como extensão de DAPT	DAPT
Ticagrelor	60 mg 2x/dia	IAM prévio ou pós-IAM como extensão de DAPT	PEGASUS THEMIS
Rivaroxabana	2,5 mg 2x/dia	Após 1 ano de IAM, DAC documentada de alto risco vascular	COMPASS

DAC: doença arterial coronariana; DAPT: dupla antiagregação; IAM: infarto agudo do miocárdio.

Terapia hipolipemiante

A importância dos lípides na formação e progressão da aterosclerose torna o uso de hipolipemiantes intuitivo no cenário da prevenção secundária. Não há muita discussão sobre a importância de estratégias agressivas direcionadas à redução do LDL colesterol em pacientes portadores de doença coronariana estabelecida. Ainda que haja divergências nas diretrizes acerca das metas de LDL colesterol para essa população (< 70 mg/dL pela AHA/ACC;[20] < 55 mg/dL ou < 40 mg/dL para recorrência de evento vascular em 2 anos pela ESC;[11] e < 50 mg/dL pela SBC[21]), há pouca disputa sobre o benefício do uso de estatinas de alta potência nesse grupo almejando pelo menos 50% de redução do LDL colesterol inicial.

Estatinas

O uso de estatinas de alta potência no contexto da doença coronariana crônica é indisputável. Quer por seu efeito hipolipemiante, bem como por sua ação sobre a placa, trata-se da classe preferencial de droga hipolemiante nesse contexto.

Metanálise colaborativa[22] incluindo 129.526 indivíduos em 21 estudos comparando uso de estatinas vs. controle evidenciou 21% de redução de eventos cardiovasculares maiores associados ao uso de estatinas. Além disso, quando considerados apenas os estudos com doses diferentes de estatinas, incluindo população de mais alto risco de cinco estudos, somando quase 40 mil indivíduos, foi observado que o tratamento com estatinas de mais alta potência comparado com o de menor potência associa-se a reduções de 15% de eventos cardiovasculares combinados, 13% de IAM ou morte cardiovascular e 16% de AVE. Foi observada ainda, em população de prevenção secundária, uma redução de 28% de eventos cardiovasculares maiores para cada 1 mmoL/L (cerca de 38,6 mg/dL) de redução de LDL colesterol.

Todas as principais diretrizes nacionais e internacionais são unânimes na recomendação dessa classe de drogas para todos os pacientes com DAC crônica independentemente dos valores de LDL colesterol, salvo contraindicações ou intolerância.

Intensificação de terapia

Considerando os rigorosos alvos direcionados à população com DAC estabelecida, muito se tem estudado sobre terapias adicionais à estatina, bem como os benefícios clínicos do uso dessas terapias para se atingir as metas terapêuticas, ou mesmo níveis ainda mais reduzidos de LDL colesterol. Duas classes de drogas se destacam nessa finalidade: o ezetimibe e os inibidores de PCSK9 (iPCSK9).

Ezetimibe

Exerce sua ação inibindo a absorção do colesterol na borda vilosa dos enterócitos, resultando em redução adicional de 10 a 25% do LDL colesterol. Seu uso no estudo IMPROVE-IT,[23] quando relacionado à sinvastatina e sendo comparado com esta isoladamente, associou-se à redução significante de 6,4% de eventos cardiovasculares em uma população após síndrome coronariana aguda em seguimento de longo prazo. O benefício foi mais evidente entre diabéticos e idosos > 75 anos.

Inibidores de PCSK9

Os iPCSK9 modulam a densidade de receptores de LDL, inibindo a PCSK9, aumentando a densidade desses receptores com consequente aumento de remoção de partículas de LDL e redução média adicional de cerca de 60% de LDL colesterol.

O uso de evolocumab em uma população com doença aterosclerótica documentada resultou em 59% de redução média de LDL colesterol, com consequente redução de 27% de IAM, 21% de AVE e 22% de revascularizações em seguimento mediano de 26 meses.[24] É interessante observar que uma subanálise desse mesmo estudo apontou para reduções consistentes de risco de eventos, mesmo entre aqueles com níveis de LDL colesterol < 20 mg/dL.[25]

Resultados semelhantes foram observados com o uso de alirocumab. Em uma população após IAM entre 1 e 12 meses da inclusão no estudo resultou em redução de 15% de eventos combinados e 15% de mortalidade geral em tempo mediano se seguimento de 2,8 anos.[26] Maior benefício absoluto na redução de eventos foi observado entre aqueles com LDL colesterol maior ou igual a 100 mg/dL.

Eicosapente de etilo

A maior parte da evidência disponível na redução de risco residual lipídico direciona-se à redução de LDL colesterol. Boa parte das terapias direcionadas à redução de triglicérides ou elevação de HDL colesterol não resultou em benefício clínico sólido. Entretanto, recentemente a utilização de EPA (ácido eicosapentanoico) purificado em altas doses foi testada em uma população com doença aterosclerótica estabelecida ou de alto risco cardiovascular em uso de estatinas e triglicerídeos (135-499 mg/dL). O uso de eicosapente de etilo 2 g 2x/dia associou-de à redução de 25% de eventos cardiovasculares e 20% de mortalidade cardiovascular comparado a placebo em seguimento de 4,9 anos.[27]

Diretrizes nacionais e internacionais já contemplam o uso de ezetimibe ou iPCSK9 para se atingir metas terapêuticas adicionado à terapia com dose máxima tolerada de estatinas. Diretrizes internacionais mais recentes também consideram o uso de eicosapente de etilo como recomendação IIb para risco residual lipídico.[28]

Uso de inibidores de enzima conversora da angiotensina/bloqueadores dos receptores da angiotensina (IECA/BRA)

Entre os pacientes com doença arterial coronariana crônica e *diabetes mellitus*, recomenda-se o uso de IECA e BRA, visto que alguns estudos evidenciaram redução de mortalidade cardiovascular nesse grupo de pacientes.

No estudo HOPE,[29] por exemplo, 3.577 pessoas com *diabetes mellitus* e doença cardiovascular e ao menos um outro fator de risco (que não fosse proteinúria ou insuficiência cardíaca) foram randomizadas para receberem ramipril ou placebo. Esse estudo foi encerrado precocemente, depois de 4,5 anos, em razão dos consistentes benefícios demonstrados pelo ramipril, que reduziu o risco de infarto agudo do miocárdio em 22%, acidente vascular cerebral em 33% e mortalidade cardiovascular em 37%, sendo importante salientar que essas reduções foram independentes de modificações na pressão arterial.

Em grupos particulares de pacientes com DAC, como por exemplo os pós-infarto agudo do miocárdio[30] e os com fração de ejeção reduzida,[31] o uso de IECA/BRA faz-se ainda mais importante.

Mesmo em pacientes não diabéticos e naqueles com fração de ejeção normal, estudos demonstraram a eficácia dos IECA na redução da mortalidade cardiovascular em portadores de DAC. No estudo EUROPA,[32] 12.218 pacientes foram randomizados para receberem perindopril ou placebo. O tempo médio de seguimento foi de 4,2 anos e o desfecho primário foi mortalidade cardiovascular, infarto agudo do miocárdio ou parada cardíaca. Nesse trabalho, houve uma redução do risco relativo (RRR) de eventos de 20% com o perindopril, sendo que esse benefício foi consistente em todos os subgrupos predefinidos. No EUROPA, demonstrou-se que 50 pacientes precisaram ser tratados por um período de 4 anos para se prevenir um evento cardiovascular maior.

Dessa forma, evidências da literatura sugerem que o tratamento com IECA/BRA, ao lado de outras medicações preventivas, deve ser considerado em todos os pacientes com doença arterial coronariana, e de forma particular nos diabéticos e naqueles com fração de ejeção reduzida.

Terapias direcionadas ao risco residual metabólico

Uso de iSGLT2 (*sodium-glucose cotransporter 2 inhibitors*)

A primeira classe de antidiabéticos que demonstrou benefícios em desfechos cardiovasculares foi a dos iSGLT2. No estudo EMPA-REG,[33] a empagliflozina reduziu os eventos cardiovasculares em 14% em pacientes com *diabetes mellitus* e doença cardiovascular estabelecida, o que foi decorrente sobretudo de a uma redução significativa da mortalidade cardiovascular (3,7% *vs.* 5,9%; 38% de RRR). Essa droga também reduziu a mortalidade por todas as causas (5,7% *vs.* 8,3%; 32% de RRR), hospitalizações por insuficiência cardíaca (2,7% *vs.* 4,1%; 35% de RRR) e progressão para doença renal crônica (12,7% *vs.* 18,8%; 39% de RRR).

Estudos adicionais com iSGLT2 (CANVAS[34] e CREDENCE[35] para canagliflozina, e DECLARE –TIMI 58[36] para dapagliflozina) confirmaram os efeitos protetores em relação à função renal e à insuficiência cardíaca dessa classe de drogas. Em contrapartida, somente o CREDENCE reproduziu a redução de mortalidade cardiovascular, o que pode ser parcialmente explicado pela diferença nas características basais e no risco cardiovascular absoluto entre os diferentes estudos. Enquanto todos os pacientes recrutados no EMPA-REG tinham doença cardiovascular preexistente, essa condição estava presente em apenas 65,6% dos pacientes no CANVAS e 40,6% dos pacientes no DECLARE-TIMI 58.

Uma metanálise[37] de estudos em proteção cardiovascular com iSGLT-2 sugeriu que o benefício de redução de desfecho combinado (morte cardiovascular, infarto do miocárdio ou acidente vascular cerebral) foi restrito aos pacientes com doença cardiovascular preexistente. Em contrapartida, a proteção renal e para insuficiência cardíaca foi similarmente encontrada em pacientes com ou sem doença cardiovascular.

Uso de agonistas dos receptores GLP-1

Outra classe de antidiabéticos reportando proteção cardiovascular é a dos aGLP-1, embora estudos mostrem discrepância em relação à proteção cardiovascular para os diferentes aGLP-1. O estudo ELIXA,[38] por exemplo, foi o primeiro a relatar que o aGLP-1 lixisenatide não teve impacto nos desfechos combinados em 6.068 pacientes após a ocorrência de síndrome coronariana aguda. Em um segundo estudo, o LEADER,[39] a liraglutida ocasionou redução de 13% no risco relativo dos desfechos combinados (13,0% *vs.* 14,9%) e de 22% de morte cardiovascular (4,7% *vs.* 6,0%) em 9.340 pacientes com doença cardiovascular estabelecida, ou alto risco para a condição. Já no SUSTAIN-6[40] 617 (*Trial to Evaluate Cardiovascular and Other Long-term Outcomes with Semaglutide in Subjects With Type 2 Diabetes*), que foi realizado com 3.297 pacientes, a semaglutida gerou uma RRR de 26% nos desfechos combinados, mas não na mortalidade cardiovascular.

Com base nesses estudos, consensos das sociedades internacionais[41] recomendaram o uso tanto de um a-GLP1 quanto de um i-SGLT2 para pacientes com alto risco cardiovascular, a despeito do nível de hemoglobina glicada deles, visto que demonstraram melhora dos desfechos cardiovasculares. Se o paciente possuir insuficiência cardíaca ou doença renal crônica, o uso do i-SGLT2 é preferido.

Terapia anti-inflamatória

Eventos cardiovasculares recorrentes ocorrem com frequência, apesar do controle de fatores de risco convencionais (por exemplo, intervenção no estilo de vida, níveis pressóricos, LDL colesterol e controle glicêmico). A inflamação crônica em curso é um promotor importante para o risco de eventos cardiovasculares recorrentes, sendo que o marcador mais amplamente utilizado dessa cascata de sinalização é a proteína C reativa (PCR) ultrassensível.

O estudo CANTOS[42] provou a hipótese de que seria possível intervir na inflamação crônica, reduzindo risco cardiovascular. Entretanto, o canakinumab (anticorpo monoclonal contra interleucina 1-beta) não foi incorporado ao tratamento rotineiro dos pacientes com SCC.

A colchicina atualmente é a medicação que pode ser considerada em nosso meio para abordagem desse risco residual. Os resultados do estudo LoDoCo2[43] sugerem a colchicina como uma nova opção para a prevenção de eventos cardiovasculares em longo prazo em pacientes com SCC. Entretanto, ainda são necessárias novas evidências, incluindo o reconhecimento de grupos específicos que podem se beneficiar mais da utilização da medicação.

Considerações finais

O uso da terapia medicamentosa para redução de risco cardiovascular no contexto da SCC é fundamental. O bom manejo da terapia consiste na utilização de terapias consagradas associadas a novas terapias para redução de risco residual em situações específicas, quando apropriado.

Referências bibliográficas

1. Yusuf S. Two decades of progress in preventing vascular disease. Lancet. 2002;360(9326):2-3.
2. Mortensen MB, Blaha MJ, Nordestgaard BG. Eligibility and preventive potential for new evidence-based cardiovascular drugs in secondary prevention. JAMA Cardiol. 2020;5(2):209-15.
3. No author listed. Randomised trial of intravenous streptokinase, oral aspirin, both, or neither among 17,187 cases of suspected acute myocardial infarction: ISIS-2. ISIS-2 (Second International Study of Infarct Survival) Collaborative Group. Lancet. 1988;2(8607):349-60.
4. Antithrombotic Trialists (ATT) Collaborattion, Baigent C, Blackwell L, Collins R, et al. Aspirin in the primary and secondary prevention of vascular disease: collaborative meta-analysis of individual participant data from randomised trials. Lancet. 2009;373(9678):1849-60.
5. Chesebro JH, Clements IP, Fuster V, Elveback LR, Smith HC, Bardsley WT, et al. A platelet-inhibitor-drug trial in coronary-artery bypass operations: benefit of perioperative dipyridamole and aspirin therapy on early postoperative vein-graft patency. N Engl J Med. 1982;307(2):73-8.
6. Thornton MA, Gruentzig AR, Hollman J, King SB, 3rd, Douglas JS. Coumadin and aspirin in prevention of recurrence after transluminal coronary angioplasty: a randomized study. Circulation. 1984;69(4):721-7.
7. Committee CS. A randomised, blinded, trial of clopidogrel versus aspirin in patients at risk of ischaemic events (CAPRIE). CAPRIE Steering Committee. Lancet. 1996;348(9038):1329-39.
8. Vranckx P, Valgimigli M, Juni P, Hamm C, Steg PG, Heg D, et al. Ticagrelor plus aspirin for 1 month, followed by ticagrelor monotherapy for 23 months vs aspirin plus clopidogrel or ticagrelor for 12 months, followed by aspirin monotherapy for 12 months after implantation of a drug-eluting stent: a multicentre, open-label, randomised superiority trial. Lancet. 2018;392(10151):940-9.
9. Mehran R, Baber U, Sharma SK, Cohen DJ, Angiolillo DJ, Briguori C, et al. Ticagrelor with or without Aspirin in High-Risk Patients after PCI. N Engl J Med. 2019;381(21):2032-42.
10. Watanabe H, Domei T, Morimoto T, Natsuaki M, Shiomi H, Toyota T, et al. Effect of 1-month dual antiplatelet therapy followed by clopidogrel vs 12-month dual antiplatelet therapy on cardiovascular and bleeding events in patients receiving PCI: The STOPDAPT-2 randomized clinical trial. JAMA. 2019;321(24):2414-27.
11. Knuuti J, Wijns W, Saraste A, Capodanno D, Barbato E, Funck-Brentano C, et al. 2019 ESC Guidelines for the diagnosis and management of chronic coronary syndromes. Eur Heart J. 2020;41(3):407-77.
12. Serrano CV, Jr., Soeiro AM, Leal T, Godoy LC, Biselli B, Hata LA, et al. Statement on antiplatelet agents and anticoagulants in cardiology - 2019. Arq Bras Cardiol. 2019;113(1):111-34.
13. Bhatt DL, Fox KA, Hacke W, Berger PB, Black HR, Boden WE, et al. Clopidogrel and aspirin versus aspirin alone for the prevention of atherothrombotic events. N Engl J Med. 2006;354(16):1706-17.
14. Steg PG, Bhatt DL, Simon T, Fox K, Mehta SR, Harrington RA, et al. Ticagrelor in patients with stable coronary disease and diabetes. N Engl J Med. 2019;381(14):1309-20.
15. Bonaca MP, Bhatt DL, Cohen M, Steg PG, Storey RF, Jensen EC, et al. Long-term use of ticagrelor in patients with prior myocardial infarction. N Engl J Med. 2015;372(19):1791-800.
16. Mauri L, Kereiakes DJ, Yeh RW, Driscoll-Shempp P, Cutlip DE, Steg PG, et al. Twelve or 30 months of dual antiplatelet therapy after drug-eluting stents. N Engl J Med. 2014;371(23):2155-66.
17. Eikelboom JW, Connolly SJ, Bosch J, Dagenais GR, Hart RG, Shestakovska O, et al. Rivaroxaban with or without aspirin in stable cardiovascular disease. N Engl J Med. 2017;377(14):1319-30.
18. Anand SS, Eikelboom JW, Dyal L, Bosch J, Neumann C, Widimsky P, et al. Rivaroxaban plus aspirin versus aspirin in relation to vascular risk in the COMPASS Trial. J Am Coll Cardiol. 2019;73(25):3271-80.
19. Hindricks G, Potpara T, Dagres N, Arbelo E, Bax JJ, Blomstrom-Lundqvist C, et al. 2020 ESC Guidelines for the diagnosis and management of atrial fibrillation developed in collaboration with the European Association for Cardio-Thoracic Surgery (EACTS): The Task Force for the diagnosis and management of atrial fibrillation of the European Society of Cardiology (ESC) Developed with the special contribution of the European Heart Rhythm Association (EHRA) of the ESC. Eur Heart J. 2021;42(5):373-498.
20. Grundy SM, Stone NJ, Bailey AL, Beam C, Birtcher KK, Blumenthal RS, et al. 2018 AHA/ACC/AACVPR/AAPA/ABC/ACPM/ADA/AGS/APhA/ASPC/NLA/PCNA Guideline on the Management of Blood Cholesterol: a report of the American College of Cardiology/American Heart Association Task Force on Clinical Practice Guidelines. Circulation.2019;139(25):e1082-e143.
21. Faludi AA, Izar MCO, Saraiva JFK, Bianco HT, Chacra APM, Bertoluci MC, et al. Arq Bras Cardiol. 2017;109(6 Suppl 1):1-31.
22. Cholesterol Treatment Trialists (CTT) Collaboration, Baigent C, Blackwell L, Emberson J, Holland LE, Reith C, et al. Efficacy and safety of more intensive lowering of LDL cholesterol: a meta-analysis of data from 170,000 participants in 26 randomised trials. Lancet. 2010;376(9753):1670-81.
23. Cannon CP, Blazing MA, Giugliano RP, McCagg A, White JA, Theroux P, et al. Ezetimibe added to statin therapy after acute coronary syndromes. N Engl J Med. 2015;372(25):2387-97.
24. Sabatine MS, Giugliano RP, Keech AC, Honarpour N, Wiviott SD, Murphy SA, et al. Evolocumab and clinical outcomes in patients with cardiovascular disease. N Engl J Med. 2017;376(18):1713-22.
25. Giugliano RP, Pedersen TR, Park JG, De Ferrari GM, Gaciong ZA, Ceska R, et al. Clinical efficacy and safety of achieving very low LDL-cholesterol concentrations with the PCSK9 inhibitor evolocumab: a prespecified secondary analysis of the FOURIER trial. Lancet. 2017;390(10106):1962-71.
26. Schwartz GG, Steg PG, Szarek M, Bhatt DL, Bittner VA, Diaz R, et al. Alirocumab and cardiovascular outcomes after acute coronary syndrome. N Engl J Med. 2018;379(22):2097-107.
27. Bhatt DL, Steg PG, Miller M. Cardiovascular risk reduction with icosapent ethyl. Reply. N Engl J Med. 2019;380(17):1678.
28. Visseren FLJ, Mach F, Smulders YM, Carballo D, Koskinas KC, Back M, et al. 2021 ESC Guidelines on cardiovascular disease prevention in clinical practice. Eur Heart J.2021;42(34):3227-337.
29. Effects of ramipril on cardiovascular and microvascular outcomes in people with diabetes mellitus: results of the HOPE study and MICRO-HOPE substudy. Heart Outcomes Prevention Evaluation Study Investigators. Lancet. 2000;355(9200):253-9.
30. Indications for ACE inhibitors in the early treatment of acute myocardial infarction: systematic overview of individual data from 100,000 patients in randomized trials. ACE Inhibitor Myocardial Infarction Collaborative Group. Circulation. 1998;97(22):2202-12.
31. Pfeffer MA, McMurray JJ, Velazquez EJ, Rouleau JL, Kober L, Maggioni AP, et al. Valsartan, captopril, or both in myocardial infarction complicated by heart failure, left ventricular dysfunction, or both. N Engl J Med. 2003;349(20):1893-906.
32. Fox KM, Investigators EUtOrocewPiscAd. Efficacy of perindopril in reduction of cardiovascular events among patients with stable coronary artery disease: randomised, double-blind, placebo-controlled, multicentre trial (the EUROPA study). Lancet. 2003;362(9386):782-8.
33. Zinman B, Wanner C, Lachin JM, Fitchett D, Bluhmki E, Hantel S, et al. Empagliflozin, cardiovascular outcomes, and mortality in type 2 diabetes. N Engl J Med. 2015;373(22):2117-28.
34. Neal B, Perkovic V, Mahaffey KW, de Zeeuw D, Fulcher G, Erondu N, et al. Canagliflozin and cardiovascular and renal events in type 2 Diabetes. N Engl J Med. 2017;377(7):644-57.
35. Perkovic V, Jardine MJ, Neal B, Bompoint S, Heerspink HJL, Charytan DM, et al. Canagliflozin and renal outcomes in type 2 Diabetes and nephropathy. N Engl J Med. 2019;380(24):2295-306.
36. Wiviott SD, Raz I, Bonaca MP, Mosenzon O, Kato ET, Cahn A, et al. Dapagliflozin and cardiovascular outcomes in type 2 Diabetes. N Engl J Med. 2019;380(4):347-57.
37. Zelniker TA, Wiviott SD, Raz I, Im K, Goodrich EL, Bonaca MP, et al. SGLT2 inhibitors for primary and secondary prevention of cardiovascular and renal outcomes in type 2 diabetes: a systematic review and meta-analysis of cardiovascular outcome trials. Lancet. 2019;393(10166):31-9.

38. Pfeffer MA, Claggett B, Diaz R, Dickstein K, Gerstein HC, Kober LV, et al. Lixisenatide in patients with type 2 Diabetes and acute coronary syndrome. N Engl J Med. 2015;373(23):2247-57.
39. Marso SP, Daniels GH, Brown-Frandsen K, Kristensen P, Mann JF, Nauck MA, et al. Liraglutide and cardiovascular outcomes in type 2 diabetes. N Engl J Med. 2016;375(4):311-22.
40. Marso SP, Bain SC, Consoli A, Eliaschewitz FG, Jodar E, Leiter LA, et al. Semaglutide and cardiovascular outcomes in patients with type 2 Diabetes. N Engl J Med. 2016;375(19):1834-44.
41. Buse JB, Wexler DJ, Tsapas A, Rossing P, Mingrone G, Mathieu C, et al. 2019 Update to: Management of hyperglycemia in type 2 diabetes, 2018. A Consensus Report by the American Diabetes Association (ADA) and the European Association for the Study of Diabetes (EASD). Diabetes Care. 2020;43(2):487-93.
42. Ridker PM, Everett BM, Thuren T, MacFadyen JG, Chang WH, Ballantyne C, et al. Antiinflammatory therapy with canakinumab for atherosclerotic disease. N Engl J Med. 2017;377(12):1119-31.
43. Nidorf SM, Fiolet ATL, Mosterd A, Eikelboom JW, Schut A, Opstal TSJ, et al. Colchicine in patients with chronic coronary disease. N Engl J Med. 2020;383(19):1838-47.

Capítulo 4

Doença arterial coronariana crônica: tratamento farmacológico com ênfase na redução de sintomas e melhora de qualidade de vida

Bruno Mahler Mioto
Eduardo Gomes Lima
Tatiana de Fátima Gonçalves Galvão

PONTOS-CHAVE

- Os betabloqueadores ainda são considerados classe inicial de tratamento, pela experiência de uso, pelo custo e por seus benefícios quanto à redução de mortalidade e de infarto após evento agudo coronário.
- Não existem comparações diretas entre os tratamentos de primeira e segunda escolha disponíveis que demonstrem a superioridade de um sobre o outro em termos de efeitos antianginosos.
- O tratamento medicamentoso de pacientes com angina estável crônica é desafiador, particularmente naqueles com angina estável crônica e artérias coronárias normais.

Introdução

De acordo com a diretriz da Sociedade Brasileira de Cardiologia, os objetivos fundamentais do tratamento das síndromes coronarianas crônicas (SCC) incluem: (A) prevenir o infarto do miocárdio e reduzir a mortalidade; (B) reduzir os sintomas e a ocorrência da isquemia miocárdica, propiciando melhor qualidade de vida.[1]

A angina pectoris é o sintoma mais prevalente das SCC e seu tratamento é prioritário. A escolha inicial dos medicamentos antianginosos depende da tolerância relacionada ao perfil e às comorbidades do paciente, interações potenciais do medicamento com terapias coadministradas, preferências do paciente após ser informado dos possíveis efeitos adversos e disponibilidade do medicamento.[2]

Terapia medicamentosa antianginosa convencional para controlar os sintomas envolve o uso de nitratos sublinguais para as crises de angina e betabloqueadores, nitratos por via oral para uso prolongado, bloqueadores dos canais de cálcio (BCC), trimetazidina, ivabradina, ranolazina e nicorandil (não disponível no Brasil) (Tabela 1).

Medicações para reduzir os sintomas e a isquemia miocárdica

Bloqueadores beta-adrenérgicos

Os betabloqueadores ainda são considerados nas diretrizes como classe inicial de tratamento, pela experiência de uso há anos, custo e também pelos seus benefícios quanto à redução de mortalidade e de infarto após evento agudo coronário, situação na qual é possível determinar uma redução em torno de 13% do risco de morte cardiovascular e reinfarto.[3]

Os betabloqueadores ligam-se aos receptores adrenérgicos por meio da proteína G, inibindo assim os efeitos da adrenalina e da noradrenalina nesses receptores. Em pacientes com angina pectoris, o β-bloqueio reduz isquemia e melhora a qualidade de vida ao diminuir a frequência cardíaca e a contratilidade miocárdica, especialmente durante o exercício, além de prevenir o aumento da pressão arterial induzido pelo esforço.

Existem vários subtipos de betabloqueadores: não seletivos, sem atividade simpatomimética intrínseca (propranolol e sotalol); não seletivo, com atividade simpatomimética intrínseca (pindolol); β1-seletivo (atenolol, bisoprolol e metoprolol); β1-seletivo com atividade alfabloqueadora (carvedilol); e β1-seletivo com propriedades vasodilatadoras mediadas pelo óxido nítrico (nebivolol).

Aspectos principais:

- Os efeitos antianginosos dos betabloqueadores são similares aos de outras medicações anti-isquêmicas.[5-7]
- Não devem ser prescritos a pacientes com angina vasoespástica, porque podem precipitar vasoespasmo mediado por aumento da atividade alfa-adrenérgica.
- Os betabloqueadores não devem ser combinados com BCC não diidropiridínicos (verapamil e diltiazem) em razão do risco de bradicardia e bloqueio atrioventricular.
- Em pacientes com disfunção ventricular esquerda e em pacientes pós-infarto do miocárdio, os betabloqueadores

TABELA 1 Medicações antianginosas – efeitos hemodinâmicos[4]

Nitratos	FC	PAS	PAD	RVP	CC	VC
Ação rápida	↑—	↓↓	↓↓	↓—	—	↑↑↑
Liberação lenta	↑—	↓	↓	↓—	—	↑↑
Betabloqueadores						
Não cardiosseletivos	↓↓↓	↓↓	↓↓	↑—	↓↓	—
Cardiosseletivos	↓↓↓	↓↓	↓↓	—	↓↓	—
BCC						
Diidropiridínicos	↑—	↓↓↓	↓↓↓	↓↓↓	↑—	↑↑↑
Diltiazem/verapamil	↓↓	↓↓	↓↓	↓↓	↓↓	↑↑
Outros						
Ivabradina	↓↓	—	—	—	—	—
Ranolazina	—	—	—	—	—	—
Trimetazidina	—	—	—	—	—	—
Nicorandil	↑	↓↓	↓↓	↓—	—	↑↑↑

CC: contratilidade cardíaca; FC: frequência cardíaca; PAD: pressão arterial diastólica; PAS: pressão arterial sistólica; RVP: resistência vascular periférica; VC: vasodilatação coronária.

devem ser utilizados preferencialmente no tratamento da angina.

- A maioria dos pacientes com angina estável tem função ventricular preservada. Neles os betabloqueadores não reduzem eventos cardiovasculares.

Bloqueadores dos canais de cálcio

Os bloqueadores dos canais de cálcio são classificados de acordo com sua estrutura química como diidropiridínicos (anlodipina, felodipina, nifedipina e nisoldipina) ou não diidropiridínicos (diltiazem e verapamil). Todos inibem o influxo de cálcio por meio dos canais de cálcio do tipo L, localizados no músculo liso da parede arterial e no miocárdio, levando ao relaxamento do músculo liso e à redução da contratilidade miocárdica. Cada um desses agentes tem seletividade diferente para os canais de cálcio do tipo L nas suas diferentes localizações.

Aspectos principais:

- Os efeitos antianginosos dos bloqueadores dos canais de cálcio são similares aos de outras medicações anti-isquêmicas.[5-7]
- Os bloqueadores dos canais de cálcio não melhoram a sobrevida de pacientes com angina estável com ou sem infarto do miocárdio ou disfunção ventricular esquerda.
- Pelo risco de bradicardia severa, diltiazem e verapamil não podem ser utilizados em associação com ivabradina.[8]
- Diltiazem e verapamil são contraindicados nos pacientes que possuem grave disfunção sistólica do ventrículo esquerdo, doença do nó sinusal e bloqueio AV de segundo ou terceiro grau.

Nitratos

Os nitratos são potentes venodilatadores, levando a um retorno venoso reduzido ao coração e, assim, diminuindo a pré-carga, reduzindo a pressão e o volume ventricular com redução do consumo de oxigênio pelo miocárdio. Além disso, aumentam a perfusão subendocárdica em razão da menor pressão diastólica final do ventrículo esquerdo e aumentam o fluxo sanguíneo coronário, dilatando preferencialmente a artéria coronária estenótica e impedindo espasmo arterial por conta da disfunção endotelial na aterosclerose.

Os efeitos adversos mais importantes dos nitratos são cefaleia, rubor, palpitações e hipotensão. A administração concomitante de inibidores da fosfodiesterase potencializa muito o efeito vasodilatador dos nitratos, com risco muito pronunciado de hipotensão severa.

Tanto o mononitrato quanto o dinitrato de isosorbitol, quando utilizados de forma contínua, propiciam o fenômeno da taquifilaxia, com perda de efeito progressivo.

Aspectos principais:

- Os efeitos antianginosos dos nitratos são similares aos de outras medicações anti-isquêmicas.[5-7]
- Os nitratos não melhoram a sobrevida nem reduzem eventos em pacientes com angina estável.
- Em pacientes com angina estável, a utilização contínua de nitratos de ação prolongada deve ser feita com cautela. No longo prazo, os nitratos levam à disfunção endotelial, ativação simpática e do sistema renina-angiotensina, com desenvolvimento de tolerância.
- Os nitratos de ação rápida podem ser usados de forma preventiva diante de situações sabidamente provocadoras

de angina, como um esforço para subir escadas, relação sexual, estresse emocional e outras.

Ivabradina

Ao inibir as correntes iônicas I_f, a ivabradina reduz a inclinação da fase de despolarização diastólica lenta do potencial de ação nas células do nó sinusal, reduzindo, assim, seletivamente a frequência cardíaca. A redução da frequência cardíaca com ivabradina é maior quando a frequência cardíaca inicial é alta e menor quando é baixa.

Aspectos principais:

- Os efeitos antianginosos da ivabradina foram documentados em vários ensaios clínicos randomizados contra placebo, vários comparadores ativos e inclusive associado a betabloqueador.[9]
- A sua utilização não afeta os níveis pressóricos, a contratilidade miocárdica, a condução intracardíaca e a repolarização ventricular.
- O efeito sinérgico entre betabloqueadores e ivabradina sugere que, em pacientes recebendo tratamento com betabloqueadores e que permanecem sintomáticos, a adição de ivabradina é mais eficiente do que a titulação de betabloqueadores.[10]
- Dados do estudo SIGNIFY confirmam que a ivabradina melhora os sintomas relacionados às síndromes coronarianas crônicas, mas não reduzem eventos cardiovasculares em pacientes com função ventricular preservada.[8]

Trimetazidina

A trimetazidina aumenta a tolerância celular à isquemia ao inibir a 3-cetoacil-CoA tiolase mitocondrial e, consequentemente, ao aumentar o metabolismo da glicose. Ao fazer isso, a trimetazidina impulsiona o metabolismo do piruvato pela mitocôndria, levando a uma menor produção de prótons e ácido láctico no miocárdio isquêmico e maior produção de ATP anaeróbio no citoplasma.

Os efeitos antianginosos clínicos da trimetazidina foram testados em estudos em pacientes com isquemia crônica, tanto como monoterapia quanto como em associação com outras medicações antianginosas, como bloqueadores dos canais de cálcio e betabloqueadores.[11]

Aspectos principais:

- A trimetazidina tem ação metabólica e não exerce efeitos hemodinâmicos, como redução da frequência cardíaca ou da pressão arterial.
- Em uma metanálise, a trimetazidina aumentou significativamente a tolerância ao exercício, reduziu episódios semanais de angina e o consumo de nitratos de curta ação em comparação com o placebo. Os efeitos antianginosos foram semelhantes aos de outros agentes antianginosos.[6]
- No estudo ATPCI, a trimetazidina não foi associada a nenhum evento adverso comparativamente ao placebo.[12]

Ranolazina

A ranolazina é um derivado ativo da piperazina que está estruturalmente relacionado à trimetazidina. O mecanismo de ação exato da ranolazina é difícil de elucidar. A via principal de metabolização da ranolazina é hepática, via citocromo P450, família 3, subfamília A (CYP3A). Em função disso, um dos grandes limitantes ao seu uso é o grande número de interações medicamentosas.

Aspectos principais:

- Seu perfil hemodinâmico neutro pode ser útil em casos de bradicardia e/ou hipotensão.
- A ranolazina não melhora os desfechos cardiovasculares em pacientes com síndrome coronariana crônica, independentemente da função ventricular.[13]
- A ranolazina é contraindicada em pacientes com insuficiência hepática ou cirrose hepática.

Nicorandil

O nicorandil é um éster de nitrato de nicotinamida capaz de abrir canais de potássio sensíveis ao ATP e com capacidade de doar de óxido nítrico. O nicorandil exerce um efeito antianginoso aumentando o fluxo sanguíneo coronariano, prevenindo espasmos das artérias coronárias e causando vasodilatação arterial.

Aspectos principais:

- O estudo IONA Trial não mostrou redução significativa nos dois componentes mais importantes do desfecho primário: mortalidade cardiovascular e infarto do miocárdio. Os efeitos benéficos foram impulsionados por uma redução na hospitalização não planejada por angina.[14]
- Nicorandil não está disponível no Brasil para tratamento das síndromes coronarianas crônicas.

Alopurinol

O alopurinol é um inibidor da xantina oxidase capaz de reduzir os níveis de ácido úrico em indivíduos com gota; também possui propriedades antianginosas. Em um estudo, a dose de 600 mg/dia de alopurinol aumentou o tempo para depressão do segmento ST e para aparecimento de angina. Em função disso, foi incorporado à diretriz brasileira de doença coronária estável como quarta linha de tratamento para redução de sintomas e melhora de qualidade de vida.[1]

Considerações finais

A ausência de dados objetivos é particularmente relevante para as diretrizes sobre terapia medicamentosa para alívio de sintomas e melhora de qualidade de vida em pacientes com síndromes coronarianas crônicas. As recomendações do AHA ACC, ESC e SBC sugerem uma terapia de primeira escolha com nitratos de ação rápida (para alívio das crises

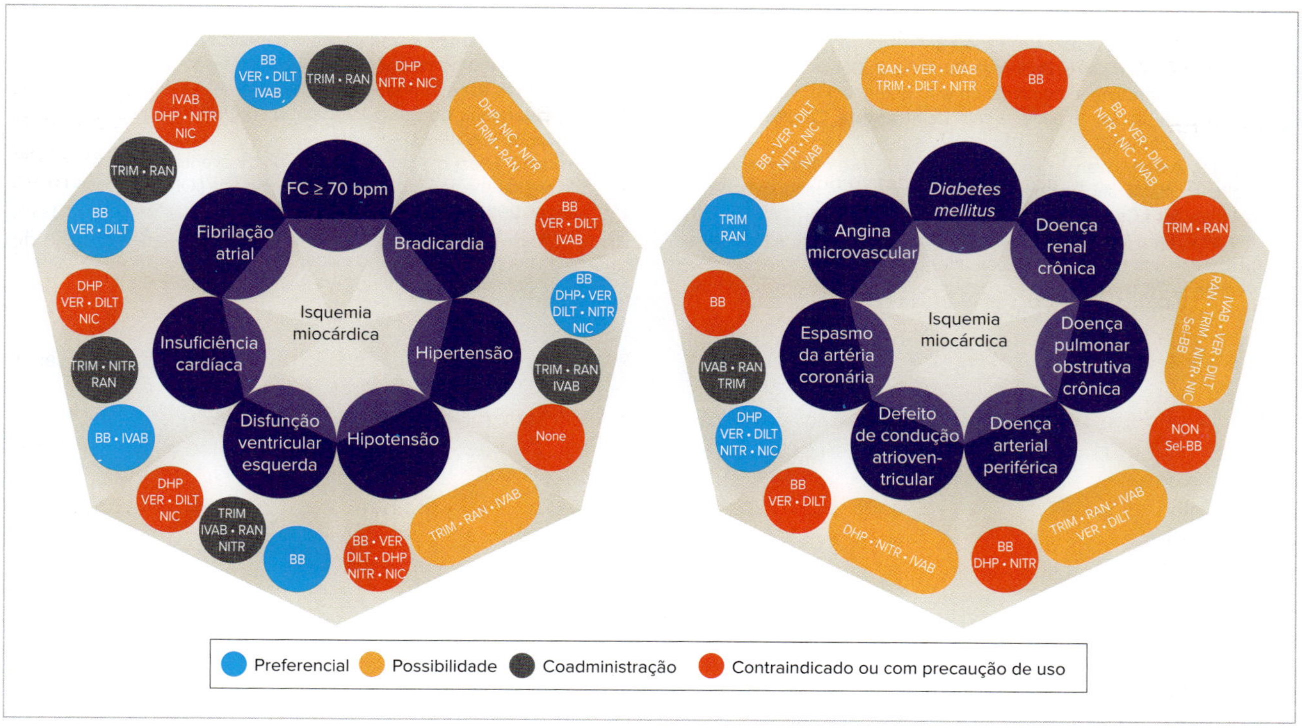

FIGURA 1

Abordagem diamante para personalização do tratamento da angina: escolha dos antianginosos preferenciais de acordo com comorbidades, perfil hemodinâmico e mecanismos fisiopatológicos implicados na isquemia miocárdica.[4] Na figura, podemos destacar as medicações de uso preferencial, as que são possíveis e que podem ser coadministradas e também aquelas com contraindicação ou que devem ser utilizadas com precaução (identificadas por cores diferentes).

BB: betabloqueador; DHP: diidropiridínicos; DILT: diltiazem; FC: frequência cardíaca; IVAB: ivabradina; NIC: nicorandil; sel-BB: betabloqueador cardiosseletivo; NITR: nitrato; NON sel-BB: betabloqueador não cardiosseletivo; RAN: ranolazina; TRIM: trimetazidina; VER: verapamil.

de angina), betabloqueadores e bloqueadores dos canais de cálcio. Ivabradina, ranolazina, trimetazidina e nicorandil são reservados para os pacientes que têm contraindicação aos agentes de primeira escolha, não os toleram ou permanecem sintomáticos, embora muitas vezes dados clínicos baseados em evidências mais contemporâneas estejam mais disponíveis para eles do que para os medicamentos de primeira escolha.

Não existem comparações diretas entre os tratamentos de primeira e segunda escolha disponíveis que demonstrem a superioridade de um sobre o outro em termos de efeitos antianginosos.[15] Além disso, a terapia dupla e, às vezes, tripla com diferentes classes de medicamentos antianginosos é frequentemente necessária, e as diretrizes não fornecem uma indicação da combinação ideal. A utilização de diferentes antianginosos com mecanismos de ação distintos em combinação definitivamente é mais eficaz no controle dos sintomas e na melhora de qualidade de vida.[4] Além disso, é possível personalizar o tratamento levando em consideração comorbidades dos pacientes, perfil hemodinâmico e, também, mecanismos fisiopatológicos envolvidos na gênese da isquemia miocárdica (Figura 1).

O tratamento medicamentoso de pacientes com angina estável crônica é desafiador, particularmente naqueles com angina estável crônica e artérias coronárias normais, uma condição na qual um trabalho considerável ainda precisa ser feito para abordar definitivamente a terapia ideal.

Referências bibliográficas

1. Cesar LA, Ferreira JF, Armaganijan D, Gowdak LH, Mansur AP, Bodanese LC, et al. Guideline for stable coronary artery disease. Arq Bras Cardiol. 2014;103(2 Suppl 2):1-56.
2. Knuuti J, Wijns W, Saraste A, Capodanno D, Barbato E, Funck-Brentano C, et al. 2019 ESC Guidelines for the diagnosis and management of chronic coronary syndromes. Eur Heart J. 2020;41(3):407-77.
3. Chen ZM, Jiang LX, Chen YP, Xie JX, Pan HC, Peto R, et al. Addition of clopidogrel to aspirin in 45,852 patients with acute myocardial infarction: randomised placebo-controlled trial. Lancet. 2005;366(9497):1607-21.
4. Heidenreich PA, McDonald KM, Hastie T, Fadel B, Hagan V, Lee BK, et al. Meta-analysis of trials comparing beta-blockers, calcium antagonists, and nitrates for stable angina. JAMA. 1999;281(20):1927-36.
5. Belsey J, Savelieva I, Mugelli A, Camm AJ. Relative efficacy of antianginal drugs used as add-on therapy in patients with stable angina: A systematic review and meta-analysis. Eur J Prev Cardiol. 2015;22(7):837-48.
6. Salazar CA, Basilio Flores JE, Veramendi Espinoza LE, Mejia Dolores JW, Rey Rodriguez DE, Loza Munárriz C. Ranolazine for stable angina pectoris. Cochrane Database Syst Rev. 2017;2:CD011747.
7. Fox K, Ford I, Steg PG, Tardif JC, Tendera M, Ferrari R, et al. Ivabradine in stable coronary artery disease without clinical heart failure. N Engl J Med. 2014;371(12):1091-9.
8. Tardif JC, Ponikowski P, Kahan T, Investigators AS. Efficacy of the I(f) current inhibitor ivabradine in patients with chronic stable angina re-

ceiving beta-blocker therapy: a 4-month, randomized, placebo-controlled trial. Eur Heart J. 2009;30(5):540-8.
9. Amosova E, Andrejev E, Zaderey I, Rudenko U, Ceconi C, Ferrari R. Efficacy of ivabradine in combination with Beta-blocker versus uptitration of Beta-blocker in patients with stable angina. Cardiovasc Drugs Ther. 2011;25(6):531-7.
10. Peng S, Zhao M, Wan J, Fang Q, Fang D, Li K. The efficacy of trimetazidine on stable angina pectoris: a meta-analysis of randomized clinical trials. Int J Cardiol. 2014;177(3):780-5.
11. Ferrari R, Ford I, Fox K, Challeton JP, Correges A, Tendera M, et al. Efficacy and safety of trimetazidine after percutaneous coronary intervention (ATPCI): a randomised, double-blind, placebo-controlled trial. Lancet. 2020;396(10254):830-8.
12. Weisz G, Farzaneh-Far R, Ben-Yehuda O, Debruyne B, Montalescot G, Lerman A, et al. Use of ranolazine in patients with incomplete revascularization after percutaneous coronary intervention: design and rationale of the Ranolazine for Incomplete Vessel Revascularization Post-Percutaneous Coronary Intervention (RIVER-PCI) trial. Am Heart J. 2013;166(6):953-9.e3.
13. Group IS. Effect of nicorandil on coronary events in patients with stable angina: the Impact Of Nicorandil in Angina (IONA) randomised trial. Lancet. 2002;359(9314):1269-75.
14. Ferrari R, Pavasini R, Camici PG, Crea F, Danchin N, Pinto F, et al. Anti-anginal drugs-beliefs and evidence: systematic review covering 50 years of medical treatment. Eur Heart J. 2019;40(2):190-4.

Capítulo 5

Doença arterial coronariana crônica: tratamento intervencionista

Ricardo A. Costa
Alexandre A. Abizaid
Expedito Eustáquio Ribeiro

PONTOS-CHAVE

- As recomendações tradicionais para o tratamento da angina estável se baseiam em estudos comparativos entre o tratamento clínico, a intervenção coronária percutânea (ICP) e a cirurgia de revascularização miocárdica (CRM).
- A revascularização miocárdica promove redução da isquemia e da utilização de fármacos, além de melhora dos sintomas, da capacidade de exercícios e da qualidade de vida.
- A ICP em tronco de coronária esquerda vem apresentando cada vez melhores resultados, sendo hoje, conforme as evidências atuais mostram, segura.

Introdução

Desde a primeira angioplastia transluminal coronariana (ATC), realizada por Andréas Gruentzig em 1977, em Zurique, passaram-se 40 anos e as técnicas de intervenção coronária percutânea (ICP) das lesões coronárias vêm se desenvolvendo rapidamente. Atualmente são obtidos índices de sucesso e baixíssimos índices de complicações, mesmo em pacientes complexos, o que tem conferido ao método um importante papel entre os recursos disponíveis para a revascularização miocárdica. Pode-se destacar como fatores responsáveis por esse sucesso da ICP o desenvolvimento dos *stents*, próteses metálicas expansíveis que praticamente eliminaram, durante os procedimentos, as complicações decorrentes de oclusões arteriais agudas. A seguir, a evolução dos *stents* com plataformas de baixo perfil e sistemas liberadores de fármacos antiproliferativos – os *stents* farmacológicos (SF) – trouxeram grande eficácia destes dispositivos em termos de inibição da hiperplasia neointimal. Ademais, as complicações hemorrágicas no local da punção arterial foram também drasticamente reduzidas, graças ao desenvolvimento de cateteres-guia de menor perfil e, principalmente, em decorrência dos progressos na terapêutica antitrombótica adjunta. Consequentemente, situações anatômicas de maior complexidade podem hoje ser abordadas com altos índices de sucesso, com o uso de fios condutores especiais e de balões e *stents* de alta flexibilidade e eficácia tardia, fazendo da ICP o principal método de revascularização miocárdica utilizado na prática diária.

Revascularização na doença arterial coronariana estável

A população de pacientes com síndromes coronarianas clinicamente estáveis é extremamente heterogênea, englobando desde casos em que as manifestações clínicas decorrem da presença de placa de ateroma isolada em ramo arterial pouco desenvolvido até casos de pacientes assintomáticos com placas gravemente obstrutivas localizadas em duas ou três artérias coronárias principais, ou mesmo no tronco da artéria coronária esquerda (TCE). As recomendações tradicionais para o tratamento da angina estável se baseiam em estudos comparativos entre o tratamento clínico, a ICP e a cirurgia de revascularização miocárdica (CRM), estudos esses que apresentam sérias limitações. Por exemplo, os números de pacientes que compõem os estudos representam, em geral, uma proporção muito pequena da população inicialmente selecionada, de sorte a não refletir a população geral. Em consequência, nesses estudos tende a haver grande predomínio de pacientes com lesões coronárias focais e função ventricular preservada, o que limita a aplicação dos resultados em cenários distintos, como por exemplo lesões mais difusas em pacientes com disfunção ventricular importante. Entre os pacientes submetidos à revascularização cirúrgica, pode haver predomínio de utilização de veias safenas, que apresentam permeabilidade tardia muito inferior à dos enxertos arteriais. Em muitos casos, pacientes submetidos à angioplastia não receberam os potentes agentes antitrombóticos modernos atuais, além de terem sido predominantemente tratados por angioplastia por balão, *stents* não farmacológicos (SNF) ou SF de primeira geração, uma vez que muitos dos estudos foram desenvolvidos antes do advento dos SF de segunda (ou nova) geração usados na atualidade.

A revascularização miocárdica na angina estável está particularmente indicada em casos de persistência de sintomas a despeito de adequado tratamento clínico, em casos de lesão obstrutiva em TCE, em casos de lesões obstrutivas localizadas nos três vasos coronários principais (em dois, quando o segmento proximal do ramo descendente anterior está incluído) e mesmo em lesão de vaso único, quando há grande massa de miocárdio em risco. Especificamente, a angina está associada a piora da qualidade de vida, redução da capacidade física, depressão e maior necessidade de visitas médicas e de hospitalizações.[1] A revascularização miocárdica, seja cirúrgica ou percutânea, promove redução da isquemia e da utilização de fármacos, além de melhora dos sintomas, da capacidade de exercícios e da qualidade de vida.[2-10]

Gravidade da lesão coronariana

O parâmetro angiográfico mais amplamente utilizado na descrição da gravidade de uma obstrução coronária e, também, para a tomada de decisão, é percentual de estenose do diâmetro, o qual avalia a proporcionalidade entre a menor luz do vaso, ou diâmetro mínimo do lúmen, e o diâmetro normal deste mesmo vaso, ou diâmetro de referência do vaso.[11] De maneira geral, as lesões com estenose do diâmetro < 40% são classificadas como discretas, entre 40-69% como intermediárias, e ≥ 70% como importantes. No contexto da DAC estável, considera-se a indicação de tratamento de revascularização em lesões com estenose do diâmetro ≥ 70%, ou ≥ 50% em situações especiais como TCE não protegido ou vasos derradeiros (Tabela 1).[12-14] Dentre os parâmetros angiográficos classicamente associados a falência da ICP destacam-se os vasos de fino calibre e as lesões extensas.[15]

Impacto dos escores angiográficos

Vários escores angiográficos foram desenvolvidos ao longo do tempo com a finalidade de quantificar o risco associado a DAC multiarterial. Inicialmente, avaliava-se a área de miocárdio em risco tomando como referência a presença de estenose(s) significativa(s) e a localização desta(s) de acordo com a distribuição da circulação coronariana. O escore DUKE foi validado pelo estudo de Califf e cols. que incluiu 462 pacientes com estenose ≥ 75% em pelo menos um vaso coronário de maior relevância, excluindo-se o TCE.[16] O estudo BARI descreveu o Índice de Risco Miocárdico relacionado com a vasculatura coronária e suprimento miocárdico correspondente.[17] Por outro lado, o escore de risco APPROACH foi baseado em estudos anatomopatológicos que demonstraram a quantidade de miocárdio suprido para cada vaso epicárdico de maior importância, sendo 41% para a artéria descendente anterior e o restante proporcionado pelas artérias circunflexa e coronária direita, dependente do padrão de dominância.[17] Outro escore descrito recentemente e já amplamente incorporado na prática clínica é o denominado SYNTAX, no qual foi realizada a comparação entre o tratamento percutâneo e a CRM em pacientes multiarteriais complexos, com ou sem comprometimento do TCE. A finalidade principal deste escore é a de quantificar a complexidade angiográfica das lesões coronárias, baseando-se no número destas lesões, na localização e na morfologia de cada uma delas. Desta forma, o SYNTAX acrescentou outras características anatômicas e morfológicas relacionadas à complexidade como calcificação, tortuosidade, bifurcação, presença de trombo etc., e a análise de cada segmento coronário relacionado com a respectiva área do ventrículo esquerdo irrigada. Isto, por sua vez, é utilizado como fator multiplicador para calcular o escore de risco de Leaman que também foi incorporado ao escore SYNTAX.[18] Neste estudo, foram consideradas lesões com redução do lúmen ≥ 50% localizadas em qualquer ramo coronário com diâmetro ≥ 1,5 mm, sendo ainda estratificadas como lesões oclusivas (100%) ou não oclusivas (50-99%). Nas lesões oclusivas, analisa-se ainda a presença e quantificação da circulação colateral. No acompanhamento clínico até 5 anos, observou-se que o escore SYNTAX não discriminou de maneira significativa os resultados dos pacientes submetidos à CRM; por outro lado, nos pacientes submetidos à ICP, observou-se interação significativa entre o escore SYNTAX e os resultados clínicos tardios (p = 0,01). Considerando-se sua divisão em tercis, o escore baixo (0-22) revelou resultados comparáveis entre os grupos de tratamento em termos de eventos cardíacos/cerebrovasculares adversos maiores. Já os escores intermediário (23-32) e elevado (≥ 33) revelaram resultados mais favoráveis ao grupo tratado por CRM, as custas principalmente de maior necessidade de revascularização da lesão-alvo nos pacientes tratados por ICP.[19] É interessante observar que a subanálise pré-especificada em pacientes com lesão de TCE demonstrou resultados superponíveis entre os submetidos à ICP e CRM em casos com escores baixo e intermediário.[20] Baseado nestes dados fornecidos pelo SYNTAX e outras evidências atuais, as mais recentes diretrizes da revascularização miocárdica e intervenção coronária percutânea na DAC estável tem indicado o tratamento e o método de revascularização em função do escore SYNTAX, tanto na doença multiarterial como no TCE (Tabela 2).[13,14]

Avaliação da isquemia

No contexto da DAC estável, guiar o procedimento de revascularização, guiado por isquemia tem sido recomendado (Tabela 1); especificamente, o tratamento apenas de estenoses fisiologicamente significativas, ao invés de guiar a revascularização pela angiografia, mostrou-se seguro e reduziu o custo do procedimento e a ocorrência de eventos adversos a longo prazo.

No estudo FAME,[21] o impacto clínico da reserva de fluxo fracionada (RFF) no tratamento de pacientes com DAC multiarterial foi avaliado, sendo que os pacientes alocados para ICP guiada por RFF só tiveram lesões tratadas no caso de RFF ≤ 0,80. No geral, a ICP guiada por RFF associou-se a menor número de *stents* por paciente (1,9 vs. 2,7; P < 0,001), menor volume de contraste (272 mL *vs.* 302 mL; P < 0,001), além de menor custo do procedimento (P < 0,001) e menor

TABELA 1 Recomendações de revascularização miocárdica nas síndromes coronárias estáveis pelas Diretrizes Brasileiras sobre Intervenção Coronária Percutânea (2017)

Indicação para revascularização em pacientes com angina estável ou isquemia silenciosa – recomendações*	Extensão da DAC (antônima e/ou funcional)	Classe	Nível de evidência
Prognóstico	Doença de TCE > 50%	I	A
Prognóstico	Estenose de artéria coronária descendente anterior proximal > 70%	IIa	B
Prognóstico	Doença de 2 ou 3 vasos > 70% com má função do VE	IIa	B
Prognóstico	Grande área isquêmica (> 10%)	IIa	B
Prognóstico	Artéria derradeira com estenose > 50%	I	C
Sintomas	Obstrução coronária > 70% com angina (ou equivalente anginoso), refratária ao tratamento medicamentoso	I	A

Fonte: Feres et al., 2017.[14] *Adaptado de Windecker et al.[13]
DAC: doença arterial coronariana; TCE: tronco de coronária esquerda; VE: ventrículo esquerdo.

TABELA 2 Recomendações sobre o método de revascularização miocárdica nas síndromes coronárias estáveis pelas Diretrizes Brasileiras sobre Intervenção Coronária Percutânea (2017)

Recomendações para o tipo de revascularização (cirurgia ou ICP) em pacientes com DAC estável e anatomia favorável para ambos os procedimentos e baixo risco cirúrgico*	ICP**/classe	Nível de evidência	Cirurgia**/ classe	Nível de evidência
Um ou dois vasos sem artéria coronária descendente anterior proximal	I	C	IIb	C
Um vaso com artéria coronária descendente anterior proximal	I	A	I	A
Dois vasos com artéria coronária descendente anterior proximal	I	C	I	B
Tronco com escore SYNTAX < 22	I	B	I	B
Tronco com escore SYNTAX 23-32	I	B	I	B
Tronco com escore SYNTAX > 32	III	B	I	B
Três vasos com escore SYNTAX < 22	I	B	I	A
Três vasos com escore SYNTAX 23-32	IIb	B	I	A
Três vasos com escore SYNTAX > 32	III	B	I	A

Fonte: Feres et al., 2017.[14] *Adaptado de Windecker et al.[13]
DAC: doença arterial coronária; ICP: intervenção coronária percutânea. **Considerar os resultados locais dos procedimentos.

tempo de internação (P = 0,05). Ao final de 1 ano, a ocorrência do desfecho primário (óbito, infarto do miocárdio [IM] ou necessidade de nova revascularização) foi significativamente menor com a ICP guiada por RFF (13,2% *vs.* 18,3%; P = 0,02); ainda, observou-se redução relativa de 35% nas taxas de IM (principalmente periprocedimento). Aos 2 anos, observaram-se menores taxas de IM (6,1% *vs.* 9,9%; P = 0,03) e de óbito/IM (8,4% *vs.* 12,9%; P = 0,02) no grupo com ICP guiada por RFF.[22] Notavelmente, nos pacientes com ICP guiada por RFF, 38,6% das estenoses não foram submetidas a ICP por terem apresentado RFF > 0,80 e as taxas de IM ou necessidade de novas revascularizações relacionadas a essas lesões não tratadas inicialmente foram de apenas 0,2 e 3,2% no acompanhamento tardio (2 anos), respectivamente, reafirmando a segurança desta estratégia de não intervir em estenoses que não sejam funcionalmente significativas. Ademais, o acompanhamento de até 5 anos do estudo FAME revelou que as taxas de eventos adversos maiores foram semelhantes entre os dois grupos, reforçando a segurança tardia desta abordagem.[23] Ainda no contexto da DAC multiarterial, o estudo FAME 2[4] avaliou o papel da ICP associada ao tratamento clínico otimizado (TCO) *vs.* TCO isoladamente em pacientes com isquemia miocárdica, conforme determinado pela presença de RFF < 0,80. Pacientes com DAC estável e lesões passíveis de ICP nos vasos foram triados para inclusão. Todas as estenoses consideradas adequadas para ICP, por critérios clínicos e angiográficos, foram avaliadas por RFF. No caso de pelo menos uma das estenoses apresentar RFF ≤ 0,80, os pacientes eram randomizados para ICP com implante de SF associada a TCO ou para TCO isolado. No entanto, o estudo foi interrompido precocemente (apenas 54% da população inicialmente prevista), em virtude de uma diferença significativa entre os grupos em termos do desfecho primário (óbito, IM ou revascularizações de urgência), com decréscimo relativo de 68% associado a estratégia inicial de ICP. Ressalta-se que a diferença na ocorrência do desfecho primário (4,3% no grupo ICP + TCO vs. 12,7% no grupo TCO; HR = 0,32; IC 95% = 0,19-0,53; P < 0,001) foi decorrente principalmente da maior necessidade de revascularizações de urgência (HR = 0,13; IC 95% 0,04-0,43; P < 0,001) por angina instável (78,6%) ou IM (21,4%) no grupo mantido apenas em TCO. Aos 2 anos, as taxas do desfecho primário permaneceram significativamente menores nos pacientes submetidos a ICP associada a tratamento clínico otimizado (8,1% *vs.* 19,5%; HR = 0,39; IC 95% = 0,26-0,57; P < 0,001), sendo essa redução também determinada por menor necessidade de revascularizações de urgência no grupo submetido a ICP (4% *vs.* 16,3%; HR = 0,23; IC 95% = 0,14-0,38; P < 0,001), sem diferenças significativas entre os grupos quanto às taxas de óbito e IM.[14,24] Em decorrência da interrupção precoce, o estudo não teve poder estatístico adequado para avaliação dos desfechos de óbito e IM; mesmo assim, o acompanhamento muito tardio deste estudo evidenciou menores taxas de IM associado a estratégia inicial de TCO + ICP.[25] Metanálise recente incluindo 49.517 pacientes provenientes de 7 estudos (4 prospectivos e 3 retrospectivos) mostrou que a ICP guiada por angiografia resultou em maiores ocorrências de ECAM (OR = 1,71; IC 95% = 1,31-2,23), morte (OR = 1,64; IC 95% = 1,37-1,96), IM (OR = 2,05; IC 95% = 1,61-2,60), nova revascularização (OR = 1,25; IC 95% = 1,09-1,44) e morte/IM (OR = 1,84; IC 95% = 1,58-2,15) quando comparada a guia com RFF.[14,26]

Dispositivos

Na cardiologia intervencionista contemporânea, não há um cenário clínico ou angiográfico em que os SNF tenham se mostrado superiores aos SF. Vários estudos comparativos e metanálises demonstraram a superioridade dos SF de nova geração quando comparados aos de primeira geração e aos SNF, tanto em termos de eficácia como em segurança, com marcante redução da ocorrência de eventos adversos, incluindo óbito, IAM não fatal e trombose, na evolução a longo prazo.[14,27-30] Diante desses achados, os SF de nova geração devem representar o dispositivo padrão para utilização em procedimentos de intervenção coronária, independentemente da complexidade angiográfica abordada.[14] A única limitação para seu uso residia na impossibilidade de o paciente fazer uso de terapêutica antiplaquetária dupla (TAD) prolongada, como pacientes em uso de anticoagulação, com risco aumentado de sangramento, dificuldade de aderência à terapêutica prescrita, necessidade de se submeter a cirurgia não cardíaca que requeira interrupção da TAD, etc.[14] Mesmo assim, novos estudos demonstraram a segurança e eficácia superiores de SF não poliméricos ou com polímeros biodegradáveis em pacientes com elevado risco de sangramento submetidos a TAD de curta duração (30 dias),[31] logo, surgindo como opção mesmo nesse cenário de restrição a TAD prolongada.

Doença multiarterial

No estudo MASS II,[6] foram randomizados 611 pacientes estáveis com doença multiarterial para tratamento clínico, cirurgia de revascularização e ATC. Dos pacientes tratados por angioplastia, 72% receberam pelo menos um *stent*. Após um ano, os resultados da ATC foram inferiores aos dos tratamentos clínico e cirúrgico quando se compararam as taxas de sobrevida livre de eventos (morte, IM e angina refratária com nova revascularização), respectivamente 76% *vs.* 88% *vs.* 93%. A mortalidade ao fim do primeiro ano foi inferior entre pacientes mantidos em tratamento clínico quando comparada à dos pacientes submetidos à angioplastia e à cirurgia (1,5% *vs.* 4,5% *vs.* 4,0%, respectivamente). A ocorrência de infartos com onda Q foi superior no grupo tratado por angioplastia quando comparado ao grupo mantido em tratamento clínico e ao grupo cirúrgico (8,3% *vs.* 5,0% *vs.* 2,0%, respectivamente). Finalmente, a necessidade de nova revascularização foi maior no grupo tratado por ATC do que no grupo cirúrgico e no grupo mantido em tratamento clínico (13,3% *vs.* 8,3% *vs.* 0,5%, respectivamente). Até o acompanhamento muito tardio, a CRM mostrou-se superior a outras modalidades de tratamento.[6] No entanto, deve-se levar em consideração que em apenas 41% dos pacientes tratados por angioplastia a revascularização foi completa (contra 74% no grupo cirúrgico), além de não terem sidos utilizados SF nem os potentes agentes antiplaquetários atualmente incorporados à farmacoterapia adjunta das intervenções percutâneas. No estudo COURAGE, os resultados do tratamento clínico foram comparados aos da ICP em população de 2.287 pacientes randomizados, portadores de doença coronária obstrutiva, com angina estável e evidência objetiva de isquemia miocárdica.[3] Os pacientes foram incluídos no estudo entre 1999 e 2004, separados em dois grupos: terapêutica farmacológica ideal (otimizada) e terapêutica farmacológica ideal associada à ICP. Analisaram-se as taxas de ocorrência de morte e de IM não fatal em período de observação de 2,5 a 7,0 anos (mediana = 4,6 anos). Houve 211 eventos primários no grupo ICP (19%) e 202 eventos no grupo tratamento clínico (18,5%), p = ns. Também não houve diferença significante entre os grupos na incidência somada de morte, infarto ou acidente vascular cerebral (20% *vs.* 19,5%), internação hospitalar por síndromes coronarianas agudas (12,4% *vs.* 11,8%) ou infarto agudo do miocárdio (13,2% *vs.* 12,3%). Os autores concluíram que no tratamento inicial da angina estável, a ICP associada à terapia clínica não reduziu o risco de morte, infarto e outros eventos cardiovasculares graves, quando comparada à terapêutica otimizada não associada à revascularização. Várias publicações se sucederam com comentários a favor e contra o estudo COURAGE. O fato mais importante é que a ICP não foi realizada com os mesmos cuidados dispensados ao tratamento clínico, cuja utilização média dos vários medicamentos ao longo dos 5 anos foi de mais de 85%. A ICP realizada neste estudo foi abaixo dos padrões atuais, tendo sido o sucesso inferior a 90%, a utilização de *stents* SNF de 86% e a de SF de apenas 3%. Além disso, 69% dos pacientes eram multiarteriais e, destes, quase a metade não recebeu tratamento percutâneo adequado, e a revascularização foi incompleta, o que confere importante preditor de nova revascularização percutânea ou cirúrgica, na evolução clínica tardia. Também vale ressaltar que no estudo se esperava 7% de cruzamento de tratamento clínico para angioplastia na evolução clínica, mas isso ocorreu em 32% dos pacientes, contra 22% dos pacientes randomizados para ICP e que necessitaram de nova intervenção, sem saber se foi em decorrência da reestenose ou do elevado índice de revascularização incompleta. Concluindo, o estudo COURAGE não evidenciou diferenças quanto a óbito e IM na evolução, e mesmo com os comentários descritos observou-se menor incidência de angina na evolução até 3 anos, menor utilização de nitratos e de bloqueadores dos canais de cálcio e também melhor qualidade de vida. Mesmo em estudos mais recentes, o tratamento cirúrgico mostrou-se superior quanto à menor mortalidade, menos IM e necessidade de nova revascularização, se comparado ao tratamento percutâneo com SF de primeira geração. No entanto, a análise de subgrupos conforme a complexidade anatômica, apresenta resultados semelhantes quanto a ECAM em menores complexidades anatômicas (baixo escore SYNTAX).[19] A superioridade do tratamento cirúrgico se acentua aos 5 anos de acompanhamento, comparativamente aos primeiros 2 anos.[19,33,34] Há que se considerar o pior desempenho dos SF de primeira geração empregados nesses estudos, que determinou sua retirada da prática clínica. Já com a utilização de SF de segunda geração e técnica mais contemporânea, observam-se resultados mais comparáveis entre a ICP e a CRM em pacientes com doença do TCE e multiarterial.[35,36] No estudo SYNTAX II, 454 pacientes com doença multiarterial foram recrutados e considerados para ICP baseados no escore SYNTAX II – o qual leva em consideração critérios objetivos angiográficos e clínicos. Ademais, os procedimentos foram guiados por isquemia, utilizou-se apenas SF de nova geração, o implante de *stent* foi otimizado com métodos de imagem invasivos, e foram utilizadas técnicas modernas em centros experientes no caso de lesões complexas como oclusões crônicas. O resultado de 2 anos foi comparado aos dados históricos dos grupos ICP e CRM do estudo SYNTAX original, e demonstrou taxa de eventos cardíacos/cerebrovasculares adversos significativamente menor no grupo ICP do estudo SYNTAX II *versus* o grupo ICP do estudo SYNTAX (13,2% vs. 21,9%; p = 0,001), e semelhante ao grupo CRM do estudo SYNTAX (13,2% vs. 15,1%; p = 0,42).[37] Outro aspecto a se considerar é o ajuste dos resultados de estudos para a realidade local de cada hospital, em decorrência da grande variabilidade dos indicadores da cirurgia de revascularização.[14,38] A individualização deve considerar não só as características do paciente, mas os resultados dos procedimentos e a estrutura dos hospitais.[14]

Diabéticos

O estudo BARI 2D[10] investigou o papel das diferentes estratégias de revascularização miocárdica em pacientes diabéticos com DAC estável. Nesse estudo, que incluiu 2.368 pacientes diabéticos, os indivíduos avaliados foram randomizados para terapia medicamentosa otimizada ou estratégia de revascularização miocárdica. A modalidade de revascularização miocárdica (cirurgia ou ICP) ficava à escolha do médico do paciente. Foram excluídos desse estudo pacientes com lesão em TCE, disfunção ventricular significativa, portadores de DAC instável com necessidade urgente de revascularização miocárdica e aqueles com disfunção renal. No geral, o BARI 2D não mostrou benefício das estratégias de revascularização miocárdica comparativamente ao tratamento medicamentoso otimizado, no sentido de reduzir mortalidade ou o combinado de óbito/IAM não fatal e AVC. Considerando-se a estratégia de revascularização, no subgrupo de indivíduos submetidos a cirurgia observou-se significativa redução do desfecho combinado de óbito/IAM não fatal e AVC, quando comparados aos pacientes mantidos em terapia farmacológica apenas.[10] Esse benefício não foi identificado entre os pacientes submetidos a ICP. Cabe ressaltar, porém, que os pacientes para os quais a cirurgia foi a opção de revascularização selecionada apresentavam, de modo geral, DAC mais extensa, o que foi posteriormente consubstanciado pela análise do escore de risco angiográfico do BARI 2D e seu impacto nos desfechos clínicos.[14,39] Entre os indivíduos inicialmente alocados para tratamento medicamentoso, 42% necessitaram de procedimentos de revascularização durante o período de acompanhamento do estudo. Entre os pacientes randomizados para estratégias de revascularização miocárdica, observaram-se, na evolução de 3,8 anos, maiores taxas de sobrevida livre de angina, menor ocorrência de novos sintomas anginosos e menor progressão do grau de angina.[10,14]

Em uma era um pouco mais atual, utilizando SF, apenas o estudo FREEDOM[34] foi desenhado com poder estatístico adequado para avaliar desfechos clínicos nesse cenário. Entre os 1.900 pacientes incluídos no estudo, o desfecho primário combinado de óbito/IAM não fatal e AVC no acompanhamento até 5 anos (mediana de 3,8 anos) foi significativamente menor entre os pacientes submetidos a cirurgia (26,6% *vs.* 18,7%; P = 0,005) (Tabela 3), sobretudo em decorrência da expressiva redução de IAM não fatal, mas também com benefício na diminuição da mortalidade, com as curvas de sobrevida divergindo em especial a partir do segundo ano de evolução,[34] entretanto, a ocorrência de AVC foi duas vezes maior no braço cirúrgico. A cirurgia foi superior em reduzir o desfecho primário de forma consistente em todos os subgrupos analisados, exceção feita aos pacientes tratados fora dos Estados Unidos, onde o benefício da cirurgia de revascularização não foi observado. No estudo SYNTAX, quando se analisa o subgrupo de pacientes diabéticos (n = 452), ambas as estratégias de revascularização demonstraram similar ocorrência do desfecho combinado de óbito/IAM não fatal e AVC no tercil de baixa complexidade angiográfica (escore SYNTAX ≤ 22).

TABELA 3 Estudos em diabéticos comparando ICP *versus* CRM com seguimento tardio

Estudo	Tratamento	Multiarteriais	Acompanhamento	Desfecho primário	Óbito	IAM	Nova revascularização
BARI-2D*	TMO vs. ICP	20% (triarteriais)	5	Óbito	10,8% vs. 10,2%	5% vs. 4,2%	N/I
SYNTAX†	ICP (SF) vs. CRM	100%	5	Óbito/IAM/AVC/ nova revascularização (26% vs. 14%)‡	19,5% vs. 12,9%	9% vs. 5,4%	35,3% vs. 14,6%‡
FREEDOM	ICP (SF) vs. CRM	100%	3,8	Óbito/IAM/AVC (26,6% vs. 18,7%)‡	16,3% vs. 10,9%‡	13,9% vs. 6%‡	12,6% vs. 4,8%‡

* Sub-grupo de diabéticos; ‡ P < 0,05.
AVC: acidente vascular cerebral; CRM: cirurgia de revascularização miocárdica; IAM: infarto agudo do miocárdio. ICP: intervenção coronária percutânea.
TMO: tratamento médico otimizado
Fonte: adaptada de Feres et al., 2017.[14]

Nos tercis de média e alta complexidades, houve benefício a favor da cirurgia.[14,40]

Tronco da coronária esquerda

A doença aterosclerótica acometendo o tronco da artéria coronária esquerda (TCE) possui um cenário completamente diferente dos demais vasos epicárdicos, possuindo uma gravidade indiscutível. A justificativa para isso baseia-se no grande território, cerca de 70% da massa ventricular, irrigado por ele, acarretando em uma alta carga isquêmica em risco, responsável por uma significativa morbi-mortalidade. A abordagem cirúrgica da lesão acometendo o TCE era considerado um tema unânime pois quando comparado ao tratamento clínico, o mesmo apresentava uma importante redução relativa na mortalidade tardia destes pacientes. Além disso a elevada patência tardia da artéria mamária, frequentemente utilizada neste procedimento, acarretava em um bom prognóstico a longo prazo. Com o desenvolvimento de novas técnicas de ICP, assim como o surgimento de drogas adjuvantes no tratamento, destacando-se os novos e mais potentes antiagregantes plaquetários, e por fim, a aquisição das novas gerações de *stents*, em especial os SF, este paradigma está mudando, possibilitando a utilização deste método para determinados casos.

A ICP em TCE desprotegido vem apresentando cada vez melhores resultados, sendo hoje, conforme as evidências atuais mostram, um procedimento bastante factível e seguro.[19,35] Um fator que sem dúvidas contribui para este desempenho é o uso rotineiro de SF, em especial os de segunda geração. Vários trabalhos observacionais evidenciaram a superioridade dos SF sobre os SNF no TCE, basicamente em termos de necessidade de nova revascularização no acompanhamento tardio. No estudo não randomizado MAIN-COMPARE (n = 1.217), os resultados foram favoráveis ao SF em relação a revascularização do vaso alvo (5,4% vs. 12,1%; p < 0,001) ao final de 3 anos, sem diferença estatisticamente significativa nos desfechos de morte e morte ou IM. Os pesquisadores também observaram que quando a ICP envolveu bifurcação do TCE, os SF também apresentaram uma taxa menor de revascularização do vaso alvo (6,9% vs. 16,3%, p = 0,009), concluindo que os SF ofereciam maior eficácia, sem comprometimento da segurança.

Na última década, a análise de diversos grandes registros envolvendo pacientes com doença de TCE, tratados com ICP vs. CRM, evidenciou a não inferioridade da estratégia intervencionista nesse contexto, com resultados comparáveis aos da CRM em termos de mortalidade e desfecho combinado morte, IM ou AVC, sugerindo que a ICP poderia ser capaz de oferecer resultados equivalentes aos da CRM em longo prazo, e colocando-a como uma opção terapêutica para pacientes selecionados. A subanálise do estudo SYNTAX avaliou os desfechos dos dois grupos levando-se em consideração o escore SYNTAX, e mostrou que os pacientes com escore SYNTAX ≤ 32 apresentam desfechos semelhantes aos da CRM em termos de sobrevida, quando tratados com ICP (ICP 12,8% *vs.* CRM 14,6%; HR 0,88, IC 95% 0,58-1,32, p = 0,53), enquanto os pacientes com escore SYNTAX > 33 têm melhores desfechos quando tratados com CRM, sugerindo que a ICP em lesões de TCE pode trazer resultados semelhantes aos da CRM no subgrupo selecionado de pacientes com escore SYNTAX ≤ 32.[20] Mais recentemente foram publicados os dois grandes ensaios randomizados comparando ICP com SF. No estudo NOBLE, com um total de 1.201 pacientes com DAC de TCE randomizados para ICP ou CRM, em decorrência do inesperado baixo número de eventos encontrados durante o acompanhamento tardio, o desfecho primário de óbito, IM não relacionado ao procedimento índice, nova revascularização ou AVC foi avaliado na mediana de tempo de 3 anos, e os resultados demonstraram superioridade da CRM em termos do desfecho primário (19% *vs.* 29%; P = 0,007), mas sem impacto significativo na mortalidade (9% *vs.* 12%, P = 0,77). Já o estudo EXCEL[35] comparou a segurança e a eficácia do SF de nova geração liberador de everolimus mais moderno à CRM em 1.905 pacientes com lesão em TCE de baixa ou moderada complexidade anatômica (escore SYNTAX < 33). O desfecho primário era composto por óbito, IM ou AVC após acompanhamento médio de 3 anos, e a ocorrência de nova revascularização foi definida como desfecho secundário. O desenho do estudo possuía poder estatístico adequado para a detecção de diferenças nas taxas de eventos cardíacos adversos (como óbito, IM ou AVC) entre a ICP e a cirurgia, e os resultados em termos do desfecho primário foram 15,4% vs. 14,7% (P = 0,02 para não inferioridade; P = 0,98 para superioridade), respectivamente. Em relação à ocorrência de morte, IM, AVC ou revascularização guiada por isquemia, também observaram-se resultados semelhantes (23,1% *vs.* 19,1%, P = 0,01 para não inferioridade; P = 0,10 para superioridade); respectivamente. De maneira geral, os resultados do estudo EXCEL têm respaldado a ICP como uma alternativa equivalente à CRM em pacientes selecionados com doença do TCE não protegido. Ademais, em uma metanálise recente, envolvendo 11 estudos randomizados, demonstrou mortalidade global semelhante aos 5 anos entre a ICP e CRM no TCE (10,7% vs. 10,5%, respectivamente; p = 0,52).[32]

Terapêutica de antiagregação plaquetária dupla pós-ICP

A TAD, consistindo em AAS e agente tienopiridínico, tem sido recomendada como tratamento antitrombótico padrão no pré-procedimento (dose de ataque se não em uso crônico) e após implante de *stent* metálico para o tratamento de estenose em artéria coronária, tanto em vaso nativo como em enxerto arterial ou venoso, em qualquer cenário clínico.[12-14] O racional para tal tratamento baseia-se na necessidade de proteção do segmento vascular tratado contra o desenvolvimento de trombose do *stent*, uma vez que o processo de cicatrização vascular e endotelização das hastes metálicas está em andamento. Para pacientes tratados com SNF, a TAD por 30 dias (em caso de DAC estável ou crônica), seguida de monoterapia com AAS, está bem estabelecida.[41-46] Já com os SF, o tempo ideal de TAD pode ser prolongado, uma vez que se espera que tais dispositivos, como efeito de classe, retardem o processo de cicatrização e reendotelização vascular, em decorrência da ação local do fármaco antiproliferativo.[47] Metanálise[48] envolvendo 8.180 pacientes, provenientes dos estudos EXCELLENT, PRODIGY, RESET e OPTIMIZE, comparou a TAD de curta duração (3 meses ou 6 meses) e de duração prolongada (≥ 12 meses). No geral, 2.622, 1.473 e 4.085 pacientes foram alocados para TAD com duração de 3 meses, 6 meses e 12 meses ou mais (750 pacientes até 24 meses), respectivamente. Ao final de 12 meses, não se observou diferença significativa nos desfechos de morte por todas as causas (HR = 0,89; IC 95% = 0,66-1,20; P = 0,47), morte cardíaca (HR = 0,85; IC 95% = 0,59-1,25; P = 0,47), IM (HR = 1,11; IC 95% = 0,81-1,54; P = 0,52), morte cardíaca ou IM (HR = 1,08; IC 95% = 0,83-1,41; P = 0,56) e trombose de *stent* definitiva ou provável (HR = 1,19; IC 95% = 0,66-2,13; P = 0,57) comparando a TAD de curta duração com a de longa duração. No entanto, a ocorrência de qualquer sangramento (HR = 0,66; IC 95% = 0,46-0,94; P = 0,02) ou sangramento maior (HR = 0,58; IC 95% = 0,32-1,03; P = 0,06) foi reduzida naqueles submetidos a TAD de curta duração. Considerando-se apenas os eventos ocorridos entre a interrupção pré-especificada da TAD e o acompanhamento de 12 meses, ambos os desfechos de qualquer sangramento (HR = 0,41; IC 95% = 0,21-0,91; P = 0,03) ou sangramento maior (HR = 0,30; IC 95% = 0,10-0,91; P = 0,03) mostraram-se significativamente associados ao tempo de TAD, com benefício a favor da terapêutica de curta duração, mas sem diferença significativa para outros desfechos isquêmicos.[14] Já outra metanálise, de Giustino et al.,[49] envolvendo 32.135 pacientes, a TAD de curta duração esteve associada a maiores taxas de trombose de *stent* (OR = 1,71; IC 95% = 1,26-2,32; P = 0,001), mas o efeito da TAD de curta duração na trombose de *stent* foi atenuado com o uso de SF de segunda geração (OR = 1,54; IC 95% = 0,96-2,47), comparado ao uso de SF de primeira geração (OR = 3,94; IC 95% = 2,20-7,05; P = 0,008). Ademais, a TAD de curta duração teve menor risco de sangramento clinicamente significativo (OR = 0,63; IC 95% = 0,52-0,75; P < 0,001) e taxa numericamente menor de mortalidade por todas as causas (OR = 0,87; IC 95% = 0,74-1,01; P = 0,07), em comparação à TAD de longa duração. No estudo de Palmerini et al.[50], 31.666 pacientes foram categorizados de acordo com o tempo de TAD (3-6 meses vs. 12 meses vs. ≥ 12 meses), e os resultados demonstraram menor mortalidade por todas as causas com TAD de curta duração, comparativamente à TAD de longa duração (HR = 0,82; IC 95% = 0,69-0,98; P = 0,02), com número necessário para tratar (NNT) de 325. Essa redução da mortalidade foi atribuída à menor mortalidade não cardíaca (HR = 0,67; IC 95% = 0,51-0,89; P = 0,006; NNT = 347), com mortalidade cardíaca semelhante (HR = 0,93; IC 95% = 0,73-1,17; P = 0,52). Igualmente, no estudo de Giustino et al.,[49] a TAD de curta duração esteve associada a menor risco de sangramento maior, mas também a maior risco de IM e trombose de *stent*. Entre os pacientes com DAC estável, não se observou diferença no risco de IM ou trombose de *stent* comparando a TAD por 3 vs. 6 vs. 12 meses. Por fim, a TAD por 3-6 meses esteve associada a menores taxas de sangramento em comparação a TAD por 12 meses, independentemente da apresentação clínica.[14,51]

Atualmente, recomenda-se TAD por 6-12 meses pós ICP em casos de DAC estável, podendo ser encurtado o tratamento em pacientes com elevado risco de sangramento.[14]

Referências bibliográficas

1. Spertus JA, Salisbury AC, Jones PG, Conaway DG and Thompson RC. Predictors of quality-of-life benefit after percutaneous coronary intervention. Circulation. 2004;110:3789-94.
2. Coronary angioplasty versus medical therapy for angina: the second Randomised Intervention Treatment of Angina (RITA-2) trial. RITA-2 trial participants. Lancet. 1997;350:461-8.
3. Boden WE, O'Rourke RA, Teo KK, Hartigan PM, Maron DJ, Kostuk WJ, et al. Optimal medical therapy with or without PCI for stable coronary disease. N Engl J Med. 2007;356:1503-16.
4. De Bruyne B, Pijls NH, Kalesan B, Barbato E, Tonino PA, Piroth Z, et al.; Investigators FT. Fractional flow reserve-guided PCI versus medical therapy in stable coronary disease. N Engl J Med. 2012;367:991-1001.
5. Erne P, Schoenenberger AW, Burckhardt D, Zuber M, Kiowski W, Buser PT, et al. Effects of percutaneous coronary interventions in silent ischemia after myocardial infarction: the SWISSI II randomized controlled trial. JAMA. 2007;297:1985-91.

6. Hueb W, Lopes N, Gersh BJ, Soares PR, Ribeiro EE, Pereira AC, et al. Ten-year follow-up survival of the Medicine, Angioplasty, or Surgery Study (MASS II): a randomized controlled clinical trial of 3 therapeutic strategies for multivessel coronary artery disease. Circulation. 2010;122:949-57.
7. Investigators T. Trial of invasive versus medical therapy in elderly patients with chronic symptomatic coronary-artery disease (TIME): a randomised trial. Lancet. 2001;358:951-7.
8. Pursnani S, Korley F, Gopaul R, Kanade P, Chandra N, Shaw RE, et al. Percutaneous coronary intervention versus optimal medical therapy in stable coronary artery disease: a systematic review and meta-analysis of randomized clinical trials. Circ Cardiovasc Interv. 2012;5:476-90.
9. Wijeysundera HC, Nallamothu BK, Krumholz HM, Tu JV, Ko DT. Meta--analysis: effects of percutaneous coronary intervention versus medical therapy on angina relief. Ann Intern Med. 2010;152:370-9.
10. Group BDS, Frye RL, August P, Brooks MM, Hardison RM, Kelsey SF, et al. A randomized trial of therapies for type 2 diabetes and coronary artery disease. N Engl J Med. 2009;360:2503-15.
11. Lansky A, Costa RA, Reiber JH. The core laboratory: quantitative coronary angiography. In: King III SB, Yeung AC, eds. Interventional Cardiology China: MdGraw-Hill; 2007. p.743-56.
12. Levine GN, Bates ER, Blankenship JC, Bailey SR, Bittl JA, Cercek B, et al. 2011 ACCF/AHA/SCAI Guideline for percutaneous coronary intervention: a report of the American College of Cardiology Foundation/American Heart Association Task Force on Practice Guidelines and the Society for Cardiovascular Angiography and Interventions. Circulation. 2011;124:e574-651.
13. Windecker S, Kolh P, Alfonso F, Collet JP, Cremer J, Falk V, et al. 2014 ESC/EACTS Guidelines on myocardial revascularization. Kardiol Pol. 2014;72:1253-379.
14. Feres F, Costa RA, Siqueira D, Costa JR Jr, Chamié D, Staico R, et al. Diretriz da Sociedade Brasileira de Cardiologia e da Sociedade Brasileira de Hemodinâmica e Cardiologia Intervencionista sobre Intervenção Coronária Percutânea. Arq Bras Cardiol. 2017;109(1Suppl1):1-81.
15. Popma JJ, Leon MB, Moses JW, Holmes DR Jr., Cox N, Fitzpatrick M, et al.; Investigators S. Quantitative assessment of angiographic restenosis after sirolimus-eluting stent implantation in native coronary arteries. Circulation. 2004;110:3773-80.
16. Califf RM, Armstrong PW, Carver JR, D'Agostino RB, Strauss WE. 27th Bethesda Conference: matching the intensity of risk factor management with the hazard for coronary disease events. Task Force 5. Stratification of patients into high, medium and low risk subgroups for purposes of risk factor management. J Am Coll Cardiol. 1996;27:1007-19.
17. Graham MM, Faris PD, Ghali WA, Galbraith PD, Norris CM, Badry JT, et al.; Investigators A. Validation of three myocardial jeopardy scores in a population-based cardiac catheterization cohort. Am Heart J. 2001;142:254-61.
18. Sianos G, Morel MA, Kappetein AP, Morice MC, Colombo A, Dawkins K, et al. The SYNTAX Score: an angiographic tool grading the complexity of coronary artery disease. EuroIntervention. 2005;1:219-27.
19. Mohr FW, Morice MC, Kappetein AP, Feldman TE, Stahle E, Colombo A, et al. Coronary artery bypass graft surgery versus percutaneous coronary intervention in patients with three-vessel disease and left main coronary disease: 5-year follow-up of the randomised, clinical SYNTAX trial. Lancet. 2013;381:629-38.
20. Morice MC, Serruys PW, Kappetein AP, Feldman TE, Stahle E, Colombo A, et al. Five-year outcomes in patients with left main disease treated with either percutaneous coronary intervention or coronary artery bypass grafting in the synergy between percutaneous coronary intervention with taxus and cardiac surgery trial. Circulation. 2014;129:2388-94.
21. Tonino PA, De Bruyne B, Pijls NH, Siebert U, Ikeno F, van' t Veer M, et al. Fractional flow reserve versus angiography for guiding percutaneous coronary intervention. N Engl J Med. 2009;360:213-24.
22. Pijls NH, Fearon WF, Tonino PA, Siebert U, Ikeno F, Bornschein B, et al.; Investigators FS. Fractional flow reserve versus angiography for guiding percutaneous coronary intervention in patients with multivessel coronary artery disease: 2-year follow-up of the FAME (Fractional Flow Reserve Versus Angiography for Multivessel Evaluation) study. J Am Coll Cardiol. 2010;56:177-84.
23. van Nunen LX, Zimmermann FM, Tonino PA, Barbato E, Baumbach A, Engstrom T, et al.; Investigators FS. Fractional flow reserve versus angiography for guidance of PCI in patients with multivessel coronary artery disease (FAME): 5-year follow-up of a randomised controlled trial. Lancet. 2015.
24. De Bruyne B, Fearon WF, Pijls NH, Barbato E, Tonino P, Piroth Z, et al.; Investigators FT. Fractional flow reserve-guided PCI for stable coronary artery disease. N Engl J Med. 2014;371:1208-17.
25. Xaplanteris P, Fournier S, Pijls NHJ, Fearon WF, Barbato E, Tonino PAL, et al.; Investigators F. Five-year outcomes with PCI guided by fractional flow reserve. N Engl J Med. 2018;379:250-9.
26. Zhang D, Lv S, Song X, Yuan F, Xu F, Zhang M, et al. Fractional flow reserve versus angiography for guiding percutaneous coronary intervention: a meta-analysis. Heart. 2015;101:455-62.
27. Planer D, Smits PC, Kereiakes DJ, Kedhi E, Fahy M, Xu K, et al. Comparison of everolimus- and paclitaxel-eluting stents in patients with acute and stable coronary syndromes: pooled results from the SPIRIT (A Clinical Evaluation of the XIENCE V Everolimus Eluting Coronary Stent System) and COMPARE (A Trial of Everolimus-Eluting Stents and Paclitaxel-Eluting Stents for Coronary Revascularization in Daily Practice) Trials. JACC Cardiovasc Interv. 2011;4:1104-15.
28. Windecker S, Stortecky S, Stefanini GG, da Costa BR, Rutjes AW, Di Nisio M, et al. Revascularisation versus medical treatment in patients with stable coronary artery disease: network meta-analysis. BMJ. 2014;348: g3859.
29. Park KW, Kang SH, Velders MA, Shin DH, Hahn S, Lim WH, et al. Safety and efficacy of everolimus- versus sirolimus-eluting stents: a systematic review and meta-analysis of 11 randomized trials. Am Heart J. 2013;165:241-50 e4.
30. Stefanini GG, Baber U, Windecker S, Morice MC, Sartori S, Leon MB, et al. Safety and efficacy of drug-eluting stents in women: a patient-level pooled analysis of randomised trials. Lancet. 2013;382:1879-88.
31. Shah R, Rao SV, Latham SB, Kandzari DE. Efficacy and safety of drug--eluting stents optimized for biocompatibility vs bare-metal stents with a single month of dual antiplatelet therapy: a meta-analysis. JAMA Cardiol. 2018;3:1050-9.
32. Head SJ, Milojevic M, Daemen J, Ahn JM, Boersma E, Christiansen EH, et al. Mortality after coronary artery bypass grafting versus percutaneous coronary intervention with stenting for coronary artery disease: a pooled analysis of individual patient data. Lancet. 2018;391:939-48.
33. Capodanno D, Stone GW, Morice MC, Bass TA, Tamburino C. Percutaneous coronary intervention versus coronary artery bypass graft surgery in left main coronary artery disease: a meta-analysis of randomized clinical data. J Am Coll Cardiol. 2011;58:1426-32.
34. Farkouh ME, Domanski M, Sleeper LA, Siami FS, Dangas G, Mack M, et al.; Investigators FT. Strategies for multivessel revascularization in patients with diabetes. N Engl J Med. 2012;367:2375-84.
35. Stone GW, Sabik JF, Serruys PW, Simonton CA, Genereux P, Puskas J, et al.; Investigators ET. Everolimus-Eluting Stents or Bypass Surgery for Left Main Coronary Artery Disease. N Engl J Med. 2016.
36. Park SJ, Ahn JM, Kim YH, Park DW, Yun SC, Lee JY, et al.; Investigators BT. Trial of everolimus-eluting stents or bypass surgery for coronary disease. N Engl J Med. 2015;372:1204-12.
37. Serruys PW, Kogame N, Katagiri Y, Modolo R, Buszman PE, Iniguez-Romo A, et al. Clinical outcomes of state-of-the-art percutaneous coronary revascularization in patients with three-vessel disease: 2-year follow-up of the SYNTAX II study. EuroIntervention. 2019.
38. Piegas LS, Bittar OJ, Haddad N. Myocardial revascularization surgery (MRS): results from national health system (SUS). Arq Bras Cardiol. 2009;93:555-60.
39. Brooks MM, Chaitman BR, Nesto RW, Hardison RM, Feit F, Gersh BJ, et al.; Group BDS. Clinical and angiographic risk stratification and differential impact on treatment outcomes in the Bypass Angioplasty Revascularization Investigation 2 Diabetes (BARI 2D) trial. Circulation. 2012;126:2115-24.
40. Kappetein AP, Head SJ, Morice MC, Banning AP, Serruys PW, Mohr FW, et al.; Investigators S. Treatment of complex coronary artery disease in patients with diabetes: 5-year results comparing outcomes of bypass surgery and percutaneous coronary intervention in the SYNTAX trial. Eur J Cardio-thoracic Surg. 2013;43:1006-13.

41. Mehta SR, Yusuf S, Peters RJ, Bertrand ME, Lewis BS, Natarajan MK, et al.; Clopidogrel in Unstable angina to prevent Recurrent Events trial I. Effects of pretreatment with clopidogrel and aspirin followed by long-term therapy in patients undergoing percutaneous coronary intervention: the PCI-CURE study. Lancet. 2001;358:527-33.
42. Steinhubl SR, Berger PB, Mann JT 3rd, Fry ET, DeLago A, Wilmer C, et al.; Observation CICftRoED. Early and sustained dual oral antiplatelet therapy following percutaneous coronary intervention: a randomized controlled trial. JAMA. 2002;288:2411-20.
43. Valgimigli M, Campo G, Monti M, Vranckx P, Percoco G, Tumscitz C, et al.; Prolonging Dual Antiplatelet Treatment After Grading Stent-Induced Intimal Hyperplasia Study I. Short- versus long-term duration of dual-antiplatelet therapy after coronary stenting: a randomized multicenter trial. Circulation. 2012;125:2015-26.
44. Schomig A, Neumann FJ, Kastrati A, Schuhlen H, Blasini R, Hadamitzky M, et al. A randomized comparison of antiplatelet and anticoagulant therapy after the placement of coronary-artery stents. N Engl J Med. 1996;334:1084-9.
45. Leon MB, Baim DS, Popma JJ, Gordon PC, Cutlip DE, Ho KK, et al. A clinical trial comparing three antithrombotic-drug regimens after coronary-artery stenting. Stent Anticoagulation Restenosis Study Investigators. N Engl J Med. 1998;339:1665-71.
46. Antithrombotic Trialists C. Collaborative meta-analysis of randomised trials of antiplatelet therapy for prevention of death, myocardial infarction, and stroke in high risk patients. BMJ. 2002;324:71-86.
47. Sousa JE, Serruys PW, Costa MA. New frontiers in cardiology: drug-eluting stents: Part I. Circulation. 2003;107:2274-9.
48. Palmerini T, Sangiorgi D, Valgimigli M, Biondi-Zoccai G, Feres F, Abizaid A, et al. Short- versus long-term dual antiplatelet therapy after drug-eluting stent implantation: an individual patient data pairwise and network meta-analysis. J Am Coll Cardiol. 2015;65:1092-102.
49. Giustino G, Baber U, Sartori S, Mehran R, Mastoris I, Kini AS, et al. Duration of dual antiplatelet therapy after drug-eluting stent implantation: a systematic review and meta-analysis of randomized controlled trials. J Am Coll Cardiol. 2015;65:1298-310.
50. Palmerini T, Benedetto U, Bacchi-Reggiani L, Della Riva D, Biondi-Zoccai G, Feres F, et al. Mortality in patients treated with extended duration dual antiplatelet therapy after drug-eluting stent implantation: a pairwise and Bayesian network meta-analysis of randomised trials. Lancet. 2015;385:2371-82.
51. Palmerini T, Della Riva D, Benedetto U, Bacchi Reggiani L, Feres F, Abizaid A, et al. Three, six, or twelve months of dual antiplatelet therapy after DES implantation in patients with or without acute coronary syndromes: an individual patient data pairwise and network meta-analysis of six randomized trials and 11,473 patients. Eur Heart J. 2017;38:1034-43.

Capítulo 6

Doença arterial coronariana crônica: tratamento cirúrgico

Luís Roberto Palma Dallan
Luís Alberto Oliveira Dallan
Luís Augusto Palma Dallan

PONTOS-CHAVE

- A revascularização cirúrgica do miocárdio visa aliviar os sintomas e estender a sobrevida.
- A revascularização do miocárdio está indicada especialmente em estenose do tronco de coronária esquerda e em estenoses de dois ou mais vasos que envolvam lesão proximal de descendente anterior, principalmente em pacientes diabéticos.
- O uso de enxertos arteriais é preconizado em pacientes jovens.
- O *Heart Team* tem papel importante na decisão da melhor opção terapêutica
- Os enxertos mais utilizados são as artérias torácicas internas ("mamárias") e a veia safena magna, seguidas da artéria radial e da gastroepiploica.
- A revascularização miocárdica menos invasiva inclui procedimentos sem circulação extracorpórea (CEC) e os por miniacesso.
- A cirurgia híbrida básica consiste na anastomose da artéria torácica interna esquerda para o ramo descendente anterior, complementada por angioplastia das demais coronárias. Esse procedimento tem ganhado espaço nos últimos anos
- Métodos alternativos à revascularização tradicional incluem a revascularização transmiocárdica a *laser* e a utilização de células-tronco.

Conceito de revascularização do miocárdio

A revascularização cirúrgica do miocárdio baseia-se em método objetivo e eficiente, que possibilita restabelecer irrigação adequada ao miocárdio acometido por obstrução parcial ou total de suas artérias coronárias. Para tanto, são realizados enxertos com artérias ou veias autólogas, logrando readequar sua perfusão e reduzir sua isquemia.

Apesar do envelhecimento da população e melhora nos métodos diagnósticos, nos últimos anos tem sido observada uma redução no número percentual desses procedimentos cirúrgicos. Parte disso é creditada à melhoria do tratamento medicamentoso ao avanço dos procedimentos por cateter, especialmente a angioplastia coronária percutânea (ATC).

Por outro lado, a despeito da maior complexidade dos casos que chegam à cirurgia, os resultados têm demonstrado redução significativa na morbidade e mortalidade relacionadas ao procedimento cirúrgico. As inovações cirúrgicas vêm se instalando de forma gradual, gerando avanços significativos (Figura 1).[1]

Neste capítulo são apresentadas as normas atuais que orientam o tratamento da insuficiência coronariana, bem como os enxertos habitualmente empregados e os resultados dos inúmeros estudos multicêntricos, com as respectivas discussões que suas publicações geraram.

Tratamento cirúrgico da doença coronariana crônica: recomendações atuais

O objetivo da revascularização cirúrgica do miocárdio na insuficiência coronariana crônica é aliviar os sintomas e estender a sobrevida. São pacientes portadores de estenose obstrutiva significativa em uma ou mais artérias coronárias, presumivelmente já recebendo tratamento clínico otimizado, mas com angina ou isquemia persistentes, a despeito da medicação específica.

Além de reduzir a mortalidade, a possibilidade de diminuir sintomas anginosos e prevenir a ocorrência de infarto do miocárdio contribuem para melhorar o convívio familiar do paciente e, consequentemente, sua qualidade de vida.

A indicação de revascularizar o miocárdio desses pacientes passou a ser amplamente empregada a partir da década de 1970, ganhando destaque em nosso meio pelas contribuições efetivas dos Professores Euriclides Zerbini e Adib Jatene, o que nos proporcionou reconhecimento mundial como centro de excelência.[1]

A proposta inicial de tratar artérias coronárias com obstrução de 70% ou mais foi ampliada, tendo como base o aspecto funcional da fração de reserva do fluxo (FFR) através delas.

As principais indicações para o tratamento cirúrgico da doença arterial crônica podem ser observadas na Tabela 1.[2]

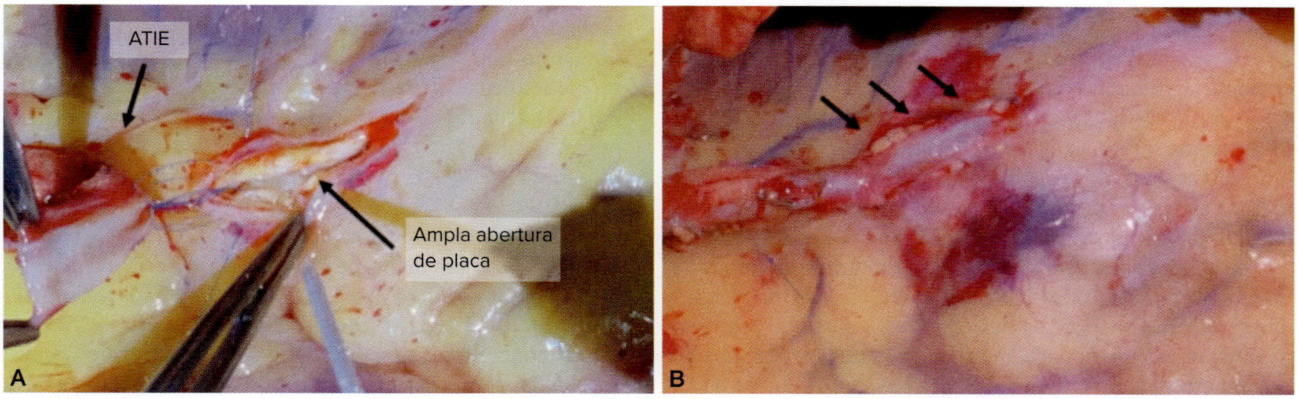

FIGURA 1

Anastomose da artéria torácica interna esquerda na coronária descendente anterior, com ampla abertura de placa, em paciente com doença coronária difusa (A). Aspecto final da anastomose ATIE-DA (B). ATIE: artéria torácica interna esquerda; DA: artéria coronária descendente anterior.

TABELA 1 Indicações para o tratamento cirúrgico da doença arterial crônica[2]

Grau de recomendação I
Estenose ≥ 50% em tronco de coronária esquerda (TCE) ou na situação de tronco equivalente – artérias descendende anterior (DA) e circunflexa (Cx) no óstio, ou antes da saída de ramos importantes – nível de evidência A.
Estenoses proximais (> 70%) nos três vasos principais, com ou sem envolvimento de DA proximal, principalmente nos pacientes com fração de ejeção (FE) < 50%, ou com prova funcional mostrando isquemia moderada a importante – nível de evidência B.
Estenose em dois vasos principais, com lesão proximal de DA, em pacientes com FE < 50%, ou com prova funcional com isquemia de grau moderado a importante – nível de evidência B.
Estenoses em uma ou duas artérias principais, sem envolvimento da DA, mas com prova funcional com isquemia de grau importante – nível de evidência B.
Angina incapacitante, com qualquer número de artérias envolvidas, esgotadas todas as opções terapêuticas não invasivas, mesmo sendo artéria secundária, e na impossibilidade técnica de tratamento por cateter – nível de evidência B.
Estenoses em uma ou duas artérias, sem comprometimento da DA, após evento de morte súbita reanimada ou taquicardia ventricular sustentada – nível de evidência B.
Grau de recomendação IIa
Estenoses de artérias e enxertos em pacientes já operados, com isquemia ao menos moderada em testes funcionais ou angina incapacitante, com comprometimento do enxerto para a DA e na impossibilidade técnica de tratamento com cateter – nível de evidência C.
Utilização de enxerto arterial de mamária esquerda para pacientes com estenose significativa (> 70%) em DA proximal e evidência de isquemia em território extenso, visando melhora de sobrevida – nível de evidência B.
Realização de cirurgia de revascularização miocárdica (CRM) em detrimento de intervenção coronariana percutânea (ICP) para pacientes com doença arterial crônica (DAC) multivascular e *diabetes mellitus*, particularmente com utilização de enxerto arterial de mamária esquerda para DA proximal – nível de evidência B.
Realização de CRM em detrimento de ICP para pacientes com DAC multivascular complexa (por exemplo, escore Syntax > 22), com ou sem comprometimento de DA proximal – nível de evidência B.

Revascularização cirúrgica *versus* tratamento clínico

Diferentes estudos comparam o tratamento médico otimizado (TMO) com o tratamento cirúrgico. Dentre eles destaca-se o estudo MASS, em suas versões I e II. Na primeira, randomizou-se pacientes com doença uniarterial e angina estável, com lesão proximal na artéria interventricular anterior e função ventricular normal. Já o estudo MASS-II teve o mesmo delineamento, mas envolveu pacientes multiarteriais.[3]

No acompanhamento de 10 anos, observou-se vantagens na CRM frente a intervenção coronariana percutânea (ICP) e ao tratamento medicamentoso otimizado. Houve maior prevenção de novos eventos cardiovasculares em pacientes coronanariopatas multivasculares, especialmente pela menor necessidade de nova revascularização e por menores taxas de infarto agudo do miocárdio (IAM). A taxa de mortalidade nos três grupos, entretanto, não mostrou diferença estatisticamente significativa.[3]

O estudo BARI 2D (*Bypass Angioplasty Revascularization Investigation in Type 2 Diabetes*) incluiu 2.368 pacientes. Avaliou se ICP ou CRM (escolha deixada ao critério do cardiologista), combinadas com a TMO, seria melhor que TMO isolada em pacientes com DAC crônica estável e diabéticos.[4]

Pacientes com estenose > 70%, apresentando sintomas de angina, foram elegíveis para randomização, mesmo sem isquemia documentada. Ao final de 5 anos, o desfecho primário de mortalidade geral não diferiu entre as duas estratégias de tratamento, nem houve variação nas taxas de IAM ou de AVC. Os pacientes com doença mais grave foram selecionados para CRM em vez de ICP e compuseram um grupo de maior risco, o que levou a maior benefício de revascularização precoce (redução de IAM em comparação com a TMO).[4]

Em resumo, os grandes ensaios clínicos randomizados de revascularização *versus* a TMO na DAC crônica estável demonstraram que, em pacientes de baixo risco, depois de documentação de isquemia e uma seleção clínica e angiográfica cuidadosa, a estratégia de TMO inicial é segura e deve ser a abordagem padrão. Cardiologistas e os cirurgiões devem ser mais conservadores na tomada de decisão sobre a revascularização, especialmente no caso de comorbidades que envolvam alto risco, anatomias difíceis, pacientes levemente sintomáticos ou sem extensa isquemia induzida.[5]

Revascularização cirúrgica *versus* tratamento percutâneo

Importantes estudos como o FREEDOM[6] e o SYNTAX[7] corroboram a indicação de cirurgia de revascularização miocárdica em pacientes portadores de DAC triarterial e diabetes associada.

O estudo FREEDOM envolveu 1.900 portadores de diabetes com doença arterial coronariana multiarterial documentada angiograficamente e indicação de revascularização (angina ou evidência de isquemia) para tratamento cirúrgico, ou ICP (com *stent* farmacológico e infusão de abciximab). O desfecho primário do estudo consistiu em mortalidade global, IAM não fatal ou AVC ao final de 5 anos de acompanhamento.[6]

Esses eventos ocorreram em 26,6% dos pacientes com tratamento percutâneo e 18,7% nos tratados com cirurgia (p = 0,005). O escore SYNTAX médio da população foi de 26, indicando dificuldade moderada do procedimento percutâneo, enquanto o EuroSCORE médio foi de 2,7, sugerindo baixo risco cirúrgico. Em conclusão, a CRM deve ser o tratamento de escolha em pacientes com diabetes e doença coronariana multiarterial.[7]

Já o estudo SYNTAX foi multicêntrico com o objetivo de comparar as estratégias de revascularização miocárdica cirúrgica e angioplastia percutânea (ATC) em pacientes com doença aterosclerótica coronariana triarterial ou com lesão de tronco. Foram incluídos 3.075 pacientes, randomizados em dois grupos: angioplastia com *stent* farmacológico TAXUS (ATC) e cirurgia de revascularização miocárdica (CRM). Ao final de 5 anos de acompanhamento, não houve diferença quanto à mortalidade geral (13,9% no grupo ATC *vs*. 11,4% no grupo CRM, p = 0,10), porém foi demonstrada maior mortalidade cardiovascular no grupo ATC (9,0% *vs*. 5,3, p = 0,003). Não foi observada maior incidência de eventos cerebrovasculares no grupo cirúrgico (3,7% no CRM vs. 2,4% no ATC, p = 0,09). A incidência de IAM foi maior no grupo ATC (9,7% *vs*. 3,8% P < 0,001). A necessidade de repetição de revascularização foi maior no grupo ATC (25,9% *vs*. 13,7%, p < 0,001). A taxa de eventos cerebrovasculares e cardíacos maiores combinados (MACCE) ao final de 5 anos foi, respectivamente, 37,3% no grupo ATC e 26,9% no grupo CRM. O estudo concluiu ser a CRM a terapia de escolha para pacientes com anatomia coronariana complexa, principalmente nos pacientes com SYNTAX escore intermediário e elevado. Já a angioplastia apresentou resultados semelhantes à CRM em pacientes com lesões de baixa complexidade.[7]

Outros dois grandes e importantes estudos, EXCEL[8] e NOBLE[9], corroboram a indicação de cirurgia de revascularização miocárdica em pacientes portadores de DAC triarterial com envolvimento do tronco de coronária esquerda (TCE). Apesar de maiores evidências para auxiliar na decisão do melhor tratamento nesse grupo de pacientes, persistem controvérsias. O estudo NOBLE foi favorável à revascularização cirúrgica e o estudo EXCEL mostrou equivalência com a intervenção coronariana percutânea (ICP).

Com base nesse conjunto de dados, as diretrizes conjuntas das entidades brasileiras de cardiologia, hemodinâmica e cirurgia criaram uma tabela e um algoritmo didático para auxiliar na decisão final e individualizada do *Heart Team*, de acordo com as características de cada paciente (Figura 1).

Conceito de *Heart Team*

O *Heart Team* é equipe composta por cardiologista, hemodinamicista e cirurgião, que idealmente recomenda o melhor tratamento para pacientes com as lesões coronarianas mais complexas.[2]

As principais variáveis avaliadas pelo *Heart Team* podem ser observadas na Tabela 2. A decisão é individualizada de acordo com o perfil de cada paciente. Uma variável que tem sido amplamente discutida é a fragilidade dos pacientes, que cada vez estão mais idosos.

TABELA 2 Fatores considerados na tomada de decisão da melhor estratégia de tratamento na doença arterial coronariana (DAC) estável[2]

Anatômicos: DAC uniarterial/multiarterial/TCE, DAC em vaso derradeiro, DAC em DA proximal, OCT, e escore SYNTAX
Clínicos: idade, sexo, *diabetes mellitus*, comorbidades, fragilidade, função ventricular, tolerância a fármacos e escores clínicos
Técnicos: revascularização completa/incompleta, pós-CRM, pós-ICP, tortuosidade e/ou calcificação extensas
Ambientais: volume/qualidade do centro/operador, preferência do paciente, custos locais, disponibilidade e lista de espera

Principais enxertos utilizados na revascularização do miocárdio

Veia safena magna

A veia safena magna constitui um enxerto de fácil obtenção e de extrema eficiência na revascularização do miocárdio. Em decorrência, ela é utilizada mesmo nos dias atuais, especialmente na complementação da revascularização multiarterial.[10]

A técnica de dissecção da veia safena está diretamente relacionada à sua perviabilidade a longo prazo. Estudos demonstram que deve ser evitada sua distensão por pressão elevada durante o preparo, sob o risco de lesões em seu endotélio. Trabalho com acompanhamento de 16 anos com a técnica *non touch* relata patência significativamente melhor do que a dissecção de veia esqueletizada convencional.[11]

Além da redução na hiperplasia intimal, acredita-se que com isso haja preservação na secreção de óxido nítrico. A melhora na perviedade também é influenciada positivamente com a administração de medicamentos como aspirina e estatinas.[1]

Apesar desses cuidados, a patência da veia safena humana é reconhecidamente inferior à das artérias torácicas internas ("mamárias"). A explicação decorre de tratar-se de enxerto venoso, submetido a pressão muito acima de sua origem. Quando se compara a estrutura da veia safena com a da artéria torácica interna, observa-se que a veia safena apresenta mais fibras musculares e menos fibras elásticas em sua camada média, o que a torna mais vulnerável a altas pressões de distensão.[12]

Artérias torácicas internas

O uso das artérias torácicas internas ("mamárias") alterou substancialmente a evolução natural da doença coronariana, especialmente em pacientes jovens. Acompanhamentos de longo prazo demonstraram perviedade da ATI superior a 90% e isso popularizou a artéria torácica interna esquerda como enxerto padrão na revascularização do ramo interventricular anterior da artéria coronária esquerda. Esses resultados trouxeram um impacto positivo na evolução da cirurgia cardíaca, elegendo o emprego da artéria torácica interna esquerda como o método mais confiável de revascularização miocárdica até os dias atuais.[13]

Um grande número de evidências, clínicas e angiográficas, também sugeriu a superioridade do uso das duas artérias mamárias (ATI) sobre um único enxerto de mamária, complementado por enxertos venosos.

O estudo ART (*Arterial Revascularization Trial*) vem buscando trazer essa resposta. Foram randomizados 3.102 pacientes com uso único ou duplo das ATI. Na análise de 30 dias as taxas de mortalidade, AVC, infarto do miocárdio e re-revascularização foram comparáveis em ambos os grupos, embora com risco aumentado de infecção esternal desfavorável à dupla ATI.

O acompanhamento de 5 anos mostrou que não houve diferença. Esses resultados podem ter sido influenciados pela utilização de um segundo enxerto arterial em 20% dos pacientes no grupo com uso único de ATI, nos quais se empregou a artéria radial. Além disso, elevada taxa de adesão à terapia medicamentosa levou a menor falha precoce do enxerto venoso em ambos os grupos[14] (Figura 2).

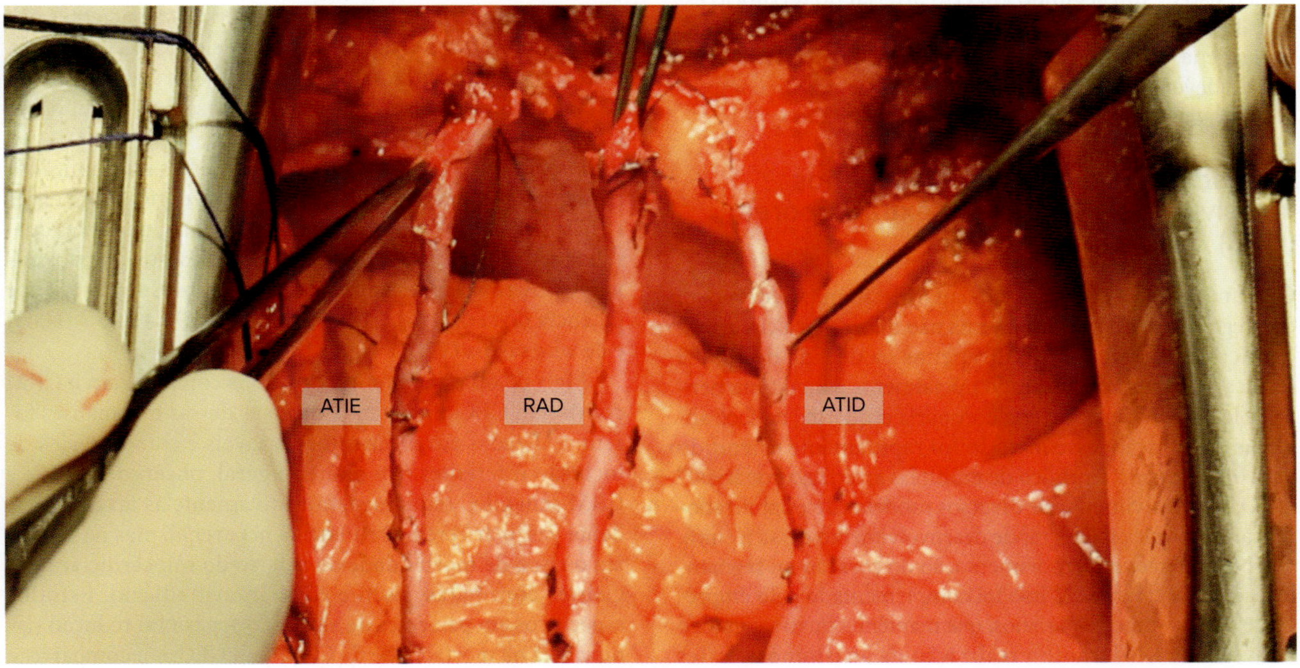

FIGURA 2

Revascularização totalmente arterial em paciente jovem. Artérias torácicas internas direita e esquerda *in situ* nas laterais e artéria radial no meio. ATIE: artéria torácica interna esquerda; ATID: artéria torácica interna direita; RAD: artéria radial.

O resultado de 10 anos do estudo seguiu a linha dos resultados de 5 anos. Não houve diferença significativa nos desfechos primários e secundários entre o grupo de uma mamária *versus* duas mamárias: 21,2% x 20,3% (p = 0,62) e 27,3% x 24,9% (p = 0,12). Contudo, 40% dos pacientes não receberam o tratamento proposto, sendo que a taxa de *cross-over* foi de 4% de uso único para uso da dupla mamária e de 14% do uso de dupla para uma mamária. Em uma subanálise comparando pacientes com "intenção de tratar", nos quais se comparou exatamente uso de uma mamária + safena versus uma mamária + outro enxerto arterial, houve superioridade do uso dos enxertos arteriais.[14]

Artéria radial

Apesar de um início polêmico, a artéria radial é frequentemente utilizada em pacientes em quem a revascularização arterial total é justificada, ou o uso da dupla ATI não é viável.

Seu reestabelecimento ocorreu após a introdução de medicamentos com ação antiespasmódica.[15] Visando evitar competição de fluxo, que pode gerar esse efeito ("*string sign*"), recomenda-se limitar seu uso a artérias coronárias com obstrução superior a 70%.[16]

Isso deu origem a inúmeros ensaios randomizados comparando o uso da artéria radial frente aos enxertos venosos e mamária direita.

No estudo RAPS (*Radial Artery Patence Study*), a taxa de oclusão do enxerto foi de 11,8% em pacientes com estenose de 70 a 89% no vaso nativo, mas de apenas 5,9% em pacientes com estenose ≥ 90% (p = 0,03).[17]

Está em curso o estudo multicêntrico "ROMA", que compara o uso de um segundo enxerto arterial no território esquerdo do coração (além da mamária para DA) *versus* uso da veia safena, com ênfase na artéria radial. O resultado desse estudo deve nos trazer mais informações acerca do comportamento da artéria radial.[18]

Revascularização miocárdica menos invasiva – sem circulação extracorpórea (CEC)

Os primeiros seis casos de revascularização miocárdica com emprego da artéria torácica interna não utilizaram a circulação extracorpórea. Apesar disso, apenas na década de 1990 a técnica foi difundida. Indicado inicialmente para o tratamento de lesões únicas da artéria coronária esquerda, na face anterior do coração, esse método foi rapidamente estendido para o tratamento cirúrgico de múltiplas artérias coronárias.[19]

O desenvolvimento de diversos modelos de estabilizadores cardíacos propiciou grande desenvolvimento dessa técnica, que permite reduzir a movimentação do coração no segmento a ser revascularizado. Isso foi complementado pelo emprego de *shunts* intracoronarianos, que mantêm o fluxo sanguíneo através do vaso durante a realização da anastomose. Esses artifícios dão maior segurança ao procedimento, à medida que reduzem a isquemia do leito distal e previnem uma eventual deterioração hemodinâmica.

Os procedimentos de CRM sem CEC são realizados sem parar o coração. Do ponto de vista técnico o método é mais exigente, mas teoricamente permite reduzir complicações da CEC como microembolias, aumento da permeabilidade à barreira hematoencefálica e especialmente a síndrome de resposta inflamatória sistêmica. Seu grande trunfo é eliminar a necessidade de canulação da aorta para instalação da CEC e procedimentos como o pinçamento total da aorta.

A comparação entre as técnicas com e sem CEC sempre foi polêmica e diversos artigos apresentaram resultados conflitantes. A maior parte desses estudos baseava-se no argumento de que a cirurgia sem circulação extracorpórea geraria menor reação inflamatória, com vantagens no intra e no pós-operatório, o que vem sendo contestado. Entretanto, um dos benefícios indubitáveis do método consiste na possibilidade de menor manipulação da aorta ascendente, podendo prevenir maiores complicações neurológicas.

Dois grandes estudos contemporâneos com e sem CEC (CORONARY, n = 4.752 e GOPCABE, n = 2.539) observaram taxas de mortalidade, AVC, IAM, insuficiência renal que requer diálise e re-revascularização similares em 1 ano, bem como nos desfechos compostos.[20,21]

No estudo CORONARY, envolvendo 79 centros, ao final de 5 anos a sobrevida foi idêntica nos 2 grupos, sem diferença significativa dos desfechos clínicos.[20]

O estudo GOPBAPE randomizou pacientes com 75 anos de idade ou mais para primeira revascularização do miocárdio eletiva, com ou sem circulação extracorpórea. O desfecho primário foi um composto de morte, AVC, IAM e nova revascularização em 30 dias e aos 12 meses de pós-operatório. Dentre os 2.539 pacientes randomizados, ao final de 12 meses não houve diferença significativa entre os pacientes que foram submetidos a cirurgia com ou sem CEC (13,1% *vs.* 14,0%; p = 0,48). Entretanto, numa análise de subgrupo, houve maior necessidade de nova revascularização no grupo sem CEC (1,3% *vs.* 0,4; p = 0,04).[21]

O estudo ROOBY incluiu 2.203 pacientes randomizados para grupos com e sem CEC, mas com cirurgiões sem experiência nesse tipo de abordagem. Em 1 ano, os pacientes operados sem CEC apresentaram maiores taxas de eventos adversos. A revascularização sem CEC apresentou menor patência dos enxertos arteriais (85,8% *vs.* 91,4%; p = 0,003) e de veia safena (72,7% *vs.* 80,4%; p < 0,001).[22]

Mais de 60 estudos randomizados compararam a CRM com e sem CEC. Entretanto, diversas dessas metanálises foram realizadas em momentos variáveis e com critérios de inclusão diferentes. De maneira geral, observou-se que a CRM sem CEC reduziu significativamente as taxas de acidente vascular cerebral e insuficiência renal, mas não reduziu o risco de mortalidade ou infarto do miocárdio em pacientes com baixo risco e risco intermediário. Estudos específicos em pacientes de alto risco sugeriram redução significativa na mortalidade da CRM sem CEC, em comparação na com CEC, embora com taxa maior de re-revascularização. Portanto, a discussão sobre o tema ainda permanece aberta e controversa.

Ultrassom epiaórtico

Cirurgiões experientes sempre palpam a aorta antes de sua manipulação. Isso inclui sua canulação ou a confecção de anastomoses proximais. Estima-se que essas placas estão presentes em mais de 50% dos pacientes submetidos à CRM.

Essa impressão sobre a presença de placas é, entretanto, subjetiva e sujeita a consequências desastrosas. Habitualmente as placas menos calcificadas são pouco detectáveis à simples palpação e essa sensibilidade fica limitada pela incapacidade de tocar a circunferência completa da aorta.

Na suspeita de lesões em aorta, especialmente pelos métodos radiológicos, recomenda-se a realização intraoperatória de ultrassom epiaórtico. Vários estudos retrospectivos têm demonstrado que seu uso reduz significativamente a incidência de acidente vascular cerebral, especialmente pela mudança de técnica na abordagem da aorta.[23]

Miniacesso

Dentre os procedimentos considerados minimamente invasivos, a minitoracotomia ganha destaque. Ela é realizada através de uma pequena toracotomia anterior esquerda (5-10 cm) ou pela secção parcial do esterno.

Mais recentemente, com o advento de novos estabilizadores cardíacos para cirurgia SEM CEC e novas técnicas cirúrgicas minimamente invasivas, houve um avanço nesse tipo de abordagem. A cirurgia de revascularização, que antes era praticamente reservada para o tratamento da artéria descendente anterior, agora tem sido realizada para o tratamento de pacientes multiarteriais. As anastomoses proximais têm sido realizadas diretamente na aorta, mesmo pela mini toracotomia lateral.

McGinn e Ruel realizaram a avaliação angiográfica pós-operatória de 91 pacientes. As cirurgias foram realizadas sem o uso de circulação extracorpórea em 76% dos casos, com número médio de 3 enxertos por paciente, com média de internação hospitalar de 4 dias e sem mortalidade nessa casuística. Após 6 meses, o estudo angiográfico de mostrou 92% de patência dos enxertos, sendo 100% de patência nos enxertos da artéria torácica interna esquerda.[24]

Robótica

Na revascularização do miocárdio, o uso de robôs visou procedimento totalmente endoscópico. A técnica é minimamente invasiva e exige apenas pequenas incisões no tórax para a introdução dos instrumentais. Isso permite melhor estética e possibilita uma recuperação mais rápida.

Em 2001, iniciamos a dissecção robótica da artéria torácica interna esquerda, seguida de minitoracotomia esquerda para anastomose sob visão direta com ótimos resultados.[25]

Recentemente, a experiência de 7 anos de um centro americano foi publicada. Um total de 544 pacientes foram submetidos ao procedimento robótico durante esse período, com mortalidade de 0,9% e apenas 1 conversão para esternotomia mediana. As anastomoses foram realizadas em 70% dos casos com um dispositivo mecânico e mostraram patência de 97%.[26]

A revascularização robótica vem sendo progressivamente estabelecida na prática clínica, mas os altos custos e os poucos centros de treinamento ainda são fatores limitantes para o uso rotineiro.

Métodos alternativos à revascularização tradicional

A angina refratária está presente em uma pequena parcela de pacientes, muitas vezes já revascularizados, em uso de tratamento medicamentoso otimizado. Esses pacientes são inadequados para o tratamento convencional de revascularização miocárdica, frequentemente por não existir leito coronariano receptivo para tratamento, a despeito de ainda possuírem miocárdio viável.

Nesses pacientes com anatomia coronariana desfavorável é possível a realização da revascularização transmiocárdica a *laser*. A técnica consiste na confecção de múltiplos canais transmiocárdicos e busca comunicar o sangue arterial presente no ventrículo esquerdo diretamente com o músculo cardíaco.[27]

Outra possibilidade alternativa é a injeção miocárdica direta de células hematopoéticas ainda não diferenciadas (tronco), obtidas da medula óssea do próprio paciente, visando obter neovascularização local ou mesmo a criação de novos miócitos.[28]

Em casos em que a artéria interventricular anterior da coronária esquerda se apresente muito lesada, prevendo sucesso discutível na anastomose com a ATIE, sugerimos técnica desenvolvida em nosso meio: consiste em realizar a cirurgia de implante intramiocárdico da ATIE, como proposto por Vineberg nos primórdios da cirurgia cardíaca, complementada pela anastomose distal desse enxerto com a DA. Caso essa anastomose venha a se ocluir, esperamos que o implante da ATIE possa estabelecer circulação colateral à microvasculatura da parede anterior, reduzindo a isquemia local.[29]

Cirurgia híbrida

Entende-se por cirurgia miocárdica híbrida (RMH) a revascularização cirúrgica de uma artéria coronária fundamental (habitualmente a anastomose da ATI esquerda para o ramo descendente anterior), complementada por angioplastia das demais coronárias. Para isso, foram desenvolvidas salas que permitem realizar técnicas de cirurgia cardíaca minimamente invasiva e também hemodinâmica intervencionista, visando a combinação desses procedimentos.

Dentre os critérios para RMH estão incluídos a lesão proximal de DA passível de tratamento cirúrgico minimamente invasivo e lesões nas outras artérias coronárias adequadas para angioplastia, sem contraindicação à dupla terapia antiplaquetária. Vários ensaios vêm sendo conduzidos visando avaliar as vantagens do tratamento híbrido.[30]

Referências bibliográficas

1. Dallan LA, Jatene FB. Myocardial revascularization in the XXI century. Rev Bras Cir Cardiovasc. 2013 Mar;28(1):137-44.
2. Nicolau JC, Timerman A, Marin-Neto JA, Piegas LS, Barbosa CJDG, Franci A; Sociedade Brasileira de Cardiologia. Diretrizes da Sociedade Brasileira de Cardiologia sobre angina instável e infarto agudo do miocárdio sem supradesnível do segmento ST. Arq Bras Cardiol. 2014;102(3Supl.1):1-61.
3. Hueb W, Lopes N, Gersh B, et al. Ten-year follow-up survival of the Medicine, Angioplasty, or Surgery Study (MASS II). A randomized controlled clinical trial of 3 therapeutic strategies for multivessel coronary artery disease. Circulation. 2010.
4. Dagenais GR, Lu J, Faxon DP, Kent K, Lago RM, Lezama C, et al; Bypass Angioplasty Revascularization Investigation 2 Diabetes (BARI 2D) Study Group. Effects of optimal medical treatment whit or without coronary revascularization on angina and subsequent revascularizations in patients with type 2 diabetes mellitus and stable ischemic heart disease. Circulation. 2011;123(14):1492-500.
5. ISCHEMIA Trial Research Group; Maron DJ, Hochman JS, O'Brien SM, Reynolds HR, Boden WE, Stone GW, et al. International Study of Comparative Health Effectiveness with Medical and Invasive Approaches (ISCHEMIA) trial: rationale and design. Am Heart J. 2018;201:124-35.
6. Farkouh ME, Domanski M, Sleep LA, et al. Strategies for multivessel revascularization in patients with diabetes. For the investigators of the FREEDOM TRIAL. N Engl J Med. 2012;367:2375-84.
7. Serryus PW, Morice MC, Kappetein P, Colombo A et al. Percutaneous coronary intervention versus coronary-artery bypass grafting for severe coronary artery disease. For the investigators of the SYNTAX TRIAL. N Engl J Med. 2009;360:961-72.
8. Stone GW, Sabik JF, Serruys PW, et al.; on behalf of the EXCEL Trial Investigators. Everolimus-eluting stents or bypass surgery for left main coronary artery disease. N Engl J Med. 2016;375:2223-5.
9. Makikallio T, Holm NR, Lindsay M et al. Percutaneous coronary angioplasty versus coronary artery bypass grafting in treatment of unprotected left main stenosis (NOBLE): a prospective, randomized, open-label, non-inferiority trial. Lancet. 2016;388:2743-52.
10. Favaloro RG. Saphenous vein autograft replacement of severe segmental coronary artery occlusion: operative technique. Ann Thorac Surg. 1968;5(4):334-9.
11. Samano N, Geijer H, Liden M, Fremes S, Bodin L, Souza D. The no-touch saphenous vein for coronary artery bypass grafting maintains a patency, after 16 years, comparable to the left internal thoracic artery: a randomized trial. J Thorac Cardiovasc Surg. 2015;150:880-8.
12. Dallan LAO, Miyakawa AA, Lisboa LA, Abreu Filho CA, Campos L, Borin T, et al. Alterações estruturais e moleculares (cDNA) precoces em veias safenas humanas cultivadas sob regime pressórico arterial. Rev Bras Cir Cardiovasc. 2004;19(2):126-35.
13. Loop FD, Lytle BW, Cosgrove DM, Stewart RW, Goormastic M, Williams GW, et al. Influence of the internal-mammary-artery graft on 10-year survival and other cardiac events. N Engl J Med. 1986;314(1):1-6.
14. Taggart DP, Benedetto U, Gerry S, Altman DG, Gray AM, Lees B, et al. Bilateral versus single internal-thoracic-artery grafts at 10 years. N Engl J Med. 2019;380:437-46.
15. Dallan LA, Oliveira SA, Poli de Figueiredo LP, Lisboa LA, Platania F, Jatene AD. Externally supported radial artery graft for myocardial revascularization: a new technique to avoid vasospasm. J Thorac Cardiovasc Surg. 1999;118(3):563-5.
16. Carneiro LJ, Platania F, Dallan LAP, Dallan LAO, Stolf NAG. Revascularização miocárdica com artéria radial: influência da anastomose proximal na oclusão a médio e longo prazo. Rev Bras Cir Cardiovasc. 2009;24(1):38-43.
17. Desai ND, Cohen EA, Naylor CD, Fremes SE; Radial Artery Patency Study Investigators. A randomized comparison of radial-artery and saphenous vein coronary bypass grafts. N Engl J Med. 2004;351:2302-9.
18. Gaudino M, Alexander JH, Bakaeen FG, Ballman K, Barili F, Calafiore AM, et al. Randomized comparison of the clinical outcome of single versus multiple arterial grafts: the ROMA trial-rationale and study protocol. Eur J Cardiothorac Surg. 2017;52(6):1031-40.
19. Buffolo E, Andrade JC, Branco JN, Aguiar LF, Ribeiro EE, Jatene AD. Myocardial revascularization without extracorporeal circulation. Seven-year experience in 593 cases. Eur J Cardiothorac Surg. 1990;4(9):504-7.
20. Diegeler A, Börgermann J, Kappert U, Breuer M, Böning A, Ursulescu A, et al.; GOPCABE Study Group. Off-pump versus onpump coronary artery bypass grafting in elderly patients. N Engl J Med. 2013;368:1189-98.
21. Lamy A, Devereaux PJ, Prabhakaran D, Taggart DP, Hu S, Straka Z, et al.; CORONARY Investigators. Five-year outcomes after off-pump or on-pump coronary-artery bypass grafting. N Engl J Med. 2016;375: 2359-68.
22. Hattler B, Messenger JC, Shroyer AL, Collins JF, et al. Off-pump coronary artery bypass surgery is associated with worse arterial and saphenous vein graft patency and less effective revascularization – ROOBY trial. Circulation. 2012;125:2827-35.
23. Rosenberger P, Shernan SK, Löffler M, Shekar PS, Fox JA, Tuli JK, et al. The influence of epiaortic ultrasonography on intraoperative surgical management in 6051 cardiac surgical patients. Ann Thorac Surg. 2008;85:548-53.
24. McGinn JT Jr, Usman S, Lapierre H, Pothula VR, Mesana TG, Ruel M. Minimally invasive coronary artery bypass grafting: dual-center experience in 450 consecutive patients. Circulation. 2009 Sep 15;120(11 Suppl):S78-84.
25. Dallan LAO, Lisboa LA, Abreu Filho CA, Platania F, Dallan LAP, Iglézias JC, et al. Assistência robótica para dissecção minimamente invasiva da artéria torácica interna na revascularização do miocárdio. Rev Bras Cir Cardiovasc. 2003;18(1):110.
26. Balkhy HH, Nisivaco S, Kitahara H, Torregrossa G, Patel B, Grady K, et al. Robotic off-pump totally endoscopic coronary artery bypass in the current era: report of 544 patients. Eur J Cardiothorac Surg. 2021:ezab378.
27. Dallan LAO, Gowdak LH, Lisboa LAF, Schettert I, César LAM, Oliveira SA, et al. Terapia celular associada à revascularização transmiocárdica a laser como proposta no tratamento da angina refratária. Rev Bras Cir Cardiovasc. 2008;23(1):46-52.
28. Gowdak LH, Schettert IT, Rochitte CE, Lisboa LA, Dallan LA, Cesar LA, et al. Early increase in myocardial perfusion after stem cell therapy in patients undergoing incomplete coronary artery bypass surgery. J Cardiovasc Transl Res. 2011;4(1):106-13.
29. Dallan LAO, Gowdak LH, Lisboa LAF, Milanez AMM, Platania F, Moreira LFP, et al. Modificação de antigo método (Vineberg) na era das células tronco: nova tática? Arq Bras Cardiol. 2009;93(5):79-81.
30. Esteves V, Oliveira MAP, Feitosa FS, Mariani J Jr, Campos CM, Hajjar LA, et al. Late clinical outcomes of myocardial hybrid revascularization versus coronary artery bypass grafting for complex triple-vessel disease: Long-term follow-up of the randomized MERGING clinical trial. Catheter Cardiovasc Interv. 2021;97(2):259-64.

Capítulo 7

Nova classificação das síndromes coronarianas agudas

Daniel B. Munhoz
Otavio R. Coelho
Andrei C. Sposito

PONTOS-CHAVE

- Síndrome coronariana aguda (SCA) é definida como suspeita de isquemia miocárdica aguda ou infarto do miocárdio (IM).
- Lesão miocárdica preenche apenas o critério laboratorial de infarto do miocárdio – curva de troponina – sem uma clínica compatível.
- Lesão miocárdica está associada a pior prognóstico clínico.
- Existem múltiplas causas isquêmicas e não isquêmicas de elevação de troponinas.
- SCA exige que haja alteração clínica e/ou eletrocardiográfica.
- IM tipo 1 ocorre por rotura ou erosão de placa ateromatosa.
- IM tipo 2 ocorre por desbalanço oferta-demanda.
- Para diferenciar IM tipo 1 de tipo 2 é necessário contexto clínico.
- IM sem coronárias obstruídas (IMsCO) representam até 14% dos IM.
- A cineangiocoronariografia não afasta causa aterotrombótica.
- Ressonância cardíaca é recomendada para avaliar a causa do IMsCO.

Introdução

Apesar da atual aceitação da conexão entre infarto do miocárdio (IM) e trombose coronariana, este é um conceito que demorou anos para ser formado e universalmente aceito.[1] O conceito era particularmente desafiado por um estudo que mostrava até 31% dos pacientes que faleceram de um IM tinham coronárias sem obstrução.[2] É importante entender as limitações dos métodos de avaliação das coronárias e do miocárdio para a formação dos novos conceitos de lesão miocárdica e IM com coronárias normais, que reforçam a importância da avaliação do quadro clínico do paciente. Estes temas serão o principal foco deste capítulo.

O termo síndrome coronariana aguda (SCA) é usado para pacientes em que há suspeita de isquemia miocárdica aguda ou infarto do miocárdio (IM). São classificadas em três apresentações: angina instável (AI), IM sem supradesnivelamento do segmento ST (IMsST) e IM com supradesnivelamento do segmento ST (IMcST). O discernimento entre IM e AI em geral é feito ao comparar as curvas de marcadores de necrose miocárdica. Devido a disponibilidade de troponinas ultrassensíveis, a interpretação dos MNM foi recentemente modificada.[3] No entanto, é sempre importante ratificar que os termos IMcST, IMsST e AI são melhor aplicados a pacientes com quadro clínico de SCA. Elevações de troponina em outros contextos clínicos devem ser interpretadas com cautela.

A quarta definição universal de infarto do miocárdio introduziu o conceito de lesão miocárdica.[3] Há uma importante associação entre lesão miocárdica e pior prognóstico clínico, além de ser frequentemente diagnosticado no cotidiano clínico.[4,5] Apesar da lesão miocárdica ser um pré-requisito para o diagnóstico de IM, ela é uma entidade por si só. Para estabelecer o diagnóstico de IM, são necessários outros critérios diagnósticos descritos adiante. Lesão miocárdica não isquêmica pode acontecer em diversas patologias cardíacas, como a miocardite, ou mesmo não cardíacas, como a insuficiência renal. Portanto, utilizando critérios clínicos, o médico deve diferenciar a elevação de troponina não isquêmica dos tipos de IM. Se não houver indício que suporte a hipótese de IM, o diagnóstico é de lesão miocárdica. Este diagnóstico pode ser mudado caso indícios subsequentes preencham o critério de IM.

Características patológicas da isquemia e infarto miocárdico

A definição de IM é a morte celular de miócitos devido a isquemia prolongada. Redução celular de glicogênio, relaxamento de miofibrilas e disrupção do sarcolema são as primeiras mudanças e já são vistas nos primeiros 10-15 minutos.[6] Anormalidades mitocondriais são observadas tão cedo quanto 10 minutos de oclusão coronária e são progressivas.[7] Pode levar horas para que necrose miocárdica seja identificada post-mortem em humanos; isso é um contraste com modelos animais na qual evidência bioquímica de morte celular miocárdica devido a apoptose pode ser detectada com 10 minutos de isquemia miocárdica induzida associada com morte miocítica.[8] Experimentalmente, a necrose progride do subendocárdio para o subepicárdio ao longo de horas. O tempo pode ser prolongado por circulação colateral aumentada, redução dos determinantes de consumo de oxigênio pelo miocárdio e oclusão/reperfusão intermitentes, que pode pré-condicionar o miocárdio.[9] Implementação imediata da terapia de reperfusão, quando apropriado, reduz a lesão isquêmica miocárdica.[10,11]

Biomarcadores na detecção de lesão miocárdica e infarto

Troponina cardíaca I e T são componentes do aparato contrátil das células miocárdicas e são expressas quase exclusivamente no coração.[12] Aumentos da troponina I não estão associados a lesão de outros tecidos não miocárdicos. A situação é mais complexa com a troponina T. Dados bioquímicos indicam que os músculos esqueléticos expressam proteínas que são detectadas como troponina T.[13] Dados recentes sugerem que a frequência de tal elevação sem isquemia miocárdica é maior do que o previamente imaginado.[14] Troponina I e troponina T são os biomarcadores preferenciais para avaliar lesão miocárdica e os ensaios de troponina ultrassensível são recomendados para prática clínica rotineira.[15] Outros marcadores como CKMB são menos sensíveis e menos específicos. Lesão miocárdica é definida com a elevação acima do percentil 99 do limite superior da referência (LSR).[15,16] A lesão pode ser aguda, caracterizada por um aumento e/ou queda dinâmica de troponina acima do percentil 99 do LSR, ou crônico, caracterizado por uma elevação persistente dos níveis de troponina.

Embora a elevação de troponina reflita a lesão das células miocárdicas, isto não indica o mecanismo fisiopatogênico subjacente, e pode ser secundário a um alongamento de fibras miocárdicas induzidas por aumento de pré-carga ou estresses fisiológicos em corações normais.[17,18] Várias causas tem sido sugeridas para a liberação de proteínas estruturais do miocárdio, incluindo uma troca normal de miócitos, apoptose, liberação celular de produtos de degradação de troponina, aumento de permeabilidade da parede celular, a formação e liberação de bolhas na membrana celular e necrose miocítica.[19] Independente do mecanismo, se há uma curva com ascensão e queda de troponina acima do percentil 99 do LSN isso é designado como IM.[15] Evidência histológica de lesão miocárdica com morte de miócitos pode ser detectada em condições clínicas associadas com mecanismos não isquêmicos de lesão miocárdica também.[20]

Condições de lesão miocárdica isquêmicas e não isquêmicas associadas com aumento de troponina estão apresentadas no Quadro 1. A complexidade das circunstâncias clínicas pode tornar difícil discriminar quais mecanismos específicos levaram a lesão miocárdica. Nesta situação, contribuições multifatoriais que levem a lesão miocárdica devem ser registradas no prontuário do paciente.

QUADRO 1 Razões para a elevação de troponinas por lesão miocárdica

Lesão miocárdica relacionada a isquemia miocárdica aguda
Rotura de placa aterosclerótica com trombose
Lesão miocárdica relacionada a isquemia miocárdica aguda por desbalanço oferta/demanda
Perfusão miocárdica reduzida: ▪ Espasmo coronariano, disfunção microvascular ▪ Embolismo coronariano ▪ Dissecção coronariana ▪ Bradiarritmia sustentada ▪ Hipotensão ou choque ▪ Insuficiência respiratória ▪ Anemia grave
Aumento de demanda miocárdica de oxigênio: ▪ Taquiarritmia sustentada ▪ Hipertensão grave com ou sem hipertrofia ventricular
Outras causas de lesão miocárdica
Condições cardíacas: ▪ Insuficiência cardíaca ▪ Miocardite ▪ Cardiomiopatia (qualquer tipo) ▪ Síndrome de takotsubo ▪ Procedimento de revascularização miocárdica ▪ Outro procedimento cardíaco que não revascularização ▪ Ablação por cateter ▪ Choques de desfibrilação ▪ Contusão cardíaca
Condições sistêmicas: ▪ Sepse, infecção ▪ Insuficiência renal crônica ▪ Acidente vascular encefálico, hemorragia subaracnoide ▪ Tromboembolismo pulmonar, hipertensão pulmonar ▪ Doenças infiltrativas – amiloidose; sarcoidose ▪ Agentes quimioterápicos ▪ Doentes críticos ▪ Exercício extenuante

Apresentações clínicas de IM

O início de isquemia miocárdica é o primeiro passo no desenvolvimento de IM e resulta de um desbalanço entre a oferta e a demanda de oxigênio no miocárdio. Isquemia miocárdica em um contexto clínico pode, com maior frequência, ser identificado pela anamnese e por alterações no eletrocardiograma (ECG). Sintomas isquêmicos incluem várias combinações de desconforto torácico, de extremidade superiores, mandibular, epigástrico ou um equivalente isquêmico, como dispneia ou astenia. Frequentemente o desconforto é difuso, não é localizado, não é posicional, não é afetado pela movimentação da região. No entanto, estes sintomas não são específicos para isquemia miocárdica e podem ser observados em outras condições gastrointestinais, neurológicas, pulmonares ou musculoesqueléticas. IM pode ocorrer com sintomas atípicos como palpitação, parada cardiorrespiratória ou

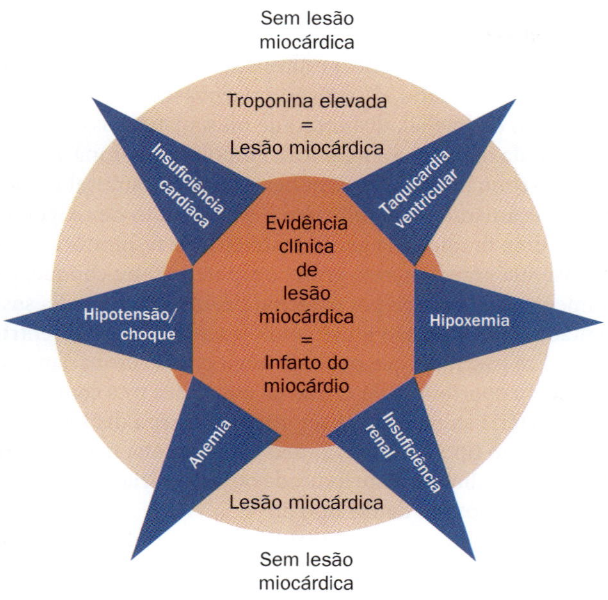

FIGURA 1

Quanto maior o estímulo, maior a chance de progressão para IM. Fonte; adaptada de Thygesen et al., 2018.[15]

mesmo sem sintomas.[15] Episódios de isquemia muito curtos para causar necrose também podem causar liberação de troponina T e seu aumento. Os miócitos envolvidos podem morrer subsequentemente devido a apoptose.[21]

Se a isquemia miocárdica está presente clinicamente ou detectada por mudanças no ECG associadas a lesão miocárdica, manifestada por uma curva de marcadores de necrose miocárdica, o diagnóstico de IM está fechado. Se isquemia miocárdica não está presente clinicamente, então a elevação de troponina pode indicar lesão miocárdica aguda, se o padrão for uma curva, ou lesão miocárdica crônica, se não houver mudança no padrão.[5] Considerações similares são relevantes quando se avaliam eventos que são potencialmente relacionados a procedimentos que podem levar a lesão miocárdica ou IM. Avaliações sequenciais podem modificar o diagnóstico inicial, o que torna a revaliação necessária.

Pacientes com suspeita de SCA que são afastados do diagnóstico de IM por valores de marcadores de necrose miocárdica (< que o percentil 99) podem ter AI ou um diagnóstico alternativo. Estes pacientes devem ser avaliados e tratados de acordo.[22]

Classificação clínica do IM

Para facilitar estratégias de tratamento como a reperfusão, é prática comum designar IM em pacientes com desconforto precordial que tem novas elevações do segmento ST em duas derivações contíguas ou um novo bloqueio de ramo esquerdo como um IMcSST. Em contrate, pacientes sem uma elevação do segmento ST na apresentação são designados IMsSST. Adicionalmente a estas categorias, IM pode ser classificado em vários tipos baseados em diferenças patológicas, clínicas e prognósticas, juntamente com diferentes estratégias de tratamento.

IM tipo 1

IM causado por doença arterial coronariana (DAC) aterotrombótica e usualmente precipitada pela rotura ou erosão de uma placa aterosclerótica é designado como IM tipo 1. A carga relativa de aterosclerose e trombose nas lesões culpadas varia bastante, e o componente trombótico dinâmico pode levar a embolização distal, resultando em necrose miocítica. A rotura de placa pode não apenas ser complicada por trombose intraluminal mas também por hemorragia para dentro da placa através da superfície rota.[23] É essencial integrar os achados de ECG com o objetivo de classificar o IM tipo 1 em IAMcSST ou IAMsSST de forma a estabelecer o tratamento apropriado segundo diretrizes.[24,25]

Critérios IM tipo 1 (ver Quadro 1)

Detecção de um aumento e queda de troponina com pelo menos um valor acima do percentil 99 do LSN e pelo menos um dos seguintes:

- Sintomas de isquemia miocárdica
- Novas mudanças eletrocardiográficas isquêmicas
- Surgimento de novas ondas Q patológicas
- Evidência imagenológica de nova perda de miocárdio viável ou nova anormalidade regional de motilidade de parede miocárdica em um padrão consistente com uma etiologia isquêmica.
- Identificação de um trombo coronariano pela angiografia incluindo imagem intracoronariana ou por autópsia. A demonstração *post-mortem* de um aterotrombo em uma artéria suprindo um miocárdio infartado, ou macroscopicamente a identificação de uma área de necrose com ou sem hemorragia intramiocárdica preenchem o critério de IM tipo 1 independente dos valores de troponina.

IM tipo 2

O mecanismo fisiopatogênico levando a lesão miocárdica isquêmica no contexto de um desbalanço entre suprimento de oxigênio e demanda está classificado como IM tipo 2.[15] Por definição rotura aterotrombótica de placa não é uma característica de IM tipo 2. Em pacientes com DAC estável, um estressor agudo, como sangramento gastrointestinal com uma queda significativa de hemoglobina ou uma taquiarritmia sustentada com manifestações clínicas de isquemia miocárdica podem resultar em uma lesão miocárdica e um IM tipo 2. Estes efeitos são devido a fluxo sanguíneo insuficiente para o miocárdio isquêmico para suprir a demanda de oxigênio do estressor. Limites isquêmicos podem variar substancialmente em pacientes dependendo da magnitude do estressor, a presença de comorbidades, a extensão da DAC subjacente e anormalidades estruturais cardíacas.

Estudos demonstraram ocorrências variáveis de IM tipo 2, dependendo dos critérios utilizados no diagnóstico. Alguns artigos usam critérios de desbalanço de oxigênio predeterminados[26], enquanto outros tem critérios mais liberais. A maior parte dos estudos mostram uma frequência mais alta de infarto tipo 2 em mulheres. As taxas de mortalidade a longo e curto prazo são geralmente mais altas no infarto tipo 2 do que no infarto tipo 1 na maioria dos estudos, mas não em todos eles, devido a uma maior incidência de comorbidades.[26-29] Aterosclerose coronária é um achado comum em infarto tipo 2 selecionados para cineangiocoronariografia. Em geral estes pacientes têm um prognóstico pior do que aqueles sem DAC.[29,30] Avaliações prospectivas da importância de DAC em infarto tipo 2 usando evidências consistentes são necessárias.

Tem sido demonstrado que a frequência de supradesnivelamento do segmento ST em infarto tipo 2 varia entre 3 e 24%.[31] Em alguns casos, embolia coronariana causada por trombos, cálcio ou vegetação dos átrios ou ventrículos ou dissecção aórtica aguda pode resultar em um infarto tipo 2. Dissecção espontânea de artérias coronárias com ou sem hematoma intramural é outra condição não aterosclerótica que pode ocorrer, especialmente em mulheres jovens. É definido como dissecção espontânea de coronária o acúmulo de sangue no falso lúmen, o que pode comprimir o lúmen verdadeiro em vários níveis.[32]

Toda a informação clínica disponível deve ser considerada para distinguir IM tipo 1 de tipo 2. O contexto e os mecanismos do IM tipo 2 devem ser considerados para estabelecer este diagnóstico. O desbalanço de oferta e demanda do miocárdico atribuível a isquemia miocárdica pode ser multifatorial, relacionado a: perfusão miocárdica reduzida devido a lesões ateroscleróticas estáveis sem rotura de placa, espasmo coronariano, disfunção microvascular (que inclui disfunção endotelial, disfunção de musculatura lisa e desregulação da inervação simpática), embolismo coronário, dissecção coronária com ou sem hematoma intramural ou outros mecanismos que reduzem a suprimento de oxigênio, como uma bradicardia grave, insuficiência respiratória com hipoxemia grave, anemia grave, e hipotensão ou choque; ou aumento de demanda por oxigênio devido a taquicardia sustentada ou hipotensão grave com ou sem hipertrofia ventricular. Em pacientes que realizam angiografia coronariana no momento oportuno, a descrição de uma placa rota com trombo na artéria culpada pode ser útil para fazer a distinção entre o infarto tipo 2 e o tipo 1, mas a angiografia nem sempre é definitiva, clinicamente indicada ou necessária para estabelecer o diagnóstico de IM tipo 2.

É aconselhável que durante a fase aguda, se trate o desbalanço isquêmico de suprimento e demanda de oxigênio. Esse tratamento pode incluir ajuste de volume, manejo pressórico, administração de componentes hematológicos, controle de frequência cardíaca e suporte ventilatório.[15] Dependendo da situação clínica, avaliações coronárias podem ser indicadas para descobrir a chance de DAC. Se estiver presente, as diretrizes de IM devem ser aplicadas de acordo com os achados de ECG de IMcST ou IMsST. No entanto, se DAC

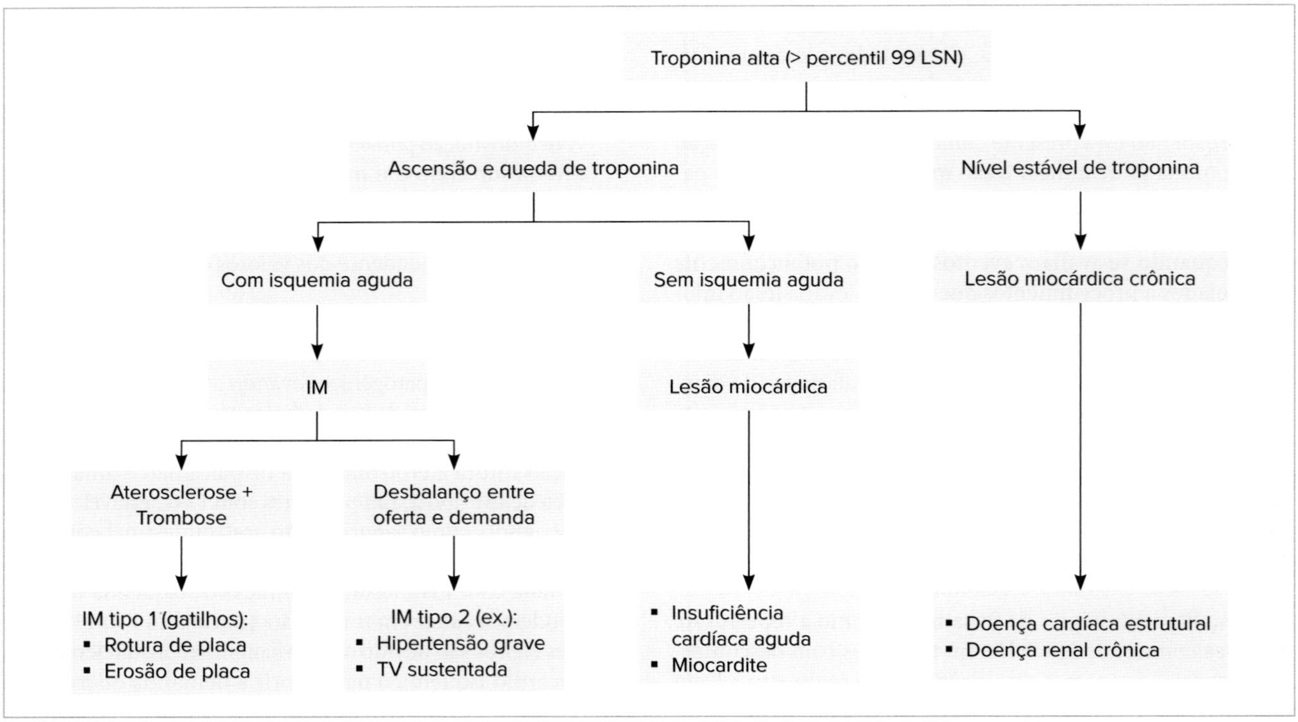

FIGURA 2

Modelo para interpretação de alteração de troponina. IM: infarto agudo do miocárdio; LSN: limite superior da normalidade; TV: taquicardia ventricular.

estiver ausente, os benefícios de estratégias de redução de risco cardiovascular em infarto tipo 2 continuam incertas.

IM tipo 2 e lesão miocárdica

IM tipo 2 e lesão miocárdica são frequentemente encontradas na prática clínica e ambas estão relacionadas com pior prognóstico.[4, 5, 26, 29] Um modelo conceitual para facilitar a distinção clínica entre lesão miocárdica isquêmica aguda com ou sem aterotrombose (IM tipos 1 ou 2) contra condições com lesão miocárdica aguda estão expostas na Figura 2. IM requer um aumento e/ou queda de troponina. Lesão miocárdica aguda pode também se manifestar com esse padrão, mas se a lesão está relacionada a doença cardíaca estrutural, os valores de troponina devem estar estáveis ou sem mudança. IM tipo 2 e lesão miocárdica não isquêmica também podem coexistir. Deve ser reconhecido que algumas entidades nosológicas podem estar em ambos os lados do diagrama - como insuficiência cardíaca aguda que pode acontecer no contexto de lesão miocárdica aguda. No entanto, níveis anormais de troponina, no caso de insuficiência cardíaca aguda ou crônica são mais frequentemente melhor caracterizados como uma condição de lesão miocárdica. Poucos estudos compararam a incidência de características clínicas de IM tipo 2 contra lesão miocárdica sem isquemia miocárdica aguda.

Critérios IM tipo 2 (Quadro 1)

Detecção de um aumento e/ou queda de troponina com pelo menos um acima do percentil 99 do limite superior da normalidade, e evidência de um desbalanço entre suprimento de oxigênio miocárdico e demanda não relacionada a aterotrombose coronária, requerendo ainda um dos seguintes:

- Sintomas de isquemia miocárdica
- Novas mudanças eletrocardiográficas isquêmicas
- Surgimento de novas ondas Q patológicas
- Evidência imagenológica de nova perda de miocárdio viável ou nova anormalidade regional de motilidade de parede miocárdica em um padrão consistente com uma etiologia isquêmica.

IM tipo 3

A detecção de biomarcadores no sangue é fundamental para estabelecer o diagnóstico de IM.[15] No entanto, pacientes podem ter uma manifestação típica de isquemia/infarto miocárdico, incluindo novas mudanças de ECG isquêmicas ou fibrilação ventricular e evoluir a óbito antes que seja possível obter sangue para determinação de biomarcadores; ou o paciente pode sucumbir logo após o início dos sintomas, antes mesmo que uma elevação de marcadores venha a acontecer. Estes pacientes são designados como IM tipo 3, quando a suspeita de um evento isquêmico é alta, mesmo que falte marcadores para determinar o IM. Esta categoria permite a separação de IM fatal do grupo muito mais abrangente de episódios de morte súbita que podem ser de origem cardíaca (não isquêmica) ou não cardíacas em sua origem. Quando um IM tipo 3 é diagnosticado e uma autópsia subsequente revela evidências de um IM recente, com um trombo fresco na artéria culpada, o IM tipo 3 é automaticamente reclassificado como IM tipo 1. Investigações originais que pesquisem a incidência de IM tipo 3 são esparsas, mas um estudo demonstrou a incidência anual inferior a 10/100.000 pessoas-ano e uma frequência de 3-4% entre todos os tipos de IM.[33]

Critérios IM tipo 3 (ver Quadro 1)

Pacientes que sofrem morte cardíaca, com sintomas sugestivos de isquemia miocárdica, acompanhando de novas mudanças isquêmicas presumidas nos ECG ou fibrilação ventricular, porém vão à óbito antes que biomarcadores possam ser coletados ou antes que aumento nos biomarcadores possa ser identificado, ou que IM seja identificado em um exame de autópsia.

Lesão miocárdica relacionada a procedimentos coronários

Lesão miocárdica periprocedimento relacionada a revascularização miocárdica, seja angioplastia transluminal percutânea (ATC) coronária ou revascularização cirúrgica (RVM), pode estar temporalmente relacionada ao próprio procedimento, refletindo complicações periprocedimento, ou pode ocorrem mais tarde, refletindo complicações de um dispositivo, como trombose precoce ou tardia de stent ou reestenose intra-stent para angioplastia, ou fechamento/estenose de enxertos para a revascularização cirúrgica. O realce tardio do gadolínio em ressonância magnética (RM) permite a avaliação de lesão miocárdica periprocedimento.[34] Quando quantificado a lesão periprocedimento usando a RM antes e brevemente após a angioplastia ou cirurgia, foi encontrado que 32% dos pacientes tinham evidências de lesão miocárdica periprocedimento. Além do mais, tem sido demonstrado que pacientes com elevação de troponina após procedimento percutâneo ou cirúrgico têm a evidência de lesão miocárdica periprocedimento na RM.[35] De importância, se o valor basal, antes do procedimento estiver acima do percentil 99 do LSN, é essencial que os níveis de troponina sejam estáveis antes da avaliação de forma a determinar com segurança a presença de lesão miocárdica periprocedimento. Não é possível determinar, quando intervindo em um paciente com um IM recente se um aumento no nível de troponina está mais relacionado ao procedimento ou mais ao IM.

Uma grande proporção de pacientes tem valores anormais de troponina após ATC, variando entre ~20-40% em DAC estável a 40-50% em um IM.[36] A ocorrência de uma lesão miocárdica periprocedimento pode ser detectada pela mensuração da troponina antes do procedimento e repetida 3-6 h após o mesmo. Se o segundo valor estiver em aumento, é necessário dar sequência as mensurações para documentar o pico de troponina. Valores em ascensão após o procedimento só podem ser atribuídos com certeza a lesão miocárdica periprocedimento quando os valores pré-procedimentos eram normais, estavam estáveis ou em queda. Para pacientes que apresentam uma SCA e são submetidos prontamente a uma revascularização miocárdica, terminando tendo apenas uma medida basal única pré-procedimento que está ou normal ou levemente aumentada, seguido por valores pós-procedimento que seguem em aumento, ou aumento pós-procedimento deve ser atribuído à SCA. Dados recentes corroboram a importância de valores elevados de troponina pré-procedimento como um marcador prognóstico em pacientes que têm valores que aumentam após o procedimento.[37] Para diagnosticar lesão miocárdica periprocedimento em uma situação de um único biomarcador pré-procedimento, os valores do biomarcador teriam que estar estáveis ou caindo pós-procedimento, seguido por um aumento que excede o percentil 99 do LSN, e se o valor não retornar para o basal, o aumento de mais de 20% com um valor absoluto acima do percentil 99 do LSN.

Critérios para lesão miocárdica periprocedimento (ver Quadro 1)

Lesão miocárdica periprocedimento é arbitrariamente definida por aumentos nnos níveis de troponina (> percentil 99 do LSN) em pacientes com valores basais normais (< percentil 99 do LSN) ou um aumento > 20% do basal quanto estiver acima do percentil 99 do LSN, mas está estável ou em queda.

IM associado com ATC (IM tipo 4a)

Aumentos isolados de troponina pós-ATC são suficientes para o diagnóstico de lesão miocárdica periprocedimento, porém são insuficientes para o diagnóstico de IM tipo 4a. IM tipo 4a requer também que haja critérios clínicos de isquemia miocárdica, seja de novas mudanças de ECG, evidência imagenológica, ou por complicações periprocedimento com redução do fluxo coronariano, como dissecção coronária, oclusão de uma coronária epicárdica importante ou de um ramo lateral, oclusão de fluxo colateral, fluxo lento, ausência de refluxo ou embolização distal. O uso de troponina ultrassensível para diagnosticar IM tipo 4a (e IM tipo 5) é uma área de pesquisa ativa. Muitas troponinas ultrassensíveis estão disponíveis, que tem limites dinâmicos. Critérios diferentes podem ser necessárias para ensaios diferentes. No entanto, recentemente tem sido demonstrado que os limites de troponina ultrassensível para predizer eventos cardiovasculares em 30 dias e 1 ano foram muito próximos de um aumento de 5 vezes sugerido na 3ª definição universal de IM.[38] Estes critérios são, portanto, retidos por conta da ausência de novo indício científico que identifica critérios superiores para definir o subtipo de IM. Outros critérios que preenchem os pontos para o diagnóstico de IM tipo 4a independente de valores de troponina, são o desenvolvimento de novas onda Q patológicas ou evidência de autópsia de trombo recente relacionado à artéria culpada.

Uma plêiade de definições existe para infarto do miocárdio periprocedimento. O debate científico em torno da definição é intenso pois estudos com grande impacto na prática clínica dependem deste desfecho para seu resultado final (ISCHEMIA). Recomenda-se, para maior precisão diagnóstica na prática clínica adicionar-se os critérios angiográficos da ARC-2 à quarta definição universal de infarto. (ARC-2)

Critérios para IM relacionado a ATC após <48h do procedimento índice (IM tipo 4a) (Quadro 1)

IM relacionado a intervenção coronária é arbitrariamente definido como uma elevação de troponina acima do percentil 99 do LSN em pacientes com valores normais basais. Em pacientes com troponina elevada pré-procedimento nos quais os níveis de troponina estão estáveis (< 20% de variação) ou em queda, o aumento pós-procedimento deve ser > 20%. No entanto, o valor absoluto pós-procedimento ainda deve ser 5 vezes o percentil 99 do LSN. Adicionalmente, um dos seguintes elementos é requerido:

- Novas mudanças eletrocardiográficas isquêmicas.
- Surgimento de novas ondas Q patológicas. O desenvolvimento isolado de novas Q patológicas preenche os critérios de IM tipo 4a mesmo se os valores de troponina não se elevarem 5 vezes o percentil 99 do LSN.
- Evidência imagenológica de nova perda de miocárdio viável ou nova anormalidade regional de motilidade de parede miocárdica em um padrão consistente com uma etiologia isquêmica.
- Achados angiográficos consistentes com uma limitação de fluxo por complicações como dissecção coronária, oclusão de uma artéria coronária epicárdica ou oclusão/trombose de um ramo, disrupção de fluxo colateral ou embolização distal. A demonstração pós-mortem de um trombo relacionado ao procedimento na artéria culpada, ou uma área de necrose macroscópica ampla com ou sem hemorragia intramiocárdica preenche os critérios de IM tipo 4a.

Trombose de *stent* (IM tipo 4b)

Uma subcategoria de IM relacionado a ATC é trombose de *stent*, quando documentado por angiografia ou autópsia usando os mesmos critérios do IM tipo 1. Este IM é categorizado em relação ao tempo de ocorrência:

- Agudo, 0-24 h.
- Subagudo > 24 h a 30 dias.
- Tardio > 30 dias a 1 ano.
- Muito tardio > 1 ano após o implante do *stent*.[39]

Reestenose *pós*-ATC (IM tipo 4c)

Ocasionalmente, quando acontece a IM, a única explicação angiográfica é a reestenose de *stent* ou reestenose após ATC pós-balão no território de IM, já que nenhuma outra lesão culpada ou trombo podem ser identificados. Esse IM relacionado a ATC pode ter reestenose focal ou difusa, ou uma lesão complexa associada com a curva de valores de troponina acima do percentil 99 do LSN, os mesmos critérios utilizados para IM tipo 1.[15]

Critérios para IM relacionado a RVM < 48 h do procedimento índice (IM tipo 5) (Quadro 1)

IM relacionado a RVM é arbitrariamente definido como elevação de troponina > 10 vezes o percentil 99 do LSN em pacientes com valores de troponinna basais normais. Em pacientes com troponina elevada pré-procedimento, nos quais os níveis de troponina estão estáveis (<2 0% de variação) ou em queda, o aumento pós-procedimento deve ser > 20%. No entanto, o valor absoluto pós-procedimento ainda deve ser 5 vezes o percentil 99 do LSN. Adicionalmente, um dos seguintes elementos é requerido:

- Novas mudanças eletrocardiográficas isquêmicas
- Surgimento de novas ondas Q patológicas. O desenvolvimento isolado de novas Qs patológicas preenche os critérios de IM tipo 4a mesmo se os valores de troponina não se elevarem 10 vezes o percentil 99 do LSN.
- Evidência imagenológica de nova perda de miocárdio viável ou nova anormalidade regional de motilidade de parede miocárdica em um padrão consistente com uma etiologia isquêmica.
- Achados angiográficos consistentes com uma limitação de fluxo por complicações como dissecção coronária, oclusão de uma artéria coronária epicárdica ou oclusão/trombose de um ramo, disrupção de fluxo colateral ou embolização distal.

IM sem coronárias obstruídas (IMsCO)

Uma quantidade significativa de IM acontece sem obstrução detectável de coronárias à cineangiocoronariografia (1-14%).[40] A demonstração de DAC não obstrutiva (obstruções < 50%) à cineangiocoronariografia não afasta uma etiologia aterotrombótica, já que o fenômeno de trombose é extremamente dinâmico. O clínico atencioso precisa levar em consideração a limitação dos métodos para fazer o diagnóstico de IMsCO e tratar o paciente com aterosclerose subjacente adequadamente.

O diagnóstico de IMsCO é uma hipótese diagnóstica que precisa ter sua causa adequadamente investigada. Não identificar a etiologia pode levar ao tratamento inapropriado destes pacientes.

Os pacientes com IMsCO podem preencher os critérios tanto de IM tipo 1 como IM tipo 2. As diferentes etiologias para IMsCO podem ser organizadas em grupos:

- Secundária a desordens das coronárias epicárdicas (rotura de placa aterosclerótica, ulceração, fissura, erosão ou dissecção coronariana) (IM tipo 1).
- Desbalanço oferta/demanda do suplemento de oxigênio (espasmo coronariano, embolia coronariana) (IM tipo 2).
- Disfunção endotelial (espasmo microvascular) (IM tipo II).
- Secundário a desordens miocárdicas sem envolvimento de coronárias (miocardite[41] ou takotsubo).

As últimas duas entidades mimetizam IM, mas são melhor classificadas como condições de lesão miocárdica. Embora o prognóstico dependa bastante da causa subjacente do IMsCO o prognóstico deste grupo costuma ser bastante sério, em torno de 3,5% de mortalidade em 1 ano.[40]

Uma vez afastadas obstruções coronarianas com a cineangiocoronariografia, recomenda-se ventriculografia ou ecocardiograma para investigar disfunção segmentar ou derrame pericárdico.

Ressonância magnética cardíaca é um exame particularmente interessante por caracterizar não invasivamente o tecido miocárdico, permitir a avaliação da motilidade das paredes cardíacas, presença de edema e a presença/padrão de cicatrizes/fibroses no tecido miocárdico. A realização da ressonância nas primeiras 2 semanas dos sintomas deve ser considerada para investigar a causa do IMCSO.[42]

RESUMO

- Lesão miocárdica é a principal atualização na classificação das síndromes coronarianas agudas. Ela é definida como curva de ascensão e queda de troponina acima do percentil 99 do LSN sem clínica compatível com SCA. A lesão miocárdica é uma entidade por si só e está ligada a um pior prognóstico. Esta entidade se torna essencial no contexto da detecção de troponinas ultrassensíveis.
- SCA tem um espectro de apresentações que envolvem diversas manifestações de dor precordial a dor mandibular ou epigástrica, associadas ou não a alteração eletrocardiográfica. A curva de troponina com ascensão e queda não afasta SCA, uma vez que AI não exige alteração de troponinas.
- IM tipo 1 pode acontecer por rotura clássica da placa ateromatosa ou por erosão da placa mais modernamente, associada a um quadro clínico compatível com SCA e curva de troponina. IM tipo 2 acontece em um contexto clínico em que há desbalanço oferta-demanda da perfusão do miocárdio – levando a quadro clínico de SCA e curva enzimática compatível com IM. A distinção de IM tipo 1 e tipo 2 é um desafio clínico que deve ser enfrentado, avaliando o contexto de fatores de risco do paciente, a situação clínica da apresentação e lesões coronárias fixas.
- IM tipo 3 é definido como morte súbita com sintomas sugestivos de isquemia miocárdica acompanhada por mudanças presumidas nos ECG em um contexto em que não é possível colher biomarcadores antes do desfecho. IM tipo 4 é definido como associado a procedimentos percutâneos, sendo dividido em 4a: associado a ATC; 4b: trombose de *stent*; 4c: reestenose pós-ATC (quando não há outra explicação angiográfica plausível). IM tipo 5 se associa a RVM.
- IMsCO representa uma quantidade significativa dos IM – até 14%. É importante reforçar que a cineangiocoronariografia não afasta uma etiologia aterotrombótica. As causas de IMsCO se organizam em: secundárias a desordens de coronárias epicárdicas; desbalanço oferta/demanda do suplemento de oxigênio; disfunção endotelial; secundário a desordens miocárdicas sem envolvimento de coronárias. Ressonância cardíaca é interessante para investigar a causa do IMsCO.

Referências bibliográficas

1. Herrick JB. Landmark article (JAMA 1912). Clinical features of sudden obstruction of the coronary arteries. JAMA. 1983;250:1757-65.
2. Friedberg CK, Horn H. Acute myocardial infarction not due to coronary artery occlusion. JAMA. 1939;112:1675-9.
3. Thygesen K. What's new in the fourth universal definition of myocardial infarction? Eur Heart J. 2018;39:3757-8.
4. Sarkisian L, Saaby L, Poulsen TS, et al. Clinical characteristics and outcomes of patients with myocardial infarction, myocardial injury, and nonelevated troponins. Am J Med. 2016;129:446.e445-446.
5. Sarkisian L, Saaby L, Poulsen TS, et al. Prognostic impact of myocardial injury related to various cardiac and noncardiac conditions. Am J Med. 2016;129:506-514.e501.
6. Jennings RB, Ganote CE. Structural changes in myocardium during acute ischemia. Circ Res. 1974;35(Suppl 3):156-172.
7. Virmani R, Forman MB and Kolodgie FD. Myocardial reperfusion injury. Histopathological effects of perfluorochemical. Circulation. 1990;81:IV57-68.
8. Ooi DS, Isotalo PA and Veinot JP. Correlation of antemortem serum creatine kinase, creatine kinase-MB, troponin I, and troponin T with cardiac pathology. Clin Chem. 2000;46:338-44.
9. Reimer KA, Jennings RB, Tatum AH. Pathobiology of acute myocardial ischemia: metabolic, functional and ultrastructural studies. Am J Cardiol. 1983;52:72A-81A.
10. Ibáñez B, Heusch G, Ovize M, et al. Evolving therapies for myocardial ischemia/reperfusion injury. J Am Coll Cardiol. 2015;65:1454-71.
11. Montecucco F, Carbone F, Schindler TH. Pathophysiology of ST-segment elevation myocardial infarction: novel mechanisms and treatments. Eur Heart J. 2016;37:1268-83.
12. Thygesen K, Mair J, Giannitsis E, et al. How to use high-sensitivity cardiac troponins in acute cardiac care. Eur Heart J. 2012;33:2252-7.
13. Mair J, Lindahl B, Müller C, et al. What to do when you question cardiac troponin values. Eur Heart J Acute Cardiovasc Care. 2018;7:577-86.
14. Vestergaard KR, Jespersen CB, Arnadottir A, et al. Prevalence and significance of troponin elevations in patients without acute coronary disease. Int J Cardiol. 2016;222:819-25.
15. Thygesen K, Alpert JS, Jaffe AS, et al. Fourth universal definition of myocardial infarction. Circulation. 2018;138:e618-e651.
16. Apple FS, Jaffe AS, Collinson P, et al. IFCC educational materials on selected analytical and clinical applications of high sensitivity cardiac troponin assays. Clin Biochem. 2015;48:201-3.
17. Turer AT, Addo TA, Martin JL, et al. Myocardial ischemia induced by rapid atrial pacing causes troponin T release detectable by a highly sensitive assay: insights from a coronary sinus sampling study. J Am Coll Cardiol. 2011;57:2398-405.
18. Weil BR, Suzuki G, Young RF, et al. Troponin release and reversible left ventricular dysfunction after transient pressure overload. J Am Coll Cardiol. 2018;71:2906-16.
19. White HD. Pathobiology of troponin elevations: do elevations occur with myocardial ischemia as well as necrosis? J Am Coll Cardiol. 2011;57:2406-8.
20. Eggers KM and Lindahl B. Application of cardiac troponin in cardiovascular diseases other than acute coronary syndrome. Clin Chem. 2017;63:223-35.
21. Weil BR, Young RF, Shen X, et al. Brief myocardial ischemia produces cardiac troponin I release and focal myocyte apoptosis in the absence of pathological infarction in swine. JACC Basic Transl Sci. 2017;2:105-14.
22. Braunwald E, Morrow DA. Unstable angina: is it time for a requiem? Circulation. 2013;127:2452-7.
23. Falk E, Nakano M, Bentzon JF, et al. Update on acute coronary syndromes: the pathologists' view. Eur Heart J. 2013;34:719-28.
24. Avezum Junior Á, Feldman A, Carvalho AC, et al. V Guideline of the Brazilian Society of Cardiology on acute myocardial infarction treatment with ST segment elevation. Arq Bras Cardiol. 2015;105:1-105.
25. Nicolau JC, Timerman A, Marin-Neto JA, et al. Guidelines of Sociedade Brasileira de Cardiologia for unstable angina and non-ST-segment elevation myocardial infarction (II Edition, 2007) 2013-2014 Update. Arq Bras Cardiol. 2014;102:1-61.
26. Cediel G, Gonzalez-Del-Hoyo M, Carrasquer A, et al. Outcomes with type 2 myocardial infarction compared with non-ischaemic myocardial injury. Heart. 2017;103:616-22.
27. Gupta S, Vaidya SR, Arora S, et al. Type 2 versus type 1 myocardial infarction: a comparison of clinical characteristics and outcomes with a meta-analysis of observational studies. Cardiovasc Diagn Ther. 2017;7:348-58.
28. Saaby L, Poulsen TS, Diederichsen AC, et al. Mortality rate in type 2 myocardial infarction: observations from an unselected hospital cohort. Am J Med. 2014;127:295-302.
29. Chapman AR, Shah ASV, Lee KK, et al. Long-term outcomes in patients with type 2 myocardial infarction and myocardial injury. Circulation. 2018;137:1236-45.
30. Neumann JT, Sörensen NA, Rübsamen N, et al. Discrimination of patients with type 2 myocardial infarction. Eur Heart J. 2017;38:3514-20.
31. Sandoval Y and Thygesen K. myocardial infarction type 2 and myocardial injury. Clin Chem. 2017;63:101-7.
32. Saw J, Mancini GBJ and Humphries KH. Contemporary review on spontaneous coronary artery dissection. J Am Coll Cardiol. 2016;68:297-312.
33. Jangaard N, Sarkisian L, Saaby L, et al. Incidence, frequency, and clinical characteristics of type 3 myocardial infarction in clinical practice. Am J Med. 2017;130:862.e869-862.e814.
34. Rahimi K, Banning AP, Cheng AS, et al. Prognostic value of coronary revascularisation-related myocardial injury: a cardiac magnetic resonance imaging study. Heart. 2009;95:1937-43.
35. Selvanayagam JB, Porto I, Channon K, et al. Troponin elevation after percutaneous coronary intervention directly represents the extent of irreversible myocardial injury: insights from cardiovascular magnetic resonance imaging. Circulation. 2005;111:1027-32.
36. Tricoci P. Consensus or Controversy?: Evolution of Criteria for Myocardial Infarction After Percutaneous Coronary Intervention. Clin Chem. 2017;63:82-90.
37. Ndrepepa G, Colleran R, Braun S, et al. High-sensitivity troponin T and mortality after elective percutaneous coronary intervention. J Am Coll Cardiol. 2016;68:2259-68.
38. Thygesen K, Alpert JS, Jaffe AS, et al. Third universal definition of myocardial infarction. Eur Heart J. 2012;33:2551-67.
39. Garcia-Garcia HM, McFadden EP, Farb A, et al. Standardized end point definitions for coronary intervention trials: The Academic Research Consortium-2 Consensus Document. Eur Heart J. 2018;39:2192-207.
40. Pasupathy S, Air T, Dreyer RP, et al. Systematic review of patients presenting with suspected myocardial infarction and nonobstructive coronary arteries. Circulation. 2015;131: 861-70.
41. Caforio AL, Pankuweit S, Arbustini E, et al. Current state of knowledge on aetiology, diagnosis, management, and therapy of myocarditis: a position statement of the European Society of Cardiology Working Group on Myocardial and Pericardial Diseases. Eur Heart J. 2013;34:2636-48.
42. Pathik B, Raman B, Mohd Amin NH, et al. Troponin-positive chest pain with unobstructed coronary arteries: incremental diagnostic value of cardiovascular magnetic resonance imaging. Eur Heart J Cardiovasc Imaging. 2016; 17:1146-52.

Capítulo 8

Diagnóstico e tratamento das síndromes coronarianas agudas sem supradesnível do segmento ST

Luciano Moreira Baracioli
André Franci
Flávia Bittar B. Arantes
José Carlos Nicolau

PONTOS-CHAVE

- Todo paciente com suspeita de coronariopatia aguda deve ser submetido a ECG dentro de, no máximo, 10 minutos após sua chegada à unidade de emergência.
- Os marcadores bioquímicos de necrose miocárdica (apenas troponina ultrassensível, e CK-MB massa se a troponina US não estiver disponível) devem ser dosados na admissão do paciente e os protocolos de avaliação de dor torácica devem ser seguidos.
- Pacientes com síndromes coronarianas agudas sem supradesnível do segmento ST (SCAs/SST) devem ser estratificados quanto ao risco de eventos isquêmicos e hemorrágicos o mais rapidamente possível quando da chegada à emergência.
- AAS deve ser administrado de imediato, e o anti-ADP deve ser introduzido de acordo com o momento da estratificação invasiva (até 2 h, entre 2 h e 24 h, ou após 24 h).
- Anticoagulação parenteral deve ser associada à dupla antiagregação plaquetária.
- A estratificação invasiva inicial (cineangiocoronariografia) deve ser realizada de forma precoce nos pacientes com risco alto e muito alto para eventos isquêmicos.

Introdução

Nos Estados Unidos, a doença arterial coronária é a principal causa dos óbitos de etiologia cardiovascular (cerca de 43,2%); naquele país, aproximadamente 720.000 pessoas por ano desenvolvem um novo quadro de coronariopatia aguda, e cerca de 330.000 terão um evento recorrente.[1] Destas, aproximadamente 70% se apresentam com quadro clínico de síndrome coronariana aguda sem supradesnível do segmento ST (SCAs/SST). No Brasil o registro BRACE analisou as hospitalizações por SCA em 72 hospitais distribuídos de forma estratificada pelas diferentes regiões do país, demonstrando que as SCAs/SST representam 45,7% das hospitalizações (2/3 por infarto agudo do miocárdio sem supradesnível do segmento ST – IAMs/SST – e 1/3 por angina instável – AI). O estudo revelou, no geral, uma taxa reduzida de uso de terapias que impactam o prognóstico de pacientes com SCA, com importantes diferenças regionais.[2] Em virtude da ampla variação das manifestações clínicas das SCAs/SST, sua estratificação de risco ajuda a determinar estratégias individualizadas de tratamento, o que se reflete em melhor adequação de custos em função do risco e da eficácia terapêutica.

Definição

Nas SCAs/SST, em cerca de dois terços dos casos, ocorre trombose coronária não oclusiva, resultante da ruptura de uma placa aterosclerótica; no terço restante dos casos, geralmente ocorre erosão da placa, determinando limitação significativa, porém parcial, do fluxo coronário. Em cerca de 70% dos pacientes ocorre necrose miocárdica (IAMs/SST). Os restantes 30% compreendem os pacientes portadores de angina instável (AI).[3,4]

De acordo com a definição mais recente sobre o assunto, o termo infarto agudo do miocárdio (IAM) deve ser utilizado quando houver evidência de necrose miocárdica com elevação de marcadores de necrose miocárdica (preferencialmente troponina) acima do percentual 99 do limite máximo de referência e, pelo menos, um dos seguintes parâmetros: sintomas sugestivos de isquemia; desenvolvimento de novas ondas Q no ECG; alterações novas ou presumivelmente novas e significativas do segmento ST, da onda T ou presença de BRE novo; evidência, em exame de imagem, de perda de miocárdio viável ou de nova alteração segmentar de contratilidade ventricular; identificação de trombo intracoronariano por angiografia ou necropsia.[5] A Tabela 1 mostra a classificação do IAM. Observa-se que o infarto pode ser considerado uma complicação dos procedimentos intervencionistas: intervenção coronariana percutânea (ICP) quando há aumento da troponina de pelo menos cinco vezes acima do porcentual 99 (IAM tipo 4a) após o procedimento, ou cirurgia de revascularização miocárdica (CRM) quando esse valor ultrapassa 10 vezes (IAM tipo 5).

TABELA 1 Classificação do IAM de acordo com as situações relacionadas ao seu desenvolvimento[4]

Classificação	Descrição
1	IAM espontâneo relacionado a isquemia em razão de evento coronariano como ruptura, fissura ou dissecção de placa aterosclerótica coronariana
2	IAM secundário à isquemia por inadequação de oferta/demanda de oxigênio pelo miocárdio, como em espasmo coronariano, anemia, arritmias, hipotensão e hipertensão
3	Morte cardíaca súbita. Diagnóstico obtido em necrópsia
4a	IAM associado a intervenção coronariana percutânea
4b	IAM associado a trombose documentada de *stent*
5	IAM associado a cirurgia de revascularização miocárdica

Diagnóstico

Em razão da heterogeneidade da apresentação do quadro clínico da AI, Braunwald et al.[6] desenvolveram uma classificação baseada nas circunstâncias clínicas do episódio isquêmico agudo e na intensidade dos sintomas, cujo valor prognóstico e terapêutico tem sido validado em numerosos estudos clínicos prospectivos (Tabela 2).[7]

TABELA 2 Classificação de Braunwald para angina instável[6]

1. Gravidade dos sintomas
Classe I – angina de início recente (menos de dois meses), frequente ou de grande intensidade (três ou mais vezes ao dia), acelerada (evolutivamente mais frequente ou desencadeada por esforços progressivamente menores)
Classe II – angina de repouso subaguda (um ou mais episódios em repouso nos últimos 30 dias, o último episódio ocorrido há mais de 48 horas)
Classe III – angina de repouso aguda (um ou mais episódios em repouso nas últimas 48 horas)
2. Circunstâncias das manifestações clínicas
Classe A – angina instável secundária (anemia, febre, hipotensão, hipertensão não controlada, emoções não rotineiras, estenose aórtica, arritmias, tireotoxicoses, hipoxemia, etc.)
Classe B – angina instável primária
Classe C – angina pós-infarto do miocárdio (mais de 24 horas e menos de duas semanas)
3. Intensidade do tratamento
Classe 1 – sem tratamento ou com tratamento mínimo
Classe 2 – terapia antianginosa usual
Classe 3 – terapia máxima

Os marcadores bioquímicos de lesão miocárdica trouxeram subsídios importantes para o diagnóstico e o prognóstico das SCAs/SST, levando a uma adaptação da classificação original de Braunwald, cuja alteração fundamental ocorreu no grupo 2B. O grupo foi subdividido em 2B-troponina negativa e 2B-troponina positiva, este, obviamente, com pior prognóstico.[8]

História clínica e exame físico

Nos pacientes com coronariopatia aguda, a caracterização da dor torácica é essencial para a avaliação e a definição de diagnósticos diferenciais (Tabela 3).

TABELA 3 Diagnósticos diferenciais de dor torácica

Cardiovasculares	Não cardiovasculares
Angina instável	Pneumonia com pleurisia
IAM sem supradesnível de ST	Pneumotórax
IAM com supradesnível de ST	Distúrbios musculoesqueléticos
Dissecção aguda de aorta	Herpes-zóster
Pericardite	Refluxo/espasmo esofágico
Embolia pulmonar	Úlcera péptica
Miocardite	Doença da vesícula biliar
Estenose aórtica	Estados de ansiedade

Nas SCAs/SST, a dor é mais comumente retroesternal ou precordial, podendo ser epigástrica, em opressão, peso ou queimação, que normalmente ocorre em repouso ou com o mínimo esforço;[5] pode ter irradiação para um ou ambos os braços, pescoço, mandíbula ou mesmo ocorrer apenas em uma área isoladamente. Adicionalmente, frequentemente ocorrem sintomas concomitantes, como sudorese, dispneia, náuseas ou síncope. A dispneia de início súbito ou piora recente representa o equivalente isquêmico mais comum. Apesar de haver alguma divergência na literatura, admite-se que nos pacientes mais idosos (principalmente), mulheres e diabéticos a apresentação clínica "atípica" é mais frequente, devendo ser valorizadas queixas como dor epigástrica, indigestão, dor pleurítica e dispneia ("equivalentes isquêmicos"), mesmo na ausência de dor torácica.[9,10]

O exame físico é de grande importância na avaliação de possíveis diagnósticos diferenciais da dor torácica e na avaliação prognóstica nas SCAs/SST. Além de exame físico compatível com insuficiência cardíaca, que se correlaciona de forma direta com prognóstico,[11] presença de atrito pericárdico sugere pericardite aguda; pulso paradoxal, tamponamento cardíaco; dispneia com diminuição de murmúrio vesicular, pneumotórax; assimetria de pulsos e/ou insuficiência aórtica, dissecção da aorta; entre outros.[3,4] Entretanto, é importante salientar que o exame clínico pode ser sem alterações até mesmo em pacientes com lesões multiarteriais ou de tronco de coronária esquerda.[12]

Eletrocardiograma

Idealmente, o eletrocardiograma (ECG) de doze derivações deve ser realizado e interpretado dentro de 10 minutos após a admissão do paciente. Alterações no ECG em pacientes com SCAs/SST incluem depressão do segmento ST, elevação transitória do segmento ST ou nova inversão da onda T. Ressalte-se que AI e IAMs/SST são geralmente indistinguíveis pelo ECG e que este, sendo normal, não exclui o diagnóstico de SCAs/SST. Nesse caso, deve ser repetido de forma mais frequente (por exemplo, com intervalos de 15 minutos na primeira hora). Caso o ECG seja inconclusivo e o paciente mantenha sinais e/ou sintomas sugestivos de isquemia, derivações adicionas devem ser realizadas (V7-V9 para possível detecção de oclusão de Cx, e V3R-V4R para infarto de ventrículo direito).[3,4,13]

A acurácia diagnóstica de um ECG anormal aumenta quando se dispõe de um traçado de ECG prévio para comparação. Alterações dinâmicas no segmento ST (depressão ou elevação do ST) ou inversões da onda T durante episódio doloroso são importantes marcadores de prognóstico adverso. Pacientes com alterações de ST em derivações anterosseptais e/ou inversão simétrica da onda T (≥ 2 mm [0,2 mV]) em derivações precordiais, comumente apresentam estenose significativa da artéria coronária descendente anterior e constituem um grupo de alto risco.[14]

Em análise do Registro TIMI-3, o ECG de apresentação dos pacientes com SCAs/SST teve importância prognóstica. Avaliação no acompanhamento de 42 dias e 1 ano após o evento índice apresentou as seguintes mortalidades, respectivamente: 1) com bloqueio de ramo esquerdo – 5,2% e 18,2%; 2) desvio do segmento ST ≥ 1 mm – 2,5% e 9,8%; 3) inversão isolada da onda T – 2,8 e 5,6%; sem alterações no ECG – 1,8 e 5,5%%.[15]

Marcadores bioquímicos de lesão miocárdica

Um conjunto de macromoléculas liberadas para a corrente sanguínea no contexto do IAM com e sem supradesnível do segmento ST tem sido denominado de marcadores bioquímicos de lesão miocárdica. Quando as células miocárdicas são irreversivelmente danificadas, suas membranas celulares perdem a integridade, as macromoléculas se difundem no interstício e vão para os linfáticos e capilares. Após a lesão miocárdica, a cinética dos marcadores depende de diversos fatores: do compartimento intracelular das proteínas, do tamanho das moléculas, dos fluxos regionais linfático e sanguíneo e da taxa de depuração do marcador.[4]

Em pacientes que se apresentam com quadro sugestivo de SCAs/SST, nos quais o diagnóstico de IAM não está estabelecido, os marcadores bioquímicos são fundamentais para confirmar ou afastar tal diagnóstico. Em revisão recente, Braunwald e Morrow reforçam que, com o uso de troponinas de maior sensibilidade, o diagnóstico de AI vem perdendo espaço para o IAMs/SST.[16]

É importante lembrar que os biomarcadores de necrose miocárdica fornecem importantes informações prognósticas, visto que existe uma direta associação entre seus níveis, tamanho do infarto e risco de eventos cardíacos de curto e médio prazos.[17,18]

Os resultados dos marcadores de lesão miocárdica devem, idealmente, estar disponíveis em até 60 minutos a partir da coleta. Caso a estrutura disponível não viabilize esta meta, as tecnologias *point of care* devem ser consideradas.[4]

Troponinas

As troponinas são proteínas do complexo de regulação miofibrilar que não estão presentes no músculo liso. Existem três subunidades: troponina T, troponina I e troponina C, sendo que a última não é considerada um marcador específico cardíaco. Nas últimas décadas, novas técnicas de imunoensaios com anticorpos monoclonais específicos para troponinas T cardíaca (TnTc) e troponina I cardíaca (TnIc) foram desenvolvidos, e se demonstraram superiores em sensibilidade e especificidade clínica para o diagnóstico de IAM. As troponinas cardíacas permanecem elevadas por tempo mais prolongado em relação à CK-MB, podendo permanecer elevadas por até 7 dias pós-IAM (Figura 1). As troponinas são hoje os biomarcadores de primeira escolha para avaliação diagnóstica de pacientes com suspeita de IAM, pois apresentam acurácia diagnóstica superior a qualquer outro biomarcador, inclusive da CK-MB massa.[4,13]

Com a introdução de gerações mais recentes de troponinas (troponinas de alta sensibilidade ou ultrasensíveis – Tn-US), passou a ser possível a detecção de níveis mais baixos de troponina em menor tempo após início do quadro isquêmico e, consequentemente, menor tempo para detecção do IAM. Nos pacientes que chegam ao serviço de emergência com menos de 3 horas do início do quadro, as Tn-US são significativamente mais sensíveis que a troponina convencional para o diagnóstico de SCA, melhorando em 61% o poder diagnóstico de SCA naquele momento e em 100% se colhido 6 horas após o início do quadro.[19,20] Com o aumento da sensibilidade e da acurácia diagnóstica para detecção do IAM utilizando-se Tn-US, foram propostos algoritmos de diagnóstico acelerado, no intuito de reduzir o tempo até o diagnóstico, e consequentemente reduzir o tempo de permanência na emergência custo. A Figura 1 resume a cinética das Tn.[4]

Creatinoquinases

A creatinoquinase MB (CK-MB) é, em nosso meio, o marcador tradicionalmente mais utilizado, embora tenha diversas limitações conhecidas. Idealmente, a CK-MB deve ser mensurada por meio de imunoensaio para dosagem de sua concentração no plasma (CK-MB massa), em vez de sua atividade. Essa mudança no padrão de aferição se deve, em parte, a estudos que demonstraram maiores sensibilidade e especificidade (aproximadamente 97 e 90%, respectivamente) para IAM com o uso de CK-MB massa.[21] Mesmo com a utilização da dosagem de CK-MB massa, pode haver resultados falso-positivos (em torno de 4% dos pacientes), nos quais a CK-MB é positiva e a troponina é negativa.[18,22]

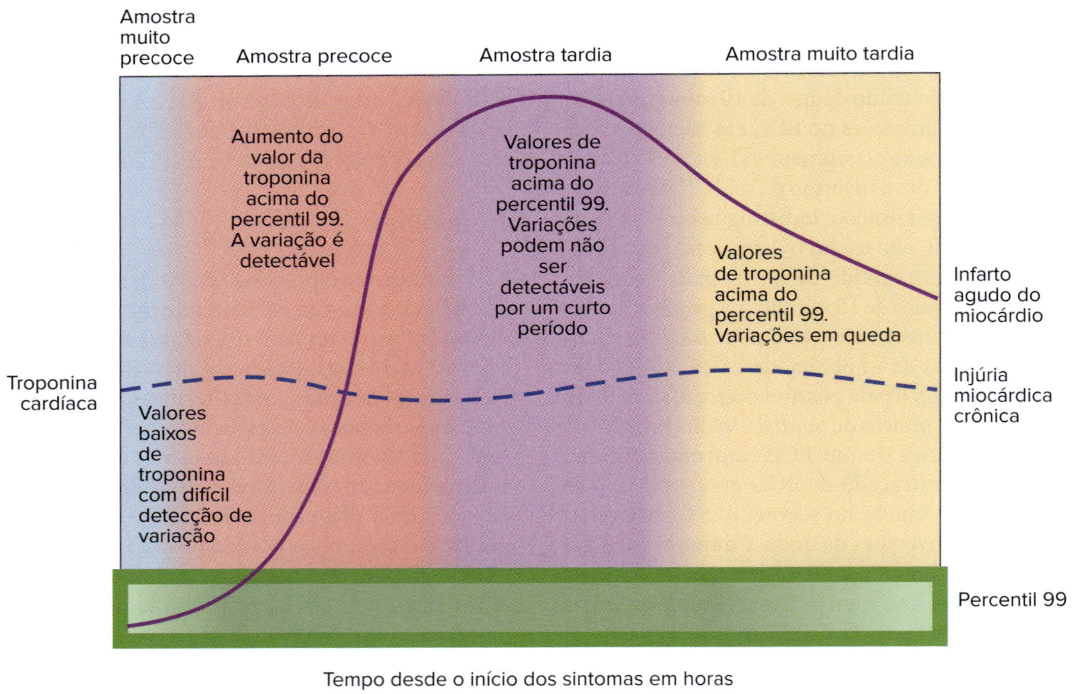

FIGURA 1

Ilustração da cinética da troponina cardíaca precoce em pacientes após lesão miocárdica aguda, incluindo infarto agudo do miocárdio. O aumento da liberação do biomarcador na circulação depende do fluxo sanguíneo e da rapidez com que o início das amostras de sintomas é obtido. Assim, a capacidade de considerar pequenas alterações no diagnóstico de IAM pode ser problemática. Além disso, muitas comorbidades aumentam os valores de cTn e, em particular, os valores de troponina US. Alterações nos valores ou nas variações da troponina podem ser usadas para definir eventos agudos em comparação com eventos crônicos, e a capacidade de detectá-los é indicada na figura. Valores elevados de cTn podem frequentemente ser detectados por dias após um evento agudo.

Fonte: adaptada de Thygesen et al., 2018.[4]

As recomendações quanto à utilização dos marcadores bioquímicos de necrose miocárdica, segundo a Sociedade Brasileira de Cardiologia, são as seguintes:[4]

- As troponinas são os biomarcadores de escolha no diagnóstico de pacientes com suspeita de IAM (I – A).
- Na disponibilidade de troponina ultrassensível, nenhum outro marcador deve ser solicitado rotineiramente para diagnóstico de IAM (I – B).
- Biomarcadores bioquímicos de necrose miocárdica devem ser mensurados em todos os pacientes com suspeita de SCAs/SST. Quando troponina ultrassensível estiver disponível, a dosagem sérica deve ser realizada na admissão e, idealmente, reavaliada em 1 h ou até 2 h. Caso indisponível, a troponina convencional deve ser coletada na admissão e repetida pelo menos uma vez, 3 a 6 h após, caso a primeira dosagem seja normal ou discretamente elevada (I – B).
- Dosagens CK-MB massa podem ser utilizadas se dosagens de troponina não estiverem disponíveis (IIb – B).
- A mioglobina não deve ser utilizada na detecção de necrose miocárdica em pacientes com suspeita de SCAs/SST (III).

Finalmente, saliente-se que níveis anormais de marcadores bioquímicos, incluindo das Tn-US, não traduzem obrigatoriamente diagnóstico de IAM. Os níveis podem estar alterados em pacientes com taquiarritmias, trauma cardíaco, insuficiência cardíaca, hipertrofia de ventrículo esquerdo (VE), miocardite, pericardite ou, ainda, condições não cardíacas graves, como sepse, falência respiratória, doenças neurológicas agudas, embolia pulmonar e insuficiência renal, entre outros.[5]

Rotina diagnóstica da dor torácica na sala de emergência e critérios de alta

A triagem inicial da dor torácica no serviço de emergência deve se basear numa rápida e direcionada anamnese, exame físico, ECG de 12 derivações (em até 10min após chegada) e na análise de biomarcadores, visando, principalmente, identificar precocemente o paciente de maior risco que necessita de internação hospitalar ou urgente transferência para serviço de hemodinâmica; também visa evitar uma alta hospitalar inadvertida.[4,13] A incorporação de escores de risco aplicáveis no contexto da dor torácica na sala de emergência,

Escore HEART

História	2 = altamente suspeita 1 = moderadamente suspeita 0 = pouco/nada suspeita
ECG	2 = depressão significativa do segmento ST 1 = distúrbios de repolarização inespecíficos 0 = normal
Anos (idade)	2 = ≥ 65 anos 1 = ≥ 45 anos e < 65 anos 0 = < 45 anos
Risco (fatores*)	2 = ≥ 3 ou história de doença aterosclerótica 1 = 1 ou 2 0 = nenhum
Troponina	2 = ≥ 3x o limite superior 1 = 1 – 3x o limite superior 0 = ≤ limite superior

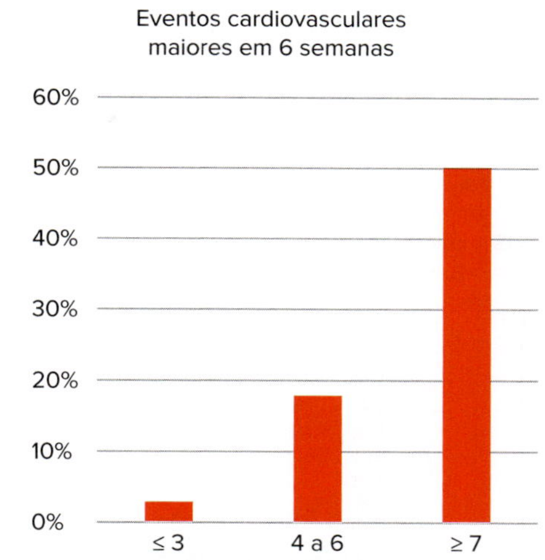

Baixo risco = Escore HEART ≤ 3

FIGURA 2

Escores de estratificação de risco clínico para dor torácica (Escore Heart).

* Hipercolesterolemia, diabetes, hipertensão, obesidade (IMC > 30/kg/m²), tabagismo (atual ou interrupção há 3 meses), história familiar de DAC precoce.

Fonte: adaptada de Van Den Berg et al., 2018.[23]

integrando de forma rápida e simples dados demográficos, sintomas, achados eletrocardiográficos e biomarcadores, representa uma importante ferramenta de auxílio para o emergencista.[4] O escore HEART é um dos mais utilizados (Figura 2), e avalia o risco de um evento cardíaco maior (infarto, necessidade ou revascularização ou morte) em 6 semanas após sua apresentação inicial em pacientes atendidos com dor torácica, definindo os critérios para alta precoce e internação hospitalar.[23] Permite identificar 35% a 46% de pacientes com baixo risco, exibindo alta sensibilidade e valor preditivo negativo, sendo mais eficaz do que os escores GRACE e TIMI em distinguir pacientes de baixo risco para eventos cardíacos maiores (maior acurácia para a estratificação de risco inicial na sala de emergência).[24,25] Na Figura 3 está o fluxograma de rotina diagnóstica do paciente com dor torácica aguda na emergência proposto pela Sociedade Brasileira de Cardiologia.[4]

Estratificação de risco e prognóstico

A estratificação do risco (de eventos isquêmicos e de sangramento) tem papel fundamental na condução dos pacientes com SCAs/SST, principalmente em relação à conduta terapêutica e momento do estudo hemodinâmico.

Na década de 1990, Braunwald et al.[26] propuseram uma classificação com base em critérios clínicos, com divisão dos pacientes em subgrupos de alto, intermediário e baixo risco para óbito ou IAM não fatal (Tabela 4) em curto prazo. Essa classificação é pontual, já que a presença de uma única variável (infradesnível do segmento ST, por exemplo) classifica o paciente como de alto risco.

Escores de risco para eventos isquêmicos

Antman et al.,[27] a partir de uma análise do banco de dados do estudo TIMI 11B, detectaram os marcadores que se correlacionavam de forma independente com pior prognóstico e propuseram o chamado "escore de risco TIMI para coronariopatia sem supradesnível do segmento ST" (www.timi.org). Conferindo um ponto para cada uma dessas variáveis, esse escore é o de mais fácil utilização, perdendo, entretanto, em seu poder discriminatório para escores de utilização mais trabalhosa. É considerado de baixo risco o paciente com escore de 0 a 2, de risco intermediário aquele com escore de 3 ou 4 e de alto risco o paciente com escore de 5 a 7. O escore TIMI foi validado em outros estudos de SCAs/SST, observando-se em todos eles aumento na incidência de eventos (óbito, reinfarto e isquemia recorrente necessitando de revascularização) em proporção direta ao aumento no escore de risco (Figura 4).

O escore de risco GRACE[28] (www.gracescore.org), desenvolvido a partir do registro internacional de mesmo nome, é de utilização bem mais complexa em relação ao anterior, mas tem poder discriminatório melhor. A Tabela 5 apresenta os principais elementos desse escore. Em resumo, quando a soma dos pontos é < 108, o paciente é considerado de baixo risco para óbito hospitalar; entre 109 e 140, é considerado de risco intermediário e quando a soma for > 140, o paciente é de alto risco.

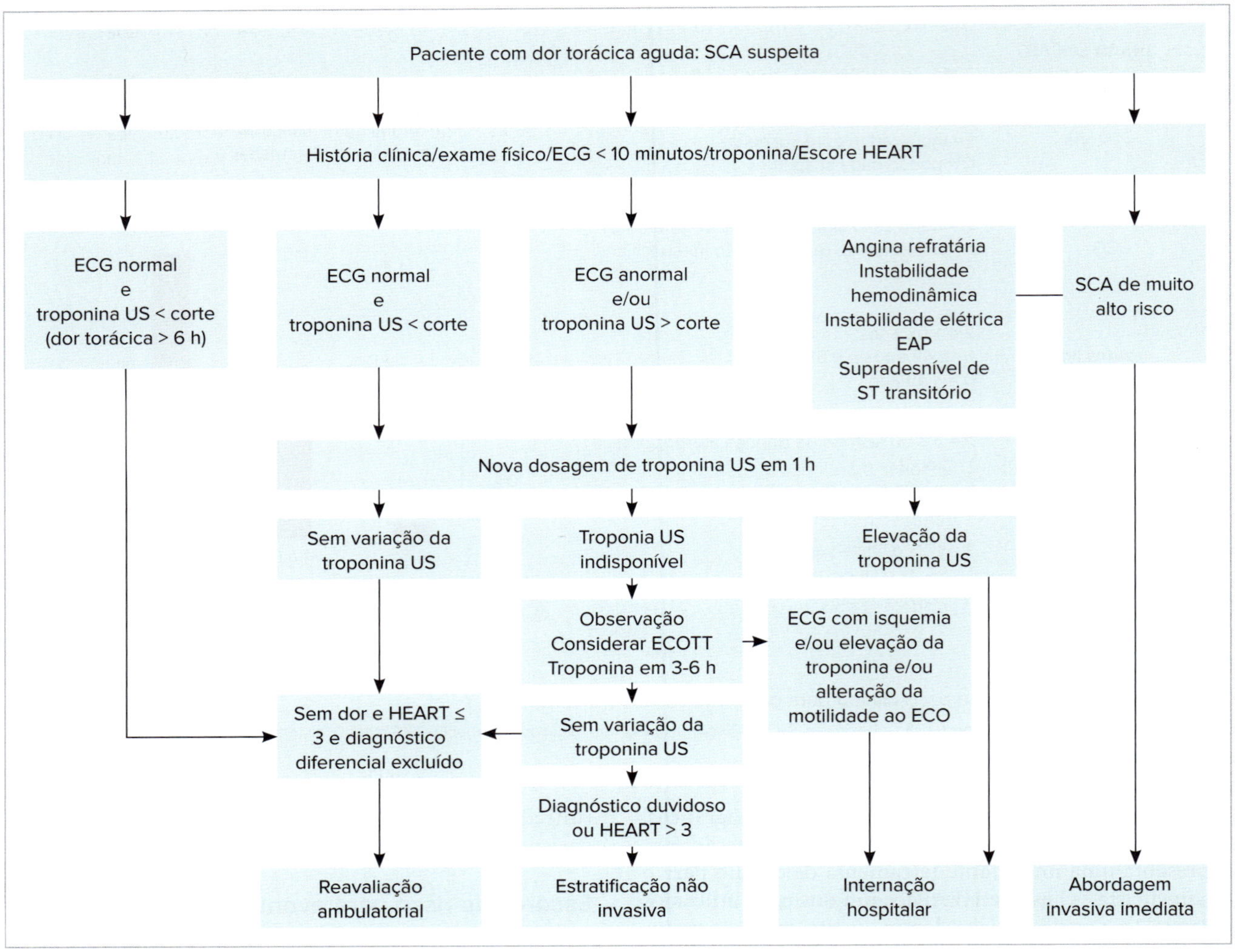

FIGURA 3

Fluxograma de dor torácica na sala de emergência.

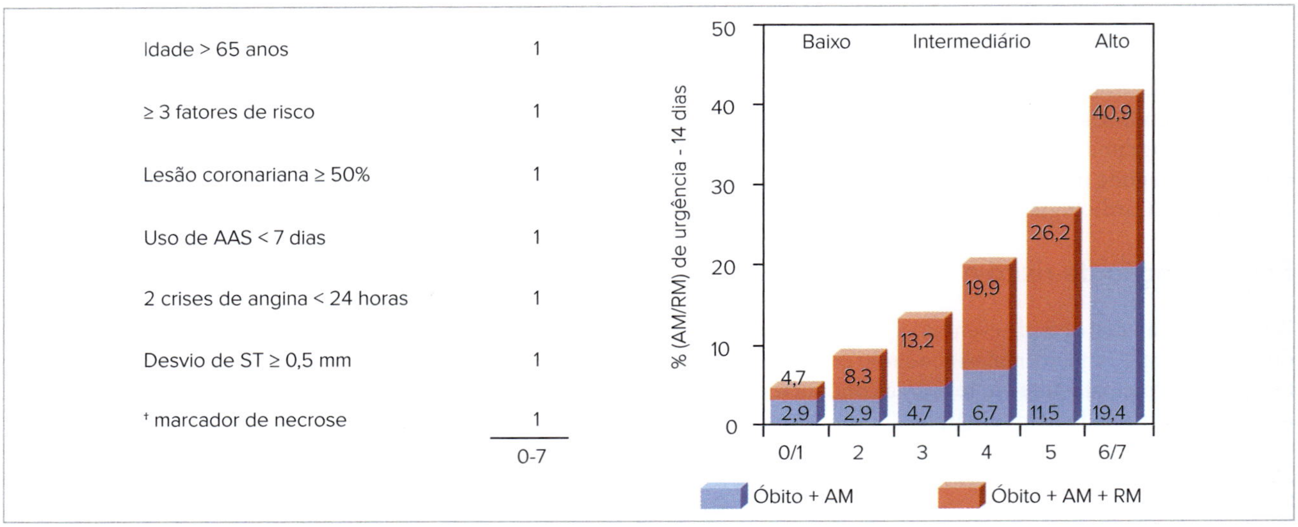

FIGURA 4

Escore de risco TIMI.[27]

TABELA 4 Estratificação de risco de morte ou infarto em pacientes com síndrome isquêmica aguda sem supradesnível do segmento ST[26]

	Alto	Moderado	Baixo
Variável prognóstica	Pelo menos uma das características seguintes deve estar presente:	Nenhuma característica de alto risco, mas com alguma das seguintes:	Nenhuma característica de risco intermediário ou alto, mas com alguma das seguintes:
História	Agravamento dos sintomas nas últimas 48 horas. Idade > 75 anos	Idade entre 70 e 75 anos, infarto prévio, doença cerebrovascular ou periférica, diabete melito, cirurgia de revascularização, uso prévio de AAS	
Dor precordial	Dor prolongada (> 20 min) em repouso	Angina de repouso > 20 min resolvida, com probabilidade de DAC moderada a alta. Angina em repouso ≤ 20 min, com alívio espontâneo ou com nitrato	Novo episódio de angina classes III ou IV da CCS nas últimas duas semanas sem dor prolongada em repouso, mas com moderada ou alta probabilidade de DAC
Exame físico	Edema pulmonar, piora ou surgimento de sopro de regurgitação mitral, B3, novos estertores, hipotensão, bradicardia ou taquicardia		
Eletrocardiograma	Infradesnível do segmento ST ≥ 0,5 mm (associado ou não à angina), alteração dinâmica do ST, bloqueio completo de ramo novo ou presumidamente novo. Taquicardia ventricular sustentada	Inversão da onda T > 2 mm; ondas Q patológicas	Normal ou inalterado durante o episódio de dor
Marcadores séricos de isquemia*	Acentuadamente elevados (por exemplo, TnTC > 0,1 ng/mL)	Discretamente elevados (por exemplo, TnTc entre 0,03 e 0,1 ng/mL)	Normais

*Troponina I cardíaca (TnIc), troponina T cardíaca (TnTc) ou creatinoquinase MB (CK-MB) (preferencialmente massa) elevadas = acima do porcentual 99; elevação discreta = acima do nível de detecção e inferior ao porcentual 99.
AAS: ácido acetilsalicílico; DAC: doença arterial coronariana; CCS: Canadian Cardiovascular Society.

TABELA 5 Escore de risco GRACE[28]

Killip	Pontos	PAS (mmHg)	Pontos	FC (bpm)	Pontos	Idade (anos)	Pontos	Creatinina (mg/dL)	Pontos
I	0	≤ 80	58	≤ 50	0	≤ 30	0	0-0,39	1
II	20	80-99	53	50-69	3	30-39	8	0,4-0,79	4
III	39	100-119	43	70-89	9	40-49	25	0,8-1,19	7
IV	59	120-139	34	90-109	15	50-59	41	1,2-1,59	10
		140-159	24	110-149	24	60-69	58	1,6-1,99	13
		160-199	10	150-199	38	70-79	75	2-3,99	21
		≥ 200	0	≥ 200	46	80-89	91	> 4	28
Outras variáveis			**Pontos**			≥ 90	100		
Parada cardíaca na admissão			39						
Desvio do segmento ST			28						
Aumento das enzimas			14						

Somar os pontos:
Killip + PAS + FC + Idade + Creatinina + PCR + ST + Enzimas = Total

Localizar, com os pontos encontrados, o risco (%) correspondente:

Pontos	≤ 60	70	80	90	100	110	120	130	140	150	160	170	180	190	200	210	220	230	240	250
Risco	≤ 0,2	0,3	0,4	0,6	0,8	1,1	1,6	2,1	2,9	3,9	5,4	7,3	9,8	13	18	23	29	36	44	≥ 52

FC: frequência cardíaca; PAS: pressão arterial sistólica.

Escores de risco para sangramento

O sangramento é associado a prognóstico adverso na coronariopatia aguda e todos os esforços devem ser realizados para reduzi-lo. Escores de risco de sangramento foram desenvolvidos com base em coortes de registros e de estudos clínicos no cenário de coronariopatia aguda e intervenção coronariana percutânea.

O escore de sangramento CRUSADE[29] (www.crusadebleedingscocre.org) foi proposto a partir de uma coorte de 71.277 pacientes do registro de mesmo nome, posteriormente validado em coorte de 17.857 pacientes do mesmo registro (Tabela 6). A taxa de sangramento maior aumentou de forma proporcional à elevação do escore de risco de sangramento.

TABELA 6 Escore de risco CRUSADE[29]

Fator prognóstico	Escores
Hematócrito basal (%)	
< 31	9
31-33,9	7
34-36,9	3
37-39,9	2
> 40	0
Clearance de creatinina (mL/min)	
< 15	39
16-30	35
31-60	28
61-90	17
91-120	7
> 120	0
Frequência cardíaca (bpm)	
< 70	0
71-80	1
81-90	3
91-100	6
101-110	8
111-120	10
> 120	11
Sexo	
Masculino	0
Feminino	8
Sinais de insuficiência cardíaca na apresentação	
Não	0
Sim	7
Doença vascular prévia	
Não	0
Sim	6
Pressão arterial sistólica (mmHg)	
< 90	10
91-100	8
101-120	5
121-180	1
181-200	3
> 200	5

(continua)

TABELA 6 Escore de risco CRUSADE[29] (*continuação*)

Fator prognóstico	Escores
Diabete melito	
Não	0
Sim	6
Resultado	01-20 Risco muito baixo (3,1%) 21-30 Risco baixo (5,5%) 31-40 Risco moderado (8,6%) 41-50 Risco alto (11,9%) 51-91 Risco muito alto (19,5%)

Mehran et al.[30] desenvolveram um escore de sangramento derivado dos estudos *Acute Catheterization and Urgent Intervention Triage strategY* (ACUITY) e *Harmonizing Outcomes with Revascularization and Stents* (HORIZONS). Sete variáveis independentes foram detectadas, como se nota na Tabela 7. Esse escore identificou pacientes em risco aumentado de sangramento não associado à CRM e seu impacto na mortalidade em um ano. Tal escore tem sido validado em diversas publicações, inclusive em nosso meio.[31]

Os escores de sangramento têm uma acurácia alta para estimar o risco de sangramento por incorporarem variáveis de admissão e de tratamento, e devem ser usados como ferramenta de auxílio nas decisões clínicas.

Tratamento

Conduta nos pacientes de baixo risco

Pacientes caracterizados como sendo de baixo risco para eventos isquêmicos, que permanecem sem dor, sem alteração do ECG e com marcadores bioquímicos de lesão miocárdica normais, podem ser encaminhados para teste de esforço após 9 horas (idealmente em torno de 12 horas), em regime ambulatorial ou ainda no setor de emergência.[3,4,13] Na impossibilidade de realização do teste de esforço ou nos casos de ECG não interpretável, o paciente pode ser estratificado com teste provocativo de isquemia com imagem (cintilografia do miocárdio ou ecocardiograma com estresse farmacológico). Outra alternativa segura na avaliação de pacientes de risco baixo ou intermediário, nas primeiras 12 horas de estratificação, é a realização da angiografia por tomografia computadorizada das artérias coronárias, salientando-se que essa conduta acarreta impacto sobre custos e tempo de internação.[4]

Conduta nos pacientes de risco intermediário e alto

Os pacientes com SCAs/SST de risco intermediário e alto devem ser internados em unidade coronária de terapia intensiva (UCO) sempre que possível, até que a conduta definitiva para seu caso seja decidida.[4]

TABELA 7 Escore de risco de sangramento proposto por Mehran et al.[30]

Fator prognóstico	Escore							Resultados
Sexo	Homens				Mulheres			< 10 Risco baixo (1,9%)
	0				+ 8			10-14 Risco moderado (3,3%)
Idade (anos)	< 50	50-59	60-69		70-79	≥ 80		15-19 Risco alto (6,9%)
	0	+ 3	+ 6		+ 9	+ 12		> 20 Risco muito alto (12,4%)
Creatinina sérica (mg/dL)	< 1,0	1,0	1,2	1,4	1,6	1,8	≥ 2,0	
	0	+ 2	+ 3	+ 5	+ 6	+ 8	+ 10	
Leucócitos totais (giga/mL)	< 10	10	12	14	16	18	≥ 20	
	0	+ 2	+ 3	+ 5	+ 6	+ 8	+ 10	
Anemia	Não				Sim			
	0				+ 6			
Apresentação da SCA	IAM CSST		IAM SSST		Angina instável			
	0		+ 2		+ 6			
Medicações antitrombóticas	Heparina+IGP IIb/IIIa				Bivalirudina			
	0				– 5			

IGP: inibidor de glicoproteína; SCA: síndrome coronariana aguda; IAM CSST: infarto agudo do miocárdio com supradesnível do segmento ST; IAM SSST: infarto agudo do miocárdio sem supradesnível do segmento ST.

Estratificação invasiva *versus* não invasiva

- Nos pacientes com risco intermediário de eventos isquêmicos:
  - A estratificação inicial pode ser invasiva ou não invasiva. Para pacientes estáveis clinicamente e com risco muito elevado para estudo hemodinâmico, a estratificação não invasiva pode ser a mais indicada.
  - A estratificação não invasiva nos pacientes de risco intermediário e alto risco para estudo hemodinâmico pode ser realizada com cintilografia de perfusão miocárdica, ecocardiograma ou ressonância magnética (com estresse farmacológico); nos pacientes de risco intermediário poderá ser feito após pelo menos 24 horas (preferencialmente após 48 h) de estabilidade clínica, eletrocardiográfica e sem alterações dos marcadores bioquímicos de necrose miocárdica, e nos pacientes de alto risco não deverá ser feito antes das 48 horas (classe III)[4].
  - A estratificação invasiva deve ser realizada, de preferência, no dia útil subsequente à hospitalização do paciente (visando tempo < 72 horas).[4]
- Nos pacientes com risco muito alto ou alto de eventos isquêmicos:
  - Estratégia invasiva imediata (visando tempo < 2 horas) nos pacientes de "muito alto risco".[4,13]
  - Estratégia invasiva de urgência (realizado a qualquer momento antes do primeiro dia útil após a internação – visando as primeiras 24 horas) nos pacientes de alto risco.[4,13]

Os critérios de classificação e tempo para avaliação invasiva estão sumarizados na Tabela 8.

Considerações sobre o estudo hemodinâmico

Cuidado especial deve ser tomado com pacientes idosos (> 75 anos) e/ou diabéticos e/ou com disfunção renal. Nessas situações deve-se, idealmente, fazer preparo do paciente 12 a 24 h antes e 12 a 24 h depois do procedimento com hidratação venosa contínua (1 mL/kg/h), devendo-se tomar cuidado especial com pacientes que apresentam disfunção ventricular esquerda. Na necessidade de procedimento mais precoce ou de restrição quanto à infusão hídrica, realizar o preparo com bicarbonato de sódio 8,4% 150 mL + água destilada 850 mL (IV, 3 mL/kg/h por 1 hora antes e 1 mL/kg/h por 6 horas após o procedimento.

Oxigenoterapia

A isquemia miocárdica aguda pode acarretar aumento súbito da pressão diastólica final do ventrículo esquerdo, que é transmitida ao território pulmonar, levando à formação de edema pulmonar e consequente hipoxemia. A presença de hipoxemia pode agravar o quadro de isquemia miocárdica, aumentando a sua extensão. Novas evidências sugerem que o O_2 inalatório seja utilizado somente em situações em que haja cianose, sinais clínicos de desconforto respiratório ou na presença de saturação arterial de O_2 < 90%.[3,4,32,33] O uso rotineiro de O_2 inalatório em pacientes sem hipoxemia não foi associada à redução de mortalidade ou outros desfechos cardiovasculares. Nos pacientes com congestão pulmonar importante, a utilização de ventilação não-invasiva com pressão positiva (VNI) tem grande importância no tratamento.

Analgesia

O uso de analgésicos em pacientes com dor isquêmica intensa, refratários à terapêutica antianginosa, poderá ser indicado.

TABELA 8 Tempos para avaliação invasiva nas síndromes coronarianas agudas sem supradesnível do segmento ST (SCAs/SST)[4]

Avaliação invasiva na SCAs/SST		
Muito alto risco	Alto risco	Risco intermediário
Instabilidade hemodinâmica ou choque cardiogênico	Troponina positiva	DM ou insuficiência renal
Angina recorrente ou persistente refratária ao tratamento clínico	Alteração dinâmica ST/T	ICC ou FEVE < 40%
Arritmia ventricular maligna ou PCR	GRACE > 140	Angina pós-IAM
Complicações mecânicas		ICP ou CRM prévias
IC aguda Alterações dinâmicas ST/T recorrentes		GRACE 109-140 ou sintomas recorrentes ou teste funcional positivo
↓	↓	↓
Invasiva imediata IC	Invasiva precoce (menor que 24 h) IA	Invasiva (menor que 72 h) IA

DM: *diabetes mellitus*; ICC: insuficiência cardíaca congestiva; FEVE: fração de ejeção do ventrículo esquerdo; PCR: parada cardiorrespiratória; IAM: infarto agudo do miocárdio; ICP: intervenção coronariana percutânea; CRM: cirurgia de revascularização miocárdica.

Nessa situação, o sulfato de morfina tem sido utilizado historicamente; entretanto, dados recentes sugerem que o uso deste medicamento pode retardar a absorção de medicamentos, inclusive dos inibidores do receptor $P2Y_{12}$, diminuindo os efeitos antiplaquetários dessas medicações, o que por sua vez piora o prognóstico do paciente.[34-37] Em vista dessas evidências, as diretrizes recentes reclassificaram o uso da morfina de classe I para classe IIb.[4]

Nitrato

Não existem estudos clínicos controlados que tenham testado os efeitos dos nitratos em desfechos clínicos e mortalidade nas SCAs/SST, embora seu uso seja universalmente aceito.[3,4]

Os benefícios terapêuticos do nitrato estão relacionados aos seus efeitos na circulação periférica e coronária. Seu efeito venodilatador, diminuindo o retorno venoso ao coração e o volume diastólico final do VE, reduz o consumo de oxigênio pelo miocárdio. Adicionalmente, observam-se efeitos de vasodilatação de artérias coronárias, normais ou ateroscleróticas, redirecionamento de fluxo intercoronariano, com aumento da circulação colateral.

Podem ser usados por via oral (VO), sublingual, IV e transdérmica. O tratamento deve ser iniciado na sala de emergência, administrando-se o nitrato por via sublingual (nitroglicerina 0,4 mg/comp, ou dinitrato de isossorbida 5 mg/comp., ou mononitrato de isossorbida 5 mg/comp.; a dose total não deve ultrapassar três comprimidos, separando as administrações por intervalos de 5 minutos). Caso não haja alívio rápido da dor, esses pacientes podem se beneficiar com a administração intravenosa. A nitroglicerina IV é empregada na dose de 10 µg/min com incrementos de 10 µg a cada 5 minutos até que se obtenha melhora sintomática ou redução da pressão arterial (a queda da PAS não deve ser superior a 20 mmHg ou PAS não atingindo < 110 mmHg), ou então aumento da FC (> 10% da basal).

É de se esperar o aparecimento de tolerância aos efeitos hemodinâmicos do medicamento após 24 horas de uso em razão da depleção dos radicais sulfidrila existentes na parede arterial. Quando se estiver utilizando a via oral, a tolerância poderá ser reduzida com o emprego de doses menores e espaçadas (no mínimo 8 horas).

Os nitratos são contraindicados na presença de hipotensão arterial significativa (PAS < 100 mmHg), infarto de ventrículo direito ou uso prévio de inibidores da fosfodiesterase (sildenafil nas últimas 24 horas ou tadalafila nas últimas 48 h). Seus principais efeitos colaterais são cefaleia e hipotensão.

Betabloqueador

Os betabloqueadores inibem competitivamente os efeitos das catecolaminas circulantes. Na coronariopatia aguda, seus benefícios estão relacionados com sua ação nos receptores beta-1, diminuindo a frequência cardíaca (FC), a pressão arterial e a contratilidade miocárdica, e levando deste modo à redução no consumo de oxigênio pelo miocárdio. São classificados em cardiosseletivos (maior afinidade pelos receptores β1-succinato de metoprolol, e atenolol) e não seletivos (ligam-se tanto aos β1 quanto aos β2-propranolol), o que implica em menor ou maior incidência de efeitos adversos (broncoespasmo, por exemplo) associados ao bloqueio de receptores não β1. Há, ainda, um subgrupo que bloqueia tanto receptores α quanto receptores β (carvedilol e acebutolol), resultando sua administração em vasodilatação periférica, o que não se observa com os demais betabloqueadores. Não existem evidências de superioridade de um betabloqueador sobre outro.

No estudo COMMIT, que incluiu pacientes com IAM com supradesnível do segmento ST, a estratégia de uso de betabloqueador IV seguido por administração oral nas primeiras 24 a 48 h se associou a aumento na incidência de choque cardiogênico nos pacientes com disfunção ventricular esquerda ou fatores de risco para choque cardiogênico (idade superior a 70 anos, frequência cardíaca > 110 bpm/min ou pressão sistólica < 120 mmHg).[38] Especificamente em pacientes com SCAs/SST, estudo observacional norte-americano publicado no início da última década demonstrou aumento da mortalidade e choque cardiogênico com o uso de betabloqueador a partir das primeiras 24 h. de hospitalização em pacientes que se apresentavam com os fatores de risco supracitados.[39] Porém, outro estudo demonstrou que pacientes pós-IAM que receberam alta em uso de betabloqueadores tem menor mortalidade em 2 anos quando comparados àqueles que saem sem a prescrição da medicação.[40] Já estudo nacional mais recentemente publicado, também analisando o uso de betabloqueadores a partir das primeiras 24 h de hospitalização, mostrou durante a fase intra-hospitalar associação significativa entre o uso de betabloqueador e menor mortalidade independentemente da fração de ejeção; entretanto, no acompanhamento de longo prazo o betabloqueador só foi útil em pacientes com fração de ejeção <55%.[41]

Apesar da inexistência de estudos randomizados em larga escala, recomenda-se o uso de betabloqueador oral nos pacientes com SCAs/SST sem contraindicação, devendo-se iniciar no paciente estável, em doses pequenas, com aumento de forma gradual. Nos casos de pacientes que apresentam dor isquêmica persistente e/ou taquicardia sinusal com função ventricular preservada, pode-se utilizar a formulação venosa. Cuidado especial deve ser tomado em pacientes com sinais de falência cardíaca ou com risco aumentado para choque cardiogênico (idade > 70 anos, pressão arterial sistólica < 120 mmHg, FC > 110 bpm e tempo prolongado de apresentação após início dos sintomas). Especificamente em pacientes com insuficiência cardíaca deve-se utilizar o betabloqueador de acordo com o recomentado nessa situação (por exemplo dose alvo de carvedilol de 25 mg, 2x ao dia, sempre se iniciando com doses pequenas e aumentos graduais).

As doses comumente utilizadas dos betabloqueadores estão resumidas na Tabela 9.

TABELA 9 Betabloqueadores, doses e via de administração

Betabloqueador	Dose diária usual
Atenolol	VO: 50 a 200 mg/dia
Tartarato de metoprolol	IV: 5 a 15 mg VO: 50 a 200 mg/dia
Succinato de metoprolol	VO: 25 a 200 mg/dia
Propranolol	IV: 1 a 3 mg até 0,15 mg/kg VO: 40 a 160 mg/dia
Carvedilol	VO: 3,125 a 100 mg/dia
Bisoprolol	VO: 1,25 a 10 mg/dia
Esmolol	IV: 0,15 mg/kg em 1 min e 50 a 300 μg/kg/min

Fonte: Nicolau et al., 2021.[4]

Antagonistas dos canais de cálcio

Existem três grupos de antagonistas dos canais de cálcio (ACC) disponíveis comercialmente, quimicamente distintos e com efeitos farmacológicos diferentes: derivados di-hidropiridínicos (nifedipina e anlodipino), fenilalquilaminas (verapamil) e benzodiazepínicos (diltiazem).

Seus efeitos benéficos nas SCAs/SST se correlacionam, fundamentalmente, à diminuição no consumo miocárdico de oxigênio por diminuição na pós-carga, na contratilidade e na FC (exceção dos derivados di-hidropiridínicos) e a um aumento na oferta de oxigênio ao miocárdio, por vasodilatação coronária direta. Os di-hidropiridínicos ocasionam, proporcionalmente, vasodilatação arterial periférica mais pronunciada, o que pode levar à taquicardia reflexa (mais evidente com a nifedipina de ação curta); o verapamil e o diltiazem tendem a causar bradicardia por deprimirem o cronotropismo e o dromotropismo.

Os ACC estão recomendados em associação com betabloqueadores e nitratos quando o tratamento inicial não for eficaz, e nos quadros de angina variante de Prinzmetal.[42] Os ACC não di-hidropiridínicos ainda são indicados em substituição aos betabloqueadores quando houver contraindicação a eles. Suas principais contraindicações são disfunção ventricular esquerda, bradicardia, doença do nó sinusal e bloqueio atrioventricular (diltiazem e verapamil).

Inibidores do sistema renina-angiotensina-aldosterona

Os inibidores da enzima de conversão da angiotensina (IECA) apresentam larga utilização no tratamento de pacientes com hipertensão arterial, diabete melito, insuficiência cardíaca, e com doença arterial coronariana. Não existem, no entanto, evidências conclusivas de benefícios quando da utilização precoce dos IECAs em pacientes com SCAs/SST. Alguns estudos sugerem que podem ser úteis na fase crônica após o episódio agudo, como *The Heart Outcomes Prevention Evaluation* (HOPE).[43]

A recomendação atual é a de se utilizar IECA nos pacientes de risco intermediário e alto com disfunção ventricular esquerda, hipertensão arterial, diabete melito, ou doença renal (que não tenham contra-indicação como hipercalemia ou doença renal avançada); os bloqueadores dos receptores da angiotensina II são indicados quando houver intolerância aos IECAs.[4,13]

Agentes antiplaquetários

Ácido acetilsalicílico

De forma resumida, o ácido acetilsalicílico (AAS) bloqueia a ciclo-oxigenase, o que leva a um bloqueio na produção de tromboxane, potente vasoconstitor e indutor da agregabilidade plaquetária. Rapidamente absorvido no estômago e na parte superior do intestino delgado, o AAS apresenta pico plasmático em 30 minutos e meia-vida curta, de 15 a 20 minutos; entretanto, como bloqueia de forma irreversível a agregabilidade plaquetária, é suficiente seu uso em dose única diária.

Sua indicação nas SCAs/SST remonta à década de 1980, a partir de estudos que demonstraram ao redor de 50% de diminuição de eventos isquêmicos com o uso do medicamento a médio e longo prazos.[44]

Em relação à dose, estudos prévios sugeriam aumento de sangramento com doses > 100 mg, na ausência de benefício anti-isquêmico. O estudo CURRENT OASIS-7,[45] no qual 71% da população apresentava SCAs/SST, mostrou no braço AAS não haver diferença entre a dose de manutenção habitual (75 a 100 mg/dia) e a dose elevada (300 a 325 mg/dia) na ocorrência de eventos cardiovasculares graves (mortalidade, IAM não fatal ou AVE, p = 0,61). Tampouco encontraram diferenças significativas em relação à ocorrência de sangramentos graves.

Assim, o AAS deve ser prescrito na sala de emergência para todos os pacientes sem contraindicações, exceto nos casos de reação alérgica grave previamente conhecida, na dose de ataque de 162 a 300mg, seguida da dose de 81 a 100mg ao dia como manutenção.[3,4,12].

As contraindicações ao AAS incluem alergia ou intolerância gástrica, sangramento ativo, hemofilia ou úlcera péptica ativa, e, ainda, alta probabilidade de sangramento gastrointestinal ou gênitourinário.

Clopidogrel

Esse derivado tienopiridínico, que age sobre o receptor P2Y12 plaquetário de forma irreversível, é um antagonista da ativação plaquetária mediada pela adenosina difosfato (ADP). É uma pró-droga, dependente do mecanismo de primeira passagem hepática para formação de metabólito ativo, por meio de metabolização pelas enzimas do citocromo P450.

No contexto das SCAs/SST, o estudo CURE[46] testou a associação de AAS + clopidogrel *versus* AAS + placebo em cerca de 12.500 pacientes. Em acompanhamento médio de 9 meses (até 1 ano), a dupla terapia antiplaquetária reduziu em 20% o risco de infarto do miocárdio, AVE ou óbito cardiovascular (p < 0,001), à custa de um aumento na incidência de sangramentos maiores de 38% no grupo clopidogrel + AAS (p = 0,001).

Diferentes doses do clopidogrel foram testadas no estudo CURRENT OASIS-7,[45] que incluiu cerca de 25.000 pacientes com coronariopatia aguda e programação de estratificação invasiva (71% dos pacientes com SCAs/SST). Nesse estudo, a dose de 600 mg de ataque seguida por 150 mg ao dia por seis dias e 75 mg ao dia após a primeira semana foi testada de forma aleatória contra a posologia testada no estudo CURE (300 mg de ataque seguidos por 75 mg ao dia). O desfecho principal de óbito cardiovascular, IAM e AVE em 30 dias não apresentou diferenças significativas entre os grupos, e sangramento maior foi mais frequente com a dose dobrada de clopidogrel (HR = 1,24%, p = 0,01). No subgrupo de pacientes submetidos à ICP (n = 17263), demonstrou-se redução significativa no desfecho principal a favor da dose dobrada (3,9% *versus* 4,5%, HR = 0,85, p = 0,036, NNT = 167), porém à custa de aumento nos sangramentos graves (1,6% *versus* 1,1%, HR = 1,41, p = 0,009, NNH = 200).

Por outro lado, doses de clopidogrel ajustadas de acordo com a resposta antiplaquetária obtida por métodos laboratoriais foram testadas em dois estudos recentes (GRAVITAS[47] e ARCTIC[48]), não se demonstrando qualquer benefício adicional com tal estratégia.

Diretrizes nacionais[4] recomendam o clopidogrel em adição ao AAS, em pacientes portadores de SCAs/SST no caso de indisponibilidade de ticagrelor ou prasugrel, ou de forma preferencial em pacientes que necessitam anticoagulação oral concomitante. Deve ser suspenso por 5 dias antes de procedimentos cirúrgicos.

É importante ressaltar que existem evidências de má resposta ao uso desse medicamento em algumas circunstâncias:

Presença de polimorfismos associados às enzimas do citocromo P450 envolvidas no processo de metabolização hepática (principalmente alelo CYP2C19*2).[49]

Utilização concomitante de outros fármacos que podem interferir no metabolismo hepático mediado por enzimas do citocromo P450, principalmente relacionado ao uso concomitante dos inibidores de bomba de próton.

Nesse contexto, existe demonstração de diminuição da atividade antiagregante do clopidogrel[50,51] e associação com eventos isquêmicos, principalmente em pacientes de maior risco.[52,53]

Assim sugere-se que o uso de inibidores de bomba de próton (em especial o omeprazol) em associação com o clopidogrel deva ser evitado sempre que possível.

Prasugrel

O prasugrel também é um derivado tienopiridínico, portanto com mecanismo de ação similar ao do clopidogrel. Por ser uma pró-droga, necessita de conversão para um metabólito ativo antes de se ligar ao receptor plaquetário, tendo, porém, somente uma passagem hepática. Em relação ao clopidogrel, seu início de ação é mais rápido, tem efeito antiplaquetário mais intenso e estável, sofre menor interferência de agentes que atuam no citocromo P450 e não apresenta vulnerabilidade genética.

O estudo TRITON-TIMI 38[54] randomizou 13.605 pacientes com coronariopatia aguda, sem uso recente de clopidogrel e com ICP programada para receberem, em adição ao AAS, prasugrel (dose de ataque de 60 mg seguidos de 10 mg ao dia) *versus* clopidogrel (dose de ataque de 300 mg seguido de 75 mg ao dia). A população com SCAs/SST representou 74% da amostra. O desfecho primário de óbito, infarto do miocárdio não fatal e AVE não fatal foi significativamente menor no grupo prasugrel (HR = 0,81, p < 0,001) às custas de um aumento significativo no risco de sangramento maior não relacionado a cirurgia cardíaca (HR = 0,32, p = 0,03). O "benefício clínico líquido" com o desfecho composto de morte, infarto do miocárdio, AVE ou sangramento maior não relacionado a cirurgia cardíaca foi favorável ao grupo prasugrel (HR 0,87, p = 0,004).

Análises post hoc identificaram três subgrupos de maior risco de sangramento com o uso do prasugrel: idade ≥ 75 anos, peso < 60 kg (nesses dois subgrupos não se demonstrou qualquer benefício líquido), e antecedente de acidente vascular encefálico/ataque isquêmico transitório (no qual o benefício líquido foi significativamente favorável ao clopidogrel).

Na sequência ao TRITON foi desenvolvido o estudo TRILOGY,[55] no sentido de testar o valor do prasugrel agora em uma população não submetida a terapêuticas de intervenção. Foram incluídos 9.326 pacientes com SCAs/SST submetidos ou não a cineangiocoronariografia e com indicação específica de tratamento clínico, randomizados para clopidogrel (300 mg de ataque com 75 mg ao dia de manutenção) ou prasugrel (30 mg de ataque com manutenção de 10 mg ao dia se idade < 75 anos, ou 5 mg ao dia se idade ≥ 75 anos ou peso < 60 kg), acompanhados por 17 meses em média. O desfecho primário de eficácia (morte cardiovascular, IAM ou AVC) e os desfechos principais de segurança (sangramento grave ou ameaçador à vida pelo critério GUSTO ou sangramento grave pelo critério TIMI) não apresentaram diferenças significativas entre as duas medicações. Portanto, o prasugrel (dose de ataque de 60 mg e manutenção de 10 mg) está indicado nas SCAs/SST de risco intermediário e alto, após definição da anatomia coronária, que tenham programação de ICP e sem fatores de risco para sangramento (idade ≥ 75 anos, com < 60 Kg, AVC ou AIT prévios); a dose menor de 5 mg deve ser a manutenção nos indivíduos com menos de 60 kg ou com idade maior ou igual a 75 anos; é contraindicado nos pacientes com acidente vascular encefálico/ataque isquêmico transitório prévio. Deve ser suspenso por, pelo menos, 7 dias antes de procedimentos cirúrgicos.[4,13]

Ticagrelor

O ticagrelor é um derivado das ciclopentiltriazolopirimidas que também age inibindo a ação do ADP via bloqueio do receptor P2Y12, mas, ao contrário dos tienopiridínicos, tem atividade reversível. Não é uma pró-droga, tendo seu efeito principal mediado pelo próprio ticagrelor e, de maneira menos expressiva, por um metabólito ativo. Possui meia-vida de aproximadamente 12 horas e apresenta efeito antiagregante mais intenso, rápido e estável em relação ao clopidogrel.

No estudo PLATO[56] foram randomizados cerca de 18.000 pacientes com coronariopatia aguda (62% dos pacientes com SCAs/SST) para ticagrelor (ataque de 180 mg seguida de uma dose de 90 mg, 2 vezes/dia) ou clopidogrel (ataque de 300 mg seguida de 75 mg/dia). O tempo de acompanhamento foi de 12 meses, sendo permitido o uso de clopidogrel previamente à randomização ou mesmo dose dobrada de clopidogrel quando o paciente for submetido a angioplastia.

Os resultados principais mostraram, a favor do grupo ticagrelor, 16% de redução no desfecho primário (óbito cardiovascular, IAM não fatal ou AVC não fatal – 9,8% *versus* 11,7%, p < 0,001). Importante salientar que, além de diminuir de forma significativa a incidência isolada de IAM, observaram-se adicionalmente diminuições significativas nas incidências isoladas de óbito cardiovascular (HR 0,79, p = 0,0013) e mortalidade global (HR 0,78, p = 0,0003). Em relação a sangramentos maiores, com diferentes definições, as incidências foram similares entre os grupos, na população global.

Alguns efeitos colaterais apresentaram incidências maiores no grupo ticagrelor: 1 - Dispneia (13,8% *versus* 7,8%, p < 0,001), em geral discreta e transitória, sem relação com função cardíaca ou pulmonar, provavelmente relacionada ao aumento de adenosina circulante provocado pelo ticagrelor. Esse efeito colateral levou à suspensão do medicamento em < 1% dos casos. 2 - Bradicardia, com significativo aumento na incidência de pausas ventriculares maiores que 3 segundos nos primeiros 7 dias de uso da medicação (5,8% *versus* 3,6%, p = 0,01), e com incidências similares aos 30 dias de acompanhamento (2,1% *versus* 1,7%, p < 0,52); não houve diferença entre os grupos em termos de repercussão clínica (implante de marca-passo, síncope ou bloqueio cardíaco); 3 - Aumentos nos níveis de creatinina (10% *versus* 8%) e de ácido úrico (14% *versus* 7%), diferenças estas que desapareceram um mês após o final do tratamento.

Dessa forma, o ticagrelor está indicado em todo o espectro de pacientes com SCAs/SST, independentemente da estratégia de tratamento posterior (invasivo ou conservador). Quando do uso do ticagrelor, a dose do AAS não deve ultrapassar 100 mg/dia de AAS.[,3,4,13]

Tempo de utilização dos inibidores do receptor P2Y12 e suspensão pré-cirurgia

Os anti-ADP têm recomendação classe I de utilização rotineira por 12 meses, porém esse tempo pode ser estendido ou reduzido de forma individualizada, na dependência de uma análise cuidadosa quanto ao risco de eventos isquêmicos e hemorrágicos apresentado pelo paciente. Quanto ao tempo de suspensão do medicamento previamente a um procedimento cirúrgico, recomenda-se classicamente pelo menos 5 dias para clopidogrel ou ticagrelor, e 7 dias para prasugrel. Entretanto, evidência recente sugere que a avaliação diária da agregabilidade plaquetária permite a liberação segura para cirurgia com tempos significativamente mais curtos (pelo menos com o uso do clopidogrel), com consequente diminuição dos custos hospitalares.[57]

Pré-tratamento com inibidores de P2Y12 na sala de emergência ou após o conhecimento da anatomia coronária

O racional do pré-tratamento com inibidor de $P2Y_{12}$ (além do AAS) na SCAs/SST se baseia no benefício em se obter inibição eficaz da agregabilidade plaquetária rapidamente, minimizando assim o risco de complicações isquêmicas, inclusive aquelas relacionadas à ICP, como trombose de *stent* e infarto periprocedimento. Por outro lado, essa mesma estratégia de pré-tratamento tem reconhecido impacto em aumentar o risco de sangramento associado ou não à cirurgia de revascularização miocárdica.

A utilização da dupla antiagregação plaquetária, o mais breve possível, em pacientes com SCAs/SST foi inicialmente validada com a publicação do estudo CURE, que demonstrou benefício com o uso do clopidogrel em relação a placebo, conforme referido previamente.[46] Assim como no CURE, o estudo PLATO[56] randomizou pacientes para dupla antiagregação plaquetária na sala de emergência (pré-tratamento), e mostrou a superioridade do ticagrelor em relação ao clopidogrel, conforme também detalhado previamente.

Já o estudo TRITON [54] seguiu uma estratégia de dupla antiagregação instituída apenas após a realização da angiocoronariografia e indicação de ICP (portanto sem pré-tratamento), e demonstrou a superioridade do prasugrel sobre o clopidogrel. Adicionalmente, o estudo ACCOAST randomizou mais de 4.000 pacientes com SCAs/SST para utilizarem pré-tratamento com prasugrel ou iniciarem o tratamento apenas na sala de hemodinâmica (2-48 h após randomização, mediana 4,3 h.). Os resultados principais do estudo demonstraram ausência de benefício em termos de diminuição de eventos isquêmicos, com aumento de sangramento importante.[58] Tarantini et al. randomizaram mais de 1.400 pacientes com SCAs/SST e coronariografia programada em até 72 h (mediana 23,3 h) para utilizarem ticagrelor na sala de emergência ou anti-ADP (ticagrelor ou prasugrel de forma randomizada) na sala de hemodinâmica. As taxas de eventos isquêmicos e hemorrágicos foram similares entre os 3 grupos, e o estudo foi suspenso antes do previsto por futilidade.[59]

Duas metanálises demonstraram que o pré-tratamento com clopidogrel diminui eventos isquêmicos sem aumentar sangramento.[60,61] Entretanto, o pré-tratamento com ticagrelor ou prasugrel não diminuíram eventos isquêmicos, e adicionalmente o pré-tratamento com prasugrel aumentou sangramento importante.[61]

Frente às evidências atualmente disponíveis, as diretrizes recentes sugerem individualizar o pré-tratamento com anti-ADPs de acordo com o tempo entre a chegada do paciente e o tempo programado para o estudo hemodinâmico. Em resumo:

- Pacientes de muito alto risco com programação de coronariografia em até 2 horas não devem receber pré-tratamento;
- Em pacientes de alto risco com programação de coronariografia entre 2-24 horas devem ter a indicação de pré-tratamento individualizada, de acordo com seu risco isquêmico e hemorrágico.
- Pacientes com programação de coronariografia com mais de 24 h. devem ser submetidos a pré-tratamento de forma rotineira.

A Figura 5 resume as recomendações atuais quanto ao uso de terapêuticas antitrombóticas de acordo com o tempo programado para a cinecoronariografia.

Inibidores da glicoproteína (IGP) IIb/IIIa

Essa classe de medicamentos bloqueia a via final comum da agregação plaquetária, e são administrados por via intravenosa.

O abciximab é um anticorpo monoclonal que atua como bloqueador não competitivo e irreversível dos receptores de GP IIb/IIIa. Tem meia-vida plasmática curta de 5 a 10 minutos, e sua meia-vida biológica é de 6 a 12 h após a injeção de um *bolus* isolado, e consegue-se o bloqueio de 80% a 90% dos receptores de superfície, mantendo cinquenta por cento desses receptores bloqueados uma semana após sua utilização.

O tirofiban é um derivado sintético, não peptídio, de molécula pequena, que possui em sua estrutura molecular a sequência RGD (arginina-glicina-aspartato). Também age competitivamente no receptor celular IIb/IIIa, impedindo sua ligação ao fibrinogênio.

Em pacientes com SCAs/SST não necessariamente programados para revascularização precoce, metanálise com mais de 31.000 pacientes demonstrou redução de 9% no risco relativo de óbito ou infarto aos 30 dias de acompanhamento ($p = 0,015$), sendo o benefício restrito aos pacientes de maior risco (com troponina positiva, por exemplo), às custas de significativo aumento na incidência de sangramentos importantes ($P < 0,0001$).[62]

As diretrizes atuais recomendam evitar o uso rotineiro dos inibidores da GP IIb/IIIa antes do cateterismo, em pacientes sob uso de dupla antiagregação plaquetária. De maneira inversa, em pacientes com baixo risco hemorrágico, sob dupla antiagregação plaquetária, submetidos à ICP de alto risco (presença de trombos, complicações trombóticas da ICP), o uso dos IGPIIb/IIIa deve ser aventado.[4,13]

Agentes antitrombínicos

Heparinas

O principal efeito anticoagulante da heparina não fracionada (HNF) depende de sua ligação à antitrombina, o que leva à inativação da trombina e diversos fatores da coagulação e explica os aumentos nos tempos de protrombina, de tromboplastina parcial ativado (TTPa) e de trombina, que ocorrem com o uso do medicamento.

Metanálise publicada em 1996 encontrou redução significativa no risco de IAM ou morte nos pacientes que receberam terapia combinada de AAS e HNF, em relação àqueles que receberam AAS isoladamente (HR = 0,44; IC 95%, 0,21-0,93).[63]

Em relação às heparinas de baixo peso molecular (HBPM), estas apresentam baixa atividade antitrombínica, mas mantém a capacidade de inativar o fator Xa (proporção anti-Xa e anti-IIa de 2:1 a 4:1), o que explica o fato de só alterarem o TTPa quando utilizado em altas doses.[64] Seu uso é facilitado, pois dispensa a monitorização na maioria dos pacientes (exceção feita para as grávidas, obesos e pacientes com disfunção renal, nos quais o fator anti-X ativado, quando disponível, deve ser utilizado para um melhor controle da dose a ser empregada).

Metanálise comparando HNF *versus* Enoxaparina em pacientes com SCAs/SST incluídos nos estudos TIMI-11B e ESSENCE, demonstrou redução significativa de 20% em morte e eventos cardíacos sérios a favor da HBPM.[65]

Já metanálise mais recente e abrangente (incluindo os dados do estudo SYNERGY, em que os pacientes eram submetidos a estratégia invasiva de forma rotineira[66]), incluindo aproximadamente 22000 pacientes, demonstrou diminuição na incidência de óbito ou infarto aos 30 dias a favor da Enoxaparina, no total da população (OR = 0,01, 95% IC; 0,83-0,99) e de forma mais evidente nos pacientes que não haviam feito uso de antitrombínicos pré-randomização (OR = 0,81,

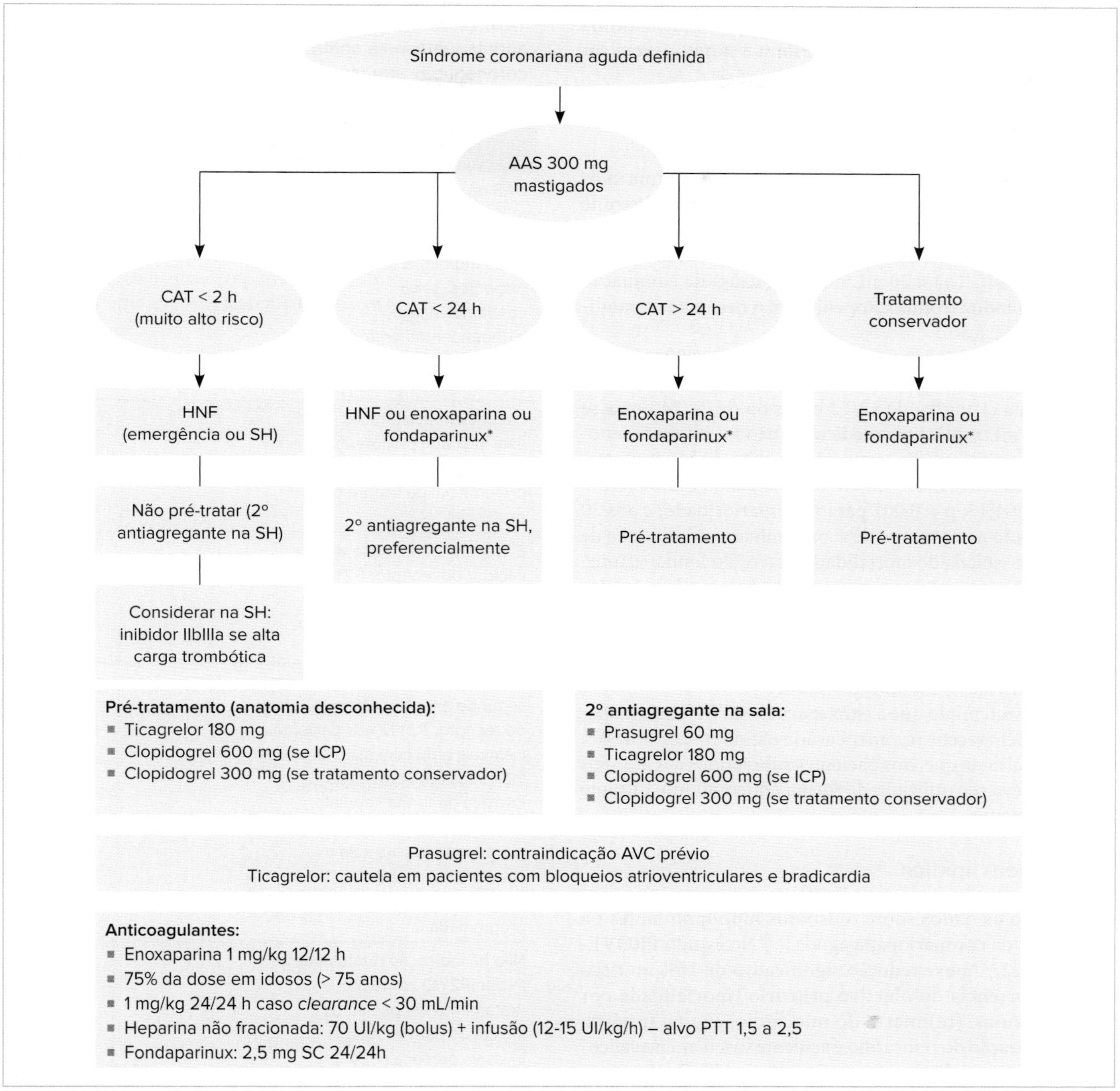

FIGURA 5

Terapia antitrombótica inicial nas SCAsSST.[4] CAT: cateterismo; HNF: heparina não fracionada; SH: sala de hemodinâmica. *Dose adicional de HNF na SH caso opção por fondaparinux: 85 UI/kg ou 60 UI/kg se uso de iGPIIb/IIIa.

Fonte: Nicolau et al., 2021.[4]

95% IC; 0,70-0,94). Interessantemente, não houve diferenças significativas entre os grupos em relação a sangramento.[67]

A seguir, as doses de utilização das heparinas:[4]

- HNF: 60 a 70 UI/kg (ataque) EV, máximo de 5.000 UI, seguido por infusão contínua de 12 a 15 UI/kg/hora, máximo inicial de 1.000 UI/hora, durante um período mínimo de 48 horas. Na prática clínica, sugere-se manter TTPa de 1,5 a 2,5 vezes o valor de controle.
- Enoxaparina: 1 mg/kg SC 12/12 horas, reduzindo a dose para 0,75 mg/kg SC 12/12 horas se paciente com idade > 75 anos e para 1 mg/kg SC 1 vez/dia se ClCr < 30 mL/min. O tempo de utilização deve ser de 8 dias ou até a alta hospitalar em pacientes tratados de forma não invasiva, e até a angioplastia nos pacientes submetidos a essa intervenção. Nos pacientes enviados para cateterismo durante um episódio de SCAs/SST com menos de 8 horas da última dose de enoxaparina, não há necessidade de

anticoagulação adicional. Caso o tempo desde a última dose de enoxaparina seja superior a 8 horas, deverá ser feito 0,3 mg/kg IV de enoxaparina.

Fondaparinux

Esse pentassacáride sintético, que age inibindo de forma indireta o fator Xa, liga-se seletivamente à antitrombina. Permite dose subcutânea uma vez ao dia (pois apresenta meia-vida de 17 horas), tem contraindicação em pacientes com depuração de creatinina (ClCr) < 20 mL/min (por causa da eliminação renal), não induz trombocitopenia e não necessita de monitoramento da ação.

O estudo OASIS-5[68] randomizou cerca de 20.000 pacientes com SCAs/SST para fondaparinux (2,5 mg SC 1 vez/dia) ou enoxaparina (1 mg/kg de 12/12 horas ou de 24/24 horas se ClCr < 30 mL/min). Essa medicação não foi inferior à enoxaparina para o desfecho composto de óbito, IAM e isquemia refratária aos nove dias – objetivo principal do estudo (RR = 1,01; IC 0,9-1,13; p = 0,007 para não inferioridade) e aos 30 dias, havendo nesse tempo de acompanhamento sugestão de diminuição isolada de mortalidade a favor do fondaparinux. Em relação a sangramentos, resultado favorável ao fondaparinux foi demonstrado (2,2% *versus* 4,1%, RR = 0,52; p < 0,001). Interessantemente, observou-se aumento significativo na incidência de trombose em cateter no grupo fondaparinux (0,9% *versus*. 0,3%, RR 3,59; p = 0,001).

Do mesmo modo que a enoxaparina e a HNF, o fondaparinux também recebe recomendação I das diretrizes atuais[4,13], com a ressalva de que, nos pacientes submetidos a ICP, bolus de HNF deve ser utilizado de forma concomitante durante o procedimento.

Abordagem lipídica

Poucos são os dados sobre o uso dos hipolipomiantes na fase inicial da coronariopatia aguda.[69,70] No estudo PROVE-IT TIMI 22,[69] houve redução significativa de 16% no risco para a ocorrência do objetivo primário (mortalidade por todas as causas, (re)infarto do miocárdio, angina instável, revascularização do miocárdio e acidente vascular encefálico) no grupo que recebeu atorvastatina 80 mg/dia (LDL-c após tratamento aproximadamente 70 mg/dL) em relação ao grupo que recebeu pravastatina 40 mg/dia (LDL-c após tratamento aproximadamente 90 mg/dL).

O estudo IMPROVE-IT[70] demonstrou, em acompanhamento médio de 7 anos, diminuição significativa no desfecho composto de óbito CV, IAM, hospitalização por angina instável, revascularização coronária ou AVC, a favor do grupo que utilizou ezetimiba + sinvastatina (LDL-c após tratamento aproximadamente 50 mg/dL), em relação ao grupo que utilizou sinvastatina isolada (LDL-c após tratamento aproximadamente 70 mg/dL). Esses dados fortalecem a hipótese de "quanto menor, melhor" e demonstram que a ezetimiba é bastante segura nessa população, já que não foi observada nenhuma diferença significativa entre os grupos em relação aos quesitos de segurança analisados.

TABELA 10 Recomendações para uso de antiplaquetários e antitrombóticos nas síndromes coronarianas agudas sem supradesnível do segmento ST (SCAs/SST)

	Classe de recomendação	Nível de evidência
AAS na sala de emergência (150 a 300 mg em dose de ataque, com dose de manutenção de 75 a 100 mg/dia), a todos os pacientes, salvo contraindicações, independentemente da estratégia de tratamento e por tempo indeterminado	I	A
Em pacientes alérgicos a AAS, está indicada monoterapia inicial com inibidor P2Y12 (uso preferencial de ticagrelor ou prasugrel).	I	C
E recomendado o uso de um inibidor do receptor P2Y12 em adição a AAS, exceto contraindicações ou elevado risco de sangramento.	I	A
Não realizar pré-tratamento com segundo antiplaquetário inibidor do receptor P2Y12 nos pacientes instáveis e/ou com risco elevado, indicados para estratégia invasiva de forma imediata, sendo sua utilização recomendada para sala de cateterismo, quando anatomia coronariana conhecida e ICP programada.	I	B
Não há indicação rotineira de se iniciar iP2Y12 como pré--tratamento em pacientes indicados para estratégia invasiva precoce (< 24h).	I	B
Estratégia de pré-tratamento com prasugrel	III	
Clopidogrel (300 mg em dose de ataque, com dose de manutenção de 75 mg/dia) em adição ao AAS, em pacientes portadores de angina instável de risco intermediário ou alto, além de IAMSSST, por 12 meses, em pacientes com risco muito alto de sangramento, em uso concomitante de anticoagulantes orais ou quando prasugrel ou ticagrelor não estiverem disponíveis.	I	A

(continua)

TABELA 10 Recomendações para uso de antiplaquetários e antitrombóticos nas síndromes coronarianas agudas sem supradesnível do segmento ST (SCAs/SST) (*continuação*)

	Classe de recomendação	Nível de evidência
Ticagrelor (180 mg de ataque seguido por 90 mg, 2 vezes ao dia) em pacientes portadores de angina instável de risco moderado ou alto, além do IAMSSST, independentemente da estratégia de tratamento posterior (clínico, cirúrgico ou percutâneo), por 12 meses	I	B
Prasugrel 60 mg de ataque seguidos por 10 mg ao dia em pacientes portadores de angina instável de risco moderado ou alto, além do IAMSSST, com anatomia coronária conhecida, submetidos à ICP e sem fatores de risco para sangramento (maior ou igual a 75 anos de idade; menos de 60 kg; AVE ou AIT prévios)	I	B
Clopidogrel (600 mg em dose de ataque, seguida por 150 mg ao dia por 7 dias e dose posterior de 75 mg ao dia), em adição ao AAS, em pacientes submetidos a ICP com alto risco de eventos isquêmicos e baixo risco de sangramento	IIa	B
Uso rotineiro dos inibidores da GP IIb/IIIa em pacientes sob uso de dupla antiagregação plaquetária antes do cateterismo	III	A
Uso de HNF em todos os pacientes	I	A
Uso de enoxaparina em todos os pacientes	I	A
Fondaparinux 2,5 mg SC 1 vez ao dia por 8 dias ou até a alta hospitalar	I	B
Considerar interrupção da anticoagulação após a ICP, exceto se houver outra indicação para mantê-la	IIa	C
Troca de heparinas (HNF e enoxaparina)	III	B

AAS: ácido acetilsalicílico (aspirina); IAMSSST: infarto agudo do miocárdio sem supradesnível do segmento ST; ICP: intervenção coronária percutânea; AVE: acidente vascular encefálico; AIT: ataque isquêmico transitório; GP: glicoproteína; HNF: heparina não fracionada.
Fonte: Nicolau et al., 2021.[4]

Segundo diretrizes nacionais,[4,71] a abordagem terapêutica lipídica deve incluir a avaliação de perfil lipídico em jejum de todos os pacientes ainda nas primeiras 24 horas de hospitalização. As estatinas, preferencialmente em alta doses, devem ser utilizadas na ausência de contraindicações, com meta de LDL de < 50 para os pacientes classificados como Muito Alto Risco de eventos cardiovasculares. Quando as metas preconizadas não são alcançadas com estatina isoladamente, ou quando o paciente não suportar seu uso, deve-se utilizar ezetimiba e inibidores de PCSK9 (nessa ordem).

Revascularização miocárdica

A principal diferença entre o cuidado do paciente com SCAs/SST e o paciente com DAC crônica é a maior probabilidade de complicações clínicas naqueles, o que leva a decisões e condutas mais rápidas, no sentido de evitar que potenciais complicações piorem o prognóstico do paciente.

Ressalta-se que, principalmente em casos mais complexos, a participação conjunta de uma equipe, que, recentemente, vem sendo chamada de *Heart Team*, formada por cardiologista clínico, cardiologista intervencionista e cirurgião cardíaco, é fundamental para a tomada de decisão quanto à melhor conduta a ser tomada.[72]

O cálculo do escore de SYNTAX[73] é razoável nesses pacientes para orientar a escolha de revascularização. O escore de SYNTAX engloba aspectos que influenciam a indicação de ICP ou CRM, já que leva em conta as seguintes variáveis:

- Extensão da doença coronariana (uni, bi ou triarterial).
- Importância anatômica do vaso.
- Número de lesões a serem abordadas.
- Características morfológicas da lesão.
- Dificuldade técnica do procedimento.
- Quantidade de miocárdio em risco.
- Condições clínicas do paciente.
- Doenças associadas (por exemplo, diabete melito).

Pacientes com ESCORE SYNTAX > 22 (intermediário ou alto) têm maior benefício em longo prazo com a revascularização cirúrgica.

Outro grupo que também se beneficia mais com o tratamento cirúrgico é o dos pacientes diabéticos. O estudo FREEDOM[74] avaliou 1.900 pacientes diabéticos, 30% deles com coronariopatia aguda recente, com lesão em dois ou três vasos, randomizados para ICP com *stent* farmacológico ou CRM. Aos cinco anos de acompanhamento, demonstrou redução significativa nas incidências de IAM ($p < 0{,}001$) e de mortalidade por qualquer causa ($p = 0{,}049$) a favor da CRM.

As recomendações para ICP ou CRM, segundo as diretrizes nacionais, estão resumidas na Tabela 11.

TABELA 11 Recomendações para cirurgia *versus* angioplastia na SCAs/SST[4]

Doença arterial coronariana complexa	Classe de recomendação	Nível de evidência
Conhecimento do risco cirúrgico do paciente (escore próprio da instituição e/ou STS escore e/ou EuroSCORE)	I	B
Conhecimento da anatomia coronária (SYNTAX escore)	I	B
Lesão em tronco de coronária esquerda:		
Cirurgia	I	B
Angioplastia se o paciente for de alto risco para cirurgia ou se com AI ou IAMSSST e não candidato a cirurgia	IIa	B
Lesão em três vasos com ou sem DA:		
Cirurgia	I	B
Cirurgia tem maior benefício do que angioplastia, se SYNTAX escore > 22	IIa	B
Angioplastia	IIb	B
Lesão de dois vasos com DA proximal:		
Cirurgia	I	B
Angioplastia	IIa	B
Lesão de dois vasos sem DA proximal:		
Cirurgia (se grande área em risco)	IIa	B
Angioplastia	IIa	B
Lesão de um vaso com DA proximal:		
Cirurgia: se utilizado enxerto de artéria mamária interna	I	B
Angioplastia	IIa	B
Lesão de um vaso sem DA proximal:		
Cirurgia	III	C
Angioplastia	I	A

RESUMO

- A coronariopatia aguda sem supradesnível do segmento ST é uma entidade clínica reconhecida e estudada em tempos relativamente recentes, na qual, apesar dos enormes avanços fisiopatológicos e terapêuticos obtidos, muitos questionamentos permanecem em aberto, dependendo das condutas e, frequentemente, da experiência dos especialistas.
- Todos os pacientes com essa suspeita devem ser avaliados precocemente e submetidos à realização de eletrocardiograma e dosagem de biomarcadores de necrose miocárdica (preferencialmente Tn-US). A estratificação do risco para eventos isquêmicos e hemorrágicos é fundamental para a decisão quanto à melhor conduta a ser adotada. O tratamento inicial nos pacientes hospitalizados inclui rotineiramente terapêutica antitrombótica com dupla antiagregação plaquetária e antitrombínico durante a hospitalização, e terapêutica antiplaquetária após a alta hospitalar. A grande maioria dos pacientes se beneficiam da estratégia invasiva precoce. A melhor conduta a partir da cinecoronariografia (angioplastia coronária, cirurgia de revascularização miocárdica ou tratamento clínico isolado) deve ser decidida pelo "Heart Team" sempre que necessário.

Referências bibliográficas

1. Benjami EJ, Muntner P, Alonso A, et al. Heart disease and stroke statistics –2019 Update: a report from the American Heart Association. Circulation. 2019;139:e56-e528.
2. Franken M, Giugliano RP, Goodman SG, Baracioli LM, et al. Performance of acute coronary syn-drome approaches in Brazil. A report from the BRACE (Brazilian Registry in Acute Coronary syn-dromEs) Eur Heart J Qual Care Clin Outcomes. 2020;6:284-92.
3. Amsterdam EA, Wenger NK, Brindis RG, et al. 2014 AHA/ACC Guideline for the Management of Patients WithNon–ST-Elevation Acute Coronary Syndromes. J Am Coll Cardiol. 2014;64:e139-e228.
4. Nicolau JC, Feitosa-Filho G, Petriz JL, et al. Diretrizes da Sociedade Brasileira de Cardiologia so-bre Angina Instável e Infarto Agudo do Miocárdio sem Supradesnível do Segmento ST. Arq Bras Cardiol. 2021;117:181-264.
5. Thygesen K, Alpert JS, Jaffe AS, et al. Fourth universal definition of myocardial infarction. Circula-tion. 2018;138:e618-e651.
6. Braunwald E. Unstable angina: a classification. Circulation. 1989;80:410-4.
7. van Miltenburg-van AJ, Simoons ML, Veerhoek RJ, Bossuyt PM. Incidence and follow-up of Braunwald subgroups in unstable angina pectoris. J Am Coll Cardiol. 1995;25:1286-92.
8. Hamm CW, Braunwald E. A classification of unstable angina revisited. Circulation. 2000;102:118-22.
9. Brieger D, Eagle KA, Goodman SG, et al. Acute coronary syndromes without chest pain, an un-derdiagnosed and undertreated high-risk group: insights from the Global Registry of Acute Coro-nary Events. Chest. 2004;126:461-9.
10. Nicolau JC, Barbosa CJDG, Franci A, et al. Do diabetic patients with acute coronary syndromes have a higher threshold for ischemic pain? Arq Bras Cardiol. 2014;103:183-91.
11. Nicolau,JC, Serrano CV Jr., Garzon SA, Ramires JA. Prognosis of acute myocardial infarction in the thrombolytic era: medical evaluation is still valuable. Eur J Heart Fail. 2001;3:569-76.
12. Jolly SS, Devereaux P. Does knowledge of the coronary anatomy save lives in patients with un-stable angina? Ann Intern Med. 2017;166:848-9.
13. Collet JP, Thiele H, Barbato E, et al. 2020 ESC Guidelines for the management of acute coronary syndromes in patients presenting without persistent ST-segment elevation. Eur Heart J. 2021;42:1289-1367.
14. de Winter RJ, Verouden NJW, Wellens HJJ, Wilde AAM. A new ECG sign of proximal LAD occlu-sion. N Engl J Med. 2008;359:2071-3.
15. Cannon CP, McCabe CH, Stone PH, et al. The electrocardiogram predicts one-year outcome of patients with unstable angina and non-Q wave myocardial infarction: Results of the TIMI III Regis-try ECG ancillary study. J Am Coll Cardiol. 1997;30:133-40.
16. Braunwald E, Morrow DA. Unstable angina: is it time for a requiem? Circulation. 2013;127:2452-7.
17. Giannitsis E, Steen H, Kurz K, et al. Cardiac magnetic resonance imaging study for quantification of infarct size comparing directly serial ver-

sus single time-point measurements of cardiac troponin T. J Am Coll Cardiol. 2008;51:307-14.

18. Apple FS, Sandoval Y, Jaffe AS, Ordonez-Llanos J; IFCC Task Force on Clinical Applications of Cardiac Bio-Markers. Cardiac troponin assays: guide to understanding analytical characteristics and their impact on clinical care. Clin Chem. 2017;63:73-81.
19. Reichlin T, Hochholzer W, Bassetti S, et al. Early diagnosis of myocardial infarction with sensitive cardiac troponin assays. N Engl J Med. 2009;361:858-67.
20. Nejatian A, Omstedt A, Hoijer J, et al. Outcomes in patients with chest pain discharged after eval-uation using a high-sensitivity troponin T assay, J Am Coll Cardiol. 2017;69:2622-30.
21. Mair J, Morandell D, Genser N, et al. Equivalent early sensitivities of myoglobin, creatine kinase MB mass, creatine kinase isoform ratios, and cardiac troponins I and T for acute myocardial in-farction. Clin Chem. 1995;41:1266-72.
22. Lin JC, Apple FS, Murakami MM, Luepker RV. Rates of positive cardiac troponin I and creatine kinase MB mass among patients hospitalized for suspected acute coronary syndromes. Clin Chem. 2004;50:333-8.
23. Van Den Berg P ,Body R. The HEART score for early rule out of acute coronary syndromes in the emergency department: a systematic review and meta-analysis. Eur Heart J Acute Cardiovasc Care. 2018; 7:111-9.
24. Poldervaart JM, Langedijk M, Backus BE, Dekker IMC, Six AJ, Doevendans PA, Hoes AW, Reitsma JB. Comparison of the GRACE, HEART and TIMI score to predict major adverse cardiac events in chest pain patients at the emergency department. Int J Cardiol. 2017;227:656-61.
25. Sakamoto JT, Liu N, Koh ZX, Fung NX, Heldeweg ML, Ng JC. Comparing HEART, TIMI, and GRACE scores for prediction of 30-day major adverse cardiac events in high acuity chest pain pa-tients in the emergency department. Int J Cardiol. 2016;221:759-64.
26. Braunwald E, Jones RH, Mark DB, et al. Diagnosing and managing unstable angina. Agency for Health Care Policy and Research. Circulation. 1994;90:613-22.
27. Antman EM, Cohen M, Bernink PJ, et al. The TIMI risk score for unstable angina/non-ST elevation MI: a method for prognostication and therapeutic decision making. JAMA. 2000;284:835-42.
28. Granger CB, Goldberg RJ, Dabbous O, et al. Predictors of hospital mortality in the global registry of acute coronary events. Arch Intern Med. 2003;163:2345-53.
29. Subherwal S, Bach RG, Chen AY, et al. Baseline risk of major bleeding in non-ST-segment-elevation myocardial infarction: the CRUSADE (Can Rapid risk stratification of unstable angina patients suppress adverse outcomes with early implementation of the ACC/AHA Guidelines) bleeding score. Circulation. 2009;119:1873-82.
30. Mehran R, Pocock SJ, Nikolsky E, et al. A risk score to predict bleeding in patients with acute cor-onary syndromes. J Am Coll Cardiol. 2010;55:2556-66.
31. Nicolau JC, Moreira HG, Baracioli LM, et al. The bleeding risk score as a mortality predictor in pa-tients with acute coronary syndrome. Arq Bras Cardiol. 2013;101:511-8.
32. Hofmann R, James SK, Jernberg T, et al. Oxygen Therapy in Suspected Acute Myocardial Infarc-tion. N Engl J Med. 2017;377:1240-9.
33. Hofmann R, Jenberg T, Lindahl B, et al., on behalf of the DETO2X-SWEDEHEART Investigators. Long-Term Effects of Oxygen Therapy on Death or Hospitalization for Heart Failure in Patients With Suspected Acute Myocardial Infarction. Circulation. 2018;138:2754-2762.
34. Hobl EL, Stimpfl T, Ebner J, et al. Morphine decreases clopidogrel concentrations and effects: randomized, double-blind, placebo-controlled trial. J Am Coll Cardiol. 2014;63:630-5.
35. Thomas MR, Morton AC, Hossain R, Chen b, Luo L, Shahari NN, et al. Morphine delays the onset of action of prasugrel in patients with prior history of ST-elevation myocardial infarction. Thromb Haemost. 2016;116:96-102.
36. Kubica J, Adamski P, Ostrowska M, Sikora J, Kubica JM, Srooka WD, et al. Morphine delays and attenuates ticagrelor exposure and action in patients with myocardial infarction: the randomized, double-blind, placebo-controlled IMPRESSION trial. Eur Heart J. 2016;37:245-52.
37. Furtado RHM, Nicolau JC, Guo J, Im K, White JA, Sabatine MS, et al. Morphine and cardiovascu-lar outcomes among patients with non-ST-segment elevation acute coronary syndromes undergo-ing coronary angiography. J Am Coll Cardiol. 2020;75:289-300.
38. Chen ZM, Pan HC, Chen YP, Peto R, Collins R, Jiang LX, et al. Early intravenous then oral metoprolol in 45,852 patients with acute myocardial infarction: randomised placebo-controlled trial. Lancet. 2005;366:1622- 32.
39. Kontos MC, Diercks DB, Ho PM, Wang TY, Chen AY, Roe MT. Treatment and outcomes in pa-tients with myocardial infarction treated with acute β-blocker therapy: results from the American College of Cardiology's NCDR(®). Am Heart J. 2011;161:864-70.
40. Brandler E, Paladino L, Sinert R. Does the early administration of beta-blockers improve the in-hospital mortality rate of patients admitted with acute coronary syndrome? Acad Emerg Med. 2010;17:1-10.
41. Nicolau JC, Furtado RHM, Baracioli LM, et al. The use of oral beta-blockers and clinical outcomes in patients with non-ST-segment elevation acute coronary syndromes: a long-term follow-up study. Cardiovasc Drugs Ther. 2018;32:435-42.
42. Smith NL, Reiber GE, Psaty BM, et al. Health outcomes associated with beta-blocker and dilti-azem treatment of unstable angina. J Am Coll Cardiol. 1998;32:1305-11.
43. Yusuf S, Sleight P, Pogue J, et al. Effects of an angiotensin-converting-enzyme inhibitor, ramipril, on cardiovascular events in high-risk patients. The Heart Outcomes Prevention Evaluation Study Investigators. N Engl J Med. 2000;342:145-53. Erratum in: N Engl J Med. 2000;342:748, N Engl J Med. 2000;342:1376.
44. Risk of myocardial infarction and death during treatment with low dose aspirin and intravenous heparin in men with unstable coronary artery disease. The RISC Group. Lancet. 1990;336:827-30.
45. Mehta SR, Tanguay JF, Eikelboom JW, et al.; Current-Oasis 7 Trial Investigators. Double-dose versus standard-dose clopidogrel and high-dose versus low-dose aspirin in individuals undergoing percutaneous coronary intervention for acute coronary syndromes (Current-Oasis 7): a random-ised factorial trial. Lancet. 2010;376:1233-43.
46. Yusuf S, Zhao F, Mehta SR, et al.; Clopidogrel in Unstable Angina to Prevent Recurrent Events Trial Investigators. Effects of clopidogrel in addition to aspirin in patients with acute coronary syn-dromes without ST-segment elevation. N Engl J Med. 2001;345:494-502.
47. Price MJ, Berger PB, Teirstein PS, et al.; GRAVITAS Investigators. Standard- vs high-dose clopidogrel based on platelet function testing after percutaneous coronary intervention: the GRAV-ITAS randomized trial. JAMA. 2011;305:1097-105.
48. Collet JP, Cuisset T, RangéG, et al; ARCTIC Investigators. Bedside monitoring to adjust antiplate-let therapy for coronary stenting. N Engl J Med. 2012;367:2100-9.
49. Mega JL, Simon T, Collet JP, et al. Reduced-function CYP2C19 genotype and risk of adverse clinical outcomes among patients treated with clopidogrel predominantly for PCI: a meta-analysis. JAMA. 2010;304:1821-30.
50. Furtado RH, Giugliano RP, Strunz CMC, et al. Drug interaction between clopidogrel and ranitidine or omeprazole in stable coronary artery disease: a double-blind, double dummy, randomized study. Am J Cardiovasc Drugs. 2016;16:275-84.
51. Ho PM, Maddox TM, Wang L, et al. Risk of adverse outcomes associated with concomitant use of clopidogrel and proton pump inhibitors following acute coronary syndrome. JAMA. 2009;301:937-44.
52. Hulot JS, Collet JP, Silvain J, et al. Cardiovascular risk in clopidogrel-treated patients according to cytochrome P450 2C19*2 loss-of-function allele or proton pump inhibitor coadministration. J Am Coll Cardiol. 2010;56:134-43.
53. Nicolau JC, Bhatt DL, Roe MT, et al. Concomitant proton-pump inhibitor use, platelet activity, and clinical outcomes in patients with acute coronary syndromes treated with prasugrel versus clopidogrel and managed without revascularization: insights from the Targeted Platelet Inhibition to Clarify the Optimal Strategy to Medically Manage Acute Coronary Syndromes trial. Am Heart J. 2015;170:683-94.e3.
54. 54.Wiviott SD, Braunwald E, McCabe CH, et al; TRITON-TIMI 38 Investigators. Prasugrel versus clopidogrel in patients with acute coronary syndromes. N Engl J Med. 2007;15:2001-15.
55. Roe MT, Armstrong PW, Fox KA, et al; TRILOGY ACS Investigators. Prasugrel versus clopidogrel for acute coronary syndromes without revascularization. N Engl J Med. 2012;367:1297-309.

56. Wallentin L, Becker RC, Budaj A, et al. PLATO Investigators. Ticagrelor versus clopidogrel in pa-tients with acute coronary syndromes. N Engl J Med. 2009;361:1045-57.
57. Nakashima CAK, Dallan LAO, Lisboa LAF, et al. Platelet reactivity in patients with acute coronary syndromes awaiting surgical revascularization. J Am Coll Cardiol. 2021;77:1277-86.
58. Montalescot G, Bolognese L, Dudek D, Goldstein P, Hamm C, Tanguay J-F, ten Berg JM, et al. Pretreatment with prasugrel in non–ST-segment elevation acute coronary syndromes. N Engl J Med. 2013;369:999-1010.
59. Tarantini G, Mojoli M, Varbella F,Caporale R, Riggatieri S, Condo G, et al. Timing of oral P2Y12 inhibitor administration in non-ST elevation acute coronary syndrome. J Am Coll Cardiol. 2020;76:2450-9.
60. Nairooz R, Valgimigli M, Rochlani Y, Pothineni NV, Raina S, Sardar P, et al. Meta-analysis of clopidogrel pretreatment in acute coronary syndrome patients undergoing invasive strategy. Int J Cardiol. 2017;229:82-9.
61. Komosa A, Lesiak M, Krasiński Z, Grygier M, Siniawski A, Skorupski W, et al. Optimal timing of P2Y12 inhibitor loading in patients undergoing PCI: a meta-analysis. Thromb Haemost. 2019;119:1000-20.
62. Boersma E, Harrington RA, Moliterno DJ, et al. Platelet glycoprotein IIb/IIIa inhibitors in acute cor-onary syndromes: a meta-analysis of all major randomised clinical trials. Lancet. 2002;359:189-98.
63. Oler A, Whooley MA, Oler J, Grady D. Adding heparin to aspirin reduces the incidence of myo-cardial infarction and death in patients with unstable angina: a meta-analysis. JAMA. 1996;276:811-815.
64. Nicolau JC, Cohen M, Montalescot G. Differences among low molecular-weight heparins: evi-dence in patients with acute coronary syndromes. J Cardiovasc Pharmacol. 2009;53:440-5.
65. Antman EM, Cohen M, Radley D, et al. Assessment of the treatment effect of enoxaparin for un-stable angina/non-Q-wave myocardial infarction. TIMI 11B-ESSENCE meta-analysis. Circulation. 1999;100:1602-8.
66. Ferguson JJ, Califf RM, Antman EM, et al. Enoxaparin vs unfractionated heparin in high-risk pa-tients with non-ST-segment elevation acute coronary syndromes managed with an intended early invasive strategy: primary results of the SYNERGY randomized trial. JAMA. 2004;292:45-54.
67. Petersen JL, Mhaffey KW, Hasselblad V, et al. Efficacy and bleeding complications among pa-tients randomized to enoxaparin or unfractionated heparin for antithrombin therapy in non-ST-segment elevation acute coronary syndromes. JAMA. 2004;292:89-96.
68. Yusuf S, Mehta SR, Chrolavicius S, et al. Comparison of fondaparinux and enoxaparin in acute coronary syndromes. N Engl J Med. 2006;354:1464-76.
69. Cannon CP, McCabe CH, Belder R, et al. Design of the Pravastatin or Atorvastatin Evaluation and Infection Therapy (PROVE IT)-TIMI 22 trial. Am J Cardiol. 2002;89:860-1.
70. Cannon CP, et al. for IMPROVE-IT Investigators. Ezetimibe added to statin therapy after acute coronary syndromes. N Engl J Med. 2015;372:2387-97.
71. Faludi AA, Izar MCO, Saraiva JFK, Chacra APM, Bianco HT, Afiune Neto A, et al. Atualização da Diretriz Brasileira de Dislipidemias e Prevenção da Aterosclerose – 2017. Arq Bras Cardiol. 2017;109(2Supl.1):1-76.
72. Park D-W, Ahn J-M, Yun S-C, Yoon Y-H, Kang D-Y, Lee PH, et al. Ten-year outcomes of stents versus coronary-artery bypass grafting for left main coronary artery disease. J Am Coll Cardiol. 2018.
73. Morice MC, Serruys PW, Kappetein AP, et al. Outcomes in patients with de novo left main disease treated with either percutaneous coronary intervention using paclitaxel-eluting stents or coronary artery bypass graft treatment in the synergy between percutaneous coronary intervention with TAXUS and Cardiac Surgery (SYNTAX) trial. Circulation. 2010;121:2645-53.
74. Farkouh ME, Domanski M, Sleeper LA, et al. Strategies for multivessel revascularization in pa-tients with diabetes. N Engl J Med. 2012;367:2375-84.

Capítulo 9

Diagnóstico e tratamento do infarto agudo do miocárdio com supradesnivelamento do segmento ST

Amanda Guerra de Moraes Rego Sousa
André Feldman
Ari Timerman

PONTOS-CHAVE

- Quanto mais precoce o diagnóstico do infarto agudo do miocárdio com supradesnivelamento de ST, melhor será a eficácia da estratégia terapêutica para redução da morbidade e da mortalidade.
- Tanto a avaliação clínica quanto o eletrocardiograma de admissão permitem uma estratificação prognóstica e são fundamentais para a definição da estratégia terapêutica a ser adotada.
- Os marcadores de lesão miocárdica em pacientes com supradesnivelamento do segmento ST não devem retardar o tratamento de reperfusão.
- Os principais objetivos do tratamento do infarto agudo do miocárdio com supradesnivelamento de segmento ST são aliviar os sintomas, reduzir o risco de morte e de complicações e limitar a extensão da lesão miocárdica.
- Após a identificação de um paciente com infarto agudo do miocárdio com supradesnivelamento de ST, a terapia de reperfusão deve ser instituída o mais precocemente possível.
- A dupla antiagregação plaquetária eficaz permite melhores taxas de reperfusão e menor incidência de complicações em curto e longo prazos.

A importância do diagnóstico precoce

A precocidade da reperfusão coronária no tratamento do infarto agudo do miocárdio tem influência direta em seu prognóstico, com significativa redução da mortalidade. Assim, o diagnóstico correto e precoce dessa condição clínica tornou-se imprescindível.[1]

A não realização do diagnóstico correto e a liberação de um paciente com síndrome coronariana aguda (SCA) do serviço de emergência pode trazer sérias consequências. A razão de risco de óbito para o paciente liberado com infarto agudo do miocárdio é de 1,9 e para pacientes com angina instável é de 1,7.[2,3]

O melhor desempenho no atendimento de emergência, alcançado com a disseminação do conceito da unidade de dor torácica, a adoção e elaboração de protocolos de atendimento, o treinamento da equipe multiprofissional, a integração dos diferentes métodos diagnósticos e a implementação da terapêutica adequada tem levado a experiências muito edificantes, com melhor qualidade do tratamento e consequente redução da morbidade, da mortalidade e dos custos.[4,5]

O diagnóstico da síndrome coronariana aguda com supradesnivelamento do segmento ST (SCACSST) é baseado fundamentalmente na história clínica do paciente admitido ao pronto-socorro. A anamnese é o pilar diagnóstico mais importante e deve ser explorada de forma criteriosa para um adequado manejo terapêutico subsequente.

Diagnóstico

Anamnese

A principal manifestação clínica em um paciente com isquemia miocárdica é a dor torácica em região precordial ou retroesternal, de intensidade variável mas, geralmente, forte em pacientes com infarto agudo do miocárdio. A dor torácica pode ser caracterizada como aperto, peso, constrição, ardência ou queimação; em repouso, pode ter sido desencadeada por esforço físico ou estresse e vir acompanhada de fatores como náuseas, vômitos, sudorese ou palidez.

O quadro clínico clássico de infarto agudo do miocárdio apresenta dor retroesternal, com irradiação para membros superiores, geralmente ambos os membros ou membro superior esquerdo, mandíbula, pescoço e/ou região dorsal. Muitas vezes, a irradiação para o braço esquerdo se caracteriza por dor ou formigamento no punho, na mão ou restrita à região ulnar e ao quinto dedo. Não infrequentemente, a dor se localiza na região do epigástrio, em queimação, irradiando-se para a face anterior do tórax, podendo ser confundida com manifestações clínicas de doenças do trato digestivo alto, como dispepsia, gastrite, colecistopatias ou úlcera péptica.

Algumas vezes, a apresentação clínica é atípica, com ausência de sintomas ou presença de desconforto, peso ou mal-estar torácico indefinido, sudorese e fraqueza sem causa aparente. Essas formas de apresentação podem aparecer, principalmente, em idosos, diabéticos, mulheres e em portadores de insuficiência cardíaca. Vale lembrar que algumas condições clínicas como confusão mental, dispneia, edema agudo do pulmão, síncope, parada cardiorrespiratória, tromboembolismo arterial cerebral ou periférico podem ter o infarto agudo do miocárdio como substrato patológico mesmo na ausência de precordialgia.[6,7]

Antecedentes e fatores de risco

Os antecedentes pessoais e familiares, assim como o levantamento completo para a presença de fatores de risco para doença aterosclerótica podem contribuir para a valorização da dor torácica como manifestação de isquemia miocárdica na avaliação inicial. O diabete melito e a história de doença arterial coronariana prévia, particularmente, reforçam a possibilidade diagnóstica de evento isquêmico miocárdico agudo, bem como também o uso prévio de medicações anti-isquêmicas.[3]

Outros fatores de risco, como hipertensão arterial, dislipidemia, tabagismo, sobrepeso e sedentarismo incrementam o risco e a probabilidade de evento coronário em pacientes que se apresentam com dor torácica ao pronto-socorro.

Exame físico

O exame físico inicial é dirigido para os sistemas cardiovascular e neurológico e, embora sumário, é fundamental antes de qualquer atitude terapêutica.

O paciente com infarto agudo do miocárdio pode apresentar fácies de dor, inquietação, apreensão, palidez, sudorese e/ou extremidades frias. Essas manifestações clínicas melhoram com o desaparecimento da dor em razão da redução de hiper-estimulação simpática.

Dependendo do grau de comprometimento da função ventricular esquerda, graus variáveis de desconforto respiratório e tosse seca podem estar presentes.

A pressão arterial sistêmica pode estar normal, alta ou baixa. Um quadro de hipotensão pode significar evolução para choque cardiogênico em presença de áreas de necrose extensa ou pode ser transitório, associado à bradicardia no infarto de parede inferior por ativação do reflexo de Bezold-Jarisch.[6] A hipotensão e o baixo débito cardíaco na ausência de sinais de congestão pulmonar podem estar associados a infarto do ventrículo direito, hipovolemia ou uso de medicamentos como opiáceos, vasodilatadores ou betabloqueadores.[8-10]

Estase jugular pode indicar insuficiência cardíaca, choque cardiogênico e hipoperfusão periférica ou infarto de ventrículo direito. A avaliação dos pulsos, se presentes e simétricos, assim como a intensidade dos mesmos, é fundamental para o diagnóstico diferencial com a dissecção aguda de aorta.

Eletrocardiograma

Apesar de todos os avanços tecnológicos, o eletrocardiograma ainda é de fundamental importância no diagnóstico do infarto agudo do miocárdio com supradesnivelamento do segmento ST. Deve ser realizado em até 10 minutos após a admissão do paciente.[11,12]

A elevação do segmento ST em presença de dor torácica identifica com alta probabilidade um infarto agudo do miocárdio.[3] As alterações eletrocardiográficas começam a aparecer minutos após a oclusão da artéria coronária, inicialmente com ondas T apiculadas seguidas do supradesnivelamento do segmento ST. Se a oclusão arterial persiste, a onda Q aparece em um período de 1 a 12 horas. Seu significado é de área eletricamente inativa em razão de necrose miocárdica.[13,14] O supradesnivelamento de ST resolve em 3 a 15 dias em 95% dos infartos inferiores e 40% dos infartos anteriores. A persistência do supradesnivelamento após 2 semanas está relacionada a pior prognóstico, extensa área de necrose ou aneurisma de ventrículo esquerdo[15,16] (Figura 1).

Diferentemente do que se acreditava, a presença da onda Q no eletrocardiograma não é patognomônica de infarto transmural. Ela pode sugerir um infarto de grande extensão, mesmo subendocárdico.[16]

O grau de supradesnivelamento do segmento ST sugestivo de isquemia miocárdica foi redefinido. O supradesnivelamento do segmento ST novo em duas derivações contíguas: ≥ 2 mm em homens e ≥ 1,5 mm em mulheres, nas derivações V2 e V3 e ≥ 1 mm nas demais derivações, deve ser considerado isquemia miocárdica aguda.[17] Correlacionando as derivações comprometidas pela elevação do segmento ST com o ventrículo esquerdo, podemos inferir a parede acometida e também identificar a artéria coronária relacionada.[18] O valor prognóstico do supradesnivelamento do segmento ST está relacionado ao número de derivações envolvidas: quanto mais derivações forem acometidas, maior será a extensão da necrose e pior o prognóstico.[19] A Tabela 1 relaciona a localização do

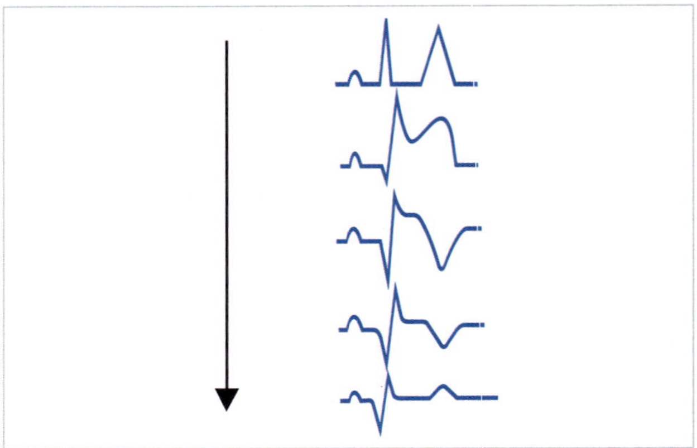

FIGURA 1

Evolução temporal das alterações eletrocardiográficas no infarto agudo do miocárdio com supradesnivelamento do segmento ST.

infarto no eletrocardiograma com o ecocardiograma e a artéria coronária "culpada". As Figuras 2 e 3 mostram as alterações eletrocardiográficas típicas de infarto agudo do miocárdio em paredes anterior e inferior, assim como as respectivas artérias responsáveis pelo infarto.

TABELA 1 Localização do infarto agudo do miocárdio no eletrocardiograma, no ecocardiograma e sua relação com a coronária "culpada"

Local do IAM	Supra de ST	Local no ECO	Coronária
Anterior	V1-4	Apical e anterosseptal média	ADA
Anterior extenso	V1-6 (D1, AVL)	Apical e anterosseptal	ADA
Inferior	D2, D3, AVF	Inferior e dorsal	ACD ou ACx
Posterior	V7-8 e infra de ST na parede anterior	Posterior e/ou lateral	ACx ou ACD
Lateral alto	D1, AVL	Lateral e/ou dorsal	ACx
Ventrículo direito	V3-5, V1	Posterior e lateral do VD	ACD

ADA: artéria descendente anterior; ACD: artéria coronária direita; ACx: artéria cincunflexa; IAM: infarto agudo do miocárdio; ECO: ecocardiograma.

Naqueles que se apresentam com intervalo de tempo entre o início da dor e a chegada ao hospital superior a 6 ou mesmo 12 horas, a persistência de um expressivo desvio do segmento ST, especialmente se ainda vier acompanhado de dor, indica, muito provavelmente, que existe músculo cardíaco viável e a terapêutica de reperfusão coronária ainda pode ser útil. Ao contrário, a observação de uma onda Q de necrose que se supõe recente com supra de ST de pouca expressão em pacientes cuja dor já tem muitas horas com intensidade bem reduzida ou ausente sugere que a recanalização espontânea possa ter ocorrido ou uma grande necrose já tenha se estabelecido.

Os pacientes com elevação do segmento ST devem ser considerados de alto risco para óbito por arritmias malignas, insuficiência ventricular esquerda ou ruptura miocárdica. No estudo GUSTO–IIb,[13] que avaliou 12.142 pacientes com manifestações clínicas de isquemia miocárdica em repouso e suas alterações eletrocardiográficas com 12 horas de evolução, 28% apresentavam supradesnivelamento do segmento ST de ao menos 0,5 mm. Esse grupo evoluiu com a maior mortalidade (9,8%) em 30 dias de acompanhamento.

A presença de um eletrocardiograma inicialmente "normal" não exclui a possibilidade de SCA, sendo recomendada a repetição do exame em cerca de 30 minutos ou em qualquer momento de piora ou melhora da dor torácica, independentemente do uso de medicação antianginosa. Eletrocardiogramas seriados aumentam a sensibilidade diagnóstica do método. O termo eletrocardiograma "normal" não é recomendado pela conotação de que o paciente não

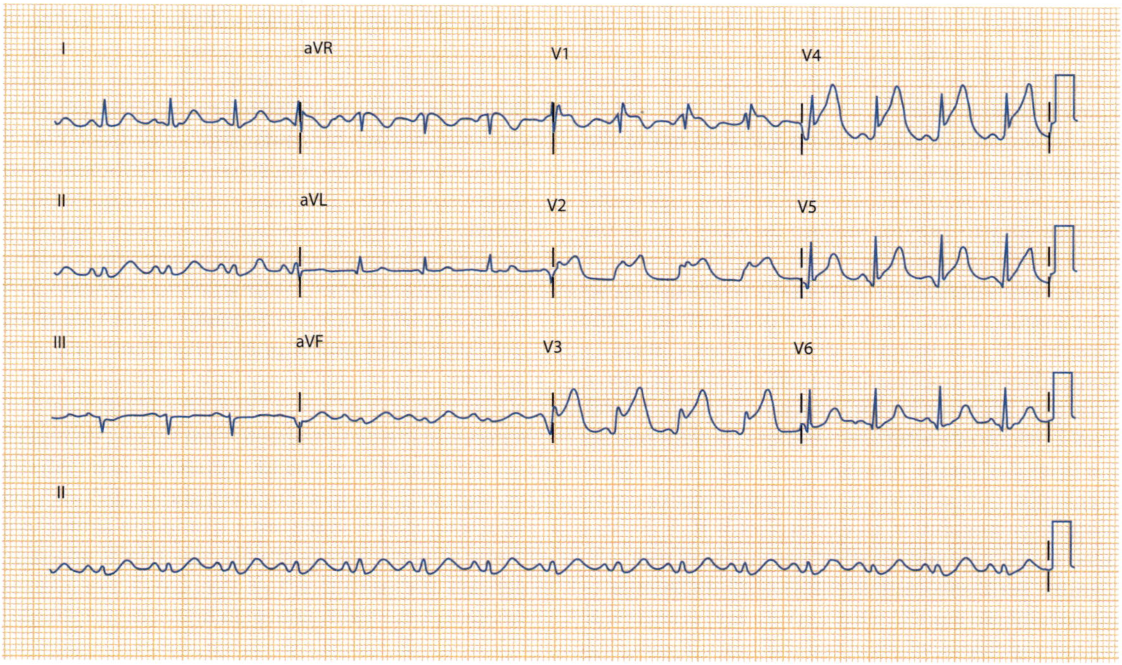

FIGURA 2
Eletrocardiograma demonstrando supradesnivelamento do segmento ST em parede anterior (V1 a V5).

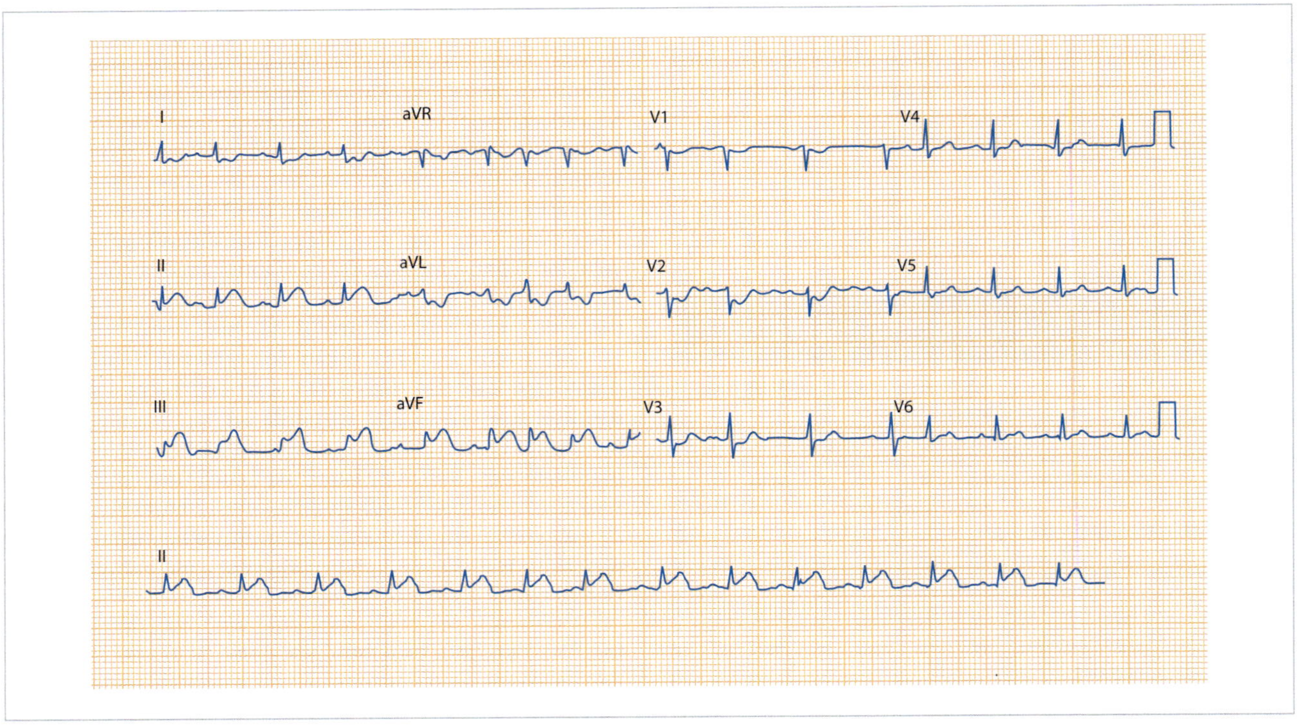

FIGURA 3

Eletrocardiograma demonstrando supradesnivelamento do segmento ST em parede inferior (DII, DIII e AvF).

teria doença cardíaca, sendo preferível o uso do termo "não diagnóstico" com a conotação de que o exame não exclui doença isquêmica miocárdica.

A obtenção de traçados seriados, com a análise criteriosa do segmento ST e da onda T e a realização de derivações adicionais, como V_3R, V_4R, V_7 e V_8, pode aumentar a sensibilidade para 85 a 90%.

Algumas situações, que não o infarto agudo do miocárdio, podem mimetizar as alterações eletrocardiográficas já descritas, como a repolarização precoce, pericardites, hipertrofia miocárdica ou infarto prévio, mesmo na ausência de um aneurisma ventricular esquerdo.

As alterações eletrocardiográficas nas diferentes derivações do eletrocardiograma permitem não só diagnosticar, como também localizar o infarto agudo do miocárdio (Tabela 1). No entanto, as doze derivações podem não detectar pequenas áreas de necrose. Infartos na localização dorsal ou lateral, secundários à oclusão da artéria circunflexa, podem não ser detectados pelas derivações usuais.[20]

No diagnóstico do infarto do ventrículo direito, é fundamental que se acrescentem as derivações V_3R, V_4R, V_7 e V_8 em razão da dificuldade diagnóstica; por isso, todo eletrocardiograma realizado em pacientes com infarto inferior (supradesnivelamento em DII, DIII e AVF) deve conter as 16 derivações.[9] O supradesnivelamento de ST em V_3R e/ou V_4R diagnostica o infarto de ventrículo direito com sensibilidade de 100% e especificidade de 87%.[21] O supradesnivelamento de ST em V_3R e V_4R é transitório e raramente permanece por mais de 12 horas de evolução do infarto. Outras alterações, como o infradesnivelamento de ST em V1 a V3 reduzindo progressivamente, associado ao supradesnivelamento em D2, D3 e AVF, com o supradesnivelamento de ST em D3 maior do que em D2, contribuem para o diagnóstico de oclusão proximal de artéria coronária direita e infarto do ventrículo direito.[15]

A realização de derivações adicionais aumenta a sensibilidade diagnóstica do eletrocardiograma e deve ser realizada em todos os pacientes com suspeita de isquemia miocárdica.

As derivações posteriores V_7 e V_8 melhoram a sensibilidade diagnóstica para a detecção dos infartos que comprometem a parede posterior do ventrículo esquerdo. Essa contribuição é particularmente importante no esclarecimento diagnóstico na presença de infradesnivelamento do segmento ST na parede anterosseptal (V_1 a V_4), associado à onda T de alta amplitude, que sugere SCA sem supradesnivelamento de ST em parede anterior do ventrículo esquerdo. A utilização adequada do eletrocardiograma nessa situação é fundamental, indicando a necessidade de tratamento com terapia de reperfusão.[22]

Asfour et al.,[23] analisando a presença do infradesnivelamento do segmento ST de maior magnitude em V_1 a V_3 em relação àqueles que apresentavam essa mesma alteração em outras derivações, ou mesmo aqueles que não as apresentavam, sugeriram que essa alteração é compatível com infartos de maior extensão localizados na região dorsal do ventrículo esquerdo.

Distúrbios de condução de ramo

A presença de bloqueio de ramo direito ao eletrocardiograma de admissão, no paciente com manifestações clínicas características, não parece trazer maiores dificuldades para o diagnóstico de infarto agudo do miocárdio, mas está relacionada a um infarto de pior prognóstico e, quando for recente, com oclusão proximal da artéria descendente anterior.[17]

Em presença de bloqueio de ramo esquerdo ou na vigência de marca-passo estimulando o ventrículo direito, o diagnóstico é mais limitado, pois as alterações do segmento ST-T já existentes prejudicam o diagnóstico de infarto agudo do miocárdio.

Sgarbossa et al.,[24] em 1996, estabeleceram um algoritmo com base em três critérios para o diagnóstico de infarto agudo do miocárdio na vigência de bloqueio completo de ramo esquerdo, que apresentam alta especificidade (90%) e baixa sensibilidade (50%). Esses critérios foram posteriormente validados em estudo de Sokolove et al.,[25] demonstrando concordância diagnóstica entre os cardiologistas e os emergencistas.

Vale ressaltar que o aparecimento de bloqueio completo de ramo esquerdo supostamente novo associado a precordialgia típica e prolongada deve ser considerado infarto agudo do miocárdio equivalente à presença de supradesnivelamento do segmento ST, portanto, com total indicação de terapia de reperfusão.[26] Essa forma de apresentação eletrocardiográfica tem sido apontada como uma das principais causas de retardo ou mesmo de não realização desse tratamento. A intervenção coronária percutânea tem sido recomendada como preferencial nesses casos.[8]

Exames laboratoriais

Marcadores de lesão miocárdica

A liberação do conteúdo intracelular dos miócitos para a circulação sanguínea é característica da lesão miocárdica. O infarto agudo do miocárdio é caracterizado por um padrão previsível de liberação das proteínas cardíacas na circulação.

A dosagem dos marcadores de lesão miocárdica em pacientes admitidos com quadro clínico característico e com supradesnivelamento do segmento ST no eletrocardiograma não é essencial para o diagnóstico do infarto agudo do miocárdio. Não se deve aguardar o resultado dos marcadores para iniciar o tratamento, principalmente a reperfusão coronária. Esses pacientes devem ser rapidamente encaminhados a uma técnica de reperfusão arterial coronária, quer seja mecânica ou química.[27]

O diagnóstico de infarto agudo do miocárdio com os marcadores de lesão miocárdica é confirmado somente quando eles estão elevados em presença de isquemia miocárdica associada, seja por quadro clínico, eletrocardiograma ou um método de imagem.[28]

Existem três marcadores de lesão miocárdica que são utilizados atualmente:

- Troponina I (TnI) e troponina T (TnT).
- Creatina quinase (CK) e sua isoforma MB (CK-MB).
- Mioglobina.

As troponinas são consideradas os marcadores preferidos para diagnóstico de necrose miocárdica por sua elevada especificidade. Seu aparecimento se dá entre 4 e 6 horas após o início da necrose, o que torna sua sensibilidade reduzida nas primeiras horas de infarto. Assim sendo, um teste negativo nessas primeiras horas não exclui o diagnóstico de IAM. Recomenda-se seriar de rotina a cada 6 horas os níveis de marcadores. Tem elevado valor para prognóstico, no qual encontra sua principal utilidade em pacientes com SCACSST.

A relação CK/CK-MB atividade com uma curva característica com elevação e normalização de seus níveis ainda é bastante utilizada na prática clínica. Considera-se exame positivo quando essa relação se situa entre 4 e 25%: abaixo de 4%, em geral, se deve a processos na musculatura periférica; acima de 25%, em geral, ocorre na presença de macromoléculas. A CK-MB massa dispensa a utilização dessa relação.

Eleva-se em 4 a 6 horas após o início dos sintomas, com pico em torno de 18 horas, e normaliza-se entre 48 e 72 horas.

Apresenta menor especificidade em relação às troponinas, pois eleva-se também em presença de outras condições, como cirurgia cardíaca; lesões musculares periféricas; doença maligna; em lesões de próstata, língua e útero; e no uso de drogas ilícitas.

Mioglobina é uma hemoproteína transportadora de oxigênio, citoplasmática, encontrada em músculo esquelético e cardíaco de pouco valor em pacientes com SCACSST. Pode ser utilizada para descartar um IAM quando da dúvida diagnóstica em pacientes com eletrocardiograma não diagnóstico.

Em alguns serviços existe a disponibilidade de troponina ultrassensível. Seu grande valor preditivo negativo permite excluir o diagnóstico de infarto logo nas primeiras horas e menor valor na presença de supradesnivelamento do segmento ST na qual existe elevada probabilidade de doença aguda.

Vale a pena ressaltar que, quando da presença de dor precordial sugestiva de isquemia miocárdica associada a supradesnivelamento ao eletrocardiograma, não se deve aguardar os resultados dos marcadores de lesão miocárdica para o início do tratamento.

Métodos de imagem

Além da inequívoca contribuição para descartar diagnósticos diferenciais que determinam mudanças na estratégia terapêutica, os métodos de imagem podem ter importante participação no diagnóstico do infarto do miocárdio nas primeiras horas, na avaliação das repercussões anatômicas e funcionais da necrose miocárdica e na estratificação de risco.

Como qualquer outro exame subsidiário, a realização de um método de imagem não deve constituir fator de retardo para a terapia de reperfusão no paciente que se apresenta com SCACSST no eletrocardiograma.[10] No entanto, quando há suspeita de que o quadro clínico pode corresponder a uma dissecção aórtica, está plenamente justificada a realização de uma radiografia de tórax com equipamento portátil, à beira do leito, ecocardiograma transtorácico ou transesofágico, tomografia computadorizada do tórax ou até mesmo ressonância nuclear magnética, para melhor esclarecer o diagnóstico antes da administração de fibrinolítico. Em relação à ressonância nuclear magnética, é importante destacar seu papel na avaliação da viabilidade miocárdica pós-infarto.[29] Estudos experimentais e clínicos comprovam a propriedade desse exame na identificação de áreas de necrose ou fibrose miocárdica, distinguindo-as das regiões isquêmicas. O contraste paramagnético (gadolínio) atinge as regiões necrosadas mais tardiamente e permanece nelas retido por mais tempo (realce tardio).

Tratamento

Anualmente, o Brasil registra cerca de 350.000 óbitos por SCA ao ano. Destes, grande parte apresenta o supradesnivelamento do segmento ST ao eletrocardiograma. Nessa situação, a precocidade do tratamento é fundamental determinante prognóstica desses indivíduos.[8,23]

No momento da admissão, todos os casos de dor torácica aguda sugestiva de isquemia miocárdica podem ser inicialmente denominados SCA[30-33] que, de acordo com os eletrocardiogramas iniciais, podem ser classificados em:

- SCA com supradesnivelamento de segmento ST (SCACSST);
- SCA sem supradesnivelamento de segmento ST (SCASSST).

Tratamento da SCACSST no local do primeiro atendimento

Medidas iniciais

Os principais objetivos do tratamento da SCACSST são: aliviar os sintomas, reduzir o risco de morte e de complicações e limitar a extensão da lesão miocárdica. Para isso, é fundamental que o paciente com suspeita de SCACSST seja atendido o mais rapidamente possível (Tabelas 2 e 3).

A primeira medida medicamentosa a ser tomada é a administração de ácido acetilsalicílico (AAS) em dose de ataque, que pode preceder inclusive ao eletrocardiograma.

TABELA 2 Medidas iniciais no atendimento da síndrome coronariana aguda

Oxigênio (se $SatO_2 < 90\%$); acesso venoso; monitor (PA, ECG, $SatO_2$)
História e EF direcionados: ▪ Características da dor/fatores de risco ▪ Exame cardíaco e pulmonar ▪ Pulsos periféricos
MONA-beta-CH
Marcadores de necrose, coagulação, HB, plaquetas
ECG de 12 derivações
Radiografia de tórax/ecocardiograma

PA = pressão arterial; $SatO_2$ = saturação de oxigênio; MONABCH = iniciais de morfina, oxigênio, nitrato, aspirina®, betabloqueador, clopidogrel (ou prasugrel ou ticagrelor), heparina. EF = exame físico. Fonte: Timerman A – Projeto Emerge – Brasil. www.medicalservices.com.br.

TABELA 3 Medicamentos administrados no atendimento inicial das síndromes coronarianas agudas

Morfina IV
Oxigênio (4 L/min) – se saturação < 90%
Nitrato ou nitroglicerina endovenosa
Ácido acetilsalicílico (162 a 325 mg)
Betabloqueador em até 24 horas
Clopidogrel/ticagrelor/prasugrel
Heparina

Como alternativa ao clopidogrel pode-se cogitar a utilização dos novos antiplaquetários prasugrel ou ticagrelor. Fonte: Timerman A – Projeto Emerge – Brasil www.medicalservices.com.br.

O paciente com suspeita de SCA deve ser conduzido à sala de emergência onde será monitorizado. Acesso venoso e oxigenoterapia, se necessária, devem ser prontamente instalados. O eletrocardiograma deve ser realizado em até 10 minutos.

A monitorização eletrocardiográfica contínua permite detectar distúrbios do ritmo cardíaco que podem levar à instabilidade hemodinâmica ou à morte.

A administração de oxigênio é baseada em estudos experimentais que sugerem redução no tamanho do infarto com essa terapia.[34] Entretanto, apesar de ser uma prática consagrada em todo o mundo, não há evidências definitivas de benefício na redução da morbidade e mortalidade, a menos que haja hipoxemia. Recomenda-se oxigenoterapia para pacientes com saturação inferior a 90%.[32]

Analgesia

A morfina permanece como analgésico de escolha nos casos de infarto agudo do miocárdio porque, além de promover alívio da dor, reduz a ansiedade e promove vasodilatação arterial, diminuindo a liberação de catecolaminas e, consequentemente, reduzem o consumo de oxigênio e a demanda metabólica. Entretanto, observa-se em todo o mundo uma tendência à subutilização da morfina, em razão ao uso de baixas doses ou à opção por não fazer analgesia para ter o controle da dor como parâmetro de resposta à reperfusão coronária e aos medicamentos anti-isquêmicos. Morfina não altera mortalidade e seu uso tem o objetivo de aliviar a dor em pacientes com intensidade elevada da mesma que não obtiveram alívio ou apresentam contraindicação a nitrato. Pode ser bem empregada em pacientes com sinais de congestão pulmonar importante com a finalidade de reduzir o retorno venoso. Existe ainda a suspeita que correlaciona o uso de morfina a uma atenuação dos efeitos dos antiplaquetários.

Agentes antiplaquetários

Após a ruptura da placa aterosclerótica, ocorre uma sucessão de eventos que culminam na formação do trombo fibrinoplaquetário, responsável pela oclusão da artéria coronária. Um dos principais mecanismos dessa cascata de eventos é a agregação das plaquetas.

Ácido acetilsalicílico (AAS)

O AAS bloqueia a enzima ciclo-oxigenase derivada do ácido araquidônico, causando imediata inibição de seus derivados, tromboxano A_2 (vasoconstritor e pró-agregante) e prostaglandina (vasodilatador e antiagregante plaquetário). Esse agente continua sendo o antiplaquetário de escolha em todas as formas de coronariopatias, em função das sólidas evidências científicas que comprovam sua eficácia, segurança e excelente relação de custo-efetividade.[35] O uso precoce do AAS reduz o risco de morte em 23% (quando utilizado de forma isolada) e em 42% (quando utilizado com fibrinolítico), além de reduzir de maneira significativa o risco de reoclusão coronária e de eventos isquêmicos recorrentes.[36,37]

Após a alta hospitalar, o AAS deve ser mantido indefinidamente (dose de 81 a 125 mg/dia) para prevenção ou redução na incidência de novos eventos isquêmicos. Sua principal contraindicação é a hipersensibilidade e a presença de sangramento ativo.

Antagonistas do receptor P_2Y_{12}

Os receptores P_2Y_{12} se ligam ao ADP e ativam a agregação plaquetária. Sua inibição, por meio de antagonistas do receptor P_2Y_{12}, aumenta a antiagregação e diminui a recorrência de eventos isquêmicos. Os estudos CLARITY[38] e COMMIT[39] avaliaram a associação do clopidogrel ao tratamento convencional (somente AAS) em pacientes com SCA. O estudo CLARITY avaliou o clopidogrel na dose de ataque de 300 mg seguida de 75 mg diários em 3.491 pacientes de até 75 anos de idade e até 12 horas de evolução, submetidos a tratamento fibrinolítico. O grupo que recebeu clopidogrel apresentou redução de 36% do risco do objetivo composto de oclusão da artéria coronária "culpada", morte ou infarto do miocárdio. O estudo COMMIT incluiu 45.852 pacientes com até 24 horas de evolução, submetidos ou não a fibrinólise, randomizados para receber clopidogrel (75 mg diários sem dose de ataque) ou placebo. O objetivo principal do estudo foi alcançado, demonstrando-se redução de 9% no risco relativo de morte, reinfarto ou acidente vascular encefálico (AVE) a favor do grupo que utilizou clopidogrel ($p < 0{,}002$).

O clopidogrel, porém, apresenta algumas limitações, como início de ação lento e resistência antiplaquetária por mutação genética.

Tais condições motivaram o desenvolvimento de estudos, o que propiciou o aparecimento de outros antiplaquetários que se mostram como alternativa ao uso de clopidogrel, apresentando benefícios na redução de eventos coronários. O prasugrel foi comparado ao clopidogrel (ambos os regimes em associação ao AAS) no estudo TRITON[40] em pacientes com anatomia coronária previamente conhecida e indicação de intervenção coronária percutânea com *stent*. Nesse estudo, o prasugrel mostrou-se superior ao clopidogrel na redução de infarto não fatal e no composto de morte por causas cardiovasculares, infarto agudo do miocárdio e AVE não fatais. Por outro lado, o prasugrel mostrou-se com taxas de sangramento maior mais elevadas. O estudo mostrou que não havia benefício clínico líquido do prasugrel em relação ao clopidogrel nos pacientes idosos (> 75 anos), baixo peso corporal (< 60 kg) e em pacientes com antecedente de AVE ou acidente isquêmico transitório. Seu maior benefício deu-se no grupo de pacientes diabéticos.

Outro antiplaquetário, o ticagrelor, foi estudado no ensaio PLATO[41] em associação ao AAS comparativamente à terapia padrão com AAS e clopidogrel. Esse estudo, com desenho diferente ao TRITON, permitiu a avaliação da medicação na chegada do paciente no serviço de emergência, independentemente do momento da realização de cineangiocoronariografia. Foram contemplados todos os cenários de SCA e todos os tratamentos possíveis (clínico, angioplastia e cirurgia de revascularização), à exceção da utilização de fibrinolíticos. Nesse estudo, observou-se uma importante redução do composto por morte cardiovascular, infarto agudo do miocárdio e AVE, bem como dos desfechos isolados de morte por qualquer causa e infarto agudo do miocárdio sem diferença no desfecho primário de segurança. De acordo com as diretrizes mais recentes,[8,30-32,42] todos os três antiplaquetários, clopidogrel (300 ou 600 mg de ataque + 75 mg/dia), prasugrel (60 mg de ataque + 10 mg/dia) e ticagrelor (180 mg de ataque + 90 mg duas vezes ao dia), podem ser utilizados em associação ao AAS, respeitando-se as particularidades de cada estudo, principalmente a utilização de prasugrel somente após a indicação de angioplastia coronária e em pacientes sem fatores de risco de sangramento (idade < 75 anos, peso inferior a 60 kg e acidente isquêmico transitório ou AVE prévios).

Posteriormente, publicou-se o estudo TREAT[43] com 3.799 pacientes que avaliou a segurança da utilização da associação de ticagrelor e fibrinolíticos em pacientes com SCACSST. Tal cenário não havia sido previamente estudado no estudo PLATO.[41] O estudo TREAT mostrou segurança, em 30 dias, de utilizar AAS e ticagrelor em concomitância à terapia com fibrinolíticos.[43]

Após a alta hospitalar, o segundo antiplaquetário, quer seja ele clopidogrel, prasugrel ou ticagrelor, deve ser associado ao AAS por pelo menos um ano, independentemente do tipo de terapia de revascularização utilizado.

Nitratos

Os nitratos são ésteres sintéticos que promovem vasodilatação arterial e principalmente venosa. Como consequência, promovem redução da pré e da pós-carga, diminuindo o trabalho cardíaco e o consumo do oxigênio. Os dois maiores estudos que avaliaram os nitratos na era pós-fibrinolítica foram o GISSI-3[44] e o ISIS-4,[45] e nenhum deles conseguiu demonstrar redução da mortalidade. Sendo assim, não existe unanimidade quanto ao uso rotineiro de nitratos em pacientes com SCACSST.

As principais contraindicações aos nitratos são: infarto com comprometimento de ventrículo direito, uso de sildenafila e derivados nas últimas 48 horas, hipotensão arterial e frequência cardíaca inferior a 50 ou superior a 100 bpm.[8]

Betabloqueadores

Os betabloqueadores agem reduzindo a frequência cardíaca, a contratilidade miocárdica, o inotropismo e a pressão arterial, levando à diminuição do consumo de oxigênio no miocárdio, redução do tamanho do infarto, da frequência de arritmias ventriculares e da incidência de reinfarto nos pacientes submetidos à terapia trombolítica.[35]

Atualmente, a recomendação quando da utilização de betaloqueadores é pela via oral, iniciando nas primeiras 24 horas da admissão do paciente.

Os efeitos colaterais mais comuns dos betabloqueadores são bradicardia excessiva, distúrbios da condução atrioventricular, hipotensão arterial e broncoespasmo. São contraindicações ao seu uso:

- História de doença pulmonar obstrutiva crônica significativa e asma.
- Frequência cardíaca < 60 bpm, principalmente no infarto de parede inferior.
- Disfunção ventricular grave (porém, é uma forte indicação a introdução desse agente antes da alta hospitalar, apósa estabilização do quadro).
- Bloqueio atrioventricular de 2ª ou 3ª graus.
- Pressão arterial sistólica < 90 mmHg ou queda de 30 mmHg em relação ao nível basal.[35]

Métodos de recanalização coronária

Critérios de elegibilidade para recanalização coronária

Após as medidas iniciais, os pacientes com supradesnivelamento de ST ou bloqueio de ramo esquerdo novo/supostamente novo devem ser avaliados para procedimento de recanalização coronária: mecânica, por meio da intervenção coronária percutânea (ICP) primária; ou química, com a utilização de fibrinolítico. Já está bem demonstrado que o rápido restabelecimento do fluxo sanguíneo pela artéria coronária ocluída é o principal determinante de resultados na SCACSST em curto e em longo prazos, independentemente do método de recanalização utilizado.[46] Sendo assim, é extremamente importante que essa etapa do atendimento seja iniciada com a maior rapidez possível.

Escolha do método de recanalização coronária

De modo geral, admite-se que a ICP é superior ao fibrinolítico no tratamento do SCACSS, desde que realizada em tempo hábil recomendado pelas diretrizes.[32,47] Vale destacar que essa superioridade ocorreu nas seguintes condições:

- Tempo decorrido entre a entrada no hospital e o cruzamento do fio-guia na sala de hemodinâmica (tempo porta-balão) de até 120 minutos;
- Diferença entre o tempo necessário para realizar ICP primária e terapia fibrinolítica inferior a 60 minutos;
- ICP realizada por profissional experiente em centro que realize um grande volume de procedimentos e que tenha cirurgia cardíaca de retaguarda.

Além disso, nos casos em que o paciente é reperfundido com até 3 horas de evolução, a terapia fibrinolítica aparentemente é tão eficaz quanto a ICP primária, cuja superioridade é evidente nos casos de maior risco e maior tempo de evolução[48-50] (Tabela 4). Sendo assim, a tendência atual é selecionar o método de recanalização, levando em conta todos esses fatores.

TABELA 4 Indicações preferíveis da angioplastia primária

Apresentação tardia (> 3 horas)
Centro com experiência e suporte cirúrgico
Intervalo estimado de porta-balão < 90 minutos
Intervalo porta-balão a porta-agulha < 60 minutos
IAM de alto risco (IC, Killip ≥ 3)
Dúvida no diagnóstico
Pós-operatório de cirurgia de grande porte

IAM: infarto agudo do miocárdio. Fonte: Timerman A – Projeto Emerge – Brasil www.medicalservices.com.br.

Terapia de reperfusão mecânica – intervenção coronária percutânea

A oclusão trombótica de uma artéria coronária é o principal achado nos pacientes com SCACSST. No processo de oclusão aguda da coronária, existe em conjunto a presença de trombo vermelho e do trombo branco. De Wood et al.[51] evidenciaram pela primeira vez a cineangiocoronariografia, quando realizada precocemente, os achados angiográficos de trombose das artérias coronárias em pacientes com infarto agudo do miocárdio.

O aspecto mais importante no tratamento da SCACSST é a rapidez com que a perfusão miocárdica é reestabelecida, pois o salvamento do músculo depende essencialmente do tempo. Independentemente da estratégia de reperfusão a ser adotada, a precocidade da reperfusão se correlaciona diretamente com o prognóstico em curto e em longo prazos.

A intervenção coronária percutânea (ICP) por balão foi a primeira técnica percutânea utilizada para reperfusão no infarto agudo do miocárdio. Novas técnicas de tratamento percutâneo foram sendo acrescentadas, como os *stents* coronários, os filtros de proteção distal, os dispositivos de trombectomia ou de tromboaspiração.

A ICP é dita como primária quando realizada como primeira medida terapêutica realizada, tendo em vista a recanalização da artéria coronária não tendo sido precedida da administração de fibrinolíticos. A ICP é denominada de resgate ou salvamento quando realizada após a utilização de fibrinolítico que não obteve sucesso na reperfusão miocárdica. Adicionalmente, denomina-se terapia fármaco-invasiva a administração precoce de fibrinolíticos seguida de ICP em vaso-alvo entre 3 e 24 horas em pacientes que obtiveram reperfusão com sucesso após a terapia de reperfusão química.

ICP primária

A ICP primária foi introduzida por Hartzler nos anos 1980 e ganhou grande destaque no tratamento de pacientes com SCACSST. Esse sucesso se deve a elevadas taxas de recanalização coronária (90% dos pacientes) com importante redução de mortalidade. Inicialmente, realizada somente com balão, foi progressivamente substituída pela angioplastia seguida de implante de *stent*, o que reduziu a incidência de retração da parede do vaso e reoclusão da artéria relacionada ao infarto.

Atualmente, a realização de ICP primária é a terapia de escolha, desde que seja respeitada a condição de ser realizada em até 90 minutos da admissão do paciente e que seja realizada em um centro com pelo menos 200 procedimentos ao ano por operadores que realizem pelo menos 75 procedimentos/ano.[8]

Em casos de admissão em hospital sem disponibilidade de ICP primária, deve-se considerar a possibilidade de transferência somente se o tempo desde a chegada ao pronto-socorro até a realização da angioplastia for inferior a 120 minutos. Considerando-se a realidade brasileira envolvida na logística desse processo, temos uma grande dificuldade em atingir esse tempo recomendado, o que torna a fibrinólise a opção mais indicada nessas situações. Em casos de choque cardiogênico, dúvida diagnóstica, pós-cirurgia de revascularização ou na presença de contraindicação para uso de fibrinolíticos, a angioplastia deve ser tentada de forma mais enfática mesmo que o tempo até sua realização seja um pouco superior a 90 minutos (Tabela 4).

ICP de resgate

A ICP de resgate é definida como a estratégia de recanalização mecânica quando a terapia fibrinolítica falha em atingir a reperfusão miocárdica. A falha da terapia fibrinolítica é definida pela oclusão persistente da artéria relacionada ao infarto em 90 minutos após a trombólise. Sua suspeita é feita pela manutenção da dor de forma significativa associada ao supradesnivelamento do segmento ST ainda persistente ao eletrocardiograma. Tal condição visa a preservar a função ventricular, tendo em vista a redução da mortalidade nesses pacientes.

Terapia de reperfusão química – fibrinolíticos

Os efeitos dos fibrinolíticos no tratamento da SCACSST foram avaliados em ensaios clínicos de grande magnitude, envolvendo investigadores de todos os continentes, em um esforço conjunto único até então, no que viria a ser uma das formas de tratamento mais amplamente investigadas da história da medicina. Esses estudos demonstraram que a terapia fibrinolítica preserva a função ventricular e promove redução da mortalidade e do tamanho do infarto, em particular nos casos de maior risco. A metanálise FTT,[52] incluindo todos os grandes estudos que testaram fibrinolíticos e envolvendo mais de 1.000 pacientes demonstrou que, à medida que se aumentava o tempo de evolução, reduziam-se os benefícios, que deixaram de ser observados após 12 horas do início dos sintomas (Tabela 5).

TABELA 5 Indicações dos fibrinolíticos
Dor torácica sugestiva de IAM
Supradesnivelamento de segmento ST ≥ 1 mm em ≥ 2 derivações contíguas
Bloqueio de ramo esquerdo novo ou supostamente novo
Não há limite de idade

IAM: infarto agudo do miocárdio.

O estudo GUSTO[53] demonstrou a superioridade do ativador do plasminogênio tecidual (t-PA) em relação à estreptoquinase (EQ). A EQ e o t-PA têm várias limitações, principalmente relacionadas a dificuldades de administração. Por isso, alguns derivados do t-PA foram desenvolvidos, sendo hoje comercializados a reteplase (r-PA, não disponível em nosso meio) e a tenecteplase (TNK-TPA).

O TNK-TPA foi comparado ao t-PA no estudo de equivalência ASSENT-II[54], que incluiu cerca de 17 mil pacientes com SCACSST e demonstrou que o TNK-TPA é similar ao t-PA em termos de mortalidade, com menor incidência de hemorragia ou necessidade de transfusão sanguínea. Talvez, a maior vantagem desse agente na prática clínica resida em sua facilidade de administração (único bolo em 3 a 5 segundos), o que diminui a chance de erros de dosagem e facilita a fibrinólise pré-hospitalar. Sua indicação reside na presença de dor precordial típica associada ao supradesnivelamento do segmento ST ou bloqueio de ramo esquerdo supostamente novo. A Tabela 6 mostra as principais contraindicações absolutas à administração de fibrinolíticos; a Tabela 7 mostra as principais contraindicações relativas.

Antitrombóticos adjuntos aos fibrinolíticos

A heparina convencional, heparina não fracionada (HNF), e seu derivados, a heparina de baixo peso molecular (HBPM), são agentes anticoagulantes de ação imediata.[35]

Heparina não fracionada

Os principais estudos que avaliaram a HNF são da era pré-fibrinolítica. Apesar de a heparina ser utilizada há muitos anos no tratamento da SCACSST, até hoje suas indicações permanecem controversas.

A HNF deve ser administrada por via intravenosa na dose de 60 UI/kg, em bolo (máximo de 4.000 UI), seguido da infusão contínua inicial de 12 UI/kg/hora (máximo de 1.000 UI/hora), com o objetivo de manter o tempo de tromboplastina parcial ativada (TTPa) entre 50 e 70 segundos (1,5 a 2 vezes o valor de referência).[8,30] Após o início da infusão, o TTPa deve

TABELA 6 Contraindicações absolutas à fibrinólise

AVE hemorrágico
AVE isquêmico ou AIT nos últimos 3 meses
Neoplasia intracraniana
Malformação arteriovenosa cerebral
Trauma fechado de crânio ou de face importante nos últimos 3 meses
Sangramento interno ativo (exceto menstruação)
Suspeita de dissecção de aorta
Cirurgia de grande porte nos últimos 3 meses

AVE: acidente vascular encefálico; AITI: acidente isquêmico transitório.

TABELA 7 Contraindicações relativas ao uso de fibrinolíticos

Pós-parada cardiorrespiratória prolongada
Gestação
Hipertensão arterial com PA sistólica > 180 mmHg e/ou diastólica > 110 mmHg
Uso de anticoagulantes

ser avaliado no máximo de 4 a 6 horas. Enquanto o paciente estiver em uso de heparina, o hematócrito, a hemoglobina, as plaquetas e a creatinina devem ser monitorados.[8,30]

Heparina de baixo peso molecular

A HBPM apresenta perfil medicamentoso mais estável, meia-vida mais longa e dispensa o controle com TTPa por causa de sua ação preferencial sobre o fator-Xa, tendo efeito mais previsível e sustentado.[35]

As evidências científicas necessárias para que a HBPM pudesse ser utilizada na SCACSST vieram do estudo EXTRACT-TIMI 25,[55] que comparou a enoxaparina, utilizada por 8 dias ou até a alta hospitalar, à HNF, empregada por pelo menos 48 horas em 20.506 pacientes com SCACSST submetidos à fibrinólise. Foi demonstrada significativa redução de risco relativo do objetivo primário composto (morte ou infarto do miocárdio) a favor do grupo enoxaparina (9,9% *vs.* 12%; RR 0,83; p < 0,0001). A dose de enoxaparina é de 30 mg em bolo, via intravenosa, seguida de 1 mg/kg de peso por via subcutânea a cada 12 horas. Nos pacientes com mais de 75 anos, não se administra o bolo intravenoso e a dose subcutânea é reduzida a 0,75 mg/kg de peso a cada 12 horas.

Fondaparinux

O fondaparinux é um pentassacarídeo sintético que se liga seletivamente à antitrombina e leva à inibição indireta do fator-Xa. Devido à sua discreta interação com componentes do plasma, possui ação previsível e pouca variabilidade individual, não induz trombocitopenia e não necessita de monitoramento da ação sobre a cascata de coagulação. O estudo OASIS-6[55] incluiu 12.092 pacientes com SCACSST e mostrou uma discreta redução na incidência de óbito ou reinfarto em 30 dias no grupo que recebeu fondaparinux (2,5 mg, primeira dose intravenosa seguida por 2,5 mg via subcutânea ao dia) em comparação com HNF ou placebo. Esse benefício foi claro nos pacientes submetidos à terapia fibrinolítica (RR 0,79; p = 0,003) e naqueles que não receberam terapia de reperfusão (RR 0,80; p = 0,03). No entanto, não houve benefício nos pacientes submetidos à ICP graças a um aumento na incidência de trombose de cateter e complicações durante o procedimento e deve ser evitada nessa situação.

Assim, o fondaparinux é uma alternativa à heparina em pacientes submetidos à terapia de reperfusão química.

Medicações após o atendimento emergencial

Inibidores da enzima conversora da angiotensina (ECA)

Os benefícios dos inibidores da ECA (iECA) foram demonstrados em uma série de estudos clínicos randomizados que analisaram no conjunto mais de 100.000 pacientes.[43,44,56,57] Alguns desses estudos selecionaram pacientes com características indicativas de alto risco, como redução da fração de ejeção ventricular esquerda e/ou sinais clínicos de insuficiência cardíaca.[43,44,56,57] A maioria iniciou o uso dos inibidores da ECA entre 3 e 6 dias após infarto agudo do miocárdio, e mantiveram o tratamento por 2 a 4 anos. O número de vidas salvas por 1.000 pacientes tratados, durante o período de acompanhamento, variou entre 40 e 76. Ficou demonstrado que o uso precoce dos inibidores da ECA por via oral foi seguro e efetivo, resultando em sua utilização em cinco vidas salvas por 1.000 pacientes tratados.[43,44]

O tratamento com iECA deve ser iniciado com uma pequena dose, ajustada a cada 24 horas, desde que a condição clínica do paciente permita. A dose deve ser aumentada até que se atinja a dose alvo ou a maior dose tolerada.

Levando-se em conta que a segurança e a eficácia dos iECA, estes permanecem como primeira opção na SCACSST, ficando o antagonista de receptor de angiotensina como alternativa para os pacientes intolerantes a esses agentes.

Estatinas

A recomendação atual é a de se manter, em longo prazo, LDL-c abaixo de 50 mg/dL em pacientes que sofreram infarto. Quando indicadas, as estatinas devem ser introduzidas antes da alta hospitalar, para garantir maior aderência ao tratamento.[32]

Novos anticoagulantes orais

O estudo ATLAS-TIMI 51[58] selecionou 15.526 pacientes com SCA recente (51% de SCACSST) randomizados para três grupos que receberam dose de 2,5 mg ou 5,0 mg de rivaroxabana duas vezes ao dia ou placebo em adição ao AAS e clopidogrel, em média 4,7 dias após o evento agudo. O grupo rivaroxaban associou-se a redução no desfecho primário composto de óbito cardiovascular, IAM e AVC (8,9% × 10,7%, RR = 0,84; p = 0,008). Esse resultado foi obtido à custa de uma redução em mortalidade cardiovascular (RR = 0,8; p = 0,04) e IAM (RR = 0,85; p = 0,047). O fármaco levou ainda a reduções significativas nos desfechos secundários de trombose de *stent*(2,3% 3 2,9%, RR = 0,69, p = 0,006) e do composto mortalidade geral, IAM e AVC (RR 0,84, p = 0,006).

Com relação ao desfecho primário de segurança (sangramento maior não relacionado com a cirurgia de revascularização), o rivaroxabana implicou piores resultados (2,1% × 0,6%; RR = 3,96; p < 0,001). O grupo medicado com rivaroxabana ainda apresentou maior incidência de sangramentos não graves pelo critério TIMI, necessitando de atenção médica e de hemorragias intracranianas; contudo, não resultou em maiores taxas de sangramento fatal. Neste contexto o medicamento está aprovado para sua utilização na Europa embora ainda não tenha aprovação, até o presente momento, nos Estados Unidos e no Brasil.

Apixabana e dabigatrana foram estudados no cenário de SCA, mas mostraram-se deletérias devido ao incremento nas taxas de sangramento.

RESUMO

- O diagnóstico precoce do infarto agudo do miocárdio com supradesnivelamento de ST é fator de suma importância para utilização da melhor terapêutica. Uma anamnese adequada inclui a caracterização da dor torácica e a pesquisa de fatores de risco para a doença aterosclerótica coronária. O exame físico contribui fundamentalmente para a avaliação da repercussão clínica do infarto e para seu diagnóstico diferencial.

Referências bibliográficas

1. Timm TC, Ross R, Mc Kendall, et al. Left ventricular dysfunction and early cardiac events as a function of time to treatment with tPA: a report from TIMI II. Circulation. 1991;84:II-230.
2. Pope JH, Aufderheid TP, Ruthazer R, et al. Missed diagnoses of acute ischemia in the emergency department. N Eng J Med. 2000;342:1163-70.
3. Pope JH, Selker HP. Identifying acute cardiac ischemia in the emergency department. In: Cannon CP (ed.). Management of acute coronary syndromes. New Jersey: Humana Press; 1999. p.111.
4. Graff LG, Dellara J, Ross MA, et al. Impact of the care of the Emergency Department Chest Pain Patient from the Chest Pain Evaluation Registry (CHEPER) Study. Am J Cardiol. 1997;80:573-78.
5. Nicolau JC, Feitosa-Filho G, Petriz JL, Furtado RHM, Précoma DB, Lemke W, et al. Diretrizes da Sociedade Brasileira de Cardiologia sobre Angina Instável e Infarto Agudo do Miocárdio sem Supradesnível do Segmento ST – 2021. Arq Bras Cardiol. 2021; 117(1):181-264
6. Antman EM, Braunwald E. ST Elevation myocardial infarction: pathology, pathophysiology, and clinical features. In: Zipes DP, Libby P, Bonow RO, Braunwald E (eds.). Braunwald's heart disease: a textbook of cardiovascular medicine. 7. ed. Philadelphia: Elsevier Saunders, 2005. p. 1141-65.
7. Kannel WB, Abbot RD. Incidence and prognosis of unrecognized myocardial infarction. N Engl J Med. 1984;31:1144-7.
8. O'Gara PT, et al. 2013 ACCF/AHA Guideline for the management of ST-elevation myocardial infarction: executive summary: a report of the American College of Cardiology Foundation/American Heart Association Task Force on Practice Guidelines. Circulation. 2013;127:529-555.
9. Timerman A, Feldman A, Gun C. A cardiologia para a formação do especialista. São Paulo: Editora dos Editores; 2021. p. 277-372
10. Consolin-Colombo FM, Magalhaes CC, Fernando N, Serrano Jr CV. Tratado de cardiologia SOCESP. 3. ed. Barueri: Manole, 2015.
11. Panchal AR, Berg KM, Kudenchuk PJ, et al. 2018 American Heart Association Focused update on advanced cardiovascular life support use of antiarrhythmic drugs during and immediately after cardiac arrest. Circulation. 2018;138:e740–e749.
12. Menow IB, Mackenzie G, Adgey AA. Optimizing the initial 12-lead electrocardiographic diagnosis of acute myocardial infarction. Eur Heart J. 2000;21:275-83.
13. Ingle VV. Prognostic significance of initial electrocardiogram in patients with ST elevation acute myocardial infarction (STEMI): a study of 52 cases. Afr J Med Health Sci. 2014;13:69-72.
14. Raitt MM, Maynard C, Wagner GS, et al. Appearance of abnormal Q waves early in the course of acute myocardial infarction: implications of efficacy of thrombolitic therapy. J Am Coll Cardiol. 1995;25:1084-8.
15. Mills RM, Young E, Gorlin R, et al. Natural history of ST segment elevation after acute myocardial infarction. Am J Cardiol. 1975;35:609-14.
16. Phibbs B, Marcus F, Marriott HJC, et al. Q- wave versus non-Q wave myocardial infarction. A meningless distinction. J Am Coll Cardiol. 1999;33:576.
17. Thygesen K, Alpert JS, Jaffe AS, Chaitman BR, Bax JJ, Morrow DA, et al. ESC Scientific Document Group; Fourth universal definition of myocardial infarction (2018). Eur Heart J. 2019; 40(3):237–69. Disponível em: https://doi.org/10.1093/eurheartj/ehy462.
18. Zimetbaum PJ, Josephson ME. Use of the electrocardiogram in acute myocardial infarction. N Engl J Med. 2003;348:933-40.
19. Magalhaes M, Serrano C, Colombo FMC, Nobre F, Fonseca FAH, Ferreira JFM. Tratado de cardiologia da SOCESP. 3a ed. Barueri: Manole; 2015.
20. Nestico PF, Hakki AH, Iskandrian AS, et al. Electrocardiographic diagnosis of porterior myocardial infarction revisited: a new approach using a multivariate discriminant analysis and thallium – 201 myocardial scintigraphy. J Electrocardiol. 1986;19:33-40.
21. Lopez-Sendom J, Coma-Canella I, Alcasena S, et al. Electrocardiographic findings in acute right ventricular infarction: sensitivity and specificity of electrocardiographic alterations in right precordial leads V4R, V5R, V1, V2 and V3. J Am Coll Cardiol. 1985;19:1273-9.
22. Effects of tissue plasminogen activator and comparison of early invasive and conservative strategies in unstable angina and non-Q-wave myocardial infarction: results of the TIMI IIIB trial. Thrombolysis in myocardial ischemia. Circulation. 1994;89:1545-56.
23. Asfour W, Bell S, Amkieh AM, et al. The correlation between ST-segment depression on the final size of acute myocardial infarcts in patients with acute coronary syndromes. J Electrocardiol. 2000;33:61-3.
24. Sgarbossa EB, Pinski SL, Barbagelata A, et al. Electrocardiographic diagnosis of evolving acute myocardial infarction in the presence of left bundle-branch block. GUSTO I (Global Utilization of Streptokinase and Tissue Plasminogen Activator for Occluded coronary arteries). Investigators. N Eng J Med. 1996;334:481-7.
25. Sokolove PE, Sgarbossa EB, Amsterdam EA, et al. Inter-observer agreement in the electrocardiographic diagnosis of acute myocardial infarction in patients with left bundle-branch block. Ann Emerg Med. 2000;36:556-71.
26. Fibrinolytic Therapy Trialists (FTT) Collaborative Group. Indications for fibrinolytic therapy in suspected acute myocardial infarction: collaborative overview of early mortality and major morbidity results from all randomised trials of more than 1000 patients. Lancet. 1994;343:311-22.
27. Boersma E, Maas AC, Deckers JW, et al. Early thrombolytic treatment in acute myocardial infarction reappraisal of the golden hour. Lancet. 1996;348:771-5.
28. The Joint European Society Cardiology/American College of Cardiology Committe. Myocardial infarction redefined: a consensus document of the Joint European Society Cardiology/American College of Cardiology Committee for the redefinition of myocardial infarction. J Am Coll Cardiol. 2000;36:959-69.

29. Pennel DJ, Sechtem UP, Higgins CD, et al. Clinical indications for cardiovascular magnetic resonance (CM R): consensus panel report. Eur Heart J. 2004;25:1940-65.
30. Piegas LS, Timerman A, Feitosa GS, Nicolau JC, Mattos LAP, Andrade MP, et al. V Diretriz da Sociedade Brasileira de Cardiologia sobre tratamento do infarto agudo do miocárdio com supradesnível do segmento ST. Arq Bras Cardiol. 2015;105(2):1-105.
31. Ibanez B, James S, Agewall S, et al. 2017 ESC Guidelines for the management of acute myocardial infarction in patients presenting with ST-segment elevation: The Task Force for the Management of Acute Myocardial Infarction in Patients Presenting With ST-Segment Elevation of the European Society of Cardiology (ESC). Eur Heart J. 2017.
32. Ibanez B, James S, Agewall S, Antunes MJ, Bucciarelli-Ducci C, Bueno H, et al. 2017 ESC Guidelines for the management of acute myocardial infarction in patients presenting with ST-segment elevation: The task Force for the management of acute myocardial infarction in patients presenting with ST-segment elevation of the European Society of Cardiology (ESC). Eur Heart J. 2018;39(2):119-77.
33. Sousa AGMR, Timerman A, Sousa JEMR. Tratado sobre doença arterial coronária. São Paulo: Atheneu; 2017.
34. Hofmann R, James SK, Jernberg T, et al. Oxygen therapy in suspected acute myocardial infarction. N Engl J Med. 2017;377:1240-9.
35. Douglas P. Zipes DP, Bonow B, Libby P, Braunwald DM. Braunwald: Tratado de doenças cardiovasculares. São Paulo: Elsevier; 2017.
36. Collaborative overview of randomised trials of antiplatelet therapy – I: Prevention of death, myocardial infarction, and stroke by prolonged antiplatelet therapy in various categories of patients. Antiplatelet Trialists' Collaboration. BMJ. 1994;308(6921):81-106.
37. Randomised trial of intravenous streptokinase, oral aspirin, both, or neither among 17,187 cases of suspected acute myocardial infarction: ISIS-2. ISIS-2 (Second International Study of Infarct Survival) Collaborative Group. Lancet. 1988;2(8607):349-60.
38. Sabatine MS, Morrow DA, Montalescot G, et al. Angiographic and clinical outcomes in patients receiving low-molecular-weight heparin versus unfractionated heparin in ST-elevation myocardial infarction treated with fibrinolytics in the CLARITY-TIMI 28 Trial. Circulation. 2005;112(25):3846-54.
39. Chen ZM, Jiang LX, Chen YP, et al. Addition of clopidogrel to aspirin in 45,852 patients with acute myocardial infarction: randomised placebo-controlled trial. Lancet. 2005;366(9497):1607-21.
40. Wiviott SD, Braunwald E, McCabe CH, et al. Prasugrel versus Clopidogrel in Patients with Acute Coronary Syndromes. N Engl J Med. 2007;357(20):2001-15.
41. Wallentin L, Becker RC, Budaj A, et al. Ticagrelor versus clopidogrel in patients with acute coronary syndromes. N Eng J Med. 2009;361(11):1045-57.
42. Cesar LA, Ferreira JF, Armaganijan D, Gowdak LH, Mansur AP, Bodanese LC, et al. Diretriz de doença coronária estável. ArqBrasCardiol. 2014;103(2Supl.2):1-59.
43. Berwanger O, Nicolau JC, Carvalho AC, et al. Ticagrelor vs clopidogrel after fibrinolytic therapy in patients with ST-elevation myocardial infarction: a randomized clinical trial. JAMA Cardiol. 2018;3(5):391-9.
44. GISSI-3: effects of lisinopril and transdermal glyceryl trinitrate singly and together on 6-week mortality and ventricular function after acute myocardial infarction. Gruppo Italiano per lo Studio dellaSopravvivenzanell 'infartoMiocardico. Lancet. 1994;343(8906):1115-22.
45. ISIS-4: a randomised factorial trial assessing early oral captopril, oral mononitrate, and intravenous magnesium sulphate in 58,050 patients with suspected acute myocardial infarction. ISIS-4 (Fourth International Study of Infarct Survival) Collaborative Group. Lancet. 1995;345(8951):669-85.
46. Scholz KH, Maier SKG, Maier LS, et al. Impact of treatment delay on mortality in ST-segment elevation myocardial infarction (STEMI) patients presenting with and without haemodynamic instability: results from the German prospective, multicentre FITT-STEMI trial. Eur Heart J. 2018;39(13):1065-74.
47. Keeley EC, Boura JA, Grines CL. Primary angioplasty versus intravenous thrombolytic therapy for acute myocardial infarction: a quantitative review of 23 randomised trials. Lancet. 2003;361(9351):13-20.
48. Bonnefoy E, Lapostolle F, Leizorovicz A, et al. Primary angioplasty versus prehospital fibrinolysis in acute myocardial infarction: a randomised study. Lancet. 2002;360(9336):825-9.
49. Widimsky P, Budesinsky T, Vorac D, et al. Long distance transport for primary angioplasty vs immediate thrombolysis in acute myocardial infarction. Final results of the randomized national multicentre trial – PRAGUE-2. Eur Heart J. 2003;24(1):94-104.
50. Santos ES, Trindade PHDM, Moreira HG. Tratado Dante Pazzanese de emergências cardiovasculares. 1a ed. São Paulo: Atheneu; 2016. p. 327-42.
51. deWood MA, Spores J, Notske R, et al. Prevalence of total coronary occlusion during early hours of transmural myocardial infarction. N Eng J Med. 1980;303:897-902.
52. Indications for fibrinolytic therapy in suspected acute myocardial infarction: collaborative overview of early mortality and major morbidity results from all randomised trials of more than 1000 patients. Fibrinolytic Therapy Trialists' (FTT) Collaborative Group. Lancet. 1994;343(8893):311-22.
53. An international randomized trial comparing four thrombolytic strategies for acute myocardial infarction. The GUSTO investigators. N Engl J Med. 1993;329(10):673-82.
54. Guilhermin A, Yan DJ, Perrier A, Marti C. Safety and efficacy of tenecteplase versus alteplase in acute coronary syndrome: a systematic review and meta-analysis of randomized trials. Arch Med Sci. 2016; 12(6):1181-7.
55. Szummer K, Oldgren J, Lindhagen L, et al. Association between the use of fondaparinux vs low-molecular-weight heparin and clinical outcomes in patients with non-ST-segment elevation myocardial infarction. JAMA. 2015;313:707–16.
56. Pfeffer MA, Braunwald E, Moye LA et al. Effect of captopril on mortality and morbidity in patients with left ventricular dysfunction after myocardial infarction. Results of the survival and ventricular enlargement trial. The SAVE Investigators. N Engl J Med. 1992;327(10):669-77.
57. Effect of ramipril on mortality and morbidity of survivors of acute myocardial infarction with clinical evidence of heart failure. The Acute Infarction Ramipril Efficacy (AIRE) Study Investigators. Lancet. 1993;342(8875):821-8.
58. Mega JL, Braunwald E, Wiviatt SD, Bassand JP, Bhatt DL, Bade C, et al.; ATLAS ACS 2-TIMI 51 Investigators. Rivaroxaban in patients with a recent acute coronary syndrome. N Engl J Med. 2012;336(1):9-19.

Capítulo 10

Complicações elétricas e mecânicas no infarto agudo do miocárdio

Pedro Henrique Duccini Mendes Trindade
Remo Holanda de Mendonça Furtado
Marcelo Franken

PONTOS-CHAVE

- As alterações autonômicas, a hipóxia, os distúrbios eletrolíticos, podem levar a taquiarritmias por reentrada, atividade deflagrada ou hiperautomatismos. Da mesma forma, pode haver bradiarritmia por aumento do tônus parassimpático ou bloqueios por isquemia do sistema de condução.
- As arritmias ventriculares sustentadas na fase aguda do IAM são secundárias à interação de diferentes fatores como: isquemia miocárdica, hipóxia, alterações eletrolíticas e metabólicas, necrose, reperfusão, disfunção ventricular cicatrização e alterações autonômicas, em especial com ativação do sistema nervoso simpático e status hiperadrenérgico.
- A fibrilação ventricular (FV) primária é aquela que ocorre na fase aguda do IAM. Sua incidência é maior na primeira hora após o início do infarto. A FV secundária ou tardia que ocorre mais de 48 horas após um infarto do miocárdio está geralmente associada a disfunção ventricular grave e choque cardiogênico.
- O tratamento da FV é a desfibrilação imediata.
- Certas arritmias presentes em alguns pacientes estão relacionadas à reperfusão, podendo ser espontânea ou dentro de um período de minutos após a reperfusão ter sido alcançada por meio de fibrinólise ou meios mecânicos.
- O bloqueio atrioventricular total (BAVT) ocorre em 5 a 15% dos pacientes com IAM.
- São três as principais complicações mecânicas do infarto: ruptura de músculo papilar, comunicação interventricular (CIV) e ruptura de parede livre.
- Deve-se suspeitar de uma complicação mecânica em qualquer paciente admitido com infarto que apresente piora hemodinâmica súbita, desenvolvimento de sinais de insuficiência cardíaca, ou achado de novo sopro na ausculta cardíaca (nos casos da CIV e ruptura de músculo papilar). O tratamento deverá ser cirúrgico na maior parte dos casos.

Introdução

A incidência de arritmia é maior no infarto do miocárdio (IAM) com supradesnivelamento do segmento ST do que no infarto do miocárdio (IAM) sem supradesnivelamento do segmento ST, podendo ocorrer desde os primeiros minutos de isquemia. Cerca de 90% dos pacientes com IAM desenvolvem alguma forma de arritmia cardíaca durante ou imediatamente após o evento, sendo um quarto dessas anormalidades nas primeiras 24 horas. O risco de arritmias graves, como fibrilação ventricular (FV), é maior na primeira hora e diminui depois disso.[1]

A maior parte das arritmias peri-infarto é benigna e autolimitada. No entanto, o profissional deve estar atento e ciente dessas arritmias, pois em alguns casos podem cursar com comprometimento hemodinâmico e piorar ainda mais a isquemia.

Fisiopatologia das complicações arrítmicas

A disfunção autonômica generalizada que ocorre no IAM parece resultar em aumento do automatismo miocárdico e do sistema de condução.

Ao mesmo tempo, ocorrem desequilíbrios eletrolíticos (p. ex., hipocalemia e hipomagnesemia), hipóxia e aumento da atividade simpática eferente, das concentrações de catecolaminas circulantes e da liberação local de catecolaminas das terminações nervosas no próprio músculo cardíaco. Além disso, o miocárdio danificado atua como substrato para circuitos de reentrada, em razão das mudanças na refratariedade do tecido.[2,3]

O resultado desse desequilíbrio autonômico é a promoção de arritmias, em sua maioria por fenômenos de microrreentradas, mas também por atividade deflagrada e hiperautomatismo.

Taquiarritmias

Arritmias supraventriculares

Taquicardia sinusal

A taquicardia sinusal, consequente ao aumento da atividade simpática durante o IAM, pode resultar em hipertensão ou hipotensão transitórias. O aumento da frequência cardíaca (FC) aumenta a demanda do tecido e reduz o tempo de diástole, comprometendo a perfusão coronariana e piorando o grau de isquemia.[4]

As principais causas de taquicardia sinusal persistente são: dor, ansiedade, insuficiência cardíaca (IC), hipovolemia, hipóxia, embolia pulmonar, anemia e pericardite.

Uma vez identificada a causa, é fundamental iniciar o tratamento apropriado, como o alívio da dor, o controle da ansiedade e o manejo da volemia. Um cuidado especial deve ser observado no uso do betabloqueador em pacientes com taquicardia sinusal associada à pressão arterial limítrofe; nessa situação, a medicação pode precipitar um iminente quadro de choque cardiogênico e deve ser evitada.[5]

Extrassístoles atriais

As ectopias atriais ocorrem por distensão atrial secundária ao aumento da pressão diastólica do ventrículo esquerdo (VE) ou inflamação associada à pericardite, e costumam preceder o desenvolvimento de taquicardia supraventricular paroxística (TSVP), *flutter* atrial e fibrilação atrial. Não é necessário nenhum tratamento específico para essa condição (além do uso de betabloqueadores já indicado para tratamento do IAM).

Taquicardia paroxística supraventricular

A incidência de TSVP, tipo reentrada nodal ou por via anômala atrioventricular, no cenário de um IAM é inferior a 10%. Em pacientes estáveis a abordagem se inicia com manobra vagal e, na falha desta, adenosina 6 a 12 mg em *bolus* rápido. Nos casos refratários, ainda estáveis, pode-se usar de forma intravenosa o betabloqueador (tartarato de metoprolol ou esmolol) ou o antagonista de canais de cálcio não diidropiridínico (diltiazem ou verapamil), com cuidado especial ao risco de choque cardiogênico.[6]

Em pacientes com sinais de instabilidade é necessária cardioversão elétrica (CVE) sincronizada imediata, com cargas de 50 a 100 J.

Fibrilação e *flutter* atrial

Enquanto o *flutter* atrial (FLA) se apresenta em menos de 5% dos indivíduos com IAM, a fibrilação atrial (FA) acomete cerca de 10 a 15% dessa população, mais comumente observada entre os hipertensos, os idosos e portadores de IC.[4,7]

O aparecimento de FA nas primeiras horas de IAM é geralmente causado por insuficiência do VE, isquemia atrial ou infarto do ventrículo direito (VD). Condições que aumentam a pressão atrial esquerda e pericardite também estão associadas ao surgimento dessas arritmias. A presença dessa arritmia na fase aguda do IAM está associada a maior risco de mortalidade e acidente vascular cerebral, particularmente em pacientes com IAM de parede anterior.

A elevada resposta ventricular da arritmia pode piorar ainda mais a isquemia, devendo ser prontamente corrigida. Nos cenários estáveis em pacientes com coração estruturalmente normal (sem história de IC), a primeira opção terapêutica são os betabloqueadores endovenosos (tartarato de metoprolol ou esmolol), podendo ser substituídos pelos antagonistas de canais de cálcio não diidropiridínicos (diltiazem ou verapamil) se houver contraindicação. Entre os pacientes portadores de IC a preferência recai sobre os digitálicos endovenosos e, na falha destes, amiodarona endovenosa 3 a 5 mg/kg em bomba de infusão contínua (BIC). Se houver instabilidade hemodinâmica, a CVE sincronizada deve ser aplicada imediatamente com cargas iniciais de 200 J para cardioversor monofásico e 120 J para o bifásico. No caso de FLA, a CVE deve ser iniciada com 50 J.[4,6,7]

Ritmo juncional acelerado

Um ritmo juncional acelerado resulta do aumento da automaticidade do tecido juncional, que leva a uma frequência cardíaca de 70 a 130 bpm. Esse tipo de arritmia é mais comum em pacientes que desenvolvem IAM de parede inferior. O tratamento é direcionado à correção da isquemia subjacente.

Extrassístoles ventriculares

As extrassístoles ventriculares estão presentes em cerca de 90% dos pacientes. Sua ocorrência na vigência de IAM foi proposta por alguns autores como premonitória de eventos arrítmicos mais graves. Porém, várias tentativas de utilizar-se um critério objetivo de estratificação com base nesses eventos falharam, sendo o tratamento dessas arritmias contraindicado atualmente.[8]

Em vez disso, a atenção deve ser direcionada para a correção de quaisquer anormalidades eletrolíticas ou metabólicas, além de identificar e tratar a isquemia recorrente.

Taquicardia ventricular não sustentada

A taquicardia ventricular não sustentada (TVNS) é definida pela presença de três ou mais batimentos ectópicos ventriculares consecutivos com FC superior a 100 bpm e duração inferior a 30 segundos. No período peri-infarto imediato, esse tipo de arritmia geralmente não parece estar associado a um risco aumentado de mortalidade e nenhuma evidência sugere que o tratamento antiarrítmico ofereça um benefício de morbidade ou mortalidade. No entanto, quando ocorre após 48 horas em pacientes com disfunção sistólica do ventrículo esquerdo (VE) (fração de ejeção do VE < 0,40) apresenta um risco aumentado de morte súbita cardíaca (MSC), estando indicado estudo eletrofisiológico com possibilidade de implante de cardiodesfibrilador (CDI).

Em pacientes que apresentam episódios consecutivos de TVNS, o risco de colapso hemodinâmico súbito pode ser substancial, requerendo monitoramento intensificado e atenção aos desequilíbrios eletrolíticos. Os níveis de potássio e magnésio séricos devem ser mantidos preferencialmente no limite superior da normalidade. A isquemia contínua deve ser investigada agressivamente e corrigida, se encontrada.

Taquicardia ventricular sustentada

A taquicardia ventricular sustentada (TVS) é definida como três ou mais batimentos ventriculares ectópicos consecutivos a uma frequência maior que 100 bpm e durando mais de 30 segundos ou causando comprometimento hemodinâmico que requer intervenção. É denominada monomórfica quando é gerada por um único foco, apresentando complexos QRS de uma única morfologia e intervalo RR regular.

A forma polimórfica se caracteriza por complexos QRS de diferentes morfologias e intervalo RR irregular. Trata-se da arritmia mais comum na fase aguda do IAM, muitas vazes rápida e instável, conferindo uma taxa de mortalidade hospitalar de 20%, pois com frequência degenera para fibrilação ventricular (FV).[9] O subtipo *torsade de pointes* é precedido por intervalo QT prolongado, sendo caracterizado por TV polimórfica, com polaridade ora positiva, ora negativa (Figura 1).

As arritmias ventriculares sustentadas na fase aguda do IAM são secundárias à interação de diferentes fatores, como: isquemia miocárdica, hipóxia, alterações eletrolíticas e metabólicas, necrose, reperfusão, disfunção ventricular, cicatrização e alterações autonômicas, em especial com ativação do sistema nervoso simpático e *status* hiperadrenérgico.[4,10]

Entre as TVS polimórficas existe um predomínio de isquemia como gerador da arritmia, por isso a reperfusão precoce e demais medidas anti-isquêmicas, como o uso de betabloqueadores, são essenciais para o tratamento.

Por outro lado, a TVS monomórfica tem maior probabilidade de ser causada por uma cicatriz do miocárdio e disfunção ventricular, embora possa ter relação também com isquemia, sobretudo quando ocorre nas primeiras horas do IAM (Figura 2).

A chance elevada de arritmias potencialmente fatais nas primeiras 48 horas do IAM justificam manter o paciente sob monitorização cardíaca durante esse período. A detecção de TVS monomórfica instável deve ser prontamente tratada com CVE sincronizada, iniciando com 100 J. No caso das TVS polimórficas, o tratamento deve ser a desfibrilação, com cargas de 360 J para cardioversores monofásicos e 120 a 200 J para os bifásicos.

Nos cenários estáveis, a TVS monomórfica pode ser inicialmente tratada com amiodarona, na dose de 150 mg diluída em solução fisiológica em BIC por 10 minutos. Após a reversão, mantém-se amiodarona em BIC na dose de 1 mg por minuto por 6 horas, seguida de 0,5 mg por minuto por 18 horas.[6]

Embora raro, as TVS polimórficas também podem se apresentar de forma estável, devendo ser tratadas com ataque venoso de lidocaína 1 a 3 mg/kg seguida de manutenção em BIC de 2 a 4 mg por minuto; sulfato de magnésio venoso 2 g em 10 minutos; e marca-passo provisório.[6]

Fibrilação ventricular

A FV primária é aquela que ocorre na fase aguda do IAM. Sua incidência é maior na primeira hora após o início do infarto (4,5%) e diminui rapidamente depois disso. Cerca de 60% dos episódios ocorrem em 4 horas e 80%, em 12 horas. São considerados fatores de risco para FV: história prévia de hipertensão, IAM prévio, alterações do segmento ST na apresentação e doença pulmonar obstrutiva crônica.[10,11]

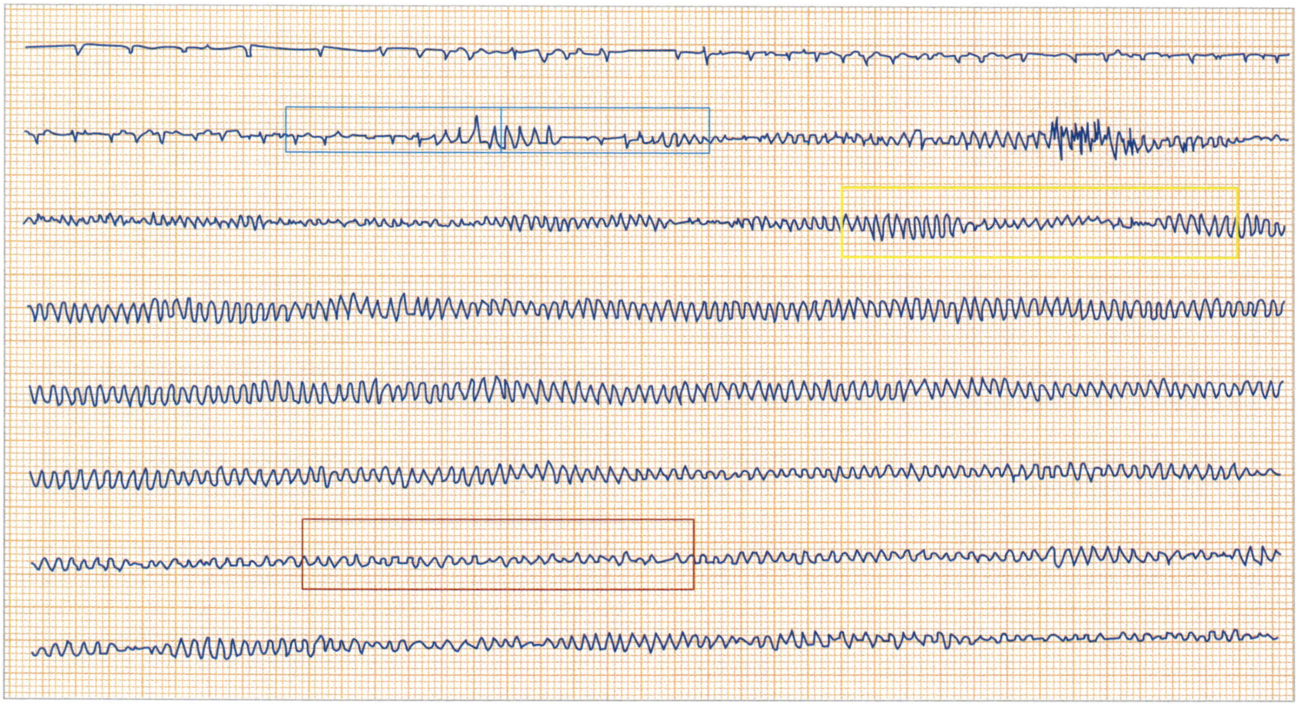

FIGURA 1

Monitorização por sistema de telemetria em unidade de terapia intensiva de um paciente no primeiro dia pós-IAM. O retângulo azul mostra o surgimento de TVNS polimórfica. No retângulo amarelo, nota-se a TV polimórfica sustentada na forma de *torsade de pointes*. No retângulo vermelho é possível ver a degeneração para FV.

IAM: infarto agudo do miocárdio; TVNS: taquicardia ventricular não sustentada; TV: taquicardia ventricular; FV: fibrilação ventricular.

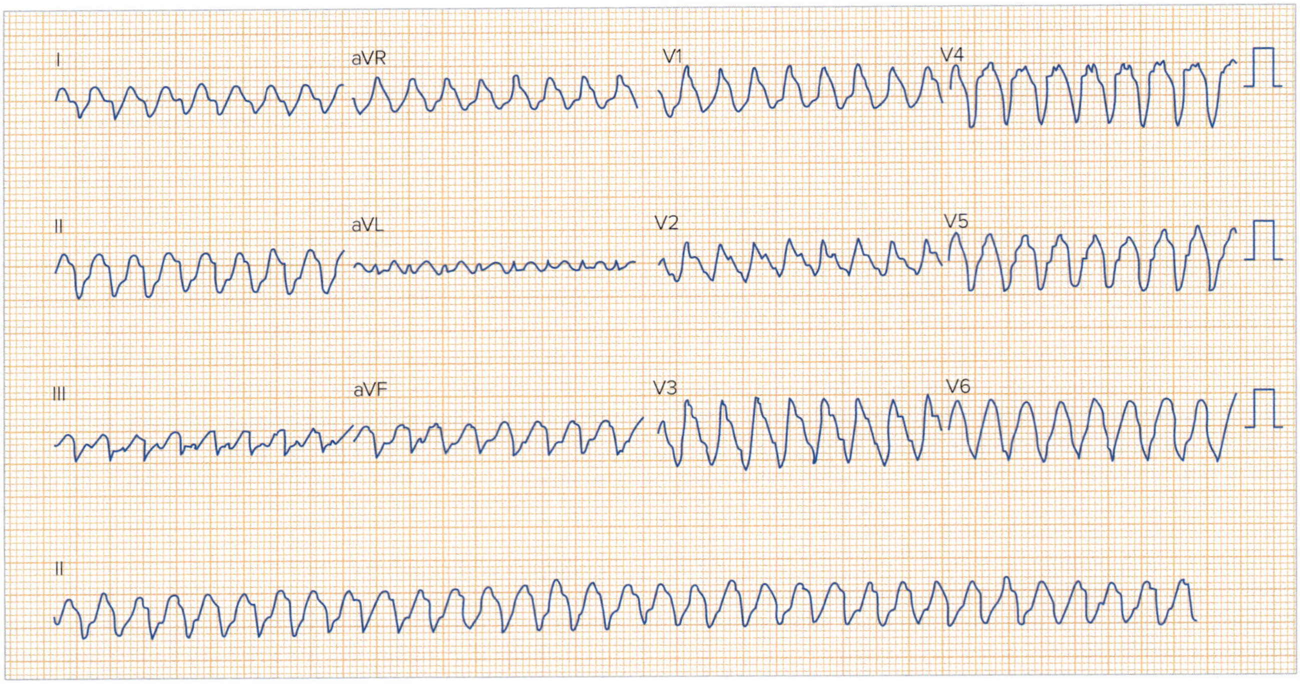

FIGURA 2
Eletrocardiograma de 12 derivações em taquicardia ventricular durante fase aguda de infarto.

A FV secundária ou tardia que ocorre mais de 48 horas após um infarto do miocárdio está geralmente associada à disfunção ventricular grave e choque cardiogênico. Os fatores relacionados a maior risco de FV secundária são a presença de IAM extenso, atraso na condução intraventricular e um IAM anterosseptal.

Na monitorização, a FV pode ser reconhecida pela apresentação de ritmo anárquico, com complexos QRS rápidos (300 a 400 batimentos/minuto), irregulares e amplitudes variadas (Figura 3).

A isquemia, o tônus adrenérgico aumentado e os distúrbios metabólicos e eletrolíticos (magnésio e potássio, principalmente) constituem a base eletrofisiológica para o surgimento dessa arritmia.[4]

Cada minuto após o início da FV não corrigida está associado à diminuição de 10% na probabilidade de sobrevivência. O tratamento da FV é a desfibrilação imediata com 360 J em cardioversores monofásicos e 120 a 200 J em bifásicos.[6] Após essa medida, deve-se implementar as medidas de ressuscitação cardiopulmonar de acordo com as atuais diretrizes de suporte básico e avançado de vida da American Heart Association.[6]

Quando acontecem dentro de 48 horas do evento isquêmico, a TVS instável e a FV (MSC revertida) não se relacionam com aumento da mortalidade, quando analisada até 2 anos após alta hospitalar.[13] Por outro lado, a presença dessas arritmias após as 48 horas do IAM está relacionada a importante aumento da mortalidade, constituindo indicação formal de CDI como profilaxia secundária.[14]

Arritmias de reperfusão

Acredita-se que certas arritmias presentes em alguns pacientes estão relacionadas à reperfusão, podendo ser espontâneas ou dentro de um período de minutos após a reperfusão ter sido alcançada por fibrinólise ou meios mecânicos.[15,16] Embora extrassístoles ventriculares e atriais possam surgir, o ritmo idioventricular acelerado (RIVA) está mais relacionado à reperfusão, ocorrendo transitoriamente em até 50% dos pacientes com IAM. Como pode ocorrer também em outras situações, não é considerado um marcador muito específico para reperfusão bem-sucedida.[16]

O ritmo de RIVA, também chamado de "taquicardia ventricular lenta", surge abaixo do nó atrioventricular (nAV) e tem, por definição, uma taxa entre 50 e 100 bpm.[17] Pode surgir secundário à falha de comando do nó sinusal (nSA) e, portanto, ser um ritmo de escape, ou representar um foco ectópico anormal no ventrículo que é acelerado pela estimulação simpática e catecolaminas circulantes. Sua apresentação clínica pode variar, mas, em razão da taxa relativamente lenta e da natureza transitória, os pacientes são frequentemente assintomáticos. Alguns podem notar palpitações ou tontura, e pode haver hipotensão arterial se a FC reduzida resultar em queda no débito cardíaco.

Bradiarritmias

Bradicardia sinusal

A bradicardia sinusal, definida pela frequência inferior a 50 bpm, ocorre em 15 a 25% dos pacientes após o infarto do

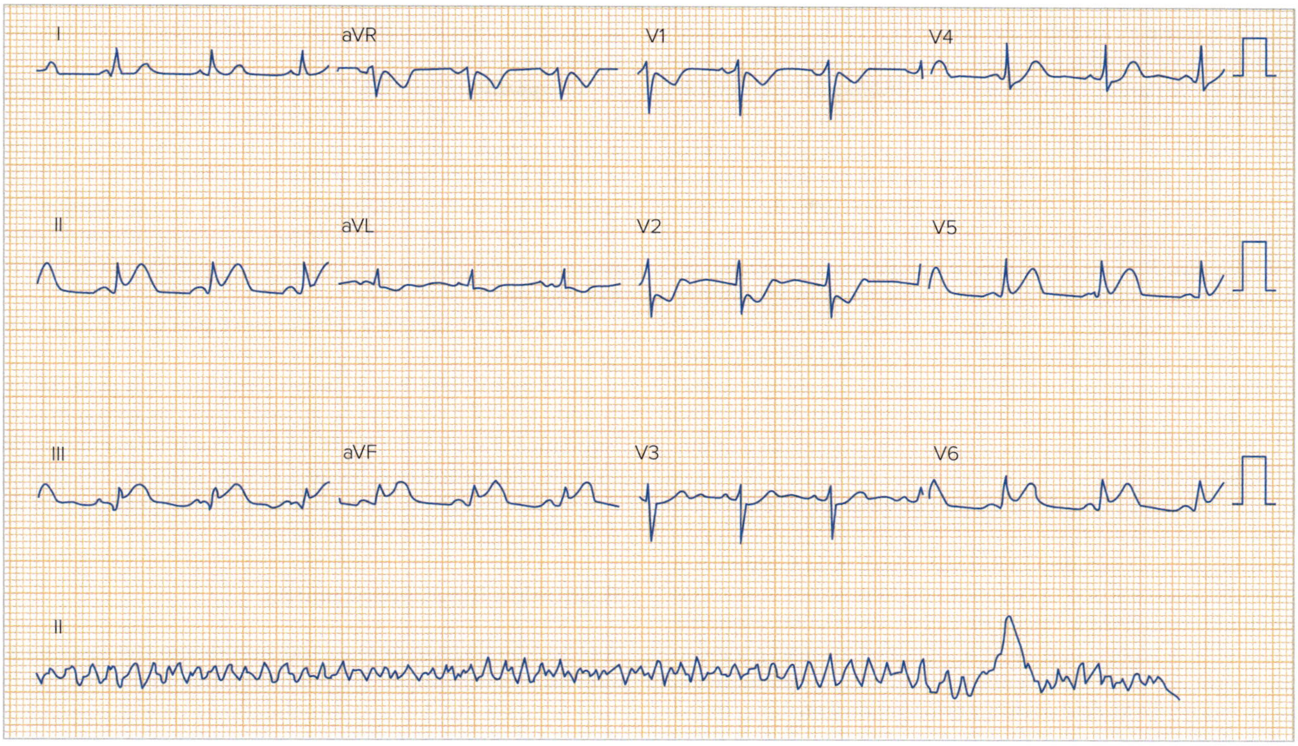

FIGURA 3

Eletrocardiograma de 12 derivações evidenciando supradesnível de ST em parede inferolateral. No momento do registro da derivação D2 longo, houve degeneração para ritmo de fibrilação ventricular.

miocárdio, sendo mais comum nos infartos de parede inferior, pois a mesma artéria que nutre esse território, a artéria coronária direita (ACD), nutre também o nSA em cerca de 60% dos casos. É quase sempre transitória, durando no máximo 24 horas. Sua ocorrência pode estar relacionada com o aumento da atividade parassimpática por conta da reperfusão da ACD, produzindo o reflexo de *Bezold-Jarish*.[18]

A bradicardia sinusal isolada não está associada a aumento da mortalidade e a terapia em geral é desnecessária. Porém, caso o paciente apresente sinais ou sintomas claramente relacionados ao ritmo lento, deve-se administrar atropina 1 mg em *bolus* venoso, podendo ser repetida a cada 3 a 5 minutos (dose máxima 3 mg).[6]

Bloqueios atrioventriculares

O bloqueio atrioventricular (BAV) de primeiro grau é caracterizado pelo prolongamento do intervalo PR para mais de 0,20 segundo. Esse tipo de bloqueio ocorre em aproximadamente 15% dos pacientes que apresentam infarto, sendo mais comum no IAM de parede inferior. Quase todos os pacientes que desenvolvem bloqueio AV de primeiro grau têm distúrbios de condução acima do feixe de His. Nesses casos, a progressão para bloqueio atrioventricular total (BAVT) ou assistolia ventricular é rara. Nenhuma terapia específica é indicada, a menos que haja comprometimento hemodinâmico associado.

O BAV de segundo grau Mobitz tipo I (Wenckebach) ocorre em aproximadamente 10% dos pacientes com IAM e responde por 90% de todos os BAV de segundo grau isquêmicos. É caracterizado por complexo QRS estreito, sendo mais comumente associado a IAM de parede inferior e oclusão de ACD, gerando isquemia no nAV. Esse tipo de bloqueio não afeta o prognóstico geral do paciente[19] e não requer necessariamente tratamento. Contudo, se a FC for inadequada para perfusão gerando instabilidade, está indicado o tratamento imediato com *bolus* endovenoso de atropina 1 mg (dose máxima de 3 mg). Caso a arritmia seja refratária ao tratamento, está indicada a segunda linha de tratamento composta por uma das três opções a seguir: estimulação transvenosa ou transcutânea temporária, dopamina 2 a 20 mcg/kg/minuto ou epinefrina 2 a 10 mcg/minuto.[6]

O BAV de segundo grau Mobitz tipo II está presente em menos de 1% dos casos de IAM e é caracterizado por um complexo QRS largo na maioria das vezes, podendo progredir para BAVT em até 80% dos pacientes, o que confere uma elevada mortalidade. Por isso, esse tipo de bloqueio deve ser imediatamente tratado. Por se localizar inferiormente no sistema de condução, o efeito da atropina pode paradoxalmente piorar o grau de bloqueio. Assim, a primeira linha de tratamento deve ser a estimulação transvenosa ou transcutânea temporária, a dopamina 2 a 20 mcg/kg/minuto ou a epinefrina 2 a 10 mcg/minuto.[6] Nos pacientes assintomáticos, o marca-passo provisório em demanda poderá garantir a proteção em uma eventual transformação para BAVT.

O bloqueio atrioventricular total (ou BAV de terceiro grau) ocorre em 5 a 15% dos pacientes com IAM. Quando associado a infartos de parede inferior, esse tipo de bloqueio em geral se desenvolve gradualmente, progredindo do primeiro grau, ou um bloqueio de segundo grau do tipo I, para BAV avançado e, finalmente, BAVT.[4] Nesse tipo de infarto, o nível do bloqueio é geralmente supranodal ou intranodal, e o ritmo de escape é estável com um QRS estreito e resposta ventricular acima de 40 bpm. Em 30% dos pacientes, o bloqueio ocorre abaixo do feixe de His, resultando em ritmo de escape com FC inferior a 40 bpm e complexo QRS largo.

A taxa de mortalidade para pacientes com IAM de parede inferior que desenvolvem BAVT (Figura 4) é de aproximadamente 15%, a menos que um infarto do ventrículo direito (VD) coexistente esteja presente, caso em que a taxa de mortalidade é maior.

Em pacientes com IAM de parede anterior (Figura 5), o BAVT ocorre repentinamente e está associado a alta taxa de mortalidade. O estudo CARISMA (Arritmias Cardíacas e Estratificação de Risco Após Infarto do Miocárdio) monitorou pacientes com IAM e fração de ejeção ventricular esquerda reduzida e descobriu que o BAVT foi o preditor mais poderoso de morte cardíaca.[20] Pacientes com esse tipo de bloqueios associados a IAM de parede anterior geralmente têm ritmos de escape instáveis com complexos QRS amplos e a taxas de menos de 40 bpm.[21,22]

O tratamento do BAVT deve ser imediato. De forma semelhante aos BAV de segundo grau Mobitz 2, o efeito da atropina pode paradoxalmente piorar o grau de bloqueio. Assim, a primeira linha de tratamento deve ser a estimulação transvenosa ou transcutânea temporária ou a dopamina 2 a 20 mcg/kg/minuto ou epinefrina 2 a 10 mcg/minuto.[6] Nos pacientes sintomáticos, o marca-passo provisório em demanda é obrigatório.

O Quadro 1 mostra a relação entre parede infartada e o tipo de BAV.[4]

O implante do marca-passo definitivo em geral se dá quando o BAVT não reverte até o décimo dia após o evento isquêmico. Esse tempo pode ser abreviado nos cenários de IAM de parede anterior, bloqueio bifascicular prévio, BAVT que se desenvolve nos primeiros dias do IAM e nos casos de revascularização tardia ou incompleta.[23]

Bloqueios intraventriculares

A condução do feixe de His é transmitida por três fascículos: as divisões anterossuperior e posteroinferior do feixe esquerdo e do feixe direito. Uma anormalidade da condução elétrica

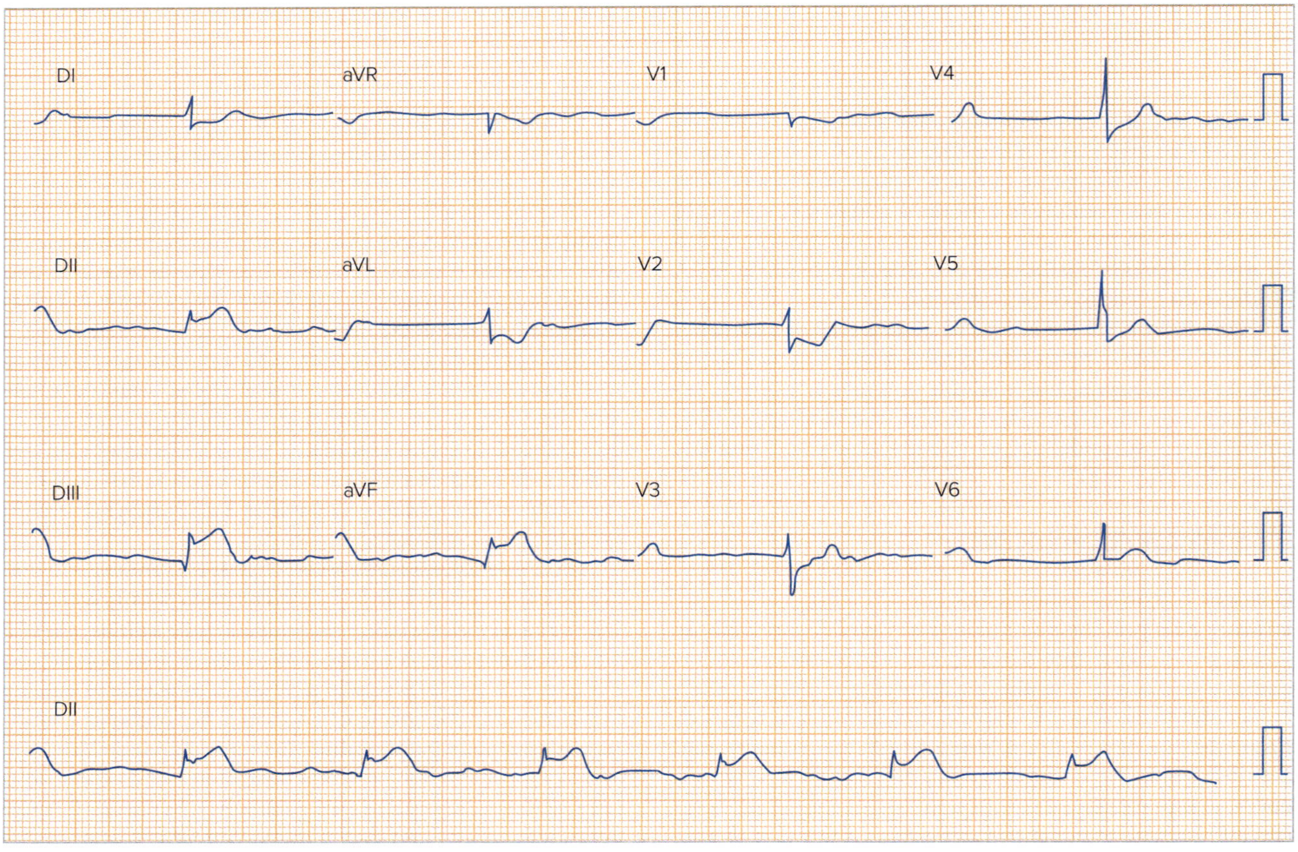

FIGURA 4
Eletrocardiograma de 12 derivações evidenciando supradesnível de ST em parede inferior e bloqueio atrioventricular total.

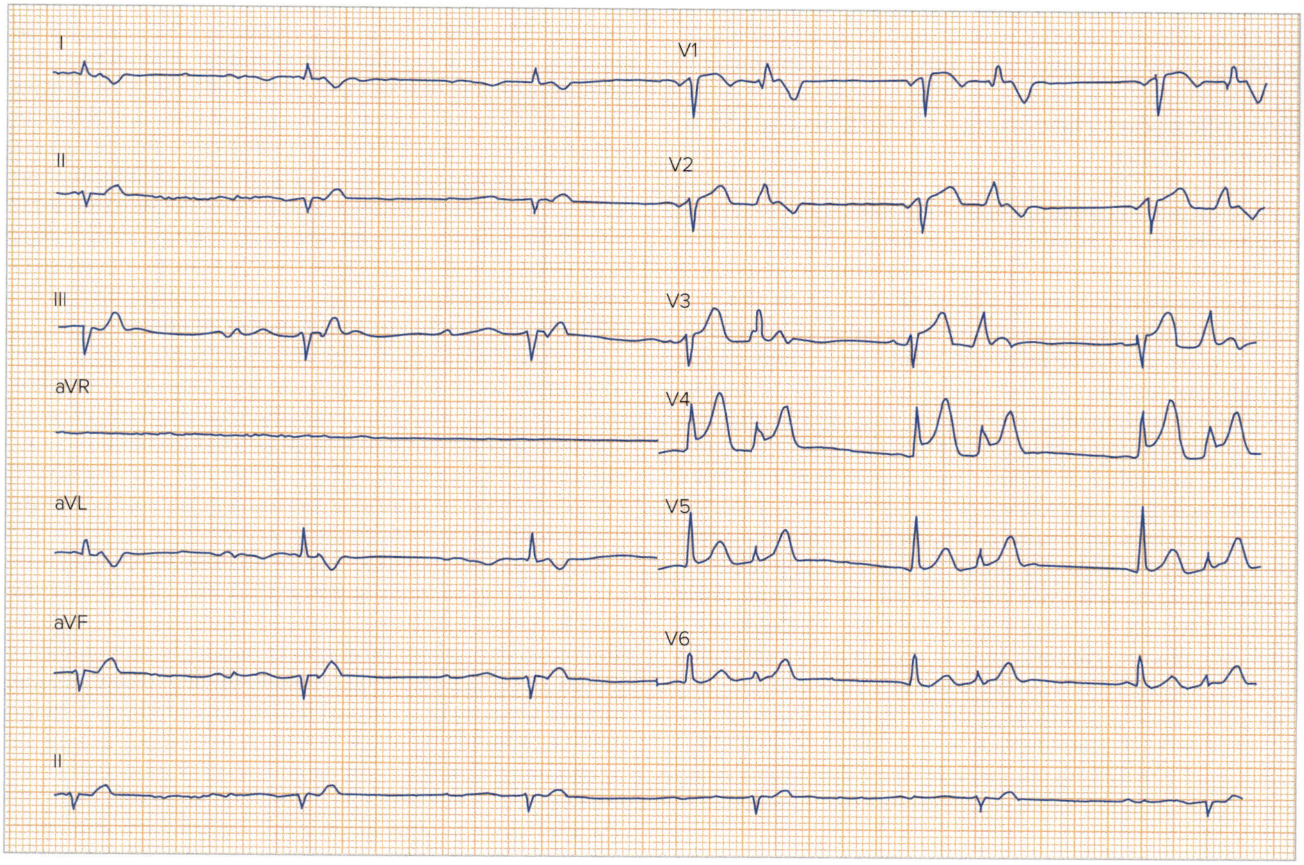

FIGURA 5

Eletrocardiograma de 12 derivações evidenciando supradesnível de ST em parede anterior e bloqueio atrioventricular total. Fonte: imagem gentilmente cedida pelo Dr. Pedro Pascoli.

QUADRO 1 Incidência de bloqueios AV e intraventricular de acordo com a localização do infarto

Bloqueio	Inferior	Anterior
BAC de 1º grau	Comum	Raro
BAV de 2º grau tipo I	Comum	Nunca
BAV de 2º grau tipo II	Nunca	Comum
BAV de 2º grau 2:1 fixo II	Wenckenbach extremo	Tipo II
BAV total	Bloqueio nodal	Bloqueio infranodal
Bloqueio intraventricular	Não usual	Comum

em um ou mais desses fascículos é observada em cerca de 15% dos pacientes com IAM. O bloqueio divisional anterossuperior esquerdo (BDAS) ocorre em 3 a 5% dos pacientes com IAM; a progressão para BAVT é incomum. O bloqueio divisional posteroinferior esquerdo (BDPI) isolado ocorre em apenas 1 a 2% dos pacientes que têm IAM. A baixa incidência é justificada por este ser um fascículo maior, mais profundo e com suprimento sanguíneo mais rico. Desse modo, o seu bloqueio está associado a um infarto relativamente grande e alta taxa de mortalidade.

O ramo direito do feixe recebe seu suprimento sanguíneo dominante da artéria descendente anterior esquerda (ADA). Portanto, um bloqueio de ramo direito (BRD) novo, visto em aproximadamente 2% dos pacientes com IAM, sugere um grande território de infarto, com risco substancial de morte por choque cardiogênico. Assim, a diretriz europeia de IAM com supradesnível do segmento ST, de 2017, considera a presença do BRD na fase aguda do IAM como justificativa de cateterismo de urgência visando possível angioplastia primária, conferindo igual importância dada ao bloqueio de ramo esquerdo (BRE).[9]

A combinação de BRD e BDAS é conhecida como bloqueio bifascicular, estando mais comumente relacionada à oclusão proximal da ADA. O risco de desenvolver BAVT aumenta, mas ainda é incomum. O bloqueio bifascicular, quando se associa ao BAV de primeiro grau, torna-se bloqueio trifascicular, com risco de até 40% de evolução para BAVT.

A presença de bloqueio de ramo alternante (BRE alternando com BRD, ou BRD fixo e BDAS alternando com BDPI) indica maior risco de progressão para BAVT, determinando a colocação de um marca-passo provisório em demanda.[4]

Complicações mecânicas no infarto agudo do miocárdio

Estima-se que as complicações mecânicas do infarto sejam responsáveis por cerca de 12% de todos os casos de choque cardiogênico,[25] e sua incidência tem diminuído após a era da reperfusão, sendo hoje em torno de 0,5 a 1% de todos os infartos.[26] Apesar de sua ocorrência infrequente, é fundamental que se saiba reconhecê-las prontamente, em virtude de sua elevada mortalidade (em torno de 60% em 30 dias) e da possibilidade do tratamento, que deve ser instituído de imediato (na maioria das vezes cirúrgico).[27] São três as principais complicações mecânicas do infarto: ruptura de músculo papilar, comunicação interventricular (CIV) e ruptura de parede livre.

Deve-se suspeitar de uma complicação mecânica em qualquer paciente admitido com infarto que apresente piora hemodinâmica súbita, desenvolvimento de sinais de insuficiência cardíaca, sobretudo de maneira abrupta, ou achado de novo sopro na ausculta cardíaca (nos casos da CIV e ruptura de músculo papilar). O exame físico (assim como a monitorização hemodinâmica invasiva) pode dar algumas pistas sobre a presença de potenciais complicações mecânicas, porém o diagnóstico definitivo é feito por meio de exame de imagem, como a ecocardiografia ou ventriculografia esquerda (Quadro 2).[28]

Comunicação interventricular (CIV)

O septo interventricular recebe dupla irrigação, por meio dos ramos septais provenientes tanto da artéria descendente anterior esquerda como do ramo descendente posterior da artéria coronária direita. Assim, tanto infartos de parede anterior como de parede inferior podem se associar a essa complicação. No primeiro caso, a CIV tende a ser mais simples, enquanto no segundo caso ela tende a ser mais complexa e de tratamento mais desafiador, com múltiplos pontos de ruptura.

A CIV ocorre em cerca de 0,2% de todos os infartos. Seus principais fatores de risco são idade avançada, sexo feminino e primeiro infarto.[29,30] A terapia de reperfusão tem levado a uma redução importante dessa complicação, porém o uso de fibrinolíticos tende a antecipar o pico, geralmente entre o 3º e o 5º dias pós-infarto, para as primeiras 24 horas.

O exame físico pode identificar um sopro holo ou protossistólico, rude, bastante intenso (por vezes com frêmito), mais audível ao longo da borda esternal esquerda baixa. O sopro pode se tornar menos intenso em situações de colapso circulatório ou quando a CIV é tão grande que o gradiente de pressão entre os ventrículos se torna pequeno. Na cateterização da artéria pulmonar, pode-se perceber o fenômeno do "salto", isto é, observa-se saturação de oxigênio no sangue do ventrículo direito muito superior à do átrio direito e da veia cava superior, e próxima ao que se esperaria na circulação sistêmica, em virtude do *shunt*. O desvio de sangue do VE para o VD leva a prejuízo acentuado do débito cardíaco, em virtude de parte do volume ejetado ser desviado da ejeção aórtica, causando rápida deterioração hemodinâmica e óbito se não houver pronto reconhecimento e tratamento.[28]

Diante da suspeita de CIV, é mandatória a tríade de pronto diagnóstico por exame de imagem; suporte hemodinâmico, sobretudo com agentes inotrópicos, vasodilatadores e balão de contrapulsação intra-aórtico e encaminhamento a tratamento cirúrgico. O ecocardiograma é o exame de escolha para o diagnóstico, na maioria das vezes por ser um exame não invasivo e facilmente exequível à beira-leito (Figura 6).

QUADRO 2 Principais características clínicas, de monitorização hemodinâmica e de achados ecocardiográficos presentes nas complicações mecânicas do infarto

	Comunicação interventricular	Ruptura de músculo papilar	Ruptura de parede livre
Incidência estimada	0,2%	0,4%	0,5%
Tempo de ocorrência	3º ao 5º dia	1º ao 4º dia	1º ao 4º dia
Fatores de risco	Idade avançada, sexo feminino, infarto de parede anterior, primeiro infarto	Idade avançada, sexo feminino, infarto de parede inferior	Idade avançada, sexo feminino, infarto de parede anterior, primeiro infarto, ausência de HVE
Exame físico	Sopro holossistólico, rude, alta intensidade, frêmito comum, mais audível em borda esternal esquerda	Sopro holo ou protossistólico, suave, intensidade mais comumente leve, sem frêmito, mais audível em ápice e axila	Atrito pericárdico, sinais de tamponamento (tríade de Beck – hipotensão, abafamento de bulhas, estase jugular), pulso paradoxal
Cateter de artéria pulmonar	"Salto" na saturação de O_2 entre átrio e ventrículo direitos	Onda V gigante na POAP	Equalização das pressões diastólicas (tamponamento)
Ecocardiograma	Defeito do septo interventricular; *shunt* do ventrículo esquerdo para o ventrículo direito ao Doppler	Ruptura parcial ou total do músculo; insuficiência mitral ao Doppler (jato costuma ser excêntrico)	Efusão pericárdica; sinais de tamponamento (restrição ao enchimento de câmaras direitas)

HVE: hipertrofia ventricular esquerda; POAP: pressão ocluída de artéria pulmonar.

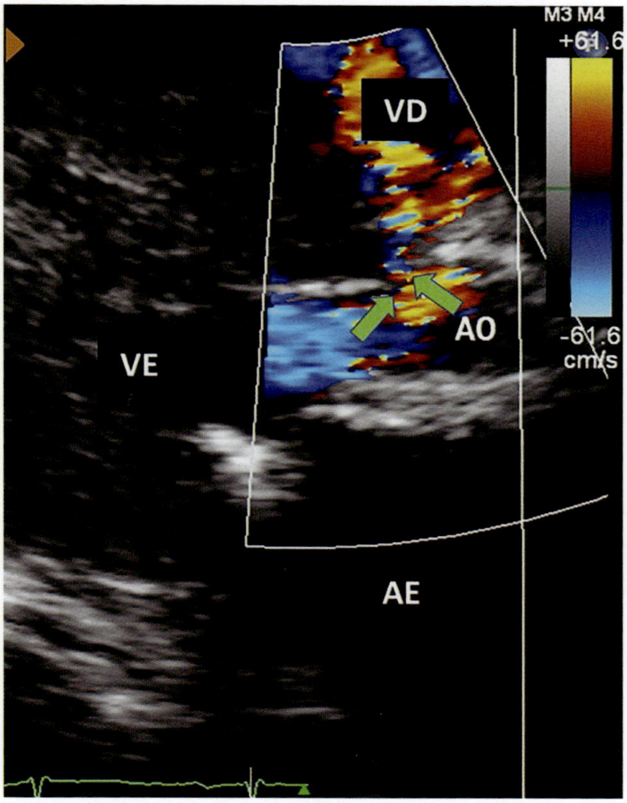

FIGURA 6

Ecocardiograma transtorácico bidimensional (janela paraesternal longitudinal) mostrando comunicação interventricular, com *shunt* entre ventrículo esquerdo e direito, logo abaixo da via de saída (setas), após infarto do miocárdio.

AE: átrio esquerdo; AO: aorta; VD: ventrículo direito; VE: ventrículo esquerdo.

Fonte: cortesia Dr. Marcelo Luis de Campos Vieira.

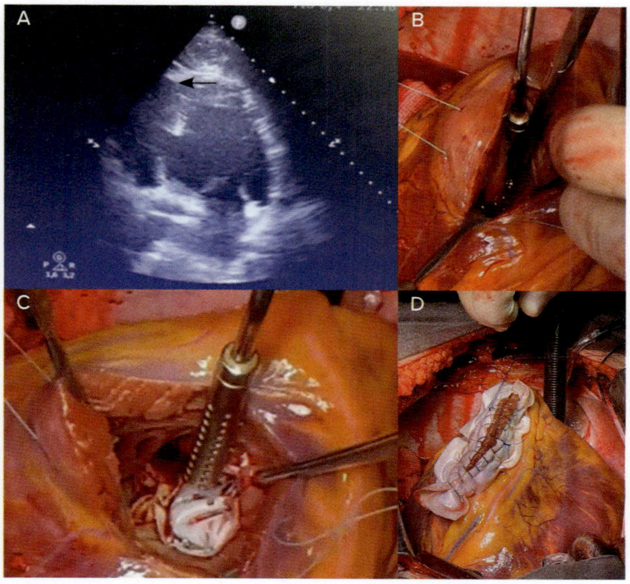

FIGURA 7

Paciente com quadro de comunicação interventricular (CIV) pós-infarto tratado cirurgicamente. A: Ecocardiograma transtorácico (janela apical de quatro câmaras) mostrando o defeito do septo ventricular (seta). B: CIV encontrada após ventriculotomia (marcada com a pinça de Kelly). C: Confecção de *patch* para fechamento da CIV. D: Ventrículo esquerdo rafiado após a correção do defeito.

Fonte: cortesia de Dr. Fábio Antonio Gaiotto.

A cirurgia de preferência deve ser feita em caráter emergencial, em virtude do risco de rápido colapso circulatório e pelo fato de o defeito ser progressivo, por conta da expansão do infarto por deslizamento das fibras miocárdicas e adelgaçamento da parede (Figura 7). Além disso, conforme mencionado, a capacidade de adaptação do VE à sobrecarga de trabalho circulatório é bastante limitada, razão pela qual mesmo CIV pequenas exigem tratamento agressivo. Entretanto, em situações de relativa estabilidade (ausência de choque ou insuficiência respiratória por congestão pulmonar), pode-se esperar pela cirurgia em caráter de urgência (p. ex., aguardando-se a manhã seguinte em pacientes que recebam o diagnóstico no período noturno). Apesar da elevada mortalidade perioperatória, em torno de 40 a 50% em 30 dias, ela é bem inferior à mortalidade dos pacientes mantidos em tratamento clínico, cerca de 80% de óbito em 30 dias.[29] Dessa forma, o tratamento cirúrgico deve ser prontamente instituído.

Relatos de caso têm sugerido o tratamento percutâneo com dispositivo *Amplatzer*®, porém com resultados ainda subótimos, devendo ser reservados para pacientes que, em virtude de idade muito avançada ou comorbidades múltiplas, apresentem contraindicação ao tratamento cirúrgico.[31,32]

Insuficiência mitral e ruptura de músculo papilar

O músculo papilar posteromedial da valva mitral é irrigado predominantemente pela artéria coronária direita, ao passo que o músculo anterolateral é irrigado parcialmente pelos ramos diagonais da artéria descendente anterior, e parcialmente pelos ramos marginais da artéria circunflexa.

A isquemia do músculo papilar é uma situação muito mais comum do que a ruptura total ou parcial do músculo em si. Estima-se que insuficiência mitral leve a moderada esteja presente em 25 a 40% dos infartos. Já a ruptura propriamente dita ocorre em percentagem bem menor, cerca de 0,4%.[33] À semelhança da CIV, é mais frequente em idosos e em pacientes do sexo feminino, sendo mais comum no infarto inferior, dada a irrigação do músculo posteromedial apenas pela coronária direita, ao contrário do anterolateral, que tem dupla irrigação (como visto anteriormente). Também é uma complicação mais comum em pacientes sem angina prévia ao infarto, possivelmente porque o condicionamento na doença coronária crônica levaria teoricamente ao maior desenvolvimento de colaterais.

Ao exame físico, é característico o sopro proto ou holossistólico, suave a rude, mais audível na borda esternal esquerda baixa e ápex, com possível irradiação para a região axilar esquerda. Entretanto, existem situações nas quais o sopro pode ser de baixa intensidade ou até passar despercebido mesmo em vigência de insuficiência mitral grave. Isso porque a rápida equalização de pressões entre o VE e o AE pouco complacente abrevia a duração do sopro. Além disso, o baixo débito cardíaco e o choque circulatório podem levar à atenuação da intensidade do sopro. Por conta disso, à menor suspeita dessa complicação, é mandatório o exame de imagem, de preferência o ecocardiograma à beira leito. Em casos de dúvida diagnóstica pela limitada janela acústica transtorácica, pode ser necessário o exame transesofágico, que tem a desvantagem de requerer sedação, mas que também pode ser executado à beira leito (Figura 8). Na cateterização da artéria pulmonar, um achado típico é a onda "V" gigante na curva de pressão ocluída da artéria pulmonar, resultado da regurgitação de sangue para o átrio esquerdo durante a sístole, resultando em grande volume de sangue logo antes do início da diástole.

Casos que cursem com insuficiência mitral importante, mas sem ruptura, podem ser manejados de maneira conservadora, desde que o paciente responda ao tratamento de suporte. Nesses casos, é mandatória a reperfusão de urgência (por meio de angioplastia ou fibrinólise, nos casos em que a angioplastia esteja indisponível e o infarto tenha menos de 12 horas). A reperfusão por si só, ao aliviar a isquemia, pode levar à melhora funcional do músculo papilar e, consequentemente, à reversão da insuficiência mitral ao longo dos dias. Em casos de ruptura parcial ou total, o tratamento de escolha é a cirurgia, com reparo da valva ou mesmo troca por bioprótese ou prótese mecânica. Assim como no caso da CIV, no suporte clínico é importante se considerar a redução da pós-carga com vasodilatadores endovenosos, como o nitroprussiato e balão de contrapulsação intra-aórtico. Estudos observacionais têm sugerido uma associação do uso do balão intra-aórtico com menor mortalidade nos casos de complicações mecânicas acompanhadas de choque cardiogênico.[34]

Ruptura de parede livre do ventrículo esquerdo

A ruptura de parede livre do VE tende a ser uma complicação mecânica dramática, com rápida evolução para tamponamento cardíaco em virtude de hemopericárdio, choque e óbito se não for prontamente reconhecida e tratada. Entretanto, casos insidiosos também podem acontecer, assim como pode ser reconhecida tardiamente com a formação de pseudoaneurisma, decorrente de ruptura parcialmente contida.[26]

A ruptura de parede livre está presente em cerca de 0,5 % de todos os infartos, sendo mais comumente associada a infartos de parede anterior. Sexo feminino, idade avançada, primeiro infarto e ausência de hipertrofia ventricular esquerda (já que a parede do VE espessada por conta da hipertrofia agiria como uma proteção contra a ruptura) constituem fatores de risco. Nos casos de apresentação insidiosa, o paciente cursa com sinais/sintomas de pericardite

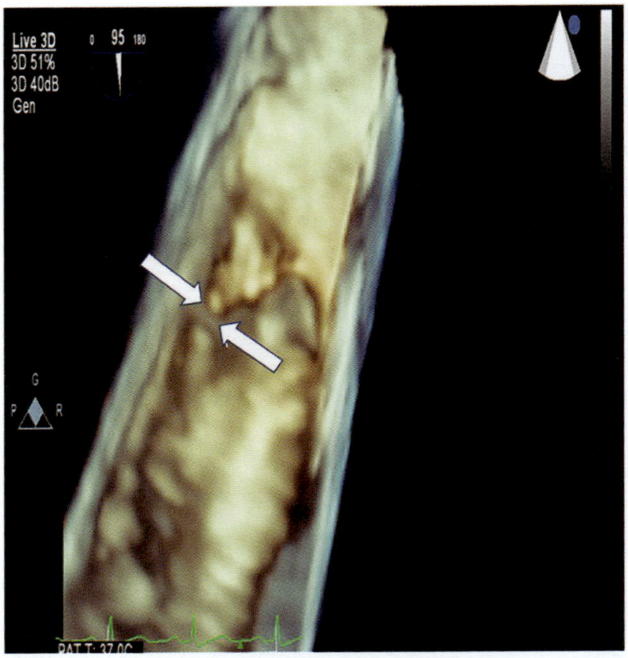

FIGURA 8

Ecocardiograma transesofágico tridimensional mostrando ruptura de músculo papilar (setas) após infarto do miocárdio. Fonte: cortesia de Dr. Marcelo Luis Campos Vieira.

(dor torácica pleurítica que alivia com a inclinação do tronco para a frente, atrito pericárdico) e dispneia. Nos casos de apresentação súbita, ocorrem os sinais clássicos de tamponamento (a chamada tríade de Beck – hipotensão, abafamento de bulhas e estase jugular), ou mesmo evolução súbita para atividade elétrica sem pulso.[35] O tratamento é eminentemente cirúrgico, sendo a pericardiocentese de emergência à beira do leito (punção de Marfan) reservada para casos de colapso circulatório iminente.

A Figura 9 resume um algoritmo proposto para o manejo das complicações mecânicas do infarto do miocárdio.

> **DESTAQUES DE INOVAÇÃO**
>
> *Looper* implantável para detecção de arritmias graves após o IAM: o estudo SMART-MI,[24] apresentado no Congresso Europeu de Cardiologia de 2021, mostrou que o implante do *looper* entre os pacientes que sobreviveram ao IAM, apresentando fração de ejeção do ventrículo esquerdo de 36 a 50% e disfunção autonômica, foi capaz de detectar três vezes mais arritmias graves (FA, TV, FV, BAV de alto grau) do que o acompanhamento tradicional, possibilitando um tratamento mais rápido e adequado. Esse estudo abre caminho para novas possibilidades de acompanhamento pós-IAM de pacientes com maior risco para eventos arrítmicos.

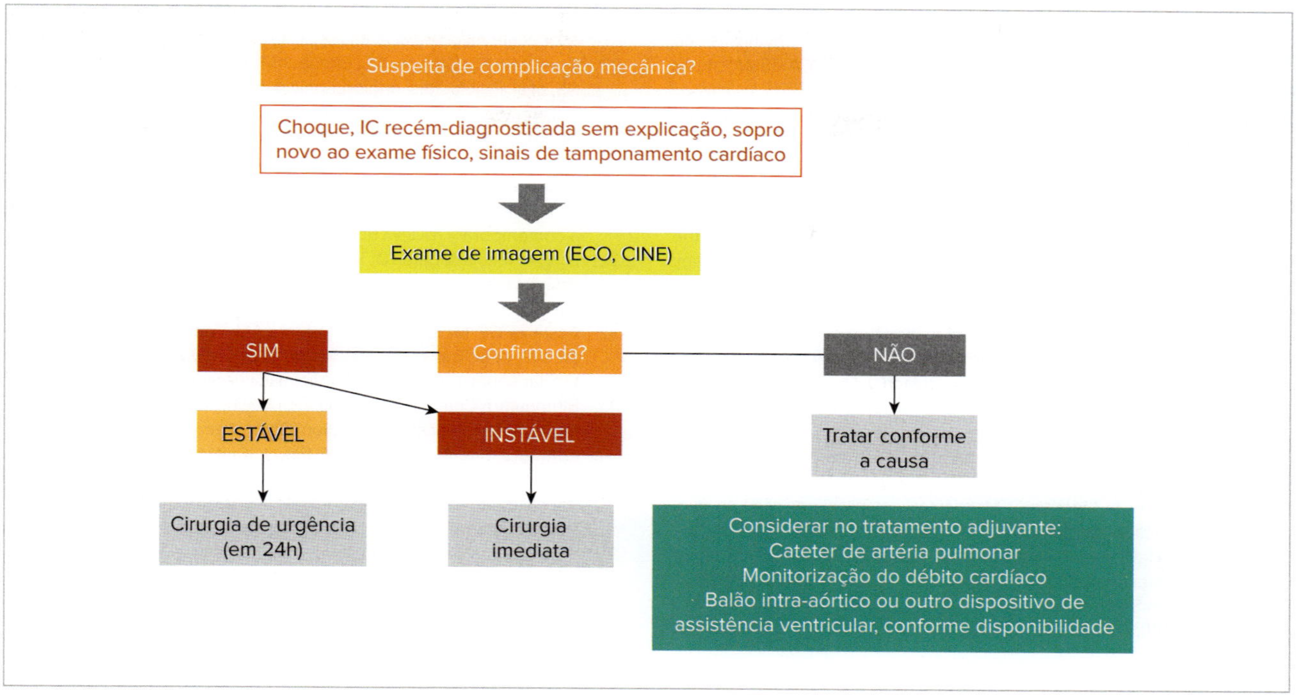

FIGURA 9

Fluxograma de abordagem das complicações mecânicas do infarto do miocárdio.

Referências bibliográficas

1. Dayan V, Soca G, Parma G, Mila R. Does early coronary artery bypass surgery improve survival in non-ST acute myocardial infarction?. Interact Cardiovasc Thorac Surg. 2013.
2. Janse MJ, Wit AL. Electrophysiological mechanisms of ventricular arrhythmias resulting from myocardial ischemia and infarction. Physiol Rev. 1989;69(4):1049-169.
3. Wit AL, Janse MJ. Experimental models of ventricular tachycardia and fibrillation caused by ischemia and infarction. Circulation. 1992;85(1Suppl):I32-42.
4. Piegas LS, Timerman A, Feitosa GS, Nicolau JC, Mattos LAP, Andrade MD, et al. V Diretriz da Sociedade Brasileira de Cardiologia sobre Tratamento do Infarto Agudo do Miocárdio com Supradesnível do Segmento ST. Arq Bras Cardiol. 2015;105(2):1-105.
5. Antman EM. Morrow DA. S-T elevation myocardial infarction: management. In: Bonow RO, Mann DL, Zipes DP, Libby P, Braunwald E (eds.). Heart disease: a textbook of cardiovascular medicine. 9.ed. Philadelphia: Saunders Elsevier; 2012. p. 1111-77.
6. Panchal AR, Bartos JA, Cabañas JG, et al. Part 3: Adult Basic and Advanced Life Support: 2020 American Heart Association Guidelines for Cardiopulmonary Resuscitation and Emergency Cardiovascular Care. Circulation. 2020;142(16Suppl2):S366-S468.
7. O'Gara PT, Kushner FG, Ascheim DD, Casey Jr DE, Chung MK, de Lemos JA, et al. 2013 ACCF/AHA guideline for the management of ST-elevation myocardial infarction: a report of the American College of Cardiology Foundation/American Heart Association Task Force on Practice Guidelines. Circulation. 2013;127:e362-e425.
8. Shea S, Bigger JT Jr, Campion J, Fleiss JL, Rolnitzky LM, Schron E, et al. Enrollment in clinical trials: institutional factors affecting enrollment in the cardiac arrhythmia suppression trial (CAST). Control Clin Trials. 1992;13(6):466-86.
9. Ibanez B, James S, Agewall S, et al. 2017 ESC Guidelines for the management of acutemyocardial infarction in patients presenting with ST-segment elevation. Eur Heart J. 2017;1-66.
10. Behar S, Goldbourt U, Reicher-Reiss H, Kaplinsky E. Prognosis of acute myocardial infarction complicated by primary ventricular fibrillation. Principal Investigators of the SPRINT Study. Am J Cardiol. 1990;66(17):1208-11.
11. Al-Khatib SM, Granger CB, Huang Y, et al. Sustained ventricular arrhythmias among patients with acute coronary syndromes with no ST-segment elevation: incidence, predictors, and outcomes. Circulation. 2002;106:309-12.
12. Jabbari R, Engstrom T, Glinge C, et al. Incidence and risk factors of ventricular fibrillation before primary angioplasty in patients with first ST-elevation myocardial infarction: a nationwide study in Denmark. J Am Heart Assoc. 2015;4:e001399.
13. Newby KH, Thompson T, Stebbins A, et al. Sustained ventricular arrhythmias in patients receiving thrombolytic therapy: incidence and outcomes. The GUSTO Investigators. Circulation. 1998;98(23):2567.
14. Nielsen JC, Lin Y-J, Figueiredo MJO, et al. European Heart Rhythm Association (EHRA)/Heart Rhythm Society (HRS)/Asia Pacific Heart Rhythm Society (APHRS)/Latin American Heart Rhythm Society (LAHRS) expert consensus on risk assessment in cardiac arrhythmias: use the right tool for the right outcome, in the right population. Heart Rhythm. 2020;17(9).
15. Gressin V, Louvard Y, Pezzano M, Lardoux H. Holter recording of ventricular arrhythmias during intravenous thrombolysis for acute myocardial infarction. Am J Cardiol. 1992;69(3):152.
16. Gorgels AP, Vos MA, Letsch IS, et al. Usefulness of the accelerated idioventricular rhythm as a marker for myocardial necrosis and reperfusion during thrombolytic therapy in acute myocardial infarction. Am J Cardiol. 1988;61(4):231.
17. Rothfeld, EL, Zucker, IR, Parsonnet, V, Alinsonorin, CA. Idioventricular rhythm in acute myocardial infarction. Circulation. 1968; 37:203.
18. Coelho FM, Valadão A, Sampaio M. Complicações das Síndromes Coronárias Agudas In: Santo SE, Trindade PHDM, Moreira HG. Tratado Dante Pazzanese de Emergências Cardiovasculares. São Paulo: Atheneu; 2016. Cap.26, p.415-438.
19. Feigl D, Ashkenazy J, Kishon Y. Early and late atrioventricular block in acute inferior myocardial infarction. J Am Coll Cardiol. 1984;4(1):35.
20. Bloch Thomsen PE, Jons C, Raatikainen MJ, Moerch Joergensen R, Hartikainen J, Virtanen V, et al. Long-term recording of cardiac arrhythmias

with an implantable cardiac monitor in patients with reduced ejection fraction after acute myocardial infarction: the Cardiac Arrhythmias and Risk Stratification After Acute Myocardial Infarction (CARISMA) study. Circulation. 2010;122(13):1258-64.

21. Zimetbaum PJ, Josephson ME. Use of the electrocardiogram in acute myocardial infarction. N Engl J Med. 2003;348(10):933.
22. Feigl D, Ashkenazy J, Kishon Y. Early and late atrioventricular block in acute inferior myocardial infarction. J Am Coll Cardiol. 1984;4(1):35.
23. Glikson M, Nielsen JC, Kronborg MB, et al. 2021 ESC Guidelines on cardiac pacing and cardiac resynchronization therapy Developed by the Task Force on cardiac pacing and cardiac resynchronization therapy of the European Society of Cardiology (ESC). Eur Heart J. 2021;194.
24. Bauer A, et al. Implantable cardiac monitors in high-risk post-infarction patients with cardiac autonomic dysfunction and moderately reduced left ventricular ejection fraction. Presented at: ESC 2021.
25. Hochman JS, Buller CE, Sleeper LA, Boland J, Dzavik V, Sanborn TA, et al. Cardiogenic shock complicating acute myocardial infarction: etiologies, management and outcome: a report from the SHOCK Trial Registry. SHould we emergently revascularize Occluded Coronaries for cardiogenic shocK? J Am Coll Cardiol. 2000;36(3 Suppl A):1063-70.
26. Kutty RS, Jones N, Moorjani N. Mechanical complications of acute myocardial infarction. Cardiol Clin. 2013;31(4):519-31, vii-viii.
27. French JK, Hellkamp AS, Armstrong PW, Cohen E, Kleiman NS, O'Connor CM, et al. Mechanical complications after percutaneous coronary intervention in ST-elevation myocardial infarction (from APEX-AMI). Am J Cardiol. 2010;105(1):59-63.
28. Birnbaum Y, Fishbein MC, Blanche C, Siegel RJ. Ventricular septal rupture after acute myocardial infarction. N Engl J Med.2 002;347(18):1426-32.
29. Crenshaw BS, Granger CB, Birnbaum Y, Pieper KS, Morris DC, Kleiman NS, et al. Risk factors, angiographic patterns, and outcomes in patients with ventricular septal defect complicating acute myocardial infarction. GUSTO-I (Global Utilization of Streptokinase and TPA for Occluded Coronary Arteries) Trial Investigators. Circulation. 2000;101(1):27-32.
30. Jones BM, Kapadia SR, Smedira NG, Robich M, Tuzcu EM, Menon V, et al. Ventricular septal rupture complicating acute myocardial infarction: a contemporary review. Eur Heart J. 2014;35(31):2060-8.
31. Long A, Talreja A, Baran D, Talreja D. Percutaneous closure of a large postinfarct ventricular septal defect with an atrial septal defect closure device in a high surgical risk patient. J Invasive Cardiol. 2021;33(6):E485-E486.
32. Assenza GE, McElhinney DB, Valente AM, Pearson DD, Volpe M, Martucci G, et al. Transcatheter closure of post-myocardial infarction ventricular septal rupture. Circ Cardiovasc Interv. 2013;6(1):59-67.
33. Birnbaum Y, Chamoun AJ, Conti VR, Uretsky BF. Mitral regurgitation following acute myocardial infarction. Coron Artery Dis. 2002;13(6):337-44.
34. Kettner J, Sramko M, Holek M, Pirk J, Kautzner J. Utility of intra-aortic balloon pump support for ventricular septal rupture and acute mitral regurgitation complicating acute myocardial infarction. Am J Cardiol. 2013;112(11):1709-13.
35. Wilansky S, Moreno CA, Lester SJ. Complications of myocardial infarction. Crit Care Med. 2007;35(8 Suppl):S348-54.

Capítulo 11

Angina refratária

Luís Henrique Wolff Gowdak
Luiz Antonio Machado César

PONTOS-CHAVE

- Pacientes com angina refratária são mais frequentemente hospitalizados e submetidos à investigação diagnóstica complementar, determinando aumento do consumo de recursos da saúde sem ganhos expressivos na qualidade de vida dos afetados.
- Rigoroso controle dos fatores de risco (dislipidemia, hipertensão arterial e diabete melito; cessação do tabagismo e controle do peso) por meio de modificações no estilo de vida e fármacos específicos deve ser oferecido a todos os pacientes com diagnóstico de AR.
- Os medicamentos anginosos atualmente disponíveis para uso no Brasil complementares aos agentes hemodinâmicos clássicos são a trimetazidina, a ivabradina, o alopurinol e, mais recentemente, a ranolazina.
- Tratamento não farmacológico: contrapulsação externa aumentada, revascularização miocárdica mediada por ondas de choque, revascularização transmiocárdica a *laser*, estimulação do cordão espinhal, terapia gênica, terapia celular, estreitamento do seio coronário, aférese de lipoproteína (a).

Conceito e importância clínica

Angina refratária (AR) é definida pela presença de sintomas debilitantes (angina ou equivalente anginoso) com duração ≥ 3 meses, secundária à isquemia miocárdica objetivamente demonstrável, a despeito de terapia médica otimizada em pacientes não candidatos a procedimentos de revascularização miocárdica.[1] Em decorrência do aumento da expectativa de vida da população e da diminuição da mortalidade associada à síndrome coronariana aguda, tem-se um aumento da prevalência de doença isquêmica crônica do coração, favorecendo o aparecimento de formas mais graves da doença aterosclerótica obstrutiva, com envolvimento difuso dos vasos coronarianos, oclusão arterial crônica, oclusão de enxertos vasculares, restenose intra-*stent*, etc. Este grupo de pacientes provavelmente inclui uma combinação de diferentes fenótipos: aqueles pacientes com revascularização incompleta, aqueles com comorbidades ou anatomia que impedem uma nova revascularização e aqueles com disfunção microvascular em adição à doença epicárdica.

Com base nos dados obtidos a partir do *National Health and Nutrition Examination Survey* conduzido entre 2015 e 2018, estima-se que 20,1 milhões de norte-americanos com idade ≥ 20 anos têm diagnóstico de doença isquêmica crônica do coração, dos quais 11 milhões convivem com angina de peito.[2] Ainda que não disponhamos de números precisos, calcula-se que a prevalência de AR nos Estados Unidos situe-se entre entre 600.000 e 1.800.000 de pacientes; anualmente, entre 75.000 e 150.000 pacientes preenchem os critérios para AR.[3] Na Europa, 30.000 a 50.000 novos casos são diagnosticados por ano.[4]

Pacientes com AR são mais frequentemente hospitalizados e submetidos à investigação diagnóstica complementar (não invasiva e/ou invasiva), a qual não se acompanha de procedimentos de revascularização, determinando aumento do consumo de recursos da saúde sem ganhos expressivos na qualidade de vida dos afetados.[5] Neste aspecto, como a mortalidade neste grupo de pacientes não é muito diferente daquela de pacientes com angina estável,[6] os principais objetivos do tratamento voltam-se para um melhor controle dos sintomas e aumento da tolerância ao esforço, com consequente impacto sobre a qualidade de vida. Habitualmente, os afetados são incapazes de realizar qualquer atividade física (caminhar alguns metros no plano ou até mesmo tomar banho) sem o aparecimento de angina. Alguns pacientes são frequentemente despertados durante a noite por angina.

Neste capítulo, discutiremos brevemente as principais estratégias terapêuticas experimentais ou já aplicadas para o tratamento de pacientes com angina refratária.

Tratamento farmacológico

As bases do tratamento farmacológico do paciente com diagnóstico de AR não diferem daquelas aplicadas no tratamento de pacientes com angina estável. Assim, o rigoroso controle dos fatores de risco (dislipidemia, hipertensão arterial e diabetes mellitus; cessação do tabagismo e controle do peso) por meio de modificações no estilo de vida e fármacos específicos deve ser oferecido a todos os pacientes com diagnóstico de AR.

A otimização dos agentes antianginosos deve respeitar o perfil hemodinâmico do paciente (frequência cardíaca e pressão arterial) e comorbidades, como a presença de disfunção ventricular esquerda ou disfunção renal crônica. Como regra geral, a utilização dos chamados agentes antianginosos hemodinâmicos "clássicos" como os betabloqueadores, os antagonistas dos canais de cálcio e/ou nitratos de ação prolongada constitui a base do tratamento sintomático desses pacientes.

Os medicamentos antianginosos atualmente disponíveis para uso no Brasil complementares aos agentes hemodinâmicos clássicos são a trimetazidina, a ivabradina, a ranolazina e o alopurinol. Saliente-se de que maneira geral, ainda que historicamente tenham surgido e testados em pacientes com angina de difícil controle, cada vez mais se reconhece a possibilidade de uso precoce destes fármacos também no manuseio de pacientes com angina estável, como já contemplado, por exemplo, na Diretriz de Angina Estável da Sociedade Brasileira de Cardiologia[7] e na Diretriz de Síndrome Coronariana Crônica da Sociedade Europeia de Cardiologia.[8]

Trimetazidina

O coração saudável obtém a maior parte de sua energia a partir da oxidação de ácidos graxos livres, responsável por cerca de dois terços da produção de energia na forma de trifosfato de adenosina (ATP), sendo o restante derivado da oxidação da glicose e do lactato. Em condições normais, o músculo cardíaco é capaz de modular o uso de substratos de acordo com a disponibilidade, estado nutricional geral e níveis de exercício. Durante a isquemia cardíaca leve a moderada, as células do miocárdio respondem acelerando a captação de glicose para gerar ATP suficiente para manter os gradientes iônicos e a homeostase do cálcio. Paradoxalmente, durante a isquemia intensa e prolongada, o miocárdio continua a derivar a maior parte de sua energia via betaoxidação de ácidos graxos livres, apesar de uma alta taxa de produção de lactato. Nessa condição, altas taxas de oxidação de ácidos graxos inibem ainda mais a oxidação da glicose devido à interação competitiva, conhecida como mecanismo de Randle.[9]

Trimetazidina é um inibidor da cadeia longa da enzima mitocondrial 3-cetoacil-coenzima-A-tiolase que, ao bloquear parcialmente a betaoxidação de ácidos graxos e favorecer a oxidação da glicose, determina aumento de 33% na produção de ATP[10] (Figura 1). Além disso, determina redução das concentrações celulares de lactato e reversão da acidose

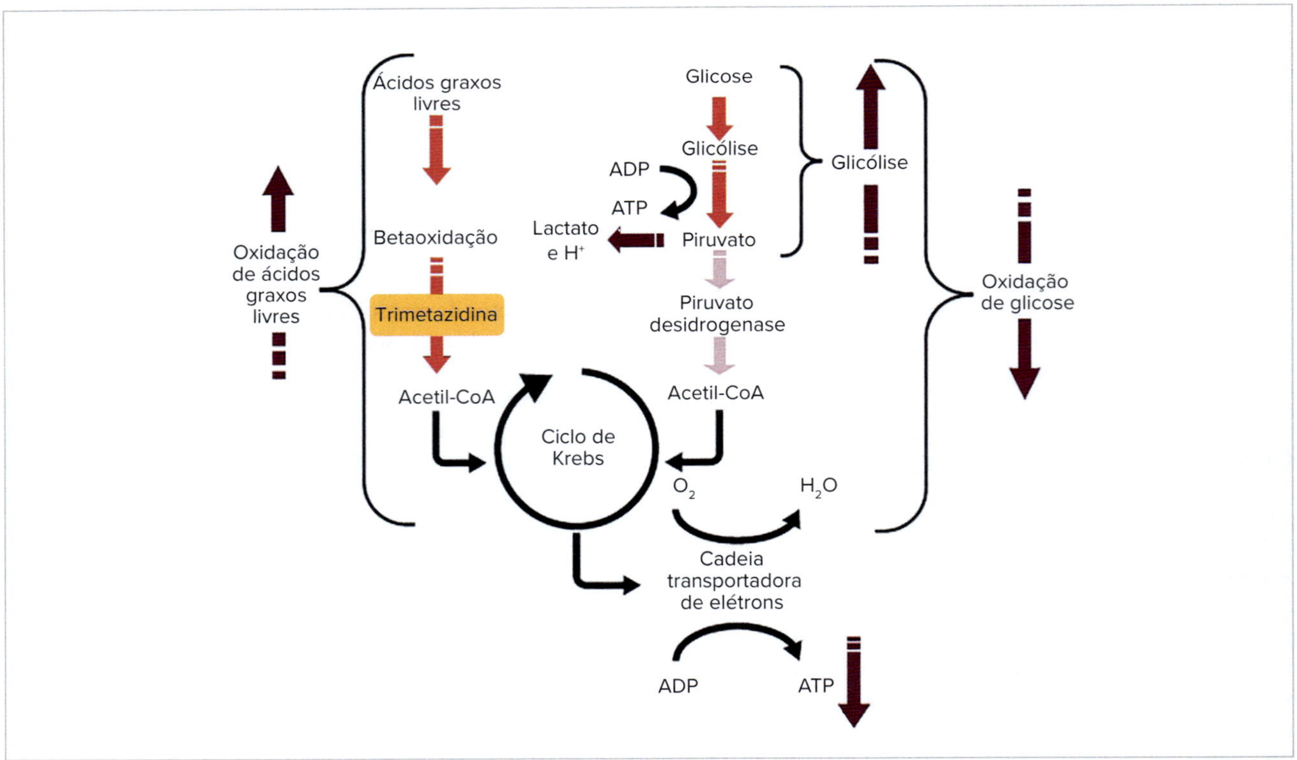

FIGURA 1

Alterações metabólicas durante períodos de isquemia sustentada. Trimetazidina bloqueia a betaoxidação de ácidos graxos livres favorecendo a oxidação da glicose, via mais eficiente para a produção de ATP durante a isquemia miocárdica. As alterações funcionais causadas pela isquemia (setas roxas) são revertidas pela ação de trimetazidina.

intracelular. O aumento da concentração intracelular de ATP se traduz em aumento da contratilidade miocárdica e melhora do desempenho cardíaco, facilitação do funcionamento dos canais iônicos e fluxo transmembrana de sódio e potássio e preservação da homeostase intracelular.[11] O fármaco não possui qualquer efeito hemodinâmico apreciável e pode ser usado em pacientes com disfunção ventricular esquerda ou bradicardia/hipotensão arterial. Pode ser usada em monoterapia ou associada a outros antianginosos no tratamento de pacientes com angina estável.

No estudo clínico randomizado TRIMPOL II envolvendo 426 pacientes com angina estável a despeito do uso de metoprolol, a adição de trimetazidina se mostrou segura reduzindo a frequência semanal dos episódios anginosos em relação ao grupo controle.[12] Metanálise recentemente publicada sobre o papel da trimetazidina em pacientes com angina estável confirmou o benefício do fármaco em relação à redução semanal de episódios anginosos e redução do consumo de nitrato sublingual.[13] Os efeitos antianginosos de trimetazidina são independentes do tempo de história de angina (início recente *vs.* longa data) e da terapia de base (monoterapia com betabloqueadores vs. terapia tripla hemodinâmica) como demonstrado recentemente no estudo CHOICE-2.[14,15]

A Diretriz de Doença Coronária Estável da Sociedade Brasileira de Cardiologia recomenda o uso de trimetazidina em pacientes com angina estável sintomática em uso de betabloqueadores ou associada a outros agentes antianginosos para controle de sintomas e em pacientes com angina estável e disfunção de ventrículo esquerdo, associada à terapia medicamentosa otimizada, além daqueles submetidos a procedimentos de revascularização miocárdica para diminuição da morbimortalidade.[7] Mais recentemente, a Diretriz de Síndrome Coronariana Crônica da Sociedade Europeia de Cardiologia sugere o uso de trimetazidina associada a outros agentes antianginosos (como os betabloqueadores ou antagonistas dos canais de cálcio) já como estratégia terapêutica inicial em pacientes selecionados para controle ótimo de sintomas.[8]

A posologia preconizada é de 80mg em tomada única (cápsula de liberação prolongada) para pacientes com função renal preservada ou 35 mg em tomada única (comprimido de liberação intermediária) para pacientes com disfunção renal moderada (TFG entre 30 e 60 $mL.min^{-1}$); não deve ser usada em pacientes com TFG < 30 $mL.min^{-1}$. Tem como efeitos adversos raras reações extrapiramidais, parkinsonismo, alterações de marcha e síndrome das pernas inquietas.

Ivabradina

O mecanismo de ação de ivabradina envolve o bloqueio seletivo dos canais mistos de sódio e potássio I_f presentes no nó sinoatrial com consequente inibição da corrente de marca-passo I_f, determinando redução do automatismo cardíaco[16] (Figura 2). Seu efeito antiisquêmico se dá não apenas pela redução da frequência cardíaca, mas também por aumento da reserva de fluxo coronário[17] e do índice de fluxo colateral.[18] Não apresenta efeito significativo na pressão arterial, contratilidade cardíaca, condução atrioventricular ou intraventricular.

Em estudo envolvendo 889 pacientes, o uso de ivabradina associado a atenolol mostrou-se seguro, bem tolerado e eficaz no aumento da tolerância ao esforço.[20] No estudo clínico BEAUTIFUL,[21] em que mais de dez mil pacientes foram incluídos, ivabradina não demonstrou benefício em relação ao tratamento médico otimizado na redução de desfechos cardíacos em pacientes com angina estável, disfunção ventricular esquerda (FEVE < 40%) e frequência cardíaca acima de 60 bpm. No entanto, naqueles pacientes com frequência cardíaca acima de 70 bpm, o uso de ivabradina se associou a menor risco de IAM não fatal, angina instável ou necessidade de revascularização. Em outra análise, em pacientes com angina limitante, o uso de ivabradina demonstrou redução de 24% dos desfechos combinados de morte cardíaca, hospitalização por infarto agudo do miocárdio e hospitalização por insuficiência cardíaca.[22] Quando ambas as condições estiveram presentes (angina limitante e frequência cardíaca ≥ 70 bpm), houve 73% de redução do risco de hospitalização por IAM e 59% menos risco de revascularização.

Diretrizes nacionais recomendam uso de ivabradina em pacientes com angina estável sintomática, ritmo sinusal, frequência cardíaca maior que 70 bpm, em uso de ou intolerantes a betabloqueadores. Também indicada em pacientes com angina estável em ritmo sinusal com FC ≥70bpm e FEVE <40% a despeito de terapia clínica otimizada para redução da morbimortalidade.[7]

Recomenda-se a dose inicial de 5mg duas vezes ao dia, podendo ser titulada para até 7,5 mg duas vezes ao dia dependendo da frequência cardíaca. Em idosos pode-se iniciar uma dose menor de 2,5 mg, duas vezes ao dia. Tem como efeitos adversos possíveis cefaleia, tontura e escotomas cintilantes. A tripla combinação de ivabradina, betabloqueadores e antagonistas dos canais de cálcio não diidropiridínicos (diltiazem ou verapamil) está formalmente contraindicada.

Por outro lado, o uso precoce combinado de ivabradina e betabloqueadores foi testado em estudo multicêntrico e aberto em que 1104 pacientes com angina estável (CCS 2 ou 3) foram randomizados para titulação forçada de betabloqueadores ou combinação de betabloqueadores + ivabradina. Após 16 semanas de acompanhamento, maior proporção de pacientes se encontrava livre de angina na estratégia combinada (50,6% *vs.* 34,2%), aliada a menor taxa de eventos adversos (9,4% *vs.* 18,4%).[23]

Ranolazina

Durante a isquemia, o desequilíbrio entre o O_2 fornecido e o exigido pelo miocárdio leva a uma redução dramática na contratilidade miocárdica e à prejuízo da atividade das bombas iônicas envolvidas nos processos de contração-relaxamento do miocárdio. Um evento precoce é o aumento da concentração de Na^+ intracelular[24] induzido principalmente por um aumento na corrente tardia de Na^+ (I_{Na}), mas também pela ativação do trocador Na^+/H^+ e inibição da bomba de Na^+/K^+ ATPase. A I_{Na} tadia atrasa a repolarização, aumentando a duração do potencial de ação. Além disso, uma concentração elevada de Na^+ afeta adversamente as vias celulares de transporte de

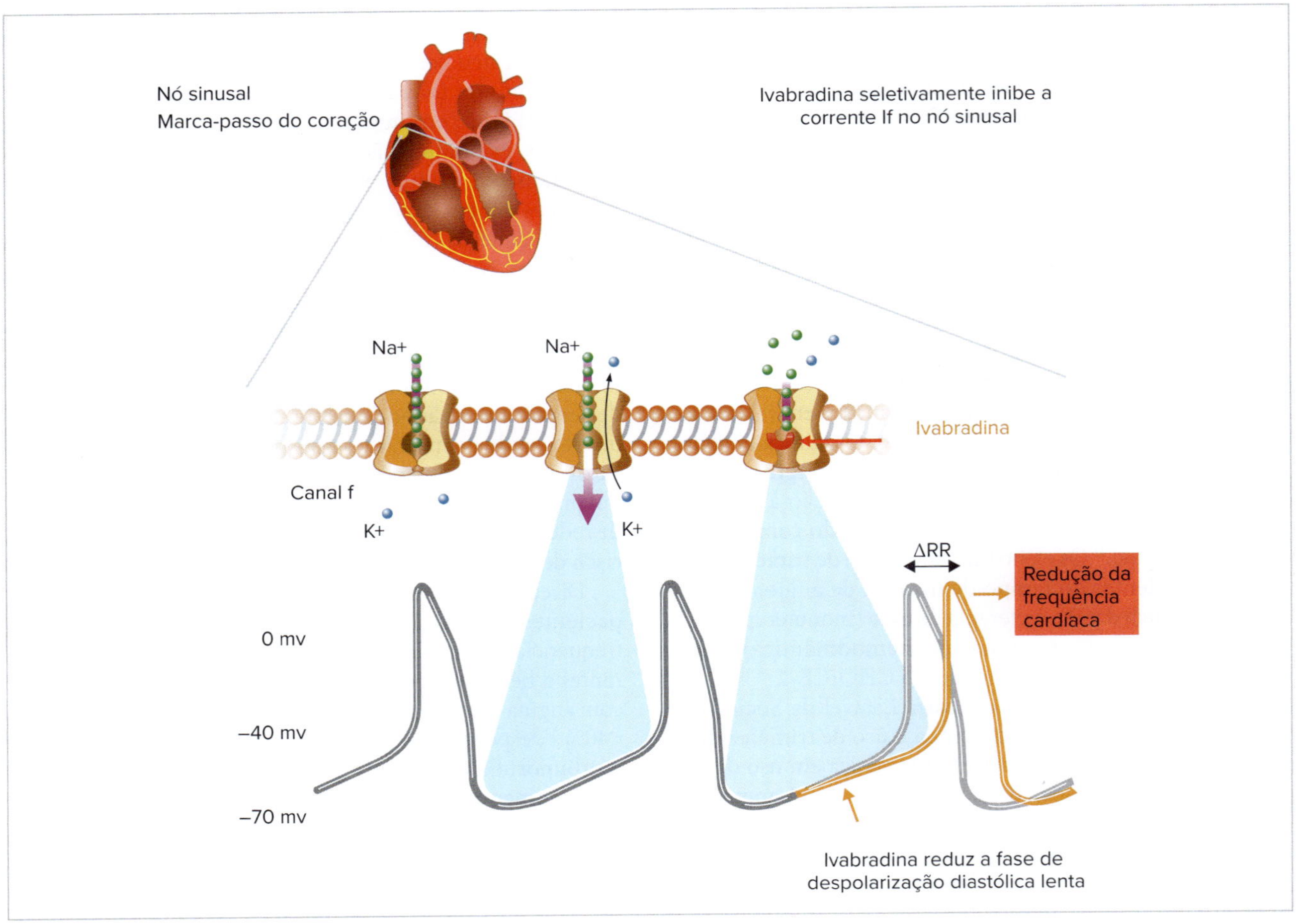

FIGURA 2
Mecanismo de ação de ivabradina.[19]

Ca^{2+}. Durante a hipóxia, a elevada concentração intracelular de Na^+ prejudica a remoção do Ca^{2+} da célula, levando à maior atividade das proteínas contráteis, maior consumo de energia e do tônus diastólico, prejudicando o relaxamento ventricular. Esses eventos fisiopatológicos são os principais determinantes para o aumento da tensão da parede ventricular que, por sua vez, aumenta a compressão extrínseca dos vasos coronários e diminui a perfusão miocárdica.[2]

Ranolazina age em canais iônicos dos cardiomiócitos de maneira similar à amiodarona pela inibição da correntes tardia de Na^+ (Figura 3). Com a inibição da corrente tardia de Na^+, há redução da concentração de cálcio intracelular no músculo isquêmico, aumento da sua complacência, redução da compressão de capilares e melhora do fluxo sanguíneo em áreas de isquemia miocárdica.[26] Assim como a trimetazidina, não possui efeito na frequência cardíaca ou pressão arterial.

No ensaio clínico randomizado CARISA,[27] ranolazina foi comparada ao placebo em pacientes com angina estável sintomática que faziam uso de outros antianginosos. Ranolazina se mostrou superior ao placebo em relação à maior tolerância ao exercício, menor frequência de episódios anginosos e menor uso de nitrato sublingual. No estudo ERICA[28] comparou-se ranolazina a placebo em pacientes que persistiram sintomáticos a despeito de terapia otimizada com anlodipina por 3 meses. Ranolazina se mostrou superior ao placebo em relação à menor frequência de episódios anginosos e menor uso de nitrato sublingual.

Apenas muito recentemente ranolazina foi disponibilizada no Brasil, razão pela qual não recebeu grau de recomendação na última edição da Diretriz de Angina Estável da Sociedade Brasileira de Cardiologia. Diretrizes europeias consideram ranolazina como terapia antianginosa de segunda linha;[29] as diretrizes americanas consideram o uso de ranolazina como substituto aos betabloqueadores quando estes não são tolerados ou em associação a eles quando não é alcançado controle adequado dos sintomas.[30]

Em relação à segurança, há potencial de alargamento do intervalo QT. Sofre metabolização hepática pela via do citocromo CYP3A4, devendo ser administrada com cautela em associação a outras medicações de metabolização por esta via (estatinas, bloqueadores de canal de cálcio não diidropiridínicos, dentre outros). Tem como efeitos colaterais tontura e cefaleia, normalmente dose-dependentes.

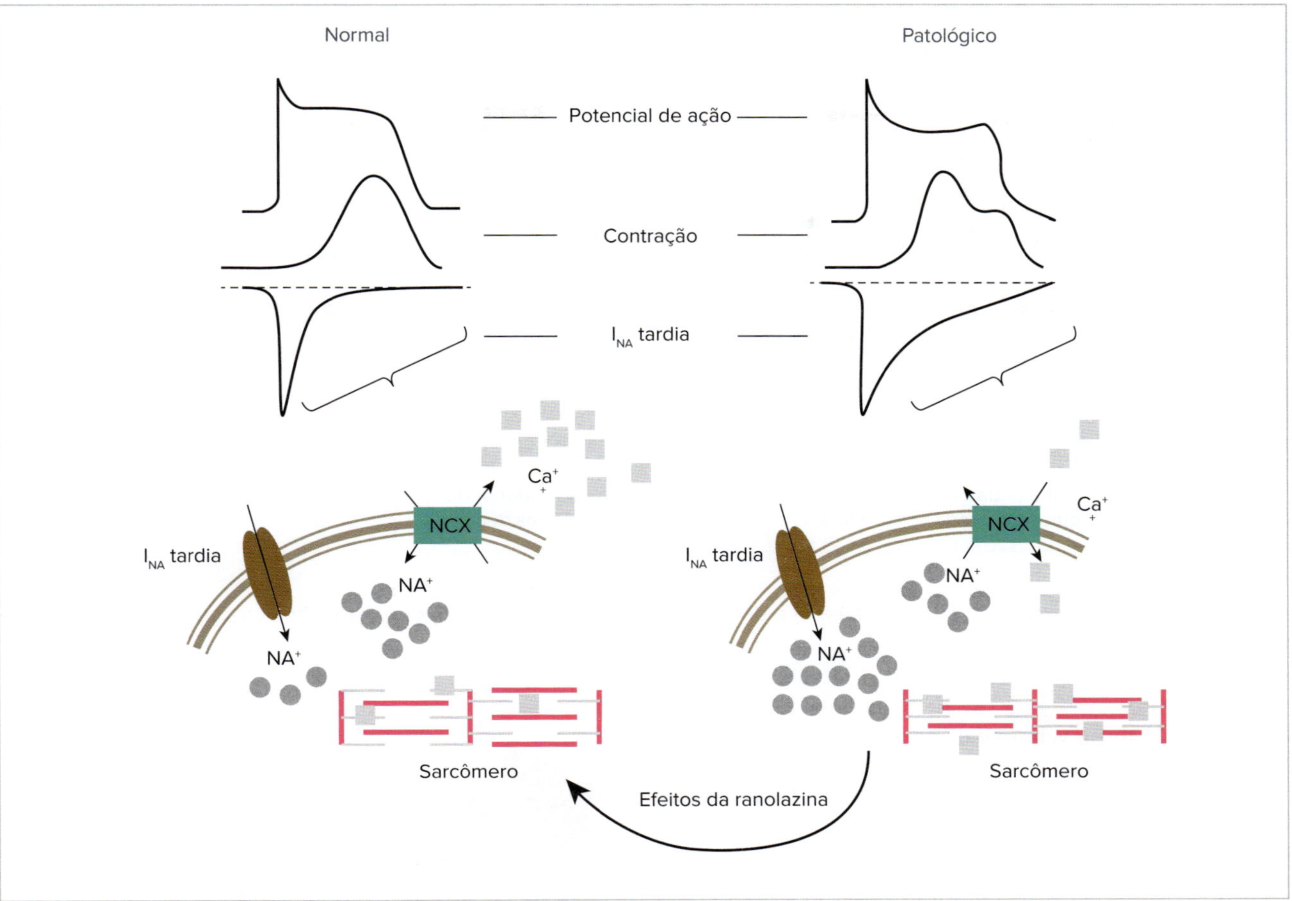

FIGURA 3

Função anormal do miocárdio durante a isquemia e o mecanismo de ação da ranolazina.

I_{Na}: corrente tardia de Na^+; NCX: trocador Na^+-Ca^{2+}.

Alopurinol

Medicamento de escolha para tratamento de gota e hiperuricemia, antioxidante por excelência, alopurinol é um inibidor da xantina oxidase. Postula-se que seu efeito anginoso se dê por inibição do estresse oxidativo[31] e aumento da vasodilatação endotélio-dependente[32] (Figura 4).

É limitada a evidência do uso de alopurinol no tratamento da angina estável, sendo restrita a pequenos ensaios clínicos randomizados e estudos observacionais em que doses de 600 mg/dia foram utilizadas.[33] Não há estudos com alopurinol no contexto de angina refratária.

Diretrizes brasileiras autorizam o uso de alopurinol com 4ª linha de tratamento em pacientes com angina estável sintomática em uso de terapia antianginosa maximamente tolerada.[7]

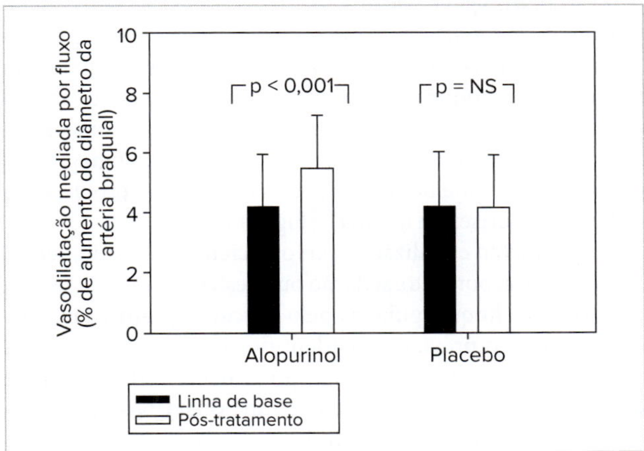

FIGURA 4

Aumento da vasodilatação endotélio-dependente após exposição ao alopurinol em pacientes com angina estável.

Tratamento não farmacológico

Contrapulsação externa aumentada

A contrapulsação externa aumentada (em inglês, *enhanced external counterpulsation* ou EECP) se baseia na aplicação sequencial de insuflação de manguitos dispostos nos membros inferiores durante a diástole (Figura 5), que, ao promover

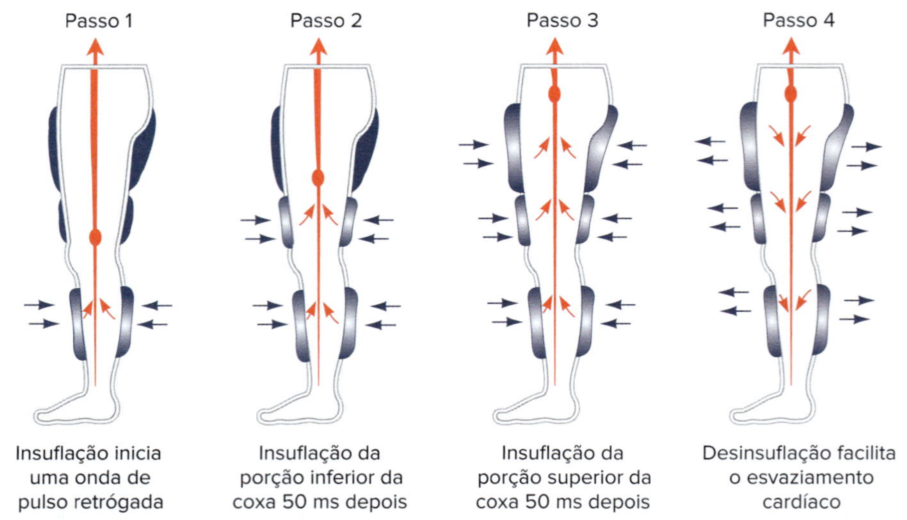

FIGURA 5

Insuflação sequencial ascendente (passos 1 a 3) e desinsuflação conjunta (passo 4) dos manguitos colocados sobre os membros inferiores observada durante a EECP.

aumento do retorno venoso e da pressão diastólica aórtica, determina aumento da perfusão coronariana.[34]

Recente metanálise envolvendo 18 estudos e 1768 pacientes confirmou a eficácia desta técnica em promover alívio sintomático de tal forma que 85% dos pacientes incluídos nos estudos experimentaram redução de pelo menos uma classe funcional (CCS).[35]

Revascularização miocárdica mediada por ondas de choque

A revascularização miocárdica mediada por ondas de choque (em inglês, *External shockwave myocardial revascularization* ou ESMR) é terapia não invasiva em que, valendo-se da aplicação de ondas de choque direcionadas para áreas isquêmicas do miocárdio, estimula-se o crescimento de novos vasos sanguíneos (neoangiogênese) pela liberação de citocinas angiogênicas como o VEGF,[36] melhorando a perfusão tecidual e propiciando redução das crises de angina[37] (Figura 6).

O protocolo é realizado com o paciente acordado, sendo desnecessária, portanto, sedação ou anestesia. Em cada sessão, as ondas de choque, guiadas pelo ecocardiograma, são aplicadas nas áreas previamente identificadas como isquêmicas. Publicações recentes confirmaram a melhora da qualidade de vida e diminuição da limitação funcional (intolerância ao esforço) após a terapia por ESMR.[37-39]

Estudo aberto conduzido no Instituto do Coração (InCor-HCFMUSP) em pacientes com angina refratária mostrou que o protocolo de ESMR é seguro e bem tolerado, resultando em melhora da qualidade de vida e melhora da perfusão miocárdica[40] e da reserva de fluxo miocárdico[41] avaliado pela ecocardiografia.

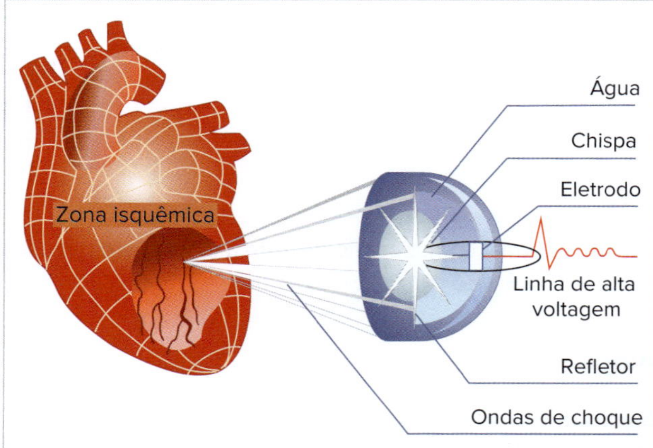

FIGURA 6

Principais componentes do sistema de geração de ondas de choque para estímulo ao crescimento vascular em pacientes com angina refratária.

Revascularização transmiocárdica a laser

A revascularização transmiocárdica a *laser* (RTML) **é procedimento cirúrgico** desenvolvido para o tratamento de pacientes com angina refratária não candidatos a procedimentos cirúrgicos convencionais (revascularização miocárdica). Realiza-se por meio de toracotomia anterolateral esquerda em que raios de *laser* de alta potência (800 W) são aplicados diretamente na superfície epicárdica do ventrículo esquerdo, criando pequenos canais transmurais (do epicárdio para o endocárdio) no território isquêmico[42] (Figura 7). Inicialmente,

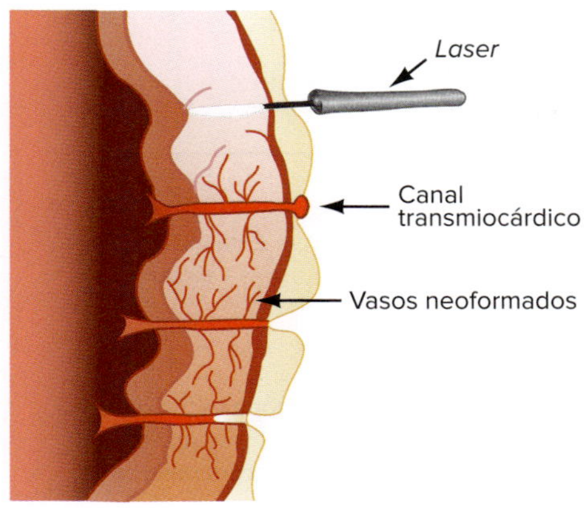

FIGURA 7

Ilustração representativa do procedimento de revascularização transmiocárdica a *laser*, destacando-se os canais criados permitindo o fluxo de sangue a partir da cavidade do VE para o miocárdio isquêmico, além do estímulo ao crescimento de novos vasos sanguíneos.

imaginou-se que os canais criados pelo *laser* colocariam o sangue proveniente da cavidade ventricular esquerda em direto contato com o miocárdio isquêmico, aumentando a perfusão miocárdica e diminuindo os sintomas anginosos. No entanto, a patência dos canais criados foi questionada após estudos *post-mortem* revelarem o preenchimento do canal miocárdico por fibrose,[43] fazendo com que explicações alternativas fossem buscadas para explicar a melhora clínica observada em alguns pacientes, incluindo neovascularização e denervação cardíaca.

Os resultados já documentados em diversas séries de pacientes quanto à eficácia desta técnica para o alívio de sintomas foram questionados em função de estudos mostrando aumento do risco de complicações.[44] Uma estratégia combinada entre a revascularização transmiocárdica a *laser* e a injeção intramiocárdica de células-progenitoras hematopoiéticas foi testada em pacientes com doença coronária difusa com resultados promissores.[45]

Estimulação do cordão espinhal

Esta técnica foi inicialmente desenvolvida para o tratamento de dor neuropática, sendo posteriormente expandida para o território da angina refratária. O princípio fisiopatológico é o de atuação na neuromodulação da dor através da neuroestimulação aplicada entre os níveis de T1 e T2 de tal forma que ocorra uma redução da expressão dos nociceptores, diminuindo a estimulação dos receptores centrais da dor.[46]

Metanálise publicada recentemente envolvendo 12 estudos randomizados e 476 pacientes com angina refratária[47] confirmou os efeitos benéficos da neuroestimulação com redução significativa das crises de angina e do consumo de nitratos de ação rápida e aumento da tolerância ao esforço.

Terapia gênica

Terapia gênica é intervenção baseada na modificação do conteúdo genético da célula-alvo com o intuito de superexpressão ou inibição do gene de interesse com finalidade terapêutica. Na angina refratária, pode-se induzir o crescimento vascular por meio do aumento da expressão de determinadas citocinas angiogênicas, como o VEGF.[48]

Estudos iniciais em modelos animais e estudos clínicos "abertos" *(open-label)* confirmaram o potencial terapêutico desta estratégia;[49] infelizmente, em diversos estudos clínicos posteriores em desenho randomizado, duplo-cego e controlado por placebo os resultados não se suportaram.[50-53] Mais ainda, dentro de um mesmo estudo clínico como o *AGENT Trial*, os resultados de eficácia foram igualmente conflitantes[54] e, aparentemente, dependentes do gênero do paciente.[55]

Metanálise recente envolvendo 14 estudos mostrou que a aplicação de VEGF por meio da terapia gênica levou à redução do risco de eventos cardíacos sérios em 44% e discreto aumento da FEVE.[56]

Terapia celular

A terapia celular explora o potencial terapêutico de diversos tipos celulares com o objetivo de promover o crescimento vascular (angiogênese) e/ou repovoamento miocitário (miogênese). No contexto da angina refratária, já foram explorados diferentes tipos celulares na tentativa de aumento da perfusão de áreas hipoperfundidas, com consequente atenuação dos sintomas anginosos.[57-59] Apesar de ainda experimental e com pequeno número de pacientes incluídos em estudos randomizados, revisão sistemática e metánalise recentemente publicada sinaliza para eficácia da terapia celular na redução da angina.[60]

Entre os diversos mecanismos propostos para explicar os achados iniciais de melhora clínica e redução da isquemia miocárdica, destaca-se a possível ação parácrina das células transplantadas levando a estímulo para aumento da resposta reparadora endógena e neovascularização (Figura 8).[61]

Estreitamento do seio coronário

Recentemente, uma nova técnica minimamente invasiva propõe o estreitamento do seio coronário por via percutânea através do uso de um dispositivo expansível em aço inoxidável em forma de ampulheta.[62] Tal dispositivo cria um estreitamento focal e aumenta a pressão no seio coronário, redistribuindo o sangue para o miocárdio isquêmico (Figura 9). Experiência inicial com 104 pacientes com angina refratária demonstrou a segurança do procedimento e, nos pacientes tratados em relação ao grupo controle, houve diminuição significativa dos episódios de angina, com consequente melhora da classe funcional e da qualidade de vida, sem, no entanto, diferença no tempo de exercício.[63]

O estudo REDUCER-I foi um estudo prospectivo (com um componente retrospectivo), aberto, multicêntrico e

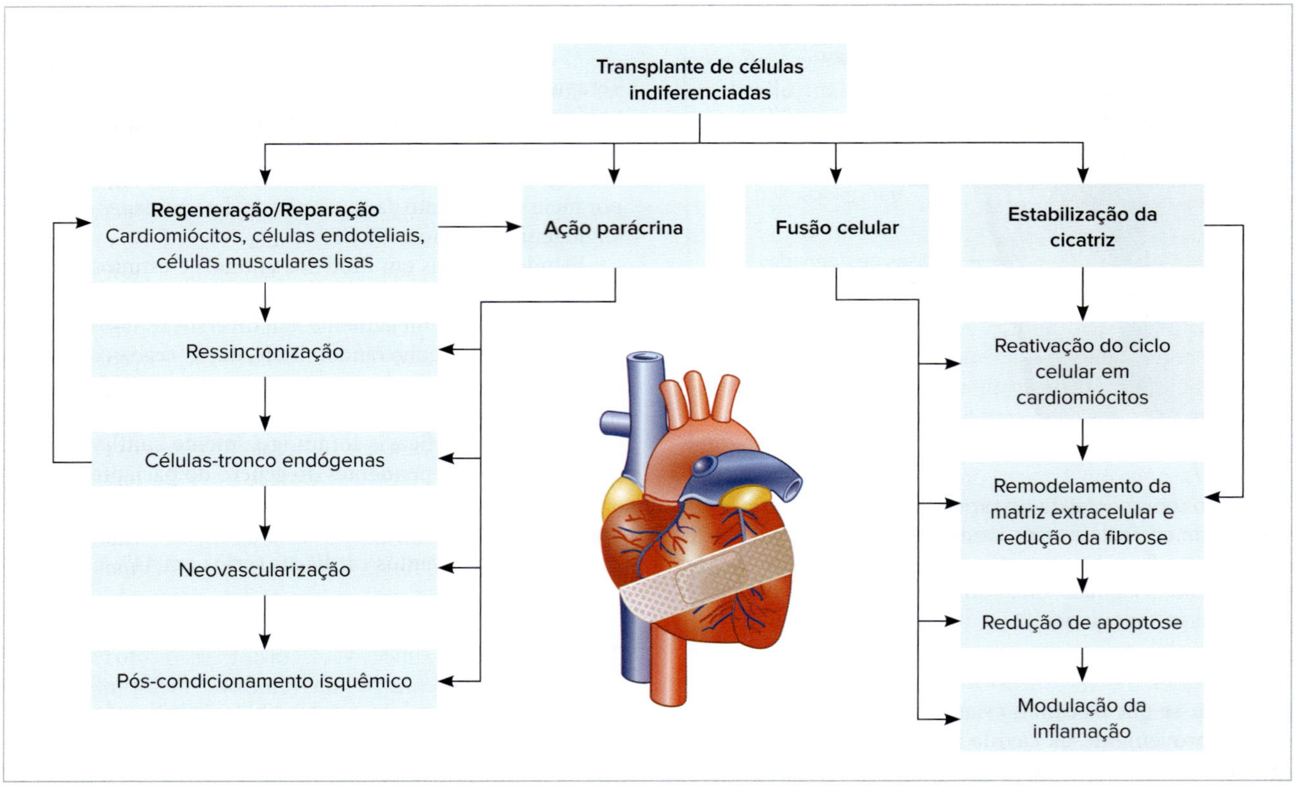

FIGURA 8

Potenciais mecanismos implicados nas ações terapêuticas do transplante de células indiferenciadas.

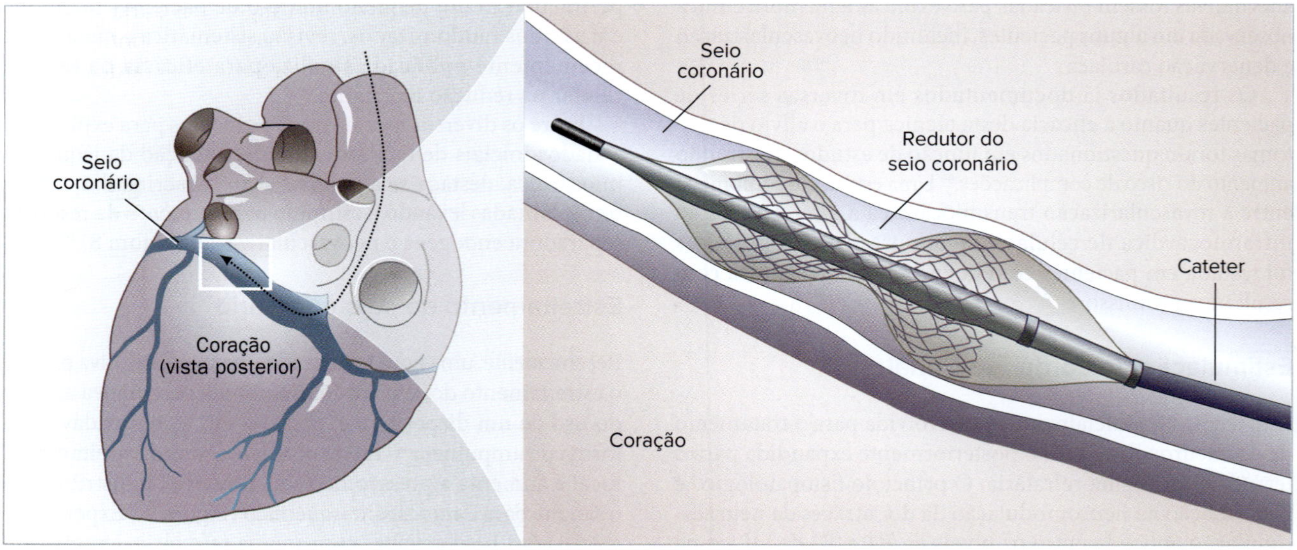

FIGURA 9

Estreitamento do seio coronário pelo implante de stent em forma de "ampulheta".

internacional, em dados do acompanhamento de longo prazo foram obtidos em 228 pacientes com angina refratária tratados com o dispositivo.[64] A taxa de sucesso do implante do dispositivo foi de 99%. A média da classe funcional de angina (CCS) diminuiu de 2,8±0,6 no início do estudo para 1,8±0,7 em 2 anos. Melhoria de ao menos uma classe funcional foi observada em 82%, e de aao menos duas classes em 31% dos pacientes em dois anos. No início do estudo, 70% dos pacientes se encontravam em classes III ou IV; essa parcela foi reduzida para 15% no acompanhamento. Além da melhora subjetiva, estudo de imagem pela ressonância cardíaca realizado em 15 pacientes confirmou melhora significativa no índice de reserva de perfusão miocárdica após 4 meses do implante do dispositivo.[65]

Aférese de lipoproteína (a)

Estudo epidemiológico em 75 pacientes com angina refratária mostrou que 60% deles apresentavam os níveis de Lp(a) > 500 mg/L.[66] A seguir, conduziu-se estudo controlado randomizado, cego e simples para se determinar o efeito da aférese semanal de Lp(a) por 3 meses na reserva de perfusão miocárdica quantitativa (MPR) avaliada pela ressonância magnética cardiovascular em 20 pacientes com angina refratária e níveis de Lp(a) > 500 mg/L. Os resultados mostraram aumento da reserva de perfusão miocárdica entre os tratados comprativamente ao grupo controle, além de melhora no teste de caminhada de 6 minutos, em 4 dos 5 domínios do questionário de angina de Seattle e componente físico da qualidade de vida avaliado pelo SF36.[67]

Recentemente, demonstrou-se que entre pacientes com angina refratária e Lp(a) elevada, a aférese de Lp(a) reduz significativamente os níveis de LDL-ox[68] e melhora o equilíbrio entre elementos protrombóticos e fibrinolíticos,[69] representando potenciais mecanismos pelos quais a aférese de Lp(a) produz benefícios sintomáticos nesta coorte de pacientes.

Reabilitação cardiovascular

Apesar da importante limitação funcional frente ao esforço físico em pcientes com angina refratária, os benefícios já muito bem documentados de programas de reabilitação cardiovascular em diversas condições clínicas começaram a ser explorados também neste cenário. Em um estudo piloto, 42 pacientes com angina refratária foram randomizados para um programa de reabilitação cardiovascular de 8 semanas ou tratamento clínico usual apenas.[70] O grupo intervenção recebeu prescrição de exercício físico com frequência cardíaca alvo entre 60% e 75% da frequência cardíaca de reserva (se função ventricular esquerda normal) ou entre 40% e 60% da frequência cardíaca de reserva se FEVE abaixo de 40%. Após a reabilitação cardíaca, os pacientes do grupo intervenção demonstraram melhora da capacidade física em comparação com os controles no teste de caminhada (*Progressive Shuttle Walk*) e distância total percorrida. A frequência e a gravidade da angina permaneceram inalteradas em ambos os grupos; no entanto, pacientes do grupo controle tiveram piora na escala de dor do SF-36. Por utro lado, os participantes da reabilitação cardíaca mostraram melhora nos escores do *Health Anxiety Questionnaire* e do *York Angina Beliefs Questionnaire.*

Nessa população com sintomas limitantes e baixo baixo limiar para isquemia esforço-induzida, o uso de nitratos de ação rápida antes do início da sessão de treinamento físico pode favorecer o prolongamento do treino ou a maior intensidade de exercício. Recentemente, foi publicada a Diretriz Brasileira de Reabilitação Cardiovascular da Sociedade Brasileira de Cardiologia em que a indicação de reabilitação cardiovascular na doença arterial coronariana, especificamente em pacientes com diagnóstico de angina refratária recebeu grau de recomendação IIb, nível de evidência C.[71]

A Tabela 1 sumariza as indicações atuais do tratamento não farmacológico em pacientes com angina refratária de acordo com as diretrizes da American Heart Association/American College of Cardiology e European Society of Cardiology.

TABELA 1 Opções terapêuticas não farmacológicas em angina refratária

Terapia	Mecanismo de ação	AHA / ACC[31]	ESC[8]
Redutor do seio coronário	Redistribuição do fluxo coronário	N/A	IIb / B
EECP	Aumento do retorno venoso e da perfusão coronária, diminuição da pós-carga, angiogênese (?)	IIb / B	IIb / B
Neuroestimulação	Analgesia, redução do tônus simpático, vasodilatação coronária mediada por adenosina	IIb / B	IIb / B
Revascularização transmiocárdica a *laser*	Angiogênese, denervação miocárdica	IIb / B	III / A
Terapia gênica	Angiogênese	N/A	N/A
Terapia celular	Angiogênese	N/A	N/A
Aférese de Lp(a)	Melhora da função endotelial (?), redução dos níveis de LDL-oxidada e melhora do equilíbrio protrombótico-fibrinolítico	N/A	N/A
Reabilitação cardiovascular	Angiogênese (?), melhora da função endotelial (?)	N/A	N/A

Considerações finais

Pacientes com angina refratária representam um dos grandes desafios terapêuticos na medicina cardiovascular atual.[72] Mais do que impacto sobre mortalidade, os objetivos das estratégias brevemente apresentadas neste capítulo concentram-se em redução dos episódios de angina, com aumento da tolerância ao exercício, redução de hospitalizações para procedimentos diagnósticos e tentativas (frustras) de revascularização, permitindo reinserção social e laborativa. Estes desafios (ambiciosos) vêm sendo conquistados paulatinamente por meio da incansável busca de novas estratégias terapêuticas que possam ser oferecidas aos pacientes com angina refratária de maneira segura e eficaz.

Referências bibliográficas

1. Jolicoeur EM, Cartier R, Henry TD, et al. Patients with coronary artery disease unsuitable for revascularization: definition, general principles, and a classification. Can J Cardiol. 2012;28(2 Suppl):S50-9.
2. Virani SS, Alonso A, Aparicio HJ, et al. Heart disease and stroke statistics-2021 Update: A Report From the American Heart Association. Circulation. 2021;143(8):e254-e743.
3. Mukherjee D, Bhatt DL, Roe MT, Patel V, Ellis SG. Direct myocardial revascularization and angiogenesis: how many patients might be eligible? Am J Cardiol. 1999;84(5):598-600.
4. Mannheimer C, Camici P, Chester MR, et al. The problem of chronic refractory angina; report from the ESC Joint Study Group on the Treatment of Refractory Angina. Eur Heart J. 2002;23(5):355-70.
5. Povsic TJ, Broderick S, Anstrom KJ, et al. Predictors of long-term clinical endpoints in patients with refractory angina. J Am Heart Assoc. 2015;4(2).
6. Henry TD, Satran D, Hodges JS, et al. Long-term survival in patients with refractory angina. Eur Heart J. 2013;34(34):2683-8.
7. Cesar L, Ferreira J, Armaganijan D, et al. Guideline for stable coronary artery disease. Arq Bras Cardiol. 2014;103(2):1-56.
8. Knuuti J, Wijns W, Saraste A, et al. 2019 ESC Guidelines for the diagnosis and management of chronic coronary syndromes. Eur Heart J. 2020;41(3):407-77.
9. Guarini G, Huqi A, Morrone D, Capozza PFG, Marzilli M. Trimetazidine and other metabolic modifiers. Eur Cardiol. 2018;13(2):104-11.
10. Kantor PF, Lucien A, Kozak R, Lopaschuk GD. The antianginal drug trimetazidine shifts cardiac energy metabolism from fatty acid oxidation to glucose oxidation by inhibiting mitochondrial long-chain 3-ketoacyl coenzyme A thiolase. Circ Res. 2000;86(5):580-8.
11. Stanley WC, Marzilli M. Metabolic therapy in the treatment of ischaemic heart disease: the pharmacology of trimetazidine. Fundam Clin Pharmacol. 2003;17(2):133-45.
12. Szwed H, Sadowski Z, Elikowski W, et al. Combination treatment in stable effort angina using trimetazidine and metoprolol: results of a randomized, double-blind, multicentre study (TRIMPOL II). TRIMetazidine in POLand. Eur Heart J. 2001;22(24):2267-74.
13. Peng S, Zhao M, Wan J, Fang Q, Fang D, Li K. The efficacy of trimetazidine on stable angina pectoris: a meta-analysis of randomized clinical trials. Int J Cardiol. 2014;177(3):780-5.
14. Glezer M, investigators C-s. The effectiveness of trimetazidine treatment in patients with stable angina pectoris of various durations: results from the CHOICE-2 Study. Adv Ther. 2018;35(7):1103-13.
15. Glezer M, investigators C-s. Real-world evidence for the antianginal efficacy of trimetazidine from the Russian Observational CHOICE-2 Study. Adv Ther. 2017;34(4):915-24.
16. DiFrancesco D, Camm JA. Heart rate lowering by specific and selective I(f) current inhibition with ivabradine: a new therapeutic perspective in cardiovascular disease. Drugs. 2004;64(16):1757-65.
17. Tagliamonte E, Cirillo T, Rigo F, et al. Ivabradine and bisoprolol on doppler-derived coronary flow velocity reserve in patients with stable coronary artery disease: beyond the heart rate. Adv Ther. 2015;32(8):757-67.
18. Gloekler S, Traupe T, Stoller M, et al. The effect of heart rate reduction by ivabradine on collateral function in patients with chronic stable coronary artery disease. Heart. 2014;100(2):160-6.
19. Volterrani M, Iellamo F. Complementary and synergic role of combined beta-blockers and ivabradine in patients with chronic heart failure and depressed systolic function: a new therapeutic option? Card Fail Rev. 2016;2(2):130-136.
20. Tardif JC, Ponikowski P, Kahan T, Investigators AS. Efficacy of the I(f) current inhibitor ivabradine in patients with chronic stable angina receiving beta-blocker therapy: a 4-month, randomized, placebo-controlled trial. Eur Heart J. 2009;30(5):540-8.
21. Fox K, Ford I, Steg PG, Tendera M, Ferrari R, Investigators B. Ivabradine for patients with stable coronary artery disease and left-ventricular systolic dysfunction (BEAUTIFUL): a randomised, double-blind, placebo-controlled trial. Lancet. 2008;372(9641):807-16.
22. Fox K, Ford I, Steg PG, et al. Relationship between ivabradine treatment and cardiovascular outcomes in patients with stable coronary artery disease and left ventricular systolic dysfunction with limiting angina: a subgroup analysis of the randomized, controlled BEAUTIFUL trial. Eur Heart J. 2009;30(19):2337-45.
23. Glezer M, Vasyuk Y, Karpov Y. Efficacy of ivabradine in combination with beta-blockers versus uptitration of beta-blockers in patients with stable angina (CONTROL-2 Study). Adv Ther. 2018;35(3):341-52.
24. Imahashi K, Kusuoka H, Hashimoto K, Yoshioka J, Yamaguchi H, Nishimura T. Intracellular sodium accumulation during ischemia as the substrate for reperfusion injury. Circ Res. 1999;84(12):1401-6.
25. Zeitz O, Maass AE, Van Nguyen P, et al. Hydroxyl radical-induced acute diastolic dysfunction is due to calcium overload via reverse-mode Na(+)-Ca(2+) exchange. Circ Res. 2002;90(9):988-95.
26. Rosano GM, Vitale C, Volterrani M. Pharmacological management of chronic stable angina: focus on ranolazine. Cardiovasc Drugs Ther. 2016;30(4):393-8.
27. Chaitman BR, Pepine CJ, Parker JO, et al. Effects of ranolazine with atenolol, amlodipine, or diltiazem on exercise tolerance and angina frequency in patients with severe chronic angina: a randomized controlled trial. JAMA. 2004;291(3):309-16.
28. Stone PH, Gratsiansky NA, Blokhin A, Huang IZ, Meng L, Investigators E. Antianginal efficacy of ranolazine when added to treatment with amlodipine: the ERICA (Efficacy of Ranolazine in Chronic Angina) trial. J Am Coll Cardiol. 2006;48(3):566-75.
29. Montalescot G, Sechtem U, Achenbach S, et al. 2013 ESC guidelines on the management of stable coronary artery disease: the Task Force on the management of stable coronary artery disease of the European Society of Cardiology. Eur Heart J. 2013;34(38):2949-3003.
30. Fihn SD, Gardin JM, Abrams J, et al. 2012 ACCF/AHA/ACP/AATS/PCNA/SCAI/STS Guideline for the diagnosis and management of patients with stable ischemic heart disease: a report of the American College of Cardiology Foundation/American Heart Association Task Force on Practice Guidelines, and the American College of Physicians, American Association for Thoracic Surgery, Preventive Cardiovascular Nurses Association, Society for Cardiovascular Angiography and Interventions, and Society of Thoracic Surgeons. J Am Coll Cardiol. 2012;60(24):e44-e164.
31. Kelkar A, Kuo A, Frishman WH. Allopurinol as a cardiovascular drug. Cardiol Rev. 2011;19(6):265-71.
32. Rajendra NS, Ireland S, George J, Belch JJ, Lang CC, Struthers AD. Mechanistic insights into the therapeutic use of high-dose allopurinol in angina pectoris. J Am Coll Cardiol. 2011;58(8):820-8.
33. Noman A, Ang DS, Ogston S, Lang CC, Struthers AD. Effect of high-dose allopurinol on exercise in patients with chronic stable angina: a randomised, placebo controlled crossover trial. Lancet. 2010;375(9732):2161-7.
34. Sharma U, Ramsey HK, Tak T. The role of enhanced external counter pulsation therapy in clinical practice. Clin Med Res. 2013;11(4):226-32.
35. Zhang C, Liu X, Wang X, Wang Q, Zhang Y, Ge Z. Efficacy of enhanced external counterpulsation in patients with chronic refractory angina on Canadian Cardiovascular Society (CCS) angina class: an updated meta-analysis. Medicine (Baltimore). 2015;94(47):e2002.

36. Holfeld J, Zimpfer D, Albrecht-Schgoer K, et al. Epicardial shock-wave therapy improves ventricular function in a porcine model of ischaemic heart disease. J Tissue Eng Regen Med. 2016;10(12):1057-64.
37. Alunni G, Marra S, Meynet I, et al. The beneficial effect of extracorporeal shockwave myocardial revascularization in patients with refractory angina. Cardiovasc Revasc Med. 2015;16(1):6-11.
38. Alunni G, Barbero U, Vairo A, et al. The beneficial effect of extracorporeal shockwave myocardial revascularization: two years of follow-up. Cardiovasc Revasc Med. 2017.
39. Zuozienė G, Laucevičius A, Leibowitz D. Extracorporeal shockwave myocardial revascularization improves clinical symptoms and left ventricular function in patients with refractory angina. Coron Artery Dis. 2012;23(1):62-7.
40. Duque AS, Ceccon CL, Mathias W, et al. Cardiac shock wave therapy improves myocardial perfusion and preserves left ventricular mechanics in patients with refractory angina: A study with speckle tracking echocardiography. Echocardiography. 2018;35(10):1564-70.
41. Ceccon CL, Duque AS, Gowdak LH, et al. Shock-wave therapy improves myocardial blood flow reserve in patients with refractory angina: evaluation by real-time myocardial perfusion echocardiography. J Am Soc Echocardiogr. 2019;32(9):1075-85.
42. Szatkowski A, Ndubuka-Irobunda C, Oesterle SN, Burkhoff D. Transmyocardial laser revascularization: a review of basic and clinical aspects. Am J Cardiovasc Drugs. 2002;2(4):255-66.
43. Dallan L. Cirurgia de revascularização transmiocárdica a laser de CO2. In: de Oliveira S, ed.: Rev Bras Cir Cardiovasc. 2000;89-104.
44. Briones E, Lacalle JR, Marin-Leon I, Rueda JR. Transmyocardial laser revascularization versus medical therapy for refractory angina. Cochrane Database Syst Rev. 2015(2):CD003712.
45. Gowdak LH, Schettert IT, Rochitte CE, et al. Transmyocardial laser Revascularization plus cell therapy for refractory angina. Int J Cardiol. 2008;127(2):295-7.
46. Song JJ, Popescu A, Bell RL. Present and potential use of spinal cord stimulation to control chronic pain. Pain Physician. 2014;17(3):235-46.
47. Pan X, Bao H, Si Y, et al. Spinal cord stimulation for refractory angina pectoris: a systematic review and meta-analysis. Clin J Pain. 2017;33(6):543-551.
48. Attanasio S, Schaer G. Therapeutic angiogenesis for the management of refractory angina: current concepts. Cardiovasc Ther. 2011;29(6):e1-e11.
49. Giusti II, Rodrigues CG, Salles FB, et al. High doses of vascular endothelial growth factor 165 safely, but transiently, improve myocardial perfusion in no-option ischemic disease. Hum Gene Ther Methods. 2013;24(5):298-306.
50. Kukuła K, Chojnowska L, Dąbrowski M, et al. Intramyocardial plasmid--encoding human vascular endothelial growth factor A165/basic fibroblast growth factor therapy using percutaneous transcatheter approach in patients with refractory coronary artery disease (VIF-CAD). Am Heart J. 2011;161(3):581-9.
51. Kastrup J, Jørgensen E, Fuchs S, et al. A randomised, double-blind, placebo-controlled, multicentre study of the safety and efficacy of BIOBYPASS (AdGVVEGF121.10NH) gene therapy in patients with refractory advanced coronary artery disease: the NOVA trial. EuroIntervention. 2011;6(7):813-8.
52. Stewart DJ, Kutryk MJ, Fitchett D, et al. VEGF gene therapy fails to improve perfusion of ischemic myocardium in patients with advanced coronary disease: results of the NORTHERN trial. Mol Ther. 2009;17(6):1109-15.
53. Kastrup J, Jørgensen E, Rück A, et al. Direct intramyocardial plasmid vascular endothelial growth factor-A165 gene therapy in patients with stable severe angina pectoris A randomized double-blind placebo-controlled study: the Euroinject One trial. J Am Coll Cardiol. 2005;45(7):982-8.
54. Grines CL, Watkins MW, Mahmarian JJ, et al. A randomized, double--blind, placebo-controlled trial of Ad5FGF-4 gene therapy and its effect on myocardial perfusion in patients with stable angina. J Am Coll Cardiol. 2003;42(8):1339-47.
55. Henry TD, Grines CL, Watkins MW, et al. Effects of Ad5FGF-4 in patients with angina: an analysis of pooled data from the AGENT-3 and AGENT-4 trials. J Am Coll Cardiol. 2007;50(11):1038-46.
56. Yuan R, Xin Q, Shi W, et al. Vascular endothelial growth factor gene transfer therapy for coronary artery disease: A systematic review and meta-analysis. Cardiovasc Ther. 2018;36(5):e12461.
57. Henry TD, Pepine CJ, Lambert CR, et al. The Athena trials: autologous adipose-derived regenerative cells for refractory chronic myocardial ischemia with left ventricular dysfunction. Catheter Cardiovasc Interv. 2017;89(2):169-77.
58. Wojakowski W, Jadczyk T, Michalewska-Włudarczyk A, et al. Effects of transendocardial delivery of bone marrow-derived CD133(+) cells on left ventricle perfusion and function in patients with refractory angina: final results of randomized, double-blinded, placebo-controlled REGENT-VSEL Trial. Circ Res. 2017;120(4):670-80.
59. Povsic TJ, Henry TD, Traverse JH, et al. The RENEW Trial: efficacy and safety of intramyocardial autologous CD34(+) cell administration in patients with refractory angina. JACC Cardiovasc Interv. 2016;9(15):1576-85.
60. Khan AR, Farid TA, Pathan A, et al. Impact of cell therapy on myocardial perfusion and cardiovascular outcomes in patients with angina refractory to medical therapy: a systematic review and meta-analysis. Circ Res. 2016;118(6):984-93.
61. Lalit PA, Hei DJ, Raval AN, Kamp TJ. Induced pluripotent stem cells for post-myocardial infarction repair: remarkable opportunities and challenges. Circ Res. 2014;114(8):1328-45.
62. Giannini F, Aurelio A, Jabbour RJ, Ferri L, Colombo A, Latib A. The coronary sinus reducer: clinical evidence and technical aspects. Expert Rev Cardiovasc Ther. 2017;15(1):47-58.
63. Verheye S, Jolicœur EM, Behan MW, et al. Efficacy of a device to narrow the coronary sinus in refractory angina. N Engl J Med. 2015;372(6):519-27.
64. Verheye S, Agostoni P, Giannini F, et al. Coronary sinus narrowing for the treatment of refractory angina: a multicentre prospective open-label clinical study (the REDUCER-I study). EuroIntervention. 2021;17(7):561-8.
65. Tzanis G, Khokhar AA, Ponticelli F, et al. Coronary sinus size and ischemia improvement after reducer implantation; "one size to fit them all?". Catheter Cardiovasc Interv. 2021;98(3):E365-E369.
66. Khan TZ, Rhodes S, Pottle A, et al. High prevalence of raised lipoprotein(a) in patients with refractory angina. Glob Cardiol Sci Pract. 2015;2015(2):28.
67. Khan TZ, Hsu LY, Arai AE, et al. Apheresis as novel treatment for refractory angina with raised lipoprotein(a): a randomized controlled cross--over trial. Eur Heart J. 2017;38(20):1561-9.
68. Khan TZ, Hartley A, Haskard D, et al. Oxidised LDL and anti-oxidised LDL antibodies are reduced by lipoprotein apheresis in a randomised controlled trial on patients with refractory angina and elevated lipoprotein(a). Antioxidants (Basel). 2021;10(1).
69. Khan TZ, Gorog DA, Arachchillage DJ, et al. Impact of lipoprotein apheresis on thrombotic parameters in patients with refractory angina and raised lipoprotein(a): Findings from a randomized controlled cross-over trial. J Clin Lipidol. 2019;13(5):788-96.
70. Asbury EA, Webb CM, Probert H, et al. Cardiac rehabilitation to improve physical functioning in refractory angina: a pilot study. Cardiology. 2012;122(3):170-7.
71. Carvalho T, Milani M, Ferraz AS, et al. Brazilian cardiovascular rehabilitation Gguideline – 2020. Arq Bras Cardiol. 2020;114(5):943-87.
72. Makowski M, Makowska JS, Zielinska M. Refractory angina-unsolved problem. Cardiol Clin. 2020;38(4):629-37.

Capítulo 12

Perspectiva no tratamento da doença arterial coronariana: risco residual e inflamação

Francisco Antonio Helfenstein Fonseca
José Antonio Franchini Ramires

PONTOS-CHAVE

- O risco residual inflamatório tem sido observado a despeito do tratamento de fatores de risco convencionais e intervenções como revascularizações vasculares.
- Embora sem um papel causal na aterosclerose ou doença vascular, a proteína C-reativa permite a identificação de pacientes sob maior risco de eventos cardiovasculares.
- Estudos de base genética mostram papel causal da interleucina 6 na doença cardiovascular e a ativação da via inflamatória mediada por esta citocina está associada com as concentrações da proteína C-reativa.
- Mesmo com reduções mais expressivas do LDL-colesterol, persiste risco residual associado com aumento da proteína C-reativa.
- Entretanto, reduções adicionais no LDL-colesterol diminuem o risco residual inflamatório.
- Estatinas possuem efeitos hipolipemiantes e anti-inflamatórios, tornando difícil avaliação de sua contribuição individual sob o risco cardiovascular inflamatório ou lipídico.
- Com o uso de terapias anti-inflamatórias mais específicas sem modificações lipídicas como o uso de anticorpo monoclonal anti-interleucina 1-beta (canaquinumabe) pode-se comprovar redução do risco cardiovascular pela terapia anti-inflamatória.
- Quanto maior a redução de marcadores inflamatórios como proteína C-reativa ou interleucina 6, maior a redução de eventos cardiovasculares.
- Nem toda terapia anti-inflamatória reduz desfechos cardiovasculares, particularmente quando a via mediada pela interleucina 6 não é afetada.

Papel da inflamação na doença coronariana

A inflamação foi inicialmente relacionada com processos infecciosos, doenças autoimunes, câncer e, mais recentemente, como importante marcador de progressão da aterosclerose e de suas complicações.[1-3] Embora concebida como uma resposta fisiológica de defesa, a intensidade dessa resposta pode trazer complicações graves, como um paciente que morre de pneumonia em razão da intensidade do processo inflamatório pulmonar e não diretamente pelo agente infeccioso. De maneira análoga, maior presença de células inflamatórias com liberação de uma diversidade de citocinas pró-inflamatórias ao lado de menor presença de células produtoras de citocinas anti-inflamatórias e mediadores de resolução celular tem se constituído na base fisiopatológica do infarto agudo do miocárdio, particularmente da forma transmural com completa oclusão vascular.[4,5]

Embora esses conceitos estejam bem estabelecidos, o grande desafio durante muitos anos foi a tradução da resposta inflamatória por biomarcadores confiáveis e de acesso ao laboratório clínico. Separar subtipos de linfócitos ou quantificar interleucinas estão distantes da prática clínica, mas um marcador da atividade inflamatória tem se mostrado útil, a proteína C-reativa de alta sensibilidade (PCRas). Metanálise envolvendo 54 estudos com mais de 160 mil indivíduos sem história de doença cardiovascular confirmou a associação da PCRas com desfechos coronarianos e mortalidade vascular.[6] Embora sem papel causal na aterosclerose,[7] os níveis de PCR sinalizam maior ativação da via inflamatória envolvendo a interleucina 6 (IL-6), esta com comprovado papel causal na aterosclerose.[8,9]

Risco residual inflamatório

A análise de dois grandes estudos com terapias hipolipemiantes, PROVE-IT[10] e IMPROVE-IT,[11] mostrou a associação de níveis aumentados da PCRas com desfechos cardiovasculares, a despeito de alcance de metas de LDL-colesterol (LDL-C). No estudo PROVE-IT, 29% dos pacientes permaneceram com valores de PCRas ≥ 2 mg/L, enquanto no estudo IMPROVE-IT, 33% permaneceram fora dessa meta de PCRas.[12] A Figura 1 mostra o risco residual inflamatório ao lado do risco residual em decorrência da falta de alcance de metas de LDL-C nesses dois estudos. Observa-se que a maior parte do risco residual

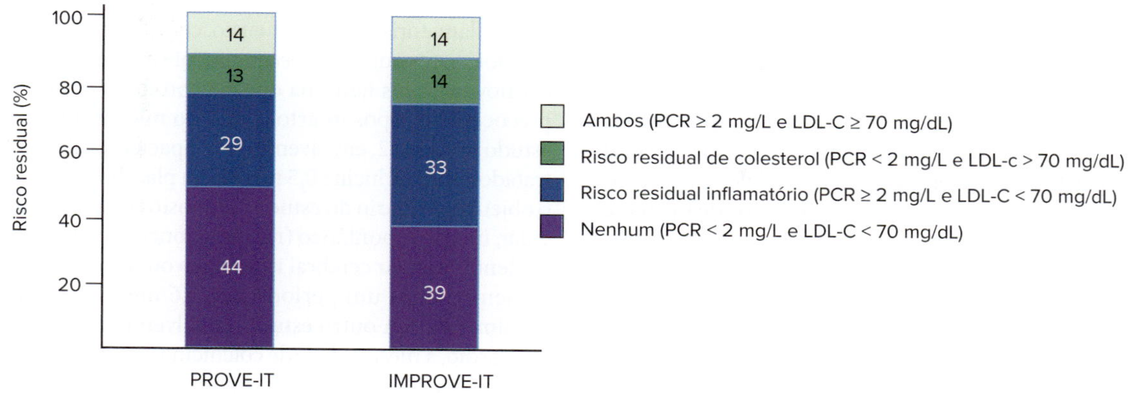

FIGURA 1

Com base nos estudos PROVE-IT e IMPROVE-IT, a maioria dos pacientes em prevenção secundária e recebendo terapia hipolipemiante de alta efetividade permanece com risco residual em virtude da falta de alcance de metas de LDL-colesterol ou da proteína C-reativa.[12]

deriva da falta de alcance de meta para inflamação (PCRas < 2 mg/L).

De forma interessante, o uso do evolocumabe, um inibidor da proproteína convertase subtilisina/Kexina tipo 9 (*PCSK9*), no estudo FOURIER, reduziu de maneira marcante o LDL-C, mas não modificou os níveis de PCRas. Entretanto, o benefício absoluto do tratamento foi maior entre os pacientes com valores maiores da PCRas.[13] Assim, a despeito de nenhuma modificação nesse marcador inflamatório, pacientes com PCRas mais elevada e sob maior risco de desfechos cardiovasculares beneficiaram-se de uma redução adicional de LDL-C.

Tratamento do risco residual inflamatório

O estudo JUPITER[14] examinou os efeitos do tratamento com a rosuvastatina, estatina de alta efetividade, em 17.802 pacientes em prevenção primária da doença cardiovascular, com níveis relativamente normais de LDL-C, mas com valores de PCRas ≥ 2 mg/L. O estudo mostrou inequívoco benefício para o uso da estatina nessa condição, reduzindo objetivo primário (morte cardiovascular, infarto do miocárdio ou acidente vascular cerebral não fatais, hospitalização por angina instável ou revascularização arterial) em 44% ($p < 0{,}00001$), bem como mortalidade por todas as causas em 20%. Entretanto, a despeito de redução de 37% nos níveis de PCRas, houve redução concomitante de 50% nos níveis de LDL-C, tornando difícil a interpretação do quanto a redução isolada da PCRas contribuiu aos resultados do estudo.[15]

Havia a necessidade de uma terapia anti-inflamatória que fosse testada na redução de eventos cardiovasculares, mas que não modificasse os níveis de LDL-C. Isso se tornou possível com o estudo CANTOS,[16] um estudo envolvendo 10.061 pacientes com infarto do miocárdio prévio e PCRas ≥ 2 mg/L. Nesse estudo, o uso de um anticorpo monoclonal anti-interleucina 1-beta (canaquinumabe) administrado a cada 3 meses por via subcutânea reduziu os desfechos cardiovasculares do objetivo primário do estudo (morte cardiovascular, infarto ou acidente vascular cerebrais não fatais) em 15%, mostrando que o tratamento da inflamação em pacientes com infarto do miocárdio prévio (todos tinham PCRas ≥ 2 mg/L) sem modificar os níveis de LDL-C (pacientes recebiam estatinas ou hipolipemiantes combinados de acordo com diretrizes nacionais ou internacionais) reduzia adicionalmente os principais desfechos cardiovasculares. Além disso, o principal objetivo secundário (que incluía, além do objetivo primário, internação para revascularização coronariana) foi reduzido em 17%.[17] O medicamento foi bem tolerado, embora fosse registrado pequeno aumento em mortes por complicações infecciosas, amplamente contrabalançado por uma surpreendente redução de mortes por câncer, principalmente pulmonar.[18]

O estudo CANTOS trouxe importantes ensinamentos. Análise pré-especificada do efeito do tratamento com o canaquinumabe para os pacientes que obtiveram níveis de PCRas < 2 mg/L mostrou maior benefício no objetivo primário do estudo (25% de redução) bem como na mortalidade cardiovascular e total (ambos 31% de redução), mas nenhum benefício na redução de desfechos cardiovasculares foi observado para aqueles que, a despeito do uso de canaquinumabe, permaneceram com valores de PCRas ≥ 2 mg/L.[19] Além disso, o estudo ainda forneceu uma melhor compreensão do papel da IL-6 na doença cardiovascular, e o uso do canaquinumabe também reduziu de maneira marcante essa interleucina. Os pacientes do estudo que obtiveram redução da IL-6 abaixo da mediana do estudo (1,65 ng/L) apresentaram grande redução do risco de desfechos cardiovasculares (objetivo primário redução de 32%, mesmo com múltiplos ajustes), além de redução de 52% na mortalidade cardiovascular e de 48% na mortalidade total.[20] Assim, com base nesse estudo pode-se constatar que o benefício do uso da terapia anti-inflamatória com o canaquinumabe foi restrito aos pacientes que reduziram marcadores inflamatórios como a PCRas ou a IL-6, e, de fato, nenhum benefício na doença cardiovascular foi observado entre os pacientes que receberam o anticorpo monoclonal, mas permaneceram com PCRas ou IL-6 elevados.

Nem todas as terapias anti-inflamatórias produzem benefícios cardiovasculares. Terapias que não envolvem a IL-6 parecem menos promissoras. Realmente, o uso de darapladib, um inibidor da atividade da fosfolipase A2 associada à lipoproteína, não reduziu desfechos cardiovasculares combinados (morte cardiovascular, infarto ou acidente vascular cerebral não fatais) em 15.828 pacientes portadores de doença coronariana estável e expostos à terapia por 3,7 anos de mediana de seguimento.[21] Esse mesmo medicamento também não reduziu desfechos em 13.026 pacientes com síndrome coronariana aguda, acompanhados por 2,5 anos de mediana de seguimento.[22]

Mais recentemente, o estudo *The Cardiovascular Inflammation Reduction Trial* (CIRT),[23] com 15 a 20 mg de metotrexato semanal, testou a hipótese de que a terapia anti-inflamatória reduziria desfechos cardiovasculares em 4.786 pacientes coronarianos de alto risco (infarto do miocárdio prévio ou doença multivascular e que fossem portadores de diabete tipo 2 ou síndrome metabólica). O estudo foi interrompido prematuramente por futilidade (não reduziu desfechos, não modificou PCR, IL-6 ou IL-1beta) e ainda se acompanhou de aumento de enzimas hepáticas, reduções de leucócitos e hematócrito e aumento de câncer de pele.[24] Outras terapias anti-inflamatórias de menor custo, como baixa dose de colchicina foram testadas mais recentemente e reduziram desfechos cardiovasculares tanto na doença coronária crônica,[25] como precocemente após infarto agudo do miocárdio.[26] De fato, o estudo LoDoCo2, envolvendo 5.522 pacientes aleatoriamente tratados por colchicina 0,5 mg/dia ou placebo reduziu em 31% o objetivo primário do estudo composto por morte cardiovascular, infarto espontâneo (não relacionado a procedimentos), acidente vascular cerebral isquêmico ou revascularização por isquemia) após um período de 28,6 meses de mediana de seguimento. Em outro estudo, envolvendo infarto agudo do miocárdio, a mesma dose de colchicina comparada ao placebo reduziu em 23% o objetivo primário do estudo composto por morte cardiovascular, reanimação de morte súbita, infarto do miocárdio, acidente vascular cerebral ou revascularização, após um período de 22,6 meses de mediana de seguimento. Os resultados foram ainda mais expressivos com a introdução mais precoce (primeiros três dias) do infarto agudo do miocárdio. A colchicina foi em geral bem tolerada, com discreto aumento na incidência de pneumonia. A Tabela 1 resume os principais estudos envolvendo terapias anti-inflamatórias.

TABELA 1 Estudos com terapias anti-inflamatórias para a doença cardiovascular

Estudo	Fármaco	Resultados	Referências
JUPITER	Rosuvastatina	PCRas redução de 37%	14, 15
		Objetivo primário redução de 44%	
		IAM redução de 44%	
		AVC redução de 48%	
		Revascularização/angina redução de 47%	
		Mortalidade total redução de 20%	
CANTOS	Canaquinumabe	PCRas redução de 37% (150 mg)	16-20
		Objetivo primário redução de 15%	
		Objetivo secundário redução de 17%	
		Pacientes com PCR < 2 mg/L:	
		■ Objetivo primário redução de 25%	
		■ Mortalidade CV ou total redução de 41%	
		Pacientes com IL-6 < 1,65 ng/L:	
		■ Objetivo primário redução de 32%	
		■ Mortalidade CV redução de 52%	
		■ Mortalidade total redução de 48%	
STABILITY	Darapladibe	Objetivo primário NS	21
SOLID	Darapladibe	Objetivo primário NS	22
CIRT	Metotrexato	Objetivo primário NS	23, 24
LoDoCo2	Colchicina	Objetivo primário redução de 31%	25
COICOT	Colchicina	Objetivo primário redução de 23%	26

Terapia anti-inflamatória com estatina (JUPITER), canaquinumabe (CANTOS), darapladib (STABILITY, SOLID) e metotrexato (CIRT). Redução de desfechos ocorreu com as terapias envolvendo redução de IL-6 e PCR.
AVC: acidente vascular cerebral; IAM: infarto agudo do miocárdio; NS: não significante.

Terapias anti-inflamatórias efetivas e não efetivas

Estudos de randomização mendeliana têm possibilitado a investigação de fatores causais da doença cardiovascular. Nesse contexto, polimorfismos relacionados com menor expressão da fosfolipase A_2 relacionada à lipoproteína (Lp-PLA$_2$) não se associaram a redução de eventos cardiovasculares,[26] e de fato as terapias com darapladib mostraram-se inefetivas em pacientes tanto com doença coronariana estável quanto após síndrome coronariana aguda. Da mesma forma, o uso de imunossupressor metotrexato não trouxe benefício no estudo CIRT. Com efeito, estudos de randomização mendeliana demonstraram que o benefício da terapia anti-inflamatória envolve a via de sinalização que inclua a IL-6. No estudo CANTOS, o bloqueio da IL-1beta reduziu os níveis da IL-6, trazendo inequívocos benefícios da terapia. Por outro lado, a terapia com darapladib ou metotrexato não modifica os níveis da IL-6, possível razão para o insucesso com esses fármacos.[9,27,28]

Considerações finais

A evolução das placas ateroscleróticas e as complicações aterotrombóticas da doença coronariana estão associadas à inflamação. Estudos genéticos e intervenções terapêuticas mostraram que terapias envolvendo a IL-6 são promissoras para redução do risco residual inflamatório, presente em aproximadamente um terço dos pacientes coronarianos, a despeito do uso de estratégias farmacológicas efetivas e controle de fatores de risco tradicionais.

Os resultados para a terapia anti-inflamatória de baixo custo com colchicina sugerem seu potencial uso para pacientes selecionados e novos fármacos mais específicos como os inibidores da IL-6 são promissores.

RESUMO

A doença cardiovascular está associada com inflamação. A via mediada pela interleucina 6 se associa com outros biomarcadores inflamatórios, como a proteína C-reativa. A despeito de adequada terapia antitrombótica e hipolipemiante, pacientes com aumento da proteína C-reativa apresentam maior risco cardiovascular e podem necessitar de tratamento mais intensivo dos fatores de risco presentes ou de terapias que também reduzam a inflamação. Algumas intervenções anti-inflamatórias não reduziram desfechos cardiovasculares por atuarem em vias não relacionadas com a interleucina 6 ou devido ao uso desta terapia em pacientes sem aumento de marcadores inflamatórios.

Referências bibliográficas

1. De Caterina R, D'Ugo E, Libby P. Inflammation and thrombosis - testing the hypothesis with anti-inflammatory drug trials. Thromb Haemost. 2016;116(6):1012-21.
2. Geovanini GR, Libby P. Atherosclerosis and inflammation: overview and updates. Clin Sci (Lond). 2018;132(12):1243-52.
3. Libby P, Loscalzo J, Ridker PM, Farkouh ME, Hsue PY, Fuster V, et al. Inflammation, immunity, and infection in atherothrombosis: JACC review topic of the week. J Am Coll Cardiol. 2018;72(17):2071-81.
4. Libby P. Mechanisms of acute coronary syndromes and their implications for therapy. N Engl J Med. 2013;368(21):2004-13.
5. Mason JC, Libby P. Cardiovascular disease in patients with chronic inflammation: mechanisms underlying premature cardiovascular events in rheumatologic conditions. Eur Heart J. 2015;36(8):482-9c.
6. Emerging Risk Factors Collaboration, Kaptoge S, Di Angelantonio E, Lowe G, Pepys MB, Thompson SG, et al. C-reactive protein concentration and risk of coronary heart disease, stroke, and mortality: an individual participant meta-analysis. Lancet. 2010;375(9709):132-40.
7. Zacho J, Tybjaerg-Hansen A, Jensen JS, Grande P, Sillesen H, Nordestgaard BG. Genetically elevated C-reactive protein and ischemic vascular disease. N Engl J Med. 2008;359(18):1897-908.
8. Interleukin-6 Receptor Mendelian Randomisation Analysis (IL6R MR) Consortium, Swerdlow DI, Holmes MV, Kuchenbaecker KB, Engmann JE, Shah T, et al. The interleukin-6 receptor as a target for prevention of coronary heart disease: a mendelian randomisation analysis. Lancet. 2012; 379(9822):1214-24.
9. Ridker PM, Lüscher TF. Anti-inflammatory therapies for cardiovascular disease. Eur Heart J. 2014;35(27):1782-91.
10. Ridker PM, Cannon CP, Morrow D, Rifai N, Rose LM, McCabe CH, et al.; Pravastatin or Atorvastatin Evaluation and Infection Therapy-Thrombolysis in Myocardial Infarction 22 (PROVE IT-TIMI 22) Investigators. C-reactive protein levels and outcomes after statin therapy. N Engl J Med. 2005;352(1):20-8.
11. Bohula EA, Giugliano RP, Cannon CP, Zhou J, Murphy SA, White JA, et al. Achievement of dual low-density lipoprotein cholesterol and high-sensitivity C-reactive protein targets more frequent with the addition of ezetimibe to simvastatin and associated with better outcomes in IMPROVE-IT. Circulation. 2015;132(13):1224-33.
12. Ridker PM. How common is residual inflammatory risk? Circ Res. 2017;120(4):617-9.
13. Bohula EA, Giugliano RP, Leiter LA, Verma S, Park JG, Sever PS, et al. Inflammatory and cholesterol risk in the FOURIER Trial. Circulation. 2018;138(2):131-40.
14. Ridker PM, Danielson E, Fonseca FA, Genest J, Gotto AM Jr, Kastelein JJ, et al.; JUPITER Study Group. Rosuvastatin to prevent vascular events in men and women with elevated C-reactive protein. N Engl J Med. 2008;359(21): 2195-207.
15. Ridker PM, Danielson E, Fonseca FA, Genest J, Gotto AM Jr, Kastelein JJ, et al.; JUPITER Trial Study Group. Reduction in C-reactive protein and LDL cholesterol and cardiovascular event rates after initiation of rosuvastatin: a prospective study of the JUPITER trial. Lancet. 2009;373(9670):1175-82.
16. Ridker PM, Thuren T, Zalewski A, Libby P. Interleukin-1β inhibition and the prevention of recurrent cardiovascular events: rationale and design of the Canakinumab Anti-inflammatory Thrombosis Outcomes Study (CANTOS). Am Heart J. 2011;162(4):597-605.
17. Ridker PM, Everett BM, Thuren T, MacFadyen JG, Chang WH, Ballantyne C, et al.; CANTOS Trial Group. Antiinflammatory therapy with canakinumab for atherosclerotic disease. N Engl J Med. 2017;377(12):1119-31.
18. Ridker PM, MacFadyen JG, Thuren T, Everett BM, Libby P, Glynn RJ; CANTOS Trial Group. Effect of interleukin-1β inhibition with canakinumab on incident lung cancer in patients with atherosclerosis: exploratory results from a randomised, double-blind, placebo-controlled trial. Lancet. 2017;390(10105):1833-42.
19. Ridker PM, MacFadyen JG, Everett BM, Libby P, Thuren T, Glynn RJ; CANTOS Trial Group. Relationship of C-reactive protein reduction to cardiovascular event reduction following treatment with canakinumab: a secondary analysis from the CANTOS randomised controlled trial. Lancet. 2018; 391(10118):319-28.
20. Ridker PM, Libby P, MacFadyen JG, Thuren T, Ballantyne C, Fonseca F, et al. Modulation of the interleukin-6 signalling pathway and incidence rates of atherosclerotic events and all-cause mortality: analy-

ses from the Canakinumab Anti-Inflammatory Thrombosis Outcomes Study (CANTOS). Eur Heart J. 2018;39(38):3499-507.

21. STABILITY Investigators, White HD, Held C, Stewart R, Tarka E, Brown R, et al. Darapladib for preventing ischemic events in stable coronary heart disease. N Engl J Med. 2014;370(18):1702-11.
22. O'Donoghue ML, Braunwald E, White HD, Lukas MA, Tarka E, Steg PG, et al.; SOLID-TIMI 52 Investigators, Steen DL. Effect of darapladib on major coronary events after an acute coronary syndrome: the SOLID--TIMI 52 randomized clinical trial. JAMA. 2014;312(10):1006-15.
23. Everett BM, Pradhan AD, Solomon DH, Paynter N, Macfadyen J, Zaharris E, et al. Rationale and design of the Cardiovascular Inflammation Reduction Trial: a test of the inflammatory hypothesis of atherothrombosis. Am Heart J. 2013;166(2):199-207.
24. Ridker PM, Everett BM, Pradhan A, MacFadyen JG, Solomon DH, Zaharris E, et al.; CIRT Investigators. Low-dose methotrexate for the prevention of atherosclerotic events. N Engl J Med. 2018.
25. Nidorf SM, Fiolet ATL, Mosterd A, Eikelboom JW, Schut A, Opstal TSJ, et al.; LoDoCo2 Trial Investigators. Colchicine in patients with chronic coronary disease. N Engl J Med. 2020;383(19):1838-47.
26. Tardif JC, Kouz S, Waters DD, Bertrand OF, Diaz R, Maggioni AP, et al. Efficacy and safety of low-dose colchicine after myocardial infarction. N Engl J Med. 2019;381(26):2497-505
27. Held C, White HD, Stewart RAH, Budaj A, Cannon CP, Hochman JS, et al.; STABILITY Investigators. Inflammatory biomarkers interleukin-6 and C-reactive protein and outcomes in stable coronary heart disease: experiences from the STABILITY (Stabilization of Atherosclerotic Plaque by Initiation of Darapladib Therapy) Trial. J Am Heart Assoc. 2017;6(10).
28. Ridker PM. Anti-inflammatory therapy for atherosclerosis: interpreting divergent results from the CANTOS and CIRT clinical trials. J Intern Med. 2018.

Capítulo 13

Cardiomiopatia isquêmica e viabilidade: estratégias de tratamento

Pedro Silvio Farsky

PONTOS-CHAVE

- Cardiomiopatia isquêmica é definida como disfunção ventricular grave por doença arterial coronária.
- Miocárdio hibernante é definido como segmento disfuncionante em tecido miocárdico viável que apresenta recuperação após revascularização ou mesmo terapia farmacológica.
- Viabilidade miocárdica identifica subgrupos de pacientes de alto risco, sendo um importante indicador de melhor sobrevida.

Introdução

Cardiomiopatia isquêmica é definida como uma grave disfunção do ventrículo esquerdo (VE), com fração de ejeção (FEVE) ≤ 35 a 40%, causada por doença arterial coronária (DAC). É a causa mais frequente de falência do ventrículo esquerdo.

A disfunção do VE pode ser causada por perda irreversível de tecido miocárdico ou por segmentos disfuncionantes que ainda preservam viabilidade. A perda irreversível, geralmente por infarto prévio, constitui tecidos nos quais a revascularização não promove recuperação da contratilidade. Tecidos viáveis podem apresentar viabilidade parcial ou total, possibilitando recuperação parcial ou total da contratilidade segmentar após revascularização. O miocárdio hibernante é definido como segmento disfuncionante em tecido miocárdico viável que apresenta recuperação após revascularização ou mesmo terapia farmacológica.[1,2] Miocárdio atordoado (*stunned*) é definido como disfunção segmentar pós-isquêmica transitória. Repetidos episódios de isquemia transitória podem levar ao miocárdio hibernante. Segmentos miocárdicos com função contrátil preservada são sempre segmentos viáveis.[3]

Tratamento da cardiomiopatia isquêmica

O tratamento envolve terapia farmacológica baseada em evidências, terapias baseadas em dispositivos implantáveis, e, em casos selecionados, intervenção coronária percutânea (ICP) e cirurgia de revascularização do miocárdio (CRM).

Terapia farmacológica

A terapia farmacológica baseada em evidências deve ser utilizada em todos os pacientes, independente da indicação de procedimentos ou intervenções de revascularização. Esta inclui fármacos tanto para o tratamento da disfunção do VE como para a doença arterial coronária (DAC). Atualmente, na disfunção do ventrículo esquerdo deve ser utilizado os inibidores da enzima de conversão da angiotensina (IECA)/bloqueadores da angiotensina II (BRA)/inibidor de neprilisina (sacubitril valsartana) (ARNI), betabloqueadores, antagonistas do receptor mineralocorticoide e recentemente adicionados os inibidores do receptor SGLT2 (*sodium-glucose cotransporter-2*).[4] No tratamento da DAC, doses elevadas de estatinas de alta potência, e quando necessário, associação com ezetimiba e/ou i-PCSK9 para redução agressiva do colesterol[5,6] estão associados com redução mortalidade. Antiplaquetários isoladamente, como a aspirina, ou em associação com tienopiridínicos como clopidogrel, ticagrelor e prasugrel ou mesmo inibidores do Xa, como a rivaroxabana em doses vasculares têm demonstrado redução de mortalidade em casos selecionados.[7]

Os betabloqueadores são fármacos associados a melhora da contratilidade segmentar em tecidos viáveis disfuncionantes. Promovem a redução do consumo de oxigênio e aumento do tempo de perfusão diastólica, conforme demonstrado no estudo CHRISTMAS.[8]

Existem poucos estudos que avaliam a associação da terapia para ICFER e DAC em pacientes passíveis de revascularização. O estudo de Farsky et al.[9] analisou na população do estudo STICH o efeito da terapia médica otimizada *vs.* não otimizada, no tratamento combinado destas duas patologias. Observou-se que no *baseline*, 58,7% dos pacientes estavam com terapia otimizada e em 4 meses aumentou para 73,3% dos pacientes. No *baseline*, importantes parâmetros como FEVE e volumes do VE eram semelhantes nos dois grupos. Observou-se que o uso de terapia médica otimizada no *baseline* está associado a uma menor mortalidade por todas as causas (HR 0,78; IC 95%, 0,66-0,91; P = 0,04). Quando avaliado pela medicação aos 4 meses, também foi evidenciada uma redução de mortalidade por todas as causas. Não foi observada interação entre o benefício da terapia médica otimizada e a alocação para tratamento clínico ou cirúrgico. Ou seja, independentemente da randomização para tratamento clínico ou CRM, o tratamento médico otimizado foi associado com menores taxas de mortalidade por todas as causas (Figura 1).

Dispositivos implantáveis

Dispositivos de ressincronização cardíaca e desfibriladores implantáveis são recomendados em casos selecionados.

A terapia de ressincronização cardíaca está indicada para a melhora da sintomatologia e sobrevida em pacientes com ritmo sinusal, FEVE ≤ 35%, duração de QRS ≥ 120 ms e sintomas NYHA ≥ II, em terapia médica otimizada.

Um desfibrilador implantável está indicado na prevenção primária de morte súbita em casos selecionados. Pacientes considerados para esta terapia devem aguardar em terapia médica otimizada pelo menos 40 dias pós infarto agudo do miocárdio e mais de 3 meses após revascularização do miocárdio.

Muitos pacientes apresentam critérios de indicação destas duas formas de terapia, e devem receber dispositivos combinados. A identificação de tecidos viáveis é de fundamental importância para o implante dos eletrodos, evitando-se o implante em tecidos fibróticos.[10]

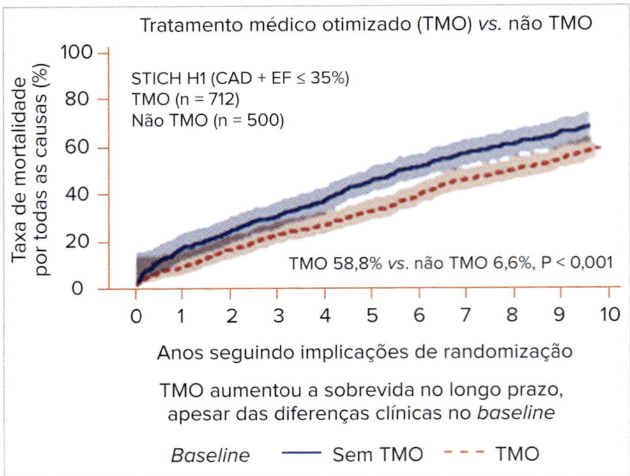

FIGURA 1

Redução de mortalidade por todas as causas com tratamento médico otimizado em pacientes portadores de doença arterial coronária (DAC) e fração de ejeção do ventrículo esquerdo (FEVE) < 35% em pacientes incluídos no estudo STICH. Fonte: Farsky et al., 2021.[9]

Cirurgia de revascularização do miocárdio

O único estudo randomizado prospectivo de CRM na disfunção ventricular grave é o estudo STICH,[11,12] com resultados de 5 e 10 anos publicados (Figura 2). A CRM está indicada em pacientes com doença arterial coronária passível de revascularização e disfunção ventricular grave (FEVE ≤ 35%), tendo sido demonstradas redução de mortalidade geral, mortalidade cardiovascular e a associação de hospitalização por causas cardiovasculares e mortalidade geral, com indicação classe I-B pela Sociedade Europeia de Cardiologia.[13]

O estudo STICH foi o primeiro estudo randomizado que comparou revascularização cirúrgica associada a terapia médica otimizada com terapia médica otimizada isolada em pacientes com FEVE ≤ 35% e doença arterial coronariana passível de revascularização miocárdica.[11] O estudo STICH randomizou 1.212 pacientes para terapia médica otimizada, isolada ou associada à CRM. Todos os pacientes foram submetidos a angiografia coronária para definir a extensão da doença coronariana. Pacientes portadores de lesão significativa de tronco de coronária esquerda, síndromes coronarianas agudas ou angina limitante foram excluídos do estudo. O desfecho primário do estudo foi a mortalidade por todas as causas, com dois desfechos secundários pré-especificados adicionais (mortalidade cardiovascular, combinação de mortalidade por todas as causas e hospitalização por causas cardíacas). Na publicação inicial com acompanhamento médio de 56 meses, a terapia médica associada à cirurgia de revascularização do miocárdio não resultou em redução significativa do no desfecho primário de mortalidade por todas as causas (36 *versus* 41%) pela análise *intention to treat*. Entretanto, quando avaliado por uma análise pré-especificada de pacientes que receberam o procedimento cirúrgico *vs.* pacientes que se mantiveram em tratamento clínico isolado, foi demonstrada uma redução significativa no desfecho primário de 30%. Esta análise foi possível porque a cirurgia é uma intervenção pontual no início do estudo, sendo que o benefício do procedimento cirúrgico só pode ser alcançado pelos indivíduos que realmente foram operados. Entretanto, o modo mais correto de avaliação estatística é o princípio de *intention to treat* em que os pacientes são acompanhados de acordo com a randomização.

Ao se transpor os resultados deste estudo para a prática clínica devemos lembrar que a cirurgia foi realizada em centros com maior capacitação técnica e que entre os critérios de inclusão há a possibilidade de a cirurgia ser passível de indicação. Portanto, pacientes nos quais o risco cirúrgico é muito elevado, quando o benefício é discutível e quando a cirurgia não pode ser considerada, não são incluídos no estudo, portanto estes resultados podem não se aplicar a esta população. As curvas de Kaplan-Meier de incidência de morte por todas as causas se separam após 2 anos de acompanhamento, portanto, em pacientes de alto risco operatório ou limitada expectativa de vida o tratamento clínico isolado se torna uma opção razoável.

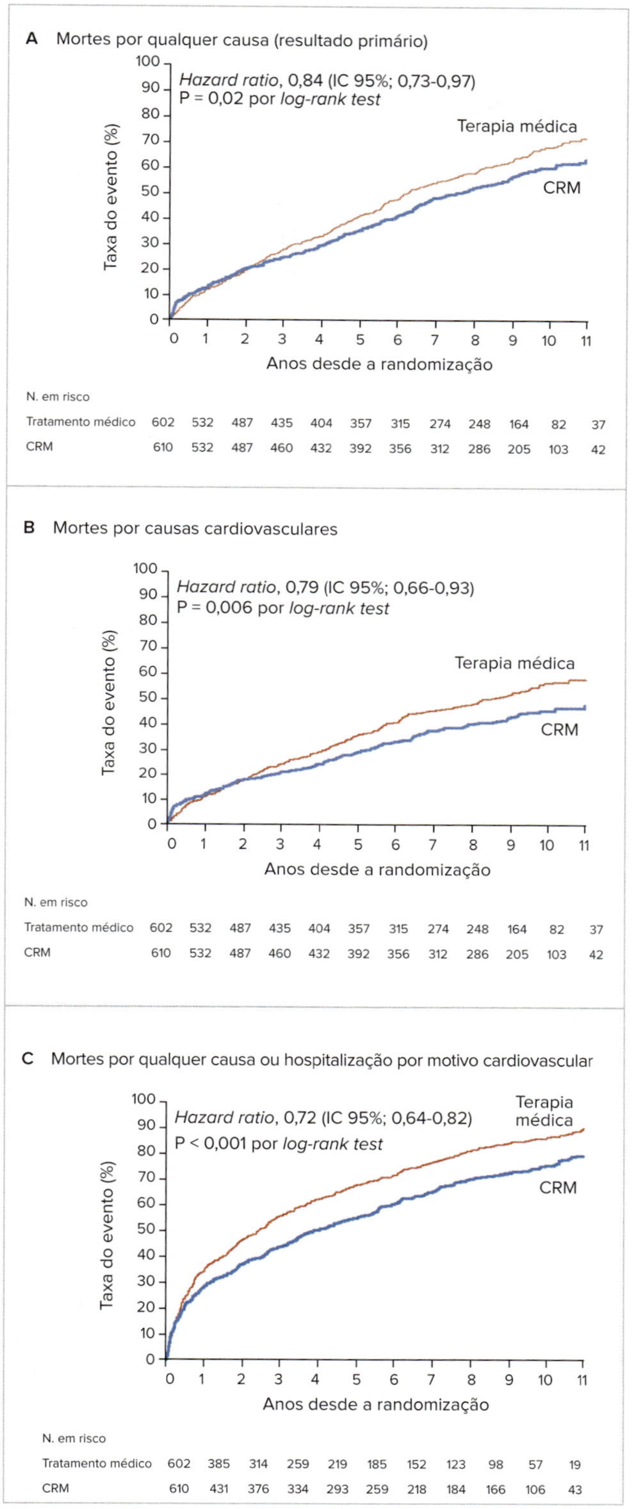

FIGURA 2

Curvas de sobrevida de Kaplan-Meier de mortalidade em 9,8 anos de acordo com tratamento cirúrgico ou clínico, morte por causas cardiovasculares e mortes por qualquer causa ou hospitalização por causas cardiovasculares. CRM: cirurgia de revascularização do miocárdio.

Em 2016, o estudo STICH de extensão do acompanhamento foi publicado, estendendo o acompanhamento para uma mediana de 9,8 anos na população do STICH.[14] Após 9,8 anos, o desfecho primário (mortalidade por todas as causas) foi significativamente menor no grupo CRM comparado com pacientes no grupo de terapia médica isolada (59 *versus* 66% [359 *versus* 398 pacientes]; *hazard ratio* [HR] 0,84; IC 95% 0,73-0,97). O grupo de CRM também apresentou reduções significativas nos desfechos secundários pré-especificados de mortalidade cardiovascular (40,5 *versus* 49,3%; HR 0,79; IC 95% 0,66-0,93) e a combinação de todas as causas de mortalidade com hospitalização cardiovascular (76,6 *versus* 87%; HR 0,72; IC 95% 0,64-0,82). Com base nessas reduções absolutas da mortalidade total e cardiovascular a longo prazo, está indicada a cirurgia de revascularização miocárdica associada a terapia farmacológica otimizada para pacientes com doença arterial coronariana e FEVE ≤ 35%.

Intervenção coronária percutânea (ICP) na miocardiopatia isquêmica

As diretrizes europeias[13] recomendam a cirurgia de revascularização preferencialmente à ICP. As diretrizes americanas[15] recomendam a CRM, mas não fornecem recomendações sobre ICP, favorecendo uma abordagem individualizada baseada em variáveis clínicas, magnitude da disfunção sistólica do VE, preferências do paciente, julgamento clínico e avaliação do *Heart Team*.

Não existem ainda estudos randomizados comparando ICP com tratamento clínico em pacientes com grave disfunção do VE e os estudos randomizados comparando-se CRM com ICP praticamente excluíram a disfunção grave do VE.

Uma metanálise com 21 estudos comparando as diferentes estratégias de revascularização em pacientes com FEVE ≤ 40% evidenciaram que a CRM estava associada com uma melhora na sobrevida (HR, 0,82; IC de 95%, 0,75-0,90), uma taxa mais baixa de infarto (HR, 0,50; IC de 95%, 0,36-0,68), e uma taxa mais baixa de revascularização subsequente (HR, 0,34; IC de 95%, 0,24-0,47). Sun et al.[15] publicaram no JAMA em 2020 uma análise de um coorte canadense com 4.794 pacientes com FEVE ≤ 35 que foram submetidos a CRM ou ICP e observaram que os pacientes que se submeteram a ICP em comparação com CRM tiveram taxas mais altas de mortalidade por todas as causas em 30 dias (4,8% *vs.* 4,0%), morte por doença cardiovascular (3,5% *vs.* 2,8%), MACE (19,8% *vs.* 8,3%), revascularização subsequente (10,9% *vs.* 3,2%) e hospitalização por MI (7,8% *vs.* 1,4%) ou IC (5,6% *vs.* 3,0%) (Figura 3).

O estudo ISCHEMIA tem uma análise publicado por Lopes et al.[16] envolvendo pacientes com antecedentes de insuficiência cardíaca ou disfunção do VE, sugerindo que nesta população uma abordagem invasiva inicial foi associada a melhor sobrevida livre de eventos.

O estudo REVIVED[17] (*REVascularisation for Ischaemic VEntricular Dysfunction*) é o primeiro ensaio clínico randomizado desenhado para avaliar a ICP na disfunção ventricular esquerda isquêmica, o qual ainda está em andamento.

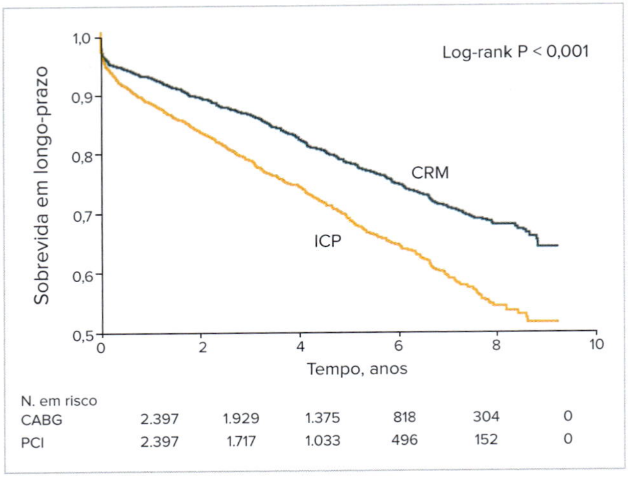

FIGURA 3

Estimativas de sobrevida após intervenção coronária percutânea (ICP) vs. cirurgia de revascularização do miocárdio (CRM) em pacientes de uma coorte canadense. Fonte: adaptada de Velazquez et al., 2016.[12]

Pesquisa de viabilidade miocárdica na decisão terapêutica

A revascularização miocárdica de tecido viável está associada a melhora da contratilidade regional e o grau de melhora da FEVE global está significativamente correlacionado com o número de segmentos que recuperam a função após a revascularização.[18] A quantidade e localização do tecido viável estão implicados na melhora da contratilidade regional e global, assim como o prognóstico. Tecido miocárdico viável em território de parede anterior é mais importante do que territórios basais.[3,19] Uma revisão de 29 estudos observacionais com 758 pacientes demonstrou que FEVE aumentou 8% após a revascularização quando a viabilidade miocárdica estava presente (37 *versus* 45%) mas não mudou na ausência de viabilidade.[20]

A melhora da contratilidade e da espessura miocárdica entre segmentos miocárdicos dilatados também foi demonstrada após a revascularização, embora essa melhora tenha sido limitada a segmentos em que a carga da cicatriz miocárdica detectada pelo realce tardio do gadolínio durante ressonância magnética (RMC) foi menor que 50% do miocárdio.[21]

A metanálise de Allman et al.[22] incluiu, em 2002, 24 estudos de viabilidade não randomizados envolvendo 3.088 pacientes com doença arterial coronariana e disfunção ventricular esquerda com FEVE média de 32%. Pacientes com viabilidade miocárdica tiveram uma redução significativa de 80% na mortalidade anual com revascularização (3,2% *versus* 16% com terapia medicamentosa), enquanto não houve diferença na mortalidade anual com revascularização em pacientes sem viabilidade miocárdica (mortalidade anual 7,7% *versus* 6,2% com terapia medicamentosa). Esta metanálise é baseada nos estudos iniciais de viabilidade miocárdica, que apresentam importantes limitações metodológicas. Estes estudos são em sua maioria retrospectivos, de centros únicos, em que a pesquisa de viabilidade e a decisão terapêutica foram influenciados pela própria presença de viabilidade, pelo risco cirúrgico e anatomia coronária. Estes fatores criam uma forte tendência para a indicação de cirurgia dos pacientes de menor risco e melhor prognóstico. Além destas limitações, foram estudados apenas os pacientes em que a viabilidade foi solicitada, portanto, os pacientes com lesões coronarianas graves, como lesão em artérias derradeiras, não foram incluídos. Pacientes com identificação de viabilidade miocárdica e que foram mantidos em tratamento clínico são possivelmente os pacientes de maior risco cirúrgico e pior prognóstico, nos quais qualquer estratégia de tratamento está associada a um prognóstico reservado.

O subestudo do STICH, com 601 pacientes, é o único estudo prospectivo randomizado.[23,24] A pesquisa de viabilidade era realizada após a randomização para tratamento cirúrgico ou clínico, portanto, não foi fator de bias para a escolha da estratégia da terapia a ser seguida.

Pacientes com viabilidade miocárdica apresentaram menores taxas de mortalidade em relação aos sem viabilidade miocárdica (HR 0,64; IC 95%; 0,48-0,86; P = 0,003). Entretanto, após ajuste de outras variáveis significativas em um modelo multivariado, o *status* pré-especificado de viabilidade não foi mais significativo (P = 0,21) (Figura 4).

Estes pacientes foram acompanhados por 10 anos, e não foi observada associação da viabilidade miocárdica com menor mortalidade em pacientes alocados para o tratamento cirúrgico. Foi observada uma discreta melhora da FEVE com viabilidade, independente da estratégia de tratamento cirúrgico ou clínico apenas, mas esta melhora não foi relacionada a redução de mortalidade.

O benefício da CRM foi independente da presença de isquemia ou viabilidade[23,25] (Figura 3). Fatores como risco cirúrgico, índice de volumes sistólicos e diastólicos, além da função ventricular foram significativamente superiores à viabilidade na identificação de pacientes com maior benefício do procedimento cirúrgico.

Apesar do racional biológico de viabilidade ser associado com melhora da função ventricular e prognóstico, não foi encontrada esta associação no estudo STICH, gerando uma importante discussão. O estudo STICH foi realizado na vigência de tratamento médico otimizado, e a sua importância pode ser demonstrada pela análise comparativa com o estudo de Allman,[22] em que os pacientes com viabilidade mantidos em tratamento clínico apresentaram mortalidade de 16% com uma FEVE média de 32,9%, enquanto no estudo STICH, com terapia médica otimizada, pacientes com disfunção ventricular ainda mais grave, caracterizados por FEVE = 26,7%, apresentaram menor mortalidade, de 7%. Além do tratamento médico, não ocorreu bias de seleção de pacientes.

Devemos lembrar que mesmo na ausência de viabilidade de determinados territórios, a preservação dos tecidos miocárdicos remanescentes pela revascularização miocárdica é de enorme importância para sobrevida do paciente.

A ausência de associação entre viabilidade miocárdica e CRM deve ser avaliada por três hipóteses: 1) não existe

A Morte por qualquer causa, de acordo com o a viabilidade miocárdica

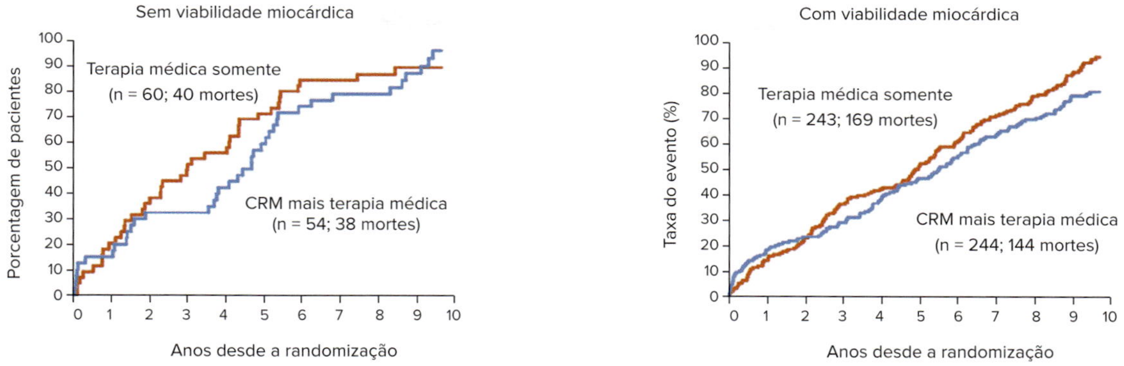

N em risco											
Terapia médica somente	60	51	44	39	35	29	24	22	21	14	11
CRM mais terapia médica	54	48	41	41	37	31	25	23	22	17	11

243	219	206	179	169	155	137	117	106	79	48
244	213	203	193	179	161	146	128	116	94	58

B Interação entre tratamento e viabilidade miocárdica

Subgrupo	N. de pacientes	N. de mortes	Terapia médica somente	CRM mais terapia médica	*Hazard ratio* ajustado (IC 95%)	P valor para interação
			10 anos Kaplan-Meier			
Sem viabilidade miocárdica	114	78	Incidência (%)	72,3	0,81 (0,50-1,31)	0,34
Com viabilidade miocárdica	487	313	69,8	59,6	0,70 (0,56-0,88)	

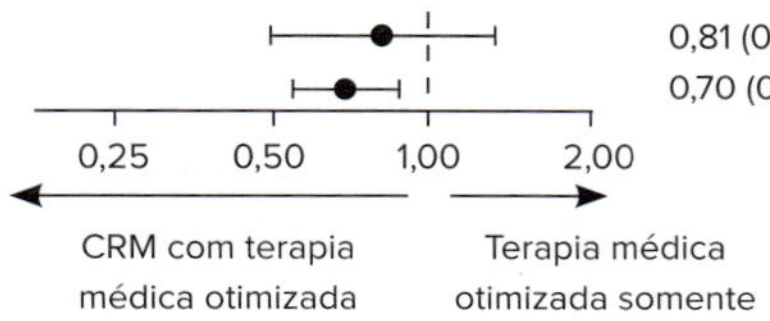

FIGURA 4

Curvas de sobrevida de Kaplan-Meier analisando a probabilidade de morte, de acordo com a presença de viabilidade miocárdica e o tratamento alocado. Não houve interação entre presença de viabilidade miocárdica e o benefício do tratamento cirúrgico. CRM: cirurgia de revascularização do miocárdio. Fonte: Sun et al., 2020;[15] Panza et al., 2019.[24]

associação entre viabilidade e redução de mortalidade com a CRM; 2) existe uma associação entre viabilidade miocárdica e revascularização, mas o estudo STICH não teve poder suficiente para sua demonstração; 3) existe sim um benefício, porém em decorrência do tratamento médico otimizado nos dois braços do estudo, este benefício é muito menor do que o esperado, e este menor benefício não pode ser identificado pelo estudo. Esta terceira hipótese parece ser a mais provável para os autores.

A Diretriz da European Society of Cardiology de 2018[13] coloca como recomendação II-B a avaliação rotineira de viabilidade para a decisão terapêutica

Quando devemos solicitar estudos de viabilidade?

Devemos lembrar que a viabilidade miocárdica identifica subgrupos de pacientes de alto risco que apresentam melhor resposta aos betabloqueadores e melhor resposta à terapia de ressincronização. É um importante indicador de melhor sobrevida. Entretanto, pacientes uniarteriais não foram adequadamente avaliados no estudo STICH, por não serem eventualmente passíveis de tratamento cirúrgico, critério de inclusão neste estudo. Quando avaliada a indicação de revascularização de uma artéria específica, como uma única oclusão da artéria descendente anterior, a presença ou não de viabilidade/isquemia é de fundamental importância para a decisão da estratégia a ser indicada.

Pacientes portadores de grave disfunção do VE, com artérias passíveis de revascularização e risco cirúrgico aceitável devem ter a CRM indicada independentemente da pesquisa de viabilidade miocárdica. A presença ou não de viabilidade não deve ser considerada pré-requisito para decisões sobre a estratégia terapêutica a ser indicada.

RESUMO

- Cardiomiopatia isquêmica é definida como disfunção ventricular grave por doença arterial coronária.
- A terapia farmacológica reduz significativamente a mortalidade neste grupo de pacientes.
- Nos pacientes portadores de cardiomiopatia isquêmica com artéria passíveis de revascularização e risco cirúrgico aceitável, a CRM deve ser indicada preferencialmente sobre a ICP.
- O estudo STICH, único randomizado, prospectivo e com terapia farmacológica contemporânea não demonstrou associação entre a viabilidade e o benefício da CRM na mortalidade, recomendando que viabilidade miocárdica não deve ser considerada determinante para a escolha da estratégia terapêutica médica ou cirúrgica.

Referências bibliográficas

1. Underwood SR, Bax JJ, vom Dahl J, Henein MY, Knuuti J, van Rossum AC, et al. Imaging techniques for the assessment of myocardial hibernation. Report of a Study Group of the European Society of Cardiology. Eur Heart J. 2004;25(10):815-36.
2. Shah BN, Khattar RS, Senior R. The hibernating myocardium: current concepts, diagnostic dilemmas, and clinical challenges in the post--STICH era. Eur Heart J. 2013;34(18):1323-36.
3. Chareonthaitawee P, Gersh BJ, Araoz PA, Gibbons RJ. Revascularization in severe left ventricular dysfunction: the role of viability testing. J Am Coll Cardiol. 2005;46(4):567-74.
4. Marcondes-Braga FG, Moura LAZ, Issa VS, Vieira JL, Rohde LE, Simoes MV, et al. Emerging Topics Update of the Brazilian Heart Failure Guideline - 2021. Arq Bras Cardiol. 2021;116(6):1174-212.
5. Faludi AA, Izar MCO, Saraiva JFK, Chacra APM, Bianco HT, Afiune AN, et al. Arq Bras Cardiol. 2017;109(2 Supl 1):1-76.
6. Authors/Task Force M, Guidelines ESCCfP, Societies ESCNC. 2019 ESC/EAS guidelines for the management of dyslipidaemias: lipid modification to reduce cardiovascular risk. Atherosclerosis. 2019;290:140-205.
7. Knuuti J, Wijns W, Saraste A, Capodanno D, Barbato E, Funck-Brentano C, et al. 2019 ESC Guidelines for the diagnosis and management of chronic coronary syndromes. Eur Heart J. 2020;41(3):407-77.
8. Cleland JG, Pennel D, Ray S, Murray G, MacFarlane P, Cowley A, et al. The carvedilol hibernation reversible ischaemia trial; marker of success (CHRISTMAS). The CHRISTMAS Study Steering Committee and Investigators. Eur J Heart Fail. 1999;1(2):191-6.
9. Farsky PS, White J, Al-Khalidi HR, Sueta CA, Rouleau JL, Panza JA, et al. Optimal medical therapy with or without surgical revascularization and long-term outcomes in ischemic cardiomyopathy. J Thorac Cardiovasc Surg. 2021.
10. Becker M, Zwicker C, Kaminski M, Napp A, Altiok E, Ocklenburg C, et al. Dependency of cardiac resynchronization therapy on myocardial viability at the LV lead position. JACC Cardiovasc Imaging. 2011;4(4):366-74.
11. Velazquez EJ, Lee KL, Deja MA, Jain A, Sopko G, Marchenko A, et al. Coronary-artery bypass surgery in patients with left ventricular dysfunction. N Engl J Med. 2011;364(17):1607-16.
12. Velazquez EJ, Lee KL, Jones RH, Al-Khalidi HR, Hill JA, Panza JA, et al. Coronary-artery bypass surgery in patients with ischemic cardiomyopathy. N Engl J Med. 2016;374(16):1511-20.
13. Neumann FJ, Sousa-Uva M, Ahlsson A, Alfonso F, Banning AP, Benedetto U, et al. 2018 ESC/EACTS Guidelines on myocardial revascularization. Eur Heart J. 2019;40(2):87-165.
14. Petrie MC, Jhund PS, She L, Adlbrecht C, Doenst T, Panza JA, et al. Ten--year outcomes after coronary artery bypass grafting according to age in patients with heart failure and left ventricular systolic dysfunction: an analysis of the extended follow-up of the STICH Trial (Surgical Treatment for Ischemic Heart Failure). Circulation. 2016;134(18):1314-24.
15. Sun LY, Gaudino M, Chen RJ, Bader Eddeen A, Ruel M. Long-term outcomes in patients with severely reduced left ventricular ejection fraction undergoing percutaneous coronary intervention vs coronary artery bypass grafting. JAMA Cardiol. 2020;5(6):631-41.
16. Lopes RD, Alexander KP, Stevens SR, Reynolds HR, Stone GW, Pina IL, et al. Initial Invasive Versus Conservative Management of Stable Ischemic Heart Disease in Patients With a History of Heart Failure or Left Ventricular Dysfunction: Insights From the ISCHEMIA Trial. Circulation. 2020;142(18):1725-35.
17. Perera D, Clayton T, Petrie MC, Greenwood JP, O'Kane PD, Evans R, et al. Percutaneous revascularization for ischemic ventricular dysfunction: rationale and design of the REVIVED-BCIS2 Trial: percutaneous coronary intervention for ischemic cardiomyopathy. JACC Heart Fail. 2018;6(6):517-26.
18. Carluccio E, Biagioli P, Alunni G, Murrone A, Giombolini C, Ragni T, et al. Patients with hibernating myocardium show altered left ventricular volumes and shape, which revert after revascularization: evidence that dyssynergy might directly induce cardiac remodeling. J Am Coll Cardiol. 2006;47(5):969-77.
19. Desideri A, Cortigiani L, Christen AI, Coscarelli S, Gregori D, Zanco P, et al. The extent of perfusion-F18-fluorodeoxyglucose positron emission tomography mismatch determines mortality in medically treated patients with chronic ischemic left ventricular dysfunction. J Am Coll Cardiol. 2005;46(7):1264-9.
20. Bax JJ, van der Wall EE, Harbinson M. Radionuclide techniques for the assessment of myocardial viability and hibernation. Heart. 2004;(90 Suppl 5):v26-33.
21. Kim RJ, Wu E, Rafael A, Chen EL, Parker MA, Simonetti O, et al. The use of contrast-enhanced magnetic resonance imaging to identify reversible myocardial dysfunction. N Engl J Med. 2000;343(20):1445-53.
22. Allman KC, Shaw LJ, Hachamovitch R, Udelson JE. Myocardial viability testing and impact of revascularization on prognosis in patients with coronary artery disease and left ventricular dysfunction: a meta-analysis. J Am Coll Cardiol. 2002;39(7):1151-8.
23. Bonow RO, Maurer G, Lee KL, Holly TA, Binkley PF, Desvigne-Nickens P, et al. Myocardial viability and survival in ischemic left ventricular dysfunction. N Engl J Med. 2011;364(17):1617-25.
24. Panza JA, Ellis AM, Al-Khalidi HR, Holly TA, Berman DS, Oh JK, et al. Myocardial viability and long-term outcomes in ischemic cardiomyopathy. N Engl J Med. 2019;381(8):739-48.
25. Panza JA, Holly TA, Asch FM, She L, Pellikka PA, Velazquez EJ, et al. Inducible myocardial ischemia and outcomes in patients with coronary artery disease and left ventricular dysfunction. J Am Coll Cardiol. 2013;61(18):1860-70.

Seção 10

Doença valvar

Capítulo 1

Profilaxia da febre reumática

Guilherme Sobreira Spina
Flávio Tarasoutchi
Luiz Francisco Cardoso

PONTOS-CHAVE

- A febre reumática (FR) é a mais prevenível das cardiopatias, bastando o adequado tratamento da amigdalite estreptocócica com antibióticos bactericidas.
- Atualmente, sua incidência continua alta no Brasil, com o fator agravante de que a maioria dos casos agudos é assintomática.
- Profilaxia primária deve ser feita com penicilina G benzatina intramuscular em dose única. Para pacientes alérgicos está indicada a eritromicina.
- Profilaxia secundária deve ser feita com penicilina G benzatina intramuscular a cada 21 dias. Para pacientes alérgicos, está indicada sulfadiazina 500 mg duas vezes ao dia.
- Pacientes com sequelas cardíacas graves devem manter a profilaxia secundária com penicilina pelo menos até os 40 anos, ou por toda a vida em caso de exposição ocupacional (trabalhadores em creches, escolas, hospitais etc.).
- A profilaxia secundária deve ser mantida mesmo após cirurgia cardíaca.

Introdução

A prevalência de FR e cardiopatia reumática crônica em uma determinada comunidade é reflexo do nível de cuidados preventivos primários e do acesso à saúde.[1] Em muitos países desenvolvidos a doença tornou-se rara, enquanto em muitos países subdesenvolvidos, como o Brasil, a cardiopatia reumática crônica permanece como a maior causa de doença cardíaca entre crianças e adultos jovens.[2]

A febre reumática continua a ter enorme impacto no sistema de saúde mesmo na secunda década do século XXI. Levantamento no Instituto do Coração do Hospital das Clínicas da Faculdade de Medicina da Universidade de São Paulo (InCor-HCFMUSP), com dados da fila cirúrgica de 2018 com 950 pacientes, mostra que 44% dos pacientes possuem valvopatia de etiologia reumática. Dos pacientes reumáticos, 42% têm cirurgia cardíaca prévia, percentagem bem maior que valvopatas de etiologia não reumática (26%). Desta forma, a população de valvopatas reumáticos continua muito significativa e conta com pacientes de alta complexidade.

A doença reumática, desta forma, acarreta um dos maiores custos para o Sistema Único de Saúde e para a comunidade em geral, pois acomete indivíduos muito jovens e frequentemente determina múltiplas internações hospitalares e cirurgias.[2] Segundo dados do Datasus,[3] nos últimos 10 anos tivemos uma média de 10.000 casos de febre reumática aguda por ano que necessitaram de internação hospitalar. Este valor é extremamente elevado, considerando que, entre as doenças cardiológicas, esta é a mais facilmente prevenível.[2]

Profilaxia primária da febre reumática

Para impedir que novos casos continuem surgindo, o mais importante é realizar adequadamente a profilaxia primária da FR, impedindo que os indivíduos suscetíveis contraiam a doença. Infecções (faringites e amigdalites) por estreptococos beta-hemolíticos do grupo A não diagnosticadas e não tratadas adequadamente podem causar um surto de FR em indivíduos sensíveis. Dessa forma, é necessário um esquema eficaz não só de tratamento, mas de prevenção das infecções pelos estreptococos.[2, 4]

Devemos lembrar que fatores socioeconômicos estão relacionados a essas infecções que desenvolvem a doença reumática. Classicamente, a FR é considerada uma doença derivada de más condições de vida da população, aglomerações e um sistema de saúde que não consegue dar à população assistência adequada. Portanto, o diagnóstico e o tratamento das infecções estreptocócicas dependem da melhoria dessas condições, especialmente entre a população de mais baixa renda, favoráveis à disseminação dos estreptococos (higiene precária, aglomerações e maior promiscuidade) e pelo difícil acesso ao sistema de saúde.[4] Um dos fatores que levaram ao declínio da FR na Europa e América do Norte foi o avanço da infraestrutura, combinado ao adequado sistema de tratamento de infecções estreptocócicas, com identificação e tratamento precoce dos portadores de amigdalites estreptocócicas.[2]

A profilaxia primária é baseada no diagnóstico precoce dos portadores de infecções de orofaringe pelos estreptococos beta-hemolíticos do grupo A e o tratamento com antibióticos bactericidas.[5] É essencial diagnosticar e iniciar o tratamento o mais breve possível, de preferência nos primeiros dias do quadro, pois a persistência do microrganismo por mais de uma semana acarretará, nos indivíduos suscetíveis, a sequência de reações imunológicas que poderá desenvolver o surto de febre reumática.[4]

O quadro clínico da amigdalite estreptocócica inclui dor de garganta, impedindo a deglutição, febre alta (geralmente mais de 38°C), adenopatia cervical e submandibular, e petéquias em palato e úvula. Geralmente não há secreção nasal ou tosse, sendo o diferencial feito com outras infecções das vias aéreas superiores, como as causadas por vírus. Podem ser realizados exames laboratoriais para o diagnóstico da estreptococcia, como a cultura de orofaringe (que normalmente tem baixa positividade) e os testes rápidos. Esses testes muitas vezes são de difícil obtenção e retardariam o tratamento adequado da estreptococcia, motivo pelo qual, em geral, em saúde pública o procedimento mais adequando é tratar com antibióticos todas as infecções de garganta com a mínima possibilidade de serem bacterianas. Esse regime mais agressivo de uso de antibióticos é adequado a situações de alta prevalência de estreptococos no ambiente ou em surtos epidêmicos de amigdalite aguda.[5]

O antibiótico de eleição para a profilaxia primária da febre reumática é a penicilina G benzatina em dose única de 600.000 UI para crianças de até 25 kg e 1.200.000 UI para pacientes acima desse peso, em injeção intramuscular profunda, em dose única. A grande vantagem desse regime é o seu baixo custo e grande eficácia, além da vantagem de não precisar repetir o tratamento. Considerando o tratamento por via oral, a droga de escolha é a amoxicilina[2,5] na dose de 875 mg de 12 em 12 horas para adultos e dose equivalente para crianças. Devemos lembrar que o tratamento antibiótico deve ser mantido por pelo menos 10 dias, com o objetivo de prevenir também a ocorrência de febre reumática. Devemos lembrar que as penicilinas ocupam lugar de destaque no combate às estreptococcias também pela ausência de resistência a estas drogas.

Um dos grandes dilemas atuais não só no Brasil como em todo o mundo é a escassez da penicilina G benzatina. Por ser antibiótico muito barato e eficaz, gerando pouco retorno financeiro às indústrias farmacêuticas, sofreu um processo de marginalização, com sua manufatura sendo realizada por empresas cada vez menores e incapazes de manter um suprimento regular. Além disso, a aplicação intramuscular da medicação requer técnica apurada a fim de se realizar uma única injeção com pouca dor. O desaparecimento de profissionais capacitados associado ao estigma da injeção tornou a medicação menos prescrita e desta forma menos atraente comercialmente. A solução para este dilema certamente envolve a participação de laboratórios estatais para garantir o suprimento desta medicação vital, de forma semelhante ao que é feito para os medicamentos para HIV.

Novos tratamentos para a amigdalite, por exemplo o uso de macrolídeos[6] ou cefalosporinas,[7-10] podem ser efetivos na erradicação do estreptococo, mas por serem medicamentos de alto custo têm seu emprego limitado na amigdalite estreptocócica, principalmente quando há um tratamento tão efetivo e de baixo custo disponível.

Para pacientes alérgicos à penicilina, podemos empregar o uso da eritromicina 10-12 mg/kg de 8 em 8 horas ou 500 mg de 6 em 6 horas, também durante 10 dias. As sulfas são inadequadas para o tratamento das amigdalites estreptocóccicas, pois não são bactericidas e assim não previnem a FR.[5,11] Outros antibióticos como azitromicina, claritromicina e clindamicina podem também ser empregados em caso de hipersensibilidade a penicilinas e cefalosporinas. Na Tabela 1 estão expostos os principais esquemas antibióticos empregados na profilaxia primária.

Para o diagnóstico de FR é necessário quadro clínico típico compatível, que geralmente se instala após a amigdalite, e não durante o ciclo da doença. Estudos clássicos em populações confinadas em quartéis mostraram que após um surto de amigdalites estreptocócicas apenas 3% dos infectados desenvolveram quadro clínico compatível com FR. Assim, não basta a estreptococcia, o paciente tem de ser suscetível à FR. Títulos elevados de ASLO apenas demonstram estreptococcia anterior, não fazem diagnóstico de FR.

TABELA 1 Prevenção da febre reumática

Agente	Dose	Via	Duração
Profilaxia primária			
Penicilina G benzatina	600.000 UI para pacientes < 27 kg 1.200.000 UI para pacientes ≥ 27 kg	IM	Dose única
Penicilina V	Crianças: 250 mg 2-3 vezes ao dia; adolescentes e adultos: 500 mg 2-3 vezes ao dia	VO	10 dias
Para pacientes alérgicos à penicilina			
Eritromicina	40 mg/kg/dia 2-4 vezes ao dia (máximo 1 g/dia)	VO	10 dias
Azitromicina	500 mg por 1 dia 250 mg por 2 dias;	VO	3 dias
	Crianças: 12 mg/kg 1 vez ao dia		5 dias
Claritromicina	250 mg 2 vezes ao dia	VO	10 dias
	Crianças: 7,5 mg/kg/dose (máximo 250 mg/dose), 2 vezes ao dia		10 dias
Clindamicina	600 mg 3 vezes ao dia < 70 kg: 7 mg/kg/dose 3 vezes/dia	VO	10 dias

IM = intramuscular; VO = via oral.

Profilaxia secundária da febre reumática

Nos pacientes com diagnóstico de febre reumática, está indicada a profilaxia secundária para a prevenção de novos surtos. O diagnóstico correto da patologia é fundamental e as melhores ferramentas para realizá-lo são a história clínica detalhada e o exame físico minucioso. Esse cuidado é fundamental para evitar que pacientes sem FR recebam profilaxia apenas por serem portadores de altos títulos de antiestreptolisina e para que pacientes com valvopatia grave não recebam a adequada profilaxia, a qual poderia melhorar o prognóstico do paciente a longo prazo.[2]

A droga de escolha é a penicilina G benzatina, nas mesmas doses de 600.000 UI para crianças com até 27 kg e 1.200.000 UI acima desse peso. A frequência das doses de penicilina é motivo de controvérsia e vem ganhando mais definição graças a muitos estudos comparando diversos regimes de profilaxia. Segundo a American Heart Association,[5] o uso de aplicações mensais seria adequado, reservando-se as aplicações a cada três semanas para localidades com alta incidência de FR ou de amidalites estreptocócicas. Entretanto, vários trabalhos mostram que, ao menos fora dos Estados Unidos e Europa, o regime de uma aplicação de penicilina a cada quatro semanas é inadequado.[12,13,14,15] Em nosso meio, pela alta prevalência de FR e de infecções estreptocócicas, não devemos usar aplicações mensais de penicilina benzatina por não proporcionarem proteção adequada aos portadores de doença reumática. O risco de recorrência com aplicações a cada quatro semanas é cinco vezes maior do que com aplicações a cada três semanas.[12]

Assim, a profilaxia secundária deve ser realizada com aplicações de penicilina G benzatina com intervalo máximo de três semanas. Considerando que o maior risco de recorrência da FR ocorre nos dois primeiros anos após o surto reumático, a penicilina deve ser administrada a cada 15 dias[2] nos dois primeiros anos após o surto e depois em intervalos de 21 dias. A preferência pelo regime de 15 em 15 dias nos dois primeiros anos deve-se ao fato de que neste período é maior a probabilidade de recorrência, e com aplicações quinzenais a reincidência é próxima a zero.[14] Para pacientes com alergia à penicilina está indicada a sulfadiazina,[2] na dose de 1 g/dia, sendo necessário o controle de possíveis quadros leucopênicos. Na Tabela 2 estão as principais medicações utilizadas na profilaxia secundária da FR.

Devemos sempre lembrar que a antibioticoterapia intramuscular é mais efetiva que aquela por via oral na prevenção de novos surtos reumáticos.[16]

Os critérios de suspensão da profilaxia são:[2] pacientes sem acometimento cardíaco, apenas com manifestação articular ou coreia "pura" – suspender aos 18 anos ou 5 anos após o surto reumático; pacientes com cardite durante o surto agudo que não apresentam sequelas tardias ou apresentam sequelas muito discretas – suspender aos 25 anos ou dez anos após o último surto reumático; pacientes nos quais é retirada a profilaxia e os sintomas retornam deverão ter profilaxia mantida por mais 5 anos. Pacientes com acometimento cardíaco, mesmo discreto, deverão ter profilaxia prolongada, de preferência por toda a vida, e quando isso não for possível, até a quinta década.[2,5]

Desde os primeiros trabalhos sobre a profilaxia, vários centros acadêmicos têm incentivado a formação de grupos para o acompanhamento da profilaxia secundária da FR. Esses centros acompanhariam os portadores de FR e seriam capazes de pesquisar ativamente os casos de absenteísmo, pois a falta de adesão entre adolescentes e famílias migrantes leva a uma grande incidência de recidivas. Em nosso meio, a Liga de Combate à Febre Reumática do HCFMUSP desenvolve desde 1955 trabalho de acompanhamento com especial atenção à orientação dos pacientes quanto ao correto uso da profilaxia[17] e cuidados globais ao paciente reumático, como a disponibilidade de serviço de odontologia integrado ao atendimento médico,[18] que é de extrema importância, visto que pacientes com FR têm pouco acesso a serviços de saúde e por isso, em geral, apresentam saúde bucal precária. A associação de infecções dentárias a lesões valvares reumáticas pode ter consequências graves, notadamente a endocardite infecciosa.

Duração da profilaxia antibiótica em pacientes com febre reumática

O risco aumenta com vários ataques prévios, enquanto diminui quanto maior for o intervalo desde o ataque mais recente. É importante considerar a probabilidade de adquirir uma infecção estreptocócica de trato respiratório superior. Entre os pacientes com aumento da exposição a infecções estreptocócicas estão crianças e adolescentes, pais de crianças jovens, professores, médicos, enfermeiras, outros profissionais de saúde em contato com crianças, recrutas militares e outros em ambientes cheios e fechados (aglomerações). Tem-se demonstrado um alto risco de recorrência em populações com dificuldades econômicas.

Médicos devem considerar cada situação individual quando determinam a duração adequada da profilaxia. Pacientes que tiveram cardite reumática são também de alto risco relativo de recorrência e provavelmente de manter um envolvimento cardíaco grave e crescente com cada reincidência. Por isso, pacientes que tiveram cardite reumática devem receber profilaxia antibiótica por longos períodos, talvez por toda a vida. A duração da profilaxia depende de haver ou não valvulopatia residual. A profilaxia deve ser mantida mesmo após a cirurgia valvular, incluindo colocação de prótese valvular. Pacientes que tiveram febre reumática sem cardite são consideravelmente de menor risco para envolvimento cardíaco com recorrência. Portanto, a profilaxia pode ser interrompida nesses indivíduos após vários anos. Em geral, a profilaxia deve continuar até 5 anos após o último ataque de febre reumática ou 21 anos de idade, de acordo com o tempo. A decisão de interromper ou reinstalar a profilaxia deve ser feita após discussão com o paciente dos potenciais riscos e benefícios além de cuidadosa consideração dos fatores de risco epidemiológicos citados anteriormente. Na Tabela 3 está a duração da profilaxia antibiótica na FR. Em pacientes que possuam exposição ocupacional ao estreptococo, como médicos, dentistas, enfermeiros, auxiliares de enfermagem, professores, trabalhadores em creches e que tenham sequelas graves decorrentes da FR, a profilaxia deve ser mantida enquanto persistir a exposição ocupacional. Dessa forma, pacientes com esse perfil devem manter a profilaxia enquanto estiverem atuando profissionalmente.

TABELA 2 Profilaxia secundária da febre reumática

Agente	Dose	Via
Penicilina G benzatina	1.200.000 UI a cada 2-3 semanas; crianças 600.000 UI a cada 2-3 semanas	IM
Penicilina V	250 mg 2 vezes ao dia	VO
Sulfadiazina	0,5 g uma vez ao dia para pacientes < 27 kg; 1 g uma vez ao dia para pacientes ≥ 27 kg	VO
Para pacientes alérgicos à penicilina e à sulfadiazina		
Eritromicina	250 mg 2 vezes ao dia	VO
Azitromicina	250 mg ao dia; crianças 5 mg/kg ao dia (máximo 250 mg/dia)	VO

IM = intramuscular; VO = via oral.

TABELA 3 Duração da profilaxia antibiótica em pacientes com febre reumática

Categoria	Duração
Febre reumática com cardite e sequela valvar	Pelo menos 10 anos após o último surto, ou até os 40 anos, algumas vezes por toda a vida
Febre reumática com cardite sem sequela valvar	10 anos ou até a idade adulta, o que for mais longo
Febre reumática sem cardite	5 anos ou até os 21 anos, o que for mais longo

Perspectivas

O maior desafio para o controle efetivo da FR é o desenvolvimento de uma vacina contra o estreptococo beta-hemolítico do grupo A. Essa vacina traz muitos desafios, sendo o principal deles identificar um peptídeo que ao mesmo tempo confira proteção e não desencadeie a reação imune tardia que causa a FR. No InCor-HCFMUSP, o grupo do Laboratório de Imunologia tem feito pesquisas relevantes sobre a fisiopatologia da FR[19] e trabalha atualmente para o desenvolvimento de vacina, que poderá ser o desenvolvimento que vai erradicar definitivamente as complicações tardias de infecções estreptocócicas, como a FR.

Referências bibliográficas

1. Massel B. Rheumatic fever and streptococcal infection: unraveling the mysteries of a dread disease. Cambridge: Harvard University Press; 1997.
2. Snitcowsky R. Rheumatic fever prevention in industrializing countries: problems and approaches. Pediatrics. 1996; 97(6 Pt 2):996-8.
3. Serviço de informações hospitalares SIH/SUS. Disponível em: <http://www.datasus.gov.br>. Acesso em:
4. Tanaka ACS. Febre reumática: critérios diagnósticos e tratamento. In: Timerman A, Cesar LAM (Eds.). Manual de Cardiologia – SOCESP. São Paulo: Atheneu; 2000.
5. Dajani A, Taubert K, Ferrieri P, Peter G, Shulman S. Treatment of acute streptococcal pharyngitis and prevention of rheumatic fever: a statement for health professionals. Committee on Rheumatic Fever, Endocarditis, and Kawasaki Disease of the Council on Cardiovascular Disease in the Young, the American Heart Association. Pediatrics. 1995; 96(4 Pt 1):758-64.
6. Hooton TM. A comparison of azithromycin and penicillin V for the treatment of streptococcal pharyngitis. Am J Med. 1991;91:23S.
7. Pichichero ME, Margolis PA. A comparison of cephalosporins and penicillin in the treatment of group A streptococcal pharyngitis: a meta-analysis supporting the concept of microbial copathogenicity. Pediatr Infect Dis J. 1991;10:275.
8. Still J G. Management of pediatric patients with group A beta-hemolytic Streptococcus pharyngitis: treatment options. Pediatr Infect Dis J. 1995;14:S57.
9. Block SL, Hedrick JA, Tyler RD. Comparative study of the effectiveness of cefixime and penicillin V for the treatment of streptococcal pharyngitis in children and adolescents. Pediatr Infect Dis J. 1992;11:919.
10. Dajani AS, Kessler SL, Mendelson R. Cefpodoxime proxetil vs penicillin V in pediatric streptococcal pharyngitis/tonsillitis. Pediatr Infect Dis J. 1993; 12:275.
11. Markowitz M, Gerber MA, Kaplan EL. Treatment of streptococcal pharyngotonsillitis: reports of penicillin's demise are premature. J Pediatr. 1993; 123:679.
12. Lue HC, Wu MH, Wang JK, Wu FF, Wu YN. Three-week versus four-week administration of benzathine penicillin G: effects on incidence of streptococcal infections and recurrences of rheumatic fever. Pediatrics. 1996;97(6 Pt 2):984-8.
13. Oran B, Tastekin A, Karaaslan S, Bas L, Aycicek A, Ceri A, Sutcu A, Erkul I. Prophylactic efficiency of 3-weekly benzathine penicillin G in rheumatic fever. Indian J Pediatr. 2000;67(3):163-7.
14. Kassem AS, Madkour AA, Massoud BZ, Zaher SR. Benzathine penicillin G for rheumatic fever prophylaxis: 2-weekly versus 4-weekly regimens. Indian J Pediatr. 1992;59(6):741-8.
15. Lue HC, Wu MH, Wang JK. Long-term outeome of patients with rheumatic fever receiving benzathine penicillin G prophylaxis every three weeks versus every four weeks. J. Pediatr. 1994;125:812.
16. Manyemba J, Mayosi BM. Intramuscular penicillin is more effective than oral penicillin in secondary prevention of rheumatic fever – a systematic review. S Afr Med J. 2003;93(3):212-8.
17. Weiller C, Dias K, Spina GS, Pedrotti C, Zambon L, Pavani L, Grinberg M. Consulta coletiva na Liga de Combate à Febre Reumática: uma ferramenta bioética para educação em saúde In: 58° Congresso Brasileiro de Cardiologia, 2003, Salvador. Arq Bras Cardiol. 2003;81:118.
18. Moscardi MF, Andrade ACP, Accorsi TAD, Zanbon L, Pedrotti CES, Prado EFGB, Spina GS Atendimento odontológico na Liga de Combate à Febre Reumática: uma experiência de integração multidisciplinar. In: 25° Congresso da Sociedade de Cardiologia do Estado de São Paulo, 2004, Campos do Jordão. Revista da Sociedade de Cardiologia do Estado de São Paulo 2004; 14:119.
19. Guilherme L, Kalil J. Rheumatic fever: from sore throat to autoimmune heart lesions. Int Arch Allergy Immunol. 2004;134:56-64.

Capítulo 2

Estenose aórtica

Alberto Takeshi Kiyose
Valdir Ambrósio Moisés

PONTOS-CHAVE

- A estenose valvar aórtica (EAo) é doença de grande importância epidemiológica nos últimos anos. Os sintomas clássicos da EAo são dispneia, angina e síncope induzida pelo esforço. A avaliação é clínica, complementada pela ecocardiografia, que, no paciente com estenose aórtica sintomática, é fundamental na diferenciação dos subtipos com gradiente de pressão elevado, com gradiente de pressão baixo e baixo fluxo por fração de ejeção reduzida e gradiente de pressão baixo com fração de ejeção normal ou baixo fluxo paradoxal.
- Nos pacientes com EAo grave, a presença de sintomas e/ou a disfunção ventricular esquerda são marcadores prognósticos e indicam a necessidade de tratamento cirúrgico ou com intervenção percutânea.
- Os pacientes assintomáticos com EAo grave devem ter conduta individualizada na dependência de critérios de risco. A estratificação de risco deve ser realizada de rotina. Os pacientes assintomáticos com preditores de rápida progressão para sintomas devem ser considerados candidatos à cirurgia ou implante transcateter.
- Independente do risco cirúrgico, o implante transcateter de prótese biológica deve ser considerado como opção terapêutica após análise do *Heart Team*. Pacientes inoperáveis, acentuada fragilidade ou expectativa de vida menor que um ano devem ser encaminhados para cuidados paliativos.

Introdução

A estenose valvar aórtica (EAo) é caracterizada pela obstrução à passagem do fluxo sanguíneo da via de saída do ventrículo esquerdo (VSVE) para a aorta. As principais causas são a doença reumática, degenerativa (aterosclerótica) e congênita (valva aórtica [VAo] bicúspide).[1-4] Nos países desenvolvidos, as causas degenerativa e congênita são as mais prevalentes, enquanto em países em desenvolvimento, como o Brasil, a causa reumática também é frequente.[5]

A EAo está associada ao envelhecimento populacional. De acordo com projeções do Instituto Brasileiro de Geografia e Estatística (IBGE), em 50 anos, a população brasileira acima de 75 anos representará aproximadamente 10% do total populacional.[6] Cerca de 3% da população acima de 75 anos apresenta EAo grave de causa degenerativa.[7] Deriva-se, portanto, a importância epidemiológica da EAo nos próximos anos.

Fisiopatologia

Independentemente da causa da EAo, em comum há o processo de calcificação dos folhetos valvares e redução progressiva da área do orifício valvar. Na evolução da doença a redução progressiva da área valvar determina a hipertrofia ventricular esquerda (HVE), inicialmente com manutenção da função sistólica. A hipertrofia é um mecanismo adaptativo do miocárdio em resposta à sobrecarga de pressão imposta pela EAo. Em última análise, a HVE garante uma maior eficiência contrátil, fundamental nesse contexto. Além disso, a HVE permite que o paciente seja assintomático por um período variável. Entretanto, com o tempo, os mecanismos adaptativos do miocárdio atingem um limite, ocorrendo desequilíbrio entre os compartimentos muscular, intersticial e vascular, resultando em isquemia e dano miocárdico. Há progressiva disfunção ventricular, inicialmente diastólica. Na fase final, observa-se disfunção sistólica.[8,9] O início dos sintomas geralmente está associado à mudança da fase adaptada para a fase desadaptada da doença, não necessariamente representada pela disfunção ventricular sistólica. De fato, a maioria dos pacientes com EAo que desenvolvem sintomas apresenta função ventricular sistólica normal e disfunção diastólica evidente.[9]

Quadro clínico

Pacientes com EAo podem permanecer assintomáticos por um período variável. Na maioria dos casos, os sintomas aparecem na fase avançada da doença. Os sintomas clássicos são dispneia, angina e síncope induzidas pelo esforço. O advento de sintomas é um marcador de gravidade, com implicação prognóstica. A sobrevida dos pacientes que desenvolvem angina é de 50% em 5 anos; aqueles que desenvolvem síncope têm sobrevida média de 50% em 3 anos; já os pacientes que apresentam sintomas de insuficiência cardíaca apresentam sobrevida ainda menor, sendo de 50% em 2 anos.[1-3,10,11]

O exame físico revela sopro sistólico ejetivo, rude, de intensidade em "crescendo-decrescendo" (Figura 1). Na esclerose aórtica em que não há comprometimento hemodinâmico significativo, o pico sistólico do sopro é precoce e os pulsos periféricos de amplitude normal. Com a progressão da doença o sopro se torna mais intenso com pico sistólico mais tardio e frêmito palpável. A segunda bulha geralmente é hipofonética e os pulsos periféricos apresentam-se reduzidos em amplitude e velocidade de ascensão ("*pulsus parvus et tardus*"). Pode haver irradiação do sopro para fúrcula esternal e região carotídea. Quando há calcificação intensa na VAo, pode ocorrer o fenômeno de Gallavardin (sopro sistólico de alta frequência audível em região de ápice cardíaco, produzido pela irradiação do sopro de estenose aórtica muito calcificada), que pode ser confundido com o sopro de regurgitação mitral, mas que, diferentemente desse último, não apresenta irradiação para a axila. Ainda no exame físico, a presença de frêmito pode indicar maior gravidade da lesão valvar.

A avaliação do paciente com EAo é composta por anamnese criteriosa (sintomas definem gravidade e conduta), exame físico e exames complementares com destaque para a ecocardiografia (ver seção "Exames complementares").

Exames complementares, diagnóstico e estágios da EAo

O eletrocardiograma do paciente com estenose aórtica importante deve demonstrar HVE, às vezes com infradesnivelamento do segmento ST e ondas T negativas. É descrito que o eletrocardiograma pode ser normal em até 15% dos casos de estenose aórtica importante. A radiografia de tórax pode mostrar cardiomegalia nas fases mais avançadas da doença e sinais de congestão pulmonar.

Entre os métodos de imagem, a ecocardiografia é o mais utilizado. A técnica confirma o diagnóstico, identifica as possíveis causas e avalia a gravidade e a repercussão cardíaca da doença. Com ecocardiografia Doppler notam-se redução da mobilidade e da abertura valvar e aumento da velocidade do fluxo; o gradiente sistólico máximo deve ser de ao menos 25 mmHg.[12] Na estenose aórtica reumática, a técnica identifica aumento da espessura, graus variáveis de fusão e calcificação. A estenose aórtica degenerativa caracteriza-se por rigidez valvar e restrição da abertura, decorrentes de graus variáveis de calcificação; usualmente não há fusão entre as comissuras. A VAo bivalvular (ou bicúspide) caracteriza-se ao ecocardiograma pela observação de duas válvulas, ou três com fusão entre duas. A calcificação intensa dificulta a identificação de valva bi ou trivalvular.[12,13]

A gravidade da estenose aórtica pode ser avaliada inicialmente com as medidas da área valvar, do gradiente sistólico médio e da velocidade máxima do fluxo.[2,3,14] Os valores desses parâmetros obtidos em repouso são habitualmente suficientes; recomenda-se também avaliar o grau de calcificação como um indicador de gravidade e prognóstico.[3] A velocidade máxima do fluxo transvalvar aórtico durante a sístole e os gradientes de pressão, máximo e médio, são medidos com Doppler contínuo (Figura 2). Os sistemas de ecocardiografia calculam o gradiente sistólico máximo de pressão com a equação de Bernoulli simplificada (gradiente de pressão = $4 \times v^2$; v: velocidade máxima). Para obter o gradiente médio, deve-se medir a velocidade média (Figura 2).

Para estimar a área valvar aórtica (AVA), podem ser usados o método da planimetria e o da equação de continuidade. O método da planimetria com o ecocardiograma transtorácico consiste na medida direta da abertura valvar máxima no plano paraesternal transversal.[14] É limitado se a imagem perpendicular for difícil ou houver calcificação valvar intensa.[3,14] A

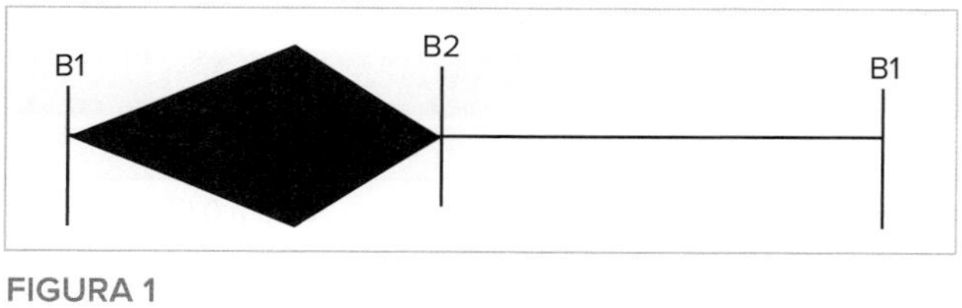

FIGURA 1

Representação gráfica do sopro de estenose aórtica durante o ciclo cardíaco.

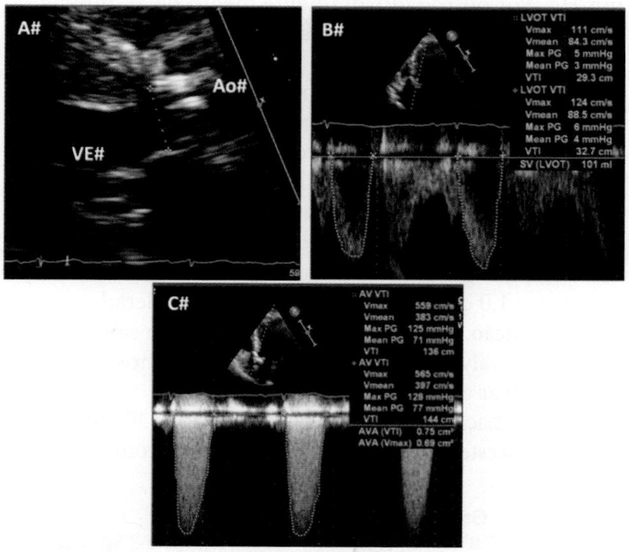

FIGURA 2

A: medida do diâmetro da via de saída do ventrículo esquerdo; B: medida da integral da velocidade do fluxo da via de saída do ventrículo esquerdo; C: medida da velocidade máxima, integral da velocidade e do gradiente médio através da valva aórtica. As medidas são usadas para calcular a área efetiva de abertura da valva aórtica.

planimetria com ecocardiografia transesofágica pode ser melhor, em particular com a técnica tridimensional.[14] Entretanto, o método mais recomendado para o cálculo da AVA é o da equação de continuidade pela ecocardiografia bidimensional transtorácica com Doppler. A equação pode ser escrita da seguinte forma:

$$AVA = \pi\,(D/2)^2 \times VTI_{VSVE}/VTI_{VAo}$$

Nessa equação, D é o diâmetro da VSVE e VTI é a integral da velocidade em função do tempo, obtida com Doppler pulsátil na VSVE e com o Doppler contínuo na VAo (Figura 2).[14] Em algumas situações clínicas recomenda-se indexar a área valvar pela superfície corporal do paciente. A ecocardiografia tridimensional pode também ser usada para medida da área valvar pela planimetria ou com a equação de continuidade.[15,16]

Um parâmetro adicional na avaliação da gravidade da estenose aórtica é a relação entre a integral da velocidade (VTI) do fluxo na VSVE e na valva aórtica. É útil nos pacientes em que a medida do diâmetro da via de saída for limitada para cálculo da área valvar.[3,14] A velocidade máxima do fluxo sistólico através da VAo é outro parâmetro para avaliar a gravidade. Os parâmetros descritos auxiliam a classificar a gravidade da estenose aórtica (Tabela 1). Apesar dessa classificação, não é incomum haver discrepâncias entre os parâmetros ecocardiográficos. Os valores de corte de cada grau da estenose aórtica variam entre as diretrizes e podem, em parte, ser os responsáveis por algumas das discrepâncias.[1,3,17] Com base na área valvar pela equação de Gorlin, e também em estudos com ecocardiografia Doppler, AVA de 1,0 cm² (estenose importante) em geral associa-se com gradiente médio de 26 mmHg. Por outro lado, gradiente médio de 40 mmHg ou mais, sugerido como de estenose importante, associa-se com área valvar de 0,81 cm².[17]

Quando há certa discrepância à ecocardiografia, as medidas devem ser revistas e os novos valores reavaliados. Se estiverem corretas, algumas condições fisiológicas podem justificar a discrepância. Condições de alto débito na VSVE como anemia, associação de insuficiência aórtica ou fístulas podem justificar a medida de velocidade máxima acima de 4,0 m/s, sugestiva de estenose importante, e área valvar maior que 1,0 cm², sugestiva de estenose moderada ou leve. Nessa situação, recomenda-se rever o grau de calcificação e a dinâmica valvar e estabelecer o grau de estenose com base na área valvar e na relação de velocidades.[14]

A combinação de gradiente médio inferior a 40 mmHg, que indica que a estenose não deve ser importante, com área valvar abaixo de 1,0 cm², compatível com estenose importante, sugere estenose aórtica com baixo débito e baixo gradiente, e pode ocorrer com fração de ejeção do VE preservada ou diminuída. Nesse tipo de discrepância, recomenda-se calcular o volume ejetado na sístole, que é considerado diminuído se abaixo de 35 mL/m².[18] Se a fração de ejeção do VE for muito diminuída, é importante diferenciar entre disfunção sistólica decorrente de estenose aórtica importante e de doença miocárdica de outra causa associada com estenose aórtica leve ou moderada.[3,14] Essa diferenciação pode ser feita com as medidas da área valvar, do gradiente médio e da relação de velocidades antes e durante a infusão de dobutamina em doses progressivas até no máximo 20 μg/kg/min.[3,14] Considera-se estenose aórtica importante e responsável pela disfunção sistólica do VE se a área valvar variar menos de 0,3 cm² e for associada a aumento significativo do gradiente transvalvar médio. Quando esses dados forem acompanhados de aumento de ao menos 20% do volume ejetado e da fração de ejeção, possivelmente há reserva contrátil miocárdica. Tem sido descrito que a ausência de reserva contrátil relaciona-se com prognóstico adverso sob tratamento clínico ou cirúrgico.[19] Por outro lado, se a área valvar variar em mais de 0,3 cm² e o aumento no gradiente médio for pequeno, apesar do aumento do volume ejetado, a estenose não deve ser importante e a disfunção ventricular deve ter outra causa.[3,14] Se a fração de ejeção do VE estiver preservada, a situação é chamada estenose aórtica importante com baixo fluxo e baixo gradiente paradoxal, que é mais frequente em mulheres idosas, com superfície corporal pequena e com diagnóstico de hipertensão arterial.[19,20] O baixo débito (volume ejetado abaixo de 35 mL/m²) nessa condição clínica pode ocorrer em razão da disfunção diastólica.[20]

Outros métodos diagnósticos podem auxiliar na avaliação dos pacientes com estenose aórtica. O teste de esforço com eletrocardiograma pode ser usado em pacientes com estenose aórtica importante sem sintomas para avaliar a capacidade física ou detectar sintomas.[1,3,21,22] (Ver seção "Estenose aórtica grave em pacientes assintomáticos".)

À tomografia computadorizada, o grau de calcificação auxilia na análise da gravidade da estenose e tem relação com o prognóstico; escore de cálcio > 1300 UA em mulheres e > 2000 em homens são compatíveis com estenose importante. A técnica permite também estimar a área valvar.[51] Nos pacientes com indicação de troca valvar e risco cirúrgico intermediário ou baixo, a técnica é útil na identificação de doença arterial coronariana.[2]

A ressonância magnética cardíaca pode ser a alternativa não invasiva para estimar a gravidade da estenose pela

TABELA 1 Gravidade da estenose aórtica[3]

Classificação	$V_{máx}$ (m/s)	$\Delta P_{méd}$ (mmHg)	AVA (cm²)	AVAi (cm²/m²)	VSVE/VAo
Discreta	2,6 a 2,9	< 20	> 1,5	> 0,85	> 0,50
Moderada	3,0 a 3,9	20 a 39	1,0 a 1,5	0,60 a 0,85	0,25 a 0,50
Importante	≥ 4,0	≥ 40	< 1,0	< 0,60	< 0,25

AVA: área valvar aórtica; AVAi: área valvar aórtica indexada pela superfície corporal; $V_{máx}$: velocidade máxima; VSVE/VAo: relação da integral velocidade do fluxo da via de saída do ventrículo esquerdo com a do fluxo na valva aórtica; ΔP: gradiente de pressão.

planimetria da área valvar e avaliar a função sistólica do VE nos pacientes em que a qualidade das imagens à ecocardiografia com Doppler não for adequada.[3] Além disso, quanto maior o grau de fibrose miocárdica do VE pela ressonância magnética, pior o prognóstico.[3]

O uso do cateterismo cardíaco na análise da gravidade da doença é restrito aos pacientes em que os métodos não invasivos forem inconclusivos ou tecnicamente difíceis de serem realizados.[1-3] Por outro lado, a cinecoronariografia deve ser indicada nos pacientes com indicação de cirurgia da estenose aórtica e que tenham risco moderado ou alto de doença coronariana; neste grupo estão as mulheres após a menopausa e os homens com mais de 40 anos.[1-3]

Tratamento

A decisão da conduta médica em pacientes com EAo leva em consideração a tríade sintomas, gravidade da lesão valvar e função sistólica de VE. A fim de caracterizar o ponto da história natural em que se encontra o paciente com EAo, a diretriz americana propôs uma nova classificação para definir estágios e gravidade da EAo,[2] com base em anatomia valvar, parâmetros da hemodinâmica valvar (área valvar, velocidade e gradiente), repercussão anatômica ou funcional para o coração e a existência ou não de sintomas. Essa classificação é útil na orientação terapêutica. A Tabela 2 sumariza essa classificação. Para orientar a decisão entre manter seguimento clínico e indicação de cirurgia ou intervenção a diretriz brasileira de valvopatias de 2020 sugere uma sequência que se inicia com a avaliação da gravidade seguida da análise da causa, presença de sintomas ou não, e fatores complicadores.[49]

Os pacientes com EAo leve ou moderada (estágio B da diretriz americana) em geral não têm sintomas. Nesta situação recomenda-se o seguimento clínico com visitas periódicas de 2 a 3 anos ou anual, respectivamente, sem necessidade de tratamento medicamentoso específico. Não há evidências que o uso de estatinas seja benéfico para prevenção da progressão da lesão valvar aórtica, mesmo nos pacientes com EAo degenerativa. Deve-se manter o tratamento das comorbidades e orientar sobre a profilaxia de endocardite infecciosa e de febre reumática conforme necessário. Pacientes com estenose aórtica moderada podem ser considerados para cirurgia da valva (classe IIa, nível de evidência B) caso necessitem revascularização miocárdica cirúrgica, cirurgia de outra valva ou da aorta.[47]Entre os pacientes com estenose aórtica importante, estima-se que em torno de 50% não tenham sintomas no momento do diagnóstico (estágio C da diretriz americana). Nesta situação clínica há pacientes com fração de ejeção do ventrículo esquerdo reduzida, ou seja, inferior a 50% (estágio C2 da diretriz americana) e que configura um complicador conforme a diretriz brasileira de valvopatia. A estes pacientes recomenda-se o tratamento cirúrgico.

Aos pacientes com estenose aórtica importante sem sintomas e com fração de ejeção do ventrículo esquerdo preservada, ou seja, acima de 50% (estágio C1 da diretriz americana), e sem outros complicadores conforme a diretriz brasileira, recomenda-se manter em seguimento ambulatorial com visitas a cada seis meses e aguardar aparecimento de sintomas ou complicadores. Nestes pacientes muitas vezes é difícil ter certeza que o paciente de fato não tem sintomas; para ajudar nesta análise o teste ergométrico tem se mostrado seguro e eficaz conforme uma metanálise publicada há alguns anos.[36] O teste é considerado positivo nesses pacientes se ocorrerem sintomas como dispneia, dor precordial ou síncope, capacidade funcional limitada, ou incapacidade de aumentar a pressão arterial sistólica em mais de 20 mmHg ou queda de mais de 10 mmHg e taquicardia ventricular sustentada ou com pelo menos 4 batimentos; o infradesnivelamento do segmento ST em mais de 2 mm também é considerado, embora com baixa especificidade. O teste ergométrico nesta condição clínica tem indicação IIa, nível de evidência B.[49] Deve-se salientar que o teste ergométrico não é recomendado aos pacientes com sintomas ou naqueles com estenose aórtica crítica (ver a seguir).

Embora sem sintomas, a indicação de cirurgia nos pacientes com estenose aórtica importante e fração de ejeção reduzida ou com teste ergométrico alterado se justifica devido ao prognóstico pior em termos de eventos e mortalidade.[49] Os pacientes com estenose aórtica importante sem sintomas tem recomendação de cirurgia da valva, classe I nível de evidência B, caso necessitem outras intervenções cirúrgicas como revascularização miocárdica, cirurgia de outra valva ou da aorta.[49] Outra condição no grupo de pacientes sem sintomas com fração de ejeção preservada é a chamada estenose aórtica muito grave, ou crítica, que também tem recomendação classe IIa de cirurgia; esta se caracteriza por área valvar inferior a 0,7 cm^2, gradiente médio superior a 60 mmHg e velocidade sistólica máxima superior a 5 m/s.[49] Outros fatores também podem indicar risco maior e auxiliarem na decisão de intervenção ou não.[8,9,21,30,31,33-35,37] São eles: a calcificação valvar excessiva avaliada pelo escore de cálcio na tomografia (ver acima em exames complementares), o aumento progressivo da velocidade do fluxo sistólico transvalvar e o aumento acentuado da espessura miocárdica. A elevação do BNP é um marcador de insuficiência cardíaca subclínica e descompensação ventricular esquerda e considerado um preditor de início dos sintomas. O grau de fibrose miocárdica à ressonância magnética também é sinal de comprometimento maior do ventrículo esquerdo na estenose aórtica importante.

Nos pacientes sintomáticos, com EAo grave (estágio D da diretriz americana), o tratamento indicado é a troca valvar por cirurgia ou por implante percutâneo de prótese biológica. O tratamento cirúrgico é realizado com a troca da VAo por uma prótese que pode ser biológica ou metálica por toracotomia (esternotomia) e uso de circulação extracorpórea.

Nos últimos anos o implante percutâneo de válvula aórtica (TAVI) surgiu como uma opção no tratamento de pacientes com EAo grave com sintomas. Inicialmente foi utilizada em pacientes de alto risco cirúrgico ou inoperáveis. Trata-se de procedimento realizado mais frequentemente por via arterial femoral com colocação de prótese biológica de três folhetos ancorada em uma estrutura aramada. A principal vantagem do TAVI é permitir a troca de valva aórtica sem a necessidade de toracotomia e circulação extracorpórea. Hoje o TAVI é uma opção bem estabelecida para tratamento de estenose aórtica

TABELA 2 Estágios e gravidade da estenose aórtica de acordo com a American Heart Association[2]

Estágio	Definição	Anatomia valvar	Hemodinâmica valvar	Repercussões hemodinâmicas	Sintomas
A	Em risco de EAo	Valva aórtica bicúspide, alterações congênitas da valva aórtica, esclerose valvar aórtica	$V_{máx}$ < 2 m/s	Nenhuma	Nenhum
B	EAo progressiva	Calcificação valvar leve a moderada, alterações reumáticas na valva (fusões comissurais)	EAo leve: $V_{máx}$ 2,0 a 2,9 m/s, ou GradMed < 20 mmHg EAo moderada: $V_{máx}$ 3,0 a 3,9 m/s, ou GradMed 20 a 39 mmHg	Disfunção diastólica do VE, FEVE normal	Nenhum
C: EAo grave em paciente assintomático					
C1	EAo grave no paciente assintomático, FEVE normal	Calcificação valvar intensa, com redução significativa da abertura valvar aórtica	$V_{máx}$ ≥ 4 m/s GradMed ≥ 40 mmHg AVA ≤ 1,0 cm^2 AVAI ≤ 0,6 cm^2/m^2 EAo muito grave: $V_{máx}$ ≥ 5 m/s GradMed ≥ 60 mmHg	Disfunção diastólica do VE, HVE leve, FEVE normal	Nenhum, e o teste de esforço pode ser considerado para confirmar *status* funcional
C2	EAo grave no paciente assintomático, FEVE reduzida	Calcificação valvar intensa, com redução significativa da abertura valvar aórtica	$V_{máx}$ ≥ 4 m/s GradMed ≥ 40 mmHg AVA ≤ 1,0 cm^2 AVAI ≤ 0,6 cm^2/m^2	FEVE < 50%	Nenhum
D: EAo grave sintomática					
D1	EAo grave sintomática com gradiente elevado	Calcificação valvar intensa, com redução significativa da abertura valvar aórtica	$V_{máx}$ ≥ 4 m/s GradMed ≥ 40 mmHg AVA ≤ 1,0 cm^2 AVAI ≤ 0,6 cm^2/m^2	Disfunção diastólica do VE, HVE. Possibilidade de hipertensão pulmonar	Dispneia aos esforços e/ou menor tolerância ao exercício, angina aos esforços, síncope ou pré-síncope aos esforços
D2	EAo grave sintomática, com baixo fluxo e baixo gradiente transvalvar aórtico e FEVE reduzida	Calcificação valvar intensa, com redução da mobilidade valvar	AVA ≤ 1,0 cm^2 e $V_{máx}$ em repouso < 4 m/s ou GradMed < 40 mmHg Eco estresse com dobutamina: AVA ≤ 1,0 cm^2 e $V_{máx}$ ≥ 4 m/s	Disfunção diastólica do VE, HVE, FEVE reduzida	Sintomas de ICC, angina ou síncope
D3	EAo grave sintomática, com baixo gradiente transvalvar aórtico, FEVE normal ou EAo com baixo fluxo paradoxal	Calcificação valvar intensa, com redução da mobilidade valvar	AVA ≤ 1,0 cm^2 e $V_{máx}$ em repouso < 4 m/s ou GradMed < 40 mmHg AVAI ≤ 0,6 cm^2/m^2 VSI < 35 mL/m^2 Avaliação com o paciente normotenso	Aumento da espessura da parede de VE, VE de tamanho reduzido com redução do volume sistólico, restrição diastólica, FEVE ≥ 50%	Sintomas de ICC, angina ou síncope

AVA: área valvar aórtica; AVAI: área valvar aórtica indexada; FEVE: fração de ejeção do ventrículo esquerdo; GradMed: gradiente médio de pressão transvalvar aórtico; VE: ventrículo esquerdo; $V_{máx}$: velocidade de fluxo transvalvar aórtico no pico da sístole; VSI: volume sistólico indexado.

sintomática para qualquer risco cirúrgico com idade superior a 70 anos, conforme as diretrizes brasileiras.

O procedimento é realizado em sala de hemodinâmica guiando-se a prótese aórtica por um cateter por fluoroscopia e ecocardiograma transesofágico até o posicionamento e liberação da prótese no anel aórtico. Há diferentes modelos de TAVI disponíveis no Brasil; os de balão-expansíveis e os auto-expansíveis. O implante por via transfemoral é preferível em relação aos outros acessos arteriais como o transaórtico ou pela artéria subclávia, ou por via transapical, por ser menos invasiva e com menor taxa de complicações. Os outros acessos são recomendados apenas quando há contraindicação técnica para a realização através do acesso femoral.

É recomendável que a avaliação da indicação, escolha do tipo de prótese e via de acesso seja feita por um *Heart Team* – um grupo de especialistas que inclui cardiologistas clínicos, ecocardiografistas, radiologistas, hemodinamicistas e cirurgiões cardíacos. Para decisão esta equipe deve levar em consideração não só o risco cirúrgico mas também o grau de fragilidade do paciente, as condições anatômicas da valva e da etiologia da estenose, as comorbidades, possibilidade técnica e condições das possíveis vias de acesso para realizar o procedimento, riscos e benefícios entre cirurgia e TAVI, preferência do paciente e experiência da equipe naquela situação específica.

As evidências iniciais que validaram a indicação de TAVI surgiram a partir dos estudos Partner A e B. Estes estudos incluíram pacientes idosos com idade média de 84,1 anos com estenose aórtica importante com sintomas e de alto risco cirúrgico e os resultados entre os grupos submetidos a cirurgia e TAVI foram comparáveis[24,25] Posteriormente, dois estudos avaliaram o uso do TAVI para tratar pacientes com estenose aórtica importante com sintomas e de risco cirúrgico intermediário; o estudo Partner 2, que utilizou prótese Edwards Sapien,, incluiu mais de 2000 pacientes não mostrou diferença na incidência de morte ou acidente vascular cerebral entre cirurgia e TAVI por via transfemoral ; entretanto, estes desfechos foram maiores nos pacientes submetidos a TAVI por via transtorácica em comparação com a cirurgia.[38] O estudo SURTAVI utilizou a prótese Medtronic Corevalve e obteve resultados semelhantes.[44]Mais recentemente, foram publicados outros estudos como o Partner 3 e Evolut Low Risk que randomizaram pacientes de risco cirúrgico baixo (STS score <4%). No estudo Partner 3 que analisou desfechos combinados de morte, acidente vascular cerebral e rehospitalização observou-se superioridade no grupo submetido a TAVI.[45] No estudo Evolut Low Risk com acompanhamento de 2 anos não houve diferença estatística em relação a acidente vascular cerebral e morte nos 2 grupos.[46] Uma metanálise incluiu todos os estudos randomizados e concluiu que a TAVI, comparada com a cirurgia, associou-se com menor mortalidade geral e menor incidência de acidente vascular cerebral em dois anos independente do risco cirúrgico e da via de acesso.[50] Entretanto, deve-se considerar para fins de prática clínica que em todos estes estudos a média da idade foi superior a 70 anos e não há ainda estudos que avaliaram a durabilidade de longo prazo das próteses usadas no implante percutâneo. Pacientes com EAo reumática usualmente são jovens e não foram contemplados nos estudos de implante transcateter de bioprótese aórtica. A grande maioria dos pacientes estudados apresentava etiologia degenerativa. Entretanto, já existem evidências que o procedimento pode ser feito também em pacientes com válvula aórtica bicúspide.[52]No conjunto estes estudos mudaram as opções do tratamento para pacientes com estenose aórtica importante. Assim, as diretrizes recomendam o TAVI como classe I, nível de evidência A, e a cirurgia como classe IIb, para pacientes com estenose aórtica e sintomas com risco cirúrgico proibitivo ou inoperáveis ou muito frágeis. Para os pacientes com risco cirúrgico alto ou intermediário as recomendações são classe I com nível de evidência A para TAVI e classe IIa para cirurgia. Para os pacientes com risco cirúrgico baixo e idade acima de 70 anos a recomendação é classe I, nível de evidência A, tanto para cirurgia como para TAVI, enquanto para os pacientes com idade abaixo de 70 anos a recomendação de TAVI é classe IIb e para cirurgia classe I, nível de evidência A.[49]Em relação à idade limite inferior para indicação de TAVI, independente do risco cirúrgico, a diretriz americana sugere idade de 65 anos enquanto a diretriz europeia, recém-publicada, recomenda idade de 75 anos.[53]

PLATAFORMA DIGITAL

- Este capítulo contém conteúdo complementar disponibilizado em uma plataforma digital exclusiva.
- Utilize o QR code abaixo para ingressar no ambiente virtual (senha: **INOVA2022**):

RESUMO

- A estenose valvar aórtica (EAo) é doença de grande prevalência e importância epidemiológica. Os sintomas clássicos são dispneia, angina e síncope induzida pelo esforço; muitos pacientes são assintomáticos na época do diagnóstico. O diagnóstico da EAo é clínico e com exames complementares, particularmente com ecocardiografia e Doppler. Nos pacientes com estenose aórtica grave e sintomas e/ou disfunção ventricular esquerda é recomendado o tratamento cirúrgico ou percutâneo em função do pior prognóstico relacionado com esta condição. Os pacientes com EAo grave sem sintomas devem ter conduta individualizada na dependência dos fatores complicadores e de critérios de risco.
- Independente do risco cirúrgico, o implante transcateter de prótese biológica deve ser considerado como opção terapêutica após análise do *Heart Team*.

Referências bibliográficas

1. Joint Task Force on the Management of Valvular Heart Disease of the European Society of C, European Association for Cardio-Thoracic S, Vahanian A, Alfieri O, Andreotti F, Antunes MJ, et al. Guidelines on the management of valvular heart disease (version 2012). Eur Heart J. 2012;33(19):2451-96.

2. Nishimura RA, Otto CM, Bonow RO, Carabello BA, Erwin JP 3rd, Guyton RA, et al. 2014 AHA/ACC guideline for the management of patients with valvular heart disease: a report of the American College of Cardiology/American Heart Association Task Force on Practice Guidelines. J Am Col Cardiol. 2014;63(22):e57-185.
3. Tarasoutchi F, Montera MW, Grinberg M, Barbosa MR, Piñeiro DJ, Sánchez CRM, et al. Diretriz Brasileira de Valvopatias – SBC 2011 / I Diretriz Interamericana de Valvopatias – SIAC 2011. Arq Bras Cardiol. 2011;97(5 supl. 1):1-67.
4. Passik CS, Ackermann DM, Pluth JR, Edwards WD. Temporal changes in the causes of aortic stenosis: a surgical pathologic study of 646 cases. Mayo Clinic pro-ceedings. 1987;62(2):119-23.
5. Soler-Soler J, Galve E. Worldwide perspective of valve disease. Heart. 2000;83(6):721-5.
6. Instituto Brasileiro de Geografia e Estatística (IBGE). 2008. Disponível em: http://www.ibge.gov.br/home/estatistica/populacao/projecao_da_populacao/piramide/piramide.shtm.
7. Lindroos M, Kupari M, Heikkila J, Tilvis R. Prevalence of aortic valve abnormalities in the elderly: an echocardiographic study of a random population sample. J Am Col Cardiol. 1993;21(5):1220-5.
8. Pellikka PA, Nishimura RA, Bailey KR, Tajik AJ. The natural history of adults with asymptomatic, hemodynamically significant aortic stenosis. J Am Col Cardi-ol. 1990;15(5):1012-7.
9. Pellikka PA, Sarano ME, Nishimura RA, Malouf JF, Bailey KR, Scott CG, et al. Outcome of 622 adults with asymptomatic, hemodynamically significant aortic stenosis during prolonged follow-up. Circulation. 2005;111(24):3290-5.
10. Carabello BA, Paulus WJ. Aortic stenosis. Lancet. 2009;373(9667):956-66.
11. Ross J Jr, Braunwald E. Aortic stenosis. Circulation. 1968;38(1 Suppl):61-7.
12. Otto CM. Valvular stenosis. In: Otto CM. Textbook of clinical echocardiography. 5. ed. Elsevier, 2013 (versão eletrônica).
13. Otto CM, Bonow RO. Valvular heart disease. In: Libby P, Bonow RO, Mann DL, Zipes DP. Braunwald's Heart Disease: a textbook of cardiovascular medicine, 9. ed. Philadelphia: Saunders/Elsevier; 2012. p. 1468-530.
14. Baumgartner H, Hung J, Bermejo J, Chambers JB, Edvardsen T, Goldstein S, et al. Recommendations on the Echocardiographic assessment of valve stenosis: A focused update from the European Association of Cardiovascular imaging and the American Society of Echocardiography. J Am Soc Echocardiogr 2017;30:372-92.
15. Goland S, Trento A, Iida K, Czer LS, De Robertis M, Naqvi TZ, et al. Assessment of aortic stenosis by three-dimensional echocardiography: an accurate and novel approach. Heart. 2007;93(7):801-7.
16. Poh KK, Levine RA, Solis J, Shen L, Flaherty M, Kang YJ, et al. Assessing aortic valve area in aortic stenosis by continuity equation: a novel approach using re-al-time three-dimensional echocardiography. Eur Heart J. 2008;29(20):2526-35.
17. Minners J, Allgeier M, Gohlke-Baerwolf C, Kienzle RP, Neumann FJ, Jander N. Inconsistencies of echocardiographic criteria for the grading of aortic valve steno-sis. Eur Heart J. 2008;29(8):1043-8.
18. Pibarot P, Dumesnil JG. Low-flow, low-gradient aortic stenosis with normal and depressed left ventricular ejection fraction. J Am Col Cardiol. 2012;60(19):1845-53.
19. Monin JL, Quere JP, Monchi M, Petit H, Baleynaud S, Chauvel C, et al. Low-gradient aortic stenosis: operative risk stratification and predictors for long-term outcome: a multicenter study using dobutamine stress hemodynamics. Circulation. 2003;108(3):319-24.
20. Hachicha Z, Dumesnil JG, Bogaty P, Pibarot P. Paradoxical low-flow, low-gradient severe aortic stenosis despite preserved ejection fraction is associated with higher afterload and reduced survival. Circulation. 2007;115(22):2856-64.
21. Amato MC, Moffa PJ, Werner KE, Ramires JA. Treatment decision in asymptomatic aortic valve stenosis: role of exercise testing. Heart. 2001;86(4):381-6.
22. Magne J, Lancellotti P, Pierard LA. Exercise testing in asymptomatic severe aortic stenosis. JACC Cardiovascular imaging. 2014;7(2):188-99.
23. Bloomfield GS, Gillam LD, Hahn RT, Kapadia S, Leipsic J, Lerakis S, et al. A practical guide to multimodality imaging of transcatheter aortic valve replacement. JACC Cardiovascular imaging. 2012;5(4):441-55.
24. Smith CR, Leon MB, Mack MJ, Miller DC, Moses JW, Svensson LG, et al. Transcatheter versus surgical aortic-valve replacement in high-risk patients. N Eng J Med. 2011;364(23):2187-98.
25. Leon MB, Smith CR, Mack M, Miller DC, Moses JW, Svensson LG, et al. Transcatheter aortic-valve implantation for aortic stenosis in patients who cannot un-dergo surgery. N Eng J Med. 2010;363(17):1597-607.
26. Leipsic J, Gurvitch R, Labounty TM, Min JK, Wood D, Johnson M, et al. Multidetector computed tomography in transcatheter aortic valve implantation. JACC Cardiovascular imaging. 2011;4(4):416-29.
27. Kasel AM, Cassese S, Bleiziffer S, Amaki M, Hahn RT, Kastrati A, et al. Standardized imaging for aortic annular sizing: implications for transcatheter valve selec-tion. JACC Cardiovascular imaging. 2013;6(2):249-62.
28. Moss RR, Ivens E, Pasupati S, Humphries K, Thompson CR, Munt B, et al. Role of echocardiography in percutaneous aortic valve implantation. JACC Cardiovas-cular imaging. 2008;1(1):15-24.
29. Cheitlin MD. Asymptomatic adult patients with aortic stenosis: should they ever have aortic valve replacement? Am Heart Hosp J. 2005;3(4):243-6;quiz 7-8.
30. Dal-Bianco JP, Khandheria BK, Mookadam F, Gentile F, Sengupta PP. Management of asymptomatic severe aortic stenosis. Am Col Cardiol. 2008;52(16):1279-92.
31. Rahimtoola SH. Valvular heart disease: a perspective on the asymptomatic patient with severe valvular aortic stenosis. Eur Heart J. 2008;29(14):1783-90.
32. Amato MC, Moffa PJ. Prognosis of asymptomatic aortic valve stenosis evaluated with exercise test. Arq Bras Cardiol. 1998;70(4):251-5.
33. Coglianese EE, Davidoff R. Predicting outcome in patients with asymptomatic aortic stenosis. Circulation. 2009;120(1):9-11.
34. Monin JL, Lancellotti P, Monchi M, Lim P, Weiss E, Pierard L, et al. Risk score for predicting outcome in patients with asymptomatic aortic stenosis. Circulation. 2009;120(1):69-75.
35. Rosenhek R, Binder T, Porenta G, Lang I, Christ G, Schemper M, et al. Predictors of outcome in severe, asymptomatic aortic stenosis. N Eng J Med. 2000;343(9):611-7.
36. Rafique AM, Biner S, Ray I, Forrester JS, Tolstrup K, Siegel RJ. Meta--analysis of prognostic value of stress testing in patients with asymptomatic severe aortic stenosis. Am J Cardiol. 2009;104(7):972-7.
37. Otto CM, Burwash IG, Legget ME, Munt BI, Fujioka M, Healy NL, et al. Prospective study of asymptomatic valvular aortic stenosis. Clinical, echocardio-graphic, and exercise predictors of outcome. Circulation. 1997;95(9):2262-70.
38. Leon MB, Smith CR, Mack MJ, Makkar RR, Svensson LG, Kodali SK, et al. Transcatheter or surgical aortic-valve replacement in intermediate-risk patients. N Engl J Med. 2016;374:1609-20.
39. Thourani VH, Kodali S, Makkar RR, Herrmann HC, Williams M, Babaliaros V, et al. Transcatheter aortic valve replacement versus surgical valve replacement in intermediate-risk patients: a propensity score analysis. Lancet. 2016;387:2218-25.
40. Vandvik PO, Otto CM, Siemieniuk RA, Bagur R, Guyatt GH, Lytvyn L, et al. Transcatheter or surgical aortic valve replacement for patients with severe, symptomatic, aortic stenosis at low to intermediate surgical risk: a clinical practice guideline. BMJ. 2016;354:i5085.
41. Baumgartner H, Falk V, Bax JJ, De Bonis M, Hamm C, Holm PJ, et al. 2017 ESC/EACTS Guidelines for the management of valvular heart. Eur Heart J. 2017;38(36):2739-91.
42. Nishimura RA, Otto CM, Bonow RO, Carabello BA, Erwin JP 3rd, Fleisher LA, et al. 2017 AHA/ACC Focused Update of the 2014 AHA/ACC Guideline for the management of patients with valvular heart disease: a report of the American College of Cardiology/American Heart Association Task Force on clinical practice guidelines. Circulation. 2017;135(25):e1159-e1195.
43. Tarasoutchi F, Montera MW, Ramos AIO, Sampaio RO, Rosa VEE, Accorsi TAD, et al. 2017. Atualização das Diretrizes de Valvopatias: abordagem das lesões anatomicamente importantes. Arq Bras Cardiol. 2017;109(6 suppl 2):1-34.
44. Reardon MJ, Van Mieghem NM, Popma JJ, Kleiman NS, Søndergaard L, Mumtaz M, et al.; SURTAVI investigators. Surgical or transcatheter aortic-valve replacement in intermediate-risk patients. N Engl J Med. 2107;376:1321-31.

45. Mack MJ, Leon MB, Thourani VH, Makkar R, Kodali SK, Russo M, et al. for the PARTNER 3 Investigators. Transcatheter aortic-valve replacement with a balloon-expandable valve in low-risk patients. N Engl J Med. 2019;380(18):1695-1705.
46. Popma JJ, Deeb GM, Yakubov SJ, Mumtaz M, Gada H, O'Hair D, et al, for the Evolut Low Risk Trial Investigators. Transcatheter aortic-valve replacement with a self-expanding valve in low-risk patients. N Engl J Med. 2019;380(18):1706-15.
47. 2020 ACC/AHA Guideline for the Management of Patients With Valvular Heart Disease: A Report of the American College of Cardiology/ American Heart Association Joint Committee on Clinical Practice Guidelines. Catherine M. Otto, MD, FACC, FAHA, Co-Chair; Rick A. Nishimura, MD, MACC, FAHA, Co-Chair ; Robert O. Bonow, MD, MS, MACC, FAHA ; Blase A .
48. Baumgartner H, Falk V, Bax JJ, De Bonis M, Hamm C, Holm PJ, et al. 2017 ESC/EACTS Guidelines for the management of valvular heart disease. European Heart Journal. 2018;39(21):1980.
49. Tarasoutchi F, Montera MW, Ramos AIO, Sampaio RO, Rosa VEE, Accorsi TAD, et al. Atualização das Di-retrizes Brasileiras de Valvopatias – 2020. Arq Bras Cardiol. 2020;115(4):720-75.
50. Siontis GCM, Overtchouk P, Cahill TJ, Modine T, Prendergast B, Praz F, et al. Transcatheter aortic valve implantation vs. surgi-cal aortic valve replacement for treatment of symptomatic severe aortic stenosis: an updated me-ta-analysis Eur Heart J. 2019;40(38):3143-53.
51. Pawade T, Clavel M-A, Triboui;lloy C, et al Computed tomography aortic valve calcium scoring in patients aortic stenosis. Circ Cardiovasc Imaging. 2018;11:e007146.
52. Sharif A. Halim, et al. Outcomes of transcatheter aortic valve replacement in patients with bicuspid aortic valve disease. A report from the Society of Thoracic Surgeons/American College of Cardiology Transcatheter Valve Therapy Registry. Circulation. 2020;141:1071-9.
53. Vahanian A, Beyersdorf F, Praz F, Milojevic M, Baldus S, Bauersachs J, et al. 2021 ESC/EACTS Guidelines for the management of valvular heart disease: developed by the Task Force for the management of valve heart disease of the European Society of cardiology (ESC) and the European Association for car-dio-Thoracic Surgery (EACTS). Eur J Cardiothorac Surg. 2021;ezab389.

Capítulo 3

Tratamento intervencionista da doença valvar aórtica

Henrique Barbosa Ribeiro
Filippe Barcellos Filippini
Fábio Sandoli de Brito Jr
Alexandre Abizaid

PONTOS-CHAVE

- O tratamento padrão da estenose aórtica (EAo) é a cirurgia de troca valvar aórtica (TVAo). No entanto, ao longo das últimas décadas foram desenvolvidas alternativas menos invasivas por cateter como a valvoplastia aórtica por balão (VAPB) e mais recentemente a valvoplastia com uso de lâminas e o implante transcateter de válvula aórtica (TAVI).
- A VAPB deve ser uma alternativa percutânea reservada para tratamento da estenose aórtica importante apenas como "ponte terapêutica" ou como tratamento paliativo. Estão em desenvolvimento técnicas alternativas de valvoplastia percutânea aórtica com a utilização de lâminas, que provocam uma fratura mecânica na calcificação dos folhetos aórticos.
- O TAVI tornou-se o procedimento de escolha para pacientes com estenose aórtica de diversos perfis de risco e idade mais avançada (> 70 anos). Geralmente, a TAVI é realizada em pacientes mais idosos com comorbidades clínicas, tais como doença arterial coronária, doença renal crônica, fibrilação atrial, doença pulmonar obstrutiva crônica e/ou doença vascular periférica. Esses pacientes foram incluídos em diversos registros e estudos randomizados multicêntricos, utilizando válvulas transcateter expansíveis por balão e autoexpansíveis, cujas taxas de sucesso do procedimento são superiores a 95%.

Introdução

A estenose aórtica (EAo) afeta cerca de 3% das pessoas com idade superior a 65 anos, sendo a valvopatia mais frequente nos países desenvolvidos e a terceira doença cardiovascular mais prevalente no mundo, após a hipertensão arterial e a doença arterial coronariana. A etiologia mais prevalente é a EAo degenerativa (senil) em 84% dos casos, seguida pelas causas congênita e reumática.[1]

A história natural envolve longo período assintomático, sendo a taxa de progressão da estenose e o momento de início dos sintomas muito variáveis. Estudos prospectivos identificaram alguns fatores associados à progressão dos sintomas, dentre eles: (1) velocidade do jato, (2) taxa de aumento na velocidade do jato, (3) idade avançada, (4) sexo masculino, (5) tabagismo, (6) hipercolesterolemia, (7) creatinina sérica elevada e (8) *diabetes mellitus*.[2-4]

A obstrução na via de saída do ventrículo esquerdo (VE) aumenta a sua pós-carga, ocasionando hipertrofia progressiva e disfunção diastólica do VE. O conjunto da hipertrofia do VE, incremento da contração atrial e maior consumo de oxigênio pelo miocárdio aumentam a função sistólica, mantendo as pressões sistêmicas. O aumento na estenose valvar aórtica torna essas adaptações inadequadas para vencer a obstrução na via de saída do VE, com consequente queda na função sistólica, menor fluxo coronariano na diástole e queda na resistência vascular sistêmica durante o esforço. O desenvolvimento de sintomas, mesmo que leves, deve levar à intervenção valvar, pois a sobrevida é significativamente prejudicada se a valvopatia não for tratada, com uma sobrevida média de apenas dois a três anos, e alto risco de morte súbita. Os principais sintomas incluem dispneia, dor precordial e tontura ou síncope, sendo que estudo retrospectivo em pacientes com EAo tratados clinicamente ao longo de 1, 2 e 3 anos demonstrou taxas de sobrevida respectivas de 57%, 37% e 25%, denotando prognóstico bastante reservado em pacientes manejados clinicamente e sem intervenção.[5]

O tratamento padrão da EAo nas últimas décadas é a cirurgia de troca valvar aórtica (TVAo). No entanto, pela idade avançada, comorbidades significativas e altos escores de risco cirúrgico, em até um terço dos pacientes a cirurgia cardíaca pode ser contraindicada, conforme demonstrado no estudo prospectivo europeu (*Euro Heart Survey*).[6]

Nesse contexto, nas últimas décadas diversos tratamentos percutâneos alternativos foram desenvolvidos com o intuito de evitar a TVAo, fundamentalmente por evitar a circulação extracorpórea, melhorando a sobrevida e a qualidade de vida dos pacientes com EAo. Neste capítulo serão avaliados esses tratamentos alternativos à cirurgia, como a valvoplastia aórtica por cateter balão (VAPB) e o implante transcateter de válvula aórtica (TAVI).

Valvoplastia aórtica por balão (VAPB)

Inicialmente realizado por Alain Cribier na França, em 1985, a VAPB consiste no cruzamento retrógrado da válvula aórtica com o fio guia posicionado dentro do VE, geralmente pelo acesso transfemoral (Figura 1).[7] Com isso, um balão de dilatação é posicionado dentro do orifício valvar estenótico, com subsequente insuflação, resultando em fratura dos depósitos calcíficos valvares, melhorando sua mobilidade e levando a modesto incremento do orifício efetivo valvar (Figura 1). Como alternativa, pode ser realizado por via anterógrada, através de acesso venoso femoral e punção transeptal. Nesse caso, embora seja tecnicamente mais desafiadora e cause uma comunicação interatrial residual, pode se associar a menores taxas de complicações vasculares que a técnica retrógrada.

Conforme dados do registro *Mansfield*, a VAPB em pacientes com idade avançada e de alto risco cirúrgico resultou em: (1) aumento significativo da área valvar aórtica (AVA) (de 0,5 ± 0,18 cm^2 para 0,82 ± 0,30 cm^2), (2) redução no gradiente médio aórtico (de 60 ± 23 para 30 ± 13 mmHg) e (3) aumento no débito cardíaco (de 3,86 ± 1,26 para 4,05 ± 1,31 L/min).[8] Além disso, dados demonstram que a mortalidade é menor no gênero feminino (OR 0,80, IC 95% 0,68–0,94, P = 0,016) e em múltiplos procedimentos de VAPB (OR 0,88, IC 95% 0,80–0,95, P = 0,021), sendo maior em pacientes com doença renal crônica (OR 1,30, IC 95% 1,11–1,56, P = 0,009) e com índice de comorbidades de Charlson elevado (OR 1,12, IC 95% 1,03–1,21, P = 0,006).[9] Entretanto, sabe-se que os benefícios não são mantidos em médio e longo prazos, sendo as taxas de reestenose de ≅ 60% em 6 meses, de forma a ser utilizada como terapia paliativa ou de ponte para TAVI ou TVAo. As complicações incluem sangramento em sítio vascular (11%), fenômeno embólico (2,2%), perfuração ventricular causando tamponamento cardíaco (1,8%), insuficiência aórtica aguda grave (1,5%), arritmia não fatal (0,8%) e morte nas primeiras 24 horas (4,9%).[8,10] As recomendações para VAPB pela diretriz de valvopatia da Sociedade Brasileira de Cardiologia (SBC), bem como pelas diretrizes internacionais europeia (ESC-2021) e americana (AHA-2020), estão resumidas no Quadro 1.[11-13]

Mais recentemente, também estão em desenvolvimento técnicas alternativas de valvoplastia percutânea aórtica com a utilização de lâminas (Figura 1), que provocam uma fratura mecânica na calcificação dos folhetos aórticos, de forma a aumentar a mobilidade destes. Ao passo que com a VAPB a área valvar aórtica fica ≅ 1 cm^2,[14] estudos iniciais com o dispositivo Leaflex demonstraram valores ≅ 1,6 cm^2.[15] Apesar de resultados iniciais promissores, são necessários estudos maiores e com inclusão de mais pacientes, seguidos por tempo maior, a fim de avaliar sua durabilidade e potencial de postergar uma eventual TAVI ou cirurgia no futuro.[16,17]

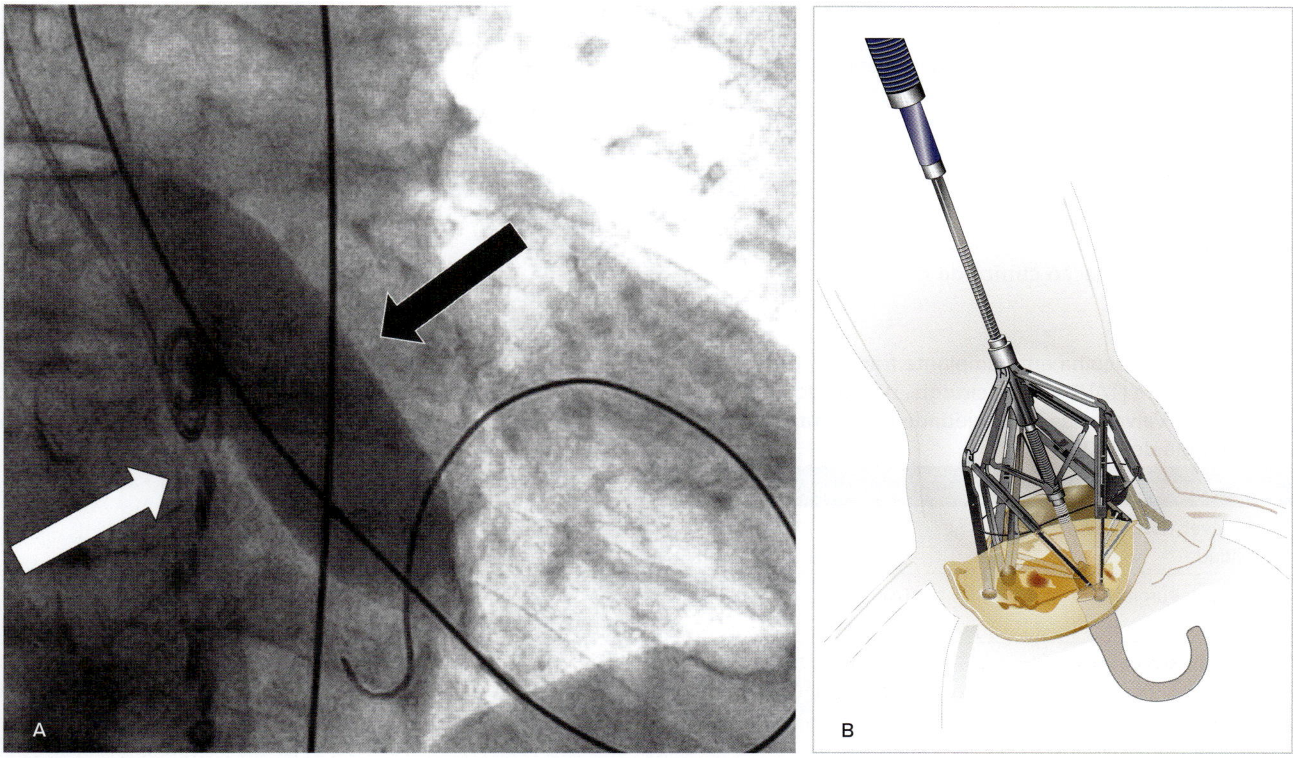

FIGURA 1

(A) Valvoplastia aórtica por cateter balão, com insuflação de balão de 23 mm no anel valvar aórtico (setas). (B) Dispositivo Leaflex para realização de valvoplastia percutânea aórtica com a utilização de lâminas, que provocam uma fratura mecânica na calcificação dos folhetos aórticos.

QUADRO 1 Recomendações da Atualização da Diretriz Brasileira de Valvopatias de 2020 quanto à indicação de valvoplastia aórtica por balão (VAPB)*[12]

Indicação de VAPB	Grau de recomendação SBC
■ Sintomático com instabilidade hemodinâmica importante, na impossibilidade momentânea de intervenção definitiva (TAVI ou cirurgia convencional) – "ponte terapêutica"	SBC: IIa C ESC/AHA: IIb C
■ Tratamento paliativo em pacientes sintomáticos e com contraindicações à cirurgia convencional e/ou TAVI	SBC: IIb C

*Pré-requisito obrigatório na indicação da VAPB: avaliação por *Heart Team* institucional, contemplando risco cirúrgico, grau de fragilidade, condições anatômicas e comorbidades. TAVI: implante transcateter de válvula aórtica; ESC: European Society of Cardiology; AHA: American Heart Association.

Implante transcateter de válvula aórtica (TAVI)

O TAVI consiste no implante de válvula transcateter em posição aórtica por meio de fio guia posicionado através da válvula aórtica, sem a necessidade de parada circulatória e da utilização de circulação extracorpórea. Inicialmente foram incluídos pacientes de risco proibitivo, bem como aqueles de alto risco para o tratamento cirúrgico convencional.[18-20] Posteriormente, nos últimos anos, o desenvolvimento de sistemas de entrega e próteses de baixo perfil possibilitou a melhora significativa das taxas de sucesso, e consequente ampliação da indicação para o tratamento de pacientes de risco intermediário e baixo, com excelentes resultados.[21-24] O processo de decisão sobre o melhor tratamento deve ser individualizado com avaliação criteriosa do *Heart Team*, seguindo as principais diretrizes.[11-13] Nesse processo de decisão, as avaliações clínica e ecocardiográfica são fundamentais para determinar a indicação clínica de intervenção (Quadro 2).

QUADRO 2 Escolha entre implante transcateter de válvula aórtica (TAVI) *versus* cirurgia, de acordo com a Diretriz de Valvopatias da Sociedade Brasileira de Cardiologia de 2020[12]

Risco cirúrgico	Grau de recomendação
Inoperável, risco proibitivo e/ou fragilidade	TAVI: IA TVAo: IIb A
Alto risco cirúrgico	TAVI: IA TVAo: IIa A
Risco cirúrgico intermediário	TAVI: IA TVAo: IIa A
Baixo risco > 70 anos	TAVI: IA TVAo: IA
Baixo risco < 70 anos	TAVI: IIb C TVAo: IA

TAVI: implante transcateter de válvula aórtica; TVAo: cirurgia de troca valvar aórtica.

Além disso, sempre que possível recomenda-se a realização de angiotomografia com protocolo TAVI (Quadro 3) para o planejamento do procedimento, como a via de acesso a ser utilizada (Figura 2), o tamanho e tipo de válvula transcateter (Figuras 3 e 4), e a predição de possíveis complicações. Cabe salientar que o TAVI é considerado fútil para pacientes com expectativa de vida estimada menor que 12 meses.

QUADRO 3 Recomendações para realização de angiotomografia com protocolo de implante transcateter de válvula aórtica (TAVI)

- Realizar a aquisição das imagens do coração e da raiz aórtica sincronizado com o eletrocardiograma [ECG] cardíaco, preferencialmente com cortes < 0,75 mm.
- Injeção de 60-100 mL de contraste a uma taxa de pelo menos 3-4 mL/s.
- A aquisição das imagens deve abranger pelo menos a sístole, sendo que para a avaliação do anel valvar aórtico recomenda-se a aquisição de imagens no meio da sístole [20-40% do intervalo R-R].
- A aquisição de imagens para o acesso vascular não precisa ser sincronizada com ECG e deve envolver o tórax, abdome e pelve, com a utilização de contraste e preferencialmente com espessura do corte ≤ 1,5 mm.

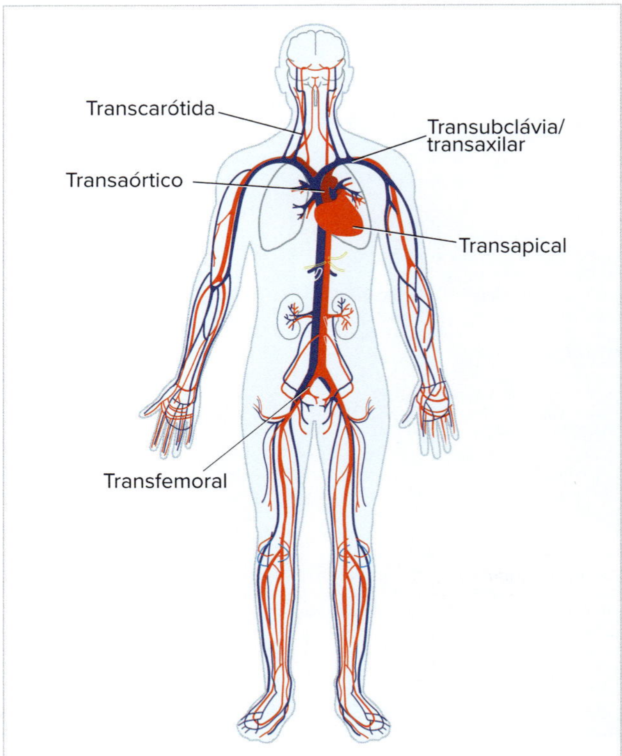

FIGURA 2

Acessos para realização do procedimento de implante transcateter de válvula aórtica (TAVI).

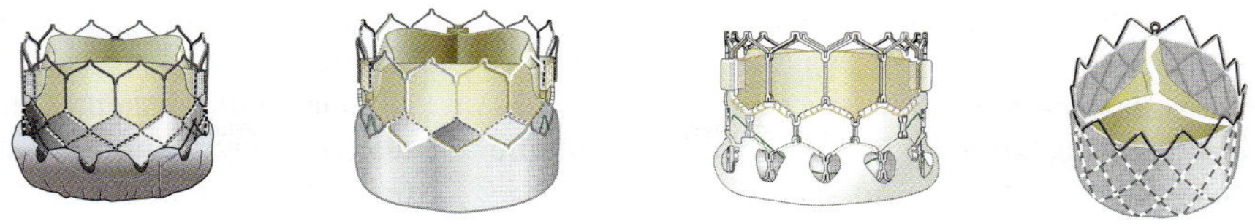

	Sapien 3	Sapien 3 Ultra	Myval	Inovare
Tipo	Expansível por balão	Expansível por balão	Expansível por balão	Expansível por balão
Material do *stent*	Cromo-cobalto	Cromo-cobalto	Níquel-cobalto	Cromo-cobalto
Pericardio valvar	Bovino	Bovino	Bovino	Bovino
Reposicionável	Não	Não	Não	Não
Tamanhos (mm)	20/23/26/29	20/23/26/29	20/21,5/23/24,5/26/ 27,5/29/30,5/32	20/22/24/26/28/30
Diâmetro médio do anel aórtico (mm)	16-28	16-28	18,5-32,7	19-29
Intra-anular x Supra-anular	Intra-anular	Intra-anular	Intra-anular	Intra-anular
French	14 a 16 F (TF) 18 a 21 F (TA/TAO/TC)	14 a 16 F (TF) 18 a 21 F (TA/TAO/TC)	14 F	22 F (TA) 14F (TF)
Calibre mínimo TF (mm)	5,5 (20-26) e 6,0 (29)	5,5 (20-26) e 6,0 (29)	5,5 (20-24,5), 6,0 (26-29) e 6,5 (30,5-32)	6,5 (TF)
Tipo de acesso	TF/TA/TAO/TC	TF/TA/TAO/TC	TF	TA/TAO/TF

FIGURA 3

Modelos de próteses expansíveis por balão disponíveis para uso clínico no Brasil com suas respectivas características.

TF: transfemoral; TA: transapical; TAo: transaórtico; TS: transubclávio.

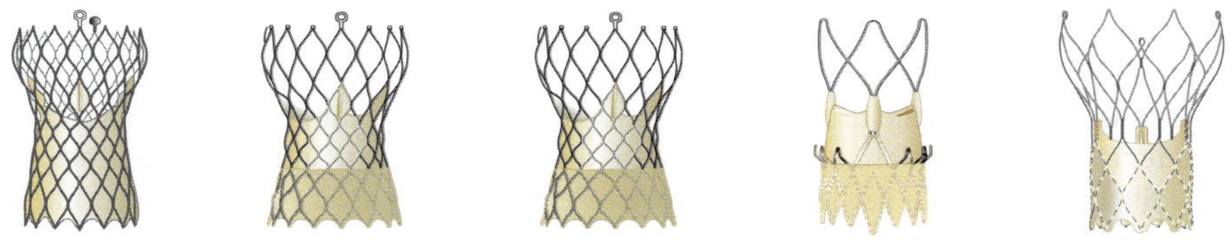

	Evolut R	Evolut Pro	Evolut Pro +	Acurate Neo 2	Portico
Tipo	Autoexpansível	Autoexpansível	Autoexpansível	Autoexpansível	Autoexpansível
Material do stent	Nitinol	Nitinol	Nitinol	Nitinol	Nitinol
Pericardio valvar	Porcino	Porcino	Porcino	Porcino	Bovino
Reposicionável	Sim	Sim	Sim	Sim*	Sim
Tamanhos (mm)	23/26/29/34	23/26/29	23/26/29/34	23/25/27	23/25/27/29
Diâmetro médio do Anel aórtico (mm)	18-30	18-30	18-30	21-27	19-27
Intra-anular x Supra-anular	Supra-anular	Supra-anular	Supra-anular	Supra-anular	Intra-anular
French	14F (23-29) 16 F (34)	16 F (23-29)	14 F (23-29) 18F (34)	14 F	14 F (23 e 25) 15F (27 e 29)
Calibre mínimo (mm)	5,0 (23-29) e 5,5 (34)	5,5 (23-29)	5,0 (23-29) e 6,0 (34)	5,5	5,0 (23-25) e 5,5 (27-29)
Tipo de acesso	TF/TS/TAo	TF/TS/TAo	TF/TS/TAo	TF	TF/TS

FIGURA 4

Modelos de próteses autoexpansíveis disponíveis para uso clínico no Brasil com suas respectivas características.

* Reposicionamento parcial até a etapa 1 de liberação. TF: transfemoral; TA: transapical; TAo: transaórtico; TS: transubclávio.

Vias de acesso

A via de acesso transfemoral deve ser a preferencial sempre que possível, especialmente no atual contexto, em que a maior parte das próteses possui sistema de entrega de baixo perfil (entre 14F e 16F) (Figura 2). Com isso, mais de 95% dos procedimentos podem ser realizados pela via de acesso transfemoral, cujo mínimo calibre da artéria femoral exigido é de ≅ 5 mm de diâmetro. Outras características do acesso como quantidade e distribuição do cálcio, bem como a presença de tortuosidade são aspectos importantes na seleção da via de acesso e do dispositivo transcateter. As principais próteses transcateter aprovadas para uso clínico no Brasil e suas particularidades podem ser observadas nas Figuras 3 e 4.

Além da via de acesso transfemoral, outras vias também incluem (Figura 2): (1) transubclávia e transaxilar, (2) transcarótida, (3) transapical, (4) transaórtico e (5) transcaval. Atualmente, as principais vias de acesso alternativas são a via transubclávia e a transcarótida, naqueles pacientes com sistema ilíaco-femoral inadequado, pois foram associadas a menores taxas de complicações periprocedimento e de mortalidade, apesar de faltarem estudos randomizados.[25] Ressalta-se que a presença de enxerto de artéria mamária interna esquerda é uma contraindicação relativa à via transubclávia, embora séries de caso tenham tido sucesso na abordagem desse subgrupo, com a ressalva do diâmetro da transubclávia ser ≥ 7 mm e ser removida a bainha durante o posicionamento e liberação da prótese.[26-28]

Técnica de implante

A VAPB pode ser realizada antes do implante da prótese transcateter (Figura 1), embora o implante direto da válvula, sem pré-dilatação, possa ser realizado com sucesso em grande parte dos casos atualmente.[29] Posteriormente, a válvula é posicionada por fluoroscopia, angiografia e ecocardiografia. No caso das próteses expansíveis por balão, o implante valvar é obtido pela insuflação do balão sob estimulação rápida de 160 a 200 bpm, por meio de marca-passo provisório, a fim de reduzir a pressão de pulso e, consequentemente, o débito cardíaco, evitando a embolização da prótese durante o implante. Enquanto alguns estudos relatam a utilidade da orientação do ecocardiograma transesofágico (ETE) para o TAVI, muitos centros estão atualmente realizando o procedimento com anestesia local, sedação e ecocardiograma transtorácico, com altas taxa de sucesso.[30] O posicionamento dos dispositivos autoexpansíveis é realizado principalmente por fluoroscopia e angiografia e, por meio da retração da bainha externa do cateter de entrega, a válvula é progressivamente liberada, geralmente sem a necessidade de estimulação rápida ventricular ou com estimulação ventricular por curto período (frequência cardíaca de 100-140 bpm). Além disso, algumas próteses transcateter (Figura 4) permitem seu reposicionamento, caso a posição inicial de implante não seja adequada, o que torna o procedimento ainda mais seguro.[30]

Indicações clínicas de TAVI de acordo com o risco

A maioria dos pacientes tratados inicialmente com o TAVI era considerada inoperável ou de alto risco cirúrgico. Esses pacientes tendem a ser octogenários e exibem uma alta taxa de comorbidades clínicas, como doença arterial coronariana, doença renal crônica, fibrilação atrial, doença pulmonar obstrutiva crônica e/ou doença vascular periférica. Eles foram incluídos em diversos registros multicêntricos, incluindo pacientes com válvulas expansíveis por balão e autoexpansíveis, cujas taxas de sucesso do procedimento são superiores a 95%.

Inoperáveis ou risco extremo

A definição de pacientes inoperáveis ou de risco extremo é bastante subjetiva e depende de criteriosa avaliação do *Heart Team*. Pode ser definida como (1) risco predito com cirurgia convencional de morte ou morbidade maior (todas as causas) > 50% aos 30 dias; (2) doença que afeta ≥ três sistemas de órgãos principais e que provavelmente não vão melhorar no pós-operatório; ou (3) critérios anatômicos que impeçam ou aumentem o risco operatório para uma cirurgia cardíaca convencional, tal como uma aorta altamente calcificada (p. ex., aorta em porcelana), uma radiação torácica prévia ou pela presença de um enxerto cirúrgico pérvio ("ponte") aderido à parede torácica.

O principal estudo randomizado nesse grupo de pacientes foi o PARTNER 1 coorte B, no qual 358 pacientes com estenose aórtica importante e sintomática foram randomizados para tratamento médico otimizado, incluindo a VAPB (84% dos casos), em relação ao TAVI.[18] O TAVI foi realizado com as próteses expansíveis por balão Edwards-SAPIEN. No acompanhamento de 2 anos, a taxa de morte por todas as causas foi significativamente menor com o TAVI em relação ao tratamento clínico otimizado (43,3% *vs.* 68%; HR: 0,58; IC de 95%: 0,36 a 0,92; p = 0,02). Além disso, o TAVI associou-se à redução nas taxas de hospitalização repetida (55% *vs.* 72,5%, p < 0,001). Por outro lado, o TAVI associou-se ao aumento nas taxas de acidente vascular cerebral (AVC) maior em relação ao tratamento clínico aos 30 dias (5,1% *vs.* 1,0%, p = 0,06) e manteve-se maior aos 2 anos de acompanhamento (13,8% *vs.* 5,5%; p = 0,01). Ocorreram complicações vasculares maiores em 16,2% dos pacientes no grupo do TAVI *vs.* 1,1% com a terapia padrão (p < 0,001). Contudo, deve-se levar em conta que se trata de geração anterior do dispositivo, com maior calibre e perfil inferior de cruzamento valvar.[18]

O estudo prospectivo Corevalve-US incluiu pacientes considerados de risco extremo utilizando as próteses autoexpansíveis em 489 pacientes com EAo importante e sintomática. A taxa de morte por todas as causas em 1 ano foi de 26% com o TAVI, em comparação a uma taxa de mortalidade esperada de 43% nessa população (se o tratamento clínico isolado fosse indicado). Esse estudo corroborou os benefícios do TAVI nesses pacientes "inoperáveis" ou considerados de risco extremo.[19]

Frente a esses estudos, bem como pelos dados de inúmeros registros mundiais, nos pacientes com EAo importante e sintomática que não são submetidos à TVAo cirúrgica por risco cirúrgico extremo ou proibitivo, os quais possuem sobrevida esperada maior que 1 ano, recomenda-se o TAVI para melhorar a sobrevida e reduzir os sintomas (Grau de Recomendação I, nível de evidência A) (Quadro 2).

Alto risco

O estudo PARTNER-1 coorte A incluiu 657 pacientes, para TAVI com válvula expansível por balão (Edwards-SAPIEN) *versus* cirurgia convencional. Um total de 332 pacientes no grupo TAVI e 304 no grupo TVAo foram randomizados. O TAVI foi não inferior à TVAo cirúrgica para o desfecho de morte por todas as causas aos 30 dias, bem como em 1, 2 e 5 anos (p = 0,001 para não inferioridade).[20] Aos 5 anos de acompanhamento, o risco de morte foi de 67,8% no grupo TAVI, comparado com 62,4% no grupo de TVAo cirúrgica (OR: 1,04, IC 95%: 0,86-1,24; p = 0,76).[28] O TAVI foi realizado pela abordagem transfemoral em 244 pacientes e pela abordagem transapical em 104 pacientes. Não houve deterioração estrutural da válvula que necessitasse de procedimento repetido em ambos os grupos (TAVI ou cirurgia).[20,28,31] Em outro estudo prospectivo com próteses autoexpansíveis, o Corevalve-US, 795 pacientes com EAo de alto risco cirúrgico foram randomizados para TAVI *versus* TVAo cirúrgica. Nesse estudo, o TAVI foi associado a uma redução significativa de mortalidade por todas as causas em 1 ano em relação à cirurgia convencional (14,2% *vs.* 19,1%; p < 0,001 para não inferioridade; p = 0,04 para superioridade). A taxa de morte ou acidente vascular cerebral aos 3 anos também foi menor com o TAVI em relação à cirurgia (37,3% *vs.* 46,7%, respectivamente; p = 0,006).[32]

Os resultados desses importantes estudos randomizados embasaram a indicação do TAVI como alternativa à cirurgia convencional nos pacientes de alto risco operatório (grau de recomendação I, nível de evidência A) (Quadro 2).

Risco intermediário

Os pacientes de risco intermediário geralmente têm escore STS entre 4 e 8% para risco de morte em 30 dias com cirurgia convencional de TVAo. O principal estudo foi o PARTNER II, em que 2.032 pacientes com EAo importante de risco intermediário foram randomizados para TAVI *vs.* TVAo. Foi utilizada a prótese balão-expansível SAPIEN XT. Para o desfecho primário do estudo de morte por todas as causas ou AVC incapacitante aos 2 anos, não houve diferença estatisticamente significante entre ambos os tratamentos (OR 0,89, IC 95% 0,73-1,09; p = 0,25). Os desfechos individuais de mortalidade global aos 2 anos foram de 16,7% *vs.* 18,0% (p = 0,45) e a taxa de AVC com sequela foi de 6,2% versus 6,3% aos 2 anos, respectivamente (p = 0,83).[21]

Em estudo observacional utilizando a nova geração da válvula balão-expansível SAPIEN-3 (Figura 3), o TAVI foi avaliado em 1.077 pacientes de risco intermediário com EAo importante sintomática, sendo a abordagem transfemoral utilizada em 88% dos casos. No acompanhamento de 1 ano, a taxa de morte por todas as causas foi de 7,4%, AVC incapacitante de 2%, reintervenção valvar em 1% e regurgitação paravalvular aórtica moderada ou importante em apenas 2% dos casos.[33,34] Esses resultados motivaram sua posterior comparação com os pacientes do braço cirúrgico do estudo randomizado PARTNER II. Foi utilizado escore de propensão para ajuste às diferenças nas características de base (TAVI com SAPIEN-3 *vs.* cirurgia convencional), e observado que o TAVI com a SAPIEN 3 foi superior à cirurgia convencional nesses pacientes de risco intermediário (índice ponderado do escore de propensão: −9,2% IC 95%: −13,0 a −5,4; p < 0,0001).[33,34]

Finalmente no estudo SURTAVI utilizando válvulas autoexpansíveis CoreValve e a nova geração Evolut R (Figura 4), 1.746 pacientes com EAo de risco intermediário foram randomizados para TAVI vs. TVAo (1.660 pacientes efetivamente submetidos à intervenção).[24] Para o desfecho primário de morte por todas as causas ou AVC incapacitante aos 2 anos, não houve diferença estatística significante (12,6% para TAVI *vs.* 14,0% para TVAo, IC 95% −5,2% a 2,3% [análise Bayesiana]; p > 0,99). A cirurgia associou-se a maiores taxas de insuficiência renal, fibrilação atrial e necessidade de transfusão, enquanto o TAVI associou-se com maior taxa de regurgitação perivalvar e necessidade de marca-passo definitivo. Além disso, o TAVI resultou em menores gradientes transvalvares em relação à cirurgia e maiores áreas valvares. A deterioração valvar aos 24 meses foi similar nos dois grupos.[24]

Os resultados desses importantes estudos randomizados permitiram incluir a TAVI como alternativa à cirurgia convencional nos pacientes de risco operatório intermediário, nas recentes atualizações das Diretrizes Brasileiras de Valvopatias (grau de recomendação I, nível de evidência A) (Quadro 2).

Baixo risco

Em pacientes de risco operatório baixo (escore STS < 4%), o TAVI foi avaliado em dois importantes estudos randomizados denominados PARTNER-3 e EVOLUT-LR.[22,23] O estudo PARTNER-3 utilizou a válvula balão-expansível SAPIEN 3 e apenas a via de acesso transfemoral, randomizando 1.000 pacientes com STS médio 1,9% e idade média de 73 anos.[22] O desfecho primário composto de morte, AVC e re-hospitalização em 1 ano foi inferior no grupo TAVI em relação ao TVAo cirúrgica (8,5% *vs.* 15,1%; IC 95% −10,8 a −2,5; P < 0,001 para não inferioridade e OR 0,54; IC 95%, 0,37 a 0,79; P = 0,001 para superioridade).[22] Aos 30 dias, a TAVI resultou em menos AVC que a TVAo (P = 0,02), menor desfecho combinado de morte ou AVC (P = 0,01) e fibrilação atrial de início recente (P < 0,001), além de menor tempo de internação (P < 0,001). Não houve diferença significativa nas taxas de complicações vasculares, necessidade de implante de marca-passo ou regurgitação paravalvular moderada ou importante.[22] No estudo EVOLUT-LR, 1.468 pacientes foram randomizados para TAVI com prótese autoexpansível EVOLUT R *vs.* TVAo.[23] Aos 24 meses de acompanhamento, o desfecho primário de morte ou AVC ocorreu em 5,3% no grupo TAVI e em 6,7% do grupo cirúrgico (diferença absoluta de −1,4 ponto percentual; IC 95% −4,9 a 2,1; probabilidade de não inferioridade > 0,999). Aos 30 dias, pacientes do grupo TAVI apresentaram menor incidência de

TABELA 1 Resultados de 30 dias e 1 ano dos principais estudos randomizados

Estudo	Acesso vascular	Tipo de válvula	Euro Score Logístico (%) [média ±DP]	Sucesso do procedimento (%)	Mortalidade em 30 dias (%)	Sobrevida em 1 ano (%)	Complicações vasculares maiores (%)	AVC (%)	Marca-passo definitivo (%)
PARTNER ICoorte B n = 358[18]	TF: 179 (100%)	Sapien	EuroScore: 26,4±17.2	98.8	TAVI: 5.0 TVAo: 2.8	TAVI: 69,3 TVAo: 50,3	TAVI: 16,2	30 dias TAVI: 6,7 TVAo: 1,7	30 dias TAVI: 3,4 TVAo: 5,0
Corevalve-US Risco Extremo n = 489[19]	TF: 483 (99%) Não-TF: 6	Corevalve	EuroScore: 22,6 ± 17,1	99,4	8,4	75,7	8,2	4,0	21,6
PARTNER ICoorte A n = 699[20]	TF: 244 (70,1%) TA: 104 (29,9%)	Sapien	EuroScore: 29,3±16,5	N/A	TAVI: 3,4 TVAo: 6,5 TF: 3,3 TA: 3,8	TAVI: 75,8 TVAo: 73,2 TF: 77,8 TA: 71	30 dias: TAVI: 11,0 TVAo: 3,2	30 dias: TAVI: 4,7 TVAo: 2,4	30 dias: TAVI: 3,8 TVAo: 3,6
Corevalve-US-Alto risco n = 795[32]	TF: 323 (82,8%) Não-TF: 67 (17,2%)	Corevalve N=390 (100%)	EuroScore: 17,6±13,0	99,7	TAVI: 3,3 TVAo: 4,5	TAVI: 85,8 TVAo: 80,9	30 dias: TAVI: 5,9 TVAo: 1,7	30 dias: TAVI: 4,9 TVAo: 6,2	30 dias: TAVI: 19,8 TVAo: 7,1
PARTNER II Coorte-B n = 560	TF: 560 (100%)	Sapien: n=276 (49,3%) SapienXT: n=284 (50,7%)	STS: 10,6±5,5	N/A	Sapien: 5,1 Sapien XT: 3,5	Sapien: 76,7 Sapien XT: 77,7	30 dias: Sapien: 15,5 Sapien XT: 9,5	30 dias: Sapien: 4,1 Sapien XT: 4,3	30 dias: Sapien: 5,9 Sapien XT: 6,8
PARTNER II Coorte-A n = 2.032[21]	TF: 775 (76,3%) TA ou Tao: 482 (23,7%)	SapienXT	STS: 5,8±2,0	N/A	TAVI: 3,9 TVAo: 4,1	TAVI: 87,7 TVAo: 87,1	30 dias: TAVI: 7,9 TVAo: 5,0	30 dias: TAVI: 5,5 TVAo: 6,1	30 dias: TAVI: 8,5 TVAo: 6,9
SURTAVI n = 1.746[24]	TF: 1.634 (93,6%)	Corevalve (84%) e EvolutR (16%)	STS: 4,5±1,6	N/A	TAVI: 2,2 TVAo: 1,7	TAVI: 93,3 TVAo: 93,2	30 dias: TAVI: 6,0 TVAo: 1,1	2 anos: TAVI: 6,2 TVAo: 8,4	30 dias: TAVI: 25,9 TVAo: 6,6
PARTNER III n = 950[22]	TF: 950 (100%)	Sapien 3 (100%)	STS: 1,9±0,7	99,8	TAVI: 0,4 TVAo: 1,1	TAVI: 99 TVAo: 97,5	30 dias: TAVI: 2,2 TVAo: 1,5	30 dias: TAVI: 0,6 TVAo: 2,4	30 dias: TAVI: 6,6 TVAo: 4,1
Evolut Low Risk n = 1.403[23]	TF: 717 (99%)	Corevalve (3,6%) EvolutR (74,1%) EvolutPro (22.3%)	STS: 1,9±0,7	N/A	TAVI: 0,5 TVAo: 1,3	TAVI: 97,6 TVAo: 97,0	30 dias: TAVI: 3,8 TVAo: 3,2	30 dias: TAVI: 3,4 TVAo: 3,4	30 dias: TAVI: 17,4 TVAo: 6,1

BEV: próteses expansíveis por balão; EuroSCORE: *European System for Cardiac Operative Risk Evaluation*; N/A: dados não disponíveis; STS: Society of Thoracic Surgeons risk score; TA: transapical; Tao: transaórtico; TAVI: implante transcateter de válvula aórtica; TF: transfemoral; TVAo: cirurgia de troca valvar aórtica.

AVC com sequela (0,5% *vs.* 1,7%), complicações de sangramento (2,4% *vs.* 7,5%), insuficiência renal aguda (0,9% *vs.* 2,8%) e fibrilação atrial (7,7% *vs.* 35,4%). Por outro lado, o TAVI associou-se a maiores taxas de regurgitação paravalvar moderada ou importante (3,5% *vs.* 0,5%) e necessidade de marca-passo (17,4% *vs.* 6,1%).[23] A diretriz brasileira de valvopatias de 2020 ampliou a indicação do TAVI também para pacientes de baixo risco cirúrgico (STS < 4%, EuroSCORE II < 4% ou EuroSCORE logístico < 10%) com acesso transfemoral favorável ao procedimento transcateter, devendo-se evitar o tratamento percutâneo em pacientes com idade inferior a 70 anos (Quadro 2).[12]

Outras indicações

Apesar de não haver estudos randomizados robustos, várias publicações recentes avaliaram o TAVI em pacientes já com prótese cirúrgica prévia, procedimento este chamado de *valve-in-valve* (VIV), bem como em pacientes com válvula aórtica bicúspide. Em ambas as situações, os resultados clínicos são similares ao do tratamento com TAVI de pacientes com EAo de válvula nativa tricúspide, em especial com a utilização das válvulas transcateter de nova geração (Figuras 3 e 4). Nesse sentido, de acordo com minuciosa avaliação da angiotomografia para planejamento do procedimento (Quadro 3), ambas as situações podem ter indicações de TAVI, de acordo com a avaliação do *Heart Team*.

Referências bibliográficas

1. Grimard BH, Safford RE, Burns EL. Aortic stenosis: Diagnosis and treatment. Am Fam Physician. 2016;93:371-8.
2. Kamalesh M, Ng C, El Masry H, Eckert G, Sawada S. Does diabetes accelerate progression of calcific aortic stenosis? Eur J Echocardiogr. 2009;10:723-5.
3. Otto CM, Burwash IG, Legget ME, et al. Prospective study of asymptomatic valvular aortic stenosis. Clinical, echocardiographic, and exercise predictors of outcome. Circulation. 1997;95:2262-70.
4. Palta S, Pai AM, Gill KS, Pai RG. New insights into the progression of aortic stenosis: implications for secondary prevention. Circulation. 2000;101:2497-502.
5. O'Keefe JH, Jr., Vlietstra RE, Bailey KR, Holmes DR, Jr. Natural history of candidates for balloon aortic valvuloplasty. Mayo Clin Proc. 1987;62:986-91.
6. Iung B, Baron G, Butchart EG, et al. A prospective survey of patients with valvular heart disease in Europe: The Euro Heart Survey on Valvular Heart Disease. Eur Heart J. 2003;24:1231-43.
7. Cribier A, Savin T, Saoudi N, et al. Percutaneous transluminal aortic valvuloplasty using a balloon catheter. A new therapeutic option in aortic stenosis in the elderly. Arch Mal Coeur Vaiss. 1986;79:1678-86.
8. McKay RG. The Mansfield Scientific Aortic Valvuloplasty Registry: overview of acute hemodynamic results and procedural complications. J Am Coll Cardiol. 1991;17:485-91.
9. Agarwal A, Kini AS, Attanti S, et al. Results of repeat balloon valvuloplasty for treatment of aortic stenosis in patients aged 59 to 104 years. Am J Cardiol. 2005;95:43-7.
10. Eltchaninoff H, Durand E, Borz B, et al. Balloon aortic valvuloplasty in the era of transcatheter aortic valve replacement: acute and long-term outcomes. Am Heart J. 2014;167:235-40.
11. Otto CM, Nishimura RA, Bonow RO, et al. 2020 ACC/AHA Guideline for the Management of Patients With Valvular Heart Disease: a report of the American College of Cardiology/American Heart Association Joint Committee on Clinical Practice Guidelines. Circulation. 2021;143:e72-e227.
12. Tarasoutchi F, Montera MW, Ramos AIO, et al. Update of the Brazilian Guidelines for Valvular Heart Disease - 2020. Arq Bras Cardiol. 2020;115:720-75.
13. Vahanian A, Beyersdorf F, Praz F, et al. 2021 ESC/EACTS Guidelines for the management of valvular heart disease. Eur Heart J. 2021.
14. Ben-Dor I, Pichard AD, Satler LF, et al. Complications and outcome of balloon aortic valvuloplasty in high-risk or inoperable patients. JACC Cardiovasc Interv. 2010;3:1150-6.
15. Bartus K, Surve D, Sato Y, et al. The Leaflex™ Catheter – A novel device for treating calcific aortic stenosis – First-in-human intra-operative assessment of safety and efficacy. Structural Heart. 2020;4:221-9.
16. Jonas M, Rozenman Y, Moshkovitz Y, et al. The Leaflex Catheter System - a viable treatment option alongside valve replacement? Preclinical feasibility of a novel device designed for fracturing aortic valve. EuroIntervention. 2015;11:582-90.
17. Baumbach A, Mylotte D, Hildick-Smith D, et al. Non-implant valve repair for calcific aortic stenosis: the Leaflex study. EuroIntervention. 2021;16:1366-9.
18. Leon MB, Smith CR, Mack M, et al. Transcatheter aortic-valve implantation for aortic stenosis in patients who cannot undergo surgery. N Engl J Med. 2010;363:1597-607.
19. Popma JJ, Adams DH, Reardon MJ, et al. Transcatheter aortic valve replacement using a self-expanding bioprosthesis in patients with severe aortic stenosis at extreme risk for surgery. J Am Coll Cardiol. 2014;63:1972-81.
20. Smith CR, Leon MB, Mack MJ, et al. Transcatheter versus surgical aortic-valve replacement in high-risk patients. N Engl J Med. 2011;364:2187-98.
21. Leon MB, Smith CR, Mack MJ, et al. Transcatheter or surgical aortic-valve replacement in intermediate-risk patients. N Engl J Med. 2016;374:1609-20.
22. Mack MJ, Leon MB, Thourani VH, et al. Transcatheter aortic-valve replacement with a balloon-expandable valve in low-risk patients. N Engl J Med. 2019;380:1695-705.
23. Popma JJ, Deeb GM, Yakubov SJ, et al. Transcatheter aortic-valve replacement with a self-expanding valve in low-risk patients. N Engl J Med. 2019;380:1706-15.
24. Reardon MJ, Van Mieghem NM, Popma JJ, et al. Surgical or transcatheter aortic-valve replacement in intermediate-risk patients. N Engl J Med. 2017;376:1321-31.
25. Hameed I, Oakley CT, Hameed NUF, et al. Alternate accesses for transcatheter aortic valve replacement: A network meta-analysis. J Card Surg. 2021;36:4308-19.
26. Petronio AS, De Carlo M, Bedogni F, et al. 2-year results of CoreValve implantation through the subclavian access: A propensity-matched comparison with the femoral access. J Am Coll Cardiol. 2012;60:502-7.
27. Ribeiro HB, Urena M, Allende R, Amat-Santos IJ, Rodes-Cabau J. Balloon-expandable prostheses for transcatheter aortic valve replacement. Prog Cardiovasc Dis. 2014;56:583-95.
28. Mack MJ, Leon MB, Smith CR, et al. 5-year outcomes of transcatheter aortic valve replacement or surgical aortic valve replacement for high surgical risk patients with aortic stenosis (PARTNER 1): a randomised controlled trial. Lancet. 2015;385:2477-84.
29. Bernardi FL, Ribeiro HB, Carvalho LA, et al. Direct transcatheter heart valve implantation versus implantation with balloon predilatation: Insights from the Brazilian transcatheter aortic valve replacement registry. Circulation Cardiovasc Interv. 2016;9.
30. Bernardi FLM, Ribeiro HB. TAVR: Just how minimalistic should it get? JACC Cardiovasc Interv. 2019;12:778-80.
31. Elmariah S, Palacios IF, McAndrew T, et al. Outcomes of transcatheter and surgical aortic valve replacement in high-risk patients with aortic stenosis and left ventricular dysfunction: results from the Placement of Aortic Transcatheter Valves (PARTNER) trial (cohort A). Circulation Cardiovasc Interv. 2013;6:604-14.
32. Adams DH, Popma JJ, Reardon MJ, et al. Transcatheter aortic-valve replacement with a self-expanding prosthesis. N Engl J Med. 2014;370:1790-8.
33. Kodali S, Thourani VH, White J, et al. Early clinical and echocardiographic outcomes after SAPIEN 3 transcatheter aortic valve replacement in inoperable, high-risk and intermediate-risk patients with aortic stenosis. Eur Heart J. 2016;37:2252-62.
34. Thourani VH, Kodali S, Makkar RR, et al. Transcatheter aortic valve replacement versus surgical valve replacement in intermediate-risk patients: a propensity score analysis. Lancet. 2016;387:2218-25.

Capítulo 4

Insuficiência aórtica

Ranna Santos Pessoa
Antônio Sérgio de Santis Andrade Lopes
Flávio Tarasoutchi

PONTOS-CHAVE

- Prevalência crescente, acompanhando envelhecimento populacional.
- Fisiopatologia complexa, com grande participação do componente mecânico/regurgitativo.
- História natural longa, com grande fase latente assintomática.
- Possível associação com aortopatia.
- Tratamento intervencionista está indicado quando a insuficiência aórtica se torna anatomicamente importante e cursa com sintomas (insuficiência cardíaca manifesta, angina ou síncope) e/ou complicadores anatômicos.
- A cirurgia cardíaca com implante de prótese em posição aórtica é o tratamento mais estudado, indicado e com melhor resultado em longo prazo para a maioria dos pacientes. Há um progressivo aumento de estratégias de tratamento transcateter.

Definição

A insuficiência aórtica (IAo) caracteriza-se por um defeito do fechamento da valva aórtica, permitindo retorno de sangue ao ventrículo esquerdo durante a fase de diástole. As principais causas são: doença primária das válvulas semilunares aórticas, como retração, calcificação e prolapso; ou secundária a anormalidades estruturais na aorta ascendente, como dilatação/aneurisma.[1,3]

Etiologia

No Brasil, a etiologia reumática tem alta prevalência, mas em países da Europa é mais comum a etiologia degenerativa e a valva aórtica bicúspide. A doença reumática é uma sequela tardia de infecção pelo *Streptococcus pyogenes*, que se apresenta com sequelas cardíacas em idades mais jovens, geralmente com acometimento simultâneo da valva mitral, e caracterizado por espessamento das válvulas, abertura em *domus* e fusão das comissuras valvulares[1-3] (Figura 1).

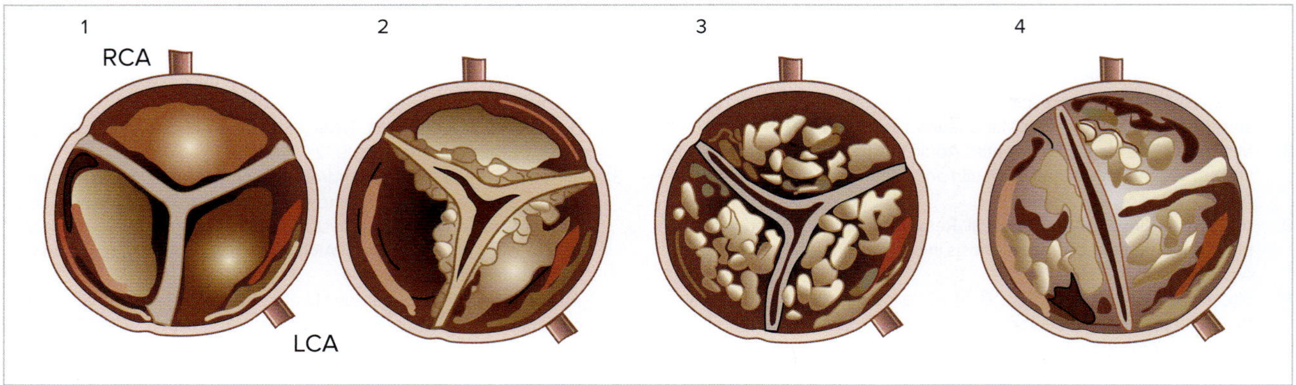

FIGURA 1

Visão ilustrativa das principais etiologias de insuficiência aórtica. 1: valva aórtica normal; 2: Etiologia reumática; 3: Etiologia degenerativa; 4: Etiologia bicúspide.

A causa degenerativa ocorre principalmente em idosos, pode estar associada à estenose aórtica e é caracterizada por uma valva espessada, com fibrocalcificação importante e redução da sua abertura.

A valva aórtica bicúspide é uma alteração anatômica congênita que afeta 0,5 a 2% dos adultos. É mais frequente em homens e predispõe à lesão valvar isolada ou associada à aortopatia. Geralmente, a insuficiência aórtica surge no início da fase adulta, e pode ou não estar associada à estenose aórtica, aneurisma, dissecção e coarctação de aorta.[1,2,4]

Entre as causas secundárias a alterações do anel valvar aórtico, destacam-se dissecção de aorta ascendente, aneurisma de aorta, hipertensão arterial sistêmica, síndrome de Ehlers-Danlos, síndrome de Marfan, espondilite anquilosante, síndrome de Reiter, aortite sifilítica e arterite de Takayasu.[1]

Algumas doenças podem mais raramente ser a causa da IAo, entre elas: endocardite infecciosa, degeneração mixomatosa, lesões traumáticas, artrite reumatoide, osteogênese imperfeita, estenose subaórtica e defeito do septo interventricular com prolapso valvar aórtico.[2,3]

Classificação

A insuficiência aórtica pode ser classificada quanto à sua gravidade anatômica em leve, moderada e importante; e quanto ao seu mecanismo, de acordo com o mostrado na Figura 2.

História natural

Na insuficiência aórtica, parte do volume sanguíneo ejetado na aorta retorna ao ventrículo esquerdo durante a diástole, somando-se ao volume que habitualmente escoa do átrio esquerdo nesse mesmo momento do ciclo cardíaco. Como consequência, conceitualmente há uma sobrecarga de volume e pressão (diferentemente da insuficiência mitral, na qual há apenas sobrecarga de volume), que é responsável pelo estímulo à hipertrofia (sobretudo excêntrica) dos cardiomiócitos e dilatação do ventrículo esquerdo.[1,4]

Na maioria dos casos de insuficiência aórtica, a progressão desse remodelamento ventricular é lenta, em razão da capacidade de adaptação cardíaca à sobrecarga de volume e pressão. Inicialmente, a hipertrofia gera aumento da contração e do volume sistólico, como mecanismo compensatório, para que não haja aumento das pressões intracavitárias, e o paciente permanece assintomático. Em longo prazo, essa dilatação pode levar à perda da homeostase, disfunção ventricular e substituição do tecido miocárdico por fibrose, contribuindo para a progressão de sintomas de insuficiência cardíaca e pior prognóstico.[1]

Apresentação clínica

A queixa que leva à procura pelo serviço de saúde é principalmente a dispneia secundária ao aumento da pressão diastólica final do ventrículo esquerdo e consequente congestão capilar pulmonar,[1,2] podendo ser progressiva e associada a outros comemorativos, como ortopneia e dispneia paroxística noturna.

O refluxo aórtico e o remodelamento ventricular contribuem para o aumento da pressão intraventricular. Consequentemente, o fluxo de sangue das coronárias através das artérias intramurais até o endocárdio fica dificultado, gerando isquemia subendocárdica. Para melhorar o aporte de oxigênio, as coronárias vasodilatam, utilizando sua reserva de fluxo para manter a perfusão miocárdica. Em momentos de maior demanda metabólica, no entanto, não é possível otimizar ainda mais a oferta, gerando isquemia e angina, mesmo na ausência de obstrução coronariana significativa.[1,2]

Além desse mecanismo, devemos lembrar que o enchimento das artérias coronárias acontece durante a diástole, quando a valva aórtica se fecha e permite o escoamento do sangue dos seios de valsalva para os óstios coronarianos. Se a valva não é competente, parte desse sangue reflui para os

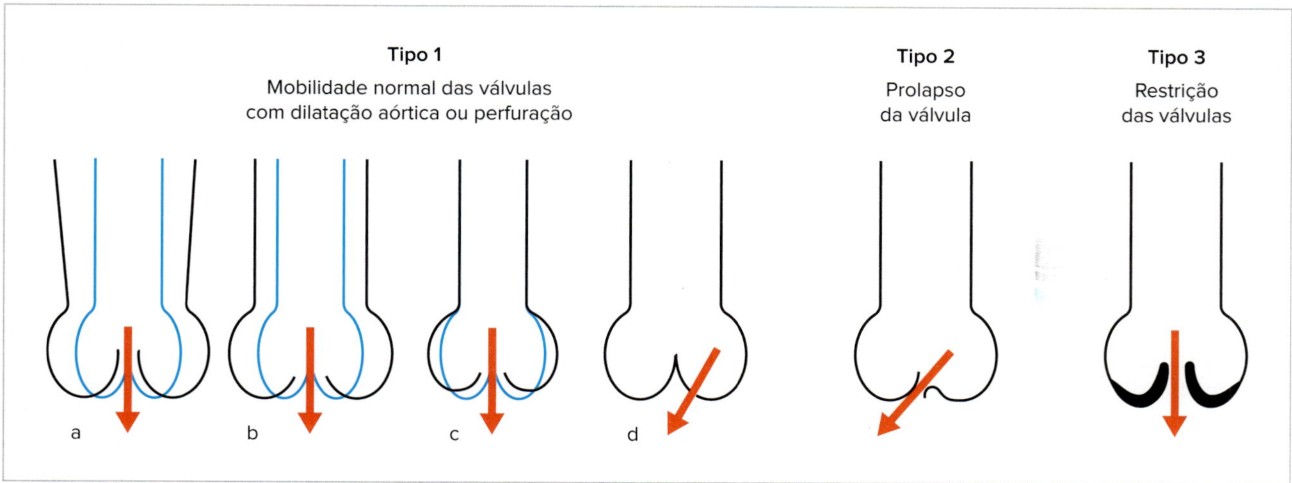

FIGURA 2
Classificação da insuficiência aórtica de acordo com o mecanismo.[10]

ventrículos e não perfunde as coronárias. A angina pode ser exacerbada no período noturno por aumento do retorno venoso e pressões de enchimento.

A síncope pode ocorrer por baixo débito cardíaco e não costuma ser precedida por pródromos.[1,2]

O exame físico do paciente com insuficiência aórtica importante pode ser rico de informações que auxiliam no diagnóstico. A ausculta tem alta especificidade para o diagnóstico de IAo,[4] mas a sensibilidade depende da experiência do examinador. O sopro cardíaco característico é diastólico, aspirativo e decrescente.

Quanto mais grave o refluxo valvar, mais prolongado o retorno do sangue durante a fase de diástole e mais duradouro o sopro. Há um retardo do fechamento da valva aórtica, o que pode gerar redução da pressão diastólica aferida e abafamento do componente aórtico da segunda bulha na ausculta cardíaca. A primeira bulha (B1) também pode ser hipofonética quando a IAo é anatomicamente importante, e pode ser perceptível um sopro mesossistólico de hiperfluxo.[1,2]

O sopro de Austin-Flint é caracterizado como um ruflar mesodiastólico, pela dificuldade de abertura da valva mitral, secundária ao jato de insuficiência aórtica, que é direcionado à cúspide anterior da mitral,[1,2] simulando uma estenose mitral.

A pressão arterial costuma ser divergente e outros sinais podem ser percebidos no exame físico em consequência desse aumento da pressão de pulso (Tabela 1).[1,2] Na periferia, podemos perceber o pulso em martelo d'água ou de Corrigan, caracterizado por uma amplitude aumentada e ascenso rápido.[1,2]

TABELA 1 Sinais periféricos de insuficiência aórtica[1,2]

Nome do sinal	Local onde é percebida a pulsação
Sinal de Musset	Cabeça
Sinal de Becker	Cervical
Doença das artérias	Cervical
Sinal de Muller	Úvula
Sinal de Quincke	Unha
Sinal de Gerhard	Baço
Sinal de Rosenbach	Fígado

Exames iniciais

O peptídeo natriurético cerebral (BNP) acima de 130 pg/mL ou peptídeo natriurético N-terminal pró-cérebro (NT-pro--BNP) maior que 602 pg/mL se relacionam a pior desfecho, e podem ser usados juntamente com os diâmetros ventriculares como preditores de descompensação clínica em pacientes assintomáticos.[1]

O eletrocardiograma não apresenta nenhum sinal patognomônico, mas pode se somar à história clínica, exame físico e radiografia de tórax para ajudar na suspeita inicial.[2] A radiografia de tórax pode ser útil na avaliação inicial e mostrar aumento da silhueta cardíaca e sinais de dilatação da aorta quando presente.[2]

Ecocardiograma

O ecocardiograma é um exame não invasivo, disponível e que não traz nenhum malefício para o paciente. Permite avaliação da anatomia valvar (Figura 3) e da aorta proximal, quantificar a regurgitação aórtica (Figura 4), sua etiologia e mecanismos, além de avaliar parâmetros que auxiliem na decisão da terapia.[3] Deve ser utilizado para confirmar a suspeita clínica de IAo, além de acompanhar a evolução da doença. Como limitações, existem questões anatômicas do paciente que limitam a janela acústica e a dependência da experiência do executor, por ser um exame examinador dependente.

Os parâmetros de quantificação da IAo pelo ecocardiograma ajudam a classificação de acordo com a gravidade anatômica da insuficiência aórtica (Tabela 2). A IAo de grau importante costuma se apresentar como uma válvula de aspecto alterado por prolapso, *flail*, espessamento ou falha de coaptação. Ao estudo Doppler, apresenta-se com jatos regurgitantes largos e densos; e fluxo reverso holodiastólico na aorta descendente. O ecocardiograma nesses casos também é útil para identificar complicadores, como dilatação ventricular esquerda (ver "Tratamento intervencionista").[3]

O *strain* longitudinal global do ventrículo esquerdo pode ser útil nos pacientes com fração de ejeção limítrofe para auxiliar na tomada de decisão, mas os valores de corte a serem utilizados na IAo ainda são incertos.[1,3] A ecocardiografia tridimensional pode ser útil nos casos de valva aórtica bicúspide ou jatos excêntricos, nos quais a análise bidimensional pode ser limitada.[1]

O ecocardiograma também pode ser utilizado para guiar procedimentos cirúrgicos ou transcateter, em sua modalidade transesofágica ou transtorácica.[3]

Tomografia computadorizada

A tomografia computadorizada com contraste é indicada quando há suspeita de aneurisma de aorta (dilatação vista pelo ecocardiograma, valva aórtica bicúspide, síndrome genética associada), para seu diagnóstico e acompanhamento. Também pode ser indicada na suspeita de calcificação importante da aorta ascendente ou aorta em porcelana (sugerida por radiografia de tórax, ecocardiograma ou presença de fatores de risco para aterosclerose), permitindo a programação cirúrgica adequada.[1,3]

Ressonância magnética

A ressonância cardíaca deve ser usada quando há discordância clínico-ecocardiográfica para melhor quantificação da fração regurgitante valvar aórtica e do volume diastólico final do ventrículo esquerdo. Também pode ser indicada para avaliação de função ventricular em casos limítrofes e avaliação da aorta.[1-3,8]

A quantificação de fibrose miocárdica por meio do realce tardio visto na ressonância magnética de coração guarda correlação com a fibrose vista em análise anatomopatológica do miocárdio. Um estudo que realizou ressonância no pré-operatório de troca valvar aórtica por IAo demonstrou

TABELA 2 Classificação ecocardiográfica da gravidade anatômica na insuficiência aórtica

Parâmetros ecocardiográficos	IAo discreta	IAo moderada	IAo importante
Vena contracta (cm)	< 0,3	0,3-0,6	> 0,6
Largura do jato/VSVE (%)	< 25	25-64	≥ 65
Área do jato na via de saída do VE (%)	< 5	5-59	≥ 60
Fração regurgitante (%)	< 30	30-49	≥ 50
PHT (ms)	> 500	200-500	< 200
ERO (cm^2)	< 0,1	0,1-0,29	≥ 0,3
Volume regurgitante (mL/bat)	< 30	30-59	≥ 60

ERO: Área do orifício regurgitante efetivo; PHT: *Pressure half time*; VE: Ventrículo esquerdo[1-4,7]; VSVE: Via de saída do ventrículo esquerdo.

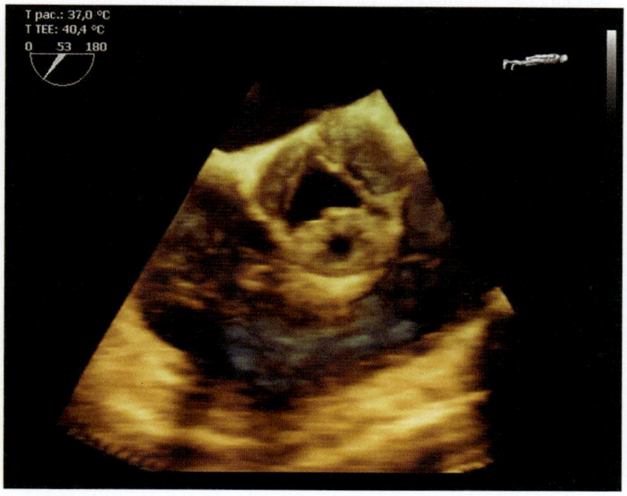

FIGURA 3

Ecocardiografia transesofágica tridimensional mostrando perfuração da válvula coronariana esquerda da valva aórtica.

correlação entre o grau de fibrose miocárdica e o prognóstico pós-operatório em termos de melhora de sintomas, recuperação da fração de ejeção do ventrículo esquerdo e mortalidade.[9]

Estudo hemodinâmico

Pode também auxiliar na definição de gravidade quando há dissociação clínico-ecocardiográfica, por meio da medida das pressões de enchimento e realização de aortografia.[1,2] Nesse exame, a insuficiência aórtica é graduada pela classificação de Sellers em 1+ até 4+ de acordo com a densidade de contraste no ventrículo esquerdo, ao ser injetado contraste na aorta ascendente.[11]

Tratamento clínico e acompanhamento

Como várias outras doenças cardiovasculares, o primeiro passo é recomendar uma mudança no estilo de vida, com cessação de tabagismo, atividade física e manutenção do peso corporal adequado. Todas as comorbidades devem ser

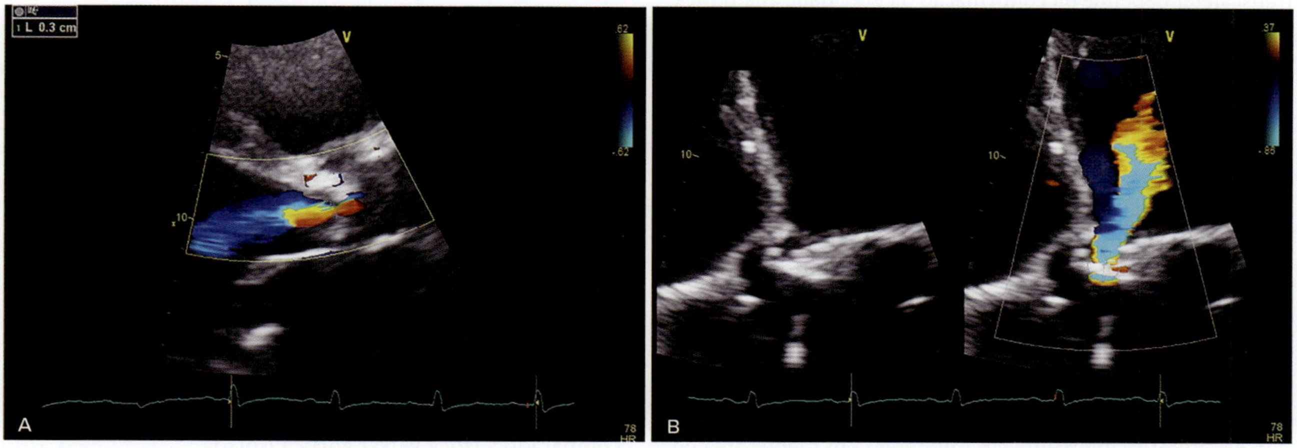

FIGURA 4

Ecocardiografia transtorácica. A: Visão paraesternal eixo longo com *zoom* em via de saída de ventrículo esquerdo, mostrando refluxo valvar aórtico ao estudo Doppler colorido. A insuficiência aórtica é discreta, com *vena contracta* medida em 0,3 cm. B: Visão apical 5 câmaras com *zoom* em via de saída de ventrículo esquerdo, mostrando o jato de refluxo aórtico ao estudo Doppler colorido.

controladas. A hipertensão arterial sistêmica deve ser tratada quando a pressão arterial sistólica for maior que 140 mmHg; e vasodilatadores podem ser usados para alívio sintomático em pacientes de risco cirúrgico proibitivo. No entanto, não é indicado uso de tratamento medicamentoso com intuito de melhorar sintomas e adiar a indicação cirúrgica, uma vez que apenas o tratamento intervencionista mudou a história natural e mostrou redução de mortalidade até o presente momento.[3,4]

Pacientes com valvopatia merecem atenção ao cuidado dentário e higiene da pele.[3] A profilaxia antimicrobiana para endocardite infecciosa deve ser considerada para aqueles com prótese valvar ou com episódios prévios de endocardite infecciosa, com programação de procedimentos invasivos em cavidade oral, trato geniturinário e gastrointestinal.[1,3,4] Os pacientes devem ser desencorajados a realizar procedimentos que rompam a barreira da epiderme e possam predispor a endocardite, como implante de *piercings* e tatuagens.

Pacientes que possuam etiologia reumática devem ser submetidos à aplicação de penicilina benzatina a cada 21 dias por 10 anos ou até os 40 anos de idade.[1,3]

Enquanto há IAo anatomicamente importante, sem indicação cirúrgica, o acompanhamento com cardiologista deve ser feito pelo menos uma vez por ano, com avaliação clínica e ecocardiograma;[1,3] se houver mudança importante dos diâmetros e função ventricular, ainda sem critérios para intervenção, o acompanhamento deve ser mais próximo, a cada 3 a 6 meses.[3] Nos casos moderados, a avaliação clínica e ecocardiográfica deve ser feita a cada 1 a 2 anos,[1] e nos discretos, a cada 3 a 5 anos.[1]

Tratamento intervencionista

Indicação

A indicação de correção da insuficiência aórtica cirúrgica ou transcateter depende da confirmação da gravidade anatômica da lesão e da presença de sintomas ou complicadores, conforme fluxograma sugerido pela diretriz brasileira (Figura 5).[1] Sendo assim, em todo paciente com IAo importante sintomática, deve ser indicada correção por intervenção, mesmo que já apresente disfunção ventricular. Para casos em que houver dúvida quanto à presença de sintomas (sobretudo por autolimitação), pode ser necessário o teste ergoespirométrico.[1,3,4]

Os complicadores que indicam intervenção mesmo no paciente assintomático são: fração de ejeção do ventrículo esquerdo ≤ 50%, diâmetro diastólico final do ventrículo esquerdo > 70 mm (ou 75 mm nos reumáticos) e diâmetro sistólico do ventrículo esquerdo > 50 mm (ou 55 mm nos reumáticos).[1] O diâmetro sistólico indexado para a superfície corpórea > 25 mm/m² pode ser considerado um complicador, e é útil principalmente em mulheres com menor área de superfície corpórea; alguns estudos propõem um corte mais baixo de 20 a 22 mm/m². Mesmo antes de atingir esses valores de corte, se o paciente apresenta nos exames evolutivos uma tendência à piora progressiva da fração de ejeção ou dilatação com diâmetro diastólico final do ventrículo esquerdo maior que 65 mm, a intervenção deve ser considerada, mesmo se assintomático (Tabela 3).[1,3,4]

Nos pacientes assintomáticos, a insuficiência aórtica moderada ou importante deve ser corrigida caso haja indicação de cirurgia cardíaca por outro motivo (revascularização miocárdica, correção de aneurisma de aorta ascendente ou outra disfunção valvar).[3,4] Naqueles com indicação de troca valvar aórtica, a correção da ectasia de aorta ascendente por oportunidade está indicada quando seu diâmetro é ≥ 45 mm.[3,4]

TABELA 3 Indicações cirúrgicas[1-3]

Indicações cirúrgicas		
Insuficiência aórtica importante	Sintomáticos	Independente da fração de ejeção
	Assintomáticos com ecocardiograma mostrando:	DDVE > 70 mm ou 75 nos reumáticos ou DSVE > 50 mm ou 55 mm nos reumáticos ou DSVE indexado > 25 mm/m² ou FEVE ≤ 50%
	Assintomáticos com ressonância mostrando:	Realce tardio (fibrose miocárdica) ou Fração regurgitante > 33% ou VDFVE > 246 mL
	Assintomáticos com angiotomografia mostrando:	Valva aórtica bicúspide com indicação de intervenção + raiz da aorta > 45 mm
	Assintomáticos sem complicadores*	Desde que possuam outra indicação de cirurgia cardíaca

*Inclui insuficiência aórtica de grau moderado.
DDVE: diâmetro diastólico do ventrículo esquerdo; DSVE: diâmetro sistólico do ventrículo esquerdo; VDFVE: volume diastólico final do ventrículo esquerdo.

Tipo de intervenção

Uma vez indicada a intervenção, a cirurgia é a primeira opção de tratamento. Nesse caso, é necessário optar entre prótese mecânica e biológica, pesando os riscos e benefícios da anticoagulação com varfarina e a previsão de durabilidade da prótese em relação à idade do paciente. Essa escolha deve ser compartilhada levando em consideração as preferências e condição social e clínica do paciente.[1]

A mortalidade da cirurgia depende do centro, experiência da equipe e das condições clínicas do paciente, variando de 1 a 7%, sendo maior em procedimentos combinados, quando comparado à troca valvar aórtica isolada.[1]

Inicialmente havia dúvida quanto à segurança do implante transcateter da valva aórtica (TAVI) na insuficiência aórtica sem estenose. Hoje sabemos que essa pode ser uma alternativa de tratamento, desde que indicada adequadamente, em centros com experiência após discussão em *Heart Team*.[3]

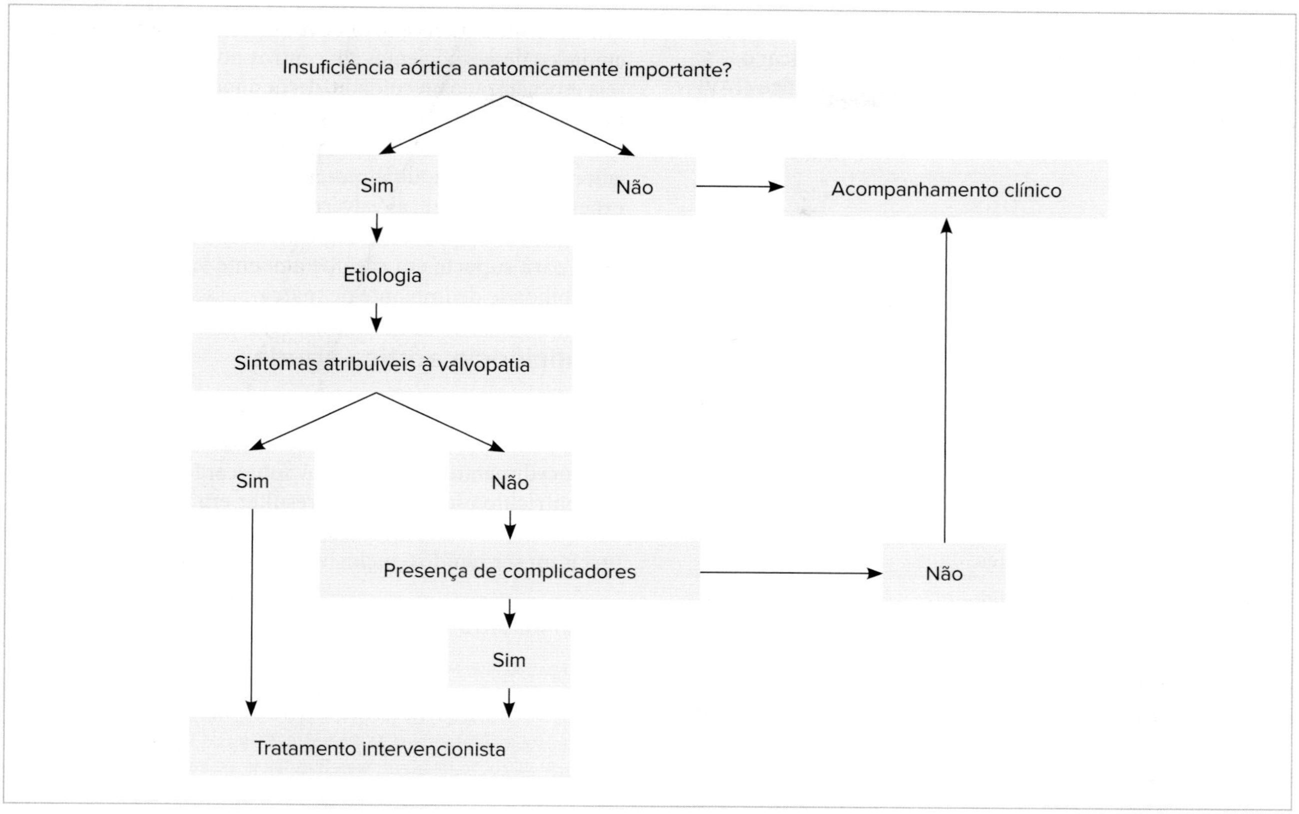

FIGURA 5

Fluxograma de conduta na insuficiência aórtica.

Fonte: adaptada da Diretriz Brasileira de Valvopatias, 2020.[1]

O maior limitante para exequibilidade do TAVI em IAo é a ausência de calcificação do anel aórtico, que pode dificultar a fixação da prótese e favorecer refluxo periprotético residual. Nesse sentido, alguns dispositivos estão em desenvolvimento e parecem promissores.

Avaliação de coronárias

O cateterismo coronariano antes de procedimentos valvares é recomendado para pacientes com história de doença cardiovascular, suspeita de isquemia miocárdica, disfunção ventricular esquerda, homens com mais de 40 anos, mulheres após menopausa, ou que tenham pelo menos um fator de risco cardiovascular.[3] A angiotomografia de coronárias é uma alternativa nos pacientes com probabilidade menor de doença coronariana.[3] Pacientes com lesões coronarianas obstrutivas podem ser submetidos à revascularização miocárdica cirúrgica concomitante à troca valvar, quando indicado.[3]

Estratificação de risco

O risco pré-operatório pode ser estimado por meio da avaliação clínica do paciente, levando em consideração suas comorbidades, número de intervenções cirúrgicas prévias, dificuldades anatômicas, fragilidade e outras características específicas individuais.

A fragilidade é definida como a redução da reserva fisiológica e capacidade de manter a homeostase durante períodos de estresse, com aumento do risco de morbidade e mortalidade.[1,3] Não é recomendado que essa avaliação seja feita de forma subjetiva, mas sim com base em critérios mais objetivos, como nível de albumina, hematócrito, força de preensão palmar, capacidade cognitiva e física.[1,3] Uma sugestão é o uso do escore EFT, por ser de fácil aplicação no consultório (Tabela 4).[5] O grau de fragilidade guarda relação com o risco de mortalidade, mas não está contemplado nos escores clássicos de risco pré-operatório, devendo ser utilizado como uma ferramenta adicional de avaliação pré-procedimento.[1,3]

Os escores preditores de mortalidade para procedimentos invasivos auxiliam na estimativa objetiva do risco cirúrgico, mas não devem substituir a avaliação clínica. Entre eles, os mais utilizados para cirurgias valvares são o da Sociedade de Cirurgiões Torácicos (*Society of Thoracic Surgeons* – STS) e o *European System for Cardiac Operative Risk Evaluation II* (EuroSCORE II).[1,3] O paciente que possui o STS < 4% tem baixo risco, 4 a 8% médio risco, e acima de 8%, alto risco de mortalidade. Em relação ao EuroSCORE II, valores < 4% são considerados baixo risco e > 4%, risco aumentado.[1] Se houver

TABELA 4 Adaptação em português do escore EFT. De acordo com a pontuação total é possível classificar o risco de mortalidade em cada proposta terapêutica (TAVI x cirurgia)[5]

Levantar e sentar 5x	< 15 s	0 ponto
	≥ 15 s	1 ponto
	Não consegue	2 pontos
Desempenho cognitivo	Normal	0 ponto
	Alterado	1 ponto
Hemoglobina	≥ 13 g/dL em homens ≥ 12 g/dL em mulheres	0 ponto
	< 13 g/dL em homens < 12 g/dL em mulheres	1 ponto
Albumina sérica	≥ 3,5 g/dL	0 ponto
	< 3,5 g/dL	1 ponto
EFT	**Risco de morte em TAVI**	**Risco de morte em cirurgia**
0-1	6%	3%
2	15%	7%
3	28%	16%
4	30%	38%
5	65%	50%

discrepância entre os escores, devemos usar o de maior valor.[1] Esses escores ainda têm a utilização mais limitada em procedimentos transcateter, porque não levam em conta fatores anatômicos (como aorta em porcelana) e fragilidade.[1,3]

Heart Team e *Heart Valve Centers*

O *Heart Team* tem por objetivo unir experiências de diferentes profissionais em busca da melhor conduta para o paciente.[1,3] O grupo deve ser composto de cardiologistas clínicos, especialistas em valvopatias, intervencionistas, cirurgiões cardíacos, ecocardiografistas, especialistas em imagem cardiovascular, anestesista, geriatra, entre outros profissionais que podem ser necessários em casos específicos.[1,3] A principal utilidade é a discussão de casos difíceis, pacientes de alto risco, assintomáticos ou casos em que não há evidência clara na literatura da melhor conduta.[3]

O *Heart Team* auxilia na indicação da intervenção, melhor estratégia de tratamento, via de escolha para procedimentos invasivos, avaliação de fragilidade, comorbidades, futilidade do procedimento e previsão de possíveis complicações para realização de medidas preventivas,[1,3] especialmente levando em conta a experiência do serviço.[3]

O novo conceito de *Heart Valve Centers* visa concentrar os cuidados desses pacientes em centros nos quais toda a equipe seja especializada no cuidado, desde a indicação até o período pós-procedimento, melhorando desfechos pela experiência da equipe.[4] Esses centros devem possuir centro cirúrgico, laboratório de hemodinâmica, sala híbrida, ecocardiografistas experientes em doenças valvares, unidade de terapia intensiva, tomografia, suporte de cirurgiões vasculares, time de neurologia para suporte em caso de acidente vascular encefálico, possibilidade de implante de marca-passo, entre outros.[4]

Insuficiência aórtica aguda

A insuficiência aórtica aguda é causada principalmente por endocardite infecciosa, dissecção aórtica, trauma ou complicação de procedimento transcateter. A sobrecarga aguda de volume no ventrículo esquerdo pode resultar em congestão pulmonar aguda severa e baixo débito; o diagnóstico e intervenção precisam ser rápidos, inclusive com cirurgia de urgência.[3,4]

Referências bibliográficas

1. Tarasoutchi F, Montera MW, Ramos AI de O, Sampaio RO, Rosa VEE, Accorsi TAD, et al. Atualização das Diretrizes Brasileiras de Valvopatias – 2020. Arq Bras Cardiol. 2020;115:720-75.
2. Tarasoutchi F, Montera M, Ramos A, Sampaio R, Rosa V, Accorsi T, et al. Atualização das Diretrizes Brasileiras de Valvopatias: Abordagem das lesões anatomicamente importantes. Arq Bras Cardiol. 2017;109.
3. Vahanian A, Beyersdorf F, Praz F, Milojevic M, Baldus S, Bauersachs J, et al. 2021 ESC/EACTS Guidelines for the management of valvular heart disease. Eur Heart J. 2021.
4. Otto CM, Nishimura RA, Bonow RO, Carabello BA, Erwin JP III, Gentile F, et al. 2020 ACC/AHA Guideline for the management of patients with valvular heart disease: A report of the American College of Cardiology/American Heart Association Joint Committee on Clinical Practice Guidelines. Circulation. 2021;143.
5. Afilalo J, Lauck S, Kim DH, Lefèvre T, Piazza N, Lachapelle K, et al. Frailty in older adults undergoing aortic valve replacement. J Am Coll Cardiol. 2017;70:689-700.
6. Koo HJ, Kang J-W, Kim JA, Kim JB, Jung S-H, Choo SJ, et al. Functional classification of aortic regurgitation using cardiac computed tomography: comparison with surgical inspection. Int J Cardiovasc Imaging. 2018;34:1295-303.
7. Zoghbi WA, Adams D, Bonow RO, Enriquez-Sarano M, Foster E, Grayburn PA, et al. Recommendations for noninvasive evaluation of native valvular regurgitation. J Am Soc Echocardiog. 2017;30:303-71.
8. Myerson SG, d'Arcy J, Mohiaddin R, Greenwood JP, Karamitsos TD, Francis JM, et al. Aortic regurgitation quantification using cardiovascular magnetic resonance. Circulation. 2012;126:1452-60.
9. Azevedo CF, Nigri M, Higuchi ML, Pomerantzeff PM, Spina GS, Sampaio RO, et al. Prognostic significance of myocardial fibrosis quantification by histopathology and magnetic resonance imaging in patients with severe aortic valve disease. J Am Coll Cardiol. 2010;56:278-87.
10. Boodhwani M, de Kerchove L, Glineur D, Poncelet A, Rubay J, Astarci P, et al. Repair-oriented classification of aortic insufficiency: Impact on surgical techniques and clinical outcomes. J Thorac Cardiovasc Surg. 2009;137:286-94.
11. Sellers RD, Levy MJ, Amplatz K, Lillehei CW. Left retrograde cardioangiography in acquired cardiac disease. Am J Cardiol.1964;14:437-47.

Capítulo 5

Estenose mitral

Dorival Júlio Della Togna
Luiz Felipe Porrio de Andrade
Samira Kaissar Nars Ghorayeb
Andreia Dias Jeronimo

PONTOS-CHAVE

- Estenose mitral é a valvopatia reumática mais frequentemente encontrada no Brasil.
- Para indicação de intervenção, são levados em consideração os sintomas de insuficiência cardíaca, sinais de hipertensão arterial pulmonar e risco de tromboembolismo.
- O tratamento clínico inclui profilaxia de febre reumática e endocardite infecciosa, anticoagulação dos pacientes com risco aumentado de fenômenos tromboembólicos e tratamento sintomático enquanto os pacientes aguardam intervenção.
- A intervenção percutânea é a primeira opção para tratamento dos pacientes com estenose mitral reumática importante com sintomas ou complicadores (hipertensão pulmonar).
- A intervenção cirúrgica é reservada aos pacientes sintomáticos com anatomia desfavorável ou contraindicações ao procedimento percutâneo, sendo preferível, sempre que possível, a realização de comissurotomia mitral.

Introdução e etiologia

Descrita inicialmente em 1705 por Raymond de Vieussens, a estenose mitral (EM) é uma das valvopatias mais frequentes no Brasil, sendo causa de grande morbimortalidade em pacientes jovens e responsável por um grande número de cirurgias cardíacas. Nos países em desenvolvimento, a febre reumática (FR) segue como a principal etiologia da doença (em torno de 90% dos casos), acometendo principalmente mulheres jovens.[1,2]

Já nos países desenvolvidos observa-se o aumento da incidência de EM degenerativa, a qual é mais comum em pacientes idosos frequentemente portadores de múltiplas comorbidades ou alteração no metabolismo e está associada à calcificação do anel mitral, bem como à calcificação aórtica e coronariana.[2,3,4,5]

A prevalência estimada de calcificação do anel mitral (*mitral annular calcification* – MAC) está em torno de 10% na população idosa. Destes pacientes, cerca de 1 a 2% desenvolvem EM.[3]

Além das etiologias reumática e degenerativa, outras possíveis causas são: hipoplasia mitral, alteração no anel valvar, valva mitral em paraquedas, lúpus eritematoso sistêmico, artrite reumatoide, mucopolissacaridoses do fenótipo Hunter-Hurler, doenças de Fabry e Whipple, síndrome carcinoide e terapia com metisergida e lesão actínica pós-radioterapia. Há, ainda, na literatura, relatos de casos de EM associada ao uso de drogas anorexígenas.[2,3,6,7]

Fisiopatologia

A área valvar mitral normal varia entre 4 e 6 cm^2. A repercussão hemodinâmica capaz de desencadear sintomas clínicos de insuficiência cardíaca inicia-se quando há uma redução de 50% dessa área, elevando o gradiente diastólico entre o átrio esquerdo (AE) e o ventrículo esquerdo (VE). Isso ocorre em razão da dificuldade para o esvaziamento atrial decorrente do estreitamento do orifício entre o AE e o VE.[1]

O envolvimento reumático leva a espessamento, fibrose, retração e fusão das cúspides, além de fusão e encurtamento das cordas tendíneas (Figura 1). Como resultado, observa-se a EM isolada ou associada a insuficiência mitral.[2] Acredita-se que, além dos surtos reumáticos, também estariam associadas à progressão da lesão valvar as próprias alterações hemodinâmicas locais a que o tecido valvar estaria exposto ao longo do tempo, assim como uma discreta e contínua atividade inflamatória local.[2]

O acometimento degenerativo está associado à calcificação do anel mitral que pode se estender para a base dos folhetos valvares, sem fusão comissural, gerando restrição à movimentação das cúspides, com consequente restrição ao esvaziamento atrial.[4,5,6]

A formação de MAC e da estenose mitral degenerativa ocorre por meio de um processo multimodal. O estresse de cisalhamento sobre o aparato valvar (especialmente na parte posterior) tem papel fundamental bem como os microdanos causados ao endotélio que levam ao acúmulo e depósito de lipídeos, em um processo semelhante ao da aterosclerose.

Tudo isso gera depósito de cálcio, que com o tempo coalesce em bandas rígidas.[8]

A pressão atrial esquerda (PAE) em pacientes com estenose mitral importante varia entre 15 e 20 mmHg em repouso, com um gradiente transvalvar médio de 10 a 15 mmHg, e que se eleva com o exercício.[12] Com a elevação crônica da pressão atrial, ocorre hipertrofia do AE, com dilatação e fibrose atrial. Estas, por sua vez, correlacionam-se à gravidade da lesão, à duração da doença, ao envolvimento inflamatório e à complacência do átrio. Quando em ritmo sinusal, os pacientes cursam com pressão atrial média elevada e elevação da onda A. A presença de fibrilação atrial (FA), que pode resultar das alterações estruturais do átrio, por sua vez, aumenta muito a chance de formação de trombos, com possibilidade de ocorrência de fenômenos embólicos sistêmicos.[13]

Mesmo em pacientes com ritmo sinusal, o aumento do volume atrial esquerdo, associado ao padrão de fluxo lento, contribui para a formação do trombo, particularmente na aurícula esquerda. Entretanto, após a instalação da fibrilação atrial, o fluxo sanguíneo no AE torna-se mais desorganizado, facilitando ainda mais a formação de trombo.[14,15] Em cerca de 17% dos pacientes encaminhados para cirurgia é encontrado trombo na cavidade atrial ou no apêndice atrial esquerdo.[16] Em trabalho realizado no Instituto Dante Pazzanese de Cardiologia, em São Paulo, foi identificado trombo atrial no momento da intervenção cirúrgica em 7,9% dos pacientes.[17]

A resposta da pressão arterial pulmonar (PAP) à estenose mitral depende do grau de estenose, da vasoconstrição pulmonar reativa e das mudanças morfológicas da circulação pulmonar. Na estenose mitral discreta ou moderada, a resistência vascular pulmonar (RVP) pode não se elevar e a PAP permanece normal em repouso, podendo se elevar em exercício ou quando há aumento da frequência cardíaca. Nas lesões importantes, tanto a RVP como a PAP estão elevadas mesmo em repouso. Quando a PAP excede 60 mmHg, ocorre elevação da impedância para o esvaziamento do ventrículo direito (VD), com consequente elevação da pressão no átrio direito (AD). Inicialmente, as alterações do sistema arterial pulmonar são reversíveis, com vasoconstrição arteriolar seguida por hipertrofia da camada média. Nos estágios avançados, as alterações tornam-se irreversíveis, com dilatação da artéria pulmonar e grave hipertensão arterial pulmonar (HAP).[18] Estudos sugerem que, além da gravidade da estenose mitral, a associação com doença pulmonar crônica pode desempenhar um papel fundamental no desenvolvimento dessa resistência vascular aumentada.

Outra possível explicação para os diferentes graus de hipertensão, diante de um mesmo grau de estenose mitral, é o papel das endotelinas que apresentam efeitos contráteis e proliferativos nas células musculares lisas. A endotelina I foi encontrada em maiores concentrações no AE do que no átrio direito em pacientes submetidos à valvuloplastia mitral por cateter balão (VMCB).[19] A hipertensão atrial produz vasoconstrição e elevação da resistência pulmonar. Quando a PAE excede 30 mmHg acima da pressão oncótica, há transudação de líquido para o interstício pulmonar e redução da complacência pulmonar. A hipertensão pulmonar crônica causa hipertrofia, dilatação e, posteriormente, falência do ventrículo direito e insuficiência da valva tricúspide.

O padrão de enchimento ventricular esquerdo em pacientes com EM é anormal e ocorre com dificuldade. Com isso, o diâmetro diastólico final do VE é normal ou diminuído e a pressão diastólica final é baixa. O débito cardíaco cai e 25% dos pacientes com EM importante têm função sistólica do VE comprometida.[20] A disfunção sistólica do VE poderia ser, ainda, consequência da vasoconstrição reflexa que ocorre em associação com outras doenças cardíacas, como outras valvopatias, doença isquêmica, miocardite reumática ou fibrose ventricular, com consequente elevação da pós-carga. Nos países em desenvolvimento, o processo inflamatório decorrente da doença reumática pode ser bastante agressivo, levando ao comprometimento do miocárdio, com alterações de sua contratilidade.

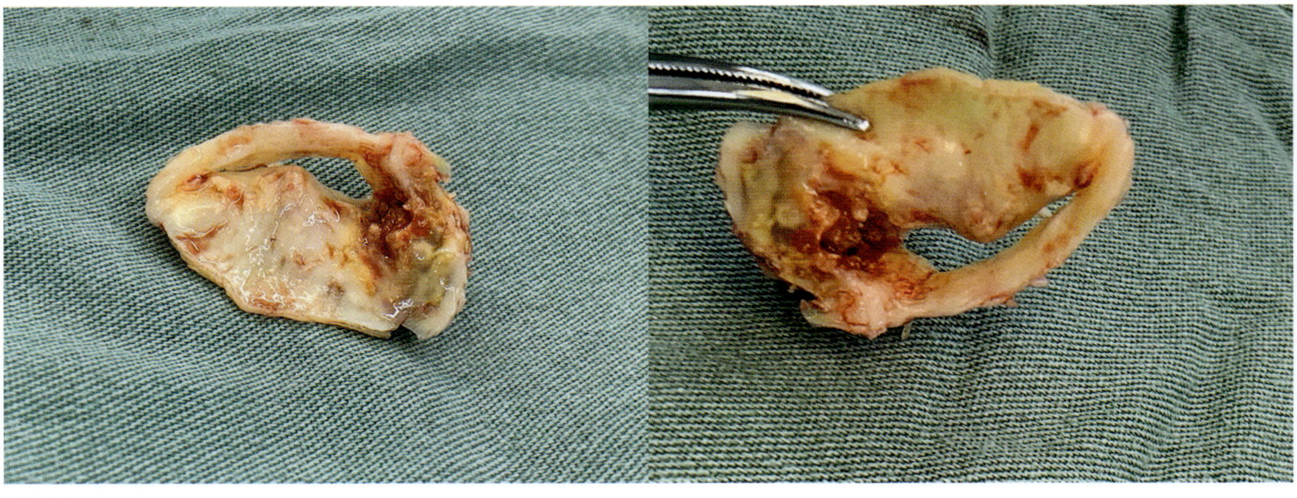

FIGURA 1

Alterações morfológicas da valva mitral estenótica.

História natural

A evolução da EM reumática é progressiva e contínua, podendo chegar a períodos de latência de 20 até 40 anos, e com idade média de início dos sintomas de 27 anos.[21,22] Seus marcadores de pior prognóstico são, além da presença de sintomas, o desenvolvimento de FA ou de HAP.[1] De acordo com estudos que avaliaram a história natural dessa valvopatia, 50% dos pacientes mantiveram-se assintomáticos durante 16 anos após o surto de febre reumática inicial, enquanto 35% estavam em classe funcional II e 8% em classe funcional III. Após 25 anos de acompanhamento, 50% dos pacientes haviam sido submetidos à cirurgia.[23] Em países desenvolvidos, há séries de casos com idade média de apresentação mais tardia dos sintomas, entre a quinta e a sexta décadas de vida.[2] Em pacientes com EM degenerativa, os casos habitualmente se apresentam após os 60 anos de idade, sendo que a calcificação do anel mitral pode chegar a 60% dos casos em pacientes com mais de 80 anos de idade.[7,3] Estudos observacionais mostraram que aproximadamente 50% dos pacientes submetidos a implante transcateter de prótese aórtica (TAVI) apresentam calcificação do anel mitral.[6]

Apresentação clínica

A dispneia é o principal sintoma, de surgimento variável e insidioso. Pode ser desencadeada por eventos que elevam a PAE (exercício, fibrilação atrial, gestação, estresse). Dispneia em repouso e dispneia paroxística noturna podem estar presentes em lesões importantes. Palpitações e eventos embólicos causados pela instabilidade atrial e pela presença de FA podem também ser a apresentação inicial. Embolia de repetição ocorre em 25% dos pacientes. Pelo menos 40% dos fenômenos embólicos são para o território encefálico, 15% para os vasos viscerais e 15% para as extremidades.[24]

Ocasionalmente, disfagia e rouquidão provocadas pela compressão do esôfago e nervo laríngeo recorrente pelo AE dilatado podem estar presentes. Cansaço e fadiga podem ocorrer também por queda do débito cardíaco e por hipertensão pulmonar, assim como hemoptise causada por congestão e ruptura de veias brônquicas. Apenas 15% dos pacientes apresentam dor torácica, decorrente da hipertensão ventricular direita ou coronariopatia associada.

Exame clínico

No exame clínico do paciente com EM importante pode ser observada *facies mitralis*. O pulso venoso jugular pode apresentar onda A proeminente (hipertensão pulmonar e sobrecarga de VD). A ausculta cardíaca clássica inclui B1 hiperfonética, estalido de abertura da valva mitral, sopro diastólico em ruflar localizado entre o ápice e o bordo esternal esquerdo, de baixa intensidade, mais audível em decúbito lateral esquerdo e com a campânula e presença de reforço pré-sistólico (contração atrial). Pode haver B2 hiperfonética devido à HAP. Quanto maior a gravidade da EM, mais precoce é o estalido de abertura. Após exercício e durante manobras que aumentam o retorno venoso há aumento da duração do sopro e o estalido fica também mais próximo de B2.[25] Na presença de FA, não ocorre o reforço pré-sistólico.

Exames complementares

Eletrocardiograma

No eletrocardiograma é observada principalmente sobrecarga atrial esquerda. Com o decorrer da doença e o aparecimento de hipertensão pulmonar, surgem sobrecarga de átrio e ventrículo direitos, e o eixo é desviado para a direita (Figura 2). Arritmias atriais, como extrassístoles e fibrilação atrial, também são comuns.[25]

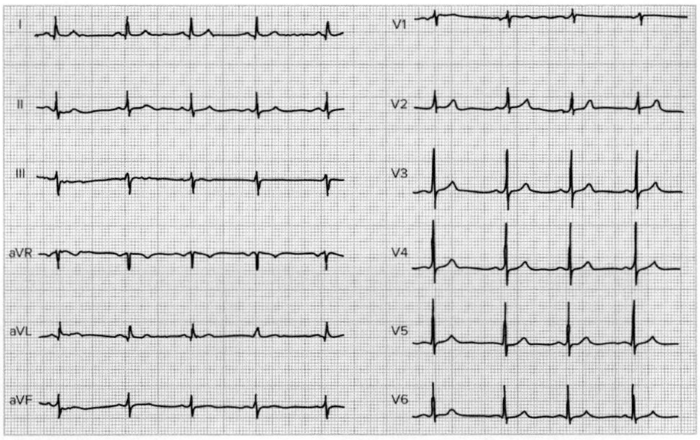

FIGURA 2

Eletrocardiograma de paciente com estenose mitral.

Radiografia de tórax

A radiografia de tórax evidencia duplo contorno à direita, que corresponde à dilatação do AE. Outra evidência dessa dilatação é a presença do sinal da bailarina: o deslocamento cranial do brônquio fonte esquerdo além da visualização do contorno da aurícula esquerda (4º arco). Retificação ou abaulamento do tronco da artéria pulmonar e dilatação do átrio e ventrículo direitos indicam hipertensão pulmonar. Também podem estar presentes congestão pulmonar, caracterizada pelo engurgitamento de hilos pulmonares, cefalização de trama vascular pulmonar e linhas B de Kerley.[25]

Ecocardiograma

O ecocardiograma, além de confirmar o diagnóstico, sugere a etiologia, avalia a gravidade anatômica e funcional da lesão, assim como suas repercussões.[5,26] Por meio dele, é possível quantificar a área valvar mitral (pela planimetria ou pelo *pressure half time* – PHT) e o gradiente de pressão transmitral, e ainda estimar a pressão sistólica de artéria pulmonar. É de fundamental importância na seleção dos pacientes para VMCB, baseando-se no escore ecocardiográfico ou escore de Wilkins (EW).[27] O achado característico da EM reumática ao

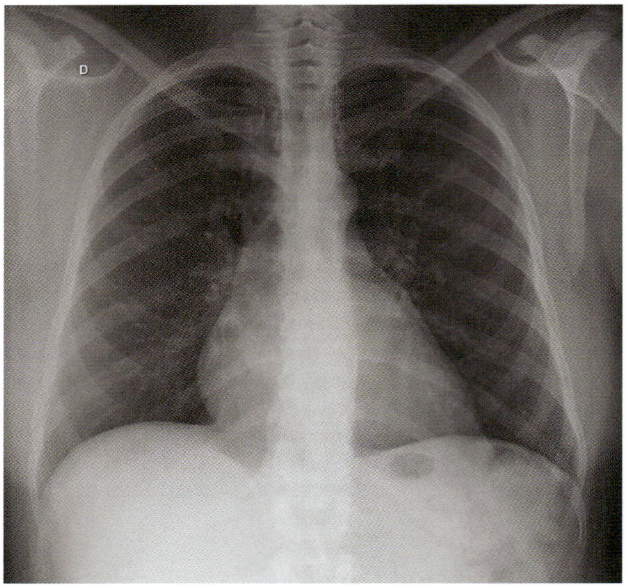

FIGURA 3

Radiografia de tórax de paciente com estenose mitral.

ecocardiograma transtorácico (ETT) é a valva com abertura em domo (folhetos espessados com fusão das comissuras) (Figura 4A e B). Na EM degenerativa há associação com calcificação do anel mitral que pode se estender para a base dos folhetos valvares espessados, porém sem fusão comissural (Figura 5).

O ecocardiograma transesofágico (ETE) está recomendado quando a avaliação pelo ETT é inadequada, na identificação de trombo atrial, nos pacientes com antecedentes embólicos, e na análise do grau de insuficiência mitral associada em pacientes candidatos à VMCB.

De acordo com as mais recentes diretrizes (nacional e internacionais),[3,5,6,28,29] a classificação da gravidade da estenose mitral é feita conforme demonstrado na Tabela 1.

TABELA 1 Classificação da gravidade da estenose mitral

	Discreta	Moderada	Importante
Gradiente médio (mmHg)	< 5	5 a 10	> 10
Área valvar (cm2)	> 2	1,5 a 2,0	< 1,5
PSAP (mmHg)	< 30	30 a 50	> 50

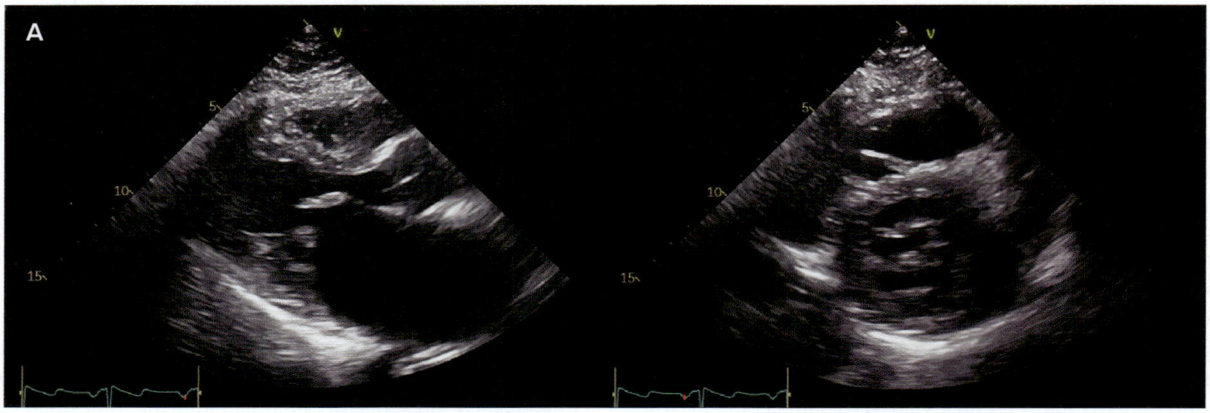

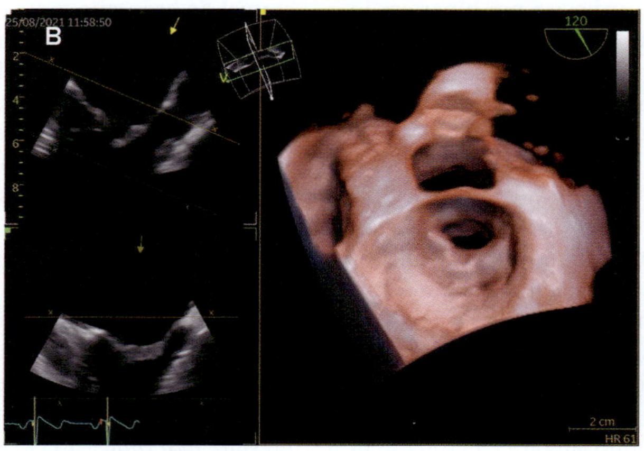

FIGURA 4

A: Espessamento da valva mitral reumática com alteração de sua abertura. B: Estenose mitral reumática na ecocardiografia transesofágica 3D.

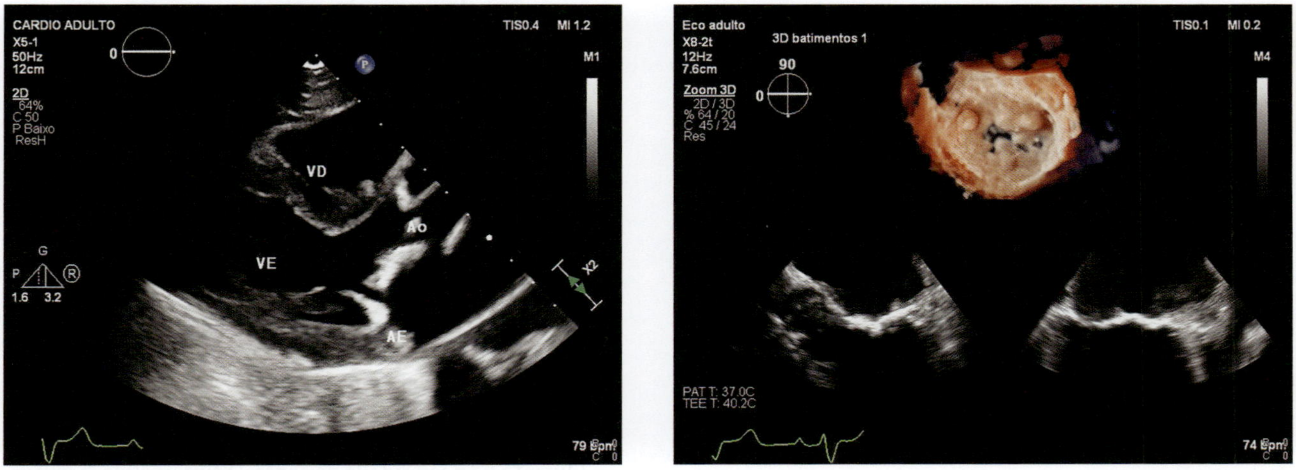

FIGURA 5

Estenose mitral degenerativa à ecocardiografia transtorácica 2D e transesofágica 3D.

A diretriz norte-americana classificou a gravidade da doença valvar em estágios A, B, C e D, os quais são baseados em diversos critérios como sintomas, anatomia valvar, critérios ecocardiográficos e a repercussão hemodinâmica da valvopatia (Tabela 2):

- Estágio A: pacientes em risco: valva mitral espessada, com fluxo transmitral normal – sem repercussão hemodinâmica e sem sintomas.
- Estágio B: estenose mitral em progressão: espessamento dos folhetos e fusão comissural, ainda com área valvar > 1,5 cm^2, mas já com velocidade de fluxo transmitral aumentada e com discreta a moderada dilatação do AE – sem HAP em repouso e sem sintomas.
- Estágio C: estenose mitral importante assintomática: espessamento dos folhetos e fusão comissural, com área valvar ≤ 1,5 cm^2 (ou ≤ 1,0 cm^2 – EM muito importante) e acentuada dilatação do AE – com HAP > 50 mmHg, e ainda sem sintomas.
- Estágio D: estenose mitral importante sintomática: espessamento dos folhetos, fusão comissural com área valvar ≤ 1,5 cm^2 (ou ≤ 1,0 cm^2 – EM muito importante) e acentuada dilatação do AE – com HAP > 50 mmHg e dispneia aos esforços.[5,2]

As diretrizes brasileira, americana e europeia consideram a estenose mitral como importante quando área valvar ≤ 1,5 cm^2 e, portanto, passível de intervenção.[3,5,6]

O escore de Wilkins avalia quatro critérios: mobilidade, espessura e calcificação dos folhetos da valva mitral e aparelho subvalvar, com pontuação total que varia de 4 a 16, conforme detalhado na Tabela3.[27]

Enquanto o ecocardiograma com estresse físico pode ser realizado a fim de estimar a pressão pulmonar e o gradiente transvalvar de forma dinâmica ao esforço,[21] o ecocardiograma tridimensional pode melhorar a acurácia da planimetria e ser utilizado para guiar e monitorizar a realização da VMCB.[26]

Teste ergométrico

O teste ergométrico pode ser realizado em pacientes assintomáticos com lesão moderada a importante para verificar realmente a ausência de sintomas e a classe funcional.[25]

TABELA 2 Estágios de gravidade da estenose mitral

Estágio	Definição	Anatomia	Hemodinâmica	Consequências hemodinâmicas	Sintomas
A	Em risco de EM	Discreta abertura em cúpula	Fluxo transmitral normal	Nenhuma	Ausente
B	EM progressiva	Fusão comissural	Fluxo transmitral aumentado	Aumento discreto a moderado do AE e sem HP no repouso	Ausente
C	EM importante assintomática	Área valvar ≤ 1,5 cm^2 Áreavalvar ≤ 1,0 cm^2	PHT ≥ 150 ms PHT ≥ 220 ms muito importante	Aumento importante do AE e PSAP > 50 mmHg	Ausente
D	EM importante sintomática	Área valvar ≤ 1,5 cm^2 Área valvar ≤ 1,0 cm^2	PHT ≥ 150 ms PHT ≥ 220 ms muito importante	Aumento importante do AE e PSAP > 50 mmHg	Presente

TABELA 3 Escore ecocardiográfico de Wilkins

Mobilidade dos folhetos
Mobilidade elevada da valva com apenas restrição nas extremidades dos folhetos
Regiões medial e basal apresentam mobilidade normal
A valva continua se movendo adiante na diástole, principalmente na base
Nenhum ou mínimo movimento dos folhetos em diástole
Acometimento subvalvar
Mínimo espessamento subvalvar exatamente abaixo dos folhetos mitrais
Espessamento de cordas estendendo-se por mais de um terço do comprimento
Espessamento expandindo-se para o terço distal das cordas
Espessamento extenso e encurtamento de todas as estruturas das cordas expandindo-se para os músculos papilares
Espessura dos folhetos
Espessamento dos folhetos com espessura próxima do normal (4-5 mm)
Camadas médias normais, espessamento considerável de margens (5-8 mm)
Espessamento expandindo através de toda a camada (5-8 mm)
Espessamento considerável de toda a camada de tecido (> 8-10 mm)
Calcificação valvar
Uma área única da ecoluminosidade aumentada
Mínimas áreas de luminosidade confinadas às margens do folheto
Luminosidade expandindo-se dentro da porção média dos folhetos
Luminosidade extensa, além dos limites dos folhetos

Cateterismo cardíaco

O cateterismo cardíaco com medida de pressões em câmaras esquerdas e direitas deve ser realizado quando os testes não invasivos são inconclusivos ou quando há discrepância entre a clínica e os achados do ecocardiograma. Para melhor esclarecimento diagnóstico, este exame pode ser realizado mediante esforço físico ou prova de volume associada à administração de atropina, medidas capazes de aumentar a sensibilidade para a avaliação da repercussão funcional da EM.[1] A cineangiocoronariografia fica reservada aos pacientes com suspeita de doença arterial coronariana (DAC) ou com programação cirúrgica e fatores de risco para coronariopatia (homens acima de 40 anos e mulheres após menopausa ou com mais de um fator de risco para DAC).[1]

Tratamento farmacológico

As medidas indicadas no tratamento farmacológico da EM reumática não têm o intuito de adiar o momento da intervenção sobre a valva, uma vez que não são capazes de atuar especificamente sobre a obstrução. Assim, as medicações utilizadas para controle de sintomas são indicadas nos pacientes com EM significativa que estão aguardando intervenção ou naqueles que apresentam contraindicação às diferentes formas de intervenção.[3,5,6]

Por outro lado, no caso dos pacientes com EM degenerativa, com calcificação importante no anel valvar mitral, em geral há risco cirúrgico muito elevado, inclusive com possibilidade de disjunção atrioventricular associada ao procedimento. Como habitualmente não há calcificação comissural significativa nestes casos, a VMCB também não se torna uma possibilidade terapêutica eficaz. Desta maneira, nesses pacientes a opção terapêutica inicial consiste no tratamento clínico/farmacológico.[3,28]

Quando há necessidade de controle sintomático, é importante que o paciente seja aderente à restrição hídrica e salina. Drogas cronotrópicas negativas e diuréticos são importantes pilares do tratamento clínico sintomático. Betabloqueadores, bloqueadores de canais de cálcio, digoxina e ivabradina podem ser utilizados para diminuição da frequência cardíaca, contribuindo para aumento do tempo diastólico e, dessa forma, para o aumento do tempo de esvaziamento atrial, com consequente diminuição da PAE ao final da diástole.[2,30,31] Os diuréticos, por sua vez, diminuem a congestão pulmonar ocasionada pelo aumento da PAE.

Devem ser mantidas as profilaxias para febre reumática e endocardite infecciosa. A profilaxia para febre reumática nos pacientes com EM crônica deve ocorrer até pelo menos os 40 anos de idade, com penicilina benzatina na dose de 1.200.000 UI intramuscular a cada 21 dias (a cada 15 dias nos primeiros 2 anos após o surto reumático).[1]

Os pacientes devem manter uma boa higiene oral, prevenindo cáries e infecções periodontais. A indicação de profilaxia para endocardite infecciosa antes dos procedimentos geniturinários e trato gastrointestinal são conflitantes entre as diretrizes[32,33,34]. As diretrizes internacionais sugerem apenas para procedimentos odontológicos. As últimas diretrizes brasileiras sobre o tema mantêm a indicação para os pacientes com valvopatia significativa e que serão submetidos a procedimentos odontológicos, genitourinários e gastrointestinal.[3] Amoxacilina por via oral é a opção de escolha nos procedimentos odontológicos. Nos alérgicos a betalactâmicos, clindamicina, azitromicina ou claritromicina podem ser utilizadas. Para procedimentos genitourinários e gastrointestinais, ampicilina e gentamicina administrados por via parenteral são os antibióticos de eleição.[3]

Como a EM reumática ocorre predominantemente em pacientes do sexo feminino e seus sintomas podem frequentemente surgir ainda em idade fértil, é importante que essas pacientes recebam aconselhamento familiar, incluindo a indicação de métodos contraceptivos. Com o aumento da volemia e do débito cardíaco que ocorrem durante a gravidez, pode haver descompensação dessas pacientes nesse período. Nesse caso, o tratamento farmacológico inclui as mesmas classes de drogas citadas acima, devendo-se atentar à segurança de cada uma das medicações para uso durante a gestação.

A anticoagulação deve ser iniciada na presença de FA, evento tromboembólico prévio, trombo intracavitário e evidências de contraste espontâneo ao ecocardiograma,[6,35,36] situações que aumentam o risco de embolia sistêmica. A diretriz européia de 2021 indica anticoagulação quando AE aumentado (diâmetro maior 50 mm ou volume maior que 60 mL/m^2)[6]. Pacientes com estenose mitral moderada a grave com fibrilação atrial devem ser anticoagulados com antagonistas da vitamina K, uma vez que indivíduos com estenose mitral hemodinamicamente significativa foram excluídos de todos os estudos pivotais com anticoagulantes diretos (DOAC). Dessa forma, não há evidências sólidas para recomendar o uso destes fármacos neste cenário. O anticoagulante a ser utilizado segue sendo a varfarina, com intervalo de INR alvo entre 2,0 e 3,0.[37]Atualmente, está em andamento o ensaio clínico randomizado INVICTUS que compara rivaroxabana com antagonistas da vitamina K (AVK) em pacientes com estenose mitral e fibrilação atrial.[38]

Tratamento intervencionista no acometimento reumático

O alívio mecânico está indicado na EM importante nos pacientes sintomáticos ou assintomáticos com fatores complicadores (PSAP acima de 50 mmHg em repouso e acima de 60 mmHg após exercício e ou FA de início recente. Mulheres que desejam engravidar ou indivíduos que estejam em programação de grandes cirurgias podem ser submetidos ao tratamento intervencionista (Figura 6).[39]

Há duas modalidades de intervenção bem estabelecidas: valvuloplastia mitral percutânea por cateter balão (VMCB) (Figura 7) e a cirurgia (comissurotomia mitral ou troca valvar) (Figura 8).

Valvuloplastia mitral percutânea por cateter balão (VMCB)

A VMCB consiste no tratamento de escolha para os pacientes com EM reumática importante que apresentam indicação de intervenção, na ausência de contraindicações. A taxa de sucesso do procedimento é elevada (80-95%) sendo dependente da condição clínica do paciente, anatomia valvar e experiência da equipe médica.

Suas contraindicações são: anatomia valvar desfavorável (escore de Wilkins > 8 associado a calcificação e comprometimento do aparelho subvalvar), insuficiência mitral moderada a importante, trombo em AE, presença de outras valvopatias com indicação de tratamento cirúrgico, e DAC associada com indicação de cirurgia.[40]

São considerados parâmetros de sucesso a área valvar pós-procedimento > 1,5 cm^2, pressão capilar pulmonar < 18 mmHg e redução de 50 a 60% no gradiente transvalvar mitral.[41]

As principais complicações relacionadas à VMCB são acidente vascular encefálico (0,5-1%), tamponamento cardíaco (0,7-1%), insuficiência mitral importante (0,9-2%) e óbito (< 0,5%).

A melhor taxa de sucesso a longo prazo é obtida nos pacientes com escore ≤ 8, havendo piores resultados naqueles com escore > 12. Quando o escore é intermediário, principalmente entre 9 e 10, o procedimento pode ser considerado quando houver indicação de intervenção e alto risco para o tratamento cirúrgico.[3,5,6,42,43,44]

Em trabalho realizado no Instituto Dante Pazzanese de Cardiologia, no período de 1987 a 1991, 200 pacientes consecutivos foram submetidos à VMCB. Avaliações clínica e ecocardiográfica foram realizadas antes do procedimento, 48 horas após e, então, anualmente. A média de idade foi de 32 +

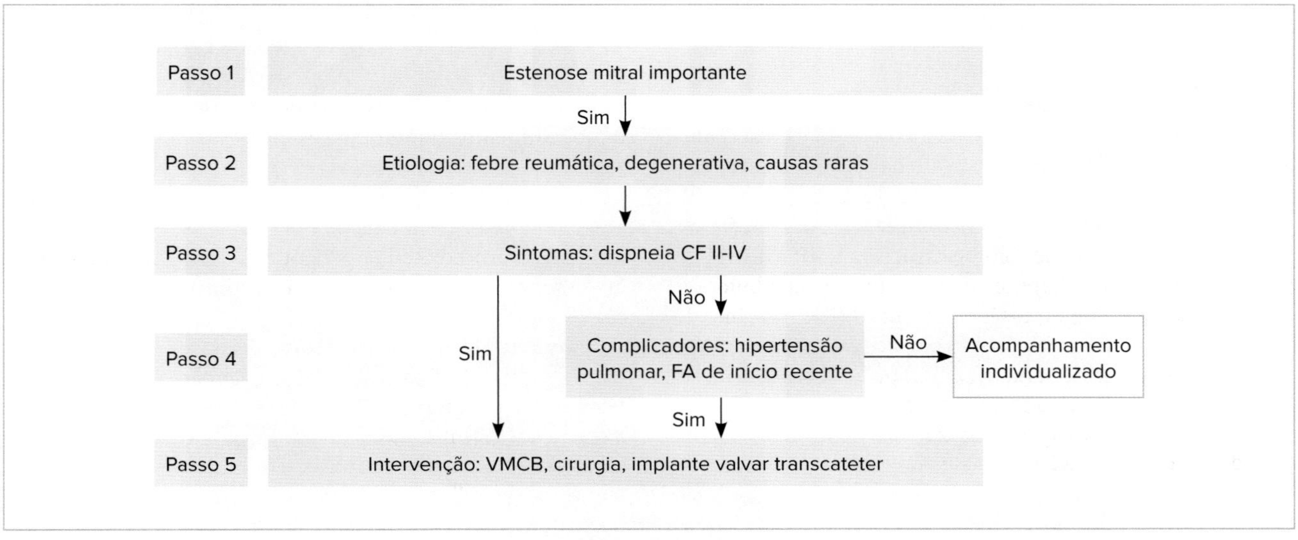

FIGURA 6

Algoritmo de tratamento intervencionista da estenose mitral.

FA: fibrilação atrial; VMCB: valvuloplastia mitral por cateter balão.

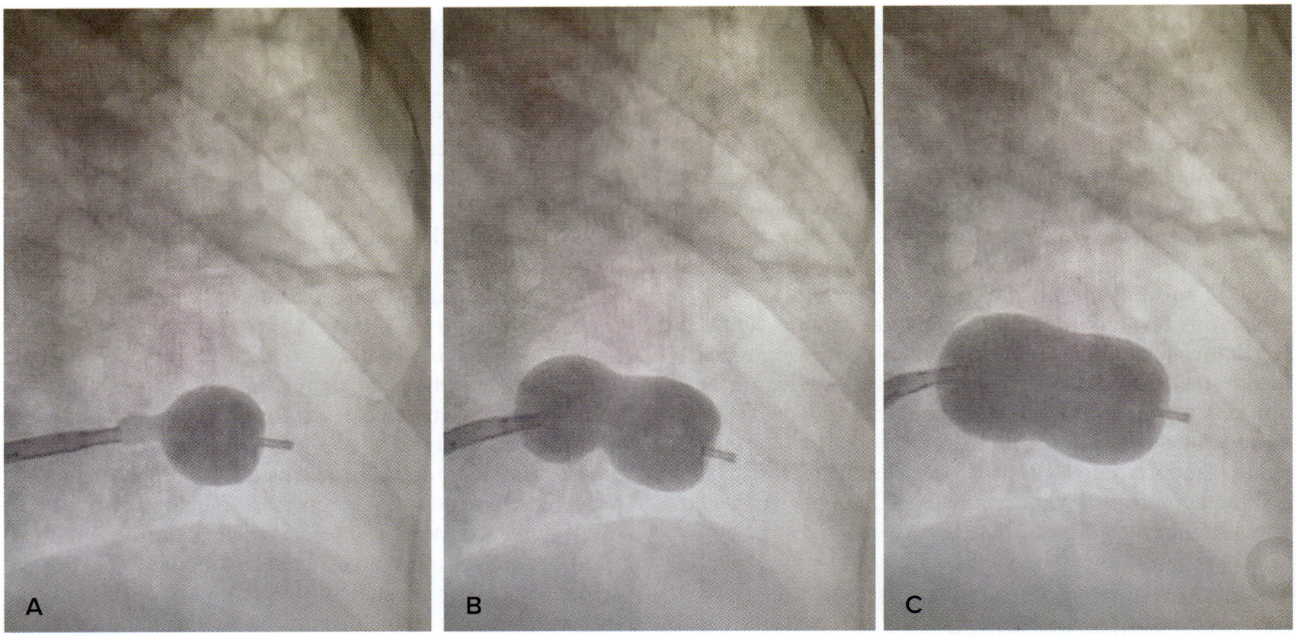

FIGURA 7
Valvoplastia mitral por cateter por balão (VMCB).

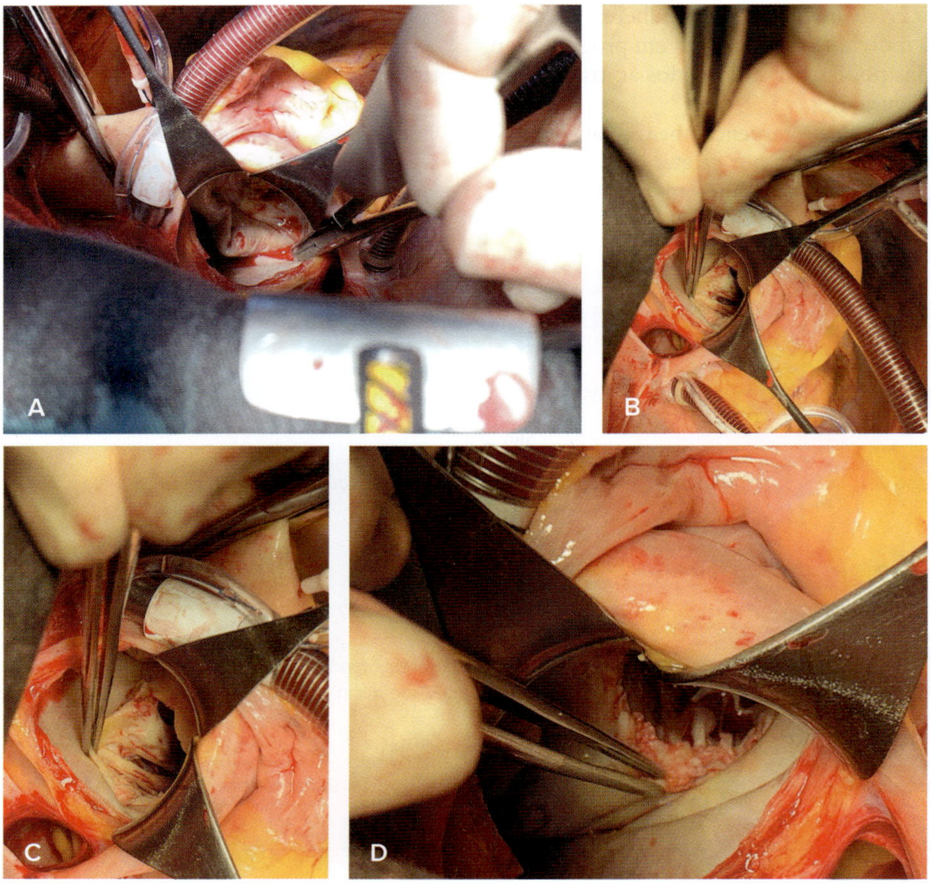

FIGURA 8
Abordagem cirúrgica da valva mitral estenótica.

12 anos; 86,5% eram do sexo feminino e 80,5% encontravam-se em classe funcional III ou IV. A média do escore foi de 7,6 ±1,2 e o sucesso do procedimento ocorreu em 87,5% (175/200) dos pacientes. Durante o acompanhamento, foram observados 129 pacientes (74%) por 140 ± 79 meses. Houve reestenose após o primeiro procedimento em 46,5% (60/129) dos pacientes, sendo realizada uma segunda VMCB em 25 pacientes, uma terceira em 4 pacientes, e uma quarta em 1 paciente. Em cinco anos, a probabilidade livre de reestenose foi de 85%, em 10 anos foi de 60% e em 20 anos, de 36%. O diâmetro do AE (p = 0,034) e o gradiente transvalvar mitral tanto pré (p = 0,013) como pós-procedimento (p = 0,038) foram preditores de reestenose.[45]

Já o estudo de Meneguz Moreno et al. avaliou 1582 pacientes submetidos à VMCB entre os anos de 1987 e 2010, sendo que o sucesso do procedimento no acompanhamento de muito longo prazo (mediana de 8,3 anos, média de 15,6 anos) foi mantido em 79,1% dos pacientes. A previsão de resultados favoráveis tardios foi multifatorial e fortemente determinada pela idade, sintomas anteriores e área valvar mitral pós-procedimento. As taxas de mortalidade geral, necessidade de cirurgia da válvula mitral ou repetição de VMCB foram de 0,6% (IC de 95%: 0,3% a 1,2%), 8,3% (IC de 95%: 7,0% a 9,9%) e 10,0% (95% CI: 8,5% a 11,7%), respectivamente. Este estudo demonstrou que em centros especializados a VMCB é um procedimento seguro e eficaz com excelentes resultados a longo prazo.[46]

Em outro estudo realizado, no qual foram incluídos 1.187 pacientes, com acompanhamento médio de 214 meses, foram preditores de pior prognóstico (maior taxa de necessidade de reintervenção, AVC e morte cardiovascular): escore > 8 e área valvar pós-VMCB < 1,76 cm^2.[47]

Comissurotomia ou troca valvar

A cirurgia é reservada, nos pacientes reumáticos, para os que são sintomáticos com contraindicações à VMCB. Além disso, é também a primeira opção de tratamento intervencionista quando houver necessidade de cirurgia sobre a valva aórtica ou tricúspide, ou também na presença de coronariopatia obstrutiva. Quando indicada, é possível optar pela comissurotomia aberta (mortalidade de 1-3%) ou troca valvar mitral (mortalidade de 3-10%), sendo a mortalidade desse último procedimento influenciada pela idade, classe funcional, hipertensão pulmonar e presença de DAC concomitante. Em uma casuística de 1.280 pacientes com estenose mitral que foram encaminhados para tratamento cirúrgico, a comissurotomia mitral foi realizada em 21% dos casos. Nesse estudo, houve quatro óbitos no período pós-operatório precoce, sem óbitos adicionais no período pós-operatório tardio, em um acompanhamento médio de 65 meses. Três pacientes desenvolveram insuficiência mitral e necessitaram de correção cirúrgica em menos de 30 dias. A área valvar mitral avaliada pelo ecocardiograma antes da alta hospitalar variou entre 1,4 e 3,5 cm^2 (média de 2,6 ± 0,6 cm^2). A incidência de tromboembolismo foi de 0,5% ao ano. A troca valvar por prótese biológica ou mecânica fica reservada para os casos em que a anatomia valvar não permite que a valva seja preservada.[48-50]

Tratamento no acometimento degenerativo

Por acometer principalmente pacientes geriátricos, portadores de múltiplas comorbidades e de alto risco, o tratamento clínico é a opção inicial para EM degenerativa e MAC. O procedimento intervencionista nesta população apresenta-se como um desafio técnico e de alta morbimortalidade, sendo a tomografia cardíaca e o ecocardiograma transesofágico 2D e 3D essenciais ao planejamento terapêutico.[3,8]

As abordagens compreendem a troca mitral cirúrgica, implante transcateter por via transeptal ou transapical e por última a técnica híbrida por via transatrial (Figura 9).[5,8]

Para pacientes elegíveis ao tratamento cirúrgico convencional, a técnica operatória já estabelecida para o implante da prótese inclui a descalcificação cautelosa do anel mitral, ressecção do folheto anterior e manutenção do folheto posterior com o objetivo de preservar a função e geometria do ventrículo esquerdo a longo prazo.[6,8]

Este procedimento pode ser realizado quando há calcificação parcial do anel (< 270º) ou circunferencial (> 300º) e permite a visualização direta da valva.[8]

Algumas complicações incluem leak paraprotético, disjunção atrioventricular e lesão da artéria circunflexa. Superado o risco inicial de morbimortalidade no periprocedimento, a sobrevidade a longo prazo é favorável.[3,5,8]

A troca valvar mitral transcateter com a utilização de uma valva aórtica balão expansível é uma técnica emergente sendo uma opção de tratamento para pacientes de alto risco cirúrgico. Pode ser realizada por via percutânea (transeptal e transapical) bem como de forma híbrida com acesso transatrial.[6,8]

Para a realização desses procedimentos a calcificação do anel mitral deve ser intensa, acometendo pelo menos 270º.[8]

A estratégia híbrida transatrial consiste na esternotomia tradicional ou toracotomia direita, colocação em circulação extracorpórea, abertura do AE, ressecção do folheto anterior, realização opcional de miectomia, seguida do implante do dispositivo transcateter. Tanto esta técnica como a troca valvar convencional possibilitam a visualização direta da valva mitral, além de intervenções concomitantes na tricúspide, coronárias ou ablação de fibrilação atrial. Há baixos índices de *leak* paraprotético e obstrução da via de saída do ventrículo esquerdo (VSVE).[3,5,6,8]

Para pacientes sintomáticos e inoperáveis as abordagens transeptal ou transapical são de eleição, por serem menos invasivas, porém, o risco de obstrução da VSVE e *leak* paravalvar são consideráveis e há possível embolização do dispositivo.[5,6,8]

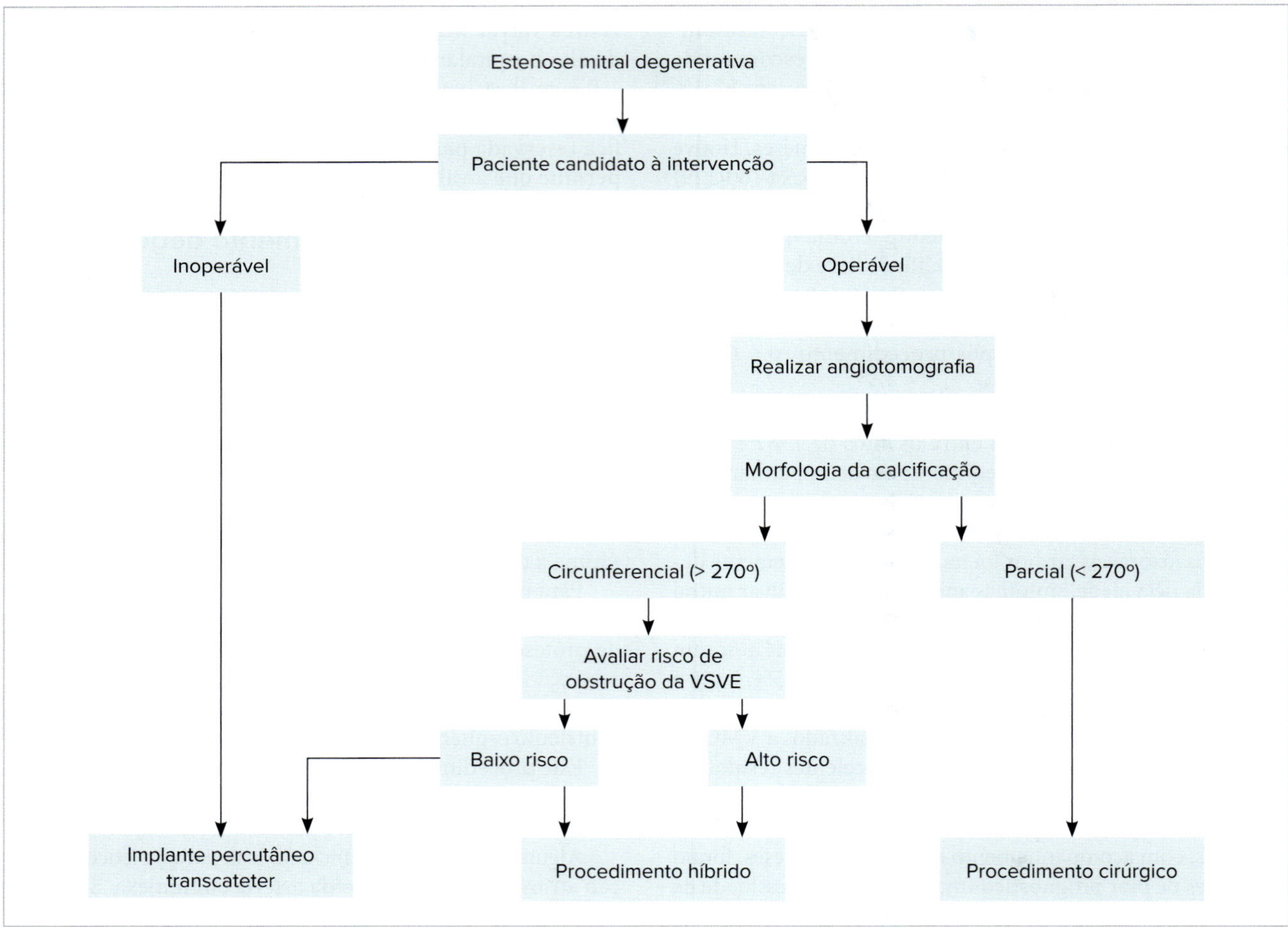

FIGURA 9

Algoritmo de tratamento intervencionista da estenose mitral degenerativa. VSVE: via de saída do ventrículo esquerdo.

DESTAQUES DE INOVAÇÃO

- As perspectivas futuras para estenose mitral reumática envolvem estudos para o uso de anticoagulantes diretos na valvopatia hemodinamicamente significativa bem como novos escores para seleção e tratamento por VMCB.
- Para a etiologia degenerativa, os novos horizontes envolvem a seleção adequada dos pacientes, desenvolvimentos de estratégias de padronização do tratamento, criação de centros de referência em valvopatias e aperfeiçoamento dos dispositivos e da multimodalidade de métodos de imagens.

RESUMO

Estenose mitral é a valvopatia reumática mais frequentemente encontrada no Brasil. Nos países desenvolvidos a etiologia degenerativa chama atenção. Os pacientes devem ser avaliados por história clínica, radiografia de tórax, eletrocardiograma, ecocardiograma e, em alguns casos, pelo teste de esforço e cateterismo cardíaco. O tratamento clínico consiste em acompanhamento anual dos pacientes com estenose mitral discreta a moderada, orientação para profilaxia de febre reumática e endocardite infecciosa, anticoagulação dos pacientes com risco aumentado de fenômenos tromboembólicos e tratamento medicamentoso enquanto os pacientes aguardam intervenção. Para indicação de intervenção percutânea ou cirúrgica, devem ser levados em consideração a etiologia, os sintomas de insuficiência cardíaca, sinais de hipertensão arterial pulmonar e risco de tromboembolismo, bem como fatores de risco e comorbidades do paciente. Para a doença reumática as modalidades são: valvuloplastia mitral percutânea por cateter balão e a cirurgia (comissurotomia mitral ou troca valvar). Para a doença degenerativa, as opções terapêuticas compreendem a troca mitral cirúrgica, implante transcateter por via transeptal ou transapical e a técnica híbrida por via transatrial.

Referências bibliográficas

1. Tarasoutchi F, Montera MW, Grinberg M, et al. Diretriz Brasileira de Valvopatias – SBC 2011/I Diretriz Interamericana de Valvopatias – SIAC 2011. Arq Bras Cardiol. 2011;97:1-67.
2. Carabello BA. Modern management of mitral stenosis. Circulation. 2005;112:432-7.
3. Tarasoutchi F, Montera MW, Ramos AIO, Sampaio RO, Rosa VEE, Accorsi TAD, et al. Atualização das Diretrizes Brasileiras de Valvopatias – 2020. Arq Bras Cardiol. 2020;115(4):720-775.
4. Iung B, Vahanian A. Epidemiology of valvular heart disease in the adult. Nat Rev Cardiol. 2011;8(3):162- 72.
5. Otto C, Nishimura R, Bonow R, et al. 2020 ACC/AHA Guideline for the management of patients with valvular heart disease: a report of the American College of Cardiology/American Heart Association Joint Committee on Clinical Practice Guidelines. Circulation. 2021;143:e72-e227.
6. Vahanian A, Beyersdorf, Praz F. et al. 2021 ESC/EACTS Guidelines for the management of valvular heart disease: developed by the Task Force for the Management of Valvular Heart Disease of the European Society of Cardiology (ESC) and the European Association for Cardio-Thoracic Surgery (EACTS). Eur Heart J. 2021.
7. Tarasoutchi F, Montera MW, Ramos AI, et al. Atualização das Diretrizes brasileiras de valvopatias: abordagem das lesões anatomicamente importantes. Arq Bras Cardiol. 2017;109(6Supl.2):1-34.
8. Alexis S, Malik A, El-Eshmawy A. et al. Surgical and Transcatheter Mitral Valve Replacement in Mitral Annular Calcification: A Systematic Review. J Am Heart Assoc. 2021.
9. Sud K, Agarwal S, Parashar A, et al. Degenerative mitral stenosis. Unmet need for percutaneous interventions. Circulation. 2016;133:1594-604.
10. Pasca I, Dang P, Tyagi G, et al. Survival in patients with degenerative mitral stenosis: results from a large retrospective cohort study. J Am Soc Echocardiogr. 2016;29:461-9.
11. Ukita Y, Yuda S, Sugio H, et al. Prevalence and clinical characteristics of degenerative mitral stenosis. J Cardiol. 2016;68:248-52.
12. Braunwald E, Moscovitz HL, Amram SS, et al. The hemodynamics of the left side of the heart as studied by simultaneous left atrial, left ventricular, and aortic pressures: particular reference to mitral stenosis. Circulation. 1955;12:6981.
13. Pourafkari L, Ghaffari S, Bancroft GR et al. Factors associated with atrial fibrillation in rheumatic mitral stenosis. Asian Cardiovascular & Thoracic Annals. 2015;23(1):17-23.
14. Mestres CA. Atrial thrombosis in advanced mitral stenosis with atrial fibrillation: what should we expect? J Thorac Cardiovasc Surg. 2014;148:1976-7.
15. Luo ZQ, Hao XH, Li JH, et al. Left atrial endocardial dysfunction and platelet activation in patients with atrial fibrillation and mitral stenosis. J Thorac Cardiovasc Surg. 2014;148:1970-6.
16. Waller BF. Etiology of mitral stenosis and pure mitral regurgitation. In: Waller BF (ed.) Pathology of the heart and great vessels. Nova York: Churchill Living-Stone; 1988. p.101-48.
17. Ramos AI, Magalhães HM, Maldonado M, et al. Incidence of intracardiac thrombus and thromboembolism in the first three months after bioprosthetic valve implantation. Arq Bras Cardiol. 2004;83 Spec No:46-52.
18. Dalen JE. Mitral stenosis. In: Dalen JE, Alpert JS (eds.) Valvular heart disease. Boston: Little, Brown and Company; 1987.
19. Yamamoto K, Ikeda U, Mito H, Fujikawa H, Sekiguchi H, Shimada K. Endothelin production in pulmonary circulation of patients with mitral stenosis. Circulation. 1994;89:2093-8.
20. Gaasch WH, Folland ED. Left ventricular function in rheumatic mitral stenosis. Eur Heart J. 1991;12 Suppl B:66-9.
21. Grinberg M, Sampaio RO. Doença valvar. Barueri: Manole; 2006.
22. Cardoso L, Rossi E, Bento A. Estenose mitral. In: Grinberg M, Sampaio R, (eds.) Doença valvar. Barueri: Manole; 2006. p. 142-7.
23. Horstkotte D, Niehues R, Strauer BE. Pathomorphological aspects, aetiology and natural history of acquired mitral valve stenosis. Eur Heart J. 1991;12 Suppl B:55-60.
24. Coulshed N, Epstein EJ, McKendrick CS, Galloway RW, Walker E. Systemic embolism in mitral valve disease. Br Heart J. 1970;32:26-34.
25. Braunwald E. Doença valvar cardíaca. In: Braunwald E. (ed.) Tratado de medicina cardiovascular. São Paulo: Roca; 2003. p. 1701-2.
26. Vahanian A, Alfieri O, Andreotti F, et al. Guidelines on the management of valvular heart disease (version 2012). Eur Heart J. 2012;33:2451-96.
27. Wilkins GT, Weyman AE, Abascal VM, Block PC, Palacios IF. Percutaneous balloon dilatation of the mitral valve: an analysis of echocardiographic variables related to outcome and the mechanism of dilatation. Br Heart J. 1988;60:299-308.
28. Baumgartner H, Falk V, Bax JJ, et al. 2017 ESC/EACTS Guidelines for the management of valvular heart disease. Eur Heart J. 2017;38:2739-91.
29. Nishimura RA, Otto CM, Bonow RO, et al. 2014 AHA/ACC Guideline for the management of patients with valvular heart disease: a report of the American College of Cardiology/American Heart Association task force on practice guidelines. Circulation. 2014;129:e521-643.
30. Agrawal V, Kumar N, Lohiya B, et al. Metoprolol vs ivabradine in patients with mitral stenosis in sinus rhythm. Int J Cardiol. 2016;221:562-6.
31. Rajesh GN, Sajeer K, Sajeev CG, et al. A comparative study of ivabradine and atenolol in patients with moderate mitral stenosis in sinus rhythm. Indian Heart J. 2016;68:311-5.
32. Nishimura RA, Carabello BA, Faxon DP, et al. ACC/AHA 2008 Guideline update on valvular heart disease: focused update on infective endocarditis: a report of the American College of Cardiology/American Heart Association Task force on practice guidelines endorsed by the Society of Cardiovascular Anesthesiologists, Society for Cardiovascular Angiography and Interventions, and Society of Thoracic Surgeons. J Am Coll Cardiol. 2008;52:676-85.
33. Richey R, Wray D, Stokes T, Group GD. Prophylaxis against infective endocarditis: summary of NICE guidance. BMJ. 2008; 336:770-1.
34. Dayer MJ, Jones S, Prendergast B, Baddour LM, Lockhart PB, Thornhill MH. Incidence of infective endocarditis in England, 2000-13: a secular trend, interrupted time-series analysis. Lancet. 2014.
35. Olesen KH. The natural history of 271 patients with mitral stenosis under medical treatment. Br Heart J. 1962;24:349-57.
36. Albers GW, Dalen JE, Laupacis A, Manning WJ, Petersen P, Singer DE. Antithrombotic therapy in atrial fibrillation. Chest. 2001;119:194S-206S.
37. Iung B, Leenhardt A, Extramiana F. Management of atrial fibrillation in patients with rheumatic mitral stenosis. Heart. 2018;104:1062-8.
38. Karthikeyan G, Connollys, Benz A, et al. The INVICTUS rheumatic heart disease research program: Rationale, design and baseline characteristics of a randomized trial of rivaroxaban compared to vitamin K antagonists in rheumatic valvular disease and atrial fibrillation. Am Heart J. 2020;225:69-77.
39. Sud K, Agarwal S, Parashar A, Raza MQ, Patel K, Min D, et al. Degenerative mitral stenosis: unmet need for percutaneous interventions. Circulation. 2016;133(16):1594-604.
40. Multicenter experience with balloon mitral commissurotomy. NHLBI Balloon Valvuloplasty Registry Report on immediate and 30-day follow-up results. The National Heart, Lung and Blood Institute Balloon Valvuloplasty Registry Participants. Circulation. 1992;85:448-61.
41. Jorge E, Pan M, Baptista R, et al. Predictors of very late events after percutaneous mitral valvuloplasty in patients with mitral stenosis. Am J Cardiol. 2016;117:1978-84.
42. Bonow RO, Carabello BA, Chatterjee K, et al. 2008 focused update incorporated into the ACC/AHA 2006 guidelines for the management of patients with valvular heart disease: a report of the American College of Cardiology/ American Heart Association task force on practice guidelines (Writing Committee to revise the 1998 guidelines for the management of patients with valvular heart disease). Endorsed by the Society of Cardiovascular Anesthesiologists, Society for Cardiovascular Angiography and Interventions, and Society of Thoracic Surgeons. J Am Coll Cardiol. 2008;52:e1-142.
43. Reid CL, Otto CM, Davis KB, Labovitz A, Kisslo KB, McKay CR. Influence of mitral valve morphology on mitral balloon commissurotomy: immediate and six-month results from the NHLBI Balloon Valvuloplasty Registry. Am Heart J. 1992;124:657-65.
44. Otto CM. Echocardiographic evaluation of valvular heart disease. In: Otto CM (ed.) Valvular heart disease. Philadelphia: WB Saunders; 1999. P.56-62.
45. Gomes NLG, Lluberas S, Andrade LFP, et al. Immediate and 20 years follow-up results of percutaneous balloon mitral valvotomy for severe mitral stenosis. Eur Heart J. 2012;33:973.

46. Rafael A. Meneguz-Moreno, J. Ribamar Costa et al. Very long term follow-up after percutaneous balloon mitral valvuloplasty. J Am Coll Cardiol Intv. 2018;(19):1945-52.
47. Kim D, Chung H, Nam J, et al. Yonsei Med J. 2018;59(2):273-8.
48. Pomerantzeff PM, Barbosa GV, de Sousa Filho BS, et al. Guidelines for surgery in heart valve diseases. Arq Bras Cardiol. 2004;(82 Suppl 5):22-33.
49. Choudhary SK, Dhareshwar J, Govil A, Airan B, Kumar AS. Open mitral commissurotomy in the current era: indications, technique, and results. Ann Thorac Surg. 2003;75:41-6.
50. Groves P. Valve disease: surgery of valve disease: late results and late complications. Heart. 2001;86:715-21.

Capítulo 6

Insuficiência mitral

Auristela Isabel de Oliveira Ramos
Tarso Augusto Duenhas Accorsi
Manuel Felipe de Morais Santos

PONTOS-CHAVE

- A insuficiência mitral (IM) pode ser primária ou secundária/funcional, com condutas distintas a depender do tipo.
- IM primária decorre do acometimento da valva mitral, ou seja, dos folhetos, e/ou das cordas tendíneas, como febre reumática, prolapso de valva mitral e progressivamente a forma degenerativa no idoso
- A IM secundária decorre de doenças que acometem o átrio (insuficiência cardíaca com fração de ejeção normal e/ou fibrilação atrial crônica) ou o ventrículo esquerdo (insuficiência cardíaca com fração de ejeção reduzida, acinesia ou hipocinesia segmentar após infarto agudo do miocárdio).
- A IM crônica cursa com sobrecarga de volume imposta ao ventrículo e ao átrio esquerdos.
- Os pacientes permanecem assintomáticos durante anos, sendo o aparecimento dos sintomas (principalmente de insuficiência cardíaca) influenciado pela doença de base.
- O sopro pode ser holossistólico ou mesotelessistólico (principalmente quando decorrente de prolapso da valva mitral), sendo quase sempre de média ou alta frequência.
- O ecocardiograma é exame fundamental para diagnóstico quantitativo e etiológico da IM, sendo que a o tridimensional tem-se mostrado superior ao bidimensional no detalhamento do mecanismo da regurgitação mitral.
- O tratamento dos pacientes sintomáticos com IM primária é a correção da valvopatia, porém, nos pacientes com IM secundária, o tratamento medicamentoso é a primeira opção.
- A indicação cirúrgica nos pacientes com IM crônica e importante baseia-se na avaliação dos seguintes dados: mecanismo da regurgitação, sintomas, função ventricular esquerda, história de FA, sinais de hipertensão arterial pulmonar e anatomia valvar.
- O sucesso da plastia mitral (tratamento cirúrgico conservador) depende dos diferentes tipos de patologia mitral e da experiência do serviço. O implante de prótese (biológica ou mecânica) é realizado quando não há possibilidade de conservação valvar com bom resultado.
- O tratamento da IM por meio de cateter tem-se mostrado seguro e eficaz, principalmente nos pacientes sintomáticos, com IM secundária, refratários ao tratamento clínico.

Etiologia

A valva mitral é uma estrutura tridimensional e seu funcionamento depende da perfeita interação entre o átrio esquerdo (AE), o anel valvar, os folhetos anterior e posterior da valva mitral, o aparelho subvalvar (cordas e músculos papilares) e o ventrículo esquerdo (VE).[1]

A insuficiência mitral (IM) primária decorre de doenças que acometem a valva mitral propriamente dita. A febre reumática, que leva ao espessamento e à retração dos folhetos e/ou das cordas tendíneas, ainda constitui a causa mais comum de IM no Brasil, seguida da degeneração mixomatosa/prolapso da valva mitral e endocardite infecciosa.[2] Com o envelhecimento da população a calcificação do anel mitral gerando estenose ou insuficiência mitral tem sido encontrada com relativa frequência.[3]

Por outro lado, a IM secundária pode ser: atrial, decorrente da dilatação do anel mitral devido à dilatação do AE, fibrilação atrial de longa data, insuficiência cardíaca com fração de ejeção preservada (ICFEP); ou ventricular decorrente de doenças do VE, como miocardiopatia dilatada, isquêmica levando a hipocinesia ou acinesia segmentar.[4,5]

Fisiopatologia

Insuficiência mitral primária

O folheto com uma perfuração (tipo 1 de Carpentier) ou com mobilidade excessiva, (PVM ou *flail* tipo II) ou ainda com mobilidade reduzida pela febre reumática (tipo IIIa), permite regurgitação sistólica e leva a uma sobrecarga de volume.[6] Em razão dos mecanismos adaptativos, hipertrofia excêntrica e dilatação do AE e VE, o coração consegue acomodar o volume regurgitante, mantendo o débito cardíaco e fazendo com que o paciente habitualmente permaneça assintomático por muitos anos. Na fase compensada, o volume diastólico final é aumentado e o volume sistólico final é normal ou até mesmo reduzido, em razão da facilidade de esvaziamento do VE por duas vias: via de saída do ventrículo esquerdo (VSVE) e valva mitral incompetente.[7]

Insuficiência mitral secundária

No caso da IM atrial ocorre uma dilatação do átrio esquerdo, com consequente dilatação do anel mitral e perda do formato em sela da valva mitral, ficando os folhetos mais planos e afastados, dessa forma, reduzindo a zona de coaptação (tipo I de Carpentier). Na IM por doença ventricular, ocorre um deslocamento dos músculos papilares levando a uma tração (*thetering*) das cordas tendíneas, fazendo com que os folhetos também não coaptem adequadamente, formando uma área que lembra uma tenda (*tenting*), entre o anel valvar e os folhetos (tipo IIIb de Carpentier).[8,9]

Manifestações clínicas e exame físico

Insuficiência mitral primária

Os pacientes permanecem assintomáticos durante anos, sendo o aparecimento dos sintomas influenciado pela gravidade da regurgitação, pela reserva funcional do VE e pela complacência do AE. Dispneia, fraqueza, tosse e palpitação são os sintomas mais comuns. Fenômenos embólicos, hemoptise e insuficiência cardíaca direita aparecem nas fases mais avançadas da doença. No caso da IM aguda, há aumento abrupto de pressão no átrio esquerdo, podendo ocorrer edema agudo de pulmão.[7,10]

Ao exame nota-se um pulso arterial cheio e amplo, O *ictus* apical é amplo e hiperdinâmico, e um pouco desviado para a esquerda, em razão do aumento do VE. A primeira bulha é abafada, e a segunda pode ser hiperfonética, sobretudo no seu componente pulmonar, quando já houver hipertensão arterial pulmonar (HAP). Pode ocorrer terceira bulha (B3) se houver grande volume regurgitante. O sopro pode ser holossistólico ou mesotelessistólico, de acordo com o mecanismo da regurgitação mitral, sendo quase sempre de média ou alta frequência. Quando a IM é decorrente de alteração do folheto posterior, o sopro se irradia para a região esternal e base do pescoço, lembrando um sopro de estenose aórtica. Quando decorre de alteração do folheto anterior, o sopro se irradia para a região dorsal do tórax.[7]

Insuficiência mitral secundária

O exame físico do paciente portador de IM secundária está relacionado à doença de base. Em geral os pacientes têm ritmo cardíaco irregular por FA, frequência cardíaca pode estar elevada. Os pacientes têm sinais de insuficiência cardíaca e hipervolemia. O sopro sistólico é mais suave e muitas vezes discreto. A presença de B3 é frequente.[9]

Exames complementares

Eletrocardiograma

Pode ser normal ou mostrar sobrecarga atrial e/ou ventricular esquerda. Pode haver fibrilação atrial e, se houver HAP, há sinais de sobrecarga das câmaras direitas.[7]

Radiografia de tórax

Nota-se aumento da área cardíaca às custas do átrio e do ventrículo esquerdos. Pode haver abaulamento da artéria pulmonar e presença de um quarto arco, decorrente de HAP e dilatação acentuada do átrio esquerdo, respectivamente.[7]

Ecocardiografia

A ecocardiografia Doppler é essencial para avaliação do mecanismo da regurgitação (primária ou secundária) e da repercussão hemodinâmica, fornecendo dados sobre a anatomia valvar e provável etiologia, grau de regurgitação, diâmetros das cavidades cardíacas, função do VE e presença de HAP. O grau de regurgitação é avaliado por diversos métodos dos quais se destacam: cálculo da largura da *vena contracta*, área do orifício regurgitante, cálculo do volume regurgitante pelo método de Pisa, fração regurgitante, presença de fluxo reverso em veias pulmonares, relação entre área do jato regurgitante e do átrio esquerdo.[7,11,12]

Os dados quantitativos utilizados para classificar a IM em discreta, moderada ou grave estão na Tabela 1. As Diretrizes American Heart Association/American College of Cardiology (AHA/ACC) 2021 consideram os mesmos valores para avaliação da gravidade da IM primária e secundária.[13] Recentemente,

TABELA 1 Gravidade da regurgitação mitral

	Discreta	Moderada	Grave
OER (PISA)	< 0,2 cm^2	0,2 a 0,39 cm^2	> 0,4 cm^2
Área do jato	< 0,2% da área do AE	0,2 a 0,4% da área do AE	> 0,4 cm^2
Fração regurgitante	< 30%	30 a 49%	> 50%
Largura da vena contracta	< 0,3 cm	0,3 a 0,69 cm	≥ 0,7 cm
Volume regurgitante	< 30 mL/bat	30-59 mL/bat	≥ 60 mL/bat
Fluxo reverso em VP			Presente
Tamanho do AE			Aumentado
Tamanho do VE			Aumentado

OER: orifício regurgitante efetivo; VP: veias pulmonares; AE: átrio esquerdo; VE: ventrículo esquerdo.

foi sugerido que os pacientes com IM secundária fossem estratificados em baixo, moderado ou alto risco de acordo com o orifício regurgitante efetivo (ORE), o volume regurgitante (VR) e a fração regurgitante (FR). Bartko et al.[14] classificaram os pacientes em baixo risco quando o ORE < 20 mm^2 e VR < 30 mL; intermediário ORE entre 20 e 29 mm e VR entre 30 e 44 mL; e alto risco ORE > 30 mm^2 e RV > 45 mL.

O ecocardiograma tridimensional tem-se mostrado superior ao bidimensional no detalhamento do mecanismo da regurgitação mitral.[15] O ecocardiograma com estresse medicamentoso ou com exercício pode ser utilizado quando houver divergência entre a gravidade da regurgitação e os sintomas.[15-18]

Testes de esforço tradicional e cardiopulmonar

Podem ser úteis na avaliação da capacidade funcional dos pacientes com sintomas duvidosos de insuficiência cardíaca, e sua aplicabilidade será discutida adiante[19,20].

Estudo hemodinâmico

Tem papel limitado no diagnóstico e no acompanhamento do paciente com IM. Deve ser solicitado apenas quando for indicado o tratamento cirúrgico, com objetivo de avaliar as artérias coronárias. Atualmente, é muito incomum solicitar a ventriculografia esquerda para avaliar o grau de regurgitação valvar. Esse método é reservado para casos em que há discordância entre os achados clínicos e ecocardiográficos.[7,14,15]

Ressonância magnética

RM fornece dados tanto do grau de regurgitação como da função ventricular. Também pode avaliar a morfologia dos folhetos e a função valvar. A RM é particularmente útil quando há discrepância entre a clínica e ecocardiograma transtorácico ou quando é necessária a avaliação de viabilidade do VE na miocardiopatia isquêmica.[21]

Biomarcadores

O pepetídeo natriurético (BNP) é liberado pelos miócitos em resposta a ao aumento do stress de parede e tem sido descrito uma correlação com a gravidade da IM, além de dar informações prognósticas. O BNP pode estar normal em pacientes compensados com IM importante. BNP elevado está associado com desfechos composto de insuficiência cardíaca NYHA III e IV, sintomas, disfunção do VE ou óbito no seguimento de pacientes com IM.[22]

Classificação da doença valvar

A classificação proposta pelas Diretrizes AHA/ACC baseia-se na anatomia da valva, na gravidade da lesão valvar, na repercussão hemodinâmica e na sintomatologia. Assim, os pacientes com IM primária ou secundária podem ser classificados em estágios A, B, C ou D, conforme demonstrado na Tabela 2.[13]

Outro tipo de classificação muito utilizada principalmente pelos cirurgiões cardíacos é a classificação de Carpentier, tipo I, II ou III, na qual é levada em consideração a mobilidade dos folhetos (Tabela 3).[23]

Estágios da regurgitação mitral primária

Classificação da IM segundo as diretrizes AHA/ACC atualizada em 2020.[13]

- A: pacientes em risco (doença reumática, prolapso de valva mitral – mínima regurgitação).

TABELA 2 Classificação da regurgitação mitral

	Primária	Secundária
A	Pacientes em risco (doença reumática, prolapso de valva mitral – mínima regurgitação).	Pacientes em risco (doença coronariana ou cardiomiopatia, aparato valvar e subvalvar normal).
B	Pacientes com doença valvar em progressão (prolapso de valva mitral, alteração reumática da valva mitral com restrição dos folhetos e perda da coaptação central, endocardite infecciosa prévia): *vena contracta* < 0,7 cm, ORE < 0,40 cm^2, volume regurgitante < 60 mL).	Pacientes com doença valvar em progressão (anormalidade regional na parede ventricular com tracionamento apical dos folhetos mitrais, dilatação anelar com perda leve de coaptação dos folhetos): ORE (orifício regurgitante efetivo) < 0,40 cm^2, volume regurgitante < 60 mL).
C	Pacientes com IM grave, porém ainda assintomáticos (*vena contracta* ≥ 0,7 cm; ORE ≥ 0,4 cm^2 volume regurgitante ≥ 60 mL).	Pacientes com IM grave, porém ainda assintomáticos (ORE ≥ 0,40 cm^2, volume regurgitante ≥ 60 mL, fração regurgitante ≥ 50%).
C1	FE > 60%; VSFVE < 40 mm.	
C2	FE ≤ 60%; VSFVE ≥ 40 mm.	
D	Pacientes com IM grave e com sintomas de insuficiência cardíaca.	Pacientes com IM grave e com sintomas de insuficiência cardíaca (ORE ≥ 0,40 cm^2, volume regurgitante ≥ 60 mL, fração regurgitante ≥ 50%) atribuídos à IM e com sintomas refratários ao tratamento otimizado.

FE: fração de ejeção; ORE: orifício regurgitante efetivo; VSVE: volume sistólico final do VE.
Fonte: Otto et al., 2020.[13]

TABELA 3 Classificação da insuficiência mitral segundo Carpentier

Tipo I	Regurgitação mitral na presença de mobilidade normal dos folhetos, porém com presença de perfuração ou dilatação do anel (IM primária) ou dilatação do anel atrial (IM secundária)
Tipo II	Regurgitação mitral decorrente de movimentação excessiva dos folhetos durante a sístole ventricular (prolapso de valva mitral ou ruptura de corda (*flail*) de um ou ambos os folhetos)
Tipo IIIa	Regurgitação decorrente de restrição de mobilidade dos folhetos tanto na sístole quanto na diástole (doença reumática)
Tipo IIIb	Regurgitação decorrente de restrição de movimento durante a sístole, secundário à dilatação ventricular e tracionamento apical do folheto

- B: pacientes com doença valvar em progressão (prolapso de valva mitral, alteração reumática da valva mitral com restrição dos folhetos e perda da coaptação central, endocardite infecciosa prévia): *vena contracta* < 0,7 cm, ORE (orifício regurgitante efetivo) < 0,40 cm², volume regurgitante < 60 mL).
- C: pacientes com IM grave, porém ainda assintomáticos (*vena contracta* ≥ 0,7 cm; ORE ≥ 0,4 cm² volume regurgitante ≥ 60 mL).
- C1: FE > 60%; VSFVE (volume sistólico final do VE) < 40 mm.
- C2: FE ≤ 60%; VSFVE ≥ 40 mm.
- D: pacientes com IM grave e com sintomas de insuficiência cardíaca.

Estágios da regurgitação mitral secundária

Classificação da IM segundo as diretrizes AHA/ACC 2021:[13,14]

- A: pacientes em risco (doença coronariana ou cardiomiopatia, aparato valvar e subvalvar normal).
- B: pacientes com doença valvar em progressão (anormalidade regional na parede ventricular com tracionamento apical dos folhetos mitrais, dilatação anelar com perda leve de coaptação dos folhetos): ORE (orifício regurgitante efetivo) < 0,40 cm², volume regurgitante < 60 mL).
- C: pacientes com IM grave, porém ainda assintomáticos (ORE ≥ 0,40 cm², volume regurgitante ≥ 60 mL, fração regurgitante ≥ 50%).
- D: pacientes com IM grave e com sintomas de insuficiência cardíaca (ORE ≥ 0,40 cm², volume regurgitante ≥ 60 mL, fração regurgitante ≥ 50%).

História natural

A etiologia da IM tem impacto na evolução dos pacientes. Por exemplo, pacientes com o mesmo grau de regurgitação e função ventricular esquerda semelhante têm prognóstico diferente quando se leva em consideração a etiologia da doença. Em um estudo realizado em 248 pacientes submetidos à cirurgia, o diagnóstico anatômico realizado por meio do ecocardiograma transesofágico (ETE) mostrou ótima correlação com o prognóstico do paciente a curto e longo prazos e com a possibilidade de realização de plastia mitral. Os pacientes com IM primária por degeneração mixomatosa tiveram sobrevida pós-operatória em seis anos significativamente superior àqueles com IM reumática, cuja sobrevida, por sua vez, foi superior a daqueles de etiologia isquêmica ou dilatada (85 ± 3%, 64 ± 9%, 46 ± 9%, respectivamente).[22,23] A análise multivariada desses resultados identificou que a classificação anatômica obtida pelo ETE foi um fator independente de mortalidade cirúrgica, da possibilidade de realização de plastia e da sobrevida tardia, mesmo quando ajustado para idade, sexo e função ventricular esquerda.[24]

O grau de IM também é relevante na evolução do paciente com IM. A sobrevida livre de eventos do paciente com prolapso de valva mitral é negativamente afetada se o grau de regurgitação for moderado a grave. Mais recentemente, um estudo realizado em 456 pacientes assintomáticos mostrou que a sobrevida livre de eventos cardíacos (morte de causa cardíaca, insuficiência cardíaca ou fibrilação atrial) foi significativamente maior nos pacientes com orifício regurgitante igual ou inferior a 40 mm² do que nos pacientes com orifício igual ou superior a 40 mm² (62 + 8% *versus* 15 + 4%).[25]

Os pacientes com *flail leaflet* (imagem ecocardiográfica semelhante ao flamular de uma bandeira, em geral secundária à ruptura de cordas tendíneas) parecem ter um prognóstico pior, embora estudos mais recentes demonstrem que mesmo pacientes com *flail*, se forem assintomáticos e tiverem função ventricular esquerda preservada, têm um prognóstico igual aos de pacientes com prolapso de valva mitral.[23]

A história natural da regurgitação mitral secundária ou funcional está relacionada à doença de base do VE ou do AE, em geral, agregando progressivamente aumento de morbidade.

Acompanhamento clínico

Como indicado nas Diretrizes Brasileiras de Valvopatias devemos seguir os quatro passos no acompanhamento do paciente: primeiro avaliar a gravidade anatômica da valvopatia e confirmar se a lesão é importante, por meio de exame físico e exames complementares, segundo identificar a etiologia, terceiro avaliar a sintomatologia, quarto passo, procurar marcadores de gravidade e, quinto passo, indicar o tratamento mais recomendado para cada paciente (Figura 1).[7]

Nos pacientes com IM, a precisão da classe funcional obtida pela história clínica e pelo exame físico, a classificação anatômica e o grau da regurgitação obtidos pela ecocardiografia Doppler são de fundamental importância para direcionar o tratamento do paciente.[7,13,15]

Segundo as recomendações das diretrizes do tratamento da doença valvar publicadas pela AHA/ACC e pela ESC o paciente com IM grave deve ser avaliado clinicamente com radiografia de tórax e eletrocardiograma a cada 6 a 12 meses

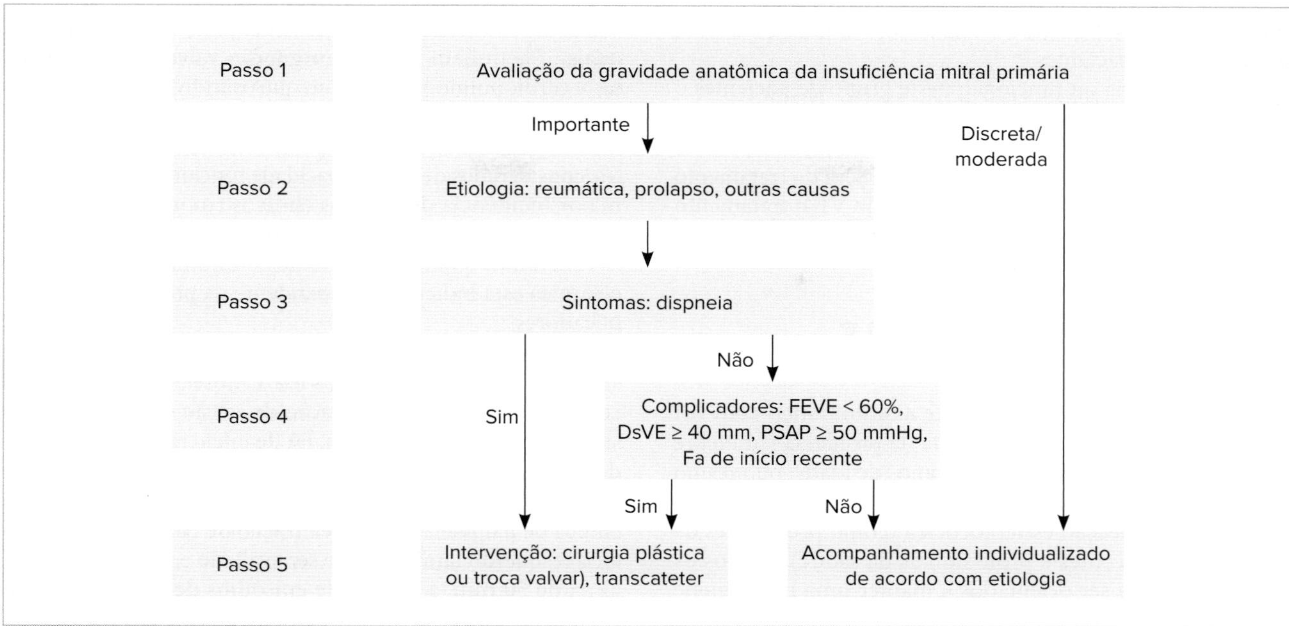

FIGURA 1
Acompanhamento clínico do paciente com insuficiência mitral.

ou assim que o paciente perceber qualquer mudança na sintomatologia. A ecocardiografia Doppler deve ser repetida a cada 6 meses se os diâmetros estiverem progredindo ou próximos dos recomendados para indicação cirúrgica.[13,15]

O ETE não está indicado para avaliação de rotina do paciente com IM crônica. No entanto, uma avaliação pré-operatória do mecanismo da IM e das alterações do aparelho subvalvar deve ser considerada em casos selecionados. A avaliação do resultado cirúrgico, por meio da ecocardiografia intraoperatória, nos pacientes submetidos à plastia mitral é recomendada e deve ser utilizada principalmente nos serviços cuja equipe cirúrgica não tem grande experiência com as técnicas de plastia mitral.[26]

Vários índices de contratilidade ventricular obtidos de forma invasiva e não invasiva têm sido relacionados ao prognóstico dos pacientes, porém a fração de ejeção do VE permanece sendo um simples e fiel indicador de sobrevida. Quando a fração de ejeção (FE) cai abaixo de 60%, mesmo em pacientes assintomáticos, a sobrevida após a troca valvar ou o reparo valvar é inferior à dos pacientes operados com FE acima de 60%.

O diâmetro sistólico final superior a 40 mm e a presença de fibrilação atrial (FA) persistente ou recorrente comprometem a sobrevida pós-operatória mesmo em pacientes com FE preservada. Além disso, a persistência da FA impõe a necessidade do uso permanente do anticoagulante oral. O diâmetro do átrio esquerdo maior que 50 mm e a duração da FA superior a três meses são fatores preditores de persistência da FA no pós-operatório.[17] Recentemente, o volume do átrio esquerdo (AE) tem mostrado maior acurácia como determinante para maior probabilidade de FA na evolução tardia e pior prognóstico, sendo importante parâmetro a ser considerado na avaliação dos pacientes.[27-29]

O cálculo do orifício regurgitante efetivo (ERO) foi avaliado por Enriques-Sarano et al. em 465 pacientes com IM grave isolada, na maioria secundária a prolapso de valva mitral. Os resultados obtidos demonstraram que o ERO foi um preditor independente de sobrevida e de eventos cardíacos, ou seja, pacientes com ERO superior a 40 mm^2 tiveram maior incidência de complicações cardiológicas e maior mortalidade por qualquer causa do que aqueles que apresentavam ERO inferior a 40 mm^2. A morte súbita, aliás, nem sempre lembrada na IM, é muito mais frequente nos pacientes com ERO superior a 40 mm^2.[11]

Tratamento medicamentoso

IM primária: Em pacientes assintomáticos com IM e função ventricular normal não está indicado nenhum tipo de medicação.[7,,13,15]

Até o momento, não foi comprovado que os vasodilatadores desempenham algum papel benéfico diminuindo o grau de regurgitação ou prevenindo a disfunção do VE e, consequentemente, adiando com segurança o tratamento cirúrgico dos pacientes assintomáticos.[30-33] As medicações cardiológicas devem ser prescritas com objetivos específicos, controle de hipertensão arterial sistêmica ou controle de frequência cardíaca.[7]

Se houver algum sinal de congestão pulmonar ou periférica, o tratamento com vasodilatador e diurético deve ser iniciado e a correção cirúrgica indicada. Mesmo que o paciente retorne à classe funcional (CF) I ou II, o tratamento cirúrgico é superior ao tratamento clínico. Níveis anormais de norepinefrina têm sido observados nas fases precoces da disfunção do VE nos pacientes com IM. Desse modo, tem sido pesquisado o potencial benefício dos betabloqueadores nesse grupo de pacientes.[34]

IM secundária ou funcional: neste grupo de pacientes o tratamento deve ser direcionado para doença de base. Nos casos de IM atrial deve ser tentada a cardioversão da FA e o controle rigoroso da frequência cardíaca, além do tratamento da ICFEP se houver. Na IM por doença do VE o tratamento deve ser dirigido para isquemia e para insuficiência cardíaca com FE reduzida.[38]

Profilaxia para febre reumática e endocardite infecciosa

A manutenção clínica do paciente assintomático com IM crônica de origem reumática consta da profilaxia para febre reumática (FR) até pelo menos 40 anos de idade, ou mesmo por toda a vida, se o paciente fizer parte de uma população de risco para infecção estreptocócica (como professores de crianças, adolescentes e profissionais da saúde).[7] Todos os pacientes devem ser orientados a manter uma boa higiene bucal para prevenir cáries e infecções periodontais.

A profilaxia para endocardite infecciosa (EI) nos pacientes com IM que se submetem a intervenções que possam cursar com bacteremia é controversa. Recentemente, foi sugerido que os pacientes com valvopatia não necessitam de profilaxia antes de procedimentos odontológicos, geniturinários ou do trato digestório. Como as evidências contra a profilaxia não são muito claras, muitos autores continuam a indicá-la. Do nosso ponto de vista, a profilaxia deve ser mantida nos portadores de IM moderada a grave.

Indicação cirúrgica

A indicação cirúrgica nos pacientes com IM grave e crônica baseia-se na avaliação dos seguintes dados: sintomas, função ventricular esquerda, história de FA, sinais de HAP e anatomia valvar/etiologia. Logo, diante de paciente com IM, os passos da investigação para decisão sobre a indicação de tratamento cirúrgico devem seguir os passos descritos acima.[7,13,15]

Insuficiência mitral primária

Os pacientes submetidos à cirurgia em CF III ou IV têm sobrevida pós-operatória inferior àqueles operados em CF I e II.[35] Por essa razão, se o paciente, em qualquer momento da evolução, tornar-se sintomático, o tratamento cirúrgico está indicado, mesmo que o paciente retorne à CF I ou II após o uso de medicação, ou que a função VE esteja preservada. Em outras palavras, uma vez que o paciente tenha apresentado sinais de descompensação cardíaca, a correção cirúrgica é a melhor opção terapêutica.[5,7,13,15]

Se houver alguma dúvida sobre a CF do paciente, o teste de esforço (TE) está indicado e pode trazer informações objetivas que não foram obtidas por meio da história clínica.[19] A utilização do teste cardiopulmonar com a finalidade de avaliar a capacidade funcional dos pacientes que se dizem assintomáticos ainda necessita de mais esclarecimentos. Contudo, um estudo envolvendo 134 pacientes com IM, dos quais 57% tinham grave regurgitação valvar, submetidos a teste cardiopulmonar concluiu que os indivíduos com baixa capacidade funcional eram os mesmos que apresentavam maiores refluxos e pior desempenho ventricular. Esses pacientes, considerados de fraca capacidade funcional, apresentaram maior incidência de eventos clínicos (morte, insuficiência cardíaca, FA) e indicação cirúrgica mais precoce.

Portanto, quando o paciente é sintomático a correção cirúrgica está indicada, independente da presença dos complicadores.

No caso dos pacientes serem assintomáticos deve-se prosseguir com a busca ativa dos marcadores de gravidade ou complicadores, entre eles, fração de ejeção < 60%, diâmetro sistólico final do VE > 40 mm, FA de início recente e e pressão de art[eria pulmonar > 50 mmHg em repouso.[7,13,15]

A FA paroxística deve ser avaliada por meio de história clínica de palpitação ou de realização de Holter. O diâmetro atrial esquerdo também deve ser avaliado e, quando se aproxima de 50 mm, a chance de episódios de FA se eleva. Da mesma forma, o uso mais recente do volume atrial indexado ($\geq$ 60 mL/m^2) é importante pela maior acurácia e reprodutibilidade na previsão da FA e como marcador prognóstico, embora, infelizmente, ainda seja pouco utilizado em muitos laboratórios de ecocardiografia.[29,30]

A presença de HAP, maior ou igual a 50 mmHg no repouso, ou maior que 60 mmHg no exercício, também é indicativa de intervenção cirúrgica nos pacientes com IM primária grave e assintomáticos (estágio C1) (classe IIa).[14]

Em resumo, a cirurgia de correção valvar deve ser indicada aos pacientes com regurgitação mitral primária dos estágios C2 e D da classificação da AHA/ACC (classe I).[13]

Insuficiência mitral secundária

Neste caso o tratamento clínico medicamentoso, é a primeira opção, dirirgido para doença de base. Tratamento cirúrgico é indicado se houver indicação de revascularização miocárdica, ou nos pacientes com regurgitação importante e CF III- IV apesar do tratamento clínico otimizado (classe IIa de recomendação, NE C) ESC, AHA e SBC.[7,13,15]

Recentemente o tratamento com dispositivo implantado por cateterismo, MitraClip® tem-se mostrado uma opção ao tratamento cirúrgico, nos pacientes com IC refratária ao tratamento clínico otimizado.[7,13,15]

Plastia *versus* troca valvar

As baixas morbidade e mortalidade peri e pós-operatória dos pacientes submetidos à plastia da valva mitral, em contraste com a queda na sobrevida dos pacientes operados após o aparecimento dos sintomas ou após a deterioração da FE, levaram alguns autores a indicar cirurgia para todos os pacientes com grave regurgitação mitral e com anatomia favorável, independentemente dos sintomas e da função do VE.[36-38] Por sua vez, mesmo nos centros mais especializados e com grande experiência, em cerca de 10% dos pacientes a plastia não se concretiza.

O reparo da valva mitral preserva a função do VE, melhora a sobrevida pós-operatória e evita as complicações decorrentes das próteses, por isso deve ser realizado sempre que possível.[39-41] Kouris et al.[42] avaliaram o impacto da plastia mitral sobre a função ventricular esquerda em 45 pacientes com IM moderada a grave e FE inferior a 50% submetidos à intervenção cirúrgica. Os pacientes submetidos à plastia tiveram uma redução significativa do diâmetro sistólico final do VE, 43 ± 4 mm no período pré-operatório para 39 ± 5 mm no pós-operatório, e a FE caiu no pós-operatório imediato, porém elevou-se no decorrer do acompanhamento. Entretanto, no grupo em que foi realizada a troca valvar mitral, o diâmetro sistólico final do VE permaneceu elevado no pós-operatório e a FE não melhorou. O sucesso da plastia mitral depende dos diferentes tipos de patologia mitral e da experiência do serviço. A chance de realização de plastia mitral avaliada em 2.500 pacientes operados em Coimbra, Portugal, foi de 90,2% nos pacientes reumáticos, 94,9% naqueles com prolapso de valva mitral e 93,1% em pacientes com IM isquêmica.[43]

Nos pacientes assintomáticos (estágio C1) com prolapso da valva mitral com alta chance de plastia, cirurgião com experiência e mortalidade hospitalar baixa podem ser encaminhados para cirurgia. (classe IIa – ACC/AHA 2020; SBC 2020 e ESC 2021).[7,13,15]

Procedimentos percutâneos

A abordagem percutânea da valva mitral por anuloplastia ou implante de um clipe nos bordos dos folhetos está sendo desenvolvida desde a publicação do EVEREST II (*Endovascular Valve Edge-to-Edge Repair Study*), em 2011. O estudo randomizou 279 pacientes para os grupos MitraClip® e cirurgia convencional (184 *versus* 95, respectivamente). Apesar de ter sido menos efetivo, o dispositivo demonstrou segurança superior à cirurgia convencional, com melhora importante da classe funcional e manutenção dos benefícios do tratamento ao final de 2 anos de acompanhamento.[44]

Mais recentemente dois grandes estudos MITRA-FR e COAPT foram publicados quase que simultaneamente com o intuito de estabelecer a indicação do MitraClip® na regurgitação mitral. O primeiro, um estudo francês (n = 304), comparou o dispositivo à terapia medicamentosa otimizada. Não houve diferença no desfecho primário composto de morte ou hospitalização em 1 ano (54,6% no grupo MitraClip® *versus* 51,3% no grupo conservador, p = 0,53). O segundo foi um estudo que envolveu os Estados Unidos e o Canadá com 618 pacientes incluídos em 78 centros. Ao contrário do MITRA-FR, mostrou uma redução significativa do número de hospitalizações por insuficiência cardíaca em 2 anos (desfecho primário) além de diminuição da mortalidade em 2 anos (desfecho secundário com poder estatístico para superioridade).[45-48] As diretrizes AHA/ACC 2020 recomendam que o reparo mitral transcateter pode ser considerado para tratamento de pacientes sintomáticos (CF III-IV da NYHA) a despeito do tratamento medicamentoso otimizado e com regurgitacão mitral primária crônica com anatomia favorável para a realizacão do procedimento, expectativa de vida razoável e risco cirúrgico proibitivo (classe IIa).[7,13,15]

O tratamento percutâneo da regurgitação mitral secundária é contemplado na diretriz do ESC/EACTS atualizada em 2021 juntamente com a atualização das diretrizes brasileiras 2020 com indicação para pacientes sintomáticos, refratários ao tratamento clínico e com risco cirúrgico proibitivo (classe IIa).

Os pacientes que mais se beneficiaram da correção da regurgitação mitral com MitraClip® no estudo COAPT foram os pacientes com IM chamada desproporcional, ou seja, maior grau de regurgitação mitral e menor diâmetro do VE (DDFVE < 70 mm).[49]

RESUMO

A insuficiência mitral (IM) primária crônica é uma valvopatia comum e quando se torna anatomicamente importante pode causar insuficiência cardíaca, FA e HAP, com aumento da morbidade e da mortalidade. As principais causas de IM primária são a febre reumática e o prolapso da valva mitral. Após a suspeita clínica de IM, a ecocardiografia Doppler é exame fundamental para confirmação da valvopatia, quantificação anatômica, documentação do mecanismo de regurgitação, avaliação da repercussão em câmaras cardíacas e estimativa do grau de pressão pulmonar. A prevenção de febre reumática deve ser mantida até pelo menos os 40 anos de idade. Por outro lado, a prevenção de endocardite infecciosa (EI) é controversa: em nosso meio sugere-se que os pacientes sejam estimulados a manter uma boa saúde bucal e, em caso de intervenção dentária, façam profilaxia com antibiótico. Pacientes assintomáticos com diâmetro sistólico do ventrículo esquerdo menor que 40 mm, sem HP ou FA, ou seja, estágios A, B e C1, propostos pela AHA, devem ser acompanhados periodicamente, sem medicação específica, até que apareçam os critérios de indicação cirúrgica. Para os portadores de IM com sintomas de IC e/ou associação com HP ou FA, estágios C2 e D da AHA indica-se o tratamento cirúrgico (classe I). O tratamento cirúrgico ideal é a plastia mitral, para pacientes com prolapso de valva mitral (classe I). Em pacientes assintomáticos (C1) com IM e anatomia valvar favorável, que possam ser operados em centros com equipe cirúrgica experiente em plastia mitral, a indicação cirúrgica pode ser antecipada (Classe IIa). Por outro lado, a IM secundária ou funcional é decorrente de doença do átrio esquerdo (IM atrial) ou do VE (IM ventricular). A causa mais comum da IM atrial é a ICFEP e FA de longa data levando à dilatação atrial. Na IM ventricular a miocardiopatia isquêmica continua sendo a causa mais comum. O tratamento clínico otimizado é o tratamento de escolha neste grupo de pacientes e deve ser direcionado para doença de base. Nos casos em que a doença de base está controlada, o tratamento medicamentoso foi otimizado e o paciente continua com sintomas de IC, a correção da valvopatia com MitraClip® pode ser indicada (IIa). A correção cirúrgica está reservada para pacientes que não tenham anatomia favorável para MitraClip® ou quando há indicação de revascularização miocárdica.

Referências bibliográficas

1. Harb SC, Griffin BP. Mitral valve disease: a comprehensive review. Curr Cardiol Rep. 2017;19(8):73.
2. Watkins DA, Johnson CO, Colquhoun SM, Karthikeyan G, Beaton A, Bukhman G, et al. Global, Regional, and National Burden of Rheumatic Heart Disease, 1990-2015. N Engl J Med. 2017;377(8):713-22.
3. Soulat-Dufour L, Addetia K. Degenerative mitral regurgitation. Curr Opin Cardiol. 2020;35(5):454-63.
4. Deferm S, Bertrand PB, Verbrugge FH, Verhaert D, Rega F, Thomas JD, et al. Atrial functional mitral regurgitation: jacc review topic of the week. J Am Coll Cardiol. 2019;73(19):2465-76.
5. O'Gara PT, Mack MJ. Secondary mitral regurgitation. N Engl J Med. 2020;383(15):1458-67.
6. Kagiyama N, Shrestha S. Echocardiographic assessment of mitral regurgitation. J Med Ultrason. 2020;47(1):59-70.
7. Tarasoutchi F, Montera MW, Ramos AIO, Sampaio RO, Rosa VEE, Accorsi TAD, et al. Update of the Brazilian Guidelines for Valvular Heart Disease – 2020. Arq Bras Cardiol. 2020;115(4):720-75.
8. Varma PK, Krishna N, Jose RL, Madkaiker AN. Ischemic mitral regurgitation. Ann Card Anaesth. 2017;20(4):432-9.
9. Chehab O, Roberts-Thomson R, Ng Yin Ling C, Marber M, Prendergast BD, Rajani R, Redwood SR. Secondary mitral regurgitation: pathophysiology, proportionality and prognosis. Heart. 2020;106(10):716-23.
10. Althunayyan A, Petersen SE, Lloyd G, Bhattacharyya S. Mitral valve prolapse. Expert Rev Cardiovasc Ther. 2019;17(1):43-51.
11. Enriquez-Sarano M, Avierinos JF, Messika-Zeitoun D, Detaint D, Capps M, Nkomo V. Quantitative determinants of the outcome of asymptomatic mitral regurgitation. N Engl J Med. 2005;352(9):875-83.
12. Zoghbi WA, Enriquez-Sarano M, Foster E, Grayburn PA, Kraft CD, Levine RA. Recommendations for evaluation of the severity of native valvular regurgitation with two-dimensional and Doppler echocardiography. J Am Soc Echocardiogr. 2003;16(7):777-802.
13. Otto CM, Nishimura RA, Bonow RO, Carabello BA, Erwin JP 3rd, Gentile F, et al. 2020 ACC/AHA Guideline for the management of patients with valvular heart disease: executive summary: a report of the American College of Cardiology/American Heart Association Joint Committee on Clinical Practice Guidelines. Circulation. 2020;143(5):e35-e71.
14. Bartko F, Arfsten H, et al. A unifying concept for the quantitative assessment of secondary mitral regurgitation. JACC 2019; 73:2506-17.
15. Vahanian A, Beyersdorf F, Praz F, Milojevic M, Baldus S, Bauersachs J, et al.; ESC/EACTS Scientific Document Group. 2021 ESC/EACTS Guidelines for the management of valvular heart disease. Eur Heart J. 2021:ehab395.
16. Guedes MA, Pomerantzeff PM, Brandão CM, Vieira ML, Tarasoutchi F, Spinola PC, et al. Mitral annulus morphologic and functional analysis using real time tridimensional echocardiography in patients submitted to unsupported mitral valve repair. Rev Bras Cir Cardi-ovasc. 2015;30(3):325-34.
17. Lancellotti P, Dulgheru R, Go YY, Sugimoto T, Marchetta S, Oury C, Garbi M. Stress echocardiography in patients with native valvular heart disease. Heart. 2018;104(10):807-13.
18. Izumo M, Shiota M, Kar S, Gurudevan SV, Tolstrup K, Siegel RJ. Comparison of real-time three-dimensional transesophageal echocardiography to two-dimensional transesophageal echocar-diography for quantification of mitral valve prolapse in patients with severe mitral regurgitation. Am J Cardiol. 2013;111(4):588-94.
19. Meneghelo R, Meneghelo Z, Buglia S. Teste ergométrico nas val-vopatias. In: Menghelo Z, Ramos A, editores. Lesões das valvas cardíacas: do diagnóstico ao tratamento. São Paulo: Atheneu; 2007. p.109-25.
20. Messika-Zeitoun D, Johnson BD, Nkomo V, Avierinos JF, Allison TG, Scott C. Cardiopulmonary exercise testing determination of functional capacity in mitral regurgitation: physiologic and outcome implications. J Am Coll Cardiol. 2006;47(12):2521-7.
21. Myerson S. CMR in evaluating valvular heart disease. Am Coll Cardiol Img. 2021;14:2020-203.
22. Abdel Fattah EM, Girgis HY, El Khashab K, Ashour ZA, Ezzat GM. B-type natriuretic peptide as an index of symptoms and severity of chronic rheu-matic mitral regurgitation. Heart Views. 2016;17(1):7-12.
23. Cimino S, Guarracino F, Valenti V, Frati G, Sciarretta S, Miraldi F, et al. Echocardiography and correction of mitral regurgitation: an un-breakable link. Cardiology. 2020;145(2):110-20.
24. Ling LH, Enriquez-Sarano M, Seward JB, Tajik AJ, Schaff HV, Bailey KR. Clinical outcome of mitral regurgitation due to flail leaflet. N Engl J Med. 1996;335(19):1417-23.
25. Avierinos JF, Gersh BJ, Melton LJ, Bailey KR, Shub C, Nishimura RA. Natural history of asymptomatic mitral valve prolapse in the community. Circulation. 2002;106(11):1355-61.
26. Enriquez-Sarano M, Freeman WK, Tribouilloy CM, Orszulak TA, Khandheria BK, Seward JB. Functional anatomy of mitral regurgitation: accuracy and outcome implications of transesophageal echocardiography. J Am Coll Cardiol. 1999;34(4):1129-36.
27. Eguchi K, Ohtaki E, Matsumura T, Tanaka K, Tohbaru T, Iguchi N. Pre-operative atrial fibrillation as the key determinant of outcome of mitral valve repair for degenerative mitral regurgitation. Eur Heart J. 2005;26(18):1866-72.
28. Grigioni F, Avierinos JF, Ling LH, Scott CG, Bailey KR, Tajik AJ. Atrial fibrillation complicating the course of degenerative mitral regurgitation: determinants and long-term outcome. J Am Coll Cardiol. 2002;40(1):84-92.
29. Rosenhek R, Rader F, Klaar U, Gabriel H, Krejc M, Kalbeck D. Outcome of watchful waiting in asymptomatic severe mitral regurgitation. Circulation. 2006;113(18):2238-44.
30. Grayburn PA. Vasodilator therapy for chronic aortic and mitral regurgitation. Am J Med Sci. 2000;320(3):202-8.
31. Sampaio RO, Grinberg M, Leite JJ, Tarasoutchi F, Chalela WA, Izaki M. Effect of enalapril on left ventricular diameters and exercise capacity in asymptomatic or mildly symptomatic patients with regurgitation secondary to mitral valve prolapse or rheumatic heart disease. Am J Cardiol. 2005;96(1):117-21.
32. Høst U, Kelbaek H, Hildebrandt P, Skagen K, Aldershvile J. Effect of ramipril on mitral regurgitation secondary to mitral valve prolapse. Am J Cardiol. 1997;80(5):655-8.
33. Tischler MD, Rowan M, LeWinter MM. Effect of enalapril therapy on left ventricular mass and volumes in asymptomatic chronic, severe mitral regurgitation secondary to mitral valve prolapse. Am J Cardiol. 1998;82(2):242-5.
34. Capomolla S, Febo O, Gnemmi M, Riccardi G, Opasich C, Caporotondi A. Beta-blockade therapy in chronic heart failure: diastolic function and mitral regurgitation improvement by carvedilol. Am Heart J. 2000;139(4):596-608.
35. El Sabbagh A, Reddy YNV, Nishimura RA. Mitral valve regurgitation in the contemporary era: insights into diagnosis, management, and future directions. JACC Cardiovasc Imaging. 2018;11(4):628-43.
36. Suri RM, Vanoverschelde JL, Grigioni F, Schaff HV, Tribouilloy C, Avierinos JF. Association between early surgical intervention vs watchful waiting and outcomes for mitral regurgitation due to flail mitral valve leaflets. JAMA. 2013;310(6):609-16.
37. Tabata M, Kasegawa H, Suzuki T, Watanabe H, Fukui T, Takanashi S. Long-term outcomes of early surgery for asymptomatic severe chronic mitral regurgitation. J Heart Valve Dis. 2013;22(3):354-60.
38. Lawrie GM. Surgical treatment of mitral regurgitation. Curr Opin Cardiol. 2020;35(5):491-9.
39. Lee EM, Shapiro LM, Wells FC. Superiority of mitral valve repair in surgery for degenerative mitral regurgitation. Eur Heart J 1997;18(4):655-63.
40. Enriquez-Sarano M, Schaff HV, Orszulak TA, Tajik AJ, Bailey KR, Frye RL. Valve repair improves the outcome of surgery for mitral regurgitation. A multivariate analysis. Circulation. 1995;91(4):1022-8.
41. Ray S, Chambers J, Gohlke-Baerwolf C, Bridgewater B. Mitral valve repair for severe mitral regurgitation: the way forward? Eur Heart J. 2006;27(24):2925-8.
42. Kouris N, Ikonomidis I, Kontogianni D, Smith P, Nihoyannopoulos P. Mitral valve repair versus replacement for isolated non-ischemic mitral regurgitation in patients with preoperative left ventricular dysfunction. A long-term follow-up echocardiography study. Eur J Echocardiogr. 2005;6(6):435-42.
43. Oliveira JM, Antunes MJ. Mitral valve repair: better than replacement. Heart. 2006;92(2):275-81.

44. Feldman T, Foster E, Glower DD, et al. Percutaneous repair or surgery for mitral regurgitation. N Engl J Med. 2011;364:1395-406.
45. Stone GW, Lindenfeld J, Abraham WT, Kar S, Lim DS, Mishell JM, et al.; COAPT Investigators. Transcatheter mitral-valve repair in pa-tients with heart failure. N Engl J Med. 2018;379(24):2307-18.
46. Obadia JF, Messika-Zeitoun D, Leurent G, Iung B, Bonnet G, Piriou N, et al.; MITRA-FR Investigators. Percutaneous repair or medical treatment for secondary mitral regurgitation. N Engl J Med. 2018;379(24):2297-306.
47. Pibarot P, Delgado V, Bax JJ. MITRA-FR vs. COAPT: lessons from two trials with diametrically opposed results. Eur Heart J Cardiovasc Imaging. 2019;20(6):620-4.
48. Iung B, Messika-Zeitoun D, Boutitie F, Trochu JN, Armoiry X, Maucort-Boulch D, et al. Characteristics and Outcome of CO-APT-Eligible Patients in the MITRA-FR Trial. Circulation. 2020;142(25):2482-4.
49. Grayburn PA, Sannino A, Packer M. Proportionate and dispropor-tionate functional mitral regurgitation: a new conceptual framework that reconciles the results of the MITRA-FR and COAPT Trials. JACC Cardiovasc Imaging. 2019;12(2):353-62.

Capítulo 7

Tratamento percutâneo da insuficiência mitral

Stefano Garzon
Guy Prado
Pedro Alves Lemos Neto

PONTOS-CHAVE

- Pelo fato da incidência de insuficiência mitral aumentar com o envelhecimento, muitos pacientes não são bons candidatos ao tratamento cirúrgico convencional em razão do risco operatório elevado.
- O sucesso da intervenção percutânea depende da indicação clínica precisa e da avaliação pré-procedimento completa.
- O implante de bioprótese por via percutânea é amplamente difundido para o tratamento de estenose aórtica, com ótimos resultados em diferentes grupos de pacientes.

Introdução

A insuficiência mitral é a valvopatia mais comum no mundo ocidental, acometendo mais de 9% da população acima de 75 anos.[1] Como sua incidência é maior com o envelhecimento da população,[1] espera-se que nas próximas décadas ocorra um aumento importante de pacientes portadores de insuficiência mitral que necessitem de internação ou intervenção.

A insuficiência mitral não tratada ou tratada tardiamente impacta de forma negativa na morbidade e na mortalidade dos pacientes.[2] Portanto, o diagnóstico e a intervenção precoce podem modificar o curso natural da doença.

No entanto, pelo fato de sua incidência aumentar com o envelhecimento, muitos pacientes com insuficiência mitral não são bons candidatos ao tratamento cirúrgico convencional em razão do risco operatório elevado.[3] Assim, o tratamento percutâneo da insuficiência mitral tornou-se uma estratégia bastante atrativa por ser uma alternativa segura e factível com abordagem minimamente invasiva e com bons resultados para esse grupo de pacientes de alto risco.[4–6]

Atualmente, o tratamento percutâneo da insuficiência mitral está indicado em casos selecionados de insuficiência mitral primária, secundária ou por disfunção de prótese ou anel cirúrgico. Dentre as modalidades disponíveis para tratamento percutâneo, as mais utilizados ao redor do mundo e atualmente disponíveis no Brasil são o reparo valvar mitral com dispositivo MitraClip® e o implante percutâneo de valva mitral em pacientes com disfunção de bioprótese ou anel (*"valve in valve"* e *"valve in ring"*, respectivamente), ou em valvas nativas com calcificação anular mitral (*"valve in MAC"*), que serão o foco deste capítulo. Além disso, como perspectivas futuras, há o implante de dispositivos percutâneos de anel e de cordas artificiais.

O sucesso da intervenção percutânea depende da indicação clínica precisa e da avaliação pré-procedimento completa para definir a factibilidade e escolher a estratégia a ser adotada, tanto no sentido técnico do procedimento quanto aos cuidados clínicos após a intervenção.

Clipagem mitral percutânea (correção percutânea mitral borda a borda)

Introdução

O reparo borda a borda da válvula mitral foi descrito pela primeira vez por Alfieri para correção de insuficiência mitral por prolapso.[7,8] A técnica consiste em realizar a plicatura dos folhetos anterior e posterior da mitral, criando, assim, um duplo orifício, reduzindo a regurgitação. Por sua simplicidade, cogitou-se a possibilidade de mimetizar a técnica por via percutânea (Figura 1). Atualmente, existem dois principais sistemas de reparo percutâneo borda a borda disponíveis: MitraClip® (Abbott Vascular, USA) e PASCAL (Edwards LifeSciences, USA).

MitraClip®

Indicação

Inicialmente validado para tratamento de insuficiência mitral primária e secundária no estudo EVEREST II,[9] ganhou, posteriormente, destaque no tratamento da insuficiência mitral secundária no estudo COAPT,[6] com redução de internações

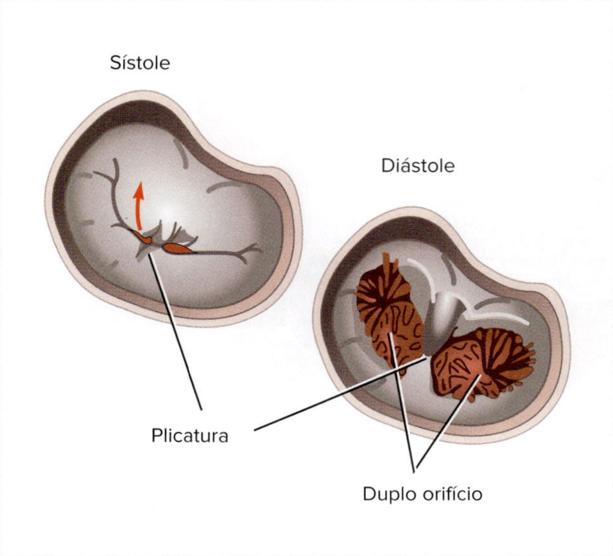

FIGURA 1
Técnica de Alfieri.

por descompensação de insuficiência cardíaca e melhora de sobrevida em 2 anos. Atualmente, tem recomendação IIa pela Atualização das Diretrizes Brasileiras de Valvopatias da Sociedade Brasileira de Cardiologia[10] em pacientes com insuficiência mitral primária de origem não reumática, com alto risco cirúrgico ou contraindicação à cirurgia, com sintomas refratários; e recomendação IIa[10] em pacientes com insuficiência mitral secundária (isquêmica ou dilatada) com alto risco ou contraindicação à cirurgia, com sintomas refratários.

Além da indicação clínica, é imprescindível a avaliação da anatomia pelo ecocardiograma transesofágico, a fim de se definir a factibilidade do procedimento. Os critérios anatômicos favoráveis e desfavoráveis para a realização do reparo percutâneo com MitraClip® estão dispostos, respectivamente, nas Tabelas 1 e 2.

Procedimento

Os passos do procedimento de clipagem mitral percutânea estão ilustrados na Figura 2. O acesso vascular se dá pela veia femoral, por onde é inserido o introdutor do dispositivo. Através dele, chega-se ao átrio direito e, com auxílio do ecocardiograma transesofágico, localiza-se o melhor local no septo interatrial para realização da punção transeptal.[1] Após a punção, tem-se acesso ao átrio esquerdo, por onde são manobrados o sistema de entrega e o clipe através da válvula mitral até o ventrículo esquerdo.[2] Em um movimento retrógrado (do ventrículo para o átrio), acoplam-se as cúspides anterior e posterior da válvula mitral no clipe, sempre sob guia ecocardiográfica.[3] Quando se atinge uma posição adequada, com redução da insuficiência mitral e sem aumento

TABELA 1 Critérios anatômicos favoráveis para reparo percutâneo com MitraClip®

IM primária ou secundária	Insuficiência mitral primária	Insuficiência mitral secundária
Acometimento não comissural	Largura da falha de coaptação (*flail width*) < 15 mm	Profundidade da coaptação < 11 mm
Ausência de calcificação ou calcificação mínima	Distância da falha de coaptação (*flail gap*) < 10 mm	Comprimento da coaptação > 2 mm
Área valvar mitral > 4 cm^2	Defeito restrito a um segmento do folheto	
Gradiente transmitral < 4 mmHg	Folhetos de espessura normal	
Comprimento da zona de captura > 10 mm		

Adaptado de Bonow et al., JACC. 2020.[11]

TABELA 2 Critérios anatômicos desfavoráveis para reparo percutâneo com MitraClip®

IM primária ou secundária	Insuficiência mitral primária	Insuficiência mitral secundária
Presença de *cleft*	Folhetos redundantes (Barlow)	Diâmetro sistólico final do ventrículo esquerdo > 70 mm
Perfuração de folheto	Folheto com > 5 mm de espessura	
Localização comissural	Múltiplas rupturas de cordoalha	
Calcificação (anel ou folheto)	Múltiplos segmentos acometidos	
Estenose mitral (gradiente transmitral > 5 mmHg)	Diâmetro sistólico final do ventrículo esquerdo > 55 mm	
Área valvar mitral < 4 cm^2	*Flail width* > 15 mm	
Zona de captura < 7 mm	*Flail gap* > 10 mm	

Adaptado de Bonow et al., JACC. 2020.[11]

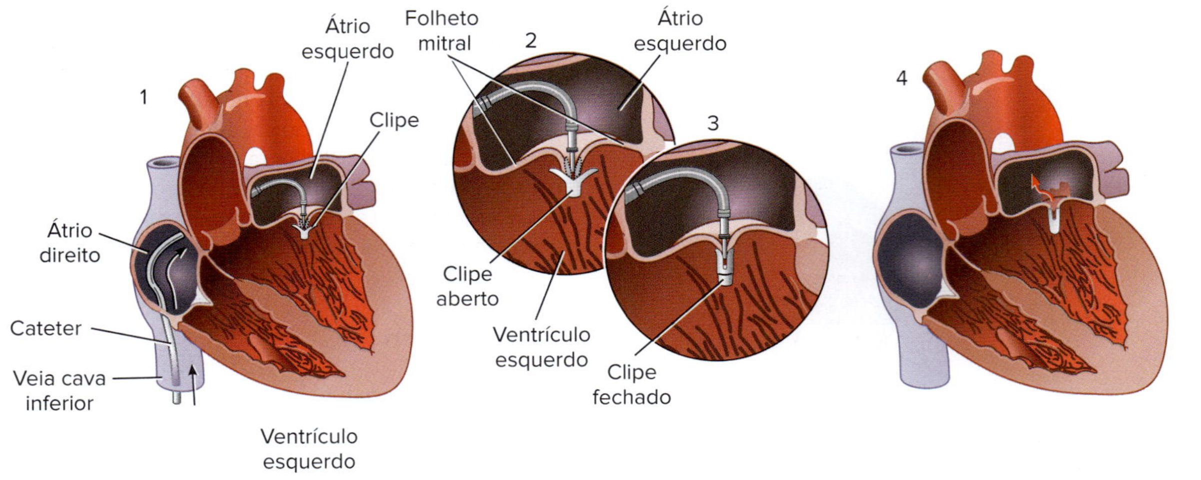

FIGURA 2
Procedimento de clipagem mitral percutânea.

do gradiente transmitral (ou seja, sem desenvolvimento de estenose mitral), o clipe é liberado e reavalia-se o resultado pelo ecocardiograma transesofágico.[4] Eventualmente, pode ser necessário implantar um novo clipe, o que é realizado de maneira semelhante à descrita anteriormente. Finalizado o procedimento, retira-se o introdutor femoral e a hemostasia pode ser realizada por meio de reparo local.

Critérios de sucesso, durabilidade e pós-implante

O procedimento é considerado bem-sucedido quando a insuficiência mitral residual é no máximo +2 (ou seja, moderada), com gradiente transmitral < 5 mmHg. No estudo EVEREST II,[9] o desfecho primário de 12 meses (ausência de mortalidade, necessidade de troca valvar ou insuficiência mitral > +2) foi atingido em 55% dos pacientes (vs. 73% no grupo cirúrgico, p = 0,007, à custa de cirurgia por disfunção valvar). Em 1 ano, no grupo percutâneo, 82% dos pacientes tinham no máximo IM 2+ (vs. 96% no grupo cirúrgico, com p < 0,001). A taxa de eventos adversos (combinado de morte, infarto do miocárdio, reoperação, AVC, insuficiência renal, infecção de ferida operatória, ventilação mecânica > 48 horas, sangramentos com necessidade de transfusão, FA de início recente, sepse) entre os grupos foi de 15% no grupo percutâneo vs. 48% no grupo cirúrgico, com p < 0,001. A conclusão do estudo é que, ainda que com resultados inferiores ao grupo cirúrgico, o reparo percutâneo com MitraClip® foi mais seguro e cursou com melhora substancial da qualidade de vida em 12 meses, com apenas 2% dos pacientes em CF III ou IV (vs. 13% no grupo cirúrgico, com p = 0,002), em uma população que não era composta exclusivamente de pacientes de alto risco cirúrgico.

O estudo COAPT,[6] exclusivo de IM secundária, incluiu pacientes com IC isquêmica (60,7%) ou não isquêmica (39,3%), em CF II-IV a despeito de terapia medicamentosa otimizada (inclusive com ressincronização). Os critérios de inclusão e exclusão mais relevantes do estudo estão resumidos nas Tabelas 3 e 4. Esses pacientes tinham critério objetivos de IM moderada/grave ou grave (EROA > 30 mm² ou VR > 45 mL por batimento), fração de ejeção do ventrículo esquerdo entre 20 e 50%, dimensão ventricular esquerda ao fim da sístole < 70 mm e pressão de artéria pulmonar < 70 mmHg. No estudo, no grupo intervenção, apenas 5% dos pacientes apresentaram IM ≥ 3+ em 1 ano, com redução de 48% nas hospitalizações por IC descompensada e redução de morte por todas as causas em 38% em 2 anos, quando comparados com o grupo de TMO isolado. Em 1 ano, 96,6% tinham sobrevida livre de complicações relacionadas ao dispositivo.

TABELA 3 Critérios de inclusão do estudo COAPT

Insuficiência mitral secundária (3 ou 4+) sintomática com insuficiência cardíaca dilatada de etiologia isquêmica ou não
Tratamento otimizado para doença arterial coronariana, insuficiência mitral e insuficiência cardíaca
Classe funcional (NYHA) II-IV
Pelo menos 1 hospitalização por IC no último ano e/ou BNP ≥ 300 pg/mL ou NT-proBNP ≥ 1.500 pg/mL
Avaliado por *Heart Team* e não considerado candidato cirúrgico
FEVE 20-50%
DSVE ≤ 70 mm
Jato de regurgitação não comissural e considerado bom candidato para MitraClip®
Acesso venoso femoral e punção transeptal considerados factíveis pelo intervencionista

Adaptado de Stone et al., NEJM.2018.[6]

TABELA 4 Critérios de exclusão do estudo COAPT

Critérios de exclusão do estudo COAPT
Doença arterial coronariana significativa com necessidade de revascularização
Cirurgia de revascularização do miocárdio (CRM), angioplastia transluminal coronária (ATC) ou implante de válvula aórtica transcateter (TAVI) nos últimos 30 dias
Estenose aórtica com indicação de intervenção (cirúrgica ou percutânea)
Doença pulmonar obstrutiva crônica em uso de O_2 domiciliar contínuo ou uso crônico de corticoides orais
Acidente vascular cerebral nos últimos 30 dias
Estenose carotídea > 70% sintomática por ultrassom
Intervenção carotídea (cirúrgica ou percutânea) nos últimos 30 dias
Insuficiência cardíaca estágio D (American College of Cardiology/American Heart Association)
PSAP > 70 mmHg pelo ecocardiograma ou cateterismo de câmaras direitas (se RVP < 3 Woods após vasodilatador ou até 4,5 Woods com onda v menor que 2 vezes a média da pressão do capilar pulmonar (PCP)
Quaisquer outras causas de insuficiência cardíaca
Instabilidade hemodinâmica com necessidade de inotrópicos ou assistência ventricular mecânica
Implante de ressincronizador nos últimos 30 dias
IC direita (clínica com ecocardiograma com disfunção pelo menos moderada de VD)
Área valvar mitral < 4 cm^2
Anatomia considerada desfavorável para intervenção
Planejamento de cirurgia cardíaca nos próximos 12 meses
Necessidade de cirurgia de urgência ou emergência
Expectativa de vida < 12 meses por causas não cardíacas
Escala de Rankin modificada ≥ 4
Ecocardiograma com presença de massa, vegetação ou trombos intracardíacos
Endocardite ativa
Degeneração valvar reumática
Infecção ativa com necessidade de antibióticos
Contraindicação ao ecocardiograma transesofágico ou a medicações usadas no intraoperatório

Adaptado de Stone et al., NEJM.2018.[6]

Por outro lado, o estudo MITRA-FR,[12] outro trabalho importante sobre IM secundária, não mostrou os mesmos resultados do COAPT. Nele, não houve diferença nos resultados de 1 e 2 anos[13] em relação ao desfecho combinado de morte por todas as causas ou hospitalização não planejada por IC. Esses resultados divergentes podem ser consequência de tamanho amostral menor (a amostra do MITRA-FR foi menos da metade do COAPT), pacientes com mais disfunção e remodelamento ventricular em relação ao COAPT (porém com menor grau de IM), menor rigor no TMO e menos experiência dos operadores com o procedimento, com resultados inferiores. Existe a hipótese de que a escolha de pacientes com mais IM e menores cavidades (também denominada "desproporcional")[14] é reforçada por análise *post-hoc* do COAPT com pacientes semelhantes aos do MITRA-FR (com insuficiência mitral "proporcional" à dilatação ventricular), que não mostrou benefício na intervenção em redução de mortalidade ou hospitalização em 24 meses, ainda que não explique totalmente as diferenças dos achados.[15]

Após o implante, em pacientes sem indicação para anticoagulação oral, está indicado o uso de dupla antiagregação com aspirina e clopidogrel por 30 dias, seguido por uso de aspirina por 5 meses (totalizando 6 meses de terapia antiplaquetária),[9,16] ou por pelo menos 6 meses de AAS e/ou clopidogrel.[6] Profilaxia para endocardite deve ser realizada nos primeiros 6 meses após o implante.

Pascal

O sistema PASCAL foi introduzido comercialmente em 2019 e, hoje em dia, é indicado para reparo de insuficiência mitral primária e secundária, após o estudo CLASP demonstrar segurança e eficácia no implante do dispositivo.[17] Atualmente, estão em andamento estudos comparativos entre o sistema PASCAL e o MitraClip® em pacientes com insuficiência mitral primária e secundária. O procedimento para o implante é realizado de maneira similar ao do MitraClip®, por via transeptal, utilizando-se dispositivo com desenho semelhante.

Implante percutâneo de biopróteses

Indicação e planejamento

Apesar dos bons resultados do reparo percutâneo com MitraClip®, trata-se de procedimento desafiador, com taxas de recorrência de IM moderada/importante podendo alcançar mais de 15% em 1 ano em experiências de mundo real,[18] com critérios de elegibilidade passíveis de limitar a seleção de pacientes candidatos ao tratamento.

O implante de bioprótese por via percutânea já é amplamente difundido para o tratamento de estenose aórtica, com ótimos resultados em diferentes grupos de pacientes.[19-23] As mesmas biopróteses aórticas expansíveis por balão são uma opção disponível para implante percutâneo na posição mitral para pacientes selecionados com disfunção de bioprótese cirúrgica (*valve-in-valve [ViV]*), insuficiência mitral pós-anuloplastia com anel (*valve-in-ring [ViR]*) e implante em pacientes com calcificação do anel mitral nativo (*valve-in-MAC [mitral annular calcification]*).

A factibilidade do procedimento depende de avaliação anatômica criteriosa. O aparato mitral é uma estrutura complexa, dinâmica, com formato em sela, que envolve diversas estruturas adjacentes. Sua interação com o ventrículo esquerdo é fundamental para manter o funcionamento normal dessa câmara. Além disso, o folheto anterior da mitral separa a via de entrada e a via de saída do ventrículo esquerdo. Movimentações do folheto anterior em direção ao septo interventricular, além da própria presença física da prótese implantada, podem causar obstrução da via de saída do ventrículo esquerdo.

Esses fatores anatômicos (tamanho e formato da válvula mitral, dilatação do anel mitral e do ventrículo esquerdo, possibilidade de obstrução da via de saída) são os primeiros pontos a serem considerados na avaliação de um caso em potencial. A avaliação morfoanatômica, parte fundamental do planejamento terapêutico, é realizada por métodos de imagem, principalmente por angiotomografia e ecocardiograma transesofágico 3D. A partir desses dados, é realizado o planejamento do procedimento (tamanho de prótese, via de acesso, risco de obstrução da via de saída) e as estratégias em caso de complicação. De maneira prática, apesar das dificuldades em mensurar o anel mitral, espera-se uma modificação da anatomia para um formato mais circular após o implante; portanto, a mensuração de diâmetro e perímetro do anel mitral é aceitável.

Procedimento

O procedimento é realizado sob orientação da fluoroscopia e ecocardiografia e pode ocorrer pela via transapical ou pela via transvenosa/transeptal, sendo a última a via de acesso preferida em razão da menor morbidade.

No acesso transeptal, são obtidos acessos venosos femorais bilaterais e posiciona-se um eletrodo de marca-passo temporário no ventrículo direito. Realiza-se, então, a punção transeptal, para permitir acesso ao átrio esquerdo. Após o acesso ao átrio esquerdo, a válvula mitral é cruzada e posiciona-se um fio-guia extrassuporte no ventrículo esquerdo. Dilata-se, então, o septo interatrial com balão para permitir a passagem da prótese. Em geral, não se realiza pré-dilatação de biopróteses prévias, procedendo-se o implante da prótese sob guia ecocardiográfica (Figura 3).

Após o implante, é realizado o controle ecocardiográfico para avaliação do resultado (gradiente transmitral pós-implante, insuficiência mitral, *leaks* periprotéticos, complicações como tamponamento ou comunicação interatrial [CIA] residual).

Empiricamente, recomenda-se o uso combinado de aspirina e anticoagulantes para todos os pacientes sem contraindicação por pelo menos 3 meses, de maneira a reduzir trombose de prótese. Após esse período, pode-se suspender a anticoagulação caso não haja indicação por outras causas (geralmente, fibrilação atrial).

Resultados

Os resultados de curto prazo do registro VIVID (*Valve-in--Valve International Data*),[24] com pacientes tratados com ViV e ViR, de alto risco cirúrgico ou risco cirúrgico proibitivo, mostram sucesso do procedimento em 91% dos casos, com 61% dos pacientes com gradiente transmitral residual > 5 mmHg, 3,3% dos casos com necessidade de implante de uma segunda prótese em razão do posicionamento inadequado do primeiro implante, 2,6% dos casos com obstrução da via de saída do ventrículo esquerdo (1,8% em ViV e 5,9% em ViR) e mortalidade em 30 dias de 6,5% no grupo ViV e 8,6% no grupo ViR. Em acompanhamento de 1 ano, a mortalidade entre os grupos fica mais evidente, com 13,8% no grupo ViV e 23,2% no grupo ViR. Nos pacientes tratados com *valve-in-MAC*, os resultados são inferiores aos dos pacientes dos grupos ViV e ViR. Dados do registro do STS[25] mostram sucesso do dispositivo de 59%, obstrução de via de saída em 10% dos casos e

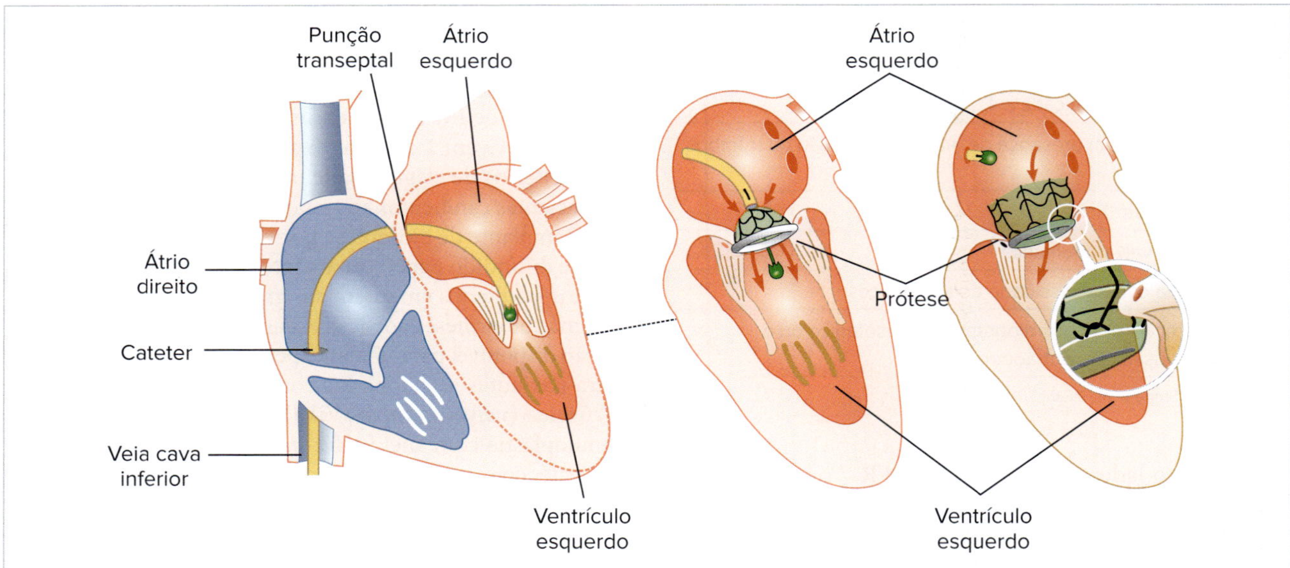

FIGURA 3
Implante percutâneo de bioprótese mitral.

mortalidade elevada, tanto intra-hospitalar (18%) como em 30 dias (21,8%).

Perspectivas futuras

Atualmente, há um grande número dispositivos específicos para o tratamento da válvula mitral em desenvolvimento. Válvulas dedicadas à posição mitral, construídas de maneira a reproduzir o formato anatômico da válvula nativa, reduzir a regurgitação periprotética, melhorar a fixação na válvula nativa e capturar os folhetos, reduzindo a chance de obstrução da via de saída, para uso transeptal e/ou transapical, com diferentes projetos e soluções estão em experiência. Entre elas, destacam-se as válvulas Tiara® (Neovasc, Canada), Evoque® (Edwards LifeSciences, USA), Tendyne® (Abbott Vascular, USA), Intrepid® (Medtronic, USA) e CardioValve® (Valtech Cardio, Israel).

Além disso, dispositivos de reparo mitral, como o PASCAL® (Edwards Lifesciences, USA), com funcionamento semelhante ao MitraClip®, sistemas de implante de cordas tendíneas artificiais, como o NeoChord® Artificial Chordae Delivery System (NeoChord, USA) e o HARPOON® Beating Heart Mitral Valve Repair System (Edwards LifeSciences, USA), sistemas de anuloplastia percutânea indireta via seio coronário, como o Carillon® (Cardiac Dimensions, USA), e anuloplastia direta para redução das dimensões do anel mitral, como os sistemas Cardioband® (Valtech Cardio, Israel) e Millipede® (Boston Scientific, USA), estão em diferentes fases de uso, teste ou desenvolvimento.

Em nosso meio, as opções disponíveis ainda são limitadas ao exposto neste capítulo. No entanto, as perspectivas futuras para o tratamento da insuficiência mitral são muito animadoras, sendo um campo de intenso interesse e desenvolvimento. Em um futuro não tão distante, o reparo mitral ou implante percutâneo de bioprótese, aliado com outros dispositivos, deve elevar os níveis de sucesso das intervenções percutâneas e ampliar o espectro de pacientes que podem se beneficiar desse tratamento.

Referências bibliográficas

1. Nkomo VT, Gardin JM, Skelton TN, Gottdiener JS, Scott CG, Enriquez-Sarano M. Burden of valvular heart diseases: a population-based study. Lancet. 2006;368(9540):1005-11.
2. Parcha V, Patel N, Kalra R, Suri SS, Arora G, Arora P. Mortality due to mitral regurgitation among adults in the United States: 1999-2018. Mayo Clin Proc. 2020;95(12):2633-43.
3. Borger MA, Alam A, Murphy PM, Doenst T, David TE. Chronic ischemic mitral regurgitation: Repair, replace or rethink? Vol. 81, Annals of Thoracic Surgery. Elsevier; 2006. p. 1153-61.
4. St. Goar FG, Fann JI, Komtebedde J, Foster E, Oz MC, Fogarty TJ, et al. Endovascular edge-to-edge mitral valve repair: Short-term results in a porcine model. Circulation. 2003;108(16):1990-3.
5. Feldman T, Foster E, Glower DD, Kar S, Rinaldi MJ, Fail PS, et al. Percutaneous repair or surgery for mitral regurgitation. N Engl J Med. 2011;364(15):1395-406.
6. Stone GW, Lindenfeld J, Abraham WT, Kar S, Lim DS, Mishell JM, et al. Transcatheter mitral-valve repair in patients with heart failure. N Engl J Med. 2018;379(24):2307-18.
7. Alfieri O, Maisano F, De Bonis M, Stefano PL, Torracca L, Oppizzi M, et al. The double-orifice technique in mitral valve repair: a simple solution for complex problems. J Thorac Cardiovasc Surg. 2001;122(4):674-81.
8. Alfieri O, De Bonis M, Lapenna E, Regesta T, Maisano F, Torracca L, et al. "Edge-to-edge" repair for anterior mitral leaflet prolapse. Semin Thorac Cardiovasc Surg. 2004;16(2):182-7.
9. Feldman T, Foster E, Glower DD, Kar S, Rinaldi MJ, Fail PS, et al. Percutaneous repair or surgery for mitral regurgitation. N Engl J Med. 2011;364(15):1395-406.
10. Tarasoutchi F, Montera MW, Ramos AI de O, Sampaio RO, Rosa VEE, Accorsi TAD, et al. Update of the brazilian guidelines for valvular heart disease – 2020. Arq Bras Cardiol. 2020;115(4):720-75.
11. Bonow RO, O'Gara PT, Adams DH, Badhwar V, Bavaria JE, Elmariah S, et al. 2020 Focused Update of the 2017 ACC Expert Consensus Decision Pathway on the Management of Mitral Regurgitation: a report of the American College of Cardiology Solution Set Oversight Committee. J Am Coll Cardiol. 2020;75(17):2236-70.
12. Obadia J-F, Messika-Zeitoun D, Leurent G, Iung B, Bonnet G, Piriou N, et al. Percutaneous repair or medical treatment for secondary mitral regurgitation. N Engl J Med. 2018;379(24):2297-306.
13. Iung B, Armoiry X, Vahanian A, Boutitie F, Mewton N, Trochu JN, et al. Percutaneous repair or medical treatment for secondary mitral regurgitation: outcomes at 2 years. Eur J Heart Fail. 2019;21(12):1619-27.
14. Grayburn PA, Sannino A, Packer M. Proportionate and disproportionate functional mitral regurgitation: A new conceptual framework that reconciles the results of the MITRA-FR and COAPT Trials [Internet]. JACC: Cardiovascular Imaging. 2019;12:353–62.
15. Lindenfeld J, Abraham WT, Grayburn PA, Kar S, Asch FM, Lim DS, et al. Association of effective regurgitation orifice area to left ventricular end-diastolic volume ratio with transcatheter mitral valve repair outcomes: A secondary analysis of the COAPT Trial. JAMA Cardiol. 2021;6(4):427-36.
16. Capodanno D, Tamburino C. Antithrombotic strategies in valvular and structural heart disease interventions: Current status and future directions. Interv Cardiol Clin. 2013;2:35-42.
17. Lim DS, Kar S, Spargias K, Kipperman RM, O'Neill WW, Ng MKC, et al. Transcatheter valve repair for patients with mitral regurgitation: 30-day results of the CLASP Study. JACC Cardiovasc Interv. 2019;12(14):1369-78.
18. Maisano F, Franzen O, Baldus S, Schäfer U, Hausleiter J, Butter C, et al. Percutaneous mitral valve interventions in the real world: Early and 1-year results from the ACCESS-EU, A prospective, multicenter, nonrandomized post-approval study of the Mitraclip therapy in Europe. J Am Coll Cardiol. 2013;62(12):1052-61.
19. Smith CR, Leon MB, Mack MJ, Miller DC, Moses JW, Svensson LG, et al. Transcatheter versus surgical aortic-valve replacement in high-risk patients. N Engl J Med. 2011;364(23):2187-98.
20. Leon MB, Smith CR, Mack MJ, Makkar RR, Svensson LG, Kodali SK, et al. Transcatheter or surgical aortic-valve replacement in intermediate-risk patients. N Engl J Med. 2016;374(17):1609-20.
21. Mack MJ, Leon MB, Thourani VH, Makkar R, Kodali SK, Russo M, et al. Transcatheter aortic-valve replacement with a balloon-expandable valve in low-risk patients. N Engl J Med. 2019;380(18):1695-705.
22. Ielasi A, Buono A, Medda M, Casilli F, Bande M, Pellicano M, et al. Trans-catheter valve-in-valve implantation with a novel balloon expandable device in patients with bioprosthetic heart valve failure: A case series. Cardiovasc Revascularization Med. 2020.
23. Gaia DF, Braz AM, Simonato M, Dvir D, Breda JR, Ribeiro GC, et al. Mitral implant of the Inovare transcatheter heart valve in failed surgical bioprostheses: a novel alternative for valve-in-valve procedures. Interact Cardiovasc Thorac Surg. 2017;24(4):514-20.
24. Simonato M, Whisenant B, Ribeiro HB, Webb JG, Kornowski R, Guerrero M, et al. Transcatheter mitral valve replacement after surgical repair or replacement comprehensive midterm evaluation of valve-in-valve and valve-in-ring implantation from the VIVID registry. Circulation. 2021;104–16.
25. Guerrero M, Vemulapalli S, Xiang Q, Wang DD, Eleid M, Cabalka AK, et al. Thirty-day outcomes of transcatheter mitral valve replacement for degenerated mitral bioprostheses (valve-in-valve), failed surgical rings (valve-in-ring), and native valve with severe mitral annular calcification (valve-in-mitral annular calcification) in the United States: Data from the Society of Thoracic Surgeons/American College of Cardiology/Transcatheter Valve Therapy Registry. Circ Cardiovasc Interv. 2020;13(3):e008425.

Capítulo 8

Doenças das valvas tricúspide e pulmonar

Vitor Emer Egypto Rosa
Antonio Carlos Bacelar Nunes Filho

PONTOS-CHAVE

- Insuficiência tricúspide primária é entidade rara, sendo, na maioria das vezes, secundária a outra valvopatia, doença ventricular esquerda ou hipertensão pulmonar.
- O tratamento cirúrgico da insuficiência tricúspide secundária depende, em quase todos os casos, do tratamento intervencionista da valvopatia adjacente.
- Estenose tricúspide geralmente é secundária a acometimento valvar reumático, e o tratamento de escolha é a valvuloplastia tricúspide por cateter balão.
- Insuficiência pulmonar usualmente é secundária à hipertensão pulmonar, e o tratamento cirúrgico por meio do implante de bioprótese é exceção.
- Estenose de valva pulmonar tem etiologia congênita na maioria dos casos, e o tratamento preferencial é a valvuloplastia pulmonar por cateter balão.

Introdução

A valva tricúspide (VT), também conhecida como a válvula esquecida, tem como principal acometimento a insuficiência tricúspide (IT) de etiologia funcional. A presença de IT discreta na ecocardiografia Doppler está presente em torno de 80-90% da população, mas carece de significado clínico. No entanto, literatura recente tem demonstrando sua importância clínica com impacto adverso no prognóstico dos pacientes, determinado principalmente por disfunção ventricular direita progressiva e aumento da mortalidade. Atualmente, existem diversas técnicas cirúrgicas efetivas para correção da doença.

Portanto, a doença valvar tricúspide não deve ser ignorada e deve-se realizar sua avaliação de maneira adequada, além de considerar indicação de tratamento cirúrgico em momento oportuno.

Anatomia

A VT é a mais caudal das quatro valvas cardíacas e a que apresenta maior orifício efetivo. O aparelho valvar tricúspide é composto pelo anulo (anel) valvar, cúspides, cordoalhas tendíneas, músculos papilares e ventrículo direito. O funcionamento adequado da VT depende da integridade e da coordenação de todo o aparato valvar.

O anel valvar tem um formato oval, de sela não plana, com estrutura mais complexa que o anulo mitral. Pode assumir uma forma mais circular nos casos de dilatação do anel valvar. Tem uma estrutura dinâmica que muda de acordo com o ciclo cardíaco, em razão da contração do miocárdio ventricular adjacente. Existe aumento do orifício durante a diástole e diminuição durante a sístole. O anulo tricuspídeo é em torno de 20% maior que o anel mitral. Sua circunferência normal varia de 30 a 35 mm e o orifício guarda relação com a superfície corpórea. Portanto, o diâmetro médio normal é de aproximadamente 21 mm/m^2. A área normal da VT é de 7 a 9 cm.[2]

A VT possui três cúspides: anterior, septal e posterior; a anterior é a maior e a septal, a menor. Tanto a cúspide anterior quanto a posterior originam-se da parede ventricular. A septal origina-se no septo interventricular membranoso.

De um lado, as cordas tendíneas se inserem na margem livre das cúspides ou na superfície ventricular, e do outro, nos músculos papilares. Existem três conjuntos de músculos papilares: anterior, medial e posterior.

Insuficiência tricúspide

A incidência de IT moderada a importante no estudo Framingham foi de 0,8%, com maior prevalência entre as mulheres (até 4,3 vezes maior que no sexo masculino) e em idades mais avançadas. Nos países com prevalência significativa de doença reumática (Brasil, sudeste asiático e África), dados ecocardiográficos sugerem acometimento tricuspídeo em até 9% dos portadores de valvopatia sequelar reumática.

A etiologia da IT é geralmente classificada como primária ou orgânica (doença intrínseca da VT) e secundária ou funcional (na ausência de anormalidades das cúspides). A IT primária resulta das alterações do aparelho valvar, podendo ser congênita ou adquirida, e corresponde a 8 a 10% de todas as causas de IT importante nos países desenvolvidos. Destacam-se como principais etiologias a doença reumática, a endocardite infecciosa, a degeneração mixomatosa e a anomalia de Ebstein, elencadas na Tabela 1.

TABELA 1 Etiologia da insuficiência tricúspide

Funcional (cúspides normais com dilatação do anel valvar)
Doenças cardíacas esquerdas (cardiomiopatias ou doença valvar mitral) que levam à hipertensão pulmonar
Hipertensão pulmonar primária
Doenças pulmonares que evoluem com hipertensão pulmonar (doença pulmonar obstrutiva crônica, tromboembolismo pulmonar, fibrose pulmonar) Disfunção ventricular direita (secundária a infarto agudo do miocárdio, miocardite, Chagas, endomiocardiofibrose, displasia arritmogênica do VD) Fibrilação atrial persistente/permanente Tumores cardíacos (mixoma atrial)
Primária (alterações das cúspides)
Adquiridas: Reumática Endocardite infecciosa Degenerativa (prolapso) Síndrome carcinoide Trauma Drogas (fenflurmina-fentermina, metisergida) Radiação Iatrogênica (eletrodos de dispositivos cardíacos eletrônicos implantáveis, biópsia ventricular direita)
Congênitas: Anomalia de Ebstein Displasia/hipoplasia da valva tricúspide *Cleft* da valva tricúspide

A IT funcional é frequentemente causada em decorrência do aumento da pós-carga do ventrículo direito (VD), levando à dilatação e à deformação geométrica do anel tricúspide. Recentemente, tem se demonstrado o tracionamento (*tethering*) das cordas tendíneas como importante fator na gênese da IT. Outros fatores como fibrilação atrial, eletrodos de dispositivos cardíacos implantáveis e remodelamento ventricular direito também contribuem com a gravidade da IT. É geralmente decorrente de doenças das câmaras esquerdas, como valvopatias mitrais, miocardiopatias ou doenças pulmonares.

A hipertensão pulmonar (HP) leva à dilatação do anel tricuspídeo, que, por sua vez, leva à sobrecarga volêmica do VD. À medida que a gravidade da IT evoluiu, ela induz remodelamento ventricular e disfunção progressiva do VD com aumento da sobrecarga volêmica, deslocamento dos músculos papilares e acentuação do tracionamento das cúspides.

Manifestações clínicas

Nas fases iniciais da doença, os pacientes são completamente assintomáticos ou apresentam fadiga e dispneia antes de desenvolverem sinais de insuficiência cardíaca direita.

Nos pacientes com IT funcional, geralmente prevalecem os sintomas da doença de base. Os sintomas relacionados à IT importante são decorrentes do baixo débito cardíaco, como fadiga ou aumento da pressão atrial direita, como dor em hipocôndrio direito secundário à congestão hepática, congestão da mucosa gástrica, causando dispepsia, e empachamento ou retenção volêmica, levando a ascite e edemas de membros inferiores.

Durante o exame físico, percebem-se, nas fases de maior repercussão da doença, estase jugular e a existência de duas impulsões durante a fase da diástole. É possível, ainda, notar em alguns pacientes a impulsão paraesternal esquerda na altura do 3º e 4º espaços intercostais, que revela aumento da câmara ventricular direita.

Sopro sistólico de regurgitação, mais audível na área tricúspide, é sinal propedêutico de incompetência valvar. Com inspiração profunda e expiração lenta, procedimento conhecido como manobra de Rivero-Carvallo, consegue-se exacerbação do sopro.

Exames complementares

Exames complementares, principalmente o ecocardiograma transtorácico, dão valorosa contribuição para diagnóstico e quantificação da doença. O ecocardiograma é fundamental na identificação da etiologia da IT, assim como a definição de IT primária ou secundária.

Na forma avançada da doença, bloqueio de ramo direito e sobrecarga ventricular direita podem estar presentes no eletrocardiograma. O ritmo de fibrilação atrial pode estar presente. Pode-se observar cardiomegalia com aumento das câmaras direitas.

Tratamento

No tratamento farmacológico, recomenda-se o uso de diuréticos na presença de sinais e sintomas de congestão sistêmica (ascite, estase jugular, dispneia e edema periférico). Na IT secundária à disfunção ventricular esquerda, o tratamento envolve o uso de drogas, como inibidores da enzima de conversão da angiotensina e betabloqueadores.

Os casos de HP primária requerem uso de medicações específicas, como os inibidores de fosfodiesterase-5 e os antagonistas de endotelina, conforme indicação. Deve-se melhorar a função pulmonar dos pacientes portadores de doença pulmonar obstrutiva crônica (DPOC) e tratar de maneira adequada a apneia obstrutiva do sono.

A indicação de intervenção cirúrgica na IT é influenciada pela existência de outras valvopatias concomitantes,

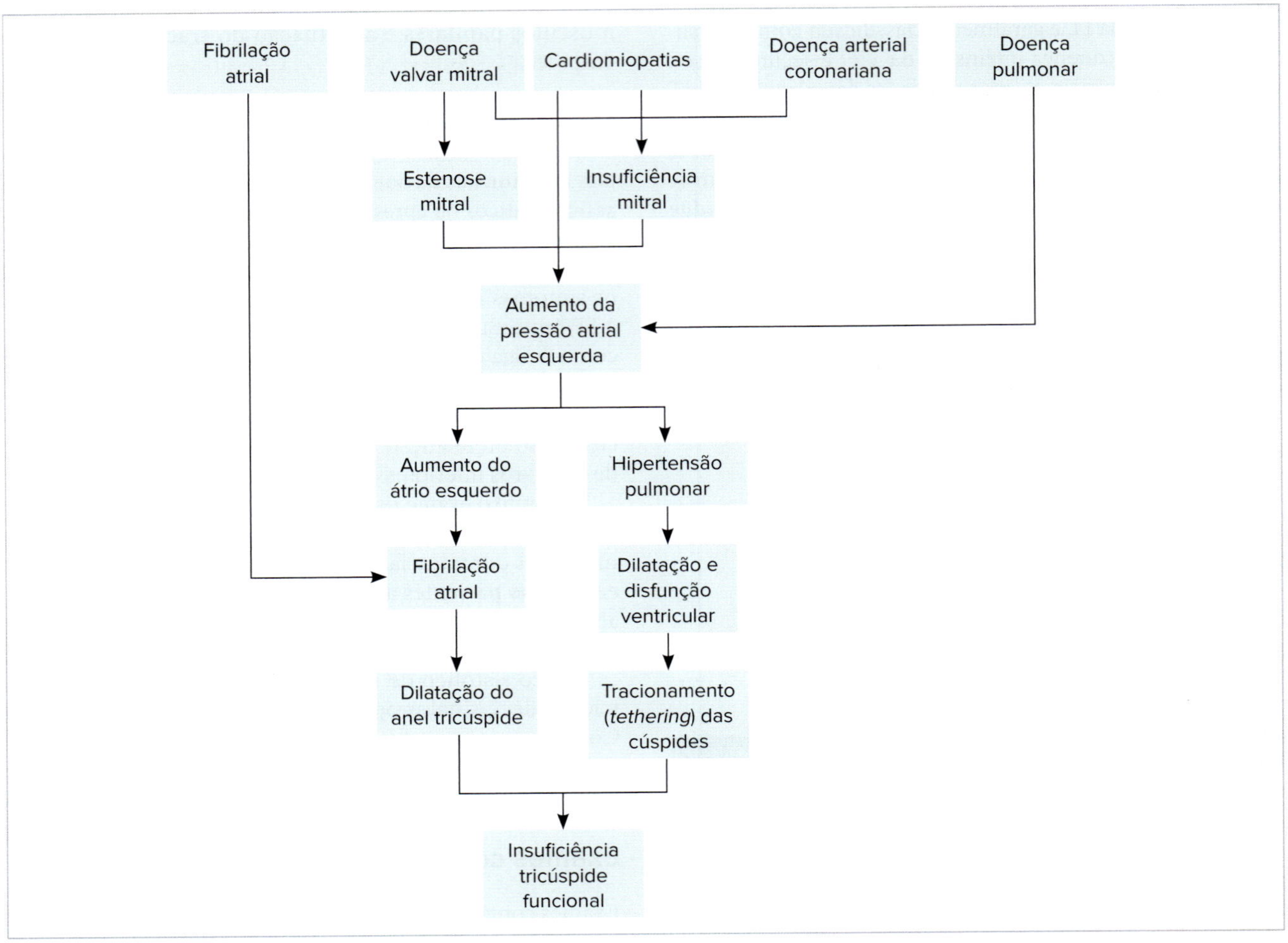

FIGURA 1

Fisiopatologia da insuficiência tricúspide funcional.

Fonte: adaptada de Shah PM.

TABELA 2 Estágios da insuficiência tricúspide

Estágio	Definição	Anatomia valvar	Hemodinâmica valvar	Consequências hemodinâmicas	Sintomas
C	IT importante assintomática	Primária ▪ Alterações das cúspides Funcional ▪ Dilatação do anel valvar (> 40 mm ou 21 mm/m²) ▪ Tracionamento *tethering* das cúspides	▪ Área central do jato > 10 cm² ▪ Espessura da *vena contracta* > 0,7 cm ▪ Fluxo sistólico reverso das veias hepáticas	▪ Dilatação do VD, AD e VCI ▪ VCI com diminuição da variação respiratória ▪ Aumento da pressão no AD ▪ Onda v gigante	Nenhum, ou relacionado a doenças de câmaras esquerdas ou doenças pulmonares
D	IT importante sintomática	Primária ▪ Alterações das cúspides Funcional ▪ Dilatação do anel valvar (> 40 mm ou 21 mm/m²) ▪ Tracionamento *tethering* das cúspides	▪ Área central do jato > 10 cm² ▪ Espessura da *vena contracta* > 0,7 cm ▪ Fluxo sistólico reverso das veias hepáticas	▪ Dilatação do VD, AD e VCI ▪ VCI com diminuição da variação respiratória ▪ Aumento da pressão no AD ▪ Onda v gigante ▪ Abaulamento diastólico do septo interventricular para esquerda ▪ Disfunção do VD nas fases avançadas	Fadiga, palpitações, dispneia, dispepsia, ascite, edema

VD: ventrículo direito; AD: átrio direito; VCI: veia cava inferior. Fonte: adaptada de Nishimura RA.

especialmente as lesões mitrais. Os procedimentos disponíveis são a troca valvar e a plástica, e esta última deve ser o tratamento de escolha, quando possível. Para pacientes com IT isolada, a cirurgia é indicada nos casos de regurgitação importante associada à repercussão clínica evidente. Os pacientes com lesões moderadas recebem indicação cirúrgica em caso de dilatação ou disfunção ventricular direita progressivas associadas ao aparecimento de sintomas. Na IT associada à valvopatia mitral, a plástica é recomendada quando houver regurgitação tricuspídea importante. Em grau moderado de insuficiência, a indicação deve basear-se na presença de fatores de risco para progressão da lesão valvar, como idade, sexo feminino, etiologia reumática, presença de FA e HP. É importante notar que até 40% dos pacientes apresentam melhora da IT após cirurgia da valva mitral. No entanto, alguns demonstram progressão da IT mesmo após correção da valvopatia mitral. Nesses casos, a dilatação progressiva do anel valvar seria responsável pela evolução desfavorável, sendo recomendada a realização de anuloplastia tricuspídea quando o diâmetro anular for maior que 40 mm ou 21 mm/m^2 (corrigido pela superfície corpórea) e houver dilatação de câmaras direitas. A técnica mais utilizada de anuloplastia foi descrita por De Vega e consiste na sutura contínua ao redor do anel valvar. No entanto, a utilização de anuloplastia com anel vem ganhando espaço recentemente, pois apresenta maior sobrevida e durabilidade com menos taxa de recorrência quando comparada à técnica de De Vega.

Para pacientes com antecedente de cirurgia mitral, recomenda-se tratamento cirúrgico isolado da IT importante e sintomática apenas na ausência das seguintes condições: disfunção ventricular direita grave, HP grave (PSAP > 60 mmHg) e lesão mitral residual significativa, dada a alta mortalidade operatória reportada nesse grupo (10 a 20%).

Quanto à HP, a literatura sugere que valores sustentados de PSAP > 55 mmHg podem determinar IT secundária. Quando houver IT associada a valores de PSAP < 40 mmHg, deve ser buscadas etiologias primárias.

Novos procedimentos estão em fase de estudos para aqueles pacientes com contraindicação ou alto risco cirúrgico, refratários ao tratamento clínico medicamentoso. Dentre eles, já estão disponíveis o implante de bioprótese transcateter, a utilização de dispositivos para reparo percutâneo (Triclip e PASCAL) e o implante heterotópico bicaval de bioprótese transcateter. Lembrando que todos esses tratamentos ainda são *off-label* e requerem mais estudos para seu uso rotineiro.

Estenose tricúspide

A estenose tricúspide (ET) é uma valvopatia rara, tendo como principal etiologia a doença reumática. Na maioria dos casos, a apresentação ocorre na forma de dupla lesão, com graus variados de insuficiência. Outra característica é a associação frequente com valvopatia mitral. Em um estudo angiográfico com 525 pacientes com doença valvar reumática, a prevalência de ET foi de 9%. Outras possíveis causas são atresia/estenose congênita da valva, tumores no átrio direito, síndrome carcinoide e endocardite infecciosa.

Não há um sistema bem estabelecido para medir a gravidade da ET. Geralmente, a ET é considerada importante quando a área valvar é menor que 1 cm^2 e o gradiente pressórico médio é maior que 5 mmHg. Como as pressões de enchimento das câmaras cardíacas direitas são baixas, mesmo pequenos incrementos são capazes de elevar a pressão média do átrio direito e determinar congestão sistêmica.

As manifestações clínicas são pobres. Quando ET coexiste com a estenose mitral, os sintomas podem estar mais relacionados a última, que normalmente predomina sobre a primeira.

A identificação do pulso venoso jugular de uma onda A gigante sem outras evidências de HP ou hipertrofia ventricular direita sugere existência de ET. O ruflar diastólico é mais audível no apêndice xifoide, porém pode irradiar para o bordo esternal esquerdo e área mitral. Existe intensificação do sopro com a manobra de Rivero-Carvallo.

O tratamento farmacológico é baseado no uso de betabloqueadores, com o intuito de aumentar o tempo de enchimento ventricular, e diuréticos para alívio dos sintomas congestivos.

A valvuloplastia tricúspide por cateter-balão (VTCB) é segura, eficaz e com baixas taxas de complicações. Mesmo não existindo estudos que comparem o desempenho da VTCB com a cirurgia convencional (plástica ou troca valvar), a intervenção percutânea é uma opção no manejo dos pacientes com ET. A principal contraindicação para a VTCB é a presença de trombo ou vegetação no átrio direito. Contrariamente à estenose mitral, graus moderados de insuficiência tricúspide não contraindicam a VTCB. O tratamento cirúrgico convencional pode ser uma alternativa para pacientes com anatomia valvar desfavorável à intervenção percutânea.

Insuficiência pulmonar

Introdução

Trata-se de uma patologia rara, cuja maioria dos casos é secundária a dilatação patológica do anel valvar relacionada à HP, doenças do tecido conjuntivo ou afecções idiopáticas da artéria pulmonar, sendo caracterizadas como insuficiência pulmonar (IP) secundária. Os casos descritos como primários comumente se devem à alteração estrutural dos folhetos (endocardite infecciosa, iatrogênica, febre reumática, trauma) ou são congênitos (valva quadricúspide, fenestrações).

Apresentação clínica

Frequentemente, o paciente apresenta sintomas de insuficiência cardíaca direita, secundária ao remodelamento do VD associado à redução da função sistólica, especialmente se associado à hipertensão pulmonar. O sopro da IP isolada é diastólico, aspirativo, com configuração decrescente, semelhante ao sopro de insuficiência aórtica, porém melhor audível no segundo e terceiro espaços intercostais à esquerda, com aumento na inspiração e redução com manobra de Valsalva. Além disso, podem coexistir sopro sistólico ejetivo de hiperfluxo, além de terceira e quarta bulhas relacionadas ao VD. A segunda bulha é hiperfonética nos casos de HP associada e ausente caso a

TABELA 3 Estágios da insuficiência tricúspide

Estágio	Definição	Anatomia valvar	Hemodinâmica valvar	Consequências hemodinâmicas	Sintomas
C, D	ET importante	Cúspides espessadas, distorcidas, calcificadas	▪ *Pressure half-time* ≥ 190 ms ▪ Área valvar ≤ 1 cm^2	▪ Aumento de átrio direito e veia cava inferior	▪ Nenhum ou variável e dependente da severidade das valvopatias associadas e grau de obstrução

Fonte: adaptada de Nishimura RA.

etiologia da IP seja a ausência congênita de cúspide. O sopro da IP secundária à HP por estenose mitral é denominado sopro de Graham-Steell.

O eletrocardiograma pode apresentar padrão de sobrecarga diastólica de VD (rSr' ou rsR' nas derivações precordiais) ou pressórica. A radiografia de tórax também demonstra sinais de sobrecarga de câmaras direitas e alargamento das artérias pulmonares. A ressonância magnética cardíaca é método útil na avaliação funcional e anatômica cardíaca e valvar, assim como a ecocardiografia Doppler colorida, sendo que esta última pode definir a gravidade da valvopatia por meio da medida da *vena contracta*, preenchimento da via de saída do VD pela regurgitação e porcentagem do tempo diastólico ocupado pela regurgitação.

Tratamento

A IP primária tem indicação de correção valvar apenas nos casos de valvopatia anatomicamente significativa associada a sintomas limitantes, como dispneia classe funcional III ou IV da NYHA. A correção é realizada pelo implante de bioprótese valvar cirúrgica ou, em casos selecionados, por meio de inserção percutânea. A intervenção em pacientes assintomáticos ainda é controversa. Nos casos de IP secundária, o tratamento é voltado para a patologia causal, como a HP.

Estenose pulmonar valvar

Introdução

A estenose pulmonar valvar (EPV) é doença rara, de etiologia congênita na maior parte dos casos, podendo também estar associada a doenças cardíacas complexas (tetralogia de Fallot, transposição de grandes artérias, síndrome de Noonan, defeito do canal atrioventricular e dupla via de saída do ventrículo direito). A morfologia valvar é frequentemente descrita como valva pulmonar em domo ("boca-de-peixe") e em 20% como displásica. Causas infrequentes como EP por válvula bicúspide, doença carcinoide, sequela de doença reumática e endocardite infecciosa também podem ocorrer.

Apresentação clínica

Sintomas de insuficiência cardíaca direita são predominantes. No entanto, em casos de queda da pré-carga ou da resistência vascular sistêmica, podem surgir fadiga, síncope e dor torácica. O sopro é sistólico, ejetivo, com pico tardio, melhor audível na borda esternal esquerda no segundo espaço intercostal, com aumento de intensidade com a manobra de Rivero-Carvallo. Podem ocorrer clique de abertura da valva pulmonar e desdobramento da segunda bulha.

Exames complementares

O eletrocardiograma e a radiografia de tórax podem evidenciar sinais de sobrecarga pressórica de câmaras direitas. Nos casos de dissociação clinicoecocardiográfica ou nos pacientes que serão submetidos a VPCB, o cateterismo com medidas de pressões intracavitárias pode ser necessário e gradientes pressóricos entre 40-50 mmHg indicam EP anatomicamente importante. O ecocardiograma transtorácico, além de avaliar a anatomia e função ventriculares, possibilita a estratificação da severidade anatômica da EP conforme abaixo:

- Leve: velocidade de pico inferior a 3 m/s ou gradiente de pico inferior a 36 mmHg.
- Moderada: velocidade de pico entre 3-4 m/s ou gradiente de pico entre 36-64 mmHg.
- Importante: velocidade de pico maior que 4 m/s, gradiente de pico maior que 64 mmHg ou gradiente médio maior que 30-40 mmHg.

O ecocardiograma transesofágico tem sua indicação nos casos de endocardite infecciosa em valva pulmonar.

Tratamento

A VPCB tem altas taxas de sucesso, além de baixas morbidade e mortalidade. Tem sua indicação em pacientes com EP isolada e valva em domo quando:

- sintomáticos com gradiente de pico maior que 50 mmHg ou gradiente médio acima de 30 mmHg;
- assintomáticos com gradiente de pico superior a 60 mmHg ou gradiente médio acima de 40 mmHg.

Nos casos de displasia das cúspides pulmonares, a VMCB é menos efetiva do que o implante de bioprótese pulmonar, este último também indicado quando há necessidade de procedimento cardíaco combinado, IP moderada a importante ou hipoplasia de anel pulmonar.

TABELA 4 Gravidade da insuficiência pulmonar

Estágio	Definição	Anatomia valvar	Hemodinâmica valvar	Consequências hemodinâmicas	Sintomas
C, D	IP importante	Dilatação de anel, cúspides ausentes ou distorcidas	▪ Jato colorido preenchendo a via de saída do ventrículo direito ▪ Densidade do jato de onda contínua e contorno: fluxo denso laminar com desaceleração íngreme; pode terminar abruptamente	▪ Movimentação paradoxal do septo ▪ Aumento do VD	▪ Nenhum ou variável e dependente da causa da IP e função do VD

VD: ventrículo direito. Fonte: adaptada de Nishimura RA.

TABELA 5 Gravidade da estenose pulmonar

Estágio	Definição	Anatomia valvar	Hemodinâmica valvar	Consequências hemodinâmicas	Sintomas
C, D	EP importante	▪ Cúspides espessadas, distorcidas, possivelmente calcificadas com excursão reduzida e/ou formato em domo	▪ Vmáx > 4 m/s ▪ Gradiente de pico instantâneo > 64 mmHg	▪ Hipertrofia de ventrículo direito ▪ Possível aumento de ventrículo e átrio direitos ▪ Dilatação pós-estenótica da artéria pulmonar	▪ Nenhum ou variável dependendo da severidade da obstrução

Fonte: adaptada de Nishimura RA.

Implante percutâneo de valva pulmonar

O implante percutâneo de valva pulmonar (IPVP) é um procedimento novo e pode ser indicado para pacientes com EP, IP isolada e disfunção de bioprótese pulmonar. Pode ser realizado em pacientes com as seguintes características:

Sintomáticos com velocidade de pico com ecocardiografia Doppler de onda contínua acima de 3,5 m/s na via de saída do ventrículo direito (VSVD);

Assintomáticos com velocidade de pico com ecocardiografia Doppler de onda contínua acima de 4,0 m/s na VSVD ou pressão sistólica de artéria pulmonar maior que 2/3 da pressão sistólica sistêmica.

Os dois sistemas de liberação disponíveis até o presente momento – válvula Melody (Medtronic – tamanhos 20 e 22) e a válvula Edwards SAPIEN (Edwards Lifesciences – tamanhos 23, 26, e 29) – são liberados por balão, com resultados semelhantes a curto e médio prazos. Dados confrontando a cirurgia e IPVP são escassos.

RESUMO

As doenças primárias das valvas em câmaras direitas são raras. A IT, que é a mais comum entre elas, é discreta na ecocardiografia Doppler e está presente em torno de 80 a 90% da população, mas carece de significado clínico. No entanto, literatura recente tem demonstrado sua importância clínica com impacto adverso no prognóstico dos pacientes, determinado principalmente por disfunção ventricular direita progressiva e aumento da mortalidade. A etiologia da IT é geralmente classificada como primária ou orgânica (doença intrínseca da VT) e secundária ou funcional (na ausência de anormalidades das cúspides). A IT primária resulta das alterações do aparelho valvar, podendo ser congênita ou adquirida, e corresponde a 8 a 10% de todas as causas de IT importante nos países desenvolvidos. Destacam-se como principais etiologias a doença reumática, a endocardite infecciosa, a degeneração mixomatosa e a anomalia de Ebstein. Nas fases iniciais da doença, os pacientes são completamente assintomáticos ou apresentam fadiga e dispneia antes de desenvolverem sinais de insuficiência cardíaca direita. O ecocardiograma é fundamental na identificação da etiologia da IT, assim como a definição de IT primária ou secundária. No tratamento farmacológico, recomenda-se o uso de diuréticos na presença de sinais e sintomas de congestão sistêmica (ascite, estase jugular, dispneia e edema periférico). Na IT secundária à disfunção ventricular esquerda, o tratamento envolve o uso de drogas, como inibidores da enzima de conversão da angiotensina e betabloqueadores. A indicação de intervenção cirúrgica na IT é influenciada pela existência de outras valvopatias concomitantes, especialmente as lesões mitrais. Os procedimentos disponíveis são a troca valvar e a plástica, e esta última deve ser o tratamento de escolha, quando possível.

DESTAQUES DE INOVAÇÕES

- As inovações referentes às doenças das valvas tricúspide e pulmonar estão relacionadas ao tratamento dessas patologias.
- Novos procedimentos estão em fase de estudo para pacientes com insuficiência tricúspide com contraindicação ou alto risco cirúrgico, principalmente se refratários ao tratamento clínico medicamentoso. Dentre eles, já estão disponíveis o implante de bioprótese transcateter, dispositivos para reparo transcutâneo (Triclip e PASCAL) e o implante heterotópico bicaval de bioprótese transcateter. Lembrando que todos os tratamentos são *off-label* e requerem mais estudos para seu uso rotineiro.
- O tratamento da estenose ou insuficiência pulmonar também pode ser realizado via transcateter por meio do implante percutâneo de valva pulmonar. Os dois sistemas de liberação disponíveis até o presente momento – válvula Melody (Medtronic) e a valva Edwards SAPIEN (Edwards Lifesciences) – são liberados por balão, com resultados semelhantes a curto e médio prazos. Entretanto, os dados confrontando a cirurgia e o implante percutâneo de valva pulmonar são escassos.

Referências bibliográficas

1. LP B, D M, M E-S. Assessment of functional tricuspid regurgitation. European Heart Journal 2013; 34:11.
2. Shah PM. Tricuspid and pulmonary valve disease evaluation and management. Rev Esp Cardiol 2010; 63(11):1349-65.
3. Nishimura RA, Otto CM, Bonow RO, Carabello BA, Erwin JP 3rd, Guyton RA. 2014 AHA/ACC guideline for the management of patients with valvular heart disease: executive summary: a report of the American College of Cardiology/American Heart Association Task Force on Practice Guidelin. J Am Coll Cardiol 2014 63(22):2438-88.
4. Tarasoutchi F, Montera MW, Ramos AIO, Sampaio RO, Rosa VEE, Accorsi TAD, et al. Atualização das Diretrizes Brasileiras de Valvopatias – 2020. Arq Bras Cardiol. 2020;115(4):720-77.
5. Warnes CA, Williams RG, Bashore TM, Child JS, Connolly HM, Dearani JA. ACC/AHA 2008 Guidelines for the management of adults with congenital heart disease: a report of the American College of Cardiology/American Heart Association Task Force on Practice Guidelines (writing committee to develop guidelines on the management of adults with congenital heart disease). Circulation 2008;118: e714.
6. Iris MA,Tierney Jr. LM. Name that murmur — eponyms for the astute auscultician. NEJM 2010;363(22):2164-8.
7. Therrien J, Siu SC, McLaughlin PR, Liu PP, Williams WG, Webb GD. Pulmonary valve replacement in adults late after repair of tetralogy of Fallot: are we operating too late? J Am Coll Cardiol 2000; 36:1670-5.
8. McElhinney DB, Hellenbrand WE, Zahn EM, Jones TK, Cheatham JP, Lock JE. Short- and medium-term outcomes after transcatheter pulmonary valve placement in the expanded multicenter US melody valve trial. Circulation 2010; 122:507.
9. Baumgartner H, Hung J, Bermejo J, Chambers JB, Evangelista A, Griffin BP. Echocardiographic assessment of valve stenosis: EAE/ASE recommendations for clinical practice. J Am Soc Echocardiogr 2009;22:1.
10. Shapiro SM, Young E, Ginzton LE, Bayer AS. Pulmonic valve endocarditis as an underdiagnosed disease: role of transesophageal echocardiography. J Am Soc Echocardiogr 1992; 5:48.
11. Stanger P, Cassidy SC, Girod DA, Kan JS, Lababidi Z, Shapiro SR. Balloon pulmonary valvuloplasty: results of the Valvuloplasty and Angioplasty of Congenital Anomalies Registry. Am J Cardiol 1990; 65:775.
12. Roos-Hesselink JW, Meijboom FJ, Spitaels SE, vanDomburg RT, vanRijen EH, Utens EM. Long-term outcome after surgery for pulmonary stenosis (a longitudinal study of 22-33 years). Eur Heart J 2006; 27:482.
13. Rao PS, Galal O, Patnana M, Buck SH, Wilson AD. Results of three to 10 year follow up of balloon dilatation of the pulmonary valve. Heart 1998; 80:591.
14. Bonhoeffer P, Boudjemline Y, Saliba Z, Merckx J, Aggoun Y, Bonnet D. Percutaneous replacement of pulmonary valve in a right-ventricle to pulmonary-artery prosthetic conduit with valve dysfunction. Lancet 2000; 356:1403.
15. Momenah TS, El Oakley R, Al Najashi K, Khoshhal S, Al Qethamy H, Bonhoeffer P. Extended application of percutaneous pulmonary valve implantation. J Am Coll Cardiol 2009; 53:1859.
16. Boudjemline Y, Brugada G, Van-Aerschot I, Patel M, Basquin A, Bonnet C. Outcomes and safety of transcatheter pulmonary valve replacement in patients with large patched right ventricular outflow tracts. Arch Cardiovasc Dis 2012; 105:404.
17. Gillespie MJ, Rome JJ, Levi DS, Williams RJ, Rhodes JF, Cheatham JP. Melody valve implant within failed bioprosthetic valves in the pulmonary position: a multicenter experience. Circ Cardiovasc Interv 2012; 5:862.
18. Nickenig G, Kowalski M, Hausleiter J, Braun D, Schofer J, Yzeiraj E. Transcatheter treatment of severe tricuspid regurgitation with the edge-to--edge MitraClip technique. Circulation. 2017;135(19):1802-14.
19. Asmarats L, Puri R, Latib A, Navia JL, Rodés-Cabau J. Transcatheter tricuspid valve interventions: landscape, challenges, and future directions. J Am Coll Cardiol. 2018;71(25):2935-56.
20. Topilsky Y, Nkomo VT, Vatury O, et al. Clinical outcome of isolated tricuspid regurgitation. J Am Coll Cardiol Img.2014;7:1185-94.
21. Lauten, T. Doenst, A. Hamadanchi, et al. Percutaneous bicaval valve implantation for transcatheter treatment of tricuspid regurgitation: clinical observations and 12-month follow-up. Circ Cardiovasc Interv. 2014:268-72.
22. Hammerstingl C, Schueler R, Malasa M, Werner N, Nickening G. Transcatheter treatment of severe tricuspid regurgitation with the Mitraclip system. Eur Heart J. 2016;37:849-53.

Capítulo 9

Anticoagulação nas disfunções valvares mitrais

Paulo de Lara Lavítola
Solange Desiree Avakian Mansur

PONTOS-CHAVE

- A varfarina ainda é a droga de escolha na prevenção do tromboembolismo em portadores de doença valvar na presença de fibrilação atrial (FA) ou prótese mecânica.
- A dose eficaz de varfarina é individual e conhecida por meio de índices do INR, repetidos a cada 40 dias no máximo.
- Aqueles em uso de varfarina precisam ser alertados a um comportamento obediente a certas normas como dieta pouco variada e contato com seu médico, quando da inclusão de novos medicamentos ou surgimento de sangramento.
- A ponte de heparina deve ser lembrada diante de condutas cirúrgicas que exponham a sangramento.
- Os anticoagulantes que inibem diretamente a trombina ou fator Xa mostram manuseio mais fácil e bons resultados em relação à varfarina, quando utilizados nos portadores de FA e doença valvar nativa, menos estenose mitral. São contraindicados nos portadores de prótese mecânica.

Introdução

A doença valvar está associada a duas importantes ocorrências: tromboembolismo e desadaptação hemodinâmica. Ambas modificam a qualidade de vida.

O fenômeno tromboembólico altera, de forma expressiva, a história natural da doença valvar. Uma vez instalado, o paciente fica exposto às consequências, pois existem poucos meios eficientes para revertê-lo. O melhor é a prevenção, que reduz, embora não elimine por completo, a ocorrência de fenômenos tromboembólicos[1]. Assim, a prevenção do tromboembolismo deve constar do arsenal terapêutico dos pacientes com doença valvar[2] na presença de fibrilação atrial (FA).[2,3]

A varfarina, pelas propriedades farmacológicas favoráveis, tornou-se a droga de eleição em relação aos demais compostos do grupo dos cumarínicos na prevenção de eventos embólicos nos portadores de doença valvar. A redução do risco de eventos tromboembólicos em pacientes com FA e doença valvar é bem conhecida.[3,4] A varfarina é medicação segura e eficaz desde que os valores de relação normatizada internacional (*international normalized ratio* – INR) permaneçam dentro da faixa que inclui os valores alvo estabelecidos em razão da disfunção valvar (2,5 a 3,5 para prótese mecânica e 2,0-3,0 para as demais disfunções valvares que necessitam do tratamento com a varfarina).[3]

Vários fatores externos podem comprometer os resultados do tratamento proposto e, para serem contornados, requerem a obediência a normas rígidas de conduta. No dia a dia de um paciente, a variação no hábito alimentar, a hemodinâmica cardiocirculatória e a ingestão associada de medicação são fatores de interferência na eficácia do tratamento.

Nos dias de hoje, dispomos de fármacos alternativos. São os anticoagulantes com alvo determinado. Têm sua eficácia demonstrada na doença valvar nativa, com exceção da estenose mitral moderada ou importante, ou na presença de prótese mecânica.

Trombogênese em disfunções valvares

O sangue, formado por plasma (parte líquida), células (glóbulos), plaquetas e fibrinas (fragmentos citoplasmáticos), flui por meio de circuito fechado cardiocirculatório, mantendo a capacidade potencial de modificar sua composição biofísica, passando de líquida para sólida todas as vezes em que houver perda de integridade da parede dos vasos e risco de transferência do meio interno para o meio externo. A nova forma biofísica do sangue, reconhecida como coágulo, atua no local lesado como um tampão.[5,6]

As plaquetas presentes na periferia da corrente sanguínea se aderem ao fator de von Willebrand, proteína glicosilada sintetizada no endotélio e secretada para o subendotélio, no local da lesão da parede vascular. O fator de von Willebrand se une ao receptor glicoproteína lb da superfície plaquetária. Forma-se uma lâmina de plaquetas aderidas e ativadas, que liberam grânulos contendo tromboxane A_2 e adenosina difosfato (ADP). Segue-se o recrutamento de novas plaquetas, formando o tampão plaquetário. Na presença de tromboxane A_2, fosfolípides e fator tecidual (macrófagos, fibroblastos e células musculares lisas), as plaquetas passam a atuar como gatilho ativador dos fatores de coagulação. Há, com isso, velocidade de formação da fibrina maior do que da fibrinólise. O coágulo pode se formar em outros locais, como nas cavidades cardíacas, resultado da estimulação patológica dos fatores pró-coagulantes. Nessa situação o coágulo não tem função tampão e é conhecido como trombo.[6]

A origem do trombo em portadores de FA associada à doença valvar reumatismal é atribuída a três fatores, conforme descrito por Rudolph Virchow[7] há mais de 150 anos: fatores pró-coagulantes ativados, lesão endotelial e estase sanguínea.

Na FA, as câmaras cardíacas atriais se comportam como cisternas, sofrendo modificações anatômicas e funcionais que permitem passagem do sangue de forma passiva. Dessa forma, elas favorecem depósito de fibrina, protrombina e demais fatores pró-coagulantes da cascata de coagulação, além de albergar hemácias hemolisadas que liberam ADP, um fator ativador das plaquetas.[8] Além disso, na FA, turbilhonamento de sangue dentro da câmara cardíaca atrial e a presença de áreas acinéticas, que se tornam isquêmicas, geram lesões no endocárdio atrial com exposição de colágeno. Essa situação é favorecedora da liberação do fator de von Willebrand e tida como marcador de alteração endotelial. Goswami et al.[8] descreveram aumento significativo no plasma sanguíneo desse marcador endotelial, em pacientes com doença valvar reumatismal, pressupondo existência de lesão endocárdica. Guilherme et al.[9] descreveram presença de reação histomiocítica no endocárdio após 24 meses do surto reumático, situação favorecedora da ativação plaquetária.

A presença elevada de dois marcadores da atividade plaquetária, P-selectina solúvel e betatromboglobulina, descritas por Li-Saw-Hee et al.[10], em portadores de FA confirma hiperatividade desse elemento sanguíneo.

A estase sanguínea em cavidade atrial esquerda e em seu apêndice, comum na associação entre estenose mitral (EM) e FA, é apontada como um dos principais fatores determinantes de hipercoagulabilidade e trombogênese.[11-13] Baseando-se em concentrações plasmáticas elevadas do D-dímero, fibrinogênio, redução da antitrombina III, elevação do fibrinopeptídio B β 1.542, marcadores da atividade de coagulação, Lip et al.[2] confirmam a condição de hipercoagulação gerada por associação de doença mitral reumatismal à FA.

Beppu et al.,[14] observaram presença de trombo em átrio esquerdo uma vez e meia a mais em pacientes com FA e EM em relação àqueles com insuficiência mitral (IM). Na IM, o sangue, refluído para o átrio esquerdo durante sístole ventricular esquerda, proporcionaria fluxo elevado nessa câmara, agitando o sangue estagnado e atuando como protetor da trombogênese[10].

A prevalência atual de trombose em portadores de prótese biológica mitral é desconhecida e, provavelmente, depende de vários fatores, como ritmo cardíaco, tempo de cirurgia, sexo e idade.[12] A formação do trombo, entretanto, seria favorecida por ativação plaquetária diante da exposição do colágeno, decorrente da perda precoce da cobertura endotelial do tecido usado pela bioprótese. O resultado seria formação de uma camada de fibrina e agregados plaquetários na superfície da bioprótese, que, com o decorrer do tempo, torna-se uma massa organizada.[5]

Por meio de estudos anatomopatológicos, Zeien et al.[15] evidenciaram 10% de biopróteses com trombos em cúspides, configurando significativa incidência da trombogênese. Métodos não invasivos podem confirmar presença de trombo em átrio esquerdo (AE), na doença mitral reumatismal associada à FA, de forma precoce durante a evolução da doença. Estudo com ecocardiograma transesofágico permite identificação precoce do trombo, com sensibilidade de 93,3% e especificidade de até 100%.[16]

Tromboembolismo

O tromboembolismo sistêmico (TE) é apontado como uma das graves complicações da formação de trombo em câmara atrial esquerda.[17] A exata correlação entre presença de trombo em AE e a incidência de eventos embólicos não é bem conhecida.[18] Acarturk et al.[19] estudaram portadores de EM, dos quais 45,8% com FA e episódios de tromboembolismo, por meio de ecocardiografia transesofágica, identificando 20% com trombo. Os autores concluíram que não identificar o trombo em AE reduz riscos, embora não os elimine.

Doença mitral reumática é a disfunção valvar que mais se associa a TE. Em 1/5 desses pacientes, fenômenos tromboembólicos são clinicamente diagnosticados.[18] Estudos de Framingham demonstraram que pacientes com FA estão expostos à incidência de TE cinco vezes mais do que a população em geral; e, quando a esse ritmo cardíaco se associa a doença valvar reumática, o risco de evento tromboembólico aumenta em 17,5 vezes, mas nesses estudos não há referência da existência concomitante de patologias trombogênicas associadas.

Coushed et al.[20] confirmaram que portadores de IM reumatismal ou EM que permaneceram em ritmo sinusal apresentam incidência semelhante de eventos embólicos (respectivamente 7,7 e 8%). Entretanto, quando em FA, esses eventos embólicos passaram a ocorrer com maior frequência, aumentando para 21,1% nos pacientes com IM e para 31,5% nos que apresentam EM.

Melhora das condições hemodinâmicas após o implante de prótese biológica não elimina a tendência para TE se persistirem outros fatores considerados pró-tromboembólicos.[21]

É controversa a relação de trombose e tromboembolismo entre aqueles com prótese biológica em posição mitral que se mantêm em ritmo sinusal. Gonzalez-Lavin et al.[22] acompanharam por 6 anos pacientes com bioprótese em posição mitral que não receberam proteção com anticoagulação oral (ACO). Não havia outro fator de risco associado, como AE elevado, TE pregresso, idade avançada e FA. No período do acompanhamento não foi registrado fenômeno tromboembólico. Outros estudos, entretanto, revelaram TE na frequência de 0,4 a 1,9% ao ano, nas mesmas condições do estudo anterior.[21]

É elevada a incidência de TE entre portadores de prótese mecânica e não protegidos com droga anticoagulante. Cannegieter et al.[23] descrevem maior incidência de eventos embólicos (0,9% por ano) entre os que mantinham a prótese mecânica na posição mitral e 0,5% por ano quando o implante é aórtico. A maior incidência de eventos embólicos com a válvula metálica na posição mitral é atribuída à presença mais frequente de FA e maiores dimensões do AE.[21]

Coushed et al.[20] descrevem incidência de 1,5% de eventos embólicos quando a prótese mecânica está na posição aórtica e o ritmo cardíaco se mantém sinusal, e se torna dez vezes maior quando o ritmo é modificado para FA.

Varfarina

Posologia

A intensidade da anticoagulação eficaz é a que impede formação do trombo ou seu desprendimento do interior da câmara cardíaca sem, contudo, expor o paciente a riscos de sangramento sistêmico.[6]

Estudos de James et al.[24] consideram seguro e eficaz iniciar o tratamento com o anticoagulante na dose de 5 mg, mantido por 3 a 5 dias para pacientes com idade igual ou inferior a 65 anos. No quinto dia de tratamento, deve ser feito ajuste da dose do medicamento, se necessário, baseado no primeiro controle laboratorial. Exames laboratoriais devem ser repetidos a cada 5 dias para conhecimento do valor do INR e ajustes da dose até encontrar a quantidade que mantenha o valor-alvo de INR. Considera-se a dose adequada quando forem obtidas três amostras de sangue com valores dentro do desejado, com intervalo de 5 a 7 dias entre cada coleta. Em pacientes com idade superior a 65 anos, a dose inicial da varfarina recomendada é de 2,5 mg/dia. Recomenda-se, uma vez encontrada a dose adequada, que os controles do INR não excedam o tempo de 30 dias.[25]

Controle da dose eficaz de varfarina

Para o uso da varfarina se tornar eficaz, é necessário controlar rigorosamente a dose administrada.[26] O controle laboratorial dessa sstância é baseado nos índices da INR, critério de padronização proposto pela Organização Mundial da Saúde desde 1982, com valores estipulados entre 2 e 3. Confirmou-se eficácia do ACO em baixas doses, nessa população de risco, com menores efeitos colaterais.[27]

À medida que os valores do INR se reduzem em relação aos índices-alvo, a probabilidade da ocorrência de TE aumenta. Para valores de INR de 1,7, a probabilidade de TE dobra, e triplica para INR de 1,5. Entre os 119 pacientes medicados com varfarina, todos com alguma doença valvar mitral e FA, registrou-se índice de INR menor do que 2 no momento do TE em 78,2%, enquanto apenas 17,3% dos pacientes o TE ocorreu com INR adequado. Nesse estudo, a análise multivariada permitiu observar que a cada 1% dos valores de INR < 2, a probabilidade de ocorrer TE aumenta em 8,4%.

Para conseguir benefícios do tratamento com varfarina não basta ingerir comprimidos nas doses recomendadas; é também necessário seguir algumas normas bem definidas que envolvem participação conjunta de paciente e da equipe multiprofissional de saúde.[28]

São consideradas na prática diária da anticoagulação como normas básicas de conduta para conseguir um TTR (tempo na faixa terapêutica – do inglês, *time in therapeutic range*) eficaz:

- Cobrar do paciente e dos familiares a necessidade da rigorosa obediência à dose prescrita.
- Fazer exames periódicos de TP, obedecendo os intervalos de tempo entre elas, conforme solicitado pelo médico. Esse intervalo não deve ser superior a 40 dias.
- Comunicar ao responsável pelo tratamento, quando houver necessidade da inclusão de nova medicação, principalmente antibióticos, anti-inflamatórios ou antiarrítmicos, pela potencial ação agonista ou antiagonista dos novos fármacos.
- Instruir pacientes e familiares que a dieta, principalmente verduras, pode estar presente no cardápio, mas variando pouco a quantidade. Evita-se assim a flutuação no consumo de vitamina K.

Quanto mais tempo o paciente permanecer com INR adequado, menor a possibilidade de ocorrerem eventos trombóticos ou hemorrágicos.

Deve-se procurar manter adequado equilíbrio hemodinâmico, evitando períodos de congestão hepática, que resultará em variações na formação de fatores sanguíneos pró-coagulantes, com consequente aumento nas flutuações dos índices de INR para a mesma dose do ACo.

Existem evidências de que a monitorização domiciliar dos resultados do INR reduziu os eventos tromboembólicos em 42% quando comparados com a monitorização por meio de exames colhidos no laboratório.[27]

Prevenção do tromboembolismo nos pacientes com valva nativa

Os pacientes com disfunção valvar mitral estenótica ou insuficiente, em ritmo sinusal, sem clínica sugestiva de TE prévio e sem trombo em cavidade atrial esquerda, detectável por meio da ecocardiografia transesofágica, não necessitam de prevenção medicamentosa.[29]

Vários estudos falharam em demonstrar que as maiores dimensões do AE (AE ≥ 55 mm) aumentam os riscos do TE. Portanto, aumento isolado do AE ≥ 55 mm não é indicativo do tratamento preventivo antitrombótico. Entretanto, no idoso em ritmo pré-fibrilatório ou na presença de contraste espontâneo, deve-se considerar a anticoagulação.[25]

Pacientes com disfunção da valva mitral ou aórtica na presença de FA necessitam da prevenção antitrombótica com anticoagulante oral, assim como pacientes com trombo em AE, mesmo em ritmo sinusal. Há também indicação de ACO no caso de relato de evento tromboembólico, independentemente do ritmo, preconizando-se o INR médio de 2,5.[4]

Hoje, admite-se que a doença valvar nativa isolada em ritmo sinusal não expõe a maior risco de evento embólico. Quando o ritmo for a FA, o risco de TE se atrela à presença de patologias clínicas consideradas trombogênicas, contidas no acrônimo CHA_2DS_2VAS. Quanto maior o número delas presentes à doença valvar nativa e FA, maior o risco de TE. Fica estabelecido que a anticoagulação é necessária na presença de duas ou mais dessas patologias para o sexo masculino e três ou mais para o sexo feminino.[30]

Prevenção antitrombótica em prótese biológica

As biopróteses são consideradas menos trombogênicas. Entretanto, alguns autores consideram os três primeiros meses após a implantação da prótese como os de maior risco para TE. A trombogenicidade estaria ligada aos pontos de sutura e tecidos perivalvares traumatizados ainda não endotelizados, sobretudo na posição mitral.[31] Apesar do risco tromboembólico, os fenômenos embólicos não são frequentes em pacientes com bioprótese e ritmo sinusal. Assim, há divergência entre as diferentes diretrizes com relação à indicação de ACO nos primeiros três meses posteriores ao implante de prótese biológica em posição aórtica, enquanto muitos autores concordam com a prescrição de anticoagulante oral nos pacientes com prótese biológica na posição mitral.[32]

As diretrizes brasileiras concordam com ACO para esse grupo de pacientes, mas com nível de evidência IIb. O consenso da American Heart Association recomenda ACO em nível de evidência IIa, estendendo até 6 meses, mas para aqueles com baixo risco de sangramento. As recomendações das diretrizes europeias para ACO são de nível IIa, quando a prótese biológica é implantada na posição mitral e IIb em posição aórtica, mas admite o uso de aspirina IIa. Após os 180 dias, permanecendo em ritmo sinusal, somente o consenso americano sugere em nível de evidência IIa, o uso de aspirina isolada, quando a prótese estiver na posição mitral (Tabela 1).[30,33,34] Pacientes com prótese biológica na posição aórtica, portanto, seguem sem medicação, seja anticoagulante, seja antiplaquetário enquanto se mantiverem em ritmo sinusal.

TABELA 1 Anticoagulação – recomendação

Condição clínica	Medicação	SBC	AHA	ESC
Prótese biológica – RS				
Mi/Ao 90-180 dias	Varfarina	IIb	IIa Mi Ao HASBLAD	IIa Mi IIb Ao
	AAS	–	–	IIa Ao
Mi/Ao > 180 dias	Varfarina	III	–	–
	AAS	III	IIa	–

AAS: ácido acetilsalicílico; AHA: American Heart Association; ESC: European Society of Cardiology; SBC: Sociedade Brasileira de Cardiologia; Ao: posição aórtica; Mi: posição mitral.

A presença de trombo intracavitário observado durante ato operatório implica anticoagulação por período mínimo de 3 meses após a cirurgia, mesmo que seja realizada retirada do trombo durante o ato cirúrgico, com INR alvo de 2,5.[32]

Para os pacientes com FA, inicia-se o uso da heparina de baixo peso molecular ou heparina não fracionada 48 horas após o término da cirurgia, desde que não haja sinais de sangramento após a retirada dos drenos torácicos. Com a extubação e o retorno da capacidade de deglutição, inicia-se concomitantemente à heparina a anticoagulação oral visando a INR entre 2 e 3.

Prevenção antitrombótica em prótese mecânica mitral

É consenso que as próteses mecânicas expõem seu portador a riscos elevados de TE, independentemente do ritmo cardíaco. Estima-se em 12% ao ano para as próteses na posição aórtica e em 22% ao ano na posição mitral na ausência do anticoagulante oral.[35]

A incidência de trombogênese na posição aórtica é menor em função da maior pressão do fluxo de sangue sobre a superfície valvar, reduzindo o depósito de fibrina. Independentemente do ritmo cardíaco, os cuidados profiláticos contra o TE devem ser maiores no caso de prótese mecânica implantada na posição mitral, em relação à posição aórtica. Preconiza-se INR alvo de 3,0 (2,5 a 3,5) em pacientes com prótese mecânica em posição mitral, e INR alvo de 2,5 quando em posição aórtica.[36]

Diante de algum fator de risco para a trombogênese além da prótese mecânica, como estado de hipercoagulabilidade, tromboembolismo prévio na presença de anticoagulação adequada, ou função ventricular comprometida, recomenda-se acrescentar à anticoagulação oral ácido acetilsalicílico (AAS) na dose de 50 a 100 mg/dia. São exceções: idosos com mais de 80 anos ou aqueles com tendência a sangramento gastrointestinal.[36] Esta associação tem o potencial, entretanto, de expor o paciente a maior risco de sangramento, podendo dificultar ainda mais o controle adequado da ACO (Tabela 2).

Efeitos indesejáveis da varfarina

Vários são os efeitos colaterais dos anticoagulantes orais:[37] sangramento, necrose cutânea, distúrbio gastrointestinal, púrpura, dermatite urticariforme e alopecia.

Sangramento

Computam-se grandes hemorragias entre 1,2 e 7,7% por ano e como sangramentos menores entre 2 e 24% por ano. O estudo SPAF 2[38] demonstra serem os usuários da varfarina com idade mais avançada os expostos à maior incidência de sangramento durante uso de ACo (4,2% ao ano para pacientes com mais de 75 anos; e 1,7% ao ano para os mais jovens).

TABELA 2 Prevenção do tromboembolismo nas disfunções valvares

Condição	Anatomia	ECG	Exame laboratorial	Nível de evidência
Clínica	Posição	Ritmo	INR	–
Prótese biológica	Mi/Ao	RS	–	IC
Prótese biológica	Mi/Ao	FA	2,0-3,0	IC
Prótese mecânica	Ao	RS	2,0-3,0	IC
Prótese mecânica	Mi/Ao	AF	2,5-3,5	IC
Prótese mecânica	Mi	RS / FA	2,5-3,5	IC

Mi: posição mitral; Ao: posição aórtica; ECG: eletrocardiograma; RS: ritmo sinusal; FA: fibrilação atrial.

O risco de sangramento é dependente da intensidade da anticoagulação, espelhada pelos valores do INR. À medida que os valores de INR se tornam mais elevados, afastando-se mais das taxas-alvo (2 a 3), a probabilidade da ocorrência de sangramento triplica (INR 3 a 3,9) ou quadruplica (INR 4 a 4,9). Sangramentos com INR abaixo de 4 estão, frequentemente, ligados a doenças subclínicas associadas à predisposição a sangramento.[39]

Diante de sangramentos de pequena gravidade, como epistaxis, metrorragia e hematúria discretas, recomenda-se diminuir a dose do anticoagulante. Procura-se manter índices de INR não superiores a 2 durante todo o período de sangramento. Com a subdose do anticoagulante, a eficácia antitrombótica está reduzida, porém não é nula, mantendo-se alguma proteção.

Se houver sangramento de maior magnitude, torna-se necessária internação hospitalar e suspensão da ACO.[33,34]

Conduta no sangramento

Procedimento durante superdosagem de anticoagulante oral, em ausência de sangramento

A perda dos valores alvo do INR para mais é sempre temida tanto pelo prescritor quanto pelo paciente, pelo risco de sangramento. As condutas podem ser menos radicais, quando em ausência de sangramento.

Para pacientes que tenham prótese biológica ou valva nativa, se o INR estiver entre 3,01 e 3,05, reduzir em 10% a dose semanal. Quando INR for 4,0 a 4,5 segue-se a mesma redução, além de suspender 1 tomada.

Se 5,0 a 8,0, suspender o tratamento por 2 a 3 dias, reduzindo em 15% a dose semanal.

Por meio de interrogatório com o paciente, sempre procurar uma causa externa do desajuste do INR, antes de aplicar a redução da dose.[40]

O consenso europeu tem medidas mais cautelosas, adotando o valor de 6,0 como crítico, e necessidade de internação para rápida redução dos índices, mesmo em ausência de sangramento.[33]

Quando INR for igual ou superior a 9,0, os consensos brasileiro e americano aconselham a internação mesmo em ausência de sangramento. Internado, a vitamina K está indicada nas doses de 2,5 a 5 mg por via oral.

Exames laboratoriais para avaliação do INR devem ser diários. Se em 24 a 48 horas não houver redução significativa do INR, ou seja, valores próximos a 5,0, deve-se acrescentar nova dose de 1 a 2,5 mg via oral de vitamina K e somente reiniciar o tratamento com antivitamina K, com doses menores do que as habituais, após constatar valores de INR próximos dos valores alvo (abaixo de 4).

TABELA 3 Ajuste da dose da varfarina – sobredose sem sangramento

Valores do INR	Conduta
3,01-4,0	Reduzir 10% na dose semanal
4,01-4,99	Suspender uma dose Reduzir 10% dose semanal
5,0-8,99	Suspender três doses Reiniciar com 15% dose semanal – Repetir exame em 7 dias
≥ 9,0	Suspender medicação Internação hospitalar – Prescrever Vit. K 1 – 2,5 mg/oral – Repetir 24 / 48 h até INR < 5,0

Procedimento durante superdosagem de anticoagulante oral, com sangramento

Sangramento, quando em uso de vafarina, implica a imediata suspensão do fármaco, independentemente da magnitude. Segue-se a internação para rápida correção dos eventos.

Para sangramentos menores com epistaxe, hematúria por exemplo, a vitamina K tem escolha de eleição. Quando 10 mg do fármaco é aplicado de forma endovenosa, espera-se a reversão de aproximadamente 50% dos valores em 10 a 14 horas. Quando via oral em 18 a 24 horas.

Diante de sangramentos maiores, como hematose, melena, ou sangramento urinário maciço, está indicado o complexo protrombínico, endovenoso em doses ajustáveis segundo valores do INR. Espera-se reversão em 40 minutos. Plasma fresco é outra opção, com reversão do INR em 2 a 3 horas.

Procedimentos invasivos

Diante do uso de ACO por tempo prolongado, o aparecimento de doença que requer tratamento cirúrgico coloca o médico em situação conflitante. Enquanto por um lado a manutenção da ACO aumenta o risco de sangramento cirúrgico, por outro, sua suspensão deixará o paciente exposto ao fenômeno da trombogênese, com possibilidade de eventos embólicos. Antes de alterar a medicação, deve-se conhecer os riscos de sangramento esperado para o procedimento, mesmo em ausência de ACO, e contrapô-lo à probabilidade de TE.

Grandes estudos realizados com pacientes que não podem sofrer interrupção da medicação anticoagulante, propõem condutas práticas de acordo com o procedimento cirúrgico necessário. Adotando esse raciocínio, o anticoagulante é mantido em muitos dos procedimentos invasivos por terem risco menor de sangramento e maior de embolia.

São considerados para o dia a dia na prática clínica como cirurgias que expõe a menor risco de sangramento as odontológicas (exodontia) e oftalmológicas (remoção de catarata.

A determinação do INR na véspera ou no dia desse procedimento cirúrgico, evita a inconveniente sobredose. Cirurgias como postectomia, vasectomia, laparoscópicas, são consideradas também de baixo risco de sangramento. Porém, se ocorrer o sangramento pode comprometer o resultado cirúrgico.

A suspensão do anticoagulante oral se faz necessária. Exceção se faz para procedimentos que podem sangrar, mas a hemostasia mecânica é eficiente como cirurgias reparadoras de estética, ou drenagem de abscesso de pele.

As heparinas, seja não fracionada ou de baixo peso molecular, têm se mostrado eficazes no período de transição entre suspensão da ACO e a cirurgia.

A vida média da heparina não fracionada (HNF) é de 4 horas, e da heparina de baixo peso molecular (HBPM) é de 8 a 14 horas. A ponte de heparina fornece proteção a eventos tromboembólicos durante a interrupção do anticoagulante oral. A HNF, embora eficaz, necessita para sua aplicação que o paciente esteja internado. Já a HBPM dispensa internação. Estudos observacionais para cirurgia eletiva aconselham a suspender o anticoagulante oral a partir do quinto dia pré-operatório, e introduzir a HNF de aplicação intravenosa ou a HBPM de aplicação subcutânea a partir do terceiro dia antes do procedimento[41] (Figura 1).

Não existem estudos randomizados e comparativos que avaliaram o momento da última dose da heparina. Recomenda-se que a última dose da HNF seja aplicada de 4 a 6 horas antes da cirurgia, e da HBPM, 24 horas antes.[42]

A determinação do INR 24 horas antes do procedimento cirúrgico nos dará maior segurança para a realização da cirurgia. Nos casos em que o INR estiver maior que 1,5, a vitamina K oral nas doses de 1 a 2 mg é suficiente para otimizar a situação. Inicia-se a reintrodução da heparina em comum acordo com o cirurgião. Quando a hemostasia foi eficaz e o risco de TE elevado, a heparina pode ser reintroduzida 12 horas após a cirurgia.

As doses utilizadas devem ser as mesmas para tratamento de eventos embólicos. A dose de HNF deve garantir manutenção do tempo de tromboplastina parcial ativada (TTPa) em 1,5 a 2,5 vezes o normal. Entre as HBPM, a enoxaparina é prescrita na dose de 1 mg/kg a cada 12 horas.[43] O controle laboratorial da HBPM é obtido por meio da dosagem da atividade antiXa, que deve permanecer entre 0,7 e 1,0 U/mL.

A reintrodução da varfarina oral deverá ocorrer em comum acordo com o cirurgião. O tempo médio de reintrodução depende do controle do sangramento. Estima-se em 24 a 48 horas o tempo médio para que o esquema da anticoagulação volte a ser prescrito. Inicia-se com a reintrodução da heparina em doses utilizadas antes da cirurgia, assim como do anticoagulante oral em conjunto à heparina tão logo haja condição de deglutição. Esse esquema é mantido por 72 horas. Quanto o INR estiver ≥ 1,8 em portadores de risco médio ou baixo (disfunção valvar nativa ou prótese biológica) de TE, a heparina pode ser suspensa. Para pacientes com maior risco para TE (prótese metálica), exige-se INR ≥ 2,2 antes da suspensão da heparina.

Em estudo multicêntrico e prospectivo, Kovacs et al.[44] observaram paciente com alto risco para TE: portadores de prótese mecânica valvar e FA. Concluíram que o uso da HBPM, durante a interrupção temporária da varfarina, impediu de forma significativa a ocorrência de eventos embólicos, com índices de sangramento aceitáveis, tornando-se opção válida.

Procedimentos cirúrgicos menores

Consideram-se cirurgias de baixo risco de sangramento as de até 0,2% de risco ou quando a hemostasia mecânica (com-

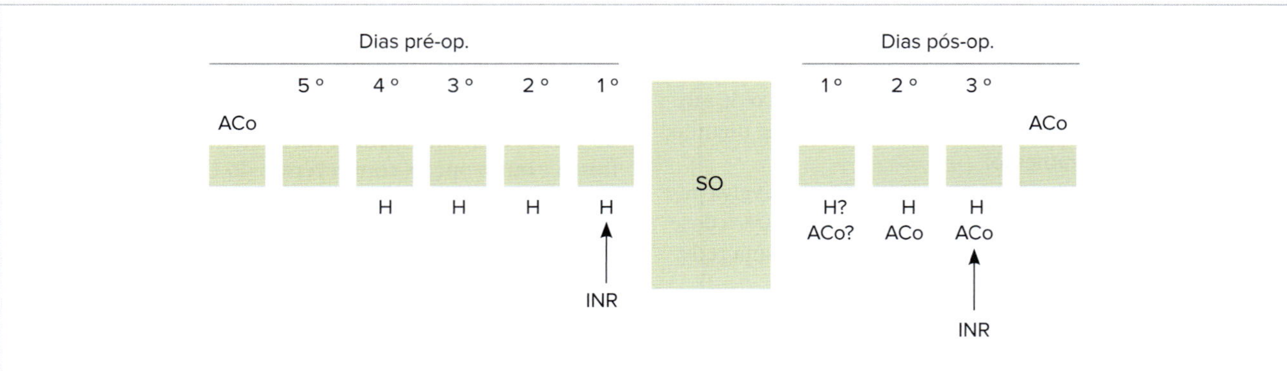

FIGURA 1

Esquema ponte de heparina quando em uso de varfarina. ACo: anticoagulante; H: heparina; SO: cirurgia

pressão extrínseca) é eficiente, tais como a exodontia de um ou dois dentes, cirurgia oftalmológica para remoção de catarata e pequenas cirurgias de pele.[42] Nessas situações, não há necessidade de suspensão do anticoagulante oral, ficando o paciente liberado para o procedimento indicado desde que o valor do INR esteja em níveis inferiores aos preconizados (entre 2,0 e 2,5) 24 horas antes do procedimento.[1]

Existe uma situação específica na qual a probabilidade de sangramento é de pequena magnitude, mas a hemostasia é limitada. Pertencem a esse grupo a colonoscopia com ressecção de pólipos intersticiais ≥ 2 cm de diâmetro (as dimensões são conhecidas somente durante o procedimento), prostectomia, vasectomia, biópsia de órgãos internos – fígado, rim e próstata. Para esses pacientes, e para os que serão submetidos a cirurgias que expõem a riscos de sangramento maior (por exemplo, laparoscopia exploratória ou cirurgia ortopédica), recomenda-se a suspensão do anticoagulante oral e prescrição da heparina como ponte para o procedimento cirúrgico.

Cirurgia emergencial

Para a cirurgia emergencial, com risco de sangramento, como a laparotomia exploratória abdominal, recomenda-se o uso do antídoto da varfarina. A vitamina K em aplicação endovenosa ou oral, reduz em até 50% a dose do INR em 10-14 horas ou 18-24 horas respectivamente segundo a via de administração escolhida. O complexo protrombínico, o plasma fresco são alternativas para uma mais rápida reversão do INR; em média 40 minutos para o complexo protrombínico e duas a três horas para o plasma fresco, e este último com os inconvenientes da demanda da tipagem e os riscos inerentes à transfusão.

As doses do complexo protrombínico variam em função do INR do paciente no momento. Assim, 25 U/kg, para INR entre 2,0 e 3,9, 35 U/kg para INR 4,0 a 5,9 e 50U/kg, quando INR ≥ 5,0.[40]

Situação especial

Os pacientes com disfunção valvar e FA que necessitam do uso do anticoagulante oral na prevenção da trombogênese e tromboembolismo podem evoluir com o surgimento de doença arterial coronariana.[45] Com a escolha do método da angioplastia coronariana, o número de candidatos a implante de *stent* vem aumentando. Existe risco elevado de trombose intra-*stent* nos primeiros 30 dias após seu implante, o que implica uso rotineiro de AAS associado a um inibidor de ADP, como o clopidogrel. Sabe-se que a combinação de AAS e clopidogrel é efetiva como tratamento preventivo da trombose intra-*stent*, mas não suficiente na prevenção do TE, notadamente nos portadores de FA e disfunção valvar. Por sua vez, a varfarina como droga isolada não impede a trombose intra-*stent*.[46]

Dessa forma, torna-se complexo o tratamento desse grupo especial de pacientes, com FA e doença valvar, principalmente aqueles com prótese mecânica e que são submetidos a angioplastia e implante de *stent* coronariano. Na angioplastia eletiva, em função do tempo menor de tratamento com drogas antiplaquetárias (AAS e clopidogrel), sugere-se que o *stent* escolhido seja o convencional (não farmacológico), sobretudo em pacientes idosos e com alto risco de sangramento. Os *stents* farmacológicos seriam recomendados para diabéticos e quando houver dificuldades técnicas ou risco elevado de reestenose coronariana.

Recomenda-se utilizar, para as angioplastias eletivas com implante de *stent* convencional, a terapia tríplice associação de AAS 100 mg por dia, clopidogrel 75 mg por dia e varfarina com doses individuais suficientes para manter INR entre 2 e 3 por 4 semanas. A seguir, mantém-se a varfarina com os mesmos valores-alvo de INR, associados ao AAS.

Para os *stents* farmacológicos, o tempo de tratamento com esquema tríplice é mais prolongado, com proposta de duração desse esquema por até 3 meses. A seguir, propõe-se reduzir para o esquema duplo: varfarina com INR entre 2 e 3 e clopidogrel 75 mg por dia ou AAS 100 mg por dia. Após 12 meses, segue-se o tratamento apenas com varfarina com INR 2-3.[45-47]

Os anticoagulantes dicumarínicos, apesar da conhecida eficácia, necessitam de controle laboratorial frequente, apresentam interação intensa medicamentosa e alimentar, dificultando sua administração.

Novos anticoagulantes

A partir de 2009, têm sido motivo de estudos novos medicamentos anticoagulantes, com melhor perfil de administração, mais ou igualmente seguros e com eficácia antitrombótica semelhante.[30]

Vários estudos, realizados entre janeiro de 2009 e novembro de 2013, compararam a eficácia e segurança da varfarina com quatro outros anticoagulantes, focando pacientes com FA de origem não valvar.

Os estudos RE-LY, ROCKET, ARISTOTLE e ENGAGE compararam com a varfarina as drogas dabigatrana (Pradaxa®), rivaroxabana (Xarelton®), apixabana (Eliquis®) e edoxabana (Lexiana®), respectivamente, nessa população com FA e sem doença valvar.

Desses novos anticoagulantes, a dabigatrana é inibidor direto da trombina e os demais são inibidores do fator Xa. Por isso são conhecidos como anticoagulantes orais alvo específico.[48]

A análise conjunta desses quatro estudos mostrou que uma população numerosa de 42.411 pacientes recebeu varfarina e 29.272 pacientes os novos anticoagulantes. A metanálise do resultado desses estudos foi satisfatória, demonstrando relação risco benefício favorável, no uso dessas novas drogas, com significante redução de eventos tromboembólicos centrais ou periféricos, hemorragia intracraniana assim como mortalidade.[49]

Os sangramentos quantificados como maiores foram semelhantes aos encontrados no uso da varfarina, com exceção do gastrointestinal entre os que receberam rivaroxabana.[50]

A revisão em três desses estudos (RE-LY, ROCKET, ARISTOTLE) observou a presença de doença valvar em 22,8% dos 18.113 pacientes alceados no estudo RE-LY, em 26,4% dos

18.201 pacientes do estudo ARISTOTLE e em 14,1% dos 14.171 pacientes do estudo ROCKET.[48]

A metanálise do resultado desses três estudos mostrou que a prevenção ao tromboembolismo foi melhor e os efeitos indesejáveis menores com os novos anticoagulantes em relação à varfarina, independentemente da presença da doença valvar nativa.[48]

Nessa avaliação não estavam alocados portadores de prótese mecânica na posição mitral ou aórtica, assim como a estenose mitral moderada a grave.

Estudo ENGAGE mais recente, de 2017, comparando o tratamento com varfarina e edoxaban em 2.844 pacientes, sendo que 191 pacientes eram portadores de prótese biológica e em 254 pacientes havia estenose mitral leve. A edoxaban demonstrou igualmente favorável à varfarina na prevenção de eventos indesejáveis.[51]

Noseworthy et al.[52] conduziram análise retrospectiva num total de 20.158 pacientes com FA e doença valvar nativa, tratados com as novas drogas anticoagulantes comparado com a varfarina. Observaram que, de forma semelhante, a incidência de eventos embólicos e sangramentos maiores foram significativamente menores no grupo tratado com os novos anticoagulantes em relação aos da varfarina.

No estudo RE-ALIGN ocorreram resultados desastrosos com dabigatrana em relação à varfarina, em portadores de prótese mecânica em posição mitral ou aórtica. A alta incidência de TE, incluindo acidente vascular encefálico (5% de dabigatrana versus 0% de varfarina) e de sangramento (4% *versus* 2% respectivamente) motivou a interrupção precoce do estudo e a proibição no uso dos novos anticoagulantes nessa população. Para as biopróteses, estudos isolados aprovam o uso dos novos anticoagulantes.[52,53]

No estudo RIVER, analisou-se 1.005 pacientes, portadores de prótese biológica em posição mitral e FA. Destes, 500 pacientes foram alocados para receber rivaroxaban, e 505 varfarina. Ao final de 12 meses o estudo concluiu que o rivaroxaban foi não inferior à varfarina quanto a eventos tromboembólicos (0,6% com rivaroxaban e 2,4% com varfarina, assim como para sangramentos maiores (1,4% para rivaroxaban e 2,6% para varfarina).[54]

Os estudos comparando varfarina e NOAC, em portadores de FA, incluíram pacientes com doença valvar nativa (não operados). A análise desses trabalhos demonstrou que a incidência de evento embólico na FA, ocorre de maneira semelhante, independe da presença ou não da doença valvar. Não existe, portanto, evidências de que, a presença da doença valvar nativa, com exceção da estenose mitral moderada ou importante, aumente o risco de TE e deva ser levada em conta para o tratamento com anticoagulante. Com base nesses achados aconselha-se o uso da anticoagulação (varfarina ou novos anticoagulantes orais) quando estiverem presentes situações clínicas trombogênicas, contidas no acrônimo CHA2DS2VAS (primeira letra em inglês de patologias clínicas).

Hoje é aceito que, a presença de três delas, independentemente do sexo, implica a necessidade de anticoagulação.[55,56]

Esse raciocínio não é aplicado para pacientes com FA e que foram submetidos a correção cirúrgica do defeito valvar mitral, aórtico ou tricuspídeo, por plastia ou implante de bioprótese ou de prótese mecânica. Nessa condição necessitam da prevenção antitrombótica, com anticoagulação. Assim como aqueles com estenose mitral moderada ou importante, mesmo na ausência de situações clínicas facilitadoras da trombogênese (CHA2DS2VAS).

As conclusões do estudo multicêntrico RIVER, ampliou o arsenal terapêutico, permitindo incluir a rivaroxabana (NOACO) como alternativa medicamentosa em pacientes com FA e implante de prótese biológica.

Os anticoagulantes que inibem diretamente a trombina ou fator Xa mostram manuseio mais fácil e bons resultados em relação à varfarina, quando utilizados nos portadores de FA e doença valvar nativa, menos na estenose valvar mitral moderada ou importante; segundo estudos confirmados pelo RIVER,[55] também em portadores de prótese bio-

TABELA 4 A adaptação dos consensos da Sociedade Brasileira de Cardiologia (SBC),[34] American Heart Association (AHA) e European Society of Cardiology (ESC)

Condição clínica	Medicação	SBC	AHA	ESC
Prótese biológica – FA				
Mi/Ao	Varfarina	IB	IB	IB
	NOAC	IIB RIVER	RIVER	Recomendado
Prótese mecânica – FA				
RS/FA	Varfarina	IB	IA	IB
	NOAC	IIIB	IIIB	III
Valva nativa – FA				
IM/IAo/EAo	Varfarina	IB	IB	IB
	NOAC	IIB	IIA	Recomendado

lógica mitral e FA. É contraindicado nos portadores de prótese mecânica.

Preparo pré-operatório para cirurgia eletiva em pacientes em uso dos novos anticoagulantes

O rápido início da ação dos novos anticoagulantes orais (2-4 horas) e a meia-vida curta (7-14 horas) dispensam a necessidade do uso da ponte de heparina (PH).

Para a cirurgia eletiva de baixo risco de sangramento ou função renal normal, recomenda-se a suspensão do novo anticoagulante oral 24 horas antes da cirurgia, caso contrário 48 horas antes.

O retorno à medicação com o novo anticoagulante é feito após a liberação do cirurgião, sem a necessidade de ponte de heparina.

No preparo pré-operatório de cirurgia emergencial, dispomos do antídoto idarucizumab (Praxibind®), para os que estão em uso do dabigatrana na dose total de 5 g endovenoso. É aplicado em duas alíquotas de 2,5 g. A reversão da anticoagulação é obtida em minutos.

Para aqueles que estão em uso dos demais novos anticoagulantes (rivaroxabana, apixabana, edoxabana) o antídoto andexanet α (400 mg EV em *bolus* seguido de 480 mg em infusão venosa por 2 horas) não foi ainda aprovado.

A alternativa mais eficiente é aplicar o complexo protrombínico 50 U/kg EV.

RESUMO

- A anticoagulação com dicumarínicos é mandatória em pacientes com fibrilação atrial e doença valvar com valva nativa, biopróteses e na presença de prótese mecânica com qualquer ritmo.
- A dose correta de varfarina é constantemente modificada por inúmeros fatores externos e deve ser conhecida através dos valores do INR, determinados com intervalos não superiores a 40 dias. Portanto o manuseio da varfarina, na prática diária é difícil e o paciente se torna diferenciado pois necessita de um contato frequente com o médico e o laboratório. Ao longo do tratamento surge um desgaste por parte do paciente que contribui para a perda da estreita janela terapêutica expondo a riscos de sangramentos ou tromboembolismo.
- Necessitamos de novos medicamentos de mais fácil manuseio. O que temos atualmente inibem diretamente a trombina e o fator Xa. Carregam a vantagem de ser dose fixa, dispensam o controle laboratorial e têm menor interferência com a alimentação. No momento, são liberados para portadores de FA associado a doença valvar nativa, com exceção da estenose mitral. Para portadores de prótese biológica, existe forte evidência no seu emprego, como demonstrado no estudo RIVER.

Referências bibliográficas

1. Lengyel M. Diagnosis and treatment of left-sided prosthetic valve thrombosis. Expert Rev Cardiovasc Ther. 2008;6(1):85-93.
2. Lip GY, Collet JP, Caterina R, Fauchier L, Lane DA, Larsen T B, et al; ESC Scientific Document Group. Antithrombotic therapy in atrial fibrillation associated with valvular heart disease; a joint consensus document from the European Heart Rhythm Association (EHRA) and European Society of Cardiology Working Group on Thrombosis, endorsed by the ESC Working Group on Valvular Heart Disease, Cardiac Arrhythmia Society of Southern Africa (CASSA), Heart Rhythm Society (HRS), Asia Pacific Heart Rhythm Society (APFIRS), South African Heart (SA Heart) Association and Sociedad Latinoamericana de Estímulación Cardíaca y Electrofisíología (SOLEACE). Europace. 2017;19(11):1757-8.
3. Baumgartner H, Falk V, Bax JJ, De Bonis M, Flamm C, Holm PJ, et al.; ESC Scientific Document Group. 2017 ESC/E.ACTS Guidelines for the management of valvular heart disease. Eur Heart J. 2017;38(36):2739-91.
4. Serrano Junior CV, Fenelon G, Soeiro AM, Nicolau JC, Piegas LS, Montenegro ST, et al. Sociedade Brasileira de Cardiologia. Diretrizes Brasileiras de Antiagregantes Plaquetários e Anticoagulantes em Cardiologia. Arq Bras Cardiol. 2013;101(3supl.3):I-93.
5. Andreotti F, Rocca B, Flusted S, Ajjan RA, ten Berg J, Cattaneo M, et al. ESC Thrombosis Working Group. Antithrombotic therapy in the elderly: expert position paper of the European Society of Cardiology Working Group on Thrombosis. Eur Heart J. 2015;36(46):3238-49.
6. Furie B, Furie BC. Mechanisms of thrombus formation. N Engl J Med. 2008;359(9):938-49.
7. Yasaka M, Beppu S. Hypercoagulability in the left atrium; Part 11: Coagulation factors. J Heart Valve Dis. 1993;2(l):25-34;discussion 35-61.
8. Goswami KC, Yadav R, Rao MB, BaM VK, Talwar KK, Manchanda SC. Clinical and echocardiographic predictors of left atrial clot and spontaneous echo contrast in patients with severe rheumatic mitral stenosis: a prospective study in 200 patients by transesophageal echocardiography. Int J Cardiol. 2000;73(3):273-9.
9. Guilherme L, Cunha-Neto E, Tanaka AC, Dulphy N, Toubert A, Kalil J. Heart-directed autoimmunity: the case of rheumatic fever. J Autoimmun. 2001;16(3):363-7.
10. Lí-Saw-Hee FL, Blann AD, Goldsmith I, Lip GY. Indexes of hypercoagulability measured in peripheral blood reflect levels in intracardiac blood in patients with atrial fibrillation secondary to mitral stenosis. Am J Cardiol. 1999;83(8):1206-9.
11. Ho YL, Wu CC, Lin LC, Chen MF, Lee YT, Huang PJ. Integrated backscatter for quantification and risk stratification of blood stagnation in left atrial appendages of patients with rheumatic mitral stenosis. Cardiology. 2000;93(1-2):113-20.
12. Oliver JM, Gallego P, Gonzalez A, Dominguez FJ, Gamallo C, Mesa JM. Bioprosthetic mitral valve thrombosis: clinical profile, transesophageal echocardiographic features, and follow-up after anticoagulant therapy. J Am Soc Echocardiogr. 1996;9(5):691-9.
13. Wada H, Sakuragawa N, Are fibrin-related markers useful for the diagnosis of thrombosis? Semin Thromb Hemost. 2008;34(l):33-8.
14. Beppu S. Hypercoagulabilily in the left atrium: Part I: Echocardiography. J Heart Valve Dis. 1993;2(l):18-24.
15. Zeien LB, Klatt EC. Cardiac valve prostheses at autopsy. Arch Pathol Lab Med. 1990;114(9):933-7.
16. Kumar V, Nanda NC. Is it time to move on from two-dimensional transesophageal to three-dimensional transthoracic echocardiography for assessment of left atrial appendage? Review of existing literature. Echocardiography. 2012;29(l):112-6.
17. Chiang CW, Lo SK, Ko YS, Cheng NJ, Lin PI, Chang CH. Predictors of systemic embolism in patients with mitral stenosis. A prospective study. Ann Intern Med. 1998;128(11):885-9.
18. Hwang JI, Kuan P, Lin SC, Chen WI, Lei MH, Ko Y L, et al. Reappraisal by transesophageal echocardiography of the significance of left atrial thrombi in the prediction of systemic arterial embolization in rheumatic mitral valve disease. Am J Cardiol. 1992;70(7):769-73.
19. Acarturk E, Usai A, Demir M, Akgul F, Ozeren A. Thromboembolism risk in patients with mitral stenosis. Jpn Heart J.1997;38(5):669-75.

20. Coulshed N, Epstein EJ, McKendrick CS, Galloway RW, Walker E. Systemic embolism in mitral valve disease. Eur Heart. 1970;32(l):26-34.
21. Dangas GD,Weitz JI, Giustino G, MakkarR, Meliran R. Prosthetic heart valve thrombosis. J Am Coll Cardiol. 2016;68(24):2670-89.
22. Gonzalez-Lavin E, Chi S, Blair TC, Lewis B, Daughters G. Thromboembolism and bleeding alter mitral valve replacement with porcine valves: influence of thromboembolic risk factors. J Surg Res. 1984;36(5):508-15.
23. Cannegieter SC, Rosendaal FR, Wintzen AR, van der Meer FJ, Vandenbroucke IP, BriËt E. Optimal oral anticoagulant therapy in patients with mechanical heart valves. N Engl J Med. 1995;333(1):11-7.
24. James AH, Britt RP, Raskino CL, Thompson SG. Factors affecting the maintenance dose of warfarin. J Clin Pathol. 1992;45(8):704-6.
25. Abdelhafiz AH, Wheeldon NM. Risk factors for bleeding during anticoagulation of atrial fibrillation in older and younger patients in clinical practice. Am J Geriatr Pharmacother. 2008;6(1):1-11.
26. Salem DN, O'Gara PT, Madias C, Pauker SG, Physicians ACoC. Valvular and structural heart disease: American College of Chest Physicians evidence-based clinical practice guidelines, 8th Ed. Chest. 2008;133(6 Suppl):593S-629S.
27. Lavitola PL, Sampaio RO, Oliveira WA, Bóer BN, Tarasoutchi F, Spina GS, et al. Warfarin or aspirin in embolism prevention in patients with mitral valvulopathy and atrial fibrillation. Arq Bras Cardiol. 2010;95(6):749-55.
28. Holbrook A, Schulman S, Wilt DM, Vandvik PO, Fish I, Kovacs MJ, et al. Evidence-based management of anticoagulant therapy: antithrombotic therapy and prevention of thrombosis. 9th ed: American College of Chest Physicians Evidence-Based Clinical Practice Guidelines. Chest. 2012;141(2 Suppl):el52S-84S.
29. Lavitola PL. In: Annaganijan D. Programa de atualização em cardiologia (Procardiol). São Paulo: Artmed; 2009. p. 9-38.
30. Otto CM, Nishimura RA, Bonow RO, Carabello BA, Erwin JP 3rd, Gentile F, et al. 2020 ACC/AHA Guideline for the management of patients with valvular heart disease: a report of the American College of Cardiology/American Heart Association Joint Committee on Clinical Practice Guidelines. Circulation. 2021;143(5):e72-e227
31. Whitlock RP, Sun JC, Fremes SE, Rubens FD, Teoh KH, Physicians ACoC. Anlithrombotic and thrombolytic therapy for valvular disease: antithrombotic therapy and prevention of thrombosis, 9th ed: American College of Chest Physicians Evidence-Based Clinical Practice Guidelines. Chest. 2012;141(2 Suppl):e576S-600S.
32. Turpie AG, Gunstensen J, Hirsh J, Nelson H, Gent M. Randomised comparison of two intensities of oral anticoagulant therapy after tissue heart valve replacement. Lancet. 1988;l(8597):1242-5.
33. Singh M, Sporn ZA, Schaff HV, Pellikka PA. ACC/AHA versus ESC Guidelines on prosthetic heart valve management: JACC Guideline Comparison. J Am Coll Cardiol. 2019;73(13):1707-18
34. Tarasoutchi F, Moníera MW, Ramos AIO, Sampaio RO, Rosa V E E, Accorsi TAD, et al. Atualização das Diretrizes Brasileiras de valvopatias: abordagem das lesões anatomicamente importantes. Arq Bras Cardiol. 2017;109(6Supl.2):l-34.
35. Bonow RO, Carabello B, de Leon AC, Edmunds L H Jr, Fedderly BJ, Freed MD, et al; Task Force Members. Guidelines for the management of patients with valvular heart disease executive summary: a report, of the American College of Cardiology/American Heart Association Task Force on Practice Guidelines (Committee on Management of Patients with Valvular Heart Disease). Circulation. 1998;98:1949-84.
36. Baudet EM, Puel V, McBride JT, Grimaud IP, Roques F, Clerc F, et al. Long-term results of valve replacement with the St. Jude Medical prosthesis. J Thorac Cardiovasc Surg. 1995;109(5):858-70.
37. Heidbuchel H, Verhamme P, Alings M, Antz M, Hacke W, Oldgren J, et al. European Heart Rhythm Association Practical Guide on the use of new oral anticoagulants in patients with non-valvular atrial fibrillation. Europace. 2013;15(51):625-51.
38. Patrono C, Coller B, Fitzgerald GA, Hirsh J, Roth G. Platelet-active drugs; the relationships among dose, effectiveness, and side effects: the Seventh ACCP Conference on Antithrombotic and thrombolytic Therapy. Chest. 2004;126(3 Suppl):234S-64S.
39. Lavítola PL, Spina GS, Sampaio RO, Tarasoutchi F, Grinberg M. Sangramento durante a anticoagulação oral: alerta sobre um mal maior. Arq Bras Cardiol. 2009;93(2):163-7.
40. Tarasoutchi F, Montera MW, Ramos AI, Sampaio RO, Rosa VE, Accorsi TA, et al. Atualização das Diretrizes Brasileiras de Valvopatias – 2020. Arq Bras Cardiol. 2020;115(4):720-5.
41. Albers GW, Dalen JE, Laupacis A, Manning WJ, Petersen P, Singer DE. Antithrombotic therapy in atrial fibrillation. Chest. 2001:119(1 Suppl):194S-206S.
42. Douketis JD, Spyropoulos AC, Spencer FA, Mayr M, Jaffer AK, Eckman MH, et al. Perioperative management of antithrombotic therapy: antithrombotic therapy and prevention of thrombosis. 9. ed. American College of Chest Physicians Evidence-Based Clinical Practice Guidelines. Chest. 2012;141(2 Suppl):e326S-50S.
43. Bacelar AC, Lopes AS, Fernandes IR, Pires LI, Moraes RC, Accorsi TA, et al; Sociedade Brasileira de Cardiologia. Brazilian Guidelines for Valve Disease - SBC 2011/I Guideline Inter-American Valve Disease – 2011 SIAC. Arq Bras Cardiol. 2011;97(5 Suppl. 1):1-67.
44. Kovacs MJ, Kearon C, Rodger M, Anderson DR, Turpie AG, Bates SM, et al. Single-arm study of bridging therapy with low-molecular-weight heparin for patients at risk of arterial embolism who require temporary interruption of warfarin. Circulation. 2004;10(12):1658-63.
45. Lip GY, Huber K, Andreotti F, Arnesen H, Airaksinen KJ, Cuisset T, et al. Management of antithrombotic therapy in atrial fibrillation patients presenting with acute coronary syndrome and/or undergoing percutaneous coronary intervention/slenting. Thromb Haemost. 2010;103(l):13-28.
46. Van de Werf F, Bax J, Betriu A, Blomstrom-Lundqvist C, Crea F, Falk V, et al. Management of acute myocardial infarction in patients presenting with persistent ST-segment elevation: the task force on the management of ST-Segment Elevation Acute Myocardial infarction of the European Society of Cardiology. Eur Heart J. 2008;29(23):2909-45.
47. Brilakis ES, Patel VG, Banerjee S. Medical management after coronary stent implanlation: a review. JAMA.2013;310(2):189-98.
48. Hohnloser SH, Lopes RD. Atrial fibrillation, valvular heart disease, and use of target-specific oral anticoagulants for stroke prevention. Eur Heart J. 2014;35(47):3323-5.
49. Ruff CT, Giugliano RF, Braunwald E, Hoffman EB, Deenadayalu N, Ezekowitz MD, et al. Comparison of the efficacy and safety of new oral anticoagulants with warfarin in patients with atrial fibrillation: a meta-analysis of randomised trials. Lancet. 2014;383(9921):955-62.
50. Pan KL, Singer DE. Ovbiagele B, Wu YL, Ahmed MA, Lee M. Effects of non-vitamin K antagonist oral anticoagulant versus warfarin in patients with atrial fibrillation and valvular heart disease: a systematic review and meta-analysis. J Am Heart Assoc. 2017;6(7):pii:e005835.
51. De Caterina R, Renda C, Carnicelli AP, Nordio F, Trevisan M, Mercuri MF, et al. Valvular heart disease patients on edoxaban or warfarin in the ENGAGE AF-TIMI48 Trial. J Am Coll Cardiol. 2017;69(11):1372-82.
52. Noseworthy PA, Yao X, Shah ND, Gersh BJ. Comparative effectiveness and safety of non-vitamin K antagonist oral anticoagulants versus warfarin in patients with atrial fibrillation and valvular heart: disease. Int J Cardiol. 2016;209:181-3.
53. Thomas F. Liischer. Atrial fibrillation: today's guideline-based management. Eur Heart J. 2016;37:2847-50.
54. Guimarães HP, Lopes RD, Barros, Silva PG, Liporace IL, Sampaio RO, Tarasoutchi F, et al; RIVER Trial Investigators. Rivaroxaban in patients with atrial fibrillation and a bioprosthetic mitral valve. N Engl J Med. 2020;383(22):2117-26.
55. Aímo A, Giugliano RP, De Caterina R. Non-vitamin K antagonist oral anticoagulants for mechanical heart valves. Circulation. 2018;138(13):1356-65.
56. Renda G, Ricci F, Giugliano RP, De Caterina R. Non-vitamin K antagonist oral anticoagulants in patients with atrial fibrillation and valvular heart disease. J Am Coll Cardiol. 2017;69(11):1363-71.

Capítulo 10

Quadro clínico, diagnóstico e complicações da endocardite infecciosa

Roney Orismar Sampaio
Marcos Gradim Tiveron
Pablo Maria Alberto Pomerantzeff

> **PONTOS-CHAVE**
>
> - A endocardite infecciosa é uma doença com altas morbidade e mortalidade, apesar do avanço no conhecimento para o diagnóstico e o tratamento. O prognóstico relaciona-se com a identificação precoce e o tratamento adequado.
> - Os critérios de Duke modificados são a melhor ferramenta para o diagnóstico, mas o tratamento não deve ser postergado diante de uma suspeita clínica consistente em que os critérios não ofereçam a pontuação necessária.
> - O diagnóstico da endocardite infecciosa requer a identificação em hemoculturas de microrganismos relacionados a essa doença e a visualização de vegetação pelo ecocardiograma.
> - Na suspeita de endocardite infecciosa, os pacientes deverão ser submetidos inicialmente a um ecocardiograma transtorácico, mas, se houver limitações técnicas, torna-se imperativo prosseguir a investigação com o ecocardiograma transesofágico.
> - Novos métodos como PET-CT e cintilografia de leucócitos podem contribuir para o diagnóstico da endocardite infecciosa em casos suspeitos com ecocardiografia transesofágica (ETE) não conclusivo.
> - As complicações decorrentes da infecção podem ser localizadas nos tecidos perivalvares, como os abscessos, ou surgirem em decorrência de embolização sistêmica, como o acidente vascular cerebral e os abscessos esplênicos.

Introdução

A endocardite infecciosa (EI) é uma doença causada por microrganismos que se aderem à superfície endotelial do coração ou sobre algum dispositivo, como eletrodos de marca-passos, desfibriladores implantáveis ou próteses cardíacas. As estruturas mais suscetíveis são as válvulas atrioventriculares, podendo também ocorrer no endocárdio dos átrios, ventrículos e grandes vasos. A lesão endotelial é o primeiro evento para o aparecimento da endocardite e ocorre por turbilhonamento do sangue que ocorre nas valvopatias, pelas lesões endoteliais causadas por cateteres ou por lesão bacteriana direta. A agressão endotelial leva à liberação de citocinas inflamatórias e fatores teciduais com expressão de fibronectina que, associada à agregação local de plaquetas e fibrina, resulta na endocardite trombótica não infecciosa, que, em presença de uma bacteriemia, proporciona a adesão do microrganismo e a formação da vegetação. A EI é doença complexa e grave, de altas morbidade e mortalidade, com grande espectro de manifestações clínicas, de diagnóstico e tratamento difíceis, podendo cursar com várias complicações cardíacas, sistêmicas, imunes e vasculares.

Apesar dos avanços em estratégias preventivas, no uso de antimicrobianos e nos métodos diagnósticos por imagem, a incidência de EI permanece constante e afeta de 3 a 10 casos por 100 mil pessoas por ano, na Europa e nos Estados Unidos. Entretanto, recentes publicações trazem preocupações pelo aumento estatisticamente significativo de casos de EI causada por estreptococos, embora não tenha havido alteração significativa de elevação no total de internações ou na endocardite estafilocócica. Somente nos Estados Unidos, são diagnosticados 40 a 50 mil novos casos por ano.[1-4] No Brasil, a real prevalência das endocardites não é conhecida, mas especula-se que possa até ser maior em razão do contingente ainda elevado de indivíduos portadores de valvopatia reumática crônica,[5] doença que predispõe à endocardite e cuja prevalência diminuiu de maneira acentuada nos países desenvolvidos.[6]

O progresso no diagnóstico, na terapêutica e nas técnicas cirúrgicas pouco interferiu na mortalidade, que persiste elevada ao longo dos últimos 25 anos, em contraste com a maioria das doenças cardiovasculares, como a insuficiência cardíaca e as síndromes coronarianas agudas, nas quais foram observados importantes avanços na sobrevida. A mortalidade intra-hospitalar atual de pacientes com EI é de 15 a 20%, aumentando para até 40%, após 1 ano do diagnóstico.[7]

A maioria dos estudos de EI são relatos de séries e/ou estudos de caso, havendo marcada ausência de avaliações prospectivas controladas por essa doença, talvez por causa de sua raridade relativa e polimorfismo clínico. Entretanto, um interessante registro multicêntrico prospectivo da EI é a Colaboração Internacional sobre Endocardite (ICE-PCS). Em estudo produzido com a cooperação de 25 países, incluindo o Brasil, com impacto significativo sobre o conhecimento da doença, foram avaliados 2.781 pacientes admitidos em 58 hospitais de 25 países, entre 2000 e 2005. A idade média dos pacientes foi de 57,9 anos, sendo 72% dos casos em válvula nativa. A maioria (77% dos pacientes) teve apresentação precoce, dentro de 30 dias, com poucas manifestações clínicas. Exposição a cuidados de saúde foi encontrada em 25% dos pacientes. O *Staphylococcus aureus* foi o patógeno mais comum (31,2%). As valvas mitral e aórtica foram as mais infectadas, com 41,1% e 37,6%, respectivamente. As complicações mais comuns foram insuficiência cardíaca (32,3%), embolização sistêmica (22,6%), AVC (16,9%) e abscesso intracardíaco (14,4%). O tratamento cirúrgico foi realizado em 48,2% dos casos, com mortalidade intra-hospitalar de 17,7%.[8]

Perfil epidemiológico e etiologia

A maioria (cerca de 80%) dos casos de EI incide em pacientes com fatores de risco como doença cardíaca estrutural, prótese valvar cardíaca, imunossupressão (medicamentosa ou patológica), EI prévia, procedimentos invasivos intravasculares, hemodiálise e uso de drogas endovenosas. No início do século, o uso de drogas injetáveis foi associado a cerca de 20% dos casos de endocardite, mas recentemente esse percentual aumentou drasticamente para até 50% em alguns estudos.[9-11] Internações hospitalares nos Estados Unidos por EI relacionada ao uso de injeção de drogas mais do que dobrou desde o ano 2000.[9-11]

Pacientes jovens com EI em geral são portadores de sequela valvar de febre reumática, cardiopatia congênita ou são usuários de drogas endovenosas. Um maior número de casos tem sido observado em idosos, pacientes institucionalizados/hospitalizados e submetidos a procedimentos invasivos, representando cerca de 35% dos casos.[12] A endocardite infecciosa consequente ao implante de próteses valvares corresponde cerca de 10 a 30% dos casos, acomete 1 a 6 % dos pacientes portadores de prótese valvar e afeta igualmente próteses biológicas e mecânicas.[13] Ainda em relação aos procedimento invasivos, o implante de prótese por técnica transcateter (TAVI) tem revolucionado o manejo da doença cardíaca valvular. Dois recentes estudos revelaram que não há diferença significativa na incidência de EI pós TAVI (1,6-1,7% por paciente/ano) comparada a EI pós troca valvar cirúrgica (1,2-1,9% por paciente/ano) em 5 anos de acompanhamento.[14,15] A EI relacionada a TAVI é mais difícil de ser diagnosticada e tem um prognóstico sombrio. Cerca de 30% dos ecocardiogramas não demonstram alterações e, em muitos casos, a única anormalidade na fase inicial é um espessamento dos folhetos da prótese associado com aumento de gradiente transvalvar.[16,17] A dificuldade diagnóstica e a alta complexidade clínica associadas ao risco cirúrgico elevado se reflete em uma alta mortalidade no acompanhamento destes pacientes. Além disso, somente cerca de 15 a 20% são submetidos ao tratamento cirúrgico e, quando este é realizado, não impacta em melhora do desfecho clínico, já que muitas vezes é associado a eventos adversos, como o acidente vascular cerebral.[18]

Há diferenças geográficas na epidemiologia da EI. Nos países em desenvolvimento, como o Brasil, em razão da alta incidência de portadores de sequela da febre reumática, cuidado inadequado com a higiene dental e deficiência ao acesso aos sistemas de saúde. Por outro lado, nos Estados Unidos e na Europa, endocardite em pacientes com lesões reumáticas ocorre em menos de 5% dos casos.

Outros grupos de risco são pacientes idosos, geralmente hospitalizados e com infecções associadas a procedimentos invasivos. Portanto, a endocardite nosocomial é mais comum nos países desenvolvidos (Figura 1), enquanto as nações menos desenvolvidas mantêm o perfil clássico de EI. O Brasil está em uma fase de transição e observa-se um padrão de infecção endocárdica de países desenvolvidos em grandes hospitais privados e, ao mesmo tempo, pacientes com a clássica endocardite estreptocócica nos estratos menos favorecidos da sociedade. Globalmente, a EI é atribuída a procedimentos invasivos (desde acessos venosos, sobretudo em pacientes em diálise, até biópsias) em quase 25% dos pacientes.[19]

Classicamente, as bactérias Gram-positivas como estreptococos, estafilococos e enterococos correspondem a 80 a 90% dos casos de EI. Bactérias Gram-negativas, fungos (1 a 2%) e bactérias do grupo HACEK (*Haemophilus*, *Aggregatibacter*, *Cardiobacterium*, *Eikenella corrodens*, *Kingella*), também com taxas de 1 a 2%, são outros microrganismos que podem causar EI.[20] Os estreptococos são os agentes etiológicos mais comuns (30 a 50% dos casos) nos países em desenvolvimento, incluindo a América do Sul. Ultimamente, entretanto, a porcentagem dos estafilococos vem aumentando, encontrando-se em taxas superiores a 30% em algumas séries, principalmente nos países desenvolvidos.[21,22] A importância desse patógeno como uma infecção potencialmente letal é motivo de preocupação, dada a crescente resistência antimicrobiana de *S. aureus*, incluindo a vancomicina.[23]

O envelhecimento da população tem resultado, igualmente, em maior prevalência de endocardite associada ao *Streptococcus bovis*, principalmente na Europa. Estafilococos coagulase-negativos (10% dos casos) como *Staphylococcus epidermidis*, germes comensais da pele, são o microrganismo mais comumente isolado na endocardite precoce de prótese valvar.[24] Os estafilococos coagulase-negativos também frequentemente causam endocardite por valva nativa adquirida no hospital.

Relatos recentes apontam também para aumento da incidência na Europa de endocardite por bactérias do grupo HACEK (*Haemophilus* spp, *Aggregatibacter* spp., *Fusobacterium* spp., *Eikenella corrodens* e *Kingella* spp.), além de casos de *Coxiella burnetii* e *Bartonella*. Entretanto, essas etiologias são relativamente raras na América do Norte. As bactérias do grupo HACEK (1 a 2%) são organismos de crescimento lento que colonizam a orofaringe. A endocardite zoonótica é causada por *C. burnetii* e *Brucella* (do gado), *Bartonella henselae* (de gatos) e *Chlamydia psittaci* (de papagaios, pombos). A endocardite

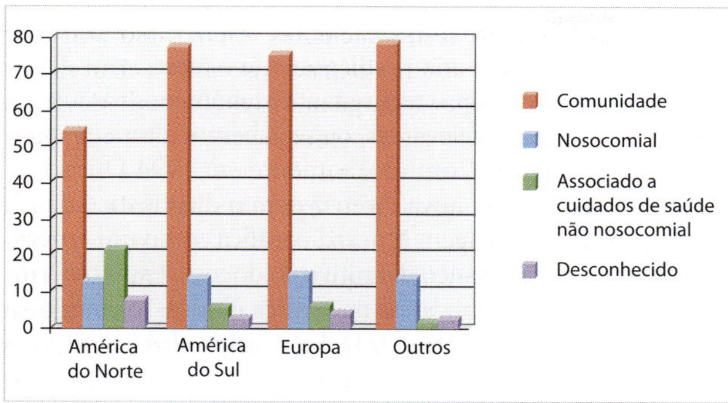

FIGURA 1

Perfil epidemiológico da endocardite infecciosa em diferentes continentes.[8]

fúngica, geralmente *Candida* ou *Aspergillus*, é rara, mas frequentemente fatal, surgindo em pacientes imunossuprimidos ou após cirurgia cardíaca, principalmente em próteses valvares Essas etiologias, embora raras, devem sempre ser investigadas em casos de endocardite por hemocultura negativa.[24,25] Ainda não foi determinado se esses resultados refletem as diferenças nas características do paciente, acesso aos cuidados de saúde regional ou viés de diagnóstico. As mudanças do perfil etiológico e epidemiológico da EI com o aumento dos casos nosocomiais alertam que medidas rigorosas na prevenção de infecções da corrente sanguínea devem ser aplicadas em hospitais. Os idosos hospitalizados devem ser cuidadosamente investigados na presença de febre e bacteriemia.

Quadro clínico

O diagnóstico da EI requer a identificação de microrganismos habitualmente relacionados em hemoculturas e a visualização de vegetação pelo ecocardiograma.

A febre é o principal sintoma da EI e está presente em cerca de 90% dos casos. Portanto, a EI deve ser suspeitada em todo paciente que apresenta febre de origem indeterminada associada a sinais de infecção sistêmica (calafrio, prostração, hiporexia, perda ponderal), e sinais de insuficiência cardíaca (dispneia, hipotensão e sinais de baixo débito cardíaco) em pacientes que apresentam os seguintes fatores de risco: prótese valvar cardíaca, doença cardíaca estrutural ou congênita, uso de drogas injetáveis e história recente de procedimentos invasivos como tratamento de feridas e hemodiálise. A história clínica compatível com EI inclui presença de febre associada a ausculta de um sopro cardíaco (85% dos pacientes) combinado a uma lesão cardíaca prévia e evidência de uma fonte recente de bacteremia. A presença de alguma anormalidade cardíaca estrutural ocorre em cerca de 75% dos pacientes e a doença reumática é a causa mais comum seguida da doença valvar degenerativa. Outros sinais menos comuns são hematúria, esplenomegalia, embolia pulmonar séptica, hemorragia conjuntival e obstrução arterial aguda.[26] As apresentações atípicas são mais frequentes em idosos e em pacientes imunossuprimidos, e a febre é menos comum quando comparados com a população mais jovem.

O exame físico pode identificar sinais de regurgitação valvar e de insuficiência cardíaca, assim como sinais clássicos de endocardite, como petéquias nas mucosas. Outros sinais clássicos têm sido vistos com cada vez menos frequência (5 a 10% dos casos), como hemorragias retinianas com palidez central (manchas de Roth) (Figura 2), ou de extremidades, como lesões hemorrágicas maculares nas regiões palmares ou plantares (lesões de Janeway) (Figura 3), ambas em menos de 5% dos casos. Lesões nodulares dolorosas nas palmas das mãos e nas plantas dos pés (nódulos de Osler) também são raramente observadas (Figura 4). Apesar de raras, essas manifestações cutâneas se associam com maior taxa de complicações extracardíacas quando comparadas com pacientes sem lesões cutâneas, particularmente êmbolos cerebrais (32,8% *vs.* 18,4%,

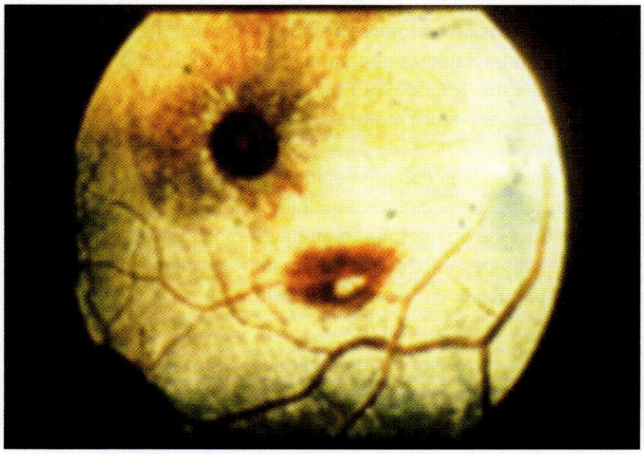

FIGURA 2

Fundoscopia em paciente com endocardite infecciosa, sendo observada hemorragia retiniana, com palidez central (mancha de Roth).

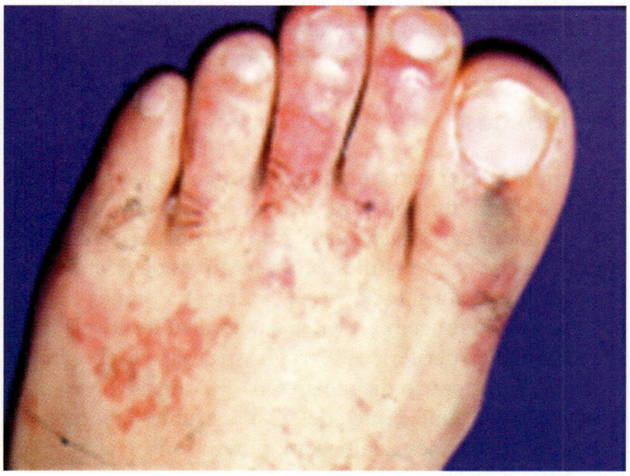

FIGURA 3

Múltiplas petéquias e lesões hemorrágicas no dorso do pé em portador de endocardite infecciosa.

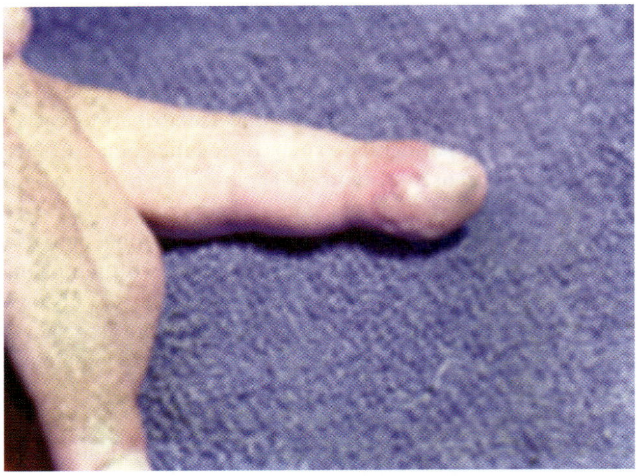

FIGURA 4

Lesão nodular em segundo quirodáctilo em paciente com endocardite infecciosa (nódulo de Osler).

P = 0,01). Pacientes com púrpura tiveram maiores vegetações cardíacas (18,1 *vs.* 13,7 mm, P = 0,01), e as lesões de Janeway foram associadas com êmbolos mais extracerebrais (75,0% *vs.* 31,8%, P = 0,02).[27]

Sintomas imunológicos como artrite e glomerulonefrite podem ocorrer em razão da elevada quantidade de imunocomplexos circulantes na EI. As complicações vasculares, como aneurismas micóticos e embolia séptica, podem levar a sintomas neurológicos ou periféricos, algumas vezes se apresentando como manifestação inicial da doença. A endocardite pode se iniciar de forma atípica, simulando várias doenças reumatológicas, neurológicas, hematológicas e nefrológicas. Frequentemente, pacientes com suspeita de EI são encaminhados para outros especialistas em medicina interna. Em particular, o paciente pode ser visto pela primeira vez por um reumatologista por conta de artrite, febre alta, proteínas de fase aguda e frequentemente um fator reumatoide positivo. Essa apresentação polimórfica muitas vezes conduz a atrasos no diagnóstico da EI, resultando igualmente em pior prognóstico.

Diagnóstico

A primeira descrição de quadro clínico sugestivo de endocardite foi feita por Lazare Reviere em 1646. Após em 1885, William Bart Osler, analisando a maior série de casos à época, descreveu as manifestações cardinais da doença, cuja importância as tornou clássicas: cardiopatia predisponente, bacteriemia ou fungemia, evidência de valvulite ativa e fenômeno embólico periférico. O progresso clínico e laboratorial permitiu aprimorar o diagnóstico da EI, que envolve hoje a realização de exame clínico detalhado, exames laboratoriais e achados de exames de imagem, porém sem se afastar dos princípios oslerianos.

A sistematização do diagnóstico da endocardite favoreceu maiores rapidez e acurácia no diagnóstico. Essa sistematização foi introduzida por Pelletier e Peterdorf em 1981 e revista por Von Reyn et al. em 1981. Associaram-se os princípios clássicos oslerianos, de cardiopatia predisponente e febre, com dados clínicos, como novo sopro regurgitante e fenômenos vasculares, e dados laboratoriais relevantes, ou seja, hemocultura e estudo anatomopatológico. Contudo, somente em 1994 Durack et al.[28] propuseram uma nova diretriz para o diagnóstico da EI, com a inclusão da imagem ecocardiográfica como um critério importante no diagnóstico definitivo da doença. Esses critérios foram rapidamente aplicados na prática clínica, tornando-se conhecidos como os critérios de Duke, relacionados à instituição universitária onde foram formulados (Tabela 1). A inclusão do ecocardiograma como um parâmetro morfológico melhorou significativamente a sensibilidade. A aplicação dos critérios de Duke resulta em três categorias de diagnóstico: definitiva, possível ou rejeitada. Os principais critérios são a identificação do organismo causal (etiologia) e a demonstração ecocardiográfica de envolvimento endocárdico (vegetação, abscesso paravalvar). Critérios adicionais incluem, por exemplo, febre, comprometimento vascular ou uma doença cardíaca predisponente. Desde a primeira publicação dos critérios de Duke, várias modificações foram propostas, com o objetivo de aumentar sua sensibilidade. Os critérios estendidos de Duke, publicados por Li et al.,[29] consideram que uma hemocultura positiva para *S. aureus* está associada à infecção endovascular em até 15% dos casos. Sempre que são introduzidos novos parâmetros, no entanto, deve-se ter em mente que o aumento da sensibilidade se associa muitas vezes à redução da especificidade. A sensibilidade dos critérios modificados de Duke é de 80% para casos definitivos, porém a sensibilidade é menor para infecções relacionadas a próteses valvares ou dispositivos cardíacos, endocardite do lado direito e em endocardite com culturas negativas. O valor preditivo negativo é de aproximadamente 90% quando os critérios não são atendidos para endocardite infecciosa definitiva ou possível.

TABELA 1 Critérios de Duke University modificados e atuais (a partir de 2000) para endocardite infecciosa

Critérios maiores
Microbiológicos: microrganismos típicos consistentes com EI a partir de 2 hemoculturas separadas (*Estreptococcus* grupo *viridans*, *S. bovis*, grupo HACEK, ou *Staphylococcus aureus*, enterococos, em endocardite comunitária na ausência de um foco primário) Outros agentes isolados em hemocultura persistentemente positivas (amostras colhidas com intervalos de 12 horas; todas de três, ou a maioria de quatro ou mais amostras separadas, com intervalo de, pelo menos, 1 hora entre a primeira e a última) ou uma hemocultura ou sorologia positiva para *Coxiella burnetti* (títulos de anticorpos IgG > 1:800)
Evidência de envolvimento endocárdico: novo sopro regurgitante; piora ou mudança de sopro preexistente indicando sopro, deiscência parcial nova de prótese valvar Achados ecocardiográficos compatíveis para EI (realizar ecocardiograma transesofágico em prótese valvar, suspeita de envolvimento perivalvar ou se exame transtorácico é negativo e persiste suspeita)

(continua)

TABELA 1 Critérios de Duke University modificados e atuais (a partir de 2000) para endocardite infecciosa *(continuação)*

Critérios maiores
Achados: massa intracardíaca oscilante na válvula ou estruturas de suporte, na direção do fluxo de jatos regurgitantes, ou em material implantado, na ausência de outra explicação anatômica; abscesso; nova deiscência de prótese
Critérios menores
Predisposição à endocardite, ou seja, em portadores de cardiopatias valvares e congênitas, endocardite prévia, cardiomiopatia hipertrófica ou uso de drogas intravenosas
Febre, temperatura > 38°C
Fenômenos vasculares, principal embolia arterial, infarto pulmonar séptico, aneurisma micótico, hemorragia intracraniana, hemorragia conjuntiva e lesões de Janeway
Fenômenos imunológicos: glomerulonefrite, nódulos de Osler, manchas de Roth e fator reumatoide
Achados microbiológicos: encontrar cultura positiva de sangue, mas não cumpre um critério maior ou evidência sorológica de infecção ativa com o organismo de acordo com a EI
Definições de endocardite infecciosa
Endocardite definitiva
Critérios patológicos: microrganismos demonstrados por resultados de cultura ou exame histológico em vegetação, êmbolo séptico ou abscesso intracardíaco; ou lesões patológicas, vegetação ou abscesso intracardíaco confirmado por análise histológica demonstrando endocardite ativa
Critérios clínicos: dois critérios maiores; ou um critério maior e três critérios menores; 5 critérios menores
Endocardite possível
Um critério maior e um critério menor; ou 3 critérios menores
Endocardite rejeitada
Diagnóstico alternativo firme descartando endocardite
Resolução da síndrome infecciosa com antibioticoterapia por ≤ 3 dias
Nenhuma evidência patológica de EI no momento da cirurgia ou autópsia, com antibioticoterapia para EI ≤ 4 dias
Não satisfazem os critérios para possível EI

HACEK: bactérias consistindo em espécies de *Haemophilus*, *Aggregatibacter* (ex-*Actinobacillus*) *actinomycetemcomitans*, *Cardiobacterium hominis*, *Eikenella corrodens* e espécies *Kingella*.
Fonte: adaptada de Li et al.[22]

Os exames laboratoriais mostram com maior frequência um hemograma com leucocitose e desvio de células jovens para esquerda e aumento de provas inflamatórias (proteína C-reativa e velocidade de hemossedimentação). Devem ser coletadas com técnica asséptica três amostras de hemoculturas puncionadas em veia periférica de locais diferentes e antes do início dos antibióticos. A bacteriemia da EI é contínua, portanto não há necessidade de se colher as hemoculturas em vigência de febre.[30] Quando aplicada essa rotina, o diagnóstico é feito em mais de 90% dos pacientes.[31] Cerca de 10% das culturas são negativas e ocorrem na maioria dos casos por uso prévio de antibiótico ou outras situações, como pela presença de microrganismos de difícil identificação (*Bartonella*, *Brucella*, *C. burnetii* e bactérias do grupo Hacek, além de fungos). Nesse cenário, para a identificação do microrganismo, se houver disponibilidade de coleta do material infectado, podem ser utilizados teste microbiológicos, técnicas moleculares com reação em cadeia da polimerase para amplificar pequenas quantidades de DNA bacteriano ou fúngico conservado e mais recentemente, porém ainda não validado para uso clínico, a análise metagenômica do tecido.[32,33]

A análise da urina pode mostrar hematúria, proteinúria e até mesmo piúria causada pelas alterações imunológicas da endocardite sobre os rins. À radiografia de tórax, podemos encontrar aumento da área cardíaca, sinais de congestão pulmonar, áreas de condensação parenquimatosa refletindo possíveis focos infecciosos, além de sinais de embolia pulmonar séptica quando houver comprometimento da valva tricúspide em pacientes usuários de drogas endovenosas.

O eletrocardiograma auxilia no diagnóstico de manifestações cardíacas decorrentes de complicações, como a extensão da infecção por abscesso de anel valvar aórtico que atinge o sistema de condução elétrica causando bloqueios atrioventriculares, além de sinais de isquemia miocárdica decorrente de embolia coronariana.

O ecocardiograma é uma das principais armas diagnósticas e permanece como exame de primeira linha na identificação de alterações estruturais nas valvas acometidas pela endocardite, além de quantificar o grau de disfunção valvar e miocárdica (Figuras 5 e 6). O ecocardiograma transtorácico é a modalidade diagnóstica inicial, porém o ecocardiograma transesofágico

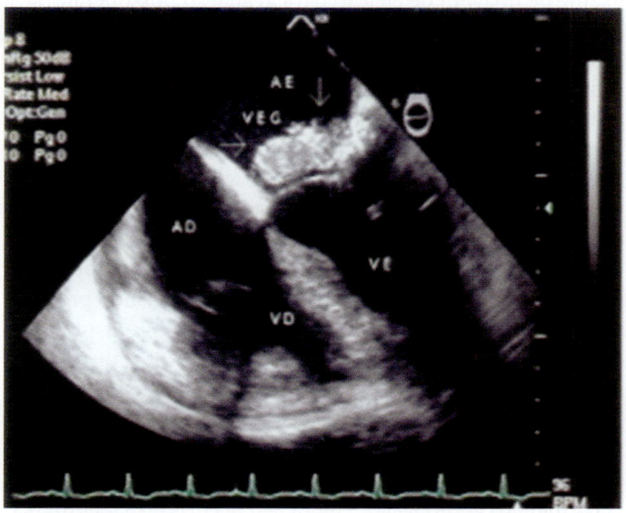

FIGURA 5

Imagem de ecocardiograma transtorácico mostrando vegetação em face atrial da valva mitral.

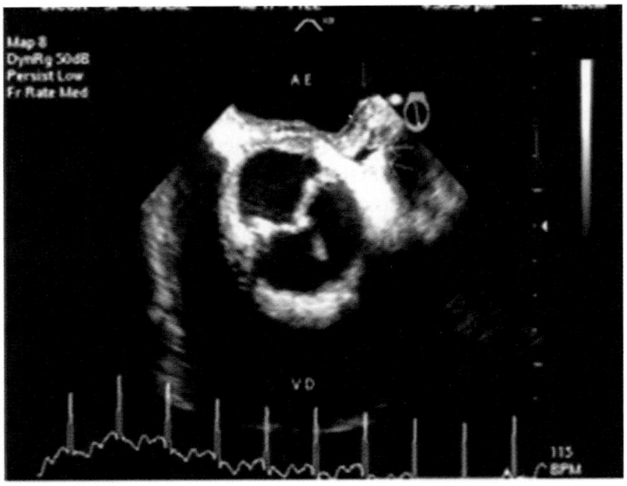

FIGURA 6

Imagem de ecocardiograma transtorácico mostrando abscesso entre a valva mitral e aórtica.

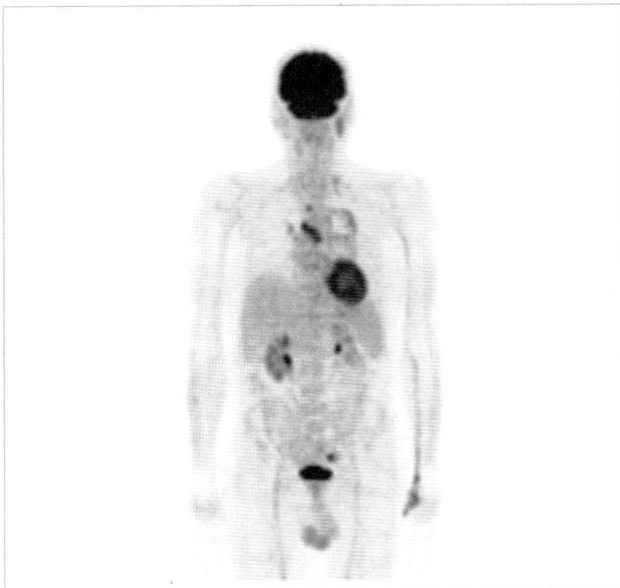

FIGURA 7

PET-CT mostrando aumento do metabolismo em tubo valvado implantado há 60 dias. O ecocardiograma transesofágico não conseguiu identificar vegetações. Em razão da persistência de febre e atividade inflamatória e após investigação suplementar descartando outro foco infeccioso, optou-se por reoperação. O exame patológico confirmou endocardite no tubo valvado.

pode ser necessário em alguns pacientes, principalmente quando há suspeita de abscessos, fístulas intracavitárias e escapes paravalvares, sendo mandatório nos pacientes com ecocardiograma transtorácico normal, porém com alta suspeita clínica de endocardite, naqueles com próteses valvares e nos que apresentam janela acústica ruim (obesos, ventilação mecânica, janela acústica transtorácica prejudicada). A importância do ecocardiograma vai além do diagnóstico. Recomenda-se repetir o ecocardiograma a cada 7 a 10 dias se o resultado inicial foi negativo com manutenção de alta suspeita clínica e quando aparecem novas complicações como mudança na característica do sopro, abscesso e fístulas intracardíacas. É útil também para definição do momento ideal de indicação cirúrgica ou manutenção do tratamento clínico, além de ser o exame de imagem de eleição para avaliação pós-operatória.[34]

Em algumas situações, como portadores de tubo valvado em aorta, próteses vasculares ou marca-passo, pode haver dificuldade na visualização da vegetação no ecocardiograma transesofágico. Métodos adicionais como PET-CT (tomografia computadorizada com imagem metabólica por tomografia por emissão de pósitrons de 18-fluorodeoxiglicose) ou cintilografia de leucócitos (tomografia computadorizada de emissão de fóton leucocitário radiomarcado [SPECT]) podem ser úteis para identificação de atividade metabólica e inflamatória mais acentuada no coração ou no tubo valvado, sugerindo processo inflamatório ou infeccioso local (Figura 7).[35,36]

Complicações

Principais complicações

As principais complicações da EI são decorrentes da progressão da doença com comprometimento valvar e/ou perivalvar, seja pelo diagnóstico tardio ou pela ineficácia do tratamento vigente, e em aproximadamente 50% dos casos há indicação de tratamento cirúrgico. Entre elas estão a insuficiência cardíaca, o descontrole da infecção e a presença de fenômenos embólicos. Algumas condições locais como a alta densidade bacteriana, a vegetação em crescimento e a friabilidade e fragmentação durante a expansão das vegetações são os principais mecanismos responsáveis pela maioria das manifestações clínicas e suas complicações (destruição valvar, extensão paravalvar da infecção, insuficiência cardíaca, embolização vascular, disseminação para órgãos-alvo como cérebro, baço, rins e pulmões), fenômenos imunológicos como glomerulonefrite, achados falso-positivos para fator reumatoide, anticorpos antineutrofílicos ou para sífilis.[37]

A insuficiência cardíaca é a principal complicação e está presente em 42 a 60% dos casos de endocardite de valvas nativas e é mais comum após envolvimento da valva aórtica em comparação com a valva mitral.[38] Ocorre pelo comprometimento valvar agudo ou crônico por causa da insuficiência decorrente da destruição do aparato valvar (rotura de cúspides e/ou de cordas tendíneas) e, menos frequentemente, por fístulas intracardíacas ou obstrução valvar causado pelas vegetações. Como consequência, os pacientes evoluem com falência cardíaca progressiva, congestão pulmonar, edema agudo de pulmão e choque cardiogênico. A deterioração clínica da insuficiência cardíaca é o mais importante preditor de mortalidade.[39] O tratamento cirúrgico é realizado na maioria dos casos e a presença de insuficiência cardíaca é principal indicação de cirurgia de urgência.[40] O descontrole da infecção é a segunda complicação mais frequente, porém a mais temida. É decorrente da infecção por microrganismos resistentes e/ou de alta virulência. Considera-se que há descontrole da infecção quando há infecção persistente (febre e culturas positivas após 7 a 10 dias de tratamento antibiótico adequado) ou comprometimento paravalvar com formação de abscessos, bloqueios atrioventriculares, fístulas intracavitárias, pseudoaneurismas e escapes paravalvares, quando houver prótese valvar. A destruição perianular ocorre pela ação de enzimas e toxinas, produzidas pelos microrganismos, que desintegram o endocárdio e é mais frequente na posição aórtica, principalmente na presença de prótese valvar. *Staphylococcus* e *Streptococcus* são as bactérias mais comuns e, também, as mais agressivas e destrutivas. A gravidade e o grau de invasão parecem ter relação com a virulência e o tempo de ação da bactéria, sendo a *Staphylococcus aureus* a mais virulenta.[39] A mudança na característica do sopro sugere o surgimento de uma fístula intracavitária que ocorre em cerca de 1,6% dos casos e está relacionada com a infecção pelo *S. aureus*.[40] Os escapes paravalvares podem evoluir com plaquetopenia, anemia hemolítica e icterícia. Outras consequências menos frequentes da destruição perivalvar extensa incluem comunicação interventricular, bloqueio cardíaco de terceiro grau e síndrome coronariana aguda. Em uma série de casos com 1.210 pacientes com endocardite, Roux et al.[41] encontraram 26 pacientes (2,2%) com síndrome coronariana aguda, em sua maioria (88%) devido a em embolia nas artérias coronárias. Outras causas da oclusão coronariana incluíram compressão das coronárias por abscessos, pseudoaneurisma e obstrução do óstio da coronária pela bioprótese infectada[41] (Figura 8).

O pseudoaneurisma ocorre em torno de 20% dos casos e surge quando há destruição dos tecidos ao redor da estrutura infectada que pode levar a desconexão aortoventricular ou a rotura dos seios de Valsalva na aorta. É mais frequente após infecção de próteses valvares e a bactéria mais comumente encontrada é *Staphylococcus aureus*.[42] Cerca de 87% dos pacientes que evoluem com essa complicação recebem o tratamento cirúrgico a despeito da alta mortalidade, que pode chegar a 41%.[40,43] Portanto, a discussão deve ser feita precocemente pelo *Heart Team* e a indicação cirúrgica não deve ser postergada.

Os fenômenos embólicos ocorrem em cerca de 40 a 50% dos pacientes[44] e 25% dos casos apresentam complicações em embólicas no momento do diagnóstico. As embolias são consequência da migração de vegetações valvares sendo mais comuns nas vegetações maiores que 10 mm (Figura 9). Estas vegetações migram mais comumente para o sistema nervoso central principalmente através da artéria cerebral média (90%). Outros locais de embolização com consequente isquemia são o baço, intestino, extremidades e artérias coronárias. Quando endocardite se localiza nas valvas das cavidades cardíacas direitas e em cabos de eletrodos de marca-passo, o pulmão é o local mais comum de embolização (Figura 10). Entretanto, uma embolização sistêmica pode ocorrer se houver um forame oval patente ou uma comunicação interatrial. De modo geral, o risco de eventos embólicos diminui para cerca de 6 a 21% com o início da antibioticoterapia adequada, principalmente após a segunda semana de tratamento.[45,46] Portanto, o benefício do tratamento cirúrgico para prevenção de complicações embólicas é maior nas duas primeiras semanas de antibioticoterapia. Os fatores associados que aumentam o risco

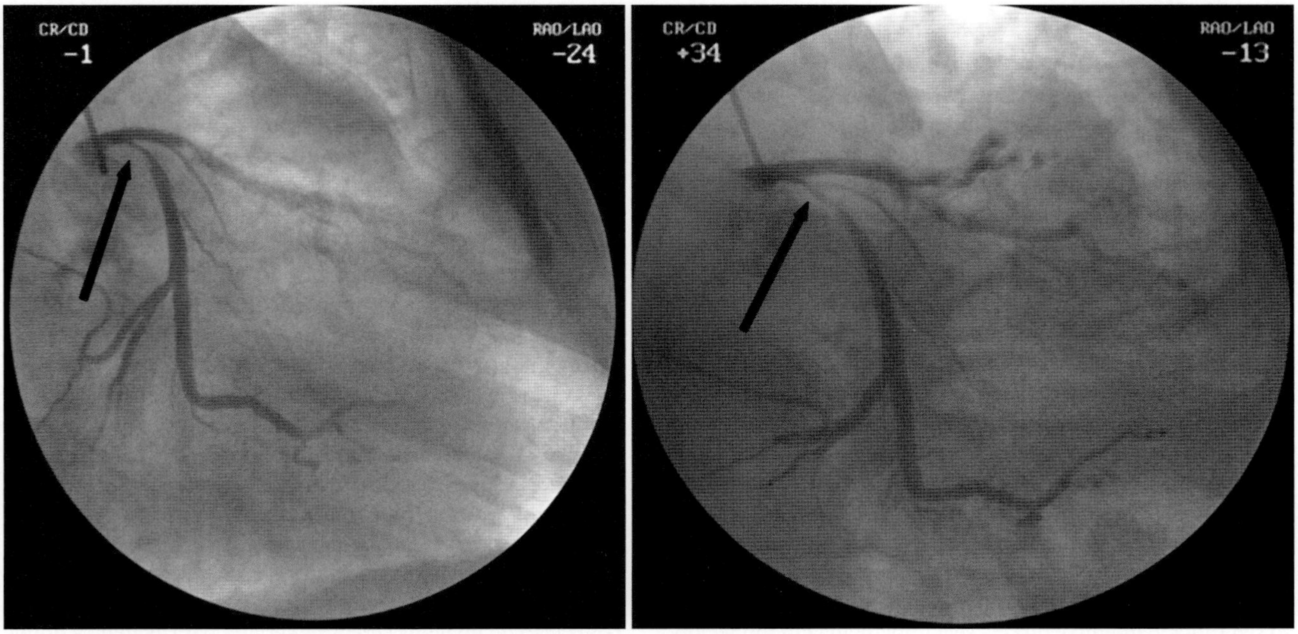

FIGURA 8

Projeção oblíqua direita mostrando afilamento (seta) no terço proximal do ramo circunflexo por compressão extrínseca devido a pseudoaneurisma de aorta por ruptura do seio de Valsalva coronariano esquerdo consequente a endocardite infecciosa.

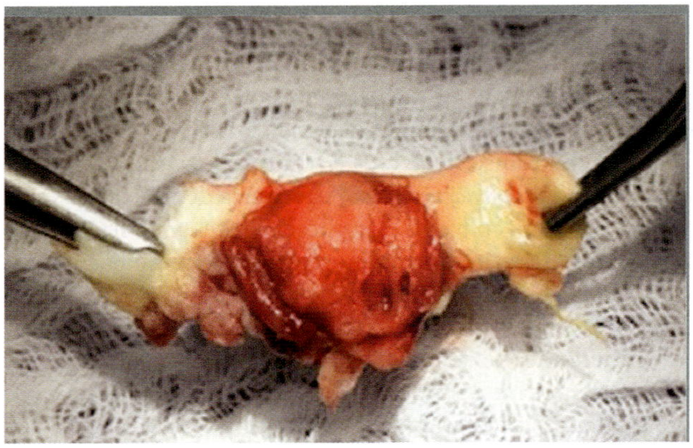

FIGURA 9
Cúspide posterior da valva mitral com vegetação medindo 20 mm.

para eventos embólicos incluem o tamanho e a mobilidade da vegetação, idade superior a 75 anos, *diabetes mellitus*, fibrilação atrial, embolia prévia, endocardite multivalvar, localização da vegetação na valva mitral, comprimento da vegetação maior que 10 mm e infecção por *Streptococcus bovis*, *Candida* spp e principalmente por *Staphylococcus aureus*. O tamanho e a mobilidade da vegetação são os maiores preditores independentes de um novo evento embólico e este risco se torna ainda maior em vegetações maiores que 15 mm, sendo que a embolização neurológica é particularmente maior em vegetações maiores que 30 mm.[47] O tratamento cirúrgico para prevenção de fenômenos embólicos deve ser realizado precocemente de preferência durante os primeiros dias após o início da antibioticoterapia e tem como objetivos a ressecção total do tecido infectado e a reconstrução morfofuncional do coração com reconstrução do aparelho valvar ou troca valvar.

A hipótese de que a endocardite infecciosa é um biofilme associado a infecção fornece uma explanação plausível do motivo que esta infecção é difícil de tratar e do por que da recorrência, mesmo após tratamento clínico adequado, sendo muitas vezes necessário o tratamento cirúrgico associado. Populações de bactérias produtoras de biofilme vivem incorporadas em uma matriz extracelular de polissacarídeo extracelular autoproduzida, protegendo-as das defesas imunológicas do hospedeiro e impedindo a eficácia antimicrobiana.[48] A cirurgia não somente resseca os tecidos infectados e os corpos estranhos (próteses, cabos de marca-passo), mas também remove o biofilme e expõe os microrganismos residuais aos antimicrobianos, aos anticorpos e as células de defesa. Muitas vezes a reconstrução do anel valvar com tecido de pericárdio autólogo ou bovino se faz necessária, sempre em conjunto com antibioticoterapia endovenosa associada. A adequada fixação da nova prótese deve ser realizada com extremo cuidado de modo que não haja nenhuma restrição ao seu funcionamento e que ela seja implantada em um tecido firme e saudável mesmo após a ressecção total dos tecidos perivalvares comprometidos.

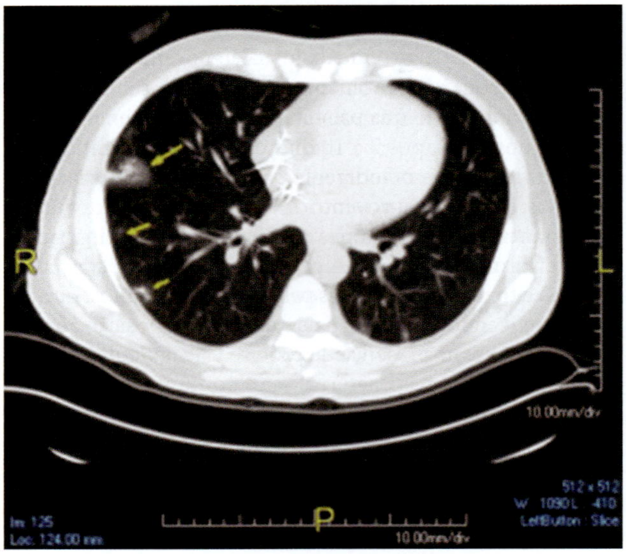

FIGURA 10
Tomografia de tórax mostrando embolização séptica na periferia do pulmão direito.

Outras complicações

A sequela neurológica é a complicação extracardíaca mais frequente e ocorre em cerca de 15 a 30% dos casos, levando a alta mortalidade.[43] As manifestações clínicas incluem o AVC isquêmico/embólico e hemorrágico, aneurisma infectado, meningite, abscesso, encefalopatia e convulsões. São fatores independentes de risco para complicações neurológicas as vegetações maiores que 3 cm, infecção por *S. aureus*, envolvimento da valva mitral e uso de anticoagulante oral.[46] A presença de AVC embólico ou ataque isquêmico transitório não é contraindicação à cirurgia valvar, e a deteriorização neurológica pós-operatória é infrequente.[49] Após um AVC isquêmico, o risco associado à cirurgia cardiaca depende da condição neurológica do paciente. Deve ser levado em consideração que os procedimentos cirúrgicos para tratamento de endocardite requerem uso de circulação extracorpórea e, portanto, necessidade de anticoagulação sistêmica com heparina, o que leva a uma preocupação de transformação hemorrágica do AVC isquêmico.[50] Após um AVC isquêmico, a porcentagem de hemorragia ou exacerbação neurológica após cirurgia cardíaca é de 11% na primeira semana, 10% na segunda semana e 27% na terceira semana após a cirurgia.[47] A cirurgia na presença de uma hemorragia intracerebral, é associada a um alto risco cirúrgico. O risco de um novo sangramento diminui conforme aumenta o intervalo de tempo entre o primeiro evento hemorrágico e a cirurgia. Portanto, na presença de uma hemorragia intraparenquimatosa, a cirurgia deve ser postergada o maior tempo possível. Recomenda-se a realização de imagens cerebrais seriada para avaliar se houve redução da hemorragia para guiar a decisão do momento cirúrgico apropriado, após avaliação da neurologia.[50]

Portanto, na presença de endocardite infecciosa e evento neurológico, a cirurgia pode ser realizada sem atrasos se o paciente sofreu um embolismo silencioso ou um ataque isquêmico transitório. Em paciente com AVC a cirurgia deve ser considerada se o paciente não estiver comatoso e não apresentar sinais de hemorragia cerebral. Nesta condição, o risco neurológico pós-operatório é baixo (3 a 6%) e há boa probabilidade de recuperação neurológica completa.[51] Em geral, a recomendação é indicar a cirurgia entre 1 e 2 semanas em pacientes com AVC isquêmico pequeno ou médio e entre 3 e 4 semanas nos casos de AVC embólico extenso ou hemorrágico para reduzir o risco adicional de sangramento durante a cirurgia cardíaca.[52,53] Nos casos de lesões embólicas pequenas (com diâmetro menor que 2 cm) sem hemorragia e sem déficits neurológicos importantes, a cirurgia pode ser indicada precocemente.[50] Pacientes com danos neurológicos significativos, inconscientes, comatosos e incapazes de seguir ordens simples não devem ser submetidos a cirurgia até que haja melhora neurológica e uma potencial recuperação tenha se estabelecido. Lesões hemorrágicas são associadas com alta probabilidade de aneurismas micóticos e merecem investigação com angiografia cerebral e avaliação do neurologista e do neurocirurgião para decisão de abordagem antes do procedimento cardíaco.

A insuficiência renal aguda é uma complicação comum é ocorre em torno de 6 a 30% dos pacientes e é um fator independente de mau prognóstico. Sua etiologia é multifatorial (depósito de imunocomplexos, glomerulonefrite vascular, infarto renal, deteriorização hemodinâmica pela insuficiência cardíaca ou choque séptico, exposição a circulação extracorpórea em cirurgia cardíaca, nefrotoxicidade pela antibioticoterapia com aminoglicosídeos e vancomicina ou por exposição a contraste em exames de imagem). As terapias de substituição renal como hemodiálise e diálise peritoneal são necessárias quando o tratamento conservador com hidratação adequada e ajuste da dose de antibióticos é ineficaz.[54]

O miocárdio pode sofrer as consequências da infecção quando houver associação com abscessos e infartos regionais resultando em miocardite. Como resultado, o paciente pode apresentar arritmias ventriculares e falência miocárdica. A pericardite pode ocorrer como complicação de abscessos ou de bacteriemia por *S. aureus* e mais raramente pela ruptura de um pseudoaneurisma ou fístula para dentro do pericárdio. A pericardite purulenta exige tratamento cirúrgico de urgência, sendo uma situação grave e com alta mortalidade. As complicações reumatológicas incluem sintomas musculoesqueléticos (artralgia, mialgia e lombalgia) e são umas das primeiras manifestações da doença. Artrite periférica ocorre em 14% e espondilodiscite entre 2 e 18% dos casos (Figura 11). O tratamento auxiliar é feito com analgésicos e anti-inflamatórios ou antibióticos nos casos de espondilodiscite.[55]

Os aneurismas micóticos resultam de um embolismo arterial séptico geralmente para uma *vasa vasorum* de qualquer vaso arterial, incluindo a aorta. Possuem uma parede fina e friável e com tendência a rotura e hemorragia. O local mais acometido é o cérebro e ocorre em uma frequência de 2 a 4%. Possuem uma parede fina e friável e com tendência a rotura e hemorragia. Clinicamente, o paciente manifesta sintomas neurológicos como cefaleia, confusão mental e convulsões. Quando o aneurisma micótico for pequeno e sem sinais de ruptura, o tratamento clínico com antibioticoterapia adequada é suficiente. Se houver sinais de ruptura, há necessidade de tratamento cirúrgico convencional ou endovascular de acordo com a experiência da equipe de neurocirurgia. Se o

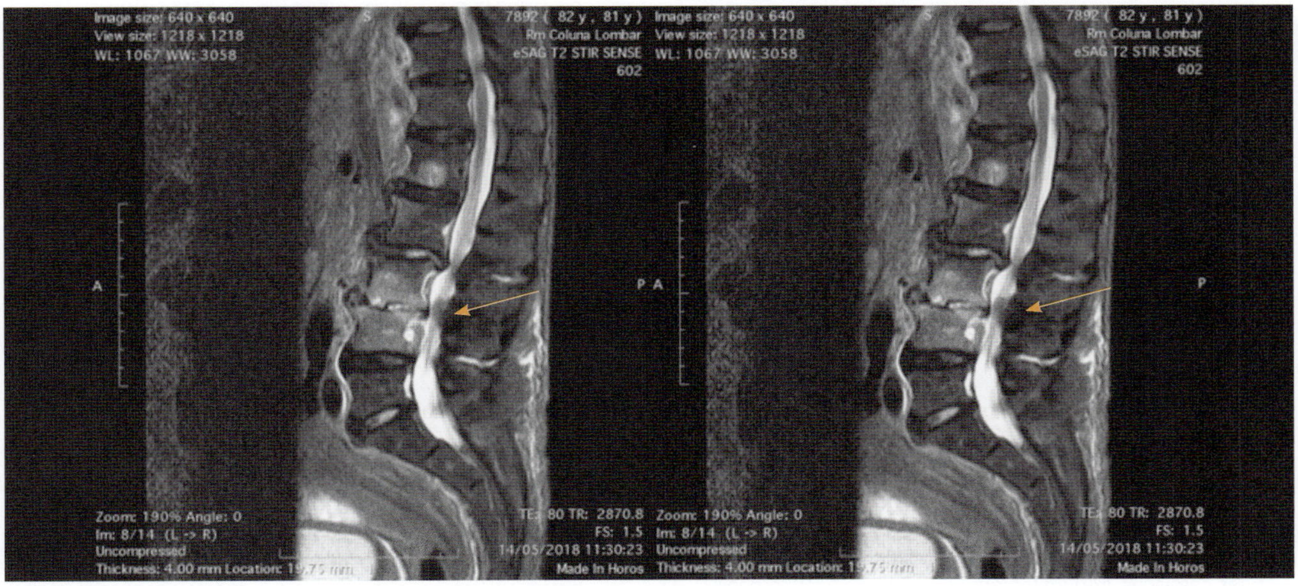

FIGURA 11

Ressonância magnética de coluna lombossacra mostrando espondilodiscite de L3-L4 com redução de coleções epidurais anteriores, estenose no canal vertebral e obliteração parcial de neuroforames.

paciente for eleito para cirurgia cardíaca, deve-se considerar a intervenção endovascular antes do procedimento cardíaco se a condição hemodinâmica, o risco cirúrgico e o grau de lesões cerebrais permitirem a abordagem antes da cirurgia.

A embolia esplênica com infarto ocorre em cerca de 40% dos pacientes, e o abscesso esplênico, em torno de 5%.[56] Bacteriemia e febre persistentes ou recorrentes levantam a suspeita diagnóstica, portanto os pacientes devem ser submetidos a exames de imagem como ultrassonografia ou tomografia computadorizada abdominais. A abordagem terapêutica multidisciplinar é necessária para determinar o momento ideal da intervenção cirúrgica. Idealmente, a drenagem do abscesso ou a esplenectomia antes da troca valvar é o tratamento de escolha para evitar a infecção da prótese implantada e impedir a suspensão de anticoagulante caso o paciente receba uma prótese mecânica.[50] Embora o tratamento de infecções extracardíacas antes da cirurgia valvar seja preferido, a abordagem deve ser individualizada. Quando houver abscesso esplênico extenso ou ruptura esplênica, a esplenectomia ou a drenagem percutânea estão indicadas. Drenagem percutânea, antibióticos e esplenectomia tardia podem ser razoáveis em pacientes que necessitam de cirurgia cardíaca de emergência.

Os distúrbios de condução elétrica ocorrem em 1 a 28%, em virtude da disseminação da infecção para além do endocárdio, desde as válvulas até as vias de condução, e geralmente estão associados a complicações perivalvares. Associam-se com pior prognóstico e mortalidade elevada. As endocardites que afetam o lado direito do coração ocorrem em cerca de 5 a 10% dos casos e acometem com maior frequência a valva tricúspide. A origem da infecção são os cabos de eletrodos de marca-passos, cateteres venosos centrais e em usuários de drogas endovenosas, especialmente em pacientes em estado de imunodeficiência. A apresentação clínica usual inclui febre persistente, bacteriemia e embolia séptica múltipla manifestada por dor torácica, tosse e hemoptise. A insuficiência cardíaca direita isolada é rara, mas pode ser consequência de insuficiência ou obstrução valvar importantes ou de hipertensão pulmonar. O tratamento cirúrgico deve ser considerado na presença de insuficiência cardíaca direita secundária a insuficiência tricúspide importante que não respondem a diurético, vegetações maiores que 20 mm que persistem após embolia pulmonar recorrente com ou sem insuficiência cardíaca direita e endocardite causada por germes de difícil erradicação como os fungos ou nos casos de bacteriemia persistente (*S. aureus*, *Pseudomonas aeruginosa*) apesar da antibioticoterapia adequada.[57]

RESUMO

A EI é uma doença com múltiplas formas de apresentação. Trata-se de uma infecção na superfície endotelial de estruturas cardíacas, frequentemente relacionada a microrganismo com potencial de adesão em pacientes suscetíveis. O diagnóstico baseia-se em aspectos clínicos (febre, novo sopro ou acentuação de preexistente e cardiopatia prévia), laboratoriais (hemocultura, aumento da proteína C reativa), ecocardiográficos (vegetação, abscesso) e de anatomia patológica (bacterioscópico/Gram e cultura de material excisado). O paciente com endocardite poderá apresentar diversas complicações, como insuficiência cardíaca, abscesso, arritmias e embolização periférica ou central. O prognóstico depende de diagnóstico rápido e terapêutica precoce.

Referências bibliográficas

1. Correa de Sa DD, Tleyjeh IM, Anavekar NS, Schultz JC, Thomas JM, Lahr BD, et al. Epidemiological trends of infective endocarditis: a population-based study in Olmsted County, Minnesota. Mayo Clin Proc. 2010;85(5):422-6.
2. Pant S, Patel NJ, Deshmukh A, Golwala H, Patel N, Badheka A, et al. Trends in infective endocarditis incidence, microbiology, and valve replacement in the United States from 2000 to 2011. J Am Coll Cardiol. 2015;65:2070-6.
3. Bor DH, Woolhandler S, Nardin R, Brusch J, Himmelstein DU. Infective endocarditis in the U.S., 1998–2009: a nationwide study. PLoS One. 2013;8:e60033.
4. Dayer MJ, Jones S, Prendergast B, Baddour LM, Lockhart PB, Thornhill MH. Incidence of infective endocarditis in England, 2000-13: a secular trend, interrupted time-series analysis. Lancet. 2015;385:1219-28.
5. Alves Meira ZM, de Castilho SR, Lins Barros MV, Maria Vitarelli A, Diniz Capanema F, Moreira NS, et al. Prevalence of rheumatic fever in children from a public high school in Belo Horizonte. Arq Bras Cardiol. 1995;65(4):331-4.
6. Tibazarwa KB, Volmink JA, Mayosi BM. Incidence of acute rheumatic fever in theworld: a systematic review of population-based studies. Heart. 2008;94(12):1534-40.
7. Sampaio RO, Siciliano RF, Grinberg M. Endocardite infecciosa em valva nativa. In: Grinberg M, Sampaio RO, editores. Doença valvar. Barueri: Manole; 2006.
8. Murdoch DR, Corey GR, Hoen B, Miró JM, Fowler VG Jr, Bayer AS, et al.; International Collaboration on Endocarditis-Prospective Cohort Study (ICE-PCS) Investigators. Clinical presentation, etiology, and outcome of infective endocarditis in the 21st century: the International Collaboration on Endocarditis-Prospective Cohort Study. Arch Intern Med. 2009;169:463-73.
9. Wurcel AG, Anderson JE, Chui KK, Skinner S, Knox TA, Snydman DR, et al. Increasing infectious endocarditis admissions among young people who inject drugs. Open Forum Infect Dis. 2016;3(3):ofw157.
10. Gray ME, Rogawski McQuade ET, Scheld WM, Dillingham RA. Rising rates of injection drug use associated infective endocarditis in Virginia with missed opportunities for addiction treatment referral: a retrospective cohort study. BMC Infect Dis. 2018;18(1):532.
11. Keeshin SW, Feinberg J. Endocarditis as a marker for new epidemics of injection drug use. Am J Med Sci. 2016;352(6):609-14.
12. Francischetto O, da Silva LAP, Simões e Senna KM, Vasques MR, Barbosa GF, Weksler C, et al. Endocardite infecciosa associada aos cuidados de saúde: série de casos em hospital de referência entre 2006 e 2011. Arq Bras Cardiol. 2014;103(4):292-8.
13. Habib G, Thuny F, Avierinos JF. Prosthetic valve endocarditis: current approach and therapeutic options. Prog Cardiovasc Dis. 2008;50:274-281.
14. Butt JH, Ihlemann N, De BO, et al. Long-term risk of infective endocarditis after transcatheter aortic valve replacement. J Am Coll Cardiol. 2019;73:1646-55.
15. Kolte D, Goldsweig A, Kennedy KF, et al. Comparison of incidence, predictors, and outcomes of early infective endocarditis after transcatheter aortic valve implantation versus surgical aortic valve replacement in the United States. Am J Cardiol. 2018;122:2112-9.
16. Mangner N, Woitek F, Haussig S, Schlotter F, Stachel G, Höllriegel R, et al. Incidence, predictors, and outcome of patients developing infective

endocarditis following transfemoral transcatheter aortic valve replacement. J Am Coll Cardiol. 2016;67:2907-8.
17. Regueiro A, Linke A, Latib A, et al. Association between transcatheter aortic valve replacement and subsequent infective endocarditis and in-hospital death. JAMA. 2016;316:1083-92.
18. del Val D, Abdel-Wahab M, Mangner N, et al. Stroke complicating infective endocarditis after transcatheter aortic valve replacement. J Am Coll Cardiol. 2021;77(18):2276-87.
19. Spies C, Madison JR, Schatz IJ. Infective endocarditis in patients with endstage renal disease: clinical presentation and outcome. Arch Intern Med. 2004;164(1):71-5.
20. Selton-Suty C, Célard M, Le Moing V, Doco-Lecompte T, Chirouze C, Iung B, et al.; AEPEI Study Group. Preeminence of Staphylococcus aureus in infective endocarditis: a 1-year population-based survey. Clin Infect Dis. 2012;54:1230-9.
21. Mansur AJ, Dal Bó C, Fukushima JT, Issa VS, Grinberg M, Pomerantzeff PM. Relapses, recurrences, valve replacements, and mortality during the long-term follow-up after infective endocarditis. Am Heart J. 2001;141:78-86.
22. Hoen B, Alla F, Selton-Suty C, Béguinot I, Bouvet A, Briançon S, et al.; Association pour l'Étude et la Prevention de l'Endocardite Infectieuse (AEPEI) Study Group. Changing profile of infective endocarditis: results of a 1-year survey in France. JAMA. 2002;288(1):75-81.
23. Molton JS, Tambyah PA, Ang BSP, Ling ML, Fisher DA. The global spread of healthcare-associated multidrug-resistant bacteria: a perspective from Asia. Clin Infect Dis. 2013;56:1310-8.
24. Becker K, Heilmann C, Peters G. Coagulase-negative staphylococci. Clin Microbiol Rev. 2014;27:870-926.
25. Baddley JW, Benjamin DK Jr, Patel M, Miró J, Athan E, Barsic B, et al.; International Collaboration on Endocarditis-Prospective Cohort Study Group (ICE-PCS). Candida infective endocarditis. Eur J Clin Microbiol Infect Dis. 2008;27:519-29.
26. Richet H, Casalta JP, Thuny F, Mérrien J, Harlé JR, Weiller PJ, et al. Development and assessment of a new early scoring system using non-specific clinical signs and biological results to identify children and adult patients with a high probability of infective endocarditis on admission. J Antimicrob Chemother. 2008;62:1434-40.
27. Servy A, Valeyrie-Allanore L, Alla F, Lechiche C, Nazeyrollas P, Chidiac C, et al. Prognostic value of skin manifestations of infective endocarditis. JAMA Dermatol. 2014;150(5):494-500.
28. Durack DT, Lukes AS, Bright DK; Duke Endocarditis Service. New criteria for diagnosis of infective endocarditis: utilization of specific echocardiographic findings. Am J Med.1994;96(3):200-9.
29. Li JS, Sexton DJ, Mick N, Nettles R, Fowler VG Jr, Ryan T, et al. Proposed modifications the Duke criteria for the diagnosis of infective endocarditis. Clin Infect Dis. 2000;30:633-8.
30. Cahill TJ, Prendergast BD. Infective endocarditis. Lancet. 2016;387:882-93.
31. Lee A, Mirrett S, Reller LB, Weinstein MP. Detection of bloodstream infections in adults: how many blood cultures are needed? J Clin Microbiol. 2007;45:3546-8.
32. Fournier PE, Thuny F, Richet H, Lepidi H, Casalta JP, Arzouni JP, et al. Comprehensive diagnostic strategy for blood culture-negative endocarditis: a prospective study of 819 new cases. Clin Infect Dis. 2010;51:131-40.
33. Cheng J, Hu H, Kang Y, Chen W, Fang W, Wang K, et al. Identification of pathogens in culture-negative infective endocarditis cases by metagenomic analysis. Ann Clin Microbiol Antimicrob. 2018;17:43-53.
34. Habib G, Badano L, Tribouilloy C, Vilacosta I, Zamorano JL, Galderisi M, et al. Recommendations for the practice of echocardiography in infective endocarditis. Eur J Echocardiogr. 2010;11:202-19.
35. Pizzi MN, Roque A, Fernández-Hidalgo N, Cuéllar-Calabria H, Ferreira-González I, Gonzàlez-Alujas MT, et al. Improving the diagnosis of infective endocarditis in prosthetic valves and intracardiac devices with 18F-fluorodeoxyglucose positron emission tomography/computed tomography: initial results at an infective endocarditis referral center. Circulation. 2015;132:1113-26.
36. Erba PA, Conti U, Lazzeri E, Sollini M, Doria R, De Tommasi SM, et al. Added value of 99mTc-HMPAO-labeled leukocyte SPECT/CT in the characterization and management of patients with infectious endocarditis. J Nucl Med. 2012;53:1235-43.
37. Chambers HF, Bayer AS. Native-valve infective endocarditis. N Engl J Med. 2020;383:567-76.
38. Thuny F, Beurtheret S, Mancini J, Gariboldi V, Casalta JP, Riberi A, et al. The timing of surgery influences mortality and morbidity in adults with severe complicated infective endocarditis: a propensity analysis. Eur Heart. J 2011;32:2027-33.
39. Pettersson GB, Hussain ST. Current AATS guidelines on surgical treatment of infective endocarditis. Ann Cardiothorac Surg. 2019;8(6):630-44.
40. Horstkotte D, Follath F, Gutschik E, Lengyel M, Oto A, Pavie A, et al. Guidelines on prevention, diagnosis and treatment of infective endocarditis executive summary: the Task Force on Infective Endocarditis of the European Society of Cardiology. Eur Heart J. 2004;25:267-76.
41. Roux V, Salaun E, Tribouilloy C, et al. Coronary events complicating infective endocarditis. Heart. 2017;103:1906-10.
42. Malvindi PG, Mikus E, Caprili L, et al. Aortic valve endocarditis complicated by proximal false aneurysm. Ann Cardiothorac Surg. 2019;8(6):667-74.
43. Anguera I, Miro JM, San Roman JA, de Alarcon A, Anguita M, Almirante B, et al. Periannular complications in infective endocarditis involving prosthetic aortic valves. Am J Cardiol. 2006;98:1261-8.
44. Vilacosta I, Graupner C, San Roman JA, Sarria C, Ronderos R, Fernandez C, et al. Risk of embolization after instituion of antibiotic therapy for infective endocarditis. J Am Coll Cardiol. 2002;39:1489-95.
45. Dickerman SA, Abrutyn E, Barsic B, Bouza E, Cecchi E, Moreno A, et al. The relationship between the initiation of antimicrobial therapy and the incidence of stroke in infective endocarditis: an analysis from the ICE Prospective Cohort Study (ICE-PCS). Am Heart J. 2007;154:1086-94.
46. Hubert S, Thuny F, Resseguier N, Giorgi R, Tribouilloy C, Le Dolley Y, et al. Prediction of symptomatic embolism in infective endocarditis: construction and validation of a risk calculator in a multicenter cohort. J Am Coll Cardiol. 2013;62:1384-92.
47. Garcia-Cabrera E, Fernandez-Hidalgo N, Almirante B, Ivanova-Georgieva R, Noureddine M, Plata A, et al. Neurological complications of infective endocarditis: risk factors, outcome, and impact of cardiac surgery: a multicenter observational study. Circulation. 2013;127:2272-84.
48. Elgharably H, Hussain ST, Shrestha NK, et al. Current hypotheses in cardiac surgery: biofilm in infective endocarditis. Semin Thorac Cardiovasc Surg. 2016;28:56-9.
49. Hoen B, Duval X. Infective endocarditis. N Engl J Med. 2013;368;1425-33.
50. Bhattacharyya S, Oo A. Timing of surgery after secondary embolic events in infective endocarditis. Ann Cardiothorac Surg. 2019;8(6):688-90.
51. Morris NA, Matiello M, Lyons JL, Samuels MA. Neurologic complications in infective endocarditis: identification, management, and impact on cardiac surgery. The Neurohospitalist. 2014;4(4):213-22.
52. Nakatani S, Ohara T, Ashihara K, et al. JCS 2017 guideline on prevention and treatment of infective endocarditis. Circ J 2019;83:1767-809.
53. Majumdar A, Chowdhary S, Ferreira MA, Hammond LA, Howie AJ, Lipkin GW, et al. Renal pathological findings in infective endocarditis. Nephrol Dial Transplant. 2000;15:1782-87.
54. Venn RA, Ning M, Vlahakes GJ, Wasfy JH. Surgical timing in infective endocarditis complicated by intracranial hemorrhage. Am Heart J. 2019;216:102-12
55. Dadon Z, Cohen A, Szterenlicht YM, Assous MV, Barzilay Y, Raveh-Brawer D, et al. Spondylodiskitis and endocarditis due to Streptococcus gordonii. Ann Clin Microbiol Antimicrob. 2017;16:68-72.
56. Baddour LM, Wilson WR, Bayer AS, Fowler VG, Bolger AF, Levison ME, et al. Infective endocarditis: diagnosis, antimicrobial therapy, and management of complications: a statement for healthcare professionals from the Committee on Rheumatic Fever, Endocarditis, and Kawasaki Disease, Council on Cardiovascular Disease in the Young, and the Councils on Clinical Cardiology, Stroke, and Cardiovascular Surgery and Anesthesia, American Heart Association. Circulation. 2005;111:e394-434.
57. Habib G, Lancellotti P, Antunes MJ, et al. 2015 ESC Guidelines for the management of infective endocarditis: The Task Force for the Management of Infective Endocarditis of the European Society of Cardiology (ESC). Endorsed by: European Association for Cardio-Thoracic Surgery (EACTS), the European Association of Nuclear Medicine (EANM). Eur Heart J. 2015;36:3075-128.

Seção 11

Cardiomiopatias

Capítulo 1

Cardiomiopatia dilatada, periparto e alcoólica

Paulo Vinicius Ramos Souza
Felix José Alvarez Ramires
Fábio Fernandes

PONTOS-CHAVE

- A cardiomiopatia dilatada (CMD) idiopática caracteriza-se pela dilatação do ventrículo esquerdo associado com disfunção sistólica, nos casos em que não foi possível encontrar nenhuma etiologia conhecida.
- A CMD pode manifestar-se de várias maneiras, sendo mais frequente a progressão para insuficiência cardíaca.
- O tratamento será direcionado no controle da insuficiência cardíaca, prevenção da progressão da doença e tentativa de evitar a ocorrência de fenômenos tromboembólicos e morte súbita.
- A cardiomiopatia periparto (CMP) é um diagnóstico de exclusão, idêntico ao das cardiomiopatias idiopáticas, mas com uma característica peculiar que é seu aparecimento relacionado ao período específico da gestação e pós-parto.
- A cardiomiopatia alcoólica (CMA) tem sido relacionada como um tipo de cardiomiopatia dilatada do tipo não isquêmica, e como o próprio nome diz, a etiologia desta cardiomiopatia se dá pelo consumo de álcool (etanol) excessivo.

Cardiomiopatia dilatada

Introdução

As cardiomiopatias representam um grupo de doenças envolvendo o músculo cardíaco, podendo incluir doenças que acometem o músculo cardíaco primariamente e também doenças sistêmicas que podem afetar de forma indireta a função e anatomia do músculo cardíaco.

A forma mais comum de apresentação desta entidade é a dilatada, podendo chegar a 90% dos casos. Além de comprometer a contração ventricular esquerda, ou de ambos os ventrículos, é muito comum ser acompanhada de outras desordens como arritmias, tromboembolismo e, principalmente, a progressão quase que inexorável para insuficiência cardíaca importante. Muitas vezes a morte súbita pode se fazer presente na evolução clínica desses pacientes.

Sabemos que cardiomiopatia dilatada (CMD) pode ser a via final comum de várias doenças que acometem o miocárdio, resultante de mecanismos genéticos, infecciosos, metabólicos, inflamatórios e citotóxicos. A CMD pode apresentar diversas etiologias, contudo não são considerados consequência de doença hipertensiva, isquêmica, valvar, pericárdica ou congênita. Por tal motivo, devemos utilizar recursos para que essas entidades citadas anteriormente sejam excluídas para podermos estabelecer o diagnóstico de CMD.

Classificação

Com o avanço tecnológico que ocorreu nos últimos anos tanto a respeito da fisiopatologia dos diferentes fenótipos que podem ser expressos quanto da importante influência da base genética desta doença, as classificações foram modificadas também. Em 2006, a American Heart Association (AHA)[1] definiu que as cardiomiopatias são um grupo heterogêneo de doenças do músculo cardíaco com correspondente disfunção mecânica e/ou elétrica, com frequente, mas não sempre presente, dilatação e hipertrofia ventricular inapropriada. Podem ser restritas ao coração ou fazer parte de doenças sistêmicas (Figura 1).

Em 2008, a European Society of Cardiology (ESC)[2] trouxe uma nova proposta de classificação das cardiomiopatias, com a justificativa de se ter uma ferramenta mais prática no manuseio clínico diário. A classificação europeia define as cardiomiopatias como desordem do músculo cardíaco, que se encontra estruturalmente e funcionalmente anormal, na ausência de causas específicas. Manteve as alterações estruturais e morfológicas dos subtipos das cardiomiopatias em dilatada, hipertrófica, restritiva e arritmogênica de ventrículo direito, em forma familiar (genética) e não familiar (não genética). Refere-se familiar com a ocorrência em mais de um membro da família, quer do mesmo transtorno ou um fenótipo que pode ser causado pela mesma mutação genética. Cardiomiopatias não familiares são clinicamente definidas pela presença de uma cardiomiopatia e pela ausência de doença nos outros membros da família (Figura 2).

Já em 2013, a World Heart Foundation (WHF)[3] publicou a classificação MOGE(S), inspirada no estadiamento dos tumores (estágio TNM).

A classificação MOGE(S) baseia-se em anormalidades estruturas e funcionais (M), extensão do comprometimento do órgão envolvido (O), se é de causa genética ou não (G), a natureza do defeito genético molecular ou se a etiologia é conhecida (E) e o grau do estágio de Insuficiência cardíaca ou grau de intolerância aos esforços (S). A definição de cardiomiopatia nesta classificação é descrita como desordem morfológica ou funcional do miocárdio anormal na ausência de qualquer outra doença que possa levar ao fenótipo observado. Os fenótipos convencionais dos subtipos de cardiomiopatia (ex.: dilatado, hipertrófica, restritivo) são a base da classificação,

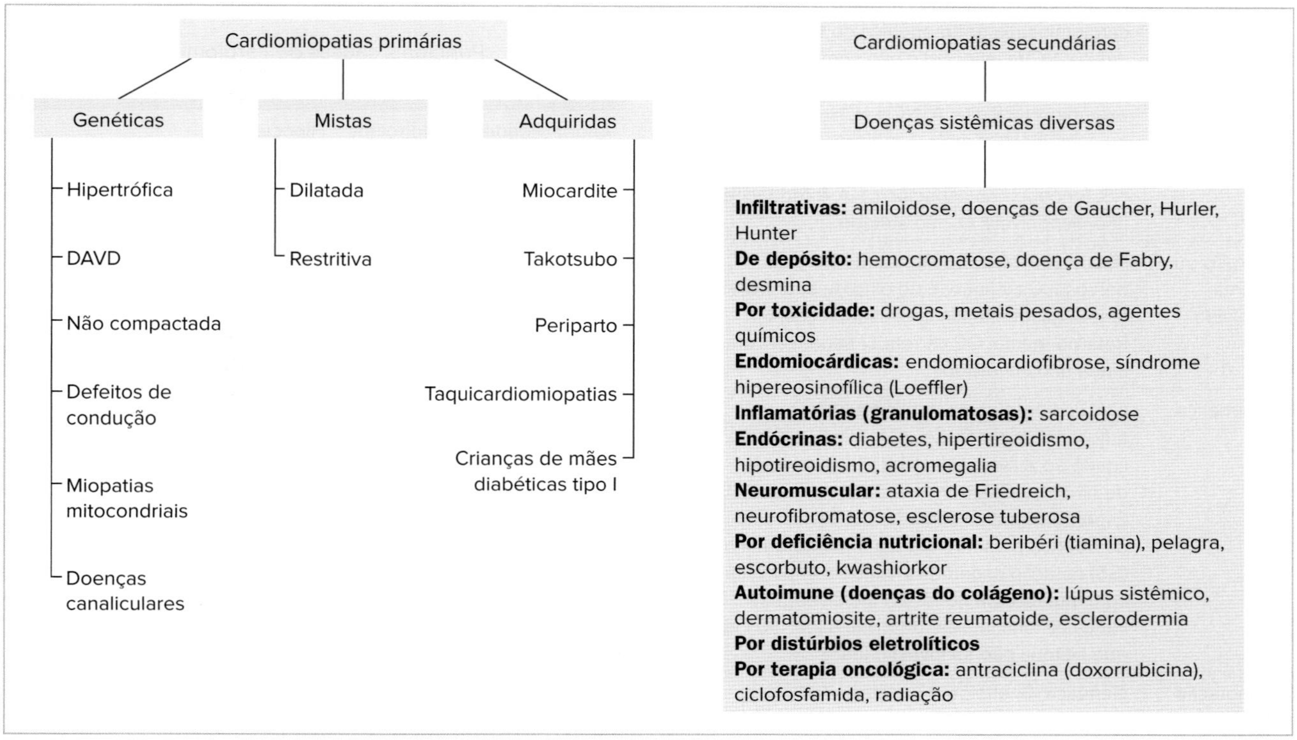

FIGURA 1

Classificação americana das cardiomiopatias.

DAVD: displasia arritmogênica do ventrículo direito.

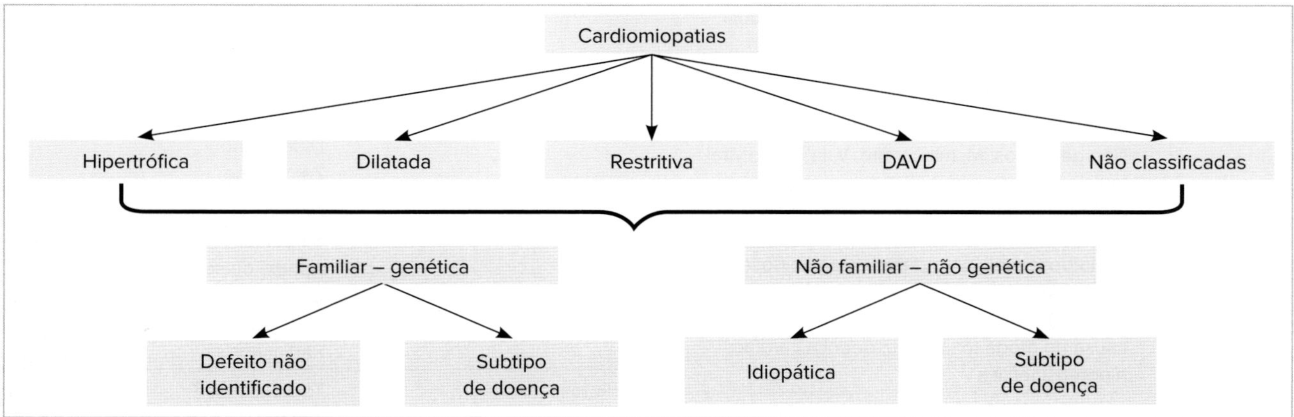

FIGURA 2

Classificação europeia das cardiomiopatias.

DAVD: displasia arritmogênica do ventrículo direito.

além de descrever se a doença é sistêmica ou a coração é parte da doença sistêmica. A combinação M e O pode sugerir pistas diagnósticas. Por outro lado, incluindo a investigação para a história da família e do padrão de herança (G), adiciona valiosas informações para a caracterização completa da cardiomiopatia (Tabela 1).

TABELA 1 Resumo da classificação MOGE(S)

M, fenótipo morfofuncional	D, dilatada; H, hipertrófica; R, restritiva; ARVC, cardiomiopatia arritmogênica do ventrículo direito; NCVe, miocárdio não compactado do ventrículo esquerdo; sobreposição, por exemplo, H + R, D + A, NC + H, H + D, D + NC, ou combinações mais complexas, como H + R + NC; E, precoce, com o tipo entre parênteses; NS, fenótipo não específico; NA, informações não disponíveis; O, não afetado
O, órgão ou sistema envolvido	H, coração; M, muscular, esquelético; N, nervoso; C cutâneo; E de olho; A, auditiva; K, rim; G, gastrointestinal; S, esquelético; MR Retardo mental O0 carreador saudável coração ainda não envolvido
G, Genética	(GAD), autossômico dominante (GAR) autossômico recessivo, (GXL) ligado X, (GXLR) ligado ao X recessivo, (GXLD) ligado ao X dominante, (GM) transmissão matrilinear. (GS) Esporádico indica somente doença não familiar ou doença presente em um membro da família. (GS) notação esporádica também implica casos com mutação *de novo*. GN indica negativa. GU indica história familiar desconhecida. G0 indica que história não foi investigada
E, anotação etiológica	Genética: G, etiologia genética – adicionar gene e mutação; NC, não carreador; OC, carreador; ONC, obriga não portadoras; DN, *de novo*; C, genética complexas com mais de uma mutação (fornecer gene e mutação adicional); Neg, teste genético negativo para a mutação familiar conhecida; NA, teste genético ainda não disponível; N, defeito genético não identificado; O, nenhum teste genético, por qualquer motivo (por exemplo, nenhuma amostra de sangue, sem o consentimento informado); A-TTR, amiloidose genética; HFE, hemocromatose Não genéticos: M, miocardite; V, infecção viral (adicionar o vírus identificado no coração afetado); AI, autoimune ou imunemediada: suspeita (AI-S), comprovados (AI-P); A, amiloidose (adicionar o tipo de amiloidose: AK, AL, A-SAA); I, infecciosa, não viral (adicionar o agente infeccioso); T, toxicidade (adicionar causa ou droga tóxica); Eo, doença cardíaca hipereosinofílica
S, Estágio	Fase ACC/AHA (A, B, C, D); classe funcional (I, II, III, IV). *A descrição morfológica do fenótipo pode conter informações adicionais utilizando abreviações padrão

Etiologia

As causas de CMD podem incluir uma variedade muito grande de agentes citotóxicos, metabólicos, infecciosos ou também um número grande de causas genéticas. Na Tabela 2 observam-se as principais etiologias de CMD.

Quando não se encontra uma causa aparente para a CMD, ela é chamada então de cardiomiopatia dilatada idiopática, em que a etiologia está presente, mas não foi identificada.

TABELA 2 Principais causas de cardiomiopatia dilatada

Doença infecciosa	
Anormalidades de eletrólitos	Hipocalcemia Hipofosfatemia Arterite
Bacteriana	Febre tifoide Difteria Brucelose Psiticose Ricketsias Histoplasmose Criptococose
Deficiências nutricionais	Tiamina Selênio Carnitina
Doenças de depósito	Hemocromatose Amiloidose
Doenças endocrinológicas	Hipo ou hipertireoidismo Diabetes melito Feocromocitoma Doença de Cushing
Doenças reumáticas	Lúpus sistêmico Esclerodermia
Genéticas	Distrofia muscular de Duchenne Distrofia miotônica Ataxia de Friedreich
Medicamentos	Agentes quimioterápicos Antraciclinas Ciclofosfamida Trazumab Drogas antivirais Zidovudine Didanosine Zalcitabine
Miscelânea	Cardiomiopatia periparto Sarcoidose Apneia do sono Cardiomiopatia familiar Miocardite Radiação
Parasitárias	Toxoplasmose Tripanossomíase Esquistossomose Triquinose

(continua)

TABELA 2 Principais causas de cardiomiopatia dilatada (*continuação*)

Doença infecciosa	
Toxinas	Etanol Cocaína Anfetamina Cobalto Chumbo Mercúrio Monóxido de carbono
Viral	Coxsackie vírus Citomegalovírus HIV Varicela Hepatite Epstein-Barr Ecovírus Outros

Cardiomiopatia dilatada idiopática

Caracteriza-se pela dilatação do ventrículo esquerdo associado com disfunção sistólica, nos casos em que não foi possível encontrar nenhuma etiologia conhecida. Após todas as causas detectáveis terem sido excluídas, a cardiomiopatia é então chamada de idiopática. O envolvimento do ventrículo direito pode ou não estar presente.

A prevalência nos Estados Unidos está em 1:2500 habitantes, sendo responsável por 50.000 internações e 10.000 mortes por ano nos Estados Unidos,[4] sendo a causa mais frequente de indicação de transplante e a terceira causa de insuficiência cardíaca.[5]

Em adultos a incidência é de 7 para 100.000 por ano. É mais frequente entre homens do que em mulheres (2,5: 1) e entre os negros do que em brancos (2,5:1)[6]. Em crianças a incidência é de 1,13 casos por 100.000 por ano, sendo maior em meninos do que em meninas (0,66 *vs.* 0,47 casos por 100.000; $p < 0,006$). Em bebês menores de 1 ano do que em crianças maiores (4,40 *vs.* 0,34 casos por 100.000; $p < 0,001$).[7]

Nas últimas décadas o papel da genética ganhou importância muito elevada com a identificação de uma frequência de casos familiares maior do que o que se antecipava previamente (30 a 50% dos casos). Um grande número de genes identificados (mais de 40) e uma clara evidência de que, mesmo os chamados "casos esporádicos", podem abrigar um defeito genético.[8]

Denomina-se forma esporádica os casos em que não se conseguiu estabelecer um determinante genético e de forma familiar os casos em que o fenótipo é expresso em mais de um membro da família.

Forma esporádica

Sabemos que são múltiplos os fatores envolvidos na fisiopatologia da CMD idiopática, como fatores genéticos, infecciosos ou autoimunes, que podem agir em sinergismo, gerando o fenótipo da doença. Como exemplo, foi visto em uma metanálise que 10 a 20% dos casos de CMD são causados por sequela de infecção viral, em especial por vírus do grupo *Coxsackie* B.[9] A autoimunidade baseia-se na presença de anticorpos específicos para componentes do miocárdio, assim sendo, as alterações imunológicas poderiam ser resultantes de infecção viral prévia.

Forma familiar (CF)

A grande maioria dos casos são autossômica dominante e uma minoria recessivo ligado ao X, autossômico recessivo e mitocondrial.[10] Também sabemos hoje que a penetrância é dependente da idade a expressão clínica variável. Nos estudos iniciais acreditava-se que a disfunção genética da cardiomiopatia dilatada idiopática se localizava nas proteínas do citoesqueleto.

Com o avanço da tecnologia genética, viu-se que existem mutações em praticamente todas as estruturas e vias de condução do cardiomiócito, podendo conduzir a dilatação ventricular e má contração do músculo cardíaco.

As causas genéticas foram inicialmente consideradas associadas a mutações em genes que codificam proteínas localizadas apenas no citoesqueleto e no sarcômero; no entanto, com o avanço na compreensão mecanística, os papéis dos canais iônicos, disco Z, mitocôndria, proteínas nucleares, fatores de transcrição cardíaca e os fatores envolvidos na homeostase do cálcio também foram identificados e considerados implicados em casos familiares e esporádicos de CMD. Durante os últimos anos, o sequenciamento de última geração (NGS) foi estabelecido como uma ferramenta de diagnóstico para análise genética e foi adicionado significativamente à lista de genes candidatos existentes para CMD.

Os modelos animais também forneceram novos *insights* para desenvolver uma melhor estratégia de tratamento com base na correlação fenótipo-genótipo, perfis epigenéticos e fenômicos. A maioria dos biomarcadores CMD que são usados em testes genéticos e clínicos de rotina são proteínas estruturais, mas o papel do mi-RNA também emergiu como um biomarcador devido à sua acessibilidade por métodos não invasivos.[11]

Foram identificadas mutações em mais de 40 genes diferentes implicadas na patogênese da CF. Em sua maioria, os genes envolvidos fazem parte de codificações do sarcomêro, citoesqueleto, cápsula nuclear e sarcolema.[12,13] Na Tabela 3 observam-se os principais genes associados a CMD familiar.

Estes estudos sugerem que as mutações em genes presentes na CF são:

- Mutações em gene do sarcômero: incluem TTN (titina), MYH7 (miosina de cadeia pesada); TNNT2 (troponina T) e TPM1 (alfa – tropomiosina). São as causas mais comuns, representando cerca de 30% dos casos.[14-17] A titina (gigante TTN) é altamente expressa no coração onde funciona como uma mola gigante, que proporciona uma força passiva e regula a contração do sarcômero. Em

TABELA 3 Cardiomiopatia dilatada familiar – principais genes relacionados

Gene	Prevalência	Localização	Herança
TTN (titina)	15-25%	Sarcômero	AD
MYH7	4-8%	Sarcômero	AD
TNNT2	3-6%	Sarcômero	AD
TPM1	2-4%	Sarcômero	AD
LMNA (lâmina A/C)	4-8%	Membrana nuclear	AD, AR
EMD (emerina)	< 1%	Membrana nuclear	XL
SCN5A	1-2%	Canal de sódio	AD
DES (desmina)	< 1%	Desmina	AD, AR
ZNF9, DM2	< 1%	Ligado ao ácido nucleico	AD
DMA (dismorfina)	-	Distrofina	XL
DSP	1-3%	Desmosome	AD, AR
RBM20	3-6%	Spliceosome	AD
BAG3, BCL2	2-4%	Cochaperone	AD
PLN	< 1%	Cálcio homeostase	AD
VCL	-	Banda Z	AD

um estudo multicêntrico recentemente publicado,[14] os autores mostraram que a maioria das mutações da titina ocorreram no grupo CMD (mais de 20%).

- Mutações em gene *LMNA*: mutações no gene da lamina A/C, que codificam uma proteína da cápsula nuclear, têm sido demonstradas e podem causar diferentes fenótipos associados a cardiomiopatia dilatada.
  - O fenótipo resultante de uma mutação *LMNA* pode variar de uma cardiomiopatia isolada a uma distrofia muscular e frequentemente essas características clínicas podem produzir fenótipos de sobreposição.
  - Pacientes com mutações *LMNA* também apresentam instabilidade elétrica, com arritmias supraventriculares e bloqueios atrioventriculares frequentemente presentes antes da disfunção sistólica.[18]
  - A mutação *LMNA* ocorre em 4 a 8% dos casos de CF e nestes casos um pior prognóstico, relacionado a morte súbita está bem determinado,[19-20] principalmente por arritmias ventriculares.
- Mutações em gene *SCN5A*: gene do canal de sódio; também apresentam relação com a presença de cardiomiopatia familiar.[5] Apresenta frequência de cerca 2% na CMD e foi encontrada tendência para um traço arritmogênico, incluindo defeitos de condução; fibrilação atrial e taquicárdica ventricular.[21]
- Mutações em gene desmossomal: são uma das causas conhecidas de cardiomiopatia arritmogênica do ventrículo direito (CAVD), mas também podem ter um papel na CF. Alguns pacientes com CAVD podem apresentar doença predominantemente no ventrículo esquerdo, muitas vezes causada por mutações no gene desmossomal (DSP) desmoplakin.[22]
- Mutações no cromossomo X: podem-se identificar duas patologias bem distintas:
  - A CF ligada ao X (mutação do gene distrofina, que também ocorre nas distrofias musculares de Becker e de Duchenne), que refletem a doença esquelética associada.[23]
  - A síndrome de Barth, que é uma doença rara, recessiva, que afeta somente meninos. Se expressa por miopatia esquelética e CMD. A evolução para ICC e morte súbita é o esperado.[24-25]
- Mutações menos frequentes: são comuns CF com doenças do esqueleto, incluindo as causadas por mutações DMD (distrofina),[26] DES (desmina),[27] EMD (emerina)[28] e ZNF9.[29] Mutações nestes genes podem causar também cardiomiopatia sem miopatia esquelética aparente.[30]

Testes genéticos

Em 2011, o Heart Rhythm Society (HRS) e o Rhythm Association European Heart (EHRA) publicaram uma declaração de consenso entre os especialistas, analisando o estado atual do conhecimento sobre os testes genéticos para pacientes com cardiomiopatias e canalopatias.[31]As recomendações de consenso entre os peritos são:

- Classe I: os testes genéticos são recomendados para pacientes com cardiomiopatia dilatada idiopática e doenças de condução cardíaca significativa (ou seja, primeiro, segundo ou terceiro grau bloqueio cardíaco, átrio ventricular) e/ou uma história familiar de morte súbita prematura. O teste genético pode ser útil, para confirmar o diagnóstico, para reconhecer aqueles que estão em maior risco de arritmia e características sindrômicas.
- Classe II: quando os resultados dos testes genéticos não são associados com o uso de medidas terapêuticas ou de proteção, mas os resultados podem ser úteis para o aconselhamento genético reprodutivo.
- Classe II: quando o teste genético é solicitado pelo paciente que quer saber seu estado de mutação.

É importante ressaltar que as decisões de tratamento não devem ser baseadas unicamente no resultado do teste genético, e que o tratamento farmacológico precoce de indivíduos pré-clínicos de mutação positiva pode impedir ou atrasar a manifestação da doença. Os testes genéticos também têm um papel terapêutico para doenças sindrômicas (por exemplo, distrofia muscular) com arritmia conhecida e/ou doença do sistema de condução (por exemplo, LMNA, DES variantes) em termos de possível consideração de um cardiodesfibrilador profilático.

Avaliações de familiares

A identificação de parentes assintomáticos portadores de mutação patogênica poderá introduzir terapias preventivas que venham a limitar a carga de arritmias e o aparecimento da insuficiência cardíaca. Como nesta forma de doença a apresentação pode ser dar desde a infância, deve-se iniciar avaliação para todos os familiares (de qualquer idade) com exame clínico, eletrocardiograma e ecocardiograma e com avaliações a cada 3 a 5 anos, em decorrência da penetrância dependente da idade, o que é típico desta patologia.

Abordagem clínica do paciente com CMD

A CMD pode manifestar-se de várias maneiras, sendo mais frequente a progressão para insuficiência cardíaca. No entanto, também se faz presente distúrbios elétricos como arritmias ventriculares e supraventriculares, anormalidades no sistema de condução, tromboembolismo e morte súbita.

História clínica

Pacientes com CMD podem passar por longos períodos assintomáticos, mesmo já na presença de disfunção ventricular. Todavia, deve-se sempre realizar uma história completa, buscando sinais e sintomas de falência ventricular tanto esquerda quanto direita. Os sintomas podem surgir em qualquer idade, mas a frequência maior de aparecimento da doença é na meia idade, entre a quarta e a sexta década e é mais frequente nos homens do que nas mulheres.

Pelo risco de arritmias ventriculares e de defeitos de condução como bloqueios atrioventriculares avançados, deve-se sempre pesquisar também história de síncope ou pré-síncope, uma vez que não raramente, estas podem ser a manifestação inicial da CMD.

Além disso, a história clínica pode ajudar muito também quanto a etiologia da CMD, como no caso da cardiopatia alcoólica, na periparto, entre outras. Por isso a importância de uma história completa e sistemática.

Exame físico

Os pacientes com CMD podem apresentar um exame físico evidente, principalmente quando a doença já gera sintomas. A respiração pode estar normal ou taquipneica, e em alguns casos, é possível encontrar o padrão de Cheyne-Stokes, o que está associado a um pior prognóstico. A pressão arterial pode estar normal ou baixa, refletindo o baixo volume ventricular esquerdo. Também por isso, as extremidades podem estar frias e até com cianose, gerando sinais de má perfusão periférica.

Sinais de falência do ventrículo direito como turgência jugular, refluxo hepatojugular, ondas a e v proeminentes no pulso venoso, hepatomegalia e edema de membros inferiores também podem ser comum nos pacientes com essa patologia.

No exame do precórdio podemos encontrar o *ictus* desviado, presença de B2 paradoxal, muitas vezes refletindo um bloqueio de ramo esquerdo. Além disso em alguns casos é possível também encontrar B4, e nos casos de insuficiência cardíaca descompensada, B3 em ritmo de galope. Quando já existe dilatação do anel mitral, podemos nos deparar com insuficiência mitral, e seu característico: holossistólico, com irradiação para região axilar e dorso.

Diagnóstico

Para firmarmos o diagnóstico de CMD é preciso antes a exclusão de todas as causas possíveis identificadas até então para esta doença. Isto determina uma extensa relação de exames que estes pacientes deverão realizar para que o diagnóstico seja estabelecido de uma forma correta. A eliminação da doença arterial coronária como possível causa da lesão no músculo cardíaco é fundamental para separar as etiologias. Nesse contexto, os principais métodos diagnósticos e suas principais indicações podem ser encontrados na Tabela 4.

TABELA 4 Métodos diagnósticos na cardiomiopatia dilatada

Métodos diagnósticos	Indicações/principais achados
Exames laboratoriais (ureia e creatinina, fósforo sérico, cálcio sérico, testes de função tireoidiana, ferro sérico, ferritina, sorologia para HIV, sorologia para Chagas e outros)	Excluir causas de cardiomiopatias dilatadas que não de origem idiopática
Eletrocardiograma	taquicardia sinusal, arritmias ventriculares e supraventriculares (principalmente a fibrilação atrial), anormalidades na condução intraventricular (especialmente o bloqueio do ramo esquerdo),[32] ondas Q na parede anterior, anormalidades no segmento ST, ondas T e onda P. Sinais de sobrecarga do VE
Radiografia de tórax	Cardiomegalia, redistribuição de trama vascular pulmonar, edema intersticial e alveolar e derrame pleural
Ergoespirometria	Marcador prognóstico de mortalidade. Pode indicar entrada em fila de transplante do coração
Holter	Presença de arritmias ventriculares e supraventriculares, principalmente as taquicardias ventriculares não sustentadas (TVNS)
Ecocardiograma	Essencial para o diagnóstico de CMD, além de afastar as doenças valvares, doenças do pericárdio, e a avaliação anatômica das dimensões das cavidades cardíacas, das espessuras das paredes e da função ventricular

(continua)

TABELA 4 Métodos diagnósticos na cardiomiopatia dilatada (*continuação*)

Métodos diagnósticos	Indicações/principais achados
Ventriculografia radioisotópica	Utilizado somente quando o ecocardiograma não encontrou condições técnicas adequadas
Cintilografia miocárdica	Avaliação de perfusão miocárdica durante estresse e que são muito confiáveis na diferenciação de etiologia isquêmica
Ressonância magnética cardíaca	Avaliação precisa do tamanho das câmaras ventriculares, da espessura das paredes e da função sistólica. A presença de realce tardio marcado pelo agente de perfusão gadolínio indica a presença de cicatriz na região da parede em que a imagem está presente. O padrão de realce presente na região subepicárdica ou miocárdica característica da CMD e não encontrada na doença isquêmica do coração. O padrão de realce tardio epi ou mesocárdico pode estar presente em etiologias como miocardites ou sarcoidose cardíaca
Angiotomografia de coronárias	Exclusão de doença coronariana
Cateterismo cardíaco	Dor torácica e suspeita de origem isquêmica. Pressões diastólicas finais e pressão capilar pulmonar elevada. A ventriculografia esquerda mostra dilatação ventricular e redução difusa da contratilidade segmentar. Pode estar presente insuficiência da valva mitral e também pode ser encontrada a presença de trombo no ventrículo esquerdo
Biópsia endomiocárdica	Não está indicada de rotina na CMD. Pode ser indicada na piora inesperada do quadro clínico caracterizada pelo surgimento de arritmias ventriculares novas e/ou bloqueio AV de 2° e 3° graus sem resposta ao tratamento usual, na avaliação de pacientes com suspeita de doenças infiltrativas, alérgicas ou restritivas de causa desconhecida[33]

História natural da CMD

Uma vez que se iniciam os sintomas, a CMD cursa com uma mortalidade de 10 a 50% ao ano, sem transplante cardíaco, dependendo da coorte de pacientes estudados.[34] Na forma familiar a morte súbita pode ocorrer em qualquer idade, independente da função ventricular. Nos pacientes sintomáticos ocorre em geral deterioração progressiva da função ventricular, com manifestações clínicas que são fenômenos congestivos, tromboembólicos e arritmias a semelhança de qualquer das cardiomiopatias dilatadas de qualquer natureza.

Prognóstico na CMD

Observou-se que em pacientes com idade avançada, classe funcional III/IV (NYHA), presença de galope protodiastólico (B3), arritmias ventriculares complexas, atrasos acentuados na condução intraventricular, anormalidades no ECGAR, redução da FEVE, acentuada dilatação de VE, baixa massa de VE, presença de insuficiência mitral pelo menos moderada, disfunção diastólica associada, dilatação e disfunção ventricular direita, redução do consumo máximo de oxigênio (menor do que 10 mL/kg/min), as taxas de mortalidade foram maiores.

Tratamento da CMD

O tratamento será direcionado no controle da insuficiência cardíaca, prevenção da progressão da doença e tentativa de evitar a ocorrência de fenômenos tromboembólicos e morte súbita. Para isso, os pacientes deverão ser orientados em relação à adesão ao tratamento, ensinando a identificar os fatores de descompensação, o controle rigoroso da ingestão de líquidos e de sal e participação em um programa de reabilitação física.

Além das orientações descritas, dividimos o tratamento em farmacológico e não farmacológico, como veremos a seguir.

Farmacológico

Por não haver ensaios clínicos especificamente relacionados à cardiomiopatia dilatada idiopática, as evidências científicas atuais indicam que na presença de disfunção ventricular ou insuficiência cardíaca a maior sobrevida está associada ao tratamento farmacológico inicial com os betabloqueadores (carvedilol, succinato de metoprolol e bisoprolol) e aos inibidores de enzima de conversão da angiotensina (IECA). Os bloqueadores dos receptores de angiotensina II (BRA), losartana, candesartana e valsartana, podem ser utilizados na intolerância aos IECA (tosse). Estes dois grupos de medicamentos demonstraram ser eficazes na melhora da sobrevida e da qualidade de vida com redução dos sintomas e internações.

O estudo PARADIGM[35], que testou uma nova classe de medicação na insuficiência cardíaca, o inibidor da neprilisina sacubitril associado a um bloqueador do receptor da angiotensina (BRA), a valsartana, mostrou que essa associação foi superior ao enalapril na redução de mortalidade e internações hospitalares na IC com fração de ejeção reduzida. A diretriz europeia de IC de 2016[36] já colocou essa nova droga como substituto ao IECA em pacientes sintomáticos que já estão com o tratamento otimizado (I B).

O bloqueio da aldosterona promovido pela espironolactona em pacientes com FEVE < 35% e em classe funcional II, III, e IV está associado a redução de 30% de mortalidade e melhora da qualidade de vida destes pacientes. Os diuréticos (principalmente os de alça) estão indicados nos quadros de congestão pulmonar e edema periférico, para controle dos sintomas e devem ser usados com cautela pois podem exacerbar a ativação neuro-hormonal e piorar a função renal.[37,38] Recentemente uma nova classe medicamentosa testada nos pacientes com ICFER também demonstrou redução de mortalidade: os inibidores da SGLT2, mais precisamente a dapaglifozina e a empaglifozina, cujo mecanismo de ação é induzir glicosúria ao inibir o cotransportador de sódio e glicose tipo 2 existente nos túbulos renais.[39-40]

O uso de nitrato com hidralazina está indicado nos pacientes que apresentam alteração da função renal e hipercalemia com o uso de IECA ou BRA, também a sua associação com o esquema usual é possível em pacientes afrodescendentes que mantêm sinais e sintomas de insuficiência cardíaca com a medicação otimizada.[41] Digoxina é útil no controle dos sintomas, mas sem impacto na sobrevida. O uso da amiodarona é útil no controle de arritmias, mas não mostrou melhora da sobrevida destes pacientes.

Tratamento não farmacológico

O tratamento não farmacológico tem indicações precisas, as quais são discutidas na Tabela 5.

TABELA 5 Principais métodos de tratamento não farmacológico na cardiomiopatia dilatada (CMD)

Método	Comentários
Terapia de ressincronização cardíaca (TRC)	Refratários ao tratamento medicamentoso que permanecem sintomáticos, pode-se indicar a TRC, se o paciente apresentar BRE com QRS > 150 ms e/ou na presença de dissincronismo cardíaco por exame de imagem
Cardioversor/ desfibrilador implantável (CDI)	Para prevenção secundária em pacientes com CMD e com morte súbita ressuscitada, constatação de taquicardia ventricular sustentada redução em pacientes com fração de ejeção reduzida é classe I A de indicação
Assistência ventricular mecânica	Ponte para transplante
Transplante cardíaco	Padrão ouro para o tratamento da insuficiência cardíaca avançada

Cardiomiopatia periparto

Definição

Quatro critérios foram estabelecidos para se firmar o diagnóstico:[42]

- Aparecimento de insuficiência cardíaca no período do último mês de gestação até o quinto mês pós-parto.
- Ausência de causa identificada pra a insuficiência cardíaca.
- Ausência de doença cardíaca reconhecível antes do último mês de gravidez.
- Disfunção sistólica ventricular esquerda demonstrada por critérios clássicos de ecocardiografia.

A Sociedade Americana, em 2006,[43] definiu a CMP como uma forma rara e dilatada de disfunção ventricular esquerda associada a cardiomiopatia primária do coração. A Sociedade Europeia de Cardiologia em 2008,[44] definiu CMP como "uma forma não familiar, não genética de cardiomiopatia dilatada associada com a gravidez". Em 2010, a Sociedade Europeia de Cardiologia Grupo de trabalho sobre CMP,[45] propôs uma modificação, sendo a CMP uma cardiomiopatia idiopática decorrente de disfunção sistólica do ventrículo esquerdo que ocorre no final da gravidez ou nos meses após o parto, quando nenhuma outra causa de insuficiência cardíaca foi encontrada.

Em suma, a cardiomiopatia periparto (CMP) é um diagnóstico de exclusão, idêntico ao das cardiomiopatias idiopáticas, mas com uma característica peculiar que é seu aparecimento relacionado ao período específico da gestação e pós-parto, assim sendo, também específica para as mulheres.

Epidemiologia

A incidência da CMP varia geograficamente conforme mostrado na Tabela 6.

TABELA 6 Incidência geográfica da cardiomiopatia periparto

Países	Incidência
Nigéria[46]	1:100
Haiti	1:300
África do Sul[47]	1:1.000
Reino Unido[48]	1:2.000
Estados Unidos[49]	1:3.189
Japão[50]	1:6.000
Cingapura[51]	1:40.322

A alta incidência desta comorbidade na Nigéria pode estar relacionada a um costume local de ingerir "kanwa" (carbonato de sódio hidratado) por 40 dias após o parto, com consequente hipervolemia e hipertensão arterial deflagrando a CMP.[52]

Fatores de risco

Dados do estudo americano[49], também mostraram ser a doença mais frequente em pacientes idosas (29,7 *vs.* 26,9 anos de idade materna), eram mais propensas a serem da raça negra (32,2% *vs.* 15,7%) e encontraram uma incidência maior nas pacientes com distúrbios hipertensivos associados a gravidez (22,5% *vs.* 5,87%). Destes o fator mais importante é ser da raça afro-americana.

Etiologia

Até hoje a etiologia da CMP é desconhecida, alguns processos etiológicos ainda estão sendo sugeridos,[53] contudo trabalhos mais recentes propõe que a CMP seja um espectro da CMD familiar.[54-55]

Fisiopatologia

Os principais mecanismos sugeridos são mostrados a seguir na Tabela 7.

TABELA 7 Principais mecanismos fisiopatológicos na cardiomiopatia periparto (CMP)

Principais mecanismos fisiopatológicos	Achados
Miocardite viral	Alguns autores sugerem a participação de alguns vírus, como: Epstein-Barr, citomegalovírus humano, herpes vírus e parvovírus em CMD e evidências histológicas de processo inflamatório intersticial miocárdico.[56] Porém na CMP não está bem estabelecida
Mecanismos autoimunes	Títulos elevados de autoanticorpos contra as proteínas dos tecidos cardíacos selecionados foram encontrados na maioria das mulheres com CMP.[57] Outro autor[57] encontrou títulos elevados de todas as imunoglobulinas de cadeia pesada de miosina cardíaca em pacientes com CMP
Prolactina; 16-KDa prolactina e catepsina D	Trabalhos experimentais envolvendo modelos com ratos sugerem um mecanismo defeituoso na cascata antioxidante como sendo o responsável pelo desenvolvimento da CMP. Gerando um defeito na cascata, houve a ativação da catepsina D em cardiomiócitos levando a aumento da clivagem da prolactina para a isoforma 16 KDa, fragmento potencialmente prejudicial ao coração, com efeitos antiangiogênicos e pró-apoptóticos, rompimento de estruturas capilares já formadas, vasoconstrição, conduzindo a CMP. Esta teoria é apoiada pela constatação de que em ratos com o defeito na cascata induzido o tratamento com bromocriptina, um inibidor da secreção de prolactina, impediu o desenvolvimento da CMP[59]
Inflamação	Proteína C-reativa, Apo-1, interferon-gama, interleucina-6, TNF estão elevados em CMP.[60] Em um estudo pequeno não randomizado com o uso de pentoxifilia, um agente anti-inflamatório, houve melhora da evolução clínica[61]
Suscetibilidade genética	Estudos pequenos já citados sugerem que a CMP seja um espectro da CMD familiar

Manifestações clínicas

A apresentação clínica da CMP é variável e muito semelhante à outras formas de IC secundária a cardiomiopatias. Mulheres com CMP apresentam dispneia, dispneia paroxística noturna, ortopneia, tontura, dor no peito, edema de membros inferiores, tosse seca, distensão das veias do pescoço, distensão abdominal e fadiga.

A maioria das pacientes apresentam os sintomas 4 meses após o parto e apenas 9% no último mês de gravidez, o restante de 13% surge antes do último mês de gravidez ou depois do quarto mês após o parto.[45] A formação de trombo no ventrículo esquerdo é comum em CMP, pacientes com embolias cerebrais e para coronárias já foram descritas na literatura.[62]

Diagnóstico

Discutiremos os principais métodos para o diagnóstico da CMP na Tabela 8, a seguir. Contudo vale ressaltar que o desenvolvimento de sinais e sintomas de insuficiência cardíaca deve se dar no final da gestação ou nos meses seguintes após

TABELA 8 Principais métodos diagnósticos na cardiomiopatia periparto (CMP)

Método diagnóstico	Achados
Exames laboratoriais	Descartar anemia intensa, distúrbios eletrolíticos, disfunções renal, hepática e de tireoide. A dosagem de BNP ou NT-proBNP pode fortalecer a suspeita clínica de IC
Eletrocardiograma	Descartar a presença de alterações agudas de insuficiência coronária. O encontro de alargamento do QRS maior que 120 ms tem sido apontado como um preditor de mortalidade elevada.[63] Taquicardia sinusal, fibrilação atrial, *flutter* atrial e taquicardia ventricular podem estar presentes
Ecocardiograma	Presença da disfunção sistólica ventricular esquerda descarta a presença de doença valvar associada. Fração de ejeção ventricular esquerda maior que 30% e diâmetro diastólico final de ventrículo esquerdo menor que 55 mm apresentam maior possibilidade de recuperação da função ventricular esquerda.[63] Trombo no ventrículo esquerdo foi encontrado em torno de 10-17% dos casos no ecocardiograma inicial de pacientes com CMP. A incidência maior de tromboembolismo foi evidenciada em CMP em comparação com CMD de outras etiologias
Ressonância magnética do coração	Em estudos recentes, alguns autores mostraram a presença de realce tardio marcado pelo gadolínio em grupo de pacientes com CMP que apresentou evolução clínica desfavorável[64,65]

o parto. Deve ser excluído outras causas identificáveis de insuficiência cardíaca e deve estar presente a disfunção sistólica do ventrículo esquerdo (FEVE geralmente < 45%).

Tratamento

Na fase inicial uma abordagem envolvendo o controle hídrico e o uso de diuréticos que podem ser de alça e também tiazídicos, associados a nitrato e hidralazina e o uso de beta-bloqueadores quando não contraindicados, são um esquema seguro para o controle da insuficiência cardíaca e da hipertensão arterial. Os inibidores de enzima de conversão deverão ser evitados durante a gestação, mas são de utilização segura no pós-parto.

Inotrópicos devem ser usados em pacientes que apresentarem sinais de baixo débito cardíaco ou com congestão persistente apesar de diuréticos e agentes de redução de pós-carga.

A anticoagulação é recomendada em pacientes com CMP pela alta incidência de fenômenos tromboembólicos apresentados por estas pacientes, principalmente no grupo com fração de ejeção ventricular esquerda menos que 35. Nestes casos a heparina (não fracionada e de baixo peso molecular) é a droga de escolha uma vez que não atravessa a barreira placentária. Varfarina deve ser evitada uma vez que é teratogênica no início da gravidez e tem um risco de causar hemorragia cerebral no feto, no segundo e terceiro trimestre da gravidez. Após o parto as pacientes com CMP devem ser tratadas de acordo com as diretrizes de tratamento da insuficiência cardíaca.

O uso da bromocriptina baseia-se na estratégia de bloquear a prolactina, como explicado previamente na fisiopatologia. É uma droga que tem sido utilizada em mulheres no pós-parto para impedir a lactação e aumentar a recuperação da disfunção ventricular esquerda.[66] Nas mulheres que não recuperam a função ventricular esquerda, novas gestações devem ser desaconselhadas.[67]

Algumas medicações ainda aguardam validação para serem usada rotineiramente na CMP, elas são discutidas na Tabela 9.

TABELA 9 Principais medicações no tratamento da cardiomiopatia periparto (CMP) que ainda aguardam validação

Medicações em fase de validação	Achados
Pentoxifilina	Em um estudo realizado,[62] envolvendo 59 pacientes com CMP, a pentoxifilina, uma droga conhecida por inibir a produção de TNF-alfa, foi testada para avaliar a eficácia na evolução da CMP. O tratamento com pentoxifilina foi um preditor independente de resultado favorável com melhor fração de ejeção ventricular esquerda, classe funcional e sobrevivência
Imunossupressores; imunoglobulina intravenosa (IVIG)	Apresentam poucos trabalhos referidos na literatura e com número muito pequeno de pacientes estudados

Prognóstico

As taxas de mortalidade em pacientes com CMP variam muito na literatura (7 a 50%).[69,70] As causas mais comuns de morte para estas pacientes são: a insuficiência cardíaca congestiva, arritmias e tromboembolismo. Em torno de 50% das pacientes com CMP, continuaram a ter sintomas de insuficiência cardíaca após 6 meses de diagnóstico.[71]

Fatores associados a prognóstico favorável foram identificados:

- Diâmetro diastólico ventricular esquerdo entre 5,5 até 6,0 cm no exame diagnóstico.
- Fração de ejeção ventricular esquerda >35% ou fração de encurtamento > 20%, no momento diagnóstico.[72]
- Troponina normal.[73]
- Ausência de trombo no ventrículo esquerdo.[74]
- Etnia não afro-americana.[75]

Gestações futuras não são recomendadas em mulheres com disfunção ventricular permanente.[76-77] As mulheres que se recuperaram de CMP são mais difíceis de se aconselhar, porque gestações subsequentes podem aumentar o risco de episódios recorrentes de CMP.[75-76,78]

Cardiomiopatia alcoólica

A cardiomiopatia alcoólica (CMA) tem sido relacionada como um tipo de cardiomiopatia dilatada do tipo não isquêmica, e como o próprio nome diz, a etiologia desta cardiomiopatia se dá pelo consumo de álcool (etanol) excessivo. Na literatura ainda é motivo de indefinição a dose relativa ao consumo de álcool que seria a responsável pelo desenvolvimento da doença, mas considera-se que o consumo de uma dose maior de 90 gramas de álcool, diárias por um período maior que 5 anos, levaria a maior risco de incidência da doença.

Todavia apenas uma parte dos pacientes que tem uma ingestão pesada de álcool como a definida anteriormente, irá desenvolver CMA. A doença apresenta uma fase inicial assintomática, que é identificada por disfunção ventricular esquerda comprovada pelo ecocardiograma, sem sintomas de insuficiência cardíaca e com a manutenção da ingestão de álcool, a doença pode se tornar sintomática e com a persistência do consumo e álcool pode conduzir a morte em quatro anos, 50% dos pacientes.[79] Diferentemente da CMD cuja deterioração clínica é progressiva, na CMA a suspensão do consumo de álcool precocemente pode bloquear a progressão, ou até reverter a disfunção ventricular presente.

Epidemiologia

A incidência de cardiomiopatia alcoólica relatada na literatura varia de 21 a 32%, considerando os estudos epidemiologicos,[80] e a ingestão excessiva de álcool está presente em 3 a 40% dos pacientes com CMD idiopática. Homens representam a maioria dos casos de CMA, em razão do maior consumo de bebidas alcoólicas entre os homens. Entretanto, as mulheres podem desenvolver a cardiomiopatia alcoólica mais cedo em relação aos homens, ingerindo a mesma quantidade de álcool. Isso é explicado pela menor quantidade de água corpórea e menor metabolização do álcool nas mulheres, levando a maior concentração sérica de álcool.[81]

Fisiopatologia

O consumo de álcool conduz a uma série de alterações histológicas e celulares que podem explicar a evolução da CMA:

- Perda de miócitos ou morte.[82]
- Disfunção da organela intracelular.[83]
- Alteração em proteínas contráteis.[84]
- Alteração na homeostase do cálcio – gerando comprometimento da contratilidade cardíaca.[85]
- Alterações dos sistemas neuro-hormonais. A ação das catecolaminas poderia ser responsável pela indução da hipertrofia e possível insuficiência cardíaca.[86]
- Estresse oxidativo.[87]
- Participação genética: existem variações entre as pessoas na sensibilidade do miocárdio à lesão induzida pelo álcool. A participação do gene *p53no* remodelamento cardíaco induzida pelo etanol, o polimorfismo da enzima conversora de angiotensina, são implicados na disfunção cardíaca.[88]

Manifestações clínicas

O desenvolvimento de sintomas pode ser insidioso, ou alguns pacientes podem apresentar quadro de insuficiência cardíaca aguda com exuberante congestão sistêmica e pulmonar. A presença de fibrilação atrial é frequente nesta patologia. Em casos mais graves o aparecimento de dispneia progressiva, com ortopneia e dispneia paroxística noturna são frequentes. Palpitações e sincopes podem estar presentes e são geralmente decorrentes de taquiarritmias supraventriculares.[89] O exame físico é semelhante ao dos pacientes com cardiomiopatia dilatada idiopática.

Diagnóstico

Mais uma vez devemos excluir outras causas de MPD, e a história clínica de abuso de álcool irá guiar a hipótese diagnóstica. Tanto os achados de eletrocardiograma, radiografia de tórax e ecocardiograma são muito semelhantes aos já citados da MPD, sendo que a disfunção diastólica parece ser um achado precoce frequente, mas tanto a disfunção diastólica como sistólica podem estar presentes na fase assintomática da doença.[90]

Tratamento

O pilar do tratamento é a cessação do alcoolismo o mais precoce possível. Esta medida pode ser muito efetiva na melhora dos sinais e sintomas de insuficiência cardíaca. O tratamento dos episódios de descompensação da insuficiência cardíaca é idêntico ao dos pacientes com cardiomiopatia dilatada.

Prognóstico

Em indivíduos com CMA que desenvolvem sintomas, a abstinência é considerada fundamental para impedir uma maior deteriorização da contratilidade miocárdica. Pacientes que apresentam o diagnóstico de CMA e estão na fase assintomática da doença, alguns estudos mostraram que apresentam um prognóstico melhor do que o de outras etiologias se abstinência ao álcool for realizada.[90]

Referências bibliográficas

1. Maron BJ, Towbin JA, Thiene G, Antzelevitch C, Corrado D, Arnett D, et al.; American Heart Association; Council on Clinical Cardiology, Heart Failure and Transplantation Committee; Quality of Care and Outcomes Research and Functional Genomics and Translational Biology Interdisciplinary Working Groups; Council on Epidemiology and Prevention. Contemporary definitions and classification of the cardiomyopathies: an American Heart Association Scientific Statement from the Council on Clinical Cardiology, Heart Failure and Transplantation Committee; Quality of Care and Outcomes Research and Functional Genomics and Translational Biology Interdisciplinary Working Groups; and Council on Epidemiology and Prevention. Circulation 2006;113(14):1807-16.
2. Elliott P, Andersson B, Arbustini E, et al. Classification of the cardiomyopathies: a position statement from the European Society Of Cardiology Working Group on Myocardial and Pericardial Diseases. Eur Heart J 2008;29(2):270-6.
3. Elliott PM. Classification of cardiomyopathies: evolution or revolution? J Am Coll Cardiol 2013;62(22):2073-4.
4. Mohan SB, Parker M, Wehbi M, Douglass P. Idiopathic dilated cardiomyopathy: a common but mystifying cause of heart failure.Cleve Clin J Med. 2002;69(6):481-7.
5. Jefferies JL, Towbin JA. Dilated cardiomyopathy. Lancet. 2010;375(9716):752-62.
6. Dries DL, Exner DV, Gersh BJ, Cooper HA, Carson PE, Domanski MJ. Racial differences in the outcomes of left ventricular dysfunction. N Engl J Med. 1999;340:609-16.
7. Towbin JA, Lowe AM, Colan SD, Sleeper LA, Orav EJ, Clunie S. et al. Incidence, causes and outcomes of dilated cardiomyopathy in children. JAMA. 2006;296(15):1867-76.
8. Hershberger RE, Lindenfeld J, Mestroni L, Seidman CE, Taylor MR, Towbin JA. Genetic evaluation of cardiomyopathy: a Heart Failure Society of America practice guideline.J Card Fail. 2009;15(2):83-97.
9. Baboonian C, Treasure T. Meta-analysis of the association of enteroviruses with human heart disease. Heart. 1997;78(6):539-43.
10. Towbin JA. The role of cytoskeletal proteins in cardiomyopathies. Curr Opin Cell Biol. 1998;10(1):131-9.
11. Giri P, Mukhopadhyay A, Gupta M. et al. Dilated cardiomyopathy: a new insight into the rare but common cause of heart failure. Heart Fail Rev. 2021.Dellefave L, McNally EM. The genetics of dilated cardiomyopathy. Curr Opin Cardiol. 2010;25:198-204.
12. Dellefave L, McNally EM. The genetics of dilated cardiomyopathy. Curr Opin Cardiol. 2010;25:198-204.
13. Hershberger RE, Siegfried JD. Update 2011: clinical and genetic issues in familial dilated cardiomyopathy. J Am Coll Cardiol. 2011;57:1641–9.
14. Herman DS, Lam L, Taylor MR, Wang L, Teekakirikul P, Christodoulou D, et al. Truncations of titin causing dilated cardiomyopathy. N Engl J Med. 2012;366:619-28.
15. Hershberger RE, Parks SB, Kushner JD, Li D, Ludwigsen S, JakobsP, et al. Coding sequence mutations identified in MYH7, TNNT2, SCN5A, CSRP3, LBD3, and TCAP from 313 patients with familial or idiopathic dilated cardiomyopathy. Clin Transl Sci. 2008;1:21-6.
16. Hershberger RE, Cowan J, Morales A, Siegfried JD. Progress with genetic cardiomyopathies: screening, couseling and testing in dilated, hypertrophic and arrhythmogenic right ventricular dysplasia/cardiomyopathy. Circ Heart Fail. 2009;2:253-61.

17. Lakdawala NK, Funke BH, Baxter S, Cirino AL, Roberts AE, Judge DP, et al. Genetic testing for dilated cardiomyopathy in clinical practice. J Card Fail. 2012;18:296-303.
18. Lakdawala NK, Givertz MM.Dilated cardiomyopathy with conduction disease and arrhythmia.Circulation. 2010;122(5):527-34.
19. Meune C, Van Berlo JH, Anselme F, Bonne G, Pinto YM, Duboc D. Primary prevention of sudden death in patients with lamin A/C gene mutations. N Engl J Med. 2006;354(2):209-10.
20. Taylor MR, Fain PR, Sinagra G, Robinson ML, Robertson AD, Carniel E, et al. Familial Dilated Cardiomyopathy Registry Research Group. Natural history of dilated cardiomyopathy due to lamin A/C gene mutations. J Am Coll Cardiol. 2003;41:771-80.
21. McNair WP, Sinagra G, Taylor MRG, Di Lenarda A, Ferguson DA, Salcedo EE, et al. SCN5A mutations associate with arrhythmic dilated cardiomyopathy and commonly localize to the voltage-sensing mechanism. J Am Coll Cardiol. 2011;57(21):2160-8.
22. Sen-Chowdhry S, Syrris P, Prasad SK, Hughes SE, Merrifield R, Ward D, et al. Left-dominant arrhythmogenic cardiomyopathy: an under-recognized clinical entity. J Am Coll Cardiol. 2008;52(25):2175-87.
23. Berko BA, Swift M. X-linked dilated cardiomyopathy. N Engl J Med. 1987;316:1186-91.
24. Ades LC, Gedeon AK, Wilson MJ, Latham M, Partington MW, Mulley JC, et al. Barth syndrome: clinical features and confirmation of gene localization to distal Xq28. Am J Med Genet 1993;45:327-34.
25. Mazzocco MMM, Henry AE, Kelly RI. Barth syndrome is associated with a cognitive phenotype. J Dev Behav Pediatr. 2007;28:22-30.
26. Jefferies JL, Eidem BW, Belmont JW, Craigen WJ, Ware SM, Fernbach SD, et al. Genetic predictors and remodeling of dilated cardiomyopathy in muscular dystrophy. Circulation.2005;112(18):2799-804.
27. Dalakas MC, Park KY, Semino-Mora C, Lee HS, Sivakumar K, Goldfarb LG. Desmin myopathy, a skeletal myopathy with cardiomyopathy caused by mutations in the desmin gene. N Engl J Med. 2000;342(11):770-80.
28. Bonne G, Leturcq F, Ben Yaou R. In: Pagon RA, Adam MP, Bird TD, Dolan CR, Fong CT, Stephens K (ed.). Emery-Dreyfuss muscular dystrophy. Gene Rewiews™ [Internet]. Seattle (WA): University of Washington, Seattle; 2004;1993-2013.
29. Bushby K, Muntoni F, Bourke JP. 107th ENMC International workshop: the management of cardiac involvement in muscular dystrophy and myotonic dystrophy. 7th-9th June2002, Naarden, the Netherlands. Neuromuscul Disord. 2003;13:166-72.
30. FengJ,YanJY, Buzin CH, Sommer SS, Towbin JA. Comprehensive mutation scanning of the dystrophin gene in patients with nonsyndromic X-linked dilated cardiomyopathy. J Am Coll Cardiol. 2002;40:1120-4.
31. Ackerman MJ, Priori SG, Willems S, Berul C, Brugada R, Calkins H, et al. Heart Rhythm Society (HRS); European Heart Rhythm Association (EHRA). HRS/EHRA expert consensus statement on the state of genetic testing for the channelopathies and cardiomyopathies: this document was developed as a partnership between the Heart Rhythm Society (HRS) and the European Heart Rhythm Association (EHRA).Europace. 2011;13(8):1077-109.
32. Gruning E, Benz A, Mereles D, Unnebrink K, Kücherer H, Haass M, et al. Prognostic value of serial cardiac assessment and familial screening in patients with dilated cardiomyopathy. Eur J Heart Fail. 2003;5:55-62.
33. Bocchi EA, Braga FG, Ferreira SM, et al.; Sociedade Brasileira de Cardiologia. [III Brazilian Guidelines on Chronic Heart Failure]. Arq Bras Cardiol. 2009;93(1 Suppl 1):3-70.
34. Deedvania PC: The key to unraveling the mystery of mortality in heart failure: An integrated approach. Circulation. 2003;107:1719-21.
35. McMurray JJ, Packer M, Desai AS, Gong J, Lefkowitz MP, Rizkala AR, et al; PARADIGM-HF Investigators and Committees. Angiotensin-neprilysin inhibition versus enalapril in heart failure. N Engl J Med. 2014;371(11):993-1004.
36. Ponikowski P, Voors AA, Anker SD, Bueno H, Cleland JGF, Coats AJS, et al.; ESC Scientific Document Group; 2016 ESC Guidelines for the diagnosis and treatment of acute and chronic heart failure: The Task Force for the diagnosis and treatment of acute and chronic heart failure of the European Society of Cardiology (ESC) developed with the special contribution of the Heart Failure Association (HFA) of the ESC. Eur Heart J. 2016; 37(27):2129-200. Disponível em: https://doi.org/10.1093/eurheartj/ehw128
37. Hunt SA, Abraham WT, Chin MH, Feldman AM, Francis GS, Ganiats TG, et al. 2009 Focused update incorporated into the ACC/AHA 2005 Guidelines for the Diagnosis and Management of Heart Failure in Adults A Report of the American College of Cardiology Foundation/ American Heart Association Task Force on Practice Guidelines Developed in Collaboration With the International Society for Heart and Lung Transplantation. J Am Coll Cardiol. 2009;53(15):e1-e90.
38. Dickstein K, Cohen-Solal A, Filippatos G, McMurray JJ, Ponikowski P, Poole-Wilson PA, et al. ESC Guidelines for the diagnosis and treatment of acute and chronic heart failure 2008: the Task Force for the Diagnosis and treatment of Acute and Chronic Heart Failure 2008 of the European Society of Cardiology. Developed in collaboration with the Heart Failure Association of the ESC (HFA) and endorsed by the European Society of Intensive Care Medicine (ESICM). Eur Heart J. 2008; 29(19):23388-442.
39. McMurray JJV, Solomon SD, Inzucchi SE, Kober L, Kosiborod MN, Martinez FA, et al. Dapagliflozin in patients with heart failure and reduced ejection fraction. N Engl J Med. 2019;381(21):1995-2008.
40. Packer M, Anker SD, Butler J, Filippatos G, Ferreira JP, Pocock SJ, et al.; EMPEROR-Reduced Trial Committees and Investigators. Empagliflozin in patients with heart failure, reduced ejection fraction, and volume overload: EMPEROR-Reduced Trial. J Am Coll Cardiol. 2021;77(11):1381-92.Carson P, Ziesche S, Johnson G, Cohn JN. Racial differences in response to therapy for heart failure: analysis of the vasodilator-heart failure trials. Vasodilator-Heart Failure Trial Study Group. J Card Fail. 1999;5(3):178-87.
41. Carson P, Ziesche S, Johnson G, Cohn JN. Racial differences in response to therapy for heart failure: analysis of the vasodilator-heart failure trials. Vasodilator-Heart Failure Trial Study Group. J Card Fail. 1999;5(3):178-87.
42. Pearson GD, Veille JC, Rahimtoola S, Hsia J, Oakley CM, Hosenpud JD, et al. Peripartum cardiomyopathy: Natural Heart, Lung and Blood Institute and Office of Rare Diseases (National Institutes of Heaths) workshop recommendations and review. JAMA. 2000;283(9):1183-8.
43. Maron BJ, Towbin JA, Thiene L, Antzelevitch C, Conrad D, Arnett D, et al. Contemporary definitions and classification of the cardiomyopathies: an American Heart Association Scientific Statement from the Council on Clinical Cardiology, Heart Failure and Transplantation Committee; Quality of Care and Outcomes Research and Functional Genomics and Translational Biology Interdisciplinary Working Groups; and Council on Epidemiology and Prevention. Circulation. 2006;113(14):1807-16.
44. Dickstein K, Cohen-Solal A, Filippatos G, McMurray JJ, Ponikowski P,Poole-Wilson PA, et al. ESC Guidelines for the diagnosis and treatment of acute and chronic heart failure 2008: the Task Force for the Diagnosis and treatment of Acute and Chronic Heart Failure 2008 of the European Society of Cardiology. Developed in collaboration with the Heart Failure Association of the ESC (HFA) and endorsed by the European Society of Intensive Care Medicine (ESICM). Eur Heart J. 2008; 29(19):23388-442.
45. Sliwa K, Hilfiker-Kleiner D, Petrie MC, Mebazaa A. Pieske B, Buchmann E, et al. Current state of knowledge on etiology, diagnosis, management, and therapy of peripartum cardiomyopathy: a position statement from the Heart Failure Association of the European Society of Cardiology Working Group on peripartum cardiomyopathy. Eur J Heart Fail. 2010;12(8):767-78.
46. Davidson NM, Parry EH. Peripartum cardiac failure. QJMed. 1978;47:431-61.
47. Desai D, Moodley J, Naidoo D. Peripartum cardiomyopathy: experiences at King Edward VIII Hospital, Durban, South Africa and a review of the literature. Trop Doct. 1995;25:118-23.
48. Wilkinson H; Trustees and Medical Advisers. Saving Mothers' lives. Reviewing maternal deaths to make motherhood safer: 2006-2008. BJOG. 2011;118(11):1402-3.
49. Mielniczuk LM, Williams K, Davis DR, Tang AS, Lemery R, Green MS, et al.Frequency of peripartum cardiomyopathy.Am J Cardiol. 2006;97(12):1765-8.
50. Sliwa K, Fett J, Elkayam U. Peripartum cardiomyopathy. Lancet. 2006;368:687-93.

51. Chee KH. Favourable outcome after peripartum cardiomyopathy: a ten--year study on peripartum cardiomyopathy in a university hospital. Singapore Med J. 2013;54(1):28-31.
52. Garg J, Palaniswamy C, Lanier GM. Peripartum cardiomyopathy: definition, incidence, etiopathogenesis, diagnosis, and management. Cardiology in Review. 2015;23:69-78.
53. Ntusi NB, Mayosi BM. Aetiology and risk factors of peripartum cardiomyopathy: a systematic review. Int J Cardiol. 2009;131(2):168-79.
54. Van Spaendonck-Zwarts KY, van Tintelen JP, van Veldhuisen DJ, van der Werf R, Jongbloed JD, Paulus WJ, Dooijes D, et al. Peripartum cardiomyopathy as a part of familial dilated cardiomyopathy. Circulation. 2010;121(20):2169-75.
55. Morales A, Painter T, Li R, Siegfried JD, Li D, Norton N, et al. Rare variant mutations in pregnancy-associated or peripartum cardiomyopathy.Circulation. 2010;121(20):2176-82.
56. Fett JD. Viral infection as a possible trigger for the development of peripartum cardiomyopathy. Int J Gynaecol Obstet. 2007;97(2):149-50.
57. Selle T, Renger I, Labidi S, Bultmann I, Hilfiker-Kleiner D. Reviewing peripartum cardiomyopathy: current state of knowledge. Future Cardiol. 2009;5(2):175-89.
58. Warraich RS, Sliwa K, Damasceno A, Carraway R, Sundrom B, Arif G, et al. Impact of pregnancy-related heart failure on humoral immunity: clinical relevance of G3-subclass immunoglobulins in peripartum cardiomyopathy. Am Heart J. 2005;150(2):263-9.
59. Hilfiker-Kleiner D, Kaminski K, Podewski E, Bonda T, Schaefer A, Sliwa K, et al. A cathepson D-cleaved 16 kDa form of prolactin mediates postpartum cardiomyopathy. Cell.2007;128(3):589-600.
60. Sliwa K, Skudicky D, Bergemann A, Candy G, Puren A, Sareli P.Peripartum cardiomyopathy: analysis of clinical outcome, left ventricular function, plasma leves of cytokimes and Fas/APO-1. J Am Coll-Cardiol.2000;35(3):701-5.
61. Sliwa K, Skudicky D, Candy G, Bergemann A, Hopley M, Sareli P. The addition of pentoxifylline to conventional therapy improves outcome in patients with peripartum cardiomyopathy. Eur J Heart Fail. 2002;4(3):305-9.
62. Helms AK, Kittner SJ. Pregnancy and stroke. CNS Spectr. 2005;10(7):580-7.
63. Duran N, Günes H, Duran I, Biteker M, Ozkan M. Predictors of prognosis in patients with peripartum cardiomyopathy. Int J Gynaecol Obstet. 2008;101(2):137-40.
64. Arora NP, Mohamad T, Mahajan N, Danrad R, Kottam A, Li T, Afonso LC. Cardiac magnetic resonance imaging in peripartum cardiomyopathy: a new tool to evaluate an old enigma. Am J Med Sci. 2014;347(2):112-7.
65. Renz DM, Röttgen R, Habedank D, Wagner M, Böttcher J, Pfeil A, et al. New insights into peripartum cardiomyopathy using cardiac magnetic resonance imaging. Rofo. 2011;183(9):834-41.
66. Regitz-Zagrosek V, Roos-Hesselink JW, Bauersachs J, Blomström-Lundqvist C, Cífková R, De Bonis M, et al.; ESC Scientific Document Group. 2018 ESC Guidelines for the management of cardiovascular diseases during pregnancy: The Task Force for the Management of Cardiovascular Diseases during Pregnancy of the European Society of Cardiology (ESC), European Heart Journal. 2018;39(34):3165–241.
67. Hilfiker-Kleiner D, Haghikia A, Masuko D, Nonhoff J, HeldD, Libhaber E, et al. Outcome of subsequent pregnancies in patients with a history of peripartum cardiomyopathy. Eur J Heart Fail. 2017;19:1723-8.
68. Dutt S, Wong F, Spurway JH. Fatal myocardial infarction associated with bromocriptine for postpartum lactation suppression. Aust N Z J Obstet Gynaecol. 1998;38:116-7.
69. Blauwet LA, Libhaber E, Forster O, Tibazarwa K, Mebazaa A, Hilfiker--Kleiner D et al . Predictors of outcome in 176 South African patients with peripartum cardiomyophaty. Heart. 2013;995):308-13.
70. Sliwa K, Skudicky D, Bergemann A, Candy G, Puren A, Sareli P. Peripartum cardiomyopathy: Analysis of clinical outcome, left ventricular function, plasma levels of cytokines and Fas/APO-1. J Am Coll Cardiol. 2000;35:701-5.
71. Landon M. Medical complications of pregnancy: Cardiac disease. In: Ling FW, Duff P, editors. Obstetrics and gynecology: principles for practice. 1sted. New York: McGraw-Hill; 2001:133-45.
72. Hu CL, Li YB, Zou YG, Zhang JM, Chen JB, Liu J, et al. Troponin T measurement can predict persistent left ventricular dysfunction in peripartum cardiomyopathy. Heart. 2007;93(4):488-90.
73. Goland S, Bitar F, Modi K, Safirstein J, Ro A, Mirocha J, et al. Evaluation of the clinical relevance of baseline left ventricular ejection fraction as a predictor of recovery or persistence of severe dysfunction in women in the United States with peripartum cardiomyopathy. J Car Fail. 2011;17(5):426-30.
74. Amos AM, Jaber WA, Russell SD. Improved outcomes in peripartum cardiomyopathy with contemporary. Am Heart J. 2006;152(3):509-13.
75. Fett JD, Fristoe KL, Welsh SN. Risk of heart failure relapse in subsequent pregnancy among peripartum cardiomyopathy mothers.Inter J Gynaecol Obstet. 2010;109(1):34-6.
76. Elkayam U, Tummala PP, Rao K, Akhter MW, Karaalp IS, Wani OR, et al. Maternal and fetal outcomes of subsequent pregnancies in women with peripartum cardiomyopathy. N Engl J Med. 2001;344:1567-71.
77. Ramaraj R, Sorrell VL. Peripartum cardiomyopathy: Causes, diagnosis, and treatment. Cleve Clin J Med. 2009;76:289–96.
78. Mandal D, Mandal S, Mukherjee D, Biswas SC, Maiti TK, Chattopadhaya N, et al. Pregnancy and subsequent pregnancy outcomes in peripartum cardiomyopathy. J Obstet Gynaecol Res. 2011;37(3):222-7.
79. Skotzko CE, Vrinceanu A, Krueger L, Freudenberger R. Alcohol use and congestive heart failure: incidence, importance, and approaches to improved history taking. Heart Fail Rev. 2009;14(1):51-5.
80. George A, Figueredo VM. Alcoholic cardiomyopathy: a review. J Card Fail. 2011;17(10):844-9.
81. Falk HF, Hershberger RE. The dilated, restrictive, and infiltrative cardiomyopathies In: Mann DL, Zipes DP, Libby P, Bonow RO, Braunwald E, eds. Braunwald's heart disease: a textbook of cardiovascular medicine: tenth edition. Philadelphia: Elsevier; 2015. p.1551-73.
82. Fernandez-Solà J, Lluis M, Sacanella E, Estruch R, Antúnez E, Urbano-Márquez A. Increased myostatin activity and decreased myocyte proliferation in chronic alcoholic cardiomyopathy. Alcohol Clin Exp Res. 2011;35:1220-9.
83. Guo R, Ren J. Alcohol dehydrogenase accentuates ethanol-induced myocardial dysfunction and mitochondrial damage in mice: role of mitochondrial death patway. PLoS One. 2010;5(1):e8757.
84. Krasniqi A . Cardiodepressive effects of alcohol. Rev Med Chir Soc Med Nat Iasi. 2009;113(3):692-7.
85. Fatjó F, Sancho-Bru P, Fernandez-Solà J, Sacanella E, Estruch R, Bataller R, et AL. Up-regulation of myocardial L-type Ca2+ channel in chronic alcoholic subjects without cardiomyopathy. Alcohol Clin Exp Res. 2007;31(7):1099-105.
86. Collier P, McDonald KM. The role of angiotensin system intervention in stage B heart failure. Heart Fail Clin. 2012;8(2);225-36.
87. Jing L, Jin CM, Li SS, Zhang FM, Yuan L, Li WM et al. Chronic alcohol intake-induced oxidative stress and apoptosis: role of CYP2E1 and calpain-1 in alcoholic cariomyophathy. Mol Cell Biochem. 2012;359(1-2):283-92.
88. Jankala H, Eriksson PC, Eklund K, Sarviharju M, Harkonen M, Maki T. Effect of chronic ethanol ingestion and gender on heart left ventricular p53 gene expression. Alcohol Clin Exp Res. 2005;29(8):1368-73
89. George A, Figueredo VM. Alcohol and arrhythymias: a comprehensive review. J Cardiovasc Med (Hagerstown). 2010;11(4):221-8.
90. Laonigro I, Correale M, Di Biase M, Altomare E. Alcohol abuse and heart failure. Eur J Heart Fail. 2009;11(5):453-62.

Capítulo 2

Cardiomiopatia hipertrófica

Murillo de Oliveira Antunes
Edmundo Arteaga-Fernández
Charles Mady

PONTOS-CHAVE

- A cardiomiopatia hipertrófica (CMH) é a mais prevalente cardiopatia das de transmissão genética.
- Presença de hipertrofia de parede ventricular na ausência de outras causas confirma o diagnóstico.
- O prognóstico é bom e a maioria dos pacientes apresenta expectativa semelhante à da população geral, com baixa mortalidade.
- Principal causa de morte súbita cardíaca (MSC) em jovens e atletas.
- Insuficiência cardíaca e fibrilação atrial são complicações comuns.
- Tratamento invasivo está indicado nos pacientes sintomáticos e refratários a terapêutica medicamentosa otimizada.
- Cardiodesfibrilador implantável, conforme avaliação individualizada, está indicado na prevenção da MSC.
- Triagem e acompanhamento familiar são fundamentais para diagnóstico precoce e prevenção de complicações.

Introdução

A cardiomiopatia hipertrófica (CMH) é doença primária do músculo cardíaco definida pela presença de hipertrofia da parede ventricular que ocorre na ausência de outras doenças cardíaca, sistêmica, metabólica ou sindrômica que justifiquem o desenvolvimento ou magnitude desta alteração muscular.[1]

A CMH é a mais prevalente das cardiopatias de origem genética, apresenta expressão fenotípica extremamente heterogênea quanto aos sintomas, evolução clínica e prognóstico. Sua principal complicação é a morte súbita cardíaca (MSC), que pode ocorrer de forma imprevisível, sendo a principal causa de MSC em jovens e atletas.[2-4]

História

Apesar de encontrar relatos da doença que datam do século XIX, a primeira descrição da CMH foi realizada por um médico patologista forense, Dr. Donald Teare, que em 1958 publicou uma série de oito casos necroscópicos constituídos por adolescentes e adultos jovens (sete apresentaram morte súbita cardíaca) e relatou como causa mortis a presença de "hipertrofia assimétrica ou tumor benigno" do coração.[5] Entretanto, foi Eugene Braunwald com Andrew Glenn Morrow (criador da cirurgia de miectomia) que publicaram entre 1958 e 1964 três artigos detalhando vários aspectos clínicos, hemodinâmicos e de tratamento da CMH, reconhecidos até os dias atuais, do que eles denominaram estenose subaórtica hipertrófica idiopática e a qual agora é definida "cardiomiopatia hipertrófica".[6-8]

Epidemiologia

Atualmente a CMH já foi relatada em 122 países diferentes, o que representa 90% da população mundial com prevalência da doença de 1 caso por 500 pessoas na população geral, conforme os primeiros registros epidemiológicos baseados em ecocardiografia.[9,10] No entanto, estudos mais recentes incluindo indivíduos portadores de genes considerados patogênicos (genótipo positivo e fenótipo negativo) encontraram uma prevalência de 1 caso por 200 pessoas, o que representa uma condição muito mais comum do que se pensava anteriormente.[2] No Brasil estima-se que cerca de 400 mil pessoas possam ser afetadas, entretanto estima-se que atualmente menos de 10% dos casos foram clinicamente diagnosticados.

Etiologia

A CMH é transmitida de forma genética autossômica dominante e penetrância incompleta, na qual ocorrem mutações em genes que codificam as proteínas dos componentes contráteis dos sarcômeros, do disco Z ou do transporte de cálcio.

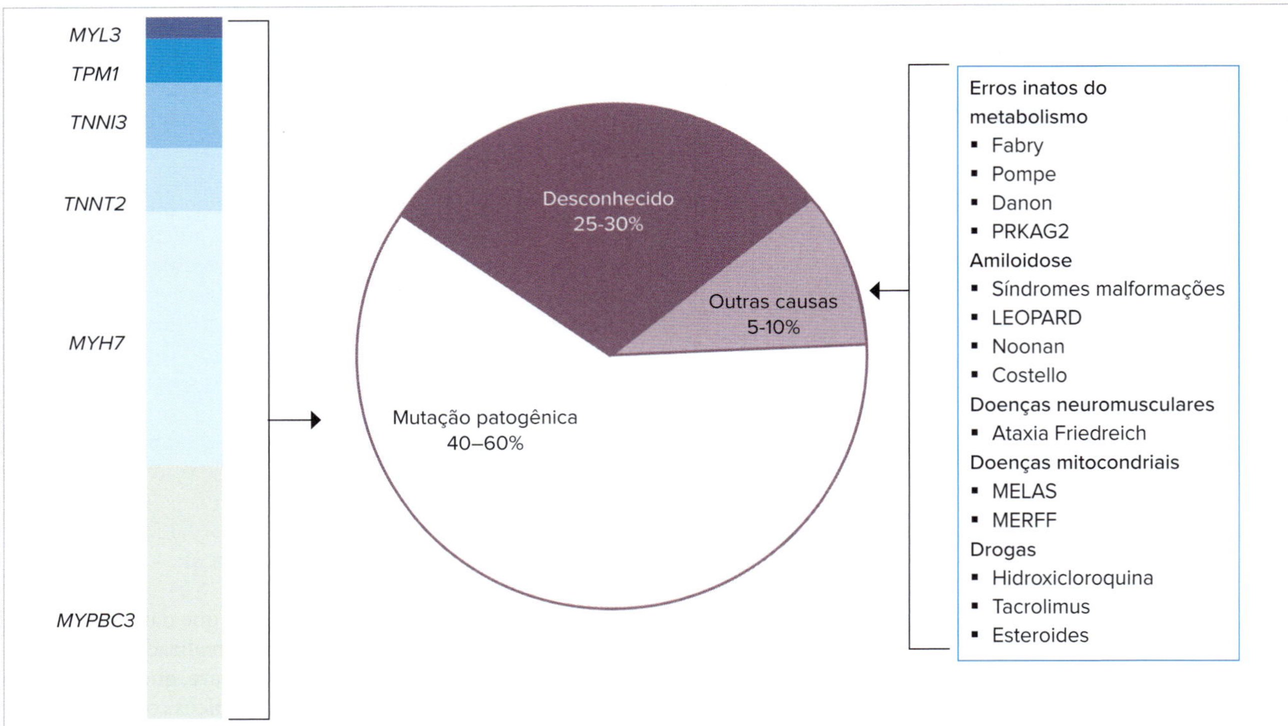

FIGURA 1

Mutações nos genes das proteínas do sarcômero e outras causas de hipertrofia miocárdica. *MYBPC3*: gene da proteína C de ligação à miosina; *MYH7*: gene da cadeia pesada da betamiosina cardíaca; *TNNT2*: gene troponina T; *TNNTI3*: gene troponina I cardíaca; *TPM1*: gene da alfatropomiosina; *MYL3*: gene da cadeia leve de miosina.

Vinte e um genes diferentes com mais de 2.000 mutações já foram identificados, o que aumenta a complexidade de sua caracterização genética. Os genes da cadeia pesada β-miosina, proteína C de ligação à miosina e da troponina T são responsáveis por até 80% dos casos,[4] sendo que mais de uma mutação podem ser encontradas em até 5% dos indivíduos, resultando em manifestação mais precoce e pior prognóstico.

Sabe-se que o estudo genético é negativo em aproximadamente 40% dos indivíduos acometidos pelas hipertrofias miocárdicas, em decorrência de mutações ainda não reconhecidas ou porque a hipertrofia ocorre por outras causas como: amiloidose, síndromes de malformação genéticas (Leopard, Noonan), erros inatos do metabolismo (Fabry, Pompe, Danon), doenças neuromusculares, anormalidades cromossômicas ou drogas (tacrolimus, hidroxicloroquina ou esteroides).[11]

Anatomia patológica

A CMH é caracterizada macroscopicamente pela presença de hipertrofia ventricular esquerda (VE), a qual pode ser simétrica ou na maioria das vezes assimétrica e localizada no septo interventricular em 90% dos casos. A hipertrofia pode ser observada em outras regiões: forma concêntrica, parede livre, região média apical ou apical do VE.

O tamanho da cavidade do VE é normal ou diminuído, o átrio esquerdo dilatado e observam-se as alterações anatômicas em valva mitral como espessamento, alongamento das cúspides e inserção anômala dos músculos papilares.

Microscopicamente observam-se hipertrofia dos cardiomiócitos com desarranjo dos feixes musculares e perda da ar-

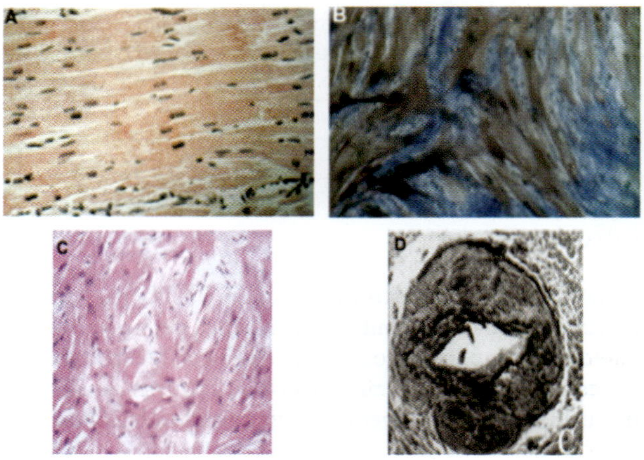

FIGURA 2

Alterações histopatológicas na cardiomiopatia hipertrófica. A: miocárdio normal (ampliação de 90X); B: desalinhamento dos miócitos e fibrose miocárdica azul; C: desorganização da arquitetura do miocárdio; D: hipertrofia da parede do ramo coronário intramiocárdico.

quitetura miocárdica com aumento do tecido conjuntivo intersticial e formação de fibrose miocárdica. A fibrose encontrada de forma localizada ou com múltiplos focos não respeita o território coronariano específico, ocorrendo particularmente na junção do septo interventricular com a parede livre do ventrículo direito (VD).

Artérias e arteríolas coronárias apresentam lúmen reduzido secundário a hiperplasia das células musculares lisas e aumento do colágeno da camada média e o trajeto intramiocárdio ("ponte miocárdica") é encontrado em até 30% dos pacientes.[12,13]

Fisiopatologia

As principais alterações fisiopatológicas encontradas na CMH são apresentadas a seguir.

Função diastólica alterada

Observadas na grande maioria dos pacientes com CMH, as anormalidades da função diastólica ocorrem de forma precoce, muitas vezes mesmo antes do aparecimento da hipertrofia miocárdica e sendo independente da extensão e espessura miocárdica. Podem ser observadas desde formas leves de anormalidades do relaxamento ventricular até quadros restritivos graves. Os desarranjos dos miócitos, a presença de fibrose miocárdica variável, as anormalidades da cinética do cálcio intracelular, a distorção da geometria ventricular, a isquemia miocárdica e as alterações da velocidade e da sincronia da repolarização ventricular são os responsáveis por estas alterações.[14]

Obstrução na via de saída de ventrículo esquerdo (OVSVE)

Já nas descrições iniciais da CMH, uma das características que mais despertou interesse dos investigadores é a presença do gradiente pressórico na via de saída do ventrículo esquerdo (VSVE), de modo que várias hipóteses foram postuladas sobre sua verdadeira origem. Atualmente admite-se que sua presença seria secundária à associação de fenômenos hemodinâmicos com alterações anatômicas do septo interventricular (SIV) e da valva mitral.[15]

A presença da hipertrofia em região septal basal estreitando a VSVE associada com a ejeção hiperdinâmica ventricular resulta em aumento da velocidade do fluxo sanguíneo durante a sístole ventricular, tracionando assim, por sucção (efeito Venturi), o folheto anterior da valva mitral em direção ao SIV e causando a obstrução em VSVE. O deslocamento da valva mitral contra o SIV é conhecido por movimento anterior da valva mitral (MAS), que associado à coaptação anormal dos folhetos valvares leva à regurgitação mitral, presente na maioria dos pacientes com a forma obstrutiva da CMH. Algumas outras alterações são observadas na valva mitral, como implantação anatômica inferiorizada e para dentro do VE, cúspides alongadas e cordas tendíneas redundantes que contribuem para ocorrência da obstrução.[16]

Isquemia miocárdica

A isquemia miocárdica é secundária ao desbalanço entre a oferta e o consumo de oxigênio ocasionado por diversos mecanismos: aumento da demanda de oxigênio pelo miocárdio pelo aumento excessivo da massa muscular; diminuição do fluxo sanguíneo, principalmente na região subendocárdica, por elevação das pressões diastólicas de enchimento e compressão microvascular; estrutura microvascular coronária insuficiente em relação ao aumento da massa ventricular; diminuição do lúmen arteriolar e presença de pontes miocárdicas.[17]

Evolução clínica e história natural

O conhecimento da mortalidade na CMH apresentou uma revisão substancial ao longo dos anos. Logo após a descrição inicial da doença, estudos populacionais realizados em pacientes altamente selecionados de centros terciários demonstravam uma mortalidade anual em torno de 4 a 6%, contudo o viés de seleção destes doentes naquele momento provavelmente superestimou o risco da doença, criando-se um conceito de que a CMH seria uma cardiopatia "maligna", de prognóstico sombrio e reduzida expectativa de vida.[2,18,19]

Entretanto, estudos recentes utilizando grandes populações e com acompanhamento de tempo maior demonstraram taxas de mortalidade da CMH entre 0,9 e 1,5% ao ano, e foi reduzida para 0,5% ao ano após o desenvolvimento das novas intervenções terapêuticas como o implante do cardiodesfibrilador (CDI) e transplante cardíaco.[18,19] Assim, a CMH é uma cardiopatia benigna, tratável e de baixa mortalidade. No Brasil um único estudo realizado com esta população encontrou uma taxa de mortalidade de 0,9% ao ano[20] (Figura 3).

A CMH muito provavelmente é a única entre as doenças cardiovasculares que pode manifestar em qualquer idade, desde a infância até a sétima década de vida e a maioria dos pacientes apresenta expectativa de vida normal, com nenhuma ou poucas complicações e sem a necessidade de intervenções terapêuticas importantes. Entretanto, uma parcela reduzida de pacientes pode evoluir com alguns desfechos como:

- MSC: geralmente acomete indivíduos jovens (< 30 anos) assintomáticos ou oligoassintomáticos (raramente ocorre > 60 anos de idade).[21,22]
- Insuficiência cardíaca (IC) progressiva: com função sistólica preservada (forma restritiva grave) e ocasionalmente (< 5% dos casos) pode evoluir para "estágio final" da doença com função sistólica reduzida.[11,22]
- Fibrilação atrial (FA): piora dos sintomas de IC e risco de fenômenos embólicos.[2,23,24]

Quadro clínico

A maioria dos pacientes com CMH é assintomática ou oligoassintomática e o diagnóstico acaba sendo feito pela detecção de sopros cardíacos ou durante a investigação familiar. Os sintomas mais comuns são dispneia e angina ao esforço,

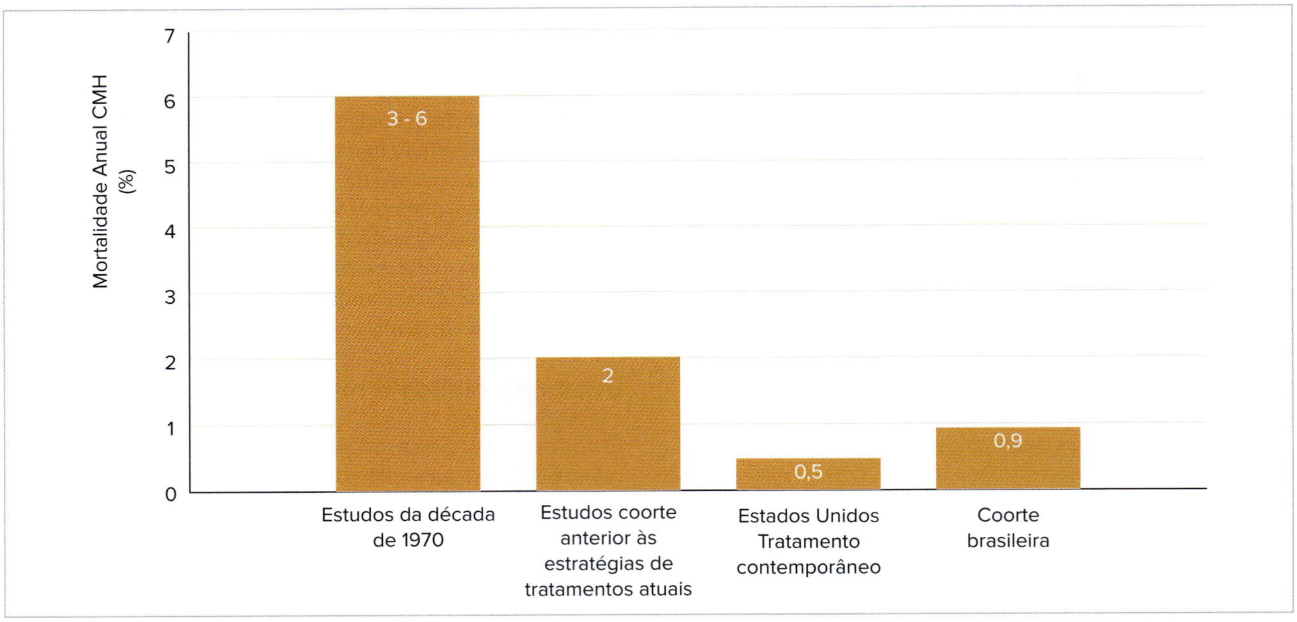

FIGURA 3

Diminuição da mortalidade durante um período de mais de 50 anos. O tratamento contemporâneo abrange implante de desfibrilador, cardiomiectomia, transplante cardíaco e atendimento pré-hospitalar da parada cardiorrespiratória (desfibrilação e hipotermia).

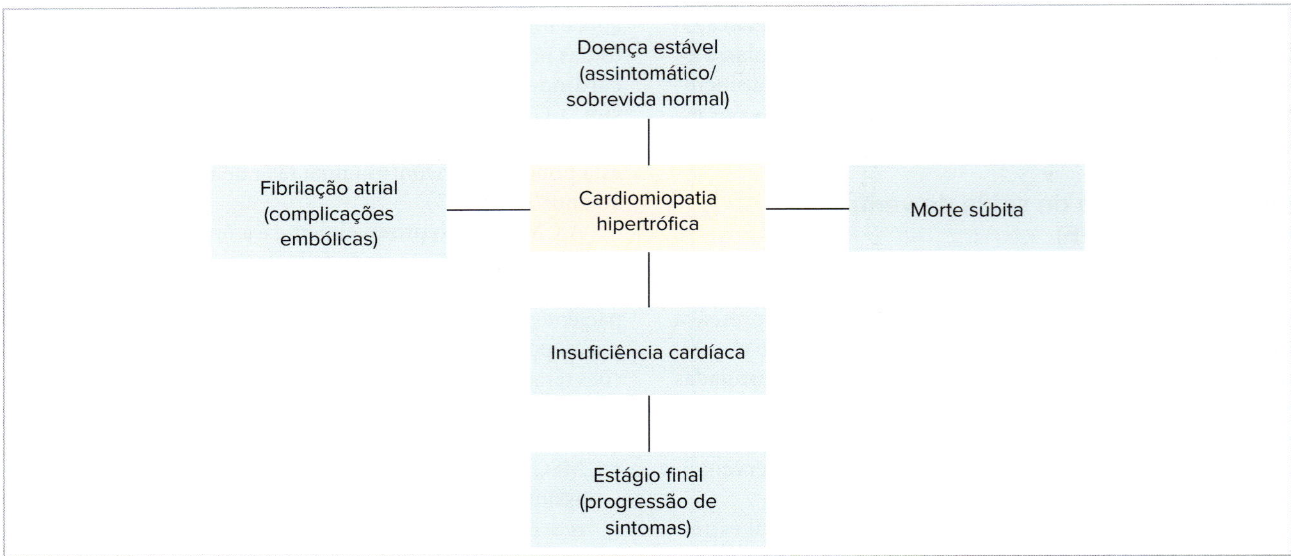

FIGURA 4

História natural na cardiomiopatia.

palpitações e síncopes ou pré-síncope, sendo que menos de 10% dos pacientes evoluem para sintomas incapacitantes.[2,11,22]

- Dispneia: é o sintoma mais prevalente da doença presente em cerca de 90% dos pacientes. Desencadeada inicialmente aos grandes esforços, pode evoluir de forma progressiva para médio e pequenos esforços. Alguns pacientes relatam piora dos sintomas após alimentações copiosas.[11]
- Dor precordial: cerca de um terço dos pacientes queixam-se de dor precordial anginosa aos esforços **físicos** com características semelhantes às encontradas na doença coronariana, sendo que muitas vezes estes pacientes nos serviços de emergência são diagnosticados com síndrome coronariana aguda e encaminhados para cinecoronariografia.
- Síncope: cerca de 15 a 25% dos doentes com CMH relatam um episódio de síncope durante a vida e mais de

20% queixam-se de pré-síncope. Os mecanismos envolvidos incluem OVSVE, isquemia durante o esforço, ativação inadequada do barorreceptores ventriculares e vasodilatação, arritmias cardíacas, ou raramente anormalidades de condução e bloqueio atrioventricular. A ocorrência de episódios de síncopes inexplicadas e de repetições principalmente quando ocorrem em crianças e adolescentes identificam pacientes com risco aumentado de MSC.[25]

- Palpitações: é uma queixa comum nos portadores CMH e estão associadas as arritmias ventriculares e supraventriculares frequentemente observadas nestes pacientes.[11,22]

Exame físico

Apesar das alterações miocárdicas serem muitas vezes exuberantes o exame físico pode ser completamente normal, sobretudo naqueles pacientes que não apresentam OVSVE.

O ictus é amplo, forte e desviado para a esquerda e pode-se palpar frêmito sistólico no nível da ponta ou na borda esternal baixa. O pulso venoso jugular pode apresentar com elevação da onda *"a"* explicada pela contração atrial acentuada resultante da diminuição da distensibiladade do ventrículo. O pulso carotídeo pode ser evidenciado por aspecto de *bisferiens*, com ascenso rápido, diminuição na mesossístole (à medida que ocorre a formação do gradiente na VSVE), seguida por um aumento secundário.

Na ausculta cardíaca pode ser encontrado o desdobramento paradoxal da B2 (secundário ao atraso do fechamento valvar aórtico e presente nos pacientes com obstrução acentuada da VSVE) e a presença de quarta bulha (B4) decorrente de contração atrial intensa. Porém, o achado mais marcante da CMH é o sopro cardíaco sistólico, rude, "crescendo-descrescendo", que se inicia logo após a B1 e audível ao longo da borda esternal esquerda baixa, resultado do fluxo turbulento na VSVE. Na presença de regurgitação mitral ausculta-se um segundo sopro holossistólico suave no ápice e com irradiação para a axila.[27]

Algumas manobras realizadas pelo paciente são úteis para diferenciar do sopro ocasionado pela estenose valvar aórtica, já que na prática clínica muito se assemelham (Tabela 1).

Diagnóstico

Eletrocardiograma

Encontra-se alterado em mais de 90% dos pacientes, porém é pouco específico e não apresenta um padrão característico da doença. Deve ser realizado na primeira visita clínica e sempre que houver mudança dos sintomas.

Os achados mais comuns são sobrecarga ventricular esquerda, com alterações do segmento ST e inversão da onda T e sobrecarga atrial esquerda. Presença de ondas Q profundas ≥ 40 ms com onda T positiva em duas derivações contínuas está associada com acometimento assimétrico.

A presença de ondas T invertidas e profundas ("gigantes"), com mais de 10 mV nas derivações precordiais, sugere envolvimento apical do VE.[11,22]

TABELA 1 Manobras que modificam o sopro na cardiomiopatia hipertrófica

Aumentam o sopro	Diminuem o sopro
Diminuindo a pós-carga	Aumentando a pós-carga
Posição postural ereta rápida	Agachamento abrupto
Hipovolemia	Exercícios isométricos (*handgrip*)
	Infusão de fenilefrina
Diminuindo a pré-carga	Aumentando a pré-carga
Manobra de Valsalva	Elevação dos membros inferiores
Uso de diuréticos	Após a manobra de Valsalva
Posição postural ereta rápida	
Aumentando a contratilidade miocárdica	Diminuindo a contratilidade miocárdica
Exercício físico	Administração de betabloqueadores
Administração de nitrito de amilo	Anestesia geral
Isoprotenerol e digitálico	

Ecodopplercardiograma

O ecocardiograma constitui o principal método de diagnóstico na CMH que permite estabelecer o diagnóstico, a espessura e a localização da hipertrofia, além de determinar a presença e o grau de obstrução e alterações na valva mitral.

Para o diagnóstico o único parâmetro importante é a espessura máxima da parede ventricular em qualquer segmento, sendo essencial que durante a realização do exame sejam avaliados cuidadosamente todos os segmentos do VE, já que as hipertrofias da parede anterolateral e ápice do VE podem ser de difícil visualização.

Os critérios diagnósticos pela ecocardiografia são:

- Espessura da parede ventricular ≥ 15 mm ou ≥ 13 mm em pacientes com história familiar positiva para doença.

Aproximadamente um terço dos pacientes é encontrado em repouso, com o movimento sistólico anterior da valva mitral (SAM) causando a obstrução na VSV. Embora a obstrução na VSVE seja comum em pacientes com CMH, também pode ocorrer em outras circunstâncias, como calcificação do anel mitral posterior, hipertensão, hipovolemia e estados hipercontráteis.

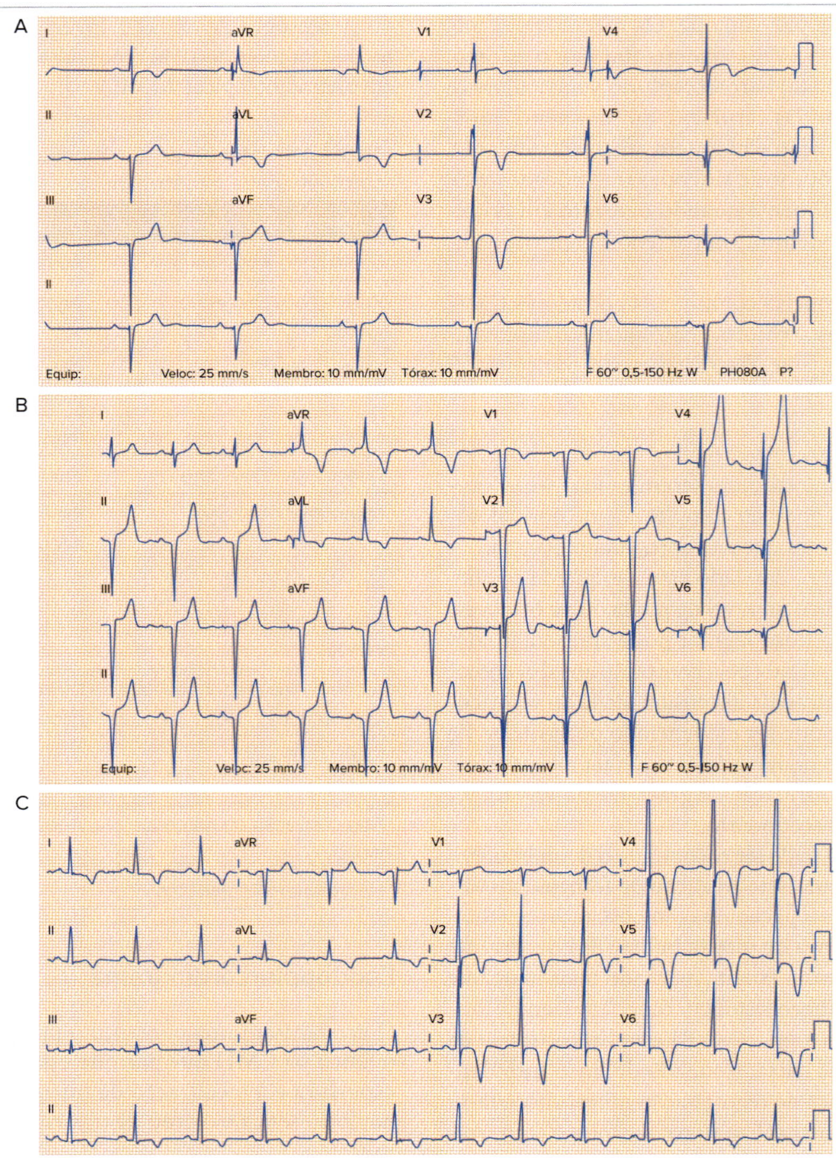

FIGURA 5

Eletrocardiograma na cardiomiopatia hipertrófica. A: Ondas R em V1 e V2 sugerindo hipertrofia septal. B: Ondas Q profundas em parede inferior. C: Ondas T invertidas e profundas em derivações precordiais (forma apical).

Quanto à presença do gradiente em VSVE:

- Forma não obstrutiva: gradiente na via de saída de VE < 30 mmHg em repouso.
- Forma obstrutiva: gradiente na via de saída de VE ≥ 30 mmHg em repouso.
- Forma obstrutiva latente: gradiente via de saída de VE ≤ 30 mmHg em repouso e ≥ 30 mmHg no esforço.

A presença de SAM quase sempre resulta em falha de coaptação das cúspides e regurgitação mitral, sendo que sua gravidade varia de acordo com o grau de obstrução na via de saída. A avaliação do átrio esquerdo é obrigatória e seu tamanho fornece informações prognósticas importantes.[2,11,22]

Ecocardiograma com estresse físico (nunca farmacológico) pode ser realizado para pacientes assintomáticos com gradiente em repouso de via de saída em repouso < 50 mmHg para avaliação e quantificação do gradiente dinâmico.

Testes genéticos

A análise do DNA constitui o método definitivo para a identificação da CMH, possibilitando a realização do diagnóstico na fase pré-clínica da doença e mesmo antes de ocorrerem

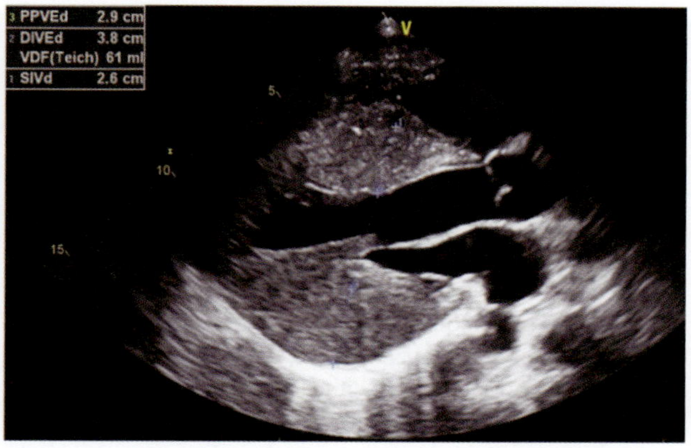

FIGURA 6

Ecodopplercardiograma evidenciando uma espessura septal de 26 mm e de parede posterior de 29 mm.

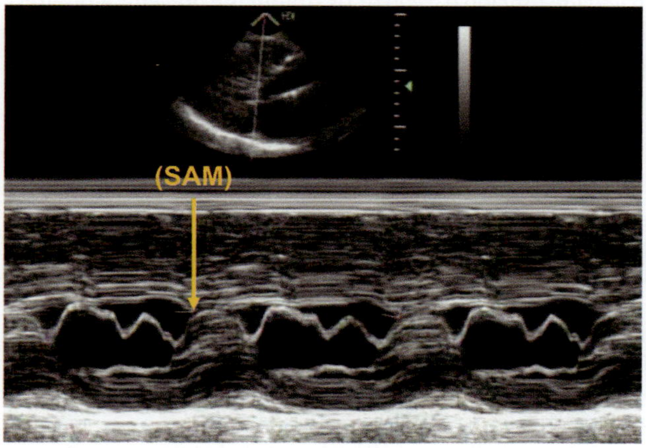

FIGURA 7

Modo M evidenciando movimento sistólico anterior da valva mitral.

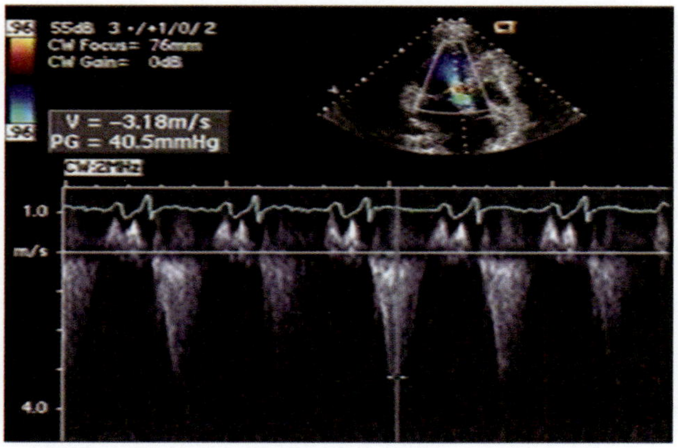

FIGURA 8

Doppler com presença de gradiente em VSVE.

alterações estruturais cardíacas. Atualmente, vários laboratórios comerciais e centros acadêmicos já oferecem testes genéticos rápidos e com custos acessíveis para identificar as mutações que causam CMH e fornecer um diagnóstico molecular.[11,22]

A razão mais atraente para considerar especificamente os testes genéticos na prática clínica é de identificar os membros da família afetados sem ainda apresentarem a hipertrofia ventricular e que estão em risco de desenvolver a doença.[28] Para a estratégia de *screening* com testes genéticos, é necessária a identificação de uma mutação patogênica no probando (caso índice).

Apesar do otimismo inicial de que mutações "malignas" ou "benignas" seriam identificáveis entre as populações de pacientes, os estudos genéticos clínicos mais recentes não foram capazes de demostrar a associação de mutações genéticas com MSC, assim o resultado do teste não identifica os pacientes de alto risco de MSC que poderiam se beneficiar da terapia com CDI.[2,11,22,29] (ver Capítulo "Genética da cardiomiopatia hipertrófica").

Teste ergométrico

O teste ergométrico fornece informações sobre o mecanismo (gradiente dinâmico) e a gravidade da limitação funcional, sobretudo quando associado com análises (teste ergoespirométrico), sendo seguro e podendo ser realizado nestes pacientes. Deve ser realizado em ambiente de preferência hospitalar e com acompanhamento médico durante todas as etapas do exame.[11,22]

As diretrizes atuais não recomendam mais sua realização para avaliação da pressão sistólica no esforço e estratificação da MSC.[22]

Ressonância magnética

A a ressonância magnética cardiovascular (RMC) é útil para estabelecer o diagnóstico da CMH nos casos em que as áreas de hipertrofia se tornam tecnicamente difíceis de serem avaliadas pela ecocardiografia convencional (janelas ecocardiográficas inadequadas, parede anterolateral, ápice e ventrículo direito). Também possui grande utilidade no diagnóstico diferencial das hipertrofias miocárdicas encontradas em outras situações como: coração de atleta, cardiopatia hipertensiva e doenças de depósitos (doença de Fabry e amiloidose).[30]

A RMC pode ser utilizada para detectar a fibrose miocárdica por meio da infusão do contraste paramagnético, gadolínio, que é comum e presente em aproximadamente 65% dos pacientes (variando de 33-84%), com distribuição muitas vezes multifocal, irregular e não respeitando anatomia coronariana.[30,31]

A presença de fibrose miocárdica extensa está associada com maior risco de dilatação do VE e disfunção sistólica – fase final da doença. Um estudo multicêntrico recente demonstrou que pacientes que possuem extensão de fibrose ≥ 15% da massa do VE apresentam o dobro de risco para MSC em comparação com pacientes sem fibrose independente de outros fatores de risco.[32]

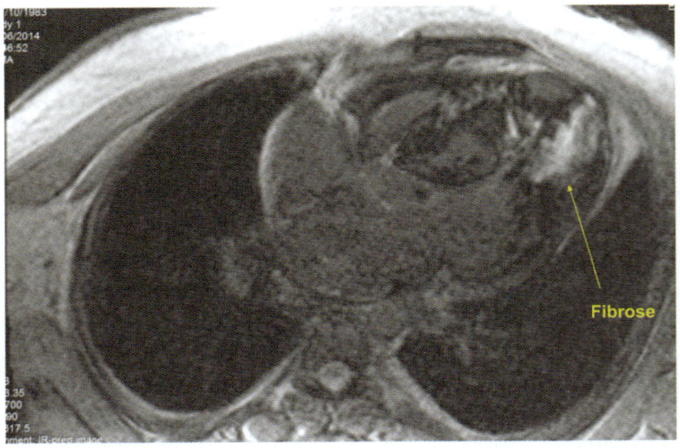

FIGURA 9

Fibrose miocárdica identificada pela técnica de realce tardio na ressonância magnética.

Exames específicos

- Teste ergoespirométrico: deve ser considerado para avaliar a gravidade da limitação ao exercício, independentemente dos sintomas ou em pacientes que serão submetidos ao tratamento invasivo (miectomia ou alcoolização septal).[11,22]
- Cinecoronariografia e angiotomografia de coronárias: para investigação de doença coronariana obstrutiva (DAC) podem ser solicitados a todos os pacientes acima de 40 anos que serão submetidos ao tratamento invasivo ou para pacientes com dor precordial anginosa que possuem probabilidade pré-teste intermediária para DAC.[11,22]
- Estudo eletrofisiológico (EEF): pode ser considerado para pacientes com taquicardia supraventricular persistente ou recorrentes (*flutter* atrial, fibrilação atrial, taquicardias por reentrada nodal e pré-excitação ventricular), com a possibilidade de ablação de um substrato. O EEF, com estimulação ventricular programada, não é recomendado para estratificação de risco de MSC.[11,22,48]

Tratamento

O tratamento da CMH tem como finalidade melhorar a capacidade funcional, reduzir os sintomas e prevenir a progressão da doença, entretanto, o tratamento farmacológico carece de grandes ensaios clínicos randomizados, sendo embasado muitas vezes em pequenos estudos clínicos ou mesmo experiências de especialistas.

TABELA 2 Recomendações da AHA/ACC para exames diagnósticos na cardiomiopatia hipertrófica[22,48]

Método diagnóstico	Recomendação
Teste genético	Classe I ▪ Como parte da avaliação inicial, em pacientes com CMH com história familiar de 3 gerações (NE B). ▪ Em pacientes com apresentação clínica atípica de CMH ou quando há suspeita de outra condição genética para ser a causa da hipertrofia cardíaca ("fenocópias de CMH") (NE B). ▪ Teste e aconselhamento genético em todos os pacientes com CMH (NE B). ▪ Em famílias ocorreu uma MSC com um diagnóstico *post mortem* de CMH, o teste genético *post mortem* é benéfico para facilitar rastreamento clínico em parentes de primeiro grau (NE B). ▪ Em famílias afetadas, aconselhamento genético, pré-reprodutivo e pré-natal deve ser oferecido (NE B).
Ecocardiograma	Classe I ▪ Na avaliação inicial (NE B). ▪ Triagem de familiares de 1º grau em que não foi encontrada a mutação genética no caso índice (NE B). ▪ Triagem familiar a partir de 12 anos de idade (repetir 1-2 anos até aos 18 anos e após 3-5 anos) (NE C). ▪ Na piora dos sintomas ou evento cardiovascular (NE B). ▪ Com estresse físico para pacientes com gradiente repouso < 50 mmHg (NE B). ▪ Ecotransesofágico no intraoperatório de cirurgia de miectomia (NE B).
Ressonância magnética	Classe I ▪ Avaliação inicial quando o ecocardiograma é inconclusivo para diagnóstico (NE B). ▪ Para diagnósticos diferenciais de outras cardiomiopatias como doenças de depósitos e coração de atleta (NE B). ▪ Para estratificação da MSC nos quais a decisão de prosseguir com o CDI permanece incerto a RMN é benéfica para avaliar espessura máxima da parede do VE, fração de ejeção (FE), aneurisma apical do VE, extensão do miocárdio, fibrose (NE B). ▪ Avaliações adicionais da hipertrofia (distribuição e localização) e anatomia da valva mitral e músculo papilar, para tratamento invasivo (NE B).
Avaliação do ritmo cardíaco	Classe I ECG de 12 derivações é recomendado na avaliação inicial e como parte da avaliação periódica e acompanhamento (a cada 1 a 2 anos) (NE B). Holter de 24 a 48 horas é recomendado na avaliação inicial e como parte do acompanhamento periódico (a cada 1 a 2 anos) para identificar os pacientes que estão em risco para MSC e orientar o manejo de arritmias.

A maioria dos pacientes sintomáticos beneficia-se apenas de terapia farmacológica, sendo que as intervenções invasivas são necessárias em menos de 10% dos casos. Pacientes com disfunção sistólica progressiva ou disfunção diastólica refratária ao tratamento clínico podem ser candidatos a transplante cardíaco.

Pacientes assintomáticos apresentam evolução clínica benigna e não devem ser tratados.[2,11,19,22]

Tratamento farmacológico

Por consenso, os betabloqueadores (propranolol, atenolol e metoprolol) são a droga de escolha para pacientes com OVSVE e sintomáticos. Essas medicações reduzem o gradiente na VSVE em repouso ou principalmente durante o esforço físico, diminuindo os sintomas na maioria dos pacientes. Deve ser prescrita com doses tituladas progressivamente, sendo que muitas vezes altas doses podem ser necessárias.[11,22]

Verapamil (dose inicial de 40 mg, três vezes ao dia, até o máximo de 480 mg por dia) pode ser utilizado quando betabloqueadores são contraindicados ou ineficazes, porém em pacientes com obstrução grave na VSVE (≥ 100 mmHg) ou pressões sistólicas da artéria pulmonar elevada deve ser usado com cautela, uma vez que pode provocar edema pulmonar. Diltiazem (dose inicial de 60 mg três vezes ao dia até o máximo 360 mg por dia) pode ser utilizado em doentes intolerantes ao verapamil, sendo que estas medicações aumentam a capacidade de exercício e melhoram os sintomas, reduzindo a disfunção diastólica VE sem alterar a função sistólica. A associação de betabloqueadores e verapamil/diltiazem pode ser tentada em pacientes que não respondem adequadamente com a monoterapia.[33]

A disopiramida, agente antiarrítmico classe IA, tem demonstrado melhora nos sintomas reduzindo o gradiente pressórico em repouso, podendo ser indicada para tratamento destes pacientes, entretanto, não é produzida no Brasil.

Diuréticos em baixas doses podem ser usados com cautela para melhorar a dispneia. A digoxina é contraindicada e, nos pacientes com OVSVE, os vasodilatadores arterial e venoso, nitratos e inibidores da fosfodiesterase devem ser usados com cautela já que podem piorar o gradiente.

Tratamento invasivo

O tratamento invasivo deve ser considerado nos pacientes sintomáticos, em CF III-IV (NYHA), refratários a terapia medicamentosa otimizada e que tenham gradiente VSVE ≥ 50 mmHg (em repouso ou provocado), sendo que não existem dados que suportem o uso de procedimentos invasivos para reduzir a obstrução de saída do VE em pacientes assintomáticos independentemente da gravidade do gradiente.

Cardiomiectomia septal

Em decorrência da experiência e dos resultados do procedimento documentados em longo prazo, a cardiomiectomia septal cirúrgica é considerada o tratamento de escolha. É o primeiro tipo de tratamento invasivo proposto e consiste na retirada de uma porção de músculo do septo ventricular, aliviando a via de saída do ventrículo esquerdo (cirurgia de Morrow).[8]

Estudos de longo prazo, com mais de 50 anos de acompanhamento, têm mostrado que a miectomia cirúrgica reverte sintomas de insuficiência cardíaca de forma confiável, abolindo de forma permanente obstrução (90% dos casos), restaurando a pressão normal de enchimento do VE e reduzindo ou abolindo a regurgitação mitral. O benefício sintomático em longo prazo é alcançado em 70-80% dos pacientes com uma sobrevida comparável à da população em geral. Pacientes do sexo masculino, com idade < 50 anos, tamanho de átrio esquerdo < 46 mm, sem fibrilação atrial são os que apresentam os melhores resultados cirúrgicos.[11,33]

A mortalidade operatória varia de < 1% em centros experientes até 3-4% quando se realizam reparos na valva mitral associada e as principais complicações são bloqueio atrioventricular total (BAVT), insuficiência valvar aórtica e comunicação interventricular (CIV). O uso de ecocardiograma transesofágico intraoperatório, auxiliando o cirurgião para adequação da ressecção septal e correção de anormalidades estruturais concomitantes, tem melhorado os resultados cirúrgicos e reduzido as taxas de complicações.[11,33,34]

Ablação septal percutânea pelo álcool

Procedimento que consiste na oclusão de um ramo septal da artéria descendente anterior e injeção de álcool absoluto por meio da técnica de cateterismo coronariano, ocasionado um infarto na região (em média de 10% do VE e 30% do septo), com a formação de cicatriz e a redução septal. Atualmente questionam se a cicatriz formada no septo poderia contribuir como mecanismo arritmogênico para desencadear taquiarritmias ventriculares com risco de MSC.

A ablação percutânea septal pelo álcool tornou-se uma alternativa à miectomia cirúrgica em pacientes selecionados, como com idade avançada, comorbidades significativas que aumentam risco cirúrgico ou com forte desejo de evitar a cirurgia com tórax aberto.[22]

Os resultados são semelhantes ao da cirurgia em termos de redução de gradiente, melhora dos sintomas e da capacidade de exercício, com mortalidade semelhante à miectomia isolada e o BAVT é a principal complicação em 7-20% dos pacientes. No total 12% dos pacientes têm que repetir o procedimento em decorrência da obstrução residual, sendo que a ablação é menos eficaz em espessura de septo > 30 mm ou fibrose septal extensa identificada pela RMN.[36]

Estimulação cardíaca artificial

A presença do eletrodo na ponta do ventrículo direito determina uma mudança de ativação contrátil do miocárdio, levando à movimentação paradoxal do septo interventricular, aumentando a câmara ventricular e reduzindo o gradiente via de saída do ventrículo esquerdo. Parâmetros de estimulação devem ser otimizados para alcançar a máxima excitação do ápice do VD com o mínimo comprometimento do enchimento do VE (tipicamente alcançado com um intervalo de AV de 100 ± 30 ms).

A estimulação de dupla câmara foi promovida com entusiasmo na década de 1990 como uma alternativa à cirurgia, mas foi abandonada com base em ensaios duplo-cegos cruzados que demonstraram que o benefício sintomático percebido foi em grande parte por um efeito placebo.[37] Atualmente, está indicado na exceção e apenas aos pacientes sintomáticos não candidatos a terapias percutâneas ou cardiomiectomia (classe IIb NE C).[11,22]

Transplante cardíaco

Nos Estados Unidos, a CMH é responsável por 1-5% dos transplantes cardíacos com taxas de sobrevida semelhantes à taxa de transplante em pacientes com outras cardiomiopatias ou doença cardíaca isquêmica.

Está indicado nos pacientes que evoluem com estágio final e disfunção ventricular esquerda ou em um grupo específico que apresenta uma forma restritiva grave, refratários ao tratamento clínico, e não apresenta obstrução em VSVE, sendo a única opção de tratamento.[38]

TABELA 3 Comparação entre diversos tipos de tratamentos invasivos

	Mortalidade	Efetividade	Acompanhamento	Complicações
Cardiomiectomia	< 1 – 3%	> 90%	> 50 anos	BAVT, CIV, Insuficiência v. aórtica
Percutâneo	< 1	70-80%	> 20 anos	BAVT, IAM extenso
Marca-passo	< 1	10-40%	> 20 anos	Infecção ou perfuração

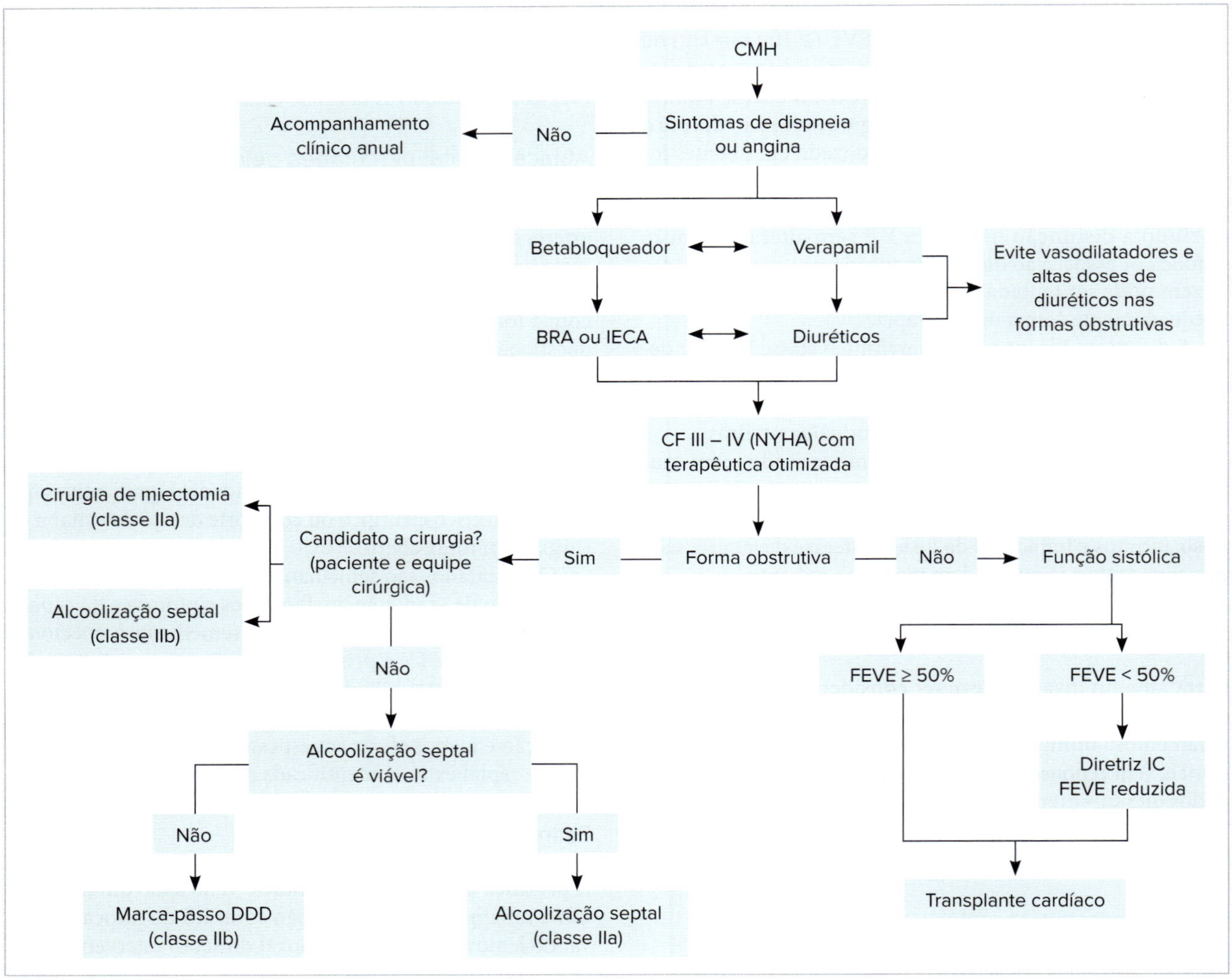

FIGURA 10
Orientações gerais no acompanhamento dos pacientes com cardiomiopatia hipertrófica.

Fibrilação atrial

A fibrilação atrial (FA) é a complicação mais comum em pacientes com CMH com uma prevalência de 20% e incidência anual de 3,8% de tromboembolismo (acidente vascular cerebral e periférica embolia).

Os fatores predisponentes incluem aumento do tamanho e da pressão do átrio esquerdo causados pela disfunção diastólica, OVSVE e regurgitação mitral. O início da FA ocorre em média aos 55 anos de idade, 10 anos mais cedo que na população em geral, sendo rara em crianças e adultos jovens, podendo não ser bem tolerado quando associado com OVSE.

A incidência de fenômenos embólicos/acidente vascular encefálico é alta nesta população, assim, após o registro da ocorrência da FA, mesmo sendo o primeiro episódio, todos os pacientes devem ser anticoagulados, preferencialmente com anticoagulantes diretos e, caso não possível, com antagonista de vitamina K.[2,11,22]

A manutenção do ritmo sinusal sempre é preferível em decorrência da piora dos sintomas e da classe funcional com o aparecimento desta arritmia. Cardioversão elétrica sincronizada e amiodarona (ou alternativa sotalol) são as estratégias recomendadas. Ablação por cateter é uma opção a ser indicada em casos selecionados (com altas taxas de recorrência) e técnica cirúrgica MAZE pode ser associada nos pacientes submetidos a cardiomiectomia septal.[11,22]

Na presença de diâmetro de átrio esquerdo ≥ 45 mm, o Holter 24 horas deve ser realizado cada 6-12 meses para investigação de episódios de FA paroxística.[11]

Morte súbita cardíaca

A MSC é a principal e mais temida complicação da CMH pelo potencial de ocorrência inesperada e repentina, podendo ser a primeira manifestação da doença, tornando-se a principal causa de MSC em atletas e jovens, e está associada com realização de atividade física.[2,11,22]

A incidência anual deste evento é baixa e de 1-2% ano, mas taxas de 4-6% foram descritas em coortes de pacientes de centros terciários de atendimento.[11,22]

A fibrilação ventricular (FV), precedida ou não por episódio de taquicardia ventricular, é responsável como o mecanismo primário por esses eventos, e desse modo o implante de cardiodesfibrilador implantável (CDI) reduz a mortalidade por esta complicação. As taxas apropriadas de intervenções do dispositivo em encerrar FV/TV são de 4% por ano para a prevenção primária e 11% por ano para a prevenção secundária.

Entretanto, na prática clínica, um dos maiores desafios da CMH ainda é reconhecer os pacientes que se beneficiaram do implante do dispositivo, sendo que atualmente as recomendações são baseadas em estudos observacionais e retros-

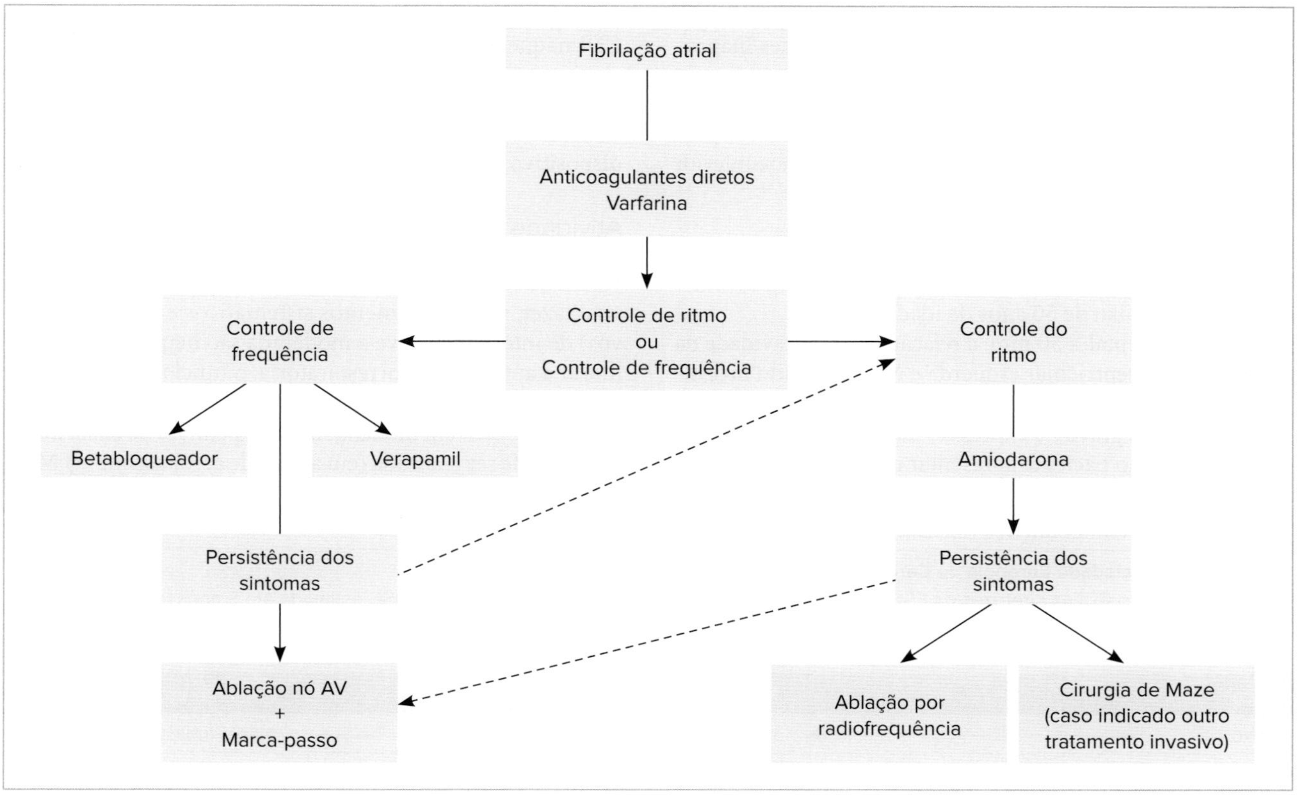

FIGURA 11

Manejo da fibrilação atrial.

pectivos que determinaram a relação entre alguns fatores de risco (FR) clínicos e o prognóstico.

Também algumas considerações são importantes na indicação do CDI como alto custo, a necessidade de troca do gerador por duração limitada da bateria e as taxas de complicações que incluem choques inapropriados em aproximadamente 25% dos pacientes; complicações com eletrodos (fratura, deslocamento, *oversensing*); infecções, hemorragia ou trombose e complicações relacionados ao procedimento cirúrgico.[19,40]

Prevenção da morte súbita cardíaca

Prevenção secundária

Os pacientes que sobrevivem à FV/TV apresentam alto risco para desenvolver novos episódios destes eventos, estando sempre indicado o implante do CDI. Na prática clínica essa população é muito pequena e a indicação do dispositivo não se questiona.[11,22]

Prevenção primária

A seleção dos pacientes que possuem indicação para implante de CDI para prevenção primária, diferentemente da prevenção secundária, pode ser uma difícil decisão. O caráter imprevisível e heterogêneo da CMH torna a estratificação de risco da MSC um importante desafio, em que apenas um grupo pequeno de indivíduos atualmente tratados com CDI recebem choques apropriados, sendo que ao mesmo tempo grande número de pacientes experimenta choques inapropriados e complicações do dispositivo.[11,22]

Algumas variáveis clínicas ou fatores de risco (FR) foram identificados como marcadores de risco para MSC em portadores de CMH, sobretudo em pacientes com idade inferior a 50 anos, e orientam na decisão do implante:[2,11,22,41]

- Antecedente familiar de MSC: preditor independente quando ocorre em parentes de primeiro grau (pai, mãe e irmão) e abaixo de 50 anos de idade.
- Espessura septal ≥ 30 mm: a relação entre a gravidade da hipertrofia ventricular esquerda e MSC tem sido investigada em vários estudos e baseia-se no conceito de que quanto mais grave é a expressão da doença, maior a probabilidade do paciente apresentar eventos adversos.
- Síncope: ocorre de forma repetida, sobretudo ≥ 2 eventos, especialmente nos últimos 6 meses e inexplicada, afastando-se a possibilidade de etiologia neuromediada. Eventos com mais de 5 anos de ocorrência não têm significância clínica.
- Fração de ejeção reduzida: disfunção sistólica com FE <50% por ecocardiografia ou imagem CMR.
- Aneurisma apical: aneurisma apical definido como um segmento discinético ou acinético de parede fina da porção mais distal da câmara do VE e independente do tamanho.
- Taquicardia ventricular não sustentada (TVNS): a presença TVNS ao Holter de 24 horas, frequente ≥ 3 episódios, longas ≥ 10 batimentos e rápidas FC ≥ 200 bpm apresenta-se como um FR independente sobretudo em pacientes mais jovens (abaixo de 30 anos de idade).
- Realce tardio miocárdico pela ressonância magnética: a técnica de realce tardio, com a infusão do contraste para magnético gadolínio, permitiu identificar e quantificar áreas de fibrose miocárdica. Na CMH a fibrose está presente em mais de 50% dos pacientes e o risco de eventos aumenta proporcionalmente com a porcentagem de comprometimento do ventrículo esquerdo, desta forma a presença de ≥ 15% de fibrose do VE dobra o risco de MSC quando comparados aos pacientes sem fibrose, sendo que sua ausência representa um fator de segurança associado a um baixo risco para MSC.[2,32,42]

A presença de fibrose auxilia na decisão da indicação do CDI naqueles pacientes em que o risco MSC permanece incerto mesmo após estratificação de risco padrão, já que atualmente ainda não há consenso de que a presença deste achado isoladamente seria suficiente para a recomendação do dispositivo.[2,11,22,32]

Atividade física

Para a maioria dos pacientes com CMH, exercícios recreativos (lazer, sem treinamentos sistemáticos e não competitivos) de intensidade leve a moderada são benéficos para melhorar a aptidão cardiorrespiratória, o funcionamento físico, a qualidade de vida e a sua saúde geral.[22]

Participação em modalidades competitivas de baixa intensidade pode ser realizada (em atividade aeróbia com < 3 MET,

TABELA 4 Recomendações das Diretrizes da Sociedade Europeia de Cardiologia [11]

Diretrizes da Sociedade Europeia de Cardiologia (ESC 2014) – profilaxia primária

Para indicação do CDI as diretrizes da ESC recomendam que seja calculada a taxa de risco de MSC estimada em 5 anos utilizando-se uma calculadora disponível na internet. As variáveis prognósticas adicionadas no cálculo são: idade, espessura do septo, valor do gradiente VSVE, tamanho do átrio esquerdo, TVNS, história familiar de MSC e síncope.

Risco		MSC em 5 anos		Implante de CDI
Baixo	→	< 4%	→	Não é indicado
Intermediário	→	≥ 4% e < 6%	→	Pode ser considerado
Alto	→	> 6%	→	Deve ser indicado

Fonte: www.escardio.org/guidelines-surveys/esc-guidelines/Pages/hypertrophic-cardiomyopathy.aspx.

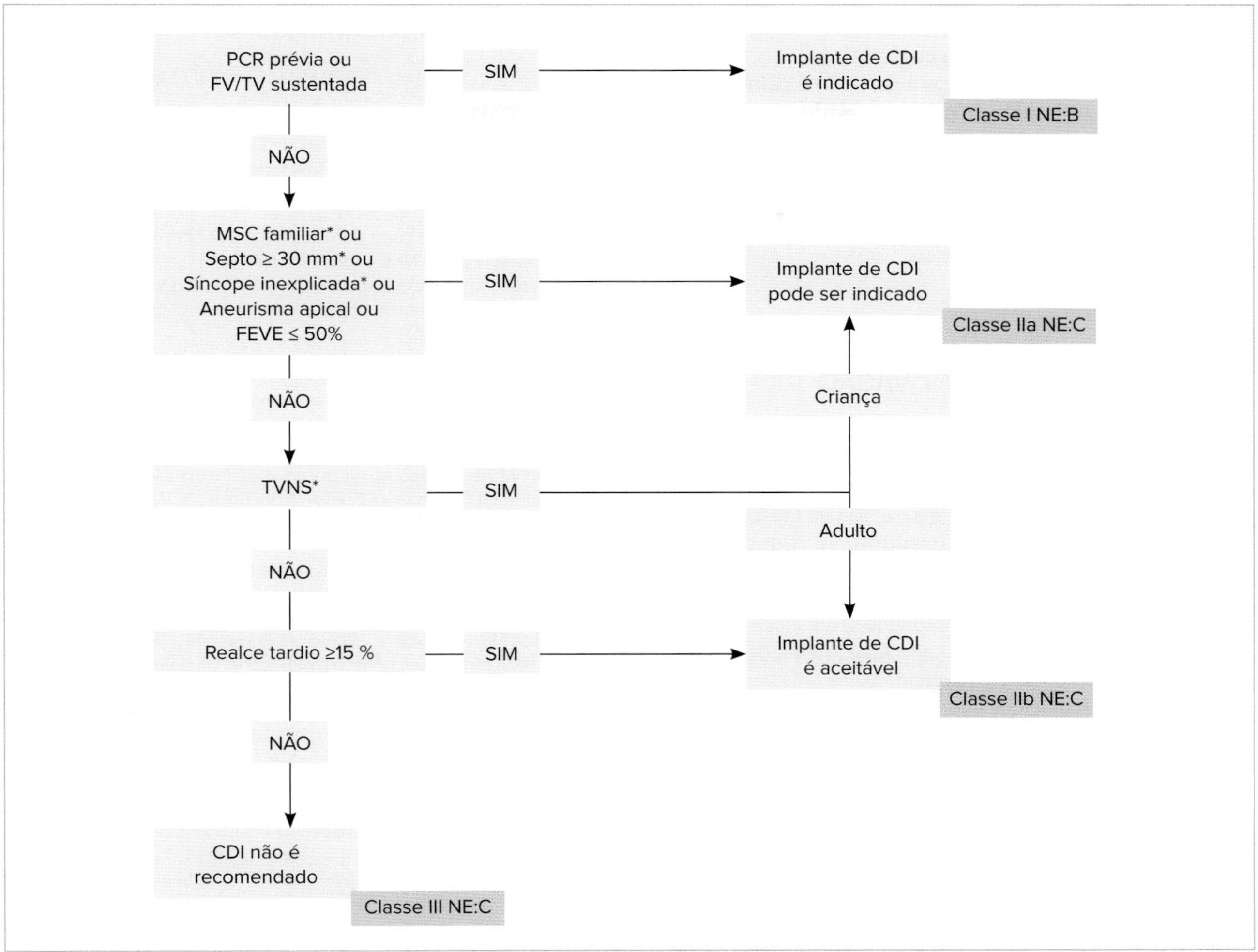

FIGURA 12

Orientações para o implante do cardiodesfibrilador (CDI) (American Heart Association/American College of Cardiology). *As decisões do CDI em pacientes pediátricos com cardiomiopatia hipertrófica (CMH) baseiam-se na presença destes principais fatores de risco: história familiar de morte súbita cardíaca (MSC), septo > 30 mm, síncope inexplicada e taquicardia ventricular não sustentada (TVNS). Para pacientes > 16 anos de idade, as estimativas de risco em 5 anos pela calculadora da Sociedade Europeia podem ser consideradas para informar completamente os pacientes e para a tomada de decisão compartilhada.

a frequência cardíaca seria < 50% do máximo, ou nível de esforço percebido não superior a 12 na escala Borg), já atividades físicas de alta intensidade são desaconselhadas para todos os pacientes por causa do risco de MSC.[36] Indivíduos genótipo positivo e fenótipo negativo não possuem nenhuma restrição para a prática esportiva pela diretriz americana.[22,43]

Drogas antiarrítmicas

Não existem dados randomizados e controlados para apoiar o uso de antiarrítmicos para a prevenção de MSC na CMH. Em estudos observacionais, amiodarona não foi capaz de prevenir estes eventos. Nos pacientes com TV/FV prévia em que o implante de CDI não é factível pode ser indicada como a única opção de tratamento.[44]

Recomendações gerais

Todo indivíduo com história familiar para CMH deve ser acompanhado de perto quanto ao risco do desenvolvimento da doença. Para parentes de 1º grau, idealmente o exame de ecocardiograma deve ser realizado anualmente dos 12 aos 20 anos de idade, sendo que antes deste período apenas em pacientes que cursam com sintomas ou que desejam participar de competições esportivas de alta intensidade. Após os 20 anos de idade reavaliações a cada 3 a 5 anos com ecocardiograma seria racional. Na dificuldade de se realizar o ecocardiograma, a realização de ECG seria uma conduta aceitável.[11,22]

A endocardite infecciosa pode ocorrer em 5% dos pacientes com forma obstrutiva e, desse modo, a prevenção com antimicrobianos está indicada antes de procedimentos cirúrgicos com risco de contaminação ou odontológicos com sangramento ou manipulação gengival.[45]

Nas pacientes assintomáticas a gestação é bem tolerada, com risco pouco elevado de prematuridade e mortalidade materna, porém o alto potencial de transmissão genética da doença indica aconselhamento genético antes de planejar a gravidez. A presença de gradiente de VSVE > 50 mmHg ou sintomas refratários ao tratamento medicamentoso na gravidez são considerados de alto risco.[46]

DESTAQUES DE INOVAÇÃO

- Para o tratamento de pacientes com sintomas refratários e obstrução na VSVE, foi desenvolvida uma droga, mavacamten, que age inibindo a miosina ATPase, reduzindo a ligação entre a actina e a miosina no músculo cardíaco, dessa forma ocorrendo uma redução da contratilidade e promovendo uma melhor resposta energética no miocárdio. A droga foi testada em fase 3 no estudo EXPLORER-HCM, demostrando segurança e importante melhora na obstrução da saída do VE e da classe funcional dos pacientes, surgindo como uma nova possibilidade de medicamento para evitara ou adiar o procedimento invasivo.[48]

RESUMO

- Todo indivíduo com história familiar para CMH deve ser acompanhado de perto quanto ao risco do desenvolvimento da doença. Para parentes de primeiro grau, idealmente o exame de ecocardiograma deve ser realizado anualmente dos 12 aos 20 anos de idade, sendo antes desse período apenas em pacientes que cursam com sintomas ou que desejam participar de competições esportivas de alta intensidade. Após os 20 anos de idade reavaliações a cada 3 a 5 anos com ecocardiograma seriam racionais. Na dificuldade de se realizar o ecocardiograma, a realização de ECG seria uma conduta aceitável.[11]
- A endocardite infecciosa pode ocorrer em 5% dos pacientes com forma obstrutiva e desse modo a prevenção com antimicrobianos está indicada antes de procedimentos cirúrgicos contaminados ou odontológicos com sangramento ou manipulação gengival.[45]
- Nas pacientes assintomáticas a gestação é bem tolerada, com risco pouco elevado de prematuridade e mortalidade materna, porém o alto potencial de transmissão genética da doença indica aconselhamento genético antes de planejar a gravidez. Na presença de gradiente de VSVE > 50 mmHg ou sintomas refratários ao tratamento medicamentoso, a gravidez é considerada de alto risco.[46]

Referências bibliográficas

1. Maron BJ, Towbin JA, Thiene G, et al. Contemporary definitions and classification of the cardiomyopathies: an American Heart Association Scientific Statement from the Council on Clinical Cardiology, Heart Failure and Transplantation Committee; Quality of Care and Outcomes Research and Functional Genomics and Translational Biology Interdisciplinary Working Groups; and Council on Epidemiology and Prevention. Circulation. 2006;113(14):1807-16.
2. Maron BJ. Clinical course and management of hypertrophic cardiomyopathy. N Engl J Med. 2018;379(7):655-68.
3. Spirito P, Chiarella F, Carratino L, et al. Clinical course and prognosis of hypertrophic cardiomyopathy in an outpatient population. N Engl J Med. 1989:320:749-55.
4. Maron BJ. Hypertrophic cardiomyopathy. Lancet. 1997;350:127-33.
5. Teare D. Asymmetrical hypertrophy of the heart in young adults. Br Heart J. 1958;20:1-8.
6. Braunwald E, Morrow AG, Cornell WP, Aygen MM, Hilbish TF. Idiopathic hypertrophic subaortic stenosis (cinical, hemodynamic and angiographic manifestations). Am J Med. 1960;29(6):924-5.
7. Braunwald E, Lambrew CT, Rockoff SD, Ross J Jr, Morrow A. A description of the disease based upon an analysis of 64 patients. Circulation. 1964;30(Suppl IV):IV3-IV119.
8. Morrow AG, Lambrew CT, Braunwald E. Operative treatment and the results of pre- and postoperative hemodynamic evaluations. Circulation. 1964;30(Suppl IV):IV120-IV151.
9. Maron MS, Hellawell JL, Lucove JC, Farzaneh-Far R, Olivotto I. Occurrence of clinically diagnosed hypertrophic cardiomyopathy in the United States. Am J Cardiol. 2016;117:1651-4.
10. Maron BJ, Rowin EJ, Maron MS. Global burden of hypertrophic cardiomyopathy. JACC Heart Fail. 2018;6:376-8.
11. Elliott PM, Anastasakis A, Borger MA, Borggrefe M, Cecchi F, Charron P, et al. ESC Guidelines on diagnosis and management of hypertrophic cardiomyopathy: The Task Force for the Diagnosis and Management of Hypertrophic Cardiomyopathy of the European Society of Cardiology (ESC). Eur Heart J. 2014;35(39):2733-79.
12. Davies MJ, McKenna WJ. Hypertrophic cardiomyopathy: pathology and pathogenesis. Histopathology. 1995;26:493-500.
13. Hughes SE. The pathology of hypertrophic cardiomyopathy. Histopathology. 2004;44(5):412-27.
14. Ho CY, Sweitzer NK, McDonough B, et al. Assessment of diastolic function with Doppler tissue imaging to predict genotype in preclinical hypertrophic cardiomyopathy. Circulation. 2002;105:2992-7.
15. Nagata S, Nimura Y, Beppu S, Park YD, Sakakibara H. Mechanism of systolic anterior motion of mitral valve and site of intraventricular pressure gradient in hypertrophic obstructive cardiomyopathy. Br Heart J. 1983;49:234-43.
16. Jiang L, Levine RA, King ME, Weyman AE. An integrated mechanism for systolic anterior motion of the mitral valve in hypertrophic cardiomyopathy based on echocardiographic observations. Am Heart J. 1987;113:633-44.
17. Lima-Filho MO, Figueiredo GL, Simões MV, Pyntia AO, Marin-Neto JA. Isquemia miocárdica na cardiomiopatia hipertrófica. Rev Soc Cardiol Estado de São Paulo. 2000;10:456-61.
18. Maron BJ, Rowin EJ, Casey SA, Maron MS. How hypertrophic cardiomyopathy became a contemporary treatable genetic disease with low mortality: shaped by 50 years of clinical research and practice. JAMA Cardiol. 2016;1:98-105.
19. Maron BJ, Ommen SR, Semsarian C, Spirito P, Olivotto I, Maron MS. Hypertrophic cardiomyopathy: present and future, with translation into contemporary cardiovascular medicine. J Am Coll Cardiol. 2014;64:83-99.
20. Arteaga E, Ianni BM, Fernandes F, Mady C. Benign outcome in a long-term follow-up of patients with hypertrophic cardiomyophaty in Brazil. Am Heart J. 2005;149:1099-105.
21. Maron BJ. Contemporary insights and strategies for risk stratification and prevention of sudden death in hypertrophic cardiomyopathy. Circulation. 2010;121:445-56.

22. Ommen SR, Mital S, Burke MA, Day SM, Deswal A, Elliott P, et al. 2020 AHA/ACC guideline for the diagnosis and treatment of patients with hypertrophic cardiomyopathy: a report of the American College of Cardiology/ American Heart Association Joint Committee on Clinical Practice Guidelines. Circulation. 2020;142:e533-e557.
23. McKenna WJ, Firoozi S, Sharma S. Arrhytmias and sudden death in hypertrophic cardiomyopathy. Card Eletrophysiol Rev. 2002;6(12):26-31.
24. Rowin EJ, Hausvater A, Link MS, et al. Clinical profile and consequences of atrial fibrillation in hypertrophic cardiomyopathy. Circulation. 2017;136:2420-36.
25. Siontis KC, Geske JB, Ong K, Nishimura RA, Ommen SR, Gersh BJ. Atrial fibrillation in hypertrophic cardiomyopathy: prevalence, clinical correlations, and mortality in a large high-risk population. J Am Heart Assoc. 2014;3(3):e001002.
26. Spirito P, Autore C, Rapezzi C, et al. Syncope and risk of sudden death in hypertrophic cardiomyopathy. Circulation. 2009;119:1703-10.
27. Wynne JS, Braunwald E. The cardiomyopathies and myocarditis. In: Braunwald E, Zipes DP, Libby P, eds. Heart disease: a textbook of cardiovascular medicine, 6. ed. Philadelphia: WB Saunders; 2001. p.1751-806.
28. McKenna W, Deanfield J, Faruqui A, et al. Prognosis in hypertrophic cardiomyopathy: role of age and clinical, electrocardiographic and hemodynamic features. Am J Cardiol. 1981;47:532-8.
29. Maron BJ, Maron MS, Semsarian C. Genetics of hypertrophic cardiomyopathy after 20 years: clinical perspectives. J Am Coll Cardiol. 2012;60:705-15.
30. Fourey D, Care M, Siminovitch KA, et al. Prevalence and clinical implication of double mutations in hypertrophic cardiomyopathy: revisiting the gene-dose effect. Circ Cardiovasc Genet. 2017;10(2):e001685.
31. Maron MS, Maron BJ. Clinical impact of contemporary cardiovascular magnetic resonance imaging in hypertrophic cardiomyopathy. Circulation. 2015;132:292-8.
32. Maron BJ, Maron MS. The remarkable 50 years of imaging in HCM and how it has changed diagnosis and management: from M-mode echocardiography to CMR. JACC Cardiovasc Imaging. 2016;9:858-72
33. Maron MS, Maron BJ. Clinical impact of contemporary cardiovascular magnetic resonance imaging in hypertrophic cardiomyopathy. Circulation. 2015;132:292-8.
34. Nishimura RA, Holmes DR Jr. Hypertrophic obstructive cardiomyopathy. N Engl J Med. 2004;350:1320-7.
35. Maron BJ, Dearani JA, Ommen SR, et al. Low operative mortality achieved with surgical septal myectomy: role of dedicated hypertrophic cardiomyopathy centers in the management of dynamic subaortic obstruction. J Am Coll Cardiol. 2015;66:1307-8.
36. Pollick, C, Morgan, CD, Gilbert, BW, et al. Muscular subaortic stenosis: the temporal relation between systolic anterior motion of the anterior mitral valve leaflet and the pressure gradient. Circulation. 1982;66:1087.
37. Veselka J, Faber L, Liebregts M, et al. Outcome of alcohol septal ablation in mildly symptomatic patients with hypertrophic obstructive cardiomyopathy: a long-term follow-up study based on the Euro-Alcohol Septal Ablation Registry. J Am Heart Assoc. 2017;6(5):e005735.
38. Maron BJ, Nishimura RA, McKenna WJ, et al. Assessment of permanent dual-chamber pacing as a treatment for drug-refractory symptomatic patients with obstructive hypertrophic cardiomyopathy. A randomized, double-blind, crossover study (M-Pathy). Circulation. 1999;99:2927-33.
39. Rowin EJ, Maron BJ, Abt P, et al. Impact of advanced therapies in improving survival to heart transplant in patients with hypertrophic cardiomyopathy. Am J Cardiol. 2018;121:986-96.
40. Schinkel AF, Vriesendorp PA, Sijbrands EJ, Jordaens LJ, ten Cate FJ, Michels M. Outcome and complications after implantable cardioverter defibrillator therapy in hypertrophic cardiomyopathy: systematic review and meta-analysis. Circ Heart Fail. 2012;5:552-9.
41. Maron BJ, Maron MS. Contemporary strategies for risk stratification and prevention of sudden death with the implantable defibrillator in hypertrophic cardiomyopathy. Heart Rhythm. 2016;13:1155-65.
42. Weng Z, Yao J, Chan RH, et al. Prognostic value of LGE-CMR in HCM: a metanalysis. JACC Cardiovasc Imaging. 2016;9:1392-402.
43. Maron BJ, Zipes DP. 36th Bethesda conference: eligibility recommendations for competitive athletes with cardiovascular abnormalities J Am Coll Cardiol. 2005;45:1312-75.
44. Zipes DP, Camm AJ, Borggrefe M, Buxton AE, Chaitman B, Fromer M, et al. ACC/AHA/ESC 2006 guidelines for management of patients with ventricular arrhythmias and the prevention of sudden cardiac death: executive summary: a report of the American College of Cardiology/ American Heart Association Task Force and the European Society of Cardiology Committee for Practice Guidelines (Writing Committee to Develop Guidelines for Management of Patients With Ventricular Arrhythmias and the Prevention of Sudden Cardiac Death). Circulation. 2006;114:1088-132.
45. Spirito P, Rapezzi C, Bellone P, et al. Infective endocarditis in hypertrophic cardiomyopathy: Prevalence, incidence, and indications for antibiotic prophylaxis. Circulation. 1999; 99:2132.
46. Autore, C, Conte, MR, Piccininno, M, et al. Risk associated with pregnancy in hypertrophic cardiomyopathy. J Am Coll Cardiol. 2002;40:1864.
47. Olivotto I, et al. Mavacamten for treatment of symptomatic obstructive hypertrophic cardiomyopathy (EXPLORER-HCM): a randomised, double-blind, placebo-controlled, phase 3 trial. The Lancet. 2020.

Capítulo 3

Cardiomiopatias restritivas

Dirceu Rodrigues Almeida
Fernanda Almeida Andrade

PONTOS-CHAVE

- As cardiomiopatias restritivas pertencem a um grupo heterogêneo de doenças (genéticas ou adquiridas) que acometem o músculo cardíaco e têm em comum os sinais e os sintomas de insuficiência cardíaca congestiva predominantemente direita, arritmias e distúrbios de condução.
- Disfunção diastólica importante é, em geral, a anormalidade ecocardiográfica que deve ser observada, associada ao aumento dos átrios e ao espessamento das paredes em algumas patologias específicas como as infiltrativas (amiloidose) e as doenças de depósito (doença de Fabry).
- A maioria das cardiomiopatias restritivas pode ser secundária a desordens sistêmicas, como amiloidose, hemocromatose, sarcoidose, esclerodermia ou doenças genéticas de depósitos. Doenças obliterativas como a síndrome hipereosinofílica e a endomiocardiofibrose também entram nessa classificação.
- O diagnóstico das cardiomiopatias restritivas depende da suspeita clínica, sendo baseado inicialmente em história clínica e exame físico (achados clássicos de insuficiência cardíaca congestiva) e auxiliado por exames como: eletrocardiograma (baixa voltagem), radiografia do tórax (derrame pleural sem cardiomegalia ecocardiografia (disfunção diastólica importante e paredes espessadas), ressonância nuclear magnética, cintilografia miocárdica e biópsia endomiocárdicamiocárdica – os três últimos solicitados em casos selecionados.
- O ecocardiograma com Doppler incorporado as novas tecnologias Doppler tecidual, *strain* e *speckle tracking* é provavelmente o exame mais eficaz para detectar a disfunção diastólica ventricular esquerda deve ser realizado precocemente e por operador familiarizado; auxilia na investigação diagnóstica permitindo o reconhecimento de uma grande variedade de etiologias bem como permite o diagnóstico diferencial de pericardite constritiva que é essencial.
- A ressonância nuclear magnética tem papel relevante crescente na avaliação das cardiomiopatias restritivas pela capacidade de avaliar a estrutura, a textura miocárdica, os depósitos anormais, detectar inflamação e os diferentes padrões de realce tardio os quais podem indicar fibrose sugestiva de etiologias específicas. A cintilografia miocárdica com pirofosfato de tecnécio tem grande destaque no diagnóstico da amiloidose genética, e o PET *scan* tem grande importância no diagnóstico da sarcoidose.
- Dentre as cardiomiopatias restritivas, de origem genética a amiloidose e a doença de Fabry têm uma relevância especial são as mais frequentes e, em decorrência dos avanços nos métodos diagnósticos e nas opções terapêuticas específicas, têm obtido benefícios capazes de prolongar a vida dos pacientes.

Introdução

A classificação mais recente das cardiomiopatias contempla a incorporação de outras doenças e os avanços em genética cardiovascular.[1] Esse consenso define as cardiomiopatias como um grupo heterogêneo de doenças do miocárdio associadas à disfunção mecânica e/ou elétrica que usualmente pode exibir inapropriada hipertrofia ou dilatação ventricular decorrentes de uma variedade de etiologias adquiridas e genéticas. As cardiomiopatias podem ser decorrentes de uma doença específica confinada ao miocárdio ou secundárias a uma doença sistêmica generalizada, que frequentemente leva à insuficiência cardíaca, a arritmias e à morte cardiovascular. A despeito de essa classificação ser mais abrangente e contemplar novas doenças e avanços genéticos, a classificação mais antiga proposta por especialistas da Organização Mundial da Saúde (OMS) é a mais conhecida, mais difundida e, ainda, a mais utilizada em razão de sua praticidade, pois baseia-se mais em aspectos morfológicos e funcionais das cardiomiopatias.[2] Essa classificação define três grandes grupos de cardiomiopatias:

dilatada, hipertrófica e restritiva. Somente o último grupo será discutido neste capítulo.

Definição e classificação

A cardiomiopatia restritiva é definida como uma doença primária ou secundária do músculo cardíaco, que causa rigidez e consequente redução do relaxamento cardíaco que compromete o enchimento ventricular e frequentemente há redução do volume diastólico final de um ou ambos os ventrículos.[1-4] É caracterizada por acentuada redução do enchimento diastólico, pela diminuição do relaxamento e complacência ventricular ou pela obliteração miocárdica. A função sistólica geralmente está preservada, pelo menos no início da doença, e a espessura das paredes pode ser normal ou aumentada, dependendo da causa subjacente. Entre as três categorias funcionais de cardiomiopatias, a restritiva responde por aproximadamente 5-10% de todos os casos na prática clínica e representa um grande desafio diagnóstico para o clínico.[4-6] Representa um grupo heterogêneo de doenças de diferentes etiologias, sendo mais frequentemente associada a doenças genéticas ou adquiridas. Algumas de suas formas secundárias, como a endomiocardiofibrose, têm alta prevalência em determinadas regiões geográficas.[7]

Uma grande variedade de processos patológicos pode resultar em cardiomiopatia restritiva pelo envolvimento miocárdico, endocárdico ou de ambos, podendo ainda ser classificada em infiltrativa, não infiltrativa, de depósitos ou obliterativa (endomiocárdica)[5,6,8,9] (Tabela 1). A cardiomiopatia restritiva pode ser idiopática, genética ou decorrente de várias doenças sistêmicas que comprometam o miocárdio ou o endomiocárdio; a apresentação clínica pode envolver os sinais e sintomas de insuficiência cardíaca congestiva, as arritmias e os distúrbios da condução atrioventricular.[8,9] Recentemente, várias mutações gênicas que codificam proteínas do sarcômero têm sido reconhecidas como causas de cardiomiopatia restritiva, destacando-se troponina T (TNNT2), troponina I (TNNI3), alfa-actina (ACT) e beta-miosina de cadeia pesada (MUH7), a maioria delas com padrão de transmissão autossômica dominante.[10]

Quadro clínico e diagnóstico diferencial

As principais características clínicas e fisiopatológicas das cardiomiopatias restritivas são: disfunção diastólica acentuada, função sistólica preservada ou discretamente reduzida, dilatação dos átrios, pequena ou nenhuma dilatação ventricular, espessura aumentada da parede nas doenças infiltrativas ou de depósito e obliteração de cavidades ventriculares na endomiocardiofibrose.[4-8]

Chama a atenção na suspeita diagnóstica um quadro crônico e exuberante de congestão sistêmica com significativos quadros de estase jugular, hepatomegalia, ascite e edema de membros inferiores.[5,6,8,9] O eletrocardiograma é inespecífico para o diagnóstico etiológico, mas se destacam a presença de sobrecargas atriais, a baixa voltagem dos complexos QRS, distúrbios de condução e alteração de repolarização (Figura 1). A radiografia de tórax não evidencia cardiomegalia acentuada, sendo frequente a presença de derrame pleural. A ecocardiografia bidimensional com Doppler incorporada às tecnologias de Doppler tecidual, e *speckle tracking*, é o exame fundamental para a análise da função ventricular e, em especial, para a caracterização da disfunção diastólica predominante com a demonstração de um padrão restritivo grave, dilatação e redução ou ausência de variação inspiratória de fluxo nas cavas, dilatação das cavidades atriais, algumas vezes maiores que as ventriculares (Figura 2). Com relação à espessura de paredes, há espessura aumentada nas doenças de depósito ou infiltrativas, e aumento da espessura do septo atrial associada a hiper-refringência do miocárdio na amiloidose (Figura 3). A obliteração apical das cavidades ventriculares na endomiocardiofibrose, síndrome hipereosinofílica e síndrome carcinoide, geralmente associada com importantes graus de insuficiência tricúspide. A avaliação da espessura, calcificação e inflamação do pericárdio são fundamentais para o diagnóstico diferencial com a pericardite constritiva.[8,17]

O quadro clínico e hemodinâmico das cardiomiopatias restritivas simula o quadro de pericardite constritiva (síndrome restritiva externa). A diferenciação é obrigatória porque a terapêutica cirúrgica é curativa na pericardite constritiva.[5,8,17] Para tal diferenciação, julga-se que a ecocardiografia, a tomografia computadorizada e ressonância nuclear magnética são de grande valia.[5,6,8,18]

A tomografia de tórax pode ser muito útil na visualização de obliteração de cavidade e tem alto rendimento na avaliação da espessura do pericárdio e na detecção de calcificação pericárdica, que, quando existente, indica a presença de pericardite constritiva. A ressonância nuclear magnética também é essencial na avaliação do espessamento pericárdico e na detecção de obliteração ventricular por fibrose (realce tardio) na presença de endomiocardiofibrose (Figura 4). Na amiloidose, na sarcoidose, e nas doenças de depósito, a ressonância nuclear magnética vem ganhando grande aceitação com a expectativa de diagnóstico mais precoce e principalmente

TABELA 1 Classificação e tipos de cardiomiopatias restritivas de acordo com a etiologia subjacente

Não infiltrativas	Infiltrativas	Doenças de depósito	Endomiocárdicas
Idiopática	Amiloidose	Hemocromatose	Endomiocardiofibrose
Familiar (genética)	Sarcoidose	Doença de Fabry	Síndrome hipereosinofílica
Esclerodermia	Hiperoxalúria	Doença de Gaucher	Doença carcinoide
Hipertrófica		Doença de Pompe	Radiação
Diabética		Mucopolissacaridoses (Síndrome de Hurler-Hunter)	Antraciclinas
		Depósito de glicogênio	

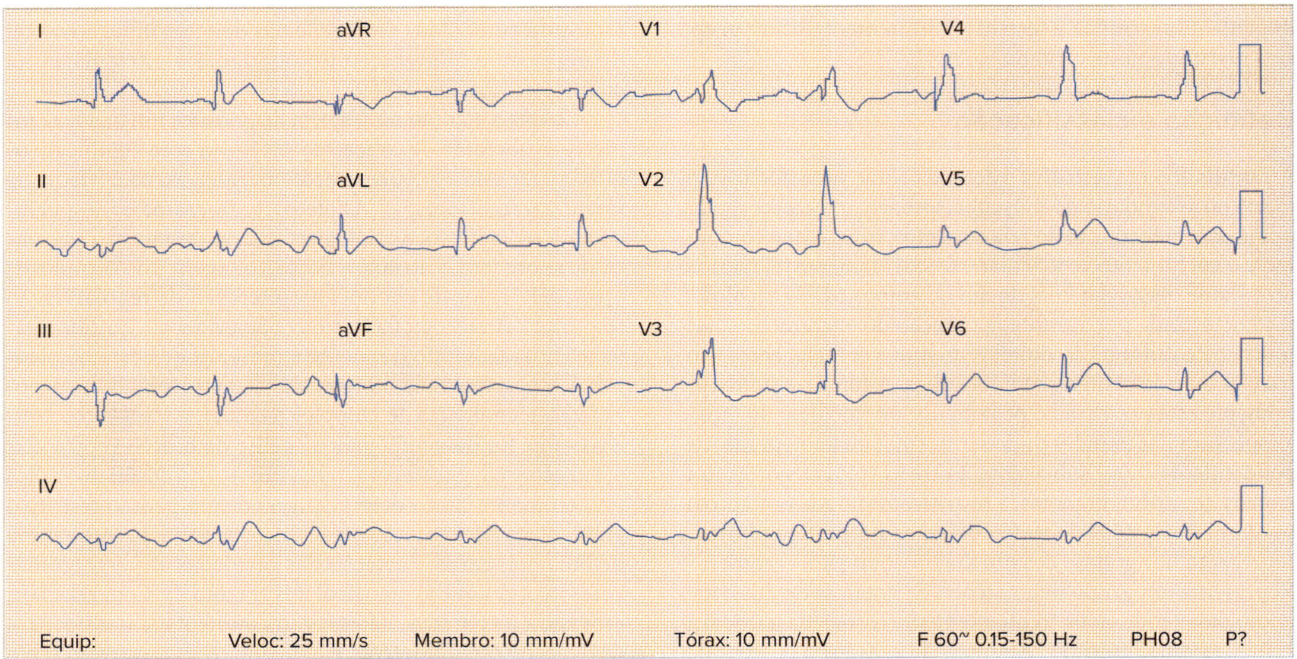

FIGURA 1

Eletrocardiograma demonstrando bloqueio de ramo direito e baixa voltagem em paciente com cardiomiopatia restritiva por amiloidose cardíaca.

na distinção entre as diferentes etiologias de cardiomiopatias restritivas, baseadas em dados do padrão de realce tardio.[11] A ressonância, ainda, tem papel relevante no diagnóstico da hemocromatose cardíaca, visto que partículas micromagnéticas de hemossiderina distorcem o campo magnético com redução de sinal que pode ser medido com o "T2 estrela" (T2*), parâmetro de relaxamento que indica e quantifica a deposição de ferro em tecidos, sendo patognomônico de depósito de ferro no miocárdio quando menor que 20 ms (Figura 5). Quando o T2* é menor que 10 ms, ele indica alto risco de insuficiência cardíaca, sendo útil como parâmetro prognóstico e útil também para controle da terapêutica com quelantes de ferro.[12,13]

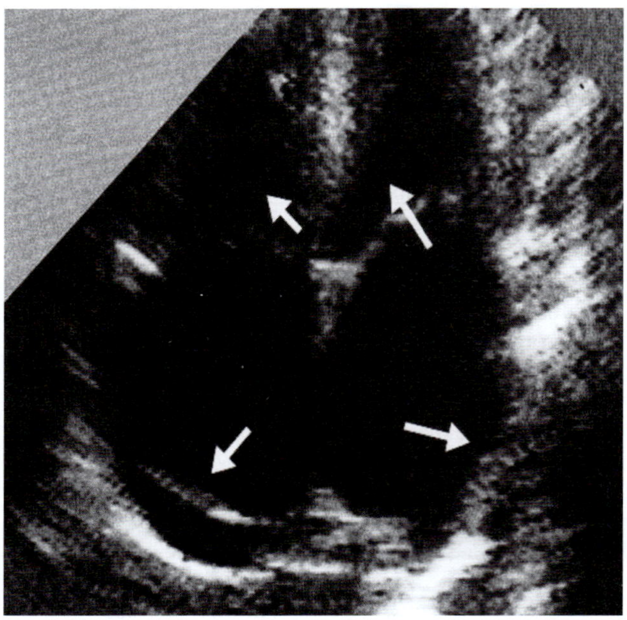

FIGURA 2

Ecocardiograma de paciente com cardiomiopatia restritiva idiopática demonstrando aumento importante dos átrios e redução das cavidades ventriculares.

Na amiloidose por mutação da transtirretina, (TTrm), a cintilografia miocárdica com pirofosfato de tecnécio demonstra a hipercaptaçãomiocárdica e tem se mostrado extremamente útil com altas taxas de sensibilidade e especificidade.[14]

O estudo hemodinâmico invasivo com manometrias simultâneas de cavidades ainda tem um papel fundamental no diagnóstico do padrão restritivo.[4,5] A cardiomiopatia restritiva não apresenta critério diagnóstico uniformemente aceito, e o padrão hemodinâmico clássico de restrição tem sido encontrado em outras doenças que afetam o coração. O padrão hemodinâmico na cardiomiopatia restritiva é caracterizado por elevada pressão de enchimento nos átrios e ventrículos com função sistólica preservada.[15,16] A pressão diastólica inicial declina rapidamente no início da diástole e, a seguir, aumenta rapidamente na diástole precoce, o que caracteriza o traçado em "raiz quadrada", com a tendência à equalização das pressões diastólicas finais de ambos os ventrículos.[15,16]

Essa fisiologia restritiva tem sido atribuída à redução da complacência ventricular secundária à fibrose ou a processo infiltrativo no subendocárdio e/ou miocárdio. A pressão atrial

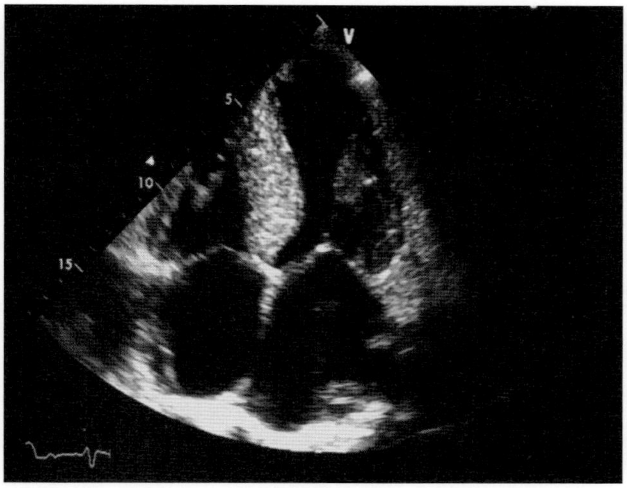

FIGURA 3

Ecocardiograma demonstrando aumento da espessura miocárdica, hiper-refringência e aumento do septo interatrial em paciente com amiloidose cardíaca.

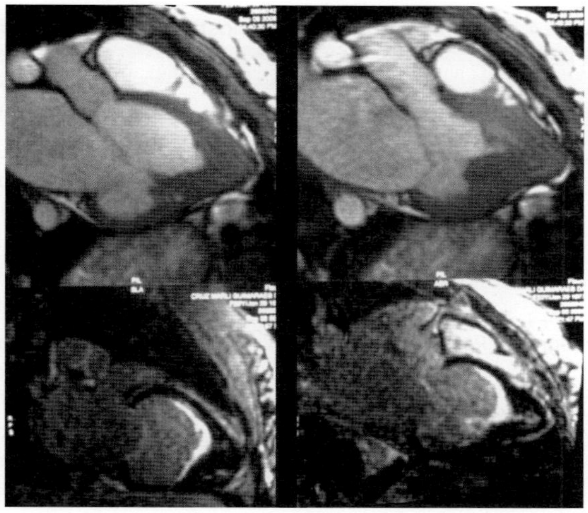

FIGURA 4

Ressonância magnética demonstrando obliteração apical com intenso realce tardio na endomiocardiofibrose de ventrículo esquerdo.

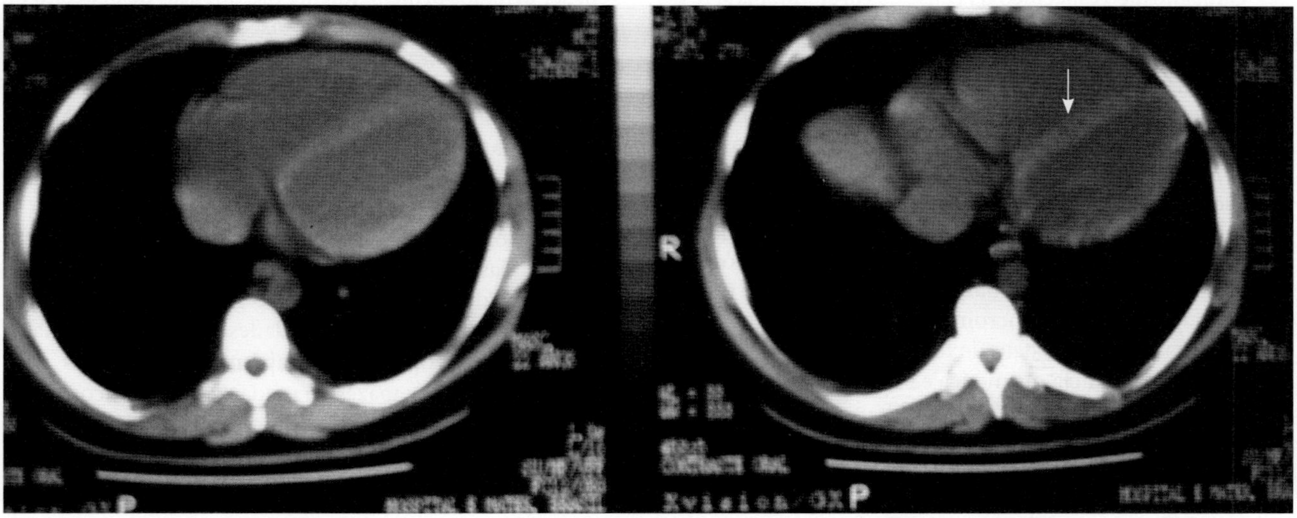

FIGURA 5

Ressonância magnética demonstrando acúmulo de ferro no miocárdio (seta) na cardiomiopatia restritiva por hemocromatose.

direita na cardiomiopatia restritiva costuma exceder 15 mmHg, devendo haver diferença de pelo menos 5 mmHg entre a pressão atrial direita e a pressão capilar pulmonar e entre as pressões diastólicas finais dos ventrículos esquerdo e direito, em razão do envolvimento desigual e da complacência dos dois ventrículos, diferentemente do encontrado na pericardite constritiva, em que há a equalização das pressões de enchimento ventriculares.[15-17] Entretanto, essa distinção hemodinâmica nem sempre é fácil de ser demonstrada nas síndromes restritivas a despeito do uso de manobras provocativas, como sobrecarga de volume, exercício ou estímulos medicamentosos.[8,15-17]

Apesar dos avanços obtidos com os modernos métodos de imagem, a biópsia miocárdica ainda tem papel relevante, pois permite o diagnóstico etiológico preciso nas doenças de depósito, como a hemocromatose, doença de Fabry, mucoplissacaridoseseas e na amiloidose.[3-5,8,9]

De extrema importância, e muitas vezes difícil, é o diagnóstico diferencial entre cardiomiopatia restritiva idiopática e pericardite constritiva, visto que a última é satisfatoriamente curada com a pericardiectomia. Nessa diferenciação é importante analisar vários parâmetros clínicos, eletrocardiográficos, hemodinâmicos e dos métodos diagnósticos de imagem[16,17] (Tabela 2).

TABELA 2 Parâmetros para diagnóstico diferencial entre cardiomiopatia restritiva e pericardite constritiva

Parâmetros avaliados	Cardiomiopatia restritiva	Pericardite constritiva
Exame físico	Sinal de Kussmaul, em geral, ausente Presença de B4 e/ou B3	Sinal de Kussmaul, em geral, presente *Knock* pericárdico
Ecocardiografia com Doppler	Aumento da espessura Disfunção sistólica leve Aumento biatrial Pericárdio normal Variação de fluxo nas cavas	Espessura normal Função sistólica normal Átrios normais Pericárdio espessado Ausência de variação no fluxo das cavas
Tomografia / Ressonância	Aumento da espessura Alteração na textura Realce tardio difuso Obliteração de cavidade Fibrose endomiocárdica Pericárdio normal	Espessamento pericárdico Calcificação pericárdica Sem Infiltração ou depósito Ausência de fibrose ou obliteração
Estudo hemodinâmico	PD2 de VE 5 mm > PD2 VD	Equalização de todas as pressões diastólicas
Biópsia endomiocárdica	Presença de depósito ou infiltração	Miocárdio normal ou atrofia dos miócitos

O diagnóstico específico da causa da cardiomiopatia restritiva tem implicações importantes, visto que existem tratamentos específicos para algumas situações, como uso de desferroxamina e/ou deferriprone na hemocromatose, reposição enzimática com algasidase na doença de Fabry, quimioterapia na amiloidose secundária, e tafamidis na amiloidose genética por mutações da transtirretina (TTRm).[9,13] A cirurgia pode ser necessária nas doenças obliterativas com endomiocardiofibrose e síndrome hipereosinofílica. A multimodalidade de imagens tem extrema contribuição no diagnóstico etiológico das diferentes etiologias, destacando-se a ressonância magnética na hemocromatose e na amiloidose,[11,12] a cintilografia com pirofosfato de tecnécio na amiloidose genética[14,] e a ressonância magnética e o PET *scan* no diagnóstico da sarcoidose.[18]

Tratamento

O princípio do tratamento das cardiomiopatias restritivas pressupõe tratar a causa de base quando identificada, seguida do manejo da insuficiência cardíaca.[8,9] A endomiocardiofibrose uni ou biventricular tem indicação cirúrgica nos pacientes em classe funcional III ou IV.[7] Os diuréticos são essenciais para tratar e prevenir a hipervolemia, destacando-se o cuidado de evitar a hipovolemia e a queda excessiva das pressões de enchimento, o que pode levar ao baixo débito cardíaco e a sinais de hipoperfusão. Os antagonistas da aldosterona podem ser empregados e, geralmente, são bem tolerados. O bloqueio do sistema renina-angiotensina-aldosterona deve ser considerado, porém, esses agentes geralmente são mal tolerados em virtude de hipotensão, particularmente na amiloidose e na hemocromatose, na qual pode ocorrer hipotensão postural por disautonomia. Os betabloqueadores podem ser utilizados com cautela, em razão do maior risco de bradicardia e bloqueios AV. Os digitálicos devem ser evitados principalmente nas doenças de depósito ou infiltrativas por causa de maior risco de intoxicação digitálica. Nos casos refratários, o transplante cardíaco deve ser considerado, visto que os pacientes em classe funcional avançada apresentam elevado risco de morte em 1 ano. As cardiomiopatias restritivas mais frequentes na prática clínica são aquelas secundárias à amiloidose, à hemocromatose e à endomiocardiofibrose.[5,8,9]

A amiloidose TTR e a doença de Fabry são importantes etiologias das cardiomiopatias restritivas e ambas tem interesse renovado pela caracterização genética das mutações, pela utilização das novas modalidades de diagnóstico e tambem pelas novas opções de terapêuticas específicas para tratamento que são capazes de mudar o prognósticos destas doenças.[19,20] Portanto, serão discutidos alguns aspectos específicos destas duas doenças cardíacas, com ênfase na patogênese, nos novos métodos diagnósticos e opções terapêuticas.

Amiloidose cardíaca

A amiloidose cardíaca é causada pelo depósito extracelular de paraproteínas (proteínas amiloide) e pela separação e substituição progressiva dos miócitos por material fibrilar amiloide com infiltração intersticial dos átrios e dos ventrículos, o que determina o espessamento das paredes, levando a alterações importantes do relaxamento e da complacência e com pouco ou nenhum comprometimento da função sistólica nas fases iniciais do acometimento cardíaco.[19-21]

Na evolução tardia, podem ocorrer dilatação discreta da cavidade ventricular e hipossistolia grave. Pericárdio, coronárias e sistema de condução também podem ser acometidos. Existem mais de 30 proteínas amilogênicas reconhecidas que diferem em incidência, patogênese, cardiotropismo, capacidade de produzir doenças, resposta a tratamento e prognóstico.[18-21] Neste capítulo serão discutidas as duas formas mais frequentes na prática clínica.

Amiloidose AL: é causada pela produção e pela deposição nos tecidos de fragmentos de imunoglobulinas de cadeias leves (kappa ou lambda) produzidas por proliferação clonal das células plasmáticas, nem sempre associadas ao mieloma múltiplo.[18-20] Há o envolvimento hepático, gastrointestinal, renal (síndrome nefrótica em sua maioria) e neuropatia periférica.[21,22] O envolvimento cardíaco ocorre em até 50% dos pacientes, e a insuficiência cardíaca, muitas vezes mascarada pela síndrome nefrótica, tende a ser rapidamente progressiva e com grave prognóstico.[18-20] O diagnóstico é factível em mais de 95% dos casos por meio das dosagens séricas e urinárias das imunoglobulinas de cadeias leves pela técnica de imunoficação. Nessa situação, está indicado o tratamento quimioterápico.[18-20]

Amiloidose trastirretina tipo selvagem (TTRw): a proteína TTR é produzida primariamente no fígado, podendo ser encontrada também em células do plexo coroide cerebral e no epitélio pigmentado retiniano. Essa proteína funciona como um transportador para tiroxina e para retinol proteína. A transformação amiloide dessa proteína ocorre mais frequentemente em idosos (amiloidose senil), podendo ser diagnosticada também em mulheres baixo de 50 anos.[19-21]

Amiloidose transtirretina mutante (TTRm): atualmente em grande destaque, decorre de mutações gênicas da proteína amilogênica, – produzida no fígado, a transtirretina,de transmissão autossômica dominante, causadora da cardiomiopatia restritiva e da neuropatias.[19-21] Geralmente afeta homens mais velhos e se apresenta como uma cardiomiopatia restritiva de início tardio, frequentemente precedida por síndrome do túnel do carpo e neuropatia periférica ascendente.[21,22] Estão bem documentadas mais de 40 mutações gênicas que se associam à deposição de paraproteínas amiloide nos tecidos. Precocemente, no envolvimento cardíaco ocorrem alterações do enchimento ventricular. Em uma série de 52 pacientes com amiloidose familiar, 27% tinham cardiomiopatia, e o envolvimento cardíaco é um forte preditor de pior prognóstico, mais de 80% dos óbitos são decorrentes de insuficiência cardíaca ou arritmia ventricular.[19-22]

Incidência

A incidência da amiloidose AL está estimada entre 3 e 9 casos/milhão/ano. Na amiloidose AL o envolvimento cardíaco ocorre em 60 a 80% dos casos.[20-22] A prevalência da forma TTRm não é conhecida, o que reflete uma variação global na prevalência da mutação gênica e envolve apreocupação de cada país com a doença e sua capacidade diagnóstica decorrentes dos diferentes serviços de saúde. Uma série de 100 pacientes com amiloidose comprovada com biópsia 74% dos casos foram caracterizados como amiloidose tipo AL, 22% do tipo TTR selvagem e 4% do tipo TTR mutante.[23]

Manifestações clínicas

O quadro clínico é inespecífico caracterizado pela tríade sintomática de dispneia, palpitações e precordialgia. Os sinais de insuficiência cardíaca congestiva grave podem estar presentes: estase jugular, hepatomegalia, ascite e edema de membros inferiores. Hipotensão arterial é frequente e edema pulmonar é raro. Pode ocorrer angina típica por comprometimento da microcirculação coronariana. Síncope pode ser decorrente de bradiarritmias, taquiarritmias ou hipotensão postural associada à neuropatia autonômica.[9,18,20,21] Manifestações extracardíacas são frequentes na amiloidose TTR, como síndrome do túnel do carpo em 30 a 40% dos casos e neuropatia periférica em até 50% dos casos, as quais geralmente precedem a sintomatologia cardíaca.[20,21] A proteinúria com síndrome nefrótica e a macroglossia são achados frequentes na forma AL da amiloidose. A história familiar de morte cardíaca e de neuropatia deve ser investigada. Fibrilação atrial com fenômenos tromboembólicos ocorre em até 25% dos pacientes. Morte súbita pode ser encontrada e causada por bloqueio AV avançado (dissociação eletromecânica) ou arritmia ventricular. Na ausculta, nas fases mais avançadas, pode-se encontrar um ritmo de galope com terceira bulha; a quarta bulha em geral não está presente em razão do comprometimento e da disfunção atrial. Em contraste à pericardite constritiva, o sinal de Kussmaul geralmente não está presente.[15]

Os achados eletrocardiográficos são inespecíficos e podem-se encontrar sinais de sobrecarga das cavidades atriais, baixa voltagem, distúrbios de condução, padrão de pseudoinfarto com ondas Q nas derivações V1-V2, bradiarritmias e arritmias ventriculares complexas.[19-21] Na radiografia de tórax, a área cardíaca está normal ou discretamente aumentada, e é frequente a presença de derrame pleural direito de longa duração. Biomarcadores como a troponina e os peptídeos natriuréticos atriais podem estar alterados, são inespecíficos e indicam gravidade da doença, traduzindo o grau de estresse e sofrimento miocárdico.[19-21]

Diagnóstico por imagens

Ecocardiograma transtorácico

O ecocardiograma caracterizará o padrão de disfunção diastólica grave com as alterações do padrão normal do fluxo mitral e pelas alterações ao Doppler tecidual. Morfologicamente, demonstra um aumento simétrico da espessura miocárdica de ambos os ventrículos e hiper-refringência do tecido miocárdico à ultrassonografia nos casos mais avançados (Figura 2). A associação de espessura aumentada no ecocardiograma e complexos de baixa voltagem no eletrocardiograma devem chamar a atenção do clínico para a presença da amiloidose cardíaca. Aumento da espessura da parede atrial e do septo interatrial e da parede do VD são frequentes e altamente indicativos de amiloidose cardíaca.[20,21,23] O ventrículo esquerdo apresenta dimensões menores que o normal é o esperado. Embora a fração de ejeção seja geralmente preservada, o débito cardíaco é baixo em virtude da diminuição do volume ventricular. Imagens longitudinais ecocardiográficas utilizando a técnica o *speckle tracking* avaliam a deformação real do miocárdio com o estresse longitudinal alterado em segmentos específicos do ventrículo esquerdo (basal e medioventricular) poupando segmentos apicais, com padrão característico de olho de boi e inclusive com implicações prognósticas.[24,25] Cabe ressaltar que essa alteração não é específica e a sua ausência não afasta o diagnóstico de amiloidose. No ecocardiograma, o diagnóstico diferencial se faz com as doenças de depósito e com a cardiomiopatia hipertrófica.

Ressonância magnética

A ressonância nuclear magnética com gadolínio tem se destacado como um método importante para detectar infiltração miocárdica precoce.[11,26] Na amiloidose, é comum o aumento dos espaços extracelulares, onde há rápida migração de gadolínio que gera uma imagem de realce tardio difuso em área subendocárdica (Figura 6), pode ser também focal, global ou transmural. Esse padrão se associa a um pior prognóstico e tem correlação com a presença de fibrose na biópsia miocárdica. [11,23,24] O realce tardio também pode ser visto no ventrículo direito e nas paredes atriais.[11,26] O mapeamento T1 nativo (aumentado), o realce tardio e o volume extracelular também oferecem informações prognósticas. Nos casos de espessamento difuso das paredes ventriculares, é muito importante o diagnóstico diferencial entre amiloidose e cardiomiopatia hipertrófica, visto que as doenças tem abordagem e prognóstico diferentes.[11,26]

Cintilografia miocárdica

A cintilografia miocárdicacom tecnécio (^{99m}Tc-PYP *scan*), recentemente ganhou espaço na análise do envolvimento cardíaco da amiloidose pela presença de hipercaptação maciça e difusa do radiofármaco que se liga ao cálcio da proteína amiloide (Figura 7). Nas séries comparadas com ressonância magnética ou biópsia miocárdica, tem sensibilidade acima de 95% e especificidade de 86% na amiloidose do tipo TTR[14,27,28] (Figura 5), além disso é útil para o controle de tratamento e análise prognóstica.[14,22,23,27] Mais de 90% dos pacientes com a forma TTR tem moderada ou alta captação miocárdica, enquanto apenas 20% dos pacientes com a forma AL apresentam a hipercaptação. Quando se exclui os pacientes com gamopatia monoclonal, a presença de hipercaptação de grau moderado a acentuado tem altíssima sensibilidade e valor preditivo positivo de 100% para amiloidose cardíaca pela forma TTR.[27,28]

Diagnóstico histológico

O diagnóstico histológico requer a demonstração do componente amiloide nos tecidos por meio da coloração com o vermelho congo e se possível com a caracterização do tipo de proteína amiloide depositada com a imunoperoxidase para detecção de transtirretina. Como a amiloidose AL é uma doença sistêmica, muitas vezes o diagnóstico histológico pode ser facilmente realizado por biópsia cutânea de mucosa oral, intestinal ou renal, de gordura subcutânea ou por aspirado de medula óssea na investigação das gamopatias monoclonais.[19-24] O aspirado de gordura subcutânea é positivo em 60 a 80% dos casos, sendo menos frequentes nas formas TTRm (40%) e TTRw (14%).

A certeza do envolvimento cardíaco pode ser obtida por meio da biópsia miocárdica, que é o método padrão ouro por apresentar altíssima sensibilidade, visto que o processo é difuso no miocárdio e a análise histológica na microscopia com vermelho congo (Figura 8) demonstra a substituição dos miócitos pelo material fibrilar, amiloide,patognomônico de amiloidose cardíaca.[20,21] A vantagem da biópsia é fornecer mate-

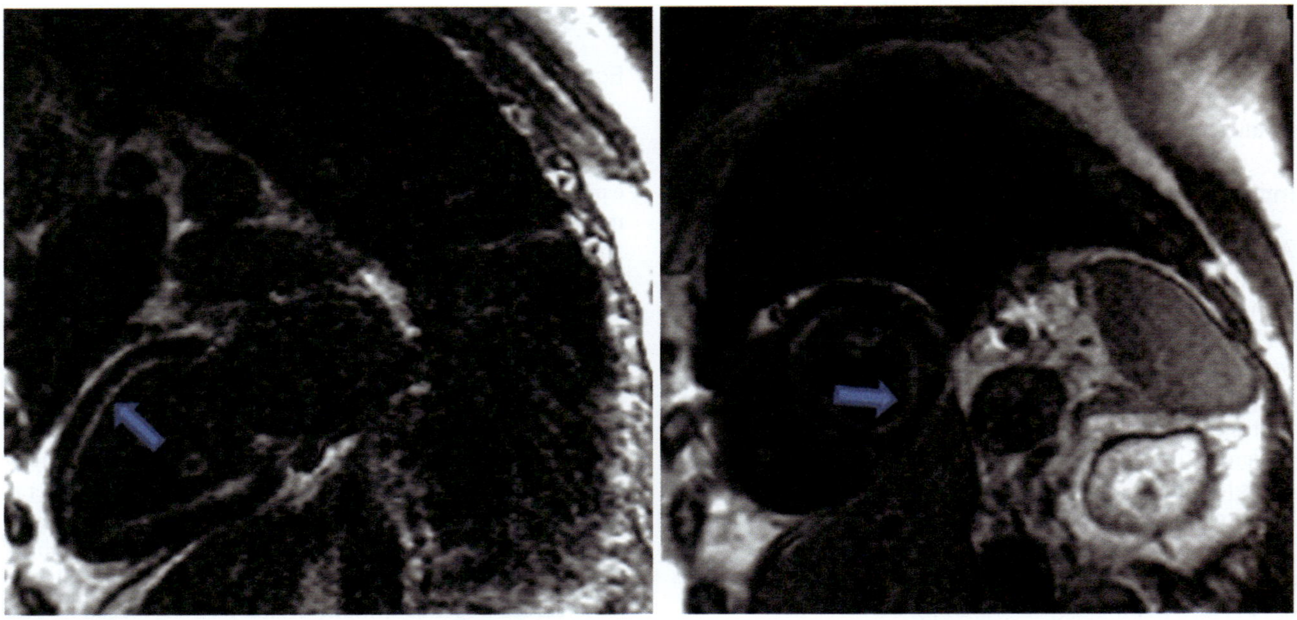

FIGURA 6
Ressonância magnética com gadolínio demonstrando realce tardio difuso no subendocárdico (setas) na amiloidose cardíaca.

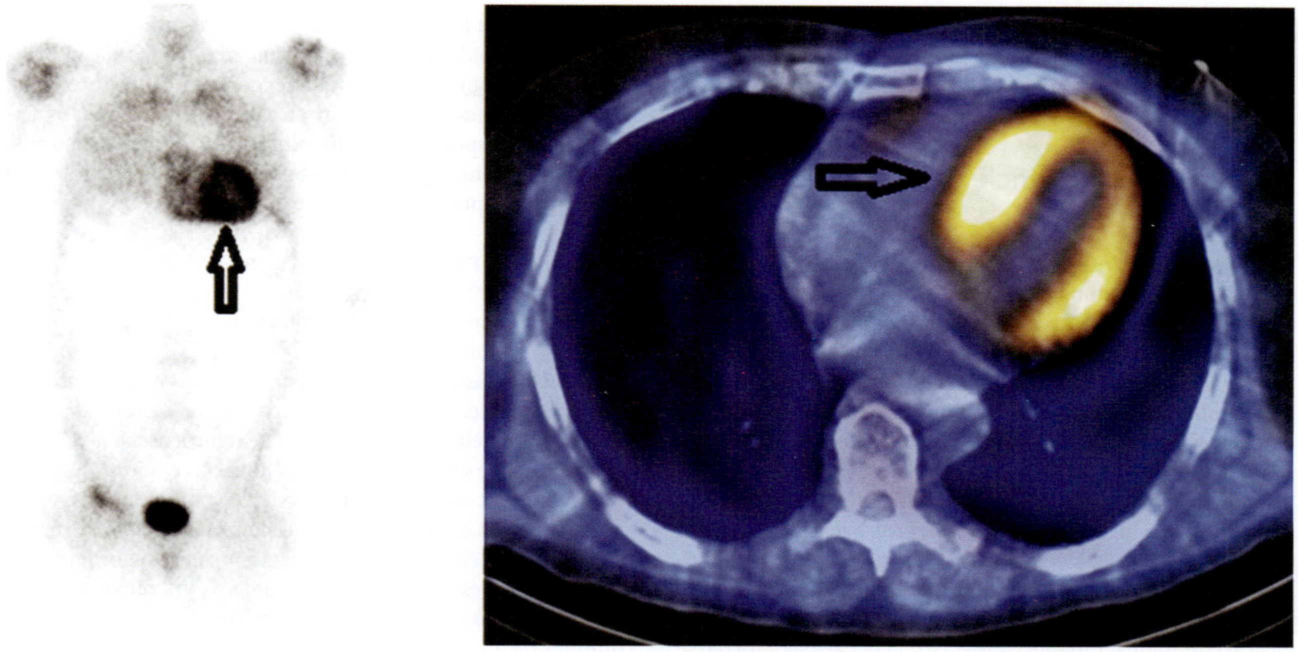

FIGURA 7

Cintilografia miocárdica com pirofosfato de tecnécio demonstrando hipercaptação difusa do miocárdio na amiloidose cardíaca secundária mutação da transtirretina (ATTR).

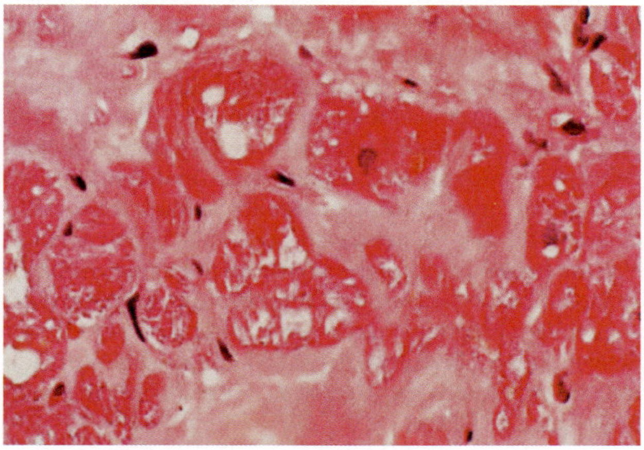

FIGURA 8

Material de biópsia endomiocárdica demonstrando tecido amiloide na coloração com vermelho congo na amiloidose cardíaca.

rial para a tipificação da paraproteína depositada pela técnica de espectroscopia de massa, que tem sensibilidade e especificidade próximas a 100% e pode ser um passo importante, visto que há possibilidades de tratamentos específicos.[29] Atualmente tem se considerado a não necessidade de biópsia miocárdica na maioria dos casos, visto que diante de suspeita clínica e combinação positiva de achados do ecocardiograma (espessura, refringência e estresse longitudinal), realce difuso na ressonância magnética ou hipercaptação na cintilografia com tecnécio podem ser suficientes para a definição diagnóstica e inclusive a diferenciação da amiloidose AL e TTR.[23-28] Na prática dos autores, a biópsia endomiocárdica tem sido feita com muita segurança e com riscos mínimos, por isso considera-se que ela deva ser realizada para diagnóstico etiológico, pois em alguns casos de cardiomiopatia hipertrófica e doenças de depósito (doenças de Fabry e Pompe) podem simular a amiloidose.

Teste genético

O teste genético está disponível para a caracterização da amiloidose genética, forma TTR, podendo ser realizado com amostra de sangue periférico ou com material de *swab* oral. Essa documentação é importante com perspectiva a prognóstico, tratamento específico e principalmente para aconselhamento genético.

Prognóstico

Atualmente e infelizmente, o diagnóstico de amiloidose com grave envolvimento cardíaco é quase uma sentença de morte. A forma AL, quando associada às síndromes sistêmicas, tem prognóstico muito grave, com sobrevida média de 6 meses na ausência de tratamento. Na forma TTR o prognóstico também é pobre com expectativa de vida média de 24 meses, a depender do grau de envolvimento cardíaco. Esse prognóstico sombrio está diretamente relacionado ao diagnóstico tardio da doença, envolvimento de múltiplos órgãos, comorbidades e toxicidade de algumas intervenções terapêuticas.

Frente aos avanços nas multimodalidades de imagem e possíveis tratamentos específicos em avaliação, espera-se uma mudança na história natural com aumento de sobrevida destes pacientes.[22-24]

Tratamento da insuficiência cardíaca na amiloidose

O tratamento da insuficiência cardíaca secundária à amiloidose segue os mesmos princípios de outras etiologias, com bloqueio da ativação do sistema neuro-hormonal por meio do inibidores da enzima conversora da angiotensina (IECA/ BRA) em baixas doses inicialmente, pelo risco de hipotensão grave, espironolactona e furosemida com objetivo diurético, visando à redução de hipervolemia, considerando a reposição de albumina nos casos de síndrome nefrótica. Os betabloqueadores devem ser usados com cautela em razão do maior risco de bloqueio AV e pela exacerbação da hipotensão postural associa à neuropatia. Cabe ressaltar que na evolução natural há risco de aparecimento, de bradiarritmias e bloqueios AV, ou seja, este paciente possui risco alto de intoxicação digitálica. Quando a insuficiência cardíaca torna-se refratária, há uma consideração para transplante cardíaco.[31]

Tratamento específico da amiloidose

O princípio do tratamento específico ideal da amiloidose seria interromper a produção e a deposição das paraproteínas anormais nos órgãos afetados, bem como sua eliminação, com a esperança da recuperação funcional dos órgãos.

Amiloidose AL

O tratamento específico de primeira linha consiste em uma combinação de quimioterápicos com ciclofosfamida ou melphalan associado ao inibidor de proteossoma (bortezomibe) e dexametatosona.[30] É válido lembrar que os pacientes com envolvimento cardíaco grave toleram mal os esquemas de altas doses, com risco de exacerbação da insuficiência cardíaca e arritmias; neste contexto, é mandatória a integração da cardio-oncologia para definição e monitoração do tratamento. Drogas imunomoduladoras como talidomida e lenalidomida podem ser associadas, principalmente nos pacientes com mielomas. Anticorpos monoclonais com ação anticélulas plasmáticas (CD38) são promissores. Da mesma forma, anticorpos monoclonais contra os depósitos amiloides são promissores no sentido de reduzir os depósitos amiloides. O transplante de medula óssea está indicado nos casos refratários e selecionados nas gamopatias monoclonais.

A principal causa de óbito da amiloidose AL é o grave envolvimento cardíaco, nessa situação com baixa tolerância aos diferentes esquemas quimioterápicos, e nesse contexto o transplante cardíaco pode ser uma opção em pacientes selecionados mesmo antes da quimioterapia, para que o paciente possa tolerar o esquema quimioterápico mais efetivo. O transplante cardíaco deve ser considerado somente para os pacientes com insuficiência cardíaca avançada, com único órgão envolvido e sem outras comorbidades graves.[30,31] A deposição amiloide pode continuar no enxerto cardíaco, principalmente se o paciente não responde à quimioterapia, comprometendo seu resultado no longo prazo.[30,31] Nos pacientes que respondem à quimioterapia, o resultado do transplante tem se mostrado muito bom em médio e longo prazo em centros especializados.[32-34]

Amiloidose TTR

Na amiloidose TTR, existem duas opções terapêuticas recentes já em emprego clínico. O tafamidis é um estabilizador das formas tetraméricas de paraproteínas presentes na forma mutante. Um ensaio clínico recente, com o tafamidis demontrou melhora dos sintomas de neuropatia e benefícios na amiloidose cardíaca, com estabilização e não progressão da doença, e consequente melhora de sobrevida, principalmente quando empregada em fases iniciais do acometimento cardíaco.[35,38,40]AG10 é um estabilizador seletivo dos tetrâmeros da TTR, desenhado para mimetizar a influência estrutural da mutação protetora superestabilizadora T119M, que reduz significativamente a taxa de dissociação dos tetrâmeros. Essa droga foi avaliada em estudo multicêntrico fase 2, randomizado, duplo cego, placebo-controlado envolvendo 49 pacientes com cardiomiopatia por ATTR sintomáticos, em classe funcional II ou III. O tratamento, bem tolerado, demonstrou estabilização da TTR quase completa. Outro estudo clínico multicêntrico fase 3, testou o efeito do AG10 encontra-se em andamento.

Terapias baseadas no silenciamento da expressão dos genes que codificam a produção hepática de TTR são muito promissoras, incluindo estratégias com RNA de interferência (Patisiran) e oligonucleotídeos anti-sense (Inotersen). Ambos os fármacos foram testados em estudos multicêntricos fase 3 em pacientes com polineuropatia por ATTRv e mostraram-se efetivos em reduzir a progressão das manifestações neurológicas. As análises *post hoc* de subgrupos sugerem efeitos positivos sobre a progressão da cardiomiopatia. Ambas as classes de silenciadores de expressão gênica estão atualmente sendo testadas em estudos multicêntricos fase 3 em pacientes com diagnóstico de ATTR.

Recentemente o FDA aprovou o Patisiran como a primeira terapia que interfere sobre o RNA, silenciando gene que codifica a síntese de proteína amiloide) para o tratamento da ATTR.[36-38,39,40-41] Para os casos refratários de amiloidose familiar, resta a alternativa de transplante hepático isolado ou associado ao transplante cardíaco em pacientes jovens e sem outras comorbidades.[40,41]

Doença de Fabry

A doença de Fabry é uma doença genética de herança ligada ao cromossomo X, com incidência mundial reportada de 1: 40.000, provavelmente subestimada devido aos diferentes fenótipos e dificuldades socioeconômicas diagnósticas. É causada pela mutação gênica que codifica a síntese e atividade da alfa-galactosidade A (GLA), que resulta na deficiência ou ausência da atividade enzimalisossomal alfagalactosidadeA (α-Gal A)com consequente depósitoou acúmulo de globotriasylceramida (Gb3) e esfingolipídios nos lisossomas, o que gera ativação da cascata inflamatória e estresse oxidativo aumentado em órgãos e tecidos – principalmente olhos, pele, intestino,rins, sistema nervoso, vasos e o coração.[42,43]

Manifestações clínicas

O envolvimento cardiovascular é caracterizado por: hipertrofia ventricular concêntrica, fibrose miocárdica, insuficiência cardíaca e arritmias; quadro este que limita a qualidade de vida e também representa a principal causa de morte nos portadores desta doença. No envolvimento cardíaco observa-se histologicamente a presença de fibrose predominantemente mesocárdica na região pósterobasal, já nos estágios avançados a fibrose transmural é mais frequente, sendo substrato para arritmias ventriculares – altamente relacionadas aos episódios de morte súbita.

No sexo masculino, homozigoto, as manifestações se iniciam na infância e adolescência, com angioqueratomas em regiões abdominal e inguinal, envolvimento gastrointestinal com diarreia crônica, neuropatias sensoriais de mãos e/ou pés com dor, hipo-hidrose e acroparesias. O envolvimento ocular é característico a córnea em espiral ou circular (córnea *vorticillata*). No envolvimento microvascular, por ocorrer acidente vascular cerebral, insuficiência renal, insuficiência cardíaca e arritmias, estes denotam as formas mais graves da doença. No sexo feminino, heterozigoto ou homozigoto, as formas clínicas são mais leves, entretanto as formas graves também podem ocorrer e geralmente surgem mais tardiamente na idade adulta na heterozigose.[42,43]

Cardiomiopatia da doença de Fabry

O envolvimento cardíaco na doença de Fabry é a principal causa para a redução da expectativa de vida e a principal causa de morte. As manifestações cardíacas mais frequentes são insuficiência cardíaca com quadro clínico variável, dor anginosa e arritmias com palpitações e morte súbita. Mais de 50% dos pacientes com doença de Fabry apresentam o envolvimento cardíaco com a hipertrofia ventricular concêntrica.[42,43]

Para investigação dos sintomas cardiovasculares, inicialmente com um eletrocardiograma pode-se observar os sinais de sobrecarga ventricular esquerda e alterações difusas da repolarização ventricular (inversão de onda T). No ecocardiograma transtorácico o dado mais chamativo é a presença de hipertrofia ventricular concêntrica importante na ausência de hipertensão arterial ou de lesões obstrutivas da via de saída do ventrículo esquerdo; ela decorre do acúmulo intracelular de Gb3 dentro dos miócitos, no endotélio vascular coronariano e nas valvas cardíacas, histologicamente é caracterizada pela hipertrofia dos miócitos, vacuolização e depósito intracelular de lisossomas. Tem se destacado mais recentemente a ativação da cascata inflamatória e ativação neuro-hormonal levando a fibrose e consequente remodelação ventricular.

A hipertrofia ventricular aumenta com a evolução da doença, as espessuras de septo e parede posterior com frequência se encontram acima de 15 mm; além disso, a fração de ejeção geralmente está preservada e associada à disfunção diastólica (quase sempre presente). Tais achados ecocardiográficos exigem diagnóstico diferencial com a miocardiopatia hipertrófica. No mais, pode ocorrer também hipertrofia de músculos papilares, porém em grande parte dos casos não há obstrução significativa da via de saída e movimento sistólico anterior da válvula mitral.

Nas formas mais avançadas pode ocorrer disfunção sistólica global ou segmentar, mais frequentemente nos segmentos basais e parede posterolateral, essas alterações são precocemente observadas com a utilização de técnicas adicionais ao ecocardiograma – Doppler tecidual e *strain* radial e longitudinal. O envolvimento valvar geralmente é discreto, com espessura aumentada dos folhetos e graus leves de refluxos valvares.

A ressonância magnética tem obtido destaque ao demonstrar o aumento global da espessura das paredes e a presença de realce intramural (mesocárdico) nas porções basal e posterolateral do ventrículo esquerdo. Na evolução pode existir segmentos com fibrose transmural e comprometimento da função sistólica, substratos para as arritmias ventriculares.[42,43]

Biomarcador

O biomarcador específico mais importante é o Lyso Gb3, produto do Gb3 acumulado; sua concentração sanguínea pode ser dosada para rastreamento e diagnóstico da doença de Fabry em pacientes de alto risco. Estão elevados em 100% dos pacientes do sexo masculino com fenótipo clássico e em 40-50% das pacientes do sexo feminino. Cabe ressaltar que o nível de Lyso Gb3 sofre influência do sexo e da idade. Também pode estar elevado na doença de Gaucher. A principal limitação é que não tem relação com desfechos clínicos, mas pode ter correlação com envolvimento do SNC e com hipertrofia cardíaca.

Atividade da enzima alfa-galactosidase A (α-Gal A)

A redução da atividade da enzima alfagalactosidade A < 5% é a chave para o diagnóstico da doença de Fabry, estando presente em 100% dos pacientes homozigotos e em torno de 50% dos pacientes heterozigóticos.[42]

Biópsia de tecidos

Nos pacientes com diagnóstico incerto, apesar dos dados clínicos, genéticos e bioquímicos, podemos buscar a presença de alterações histológicas sugestivas de depósitos lisossômicos em órgãos-alvo como rim, pele e miocárdio.

Tratamento

A terapia de reposição enzimática (TRE) com a infusão endovenosa de alfagalsidase recombinante humana é o tratamento padrão da doença de Fabry. Em vários estudos a TRE demonstrou a capacidade de estabilizar a evolução da doença, com melhora da função renal, redução da hipertrofia e melhora da função cardíaca, retardando o aparecimento de eventos, sendo capaz de melhorar a qualidade de vida dos pacientes e prolongar a vida, com ganho médio de 17 anos de sobrevida. Os efeitos da TRE dependem da fase da doença e do grau de acometimento dos órgãos envolvidos. Seu uso está recomendado para pacientes com idade acima de 7 anos na dose de 0,2 mg/kg de peso, em infusão intravenosa com duração de 40 minutos, em semanas alternadas. Os principais efeitos colaterais são: febre, cefaleia, náuseas e calafrios; reações de hipersensibilidade grave podem ocorrer, porém são raras e constituem contraindicação para uso da TRE. A monitoração do tratamento para o envolvimento cardíaco deve ser feito com eletrocardiograma e ecocardiograma para documentação da redução da hipertrofia ventricular e melhora da função ventricular.[42-44]

Outra opção terapêutica para pacientes com doença de Fabry é o desenvolvimento de uma micromolécula farmacológica (Agalastat) que atuaria como uma chaperone, ligando a sítios das formas mutantesda enzima alfa-galactosidade-A, estabilizando estas enzimas e consequentemente favorecendo ou facilitando a atividade residual desta enzima em aumentar o tráfico de lisossomas catalisando os depósitos de esfingolipídios nas células, retardando assim a progressão da doença.[45] Pequenos estudos randomizados têm demonstrado que esta terapêutica é capaz de estabilizar a doença no tocante principalmente aos envolvimentos, cardíaco e renal. Destarte, é uma alternativa de tratamento principalmente para os pacientes com formas mutantes de enzimas não responsivos a terapia de reposição enzimática pelo desenvolvimento de autoanticorpos ou com reações de hipersensibilidade à reposição enzimática.[45,46]

DESTAQUES DE INOVAÇÃO

- Os avanços recentes no arsenal diagnóstico e tratamento das miocardiopatias restritivas são consideráveis, a utilização de multimodalidade de imagens permite o diagnóstico diferencial entre as cardiomiopatias mais frequentes, contribuindo na triagem de pacientes para os testes genéticos e diagnósticos bioquímicos e histológicos. Destacam-se a ecocardiografia com *strain*, a ressonância nuclear magnética e a cintilografia miocárdica com pirofosfato de tecnécio, as quais usadas em conjunto corroboram para o diagnóstico da amiloidose cardíaca sem a necessidade de biópsia miocárdica.[18-22]Ainda nesta área da imagem cardiovascular para diagnóstico da amiloidose cardíaca temos como promissor o uso de imagens de PET usando 18F-florbetapir em nervos periféricos e/ou outros locais extracardíacos como mais uma ferramenta diagnóstica inovadora.[42] A ressonância magnética com a avaliação do grau de fibrose intersticial, além do realce tardio é uma ferramenta promissora na descrição prognóstica da amiloidose cardíaca.[23,24,26,27,42]
- Os biomarcadores e análise genômica interativa, transcriptoma, microRNAS podem permitir a caracterização de fenótipos diferentes de amiloidose e, consequentemente, trazer informações sobre prognóstico.[42]
- O desenvolvimento de novas terapias específicas para ATTR é um campo intenso de investigação, as terapias de silenciamento gênico da TTR que se mostraram efetivas para o tratamento da polineuropatia amiloide hereditária estão sendo atualmente testadas em grandes estudos multicêntricos em pacientes com acometimento cardíaco; incluindo as plataformas de RNA de interferência estão sendo incorporadas na prática clínica com possibilidades reais de mudar a história natural da amiloidose cardíaca.[36-42]
- O diagnóstico genético e molecular na doença de Fabry apresenta excelente evolução, atualmente corrobora na identificação de muitos pacientes que nunca receberiam este diagnóstico. Ainda nesta doença a grande inovação é a disponibilidade de tratamentos específicos, fato este que interfere na história natural desta grave doença.[43-46]

RESUMO

- As cardiomiopatias restritivas são definidas como um grupo doenças primárias ou secundárias do músculo cardíaco que causa rigidez e consequente redução do relaxamento cardíaco, comprometendo o enchimento ventricular, e frequentemente causa a redução do volume diastólico final de um ou ambos os ventrículos e consequente quadro de insuficiência cardíaca congestiva. Uma grande variedade de processos patológicos pode resultar em cardiomiopatia restritiva pelo envolvimento miocárdico, endocárdico ou de ambos, podendo ainda ser classificada em infiltrativa, não infiltrativa, de depósito ou obliterativa genética e não genética. O quadro clínico é caracterizado basicamente por dispneia, palpitações e precordialgia atípica, e sinais de insuficiência cardíaca congestiva grave.
- Os métodos diagnósticos abarcam o eletrocardiograma que evidencia baixa voltagem como pista diagnóstica, principalmente para doenças infiltrativas (amiloidose), a radiografia de tórax sem cardiomegalia, o ecocardiograma transtorácico como exame fundamental que denota aumento simétrico da espessura das paredes, função sistólica preservada ou pouco reduzida e, em especial, a caracterização da disfunção diastólica predominante com a demonstração de um padrão restritivo grave, dilatação das cavidades atriais, algumas vezes maiores que as ventriculares. O estudo hemodinâmico com manometria simultânea de cavidades ainda é muito importante no diagnóstico do padrão restritivo. A utilização de métodos modernos de imagem como a ecocardiografia com *strain*,

a ressonância magnética e a medicina nuclear tem permitido um refinamento no diagnóstico etiológico da maioria das cardiomiopatias restritivas. Apesar dos avanços obtidos com os métodos de imagem, a biópsia miocárdica ainda tem papel relevante, pois permite o diagnóstico etiológico preciso nas doenças de depósitos, como a hemocromatose e as mucopolissacaridoses, doença de Fabry e nas doenças infiltrativas, (amiloidose e hemocromatose). As cardiomiopatias restritivas mais frequentes na prática clínica são as secundárias: à amiloidose, à hemocromatose, à doença de Fabry, à endomiocardiofibrose e à cardiomiopatia restritiva idiopática ou familiar. A amiloidose tem merecido grande destaque pelos avanços obtidos no seu diagnóstico com as multimodalidades de imagens, a caracterização da sua forma genética e avanços terapêuticos como os estabilizadores tetraméricos das paraproteínas e os inibidores de RNA que codificam a síntese de proteínas anormais. Da mesma forma, a doença de Fabry também tem tratamento específico com a reposição enzimática que pode mudar a grave história natural da doença. O tratamento e a evolução variam de acordo com a etiologia, no entanto em razão da gravidade do comprometimento da função ventricular, a irreversibilidade da etiologia e a precocidade dos sintomas, a evolução costuma ser desfavorável. O transplante cardíaco e/ou hepático pode ser uma opção em casos selecionados de pacientes com amiloidose.

Referências bibliográficas

1. Maron JB, Towbin JA, Thiene G, Antzelevitch C, Corrado D, Arnett D, et al.; American Heart Association; Council on Clinical Cardiology, Heart Failure and Transplantation Committee; Quality of Care and Outcomes Research and Functional Genomics and Translational Biology Interdisciplinary Working Groups; Council on Epidemiology and Prevention. Contemporary definitions e classification of the cardiomyopathies. Circulation. 2006;113:1807-16.
2. Richardson P, Mckenna W, Bristow M, Maisch B, Mautner B, O'Connell J, et al. Report of the 1995 World Health Organzation/International Society and Federation of Cardilogy: task force on the definition and classification of cardiomyopathies. Circulation. 1996;93:841-2.
3. Davies MJ. The cardiomyophaties. Heart. 2000;83:469-74.
4. Baroldi G, Camerini F, Goodwin JF. Advances in cardiomyophathies. New York: Springer-Verlag; 1990.
5. Almeida DR, Carvalho AC, Azevedo JE, et al. Dificuldades no diagnóstico das miocardiopatias. Arq Bras Cardiol. 1994;62:131-7.
6. Keren A, Popp RL. Assignment of patients into the classification of cardiomyopahaties. Circulation. 1992;86:1622-33.
7. Mady C. Endomiocardiofibrose. Arq Bras Cardiol. 1992;59:483-6.
8. Kushwaha SS, Fallon JT, Fuster V. Restrictive cardiomyopathy. N Engl J Med. 1997;336(4):267-76.
9. Muchtar E, Blauwet LA, Gertz MA. Restrictive cardiomyopathy genetics, pathogenesis, clinical manifestations, diagnosis, and terapy. Circ Res. 2017;121:819-37.
10. Towbin JA. Inherited cardiomyopathies. Circ J. 2014;78:2347-56.
11. Fontana M, Pica S, Reant P, Abdel-Gadir A, Treibel TA, Banypersad SM, et al. Prognostic value of late gadolinium enhancement cardiovascular magnetic resonance in cardiac amyloidosis. Circulation. 2015;132(16):1570-9.
12. Anderson LJ, Heiden S, Davis B, Prescott E, Charrier CC, Bunce NH, et al. Cardiovascular T2 star (T2*) magnetic resonance for the early diagnosis of myocardial iron overload. Eur Heart J. 2001;22:2171-9.
13. Tanner MA, Galanelo R, Dessi C, Smith CG, Westwood MA, Agus A, et al. A randomized, placebo-controlled, double-blind trial of the effects of combined therapy with deferoxamine and deferipone on myocardial iron in thalassemia major using cardiovascular magnetic resonance. Circulation. 2007;115:789-96.
14. Hutt DF, Quigley AM, Page J, Hall ML, Burniston M, Gopaul D, et al. Utility and limitations of 3,3-diphosphono-1,2-propanodicarboxylic acid scintigraphy in systemic amyloidosis. Eur Heart J Cardiovasc Imaging. 2014;15(11):1289-98.
15. Benotti JP, Grossman W, Chon PF. Clinical profile of restrictive cardiomyopathy. Circulation. 1980;61:1206-11.
16. Amamash NM, Seward JB, Bailey KR, Edwards WD, Tjik J. Clinical profile and outcome of idiopathic restrictive cardiomyopathy. Circulation. 2000;101:2490-6.
17. Garcia MJ. Constrictive pericarditis versus restrictive cardiomyophaty? J Am Coll Cardiol. 2016;67:2061-76.
18. Fussner LA, Karlstedt E, Hodge DO, Fine MN, Kalra S, Carmona EM, et al. Management and outcomes of cardiac sarcoidosis: a 20-year experience in two tertiary care centres. European Journal of Heart Failure. 2018;20:1713-20.
19. Donnelly JP, Hanna M. Cardiac amyloidosis: an uptodate on diagnosis and treatment. Cleveland Clinic Journal of Medicine. 2017;84:12-26.
20. Bhogal S, Ladia V, Sitwala P, Cook E, Bajaj K, Ramu V, et al. Cardiac amyloidosis: an uptodated review with emphasis on diagnosis and future directions. Curr Probl Cardiol. 2018;43(1):10-34.
21. Maurer MS, Elliott P, Comenzo R, Semigran M, Rapezzi C. Addressing common questions encountered in the diagnosis and management of cardiac amyloidosis. Circulation. 2017;135:1357-77.
22. Fikrle M, Paleček T, Kuchynka P, Němeček E, Bauerová L, Straub J, et al. Cardiac amyloidosis: a comprehensive review. Cor Et Vasa. 2013;55:e60-7e5.
23. Rammos A, Meladinis V, Vovas G, Patsouras D. Restrictive cardiomyopathies: the importance of noninvasive cardiac imaging modalities in diagnosis and treatment—A systematic review. Radiol Res Pract. 2017;2017:2874902.
24. Agha AM, Parwani P, Guha A, Durand JB, Iliescu CA, Hssan S, et al. Role of cardiovascular imaging for the diagnosis and prognosis of cardiac amyloidosis. Open Heart. 2018;5:e000881.
25. Senapati A, Sperry BW, Grodin JL, Kusunose K, Thavendiranathan P, Jaber W, et al. Prognostic implication of relative regional strain ratio in cardiac amyloidosis. Heart. 2016;102:748-54.
26. Kwong RY, Falk RH. Cardiovascular magnetic resonance in cardiac amyloidosis. Circulation. 2005;111:122-24.
27. Vranian MN, Sperry BW, Hanna M, Hachamovitch R, Ikram A, Brunken RC, et al. Technetium pyrophosphate uptake in transthyretin cardiac amyloidosis: associations with echocardiographic disease severity and outcomes. J Nucl Cardiol. 2018;25(4):1247-56.
28. Gillmore JD, Maurer MS, Falk RH, Merlini G, Damy T, Dispenzieri A, et al. Nonbiopsy diagnosis of cardiac transthyretin amyloidosis. Circulation 2016;133(24):2404-12.
29. Siddiqi OK, Ruberg FL. Cardiac amyloidosis: an update on pathophysiology, diagnosis, and treatment. Trends Cardiovasc Med. 2018;28(1):10-21.
30. Sipe JD, Benson MD, Buxbaum JN, Ikeda SI, Merlini G, Saraiva MJ, et al. Amyloid fibril proteins and amyloidosis: chemical identification and clinical classification International Society of Amyloidosis 2016 Nomenclature Guidelines. Amyloid. 2016;23(4):209-13.
31. Palladini G, Sachchithanantham S, Milani P, Gillmore J, Foli A, Lachmann H, et al. A European collaborative study of cyclophosphamide, bortezomib, and dexamethasone in upfront treatment of systemic AL amyloidosis. Blood. 2015;126(5):612-5.
32. Hosempud JD, DeMarco T, Frazier OH, Griffithy BP, Olivari MT, Valentine HA. Progression of systemic disease and reduced long-term survival in patients with cardiac amyloidosis undergoing heart transplantation: follow-up results of a multicenter survey. Circulation. 1991;84:338-43.
33. Dey BR, Chung SS, Spitzer TR, Zheng H, Macgillivray TE, Seldin DC, et al. Cardiac transplantation followed by dose-intensive melphalan and

autologous stem-cell transplantation for light chain amyloidosis and heart failure. Transplantation. 2010;90:905-11.
34. Davis MK, Lee PH, Witteles RM. Changing outcomes after heart transplantation in patients with amyloid cardiomyopathy. J Heart Lung Transplant. 2015;34:658-66.
35. Davis MK, Kale P, Liedtke M, Schrier S, Arai S, Wheeler M, et al. Outcomes after heart transplantation for amyloid cardiomyopathy in the modern era. Am J Transplant. 2015;15:650-8.
36. Maurer MS, Schwartz JH, Gundapaneni B, Elliott PA, Merlini G, Waddington-Cruz M, et al.; ATTR-ACT Study Investigators. Tafamidis treatment for patients with transthyretin amyloid cardiomyopathy. N Engl J Med. 2018.
37. Adams D, Gonzalez-Duarte A, O'Riordan WD, Yang CC, Ueda M, Kristen AV, et al. Patisiran, an RNAi therapeutic, for hereditary transthyretin amyloidosis. N Engl J Med. 2018;379(1).
38. Alvarez R, Fitzgerald K, Gamba-Vitalo C, Nochur SV, Vaishnaw AK, Sah DW, et al. Safety and efficacy of RNAi therapy for transthyretin amyloidosis. N Engl J Med. 2013.
39. Coelho T, Adams D, Silva A, Lozeron P, Hawkins PN, Mant T, et al.Suhr OB. Safety and efficacy of RNAi therapy for transthyretin amyloidosis. N Engl J Med. 2013;369:819-29.
40. Ericzon BG, Wilczek HE, Larsson M, Wijayatunga P, Stangou A, Pena JR, et al. Liver transplantation for hereditary transthyretin amyloidosis: after 20 years still the best therapeutic alternative? Transplantation. 2015;99:1847-54.
41. Simões MV, Fernandes F, Marcondes FG, et. Posicionamento sobre diagnóstico e tratamento da amiloido se cardíaca – 2021. Arq Bras Cardiol. 2021.
42. Brendan N, et al. Anderson Fabry cardiomyophaty: prevalence, pathophysiology, diagnosis and treatment. Heart Fail Ver. 2015.
43. Seydelmann N, Wanner C, Stork S, Ertl G, Weidemann F.Fabry disease and the heart. Best Pract Res Clin Endocrinol Metabol. 2015;29.
44. Khan A, Sirrs SM, Bichet DG,Morel CF, Tocoian A, Lan L, et al. The safety of agalsidase alfa enzyme replacement therapy in canadian patients with fabry disease following implementation of a bioreactor process. Drugs RD. 2021;21(4):385-97.
45. GermainDP, Hughes DA, Nicholls K, Bichet DG, Giugliani R, Wilcox WR, et al. Treatment of Fabry's disease with the pharmacologic chaperone migalastat .N Engl J Med Engl J Med. 2016.
46. Hughes DA, et al. Oral pharmacological chaperone migalastat compared with enzyme replacement therapy in Fabry disease: 18-month results from the randomised phase III ATTRACT study. J Med Genet. 2017;54:288-96.

Capítulo 4

Cardiomiopatia da doença de Chagas

Marcus Vinicius Simões
Minna Dias Romano
José Antônio Marin-Neto

PONTOS-CHAVE

- A cardiomiopatia crônica da doença de Chagas (CCC) é resultante de miocardite fibrosante focal de baixa intensidade, mas incessante, causada pela inflamação mediada por mecanismos autoimunes e associada ao estímulo antigênico continuado representado pela infecção persistente e de baixa intensidade do *Trypanosoma cruzi* na fase crônica.
- A fase aguda é, habitualmente, benigna e autolimitada. Cerca de 30% dos infectados desenvolvem ao longo da vida a forma crônica cardíaca da doença de Chagas com manifestação clínica proteiforme, que pode incluir sintomas e sinais de insuficiência cardíaca, eventos cardioembólicos, arritmia e sintomas anginoides.
- A progressão da insuficiência cardíaca (IC) e a morte súbita são os mecanismos mais comuns de morte nesta condição. Os aspectos prognósticos mais relevantes são sintomas de IC avançada, cardiomegalia, disfunção sistólica do ventrículo esquerdo (VE) e taquicardia ventricular.
- A prevenção dos eventos cardioembólicos é aspecto importante no manejo dos pacientes com CCC. Agentes anticoagulantes orais devem ser indicados nos pacientes com risco elevado, conforme a presença de conjunto de fatores de risco, como disfunção sistólica do VE, aneurisma apical e idade avançada. O tratamento da IC na CCC segue os mesmos princípios aplicados à IC secundária à cardiomiopatia dilatada de outras etiologias.

Introdução

A doença de Chagas (DC) é causada por parasita protozoário, o *Trypanosoma cruzi,* que causa miocardite aguda e também miocardite crônica altamente fibrosante, de baixa intensidade e incessante, que produz dano miocárdico progressivo e resulta tardiamente na cardiomiopatia crônica da doença de Chagas (CCC). O acometimento cardíaco da doença na fase crônica envolve relevante morbidade e mortalidade, sendo a principal causa de cardiomiopatia não isquêmica na América Latina.

Epidemiologia

O ciclo de transmissão da doença de Chagas apoia-se no vetor triatomíneo como principal transmissor. Contudo, após diversas campanhas nacionais e iniciativas de âmbito multinacional, a transmissão por esse meio encontra-se parcialmente controlada, tendo o Brasil, em 2006, recebido da Organização Mundial da Saúde (OMS) certificado de erradicação da transmissão da doença pelo mais relevante vetor domiciliado, o *Triatoma infestans.*[1,2] Isso, de forma alguma, representa a erradicação da doença – alvo inerentemente inalcançável –, a qual continua acontecendo por meio de surtos mediados por outros mecanismos de transmissão, como por exemplo, a via oral. No período de 1975 a 1995 o programa do Cone Sul de controle da doença detectou redução de 89% das transmissões.[3] As taxas de mortalidade secundárias à DC também já foram reduzidas em 75% desde a década de 1990.[4] Dados da prevalência da DC em relatórios da década de 2010 indicam cerca de 6 milhões de infectados nos países endêmicos da América Latina e mortalidade anual de 12.0000 casos (Tabela 1).[5] Estimativas deste mesmo ano indicam a prevalência da DC no Brasil em 0,61% da população, com 1.157.000 infectados e 231.000 pacientes com cardiopatia crônica.[6]

Vale ressaltar que, embora a transmissão vetorial da doença possa ter sido controlada em muitas regiões, focos de transmissões orais são documentados em regiões endêmicas, relacionados à urbanização e ao desmatamento de regiões florestais[7,8]. A transmissão não vetorial também ocorre por transplantes de órgãos sólidos, principalmente em regiões onde as testagens sorológicas pré-transplante não são rotineiramente realizadas.[9]

Como consequência de correntes migratórias durante as últimas décadas, a partir de países onde a doença é endêmica, a DC tem sido detectada em taxas significativas em vários pontos do globo terrestre, principalmente Estados Unidos,[10,11] Canadá, Espanha, França, Suíça, Itália, Japão, países emergentes da Ásia

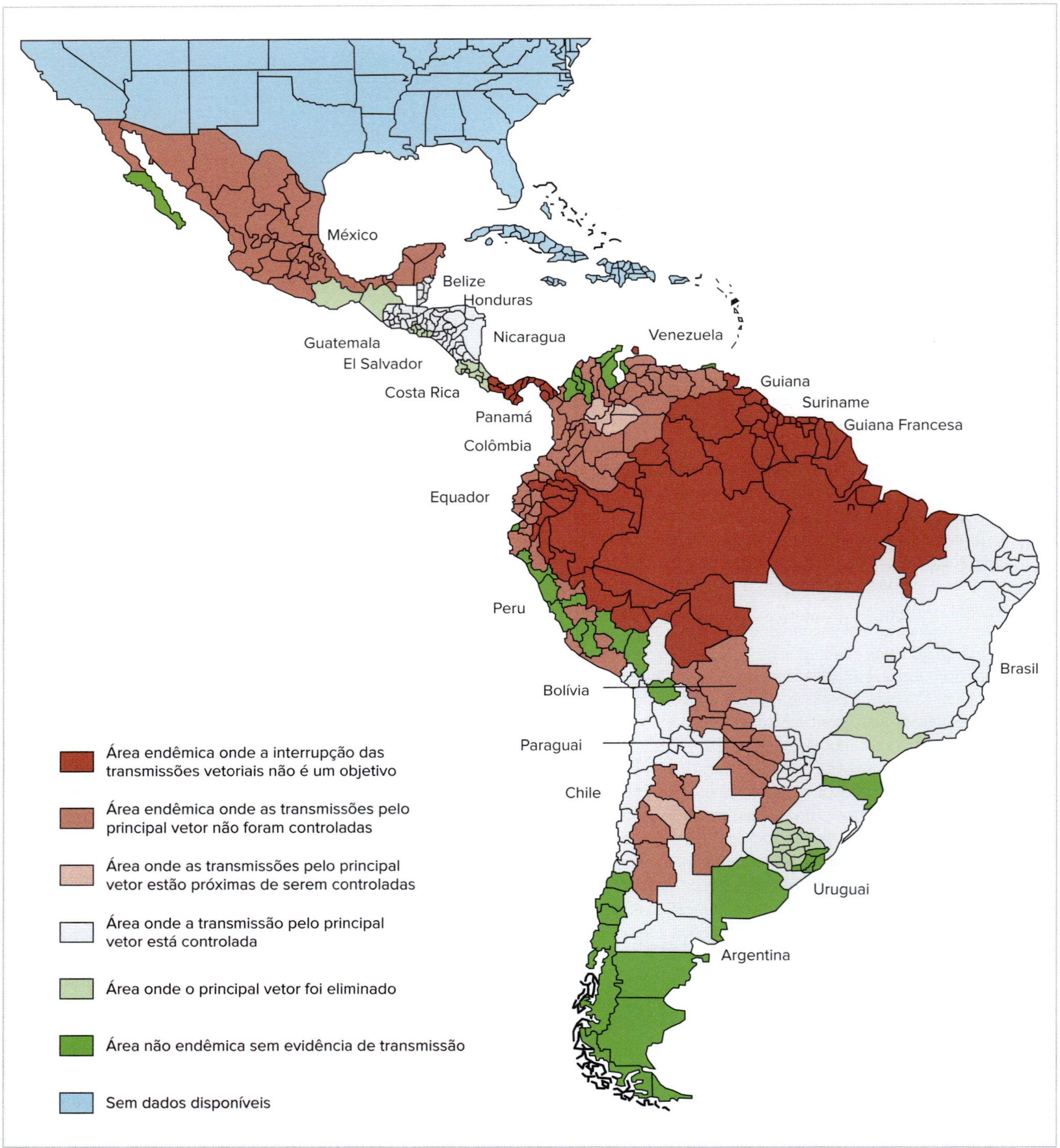

FIGURA 1

Transmissão da doença de Chagas pelo principal vetor nos países endêmicos da América Latina.

Fonte: Pérez-Molina e Molina, 2018.[5]

TABELA 1 Mudanças na prevalência, incidência e mortalidade da DC entre os anos de 1985 e 2010 nos 21 países endêmicos da América Latina

	1980-85	2005	2010
População em risco (% total)	92.895.000 (25%)	108.595.000 (20,4%)	70.199.360 (12,9%
Número de pessoas infectadas	17.395.000	7.694.500	5.742.167
Número de novos casos por ano	700.000	55.585	38.593
Transmissão congênita	7.000-49.000	14.385	8.668
Transmissão vetorial	Não relatado	41.200	29.925
Número de mortes por ano	> 45.000	12.500	12.000

Fonte: adaptada de Pérez-Molina e Molina, 2018.[5]

e Austrália (Figura 2).[1,12,13] Nos Estados Unidos, estimam-se em torno de 300.000 indivíduos com a infecção, dos quais 30 mil a 45 mil manifestam clinicamente a doença. Com isso, várias medidas sanitárias de caráter federal têm sido adotadas naquele país, visando a diagnosticar, tratar e prevenir a transmissão parasitária inter-humanos.[14]

História natural e estágios evolutivos[4,15]

A história natural da DC compreende as fases aguda e crônica. A maioria dos pacientes na fase aguda são assintomáticos ou têm apenas sintomas leves e inespecíficos de uma síndrome infecciosa, sendo raro um quadro exuberante de miocardite ou meningoencefalite sintomática. Assim que a fase aguda se abate, em média após 4 a 8 semanas, os pacientes evoluem para a fase crônica, que inclui duas formas de doença: uma forma indeterminada (latente ou pré-clínica) e uma forma determinada, ou com expressão clínica, que se subdivide em cardíaca, digestiva ou cardiodigestiva (mista). Pode também acontecer evolução direta da fase aguda para a fase crônica, sem ocorrer uma forma indeterminada, em 5 a 10% dos casos. A doença crônica também pode ser reativada, apresentando-se como doença aguda (reagudizada), em indivíduos com imunossupressão natural (por doença como a Aids, ou iatrogenicamente (p. ex., em transplantados de órgãos sólidos).[16] A Figura 3 representa a evolução natural da doença.

A forma indeterminada compreende aqueles pacientes com evidências de infecção pelo *T. cruzi* (testes sorológicos

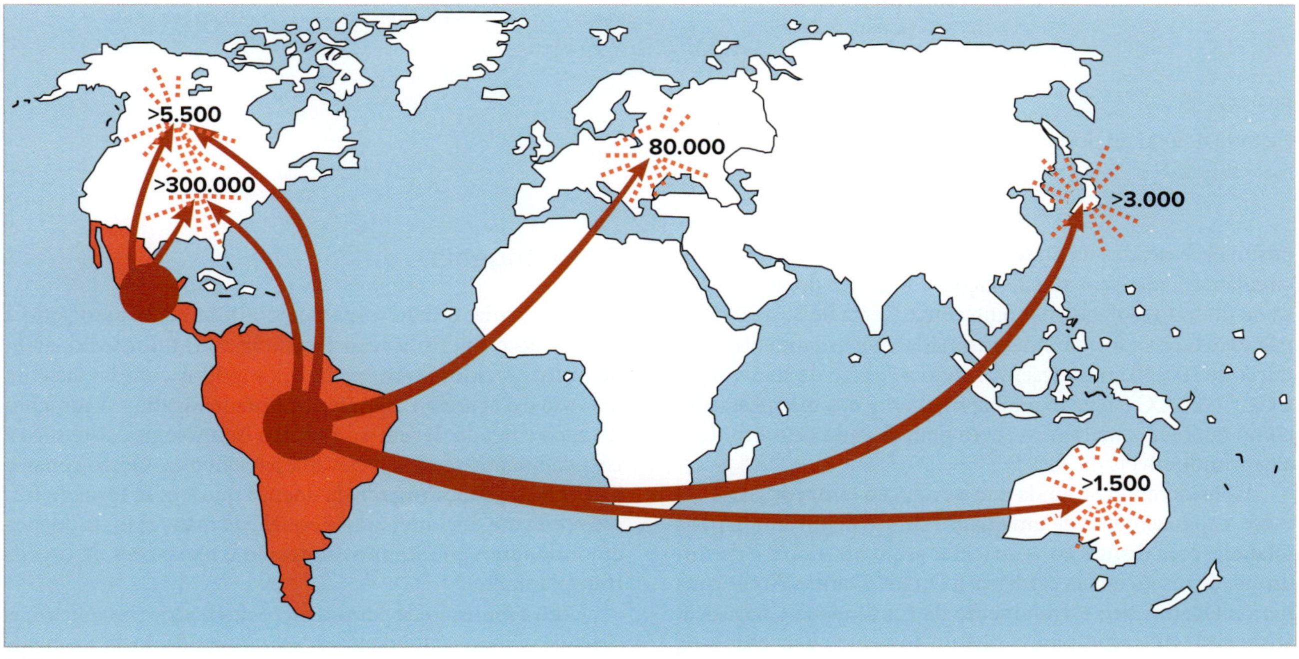

FIGURA 2

Correntes migratórias a partir de países da América Latina endêmicos para doença de Chagas e o número total estimado de pessoas infectadas em países do globo não endêmicos.

Fonte: Pinto Dias et al., 2013.[13]

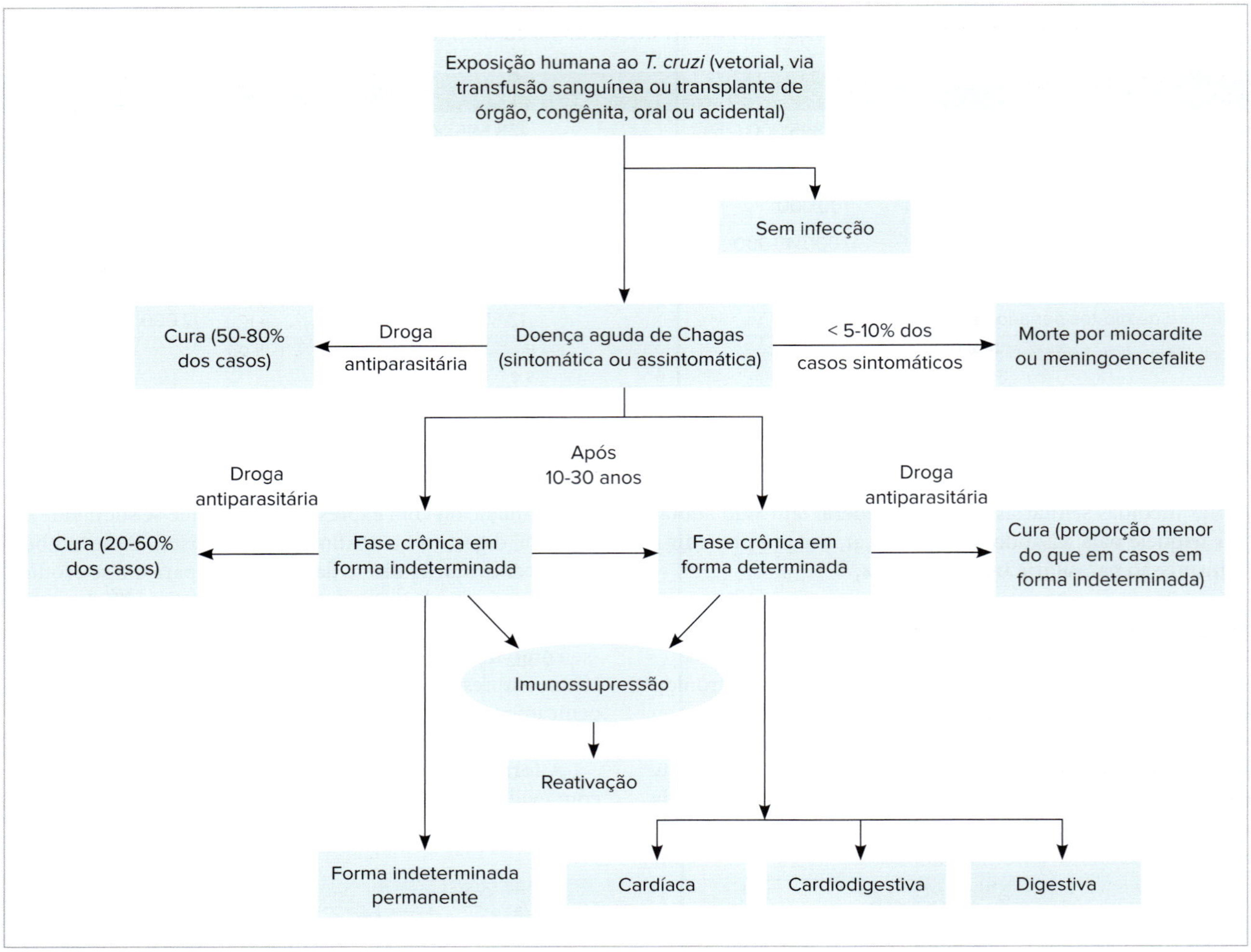

FIGURA 3

História natural da doença de Chagas.

Fonte: Rassi Jr. et al., 2010.[4]

positivos, baseados na presença de anticorpos antiparasitários circulantes), mas sem manifestações clínicas de doença cardíaca ou do trato esôfago-gastrointestinal. Cerca de 30 a 50% dos pacientes com a forma indeterminada, que usualmente pode durar de 10 a 30 anos, desenvolverão ao longo de suas vidas a CCC.[17] A CCC é não só a mais frequente das manifestações como também a mais grave, com grau elevado de morbidade alcançando níveis de 30%.[18,19]

Considerando-se ainda que a evolução tardia da CCC envolve o aparecimento de um quadro clínico de cardiomiopatia dilatada, com disfunção ventricular esquerda global e de síndrome de insuficiência cardíaca, a Diretriz Latino-Americana para o Diagnóstico e Tratamento da Cardiopatia Chagásica[1] adotou classificação para a disfunção ventricular esquerda da doença de Chagas que espelha a gradação dos estágios evolutivos da insuficiência cardíaca adotada nas diretrizes internacionais para esta síndrome. Dessa forma, a fase crônica da CCC pode ser classificada em 5 estágios evolutivos (A, B1, B2, C e D) de disfunção ventricular esquerda (Quadro 1).

Etiopatogenia

Na fase aguda, o dano orgânico é nitidamente associado à infestação e multiplicação parasitária no miocárdio, além de outros tecidos comumente acometidos como o sistema nervoso e o aparelho digestivo. A linfadenopatia e o aumento do baço e fígado devem-se à reação imunológica sistêmica e correlacionam-se com a elevada parasitemia. Outro cenário para a manifestação aguda da doença que tem se tornado frequentemente documentado é aquele de reativação de doença em indivíduos sob imunossupressão e receptores de órgãos transplantados.[20]

Com a remissão da parasitemia e das reações inflamatórias sistêmicas, o paciente adentra a fase crônica da doença, em que se acredita que, desde a forma indeterminada, ocorra um processo de miocardite focal de baixa intensidade, mas incessante, que causa destruição de fibras e fibrose reparativa miocárdica progressivas; isso provoca dano miocárdico cumulativo e resulta tardiamente em quadro de cardiomiopatia dilatada.

QUADRO 1 Classificação clínica da disfunção ventricular esquerda na cardiopatia da doença de Chagas

Fase aguda	Fase crônica				
	Forma indeterminada	Forma cardíaca sem disfunção ventricular	Forma cardíaca com disfunção ventricular		
	A	B1	B2	C	D
Pacientes com quadro compatível com doença de Chagas aguda	Pacientes sob risco de desenvolver ICC. Possuem sorologia positiva, não têm cardiopatia estrutural ou sintomas de ICC. Também não têm alterações digestivas	Pacientes com cardiopatia estrutural, evidenciada por alterações eletrocardiográficas ou ecocardiográficas, mas com função ventricular global normal e sem sinais e sintomas atuais ou prévios de ICC	Pacientes com cardiopatia estrutural, caracterizada por disfunção ventricular global, mas sem sinais e sintomas prévios ou atuais de ICC	Pacientes com disfunção ventricular e com sintomas prévios ou atuais de ICC (NYHA I, II, III ou IV)	Pacientes com sintomas refratários de ICC em repouso, apesar de tratamento clínico otimizado, necessitando de intervenções especializadas

Acredita-se que a miocardite crônica associada à DC se deva a dois processos patogenéticos principais: dano miocárdico associado diretamente à inflamação causada por parasitismo de fibras cardíacas, em múltiplos focos mas de baixa intensidade; e agressão miocárdica autoimune direcionada, e continuamente alimentada, pela reiterada apresentação de antígenos, vinculada ao parasitismo cardíaco persistente.

Adicionalmente, há evidências para apoiar a noção de que existam pelo menos mais dois mecanismos auxiliares e amplificadores da lesão miocárdica: distúrbios da perfusão miocárdica pela presença de anormalidades da microcirculação coronária e anormalidades do controle e inervação autonômica cardíaca (Figura 4).[21]

Fase aguda

Sinais e sintomas

A fase aguda se inicia após período de incubação geralmente de 1-4 semanas após a exposição ao *T. cruzi*. As lesões conhecidas como "chagomas", incluindo o típico, mas não específico, sinal de Romaña, decorrem de edema de mucosa ou cutâneo no local da inoculação. A maioria dos pacientes apresenta-se assintomática ou manifesta sintomas sistêmicos de infecção insidiosa (febre, hepatoesplenomegalia, diaforese, mialgia), acompanhados por alterações laboratoriais igualmente não específicas, principalmente leucocitose, com linfocitose absoluta. A minoria dos pacientes exibe quadro clínico de miopericardite, com sinais e sintomas semelhantes às miocardites de outras causas: dispneia, fadiga e outros comemorativos de insuficiência cardíaca, dor precordial, arritmias e morte súbita. Nestes casos, o ECG pode mostrar taquicardia sinusal, batimentos ectópicos ventriculares, baixa voltagem dos complexos QRS, bloqueios de ramo, alterações difusas da repolarização ventricular, bloqueio atrioventricular (BAV) de grau variável. A radiografia do tórax pode mostrar cardiomegalia nos casos mais graves, que pode estar associada ao aumento das câmaras cardíacas e/ou derrame pericárdico. O ecocardiograma mostra frequentemente derrame pericárdico, alterações segmentares

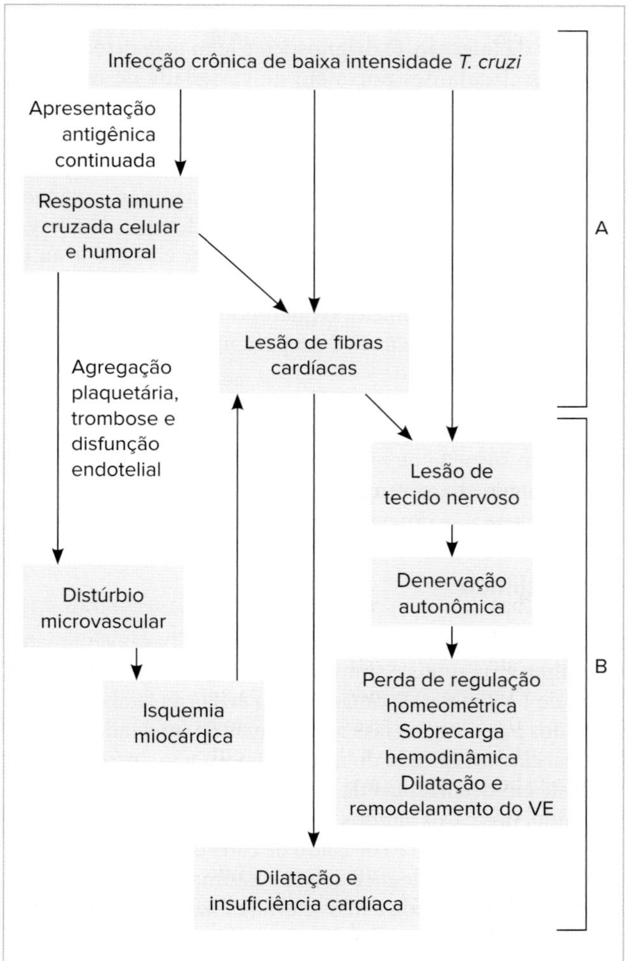

FIGURA 4

Esquema ilustrando a correlação entre os mecanismos etiopatogênicos da miocardite chagásica crônica. A: mecanismos principais; B: mecanismos auxiliares de amplificação da lesão miocárdica.

Fonte: adaptada de Marin-Neto et al., 2007.[21]

da mobilidade parietal e insuficiências das válvulas mitral e tricúspide, sendo menos comum a dilatação cavitária e a queda do desempenho sistólico global. Essas anormalidades usualmente se resolvem na vasta maioria dos pacientes ao longo do primeiro ano de acompanhamento.[22,23] No entanto, a mortalidade na fase aguda pode ser mais elevada, atingindo 5-10% naqueles casos de transmissão oral, aspecto provavelmente associado à infestação mais intensa decorrente desta via de transmissão.[24,25] Quando acontece, a mortalidade na fase aguda da doença está relacionada a miocardite aguda,[26] embora nem sempre haja correta identificação da disfunção sistólica ventricular por métodos de imagem.

Vale lembrar que a meningoencefalite também pode raramente complicar o quadro clínico e é causa adicional não negligível de mortalidade precoce na fase aguda da doença.

Diagnóstico

Os testes sorológicos são usualmente negativos nas primeiras semanas da infecção. O diagnóstico é feito pela detecção dos parasitas circulantes por meio de variedade de métodos, incluindo hemocultura, visualização direta do parasita no sangue periférico, xenodiagnóstico, ou visualização de ninhos de parasitas na forma amastigota por análise histológica de biópsia de órgãos acometidos, ou dos "chagomas" cutâneos. O diagnóstico de miocardite aguda da doença de Chagas causada por transfusão sanguínea requer elevado grau de conscientização médica e acuidade clínica,[16] principalmente em regiões não endêmicas, requerendo a mesma postura os casos de reagudização de DC em pacientes crônicos cursando com imunossupressão.

A biópsia endomiocárdica é raramente empregada para o diagnóstico,[27] mas pode ser necessária principalmente nos casos com suspeita de reativação de doença de Chagas após transplante cardíaco, em que a diferenciação com rejeição do implante torna-se crucial para o manejo do paciente.

Curso clínico

O curso clínico da fase aguda da doença de Chagas geralmente é benigno e os sinais e sintomas tipicamente se resolvem ao longo de 1 a 3 meses. Estima-se que a evolução fatal ocorra em < 5% dos pacientes na fase aguda, quando infectados por via vetorial clássica (picada do inseto triatomíneo), predominantemente em decorrência da insuficiência cardíaca refratária. Contudo, nos casos agudos causados por contaminação por via oral (p. ex., ingestão de caldo de cana ou açaí, contaminado com *T. cruzi*), a doença aguda costuma ser mais grave e a mortalidade registrada é mais elevada. Isso provavelmente se deve à inoculação de grande carga parasitária e à facilitação da invasão do hospedeiro através da mucosa do trato digestório, muito permeável ao parasito, nestes casos.

Tratamento

O tratamento das manifestações clínicas de miocardite e de insuficiência cardíaca é o mesmo preconizado para os casos de miocardite aguda de outras etiologias, incluindo medidas intensivas de suporte circulatório nos casos mais graves.

Embora sem base de evidências conclusivas quanto aos benefícios clinicamente relevantes realmente auferidos, o tratamento antiparasitário com benznidazol ou nifurtimox está indicado em todos os casos de doença de Chagas aguda, por qualquer via de infecção ou mecanismo de reativação, uma vez que pode reduzir a gravidade dos sintomas, limitar o tempo de doença e minimizar a duração da parasitemia detectável. A ocorrência de cura parasitológica, bem como cura clínica, é estimada em 60 a 85% dos casos tratados nessa fase aguda.[28,29]

Fase crônica

Forma indeterminada

A forma indeterminada é classicamente definida como a situação clínica de indivíduo com evidência parasitológica e/ou sorológica de infecção crônica pelo *Trypanosoma cruzi*, contudo sem sintomas ou sinais físicos de doença, ECG e radiografia de tórax normais e sem acometimento do tubo digestivo (esôfago e cólon), como demonstrado por esofagograma radiológico com bário e enema opaco.

Contudo, exames complementares mais acurados (i. e., ecocardiografia, angiocardiografia nuclear, estudo hemodinâmico e cineangiocardiográfico com contraste radiológico, avaliação autonômica cardíaca) podem demonstrar alterações cardíacas – usualmente sutis e sem significado prognóstico demonstrado – neste grupo de pacientes classificados como indeterminados pelos critérios clássicos,[30-33] concordando com evidências por biópsia endomiocárdica, que podem demonstrar alterações histopatológicas em até 60% dos casos. Apesar dessas pequenas anormalidades assim verificadas em muitos deles, os pacientes classificados como indeterminados pelos critérios clássicos, enquanto mantêm-se com ECG normal, apresentam prognóstico excelente e mortalidade comparável à de controles pareados por idade sem infecção pelo *T. cruzi*.[4,34,35]

Recomendações para monitoração dos pacientes na forma indeterminada

Não há diretrizes formais em relação à realização de exames para identificação precoce do desenvolvimento de disfunção ventricular esquerda nos pacientes com a forma indeterminada da doença de Chagas. Por outro lado, não há fatores identificáveis nesta fase que possam separar os indivíduos que desenvolverão a cardiopatia clínica daqueles que permanecerão assintomáticos por toda a vida, apenas mantendo a positividade sorológica.

Sugere-se que a avaliação clínica e o ECG sejam feitos a cada ano[36] e a radiografia simples do tórax a cada 3 ou 5 anos neste grupo de pacientes. Embora com base mais discutível, sugere-se que o ecocardiograma transtorácico possa ser feito inicialmente, e depois também em intervalos regulares a cada 3 a 5 anos. Esta última recomendação[17] se baseia em estudo que mostra que a detecção de anormalidades segmentares da função sistólica ventricular esquerda prediz disfunção sistólica global no futuro.[30] Por outro lado, a CCC pode se manifestar primária e abruptamente, como acidente vascular cerebral ou arritmias cardíacas, e as anormalidades regionais de contração (aneurismas, áreas de fibrose regional) usualmente se associam a estas formas de complicação.[37,38]

Forma crônica cardíaca

Condição assintomática na CCC

A ausência de sintomas é particularidade marcante nos indivíduos que se encontram em estágios incipientes da doença crônica, quando dano miocárdico – discreto – pode ser detectado apenas por alterações em exames complementares, como distúrbios de condução no ECG, alterações segmentares da mobilidade parietal do ventrículo esquerdo no ecocardiograma ou arritmias no Holter. Nestes indivíduos pode, contudo, sobrevir a morte súbita por eventos arrítmicos, como evidenciado por estudos demonstrando pior prognóstico em indivíduos com alterações no ECG, ainda que assintomáticos.[39] Em estudo de coorte ao longo de 10 anos de 885 indivíduos soropositivos, mostrou-se que os indivíduos infectados pelo *T. cruzi* com ECG normal apresentaram sobrevida de 97,4%, comparável à sobrevida dos controles soronegativos. Em contrapartida, a sobrevida daqueles com ECG anormal foi de 61,3%, com relação de risco 9 vezes maior neste grupo.[40]

Manifestações clínicas

Os sintomas e sinais físicos presentes na forma crônica da CCC derivam de quatro síndromes essenciais, que podem usualmente coexistir no mesmo paciente: insuficiência cardíaca, arritmias, tromboembolismo e manifestações anginoides.

Insuficiência cardíaca

O quadro clínico da CCC com disfunção ventricular encontra-se espelhado de maneira bastante uniforme em diversos relatos da literatura, que reproduzem as observações pioneiras de Chagas e Villela.[41] Nas fases iniciais da evolução o sintoma mais frequente é a fadiga aos esforços, sendo, contudo, incomum o registro de sintomas mais intensos de congestão pulmonar como dispneia paroxística noturna e ortopneia. Na evolução da doença somam-se os sintomas de congestão venosa sistêmica (turgência jugular, hepatomegalia, edema de membros inferiores e ascite) e a evolução pode ainda progredir para anasarca, adinamia, ou caquexia cardíaca, à semelhança de outras cardiopatias com disfunção ventricular avançada. Ao exame físico há ainda sinais de cardiomegalia como o desvio espacial do *ictus cordis*, pode haver abafamento de B1 em foco mitral, desdobramento permanente de B2 pela presença de bloqueio completo do ramo direito, terceira bulha e sopros regurgitativos de valvas atrioventriculares que podem ocorrer secundariamente à dilatação das câmaras ventriculares. Os sinais de baixo débito sistêmico podem estar presentes em casos avançados, como pulsos filiformes, perfusão periférica lentificada e oligúria. Estes sinais são comuns a outras síndromes clínicas de insuficiência cardíaca. Em contraposição a estas semelhanças, na insuficiência cardíaca de etiologia da doença de Chagas a congestão pulmonar é comumente discreta mesmo nos estágios avançados da doença, frente à mais exuberante congestão sistêmica, podendo ser a semiologia pulmonar mais afetada pelos sinais de derrame pleural (típico de insuficiência ventricular direita) que por crepitações, assim como por níveis pressóricos sistêmicos mais baixos neste grupo de pacientes. Mais rara ainda é a evolução para edema agudo de pulmão nestes casos.[34] Estas particularidades na apresentação clínica podem estar relacionadas à mais frequente concomitância de disfunção biventricular, com insuficiência ventricular direita às vezes mais precoce e pronunciada do que a esquerda nos pacientes com CCC.[42]

Manifestações tromboembólicas

Embolias pulmonares e sistêmicas são manifestações comuns de pacientes com CCC, principalmente originadas de tromboses murais em câmaras cardíacas, sendo importante causa de acidente vascular cerebral embólico e outras morbidades. Acidentes tromboembólicos são muitas vezes a primeira manifestação da doença e podem ocorrer nos estágios da doença ainda sem disfunção ventricular (estágio B2); contudo, como em várias outras cardiopatias, dilatação cavitária cardíaca e síndrome de IC são fatores de risco reconhecidos para sua ocorrência. Contudo, são as discinesias ventriculares regionais, principalmente apicais, como o clássico aneurisma em «dedo de luva», que conferem particular propensão precoce à formação de trombos murais e os consequentes eventos embólicos, especialmente os sistêmicos. Como previsível, também a fibrilação atrial, ainda que presente em minoria dessa população, como manifestação relativamente tardia e secundária à disfunção ventricular, constitui fator trombogênico adicional. Embolização pulmonar, podendo se originar de trombos venosos, e das cavidades cardíacas direitas é diagnosticada com muito menos frequência clinicamente, mas sua incidência é certamente subestimada.[43]

Há nítida carência de dados para que se possa estimar a real incidência de tromboembolismo clínico na DC, mas séries de autópsias e estudos clínicos indicam altas taxas de trombos intracardíacos e episódios tromboembólicos nessa população. Em revisão de 1.345 necrópsias de pacientes falecidos com CCC, tromboêmbolos e/ou trombos intracardíacos foram observados em 44% dos casos.[43] Os trombos foram igualmente frequentes nas cavidades cardíacas esquerdas e direitas. Tromboembolismo da circulação sistêmica foi mais frequente, mas a embolia pulmonar foi mais associada a evento fatal.

Estudo utilizando ecocardiograma transtorácico e transesofágico mostrou que o coração foi origem frequente de tromboêmbolos em 75 pacientes com CCC sem sintomas de IC, ou com sintomas leves (88% em classe funcional I e II da NYHA). Trombos murais do ventrículo esquerdo foram encontrados em 23% dos pacientes e estavam associados a história pregressa de AVC. Aneurisma apical foi identificado em 47% dos pacientes e estava significativamente relacionado à trombose mural e à ocorrência de AVC. Trombos do apêndice atrial esquerdo e direito estavam presentes em 4 e 1 pacientes, respectivamente. Durante o tempo de acompanhamento clínico de 24 meses, observou-se 1 episódio de AVC não fatal e 13 mortes, sendo 7 mortes súbitas, 5 por progressão de IC e 1 morte decorrentre de AVC.[44,45]

Revisão sistemática de 8 estudos observacionais englobando 4.158 pacientes, endereçou recentemente a associação entre CCC e risco de AVC.[46] Os resultados indicam que os pacientes com CCC quando comparados aos vitimados por AVC de outras etiologias apresentam excesso de risco de AVC, da ordem de 70% (RR = 1,70; IC 95%: 1,06 a 2,71). Quando a análise foi limitada aos 3 estudos com critérios mais estritos de AVC, um excesso de risco ainda maior foi encontrado (RR = 6,02; IC 95%: 1,86 a 19,49).

As características dos pacientes com CCC apresentando AVC foram exploradas em estudo de 94 pacientes com quadro de AVC isquêmico agudo, que foram comparadas com as de grupo controle de pacientes sem infecção por *T. cruzi*. Os infectados exibiram taxas mais elevadas de AVC cardioembólico (56% *versus* 9%), dilatação ventricular esquerda (23% *versus* 5%), trombose mural VE (12% *versus* 2%), aneurisma apical (37% *versus* 1%) e fibrilação atrial (14% *versus* 5%).[47]

Manifestações arrítmicas

A CCC é essencialmente uma cardiomiopatia arritmogênica, com peculiaridades fisiopatológicas neste contexto que a fazem singularmente distinta de outras cardiopatias. Virtualmente, todos os tipos de arritmia atrial e ventricular podem ocorrer, incluindo disfunção do nó sinusal, BAV avançado ou mesmo completo intermitente e arritmias ventriculares complexas. As arritmias podem cursar assintomáticas ou manifestar-se com mal-estar inespecífico ou palpitação (às vezes referidas pelo paciente como "baticum" por falha ou aceleração percebida), ocorrendo de início súbito, em repouso ou desencadeado por esforço, fugaz e de resolução espontânea. Menos frequentes, porém mais ominosos, são sintomas de baixo débito por síndrome de Stokes-Adams, como pré-síncope, lipotimia, ou mesmo síncope, que ocasionalmente podem ser precedidos de palpitações. Esses episódios podem tanto corresponder a taquicardia ventricular (não sustentada ou sustentada, com ou sem instabilização hemodinâmica) quanto a bradiarritmias por bloqueio atrioventricular.[48]

O ECG-12 em alguns casos já mostra despolarizações ventriculares ectópicas prematuras e até surtos de taquicardia ventricular, além de fibrilação atrial ou BAV completo. Arritmias ventriculares taquicardizantes e distúrbios de condução AV causando períodos de bradicardia podem frequentemente se alternar, coexistindo durante a mesma gravação Holter.

Ao exame físico podem ser detectados o desdobramento fixo da segunda bulha em foco pulmonar, irregularidades do ritmo cardíaco, ou mesmo bradicardias, algumas vezes associadas a sinais típicos de ondas "a" periodicamente incrementadas no pulso venoso jugular e reforço da primeira bulha, "em canhão", quando há coincidência temporal de sístoles atrial e ventricular, que são sugestivas de bloqueio atrioventricular completo.

A presença e a densidade da arritmia em muitos casos correlacionam-se com o grau da disfunção ventricular, porém podem também incidir em pacientes com função ventricular esquerda global ainda preservada, constituindo a "forma arritmogênica isolada" da doença. Essa característica, que distingue a CCC da doença arterial coronária com disfunção ventricular, bem como de outras cardiomiopatias, torna os pacientes com CCC especialmente susceptíveis à ocorrência de morte súbita precoce, e deriva de suas peculiaridades fisiopatológicas e de sua peculiar patogênese.

De fato, o mecanismo da arritmia ventricular grave na CCC está principalmente relacionado à presença de fibrose regional (particularmente na região posterior-lateral do VE) e formação de circuitos de macrorreentrada.[47] Estudos recentes usando ressonância magnética cardíaca têm reforçado a noção de que a presença de fibrose regional é fator desencadeante muito ligado aos mecanismos arritmogênicos nesta doença.[49-51]

Outro fator fisiopatológico relevante potencialmente contribuindo como gatilho para a arritmia ventricular grave e para desencadear morte súbita na CCC relaciona-se com a extensa e precoce denervação simpática regional do miocárdio VE. Em estudo de pacientes com CCC e função do VE normal ou discretamente reduzida, a presença de taquicardia ventricular sustentada esteve associada com áreas mais extensas de miocárdio viável e desnervado identificado pelo emprego de cintilografia miocárdica com MIBG-I^{123}.[52]

Morte súbita

Estima-se que a morte súbita seja a principal causa de mortalidade ao longo das diversas fases da CCC, correspondendo a 55-65% dos óbitos.[37] A morte súbita é frequentemente desencadeada por esforços e pode ser causada tanto por taquicardia ventricular e fibrilação (provavelmente em 80-90% dos casos) quanto por assistolia ou BAV completo (menos frequentemente).[53] A detecção de taquicardias ventriculares não sustentadas e especialmente de sustentadas nos pacientes com CCC eleva a chance da ocorrência de morte súbita, sendo mais frequente em pacientes com disfunção ventricular mais avançada.

Manifestações anginoides

A queixa de precordialgia em pacientes com CCC é comum. Esta dor tem características muitas vezes atípicas para isquemia miocárdica, descrita como em pontada, fugaz, ou, ao contrário, de muito longa duração (horas ou até dias), mal localizada, geralmente não relacionada a esforços, algumas vezes motivada por estresse emocional e padrão recidivante ao longo do dia. Porém, algumas vezes, os episódios podem ser mais agudos, com características símiles às precordialgias tipicamente isquêmicas, dificultando ainda mais o diagnóstico. Embora esta população, já por sua faixa etária no tempo de desenvolvimento da CCC, esteja sujeita ao mesmo risco de aterosclerose que os não infectados, evidências de distúrbios de microcirculação acumulam-se em literatura[21,54,55] como causas das manifestações anginoides neste grupo.

Diagnóstico clínico

O diagnóstico da CCC deve embasar-se em critérios epidemiológicos, manifestações clínicas, testes sorológicos e resultados de alguns exames complementares.

Testes sorológicos

Dada a baixa parasitemia na fase crônica da doença, os testes sorológicos devem ser aqueles que detectam anticorpos aos antígenos do patógeno *T. cruzi*. Os testes mais empregados são: ensaio imunoenzimático (ELISA), imunofluorescência indireta (IFI) e hemaglutinização indireta (HAI). Quando os três são realizados, é descrita concordância entre eles de 98%. Como ELISA e IFI têm características semelhantes quanto a acurácia, com sensibilidade maior mas especificidade levemente menor que HAI, positividade em dois destes três testes é recomendada para o diagnóstico. Entretanto, quando o primeiro teste é negativo, na prática atual embasada na alta sensibilidade de todos os testes sorológicos, não se faz necessário um segundo teste.[56]

Exames complementares cardiológicos

Os principais exames complementares diagnósticos utilizados na CCC são descritos sucintamente a seguir, com ênfase naqueles focalizando a caracterização e a gradação da disfunção ventricular.

Eletrocardiografia e Holter

As alterações eletrocardiográficas mais prevalentes são os distúrbios de condução pelo ramo direito e o hemibloqueio anterior esquerdo, alcançando 50% nos pacientes deste grupo[57] (Figura 5). Essas alterações nos sistemas de condução podem ser evolutivas, como os retardos de condução atrioventricular. A disfunção do nó sinusal também pode ser causa de bradicardia; já as arritmias atriais tendem a ocorrer na evolução da cardiopatia com disfunção ventricular avançada. É fundamental observar que embora também em indivíduos normais possam aparecer batimentos ectópicos ventriculares durante o registro de um simples ECG-12, quando isto é verificado em paciente infectado pelo *T. cruzi* o significado desta alteração é radicalmente diverso, e usualmente indica que a arritmia ventricular é parte integrante de sua síndrome, e constitui elemento de forte conotação prognóstica. Também sintomas sugestivos de síndromes arrítmicas tornam mandatória a monitorização de ECG com Holter, permitindo avaliar tanto episódios de taquiarritmias como de bradicardias para a estratificação de risco destes pacientes.[48] O registro durante pelo menos 24 horas permite quantificar a densidade das ectopias ventriculares, detectar episódios de taquicardia ventricular não sustentada ou sustentada, bem como determinar a duração das pausas sinusais e das assistolias de várias origens. É oportuno lembrar que para a composição do escore de Rassi, estimativo do risco de morte em pacientes com CCC, o Holter de 24 horas é essencial para avaliar o critério prognóstico, com valor independente, da taquicardia ventricular não sustentada, conforme será visto adiante.

Outras alterações frequentes no ECG de repouso são as anormalidades difusas da onda T e segmento ST, ondas Q patológicas e áreas de inatividade elétrica, prolongamento do intervalo QT e aumento da dispersão do QT. A avaliação da fibrose pelo emprego do escore de QRS aplicado ao ECG convencional correlaciona-se com a classe funcional da NYHA e com a extensão da fibrose miocárdica detectada em imagens de realce tardio de gadolíneo pela ressonância magnética cardíaca.[58]

Radiografia torácica

Nas fases avançadas da doença, a radiografia estará marcada pela cardiomegalia muitas vezes massiva, que pode incluir os sinais de aumento não só de VE como também de VD e de ambos os átrios; porém, o grau de congestão pulmonar difere de outras cardiopatias por ser muitas vezes discreto, desproporcionalmente ao grau de cardiomegalia. A cardiomegalia é também importante fator prognóstico nestes pacientes, pelo escore de Rassi, discutido a seguir (Figura 6).

Ecocardiografia

A ecocardiografia é método de imagem não invasivo que, entre outras capacidades, permite o diagnóstico da função sistólica e diastólica ventricular e ainda oferece detalhamento da geometria ventricular. A CCC tipicamente manifesta-se por comprometimento segmentar do ventrículo esquerdo, sendo as alterações de mobilidade parietal em regiões inferiores e inferolaterais do VE bastante comuns nestes pacientes.[59-63] As alterações segmentares podem estar presentes em 10% dos pacientes no estágio inicial da doença e em até 50% dos casos quando já há dilatação e disfunção sistólica global.[64] Em estudo prospectivo de 1.508 pacientes com CCC avaliados por ecocardiografia bidimensional e acompanhados por média de 5,4 anos, o Escore de Mobilidade Segmentar (WMSi) alterado, mesmo na presença de fração de ejeção (FE) ainda preservada, foi preditor independente de desfechos clínicos combinados que incluíram óbito, insuficiência cardíaca, arritmias e eventos cardioembólicos.[63] Tais resultados sugerem que a adequada análise não só da função global (i. e., FE) mas também da mobilidade regional do ventrículo esquerdo pode ter implicações prognósticas na evolução clínica desse grupo de pacientes.

A técnica de análise da deformação miocárdica ou *speckle tracking* (STE) permite o diagnóstico precoce de disfunção sistólica e pode ser estudada nos eixos longitudinal, radial e circunferencial ventriculares. Mesmo em pacientes nos estágios mais precoces da fase crônica, como naqueles com CCC ainda com FE preservada (estágio B1), ou ainda naqueles com a FI da doença (estágio A), alterações regionais na deformação miocárdica são observadas.[65,66]. Em pacientes com CCC,

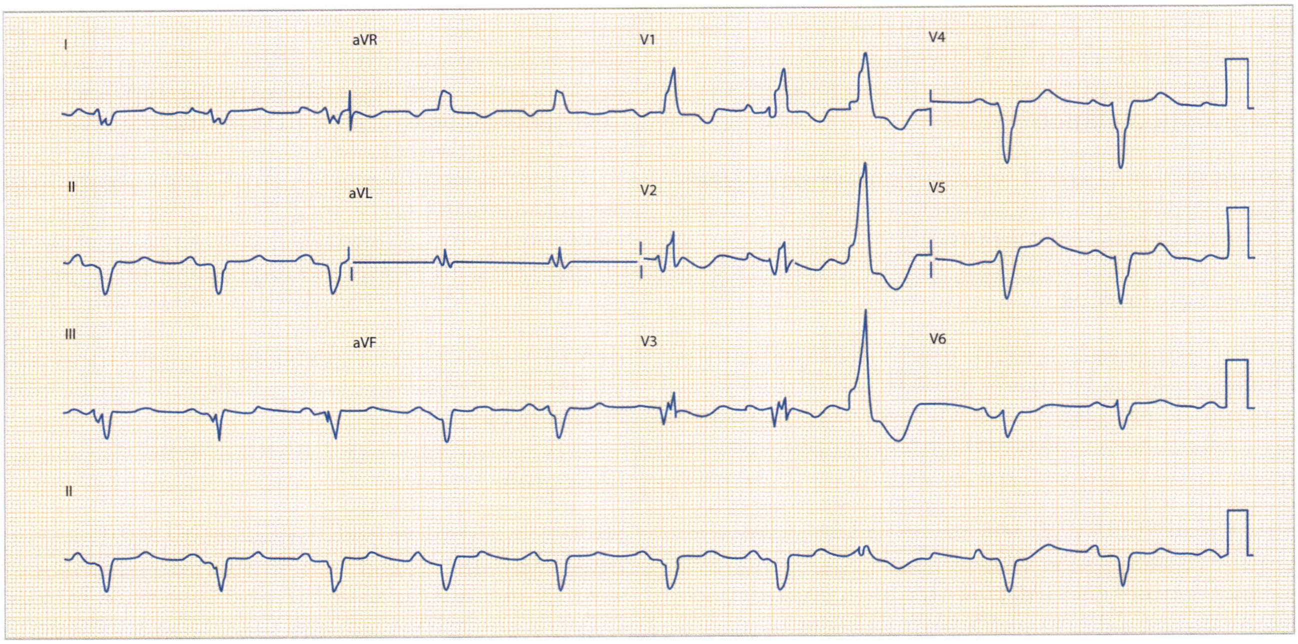

FIGURA 5

Eletrocardiograma em repouso de um paciente de 40 anos, masculino, exibindo manifestações de insuficiência cardíaca. Observa-se ritmo sinusal, bloqueio do ramo direito (BRD) de terceiro grau, BDASE (eixo elétrico médio do QRS no quarto quadrante), ondas Q e perda de atividade elétrica nas paredes inferior e anterosseptal, alterações difusas da repolarização ventricular e batimento ectópico ventricular isolado.

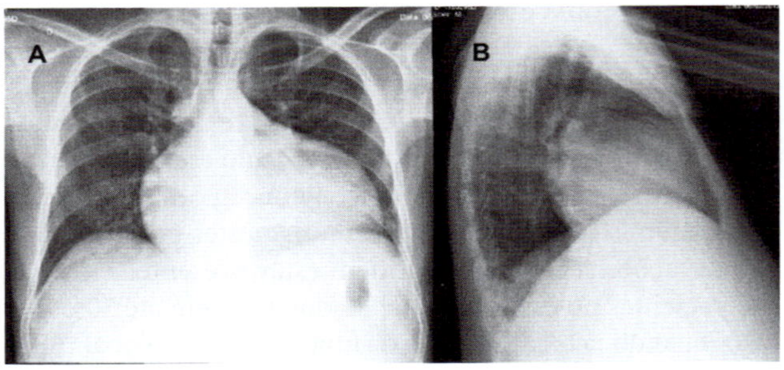

FIGURA 6

Estudo radiológico convencional do tórax, imagens em PA (A) e perfil (B), ortostáticas, de um paciente com cardiomiopatia crônica da doença de Chagas (CCC) e insuficiência cardíaca (IC) avançada (classe funcional III da New York Heart Association) e disfunção biventricular grave. Observa-se massiva cardiomegalia, com aumento de todas as cavidades cardíacas, e grau muito discreto de congestão pulmonar, contrastando com a intensidade da cardiomegalia.

já com redução na fração de ejeção do ventrículo esquerdo (FEVE), quando comparados a pacientes com cardiomiopatia dilatada idiopática, o GLS reduzido foi preditor de desfechos combinados independentemente da FEVE.[67]

Aneurismas ventriculares são frequentes e não são limitados ao ápice ou à parede inferolateral, podendo ser encontrados no septo, na parede anterolateral e também no ventrículo direito (VD). Trombos intraventriculares podem estar associados a esses aneurismas e são considerados fator de risco importante para eventos embólicos. No entanto, um exame detalhado e minucioso é fundamental na CCC, pois identificar as alterações segmentares, principalmente os aneurismas apicais, pode ser bastante desafiador. O uso de substâncias de contraste ecocardiográfico pode facilitar a correta definição anatômica do ápice ventricular esquerdo e de trombos que possam estar em seu interior, semelhante ao já demonstrado em cenário de doença isquêmica miocárdica.[68]

A avaliação do ventrículo direito pela ecocardiografia bidimensional, até então subestimada, pode ser melhorada com projeções dedicadas e o uso da ecocardiografia tridimensional pode transpor as dificuldades impostas pelas assunções geométricas inerentes ao método bidimensional.[69,70] Embora frequentemente associado à disfunção de VE, o comprometimento do VD nesses pacientes pode ocorrer de forma primária e prematuramente em relação ao acometimento do VE. O estudo da função sistólica de VD pela técnica de STE, particularmente na parede livre, foi recentemente validado em pacientes com CCC, como índice acurado e com boa correlação com outros métodos como a ressonância cardíaca magnética.[71]

Medicina nuclear

A ventriculografia radioisotópica (VRI), também conhecida como angiocardiografia radionuclear, é método alternativo à ecocardiografia, para quantificação da FEVE, tendo como

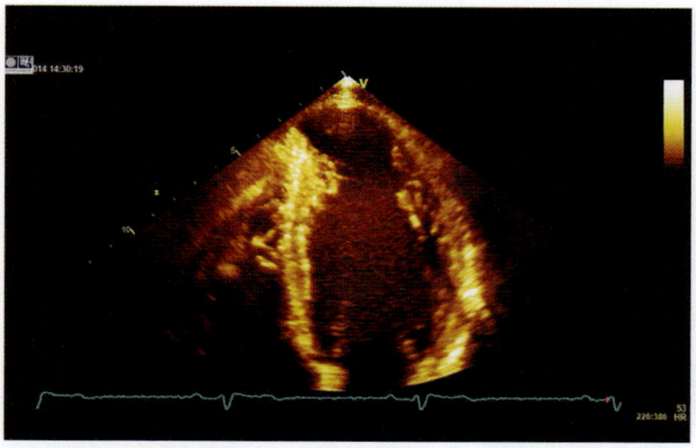

FIGURA 7

Imagem ecocardiográfica da projeção apical 4 câmaras de paciente com cardiomiopatia crônica da doença de Chagas (CCC) evidenciando volumoso aneurisma apical.

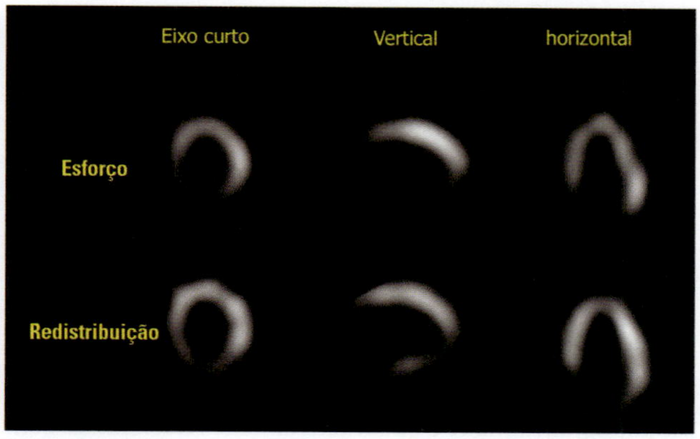

FIGURA 8

Cortes tomográficos médio-cavitários de estudo cintolográfico de perfusão com tálio-201 de paciente com cardiomiopatia crônica da doença de Chagas (CCC) de 56 anos, masculino, com dor precordial e coronárias normais, FEVE = 38%. Observa-se defeito perfusional parcialmente reversível nas paredes inferior, septal inferior e apical, compatível com isquemia miocárdica associada à fibrose regional não transmural nesta topografia.

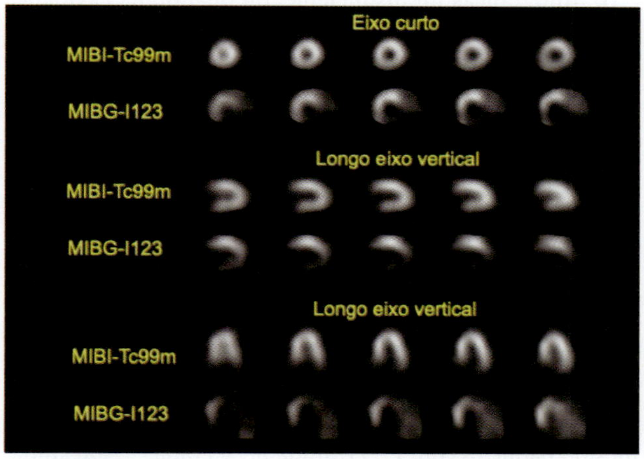

FIGURA 9

Imagens de cortes tomográficos representativos de estudo cintilográfico em SPECT com sestamibi-Tc99m (MIBI-Tc99m) para avaliar perfusão e viabilidade miocárdica e com ^{123}I-MIBG, para avaliar a inervação simpática miocárdica. Paciente masculino, 52 anos, com cardiomiopatia crônica da doença de Chagas (CCC), alterações segmentares da mobilidade segmentar do ventrículo esquerdo na parede inferior e posterolateral, apresentando quadro de síncope por taquicardia ventricular sustentada. Observa-se extenso defeito de captação regional de MIBG envolvendo as paredes inferior, posterolateral e apical, aspecto compatível com denervação simpática miocárdica em áreas com captação preservada de sestamibi (perfusão mantida).

vantagem ser método quantitativo e livre de inferências geométricas, conferindo-lhe o papel de verdadeiro método padrão-ouro no contexto. Quando há necessidade de quantificação simultânea da FEVD, a VRI tem sido empregada com sucesso e pode revelar disfunção mais precoce e intensa do VD em pacientes crônicos, inclusive em portadores da forma digestiva isolada da doença.[72,73]

O estudo cintilográfico de perfusão miocárdica pode ser necessário para investigação não invasiva de pacientes infectados pelo *T. cruzi* exibindo precordialgia. O estudo negativo para isquemia miocárdica pesquisada em estresse praticamente afasta a possibilidade de presença de doença arterial coronária subepicárdica significativa, retratando um alto valor preditivo negativo. Contudo, defeitos perfusionais reversíveis têm sido registrados em 30 a 50% dos pacientes, na ausência de doença obstrutiva aterosclerótica da árvore arterial coronária detectável por angiografia de contraste radiológico (Figura 8).[74-76] Essas alterações perfusionais têm sido atribuídas ao envolvimento patológico da microcirculação coronária na CCC e tem-se postulado que tais alterações isquêmicas possam contribuir para o dano miocárdico regional na fase crônica desta cardiomiopatia.[46,70] Defeitos perfusionais fixos, por outro lado, são também comumente observados em pacientes portadores de CCC e, de forma geral, devem significar áreas de fibrose consequentes à fisiopatologia típica da doença de Chagas[55] ou focos inflamatórios, conforme evidências derivadas de estudos mais recentes conduzidos em modelos experimentais de CCC.[77-79]

A cintilografia miocárdica com metaiodobenzilguanidina marcada com iodo-[123] (^{123}I-MIBG) permite a avaliação não invasiva da integridade neuronal do sistema nervoso simpático cardíaco em nível miocárdico. O emprego desta técnica de imagem permitiu identificar denervação regional miocárdica em fases precoces de evolução da CCC em pacientes ainda sem acometimento aparente da função ventricular esquerda, envolvendo principalmente as porções basais da parede posterolateral e inferior e da região apical (Figura 9).[80] Os resultados desses estudos sugerem que a extensão/gravidade da denervação regional miocárdica e a intensidade do desarranjo global da inervação simpática (obtido nas imagens planares) correlacionam-se com a gravidade da disfunção sistólica ventricular esquerda.[80] Estudos mais recentes mostraram que doentes com CCC e função sistólica VE preservada ou levemente reduzida e exibindo taquicardia ventricular sustentada (TVS) ou TV não sustentada apresentam maior extensão da denervação simpática avaliada pela cintilografia miocárdica com ^{123}I-MIBG quando comparados aos pacientes sem TVS, reforçando a noção de que a disautonomia cardíaca possa desempenhar relevante papel na arritmogênese típica desta doença miocárdica.[52,81]

Adicionalmente, estudo empregando corregistro de imagens de diversas modalidades mostrou que as áreas de denervação miocárdica detectadas pela cintilografia com ^{123}I-MIBG são topograficamente e quantitativamente relacionadas com as áreas de defeitos perfusionais reversíveis, correspondendo a regiões com isquemia microvascular, indicando que esses distúrbios estejam intimamente associados.[82]

Ressonância magnética cardíaca

A ressonância magnética cardíaca (RCM) é metodologia que permite análise morfofuncional cardíaca com alto grau de detalhamento espacial, podendo ser bastante elucidativa, principalmente em casos nos quais a qualidade das imagens ecocardiográficas foi insuficiente, ou quando há cavidades ventriculares com alterações avançadas de geometria, dificultando a realização de cálculos ecocardiográficos com as técnicas habituais. É método com grande capacidade para análise quantitativa de volumes ventriculares e cálculo acurado da FEVE (Figura 10).[83-85] Também pode ser bastante útil para a análise específica da cavidade ventricular direita, como demonstrado em estudo de 158 pacientes com CCC, taxas de 37% de disfunção sistólica de VD que, embora frequentemente associada ao comprometimento do VE, apresentou-se de forma isolada em 4,4% dos pacientes.[86] Outros estudos chamam atenção para o potencial da RCM em detectar as regiões de fibrose miocárdica em pacientes com CCC e de ser ferramenta potencialmente muito valiosa na predição não invasiva de risco destes pacientes em desenvolver morte súbita, mesmo naqueles com FEVE ainda preservada.[51,87] Ou ainda, por terem demonstrado que o grau de fibrose se correlaciona com outras ferramentas de predição de risco específica para este grupo de pacientes.[88]

Estudo eletrofisiológico

As indicações gerais do estudo eletrofisiológico (EEF) se aplicam para muitos pacientes com CCC. O EEF é necessário para avaliação da função do nó sinusal e condução AV quando a origem dos sintomas, particularmente a síncope, permanece incerta após avaliação não invasiva. Na maioria dos pacientes com função VE preservada que tem taquicardia ventricular não sustentada ou sem arritmia espontânea, o EFF não fornece informação prognóstica relevante. Tem-se proposto o emprego do EEF em sobreviventes de morte súbita cardíaca e naqueles com TVS para avaliação prognóstica e indicação de terapia medicamentosa e de implante de dispositivos antiarrítmicos, mas os dados sobre a eficácia desta abordagem ainda são limitados.[89-91]

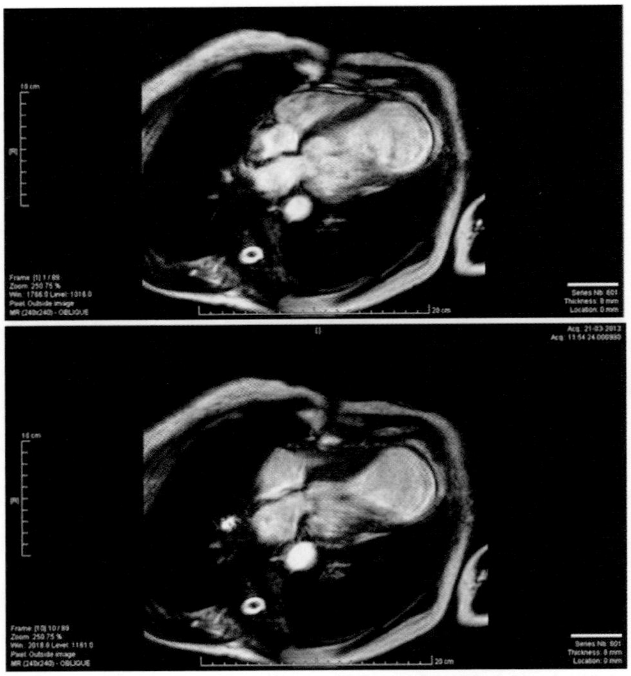

FIGURA 10

Imagens de ressonância magnética cardíaca de corte horizontal longitudinal em 4 câmaras em diástole (painel superior) e sístole (painel inferior), de paciente com cardiomiopatia crônica da doença de Chagas (CCC), gênero feminino, 61 anos, com insuficiência cardíaca classe funcional III da New York Heart Association. Observa-se extenso aneurisma envolvendo a região apical do ventrículo esquerdo.

Cateterismo cardíaco

A CCC pode mimetizar em vários aspectos clínicos a cardiopatia isquêmica. De fato, os pacientes com CCC podem exibir dor precordial, alterações eletrocardiográficas do segmento ST-T e ondas Q patológicas, além de alterações segmentares da mobilidade parietal do VE. Desta forma, não é incomum a necessidade de realização de coronariografia para afastar a presença de doença arterial coronária nos pacientes com fatores de risco para esta condição. Conforme salientado, na grande maioria dos pacientes encaminhados ao cateterismo cardíaco, com CCC, as artérias coronárias subepicárdicas são essencialmente normais pela angiografia. Contudo, a ventriculografia de contraste radiológico pode revelar aneurismas de VE característicos da CCC, ocasionalmente em múltiplas regiões (posterior-lateral, inferior basal e apical) e, em alguns, casos, a presença de trombose mural, geralmente séssil, aderida. Aneurismas apicais mínimos, em particular, podem ser detectados apenas com este método, por sua intrínseca resolução espacial de grande alcance, escapando essa alteração, muitas vezes, à análise ecocardiográfica (Figura 11).

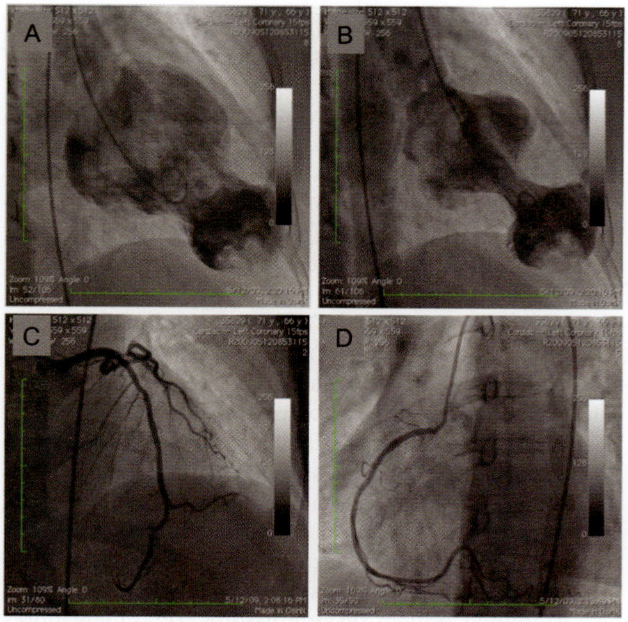

FIGURA 11

Imagens de cateterismo cardíaco de paciente de 71 anos, sexo feminino. O painel superior mostra imagens da cineventriculografia de contraste radiológico exibindo grande aneurisma apical parcialmente ocupado por trombose mural (A = fase telediastólica, B = fase telessistólica). No painel inferior observam-se imagens da cinecoronariografia (C = coronária esquerda em projeção posterior-anterior cranial, D = coronária direita em projeção oblíqua-anterior-esquerda), mostrando coronárias normais. Esse tipo de aneurisma certamente pode ser detectado por ecocardiografia, diversamente de outros, menores.

Prognóstico

O prognóstico da CCC é proteiforme, a depender de vários fatores, bem como do estágio de doença apresentado por cada paciente, como já descrito neste texto.

Na fase crônica, quanto à forma clínica com comprometimento da função ventricular, diversas séries observacionais mostraram prognóstico pior destes pacientes com etiologia da doença de Chagas quando comparados àqueles com outras cardiomiopatias manifestas por insuficiência cardíaca.[92] Estudo recente endereçou a análise comparativa entre pacientes com CCC e outras etiologias de insuficiência cardíaca, arrolados em grandes estudos multicêntricos de terapia farmacológica da IC, mostrando pior prognóstico nos pacientes com CCC, que exibiram risco 49% maior de mortalidade cardiovascular ou internação por IC ao longo de 3 anos de acompanhamento.[93] Vários fatores fisiopatológicos podem explicar esta diferença, mas alguns marcadores prognósticos já foram definidos como preditores independentes, dentre eles a disfunção contrátil de VE tanto avaliada pela ecocardiografia, como apenas sugerida pela cardiomegalia na radiografia de tórax.[4,94]

O escore de Rassi é ferramenta útil clinicamente na estratificação de risco de morte para pacientes com CCC,[18,95-97] como está reproduzido na Tabela 2, em sua construção de pontos atribuídos a características simples e obtidas com métodos básicos de avaliação. Este escore, desenvolvido em série inicial de 424 pacientes e validado em outra série independente, em 2006, permite detectar significativos estratos no risco de mortalidade de pacientes com CCC, tanto em 5 quanto em 10 anos de evolução.

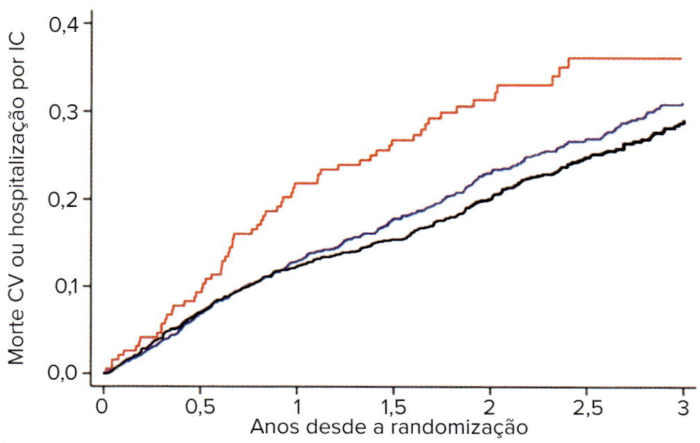

	0	0,5	1	1,5	2	2,5	3
Chagas	195	175	148	126	85	57	36
Não isquêmico	1.298	1.194	1.100	915	672	495	315
Isquêmico	1.056	955	872	742	554	407	242

FIGURA 12

Curvas cumulativas de morte cardiovascular (CV) ou hospitalização por insuficiência cardíaca (IC) em pacientes com IC secundária à cardiomiopatia crônica da doença de Chagas (CCC) e outras etiologias, mostrando piores taxas dos desfechos nos pacientes com CCC.

Fonte: Shen et al., 2017.[93]

TABELA 2 Escore de Rassi para estratificação de risco de pacientes com cardiomiopatia crônica da doença de Chagas (CCC)

Característica clínica	Pontuação
Gênero masculino	2
ECG com QRS de baixa voltagem	2
Taquicardia ventricular não sustentada	3
Alteração global ou de mobilidade segmentar de VE	3
Cardiomegalia ao raio X de tórax	5
Insuficiência cardíaca CF III/IV NYHA	5

ECG: eletrocardiografia; VE: ventrículo esquerdo; CF: classe funcional; NYHA: New York Heart Association.

Ao cabo de cerca de 10 anos de acompanhamento, os pacientes classificados como de baixo risco (escore de 0 a 6) apresentaram mortalidade de 9 a 10%; aqueles com risco intermediário (escore entre 7 e 11) apresentaram mortalidade de 37 a 44%) e os de alto risco (escore entre 12 e 20) apresentaram mortalidade de 84 a 85%. A combinação de disfunção sistólica ventricular esquerda, mesmo que apenas regional, e TVNS associou-se a risco de morte particularmente elevado, da ordem de 15,1 vezes. A detecção de TVNS isoladamente foi associada a aumento da mortalidade de 2,15 vezes.

Na Figura 13, reproduz-se algoritmo para estratificação de risco nos pacientes com CCC, derivado de revisão sistemática de estudos observacionais.[96]

Conforme exposto, estudo recente que avaliou as características ecocardiográficas de 1.508 pacientes com CCC, a maioria com FE ainda preservada, em acompanhamento por 5,4 anos, demonstrou que quando há qualquer alteração de mobilidade segmentar de VE, mesmo que analisada por ecocardiografia convencional, há pior prognóstico na evolução destes pacientes para desfechos clínicos combinados.[63] Em adição, outro estudo sobre o comprometimento da função do VD quando detectado por ecocardiografia também se mostrou preditor de desfechos clínicos complementarmente à FEVE em um grupo menor de pacientes acompanhados por 2,8 anos.[98] Novos índices derivados de exames de imagem como a ecocardiografia usando a técnica de análise de deformação miocárdica, ou mesmo a detecção de fibrose miocárdica pelo gadolíneo, podem ser promissores como marcadores prognósticos, principalmente naqueles pacientes em que não houve ainda queda da FEVE, mas os estudos nesta área ainda são incipientes.

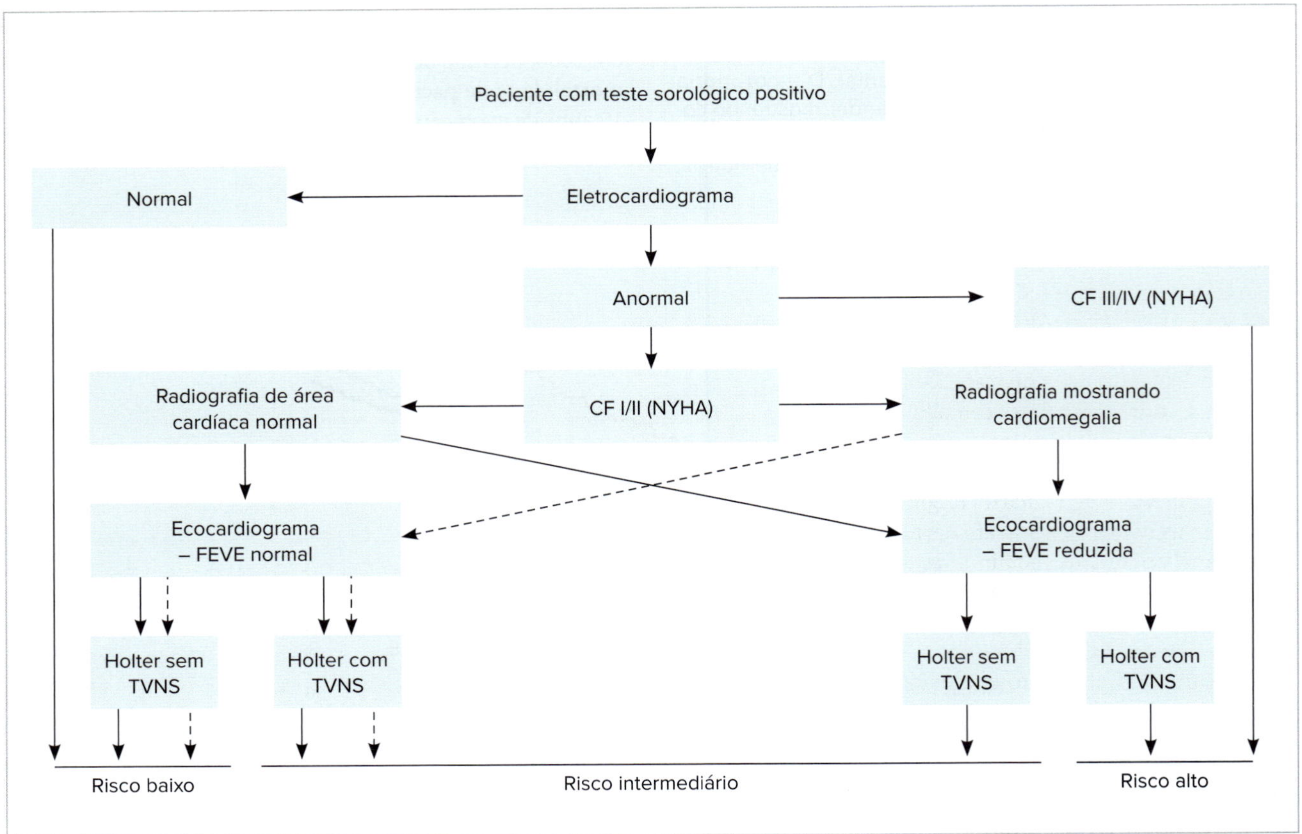

FIGURA 13
Algoritmo para a estratificação de risco na cardiopatia chagásica crônica.
Fonte: adaptada de Rassi et al., 2007[96] e reproduzido a partir de Andrade et al., 2011.[1]

Tratamento

Tratamento etiológico

O papel dos agentes antiparasitários para tratamento da infecção crônica pelo *T. cruzi* ainda é controverso, pois embora possa ser eficaz como método de redução de carga parasitária, sua eficácia persiste pela demonstração após o estabelecimento da CCC.

Evidências preliminares sugeriam que a terapia tripanossomicida pudesse trazer benefício a pacientes selecionados. Um estudo não randomizado, aberto, envolvendo 566 pacientes com CCC e sem insuficiência cardíaca mostrou que o tratamento com benznidazol associou-se a menor taxa de progressão da cardiopatia quando comparados aos não tratados (4% *versus* os tratados 14%); também menor número de pacientes tratados desenvolveram anormalidades no ECG (5%) *versus* não tratados (16%) ao longo do acompanhamento de 9,8 anos.[99,100]

Entretanto, a publicação do primeiro grande estudo clínico randomizado e controlado por placebo, de tratamento com benznidazol em pacientes com CCC não logrou confirmar aquelas evidências. Desenhado para avaliar desfechos clínicos graves combinados, como mortalidade, taquicardia ventricular sustentada, desenvolvimento de insuficiência cardíaca, eventos embólicos, transplante cardíaco e implante de cardiodesfibrilador ou marca-passo, o *trial* clínico BENEFIT avaliou extensa amostra populacional de 2.854 indivíduos com CCC em 5 países da América Latina, acompanhados em média por 5,4 anos. O desfecho clínico combinado ocorreu em 27,5% do grupo tratado com benznidazol e em 29,1% do grupo não tratado, sem diferença significativa. No grupo tratado ocorreu mais soroconversão de positividade pela PCR do que no grupo tratado com placebo.[101] Diversamente de outros ensaios clínicos menores e não randomizados, todos os indivíduos recrutados para este *trial* tinham cardiomiopatia manifesta, embora a média de fração de ejeção das populações tratada e não tratada estivesse ainda preservada em limites normais. Análises suplementares dos resultados do estudo BENEFIT demonstram inúmeras limitações quanto à sua interpretação e permitem hipotetizar que marcantes diferenças observadas em pacientes recrutados no Brasil comparativamente ao registrado nos demais países possam fortalecer a noção de que a variedade de *T. cruzi* II, predominante em nosso país[102] possa ser mais responsiva ao benznidazol e, consequentemente, efeitos clínicos mais benfazejos possam derivar desse tratamento.[103]

Metanálise recente, incluindo estudos prospectivos randomizados, concluiu que há falta de evidências da eficácia das drogas antiparasitárias para pacientes sintomáticos em fases mais avançadas da CCC.[104]

Em suma, o tratamento etiológico rotineiro com benznidazol para pacientes com infecção crônica pelo *T. cruzi* já com cardiopatia manifesta aguarda por estudos adicionais e ainda não conta com evidência científica conclusiva.[36] Há clara necessidade de se desenvolver outros esquemas posológicos, ou com eventuais novos agentes farmacológicos. O tratamento de casos menos avançados, com o próprio benznidazol, deve ser avaliado individualmente sob criterioso júdice clínico e no âmbito de uma decisão compartilhada.[4]

Consonante com esses aspectos, o II Consenso Brasileiro sobre Doença de Chagas, do ano de 2015, trouxe recomendações para indicação do tratamento antiparasitário na DC, resumido na Tabela 3.[105]

TABELA 3 Recomendações para o tratamento antiparasitário com benznidazol na doença de Chagas

Evento	Classe de recomendação	Nível de evidência
Tratamento antiparasitário na fase aguda da doença de Chagas	I	B
Tratamento antiparasitário da doença de Chagas congênita	I	B
Tratamento antiparasitário na fase crônica da doença de Chagas em crianças até 12 anos de idade	I	A
Tratamento antiparasitário na fase crônica da doença de Chagas com infecção recente	IIa	C
Tratamento antiparasitário na fase crônica da doença de Chagas com infecção tardia na forma indeterminada	IIa	B
Tratamento antiparasitário na fase crônica da doença de Chagas com infecção tardia e cardiopatia sem doença avançada	IIb	C
Tratamento antiparasitário na fase crônica da doença de Chagas com a forma cardíaca avançada	III	C

Fonte: Dias et al., 2016.[105]

Tratamento da insuficiência cardíaca

Terapia medicamentosa

Há também nítida carência de evidências sólidas comprovando o benefício clínico da clássica terapia medicamentosa da IC sistólica, baseada precipuamente no bloqueio neuro-hormonal, nos pacientes com CCC.[106] Um único estudo prospectivo randomizado e velado, em pequena amostra, testou o uso de carvedilol após fase inicial de otimização do bloqueio do sistema renina-angiotensina-aldosterona, sugerindo que o uso de betabloqueador nos pacientes com CCC é seguro, hemodinamicamente bem tolerado e associado a melhora de sintomas e tendência a aumento da FEVE. Dessa forma, considerando-se que o fenótipo geral da IC causada pela CCC é o de uma cardiomiopatia dilatada, a terapia empregada na IC de outras etiologias é empiricamente extrapolada para o tratamento dos pacientes com CCC e IC. Essa posição foi ratificada pelas recomendações das Diretrizes Brasileiras de Diagnóstico e Tratamento da IC crônica em que todas as recomendações de tratamento foram estendidas para a etiologia específica da DC.[107]

Vale ainda citar que subanálises recentes de estudos clínicos contemporâneos, testando outros fármacos empregados para tratamento da IC de fração de ejeção reduzida, sugerem benefício comparável nos pacientes com CCC quando comparados com outras etiologias, incluindo nessa análise a ivabradina e sacubitril/valsartana.[108,109]

Contudo, algumas particularidades no manejo dos pacientes com IC de etiologia da DC devem ser salientadas. Vários estudos sugerem que esses pacientes exibem maior risco de bradicardia sintomática e bloqueio AV com uso de betabloqueadores, devendo-se monitorar cuidadosamente o ritmo cardíaco desses pacientes. Essa precaução é especialmente aplicável quando, por indicação antiarrítmica, a amiodarona foi já iniciada para o paciente. Apesar deste aspecto, os resultados de coorte prospectiva observacional recente sugerem que o betabloqueador tenha impacto positivo na sobrevida dos pacientes com CCC e IC crônica.[110]

Terapias alternativas

Vários estudos clínicos têm mostrado que a eficácia da terapia de ressincronização cardíaca (TRC), mediante implante de marca-passo multissítio, depende da presença do bloqueio de ramo esquerdo no ECG, padrão presente na vasta maioria dos pacientes (sem CCC) incluídos nos grandes estudos multicêntricos que testaram esta terapia. Entretanto, até pelo fato de ser nitidamente predominante o BCRD, a utilidade da TRC em pacientes com CCC resta por ser demonstrada. Estudo restrospectivo recente avaliou a sobrevida após implante de TRC em 177 pacientes com CCC em comparação a 249 pacientes com outras etiologias de IC, acompanhados ao longo de 6 anos, mostrando sobrevida significativamente mais reduzida nos pacientes com CCC, com risco de mortalidade 2,34 maior quando comparado aos outros grupos (HC = 2,34, IC95%: 1,47-3,71).[111] Esses resultados, ainda que não definitivos, sugerem que pacientes com IC secundária à CCC não sejam candidatos prioritários ao implante da TRC.

O transplante cardíaco tem sido empregado com sucesso nos pacientes com IC avançada secundária à CCC.[112] Em estudo de 117 pacientes com CCC que se submeteram ao transplante, a sobrevida relatada aos 1, 4, 8 e 12 anos após o procedimento foi de 71, 57, 55 e 46%, respectivamente. Esses dados observacionais mostram que a sobrevida de pacientes com CCC foi melhor do que a observada em pacientes com IC de outras etiologias,[113] o que parece se dever a vários aspectos, incluídos idade menos avançada e menor número de comorbidades nos pacientes com CCC transplantados.

Essa série de casos também mostra que a reativação da infecção pelo *T. cruzi* é problema clínico frequente, consequente à imunossupressão pós-transplante, contudo, com bons resultados mediante emprego de terapia tripanossomicida.

Prevenção do AVE cardioembólico na CCC

A I Diretriz Latino-Americana para o Diagnóstico e Tratamento da Cardiopatia Chagásica adotou recomendação para estimativa do risco de AVE cardioembólico e para sua prevenção mediante emprego de antiplaquetário e anticoagulante orais,[1] baseando-se em estudo de coorte retrospectivo de 1.043 pacientes com CCC. A incidência total relatada desse evento foi de 3,0%, ou 0,56% ao ano. No modelo final de predição de risco para ocorrência de AVE cardioembólico foi composto escore em que a presença de disfunção sistólica do VE contribuiu com dois pontos e aneurisma apical, alteração primária da repolarização ventricular no ECG e idade > 48 anos com um ponto para cada uma dessas alterações. Considerando-se o risco-benefício, a varfarina estaria indicada para pacientes com 4-5 pontos (neste subgrupo, há incidência de 4,4% de AVE *versus* 2,0% de sangramento grave ao ano). No subgrupo com escore de 3 pontos, as taxas de AVE e sangramento grave com uso de anticoagulante oral se equivalem, podendo ser indicados AAS ou varfarina. Em pacientes com 2 pontos e baixa incidência de AVE (1,2% ao ano), foi recomendado o AAS ou nenhuma profilaxia. Os pacientes com 0-1 ponto, com incidência do evento próximo a zero, não necessitariam de profilaxia.[114]

As recomendações para anticoagulação oral na CCC, de acordo com o Consenso Brasileiro sobre Doença de Chagas estão resumidas na Tabela 4.

TABELA 4 Recomendações para o uso de anticoagulantes orais para prevenção de eventos cardioembólicos nos pacientes com cardiomiopatia crônica da doença de Chagas

Classe de recomendação	Indicação	Nível de evidência
I	Fibrilação atrial com $CHA_2DS_2VASc \geq 2$	C
I	Trombo intracavitário	C
I	Acidente vascular encefálico cardioembólico prévio	C
IIa	Escore de risco com 4 ou 5 pontos	B

Reproduzido a partir de Dias, et al., 2016.[105]

Tratamento das arritmias cardíacas

Bradiarritmias e bloqueio AV

Pacientes com BAV de segundo ou terceiro grau ou disfunção do nó sinusal sintomática requerem implante de marca-passo definitivo. Neste sentido, a CCC não parece diferir de outras etiologias e orientações habituais de indicação desses dispositivos devem ser seguidas.

Arritmias ventriculares e morte súbita arrítmica

A abordagem ótima para o manejo das arritmias ventriculares graves e prevenção de morte súbita cardíaca secundárias à CCC ainda é incerta devido à absoluta escassez de dados. A primeira medida terapêutica nos pacientes com CCC sob risco de arritmia ventricular maligna é a otimização da terapia medicamentosa para aqueles que também apresentam insuficiência cardíaca, preferencialmente incluindo betabloqueadores; essas medidas terapêuticas tenderiam a aumentar a sobrevida e a reduzir o risco de arritmia ventricular fatal, se os resultados obtidos em pacientes de outras etiologias de ICC se concretizarem na CCC.

O implante do CDI deve ser indicado para a prevenção secundária de morte súbita cardíaca, nos pacientes sobreviventes de morte súbita arrítmica ou exibindo taquicardia ventricular sustentada, especialmente quando se acompanha de instabilidade hemodinâmica. Para aqueles não candidatos ao implante deste dispositivo, o uso de amiodarona é recomendado. De fato, para este antiarrítmico existem aceitáveis evidências de benefício potencial para pacientes com arritmias ventriculares, de etiologia da DC. O emprego de amiodarona associada ao betabloqueador também é recomendado rotineiramente para reduzir o número de choques, mesmo apropriados, após CDI implantado em pacientes com CCC.

Estudo multicêntrico prospectivo randomizado (CHAGASICS) está em andamento para avaliar o benefício do implante do CDI *versus* amiodarona, para prevenção primária de morte súbita em pacientes com CCC e elevado escore de Rassi.[115] Enquanto seus resultados não forem divulgados, amiodarona pode ser empregada, idealmente associada a betabloqueador, para pacientes com CCC, escore de Rassi ≥ 10 e taquicardia ventricular não sustentada detectada no Holter.

RESUMO

- A cardiomiopatia crônica da doença de Chagas é o resultado de miocardite fibrosante focal de baixa intensidade, mas incessante, causada pela infecção persistente do T. cruzi associada à inflamação mediada por mecanismos imunológicos.
- Cerca de 30% dos infectados desenvolvem ao longo da vida a forma crônica cardíaca da doença de Chagas, como manifestação clínica proteiforme que pode incluir sintomas e sinais de insuficiência cardíaca, eventos cardioembólicos, arritmia e sintomas anginoides.
- A morte súbita e a progressão da IC são os mecanismos mais comuns de morte nesta condição. Os aspectos prognósticos mais relevantes são sintomas de IC avançada (CF III/IV da NYHA), cardiomegalia, disfunção sistólica do VE e taquicardia ventricular não sustentada.
- A prevenção dos eventos cardioembólicos é aspecto importante no manejo dos pacientes com CCC. Agentes anticoagulantes orais devem ser indicados nos pacientes com risco elevado, conforme a presença de conjunto de fatores de risco, entre os quais a disfunção sistólica do VE, aneurisma apical, e idade avançada.
- O tratamento da IC na CCC segue os mesmos princípios aplicados à IC secundária à cardiomiopatia dilatada de outras etiologias.
- Controle de arritmias ventriculares para prevenção primária e secundária de morte súbita ainda carece de fundamentação mais sólida, e amiodarona associada ou não a betabloqueador, e implante de CDI, são possibilidades razoáveis em muitos pacientes.

Referências bibliográficas

1. Andrade JP, Marin-Neto JA, Paola AA, Vilas-Boas F, Oliveira GM, Bacal F, et al. I Latin American guidelines for the diagnosis and treatment of Chagas cardiomyopathy. Arq Bras Cardiol. 2011;97(2 Suppl 3):1-48.
2. Marin-Neto JA, Rassi A, Jr. Update on Chagas heart disease on the first centenary of its discovery. Revista Espanola de Cardiologia. 2009;62(11):1211-6.
3. Wanderley DM, Correa FM. Epidemiology of Chagas' heart disease. Sao Paulo Med J. 1995;113(2):742-9.
4. Rassi A, Jr., Rassi A, Marin-Neto JA. Chagas disease. Lancet. 2010;375(9723):1388-402.
5. Pérez-Molina JA, Molina E, Chagas disease. Lancet. 2018;391:82-94.
6. Pino-Marín A, Medina-Rincón GJ, Gallo-Bernal S, Duran-Crane A, Arango Duque ÁI, Rodríguez MJ, et al. Chagas cardiomyopathy: from Romaña sign to heart failure and sudden cardiac death. Pathogens. 2021;10(5):505.
7. Bastos CJ, Aras R, Mota G, Reis F, Dias JP, de Jesus RS, et al. Clinical outcomes of thirteen patients with acute chagas disease acquired through oral transmission from two urban outbreaks in northeastern Brazil. PLoS Negl Trop Dis. 2010;4:e711
8. Shikanai-Yasuda MA, Lopes MH, Tolezano JE, Umezawa E, Amato Neto V, Barreto AC, et al. Acute Chagas' disease: transmission routes, clinical aspects and response to specific therapy in diagnosed cases in an urban center. Rev Inst Med Trop Sao Paulo. 1990;32:16-27.
9. Souza FF, Castro ESO, Marin Neto JA, Sankarankutty AK, Teixeira AC, Martinelli AL, et al. Acute chagasic cardiomyopathy after orthotopic liver transplantation with donor and recipient serologically negative for Trypanosoma cruzi: a case report. Transplant Proc. 2008;40:875-8.
10. Traina MI, Hernandez S, Sanchez DR, Dufani J, Salih M, Abuhamidah AM, et al. Prevalence of Chagas disease in a U.S. population of Latin American immigrants with conduction abnormalities on electrocardiogram. PLoS Negl Trop Dis. 2017;11(1):e0005244.
11. Global Burden of Disease Study C. Global, regional, and national incidence, prevalence, and years lived with disability for 301 acute and chronic diseases and injuries in 188 countries, 1990-2013: a systematic analysis for the Global Burden of Disease Study 2013. Lancet. 2015;386(9995):743-800.
12. Schmunis GA. Epidemiology of Chagas disease in non-endemic countries: the role of international migration. Memórias do Instituto Oswaldo Cruz. 2007;102 Suppl 1:75-85.
13. Pinto Dias JC. Human Chagas disease and migration in the context of globalization: some particular aspects. J Tropical Med. 2013;2013:789758.
14. Nunes MCP, Beaton A, Acquatella H, Bern C, Bolger AF, Echeverria LE, et al. Chagas cardiomyopathy: an update of current clinical knowledge and management: a scientific statement from the American Heart Association. Circulation. 2018;138(12):e169-e209.
15. WHOWecotcoC. Control of Chagas' disease: second report of the WHO expert committee [meeting held in Buenos Aires from 16 to 20 October 1989]. Brasilia, Brasil: WHO library cataloguing-in-publication data, 1991.
16. Souza FF, Castro ESO, Marin Neto JA, Sankarankutty AK, Teixeira AC, Martinelli AL, et al. Acute chagasic myocardiopathy after orthotopic liver transplantation with donor and recipient serologically negative for Trypanosoma cruzi: a case report. Transplant Proc. 2008;40(3):875-8.
17. Marin-Neto JA, Almeida Filho OC, Pazin-Filho A, Maciel BC. Indeterminate form of Chagas' disease. Proposal of new diagnostic criteria and perspectives for early treatment of cardiomyopathy. Arq Bras Cardiol. 2002;79(6):623-7.
18. Rassi Jr A, Rassi A, Marin-Neto JA. Chagas heart disease: pathophysiologic mechanisms, prognostic factors and risk stratification. Memórias do Instituto Oswaldo Cruz. 2009;104 Suppl 1:152-8.
19. Coura JR, De Abreu LL, Dubois LE, Lima FD, De Arruda Junior E, Willcox HP, et al. Morbidity of Chagas' disease. II - Sectional studies in 4 field areas in Brazil. Mem Inst Oswaldo Cruz. 1984;79(1):101-24.
20. Chin-Hong PV, Schwartz BS, Bern C, Montgomery SP, Kontak S, Kubak B, et al. Screening and treatment of Chagas disease in organ transplant recipients in the United States: recommendations from the Chagas in transplant working group. Am J Transplant. 2011;11:672-80
21. Marin-Neto JA, Cunha-Neto E, Maciel BC, Simoes MV. Pathogenesis of chronic Chagas heart disease. Circulation. 2007;115(9):1109-23.

22. Dias E, Laranja FS, Miranda A, Nobrega G. Chagas' disease; a clinical, epidemiologic, and pathologic study. Circulation. 1956;14(6):1035-60.
23. Coura JR, Vinas PA, Brum-Soares LM, de Sousa AS, Xavier SS. Morbidity of Chagas heart disease in the microregion of Rio Negro, Amazonian Brazil: a case-control study. Mem Inst Oswaldo Cruz. 2013;108(8):1009-13.
24. Bastos CJ, Aras R, Mota G, Reis F, Dias JP, de Jesus RS, et al. Clinical outcomes of thirteen patients with acute chagas disease acquired through oral transmission from two urban outbreaks in northeastern Brazil. PLoS Negl Trop Dis. 2010;4:e711.
25. Punukollu G, Gowda RM, Khan IA, Navarro VS, Vasavada BC. Clinical aspects of the Chagas' heart disease. Int J Cardiol. 2007;115:279-83.
26. Parada H, Carrasco HA, Anez N, Fuenmayor C, Inglessis I. Cardiac involvement is a constant finding in acute Chagas' disease: a clinical, parasitological and histopathological study. Int J Cardiol. 1997;60:49-54.
27. Souza FF, Castro-E-Silva O, Marin Neto JA, Sankarankutty AK, Teixeira AC, Martinelli AL, et al. Acute chagasic myocardiopathy after orthotopic liver transplantation with donor and recipient serologically negative for Trypanosoma cruzi: a case report. Transplant Proc. 2008;40(3):875-8.
28. Wegner DH, Rohwedder RW. The effect of nifurtimox in acute Chagas' infection. Arzneimittel-Forschung. 1972;22(9):1624-35.
29. Kirchhoff LV. Chagas disease. American trypanosomiasis. Infect Dis Clin North Am. 1993;7(3):487-502.
30. Pazin-Filho A, Romano MM, Almeida-Filho OC, Furuta MS, Viviani LF, Schmidt A, et al. Minor segmental wall motion abnormalities detected in patients with Chagas' disease have adverse prognostic implications. Braz J Med Biol Res. 2006;39(4):483-7.
31. Garcia-Alvarez A, Sitges M, Regueiro A, Poyatos S, Jesus Pinazo M, Posada E, et al. Myocardial deformation analysis in Chagas heart disease with the use of speckle tracking echocardiography. J Card Fail. 2011;17(12):1028-34.
32. Dias JC. The indeterminate form of human chronic Chagas' disease A clinical epidemiological review. Rev Soc Bras Med Trop. 1989;22(3):147-56.
33. Gomes VA, Alves GF, Hadlich M, Azevedo CF, Pereira IM, Santos CR, et al. Analysis of regional left ventricular strain in patients with chagas disease and normal left ventricular systolic function. J Am Soc Echocardiogr. 2016;29(7):679-88.
34. Marin-Neto JA, Simoes MV, Sarabanda AV. Forma crônica cardíaca. Trypanosoma Cruzi e Doença de Chagas. segunda ed. Rio de Janeiro: Guanabara-Koogan; 2000. p. 266-96.
35. Ianni BM, Arteaga E, Frimm CC, Pereira Barretto AC, Mady C. Chagas' heart disease: evolutive evaluation of electrocardiographic and echocardiographic parameters in patients with the indeterminate form. Arq Bras Cardiol. 2001;77(1):59-62.
36. Dias JC, Ramos AN, Jr., Gontijo ED, Luquetti A, Shikanai-Yasuda MA, Coura JR, et al. Brazilian Consensus on Chagas Disease, 2015. Epidemiologia Serv Saúde. 2016;25(spe):7-86.
37. Rassi A, Jr., Rassi SG, Rassi A. Sudden death in Chagas' disease. Arq Bras Cardiol. 2001;76(1):75-96.
38. Carod-Artal FJ, Vargas AP, Horan TA, Nunes LG. Chagasic cardiomyopathy is independently associated with ischemic stroke in Chagas disease. Stroke. 2005;36(5):965-70.
39. Maguire JH, Hoff R, Sherlock I, Guimaraes AC, Sleigh AC, Ramos NB, et al. Cardiac morbidity and mortality due to Chagas' disease: prospective electrocardiographic study of a Brazilian community. Circulation. 1987;75(6):1140-5.
40. Forichon E. Contribution aux estimations de morbité et de mortalité dans la maladie de Chagas. Toulouse: Univers. Paul Sabatier; 1974.
41. Chagas C. A short chronicle of the discovery of Chagas' disease. Pacing Clin Electrophysiol. 1988;11(7):1108-13.
42. Marin-Neto JA, Andrade ZA. Why is there predominance of right heart failure in Chagas' disease? Arq Bras Cardiol. 1991;57(3):181-3.
43. Samuel J, Oliveira M, Correa De Araujo RR, Navarro MA, Muccillo G. Cardiac thrombosis and thromboembolism in chronic Chagas' heart disease. Am J Cardiol. 1983;52(1):147-51.
44. Nunes Mdo C, Barbosa MM, Rocha MO. Peculiar aspects of cardiogenic embolism in patients with Chagas' cardiomyopathy: a transthoracic and transesophageal echocardiographic study. J Am Soc Echocardiography. 2005;18(7):761-7.
45. Carod-Artal FJ, Gascon J. Chagas disease and stroke. Lancet Neurol. 2010;9(5):533-42.
46. Cardoso RN, Macedo FY, Garcia MN, Garcia DC, Benjo AM, Aguilar D, et al. Chagas' cardiomyopathy is associated with higher incidence of stroke: a meta-analysis of observational studies. J Cardiac Fail. 2014.
47. Sarabanda AV, Sosa E, Simoes MV, Figueiredo GL, Pintya AO, Marin-Neto JA. Ventricular tachycardia in Chagas' disease: a comparison of clinical, angiographic, electrophysiologic and myocardial perfusion disturbances between patients presenting with either sustained or nonsustained forms. International journal of cardiology. 2005;102(1):9-19.
48. Rassi Junior A, Gabriel Rassi A, Gabriel Rassi S, Rassi Junior L, Rassi A. Ventricular arrhythmia in Chagas disease. Diagnostic, prognostic, and therapeutic features. Arq Bras Cardiol. 1995;65(4):377-87.
49. Rochitte CE, Oliveira PF, Andrade JM, Ianni BM, Parga JR, Avila LF, et al. Myocardial delayed enhancement by magnetic resonance imaging in patients with Chagas' disease: a marker of disease severity. J Am Coll Cardiol. 2005;46(8):1553-8.
50. Mello RP, Szarf G, Schvartzman PR, Nakano EM, Espinosa MM, Szejnfeld D, et al. Delayed enhancement cardiac magnetic resonance imaging can identify the risk for ventricular tachycardia in chronic Chagas' heart disease. Arq Bras Cardiol. 2012;98(5):421-30.
51. Schmidt A, Romano MMD, Maciel BC, Marin-Neto JA. Cardiac magnetic resonance imaging for sudden cardiac death. much more than another method to measure LVEF. Curr Cardiovasc Imaging Rep. 2013;6(6):431-4.
52. Miranda CH, Figueiredo AB, Maciel BC, Marin-Neto JA, Simoes MV. Sustained ventricular tachycardia is associated with regional myocardial sympathetic denervation assessed with 123I-metaiodobenzylguanidine in chronic Chagas cardiomyopathy. J Nuclear Med. 2011;52(4):504-10.
53. Mendoza I, Camardo J, Moleiro F, Castellanos A, Medina V, Gomez J, et al. Sustained ventricular tachycardia in chronic chagasic myocarditis: electrophysiologic and pharmacologic characteristics. Am J Cardiol. 1986;57(6):423-7.
54. Radico F, Cicchitti V, Zimarino M, De Caterina R. Angina pectoris and myocardial ischemia in the absence of obstructive coronary artery disease: practical considerations for diagnostic tests. JACC Cardiovasc Interv. 2014;7(5):453-63.
55. Marin-Neto JA, Simoes MV, Rassi Junior A. Pathogenesis of chronic Chagas cardiomyopathy: the role of coronary microvascular derangements. Rev Soc Bras Med Trop. 2013;46(5):536-41.
56. da Silveira JF, Umezawa ES, Luquetti AO. Chagas disease: recombinant Trypanosoma cruzi antigens for serological diagnosis. Trends in parasitology. 2001;17(6):286-91.
57. Dias JC, Kloetzel K. The prognostic value of the electrocardiographic features of chronic Chagas' disease. Rev Inst Med Trop Sao Paulo. 1968;10(3):158-62.
58. Strauss DG, Cardoso S, Lima JA, Rochitte CE, Wu KC. ECG scar quantification correlates with cardiac magnetic resonance scar size and prognostic factors in Chagas' disease. Heart. 2011;97(5):357-61.
59. Acquatella H. Echocardiography in Chagas heart disease. Circulation. 2007;115(9):1124-31.
60. Bern C, Montgomery SP, Herwaldt BL, Rassi A, Jr., Marin-Neto JA, Dantas RO, et al. Evaluation and treatment of chagas disease in the United States: a systematic review. JAMA. 2007;298(18):2171-81.
61. Patel AR, Lima C, Parro A, Arsenault M, Vannan MA, Pandian NG. Echocardiographic analysis of regional and global left ventricular shape in Chagas' cardiomyopathy. Am J Cardiol. 1998;82(2):197-202.
62. Sousa AC, Marin-Neto JA, Maciel BC, Gallo Junior L, Amorim Dde S, Barreto-Martins LE. [ystolic and diastolic dysfunction in the indeterminate, digestive and chronic cardiac forms of Chagas' disease. Arq Bras Cardiol. 1988;50(5):293-9.
63. Schmidt A, Dias Romano MM, Marin-Neto JA, Rao-Melacini P, Rassi A, Mattos A, et al. Effects of trypanocidal treatment on echocardiographic parameters in Chagas cardiomyopathy and prognostic value of wall motion score index: a BENEFIT Trial Echocardiographic Substudy. J Am Soc Echocardiogr. 2018.
64. Nunes MCP, Badano LP, Marin-Neto JA, Edvardsen T, Fernandez-Golfin C, Bucciarelli-Ducci C, et al. Multimodality imaging evaluation of Chagas disease: an expert consensus of Brazilian Cardiovascular Ima-

ging Department (DIC) and the European Association of Cardiovascular Imaging (EACVI). Eur Heart J Cardiovasc Imaging. 2018;19:459-60.
65. Romano MMD, Moreira HT, Marin-Neto JA, Baccelli PE, Alenezi F, Klem I, et al. Early impairment of myocardial deformation assessed by regional speckle-tracking echocardiography in the indeterminate form of Chagas disease without fibrosis detected by cardiac magnetic resonance. PLoS Negl Trop Dis. 2020;14:e0008795.;
66. Gomes VA, Alves GF, Hadlich M, Azevedo CF, Pereira IM, Santos CR, et al. Analysis of Regional Left Ventricular Strain in Patients with Chagas Disease and Normal Left Ventricular Systolic Function. J Am Soc Echocardiogr. 2016;29:679-88)
67. Santos Junior OR, da Costa Rocha MO, Rodrigues de Almeida F, Sales da Cunha PF, Souza SCS, Saad GP, et al. Speckle tracking echocardiographic deformation indices in Chagas and idiopathic dilated cardiomyopathy: Incremental prognostic value of longitudinal strain. PLoS One. 2019;14:e0221028
68. Weinsaft JW, Kim J, Medicherla CB, Ma CL, Codella NC, Kukar N, et al. Echocardiographic algorithm for post-myocardial infarction lv thrombus: a gatekeeper for thrombus evaluation by delayed enhancement CMR. JACC Cardiovasc Imaging. 2016;9(5):505-15.
69. Romano MMD, Moreira HT, Schmidt A, Maciel BC, Marin-Neto JA. Imaging diagnosis of right ventricle involvement in Chagas cardiomyopathy. Biomed Res Int. 2017;2017:3820191.
70. Rudski LG, Lai WW, Afilalo J, Hua L, Handschumacher MD, Chandrasekaran K, et al. Guidelines for the echocardiographic assessment of the right heart in adults: a report from the American Society of Echocardiography endorsed by the European Association of Echocardiography, a registered branch of the European Society of Cardiology, and the Canadian Society of Echocardiography. J Am Soc Echocardiogr. 2010;23(7):685-713; quiz 86-8.
71. Moreira HT, Volpe GJ, Marin-Neto JA, Nwabuo CC, Ambale-Venkatesh B, Gali LG, et al. Right ventricular systolic dysfunction in Chagas disease defined by speckle-tracking echocardiography: a comparative study with cardiac magnetic resonance imaging. J Am Soc Echocardiogr. 2017.
72. Marin-Neto JA, Marzullo P, Sousa AC, Marcassa C, Maciel BC, Iazigi N, et al. Radionuclide angiographic evidence for early predominant right ventricular involvement in patients with Chagas' disease. Can J Cardiol. 1988;4(5):231-6.
73. Marin-Neto JA, Bromberg-Marin G, Pazin-Filho A, Simoes MV, Maciel BC. Cardiac autonomic impairment and early myocardial damage involving the right ventricle are independent phenomena in Chagas' disease. Int J Cardiol. 1998;65(3):261-9.
74. Simoes MV, Ayres EM, Santos JL, Schmidt A, Pintya AO, Maciel BC, et al. Detection of myocardial ischemia in chronic Chagas disease patients with atypic precordial pain by exercise and Holter tests. Arq Bras Cardiol. 1993;60(5):315-9.
75. Marin-Neto JA, Simoes MV, Ayres-Neto EM, Attab-Santos JL, Gallo L, Jr., Amorim DS, et al. Studies of the coronary circulation in Chagas' heart disease. Sao Paulo Med J. 1995;113(2):826-34.
76. Hiss FC, Lascala TF, Maciel BC, Marin-Neto JA, Simoes MV. Changes in myocardial perfusion correlate with deterioration of left ventricular systolic function in chronic Chagas' cardiomyopathy. JACC Cardiovasc Imag. 2009;2(2):164-72.
77. de Oliveira LF, Romano MM, de Carvalho EE, Cabeza JM, Salgado HC, Fazan Junior R, et al. Histopathological correlates of global and segmental left ventricular systolic dysfunction in experimental chronic chagas cardiomyopathy. J Am Heart Assoc. 2016;5(1).
78. Tanaka DM, de Oliveira LFL, Marin-Neto JA, Romano MMD, de Carvalho EEV, de Barros Filho ACL, et al. Prolonged dipyridamole administration reduces myocardial perfusion defects in experimental chronic Chagas cardiomyopathy. J Nucl Cardiol. 2018.
79. Lemos de Oliveira LF, Thackeray JT, Marin Neto JA, Dias Romano MM, Vieira de Carvalho EE, Mejia J, et al. Regional myocardial perfusion disturbance in experimental chronic chagas cardiomyopathy. J Nucl Med. 2018;59(9):1430-6.
80. Simoes MV, Pintya AO, Bromberg-Marin G, Sarabanda AV, Antloga CM, Pazin-Filho A, et al. Relation of regional sympathetic denervation and myocardial perfusion disturbance to wall motion impairment in Chagas' cardiomyopathy. The American journal of cardiology. 2000;86(9):975-81.
81. Gadioli LP, Miranda CH, Pintya AO, de Figueiredo AB, Schmidt A, Maciel BC, et al. The severity of ventricular arrhythmia correlates with the extent of myocardial sympathetic denervation, but not with myocardial fibrosis extent in chronic Chagas cardiomyopathy: Chagas disease, denervation and arrhythmia. J Nucl Cardiol. 2018;25(1):75-83.
82. Barizon GC, Simoes MV, Schmidt A, Gadioli LP, Murta Junior LO. Relationship between microvascular changes, autonomic denervation, and myocardial fibrosis in Chagas cardiomyopathy: evaluation by MRI and SPECT imaging. J Nucl Cardiol. 2018.
83. Kalil Filho R, de Albuquerque CP. Magnetic resonance imaging in Chagas' heart disease. Sao Paulo Med J. 1995;113(2):880-3.
84. Bocchi EA, Kalil R, Bacal F, de Lourdes Higuchi M, Meneghetti C, Magalhaes A, et al. Magnetic resonance imaging in chronic Chagas' disease: correlation with endomyocardial biopsy findings and gallium-67 cardiac uptake. Echocardiography. 1998;15(3):279-88.
85. Rochitte CE, Nacif MS, de Oliveira Junior AC, Siqueira-Batista R, Marchiori E, Uellendahl M, et al. Cardiac magnetic resonance in Chagas' disease. Artif Organs. 2007;31(4):259-67.
86. Moreira HT, Volpe GJ, Marin-Neto JA, Ambale-Venkatesh B, Nwabuo CC, Trad HS, et al. Evaluation of right ventricular systolic function in chagas disease using cardiac magnetic resonance imaging. Circ Cardiovasc Imaging. 2017;10(3).
87. Volpe GJ, Moreira HT, Trad HS, Wu KC, Braggion-Santos MF, Santos MK, et al. Left ventricular scar and prognosis in chronic Chagas cardiomyopathy. J Am Coll Cardiol. 2018;72(21):2567-76.
88. Uellendahl M, Siqueira ME, Calado EB, Kalil-Filho R, Sobral D, Ribeiro C, et al. Cardiac magnetic resonance-verified myocardial fibrosis in Chagas disease: clinical correlates and risk stratification. Arq Bras Cardiol. 2016;107(5):460-6.
89. Scanavacca M, Sosa E. Electrophysiologic study in chronic Chagas' heart disease. Sao Paulo Med J. 1995;113(2):841-50.
90. de Paola AA, Horowitz LN, Miyamoto MH, Pinheiro R, Ferreira DF, Terzian AB, et al. Angiographic and electrophysiologic substrates of ventricular tachycardia in chronic Chagasic myocarditis. Am J Cardiol. 1990;65(5):360-3.
91. Leite LR, Fenelon G, Simoes A Jr., Silva GG, Friedman PA, de Paola AA. Clinical usefulness of electrophysiologic testing in patients with ventricular tachycardia and chronic chagasic cardiomyopathy treated with amiodarone or sotalol. J Cardiovasc Electrophysiology. 2003;14(6):567-73.
92. Shen L, Ramires F, Martinez F, Bodanese LC, Echeverria LE, Gomez EA, et al. Contemporary characteristics and outcomes in chagasic heart failure compared with other nonischemic and ischemic cardiomyopathy. Circ Heart Fail. 2017;10(11).
93. Shen L, Ramires F, Martinez F, Bodanese LC, Echeverría LE, Gómez EA, et al.; PARADIGM-HF and ATMOSPHERE Investigators and Committees. Contemporary characteristics and outcomes in chagasic heart failure compared with other nonischemic and ischemic cardiomyopathy. Circ Heart Fail. 2017;10(11):e004361.
94. Silva CP, Del Carlo CH, Oliveira Junior MT, Scipioni A, Strunz-Cassaro C, Ramirez JA, et al. Why do patients with chagasic cardiomyopathy have worse outcomes than those with non-chagasic cardiomyopathy? Arq Bras Cardiol. 2008;91(6):358-62.
95. Meira WS, de Castro AM, Gontijo ED, Rassi A, Luquetti AO, Machado-Coelhos GL, et al. Evaluation of blood tests, complement-mediated lysis and polymerase chain reaction in the verification of therapeutic efficacy in Chagas disease. Revista da Sociedade Brasileira de Medicina Tropical. 2006;39 Suppl 3:107-9.
96. Rassi A, Jr., Rassi A, Rassi SG. Predictors of mortality in chronic Chagas disease: a systematic review of observational studies. Circulation. 2007;115(9):1101-8.
97. Rassi A, Jr., Rassi A, Little WC, Xavier SS, Rassi SG, Rassi AG, et al. Development and validation of a risk score for predicting death in Chagas' heart disease. N Engl J Med. 2006;355(8):799-808.
98. Nunes Mdo C, Rocha MO, Ribeiro AL, Colosimo EA, Rezende RA, Carmo GA, et al. Right ventricular dysfunction is an independent predictor of survival in patients with dilated chronic Chagas' cardiomyopathy. Int J Cardiol. 2008;127(3):372-9.
99. Viotti R, Vigliano C, Armenti A. A risk score for predicting death in Chagas' heart disease. N Engl J Med. 2006;355(23):2489; author reply 90-1.

100. Perez-Molina JA, Perez-Ayala A, Moreno S, Fernandez-Gonzalez MC, Zamora J, Lopez-Velez R. Use of benznidazole to treat chronic Chagas' disease: a systematic review with a meta-analysis. J Antimicrob Chemother. 2009;64(6):1139-47.
101. Morillo CA, Marin-Neto JA, Avezum A, Sosa-Estani S, Rassi A, Jr., Rosas F, et al. Randomized trial of benznidazole for chronic Chagas' cardiomyopathy. N Engl J Med. 2015;373(14):1295-306.
102. Zingales B, Miles MA, Campbell DA, Tibayrenc M, Macedo AM, Teixeira MM, et al. The revised Trypanosoma cruzi subspecific nomenclature: rationale, epidemiological relevance and research applications. Infect Genet Evol. 2012;12(2):240-53.
103. Rassi A, Jr., Marin JAN, Rassi A. Chronic Chagas cardiomyopathy: a review of the main pathogenic mechanisms and the efficacy of aetiological treatment following the BENznidazole Evaluation for Interrupting Trypanosomiasis (BENEFIT) trial. Mem Inst Oswaldo Cruz. 2017;112(3):224-35.
104. Vallejo M, Reyes PP, Martinez Garcia M, Gonzalez Garay AG. Trypanocidal drugs for late-stage, symptomatic Chagas disease (Trypanosoma cruzi infection). Cochrane Database Syst Rev. 2020;12(12):CD004102.
105. Dias JC, Ramos AN Jr, Gontijo ED, Luquetti A, Shikanai-Yasuda MA, Coura JR, et al. 2nd Brazilian Consensus on Chagas Disease, 2015. Rev Soc Bras Med Trop. 2016;49Suppl 1(Suppl 1):3-60.
106. Rohde LEP, Montera MW, Bocchi EA, Clausell NO, Albuquerque DC, Rassi S, et al. Diretriz brasileira de insuficiência cardíaca crônica e aguda. Arq Bras Cardiol. 2018;111(3):436-539.
107. Bocchi EA, Marcondes-Braga FG, Bacal F, Ferraz AS, Albuquerque D, Rodrigues DA, et al. Updating of the Brazilian guideline for chronic heart failure - 2012. Arquivos Bras Cardiol. 2012;98(1 Suppl 1):1-33.
108. Bocchi EA, Rassi S, Guimaraes GV, Argentina C, Brazil SI. Safety profile and efficacy of ivabradine in heart failure due to Chagas heart disease: a post hoc analysis of the SHIFT trial. ESC heart failure. 2018;5(3):249-56.
109. Ramires FJA, Martinez F, Gomez EA, Demacq C, Gimpelewicz CR, Rouleau JL, et al. Post hoc analyses of SHIFT and PARADIGM-HF highlight the importance of chronic Chagas' cardiomyopathy Comment on: "Safety profile and efficacy of ivabradine in heart failure due to Chagas heart disease: a post hoc analysis of the SHIFT trial" by Bocchi et al. ESC Heart Fail. 2018;5(6):1069-71.
110. Issa VS, Amaral AF, Cruz FD, Ferreira SM, Guimaraes GV, Chizzola PR, et al. Beta-blocker therapy and mortality of patients with Chagas cardiomyopathy: a subanalysis of the REMADHE prospective trial. Circulation Heart Fail. 2010;3(1):82-8.
111. Martinelli Filho M, Peixoto GL, Siqueira SF, Martins SAM, Nishioka SAD, Pedrosa AAA, et al. A cohort study of cardiac resynchronization therapy in patients with chronic Chagas cardiomyopathy. Europace. 2018;20(11):1813-8.
112. Bocchi EA, Bellotti G, Mocelin AO, Uip D, Bacal F, Higuchi ML, et al. Heart transplantation for chronic Chagas' heart disease. Annals Thorac Surg. 1996;61(6):1727-33.
113. Bocchi EA, Fiorelli A. The paradox of survival results after heart transplantation for cardiomyopathy caused by Trypanosoma cruzi. First Guidelines Group for Heart Transplantation of the Brazilian Society of Cardiology. Annals Thoracic Surg. 2001;71(6):1833-8.
114. Sousa AS, Xavier SS, Freitas GR, Hasslocher-Moreno A. Prevention strategies of cardioembolic ischemic stroke in Chagas' disease. Arquivos brasileiros de cardiologia. 2008;91(5):306-10.
115. Martinelli M, Rassi A, Jr., Marin-Neto JA, de Paola AA, Berwanger O, Scanavacca MI, et al. CHronic use of Amiodarone aGAinSt Implantable cardioverter-defibrillator therapy for primary prevention of death in patients with Chagas cardiomyopathy Study: rationale and design of a randomized clinical trial. Am Heart J. 2013;166(6):976-82 e4.

Capítulo 5

Cardiomiopatia por quimioterápicos

Mônica Samuel Avila Grinberg
Cicero Piva de Albuquerque
Roberto Kalil Filho

PONTOS-CHAVE

- A mortalidade geral das neoplasias vem se reduzindo continuamente e esta melhora na sobrevida pode ser atribuída a diversas causas entre elas o sucesso do tratamento quimioterápico. Entretanto, os benefícios da quimioterapia podem ser ofuscados pelos seus efeitos colaterais destacando-se entre elas a cardiotoxicidade.
- A definição de cardiotoxicidade se baseia no declínio da fração de ejeção do VE e dependendo do agente quimioterápico utilizado sua fisiopatologia e prognóstico são diferentes.
- Diversos tratamentos quimioterápicos estão associados à cardiotoxicidade, principalmente as antraciclinas e os anticorpos monoclonais, especialmente os inibidores HER-2.
- A prevenção da cardiotoxicidade relacionada à quimioterapia envolve abordagens que minimizam a exposição do paciente ao medicamento e seus potenciais efeitos cardiotóxicos ou o uso de medicamentos cardioprotetores para diminuir a lesão cardiovascular.
- O tratamento da cardiotoxicidade deve ser iniciado o mais rápido possível quando evidenciado o declínio da fração de ejeção do VE com o objetivo de ter uma maior chance reversão do quadro de insuficiência cardíaca.
- A necessidade crescente de gerenciar pacientes com efeitos cardiovasculares adversos relacionados a medicamentos levou à criação e crescimento da cardio-oncologia, uma ciência multidisciplinar que visa monitorar, tratar e prevenir a cardiotoxicidade relacionada ao tratamento do câncer.

Introdução

As doenças cardíacas e as neoplasias são as principais causas de óbito geral nas populações brasileira[1,2] e americana. Dentre as doenças cardíacas destaca-se a insuficiência cardíaca (IC), com altos índices de mortalidade a despeito dos avanços do tratamento farmacológico, afetando no mundo mais de 23 milhões de pessoas. A sobrevida após 5 anos de diagnóstico pode ser de apenas 35%.[3]

A incidência de câncer nos últimos anos ficou estável entre as mulheres e homens.[4] Durante a década mais recente (2008-2017), a taxa de mortalidade diminuiu em 1,5% por ano por câncer enquanto permaneceu estável para outras causas de morte combinadas, refletindo uma declínio lento para doença cardiovascular, estabilização das taxas de doença cerebrovascular e uma tendência para aumento de acidentes e doença de Alzheimer.[4] A mortalidade geral das neoplasias caiu continuamente desde 1991 até 2016 com queda total de 29% no período.[4] Esses resultados podem ser atribuídos a diversas causas, entre eles: a detecção precoce das neoplasias, o controle dos fatores de risco e a melhora do tratamento quimioterápico.

Entretanto, os benefícios da quimioterapia podem ser parcialmente ofuscados pelos efeitos colaterais dos medicamentos usados.[5] Diversos eventos adversos cardiovasculares podem ser associados ao tratamento quimioterápico incluindo as doenças do miocárdio, hipertensão arterial e hipertensão pulmonar, arritmias supraventriculares e ventriculares, doença arterial coronariana, doenças do pericárdio, doenças valvares e doenças tromboembólicas. Dentre as comorbidades, a que apresenta o maior impacto na morbimortalidade é a cardiomiopatia.

A apresentação mais típica da cardiomiopatia secundária a quimioterapia é a cardiomiopatia dilatada que se manifesta no curso do tratamento quimioterápico ou mais tardiamente, e essa doença habitualmente é refratária ao tratamento clínico, principalmente quando este não é iniciado precocemente.[6] A cardiomiopatia dilatada secundária a quimioterápicos corresponde por aproximadamente 1% de todas as cardiomiopatias dilatadas.[7]

Muitos fatores estão envolvidos no surgimento da insuficiência cardíaca (IC) induzida por quimioterápicos, incluindo a duração do tratamento, intervalo de tempo entre as terapias e o tipo de medicações utilizadas. A necessidade crescente de gerenciar pacientes com efeitos cardiovasculares adversos relacionados ao tratamento oncológico levou à criação e o crescimento da cardio-oncologia, uma ciência multidisciplinar que visa monitorar, tratar e prevenir a cardiotoxicidade relacionada ao tratamento. Este capítulo aborda o manejo da cardiomiopatia secundária aos quimioterápicos apresentando estratégias avaliação, diagnóstico, tratamento e prevenção dessa condição prevalente e relevante no cenário da IC.[8]

Definição

A definição de cardiotoxicidade ainda não é universal e diversos critérios foram adotados ao longo dos anos nos ensaios clínicos dificultando a sua comparação. Contudo, no geral, a cardiotoxicidade abrange o declínio da fração de ejeção do ventrículo esquerdo (FEVE). Diversas definições foram descritas nos últimos anos e, atualmente, as mais aceitas são as definições das Sociedades Americana e Europeia de Ecocardiografia[9] que define a cardiotoxicidade como declínio na FEVE >10% pontos para um valor absoluto de FEVE <53% e a definição da Sociedade Europeia de Cardiologia na qual é determinada pelo declínio na FEVE >10% pontos para um valor absoluto de FEVE < 50%.[17]

De acordo com o tempo de aparecimento, a cardiotoxicidade pode ser classificada em três tipos: aguda, ocorrendo após uma dose ou um ciclo de antraciclinas com início de tratamento; precoce, na qual ocorre em até um ano do tratamento quimioterápico; e, crônica, que aparece anos após o fim do tratamento quimioterápico. A maioria dos eventos cardíacos acontece no primeiro ano do tratamento quimioterápico, sendo uma forma clinicamente relevante de cardiotoxicidade, geralmente apresentando um quadro de cardiomiopatia dilatada, podendo gerar insuficiência cardíaca (IC).[10]

Agentes quimioterápicos associados a cardiotoxicidade

Diversos tratamentos quimioterápicos estão associados à cardiotoxicidade. A Tabela 1 demonstra a incidência de disfunção ventricular relacionada aos quimioterápicos.

TABELA 1 Incidência de disfunção ventricular relacionada aos quimioterápicos

Agentes quimioterápicos	Incidência (%)
Antraciclinas (dose dependente)	
Doxorrubicina	3 a 5
▪ 400 mg/m²	7 a 26
▪ 550 mg/m²	18 a 48
▪ 700 mg/m²	5 a 18
Idarrubicina (> 90 mg/m²)	0,9 a 11,4
Epirrubicina (> 900 mg/m²)	
Agentes alquilantes (ciclofosfamida, ifosfamida)	0,5 a 28
Antimetabólitos (clofarabina)	27
Antimicrotúbulos (docetaxel, paclitaxel)	2,3-13
Anticorpos monoclonais	
▪ Trastuzumabe	1,7 a 20,1
▪ Bevacizumabe	1,6 a 4
▪ Pertuzumabe	0,7 a 1,2
Inibidores da tirosina-quinase (sunutinibe, pazopanib, sorafenibe, entre outros)	
Inibidores do proteassoma (varfilzomib, bortezomibe)	2 a 25

Fonte: adaptada de Zamorano et al., 2016.[11]

Antraciclinas

A principal classe de agentes quimioterápicos relacionadas a cardiotoxicidade são antraciclinas (ANT),[12,13] amplamente utilizadas para tratar tumores sólidos, como câncer de mama, osteossarcoma e doenças hematológicas.[14] As antraciclinas, como, por exemplo, doxorrubicina, daunorrubicina, epirrubicina, mitoxantrona e idarrubicina, são responsáveis pela cardiotoxicidade precoce e tardia e estão relacionados à dose cumulativa (principalmente em doses superiores a 400 mg/m2 de superfície corpórea) podendo ocorrer em até 50% dos pacientes a depender de fatores de risco do paciente e propriedades farmacológicas.[6,15,16]

Imunoterapia

O receptor 2 do fator de crescimento epidérmico humano (HER-2) é superexpresso em aproximadamente 20-25% das pacientes com câncer de mama e está associado a um prognóstico ruim. Anticorpos monoclonais (trastuzumabe, pertuzumabe) podem inibir o HER-2 e conduzir para uma melhoria substancial na terapia do câncer. A imunoterapia melhorou os resultados do câncer de mama quando associada à quimioterapia. Entretanto, essa medicação também apresenta um potencial de cardiotoxicidade relevante e quando utilizada simultaneamente às antraciclinas pode aumentar o risco do desenvolvimento de insuficiência cardíaca em 27%.[17]

A cardiotoxicidade pelo trastuzumabe (TRZ) parece ser reversível após a suspensão da medicação e não está relacionada à dose. Fei et al. encontraram 68% de reversibilidade (total ou parcial) em pacientes com câncer de mama que desenvolveram cardiotoxicidade após ANT e TRZ em um estudo retrospectivo.[18]

Inibição da via de sinalização do fator de crescimento endotelial vascular

Os tumores negativos para receptores hormonais estão associados a altas concentrações de fator de crescimento endotelial vascular (VEGF). O bevacizumabe, um anticorpo monoclonal, pode inibir o VEGF e beneficiar pacientes com esse tipo de tumor sólido.[19]

Esses agentes estão tipicamente associados a hipertensão arterial sistêmica grave, eventos isquêmicos e insuficiência cardíaca. O desenvolvimento de cardiotoxicidade nesses pacientes pode estar relacionado ao comprometimento transitório dos elementos contráteis dentro da célula ou ao aumento da pós-carga em um ventrículo comprometido. Outros agentes, os inibidores da tirosina quinase (TKI), também foram associados à insuficiência cardíaca congestiva (IC). Uma metanálise publicada em 2015 analisou a associação de IC com VGEF TKI e 21 estudos foram analisados. Os principais agentes foram sorafenibe, sunitibe, vandetanibe, axitinibe e panzopanibe. A IC ocorreu em 138 de 5.752 (2,4%) pacientes.[20]

Não existe um tratamento específico para a disfunção cardíaca causada pelo VGEF TKI. Como as outras cardiotoxicidades da quimioterapia, o manejo é baseado no tratamento padrão da IC. Como a terapia anti-VEGF pode piorar a hipertensão e a pressão descontrolada pode desenvolver IC, medicamentos anti-hipertensivos cardioprotetores, como inibidores da enzima conversora de angiotensina (IECA) e betabloqueadores (BB), devem ser priorizados em relação a outros agentes.[21] A suspensão do anti-VEGF e o tratamento adequado para IC podem reverter a cardiomiopatia.[22]

Fisiopatologia

A ação quimioterápica das antraciclinas é derivada da indução de apoptose em células cancerígenas, podendo também induzir apoptose em células normais. Sua lesão cardíaca envolve a geração de radicais livres por mecanismos enzimáticos da cadeia respiratória mitocondrial assim como uma via não enzimática que incorpora ferro. Os radicais livres e o ferro podem lesar a membrana celular ou macromoléculas, aumentando a permeabilidade da membrana celular. Os miócitos são mais suscetíveis à lesão por radicais livres devido ao seu alto metabolismo oxidativo e às poucas defesas antioxidantes.[23] Esses efeitos cardiotóxicos causados pelas ANT são diretamente proporcionais às doses cumulativas dos quimioterápicos.[24]

Além disso, é descrita a ligação da doxorrubicina (DOX) com a enzima topoisomerase IIb, uma enzima regulatória do DNA. A ligação DOX- topoisomerase IIb pode levar à quebra das fitas duplas do DNA, à disfunção mitocondrial e à liberação de espécies reativas de oxigênio, culminando na lesão miocárdica aguda e crônica, gerando a disfunção do ventrículo esquerdo (Figura 1).[25,26]

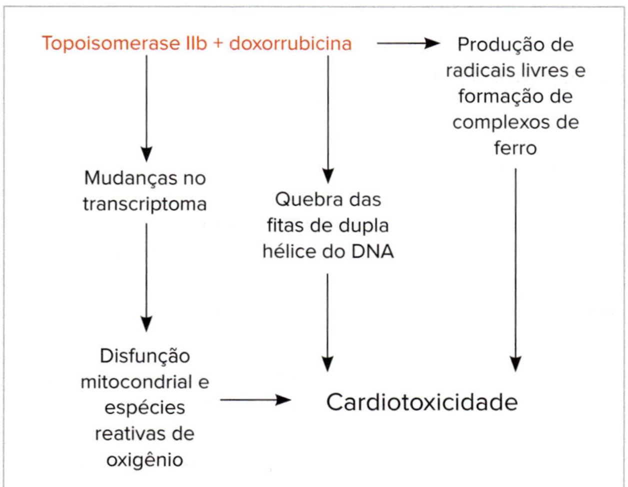

FIGURA 1
Fisiopatologia da cardiotoxicidade.

Os principais fatores de risco para cardiotoxicidade em pacientes que recebem ANT são: dose cumulativa,[27] sexo feminino, extremos de idade (< 18 anos ou > 65 anos), insuficiência renal, radioterapia concomitante ou prévia, associação com outros tratamentos quimioterápicos principalmente o trastuzumab,[28] e antecedentes mórbidos como hipertensão arterial, doença cardiovascular pré-existente e fatores genéticos.[8]

O mecanismo de ação do trastuzumabe associa-se ao bloqueio da ativação de fatores de crescimento específicos ligados aos receptores HER2. A disfunção cardíaca causada pelo trastuzumabe ocorre devido a alteração na sinalização entre o receptor HER2 e os fatores de crescimento comprometendo a o crescimento normal do miócito, sua sobrevida e homeostase. Outra hipótese menos conhecida sugere que um mecanismo adicional de dano causado pelo trastuzumabe poderia ser devido a aumento crônico do tônus simpático levando a disfunção da célula cardíaca.[29]

Os principais fatores de risco para o desenvolvimento de cardiotoxicidade secundária a ANT e TRZ estão descritos nas Tabelas 2 e 3, respectivamente.

TABELA 2 Principais fatores de risco relacionados a cardiotoxicidade por antraciclinas

Sexo feminino
Extremos de idade: menores que 18 anos e acima de 65 anos
Antecedentes como hipertensão arterial, doença cardiovascular pré-existente, diabetes mellitus, obesidade e fatores genéticos
Insuficiência renal
Dose cumulativa de antraciclinas elevada
Associação com outros tratamentos quimioterápicos principalmente o trastuzumabe
Tipo de antraciclina administrada (lisossomal é menos cardiotóxica)
Alterações genéticas, como trissomia do 21 e hemocromatose
Radioterapia no mediastino concomitante ou prévia

TABELA 3 Principais fatores de risco relacionados a cardiotoxicidade por trastuzumabe

Uso prévio ou concomitante de antraciclinas
Função ventricular limítrofe
Hipertensão arterial limítrofe
Doença cardíaca prévia
Idade > 50 anos

Avaliação do risco cardiovascular

Todos os pacientes que serão submetidos a um tratamento oncológico devem ser avaliados para o risco cardiovascular a fim de definir uma proposta de acompanhamento de acordo com o risco de cardiotoxicidade. Foi proposta recentemente uma abordagem personalizada para avaliação do risco levando em consideração o risco basal de cardiotoxicidade dos pacientes pela Sociedade Europeia de Imagem Cardiovascular. Essa avaliação está descrita na Tabela 4. A incidência de eventos cardíacos nos primeiros 10 dias após quimioterapia com antraciclina varia de 2 a 5% nos grupos de médio risco e > 5% nos grupos de alto risco.[30]

TABELA 4 Avaliação do risco cardiovascular

Fatores relacionados a terapia	Fatores relacionados ao paciente
Baixo risco de cardiotoxicidade	
Doses baixas de antraciclina (doxorrubicina< 200 mg/m^2 e epirrubicina < 300 mg/m^2), formulações lipossomais	Idade > 18 e < 50
Trastuzumabe sem antraciclina	
Moderado risco de cardiotoxicidade	
Doses moderadas de antraciclina (doxorrubicina 200 a 400 mg/m^2 e epirrubicina 300 a 600 mg/m^2)	Idade entre 50 e 64 anos
Trastuzumabe seguido de antraciclina	1-2 fatores de risco: hipertensão arterail, dislipidemia, obesidade, resistência insulina, tabagismo
Inibidores dos receptores de fator de crescimento endotelial vascular	
Inibidores da tirosina quinase BCR-ABL de segunda e terceira geração	
Inibidores do proteasoma Combinação dos inibidores *checkpoints* do sistema imune	
Alto risco de cardiotoxicidade	
Uso simultâneo de antraciclina e trastuzumabe	Idade > 65 anos
Doses moderadas de antraciclina (doxorrubicina > 400 mg/m^2 e epirrubicina > 600 mg/m^2)	> 2 fatores de risco: hipertensão arterial, dislipidemia, obesidade, resistência insulina, tabagismo
Dose moderada de antraciclina + radioterapia esquerda	Diabetes
Elevação de troponina após antraciclina antes do uso de terapia alvo HER2	Doença cardiovascular de base: doença arterial coronariana, doença arterial periférica, cardiomiopatia, doença valvular severa, insuficiência cardíaca

(continua)

TABELA 4 Avaliação do risco cardiovascular (*continuação*)

Fatores relacionados a terapia	Fatores relacionados ao paciente
Alto risco de cardiotoxicidade	
Altas doses de radiação mediastinal incluindo área do coração > 30 Gy	Fração de ejeção do ventrículo esquerdo entre 50 e 54% antes do tratamento
Inibidores dos receptores de fator de crescimento endotelial vascular após uso prévio de antraciclina	Tratamento prévio de câncer

BCR-ABL: *breakpoint cluster region* (região de ponto de quebra). Fonte: adaptada de Celutkiene et al., 2020.[30]

Monitorização da cardiotoxicidade

É essencial avaliar a função cardíaca antes de iniciar a terapia potencialmente cardiotóxica em cada paciente com câncer como uma avaliação basal para comparação futura, monitoramento e estratificação de risco. Diversos parâmetros podem ser utilizados para avaliar a função ventricular, sendo de extrema relevância a manutenção do mesmo método desde o início, durante e após o tratamento quimioterápico.

O desenvolvimento de estratégias para monitorar a lesão cardíaca induzida por antraciclinas tem sido um desafio. A biópsia endomiocárdica é o padrão ouro e existe um sistema de graduação da toxicidade, demonstrando que o dano miocárdico já ocorre com doses de 180 g/m^2.[31] Esse procedimento, muito sensível para detecção de injúria miocárdica, é invasivo, necessita de um médico treinado e o achado histológico pode não estar correlacionado com o quadro clínico. Por isso, outras formas de monitorização da IC têm sido aceitas.

Biomarcadores são utilizados para rastrear a cardiomiopatia induzida por antraciclinas com o fim de identificar precocemente, avaliar e acompanhar a cardiotoxicidade. A troponina I (TnI) é uma proteína exclusiva das células miocárdicas e está muito bem estabelecida como marcador de injúria miocárdica.[32] Possui alto valor preditivo negativo, permitindo a redução da monitorização em longo prazo com métodos de maior custo e/ou invasivos, como o ecocardiograma, a ressonância nuclear magnética e a angiocardiografia.[33] A elevação da TnI após um mês do tratamento quimioterápico foi relacionada à maior incidência de eventos cardíacos quando comparada a um aumento mais precoce e transitório,[34] podendo sugerir uma lesão miocárdica mais persistente e significativa. A troponina ultrassensível, disponibilizada recentemente, tem maior acurácia para evidenciar a injúria miocárdica e é um preditor prognóstico independente em pacientes com IC. Poucos estudos relacionam a troponina ultrassensível com a cardiotoxicidade induzida por quimioterápicos.[35,36]

Outro marcador cardíaco a ser considerado, o peptídeo natriurético cerebral (BNP), é um hormônio secretado predominantemente nos ventrículos cardíacos que se apresenta em altos níveis em pacientes com IC. É sintetizado em resposta à distensão da parede ventricular e à ativação neuro-hormonal. O BNP não é somente um bom marcador de diagnóstico de IC, mas também seu indicador de gravidade e prognóstico.[37] Existem diversos estudos que tentaram relacionar o aumento de BNP com a cardiotoxicidade após quimioterápicos, porém a maioria deles incluiu pequena amostra de doentes com diferentes tipos de câncer, em diferentes estágios e tratados com múltiplos agentes quimioterápicos, não sendo ainda possível definir as indicações de BNP para avaliação da cardiotoxicidade por quimioterápicos de modo geral.[38]

A avaliação da função ventricular por métodos de imagem antes do início da quimioterapia potencialmente cardiotóxica é altamente recomendável.[39] Quando encontrados valores da FEVE < 50% recomenda-se não iniciar drogas com alto potencial de cardiotoxicidade, sendo essencial discutir com o oncologista os riscos e os benefícios do tratamento quimioterápico e possibilidade de indicar esquema quimioterápico com menor risco cardiovascular.

Para o acompanhamento de pacientes em vigência de quimioterapia e avaliação da função ventricular são aceitos: a ecodopplercardiografia, a ressonância nuclear magnética e a ventriculografia radioisotópica. Esses métodos são capazes de detectar alterações basais e sequenciais da função cardíaca. O monitoramento periódico da cardiotoxicidade durante os ciclos de infusão é estratégia fundamental para prevenir lesões miocárdicas graves e irreversíveis, embora não exista uma padronização de rotina para a constatação da cardiotoxicidade durante o tratamento quimioterápico. A Tabela 5 demonstra os principais métodos para a detecção da cardiotoxicidade, suas vantagens e limitações.[40]

É importante ressaltar que o diagnóstico habitual da cardiomiopatia secundária a quimioterápicos se faz com o declínio da FEVE. Entretanto, sabe-se que esse parâmetro, apesar de amplamente reconhecido como preditor de eventos cardíacos, apresenta uma baixa sensibilidade para detecção de mudanças subclínicas na função cárdica causadas pelo dano precoce no miócito. Com isso, os parâmetros de deformação miocárdica (*strain*) do ecocardiograma tem emergido como marcadores mais sensíveis para avaliação subclínica da cardiotoxicidade. Dentre esses índices de deformação, o *strain* global longitudinal (GLS) foi reconhecido com um potencial de alta reprodutibilidade e medida com maior acurácia para a detecção de cardiotoxicidade precoce (Figura 2). Existem diversas evidências, atualmente, demonstrando o valor do *strain* global longitudinal na detecção da disfunção miocárdica subclínica e prognosticando uma disfunção ventricular esquerda subsequente em pacientes durante o tratamento quimioterápico.[41,42]

TABELA 5 Métodos de diagnóstico cardiovascular, suas principais vantagens, aplicações e limitações

Método	Aplicações	Vantagens	Limitações
Troponina T Troponina I Ultrassensível	Níveis elevados estão associados a desenvolvimento de cardiotoxicidade	Disponibilidade Alta sensibilidade Baixo custo	Indefinição sobre o momento ideal para monitorização
BNP NT-próBNP	Níveis elevados podem sugerir quadros de IC	Disponibilidade Alta sensibilidade	Outros fatores podem elevar NT-ProBNP
Ecocardiograma (2D, 3D, *strain*)	Indicado para todos os pacientes que serão submetidos ao tratamento com potencial cardiotóxico A incorporação de 2D- STE é capaz de predizer queda de FEVE FEVE desse ver avaliada por Simpson 3D: método eficaz para avaliação sequencial da FEVE no paciente com câncer durante terapia cardiotóxica	Elevada disponibilidade Baixo custo Avaliação hemodinâmica e de outras estruturas cardíacas	- Variabilidade entre observadores - Qualidade de imagem - *Strain*: variabilidade entre observadores e necessidade técnica
Ventriculografia radioisotópica	Indicada para confirmação de FEVE em pacientes com janela ecocardiográfica limitada	Reprodutibilidade Acurácia	Exposição cumulativa de radiação Limitada informação estrutural e funcional em outras estruturas cardíacas
Ressonância magnética	Método padrão ouro para avaliar FEVE Utilizada para avaliar queda da FEVE principalmente como confirmatória dos outros métodos	Acurácia e reprodutibilidade Detecção de fibrose miocárdica utilizando o MAPA T1 e avaliação da fração de volume extracelular A presença de fibrose tem implicações prognósticas	Disponibilidade limitada Adaptação do paciente Custo elevado

FEVE: fração de ejeção do ventrículo esquerdo; 3D: tridimensional; 2D: bidimensional; BNP: peptídeo natriurético cerebral; NT-proBNP: N-terminal do pró-hormônio do peptídeo natriurético do tipo B; STE: *specke tracking echocardiography.* Fonte: adaptada de Hajjar et al., 2020.[40]

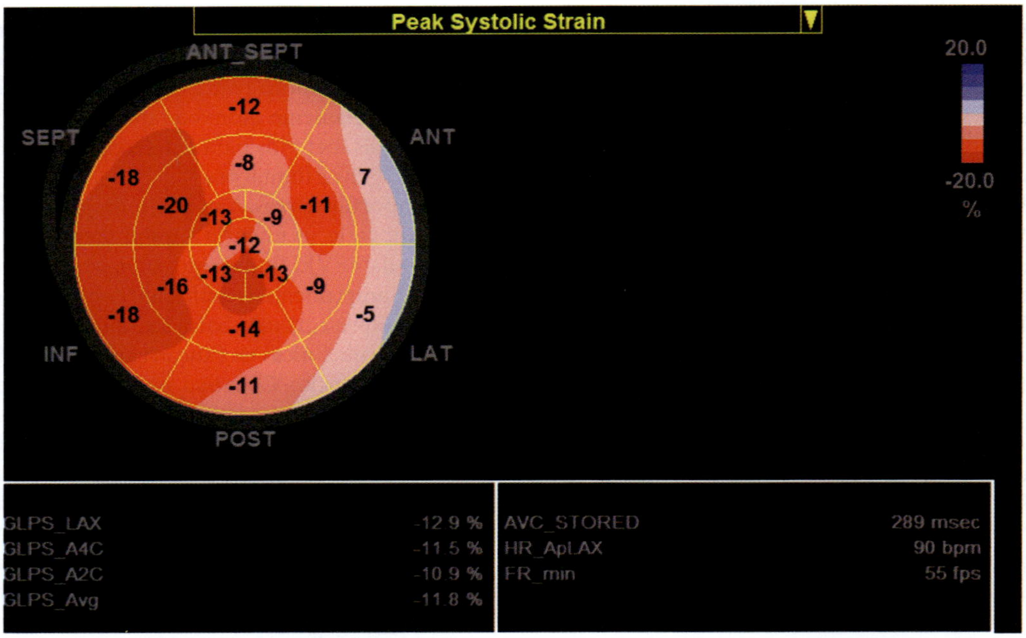

FIGURA 2

Exemplo de redução de *strain* global longitudinal (GLS) com valor estimado em GLS de 8,9% VN ≥ 20% (valor absoluto) apesar da FEVE normal em um paciente com câncer submetido à quimioterapia com antraciclina.

FEVE: fração de ejeção de ventrículo esquerdo. Observe a maior variabilidade das cores no mapa de *strain*, sugerindo áreas de disfunção contrátil. Fonte: acervo Instituto do Coração da Faculdade de Medicina na Universidade de São Paulo.

Um algoritmo recente foi proposto utilizando a FEVE e o *strain* global longitudinal para auxiliar na avaliação e decisões relacionadas à disfunção cardíaca secundárias ao tratamento do câncer[41] (Figura 3).

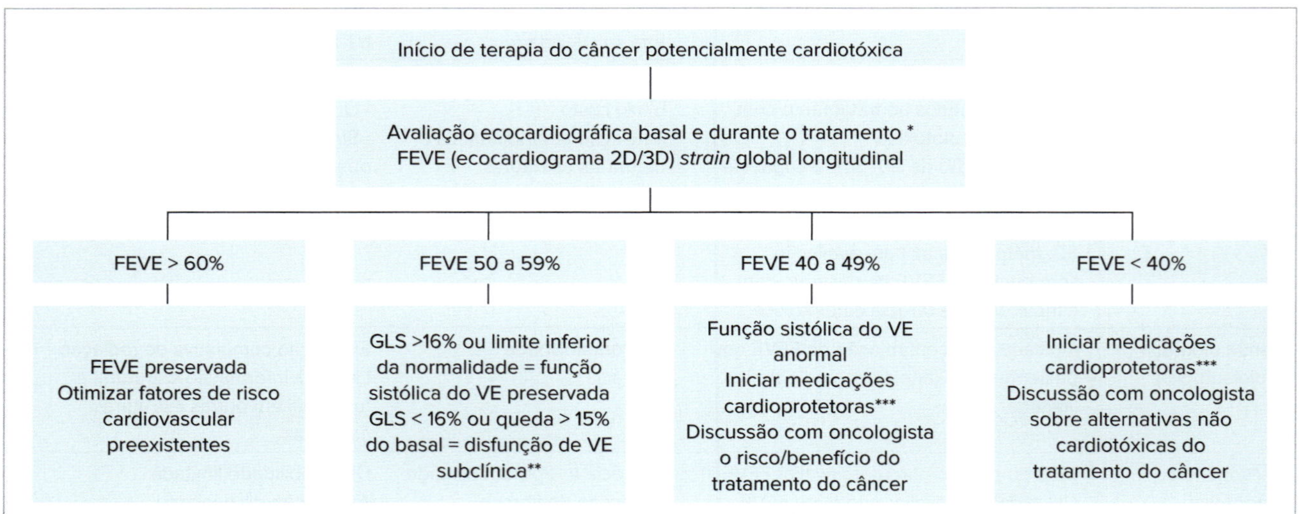

FIGURA 3

Algoritmo proposto utilizando FEVE e *strain* global longitudinal para avaliação e manejo da disfunção cardíaca secundária ao tratamento do câncer.

* Frequência da avaliação ecocardiográfica durante o tratamento do câncer baseado em estudos oncológicos. ** Marcador de risco aumentado. Considerar patologia que está contribuindo (hipertensão arterial, doença arterial coronariana, doença infiltrativa). Otimizar fatores de risco cardiovascular preexistentes rigorosamente e considerar medicações cardioprotetoras. *** Tratar a IC estágio B conforme as diretrizes de IC. FEVE: fração de ejeção de ventrículo esquerdo; GLS: *strain* global longitudinal.

Fonte: adaptada de Liu et al., 2018.[34]

O acompanhamento ecocardiográfico da avaliação da cardiotoxicidade deve ser personalizado e pode variar conforme o risco de cada paciente. Naquelas pacientes de alto risco o acompanhamento deve ser mais rigoroso durante a quimioterapia e o acompanhamento tardio deve ser mantido por mais tempo conforme sugere um recente posicionamento da Sociedade Europeia de Imagem Cardiovascular e está demonstrado a Tabela 6.[30] Esse posicionamento sugere também uma proposta de acompanhamento dos pacientes utilizando biomarcadores e ecocardiografia para seis ciclos de quimioterapia com antraciclina e com trastuzumabe com tempo baseado no risco cardiovascular basal que estão descritos na plataforma digital.

A diretriz Brasileira de Cardio-Oncologia, publicada recentemente também sugeriu um fluxograma para monitoramento da cardiotoxicidade durante a quimioterapia com antraciclinas e trastuzumabe, descrito nas Figuras 4 e 5.[40]

Manejo da cardiotoxicidade

O melhor tratamento da cardiotoxicidade é a sua prevenção. Portanto, o manejo dos pacientes que serão submetidos a quimioterapia deve ser iniciado antes do tratamento quimioterápico. Diversas estratégias para reduzir o risco de cardiotoxicidade têm sido propostas. A prevenção da cardiotoxicidade pode ser prevenção primária, extensiva a todos os pacientes que serão submetidos à quimioterapia, ou poderia ser realizado em pacientes de alto risco, com sinais de cardiotoxicidade pré-clínica. As principais medidas de prevenção e tratamento da cardiotoxicidade serão descritas abaixo e estão resumidas na Figura 6.[43]

TABELA 6 Acompanhamento ecocardiográfico durante e após a quimioterapia com antraciclina

Risco cardiovascular	Acompanhamento ecocardiográfico durante quimioterapia	Acompanhamento após término da quimioterapia
Baixo	Antes do início da QT – basal Quando alcança a dose cumulativa de 240 mg/m² de doxorrubicina ou equivalente A cada 100 mg/m² adicionais acima da dose de 240 mg/m² ou a cada 2 ciclos	12 meses após o último ciclo 5 anos
Médio	Antes do início da QT – basal Na metade da dose do total proposta ou a cada 2 ciclos Quando alcança a dose cumulativa de 240 mg/m² de doxorrubicina ou equivalente	12 meses após o último ciclo 5 anos
Alto	Antes do início da QT – basal A cada 2 ciclos A cada ciclo após a dose cumulativa de 240 mg/m2 de doxorrubicina ou equivalente	6 meses após o último ciclo 12 meses após o último ciclo Anualmente por 2 a 3 anos e pós 3-5 anos de intervalo por toda vida

QT: quimioterapia: Fonte: adaptada de Celutkiene et al., 2020.[30]

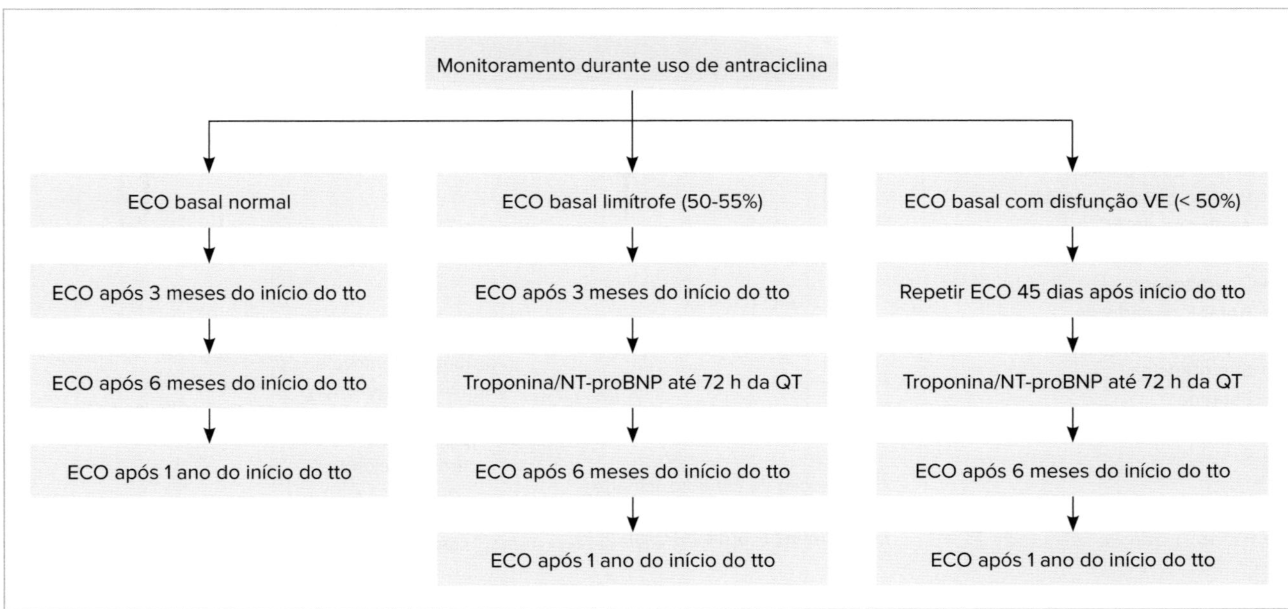

FIGURA 4

Monitoramento ecocardiográfico e análise de biomarcadores em pacientes em uso de antraciclinas.

ECO: ecocardiograma; FR: fatores de risco; IC: insuficiência cardíaca; sem: semanas; tto: tratamento; VE: ventricular esquerda.

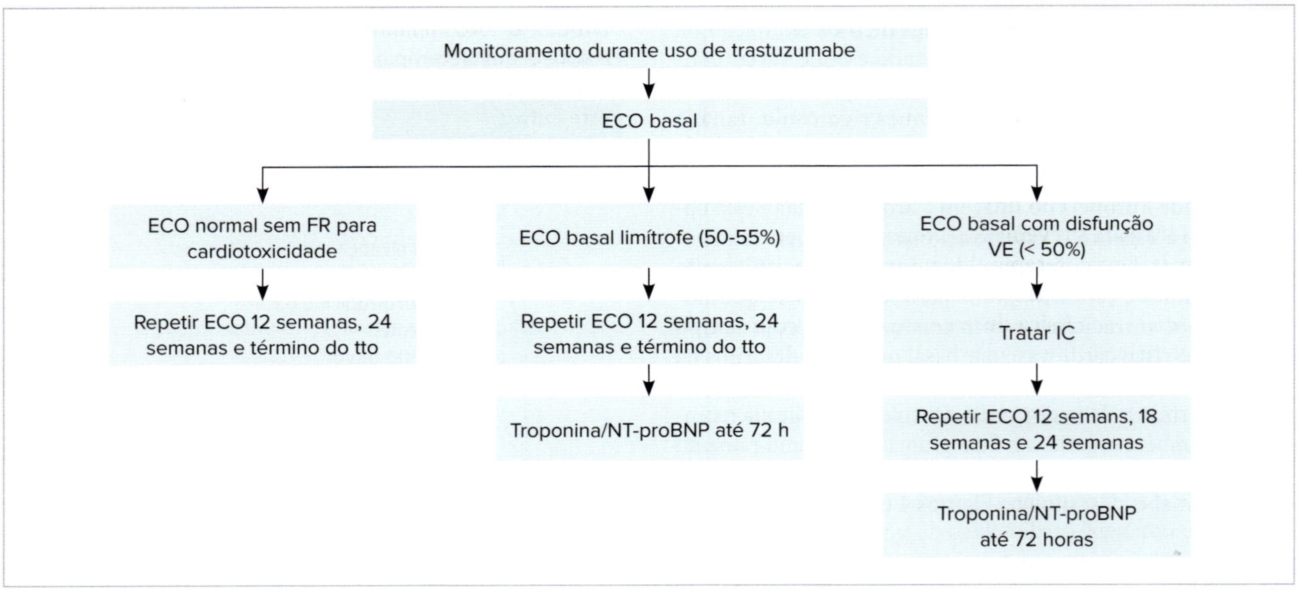

FIGURA 5

Monitoramento ecocardiográfico e análise de biomarcadores em pacientes em uso de fármacos anti-HER2.

ECO: ecocardiograma; FR: fatores de risco; IC: insuficiência cardíaca; sem: semanas; tto: tratamento; VE: ventricular esquerda.

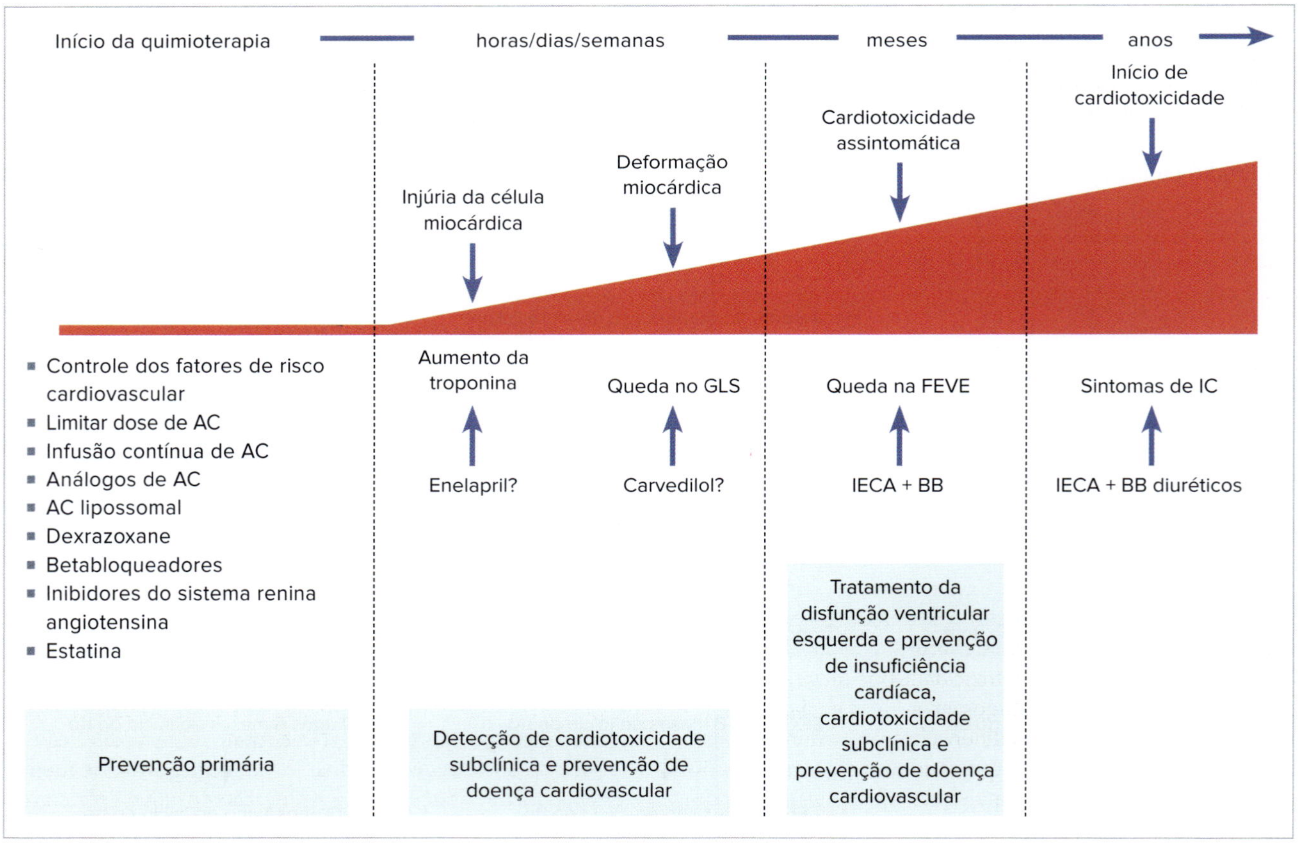

FIGURA 6

Estratégias para detecção, prevenção e tratamento da cardiotoxicidade induzida por quimioterapia.

AC: antraciclina; GLS: *strain* global longitudinal; FEVE: fração de ejeção de ventrículo esquerdo; IECA: inibidores da enzima de conversão da angiotensina; BB: betabloqueadores; IC: insuficiência cardíaca. Fonte: adaptada de Cardinale et al., 2016.[43]

Intervenções não farmacológicas na cardioproteção

A promoção da saúde, incluindo fatores de estilo de vida (dieta saudável, cessação do tabagismo, exercício, controle de peso) deve ser fortemente recomendada. O exercício aeróbico moderado é considerado uma estratégia não farmacológica promissora para prevenir e/ou tratar a cardiotoxicidade induzida pela quimioterapia.[44] Uma revisão de 56 estudos envolvendo 4.826 participantes mostrou melhora na qualidade de vida e capacidade física durante e após um programa de treinamento físico.[45]

Prevenção primária da cardiotoxicidade

Algumas abordagens são realizadas na prevenção primária da cardioxicidade secundária às antraciclinas. A primeira é a redução do potencial cardiotóxico do quimioterápico através da limitação da dose cumulativa da medicação, administração com infusão contínua, utilização da forma lipossomal ou emprego de um derivado menos cardiotóxico da droga (epirrubicina ou idarrubicina), conforme ilustrado na Tabela 7.[23]

TABELA 7 Estratégias para redução do potencial cardiotóxico das drogas quimioterápicas

Medida cardioprotetora
Limitar a dose cumulativa (mg/m2) ▪ Daunorrubicina < 800 ▪ Doxorrubicina < 360 ▪ Epirrubicina < 720 ▪ Mitoxantrona < 160 ▪ Idarrubicina < 150
Mudança de administração favorecendo infusão contínua
Análogos menos cardiotóxicos das antraciclinas (epirrubicina, idarrubicina e mitoxantrona)
Favorecer formulações lipossomais

A segunda abordagem é o uso de fármacos cardioprotetores como dexrazoxane e as medicações cardiovasculares como os β-bloqueadores, os inibidores da enzima conversora da angiotensina (IECA), os bloqueadores do receptor da angiotensina (BRA) e as estatinas.[46]

A evidência mais robusta é com o dexrazoxane, um quelante de ferro, que é a uma medicação aprovada pelas agências regulatórias para a prevenção da cardiotoxicidade. Seu efeito cardioprotetor contra a cardiotoxicidade por antraciclinas já foi comprovado em diversos estudos em adultos e crianças. Ele se liga a topoisomerase IIb impedindo a ligação da doxorrubicina, Dois estudos multicêntricos que randomizaram mais de 500 pacientes com câncer de mama e receberam dexrazoxane ou placebo demonstraram um benefício na prevenção de eventos cardíaco com a medicação e estabeleceram claramente sua eficácia na prevenção de dano cardíaco causados pelas antraciclinas.[47,48] As limitações para o uso do dexrazoxane é o custo elevado no Brasil e alguns potencias ainda que não bem embasados efeitos adversos como: interferência com a eficácia das antraciclinas, risco de desenvolvimento de tumores secundários (evidência controversa), toxicidade medular entre outros.

O uso de drogas cardiovasculares como betabloqueadores, inibidores da ECA e bloqueadores do receptor da angiotensina, na prevenção da cardiotoxicidade é controverso e se baseia em poucos ensaios clínicos.

Poucos estudos avaliaram betabloqueadores para prevenção primária da cardiotoxicidade secundária a quimioterapia. Kalay et al.[49] publicaram um estudo randomizado que comparou placebo *versus* carvedilol nesse contexto, e demonstraram a redução significativamente maior da FEVE no grupo placebo (53%) em relação ao carvedilol (69%) ($p < 0,001$). Nesse estudo, as doses de antraciclinas utilizadas foram elevadas: doxorrubicina 520 mg/m^2 e epirrubicina 780 mg/m^2. Outro estudo randomizado que avaliou o nebivolol na prevenção primária foi publicado por Kaya et al.,[50] que avaliaram 45 mulheres com câncer de mama submetidas a regimes de antraciclinas e demonstraram que o nebivolol foi protetor em relação ao grupo placebo quanto à mudança da FEVE, aos diâmetros ventriculares e ao aumento dos valores de NT-pro-BNP.

Um estudo recente, o PRADA,[51] avaliou a cardioproteção utilizando metoprolol e candesartan em pacientes com câncer de mama submetidos a antraciclinas em doses contemporâneas e, portanto, mais baixas (240 mg/m^2). Esse estudo randomizou 130 pacientes e demonstrou benefício do candesartan na prevenção da cardiotoxicidade com uma queda menos pronunciada na FEVE em relação ao grupo metoprolol. É importante ressaltar que a queda da FEVE do grupo placebo foi de 2,6% somente. O estudo não mostrou benefício do uso de metoprolol nessa população com uma redução da FEVE de 1,8% no grupo placebo e 1,6% no grupo metoprolol. Na avaliação de 2 anos do estudo PRADA, o benefício do candesartan na atenuação da FEVE não se prolongou e nenhumas das duas medicações demonstraram impacto em longo prazo.[52]

O ensaio clínico CECCY[53] é um estudo brasileiro e o maior estudo prospectivo, randomizado, duplo-cego e placebo controlado que testou o uso de medicamentos cardiovasculares para prevenção primária da cardiotoxicidade por ANT. Nesse estudo, no qual as 200 pacientes com câncer de mama receberam doses de 240 mg/m^2 e apresentavam baixa prevalência de fatores de risco para doenças cardiovasculares, observou-se pequena porcentagem de pacientes que apresentaram cardiotoxicidade, caracterizada pela redução < 10% na FEVE durante seis meses de acompanhamento, a qual não foi influenciada pelo carvedilol (14,5% estavam no grupo carvedilol e 13,5% no placebo) e também mostrou um queda modesda da FEVE em ambos os grupos (1,3% no grupo placebo e de 0,9% no grupo carvedilol) . No entanto, o carvedilol esteve associado a valores atenuados de TnI, registrando-se menor porcentagem de pacientes com elevação dos níveis séricos de troponina I (Figura 7).

Além disso, o uso do carvedilol foi associado à tendência de menor aumento do diâmetro diastólico do VE e à diminuição da porcentagem de pacientes com disfunção diastólica (Figura 8).[53]

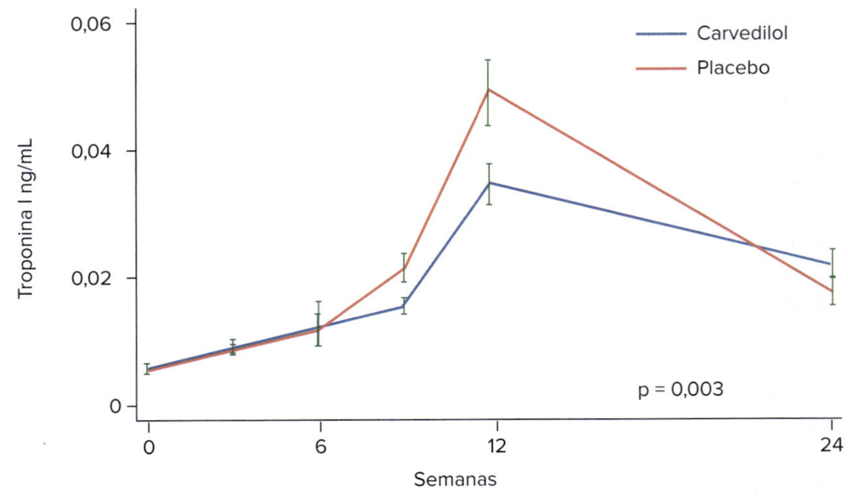

FIGURA 7

Medidas de troponina I durante o tratamento quimioterápico no grupo placebo e carvedilol.

Fonte: adaptada de Avila et al., 2018.[53]

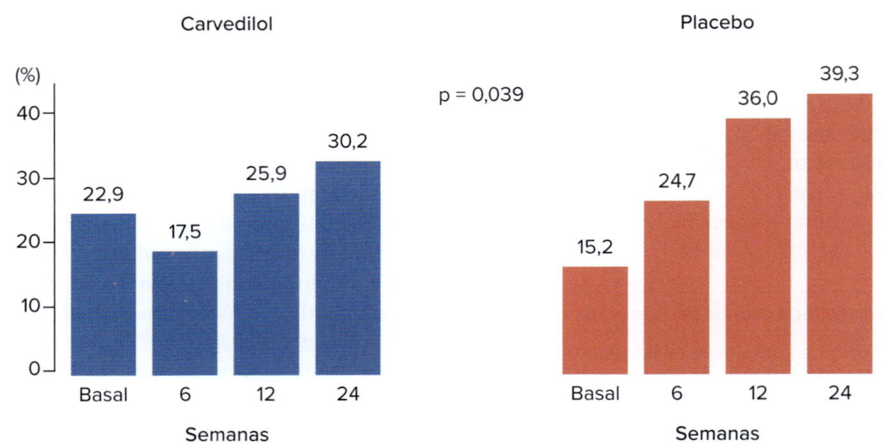

FIGURA 8

Incidência de disfunção diastólica durante o tratamento quimioterápico.

Fonte: adaptada de Avila et al., 2018.[53]

O estudo recente, SUCCOUR, avaliou a cardioproteção baseada em mudanças no *strain* global longitudinal para avaliação da cardioproteção em comparação com a abordagem baseada em queda de FEVE. Pacientes com fatores de risco para IC que receberam ANT foram radomizados para cardioproteção com IECA e betabloqueador após redução da FEVE em 10% para menos de 55% ou 5% com sintomas de insuficiência cardíaca (grupo controle) ou após redução relativa de GLS em 12% grupo GLS. Comparando os dois grupos, não houve diferença na fração de ejeção. Entretanto, quando os pacientes que receberam cardioproteção foram comparados, aqueles no braço guiado por GLS tiveram uma redução significativamente menor na FEVE em 1 ano de acompanhamento. Além disso, o grupo guiado por GLS reduziu uma queda significativa da FEVE para a faixa anormal, sugerindo o uso do GLS como vigilância da cardiotoxicidade.[54]

Em relação ao uso do trastuzumabe, um estudo recente, o MANTICORE, avaliou o bisoprolol *versus* perindopril na prevenção da cardiotoxicidade em pacientes com câncer de mama recebendo o trastuzumabe e demonstrou o declínio da FEVE menos atenuado no grupo bisoprolol (- 1 + 5%) em comparação ao perindopril (-3 + 4%) e placebo (-5 + 5%).2

Os pacientes que apresentam durante o tratamento quimioterápico um aumento de troponina apresentam um maior risco para desenvolver a cardiotoxicidade. Nesse cenário, a cardioproteção foi testada com enalapril para pacientes que receberam antraciclinas. Um estudo que randomizou 114 pacientes com troponina positiva durante o tratamento com altas doses de antraciclinas demonstrou que o grupo que recebeu enalapril em relação ao placebo apresentou taxas significantemente menores de eventos cardíacos, incluindo insuficiência cardíaca e disfunção ventricular assintomática.[55] Outro estudo, do mesmo grupo, aplicou a mesma metodologia, enalapril ou placebo em pacientes com troponina positiva durante a quimioterapia, só que nos dias atuais, com doses menores de antraciclinas, em 137 pacientes não demonstrou benefício do enalapril na prevenção da queda da FEVE.[56]

Os antagonistas dos mineralocorticoides foram avaliados em um ensaio clínico randomizado que incluiu 83 mulheres com câncer de mama para receber espironolactona ou placebo durante a quimioterapia com antraciclina. O estudo demonstrou um benefício na função sistólica e diastólica em pacientes que receberam espironolactona em comparação com o placebo.[57] As estatinas também foram testadas na prevenção da cardiotoxicidade devido a seus potenciais efeitos antioxidantes, pleiotrópicos, inflamatórios e hipolipemiantes. Existem algumas evidências em estudos pré-clínicos e pequenos ensaios clínicos que mostraram benefício da estatina na manutenção da FEVE em pacientes tratados com ANT. Recentemente, um estudo retrospectivo avaliou a exposição à estatina durante o tratamento com trastuzumabe (com ou sem antraciclinas) em 129 mulheres com câncer de mama HER2 + e encontrou uma mudança significativa na FEVE no grupo controle, mas não no grupo estatina.[58]

Os resultados dos estudos de prevenção primária são controversos e por isso a indicação de rotina dessas medicações não está indicada de rotina nesse cenário. Um resumo dos principais estudos está descrito plataforma digital.

Tratamento da cardiotoxicidade

A disfunção ventricular assintomática secundária a cardiotoxicidade preenche critérios para IC estágio B, ou seja, pacientes com doença estrutural cardíaca, mas sem sintomas de IC e devem ser tratados conforme as diretrizes.[3,59]

Um estudo observacional avaliou a eficácia de enalapril e carvedilol em pacientes com FEVE ≤ 45% detectados após quimioterapia baseada em altas doses de antraciclina. Embora não houvesse grupo controle, a recuperação completa da FEVE ocorreu em 42% dos pacientes tratados com enalapril e carvedilol. É importante ressaltar que o tratamento específico para o coração dentro de 6 meses após o término da quimioterapia aumentou a probabilidade de recuperação da função do VE.[60] Em um estudo de longo prazo, a terapia ideal para IC pareceu estar associada a uma melhora na disfunção do VE observada após a quimioterapia.[10]

O manejo da cardiotoxicidade por trastuzumabe tem dois aspectos: suspensão da medicação e tratamento da disfunção cardíaca. Geralmente, a suspensão da droga leva a uma reversão da disfunção cardíaca. Nesse cenário, a introdução de betabloqueadores e IECA de demonstrou eficaz para manutenção da FEVE e impedir eventos cardiovasculares mesmo com a reintrodução do trastuzumabe, permitindo assim o término do tratamento oncológico como avaliado através do estudo SAFE-Heart.[61]

Com a disfunção ventricular, a suspensão temporária do tratamento oncológico deve ser definida em conjunto com as equipes da cardiologia e oncologia. As Figuras 9 e 10 demonstram as recomendações segundo a diretriz brasileira de cardio-oncologia sobre o manejo da insuficiência cardíaca durante o tratamento quimioterápico com antraciclina ou anti-HER 2.[40]

Miocardite associada a inibidores *checkpoints* do sistema imune

Os inibidores *checkpoints* do sistema imune representam uma nova categoria de drogas que ajuda a direcionar o sistema imune para reconhecer as células alvo contra o câncer. Diversos inibidores *checkpoints* já foram aprovados no tratamento do câncer incluindo o melanoma, câncer de pulmão e carcinoma renal entre outros. Exemplos desses inibidores são: nivolumabe, pembrolizumab, avelumabe, ipilimimabe. Enquanto o bloqueio imune pode alcançar uma regressão importante do tumor em alguns pacientes, essa ativação sistêmica das células T pode lesar outras células não alvo levando a toxicidades como colite, penumonites, miosites, dermatites e hipofisites.[62] Mais recentemente foram descritos casos de miocardite secundária aos inibidores checkpoints.

A incidência de miocardite já foi descrita em estudos retrospectivo e fica em torno de 0,27% e 1,14%[63,64] e o tempo médio do início do quadro é de 30 dias geralmente após a primeira ou segunda infusão da medicação.[65] Cerca de metade dos pacientes pode apresentar disfunção ventricular.[64]

O quadro clínico da miocardite inclui sinais de insuficiência cardíaca aguda se apresentando com dispneia, edema pulmonar, dor torácica, arritmias, síncope e até choque cardiogênico ou morte súbita.[64,66] Na miocardite por inibidores *checkpoints* os biomarcadores como troponina e CK-MB geralmente estão elevadas. A evidência de miocardite é demonstrada na ressonância nuclear magnética, no PET ou na biópsia endomiocárdica.[63,64]

O tratamento da miocardite relacionada a inibidores checkpoints abrange prevenção de novos episódios de toxicidade, imunossupressão para aliviar o quadro inflamatório e suporte clínico para evitar a piora cardíaca.[67] Os diretrizes da ASCO (American Society for Clinical Oncology) recomenda o uso de prednisona intravenosa 1-2 mg/kg intravenoso ou metilprednisolona 500-1.000 mg. Para casos não responsivos, foram feitas recomendações, ainda baseadas em dados não conclusivos, sugerindo o tratamento com micofenolato mofetil ou infliximabe.[68,69] Entretanto, estudo recente associou o uso de infliximabe a maior mortalidade cardiovascular nestes pacientes.[70] É crucial, considerando este cenário complexo, a colaboração do cardiologista, oncologista e imunologista na prática clínica para o melhor entendimento da miocardite relacionada a inibidores checkpoints com o objetivo de prevenir e tratar esta doença sem necessidade da interrupção do tratamento oncológico.[67]

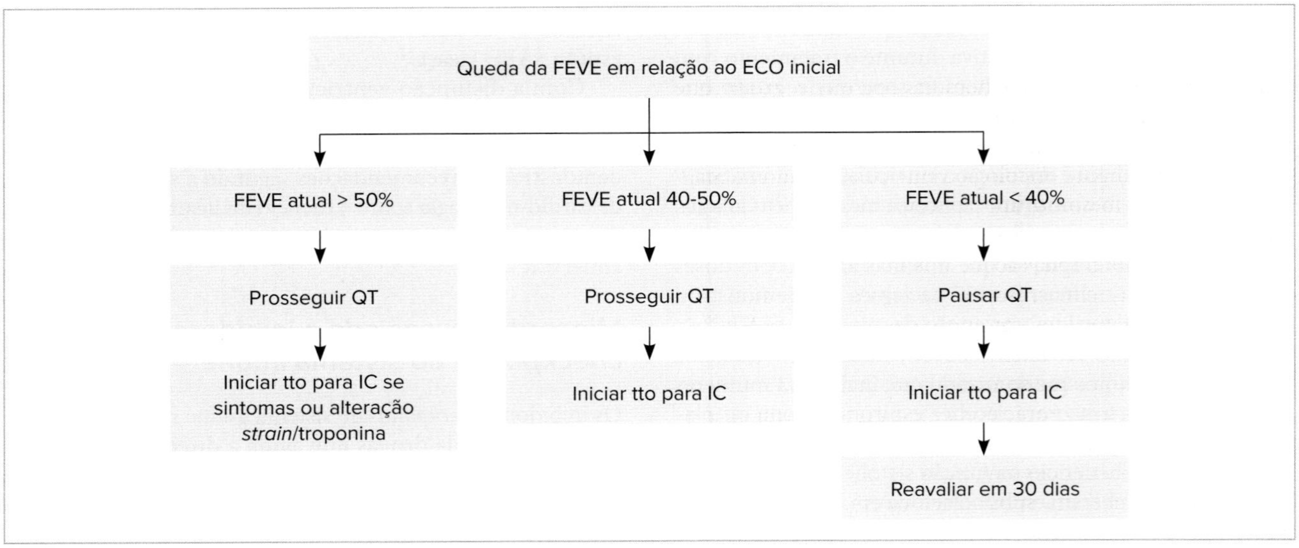

FIGURA 9

Manejo da insuficiência cardíaca e disfunção ventricular durante o tratamento com antraciclina.

ECO: Ecocardiograma; QT: quimioterapia: tto: tratamento; IC: insuficiência cardíaca; FEVE: fração de ejeção do ventrículo esquerdo.

Fonte: adaptada de Hajjar LA, et al. 2020.[40]

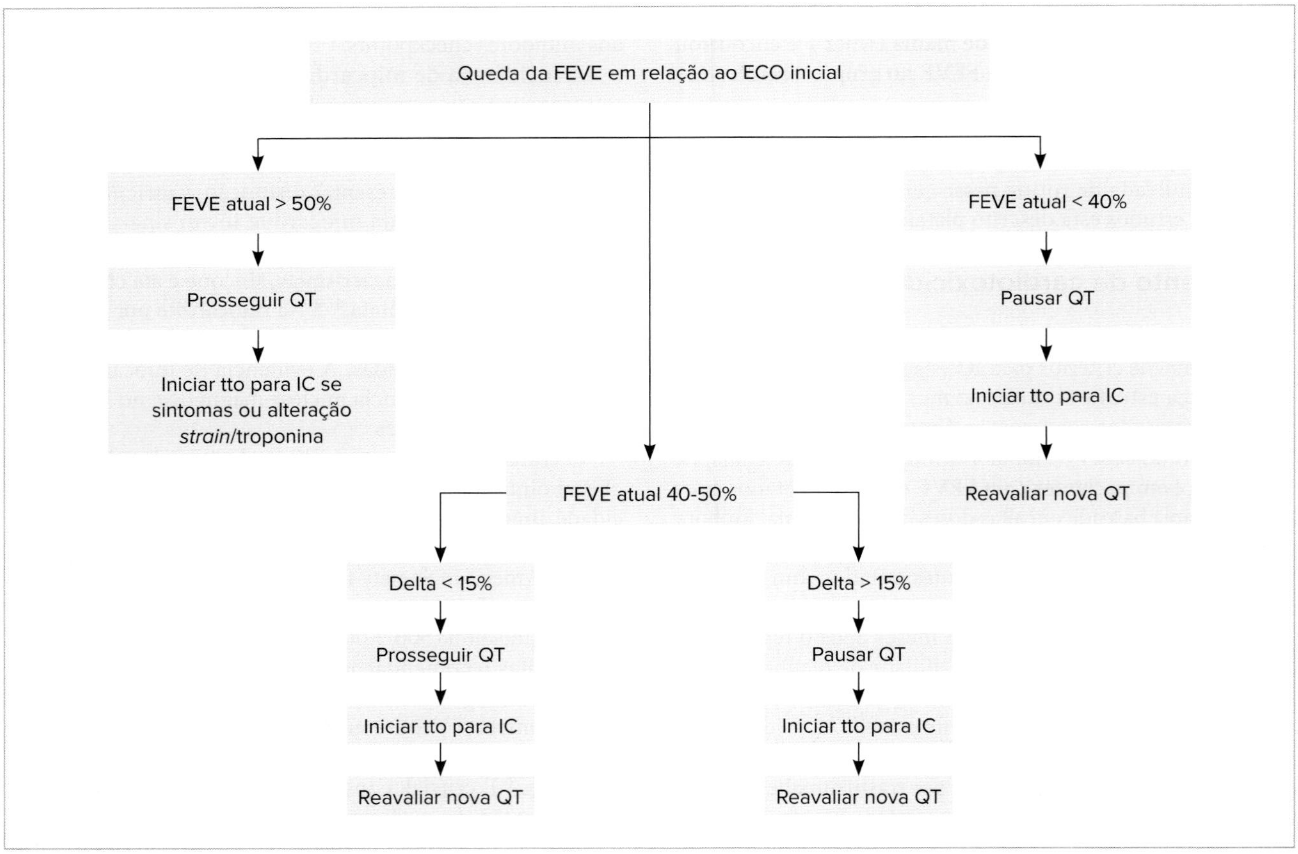

FIGURA 10

Manejo da insuficiência cardíaca e disfunção ventricular durante o tratamento por terapia anti-HER 2.

ECO: ecocardiograma; QT: quimioterapia: tto: tratamento; IC: insuficiência cardíaca; FEVE: fração de ejeção do ventrículo esquerdo; ECO: ecocardiograma.

Fonte: adaptada de Hajjar LA, et al. 2020.[40]

Perspectivas

O diagnóstico precoce e a melhora das opções de tratamento oncológico têm resultado em melhora no prognóstico dos doentes com câncer, resultando numa mudança no paradigma terapêutico do doente oncológico que passa cada vez mais ser compreendido como um portador de uma doença de evolução crônica e, portanto, suscetível às várias complicações cardiovasculares associadas ao tratamento oncológico. Sabe-se que existe um número crescente de agentes quimioterápicos que são reconhecidos como podendo levar a potenciais complicações sérias do sistema cardiovascular. Entretanto, o grande conhecimento que se acumula rapidamente na área da cardio-oncologia tem propiciado antever o desenvolvimento de estratégias de prevenção, diagnóstico e tratamento mais precoce das complicações cardíacas do doente oncológico, resultando em melhora substancial da morbimortalidade cardiovascular destes pacientes e também na possibilidade da não interrupção e mesmo optimização de terapias oncológicas vitais para o seu prognóstico global. Estes avanços abrem a perspectiva do desenvolvimento de uma medicina de precisão em que o conhecimento mais aprofundado do genoma, do metaboloma e do proteoma destes doentes, associados a métodos diagnósticos mais sensíveis, sejam fundamentais para a escolha das diversas intervenções cardiovasculares e oncológicas disponíveis e que resultem assim na melhor evolução possível e feita sob medida para o paciente.[71]

RESUMO

Nas últimas décadas observou-se o crescimento da importância das doenças não transmissíveis, principalmente câncer e doença cardiovascular, na saúde no mundo todo e também no Brasil. Por outro lado, houve também, um aumento concomitante das taxas de sobrevida em pacientes com câncer, em parte explicado por um diagnóstico mais precoce e pela melhora da terapia oncológica, principalmente com o desenvolvimento de novos agentes quimioterápicos. Entretanto, diversos eventos adversos cardiovasculares podem ser associados à terapia oncológica, incluindo as doenças do miocárdio, hipertensão arterial e hipertensão pulmonar, arritmias supraventriculares e ventriculares, doença arterial coronariana, doenças do pericárdio, doenças valvares e doenças tromboembólicas. Os benefícios da quimioterapia podem ser parcialmente ofuscados por efeitos deletérios ao sistema cardiovascular, destacando-se entre eles a cardiopatia secundária aos quimioterápicos que pode resultar em aumento significativo da morbidade e mortalidade destes pacientes. Os conhecimentos que estão se acumulando rapidamente no campo da cardio-oncologia demostram que existem várias oportunidades de intervenção durante o acompanhamento destes pacientes, principalmente quando realizadas precocemente. Estas intervenções têm o potencial de levar à melhora do prognóstico cardíaco e à manutenção do tratamento oncológico mais adequado.

PLATAFORMA DIGITAL

- Este capítulo contém conteúdo complementar disponibilizado em uma plataforma digital exclusiva.
- Utilize o QR code abaixo para ingressar no ambiente virtual (senha: **INOVA2022**):

Referências bibliográficas

1. DATASUS MG. Disponível em: http://tabnet.datasus.gov.br/cgi/deftohtm.exe?sim/cnv/obt10uf.def
2. Pituskin E, Mackey J, Koshman S, Jassal D, Pitz M, Haykowsky M, et al. Multidisciplinary approach to novel therapies in cardio-oncology research (MANTICORE 101-Breast): a randomized trial for the prevention of trastuzumab-associated cardiotoxicity. J Clin Oncol. 2017; 35(8):870-7.
3. Rohde LEP, Montera MW, Bocchi EA, Clausell NO, Albuquerque DC, Rassi S, et al. Arq Bras Cardiol. 2018:436-539.
4. Siegel RL, Miller KD, Jemal A. Cancer statistics, 2020. CA Cancer J Clin. 2020;70(1):7-30.
5. Bloom MW, Hamo CE, Cardinale D, Ky B, Nohria A, Baer L, et al. Cancer therapy-related cardiac dysfunction and heart failure: part 1: definitions, pathophysiology, risk factors, and imaging. Circ Heart Fail. 2016;9(1):e002661.
6. Henriksen PA. Anthracycline cardiotoxicity: an update on mechanisms, monitoring and prevention. Heart. 2017.
7. Felker GM, Thompson RE, Hare JM, Hruban RH, Clemetson DE, Howard DL, et al. Underlying causes and long-term survival in patients with initially unexplained cardiomyopathy. N Engl J Med. 2000;342(15):1077-84.
8. Herrmann J, Lerman A, Sandhu NP, Villarraga HR, Mulvagh SL, Kohli M. Evaluation and management of patients with heart disease and cancer: cardio-oncology. Mayo Clin Proc. 2014;89(9):1287-306.
9. Plana JC, Galderisi M, Barac A, Ewer MS, Ky B, Scherrer-Crosbie M, et al. Expert consensus for multimodality imaging evaluation of adult patients during and after cancer therapy: a report from the American Society of Echocardiography and the European Association of Cardiovascular Imaging. Eur Heart J Cardiovasc Imaging. 2014;15(10):1063-93.
10. Cardinale D, Colombo A, Bacchiani G, Tedeschi I, Meroni CA, Veglia F, et al. Early detection of anthracycline cardiotoxicity and improvement with heart failure therapy. Circulation. 2015;131(22):1981-8.
11. Zamorano JL, Lancellotti P, Rodriguez Muñoz D, Aboyans V, Asteggiano R, Galderisi M, et al. 2016 ESC Position paper on cancer treatments and cardiovascular toxicity developed under the auspices of the ESC Committee for Practice Guidelines: The Task Force for cancer treatments and cardiovascular toxicity of the European Society of Cardiology (ESC). Eur Heart J. 2016;37(36):2768-801.
12. Ewer MS, Ewer SM. Cardiotoxicity of anticancer treatments. Nat Rev Cardiol. 2015;12(11):620.
13. Miller KD, Siegel RL, Lin CC, Mariotto AB, Kramer JL, Rowland JH, et al. Cancer treatment and survivorship statistics, 2016. CA Cancer J Clin. 2016;66(4):271-89.
14. Lindenfeld J, Albert NM, Boehmer JP, Collins SP, Ezekowitz JA, Givertz MM, et al. HFSA 2010 Comprehensive Heart Failure Practice Guideline. J Card Fail. 2010;16(6):e1-194.

15. Suter TM, Ewer MS. Cancer drugs and the heart: importance and management. Eur Heart J. 2013;34(15):1102-11.
16. Valachis A, Nilsson C. Cardiac risk in the treatment of breast cancer: assessment and management. Breast Cancer (Dove Med Press). 2015;7:21-35.
17. Almuwaqqat Z, Meisel JL, Barac A, Parashar S. Breast Cancer and Heart Failure. Heart Fail Clin. 2019;15(1):65-75.
18. Fei HW, Ali MT, Tan TC, Cheng KH, Salama L, Hua L, et al. Left ventricular global longitudinal strain in her-2 + breast cancer patients treated with anthracyclines and trastuzumab who develop cardiotoxicity is associated with subsequent recovery of left ventricular ejection fraction. Echocardiography. 2016;33(4):519-26.
19. Cameron D, Brown J, Dent R, Jackisch C, Mackey J, Pivot X, et al. Adjuvant bevacizumab-containing therapy in triple-negative breast cancer (BEATRICE): primary results of a randomised, phase 3 trial. Lancet Oncol. 2013;14(10):933-42.
20. Ghatalia P, Morgan CJ, Je Y, Nguyen PL, Trinh QD, Choueiri TK, et al. Congestive heart failure with vascular endothelial growth factor receptor tyrosine kinase inhibitors. Crit Rev Oncol Hematol. 2015;94(2):228-37.
21. Sundararajan S, Kumar A, Poongkunran M, Kannan A, Vogelzang NJ. Cardiovascular adverse effects of targeted antiangiogenic drugs: mechanisms and management. Future Oncol. 2016;12(8):1067-80.
22. Uraizee I, Cheng S, Moslehi J. Reversible cardiomyopathy associated with sunitinib and sorafenib. N Engl J Med. 2011;365(17):1649-50.
23. Wouters K, Kremer L, Miller T, Herman E, Lipshultz S. Protecting against anthracycline-induced myocardial damage: a review of the most promising strategies. Br J Haematol. 2005;131(5):561-78.
24. Davies KJ, Doroshow JH, Hochstein P. Mitochondrial NADH dehydrogenase-catalyzed oxygen radical production by adriamycin, and the relative inactivity of 5-iminodaunorubicin. FEBS Lett. 1983;153(1):227-30.
25. Zhang S, Liu X, Bawa-Khalfe T, Lu LS, Lyu YL, Liu LF, et al. Identification of the molecular basis of doxorubicin-induced cardiotoxicity. Nat Med. 2012;18(11):1639-42.
26. L'Ecuyer T, Sanjeev S, Thomas R, Novak R, Das L, Campbell W, et al. DNA damage is an early event in doxorubicin-induced cardiac myocyte death. Am J Physiol Heart Circ Physiol. 2006;291(3):H1273-80.
27. Marangou J, Redfern A, Haddad T, Rankin JM, Dwivedi G. Heart failure following oncological treatment. Curr Opin Cardiol. 2018;33(2):237-44.
28. Wu A. Cardiotoxic drugs: clinical monitoring and decision making. Heart. 2008;94(11):1503-9.
29. Lenneman CG, Sawyer DB. Cardio-oncology: an update on cardiotoxicity of cancer-related treatment. Circ Res. 2016;118(6):1008-20.
30. Celutkienė J, Pudil R, López-Fernández T, Grapsa J, Nihoyannopoulos P, Bergler-Klein J, et al. Role of cardiovascular imaging in cancer patients receiving cardiotoxic therapies: a position statement on behalf of the Heart Failure Association (HFA), the European Association of Cardiovascular Imaging (EACVI) and the Cardio-Oncology Council of the European Society of Cardiology (ESC). Eur J Heart Fail. 2020;22(9):1504-24.
31. Friedman MA, Bozdech MJ, Billingham ME, Rider AK. Doxorubicin cardiotoxicity. Serial endomyocardial biopsies and systolic time intervals. JAMA. 1978;240(15):1603-6.
32. Myocardial infarction redefined: a consensus document of The Joint European Society of Cardiology/American College of Cardiology Committee for the redefinition of myocardial infarction. Eur Heart J. 2000;21(18):1502-13.
33. Singal P, Iliskovic N. Doxorubicin-induced cardiomyopathy. N Engl J Med. 1998;339(13):900-5.
34. Cardinale D, Sandri MT, Colombo A, Colombo N, Boeri M, Lamantia G, et al. Prognostic value of troponin I in cardiac risk stratification of cancer patients undergoing high-dose chemotherapy. Circulation. 2004;109(22):2749-54.
35. Sawaya H, Sebag IA, Plana JC, Januzzi JL, Ky B, Cohen V, et al. Early detection and prediction of cardiotoxicity in chemotherapy-treated patients. Am J Cardiol. 2011;107(9):1375-80.
36. Chaudry M, Banchs J, Chavez-MacGregor M. Anthracycline or trastuzumab-related cardiotoxicity: do we have a predictive biomarker? Biomark Med. 2016;10(3):315-28.
37. Tsuchida K, Tanabe K. Plasma brain natriuretic peptide concentrations and the risk of cardiovascular events and death in general practice. J Cardiol. 2008;52(3):212-23.
38. Tsutamoto T, Kawahara C, Nishiyama K, Yamaji M, Fujii M, Yamamoto T, et al. Prognostic role of highly sensitive cardiac troponin I in patients with systolic heart failure. Am Heart J. 2010;159(1):63-7.
39. Karanth NV, Roy A, Joseph M, de Pasquale C, Karapetis C, Koczwara B. Utility of prechemotherapy echocardiographical assessment of cardiac abnormalities. Support Care Cancer. 2010.
40. Hajjar LA, Costa IBSD, Lopes MACQ, Hoff PMG, Diz MDPE, Fonseca SMR, et al. Brazilian Cardio-oncology Guideline - 2020. Arq Bras Cardiol. 2020;115(5):1006-43.
41. Liu J, Banchs J, Mousavi N, Plana JC, Scherrer-Crosbie M, Thavendiranathan P, et al. Contemporary role of echocardiography for clinical decision making in patients during and after cancer therapy. JACC Cardiovasc Imaging. 2018;11(8):1122-31.
42. Thavendiranathan P, Poulin F, Lim KD, Plana JC, Woo A, Marwick TH. Use of myocardial strain imaging by echocardiography for the early detection of cardiotoxicity in patients during and after cancer chemotherapy: a systematic review. J Am Coll Cardiol. 2014;63(25 Pt A):2751-68.
43. Cardinale D, Biasillo G, Cipolla CM. Curing cancer, saving the heart: a challenge that cardioncology should not miss. Curr Cardiol Rep. 2016;18(6):51.
44. Jones LW, Liu Q, Armstrong GT, Ness KK, Yasui Y, Devine K, et al. Exercise and risk of major cardiovascular events in adult survivors of childhood hodgkin lymphoma: a report from the childhood cancer survivor study. J Clin Oncol. 2014;32(32):3643-50.
45. Mishra SI, Scherer RW, Geigle PM, Berlanstein DR, Topaloglu O, Gotay CC, et al. Exercise interventions on health-related quality of life for cancer survivors. Cochrane Database Syst Rev. 2012(8):CD007566.
46. Cardinale D, Sandri MT. Role of biomarkers in chemotherapy-induced cardiotoxicity. Prog Cardiovasc Dis. 2010;53(2):121-9.
47. Swain SM, Whaley FS, Gerber MC, Weisberg S, York M, Spicer D, et al. Cardioprotection with dexrazoxane for doxorubicin-containing therapy in advanced breast cancer. J Clin Oncol. 1997;15(4):1318-32.
48. Swain SM, Whaley FS, Gerber MC, Ewer MS, Bianchine JR, Gams RA. Delayed administration of dexrazoxane provides cardioprotection for patients with advanced breast cancer treated with doxorubicin-containing therapy. J Clin Oncol. 1997;15(4):1333-40.
49. Kalay N, Basar E, Ozdogru I, Er O, Cetinkaya Y, Dogan A, et al. Protective effects of carvedilol against anthracycline-induced cardiomyopathy. J Am Coll Cardiol. 2006;48(11):2258-62.
50. Kaya MG, Ozkan M, Gunebakmaz O, Akkaya H, Kaya EG, Akpek M, et al. Protective effects of nebivolol against anthracycline-induced cardiomyopathy: a randomized control study. Int J Cardiol. 2013;167(5):2306-10.
51. Gulati G, Heck SL, Geisler J, Fagerland MW, Hoffmann P, Gravdehaug B, et al. Effect of candesartan and metoprolol on subclinical myocardial injury during anthracycline therapy: Data from the prevention of cardiac dysfunction during adjuvant breast cancer therapy (PRADA) study. Journal of the American College of Cardiology. 2016;67(13):1530.
52. Heck SL, Mecinaj A, Ree AH, Hoffmann P, Schulz-Menger J, Fagerland MW, et al. Prevention of cardiac dysfunction during adjuvant breast cancer therapy (prada): extended follow-up of a 2×2 factorial, randomized, placebo-controlled, double-blind clinical trial of candesartan and metoprolol. Circulation. 2021;143(25):2431-40.
53. Avila MS, Ayub-Ferreira SM, de Barros Wanderley MR, Jr., das Dores Cruz F, Goncalves Brandao SM, Rigaud VOC, et al. Carvedilol for prevention of chemotherapy-related cardiotoxicity: the CECCY Trial. J Am Coll Cardiol. 2018;71(20):2281-90.
54. Thavendiranathan P, Negishi T, Somerset E, Negishi K, Penicka M, Lemieux J, et al. Strain-guided management of potentially cardiotoxic cancer therapy. J Am Coll Cardiol. 2021;77(4):392-401.
55. Cardinale D, Colombo A, Sandri M, Lamantia G, Colombo N, Civelli M, et al. Prevention of high-dose chemotherapy-induced cardiotoxicity in high-risk patients by angiotensin-converting enzyme inhibition. Circulation. 2006; 114(23):2474-81.
56. Cardinale D, Ciceri F, Latini R, Franzosi MG, Sandri MT, Civelli M, et al. Anthracycline-induced cardiotoxicity: a multicenter randomised trial comparing two strategies for guiding prevention with enalapril: The International CardioOncology Society-one trial. Eur J Cancer. 2018;94:126-37.
57. Akpek M, Ozdogru I, Sahin O, Inanc M, Dogan A, Yazici C, et al. Protective effects of spironolactone against anthracycline-induced cardiomyopathy. Eur J Heart Fail. 2015;17(1):81-9.

58. Calvillo-Argüelles O, Abdel-Qadir H, Michalowska M, Billia F, Suntheralingam S, Amir E, et al. Cardioprotective effect of statins in patients with her2-positive breast cancer receiving trastuzumab therapy. Can J Cardiol. 2019;35(2):153-9.
59. Marcondes-Braga FG, Moura LAZ, Issa VS, Vieira JL, Rohde LE, Simões MV, et al. Emerging topics update of the Brazilian Heart Failure Guideline - 2021. Arq Bras Cardiol. 2021;116(6):1174-212.
60. Cardinale D, Colombo A, Lamantia G, Colombo N, Civelli M, De Giacomi G, et al. Anthracycline-induced cardiomyopathy: clinical relevance and response to pharmacologic therapy. J Am Coll Cardiol. 2010;55(3):213-20.
61. Lynce F, Barac A, Geng X, Dang C, Yu AF, Smith KL, et al. Prospective evaluation of the cardiac safety of HER2-targeted therapies in patients with HER2-positive breast cancer and compromised heart function: the SAFE-HEaRt study. Breast Cancer Res Treat. 2019;175(3):595-603.
62. Friedman CF, Proverbs-Singh TA, Postow MA. Treatment of the immune-related adverse effects of immune checkpoint inhibitors: a review. JAMA Oncol. 2016;2(10):1346-53.
63. Johnson DB, Balko JM, Compton ML, Chalkias S, Gorham J, Xu Y, et al. Fulminant myocarditis with combination immune checkpoint blockade. N Engl J Med. 2016;375(18):1749-55.
64. Mahmood SS, Fradley MG, Cohen JV, Nohria A, Reynolds KL, Heinzerling LM, et al. Myocarditis in patients treated with immune checkpoint inhibitors. J Am Coll Cardiol. 2018;71(16):1755-64.
65. Salem JE, Manouchehri A, Moey M, Lebrun-Vignes B, Bastarache L, Pariente A, et al. Cardiovascular toxicities associated with immune checkpoint inhibitors: an observational, retrospective, pharmacovigilance study. Lancet Oncol. 2018;19(12):1579-89.
66. Caforio AL. Foreword to special issue on "myocarditis". Heart Fail Rev. 2013;18(6):669-71.
67. Hu JR, Florido R, Lipson EJ, Naidoo J, Ardehali R, Tocchetti CG, et al. Cardiovascular toxicities associated with immune checkpoint inhibitors. Cardiovasc Res. 2019.
68. Brahmer JR, Lacchetti C, Thompson JA. Management of immune-related adverse events in patients treated with immune checkpoint inhibitor therapy: American Society of Clinical Oncology Clinical Practice Guideline Summary. J Oncol Pract. 2018;14(4):247-9.
69. Lyon AR, Yousaf N, Battisti NML, Moslehi J, Larkin J. Immune checkpoint inhibitors and cardiovascular toxicity. Lancet Oncol. 2018;19(9):e447-e58.
70. Cautela J, Zeriouh S, Gaubert M, Bonello L, Laine M, Peyrol M, et al. Intensified immunosuppressive therapy in patients with immune checkpoint inhibitor-induced myocarditis. J Immunother Cancer. 2020;8(2).
71. Dreyfuss AD, Bravo P, Koumenis C, Ky B. State of the art: precision cardio-oncology. J Nucl Med. 2019.

Capítulo 6

Miocardites agudas

Sandrigo Mangini

PONTOS-CHAVE

- Miocardite é a inflamação do músculo do coração.
- Existe uma grande variedade de microrganismos, substâncias e doenças (em especial autoimunes) que podem gerar miocardite.
- A fisiopatologia da miocardite em humanos não é completamente entendida.
- Nas miocardites infecciosas, a presença de microrganismos leva em última instância à lesão miocárdica persistente e inflamação secundária à produção de anticorpos.
- A biópsia endomiocárdica e análise histopatológica são fundamentais para os casos com insuficiência cardíaca aguda associada.
- Apesar de haver tratamento específico para certas etiologias, como emprego de imunossupressores e agentes anti-infecciosos, a maioria dos casos não exige tratamento específico e o curso costuma ser benigno, com resolução espontânea dos sintomas.

Introdução

Miocardite é a inflamação do músculo do coração. Do ponto de vista anatomopatológico, caracteriza-se pela presença de infiltrado inflamatório no miocárdio, com necrose ou degeneração de miócitos, na ausência de isquemia.

O termo miocardite foi inicialmente apresentado no início do século XIX por Corvisart na diferenciação entre hipertrofia e dilatação das câmaras cardíacas (miocardite hipertrófica).[1] Joseph Soberheim em 1837 descreveu a miocardite como a presença de inflamação no miocárdio.[2] O conceito de doença do músculo cardíaco foi primeiramente introduzido em meados do século XIX por Virchow;[3,4] segundo esta conceituação, a doença cardíaca não valvar foi denominada "miocardite crônica", sendo a inflamação a única causa reconhecida de doença do miocárdio. Já no século XX, patologistas observaram baixa frequência de miocardite crônica nas necropsias; a procura por etiologia não inflamatória foi intensificada e o reconhecimento clínico da lesão do músculo cardíaco secundária à doença coronariana e hipertensão aumentou em frequência.[5]

No entanto, a partir da segunda metade do século XX, observou-se um amadurecimento das pesquisas na área, em especial com a realização da biópsia endomiocárdica na prática clínica e com os estudos experimentais evidenciando os agentes infecciosos como gatilhos possíveis para a gênese da miocardite.

Epidemiologia

A incidência real da miocardite é difícil de ser estimada tendo em vista seu quadro clínico muitas vezes frustro e inespecífico além das dificuldades clínicas para o diagnóstico; porém estudo de biópsia endomiocárdica em pacientes com insuficiência cardíaca (IC) de origem inexplicada, estimou a incidência em 9,6%.[6] Ela é descrita em 12% de pacientes jovens com menos de 40 anos que apresentaram morte súbita.[7] Em um estudo de 222 pacientes, com seguimento de 4,7 anos, a mortalidade foi de 19,2% dentre estas 9,9% de forma súbita.[8] A apresentação clínica da miocardite é variável, podendo ocorrer casos subclínicos, outros com clínica exuberante e progressiva, e até morte súbita, como única manifestação. Crianças costumam demonstrar uma apresentação mais fulminante do que adultos e pacientes do sexo masculino maior dano miocárdico que o feminino.

Etiologias e fisiopatologia

Conforme Tabela 1, existe uma grande gama de microrganismos, drogas e doenças (em especial autoimunes) que podem gerar miocardite.

Os agentes infecciosos, principalmente os vírus, tem sido considerados os maiores responsáveis pelo desenvolvimento da inflamação miocárdica.

TABELA 1 Causas infecciosas e não infecciosas de miocardite[9]

Infecciosas	Não infecciosas
Vírus: adenovírus, arbovírus, Chikungunya vírus, citomegalovírus, coronavírus, echovírus, enterovírus (Coxsackie B), Epstein-Barr vírus, flavivírus, hepatite B, hepatite C, herpes simplex 1 e 2, herpes vírus humano 6, HIV, influenza A e B, parvovírus B19, sarampo, poliovírus, raiva, vírus sincicial respiratório, rubéola, varicela, varíola	Drogas: aminofilina, anfetaminas, antraciclinas, catecolaminas, cloranfenicol, cocaína, ciclofosfamida, etanol, fenitoína, 5-flouracil, imatinib, inibidores do *checkpoint*, interleucina-2, metisergida, trastuzumab, zidovudina
Bactérias: *Burkholderia pseudomallei, Brucella, Chlamydia, Corynebacterium diphtheriae, Francisella tularensis, Haemophilus influenzae, gonococcus, Clostridium, Legionella, Mycobacterium, Mycoplasma, Neisseria meningitidis, Salmonella, Staphylococcus, Streptococcus A, Streptococcus pneumoniae,* tétano, tularemia, cólera	Hipersensibilidade: antiinflamatórios não hormonais, benzodiazepínicos, clozapina, cefalosporinas, dapsona, dobutamina, diuréticos de alça e tiazídicos, estreptomicina, fenobarbital, gefitinib, macrolídeos, metildopa, mexiletine, penicilinas, sulfa, toxoide tetânico, tetraciclinas, tricíclicos, vacinas (varíola, Covid), venenos (abelha, aranha, cobra, escorpião, vespa)
Espiroquetas: *Borrelia, Leptospira, Treponema pallidum*	Ambientais: arsênico, chumbo, cobre, ferro, monóxido de carbono
Helmintos: *Ascaris, Echinococcus granulosus, Heterophyes, Paragonimus westermani, Schistosoma, Strongyloides stercoralis, Taenia solium, Toxocara canis, Trichinella spiralis, Wuchereria bancrofti*	Doenças autoimunes: dermatomiosite, miocardite de células gigantes, doenças inflamatórias intestinais, artrite reumatoide, doença de Sjögren, lúpus eritematoso sistêmico, esclerodermia, arterite de Takayasu, granulomatose de Wegener
Fungos: *Actinomyces, Aspergillus, Blastomyces, Candida, Coccidioides, Cryptococcus, Histoplasma, Mucor, Nocardia, Sporothrix schenkii,*	Doenças sistêmicas: doença celíaca, síndrome de Churg Strauss, síndrome hipereosinofílica, doença de Kawasaki, sarcoidose
Protozoários: *Balantidium, Entamoeba histolytica, Leishmania, Plasmodium falciparum, Sarcocystis, Trypanosoma cruzi, Trypanosoma brucei, Toxoplasma gondii*	Outras: hipotermia, rejeição ao transplante, radiação
Riquétsias: *Coxiella burnetti, Orientia tsutsugamushi, Rickettsia rickettsii, Rickettsia prowazekii*	

Fonte: adaptada de Jefferies JL, Towbin JA. Dilated cardiomyopathy. Lancet. 2010;375:752-6218.

A fisiopatologia da miocardite em humanos não é completamente entendida. Modelos murinos de miocardite viral sugerem, de maneira simplificada, que seu desenvolvimento apresenta 3 fases: aguda (alguns dias), subaguda (algumas semanas a meses) e crônica (desenvolvimento da cardiomiopatia dilatada)[10] e além disso, 2 mecanismos patogênicos são descritos: lesão citopática direta induzida pelos microrganismos e resposta imune anticardíaca induzida pelos microrganismos. A fase 1 corresponde à infecção inicial, que pode curar até mesmo sem sequela ou levar a IC ou morte, ou progredir para as fases 2/3.[11] Na maioria dos pacientes com miocardite viral o patógeno é eliminado e o sistema imune reduz sua atividade sem outras complicações adicionais. Entretanto, em uma minoria de pacientes o vírus não é eliminado resultando em lesão miocárdica persistente e inflamação secundária a produção de anticorpos.[12] Assim a miocardite viral poderia ser considerada um dos precursores para o desenvolvimento da cardiomiopatia dilatada, sendo observada esta evolução em 21% dos casos de miocardite ao final de 3 anos.[13]

No caso da miocardite bacteriana, além da agressão bacteriana direta aos miócitos, a produção importante de toxinas (com níveis de toxicidade variáveis dependendo do agente etiológico) e a resposta inflamatória intensa com a produção de níveis elevados de citocinas são responsáveis pelo dano celular.[14]

Na miocardite induzida por drogas, o mecanismo de hipersensibilidade ocorre em resposta a componentes quimicamente reativos que se ligam a proteínas promovendo modificações estruturais. Essas partículas são fagocitadas pelas células de defesa e como uma resposta de hipersensibilidade retardada, são liberadas citocinas como interleucina 5, estimulante de eosinófilos. Esse acúmulo de interleucina 5 promove um grande infiltrado eosinofílico com aumento da resposta de hipersensibilidade e maior lesão miocárdica. A predisposição genética parece favorecer esse padrão de resposta. A síndrome hipereosinofílica pode ocorrer em associação a diversas doenças com manifestação sistêmica, como síndrome de Churg-Strauss, câncer, infecções parasitárias e helmínticas, ou estar relacionada a vacinações.[15]

Uma classe mais recente de drogas associadas a miocardite são os imunoterápicos para o tratamento de câncer, conhecidos como os inibidores de *checkpoint*; algumas células cancerígenas utilizam pontos de controle para impedir o ataque do sistema imunológico, assim, os inibidores de *checkpoints* ajudam a direcionar o sistema imune para reconhecer as células-alvo contra o câncer. Exemplos desses inibidores são: nivolumabe, pembrolizumab, avelumabe, ipilimimabe. Enquanto o bloqueio imune pode alcançar uma regressão importante do tumor em alguns pacientes, essa ativação sistêmica das células T pode lesar outras células não alvo, levando a toxicidades como colite, pneumonites, miosites, dermatites, hipofisites e miocardites; a incidência de miocardite fica em torno de 0,27% e 1,14% e o tempo médio do início do quadro é de 30 dias geralmente após a primeira ou segunda infusão da medicação; cerca de metade dos pacientes pode apresentar disfunção ventricular e o achado histológico na biópsia endomiocárdica é de infiltrado linfocitário.[16]

A miocardite de células gigantes é uma forma autoimune de agressão miocárdica e caracteriza-se histologicamente por um infiltrado de células gigantes multinucleadas, além de infiltrado inflamatório de células T, eosinófilos e macrófagos (Figura 1). A presença marcante de células CD8 (citotóxicas) promove intensa lesão miocítica. Essa patologia encontra-se, em até 20% dos casos, associada a doenças autoimunes como tireoidite de Hashimoto, artrite reumatoide, miastenia *gravis*, entre outras. A grande liberação de citocinas inflamatórias e mediadores do estresse oxidativo leva a uma intensa agressão às células miocíticas, com consequente rápida perda de função ventricular e evolução clínica desfavorável se não diagnosticada e tratada adequadamente.[17]

Miocardite: aspectos clínicos

As manifestações clínicas da miocardite são muito amplas, com um espectro de sintomas variando desde cursos assintomáticos a apresentações com sinais de infarto do miocárdio, IC descompensada e até choque cardiogênico. Dor torácica e arritmias atriais ou ventriculares podem estar presentes, além dos sinais/sintomas de IC. A despeito do fato de que a maioria das formas de miocardite tem sua gênese em um quadro viral, a presença de infecção respiratória, gastrointestinal ou sistêmica de infecção viral é observada em somente cerca de 30% dos pacientes nas formas agudas de manifestação.[18] Outros achados podem sugerir a etiologia da miocardite, como eritema marginado, poliartrite migratória, coreia para miocardite reumática aguda; rash cutâneo nas miocardites por hipersensibilidade; acometimento de rins e vias aéreas na miocardite secundária à granulomatose de Wegener; acometimento pulmonar, bloqueios e arritmias ventriculares na sarcoidose.[19]

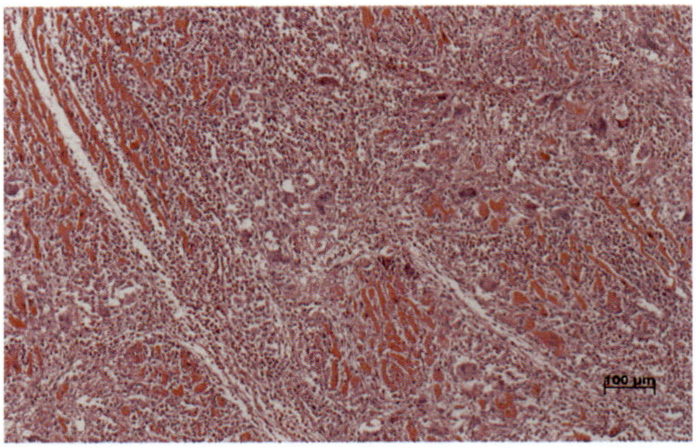

FIGURA 1

Fotomicrografia evidenciando infiltrado linfocitário intenso e células gigantes multinucleadas no tecido miocárdico, compatível com miocardite de células gigantes.

Fonte: Anatomia-Patológica InCor HCFMUSP.

Diagnóstico

De forma inespecífica, marcadores inflamatórios como velocidade de hemossedimentação e proteína C-reativa podem elevar-se, bem como marcadores de necrose miocárdica (em especial a troponina) refletindo a agressão miocárdica e conferindo valor prognóstico. Para definição etiológica justifica-se a pesquisa de doenças autoimunes, no entanto a coleta de sorologias virais apresenta baixa sensibilidade.[20] No Brasil, a sorologia para doença de Chagas deve ser realizada em pacientes com epidemiologia positiva.[14]

Eletrocardiograma: apresenta sensibilidade de 47% para o diagnóstico de miocardite[21] e pode apresentar diferentes alterações, conforme momento evolutivo. Nas fases agudas, podem ocorrer alterações do segmento ST sugestivas de síndrome coronariana aguda (ondas Q, supra ou infradesnivelamento do segmento ST, inversão de onda T), arritmias atriais e ventriculares, bem como bloqueios atrioventriculares. Nas fases mais tardias, a presença de bloqueio de ramo esquerdo sugere remodelamento e confere pior prognóstico).[22] Com a associação de pericardite, alterações clássicas incluem supradesnivelamento difuso do segmento ST e infra PR.[23]

Ecocardiograma: pode detectar disfunção sistólica com diminuição da fração de ejeção do ventrículo esquerdo, dilatação de câmaras ventriculares e atriais, insuficiência mitral e insuficiência tricúspide secundárias e, eventualmente, disfunção diastólica, derrame pericárdico e trombos intracavitários. As alterações segmentares podem simular infarto do miocárdio. Na miocardite fulminante, usualmente encontramos importante disfunção sistólica com diâmetros cavitários normais, por vezes associada a aumento da espessura da parede septal, indicando edema miocárdico.[24] A disfunção ventricular direita é incomum, porém, quando presente, confere pior prognóstico.[25]

Cintilografia miocárdica: os métodos radioisotópicos, gálio-67[26] e índio-111,[27] por muito tempo têm sido considerados estratégias para o diagnóstico de miocardite de forma não invasiva, no entanto com a introdução da ressonância magnética (RM) tem sido menos utilizados. Apresentam sensibilidade variável e baixa especificidade. Por ter a sarcoidose acometimento sistêmico, os métodos radioisotópicos, com a possibilidade de varredura do corpo todo, podem auxiliar no diagnóstico; PET-FDG apresenta elevada sensibilidade e especificidade para este diagnóstico.[28]

Ressonância magnética: a análise pela RM cardíaca traz informações precisas sobre as funções global e segmentar de ambos os ventrículos e sobre a caracterização tecidual do miocárdio e tem sido considerada para o diagnóstico de miocardite aguda.[29] Consenso internacional de 2009 (critérios de Lake Louise) refere acurácia da RM de 56 a 78% para diagnóstico de miocardite aguda em comparação à biópsia endomiocárdica, sendo a melhor performance obtida quando da presença de 2 de 3 parâmetros (realce precoce, edema e/ou realce tardio).[29] Recentemente, a associação de novas técnicas, incluindo mapa T1 e T2 aumentam a sensibilidade.[31]

A presença de realce tardio revela correlação com pior prognóstico evolutivo a longo prazo em pacientes com miocardite comprovada por biópsia endomiocárdica, sendo maiores a mortalidade total e a mortalidade cardíaca, independentemente dos sintomas clínicos e da função ventricular.[8]

Biópsia endomiocárdica e histopatologia

A primeira descrição de técnica não cirúrgica de biópsia endomiocárdica ocorreu na década de 1950.[32] Apesar de discussões sobre seus riscos e potenciais benefícios, mantém-se como padrão-ouro para o diagnóstico de miocardite. Em centros com profissionais experientes para realização do procedimento o índice de complicações é baixo.[33] A abordagem habitual é através da veia jugular interna ou femoral, visando fragmentos do septo do ventrículo direito, sob visualização, por meio de radioscopia na sala de hemodinâmica. A realização da biópsia incluindo amostras de ambos os ventrículos parece aumentar a sensibilidade para o diagnóstico de miocardite, também com baixa incidência de complicações.[34]

Diretriz nacional[14] e consensos internacionais[35,36] indicam fortemente a biópsia endomiocárdica na investigação de IC de início recente, na presença de bloqueios e arritmias ventriculares, sem melhora com tratamento convencional. Com base na histopatologia, diversos tipos de miocardite podem ser identificadas: linfocitária, eosinofílica, polimorfonuclear, células gigantes e granulomatosa. A miocardite linfocitária é a forma mais comum.[37]

A intensidade e distribuição do infiltrado inflamatório são muito variáveis, apresentando desde um pequeno foco solitário a agregados multifocais e comprometimento difuso de amplo espectro.

TABELA 2 Critérios de Dallas

Biópsia inicial	Biópsia de acompanhamento
Miocardite ativa	Miocardite persistente
Miocardite borderline	Miocardite em resolução
Ausência de miocardite	Miocardite resolvida

A presença ou ausência de fibrose pode ser descrita

Em 1987[38] foram publicados os critérios de Dallas para o diagnóstico de miocardite (Tabela 2); duas classificações separadas são utilizadas para a biópsia inicial e a de acompanhamento. Estes critérios avaliam a presença de infiltrado inflamatório celular com ou sem necrose de miócitos em fragmentos de tecido cardíaco corados em hematoxilina-eosina. Apesar de terem sido utilizados por mais de 20 anos, apresentam limitações relacionadas à variabilidade interobservador, valor prognóstico, discrepância com outros marcadores de ativação imune ou infecciosa do miocárdio e baixa sensibilidade.[39,40]

Em decorrência da limitação dos critérios de Dallas para o diagnóstico de miocardite, novas estratégias foram desenvolvidas a partir da utilização de técnicas de imuno-histoquímica para marcação de linhagens celulares[41] (linfócitos T, linfócitos B e macrófagos), expressão de HLA[42] e moléculas de adesão.[43]

Estudos que avaliaram a presença de células inflamatórias em corações normais e de doadores de transplante cardíaco[44,45] demonstraram a presença de leucócitos e macrófagos, em especial linfócitos, porém em quantidade reduzida. Com base nestes achados, um consenso do Conselho de Miocardiopatias da *World Heart Federation* (WHF)[46] especificou como inflamação na biópsia endomiocárdica a contagem de leucócitos $\geq$ 14 células/mm^2. Outros autores têm levado em consideração para definição de inflamação na biópsia endomiocárdica a contagem $\geq$ 14 leucócitos/mm^2 e/ou $\geq$ 7 linfócitos T/mm^2.[47-49]

Além da quantificação de leucócitos, algumas publicações[46,50] têm valorizado a associação do aumento na expressão de MHC (HLA de classe I ou II)[51] e de moléculas de adesão intercelular (ICAM)[52] para estabelecer o diagnóstico de inflamação no tecido cardíaco. Uma vez que o infiltrado celular pode ser focal e a biópsia não ser representativa desta área, a expressão de HLA/ICAM por ter caráter de distribuição difusa, pode aumentar a sensibilidade para o diagnóstico de inflamação miocárdica.[53]

Para a detecção de microrganismos no tecido cardíaco diversas técnicas foram descritas e incluem imuno-histoquímica, biologia molecular, hibridização *in situ* e microscopia eletrônica. As técnicas de biologia molecular, tais como a extração de DNA-RNA e amplificação do genoma por PCR permitem o diagnóstico do genoma de agentes infecciosos e tem sido utilizada de forma mais frequente para documentação da presença de microrganismos no tecido miocárdico. No entanto, apesar de sugestiva, não se pode estabelecer uma relação causal direta entre o achado de agentes infecciosos no miocárdio e a gênese de miocardite/cardiomiopatia, uma vez que a presença de microrganismos no tecido miocárdico tem sido descrita mesmo em corações sem cardiopatia e de cardiomiopatias de outras etiologias específicas.[54] Além disso, em algumas séries, não apresenta influência sobre o prognóstico.[55,56] Muito mais que a presença do genoma, a documentação de sua replicação talvez seja um dos fatores a ser considerado.[57]

Tratamento da miocardite aguda

À luz do conhecimento atual, o tratamento específico de miocardite aguda se restringe ao uso de imunossupressão nas situações de miocardite de células gigantes, miocardite eosinofílica e miocardites relacionadas às doenças autoimunes, sendo o diagnóstico definido por biópsia endomiocárdica, com indicação para sua realização nos casos de IC de início recente (até 3 meses de início dos sintomas) e piora hemodinâmica progressiva (Figura 2).

Na maioria dos casos de miocardite aguda o padrão histológico é de infiltrado linfocitário (Figura 3) e o suporte clínico, incluindo tratamento convencional de IC com diuréticos, vasodilatadores, betabloqueador e antagonista de aldosterona está indicado. Na presença de choque cardiogênico, o suporte com o uso de drogas vasoativas e dispositivos de assistência circulatória deve ser a conduta padrão, uma vez que a maioria dos casos apresenta melhora progressiva.

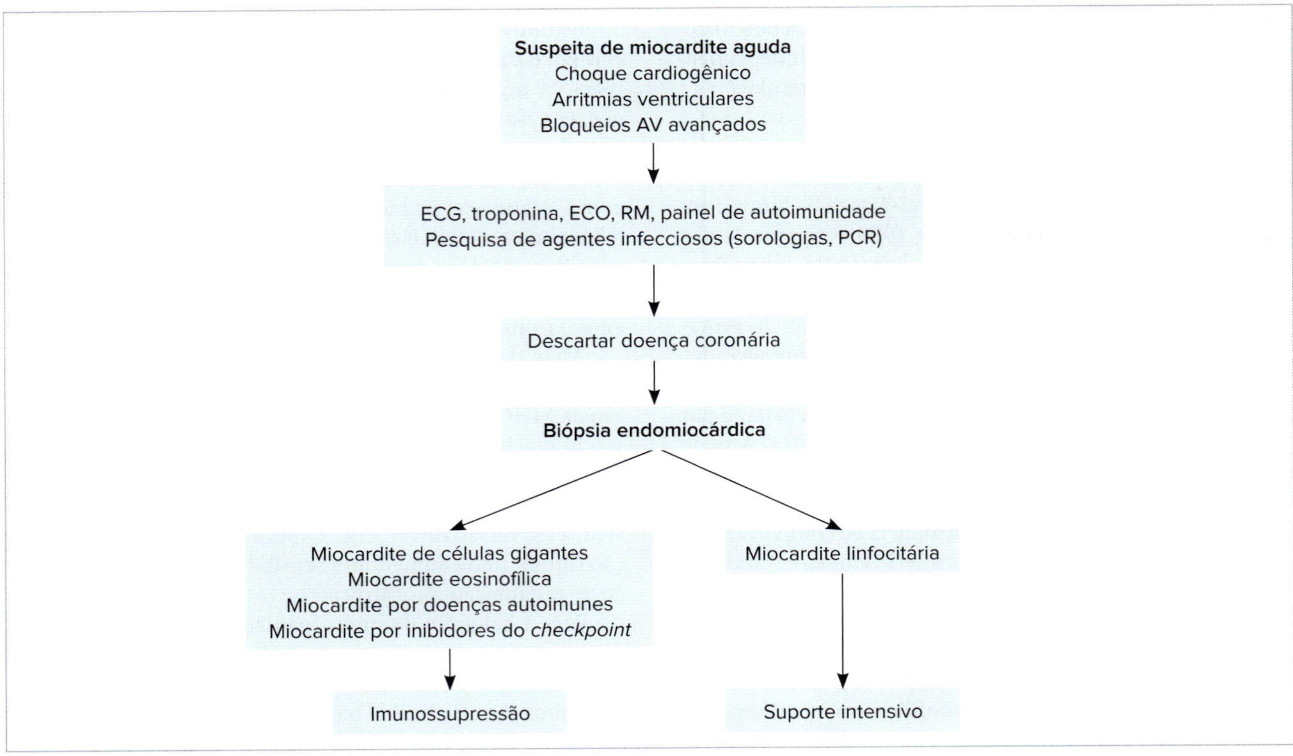

FIGURA 2

Fluxograma diagnóstico e tratamento das miocardites agudas.

Imunossupressão

Quando a biópsia endomiocárdica define a presença de miocardite de células gigantes ou miocardite eosinofílica, apesar da baixa incidência de ambas as entidades, a imunossupressão está indicada por estar relacionada à melhor evolução. Da mesma forma, nas miocardites relacionadas às doenças autoimunes, aos inibidores do checkpoint e na rejeição celular pós-transplante cardíaco. Na miocardite de células gigantes a imunossupressão deve ser intensiva, incluindo associação de imunossupressores (anticorpos antilinfócitos, corticosteroides, inibidores de calcineurina e antiproliferativos), e sua suspensão pode implicar recorrência. Em decorrência da possibilidade de má evolução, mesmo com imunossupressão intensiva, o transplante cardíaco deve ser considerado, apesar do risco de recidiva no coração transplantado.[58]

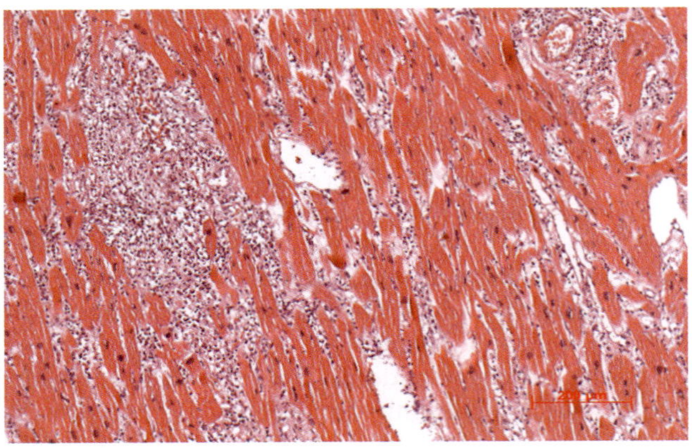

FIGURA 3

Fotomicrografia evidenciando infiltrado linfocitário intenso com lesão de cardiomiócitos, compatível com miocardite linfocitária ativa.

Fonte: Anatomia Patológica

Em relação à miocardite linfocitária, no estudo MTT,[59] que incluiu pacientes com miocardite diagnosticada pelos critérios de Dallas associada à presença de disfunção ventricular, o uso de imunossupressão por 6 meses, não demonstrou superioridade na melhora da função ventricular e de sobrevida em relação ao tratamento convencional, apesar de não ter realizado pesquisa de agentes infecciosos.

Pelo risco presumido de intensificação da proliferação de microrganismos, o uso de imunossupressão na miocardite linfocitária aguda não está indicado, sem a biópsia endomiocárdica e a pesquisa de agentes infecciosos. O estudo TIMIC[60] demonstrou melhora da função ventricular com imunossupressão em pacientes com miocardite à biópsia, mais de 6 meses de IC e ausência de genoma viral. Apesar de momento evolutivo diferente em relação à miocardite aguda, este estudo demonstrou o potencial benefício da imunossupressão na ausência de vírus no miocárdio. No entanto, a não identificação de vírus específicos, só permite afirmar que não estão presentes os vírus pesquisados, não afastando a possibilidade de que outros microrganismos estejam envolvidos. Além disso, em decorrência da ausência de estudos confirmando os mesmos achados do estudo TIMIC e da elevada frequência, em nosso meio, de agentes infecciosos em biópsia endomiocárdica de miocardite, outras cardiomiopatias específicas e até mesmo doadores sem cardiopatia,[51] o uso de imunossupressão em miocardite linfocitária aguda não está referendado.

Agentes antivirais/imunomoduladores

Têm como objetivo promover a eliminação viral, bem como impedir a sua replicação. Dentre as possibilidades terapêuticas, temos a imunoglobulina intravenosa (IVIg), interferon-beta, antagonistas da IL-1.

A IVIg apresenta ações anti-inflamatórias e antivirais. O estudo IMAC,[61] que randomizou o uso de IVIg *versus* placebo em pacientes com cardiomiopatia (FE < 40%) e menos de 6 meses de sintomas de IC, não demonstrou benefício desta estratégia, sendo observada melhora da função ventricular em ambos os grupos. Vale ressaltar que não houve neste estudo a pesquisa de agentes infecciosos e o diagnóstico de inflamação pelos critérios de Dallas esteve presente em apenas 16%, o que dificultou a interpretação em relação à influência da IVIg como agente imunomodulador, com atuação sobre inflamação e microrganismos. Pequenas séries de casos em miocardite sugerem benefício de melhora evolutiva com IVIg.[62] A diretriz brasileira[14] também referenda seu uso quando se demonstra inflamação na presença de agentes infecciosos, apesar da evidência limitada, alto custo e possíveis efeitos adversos.

Pequeno estudo clínico com a infusão subcutânea de interferon-beta em pacientes com cardiomiopatia dilatada e genoma viral de adenovírus e enterovírus no miocárdio demonstrou elevada capacidade de eliminação viral e melhora da função ventricular.[63] No entanto, este estudo não envolveu pacientes na fase aguda da miocardite e seus resultados não foram reproduzidos com casuísticas maiores para confirmação dos achados preliminares.

A IL-1 é uma citocina fundamental na fisiopatologia da imunidade inata, sendo seu bloqueio um alvo terapêutico em potencial de miocardite aguda, bem como de outras situações de inflamação envolvendo o coração como pericardite, insuficiência cardíaca crônica e doença arterial coronariana.[64] Alguns relatos de caso demonstram melhora de função ventricular em miocardite aguda;[65,66] estudos estão em andamento envolvendo pacientes com insuficiência cardíaca crônica[67] e descompensada.[68]

Considerações finais

Nos pacientes com diagnóstico clínico de miocardite aguda a biópsia endomiocárdica está indicada nas situações de insuficiência cardíaca de início recente e piora hemodinâmica progressiva, visando afastar miocardite de células gigantes e miocardite eosinofílica, que são situações em que existe indicação de imunossupressão. Na maior parte dos casos de miocardite aguda o padrão histológico é de infiltrado linfocitário e o suporte clínico, incluindo tratamento convencional de insuficiência cardíaca com diuréticos, vasodilatadores, betabloqueadores, inibidores da SGLT2 e antagonistas de aldosterona ou quando na presença de choque cardiogênico, uso de drogas vasoativas e de dispositivos de assistência circulatória deve ser a conduta padrão, uma vez que a maioria dos casos costuma apresentar melhora progressiva.

Referências bibliográficas

1. Dally JF. Life and times of Jean Nicolas Corvisart (1755-1821): (Section of the History of Medicine). Proc R Soc Med. 1941;34:239-46.
2. Olsen EG. The problem of viral heart disease. How often do we miss it? Postgrad Med J. 1985;61:479-80.
3. Abelmann WH. Classification and natural history of primary myocardial disease. Prog Cardiovasc Dis. 1984;27:73-94.
4. Virchow RLK. Die Cellularpathologie in ihrer Begründung auf physiologische und pathologische Gewebelehre. Berlin, A. Hirschwald; 1958.
5. Warren S. The pathology of chronic myocarditis. N Engl J Med. 1933; 208: 573.
6. Felker GM, Hu W, Hare JM, et al. The spectrum of dilated cardiomyopathy. Medicine (Baltimore). 1999;78:270-83.
7. Doolan A, Langlois N, Semsarian C. Causes of sudden cardiac death in young Australians. Med J Aust. 2004;180:110-2.
8. Grün S, Schumm J, Greulich S, Wagner A, Schneider S, Bruder O, et al. Long-term follow-up of biopsy-proven viral myocarditis: predictors of mortality and incomplete recovery J Am Coll Cardiol. 2012;59(18):1604-15.
9. Jefferies JL, Towbin JA. Dilated cardiomyopathy. Lancet. 2010;375:752-6218.
10. Kawai C. From myocarditis to cardiomyopathy: mechanisms of inflammation and cell death: learning from the past for the future. Circulation. 1999;99:1091–100.
11. Maisch B, Noutsias M, Ruppert V, Richter A, Pankuweit S. Cardiomyopathies: classification, diagnosis, and treatment. Heart Fail Clin. 2012;8:53-78.
12. Blauwet LA, Cooper LT. Myocarditis. Prog Cardiovasc Dis. 2010;52:274-88.
13. D'Ambrosio A, Patti G, Manzoli A, Sinagra G, Di Lenarda A, Silvestri F, et al. The fate of acute myocarditis between spontaneous improvement and evolution to dilated cardiomyopathy: a review. Heart. 2001;85:499-504.
14. I Brazilian guidelines on myocarditis and pericarditis. Montera MW, Mesquita ET, Colafranceschi AS, de Oliveira AC Jr, Rabischoffsky A, Ianni BM, et al. Arq Bras Cardiol. 2013;100(4 Suppl 1):1-36.
15. Spodick DH. Eosinophilic myocarditis. Mayo Clin Proc. 1997;72(10):996.
16. Mahmood SS, Fradley MG, Cohen JV, Nohria A, Reynolds KL, Heinzerling LM, et al. Myocarditis in patients treated with immune checkpoint inhibitors. J Am Coll Cardiol. 2018;71(16):1755-64.
17. Rosenstein ED, Zucker MJ, Kramer N. Giant cell myocarditis: most fatal of autoimmune diseases. Semin Arthritis Rheum. 2000;30(1):1-16.
18. Magnani JW, Dec GW. Myocarditis: current trends in diagnosis and treatment. Circulation. 2006;113(6):876-90.
19. Conceição-Souza GE, Mangini S, Ramires JAF. Miocardites. In: Veronesi R. Tratado de infectologia. 3ª ed. São Paulo: Atheneu; 2005. p. 2097-104.
20. Mahfoud F, Gärtner B, Kindermann M, Ukena C, Gadomski K, Klingel K, et al. Virus serology in patients with suspected myocarditis: utility or futility? Eur Heart J. 2011;32(7):897-903.
21. Morgera T, Di Lenarda A, Dreas L, Pinamonti B, Humar F, Bussani R, et al. Electrocardiography of myocarditis revisited: clinical and prognostic significance of electrocardiographic changes. Am Heart J. 1992;124(2):455-67.
22. Nakashima H, Katayama T, Ishizaki M, Takeno M, Honda Y, Yano K. Q wave and non-Q wave myocarditis with special reference to clinical significance. Jpn Heart J. 1998;39(6):763-74.
23. Mangini S, Conceição-Souza GE, Ramires JAF. Pericardites. In: Veronesi R. Tratado de infectologia. 3ª ed. São Paulo: Atheneu; 2005. p. 2067-94.

24. Felker GM, Boehmer JP, Hruban RH, Hutchins GM, Kasper EK, Baughman KL, et al. Echocardiographic findings in fulminant and acute myocarditis. J Am Coll Cardiol. 2000;36(1):227-32.
25. Mendes LA, Dec GW, Picard MH, Palacios IF, Newell J, Davidoff R. Right ventricular dysfunction: an independent predictor of adverse outcome in patients with myocarditis. Am Heart J. 1994;128(2):301-7.
26. Camargo PR, Mazzieri R, Snitcowsky R, et al. Biópsia endomiocárdica e mapeamento miocárdico com gálio67 no diagnóstico de miocardite ativa em crianças portadoras de miocardiopatia dilatada. Arq Bras Cardiol. 1990;54:27-31.
27. Margari ZJ, Anastasiou-Nana MI, Terrovitis J, Toumanidis S, Agapitos EV, Lekakis JP, et al. Indium-111 monoclonal antimyosin cardiac scintigraphy in suspected acute myocarditis: evolution and diagnostic impact. Int J Cardiol. 2003;90(2-3):239-45.
28. Kim SJ, Pak K, Kim K. Diagnostic performance of F-18 FDG PET for detection of cardiac sarcoidosis; A systematic review and meta-analysis. J Nucl Cardiol. 2019.
29. Röttgen R, Christiani R, Freyhardt P, Gutberlet M, Schultheiss HP, et al. Magnetic resonance imaging findings in acute myocarditis and correlation with immunohistological parameters. Eur Radiol. 2011;21(6):1259-66.
30. Friedrich MG, Sechtem U, Schulz-Menger J, Holmvang G, Alakija P. Cardiovascular magnetic resonance in myocarditis: a JACC white paper. J Am Coll Cardiol. 2009;53(17):1475-87.
31. Grigoratos C, Di Bella G, Aquaro GD. Diagnostic and prognostic role of cardiac magnetic resonance in acute myocarditis. Heart Failure Reviews. 2019;24:81-90.
32. Weinberg M, Fell EH, Lynfield J. Diagnostic biopsy of the pericardium and myocardium. AMA Arch Surg. 1958;76:825-9.
33. Holzmann M, Nicko A, Kühl U, Noutsias M, Poller W, Hoffmann W, et al. Complication rate of right ventricular endomyocardial biopsy via the femoral approach: a retrospective and prospective study analyzing 3048 diagnostic procedures over an 11-year period. Circulation. 2008;118:1722-28.
34. Yilmaz A, Kindermann I, Kindermann M, Mahfoud F, Ukena C, et al. Comparative evaluation of left and right ventricular endomyocardial biopsy: differences in complication rate and diagnostic performance. Circulation. 2010;122:900-9.
35. Caforio AL, Pankuweit S, Arbustini E, Basso C, Gimeno-Blanes J, Felix SB, et al.; European Society of Cardiology Working Group on Myocardial and Pericardial Diseases. Current state of knowledge on aetiology, diagnosis, management, and therapy of myocarditis: a position statement of the European Society of Cardiology Working Group on Myocardial and Pericardial Diseases. Eur Heart J. 2013;34(33):2636-48.
36. Cooper LT, Baughman K, Feldman AM, Frustaci A, Jessup M, Kuhl U, et al. The role of endomyocardial biopsy in the management of cardiovascular disease: a scientific statement from the American Heart Association, the American College of Cardiology, and the European Society of Cardiology Endorsed by the Heart Failure Society of America and the Heart Failure Association of the European Society of Cardiology. Eur Heart J. 2007;28(24):3076-93.
37. Calabrese F, Angelini A, Carturan E, Thiene G. Myocarditis and inflammatory cardiomyopathy: histomorphological diagnosis. Ernst Schering Res Found Workshop. 2006; 55:305-21.
38. Aretz HT. Myocarditis: the Dallas criteria. Hum Pathol. 1987;18:619-24.
39. Chow LH, Radio SJ, Sears TD, McManus BM. Insensitivity of right ventricular endomyocardial biopsy in the diagnosis of myocarditis. J Am Coll Cardiol. 1989;14:915-20.
40. Baughman KL. Diagnosis of myocarditis: death of Dallas criteria. Circulation. 2006;113:593-95.
41. Noutsias M, Pauschinger M, Schultheiss H, Kuhl U. Phenotypic characterization of infiltrates in dilated cardiomyopathy - diagnostic significance of T-lymphocytes and macrophages in inflammatory cardiomyopathy. Med Sci Monit. 2002;8:478-87.
42. Wojnicz R, Nowalany-Kozielska E, Wodniecki J, Szczurek-Katański K, Nozyński J, Zembala M, et al. Immunohistological diagnosis of myocarditis: potential role of sarcolemmal induction of the MHC and ICAM-1 in the detection of autoimmune mediated myocyte injury. Eur Heart J. 1998;19:1564-72.
43. Noutsias M, Seeberg B, Schultheiss HP, Kuhl U. Expression of cell adhesion molecules in dilated cardiomyopathy: evidence for endothelial activation in inflammatory cardiomyopathy. Circulation. 1999;99:2124-31.
44. Edwards WD, Holmes DR, Reeders GS. Diagnosis of active lymphocytic myocarditis by endomyocardial biopsy: quantitative criteria for light microscopy. Mayo Clin Proc . 1982;57:419-25.
45. Tazelaar HD, Billingham ME. Myocardial lymphocytes. Fact, fancy or myocarditis? Am J Cardiovasc Pathol. 1987;1:47-50.
46. Maisch B, Bultman B, Factor S. World Heart Federation consensus conference's definition on inflammatory cardiomyopathy (myocarditis): report from two expert committees on histology and viral cardiomyopathy. Heartbeat. 1999;4:3-4.
47. Frustaci A, Russo MA, Chimenti C. Randomized study on the efficacy of immunosuppressive therapy in patients with virus-negative inflammatory cardiomyopathy: the TIMIC study. Eur Heart J. 2009;30:1995-2002.
48. Calabrese F, Angelini A, Carturan E, Thiene G. Myocarditis and inflammatory cardiomyopathy: histomorphological diagnosis. Ernst Schering Res Found Workshop. 2006;55:305-21.
49. Kühl U, Pauschinger M, Seeberg B, Lassner D, Noutsias M, Poller W, et al. Viral persistence in the myocardium is associated with progressive cardiac dysfunction. Circulation. 2005;112:1965-70.
50. Kindermann I, Kindermann M, Kandolf R Klingel K, Bültmann B, Müller T, et al. Predictors of outcome in patients with suspected myocarditis. Circulation 2008;118:639-48.
51. Wojnicz R, Nowalany-Kozielska E, Wodniecki J, Szczurek-Katański K, Nozyński J, Zembala M, et al. Immunohistological diagnosis of myocarditis: potential role of sarcolemmal induction of the MHC and ICAM-1 in the detection of autoimmune mediated myocyte injury. Eur Heart J. 1998;19:1564-72.
52. Noutsias M, Seeberg B, Schultheiss HP, Kuhl U. Expression of cell adhesion molecules in dilated cardiomyopathy: evidence for endothelial activation in inflammatory cardiomyopathy. Circulation. 1999;99:2124-31.
53. Kühl U, Noutsias M, Seeberg B, Schultheiss HP. Immunohistological evidence for a chronic intramyocardial inflammatory process in dilated cardiomyopathy. Heart. 1996;75(3):295-300.
54. Mangini S, Higuchi Mde L, Kawakami JT, Reis MM, Ikegami RN, Palomino SA, et al. Infectious agents and inflammation in donated hearts and dilated cardiomyopathies related to cardiovascular diseases, Chagas' heart disease, primary and secondary dilated cardiomyopathies. Int J Cardiol. 2015;178:55-62.
55. Kindermann I, Kindermann M, Kandolf R, Klingel K, Bültmann B, Müller T, et al. Predictors of outcome in patients with suspected myocarditis. Circulation. 2008;118(6):639-48.
56. Kuethe F, Sigusch HH, Hilbig K, Tresselt C, Glück B, Egerer R, et al. Detection of viral genome in the myocardium: lack of prognostic and functional relevance in patients with acute dilated cardiomyopathy. Am Heart J. 2007;153(5):850-8.
57. Kuhl U, Lassner D, Dorner A, Rohde M, Escher F, Seeberg B, et al. A distinct subgroup of cardiomyopathy patients characterized by transcriptionally active cardiotropic erythrovirus and altered cardiac gene expression. Basic Res Cardiol. 2013;108(5):372.
58. Cooper LT Jr, Hare JM, Tazelaar HD, Edwards WD, Starling RC, Deng MC, et al.; Giant Cell Myocarditis Treatment Trial Investigators. Usefulness of immunosuppression for giant cell myocarditis. Am J Cardiol. 2008;102(11):1535-9.
59. Mason JW, O'Connell JB, Herskowitz A, Rose NR, McManus BM, Billingham ME, et al. A clinical trial of immunosuppressive therapy for myocarditis. The Myocarditis Treatment Trial Investigators. N Engl J Med. 1995;333(5):269-75.
60. Frustaci A, Russo MA, Chimenti C. Randomized study on the efficacy of immunosuppressive therapy in patients with virus-negative inflammatory cardiomyopathy: the TIMIC study. Eur Heart J. 2009;30(16):1995-2002.
61. McNamara DM, Holubkov R, Starling RC, Dec GW, Loh E, Torre-Amione G, et al. Controlled trial of intravenous immune globulin in recent-onset dilated cardiomyopathy. Circulation. 2001;103(18):2254-9.
62. Goland S, Czer LSC, Siegel RJ, Tabak S, Jordan S, Luthringer D, et al. Intravenous immunoglobulin treatment for acute fulminant inflamma-

tory cardiomyopathy: series of six patients and review of literature. Can J Cardiol. 2008;24(7):571-4.

63. Kühl U, Pauschinger M, Schwimmbeck PL, Seeberg B, Lober C, Noutsias M, et al. **Interferon-beta** treatment eliminates cardiotropic viruses and improves left ventricular function in patients with myocardial persistence of viral genomes and left ventricular dysfunction. Circulation. 2003;107(22):2793-8.
64. Emmi G, Urban ML, Imazio M, Gattorno M, Maestroni S, Lopalco G, et al. Use of interleukin-1 blockers in pericardial and cardiovascular diseases. **Curr Cardiol Rep**. 2018;20(8): 61.
65. Parisi F, Paglionico A, Varriano V, Ferraccioli G, Gremese E. Refractory adult-onset Still disease complicated by macrophage activation syndrome and acutemyocarditis: a case report treated with high doses (8mg/kg/d) of anakinra. **Medicine (Baltimore)**. 2017;96(24):e6656
66. Butin M, Mekki Y, Phan A, Billaud G, Di Filippo S, Javouhey E, et al. Successful immunotherapy in life-threatening parvovirus B19 infection in a child. Pediatr Infect Dis J. 2013;32(7):789-92.
67. Van Tassell BW, Buckley LF, Carbone S, Trankle CR, Canada JM, Dixon DL, et al. Interleukin-1 blockade in heart failure with preserved ejection fraction: rationale and design of the Diastolic Heart Failure Anakinra Response Trial 2 (D-HART2). Clin Cardiol. 2017;40(9):626-32.
68. Van Tassell BW, Canada J, Carbone S, Trankle C, Buckley L, Oddi Erdle C, et al. Interleukin-1 blockade in recently decompensated systolic heart failure: results from REDHART (Recently Decompensated Heart Failure Anakinra Response Trial). Circ Heart Fail. 2017;10(11):e004373.

Capítulo 7

Síndrome de takotsubo e miocárdio não compactado

Vera Maria Cury Salemi
Leonardo A. M. Zornoff

PONTOS-CHAVE

- Síndrome de takotsubo: quadro agudo e reversível de insuficiência cardíaca; usualmente desencadeado por estresse; prevalência está aumentando; o tratamento permanece um desafio.
- Miocárdio não compactado: cardiomiopatia genética, manifestada por insuficiência cardíaca, arritmias e embolias. O ecocardiograma é o método diagnóstico de primeira linha e a ressonância magnética cardíaca é o método padrão-ouro. Indica-se anticoagulação em pacientes com disfunção ventricular.

Síndrome de takotsubo

A síndrome de takotsubo foi descrita, pela primeira vez, em 1990. Originalmente identificada no Japão, recebeu essa denominação em consequência do formato do ventrículo esquerdo na sístole, que se assemelhava com um tipo de armadilha para capturar polvos (*tako*) em forma de pote (*tsubo*).[1]

Após essa primeira descrição, outras denominações começaram a surgir, como síndrome do balonamento transitório do ventrículo esquerdo, cardiomiopatia de estresse e síndrome do coração partido, pela associação de eventos negativos estressantes com o aparecimento da doença. Atualmente, parece haver preferência para o termo síndrome de takotsubo. Aspecto importante a ser considerado refere-se ao fato de que eventos positivos também podem desencadear a síndrome de takotsubo, o que originou a designação de síndrome do coração feliz.[2]

Características clínicas

A síndrome de takotsubo é uma síndrome clínica caracterizada por quadro agudo e transitório de disfunção ventricular, frequentemente precedido por estresse físico ou emocional, ocorrido entre 1 e 5 dias do evento. Os principais fatores de estresse potencialmente desencadeadores da síndrome estão apresentados na Tabela 1. No entanto, é importante enfatizar que em aproximadamente 30-35% dos casos não foram identificados fatores desencadeantes para o aparecimento do quadro.[2]

TABELA 1 Principais fatores estressantes desencadeadores da síndrome de takotsubo

Endócrinos	Hipertireoidismo, feocromocitoma, Addison agudo, crise hiperglicêmica, hiponatremia, hipotireoidismo grave, deficiência adrenocorticotrófica
Neurológicos	AVC (hemorrágico ou isquêmico), trauma, injúria medular, miastenia gravis, síndrome de Guillain-Barré, epilepsia, encefalite
Respiratórios	Asma e DPOC exacerbado (especialmente com uso abusivo de β2 agonistas), pneumotórax, embolia pulmonar
Psiquiátricos	Ansiedade, abstinência a drogas, terapia eletroconvulsiva
Gastrointestinais	Colecistite, pancreatite, colite pseudomembranosa, peritonite, cólica biliar
Cardíacos	Eco de estresse com dobutamina, ablação por radiofrequência, implantação de marca-passo, cardioversão de arritmias
Infecciosos	Sepses, choque séptico, Covid-19
Medicações	Adrenalina, β2 agonistas, nortriptilina, agentes anestésicos, antidepressivos
Outros	Drogas ilícitas, cirurgias, pós-tranfusional

AVC: acidente vascular cerebral; DPOC: doença pulmonar obstrutiva crônica.

O quadro clínico típico é o aparecimento súbito de dor precordial com características anginosas, associada com dispneia de intensidade variável. Esse quadro é similar ao quadro clínico das síndromes coronarianas agudas (SCA). A síndrome de takotsubo também pode apresentar-se com diferentes manifestações clínicas, incluindo síncope, palpitações, hipotensão, congestão pulmonar e choque.[2]

O eletrocardiograma (ECG) frequentemente está alterado na síndrome de takotsubo. A alteração mais característica é o supradesnivelamento do segmento ST nas derivações precordiais, frequentemente sem elevação de V1. No entanto, essa alteração é vista em cerca de 40% dos pacientes. As elevações do segmento ST podem ser difusas e, menos frequentemente, podem aparecer apenas nas derivações inferiores. Outras alterações comuns são o encontro de inversão da onda T, principalmente nas derivações anteriores e laterais do ECG e o prolongamento do intervalo QT. O aparecimento de ondas Q patológicas e o infradesnivelamento do segmento ST são menos frequentes e podem sugerir SCA.[3]

Em relação aos biomarcadores, as troponinas estão aumentadas em mais de 90% dos casos, mas modestamente, tipicamente discrepantes à extensa anormalidade de contração. Do mesmo modo, os peptídeos natriuréticos estão aumentados em praticamente todos os casos, mas proporcionais ao grau de comprometimento funcional ventricular. Dessa forma, a síndrome de takotsubo se caracteriza por relação NT-proBNP/troponina maior que as SCA.[2]

Aproximadamente 90% dos pacientes com síndrome de takotsubo são mulheres, preferentemente após a menopausa, com similar prevalência em diferentes grupos étnicos. Recentemente, estima-se que aproximadamente 2% dos pacientes encaminhados para angioplastia coronariana de urgência com a hipótese de SCA apresentavam síndrome de takotsubo, com incidência de 100 novos casos ao ano para cada 1 milhão de pessoas.[2]

Outro aspecto relevante a ser considerado é que a síndrome de takotsubo pode apresentar cinco diferentes variações anatômicas de comprometimento ventricular esquerdo. A clássica descrição da síndrome de takotsubo está presente em 60-80% dos casos e implica acinesia ou discinesia apical e hipocinesia média, associado com hipercinesia da região basal. O segundo padrão mais frequente (10-20%) implica comprometimento segmentar da contração envolvendo a região média do ventrículo esquerdo. Esse padrão usualmente está associado com grave disfunção cardíaca. O terceiro padrão de comprometimento ventricular é chamado de takotsubo invertido ou basal com hipercontratilidade apical, encontrada em menos que 5% dos pacientes. Essa forma usualmente se associa com menor grau de disfunção ventricular. Alguns pacientes (< 0,5%) podem apresentar comprometimento focal do ventrículo esquerdo ou comprometimento isolado do ventrículo direito. Finalmente, alguns pacientes podem apresentar hipocinesia difusa do ventrículo esquerdo. Importante ressaltar que a síndrome de takotsubo pode recorrer com diferente variação anatômica ao encontrado inicialmente, no mesmo paciente.[2]

Recentemente, a ressonância magnética (RM) vem ganhando destaque na avaliação da síndrome de takotsubo. Além da análise funcional, caracteristicamente, o padrão clássico encontrado é importante edema nas regiões comprometidas, com ausência do realce tardio após a infusão de gadolineo ou marcação muito fraca, o que permitiria a diferenciação com infarto e, eventualmente, miocardite.[2]

Fisiopatologia

A fisiopatologia da síndrome de takotsubo é complexa e multifatorial. No entanto, existe consenso de que a ativação simpática desempenha papel crítico nesse processo. A seguir, discutiremos como a ativação simpática, por meio de sete mecanismos principais, resultaria em disfunção cardíaca aguda e reversível.

O primeiro mecanismo seria o efeito tóxico direto das catecolaminas. De fato, a concentração plasmática de catecolaminas pode ser até 34 vezes maior que os valores de referência. Além disso, o padrão histológico observado, com bandas de contração necrótica, é compatível com toxicidade por catecolaminas.[4]

O segundo mecanismo seria a disfunção endotelial. Dados de literatura mostram que disfunção endotelial é comum na síndrome de takotsubo, o que poderia resultar em vasoespasmo de artérias epicárdicas e da microcirculação, induzindo isquemia. No entanto, dados mais recentes de estudos clínicos e experimentais sugerem que as alterações da microcirculação foram identificadas em fases tardias da síndrome, mas não em fases mais precoces. Assim, apesar da ausência de dados definitivos, existe a suposição de que as alterações de microcirculação poderiam ser uma consequência, e não a causa, das anormalidades regionais de motilidade ventricular.[4]

O terceiro mecanismo seria a deficiência de estrógeno. Além de resultar em alterações da função endotelial, esse mecanismo também explicaria por que a síndrome de takotsubo é mais comum em mulheres na menopausa. Adicionalmente, o estrógeno tem atividade simpatolítica por inibição de sinais de transdução de receptores β adrenérgicos e diminuição do número de receptores adrenérgicos nas células cardíacas.[4]

Outro mecanismo seria uma resposta adaptativa protetora do miocárdio, por meio da ativação de vias de sinalização de sobrevida celular. Em concentrações suprafisiológicas, a adrenalina estimula a proteína G inibitória, por meio de receptores β2, que são expressos predominantemente na região apical. Esse fato, em associação com a ativação da via fosfatidil-inusitol quinase-3 (PI3K)/proteína quinase B (AKT), seria fundamental para a sobrevida celular, mas induziria efeito inotrópico negativo.[4]

Alterações energéticas também poderiam participar da fisiopatologia da síndrome de takotsubo. A ativação adrenérgica resultaria em alterações do metabolismo energético cardíaco, com diminuição da glicólise e da oxidação dos ácidos graxos. Em consequência, haveria menor substrato energético e diminuição da capacidade ATPásica da miosina com comprometimento funcional.[4]

Recentemente, crescentes evidências sugerem a participação da inflamação na fisiopatologia da síndrome de takotsubo. Em modelos experimentais, a infusão de catecolaminas resultou em infiltrado inflamatório, primeiramente com neutrófilos, seguido por macrófagos, acompanhado de edema e aumento de citocinas inflamatórias. Adicionalmente, diferentes estudos com RM mostraram importante edemas nas regiões acometidas, mas não em regiões não comprometidas. Importante, esse edema pode permanecer por meses após a fase aguda. Portanto, o papel da inflamação vem ganhando papel de destaque nos efeitos deletérios induzidos pelo excesso de catecolaminas.

Finalmente, existe a possibilidade da participação do óxido nítrico. A estimulação beta-adrenérgica pode estimular a síntese de óxido nítrico, que resultaria em vasodilatação e, eventualmente, choque. Esse fenômeno explicaria o fato de muitos pacientes apresentarem quadro de instabilidade hemodinâmica que é desproporcional ao grau de disfunção ventricular.[5] No entanto, é importante ressaltar que, provavelmente, diferentes mecanismos podem participar com diversa relevância em diferentes pacientes.[5]

Diagnóstico

A síndrome de takotsubo deve ser sempre considerada diante da suspeita clínica de SCA, no qual a angiografia coronariana não mostrou lesões limitantes ao fluxo sanguíneo.

Existem diversos critérios para o diagnóstico, dependendo do país ou da sociedade científica envolvida. Classicamente, um dos critérios mais utilizados é o Heart Failure Association - European Society of Cardiology. Recentemente, a Sociedade Europeia de Cardiologia propôs o International takotsubo (InterTak) Diagnostic Criteria[6]. Esses critérios estão inclusos na Tabela 2.

TABELA 2 Critérios para o diagnóstico de síndrome de takotsubo

Heart Failure Association-European Society of Cardiology
1. Anormalidades regionais de motilidade transitórias, os quais frequentemente, mas não sempre, são precedidas por estresse desencadeante.
2. As anormalidades regionais de motilidade estendem-se para além do território irrigado por determinada artéria coronária e, frequentemente, resultam em disfunção cincunferencial do segmento envolvido.
3. Ausência de lesão culpada arterial coronariana, incluindo ruptura aguda da placa, formação de trombo, dissecção coronária ou outras condições patológicas que expliquem o padrão da disfunção transitória do ventrículo esquerdo (por exemplo cardiomiopatia hipertrófica ou miocardite viral).
4. Anormalidades novas e reversíveis ao eletrocardiograma (elevação do segmento ST, infradesnivelamento do segmento ST, inversão da onda T, bloqueio de ramo esquerdo, prolongação do QTc) durante a fase aguda (3 meses).
5. Elevação sérica significativa dos peptídeos natriuréticos durante a fase aguda.
6. Elevação relativamente pequena das troponinas cardíacas, avaliadas com método convencional, desproporcional à grande área de miocárdio disfuncional.
7. Recuperação da função sistólica ventricular detectada por imagem, no seguimento (3-6 meses).

(continua)

TABELA 2 Critérios para o diagnóstico de síndrome de takotsubo (*continuação*)

InterTak Diagnostic Criteria
1. Pacientes com disfunção ventricular esquerda transitória, apresentando-se como balonamento apical, ou anormalidades medial, basal ou focal. O ventrículo direito pode estar envolvido. Pacientes podem apresentar transição entre os tipos de anormalidade de motilidade. A anormalidade regional usualmente ultrapassa a distribuição de um vaso epicárdico; no entanto, em alguns casos, a anormalidade de motilidade regional está presente na região distribuição de um vaso epicárdico (padrão focal).
2. Estresse físico, emocional ou ambos podem preceder a síndrome de takotsubo, mas isso não é obrigatório.
3. Doenças neurológias (ex.: AVC, hemorragia subaracnóidea, convulsão, ataque isquêmico transitório) ou feocromocitoma podem servir como fator desencadeante.
4. Novas anormalidades no eletrocardiograma (ECG) estão presentes (elevação do segmento ST, infradesnivelamento do segmento ST, inversão da onda, prolongamento do intervalo QT); entretanto, raros casos podem existir sem alterações do ECG.
5. Biomarcadores cardíacos (troponina e CPK) estão moderadamente elevados na maioria dos casos; elevação significativa do peptídeo natriurético é comum.
6. Doença arterial coronariana significante não é contraindicação para o diagnóstico.
7. Não há evidências de miocardite infecciosa (recomenda-se a ressonância magnética).
8. Mulheres após a menopausa são afetadas predominantemente.

Complicações e prognóstico

Inicialmente, a síndrome de takotsubo foi considerada entidade benigna, já que a maioria dos pacientes apresentam recuperação funcional completa. No entanto, como resultado das complicações, a mortalidade hospitalar é de aproximadamente 4-5%, a recorrência é comum, com taxas de 2-4% ao ano. As complicações mais frequentes da cardiomiopatia de estresse são a insuficiência cardíaca aguda (12-45%), o comprometimento do ventrículo direito (18-34%), a obstrução à via de saída do ventrículo esquerdo devido à hipercontratilidade da porção basal na forma clássica (10-25%), associado com a insuficiência mitral pelo efeito Venturi (14-25%), choque (6-20%), arritmias atriais (5-15%) ou ventriculares (4-9%) e formação de trombos (2-8%).[5]

Do mesmo modo, aceita-se que pacientes com a síndrome de takotsubo apresentem maior morbidade e mortalidade que pacientes sem a síndrome. Assim, pacientes com takotsubo podem apresentar fadiga (74%), falta de ar (43%), precordialgia (8%) e palpitações (8%), em comparação com pacientes que nunca apresentaram a patologia. Do mesmo modo, pacientes em fase crônica de recuperação da síndrome apresentam mais eventos cardiovasculares, provavelmente em consequência do processo inflamatório crônico.[5]

Abordagem terapêutica

Na ausência de dados de grandes estudos clínicos, a abordagem dos pacientes começa com a estratificação de risco (Tabela 3). Pacientes de alto risco são definidos pela presença de pelo menos um critério maior ou dois fatores de risco menores. Pacientes de alto risco devem ser monitorados continuamente com ECG nas primeiras 48 horas em unidades de tratamento intensivo. Pacientes de baixo risco podem ser monitorados por 24 horas e ter alta precoce.

TABELA 3 Estratificação de risco na síndrome de takotsubo

Fatores de risco	Alto risco	Baixo risco
Fatores de risco maiores		
Idade	≥ 75 anos	Ver fatores menores
PAS	< 110 mmHg	≥ 110 mmHg
Edema pulmonar	Presente	Ausente
Síncope inexplicada, TV ou FV	Presente	Ausente
FEVE	< 35%	Ver fatores menores
Obstrução da via de saída do VE	≥ 40 mmHg	< 40 mmHg
Insuficiência mitral	Presente	Ausente
DSV novo ou ruptura da parede VE	Presente	Ausente
Fatores de risco menores		
Idade	70-75 anos	< 70 anos
QTc	≥ 500 ms	< 500 ms
Onda Q patológica	Presente	Ausente
Elevação ST persistente	Presente	Ausente
FEVE	35-45%	≥ 45%
Fator estressante físico	Presente	Ausente
BNP	≥ 600 pg/mL	< 600 pg/mL
NT-proBNP	≥ 2.000 pg/mL	< 2.000 pg/mL
DAC obstrutiva	Presente	Ausente
Envolvimento biventricular	Presente	Ausente

BNP: peptídio natriurético (do inglês, *brain natriuretic peptide*); DAC: doença arterial coronariana; FEVE: fração de ejeção do ventrículo esquerdo; FV: fibrilação ventricular; NT-proBNP: porção N-terminal do pró-hormônio do peptídio natriurético; PAS: pressão arterial sistólica; TV: taquicardia ventricular.

Medicações com atividade simpaticomiméticas devem ser retiradas. Para pacientes com congestão pulmonar, diuréticos são a primeira opção. Se o paciente estiver hipertenso, mas com fração de ejeção entre 35-45%, podem ser administrados vasodilatadores endovenosos, inibidores do sistema renina--angiotensina ou doses baixas de betabloqueadores. Nos casos de obstrução da via de saída do ventrículo esquerdo, os betabloqueadores são a primeira opção e os vasodilatadores devem ser evitados[7,8].

Para pacientes com instabilidade hemodinâmica, levosimendana, por não apresentar atividade adrenérgica, pode ser o inotrópico de escolha. Em casos graves ou refratários, pode ser utilizado o balão de contrapulsação aórtico, com a ressalva de que ele pode piorar a obstrução da via de saída do ventrículo esquerdo[7,8].

Não há grandes estudos que avaliaram o efeito de medicações para prevenir a recorrência da síndrome de takotsubo. Inicialmente, os betabloqueadores foram testados, mas com resultados inconsistentes e negativos na maioria dos estudos. Por outro lado, inibidores da enzima conversora da angiotensina ou bloqueadores dos receptores da angiotensina II têm sido recomendados por alguns autores[7,8].

Em conclusão, adicionais estudos clínicos randomizados são necessários para o estabelecimento da correta abordagem terapêutica de pacientes diagnosticados com síndrome de takotsubo.

Miocárdio não compactado

O miocárdio não compactado (MNC) é classificado pela Associação Americana de Cardiologia como uma cardiomiopatia de cunho genético, enquanto a Organização Mundial da Saúde (OMS) e a Sociedade Europeia de Cardiologia consideram uma cardiomiopatia não classificada.[9] Essa doença foi inicialmente descrita em 1926 por Grant em uma necropsia de criança com cardiopatia congênita, e, em 1975, Dusek et al. descreveram a "persistência pós-natal de miocárdio esponjoso" nos achados de necropsia de 5 crianças. Engberding e Bender, em 1985, realizaram o diagnóstico pela ecocardiografia, denominando-o miocárdio esponjoso, enquanto em 1986, Jenni et al. descreveram os mesmos achados por ecocardiografia, angiografia e achados anatomopatológicos.[10] Contudo, foram Chin et al., em 1990, os primeiros a proporem a terminologia "miocárdio não compactado" em um estudo de 8 pacientes (3 deles em necropsia); eles descreveram a presença de trabeculações proeminentes e numerosas, com recessos intertrabeculares profundos que se comunicam com a cavidade do VE, sugerindo que a doença se origine da interrupção no processo de compactação miocárdica no 1º trimestre da vida intrauterina.[11] Em condições normais, a compactação do miocárdio vai da base para o ápice ventricular, do septo para a parede lateral do VE e do epicárdio para o endocárdio. No MNC, há interrupção desse processo, de forma que o miocárdio fica composto de 2 camadas: uma externa compactada, e a outra interna não compactada, sem comunicação com as artérias coronárias.[12] Acredita-se que quanto mais precoce essa interrupção no período embrionário, maior o grau de disfunção ventricular e mais extensas as trabéculas.[13] A prevalência é de 4,5-26 por 10 mil adultos avaliados em centros cardiológicos, sendo que estudo prévio mostrou que esta é a 3ª causa de cardiomiopatia em crianças, depois da dilatada e da hipertrófica.[14-16] As bases genéticas da doença são bem conhecidas, podendo decorrer de casos esporádicos ou familiares; o padrão de herança mais comum é autossômico dominante. Uma mutação pode levar a diferentes fenótipos, como MNC, cardiomiopatia dilatada até cardiomiopatia hipertrófica dentro de uma mesma família.[9] Dessa forma, alguns autores questionam se o MNC é uma doença propriamente dita ou um espectro das outras duas doenças.[17] O comprometimento familiar pela doença ocorre em até 50% dos casos, e estudo prévio mostrou que, entre os familiares acometidos, a maioria é assintomática, reforçando a importância do rastreamento familiar para acompanhamento e tratamento precoces.[18]

Quadro clínico

Os achados clínicos principais são insuficiência cardíaca, arritmias atriais e/ou ventriculares ou fenômenos tromboembólicos.[10,19] A grande maioria dos pacientes apresenta fase longa da vida assintomática. Os sintomas cardiovasculares mais frequentes são a dispneia (em até 79% dos casos) e a dor torácica (em até 26% dos casos). Entretanto, a morte súbita pode ser a manifestação inicial. As manifestações da insuficiência cardíaca estão presentes em mais da metade dos casos, sendo que a disfunção sistólica ocorre em até 84% dos pacientes e está associada a maior mortalidade.[20-23] A disfunção sistólica ventricular direita é mais comum nos casos com maior comprometimento do VE e está relacionada à maior incidência de arritmias ventriculares, levando a uma taxa maior de implante de cardiodesfibriladores e um pior prognóstico.[24] A fisiopatologia da disfunção miocárdica no MNC é desconhecida, sendo proposto que possa estar relacionada a redução da reserva do fluxo coronariano, disfunção da microcirculação, alteração primária do metabolismo cardíaco, distúrbios mitocondriais e perda da torção ventricular, levando à alteração da mecânica cardíaca. [9,16,22,25] Em pacientes pediátricos, foi descrito o padrão ondulante da função ventricular, que consiste em recuperação da função ventricular na infância, com posterior deterioração, entretanto, não se conhece o fator que desencadeia tal processo.[26] As arritmias ventriculares ocorrem em até 62% dos casos, podem ter caráter maligno e devem estar associadas à presença de trabéculas como substrato ao mecanismo de reentrada, além da redução da perfusão miocárdica e da disfunção da microcirculação, que podem levar a fibrose subendocárdica, com perda da homogeneidade elétrica e circuitos de micro -reentrada, indicando a necessidade de diagnóstico e tratamento precoce dos pacientes.[27] As arritmias relacionadas a pior prognóstico em pacientes com MNC são a fibrilação atrial (FA), que ocorre em até 25% dos adultos, e as taquiarritmias ventriculares, presentes em até 47% dos pacientes.[19,20,28] A estase sanguínea, que ocorre na área próxima às trabéculas, predispõe à formação de trombos e é maior em pacientes com disfunção ventricular. Os fenômenos tromboembólicos ocorrem em até 38% dos casos, sendo mais comuns em pacientes com volume maior de trabéculas, com disfunção ventricular e arritmias atriais. Além disso, podem ocorrer como apresentação inicial da doença em até 7% dos casos.[29-31] A incidência está reduzindo, graças a maior orientação em relação ao uso de anticoagulantes nesses pacientes.[32]

Métodos diagnósticos

O número de pacientes com diagnóstico de MNC vem aumentando graças à evolução dos métodos diagnósticos e ao maior conhecimento da doença. O ecocardiograma é o exame de primeira-linha para o diagnóstico, enquanto a ressonância magnética cardíaca (RMC) é considerada o método padrão-ouro na doença. São ainda importantes no diagnóstico o ECG de 12 derivações, o Holter de 24 horas, a tomografia computadorizada (TC) do coração e a ventriculografia esquerda.[9]

Eletrocardiograma de 12 derivações

As alterações eletrocardiográficas são frequentes, mas nenhum padrão típico da doença foi identificado até o momento. As alterações eletrocardiográficas mais frequentes são bloqueio do ramo direito (BRD), bloqueio do ramo esquerdo (BRE), taquicardia ventricular (TV), FA, bloqueios atrioventriculares e síndrome de Wolf-Parkinson-White (WPW); esta é mais comum na população pediátrica.[16,20] Alguns achados eletrocardiográficos podem ser considerados preditores de morbimortalidade cardiovascular, como intervalo PQ, duração do intervalo QTc e alterações da repolarização ventricular.[33] Além disso, a fragmentação do QRS, quando presente em 3 ou mais derivações, reflete um atraso de condução da ativação miocárdica, tem relação direta também com o grau de trabeculação e consequente grau de disfunção ventricular e o prognóstico desses pacientes.[27,34]

Holter de 24 horas

As arritmias podem ser a primeira manifestação da doença, são frequentes, muitas vezes graves e podem levar a morte súbita. Dessa forma, o Holter de 24 horas é também um exame de primeira linha, sendo indicado anualmente nesses pacientes.[35]

Ecocardiograma

Os critérios diagnósticos para o do MNC são os seguintes:

- Critérios de Chin et al. (Califórnia): são utilizados para trabéculas do ápice do VE em cortes paraesternal eixo curto e apical, no final da diástole, com $X/Y \leq 0,5$, em que: – X = distância da superfície epicárdica até o recesso trabecular. – Y = distância da superfície epicárdica até o pico das trabeculações.[11]
- Critérios de Jenni et al. (Zurique): ausência de alterações cardíacas coexistentes. Espessamento da parede miocárdica do VE com duas camadas: uma epicárdica fina e compactada (C) e outra endocárdica espessa e não compactada (NC), preenchida por sangue vindo da cavidade ventricular. A razão $NC/C > 2$ no eixo curto, no final da sístole.

A localização das trabéculas é geralmente nas paredes apical, mediolateral e medioinferior do VE.[36]

- Critérios de Stöllberger et al. (Viena): Presença de 4 ou mais trabéculas apicais em relação aos músculos papilares, visíveis em um único plano de imagem, e apresentam a mesma ecogenicidade do miocárdio e movimento sincrônico com a contração ventricular. Os espaços intratrabeculares são preenchidos por sangue proveniente da cavidade ventricular, visualizados ao Doppler colorido, em corte apical quatro câmaras. Deve-se realizar diferentes cortes para obter melhor definição da imagem e diferenciar de falsas cordas e bandas aberrantes. A razão NC/C > 2 no eixo curto, no final da diástole.[37]

Entretanto, quando esses critérios foram comparados, foi observado que apenas 29,9% dos pacientes com diagnóstico prévio de MNC preenchiam os 3 critérios; além disso, 8% dos indivíduos saudáveis preencheram 1 ou mais critérios.[38] Dessa forma, não há consenso de qual critério seria o padrão-ouro, uma vez que esse método tem limitações por ser operador-dependente, sendo que indivíduos sadios podem apresentar trabeculações sem apresentar doença. Embora o critério de Jenni et al. seja mais utilizado na prática clínica, o ideal para diagnóstico é a presença dos 3 critérios ecocardiográficos da doença. As limitações desse método são dificuldade na visualização do ápice ventricular, dependência da experiência do operador, além da reprodutibilidade limitada das medidas das trabeculações.[38,39] O uso de contraste ecocardiográfico e a ecocardiografia tridimensional permitem melhor avaliação das trabéculas.[40] A técnica ecocardiográfica do *speckle tracking* permite detectar comprometimento miocárdico subclínico em pacientes com fração de ejeção global preservada.[41] Ocorre redução do *strain* global longitudinal do VE em regiões média e apical, enquanto a região basal do VE apresenta motilidade preservada, diferentemente da cardiomiopatia dilatada, que mostra redução das 3 regiões em cortes apicais.[42] A torção ventricular está reduzida e muitos pacientes apresentam rotação em corpo rígido ou em bloco, com o ápice e a base ventriculares girando na mesma direção, diferentemente dos indivíduos normais, nos quais a rotação da base ocorre no sentido horário e do ápice em anti-horário. Isso também leva ao comprometimento da função ventricular, mas também pode ocorrer em outras cardiomiopatias como a dilatada ou cardiopatia hipertensiva.[43] Esse comprometimento da função ventricular não está restrito às regiões trabeculadas, mas ocorre difusamente, sugerindo que essa doença seja difusa e não restrita às regiões trabeculadas.[28,41]

Ressonância magnética cardíaca

A RMC é considerada o melhor método de imagem no diagnóstico do MNC por permitir o melhor delineamento entre a região compactada e não compactada, com obtenção de múltiplos planos de imagem. Além disso, possibilita a caracterização tecidual pela técnica do realce tardio, avaliação mais detalhada da morfologia e função do ventrículo direito, detecção de trombos e avaliação da motilidade segmentar. Entre os critérios utilizados no diagnóstico dessa doença, os mais utilizados são o critério de Pettersen et al. e o de Jacquier et al.[44-45]

- Critério de Petersen et al.: razão entre camada não compactada e compactada > 2,3 no local de maior trabeculação. Eixo longo, no local de maior trabeculação, no final da diástole (sensibilidade de 86% e especificidade de 99%). Exclusão do ápice do VE, já que essa região já é um pouco mais trabeculada. Realce tardio subendocárdico, independentemente da distribuição coronariana, também presente em áreas compactadas.
- Critérios de Jacquier et al.: massa trabeculada do VE > 20% da massa global do VE, obtida no eixo curto, no final da diástole, sendo que o músculo papilar deve ser incluído

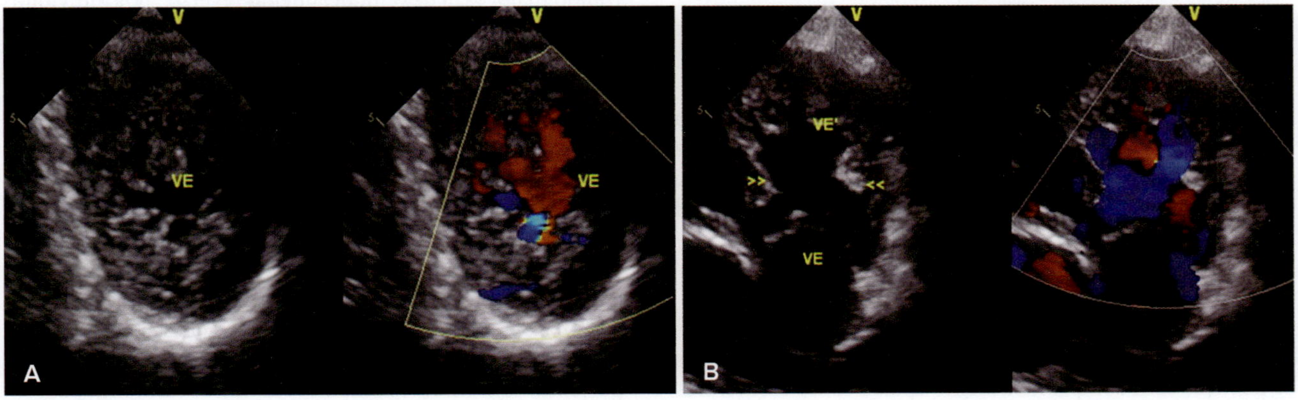

FIGURA 1

Ecocardiograma de pacientes com miocárdio não compactado. A. Corte paraesternal eixo curto; observam-se trabéculas extensas na ponta do VE, e com Doppler colorido, observa-se o fluxo com baixa velocidade penetrando nas trabéculas. B: Corte apical 4 câmaras com trabéculas extensas na região médio apical do VE e com Doppler colorido com baixas velocidades penetrando nas trabéculas. Observa-se ainda trave muscular na região médio-ventricular.

VE: ventrículo esquerdo.

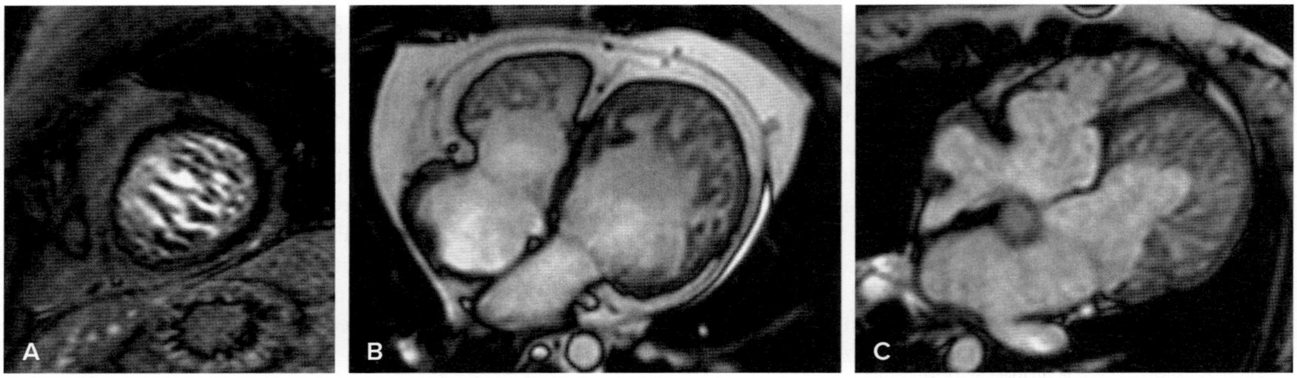

FIGURA 2

Ressonâncias de pacientes com miocárdio não compactado, onde se observa extensa trabécula na ponta do VE em eixo curto (A); corte apical com miocárdio não compactado biventricular (B); trabécula extensa do ventrículo esquerdo (C).

VE: ventrículo esquerdo.

na massa compactada. Marcador de alta sensibilidade e especificidade no diagnóstico.

Infelizmente, até hoje não existem critérios confiáveis de comprometimento do ventrículo direito em pacientes com MNC. Outra técnica que pode ser utilizada é estudo do mapa T1, que reflete a presença da expansão do extracelular, achado precocemente em relação à técnica do realce tardio, e apresenta relação com arritmia e função ventricular.[46]

Tomografia computadorizada do coração com contraste

A tomografia computadorizada (TC) do coração com contraste pode ser realizada em pacientes com contraindicação à realização da RMC. O critério utilizado é a relação NC/C maior que 2,2, no final da diástole. Esse método tem a vantagem de permitir a avaliação da circulação coronariana, e a desvantagem do uso de radiação ionizante e de contraste iodado.[47]

Aconselhamento genético

A Sociedade Europeia de Arritmia Cardíaca propôs, em 2011, que a avaliação genética de todos os membros da família seja considerada classe I, quando uma mutação genética específica é identificada em um caso índice. A realização do rastreamento genético familiar é considerada uma ferramenta fundamental no aconselhamento genético desses pacientes.[48]

Diagnóstico diferencial

No diagnóstico diferencial com MNC, devem ser consideradas as doenças com comprometimento apical, como cardiomiopatia hipertrófica apical, endomiocardiofibrose, cardiomiopatia dilatada com trombos apicais, cordas intracavitárias, tumores ventriculares e hipertrabeculação ventricular, que pode ser transitória em indivíduos saudáveis, negros, atletas e gestantes.[16,49]

Tratamento

O tratamento de pacientes com MNC e insuficiência cardíaca é baseado nas recomendações do manejo dessa doença, devendo ser considerada a prevenção dos eventos tromboembólicos. A anticoagulação oral está indicada em pacientes com disfunção ventricular para reduzir a incidência de fenômenos tromboembólicos, independentemente da presença de FA. Além disso, deve ser utilizada na presença de trombo intracardíaco, eventos embólicos prévios e FA.[16,29,31,32,50] Entretanto, alguns relatos de caso mostram que mesmo os pacientes com função ventricular preservada apresentam eventos embólicos, sugerindo uso de anticoagulantes em pacientes com MNC, independentemente da função ventricular. A terapia por ressincronização segue as recomendações da literatura para o tratamento da insuficiência cardíaca, e alguns estudos sugerem que esses pacientes são hiper-respondedores. Bertini et al. compararam o efeito da ressincronização cardíaca em pacientes com cardiomiopatia dilatada e MNC, com melhor resultado nestes últimos, mostrando maior taxa de remodelamento reverso.[51] Os indivíduos com MNC e função ventricular normal frequentemente são assintomáticos e devem ser avaliados a cada 1 a 2 anos, para realizar diagnóstico precoce das possíveis complicações da doença, diferentemente dos pacientes com MNC e insuficiência cardíaca, que devem ter acompanhamento mais frequente.

Prognóstico

O registro francês publicado em 2011 por Habib et al. com 45 pacientes seguidos por 10 anos, mostrou sobrevida média em 97% em 46 meses, sugere que o prognóstico é melhor do que se pensava previamente e, na atualidade, a mortalidade de pacientes com MNC é comparável a outras cardiomiopatias.[20]

Vários estudos têm mostrado que os fatores de prognóstico reservado são dilatação das câmaras esquerdas, disfunção ventricular esquerda, classe funcional III/IV, redução da pressão arterial sistólica, presença de hipertensão arterial pulmonar, BRD, insuficiência cardíaca, eventos embólicos sistêmicos e arritmia ventricular sustentada.[14,15,19,20,23] Por outro lado, os pacientes com função ventricular normal, geralmente diagnosticados por rastreamento familiar, têm melhor prognóstico.[20]

DESTAQUES DE INOVAÇÃO

O dispositivo de assistência ventricular tem sido utilizado em pacientes com MNC com bons resultados. Infelizmente, a casuística é formada por relatos de caso, devendo-se ter um cuidado especial em relação à otimização da anticoagulação e no intraoperatório deve-se realizar o debridamento do VE para que as trabéculas não prejudiquem o funcionamento do dispositivo.

RESUMO

- A síndrome de takotsubo é uma síndrome clínica com quadro agudo e transitório de disfunção ventricular, usualmente desencadeado por estresse físico ou emocional, classicamente caracterizado por aparecimento súbito de dor precordial e dispneia, associado com supradesnivelamento do segmento ST nas derivações precordiais e acinesia/discinesia apical e hipocinesia média, associado com hipercinesia da região basal do ventrículo esquerdo.
- Na ausência de dados de grandes estudos clínicos, o tratamento se inicia com a retirada de medicações com atividade simpaticomiméticas. Para pacientes com congestão pulmonar, diuréticos são a primeira opção. Para pacientes com instabilidade hemodinâmica, levosimendana pode ser o inotrópico de escolha. Em casos graves ou refratários, pode ser utilizado o balão de contrapulsação aórtico. No entanto, o tratamento permanece um desafio.
- O miocárdio não compactado é uma cardiomiopatia genética descrita em 1990, e é caracterizada por trabeculações proeminentes e recessos intertrabeculares profundos que se comunicam com a cavidade do VE. O miocárdio fica composto de 2 camadas: uma externa compactada (C) e a outra interna não compactada (NC), sem comunicação com as artérias coronárias. A manifestação clínica se dá por uma tríade: insuficiência cardíaca, arritmias e fenômenos tromboembólicos. O ecocardiograma é o método diagnóstico de primeira linha e a ressonância magnética cardíaca é o método padrão-ouro. Os pacientes com disfunção ventricular devem ser anticoagulados pela alta frequência de fenômenos tromboembólicos. O comprometimento familiar pela doença ocorre em até 50% dos casos, e entre os familiares acometidos, a maioria é assintomática, reforçando a importância do rastreamento familiar, para o acompanhamento e o tratamento precoces.

Referências bibliográficas

1. Sato TH, Uchida T, Dote K, Ishihara M. Tako-tsubo-like left ventricular dysfunction due to multivessel coronary spasm. In: Kodama K, Haze K, Hori M, eds. Clinical aspect of myocardial injury: from ischemia to heart failure. Tokyo, Japan: Kagakuhyoronsha; 1990. p.56-64.
2. Rawish E, Stiermaier T, Santoro F, Brunetti ND, Eitel I. Current knowledge and future challenges in takotsubo syndrome: Part 1 – Pathophysiology and diagnosis. J Clin Med. 2021;10:479.
3. Chhabra L, Butt N, Ahmad SA, Kayani WT, Sangong A, Patel V, et al. Electrocardiographic changes in takotsubo cardiomyopathy. J Electrocardiol. 2021;65:28-33.
4. Lyon AR, Citro R, Schneider B, Morel O, Ghadri JR, Templin C, et al. Pathophysiology of takotsubo syndrome: JACC State-of-the-Art Review. J Am Coll Cardiol. 2021;77:902-921.
5. Ong GJ, Nguyen TH, Kucia A, Liu SF, Surikow SY, Girolamo O, et al. Takotsubo syndrome: finally emerging from the shadows? Heart Lung Circ. 2021;30:36-44.
6. Ghadri JR, Wittstein IS, Prasad A, Sharkey S, Dote K, Akashi YJ, et al. International Expert Consensus Document on takotsubo syndrome (Part I): Clinical characteristics, diagnostic criteria, and pathophysiology. Eur Heart J. 2018;39:2032-46.
7. Santoro F, Mallardi A, Leopizzi A, Vitale E, Rawish E, Stiermaier T, et al. Current knowledge and future challenges in takotsubo Syndrome: Part 2-treatment and prognosis. J Clin Med. 2021;10:468.
8. Ali M, Rigopoulos AG, Ali K, Ikonomidis I, Makavos G, Matiakis M, et al. Advancements in the diagnostic workup, prognostic evaluation, and treatment of takotsubo syndrome. Heart Fail Rev. 2020;25:757-71.
9. Paterick TE, Umland MM, Jan MF, Ammar KA, Kramer C, Khandheria BK, et al. Left ventricular noncompaction: a 25-year odyssey. J Am Soc Echocardiogr. 2012;25(4):363-75.
10. Jenni R, Goebel N, Tartini R, Schneider J, Arbenz U, Oelz O. Persisting myocardial sinusoids of both ventricles as an isolated anomaly: echocardiographic, angiographic, and pathologic anatomical findings. Cardiovasc Intervent Radiol. 1986;9(3):127-31.
11. Chin TK, Perloff JK, Williams RG, Jue K, Mohrmann R. Isolated noncompaction of left ventricular myocardium. A study of eight cases. Circulation. 1990;82(2):507-13.
12. Burke A, Mont E, Kutys R, Virmani R. Left ventricular noncompaction: a pathological study of 14 cases. Hum Pathol. 2005;36(4):403-11.
13. Sedmera D, McQuinn T. Embryogenesis of the heart muscle. Heart Fail Clin. 2008;4:235-45.
14. Ichida F, Hamamichi Y, Miyawaki T, Ono Y, Kamiya T, Akagi T, et al. Clinical features of isolated noncompaction of the ventricular myocardium: long-term clinical course, hemodynamic properties, and genetic background. J Am Coll Cardiol. 1999;34(1):233-40.
15. Oechslin EN, Attenhofer Jost CH, Rojas JR, Kaufmann PA, Jenni R. Long-term follow-up of 34 adults with isolated left ventricular noncompaction: a distinct cardiomyopathy with poor prognosis. J Am Coll Cardiol. 2000;36:493- 500.
16. Paterick TE, Tajik AJ. Left ventricular noncompaction: a diagnostically challenging cardiomyopathy. Circ J. 2012;76:1556-62.
17. Ganame J. Left ventricular non-compaction: from recognition to treatment. Curr Pharm Des. 2015;21:484-90.
18. Hoedemaekers YM, Caliskan K, Michels M, Frohn-Mulder I, van der Smagt JJ, Phefferkorn JE, et al. The importance of genetic counseling, DNA diagnostics, and cardiologic family screening in left ventricular noncompaction cardiomyopathy. Circ Cardiovasc Genet. 2010;3(3):232-9.
19. Tian T, Liu Y, Gao L, Wang J, Sun K, Zou Y, et al. Isolated left ventricular noncompaction: clinical profile and prognosis in 106 adult patients. Heart Vessels. 2014;29(5):645-52.
20. Habib G, Charron P, Eicher JC, Giorgi R, Donal E, Laperche T, et al. Isolated left ventricular non-compaction in adults: clinical and echocardiographic features in 105 patients. Results from a French registry. Eur J Heart Fail. 2011;13(2):177-85.

21. Bennett CE, Freudenberger R. The current approach to diagnosis and management of left ventricular noncompaction cardiomyopathy: review of the literature. Cardiol Res Pract. 2016;2016:5172308.
22. Oechslin E, Jenni R. Left ventricular non-compaction revisited: a distinct phenotype with genetic heterogeneity? Eur Heart J. 2011;32:1446-56.
23. Brescia ST, Rossano JW, Pignatelli R, Jefferies JL, Price JF, Decker JA, et al. Mortality and sudden death in pediatric left ventricular noncompaction in a tertiary referral center. Circulation. 2013;127(22):2202-8.
24. Leung SW, Elayi C-S, Charnigo RJ, Syed MA. Clinical significance of right ventricular dysfunction in left ventricular non-compaction cardiomyopathy. Int J Cardiovasc Imaging. 2012;28:1123-31.
25. Tavares de Melo MD, Giorgi MCP, Assuncao AN Jr., Dantas RN Jr., Araujo Filho JA, Parga Filho JR, et al. Decreased glycolytic metabolism in non-compaction cardiomyopathy by 18F-fluoro-2-deoxyglucose positron emission tomography: new insights into pathophysiological mechanisms and clinical implications. Eur Heart J Cardiovasc Imaging. 2017;18(8):915-21.
26. Parent JJ, Towbin JA, Jefferies JL. Medical therapy leads to favorable remodeling in left ventricular non-compaction cardiomyopathy: dilated phenotype. Pediatr Cardiol. 2012;37:674-7.
27. Cetin MS, Ozcan Cetin EH, Canpolat U, Cay S, Topaloglu S, Temizhan A, et al. Usefulness of fragmented QRS complex to predict arrhythmic events and cardiovascular mortality in patients with noncompaction cardiomyopathy. Am J Cardiol. 2016;117(9):1516-23.
28. Peters F, Khandheria BK, Libhaber E, Maharaj N, Dos Santos C, Matioda H, et al. Left ventricular twist in left ventricular noncompaction. Eur Heart J Cardiovasc Imaging. 2014;15(1):48-55.
29. Stöllberger C, Blazek G, Dobias C, Hanafin A, Wegner C, Finsterer J. Frequency of stroke and embolism in left ventricular hypertrabeculation/noncompaction. Am J Cardiol. 2011;108(7):1021-3.
30. Bhatia NL, Tajik AJ, Wilansky S, Steidley DE, Mookadam F. Isolated noncompaction of the left ventricular myocardium in adults: a systematic overview. J Card Fail. 2011;17:771-8.
31. Finsterer J, Stöllberger C. Primary prophylactic anticoagulation is mandatory if noncompaction is associated with atrial fibrillation or heart failure. Int J Cardiol. 2015;184:268-9.
32. Stöllberger C, Finsterer J. New oral anticoagulants for stroke prevention in left ventricular hypertrabeculation/noncompaction? Int J Cardiol. 2013;168:2910-1.
33. Steffel J, Kobza R, Oechslin E, Jenni R, Duru F. Electrocardiographic characteristics at initial diagnosis in patients with isolated left ventricular noncompaction. Am J Cardiol. 2009;104:984-9.
34. Ozcan F, Turak O, Canpolat U, Avci S, Tok D, Isleyen A, et al. Fragmented QRS predicts the arrhythmic events in patients with heart failure undergoing ICD implantation for primary prophylaxis: more fragments more appropriate ICD shocks. Ann Noninvasive Electrocardiol. 2014;19(4):351-7.
35. Udeoji DU, Philip KJ, Morrissey RP, Phan A, Schwarz ER. Left ventricular noncompaction cardiomyopathy: updated review. Ther Adv Cardiovasc Dis. 2013;7:260-73.
36. Jenni R, Oechslin E, Schneider J, Attenhofer Jost C, Kaufmann PA. Echocardiographic and pathoanatomical characteristics of isolated left ventricular non-compaction: a step towards classification as a distinct cardiomyopathy. Heart. 2001;86:666-71.
37. Stöllberger C, Finsterer J, Blazek G. Left ventricular hypertrabeculation/noncompaction and association with additional cardiac abnormalities and neuromuscular disorders. Am J Cardiol. 2002;90:899-902.
38. Kohli SK, Pantazis AA, Shah JS, Adeyemi B, Jackson G, McKenna WJ, et al. Diagnosis of left-ventricular non-compaction in patients with left-ventricular systolic dysfunction: time for a reappraisal of diagnostic criteria? Eur Heart J. 2008;29(1):89-95.
39. Saleeb SF, Margossian R, Spencer CT, Alexander ME, Smoot LB, Dorfman AL, et al. Reproducibility of echocardiographic diagnosis of left ventricular noncompaction. J Am Soc Echocardiogr. 2012;25(2):194-202.
40. Koo BK, Choi D, Ha JW, Kang SM, Chung N, Cho SY. Isolated noncompaction of the ventricular myocardium: contrast echocardiographic findings and review of the literature. Echocardiography. 2002;19(2):153-6.
41. Bellavia D, Michelena HI, Martinez M, Pellikka PA, Bruce CJ, Connolly HM, et al. Speckle myocardial imaging modalities for early detection of myocardial impairment in isolated left ventricular non-compaction. Heart. 2010;96(6):440-7.
42. Niemann M, Liu D, Hu K, Cikes M, Beer M, Herrmann S, et al. Echocardiographic quantification of regional deformation helps to distinguish isolated left ventricular non-compaction from dilated cardiomyopathy. Eur J Heart Fail. 2012;14(2):155-61.
43. Claus P, Omar AMS, Pedrizzetti G, Sengupta PP, Nagel E. Tissue tracking technology for assessing cardiac mechanics: principles, normal values, and clinical applications. JACC Cardiovasc Imaging. 2015;8(12):1444-60.
44. Petersen SE, Selvanayagam JB, Wiesmann F, Robson MD, Francis JM, Anderson RH, et al. Left ventricular non-compaction: Insights from cardiovascular magnetic resonance imaging. J Am Coll Cardiol. 2005;46(1):101-5.
45. Jacquier A, Thuny F, Jop B, Giorgi R, Cohen F, Gaubert JY, et al. Measurement of trabeculated left ventricular mass using cardiac magnetic resonance imaging in the diagnosis of left ventricular non-compaction. Eur Heart J. 2010;31(9):1098-104.
46. Araujo-Filho JAB, Assuncao AN Jr., Tavares de Melo MD, Bière L, Lima CR, Dantas RN Jr., et al. Myocardial T1 mapping and extracellular volume quantification in patients with left ventricular non-compaction cardiomyopathy. Eur Heart J Cardiovasc Imaging. 2018;19(8):888-95.
47. Sidhu MS, Uthamalingam S, Ahmed W, Engel LC, Vorasettakarnkij Y, Lee AM, et al. Defining left ventricular noncompaction using cardiac computed tomography. J Thorac Imaging. 2014;29(1):60-6.
48. Teekakirikul P, Kelly MA, Rehm HL, Lakdawala NK, Funke BH. Inherited cardiomyopathies: molecular genetics and clinical genetic testing in the postgenomic era. J Mol Diagn. 2013;15:158-70.
49. Salemi VM, Rochitte CE, Lemos P, Benvenuti LA, Pita CG, Mady C. Long-term survival of a patient with isolated noncompaction of the ventricular myocardium. J Am Soc Echocardiogr. 2006;19(3):354.e354.e3.
50. Stöllberger C, Wegner C, Finsterer J. CHADS2- and CHA2DS2VASc scores and embolic risk in left ventricular hypertrabeculation/noncompaction. J Stroke Cerebrovasc Dis. 2013;22:709-12.
51. Bertini M, Ziacchi M, Biffi M, Biagini E, Rocchi G, Martignani C, et al. Effects of cardiac resynchronisation therapy on dilated cardiomyopathy with isolated ventricular non-compaction. Heart. 2011;97(4):295-300.
52. Hashemi H, Raza FS, Harmon DM, Alias T, Felius J, Sherwood MJ. Usefulness of a left ventricular assist device in patients with left ventricular noncompaction. Proc (Bayl Univ Med Cent). 2018;31(1):61-63.
53. Sundararajan S, Thiruchelvam T, Hsia TY, Karimova A. New 15-mL ventricular assist device in children with restrictive physiology of the left ventricle. J Thorac Cardiovasc Surg. 2014;147(6):e79-80.
54. Balsara KR, Bierhals A, Vader J, Pasque MK, Itoh A. Implantation of left ventricular assist device in a patient with left ventricular non-compaction. J Card Surg. 2017;32(2):159-161.

Índice remissivo

Tratado de Cardiologia SOCESP

EDITORES
Ieda Biscegli Jatene
João Fernando Monteiro Ferreira
Luciano Ferreira Drager
Marcelo Franken
Miguel Antonio Moretti

5ª EDIÇÃO
revisada e atualizada

Tratado de Cardiologia SOCESP

VOLUME 2

SOCESP
Sociedade de Cardiologia do Estado de São Paulo

manole

Editora: Juliana Waku
Editora de arte: Anna Yue
Capa: Ricardo Yoshiaki Nitta Rodrigues
Imagem da capa: iStock
Projeto gráfico do miolo: Departamento de Arte da Editora Manole
Ilustrações do miolo: Sírio José Braz Cançado, Mary Yamazaki, HiDesign Estúdio, Luargraf Serviços Gráficos, Formato Editoração, Triall Editorial
Editoração eletrônica: Formato Editoração, Triall Editorial

CIP-BRASIL. CATALOGAÇÃO NA PUBLICAÇÃO
SINDICATO NACIONAL DOS EDITORES DE LIVROS, RJ

T698
5. ed.
Tratado de cardiologia SOCESP / editores Ieda Biscegli Jatene ... [et al.]. - 5. ed., rev. e atual. - Santana de Parnaíba [SP] : Manole, 2022.
; 28 cm.

Inclui bibliografia e índice
ISBN 978-65-5576-517-5

1. Cardiologia. I. Jatene, Ieda Biscegli.

22-77604 CDD: 616.12
CDU: 612.17

Meri Gleice Rodrigues de Souza - Bibliotecária - CRB-7/6439

1ª edição – 2005; reimpressão – 2006
2ª edição – 2009
3ª edição – 2015
4ª edição – 2019
5ª edição – 2022

Editora Manole Ltda.
Alameda América, 876 – Tamboré
Santana de Parnaíba – 06543-315 – SP – Brasil
Tel.: (11) 4196-6000
www.manole.com.br | https://atendimento.manole.com.br

Impresso no Brasil
Printed in Brazil

Editores

Ieda Biscegli Jatene
Doutora pela Faculdade de Medicina da Universidade de São Paulo. Coordenadora do Serviço de Cardiopatias Congênitas e Cardiologia Pediátrica do Hospital do Coração (HCor). Membro do Comitê Criança da Sociedade Brasileira de Cardiologia. Coordenadora da Comissão de Residência Médica do Hospital do Coração. Presidente da Sociedade de Cardiologia do Estado de São Paulo (2022-2023).

João Fernando Monteiro Ferreira
Doutor em Cardiologia pela Faculdade de Medicina da Universidade de São Paulo (FMUSP). Especialista em Cardiologia pela SBC/AMB/CFM. *Fellow* ACC e ESC. Médico Assistente do Instituto do Coração do Hospital das Clínicas da FMUSP (InCor-HCFMUSP). Professor da Disciplina de Cardiologia da Faculdade de Medicina do ABC (FMABC). Presidente da Sociedade de Cardiologia do Estado de São Paulo (2020-2021). Presidente do Conselho Administrativo da Sociedade Brasileira de Cardiologia (2022).

Luciano Ferreira Drager
Professor Associado do Departamento de Clínica Médica, Disciplina de Nefrologia da Faculdade de Medicina da Universidade de São Paulo (FMUSP). Diretor da Unidade de Hipertensão, Disciplina de Nefrologia, do Hospital das Clínicas da FMUSP (HCFMUSP). Médico Assistente da Unidade de Hipertensão do Instituto do Coração (InCor-HCFMUSP). Diretor de Promoção e Pesquisa da Sociedade de Cardiologia do Estado de São Paulo (2022-2023).

Marcelo Franken
Doutor em Cardiologia pela Faculdade de Medicina da Universidade de São Paulo (FMUSP). Gerente Médico do Programa de Cardiologia do Hospital Israelita Albert Einstein. Diretor de Comunicação da Sociedade de Cardiologia do Estado de São Paulo (2022-2023).

Miguel Antonio Moretti
Doutor em Cardiologia pela Faculdade de Medicina da Universidade de São Paulo (FMUSP). Médico Assistente da Unidade de Coronariopatia Crônica do Instituto do Coração (InCor-HCFMUSP). Especialista em Cardiologia pela SBC/AMB/CFM. *Fellow* ACC, AHA e ESC. Professor Afiliado da Disciplina de Cardiologia da FMABC. Diretor de Publicações da Sociedade de Cardiologia do Estado de São Paulo (2022-2023).

Diretoria SOCESP

Diretoria Biênio 2022/2023

Presidente	Ieda Biscegli Jatene
Vice-Presidente	Alexandre Antonio C. Abizaid
1ª Secretária	Maria Cristina de Oliveira Izar
2ª Secretária	Auristela Isabel de Oliveira Ramos
1º Tesoureiro	Ricardo Pavanello
2ª Tesoureira	Salete Aparecida da Ponte Nacif
Diretor de Publicações	Miguel Antonio Moretti
Diretor de Qualidade Assistencial	Carlos Gun
Diretor Científico	Felix José Alvarez Ramires
Diretor de Comunicação	Marcelo Franken
Diretor de Relações Institucionais e Governamentais	Renato Azevedo Júnior
Diretor de Regionais	Andrei Carvalho Sposito
Diretor de Promoção e Pesquisa	Luciano Ferreira Drager
Diretor do Centro de Treinamento em Emergências	Agnaldo Piscopo
Coordenadores do Centro de Memórias	Alberto Francisco Piccolotto Naccarato
	Ronaldo Fernandes Rosa
Coordenadores do Projeto Insuficiência Cardíaca	Dirceu Rodrigues Almeida
	Múcio Tavares de Oliveira Junior
Coordenadores do Projeto Infarto	Antonio Claudio do Amaral Baruzzi
	Jorge Zarur Neto
	Roberta Saretta
Coordenadora do Projeto SOCESP Mulher	Lilia Nigro Maia

Diretoria Biênio 2020/2021

Presidente	João Fernando Monteiro Ferreira
Vice-Presidente	Renato Azevedo Júnior
1º Secretário	Otávio Rizzi Coelho Filho
2º Secretário	Álvaro Avezum
1º Tesoureiro	Marcos Valério Coimbra de Resende
2º Tesoureiro	Rogério Krakauer
Diretor de Publicações	Marcelo Franken
Diretora de Qualidade Assistencial	Lilia Nigro Maia
Diretor Científico	Luciano Ferreira Drager
Diretor de Comunicação	Ricardo Pavanello
Diretor de Relações Institucionais e Governamentais	Henry Abensur
Diretor de Regionais	Jorge Zarur Neto
Diretora de Promoção e Pesquisa	Maria Cristina de Oliveira Izar
Diretor do Centro de Treinamento em Emergências	Edson Stefanini
Coordenador de Estudos Populacionais	Otavio Berwanger
Coordenadores do Centro de Memórias	Alberto Francisco Piccolotto Naccarato
	Ronaldo Fernandes Rosa
Coordenadores do Projeto Insuficiência Cardíaca	Dirceu Rodrigues Almeida
	Múcio Tavares de Oliveira Junior
Coordenadores do Projeto Infarto	Luciano Moreira Baracioli
	Antonio Claudio do Amaral Baruzzi
Coordenador dos cursos de Emergências do AHA	Agnaldo Piscopo
Coordenadora do Projeto Cardiointensivismo	Ludhmila Abrahão Hajjar

Autores

Adalberto Menezes Lorga Filho
Responsável pelo Setor de Eletrofisiologia Clínica e Estimulação Cardíaca do Instituto de Moléstias Cardiovasculares (IMC), de São José do Rio Preto/SP. Responsável pelo Setor de Eletrofisiologia Clínica do Hospital de Base da Faculdade de Medicina de São José do Rio Preto. Doutor em Cardiologia pelo Instituto do Coração do Hospital das Clínicas da Faculdade de Medicina da Universidade de São Paulo (InCor-HCFMUSP). *International Fellow of the Posgraduate School of Rhytmology* – Cardiovascular Research and Teaching Institute Aalst, Belgium (Cardiovascular Center, OLV Hospital, Aalst – Bélgica). Cardiologista com Título de Especialista pela Sociedade Brasileira de Cardiologia (SBC), Associação Médica Brasileira (AMB). Eletrofisiologista Habilitado pela Sociedade Brasileira de Arritmias Cardíacas (SOBRAC)/SBC/AMB.

Adriana Bertolami
Médica da Seção de Dislipidemias e Diabetes e Coordenadora do Laboratório do Sono do Instituto Dante Pazzanese de Cardiologia (IDPC). Doutorado pelo Programa IDPC/USP.

Agnaldo Píscopo
Diretor do Centro de Emergências da SOCESP. Doutorando em Medicina/Tecnologia e Cardiologia Intervencionista IDPC/USP. Preceptor de Emergências da Santa Casa de Araras. Professor de Emergência da Faculdade São Leopoldo Mandic.

Aislan Henrique Bezerra Pinheiro
Residente Chefe de Cirurgia Cardiovascular – Universidade Federal de São Paulo. Plantonista da Unidade Pós-operatória de Cirurgia Cardiovascular – Hospital São Paulo. Plantonista da Unidade de Terapia Intensiva do Hospital Oswaldo Cruz. Graduação em Medicina pela Universidade Federal de Campina Grande.

Alberto Frisoli Junior
Professor afiliado da Disciplina de Cardiologia. Grupo de Pesquisa em Doenças de Vulnerabilidade do Idoso – Setor de Cardiogeriatria da Escola Paulista de Medicina da Universidade Federal de São Paulo (EPM-UNIFESP). Mestrado e Doutorado pela Unifesp. Pós-doutorado pelo Center of Aging and Health – Johns Hopkins University.

Alberto Takeshi Kiyose
Médico do Setor de Valvopatias da Disciplina de Cardiologia da Escola Paulista de Medicina da Universidade Federal de São Paulo (EPM-UNIFESP). Médico do Centro Avançado de Cardiopatias Estruturais e Doenças Valvares do HCor.

Alessandra Carvalho Goulart
Livre-Docente pelo Departamento de Clínica Médica da Faculdade de Medicina da Universidade de São Paulo. Médica clínica geral e epidemiologista do Centro de Pesquisa Clínica e Epidemiológica do Hospital Universitário da Universidade de São Paulo (HU-USP).

Alexandra Régia Dantas Brígido
Médica Cardiologista do Centro de Telemedicina do Hospital Israelita Albert Einstein. Residência completa em Cardiologia no Instituto do Coração do Hospital das Clínicas da Faculdade de Medicina da Universidade de São Paulo (InCor-HCFMUSP).

Alexandre Abizaid
Médico especialista em Cardiologia Intervencionista. PhD pela Universidade de São Paulo (USP). Diretor Técnico do Serviço de Cardiologia Invasiva do Instituto do Coração do Hospital das Clínicas da Faculdade de Medicina da USP (InCor-HCFMUSP).

Alexandre Ciappina Hueb
Doutor em Medicina pela Faculdade de Medicina da Universidade de São Paulo. Professor Auxiliar de Medicina da Universidade do Vale do Sapucaí – UNIVÁS. Responsável Técnico do Serviço de Cirurgia Cardiovascular do Hospital Samuel Libânio, Pouso Alegre/MG.

Alexandre da Costa Pereira
Departamento de CardioPneumologia do Instituto do Coração do Hospital das Clínicas da Faculdade de Medicina da

Universidade de São Paulo (InCor-HCFMUSP). Laboratório de Genética e Cardiologia Molecular – InCor-HCFMUSP.

Alexandre de Matos Soeiro
Médico Assistente da Unidade de Emergência do Instituto do Coração do Hospital das Clínicas da Faculdade de Medicina da Universidade de São Paulo (InCor-HCFMUSP). Médico Coordenador da Unidade Cardiológica Intensiva – BP Mirante. Doutor em Ciências pela FMUSP.

Alexandre Novakoski Ferreira Alves
Especialista em Cardiologia pela Sociedade Brasileira de Cardiologia (SBC). Especialista em Ergometria/Métodos Gráficos e Reabilitação Cardiopulmonar pelo DERC-SBC. Médico Assistente do Setor de Métodos Gráficos do Laboratório Fleury S.A. Médico do Setor de Ergometria do Hospital do Coração.

Aline Gehlen Ferrari
Preceptora do Programa de Residência Médica em Clínica Médica do Hospital Sírio-Libanês. Médica plantonista do Pronto Atendimento adulto do Hospital Sírio-Libanês. Título de Especialista em Cardiologia pela Sociedade Brasileira de Cardiologia e em Medicina Intensiva pela Associação de Medicina Intensiva Brasileira (AMIB).

Almir Sérgio Ferraz
Doutor em Cardiologia pela Universidade de São Paulo. Membro Efetivo da Sociedade Brasileira de Cardiologia. Supervisor do Laboratório de Avaliação Cardiopulmonar do Instituto Dante Pazzanese de Cardiologia. Coordenador da Divisão de Cardiologia Nuclear do Hospital Santa Paula - SP.

Aloisio Marchi da Rocha
Professor Titular de Cardiologia da Pontifícia Universidade Católica de Campinas (PUC-Campinas). Doutor em Ciências pela Faculdade de Medicina da Universidade de São Paulo. *Fellow of the American College of Cardiology. Fellow of the European Society of Cardiology.*

Álvaro Avezum
Professor Livre-Docente, Departamento de CardioPneumologia, Universidade de São Paulo. Diretor, Centro Internacional de Pesquisa, Hospital Alemão Oswaldo Cruz, São Paulo, SP. Pesquisador Associado International, Population Health Research Institute, McMaster University, Canadá. *At Large Board Member*, World Heart Federation.

Amanda Guerra de Moraes Rego Sousa
Presidente da SOCESP (1993-1995). Diretora Geral do Instituto Dante Pazzanese de Cardiologia (2009-2017). Membro Titular do Conselho Universitário da Universidade de São Paulo (2022-2023).

Amanda Rocha Diniz Kimura
Médica e pós-graduanda do Setor de Cardiogeriatria da Escola Paulista de Medicina da Universidade Federal de São Paulo. Médica do Setor de Ecocardiografia no Grupo Fleury.

Amélia Gorete Reis
Pediatra emergencista do Pronto-Socorro do Instituto da Criança e do Adolescente do Hospital das Clínicas da Faculdade de Medicina da Universidade de São Paulo (ICr-HCFMUSP). Doutora em Pediatria pela FMUSP. Membro da Força Tarefa Pediátrica da International Liaison Committee on Resuscitation (ILCOR).

Ana Paula Cornado Marte
Doutora em Cardiologia pela Faculdade de Medicina da Universidade de São Paulo (FMUSP). Médica Assistente da Unidade Clínica de Lípides do Instituto do Coração do Hospital das Clínicas da FMUSP (InCor-HCFMUSP).

André Arpad Faludi
Chefe da Seção Médica de Dislipidemias do Instituto Dante Pazzanese de Cardiologia. Doutor em Medicina pela Faculdade de Medicina da Universidade de São Paulo. Presidente do Departamento de Aterosclerose da SBC biênio 2016/2017.

André Coelho Marques
Doutor em Cardiologia pela Faculdade de Medicina da Universidade de São Paulo. Docente de Medicina da Faculdade Israelita de Ciências de Saúde Albert Einstein.

André Feldman
Cardiologista do Instituto Dante Pazzanese (IDPC). Coordenador de Cardiologia da Rede D'or São Luiz, Regional SP. Doutorado em Ciências Médicas pela USP/IDPC. Professor pleno da Pós-graduação USP/IDPC.

André Franci
Médico Coordenador da Unidade de Cardiologia Crítica do Hospital Sírio-Libanês – SP.

André Lupp Mota
Residência médica em Cirurgia Cardiovascular na Universidade Federal de São Paulo (UNIFESP). Mestrado pela UNIFESP.

André Schmidt
Médico Cardiologista. Professor Associado da Faculdade de Medicina de Ribeirão Preto da Universidade de São Paulo (FMRP-USP). Coordenador do Centro de Cardiologia do Hospital das Clínicas da FMRP-USP.

Andrei C. Sposito
MD PhD – Departamento de Clínica Médica, Disciplina de Cardiologia, Universidade Estadual de Campinas (UNICAMP).

Andreia Dias Jeronimo
Especialista em Doenças Valvares pelo Instituto Dante Pazzanese de Cardiologia (IDPC). Título de Especialista em Cardiologia pela Sociedade Brasileira de Cardiologia (SBC). Cardiologista do Hospital São Luiz Anália Franco (Rede D'or). Cardiologista da Seção Clínica de Valvopatias (Setor de Anticoagulação) do Instituto Dante Pazzanese de Cardiologia (IDPC). Cardiologista do Hospital do Servidor Público Estadual de São Paulo (HSPE). Coautora do Clube da Anticoagulação.

Angelo Amato V. de Paola
Professor Titular Livre-Docente e Chefe do Setor de Arritmias e Eletrofisiologia da Escola Paulista de Medicina da Universidade Federal de São Paulo (EPM-UNIFESP).

Anisio Alexandre Andrade Pedrosa
Doutor em Cardiologia pela Faculdade de Medicina da Universidade de São Paulo (FMUSP). Especialista Habilitado em Estimulação Cardíaca pela Sociedade Brasileira de Arritmias Cardíacas (SOBRAC-SBC). Médico Assistente da Unidade Clínica de Estimulação do Instituto do Coração do Hospital das Clínicas da FMUSP (InCor-HCFMUSP).

Antonio Carlos Bacelar Nunes Filho
Supervisor da Unidade Coronariana do Hospital Israelita Albert Einstein. Doutor em Cardiologia pelo Hospital Israelita Albert Einstein. Coordenador da Residência Médica em Cardiologia do Hospital Israelita Albert Einstein.

Antonio Carlos C. Carvalho (*in memoriam*)
Professor Titular, Disciplina de Cardiologia, Universidade Federal de São Paulo (UNIFESP).

Antonio Carlos Pereira Barretto
Professor Sênior da Faculdade de Medicina da Universidade de São Paulo (FMUSP). Livre-Docente da FMUSP. Médico da Divisão de Prevenção e Reabilitação do Instituto do Coração do Hospital das Clínicas da FMUSP (InCor-HCFMUSP). Supervisor da Cardiologia do Hospital Santa Marcelina.

Antonio Cláudio do Amaral Baruzzi
Médico Cardiologista do Hospital Albert Einstein. Doutor em Cardiologia pelo Instituto do Coração do Hospital das Clínicas da Faculdade de Medicina da Universidade de São Paulo (InCor-HCFMUSP). Coordenador do Projeto Infarto SOCESP. *Fellow* da European Society of Cardiology.

Antonio Eduardo Pereira Pesaro
Doutor em Cardiologia pela Universidade de São Paulo. Cardiologista do Hospital Israelita Albert Einstein.

Antônio Sérgio de Santis Andrade Lopes
Médico Assistente da Unidade de Valvopatia do Instituto do Coração do Hospital das Clínicas da Faculdade de Medicina da Universidade de São Paulo (InCor-HCFMUSP). Doutor em Cardiologia pela FMUSP.

Antonio Sergio Tebexreni
Especialista em Cardiologia pela Sociedade Brasileira de Cardiologia (SBC). Doutor em Ciências pela Universidade Federal de São Paulo (UNIFESP). Habilitação em Ergometria e Reabilitação pelo DERC-SBC. Médico Assistente Sênior do Setor de Métodos Gráficos do Fleury Medicina e Saúde.

Ari Timerman
Doutor em Cardiologia pela Faculdade de Medicina da Universidade de São Paulo. Ex-Presidente da SOCESP. Ex-Diretor Clínico do Instituto Dante Pazzanese de Cardiologia. Membro do Conselho Consultivo da SOCESP.

Ariane Vieira Scarlatelli Macedo
Cardiologista Assistente da Cardiologia na Irmandade Santa Casa de Misericórdia de SP. Médica pesquisadora no Brazilian Clinical Research Institute. Mestre em Ciências Aplicadas à Saúde do Adulto pela Universidade Federal de Minas Gerais (UFMG). Doutoranda em Medicina Translacional pela Universidade Federal de São Paulo (UNIFESP).

Auristela Isabel de Oliveira Ramos
Chefe da Seção de Valvopatias do Instituto Dante Pazzanese de Cardiologia de São Paulo. Doutora em Ciência pela Faculdade de Medicina da Universidade de São Paulo.

Bruna Romanelli Scarpa Matuck
Graduação em Medicina pela Faculdade de Medicina da Universidade de São Paulo (FMUSP). Residência em Cardiologia e *Fellow* em aterosclerose pelo Instituto do Coração do Hospital das Clínicas da FMUSP (InCor-HCFMUSP). Médica colaboradora da Unidade de Aterosclerose do InCor-HCFMUSP. Médica do Pronto Atendimento do Hospital Israelita Albert Einstein.

Bruno Aragão Rocha
Coordenador Médico de Inovação do Grupo Fleury. MBA de Gestão em Medicina Diagnóstica pela FIA/CBR.

Bruno Biselli
Médico Assistente da Unidade de Insuficiência Cardíaca do Instituto do Coração do Hospital das Clínicas da Faculdade de Medicina da Universidade de São Paulo (InCor-HCFMUSP). Médico da Unidade de Insuficiência Cardíaca Avançada do Hospital Sírio-Libanês-SP.

Bruno Caramelli
Professor Associado 3, Livre-Docente, Faculdade de Medicina da Universidade de São Paulo (FMUSP). Diretor da Unidade de Medicina Interdisciplinar em Cardiologia do Instituto do Coração do Hospital das Clínicas da FMUSP (InCor-HCFMUSP).

Bruno Gomes Padilha
Residência médica no Serviço de Medicina Nuclear do Hospital das Clínicas da Faculdade de Medicina da Universidade de São Paulo (HCFMUSP). Doutorado em Cardiologia pelo Instituto do Coração do Hospital das Clínicas da Faculdade de Medicina da Universidade de São Paulo (InCor-HCFMUSP). Especialista em Medicina Nuclear pela Sociedade Brasileira de Medicina Nuclear/Associação Médica Brasileira (SBMN/AMB).

Bruno Mahler Mioto
Médico Assistente da Unidade Clínica de Coronariopatia Crônica do Instituto do Coração do Hospital das Clínicas da Faculdade de Medicina da Universidade de São Paulo (InCor-HCFMUSP). Médico da Unidade Coronária do Hospital Israelita Albert Einstein. Doutor em Ciências pela Universidade de São Paulo.

Bruno Papelbaum
Especialista em Eletrofisiologia Invasiva pela SOBRACO. Especialista em Estimulação Cardíaca Eletrônica pela SBCCV. Especialista em Cardiologia pela SBC. Médico Titular da Beneficência Portuguesa (BP) de SP. Arritmologista do Hospital Dom Alvarenga.

Bruno Pereira Valdigem
Pós-doutorado pela Universidade de São Paulo. Estimulista e eletrofisiologista do Hospital Albert Einstein, Rede D'or e Instituto Dante Pazzanese.

Carlos A. C. Pedra
Doutor em Ciências Médicas pela Universidade de São Paulo (USP). Chefe da Seção Médica de Intervenções em Cardiopatias Congênitas do Instituto Dante Pazzanese de Cardiologia de São Paulo. *Fellow* do American College of Cardiology (FACC) e da Society for Angiography and Cardiovascular Interventions (FSCAI).

Carlos Alberto Buchpiguel
Professor Titular do Departamento de Radiologia e Oncologia da Faculdade de Medicina da Universidade de São Paulo (FMUSP). Coordenador do Serviço de Medicina Nuclear e PET/CT do Hospital Sírio-Libanês. Líder Médico do Setor de PET/CT do Hospital do Coração (HCor). Diretor da Divisão de Medicina Nuclear do Complexo do Hospital das Clínicas.

Carlos Alberto C. Hossri
Coordenador do Programa de Reabilitação Cardiopulmonar e do Setor de Ergometria e Ergoespirometria do Hospital do Coração (HCor). Supervisor do Setor de Provas Funcionais do Instituto Dante Pazzanese de Cardiologia (IDPC). Cardiologista pela Sociedade Brasileira de Cardiologia e Médico do Exercício e Esporte pela SBMEE. Doutor em Ciências pelo Instituto do Coração do Hospital das Clínicas da Faculdade de Medicina da Universidade de São Paulo (InCo-HCFMUSP).

Carlos Alberto Pastore
Diretor da Unidade Clínica de Eletrocardiografia do Instituto do Coração do Hospital das Clínicas da Faculdade de Medicina da Universidade de São Paulo (InCor-HCFMUSP). Ex-Presidente da International Society of Electrocardiology. Professor Livre-Docente pela FMUSP.

Carlos Costa Magalhães
Doutor em Ciências pela Faculdade de Medicina da Universidade de São Paulo (FMUSP). Título de Especialista em Cardiologia pela FMUSP. Presidente da SOCESP (2012-2013). Diretor de Promoção de Saúde Cardiovascular da SBC (2014-2015).

Carlos Eduardo Rochitte
Professor Livre-Docente e Doutor da Ressonância Magnética e Tomografia Computadorizada Cardiovascular do Instituto do Coração do Hospital das Clínicas da Faculdade de Medicina da Universidade de São Paulo (InCor-HCFMUSP). Coordenador Acadêmico da RM e TC Cardiovascular do InCor-HCFMUSP. Coordenador da RM e TC Cardiovascular do HCor. Médico da RM e TC Cardiovascular do Hospital Pró-Cardíaco - Rio de Janeiro. CEO da Rochitte Ressonância e Tomografia Cardíaca. Editor-chefe do *ABC Cardiol - Arquivos Brasileiros de Cardiologia* e Presidente do DIC-SBC 2020-2021.

Carlos Henrique Miranda
Coordenador da Unidade Coronariana da Unidade de Emergência do Hospital das Clínicas da Faculdade de Medicina de Ribeirão Preto da Universidade de São Paulo (HC-FMRP-USP). Professor Doutor da Divisão de Medicina de Emergência da FMRP-USP.

Carlos Henrique Sartorato Pedrotti
Gerente Médico do Centro de Telemedicina. Hospital Israelita Albert Einstein. MBA em Gestão em Saúde pelo Insper-SP.

Carlos Manuel de Almeida Brandão
Professor Colaborador da Faculdade de Medicina da Universidade de São Paulo (FMUSP). Médico Supervisor da Unidade Cirúrgica de Emergência do Instituto do Coração do Hospital das Clínicas da FMUSP (InCor-HCFMUSP). Doutor em Cirurgia Torácica e Cardiovascular - FMUSP.

Carlos V. Serrano Jr.
Livre-Docente pela Faculdade de Medicina da Universidade de São Paulo (FMUSP). Professor Associado da FMUSP. Diretor da Unidade Clínica de Aterosclerose – Instituto do Coração do Hospital das Clínicas da FMUSP (InCor-HCFMUSP).

Carolina Kassab Wroclawski
Médica do Núcleo de Hemorragia e Trombose do Hospital Sírio-Libanês. Especialista em Hematologia e Hemoterapia. Especialista em Clínica Médica. Responsável pelo estágio de Hematologia Benigna da Residência de Clínica Médica do Hospital Sírio-Libanês.

Carolina Mizzaci
Graduação em Medicina pela Faculdade de Medicina de Marília. Especialização em Eletrofisiologia pelo Instituto Dante Pazzanese de Cardiologia. Especialização em Ergometria e Reabilitação Cardiopulmonar pelo Hospital do Coração Associação do Sanatório Sírio, São Paulo. Especialização em Marca-passo pelo Instituto Dante Pazzanese de Cardiologia. Doutora em Ciências da Saúde pela Universidade Federal de São Paulo (UNIFESP). Título de Especialista em Cardiologia pelo MEC e pela Sociedade Brasileira de Cardiologia e Título de Especialista em Arritmias Cardíacas pela Sociedade Brasileira de Arritmias Cardíacas. Médica Assistente do Serviço de Reabilitação Cardiovascular do Instituto Dante Pazzanese de Cardiologia.

Cássia T. Bergamaschi
Professora Adjunta do Departamento de Fisiologia da Escola Paulista de Medicina da Universidade Federal de São Paulo.

Célia Maria Camelo Silva
Chefe do Setor de Cardiologia Pediátrica. Coordenadora do Setor de Hemodinâmica e Cateterismo Cardíaco Intervencionista

em Pacientes Pediátricos e Adultos Portadores de Cardiopatia Congênita. Disciplina de Cardiologia da Escola Paulista de Medicina da Universidade Federal de São Paulo (EPM-UNIFESP).

Celso Amodeo
Cardiologista e Nefrologista Colaborador do Setor de Cardiopatia Hipertensiva da Disciplina de Cardiologia da Universidade Federal de São Paulo (UNIFESP). Doutor em Medicina pela Faculdade de Medicina da Universidade de São Paulo.

César Augusto P. Jardim
Médico Especialista em Clínica Médica e Cardiologia. Preceptor da Residência de Cardiologia no Hospital do Coração (HCor) de São Paulo. Médico Cardiologista do HCor.

Cesar Higar Nomura
Diretor do Serviço de Radiologia do Instituto do Coração do Hospital das Clínicas da Faculdade de Medicina da Universidade de São Paulo (InCor-HCFMUSP), Superintendente Médico de Medicina Diagnóstica do Hospital Sírio-Libanês.

Cesar José Gruppi
Doutor em Cardiologia pela Faculdade de Medicina da Universidade de São Paulo. Médico Chefe do Setor de Monitorização Ambulatorial do Instituto do Coração do Hospital das Clínicas da Faculdade de Medicina da Universidade de São Paulo (InCor-HCFMUSP). Diretor do Centro de Diagnóstico Cardiológico SP. Ex-Professor Colaborador do Departamento de Cardio-Pneumologia da FMUSP.

Charles Mady
Professor Associado da Faculdade de Medicina da Universidade de São Paulo (FMUSP). Diretor do Grupo de Miocardiopatias do Instituto do Coração do Hospital das Clínicas da FMUSP (InCor-HCFMUSP).

Chong Ae Kim
Livre-Docente pelo Departamento de Pediatria da Faculdade de Medicina da Universidade de São Paulo (FMUSP). Professora Associada da Pediatria da FMUSP. Chefe da Unidade de Genética do Instituto da Criança e do Adolescente do Hospital das Clínicas da FMUSP. Supervisora do Programa de Residência em Genética Médica do Hospital das Clínicas da FMUSP.

Christian Valle Morinaga
Doutor em Ciências pela Universidade de São Paulo. Gerente Médico do Pronto Atendimento adulto do Hospital Sírio-Libanês.

Christopher B. Granger
Professor de Medicina da Duke University e Diretor da Unidade Coronária do Duke University Medical Center, Durham, NC, USA.

Cicero Piva de Albuquerque
Doutor pela Faculdade de Medicina da Universidade de São Paulo (FMUSP). Coordenador da Divisão de Cardiologia Clínica do Instituto do Coração do Hospital das Clínicas da FMUSP.

Claudia Cristiany Garcia Lopes
Médica Geriatra Titulada pela Sociedade Brasileira de Geriatria e Gerontologia (SBGG). Especialista em Cardiogeriatria pelo Instituto do Coração do Hospital das Clínicas da Faculdade de Medicina da Universidade de São Paulo (InCor-HCFMUSP). Médica Pesquisadora da Unidade Clínica de Cardiogeriatria, InCor-HCFMUSP.

Claudia F. Gravina
Doutora em Cardiologia pela Faculdade de Medicina da Universidade de São Paulo. *Research fellow* no Emory Center for Outcomes Research, Emory University, Atlanta, Georgia, USA, 1997-1999. Seção de Cardiogeriatria, Instituto Dante Pazzanese de Cardiologia.

Claudia Maria Rodrigues Alves
Doutora em Cardiologia pela Escola Paulista de Medicina da Universidade Federal de São Paulo (EPM-UNIFESP). Médica Assistente do Serviço de Cardiologia Intervencionista do Hospital São Paulo da EPM-UNIFESP. Cardiologista Intervencionista no Hospital do Coração/ASS, Hospital Nipo-Brasileiro, Hospital Santa Catarina e Hospital Cruz Azul.

Claudio Pinho
Doutor em Medicina pela Faculdade de Medicina da Universidade Estadual de Campinas (UNICAMP). Professor de Cardiologia da Faculdade de Medicina da Pontifícia Universidade Católica (PUC-Campinas).

Cledicyon Eloy da Costa
Cirurgião Cardiovascular. Membro Especialista pela Sociedade Brasileira de Cirurgia Cardiovascular (SBCCV). Cirurgião Cardiovascular da Pontifícia Universidade Católica de Campinas (PUC-Campinas), Hospital Samaritano e Hospital Vera Cruz Campinas.

Cristiano de Oliveira Dietrich
Cardiologista com atuação em Arritmias, Eletrofisiologia e Estimulação Cardíaca. Responsável por Equipe de Eletrofisiologia no Hospital Israelita Albert Einstein. Coordenador do Serviço de Eletrofisiologia do Hospital Moriah-Instituto de Fibrilação Atrial. Doutorado em Ciências de Saúde pela Escola Paulista de Medicina da Universidade Federal de São Paulo (EPM-UNIFESP).

Cristiano Faria Pisani
Médico Eletrofisiologista Assistente da Unidade de Arritmia do Instituto do Coração do Hospital das Clínicas da Faculdade de Medicina da Universidade de São Paulo (InCor-HCFMUSP). Doutor em Cardiologia pela FMUSP.

Cyrillo Cavalheiro Filho
Professor Colaborador Médico (Hematologia) da Faculdade de Medicina da Universidade de São Paulo (FMUSP). Doutor em Medicina pela FMUSP. Chefe do Serviço de Hemostasia e Trombose do Instituto do Coração do Hospital das Clínicas da FMUSP (InCor-HCFMUSP). Co-Responsável do Núcleo de Hemorragia e Trombose – Hospital Sírio-Libanês.

Dalmo Antonio Ribeiro Moreira
Doutor em Ciências pela Faculdade de Medicina da Universidade de São Paulo. Professor Pleno de Pós-graduação em Cardiologia do Instituto Dante Pazzanese – Universidade de São Paulo. Chefe da Seção Médica de Eletrofisiologia, Arritmias Cardíacas e Eletrocardiografia do Instituto Dante Pazzanese de Cardiologia de São Paulo. Médico responsável pelo Centro de Eletrofisiologia Diagnóstica e Intervencionista (CEDI-Ensino e Pesquisa), São Paulo.

Daniel B. Munhoz
MD MSc - Departamento de Clínica Médica, Disciplina de Cardiologia, Universidade Estadual de Campinas (UNICAMP).

Daniela Calderaro
Médica Assistente da Unidade de Medicina Interdisciplinar em Cardiologia do Instituto do Coração do Hospital das Clínicas da Faculdade de Medicina da Universidade de São Paulo (InCor--HCFMUSP). Professora Colaboradora do Departamento de Cardiopneumologia da FMUSP.

Daniéliso Renato Fusco
Médico e docente colaborador do Departamento de Clínica Médica da Faculdade de Medicina de Botucatu, Universidade Estadual Paulista Júlio de Mesquita Filho (UNESP).

Danielle Menosi Gualandro
Doutora em Ciências pela Faculdade de Medicina da Universidade de São Paulo (FMUSP). Professora Colaboradora do Departamento de Cardiopneumologia da FMUSP. Médica da Unidade de Medicina Interdisciplinar em Cardiologia do Instituto do Coração do Hospital das Clínicas da FMUSP (InCor-HCFMUSP). Presidente do GAPO/SBC.

Débora Romeo Bertola
Chefe da Unidade de Genética – Instituto da Criança e do Adolescente do Hospital das Clínicas da Faculdade de Medicina da Universidade de São Paulo (ICr-HCFMUSP). Médica Geneticista – Centro de Pesquisas sobre o Genoma Humano e Células-Tronco – Instituto de Biociências da Universidade de São Paulo. Doutora em Ciências pela FMUSP.

Décio Mion Júnior
Professor Livre-Docente pela Faculdade de Medicina da Universidade de São Paulo (FMUSP). Diretor da Escola de Educação Permanente do Hospital das Clínicas da FMUSP.

Denise Tessariol Hachul
Doutora em Ciências pela Faculdade de Medicina da Universidade de São Paulo (FMUSP). Professora da Pós-graduação – Disciplina de Cardiologia da FMUSP. Médica Assistente da Unidade de Arritmias do Instituto do Coração do Hospital das Clínicas da FMUSP (InCor-HCFMUSP).

Desidério Favarato
Médico Assistente da Unidade Clínica de Aterosclerose do Instituto do Coração do Hospital das Clínicas da Faculdade de Medicina da Universidade de São Paulo (InCor-HCFMUSP). Doutor em Medicina pela Universidade de São Paulo.

Diandro M. Mota
Instituto Dante Pazzanese de Cardiologia, São Paulo.

Diego Gaia
Professor Adjunto e Chefe da Disciplina de Cirurgia Cardiovascular da Universidade Federal de São Paulo.

Dirceu Rodrigues Almeida
Professor Adjunto da Disciplina de Cardiologia da Universidade Federal de São Paulo (UNIFESP). Responsável pelo Setor de Miocardiopatias, Insuficiência Cardíaca e Transplante Cardíaco.

Dirceu Thiago Pessoa de Melo
Doutor em Cardiologia pela Universidade de São Paulo. Coordenador da UTI Cardiológica do Hospital do Coração de Campinas.

Dorival Júlio Della Togna
Chefe da Seção de Endocardite do Instituto Dante Pazzanese de Cardiologia (IDPC). Cardiologista responsável pela enfermaria de Valvopatias do Instituto Dante Pazzanese de Cardiologia (IDPC). Doutor em Ciências pela Universidade de São Paulo/ Tecnologia e Intervenção em Cardiologia.

Edimar Alcides Bocchi
Professor Associado da Faculdade de Medicina da Universidade de São Paulo (FMUSP). Diretor da Unidade de Insuficiência Cardíaca do Instituto do Coração do Hospital das Clínicas da FMUSP (InCor-HCFMUSP).

Edmundo Arteaga-Fernández
Professor Livre-Docente pela Faculdade de Medicina da Universidade de São Paulo (FMUSP). Médico Assistente da Unidade Clínica de Miocardiopatias do Instituto do Coração do Hospital das Clínicas da FMUSP (InCor-HCFMUSP).

Edson Stefanini
Doutor em Medicina pela Disciplina de Cardiologia da Escola Paulista de Medicina - Universidade Federal de São Paulo.

Eduardo Flávio de Lacerda Marçal Filho
Residência médica no Serviço de Medicina Nuclear do Hospital das Clínicas da Universidade Estadual de Campinas (UNICAMP). Especialista em Medicina Nuclear pela Sociedade Brasileira de Medicina Nuclear/Associação Médica Brasileira (SBMN/AMB).

Eduardo Gomes Lima
Doutor em Cardiologia pela Faculdade de Medicina da Universidade de São Paulo (FMUSP). Professor Colaborador da FMUSP. Médico da Unidade de Aterosclerose do Instituto do Coração do Hospital das Clínicas da FMUSP (InCor-HCFMUSP). Coordenador Médico de Pesquisa do Hospital 9 de Julho.

Eduardo Nascimento Gomes
Cirurgião Cardiovascular dos Hospitais Afiliados da SPDM.

Eduardo Palmegiani
Cardiologista titulado pela AMB/SBC. Eletrofisiologista titulado pela AMB/SBC/SOBRAC. Médico do Setor de Arritmia e Eletrofisiologia Invasiva da Faculdade de Medicina de SJRP (FAMERP). Médico do Setor de Arritmia e Eletrofisiologia Invasiva do IMC de São José do Rio Preto.

Eduardo Rodrigues Bento Costa
Eletrofisiologista pela Sociedade Brasileira de Arritmias Cardíacas (SOBRAC). Especialista em Estimulação Cardíaca Artificial pelo DECA. Diretor Médico da Cardioritmo de São José dos Campos.

Elizabeth Regina Giunco Alexandre
Especialista em "Saúde da Mulher Climatérica" pela Faculdade de Saúde Pública da Universidade de São Paulo. Presidente do Departamento de Cardiologia da Mulher da Sociedade Brasileira de Cardiologia 2016-2017. Presidente da Associação Brasileira de Mulheres Médicas (ABMM).

Enio Buffolo
Professor Emérito de Cirurgia Cardiovascular da Escola Paulista de Medicina da Universidade Federal de São Paulo (EPM-UNIFESP). Ex-chefe do Departamento de Cirurgia da EPM-UNIFESP.

Enrique I. Pachón Mateos
Professor pela Universidade de São Paulo (USP). Especialista em Arritmias e Eletrofisiologia pela Sociedade Brasileira de Arritmias Cardíacas (SOBRAC). Especialista em Estimulação Cardíaca pelo DECA. Especialista em Cardiologia pela Sociedade Brasileira de Cardiologia.

Erika E. Nishi
Biomédica e Professora Afiliada do Departamento de Fisiologia da Escola Paulista de Medicina da Universidade Federal de São Paulo.

Estela Azeka
Professora Livre-Docente da Faculdade de Medicina da Universidade de São Paulo (FMUSP). Médica Assistente da Unidade de Cardiologia Pediátrica e Cardiopatias Congênitas do Adulto do Instituto do Coração do Hospital das Clínicas da FMUSP (InCor-HCFMUSP).

Expedito Eustáquio Ribeiro
Professor Livre-Docente de Cardiologia da Faculdade de Medicina da Universidade de São Paulo (FMUSP). Diretor do Serviço de Hemodinâmica do Instituto de Cardiologia do Hospital das Clínicas da FMUSP (InCor-HCFMUSP).

Fabiana Hanna Rached
Médica Assistente da Aterosclerose do Instituto do Coração do Hospital das Clínicas da Faculdade de Medicina da Universidade de São Paulo (InCor-HCFMUSP). Professora Colaboradora junto ao Departamento de Cardiopneumologia da FMUSP. Doutora em Medicina pela Faculdade de Medicina da Universidade de São Paulo. Phd Cotutelle - Universidade de São Paulo – USP - Universidade Pierre et Marie Curie - Paris.

Fabio Antonio Gaiotto
Pós-doutoramento em cirurgia cardiovascular pela Faculdade de Medicina da Universidade de São Paulo (FMUSP). Chefe do Grupo de Tratamento Cirúrgico da Insuficiência Cardíaca do Instituto do Coração do Hospital das Clínicas da FMUSP (InCor--HCFMUSP). Coordenador do Grupo Cirúrgico de Transplante Cardíaco do Hospital Albert Einstein. Cirurgião Cardiovascular da Beneficência Portuguesa de São Paulo.

Fabio Biscegli Jatene
Professor Titular da Disciplina de Cirurgia Cardiovascular da Faculdade de Medicina da Universidade de São Paulo (FMUSP). Diretor da Divisão de Cirurgia Cardiovascular do Instituto do Coração do Hospital das Clínicas da FMUSP (InCor-HCFMUSP). Vice-presidente do Conselho Diretor do InCor-HCFMUSP.

Fábio Fernandes
Professor Livre-Docente pela Universidade de São Paulo. Médico Assistente da Unidade de Miocardiopatias e Doenças da Aorta do Instituto do Coração do Hospital das Clínicas da Faculdade de Medicina da Universidade de São Paulo (InCor-HCFMUSP).

Fabio Grunspum Pitta
Médico Assistente da Unidade Clínica de Aterosclerose do Instituto do Coração do Hospital das Clínicas da Faculdade de Medicina da Universidade de São Paulo (InCor-HCFMUSP). Médico do Programa de Cardiologia e da Unidade Coronariana do Hospital Israelita Albert Einstein (HIAE).

Fabio Mastrocola
Especialista em Cardiologia pelo Instituto do Coração do Hospital das Clínicas da Faculdade de Medicina da Universidade de São Paulo e Sociedade Brasileira de Cardiologia. Especialista em Clínica Médica pela Sociedade Brasileira de Clínica Médica. Especialista em Terapia Intensiva pela Associação de Medicina Intensiva Brasileira. Editor do *Manual de Cardiologia Cardiopapers*. Chefe do Serviço de Cardiologia do Hospital Universitário Onofre Lopes – UFRN.

Fábio Sandoli de Brito Jr.
Médico especialista em Cardiologia Intervencionista. Livre--Docente pela Universidade de São Paulo (USP). Coordenador do Serviço de Cardiologia Invasiva do Hospital Sírio-Libanês.

Fátima Dumas Cintra
Professora-Adjunta da disciplina de Clínica Médica, Universidade Federal de São Paulo. Professora Livre-Docente em Cardiologia, Universidade Federal de São Paulo.

Fausto Feres
Diretor, Instituto Dante Pazzanese de Cardiologia.

Felipe de Oliveira Ramalho
Mestre em Ciências Cardiovasculares - Universidade de São Paulo (USP). *Fellow* em Pesquisa e Intervenções Cardíacas Complexas - Hospital Israelita Albert Einstein - SP. Residência médica em Hemodinâmica e Cardiologia Intervencionista - Instituto Dante Pazzanese. Residência médica em Cardiologia - Instituto Dante Pazzanese de Cardiologia - SP.

Felipe Lopes Malafaia
Cardiologia e Ergometria pelo Instituto Dante Pazzanese de Cardiologia. Especialista em Cardiologia e Ergometria pela SBC/AMB. Coordenador dos Métodos gráficos e Reabilitação – Hospital Samaritano Paulista.

Felix José Alvarez Ramires
Professor Livre-Docente da Faculdade de Medicina da Universidade de São Paulo. Médico da Unidade de Miocardiopatias do Instituto do Coração do Hospital das Clínicas da FMUSP (InCor-HCFMUSP). Coordenador do Programa de Insuficiência Cardíaca do HCor.

Fernanda Almeida Andrade
Médica do Setor de Miocardiopatias, Insuficiência Cardíaca e Transplante Cardíaco.

Fernanda Marciano Consolim-Colombo
Médica Assistente da Unidade de Hipertensão do Instituto do Coração do Hospital das Clínicas da Faculdade de Medicina da Universidade de São Paulo (InCor-HCFMUSP). Professora Livre-Docente de Cardiologia da FMUSP. Coordenadora de Pesquisa da Seção de Hipertensão do Instituto Dante Pazzanese.

Fernanda Reis de Azevedo
Doutora em Ciências pelo Instituto do Coração do Hospital das Clínicas da Faculdade de Medicina da Universidade de São Paulo (InCor-HCFMUSP). Nutricionista pelo Centro Universitário São Camilo. Título de Especialista de Nutrição em Cardiologia pela SOCESP.

Fernando Bacal
Livre-Docente da Faculdade de Medicina da Universidade de São Paulo. Diretor do Núcleo de Transplantes do Instituto do Coração do Hospital das Clínicas da FMUSP (InCor-HCFMUSP). Coordenador do Programa de Insuficiência Cardíaca e Transplante do Hospital Israelita Albert Einstein.

Fernando Ganem
Doutor em Ciências pela Universidade de São Paulo. Diretor Geral do Hospital Sírio-Libanês. Coordenador do Programa de Residência de Clínica Médica do Hospital Sírio-Libanês. Título de especialista em Cardiologia pela Sociedade Brasileira de Cardiologia e em Medicina Intensiva pela Associação de Medicina Intensiva Brasileira.

Fernando Nobre
Doutor pela Universidade de São Paulo (USP). Colaborador da Seção de Cardiologia da USP Ribeirão Preto. Ex-presidente do Departamento de Hipertensão Arterial da Sociedade Brasileira de Cardiologia. Ex-presidente da Sociedade Brasileira de Hipertensão. *Fellow* do American College of Cardiology. *Fellow* da European Society of Cardiology. Membro da Inter-American Society of Hypertension.

Filippe Barcellos Filippini
Médico especialista em Cardiologia Intervencionista. Cardiologista clínico.

Flávia Bernardes Morais
Especialista em Cardiologia com Habilitação e Atuação em Ergometria pelo Departamento de Ergometria e Reabilitação da Sociedade Brasileira de Cardiologia (SBC). Médica Ergometrista do Hospital Israelita Albert Einstein. Médica do Setor de Provas Funcionais e Reabilitação Cardiovascular do Instituto Dante Pazzanese de Cardiologia de São Paulo.

Flávia Bittar Brito Arantes
Cardiologista pelo Instituto Dante Pazzanese de Cardiologia e Pós-graduação em Coronariopatia Aguda pelo Instituto do Coração do Hospital das Clínicas da Faculdade de Medicina da Universidade de São Paulo (InCor-HCFMUSP). Doutora em Cardiologia pela USP. Docente da Faculdade de Medicina da Universidade Federal de Uberlândia.

Flávio de Souza Brito
Master of Health Science – Duke University. Doutor em Cardiologia pela Universidade Federal de São Paulo (UNIFESP). Professor e Responsável pela Divisão de Transplante Cardíaco da Faculdade de Medicina de Botucatu – Universidade Estadual Paulista (UNESP).

Flávio Tarasoutchi
Livre-Docente pela Faculdade de Medicina da Universidade de São Paulo (FMUSP). Diretor da Unidade Clínica de Valvopatias do Instituto do Coração do Hospital das Clínicas da FMUSP (InCor-HCFMUSP). Professor Colaborador da Cardiologia da FMUSP. Coordenador das Diretrizes de Valvopatia da Sociedade Brasileira de Cardiologia.

Francisco Akira Malta Cardozo
Médico Assistente da Unidade de Medicina Interdisciplinar em Cardiologia do Instituto do Coração do Hospital das Clínicas da Faculdade de Medicina da Universidade de São Paulo (InCor-HCFMUSP). Preceptor da Residência Médica em Cardiologia do InCor-HCFMUSP.

Francisco Antonio Helfenstein Fonseca
Professor Adjunto Livre-Docente da Disciplina de Cardiologia da Escola Paulista de Medicina da Universidade Federal de São Paulo.

Francisco Darrieux
Doutor em Cardiologia pela Faculdade de Medicina da Universidade de São Paulo. Médico Assistente da Unidade de Arritmias

Cardíacas do Instituto do Coração do Hospital das Clínicas da FMUSP (InCor-HCFMUSP).

Frederico José Neves Mancuso
Pós-Doutorado em Cardiologia pela Escola Paulista de Medicina da Universidade Federal de São Paulo (EPM-UNIFESP). Doutor em Cardiologia pela EPM-UNIFESP. Médico Assistente da EPM-UNIFESP. Coordenador do Pronto-Socorro de Clínica Médica do Hospital São Paulo – EPM-UNIFESP.

Gabriel Menezes Albuquerque
Cardiologista Intervencionista.

Geraldo Lorenzi-Filho
Professor Associado do Departamento de Pneumologia da Faculdade de Medicina da Universidade de São Paulo (FMUSP). Diretor do Laboratório do Sono, Disciplina de Pneumologia do Instituto do Coração do Hospital das Clínicas da FMUSP (InCor-HCFMUSP).

Gisele Sampaio Silva
Professora Livre-Docente da Universidade Federal de São Paulo (UNIFESP). Pesquisadora Clínica – Academic Research Organization, Hospital Israelita Albert Einstein.

Giselle de Lima Peixoto
Prestador de Serviços do Instituto do Coração do Hospital das Clínicas da Faculdade de Medicina da Universidade de São Paulo (InCor-HCFMUSP). Plantonista da Unidade de Terapia Intensiva do Hospital Santa Marcelina.

Giuliano Generoso
Residência em Cardiologia e Doutorado em Ciências pelo Instituto do Coração do Hospital das Clínicas da Faculdade de Medicina da Universidade de São Paulo (InCor-HCFMUSP). Pesquisador do Centro de Pesquisa Clínica e Epidemiológica – HU-USP.

Guilherme de Castro Machado Rabello
Engenheiro pela Universidade de São Paulo. Gerente Comercial e de Inteligência de Mercado – InovaInCor do Instituto do Coração do Hospital das Clínicas da Faculdade de Medicina da Universidade de São Paulo (InCor-HCFMUSP).

Guilherme Fenelon
Professor Livre-Docente em Cardiologia pela Universidade Federal de São Paulo. Coordenador do Centro de Arritmia do Hospital Israelita Albert Einstein.

Guilherme Flora Vargas
Professor Assistente da Disciplina de Cirurgia Cardiovascular da Escola Paulista de Medicina da Universidade Federal de São Paulo (EPM-UNIFESP).

Guilherme Sobreira Spina
Professor Colaborador da Faculdade de Medicina da Universidade de São Paulo (FMUSP). Orientador da Liga de Combate à Febre Reumática da FMUSP. Doutor em Cardiologia pela FMUSP. Médico Assistente da Unidade Clínica de Valvopatia do Instituto do Coração do Hospital das Clínicas da FMUSP (InCor-HCFMUSP).

Gustavo André Boeing Boros
Médico Assistente da Unidade de Terapia Intensiva Cardiológica do Instituto do Coração do Hospital das Clínicas da Faculdade de Medicina da Universidade de São Paulo (InCor-HCFMUSP).

Gustavo Bernardes de Figueiredo Oliveira
Cardiologista, Coordenador adjunto, Unidade Coronária, Instituto Dante Pazzanese de Cardiologia. Gerente médico, Centro Internacional de Pesquisa, Hospital Alemão Oswaldo Cruz. Coordenador adjunto, Comitê de Ética em Pesquisa, Instituto Dante Pazzanese de Cardiologia. Coordenador do Programa de Mestrado Profissional Associado à Residência Médica em Cardiologia, Universidade de São Paulo e Instituto Dante Pazzanese de Cardiologia. Doutorado em Ciências - Universidade de São Paulo.

Gustavo Calado de Aguiar Ribeiro
Chefe do Serviço de Cirurgia Cardíaca da Pontifícia Universidade Católica de Campinas.

Gustavo Jardim Volpe
Médico Cardiologista. Médico Assistente da Divisão de Cardiologia do Departamento de Clínica Médica da Faculdade de Medicina de Ribeirão Preto da Universidade de São Paulo (FMRP-USP). Doutor em Clínica Médica pela FMRP-USP. Título de Especialista em Cardiologia pela Sociedade Brasileira de Cardiologia (SBC) e Especialização em Imagem Cardiovascular pela Johns Hopkins University.

Guy Fernando de Almeida Prado Junior
Médico do Serviço de Cardiologia Intervencionista do Hospital Israelita Albert Einstein, em São Paulo.

Heitor Moreno Júnior
Professor Titular de Clínica Médica. Livre-Docente pela Faculdade de Ciências Médicas da Universidade Estadual de Campinas (UNICAMP).

Hélio Penna Guimarães
Médico Especialista em Medicina de Emergência pela Associação Brasileira de Medicina de Emergência (ABRAMEDE). Especialista em Medicina Intensiva pela Associação de Medicina Intensiva Brasileira (AMIB). Especialista em Cardiologia pelo Instituto Dante Pazzanese de Cardiologia (IDPC). Mestrado em Dirección Médica y Gestión Clínica (UNED) – Instituto Carlos III-Madri-Espanha. Master em Gestão de Serviços da Saúde (MBA) pela Fundação Getúlio Vargas (FGV). Doutor em Ciências pela Universidade de São Paulo (USP). Médico do Departamento de Pacientes Graves do Hospital Israelita Albert Einstein (HIAE). Professor Afiliado do Departamento de Medicina da Escola Paulista de Medicina da Universidade Federal de São Paulo (EPM-UNIFESP). Médico Coordenador da UTI de Clínica Médica da UNIFESP. Médico da

Unidade de Terapia Intensiva do Instituto de Infectologia Emílio Ribas – Secretaria de Saúde do Estado de São Paulo. *International Fellow* pela American Heart Association (AHA). Professor Titular das Disciplinas de Medicina de Emergência e Medicina Intensiva do Centro Universitário São Camilo (CUSC-SP).

Heno Ferreira Lopes
Médico da Unidade de Hipertensão do Instituto do Coração do Hospital das Clínicas da Faculdade de Medicina da Universidade de São Paulo (InCor-HCFMUSP). Médico Responsável pelo Laboratório de MAPA – InCor-FMUSP. Professor Livre-Docente pela FMUSP.

Henrique Barbosa Ribeiro
Médico Especialista em Cardiologia Intervencionista. PhD pela Université Laval, em Quebec no Canadá.

Henrique Tria Bianco
MD, PhD Doutor e Pós-Doutor em Cardiologia pela Universidade Federal de São Paulo (UNIFESP).

Henrique Turin Moreira
Médico Cardiologista. Professor Doutor do Departamento de Clínica Médica da Faculdade de Medicina de Ribeirão Preto da Universidade de São Paulo (FMRP-USP). Doutor em Clínica Médica pela FMRP-USP. Título de Especialista em Cardiologia pela Sociedade Brasileira de Cardiologia (SBC), com Habilitação em Ecocardiografia pelo Departamento de Imagem Cardiovascular da SBC e Especialização em Imagem Cardiovascular pela Johns Hopkins University.

Hermes Toros Xavier
MD, PhD Doutor e Pós-Doutor em Cardiologia pela Faculdade de Medicina da USP. *Fellow* da European Society of Cardiology.

Horacio Gomes Pereira Filho
Especialista em Cardiologia/Métodos Gráficos. Doutorando em Cardiologia. Médico Assistente da Unidade de Eletrocardiografia de Repouso do Instituto do Coração do Hospital das Clínicas da Faculdade de Medicina da Universidade de São Paulo (InCor-HCFMUSP).

Humberto Pierri
Professor Livre-Docente pela Universidade de São Paulo.

Ibraim Masciarelli F. Pinto
Médico do Serviço de Imagem do Grupo Fleury. Responsável pelo Serviço de Imagem do Instituto Dante Pazzanese de Cardiologia. Presidente da Sociedade de Cardiologia do Estado de São Paulo (2016-2017). Doutor em Ciências pela Faculdade de Medicina da Universidade de São Paulo.

Idiberto José Zotarelli Filho
Professor e Coordenador de área de pesquisa na Faculdade de Medicina FACERES de São José do Rio Preto, São Paulo, Brasil.

Isabela Martins Benseñor
Professora Associada da Faculdade de Medicina da Universidade de São Paulo. Pós-doutorado no Brighams and Women's Hospital, Harvard Medical School.

Ivna Girard Cunha Vieira Lima
Especialista em Insuficiência Cardíaca, Transplante Cardíaco e Dispositivos de Assistência Circulatória Mecânica. Pós-graduanda em Cardiologia no Instituto do Coração do Hospital das Clínicas da Faculdade de Medicina da Universidade de São Paulo (InCor-HCFMUSP).

Izo Helber
Professor Afiliado da Disciplina de Cardiologia. Assistente Doutor. Coordenador do Setor de Cardiogeriatra da Disciplina de Cardiologia da Universidade Federal de São Paulo. Presidente do Departamento de Cardiogeriatria da Sociedade Brasileira de Cardiologia (2020/2021).

Januario Manoel de Souza
Chefe de Equipe de Cirurgia Cardiovascular – Hospital Beneficência Portuguesa de São Paulo. Chefe de Equipe de Cirurgia Cardiovascular – Hospital Oswaldo Cruz de São Paulo.

Jarbas Jakson Dinkhuysen
Professor Livre-Docente pela Faculdade de Medicina da Universidade de São Paulo (FMUSP). Filiação: Hospital do Coração do Sanatório Sírio em São Paulo.

Jeane Mike Tsutsui
Professora Livre-Docente em Cardiologia pela Faculdade de Medicina da Universidade de São Paulo e CEO do Grupo Fleury.

Jefferson Curimbaba
Mestre em Ciências Médicas – Área de Concentração em Saúde Humana pelo Instituto de Assistência Médica ao Servidor Público Estadual de São Paulo (HSPE-FMO). Médico Assistente do Serviço de Cardiologia do Hospital do Servidor Público Estadual de São Paulo.

João Chaker Saba (*in memoriam*)
Doutorado em Ciências Médicas e Biológicas pela Universidade Federal de São Paulo (UNIFESP). Médico da UNIFESP.

João Fernando Monteiro Ferreira
Doutor em Cardiologia pela Faculdade de Medicina da Universidade de São Paulo (FMUSP). Especialista em Cardiologia pela SBC/AMB/CFM. *Fellow* ACC e ESC. Médico Assistente do Instituto do Coração do Hospital das Clínicas da FMUSP (InCor-HCFMUSP). Professor da Disciplina de Cardiologia da Faculdade de Medicina do ABC (FMABC). Presidente da Sociedade de Cardiologia do Estado de São Paulo (2020-2021). Presidente do Conselho Administrativo da Sociedade Brasileira de Cardiologia (2022).

João Henrique Clasen
Cardiologista pelo Instituto do Coração do Hospital das Clínicas da Faculdade de Medicina da Universidade de São Paulo (InCor--HCFMUSP) e Sociedade Brasileira de Cardiologia. Especialista em Arritmologia pelo InCor-HCFMUSP.

Joao Manoel Rossi Neto
Responsável pelo Ambulatório de Disfunção Ventricular e Transplante de Coração do Instituto Dante Pazzanese de Cardiologia. Doutor em Ciências pela Universidade de São Paulo.

João Nelson R. Branco
Professor Associado Livre-Docente da Disciplina de Cirurgia Cardíaca da Escola Paulista de Medicina da Universidade Federal de São Paulo (EPM-UNIFESP). Membro Titular da Sociedade Brasileira de Cirurgia Cardiovascular.

João Pimenta
Médico do Serviço de Cardiologia, Hospital do Servidor Público Estadual, São Paulo, SP. Doutor em Medicina, Área de Clínica Médica.

João Roberto Breda
Professor Associado de Cirurgia da Universidade de Miami – Miller School of Medicine. Divisão de Transplante Torácico e Suporte Mecânico – Miami Transplant Institute (MTI).

José Antonio Franchini Ramires
Professor Titular de Cardiologia da Faculdade de Medicina da Universidade de São Paulo.

José Antônio Marin-Neto
Professor Titular de Cardiologia e Diretor do Serviço de Cardiologia Intervencionista da Faculdade de Medicina de Ribeirão Preto da Universidade de São Paulo (FMRP-USP).

José Armando Mangione
MD, Ph.D. Cardiologista Intervencionista do Hospital Beneficência Portuguesa e Hospital Alemão Oswaldo Cruz – São Paulo. Professor Livre-Docente pela Faculdade de Medicina da Universidade de São Paulo (FMUSP).

José Augusto Duncan Santiago
Cirurgião Cardiovascular do Núcleo de Miocardiopatias e Doenças da Aorta - InCor HCFMUSP. Especialista em Cirurgia Cardiovascular pela Faculdade de Medicina da USP e SBCCV.

José Carlos Nicolau
Professor da Faculdade de Medicina da Universidade de São Paulo (FMUSP). Diretor da Unidade de Coronariopatia Aguda do Instituto do Coração do Hospital das Clínicas da FMUSP (InCor-HCFMUSP).

José Carlos Pachón Mateos
Diretor do Serviço de Arritmias, Eletrofisiologia e Marca-passo do Hospital do Coração (HCor) de São Paulo. Diretor do Serviço de Estimulação Cardíaca Artificial do Instituto Dante Pazzanese de Cardiologia de São Paulo.

José Cícero Stocco Guilhen
Professor Adjunto do Departamento de Cirurgia da Universidade Federal de São Paulo. Chefe do Setor de Cirurgia Cardíaca Pediátrica do Instituto Dante Pazzanese de Cardiologia. Doutorado pela Universidade Federal de São Paulo. Membro Titular da Sociedade Brasileira de Cirurgia Cardiovascular.

José de Arimateia Batista Araujo-Filho
Doutor em Radiologia pela Universidade São Paulo. *Postdoctoral fellowship* pelo Memorial Sloan Kettering Cancer Center. Radiologista torácico do Hospital Sírio-Libanês e do Grupo Fleury.

José Eduardo Krieger
Departamento de Cardiopneumologia do Instituto do Coração do Hospital das Clínicas da Faculdade de Medicina da Universidade de São Paulo (InCor-HCFMUSP). Laboratório de Genética e Cardiologia Molecular – InCor-HCFMUSP.

José Fernando Vilela-Martin
Livre-Docente em Cardiologia pela Universidade de São Paulo (FMUSP). Professor Adjunto Doutor da Faculdade de Medicina de São José do Rio Preto (FAMERP). Coordenador do Programa de Pós-graduação em Ciências da Saúde da FAMERP. *Fellow* da American Heart Association (AHA).

José Francisco Kerr Saraiva
Professor Titular da Disciplina de Cardiologia da Faculdade de Medicina da Pontifícia Universidade Católica de Campinas (PUC-Campinas). *Fellow* da European Society of Cardiology e do American College of Cardiology. Diretor de Promoção de Saúde da Sociedade Brasileira de Cardiologia. Diretor Clínico do Instituto de Pesquisa Clínica de Campinas. Membro do Departamento de Diabetes e Doença Cardiovascular da Sociedade Brasileira de Diabetes.

José Honório Palma
Professor Livre-Docente da Disciplina de Cirurgia Cardiovascular da Universidade Federal de São Paulo (UNIFESP). Professor Colaborador do Instituto do Coração do Hospital das Clínicas da Faculdade de Medicina da Universidade de São Paulo (InCor-HCFMUSP).

José Jayme Galvão de Lima
Professor Livre-Docente da Faculdade de Medicina da Universidade de São Paulo. Médico da Unidade de Hipertensão do Instituto do Coração do Hospital das Clínicas da Faculdade de Medicina da Universidade de São Paulo (InCor-HCFMUSP).

José Leonidas Alves-Jr
Doutor em Ciências Médicas pela Faculdade de Medicina da Universidade de São Paulo (FMUSP). Médico Assistente da Unidade de Circulação Pulmonar do Instituto do Coração do Hospital das Clínicas da FMUSP (InCor-HCFMUSP) e do Instituto do Câncer do Estado de São Paulo (ICESP) do HCFMUSP.

José Marcos Moreira
Mestre em Cardiologia pela Universidade Federal de São Paulo (UNIFESP). Responsável pelo Serviço de Eletrofisiologia Cardíaca do Hospital do Servidor Público Estadual de São Paulo. Membro da Sociedade Brasileira de Arritmias Cardíacas (SOBRAC).

Jose Mariani Junior
Coordenador Médico na Cardiologia Intervencionista do Hospital Israelita Albert Einstein, em São Paulo. Coordenador do Serviço de Hemodinâmica e Cardiologia Intervencionista da Santa Casa de São Paulo. Professor-Assistente da Faculdade de Ciências Médicas da Santa Casa de São Paulo. Doutor em Ciências Médicas pela Faculdade de Medicina da Universidade de São Paulo.

José Pedro da Silva
Doutor em Cirurgia Cardiovascular pela Faculdade de Medicina da Universidade de São Paulo (FMUSP).

José Ribamar Costa Jr.
Chefe da Seção de Intervenção Coronária do Instituto Dante Pazzanese de Cardiologia (IDPC). Professor Pleno do Programa de Doutorado IDPC/USP.

José Roberto de Oliveira Silva Filho
Médico Assistente da Unidade de Emergência Referenciada do Instituto do Coração do Hospital das Clínicas da Faculdade de Medicina da Universidade de São Paulo (InCor-HCFMUSP). Especialista em Clínica Médica pelo HCFMUSP. Especialista em Cardiologia pelo InCor-HCFMUSP e pela Sociedade Brasileira de Cardiologia. *Fellow* em Aterosclerose pelo InCor-HCFMUSP.

José Rodrigues Parga Filho
Doutor em Medicina pela Faculdade de Medicina da Universidade de São Paulo (FMUSP). Médico Assistente da Seção de Ressonância Magnética e Tomografia Cardiovascular do Instituto do Coração do Hospital das Clínicas da FMUSP (InCor-HCFMUSP).

José Soares Junior
Livre-Docente em Medicina Nuclear pela Faculdade de Medicina da Universidade de São Paulo (FMUSP). Diretor do Serviço de Medicina Nuclear e Imagem Molecular do Instituto do Coração do Hospital das Clínicas da FMUSP (InCor-HCFMUSP).

Joyce Maria Annichino-Bizzacchi
Professora Titular de Hematologia. Responsável pelo Laboratório de Hemostasia do Hemocentro da Universidade Estadual de Campinas (UNICAMP). Responsável pela área de doenças tromboembólicas do Hemocentro da UNICAMP. Vice-presidente da Sociedade Brasileira de Trombose e Hemostasia (SBTH).

Juán Carlos Pachón Mateos
Médico Coordenador do Serviço de Holter do Hospital do Coração (HCor) de São Paulo. Médico do Serviço de Estimulação Cardíaca Artificial do Instituto Dante Pazzanese de Cardiologia de São Paulo. Médico do Serviço de Eletrofisiologia, Marca-passo e Arritmias do HCor de São Paulo.

Juan Carlos Yugar-Toledo
Professor Doutor em Farmacologia pela Faculdade de Ciências Médicas da Universidade Estadual de Campinas (UNICAMP). Docente de Pós-graduação da Faculdade de Medicina de São José do Rio Preto (FAMERP).

Júlia Daher Carneiro Marsiglia
Doutora em Ciências (Genética) pela Faculdade de Medicina da Universidade de São Paulo. Fate Therapeutics inc. Cientista. PHD.

Juliana Barbosa Sobral-Alves
Doutora em Ciências Médicas pela Faculdade de Medicina da Universidade de São Paulo (FMUSP). Médica Assistente da Unidade de Ecocardiografia do Instituto do Coração do Hospital das Clínicas da FMUSP (InCor-HCFMUSP) e do Instituto do Câncer do Estado de São Paulo (ICESP) do HCFMUSP.

Katashi Okoshi
Professor Titular da Universidade Estadual Paulista (UNESP). Faculdade de Medicina de Botucatu, Departamento de Clínica Médica.

Kátia De Angelis
Livre-Docente pela Universidade Federal de São Paulo (UNIFESP). Professora Adjunta do Departamento de Fisiologia da UNIFESP. Professora PPG em Medicina e PPG em Ciências da Reabilitação, UNINOVE.

Laura Pacheco Avezum
Universidade Santo Amaro (UNISA), São Paulo.

Leonardo A. M. Zornoff
Professor Titular do Departamento de Clínica Médica. Faculdade de Medicina de Botucatu (Unesp).

Leopoldo Soares Piegas
Hospital do Coração (HCor). Professor Livre-Docente pela Faculdade de Medicina da Universidade de São Paulo.

Leticia Paciello
Serviço de Ecocardiografia, Hospital Samaritano Paulista, São Paulo/SP.

Ligia Nasi Laranjeira
Gerente do Instituto de Pesquisa do Hospital do Coração (HCor)/ Associação Beneficente Síria. Atua na liderança da equipe em estudos multicêntricos. Cursa doutorado pelo Programa de Pós-graduação em Medicina Translacional da Universidade Federal de São Paulo (UNIFESP). Graduada em Fisioterapia pela Pontifícia Universidade Católica de Campinas. Residência em Fisioterapia Cardiovascular Funcional pelo Instituto Dante Pazzanese de Cardiologia.

Lilia Nigro Maia
Doutora em Cardiologia pela Faculdade de Medicina da Universidade de São Paulo (FMUSP). Professora Adjunta do Departamento de Cardiologia e Cirurgia Cardiovascular da

Faculdade de Medicina de São José do Rio Preto (FAMERP). Diretora Médica do Centro Integrado de Pesquisa do Hospital de Base da Fundação Faculdade Regional de Medicina de São José do Rio Preto (HB/FUNFARME).

Lilian Maria José Albano
Doutora em Medicina pelo Departamento de Pediatria da Faculdade de Medicina da Universidade de São Paulo (FMUSP). Médica Assistente aposentada da Unidade de Genética do Instituto da Criança e do Adolescente do Hospital das Clínicas da FMUSP.

Livia Arcêncio do Amaral
Professora Adjunta do Departamento de Ciências da Saúde (DCS) e Programa de Pós-graduação em Ciências da Reabilitação (PPGCR) da Universidade Federal de Santa Catarina (UFSC). Doutorado em Ciências – Faculdade de Medicina de Ribeirão Preto da Universidade de São Paulo (FMRP-USP).

Lucas Colombo Godoy
Médico pela Escola Paulista de Medicina da Universidade Federal de São Paulo (EPM-UNIFESP). Cardiologista pelo Instituto do Coração do Hospital das Clínicas da Faculdade de Medicina da Universidade de São Paulo (InCor- HCFMUSP) e pela Sociedade Brasileira de Cardiologia. *Fellow* no Peter Munk Cardiac Centre, Clinical Trials Unit, University of Toronto, Canada.

Lucas de Pádua Gomes de Farias
Radiologista Cardiotorácico. Médico Assistente do Instituto de Radiologia do Hospital das Clínicas da Faculdade de Medicina da Universidade de São Paulo (InRad-HCFMUSP), Hospital Sírio-Libanês e Grupo Fleury. Membro Titular do Colégio Brasileiro de Radiologia.

Luciana Dornfeld Bichuette
Graduada em Medicina pela Universidade de Uberaba. Especialista em Clínica Médica pelo Hospital das Clínicas da Faculdade de Medicina da Universidade de São Paulo (HCFMUSP). Residente de Cardiologia do Instituto de Cardiologia do HCFMUSP (InCor-HCFMUSP).

Luciana Fonseca da Silva
Professora Assistente de Cirurgia Cardiotorácica na Universidade de Pittsburgh (Pitt University). Cirurgiã cardiovascular pediátrica no UPMC – Children's Hospital of Pittsburgh.

Luciana Sacilotto
Doutora em Ciências pela Universidade de São Paulo. Assistente do Ambulatório de Arritmias Genéticas do Instituto do Coração do Hospital das Clínicas da Faculdade de Medicina da Universidade de São Paulo (InCor-HCFMUSP)

Luciana Savoy Fornari
Médica Pesquisadora da Unidade de Medicina Interdisciplinar do Instituto do Coração do Hospital das Clínicas da Faculdade de Medicina da Universidade de São Paulo (InCor-HCFMUSP). Pós-doutorado em Cardiologia pelo InCor-HCFMUSP.

Luciano Ferreira Drager
Professor Associado do Departamento de Clínica Médica, Disciplina de Nefrologia da Faculdade de Medicina da Universidade de São Paulo (FMUSP). Diretor da Unidade de Hipertensão, Disciplina de Nefrologia, do Hospital das Clínicas da FMUSP (HCFMUSP). Médico Assistente da Unidade de Hipertensão do Instituto do Coração (InCor-HCFMUSP). Diretor de Promoção e Pesquisa da Sociedade de Cardiologia do Estado de São Paulo (2022-2023).

Luciano Moreira Baracioli
Médico Assistente da Unidade Clínica de Coronariopatia Aguda do Instituto do Coração do Hospital das Clínicas da Faculdade de Medicina da Universidade de São Paulo (InCor-HCFMUSP). Médico Coordenador da Unidade de Terapia Intensiva Cardiológica do Hospital Sírio-Libanês - SP. Doutor em Ciências pela FMUSP.

Luís Alberto Oliveira Dallan
Professor Livre-Docente em Cirurgia Torácica e Cardiovascular de Medicina da Faculdade de Medicina da Universidade de São Paulo (FMUSP). Associado da FMUSP. Diretor do Serviço de Coronariopatia da Divisão de Cirurgia do Instituto do Coração do Hospital das Clínicas da FMUSP (InCor-HCFMUSP). Membro titular da Sociedade Brasileira de Cirurgia Cardiovascular (SBCCV).

Luís Augusto Palma Dallan
Médico Assistente do Serviço de Hemodinâmica e Cardiologia Intervencionista do Instituto do Coração do Hospital das Clínicas da Faculdade de Medicina da Universidade de São Paulo (InCor-HCFMUSP). Doutorado em Cardiologia pela Universidade de São Paulo. Pós-Doutorado em Cardiologia pela Case Western Reserve University/UH Cleveland Medical Center, OH, EUA. Professor Colaborador do Departamento de Cardiopneumologia da FMUSP.

Luís Henrique Wolff Gowdak
Especialista em Cardiologia pela Associação Médica Brasileira/Sociedade Brasileira de Cardiologia (AMB/SBC). Doutor em Cardiologia pela Faculdade de Medicina da Universidade de São Paulo (FMUSP). Professor Livre-Docente de Cardiologia do Departamento de Cardiopneumologia da FMUSP.

Luís Roberto Palma Dallan
Médico Assistente da Cirurgia Cardiovascular do Instituto do Coração do Hospital das Clínicas da Faculdade de Medicina da Universidade de São Paulo (InCor-HCFMUSP). Membro especialista da Sociedade Brasileira de Cirurgia Cardiovascular (SBCCV).

Luísa P. Avezum
Hospital Santa Marcelina, São Paulo.

Luiz Alberto Benvenuti
Médico Assistente do Laboratório de Anatomia Patológica do Instituto do Coração do Hospital das Clínicas da Faculdade

de Medicina da Universidade de São Paulo (InCor-HCFMUSP). Doutor em Medicina.

Luiz Antonio Machado César
Professor Associado do Departamento de Cardiopneumologia da Faculdade de Medicina da Universidade de São Paulo (FMUSP). Professor Livre-Docente de Cardiologia pela FMUSP. Diretor da Unidade de Coronariopatia Crônica do Instituto do Coração do Hospital das Clínicas da FMUSP (InCor-HCFMUSP).

Luiz Aparecido Bortolotto
Diretor da Unidade de Hipertensão do Instituto do Coração do Hospital das Clínicas da Faculdade de Medicina da Universidade de São Paulo (InCor-HCFMUSP). Professor Livre-Docente do Departamento de Cardiologia da FMUSP. Coordenador Técnico do Programa de Residência Multiprofissional em Prevenção e Terapêutica Cardiovascular da FMUSP. Presidente da Sociedade Brasileira de Hipertensão Gestão 2021-2022.

Luiz Augusto de Andrade Costa
Médico residente da disciplina de Cirurgia Cardiovascular da Universidade Federal de São Paulo (UNIFESP).

Luiz Eduardo Mastrocola
Coordenador do Serviço de Medicina Nuclear – Hospital do Coração (HCor), São Paulo. Coordenador do Programa de Residência Médica em Cardiologia Clínica, HCor, São Paulo. Doutor em Ciências pela Faculdade de Medicina da Universidade de São Paulo.

Luiz Felipe Porrio de Andrade
Especialista em Doenças Valvares pelo Instituto Dante Pazzanese de Cardiologia (IDPC). Título de Especialista em Cardiologia pela Sociedade Brasileira de Cardiologia (SBC). Cardiologista do Hospital São Luiz Anália Franco (Rede D'or). Médico Cardiologista da Unidade de Terapia Intensiva do Hospital do Servidor Público Estadual de São Paulo (HSPE).

Luiz Francisco Cardoso
Superintendente de Pacientes Internados e Práticas Médicas do Hospital Sírio-Libanês. Professor Livre-Docente da Faculdade de Medicina da Universidade de São Paulo.

Manuel Felipe de Morais Santos
Cardiologista pelo Instituto Dante Pazzanese de Cardiologia (IDPC). Médico Assistente no Setor de Valvopatias do Hospital de Base do Distrito Federal. Especialista em Valvopatias pelo IDPC. Mestre em Cardiologia pelo IDPC/Universidade de São Paulo (USP).

Marcelo Arruda Nakazone
Doutor em Ciências da Saúde pela Faculdade de Medicina de São José do Rio Preto (FAMERP). Professor Adjunto do Departamento de Cardiologia e Cirurgia Cardiovascular da FAMERP. Diretor Científico do Centro Integrado de Pesquisa e Cardiologista Assistente da Unidade de Cardiointensivismo do Hospital de Base de São José do Rio Preto.

Marcelo Biscegli Jatene
Professor Associado e Livre-Docente da Faculdade de Medicina da Universidade de São Paulo (FMUSP). Diretor da Unidade de Cirurgia Cardíaca Pediátrica do Instituto do Coração do Hospital das Clínicas da FMUSP (InCor-HCFMUSP).

Marcelo Chiara Bertolami
Doutor em Saúde Pública pela Faculdade de Saúde Pública da Universidade de São Paulo. Professor e Orientador do Programa de Pós-graduação (Doutorado Direto) do Instituto Dante Pazzanese de Cardiologia/Universidade de São Paulo. Médico Cardiologista.

Marcelo Franken
Doutor em Cardiologia pela Faculdade de Medicina da Universidade de São Paulo. Gerente Médico do Programa de Cardiologia do Hospital Israelita Albert Einstein. Diretor de Comunicação da Sociedade de Cardiologia do Estado de São Paulo (2022-2023).

Marcelo Katz
Doutor em Cardiologia pela Faculdade de Medicina da Universidade de São Paulo (FMUSP). *Master of Health Sciences* da Clinical Research da Duke University. Coordenador do Núcleo de Apoio à Pesquisa Cardiovascular do Programa de Cardiologia do Hospital Israelita Albert Einstein.

Marcelo Luiz Campos Vieira
Professor Livre-Docente em Cardiologia da Faculdade de Medicina da Universidade de São Paulo (FMUSP). Médico Assistente do Setor de Ecocardiografia do Instituto do Coração do Hospital das Clínicas da FMUSP (InCor-HCFMUSP). Médico Assistente do Setor de Ecocardiografia do Hospital Israelita Albert Einstein, SP.

Marcelo Silva Ribeiro
Médico Assistente da Seção de Intervenções em Cardiopatias Congênitas do Instituto Dante Pazzanese de Cardiologia, Hospital do Coração (HCor), Hospital Samaritano e São Luiz Rede D'Or. Título de Especialista em Pediatria – Sociedade Brasileira de Pediatria. Áreas de atuação: Cardiologia Pediátrica – Sociedade Brasileira de Cardiologia (SBC) e Hemodinâmica e Cardiologia Intervencionista – SBC/Sociedade Brasileira de Hemodinâmica e Cardiologia Invasiva.

Marcelo Villaça Lima
Doutor em Ciências pela Faculdade de Medicina da Universidade de São Paulo. Médico Supervisor da Atenção Integral à Saúde – Unimed São José do Rio Preto. Médico cardiologista do Hospital de Base de São José do Rio Preto – FAMERP. Docente do curso de Medicina da FACERES.

Márcio Gonçalves Sousa
Chefe da Seção de Hipertensão Arterial e Nefrologia do Instituto Dante Pazzanese de Cardiologia, Mestre, Doutor, *Research Fellow* na UCSF, *Fellow* da ESH/ESC.

Marcio Hiroshi Miname
Doutor em Cardiologia. Professor Colaborador de Cardiologia do Departamento de Cardiopneumologia da Faculdade de Medicina da Universidade de São Paulo.

Márcio Jansen de Oliveira Figueiredo
Professor da Disciplina de Cardiologia da Universidade Estadual de Campinas (UNICAMP). Doutor em Medicina pela UNICAMP. Especialista em Cardiologia e em Eletrofisiologia pela Sociedade Brasileira de Cardiologia/Sociedade Brasileira de Arritmias Cardíacas (SOBRAC/SBC).

Marcio Sommer Bittencourt
Professor Associado de Cardiologia e Radiologia na Universidade de Pittsburgh. Diretor de Tomografia Cardíaca na University of Pittsburgh Medical Center. Pós-Doutorado em Pesquisa Cardiovascular no Brigham and Women's Hospital, Boston, EUA. Mestre em Saúde Pública pela Universidade de Harvard.

Marco Antonio Praça de Oliveira
Doutor em Ciências pela Faculdade de Medicina da Universidade de São Paulo. Diretor da SCICVESP. Responsável pelo Departamento de Cirurgia Minimamente Invasiva da Equipe Prof. Dr. Sergio Almeida de Cirurgia Cardiovascular.

Marco Aurelio Finger
Médico Assistente da Seção Médica de Transplante – Instituto Dante Pazzanese de Cardiologia (IDPC). Doutor em Ciências pelo IDPC/USP.

Marcos Gradim Tiveron
Doutorado em Ciências pela Faculdade de Medicina da Universidade de São Paulo (FMUSP). Título de Especialista em Cirurgia Cardiovascular pela SBCCV/AMB. Residência Médica em Cirurgia Cardiovascular pelo Instituto do Coração do Hospital das Clínicas da FMUSP (InCor-HCFMUSP).

Marcos Pita Lottenberg
Graduado pela Faculdade de Medicina da Universidade de São Paulo (FMUSP). Especialista em Clínica Médica pelo Hospital das Clínicas da FMUSP. Residente em Cardiologia no Instituto do Coração (InCor-HCFMUSP).

Marcus Vinicius Simões
Professor Associado de Cardiologia da Faculdade de Medicina de Ribeirão Preto da Universidade de São Paulo. Livre-Docente.

Maria Angélica Binotto
Doutora em Cardiologia pela Faculdade de Medicina da Universidade de São Paulo (FMUSP). Supervisora do Programa de Residência Médica em Cardiologia Pediátrica da FMUSP. Médica Assistente da Unidade Clínica de Cardiologia Pediátrica e Cardiopatia Congênita no Adulto do Instituto do Coração do Hospital das Clínicas da FMUSP (InCor-HCFMUSP).

Maria Aparecida de Almeida e Silva
Médica Cardiologista Pediátrica do Instituto Dante Pazzanese de Cardiologia de São Paulo. Responsável pelo Ambulatório de Crianças e Adolescentes e Coordenadora do Setor de Primeiro Atendimento.

Maria Christiane Valéria Braga Braile-Sternieri
Professora Doutora em Ciências da Saúde pela FAMERP-RP. Cardiologista Especialista pela Sociedade Brasileira de Cardiologia. Chefe do Serviço de Cardiologia do Instituto Domingo Braile. Diretora Clínica do Hospital Beneficência Portuguesa de São José do Rio Preto, SP.

Maria Claudia Irigoyen
MD, PhD. Médica Assistente da Unidade de Hipertensão do Instituto do Coração do Hospital das Clínicas da Faculdade de Medicina da Universidade de São Paulo (InCor-HCFMUSP). Professora Livre-Docente do Departamento de Cardiopneumologia da FMUSP. Doutorado em Fisiologia Cardiovascular pela USP. Médica pela Pontifícia Universidade Católica do Rio Grande do Sul (PUCRS).

Maria Cristina de Oliveira Izar
Professora Livre-Docente, Setor de Lípides, Aterosclerose e Biologia Vascular, Disciplina de Cardiologia, Universidade Federal de São Paulo. Ex-Presidente do Departamento de Aterosclerose da Sociedade Brasileira de Cardiologia (2018-2019). Diretora de Promoção e Pesquisa da Sociedade de Cardiologia do Estado de São Paulo (2020-2021).

Maria Rita de Figueiredo Lemos Bortolotto
Mestrado em Obstetrícia e Ginecologia pela Faculdade de Medicina da Universidade de São Paulo (FMUSP). Doutorado em Obstetrícia e Ginecologia pela FMUSP. Médica Supervisora do Hospital das Clínicas da FMUSP (HCFMUSP).

Maria Teresa Nogueira Bombig
Assistente Doutora do Setor de Cardiopatia Hipertensiva da Disciplina de Cardiologia da Universidade Federal de São Paulo (UNIFESP). Assistente Doutora do Setor de Cardiopatia Hipertensiva da Disciplina de Cardiologia da UNIFESP. Mestra e Doutora pela Escola Paulista de Medicina (EPM-UNIFESP).

Maria Tereza Sampaio de Sousa Lira
Médica Cardiologista do Centro de Telemedicina do Hospital Israelita Albert Einstein. Residência completa em Cardiologia no Instituto do Coração do Hospital das Clínicas da Faculdade de Medicina da Universidade de São Paulo (InCor-HCFMUSP).

Mariana Bellaguarda de Castro Sepulvida
Título de Especialista em Geriatria pela Sociedade Brasileira de Geriatria e Gerontologia. Mestre em Medicina com foco em Doenças Cardiovasculares no Idoso pela Universidade Federal de São Paulo (UNIFESP). Docente de Medicina pela Universidade Municipal de São Caetano do Sul (USCS). Coordenadora do Serviço de Geriatria do Hospital Rede D'or São Luiz – São Caetano.

Mariana Pinto Wetten
Especialista em Cardiologia/Insuficiência Cardíaca pelo Instituto do Coração do Hospital das Clínicas da Faculdade de Medicina da Universidade de São Paulo (InCor-HCFMUSP). Médica Plantonista do Pronto-socorro do InCor-HCFMUSP.

Maristela Carvalho da Costa
Chefe da UTI do Serviço de Nefrologia do Hospital das Clínicas da Faculdade de Medicina da Universidade de São Paulo (HCFMUSP). Médica do Grupo de Nefrologia do Instituto do Coração (InCor) do HCFMUSP.

Martina Battistini Pinheiro
Médica da UTI Cardiológica, do Tilt Teste e da equipe de Arritmia do Hospital Sírio-Libanês. Médica do Holter e Tilt Teste do Hospital Beneficiência Portuguesa de São Paulo. Médica especialista em Cardiologia pela Sociedade Brasileira de Cardiologia (SBC) e Especialista em Arritmia pela Sociedade Brasileira de Arritmias Cardíacas (SOBRAC).

Martino Martinelli Filho
Professor Livre-Docente pela Faculdade de Medicina da Universidade de São Paulo (FMUSP). Diretor da Unidade Clínica de Estimulação do Instituto do Coração do Hospital das Clínicas da FMUSP (InCor-HCFMUSP).

Mateus Prata
Instituto Dante Pazzanese de Cardiologia, São Paulo.

Maurício Ibrahim Scanavacca
Diretor da Unidade Clínica de Arritmias do Instituto do Coração do Hospital das Clínicas da Faculdade de Medicina da Universidade de São Paulo (InCor-HCFMUSP). Professor Livre-Docente pela FMUSP.

Miguel Antonio Moretti
Doutor em Cardiologia pela Faculdade de Medicina da Universidade de São Paulo (FMUSP). Médico Assistente da Unidade de Coronariopatia Crônica do Instituto do Coração do Hospital das Clínicas da FMUSP (InCor-HCFMUSP). Especialista em Cardiologia pela SBC/AMB/CFM. *Fellow* ACC, AHA e ESC. Professor Afiliado da Disciplina de Cardiologia da FMABC. Diretor de Publicações da Sociedade de Cardiologia do Estado de São Paulo (2022-2023).

Mildred Patrícia Ferreira da Costa
Docente do Curso de Medicina do Grupo Unieduk Indaiatuba. Doutora pela Escola de Enfermagem da Universidade de São Paulo.

Minna Moreira Dias Romano
Professora Doutora da Faculdade de Medicina de Ribeirão Preto da Universidade de São Paulo (FMRP-USP). Coordenadora do Laboratório de Ecocardiografia de Adultos da FMRP-USP. Pós-doutoramento na Duke University, USA.

Moacir Fernandes de Godoy
Livre-Docente em Cardiologia pela Faculdade de Medicina de São José do Rio Preto (FAMERP).

Mônica Samuel Avila Grinberg
Doutora em Ciências pela Faculdade de Medicina da Universidade de São Paulo (FMUSP). Médica Assistente do Núcleo de Transplante do Instituto do Coração do Hospital das Clínicas da FMUSP (InCor-HCFMUSP). Médica Assistente do Equipe da Insuficiência Cardíaca e Transplante do Hospital Sírio-Libanês.

Mônica Satsuki Shimoda
Coordenadora da UTI Cardiopediátrica do Hospital Municipal de Clínicas de São Bernardo do Campo. Cardiologia Pediátrica no Hospital e Maternidade Santa Joana. Título de Especialista em Pediatria/Título de Especialista em Terapia Intensiva Pediátrica.

Múcio Tavares de Oliveira Jr.
Diretor do Centro de Infusão e Hospital Dia do Instituto do Coração do Hospital das Clínicas da Faculdade de Medicina da Universidade de São Paulo (InCor-HCFMUSP). Chefe da Unidade de Insuficiência Cardíaca do Hospital Samaritano Paulista.

Murillo de Oliveira Antunes
Pós-Doutorado e Doutorado em Ciências pela Universidade de São Paulo (USP). Coordenador da Equipe de Cardiologia do Hospital Universitário São Francisco (HUSF). Professor da Faculdade de Medicina de Bragança Paulista (USF).

Nadja Arraes de Alencar Carneiro de França
Médica da Seção de Cardiologia Pediátrica e Cardiopatias Congênitas do Adulto do Instituto Dante Pazzanese de Cardiologia de São Paulo.

Nair Naiara Barros de Vasconcelos
Médica Intensivista Diarista do Departamento de Pacientes graves do Hospital Israelita Albert Einstein (HIAE).

Nana Miura
Diretora da Unidade Clínica de Cardiologia Pediátrica e Cardiopatias Congênitas do Adulto do Instituto do Coração do Hospital das Clínicas da Faculdade de Medicina da Universidade de São Paulo (InCor-HCFMUSP). Doutora em Cardiologia pela FMUSP.

Natan Viola
Aluno do curso de Medicina da Faculdade de Medicina de Ribeirão Preto da Universidade de São Paulo (FMRP-USP). Iniciação Científica na FMRP-USP.

Nathália dos Reis de Moraes
Especialização em Insuficiência Cardíaca e Transplante no Instituto do Coração do Hospital das Clínicas da Faculdade de Medicina da Universidade de São Paulo (InCor-HCFMUSP). Assistente do Ambulatório de Insuficiência Cardíaca do Hospital PUC-Campinas. Especialização em Cardiologia no InCor-HCFMUSP. Título de Especialista em Cardiologia pela Sociedade Brasileira de Cardiologia.

Nelisa Helena Rocha
Residência médica no Serviço de Medicina Nuclear do Hospital das Clínicas da Faculdade de Medicina da Universidade de São Paulo (HCFMUSP). Pós-graduanda (Doutorado) em Radiologia pela FMUSP. Especialista em Medicina Nuclear pela Sociedade Brasileira de Medicina Nuclear/Associação Médica Brasileira (SBMN/AMB).

Nelson Américo Hossne Jr
Professor Adjunto da Disciplina de Cirurgia Cardiovascular da Escola Paulista de Medicina da Universidade Federal de São Paulo.

Neuza Helena Moreira Lopes
Livre-Docente em Medicina pela Universidade de São Paulo. Médica da Unidade Clínica de Coronariopatia Crônica e do Serviço de Hemodinâmica do Instituto do Coração do Hospital das Clínicas da Faculdade de Medicina da Universidade de São Paulo (InCor-HCFMUSP).

Noedir Antônio Groppo Stolf
Professor Emérito da Faculdade de Medicina da Universidade de São Paulo (FMUSP). Professor Titular da FMUSP. Ex-Diretor da Divisão de Cirurgia e Ex-Presidente do Conselho Diretor do Instituto do Coração do Hospital das Clínicas da FMUSP (InCor-HCFMUSP). Ex-Presidente da Sociedade Brasileira de Cirurgia Cardiovascular.

Octávio Marques Pontes-Neto
Neurologista. Professor Associado da Faculdade de Medicina de Ribeirão Preto da Universidade de São Paulo (FMRP-USP). Chefe do Serviço de Neurologia Vascular e Emergências Neurológicas do Hospital das Clínicas da FMRP-USP. Ex-presidente da Sociedade Brasileira de Doenças Cerebrovasculares (2016-2018). Coordenador da Rede Nacional de Pesquisa em AVC.

Orlando Campos Filho
Professor Associado de Cardiologia da Escola Paulista de Medicina da Universidade Federal de São Paulo (EPM-UNIFESP). Ecocardiografista Sênior do Hospital Sírio-Libanês – São Paulo.

Oswaldo Passarelli Júnior
Cardiologista da Seção de Hipertensão Arterial e Nefrologia do Instituto Dante Pazzanese de Cardiologia.

Otavio Berwanger
Doutor em Epidemiologia Clínica pela Universidade Federal do Rio Grande do Sul (UFRGS). Diretor de Pesquisa do Hospital do Coração (HCor) de São Paulo. Tutor em Treinamento do *Workshop* de Medicina Baseada em Evidências da Universidade McMaster (2006).

Otavio Celso Eluf Gebara
Professor Livre-Docente em Cardiologia e Doutor em Medicina pela Faculdade de Medicina da Universidade de São Paulo. Diretor de Cardiologia do Hospital Santa Paula em São Paulo.

Otavio Rizzi Coelho
MD, PhD, FACC, FESC. Chefe da Unidade Coronária do Hospital de Clínicas da Universidade Estadual de Campinas (HC-UNICAMP). Professor Associado de Cardiologia da Faculdade de Ciências Médicas (FCM-UNICAMP).

Otávio Rizzi Coelho-Filho
MD, MPH, PhD. Professor Assistente Doutor – Disciplina de Cardiologia – Faculdade de Ciências Médicas da Universidade Estadual de Campinas (FCM-UNICAMP). Doutor em Cardiologia pela UNICAMP. *Master in Public Health* pela Harvard School of Public Health.

Pablo Maria Alberto Pomerantzeff
Diretor da Unidade Cirúrgica de Cardiopatias Valvares do Instituto do Coração do Hospital das Clínicas da Faculdade de Medicina da Universidade de São Paulo (InCor-HCFMUSP). Professor Associado da Disciplina de Cirurgia Torácica e Cardiovascular do Departamento de Cardiopneumologia da FMUSP.

Pai Ching Yu
Doutora em Medicina pela Faculdade de Medicina da Universidade de São Paulo (FMUSP). Médica Pesquisadora da Unidade de Medicina Interdisciplinar em Cardiologia do Instituto do Coração do Hospital das Clínicas da FMUSP (InCor-HCFMUSP).

Paola Keese Montanhesi
Cirurgiã Cardiovascular. Título de Especialista pela Sociedade Brasileira de Cirurgia Cardiovascular. *Fellowship* em Cirurgia Cardíaca Minimamente Invasiva. Western University, London, ON, Canadá.

Patrícia Ana Paiva Corrêa Pinheiro
Enfermeira Chefe das Unidades de Terapias Intensivas Clínicas do Instituto do Coração do Hospital das Clínicas da Faculdade de Medicina da Universidade de São Paulo (InCor-HCFMUSP). Instrutora BLS/ACLS pelo InCor-HCFMUSP. Mestre em Ciências da Saúde pela USP. Especialista em Cardiologia pelo InCor-HCFMUSP.

Patrícia Oliveira Guimarães
Especialista em Cardiologia pelo Instituto do Coração do Hospital das Clínicas da Faculdade de Medicina da Universidade de São Paulo (InCor-HCFMUSP). Doutora em Cardiologia pelo InCor-HCFMUSP.

Paulo Andrade Lotufo
Professor Titular de Clínica Médica da Faculdade de Medicina da Universidade de São Paulo. Diretor do Centro de Pesquisa Clínica e Epidemiologia. Diretor Médico do Hospital Universitário da Universidade de São Paulo (USP). Superintendente de Saúde da USP.

Paulo Caleb Júnior de Lima Santos
Professor do Departamento de Farmacologia da Escola Paulista de Medicina da Universidade Federal de São Paulo. Pós-Doutor pela Faculdade de Medicina da Universidade de São

Paulo. Doutor pela Faculdade de Ciências Farmacêuticas da Universidade de São Paulo. Farmacêutico-Bioquímico pela Universidade Federal de Alfenas – Minas Gerais.

Paulo de Lara Lavítola
Doutorado em Cardiologia pelo Instituto do Coração do Hospital das Clínicas da Faculdade de Medicina da Universidade de São Paulo (InCor-HCFMUSP). Médico Assistente do InCor-HCFMUSP.

Paulo Rizzo Genestreti
Coordenador do Departamento de Doença Cardiovascular da Sociedade Brasileira de Diabetes (2022-2023). Pesquisador Clínico do CPClin. Pós-graduando (Doutorado) do Programa de Cardiologia do Instituto do Coração do Hospital das Clínicas da Faculdade de Medicina da Universidade de São Paulo (InCor-HCFMUSP).

Paulo Roberto Barbosa Evora
Professor Titular do Departamento de Cirurgia e Anatomia (Divisão de Cirurgia Torácica e Cardiovascular) da Faculdade de Medicina de Ribeirão Preto da Universidade de São Paulo (FMRP-USP). Doutorado em Cirurgia Geral pela FMRP-USP.

Paulo Vinicius Ramos Souza
Cardiologista pelo Instituto do Coração do Hospital das Clínicas da Faculdade de Medicina da Universidade de São Paulo (InCor-HCFMUSP). Pesquisador na Unidade de Miocardiopatias e Doenças da Aorta do InCor-HCFMUSP. Professor Assistente da Disciplina de Cardiologia da Universidade Metropolitana de Santos (UNIMES). Coordenador do Serviço de Clínica e Médica e Cardiologia do Hospital Frei Galvão – Santos/SP.

Pedro Alves Lemos Neto
Gerente Médico do Centro de Medicina Intervencionista do Hospital Hospital Israelita Albert Einstein. Professor Livre-Docente pela Faculdade de Medicina da Universidade de São Paulo.

Pedro Gabriel Melo de Barros e Silva
Mestre em Ciências da Saúde pela Duke University. Doutor em Cardiologia pela Universidade Federal de São Paulo (UNIFESP). Pesquisador do BCRI e IP-HCor. Coordenador da Rede de Dor Torácica e Telecardiologia Américas.

Pedro Henrique Duccini Mendes Trindade
Residência médica de Clínica Médica no IAMSPE-SP. Residência médica de Cardiologia e Eletrofisiologia no Instituto Dante Pazzanese de Cardiologia. Título de Especialista em Cardiologia (Sociedade Brasileira de Cardiologia) e Arritmias Cardíacas (Sociedade Brasileira de Arritmias Cardíacas). MBA Executivo em Saúde pela Fundação Getulio Vargas. Coordenador Médico do Serviço de Cardiologia do Hospital Vivalle Rede D'or São Luiz.

Pedro Silvio Farsky
Doutor em Ciências pela Faculdade de Medicina da Universidade de São Paulo. Pós-Doutorado em Cardiologia pelo Instituto Dante Pazzanese de Cardiologia. Médico do Instituto Dante Pazzanese de Cardiologia.

Precil Diego Miranda de Menezes Neves
Centro Internacional de Pesquisa. Hospital Alemão Oswaldo Cruz. São Paulo, Brasil. Divisão de Nefrologia. Faculdade de Medicina da Universidade de São Paulo.

Protásio Lemos da Luz
Professor Titular Sênior de Cardiologia do Instituto do Coração do Hospital das Clínicas da Faculdade de Medicina da Universidade de São Paulo (InCor-HCFMUSP).

Rachel Sayuri Honjo Kawahira
Médica Assistente da Unidade de Genética do Instituto da Criança e do Adolescente do Hospital das Clínicas da Faculdade de Medicina da Universidade de São Paulo (ICr-HCFMUSP). Coordenadora da Genética no Núcleo de Pediatria do Hospital Sírio-Libanês. Doutora em Ciências pela FMUSP.

Ranna Santos Pessoa
Fellow da Unidade de Valvopatia do Instituto do Coração do Hospital das Clínicas da Faculdade de Medicina da Universidade de São Paulo (InCor-HCFMUSP).

Reinaldo B. Bestetti
Professor Livre-Docente de Cardiologia. Diretor do Curso de Medicina da Universidade de Ribeirão Preto (UNAERP).

Remo Holanda de Mendonça Furtado
Cardiologista e Pesquisador do Hospital Israelita Albert Einstein. Professor Colaborador da Faculdade de Medicina da Universidade de São Paulo (FMUSP). Pós-Doutorado pela Harvard Medical School. Doutorado pela FMUSP.

Renato Azevedo Júnior
Médico Cardiologista do Hospital Samaritano Higienópolis – São Paulo. Vice-presidente da Sociedade de Cardiologia do Estado de São Paulo (SOCESP). Diretor Científico Adjunto da Associação Paulista de Medicina (APM). Ex-Presidente do Conselho Regional de Medicina do Estado de São Paulo (CREMESP).

Renato Delascio Lopes
Médico Especialista em Clínica Médica, Medicina de Urgência e Cardiologia. Professor Livre-Docente da Divisão de Cardiologia da Escola Paulista de Medicina da Universidade Federal de São Paulo (EPM-UNIFESP). Doutor em Ciências pela EPM-UNIFESP. *Master Degree of Health Science in Clinical Research* na Duke University. Professor de Medicina da Divisão de Cardiologia da Duke University. *Fellow of the American Heart Association* (FAHA). *Fellow of the European Society of Cardiology* (FESC). *Fellow of the American College of Cardiology* (FACC).

Renato Jorge Alves
MD, PhD. Doutor em Medicina, área de Cardiologia, no Instituto do Coração do Hospital das Clínicas da Faculdade de Medicina da Universidade de São Paulo (InCor-HCFMUSP). Professor Assistente da Disciplina de Cardiologia da Faculdade de Ciências Médicas da Santa Casa de São Paulo (FCMSCSP). Coordenador do Departamento de Cardiologia da Santa Casa de São Paulo.

Ricardo A. Costa
Doutor em Ciências pela Universidade de São Paulo. Cardiologista Intervencionista do Instituto Dante Pazzanese de Cardiologia.

Ricardo Alkmim Teixeira
Doutor em Ciências pela Faculdade de Medicina da Universidade de São Paulo. Professor da Disciplina de Cardiologia da Universidade do Vale do Sapucaí (UNIVÁS). Responsável pelo Serviço de Arritmias e Marca-passos do Hospital Renascentista, Pouso Alegre (MG). Presidente da Sociedade Brasileira de Arritmias Cardíacas (SOBRAC) 2020-2021.

Ricardo Kazunori Katayose
Médico cirurgião cardiovascular. Especialista pela Sociedade Brasileira de Cirurgia Cardiovascular (SBCCV). Cirurgião Assistente na Beneficência Portuguesa de São Paulo, Equipe Januário Manoel de Souza. Preceptor da Residência de Cirurgia Cardiovascular da Beneficência Portuguesa de São Paulo.

Ricardo Pavanello
Doutor em Ciências pela Universidade de São Paulo. Chefe da Seção de Coronariopatias do Instituto Dante Pazzanese de Cardiologia. *Fellow* da European Society of Cardiology.

Ricardo Ribeiro Dias
Especialista em Cirurgia Cardiovascular. Doutor em Ciências pela FMUSP. Professor Colaborador da Disciplina de Cardiopneumologia do Departamento de Cirurgia Torácica e Cardiovascular da FMUSP.

Roberto Alexandre Franken
Professor Emérito da Faculdade de Ciências Médicas da Santa Casa de São Paulo. Médico Chefe de Clínica da Santa Casa – SP.

Roberto Dischinger Miranda
Doutor em Cardiologia pela Escola Paulista de Medicina da Universidade Federal de São Paulo (EPM-UNIFESP). Ex-presidente do Departamento de Cardiogeriatria da Sociedade Brasileira de Cardiologia (DECAGE-SBC). Diretor Científico do Departamento de Hipertensão Arterial da SBC (DHA-SBC). Diretor Clínico do Instituto Longevità. Chefe do Serviço de Cardiologia da Disciplina de Geriatria da EPM-UNIFESP.

Roberto Kalil Filho
Professor Titular no Departamento de Cardiopneumologia da Faculdade de Medicina na Universidade de São Paulo (FMUSP). Presidente do Conselho Diretor e Diretor da Divisão de Cardiologia Clínica do Instituto do Coração do Hospital das Clínicas da FMUSP. Diretor-geral do Centro de Cardiologia do Hospital Sírio-Libanês.

Robinson Poffo
Cirurgião Cardiovascular. Diretor do Instituto Poffo de Cirurgia Cardiovascular. Membro Titular da Sociedade Brasileira de Cirurgia Cardiovascular. Mestre em Clínica Cirúrgica pela Universidade Federal do Paraná.

Rodrigo Nieckel da Costa
Doutor em Ciências Médicas pelo Instituto Dante Pazzanese de Cardiologia de São Paulo. Médico Assistente da Seção de Intervenções de Cardiopatias Congênitas do Instituto Dante Pazzanese de Cardiologia de São Paulo.

Rodrigo Rocha Codarin
Médico Assistente da Clínica Obstétrica do Hospital das Clínicas da Faculdade de Medicina da Universidade de São Paulo (HCFMUSP).

Rogerio Krakauer
Serviço de Ecocardiografia, Santa Casa de São Paulo, São Paulo, SP.

Rogério Petrassi Ferreira
Cardiologista. Título de Especialista. Pós-graduação *lato sensu* em Cardiologia. Preceptor da Cardiologia da Beneficência Portuguesa de São Paulo.

Rogerio Souza
Professor Titular da Disciplina de Pneumologia da Faculdade de Medicina da Universidade de São Paulo (FMUSP). Responsável pela Unidade de Circulação Pulmonar da Disciplina de Pneumologia do Instituto do Coração do Hospital das Clínicas da FMUSP (InCor-HCFMUSP).

Ronaldo Fernandes Rosa
Diretor Técnico da Santa Casa de São Paulo. Coordenador do Centro de Memórias da Sociedade de Cardiologia do Estado de São Paulo (SOCESP) (2018-2019 e 2020-2021). Ex-Presidente do Departamento de Cardiogeritiatria da Sociedade Brasileira de Cardiologia (DECAGE-SBC).

Roney Orismar Sampaio
Professor Colaborador do Departamento de Cardiologia da Faculdade de Medicina da Universidade de São Paulo (FMUSP). Doutor em Medicina pela FMUSP. Médico Assistente do Instituto do Coração do Hospital das Clínicas da FMUSP (InCor-HCFMUSP).

Rosa Maria Afonso Moysés
Professora Livre-Docente em Nefrologia pela Faculdade de Medicina da Universidade de São Paulo (FMUSP). Responsável pelo Laboratório de Pesquisa LIM-16 do Hospital das Clínicas da FMUSP.

Rosangela Monteiro
Mestre e Doutora em Ciências pela Universidade de São Paulo. Assistente de Direção da Divisão de Cirurgia Cardiovascular do Instituto do Coração do Hospital das Clínicas da Faculdade de Medicina da Universidade de São Paulo (InCor-HCFMUSP).

Rosilene Motta Elias
Livre-Docente pela Universidade de São Paulo. Doutorado em Ciências pela Universidade de São Paulo. Nefrologista do Hospital das Clínicas da Faculdade de Medicina da Universidade de São Paulo (HCFMUSP).

Rossana Pulcineli Vieira Francisco
Professora Associada da Disciplina de Obstetrícia do Departamento de Obstetrícia e Ginecologia da Faculdade de Medicina da Universidade de São Paulo.

Rui Manuel dos Santos Póvoa
Professor da Disciplina de Cardiologia da Universidade Federal de São Paulo (UNIFESP). Mestre e Doutor em Cardiologia pela UNIFESP. Chefe do Setor de Cardiopatia Hipertensiva da UNIFESP.

Ruy Ribeiro Campos Junior
Professor Titular de Fisiologia. Livre-Docente. Departamento de Fisiologia, Disciplina de Fisiologia Cardiovascular e Respiratória, Escola Paulista de Medicina da Universidade Federal de São Paulo.

Samira Kaissar Nars Ghorayeb
Médica Assistente da Seção de Valvopatias do Instituto Dante Pazzanese de Cardiologia (IDPC). Especialização em Cardiologia pela Sociedade Brasileira de Cardiologia (SBC). Especialização em Ecocardiografia pela Sociedade Brasileira de Ecocardiografia (SBE).

Samuel Padovani Steffen
Cirurgião Cardiovascular do Instituto do Coração do Hospital das Clínicas da Faculdade de Medicina da Universidade de São Paulo (InCor-HCFMUSP). Médico da Divisão de Cirurgia do Núcleo de Transplantes do InCor-HCFMUSP. Especialista pela Sociedade Brasileira de Cirurgia Cardiovascular (SBCCV). Doutorando pela Universidade de São Paulo.

Sandrigo Mangini
Doutor em Cardiologia pela Faculdade de Medicina da Universidade de São Paulo (FMUSP). Médico Assistente do Núcleo de Transplante do Instituto do Coração do Hospital das Clínicas da FMUSP (InCor-HCFMUSP). Médico do Programa de Transplantes do HI Albert Einstein. Professor da FICSAE.

Sergio Timerman
Doutor em Cardiologia pela Faculdade de Medicina da Universidade de São Paulo (FMUSP). Diretor do Centro de Parada Cardíaca e Ciências da Ressuscitação do Instituto do Coração do Hospital das Clínicas da FMUSP (InCor-HCFMUSP). *Fellow* AHA, ERC, ESC, ACP, ACC.

Silas dos Santos Galvão Filho
Médico formado na Universidade Federal do Pará (UFPA). Especialista em Cardiologia (SBC) com áreas de atuação em: Eletrofisiologia (SOBRAC/SBC) e Estimulação Cardíaca (ABEC/DECA). Responsável pelo ensino em ritmologia cardíaca na Beneficência Portuguesa de São Paulo.

Silvia Lacchini
Professora Doutora do Departamento de Anatomia do Instituto de Ciências Biomédicas da Universidade de São Paulo. Professora afiliada do Instituto de Ciências Médicas e Cardiovasculares da Universidade de Glasgow, Reino Unido.

Silvia Moreira Ayub-Ferreira
Especialista em Cardiologia. Doutora em Emergências Médicas pela Faculdade de Medicina da Universidade de São Paulo (FMUSP). Médica Assistente da Unidade de Insuficiência Cardíaca do Instituto do Coração do Hospital das Clínicas da FMUSP (InCor-HCFMUSP). Coordenadora do Programa de Transplante Cardíaco e Assistência Circulatória Mecânica do Hospital Sírio-Libanês.

Silvio Alves Barbosa
Médico Assistente do Serviço de Monitorização Ambulatorial do Hospital das Clínicas da Faculdade de Medicina da Universidade de São Paulo (HCFMUSP).

Silvio Reggi
Médico Cardiologista, Disciplina de Cardiologia, Universidade Federal de São Paulo (UNIFESP).

Solange Desiree Avakian Mansur
Doutora em Cardiologia pela Faculdade de Medicina da Universidade de São Paulo. Médica Assistente da Unidade Clínica de Valvopatias do Instituto do Coração do Hospital das Clínicas da Faculdade de Medicina da Universidade de São Paulo (InCor-HCFMUSP).

Sônia Maria Guimaraes Pereira Togeiro
Pneumologista. Doutora com área de atuação em Medicina do Sono. Professora Afiliada da Disciplina de Biologia e Medicina do Sono da Universidade Federal de São Paulo (UNIFESP). Médica da Disciplina de Clínica Médica – UNIFESP.

Stefano Garzon Dias Lemos
Médico do Serviço de Cardiologia Intervencionista do Hospital Israelita Albert Einstein, em São Paulo. Médico Assistente do Serviço de Cardiologia Intervencionista da Santa Casa de São Paulo.

Talia Falcão Dalçóqui
Coordenadora de Práticas Médicas do Hospital Sírio-Libanês. Médica plantonista da UTI Cardiológica do Hospital Sírio-Libanês. Título de especialista em Cardiologia pela Sociedade Brasileira de Cardiologia e em Medicina Intensiva pela Associação de Medicina Intensiva Brasileira (AMIB).

Tan Chen Wu
Especialista em Cardiologia/Arritmia. Doutora em Cardiologia pela Faculdade de Medicina da Universidade de São Paulo.

Tânia Miyuki Shimoda Sakano
Médica do Pronto-Socorro do Instituto da Criança e do Adolescente do Hospital das Clínicas da Faculdade de Medicina da Universidade de São Paulo. Mestrado em Pediatria pela FMUSP. Coordenadora da Ressuscitação Pediátrica pela SOCESP e

Sociedade de Pediatria de SP. Doutoranda do curso de pós-graduação da FMUSP.

Tarso Augusto Duenhas Accorsi
Doutor em Medicina pela Faculdade de Medicina da Universidade de São Paulo (FMUSP). Médico Assistente da Unidade Clínica de Valvopatias do Instituto do Coração do Hospital das Clínicas da FMUSP (InCor-HCFMUSP).

Tatiana de Carvalho Andreucci Torres Leal
Médica Cardiologista Assistente da Unidade Clínica de Emergência do Instituto do Coração do Hospital das Clínicas da Faculdade de Medicina da Universidade de São Paulo (InCor-HCFMUSP).

Tatiana de Fátima Gonçalves Galvão
Doutora em Cardiologia pela Faculdade de Medicina da Universidade de São Paulo. Pós-Doutorado em Cardiologia pela University of Maryland.

Thatiane Facholi Polastri
Enfermeira Coordenadora dos Cursos American Heart Association do Centro de Treinamento em Emergências Cardiovasculares do Instituto do Coração do Hospital das Clínicas da Faculdade de Medicina da Universidade de São Paulo (InCor-HCFMUSP). Doutoranda pelo Programa de Pós-Graduação em Gerenciamento em Enfermagem da Escola de Enfermagem da USP.

Thiago A. Macêdo
Médico Assistente da Unidade de Hipertensão do Instituto do Coração do Hospital das Clínicas da Faculdade de Medicina da Universidade de São Paulo (InCor-HCFMUSP). Doutor em Ciências pela FMUSP.

Thiago Baccili Cury Megid
Médico do Setor de Eletrofisiologia Clínica e Estimulação Cardíaca do Instituto de Moléstias Cardiovasculares (IMC) de São José do Rio Preto, SP. Cardiologista com Título de Especialista pela Sociedade Brasileira de Cardiologia (SBC) – Associação Médica Brasileira (AMB). Médico certificado em Arritmologia Clínica pela Sociedade Brasileira de Arritmias Cardíacas (SOBRAC).

Vagner Madrini Junior
Médico Graduado pela Universidade Federal do Pará (UFPA). Especialista em Clínica Médica pela Escola Paulista de Medicina da Universidade Federal de São Paulo (EPM-UNIFESP). Assistente do Departamento de Miocardiopatias e Doenças da Aorta do Instituto do Coração do Hospital das Clínicas da Faculdade de Medicina da Universidade de São Paulo (InCor-HCFMUSP). Editor do Aplicativo CardioTrials e do Projeto CardioLearning.

Valdir Ambrósio Moisés
Professor Associado Livre-Docente. Chefe da Disciplina de Cardiologia da Escola Paulista de Medicina da Universidade Federal de São Paulo.

Valter Furlan
Diretor de qualidade e segurança, educação corporativa, ensino, pesquisa e inovação – UHG Brasil.

Vanessa Guimarães Esmanhoto Andrioli
Serviço de Ecocardiografia, Hospital Samaritano Paulista – São Paulo, SP. Serviço de Ecocardiografia, Instituto Dante Pazzanese de Cardiologia (DANTE), São Paulo, SP.

Vera Koch
Professora Livre-Docente do Departamento de Pediatria da Faculdade de Medicina da Universidade de São Paulo (FMUSP). Médica Chefe da Unidade de Nefrologia Pediátrica do Instituto da Criança e do Adolescente do Hospital das Clínicas da FMUSP. Coordenadora da Enfermaria de Especialidades Pediátricas I – Criança e Adolescente do HCFMUSP. Coordenadora geral da COREME-FMUSP.

Vera Maria Cury Salemi
Professora Livre-Docente em Cardiologia pela Faculdade de Medicina da Universidade de São Paulo (FMUSP). Médica Assistente da Unidade Clínica de Insuficiência Cardíaca do Instituto do Coração do Hospital das Clínicas da FMUSP (InCor-HCFMUSP). Professora Colaboradora do Departamento de Cardiopneumologia da FMUSP.

Vitor Emer Egypto Rosa
Médico da Unidade Clínica de Valvopatias do Instituto do Coração do Hospital das Clínicas da Faculdade de Medicina da Universidade de São Paulo (InCor-HCFMUSP). Professor Colaborador do Departamento de Cardiopneumologia da FMUSP. Doutor em Cardiologia pela FMUSP.

Vivian Carla Junglos
Fisioterapeuta no Hospital de Clínicas de Porto Alegre (HCPA). Fisioterapeuta no Hospital da Restinga e Extremo Sul (HRES). Mestranda no Programa de Pós-graduação em Ciências da Reabilitação da Universidade Federal de Santa Catarina (PPGCR/UFSC). Residência Multiprofissional em Saúde: Cardiologia – Instituto de Cardiologia de Porto Alegre (IC/FUC).

Viviane Zorzanelli Rocha Giraldez
Cardiologista da Unidade de Lípides do Instituto do Coração do Hospital das Clínicas da Faculdade de Medicina da Universidade de São Paulo (InCor-HCFMUSP). Assessora da Cardiologia Molecular e médica do Check-up do Grupo Fleury. Doutora em Ciências pela USP. *Post-doctoral fellowship* no Brigham and Women's Hospital, Harvard Medical School.

Walter José Gomes
Professor Titular da Disciplina de Cirurgia Cardiovascular da Escola Paulista de Medicina da Universidade Federal de São Paulo. Coeditor do *Brazilian Journal of Cardiovascular Surgery*.

William Azem Chalela
Diretor da Unidade Clínica de Eletrocardiologia de Esforço e Dinâmica do Instituto do Coração do Hospital das Clínicas da Faculdade de Medicina da Universidade de São Paulo (InCor--HCFMUSP). Professor Médico Colaborador do Departamento de Cardiopneumologia da FMUSP. Médico Supervisor do Serviço de Ergometria do InCor-HCFMUSP. Médico Supervisor do Setor de Ergometria da Sociedade Beneficente de Senhoras do Hospital Sírio-Libanês.

Willian Vendramini Ferreira
Cirurgião Vascular Formado pela Pontifícia Universidade Católica (PUC) de Campinas, Membro da Sociedade Brasileira de Angiologia e Cirurgia Vascular (SBACV). Atua com Cirurgia Vascular e Endovascular em Ribeirão Preto.

Wilson Nadruz Jr.
Professor Associado de Cardiologia da Universidade Estadual de Campinas (UNICAMP). Coordenador do Ambulatório de Hipertensão Arterial do Hospital das Clínicas da UNICAMP.

Sumário

SEÇÃO 15
Arritmias cardíacas e estimulação cardíaca artificial

SEÇÃO 16
Doenças congênitas do coração na criança e no adulto

SEÇÃO 17
Cardiopatias em situações especiais

SEÇÃO 18
Cuidados perioperatórios

SEÇÃO 19
Cirurgia cardiovascular e pós-operatório imediato

SEÇÃO 20
Emergência e terapia intensiva em cardiologia

SEÇÃO 21
Tromboembolismo venoso e hipertensão pulmonar

SEÇÃO 22
Ressuscitação cardiopulmonar

SEÇÃO 23
Inovação em cardiologia

Volume 1

Apresentação

A educação e a atualização nas diferentes áreas da cardiologia sempre foram grandes pilares que sustentam as principais atividades da Sociedade de Cardiologia do Estado de São Paulo (SOCESP). Por isso, temos a honra e a responsabilidade de trazer até você leitor a quinta edição do *Tratado de Cardiologia SOCESP*. Uma obra complexa e que nos tempos atuais de rápido e crescente desenvolvimento tecnológico, somados a uma crise global de saúde, manteve seu elevado padrão de qualidade, graças ao esforço dos autores, da editora, dos colaboradores da SOCESP e dos editores.

A enorme quantidade de informações disponíveis nas mais diversas plataformas torna esse desafio ainda mais difícil. O grande diferencial do *Tratado de Cardiologia SOCESP* está no fato de que ele é escrito por profissionais que são referências em suas áreas, atuam em assistência-ensino-pesquisa e que foram capazes de reunir todas as informações e de maneira didática colocá-las a disposição do leitor em uma única plataforma. Por isso, somos gratos a esses autores. Agradecemos também ao trabalho da Editora Manole, há muito uma parceira SOCESP, que foi responsável por montar uma obra atual e com um aspecto gráfico agradável e prático.

O sucesso das edições anteriores e as constantes renovações e evolução do conhecimento serviram de estímulo para desenvolvermos este projeto, esta nova edição. Um livro que com certeza auxiliará na formação e atualização de estudantes e profissionais das mais diferentes áreas da saúde, servindo de guia para consultas e aprimoramento. Além dos já tradicionais temas do Tratado, nesta edição trouxemos a inovação, literalmente, como uma das seções do livro e não só como a forma de transmitir a informação, uma vez que inovar também é importante na arte de ensinar e comunicar. Além disso, não poderia ficar de fora a abordagem da relação entre o novo coronavírus e o coração.

São 23 sessões, totalizando 159 capítulos escritos e revisados por autores comprometidos com a excelência científica, um dos maiores valores da SOCESP, que servirão de constante fonte de consulta e referência. Esperamos que os nossos objetivos, de levar o conhecimento atualizado a todos que de alguma forma se envolvam com a cardiologia, sejam alcançados com a publicação de mais esta obra da SOCESP.

Os Editores

Prefácio da 5ª edição

Há três décadas (1991-1993), Prof. Antonio Carlos Pereira Barretto, Presidente da SOCESP naquele período, e eu, Amanda Guerra de Moraes Rego Sousa, Diretora de Publicação da Sociedade, tivemos o privilégio de editar o livro SOCESP – *Cardiologia: Atualização e Reciclagem*, precursor do *Tratado de Cardiologia SOCESP*, que ora é lançado em sua 5ª edição.

Aquela primeira obra teve a honra de ser prefaciada pelo Prof. Luiz Venere Décourt, que profetizou: "[...] A publicação deste livro não apenas exterioriza o cumprimento de aconselhável norma de conduta de uma associação médica, como também significa atraente promessa de atuação futura". Acrescentou: "esse projeto editorial é também compromisso a ser cumprido [...] desta forma, promove-se um ciclo de educação continuada, sempre atual, por períodos que o futuro determinará, mas que se pretende sejam repetidos".

O livro foi muito bem aceito pela comunidade médica, julgado de grande interesse pelo conteúdo teórico-prático profundo e bastante atualizado. Foi contemplado com o Prêmio Jabuti de 1995, concedido pela Câmara Brasileira do Livro, na área de Ciências Naturais e Medicina. Uma segunda edição foi produzida dois anos depois e, em 2005, tendo em vista seu porte e conteúdo amplo e atual, configurou-se como um Tratado de Cardiologia, que reflete indubitavelmente a pujança da especialidade no país e em particular no Estado de São Paulo.

Abordando em 23 seções da epidemiologia, bases genéticas, fisiopatologia e diagnóstico aos aspectos clínicos das grandes síndromes cardiovasculares, o Tratado explora, com notável perfeição e academicismo, o muito vasto tratamento clínico hoje disponível às intervenções percutâneas e cirúrgicas, sem deixar de dar ênfase às medidas de prevenção primária e secundária.

A partir daquela primeira obra, com 78 capítulos saídos das mãos de 165 especialistas, chegamos hoje na 5ª edição do *Tratado de Cardiologia SOCESP*, com a primorosa contribuição de 367 autores, responsáveis por 159 capítulos! Essa extraordinária expansão não apenas expressa a grandeza e o crescimento da especialidade, nas últimas três décadas, mas demonstra a exigência crescente de abordagens de amplo domínio e cientificamente formatadas, de acordo com os melhores métodos da medicina baseada em evidências, que demanda apuro e competência na interpretação de resultados e na formulação de recomendações.

Desta forma, a medicina cardiovascular, que se volta para as doenças mais prevalentes no mundo ocidental, acompanhadas de elevada morbimortalidade, está munida de um produto editorial que expressa conhecimento sólido, o qual é competentemente interpretado e franqueado, por meio das centenas de profissionais que o redigiram, a milhões de pacientes, hoje mais longevos, que esperam desfechos favoráveis que lhes possam garantir maior qualidade de vida nos anos adicionais que terão à frente. Por sua vez, os médicos se sentirão mais seguros e bem municiados para o exercício clínico, científico e didático da especialidade.

Congratulamo-nos com a Diretoria da SOCESP, por manter e implementar um projeto editorial de tal envergadura e valor. O espírito puramente científico e educacional, que nutre uma iniciativa como esta, que visa ao restabelecimento da saúde integral, e cujo princípio é o saber de qualidade e a aplicação de medidas terapêuticas e preventivas eficazes, representa o verdadeiro leme que garante a Medicina de alto nível que desejamos exercer.

Temos aqui uma obra à altura dos desenvolvimentos da terceira década do século XXI, que orgulha a todos e que, na grandeza da cardiologia, encontra o abrigo e a sagração dos melhores valores humanísticos e profissionais.

Nossos aplausos reiterados aos editores e os votos de grande êxito a esta 5ª edição do *Tratado de Cardiologia SOCESP*.

São Paulo, outono de 2022

Amanda Guerra de Moraes Rego Sousa

Presidente da SOCESP (1993-1995).

Diretora Geral do Instituto Dante Pazzanese de Cardiologia (2009-2017).

Membro Titular do Conselho Universitário da Universidade de São Paulo (2022-2023).

Prefácio da 4ª edição

Em pleno século XXI, as doenças cardiovasculares continuam a representar a principal causa de morbidade e mortalidade no mundo, quer em países desenvolvidos, quer em países em desenvolvimento. Ao mesmo tempo que se tem verificado um declínio da mortalidade por doenças cardiovasculares, tem-se assistido a um aumento da prevalência dos seus principais fatores de risco, como a obesidade, a hipertensão, o diabetes, a dislipidemia, entre outros. De fato, os avanços diagnósticos terapêuticos na área cardiovascular traduzem-se, hoje, em um contributo de cerca de 80% no aumento de esperança de vida da população mundial. Trata-se, pois, de um feito excepcional. Contudo, apesar dos avanços terapêuticos significativos, medidas preventivas devem ser urgentemente tomadas, nomeadamente no controle dos fatores de risco e na promoção de estilos de vida saudáveis. Existe hoje em dia evidência científica da relação entre a implementação de estratégias de prevenção e a correspondente redução de eventos cardiovasculares e mortalidade.

É este aparente paradoxo que explica a elevada prevalência da patologia cardiovascular, apesar dos extraordinários avanços no diagnóstico e na terapêutica dessa doença.

Torna-se, pois, essencial a existência de ferramentas pedagógicas que possam ajudar na disseminação do conhecimento e na preparação dos profissionais de saúde, em particular dos futuros cardiologistas. O presente livro de cardiologia organizado pela SOCESP é exemplo disso. De fato, é impressionante o conjunto de autores que contribuíram para este livro e que, no seu conjunto, constituem a *crème de la crème* da cardiologia falada em português (com sotaque brasileiro), bem como alguns autores internacionais de reputação inquestionável. Assim se explica como foi possível organizar um volume em que se associa o detalhe e a atualidade da informação à sua aplicabilidade prática. De fato, toda a área cardiovascular, do *bench to bedside* está contemplada neste trabalho, o que o transforma em um instrumento de uso obrigatório para quem quer saber mais, aprofundar um tema, independentemente da fase de treinamento ou da diferenciação em que se encontra, ou seja, do estudante de Medicina, passando pelo residente, até o especialista experiente, todos se beneficiarão com a leitura aprofundada deste trabalho de excelência. A diversidade e profundidade dos temas abordados vêm preencher um vazio muitas vezes sentido neste tipo de livro. De fato, é bem visível e perceptível o cuidado com que foi posto pelos editores e autores, de forma que houvesse uma harmonia e um equilíbrio na forma como os vários temas são abordados.

Gostaria também de realçar um outro aspecto que muito me agrada. Este livro representa um contributo ímpar à cardiologia falada em português, o que vem acrescentar maior peso à relevância desta obra. É, pois, com enorme prazer e honra que me associo ao lançamento da 4ª edição do *Tratado de Cardiologia SOCESP*, que já pode ser considerado um dos clássicos da Cardiologia mundial. Parabéns aos editores pela excelente iniciativa e aos vários autores que, com o seu saber e experiência, tão bem transmitiram o que de mais moderno se sabe e faz em Cardiologia, para bem da Ciência e da Medicina.

Como Dante Alighieri nos ensinou, há muitos séculos, de uma forma muito simples: "O segredo de obter resultados é agir". E, de fato, o trabalho contido neste Tratado é o resultado extraordinário da ação de muitos que, em conjunto, produziram uma obra-prima da Cardiologia. Desejo a todos uma ótima leitura e muita aprendizagem, para o bem de todos.

Lisboa, maio de 2019.

Prof. Fausto J. Pinto, MD, PhD, FESC, FACC
WHF, Presidente Eleito
ESC, Past-President
Diretor, Faculdade de Medicina da Universidade de Lisboa,
Portugal

Prefácio da 3ª edição

O *Tratado de Cardiologia SOCESP* chega à sua 3ª edição após as publicações de 2005 e de 2010. Em boa hora, a atual diretoria 2014-2015 da SOCESP, capitaneada pelo Francisco Fonseca, resolveu atualizar este livro, que é uma das referências maiores da cardiologia brasileira.

É impressionante rever quanto a medicina progrediu nos últimos dois séculos. Desenvolvimentos como o ilustrado, que foram conseguidos com grande dificuldade e pioneirismo ímpar, tornaram-se rotina e foram responsáveis diretos pela grande diminuição da mortalidade, pela mudança no perfil epidemiológico das doenças e pelo aumento exponencial da sobrevida média da população. As doenças degenerativas, não as neonatais ou infecciosas, tornaram-se predominantes.

A cardiologia, especialmente, tem uma dinâmica própria e muito rápida em relação a outras especialidades, mostrando uma pujança invejável e uma modificação nos diagnósticos e condutas que faz com que, em poucos anos, haja encaminhamentos completamente diferentes para o paciente. Especialmente na área de farmacoterapia, imagem e intervenção, essas mudanças são galopantes, e, mercê disso, uma obra, mesmo extensa e atual na época em que foi escrita, fica rapidamente ultrapassada. A necessidade de reformatar e reatualizar o *Tratado de Cardiologia SOCESP* fica assim plenamente justificada.

Esta 3ª edição teve capítulos e seções acrescentados para definir o estado da arte atual, com editores setoriais que procuraram dar um conjunto homogêneo às diversas seções. De forma extremamente importante neste Tratado, temos a publicação de dados epidemiológicos de doenças cardiovasculares de todo o Estado de São Paulo, estatísticas nossas, mostrando, pela primeira vez, peculiaridades do comprometimento cardiovascular, extremamente importantes para o planejamento e para a realização de políticas de saúde por parte dos gestores municipais, estaduais e até federais.

Desnecessário dizer a experiência dos autores responsáveis por cada capítulo e é com grande orgulho e satisfação que vemos como em São Paulo pululam novos polos de conhecimento e há uma passagem de gerações entre os autores com manutenção do que deveria ser um fluxo normal de transmissão de conhecimento, algo que não acontece de modo rotineiro, infelizmente, em nosso país. Este livro foi coordenado por seis editores (Carlos Magalhães, Carlos V. Serrano Jr., Fernanda Consolim-Colombo, Fernando Nobre, Francisco Fonseca e João Fernando Ferreira), 22 editores setoriais e mais de 250 autores que escreveram 22 seções.

A SOCESP, que surgiu em 1977, merece todos os elogios por ter conseguido desenvolver uma política de estado, homogênea, sequencial, em que cada diretoria sempre acrescenta mais uma tábua ao navio em construção e, com essa filosofia, hoje a embarcação é enorme e ganhou força científica, moral e social, como toda sociedade que se preze, organizando congressos anuais de grande relevância, assim como reuniões regionais que contribuem significativamente para o aperfeiçoamento de seus sócios. Com esses aspectos em consideração, o sócio, objetivo maior da SOCESP, sente-se valorizado e as diretorias com certeza valorizam o sócio.

Não poderíamos deixar de colocar as dificuldades de nossa profissão no momento atual, com evidente preocupação relativa ao futuro em razão da formação inadequada de profissionais por parte de muitas escolas, com uma preocupação infeliz de nossos gestores federais com o número de formados e não com sua qualidade. É uma pena que a saúde pública, já tão depauperada, corra riscos de apresentar mais dificuldades exatamente àqueles que mais precisam. As doenças cardiovasculares, por sua prevalência e pelo aumento de longevidade da população, certamente serão muito afetadas por isso.

Por todos esses aspectos é que as iniciativas de treinamento e capacitação realizadas pela SOCESP aos seus associados e também aos médicos não sócios, bem como a nova edição deste *Tratado de Cardiologia SOCESP*, preenchem lacunas importantíssimas para o aprimoramento da extensão da formação médica.

Precisamos, ainda, de todos da SOCESP para dar um exemplo digno de atenção especialmente à população mais simples e mais afetada pelas dificuldades de nossa saúde pública, tratando adequadamente nossos pacientes e mantendo um padrão de ética e responsabilidade que reflita o padrão de qualidade SOCESP implantado ao longo dos seus 38 anos de existência. Mesmo com uma cardiologia altamente e cada vez mais técnica e sofisticada, não podemos nos esquecer do nosso objetivo principal médico, que é oferecer carinho, conforto, responsabilidade e ética (nosso país precisa muito da efetiva atuação dessa palavra) à pessoa que momentaneamente se encontra do outro lado, necessitando de ajuda naquele momento. Oxalá pudéssemos garantir que isso ocorresse para toda a população brasileira.

Antonio Carlos C. Carvalho
Professor Titular de Cardiologia da Unifesp
Membro da Diretoria da SOCESP em três oportunidades
Sócio SOCESP desde 1978

Prefácio da 2ª edição

Há três anos, surgia o *Tratado de Cardiologia SOCESP*. Sob a batuta excelente de Fernando Nobre e Carlos V. Serrano Jr., escrito por 338 autores membros da Sociedade de Cardiologia do Estado de São Paulo, ou seja, 5% dos sócios. Obra volumosa, branca como não poderia deixar de ser, pela quantidade de informações e pela cor da medicina, quase completa, bem organizada, escrita por especialistas dos temas escolhidos, médicos categorizados e muito experientes, e valorizada pela simplicidade, extensão, profundidade, condensação e modernidade. Seu sucesso foi tão grande que a SOCESP resolveu atualizá-la, agregando os ensinamentos que surgiram após sua edição e incluindo capítulos que faltaram, e assim fez a convocação de novos editores setoriais e autores para sua confecção, abordando temas como: fisiologia cardíaca e fisiopatologia das doenças cardiovasculares, fundamentos clínicos do diagnóstico, cardiopatia no idoso, temas especiais em cirurgia cardiovascular e estimulação artificial cardíaca, agora sob a coordenação de Carlos V. Serrano Jr., Ari Timerman e Edson Stefanini. É certo que o brilho da primeira edição repetir-se-á na segunda, e ela aí está. Enfim, loas à SOCESP e aos médicos pelo trabalho executado.

Quando formamos a SOCESP, em 1977, não esperávamos que esta sociedade conseguisse atingir a altura que atingiu, pois foi brilhante em sua caminhada pelo número de associados, pelo desenvolvimento da cardiologia, pela difusão dos ensinamentos, sempre em dia com as novas descobertas, e pelo espraiar do entusiasmo, a ponto de os salões de Conferências e os Centros de Convenções tornarem-se pequenos diante da magnitude de seus encontros. Como se não bastasse, lançou seu *Tratado de Cardiologia*, que será, sem dúvidas, presença obrigatória nas bibliotecas dos clínicos e cardiologistas. Lembro-me bem que começamos com folhetos de revisão de trabalho e, hoje, temos uma enciclopédia em mãos. Isso me faz pensar na semelhança do seu crescer com o explodir da massa primária (*big bang*) na expansão do universo.

O importante é notar que cada diretoria aumenta a importância desta sociedade com novos aportes num crescendo como as massas onde se colocam fermentos.

Como seria bom se a SOCESP fizesse germinar centros de pesquisas em todos os cantos do Brasil, propiciando o surgimento de trabalhos científicos de peso, inovadores, fontes imorredouras das ciências e que modifiquem para bem melhor este grande e rico país, pois ele bem merece.

Radi Macruz
Segundo Presidente da SOCESP
1979-1981

Prefácio da 1ª edição

Em maio de 1951, na qualidade de acadêmico do grupo chefiado pelo Prof. Zerbini na 1ª Clínica Cirúrgica do Hospital das Clínicas da Faculdade de Medicina da Universidade de São Paulo, cujo catedrático era o Prof. Alípio Correa Neto, tive a oportunidade de participar da primeira comissurotomia mitral realizada no país. Desde então, há mais de cinquenta anos, sou testemunha e partícipe do que aconteceu com a cardiologia e com a cirurgia cardíaca.

Além do Hospital das Clínicas, o Prof. Zerbini atuava na Escola Paulista de Medicina, onde mantinha sua clínica privada, na qual eu atuava como seu instrumentador e, posteriormente, seu assistente. Por onze anos, interrompidos entre agosto de 1955 e janeiro de 1958, trabalhei ao seu lado.

Quando voltei para o Hospital das Clínicas, em 1958, trazido pelo Prof. Zerbini, trazia comigo a credencial de ter construído, em Uberaba, o meu primeiro coração-pulmão artificial, inspirado no do Prof. Felipozzi, pioneiro da cirurgia com circulação extracorpórea no Brasil. Fui também incorporado à equipe cirúrgica que o Prof. Zerbini montava, no então Instituto de Cardiologia do Estado, fundado por Dante Pazzanese que, hoje, lhe empresta o nome.

Tive a rara felicidade de trabalhar nas três maiores equipes de cardiologia de São Paulo e conviver bem de perto com os grandes nomes da cardiologia paulista. As escolas dirigidas por Luiz Décourt, Jairo Ramos e Dante Pazzanese, e a grande escola cirúrgica comandada por Zerbini, que atuou nos três serviços, marcaram profundamente a minha formação.

Acompanhei e participei ativamente do desenvolvimento da cardiologia e da cirurgia cardíaca brasileira, inclusive contribuindo na área da bioengenharia e em técnicas cirúrgicas originais.

Fico, por isso, emocionado quando vejo uma obra como este *Tratado de Cardiologia*, editado pela SOCESP, que eu ajudei a criar, e da qual fui seu primeiro presidente. São mais de 320 especialistas do mais alto nível, que honram a cardiologia brasileira e que se juntaram, sob a liderança de Fernando Nobre e Carlos Serrano, para enriquecer a literatura nacional e apresentar não apenas uma obra atualizada, mas expressão de experiência pessoal, rica e vivida por cada um dos autores.

Com grande número deles pude trabalhar em grande proximidade, quando jovens, e acompanhar o seu crescimento profissional até se tornarem os expoentes, agora mais uma vez consagrados, nesta magnífica obra.

O grande avanço científico e tecnológico, vivido nestes pouco mais de cinquenta anos, transformou nossa especialidade, permitindo diagnósticos precisos e procedimentos terapêuticos, até há pouco tempo insuspeitados. Houve uma verdadeira revolução na medicina moderna, que cobrou um alto preço ao profissional médico.

O poder na condução da profissão lhes escapou e foi transferido para órgãos governamentais, empresas de pré-pagamento, indústrias de medicamentos e de equipamentos, cuja ética, de certa forma, conflita e contamina a ética médica.

Não podemos esquecer que no mundo tecnológico, materialista e interesseiro em que vivemos, existe algo que não mudou ao longo de todos esses avanços: refiro-me ao homem, que diante da doença continua angustiado, aflito e com medo. Repito sempre que o oposto do medo não é a coragem, é a fé. Ele precisa acreditar em quem o trata; e espera, além da competência profissional, o afeto, o carinho e a compaixão pelos sofrimentos que experimenta.

Este *Tratado de Cardiologia SOCESP* traz o que de melhor se pode fazer para diagnosticar e tratar o doente cardíaco.

Fica implícito que toda essa tecnologia tem de estar cercada por uma postura ética que estreite os laços de relação humana. Sem isso, podemos ser excelentes técnicos esquecendo que, antes de tudo, somos médicos que cuidam das doenças que as pessoas têm e, principalmente, cuidam das pessoas que estão doentes e que, inseguras, precisam do calor humano, de despertar ânimo e confiança, fatores tão essenciais quanto o que de melhor a tecnologia pode oferecer.

Sinto muito orgulho de pertencer à família cardiológica brasileira e de apresentar o que de melhor a cardiologia paulista pode oferecer.

Estou convencido do sucesso deste empreendimento e da valiosa contribuição de uma cardiologia competente, madura, equilibrada e, acima de tudo, ética, demonstrando que as gerações que se sucedem ampliam o conhecimento e preservam os valores morais, indispensáveis a uma convivência social saudável.

Só espero que consigamos criar condições para garantir acesso a todo este maravilhoso arsenal de conhecimento a toda a população brasileira.

Adib D. Jatene
Primeiro Presidente da SOCESP
1977-1979

Conteúdo complementar – plataforma digital

Esta obra possui conteúdo complementar disponibilizado em uma plataforma digital exclusiva.

Para ingressar no ambiente virtual, utilize o QR code abaixo, faça seu cadastro e digite a senha:

INOVA2022

O prazo para acesso a esse material limita-se à vigência desta edição.

Seção 12

Doenças do pericárdio e tumores do coração

Capítulo 1

Pericardite aguda

Daniéliso Renato Fusco
Katashi Okoshi

PONTOS-CHAVE

- Pericardite é o processo inflamatório do pericárdio e pode ser de causa primária ou secundária a diversas doenças sistêmicas. As pericardites agudas e recorrentes são as formas de doença pericárdica mais comuns na prática clínica.
- A pericardite "idiopática" constitui a forma mais comum de apresentação de pericardite aguda, representando até 85% dos casos, e sabe-se que na maioria desses casos a etiologia é viral.
- O diagnóstico de pericardite aguda é realizado na presença de pelo menos dois dos seguintes critérios diagnósticos: dor característica, atrito pericárdico, alteração eletrocardiográfica sugestiva e novo derrame pericárdico (DP).
- O tratamento em geral é baseado no uso de anti-inflamatórios não hormonais (AINH) e colchicina, a qual tem mostrado benefício na redução da dor e na prevenção de recorrência.
- A prednisona constitui fator de risco independente para a recorrência da pericardite e, portanto, deve ser considerado apenas em pacientes com pericardite recorrente não respondedores aos AINH e à colchicina.

Introdução

O pericárdio consiste de duas membranas (visceral e parietal) que envolvem o coração, e entre elas encontram-se normalmente cerca de 15 a 50 mL de um líquido seroso e claro.[1] Acredita-se que esse líquido pericárdico aja como lubrificante, diminuindo a fricção do coração durante o ciclo cardíaco. Além disso, o líquido pericárdico teria a função de reservatório de moduladores parácrinos como prostanoides, peptídeos natriuréticos e endotelinas, que podem regular os tônus simpático e coronário, a frequência cardíaca e a pressão arterial (PA), além do possível papel imunológico.[2]

O pericárdio visceral está intimamente ligado ao coração, à aorta, à artéria pulmonar e às veias cavas e permite a fixação do tecido adiposo (cujo interior é onde se localizam vasos epicárdicos e fibras nervosas autonômicas) ao miocárdio.[2] O pericárdio parietal é constituído de colágenos tipos I e III e elastina, de espessura que varia de 1 a 2 mm, portanto mais resistente, e tem importante função de fixar o coração à cavidade torácica.[2]

O pericárdio não é essencial para a função cardíaca, no entanto grande acúmulo de líquido pericárdico ou espessamento dessa membrana pode causar consequências clínicas significativas.[3]

Pericardite é o processo inflamatório do pericárdio e pode ser de causa primária ou secundária a diversas doenças sistêmicas. As formas agudas e recorrentes são as mais comuns na prática clínica.[3,4] O termo pericardite aguda é geralmente utilizado para o primeiro episódio da doença, ao passo que pericardite recorrente refere-se literalmente à recorrência após a remissão inicial, independentemente do intervalo de tempo de reaparecimento.[5] Já o termo pericardite crônica é muito usado para aqueles casos de pericardite de curso prolongado, arbitrariamente definido como superior a 3 meses.[6]

Não há dados no Brasil sobre a prevalência da pericardite. Estudos disponíveis na literatura indicam que ocorre em 0,1% dos pacientes hospitalizados, em até 5% das necropsias e em 5% dos pacientes que procuram o hospital com dor torácica.[8]

Etiologia

A pericardite idiopática é a forma mais comum de apresentação da pericardite aguda, podendo chegar a 85% dos casos.[3] Sabe-se que na grande maioria desses casos a etiologia é viral e, habitualmente, não se faz pesquisa viral de rotina na prática clínica devido à relação custo-benefício. Em formas não benignas, pode ser importante a identificação viral por métodos de biologia molecular, como PCR e hibridização *in situ*.[9] A decisão de estender a pesquisa diagnóstica deve ser individualizada, considerando principalmente a gravidade do caso.

Além das pericardites idiopáticas ou virais, várias patologias também podem cursar com pericardite, tornando extensa a lista de causas potenciais. A pericardite pode ser a primeira manifestação de uma doença sistêmica (em geral autoimune), neoplásica ou tuberculosa.[3,4] Cada uma dessas doenças apresenta a frequência de 5% dos casos não selecionados em países desenvolvidos.[4] No Brasil, certamente a etiologia tuberculosa é muito superior em relação aos países desenvolvidos, principalmente em portadores de imunodeficiência. Em geral, as causas de pericardite aguda podem ser subdivididas em infecciosas e não infecciosas. As de origem não infecciosa incluem etiologias autoimunes (relacionadas à lesão do pericárdio, doença do tecido conectivo e formas autorreativas), neoplásicas, desordens metabólicas e pericardites traumáticas. Os agentes infecciosos capazes de causar pericardite incluem vírus, bactérias, fungos e parasitas (Tabela 1).

Na prática clínica, a maioria dos casos de pericardite aguda acaba sendo classificada como idiopática (até 85%) e tem presumivelmente etiologia viral.

As pericardites virais são a principal causa de infecção do pericárdio. A ação inflamatória é decorrente da ação direta do vírus ou pela resposta imunológica.[6] As manifestações da doença ocorrem 1 a 3 semanas após um quadro de infecção viral. Acometem preferencialmente indivíduos jovens e têm manifestação clínica em geral autolimitada, sendo o tratamento clínico suficiente para promover alívio dos sintomas e prevenir complicações. Aumentos de cerca de quatro vezes nos níveis séricos de anticorpos são sugestivos, entretanto ainda não são diagnósticos para pericardite viral.[6] O diagnóstico etiológico específico pode ser obtido por meio da análise do líquido pericárdico ou material de biópsia do pericárdio seguida de análise por métodos imuno-histoquímicos.[9] No curso de uma pericardite não complicada, em indivíduos sadios, essa análise se faz desnecessária e o tratamento é direcionado à resolução dos sintomas.[10,12]

As pericardites bacterianas são raras em adultos e exibem taxa elevada de mortalidade, em torno de 40%.[6] O acometimento do pericárdio, mais comumente, ocorre por extensão direta de uma pneumonia ou empiema. Além disso, a via hematogênica durante uma bacteremia e contaminação após cirurgia torácica ou trauma também são importantes.[13,14] A pericardiocentese ou, preferencialmente, a drenagem pericárdica, deve ser realizada, com obtenção de líquido para cultura. A lavagem do espaço pericárdico, combinada à administração de antibióticos sistêmicos e, eventualmente, no espaço pericárdico, constitui o tratamento padrão.[6] A pericardiectomia pode ser necessária no caso de aderências, manutenção de infecção, tamponamento cardíaco recorrente ou constrição pericárdica.[6,10] Os agentes etiológicos mais comuns são os estafilococos, pneumococos e estreptococos.[10]

Nos últimos anos tem sido expressivo o número de casos de pericardite tuberculosa, principalmente em indivíduos imunocomprometidos, em especial aqueles infectados pelo vírus HIV.[6,15] A mortalidade em paciente não tratados chega a 85%, e a evolução para constricção pericárdica em 30-40%. O diagnóstico se faz pela identificação do *Mycobacterium tuberculosis* no líquido e/ou tecido pericárdico. A dosagem da adenosina-deaminase (ADA) também é útil para o diagnóstico. Títulos maiores de 40 UI/l são específicos para pericardite tuberculosa.[10] Estudos indicam que o tratamento com prednisona esteve associado a menor mortalidade e menor necessidade de pericardiocentese e pericardiectomia, entretanto seu uso permanece controverso.[16]

TABELA 1 Etiologia das pericardites

Pericardite infecciosa
▪ Viral: echovírus e coxsackievírus (mais comuns), influenza, Epstein-Barr, citomegalovírus (CMV), varicela, rubéola, caxumba, hepatite B, hepatite C, HIV
▪ Bacteriana: tuberculose (mais comum); outras bactérias mais raras: pneumococo, meningococo, gonococo, *haemophilus*, borreliose, *chlamydia*, micobactéria
▪ Fúngica (muito rara): *candida*, histoplasma, aspergillus, blastomyces
▪ Parasitária (muito rara): *echinococcus*, toxoplasma, entamoeba *histolytica*
Pericardite não infecciosa
Autoimune ▪ Doenças autoimunes: lúpus eritematoso sistêmico (mais comum), artrite reumatoide, síndrome de Sjögren, esclerodermia e vasculite sistêmica (granulomatose eosinofílica, síndrome de Churg-Strauss, doença de Horton, doença de Takayasu, síndrome de Behçet). ▪ Outras doenças inflamatórias sistêmicas: sarcoidose, doença inflamatória intestinal ▪ Doença autoinflamatória: febre familiar do mediterrâneo
Neoplásica ▪ Tumores primários (raros): quase todos mesoteliomas do pericárdio ▪ Tumores metastáticos (comuns): quase todos os do pulmão e mama e linfomas
Metabólica: mais comuns são uremia e mixedema
Traumática
Início precoce ▪ Lesão direta: lesão torácica penetrante, perfuração do esôfago ▪ Lesão indireta: lesão torácica não penetrante, radiação
Início tardio ▪ Síndrome de lesão do pericárdio (comum): síndrome pós-infarto do miocárdio, síndrome pós-pericardiectomia, pericardite pós-traumática, incluindo traumas iatrogênicas (intervenção coronariana percutânea, inserção de cabo de marca-passo, ablação por radiofrequência)
Outras: relacionadas a drogas (raras) ▪ Síndrome lúpus-like: hidralazina, isoniazida, fentoína ▪ Drogas antineoplásicas: doxorrubicina, daunorrubicina, 5-fluorouracil, ciclofosfamida, citosina arabinosídeo ▪ Hipersensibilidade com eosinofilia: penicilina, amiodarona, minoxidil, tiazidas, estreptomicina, estreptoquinase, sulfas, ciclosporina, várias vacinas, etc.

Fonte: Imazio e Gaita, 2017.[19]

Pacientes com infarto agudo do miocárdio (IAM) transmural frequentemente são acometidos por diferentes formas de pericardite. Em geral, entre o terceiro e o sétimo dia de evolução, quase metade dos pacientes apresentam inflamação do pericárdio subjacente à área infartada, podendo se traduzir por dor pleurítica ou surgimento de atrito pericárdico, mesmo em indivíduos assintomáticos.[6,10] Entre 2 e 11 semanas após o infarto, pode ocorrer outra síndrome, caracterizada por febre, infiltrado pulmonar e dor pleurítica. Acredita-se que esta última seja resultado da liberação de mediadores autoimunes relacionados à necrose miocárdica. Trata-se da síndrome de Dressler, de curso habitualmente autolimitado. As duas formas são responsivas ao tratamento com ácido acetilsalicílico (AAS) ou ibuprofeno.

Em pacientes com insuficiência renal, são descritas duas formas de pericardite: a urêmica e a dialítica. O termo pericardite urêmica é utilizado para pericardite que ocorre antes do início da diálise e até 8 semanas após. A incidência é de 6 a 10% em pacientes com insuficiência renal avançada, aguda ou crônica;[17] sua ocorrência está correlacionada com os níveis de ureia e creatinina. Metabólitos tóxicos, hipercalcemia, hiperuricemia e mecanismos hemorrágicos, virais e autoimunes têm sido propostos como fatores etiológicos.[18] A pericardite dialítica é a pericardite que ocorre após 8 semanas do início da diálise e é observada em cerca de 13% dos pacientes nessa situação. Essa forma de pericardite é decorrente de diálise inadequada e hipervolemia.[6,18]

Ao contrário de outros tipos, na pericardite de doentes renais não é habitual o achado de alterações eletrocardiográficas características, podendo o eletrocardiograma mostrar apenas alterações associadas à doença de base. Além disso, a ocorrência de dor torácica é menos frequente.[12] Nos casos assintomáticos, geralmente apenas a intensificação da diálise é suficiente. Em pacientes com manifestação de dor, está indicado o uso de AINH e colchicina, e nesses pacientes deve haver controle rigoroso da heparina na diálise devido ao risco de desenvolver DP hemorrágico.[12]

O diagnóstico de pericardite autoimune pode ser feito de acordo com os seguintes critérios: aumento do número de linfócitos e mononucleares maior que 5.000/mm^3 (autorreativa linfocítica) ou pela presença de anticorpos contra o tecido miocárdico (antisarcolemal) e líquido pericárdico (autorreativo anticorpo mediado); inflamação nas biópsias epicárdicas/endomiocárdicas maior ou igual a 14 células/mm^2; exclusão de infecção viral ativa no líquido pericárdico e biópsias; infecção por tuberculose, *Borrelia burgdorferi*, *Chlamydia pneumoniae* e outras infecções bacterianas excluídas por PCR e/ou culturas; ausência de neoplasia nas amostras examinadas; exclusão de desordens metabólicas sistêmicas e uremia.[6] A pericardite autoimune ocorre quando há: artrite reumatoide, lúpus eritematoso sistêmico, esclerose sistêmica progressiva, polimiosite/dermatomiosite, doença mista do tecido conjuntivo, espondiloartropatias soronegativas, síndrome de Behçet, granulomatose de Wegener e sarcoidose.[6] Nesses casos, a intensificação do tratamento da doença sistêmica e o tratamento sintomático são indicados.[12]

Sinais e sintomas

O diagnóstico de pericardite aguda é realizado na presença de pelo menos dois dos seguintes critérios diagnósticos: dor característica, atrito pericárdico, alteração eletrocardiográfica sugestiva e novo DP. Embora a elevação de marcadores inflamatórios como a proteína C-reativa não seja critério diagnóstico, trata-se de achado confirmatório e necessário para o diagnóstico de pericardite conforme alguns autores.[3] A dor está quase sempre presente (em mais de 85% dos casos) com intensidade e duração variáveis e normalmente é precedida de pródromos infecciosos, como febre e mal-estar. A dor é ventilatório-dependente podendo ser retroesternal, precordial ou epigástrica; piora em decúbito dorsal, e melhora quando está em pé ou em posição reclinada para a frente. Em razão da relação com o nervo frênico, a dor irradia caracteristicamente para a região inferior do músculo trapézio. Outros locais de irradiação são ombros, braços e mandíbula, podendo ser confundida com dor de isquemia miocárdica. O atrito pericárdico é o achado clássico da pericardite aguda, no entanto está presente somente em cerca de um terço dos casos; é decorrente da fricção dos pericárdios visceral e parietal. Trata-se de um rangido de alta frequência, mais audível ao final da expiração.[3,4,5,19]

Exames diagnósticos

Eletrocardiograma

Os pacientes com pericardite aguda frequentemente exibem alterações eletrocardiográficas compatíveis com inflamação do tecido epicárdico.[2] A intensidade dessas alterações depende de características próprias do paciente, do agente etiológico, do miocárdico associado e da resposta ao tratamento efetuado. As arritmias cardíacas, principalmente atriais, podem ocorrer em qualquer momento do curso da doença. A presença de complexos QRS de baixa amplitude sugere DP, ao passo que a alternância elétrica de morfologia e amplitude do QRS sinaliza DP volumoso e está associada a tamponamento cardíaco.[12]

As alterações eletrocardiográficas (difusas) podem ser caracterizadas em estágios de evolução de acordo com o tempo de apresentação:[2,20]

- Estágio I (primeiras horas a dias): caracteriza-se por supradesnivelamento côncavo difuso do segmento ST e por infradesnivelamento do segmento PR (Figura 1). Diferencia-se do padrão isquêmico que apresenta supradesnivelamento convexo, de maior magnitude, limitado às derivações correspondentes a área do infarto, sem surgimento de ondas Q.
- Estágio II (primeira semana): retorno dos segmentos ST e PR aos padrões normais.
- Estágio III (após normalização do segmento ST): ocorre inversão difusa da onda T (Figura 2).
- Estágio IV: retorno da onda T ao padrão normal.

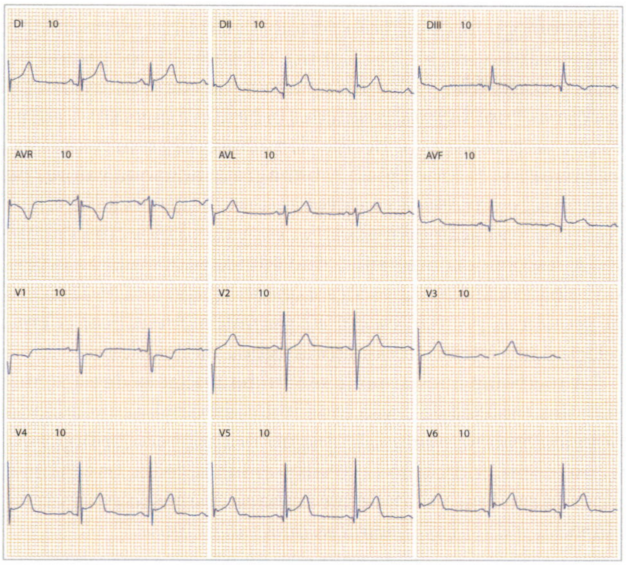

FIGURA 1

Adolescente com 13 anos de idade com pericardite aguda.

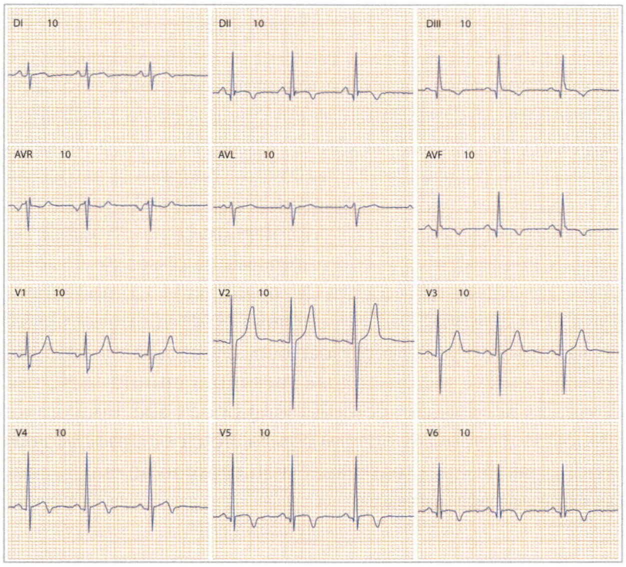

FIGURA 2

Adolescente com 13 anos de idade (o mesmo da Figura 1) com pericardite aguda. ECG repetido catorze dias depois.

Os estágios descritos acima são observados em até 60% dos casos e são afetados pelo momento, na evolução da doença, em que o ECG é realizado. Se o tratamento for instituído muito precocemente, pode haver normalização do ECG sem a evolução para todos os estágios.[19]

Ecocardiograma

Trata-se de um exame indicado como parte da avaliação diagnóstica de rotina. Quando ocorre acometimento concomitante do miocárdio, pode revelar alterações de função e contratilidade cardíacas. Possibilita a avaliação de comorbidades, como doença isquêmica cardíaca, derrame pleural, dissecção de aorta e pericardite constritiva.[3]

O ecocardiograma permite avaliar características do pericárdio como a presença de espessamento (maior que 3 mm) ou aumento de ecogenicidade, que pode ser relacionada a fibrose ou depósito de cálcio.[3]

A detecção do DP por ecocardiografia é relativamente simples e permite a confirmação diagnóstica na suspeita de pericardite (Figuras 3, 4 e 5). Sua ausência, entretanto, não permite excluir o diagnóstico. O derrame, geralmente leve, está presente em cerca de 60% dos casos. O derrame pode ser classificado como leve (espaço livre de eco na diástole menor que 10 mm), moderado (10 a 20 mm) e grande (maior que

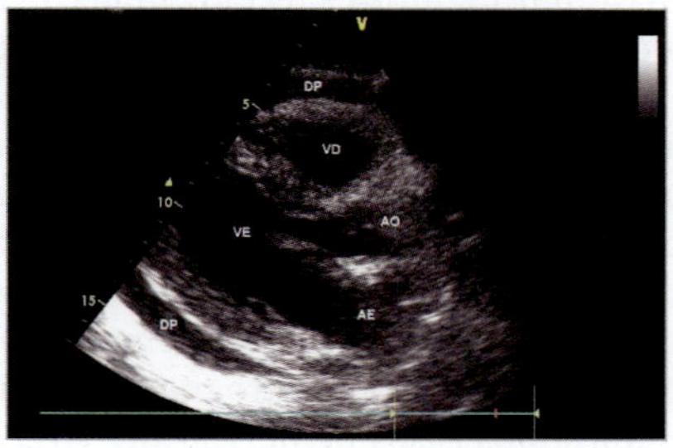

FIGURA 3

Ecocardiografia Doppler em projeção paraesternal longitudinal evidenciando moderado derrame pericárdico (DP).

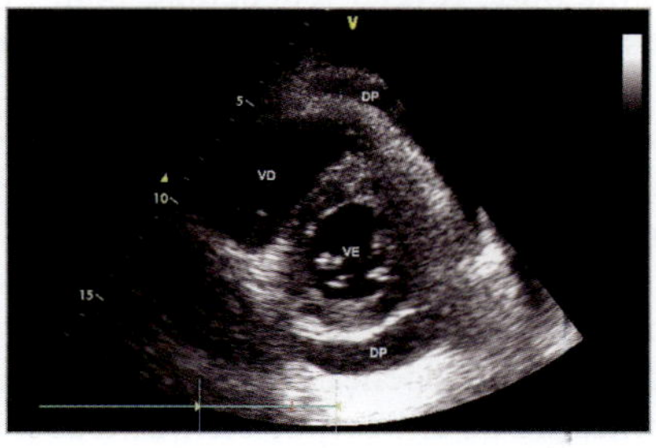

FIGURA 4

Ecocardiografia Doppler em projeção paraesternal transversal evidenciando moderado DP.

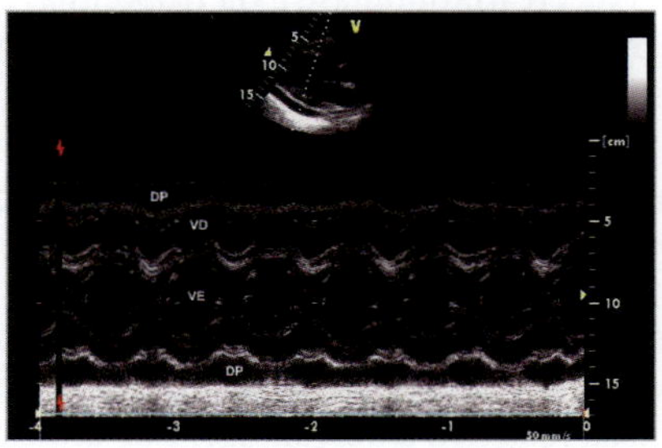

FIGURA 5

Ecocardiografia Doppler modo M em projeção paraesternal longitudinal evidenciando moderado DP.

20 mm). As características do derrame podem denunciar possível etiologia como a presença de fibrina na tuberculose ou coágulos no hemopericárdio.[3]

A avaliação de comprometimento hemodinâmico ou tamponamento cardíaco associado ao DP constitui outra importante ferramenta da ecocardiografia. Desta forma, o colapso do átrio direito é sinal sensível de tamponamento cardíaco, ao passo que o colapso do ventrículo direito por tempo maior que um terço da diástole constitui um sinal mais específico.[12] Observa-se aumento da variação respiratória do fluxo sanguíneo através da valva mitral e tricúspide, refletindo a presença de pulso paradoxal. Finalmente, observa-se dilatação das veias cavas com pouca variação respiratória.[12]

Radiografia de tórax

O aumento da silhueta cardíaca na radiografia de tórax pode indicar a presença de DP e colaborar com a suspeita de pericardite.

Entretanto, apenas derrames com volume acima de 200 mL são geralmente identificados pela radiografia.[21] A presença de derrame pleural, alterações concomitantes nos campos pulmonares ou no mediastino podem ser auxiliar no diagnóstico etiológico, como, por exemplo, a observação de cavitações tuberculosas. De outro modo, a radiografia de tórax na maioria dos casos de pericardite viral não exibe alterações.[21]

Exames laboratoriais

O hemograma pode revelar leucocitose com predomínio de linfócitos. Elevações acentuadas podem indicar infecção bacteriana ou malignidade, ao passo que leucopenia indica a necessidade de pesquisar doenças autoimunes. A elevação da velocidade de hemossedimentação e da proteína C-reativa é achado comum na pericardite, embora não seja sensível ou específico. Essas alterações podem ser identificadas no acompanhamento do paciente para predizer o risco de recorrência e avaliar a remissão da doença e orientar o tratamento.[12]

A identificação de anticorpos contra vírus no soro não é indicada de rotina porque não é sensível ou específica o suficiente, além de não existir tratamento antiviral ou imunomodulador específico.

A elevação discreta de biomarcadores cardíacos, como a fração MB da creatinoquinase e da troponina, é comum e não parece apresentar correlação prognóstica. Nesta situação, deve-se suspeitar da presença de miopericardite.

Tomografia computadorizada, ressonância nuclear magnética e medicina nuclear

A angiotomografia de tórax tem a vantagem de ser um exame rápido para investigação do paciente com dor torácica na emergência, mas tem a desvantagem de utilizar radiação ionizante e contraste iodado. Permite estabelecer ou excluir diagnósticos diferenciais como síndrome coronariana aguda, dissecção de aorta e tromboembolia pulmonar.

A tomografia do coração permite determinar espessamento do pericárdio (maior que 2 mm), mostrar DP localizado ou sugerir constrição pericárdica, na presença de calcificação. Os derrames com baixa densidade (0-10 UH) sugerem transudação, ao passo que os de alta densidade sugerem neoplasia, exsudatos ou hemorragias. A tomografia adiciona valores de informação em relação a estruturas mediastinais adjacentes, como na avaliação de massas ou anormalidades congênitas.

A ressonância magnética é adequada para avaliar a espessura do pericárdio, a presença e quantificação de DP. Técnicas de sequência ponderada em T2 permitem identificar edema relacionado à lesão inflamatória aguda das células.[12]

A medicina nuclear pode ser útil na avaliação de pacientes com dor torácica de causa indefinida, especialmente quando permanece uma indefinição diagnóstica após ecocardiograma e com contraindicação ou indisponibilidade da ressonância magnética. Tem utilidade na avaliação de pericardites relacionadas a doenças sistêmicas ou a tuberculose.[12]

Pericardiocentese e biópsia endomiocárdica

A pericardiocentese é um procedimento invasivo que não está indicado em casos de pericardite aguda não complicada ou em pequenos derrames.[5] Na presença de derrames pericárdicos grandes ela está indicada com propósito diagnóstico e também para alívio, impedindo a evolução súbita para tamponamento cardíaco, situação em que é medida salvadora.[7] Também está indicada na suspeita clínica de hemopericárdio pós-trauma, pericardite bacteriana ou neoplásica associada a derrames pericárdicos, episódios frequentes de pericardite com manifestações intensas com derrame e na evidência de pericardite constritiva. É contraindicada na dissecção de aorta e deve ser evitada na presença de coagulopatia, trombocitopenia menor que 50.000/mm^3, derrame posterior ou loculado. A avaliação do líquido pericárdico, alicerçada na suspeita etiológica, deve incluir análise citológica, cultura, pesquisa de células neoplásicas, pesquisa viral por PCR e dosagem de adenosina deaminase. A biópsia pericárdica está indicada em quadros persistentes sem diagnóstico definido ou em grandes derrames recidivantes.[5-7,12]

Avaliação

A avaliação inicial consiste na investigação da causa, da detecção de DP e do risco de tamponamento cardíaco. Em cerca de 70 a 90% dos casos, a pericardite idiopática é normalmente uma condição autolimitada que apresenta remissão completa sem sequelas.[5,21] Os preditores de mau prognóstico incluem sinais maiores e menores (Figura 6). Os maiores são febre maior que 38°C, início subagudo, grande DP (maior que 20 mm na ecocardiografia ou tamponamento cardíaco) ou ausência de resposta a AAS ou AINH após pelo menos uma semana de tratamento.[22,23] Os sinais menores são miopericardite, imunossupressão, trauma e terapia anticoagulante oral. Pacientes com preditores de mau prognóstico devem ser internados para investigação de causa específica como tuberculose, doença inflamatória sistêmica e neoplasia que

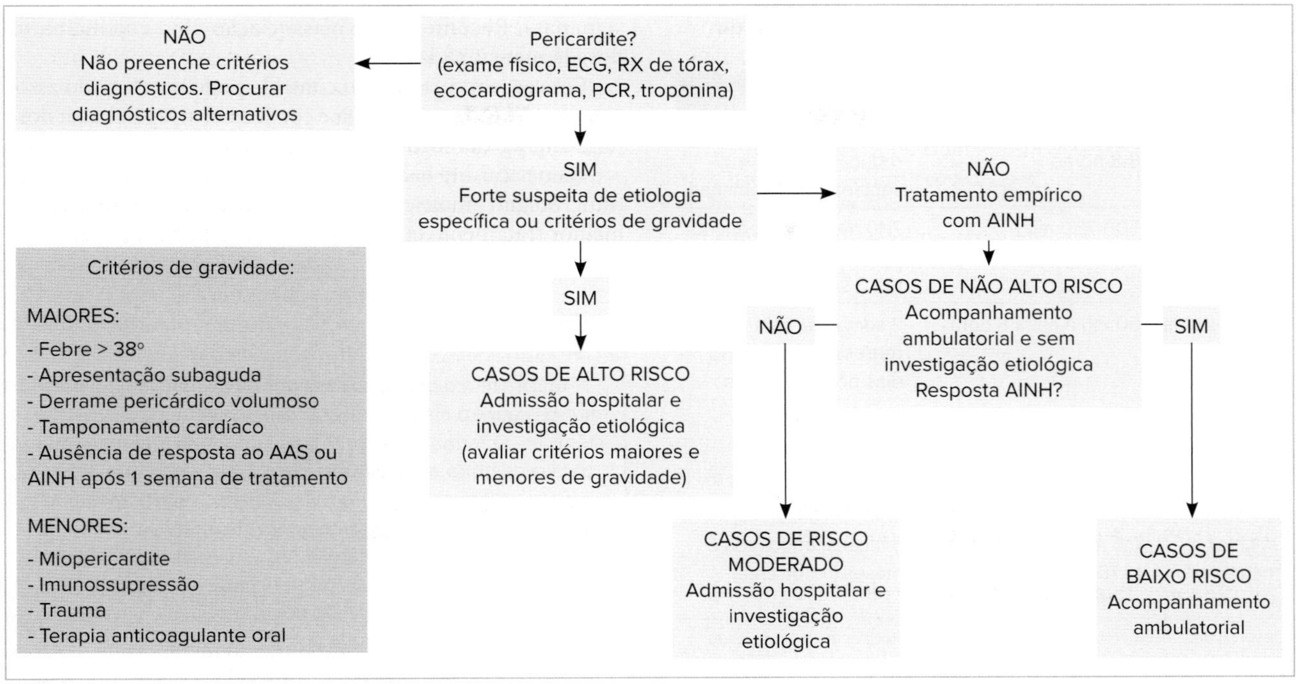

FIGURA 6

Esquema de avaliação na pericardite. Proposta de triagem para pericardite aguda com base na epidemiologia e preditores de gravidade na apresentação. Pelo menos um critério de gravidade é suficiente para identificar casos de alto risco. Casos de moderado risco são definidos como aqueles sem critérios de gravidade mas resposta incompleta ou ausente à terapia com anti-inflamatórios não hormonais (AINH). Casos de baixo risco são aqueles sem critérios de gravidade e boa resposta aos AINH. AAS: ácido acetilsalicílico; ECG: eletrocardiograma; PCR: proteína C-reativa; RX: radiografia.

Fonte: Adler Y, Charron P, Imazio M, et al. 2015.[23]

tem tratamento específico além da terapia anti-inflamatória empírica.[19]

A mulher tem maior risco de etiologias específicas ou complicações em decorrência de maior prevalência de doenças autoimunes.[22] O tratamento ambulatorial pode ser considerado em pacientes sem preditores clínicos de gravidade e com baixo risco de etiologias específicas. Deve ser considerado tempo de observação hospitalar durante 24 horas até melhora dos sintomas. Atividade física deve ser evitada até resolução completa da dor. As atividades físicas competitivas devem ser evitadas por 3 meses. A solicitação de exames para avaliação da função tireoideana e renal assim como a detecção de autoanticorpos podem ser úteis nos passos iniciais da investigação.[22]

Tratamento

A pericardite aguda idiopática ou viral tem curso autolimitado na maioria dos casos e responde ao tratamento com AINH que atua reduzindo inflamação e promovendo analgesia.[5,6,22] A droga de escolha é o ibuprofeno por causa de efeitos colaterais raros e impacto favorável no fluxo sanguíneo coronariano. A dose recomendada é de 400 a 800 mg a cada 6 ou 8 horas por 14 dias, seguido de esquema regressivo de 600 mg/semana por 3 semanas. O AAS pode ser utilizado na dose de 500 a 750 mg a cada 6 ou 8 horas por 7 a 10 dias e então regredido 500 mg/semana por 3 semanas.[6,11,21] A indometacina 50 mg a cada 8 horas por 2 semanas seguida de redução gradual a cada 2 ou 3 dias por 3 semanas é uma alternativa, mas deve ser evitada em pacientes com doença arterial coronariana porque reduz o fluxo sanguíneo coronariano, e também na pericardite pós-infarto do miocárdio por comprometer a cicatrização da área infartada. No caso de infarto do miocárdio, a administração de AAS é a escolha por não interferir no processo de cicatrização do miocárdio. Também é preferida caso exista indicação de antiagregação plaquetária concomitante por qualquer causa (Tabela 2).[6,11,19,22]

Em geral o esquema inicial de tratamento com AINH deve ser mantido em dose plena por cerca de 1 a 2 semanas ou até a remissão completa dos sintomas. A retirada gradual dos medicamentos após este período tenta evitar o subsequente risco de recorrência. A utilização da proteína C-reativa sérica é útil para guiar essa redução e posterior interrupção do tratamento.[12]

Os AINH podem acarretar no risco de toxicidade gastrointestinal, especialmente em indivíduos com úlcera péptica prévia, idosos e uso concomitante de AAS, corticosteroide ou anticoagulante. A profilaxia inclui o uso de protetor gástrico do tipo inibidor de bomba de prótons tais como omeprazol ou pantoprazol. Nas situações de maior risco, recomenda-se abreviar o tempo de tratamento. O uso concomitante de

TABELA 2 Medicamentos utilizados no tratamento da pericardite aguda

Medicamento	Posologia	Duração do tratamento
Ibuprofeno	400-800 mg a cada 6-8 horas	2 semanas, com redução de 600 mg/ semana por 3 semanas
AAS	500-750 mg a cada 6-8 horas	7-10 dias, com redução de 500 mg/semana por 3 semanas
Indometacina	50 mg a cada 8 horas	2 semanas, com regressão a cada 2-3 dias por 3 semanas
Prednisona	0,25-0,50 mg/kg/dia	Se assintomático e PCR normal, iniciar redução de 2,5 mg a cada 2 semanas
Colchicina (recomenda-se associar)	0,5 mg a cada 12 horas (> 70 kg) ou uma vez ao dia (≤ 70 kg)	3 meses (aguda) ou 6 meses (recorrente)

Observações: recomenda-se adicionar protetor gástrico como omeprazol ou pantoprazol. Colchicina: cuidados com idosos e pacientes com insuficiência renal ou hepática (vide texto).

antiagregantes plaquetários e anticoagulantes pode aumentar o risco de sangramento, incluindo hemopericárdio.[12]

A colchicina tem mostrado benefício na redução da dor e na prevenção de recorrência. Também parece prevenir a síndrome pós-pericardiectomia que pode ocorrer após cirurgia cardíaca.[6]

A colchicina deve ser associada ao AINH na dose de 0,5 mg 2 vezes ao dia em pacientes com 70 kg ou mais, e 1 vez ao dia para aqueles com até 70 kg. A duração do tratamento é de 3 meses na pericardite aguda e de 6 meses na recorrente. O esquema regressivo não é obrigatório, no entanto, pode ser considerada a redução para 0,5 mg/dia (70 kg ou mais) ou 0,5 mg em dias alternados (até 70 kg) nas últimas semanas de tratamento. [19]

A dose de colchicina deve ser reduzida pela metade em idosos com mais de 70 anos. Em pacientes com insuficiência renal, a dose de colchicina deve ser ajustada pelo *clearance* de creatinina: 30 a 60 mL/min – 0,5 mg/dia; 10 a 30 mL/min – 0,5 mg a cada 2 ou 3 dias; menos de 10 mL/min – evitar uso crônico. A colchicina deve ser evitada na disfunção hepatobiliar grave e em pacientes com doença hepática.[24]

Apesar dos corticosteroides produzirem resposta rápida no controle dos sintomas e remissão inicial do quadro, há evidência de associação de pericardites de repetição após o uso desses medicamentos.[6] Os corticosteroides devem, portanto, ser considerados apenas naqueles pacientes com pericardites recorrentes não respondedores aos AINH e colchicina, ou como tratamento de uma doença inflamatória sistêmica específica, ou ainda em pacientes anticoagulados com dificuldade em utilizar AINH. A dose usual da prednisona é de 0,25 a 0,50 mg/kg/dia; após resolução da dor e normalização da PCR, inicia-se redução lenta e gradual (2,5 mg a cada 2 semanas). Recomenda-se a associação com colchicina na dose já mencionada.[25]

Em casos recorrentes, o controle pode ser atingido associando-se AINH, colchicina e corticosteroide em baixa dose (0,25 mg/kg/dia seguido de esquema regressivo).[19]

Na pericardite bacteriana, adiciona-se esquema com antimicrobiano empírico para estafilococo até se estabelecer o melhor tratamento com base no resultado da cultura.[12]

RESUMO

Pericardite é o processo inflamatório do pericárdio e pode ser de causa primária ou secundária a diversas doenças sistêmicas. O termo pericardite aguda é geralmente utilizado para o primeiro episódio da doença, ao passo que a pericardite recorrente se refere ao reaparecimento após a remissão inicial, independentemente do intervalo de tempo decorrido. O termo pericardite crônica é utilizado habitualmente para aqueles casos de pericardite de curso prolongado, arbitrariamente definido como superior a 3 meses. As causas de pericardite aguda podem ser subdivididas em infecciosas e não infecciosas; as de origem não infecciosa incluem etiologias autoimunes (relacionadas à lesão do pericárdio, à doença do tecido conectivo e a formas autorreativas), neoplásicas, desordens metabólicas e pericardites traumáticas.

Os agentes infecciosos capazes de causar pericardite incluem vírus, bactérias, fungos e parasitas. A pericardite idiopática constitui a forma mais comum de apresentação de pericardite aguda, podendo chegar a 85% dos casos. Sabe-se que, na maioria desses casos, a etiologia é viral.

O diagnóstico de pericardite aguda é realizado na presença de pelo menos dois dos seguintes critérios diagnósticos: dor característica, atrito pericárdico, alteração eletrocardiográfica sugestiva e novo DP. As alterações eletrocardiográficas (difusas) mais características são o supradesnivelamento do segmento ST e o infradesnivelamento do segmento PR.

O ecocardiograma é útil para identificar derrame e/ou espessamento pericárdicos. A avaliação da atividade inflamatória, como a dosagem de proteína C-reativa, é importante para fins diagnósticos e de tratamento. Os preditores de alto risco incluem: febre maior que 38°C, sintomas insidiosos associados a estado de imunossupressão, pericardite traumática, pericardites com grandes derrames pericárdicos (maior que 20 mm na ecocardiografia ou tamponamento cardíaco) ou não resposta a AINH. A pericardite aguda idiopática ou viral tem curso autolimitado na maioria dos casos e responde ao tratamento com AINH, que atua reduzindo a inflamação e promovendo analgesia. A colchicina tem mostrado benefício na redução da dor e na prevenção de recorrência. O corticosteroide produz resposta rápida no controle dos sintomas e na remissão inicial do quadro; no entanto, foi mostrado que o uso de prednisona é fator de risco independente de recorrência. O tratamento adequado do episódio agudo e da recorrência é fundamental para evitar quadros de tamponamento cardíaco e pericardite constritiva.

Em casos de pericardite recorrente que não respondem aos esquemas já apresentados, as seguintes estratégias devem ser consideradas: azatioprina, imunoglobulina humana, antagonista do receptor da IL-1 (anakinra) ou pericardiectomia (vide capítulo seguinte).[26]

Referências bibliográficas

1. Shammas NW, Padaria RF, Coyne EP. Pericarditis, myocarditis, and other cardiomyopathies. Prim Care Clin Office Pract. 2013;40:213-36.
2. Dudzinski DM, Mak GS, Hung JW. Pericardial diseases. Curr Probl Cardiol. 2012;37:75-118.
3. Little WC, Freeman GL. Pericardial disease. Circulation. 2006;113:1622-32.
4. Imazio M, Spodick DH, Brucato A, Trinchero R, Adler Y. Controversial issues in the management of pericardial diseases. Circulation. 2010;121:916-28.
5. Imazio M, Brucato A, Trinchero R, Adler Y. Diagnosis and management of pericardial diseases. Nat Rev Cardiol. 2009;6:743-51.
6. Maisch B, Seferovic PM, Ristic AD, Erbel R, Rienmüller R, Adler Y, et al. Task force on the diagnosis and management of pericardial diseases of the European Society of Cardiology. Guidelines on the diagnosis and management of pericardial diseases. Eur Heart J. 2004;25:587-610.
7. Lange RA, Hillis LD. Clinical practice. Acute pericarditis. N Engl J Med. 2004;351:2195-202.
8. Kytö V, Sipilä J, Rautava P. Clinical profile and influences on outcomes in patients hospitalized for acute pericarditis. Circulation. 2014;130:1601-6
9. Zayas R, Anguita M, Torres F, Giménez D, Bergillos F, Ruiz M, et al. Incidence of specific etiology and role of methods for specific etiologic diagnosis of primary acute pericarditis. Am J Cardiol. 1995;75:378-82.
10. Imazio M, Trinchero R. Triage and management of acute pericarditis. Int J Cardiol. 2007;118:286-94.
11. Lorbar M, Spodick DH. "Idiopathic" pericarditis – the clinician's challenge (nothing is idiopathic). Int J Clin Pract. 2007;61:138-42.
12. Montera MW, Mesquita ET, Colafranceschi AS, Oliveira AC Jr, Rabischoffsky A, Ianni BM, et al. Sociedade Brasileira de Cardiologia. I Diretriz Brasileira de Miocardites e Pericardites. Arq Bras Cardiol. 2013;100(4 supl.1):1-36.
13. Sagrista-Sauleda J, Barrabes JA, Permanyer-Miralda G, Soler-Soler J. Purulent pericarditis: review of a 20-year experience in a general hospital. J Am Coll Cardiol. 1993;22:1661-5.
14. Keersmaekers T, Elshot SR, Sergeant PT. Primary bacterial pericarditis. Acta Cardiol. 2002;57:387-9.
15. Ntsekhe M, Mayosi BM. Tuberculous pericarditis with and without HIV. Heart Fail Rev. 2013;18:367-73.
16. Chaisson RE, Post WS. Immunotherapy for tuberculous pericarditis. N Engl J Med. 2014;371:1155-7.
17. Rostand SG, Brunzell JD, Cannon RO III, Victor RG. Cardiovascular complications in renal failure. J Am Soc Nephrol. 1991;2:1053-62.
18. Alpert MA, Ravenscraft MD. Pericardial involvement in end-stage renal disease. Am J Med Sci. 2003;325:228-36.
19. Imazio M, Gaita F. Acute and recurrent pericarditis. Cardiol Clin. 2017;35:505
20. Spodick DH. Diagnostic electrocardiographic sequences in acute pericarditis. Significance of PR segment and PR vector changes. Circulation. 1973;48:575-80.
21. Khandaker MH, Espinosa RE, Nishimura RA, Sinak LJ, Hayes SN, Melduni RM, et al. Pericardial disease: diagnosis and management. Mayo Clin Proc. 2010;85:572-93.
22. Seferovic PM, Ristid A, Maksimovic R, Simeunovic DS, Milinkovic I, Seferovic Mitrovic JP, et al. Pericardial syndromes: an update after the ESC Guidelines 2004. Heart Fail Rev. 2013;18:255-66.
23. Adler Y, Charron P, Imazio M, et al. 2015 Guidelines for the diagnosis and management of pericardial diseases. Eur Heart J. 2015;36:2921-64.
24. Imazio M, Adler Y. Treatment with aspirin, NSAID, corticosteroids, and colchicine in acute and recurrent pericarditis. Heart Fail Rev. 2013;18:355-60.
25. Imazio M, Brucato A, Cumetti D, Brambila G, Demichelis B, Ferro S, et al. Corticosteroids for recurrent pericarditis: high versus low doses – a nonrandomized observation. Circulation. 2008;118:667-71.
26. Brucato A, Emmi G, Cantarini L. Management of idiopathic recurrent pericarditis in adults and children: a role for IL-1 receptor antagonism. Intern Emerg Med. 2018;13:475-489.

Capítulo 2

Pericardite crônica

Dirceu Thiago Pessoa de Melo
Fábio Fernandes

PONTOS-CHAVE

- A pericardite crônica representa importante causa de morbidade e mortalidade cardiovascular e ampla gama de possíveis etiologias. Seu adequado manejo depende do uso criterioso dos exames complementares integrados à história clínica e ao exame físico. Neste capítulo, serão abordadas as principais síndromes clínicas relacionadas à pericardite crônica: derrame pericárdico e pericardites recorrente e constritiva.
- A pericardite recorrente é a complicação mais comum da pericardite aguda viral/idiopática e pode acometer até 30% dos pacientes. Seu adequado manejo é essencial para a completa remissão dos sintomas e prevenção das recorrências. Nesse cenário, a colchicina tem papel fundamental e deve ser indicada sempre que possível.
- Derrames pericárdicos pequenos e sem repercussão hemodinâmica, em geral, não demandam investigação ou tratamento específico. Em contrapartida, os derrames volumosos apresentam risco de tamponamento cardíaco e, por essa razão, exigem investigação etiológica e avaliação para drenagem, preferencialmente por videopericardioscopia.
- A pericardite constritiva é uma sequela tardia da pericardite aguda e consiste em fibrose e perda de elasticidade do pericárdio. Como resultado, ocorrem restrição ao enchimento ventricular e insuficiência cardíaca (IC). A pericardiectomia é o tratamento de escolha e apresenta bons resultados, com resolução dos sintomas na maioria dos casos.

Pericardite recorrente

A pericardite recorrente se caracteriza por episódios repetidos de pericardite, com caráter incessante ou intermitente, em um processo de provável etiologia autoimune. São considerados intermitentes os casos em que há um intervalo de pelo menos 6 semanas entre as crises. Quando o intervalo é menor que 6 semanas, define-se a pericardite incessante.[1-3] A incidência varia de acordo com a etiologia e acomete em média 30% dos pacientes, comumente entre o 18º e 20º mês após o evento inicial.

As principais causas de pericardite recorrente são: pericardite viral/ idiopática, síndrome pós-pericardiotomia e pós-infarto agudo do miocárdio (IAM). Tuberculose, neoplasias e pericardites bacterianas habitualmente não cursam com recorrência.[2,3]

Diagnóstico e quadro clínico

O diagnóstico da pericardite recorrente é realizado em pacientes com pericardite aguda prévia documentada, dor torácica sugestiva e quando há a presença de um dos seguintes critérios:[3,4]

- Alterações no ECG: supradesnivelamento difuso do segmento ST, infradesnivelamento de PR.
- Atrito pericárdico.
- Derrame pericárdico novo ou piora do preexistente ao ecocardiograma.
- Elevação de PCR e/ou VHS.
- Leucocitose.

Comumente os sintomas na recorrência são menos intensos em relação ao primeiro episódio. A dor torácica é o sintoma mais frequente e habitualmente tem caráter pleurítico, com melhora quando o paciente se senta e com piora quando se deita.

Nos casos duvidosos, a ressonância cardíaca com pesquisa de realce tardio deve ser indicada. Esse é o exame não invasivo padrão-ouro para o diagnóstico de pericardite aguda. Pode revelar edema pericárdico e realce tardio após injeção de gadolínio, achados que podem sugerir processo inflamatório em atividade.[1,2]

Tratamento

O tratamento da pericardite recorrente objetiva o alívio dos sintomas, a melhora da qualidade de vida e a prevenção de complicações. Recomenda-se a investigação etiológica nesses pacientes em busca de causas potencialmente reversíveis e com tratamento específico (p. ex., doenças autoimunes). A seguir são discutidas a principais opções terapêuticas para os casos idiopáticos (Figura 1).

Anti-inflamatórios não hormonais

Estão indicados como primeira opção em todos os casos de pericardite recorrente que não apresentem contraindicação. Recomenda-se ácido acetilsalicílico (AAS) na dose de 800 mg, a cada oito horas, ou ibuprofeno da dose de 600 mg, a cada oito horas, em associação com a colchicina. Devem ser mantidos em dose plena até que ocorra normalização das provas de atividade inflamatória (PCR, VHS), quando então o desmame pode ser iniciado, com redução de 30% da dose por semana. Essa orientação é fundamental para o sucesso do tratamento, uma vez que a retirada precoce das drogas está associada ao aumento das recidivas.[4-8]

Colchicina

A colchicina está indicada se associada aos anti-inflamatórios em todos os casos de pericardite recorrente que não apresentem contraindicações. [2,3] Seu uso reduz o número de recidivas e hospitalizações, bem como o tempo dos sintomas. Deve ser utilizada na dose de 0,5 mg, duas vezes ao dia por seis meses; metade da dose deve ser utilizada em pacientes com menos de 70 quilos, insuficiência renal ou hepática ou discrasias sanguíneas. O principal efeito colateral é a diarreia, observada em 8% dos casos. É importante ressaltar que os estudos que avaliaram o efeito da colchicina nesse contexto incluíram, em sua maioria, casos com etiologia viral/ idiopática, doenças autoimunes e síndromes pós-injúria pericárdica. Pacientes com tuberculose, neoplasias, pericardites bacterianas e miopericardites foram excluídos; portanto, nesses casos, o benefício não está comprovado, e seu uso deve ser avaliado caso a caso.[4,7]

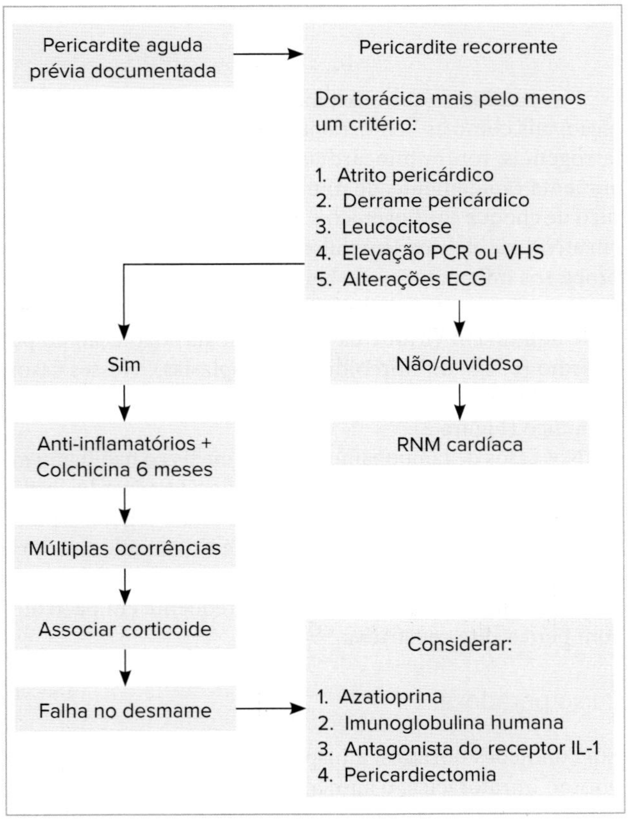

FIGURA 1

Algoritmo para o tratamento da pericardite recorrente.

Fonte: adaptada de Khandaker et al.[2]

Corticoides

O uso de corticoide está associado à melhora rápida dos sintomas à custa de aumento das taxas de recidiva. Habitualmente, os sintomas retornam após a redução da dose, tornando difícil o desmame da droga. Portanto, seu uso como primeira escolha deve ser evitado. O uso de corticoides deve ser reservado para os casos com falha terapêutica ou contraindicação aos anti-inflamatórios, além dos casos de etiologia autoimune (por exemplo, lúpus). A droga de escolha é a prednisona na dose de 0,2 a 0,5 mg/kg. Após controle da crise e normalização das provas de atividade inflamatória deve-se reduzir a dose de maneira lenta e gradual, usualmente em 1 a 2 mg por semana.[2,3] Na pericardite tuberculosa, o uso de corticoide é controverso. Em estudo clínico randomizado (IMPI Trial), o uso de prednisolona em associação ao tratamento padrão para tuberculose não demonstrou redução de mortalidade ou evolução para tamponamento cardíaco. Por outro lado, houve redução dos casos de pericardite constritiva às custas de aumento no número de neoplasias relacionadas ao HIV.[9] Estudos pequenos sugerem benefício com a instilação de triancinolona intrapericárdica em casos de pericardite recorrente idiopática, entretanto em nosso meio seu uso é limitado pela abordagem invasiva e necessidade de centros com experiência na técnica.[10]

Imunossupressores

Em pacientes com pericardite recorrente idiopática refratária ao tratamento com corticoides podem ser utilizados imunossupressores em associação aos corticoides e à colchicina. A droga de escolha é azatioprina, na dose de 2 a 3 mg/kg/dia.[11]

Imunoglobulina humana

Pequenas séries de casos sugerem benefício da imunoglobulina em pacientes com pericardite recorrente idiopática refratária. A dose recomendada é 500 mg/kg/dia por 5 dias consecutivos.[12] O alto custo da medicação é o principal fator limitante.

Antagonista do receptor de interleucina-1

Em pacientes refratários ou com intolerância ao uso de corticoides e imunossupressores, o uso de anakinra, um antagonista do receptor de IL-1 utilizado no tratamento da artrite reumatoide, pode ser considerado. A dose recomendada é 100 mg/dia, uso subcutâneo por 3 meses.[13]

Pericardiectomia

A cirurgia de ressecção do pericárdio pode ser indicada em pacientes com sintomas refratários ao tratamento clínico ou com sinais de complicações como pericardite constritiva e tamponamento.[2,3,5] No entanto, trata-se de abordagem invasiva e há relatos de recidiva da pericardite após a cirurgia, provavelmente relacionada à ressecção incompleta do pericárdio.[5]

Os pacientes com pericardite recorrente idiopática raramente evoluem com tamponamento cardíaco (3,5% dos casos) ou pericardite constritiva (menos de 1% dos casos).[14] A ocorrência dessas complicações parece estar mais ligada à etiologia da pericardite (p. ex., tuberculose, infecção bacteriana) do que ao número de eventos. As principais complicações da doença são as repetidas crises que comprometem a qualidade de vida e os efeitos colaterais das drogas utilizadas no tratamento (insuficiência renal, síndrome de Cushing, infecções oportunistas).

Derrame pericárdico

O espaço pericárdico é representado por uma cavidade virtual, separada pelos folhetos visceral e parietal que contêm de 15 a 50 mL de ultrafiltrado plasmático.[15] O acúmulo patológico de líquido nessa cavidade é denominado derrame pericárdico. Trata-se de doença comum e com espectro clínico amplo, variando desde pequenos derrames assintomáticos até o tamponamento cardíaco.[1,2]

O derrame pericárdico pode ser classificado de diferentes formas, conforme representado na Tabela 1.

A etiologia do derrame depende basicamente do contexto clínico do paciente. Percebe-se que as principais causas são infecções (virais, tuberculose), neoplasias (mama, pulmão, linfoma), doenças reumatológicas (lúpus, artrite reumatoide), doenças metabólicas (uremia, hipotireoidismo), dissecção de aorta e síndromes de injúria pericárdica (pós-infarto, pós-pericardiotomia).[16] Além disso, com o crescente número de procedimentos invasivos têm aumentado os derrames iatrogênicos, que ocorrem por perfuração miocárdica durante o implante de marca-passo, ablação por radiofrequência e cateterismo cardíaco.[3]

TABELA 1 Classificação do derrame pericárdico

Início
Agudo (< 1 semana)
Subagudo (1 semana a 3 meses)
Crônico (> 3 meses)
Tamanho
Pequeno < 10 mm
Moderado 10-20 mm
Grande > 20 mm
Distribuição
Loculado
Circunferencial
Efeito hemodinâmico
Sem tamponamento
Com tamponamento
Efusivo-constritivo
Tipo/composição
Exsudato, transudato
Hidropericárdio, hemopericárdio, piopericárdio, quilopericárdio, pneumopericárdio

Adaptada de Imazio et al.[16]

Quadro clínico

A apresentação clínica do derrame pericárdico depende basicamente da etiologia, do tamanho e da velocidade de acúmulo de líquido no espaço pericárdico.[17] Derrames pequenos, em geral, não causam restrição ao enchimento das câmaras cardíacas e não determinam sintomas. Entretanto, nos derrames moderados ou grandes, o aumento da pressão pericárdica pode determinar compressão das câmaras cardíacas e restrição ao enchimento diastólico, condição denominada tamponamento cardíaco.[17,18]

Nas patologias que ocasionam derrames de rápida instalação, tais como as hemorragias agudas (dissecção, trauma, iatrogenias, rotura miocárdica), a pressão intrapericárdica aumenta rapidamente, de minutos a horas, com quadro clínico de choque cardiogênico e até parada cardiorrespiratória em atividade elétrica sem pulso ou assistolia. No entanto, em processos inflamatórios de baixa intensidade, a compressão cardíaca ocorre em semanas ou meses, com grande acúmulo de líquido em virtude da distensão e da adaptação do pericárdio (p. ex., hipotireoidismo, neoplasias). Nesses casos, sinais e sintomas de IC costumam preceder o colapso hemodinâmico (Figura 2).[2,3,17,18]

Nos casos de tamponamento, o exame físico habitualmente revela taquipneia com pulmões limpos, taquicardia, hipotensão arterial, abafamento de bulhas, estase jugular e pulso paradoxal. Em alguns casos, o sinal de Kussmaul, caracterizado pela distensão venosa jugular durante a inspiração, pode estar presente, embora ele seja mais frequente em pacientes com pericardite constritiva.[2,3,17]

Pulso paradoxal

Em condições normais, a inspiração determina a queda da pressão intratorácica, o aumento do retorno venoso e a distensão do ventrículo direito. Entretanto, na vigência de tamponamento, a pressão intrapericárdica aumentada impede a distensão da parede livre do ventrículo direito, restringindo sua expansão. Com isso, o septo interventricular se desloca

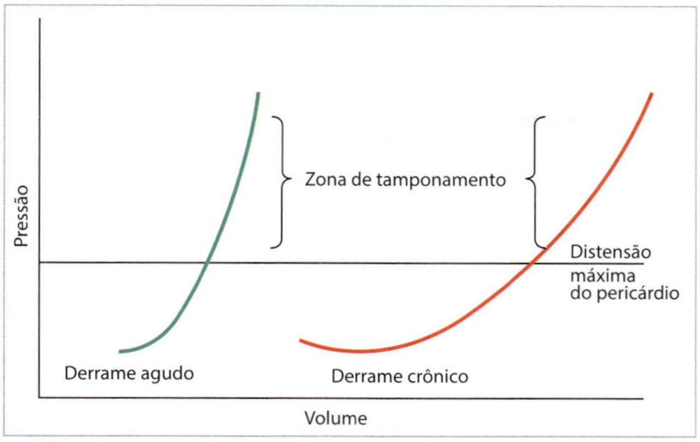

FIGURA 2

Curva de pressão-volume pericárdica. Em derrames agudos, pequenas variações de volume causam rápida elevação da pressão e tamponamento em minutos a horas. Em derrames crônicos, em virtude dos mecanismos de adaptação, maior variação de volume é necessária para atingir a zona de tamponamento.

Fonte: adaptada de Klein.[18]

em direção ao ventrículo esquerdo. O resultado é disfunção diastólica do ventrículo esquerdo, queda do débito cardíaco e pulso paradoxal, definido como a queda da pressão arterial (PA) sistólica ≥ 10 mmHg durante inspiração.[2,3]

O pulso paradoxal tem alto valor preditivo positivo para a ocorrência de tamponamento, portanto deve ser pesquisado em todos os pacientes. No entanto, é importante destacar que algumas situações dificultam sua interpretação, conforme pode ser observado na Tabela 2.[19]

TABELA 2 Condições que afetam o pulso paradoxal[19]

Condições que causam pulso paradoxal
Obesidade, asma, infarto de ventrículo direito, embolia pulmonar, insuficiência cardíaca crônica e pericardite constritiva (raro)
Condições que mascaram o pulso paradoxal
Insuficiência aórtica, CIA, hipertrofia de ventrículo direito sem hipertensão pulmonar, disfunção diastólica, altas pressões de enchimento e ventilação com pressão positiva

Exames complementares

Eletrocardiograma

Taquicardia sinusal, complexos QRS de baixa voltagem, com amplitude máxima de 5 mm em derivações do plano frontal e de 10 mm no plano horizontal. A alternância elétrica, definida como a alteração da amplitude do QRS a cada batimento, em decorrência da mobilidade do coração no fluído pericárdico (*swinging heart syndrome*), é um achado muito sugestivo (Figura 3). Achados compatíveis com pericardite aguda (inversão de T, infradesnivelamento de PR, supradesnivelamento difuso do ST) podem também estar presentes.[3]

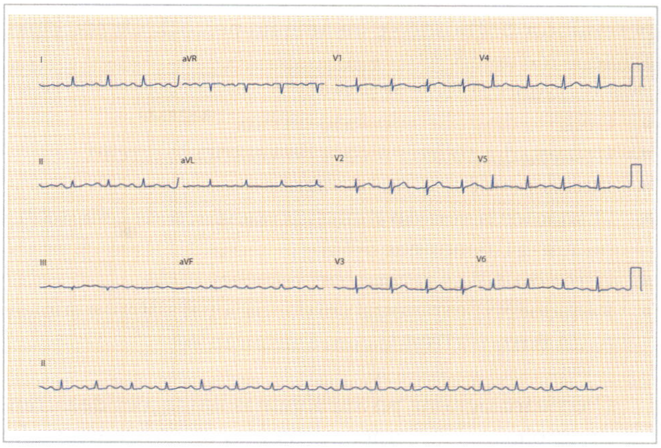

FIGURA 3

Eletrocardiograma de paciente com derrame pericárdico volumoso e tamponamento. Complexos QRS de baixa amplitude e alternância elétrica.

Radiografia de tórax

Em pacientes com tamponamento agudo, a radiografia de tórax é normal na maioria dos casos. Usualmente 200 ml de líquido é necessário para determinar aumento da área cardíaca. Em pacientes com derrames de lenta instalação, pode haver grande aumento de área cardíaca com morfologia globosa.[2]

Ecocardiograma

É o exame mais importante para pacientes com suspeita de tamponamento cardíaco (Figura 4). Seus achados podem preceder o surgimento de hipotensão arterial e pulso paradoxal,

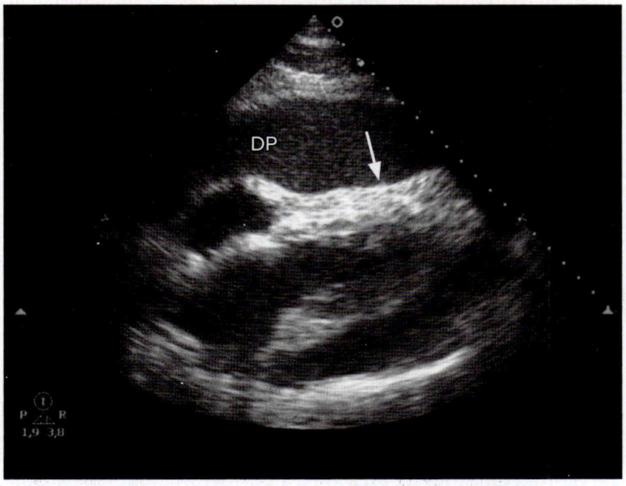

FIGURA 4

Ecocardiograma revela derrame pericárdico relevante associado à compressão de câmaras cardíacas (seta branca). (Cortesia do Dr. Diego Pereira.)

DP: derrame pericárdico.

permitindo diagnóstico e tratamento precoce. Os principais achados incluem:[2,3,16-18]

- Colapso diastólico do átrio direito.
- Colapso diastólico precoce do ventrículo direito.
- Interdependência ventricular.
- Dilatação da veia cava inferior e ausência de colapso inspiratório (menor que 50%).
- Fluxo diastólico reverso em veias hepáticas.
- Redução do fluxo mitral (maior ou igual a 30%) e aumento do fluxo tricúspide com a inspiração.

O ecocardiograma possui algumas limitações decorrentes de alterações em órgãos adjacentes que podem simular afecções pericárdicas, tais como: derrame pleural, atelectasias, massas mediastinais e intrapericárdicas. No pós-operatório de cirurgia cardíaca, derrames loculados ou hematomas podem ser de difícil identificação. Nesses pacientes, em vista de forte suspeita clínica de tamponamento, o ecocardiograma não deve ser usado como medida para descartar o diagnóstico.

Tomografia e ressonância cardíaca

Em pacientes com janela ecocardiográfica desfavorável, esses exames podem ser úteis para detectar derrames loculados, espessamento e calcificação pericárdica, colapso de câmaras cardíacas e dilatação da veia cava inferior. Além disso, fornecem informações adicionais de estruturas mediastinais e pulmonares.[20]

Tratamento

Em pacientes com derrame pericárdico pequeno, sem repercussão hemodinâmica, sinais inflamatórios ou suspeita de doenças sistêmicas potencialmente tratáveis, a investigação etiológica usual não é necessária. Nesses casos, avaliação clínica e ecocardiograma seriados são suficientes.[2,3,16]

Nos pacientes com derrames moderados ou grandes, todo esforço deve ser realizado na pesquisa da causa de base, com objetivo de direcionar o tratamento específico (doenças autoimunes, tuberculose, neoplasias etc.).[21-24] Nos casos idiopáticos, estáveis hemodinamicamente e associados à elevação das provas de atividade inflamatória (PCR e VHS), o tratamento inicial com anti-inflamatórios e colchicina pode ser indicado com bons resultados.

Nos casos de derrame pericárdico importante ou com sinais de tamponamento cardíaco, a drenagem do líquido deve ser indicada. A técnica utilizada dependerá do contexto clínico e da disponibilidade de recursos. Na sala de emergência, em quadros com importante instabilidade hemodinâmica, o procedimento de escolha é a pericardiocentese.[2,3] Como alternativa pode ser realizada a drenagem cirúrgica com realização de janela pericárdica ou videopericardioscopia. Idealmente, em todos os casos deve ser posicionado um dreno até que o débito seja menor que 30 mL/24 horas. Em pacientes instáveis, enquanto não se realiza a drenagem, a infusão de volume IV pode aumentar a pré-carga, retardando o colapso da parede ventricular.[25] O uso de diuréticos e ventilação não invasiva com pressão positiva deve ser evitado, pois diminui a pré-carga precipitando o tamponamento.

A análise do líquido e a biópsia pericárdica são fundamentais para elucidação diagnóstica, embora possua baixo rendimento. No líquido pericárdico podem ser avaliados: celularidade, proteínas totais, glicose, LDH, o ADA (adenosina deaminase), marcadores tumorais (CEA, AFP, CA19-9, CA-125), cultura para fungos, bactérias e micobactérias, além de PCR (*polymerase chain reaction*) para vírus cardiotrópicos e o bacilo da tuberculose.[2,3,26]

O uso da videopericardioscopia permite a análise visual do pericárdio e a seleção do melhor local para se obterem amostras de tecido. Essa técnica pode aumentar o rendimento da biópsia de 15 a 20% (quando realizada às cegas) para até 65%.[27] Portanto, recomenda-se seu uso sempre que possível.

O prognóstico do derrame pericárdico depende essencialmente de seu tamanho e etiologia. Os casos idiopáticos e de tamanho pequeno ou moderado usualmente apresentam bom prognóstico. Entretanto, os derrames grandes evoluem para tamponamento cardíaco em até 35% dos casos, independentemente da etiologia.[28] Por essa razão, nesses casos a drenagem não deve ser retardada.

O derrame pericárdico neoplásico apresenta prognóstico reservado na maioria dos pacientes e altas taxas de recidiva e tamponamento. Nesse cenário, tratamentos específicos podem ser considerados dependendo do tipo de tumor e do prognóstico do paciente; os principais incluem: janela pericárdica, quimioterapia intrapericárdica, pericardiotomia percutânea por balão e injeção intrapericárdica de agentes esclerosantes.[2]

Pericardiocentese percutânea

A pericardiocentese percutânea deve ser realizada com uso de agulha e fio-guia através do acesso subxifoide. A agulha deve ser direcionada para o ombro esquerdo, mantendo ângulo de 30° com a pele. Esse posicionamento é extrapleural e evita lesões de coronárias, epicárdio e artérias mamárias. Após posicionamento da agulha, introduz-se um fio-guia através do qual um cateter de *pigtail* será posicionado para drenagem. Em derrames volumosos, recomenda-se drenagem lenta para evitar a síndrome de descompressão aguda do ventrículo direito.

O procedimento pode ser guiado pelo ecocardiograma à beira-leito ou por radioscopia no laboratório de hemodinâmica. As complicações graves têm prevalência de 1,3% a 1,6% e incluem: perfuração do miocárdio e/ou das artérias coronárias, embolia de ar, pneumotórax e perfuração de vísceras abdominais e cavidade peritoneal.[3]

Em alguns grupos de pacientes, a pericardiocentese percutânea é contraindicada, como: pós-operatório de cirurgia cardíaca, ruptura de parede livre ventricular e dissecção de aorta.[2,3,6] Nesses casos, a formação de coágulos torna impossível a remoção de material com uso de agulhas, e a drenagem cirúrgica deve ser indicada. Em derrames loculados pode ser necessária a drenagem por toracoscopia, janela subxifoide ou esternotomia mediana.

Pericardite constritiva

Etiologia

A pericardite constritiva é consequência da inflamação crônica do pericárdio, que se torna espessado e calcificado desencadeando restrição do enchimento diastólico dos ventrículos, queda do volume sistólico e baixo débito cardíaco.[2,3] Tuberculose, pericardite bacteriana, neoplasias e cirurgia cardíaca prévia são causas frequentes da doença, que pode se manifestar de diferentes formas de acordo com a localização, a extensão e o grau de espessamento pericárdico.[2] As principais etiologias estão resumidas na Tabela 3.

TABELA 3 Principais etiologias da pericardite constritiva[3]

1. Idiopática
2. Infecciosa ▪ Tuberculose ▪ Viral ▪ Bacteriana ▪ Fúngica ▪ Parasitária
3. Pós-radioterapia
4. Pós-cirurgia cardíaca
5. Pós-trauma cardíaco
6. Neoplasias
7. Colagenoses ▪ Lúpus eritematoso sistêmico ▪ Artrite reumatoide
8. Pós-infarto agudo do miocárdio
9. Tóxica/metabólica ▪ Uremia, reação a drogas

Fisiopatologia

Na pericardite constritiva o pericárdio espessado limita a expansão dos ventrículos durante a diástole. Desse modo, no momento em que se abrem as valvas atrioventriculares, ocorre rápido enchimento dos ventrículos e aumento abrupto da pressão diastólica. Como resultado, a maior parte do enchimento ventricular ocorre no terço inicial da diástole e, a partir do momento em que o pericárdio determina a máxima expansão da cavidade, cessa o aumento de volume e de pressão em seu interior.

Essas alterações determinam no cateterismo direito o padrão chamado de *dip* (descenso *Y* rápido) e *plateau*, ou "sinal da raiz quadrada", na curva de pressão venosa devido à queda inicial da pressão, ao aumento abrupto e à estabilização. Além disso, ocorre aumento das pressões de átrio direito, ventrículo direito e capilar pulmonar, culminando com a equalização das pressões de enchimento nas quatro câmaras cardíacas.[2,3,29]

Em virtude da restrição diastólica e menor tensão parietal, postula-se que ocorra menor estímulo à liberação de peptídeo natriurético tipo B. Em estudos prévios, a pericardite constritiva apresentou menores níveis de BNP quando comparada a outras síndromes restritivas.[30]

Em pacientes com fisiologia constritiva, a inspiração determina aumento de retorno venoso para as câmaras direitas do coração e diminuição para as câmaras esquerdas.[31] O ventrículo direito, ao receber maior volume sanguíneo durante a diástole, é impedido pelo pericárdio espessado de expandir sua parede livre. Como resultado, ocorre desvio do septo interventricular em direção ao ventrículo esquerdo, com consequente redução do enchimento diastólico, do volume e da pressão sistólica. Assim, ocorre um aumento das pressões de enchimento em câmaras direitas associado à redução da pré-carga em câmaras esquerdas e do débito cardíaco. Esse fenômeno é denominado interdependência ventricular, marco fisiopatológico da doença constritiva e ferramenta útil para diferenciá-la das cardiomiopatias restritivas.[29-31]

Quadro clínico

O quadro clínico é sugestivo de IC direita com anasarca, ascite, distensão abdominal e edema de membros inferiores, que podem ser agravados por enteropatia perdedora de proteínas. Sintomas inespecíficos incluem fadiga, anorexia, náuseas, dispepsia e perda de peso.

Ao exame físico observa-se paciente com caquexia cardíaca, elevação de pulso venoso jugular e sinal de Kussmaul. O *knock* pericárdico é um achado sugestivo de pericardite constritiva; trata-se de som rude, protodiastólico, que ocorre devido à vibração da parede ventricular na fase de enchimento rápido. Em razão da fisiopatologia semelhante, por vezes é difícil diferenciá-lo da terceira bulha cardíaca (B3). A ausculta pulmonar geralmente revela pulmões limpos. O pulso arterial é usualmente normal, entretanto, nos casos mais graves associados à disfunção ventricular, pode se apresentar filiforme.

Exames complementares

Eletrocardiograma

Alterações inespecíficas do segmento ST e onda T, ondas Q patológicas, complexos QRS de baixa voltagem, bloqueio atrioventricular, fibrilação atrial, sinais de sobrecarga atrial ou distúrbios da condução intraventricular.[2]

Peptídeo natriurético tipo B (BNP)

Pode ser útil no diagnóstico diferencial com outras síndromes restritivas. Valores normais ou pouco elevados falam a favor de pericardite constritiva.[30]

Radiografia de tórax

Calcificações pericárdicas e derrame pleural podem ser observados em até um terço dos pacientes.[32]

Ecocardiograma

O ecocardiograma apresenta baixa sensibilidade para o diagnóstico de pericardite constritiva. Os principais achados incluem:[33-35]

- Espessamento pericárdico (Figura 5).
- Movimentação anormal do septo interventricular.
- Dilatação e ausência de colapso inspiratório da veia cava inferior.
- Variação respiratória dos fluxos mitral (maior que 25%) e tricúspide (maior que 40%).
- Ondas E com velocidade normal ou aumentada.

Tomografia e ressonância magnética cardíacas

Podem demonstrar espessamento e calcificação pericárdica (Figura 6), movimentação atípica do septo interventricular e dilatação da veia cava inferior. Além disso, a presença de edema e realce tardio pericárdico pode sugerir processo inflamatório em atividade, o que abre perspectivas para o tratamento etiológico.[36-38] Aproximadamente 20% dos pacientes que são submetidos a tratamento cirúrgico têm espessura pericárdica normal, portanto esse achado não descarta o diagnóstico.[36] A ressonância pode ser útil na identificação de cardiomiopatias restritivas, importante diagnóstico diferencial.[36-38]

Diagnóstico diferencial

O principal diagnóstico diferencial da pericardite constritiva são as cardiomiopatias restritivas, tais como: amiloidose, sarcoidose, endomiocardiofibrose, síndrome hipereosinofílica e desordens secundárias à quimioterapia ou à radiação.[40]

Em alguns casos é difícil a diferenciação entre restrição e constrição, já que há grande semelhança entre os parâmetros hemodinâmicos dessas duas entidades.

Nos pacientes com cardiomiopatia restritiva, a complacência reduzida dos ventrículos pode determinar aumento das pressões de enchimento diastólico, equalização das pressões nas câmaras cardíacas e o padrão dip-plateau. Entretanto, a interdependência ventricular com desvio do septo e a variação respiratória das pressões de enchimento são achados típicos da fisiologia constritiva. A Tabela 4 resume as principais diferenças entre as duas entidades.

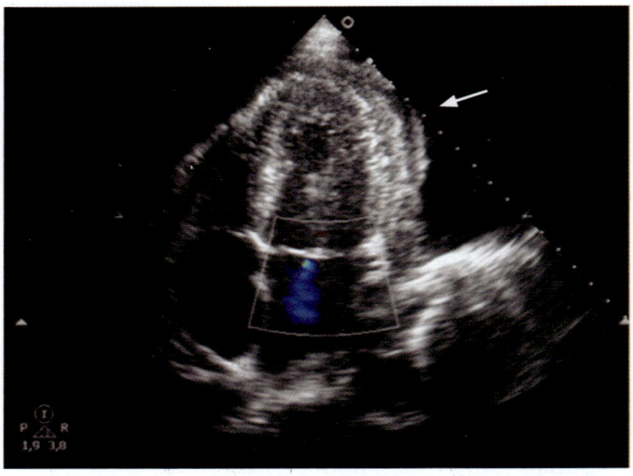

FIGURA 5

Ecocardiograma transtorácico revelando espessamento pericárdico importante (seta branca) em paciente com pericardite constritiva.

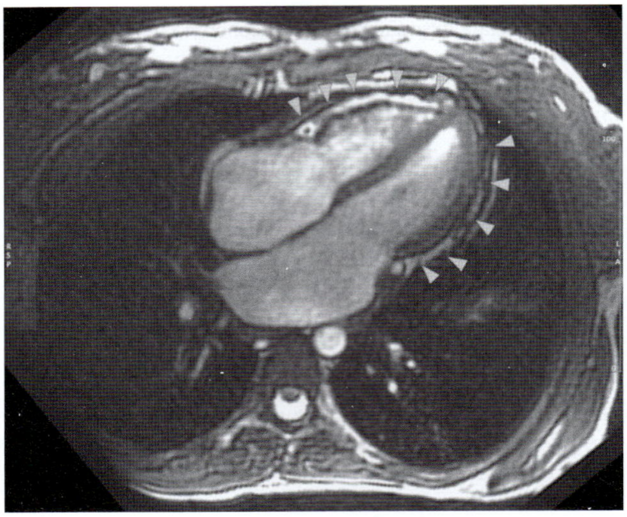

FIGURA 6

Ressonância cardíaca revelando espessamento pericárdico importante (setas brancas) em paciente com pericardite constritiva.

Tratamento

Em pacientes com quadro clínico sugestivo de pericardite constritiva sem calcificação pericárdica importante e com sinais de atividades inflamatórias pericárdica e sistêmica, o tratamento clínico pode ser considerado antes da indicação da cirurgia de pericardiectomia. Nesses casos, o tratamento etiológico (por exemplo, nos casos de tuberculose e colagenoses) ou com anti-inflamatórios (nos casos idiopáticos) pode levar à completa reversão dos sinais de IC.[2,3,37,41] À essa condição dá-se o nome de pericardite constritiva transitória.[42]

Nos casos sintomáticos, em que não há sinais de inflamação e o espessamento e calcificação pericárdica estão presentes, a cirurgia de pericardiectomia não deve ser adiada, pois pacientes em classe funcional avançada (III-IV da NYHA) e com longo período entre os sintomas e a cirurgia apresentam maior mortalidade e menor benefício com o procedimento.[43] Além desses, os principais preditores de desfecho são: idade, hiponatremia e disfunção hepática e renal. Em relação à etiologia, os pacientes com pericardite secundária à radioterapia

TABELA 4 Diagnóstico diferencial entre pericardite constritiva e cardiomiopatias restritivas[2]

	Constrição	Restrição
Pulso paradoxal	1/3 do casos	Ausente
Knock pericárdico	Presente	Ausente
B3, B4, sopro regurgitativo	Raro	Comum
ECG: baixa voltagem QRS	Comum	Raro
Radiografia de tórax	Calcificação	Congestão pulmonar
Variação respiratória das pressões/fluxos esquerda-direita	Aumentada	Normal
Desvio do septo interventricular	Presente	Ausente
Espessura da parede do ventrículo	Normal	Aumentado
Doppler tecidual/Velocidade/Onda E	Aumentada	Reduzida
Hipertensão pulmonar	Ausente	Presente
Equalização das pressões de enchimento esquerda-direita	Presente	Esquerda > direita mais que 5 mmHg
Pressões de enchimento > 25 mmHg	Raro	Comum
Sinal da raiz quadrada	Presente	Variável

têm pior prognóstico quando comparados àqueles com causa idiopática.[43-45]

Existem dois tipos de abordagem cirúrgica para ressecção do pericárdio: toracotomia anterolateral e esternotomia mediana.[46] O sucesso do procedimento depende diretamente do grau de atrofia e fibrose miocárdica, assim como do grau de calcificação e adesão entre epicárdio e pericárdio que dificultam o desbridamento cirúrgico.[2,3,43-45] A mortalidade relacionada ao procedimento varia de 6 a 12%, e as principais complicações incluem disfunção ventricular esquerda aguda, sangramento e ruptura de parede ventricular.[43]

Em pacientes com indicação precoce do procedimento é frequente a remissão completa dos sintomas, e a sobrevida em longo prazo é igual à da população geral. Entretanto, nos pacientes com intervenção tardia pode não haver remissão completa. Nesse grupo, segundo Senni et al., apenas 40% dos pacientes apresentam normalização da hemodinâmica cardíaca no pós-operatório em três meses, podendo chegar a 60% em dois anos.[34]

Enquanto não é realizada a cirurgia, os diuréticos podem aliviar os sintomas de hipervolemia. Betabloqueadores devem ser evitados, pois com a restrição ao enchimento ventricular o débito cardíaco é mantido com o aumento da frequência cardíaca.

RESUMO

- As principais síndromes clínicas relacionadas à pericardite crônica são derrame pericárdico, pericardite recorrente e pericardite constritiva. A pericardite recorrente se caracteriza por episódios repetidos de pericardite, com caráter incessante ou intermitente, em um processo de provável etiologia autoimune. Seu adequado manejo é essencial para a completa remissão dos sintomas e prevenção das recorrências.
- Nesse cenário, a colchicina tem papel fundamental e deve ser indicada sempre que possível. Derrames pericárdicos pequenos e sem repercussão hemodinâmica, em geral, não demandam investigação ou tratamento específico. Em contrapartida, os derrames volumosos apresentam risco de tamponamento cardíaco e, por essa razão, exigem investigação etiológica e avaliação para drenagem, preferencialmente por videopericardioscopia. A pericardite constritiva é uma sequela tardia da pericardite aguda e consiste em fibrose e perda de elasticidade do pericárdio. Como resultado, ocorre restrição ao enchimento ventricular e insuficiência cardíaca (IC). A pericardiectomia é o tratamento de escolha e apresenta bons resultados, com resolução dos sintomas na maioria dos casos.

Referências bibliográficas

1. Troughton RW, Asher CR, Klein AL. Pericarditis. Lancet. 2004;363(9410):717-27.
2. Khandaker, Espinosa RE, Nishimura RA, Sinak LJ, Hayes SN, Melduni RM, et al. Pericardial disease: diagnosis and management. Mayo Clinic Proceedings. 2010;85(6):572-93.
3. Adler Y, Charron P, Imazio M, Badano L, Barón-Esquivias G, Bogaert J, et al. 2015 ESC Guidelines for the diagnosis and management of pericardial diseases: The Task Force for the Diagnosis and Management of Pericardial Diseases of the European Society of Cardiology (ESC) Endorsed by: The European Association of Cardio-Thoracic Surgery (EACTS). Eur Heart J. 2015;36(42):2921-64.
4. Imazio M, Belli R, Brucato A, Cemin R, Ferrua S, Begaraj F, et al. Efficacy and safety of colchicine for treatment of multiple recurrences of pericarditis (CORP-2): a multicentre, double-blind, placebo-controlled, randomised trial. Lancet. 2014;383(9936):2232-7.
5. Imazio M, Spodick DH, Brucato A, Trinchero R, Adler Y. Controversial issues in the management of pericardial diseases. Circulation. 2010;121:916-28.
6. Montera MW, Mesquita ET, Colafranceschi AS, et al. Sociedade Brasileira de Cardiologia. I Diretriz Brasileira de Miocardites e Pericardites. Arq Bras Cardiol. 2013;100(4 supl. 1):1-36.
7. Imazio M, Brucato A, Cemin R, Ferrua S, Belli R, Maestroni S, et al. Colchicine for recurrent pericarditis (CORP): a randomized trial. Ann Intern Med. 2011;155(7):409-14.
8. Imazio M, Brucato A, Maestroni S, et al. Prevalence of C-reactive protein elevation and time course of normalization in acute pericarditis: implications for the diagnosis, therapy, and prognosis of pericarditis. Circulation. 2011;123:1092-97.
9. Mayosi BM, Ntsekhe M, Bosch J, Pandie S, Jung H, Gumedze F, et al. Prednisolone and mycobacterium indicus pranii in tuberculous pericarditis. N Engl J Med. 2014;371(12):1121-30.

10. Maisch B, Ristic A, Pankuweit S. Intrapericardial treatment of autoreactive pericardial effusion with triamcinolone: the way to avoid side effects of systemic corticosteroid therapy. Eur Heart J. 2002;23:1503-08.
11. Vianello F, Cinetto F, Cavraro M, Battisti A, Castelli M, Imbergamo S, et al. Azathioprine in isolated recurrent pericarditis: a single center experience. Int J Cardiol. 2011;147:477-8.
12. Moretti M, Buiatti A, Merlo M, Massa L, Fabris E, Pinamonti B, et al. Usefulness of high-dose intravenous human immunoglobulins treatment for refractory recurrent pericarditis. Am J Cardiol. 2013;112:1493-8.
13. Vassilopoulos D, Lazaros G, Tsioufis C, Vasileiou P, Stefanadis C, Pectasides D. Successful treatment of adult patients with idiopathic recurrent pericarditis with a interleukin-1 receptor antagonist (anakinra). Int J Cardiol. 2012;160:66-8.
14. Imazio M, Brucato A, Adler Y, Brambilla G, Artom G, Cecchi E, et al. Prognosis of idiopathic recurrent pericarditis as determined from previously published reports. Am J Cardiol. 2007;100(6):1026-8.
15. Shabetai R. Function of the normal pericardium. Clin Cardiol. 1999;22(1 Suppl 1):I4-5.
16. Imazio M, Adler Y. Management of pericardial effusion. Eur Heart J. 2013;34:1186-97.
17. Spodick DH. Acute cardiac tamponade. N Engl J Med. 2003;349:684-90.
18. Klein AL, Abbara S, Agler DA, Appleton CP, et al. American Society of Echocardiography clinical recommendations for multimodality cardiovascular imaging of patients with pericardial disease: endorsed by the Society for Cardiovascular Magnetic Resonance and Society of Cardiovascular Computed Tomography. J Am Soc Echocardiogr. 2013;26(9):965-1012.
19. Shairer JR, Biswas S, Keteyian SJ, Ananthasubraniam K. A systematic approach to evaluation of pericardial effusion and cardiac tamponade. Cardiol Rev. 2011;19:233-38.
20. Yared K, Baggish AL, Picard MH, Hoffmann U, Hung J. Multimodality imaging of pericardial diseases. JACC Cardiovasc Imaging. 2010;3:650-60.
21. Syed FF, Mayosi BM. A modern approach to tuberculous pericarditis. Prog Cardiovasc Dis. 2007;50:218-36.
22. Lestuzzi C. Neoplastic pericardial disease: old and current strategies for diagnosis and management. World J Cardiol. 2010;2:270-79.
23. Imazio M. Pericardial involvement in systemic inflammatory diseases. Heart. 2011;97:1882-92.
24. Maisch B, Ristic A, Pankuweit S. Evaluation and management of pericardial effusion in patients with neoplastic disease. Prog Cardiovasc Dis. 2010; 53(2):157-63.
25. Sagrista-Sauleda J, Angel J, Sambola A, Permanyer-Miralda G. Hemodynamic effects of volume expansion in patients with cardiac tamponade. Circulation. 2008;117(12):1545-9.
26. Karatolios K, Pankuweit S, Maisch B. Diagnostic value of biochemical biomarkers in malignant and non-malignant pericardial effusion. Heart Fail Rev. 2013;18(3):337-44.
27. Maisch B, Rupp H, Ristic A, Pankuweit S. Pericardioscopy and epi- and pericardial biopsy – a new window to the heart improving etiological diagnoses and permitting targeted intrapericardial therapy. Heart Fail Rev. 2013;18(3):317-28.
28. Sagrista-Sauleda J, Angel J, Permanyer-Miralda G, Soler-Soler J. Long-term follow-up of idiopathic chronic pericardial effusion. N Engl J Med. 1999;341:2054-9.
29. Osterberg L, Vagelos R, Atwood JE. Case presentation and review: constrictive pericarditis. West J Med. 1998;169:232-39.
30. Leya FS, Arab D, Joyal D, Shioura KM, Lewis BE, Steen LH, Cho L. The efficacy of brain natriuretic peptide levels in differentiating constrictive pericarditis from restrictive cardiomyopathy. J Am Coll Cardiol. 2005;45(11):1900-2.
31. Anand IS, Ferrari R, Kalra GS, Wahi PL, Poole-Wilson PA, Harris PC. Pathogenesis of edema in constrictive pericarditis. Studies of body water and sodium, renal function, hemodynamics, and plasma hormones before and after pericardiectomy. Circulation. 1991;83;1880-7.
32. Ling LH, Oh JK, Schaff HV, Danielson GK, Mahoney DW, Seward JB, et al. Constrictive pericarditis in the modern era: evolving clinical spectrum and impact on outcome after pericardiectomy. Circulation. 1999;100(13):1380-6.
33. Sengupta PP, Eleid MF, Khandheria BK. Constrictive pericarditis. Cir J. 2008;72:1555-62.
34. Senni M, Redfield MM, Ling LH, Danielson GK, Tajik AJ, Oh JK. Left ventricular systolic and diastolic function after pericardiectomy in patients with constrictive pericarditis: Doppler echocardiographic findings and correlation with clinical status. J Am Coll Cardiol. 1999;33(5):1182-8.
35. Oh JK, Seward JB, Tajik AJ. The echo manual. 3rd edition. Rochester MN: Lippincott Willians & Wilkins; 2006.
36. Talreja DR, Edwards WD, Danielson GK, Schaff HV, Tajik AJ, Tazelaar HD, et al. Constrictive pericarditis in 26 patients with histologically normal pericardial thickness. Circulation. 2003;108(15):1852-7.
37. Feng D, Glockner J, Kim K, Martinez M, Syed IS, Araoz P, et al. Cardiac magnetic resonance imaging pericardial late gadolinium enhancement and elevated inflammatory markers can predict the reversibility of constrictive pericarditis after antiinflammatory medical therapy: a pilot study. Circulation. 2011;124(17):1830-7.
38. Zurick AO, Bolen MA, Kwon DH, Tan CD, Popovic ZB, Rajeswaran J, et al. Pericardial delayed hyperenhancement with CMR imaging in patients with constrictive pericarditis undergoing surgical pericardiectomy: a case series with histopathological correlation. JACC Cardiovasc Imaging. 2011;4(11):1180-91.
39. Talreja DR, Nishimura RA, Oh JK, Holmes DR. Constrictive pericarditis in the modern era: novel criteria for diagnosis in the cardiac catheterization laboratory. J Am Coll Cardiol. 2008;51(3):315-9.
40. Hancock EW. Differential diagnosis of restrictive cardiomyopathy and constrictive pericarditis. Heart. 2001;86(3):343-9.
41. Hoit B. Management of effusive and constrictive pericardial heart disease. Circulation. 2002;105(25):2939-42.
42. Haley JH, Tajik AJ, Danielson GK, Schaff HV, Mulvagh SL, Oh JK. Transient constrictive pericarditis: causes and natural history. J Am Coll Cardiol. 2004;43:271-5.
43. Bertog SC, Thambidorai SK, Parakh K, Schoenhagen P, Ozduran V, Houghtaling PL, et al. Constrictive pericarditis: etiology and cause-specific survival after pericardiectomy. J Am Coll Cardiol. 2004;43(8):1445-52.
44. Schwefer M, Aschenbach R, Heidemann J, Mey C, Lapp H. Constrictive pericarditis, still a diagnostic challenge: comprehensive review of clinical management. Eur J Cardiothorac Surg. 2009;36 (3):502-10.
45. Cameron J, Oesterle SN, Baldwin JC, Hancock EW. The etiologic spectrum of constrictive pericarditis. Am Heart J. 1987;113:354-60.
46. Chowdhury UK, Subramaniam GK, Kumar AS, Airan B, Singh R, Talwar S, et al. Pericardiectomy for constrictive pericarditis: a clinical, echocardiographic, and hemodynamic evaluation of two surgical techniques. Ann Thorac Surg. 2006;81(2):522-9.

Capítulo 3

Tumores cardíacos

Vagner Madrini Junior
Felix José Alvarez Ramires
Charles Mady

PONTOS-CHAVE

- Os tumores cardíacos são muito raros, sendo os tumores secundários ou metastáticos cem vezes mais frequentes que os primários.
- Pelo grande espectro de manifestações clínicas e pela pobreza na propedêutica, por muitos anos, o diagnóstico dos tumores cardíacos foi negligenciado. Com o aprimoramento de novos métodos de imagem, o diagnóstico se tornou mais frequente.
- As manifestações clínicas são variadas e dependem da topografia e do grau de acometimento cardíaco, com sintomas e sinais inespecíficos. Os achados de exame físico podem se confundir com doenças da valva mitral ou tricúspide ou com outras situações de insuficiência cardíaca.
- O sintoma mais comum é a dispneia, seguida por palpitações e emagrecimento.
- Os tumores benignos representam 75% dos tumores primários do coração, sendo o mixoma o tumor cardíaco com maior incidência, responsável por 40 a 70% de todos os casos. Mais de 80% dos mixomas aparecem no átrio esquerdo e a grande maioria é solitária. O tratamento dos tumores benignos do coração é, na maior parte das vezes, a remoção cirúrgica da lesão, dependendo da topografia e do tamanho.
- Os tumores malignos mais frequentes são os rabdomiossarcomas e os angiossarcomas. Linfomas e outros tumores podem ser encontrados, mas são muito mais raros.
- Os tumores que levam metástases ao coração são, em sua grande parte, os carcinomas de pulmão, de mama e de esôfago, os linfomas, a leucemia e o melanoma. Mais frequentemente, as lesões são pequenas e difusas, mas as grandes e únicas também podem ser encontradas. Em ordem decrescente de frequência, as metástases podem atingir o pericárdio, o miocárdio ou o endocárdio.

Introdução

Os tumores cardíacos são neoplasias que podem ter origem histológica do revestimento interno, camada muscular ou do pericárdio. Os tumores podem ser benignos ou malignos e podem ser primários ou metastáticos (também chamados secundários). Os tumores cardíacos têm baixa incidência e baixa prevalência, sendo seu aparecimento pouco comum e com diagnóstico dependente do alto grau de suspeita clínica e dos métodos diagnósticos utilizados. Ainda mais raros, são os tumores primários do coração, que apresentam uma incidência de 0,001 a 0,2% como observado em uma série de estudos de autópsia de pacientes não selecionados.[1,2] Já os tumores secundários, ou metastáticos, são cem vezes mais frequentes que os primários, com incidência de cerca de 1%.[2,3] As características histológicas, tanto dos tumores benignos quanto dos malignos, são aquelas comuns aos tumores mesenquimais que ocorrem em grupos musculares estriados e tecido conectivo.[4] O diagnóstico precoce dos tumores primários do coração é fundamental, pois a possibilidade de sua ressecção representa uma provável cura do paciente. Já os tumores metastáticos apresentam na sua ressecção um resultado menos favorável e por vezes apenas paliativo.[5]

A faixa etária é um fator importante na incidência do tipo histológico do tumor, com variação etiológica significativa entre a população pediátrica e adulta (Tabelas 1 e 2). Em razão do grande espectro de manifestações clínicas e das deficiências semiológicas, por muitos anos, os tumores do coração foram subdiagnosticados. Com o aprimoramento de novos métodos de imagem, o diagnóstico se tornou mais frequente, além de facilitar os diagnósticos diferenciais de massas cardíacas que incluem vegetações, trombos e neoplasias pericárdicas.[6]

TABELA 1 Tumores cardíacos primários no feto e no neonato

Rabdomioma
Fibroma
Teratona
Mixoma
Hemangioma
Linfagioma
Hemangiopericitoma
Rabdomiossarcoma
Fibrossarcoma

TABELA 2 Tumores cardíacos primários na fase adulta

Benignos
Mixoma
Lipoma
Fibroelastoma
Hemangioma
Fibroma
Mesotelioma
Radbomioma
Teratoma
Malignos
Angiossarcoma
Rabdomiossarcoma
Mesotelioma
Linfoma
Timona
Sarcoma neurogênico
Leiomiossarcoma
Lipossarcoma

Manifestações clínicas

O quadro clínico tem um espectro amplo de apresentações, dependendo da topografia, do grau de acometimento cardíaco, tamanho da massa tumoral, entre outros. Muitos dos sintomas são inespecíficos, podendo mimetizar diferentes doenças sistêmicas. Os achados de exame físico também podem confundir o diagnóstico com outras doenças cardíacas. Os sintomas mais frequentes são dispneia, emagrecimento, palpitações, dor torácica, febre e artralgia (Tabela 3).[7] A presença de febre de origem indeterminada pode representar um sinal de lesão neoplásica.[8]

Em alguns tumores, dependendo da sua topografia, os achados do exame físico podem ser confundidos com doenças valvares, ou com outras situações de insuficiência cardíaca. As manifestações embólicas são frequentes, principalmente nos tumores intracavitários, cuja maioria é primária.[9] Fragmentos de trombos da superfície do tumor são liberados, podendo culminar com fenômenos embólicos. A gravidade e a frequência desses fenômenos embólicos dependem da topografia do tumor e da presença ou não de *shunts* cardíacos.[10] Os tumores intracavitários do lado esquerdo vão embolizar para circulação sistêmica, levando a manifestações de isquêmica nos mais diferentes territórios, já os do lado direito embolizam para circulação pulmonar. A manifestação clínica de um fenômeno embólico pode ser a primeira manifestação de um tumor cardíaco.[11]

TABELA 3 Sintomas mais frequentes dos tumores do coração (incidência em %)

Dispneia	57
Palpitações	25
Emagrecimento	18
Angina	15
Embolia	14
Febre	8
Artralgia	6

Os tumores miocárdicos têm como manifestação frequente os distúrbios de ritmo e condução. Dependendo da topografia da lesão, bloqueios atrioventriculares, bloqueios de ramo ou hemibloqueios podem ser observados.[12] As arritmias variam da fibrilação atrial até arritmias ventriculares complexas.

Dependendo da localização desses tumores e de seu tamanho, podem ser observadas manifestações de insuficiência cardíaca secundárias à compressão ou alteração no relaxamento miocárdico.[13] Nos casos de tumores do ventrículo direito com obstrução da via de saída, podem ser observadas manifestações de insuficiência cardíaca direita com estase venosa sistêmica. A ruptura miocárdica é rara, porém, pode ocorrer em tumores infiltrativos.[14] São descritos quadros graves por obstrução aguda da via de saída do ventrículo esquerdo por embolização do próprio tumor, com manifestações graves de baixo débito e choque cardiogênico.[15]

O mixoma é o principal tumor benigno e tem com localização mais prevalente em átrio esquerdo. O quadro clínico depende do tamanho e extensão tumoral, podendo levar a manifestações que simulem um quadro de insuficiência cardíaca e até de valvopatias como a estenose mitral.[16] Os sintomas mais frequentes são dispneia, ortopneia, dispneia paroxística noturna, edema de membros inferiores, tosse e, algumas vezes, melhora da dispneia com a mudança de decúbito. A mudança da ausculta com a mudança de posição do paciente, a presença de síncope, quadros intensos de hemoptise e morte súbita são algumas manifestações frequentes no mixoma atrial que podem ajudar no diagnóstico diferencial com estenose mitral.

Entre os tumores de átrio direito, o mixoma também é o mais comum, levam a manifestações de insuficiência cardíaca direita com estase jugular, ascite, hepatomegalia e pulso venoso amplo. A exemplo dos tumores do átrio esquerdo, eles podem mimetizar as patologias de valva tricúspide com exame físico semelhante ao da insuficiência ou da estenose dessa valva.[17]

As alterações laboratoriais também são inespecíficas, podendo ocorrer aumento da velocidade de hemossedimentação, plaquetose ou plaquetopenia, leucocitose, anemia e hipergamaglobulinemia.[18]

Tumores benignos

Os tumores benignos representam 75% dos tumores primários do coração, sendo que 50% destes são representados pelos mixomas, e o restante por lipomas, fibroelastomas papilares e rabdomiomas.[19]

Como todos os tumores do coração, eles têm apresentação clínica variável e seu diagnóstico depende da suspeita clínica e da propedêutica armada. A idade de incidência desse tumor pode variar dos 3 até mais de 80 anos. Mais de 80% dos mixomas aparecem no átrio esquerdo e, na grande maioria, são isolados, levando a manifestações clínicas dos tumores intracavitários de átrio esquerdo já descritos.

O ponto de fixação mais comum do tumor é a região da fossa *ovalis*; entretanto, outros pontos, incluindo a parede posterior do átrio e as valvas atrioventriculares também são possíveis locais de fixação.[20] Em menor incidência, os mixomas, podem aparecer no átrio direito e, mais raro, nos ventrículos. Em menos de 10% de todos os mixomas parece ocorrer uma transmissão autossômica dominante.[21] Pacientes com mixoma cardíaco podem desenvolver a síndrome mixoma ou síndrome de Carney, que consiste na presença de mixoma em outras áreas, como mamas ou pele, pigmentação cutânea e alterações endócrinas. Em pacientes com essa síndrome, o mixoma pode surgir em outras áreas que não os átrios, e algumas vezes apresentam mais de uma lesão.

Normalmente, os pacientes com a síndrome mixoma têm faixa etária de diagnóstico mais precoce. Em função da presença da síndrome mixoma, apesar de ser incomum, a avaliação de parentes de primeiro grau deve ser realizada na investigação. Os exames de imagem podem identificar imagem pediculada e móvel, por vezes prolapsando de uma cavidade para outra (Figuras 1 e 2).

Em menor incidência, os mixomas de coração podem ser sésseis, com formato globular, duros, com pontos de hemorragia e, às vezes, confundidos com trombo mural. Mais frequentes são as lesões pediculadas, de consistência amolecida, com aparência mixoide (Figura 3).[22] Histologicamente, a lesão é composta de células mixomatosas estreladas ou globulares, células endoteliais, macrófagos, células musculares lisas entremeadas em um estroma de substância mucinoide (Figura 4).[23]

O fibroelastoma papilífero é um tumor endocárdico e o mais comum nas valvas cardíacas.[24] A valva tricúspide é a mais afetada em crianças, enquanto a mitral e a aórtica são mais frequentemente afetadas em adultos.[25] Entretanto, aco-

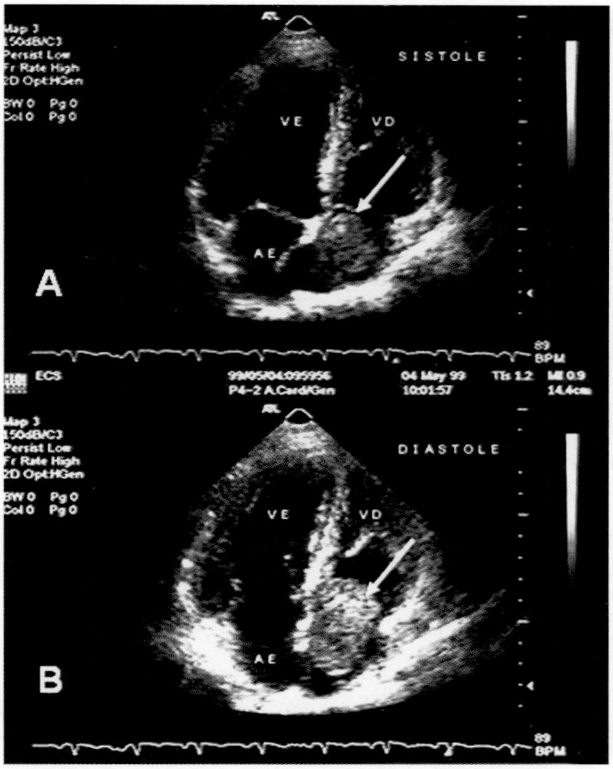

FIGURA 1

Ecocardiograma bidimensional com corte apical de quatro câmaras em sístole (A) mostrando massa heterogênea de bordos irregulares (seta) em átrio direito, prolapsando para o ventrículo direito na diástole (B).

Fonte: foto cedida pelo Serviço de Ecocardiografia do Instituto do Coração do Hospital das Clínicas da Faculdade de Medicina da Universidade de São Paulo – InCor-HCFMUSP.

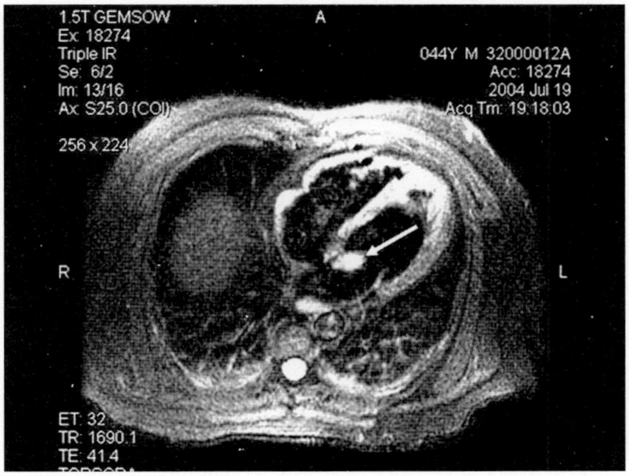

FIGURA 2

Ressonância magnética de coração em corte de quatro câmaras identificando átrios e ventrículos, evidenciando imagem nodular pediculada em átrio esquerdo (seta).

Fonte: foto cedida pelo Serviço de Ressonância Magnética do Instituto do Coração do Hospital das Clínicas da Faculdade de Medicina da Universidade de São Paulo – InCor-HCFMUSP.

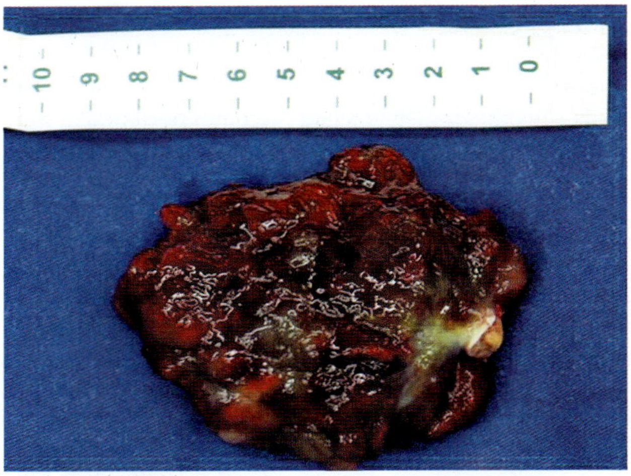

FIGURA 3

Aspecto macroscópico do mixoma com superfície lisa e brilhante de aspecto gelatinoso.

Fonte: foto cedida pelo Serviço de Cirurgia do Instituto do Coração do Hospital das Clínicas da Faculdade de Medicina da Universidade de São Paulo – InCor-HCFMUSP.

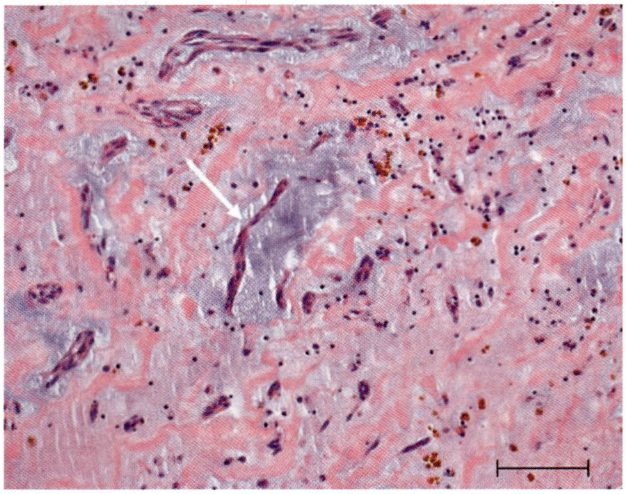

FIGURA 4

Fotomicrografia de mixoma corado com hematoxilina e eosina (X-200) evidenciando células alongadas e enfileiradas (seta), circundadas por uma substância mucinoide.

Fonte: foto cedida pelo Serviço de Patologia do Instituto do Coração do Hospital das Clínicas da Faculdade de Medicina da Universidade de São Paulo – InCor-HCFMUSP.

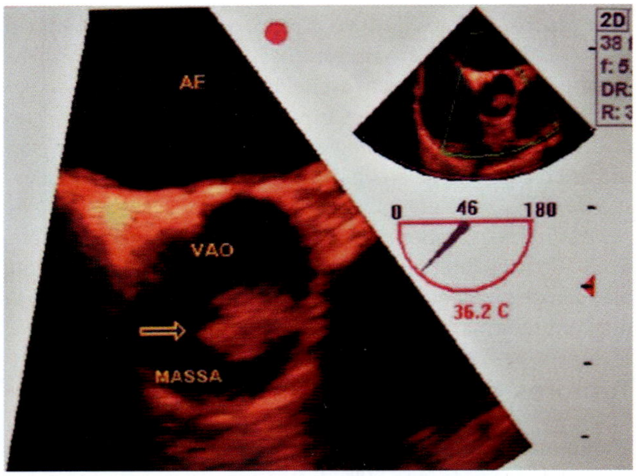

FIGURA 5

Imagem de ecocardiograma transesofágico multiplano a 46° evidenciando lesão pediculada heterogênea, com bordos definidos e aderida ao folheto da valva aórtica (seta).

Fonte: foto cedida pelo Serviço de Cirurgia do Instituto do Coração do Hospital das Clínicas da Faculdade de Medicina da Universidade de São Paulo – InCor-HCFMUSP.

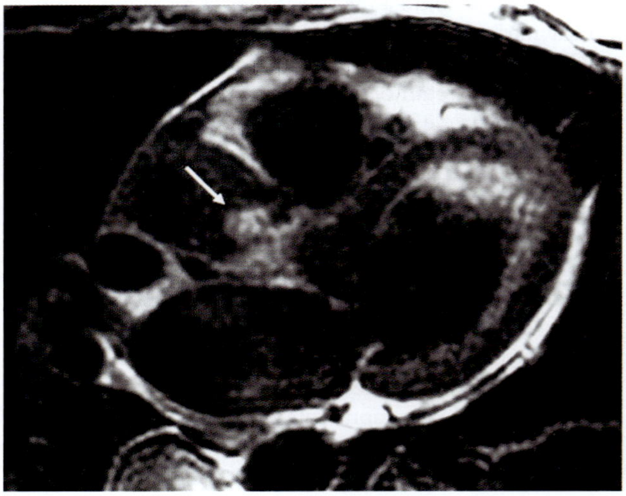

FIGURA 6

Imagem de ressonância magnética em corte longitudinal evidenciando a via de saída do ventrículo esquerdo. Identificada pequena massa pediculada aderida no folheto da valva aórtica (seta).

Fonte: foto cedida pelo Serviço de Cirurgia do Instituto do Coração do Hospital das Clínicas da Faculdade de Medicina da Universidade de São Paulo – InCor-HCFMUSP.

metimentos do músculo papilar, das cordoalhas tendíneas ou do endocárdio são descritos. Por essa topografia preferencial de aparecimento nas valvas cardíacas, o mimetismo com as lesões valvares primárias é grande e os fenômenos embólicos podem estar presentes. As manifestações clínicas, mais uma vez, são dependentes da topografia da lesão. Apesar disso, a maioria dos pacientes é assintomática e o diagnóstico é dependente do exame físico, com a detecção de sopros cardíacos, e da utilização de métodos de imagem (Figuras 5 e 6).

Normalmente, são lesões pequenas, pediculadas, avasculares, recobertas por uma camada de células endoteliais, e contêm diferentes quantidades de fibras elásticas dispostas em um estroma hialino rico em glicosaminoglicanos, colágeno e algumas células musculares lisas (Figuras 7 e 8).[26]

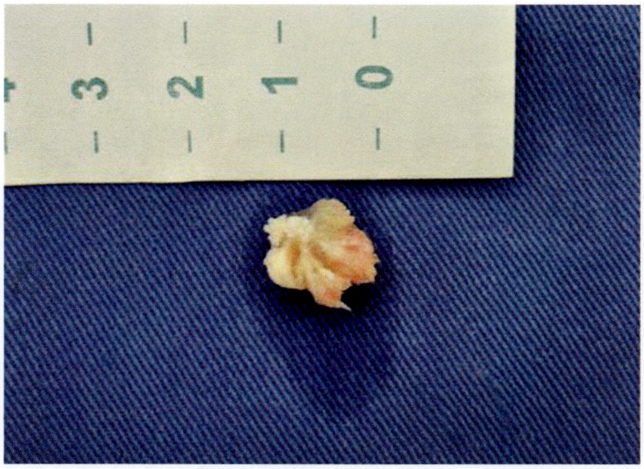

FIGURA 7

Aspecto macroscópico do fibroelastoma cuja lesão é pediculada recoberta por uma camada de células endoteliais.

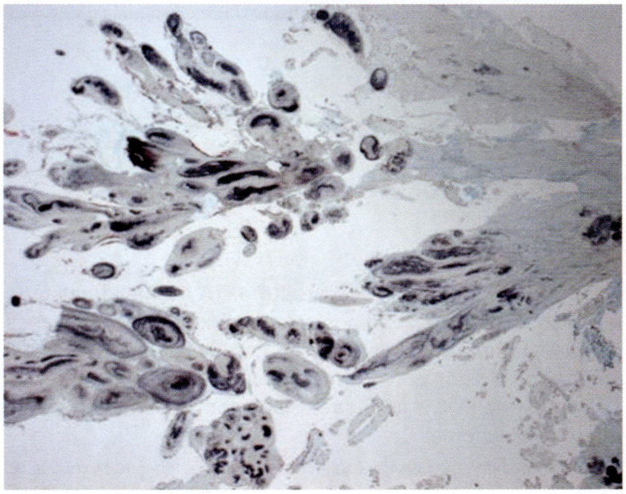

FIGURA 8

Fotomicrografia do fibroelastoma corado pelo Verhoeff-van Gieson mostrando, em cor escura, fibras elásticas dispersas em tecido conjuntivo e fibras de colágeno (X-100).

Os rabdomiomas, embora muito mais raros do que os mixomas, são os tumores benignos do coração mais frequentes em crianças, com maior incidência abaixo de um ano de vida.[27] Podem aparecer na parede de ambos os ventrículos ou no septo interventricular e, com menor incidência, nos átrios.[28] Mais frequentemente, apresentam-se como lesões múltiplas, podendo, eventualmente, surgir como lesão única. Os sintomas, como em outros tumores do coração, são inespecíficos e dependentes da topografia. Alguns tumores intracavitários podem levar à obstrução da via de saída, outros, a alterações diastólicas, apresentando sinais e sintomas de insuficiência cardíaca direita ou esquerda, dependendo da câmara afetada. A associação com esclerose tuberosa é frequente.[29] Essa síndrome é caracterizada por uma incidência familiar e hamartomas em diferentes órgãos, além de epilepsia, adenoma subcutâneo e deficiência mental. Histologicamente, são formados por células redondas ou poligonais grandes, com um ou dois núcleos contendo alguns vacúolos no abundante citoplasma e com a presença de miofibrilas (*spider cell*).

Os fibromas de coração são tumores raros, representando aproximadamente 2% dos tumores primários do coração em adultos.[30] São, contudo, frequentes na infância, sendo o segundo tumor de maior incidência nessa faixa etária. São originariamente derivados de fibroblastos. Acometem sobretudo os ventrículos, mais frequentemente a parede livre do ventrículo esquerdo. Mais uma vez, as manifestações clínicas são inespecíficas, podendo ser confundidas com doenças valvares e manifestações de insuficiência cardíaca. Em geral, são tumores não encapsulados e de consistência firme. Histologicamente, são caracterizados por abundante concentração de fibroblastos entremeados por colágeno e fibras elásticas.[31] A presença dessas fibras elásticas foi interpretada por alguns autores como hamartomas fibroelásticos.[32]

Os teratomas são caracterizados pela presença de material oriundo das três linhagens de células precursoras. São muito raros no coração e mais frequentes no mediastino. Ocorrem com mais frequência em crianças e afetam principalmente o átrio e o ventrículo direitos ou o septo interatrial ou interventricular.[33]

Os tumores císticos de coração são lesões multicísticas que se apresentam principalmente no septo atrial na região do nodo AV, podendo levar a bloqueio atrioventricular total.[34]

Os lipomas representam aproximadamente 8% dos tumores cardíacos primários. Não apresentam preferência de idade e as manifestações clínicas estão relacionadas à topografia e ao tamanho do tumor, podendo provocar disfunção valvar ou alteração no enchimento das cavidades cardíacas. Os tumores podem variar de 1 a 15 cm, sendo a maioria séssil ou polipoide. A maioria dos lipomas do coração está localizada no subepicárdio e subendocárdio. Alguns, porém, podem ser totalmente intramusculares. Como em outras localizações, os lipomas de coração podem evoluir com necrose gordurosa e calcificação. O átrio direito, o septo interatrial e o ventrículo esquerdo são os principais sítios de inserção dos lipomas. Macroscopicamente, os lipomas se apresentam com coloração amarelada, consistência elástica e bem organizados. Histologicamente, são lesões encapsuladas e compostas de células gordurosas maduras.[35]

Os hemangiomas são tumores raros no coração e podem acometer, ventrículos, átrios e até pericárdio. O átrio direito, contudo, é o mais afetado. As manifestações clínicas se assemelham às dos outros tumores, exceto por uma maior frequência de derrame pericárdico.[36]

O tratamento dos tumores benignos do coração representa, na maior parte das vezes, a remoção cirúrgica da lesão na dependência da topografia e do tamanho.[37]

Tumores malignos

Os tumores malignos representam 25% dos tumores do coração, sendo 95% compostos por sacomas (rabdomiossarcomas e os angiossarcomas) e 5% por linfomas. Outros tumores podem ser encontrados, mas são muito mais raros.[38] Os tumores malignos são lesões invasivas que acometem principamente os átrios, podendo também acometer ventrículos. Os sarcomas são derivados de tecido mesenquimal que podem apresentar múltiplas diferenciações em rabdomiossarcoma, angiossarcoma, fibrossarcoma e outros (Figura 9).[39]

O rabdomiossarcoma invade difusamente o músculo cardíaco, podendo, muito raramente, apresentar-se de forma pediculada e intracavitário. Mioblastos com estrias transversais, vistos à microscopia óptica, representam a característica histológica desses tumores.[40]

O angiossarcoma, por sua vez, tem aparecimento muito maior no átrio direito, sendo também infiltrativo e, algumas vezes, polipoide. Histologicamente, apresenta células epiteliais indiferenciadas, células em mitose, atipia nuclear e vacúolos intracitoplasmáticos, além de formações vasculares.[41]

Esses tumores são altamente invasivos e de mau prognóstico com sobrevida que varia de semanas a 2 anos. O crescimento rápido da lesão pode levar a metástases a distância e por contiguidade, além da infiltração da musculatura cardíaca, chegando, em alguns casos, a promover obstrução da via de saída. Os principais pontos de lesão a distância são os pulmões e os linfonodos mediastinais, podendo acometer também estruturas do mediastino e coluna vertebral.[42] Dor torácica, manifestações de insuficiência cardíaca e manifestações sistêmicas, como anorexia e perda de peso, são os achados clínicos mais frequentes. O acometimento pericárdico, por vezes acompanhado por derrame hemorrágico, ocorre em alguns tumores.

Os linfomas que acometem apenas o coração ou o pericárdio são muito raros e podem se apresentar de forma nodular ou difusa, sendo predominantemente intracavitários (Figura 10).

Metástases cardíacas

As lesões secundárias que acometem o coração são aproximadamente cem vezes mais frequentes que os tumores primários desse órgão. Entretanto, o acometimento intracavitário dessas lesões é muito menos frequente. Em razão disso, muitas vezes, o diagnóstico de uma lesão metastática do coração é feito em numa fase avançada da doença. As manifestações clínicas, a exemplo dos tumores primários, dependerão da topografia e do tamanho da lesão. Sinais e sintomas de insuficiência cardíaca, distúrbios de ritmo e de condução e alterações valvares podem ser observados. Frequentemente, as metástases no coração retratam uma doença disseminada e as lesões secundárias isoladas no coração são raras.[43]

Os tumores que levam metástases ao coração são, em grande parte, os carcinomas de pulmão, de mama e de esôfago, os linfomas, a leucemia e o melanoma. Entretanto, outros tumores também podem levar a metástase. Mais frequentemente, as lesões são pequenas e difusas, mas lesões grandes e únicas podem ser encontradas. Em ordem decrescente de acometimento, pericárdio, miocárdio e endocárdio são afetados.

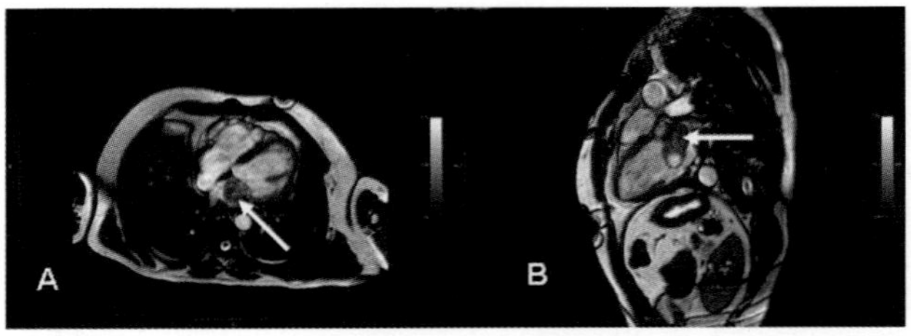

FIGURA 9

Imagem de ressonância magnética em corte axial de quatro câmaras (A) e eixo longo de duas câmaras (B), mostrando uma massa no interior do átrio esquerdo (seta) justavalvar mitral, referente a leiomiossarcoma.

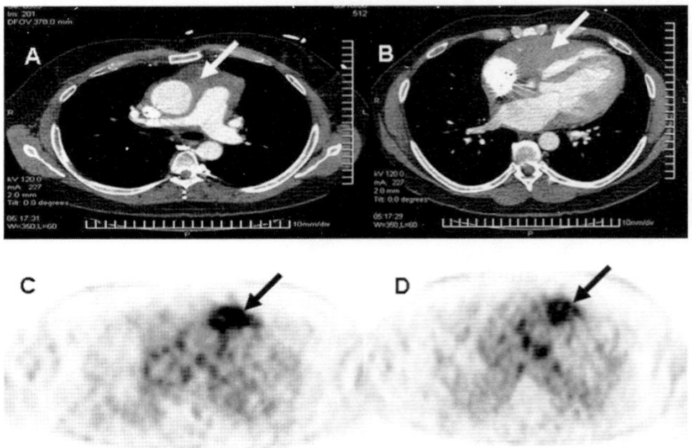

FIGURA 10

Tomografia computadorizada de tórax (A e B) evidenciando lesão sólida (setas) invadindo o ventrículo direito e os vasos da base; tomografia com emissão de pósitrons (PET) (C e D) mostrando extensa área pericardíaca (setas) com captação acentuada de FDG, sem outros sítios com acúmulo anômalo, referente a linfoma.

Fonte: foto cedida pelo Serviço de Medicina Nuclear e Imagem Molecular do Instituto do Coração do Hospital das Clínicas da Faculdade de Medicina da Universidade de São Paulo – InCor-HCFMUSP.

Vale ressaltar ainda a existência da doença carcinoide, cujos tumores neuroendócrinos oriundos, em sua maioria, de células enterocromafins originaram-se no trato gastrointestinal. A síndrome carcinoide se desenvolve com a evolução de metástases hepáticas. As substâncias vasoativas (prostaglandinas, 5-hidroxitriptamina e taquiquininas) produzidas por essas metástases atingem a circulação sistêmica via circulação hepática e, assim, alcançam o lado direito do coração. Esse estímulo é associado a grande deposição de fibrose na superfície endocárdica, levando a manifestações de insuficiência cardíaca direita.[44]

Métodos diagnósticos

O diagnóstico dos tumores de coração depende muito da suspeita clínica, da topografia e do tamanho da lesão.

O eletrocardiograma pode variar de um exame normal a alterações inespecíficas. Distúrbios de condução atrioventricular com variados graus de bloqueio podem ser registrados, dependendo da localização e da invasão da lesão. Distúrbios de condução intraventricular também podem ser observados. Arritmias ventriculares ou supraventriculares podem igualmente ser observadas. Alterações da amplitude do complexo QRS podem ser registradas quando do acometimento pericárdico.

A radiografia simples de tórax também pode variar de uma radiografia normal, alterações da trama vascular pulmonar com sinais de congestão, ou até a detecção de uma massa relacionada à área cardíaca.

Definitivamente, os métodos de imagem aumentaram significativamente a capacidade de diagnóstico dos tumores cardíacos, sobretudo nas fases de sintomas pouco específicos. O ecocardiograma bidimensional, a tomografia computadorizada e a ressonância magnética têm sensibilidade e especificidade muito elevadas, determinando o diagnóstico dos tumores cardíacos em quase 100% dos casos.[45]

Considerações finais

Os tumores primários do coração são raros e seu diagnóstico depende de alto grau de suspeita clínica, exame semiológico acurada e, principalmente, exames de imagem, que aumentaram bastante o diagnóstico dessa doença. Os tumores benignos são a grande maioria das lesões cardíacas, sendo o mixoma o mais frequente e tendo geralmente indicação de remoção cirúrgica. Os tumores malignos têm menor incidência e prognóstico reservado.

RESUMO

- Em razão da raridade e da inespecificidade dos sinais e dos sintomas, o diagnóstico dos tumores cardíacos depende de alto grau de suspeita clínica. Os tumores primários são raros, sendo o mixoma de átrio esquerdo o mais frequente. Os sintomas dependem da topografia e do grau de acometimento cardíaco, sendo os mais comuns a dispneia e o emagrecimento. O tratamento dos tumores primários é, na maior parte das vezes, cirúrgico.
- Os tumores cardíacos secundários ou metastáticos são muito mais comuns e frequentemente indicam doença disseminada, com prognóstico muito reservado. Os exames com maior eficácia no diagnóstico dos tumores cardíacos são o ecocardiograma, a tomografia computadorizada e a ressonância magnética.

Referências bibliográficas

1. Reynen K. Frequency of primary tumors of the heart. Am J Cardiol. 1996;77:107-11.
2. Amano J, Nakayama J, Yoshimura Y, Ikeda U. Clinical classification of cardiovascular tumors and tumor-like lesions, and its incidences. Gen Thorac Cardiovasc Surg. 2013;61(8):435-47.
3. Kakizaki S, Takagi H, Hosaka Y. Cardiac angiosarcoma responding to multidisciplinary treatment. Int J Cardiol. 1997;62:273-75.
4. Butany J, Yu W. Cardiac angiosarcoma: two cases and a review of the literature. Can J Cardiol. 2000;16:197-205.
5. Elbardissi AW, Dearani JA, Daly RC, Mullany CJ, Orszulak TA, Puga FJ, et al. Survival after resection of primary cardiac tumors: a 48-year experience. Circulation. 2008;118:(14 Suppl):S7-15.
6. Dias RR, Fernandes F, Ramires FJ, Mady C, Albuquerque CP, Jatene FB. Mortality and embolic potential of cardiac tumors. Arq Bras Cardiol. 2014;103(1):13-8.
7. Fernandes F, Soufen HN, Ianni BM, et al. Neoplasias primárias do coração: apresentação clínica e histológica de 50 casos. Arq Bras Cardiol. 2001;76:231-4.
8. Gavrielatos G, Letsas KP, Pappas LK, et al. Large left atrial myxoma presented as fever of unknown origin: a challenging diagnosis and a review of the literature. Cardiovasc Pathol. 2007;16:365-7.
9. De Carli S, Sechi LA, Ciani R, et al. Right atrial myxoma with pul monary embolism. Cardiology. 1994;84:368-72.
10. Miyauchi Y, Endo T, Kuroki S, et al. Right atrial myxoma presenting with recurrent episodes of pulmonary embolism. Cardiology. 1992;81:178-81.
11. Lehrman KL, Prozan GB, Ullyot D. Atrial myxoma presenting as acute myocardial infarction. Am Heart J. 1985;110:1293-95.
12. Filiatrault M, Beland MJ, Neilson KA, Paquet M. Cardiac fibroma presenting with clinically significant arrhythmias in infancy. Pediatr Cardiol. 1991;12:118-20.
13. Bjessmo S, Ivert T. Cardiac myxoma: 40 years' experience in 63 patients. Ann Thorac Surg. 1997;63:697-700.
14. Lee KA, Kirkpatrick JG, Moran JM, et al. Left ventricular fibroma masquerading as postinfarction myocardial rupture. Ann Thorac Surg. 1999;68:580-2.
15. Neff CM, McCowan CL. Complete aortic occlusion caused by cardiac myxoma emboli. Am J Emerg Med. 2008;26:110.e1-2.
16. Garatti A, Nano G, Canziani A, Gagliardotto P, Mossuto E, Frigiola A, et al. Surgical excision of cardiac myxomas: twenty years experience at a single institution. Ann Thorac Surg. 2012;93(3):825-31.
17. de Almeida EC, Leite MS, da Silva MA, et al. Right ventricular rhabdomyoma causing pulmonary stenosis. Arq Bras Cardiol. 1993;60:417-19.
18. St John Sutton MG, Mercier LA, Giuliani ER, et al. Atrial myxomas: a review of clinical experience in 40 patients. Mayo Clin Proc. 1980;55:371-6.
19. Rocha RV, Butany J, Cusimano RJ, et al. Adipose tumors of the heart. J Card Surg. 2018;33:432-7.
20. Catton RW, Guntheroth WG, Reichenbach DD. A myxoma of the pulmonary valve causing severe stenosis in infancy. Am Heart J. 1963;66:2411-52.
21. Carney JA. Differences between nonfamilial and familial cardiac myxoma. Am J Surg Pathol. 1985;9:53-5.
22. Heath D. Pathology of cardiac tumors. Am J Cardiol. 1968;21:315-27.
23. Basso C, Valente M, Poletti A, et al. Surgical pathology of primary cardiac and pericardial tumors. Eur J Cardiothorac Surg. 1997;12:730-37.
24. Gowda RM, Khan IA, Nair CK, et al. Cardiac papillary fibroelastoma: a comprehensive analysis of 725 cases. Am Heart J. 2003;146:404-10.
25. Burn CG, Bishop MB, Davies JN. A stalked papillary tumor of the mural endocardium. Am J Clin Pathol. 1969;51:344-6.
26. Grandmougin D, Fayad G, Moukassa D, et al. Cardiac valve papillary fibroelastomas: clinical, histological and immunohistochemical studies and a physiopathogenic hypothesis. J Heart Valve Dis. 2000;9:832-41.
27. Isaacs Jr H. Fetal and neonatal cardiac tumors. Pediatr Cardiol. 2004;25:252-73.
28. Bertolini P, Meisner H, Paek SU, et al. Special considerations on primary cardiac tumors in infancy and childhood. Thorac Cardiovasc Surg. 1990;311:164-7.
29. Holley DG, Martin GR, Brenner JI, et al. Diagnosis and management of fetal cardiac tumors: a multicenter experience and review of published reports. J Am Coll Cardiol. 1995;26:516-20.
30. Vougiouklakis T, Goussia A, Ioachim E, et al. Cardiac fibroma. A case presentation. Virchows Arch. 2001;438:635-6.
31. Valente M, Cocco P, Thiene G, et al. Cardiac fibroma and heart transplantation. J Thorac Cardiovasc Surg. 1993;106:1208-12.

32. Feldman PS, Meyer MW. Fibroelastic hamartoma (fibroma) of the heart. Cancer. 1976;38:314-23.
33. Meysman M, Noppen M, Demeyer G, et al. Malignant epithelial mesothelioma presenting as cardiac tamponade. Eur Heart J. 1993;14:1576-7.
34. Monma N, Satodate R, Tashiro A, et al. Origin of socalled mesothelioma of the atrioventricular node. An immunohistochemical study. Arch Pathol Lab Med. 1991;115:1026-9.
35. Pego-Fernandes PM, Batagello CA, Fernandes F, et al. Left ventricular lipoma. Arq Bras Cardiol. 2004;82:191-3.
36. Burke A, Johns JP, Virmani R. Hemangiomas of the heart. A clinicopathologic study of ten cases. Am J Cardiovasc Pathol. 1990;3:283-90.
37. Strecker T, Rösch J, Weyand M, Agaimy A. Primary and metastatic cardiac tumors: imaging characteristics, surgical treatment, and histopathological spectrum: a 10-year-experience at a German heart center. Cardiovasc Pathol. 2012;21(5):436-43.
38. Sarjeant JM, Butany J, Cusimano RJ. Cancer of the heart: epidemiology and management of primary tumors and metastases. Am J Cardiovasc Drugs. 2003; 3:407-21.
39. Small EJ, Gordon GJ, Dahms BB. Malignant rhabdoid tumor of the heart in an infant. Cancer. 1985;55:2850-3.
40. Putnam Jr JB, Sweeney MS, Colon R, et al. Primary cardiac sarco mas. Ann Thorac Surg. 1991;51:906-10.
41. Dennig K, Lehmann G, Richter T. An angiosarcoma in the left atrium. N Engl J Med. 2000; 342:443-4.
42. Lam KY, Dickens P, Chan AC. Tumors of the heart. A 20-year expe rience with a review of 12,485 consecutive autopsies. Arch Pathol Lab Med. 1993;117:1027-31.
43. Reynen K, Kockeritz U, Strasser RH. Metastases to the heart. Ann Oncol. 2004; 15:375-81.
44. Bhattacharyya S, Davar J, Dreyfus G, Caplin ME. Carcinoid heart disease. Circulation. 2007;116:2860-5.
45. Mousavi N, Cheezum MK, Aghayev A, et al. Assessment of cardiac masses by cardiac magnetic resonance imaging: histological correlation and clinical outcomes. J Am Heart Assoc. 2019;8(1):e007829.

Seção 13

Doenças da aorta

Capítulo 1

Dissecção da aorta

Enio Buffolo
José Honório Palma
Aislan Henrique Bezerra Pinheiro
André Lupp Mota
Luiz Augusto de Andrade Costa

PONTOS-CHAVE

- A dissecção aórtica (DA) pode ser classificada de acordo com as porções do vaso acometidas pela doença, sendo duas classificações comumente utilizadas, a de DeBakey e a de Stanford.
- Um dos principais mecanismos envolvidos na DA são os fenômenos inflamatórios na parede arterial, que aceleram o processo de degeneração do colágeno e das fibras de elastina, levando à perda de elasticidade e enfraquecimento da parede do vaso.
- Diversas condições associam-se à inflamação na parede da aorta. A mais comum é hipertensão arterial sistêmica crônica e mal controlada e decorre do remodelamento da parede do vaso.

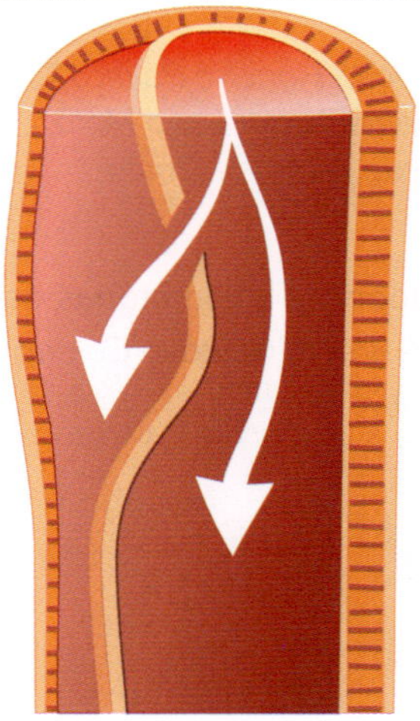

FIGURA 1

Dissecção aórtica. Paralelamente à luz do vaso (luz verdadeira) forma-se um novo caminho intramural para o sangue (luz verdadeira), as luzes comunicam-se por orifícios causados pela lesão da camada íntima.

Introdução

A dissecção aórtica (DA) é caracterizada pela delaminação da parede da aorta em decorrência da infiltração do sangue entre suas camadas, criando um espaço inicialmente virtual denominado falsa luz (Figura 1). Comumente, o fenômeno tem origem a partir de uma lesão da camada íntima, em regiões de maior estresse de cisalhamento, frequentemente observadas na parede lateral direita da aorta ascendente (oposta à artéria pulmonar) ou, ainda, na porção proximal da aorta descendente.

Estima-se que a incidência de DA aguda seja de três a cinco casos por 100 mil pessoas por ano e relaciona-se com o aumento da idade e com o sexo masculino, embora o pior prognóstico seja observado em mulheres em decorrência da apresentação atípica, que favorece atraso no diagnóstico.[1,2] Os principais fatores de risco para a DA são hipertensão arterial sistêmica, tabagismo, dislipidemia, uso de drogas ilícitas (como cocaína), doenças do tecido conjuntivo, história familiar de doença aórtica, doenças vasculares hereditárias (valva aórtica bicúspide, coarctação aórtica), doenças vasculares inflamatórias e infecciosas (sífilis e tuberculose); trauma torácico contuso e manipulação cirúrgica da aorta.[3] Comumente, observa-se uma maior incidência das dissecções no período da manhã e ao longo do inverno.[4]

As DA podem ser classificadas de acordo com as porções do vaso acometidas pela doença, sendo duas classificações comumente utilizadas. A classificação de DeBakey separa as DA em tipo I (acomete a aorta ascendente e descendente), tipo II (envolve apenas a aorta ascendente) e tipo III (envolve apenas a aorta descendente, a partir da origem da artéria subclávia esquerda). A classificação de Stanford é mais simples e classifica as DA em Tipo A, que acomete a aorta ascendente, e tipo B, que se restringe apenas à aorta descendente. Essas classificações basearam-se na observação da história natural da dissecção aórtica, cujo prognóstico é pior quando há comprometimento da aorta ascendente.[5]

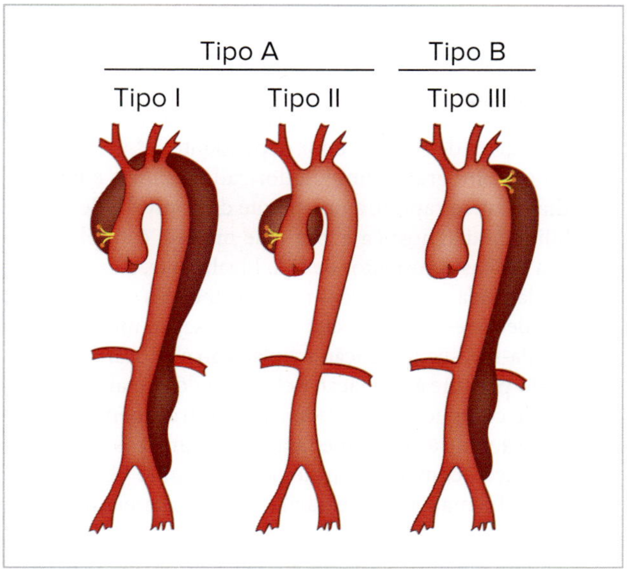

FIGURA 2

Classificações de DeBakey e Stanford das dissecções aórticas.

As DA podem ainda ser classificadas quanto ao tempo de início dos sintomas em agudas (até 14 dias de evolução), subagudas (de 15 a 90 dias de evolução) e crônicas (mais de 90 dias de evolução).

Fisiopatologia

Dois fenômenos são atribuídos como causas iniciais da dissecção aórtica: 1) a ruptura dos *vasa vasorum* levando ao sangramento intramural (mais rara, caracterizada pela ausência de comunicação entre a falsa luz e a luz verdadeira, favorecendo a trombose da falsa luz)[6]; 2) a lesão da camada íntima com infiltração de sangue na parede do vaso (mais frequentemente observada, a qual possibilita a pressurização da falsa luz pelo fluxo pulsátil arterial e a progressão do processo de dissecção).[7]

Caracteristicamente, a falsa luz tem um diâmetro maior que a luz verdadeira e a dissecção adquire conformação em espiral. O processo de dissecção pode estender-se anterógrada ou retrogradamente e ocorrer mais de uma comunicação entre as duas luzes. Em seu trajeto, ramos arteriais podem ser comprometidos, com maior frequência as artérias renal esquerda e ilíaca comum esquerda, por vezes ocasionando isquemia. A ruptura da parede pode evoluir para hemorragia maciça ou, quando o rompimento se dá para dentro do saco pericárdico, tamponamento cardíaco, que é a causa mais comum de óbito por DA.[8]

Um dos principais mecanismos envolvidos na DA são os fenômenos inflamatórios na parede arterial, que aceleram o processo de degeneração do colágeno e das fibras de elastina, levando à perda de elasticidade e enfraquecimento da parede do vaso, aumentando a susceptibilidade às forças de cisalhamento do sangue. Além disso, a inflamação reduz o fluxo sanguíneo pelos *vasa vasorum*, resultando em isquemia, que enfraquece ainda mais a parede do vaso.[6]

Diversas condições associam-se à inflamação na parede da aorta. A mais comum é hipertensão arterial sistêmica crônica e mal controlada e decorre do remodelamento da parede do vaso. Doenças inflamatórias (arterite de Takayasu, arterite de células gigantes, doença de Behçet) e infecciosas (como sífilis ou tuberculose) também podem acometer a parede e enfraquecê-la, predispondo a aneurismas e dissecções.[1, 9, 10]

Uma porção dilatada da aorta apresenta maior risco de dissecção em relação a regiões não dilatadas, entretanto, grandes dilatações são mais propensas à ruptura que à dissecção. Estima-se que até 60% das dissecções tipo A ocorram em aortas com diâmetros menores que 55 mm.[11]

As síndromes genéticas associadas às doenças do tecido conjuntivo são fatores de risco para a DA e incluem principalmente as síndromes de Marfan, Ehler-Danlos, Turner e Loeys-Dietz. Dos pacientes com dissecção aórtica, 5% são portadores de síndrome de Marfan.[1] A valva aórtica bicúspide, condição bastante heterogênea, comumente relaciona-se a alterações em genes ligados ao desenvolvimento da estrutura da aorta.[12, 13] Os testes genéticos podem ser úteis na investigação de pacientes com antecedentes pessoais ou familiares (aneurismas, dissecções ou morte súbita), particularmente quando a doença acomete indivíduos jovens (< 55 anos) ou quando apresentam características sindrômicas.[14]

As DA podem ser causadas por complicações de uma úlcera aterosclerótica penetrante, mais frequente em pacientes idosos e acometendo principalmente a aorta ascendente. Nesse caso, a lesão da íntima pela úlcera pode precipitar a infiltração do sangue na parede do vaso.

Os traumatismos de tórax, mais comumente os traumas contusos e menos frequentemente os penetrantes, podem levar à DA. Nos traumas contusos, o principal mecanismo implicado é a desaceração predispondo a lacerações na parede do vaso, que ocorre principalmente na topografia do ligamento arterioso.[15]

A manipulação da aorta (clampeamento, canulação, anastomose de enxertos) ou, ainda, procedimentos endovasculares podem traumatizar a parede do vaso e precipitar dissecções aórticas iatrogênicas.[1]

Outras condições que aumentam o risco de DA são gestação e parto, sobretudo em mulheres com doenças do tecido conjuntivo. Mais recentemente, o uso de antibióticos da classe das fluoroquinolonas também foi relacionado ao aumento do risco de DA.

Quadro clínico

A dor torácica é o sintoma mais comum de DA (80% dos casos), seguido por dorsalgia (40%) e dor abdominal (25%). A dor é súbita, de forte intensidade, dilacerante ou em facada e sua migração frequentemente indica a progressão da dissecção.[2]

Os sinais e sintomas relacionam-se com a região acometida e consequentes complicações, sendo observados: infarto agudo do miocárdio (por obstrução coronariana, mais frequentemente da coronária direita); tamponamento cardíaco (em razão de vazamento de sangue para o saco pericárdico); insuficiência aórtica aguda (por desabamento dos folhetos da valva aórtica); síncope e déficit neurológico agudo (pelo acometimento dos vasos da base); paraplegia (pela oclusão de arteriais espinhais) e isquemia de membros e vísceras abdominais (por redução do fluxo sanguíneo para ramos arteriais).[2] Pulsos podem estar ausentes em 30% dos pacientes com DA tipo A e 15% naqueles com DA tipo B.

A suspeita clínica é fundamental para a rápida confirmação diagnóstica, identificação das porções acometidas e das complicações associadas. As DA são altamente letais, com uma mortalidade de cerca de 20% dos pacientes antes da admissão hospitalar. Após o início dos sintomas, a mortalidade das DA tipo A não tratadas é estimada entre 1 e 2% para cada hora nas primeiras 24 horas, chegando a 75% em 2 semanas. Por outro lado, as dissecções tipo B não complicadas tratadas clinicamente apresentam sobrevida de mais de 84%.[16]

Diagnóstico

Os exames de imagem confirmam o diagnóstico da DA ao evidenciar a presença da falsa luz separada da luz verdadeira pelo retalho da íntima (linha de dissecção). Além disso, são úteis para quantificar a extensão da dissecção, a localização das comunicações entre as luzes e avaliar o envolvimento de ramos colaterais, os sinais de má perfusão e as demais complicações.[2]

Exames complementares

Embora não exista nenhum marcador laboratorial específico para o diagnóstico de DA, exames laboratoriais podem ser úteis na avaliação de complicações. Os exames mais utilizados são: ureia e creatinina (avaliar isquemia renal); transaminases hepáticas e/ou do lactato (avaliação de hipoperfusão do trato gastrointestinal); hemoglobina (evidência de sangramentos); e aumento na troponina (pode relacionar-se ao comprometimento coronariano e consequente infarto agudo do miocárdio). O aumento do dímero D não é específico para a DA, porém um quadro de DA raramente apresenta-se com valores de dímero D normais.[2]

O eletrocardiograma pode ser normal, apresentar alterações inespecíficas ou, ainda, ser compatível com isquemia miocárdica em decorrência de acometimento coronariano.[1]

A radiografia de tórax é normal em 40% dos casos, mas também pode evidenciar alterações da silhueta da aorta ou sinais de complicações, como derrame pleural ou aumento da área cardíaca, indicando derrame pericárdico. Entretanto, o exame por si só não permite excluir ou confirmar o diagnóstico de DA.[1]

O ecocardiograma transtorácico é um exame não invasivo, de baixo custo e amplamente disponível, que pode identificar uma dissecção aórtica principalmente na porção ascendente do vaso. É bastante útil como um meio de triagem e na identificação e quantificação da insuficiência aórtica e do tamponamento cardíaco associados.[17] O ecocardiograma transesofágico (ETE) permite a avaliação de toda a aorta torácica, com exceção da porção distal da aorta ascendente e do arco, em que está sujeito a artefatos; trata-se de um exame semi-invasivo e que necessita de sedação, intubação orotraqueal e adequado controle pressórico durante a manipulação da sonda, além de ser operador dependente.[2, 18]

A angiotomografia computadorizada de aorta é um método diagnóstico rápido, amplamente disponível e de grande sensibilidade diagnóstica e, por esse motivo, é amplamente utilizada em casos suspeitos de DA. Idealmente, o exame deve contemplar toda a aorta e seus ramos principais e, para que os artefatos decorrentes da pulsação do vaso sejam minimizados, recomenda-se a sua realização acoplada ao eletrocardiograma. O método permite a avaliação detalhada dos detalhes anatômicos e de complicações, a reconstrução tridimensional das imagens e a realização de medidas dos diâmetros dos vasos. Em associação com a ecocardiografia, permite obtenção de todas as informações necessárias para o planejamento da maioria dos casos.[2]

A Ressonância Nuclear Magnética é capaz de fornecer o melhor detalhamento anatômico com grande sensibilidade e especificidade. O exame não utiliza radiação ionizante e, embora seu contraste também seja nefrotóxico, pode ser uma alternativa em pacientes alérgicos a contraste iodado. Apesar de suas vantagens, nem sempre está disponível e demanda um tempo consideravelmente longo para ser realizado, impossibilitando seu uso em situações de emergência. Sua grande utilidade está no seguimento das dissecções crônicas.[19,20]

A aortografia, muito utilizada no passado, é um exame invasivo e que entrou em desuso com os avanços técnicos de outras modalidades de exames de imagem mais modernas.

Tratamento

Pacientes com DA devem ser monitorizados e medicados objetivando-se redução da pressão arterial e da contratilidade cardíaca. Geralmente, o tratamento é realizado com betabloqueadores para redução da frequência cardíaca abaixo de 60 bpm e manutenção da pressão arterial sistólica entre 100 e 120 mmHg, após exclusão de insuficiência aórtica. Como a dor pode contribuir para a taquicardia e hipertensão, deve-se controlá-la por meio de opioides.[2]

Casos crônicos devem ser manejados com rigoroso controle pressórico, tratamento ou prevenção de fatores de risco para as doenças cardiovasculares e seguimento com exames de imagem para detectar complicações precocemente.

Dissecção aórtica tipo A

As DA tipo A são consideradas emergências cirúrgicas em razão da sua elevada mortalidade se não tratadas (50% em 48 horas). Apesar dos avanços técnicos, a mortalidade perioperatória e as complicações neurológicas ainda são elevadas e chegam a 22% e 18%, respectivamente.[21]

A cirurgia da DA tipo A consiste na troca do segmento dissecado por uma prótese tubular de Dacron, utilizando para isto a circulação extracorpórea. Quando a DA ascendente poupa a raiz e o arco aórtico, o reparo pode ser restrito à troca da porção tubular da aorta ascendente. Porém, quando a dissecção acomete a raiz aórtica (seios de valsalva, óstios coronarianos e valva aórtica) ou existe risco de futuras complicações nesse segmento, a correção da dissecção deve estender-se até a valva aórtica. A técnica mais utilizada nesses casos é denominada Bentall de Bono (Figura 3A) e consiste na substituição da aorta por um tubo de Dacron, troca valvar aórtica (por uma prótese biológica ou mecânica) e reimplante dos óstios coronarianos no tubo de Dacron.[22]

A técnica de Cabrol é uma modificação da cirurgia de Bentall de Bono, pode ser empregada quando há risco de distorções das coronárias por dificuldades técnicas no seu reimplante e consiste na interposição de um pequeno tubo protético entre os óstios coronarianos e o tubo de Dacron (Figura 3B).[22]

Em pacientes jovens nos quais a valva aórtica apresenta-se desabada pela DA, porém, a valva e seu anel estão anatômica e funcionalmente preservados, é possível manter a valva nativa por meio da técnica de Tirone (Figura 3C). Nessa cirurgia, a aorta é substituída por um tubo de Dacron, anastomosado proximamente no nível do anel valvar aórtico e os pilares comissurais da valva aórtica nativa são suspensos no interior do tubo, recuperando sua conformação e a função valvar; por fim, as coronárias são reimplantadas no tubo lateral.[22]

O acometimento parcial do arco aórtico não permitindo o clampeamento para a confecção da anastomose distal pode ser corrigido pela técnica do hemiarco utilizando perfusão cerebral anterógrada seletiva (perfusão cerebral por meio das artérias axilar, subclávia ou carótida), breve parada circulatória parcial e confecção da anastomose preservando a parte superior do arco aórtico com seus ramos.[2]

Quando a maior parte do arco aórtico está comprometida, é preconizada a sua troca por uma prótese Dacron ramificada, cujos ramos são anastomosados aos vasos da base. Na cirurgia, é necessária a interrupção do fluxo da aorta, hipotermia moderada ou profunda e manutenção do fluxo cerebral por meio de perfusão cerebral anterógrada.

A extensão do reparo da porção proximal da aorta ascendente, onde frequentemente localiza-se a lesão intimal, no mesmo ato operatório, é possível por meio da técnica híbrida *"frozen elephant trunk"*, que associa a troca do arco aórtico com o implante de uma endoprótese na aorta descendente sob visão direta, permitindo o fechamento de orifícios comunicantes, tratamento de dilatações, descompressão da luz verdadeira e facilitando a futura abordagem distal, caso necessário.[23]

Em pacientes com acometimento do arco aórtico, não candidatos à cirurgia convencional, são ainda descritos: a técnica híbrida, conhecida como *"debranching"*, que consiste na derivação dos vasos da base para a porção ascendente da aorta e, em um segundo momento, o implante de uma endoprótese revestindo todo o arco; e o tratamento endovascular utilizando endopróteses ramificadas com conexões para os vasos da base.[24]

Em pacientes de alto risco para a cirurgia convencional ou com baixa expectativa de vida, pode ser discutida em conjunto com o paciente, sua família e equipe multidisciplinar a possibilidade de tratamento conservador medicamentoso. Embora ainda não recomendado por diretrizes, algumas opções terapêuticas têm sido empregadas como alternativas ao uso da cirurgia convencional com circulação extracorpórea. São exemplos: a técnica do *"wrapping"*, que consiste em reforçar externamente a aorta com um retalho de Dacron, e o implante de endoprótese na aorta ascendente, desde que a anatomia e as zonas de ancoramento sejam favoráveis.

Em 2020, foi realizada pela primeira vez a técnica do Endobentall (procedimento transcateter que combina o implante de uma endoprótese na raiz aórtica com ramificações para as coronárias e o implante de uma prótese valvar aórtica transcateter), com perspectiva futura de tornar-se uma opção para o tratamento endovascular de dissecções da aorta ascendente.[25]

Dissecção aórtica tipo B

As DA tipo B representam aproximadamente 40% das DA e tendem a evoluir de forma mais benigna que as tipo A, desde que isentas de complicações. São consideradas complicações nas DA tipo B a presença de dor refratária; hipertensão arterial descontrolada, apesar de tratamento clínico otimizado;

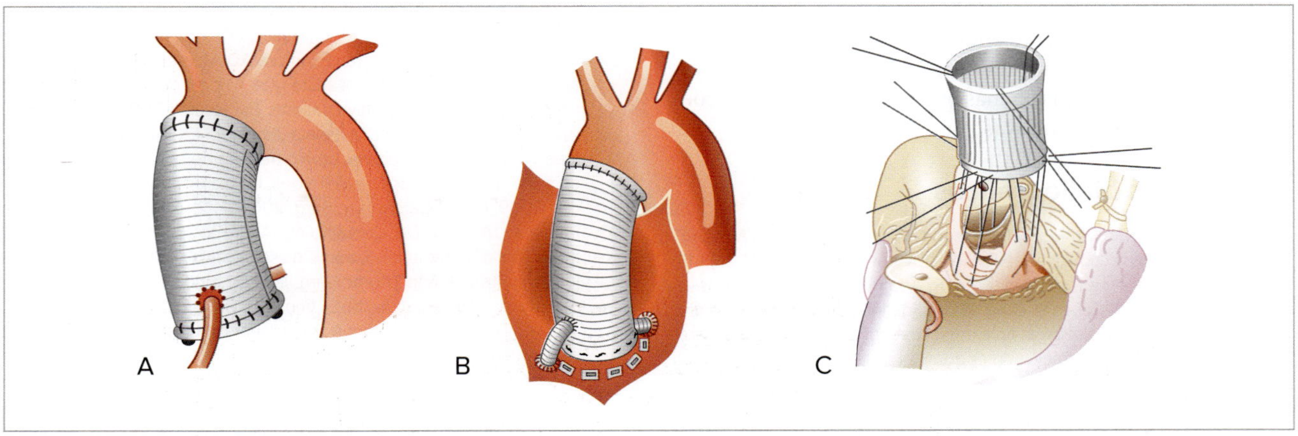

FIGURA 3

A: procedimento Bentall de Bono; B: procedimento de Cabrol; C: técnica de Tirone.

dilatação aórtica; má perfusão visceral ou evidências de rotura aórtica.

Nos casos de DA tipo B não complicadas, o tratamento medicamentoso é sempre recomendado, ou seja, controle da dor e da pressão arterial, e acompanhamento por exames de imagem.[2] E, embora o tratamento endovascular não tenha demonstrado benefícios sobre a mortalidade, pode ser considerado.[2, 26] Nas DA tipo B complicadas, o tratamento recomendado é a correção endovascular, que se mostrou eficaz em reduzir a mortalidade em 5 anos em comparação com o tratamento conservador.[27] Em alguns casos, o tratamento cirúrgico também pode ser considerado.[2]

O objetivo do tratamento endovascular da DA tipo B é o redirecionamento do fluxo sanguíneo para a luz verdadeira, fechamento das comunicações, trombose da falsa luz e remodelamento da aorta. A mortalidade do procedimento endovascular é de cerca de 8% e as complicações neurológicas, como acidente vascular cerebral e isquemia medular, são de 8% e 2%, respectivamente.

O risco de isquemia medular é maior quando o tratamento endovascular recobre áreas extensas da aorta ascendente e/ou quando há oclusão da artéria subclávia esquerda. Nesses casos, recomenda-se a monitorização da pressão liquórica e a revascularização da artéria subclávia esquerda, respectivamente.[2]

Cerca de 80% das comunicações das DA tipo B ocorrem na porção proximal da aorta torácica descendente e podem ser ocluídas com endopróteses, induzindo a trombose da falsa luz e o remodelamento aórtico.[28] Para solucionar casos em que há persistência de comunicações distais, mantendo o fluxo na falsa luz e predispondo a ocorrência de má perfusão e dilatação, foi desenvolvido o conceito do PETTICOAT, que utiliza uma endoprótese não revestida para complementação distal, tratando o colapso da luz verdadeira na aorta distal e permitindo seu remodelamento, sem interferir com a perfusão visceral.[29]

Constituem-se contraindicação para o tratamento endovascular a anatomia desfavorável para navegação pelo sistema arterial (calcificações, tortuosidades, estenoses ou diâmetros estreitos) e zonas de ancoramento com comprimento menor que 20 mm e diâmetros > 40 mm.[2]

Com a menor agressividade, mortalidade e complicações relacionadas ao tratamento endovascular, a cirurgia clássica por via aberta é raramente utilizada na DA descendente complicada, sendo reservada apenas quando há contraindicações para o procedimento endovascular.

Referências bibliográficas

1. Nienaber CA, Clough RE, Sakalihasan N, Suzuki T, Gibbs R, Mussa F, et al. Aortic dissection. Nature Reviews Disease Primers. 2016;2(1):1-18.
2. Authors/Task Force members, Erbel R, Aboyans V, Boileau C, Bossone E, Bartolomeo RD, et al. 2014 ESC Guidelines on the diagnosis and treatment of aortic diseases: document covering acute and chronic aortic diseases of the thoracic and abdominal aorta of the adult The Task Force for the Diagnosis and Treatment of Aortic Diseases of the European Society of Cardiology (ESC). Eur Heart J. 2014;35(41):2873-926.
3. Nienaber CA, Powell JT. Management of acute aortic syndromes. Eur Heart J. 2012;33(1):26-35.
4. Mehta RH, Manfredini R, Hassan F, Sechtem U, Bossone E, Oh JK, et al. Chronobiological patterns of acute aortic dissection. Circulation. 2002;106(9):1110-5.
5. Coady MA, Rizzo JA, Goldstein LJ, Elefteriades JA. Natural history, pathogenesis, and etiology of thoracic aortic aneurysms and dissections. Cardiology Clin. 1999;17(4):615-35.
6. Angouras D, Sokolis DP, Dosios T, Kostomitsopoulos N, Boudoulas H, Skalkeas G, Karayannacos PE. Effect of impaired vasa vasorum flow on the structure and mechanics of the thoracic aorta: implications for the pathogenesis of aortic dissection. Eur J Cardio-thoracic Surg. 2000;17(4):468-73.
7. Thrumurthy SG, Karthikesalingam A, Patterson BO, Holt PJ, Thompson MM. The diagnosis and management of aortic dissection. BMJ. 2012;344.
8. Hagan PG, Nienaber CA, Isselbacher EM, Bruckman D, Karavite DJ, Russman PL, et al. The International Registry of Acute Aortic Dissection (IRAD): new insights into an old disease. JAMA. 2000;283(7):897-903.
9. Chauvel C, Cohen A, Albo C, Ziol M, Valty J. Aortic dissection and cardiovascular syphilis: report of an observation with transesophageal echocardiography and anatomopathologic findings. J Am Soc Echocardiography. 1994;7(4):419-21.
10. Yang KQ, Yang YK, Meng X, Zhang Y, Zhang HM, Wu HY, et al. Aortic dissection in Takayasu arteritis. Am J Med Sci. 2017;353(4):342-352.
11. Evangelista A, Isselbacher EM, Bossone E, Gleason TG, Eusanio MD, Sechtem U, et al. Insights from the international registry of acute aortic dissection: a 20-year experience of collaborative clinical research. Circulation. 2018;137(17):1846-60.
12. Bravo-Jaimes K, Prakash SK. Genetics in bicuspid aortic valve disease: Where are we?. Prog Cardiovasc Dis. 2020;63(4):398-406.
13. McKellar SH, Tester DJ, Yagubyan M, Majumdar R, Ackerman MJ, Sundt III TM. Novel NOTCH1 mutations in patients with bicuspid aortic valve disease and thoracic aortic aneurysms. J Thorac Cardiovasc Surg. 2007;134(2):290-296.
14. Hicks KL, Byers PH, Quiroga E, Pepin MG, Shalhub S. Testing patterns for genetically triggered aortic and arterial aneurysms and dissections at an academic center. J Vasc Surg. 2018;68(3):701-711.
15. Benjamin MM, Roberts WC. Fatal aortic rupture from nonpenetrating chest trauma. In: Baylor University Medical Center Proceedings. Taylor & Francis. 2012;25(2):121-3.
16. Akin I, Nienaber CA. Prediction of aortic dissection. 2020.
17. Mintz GS, Kotler MN, Segal BL, Parry WR. Two dimensional echocardiographic recognition of the descending thoracic aorta. Am J Cardiol. 1979;44(2):232-8.
18. Guéret P, Sénéchal C, Roudaut R, Cormier B, Wolf J, Tribouilloy C, et al. Comparison of transesophageal and transthoracic echocardiography in acute aortic dissection. A multi-center prospective study. J Am Coll Cardiol. 1991;17(2S1):A260-A260.
19. Sakamoto I, Sueyoshi E, Uetani M. MR imaging of the aorta. Radiologic Clinics of North America. 2007;45(3):485-497.
20. Nienaber CA, von Kodolitsch Y, Nicolas V, Siglow V, Piepho, A., Brockhoff C, et al. The diagnosis of thoracic aortic dissection by noninvasive imaging procedures. N Engl J Med. 1993;328(1):1-9.
21. Chiappini B, Schepens M, Tan E, Amore AD, Morshuis W, Dossche K, et al. Early and late outcomes of acute type A aortic dissection: analysis of risk factors in 487 consecutive patients. Eur Heart J. 2005;26(2):180-186.
22. Albuquerque LC, Braile DM, Palma JH, Saadi EK, Almeida RMSD, Gomes WJ, Buffolo E. Diretrizes para o tratamento cirúrgico das doenças da aorta da Sociedade Brasileira de Cirurgia Cardiovascular: atualização 2009. Braz J Cardiovasc Surg. 2009;24(2):7-33.
23. Palma JH, Almeida DR, Carvalho AC, Andrade JCS, Buffolo E. Surgical treatment of acute type B aortic dissection using an endoprosthesis (elephant trunk). Ann Thorac Surg. 1997;63(4):1081-4.
24. Czerny M, Schmidli J, Adler S, Van Den Berg JC, Bertoglio L, Carrel T, et al.; EACTS/ESVS scientific document group. Current options and recommendations for the treatment of thoracic aortic pathologies involving the aortic arch: an expert consensus document of the European Association for Cardio-Thoracic surgery (EACTS) and the European Society for Vascular Surgery (ESVS). Eur J Cardio-thoracic Surg. 2019;55(1):133-62.

25. Gaia DF, Bernal O, Castilho E, Ferreira CBND, Dvir D, Simonato M, Palma JH. First-in-human Endo-Bentall procedure for simultaneous treatment of the ascending aorta and aortic valve. JACC: Case Reports. 2020;2(3):480-5.
26. Nienaber CA, Rousseau H, Eggebrecht H, Kische S, Fattori R, Rehders TC, et al. Randomized comparison of strategies for type B aortic dissection: the INvestigation of STEnt Grafts in Aortic Dissection (INSTEAD) trial. Circulation. 2009;120(25):2519-28.
27. Fattori R, Montgomery D, Lovato L, Kische S, Di Eusanio M, Ince H, et al. Survival after endovascular therapy in patients with type B aortic dissection: a report from the International Registry of Acute Aortic Dissection (IRAD). JACC: Cardiovascular Interventions. 2013;6(8):876-82.
28. Palma JH, de Souza JAM, Alves CMR, Carvalho AC, Buffolo E. Self-expandable aortic stent-grafts for treatment of descending aortic dissections. Ann Thorac Surg. 2002;73(4):1138-41.
29. Kong X, Peng L, Wu F, Bi J, Pan H, Dai X. Distal bare metal stent implantation during thoracic endovascular aortic repair is beneficial to treat complicated type B aortic dissection: a systematic review and meta--analysis. Vascular. 2020;1708538120968404.

Capítulo 2

Aneurismas e doenças inflamatórias da aorta

João Roberto Breda
Gustavo Calado de Aguiar Ribeiro
Diego Gaia

PONTOS-CHAVE

- Os fatores de risco para desenvolvimento dos aneurismas torácicos incluem idade avançada, sexo masculino, hipertensão arterial, tabagismo e aterosclerose.
- As doenças inflamatórias da aorta devem ser classificadas de acordo com seu aspecto e achados histológicos.
- As intervenções invasivas devem seguir as orientações das diretrizes disponíveis e os maiores determinantes nos casos de aneurismas são: dimensão, taxa de expansão e condições associadas.

Introdução

Os aneurismas da aorta torácica são menos comuns que os aneurismas abdominais, mas também representam importante causa de mortalidade e morbidade cardiovascular e envolvem uma série de doenças com características clínicas e terapêuticas distintas. A grande maioria dos casos é descoberta incidentalmente e as indicações de correção cirúrgica ou endovascular são baseadas na localização e fatores de risco de ruptura, como tamanho do aneurisma, taxa de crescimento e condições clínicas associadas. As ferramentas clínicas de imagens são cruciais para estabelecer planejamento terapêutico antes e após a intervenção invasiva.

Os aneurismas torácicos são importantes fontes de complicações devastadoras, e atualmente utiliza-se o termo síndrome aórtica aguda para as dissecções e rupturas.[1,2] A dissecção do tipo A (envolve a aorta ascendente) é uma condição que resulta em uma mortalidade ao redor de 60% se não tratada cirurgicamente, e de 10 a 20% com tratamento cirúrgico em registros internacionais.[3]

Os fatores de risco para desenvolvimento dos aneurismas torácicos são abundantes e incluem idade avançada, sexo masculino, hipertensão arterial, tabagismo e aterosclerose. As condições genéticas, como síndrome de Marfan, associadas com aneurismas torácicos são pontos de relevância por possuírem prognósticos e manuseios clínicos diferentes. Somente 5% dos casos de aneurismas torácicos são associados com síndromes genéticas, entretanto 20% estão relacionados com história familiar, congregando a importância da investigação ativa nesses pacientes. Contudo, há inúmeros casos idiopáticos em que não se identificam fatores de risco.[1,2,4] Os fatores de riscos estão no Quadro 1.

QUADRO 1 Aneurismas torácicos: fatores de risco, associações e causas

Fatores de risco
Idade avançada
Sexo masculino
Hipertensão arterial
Tabagismo
Colesterol elevado
Obesidade
Uso de cocaína
Trauma
Aterosclerose
Valva aórtica bicúspide
História de outro aneurisma
Dissecção de aorta prévia
Coarctação de aorta
Idiopática
Causas genéticas
História familiar de aneurisma
Síndrome de Marfan
Síndrome de Ehlers-Danlos
Síndrome de Turner

(continua)

QUADRO 1 Aneurismas torácicos: fatores de risco, associações e causas (*continuação*)

Causas genéticas
Doença autossômica de rins policísticos
Síndrome de Shrintzen-Goldberg
Causas inflamatórias
Arterite de Takayasu
Arterite de células gigantes
Arterite de Behçet
Espondilite anquilosante
Causas infecciosas
Aneurismas micóticos
Sífilis

Agentes bacterianos são descritos como possíveis causadores de inflamação da aorta, e os mais frequentemente associados com essa situação são *Salmonella*, *Staphylococcus* e *Pneumococcus*. As micobactérias, os vírus e fungos também podem ser elencados como agentes causadores de doença inflamatória da aorta.[5]

A arterite de Takayasu é uma doença inflamatória que geralmente acomete mulheres jovens antes dos 40 anos, sendo mais prevalente em pessoas de origem africana ou asiática. Apresenta uma fase inicial subaguda da inflamação que, a seguir, evolui com os sintomas decorrentes da estenose da porção proximal de ramos arteriais aórticos acometidos pela doença, podendo surgir sintomas de hipertensão arterial decorrentes da coarctação de segmentos da aorta ou ainda sintomas de insuficiência arterial. O tratamento envolve o uso de corticoides e, na vigência de graves estenoses dos segmentos arteriais acometidos, pode ser necessária terapia cirúrgica convencional ou endovascular.[6]

A arterite de células gigantes se caracteriza por acometimento principal da artéria temporal e do nervo óptico, podendo levar à cegueira. O diagnóstico precoce é mandatório, interferindo diretamente no prognóstico da alteração visual provocada pela neuropatia do nervo óptico. Apesar de esse acometimento preferencialmente ocorrer na artéria temporal, a aorta e os grandes vasos também podem ser afetados, com a formação de aneurismas, oclusão do ramo aórtico ou até mesmo dissecção. O tratamento recomendado envolve o uso de terapia com corticoides e, durante a evolução, alguma intervenção cirúrgica pode ser mandatória.[6,7]

A aortite sifilítica representa uma manifestação de sífilis terciária e pode aparecer entre 10 e 30 anos após a infecção inicial. Cursa com enfraquecimento da parede aórtica, levando à dilatação e formação de aneurismas, usualmente saculares. Preferencialmente, atinge a aorta ascendente e pode estar associada à regurgitação aórtica.[8]

O aneurisma inflamatório da aorta pode ser então definido pela associação dos achados clínicos e operatórios, na presença da parede da aorta fina, com aderências ao seu redor de estruturas adjacentes e, por vezes, presença de áreas de fibrose. Histologicamente, a adventícia da aorta mostra fibrose com extensa inflamação e, em geral, com presença de linfócitos e, menos comumente, áreas de granulomatose com células gigantes. Em algumas séries da literatura, descreve-se nesses casos a elevação de marcadores sanguíneos de inflamação no pré-operatório.[9]

O aneurisma micótico aparece como resultado de bacteremia (endocardite, trauma, uso de drogas intravenosas), levando a uma fragilidade da parede aórtica e possível dilatação. O processo é mais comum na aorta abdominal e pode ainda estar relacionado à ruptura de placas ateroscleróticas com acúmulo e proliferação bacteriana nesses locais.[10]

Podemos concluir que os processos inflamatórios da aorta e seus ramos estão associados com graves complicações e sequelas. Inicialmente, o diagnóstico pode ser difícil, mas envolve alto grau de suspeição. O diagnóstico precoce permitirá rápida introdução de tratamento medicamentoso com medicamentos anti-inflamatórios com impacto na redução da morbidade em longo prazo.[11]

A maioria dos aneurismas torácicos é assintomática e descoberta incidentalmente por métodos de imagens. Quando sintomáticos, os pacientes relatam dor no peito, dispneia, tosse, rouquidão, claudicação e eventos cerebrovasculares. O diagnóstico e o acompanhamento dos aneurismas torácicos sofreram uma revolução com as técnicas tridimensionais, multiplanares de reconstrução por tomografia computadorizada e ressonância magnética.[12] Os exames devem englobar todos os segmentos da aorta (toracoabdominal e ileofemoral). Exemplos de imagens de patologias aórticas estão na Figura 1.

As intervenções invasivas devem seguir as orientações das diretrizes disponíveis e os maiores determinantes nos casos de aneurismas são: dimensão, taxa de expansão e condições associadas. A presença de sintomas é um fator desencadeante da necessidade de intervenção cirúrgica. O tamanho do aneurisma é um forte preditor de síndrome aórtica aguda, seguido pela taxa de expansão anual superior a 0,5 cm. Aneurismas de aorta ascendente devem ser corrigidos cirurgicamente quando a aorta atinge 5,5 cm, exceto em síndromes genéticas. Na aorta torácica descendente, esse valor de intervenção para cirurgia aberta é 6 cm, e 5,5 cm para tratamento endovascular. Nas síndromes genéticas, as diretrizes apontam para maior precocidade de intervenção.[1,2]

Pacientes portadores de válvula aórtica devem ser monitorados mais de perto com recomendações para intervenção mais precoce sem muito consenso entre 5,0 e 5,5 cm. Pacientes com aneurismas < 4,5 cm e crescimento inferior a 0,3 cm/ano devem realizar ecocardiografia a cada 6 meses.[13] Para pacientes com síndromes genéticas como Marfan, recomendam-se ecocardiograma e tomografia para primeira avaliação e, não havendo aneurisma, o acompanhamento deve ser realizado bianualmente. Se houver aneurisma < 4,5 cm e com crescimento inferior a 0,3 cm por ano, recomendam-se avaliações a cada 6 meses. Aneurismas com crescimento > 0,3 cm/ano ou maiores que 5 cm devem ser referenciados para cirurgia. Pacientes com história familiar devem seguir as mesmas condutas da síndrome de Marfan, contudo de forma individualizada segundo os fatores de risco. A síndrome de

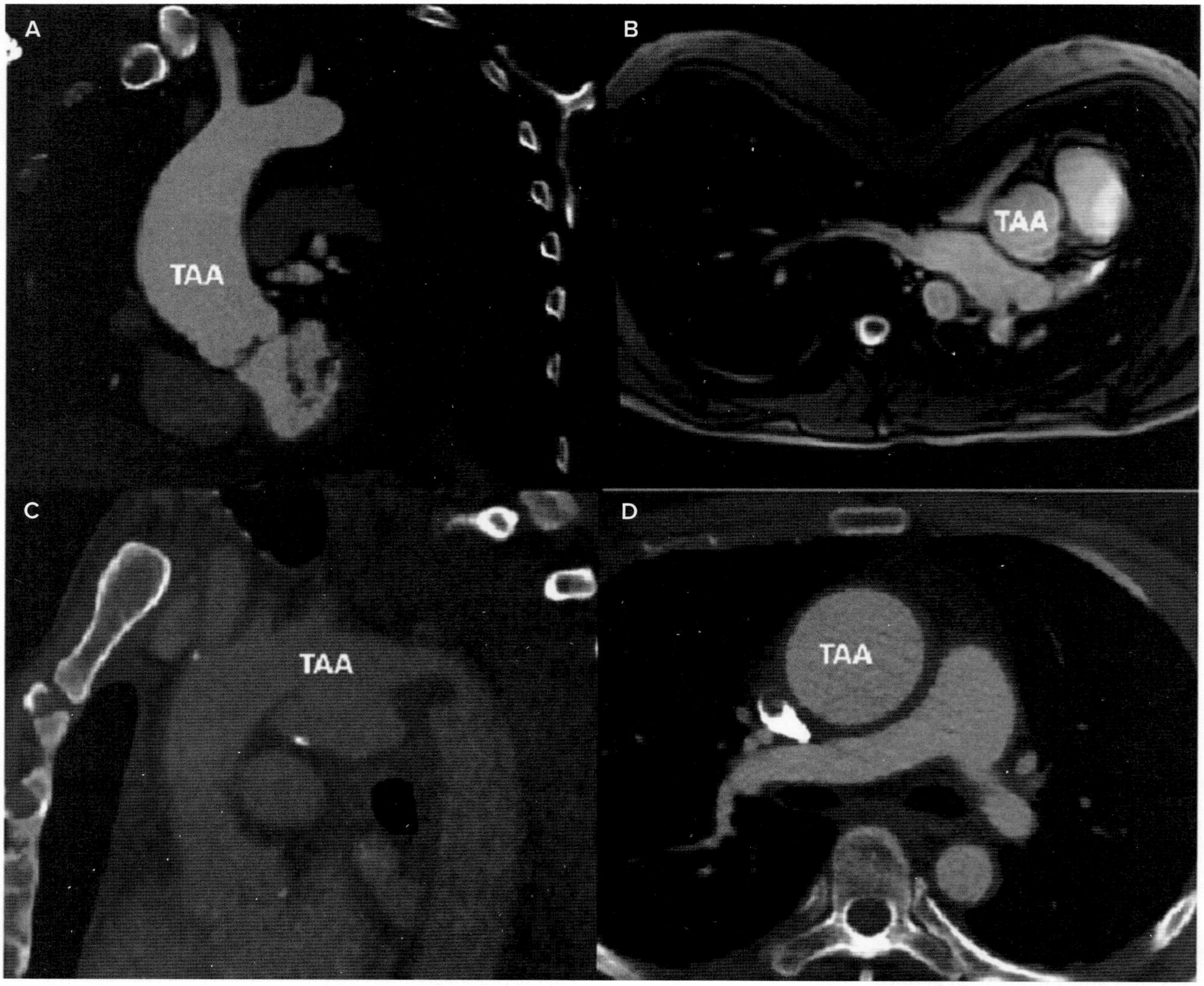

FIGURA 1

Imagens de patologias aórticas: (A) valva aórtica bicúspide em tomografia, (B) síndrome de Marfan com *pectus excavatum* em ressonância magnética, (C) aneurisma micótico no arco aórtico em tomografia, (D) arterite de Takayasu com espessamento e inflamação da parede em tomografia.

Ehlers-Danlos não possui recomendações específicas, mas é aconselhável avaliação inicial e acompanhamento anual.[14,15]

As mensurações do tamanho da aorta podem variar dependendo da idade, sexo e superfície corpórea. Utilizam-se os escores de valor de Z (desvio-padrão acima e abaixo da média da população) para pacientes com Marfan e superfície corpórea indexada nos casos de síndrome de Turner.[16]

As intervenções nos aneurismas de aorta são bastantes complexas e classificadas de acordo com localização e modalidade. Os aneurismas da aorta ascendente são abordados por cirurgia convencional por esternotomia com circulação extracorpórea. Considerações técnicas incluem a necessidade de abordagem da valva aórtica. Por outro lado, aneurismas da aorta descendente são tratados por via endovascular. O potencial benefício da baixa mortalidade perioperatória e a rápida recuperação se opõem aos riscos de migração, ruptura, vazamentos periprotéticos e dúvidas quanto à durabilidade em longo prazo,[17] assim como na síndrome de Loeys-Dietz e na síndrome Turner. Maiores considerações devem ser atentadas na síndrome de Ehlers-Danlos em razão da grande fragilidade dos tecidos.[17,18]

Em conclusão, as doenças inflamatórias da aorta devem ser classificadas de acordo com seu aspecto e achados histológicos. Existem áreas de conflito nessa possível classificação patológica que irão requerer o aprofundamento da pesquisa sobre esse assunto, com a análise de maior número de pacientes e o estudo dos marcadores de inflamação.

Os cuidados dos pacientes portadores de aneurismas torácicos devem ser realizados por times multidisciplinares, o que inclui educação do paciente no sentido do reconhecimento de sintomas e sinais que demandam atenção médica imediata. A redução dos riscos cardiovasculares é importante, com medidas não farmacológicas como dieta saudável, cessação do tabagismo, controle pressórico e lípides.

Exercícios físicos devem ser feitos com acompanhamento, encorajando os aeróbicos, particularmente nas síndromes de Marfan e Loeys-Dietz.

Aconselhamento genético deve ser realizado nas condições genéticas, em mulheres considerando gravidez e em pacientes com indicação de intervenção. Em pacientes com síndromes genéticas, portadores de valva aórtica bicúspide que desenvolvem aneurismas torácicos devem realizar triagem dos parentes de primeiro grau. Se mais de um parente de primeira geração desenvolve aneurisma é aconselhável visitar um clínico geneticista.

Detecção precoce dos aneurismas torácicos por meio de pesquisa ativa e intervenções adequadas têm o potencial de melhora dos desfechos clínicos nesses pacientes e seus familiares.

Referências bibliográficas

1. Erbel R, Aboyans V, Boileau C, et al. 2014 ESC guidelines on the diagnosis and treatment of aortic diseases: document covering acute and chronic aortic diseases of the thoracic and abdominal aorta of the adult. The Task Force for the Diagnosis and Treatment of Aortic Diseases of the European Society of Cardiology (ESC). Eur Heart J. 2014;35(41):2873-926.
2. Hiratzka LF, Bakris GL, Beckman JA, et al. 2010 ACCF/AHA/AATS/ACR/ASA/SCA/SCAI/SIR/STS/SVM guidelines for the diagnosis and management of patients with thoracic aortic disease: a report of the American College of Cardiology Foundation/American Heart Association Task Force on Practice Guidelines, American Association for Thoracic Surgery, American College of Radiology, American Stroke Association, Society of Cardiovascular Anesthesiologists, Society for Cardiovascular Angiography and Interventions, Society of Interventional Radiology, Society of Thoracic Surgeons, and Society for Vascular Medicine. Circulation. 2010;121(13):e266-e369.
3. Evangelista A, Isselbacher EM, Bossone E, et al. Insights from the International Registry of Acute Aortic Dissection: a 20-year experience of collaborative clinical research. Circulation. 2018;137(17):1846-60.
4. Goldfinger JZ, Halperin JL, Marin ML, Stewart AS, Eagle KA, Fuster V. Thoracic aortic aneurysm and dissection. J Am Coll Cardiol. 2014;64(16):1725-39.
5. Bebek G, Bennett KL, Funchain P, Campbell R, Seth R, Scharpf J, et al. Microbiomic subprofiles and MDR1 promoter methylation in head and neck squamous cell carcinoma. Hum Mol Genet. 2012;21:1557-65.
6. Grayson PC, Maksimowicz-McKinnon K, Clark TM, Tomasson G, Cuthberbertson D, Carette S, et al.; Vasculitis Clinical Research Consortium. Distribution of arterial lesions in Takayasu's arteritis and giant cell arteritis. Ann Rheum Dis. 2012;71:1329-34.
7. Wang H, Smith RN, Spooner AE, Isselbacher EM, Cabria RP, MacGillivray TE, et al. Giant cell aortitis of the ascending aorta without signs or symptoms of systemic vasculitis is associated with elevated risk of distal aortic events. Arthritis Rheum. 2012;64:317-9.
8. Lopes RJ, Almeida J, Dias PJ, Pinho P, Maciel MJ. Infectious Thoracic Aortitis: A literature review. Clin Cardiol. 2009;32:488-90.
9. Tomoko N, Nimi N, Myashita K, Hirai T, Morimoto S, Sekigawa I. Aortic aneurysm as a complication of granulomatosis with polyangiitis successfully treated with prednisolone and cyclophosphamide: a case report and review of the literature. Case Reports in Rheumatology. 2018;1.
10. Gomes MN, Choyke PL, Wallace RB. Infected aortic aneurysms: a changing entity. Ann Surg.1992;215:435-42.
11. Olsson C, Thelin S, Ståhle E, Ekbom A, Granath F. Thoracic aortic aneurysm and dissection: increasing prevalence and improved outcomes reported in a nationwide population-based study of more than 14,000 cases from 1987 to 2002. Circulation. 2006;114(24):2611-8.
12. Goldstein SA, Evangelista A, Abbara S, et al. Multimodality imaging of diseases of the thoracic aorta in adults: from the American Society of Echocardiography and the European Association of Cardiovascular Imaging: endorsed by the Society of Cardiovascular Computed Tomography and Society for Cardiovascular Magnetic Resonance. J Am Soc Echocardiogr. 2015;28(2):119-82.
13. Wojnarski CM, Svensson LG, Roselli EE, et al. Aortic dissection in patients with bicuspid aortic valve-associated aneurysms. Ann Thorac Surg. 2015;100(5):1666-74.
14. Svensson LG, Khitin L. Aortic cross-sectional area/height ratio timing of aortic surgery in asymptomatic patients with Marfan syndrome. J Thorac Cardiovasc Surg. 2002;123(2):360-1.
15. Shalhub S, Byers PH, Hicks KL, et al. A multi-institutional experience in the aortic and arterial pathology in individuals with genetically confirmed vascular Ehlers-Danlos syndrome. J Vasc Surg. 2019;70(5):1543-54.
16. Matura LA, Ho VB, Rosing DR, Bondy CA. Aortic dilatation and dissection in Turner syndrome. Circulation. 2007;116(15):1663-70.
17. Cheng D, Martin J, Shennib H, et al. Endovascular aortic repair versus open surgical repair for descending thoracic aortic disease a systematic review and meta-analysis of comparative studies. J Am Coll Cardiol. 2010;55(10):986-1001.
18. Harky A, Kai Chan JS, Ming Wong CH, Bashir M. Open versus endovascular repair of descending thoracic aortic aneurysm disease: a systematic review and meta-analysis. Ann Vasc Surg. 2019;54:304-15.

Capítulo 3

Tratamento endovascular na dissecção aguda da aorta e nos aneurismas da aorta torácica

Claudia Maria Rodrigues Alves
Cledicyon Eloy da Costa

PONTOS-CHAVE

- Os critérios clínicos para indicação do tratamento endovascular (TEV) na dissecção aguda da aorta são idênticos aos utilizados para a indicação do tratamento cirúrgico.
- O sucesso do procedimento é definido pela obtenção de trombose da falsa luz na porção torácica.
- As principais diretrizes já recomendam o tratamento percutâneo como abordagem preferencial quando condições anatômicas e experiência do centro assim permitirem.
- Após TEV, o acompanhamento do paciente por exames de imagem é obrigatório e deve durar a vida toda.

Desde a publicação original de Nienaber et al.,[1] com a primeira série de casos abordando o tratamento endovascular (TEV) da dissecção aguda da aorta do tipo B, a literatura mundial tem demonstrado sua eficácia e segurança como procedimento alternativo à cirurgia convencional em praticamente todo o espectro da doença aórtica. Sendo assim, as principais diretrizes já recomendam o tratamento percutâneo como abordagem preferencial quando condições anatômicas e experiência do centro assim permitirem.[2,3]

O sucesso imediato e especialmente em longo prazo da estratégia endovascular é dependente sobretudo de adequada avaliação anatômica para escolha de dispositivos e técnicas apropriados, permitindo a exclusão do falso lúmen ou aneurisma da circulação. Para isso é necessário que o mesmo método de imagem possa avaliar a extensão da doença, a posição anatômica e a patência dos ramos, o local ou locais de entrada da falsa luz, a anatomia completa da aorta e se apresente como uma plataforma de planejamento e de avaliação pós-operatória. Nesse ponto, a angiotomografia da aorta mostra-se superior aos demais métodos de imagem.[4] Todavia, a natureza sistêmica e progressiva da doença, discutida em outros capítulos, e a frequente seleção de pacientes de risco cirúrgico inaceitável e com anatomias não ideais ainda são responsáveis por necessidade de retratamento em torno de 10 a 20% em 5 anos.

Os critérios clínicos para indicação do TEV nos aneurismas, na dissecção aguda da aorta e nas suas variantes são idênticos aos utilizados para indicação do tratamento cirúrgico e foram abordados nos demais capítulos, portanto não serão aqui repetidos. Além disso, praticamente todas as doenças acometendo a aorta já têm descrição de TEV, com diferentes níveis de evidência. Ainda formalmente recomendada apenas para o tratamento da dissecção do tipo B ou do tipo A com orifício de entrada na porção descendente da aorta, de forma excepcional, casos de dissecção proximal do tipo A e orifício na porção média da aorta ascendente têm recebido TEV em situações de alto risco cirúrgico e excelente adequação anatômica (especialmente pseudoaneurismas de suturas prévias). A aorta ascendente merece um breve comentário, pois trata-se do último segmento a ser conquistado pelo TEV, em razão de sua complexidade e do elevado risco de falha no procedimento.[5]

Critérios de seleção anatômica para TEV

Se os primeiros anos do método foram marcados pela estrita necessidade de obedecer a critérios anatômicos que permitissem a progressão de próteses ainda rudimentares através do sistema circulatório periférico (ilíaco-femoral) e a capacidade de adequação de uma endoprótese semirrígida na porção distal do arco aórtico, atualmente observa-se uma grande liberdade nesses critérios. Para casos eletivos, diversos procedimentos auxiliares (p. ex., derivação de vasos do arco ou viscerais, preparação de acesso vascular) ou técnicas especiais (*stents* ramificados, fenestrados) permitem uma excelente adaptação do método a grande parte da população. Para casos de urgência, a aplicação de técnicas alternativas conhecidas como *endobranching* ou "chaminés" tornou possível o tratamento de casos complexos com materiais facilmente disponíveis em estoque, não customizados.[6] Nesses pacientes, utilizam-se *stents* recobertos comercialmente disponíveis, concebidos originalmente para tratamento vascular periférico ou resgate de ramos inadvertidamente cobertos pela endoprótese, inseridos nos ramos laterais do arco ou viscerais, com pequena exposição distal ou proximal (daí o termo "chaminé" ou "periscópio"), mantendo-se o fluxo patente após a sobreposição desses *stents* com o *stent* aórtico. Naturalmente, a crescente complexidade anatômica do caso e a necessidade de uso de materiais altamente especializados exigem equipe de experiência em centros de excelência e impactam custos. O sucesso desses procedimentos é alto, com cerca de 10% de vazamentos tardios.[7]

Portanto, os clássicos critérios anatômicos citados a seguir vão perdendo sua importância, mas devem ser um guia para experiências iniciais:

A. Acesso arterial compatível com o calibre da prótese (diâmetro da artéria femoral comum > 6 mm).
B. Orifício de entrada principal da dissecção a, pelo menos, 20 mm da emergência da artéria subclávia esquerda. A possibilidade de utilização de *stents* com segmento proximal livre de poliéster aumenta a possibilidade de ancoragem da endoprótese, que pode ser liberada imediatamente abaixo da subclávia ou mesmo da artéria carótida comum esquerda (nesse caso, ocluindo intencionalmente a subclávia).

Outra interessante possibilidade é a realização de procedimentos sequenciais, híbridos, nos quais um primeiro procedimento de "*debranching*" cirúrgico é efetuado e seguido, geralmente após alguns dias, de um procedimento endovascular facilitado pela exclusão cirúrgica dos ramos de um segmento aórtico. Observe-se que as complicações (especialmente neurológicas) são específicas e pertinentes a cada estágio, porém é solução interessante especialmente em idosos e para redução de custos, evitando uso de múltiplos ramos.[8,9]

O sucesso técnico do procedimento é obtido com a exclusão da lesão da circulação, inicialmente observada na angiografia intraprocedimento, mas apenas certificada na tomografia de controle inicial (ainda realizada no período intra-hospitalar nos pacientes com lesões agudas, especialmente nos rotos). Na disseção aórtica, considera-se como sucesso técnico do procedimento a oclusão do orifício de entrada principal e de eventuais reentradas torácicas, sem ocorrência de vazamentos tipo I, na ausência de morte ou conversão cirúrgica precoce. O sucesso do procedimento é definido pela obtenção de trombose da falsa luz na porção torácica. Eventuais dissecções remanescentes na porção abdominal podem ser acompanhadas clinicamente pelos exames de imagem, e seu tratamento é indicado conforme sintomas, dilatação progressiva ou compressão de falsa luz, na fase crônica da doença.

Resultados do TEV em comparação com o tratamento cirúrgico

Na dissecção aórtica do tipo B (DAB), pelo menos dois grandes estudos demonstraram a superioridade do TEV sobre o tratamento cirúrgico,[10] e esse tratamento tem nível de indicação superior à cirurgia em diretriz específica.[3] Essa superioridade se faz principalmente na fase aguda, situação na qual a mortalidade da cirurgia convencional é mais alta, com redução de mais de 50% nas taxas de óbito intra-hospitalar. Em casos de DAB eletivos a mortalidade no TEV situa-se em torno de 3% e parece ser menos dependente do volume de procedimentos por centro. O TEV está ainda relacionado com redução de falência renal, complicações cardíacas, hemorragia e insuficiência respiratória. Os pacientes com hematoma intramural da aorta podem ser tratados pela técnica endovascular seguindo os mesmos parâmetros clínicos e anatômicos de indicação (Quadro 1).

QUADRO 1 Preditores de crescimento aórtico na dissecção aórtica estável

Dissecção aórtica aguda	Hematoma intramural
Diâmetro total da aorta > 40 mm	Diâmetro total da aorta > 40 mm
Fluxo persistente na falsa luz ou trombose parcial da falsa luz	Espessura do hematoma > 10 mm
Diâmetro proximal da falsa luz na aorta descendente > 22 mm Ou Área máxima da falsa luz > 922 mm²	Progressão do volume do hematoma ou evolução para outros tipos anatômicos (úlcera/dissecção) em exames seriados
Idade > 60 anos (estudo ADSORB discordante)	Associação com úlcera penetrante de aorta
Raça branca	
Doença do colágeno	
Aspecto de formação sacular do falso lúmen ou aspecto semelhante a úlcera do falso lúmen	
Número de vasos com emergência na falsa luz	

Em pacientes com aneurisma aterosclerótico, o TEV comparado com o tratamento cirúrgico permite significante redução de mortalidade em casos de urgência/rotura. Já em pacientes eletivos, a diferença estatística não é conseguida, uma vez que nos centros internacionais de alta qualidade a mortalidade para casos eletivos está em torno de 5%.[12] Dessa forma, quando a mortalidade eletiva for superior a essa taxa, espera-se também redução de mortalidade com o TEV, por exemplo, em centros menores ou inexperientes. Complicações pós-operatórias também são significantemente reduzidas no TEV e os resultados de longo prazo mostram baixas taxas abaixo de 5% de vazamento e reintervenção em 5 anos em casos adequadamente selecionados.[13]

O TEV para as úlceras penetrantes da aorta sintomáticas também é de grande eficácia pelo caráter localizado da doença e frequente perfil de alto risco clínico dos pacientes. Baseado em estudos de séries de casos, alguns critérios anatômicos são sugeridos para identificação de risco: úlceras com diâmetro ≥ 20 mm, profundidade > 15 mm ou colo ≥ 10 mm. Associação com hematoma intramural na úlcera é marcador de risco de progressão e seu tratamento tem sido advogado embora persista recomendação para observação de úlceras assintomáticas com achado incidental.[14,15]

Na dissecção aórtica do tipo A com orifício limitado na porção média da aorta ascendente, especialmente em casos crônicos e em situações de alto risco cirúrgico e excelente adequação anatômica (especialmente pseudoaneurismas de suturas prévias), o TEV já tem sido aplicado. Utilizam-se *stents* customizados ou curtos, em centros experientes, uma vez que a anatomia é caracterizada por um diâmetro aórtico grande e cônico e pela proximidade com as artérias coronárias. Nesse subgrupo, altas taxas de vazamento e reintervenção ainda são observadas.[16] Uma estratégia adicional é a utilização de *plugs* ou dispositivos de oclusão para oclusão de orifícios isolados e geralmente crônicos. O acesso transapical é também uma opção.[17]

Certamente são as complicações neurológicas as mais temidas tanto nas dissecções quanto nos pacientes com doença aterosclerótica. A incidência de AVC está em torno de 3 a 5%, porém varia muito com o perfil clínico do paciente e a doença cardíaca ou cerebrovascular prévia.[18] Paraplegia/paraparesia pode ocorrer por oclusão de artérias intercostais que são fonte de suprimento vascular espinhal e pode ser temporária (até 20%) ou definitiva - com incidência de 1 a 8%. São fatores de risco para seu desenvolvimento a oclusão da artéria subclávia esquerda e o tratamento da aorta torácica e abdominal (não necessariamente ao mesmo tempo). A drenagem profilática do liquor deve ser realizada nesses grupos de risco imediatamente antes da colocação do *stent* e mantida por 48 a 72 horas.[19]

TEV na dissecção aguda da aorta não complicada

Embora com mortalidades aceitáveis para o tratamento clínico na fase aguda, a DAB evolui com frequente necessidade de intervenção na evolução tardia e taxas de mortalidade de 30 a 40% em 5 anos. Diâmetro aórtico total menor que 40 mm e falso lúmen trombosado são considerados sinais de bom prognóstico tardio para a manutenção do tratamento clínico. Algumas características da lâmina de dissecção podem determinar a probabilidade de uma dissecção tipo B permanecer estável ou evoluir para complicação. Isso pode ser exemplificado pela sua localização em relação ao arco da aorta: dissecções que percorrem a pequena curvatura da aorta apresentam maior potencial de evoluírem para dissecção retrógrada da aorta ascendente do que as dissecções que atingem apenas a grande curvatura.[20] Com o pressuposto de que o tratamento preventivo com *stents* provocaria remodelamento aórtico e redução do risco de rotura também dos pacientes não complicados, essa população já foi explorada na literatura. No estudo com mais longo acompanhamento tardio, o INSTEAD XL,[21] 140 pacientes foram randomizados para tratamento médico ou TEV entre a segunda e a 52ª semana de evolução de DAB não complicada. Na evolução de 5 anos, o risco de morte por causa aórtica (6,9% *vs.* 19,3%, p = 0,04) ou progressão da doença (27% *vs.* 46,1%, p = 0,04) foi reduzido pelo TEV. Esse benefício foi observado especialmente entre o segundo e quinto ano de evolução. Pode-se supor que esse benefício observado em mortalidade seja decorrente da expressiva superioridade do TEV no remodelamento aórtico.

O estudo ADSORB analisou o TEV de pacientes com DAB não complicada na fase aguda[22] em pequeno número de indivíduos (n = 59). Ainda com seguimento de curto prazo, os autores observaram significante aumento na porcentagem de trombose da falsa luz no grupo TEV em comparação com o grupo que recebeu tratamento clínico, acompanhado de significante redução do diâmetro do falso lúmen e aumento da luz verdadeira. Todavia, a utilização de trombose da falsa luz e remodelamento como um *endpoint* substituto para redução de mortalidade (principal *endpoint* definitivo em doenças cardiovasculares) pode ser criticada. Outros estudos com excelente redução da frequência de eventos aórticos tardios não conseguiram demonstrar redução de mortalidade.[23] Na medida em que uma apropriada seleção de pacientes é realizada e uma equipe experiente é capaz de obter baixa frequência de complicações, a mortalidade da fase intra-hospitalar do TEV na DAB não complicada já se assemelha à mortalidade dos pacientes em tratamento médico.[24] Como um corpo de evidência demonstra sua efetividade na promoção de remodelamento aórtico[25] e redução de eventos tardios, o tratamento de pacientes estáveis com critérios de mau prognóstico tardio e anatomia adequada ao TEV parece indicado[26,27] (ver Quadro 1).

Resultados tardios

Nos pacientes tratados com sucesso, a evolução tardia leva a taxas de mortalidade semelhantes entre grupos cirúrgico e endovascular.[10] Um óbice do TEV é a frequente necessidade de reintervenção que ocorre em cerca de 20% dos pacientes em seguimentos de 2 a 5 anos,[28] todavia mantendo-se semelhantes taxas de mortalidade por causa aórtica. A estratégia de cobertura da aorta torácica, guiada por ultrassonografia intravascular durante o procedimento e maior uso de "chaminés" com prolongamento dos colos de aterrissagem, pode ajudar na redução de necessidade de reintervenções.

TEV em situações especiais – doenças do colágeno, aneurismas infecciosos e rotura traumática

Incluindo uma população jovem e de altíssimo risco, os pacientes com doença aórtica determinada por alteração genética compreendem um subgrupo no qual o TEV ainda traz dúvidas quanto a sua efetividade em longo prazo. Em pacientes com síndrome de Marfan, diversas séries com poucas dezenas de pacientes demonstram a efetividade para tratamento das complicações agudas, especialmente aquelas ocorrendo no pós-operatório tardio de correções com enxertos protéticos fornecendo uma zona de ancoragem para o *stent* e/ou permitindo tratamentos híbridos.[29] Contudo, como tratamento primário, a presença de síndrome de Marfan ou outras colagenoses ainda é considerada uma contraindicação relativa ao TEV, necessitando de maiores evidências.[30,31] O TEV fica reservado a pacientes com altíssimo risco cirúrgico (incluindo rotura) ou como ponte para o tratamento definitivo.

Os aneurismas micóticos também têm sido tratados pela técnica endovascular, embora seja controversa a utilização de material protético em região infectada. O alto risco cirúrgico no explante e os bons resultados endovasculares de pequenas séries de casos qualifica-a como opção de tratamento. Exceto em casos de urgência, o TEV deve ser idealmente utilizado após um período prolongado de antibioticoterapia sistêmica e negativação de culturas. Após o tratamento, o tempo de manutenção do antibiótico deve ser considerado em bases individuais (provavelmente 4 a 8 semanas) e deve ser mantida vigilância para identificação de sinais persistentes de infecção ou infecção da prótese.[32]

Provavelmente, em nenhum outro cenário o TEV se mostrou uma unanimidade tão grande quanto no caso de pacientes com rotura traumática da aorta ainda que na ausência de estudos randomizados. É caracterizada por lesão em paciente geralmente politraumatizado, com alto risco de sangramento e por correção cirúrgica com altas taxas de paraplegia e mortalidade, a possibilidade de rápida estabilização do paciente com a interposição de um *stent* modificou o parâmetro de tratamento que passou a ser considerado a primeira indicação,[3,33] ampliando também a possibilidade de tratamento para pacientes incapazes de receber tratamento cirúrgico convencional pela presença de politrauma e lesão cerebral. Redução importante de mortalidade foi demonstrada em grandes séries e bons resultados tardios de médio prazo são observados.[34,35]

Acompanhamento clínico dos pacientes após TEV

Na fase intra-hospitalar, além das complicações pertinentes a qualquer procedimento de intervenção vascular/uso de contrastes anteriormente citadas, é importante lembrar ainda a possibilidade da síndrome pós-implante, um quadro inflamatório sistêmico, com elevação da temperatura nos primeiros dias, acompanhada de elevação de marcadores inflamatórios e leucocitose cujo tratamento com anti-inflamatórios é geralmente suficiente.[36]

Todos os pacientes portadores de doença aórtica devem ser considerados como portadores de doença sistêmica e progressiva, para a qual o tratamento medicamentoso deve ser aplicado conforme diretrizes.[2,3] Baseados em estudos realizados principalmente em pacientes com síndrome de Marfan, nos quais essas medicações demonstraram redução de velocidade de crescimento da aorta e redução de eventos, admite-se que os mesmos medicamentos devam ser utilizados em todos os pacientes com dissecção e/ou aneurisma. Aneurismas verdadeiros são considerados um equivalente aterosclerótico e, portanto, devem receber os mesmos cuidados quanto a tratamento rigoroso dos fatores de risco cardiovascular, além de estatinas por período indefinido. É então recomendado o uso de betabloqueadores e inibidores de enzima de conversão ou do receptor de angiotensina, especialmente o losartan, sempre que possível.

Após TEV, o acompanhamento do paciente por exames de imagem é obrigatório e deve durar a vida toda. A vigilância clínica por imagem deve contemplar não só o segmento previamente abordado mas toda a aorta. Situações catastróficas devem ser monitoradas, como a ocorrência de dissecções retrógradas da aorta que muitas vezes estão associadas com o local de ancoragem proximal da prótese.[37] Naturalmente, preocupação com exposição radiológica (especialmente para pacientes jovens) deve orientar a alternância de exames (reduzindo a repetição de tomografias anuais, na medida do possível). Uma combinação de radiografias simples (estabelecendo a integridade do material metálico e a posição do *stent*), ecocardiografia transesofágica ou ressonância magnética (para *stents* de nitinol) pode ser considerada. Esta é também uma consideração a ser feita em pacientes com disfunção renal, evitando a exposição aos contrastes.

O *timing* de realização dos exames de imagem, idealmente a angiotomografia com múltiplos detectores, é geralmente estabelecido em 1 mês, 6 meses, 12 meses e, após esse período, anualmente. A presença de novos sintomas sugestivos de dilatação aórtica ou complicação torna a realização de novo exame obrigatória, a qualquer tempo. Em pacientes em seguimento tardio e estáveis, o aumento do intervalo entre os exames deve ser estabelecido por critérios clínicos individuais. Da mesma forma, a presença de lesões duvidosas pode recomendar a redução de intervalo entre os exames.

A presença de vazamentos/*endoleaks* (Quadro 2), especialmente aqueles ocorrendo nos pontos de aterrissagem do dispositivo ou por perda da sua integridade, deve determinar a reintervenção. A maioria dos casos pode ser conduzida com um novo procedimento percutâneo, e as taxas de sucesso no segundo procedimento são similares ao procedimento índex.

QUADRO 2 Classificação dos tipos de vazamentos observados após o tratamento endovascular

Tipo I		Vazamento nos pontos de fixação da endoprótese
	Tipo Ia	Ocorre vazamento no ponto proximal de fixação da endoprótese
	Tipo Ib	Ocorre vazamento no ponto distal de fixação da endoprótese
Tipo II		Proveniente de fluxo retrógrado por ramos arteriais (p. ex., artéria subclávia esquerda, brônquicas e intercostais)
	Tipo IIa	Vaso único
	Tipo IIb	Múltiplas fontes

(continua)

QUADRO 2 **Classificação dos tipos de vazamentos observados após o tratamento endovascular** *(continuação)*

Tipo III		Extravasamento secundário à falência estrutural do dispositivo
	Tipo IIIa	Por desconexão entre módulos
	Tipo IIIb	Por furos no tecido ou fratura da estrutura metálica
Tipo IV		Observado nas próteses mais antigas, na fase imediata pós-implante, consiste na passagem de sangue/contraste através do tecido semiporoso do dispositivo
Tipo V		Por endotensão, definido por expansão do saco aneurismático e manutenção da pressurização na ausência de vazamento

Resumo das recomendações de diretrizes nacional e internacionais para o TEV das doenças da aorta torácica

Um resumo das recomendações divididas em classe de indicação e nível de recomendação das diretrizes americana e europeia pode ser consultado no Quadro 3.[2,3]

QUADRO 3 **Resumo da classe de indicação e nível de evidência para tratamento endovascular nas doenças da aorta torácica. Todas as recomendações implicam adequação anatômica da indicação**

Tipo de lesão	Diretriz ACC/AHA 2010	Diretriz ESC 2014
Aneurismas verdadeiros	Classe I/nível B quando factível pela anatomia; acima de 5,5 cm, quando assintomático	Classe IIa/nível C quando factível pela anatomia; acima de 5,5 cm, quando assintomático
Aneurisma roto		Classe I/nível C
Rotura traumática da aorta	Classe I/nível B	Classe IIa/nível C
Dissecção aguda complicada	Classe I/nível A (apenas para pacientes com presença de "isquemia")	Classe I/nível C
Dissecção aguda sem isquemia	Classe IIb/nível C	Classe IIa/nível B
Dissecção crônica	Classe IIb/nível B	
Hematoma intramural do tipo B complicado		Classe IIa/nível C
Úlcera penetrante da aorta complicada		Classe IIa/nível C

ACC/AHA: American College of Cardiology/ American Heart Association; ESC: European Society of Cardiology.

Referências bibliográficas

1. Nienaber CA, Fattori R, Lund G, Dieckmann C, Wolf W, von Kodolitsch Y, et al. Nonsurgical reconstruction of thoracic aortic dissection by stent-graft placement. N Engl J Med. 1999;340(20):1539-45.
2. Hiratzka LF, Bakris GL, Beckman JA, Bersin RM, Carr VF, Casey DE, et al. 2010 ACCF/AHA/AATS/ACR/ASA/SCA/SCAI/SIR/STS/SVM Guidelines for the diagnosis and management of patients with thoracic aortic disease: executive summary. J Am Coll Cardiol. 2010;55(14):1509-44.
3. Erbel R, Aboyans V, Boileau C, Bossone E, Di Bartolomeo R, Eggebrecht H, et al. 2014 ESC Guidelines on the diagnosis and treatment of aortic diseases: document covering acute and chronic aortic diseases of the thoracic and abdominal aorta of the adult. The Task Force for the Diagnosis and Treatment of Aortic Diseases of the European. Eur Heart J. 2014;35(41):2873-926.
4. Donati T, Wilson J, Kölbel T, Clough RE. Modern diagnostics for type B aortic dissection. Gefasschirurgie. 2015;20(6):420-7.
5. Dake MD. On the endovascular climb to the type A dissection summit, reaching a new base camp. J Am Coll Cardiol. 2016;68(18):1955-7.
6. Hogendoorn W, Schlösser FJ V, Moll FL, Sumpio BE, Muhs BE. Thoracic endovascular aortic repair with the chimney graft technique. J Vasc Surg. 2013;58(2):502-11.
7. Lindblad B, Jabr A Bin, Holst J, Malina M. Chimney grafts in aortic stent grafting: hazardous or useful technique? Systematic review of current data. Eur J Vasc Endovasc Surg. 2015;50(6):722-31.
8. Yoshitake A, Hachiya T, Okamoto K, Kitahara H, Kawaguchi S, Nakatsuka S, et al. Postoperative stroke after debranching with thoracic endovascular aortic repair. Ann Vasc Surg. 2016;36:132-8.
9. Pecoraro F, Lachat M, Hofmann M, Cayne NS, Chaykovska L, Rancic Z, et al. Mid-term results of zone 0 thoracic endovascular aneurysm repair after ascending aorta wrapping and supra-aortic debranching in high-risk patients. Interact Cardiovasc Thorac Surg. 2017;24(6):882-9.
10. Luebke T, Brunkwall J. Outcome of patients with open and endovascular repair in acute complicated type B aortic dissection: a systematic review and meta-analysis of case series and comparative studies. J Cardiovasc Surg (Torino). 2010;51(5):613-32.
11. Brunt ME, Egorova NN, Moskowitz AJ. Propensity score-matched analysis of open surgical and endovascular repair for type B aortic dissection. Int J Vasc Med. 2011;2011(2008):364046.
12. Goodney PP, Travis L, Lucas FL, Fillinger MF, Goodman DC, Cronenwett JL, et al. Survival after open versus endovascular thoracic aortic

aneurysm repair in an observational study of the Medicare population. Circulation. 2011;124(24):2661-9.
13. Makaroun MS, Dillavou ED, Wheatley GH, Cambria RP; Gore TAG Investigators. Five-year results of endovascular treatment with the Gore TAG device compared with open repair of thoracic aortic aneurysms. J Vasc Surg. 2008;47(5):912-8.
14. Jánosi RA, Gorla R, Tsagakis K, Kahlert P, Horacek M, Bruckschen F, et al. Thoracic endovascular repair of complicated penetrating aortic ulcer. J Endovasc Ther. 2016;23(1):150-9.
15. D'Annoville T, Ozdemir BA, Alric P, Marty-Ané CH, Canaud L. Thoracic endovascular aortic repair for penetrating aortic ulcer: literature review. Ann Thorac Surg. 2016;101(6):2272-8.
16. Muetterties CE, Menon R, Wheatley GH. A systematic review of primary endovascular repair of the ascending aorta. J Vasc Surg. 2018;67(1):332-42.
17. Falkenberg M, Roos H, Lepore V, Svensson G, Zachrisson K, Henrikson O. Endovascular closure of chronic dissection entries in the aortic arch using the amplatzer vascular plug II as a sealing button. J Endovasc Ther. 2016;23(2):378-83.
18. Kanaoka Y, Ohki T, Maeda K, Baba T, Fujita T. Multivariate analysis of risk factors of cerebral infarction in 439 patients undergoing thoracic endovascular aneurysm repair. Medicine (Baltimore). 2016;95(15):e3335.
19. Wortmann M, Böckler D, Geisbüsch P. Perioperative cerebrospinal fluid drainage for the prevention of spinal ischemia after endovascular aortic repair. Gefasschirurgie. 2017;22(Suppl 2):35-40.
20. Loewe C, Czerny M, Sodeck GH, Ta J, Schoder M, Funovics M, et al. A new mechanism by which an acute type B aortic dissection is primarily complicated, becomes complicated, or remains uncomplicated. Ann Thorac Surg. 2012;93(4):1215-22.
21. Nienaber CA, Kische S, Rousseau H, Eggebrecht H, Rehders TC, Kundt G, et al. Endovascular repair of type B aortic dissection: long-term results of the randomized investigation of stent grafts in aortic dissection trial. Circ Cardiovasc Interv. 2013;6(4):407-16.
22. Brunkwall J, Kasprzak P, Verhoeven E, Heijmen R, Taylor P, Alric P, et al. Endovascular repair of acute uncomplicated aortic type B dissection promotes aortic remodelling: 1 year results of the ADSORB trial. Eur J Vasc Endovasc Surg. 2014;48(3):285-91.
23. Qin Y, Deng G, Li T, Teng G. Treatment of acute type-B aortic dissection. 2013;6(2):2-8.
24. Shah TR, Rockman CB, Adelman MA, Maldonado TS, Veith FJ, Mussa FF. Nationwide comparative impact of thoracic endovascular aortic repair of acute uncomplicated type B aortic dissections. Vasc Endovascular Surg. 2014;48(3):230-3.
25. Van Bogerijen GHW, Tolenaar JL, Rampoldi V, Moll FL, Van Herwaarden JA, Jonker FHW, et al. Predictors of aortic growth in uncomplicated type B aortic dissection. J Vasc Surg. 2014;59(4):1134-43.
26. Kaji S. Update on the therapeutic strategy of type b aortic dissection. J Atheroscler Thromb. 2018;25(3):203-12.
27. Arnáiz-García ME, González-Santos JM, Arnáiz-García AM, Arnáiz J. Endovascular repair or best medical treatment: what is the optimal management of uncomplicated type-B acute aortic dissection? J Thorac Dis. 2017;9(10):3458-62.
28. Hanna JM, Andersen ND, Ganapathi AM, McCann RL, Hughes GC. Five-year results for endovascular repair of acute complicated type B aortic dissection. J Vasc Surg. 2014;59(1):96-106.
29. Preventza O, Mohammed S, Cheong BY, Gonzalez L, Ouzounian M, Livesay JJ, et al. Endovascular therapy in patients with genetically triggered thoracic aortic disease: applications and short- and mid-term outcomes. Eur J Cardiothorac Surg. 2014;46(2):248-53; discussion 253.
30. Böckler D, Meisenbacher K, Peters AS, Grond-Ginsbach C, Bischoff MS. Endovascular treatment of genetically linked aortic diseases. Gefässchirurgie. 2017;22(S1):1-7.
31. Kouchoukos NT. Endovascular surgery in Marfan syndrome: CON. Ann Cardiothorac Surg. 2017;6(6):677-81.
32. Sörelius K, Wanhainen A, Wahlgren C-M, Langenskiöld M, Roos H, Resch T, et al. Nationwide study on treatment of mycotic thoracic aortic aneurysms. Eur J Vasc Endovasc Surg. 2018. [Epub ahead of print]
33. Fox N, Schwartz D, Salazar JH, Haut ER, Dahm P, Black JH, et al. Evaluation and management of blunt traumatic aortic injury: a practice management guideline from the Eastern Association for the Surgery of Trauma. J Trauma Acute Care Surg. 2015;78(1):136-46.
34. Gombert A, Barbati ME, Storck M, Kotelis D, Keschenau P, Pape H-C, et al. Treatment of blunt thoracic aortic injury in Germany—Assessment of the TraumaRegister DGU®. Lazzeri C, editor. PLoS One. 2017;12(3):e0171837.
35. Ultee KHJ, Soden PA, Chien V, Bensley RP, Zettervall SL, Verhagen HJM, et al. National trends in utilization and outcome of thoracic endovascular aortic repair for traumatic thoracic aortic injuries. J Vasc Surg. 2016;63(5):1232-9.e1.
36. Gorla R, Erbel R, Eagle KA, Bossone E. Systemic inflammatory response syndromes in the era of interventional cardiology. Vascular Pharmacology. Elsevier Inc; 2018.
37. Chen Y, Zhang S, Liu L, Lu Q, Zhang T, Jing Z. Retrograde type A aortic dissection after thoracic endovascular aortic repair: a systematic review and meta-analysis. J Am Heart Assoc. 2017;6(9):e004649.

Capítulo 4

Tratamento cirúrgico das doenças da aorta

Ricardo Ribeiro Dias
José Augusto Duncan
Noedir Antônio Groppo Stolf

PONTOS-CHAVE

- A moderna cirurgia para a correção do aneurisma de aorta é profilática, algumas vezes terapêutica e raramente paliativa.
- Quando o paciente apresenta sintomas relacionados ao aneurisma, a cirurgia é justificada em bases terapêuticas, especialmente porque o risco de ruptura é maior, independentemente do diâmetro ou da localização. Entretanto, ainda existe controvérsia para os pacientes assintomáticos.
- São discutidas as diversas técnicas cirúrgicas disponíveis que devem ser individualizadas conforme o segmento da aorta acometida e a doença de base do paciente.

Introdução

A aorta é a maior artéria do corpo humano. Durante o período médio de duração da vida, a parede da aorta absorve o impacto do sangue, com um fluxo aproximado de 2 milhões de litros, gerados pelos cerca de 3 bilhões de batimentos cardíacos. Assim, é de se esperar que, com o passar do tempo e com as diversas alterações da fisiologia da dinâmica da circulação sanguínea e da estrutura histológica das suas paredes, elas sofrerão dilatações ou rupturas, localizadas ou disseminadas por toda a extensão da sua camada tissular média, ou seja, resultarão em aneurismas aórticos ou em dissecções aórticas progressivas ou agudas.

Tratamento cirúrgico dos aneurismas de aorta

A moderna cirurgia para a correção do aneurisma de aorta é profilática, algumas vezes terapêutica e raramente paliativa. A razão de ser profilática é evitar a ruptura da aorta com suas consequências. Independentemente da localização, do fator etiológico e dos sintomas, a evolução de todos os aneurismas será a ruptura ou a dissecção da aorta. Portanto, a decisão de quando o paciente deve ou não ser encaminhado ao tratamento cirúrgico profilático leva em consideração o risco de ruptura associado as comorbidades relacionadas.

Quando o paciente apresentar sintomas relacionados ao aneurisma, a cirurgia é justificada em bases terapêuticas, especialmente porque o risco de ruptura é maior, independentemente do diâmetro ou da localização. Entretanto, ainda existe controvérsia para os pacientes assintomáticos.

Os aneurismas da aorta torácica ascendente assintomáticos devem ser encaminhados para o tratamento cirúrgico quando o seu diâmetro exceder 5 cm, pela baixa mortalidade do procedimento (menor de 2%), associada ao risco de ruptura com diâmetros maiores de 5 cm.[1-3] Svensson et al.[4] mostraram que 12% dos seus pacientes com aneurismas de aorta apresentaram ruptura com diâmetros menores de 5 cm.

No Instituto do Coração do Hospital das Clínicas da Faculdade de Medicina da Unversidade de São Paulo (InCor-HCFMUSP) os aneurismas da aorta ascendente são operados quando apresentam diâmetro maior que 5,5 cm, seja pelo aumento do risco de ruptura que ocorre entre 5,5 e 6 cm (aumento abrupto de 30%) ou pela pior sobrevida que apresentam em 5 anos quando maiores que 6 cm (redução na expectativa de vida de 20 a 40%). Na ectasia anuloaórtica, com ou sem insuficiência aórtica associada, a possibilidade de correção da dilatação da aorta associada à preservação da valva aórtica permite que esse procedimento seja indicado mais precocemente, com diâmetro de 5 cm. Nas situações de valva aórtica bivalvulada, a substituição da aorta ascendente deve ser feita quando ela atingir 5 cm, assim como nos aneurismas saculares, pelos mesmos motivos de complicações. Em procedimentos associados (como cirurgia de revascularização miocárdica), a aorta ascendente com diâmetro maior ou igual a 4,5 cm também deve ser substituída. Os aneurismas do arco aórtico, pela morbidade neurológica do procedimento, são operados com diâmetro a partir de 6 cm. Os aneurismas da aorta descendente ou toracoabdominais, pela complexidade, pelos riscos de isquemia medular e esplâncnica, são operados quando maiores que 6,5 cm de diâmetro. O advento das próteses endovasculares permitiu, para lesões específicas, o tratamento com diâmetros menores (a partir de 5,5 cm), pela menor invasividade e risco do procedimento.[5]

Pacientes portadores de síndrome de Marfan ou Ehler-Danlos têm indicação com diâmetros menores, entre 4,5 e 5 cm, pois, em função das alterações do tecido conectivo, apresentam risco aumentado de complicação (dissecção ou ruptura) com diâmetros menores.[1-3,18]

Além do tamanho, a velocidade de crescimento transversal do aneurisma maior que 0,5 cm em 1 ano é motivo de indicação de tratamento cirúrgico nos pacientes assintomáticos pelo risco de ruptura.[1]

Em virtude da melhora dos resultados cirúrgicos observados principalmente nos centros de referência, muito tem se discutido sobre o momento ideal para indicar a cirurgia em um paciente com aneurisma de aorta assintomático. Atualmente, como dito acima, a indicação para pacientes sem outras doenças e sem sintomas dá-se apenas com 5,5 cm nos aneurismas de aorta ascendente. Entretanto, essa medida já representa um risco de complicação (ruptura ou dissecção) de aproximadamente 12% ao ano.[25] Se compararmos com as diretrizes europeias para revascularização do miocárdio em doença coronariana crônica,[26] que indicam cirurgia quando risco de complicações está acima de 3% ao ano, vemos como as indicações para cirurgias de aorta precisam realmente ser repensadas.

Em artigo recente,[27] em que foram analisados mais de 700 pacientes com aneurisma de aorta ascendente, concluiu-se que um novo algoritmo deveria ser seguido, no qual se indica cirurgia para pacientes com aneurisma de aorta ascendente maior que 5,0 cm. Em casos específicos (dor torácica, história familiar de doença da aorta, doença do tecido conjuntivo/alterações genéticas e valva aórtica bivalvulada), essa indicação fica ainda mais precoce, quando o diâmetro excede 4,0 cm, pois o risco de eventos aórticos e morte por complicações aórticas são de 13 e 12% respectivamente. A solicitação de exames laboratoriais contendo perfil genético para doenças de aorta também pode ser útil, já que pacientes com determinadas mutações em SMAD3, ACTA2, e MYLK podem dissecar com diâmetros relativamente menores.[31]

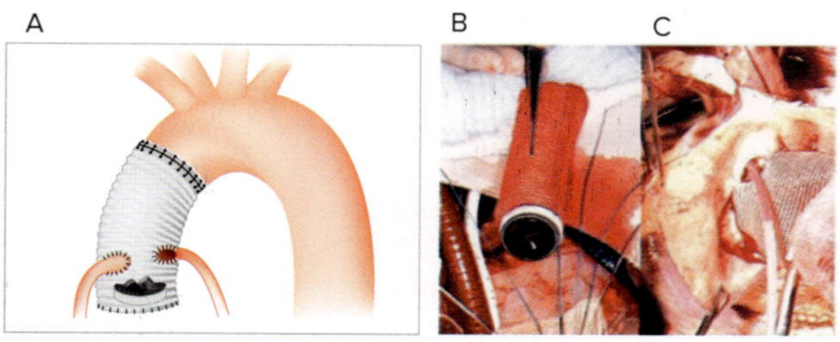

FIGURA 1

Operação de Bentall e De Bono. A: Desenho esquemático da técnica operatória proposta por Bentall e De Bono; B: fotografia intraoperatória da interposição do tubo valvulado; C: fotografia intraoperatória do reimplante do óstio da coronária direita após o reimplante do óstio esquerdo.

Tratamento cirúrgico das dissecções de aorta

As dissecções agudas proximais (tipo I e II de DeBakey ou Stanford tipo A) deverão sempre ser encaminhadas para cirurgia o mais precocemente possível pela sua história natural: o risco de ruptura nas primeiras 24 a 48 horas varia de 1 a 2% por hora e no final de 2 semanas apresenta mortalidade variável de 60 a 90% dos casos.[6,19] Já as dissecções distais (tipo III de DeBakey ou Stanford tipo B) apresentam comportamento mais benigno na fase aguda com mortalidade em torno de 10%, não justificando o tratamento cirúrgico, a não ser quando associadas às suas complicações de ruptura ou isquemia.

Quando a dissecção da aorta for crônica, as indicações do tratamento cirúrgico serão as mesmas das utilizadas para os aneurismas da aorta. Vale ressaltar que as dilatações secundárias à dissecção da aorta apresentam ruptura com diâmetros menores que aquelas secundárias ao aneurisma verdadeiro da aorta.

Nas variantes das dissecções clássicas da aorta torácica, úlcera aórtica penetrante e hematoma intramural (dissecções atípicas), o tratamento deve ser à semelhança dos portadores das dissecções clássicas da aorta.

Tratamento cirúrgico da aorta ascendente

O tratamento cirúrgico convencional para os aneurismas da aorta ascendente com comprometimento da região sinotubular, associado à insuficiência aórtica, é a interposição de conduto valvulado com reimplante dos óstios coronários no enxerto. A operação proposta por Bentall e De Bono em 1966[7] é, há muito, estabelecida na literatura pela sistematização técnica e excelência dos resultados imediatos e tardios (Figura 1). Outra operação clássica para o tratamento cirúrgico da aorta ascendente e valva aórtica relacionada à interposição de conduto valvulado é a operação de Cabrol[8] (Figura 2). Essa

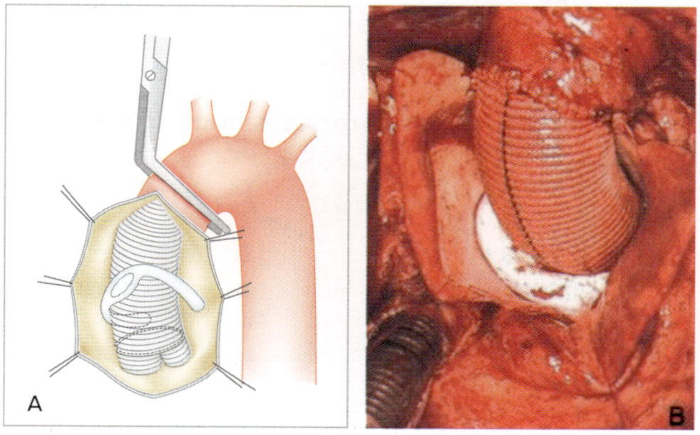

FIGURA 2

Operação de Cabrol. A: Desenho esquemático da substituição da valva aórtica e aorta ascendente por conduto valvulado e reimplante de enxerto tubular anastomosado entre os óstios coronarianos esquerdo e direito no conduto valvulado laterolateralmente; B: fotografia intraoperatória da operação de Cabrol.

operação é utilizada hoje, principalmente em reoperações, quando a dissecção da aorta ascendente e dos óstios coronarianos representam risco adicional de lesão iatrogênica.

No entanto, problemas relacionados à necessidade de anticoagulação continuada pela presença da prótese valvular mecânica (fenômenos hemorrágicos e tromboembólicos), além de risco para endocardite infecciosa, estimularam o desenvolvimento de alternativas técnicas à utilização do conduto valvulado.

Com esse objetivo desenvolveu-se a operação da substituição radical da raiz da aorta com a preservação da valva aórtica. As duas operações descritas para esse fim foram as operações do remodelamento e a do reimplante, propostas por Yacoub em 1983 e David e Feindel em 1992,[9,10] respectivamente (Figura 3).

Em ambas as operações é necessária a completa ressecção da porção proximal da aorta ascendente, preservando uma pequena rima de tecido de 3 a 5 mm do anel aórtico e pilares comissurais para posterior sutura no enxerto. Os óstios coronarianos também são dissecados e reparados como dois botões. Após a reavaliação dos folhetos da valva aórtica, continua-se o procedimento, desde que haja boa coaptação entre eles.

Na técnica do remodelamento, para a continuação do procedimento, recorta-se o enxerto escolhido longitudinalmente, dividindo-o em três, a fim de se formar os três novos seios de Valsalva. A seguir, essas três "línguas" são suturadas nas rimas de aorta preparadas anteriormente. Completa-se a operação com o reimplante dos óstios coronarianos e a anastomose distal na aorta ascendente (Figura 4).[22,24]

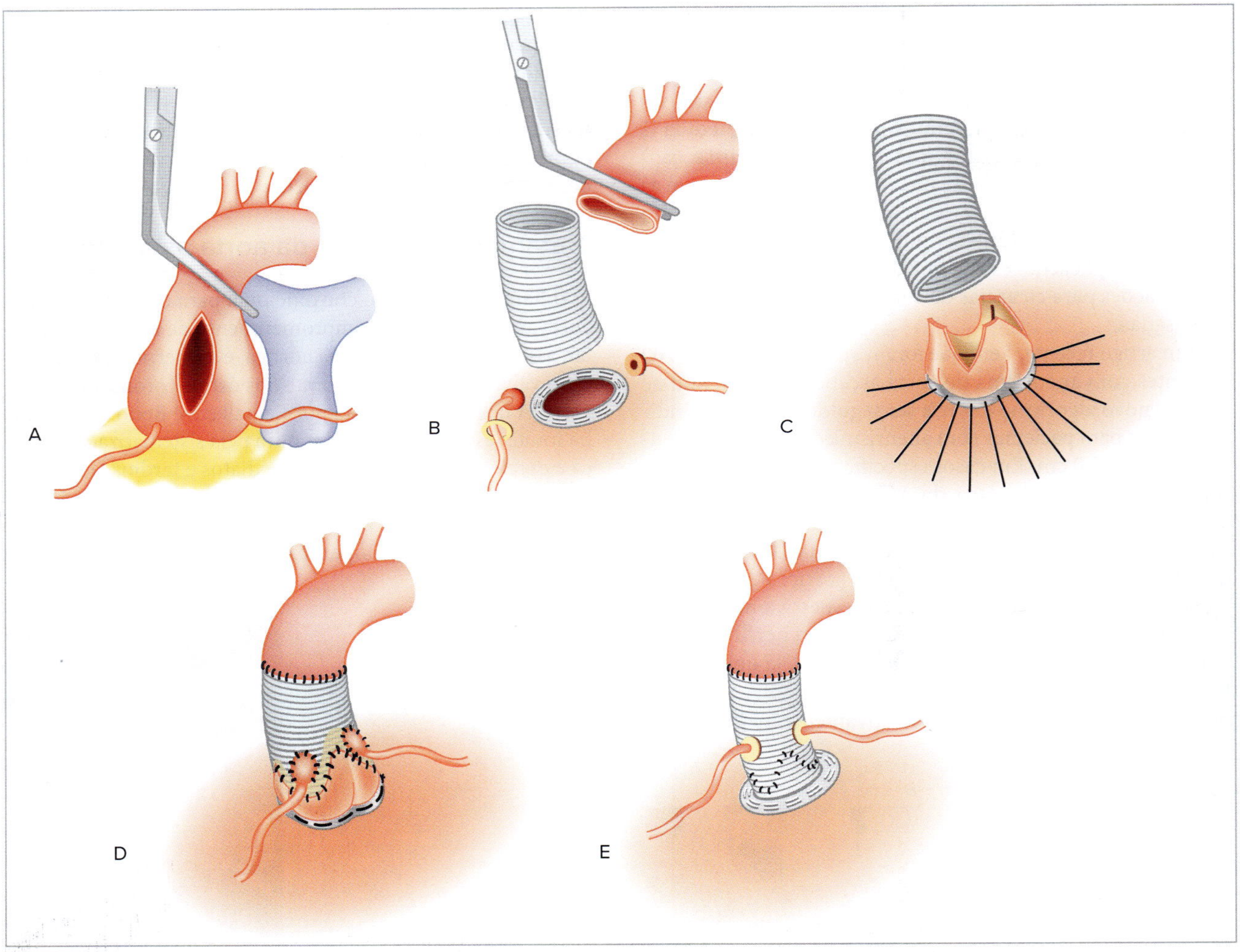

FIGURA 3

Desenho esquemático das operações de substituição radical da aorta ascendente com preservação da valva aórtica. A: Abordagem direta do aneurisma da aorta ascendente; B: ressecção de toda a aorta ascendente comprometida, isolamento dos óstios coronarianos dissecados; C: valva aórtica, pilares comissurais e pequena rima de aorta preservados com pontos de reparo, passados no plano subvalvar aórtico; D: aspecto final da operação com a substituição radical da aorta ascendente e preservação da valva aórtica – operação do remodelamento; E: aspecto final da operação com a substituição radical da aorta ascendente e preservação da valva aórtica (o enxerto envolve externamente os pilares comissurais, e a sua fixação no tubo é feita por dentro dele) – operação do reimplante.

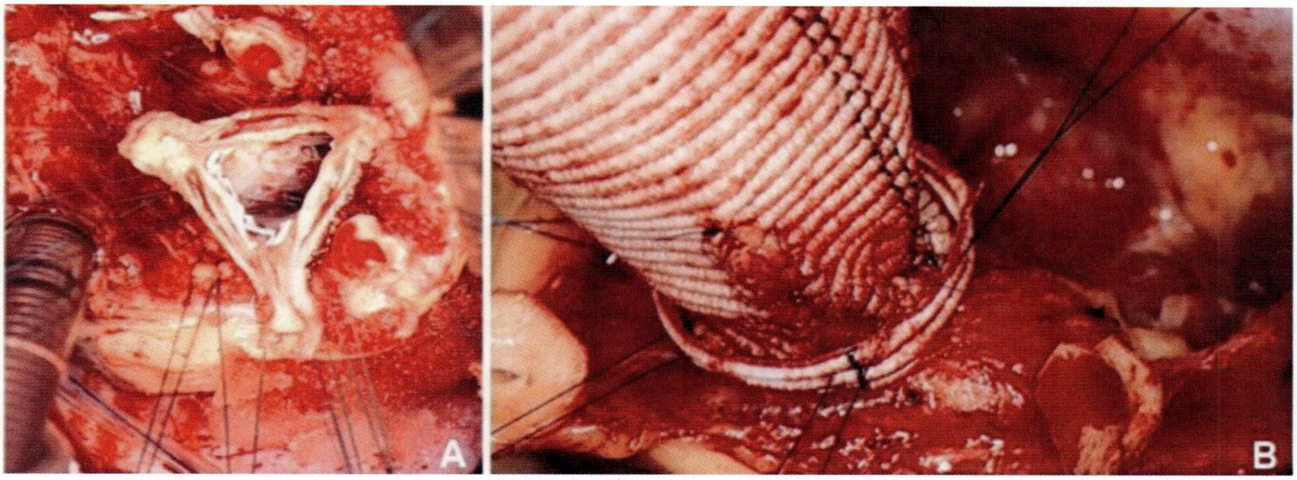

FIGURA 4

A: Fotografia intraoperatória ilustrando a ressecção completa da aorta ascendente, permanecendo somente a valva nativa, os pilares comissurais e os óstios coronarianos; B: fotografia intraoperatória ilustrando o enxerto suturado reconstruindo os seios de Valsalva e o anel tubular colocado na base desta neoaorta, fixado em parte do esqueleto fibroso do coração e anel aórtico a fim de impedir a dilatação futura da porção proximal da aorta.

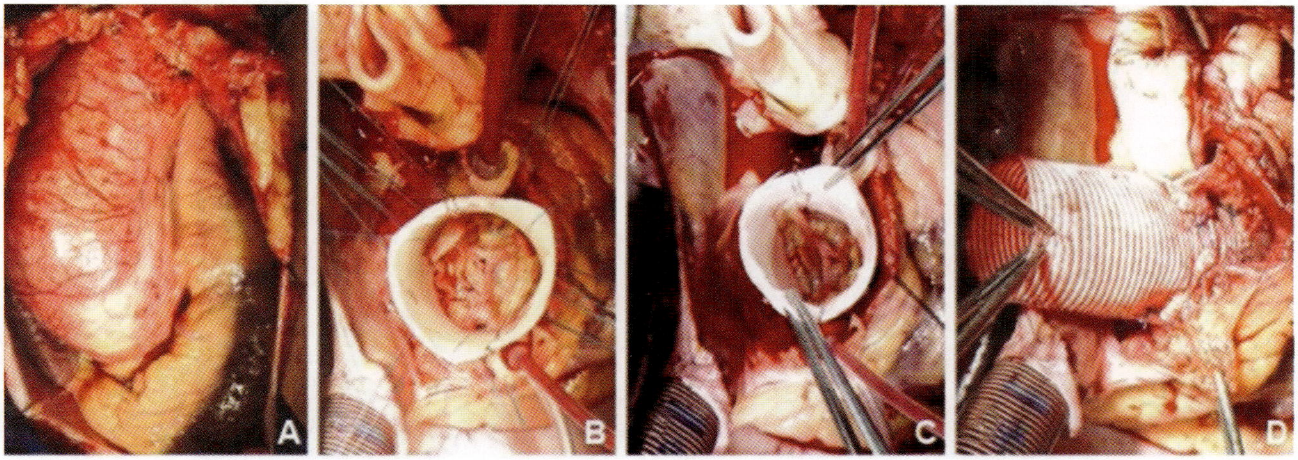

FIGURA 5

A: Fotografia intraoperatória da cirurgia do reimplante (Tirone David). B: após a passagem dos pontos no plano subvalvar e no enxerto, este é fixado na via de saída do ventrículo esquerdo; C: fixação dos pilares comissurais e anel aórtico no enxerto que oferece sustentação externa a esta estrutura; D: reimplante dos óstios coronarianos no enxerto, ilustrando o aspecto final da operação com a substituição radical da aorta ascendente e preservação da valva aórtica.

Na técnica do reimplante, o enxerto é fixado externamente, envolvendo o anel aórtico e pilares comissurais, abaixo dos folhetos da valva aórtica. A rima de aorta previamente preparada é suturada por dentro do enxerto fixando a valva aórtica. Completa-se o procedimento com o reimplante dos óstios coronarianos e a anastomose distal na aorta ascendente (Figura 5).

A diferença básica dos dois procedimentos é a falta da fixação anular que ocorre na técnica do remodelamento, possibilitando futura dilatação anular e recidiva da insuficiência aórtica. Na técnica do reimplante, a não reconstrução dos novos seios de Valsalva pode resultar na alteração da dinâmica de perfusão coronariana e possível traumatismo dos folhetos da valva aórtica no enxerto, resultando em lesão estrutural e posterior insuficiência aórtica.[11,12]

O acompanhamento tardio comparativo mostra que, por meio da técnica do reimplante, houve uma menor recidiva da insuficiência aórtica, assim como uma menor necessidade de reintervenção.[9,11]

Na cirurgia radical da raiz da aorta existem evidências de que as técnicas de preservação da valva proporcionam melhores resultados do que a técnica de Bentall-De Bono e variantes. Quando se analisam, no entanto, os melhores bancos de dados, como STS Database da Society of Thoracic Surgery, verifica-se que essas técnicas são pouco utilizadas em comparação com o Bentall. Outros procedimentos foram descritos no campo da preservação da valva aórtica. Nesse sentido, tem sido relatados bons resultados com a anuloplastia associada à técnica do remodelamento bem como um novo procedimento para preservação da valva aórtica. Esta última foi denominada "Florida Sleeve" pelos autores Hess et al. da Universidade da Florida em Gainesville.[33] Neste procedimento, é realizada dissecção da raiz da aorta com isolamento dos óstios coronários e porção inicial destas artérias. Em seguida um enxerto de Dacron de diâmetro cuidadosamente determinado a partir de avaliação intraoperatória do diâmetro do anel aórtico e da presença e grau de insuficiência aórtica é fixado por pontos separados passados no anel aórtico de dentro para fora e posteriormente nesse tubo de Dacron. Após atar as suturas o enxerto com comprimento para envolver a raiz e a aorta logo acima da junção sinotubular é suturada a essa porção da aorta. Outro enxerto anastomosado a este é na porção distal da aorta ascendente.

Na publicação inicial os autores descrevem a experiência com 13 pacientes. Os mesmos autores relatam sua experiência com 45 pacientes acompanhados por 1, 2 ou 3 anos. Destes, 18 com 3 anos foram submetidos a estudo ecocardiográfico. Nestes, a raiz da aorta apresenta-se com morfologia adequada e a insuficiência aórtica tinha diminuído significativamente.[34] Em outro estudo de um grupo bem selecionado de pacientes operados pela técnica da "Sleeve", foi realizada sofisticada análise ecocardiográfica comparando a dinâmica da valva aórtica preservada, da raiz da aorta e junção sinotubular comparativamente com pessoas normais. Em sua conclusão, referem que a valva apresenta dinâmica normal e os seios de Valsalva apresentam função próxima de normal.

Outros estudos com maior casuística e mais longo acompanhamento são necessários para validar essa nova técnica.

Tratamento cirúrgico do arco aórtico

As operações sobre o segmento do arco aórtico evoluíram em paralelo às técnicas de proteção cerebral, uma vez que a interrupção do fluxo sanguíneo nessa região é necessária para a interposição do enxerto ramificado ou não no arco aórtico.

Os principais métodos de proteção cerebral para as cirurgias no arco aórtico são:

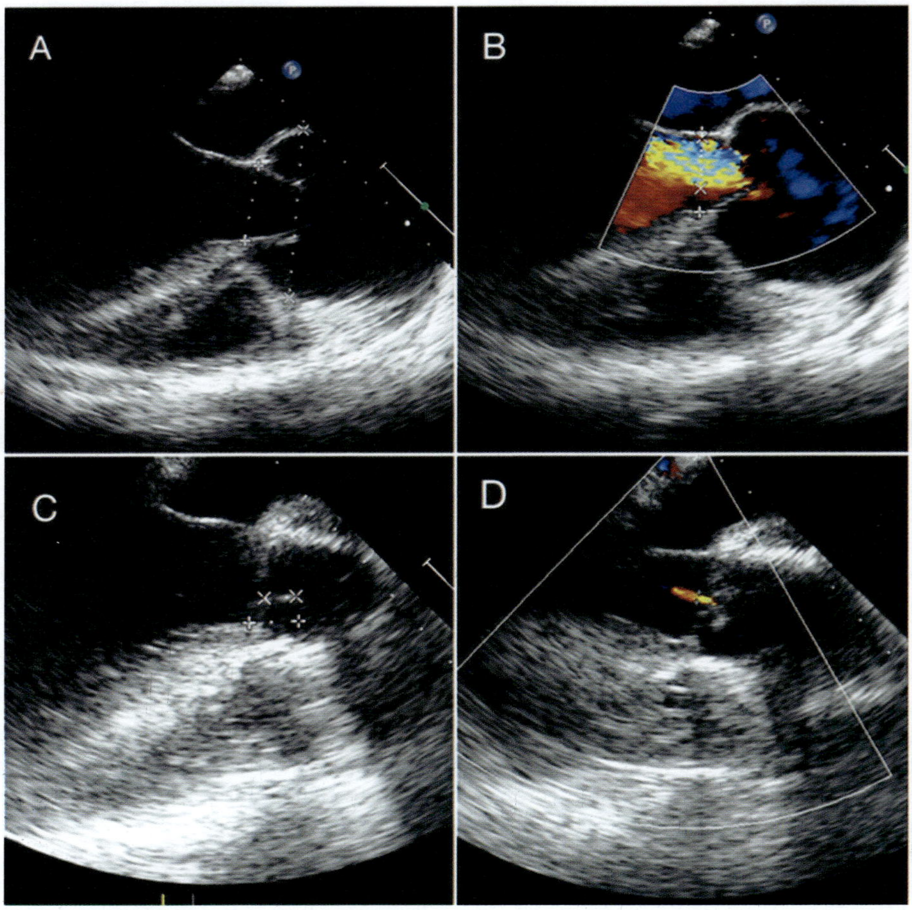

FIGURA 6

Ecocardiograma transesofágico intraoperatório. A e B mostram a valva com dilatação do anel e insuficiência importante; C e D mostram aspecto após a cirurgia, com insuficiência mínima.

1. A parada circulatória total em hipotermia profunda. Por meio dessa técnica é possível, com a redução do metabolismo cerebral, tempo para as correções mais simplificadas das anomalias do arco aórtico (redução de 5 a 7% do metabolismo para cada grau centrígrado que é abaixada a temperatura). Apresenta como vantagens campo operatório exangue, a não manipulação da aorta (que pode reduzir o risco de embolia cerebral), além de ser procedimento simples que não precisa de equipamento adicional. A desvantagem está relacionada ao limitado tempo de segurança obtido na parada circulatória total (em torno de 30 min na temperatura de 15 a 18°C).[13]
2. A associação da perfusão cerebral retrógrada pela veia cava superior à hipotermia profunda com fluxo entre 100 e 500 mL/min, para manter pressão de perfusão entre 15 e 25 mmHg. Apesar de toda controvérsia, essa técnica confere benefício adicional de proteção cerebral pela possibilidade de retirada de debris embólicos, manutenção da hipotermia cerebral e pelo fato de conferir parcial suporte metabólico e de perfusão, estendendo por um pequeno período a segurança de tempo para se atuar no arco aórtico.[14]
3. A perfusão anterógrada seletiva pelo tronco braquiocefálico ou artéria subclávia direita e carótida esquerda associada à hipotermia moderada (25 a 28°C) é hoje o método mais efetivo de proteção cerebral, pois permite "tempo ilimitado" de parada circulatória sistêmica, perfusão cerebral contínua com pressão entre 50 e 70 mmHg, resfriamento cerebral homogêneo em hipotermia moderada, menor incidência de desordens neurológicas transitórias e definitivas, permitindo qualquer tipo de intervenção sobre o arco aórtico.[15] É importante ressaltar que essa tática mantém a isquemia sistêmica durante o período de perfusão cerebral seletiva, com maior chance de complicações (como isquemia medular e paraplegia) em tempos de parada mais prolongados.

As operações do arco aórtico permitem sua substituição completa com o reimplante dos vasos da base em ilha ou ramo a ramo (Figura 7). Próteses desenvolvidas combinando o conceito tradicional (substituição do segmento doente por interposição de tubo) com o conceito endovascular (revestimento do segmento doente, sem a necessidade de ressecá-lo) permitem o tratamento do arco associado ao tratamento da porção mais proximal da aorta torácica descendente em um único tempo cirúrgico, técnica denominada "*frozen elephant trunk*".[23]

Mais recentemente e visando aos pacientes com maior risco cirúrgico, com o avanço das técnicas endovasculares de tratamento das doenças da aorta, esse segmento da aorta pode ser revestido internamente por uma endoprótese, seus ramos ligados proximalmente após sua revascularização individualizada por enxerto protético anastomosado na aorta ascendente.[21]

Tratamento cirúrgico da aorta descendente e toracoabdominal

As operações sobre esse segmento da aorta apresentam morbimortalidade elevada, principalmente em função das complicações relacionadas à isquemia medular.

A isquemia medular pode ocorrer em três períodos distintos:

1. Durante o clampeamento da aorta descendente. Durante esse período, ocorre um aumento súbito da pós-carga, que pode ser prejudicial à função ventricular esquerda, aumento da pressão do líquido cefalorraquidiano, em função da estimulação dos barorreceptores aórticos e hipertensão no cérebro, além de hipotensão acentuada dos

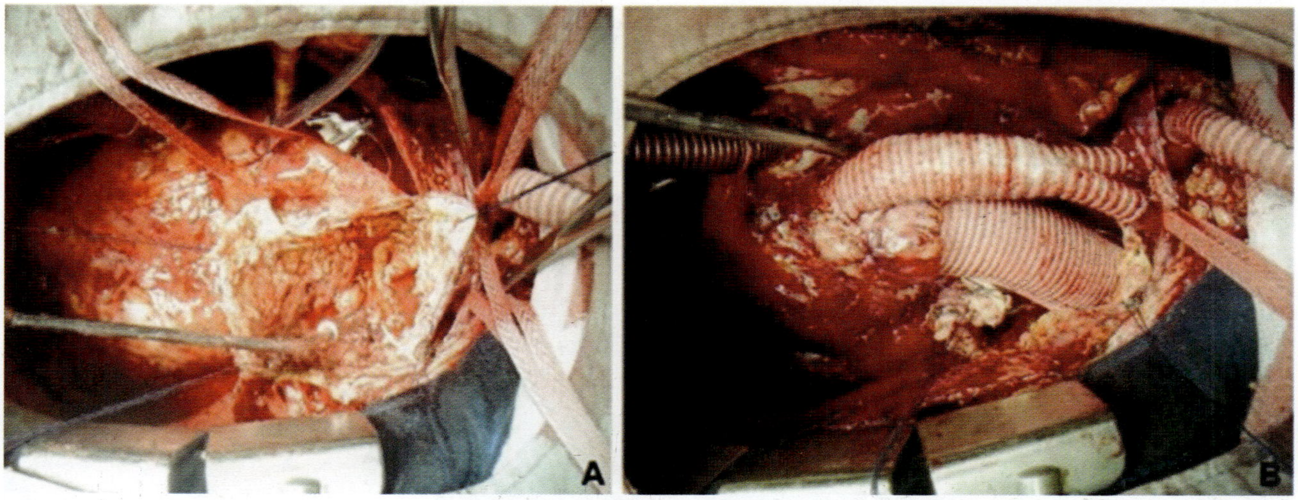

FIGURA 7

A: Fotografia intraoperatória do aneurisma de arco aórtico sendo aberto para correção cirúrgica (observar a grande quantidade de trombo e placas de cálcio que caracteriza a doença aterosclerótica avançada); B: aspecto final da substituição do arco aórtico por enxerto protético de poliéster com o reimplante dos vasos da base (tronco braquiocefálico e carótida esquerda anastomosados em enxerto bifurcado interposto na aorta ascendente).

territórios situados distalmente ao clampe da aorta. Após 30 minutos, o risco de paraplegia acentua-se rapidamente.[16] As medidas a serem tomadas durante esse período, que reduzirão a incidência de paraplegia são: drenagem liquórica (afim de manter pressão do liquor em torno de 10 mmHg), assistência circulatória esquerda (átrio esquerdo para aorta distal) com fluxo entre 1.500 e 2.500 mL/min para manter pressão de perfusão distal em torno de 70 mmHg e hipotermia moderada (32°C).[17]

2. Após a remoção do clampe, caso não sejam perfundidas as artérias espinhais importantes. A lesão ocorrerá por manutenção da isquemia quando não houver o adequado reimplante das artérias intercostais ou associada aos fenômenos de lesão por reperfusão.
3. Paraplegia no pós-operatório tardio. É um fenômeno que pode ocorrer desde horas até dias após a correção cirúrgica, e que está relacionado ao desequilíbrio de perfusão medular em função de circulação colateral precária.

Cuidados específicos são necessários durante a intervenção cirúrgica desses pacientes: monitoração arterial e venosa invasiva, monitoração da pressão liquórica para drenagem do liquor (10 mmHg) e manutenção da pressão de perfusão aórtica distal feita de forma ativa com assistência circulatória.

Com o paciente em decúbito mediolateral direito com os ombros a 60° e o quadril a 30° em relação à mesa cirúrgica, é feita a incisão visando à toracofrenolaparotomia com abordagem extraperitonial da aorta. Nos aneurismas toracoabdominais tipo I e II, a toracotomia é realizada no 5º ou 6º espaço intercostal esquerdo (EICE); nos aneurismas aórticos toracoabdominais (TAAA) tipo III, no 7º EICE; e nos TAAA tipo IV, no 9º EICE. Uma vez abordada a cavidade pleural, a incisão do diafragma é feita de forma circular para proteger o nervo frênico, a mais ou menos 2 cm do gradeado costal. A dissecção da aorta descendente proximal é cuidadosa com identificação dos nervos vago e laríngeo recorrente. O acesso da aorta abdominal é feito com abordagem da aorta no retroperitônio lateralmente ao cólon esquerdo, sendo na extensão distal importante identificar o ureter esquerdo. Com a rotação medial das vísceras (baço, estômago, intestinos e rim esquerdo), há a exposição da aorta abdominal e dos seus ramos, tronco celíaco, artéria mesentérica superior e artéria renal esquerda (Figura 8).

A assistência circulatória ou a circulação extracorpórea (CEC) podem ser realizadas através de cânula inserida diretamente pela veia pulmonar inferior esquerda e artéria femoral esquerda ou aorta distal (podendo-se utilizar a veia femoral esquerda para drenagem venosa) (Figura 9).

A correção da aorta é feita de forma escalonada, com clampeamento progressivo na aorta conforme vão sendo realizadas as anastomoses. Depois de iniciada a assistência circulatória, o clampe proximal é colocado após a emergência da artéria subclávia esquerda e outro mais distal, na aorta torácica média descendente. A área aórtica compreendida entre as duas pinças é aberta e as paredes são reparadas. O enxerto tubular selecionado é suturado na aorta proximal, o clampe na aorta torácica média descendente é removido e posicionado na aorta abdominal infrarrenal. As artérias intercostais inferiores de aproximadamente T8 a L2 serão preservadas *in situ* e reimplantadas no enxerto em ilha sempre que possível (laterolateral). Após o término do reimplante das intercostais, o clampe proximal é removido e recolocado após a última anastomose restaurando o fluxo das artérias intercostais. A seguir identificam-se os óstios do tronco celíaco, da mesentérica superior e das artérias renais. É frequente, nesse momento, a infusão de soluções renoplégicas, de forma intermitente, a fim de conferir proteção renal. O tronco celíaco e a mesentérica superior podem ser mantidos perfundidos com sangue durante a CEC. A seguir são implantados os vasos abdominais citados conjuntamente ou individualmente, a depender da distância que os separam entre si. Restabelecido o fluxo visceral com o reposicionamento distal do clampe, conclui-se o procedimento com a anastomose distal na aorta abdominal ou nas ilíacas conforme a extensão da doença (Figura 10).

O controle rigoroso da pressão liquórica deve persistir até as primeiras 72 horas, e a analgesia intensa por cateter peridural, enquanto for necessária.

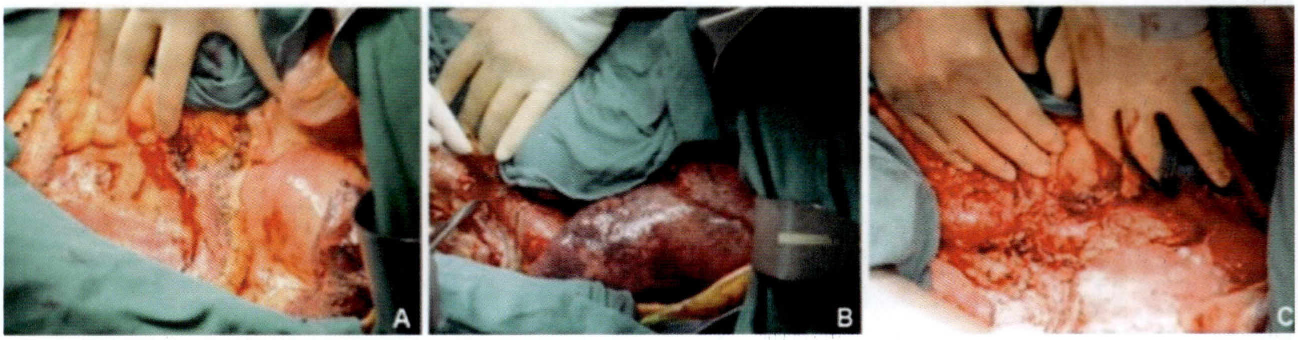

FIGURA 8

Fotografia intraoperatória. A: Abordagem retroperitoneal da aorta abdominal após incisão circular no diafragma com rotação medial das vísceras; B: isolamento da aorta abdominal; C: aorta torácica descendente e abdominal isoladas, paciente pronto para ser colocado em assistência circulatória.

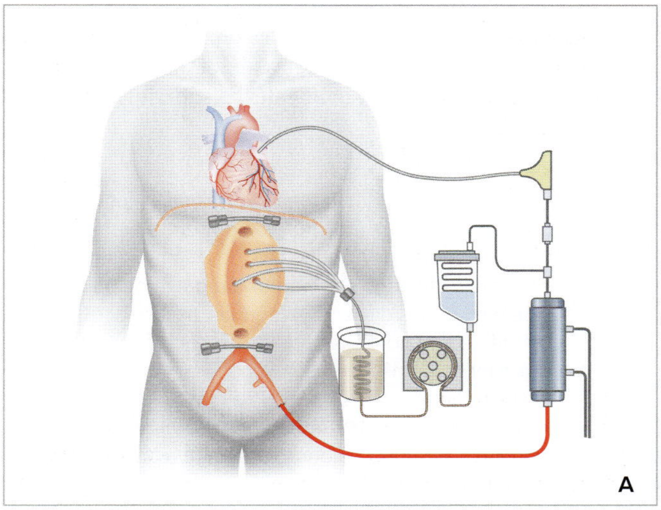

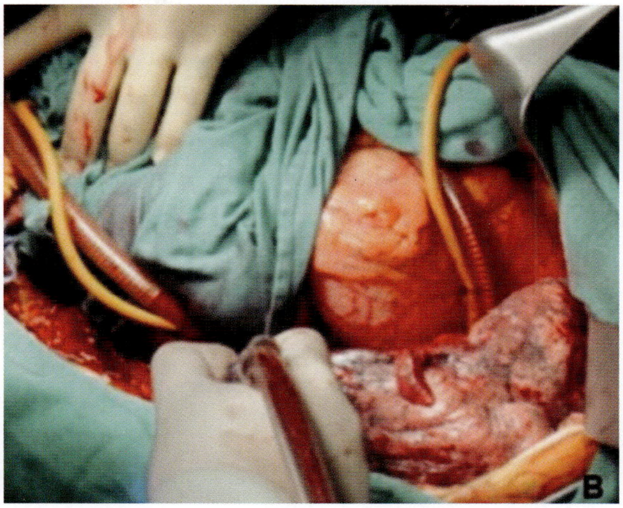

FIGURA 9

A: Desenho esquemático do paciente submetido à correção do aneurisma toracoabdominal utilizando-se dos recursos da assistência circulatória da CEC; B: fotografia intraoperatória das cânulas da assistência circulatória instaladas na veia pulmonar inferior esquerda e aorta distal.

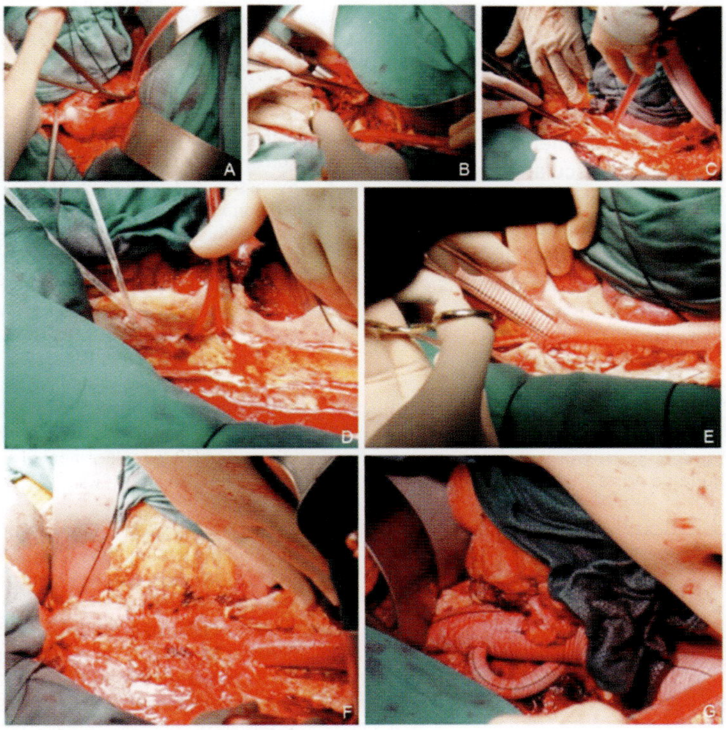

FIGURA 10

Fotografia intraoperatória da operação para a correção do aneurisma toracoabdominal. A: Em assistência circulatória, com o clampeamento proximal da aorta após a artéria subclávia esquerda e da torácica média descendente, a aorta é abordada; B: preparo da aorta (boca proximal) para anastomose T-T com o enxerto tubular; C: após a sutura proximal, os segmentos da aorta torácica distal e abdominal são preparados para a correção do aneurisma toracoabdominal; D: identificação das artérias viscerais seguida da perfusão intermitente das artérias renais com solução cristaloide fria e perfusão contínua do tronco celíaco e artéria mesentérica superior com o sangue; E: reimplante em ilha (laterolateral) das artérias intercostais T8-L1 no enxerto tubular; F: aspecto final da "neoaorta" do paciente com reimplante da artéria renal esquerda separada dos outros três vasos pela distância entre eles; G: aspecto final da "neoaorta" de outro paciente com reimplante da artéria renal esquerda direto na prótese e da artéria renal direita interposta com enxerto tubular mais fino.

Por meio do recente desenvolvimento e uso clínico das próteses vasculares autoexpansíveis, os stents de aorta são hoje a opção terapêutica com possibilidade de resolução da maioria das doenças da aorta descendente com menor incidência de paraplegia e mortalidade, permitindo recuperação mais precoce dos pacientes (Figura 11). As limitações dessa forma de tratamento estão relacionadas às características anatômicas dos locais de ancoragem das endopróteses e das vias de acesso por onde serão introduzidas. O tratamento é eficaz para aneurismas e dissecções,[20] podendo haver inclusive tratamentos híbridos em pacientes de maior risco cirúrgico.[21]

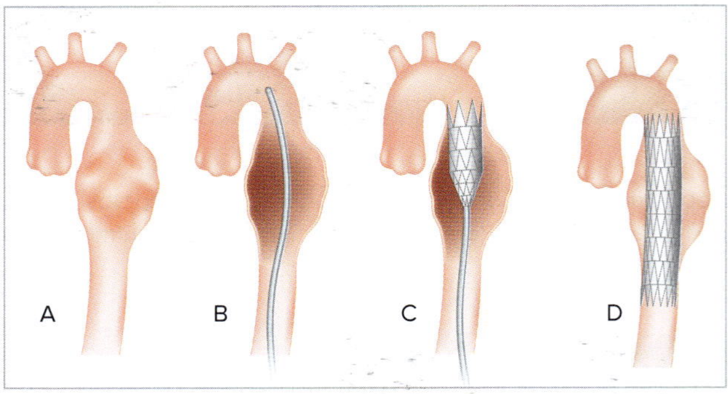

FIGURA 11

Desenho esquemático da utilização do *stent* de aorta na correção das doenças da aorta descendente (aneurisma, dissecção, UAP ou HIM – o tratamento endovascular com prótese autoexpansível é recurso alternativo às interposições de tubo de Dacron). A: desenho esquemático do aneurisma da aorta descendente; B: introdução do cateter guia pela artéria femoral esquerda; C: introdução endovascular do dispositivo (*stent*); D: desenho do *stent* de aorta aberto, excluindo o aneurisma da aorta descendente da circulação.

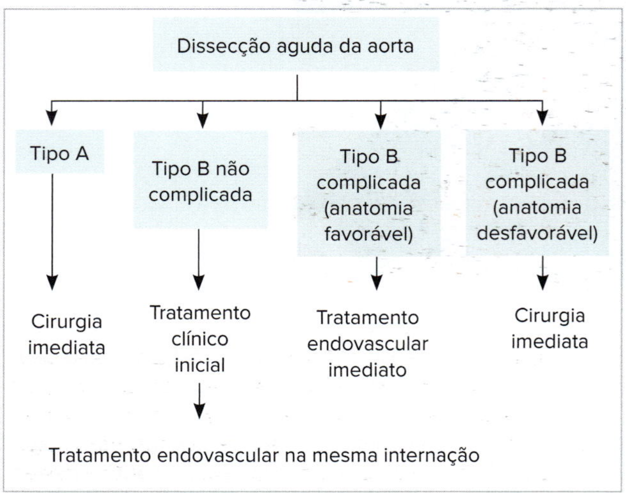

FIGURA 12

Fluxograma de tratamento cirúrgico da dissecção aguda da aorta torácica.

RESUMO

- A aorta absorve o impacto do fluxo do sangue em suas paredes, as quais, por vezes desenvolvem doenças como os aneurismas e as dissecções.
- Nos aneurismas e nas dissecções crônicas, as indicações para o tratamento cirúrgico dependem principalmente da existência de sintomas, dos diâmetros da aorta em seus diversos segmentos ou da velocidade de crescimento. Nas dissecções agudas, as indicações variam de acordo com a topografia de aorta acometida e da presença ou não de complicações (como isquemia distal e ruptura).
- Há diversas técnicas cirúrgicas disponíveis que devem ser individualizadas conforme o segmento da aorta acometida e a doença de base do paciente.

Referências bibliográficas

1. Yun KL. Ascending aortic aneurysm and aortic root disease. Coron Art Disease. 2002;13:70-84.
2. Svensson LG, Sun J, Nadolony E, Kimmel WA. Prospective evaluation of minimal blood use for ascending aorta and aortic arch operations. Ann Thorac Surg. 1995;59:1501-8.
3. Crawford ES, Hess KR, Cohen ES, Coselli JS, Safi HJ. Rupture aneurysm of the descending thoracic and thoracoabdominal aorta: analysis according to size and treatment. Ann Surg. 1991;213:417-25.
4. Svensson LG, Crawford ES, Hess KR, Coselli JS, Safi HJ. Dissection of the aorta and dissecting aortic aneurysms: improving early and long-term surgical results. Circulation. 1990;82(5):24-38.
5. Dias RR. Quando indicar o tratamento cirúrgico do aneurisma da aorta torácica? J SOCESP. 2004;4:5.
6. Coady MA, Rizzo JA, Goldstein LJ, Elefteriades JA. História natural, patogênese e etiologia dos aneurismas e dissecções da aorta torácica. Clin Cardiol Am N. 1999;17(4):836-9.
7. Bentall HH, De Bono A. A technique for complete replacementof the ascending aorta. Thorax. 1968;23:338-9.
8. Cabrol C, Pavie A, Gandjbakhch I, Villemot JP, Guiraudon G, Laughlin L, et al. Complete replacement of ascending aorta with reimplantation of coronary arteries. New surgical approach. J Thorac Cardiovasc Surg. 1981;81:309-15.
9. Sarsan MAI, Yacoub M. Remodeling of the aortic valve annulus. J Thorac Cardiovasc Surg. 1993;105:435-8.
10. David TE, Feindel CM. An aortic valve-sparing operation for patients with aortic incompetence and aneurysm of the ascending aorta. J Thorac Cardiovasc Surg. 1992;103:617-22.
11. Feindel CM, David TE. Aortic valve sparing operations: basic concepts. Intern J Cardiol. 2004;97:61-6.
12. Bethea BT, Fitton TP, Alejo DE, Barreiro CJ, Cattaneo SM, Dietz HC, et al. Results of aortic valve sparing operations: experience with remodeling and reimplantation procedures in 65 patients. Ann Thorac Surg. 2004;78:767-72.
13. McCullough JN, Zhang N, Reich DL, Juvonen TS, Klein JJ, Spielvogel D, et al. Cerebral metabolic suppression during hypothermic circulatory arrest in humans. Ann Thorac Surg. 1999;67:1895-9.
14. Coselli JS, LeMaire AS. Experience with retrograde cerebral perfusion during proximal aortic surgery in 290 patients. J Card Surg. 1997;12(Suppl):322-5.
15. Kazui T, Yamashita K, Washiyama N, Terada H, Bashar AH, Suzuki T, et al. Usefulness of antegrade selective cerebral perfusion during aortic arch operations. Ann Thorac Surg. 2002;74:S1806-9.

16. Hilgenberg AD, Logan D, Akins CW, Buckley MJ, Daggett WM, Vlahakes GJ, et al. Blunt traumatic rupture of the thoracic aorta. Ann Thorac Surg. 1992;53:233-9.
17. Coselli JS, LeMaire SA. Left heart bypass reduces paraplegia rates following thoracoabdominal aortic aneurysm repair. Ann Thorac Surg. 1999;67:1931-8.
18. Erbel R, Aboyans V, Boileau C, Bossone E, Bartolomeo RD, Eggebrecht H, et al.; ESC Committee for Practice Guidelines. 2014 ESC Guidelines on the diagnosis and treatment of aortic diseases: document covering acute and chronic aortic diseases of the thoracic and abdominal aorta of the adult. The Task Force for the Diagnosis and Treatment of Aortic Diseases of the European Society of Cardiology (ESC). Eur Heart J. 2014;35:2873-926.
19. Melvinsdottir IH, Lund SH, Agnarsson BA, Sigvaldason K, Gudbjartsson T, Geirsson A. The incidence and mortality of acute thoracic aortic dissection: results from a whole nation study. Eur J Cardiothorac Surg. 2016;50(6):1111-7.
20. Barison A, Nugara C, Barletta V, Todiere G, Montebello E, Rossi S, et al. Asymptomatic Takayasu aortitis complicated by type b dissection. Circulation. 2015;132(22):e254-5.
21. Duncan JA, Dias RR, Dinato FJ, Fernandes F, Ramirez FJA, Mady C, et al. Hybrid approach of aortic diseases: zone 1 delivery and volumetric analysis on the descending aorta. Braz J Cardiovasc Surg. 2017;32(5):361-6.
22. Dias RR, Duncan JA, de Souza Dinato FJ, Araújo LL, Issa HMN, Fernandes F, et al. Does aortic valve repair in valve-sparing aortic root reconstruction compromise the longevity of the procedure? Clinics (Sao Paulo). 2017;72(4):207-12.
23. Dias RR, Duncan JA, Vianna DS, de Faria LB, Fernandes F, Ramirez FJ, et al. Surgical treatment of complex aneurysms and thoracic aortic dissections with the Frozen Elephant Trunk technique. Rev Bras Cir Cardiovasc. 2015;30(2):205-10.
24. Lamana FA, Dias RR, Duncan JA, Faria LB, Malbouisson LM, Borges LF, et al. Surgery of the aortic root: should we go for the valve-sparing root reconstruction or the composite graft-valve replacement is still the first choice of treatment for these patients? Rev Bras Cir Cardiovasc. 2015;30(3):343-52.
25. Zafar MA, Li Y, Rizzo JA, Charilaou P, Saeyeldin A, Velasquez CA, et al. Height alone, rather than body surface area, suffices for risk estimation in ascending aortic aneurysm. J Thorac Cardiovasc Surg. 2018;155(5):1938-50. 26. Knuuti J, Wijns W, Saraste A, Capodanno D, Barbato E, Funck-Brentano C, et al.; ESC Scientific Document Group. 2019 ESC Guidelines for the diagnosis and management of chronic coronary syndromes: The Task Force for the diagnosis and management of chronic coronary syndromes of the European Society of Cardiology (ESC). Eur Heart J. 2020;41(3):407-77.
26. Saeyeldin A, Zafar MA, Li Y, Tanweer M, Abdelbaky M, Gryaznov A, et al. Decision-making algorithm for ascending aortic aneurysm: effectiveness in clinical application? J Thorac Cardiovasc Surg. 2019;157(5):1733-45.
27. Dinato FJ, Dias RR, Duncan JA, Fernandes F, Ramires FJA, Mady C, et al. The learning curve effect on outcomes with frozen elephant trunk technique for extensive thoracic aorta disease. J Card Surg. 2019;34(9):796-802. Erratum in: J Card Surg. 2021;36(7):2611.
28. Dinato FJ, Dias RR, Duncan JA, Fernandes F, Ramirez FJA, Mady C, et al. Brazilian single-center experience with aortic root replacement in 448 patients: what is the best technique? Braz J Cardiovasc Surg. 2020;35(6):869-77.
29. Cardoso LF, Dias RR, Dinato FJ, Duncan JA, Fernandes F, Ramires FJA, et al. Impact of aortic valve function and the need for aortic valve repair on long-term outcomes of valve-sparing aortic root replacement: 13-year experience of David operation. Heart Lung Circ. 2021;30(6):902-8.
30. Burke CR. Management of thoracic aortic aneurysm in adults. In: Post TW (ed.). Waltham: UpToDate (acessado em agosto 2021.)
31. Malaisrie SC, Szeto WY, Halas M, Girardi LN, Coselli JS, Sundt TM, et al. 2021 The American Association for Thoracic Surgery expert consensus document: Surgical treatment of acute type A aortic dissection. J Thorac Cardiovasc Surg. 2021;162(3):735-58.
32. PJ, Klodell CF, Beaver TM, Martin T. The Florida Sleeve: a new technique for aortic root remodeling with preservation of the aortic valve and sinuses. Ann Thorac Surg. 2005;80;748-50.
33. Hess PJ, Harman K, Klodell C, Beaver T, Bologra M, Mikhail P, et al. Early outcomes using the Florida Sleeve repair for correction of aortic insufficiency due to root aneurysms. Ann Thorac Surg. 2009;87;1161-9.
34. Hess PJ, Harman K, Klodell C, Beaver T, Bologra M, Mikhail P, et al. Early outcomes using the Florida Sleeve repair for correction of aortic insufficiency due to root aneurysms. Ann Thorac Surg. 2009;87;1161-9.

Seção 14

Insuficiência cardíaca

Capítulo 1

Epidemiologia, fisiopatologia e diagnóstico da insuficiência cardíaca com fração de ejeção de ventrículo esquerdo reduzida

Edimar Alcides Bocchi
Mariana Pinto Wetten
Silvia Moreira Ayub Ferreira
Ivna Girard Cunha Vieira Lima

PONTOS-CHAVE

- Responsável por grande parte das internações hospitalares, a insuficiência cardíaca (IC) ainda é uma causa importante de morbidade e mortalidade em todo o mundo.
- A síndrome da insuficiência cardíaca com fração de ejeção de ventrículo esquerdo reduzida (ICFEVEr) é uma desordem progressiva desencadeada a partir de um insulto inicial que acomete o músculo cardíaco com resultante perda de massa muscular ou, alternativamente, prejuízo na habilidade do miocárdio de gerar força e manter sua função contrátil adequada.
- A ativação de mecanismos adaptativos neuro-hormonais na ICFEVEr, que a princípio promove efeito benéfico para a manutenção do débito cardíaco, acaba sendo deletéria em longo prazo pela estimulação do remodelamento ventricular, sobrepondo maior deterioração a um coração já debilitado.
- A ICFEVEr pode ser considerada um estado de ativação imune e inflamação persistente expressa pelo aumento dos níveis de várias citocinas pró-inflamatórias.
- O remodelamento ventricular é o processo pelo qual fatores mecânicos, neuro-hormonais e genéticos alteram o tamanho, a forma e a função ventricular. Esse processo adaptativo se inicia como um mecanismo compensatório para manter a força contrátil e preservar o estresse da parede. Entretanto, com a progressão da degeneração miocárdica, este se torna mal adaptado e contribui para a piora da insuficiência cardíaca.
- O remodelamento ventricular que se desenvolve na ICFEVEr se estende para a eletrofisiologia dos cardiomiócitos, com múltiplas alterações fisiopatológicas que influenciam as propriedades eletrofisiológicas do coração.
- A síndrome cardiorrenal é um estado avançado de perda da regulação cardiorrenal que pode se manifestar por um de 5 padrões que incluem insuficiência cardíaca e concomitante e significativa insuficiência renal (IR) (falência cardiorrenal); tipo 1 síndrome cardiorrenal aguda em a IC aguda determina a IR; tipo 2 crônica em que IC crônica IR; tipo 3 nefrocardíaca aguda em que a IR determina IC; tipo 4 nefrocardíaca crônica em que a IR crônica determina IC crônica; tipo 5 secundária em que a doença sistêmica determina IC e IR.
- O diagnóstico da IC é feito por meio da história clínica detalhada, do exame físico e de exames complementares laboratoriais e de imagem.

Epidemiologia

A IC tem alta prevalência e grande impacto na morbidade e mortalidade em todo o mundo, sendo hoje um grave problema de saúde pública. Doenças cardiovasculares, como as coronarianas agudas, as arritmias, as cardiopatias valvares e congênitas, apresentaram queda da mortalidade em países industrializados nos últimos 50 anos. Entretanto, a IC é uma notável exceção a essas tendências, sendo ainda uma importante causa de hospitalização nos Estados Unidos e na Europa.[1,2]

Nos Estados Unidos, um relatório da American Heart Association (AHA) mostra que, em 2010, aproximadamente 6,6 milhões (2,8%) dos adultos maiores de 18 anos tiveram IC. Estima-se que, em 2030, mais de 3 milhões de pessoas terão IC, o que representa um aumento de 25% na prevalência em relação a 2010.[3]

Dados do National Heart, Lung, and Blood Framingham Heart Study (FHS) indicam que a incidência de IC se aproxima de 10 casos/1.000 habitantes após a idade de 65 anos, sendo que 75% dos pacientes com IC têm antecedente de hipertensão. Aos 40 anos, o risco de desenvolver IC para homens e mulheres é de 1:5; já acima dos 80 anos, é de 20%. Aos 40 anos, o risco de morrer com IC para quem não tem antecedente de infarto é de 1:9 para homens e 1:6 para mulheres.[3]

Nos últimos 30 anos, a sobrevida após o diagnóstico de IC melhorou, a taxa de mortalidade ajustada por idade diminuiu, e a idade média de morte por HF aumentou.[4]

No entanto, globalmente, a mortalidade ainda permanece alta, e cerca de 50% das pessoas diagnosticadas com IC morrerão dentro de 5 anos.[3]

No Brasil, dados do Ministério da Saúde mostram que, em 2007, quase 40% das internações hospitalares foram relacionadas à IC descompensada. Essa proporção foi de 70% no grupo etário com mais de 60 anos. Nesse mesmo período a IC foi a causa mais frequente de internação na população idosa no Brasil.[1]

Os casos de IC são mais prevalentes em homens e idosos. No Brasil e na América Latina, com a expectativa de crescimento da população idosa nas próximas décadas, espera-se um aumento dos indivíduos com IC.[5]

Em comparação com outros países que utilizam o registro ADHERE-I (*Acute Decompensated Heart Failure National Registry–International*), os países da América Latina tiveram uma duração média de tempo de internação mais longa em comparação com os países da Ásia-Pacífico e nos Estados Unidos: 6 dias (4-10 dias) versus 4 dias (3-7 dias). O Brasil tem a maior taxa de mortalidade hospitalar entre os países do registro ADHERE.[5]

Em um estudo no Rio de Janeiro, a IC com fração de ejeção preservada de ventrículo esquerdo (ICFEVEp) foi mais prevalente em mulheres, com idade média de 61 anos. Já a insuficiência cardíaca com fração de ejeção de ventrículo esquerdo reduzida (ICFEVEr) foi mais prevalente em homens e associada com edema, doença coronariana, insuficiência renal crônica, escores de Boston mais elevados, uso de álcool, cigarro e hospitalizações.[2]

Em 2006, dados da Fundação Seade revelaram que a IC foi responsável por 6,3% dos casos de óbito no estado de São Paulo. Em 42% dos casos não foi possível determinar a etiologia da IC, 23% foram por cardiomiopatia, hipertensão arterial em 14%, doença isquêmica em 9%, doença de Chagas em 8%, choque cardiogênico em 1%, doença pericárdica em 0,04%, amiloidose em 0,1%, doença de Chagas aguda em 0,006% e outras cardiopatias em 3%. Houve redução de mortalidade por IC entre 1999 e 2005, exceto para pacientes acima de 80 anos.[2]

Fisiopatologia da ICFEVEr

A síndrome clínica da ICFEVEr representa um somatório de múltiplas alterações anatômicas, funcionais e biológicas que interagem entre si. Vários modelos complexos já foram descritos para tentar explicar essa síndrome. Inicialmente, a ICFEVEr IC era vista como um problema de excesso de sal e água que provocava anormalidades no fluxo sanguíneo renal, a chamada síndrome cardiorrenal.

Em um segundo momento, a partir da observação mais cuidadosa do padrão hemodinâmico, detectou-se que a ICFEVEr estava associada com redução do débito cardíaco e excessiva vasoconstrição periférica, o que originou o "modelo cardiocirculatório ou hemodinâmico". Entretanto, nem o modelo cardiorrenal nem o cardiocirculatório explicam a lenta progressão da doença.

Em outra visão, a ICFEVEr tem sido descrita como uma enfermidade progressiva desencadeada a partir de um insulto inicial que acomete o músculo cardíaco, com resultante perda de massa muscular ou, alternativamente, prejudica a habilidade desse miocárdio de gerar força e manter sua função contrátil adequada (Figura 1).[6,7]

Esse evento deflagrador pode ser clinicamente silencioso e insidioso, como a expressão de uma cardiomiopatia hereditária, adquirida, ou algum evento agudo e fulminante como a perda de grande massa muscular por infarto agudo do miocárdio.[8]

Mesmo após a instalação de disfunção cardíaca, a maioria dos pacientes pode permanecer assintomática por períodos de tempo variáveis em decorrência da ativação de mecanismos adaptativos neuro-hormonais, dentre os quais se destacam os sistemas renina-angiotensina-aldosterona (SRAA) e nervoso simpático (SNS). Essas adaptações iniciam-se rapidamente, questão de minutos a horas, e são capazes de sustentar ou modular a função ventricular em níveis próximos ao normal.[6]

Em longo prazo, outro mecanismo adaptativo é o remodelamento ventricular, em que fatores neuro-hormonais, mecânicos e, possivelmente, genéticos alteram o tamanho, a forma e a função ventricular. Esse remodelamento, que, em

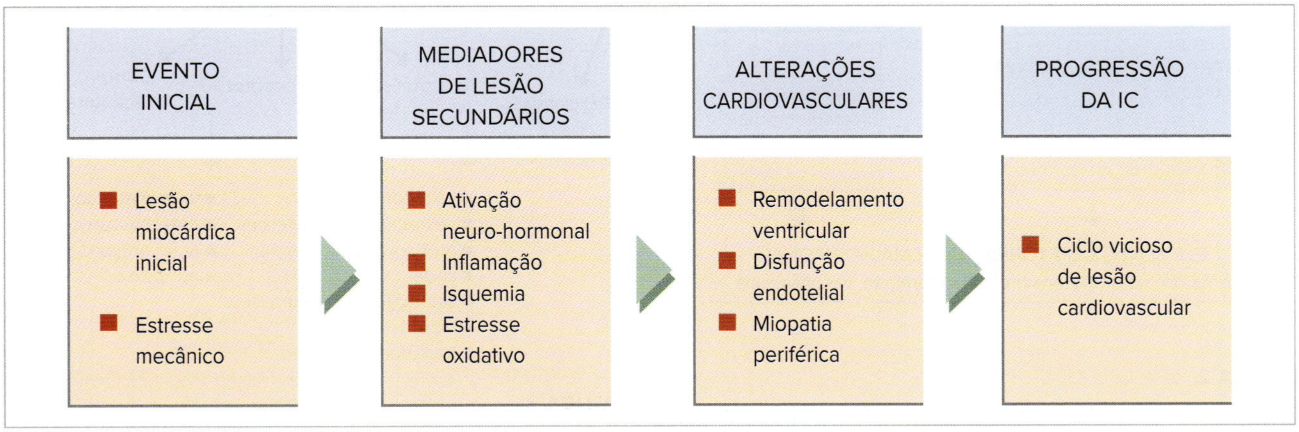

FIGURA 1

Modelo de progressão da insuficiência cardíaca com fração de ejeção de ventrículo esquerdo reduzida (ICFEVEr).

princípio, é consequência da ICFEVEr, passa, em um segundo momento, a contribuir para a deterioração da disfunção miocárdica. Quando ocorre a falência dos mecanismos adaptativos, sobretudo do remodelamento ventricular, a ICFEVEr torna-se francamente sintomática.[6]

Apesar do progresso no entendimento da fisiopatologia da ICFEVEr e os avanços terapêuticos nos últimos 20 anos com o uso da terapia farmacológica com diuréticos e agentes moduladores neuro-hormonais que comprovadamente diminuem o remodelamento miocárdico, observa-se em alguns pacientes uma piora progressiva de ICFEVEr e da função ventricular, responsáveis pela manutenção de altas taxas de mortalidade da doença. Esse fenômeno de progressão da ICFEVEr não justificado pelas teorias anteriores levou a novas teorias sobre a fisiopatologia da ICFEVEr, como o desbalanço entre a morte celular (por necrose ou apoptose) e a capacidade tecidual de regeneração e a teoria da deficiência de energia miocárdica.[9-11]

Mecanismos fisiopatológicos da ICFEVEr

Ativação neuro-hormonal

Na ICFEVEr, independentemente da causa, ocorre queda do volume arterial circulante efetivo que é detectado pelo sistema barorreceptor renal e extrarrenal, desencadeando a ativação de potentes vasoconstritores e a subsequente retenção de sódio (Figura 2).[12]

Sistema renina-angiotensina-aldosterona

O SRAA, em condições normais, tem um importante papel na manutenção da homeostase de sal e água, e, portanto, no controle da pressão arterial e da perfusão tecidual.[13]

Na ICFEVEr, ocorre aumento da produção de renina pelo aparelho justaglomerular renal por duas vias principais: estimulação dos adrenorreceptores-beta-1 do aparelho justaglomerular, secundário ao aumento da atividade simpática, e ativação dos barorreceptores renais pela queda da pressão hidrostática no glomérulo e na arteríola aferente. Outros mecanismos que interferem no controle da renina são a carga de sódio que chega à mácula densa e a própria retroalimentação negativa proveniente dos níveis de angiotensina II.[13]

A renina atua sobre o angiotensinogênio transformando-o em angiotensina I, que é convertida em angiotensina II pela enzima conversora da angiotensina (ECA).[13]

A angiotensina II é um peptídeo biologicamente ativo que se liga a dois diferentes receptores: AT1 e AT2, sendo a maior afinidade pelo AT1, que intermedeia as principais ações no coração, nos vasos, nos rins e no cérebro (Figura 3).[13]

A ação da angiotensina II sobre os vasos produz potente vasoconstrição e contribui, juntamente do sistema nervoso simpático, para excessiva elevação da resistência vascular na ICFEVEr . Ela aumenta também a liberação de noradrenalina pelo sistema simpático e estimula a secreção de aldosterona pela glândula suprarrenal, aumentando, em consequência, a reabsorção de sódio no nível de túbulo contornado distal.

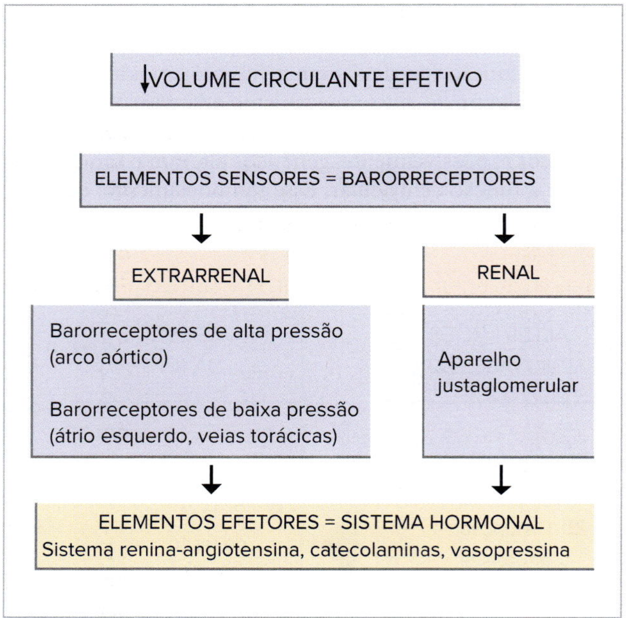

FIGURA 2

Ativação dos elementos sensores e efetores em resposta à redução do enchimento arterial na insuficiência cardíaca com fração de ejeção de ventrículo esquerdo reduzida (ICFEVEr).

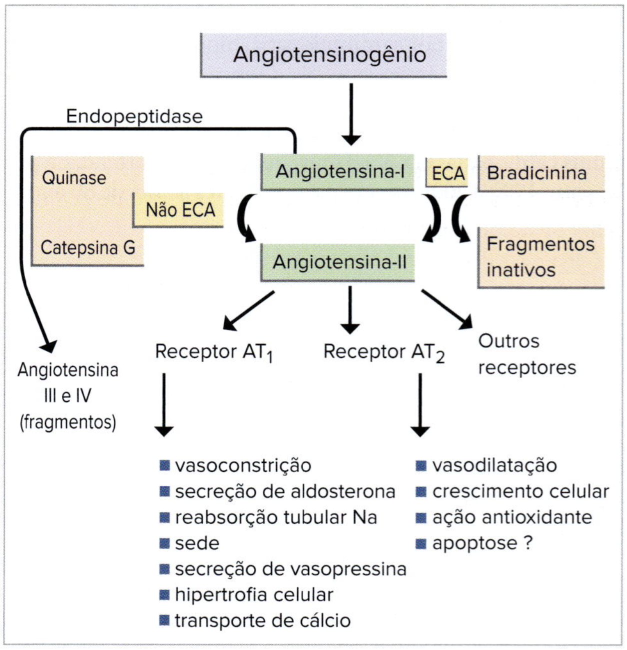

FIGURA 3

Cascata proteica do sistema renina-angiotensina-aldosterona, seus componentes e principais funções.

ECA: enzima conversora da angiotensina.

Além dessas ações clássicas, já bem conhecidas, que ajudam no controle do equilíbrio homeostático, recentes descobertas têm evidenciado um papel do SRAA no controle do crescimento e da remodelação de vários tecidos.[14] Não se sabe ao certo se a angiotensina II age como fator de crescimento por si só ou se age como amplificador de outros fatores de crescimento e citocinas.[15]

A angiotensina II é um potente estimulador da fibrogênese, e seu efeito envolve vários mecanismos, destacando-se a morte celular pela vasoconstrição intensa, o efeito trófico da angiotensina II nos miócitos e o efeito proliferativo sobre os fibroblastos.[16]

A aldosterona também é um importante indutor da fibrose, tanto intersticial como perivascular. Esse estímulo à fibrose tem múltiplas origens ainda não totalmente esclarecidas, em que se destaca o efeito direto no miocárdio e nos fibroblastos, efeito sobre colagenases, hipopotassemia e modulação do efeito da angiotensina II pela elevação de seus receptores.[14]

A ativação do SRAA na insuficiência cardíaca, que, a princípio, promove efeitos benéficos para a manutenção do débito cardíaco, acaba sendo deletéria em longo prazo pela estimulação do remodelamento ventricular, sobrepondo maior deterioração a um coração já debilitado.

Sistema nervoso autônomo

Na ICFEVEr ocorre ativação adrenérgica generalizada e retração do sistema parassimpático. A falta de estiramento dos mecanorreceptores situados no arco aórtico, nas artérias carótidas, nas arteríolas aferentes renais e no ventrículo esquerdo por causa da queda da pressão arterial ou do volume sistólico diminui o influxo inibitório para o sistema nervoso autônomo, que ativa vias eferentes simpáticas, promovendo vasoconstrição periférica, aumento da contratilidade cardíaca e taquicardia.[17,18]

O sistema adrenérgico é o integrador da resposta vasoconstritora neuro-hormonal por ação direta na vasoconstrição periférica com redistribuição do fluxo sanguíneo para áreas nobres, como cérebro e coração, além do efeito de estímulo à liberação de vasopressina e renina.[17]

Apesar dos efeitos benéficos desses mecanismos, a fim de preservar o fluxo sanguíneo para áreas nobres, suas consequências são prejudiciais. A vasoconstrição generalizada promove aumento da resistência vascular sistêmica e aumento da pós-carga ao ventrículo esquerdo, sobrecarregando um ventrículo já insuficiente. A hipoperfusão da musculatura esquelética leva ao metabolismo anaeróbico, à produção de ácido lático, gerando fraqueza e fadiga. A hipoperfusão esplâncnica promove retenção de nitrogênio e sódio, disfunção hepática e isquemia mesentérica.[18]

A hiperativação simpática promove a diminuição tanto no número como na sensibilidade dos receptores beta-1-adrenérgicos miocárdicos, contribuindo à dessensibilização miocárdica ao estímulo adrenérgico.[19]

O aumento das concentrações local e circulante de noradrenalina pode contribuir para a hipertrofia dos miócitos, diretamente pela estimulação de receptores alfa e beta-adrenérgicos ou, de modo secundário, ativando o SRAA.[20] A noradrenalina é diretamente tóxica para as células miocárdicas, efeito mediado pela sobrecarga de cálcio ou pela indução da apoptose.[21]

Vasopressina arginina

A vasopressina arginina (AVP) é um hormônio pituitário que age na regulação da água livre e osmolaridade plasmática. Em pacientes com ICFEVEr, o nível desse hormônio é, constantemente, elevado e, apesar da osmolaridade normal ou baixa sentida pelos osmorreceptores centrais, está associado com elevação dos níveis de renina e catecolaminas, que desempenham o papel de estimular a secreção da vasopressina pela neuro-hipófise.[7] Essa secreção não osmótica de AVP é desencadeada pelo estímulo dos barorreceptores arteriais que sentem a redução do enchimento do leito arterial na ICFEVEr.[22]

A vasopressina causa vasoconstrição periférica, retenção de água livre por meio de sua ação nos túbulos coletores renais e, consequentemente, hiponatremia dilucional.

Endotelina

Endotelina é um potente peptídeo vasoconstritor liberado pelas células endoteliais. Três subtipos já foram identificados: endotelina-1, endotelina-2 e endotelina-3, todos potentes vasoconstritores.

A angiotensina II, a noradrenalina, a vasopressina arginina e a interleucina-1 estimulam a produção da endotelina, que, por sua vez, ativa receptores de endotelina tipo A, que causam vasoconstrição da musculatura lisa. A endotelina também tem potencial de estimular o crescimento e atuar no remodelamento cardíaco.[7]

Peptídeos natriuréticos

A família dos peptídeos natriuréticos é composta por três peptídeos estruturalmente similares: peptídeo natriurético atrial (ANP), peptídeo natriurético cerebral (BNP – brain natriuretic peptide) e peptídeo natriurético tipo-C.[23]

O ANP é sintetizado nos átrios e liberado em resposta à distensão deles. Em contraste, o BNP é sintetizado primariamente nos ventrículos e secretado em vigência de sobrecargas pressórica ou volumétrica para esses ventrículos. Embora tanto o ANP quanto o BNP se elevem na ICFEVEr, o BNP se correlaciona melhor com o grau da ICFEVEr. O peptídeo natriurético tipo-C é, basicamente, um regulador local do tônus vascular.[23]

Nos rins, os peptídeos natriuréticos promovem vasodilatação da arteríola aferente e vasoconstrição da eferente, e, portanto, aumentam a pressão capilar e a TFG. Eles atuam também nas células mesangiais e aumentam a superfície de filtração. Em nível tubular, esses peptídeos inibem o efeito estimulatório nas bombas de Na+/H+ dos túbulos proximais, na bomba de Na+ no túbulo distal e nos canais de Na+ nos túbulos coletores.[24]

Os peptídeos natriuréticos inibem, também, a ação vasoconstritora do SNS, do SRAA, da AVP e da endotelina e agem no sistema nervoso central modulando o tônus vasomotor, a sede e a liberação de AVP. Apesar de sua ação vasodilatadora e natriurética, os peptídeos não conseguem se opor efetivamente à vasoconstrição e à retenção hidrossalina da ICFEVEr.[24]

Em resumo, o papel dos peptídeos natriuréticos na IC é no sentido de contrabalançar os efeitos de retenção de sal e água e vasoconstrição estimulados pelo SNS, pelo SRAA e pela vasopressina. Apesar de ser um mecanismo compensatório importante, os peptídeos natriuréticos são insuficientes para superar a intensa vasoconstrição instalada na ICFEVEr.

Neprilisina

A neprilisina é uma enzima responsável pela degradação dos peptídeos natriuréticos vasoativos. Recentemente, o uso de um inibidor da neprilisina associado a um bloqueador do receptor de angiotensina II mostrou-se potencialmente benéfico no tratamento da ICFEVEr, diminuindo a mortalidade global quando em comparação ao tratamento-padrão com um inibidor da ECA isolado.

Citocinas pró-inflamatórias

A ICFEVEr pode ser considerada um estado de ativação imune e inflamação persistente expressa pelo aumento dos níveis de várias citocinas pró-inflamatórias. Entre elas, o fator de necrose tumoral alfa (TNF-alfa), a interleucina 1 (IL-1) e a interleucina-6 (IL-6) estão aumentados na ICFEVEr.[26]

O estímulo para ativação imune evidenciada na ICFEVEr pode se originar de dois mecanismos: estimulação antigênica direta, como na miocardite e no transplante cardíaco; ser secundária a lesão cardíaca que expõe a "novos antígenos", capazes de deflagrar uma resposta imune contra o próprio coração, como no infarto do miocárdio.[27]

Os níveis de citocinas pró-inflamatórias são detectados precocemente nos pacientes com ICFEVEr, mesmo antes da ativação neuro-hormonal.[28] Alguns autores postulam que a ICFEVEr progride, ao menos em parte, como resultado do efeito tóxico exercido pelas citocinas no coração e na circulação periférica.[26]

Além da ativação inflamatória, o TNF-alfa é uma das citocinas essenciais para a ativação do catabolismo corpóreo, juntamente com a IL-1, a IL-6 e o interferon-gama, e sua elevação está relacionada à caquexia cardíaca e à miopatia esquelética.[29]

Remodelamento cardíaco

Remodelamento ventricular é o processo pelo qual fatores mecânicos, neuro-hormonais e genéticos alteram o tamanho, a forma e a função ventricular (Figura 4).[30]

Os principais pontos do remodelamento cardíaco são a hipertrofia de miócitos e a dilatação cardíaca, com aumento da formação de matriz intersticial. Esse processo adaptativo inicia-se como mecanismo compensatório a fim de manter a força contrátil e preservar o estresse da parede.[31] Entretanto, com a progressão da degeneração miocárdica, esse processo torna-se mal adaptado e contribui para a piora da ICFEVEr.[32]

O remodelamento cardíaco é estimulado primariamente pelo estiramento mecânico, porém, vários fatores, incluindo isquemia, hormônios e peptídeos vasoativos, podem modificar os efeitos do fator mecânico.[16]

A hipertrofia miocárdica é causada pelo aumento de miofibrilas e mitocôndrias. Conforme o tipo de estímulo, o remodelamento ventricular pode ocorrer de duas maneiras distintas.

Na sobrecarga pressórica, ocorre desenvolvimento de sarcômeros em paralelo, criando remodelamento ventricular concêntrico, com maior aumento da massa em relação ao volume ventricular. No caso da sobrecarga volumétrica, ocorre hipertrofia de sarcômeros em série, o que provoca remodelamento ventricular excêntrico, com maior aumento do volume ventricular em relação à massa.[31]

O interstício cardíaco também é muito sensível aos mesmos estímulos mecânicos, inflamatórios e neuro-hormonais que afetam o crescimento dos miócitos. Em condições normais, a matriz extracelular tem um papel biológico determinante nos mecanismos cardíacos. As mudanças na matriz intersticial provocam alterações nas propriedades sistólica e diastólica do coração.[33] A fibrose provoca rigidez miocárdica e heterogeneidade mecânica e elétrica, que desempenham papel importante na gênese de arritmias e deterioração das funções sistólica e diastólica.[16]

A morte celular também é determinante no remodelamento cardíaco, porque causa a perda de massa contrátil, com consequente hipertrofia de células miocárdicas e fibrose reparativa.[16]

Tradicionalmente, a perda de miócitos era explicada pela necrose, porém, nas últimas décadas, evidências mostram

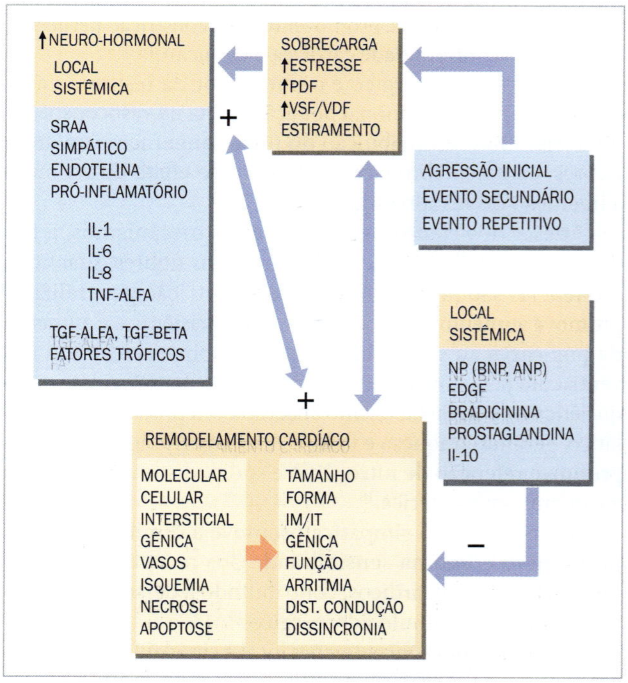

FIGURA 4

Modelo esquemático do remodelamento cardíaco.

que a apoptose também contribui para a IC.[34] As causas da apoptose na transição para a falência ventricular são inúmeras. Destacam-se isquemia, estiramento mecânico, estresse da parede, estimulação neuro-hormonal e das citocinas.[34]

Associada ao remodelamento estrutural, a progressão da lesão miocárdica acarreta o desenvolvimento de arritmias e distúrbios de condução. A presença de bloqueio de ramo esquerdo afeta os eventos mecânicos do ciclo cardíaco, alterando a ativação e a contração ventricular e provocando dissincronia ventricular, atraso na abertura e no fechamento da válvula mitral e disfunção diastólica.[35]

Morte celular e remodelamento cardíaco: papel das células-tronco

Classicamente, os miócitos cardíacos, assim como as células nervosas, eram tidos como células pós-mitóticas terminais, altamente diferenciadas e incapazes de regenerar-se. As células endoteliais, musculares lisas e fibroblastos, por sua vez, são capazes de proliferar. Só há pouco tempo, entretanto, demonstrou-se que também os miócitos cardíacos são capazes de sofrer mitose; autores têm sugerido um índice mitótico de 0,015%, o que seria suficiente para gerar 100 g de miocárdio em menos de três meses.[36]

A relevância clínica desses achados experimentais foi sedimentada em 2001 com a demonstração da existência de divisão de miócitos na periferia de áreas necróticas, em pacientes com infarto agudo do miocárdio.[37] Havia dúvida se essas células que proliferavam eram preexistentes no miocárdio ou provinham de precursores a distância que migravam para esse ponto de regeneração.

Em 2002, Quaini et al.[30] demonstraram que células de receptores de transplante cardíaco são capazes de migrar e repovoar o enxerto, sugerindo que a capacidade do tecido cardíaco de regenerar-se ocorria, ao menos em parte, pela migração de células pluripotentes extra cardíacas. A visão do coração como um órgão pós-mitótico tem perdido espaço para um novo conceito no qual as células do miocárdio são continuamente substituídas por novas populações recém-formadas de miócitos, células musculares lisas vasculares e endoteliais. A homeostase cardíaca seria, portanto, regulada por um compartimento de células-tronco cardíacas multipotentes que teriam a habilidade de se transformar em diversas linhagens do miocárdio.[39]

Em condições de aumento da perda celular (como na ICFEVEr), as células-tronco seriam recrutadas em maior número. A progressão da disfunção ventricular ocorreria por desbalanço entre a morte celular (por necrose ou apoptose) e a capacidade tecidual de regeneração.[11] Esse desbalanço pode ser observado em estudo com pacientes com ICFEVEr: nas fases precoces da doença (classes funcionais I e II) há aumento no recrutamento de células CD34+ e células progenitoras endoteliais, provavelmente na tentativa de regeneração celular; nas fases mais tardias (classes funcionais III e IV), ocorre uma depressão nessa mobilização celular, o que pode estar relacionado com o efeito mielodepressivo do TNF-alfa, também elevado nas fases finais da ICFEVEr.[40]

Disfunção endotelial

Alterações na função endotelial podem contribuir para o aumento do tônus vasomotor e do processo de remodelamento vascular observado em pacientes com ICFEVEr. Essa disfunção decorre da redução da produção do óxido nítrico (NO) e/ou de sua inativação pelo endotélio.

As principais causas dessa alteração são: aumento da concentração circulante de vários neuro-hormônios (angiotensina II, aldosterona, catecolaminas, endotelina-I), expressão exagerada de citocinas pró-inflamatórias (fator de necrose tumoral alfa, interleucinas-1 e 6), aumento da degradação do fator relaxante bradicinina, produção exagerada de radicais livres e lesão celular apoptótica.[41]

Estudos recentes associam a disfunção endotelial ao consumo e ao aumento crônico de sódio, que se ligam às glicosaminoglicanas presentes no endotélio de diversos tecidos, alterando sua composição e, consequentemente, a estrutura endotelial. Isso leva a aumento da resistência vascular, alteração da produção de óxido nítrico e, portanto, ao extravasamento de líquido para o interstício, explicando o aparecimento de edema.[42]

Metabolismo energético

Ao longo dos últimos 20 anos, houve um progresso considerável no tratamento da ICFEVEr com as enzimas conversoras de angiotensina, antagonistas da aldosterona, betabloqueadores e com a terapia de ressincronizaçãº. Mesmo com o melhor da terapia moderna, no entanto, a insuficiência cardíaca é ainda associada a uma alta taxa de mortalidade anual. Novos modelos têm sido propostos a fim de explicar a má progressão, apesar da terapia otimizada. Um deles é o modelo do metabolismo energético cardíaco, que vem ganhando destaque nos últimos estudos como um mecanismo importante na insuficiência cardíaca, junto dos modelos antigos.[10]

Na ICFEVEr, ocorrem defeitos na produção, na transferência e na utilização de energia pela musculatura cardíaca e esquelética. Esses defeitos provocam alterações no conteúdo de fosfatos de alta energia e redução no potencial de fosforilação, precipitando alterações na homeostase de cálcio e na contratilidade.[43]

O miocárdio, em situações de normalidade, usa os ácidos graxos como principal fonte de energia, sendo responsável por 70% do ATP produzido. No entanto, em situações de estresse (isquemia, sobrecarga pressórica), o miocárdio dá preferência à glicose como produtora de ATP, já que ela é mais eficiente e gera maior quantidade de ATP por molécula de oxigênio utilizada. Nessas situações, o balanço oferta/demanda de oxigênio é um fator importante.[44] Conforme o processo de remodelamento progride, porém, essa adaptação metabólica torna-se insuficiente, ocorrendo redução na capacidade de oxidar glicose e diminuição da eficiência energética.[43] Recentemente disfunção de mitocôndrias tem sido proposta como tendo parte importante na ICFEVEp.[80]

Quanto maior a oferta de energia, gerada por ácidos graxos e não por glicose, mais ATP será formado e mais energia será poupada, e esta ajudará na recuperação miocárdica em longo prazo.[9]

Um exemplo de poupador de energia, ainda em fase de estudos e testes, é a perexilina. Essa medicação leva, em curto prazo, a melhora energética cardíaca com redução de classe funcional pela NYHA, melhor qualidade de vida, porém sem alterar a função ventricular esquerda.[9]

A terapia de metabolismo energético cardíaco é promissora, porém ainda necessita de estudos maiores para a completa compreensão de todo o mecanismo de metabolismo cardíaco, além de novas drogas.[10]

Miopatia periférica

A ICFEVEr caracteriza-se pela intolerância ao exercício físico. Entre as causas para esse achado incluem-se alterações da periferia, como na perfusão e no metabolismo da musculatura esquelética, bem como anormalidades nos reflexos originários dessa musculatura.[45]

Normalmente, o fluxo autonômico e a estimulação simpática durante o exercício são governados pela inter-relação entre o comando central e a informação aferente dos músculos em exercício. Conforme for o aumento do trabalho muscular, maior será o influxo autonômico.

As informações que chegam ao cérebro são derivadas da estimulação de mecano e quimiorreceptores. Os quimiorreceptores são estimulados por vários metabólitos, principalmente a acidose.[80]

Na ICFEVEp ocorre uma dessensibilização dos quimiorreceptores pela contínua exposição a metabólitos derivados da musculatura esquelética hipoperfundida e uma sensibilização dos mecanossensores pelo ATP ou substâncias relacionadas. Dessa maneira, o controle autonômico deriva quase exclusivamente dos mecanossensores.[46]

Nesse contexto, um ciclo vicioso de resposta regulatória inapropriada inicia-se a partir da musculatura esquelética. Em vez de a acidose ser o estímulo para elevação da pressão arterial e restabelecer o fluxo sanguíneo na musculatura em atividade, os mecanossensores já sensibilizados agem no início da atividade física e da contração muscular, provocando uma limitação ainda maior do fluxo sanguíneo muscular.[43,47,46]

Anemia na ICFEVEp

Vários estudos têm demonstrado que a anemia é frequentemente observada nos pacientes com ICFEVEp, e está associada a piora dos sintomas e da sobrevida.

O grau da anemia está relacionado com a gravidade da ICFEVEp. Em um estudo que avaliou 142 pacientes com ICFEVEp, a concentração média de hemoglobina diminuiu de 13,7 g/dL, em pacientes com ICFEVEp classe funcional I (NYHA), para 10,9 g/dL naqueles com ICFEVEp classe funcional IV.47 A sobrevida desses pacientes também está relacionada ao nível da hemoglobina, e pequenos graus de anemia (hemoglobina < 12,3 g/dL) estão relacionados com redução de sobrevida.[48]

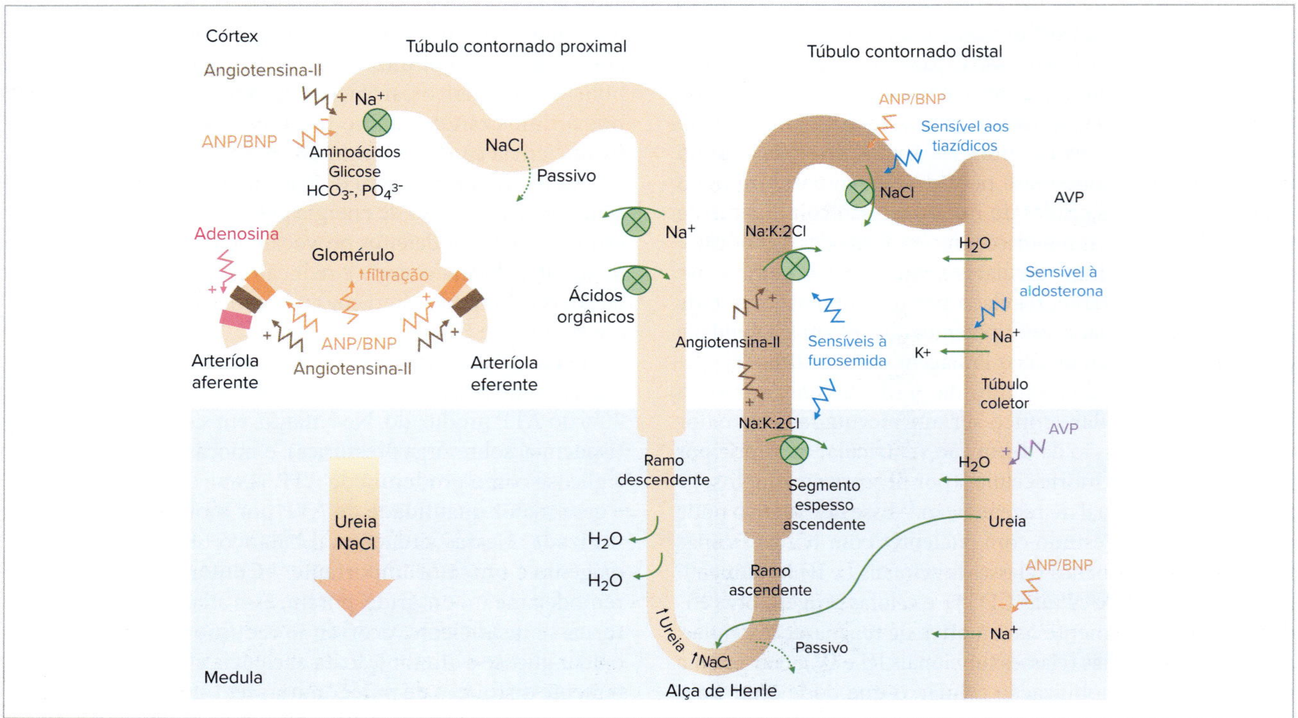

FIGURA 5

Néfron: estrutura e local de ação dos mediadores neuro-hormonais e diuréticos.

Em levantamento realizado no Instituto do Coração com os pacientes em acompanhamento na clínica de insuficiência cardíaca, encontrou-se uma prevalência de 10,5% de anemia, utilizando como definição de anemia a concentração de hemoglobina < 12 g/dL; a sobrevida de um ano dos pacientes com anemia foi de 54,6% e, naqueles sem anemia, de 82,9%.[49]

A principal causa de anemia na IC é provavelmente a associação de IR e resistência à ação de eritropoetina. A eritropoetina, mesmo estando elevada nos indivíduos com ICFEVEp e anemia, é insuficiente para contrabalançar a queda da hemoglobina. Ocorre déficit na produção de eritropoetina secundária a IR e, associado, há um aumento das citocinas, principalmente do fator de necrose tumoral, que deprime a produção de eritropoetina pelo rim, inibe a hematopoese e diminui a disponibilidade de ferro dos locais de armazenamento para sua utilização pela medula óssea.[51]

Os inibidores da ECA também contribuem para a anemia da ICFEVEp pela inibição da síntese de eritropoetina. Dados do estudo SOLVD evidenciam que pacientes em uso de enalapril apresentavam níveis inferiores de hematócrito quando comparados aos que não são usuários dessa substância.[52] Outros itens relacionados à gênese dessa anemia são a desnutrição e a hemodiluição.

Síndrome cardiorrenal e inibidores da SGLT2

O termo síndrome cardiorrenal tem sido aplicado para a associação de insuficiência cardíaca e de insuficiência renal; no entanto, a síndrome não está claramente definida, assim como seu tratamento.[53,54] Recente revisão do tema definiu síndrome cardiorrenal como um estado avançado de perda da regulação cardiorrenal que pode se manifestar por cinco padrões: tipo 1 síndrome cardiorrenal aguda em IC aguda determina a IR; tipo 2 crônica em que IC crônica IR; tipo 3 nefrocardíaca aguda em que a IR determina IC; tipo 4 nefrocardíaca crônica em que a IR crônica determina IC crônica; tipo 5 secundária em que doença sistêmica determina IC e IR.[55]

Os sistemas cardiovascular e renal em geral trabalham em sincronia para manter a homeostase hidroeletrolítica. Aproximadamente 20% do débito cardíaco é direcionado para os rins. A TFG é dependente de vários fatores, como gradiente de pressão hidrostática, gradiente de pressão oncótica e permeabilidade da membrana glomerular. Mecanismos neuro-hormonais como SRAA, SNS, AVP, endotelina e o sistema de peptídeos natriuréticos também contribuem para esse equilíbrio.[56]

A resultante da interação dos múltiplos mecanismos adaptativos na insuficiência cardíaca é intensa ativação neuro-hormonal, congestão venosa, redução do fluxo sanguíneo e falência da autorregulação renal intrínseca. A ativação excessiva do SRAA e do SNS provoca elevação da resistência vascular periférica, resultando em um ciclo vicioso de declínio progressivo do desempenho cardíaco.[56]

O rim tenta manter a TFG em pacientes com insuficiência cardíaca, apesar do declínio constante do fluxo sanguíneo renal. Enquanto o índice cardíaco é mantido acima de 1,5 L/ min/m^2, a TFG é preservada pelo aumento da fração de filtração, apesar da redução desse fluxo sanguíneo. Quando o índice cardíaco cai abaixo desse limite, os mecanismos compensatórios falham e a TFG declina juntamente com a redução do fluxo sanguíneo renal.[57]

A piora da função renal comumente ocorre nas fases iniciais do tratamento de um episódio de descompensação aguda de insuficiência cardíaca, na maioria das vezes quando os pacientes ainda estão com evidências de sobrecarga de volume.[58] O senso comum de relacionar essa piora da função renal diretamente à depleção do volume intravascular não é totalmente verdadeiro. O volume extravascular é redistribuído com rapidez em pacientes hipervolêmicos, evitando a redução aguda do volume intravascular,[59] e a TFG é preservada mesmo com um índice cardíaco baixo de até 1,5 L/min/m^2.[57]

Múltiplos fatores podem contribuir para a piora da função renal. A vasoconstrição persistente pode estar presente e o uso de vasodilatadores pode melhorar o débito cardíaco e, consequentemente, a perfusão renal. No entanto, a introdução dos inibidores da enzima conversora da angiotensina II e dos bloqueadores do receptor da angiotensina causa vasodilatação da arteríola eferente renal, provocando redução da pressão capilar intraglomerular e consequente redução da TFG. Na maioria dos casos, o efeito imediato é a elevação dos níveis de creatinina, porém, em longo prazo, esse efeito previne a hiper filtração glomerular e preserva a função renal. [53] Nos dias atuais, a maioria dos pacientes admitidos com insuficiência cardíaca aguda descompensada já é previamente tratada com vasodilatadores, diminuindo a importância desse mecanismo na piora da função renal.[55]

O efeito adverso da congestão e da elevação da pressão venosa central e, portanto, renal também pode estar associado à piora da função renal. A pressão de perfusão renal não é apenas dependente da pressão arterial, sendo determinada pela pressão de perfusão transrenal, que é igual à pressão arterial média menos a pressão venosa central. Hipertensão pulmonar, disfunção ventricular direita e insuficiência tricúspide podem contribuir para a elevação excessiva da pressão venosa renal e reduzir a pressão de perfusão.[55] A inabilidade para reduzir a pressão venosa central pode contribuir para a piora da função renal em pacientes com insuficiência cardíaca agudizada. Desde a publicação do EMPAREG – OUTCOME os usuários de empagliflozina apesar de não terem menor risco de infarto ou acidente vascular encefálico tiveram significativamente melhores desfechos renais e menores eventos por insuficiência cardíaca. Uma das teorias que tentam explicar os benefícios dos iSGLT2 são em decorrência de seus efeitos diuréticos, aumentando em curto prazo o débito urinário, seguido por uma diminuição da pressão arterial sistólica, usualmente com uma mudança sustentada no volume plasmático e peso. As gliflozinas parecem também aumentar a entrega de sódio para a mácula densa e interagem funcionalmente com o trocador de sódio-hidrogênio, a atividade deste transportador parece estar aumentada na insuficiência cardíaca sendo relacionada à resistência diurética e à liberação de peptídeos natriuréticos endógenos, portanto, a melhora da função destes transportadores parece levar à redução da tensão parietal e consequentemente do dano miocárdico.

A estenose uni ou bilateral da artéria renal é outro fator que pode provocar piora da função renal na insuficiência cardíaca aguda descompensada e talvez passe despercebida. O ateroembolismo renal, comum em procedimentos vasculares invasivos, também é outra possibilidade.

Uso de agentes que perturbem a hemodinâmica renal como anti-inflamatórios não esteroidais ou contrastes, infecção ou obstrução também devem ser considerados em pacientes que apresentam piora aguda da função renal.

Resistência aos diuréticos

Resistência aos diuréticos é definida como a persistência de congestão, acompanhada ou não de piora da função renal, a despeito do uso de doses adequadas de diurético de alça (furosemida, p. ex.).[55]

Nos pacientes com IC que iniciam tratamento com diurético, ocorre uma redução inicial no peso e no sódio corporal total. No entanto, um novo estado de equilíbrio é logo alcançado, no qual a entrada e a saída de sódio se igualam. Essa resistência fisiológica ao diurético conhecida como braking phenomenon se desenvolve para prevenir a perda excessiva de sal e água. Dois mecanismos contribuem para esse fenômeno: após uma dose única de diurético, ocorre um efeito rebote de aumento da absorção de sódio, que é mediada por mecanismos não totalmente esclarecidos; e as células do túbulo distal se hipertrofiam com o uso crônico de diuréticos e aumentam a recaptação de sódio, processo que ocorre em resposta ao constante bombardeamento da carga de sódio que alcança o túbulo distal em consequência do bloqueio da bomba Na+/K+. [55]

Alguns aspectos da farmacologia dos diuréticos de alça devem ser destacados: a absorção oral desses medicamentos, em especial da furosemida, é prejudicada em vigência de hipoperfusão esplâncnica e edema e, portanto, a via endovenosa deve ser preferida. Os diuréticos de alça são transportados ligados a proteínas e são secretados ativamente no túbulo proximal. Hipoalbuminemia pode interferir no sucesso do tratamento diurético, porém o uso conjunto de albumina não provou ser mais efetivo.

Na insuficiência renal, o acúmulo de ácidos orgânicos compete de forma direta com os diuréticos de alça pela secreção no túbulo proximal. Adicionalmente, a redução do fluxo sanguíneo renal inibe o aporte tubular do diurético.

Morte súbita na ICFEVEp

Apesar do avanço no tratamento da ICFEVEp, quase 20% dos pacientes morrem dentro de um ano do diagnóstico, e a mortalidade após oito anos chega a 80%. Desse total de mortes, aproximadamente metade é súbita e inesperada.[63]

A causa da morte súbita cardíaca (MSC) pode variar entre os pacientes. Na maioria dos casos, presume-se que seja uma arritmia cardíaca letal, como taquicardia ou fibrilação ventricular. Bradiarritmias e atividade elétrica sem pulso ocorrem menos frequentemente.[64]

A MSC em pacientes com ICFEVEp decorre de várias alterações estruturais e funcionais associadas à predisposição genética, que contribuem para o aumento do risco de morrer subitamente.

O remodelamento ventricular que se desenvolve na IC também se estende à eletrofisiologia dos cardiomiócitos. O prolongamento do potencial de ação (PA) é característico de células e tecidos isolados de miocárdios com falência ventricular. Além disso, ocorre dispersão da repolarização, o que pode predispor a atividade deflagrada mediada por pós-despolarizações e reentrada.[65,66]

Situações especiais

Existe uma grande correlação entre diabete melito e cardiomiopatia não isquêmica.[67] Cada 1% de incremento na hemoglobina A1c está associado com um aumento de 8% no risco de desenvolver insuficiência cardíaca, mesmo após ajuste para outros fatores como a doença arterial coronariana.[68] Além disso, em pacientes com resistência a insulina, mesmo na ausência do diagnóstico de diabete melito a prevalência de alterações estruturais cardíacas e insuficiência cardíaca está aumentando.[67] Pacientes com cardiomiopatia não isquêmica são mais resistentes a insulina que uma população-controle saudável, além de serem mais resistentes a insulina que pacientes com doença arterial coronariana.[69]

A insulina tem vários efeitos sobre o miocárdio. Ela se liga a um receptor de membrana que, por sua vez, ativa um mediador central, a proteína cinase B (Akt-1). Entre os efeitos desse mediador não relacionados com o metabolismo da glicose destacam-se inibição da apoptose, estimulação da hipertrofia dos miócitos e produção de óxido nítrico. Portanto, a ausência de resposta adequada à insulina leva a redução na produção de óxido nítrico e consequente disfunção endotelial, além de aumento na apoptose e alterações na estrutura cardíaca.[67]

Os efeitos metabólicos da ativação do mediador Akt-1 são no sentido de promover o transporte intracelular e o metabolismo da glicose, além de inibir o metabolismo dos ácidos graxos.[67]

Assim, respostas adaptativas cardíacas ao estresse, como o mecanismo já relatado de substituição dos ácidos graxos como principal fonte de energia pela glicose, são inibidas na presença de resistência à insulina. Inversamente ao esperado nessas situações, ocorre incremento do metabolismo de ácidos graxos e aumento do consumo de oxigênio, reduzindo a eficiência cardíaca. Além disso, o suprimento de ácidos graxos aumenta de maneira desproporcional a capacidade oxidativa cardíaca e esse acúmulo provoca lipotoxicidade e piora da insuficiência.[70,71]

Em resumo, vários mecanismos podem estar relacionados ao desenvolvimento da cardiomiopatia diabética, com destaque para as alterações no metabolismo cardíaco, com redução da utilização de glicose e piruvato e aumento da oxidação de ácido graxos; as modificações estruturais com aumento da fibrose e glicalização proteica levando a lesão de miócitos, modificações de permeabilidade e apoptose miocitária; doença microvascular; neuropatia cardíaca com distúrbios do fluxo sanguíneo miocárdico e função miocárdica.Cardiomiopatia chagásica

A cardiomiopatia chagásica representa o resultado da íntima interação entre o hospedeiro e o parasita (Trypanosoma cruzi).[73,81]

Duas teorias tentam explicar a patogênese das lesões da doença de Chagas: a primeira, com base na persistência do parasita no hospedeiro, defende que as lesões são decorrentes da ruptura mecânica das células parasitadas e de subsequente inflamação; a segunda atribui a agressão celular a um processo autoimune, em que haveria uma reatividade cruzada entre o parasita e o hospedeiro, secundária a um mimetismo molecular entre antígenos do Trypanosoma cruzi e células do hospedeiro.[74]

A resposta inflamatória é particularmente ativada na doença de Chagas,[67] com padrão recorrente e períodos de exacerbação, provocando lesão neuronal, alterações microcirculatórias, deformações da matriz cardíaca e, por fim, falência cardíaca.[73]

Pacientes com boa resposta imunológica podem conter de forma adequada a infecção parasitária e evoluir para a forma cardíaca indeterminada, caracterizada pela comprovação da infecção pelo parasita associada à ausência de manifestações relacionadas a lesões cardíacas ou digestivas. Há, no entanto, a possibilidade de se encontrar lesões inflamatórias cardíacas de baixo grau de intensidade microscópicas.[74]

Hospedeiros com resposta imunológica deficiente e/ou parasitemia elevada favorecem o desenvolvimento de resposta imunológica inadequada e processo inflamatório intenso com lesão das células miocárdicas.

Diagnóstico

Avaliação inicial

O diagnóstico da insuficiência cardíaca é principalmente baseado em história cínica, exame físico e laboratoriais, auxiliados pelos exames imagem.[75]

É importante para o diagnóstico da IC a presença de sinais e sintomas sugestivos de disfunção cardíaca, porém, alguns como dispneia e edema são de difícil interpretação, principalmente em obesos, idosos e pneumopatas. Assim, a suspeita clínica inicial deve ser seguida de exames laboratoriais e de imagem. Em 2021 foi publicada a definição universal de insuficiência cardíaca, em que foi sugerido um algoritmo diagnóstico que inclui avaliação clínica, dosagem de peptídeos natriurético e evidência de aumento das pressões de enchimento ventricular (Figura 6).

Todas as etapas auxiliam na definição da etiologia da IC e esta, quando identificada, ajuda a definir o modelo fisiopatológico (disfunção sistólica versus função sistólica preservada), o modelo hemodinâmico, estimar prognóstico e identificar

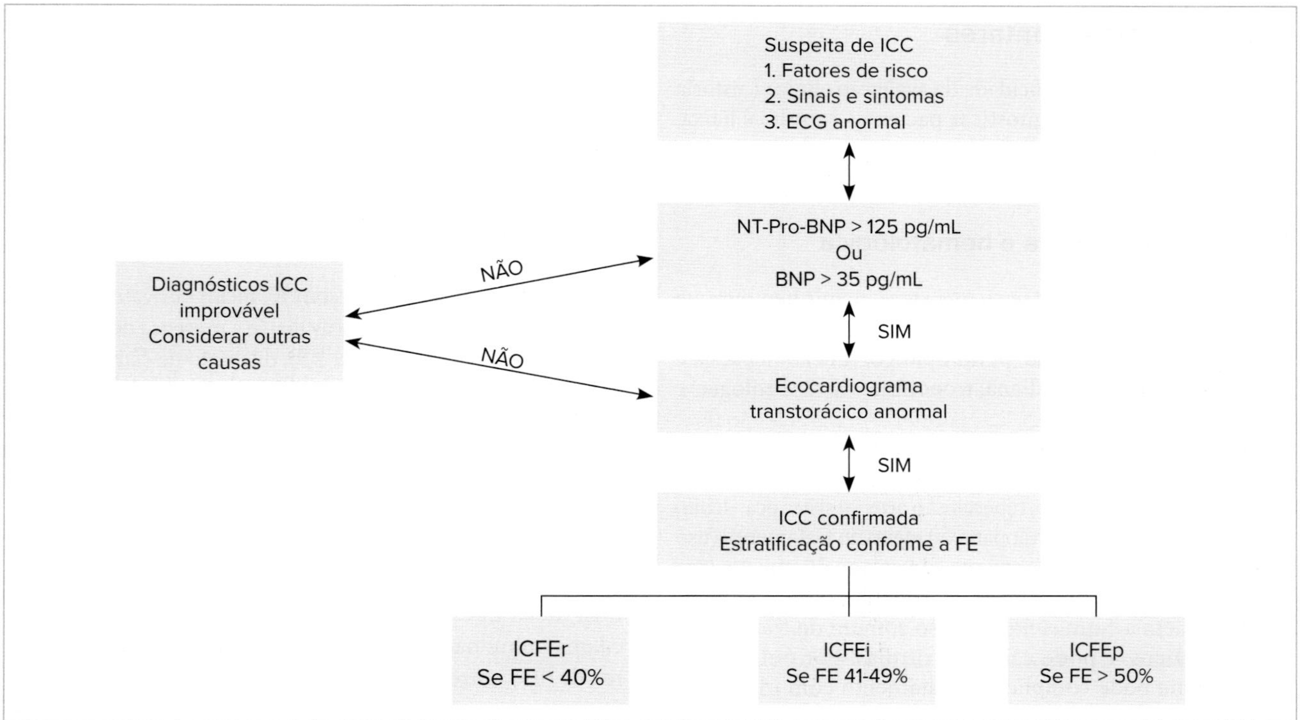

FIGURA 6

Algoritmo diagnóstico de insuficiência cardíaca.

ECG: eletrocardiograma; FE: fração de ejeção; ICC: insuficiência cardíaca congestiva; ICFEr: insuficiência cardíaca com fração de ejeção reduzida; ICFEi: insuficiência cardíaca com fração de ejeção intermediária; ICFEp: insuficiência cardíaca com fração de ejeção preservada.

pacientes que possam se beneficiar de intervenções terapêuticas específicas (como dispositivos e procedimentos cirúrgicos).[2,76]

História e exame físico

A história clínica detalhada inclui antecedentes pessoais, epidemiológicos, familiares, início e progressão dos sintomas.

Na doença de Chagas, dados como nascimento em zona endêmica, familiares com a doença, associados a sintomas de IC, sugerem a etiologia. Já a presença de angina de peito, antecedente de infarto do miocárdio, aterosclerose, área inativa em eletrocardiograma e disfunção segmentar ao ecocardiograma sugerem etiologia isquêmica.[76]

História de hipertensão, arritmias, quimioterapia prévia, hipo/hipertireoidismo, infecções prévias e história familiar de IC também sugerem etiologias diversas da IC (Tabela 1).[76]

O exame físico cuidadoso é sempre preconizado e ajuda no diagnóstico da IC. Nele inclui-se a observação de sinais e sintomas como dispneia, edema, palpitações, taquicardia[77] (Tabelas 2 e 3).

Os sinais mais específicos e de maior valor prognóstico (pressão venosa elevada e B3) são pouco sensíveis e de reprodutibilidade inter-observador limitada, principalmente entre não especialistas. A organização dos sinais e sintomas de forma integrada e hierarquizada, por meio de sistema de pontos (Boston - Tabela 4) ou critérios maiores e menores (Critérios de Framingham - Tabela 5), facilita e guia melhor o diagnóstico de IC.

Exames complementares

A sensibilidade e a especificidade da avaliação clínica (história e exame físico) para diagnosticar pacientes com IC é baixa, sendo necessária a utilização de exames complementares a fim de melhorar a acurácia no diagnóstico de IC.[76]

Avaliação bioquímica e hematológica

A avaliação inicial desses pacientes deve incluir hemograma para avaliação de anemia, eletrólitos, função renal, glicemia, hemoglobina glicada, perfil lipídico, função hepática e uroanálise, função tireoidiana, troponina, CPK, sorologias e ácido úrico.

A função hepática pode estar alterada em casos de congestão e baixo débito. Alteração da função renal pode ocorrer em decorrência de diabete melito, hipertensão arterial sistêmica, débito cardíaco reduzido pela cardiopatia ou efeito do tratamento (uso de diuréticos, inibidores da enzima conversora de angiotensina II e bloqueadores dos receptores da angiotensina).

Hipocalemia é um efeito adverso comum do tratamento com diuréticos, e pode causar arritmias. Por outro lado, hipercalemia pode complicar o tratamento com inibidores da enzima conversora de angiotensina II e bloqueadores dos receptores da angiotensina, betabloqueadores e espironolactona, e requerer ajuste terapêutico.[76]

Peptídeos natriuréticos (BNP/NTproBNP)

O BNP e o NTproBNP são os biomarcadores mais utilizados para diagnóstico da IC, assim como para prognóstico na mortalidade e na hospitalização. Eles aumentam conforme há distensão da parede dos ventrículos e estão relacionados com a fração de ejeção e nos casos de hipervolemia.[4]

Em prontos-socorros, têm grande importância, pois servem como diferencial da dispneia de origem cardíaca e de outras causas. Níveis normais de BNP possuem valor preditivo negativo de 95% para excluir IC descompensada. Além de identificar pacientes com doença cardíaca sem manifestações clínicas, mas que correm risco de desenvolver IC.[78]

No entanto, como qualquer exame laboratorial, os níveis de BNP devem ser interpretados cuidadosamente, pois podem se elevar no sexo feminino, em idosos e em doenças como insuficiência renal, assim como podem diminuir em obesos.[4]

Eletrocardiograma (ECG)

Alterações eletrocardiográficas são frequentes em pacientes com IC. Contudo, a maior relevância do uso desse método nesse contexto é o achado de um eletrocardiograma normal que detém elevado valor preditivo negativo (> 90%) a fim de excluir disfunção ventricular sistólica. Alterações como zona inativa, presença de onda Q e aumento atrial podem ser importantes para o diagnóstico etiológico da IC. Também é utilizado para análise de bradiarritmias e taquiarritmias (principalmente flutter e fibrilação atrial), além de distúrbios de condução atrioventricular (bloqueios atrioventiculares e fasciculares), que podem ser encontrados em casos de IC avançada. Alterações como BRE implicam pior prognóstico e QRS maior do que 130 ms, um critério para indicação de ressincronizador.[2,76,77]

Radiografia de tórax

A avaliação de um paciente com IC inclui obrigatoriamente a radiografia de tórax. Com ela avalia-se a presença de cardiomegalia (índice cardiotorácico > 2,5), dilatação de câmaras atriais e ventriculares, congestão pulmonar e derrames pleurais. No entanto, IC pode ocorrer sem cardiomegalia, sobretudo em pacientes com IC aguda ou com função sistólica preservada.[78]

Com a elevação progressiva da pressão capilar pulmonar, observa-se, na vasculatura pulmonar, um aumento na trama vasobrônquica, equalização no tamanho dos vasos do ápice e da base, perda da nitidez dos vasos hilares, edema pulmonar intersticial tipo septal visualizado pelas linhas de Kerley e edema pulmonar subpleural com acúmulo de fluido em forma de fuso entre o pulmão e a superfície pleural subjacente. Quando a pressão capilar pulmonar excede 25 mmHg, pode ocorrer edema alveolar com concentração de fluido em torno do hilo. Com o aumento da pressão venosa sistêmica, a veia ázigos e a cava superior podem estar aumentadas na radiografia torácica.[76,77]

Ecocardiograma

O ecocardiograma Doppler bidimensional é o exame mais utilizado para avaliação da anatomia e da função cardíaca. É um exame barato, rápido e não invasivo que pode ser realizado à beira do leito. Também pode ser feito tanto no repouso quanto no esforço. É um bom método para avaliação da função global e regional do ventrículo esquerdo (VE), da função sistólica (inferior a 50% já é considerado disfunção sistólica) e da função diastólica, da anatomia e da função valvar, avaliação da aorta, veia cava, pericárdio e presença de trombos intracavitários.[76] É um bom exame para avaliação e monitoramento das respostas a várias terapias (medicamentosas ou não).[77]

O VE é o mais importante indicador prognóstico em pacientes com isquemia ou cardiomiopatia dilatada e, por meio do ecocardiograma, é possível avaliar suas dimensões, volumes, índice de esfericidade, gravidade da regurgitação mitral (causada pelo aumento do VE e retração das cordoalhas), parâmetros de enchimento sistólico e diastólico, além da pressão sistólica da artéria pulmonar (Tabela 6).[75,77]

Mais recentemente, o ecocardiograma tem sido investigado para seu uso na avaliação de pacientes com dissincronia ventricular.[76] Avalia quais pacientes se beneficiarão da terapia, pois 30 a 50% dos pacientes que implantam marca-passo biventricular não têm resposta e nenhuma melhora.[75,77]

Ressonância magnética

Utilizada para avaliação morfológica e funcional do coração, visualização do pericárdio e dos grandes vasos. Permite a avaliação da função global e segmentar do ventrículo esquerdo e direito, da perfusão miocárdica regional e viabilidade miocárdica, da função sistólica e diastólica e da anatomia orovalvar.[76]

Radioisótopos

A medicina nuclear com técnicas de SPECT (single photon emission tomography) pode contribuir na IC de duas maneiras distintas: avaliação da perfusão miocárdica e da função ventricular de VE e VD.

Cintilografia miocárdica de perfusão é utilizada para o diagnóstico de doença arterial coronariana, fornecendo informações de isquemia e viabilidade miocárdica, assim como prognósticas.[76]

Estudo hemodinâmico

A coronariografia está indicada em pacientes com angina ou que possuem evidências de isquemia miocárdica. Pacientes com insuficiência cardíaca em investigação de etiologia de IC e com refratariedade ao tratamento devem ser submetidos a angiografia coronariana, já que a doença arterial coronariana está presente em dois terços dos pacientes com disfunção ventricular. Outras indicações do método incluem: avaliação de pacientes candidatos a transplante cardíaco, auxílio na indicação de tratamento cirúrgico nas disfunções valvares, aneurismas ventriculares e obstruções coronarianas.[76,77]

O teste de esforço na IC é utilizado para avaliação funcional, estratificação prognóstica, avaliação objetiva de classe funcional, além de fornecer informações importantes para a seleção de candidatos a transplante cardíaco.

A ergoespirometria consiste na realização do teste de esforço associado à medida da ventilação pulmonar e à análise das concentrações de oxigênio e gás carbônico do ar expirado para quantificação precisa do consumo máximo de oxigênio (VO_2 pico) e do limiar anaeróbico. Pico abaixo de 10 mL/kg/ min identifica pacientes com pior prognóstico, enquanto VO_2 pico maior que 18 mL/kg/min confere bom prognóstico em pacientes com IC. Algumas variáveis como uso de betabloqueador, idade e sexo podem afetar os valores de VO_2 pico.

AVALIAÇÃO DA CAPACIDADE FUNCIONAL NA INSUFICIÊNCIA CARDÍACA E NOVAS TECNOLOGIAS – ERGOESPIROMETRIA E CARDIOMEMS®

- A relação entre a ventilação (VE) e produção de dióxido de carbono (VCO_2) expressa como inclinação da relação VE/VCO_2 ou *slope* do VE/VCO_2 também mostra-se um parâmetro ergoespirométrico com valor prognóstico em pacientes com IC. Valores maiores que 35 estão relacionados com pior prognóstico.[76,79] O CardioMEMS® é um sistema de monitoramento remoto das pressões pulmonares que envia em tempo real aos sistemas de saúde as medidas e permite a detecção precoce de piora do quadro clínico, além de permitir ajustes individualizados da medicação prevenindo hospitalizações por insuficiência cardíaca.

RESUMO

- A síndrome da insuficiência cardíaca (IC) ainda é uma doença com destaque na saúde pública. Tem elevada prevalência na população, com alta mortalidade morbidade, e é responsável por grande parte das internações hospitalares no Brasil, na Europa e nos Estados Unidos, principalmente entre os idosos.
- A síndrome clínica da insuficiência cardíaca (IC) representa um somatório de múltiplas alterações anatômicas, funcionais e biológicas que interagem entre si.
- Mesmo após a disfunção cardíaca instalada, a maioria dos pacientes pode permanecer assintomática por períodos variáveis, em decorrência da ativação de mecanismos adaptativos, dentre os quais se destacam o sistema renina-angiotensina-aldosterona e o sistema nervoso simpático. Essas adaptações iniciam-se rapidamente, em questão de minutos a horas, e são capazes de sustentar ou modular a função ventricular em níveis próximos do normal.

- Em longo prazo, outro mecanismo adaptativo é o remodelamento ventricular, no qual fatores neuro-hormonais, mecânicos e possivelmente genéticos alteram tamanho, forma e função ventricular. Esse remodelamento ventricular, que a princípio é consequência da ICFEVEr, passa em um segundo momento a contribuir para a deterioração da disfunção miocárdica. Quando ocorre a falência dos mecanismos adaptativos, sobretudo o remodelamento ventricular, a ICFEVEr IC torna-se sintomática. Apesar dos avanços no tratamento, ainda há uma elevada morbidade e mortalidade, assim, novos modelos têm sido propostos para explicar essa progressão da ICFEVEp, apesar do diagnóstico mais precoce e do tratamento otimizado, como o modelo do metabolismo energético.
- O diagnóstico da IC é realizado inicialmente pela história clínica e pelo exame físico, observando sinais e sintomas sugestivos da síndrome; associados a exames laboratoriais e métodos de imagem como ecocardiograma, eletrocardiograma e ressonância magnética ajudam no correto diagnóstico da IC, assim como em seu correto tratamento.

Referências bibliográficas

1. Montera MW, Almeida RA, Tinoco EM, et al. Sociedade Brasileira de Cardiologia. II Diretriz Brasileira de Insuficiência Cardíaca Aguda. Arq Bras Cardiol. 2009;93(3 supl.3):1-65.
2. Atualização da Diretriz Brasileira de Insuficiência Cardíaca Crônica – 2012. Arq Bras Cardiol. 2012;98(1 supl.1):1-33
3. Rathi S, Deedwania PC. The epidemiology and pathophysiology of heart failure. Med Clin N Am. 2012;96:881-90.
4. Braunwald E. Heart failure. JACC. 2013;1(1):2013.
5. Bocchi EA, Arias A, Verdejo H, Diez M, Gómez E, Castro P; Interamerican Society of Cardiology. The reality of heart failure in Latin America. JACC. 2013;62(11):949-58.
6. Mann DL. Mechanisms and models in heart failure. Circulation. 1999;100:999-1008.
7. Opie LH. Heart failure and neurohumoral responses. In: Opie LH (ed.). The heart: physiology, from cell to circulation. Philadelphia: Lippincott Williams & Wilkins; 1998. p. 475-511.
8. Francis GS, Tang WH. Pathophysiology of congestive heart failure. Rev Cardiovasc Med. 2003;4:S14-20.
9. Beadle RM, Williams LK, Kuehl M, Bowater S, Abzguia K, Leyva F, et al. Improvement in cardiac energetics by perhexiline in heart failure due to dilated cardiomyopathy. JACC Heart Fail. 2015;3(3):202-11.
10. Neubauer S. The failing heart – an engine out of fuel. N England J Med. 2007;356:1140-51.
11. Anderson DJ, Gage FH, Weissman IL. Can stem cells cross lineage boudaries? Nat Med. 2001;7:393-5.
12. Hess B. Chronic heart failure: pathophysiology and therapeutic approaches – Why is kidney so important? Eur Heart Supplements. 2001;3:G3-7.
13. Volpe M, Savoia C, Paolis P, Ostrowska B, Tarasi D, Rubattu S. The renin-angiotensin system as a risk factor and therapeutic target for cardiovascular and renal disease. J Am Soc Nephrol. 2002;13:S173-8.
14. Nickenig G, Harrison GD. The AT1-type angiotensin receptor in oxidative stress and atherogenesis: oxidative stress and atherogenesis. Circulation. 2002;105:393-6.
15. Wolny A, Clozel JP, Rein J, Mory P, Vogt P, Turino M, et al. Functional and biochemical analysis of angiotensin II-forming pathways in the human heart. Cir Res. 1997;80:219-27.
16. Espiner EA. Physiology of natriuretic peptides. J Intern Med. 1994;235:527-41.
17. El-Menyar AA. Cytokines and myocardial dysfunction: state of the art. J Cardiac Fail. 2008;14:61-74.
18. Torre-Amione G. Imune activation in chronic heart failure. Am J Cardiol. 2005;95:3C-8C.
19. Torre-Amione G, Kapadia S, Benedict C, Oral H, Young JB, Mann DL. Proinflamatory cytokine levels in patients with depressed left ventricular ejection fraction: a report from the studies of left ventricular dysfunction (SOLVD). J Am Coll Cardiol 1996; 27:1201-6.
20. Anker SD, Sharma R. The syndrome of cardiac cachexia. Int J Cardiol 2002;85:51-66.
21. Jessup M, Brozena S. Heart failure. N Eng J Med. 2003;348:2007-18.
22. Francis GS, McDonald KM. Left ventricular hypertrophy: an initial response to myocardial injury. Am J Cardiol. 1992;69:3G-9G.
23. Francis GS. Changing the remodeling process in heart failure: basic mecanisms and laboratory results. Curr Opin Cardiol. 1998;13:156-61.
24. Weber KT. Extracellular matrix remodeling in heart failure: a role for de novo angiotensin II generation. Circulation. 1997;96:4065-82.
25. McMurray JJV, Packer M, Desai AS, Gong J, Lefkowitz MP, Rizkala AR, et al; for the PARADIGM-HF Investigators and Committees. Angiotensin-neprilysin inhibition versus enalapril in heart failure. N Engl J Med. 2014;371(11):993-1004.
26. Garg S, Narula J, Chandrashekhar Y. Apoptosis and heart failure: clinical relevance and therapeutic target. J Mol Cell Cardiol. 2005;38:73-9.
27. Jessup M, Brozena S. Heart failure. N Eng J Med. 2003;348:2007-18.
28. Kajstura J, Leri A, Finato N, Di Loreto C, Beltrami CA, Anversa P. Myocite proliferation in end-stage cardiac failure in humans. Proc Natl Acad Sci. 1998;95:8801-5.
29. Beltrami AP, Urbanek K, Kajstura J, Yan Shao-Min, Finatto N, Bussani R. Evidence that human cardiac myocytes divide after myocardial infarction. N Engl J Med. 2001;344:1750-7.
30. Quaini F, Urbanek K, Betrami A, Finato N, Beltrami CA, Nadal-Ginard B. Chimerism of the transplanted heart. N Engl J Med. 2002;346:5-15.
31. Anversa P, Leri A, Kajstura J. Cardiac regeneration. J Am Coll Cardiol. 2006;47:1769-76.
32. Valgimigli M, Rigolin GM, Fucili A, Porta MD, Soukhomovskaia O, Malagutti P, et al. CD34+ and endothelial progenitor cells in patients with various degrees of congestive heart failure. Circulation. 2004;110:1209-12.
33. Adamopoulos S, Parissis JT, Kremastinos DT. Endothelial dysfunction in chronic failure: clinical and therapeutic implications. Eur J Int Med. 2002;13:233-39.
34. Ventura-Clapier R, Garnier A, Veksler V. Energy metabolism in heart failure. J Physiol. 2003;555:1-13.
35. Opie L. The heart: physiology and metabolism. New York: Raven Press; 1991.
36. Joyner MJ. Congestive heart failure – More bad news from exercising muscle? Circulation. 2004;110:2978-9.
37. Middlekauff HR, Chiu J, Hamilton MA, Fonarow GC, Maclellan WR, Hage A, et al. Muscle mechanoreceptor sensitivity in heart failure. Am J Physiol Heart Circ Physiol. 2004;287:H1937-43.
38. Silveberg DS, Wexler D, Blum M, et al. The use of subcutaneous erythropoetin and intravenous iron for the treatment of the anemia of severe, resistant congestive heart failure improves cardiac and renal function and functional class, and markedly reduces hospitalizations. J Am Coll Cardiol. 2000;35:1737-44.
39. Horwich TB, Fonarow GC, Hamilton MA, et al. Anemia is associated with worse symptoms, greater impairement in functional capacity and a significant increase in mortality in patients with advanced heart failure. J Am Coll Cardiol. 2002;39:1780-6.
40. Ferreira SMA, Guimarães GV, Cruz FA, et al. Anaemia as a risk factor in heart failure. Eur Heart J. 2005; 26:277.
41. Volpe M, Tritto C, Testa U, Rao MA, Martucci R, Mirante A, et al. Blood levels of erythropoetin in congestive heart failure and correlation with clinical, hemodinamic, and hormonal profiles. Am J Cardiol. 1994;74:468-73.
42. Nijst P, Verbrugge FH, Grieten L, Dupont M, Steels P, Tang WH, et al. The pathophysiological role of interstitial sodium in heart failure. J Am Coll Cardiol. 2015;65(4):378:88..
43. Torre-Amione G, Bozkurt B, Deswal A, Mann DL. An overview of tumor necrosis factor alpha and the failing human heart. Curr Opin Cardiol. 1999;14:206-10.

44. Ishani A, Weinhandl E, Zhao Z, Gilbertson DT, Collins AJ, Yusuf S, et al. Angiotensin-converting enzyme inhibitor as a risk factor for the development of anemia, and the impact of incident anemia on mortality in patients with left ventricular dysfunction. J Am Coll Cardiol. 2005;45(3):391-9.
45. Hewood JT. The cardiorenal syndrome: lessons from the ADHERE Database and treatment options. Heart Fail Rev. 2004;9:195-201.
46. Liang KV, Williams AW, Greene EL, Redfield MM. Acute decompensated heart failure and the cardiorenal syndrome. Crit Care Med. 2008;36:S75-88.
47. Fonarow GC, Heywood JT. The confounding issue of comorbid renal insufficiency. Am J Med. 2006;119:S17-25.
48. Rea ME, Dunlap ME. Renal hemodynamics in heart failure: implications for treatment. Curr Opin Nephrol Hypert. 2008;17:87-92.
49. Ljungman S, Laragh JH, Cody RJ. Role of the kidney in congestive heart failure relationship of cardiac index to kidney function. Drugs. 1990;supp l4:10-21.
50. Gottlieb SS, Abraham W, Butler J, Forman DE, Loh E, Massie BM, et al. The prognostic importance of different definitions of worsening renal function in congestive heart failure. J Card Fail. 2002;8:136-41.
51. Weinfeld MS, Chertow GM, Stevensos LW. Aggravate renal dysfunction during intensive therapy for advanced chronic heart failure. Am J Cardiol. 2000;85:1110-3.
52. Gottlieb SS, Brater DC, Thomas I, Havranek E, Bourge R, Goldman S, et al. BG9719 (CVT-124), an A1 adenosine receptor antagonist, protects against the decline in renal function observed with diuretic therapy. Circulation. 2002;105:1348-53.
53. Bart BA, Teerlink JR, Constanzo MR. Changes in serum creatinine during treatment of heart failure and volume overload with ultrafiltration or intravenous diuretics. J Card Fail. 2002;12:S114.
54. Kramer BK, Schweda F, Riegger GAJ. Diuretic treatment and diuretic resistance in heart failure. Am J Med. 1999;106:90-6.
55. American Heart Association. Heart Disease and Stroke Statistics-2003 Update. Dallas, Texas: American Heart Association; 2002.
56. Tomaselli GF, Zipes DP. What causes sudden death in heart failure? Circ Res. 2004;95:754-63.
57. Tomaselli GF, Marban E. Eletrophysiological remodeling in hypertrophy and heart failure. Cardiovasc Res. 1999;42:270-83.
58. Cutler MJ, Rosenbaum DS, Dunlap ME. Structural and electrical remodeling as therapeutic targets in heart failure. J Eletrocardiol. 2007;40:S1-7.
59. Witteles RM, Fowler MB. Insulin-resistant cardiomyopathy. J Am Coll Cardiol 2008;51:93-102.
60. Iribarren C, Karter AJ, Go AS, Ferrara A, Liu JY, Sidney S, et al. Glycemic control and heart failure among adult patients with diabetes. Circulation. 2001;103:2668-73.
61. Swan JW, Anker SD, Walton C, Godsland IF, Clark AL, Leyva F, et al. Insulin resistance in chronic heart failure: relation to severity and etiology of heart failure. J Am Coll Cardiol. 1997;30:527-32.
62. An D, Rodrigues B. Role of changes in cardiac metabolism in development of diabetic cardiomyopathy. Am J Physiol Heart Circ Physiol. 2006;291:H1489-506.
63. Chiu HC, Kovacs A, Ford DA, Hsu FF, Garcia R, Herrero P, et al. A novel mouse model of lipotoxis cardiomyopathy. J Clin Invest. 2001;107:813-22.
64. Marwick TH. Diabetic heart disease. Heart. 2006;92:296-300.
65. Higuchi ML, Benvenuti LA, Reis MM, Metzger M. Pathophysiology of the heart in Chagas' disease: current status and new developments. Cardiovasc Res. 2003;60:96-107.
66. Teixeira ARL, Nitz N, Guimaro MC, Gomes C, Santos-Buch CA. Chagas disease. Postgrad Med J. 2006;82:788-98.
67. Mocelin AO, Issa VS, Bacal F, Guimarães GV, Cunha E, Bocchi EA. The influence of aetiology on inflammatory and neurohumoral activation in patients with severe heart failure: a prospective study comparing Chagas' heart disease and idiopathic dilated cardiomyopathy. Eur J Heart Failure. 2005;7:869-73.
68. Iribarren C, Karter AJ, Go AS, Ferrara A, Liu JY, Sidney S, et al. Glycemic control and heart failure among adult patients with diabetes. Circulation. 2001;103:2668-73.
69. Swan JW, Anker SD, Walton C, Godsland IF, Clark AL, Leyva F, et al. Insulin resistance in chronic heart failure: relation to severity and etiology of heart failure. J Am Coll Cardiol. 1997;30:527-32.
70. An D, Rodrigues B. Role of changes in cardiac metabolism in development of diabetic cardiomyopathy. Am J Physiol Heart Circ Physiol. 2006;291:H1489-506.
71. Chiu HC, Kovacs A, Ford DA, Hsu FF, Garcia R, Herrero P, et al. A novel mouse model of lipotoxis cardiomyopathy. J Clin Invest. 2001;107:813-22.
72. Marwick TH. Diabetic heart disease. Heart. 2006;92:296-300.
73. Higuchi ML, Benvenuti LA, Reis MM, Metzger M. Pathophysiology of the heart in Chagas' disease: current status and new developments. Cardiovasc Res. 2003;60:96-107.
74. Teixeira ARL, Nitz N, Guimaro MC, Gomes C, Santos-Buch CA. Chagas disease. Postgrad Med J. 2006; 82:788-98.
75. John JV, McMurray MD. Systolic Heart Failure. NEJM. 2013;1(1).
76. Bocchi EA, Marcondes-Braga FG, Ayub-Ferreira SM, et al. Sociedade Brasileira de Cardiologia. III Diretriz Brasileira de Insuficiência Cardíaca Crônica. Arq Bras Cardiol. 2009;93(1 supl.1):1-71.
77. Braunwald's Tratado de doenças cardiovasculares. 10 ed. São Paulo: Elsevier; 2017.
78. Dao Q, Krishnaswamy P, Kazanegra R, Harrison A, Amirnovin R, Lenert L, et al. Utility of B-type natriuretic peptide in the diagnosis of congestive heart failure in an urgent-care setting. J Am Coll Cardiol. 2001;37:379-85.
79. Guimarães GV, Silva MS, d'Avila VM, Ferreira SM, Silva CP, Bocchi EA. Peak VO2 and VE/VCO2 slope in betablockers era in patients with heart failure: a Brazilian experience. Arq Bras Cardiol. 2008;91(1):39-48.
80. Brown DA, Perry JB, Allen ME, et al. Expert consensus document: Mitochondrial function as a therapeutic target in heart failure. Nat Rev Cardiol. 2017;14:238-50.
81. Bocchi EA, Bestetti RB, Scanavacca MI, Cunha Neto E, Issa VS. Chronic Chagas heart disease management: from etiology to cardiomyopathy treatment. J Am Coll Cardiol. 2017;70:1510-24.

Capítulo 2

Insuficiência cardíaca: classificação e prognóstico

Marcelo Villaça Lima
Ricardo Pavanello
Antonio Carlos Pereira Barretto

PONTOS-CHAVE

- A insuficiência cardíaca (IC) pode ser determinada basicamente de acordo com a fração de ejeção do ventrículo esquerdo (FEVE), a gravidade dos sintomas (New York Heart Association – NYHA) e o tempo de progressão da doença.
- Uma revisão sobre a classificação da IC de acordo com a fração de ejeção do ventrículo esquerdo foi publicada. A nova classificação manteve a IC com FEVE preservada (ICFEp) acima de 50% e reduzida (ICFEr) abaixo de 40%.
- A classificação da IC com fração de ejeção levemente reduzida (ICFElr) vem para substituir o termo "intermediária" para aqueles pacientes com fração de ejeção entre 41 e 49%. Além desta mudança, foi introduzido outro termo, referente a pacientes com melhora da função ventricular, denominado IC com fração de ejeção melhorada (ICFEm).
- A classificação funcional da NYHA foi utilizada para descrever a gravidade dos sintomas e a intolerância ao exercício. Embora com muita subjetividade, essa classificação é amplamente utilizada. No entanto, a gravidade dos sintomas se correlaciona mal com muitas medidas da função ventricular.
- A classificação da IC em estágios (A, B, C e D) estabelece um continuum de gravidade. Entretanto, a partir do estágio C, ou seja, pacientes com sintomas, são esperadas diferentes apresentações clínicas e diferentes classificações dentro da avaliação funcional da NYHA.
- Para a avaliação dos pacientes com descompensação aguda, a classificação clínico-hemodinâmica proposta por Stevenson vem sendo utilizada. Os pacientes são classificados com base na perfusão e congestão sistêmica (frio x quente; úmido x seco).
- Ao longo do tempo, marcadores prognósticos de mortalidade já foram identificados em pacientes com IC. Alguns já estão bem estabelecidos na literatura, como por exemplo, maior intensidade dos sintomas (NYHA), fração de ejeção reduzida, grandes diâmetros ventriculares e intolerância ao exercício. Outros marcadores como frequência cardíaca, hospitalizações e os que envolvem biomarcadores têm merecido mais atenção em desfechos adversos.

Introdução

A insuficiência cardíaca (IC) é uma síndrome clínica complexa que resulta na incapacidade estrutural e funcional do enchimento ou ejeção ventricular do sangue.[1] Na literatura é descrito que metade dos pacientes com IC tem função ventricular esquerda normal, entretanto, nos últimos anos, a classificação da IC passou por modificações baseadas além da função ventricular. Mesmo assim, a função ventricular ainda é um marcador diagnóstico e prognóstico e sua avaliação define estratégias de tratamento tanto para pacientes compensados como para os descompensados.

A IC pode ser determinada basicamente de acordo com a fração de ejeção do ventrículo esquerdo (FEVE), quanto à gravidade dos sintomas (classificação funcional da New York Heart Association – NYHA) e quanto ao tempo e progressão da doença.[2]

Classificação de acordo com a fração de ejeção

Sobre a classificação pela fração de ejeção, a principal terminologia empregada determina pacientes com FEVE normal (≥ 50%), denominada IC com fração de ejeção preservada (ICFEp), e aqueles com FEVE reduzida (< 40%), denominados IC com fração de ejeção reduzida (ICFEr). Pacientes com IC e fração de ejeção entre 41 e 49% agora são classificados como "fração de ejeção levemente reduzida" (ICFElr), substituindo o termo IC com fração de ejeção intermediária ou mid range. Neste grupo de pacientes, os dados atualmente disponíveis indicam que a resposta ao tratamento da IC é semelhante à de pacientes com ICFEr.[3-5]

A diferenciação dos pacientes de acordo com a FEVE tem particular importância principalmente em relação à resposta terapêutica. A maioria das condutas farmacológicas presentes nas diretrizes nacional e internacionais baseia-se nos resultados de estudos clínicos que avaliaram pacientes com ICFEr, com redução consistente da mortalidade e de hospitalizações. Pacientes com ICFEp ainda merecem maiores estudos. Existe ainda um grupo de pacientes que evoluem com melhora da função ventricular ao longo do tratamento. De acordo com a nova definição e classificação universal de IC, recomenda-se o termo IC com fração de ejeção melhorada (ICFEm) para pacientes com FEVE prévia < 40% e que tiveram um aumento de 10 pontos percentuais atingindo taxas acima de 40% durante sua evolução clínica. Esta classificação recomenda que seja utilizado o termo "melhorada" ao invés de "recuperada".[4,5]

Desta forma, após o diagnóstico clínico da IC, deve ser avaliada a função cardíaca, pois a orientação terapêutica é diferente para cada um destes grupos. Sendo assim, a Tabela 1 apresenta a classificação da IC baseada na fração de ejeção do ventrículo esquerdo.

TABELA 1 Classificação da insuficiência cardíaca (IC) de acordo com a fração de ejeção do ventrículo esquerdo

IC com fração de ejeção reduzida (ICFEr)	IC com FEVE ≤ 40%
IC com fração de ejeção levemente reduzida (ICFElr)	IC com FEVE 41-49%
IC com fração de ejeção preservada (ICFEp)	IC com FEVE ≥ 50%
IC com fração de ejeção melhorada (ICFEm)	IC com FEVE prévia < 40% e que tiveram um aumento de 10 pontos percentuais atingindo taxas acima de 40% durante sua evolução clínica

Classificação de acordo com a gravidade dos sintomas

A classificação funcional NYHA foi utilizada para descrever a gravidade dos sintomas e a intolerância ao exercício (Tabela 2). Embora com muita subjetividade, essa classificação é amplamente utilizada. No entanto, a gravidade dos sintomas se correlaciona mal com muitas medidas da função ventricular. Embora exista uma relação clara entre a gravidade dos sintomas e a sobrevida, os pacientes com sintomas leves ainda podem ter um risco aumentado de hospitalização e morte.[6]

Esta classificação permite avaliar o paciente clinicamente, auxilia no manejo terapêutico e tem relação com o prognóstico.[2,3] Pacientes em classe funcional III e IV da NYHA apresentam-se mais sintomáticos, com internações hospitalares mais frequentes, com maiores chances de descompensações clínicas e maior mortalidade. Entretanto, vale ressaltar que embora pacientes em classe funcional II se apresentem mais estáveis e com internações menos frequentes, existe o risco de morte súbita sem piora dos sintomas.[6]

TABELA 2 Classificação da insuficiência cardíaca baseada na avaliação da New York Heart Association

Classe	Definição	Descrição geral
I	Ausência de sintomas	Assintomático
II	Atividades físicas habituais causam sintomas. Limitação leve	Sintomas leves
III	Atividades físicas menos intensas que as habituais causam sintomas. Limitação importante, porém confortável no repouso	Sintomas moderados
IV	Incapacidade para realizar qualquer atividade sem apresentar desconforto. Sintomas no repouso	Sintomas graves

Fonte: adaptada de The Criteria Committee of the New York Heart Association. Nomenclature and criteria for diagnosis of diseases of the heart and great vessels, 9th ed. Boston: Little, Brown; 1994.

Às vezes, o termo "IC avançada" é usado para caracterizar pacientes com sintomas graves, descompensação recorrente e disfunção cardíaca grave.[7] A classificação da American College of Cardiology Foundation/American Heart Association (ACCF/AHA) apresenta estágios de desenvolvimento de IC baseados em mudanças estruturais e sintomas, que será descrita a seguir.

Classificação de acordo com a progressão da doença

Enquanto a classificação da NYHA valoriza a capacidade para o exercício e a gravidade dos sintomas da doença, a classificação por estágios da IC proposta pela ACC/AHA enfatiza o desenvolvimento e a progressão da doença (Tabela 3).[8] A classificação da IC em estágios (A, B, C e D) estabelece um *continuum* de gravidade. No entanto, a partir do estágio C, ou seja, pacientes com sintomas, são esperadas diferentes apresentações clínicas e diferentes classificações dentro da avaliação funcional da NYHA. Por exemplo, um paciente pode ser classificado no estágio C e de acordo com o tratamento e evolução transitar entre as classes funcionais II a IV da NYHA. Esta forma de classificação permite uma compreensão evolutiva da doença e, ainda, serve de base para a identificação de pacientes com indicação de intervenções predominantemente preventivas (estágios A e B), terapêuticas (estágios C) ou seleção de pacientes para procedimentos especializados e cuidados paliativos (estágio D).

Além disso, o termo insuficiência cardíaca tem sido usado na maioria das diretrizes e nos grandes estudos para descrever pacientes sintomáticos de acordo com a classificação da NYHA. Pacientes que nunca exibiram os sintomas típicos e/ou sinais de IC e apresentam-se com FEVE reduzida são descritos como tendo disfunção sistólica assintomática do ventrículo esquerdo. Pacientes que já possuem diagnóstico de IC há algum tempo costumam ser classificados como portadores de "IC crônica". Um paciente tratado com sinais e sin-

TABELA 3 Classificação da insuficiência cardíaca proposta pela ACC/AHA

Estágio	Descrição	Abordagens possíveis
A	Risco de desenvolver IC Sem doença estrutural ou sintomas de IC	Controle de fatores de risco para IC: tabagismo, dislipidemia, hipertensão, etilismo, diabetes e obesidade Monitorar cardiotoxicidade
B	Doença estrutural cardíaca presente Sem sintomas de IC	Considerar IECA, betabloqueador e antagonistas mineralocorticoides
C	Doença estrutural cardíaca presente Sintomas prévios ou atuais de IC	Tratamento clínico otimizado* Medidas adicionais* Considerar TRC, CDI e tratamento cirúrgico Considerar manejo por equipe multidisciplinar
D	IC refratária ao tratamento clínico Requer intervenção especializada	Todas medidas acima Considerar transplante cardíaco e dispositivos de assistência ventricular

ACC/AHA: American College of Cardiology Foundation/American Heart Association; CDI: cardiodesfibrilador implantável; IC: insuficiência cardíaca; IECA: inibidor da enzima conversora de angiotensina; TRC: terapia de ressincronização cardíaca. Fonte: Yancy et al., 2017.[8]

tomas que permaneceram geralmente inalterados por pelo menos 1 mês é considerado "estável". Se a IC crônica estável se deteriorar, o paciente pode ser descrito como "descompensado" e isso pode acontecer de forma súbita ou lenta, levando frequentemente à internação hospitalar, um evento de considerável importância prognóstica.

Para a avaliação dos pacientes com descompensação aguda, a classificação clínico-hemodinâmica proposta por Stevenson vem sendo utilizada.[1-3] Os pacientes com sintomas e sinais clínicos de congestão são denominados úmidos ou congestos; na ausência dos mesmos, como secos; na presença de sinais de baixo débito, como frios e os com perfusão periférica normal, como quentes. Com esta proposta, ficaram definidos quatro perfis clínico-hemodinâmicos, como representados abaixo (Figura 1). A classificação da IC descompensada

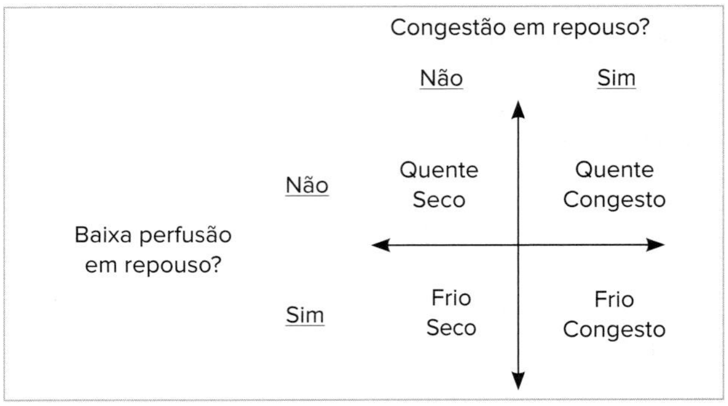

FIGURA 1
Classificação clínico-hemodinâmica da insuficiência cardíaca descompensada.

será discutida detalhadamente no capítulo específico. IC de início recente (*de novo*) também pode apresentar-se agudamente, por exemplo, como consequência do infarto agudo do miocárdio ou subagudamente, por exemplo, em pacientes com cardiomiopatia dilatada, que muitas vezes apresentam sintomas por semanas ou meses antes que o diagnóstico se torne evidente.[3]

Prognóstico

A estimativa do prognóstico, seja de incapacidade, da morbidade ou da expectativa de vida ajuda os pacientes, suas famílias e principalmente os médicos a decidirem sobre o tipo e o momento apropriados do tratamento, particularmente, em decisões sobre uma transição rápida para terapias avançadas ou até mesmo menos invasivas.[1]

Nas últimas décadas, vários escores de risco prognóstico foram desenvolvidos para diferentes populações de pacientes com IC e alguns estão disponíveis como aplicativos *on-line* interativos. Os escores de risco podem ajudar a prever o risco de morte em pacientes com IC, mas permanecem menos úteis para a previsão de hospitalizações. O *Heart Failure Survival Score* (HFSS)[9] e o *Seattle Heart Failure Model* (SHFM) (www.seattleheartfailuremodel.org[10]) são os mais aplicados na prática clínica, mas parecem subestimar o risco do paciente,[11] especialmente naqueles hospitalizados por IC descompensada.

Para pacientes hospitalizados, o modelo desenvolvido pelo *Acute Decompensated Heart Failure National Registry* (ADHERE) incorpora três variáveis medidas como rotina no momento da admissão hospitalar (pressão arterial sistólica, ureia e creatinina séricas) e divide os indivíduos em categorias com uma diferença de risco de dez vezes (de 2,1 a 21,9%).[1]

Recentemente, outros escores têm sido estudados, incluindo *o Metabolic Exercise Cardiac Kidney Index* (MECKI)[13] e o *Meta-analysis Global Group in Chronic Heart Failure* (MAGGIC).[14] Importante destacar que estes escores não foram adequadamente validados na população brasileira, que apresenta características diferentes das estudadas neste contexto.[15,16]

Ao longo do tempo, marcadores prognósticos de mortalidade já foram identificados em pacientes com IC, como demonstrados na Tabela 4. Alguns já estão bem estabelecidos na literatura, como por exemplo, maior intensidade dos sintomas (NYHA), fração de ejeção reduzida, grandes diâmetros ventriculares e intolerância ao exercício. Outros marcadores também merecem destaque e serão discutidos a seguir.

TABELA 4 Marcadores prognósticos na insuficiência cardíaca

História
Idade > 65 anos
Múltiplas internações hospitalares
Falta de adesão ao tratamento
História
Maior intensidade dos sintomas (classe III/ IV – NYHA)
Caquexia
Anorexia
Síncope
Apneia do sono
Diabetes melito
Doença pulmonar associada
Depressão
Parada cardiorrespiratória revertida
Redução de função cognitiva
Exame clínico
Má perfusão
Congestão
Hipotensão
Taquicardia
Presença de B3
Etiologia
Chagásica
Isquêmica
Capacidade para exercício
Baixo VO_2 máx
Aumento do Slope VE/VCO_2
Diminuição da distância de 6 min
Diminuição acentuada da tolerância ao exercício
Alteração estrutural e funcional
Cardiomegalia acentuada (índice cardiotorácico > 0,55)
Dilatação progressiva do ventrículo esquerdo
Aumento do índice de massa de ventrículo esquerdo
Aumento do diâmetro do atrio esquerdo
Aumento do diâmetro do ventrículo direito
Fração de ejeção de ventrículo esquerdo < 30%
Redução da fração de ejeção de ventrículo direito
Insuficiência mitral
Insuficiência tricúspide
Padrão restritivo/pseudonormal
Alteração hemodinâmica
Redução do débito cardíaco
Elevação de pressões pulmonares
Elevação do gradiente transpulmonar
Elevação da resistência vascular sistêmica (RVS)
Alteração eletrofisiológica
Fibrilação atrial
Arritmias complexas (TV sustentada e não sustentada)
BRE (dissincronia)
Alteração eletrofisiológica
Onda T alternante
QT-longo
Alteração de dispersão do QT
Redução da variabilidade de FC
Exames laboratoriais
Sódio plasmático < 130 mEq/L
Níveis elevados de BNP
Níveis elevados de citocinas
Ativação neuro-hormonal (noradrenalina)
Anemia (hemoglobina < 11g%)
Creatinina > 2,5 mg%

Fonte: Comitê Coordenador da Diretriz de Insuficiência Cardíaca, 2018.[2]

Fatores demográficos

A sobrevida dos pacientes com IC é influenciada pela idade, sexo, raça e etiologia da cardiomiopatia.

Idade

A taxa de mortalidade em pacientes tratados com IC aumenta com a idade.[16-20] Em um relatório do estudo de Framingham, a mortalidade aumentou com o avanço da idade (HR 1,27 e 1,61 por década em homens e mulheres, respectivamente).[16] Em uma análise *post hoc* de dados do estudo CHARM, os pacientes foram agrupados em cinco categorias de idade: 20 a 39 (n = 120), 40 a 49 (n = 538), 50 a 59 (n = 1.527), 60 a 69 (n = 2.395) e ≥ 70 anos (n = 3.019).[20] A mortalidade bruta de 3 anos por todas as causas aumentou com a idade (12, 13, 13, 19 e 31%, respectivamente). Essa relação permaneceu significativa após o ajuste para preditores conhecidos de mortalidade e morbidade.

Sexo

O prognóstico geralmente tem sido melhor em mulheres do que em homens com IC.[16,21,22] Em dados do estudo de Framingham, o tempo médio de sobrevida após o diagnóstico de IC foi de 3,2 anos em mulheres e 1,7 anos em homens; depois de 5 anos, 38% das mulheres e 25% dos homens estavam vivos.[16] Um risco reduzido em mulheres também foi observado em ensaios terapêuticos.[22-26] Uma análise conjunta de cinco estudos randomizados para o tratamento de pacientes com FEVE reduzida (PRAISE, PRAISE II, MERIT-HF, VEST, PROMISE) incluiu um total de 8.791 homens e 2.851 mulheres.[22] Na análise multivariada, o sexo feminino foi associado com sobrevida significativamente mais longa (HR 0,77). Achados semelhantes foram observados em uma comparação de resultados em 2.400 mulheres e 5.199 homens no estudo CHARM, que incluiu pacientes com FEVE reduzida e preservada.[26] As mulheres tinham menos riscos da maioria dos desfechos fatais e não fatais; essas diferenças não foram explicadas pela FEVE ou pela causa da insuficiência cardíaca.[26]

Raça

O efeito da raça no prognóstico da IC é incerto, uma vez que diferentes estudos revelaram achados contrastantes: maior mortalidade em negros em uma análise *post hoc* do estudo SOLVD.[27,28] Menor mortalidade em negros em uma análise de quase 30.000 beneficiários do Medicare hospitalizados por IC em 1998 e 1999.[29] Nenhuma diferença na mortalidade entre brancos e negros em uma análise *post hoc* do estudo DIG de terapia com digoxina.[30]

Etiologia

A etiologia da IC pode ser preditiva de resultados em longo prazo. Isto foi abordado por um estudo de 1.230 pacientes com cardiomiopatia inicialmente sem causa, que analisou o resultado com base na etiologia da cardiomiopatia; após um acompanhamento médio de 4,4 anos, 34% dos pacientes morreram e 4,6% foram submetidos a transplante cardíaco.[31] Em comparação com aqueles com cardiomiopatia idiopática, que serviu como grupo de referência, os seguintes achados foram observados:

- A sobrevida foi melhor em pacientes com cardiomiopatia periparto (HR 0,31).
- A sobrevida foi pior em pacientes com doença miocárdica infiltrativa, particularmente amiloidose ou hemocromatose (HR 7,41 e 8,88, respectivamente), infecção por HIV (HR 5,86), terapia com doxorrubicina (HR 3,46), doença isquêmica do coração (HR 1,52) ou doença do tecido conjuntivo. (HR 1,75).
- A sobrevida foi a mesma em pacientes com hipertensão, miocardite, sarcoidose, abuso de substâncias ou outras causas.

Estudos brasileiros têm identificado a cardiomiopatia chagásica associada a pior prognóstico quando comparada às outras etiologias.[32,33] Em um estudo realizado no Hospital Auxiliar de Cotoxó (Hospital das Clínicas da Faculdade de Medicina da Universidade de São Paulo – HCFMUSP) com pacientes que internaram descompensados, a etiologia chagásica foi um marcador de pior prognóstico, com razão de risco de 2,75 (IC 95%, 1,35-5,63) na análise multivariada.[34] Pacientes com cardiomiopatia dilatada não isquêmica foram os que tiveram menor mortalidade e os portadores de cardiomiopatia isquêmica tiveram evolução intermediária (Figura 2).[35]

Comorbidades

Algumas comorbidades pioram o prognóstico dos pacientes com IC.[36]

Diabetes

Em uma revisão de pacientes do estudo SOLVD tratamento, a presença de diabetes teve um impacto diferencial na mortalidade em pacientes com IC.[37] Em análises ajustadas, o diabetes aumentou significativamente a mortalidade por todas as causas em pacientes com cardiomiopatia isquêmica, mas não naqueles com cardiomiopatia não isquêmica (risco relativo de 1,37 e 0,98, respectivamente).

Isquemia

Embora a morte súbita seja mais frequentemente o resultado de uma arritmia ventricular, o papel de um evento coronariano agudo nesses pacientes pode estar subestimado. A prevalência de um achado coronariano agudo (trombo coronário, ruptura de placa ou infarto do miocárdio) e sua relação com a morte súbita foi examinada em um estudo de autópsia de 171 pacientes com IC.[38] Em pacientes com doença arterial coronariana significativa, um achado coronariano

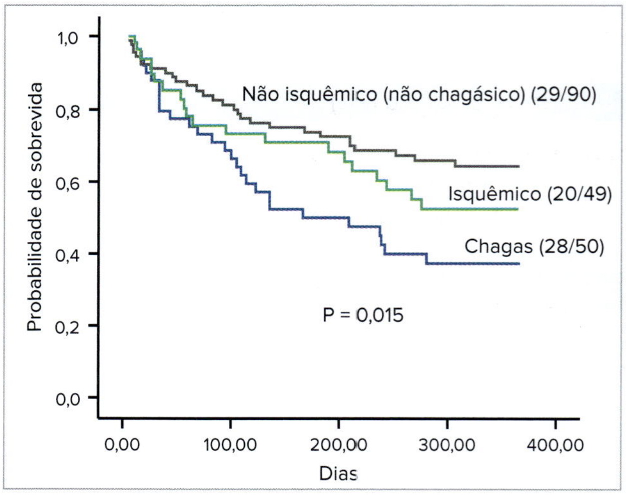

FIGURA 2

Os pacientes chagásicos apresentaram pior sobrevida no acompanhamento de 1 ano (37,6%), seguidos pelos isquêmicos (52,6%) e não isquêmicos (64,5%).

agudo foi encontrado em 54% nos que morreram subitamente e em 32% nos que morreram de insuficiência cardíaca, embora um evento coronariano agudo não tivesse sido diagnosticado clinicamente antes da morte. Por outro lado, um achado coronariano agudo foi incomum naqueles sem doença coronariana, presente em apenas 5% nos que morrem de morte súbita e 10% nos que morrem de falência miocárdica.

Disfunção renal

A insuficiência renal é uma doença que frequentemente está associada à IC e sua presença está relacionada com o aumento de mortalidade. Dentre as possíveis explicações para a disfunção renal resultar em piora da evolução dos pacientes com IC estão: distúrbio hidroeletrolítico decorrente da insuficiência renal aguda, alterações no metabolismo das drogas prescritas, redução da resposta a estas medicações e necessidade da suspensão de medicamentos que modificam prognóstico.[39] Estudo realizado no Hospital Auxiliar de Cotoxó com pacientes com diagnóstico de IC provenientes do pronto-socorro do Instituto do Coração (InCor-HCFMUSP) revelou que a disfunção renal é preditora independente de pior prognóstico, com risco relativo de 1,04 para redução na depuração de creatinina para cada 1 mL/min durante acompanhamento de 1 ano.[40]

Anemia

Entre os mecanismos envolvidos na gênese da anemia estão a deficiência na produção de eritropoetina ou resistência a eritropoetina, hemodiluição, ativação neuro-humoral, estado pró-inflamatório (produção de citoninas – IL 1,6 e 18) e deficiência de ferro. Em um estudo que envolveu 1.061 pacientes, ficou demonstrado que quanto menor o índice de hemoglobina, maior é a mortalidade. Nesse estudo observou-se que para as faixas de hemoglobina < 12,5 g/dL, entre 12,3 e 13,6 g/dL, entre 13,7 e 14,8 g/dL e > 14,8 g/dL, a mortalidade foi, respectivamente, 44,4%, 36,1% 28,6% e 25,6%.[41,42]

Frequência cardíaca (FC)

Nos últimos anos, uma série de estudos vem mostrando que o prognóstico da IC é tanto pior quanto maior a frequência cardíaca do paciente, principalmente em ritmo sinusal e se acima de 70 bpm.[43] Nos pacientes com fibrilação atrial também é importante controlar a FC e o estudo RACE II mostrou que a manutenção da FC entre 80 e 90 bpm nestes pacientes tem melhor prognóstico.

Hospitalização

Talvez seja um dos marcadores mais importantes de mau prognóstico. A associação de necessidade de hospitalização com o aumento da mortalidade foi estudada com base nos dados de 7.572 pacientes com insuficiência cardíaca crônica e fração de ejeção reduzida ou preservada nos estudos CHARM.[26] Ficou demonstrado aumento na taxa de mortalidade mesmo após o ajuste para os preditores basais de morte (HR 3,2; IC95% 2,8-3,5). O aumento do risco de morte foi maior dentro de um mês após a alta e diminuiu progressivamente ao longo do tempo.

Biomarcadores

A dosagem do peptídeo natriurético tipo B (BNP ou NT-Pró-BNP) se encontra mais elevada quanto maior a distensão ventricular. A persistência de níveis elevados está relacionada a um maior comprometimento cardíaco e indica prognóstico mais reservado. As troponinas cardíacas são marcadores altamente sensíveis e específicos de lesão miocárdica. Esses marcadores foram detectados na insuficiência cardíaca e também estão associados com mau prognóstico.[44]

RESUMO

- A classificação da IC passou por modificações baseadas além da função ventricular. Mesmo assim, a função ventricular ainda é um marcador diagnóstico e prognóstico e sua avaliação define estratégias de tratamento tanto para pacientes compensados como para os descompensados.
- A IC pode ser determinada basicamente de acordo com a fração de ejeção do ventrículo esquerdo (FEVE), quanto à gravidade dos sintomas (classificação funcional da NYHA) e quanto ao tempo e progressão da doença.
- A estimativa do prognóstico, seja de incapacidade, da morbidade ou da expectativa de vida ajuda aos pacientes, suas famílias e principalmente aos médicos a decidirem sobre o tipo e o momento apropriados do tratamento, particularmente, em decisões sobre uma transição rápida para terapias avançadas ou até mesmo menos invasivas. Nas últimas décadas, vários escores de risco prognóstico foram desenvolvidos para diferentes populações de pacientes com IC e alguns estão disponíveis como aplicativos on-line interativos. Os escores de risco podem ajudar a prever o risco de morte em pacientes com IC, mas permanecem menos úteis para a previsão de hospitalizações.

Referências bibliográficas

1. Mann DL, Zipes DP, Libby P, Bonow RO. Braunwald. Tratado de doenças cardiovasculares. 10 ed. Rio de Janeiro: Elsevier; 2018.
2. Comitê Coordenador da Diretriz de Insuficiência Cardíaca. Diretriz Brasileira de Insuficiência Cardíaca Crônica e Aguda. Arq Bras Cardiol. 2018;111(3):436-539.
3. Ponikowski P, Voors AA, Anker SD, Bueno H, Cleland JG, Coats AJ, et al. 2016 ESC Guidelines for the diagnosis and treatment of acute and chronic heart failure: The Task Force for the diagnosis and treatment of acute and chronic heart failure of the European Society of Cardiology (ESC) Developed with the special contribution of the Heart Failure Association (HFA) of the ESC. Eur Heart J. 2016;37(27):2129-200.

4. Marcondes-Braga FG, Moura LAZ, Issa VS, Vieira JL, Rohde LE, Simões MV, et al. Atualização de Tópicos Emergentes da Diretriz de Insuficiência Cardíaca – 2021. Arq Bras Cardiol. 2021.
5. Bozkurt B, Coats AJS, Tsutsui H, Abdelhamid CM, Adamopoulos S, Albert N, et al. Universal definition and classification of heart failure: a report of the Heart Failure Society of America, Heart Failure Association of the European Society of Cardiology, Japanese Heart Failure Society and Writing Committee of the Universal Definition of Heart Failure: Endorsed by the Canadian Heart Failure Society, Heart Failure Association of India, Cardiac Society of Australia and New Zealand, and Chinese Heart Failure Association. Eur J Heart Fail. 2021;23(3):352-80.
6. Butler J, Gheorghiade M, Metra M. Moving away from symptoms-based heart failure treatment: misperceptions and real risks for patients with heart failure. Eur J Heart Fail. 2016;18(4):350-2.
7. Metra M, Ponikowski P, Dickstein K, McMurray JJ V, Gavazzi A, Bergh C-H, et al. Advanced chronic heart failure: a position statement from the Study Group on Advanced Heart Failure of the Heart Failure Association of the European Society of Cardiology. Eur J Heart Fail. 2007;9(6-7):684-94.
8. Yancy CW, Jessup M, Bozkurt B, Butler J, Casey DE Jr, Colvin MM, et al. 2017 ACC/AHA/HFSA focused update of the 2013 ACCF/AHA guideline for the management of heart failure: a report of the American College of Cardiology/American Heart Association Task Force on Clinical Practice Guidelines and the Heart Failure Society of America. J Am Coll Cardiol. 2017;70:776-803.
9. Aaronson KD, Schwartz JS, Chen TM, Wong KI, Goin JE, Mancini DM. Development and prospective validation of a clinical index to predict survival in ambulatory patients referred for cardiac transplant evaluation. Circulation. 1997;95(12):2660-7.
10. Levy WC, Mozaffarian D, Linker DT, Sutradhar SC, Anker SD, Cropp AB, et al. The Seattle Heart Failure Model: prediction of survival in heart failure. Circulation. 2006;113(11):1424-33.
11. Freitas P, Aguiar C, Ferreira A, Tralhão A, Ventosa A, Mendes M. Comparative analysis of four scores to stratify patients with heart failure and reduced ejection fraction. Am J Cardiol. 2017;120(3):443-9.
12. Agostoni P, Corrà U, Cattadori G, Veglia F, La Gioia R, Scardovi AB, et al. Metabolic exercise test data combined with cardiac and kidney indexes, the MECKI score: a multiparametric approach to heart failure prognosis. Int J Cardiol. 2013;167(6):2710-8.
13. Pocock SJ, Ariti CA, McMurray JJ, Maggioni A, Køber L, Squire IB, et al. Predicting survival in heart failure: a risk score based on 39372 patients from 30 studies. Eur Heart J. 2013;34(19):1404-13.
14. Bocchi EA, Bestetti RB, Scanavacca MI, Cunha-Neto E, Issa VS. Chronic Chagas heart disease management: from etiology to cardiomyopathy treatment. J Am Coll Cardiol. 2017;70(12):1510-24.
15. Terhoch CB, Moreira HF, Ayub-Ferreira SM, Conceição-Souza GE, Salemi VMC, Chizzola PR, et al. Clinical findings and prognosis of patients hospitalized for acute decompensated haert failure: analysis of the influence of Chagas etiology and ventricular function. PLoS Negl Trop Dis. 2018;12(2):e0006207.
16. Joyce E. Frailty in advanced heart failure. Heart Fail Clin. 2016;12(3):363-74.
17. Springer J, Springer JI, Anker SD. Muscle wasting and sarcopenia in heart failure and beyond: update 2017. ESC Heart Fail. 2017;4(4):492-98.
18. Pulignano G, Del Sindaco D, Tavazzi L, et al. Clinical features and outcomes of elderly outpatients with heart failure followed up in hospital cardiology units: data from a large nationwide cardiology database (IN-CHF Registry). Am Heart J. 2002;143:45.
19. White HD, Aylward PE, Huang Z, et al. Mortality and morbidity remain high despite captopril and/or Valsartan therapy in elderly patients with left ventricular systolic dysfunction, heart failure, or both after acute myocardial infarction: results from the Valsartan in Acute Myocardial Infarction Trial (VALIANT). Circulation. 2005;112:3391.
20. Wong CM, Hawkins NM, Jhund PS, et al. Clinical characteristics and outcomes of young and very young adults with heart failure: The CHARM programme (Candesartan in Heart Failure Assessment of Reduction in Mortality and Morbidity). J Am Coll Cardiol. 2013;62:1845.
21. Levy D, Kenchaiah S, Larson MG, et al. Long-term trends in the incidence of and survival with heart failure. N Engl J Med. 2002;347:1397.
22. Frazier CG, Alexander KP, Newby LK, et al. Associations of gender and etiology with outcomes in heart failure with systolic dysfunction: a pooled analysis of 5 randomized control trials. J Am Coll Cardiol. 2007;49:1450.
23. Simon T, Mary-Krause M, Funck-Brentano C, Jaillon P. Sex differences in the prognosis of congestive heart failure: results from the Cardiac Insufficiency Bisoprolol Study (CIBIS II). Circulation. 2001;103:375.
24. Adams KF Jr, Sueta CA, Gheorghiade M, et al. Gender differences in survival in advanced heart failure. Insights from the FIRST study. Circulation. 1999;99:1816.
25. Ghali JK, Piña IL, Gottlieb SS, et al. Metoprolol CR/XL in female patients with heart failure: analysis of the experience in Metoprolol Extended-Release Randomized Intervention Trial in Heart Failure (MERIT-HF). Circulation. 2002;105:1585.
26. O'Meara E, Clayton T, McEntegart MB, et al. Sex differences in clinical characteristics and prognosis in a broad spectrum of patients with heart failure: results of the Candesartan in Heart failure: Assessment of Reduction in Mortality and morbidity (CHARM) program. Circulation. 2007;115:3111.
27. Exner DV, Dries DL, Domanski MJ, Cohn JN. Lesser response to angiotensin-converting-enzyme inhibitor therapy in black as compared with white patients with left ventricular dysfunction. N Engl J Med. 2001;344:1351.
28. Dries DL, Strong MH, Cooper RS, Drazner MH. Efficacy of angiotensin-converting enzyme inhibition in reducing progression from asymptomatic left ventricular dysfunction to symptomatic heart failure in black and white patients. J Am Coll Cardiol. 2002;40:311.
29. Rathore SS, Foody JM, Wang Y, et al. Race, quality of care, and outcomes of elderly patients hospitalized with heart failure. JAMA. 2003;289:2517.
30. Mathew J, Wittes J, McSherry F, et al. Racial differences in outcome and treatment effect in congestive heart failure. Am Heart J. 2005;150:968.
31. Felker GM, Thompson RE, Hare JM, et al. Underlying causes and long-term survival in patients with initially unexplained cardiomyopathy. N Engl J Med. 2000;342:1077.
32. Freitas HF, Chizzola PR, Paes AT, Lima AC, Mansur AJ. Risk stratification in a Brazilian hospital-based cohort of 1220 outpatients with heart failure: role of chagas heart disease. Int J Cardiol. 2005;102(2):239-47.
33. Rassi S, Barretto ACP, Porto CC, Pereira CR, Calaça BW, Rassi DC. Sobrevida e fatores prognósticos na insuficiência cardíaca sistólica com início recente dos sintomas. Arq Bras Cardiol. 2005;4(4):309-13.
34. Cardoso JN, Novaes M, Ochiai M, Regina K, Morgado P, Munhoz R, et al. Cardiomiopatia chagásica: prognóstico no perfil clínico-hemodinâmico C. Arq Bras Cardiol. 2010;95:518-23.
35. Silva C P, Del Carlo CH , Oliveira Jr MT, Occhiai M, Scipioni A, Strunz-Cassaro C, et al. Por que os portadores de cardiomiopatia chagásica têm pior evolução que os não chagásicos? Arq Bras Cardiol. 2008;91(6):389-94.
36. Yancy CW, Januzzi JL Jr, Allen LA, Butler J, Davis LL, Fonarow GC, et al. 2017 ACC expert consensus decision pathway for optimization of heart failure treatment: answers to 10 pivotal issues about heart failure with reduced ejection fraction: a report of the American College of Cardiology Task Force on Clinical Expert Consensus Decision Pathways. J Am Coll Cardiol. 2018;71:201-30.
37. Dries DL, Sweitzer NK, Drazner MH, et al. Prognostic impact of diabetes mellitus in patients with heart failure according to the etiology of left ventricular systolic dysfunction. J Am Coll Cardiol. 2001;38:421.
38. Uretsky BF, Thygesen K, Armstrong PW, et al. Acute coronary findings at autopsy in heart failure patients with sudden death: results from the assessment of treatment with lisinopril and survival (ATLAS) trial. Circulation. 2000;102:611.
39. Krumholz HM, Chen YT, Vaccarino V, Wang Y, Radford MJ, Bradford WD, et al. Correlates and impact on outcomes of worsening renal function in patients [3] 65 years of age with heart failure. Am J Cardiol. 2000;85:1110.
40. Ochiai ME, Barretto AC, Oliveira MT Jr, Munhoz RT, Morgado PC, Ramires JA. Uric acid renal excretion and renal insufficiency in decompensated severe heart failure. Eur J Heart Fail. 2005;7:468-74.
41. Horowich TB, Fonarow GC, Hamilton MA, MacLellan WR, Borenstein J. Anemia is associated with worse symptoms, greater impairment in func-

tional capacity and a significant increase in mortality in patients with advanced heart failure. J Am Coll Cardiol. 2002;39(11):1780-6.
42. Groenveld HF, Januzzi JL, Damanan K, van Wijngaarden HL, Van Vedlhuisen J, VanderMeer P, et al. Anemia and mortality in heart failure patients: a systematic review and meta-analysis. J Am Coll Cardiol. 2008;52(10):818-27.
43. Swedberg K, Komajda M, Bohm M, et al for the SHIFT investigators. Ivabradine and outcomes in chronic heart failure (SHIFT): a randomized placebo-controlled study. Lancet. 2010;376:875-85.
44. Del Carlo CH, Pereira-Barretto AC, Cassaro-Strunz CM, Latorre MRDO, Oliveira Junior MT, Ramires JAF. Troponina cardíaca T para estratificação de risco na insuficiência cardíaca crônica descompensada. Arq Bras Cardiol. 2009;92(5):404-12.

Capítulo 3

Insuficiência cardíaca com função ventricular preservada

Joao Manoel Rossi Neto
Marco Aurelio Finger
José Francisco Kerr Saraiva

PONTOS-CHAVE

- Há evidências fortes, mas indiretas, de que a terapia da hipertensão pode ser benéfica na prevenção da insuficiência cardíaca com fração de ejeção preservada (ICFEP), mas há dados menos claros sobre a redução da morbidade ou mortalidade na ICFEP conhecida.
- O controle agressivo da pressão arterial está associado a menos internações por insuficiência cardíaca.
- A evidência atual é que o bloqueio do sistema renina-angiotensina-aldosterona é benéfico na ICFEP, mas os dados sugerem que ela pode ser benéfica na extremidade inferior do espectro de fração de ejeção (FE < 55%).
- O manejo adequado da doença arterial coronariana (DAC) continua sendo uma consideração importante, uma vez que dados observacionais mostraram que a DAC é comum em pacientes com ICFEP e está associada a piores desfechos que podem ser melhorados com a revascularização.
- Os autores postulam três mecanismos hemodinâmicos (congestão cardíaca esquerda/disfunção diastólica/hipertensão atrial esquerda, doença vascular pulmonar/disfunção do ventrículo direito [VD] e expansão do volume plasmático), e três mecanismos moleculares potenciais (inflamação microvascular sistêmica, anormalidades funcionais cardiometabólicas e anormalidades estruturais celulares [titina]/extracelular [fibrose]).
- A presença e a gravidade da hipertensão pulmonar estão fortemente associadas ao desenvolvimento da disfunção do VD, mas além do aumento da pressão pulmonar, o desacoplamento VAS-arterial desempenha papel importante, contribuindo ainda mais para piores desfechos na ICFEP.

Introdução

Estima-se que 6,5 milhões de americanos com idade igual ou superior a 20 anos tenham insuficiência cardíaca (IC) e projeções mostram que a prevalência da IC aumentará em 46% de 2012 para 2030, resultando em mais de 8 milhões de pessoas com IC.[1]

Definição

Pacientes com IC podem ser estratificados de acordo com diferentes categorias de fração de ejeção do ventrículo esquerdo (FEVE) e apresentam diversos fenótipos na demografia, apresentação clínica, etiologia e desfechos em 1 ano.[2]

Os pacientes podem ser classificados de acordo com a FEVE basal em (Tabela 1):[3,4]

- IC com FE reduzida [FE < 40% (ICFER)].
- IC com FE intermediária [FE 40-50% (ICFEI)].
- IC FE preservada [FE > 50% (ICFEP)].

A nova definição universal e classificação da IC inclui IC com FE reduzida (ICFER, FEVE ≤ 40%); IC com FE levemente reduzida (ICFELR, FEVE de 41 a 49%); IC com FE preservada (ICFEP, FEVE ≥ 50%) e IC com FE melhorada (ICFEM). O avanço no tratamento da ICFER tem determinado a melhora na FEVE e a redução no tamanho do ventrículo esquerdo em cerca de 40% dos pacientes, dependendo da etiologia, e devemos usar ICFEM para pacientes com FEVE prévia < 40% e que tiveram um aumento de 10 pontos percentuais atingindo taxas acima de 40%; o termo "melhorada" deve ser preferido ao "recuperada.[5] Para pacientes com ICFELR, em que pese a não existência de estudos específicos, pode haver benefício das intervenções indicadas para ICFER (FEVE ≤ 40%), baseadas nas análises secundárias de ensaios clínicos em pacientes com ICFER e ICFEP.[6]

Diagnóstico da ICFEP

A nova definição universal e classificação da IC inclui IC com FE reduzida (ICFER, FEVE ≤ 40%); IC com FE levemente reduzida (ICFELR, FEVE de 41 a 49%); IC com FE preservada (ICFEP, FEVE ≥ 50%) e IC com FE melhorada (ICFEM). O avanço no tratamento da ICFER tem determinado a melho-

TABELA 1 Definição de insuficiência cardíaca, de acordo com a fração de ejeção de ventrículo esquerdo de acordo com a Sociedade Brasileira de Cardiologia[3]

Tipo	ICFER	ICFEI	ICFEP
Função ventricular	FEVE < 40%	FEVE 40 – 49%	FEVE ≥ 50%
Biomarcadores	BNP e NT-proBNP elevados*	BNP e NT-proBNP elevados*	BNP e NT-proBNP elevados*
Ecocardiograma	Alteração estrutural e disfunção sistólica	Alteração estrutural e/ou disfunção diastólica	Alteração estrutural e/ou disfunção diastólica

* BNP > 35-50 pg/mL ou NT-proBNP > 125 pg/mL. BNP: peptídeo natriurético do tipo B; FEVE: fração de ejeção do ventrículo esquerdo; ICFER: insuficiência cardíaca com fração de ejeção reduzida; ICFEI: insuficiência cardíaca com fração de ejeção intermediária; ICFEP: insuficiência cardíaca com fração de ejeção preservada; NT-proBNP: fração N-terminal do peptídeo natriurético do tipo B.

ra na FEVE e a redução no tamanho do ventrículo esquerdo em cerca de 40% dos pacientes, dependendo da etiologia, e devemos usar ICFEM para pacientes com FEVE prévia < 40% e que tiveram um aumento de 10 pontos percentuais atingindo taxas acima de 40%; o termo "melhorada" deve ser preferido ao "recuperada.5 Para pacientes com ICFELR, em que pese a não existência de estudos específicos, pode haver benefício das intervenções indicadas para ICFER (FEVE ≤ 40%), baseadas nas análises secundárias de ensaios clínicos em pacientes com ICFER e ICFEP.[6]

Desafios associados a ICFEP começam com sua definição. A definição de ICFEP evoluiu nas últimas duas décadas, afastando-se de um foco primário nas evidências ecocardiográficas de disfunção diastólica no cenário de FEVE ≥ 50% e caminhando para uma definição que inclui (mas não se restringe a) anormalidades estruturais cardíacas resultantes de altas pressões de enchimento, anormalidades diastólicas, biomarcadores elevados e elevadas pressões de enchimento cardíaco esquerdo por avaliação hemodinâmica invasiva.[7]

Mesmo assim, as últimas diretrizes da Sociedade Brasileira de Cardiologia (SBC)[3] e da Sociedade Europeia de Cardiologia (ESCARDIO)[8] utilizam a função ventricular, biomarcadores e o ecocardiograma para fazer o diagnóstico da IC (Tabela 1).

A concentração plasmática de peptídeos natriuréticos (PN) pode ser usada como teste diagnóstico inicial, especialmente no contexto não agudo, quando a ecocardiografia não está imediatamente disponível. PN elevados ajudam a estabelecer um diagnóstico inicial de trabalho, identificando aqueles que necessitam de mais investigação cardíaca. Os valores de diagnóstico aplicam-se de forma semelhante para a ICFER e ICFEP e, em média, os valores são menores para ICFEP do que para ICFER.[8]

A ecocardiografia é o teste mais útil e amplamente disponível em pacientes com suspeita de IC para estabelecer o diagnóstico. Fornece informações imediatas sobre os volumes da câmara, função ventricular sistólica e diastólica, espessura da parede, função da válvula e hipertensão pulmonar. Essas informações são cruciais para estabelecer o diagnóstico e determinar o tratamento adequado.[8]

A atualização de tópicos emergentes da Diretriz Brasileira de Insuficiência Cardíaca da SBC 2021[6] sugere a utilização de dois sistemas de escores desenvolvidos para confirmação deste diagnóstico, a pontuação H2FPEF e a pontuação HFA-PEFF (Figura 1, Tabelas 2 e 3).

TABELA 2 Escore H_2FPEF para o diagnóstico da insuficiência cardíaca com fração de ejeção preservada (ICFEP)

	Variável clínica	Características	Pontos
H2	Obesidade (***H**eavy*)	IMC > 30 Kg/m2	2
	Hipertensão	2 ou mais anti-hipertensivos	1
F	**F**ibrilação atrial	Paroxística ou persistente	3
P	Hipertensão **P**ulmonar	PSAP > 35 mmHg (ecocardiograma)	1
E	Idade avançada (***E**lderly*)	Idade > 60 anos	1
F	Pressões de enchimento (***F**illing pressures*)	E/e´> 9	1

IMC: índice de massa corpórea; PSAP: pressão sistólica da artéria pulmonar.
Fonte: adaptada de Marcondes-Braga, 2021.[6]

TABELA 3 Escore HFA-PEFF para diagnóstico de insuficiência cardíaca com fração de ejeção preservada (ICFEP)

Critérios	Maior (2 pontos)	Menor (1 ponto)
Funcional	e' septal < 7 ou e' lateral < 10 ou E/e' > 15 ou velocidade RT > 2,8 m/s (PSAP > 35 mmHg)	E/e' 9-14 ou GLS < 16%
Morfológico	VAEI > 34 mL/m² ou massa VE > 149/122 g/m² (H/M) e ERP > 0,42	VAEi 29-34 mL/m² ou massa VE > 115/95 g/m² (H/M) ou ERP > 0,42 ou septo ou PP ≥ 12 mm
Biomarcador (ritmo sinusal)	NT-proBNP > 220 pg/mL ou BNP > 80 pg/mL	NT-proBNP 125-220 pg/mL ou BNP 35-80 pg/mL
Biomarcador (fibrilação atrial)	NT-proBNP > 660 pg/mL ou BNP > 240 pg/mL	NT-proBNP 365-660 pg/mL ou BNP 105-240 pg/mL

Velocidade RT: velocidade do fluxo de regurgitação da valva tricúspide; GLS: *strain* global longitudinal; VAEi: índice de volume atrial esquerdo; BNP: peptídeo natriurético do tipo B; NT-proBNP: peptídeo natriurético N-terminal pró-tipo B; VE: ventricular esquerda; H: homens; M: mulheres; ERP: espessura relativa da parede; PP: parede posterior.
Fonte: adaptada de Marcondes-Braga, 2021.[6]

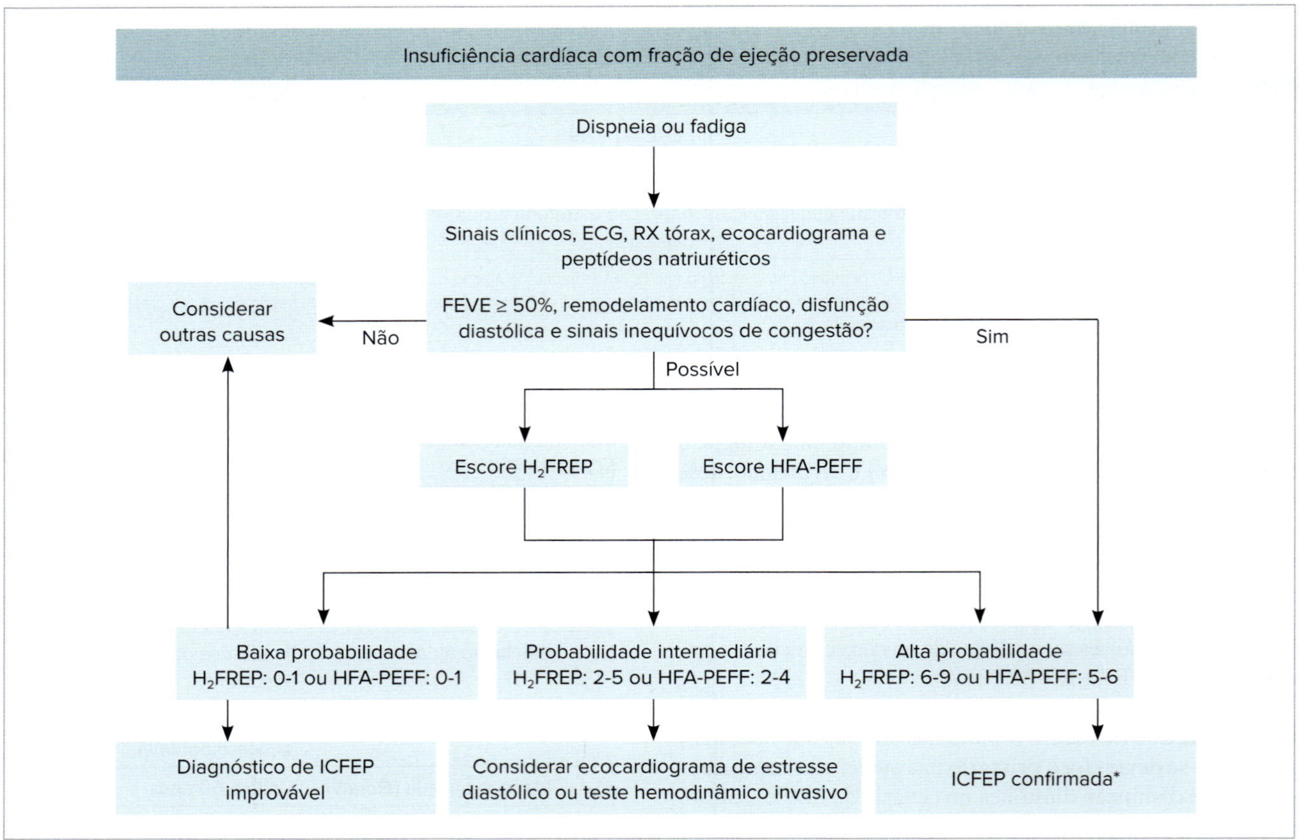

FIGURA 1

Fluxograma diagnóstico de insuficiência cardíaca com fração de ejeção preservada (ICFEp). Fonte: adaptada de Marcondes--Braga, 2021.[6]

Recentemente foi publicado um escore para estimar a probabilidade de ICFEP estar presente entre pacientes com dispneia inexplicada para orientar mais testes, o H2FPEF, que se baseia em características clínicas simples e de ecocardiografia. As variáveis incluídas foram obesidade (2 pontos), tratamento com ≥ dois anti-hipertensivos (1 ponto), fibrilação atrial (3 pontos), pressão sistólica ecocardiográfica da artéria pulmonar > 35 mmHg (1 ponto), idade > 60 anos (1 ponto) e ecocardiograma E/e' > 9 (1 ponto). Um escore ponderado baseado nessas seis variáveis foi usado para criar o escore H2FPEF, variando de 0 a 9. A chance de ICFEP dobrou para cada aumento do escore de 1 unidade e mais de 6 pontos conferiu uma probabilidade > 90% para ICFEP.[7] Porém este escore sofre o problema do diagnóstico superestimado na presença da FA e de validação externa.

ICFEP e FA são condições relacionadas à idade que estão aumentando em prevalência, comumente coexistem e compartilham características clínicas. Pelo menos um terço dos pacientes com ICFEP têm FA. O diagnóstico de ICFEP no contexto da FA é ainda mais desafiador porque os sintomas se sobrepõem. A FA está associada a alterações nos parâmetros ecocardiográficos e peptídeos natriuréticos circulantes que confundem o diagnóstico da ICFEP. A melhora sintomática com terapia diurética suporta a presença de ICFEP em pacientes com FA concomitante.[9]

Fenótipos

Independentemente da ICFEP ser uma doença única ou uma apresentação comum de múltiplos processos fisiopatológicos, a condição abrange um amplo espectro de fenótipos clínicos.[10]

Uma questão importante é que o fenótipo ICFEP não é completamente compreendido.[8] Há ampla evidência de que a ICFEP em si é heterogênea, de modo que a ICFEP é realmente uma síndrome dentro da síndrome da IC. Três fenótipos foram propostos:[11]

- Pacientes mais jovens com disfunção diastólica.
- Pacientes com sobrepeso com diabetes e apneia obstrutiva do sono.
- Pacientes idosos com doença renal crônica, remodelação miocárdica, hipertensão pulmonar e insuficiência ventricular direita.

Esses fenótipos descritivos são úteis para começar a caracterizar os pacientes. No entanto, como essas categorias se sobrepõem, suas implicações mecanísticas são limitadas e a fisiopatologia da síndrome da ICFEP permanece ambígua. Mais importante, nenhum estudo até o momento demonstrou qualquer benefício de sobrevida para qualquer tratamento na ICFEP. Como esse vácuo terapêutico pertence à forma agora dominante da IC, o progresso contra a epidemia está parado.[11]

A ICFEP continua sendo uma das síndromes clínicas mais desafiadoras da medicina cardiovascular por várias razões. Primeiro, a prevalência de ICFEP está aumentando com o aumento da idade da população e as epidemias de obesidade, hipertensão e diabetes.[2,12]

Em segundo lugar, a ICFEP está associada a alta morbidade. Como mostrado nos participantes do estudo TOPCAT, em todos com ICFEP crônico, a qualidade de vida é muito ruim – pior que a ICFER e semelhante à observada em pacientes com doença renal terminal em diálise.[13]

Terceiro, a sobrevida da ICFEP é ruim, particularmente após a hospitalização por IC. Em um estudo de epidemiologia ICFEP publicado em 2006, a sobrevida de ICFEP e ICFER foi de 35% em 5 anos após a hospitalização por IC.[14] Embora estudos subsequentes tenham demonstrado maior mortalidade na ICFER em comparação à ICFEP (provavelmente em decorrência de diferentes classificações nas quais os pacientes foram inscritos – estudos de epidemiologia vs. registros vs. ensaios clínicos), independentemente da comparação com ICFER, as taxas de mortalidade na ICFEP são bastante elevadas.[15]

Quarto, um dos problemas mais difíceis na ICFEP é a presença de numerosas anormalidades fisiopatológicas no coração e outros órgãos. Diferentemente da ICFER, na qual a ativação neuro-hormonal é um tema central que domina a fisiopatologia após o insulto miocárdico inicial, os pacientes ICFEP podem ter grandes variabilidades fisiopatológicas subjacentes que contribuem para a heterogeneidade da síndrome.[7,16]

Finalmente, os resultados de ensaios clínicos de larga escala na ICFEP foram, na maioria das vezes, decepcionantes.[7,17]

Entendemos agora que a ICFEP não é simplesmente uma síndrome clínica que consiste em um ventrículo esquerdo (VE) pequeno, a hipertrofia concêntrica significativa do VE, com FE normal e disfunção diastólica com redução da complacência diastólica do VE. ICFEP é uma doença do sistema de múltiplos órgãos que envolve não apenas o coração, mas também os pulmões, o músculo esquelético, os rins e o tecido adiposo.[15]

Remodelação hipertensiva, sedentarismo, enrijecimento ventricular e vascular, obesidade e estresse metabólico, envelhecimento, juntamente com a disfunção endotelial generalizada em vários órgãos levam a uma perda global na reserva cardíaca, esquelética e periférica, que acaba por resultar na síndrome da ICFEP.[18]

Epidemiologia

Na comunidade, a prevalência de ICFEP varia de 31 até 55% (Tabela 4).

O risco de ICFEP aumenta acentuadamente com a idade; fatores de risco adicionais para o desenvolvimento de ICFEP incluem hipertensão, obesidade e doença arterial coronariana. Após o ajuste para a idade e outros fatores de risco, o risco de ICFEP é bastante semelhante em homens e mulheres; no entanto, o risco de ICFER é muito menor nas mulheres do que nos homens. A multimorbidade é comum em ambos os tipos de IC, mas um pouco mais grave na ICFEP, na qual aproximadamente 50% dos pacientes têm cinco ou mais comorbidades importantes. A maioria das mortes em pacientes com ICFEP é cardiovascular, mas a proporção de mortes não cardiovasculares é maior na ICFEP do que na ICFER.[19]

TABELA 4 Estudos selecionados relatando a prevalência de ICFEP (adaptado de Dunlay)[19]

Estudo	Anos	Fonte população	Definição da ICFEP pela FE (%)	Proporção de IC com ICFEP (%)
Redfield	1997-2000	Olmsted County, Minnesota, EUA	≥ 50	44 (20/45)
Bursi	2003-2005	Olmsted County, Minnesota, EUA	≥ 50	55 (308/556)
Gerber	2000-2010	Olmsted County, Minnesota, EUA	≥ 50	52,5* (1089/2074)
Lee	1981-2004	Framingham Heart Study	> 45	41 (220/534)
Ho	1981-2008	Framingham Heart Study	> 45	43* (196/457)
Ho	1979-2002	Pool de 3 cohorts	> 45	48* (795/1666)
Bhatia	1999-2001	Ontario, Canada	> 50	31 (880/2802)
Devereaux	1993-1995	Strong Heart Study	≥ 55	53 (50/95)
Gottdiener	1989-1993	Cardiovascular Health Study	≥ 55	22,3 (60/269)
Philbin	1995 e 1997	Community hospital registry	> 50	24 (312/1291)
Brouwers	1997-2010	Estudo PREVEND	≥ 50	34* (125/374)
Gurwitz	2005-2008	Cardiovascular Research Network	≥ 50	52* (6210/11994)
Gustaffson	1993-1996	Denmark registry	Baseado na WMI	40 (2218/5491)
MacCarthy	1993-1995	UKHEART study	≥ 50	31 (163/522)

(continua)

TABELA 4 Estudos selecionados relatando a prevalência de ICFEP (adaptado de Dunlay)[19] *(continuação)*

Estudo	Anos	Fonte população	Definição da ICFEP pela FE (%)	Proporção de IC com ICFEP (%)
Lenzen	2000-2001	Euro HF Survey	≥ 40	46 (3148/6806)
Yancy	2001-2004	Hospitalização ADHERE	≥ 40	50,4 (26322/52187)
Owan	1987-2001	Hospitalizados na Mayo Clinic, EUA	≥ 50	47,1 (2167/4596)

*Proporção de casos incidentes. Framingham Heart Study, Cardiovascular Health Study e PREVEND study. FE: fração de ejecção; IC: insuficiencia cardíaca; ICFEP: insuficiência cardíaca com fração de ejeção preservada; WMI: índice mobilidade de parede.

Existem poucos estudos que avaliaram a incidência da ICFEP. As tendências na incidência de IC têm sido conflitantes nas últimas décadas, com um declínio sugerido no Condado de Olmsted.[20] Um estudo de três registros dinamarqueses durante este período também é consistente com um quadro misturado, com um declínio na incidência da IC em indivíduos mais velhos, mas um aumento na incidência de IC em indivíduos mais jovens.[21] Um relatório recente no Reino Unido sugere um declínio na incidência de IC na última década.[22] A incidência de ICFEP aumentou em ambos os sexos entre 1990 e 2009 (Figura 2), quase duplicando em homens (3,9 a 7,6 por 1.000 pessoas; $p < 0,001$), mas ainda com um aumento substancial (29%) nas mulheres (4,8 a 6,2 por 1.000 pessoas; $p = 0,02$).[23] A diminuição temporal observada na incidência de ICFER em homens, contrastada com um aumento na incidência de ICFEP em ambos os sexos, sugere uma mudança na epidemiologia da IC.[23]

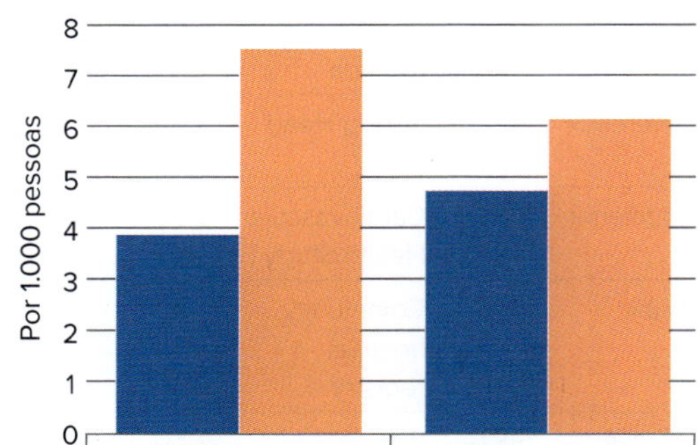

	ICFEP homens	ICFEP mulheres
1990-1999	3,9	4,8
2000-2009	7,6	6,2

FIGURA 2
Incidência relatada da insuficiência cardíaca com fração de ejeção preservada (ICFEP) entre homens e mulheres padronizada para taxas específicas de idade e sexo da população dos Estados Unidos de 2010 (idade de 60 a 95 anos), por 1 ano de acompanhamento.
Fonte: adaptada de Tsao, 2018.[23]

Fisiopatologia

Ultimamente um novo entendimento para o desenvolvimento da ICFEP tem sido proposto, em que as comorbidades (incluindo hipertensão, diabetes, obesidade, obesidade e doenças pulmonares obstrutivas crônicas) promovem uma sinalização pró-inflamatória sistêmica que inicia em um processo de cascata, levando ao desenvolvimento da ICFEP. Postula-se que a inflamação sistêmica (por meio de fibroblastos/monócitos/macrófagos) leva à disfunção endotelial microvascular coronária, com subsequentes reduções na capacidade biológica do NO (óxido nítrico), no conteúdo de monofosfato de guanosina cíclico (GMPc) e na atividade da proteína quinase G. A redução na atividade da proteína quinase G promove hipertrofia de cardiomiócitos, bem como diminuição da fosforilação da proteína titina, o que aumenta a rigidez passiva. A disfunção endotelial também permite a formação de células inflamatórias no espaço intersticial, causando deposição de colágeno, levado por uma alteração na homeostase deste colágeno na matriz extracelular (*down-regulation* das metaloproteinases de matriz – MMP e pelo *up-regulation* dos inibidores teciduais das metaloproteinases de matriz – TIMP) e a consequência disso é uma posterior rigidez ventricular.

Função diastólica

Em indivíduos normais, a função diastólica permite o enchimento adequado do ventrículo durante o repouso e o exercício, sem um aumento anormal da pressão no AE, ou seja, a capacidade do ventrículo encher e relaxar. A diástole é dividida em fase de relaxamento isovolumétrico (pode ser estimado pela ecocardiografia como o tempo que compreende o tempo de fechamento da valva mitral e a abertura da valva aórtica), em fase de enchimento que é dividida em enchimento rápido precoce, diástase e sístole atrial. O enchimento rápido precoce é responsável por 70 a 80% do processo em indivíduos normais e o enchimento diastólico precoce é impulsionado pelo gradiente de pressão AE-VE, que depende de uma interação complexa de fatores que inclui: relaxamento miocárdico, retração elástica do VE, rigidez diastólica do VE, pressões do AE, interação ventricular, constrição pericárdica, propriedades das veias pulmonares e área da valva mitral. A diástase ocorre no meio da diástole, quando as pressões do AE e VE são quase iguais e contribui com menos de 5% do enchimento do VE, e sua duração encurta com taquicardia. Em indivíduos normais, a sístole atrial contribui com 15 a 25% do enchimento diastólico do VE, sem elevar a pressão média do AE. Essa contribuição depende do intervalo PR, do estado inotrópico atrial, da pré-carga atrial, da pós-carga atrial, do tônus autonômico e da frequência cardíaca.

O relaxamento ventricular é um processo ativo, ou seja, dependente de gasto energético, que decorre do desacoplamento das fibras de miosina e actina, que se inicia quando a concentração citosólica de cálcio começa a diminuir em decorrência da captação de cálcio pelo retículo sarcoplasmático decorrente da ação do fosfolambam ativado (proteína essa que em condições normais inibe a atividade da bomba cálcio ATPase do retículo sarcoplasmático – SERCA. À medida que mais miofibrilas relaxam diminui o fluxo de sangue para VE, o qual é mantido pelo recuo elástico (sucção), que resulta da liberação de energia potencial armazenada durante as sístoles, fazendo que o sangue seja "puxado" (aspirado) para o VE, então assim determina-se que o enchimento do VE depende tanto do relaxamento ativo quanto do recuo elástico. Em corações normais, com frequência e ritmo cardíaco normais, o relaxamento e o recuo são adequados para permitir que as pressões do AE permaneçam normais. O aumento do relaxamento e do recuo induzido por catecolaminas durante o exercício reduz as pressões do VE no início da diástole, aumentando assim o gradiente de pressão do AE para o VE sem aumentar as pressões do AE, além de aumentar o enchimento durante o exercício por aumento do retorno proveniente do efeito de sucção.

Recuo elástico

Durante a sístole, a energia potencial é armazenada nos componentes elásticos dos cardiomiócitos e da matriz extracelular (ECM). Estes componentes são comprimidos e torcidos (*twist*) durante a contração sistólica. Durante o relaxamento, essa energia potencial é liberada quando os elementos elásticos recuam e retornam ao seu comprimento e orientação originais. O recuo faz com que a pressão do VE caia rapidamente durante o relaxamento isovolumétrico; isso ocorre logo após a abertura da valva mitral (Figura 3), o relaxamento da tensão da parede do VE é rápido o suficiente para causar a diminuição da pressão do VE, apesar do aumento do volume do VE. Essa queda na pressão do VE produz um gradiente de pressão diastólica do átrio esquerdo até o ápice do VE; com isso o sangue é acelerado para fora do átrio esquerdo em direção ao VE. Como o gradiente de pressão intraventricular diastólico puxa o sangue para o ápice, ele pode ser considerado uma medida de sucção do VE.

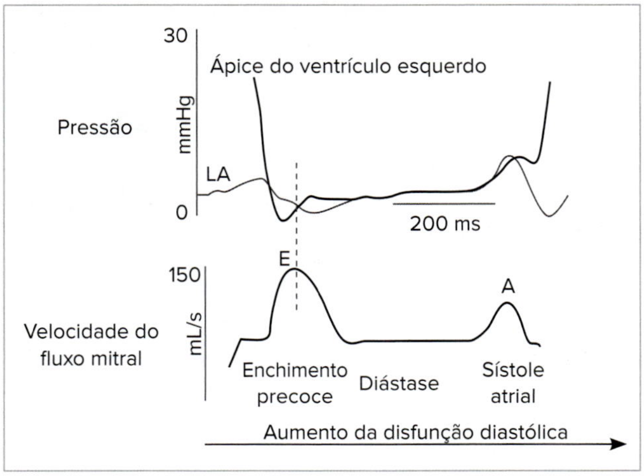

FIGURA 3

Recuo elástico.

Fonte: Braunwald's heart disease a textbook of cardiovascular medicine 11th.

Curva de pressão/volume diastólico do VE

No VE normal em repouso o aumento na pressão durante a diástole é mínimo, com pressão diastólica de VE normal apesar do aumento de volume da câmara esquerda; esta condição está relacionada ao aumento da sucção diastólica precoce para prevenir altas pressões atriais esquerdas em resposta ao aumento do retorno venoso. Na ICFEP, a relação diastólica pressão-volume de repouso é geralmente deslocada para cima e para esquerda, indicando aumento da rigidez passiva do ventrículo. Além do atraso no relaxamento, alguns mecanismos (velocidade de relaxamento, movimento longitudinal anular mitral, distorção – *untwisting* do VE ocorrendo durante o início da diástole e o volume sistólico final alcançado no ciclo de contração anterior) estão comprometidos, levando o VE a ser preenchido somente à custa de altas pressões atriais esquerdas. No exercício, ocorre um novo deslocamento para cima, refletindo inadequada sucção diastólica precoce do VE, contribuindo para o aumento da pressão diastólica final do VE e levando à necessidade de altas pressões atriais esquerdas para empurrar o sangue para dentro da câmara. Assim, uma resposta diastólica anormal do VE no exercício (definido por um aumento induzido pelo exercício na relação E/e') é uma importante anormalidade hemodinâmica na ICFEP.

Disfunção diastólica

É definida como a incapacidade de realizar o enchimento do VE com pré-carga adequada e sob uma pressão aceitável. A fisiopatologia dos mecanismos que levam a ICFEP são recen-

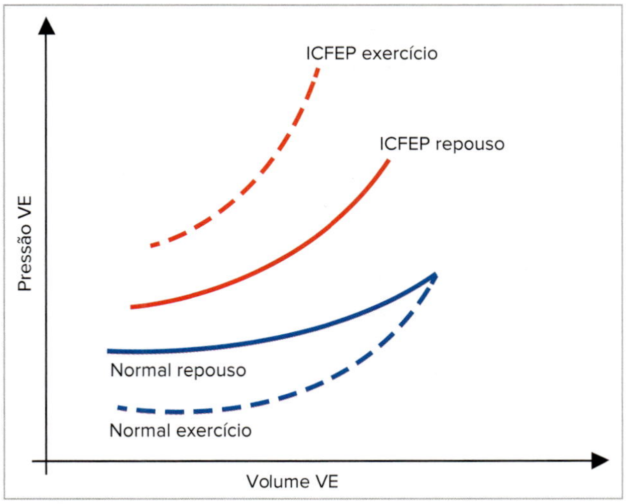

FIGURA 4

Função diastólica de ventrículo esquerdo (VE) em saudáveis e na insuficiência cardíaca com fração de ejeção preservada (ICFEP).

Fonte: adaptada de Borlaug, 2014.[17]

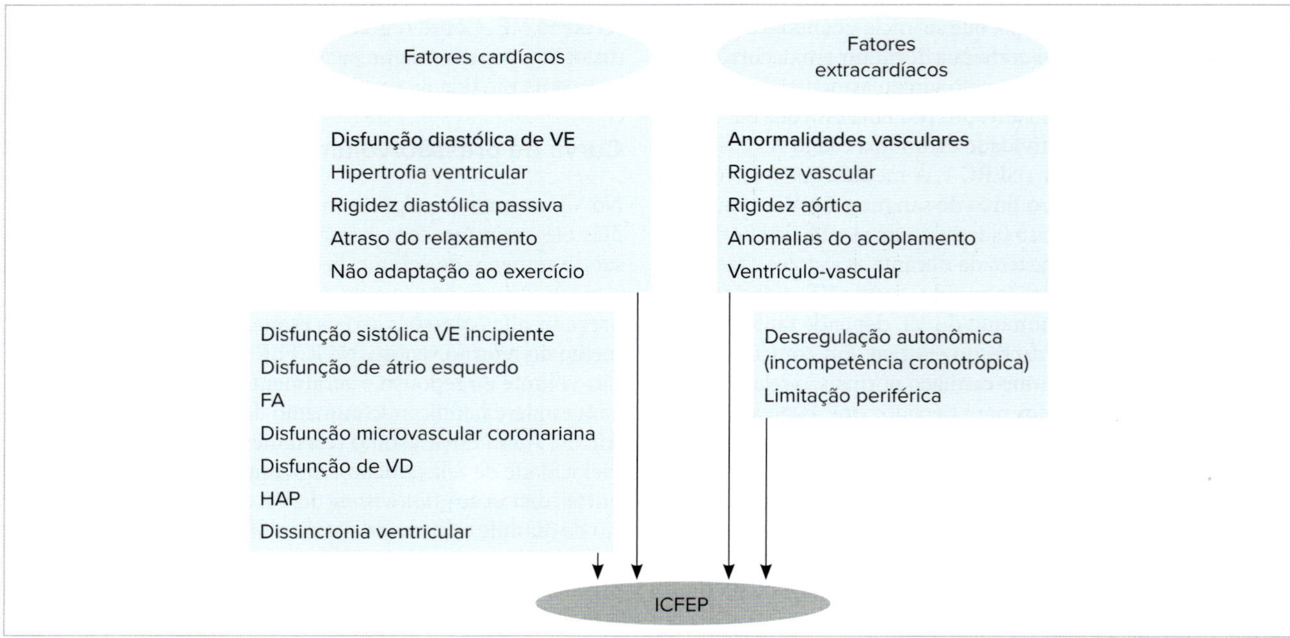

FIGURA 5

Fatores cardíacos e não cardíacos envolvidos na fisiopatologia da insuficiência cardíaca com fração de ejeção preservada (ICFEP).

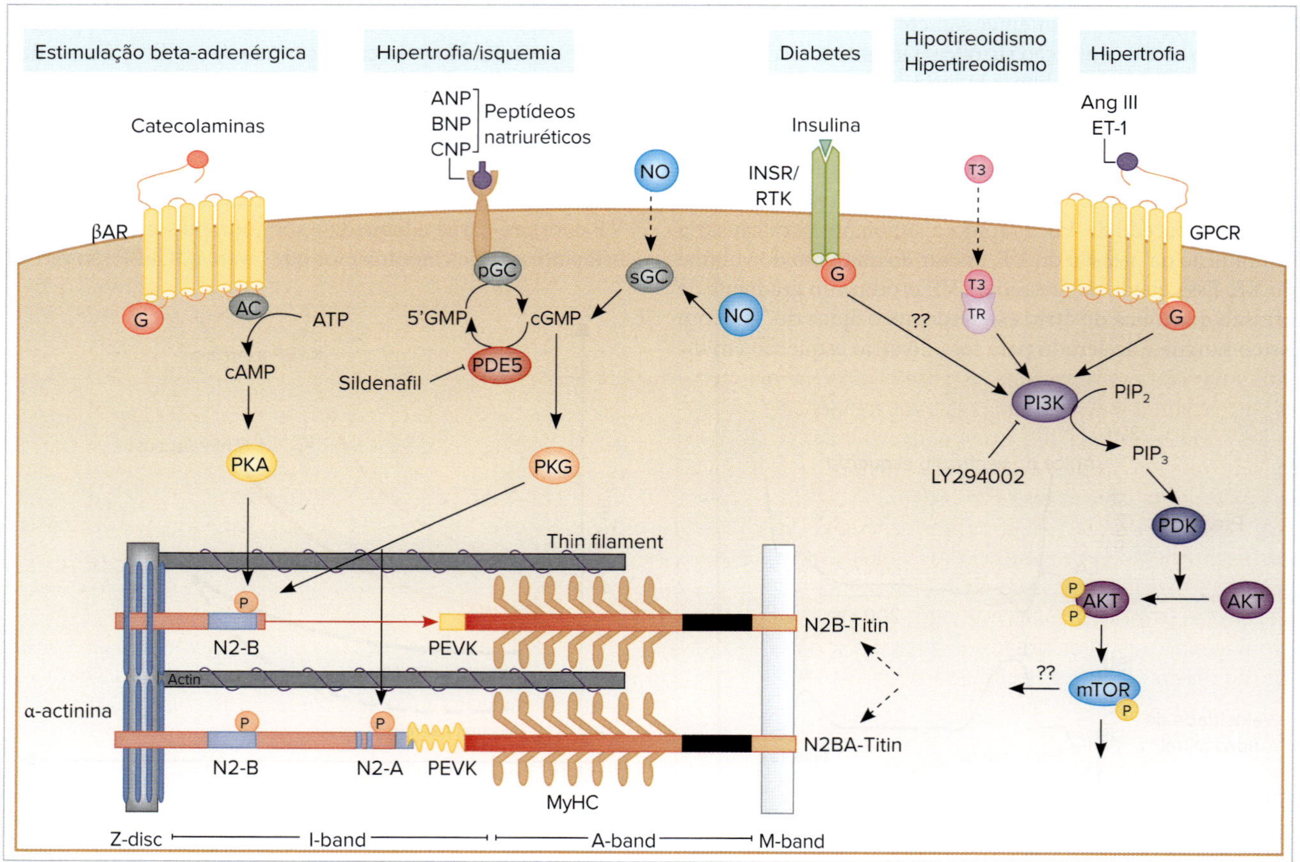

FIGURA 6

Caminhos da sinalização da titina.

Fonte: Krüger e Linke, 2009.[52]

tementes reconhecidos não apenas como uma disfunção diastólica mas também como uma complexa interligação de alterações em diferentes órgãos em adição ao coração e vasos. Esta condição reflete nas alterações do relaxamento e enchimento do VE, remodelação estrutural do VE e do átrio esquerdo alterando a geometria de ambos, alterações da complacência ventricular esquerda, na complacência vascular sistêmica e pulmonar, na função musculoesquelética e endotelial, na liberação de agentes pró-inflamatórios e na sinalização profibrótica. Na ausência de hipertrofia, os pacientes com ICFEP têm uma remodelação concêntrica, os cardiomiócitos espessos e menos alongados estão associados ao aumento do conteúdo de colágeno. Na ICFEP, a relação pressão-volume diastólica de repouso é alterada. O relaxamento e o recuo elástico são anormais em repouso e não são aumentados durante o aumento da FC ou do exercício e isso resulta no enchimento ser apenas mantido pelo aumento da pressão de AE e o sangue ser "empurrado" para o ventrículo esquerdo.

Alteração celular – titina

A titina é uma proteína sarcomérica gigante com capacidade elástica bidirecional (contração e relaxamento) proporcionando a elasticidade ao cardiomiócito. Ela se estende do disco Z até a banda M, funcionando como uma mola. Podemos considerar que ela é responsável por quase 80% da rigidez passiva do VE, dessa forma, a titina regula a rigidez do cardiomiócito. A função da titina na ICFEP se altera pela transformação das suas isoformas N2BA (complacente) pela isoforma N2B (rígida); essa transformação em direção à forma mais rígida se dá por fosforilação indaqueda mediada pelas proteínas quinase A (PKA) e G (PKG).

Inflamação microvascular sistêmica

As comorbidades (obesidade, hipertensão, diabetes, doença pulmonar obstrutiva crônica, anemia e doença renal crônica) propiciam um estado inflamatório sistêmico que promove a disfunção endotelial microvascular. A inflamação endotelial resulta em produção de espécies reativas de oxigênio e também reduz a biodisponibilidade do NO, o que, por sua vez, resulta em diminuição dos níveis de monofosfato de guanosina cíclica (GMP) e redução da atividade da proteína quinase G (PKG). Esse declínio na atividade da PKG acelera a sinalização pró-hipertrófica e aumenta a rigidez do miócito, promovendo a hipofosforilação da titina, excerbando a disfunção diastólica e o enrijecimento ventricular.

Disfunção sistólica

A ICFEP não pode ser considerada apenas distúrbio da função diastólica, uma vez que a presença de alteração na função sistólica quase sempre está presente, apesar da fração de ejeção estar normal. A FEVE é mantida pela contração radial, mas por meio da avaliação ecocardiográfica com uso *speckle* se nota queda na contração longitudinal de VE, que mostra uma disfunção sistólica incipiente em indivíduos assintomáticos, além da presença de biomarcadores de fibrose circulantes em paciente com HAS e diabetes. Apesar da função ventricular estar preservada no repouso, sua reposta de aumento durante o estresse é limitada pela incapacidade de reduzir o volume da câmara associada à incompetência cronotrópica, que impede o aumento do débito cardíaco em resposta ao exercício.

Disfunção do átrio esquerdo

A cavidade do átrio esquerdo está em contato direto com o VE durante a diastólica, por isso é exposta à pressão do VE ao longo deste tempo. O remodelamento e a disfunção do átrio esquerdo representam o tempo de exposição a esta pressão. Na ICFEP avançada, ocorre dilatação progressiva e perda de reserva contrátil atrial, particularmente com estresse. A ocorrência de remodelamento atrial esquerdo, levando à perda da função atrial, é um importante fator na evolução da doença.

Alteração do ritmo e da frequência cardíaca

A fibrilação atrial é comum na insuficiência cardíaca. A IC predispõe FA e vice-versa; a ICFEP e a FA são condições relacionadas à idade e se correlacionam. Os mecanismos fisiopatológicos envolvidos como inflamação sistêmica, desregulação neuro-hormonal, disfunção endotelial, alterações valvares e incompetência cronotrópica, bem como comorbidades (idade, HAS, obesidade, apneia obstrutiva do sono), são comuns tanto para o desenvolvimento de FA como de ICFEP. Além disso, o modo como remodelamento estrutural e funcional do átrio esquerdo dá origem à FA na ICFEP e os mecanismos pelos quais a FA leva à ICFEP (enchimento ventricular diminuído, fibrose miocárdica do VE, disfunção diastólica induzida pela dilatação do átrio esquerdo, função atrial reduzida e fibrose atrial) estão envolvidos na relação entre FA e ICFEP.

Disfunção de ventrículo direito

É reconhecido que a disfunção cardíaca direita é comum na ICFEP e contribui para o mau prognóstico. O aumento da rigidez diastólica do VD, a interdependência ventricular e a hipertensão pulmonar estão principalmente envolvidos na disfunção do VD. As comorbidades cardíacas e não cardíacas frequentemente presentes na ICFEP são conhecidas por alterar a estrutura miocárdica do VD. Tanto a disfunção do VD quanto a hipertensão pulmonar estão associadas a um prognóstico pior na ICFEP.

Dissincronia intraventricular

Os pacientes com ICFEP apresentam anormalidades da sincronia intraventricular durante a repolarização, tornando o relaxamento não homogêneo e contribuindo em parte para a disfunção diastólica, apesar de BRE ser incomun. Também

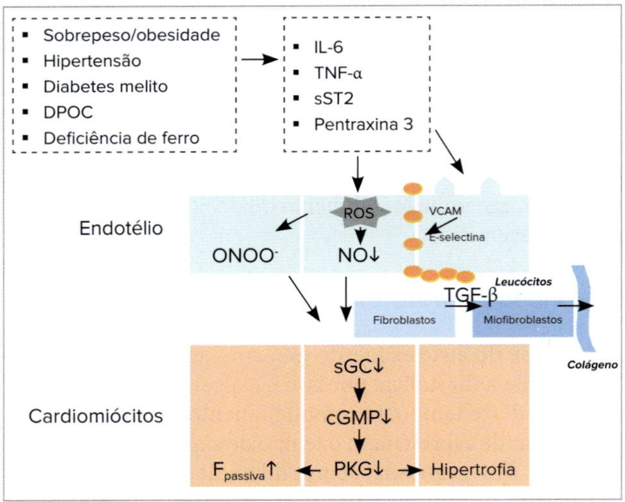

FIGURA 7

Comorbidades induzindo reação inflamatória.

Fonte: Paulus e Tschöpe, 2013.[53]

podem apresentar dissincronia sistólica, o que está associada à limitação funcional.

Comorbidades

Idade

A idade acarreta alterações sobre o sistema cardiovascular. Ocorre um aumento na rigidez e no espessamento das grandes artérias, nas funções sistólica e diastólica do VE (diminuição do relaxamento precoce com aumento do enchimento tardio dependente da contração atrial), além de mudanças estruturais como aumento no tamanho dos miócitos, diminuição do número de miócitos por aumento da apoptose, perda da regulação de fator de crescimento, depósito focal de colágeno, bem como mudanças funcionais como diminuição da resposta beta-adrenérgica, do acoplamento excitação-contração e das proteínas carreadoras do cálcio.

Hipertensão arterial

É a condição cardíaca mais comumente associada em pacientes com ICFEP. A pressão arterial sistólica cronicamente aumentada é um importante estímulo para a remodelação e alterações funcionais. A doença cardíaca hipertensiva é caracterizada por remodelação concêntrica ou hipertrofia ventricular esquerda, piorando a rigidez sistólica arterial e ventricular, prejudicando o relaxamento e aumentando a rigidez diastólica – todos os fatores ligados à patogênese da ICFEP. Além do aumento da sobrecarga e da hipertrofia do VE, a hipertensão pode contribuir para um estado pró-inflamatório potencialmente associado a múltiplos mecanismos fisiopatológicos descritos acima (rigidez ventricular anormal, acoplamento ventrículo-arterial, função microvascular periférica, reserva sistólica e resposta cronotrópica).

Obesidade

O índice de massa corporal aumentado é um fator de risco reconhecido para ambos os tipos de IC, principalmente para o desenvolvimento de ICFEP em associação com hipertensão, idade e sexo. A obesidade tem muitos efeitos deletérios sobre o sistema cardiovascular, metabolismo tecidual e inflamação sistêmica. Tem sido demonstrado que pacientes com ICFEP e obesos (IMC ≥ 35 kg/m^2) apresentam maior expansão de volume plasmático, que está associado a mais remodelamento biventricular, a maior disfunção do VD e pior capacidade de exercício. O aumento da adiposidade promove inflamação, hipertensão, resistência à insulina e dislipidemia, e prejudica a função ventricular sistólica diastólica; além disso, a inflamação induzida por adiposidade tem efeitos adversos cardíacos e vasculares, incluindo disfunção endotelial e disfunção mitocondrial. Esse fenótipo (ICFEP com diabetes) é frequentemente associado a resistência à insulina, caracterizando a síndrome metabólica, que combina obesidade abdominal, dislipidemia, hipertensão e diabetes tipo 2. A resistência à insulina diminui o fornecimento de energia miocárdica.

Diabetes mellitus

O DM é um fator de risco importante para o desenvolvimento tanto da ICFER quanto da ICFEP. O diabetes predispõe a DAC, disfunção renal e hipertensão. As alterações estruturais ligadas a DM são hipertrofia dos miócitos, aumento da matriz extracelular (fibrose) e microangiopatia intramiocárdica. As modificações funcionais incluem diminuição dos fatores de vasodilatação tanto endotélio-dependente quanto endotélio-independente, redução do relaxamento ventricular esquerdo, disfunção contrátil e aumento da rigidez passiva diastólica. Além disso, a sinalização pró-inflamatória e pró-fibrótica associada a neuropatia cardíaca autonômica promovem um acúmulo de colágeno.

Doença coronariana

Embora a isquemia aguda seja conhecida por causar disfunção diastólica, o papel da doença arterial e isquemia, contribuindo para a disfunção diastólica crônica e sintomas em pacientes com ICFEP, permanece incerto. A função endotelial pode contribuir para o desenvolvimento de ICFEP.

Doença renal crônica

Em pacientes com ICFEP, a doença renal crônica está associada ao aumento do remodelamento cardíaco. Insuficiência renal causa inflamação sistêmica e estresse oxidativo. A disfunção renal impossibilita o rim de manter o equilíbrio de sódios e líquido, concebendo assim um estado de sobrecarga líquida e esta sobrecarga causa mais dano cardiovascular, perpetuando desse modo um ciclo vicioso, sendo então a ICFEP possivelmente considerada uma síndrome cardiorrenal. As alterações fisiopatológicas mais comuns encontradas na

ICFEP e na doença renal são a ativação do sistema renina-angiotensina e a disfunção endotelial.

Hipertensão pulmonar

A maioria dos pacientes com ICFEP tem pelo menos algum grau de hipertensão pulmonar, com pressões sistólicas na artéria pulmonar superiores a 40 mmHg. Isso ocorre em decorrência das pressões elevadas de enchimento do VE, resultando em aumento da pressão venosa pulmonar; a resistência vascular pulmonar pode estar aumentada pela vasoconstrição arterial pulmonar reativa. Em alguns pacientes, a hipertensão venosa pulmonar crônica provoca o remodelamento vascular pulmonar, levando à hipertensão pulmonar irreversível, e a presença e gravidade da HAP está intimamente ligada a falência do ventrículo direito.

Sexo

O sexo feminino é um fator de risco importante para o desenvolvimento de ICFEP. A razão para esta diferença em relação aos homens não está bem clara; possivelmente as mulheres apresentam maior rigidez arterial e ventricular e esta se exacerba com a idade. Essas diferenças também podem resultar de efeitos hormonais reprodutivos na estrutura e função do VE e de resposta a alterações de sobrecarga.

Tratamento

Desde a primeira descrição da síndrome do coração "duro" por Dodek[24] há mais de 50 anos, a ICFEP ainda não tem qualquer tratamento específico para a redução da mortalidade. Fracassos recentes de múltiplas classes de medicamentos em estudos fase 2 foram agravadas pela frustração criada pelo insucesso de grandes estudos randomizados com inibidores da enzima conversora da angiotensina (perindopril no estudo PEP-CHF,[25] bloqueadores dos receptores de angiotensina (irbesartana no IPRESERVE[26] e candesartana no CHARM-Preserved[27]), antagonistas da aldosterona (espironolactona no TOPCAT[28] e ALDO-DHF[29]) e betabloqueador (nebivolol no SENIORS[30]) de demonstrar melhora clínica nos objetivos primários pré-especificados (Tabela 5). Existem muitas justificativas para tentar explicar esta decepção com diagnósticos imprecisos, fisiopatologia não totalmente esclarecida com mecanismos de ação errados, critérios para a inclusão no estudo ou métricas de resultado não ideais, variações geográficas internacionais no diagnóstico e tratamento da ICFEP, tipo e frequência das comorbidades, mas a hipótese mais convincente é que tem-se trabalhado com uma síndrome e não mais uma doença e, na verdade, esta síndrome é composta por um grupo heterogêneo de doenças relacionadas, que podem não responder a uma abordagem com um único tratamento.

O tratamento sintomático da ICFEP é empírico e consiste principalmente em diuréticos para reduzir a congestão, embora os dados para apoiar esta conduta sejam limitados. Da mesma forma, os dados para controle da frequência cardíaca em pacientes com fibrilação atrial, que é altamente prevalente na ICFEP, são também limitados.[45] Ainda não está claro se o controle do ritmo seria benéfico nos pacientes com ICFEP e fibrilação atrial. Há fortes evidências indiretas de que o tratamento da hipertensão arterial pode ser benéfico na prevenção de ICFEP, embora os dados sejam menos claros para reduzir a morbidade e a mortalidade em pacientes com ICFEP conhecida.[46,47]

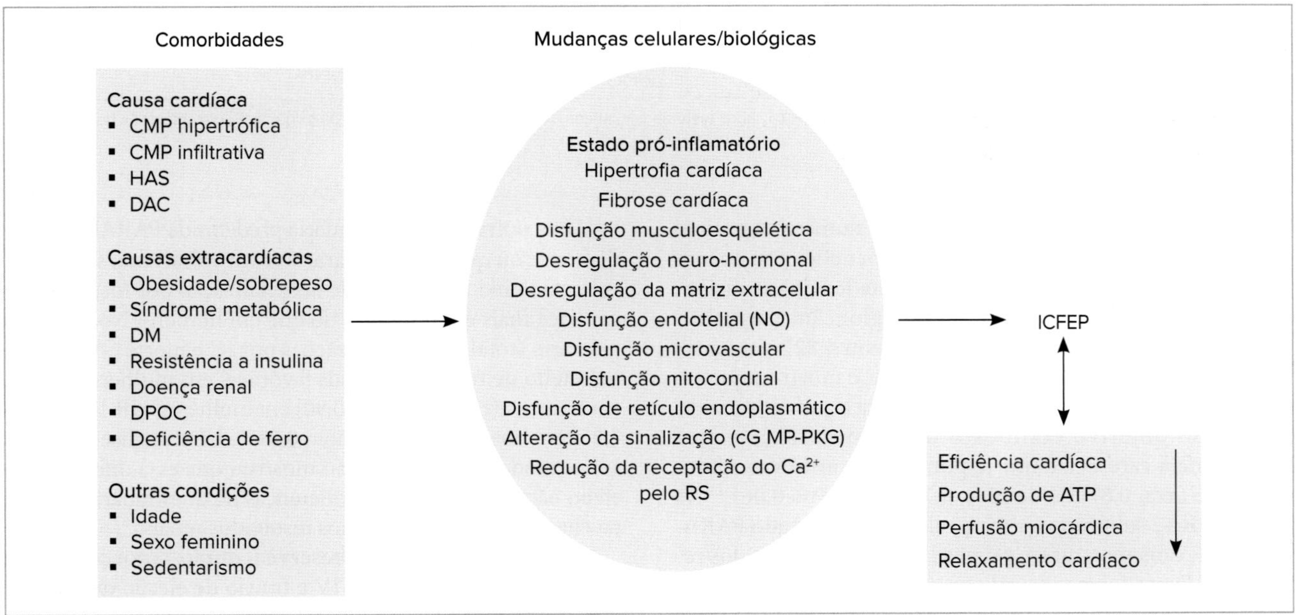

FIGURA 8
Interação entre comorbidades e fatores de risco levando a insuficiência cardíaca com fração de ejeção preservada (ICFEP).

TABELA 5 Resumo dos principais estudos clínicos randomizados publicados sobre ICFEP (fase 2-3)

Droga/intervenção	Fase	N	Objetivo primário	Resultado
Candesartana[27]	3	3.023	Composto de mortalidade CV e hospitalização por IC	Neutro
Irbesartana[26]	3	4.128	Composto de mortalidade por todas as causas ou hospitalização CV	Neutro
Perindopril[25]	3	850	Composto de mortalidade por todas as causas e hospitalização por IC	Neutro
Nebivolol[31]	3	752	Composto de mortalidade por todas as causas ou hospitalização CV	Neutro
Carvedilol[32]	2	245	Composto de mortalidade por todas as causas ou hospitalização CV	Neutro
Digoxina[33]	3	988	Composto de mortalidade por IC ou hospitalização por IC	Neutro
Espironolactona[29]	2	422	E/e' no ecocardiograma e pico VO_2	Positivo, neutro
Espironolactona[28]	3	3.445	Composto de óbito CV, parada cardíaca abortada ou hospitalização por IC	Neutro
Eplerenona[34]	2	44	Distância tc6m	Neutro
Sildenafil[35]	2	216	Pico VO_2	Neutro
Ivabradina[36]	2	61	Capacidade de exercício/pico consumo de oxigênio	Positivo
Ivabradina[37]	2	44	Pico VO_2	Negativo
Ivabradina[38]	2	179	E/e' no ecocardiograma, tc6m, NT-proBNP	Neutro, Neutro, Neutro
Exercicio[39]	-	64	Pico VO_2	Positivo
Sacubitril/valsartana[40]	2	301	NT-proBNP	Positivo
Vericiguat[41]	2	477	NT-proBNP, volume do átrio esquerdo	Neutro, Neutro,
Mononitrato de Isossorbida[42]	2	110	Nível de atividade diária	Negativo
Sacubitril/valsartana[4]	3	4.822	Composto de óbito CV e hospitalização por IC	Negativo
Empaglifozina[44]	3	5.988	Composto de óbito CV e hospitalização por IC	Positivo

N: tamanho do estudo; CV: cardiovascular; IC: insuficiência cardíaca; tc6m: teste de caminhada de 6 minutos; VO_2: consumo de oxigênio. Fonte: adaptada de Parikh, 2018.[10]

Até recentemente, estudos com grande número de pacientes com ICFEP não relataram nenhum benefício ou apenas uma redução modesta no risco de resultados de insuficiência cardíaca, com níveis limítrofes de significância estatística. O estudo PARAGON-HF randomizou 4.822 pacientes com fração de ejeção ≥ 45% em CF II-IV e mostrou que sacubitril/valsartana não resultou em uma taxa significativamente menor do objetivo composto de hospitalizações por insuficiência cardíaca e morte por causas cardiovasculares (razão de taxa, 0,87; IC de 95%, 0,75 a 1,01; P = 0,06).[43] Na análise dos 12 subgrupos pré-especificados do estudo PARAGON-HF, dois mostraram possível heterogeneidade dos resultados. Dessa forma identificou-se potencial benefício em pacientes com fração de ejeção abaixo da mediana (<57%) e em mulheres, que representaram 52% dos pacientes incluídos na análise final.[43]

Uma outra análise secundária predefinida PARAGON-HF demonstrou que, em comparação com valsartana, sacubitril/valsartana reduziu o risco de hospitalização por insuficiência cardíaca mais em mulheres do que em homens. No desfecho primário (total de hospitalizações por IC e morte CV), houve um efeito de tratamento mais favorável em mulheres do que em homens (HR 0,73 [0,59-0,90] em mulheres; HR 1,03 [0,84-1,25] em homens; P interação = 0,017). Uma análise posterior apresentada nesta publicação mostrou que essa diferença no efeito não foi explicada por diferenças no questionário KCCQ, na chamada da NYHA ou nos resultados renais.[50]

O estudo EMPEROR-Preserved, duplo-cego, com 5.988 pacientes com IC classe II-IV e fração de ejeção de mais de 40% randomizados para receber empagliflozina (10 mg uma vez ao dia) ou placebo, além da terapia usual, o objetivo primário composto (morte cardiovascular ou hospitalização por insuficiência cardíaca) ocorreu em 415 de 2.997 pacientes (13,8%) no grupo de empagliflozina e em 511 de 2.991 pacientes (17,1%) no grupo de placebo (razão de risco, 0,79; IC 0,69 a 0,90; P < 0,001) (Tabela 6), em que o resultado positivo foi impulsionado principalmente por uma redução nas hospitalizações por IC, não na mortalidade CV.[44] Para o objetivo primário, o benefício foi semelhante entre os pacientes com ou sem diabetes tipo 2 e foi atenuado entre os pacientes com FE ≥ 60%.

TABELA 6 Objetivo primário composto e efeito sobre os seus componentes individuais no estudo EMPEROR-Preserved

	Empagliflozin (n = 2.997) n (%)	Placebo (n = 2.991) n (%)	*Hazar-dratio* (95% CI)	Valor de P
Objetivo primário composto	415 (13,8)	511 (17,1)	0,79 (0,69-0,90)	< 0,001
Hospitalização por IC	259 (8,6)	352 (11,8)	0,71 (0,60-0,83)	
Morte CV	219 (7,3)	244 (8,2)	0,91 (0,76-1,09)	

CI: intervalo de confiança; CV: cardiovascular; IC: insuficiência cardíaca.

Uma análise do padrão dos resultados nestes dois maiores estudos na ICFEP oferece uma oportunidade de avaliar os benefícios da inibição da neprilisina e da inibição do cotransportador 2 de sódio-glicose usando os mesmos desfechos e mesmo subgrupos de fração de ejeção em populações de pacientes comparáveis; mostrou que a magnitude da redução no risco de desfechos de insuficiência cardíaca grave parece ser maior com a inibição do cotransportador 2 de sódio-glicose do que com a inibição da neprilisina para a maioria dos pacientes com ICFEP.[48]

A atualização da diretriz brasileira de IC[6] e europeia[49] orienta o tratamento da ICFEP conforme a Tabela 7.

Em uma análise crítica dos resultados desses ensaios terapêuticos que notadamente diferem daqueles encontrados em estudos envolvendo pacientes com ICFER, existem muitas justificativas para tentar explicar a frustração desses achados. Diagnósticos pouco precisos, fisiopatologia não totalmente compreendida com mecanismos de ação nem sempre adequadamente elucidados, tipo e frequência de comorbidades, critérios de inclusão ou métricas de resultados não ideais nos estudos, variações geográficas no diagnóstico e tratamento de ICFEP podem ajudar a explicar tais discrepâncias. A hipótese mais provável é que estamos tratando uma síndrome e não mais uma doença e, na verdade, essa síndrome é composta por um grupo heterogêneo de doenças relacionadas que podem não responder a uma única abordagem de tratamento.

TABELA 7 Tratamento farmacológico da insuficiência cardíaca com fração de ejeção preservada[3]

Recomendações	Classe de indicação	Nível de evidência
Diuréticos de alça ou tiazídicos para diminuir sintomas congestivos	I	B
Tratamento de comorbidades como isquemia miocárdica, FA e hipertensão, conforme diretrizes vigentes, para diminuir sintomas ou progressão da doença	I	C
Espironolactona para redução de hospitalizações	IIA	B
BRAs para redução de hospitalizações	IIB	B

BRA: bloqueadores dos receptores de angiotensina; FA: fibrilação atrial.

O tratamento sintomático da ICFEP é empírico e consiste principalmente em diuréticos para reduzir a congestão, embora os dados para apoiar esse tratamento sejam limitados. Da mesma forma, os dados para o controle da frequência cardíaca em pacientes com fibrilação atrial, que é altamente prevalente na ICFEP, também são limitados. Ainda não está claro se o controle do ritmo seria benéfico em pacientes com ICFEP e fibrilação atrial.[51] Recentemente, foi proposto que a insuficiência cardíaca (IC) é uma síndrome heterogênea com um espectro de características distintas e sobrepostas. A ICFEP pode produzir diferentes fenótipos com base na biologia subjacente (mais comuns são obesidade, diabetes, fibrilação atrial, síndrome metabólica, doença pulmonar obstrutiva crônica, distúrbios respiratórios do sono, disfunção renal, anemia e envelhecimento). Os fatores etiológicos da ICFEP não são claros; no entanto, inflamação sistêmica de baixo grau e dano microvascular, como consequência das comorbidades associadas à disfunção endotelial, estresse oxidativo, remodelamento miocárdico e fibrose são considerados cruciais para o desenvolvimento da patogênese da doença. O escore H_2FPEF e o nomograma HFpEF são ferramentas altamente sensíveis, recentemente validadas e empregadas para avaliação de risco de insuficiência cardíaca subclínica.

Futuro do tratamento

Existem seis mecanismos que podem traduzir potenciais terapias para ICFEP:[5]

- Três mecanismos hemodinâmicos:
  - Congestão cardíaca esquerda/disfunção diastólica/hipertensão atrial esquerda.

  - Doença vascular pulmonar/disfunção do ventrículo direito (VD).
  - Expansão do volume plasmático.
- Três mecanismos moleculares potenciais:
  - Inflamação microvascular sistêmica.
  - Anormalidades funcionais cardiometabólicas.
  - Anormalidades estruturais celulares [titina]/extracelular [fibrose].

Várias doenças específicas (por exemplo, cardiomiopatias infiltrativas, cardiomiopatia hipertrófica, amiloide, insuficiência de alto débito, doença cardíaca valvar e doença pericárdica) podem se apresentar com IC, mas não são consideradas ICFEP comum e não serão discutidas.

Muito provavelmente, os iSGLT2 (efeito de classe?) poderão ter indicação para diminuir hospitalização por IC nos pacientes com ICFEP, pois até o momento não houve demonstração na redução de mortalidade cardiovascular nestes pacientes,[44] o mecanismo exato do benefício não está claro, lembrando que em outros medicamentos, como a ivabradina, no resultado em relação ao objetivo composto de morte e hospitalização, a hospitalização foi o evento com diferença estatística – recebeu classe de recomendação IIa e nível de evidência B nas diretrizes de ICFER.[3,49]

RESUMO

- Há evidências fortes, mas indiretas, de que a terapia da hipertensão pode ser benéfica na prevenção da ICFEP, porém com dados menos claros sobre a redução da morbidade ou mortalidade na ICFEP conhecida. O controle agressivo da pressão arterial está associado a menos internações por IC. A evidência atual afirma que o bloqueio do sistema renina-angiotensina-aldosterona é benéfico na ICFEP, mas os dados sugerem que ela pode ser benéfica na extremidade inferior do espectro de FE (FE < 55%).
- Se o controle do ritmo é benéfico em pacientes com ICFEP e fibrilação atrial ainda não está claro.
- O manejo adequado da DAC continua sendo uma consideração importante, uma vez que dados observacionais mostraram que a DAC é comum em pacientes com ICFEP e está associada a piores desfechos que podem ser melhorados com a revascularização.
- Os autores postulam três mecanismos hemodinâmicos (congestão cardíaca esquerda/disfunção diastólica/hipertensão atrial esquerda, doença vascular pulmonar/disfunção do VD e expansão do volume plasmático) e três mecanismos moleculares potenciais (inflamação microvascular sistêmica, anormalidades funcionais cardiometabólicas e anormalidades estruturais celulares [titina]/extracelular [fibrose]).
- A redução da congestão do coração esquerdo e da hipertensão do átrio esquerdo é benéfica na ICFEP. O tratamento do dispositivo de derivação interatrial (IASD) descarregou o átrio esquerdo e produziu uma maior redução na pressão de oclusão capilar pulmonar em comparação com o controle simulado em 1 mês (p = 0,028 representando todas as fases do exercício) na fase 2 do ensaio REDUCE LAP-HF I. Uma preocupação com este dispositivo é o aumento potencial de pressões do lado direito – um mecanismo potencialmente prejudicial na ICFEP. Um estudo maior (REDUCE LAP-HF II) está examinando os efeitos do IASD nos desfechos clínicos e na qualidade de vida. Entre 119 pacientes com ICFEP (FE ≥ 40%) no estudo CHAMPION, uma redução maior nas pressões pulmonares foi associada a uma redução de 46% na hospitalização por IC em 6 meses. Como resultado, a monitorização sem fio da pressão da artéria pulmonar recebeu uma recomendação de classe IIb, nível de evidência B em IC nas diretrizes mais recentes da European Society of Cardiology.
- A presença e a gravidade da hipertensão pulmonar estão fortemente associadas ao desenvolvimento da disfunção do VD, mas além do aumento da pressão pulmonar, o desacoplamento VAS-arterial desempenha um papel importante, contribuindo ainda mais para piores desfechos na ICFEP. Entretanto, a terapia direcionada diretamente à hipertensão pulmonar, para reduzir a pós-carga do VD, melhorando assim a função do VD na ICFEP, até o momento tem sido decepcionante.
- A expansão do volume plasmático tem sido sugerida como mecanismo fisiopatológico primário em um subgrupo de pacientes com ICFEP, particularmente pacientes obesos com ICFEP (índice de massa corporal ≥ 35 kg/m^2), nos quais o aumento da pressão capilar pulmonar está correlacionado com a expansão do volume plasmático. Dados do estudo CHAMPION sugerem que tratar da sobrecarga de volume via diurese pode ser um componente fundamental do tratamento ideal da ICFEP. Os efeitos benéficos do inibidor do cotransportol-2 do sódio-glicose luminal (incluindo natriurese e efeitos cardiometabólicos e renais favoráveis) os tornam atraentes para pacientes com ICFEP obesos com sobrecarga de volume e inflamação adiposa.
- Vários estudos apoiam um papel fundamental na inflamação sistêmica crônica, especificamente em pacientes com ICFEP. Tem sido demonstrado/sugerido que comorbidades na ICFEP levam à inflamação microvascular, que afeta adversamente o cardiomiócito adjacente por meio da diminuição da biodisponibilidade do óxido nítrico, da disponibilidade reduzida de monofosfato de guanosina cíclico (GMPc) e da fosforilação alterada da titina. Isquemia microvascular, remodelação ventricular concêntrica e fibrose da transição endotelial para mesenquimal contribuem ainda mais para a disfunção diastólica. No entanto, a suposição de que a inflamação sistêmica causalmente impulsiona o desenvolvimento da ICFEP ainda não está totalmente comprovada, uma vez que os testes in-

tervencionistas para provar a causalidade não foram conclusivos.

- A energética miocárdica reduzida em pacientes com ICFEP sugerem que o direcionamento de anormalidades funcionais cardiometabólicas pode ser uma abordagem importante nesses pacientes. Atualmente, estão sendo avaliados agonistas parciais da adenosina A1 (capadenoson e neladenoson), inibidores da carnitina palmitoiltransferase-1 (etomoxir e perhexilina), inibidor da beta-oxidação de ácidos graxos (trimetazidina), potenciador mitocondrial (elamipretide) e ferro intravenoso (carboximaltose férrica).
- O coração é constituído por dois compartimentos, miocítico e não miocítico, que contribuem para a rigidez diastólica e aumentam as pressões de enchimento. A proteína sarcomérica elástica (gigante) titina é o regulador dominante da tensão passiva miocárdica e, portanto, da rigidez derivada dos cardiomiócitos. A modificação pós-traducional do segmento da titina N2B pela fosforilação mediada pela proteinocinase A (PKA) e G (PKG) mostrou alterar a tensão passiva dos cardiomiócitos e está atualmente sendo avaliada. A matriz extracelular é um potencial alvo terapêutico e, portanto, estudos em andamento estão avaliando inibidores do fator de crescimento transformador beta (por exemplo, pirfenidona) e da galectina-3, um biomarcador de fibrose (membro da família das proteínas de ligação a glicanas) que é regulado positivamente na ICFEP.

Referências bibliográficas

1. Benjamin EJ, Virani SS, Callaway CW, Chamberlain AM, Chang AR, Cheng S, et al. Heart disease and stroke statistics. 2018 Update: A report from the American Heart Association. Circulation [Internet]. 2018;137(12).
2. Chioncel O, Lainscak M, Seferovic PM, Anker SD, Crespo-Leiro MG, Harjola V-P, et al. Epidemiology and one-year outcomes in patients with chronic heart failure and preserved, mid-range and reduced ejection fraction: an analysis of the ESC heart failure long-term registry: analysis of the ESC Heart Failure Long-Term Registry. Eur J Heart Fail. 2017;19(12):1574-85.
3. Rohde LEP, Montera MW, Bocchi EA, Clausell NO, Albuquerque DC de, Rassi S, et al. Diretriz Brasileira de Insuficiência Cardíaca Crônica e Aguda. Arq Bras Cardiol [Internet]. 2018. Disponível em: http://www.arquivosonline.com.br/2016/revista-eletronica.asp.
4. Campbell RT, Petrie MC, McMurray JJV. Redefining heart failure phenotypes based on ejection fraction: Viewpoint. Eur J Heart Fail. 2018;20(12):1634-5.
5. Bozkurt B, Coats AJ, Tsutsui H, Abdelhamid M, Adamopoulos S, Albert N, et al. Universal Definition and Classification of Heart Failure: A Report of the Heart Failure Society of America, Heart Failure Association of the European Society of Cardiology, Japanese Heart Failure Society and Writing Committee of the Universal Definition of Heart Failure. J Card Fail. 2021.
6. Marcondes-Braga FG, Moura LAZ, Issa VS, Vieira JL, Rohde LE, Simões MV, et al. Emerging topics update of the brazilian heart failure guideline 2021. Arq Bras Cardiol. 2021;116(6):1174-212.
7. Lam CSP, Voors AA, de Boer RA, Solomon SD, van Veldhuisen DJ. Heart failure with preserved ejection fraction: from mechanisms to therapies. Eur Heart J. 2018;39(30):2780-92.
8. Redfield MM. Heart failure with preserved ejection fraction. Solomon CG, editor. N Engl J Med. 2016;375(19):1868-77.
9. Patel RB, Vaduganathan M, Shah SJ, Butler J. Atrial fibrillation in heart failure with preserved ejection fraction: Insights into mechanisms and therapeutics. Pharmacol Ther. 2017;176:32-9.
10. Parikh KS, Sharma K, Fiuzat M, Surks HK, George JT, Honarpour N, et al. Heart failure with preserved ejection fraction expert panel report. JACC Heart Fail. 2018;6(8):619-32.
11. Roger VL. Of probabilities and uncertainties. JACC Heart Fail. 2018;6(8):686-8.
12. Roger VL. Epidemiology of heart failure. Circ Res. 2013;113(6):646-59.
13. Shah SJ, Heitner JF, Sweitzer NK, Anand IS, Kim H-Y, Harty B, et al. Baseline characteristics of patients in the treatment of preserved cardiac function heart failure with an aldosterone antagonist trial. Circ Heart Fail. 2013;6(2):184-92.
14. Owan TE, Hodge DO, Herges RM, Jacobsen SJ, Roger VL, Redfield MM. Trends in prevalence and outcome of heart failure with preserved ejection fraction. N Engl J Med. 2006;355(3):251-9.
15. Sharma K, Kass DA. Heart failure with preserved ejection fraction: mechanisms, clinical features, and therapies. Circ Res. 2014;115(1):79-96.
16. Shah SJ, Katz DH, Deo RC. Phenotypic spectrum of heart failure with preserved ejection fraction. Heart Fail Clin. 2014;10(3):407-18.
17. Shah SJ. Precision medicine for heart failure with preserved ejection fraction: an overview. J Cardiovasc Transl Res. 2017;10(3):233-44.
18. Borlaug BA. The pathophysiology of heart failure with preserved ejection fraction. Nat Rev Cardiol. 2014;11(9):507-15.
19. Dunlay SM, Roger VL, Redfield MM. Epidemiology of heart failure with preserved ejection fraction. Nat Rev Cardiol. 2017;14(10):591-602.
20. Gerber Y, Weston SA, Redfield MM, Chamberlain AM, Manemann SM, Jiang R, et al. A contemporary appraisal of the heart failure epidemic in Olmsted County, Minnesota, 2000 to 2010. JAMA Intern Med. 2015;175(6):996.
21. Christiansen MN, Køber L, Weeke P, Vasan RS, Jeppesen JL, Smith JG, et al. Age-specific trends in incidence, mortality, and comorbidities of heart failure in Denmark, 1995 to 2012. Circulation. 2017;135(13):1214-23.
22. Conrad N, Judge A, Tran J, Mohseni H, Hedgecott D, Crespillo AP, et al. Temporal trends and patterns in heart failure incidence: a population-based study of 4 million individuals. Lancet. 2018;391(10120):572-80.
23. Tsao CW, Lyass A, Enserro D, Larson MG, Ho JE, Kizer JR, et al. Temporal trends in the incidence of and mortality associated with heart failure with preserved and reduced ejection fraction. JACC Heart Fail. 2018;6(8):678-85.
24. Dodek A, Kassebaum DG, Bristow JD. Pulmonary edema in coronary-artery disease without cardiomegaly: paradox of the stiff heart. N Engl J Med. 1972;286(25):1347-50.
25. Cleland JGF. The perindopril in elderly people with chronic heart failure (PEP-CHF) study. Eur Heart J. 2006;27(19):2338-45.
26. Massie BM, Carson PE, McMurray JJ, Komajda M, McKelvie R, Zile MR, et al. Irbesartan in patients with heart failure and preserved ejection fraction. N Engl J Med. 2008;359(23):2456-67.
27. Yusuf S, Pfeffer MA, Swedberg K, Granger CB, Held P, McMurray JJ, et al. Effects of candesartan in patients with chronic heart failure and preserved left-ventricular ejection fraction: the CHARM-Preserved Trial. Lancet. 2003;362(9386):777-81.
28. Pitt B, Pfeffer MA, Assmann SF, Boineau R, Anand IS, Claggett B, et al. Spironolactone for heart failure with preserved ejection fraction. N Engl J Med. 2014;370(15):1383-92.
29. Edelmann F, Wachter R, Schmidt AG, Kraigher-Krainer E, Colantonio C, Kamke W, et al. Effect of spironolactone on diastolic function and exercise capacity in patients with heart failure with preserved ejection fraction: The Aldo-DHF Randomized Controlled Trial. JAMA. 2013;309(8):781.
30. Flather MD, Shibata MC, Coats AJS, Van Veldhuisen DJ, Parkhomenko A, Borbola J, et al. Randomized trial to determine the effect of nebivolol on mortality and cardiovascular hospital admission in elderly patients with heart failure (SENIORS). Eur Heart J. 2005;26(3):215-25.
31. van Veldhuisen DJ, Cohen-Solal A, Böhm M, Anker SD, Babalis D, Roughton M, et al. Beta-blockade with nebivolol in elderly heart failure pa-

tients with impaired and preserved left ventricular ejection fraction. J Am Coll Cardiol. 2009;53(23):2150-8.
32. Yamamoto K, Origasa H, Hori M, on behalf of the J-DHF Investigators. Effects of carvedilol on heart failure with preserved ejection fraction: the Japanese Diastolic Heart Failure Study (J-DHF). Eur J Heart Fail. 2013;15(1):110-8.
33. Ahmed A, Rich MW, Fleg JL, Zile MR, Young JB, Kitzman DW, et al. Effects of digoxin on morbidity and mortality in diastolic heart failure: The Ancillary Digitalis Investigation Group Trial. Circulation. 2006;114(5):397-403.
34. Deswal A, Richardson P, Bozkurt B, Mann DL. Results of the randomized aldosterone antagonism in heart failure with preserved ejection fraction trial (RAAM-PEF). J Card Fail. 2011;17(8):634-42.
35. Redfield MM, Chen HH, Borlaug BA, Semigran MJ, Lee KL, Lewis G, et al. Effect of phosphodiesterase-5 inhibition on exercise capacity and clinical status in heart failure with preserved ejection fraction: a randomized clinical trial. JAMA. 2013;309(12):1268.
36. Kosmala W, Holland DJ, Rojek A, Wright L, Przewlocka-Kosmala M, Marwick TH. Effect of if-channel inhibition on hemodynamic status and exercise tolerance in heart failure with preserved ejection fraction. J Am Coll Cardiol. 2013;62(15):1330-8.
37. Pal N, Sivaswamy N, Mahmod M, Yavari A, Rudd A, Singh S, et al. Effect of selective heart rate slowing in heart failure with preserved ejection fraction. Circulation. 2015;132(18):1719-25.
38. Komajda M, Isnard R, Cohen-Solal A, Metra M, Pieske B, Ponikowski P, et al. Effect of ivabradine in patients with heart failure with preserved ejection fraction: the EDIFY randomized placebo-controlled trial: Ivabradine in HFpEF. Eur J Heart Fail. 2017;19(11):1495-503.
39. Edelmann F, Gelbrich G, Düngen H-D, Fröhling S, Wachter R, Stahrenberg R, et al. Exercise training improves exercise capacity and diastolic function in patients with heart failure with preserved ejection fraction. J Am Coll Cardiol. 2011;58(17):1780-91.
40. Solomon SD, Zile M, Pieske B, Voors A, Shah A, Kraigher-Krainer E, et al. The angiotensin receptor neprilysin inhibitor LCZ696 in heart failure with preserved ejection fraction: a phase 2 double-blind randomised controlled trial. Lancet. 2012;380(9851):1387-95.
41. Pieske B, Maggioni AP, Lam CSP, Pieske-Kraigher E, Filippatos G, Butler J, et al. Vericiguat in patients with worsening chronic heart failure and preserved ejection fraction: results of the SOluble guanylate Cyclase stimulatoR in heArT failurE patientS with PRESERVED EF (SOCRATES-PRESERVED) study. Eur Heart J. 2017;38(15):1119-27.
42. Redfield MM, Anstrom KJ, Levine JA, Koepp GA, Borlaug BA, Chen HH, et al. Isosorbide mononitrate in heart failure with preserved ejection fraction. N Engl J Med. 2015;373(24):2314-24.
43. Solomon SD, McMurray JJV, Anand IS, Ge J, Lam CSP, Maggioni AP, et al. Angiotensin-Neprilysin Inhibition in Heart Failure with Preserved Ejection Fraction. N Engl J Med. 2019;381(17):1609-20.
44. Packer M, Butler J, Zannad F, Filippatos G, Ferreira JP, Pocock SJ, et al. Effect of empagliflozin on worsening heart failure events in patients with heart failure and a preserved ejection fraction: The EMPEROR-Preserved Trial. Circulation. 2021.
45. Kotecha D, Lam CSP, Van Veldhuisen DJ, Van Gelder IC, Voors AA, Rienstra M. Heart failure with preserved ejection fraction and atrial fibrillation. J Am Coll Cardiol. 2016;68(20):2217-28.
46. Beckett NS, Peters R, Fletcher AE, Staessen JA, Liu L, Dumitrascu D, et al. Treatment of hypertension in patients 80 years of age or older. N Engl J Med. 2008;358(18):1887-98.
47. The SPRINT Research Group. A randomized trial of intensive versus standard blood-pressure control. N Engl J Med. 2015;373(22):2103-16.
48. Packer M, Zannad F, Anker SD. Heart failure and a preserved ejection fraction: a side-by-side examination of the PARAGON-HF and EMPEROR-Preserved Trials. Circulation. 2021.
49. McDonagh TA, Metra M, Adamo M, Gardner RS, Baumbach A, Böhm M, et al. 2021 ESC Guidelines for the diagnosis and treatment of acute and chronic heart failure: Developed by the Task Force for the diagnosis and treatment of acute and chronic heart failure of the European Society of Cardiology (ESC) With the special contribution of the Heart Failure Association (HFA) of the ESC. Eur Heart J. 2021;ehab368.
50. McMurray JJV, Jackson AM, Lam CSP, Redfield MM, Anand IS, Ge J, et al. Effects of sacubitril-valsartan, versus valsartan, in women compared to men with heart failure and preserved ejection fraction: insights from PARAGON-HF. Circulation. 2019.
51. Kotecha D, Lam CSP, Van Veldhuisen DJ, Van Gelder IC, Voors AA, Rienstra M. Heart failure with preserved ejection fraction and atrial fibrillation. J Am Coll Cardiol. 2016;68(20):2217-28.
52. Krüger M, Linke WA. Titin-based mechanical signalling in normal and failing myocardium. J Mol Cell Cardiol. 2009;46:490-8.
53. Paulus WJ, Tschöpe C. A novel paradigm for heart failure with preserved ejection fraction: comorbidities drive myocardial dysfunction and remodeling through coronary microvascular endothelial inflammation. J Am Coll Cardiol. 2013;62(4):263-71.

Capítulo 4

Tratamento da insuficiência cardíaca aguda

Múcio Tavares de Oliveira Jr.
Bruno Biselli
Alexandre de Matos Soeiro

PONTOS-CHAVE

- A insuficiência cardíaca aguda é uma das principais causas de hospitalização.
- A abordagem no diagnóstico e no tratamento neste momento deve ser sistematizada para que o manuseio se torne mais simples para o médico e demais profissionais de saúde.
- Seguir algoritmos e processos mnemônicos proporciona o benefício de manusear o paciente de forma mais segura e auxilia na obtenção da estabilização clínica e da redução do risco de morte.

Introdução

Um dos temas mais desafiadores no tratamento de doenças cardíacas agudas é o tratamento de pacientes com insuficiência cardíaca aguda (ICA). São pacientes frequentes nas unidades de emergência, sendo cerca de 30% dos atendimentos por causas cardiológicas. Além disso, as mudanças recentes do tratamento da insuficiência cardíaca (IC) crônica nos obrigou a repensar como tratar o paciente na vigência da descompensação: o que fazer com as drogas que o paciente faz uso contínuo? Devemos manter, reduzir ou suspender? Mesmo que o paciente esteja hipotenso, ele tem uma resistência vascular sistêmica elevada; então o uso de mais vasodilatadores é benéfico ou maléfico? Quando precisamos associar inotrópicos, como escolher a melhor droga?

Assim como nas síndromes coronarianas agudas, devemos procurara uma padronização no atendimento de pacientes com ICA. Este capítulo se baseia numa sistematização do atendimento e tanto explicará as bases científicas do tratamento como mostrará uma forma de sistematizar que tornará a abordagem muito mais fácil.

Base do manuseio

A ICA é caracterizada pela progressão rápida de sintomas e sinais de IC, que resulta na necessidade de intervenção urgente e não planejada[1,2] e pode decorrer de uma disfunção cardíaca aguda (sem a presença de diagnóstico prévio de IC) ou da exacerbação aguda de um quadro crônico. A terapêutica se baseia, em primeira instância, na identificação do perfil hemodinâmico do paciente, de acordo com a presença ou ausência de sinais de congestão (seco ou úmido) e a adequação da perfusão (quente ou frio),[3] como ilustrado na Tabela 1.

TABELA 1 Classificação clínico-hemodinâmica da insuficiência cardíaca aguda

	Sinais e sintomas de congestão (ortopneia, distensão jugular, edema, estertores)	
Sinais e sintomas de hipoperfusão (hipotensão, pulso frio, sonolência, extremidades frias)	**Ausente**	**Presente**
Ausente	Perfil A (quente e seco)	Perfil B (quente e úmido)
Presente	Perfil L (frio e seco)	Perfil C (frio e úmido)

Em linhas gerais, os pacientes em perfil A estão compensados e estáveis e foram à unidade de emergência por outro motivo; os pacientes em perfil B necessitam, além das medidas gerais, de diuréticos e vasodilatadores; os em perfil L necessitam de prova de volume e, se necessário, inotrópicos; e os em perfil C necessitam de diuréticos, inotrópicos e vasodilatadores.

Os objetivos do tratamento da ICA são a melhora de sintomas de IC, adequação volêmica e estabilização hemodinâmica. Para isso, deve-se buscar o suporte ventilatório, a eliminação de fluidos, a redução de pré e pós-carga e, em alguns casos, o aumento de inotropismo. Podemos resumir a abordagem no processo mnemônico ABCDEFGH, como descrito na Figura 1. Importante lembrar que, ao se fazer o diagnóstico de ICA, afastando causas não cardíacas, temos que avaliar 3 situações que são causas de descompensação e mudam de certa forma a conduta inicial: presença de infecção, presença de isquemia aguda e presença de arritmia aguda. [4]

- **A** remete a lembrar sempre da avaliação clínico-hemodinâmica.
- **B** remete à boa oxigenação e ventilação.
- C remete à causa da descompensação, em especial pesquisa de infecção, isquemia aguda e arritmia
- **D** remete ao uso de diuréticos.
- E remete ao eletrocardiograma (ECG) para detecção de arritmias e isquemia.
- **F** remete à avaliação da frequência cardíaca.
- **G** remete à manutenção da mesma dose das drogas que influenciam positivamente no prognóstico, como os inibidores de conversão da angiotensina I (IECA) ou bloqueadores de receptores de angiotensina (BRA), os inibidores de neprelisina e bloqueadores de angiotensina (INRA), os antagonistas de aldosterona (AA), os inibidores de co-transportador sódio-glicose tipo 2 (iSGLT2) e os betabloqueadores (BB), salvo se houver complicações como piora importante da função renal, hiperpotassemia, bradicardia intensa ou grave hipotensão.
- H remete à heparina como profilaxia de tromboembolismo pulmonar (TEP) e trombose venosa profunda (TVP).[4]

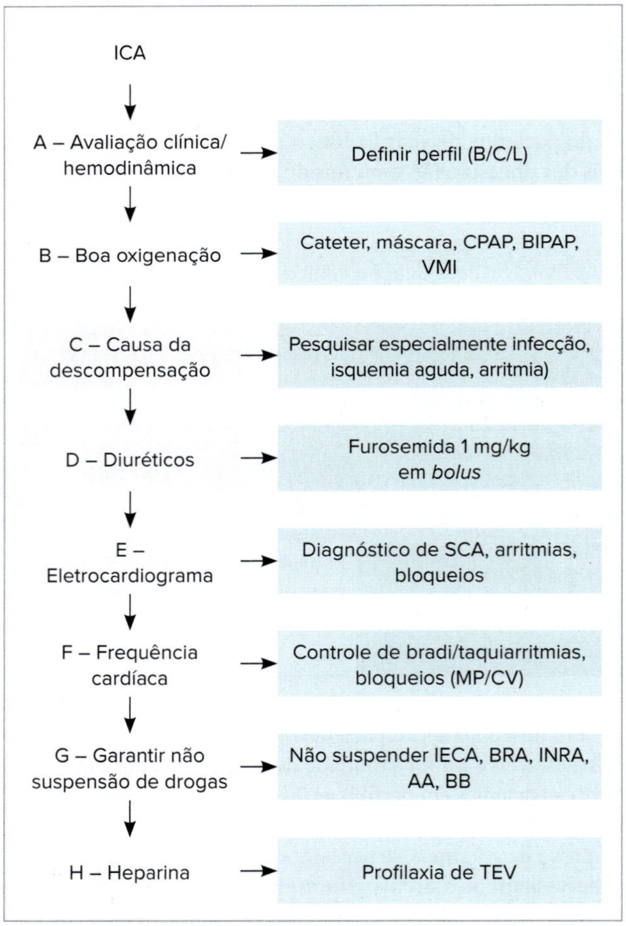

FIGURA 1

Processo mnemônico que resume a abordagem geral do paciente com ICA.

SCA: síndrome coronariana aguda; VMI: ventilação mecânica invasiva.

Tratamento baseado no perfil hemodinâmico

Para todos os pacientes estão indicadas medidas gerais, como repouso, controle diário do peso, controle da diurese e dieta hipossódica. Naqueles que apresentam congestão importante sintomática, também se indicam restrição hídrica e elevação do decúbito.

Para pacientes em perfil B, deve-se iniciar a terapêutica medicamentosa administrando furosemida intravenosa na dose de 0,5 a 1 mg/kg e vasodilatadores orais (especialmente nitrato via oral ou sublingual) ou intravenosos (IV). Dependendo da gravidade do caso, repetir 2 a 3 vezes, aumentar a dose da furosemida, associar tiazídicos e mais vasodilatadores se não houver resposta adequada e considerar inotrópicos (dobutamina, levosimendana ou milrinona) se o paciente se mostrar refratário às medidas (Figura 2). Vale lembrar

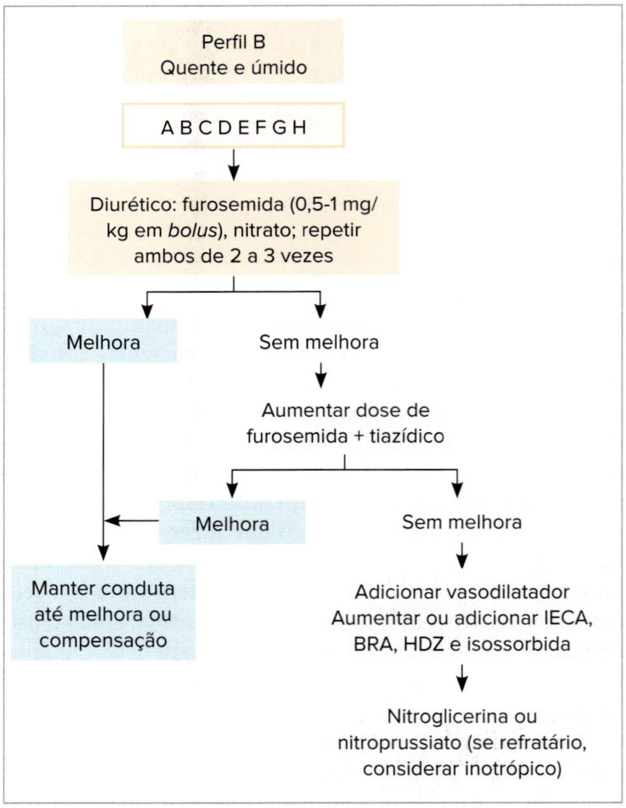

FIGURA 2

Fluxograma para tratamento de pacientes em ICA perfil B.

HDZ: hidralazina.

que, mesmo nos casos em que há discreta hipotensão, deve-se introduzir e aumentar os vasodilatadores, pois frequentemente a pressão arterial sistólica (PAS) e o débito cardíaco aumentam com a diminuição da pós-carga. Vale lembrar também que a furosemida deve ser administrada sempre por via IV pois, na fase descompensada, há redução do fluxo visceral e edema de alças intestinais, o que diminui a absorção por via oral e há necessidade de maior nível sérico para vencer a redução do fluxo plasmático renal e a congestão renal.[5,6]

Nos pacientes em perfil C, a abordagem deve ter como objetivo tanto eliminar líquido como melhorar o inotropismo. Algumas vezes a redução da pré-carga que se obtém com a administração de furosemida é suficiente para reverter o baixo débito; portanto, se a PAS não for muito baixa (menor que 90 mmHg) ou a gravidade do quadro permitir, antes do inotrópico pode-se administrar *bolus* de furosemida IV 0,5 a 1 mg/kg/dose e observar se há reversão do baixo débito. Se a PAS na chegada for < 90 mmHg, a opção deve ser junto a administração concomitante de um inotrópico, preferencialmente a dobutamina, na dose de 5 a 10 mcg/kg/min, com incrementos de acordo com a resposta do paciente. Nos pacientes que fazem uso de BB, a dose deve ser 50% maior que a planejada pela competição pelo mesmo receptor. Quando a PAS é > 90 mmHg e não ocorreu melhora com furosemida IV, o próximo passo é a administração de inotrópicos (dobutamina, levosimendana ou milrinona) e a escolha depende fundamentalmente do uso prévio ou não de um betabloqueador.[4] Se o paciente faz uso, a preferência é por inotrópicos não beta-agonistas, como milrinona ou levosimendana, que não atuam no receptor beta e não competem com o betabloqueador por esse sítio, já tendo sido demonstrado que milrinona e levosimendana aumentam mais o débito cardíaco e reduzem mais a pressão capilar pulmonar em comparação com a dobutamina quando o paciente usa BB.[7,8] Nesta situação, a dobutamina não reduz adequadamente a pressão capilar pulmonar e, para obter efeito adequado no débito cardíaco, a dose deve ser no mínimo 50% maior, devendo-se iniciar com 15 mcg/kg/minuto, por exemplo. Até o momento não há estudos publicados comparando redução *versus* manutenção da dose do BB (Figura 3).

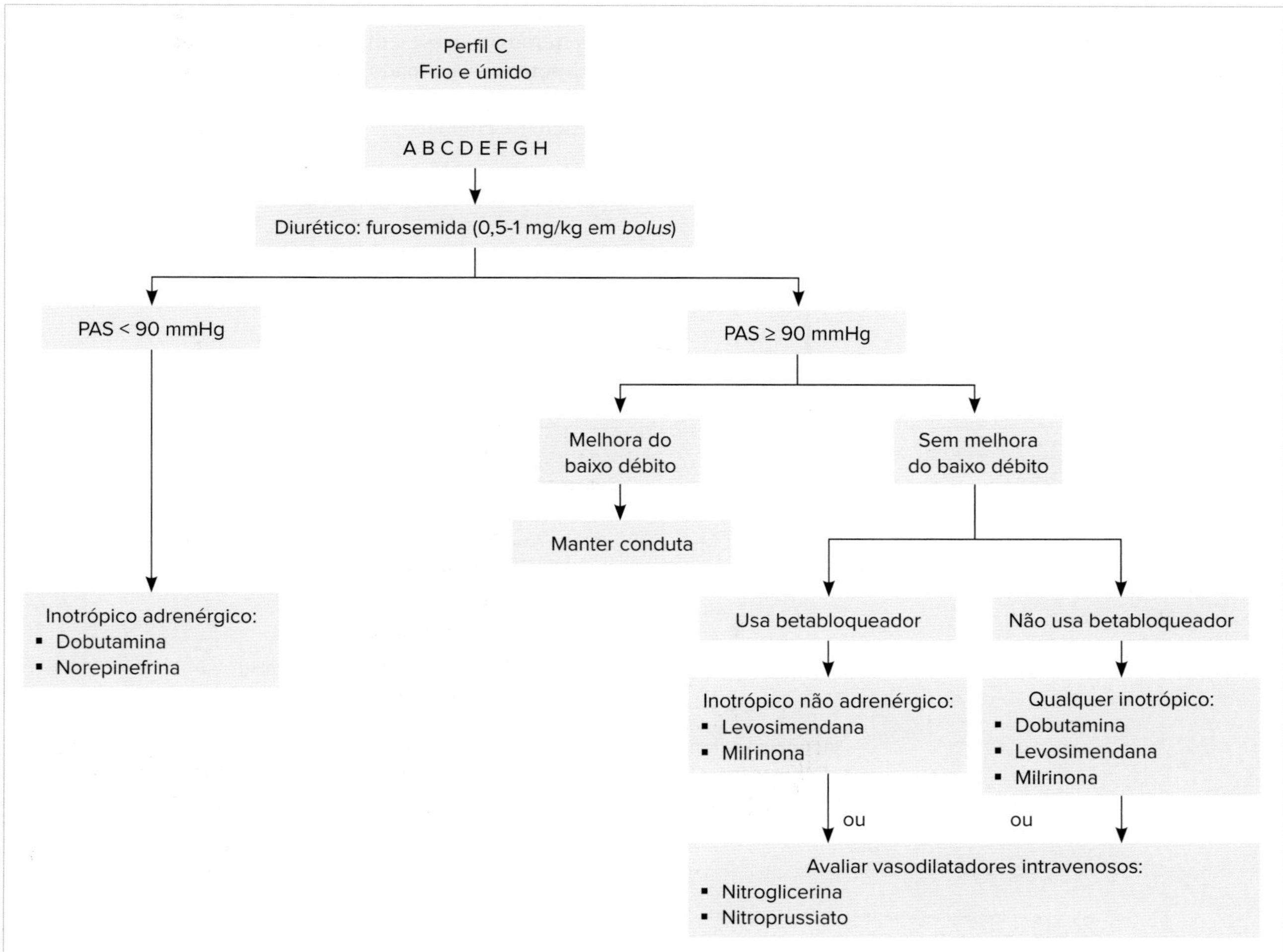

FIGURA 3

Algoritmo para tratamento de pacientes em ICA perfil C.

É importante lembrar que, quando indicado, o início precoce de droga vasoativa está associado a uma menor mortalidade e a menor tempo de internação hospitalar.[9]

Os pacientes em perfil L frequentemente estão em baixo débito por hipovolemia e, portanto, a medida inicial é a administração de volume IV, na forma de soro fisiológico. Se o quadro clínico permitir, pode-se esperar o resultado dessa medida para a administração de inotrópico. Como sugestão pode-se infundir de 250 a 500 mL, de 30 a 60 minutos. A administração de volume deve ser interrompida se houver aparecimento de sintoma ou sinal de congestão pulmonar ou sistêmica. Aqui vale a mesma regra do perfil C para escolha do inotrópico (Figura 4).[4]

Droga para compensação

Oxigênio e assistência ventilatória

Para otimizar a oferta de oxigênio aos tecidos, é importante que se mantenha uma saturação arterial próxima do normal (pelo menos acima de 90%). Caso necessário, deve-se utilizar uma fonte suplementar de oxigênio.

Em caso de congestão pulmonar mais importante, deve ser considerado o uso de ventilação não invasiva (VNI), por meio de dispositivos de pressão positiva contínua em vias aéreas (CPAP) ou pressão positiva contínua em vias aéreas em dois níveis (BiPAP). Além de melhorar a oxigenação, a ventilação com pressão positiva diminui a pós carga ventricular esquerda, melhorando o volume sistólico podendo contribuir com uma melhora hemodinâmica. Adicionalmente, contribui para redução do retorno venoso, redução do esforço respiratório e, consequentemente, da demanda metabólica da musculatura respiratória.

Em metanálises, o uso de VNI em pacientes com ICA e edema agudo de pulmões está relacionado com diminuição de intubação orotraqueal e mortalidade.[10,11] A ventilação mecânica invasiva (com intubação endotraqueal) pode ser necessária em casos de insuficiência respiratória acompanhada de rebaixamento de nível de consciência, vômitos ou presença de instabilidade hemodinâmica grave, que são contraindicações para o uso de VNI.

Diuréticos

Os diuréticos são a classe de medicações mais utilizada no tratamento da ICA ao redor do mundo, sendo os diuréticos de alça os de primeira escolha. Seu uso precede a era dos grandes ensaios clínicos, não havendo nenhum estudo que demonstre a eficácia dessas medicações em relação ao placebo em relação a morbidade e mortalidade. Entretanto, ao promoverem natriurese e diurese, levam a uma melhora rápida de sintomas relacionados com a sobrecarga de volume, melhorando, consequentemente, sintomas de congestão venosa pulmonar e edema.

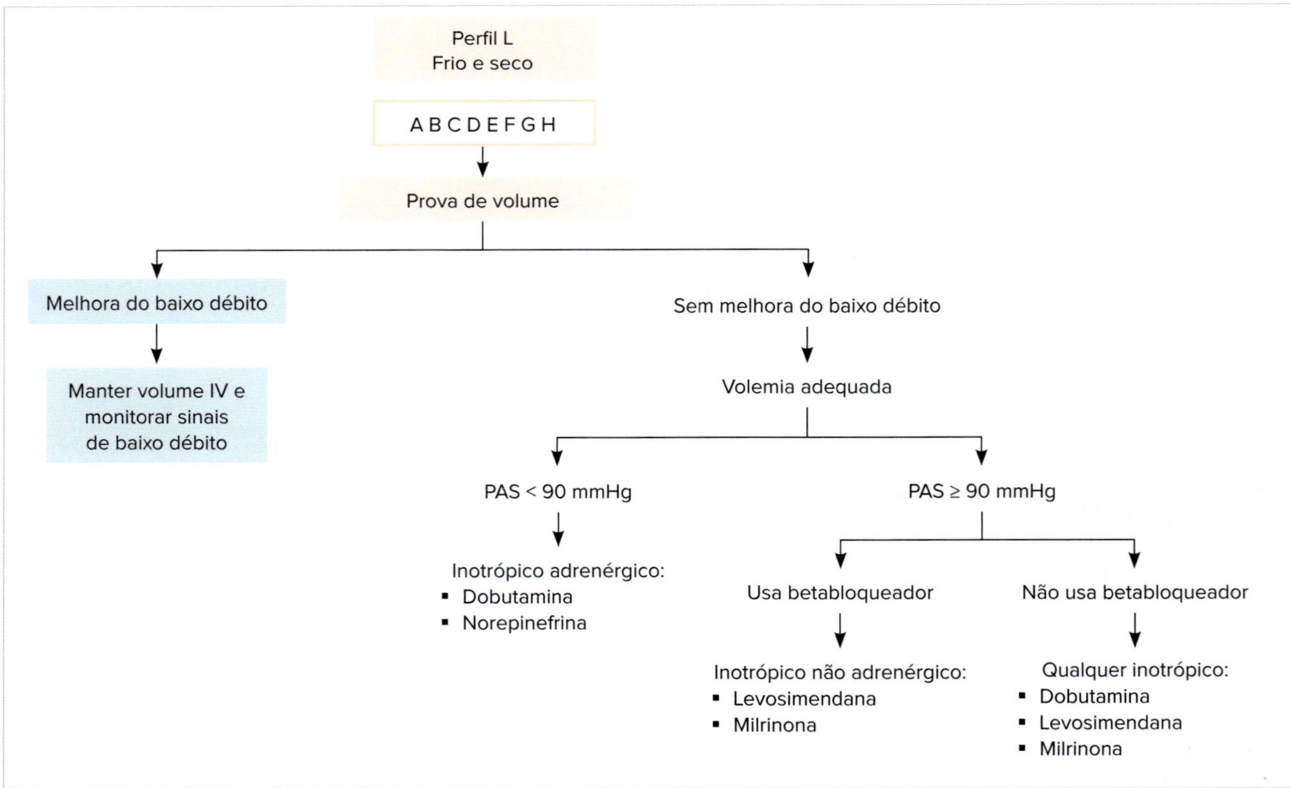

FIGURA 4

Algoritmo para tratamento de pacientes em IC descompensada perfil L.

O modo de administração da furosemida foi alvo de recente publicação e trouxe luz a um velho dilema. Comparou-se infusão contínua com administração em *bolus* e doses altas com baixas. Em 308 pacientes randomizados para receber furosemida IV em *bolus* a cada 12 horas ou em infusão contínua, e em dose chamada baixa (equivalente à dose oral prévia) ou alta (2,5 vezes essa dose), não houve diferença na melhora dos sintomas ou na piora da creatinina nas duas formas de administração e no uso de dose alta ou baixa. Não houve diferença na melhora nos sinais congestivos, mas uma piora transitória da função renal na dose alta.[12] Embora outros estudos não corroborem esses resutados.[13] parece não haver vantagem adicional em compensar o paciente em ICC com infusão contínua em vez do *bolus* ou em usar dose alta em vez de dose baixa da furosemida. Deve-se iniciar com a administração de doses convencionais de diurético de alça (por exemplo, 0,5 a 1 mg/kg de furosemida IV) e, quando esta não for suficiente, podem-se tentar doses mais altas, infusão contínua da droga.[14,15]

Outras classes de diuréticos, como os tiazídicos e os poupadores de potássio também são utilizados em alguns pacientes com ICA, apesar da falta de evidência científica forte demostrando um real benefício. O estudo ATHENA comparou o uso de espironolactona 100 mg *versus* cuidado habitual (25 mg naqueles que já utilizavam ambulatorialmente, placebo para os que não utilizavam), tendo mostrado a segurança de tal esquema, porém ausência de benefício para os desfechos avaliados.[16] Para os tiazídicos, não há estudos prospectivos randomizados que tenham estudado sua utilização em ICA. Ambas as classes permanecem hoje como terapias adjuvantes, que podem ser utilizadas em casos específicos que não respondam bem à terapia inicial com diuréticos de alça (Figura 5).

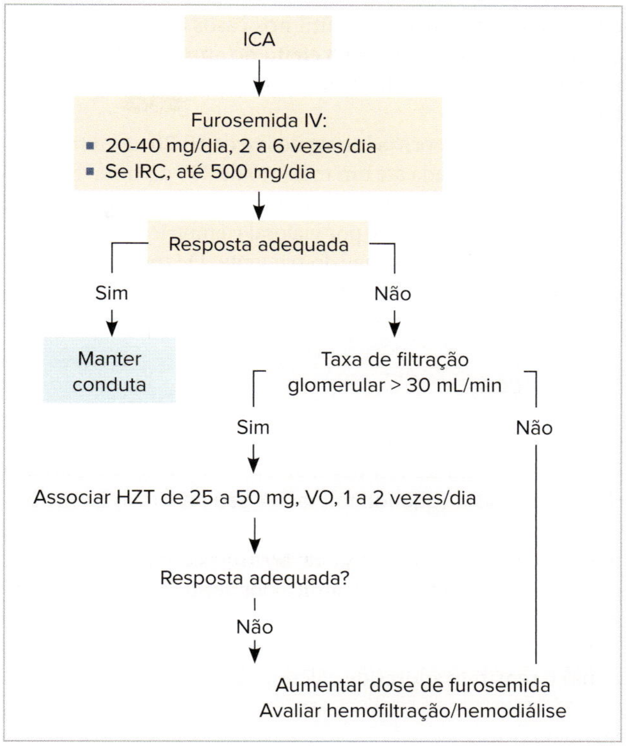

FIGURA 5

Algoritmo para uso de diuréticos na ICA.

IRC: insuficiência renal crônica.

Vasodilatadores

O uso de vasodilatadores está indicado sempre que a pressão arterial permitir. São o segundo grupo de medicações mais utilizado no tratamento da ICA e embora também não haja evidência de benefícios clínicos com o uso dessas medicações, elas são amplamente utilizadas pelos seus efeitos hemodinâmicos. A redução da pós-carga facilita o esvaziamento ventricular, levando ao aumento do débito cardíaco e a redução da pré-carga, pode melhorar a congestão pulmonar. Além disso, a melhora do fluxo sanguíneo renal pode levar a aumento da diurese, contribuindo para a redução da pré-carga.[17]

O uso de nitrato por via oral é uma excelente opção na abordagem inicial. Se a pressão arterial permitir e o paciente estiver deitado, o uso de nitrato sublingual pode ser uma opção. Embora o estudo GALACTIC[18] tenha demonstrado que vasodilatação com nitratos transcutâneos não trouxeram benefício em termos de sintomas, tempo de internação, dose de IECA ou BRA alcançados e sobrevida ou reinternação, permanece válido o uso para alívio de sintomas no paciente com desconforto respiratório, mas por curto período.[18] Deve-se levar em conta o aumento da dose dos IECA ou BRA, quando a função renal permitir, e a associação de hidralazina e nitrato, se houver piora importante da função renal ou nos casos de controle mais difícil, quando se avalia a associação de vasodilatadores. A associação de IECA e BRA não está indicada pelo potencial de piora da função renal e hiperpotassemia.

De maneira randomizada e prospectiva, o único vasodilatador oral estudado na ICA foi o sacubitril/valsartana, no estudo PIONEER-HF, introduzido na internação após a estabilização dos pacientes. Além de mostrar-se seguro, reduziu níveis de BNP e alguns desfechos clínicos secundários quando comparado ao enalapril.[18]

Nitroprussiato

O nitroprussiato de sódio é um potente vasodilatador arterial. É capaz de melhorar o desempenho ventricular esquerdo, tendo também efeito vasodilatador pulmonar, diminuindo a pós-carga ventricular direita. Seu uso requer monitoração contínua da pressão arterial (preferencialmente de forma invasiva), restringindo-se à sala de emergência ou à UTI. A dose inicial é de 0,3 μg/kg/min, titulada a cada 5 minutos, até melhora hemodinâmica ou dose máxima habitual de 5 μg/kg/min.[4] O uso prolongado pode levar à toxicidade por cianeto, tiocianato e meta-hemoglobinemia.

Nitroglicerina

A nitroglicerina tem ação vasodilatadora predominante, com efeito vasodilatador arterial observado em doses maiores. Seu emprego é particularmente útil nos casos de isquemia miocárdica sem hipotensão, pelo efeito no aumento do fluxo coronariano. Deve ser evitada nos casos de disfunção ventricular direita.

A dose inicial por via intravenosa é de 10-20 µg/min e também deve ser titulada até um máximo de 200 µg/min.[4] Seu uso contínuo não é recomendado em virtude do efeito de tolerância farmacológica. A dose por via oral é empírica e pode se basear na PAS e nos sintomas do paciente. De forma geral, iniciar com mono ou dinitrato de isossorbida 20 mg, 3 vezes ao dia e aumentar até 40 mg, 3 vezes ao dia parece razoável.

Inotrópicos

O uso de drogas inotrópicas está indicado na presença de hipoperfusão tecidual refratária ao ajuste de volemia e ao uso de vasodilatador (quando tolerado). Seu benefício na melhora de parâmetros hemodinâmicos é contrabalanceado parcialmente pelo aumento do risco de arritmias e, em alguns casos, pela piora de isquemia miocárdica por aumento de gasto energético. As classes de drogas utilizadas são: agonistas beta-adrenérgicos (dobutamina), inibidores de fosfodiesterase (milrinona) e sensibilizadores de cálcio (levosimendana).[4]

Dobutamina

A dobutamina é uma droga com ação inotrópica positiva que age pela estimulação de receptores beta-adrenérgicos. Seu efeito no aumento da frequência cardíaca é menor que o de outras catecolaminas, porém, em pacientes com fibrilação atrial, pode levar a importante aumento da resposta ventricular por facilitar a condução atrioventricular. A dose utilizada é de 2 a 20 µg/kg/min.[4]

Dopamina

A dopamina é uma catecolamina endógena precursora da norepinefrina. Em baixas doses (< 2 µg/kg/min), age apenas em receptores dopaminérgicos periféricos, causando vasodilatação, predominantemente renal e esplâncnica. Na dose de 2 a 10 µg/kg/min, a dopamina estimula receptores beta-adrenérgicos, levando ao aumento da contratilidade miocárdica e, consequentemente, do débito cardíaco. Em doses maiores (> 10 µg/kg/min), tem efeito em receptores alfa-adrenérgicos, com aumento de resistência vascular periférica, sendo útil em pacientes hipotensos.[4] Seu uso na ICA não está bem estabelecido e recentemente foi demonstrado que seu emprego em outros tipos de choque concorreu com aumento da mortalidade.[17,18] O uso de dopamina foi descrito em experiências individuais, relacionado a ocorrência de morte súbita. Até que hajam evidências clínicas de segurança, recomendamos que não seja usada em pacientes com ICA.

Inibidores de fosfodiesterase

O efeito inotrópico dos inibidores de fosfodiesterase se dá pela inibição da degradação do AMP cíclico, aumentando a disponibilidade e concentração de cálcio no miócito. Seu efeito, portanto, mantém-se mesmo com o uso concomitante de betabloqueador. Esses inibidores também possuem efeito vasodilatador periférico e pulmonar, pela produção de óxido nítrico.[21-23]

A droga mais disponível dessa classe é a milrinona, usada em infusão contínua, com dose média de 0,500 mcg/kg/min e titulada até 0,750 µg/kg/min, se não se obtiver o efeito desejado em uma hora, ou reduzida para 0,375 mcg/kg/min, se houver hipotensão. Pela possibilidade de hipotensão causada pelo seu efeito vasodilatador periférico e sua rápida ação em uma hora. Doses de ataque não são recomendadas.

Sensibilizadores de cálcio

Agem aumentando a sensibilidade da troponina C ao cálcio já disponível no citoplasma, sem sobrecarga adicional de cálcio nem incremento de consumo de oxigênio. Aumentam a contratilidade miocárdica em grau comparável aos outros inotrópicos e possuem ação vasodilatadora por ativação de canais de potássio ATP-dependentes. Seu uso não é indicado na presença de hipotensão (PA sistólica < 90 mmHg). A droga dessa classe é a levosimendana e deve ser administrada em infusão contínua 0,1 µg/kg/min, podendo ser titulada até 0,2 µg/kg/min, se não se obtiver o efeito desejado em uma hora, ou reduzida para 0,05 µg/kg/min, se houver hipotensão.[8] Da mesma forma que a milrinona, pela possibilidade de hipotensão e sua rápida ação em uma hora, não se tem mais utilizado o *bolus* inicial. Essa droga deve ser usada por apenas 24 horas, uma vez que seu metabólito age por 5 a 7 dias, mantendo o benefício por esse período.[8]

Efeito da suspensão do betabloqueador

Durante o tratamento da IC aguda, devemos evitar a suspensão de betabloqueador nos pacientes que fazem uso prévio dessa classe de medicação. Nos pacientes com sinais de baixo débito que necessitem de inotrópicos beta-agonistas, deve-se considerar a redução em 50% da dose usada cronicamente, sendo necessária a suspensão da droga apenas nos pacientes com instabilidade hemodinâmica, bloqueios avançados ou bradicardia importante.

O efeito da suspensão do betabloqueador na descompensação tem sido estudado e os resultados mostram que a droga deve ser mantida o quanto for possível, com benefícios na dose alcançada após a alta[24] e na sobrevida. Pacientes nos quais a droga foi suspensa tiveram sobrevida pior do que aqueles em que a droga foi mantida.[25]

Profilaxia de tromboembolismo venoso

Outra medida de grande importância no tratamento da IC aguda é a prevenção de evento tromboembólico. Todos os pacientes internados por IC aguda têm indicação do uso de heparina não fracionada (na dose de 5.000 UI, via subcutânea, 3 vezes ao dia) ou heparina de baixo peso molecular (a mais utilizada em nosso meio é a enoxaparina na dose de 40 mg, via subcutânea, uma vez ao dia) durante o período da internação.[4]

RESUMO

- O primeiro passo depois do diagnóstico correto da ICA é definir o perfil hemodinâmico do paciente e basear a conduta neste perfil. Para os pacientes congestos e sem baixo débito, o uso da furosemida continua sendo primordial no tratamento; naqueles em baixo débito mas hipovolêmicos, deve-se fazer a prova de volume e depois avaliar a necessidade de inotrópicos. Nos pacientes congestos e em baixo débito, o uso furosemida é mandatório e, se necessário, inotrópicos devem ser adicionados. Nos pacientes que fazem uso crônico de betabloqueador, a utilização de um inotrópicos não beta-agonista é benéfico. As drogas que mudam o prognóstico, como IECA, BRA, INRA, iSGLT2 e BB devem ser mantidos no paciente com ICA mesmo naqueles em baixo débito e a redução na dose ou suspensão devem ser avaliadas dependendo da ocorrência de complicações.

Referências bibliográficas

1. Adams KF Jr, Fonarow GC, Emerman CL, et al. Characteristics and outcomes of patients hospitalized for heart failure in the United States: rationale, design, and preliminary observations from the first 100,000 cases in the Acute Descompensated Heart Failure National Registry (ADHERE). Am Heart J. 2003;24:442-63.
2. Gheorghiade M, Pang PS. Acute heart failure syndromes. JACC. 2009;53:557-73.
3. Stevenson LW. Design of therapy for advanced heart failure. Eur J Heart Fail. 2005;7:323-31.
4. Canesin MF, Oliveira Jr MT, Barretto ACP. Suporte avançado de vida em insuficiência cardíaca (SAVIC). Barueri: Manole; 2020.
5. Peacock F, Emerman CL. Emergency department management of patients with acute decompensated heart failure. Heart Failure Reviews 2004;9:187-93.
6. Wand DJ, Gottlieb SS. Diuretics: Still the mainstay of treatment. Crit Care Med. 2008;36(Suppl.):89-94.
7. Lowes BD, Tsvetkova T, Eichhorn EJ, Gilbert EM, Bristow MR. Milrinone versus dobutamine in heart failure subjects treated chronically with carvedilol. Int J Cardiol 2001;81:141-9.
8. Follath F, Cleland JG, Just H, Papp JG, Scholz H, Peuhkurinen K, et al; Steering Committee and Investigators of the Levosimendan Infusion versus Dobutamine (LIDO) Study. Efficacy and safety of intravenous levosimendan compared with dobutamine in severe low-output heart failure (the LIDO study): a randomised double-blind trial. Lancet. 2002;360:196-202.
9. Petersen JW, Felker M. Inotropes in the management of acute heart failure. Crit Care Med. 2008;36(Suppl.):106-11.
10. Peter J V, Moran J L, Phillips-Hughes J, Graham P, Bersten A D. Effect of non-invasive positive pressure ventilation (NIPPV) on mortality in patients with acute cardiogenic pulmonary oedema: a meta-analysis. Lancet. 2006;367:1155-63.
11. Winck JC, Azevedo LF, Costa-Pereira A, Antonelli M, Wyatt JC. Efficacy and safety of non-invasive ventilation in the treatment of acute cardiogenic pulmonary edema: a systematic review and meta-analysis. Crit Care. 2006;10:R69.
12. Felker MG, Lee KL, Bull DA, Redfield MM, Stevenson LW, Goldsmith SR, et al. Diuretic strategies in patients with acute decompensated heart failure. New Engl J Med. 2001;364:797-805.
13. Amer M, Adomaityte J, Qayyum R. Continuous infusion versus intermittent bolus furosemide in ADHF: an updated meta-analysis of randomized control trials. J Hosp Med. 2012;7:270-5.
14. Ponikowski P, Voors AA, Anker SD, Bueno H, Cleland JG, Coats AJ, et al. 2016 ESC Guidelines for the diagnosis and treatment of acute and chronic heart failure: The Task Force for the diagnosis and treatment of acute and chronic heart failure of the European Society of Cardiology (ESC) Developed with the special contribution of the Heart Failure Association (HFA) of the ESC. Eur Heart J. 2016;37(27):2129-200.
15. Comitê Coordenador da Diretriz de Insuficiência Cardíaca. Diretriz Brasileira de Insuficiência Cardíaca Crônica e Aguda. Arq Bras Cardiol. 2018; 111(3):436-539.
16. Butler J, Anstrom KJ, Felker GM, Givertz MM, Kalogeropoulos AP, Konstam MA, et al. Efficacy and Safety of Spironolactone in Acute Heart Failure: The ATHENA-HF Randomized Clinical Trial. JAMA Cardiol . 2017;2(9):950-8.
17. Elkayam U, Janmohamed M, Habib M, Hatamizadeh P. Vasodilators in the management of acute heart failure. Crit Care Med. 2008;36(Suppl.):95-105.
18. Kozhuharov N, Goudev A, Flores D, et al. Effect of a strategy of comprehensive vasodilation vs usual care on mortality and heart failure rehospitalization among patients with acute heart failure: The GALACTIC Randomized Clinical Trial. JAMA. 2019;322(23):2292-302.
19. Velazquez EJ, Morrow DA, DeVore AD, Duffy CI, Ambrosy AP, McCague K et al; Angiotensin-neprilysin inhibition in acute decompensated heart failure. N Engl J Med. 2018.
20. De Backer D, Aldecoa C, Njimi H, Vincent JL. Dopamine versus norepinephrine in the treatment of septic shock: a meta-analysis*. Crit Care Med. 2012;40:725-30.
21. Vasu TS, Cavallazzi R, Hirani A, Kaplan G, Leiby B, Marik PE. Norepinephrine or dopamine for septic shock: systematic review of randomized clinical trials. J Intensive Care Med. 2012;27:172-8.
22. Jaski BE, Fifer MA, Wright RF, Braunwald E, Colucci WS. Positive inotropic and vasodilator actions of milrinone in patients with severe congestive heart failure. Dose-response relationships and comparison to nitroprusside. J Clin Invest. 1985;75:643-49.
23. Simonton CA, Chatterjee K, Cody RJ, Kubo SH, Leonard D, Daly P, et al. Milrinone in congestive heart failure: acute and chronic hemodynamic and clinical evaluation. J Am Coll Cardiol. 1985;6:453-9.
24. LeJemtel TH, Maskin CS, Mancini D, Sinoway L, Feld H, Chadwick B. Systemic and regional hemodynamic effects of captopril and milrinone administered alone and concomitantly in patients with heart failure. Circulation. 1985;72:364-9.
25. Jondeau G, Neuder Y, Eicher JC, Jourdain P, Fauveau E, Galinier M, et al. B-CONVINCED: Beta-blocker CONtinuation Vs. INterruption in patients with Congestive heart failure hospitalizED for a decompensation episode. Eur Heart J. 2009;30:1-7.
26. Böhm M, Link A, Cai D, et al. Beneficial association of beta-blocker therapy on recovery from severe acute heart failure treatment: Data from the Survival of Patients With Acute Heart Failure in Need of Intravenous Inotropic Support (SURVIVE) trial. Crit Care Med. 2011;39:940-4.

Capítulo 5

Tratamento da insuficiência cardíaca crônica com fração de ejeção do ventrículo esquerdo reduzida

Dirceu R. Almeida
Reinaldo B. Bestetti

PONTOS-CHAVE

- O tratamento da síndrome deve ser não medicamentoso, medicamentoso, eventualmente com dispositivos e transplante cardíaco nos casos refratários.
- O tratamento não medicamentoso com a restrição de sódio e água nos estados hipervolêmicos e o treinamento físico são importantes na redução de sintomas e de hospitalizações.
- O digitálico e os diuréticos são importantes no controle dos sintomas e reduzem hospitalizações.
- Betabloqueadores, bloqueadores do sistema renina-angiotensina e antagonista da aldosterona reduzem a mortalidade geral de pacientes com a síndrome.
- Os inibidores da neprilisina e dos receptores da angiotensina (sacubitril/valsartana) devem substituir o uso de enalapril em pacientes com ICC estável, grau II-IV, para melhorar mortalidade cardiovascular ou internação hospitalar.
- Os inibidores da SGLT2 devem ser acrescentados ao esquema tríplice padrão para redução de hospitalização e mortalidade tanto em pacientes diabéticos como nos não diabéticos.
- A terapia de ressincronização cardíaca reduz morbidade e mortalidade em pacientes com baixa fração de ejeção e QRS com duração acima de 150 mseg decorrente de bloqueio do ramo esquerdo.
- O cardiodesfibrilador implantável tem impacto positivo na redução de morte súbita em pacientes de alto risco, principalmente naqueles portadores de cardiomiopatia isquêmica.
- O controle de ritmo com cardioversão ou a ablação da fibrilação atrial crônica devem ser considerados em pacientes selecionados, com terapêutica otimizada, que continuam sintomáticos, principalmente pela dificuldade ou impossibilidade de se controlar a frequência cardíaca.
- Os modernos dispositivos de assistência ventricular vêm sendo implementados nos pacientes com doença grave e avançada como ponte para o transplante ou mesmo como terapia de destino para os pacientes não elegíveis para transplante cardíaco.
- O transplante cardíaco continua sendo o tratamento de eleição para os pacientes com insuficiência cardíaca refratária ao tratamento clínico otimizado.

Tratamento não medicamentoso

A ingestão excessiva de sódio (> 7 g/dia) provoca hipervolemia em pacientes com ICC, mas a restrição excessiva (< 5 g/dia) associa-se a maior número de hospitalização e mortalidade por insuficiência cardíaca crônica (ICC) com fração de ejeção reduzida (ICFER). Nos pacientes com ICFER avançada, a restrição mais intensa da ingestão de sódio pode ser benéfica. Na ausência de estudos randomizados e com os dados conflitantes existentes no momento, recomenda-se que pacientes com ICFER não ingiram mais do que 7 g/dia de sódio.[1,3] Recomenda-se a restrição hídrica para os pacientes com ICFER com sinais de hipervolemia apesar da terapêutica otimizada. A vacinação anual contra influenza é recomendada porque diminui o número de internações hospitalares e mortalidade geral, além da vacinação anual contra pneumococo pela diminuição de hospitalizações por ICFER.[1-3] A prática de exercício físico aeróbico regular, idealmente sob supervisão médica em programas de reabilitação, três a cinco vezes/semana, carga de trabalho entre 40 e 70% do esforço máximo, associada à prática de exercícios resistidos, com 40 a 60% da contração voluntária máxima, melhora a qualidade de vida, a capacidade funcional e diminui o número de internações hospitalares. Sempre que possível, os pacientes com ICFER devem ser colocados em programas multidisciplinares de tratamento da síndrome, porque melhoram o autocuidado e diminuem o número de reinternações hospitalares.[1,3]

Tratamento medicamentoso

Inibidores da enzima de conversão do angiotensinogênio ou bloqueadores dos receptores da angiotensina II

Os inibidores da enzima de conversão do angiotensinogênio (IECA) ou bloqueadores dos receptores da angiotensina (BRA) reduzem a mortalidade geral e auxiliam na prevenção de ICC em pacientes com ICFER, devendo ser prescritos para todos eles, incluindo-se aqueles com fração de ejeção do ventrículo esquerdo (FEVE) entre 40% e 50%.[1,3] Os IECA mais frequentemente utilizados são o captopril, dose-alvo de 50 mg via oral três vezes/dia, e o enalapril, dose-alvo de 20 mg duas vezes/dia. No início do tratamento, pode ocorrer elevação transitória de até 50% do valor inicial da creatinina, passível de atingir até os níveis de 3 mg/dL; nesse caso, não há necessidade de diminuição da dose. A insuficiência renal crônica (IRC) não representa contraindicação para o emprego dos IECA/BRA. Esses pacientes necessitam de monitoração de potássio e função renal do tratamento.[1,3] Os BRA têm efeitos semelhantes e podem ser usados nos pacientes que não toleram os inibidores da ECA, geralmente por causa de tosse persistente ou edema angioneurótico. A losartana é o BRA mais frequentemente utilizado, na dose-alvo de 150 mg/dia. Nos pacientes que obtiveram melhora na FEVE em torno de 10 pontos, atingindo valores acima de 40%, deve-se manter os IECA ou BRA, pois a evolução clínica é pior se essas drogas forem retiradas do tratamento.[1,3-5]

Betabloqueadores adrenérgicos

Os betabloqueadores (BB) reduzem sintomas, melhoram a qualidade de vida, diminuem o número de reospitalizações, aumentam a FEVE e reduzem a mortalidade, à custa de redução de morte súbita e por falência de bomba, inclusive em pacientes já em uso de IECA e antagonistas da aldosterona.[1,3,4] Devem ser iniciados em doses baixas, com aumento progressivo, até atingir doses de manutenção (carvedilol 50 a 100 mg/dia, bisoprolol 10 mg/dia e metoprolol 200 a 300 mg/dia). Os principais efeitos colaterais são piora da IC, hipotensão arterial e bradicardia. Os BB são recomendados para todos os pacientes com ICFER, inclusive na classe funcional IV após estabilização clínica hospitalar por três dias. Devem ser mantidos nas doses-alvo nos pacientes em que a FEVE aumenta 10 pontos percentuais ou mesmo se torna-se normal.[5,6] Os BB cardiosseletivos devem ser preferidos em pacientes com ICC e doença pulmonar obstrutiva crônica (DPOC). Em pacientes com asma grave, os BB geralmente não são tolerados.[1,3]

Antagonistas da aldosterona

A terapia otimizada com BB e IECA/BRA não diminui totalmente os níveis de aldosterona circulante, o que acontece com a associação de um antagonista da aldosterona (AAD) (espironolactona ou eplerenone). O uso de espironolactona, nas doses de 25 a 50 mg/dia, reduz a morbidade e mortalidade total em até 30% nos pacientes com ICFER, graus II e IV. A eplerenone reduziu a mortalidade por causa cardiovascular ou hospitalização por IC em pacientes com ICFER grau II, a mortalidade geral e a morte súbita.[1,3,4] Os efeitos colaterais mais frequentes dessa classe de medicamentos são a ginecomastia (10%) e a hiperpotassemia (5%), sendo esta última mais frequente em pacientes idosos, diabéticos e portadores de IRC. Assim, os antagonistas da aldosterona devem ser utilizados em associação com IECA e BB em todos os pacientes com ICFER, inclusive naqueles com ICC com FEVE recuperada.[5]

Inibidores da neprilisina e dos receptores da angiotensina (sacubitril/valsartana)

A substituição de enalapril pelos inibidores da neprilisina e dos receptores da angiotensina (INRA) reduz em 20% o desfecho combinado de morte por causas cardiovasculares e o número de internações por IC em 21%. Também há redução no número de pacientes com deterioração clínica e de 20% na incidência de morte súbita e de morte por piora da IC.[7] Em pacientes em uso de IECA/BRA estáveis, essas drogas devem ser substituídas por INRA. O IECA/BRA deve ser retirado da terapêutica por 36 horas antes do início da terapêutica com INRA.[5,7] A dose inicial recomendada de sacubitril-valsartana é de 49/51 mg de 12/12 horas para pacientes com ingestão de dose-alvo de IECA/BRA e que apresentam pressão arterial sistólica acima de 100 mmHg. A dosagem deve ser aumentada 2 a 4 semanas após o início do tratamento para a dose-alvo de 97/103 mg de 12/12 horas, monitorando-se a função renal, eletrólitos e sintomas de hipotensão arterial. Nos pacientes com pressão arterial menor ou igual a 100 mmHg, idosos ou que toleram doses baixas de IECA ou BRA, deve-se iniciar o tratamento com sacubitril-valsartana na dose de 24/26 mg de 12/12 horas, com aumento progressivo até a dose máxima tolerada.[5,7] O uso de INRA é seguro em pacientes hospitalizados com IC descompensada ou mesmo IC nova; a manutenção de INRA após a internação hospitalar diminui em 37% os níveis de BNP.[8] Além disso, a introdução de INRA no paciente ainda internado tem efeito semelhante na obtenção da dose-alvo em comparação aos pacientes que recebem a droga somente após a internação.[9] Assim, o uso de INRA pode ser iniciado ainda durante a internação hospitalar, mesmo em pacientes com ICFER virgem de tratamento.[4,8;9]

Inibidores do cofator 2 transportador de sódio e glicose (SGLT2)

A dapagliflozina, 10 mg uma vez ao dia, administrada a pacientes com terapia otimizada com IECA/BRA, BB e IA reduz em 30% o número de deterioração clínica da ICFER, e em 18% o número de morte cardiovascular, mesmo nos pacientes não diabéticos.[10] A empaglifozina, 10 mg uma vez ao dia, diminui o número de morte cardiovascular, reduz em 30% o número de hospitalizações por IC descompensada e diminui a piora do valor do *clearance* de creatinina em 80% em pacientes diabéticos ou não.[11] Os inibidores de SGLT2 são recomendados para o tratamento da ICFER em pacientes diabéticos ou não, nas doses observadas nos ensaios clínicos, após terapêutica otimizada com BB, IECA/BRA ou sacubitril/valsartana e antagonista da aldosterona, caso permaneçam sintomáticos.[4] Nos diabéticos, podem ser associados com metformina ou mesmo com outras drogas antidiabéticas.[4] O principal efeito colateral é a infecção genital, a qual é facilmente tratada.[10,11]

Diuréticos

O principal diurético utilizado na ICFER é a furosemida. A dosagem varia de 40 a 360 mg/dia, dependendo da gravidade dos sintomas congestivos; portanto, não deve ser dada para pacientes na classe I. Associam-se tiazídicos, na dose de 12,5 a 50 mg/dia, quando a dose de furosemida necessária para a compensação clínica se torna alta, geralmente acima de 160 mg/dia. Deve-se dar a menor dose necessária para manter a euvolemia.[1,3,4]

Hidralazina e nitrato

A combinação de hidralazina e nitrato deve ser considerada em pacientes intolerantes ao IECA ou BRA, seja por tosse/angioedema, piora da hipercalemia ou piora da IRC. Em afrodescendentes que continuam sintomáticos (graus III-IV) após a otimização com os bloqueadores neuro-hormonais, essa combinação de fármacos também está indicada. Hidralazina e nitrato podem ser prescritos para pacientes com ICC sintomática e refratária à medicação otimizada independentemente da raça. Pacientes que continuam hipertensos após a otimização com os bloqueadores neuro-hormonais podem se beneficiar dessa associação.[1,3]

Ivabradina

A ivabradina associada à terapia otimizada (incluindo IECA/BRA, BB e IA) reduz em 26% a morte de origem cardiovascular e em 26% o risco de internação por descompensação de IC em pacientes com ICFER, sintomáticos e FC > 70 bpm após a otimização do betabloqueador. A dose preconizada é de 5 mg duas vezes ao dia inicialmente, e otimização com 7,5 mg duas vezes ao dia, dependendo da resposta da frequência cardíaca. Deve-se ter cautela na administração de ivabradina para pacientes com IC e fibrilação atrial (FA) paroxística, pois essa droga associou-se a pequeno aumento na incidência de FA.[1,3]

Digitálicos

Em pacientes ambulatoriais, o digital é efetivo em reduzir a necessidade de internação hospitalar e redução de sintomas. Está indicado em todos os pacientes que continuam sintomáticos após a otimização com os bloqueadores neuro-hormonais e naqueles com FA com resposta ventricular elevada. A dose média preconizada da digoxina em adultos é 0,25 mg/dia, porém tal dose deve ser adequada à idade, massa corpórea e função renal do paciente, sendo possível variá-la entre 0,125 e 0,50 mg/dia. A determinação do nível sérico é útil para avaliar a adesão do paciente ao tratamento, ajustar a dose e diminuir o risco de intoxicação digitálica, devendo ser mantida entre 0,5 e 1 ng/dl.[1,3,4] Nos pacientes do sexo feminino, idosos e portadores de DPOC, a dose deve ser reduzida.[1,3]

Ferro endovenoso

A reposição de ferro deve ser feita em todos os pacientes com ICFER que apresentam ferropenia, ainda que não exista anemia evidente, pela piora associada ao prognóstico. O diagnóstico de ferropenia é feito na presença de níveis séricos de ferritina < 100 mg/L, ou quando os níveis séricos de ferritina estão entre 100 e 300 mg/L e a saturação de transferrina é < 20%. Diagnosticada a ferropenia, deve-se procurar possíveis causas dessa patologia, principalmente perdas gastrointestinais. A reposição de ferro melhora a qualidade de vida, a capacidade funcional e reduz o número de hospitalizações em pacientes com ICFER, mas não tem impacto na sobrevida.[1,3] A reposição de ferro durante a internação por IC leva a menor número de hospitalizações subsequentes.[12,13] A carboximaltose férrica é a droga de escolha para repor o ferro, em dose de ataque (500 a 1.000 mg de ferro EV, em bolo ou diluída em soro fisiológico, semanalmente, até atingir a dose total de 2.000 mg em seis semanas), seguida pela administração de 500 mg de ferro EV 6, 12 e 24 semanas após a correção se os níveis ainda forem anormalmente baixos.[1,3,4]

Tratamento intervencionista

Fibrilação atrial

A Fibrilação atrial (FA) deve ser tratada sempre, ou pelo controle da frequência cardíaca (FC), que deve ser mantida entre 60 e 70 bpm, em pacientes com fração de ejeção (FE) reduzida. O controle da FC pode ser obtido pela administração de dose plenas de BB e nos casos resistentes se associa à digoxina. Nos pacientes selecionados e destinados ao controle do ritmo, recomenda-se tentar a cardioversão elétrica eletiva, após a otimização do tratamento medicamentoso e na ausência de sintomas congestivos. A amiodarona deve ser empregada antes e após cardioversão elétrica.[1] A ablação por cateter da FA em pacientes muito bem selecionados e em centros especializados com ICFER é superior ao controle do ritmo ou da FC, diminuindo a mortalidade geral ou a internação hospitalar,[14,15] induzindo remodelamento reverso e melhora na classe funcional.[16] Entretanto, a taxa de sucesso varia entre 60 e 80%, podendo haver recorrência de até 50% em um ano. A ablação por cateter da FA é indicada em pacientes selecionados, como os mais jovens, com tempo mais curto de FA e com átrios não muito dilatados e intolerantes ou refratários ao tratamento do ritmo ou da FC.[4] A anticoagulação oral está recomendada para todos os pacientes com FA e ICC com FE reduzida e deve ser mantida após a cardioversão elétrica ou a ablação.[1]

Cardiodesfibrilador implantável

O cardiodesfibrilador implantável (CDI) está indicado para prevenção secundária de morte súbita em todo paciente com cardiomiopatia de qualquer etiologia sobrevivente de parada cardíaca decorrente de fibrilação ventricular (FV) e taquicardia ventricular sustentada (TVS), excluindo-se causa reversível. A indicação de CDI deve ser considerada em pacientes com síncope recorrente com indução de TVS instável ou FV no estudo eletrofisiológico.[1]

O CDI também é indicado para prevenção primária de morte súbita, associado à terapia otimizada durante pelo menos seis meses, em pacientes com ICFER com FEVE ≤ 35%, em classe funcional II e III, portadores de cardiomiopatia isquêmica; após infarto do agudo do miocárdio com pelo menos 40 dias de evolução, com FEVE ≤ 35%, em terapia otimizada, sem indicação de revascularização miocárdica. Várias metanálises atestam o benefício do CDI na prevenção primária de pacientes com tal condição clínica. Na cardiomiopatia não isquêmica as evidências sugerem que não há benefício do CDI na prevenção primária de morte súbita. O CDI pode piorar a qualidade de vida pela elevada incidência de choques inapropriados e acarretar maior risco de internação por IC. Portanto, deve-se levar em conta todos esses aspectos na indicação do tratamento com CDI na prevenção primária.[1,3,4]

Terapia de ressincronização cardíaca

Indica-se a terapia de ressincronização cardíaca (TRC) em pacientes com ICFER sintomática, ritmo sinusal, tratamento medicamentoso otimizado, com FEVE < 35% e QRS > 150 mseg com morfologia de bloqueio completo de ramo esquerdo (BCRE). Estudos mais recentes têm demonstrado benefícios da TRC em pacientes com classe funcional II e QRS com duração ≥ 150 mseg, e sem morfologia de bloqueio do ramo direito. Pacientes com ICFER e indicação de implante de marca-passo por bloqueio AV avançado devem receber a TRC para se diminuir morbidade. Finalmente, pacientes com piora progressiva de ICFER, que tenham recebido implante de marca-passo convencional para tratamento de bloqueio AV avançado, podem ser considerados para TRC caso apresentem grande percentual de captura do ventrículo direito.[1]

Abordagem percutânea da insuficiência mitral secundária

Em pacientes com grave ICFER, a insuficiência da válvula mitral (IM) secundária grave é frequente, e uma variável de predição de pior prognóstico. A abordagem percutânea da IM secundária grave é uma técnica promissora para o tratamento de pacientes com IM grave associada à ICFER, recebendo terapia otimizada, incluindo TRC, e que não são considerados para cirurgia corretiva.[4] Um estudo randomizado mostrou benefícios como redução de hospitalização e mortalidade em pacientes selecionados (área de regurgitação efetiva > 30 mm, volume regurgitante maior do que 45 mL, FEVE entre 20 e 50%, diâmetro diastólico do ventrículo esquerdo < 70 mm), com terapia farmacológica otimizada e em classe funcional III-IV.[17]

Tratamento cirúrgico

A cirurgia de revascularização do miocárdio (RVM) está indicada em pacientes com disfunção sistólica do ventrículo esquerdo (DSVE) e lesão do tronco da artéria coronária esquerda (TCE) ≥ 60%, ou naqueles com lesões ≥ 70% proximais em artérias descendentes anterior e circunflexa (equivalente de TCE) ou em multiarteriais, principalmente se forem diabéticos, em pacientes com sintomas anginosos limitantes e isquemia documentada, desde que exista anatomia favorável.[1,3] Os benefícios na mortalidade são vistos em cinco anos pós-RVM em pacientes com TCE e angina grave; após 10 anos da RVM, os benefícios são observados em termos de mortalidade geral e hospitalização por causas cardíacas. Nas lesões orgânicas valvares, mitral e aórtica a cirurgia deve ser considerada mesmo na presença de grave disfunção ventricular.[1,3]

Dispositivos de assistência ventricular

Os dispositivos de assistência ventricular podem ser utilizados no tratamento do choque cardiogênico ou na manutenção das condições circulatórias em pacientes com IC refratária ao tratamento medicamentoso como ponte para o transplante cardíaco. Mais recentemente, os novos dispositivos têm sido preconizados como terapêutica de destino ou definitiva para os pacientes com IC refratária, principalmente para os não elegíveis para transplante cardíaco.[1,3,4]

Transplante cardíaco

O transplante cardíaco está indicado para pacientes com insuficiência cardíaca refratária, classes funcionais NYHA III ou IV permanentes, com sintomas graves e hospitalização frequente, sem alternativas de tratamento e terapêutica medicamentosa otimizada. Para os pacientes ambulatoriais, um critério de indicação é o VO_2 < 12 mL/kg/min (em vigência de betabloqueadores) ou VE/VCO_2 acima de 35 em pacientes com classe funcional III ou IV.[1,3]

DESTAQUES DE INOVAÇÃO

Dispositivos implantáveis para monitoração hemodinâmica

A medida hemodinâmica remota da pressão da artéria pulmonar (PAP) por dispositivos implantáveis pode guiar o tratamento da ICFER em pacientes com terapêutica otimizada, principalmente naqueles sob alto risco de morte ou hospitalização. Já se demonstrou que a medida da PAP com dispositivo implantável reduz em 28% a mortalidade geral ou hospitalização por ICFER classe III em relação aos pacientes que receberam tratamento otimizado padrão, nos pacientes que receberam pelo menos duas terapias-padrão; a redução no desfecho combinado foi de 57%.[4,18] Tal técnica é segura e custo-efetiva. Portanto, em pacientes com ICFER classe III, apesar de terapia otimizada, a monitorização hemodinâmica da PAP pode ser indicada.[4]

Telemedicina

A finalidade da telemedicina é orientar o diagnóstico, o tratamento e monitorar o curso clínico da ICC principalmente em áreas remotas. Pode se feita com base em entrevistas por telefone ou por computador ligado a um servidor central, que processa informações relacionadas a variáveis invasivas ou não invasivas independentemente do contato com o paciente. De posse das informações, o médico toma a decisão para a melhor condução do caso, encaminhando o paciente para consulta médica presencial, que não pode e não deve ser substituída pela telemedicina. Metanálises feitas com o telemonitoramento de pacientes com ICC mostram redução na mortalidade geral entre 19 e 31%, e no número de internações por ICC descompensada entre 27 e 39%.[4,19]

Dispositivos não implantáveis para avaliação da volemia ambulatorial

A volemia ambulatorial pode ser medida pelo conteúdo de líquido pulmonar pela impedância torácica (IT), cujos parâmetros apresentam significativa correlação negativa com a PAP medida invasivamente.[20] A volemia ambulatorial, contudo, é melhor avaliada por múltiplos sensores capazes de detectar alterações em múltiplas variáveis, tais como amplitude da B1 e B3, frequência respiratória, frequência cardíaca noturna, atividade diária do paciente e o índice de respiração superficial rápida, além da IT. Todas essas variáveis integram um índice (*Heart Logic Index*), o qual é capaz de revelar pacientes com hipervolemia, mas supostamente euvolêmicos, bem como predizer descompensações futuras da IC.[21] No presente momento, a avaliação ambulatorial da volemia ainda não tem a validação necessária para integrar a rotina do tratamento da ICFER.

Inteligência artificial para detectar disfunção assintomática do ventrículo esquerdo

Inteligência artificial (IA) é um sistema computacional capaz de realizar tarefas que anteriormente eram feitas apenas por seres humanos. A máquina de aprendizagem (*machine learning* – ML) é uma extensão da IA. Ela tem sido usada no contexto da ICC para o diagnóstico, classificação, predição de adesão aos medicamentos utilizados no tratamento e predição de reospitalização.[22] Em um modelo empregando variabilidade da frequência cardíaca; níveis séricos de sódio; dosagem de BNP; FEVE, volume diastólico do VE, volume máximo do átrio esquerdo, espessura da parede posterior do VE e a relação E/A no ecocardiograma; teste da caminhada de seis minutos; consumo máximo de oxigênio na cardioespirometria, o emprego da ML diagnosticou disfunção assintomática do ventrículo esquerdo (DAVE) com a acurácia de 87,5%.[23]

RESUMO

- A síndrome da insuficiência cardíaca crônica (ICC) com fração de ejeção do ventrículo esquerda reduzida (ICFER) pode se apresentar de diferentes formas clínicas, desde disfunção ventricular assintomática e Classes Funcionais II-IV. O tratamento não medicamentoso é feito com a restrição de sódio (até 7 g/dia), restrição hídrica nos pacientes hipervolêmicos, atividade física regular, idealmente supervisionada, vacinação anual contra influenza e pneumococo e, quando possível, em equipes multidisciplinares. O tratamento medicamentoso tem como meta diminuir mortalidade geral ou o número de hospitalizações. Os diuréticos são administrados para prevenir ou diminuir sintomas congestivos, reduzindo sintomas e hospitalizações. As drogas que possuem efeitos estruturais, reduzem hospitalizações e mortalidade são representadas pelos inibidores da enzima de conversão do angiotensinogênio (IECA) ou bloqueadores dos receptores da angiotensina tecidual (BRA), betabloqueadores e antagonistas da aldosterona em todos os pacientes.
- Nas recomendações das diretrizes atuais, preconiza-se a substituição do IECA ou BRA pelo sacubitril/valsartana e acrescentam-se os inibidores da SGLT2. Pacientes que não toleram IECA/BRA ou sacubitril/valsartana podem receber hidralazina e nitrato, que também podem ser acrescentados nos pacientes afrodescendentes. A ivabradina deve ser dada para pacientes com frequência cardíaca > 70 batimentos por minuto após a otimização do betabloqueador. Nos pacientes ainda sintomáticos, pode-se acrescentar digitálicos, principalmente para controle de frequência cardíaca em portadores de fibrilação atrial. Nos pacientes que apresentarem bloqueio completo de ramo esquerdo, a terapia de ressincronização cardíaca deve ser implementada. A reposição endovenosa de ferro deve ser feita em todo paciente com ICFER e ferropenia, ainda que não haja anemia evidente. A morte súbita pode ser prevenida em pacientes selecionados com o implante de cardiodesfibrilador. A ablação de fibrilação atrial sintomática refratária diminui o número de internações ou mortalidade geral. O uso de dispositivos de assistência ventricular e o transplante cardíaco são o tratamento de escolha para a ICC refratária.

Referências bibliográficas

1. Rohde LEP, Montera MW, Bocchi EA, et al. Diretriz brasileira de insuficiência cardíaca crônica e aguda. Arq Bras Cardiol. 2018;111:436-539.
2. Modin D, Jørgensen ME, Gislason G, et al. Influenza vaccine in heart failure. Circulation. 2019;139:575-86.
3. 2016 ESC Guidelines for the diagnosis and treatment of acute and chronic heart failure The Task Force for the diagnosis and treatment of acute and chronic heart failure of the European Society of Cardiology (ESC). Eur Heart J. 2016;37:2129-200.
4. Marcondes-Braga FM, Moura LZ, Issa VS, et al. Atualização de tópicos emergentes da Diretriz Brasileira de Insuficiência Cardíaca – 2021. Arq Bras Cardiol. 2021;116:1174-212.
5. Halliday BP, Wassall R, Lota AS, et al. Withdrawal of pharmacological treatment for heart failure in patients with recovered dilated cardiomyopathy (TRED-HF): an open-label, pilot, randomised trial. Lancet. 2019;393:61-73.
6. Cleland JGF, Bunting KV, Flather MD, et al. Beta-blockers for heart failure with reduced, mid-range, and preserved ejection fraction: an individual patient-level analysis of double-blind randomized trials. Eur Heart J. 2018;39:26-35.
7. McMurray JV, Packer M, Desai AS, et al. Angiotensin–neprilysin inhibition versus enalapril in heart failure. N Engl J Med. 2014;371:993-1004.
8. DeVore AD, Braunwald E, Morrow DA, et al. Initiation of angiotensin-neprilysin inhibition after acute decompensated heart failure: Secondary analysis of the open-label extension of the PIONEER-HF Trial. JAMA Cardiol. 2020;5:202-7.
9. Wachter R, Senni M, Belohlavek J, et al. Initiation of sacubitril/valsartan in haemodynamically stabilised heart failure patients in hospital or early after discharge: primary results of the randomised TRANSITION study. Eur J Heart Fail. 2019;21:998-1007.
10. McMurray JJV, Solomon SD, Inzucchi SE, et al. Dapagliflozin in patients with heart failure and reduced ejection fraction. N Engl J Med. 2019;381:1995-2008.
11. Packer M, Anker SD, Butler J, et al. Cardiovascular and renal outcomes with empagliflozin in heart failure. N Engl J Med. 2020;383:1413-24.
12. Ponikowski P, Kirwan BA, Anker SD, et al. Ferric carboxymaltose for iron deficiency at discharge after acute heart failure: a multicentre, double-blind, randomised, controlled trial. Lancet. 2020;396:1895-904.
13. Ponikowski P, van Veldhuisen DJ, Comin-Colet J, et al. Beneficial effects of long-term intravenous iron therapy with ferric carboxymaltose in patients with symptomatic heart failure and iron deficiency. Eur Heart J. 2015;36:657-68.
14. Di Biasi L, Mohanty P, Mohanty S, et al. Ablation versus amiodarone for treatment of persistent atrial fibrillation in patients with congestive heart failure and implanted device: results of the AATAC multicentre randomized trial. Circulation. 2016;133:1637-44.
15. Marrouche NF, Kheirkhahan M, Brachmann J et al. Catheter ablation for atrial fibrillation with heart failure. N Engl J Med. 2018;378:417-27.
16. Hunter RJ, Berriman TJ, Diab I, et al. A randomized controlled trial of catheter ablation versus medical treatment of atrial fibrillation in heart failure. Circ Arrhytm Electrophysiol. 2014;7:31-8.
17. Stone, GWJ.A. Lindenfeld A, Abraham WT, et al. Transcatheter mitral-valve repair in patients with heart failure. N Engl J Med. 2018;379:2307-18.
18. Givertz MM, Stevenson LW, Constanzo MR, et al. Pulmonary artery pressure-guided management of patients with heart failure and reduced ejection fraction. J Am Coll Cardiol. 2018;70:1875-86.
19. Freitas -Jr AF, Silveira FS, Conceição-Souza GE, et al. Tópicos emergentes em insuficiência cardíaca: o futuro na insuficiência cardíaca: telemonitoramento, wearables, inteligência artificial e ensino na pós-pandemia. Arq Bras Cardiol. 2020;115:1190-2.
20. Perego GB, Oldani M, Pellegrini D, et al. Correlation between pulmonary artery pressure and thoracic impedance: insights from daily monitoring through an implanted device in chronic heart failure. Int J Cardiol. 2017;245:196-200.
21. Gardner RS, Thakur P, Hammill EF, et al. Multiparameter diagnostic sensor measurements during clinically stable periods and worsening heart failure in ambulatory patients. ESC Heart Fail. 2021;8:1571-81.
22. Awan SE, Sohel F, Sanfilippo FM, et al. Machine learning in heart failure: ready for prime time. Curr Opin Cardiol. 2018;33:190-5.
23. Yang G, Ren Y, Pan Q, et al. A heart failure diagnostic model based on support vector machine. BMEI. 2010;3:1105-8.

Capítulo 6

Tratamento cirúrgico da insuficiência cardíaca

João Nelson R. Branco
Guilherme Flora Vargas
Enio Buffolo

PONTOS-CHAVE

- A identificação da etiologia da insuficiência cardíaca é fundamental para a consideração sobre eventuais abordagens cirúrgicas.
- Na insuficiência cardíaca (IC) refratária, o transplante cardíaco permanece como o tratamento cirúrgico preferencial.
- Assistência ventricular esquerda, quando disponível, deve ser usada como "ponte" para outro procedimento, e é uma estratégia primária na IC quando o transplante é contraindicado, e pode ser uma terapia de destino.
- A revascularização miocárdica traz benefícios nos casos de miocárdio hibernante com leitos coronarianos distais abordáveis.
- A reconstrução ventricular nos grandes aneurismas pode melhorar a estrutura e função do ventrículo esquerdo (apesar de controvérsias, como no estudo STICH).
- O reparo da insuficiência mitral secundária pode ajudar na otimização do tratamento clínico e melhorar a expectativa e qualidade de vida.
- Os marca-passos ressincronizadores, nos casos com grave disfunção ventricular e dissincronia demonstrável, podem reduzir a mortalidade, diminuir sintomas e hospitalizações. Nos casos indicados pode haver a associação dos cardiodesfibriladores implantáveis (CDI).
- A cardiomioplastia dinâmica e a ventriculectomia parcial esquerda (cirurgia de Batista) foram abandonadas em razão da falta de evidências de benefícios clínicos.

Introdução

A insuficiência cardíaca (IC) é um estado fisiopatológico determinado por várias doenças, que por meio de diferentes mecanismos fisiopatológicos podem levar ao comprometimento do músculo cardíaco (cardiomiopatia), para graus de crescente complexidade. A IC continua sendo, até o momento, a principal causa de morte da população adulta.

A IC é classificada como refratária quando, apesar do tratamento clínico-medicamentoso otimizado e da utilização de procedimentos intervencionistas ou cirurgias convencionais, o paciente permanece com péssima qualidade de vida (TF III – IV – NYHA) e previsão de sobrevivência breve (geralmente inferior a 1 ano).

O transplante cardíaco é a terapêutica que oferece melhores resultados na IC refratária, porém esse procedimento nunca atendeu a todas as necessidades populacionais. Entre as razões para essa limitação, podem ser citadas a oferta limitada de órgãos e as contraindicações específicas ao transplante (comorbilidades dos receptores e/ou previsão de complicações específicas – que por si, limitariam a sobrevida no pós-operatório). Para esse tipo de paciente, foram surgindo proposições cirúrgicas, em sua maior parte paliativas, para amenizar sofrimentos e prolongar a sobrevida. Muitos desses procedimentos paliativos são indicados em um momento crítico de determinada cardiomiopatia e não inviabilizam um futuro transplante.

Etiopatogenia da IC

Para o adequado tratamento da IC é importante determinar sua etiologia. Assim, diferentes doenças podem causar uma cardiomiopatia, ainda que boa parte delas permanecem de causa não identificada. Entre as doenças que envolvem o miocárdio, as mais frequentes são as de etiologia isquêmica, valvar, chagásica, periparto, congênita etc. A lesão ventricular, a falha compensatória da ativação neuro-humoral (sistema simpático, sistema renina/angiotensina/aldosterona) e a atividade pró-inflamatória vão levar à remodelação ventricular, com dilatação cardíaca progressiva e descompensação clínica até uma fase terminal (refratária).

A dinâmica ventricular vista por meio dos novos conceitos do mecanismo de contração helicoidal mostra que o coração, em particular o ventrículo esquerdo, que originalmente tem a forma aproximada de uma elipse, vai, na IC com a dilatação progressiva, evoluir para uma forma esférica com reconhecido efeito deletério.

Essa forma esférica pode ser consequência de uma deficiência intrínseca dos cardiomiócitos nas cardiopatias não isquêmicas ou uma distensão da musculatura miocárdica após isquemia/infarto do miocárdio, podendo também haver secundariamente uma dilatação do anel valvar mitral (insuficiência secundária).

É importante o conhecimento da estrutura normal do coração e o reconhecimento das modificações provocadas pela doença. O princípio fundamental dos procedimentos cirúrgicos é a correção de estruturas comprometidas (visão mecanicista), para assim melhorar a função cardíaca, sendo válido o aforismo de que a forma reflete a função.

Aspectos clínicos e tratamento medicamentoso otimizado

Mais detalhes e pormenores, assim como as classificações da IC (sistólica, diastólica, direita, esquerda, tipos funcionais e estágios) serão analisados em capítulos apropriados.

O quadro clínico da IC, resumido aqui para fins práticos, vai estar relacionado ao baixo débito cardíaco e/ou à sobrecarga de volume (congestão). Relacionado ao baixo débito, poderemos ter: hipotensão, confusão mental, isquemia visceral, insuficiência renal e sintomas de má perfusão tecidual. Relacionado à sobrecarga de volume, poderemos ter: edema pulmonar, dispneia paroxística noturna, ortopneia, congestão hepática, ascite e edemas periféricos.

A lógica do tratamento medicamentoso, com o uso de até cinco ou mais princípios ativos (polifarmácia), leva em conta o objetivo de neutralizar etapas distintas da cascata de estimulação adrenérgica. Tem evoluído bastante com o tempo, tendo surgido inúmeras contribuições ao arsenal terapêutico. O tratamento medicamentoso deve ser disponibilizado a todos os pacientes com IC refratária, e as drogas devem ser administradas e tituladas (otimizadas) até um nível máximo adequado e/ou tolerado, antecipadamente à indicação de qualquer outro procedimento invasivo.

Relacionamos, resumidamente, o arsenal terapêutico disponível atualmente para a maioria dos casos de IC (Tabela 1).[1]

TABELA 1 Arsenal terapêutico medicamentoso para o tratamento da insuficiência cardíaca

Diuréticos (se houver congestão)
Inibidores de aldosterona (espironolactona)
Betabloqueadores (bisoprolol, carvedilol, metoprolol) para CF II e III
Digoxina (quando há sintomas não tolerados e hospitalização frequente)
IECA (captopril, enalapril etc. – em doses máximas toleradas)
BRA II (losartana, valsartana, condesartana), na intolerância ao IECA e em idosos
Hidralazina/isossorbita (se intolerância a IECA)
Ivabradina (procoralan - controle de FC)
Sarcubitril-valsartana (Entresto)
Inibidores de SGLT2 (dapagliflozina)
Amiodarona (arritmia sintomática e taquicardia ventricular sustentada)
Anticoagulantes (fibrilações atriais, trombos ventriculares e embolias)
Inotrópicos IV (hospitalizado)

Nessa "otimização do tratamento clínico desses pacientes, além das drogas citadas, é de extrema importância a orientação para restrição hídrica e dieta hipossódica.

Em pacientes hospitalizados por deterioração clínica são frequentemente usados, por via intravenosa, medicamentos inotrópicos e/ou vasodilatadores e diuréticos. Os agentes inotrópicos e vasodilatadores têm o objetivo de melhorar o desempenho hemodinâmico e os sintomas, e os mais conhecidos são: a dobutamina, o milrinone, o amrinone, o nitroprussiato, a nitroglicerina e o nesiritide (Natrecor em estudo)

Outra opção em pacientes hospitalizados, com sobrecarga de volume e pouco responsivos a diuréticos de alça, é a ultrafiltração extracorpórea. Ela consiste na remoção de fluidos do compartimento intersticial e, além disso, paralelamente diminui os níveis de citocinas pró-inflamatórias.[2]

Procedimentos cirúrgicos alternativos ao transplante cardíaco

Para a maioria dos pacientes com IC refratária, infelizmente, o transplante cardíaco, tratamento absoluto, seguramente não se tornará uma opção.

A identificação do mecanismo causal da IC, com sua remoção ou neutralização, é fundamental no tratamento. Assim, as diferentes estratégicas ou abordagens intervencionistas (paliativas) devem ser propostas individualmente, de acordo com a análise e o diagnóstico de cada caso (Tabela 2). Apesar do grande progresso nesse campo na última década, ainda não existem grandes trabalhos randomizados sobre o assunto.

TABELA 2 Tratamento cirúrgico paliativo para o tratamento da insuficiência cardíaca refratária

Revascularização coronariana (recuperação do miocárdio hibernado)
Reconstrução ventricular
Correção de insuficiência valvar mitral
Ressincronização ventricular
Dispositivos de assistência circulatória
Procedimentos em desuso: miocardioplastia dinâmica e ventriculectomia parcial esquerda (ou cirurgia de Batista) e células-tronco (transplante celular), além de dispositivos como Acord CorCap e o HearNet

Diretrizes de sociedades

Várias sociedades e organizações internacionais têm publicado guidelines para o tratamento da insuficiência cardíaca. Dentre os mais recentes citamos: *Heart Failure National Institute for Health and Care Excellence chronic HF guideline 2010*,[3] *American College of Cardiology Foundation/American Heart Association guideline 2013 with 2016 focused update*,[4] e o *EC Guidelines for the diagnosis and treatment of acute and chronic heart failure*.[5]

Revascularização coronariana (recuperação do miocárdio hibernado)

A presença de doença arterial coronariana sempre deve ser investigada, principalmente quando se tem um diagnóstico recente de IC em que ainda não se tem a etiologia esclarecida. As doenças isquêmicas do coração são com grande frequência a causa dessa síndrome, e pode haver chance de um tratamento alternativo.

A coronariopatia pode causar disfunção ventricular esquerda irreversível ou por vezes reversível. Nos casos reversíveis, a isquemia aguda transitória pode levar ao estado de "miocárdio atordoado", porém nas isquemias crônicas a denominação usada é de "miocárdio hibernante", que pode muitas vezes ser recuperável com cirurgia.[6]

Primeiramente, deve-se sempre levar em conta que o próprio sintoma de angina já é bastante sugestivo de que há miocárdio viável, porém é importante destacar que exames adicionais podem ser utilizados nas avaliações mais objetivas de isquemia. São eles: a cintilografia, o ecocardiograma com estresse, a ressonância magnética e a tomografia por emissão de pósitron (PET-scan). Os resultados desses exames podem ser altamente confiáveis, porém a afirmação categórica de ausência de isquemia, mesmo incluindo o pet-scan (destacado como o "padrão-ouro"), representa risco de erro de cerca de 20%.[7]

Desse modo, quando há viabilidade miocárdica e existem leitos coronários distais abordáveis, existe a indicação de revascularização mesmo em paciente com mau desempenho ventricular.[8] O tratamento cirúrgico, contrastando significantemente com o manejo clínico isolado, pode reverter a disfunção isquêmica do miocárdio, como foi demonstrado em megaestudos, já clássicos, entre os quais o EPHESUS (*Eplerenone in Heart Failure Post Acute Myocardial Infarction*) e o VALIANT (*Valsartan in Acute Myocardial Infarction Trial*), com valores de corte da fração de ejeção entre 35 e 40%.[9,10] Vários outros estudos clínicos também já comprovaram as vantagens da revascularização cirúrgica sobre o manejo clínico em médio e longo prazos.[11]

Cumpre ressaltar que existem questionamentos de indicação cirúrgica nos casos de volumes ventriculares muito aumentados. Nesses casos, os resultados não são tão satisfatórios quanto nos casos de revascularização feitos em pacientes com ventrículo esquerdo não dilatado.[12] Quando esse volume não ultrapassa os 60 mm de diástole, pode ser esperada uma boa recuperação de fração de ejeção; nos grandes diâmetros diastólicos (mais que 80 mm) não se pode antever o mesmo resultado com a revascularização isolada.[13]

Essas observações constituem a base para a proposta de associação da revascularização do miocárdio e algum tipo de reconstrução ventricular.

Reconstrução ventricular

Na IC refratária, a cavidade ventricular para conseguir manter o volume de ejeção dilata-se e sua geometria fica alterada (torna-se menos elipsoide e mais esférica). Esse aumento da cavidade ventricular (sem a hipertrofia compensatória) resulta em aumento da tensão (estresse) na parede, obedecendo a Lei de Laplace (estresse = [pressão × raio) / (2 × espessura da parede]). Assim, alterações no tamanho e geometria ventricular vão levando a uma progressiva disfunção desse ventrículo e piora progressiva da IC.

Teoricamente, procedimentos que possam reduzir as dimensões do ventrículo esquerdo (VE) e restaurar a sua geometria deveriam então melhorar o trabalho cardíaco. Porém, desafortunadamente, os dados sobre o melhoramento clínico têm sido limitados e os benefícios quanto à mortalidade também não têm sido bem sustentados.

No caso do aneurisma do ventrículo esquerdo, que na verdade é uma expansão de áreas infartadas com prejuízo da função do miocárdio remanescente, a situação pode ser diferente. Classicamente, a cirurgia de aneurismectomia do VE tinha sua indicação na IC com angina *pectoris*, nos casos de embolizações sistêmicas e/ou nos casos de taquiarritmias ventriculares malignas. A extensão dessas indicações cirúrgicas para os aneurismas de ventrículo pós-infarto (endoaneurismorrafia), cujo objetivo seria a ressecção do aneurisma e restauração da geometria ventricular, muitas vezes não traziam um desempenho ventricular de impacto. Talvez a causa desses resultados não satisfatórios seja a falta de uma sistematização operatória, que apesar de uma reconstrução do ventrículo esquerdo também determine anormalidades morfológicas.

Após uma série de proposições para o melhoramento técnico, o procedimento de DOR impôs-se como a sistematização de um novo conceito de aneurismectomia seguida de reconstrução ventricular.[14-16] A fundamentação dessa técnica consiste em uma sutura em bolsa na transição endoventricular do aneurisma, para obter assim um reajuste anatômico. Em seguida, o defeito (orifício residual) é fechado com um remendo (patch) circular de Dacron ou pericárdio bovino, completando-se as suturas com reforço de tecidos autógenos remanescentes do aneurisma. A proposição, em suma, é a reconstrução mais adequada à geometria ventricular. Isso vem a fazer sentido com o atual conceito de "coração helicoidal", originalmente descrito por Torrent-Guasp. Essa concepção deixa claro que a perda elíptica do ventrículo esquerdo nas dilatações dessa câmara faz com que a orientação das fibras oblíquas passe a ser horizontal, com perda da eficiência contrátil. Em estudos experimentais demonstrou-se que a fração de ejeção cai de 60 para 30% se as fibras contráteis perdem a sua orientação fisiológica primária. Esse conceito trouxe a base para o entendimento de como realizar a reconstrução ventricular com maior eficiência, restituindo sua forma elíptica.[17]

Uma modificação do procedimento de DOR, o denominado procedimento de SAVER (*Surgical Anterior Ventricular Endocardial Restoration*),[18] além de estudos posteriores como o RESTORE (*Randomized Efficacy Study of Tirofiban for Outcomes and Restenosis*), que constituem um grupo de estudos regulares,[19-21] apontaram para a necessidade de se realizar a ressecção de áreas fibróticas, ou mesmo áreas acinéticas ventriculares. Isso justificou o desenho de um estudo mais amplo: o STICH (*Surgical Treatment of Ischemic Heart Failure*), a primeira e única experiência randomizada para restauração cirúrgica do VE. No entanto, essa publicação suscitou alguma controvérsia com relação aos casos do "mundo real". Os questionamentos das afirmações são justificados por esse estudo tratar de subgrupo clínico com fatores de exclusão comprometedores, além da consideração de um acompanhamento curto (menor que 4 anos).

No estudo STICH, em 1.000 pacientes com indicação de revascularização, FE média de 28% e acinesia/discinesia da parede anterior, houve randomização para procedimentos cirúrgicos em dois grupos: um grupo submetido à revascularização isolada e o outro à revascularização mais restauração ventricular associada (técnica de SAVER). O acompanhamento desses pacientes teve uma média de 48 meses. Apesar da significativa diminuição do índice de volume diastólico final (19 para 6%), o resultado com relação a desfechos primários de morte por qualquer causa ou hospitalização por causas cardíacas não demonstrou diferença entre os dois grupos (58 e 59%, respectivamente).[22] Em outras palavras então, por essa avaliação a revascularização miocárdica com reconstrução do VE no tratamento da IC seria incerta.

Uma análise mais específica foi posteriormente publicada (estudo observacional),[23] agora analisando um subgrupo do STICH que entrou nos critérios de exclusão. Esse subgrupo era de pacientes em classe IV da IC necessitando de inotrópicos intravenosos e/ou balão intra-aórtico, infarto no último mês e casos com lesão ventricular de parede posterior associada. Foi observado então que a mortalidade hospitalar desse subgrupo foi de 3,4%, o volume do VE diminuiu e também houve melhora da FE no primeiro mês e no primeiro ano. Em 101 dos pacientes, observou-se que o aumento da FE de 26% foi para 44% em 1 ano, e em 10 pacientes a FE foi de 41 para 54% no ano.[24] Esse estudo, apesar das limitações, sugeriu que subgrupos de pacientes podem ser beneficiados pela restauração ventricular, apesar de muitas vezes, sem muito impacto no desfecho clínico. Assim, deve-se sempre ter uma atitude crítica na análise de cada caso.[25] Em 2016 foi publicado uma extensão deste estudo com uma média 9,8 anos de acompanhamento (STICH) que retificaram os benefícios da cirurgia comparada há apenas o tratamento clínico nesses pacientes com FE < 35%.[26] Serão necessários no futuro novos trabalhos, bem desenvolvidos e randomizados.

Finalizando este ítem apenas citamos o aparecimento de novas propostas, ainda em estudo, de implante de inibidores mecânicos de dilatação ventricular (Arcorn CorCap e HeartNet) com estudos prospectivos.[27]

Correção da insuficiência valvar mitral

Independentemente da etiologia da cardiomiopatia, o paciente com importante disfunção ventricular pode muitas vezes apresentar diferentes graus de regurgitação mitral. Isso pode ocorrer mesmo quando os folhetos valvulares forem "normais". As causas para isso são diversas, como a dilatação ventricular e do anel mitral, que determinam tração lateral das cordas ("*tethering*") e permitem o vazamento central do sangue para o átrio esquerdo. Na miocardiopatia isquêmica, frequentemente a dilatação ventricular não é acentuado sendo o mecanismo principal o infarto da parede lateroposterior com comprometimento da base do papilar levando a disfunção do mesmo. Chamamos essa insuficiência mitral de "secundária", a qual pode se apresentar até em fases iniciais da IC e é fator que piora consideravelmente o prognóstico.[28]

A proposta da correção dessa regurgitação por meio da plástica mitral foi feita inicialmente por Chen et al.[29] e foi amplamente divulgada por Bolling et al.[30]

As técnicas de correção da regurgitação têm como princípio corrigir a sobrecarga adicional ao ventrículo esquerdo, aumentando o volume sistólico mesmo não sendo registrada uma melhora em valores absolutos da medida da fração de ejeção. Com a correção da insuficiência, o mais importante vai ser então o volume ejetado unicamente para a aorta (agora sem aquele refluxo mitral no esvaziamento do ventrículo).

A seleção de pacientes para esse tipo de procedimento merece consideração especial. A etiologia da cardiomiopatia não é fator relevante para a indicação do procedimento, sendo fundamental, porém a caracterização de insuficiência mitral como moderada ou grave por meio de algum exame, por exemplo, o ecocardiograma transesofágico (a magnitude da regurgitação pode variar, mas deve ser avaliado só após a melhor compensação clínica possível). Merece destaque o fato de que a detecção da insuficiência nessas situações é frequentemente subestimada se feita apenas pelo exame clínico, radiológico ou mesmo só pela ventriculografia.

Quando não há grande dilatação ventricular a anuloplastia mitral é suficiente. Porém com a dilatação progressiva e a tendência à esfericidade do VE, uma maior tensão da parede ventricular provoca uma perda adicional da função contrátil e um maior gasto energético. Buffolo et al. propuseram uma técnica mais abrangente, que por meio do implante de uma prótese em posição atrioventricular menor que o anel dilatado corrigindo a insuficiência mitral, remodela o anel mitral, além de restituir o paralelismo dos músculos papilares. Nessa proposição ocorre também a remodelação da cavidade ventricular pela tração da cordoalha tendínea.[31] Posteriormente, essa técnica foi modificada e aplicada por outros com bons resultados.[32-34] O acompanhamento clínico mostrou que esse procedimento pode melhorar a qualidade de vida e protelar ou viabilizar um transplante cardíaco (em casos antes até contraindicados). Além disso, infelizmente apenas em poucos casos funciona como ponte para recuperação de cardiomiopatias reversíveis.

Pode haver, em diferentes momentos da evolução clínica e dependendo do estado de compensação do paciente, variações nos diferentes graus de insuficiência mitral. Nos casos de insuficiência mitral não muito grave, em que também ocorra uma dessincronização ventricular, o uso de marca-passo ressincronizador pode muitas vezes substituir a intervenção valvar.

Resta comentar brevemente sobre as tentativas endovasculares para a correção do vazamento mitral, como o "Mitra-clip" que mostrou resultados pouco efetivos (Estudo EVEREST II). No entanto, alguns autores sugerem o acompanhamento dos casos severos inoperáveis, pelas elevações de peptídeos natriuréticos (NT-pro BNP), para então indicar este procedimento. A anuloplastia mitral através do seio coronário não teve embasamento anatômico.[35,36]

Ressincronização ventricular

Os bloqueios elétricos cardíacos podem ocorrer em nível atrial, atrioventricular e ventricular. Independentemente de seu efeito na frequência cardíaca, os marca-passos contemporâneos têm recursos para corrigir os bloqueios nesses três níveis, contribuindo no tratamento da IC. O mais relevante dos distúrbios é a perda de sincronia de contração ventricular cardíaca que pode comprometer a função de bomba desses ventrículos. A proposição da terapia de ressincronização cardíaca (TRC) implica a redução da dissincronia usando um marca-passo específico (ressincronizador), que vai estimular o átrio e ambos os ventrículos (multissítio).[37] Embora aproximadamente 8 a 15% dos pacientes com IC avançada já tenham tido implante de marca-passos tradicionais por indicação de bradicardia sintomática, a ressincronização, com os dispositivos específicos, em pacientes com IC associada a dissincronização ventricular, pode melhorar a fração de ejeção, reduzir a regurgitação mitral e reverter o processo de remodelamento ventricular deletério.

Essa alternativa terapêutica pode também possibilitar ao paciente tolerar doses mais otimizadas de medicação para IC[38] e, em casos indicados, incorporar no mesmo dispositivo a combinação com um cardiodesfibrilador implantável (CDI), naqueles com indicação de prevenção secundária de morte súbita.[39]

Especificamente na IC avançada, as recomendações mais aceitas para a TRC seguem diversas diretrizes facilmente disponíveis (Tabela 3).[40]

TABELA 3 Recomendações mais aceitas para a terapia de ressincronização cardíaca (TRC)

IC com sintomas importantes (classe III ou IV da NYHA) apesar da terapêutica otimizada
Fração de ejeção de ventrículo esquerdo < 35% (diâmetro diastólico final > 55 mm)
Ritmo sinusal, bloqueio de ramo esquerdo com duração do QRS > 150 ms
Muitos dos pacientes que satisfazem esses critérios são também candidatos ao CDI e deverão então receber dispositivo combinado

Vale ressaltar que nos casos de fibrilação atrial crônica cabe discussão separada dos benefícios dessa terapia.[41]

Diversos estudos controlados e randomizados foram realizados tentando avaliar a TRC e a redução da mortalidade, diminuição dos sintomas e diminuição de hospitalização para compensação da IC.[42] Esse efeito ficou evidente no estudo MIRACLE,[43] que mostrou redução na hospitalização em 70%. Outro importante estudo, o COMPANION,[44] incluiu cerca de 1.500 pacientes em três grupos: somente medicação otimizada, medicação otimizada com TRC e medicação otimizada com TRC mais CDI. Os dois grupos com TRC apresentaram diminuição de 20% em qualquer causa de morte e hospitalização, e o grupo com CDI apresentou uma redução mais significativa na mortalidade global. Apesar de esse estudo apresentar alguns vieses, foi importante para a consolidação do método. O estudo CARE HF com cerca de 800 pacientes e acompanhamento médio de 29 meses, comparando TRC com tratamento medicamentoso, evidenciou diminuição de 46% no risco de morte súbita.[45] A associação do ressinconizador com o desfibrilador (CDI) vem sendo bem padronizado e aplicado em casos específicos com bons resultados.

Células-tronco (transplante celular)

Nas cardiomiopatias avançadas, os cardiomiócitos vão sendo progressivamente substituídos pela deposição de tecido fibroso, com consequente comprometimento da função ventricular. O músculo cardíaco não possui células satélites (mioblastos) capazes de reparar fibras danificadas e regenerar funcionalmente o miocárdio, e o cardiomiócito adulto perde capacidade de se multiplicar logo após os primeiros anos de vida. A terapia celular tem como objetivo recompor a perda da célula cardíaca adulta, recolonizando a região de fibrose com novas células contráteis e/ou promovendo a angiogênese.

As células-tronco, pela sua origem, podem ser divididas em embrionárias e adultas (somáticas). As primeiras (derivadas de embriões na fase blastócitos) são menos estudadas, dadas as barreiras éticas que limitam os estudos e a aplicabilidade clínica até o momento.

Entre as células-tronco adultas, as mais estudadas são as derivadas da medula óssea e os mioblastos esqueléticos. Outras células progenitoras menos estudadas seriam as derivadas de tecido gorduroso, polpa dentária e as células "residentes" da musculatura cardíaca.

As células da medula óssea são as que possuem o maior potencial de transdiferenciação em multilinhagem e acoplamento funcional em outros tecidos.[46]

No campo experimental, alguns pesquisadores acreditam que a terapia genética poderá representar uma esperança nova para o tratamento da cardiomiopatia avançada, especialmente as de origem isquêmica. Atualmente, as células implantadas são autólogas, eliminando o inconveniente da imunossupressão ou rejeição. No entanto, persistem controvérsias na literatura. Por um lado, alguns estudos utilizando células da medula óssea já demonstraram a indução da proliferação de vasos (neoangiogênese), com recuperação de miocárdio viável, sem contudo confirmar a transdiferenciação em cardiomiócitos.[47]

Outros poucos estudos procuram demonstrar que as células-tronco mioblásticas esqueléticas isoladas ou associadas às células hematopoéticas poderiam se diferenciar em cardiomiócitos (miogênese) e provocar também proliferação vascular.[48,49]

Acredita-se que esses processos são complexos e envolvem também a interação entre células inflamatórias, citocinas e matriz proteica extracelular.[50] Nesse sentido também, pesquisas procuram associar o transplante direto de células (cardiomioplastia celular) e a administração de fatores sintéticos transformadores (cardiomioplastia molecular). No entanto, a melhora do desempenho cardíaco promovido pelas células-tronco poderia, segundo as várias hipóteses, decorrer de três mecanismos não mutuamente exclusivos:

- Neoangiogênese com resgate do miocárdio hibernante.
- Desenvolvimento de novos miócitos e estruturas vasculares – vasculogênese.
- Ativação e crescimento de células progenitoras resistentes no tecido cardíaco, por meio de um efeito parácrino (mediado pelas células da medula óssea implantadas).

O método de administração das células-tronco parece crucial, e atualmente temos as vias intracoronariana, intramiocárdica ou intravenosa periférica. A via intracoronariana poderia ser pelos óstios coronarianos ou pelo seio coronário. A via intramiocárdica pode ser epicárdica, transendocárdica ou por cateter venoso transcoronariano. Apesar da maior invasibilidade (toracotomia), a via transepicárdica apresenta a maior eficiência de transferência celular (colonização do miocárdio). Essa última via (transepicárdica) apresenta maior reprodutividade que as demais, sem limitação anatômica para infusão celular.[51-53]

Como perspectivas futuras, temos estudos envolvendo células mesenquimais obtidas de diferentes fontes, com semeadura em diferentes moldes (*scaffolds*), tanto sintéticas como naturais. Também abriu novos horizontes a descoberta, em 2006, de que as células somáticas podem ser revertidas a *pluripotent-like forms*, por meio da re-expressão de apenas quatro genes (OCT4, SOX2, KLF4 e MYC).[53]

Isso trouxe o novo conceito de células-tronco pluripotentes induzidas. Essas células podem ter aplicações na reconstrução de órgãos de complexa estrutura anatômica e funcional. Adicione a essas inovações o desenvolvimento contemporâneo tecnológico de "impressoras", que trabalham com construção em três dimensões e assim pode-se antever a construção do arcabouço de órgãos complexos. Com isso é possível imaginar o que poderá advir no campo de experimentos revolucionários do futuro.

Concluindo, até o momento os resultados das pesquisas experimentais (modelos animais) e os poucos estudos clínicos parecem mostrar que a terapia com células-tronco é promissora. O grande desafio consiste em translacionar os resultados experimentais e clínicos iniciais em procedimentos médicos padronizados. Ainda permanecem sérias dúvidas técnicas para uma aplicabilidade clínica mais ampla (tipo ideal de célula, número ideal de células, modo de aplicação e fatores acessórios envolvidos). Os resultados concretos desse método ainda são inconsistentes nos mais diferentes centros, mas o futuro parece promissor.

Dispositivos de assistência circulatória

Os dispositivos mecânicos para suporte circulatório foram inicialmente elaborados para a assistência de pacientes em falência hemodinâmica. Atualmente, o uso desses dispositivos foi ampliado para diferentes condições clínicas, incluindo a IC refratária.[54]

Os dispositivos de assistência circulatória podem ser classificados de diferentes maneiras, entre as quais quanto ao tipo de bomba (roletes, pulsáteis, axiais), quanto à localização corpórea (para corpórea e intracorpórea) e quanto à duração (curto prazo, intermediário e longo prazo). A maioria dos dispositivos disponíveis atualmente apresenta restrições para pacientes com a superfície corporal menor que 1,3 m^2 e idade maior que 75 anos.

Com o objetivo de estabelecer protocolos e orientações para o uso desses dispositivos, baseados em dados concretos de um registro bem controlado, foi criada nos Estados Unidos, em 2008, a Interagency Registry of Mechanically Assisted Circulatory Support (INTERMACS), sob a supervisão do National Heart Lung and Blood Institute (NHLBI). A INTERMACS estabelece estágios clínicos para a aplicação da assistência circulatória mecânica circulatória e determina qual o dispositivo específico mais indicado para cada caso, com acompanhamentos clínicos regulares e anuais.[55]

Na prática, no caso da IC refratária, basicamente existem três tipos de dispositivos a serem discutidos: os de contrapulsão (balão intra-aórtico), os dispositivos de assistência cardiorrespiratória (ECMO) e os dispositivos de assistência circulatória propriamente dita.

Balão intra-aórtico (BIA)

Embora mais simples e com alguma limitação na ajuda de casos mais complexos, o balão intra-aórtico (BIA) é o dispositivo mais comumente usado, de fácil e rápido implante, o menos oneroso de todos os dispositivos e com conhecidos bons resultados. O BIA não necessita de suporte de pessoal técnico ou monitorização especial, porém seu uso é indicado para curta permanência, quando o objetivo é a melhora das condições críticas em curto prazo.[56]

As contraindicações para o uso do BIA incluem a insuficiência valvar aórtica grave, dissecção e aneurisma da aorta, idade acima de 80 anos e aterosclerose avançada da aorta abdominal, ilíaca ou femorais. Nesses últimos casos existe a opção da inserção do cateter balão pela artéria subclávia ou aorta ascendente (quando se tem o tórax aberto).[57]

Dispositivos de assistência cardiopulmonar

Os dispositivos de assistência cardiopulmonar são bastante usados nas salas de hemodinâmica, além das unidades de terapia intensiva e eventualmente no centro cirúrgico em situações de choque cardiogênico. Podem ser do tipo veno-arterial (VA) ou veno-venoso (VV) e servem para o suporte circulatório e oxigenação do sangue venoso, particularmente nos casos mais agudos de muita congestão pulmonar, quando existe a necessidade de providências imediatas. Os dispositivos mais conhecidos para essa função são do tipo bomba centrífuga (ex., CentriMag), e são associados a oxigenadores de membrana, sendo essa forma de assistência denominada ECMO (*extracorporeal membrane oxygenation*).[58] Pela sua simplicidade e facilidade de instalação, além de menor custo comparado a dispositivos mais complexos de assistência ventricular mecânica, o ECMO vem sendo muito utilizado em diferentes centros e tem excelente indicação como ponte para outros procedimentos ou o transplante cardíaco. O ECMO VV é bastante utilizado para doenças pulmonares críticas.[59]

Dispositivos de assistência ventricular esquerda e/ou direita

A indicação desses dispositivos em paralelo (ou mesmo o coração artificial total) tem critérios hemodinâmicos e farmacológicos estabelecidos, principalmente nos casos de necessidade de instalação aguda (Tabelas 4 e 5).[60]

TABELA 4 Assistência circulatória mecânica – critérios de indicação hemodinâmicos

Falência cardíaca esquerda
Índice cardíaco < 1,8 L/min/m²
Pressão arterial sistólica < 90 mmHg
Pressão capilar pulmonar > 20 mmHg
Falência cardíaca direita
Pressão de átrio direto > 20 mmHg

TABELA 5 Assistência circulatória mecânica – critérios farmacológicos (duas ou mais drogas + critérios hemodinâmicos baixos)

Epinefrina ≥ 10 mcg/kg/min
Dopamina ≥ 10 mcg/kg/min
Dobutamina ≥ 10 mcg/kg/min
Milrinone ≥ 0,50 mcg/kg/min

Os dispositivos de assistência ventricular de média a intermediária permanência são mais usados como suporte temporário como "ponte para o transplante cardíaco", mas já é uma realidade os dispositivos de longa duração ou ditos "permanentes".[61]

Um aspecto importante de vários estudos foi a constatação de que a duração da assistência pode afetar significativamente o resultado do transplante. Os pacientes com mais de 30 dias de assistência apresentam mortalidade hospitalar menor do que aqueles mantidos por menos de 1 mês. Isso provavelmente se deve à reversão da função dos vários órgãos após a instalação da assistência circulatória mecânica, oferecendo melhores condições para o transplante. Não devemos esquecer, no entanto, o efeito indesejável do contato do sangue com uma superfície não endotelizada (biomateriais). Isso irá desencadear uma resposta inflamatória, que envolve a ativação de sistemas de resposta celular e de proteínas plasmáticas. Os principais sistemas envolvidos nisso são: a cascata de coagulação/fibrinólise, o sistema complemento e as citocinas relacionadas à ativação celular.

Os dispositivos de longa permanência são empregados em pacientes selecionados, com mau prognóstico em longo prazo e que não são candidatos a transplante cardíaco (terapia de "destino"). Assim, podem ser empregados em pacientes com idade mais avançada, doença renal crônica em estágio final ou doença pulmonar obstrutiva crônica.

Deve-se ressaltar que esses dispositivos devem ser implantados antes das lesões avançadas e irreversíveis dos diferentes órgãos do organismo. Deve ser destacado que já ficou demonstrado em trabalhos clássicos e também atuais que em pacientes com cardiopatia avançada, necessitando de inotrópicos intravenosos, não candidatos a transplante, o implante de dispositivos de assistência circulatória de longa permanência pode aumentar a sobrevida se comparado com aqueles apenas com a medicação otimizada.[62,63]

Procedimentos em desuso (cardiomioplastia dinâmica e ventriculectomia parcial esquerda ou cirurgia de Batista)

Historicamente, tivemos alguns procedimentos que foram abandonados pelos maus resultados, mas que foram importantes para o estabelecimento de conceitos cirúrgicos. São esses procedimentos: a cardiomioplastia dinâmica e a ventriculectomia parcial esquerda (cirurgia de Batista).

Cardiomioplastia dinâmica

A cardiomioplastia dinâmica, ou simplesmente cardiomioplastia, é um procedimento cirúrgico no qual o músculo grande dorsal é dissecado, rodado anteriormente e por meio de uma "janela" no segundo espaço intercostal vai envolver o coração. Por meio de um marca-passo especial e de um programa de estimulações progressivas, esse músculo vai ser condicionado para se tornar resistente à fadiga. O mesmo marca-passo vai também promover uma sincronização entre a contração do músculo grande dorsal e a contração sistólica do coração. Uma constatação na evolução pós-operatória de alguns desses pacientes foi que a dilatação progressiva do VE era retardada pela contenção diastólica causada pelo envolvimento muscular.[64] Essa observação inspirou mais tarde o desenvolvimento dos dispositivos *Acorn CorCap* e *HeartNet*.[65]

Os estudos iniciais foram promissores pela melhora na capacidade funcional e remodelação ventricular, porém os resultados em longo prazo foram desalentadores.[66] Um grande estudo clínico randomizado sobre a cardiomiopatia em pacientes em classe III (NYHA) foi interrompido prematuramente pelos poucos sobreviventes e pelos benefícios clínicos modestos. Esse trabalho sugeriu que aqueles que sobreviveram à operação talvez não necessitassem dela, ou ainda, aqueles que supostamente necessitaram do procedimento não sobreviveram a ele.[67] Por esses resultados, a cardiomioplastia não tem sido mais proposta para o tratamento da IC.

Ventriculectomia parcial esquerda (cirurgia de Batista)

Indicada nas cardiomiopatias dilatadas, essa intervenção propunha a ressecção de uma "fatia" da parede livre ventricular esquerda, entre os dois músculos papilares, entendendo-se do ápex ao anel mitral. Com esse procedimento, embasado na Lei de Laplace (relatada anteriormente), a IC e a fração de ejeção poderiam ser melhoradas como resultado da redução do diâmetro ventricular esquerdo e da tensão em sua parede, e assim possibilitariam um melhor padrão de contração e relaxamento do VE.[68]

Diversos estudos iniciais demonstraram, em sobreviventes de curto e médio prazo, haver como previsível: redução do tamanho cardíaco, aumento da fração de ejeção do VE e melhora do estado clínico funcional.[69,70] Na realidade, porém, verificou-se que a maioria dos pacientes não apresentaram alterações no estado clínico ou até pioraram (apenas um terço deles tiveram melhora).[71] Houve ainda altas taxas de mortalidade precoce e altas taxas de recorrência de sintoma importantes da IC, além de arritmias fatais. As arritmias fatais tardias, não infrequentes, induziram ao uso de cardioversores desfibriladores implantáveis (CDI).[72]

Transplante cardíaco

O transplante cardíaco é reconhecido como o tratamento cirúrgico definitivo e constitui a terapêutica que oferece melhores resultados nas cardiomiopatias terminais de diferentes etiologias (isquêmica, idiopática, valvular, chagásica, periparto etc.). É um procedimento que melhora a sobrevida e a qualidade de vida e um grupo selecionado de pacientes com IC refratária. Como todos os procedimentos, o transplante também apresenta suas limitações como: pouca disponibilidade de doadores, comorbidade dos receptores e complicações pós-operatórias. Em função dessas limitações é importante a criteriosa seleção daqueles pacientes que mais possam se beneficiar com a sua indicação sem esquecermos as diversas contraindicações (previsão das complicações muito graves e limitantes).

O melhor momento para a indicação de transplante na IC refratária permanece um assunto difícil. Em pacientes com IC refratária e tratamento clínico otimizado (classe funcional III ou IV da NYHA), a maioria dos programas de transplantes usa como o principal critério, objetivo e preditor de sobrevida, o pico de consumo de oxigênio (VO_2 máx < 10 mL/kg/min.). Também amplamente disponíveis na literatura médica, temos as orientações gerais das diretrizes de fácil acesso.[73]

Além das várias diretrizes e protocolos, os vários scores disponíveis na internet podem ajudar muito nos casos mais controversos. Isso é particularmente útil no que se refere à predição da sobrevida e da evolução clínica da doença, facilitando então a indicação de transplante. Entre os scores mais conhecidos citamos o *The Seattle Heart Failure Model* (disponível online no www.SeattleHeartFailureModel.org) e o Heart Failure Survival Score (HFSS).[74,75]

Em linhas gerais, tratando-se de pacientes com IC refratária, existe certa convergência das principais recomendações dos vários grupos quanto aos que devem entrar na lista como candidato a transplante cardíaco, assim também quanto às principais indicações e contraindicações para esse procedimento (Tabelas 6, 7 e 8).

Aspectos das técnicas operatórias

O transplante cardíaco pode ser ortotópico, quando há praticamente a troca de corações, ou heterotópico, em que se utiliza o coração do doador apenas como auxiliar ao do receptor. Os transplantes heterotópicos, em razão das inúmeras complicações, como tromboembolismo e infecção, são pouco usados.

Quanto ao transplante ortotópico, temos a variante standard (ou biatrial), e a variante bicaval. Ambas as técnicas não apresentam diferença nas anastomoses entre os cotos aórticos e pulmonares, mas sim nas anastomoses das demais estruturas cardíacas.

A técnica *standard* ou atrial, distingue-se, para facilidade técnica, pela não remoção de parte do coração do receptor. Assim, após a ventriculotectomia é deixada a parte posterior do átrio direito (com as veias cavas) e a parte posterior do átrio

TABELA 6 Pacientes com diagnóstico de insuficiência cardíaca refratária e recomendados como candidatos a transplante cardíaco

Antecedente de repetidas internações para compensação de IC
Evolução com terapia medicamentosa em aumento progressivo de doses e/ou associações de drogas sem resultado consistente
Pacientes com pico do consumo de oxigênio (VO_2 máx) menor que 14 mL/kg/min (o normal seria maior que 20 mL/kg/min) – indicação relativa

TABELA 7 Indicações inquestionáveis para o transplante cardíaco

Choque cardiogênico refratário
Paciente internado para compensação, com dependência contínua de inotrópicos e/ou diuréticos, e ainda assim inadequada perfusão dos diferentes órgãos
Sintomas intensos de isquemia miocárdica (angina intratável), que limitam as atividades rotineiras (sem condições de intervenções invasivas, tipo revascularização e angioplastia)
Arritmias ventriculares malignas e refratárias a todas as terapias disponíveis

TABELA 8 Contraindicações absolutas e relativas para o transplante cardíaco

Absolutas
Infecção ativa
Sorologia positiva para HIV
RVP > 5 unidades Wood ou gradiente transpulmonar > 15 ou pressão sistólica pulmonar > 60 mmHg
Condições psicossocioeconômicas desfavoráveis
Neoplasia com mau prognóstico
Infarto pulmonar (< 2 meses)
Úlcera péptica ativa
Relativas
Idade biológica > 65 anos
Diabete melito (com lesão de órgão-alvo)
Diverticulite ativa
Disfunção significativa pulmonar, hepática ou renal
Prévia demonstração de não adesão ao tratamento e ao acompanhamento
Obesidade mórbida ou fragilidade (critério de Fried)
Doenças vasculares cerebrais ou vasculares graves

esquerdo (com as veias pulmonares). Na técnica bicaval ou total, remove-se a maior parte do coração do receptor, e as anastomoses são feitas entre as veias cavas superiores e inferiores e entre a parte posterior do átrio esquerdo, com as veias pulmonares em conjunto ou separadas (uni ou bipulmonar).

Vários estudos demonstraram, com a técnica *standard*, contribuição anormal dos átrios para o enchimento ventricular, além de muitos casos com insuficiência tricúspide e insuficiência mitral. Isso pode ser melhorado com o método bicaval.[76]

Relacionado ao doador, um aspecto muito importante e que pode modificar o prognóstico é o tempo de isquemia total (da retirada do órgão até sua reperfusão). Se esse tempo ultrapassar 3 a 4 horas (mesmo usando-se a "proteção" de soluções cardioplégicas), vai haver uma maior agressão do órgão transplantado, onerando a mortalidade hospitalar e também a sobrevida em longo prazo.

O entendimento de o fato do coração transplantado ser "desnervado" (simpático e parassimpático) é importante para o adequado manuseio clínico do pós-operatório precoce e tardio desses pacientes.

Rejeição e imunossupressão

Conceitualmente, as rejeições podem ser classificadas em diferentes tipos imunológicos: a rejeição hiperaguda, rejeição humoral (ou rejeição vascular), rejeição aguda celular e rejeição crônica.

A rejeição hiperaguda, menos frequente, é rápida e mediada por anticorpos pré-formados (trata-se de uma rejeição humoral). A rejeição chamada aguda, a mais comum, é mediada pela ativação e proliferação de linfócitos específicos; é fundamentalmente celular, havendo a infiltração linfoide do coração. Finalmente, a rejeição crônica será caracterizada principalmente pela doença vascular do enxerto.

Para o diagnóstico e o controle dos graus de rejeições é imprescindível a realização, por via transvenosa, da biópsia endomiocárdica do ventrículo direito. Inúmeros métodos não invasivos têm sido propostos para substituir esse método, porém ele se impõe pela sua especificidade e segurança diagnóstica ("padrão-ouro"). A periodicidade das biópsias varia de acordo com o protocolo de diferentes equipes, porém a maioria dos grupos as realiza semanalmente no primeiro mês de pós-operatório, repetindo-as mensalmente até o 3º ou 6º meses.[77]

A imunosupressão, ou melhor, imunodepressão, baseia-se no uso de vários agentes que vão agir em diferentes pontos do sistema imunológico. A terapia de indução com as diferentes drogas imunossupressoras (basiliximab, anticorpos policlonais antitimocitários OKT3 ou alentuzumabe) ainda não constitui consenso entre todas as equipes. A imunossupressão de manutenção, nos mais modernos protocolos, utiliza-se de um regime de três drogas (esquema tríplice), que consiste de um inibidor da calcineurina (ciclosporina ou tacrolimus), um agente antimetabólico (micofenolato mofetil ou menos comumente azatioprina), e doses controladas de glicocorticoides (estes habitualmente apenas por seis meses ou um ano pós-transplante).

O tipo de tratamento usado para os episódios de rejeição celular aguda vai ser baseado no achado da biópsia endomiocárdica, no grau de comprometimento hemodinâmico e/ou sintomas, e no número de rejeições precedendo imediatamente a rejeição a ser tratada.

Aspectos clínicos e prognóstico dos pacientes transplantados

No pós-operatório hospitalar, os principais pontos que podem intervir na diminuição do desempenho hemodinâmico em curto prazo poderão ter como possíveis causas:

- Má preservação miocárdica (tempo longo de isquemia) e/ou
- Desproporção entre o tamanho do coração do doador e o tamanho do receptor (superfície corpórea) e/ou
- Receptor com resistência vascular pulmonar alta (que pode determinar falência cardíaca direita).

Deve-se sempre estar atento à rejeição, de diferentes tipos, e às complicações infecciosas (bacterianas, virais, fúngicas ou por protozoários).

Entre as complicações mais tardias, vamos observar que grande parte estará relacionada aos efeitos colaterais das drogas imunodepressoras ou à rejeição crônica (doença vascular do enxerto).

Assim, relacionado aos imunossupressores, além de uma maior suscetibilidade às infecções, podemos citar como possíveis complicações a hipertensão, a dislipidemia, o comprometimento renal em diferentes graus, o aparecimento de diabete ou uma maior incidência de neoplasias.

A complicação tardia do transplantado que mais limita a sobrevida em longo prazo é a doença vascular do coração transplantado ("aterosclerose coronariana acelerada").[78]

Presume-se que sua causa seja um processo crônico de rejeição relacionado também à infecção por citomegalovírus (CMV). O diagnóstico dessa entidade é muitas vezes difícil, pois como já foi referido o coração transplantado é desnervado, e os pacientes não vão apresentar angina. Assim, pode ocorrer infarto sem dor, morte súbita ou com a progressão das lesões e comprometimento cardíaco progressivo.

Superadas as diferentes intercorrências, e apesar de não poder contemplar a maioria dos pacientes com IC refratária, o transplante cardíaco atinge seus objetivos no tratamento dos beneficiados pelo método, melhorando significativamente a qualidade de vida e prolongando a sobrevida desses pacientes. Assim, as mais completas informações sobre transplantes de órgãos torácicos provêm dos dados coletados pela International Society of Heart and Lung Transplantation (ISHLT) no mais recente registro (2017). As maiores causas de morte no primeiro ano de pós-operatório incluem falência primária de enxerto, infecções e rejeição. Após o primeiro ano são mais comuns as mortes por vasculopatia do enxerto, falência não específica do enxerto e doenças malignas. A partir dos anos 1980 e 1990 devido aos avanços na imunossupressão e prevenção e tratamento das infecções oportunistas, a sobrevida media dos transplantados foi de 11 anos, e as taxas de sobrevida no primeiro ano excedeu 85%, apesar da piora do perfil de risco dos receptores e do aumento da idade dos doadores. Estamos assim modificando a história natural da doença.[79]

RESUMO

- A insuficiência cardíaca refratária deve sempre ter seu tratamento medicamentoso otimizado, e o transplante cardíaco permanece como o tratamento cirúrgico definitivo. Porém em função da carência de doadores e comorbidades que limitam sua indicação, o transplante fica restrito a poucos beneficiados. Assim, por meio dos anos, foi-se desenvolvendo alternativas cirúrgicas alternativas e paliativas para melhorar a qualidade de vida e prolongar a sobrevida dos pacientes. É sempre importante o diagnóstico etiológico da insuficiência cardíaca, para podermos indicar os diferentes procedimentos alternativos, que podem ser: a assistência ventricular esquerda, a revascularização miocárdica, a reconstrução ventricular, o reparo insuficiência mitral funcional e a terapia de ressincronização ventricular associada ou não ao desfibrilador implantável (CDI). É possível a associação dessas técnicas em um significativo contingente de pacientes.
- Convém citar as operações em desuso, a cardiomioplastia dinâmica e a ventriculectomia parcial esquerda (cirurgia de Batista), além de dispositivos como o Acord cor-Cap e o HeartNet. Apesar do abandono desses procedimentos, eles foram importantes para o estabelecimento de conceitos cirúrgicos.

Referências bibliográficas

1. Yancy CW, Jessup M, Bozkurt B, et al. 2013 ACCF/AHA guideline for the management of heart failure: executive summary: a report of the American College of Cardiology Foundation/American Heart Association Task Force on practice guidelines. Circulation. 2013;128:1810.
2. Libetta C, Sepe V, Zucchi M, et al. Intermittent haemodiafiltration in refractory congestive heart failure: BNP and balance of inflammatory cytokines. Nephrol Dial Transplant. 2007;22:2013.
3. Heart Failure Society of America, Lindenfeld J, Albert NM, et al. HFSA 2010 Comprehensive Heart Failure Practice Guideline. J Card Fail. 2010;16:e1.
4. WRITING COMMITTEE MEMBERS, Yancy CW, Jessup M, et al. 2016 ACC/AHA/HFSA Focused Update on New Pharmacological Therapy for Heart Failure: An Update of the 2013 ACCF/AHA Guideline for the Management of Heart Failure: A Report of the American College of Cardiology/American Heart Association Task Force on Clinical Practice Guidelines and the Heart Failure Society of America. Circulation. 2016;134:e282.
5. McDonagh TA, Metra M, Adamo M, Gardner RS, Baumbach A, Bohm M, et al. ESC Guidelines for the diagnosis and treatment of acute and chronic heart failure. Eur Heart J. 2021;42(36):3599-726.
6. Chareonthaitawee P, Gersh BJ, Araoz PA, Gibbons RJ. Revascularization in severe left ventricular dysfunction: the role of viability testing. J Am Coll Cardiol. 2005;46:567.
7. Shah BN, Khattar RS, Senior R. The hibernating myocardium: current concepts, diagnostic dilemmas, and clinical challenges in the post-STICH era. Eur Heart. J 2013;34:1323.
8. Allman KC, Slaw LJ, Hachamoviteh R, Udelson JE. Myocardial viability testing an impact of revascularization on prognosis in patients with coronary artery disease and left ventricular dysfunction: a meta-analysis. J Am Coll Cardiol. 2002;39:1151-8.
9. Hillis LD, Smith PK, Anderson JL, et al. 2011 ACCF/AHA Guideline for Coronary Artery Bypass Graft Surgery: executive summary: a report of the American College of Cardiology Foundation/American Heart Association Task Force on Practice Guidelines. Circulation. 2011;124:2610.
10. Luciani GB, Montalbano G, Casali G, Mazzucco A. A prediction long-term functional results after myocardial revascularization in ischemic cardiomyopathy. J Thorac Cardiovasc Surg. 2000;120:478-89.
11. Felker GM, Thompson RE, Hare JM, et al. Underlying causes and long-term survival in patients with initially unexplained cardiomyopathy. N Engl J Med. 2000;342:1077.
12. Velazquez EJ, Bonow RO. Revascularization in severe left ventricular dysfunction. J Am Coll Cardiol. 2015;65:615.
13. McMurray JJ, Adamopoulos S, Anker SD, et al. ESC Guidelines for the diagnosis and treatment of acute and chronic heart failure 2012: The Task Force for the Diagnosis and Treatment of Acute and Chronic Heart Failure 2012 of the European Society of Cardiology. Developed in collaboration with the Heart Failure Association (HFA) of the ESC. Eur Heart J. 2012;33:1787.
14. Jatene AD. Left ventricular aneurysmectomy: resection or reconstruction. J Thorac Cardiovasc Surg. 1985;89:321-31.
15. Branco JN, Buffolo EJ, Andrade JC, Succi JE, Leão LE, Bicegli JF, et al. Aneurysmectomy of the left ventricle. Geometric reconstruction using a semi-rigid teflon prosthesis. Arq Bras Cardiol. 1982;4(39):241-5.
16. Dor V, Sabatier M, Di Donato M, et al. Late hemodynamic results after left ventricular patch repair associated with coronary grafting in patients with post infarction akynetic or dyskinetic aneurysm of the left ventricle. J Thorac Cardiovasc Surg. 1995;110:1291-301.
17. Buckberg G, Coghlan HC, Torrent-Guasp F, et al. The structure and function of the helical heart and its buttress wrapping. Geometric concepts of heart failure and use for structural correction. Semin Thorac Cardiovasc Surg. 2001;13:386-401.

18. Athanasuleas CL, Stanley AWH, Buckberg GD, et al. Surgical anterior ventricular endocardial restoration – SAVER – in the dilated remodeled ventricle following anterior myocardardial infarction. J Am Coll Cardiol. 2000;37:1199-209.
19. Dor V, Di Donato M, Labatur M. The RESTORE group. Left ventricular reconstruction by endoventricular circular patch repair: a 17 years experience. Semin Thorac Cardiovasc Surg. 2001;13:435-7.
20. Cox JL, Buckberg GD, Athanasuleas CL, et al. "The Restore group". Semin Thorac Cardiovasc Surg. 2001;13:301-19.
21. Buckberg GD; Restore Group. Tenth Restore Group meeting overview. Eur J Cardio-Thoracic Surg. 2006;29:213-5.
22. Jones RH, Velazquez EJ, Michler RE, et al. Coronary bypass surgery with or without surgical ventricular reconstruction. N Engl J Med. 2009;360:1705.
23. Dor V, Civaia F, Alexandrescu C, et al. Favorable effects of left ventricular reconstruction in patients excluded from the Surgical Treatments for Ischemic Heart Failure (STICH) trial. J Thorac Cardiovasc Surg. 2011;141:905.
24. Menincate L, Di Donato M. Surgical left ventricle reconstruction, pathophysiologic insight, results and expectation from the stich trial. Europ J Cardiothorac Surg. 2004;26:42-47.
25. Shah BN, Khattar RS, Senior R. The hibernating myocardium: current concepts, diagnostic dilemmas, and clinical challenges in post-STITCH era. First published online: 18 February 2013.
26. Velazquez EJ, Lee KL, Jones RH, et al. Coronary-artery bypass surgery in patients with isquemic cardiomyopathy. N Engl J Med. 2016;374:1511.
27. Mann DL, Kubo SH, Sabbah HN, Starling RC, Jessup M, Oh JK Acker MA. Benefical effect of the CorCap cardiac suport device: five year results from the Acorn Trial. J Thorac Cardiovasc Surg. 2012;143950:1036.
28. Romeo F, Pellicia F, Ciafrocca C, Gallo P, Barilla F, Cristofani R. Determinants of end-stage idiopathic dilated cardiomyopathy: a multi variate analysis of 104 patients. Clin Cardiol. 1989;12(7):387-92.
29. Chen FY, Adams DH, Cohn LH. Mitral valve repair in cardiomyopathy. Circulation. 1998;98:124-7.
30. Bolling SF, Pagani FD, Deev GM. Intermediate term outcome of mitral reconstruction in cardiomyopathy. J Thorac Cardiovasc Surg. 1998;115:381-8.
31. Buffolo E, De Paula IAM, Palma H, Branco JN. Nova abordagem cirúrgica para o tratamento de pacientes em insuficiência cardíaca refratária com miocardiopatia dilatada e insuficiência mitral secundária. Arq Bras Cardiol. 2000;74(2):129-34.
32. Puig LB, Gaiotto FA, Oliveira JL, et al. Mitral valve replacement and remodeling of the left ventricle in dilated cardiomyopathy with regurgitation. Initial results. Arq Bras Cardiol. 2002;78:224-9.
33. Calafiore AM, Gallina S, Contini M, Iaco A, Barsotti A, Gaeta F, et al. Surgical treatment of dilated cardiomyopathy with conventional techniques. Eur J Cardiothorac Surg. 1999;16 (Suppl. 1):73-8.
34. Buffolo E, Branco JNR, Catani R; RESTORE Group. End-stage cardiomyopathy and secondary mitral insufficiency – Surgical alternative with prostheses implant and left ventricular restoration. Eur J Cardiothorac Surg. 2006;29:S266-S271.
35. Ghersin n, Abadi S, Asbbag A, et al The three-dimensional geometric relationship between the mitral valvar nanulus nad the coronary arteries as seen from the perspective of the cardiac surgein using cardiac computed tomography Europ J Cardiothorac Surg. 2013;44:1123-30.
36. Glower D, Ailawadi G, Argenziano M et al. EVEREST II randomized clinical trial: Predictors of mitral valve replacement in de novo surgery or after the MitraClip procedure. J Thorac Cardiovasc Surg. 2012;143:S60-3
37. Burkhardt JD, Wilkoff BL. Interventional electrophysiology and cardiac resynchronization therapy: delivering electrical therapies for heart failure. Circulation. 2007;115:2208.
38. Yancy CW, Jessup M, Bozkurt B, et al. 2013 ACCF/AHA guideline for the management of heart failure: executive summary: a report of the American College of Cardiology Foundation/American Heart Association Task Force on practice guidelines. Circulation. 2013;128:1810.
39. Leyva F, Zegard A, Acquaye E, et al. Outcomes of Cardiac Resynchronization Therapy With or Without Defibrillation in Patients With Nonischemic Cardiomyopathy. J Am Coll Cardiol. 2017; 70:1216.
40. Ponikowski P, Voors AA, Anker SD, et al. 2016 ESC Guidelines for the diagnosis and treatment of acute and chronic heart failure: The Task Force for the diagnosis and treatment of acute and chronic heart failure of the European Society of Cardiology (ESC) Developed with the special contribution of the Heart Failure Association (HFA) of the ESC. Eur Heart J. 2016; 37:2129.
41. Linde C, Leclercq C, Rex S, et al. Long-term benefits of biventricular pacing in congestive heart failure: results from the MUltisite STimulation in cardiomyopathy (MUSTIC) study. J Am Coll Cardiol. 2002;40:111.
42. HFSA 2006 Comprehensive Heart Failure Practice Guideline. J Card Fail. 2006;12:e1.
43. Young JB, Abraham WT, Smith AL, et al. Combined cardiac resynchronization and implantable cardioversion defibrillation in advanced chronic heart failure: the MIRACLE ICD Trial. JAMA. 2003;289:2685.
44. Saxon LA, Bristow MR, Boehmer J, et al. Predictors of sudden cardiac death and appropriate shock in the Comparison of Medical Therapy, Pacing, and Defibrillation in Heart Failure (COMPANION) Trial. Circulation. 2006;114:2766.
45. Cleland JG, Daubert JC, Erdmann E, et al. Longer-term effects of cardiac resynchronization therapy on mortality in heart failure [the CArdiac REsynchronization-Heart Failure (CARE-HF) trial extension phase]. Eur Heart J. 2006;27:1928.
46. Forbes SJ. Vig P, Poulsom R, et al. Adult stem cell plasticity: new pathways of tissue regeneration become visible. Clin Sci. 2002;103:355-69.
47. Murry CE, Soonpaa MH, Reinecke H, et al. Haematopoietic stem cells do not transdifferentiate into cardiac myocites in myocardial infarcts. Nature. 2004;428:664-8.
48. Menaché p, Vilquim JT, et al. Autologous skeletal myoblast transplantation for severe postinfarction left ventricular dysfunction. J Am Coll Cardiol. 2003;41(7):1078-83.
49. Guarita Souza LC, Carvalho K, Rebelato C, et al. Simultaneous transplantation of cocultural mesenchymal stem cells and skeletal myoblasts improve ventricular function in a murine model of Chagas disease. Circulation. 2006;114:120-4.
50. Carmeliet P. Angiogenesis in health and disease. Nat Med. 2003;9:653-60.
51. Abdel-Latif A, Bolli R, Tieyjeh IM, et al. Adult bone marrow-derived cells for cardiac repair. A systematic review and meta-analysis. Arch Intern Med. 2007;167:989-97.
52. Murry CE, Wiserman RW, Schwartz SM, et al. Skeletal myoblast transplantation for repair of myocardial necrosis. J Clin Invest. 1996;98: 2512-23.
53. Takahashi K, Tanabe K, Ohnuki M, Marita M, Ichisaka T, Tomoda K, et al. Induction of pluripotent stem cells from adult human fibroblasts by defined factors. Cell. 2007;131:861-72.
54. McMurray JJ, Adamopoulos S, Anker SD, et al. ESC Guidelines for the diagnosis and treatment of acute and chronic heart failure 2012: The Task Force for the Diagnosis and Treatment of Acute and Chronic Heart Failure 2012 of the European Society of Cardiology. Developed in collaboration with the Heart Failure Association (HFA) of the ESC. Eur Heart J. 2012;33:1787.
55. Stevenson LW, Pagani FD, Young JB, Jessup M, Miller L, Kormos RL, et al. ITERMACS profiles of advanced heart failure: the current Picture. J Heart Lung Tranplant. 2009;28(6):535-41.
56. Santa-Cruz RA, Cohen MG, Ohman EM. Aortic counterpulsation: a review of the hemodynamic effects and indications for use. Catheter Cardiovasc Interv. 2006;67:68.
57. Raman J, Loor G, London M, Jolly N. Subclavian artery access for ambulatory balloon pump insertion. Ann Thorac Surg. 2010;90:1032.
58. RR, Barbaro RP, Rycus PT, et al. Extracorporeal Life Support Organization Registry International Report. 2016. ASAIO J 2017; 63:60.
59. Munshi L, Walkey A, Goligher E, et al. Venovenous extracorporeal membrane oxygenation for acute respiratory distress syndrome: a systematic review and meta-analysis. Lancet Respir Med. 2019; 7:163.
60. Lund LH, Matthews J, Aaronson K. Patient selection for left ventricular assist devices. Eur J Heart Fail. 2010;12(5):434-43.
61. Jakovljevic DG, Yacoub MH, Schueler S, et al. Left ventricular assist device as a bridge to recovery for patients with advanced heart failure. J Am Coll Cardiol. 2017; 69:1924.

62. Rose EA, Gelijns SC, Moskowitz AJ, Heitjan DF, Stevenson LW, Dembitsky W, et al. For the Randomized Evaluation of Mechanical Assistance for the treatment of Congestive Heart Failure (REMATCH) Stud Group term use of a left ventricular assist device for end-stage heart failure. N Engl J Med. 2001;345:1435-43.
63. Kirklin JK, Naftel DC, Pagani FD, et al. Seventh INTERMACS annual report: 15,000 patients and counting. J Heart Lung Transplant. 2015;34:1495.
64. Kass DA, Baughman KL, Pak PH, et al. Reverse remodeling from cardiomyoplasty in human heart failure. External constraint versus active assist. Circulation. 1995;91:2314.
65. Mann DL, Kubo SH, Sabbah HN, et al. Beneficial effects of the CorCap cardiac support device: five-year results from the Acorn Trial. J Thorac Cardiovasc Surg. 2012;143:1036.
66. Acker MA. Dynamic cardiomyoplasty: at the crossroads. Ann Thorac Surg. 1999;68:750.
67. Leier CV. Cardiomyoplasty: is it time to wrap it up? J Am Coll Cardiol. 1996;28:1181.
68. Batista RJ, Verde J, Nery P, et al. Partial left ventriculectomy to treat end-stage heart disease. Ann Thorac Surg. 1997;64:634.
69. Etoch SW, Koenig SC, Laureano MA, et al. Results after partial left ventriculectomy versus heart transplantation for idiopathic cardiomyopathy. J Thorac Cardiovasc Surg. 1999;117:952.
70. Stolf NA, Moreira LF, Bocchi EA, et al. Determinants of midterm outcome of partial left ventriculectomy in dilated cardiomyopathy. Ann Thorac Surg. 1998;66:1585.
71. Starling RC, McCarthy PM, Buda T, et al. Results of partial left ventriculectomy for dilated cardiomyopathy: hemodynamic, clinical and echocardiographic observations. J Am Coll Cardiol. 2000;36:2098.
72. Franco-Cereceda A, McCarthy PM, Blackstone EH, et al. Partial left ventriculectomy for dilated cardiomyopathy: is this an alternative to transplantation? J Thorac Cardiovasc Surg. 2001;121:879.
73. Mehra MR, Canter CE, Hannan MM, et al. The 2016 International Society for Heart Lung Transplantation listing criteria for heart transplantation: a 10-year update. J Heart Lung Transplant. 2016; 35:1.
74. Levy WC, Mozaffarian D, Linker DT, et al. The Seattle Heart Failure Model: prediction of survival in heart failure. Circulation. 2006;113:1424.
75. Seattle Heart Failure Model. University of Washington. Disponível em: https://depts.Washington.edu/shfm/?width=1024&height=819
76. Schnoor M, Schafer T, Luhmann D, Sievers HH. Bicaval versus standard technique in orthotopic heart transplantation: a systematic review and meta-analysis. J Thorac Cardiovasc Surg. 2007;134:1322-31.
77. Stewart S, Winters GL, Fishbein MC, et al. Revision of the 1990 working formulation for the standardization of nomenclature in the diagnosis of heart rejection. J Heart Lung Transplant. 2005;24:1710.
78. Sipahi I, Starling RC. Cardiac allograft vasculopathy: an update. Heart Fail Clin. 2007;3:87-95.
79. Khush KK, Cherikh WS, Chambers DC, O Harhay M, Hyes Jr D, Hsich E, et al. The International Thoracic Organ Transplant Registry of the international Society for Heart and Lung Transplantation. J Heart Lung Transplant. 2019;38(10):1056-66.

Capítulo 7

Suporte circulatório mecânico ventricular

Sandrigo Mangini
Flávio de Souza Brito
Sílvia Moreira Ayub-Ferreira
Samuel Padovani Steffen
Fabio Antonio Gaiotto

PONTOS-CHAVE

- O dispositivo ideal é aquele que permite tanto o suporte hemodinâmico quanto a proteção miocárdica e, além disso, apresenta baixa incidência de complicações.
- A abordagem multidisciplinar de um "*Shock Team*", incluindo hemodinamicista, cirurgião cardíaco, intensivista e especialista em insuficiência cardíaca e transplante, mediante protocolo de atendimento estabelecido, parece impactar em melhores desfechos.
- O manejo dos pacientes em uso de dispositivos de assistência circulatória mecânica requer um balanço entre os riscos de trombose e hemorragia.

Introdução

A insuficiência cardíaca (IC) é a principal causa de internação cardiovascular no Brasil.[1] O envelhecimento populacional e o aumento da sobrevida de pacientes cardiopatas projetam um aumento progressivo dos casos de IC. Apesar dos avanços no arcabouço terapêutico, parte significativa desses pacientes evolui para estágio D, refratário ao tratamento padrão, no qual a taxa de mortalidade alcança índices elevados, superiores a 50% em 1 ano.[2] Nesses casos, faz-se necessário a utilização de procedimentos avançados como o transplante cardíaco e os dispositivos de assistência circulatória mecânica (ACM). Apesar de o transplante cardíaco fornecer uma sobrevida média acima de 10 anos,[3] nem todos os pacientes conseguem usufruir desse procedimento em razão da escassez de doadores viáveis ou da presença de contraindicações. Atualmente, existe uma gama de dispositivos de ACM que podem ser classificados por: (1) tempo de permanência (curta, média ou longa), (2) tipo de implante (paracorpóreo ou totalmente implantável), (3) ventrículo assistido (esquerdo, direito ou biventricular), (4) tipo de fluxo (pulsátil ou contínuo) e (5) estratégia empregada. O registro norte-americano INTERMACS (*Interagency Registry for Mechanically Assisted Circulatory Support*) define a gravidade da insuficiência cardíaca (Tabela 1) e tem sido utilizado como parâmetro para indicação da estratégia e do tipo de dispositivo a ser empregado.[4,5]

O suporte hemodinâmico com dispositivo de ACM pode ser utilizado considerando cinco diferentes estratégias:

- Ponte para recuperação: situação na qual existe a perspectiva de melhora da função ventricular após insulto agudo, sendo retirado o dispositivo após melhora da função ventricular. Nesse contexto, são considerados habitualmente os dispositivos de curta duração, excepcionalmente de longa duração. Exemplo: pós-IAM, miocardite.
- Ponte para decisão ou ponte: pacientes gravemente enfermos em que a necessidade de suporte hemodinâmico é imediata e, dada a situação clínica, deve ser realizada de maneira rápida e simples, estando indicados os dispositivos de curta duração. Havendo estabilização clínica, sem recuperação completa para se realizar a retirada do dispositivo, pode ser considerado o implante de um dispositivo de longa duração. Exemplo: pós-PCR, choque cardiogênico com disfunção de múltiplos órgãos.
- Ponte para transplante: situação clínica em que os dispositivos de ACM foram inicialmente desenvolvidos, dada a gravidade dos pacientes e limitação do transplante para resolução desses casos. O implante do dispositivo permite a estabilização e a melhora clínica até a realização do transplante.
- Ponte para candidatura: pacientes que apresentam contraindicação ao transplante por diferentes motivos (hipertensão pulmonar, pacientes sensibilizados, neoplasia recente, obesidade) e que podem ser considerados ao transplante caso seja resolvida a condição de contraindicação.
- Terapia de destino: implante de dispositivos de longa duração de fluxo contínuo em pacientes que apresentam contraindicação ao transplante cardíaco.

Os pacientes em INTERMACS I e II, em decorrência da elevada mortalidade em curto prazo, devem ser considerados para dispositivos de curta duração, visando estratégias como

TABELA 1 Classificação INTERMACS de gravidade da insuficiência cardíaca

Nível	Descrição	Estado hemodinâmico	Tempo para intervenção
1	Choque cardiogênico crítico	Hipotensão persistente apesar de suporte inotrópico e BIA, com hipoperfusão orgânica crítica	Horas
2	Piora progressiva apesar do uso de inotrópico	Suporte inotrópico com valores aceitáveis de pressão arterial, porém piora progressiva da nutrição, função renal e retenção hídrica	Dias
3	Estável com inotrópico	Estabilidade com doses moderadas de inotrópicos, porém falência de desmame	Eletiva, em semanas a meses
4	Sintomas em repouso	Possível desmame de inotrópicos, porém com descompensações frequentes, geralmente retenção hídrica	Eletiva, em semanas a meses
5	Intolerante ao esforço	Grave limitação de tolerância ao esforço, confortável em repouso, com congestão e frequentemente disfunção renal	Urgência variável, dependente da nutrição e função orgânica
6	Limitado ao esforço	Limitação menos intensa de tolerância ao esforço, pouca congestão, facilmente fadigado	Urgência variável, dependente da nutrição e função orgânica
7	CF III (New York Heart Association)	Paciente compensado, sem retenção hídrica	Sem indicação

CF: classe functional; INTERMACS: *Interagency Registry for Mechanically Assisted Circulatory Support.*

ponte para recuperação e ponte para decisão. Os pacientes com INTERMACS II e III podem ser considerados para dispositivos de longa permanência como ponte para transplante, candidatura e destino. O atendimento a pacientes em choque cardiogênico deve seguir uma abordagem escalonada, que se inicia com drogas vasoativas antes de se considerar o implante desses dispositivos de ACM.[6]

Dispositivos de curta permanência

Os dispositivos de curta permanência são utilizados na emergência em pacientes que se apresentam em choque cardiogênico refratário, como ponte para recuperação ou decisão/ponte, permitindo a manutenção de uma situação hemodinâmica adequada e evitando a falência de múltiplos órgãos. Nesses casos, o suporte temporário permite ao médico ter tempo de decidir qual a melhor estratégia a ser adotada, incluindo a indicação de outro dispositivo mais avançado, a manutenção da necessidade de suporte mecânico e até mesmo a retirada em situações de recuperação.

Durante uma apresentação clínica crítica de choque cardiogênico, os dispositivos que permitem um acesso percutâneo são mais adequados por serem menos invasivos, propiciando um implante mais simples e rápido em comparação aos dispositivos de implante cirúrgico. O dispositivo ideal é aquele que permite tanto o suporte hemodinâmico quanto a proteção miocárdica e, além disso, apresenta baixa incidência de complicações. Dentre as complicações dos dispositivos de curta duração, podemos destacar: isquemia de membros, eventos tromboembólicos sistêmicos e de sistema nervoso central, sangramento, infecção e hemólise.

Considerando a gravidade do choque cardiogênico, sua heterogeneidade de apresentações, bem como as opções de dispositivos disponíveis, a abordagem multidisciplinar de um "*Shock Team*", incluindo hemodinamicista, cirurgião cardíaco, intensivista e especialista em IC e transplante, mediante protocolo de atendimento estabelecido, parece impactar em melhores desfechos.[7]

Dentre os dispositivos de curta duração de implante percutâneo disponíveis temos: o balão intra-aórtico (BIA), Tandem Heart® ou Transcore®, o Impella® e a ECMO ("*extracorporeal membrane oxygenation*") (Tabela 2). Quanto aos de implante cirúrgico, temos as bombas centrífugas (Rotaflow® e Centrimag®) e dispositivos pulsáteis paracorpóreos (Berlin Heart Excor® e VAD InCor).

Balão intra-aórtico (BIA)

Introduzido em 1968 e amplamente utilizado desde então, seu implante percutâneo habitualmente envolve a punção da artéria femoral, posicionada na aorta torácica distal à artéria subclávia e proximal à emergência das artérias renais. O balão é sincronizado ao ciclo cardíaco; inflado durante a diástole, promove aumento da perfusão coronariana e desinsuflado durante a sístole, reduz a resistência vascular periférica, promovendo aumento do débito cardíaco em até 20% (aumento de 0,3 a 0,5 L/min). Outros sítios possíveis, porém menos usuais de inserção do BIA, incluem artéria subclávia, axilar e aorta ascendente e podem ser considerados em pacientes com doença arterial periférica grave.[8] Além disso, permitir saída do leito e reabilitação é especialmente interessante para pacientes que necessitam de suporte por tempo prolongado.9

A maioria dos estudos com BIA envolveu pacientes no contexto de síndrome coronariana aguda e choque cardiogênico pós-infarto, e apesar de amplamente utilizado, os resultados em relação à eficácia se mostraram limitados. No

TABELA 2 Dispositivos de assistência circulatória mecânica de curta permanência – implante percutâneo

	BIA	ECMO	Tandem Heart®	Impella 2.5®	Impella CP®	Impella 5.0®
Mecanismo	Pneumático	Centrífugo	Centrífugo	Axial	Axial	Axial
Cânula	7-9 Fr	18-21 Fr Inflow; 15-22 Fr Outflow	21 Fr Inflow; 15-17 Fr Outflow	13 Fr	14 Fr	22 Fr
Técnica de inserção	Aorta descendente via artéria femoral	*Inflow*: átrio direito via veia femoral; *Outflow*: aorta descendente via artéria femoral	*Inflow*: átrio esquerdo via veia femoral e punção transfixação do septo interatrial; *Outflow*: artéria femoral	Inserção retrógrada ventrículo esquerdo via artéria femoral	Inserção retrógrada ventrículo esquerdo via artéria femoral	Inserção cirúrgica retrógrada ventrículo esquerdo via artéria femoral
Suporte hemodinâmico	0,5 L/min	> 4,5 L/min	4 L/min	2,5 L/min	3,7 L/min	5 L/min
Tempo de implante	+	++	++++	++	++	++++
Risco de isquemia de membros	+	+++	+++	++	++	++
Anticoagulação	+	+++	+++	+	+	+
Hemólise	+	++	++	++	++	++
Complexidade de manejo	+	+++	++++	++	++	++

BIA: balão intra-aórtico; ECMO: *extracorporeal membrane oxygenation*; Fr: *French*.

estudo randomizado CRISP AMI, em pacientes com IAM anterior sem choque cardiogênico, o uso de BIA associado à angioplastia não reduziu a área de infarto.[10] Metanálise de estudos pós-IAM com supradesnivelamento de segmento ST não revelou benefício do BIA, em especial nos pacientes que foram submetidos à angioplastia.[11] Mais recentemente, o grande estudo randomizado IABP-Shock II não demonstrou benefício de mortalidade com o uso do BIA no choque cardiogênico pós-IAM em 30 dias,[12] 12 meses[13] e 6 anos.[14]

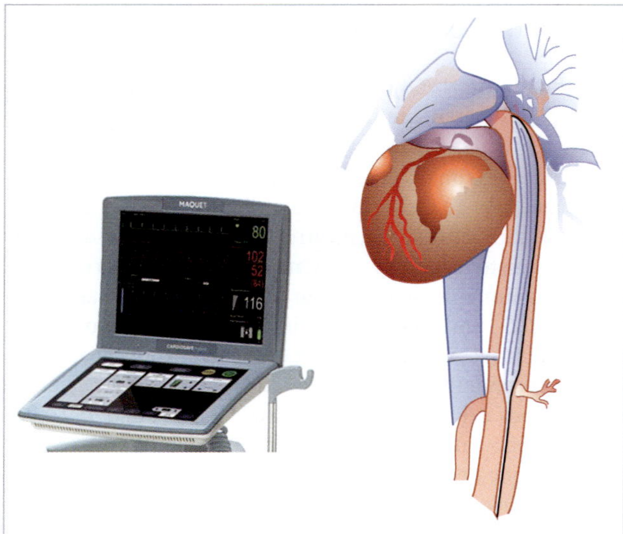

FIGURA 1
Balão intra-aórtico.

Dentre as limitações do BIA, podemos destacar o pequeno impacto sobre o débito cardíaco que pode ser insuficiente em pacientes com choque cardiogênico mais graves.

Apesar de pouca evidência na literatura, o BIA também tem sido utilizado em pacientes cardiomiopatas crônicos isquêmicos e não isquêmicos, no contexto de choque cardiogênico.[15,16] No Brasil, por conta da limitação de acesso a outros dispositivos, em especial pelo custo, tem sido utilizado como ponte para transplante independentemente da etiologia da cardiomiopatia. Casuísticas recentes do HIAE e do InCor demonstraram que, respectivamente, um terço e metade dos pacientes transplantados estavam em uso de BIA. Pelo registro da ISHLT, apenas 7% dos pacientes foram transplantados utilizando BIA.

Tandem Heart®/Transcore®

É um dispositivo de assistência ventricular transeptal que é colocado no laboratório de hemodinâmica sob fluoroscopia. A cânula de entrada (*inflow*) desse dispositivo é inserida pela veia femoral, chega até o átrio direito e, posteriormente, ao átrio esquerdo por meio de transfixação do septo interatrial, drenando sangue do átrio esquerdo até uma bomba centrífuga, e mediante o implante de outra cânula na artéria femoral (*outflow*), inserida na aorta, fornece débito cardíaco de até 4 L/min de fluxo contínuo. Propicia melhora de parâmetros hemodinâmicos, incluindo aumento do débito cardíaco e redução de pressões de enchimento.[17,18] Dois estudos comparando BIA e Tandem Heart®/Transcore® no contexto de choque cardiogênico pós-infarto demonstraram superioridade hemodinâmica do Tandem Heart®/Transcore® em

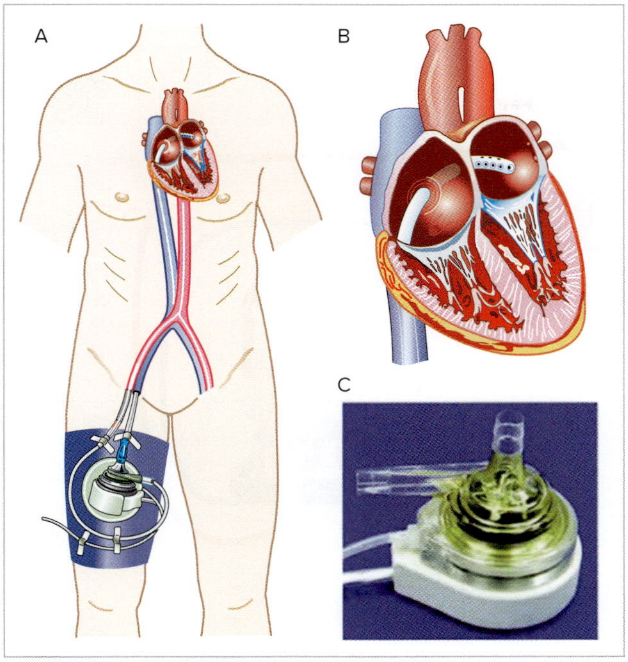

FIGURA 2
TandemHeart®.
Fonte: Alabbady et al., 2017.[77]

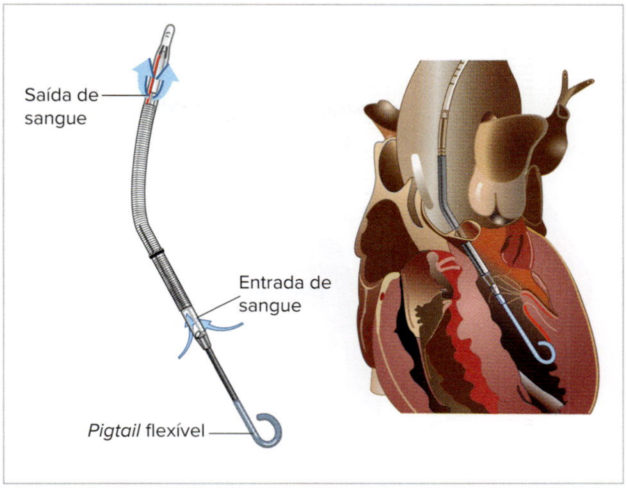

FIGURA 3
Impella®.

comparação ao BIA, sem diferença em relação à sobrevida, porém evidenciando maior ocorrência de complicações, incluindo sangramento, arritmias e isquemia de membros no grupo Tandem Heart®/Transcore®.[19,20]

Impella

Trata-se de uma bomba rotatória de fluxo axial que, inserida através da valva aórtica, aspira sangue do ventrículo esquerdo para a raiz da aorta. Apresenta três modelos para suporte ao ventrículo esquerdo: o que fornece até 2,5 L/min (inserido de forma percutânea pela artéria femoral), o de até 5 L/min de inserção cirúrgica (artéria femoral ou axilar) e, mais recentemente, o CP de até 4 L/min (inserção percutânea); além disso, o modelo RP para o suporte ao ventrículo direito. Tem a propriedade de descomprimir o ventrículo esquerdo, demonstrado pela redução da pressão capilar pulmonar, além disso aumenta o fluxo e a pressão de perfusão coronariana e reduz o consumo de oxigênio pelo miocárdio.[21] No entanto, o Impella 2,5® pode não ser suficiente para fornecer o débito cardíaco necessário para preservar ou restaurar a perfusão orgânica nos casos de choque cardiogênico muito intenso, sendo mais adequada a indicação de dispositivo com maior impacto no débito cardíaco.[22,23]

No contexto do choque cardiogênico pós-IAM, o estudo ISAR-SHOCK comparou Impella 2,5® e BIA, sendo observado maior aumento do débito cardíaco no grupo Impella®, não havendo diferença de sobrevida, nem de complicações.[24] Para suporte de angioplastia coronariana de alto risco, o estudo PROTECT II não demonstrou diferença no desfecho primário de complicações maiores em 30 dias e de mortalidade comparando Impella 2,5® e BIA;[25] subanálise do estudo demonstrou menor ocorrência de complicações no grupo Impella® em 90 dias.[26] Registros observacionais no contexto de suporte a pacientes submetidos à angioplastia demonstraram aumento de complicações quando utilizaram o dispositivo;[27,28] outros registros demonstraram resultados favoráveis;[29,30] tais discrepâncias reforçam a necessidade de estudos randomizados mais bem estruturados para responder o real impacto do dispositivo, levando em consideração a heterogeneidade da apresentação do paciente isquêmico e do choque cardiogênico. Mais recentemente, o conceito de porta-descompressão no IAM sem choque cardiogênico (descomprimir o VE com Impella® e depois abrir a artéria) mostrou-se seguro[31] e será avaliado em *trial* maior. Pela possibilidade de descompressão das câmaras esquerdas, tem sido utilizado como estratégia em concomitância à ECMO VA periférica (ECPELLA) e metanálise recente sugere potencial benefício.[32]

ECMO (*extracorporeal membrane oxygenation*): oxigenação por membrana extracorpórea

Trata-se de uma máquina de circulação extracorpórea modificada que pode ser usada por vários dias, sendo implantada de forma percutânea ou cirúrgica. É o único dispositivo de assistência circulatória percutânea que tem a possibilidade de oxigenação. Seu sistema inclui uma bomba centrífuga, um aquecedor e um oxigenador. No implante percutâneo, existe uma cânula que drena o sangue do átrio direito (punção da veia femoral ou jugular interna), passando pela bomba centrífuga e oxigenador, retornando para o sistema arterial, através de uma cânula na aorta descendente, inserida a partir da artéria femoral (Figura 4). Tal estratégia aumenta a pré e a pós-carga do ventrículo esquerdo, consequentemente não descomprimindo as câmaras esquerdas, levando à congestão pulmonar e ao aumento da sobrecarga sobre o miocárdio, o que pode ser deletério, em especial nas situações de miocardite aguda

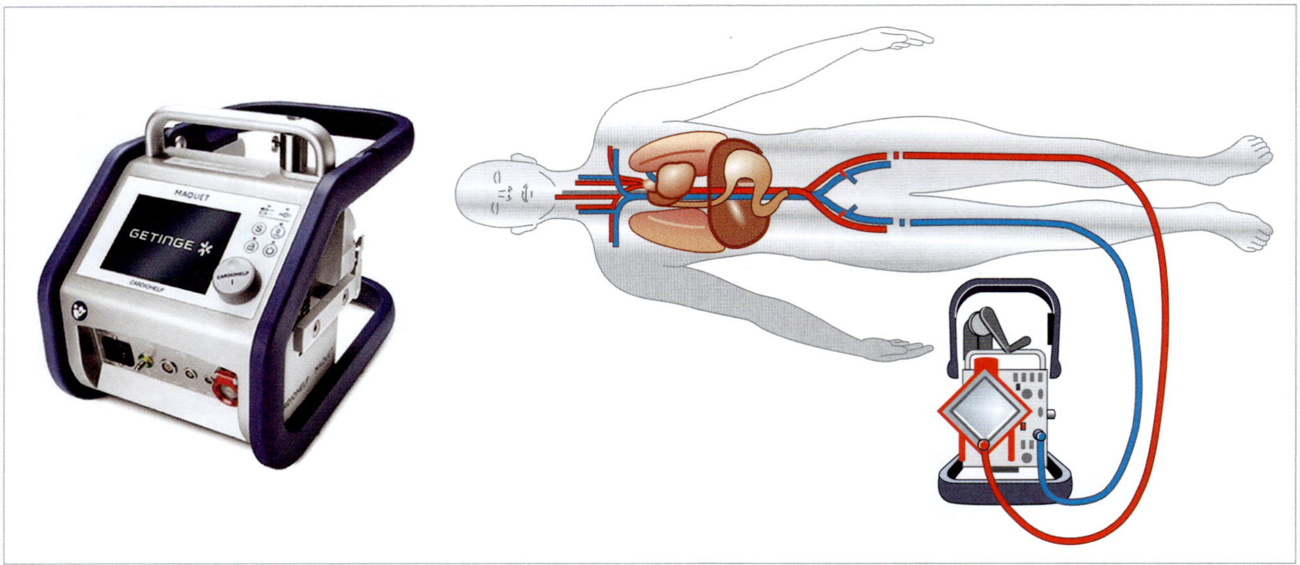

FIGURA 4

Extracorporeal membrane oxygenation (ECMO).

Fonte: www.getinge.com

e IAM.[33] Diversas estratégias de descompressão das câmaras esquerdas podem ser consideradas, incluindo o uso de BIA, Impella®, septoplastia atrial até a conversão para ECMO central. Metanálise recente sugere que a descompressão precoce (até 12 horas) parece aumentar as chances de desmame do suporte e redução de mortalidade.[34] No implante central (cirúrgico), é possível a colocação de uma cânula de drenagem nas câmaras esquerdas, permitindo assim a descompressão dessas câmaras. Pode fornecer suporte hemodinâmico além de 5 L/min. A indicação da ECMO venoarterial no choque cardiogênico é bem estabelecida, como ponte para decisão/ponte ou recuperação, e dentre os cenários possíveis podemos destacar o choque cardiogênico pós-cardiotomia, parada cardiorrespiratória, disfunção de ventrículo direito pós-transplante ou pós-implante de dispositivo de assistência esquerda, choque cardiogênico por insuficiência cardíaca aguda nova e crônica refratária. Dentre as complicações da ECMO, destacam-se resposta inflamatória sistêmica, insuficiência renal, sangramento, eventos tromboembólicos e infecção.[35]

Dispositivos de longa permanência

A interface entre os dispositivos de curta permanência e os de longa permanência são as bombas centrífugas, Centrimag® e Rotaflow®. Os sistemas são compostos por uma bomba centrífuga única, um motor e um console. De implante cirúrgico, podem produzir fluxo de até 10 litros por minuto, sob condições fisiológicas normais. São considerados dispositivos de média duração, por ter aprovação para uso de 30 dias como ponte para decisão, ponte para recuperação, ponte para transplante cardíaco e tratamento de falência ventricular direita após o transplante cardíaco.[37-39] Podem ser associados como bombas propulsoras na ECMO em sua modalidade venoarterial para suporte cardiopulmonar transitório.[40]

Os dispositivos de assistência circulatória de longa permanência (DACM) revolucionaram o manejo dos pacientes portadores de IC avançada, tornando-se uma alternativa ao transplante cardíaco em diversas situações clínicas. Foram inicialmente utilizados como ponte para o transplante cardíaco, com a finalidade de reduzir as elevadas taxas de mortalidade apresentadas pelos pacientes listados para o transplante. Todavia, a escassez de doadores viáveis, o substancial aumento da idade dos pacientes e, consequentemente, de suas comorbidades impulsionaram o uso da ACM de longa permanência como terapia de destino para pacientes com IC avançada.[41]

Em 1963, Dr. Domingo Liotta e seu grupo do Hospital Metodista de Houston reportaram o primeiro uso clínico de um ventrículo artificial em um paciente portador de choque cardiogênico secundário à falência cardíaca pós-troca de valva aórtica.[42] Dr. Michael DeBakey, por sua vez, em 1966, implantou o primeiro dispositivo paracorpóreo pneumático para assistência isolada do ventrículo esquerdo.[43]

Dr. Denton Cooley e Dr. Robert Jarvik também foram pioneiros no desenvolvimento do "coração artificial total", respectivamente nas décadas de 1960 e 1970.[44-46]

A evolução constante dos dispositivos de longa duração resultou na aprovação do Thoratec HeartMate XVE® como ponte para o transplante cardíaco pelo Food and Drug Administration (FDA) em 1998.[47]

Evidências científicas

De maneira marcante, o ano de 2001 dá início à era moderna dos dispositivos de longa duração após a publicação do estudo

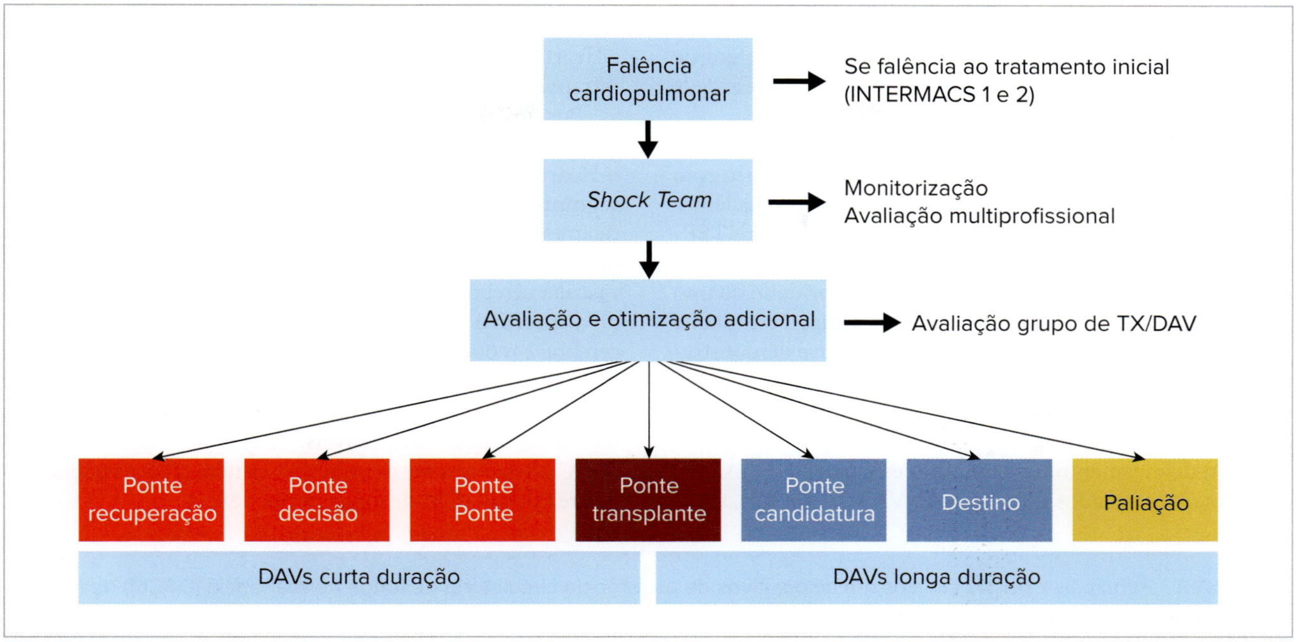

FIGURA 5

Suporte circulatório mecânico – fluxograma.

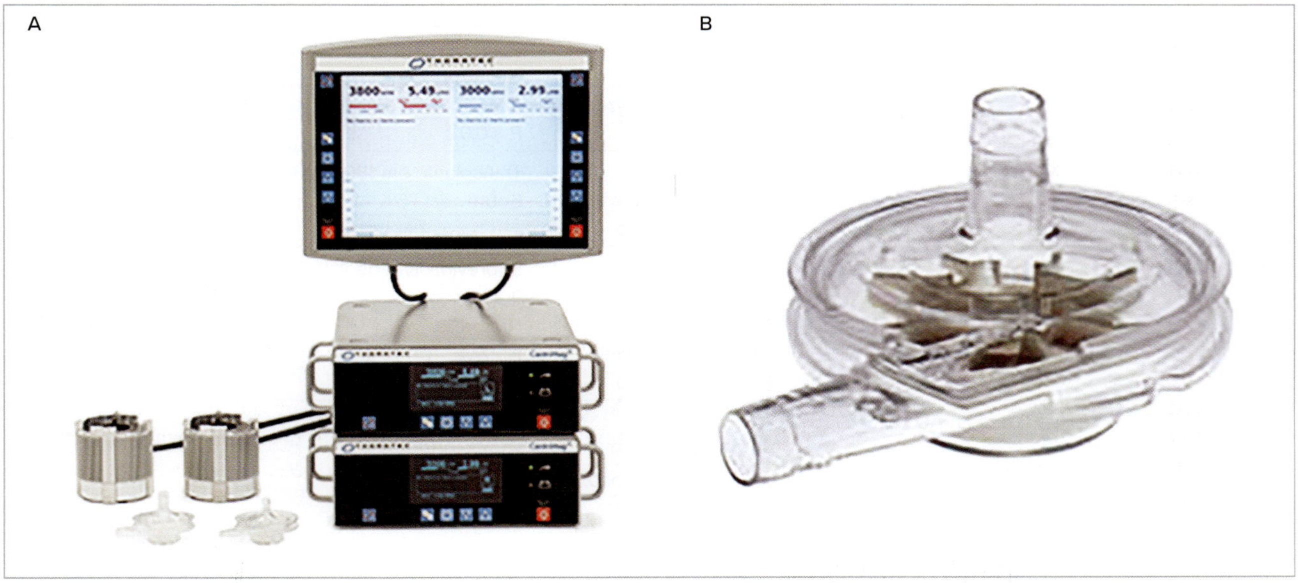

FIGURA 6

Centrimag®. A: *acute circulatory support system*. B: *pump*.

REMATCH. Esse *trial pivotal* comparou pacientes com IC avançada submetidos ao implante do dispositivo HeartMate XVE® com pacientes de mesmas características, tratados com terapia farmacológica máxima, portadores de alguma contraindicação ao transplante cardíaco. Os pacientes que receberam o HeartMate XVE® tiveram uma sobrevida de 52% após 1 ano, contra 25% de sobrevida do grupo mantido em tratamento conservador.[48] Após os resultados do estudo, o FDA aprovou o HeartMate XVE® para terapia de destino.

O impulso definitivo para o uso dos DACM de longa duração ocorreu a partir da publicação do estudo Heart Mate II, em 2009. Nesse estudo, 252 pacientes foram randomizados para o uso de dispositivo de fluxo pulsátil (HeartMate XVE®) e dispositivo de fluxo contínuo (HeartMate II®). Os pacientes do braço fluxo contínuo tiveram maior sobrevida livre de acidente vascular cerebral após dois anos de uso, além de menores taxas de complicações, como infecções e necessidade de troca do dispositivo.[49]

Em 2012, no estudo ADVANCE, pacientes submetidos ao uso do dispositivo HeartWare®, de implante pericárdico com fluxo contínuo centrífugo, foram comparados aos pacientes portadores do HeartMate II®, incluídos no registro INTERMACS. Nesse estudo comparativo, o dispositivo HeartWare® atingiu os limites estatísticos para não inferioridade quanto à sobrevida, necessidade de transplante cardíaco e explante por recuperação ventricular em 180 dias. Houve demonstração de menores taxas de sangramento e infecção no braço HeartWare® e menores taxas de acidente vascular cerebral no braço HeartMate II®.[50]

Com delineamento semelhante, o estudo ENDURANCE comprovou os achados do estudo ADVANCE, ou seja, a não inferioridade estatística entre o os dispositivos HeartMate II® e HeartWare®, fato que resultou na aprovação do dispositivo intrapericárdico pelo FDA.[51]

Por fim, o dispositivo HeartMate 3®, também intrapericárdico com fluxo contínuo centrífugo, foi comparado com o HeartMate II® no estudo clínico MOMENTUM 3. Após seguimento de 366 pacientes, os resultados foram estatisticamente favoráveis ao grupo HeartMate 3® em todos os desfechos avaliados, quais sejam, sobrevida livre de acidente vascular cerebral grave ou reoperação por mau funcionamento do dispositivo em 2 anos, qualquer tipo de acidente vascular cerebral e reoperação por mau funcionamento do dispositivo, isoladamente. Desse modo, a terceira geração dos DACM de longa duração apresenta, de maneira geral, os melhores resultados clínicos disponíveis.[52]

A Tabela 3 resume os principais estudos clínicos publicados na área dos DACM de longa permanência.

TABELA 3 Principais estudos clínicos em dispositivos de assistência circulatória de longa permanência (DACM) de longa permanência

Trial	Dispositivo	Período	Pacientes	Desfechos primários
REMATCH	HM XVE	1998-2001	1:1 HMVE N:68 TCO: N: 61 Randomizado	1 ano: óbito por qualquer causa HMVE 52% OMT 25% P = 0,001
INTrEPID	NovaCor LVAD	2000-2003	NovaCor: 37 TCO: 18 Não randomizado	1 ano: óbito por qualquer causa NovaCor: 27% OMT 11% P = 0,02
Heartmate II BTT	HMII	2005-2006	HMII: 133 Prospectivo não randomizado	Transplante em 180 dias Sobrevida: 75%
HeartMate II DT	HMII	2005-2007	2:1 HMII: 134 HMXVE: 66 Prospectivo não randomizado	Sobrevida livre de AVC ou troca de dispositivo em 2 anos: HMII: 46% HMXVE: 11% P < 0,001
ADVANCE BTT	HeartWare HVAD	2008-2010	HVAD: 149 Controle: 499 Prospectivo não randomizado	Sobrevida em 180 dias: HVAD: 90,7
ENDURANCE DT	HeartWare HVAD	2010-2012	2:1 HVAD: 297 HMII: 148 Randomizado	Sobrevida livre de AVC de troca do dispositivo em 2 anos: HVAD: 55% HMII: 57,4% P = 0,012
MOMENTUM 3	HM3	2012-2015	1:1 HM3: 152 HMII: 142 Randomizado	Sobrevida livre de AVC sem troca de dispositivo: HM3: 86% HMII: 76,8% P < 0,001 (não inferioridade)

Tipos de dispositivos

A maioria das bombas desenvolvidas utiliza a tecnologia propulsora pulsátil ou contínua. A terapia de fluxo contínuo pode funcionar por meio do fluxo axial ou do fluxo centrífugo. As bombas podem ser implantadas internamente (dispositivos implantáveis) ou externamente (paracorpóreos) e ser de caráter uni ou biventricular.[53]

Os dispositivos de primeira geração, incluindo os protótipos Thoratec HeartMate® (IP 1000, VE, XVE, pVAD) e Novacor LVAD®, são pulsáteis, contêm valvas internas e rolamento mecânico. Foram desenvolvidos com o objetivo de mimetizar a função cardíaca natural.[54]

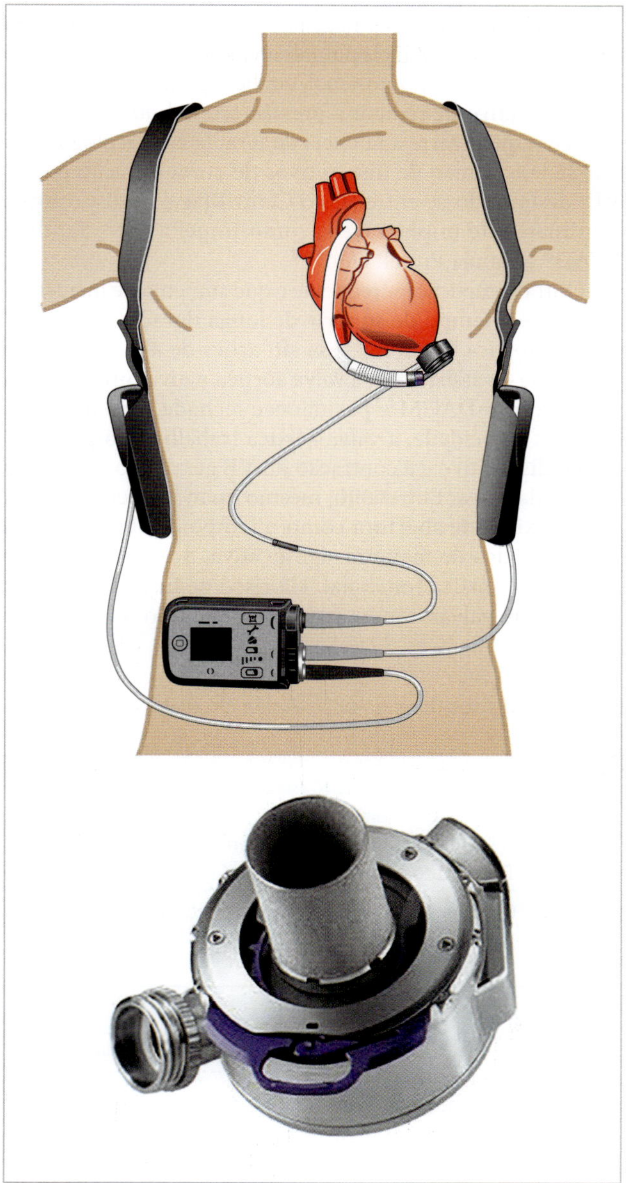

FIGURA 7
HeartMate 3®.

Já em sua segunda geração, os dispositivos apresentavam fluxo contínuo, axial e rolamento com eixo mecânico. São exemplos principais o HeartMate II®, o Jarvik 2000® e o Micromed DeBakey®.[55]

DuraHeart™, HeartWare HVAD®, Incor®, Levacor® e HeartMate III® funcionam com fluxo contínuo, centrífugo, por meio de levitação magnética ou hidrodinâmica e livre de contato com rolamento.[56] A Tabela 4 descreve os DACM disponíveis no Brasil.

TABELA 4 Dispositivos de assistência circulatória mecânica de longa permanência disponíveis no Brasil aprovados pela Agência Nacional de Vigilância Sanitária (Anvisa) para suporte ventricular esquerdo

Nome	Empresa	Tipo de bomba	Funcionamento
HeartMate II®	Thoratec	Fluxo axial	Rolamento
INCOR®	Berlin Heart	Fluxo axial	Levitação magnética
HeartWare®	HeartWare	Fluxo centrífugo	Levitação hidrodinâmica
Heartmate 3®	Thoratec	Fluxo centrífugo	Levitação hidrodinâmica

Implante cirúrgico dos dispositivos

A maioria dos implantes é realizada com uma técnica cirúrgica similar. O coração é acessado por esternotomia mediana, embora a toracotomia lateral e as abordagens subcostais também sejam descritas. Os pacientes submetidos à esternotomia prévia experimentam maior tempo de exposição à circulação extracorpórea e maiores taxas de sangramento. Aderências extensas também podem tornar a dissecção mais difícil e perigosa para possíveis trocas futuras do dispositivo ou mesmo para o transplante. A cânula de influxo é inserida no ápice do VE em direção à valva mitral, enquanto a cânula de saída é suturada na porção ascendente da aorta. As linhas de transmissão dos dispositivos são tunelizadas por via subcutânea no abdome. Uma vez que o sistema é liberado de ar, o LVAD é iniciado. A velocidade ótima de funcionamento da bomba é determinada com o auxílio da ecocardiografia transesofágica e norteada pelo grau de abertura da valva aórtica, posição do septo interventricular, tamanho e função do ventrículo direito e grau de descompressão do ventrículo esquerdo.[57,58]

Manejo dos dispositivos na unidade de terapia intensiva

A velocidade da bomba (*pump speed*) é a única variável passível de programação pela equipe assistente. As variáveis subsequentes, como energia (*power*), fluxo (*flow*) e pulsatilidade (*pulsatility*), dependem da fisiologia do paciente assistido. O *pump speed* é uma medida direta da quantidade de watts necessários para a bomba impulsionar o sangue dentro de uma determinada velocidade dada por RPM (*rotation per minute*). O fluxo sanguíneo mostrado no monitor do dispositivo é calculado com base na medida da energia e na velocidade programada. Para dispositivos como o HeartWare®, a viscosidade sanguínea tem impacto significativo no fluxo e, portanto, o hematócrito é uma variável importante a ser monitorizada.[59,60]

Pelo fato de os DACM de longa duração de fluxo contínuo não gerarem pulso palpável, a pressão arterial deve ser medida de maneira invasiva. Em geral deve-se obter uma pressão arterial média em torno de 70 a 90 mmHg, já que pressões arteriais elevadas podem ocasionar eventos neurológicos, sangramentos e redução do fluxo do dispositivo. A oximetria periférica também pode ser ineficaz por conta da ausência de pulso, portanto a gasometria arterial é fundamental para a análise de gases sanguíneos. A monitorização invasiva através do cateter de artéria pulmonar auxilia na monitorização da pressão de artéria pulmonar, no diagnóstico diferencial do tipo de choque e na função do dispositivo. Por fim, o uso do ecocardiograma fornece informações fundamentais para determinação da pré-carga, função ventricular, posição e performance do DACM. Nesse cenário, a posição do septo interventricular, o tamanho das câmaras cardíacas e a abertura da valva aórtica são as variáveis mais importantes para a determinação de fluxo e velocidade do dispositivo.[61,62]

Complicações

As complicações clínico-cirúrgicas acometem os pacientes portadores de DACM de longa duração principalmente nos primeiros seis meses pós-implante. As principais complicações são: falência uni ou biventricular, insuficiência aórtica, sangramentos, eventos trombóticos ou hemolíticos, eventos neurológicos, arritmias e infecções.[63]

Após o implante do dispositivo, com a mudança da geometria do ventrículo direito e a descompressão do ventrículo esquerdo, ocorre um desvio do septo interventricular para a esquerda, gerando um aumento da complacência do VD e diminuição de sua contratilidade. Há um aumento do retorno venoso secundário ao aumento do débito cardíaco gerado pelo DACM esquerdo, porém a pós-carga do VD permanece elevada por conta da hipertensão pulmonar típica dos pacientes com insuficiência cardíaca crônica prolongada. Embora seja de difícil previsibilidade, a falência de VD é comum pós-implante de DACM. Caracteriza-se por índices de pressão venosa central e resistência vascular pulmonar elevados, com redução do fluxo e do débito cardíaco. Nos casos de falência grave do VD, as pressões de artéria pulmonar podem estar normais ou reduzidas.[64,65]

O uso do milrinone (inibidor da fosfodiesterase 3 com efeito inotrópico positivo) reduz a pressão da artéria pulmonar e a resistência vascular pulmonar sem ocasionar hipotensão excessiva. Vasodilatadores pulmonares seletivos, como o óxido nítrico inalado e o epoprostenol, também podem ser utilizados com o objetivo de reduzir a pressão arterial pulmonar. Nos casos em que ocorre a falência da terapia farmacológica, há que se lançar mão de dispositivos de curta duração para o VD, destacando-se entre eles o CentriMag e os dispositivos minimamente implantáveis, como Impella RP®, Tandem RVAD® e cânula Protek Duo®.[66]

Outra complicação frequente e que aumenta de incidência conforme o tempo de suporte de longa duração é a insuficiência aórtica funcional. Em situações de alta velocidade da bomba de assistência, a valva aórtica nativa funciona "em série" com o DACM e permanece fechada. Em situações de baixa velocidade, a valva aórtica trabalha "em paralelo" com o dispositivo e a contração do VE gera fluxo sanguíneo através da valva. Entretanto, mesmo quando aberta, tanto a área máxima de abertura como o tempo de abertura total são reduzidos de maneira significativa, ocasionando a insuficiência aórtica funcional. Há risco de fusão comissural e trombose valvar, sendo assim a otimização do fluxo por

TABELA 5 Resolução de problemas relacionados ao funcionamento dos dispositivos de assistência circulatória de longa permanência (DACM)

Condição do dispositivo	Causas	Intervenções
Fluxo baixo	Hipovolemia Sangramento Arritmias	Reposição volêmica Transfusão/controle sangramento Tratamento das arritmias
Energia elevada	Trombose de bomba	Otimização da antiagregação/anticoagulação Trombólise Troca de bomba
IP elevado (Índice de pulsatilidade)	Recuperação do VE Dano do cabo percutâneo	Avaliar recuperação do VE Avaliar componentes do *device*
IP baixo	Hipovolemia Excesso de velocidade Contração ventricular	Fluidos em *bolus* Adicionar inotrópicos Ajustar a velocidade da bomba
Evento de sucção	Hipovolemia Arritmias Velocidade excessiva	Fluido em *bolus* Tratar arritmias Reduzir velocidade da bomba

meio do ecocardiograma é fundamental e a troca valvar faz-se necessária em casos selecionados.[67]

O manejo dos pacientes em uso de DACM requer um balanço entre os riscos de trombose e hemorragia. Mecanismos pró-coagulantes, assim como mecanismos anticoagulantes, são ativados em pacientes portadores dos dispositivos. A atividade plaquetária é reduzida de forma significante, independentemente do uso da aspirina, e a tensão de cisalhamento (shear stress), gerada pela rotação da bomba, ocasiona síndrome de von Willebrand tipo 2 adquirida, o que facilita a ocorrência de fenômenos hemorrágicos. Os protocolos de anticoagulação geralmente associam um antiplaquetário e a varfarina, com terapia-alvo de INR entre 1,5 e 2,5 e doses de aspirina entre 50 e 325 mg. O sangramento é o principal evento adverso da terapia. Na fase precoce pós-implante, os sangramentos são frequentes no mediastino, parede torácica, espaço pleural e trato gastrointestinal. Após 30 dias do implante, epistaxe, sangramento gastrointestinal, mediastinal, torácico e acidente vascular hemorrágico são as principais causas de sangramento. A monitorização da desidrogenase láctica (DHL) e da hemoglobina plasmática livre é fundamental para a detecção precoce de hemólise relacionada ao dispositivo.[68-70]

As emergências neurológicas, por sua vez, representam a maior ameaça à vida no pós-implante do DACM. O acidente vascular isquêmico e o acidente vascular hemorrágico ocorrem com uma incidência anual em torno de 9% e são associados a elevadas taxas de morbidade e mortalidade. O risco do AVC tem uma distribuição bimodal, sendo mais elevado no período imediato pós-implante e elevando-se novamente após 1 ano do implante. Alta suspeição e imagem cerebrovascular imediata são fundamentais para o diagnóstico e posterior terapêutica em casos de AVC.[71,72]

Arritmias atriais ocorreram em cerca de 20% dos pacientes estudados no *Heartmate II Destination Therapy Trial*. Aproximadamente 50% dos pacientes submetidos ao implante do DACM eram portadores de fibrilação atrial em estudos observacionais, e entre 22 e 59% deles apresentavam arritmias ventriculares. É importante salientar que os pacientes suportados por DACM apresentam maior tolerância hemodinâmica às arritmias ventriculares. O ajuste volêmico e a velocidade da bomba devem ser otimizados inicialmente para minimizar o efeito de sucção ventricular ocasionado pelo posicionamento da cânula ventricular em direção ao septo intraventricular associado a estados hipovolêmicos. O uso de antiarrítmicos deve ser realizado de acordo com os *guidelines* de tratamento vigentes para pacientes com insuficiência cardíaca avançada e a cardiodesfibrilação elétrica externa pode ser realizada com segurança desde que as pás não estejam alocadas sobre a bomba do dispositivo.[73,74]

Por fim, a infecção do *driveline* (linha de transmissão) é outra preocupação clínica importante no decorrer da evolução do paciente com DACM. Os patógenos mais frequentes são os Gram-positivos da flora cutânea (*Staphylococcus aureus*), embora infecções por patógenos Gram-negativos (*Pseudomonas* spp e enterobactérias) e fungos possam ocorrer. A infecção pode ser limitada à pele, no local do sítio de saída do *driveline* pela cavidade abdominal, ou estender-se sistemicamente pelo dispositivo. Cuidados de higiene dos pacientes e cuidadores e a minimização da ocorrência de traumas locais são fundamentais para diminuir a incidência de infecções. Culturas do *driveline*, hemoculturas e exames de imagem são primordiais para delimitar a infecção e guiar a terapia antimicrobiana.[75-77]

Referências bibliográficas

1. Datasus. Dados causa de internação cardiovascular no Brasil. Disponível em: http://www.datasus.gov.br/. Acesso em: nov. 2021.
2. Comitê Coordenador da Diretriz de Insuficiência Cardíaca; Rohde LEP, Montera MW, Bocchi EA, Clausell NO, Albuquerque DC, Rassi S, et al. Diretriz Brasileira de Insuficiência Cardíaca Crônica e Aguda. Arq Bras Cardiol. 2018;111:436-539.
3. Khush KK, Potena L, Cherikh WS, Chambers DC, Harhay MO, Hayes D Jr, et al. International Society for Heart and Lung Transplantation. The International Thoracic Organ Transplant Registry of the International Society for Heart and Lung Transplantation: 37th adult heart transplantation report-2020; focus on deceased donor characteristics. J Heart Lung Transplant. 2020;39:1003-15.
4. Alba AC, Rao V, Ivanov J, Ross HJ, Delgado DH. Usefulness of the INTERMACS scale to predict outcomes after mechanical assist device implantation. J Heart Lung Transplant. 2009;28:827-33.
5. Peura JL, Colvin-Adams M, Francis GS, Grady KL, Hoffman TM, Jessup M, et al.; American Heart Association Heart Failure and Transplantation Committee of the Council on Clinical Cardiology; Council on Cardiopulmonary, Critical Care, Perioperative and Resuscitation; Council on Cardiovascular Disease in the Young; Council on Cardiovascular Nursing; Council on Cardiovascular Radiology and Intervention, and Council on Cardiovascular Surgery and Anesthesia. Recommendations for the use of mechanical circulatory support: device strategies and patient selection: a scientific statement from the American Heart Association. Circulation. 2012;126:2648-67.
6. Basra SS, Loyalka P, Kar B. Current status of percutaneous ventricular assist devices for cardiogenic shock. Curr Opin Cardiol. 2011;26:548-54.
7. Tehrani BN, Truesdell AG, Sherwood MW. Standardized team-based care for cardiogenic shock. J Am Coll Cardiol. 2019;73:1659-69.
8. Sharma KH, Shah BS, Jadhav ND. Intraaortic balloon pump (IABP) insertion through the right subclavian artery in a patient of anterior wall myocardial infarction (AWMI) with ventricular septal rupture (VSR) and severe peripheral artery obstruction disease (PAOD). Catheter Cardiovasc Interv. 2014.
9. Bhimaraj A, Agrawal T, Duran A. Percutaneous left axillary artery placement of intra-aortic balloon pump in advanced heart failure patients. JACC Heart Fail. 2020;8:313-23.
10. Patel MR, Smalling RW, Thiele H, et al. Intra-aortic balloon counterpulsation and infarct size in patients with acute anterior myocardial infarction without shock: the CRISP AMI randomized trial. JAMA. 2011;306:1329-37.
11. Sjauw KD, Engstrom AE, Vis MM, et al. A systematic review and meta-analysis of intra-aortic balloon pump therapy in ST-elevation myocardial infarction: should we change the guidelines? Eur Heart J. 2009;30:459-68.
12. Thiele H, Zeymer U, Neumann FJ, Ferenc M, Olbrich HG, Hausleiter J, et al.; IABP-SHOCK II Trial Investigators. Intraaortic balloon support for myocardial infarction with cardiogenic shock. N Engl J Med. 2012;367:1287-96.
13. Thiele H, Zeymer U, Neumann FJ, Ferenc M, Olbrich HG, Hausleiter J, et al.; Intraaortic Balloon Pump in cardiogenic shock II (IABP-SHOCK II) trial investigators. Intra-aortic balloon counterpulsation in acute myocardial infarction complicated by cardiogenic shock (IABP-SHOCK II): final 12 month results of a randomised, open-label trial. Lancet. 2013;382:1638-45.
14. Thiele H, Uwe Zeymer U, Thelemann N, et al. Intraaortic balloon pump in cardiogenic shock complicating acute myocardial infarction. Long-term 6-year outcome of the randomized IABP-SHOCK II Trial. Circulation. 2019;139:395-403.
15. Lauten P, Rademacher W, Goebel B, Kretzschmar D, Figulla HR, Lauten A, Ferrari M. Intra-aortic counterpulsation for hemodynamic support in

patients with acute ischemic versus non-ischemic heart failure. J Invasive Cardiol. 2012;24:583-8.
16. Fried JA, Nair A, Takeda K, Clerkin K, Topkara VK, et al. Clinical and hemodynamic effects of intra-aortic balloon pump therapy in chronic heart failure patients with cardiogenic shock. J Heart Lung Transplant. 2018;37(11):1313-21.
17. Kar B, Gregoric ID, Basra SS, Idelchik GM, Loyalka P. The percutaneous ventricular assist device in severe refractory cardiogenic shock. J Am Coll Cardiol. 2011;57:688-96.
18. Ouweneel DM, Henriques JP. Percutaneous cardiac support devices for cardiogenic shock: current indications and recommendations. Heart. 2012;98:1246-54.
19. Thiele H, Sick P, Boudriot E, Diederich KW, Hambrecht R, Niebauer J, Schuler G. Randomized comparison of intra-aortic balloon support with a percutaneous left ventricular assist device in patients with revascularized acute myocardial infarction complicated by cardiogenic shock. Eur Heart J. 2005;26:1276-83.
20. Burkhoff D, Cohen H, Brunckhorst C, O'Neill WW. A randomized multicenter clinical study to evaluate the safety and efficacy of the TandemHeart percutaneous ventricular assist device versus conventional therapy with intraaortic balloon pumping for treatment of cardiogenic shock. Am Heart J. 2006;152:469.e1-8.
21. Sjauw KD, Remmelink M, Baan J Jr, Lam K, Engström AE, van der Schaaf RJ, et al. Left ventricular unloading in acute ST-segment elevation myocardial infarction patients is safe and feasible and provides acute and sustained left ventricular recovery. J Am Coll Cardiol. 2008;51:1044-6.
22. Ouweneel DM, Henriques JP. Percutaneous cardiac support devices for cardiogenic shock: current indications and recommendations. Heart. 2012;98:1246-54.
23. Engström AE, Cocchieri R, Driessen AH, Sjauw KD, Vis MM, Baan J, et al. The Impella 2.5 and 5.0 devices for ST-elevation myocardial infarction patients presenting with severe and profound cardiogenic shock: the Academic Medical Center intensive care unit experience. Crit Care Med. 2011;39:2072-9.
24. Seyfarth M, Sibbing D, Bauer I, Fröhlich G, Bott-Flügel L, Byrne R, et al. A randomized clinical trial to evaluate the safety and efficacy of a percutaneous left ventricular assist device versus intra-aortic balloon pumping for treatment of cardiogenic shock caused by myocardial infarction. J Am Coll Cardiol. 2008;52:1584-8.
25. O'Neill WW, Kleiman NS, Moses J, Henriques JP, Dixon S, Massaro J, et al. A prospective, randomized clinical trial of hemodynamic support with Impella 2.5 versus intra-aortic balloon pump in patients undergoing high-risk percutaneous coronary intervention: the PROTECT II study. Circulation. 2012;126:1717-27.
26. Dangas GD, Kini AS, Sharma SK, Henriques JP, Claessen BE, Dixon SR, et al. Impact of hemodynamic support with Impella 2.5 versus intra-aortic balloon pump on prognostically important clinical outcomes in patients undergoing high-risk percutaneous coronary intervention (from the PROTECT II randomized trial). Am J Cardiol. 2014;113:222-8.
27. Amin AP, Spertus JA, Curtis JP, et al. The Evolving Landscape of Impella use in the United States among patients undergoing percutaneous coronary intervention with mechanical circulatory support. Circulation. 2020;141:273-84.
28. Basir MB, Schreiber T, Dixon S, et al. Feasibility of early mechanical circulatory support in acute myocardial infarction complicated by cardiogenic shock: the Detroit cardiogenic shock initiative. Catheter Cardiovasc Interv. 2018;91:454-61.
29. O'Neill WW, Grines C, Schreiber T, et al. Analysis of outcomes for 15,259 US patients with acute myocardial infarction cardiogenic shock (AMICS) supported with the Impella device. Am Heart J. 2018;202:33-38.
30. Basir MB, Schreiber T, Dixon S, et al. Feasibility of early mechanical circulatory support in acute myocardial infarction complicated by cardiogenic shock: the Detroit cardiogenic shock initiative. Catheter Cardiovasc Interv. 2018;91:454-61.
31. Kapur NK, AlkhouliMA, DeMartini TJ, et al. Unloading the left ventricle before reperfusion in patients with anterior ST-segment-elevation myocardial infarction. Circulation. 2019;139:337-46.
32. Vallabhajosyula S, O'Horo JC, Antharam P, et al. Venoarterial extracorporeal membrane oxygenation with concomitant Impella versus venoarterial extracorporeal membrane oxygenation for cardiogenic shock. ASAIO J. 2020;66:497-503.
33. Bavaria JE, Ratcliffe MB, Gupta KB, Wenger RK, Bogen DK, Edmunds LH Jr. Changes in left ventricular systolic wall stress during biventricular circulatory assistance. Ann Thorac Surg. 1988;45:526-32.
34. Al-Fares AA, Randhawa VK, Englesakis M, et al. Optimal strategy and timing of left ventricular venting during veno-arterial extracorporeal life support for adults in cardiogenic shock: a systematic review and meta-analysis. Circ Heart Fail. 2019;12:e006486.
35. Ghodsizad A, Koerner MM, Brehm CE, El-Banayosy A. The role of extracorporeal membrane oxygenation circulatory support in the 'crash and burn' patient: from implantation to weaning. Curr Opin Cardiol. 2014;29:275-80.
36. John R, Long JW, Massey HT, et al. Outcomes of a multicenter trial of the Levitronix CentriMag ventricular assist system for short-term circulatory support. J Thorac Cardiovasc Surg. 2011;141:932-9.
37. Bhama JK, Bansal U, Winger DG, et al. Clinical experience with temporary right ventricular mechanical circulatory support. J Thorac Cardiovasc Surg. 2018;156:1885-91.
38. Thomas HL, Dronavalli VB, Parameshwar J, et al. Incidence and outcome of Levitronix CentriMag support as rescue therapy for early cardiac allograft failure: a United Kingdom national study. Eur J Cardiothorac Surg. 2011;40:1348-54.
39. Aziz TA, Singh G, Popjes E, et al. Initial experience with CentriMag extracorporal membrane oxygenation for support of critically ill patients with refractory cardiogenic shock. J Heart Lung Transplant. 2010;29:66-71.
40. Kirklin JK, Naftel DC, Pagani FD, Kormos RL, Stevenson L, Miller M, Young JB. Long-term mechanical circulatory support (destination therapy): on track to compete with heart transplantation? J Thorac Cardiovasc Surg. 2012;144:584-603.
41. Liotta D, Crawford ES, Cooley DA, Debakey ME, de Urquia M, Feldman L. Prolonged partial left ventricular bypass by means of an intrathoracic pump implanted in the left chest. Trans Am Soc Artif Intern Organs. 1962;8:90-9.
42. DeBakey ME. Left ventricular bypass pump for cardiac assistance. Clinical experience. Am J Cardiol. 1971;27:3-11.
43. Barnard CN. Human heart transplantation. Can Med Assoc J. 1969;100:91-104.
44. Jarvik RK, DeVries WC, Semb BK, Koul B, Copeland JG, Levinson MM, et al. Surgical positioning of the Jarvik-7 artificial heart. J Heart Transplant. 1986;5:184-95.
45. Shinn JA. Novacor left ventricular assist system. AACN Clin Issues Crit Care Nurs. 1991;2:575-86.
46. Dixon JF, Farris CD. The ABIOMED BVS 5000 system. AACN Clin Issues Crit Care Nurs. 1991;2:552-61.
47. Rose EA, Gelijns AC, Moskowitz AJ, et al. Long-term use of a left ventricular assist device for end-stage heart failure. N Engl J Med. 2001;345:1435-43.
48. Slaughter MS, Rogers JG, Milano CA, et al. Advanced heart failure treated with continuous-flow left ventricular assist device. N Engl J Med. 2009;361:2241-51.
49. Aaronson KD, Slaughter MS, Miller LW, et al. HeartWare Ventricular Assist Device (HVAD) Bridge to Transplant ADVANCE Trial Investigators. Use of an intrapericardial, continuous-flow, centrifugal pump in patients awaiting heart transplantation. Circulation. 2012;125:3191-200.
50. Rogers JG, Pagani FD, Tatooles AJ, et al. Intrapericardial left ventricular assist device for advanced heart failure. N Engl J Med. 2017;376:451-60.
51. Mehra MR, Uriel N, Naka Y, et al. A fully magnetically levitated left ventricular assist device – final report. N Engl J Med. 2019;380:1618-27.
52. Aissaoui N, Jouan J, Gourjault M, et al. Understanding left ventricular assist devices. Blood Purif. 2018;292-300.
53. Lahpor JR. State of the art: implantable ventricular assist devices. Curr Opin Organ Transplant. 2009;14:554-9.
54. Badiwala MV, Rao V. Left ventricular device as destination therapy: are we there yet? Curr Opin Cardiol. 2009;24:184-9.
55. Anwer LA, Poddi S, Tchantchaleishvili V, et al. Left ventricular assist devices: How do we define success? ASAIO J. 2019;65:430-5.
56. Tsiouris A, Brewer RJ, Borgi J, et al. Is resternotomy a risk for continuous-flow left ventricular assist device outcomes? Card Surg. 2013;28:82-7.

57. Takayama H, Yang JA, Naka Y. Tips on tuning each device: technical pearls. Cardiol Clin. 2011;29:551-6.
58. Pratt AK, Shah NS, Boyce SW. Left ventricular assist device management in the ICU. Crit Care Med. 2014;42:158-68.
59. Trinquero P, Pirotte A, Gallagher LP, Iwaki KM, Beach C, Wilcox JE. Left ventricular assist device management in the emergency department. West J Emerg Med. 2018;19:834-41.
60. Bennett MK, Roberts CA, Dordunoo D, Shah A, Russell SD. Ideal methodology to assess systemic blood pressure in patients with continuous-flow left ventricular assist devices. J Heart Lung Transplant. 2010;29:593-4.
61. Rasalingam R, Johnson SN, Bilhorn KR, et al. Transthoracic echocardiographic assessment of continuous-flow left ventricular assist devices. J Am Soc Echocardiogr. 2011;24:135-48.
62. Long B, Robertson J, Koyfman A, Brady W. Left ventricular assist devices and their complications: a review for emergency clinicians. Am J Emerg Med. 2019;37:1562-70.
63. Lampert BC, Teuteberg JJ. Right ventricular failure after left ventricular assist devices. J Heart Lung Transplant. 2015;34:1123-30.
64. Turner KR. Right ventricular failure after left ventricular assist device placement-The beginning of the end or just another challenge? J Cardiothorac Vasc Anesth. 2019;33:1105-21.
65. Meineri M, Van Rensburg AE, Vegas A. Right ventricular failure after LVAD implantation: prevention and treatment. Best Pract Res Clin Anaesthesiol. 2012;26:217-29.
66. Noly PE, Pagani FD, Noiseux N, et al. Continuous-flow left ventricular assist devices and valvular heart disease: a comprehensive review. Can J Cardiol. 2020;36:244-60.
67. Koliopoulou A, Selzman CH. Stop the LVAD bleeding. J Thorac Dis. 2017;9:E437-E439.
68. Gurvits GE, Fradkov E. Bleeding with the artificial heart: Gastrointestinal hemorrhage in CF-LVAD patients. World J Gastroenterol. 2017;23:3945-53.
69. Birks EJ. Stopping LVAD. Bleeding: A piece of the puzzle. Circ Res. 2017;121:902-904.
70. Tsiouris A, Heliopoulos I, Mikroulis D, Mitsias PD. Stroke after implantation of continuous flow left ventricular assist devices. J Card Surg. 2019;34:541-8.
71. Giede-Jeppe A, Roeder SS, Macha K, et al. Management of stroke in patients with left ventricular assist devices. J Stroke Cerebrovasc Dis. 2020;29:105166.
72. Andersen M, Videbaek R, Boesgaard S, Sander K, Hansen PB, Gustafsson F. Incidence of ventricular arrhythmias in patients on long-term support with a continuous-flow assist device (HeartMate II). J Heart Lung Transplant. 2009;28:733-5.
73. Galand V, Flécher E, Auffret V, et al. Early ventricular arrhythmias after LVAD implantation is the strongest predictor of 30-day post-operative mortality. JACC Clin Electrophysiol. 2019;5:944-54.
74. O'Horo JC, Abu Saleh OM, Stulak JM, et al. Left ventricular assist device infections: A systematic review. ASAIO J. 2018;64:287-94.
75. Tattevin P, Flécher E, Auffret V, et al. Risk factors and prognostic impact of left ventricular assist device-associated infections. Am Heart J. 2019;214:69-76.
76. Olmsted RZ, Critsinelis A, Kurihara C, et al. Severe LVAD-related infections requiring surgical treatment: Incidence, predictors, effect on survival, and impact of device selection. J Card Surg. 2019;34:82-91.
77. Alabbady AM, Abdul-Al AS, Skelding KA. Left ventricular assisting devices in percutaneous coronary intervention. US Cardiol Rev. 2017;11(2):86-94.

Capítulo 8

Transplante cardíaco no adulto e na criança

Fernando Bacal
Luiz Alberto Benvenuti
Estela Azeka

PONTOS-CHAVE

- A classificação INTERMACS (Interagency Registry for Mechanically Assisted Circulatory Support) foi desenvolvida para avaliar indicação de dispositivo de assistência circulatória mecânica, no entanto, também pode auxiliar na avaliação prognóstica do potencial candidato ao transplante cardíaco.
- São critérios de priorização na fila do transplante: dependência de drogas inotrópicas e/ou vasopressoras, uso de assistência circulatória mecânica e necessidade de ventilação mecânica (por congestão pulmonar ou rebaixamento neurológico).
- A avaliação imunológica deve ser realizada em todos os pacientes antes do transplante cardíaco e consiste na realização da prova cruzada real e do *crossmatch* virtual.

Este capítulo visa abordar os seguintes tópicos: indicação de transplante, avaliação do receptor, avaliação do doador, imunossupressão e complicações e sobrevida.

Introdução

Apesar dos avanços observados no tratamento medicamentoso, multidisciplinar, cuidados de terapia intensiva e nas estratégias cirúrgicas para o tratamento da insuficiência cardíaca (IC), esta síndrome clínica ainda persiste com elevada morbidade e mortalidade e grande impacto econômico sobre o sistema de saúde.[1]

O transplante cardíaco (TC) ainda é reconhecido como o melhor tratamento para a IC refratária, com impactos evidentes na sobrevida e qualidade de vida de pacientes em IC em fase avançada.[2,3]

O Brasil apresenta um programa governamental, que disponibiliza o transplante para toda a população, pelo Sistema Único de Saúde (SUS), em hospitais credenciados e aptos a realizar a cirurgia e o acompanhamento. Desde 2011, observa-se aumento crescente no número de casos realizados, chegando a mais de 380 transplantes cardíacos ao ano.[4] Recentemente, com publicação de dados epidemiológicos brasileiros, pode-se entender melhor o panorama de internações e desfechos dos pacientes admitidos em instituições públicas e privadas no país.[5]

O principal fator limitante para que observemos um crescimento ainda maior é a logística envolvida na captação e nos cuidados dos doadores, que muitas vezes estão em condições não ideais para utilização do coração, em virtude de infecção, distúrbios hidroeletrolíticos graves e elevadas doses de medicamentos vasopressores, aliado ao fato de indisponibilidade de ecocardiograma para uma detalhada e correta avaliação do enxerto a ser utilizado.

Portanto, o transplante cardíaco constitui-se na terapêutica de escolha de pacientes portadores de insuficiência cardíaca refratária a terapêutica convencional e dos portadores de cardiopatia congênita complexa não passíveis de tratamento cirúrgico ou naqueles que evoluíram com disfunção ventricular após a correção da cardiopatia.[6]

Desde o primeiro transplante realizado por Barnard, inúmeros foram os avanços nos cuidados pré e pós-operatórios, no entanto, apesar do aumento do número de transplantes e do desenvolvimento na biologia molecular e imunologia, os pacientes podem apresentar complicações como rejeição ao enxerto, infecção, tumores, doença vascular do enxerto, insuficiência renal, hipertensão arterial sistêmica e falência primária do enxerto, que impactam nos desfechos precoces e tardios após transplante.

Indicação de transplante

Os pacientes portadores de cardiomiopatias em fase avançada são potenciais candidatos para indicação de TC quando são refratários ao tratamento clínico otimizado, persisitindo em classe funcional III ou IV segundo a New York Heart Association (NYHA) ou em pacientes internados com IC refratária dependentes de drogas vasoativas e/ou suporte circulatório (balão intra-aórtico ou dispositivos de assistência circulatória). Mais recentemente, para um adequado entendimento e estratificação de gravidade dos pacientes com IC avançada, com impacto na tomada de decisão, estabeleceram-se os critérios INTERMACS.[7,8]

A classificação INTERMACS (Interagency Registry for Mechanically Assisted Circulatory Support) foi originalmente desenvolvida para avaliar indicação de dispositivo de assistência circulatória mecânica, no entanto, também pode auxiliar na avaliação prognóstica do potencial candidato ao transplante cardíaco.

O transplante cardíaco de urgência representa a principal condição de transplante no Brasil, nesse cenário, a classificação INTERMACS (Tabela 1) ajuda a estratificar os pacientes com IC avançada de acordo com seu *status* hemodinâmico e lesão de órgãos-alvo, representando importante fator prognóstico no pós-operatório do TC. Os pacientes são divididos em sete categorias, de forma que os pacientes com maior comprometimento hemodinâmico apresentam elevado risco perioperatório.[9,10]

TABELA 1 Níveis de gravidade da insuficiência cardíaca avançada (INTERMACS)

Classificação	Descrição	Detalhes
INTERMACS 1	Grave choque cardiogênico	Choque cardiogênico persistente, apesar de progressivo aumento do suporte inotrópico
INTERMACS 2	Piora progressiva, apesar de inotrópicos	Disfunções orgânicas paulatinamente progressivas, à despeito do aumento de inotrópicos
INTERMACS 3	Estável, porém a custa de inotrópicos	Paciente estável hemodinamicamente, porém em uso contínuo de terapia inotrópica
INTERMACS 4	Terapia oral domiciliar, porém sintomas em repouso	Sintomas diários aos esforços da rotina diária ou mesmo no repouso
INTERMACS 5	Intolerante ao exercício	Paciente confortável no repouso ou nos esforços mínimos da rotina diária, porém incapaz para esforços um pouco maiores.
INTERMACS 6	Limitação ao exercício	Consegue fazer atividades um pouco maiores que as da vida diária, porém tem sintomas nos primeiros minutos de esforço
INTERMACS 7	NYHA III avançado	Sem sintomas no repouso ou nas atividades básicas diárias, vindo a ter dispneia aos pequenos esforços extra-habituais

INTERMACS: Interagency Registry for Mechanically Assisted Circulatory Support; NYHA: New York Heart Association.

Tem-se demonstrado que pacientes com perfil INTERMACS I apresentam maior mortalidade no pós-operatório imediato em comparação aos pacientes INTERMACS classe II ou III que foram submetidos a TC de urgência.[11,12]

Para os pacientes ambulatoriais, para uma melhor estratificação e avaliação de limitação funcional, e em tratamento máximo da insuficiência cardíaca, o teste de exercício com a medida do VO_2 pico (ergoespirométrico) fornece uma avaliação objetiva da reserva cardiovascular e capacidade funcional do paciente. Os pacientes classificados com menor reserva funcional (NYHA classe III e IV) apresentam maior mortalidade e devem ser considerados para TC; no entanto, a classificação funcional pode ser subjetiva e de difícil avaliação.

A capacidade de exercício pode ser quantificada de forma objetiva pela avaliação dos gases respiratórios e do consumo de oxigênio (VO_2) no teste de exercício cardiopulmonar (TCP). A capacidade máxima de exercício, representada pelo VO_2 pico, definida como a máxima capacidade do sistema cardiovascular de ofertar oxigênio ao sistema muscular esquelético em exercício, apresenta relação linear com o débito cardíaco e com o fluxo sanguíneo na musculatura esquelética.

Pacientes com VO_2 pico menor que 10 mL/kg/min tem pior prognóstico, com sobrevida média de 47% em 1 ano. Da mesma forma, VO_2 pico $< 50\%$ do predito para idade e sexo tem alta sensibilidade como fator de risco para morte súbita e descompensações clínicas recorrentes no grupo de pacientes com IC avançada. No grupo de pacientes em uso de betabloqueador, o VO_2 pico < 12 mL/kg/min está associado com sobrevida reduzida em 1 ano, favorecendo a indicação de transplante cardíaco. Nos pacientes intolerantes ao betabloqueador, o VO_2 pico < 14 mL/kg/min está associado a pior evolução clínica, podendo ser considerado TC. Pacientes com VO_2 pico acima de 14 mL/kg/min apresentam melhor prognóstico, podendo permanecer em tratamento clínico otimizado.[13]

Na impossibilidade de realizar o TCP o teste de caminhada de 6 minutos pode ser realizado. Se a distância percorrida nesta avaliação for menor que 300 metros, o paciente apresenta maior mortalidade, devendo ser considerada a possibilidade de TC para pacientes internados, a falência de desmame de drogas vasoativas ou a necessidade de ampliar o suporte para o uso de dispositivos de assistência configuram pior prognóstico e legitimam a indicação ao TC, em *status* de prioridade máxima.

Na faixa etária pediátrica são consideradas as indicações a seguir.[14,15,16]

Classe I

- Insuficiência cardíaca (IC) estágio D associada à disfunção ventricular em pacientes com cardiomiopatias (Figura 1) ou submetidos a cirurgia por cardiopatia congênita com sintomas persistentes em repouso, necessitando de infusão contínua de drogas vasoativas, suporte mecânico à circulação e alto risco de morte iminente (nível de evidência B).

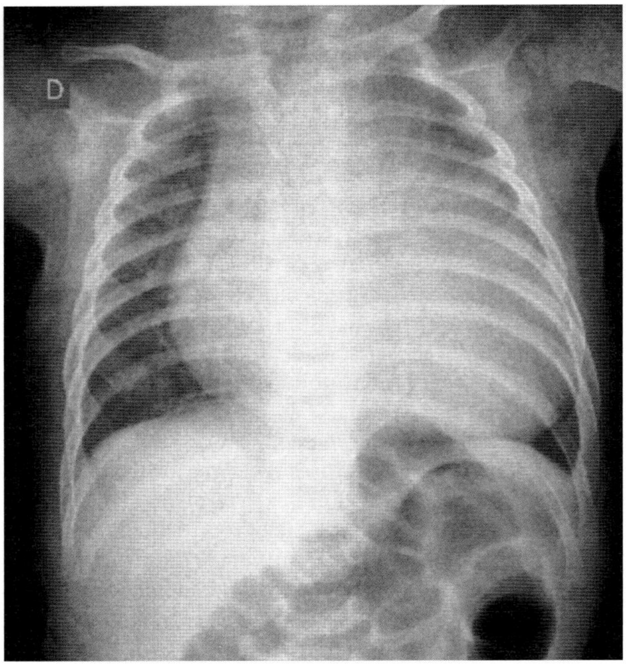

FIGURA 1

Radiografia de tórax de lactente de 10 meses portador de cardiomiopatia dilatada. Observa-se aumento global da área cardíaca.

- IC estágio C associada a limitação ao exercício e atividade, se mensurável com pico de consumo de oxigênio máximo menor que 50% do predito para idade e sexo (nível de evidência C).
- IC estágio C associada à disfunção ventricular sistêmica em pacientes com cardiomiopatia ou cardiopatia congênita operada quando a IC estiver associada com déficit do desenvolvimento ponderal associada a doença cardíaca (nível de evidência B).
- IC estágio C em doença cardíaca associada à morte súbita e/ou arritmias intratáveis com medicamentos ou desfibrilador implantável (nível de evidência C).
- IC estágio C em pacientes com cardiomiopatia restritiva associada à hipertensão pulmonar reativa (nível de evidência C).

Classe IIA

IC estágio C em crianças com doença cardíaca associada à hipertensão pulmonar reativa e potencial para desenvolver risco de hipertensão pulmonar fixa, elevação da hipertensão pulmonar que pode contraindicar o transplante (nível de evidência C).

Condições anatômicas e fisiológicas que podem piorar a história natural da doença em lactentes com ventrículo único que podem utilizar o transplante cardíaco como terapia primária incluindo estenose grave ou atresia em artérias coronárias proximais, estenose moderada ou grave e/ou insuficiência de valva atrioventricular e/ou valvas semilunares; e disfunção ventricular grave (nível C).

Condições anatômicas e fisiológicas em pacientes com cirurgias pregressas que irão piorar com a evolução natural da doença em crianças com IC estágio C que podem ser consideradas para transplante na ausência de disfunção ventricular grave incluindo: hipertensão pulmonar e potencial desenvolvimento de hipertensão pulmonar fixa, hipertensão pulmonar irreversível que poderá contraindicar o transplante; insuficiência aórtica ou valva atrioventricular sistêmica grave não passível de correção operatória; cianose não passível de correção cirúrgica e enteropatia perdedora de proteínas.

Avaliação do receptor

Na seleção do receptor devemos avaliar a presença nos pacientes, de alguma doença crônica grave irreversível que confira baixa expectativa de vida. Assim, paciente portador de doença cerebrovascular, vascular periférica, pulmonar ou hepática graves e irreversíveis, assim como doenças psiquiátricas que impossibilitem o paciente de compreender sua doença e o tratamento necessário no pós-transplante são contraindicações absolutas para a realização do TC.[17]

Merece ainda destaque especial, entre as contraindicações absolutas ao TC, a resistência vascular pulmonar (RVP) elevada fixa. Considera-se que RVP maior do que 5 UW (unidades Wood) ou gradiente transpulmonar (GTP, pressão arterial pulmonar média menos pressão capilar pulmonar) maior do que 15, mesmo após o uso de vasodilatadores pulmonares em dose otimizada, contraindicam o TC.

A hipertensão pulmonar é comorbidade frequente em pacientes com insuficiência cardíaca e, especialmente, a HP fixa (não responsiva aos vasodilatadores) confere pior prognóstico aos pacientes submetidos ao TC. Ocorre em decorrência da transmissão das elevadas pressões de enchimento do VE à circulação pulmonar, estando associada com disfunção do ventrículo direito no pós-operatório imediato.

Na avaliação ecocardiográfica, alguns estudos mostraram boa correlação entre as medidas indiretas da PSAP aferidas ao ecodoppler e a medida hemodinâmica através do cateterismo direito, quando PSAP < 45 mmHg. Em nosso serviço, pacientes com PSAP < 45 mmHg ao ecocardiograma e que apresentam quadro clínico estável no pré-operatório não necessitam, obrigatoriamente, de avaliação invasiva da hemodinâmica pulmonar.

A presença de diabetes melito insulino-dependente com lesão de órgão-alvo pode ser um fator complicador ao TC. Idade acima de 70 anos, obesidade grau 3, neoplasias sem critério de cura oncológica, infecções não controladas também são consideradas contraindicações.

As contraindicações para transplante cardíaco em pacientes pediátricos são:

- Sepse ou outra infecção generalizada ou não controlada.
- Hipertensão pulmonar irreversível.
- Falência de outros órgãos ou de múltiplos órgãos.
- Síndromes genéticas complexas.

- Anormalidade significativa do sistema nervoso central.
- Distúrbio psiquiátrico.[18]

Critérios de priorização

Os pacientes com maior risco de morte na fila do transplante podem ser priorizados, ou seja, subir posições em decorrência da gravidade do quadro clínico em que se encontram. Neste caso, a posição na fila é determinada pela gravidade, o tipo sanguíneo e o tempo de fila.

Os critérios de priorização foram atualizados conforme nota técnica publicada no site da Secretaria de Estado da Saúde, onde foram atualizados os níveis e as condições de priorização. A priorização contempla retransplante agudo até 30 dias pós-transplante; ECMO VA; ACM de curta ou intermediária duração; balão intra-aórtico; arritmias ventriculares refratárias; ACM com mau funcionamento do dispositivo ou falência mecânica; ventilação artificial por ICC; choque cardiogênico: paciente internado em uso de um ou mais inotrópicos; ACM longa duração: infecção no dispositivo, hemólise, sangramento documentado, insuficiência aórtica; cardiopatia congênita; miocardiopatia isquêmica com angina refratária; miocardiopatia hipertrófica; miocardiopatia restritiva com diurético EV dependente há mais de 14 dias; autorizado pela Câmara Técnica.[19]

Todos os casos potencialmente graves, porém não contemplados nos critérios acima, como arritmia ventricular refratária, devem passar por avaliação da Câmara Técnica Estadual. Ela é composta de médicos especialistas em transplante cardíaco de várias instituições do Estado que analisam os pedidos feitos por meio da central de transplante.

Avaliação imunológica

Deve ser realizada em todos os pacientes antes do TC e consiste na realização da prova cruzada real e do *crossmatch* virtual.

A avaliação imunológica inicial é realizada por meio da identificação de anticorpos pré-formados contra *pool* de antígenos HLA representativos da população à qual o paciente pertence, o que é denominado painel imunológico (*panel-reactive antibodies* – PRA). O percentual de reatividade do PRA calculado representa o grau de sensibilização do paciente em relação à população local, os títulos dos anticorpos presentes são representados em *median flurescent intensity* (MFI). Pacientes com gestação prévia ou que receberam transfusão sanguínea têm maior tendência a apresentar alteração no painel imunológico. Embora o percentual elevado do PRA possa representar maior dificuldade em se encontrar um doador compatível, atualmente não há valor de corte que contraindique o transplante. Isso se deve ao fato de que hoje temos disponível o *crossmatch* virtual que consiste na detecção e especificação dos anticorpos presentes no soro do receptor por tecnologia de imunoensaio baseada em citometria de fluxo, chamada plataforma Luminex, com a utilização de antígenos HLA purificados. Uma vez definida a especificidade dos anticorpos, sabe-se contra quais antígenos HLA eles são dirigidos, podendo identificar e quantificar os anticorpos específicos contra o HLA do doador (*donor specyfic antibody* – DSA), e predizendo o resultado da prova cruzada real. Na ausência de anticorpos específicos para os antígenos incompatíveis do doador, o *crossmatch real* será negativo. Diante da prova cruzada virtual negativa, procede-se o TC mesmo antes do resultado da prova cruzada real (*crossmatch* prospectivo), na qual o soro do receptor é testado diretamente contra os linfócitos do doador, utilizando a técnica de linfotoxicidade dependente do complemento (CDC).[20]

Avaliação multiprofissional

Avaliação da equipe de enfermagem

A equipe de enfermagem tem papel fundamental tanto na avaliação do candidato ao TC quanto na orientação de pacientes em fila de transplante e seus familiares.

Na avaliação do potencial receptor, o enfermeiro é responsável por acessar condições de autocuidado e higiene do paciente; avaliar histórico prévio de dependência química e tabagismo, sendo necessário checar abstinência total por 6 meses; acessar histórico de adesão ao tratamento; avaliar condições de higiene domiciliar e entrevistar/orientar o cuidador. Diante das informações obtidas em relação aos dados pessoais do paciente candidato ao transplante e de seu cuidador, a equipe de enfermagem, juntamente com toda a equipe multidisciplinar, podem definir se mudanças nos hábitos e condições do paciente são possíveis para permitir sua inclusão em fila.

Uma vez incluído em fila de transplante, o paciente candidato passa a ser acompanhado periodicamente pela equipe de enfermagem, que se responsabiliza por dar as orientações em relação à fila de transplante/acesso a lista de espera; ao processo de seleção e critérios de compatibilidade; ao planejamento familiar, orientando o uso de contraceptivos orais; ao cuidado necessário no pós-transplante pelo uso contínuo de imunossupressores, sua importância e seus efeitos adversos e orientar o paciente que deve comunicar a equipe de transplante diante de infecção, lesões de pele, infecção dentária ou outras alterações clínicas.

Avaliação nutricional

A caquexia cardíaca é definida como perda de peso involuntária, em pacientes sem edema, maior do que 6% do peso corporal habitual nos últimos 6 meses. Tal condição é frequente na IC avançada e configura no fator de pior prognóstico na evolução da doença.

A avaliação do estado nutricional no candidato ao TC tem como objetivo detectar distúrbios nutricionais que possam ser revertidos ou pelo menos amenizados ainda no pré-transplante, visando melhores resultados no pós-operatório. Como o paciente com IC avançada frequentemente apresenta-se com edema, dados de peso e índice de massa corporal não permitem avaliação adequada do estado nutricional. Indicadores antropométricos como pregas cutâneas tricipital/bicipital; circunferência do braço e circunferência muscular do braço são os melhores índices para avaliação do candidato ao TC. Dados laboratoriais como albumina; pré-albumina e transferrina podem ser utilizados, porém sua análise deve ser feita com cautela uma vez que podem sofrer interferência de processos agudos que aumentem o catabolismo.

Uma vez detectada a deficiência nutricional, medidas específicas devem ser adotadas a fim de aumentar o aporte calórico para estes pacientes, limitar os efeitos do catabolismo, manter estado funcional e qualidade de vida, minimizar descompensações e internações. Em pacientes internados com a doença ainda mais avançada, em algumas situações pode ser necessário o suporte nutricional por via enteral ou parenteral.

Classicamente, pacientes com IC são orientados a fazer restrição hidrossalina visando melhor controle dos sintomas congestivos. No entanto, mais recentemente tem se demonstrado que a ingestão de alimentos com baixo teor de sódio (em torno de 2 gramas) está associada à redução de ingestão de proteínas, ferro, zinco, selênio e vitamina B12, o que pode ser prejudicial para o estado nutricional do paciente. Dieta normossódica é capaz de reduzir a ativação neuro-hormonal e parece associar-se a melhor evolução. Outros estudos mostram benefício da restrição de sódio. Assim ainda não está bem definido o valor ideal de sódio a ser usado na dieta de pacientes com IC.

Avaliação psicológica

A avaliação e o acompanhamento psicológico do candidato ao TC são de extrema importância. Nesta avaliação, o profissional pode detectar distúrbios de personalidade ou alterações que possam induzir a dificuldade de adesão ao tratamento no pós-transplante. Uma vez detectadas tais alterações, acompanhamento e tratamento específicos podem ser iniciados, visando controle e até mesmo reversão do quadro. Algumas situações, tais como o abuso do álcool, merecem consideração especial uma vez que é preciso garantir abstinência por pelo menos 6 meses para proceder a inclusão do paciente em fila de transplante. Outra situação relevante é a depressão. Pacientes com IC avançada em geral ficam muito fragilizados com seu estado clínico e muitos se tornam deprimidos. Considerando que o tempo de espera em fila de transplante em geral é longo, tal quadro depressivo pode se agravar e o suporte psicológico passa a ser fundamental durante todo o período em fila.

Avaliação social

A avaliação social do candidato ao TC tem por objetivo identificar fatores de ordem socioeconômica e cultural que possam ser considerados de risco para o paciente após a realização do TC.

Dentro desta avaliação, o assistente social deve analisar quatro parâmetros fundamentais antes de emitir seu parecer:

- Avaliar a capacidade de aceitação/adesão do paciente e do cuidador.
- Identificar o cuidador dentro do núcleo familiar.
- Verificar a condição para deslocamento do paciente até o hospital no prazo máximo de 2 horas no momento e acesso aos meios de comunicação.
- Avaliar condições socioeconômicas: renda familiar, escolaridade, condição da habitação e profissão do paciente/provedor.

Após concluir sua avaliação, o assistente social emite um parecer à equipe médica levando em consideração as variáveis dificultadoras para o adequado acompanhamento do paciente e propondo intervenções que possam suplantar tais dificuldades.

No caso da faixa etária pediátrica, a avaliação para o transplante cardíaco deve ser também de forma global em relação ao estado nutricional, desenvolvimento pôndero-estatural, neurológico e psicológico, avaliação da capacidade funcional quando possível e do grau de hipertensão pulmonar. O índice de resistência vascular pulmonar recomendado é até 6 U Woods/m^2.

As imunizações devem ser realizadas de acordo com o calendário vacinal. A imunização para varicela não é recomendada para crianças menores de 1 ano de idade em decorrência do risco potencial da doença com manifestações clínicas graves nesta faixa etária.[21]

Avaliação específica pré-transplante

- Radiologia de tórax (Figura 1).
- Eletrocardiograma (Figura 2).
- Ecocardiograma com Doppler colorido (Figura 3).
- Medida de VO_2 por ergoespirometria quando possível.
- Exames laboratoriais: hemograma completo, bioquímica, perfil hepático e renal, perfil lipídico, albumina, proteínas totais, urina I, exame parasitológico de fezes, sorologias para infecções como hepatites, HIV, STORCH, EBV, Chagas, PCR para CMV e EBV, além de tipagem sanguínea e a determinação da magnitude da sensibilização do paciente pré-transplante (painel imunológico) com tipagem HLA. Anticorpos circulantes contra o doador podem resultar em rejeição celular e humoral, bem como falência precoce do enxerto.
- A avaliação psicossocial fornece informações sobre a adequação da família frente ao procedimento do transplante. O suporte psicossocial é vital quando a criança torna-se candidata ao transplante cardíaco, pois há uma necessidade de reestruturação da rotina familiar em decorrência do acompanhamento ambulatorial.
- Exames laboratoriais de monitorização da IC no pré-transplante: dosagem de BNP.[20,22]

Avaliação do doador

A Tabela 2 mostra a avaliação do doador de forma geral. Vale a pena ressaltar que em relação ao doador para receptor pediátrico, este pode ser até 300% do peso do receptor.[23]

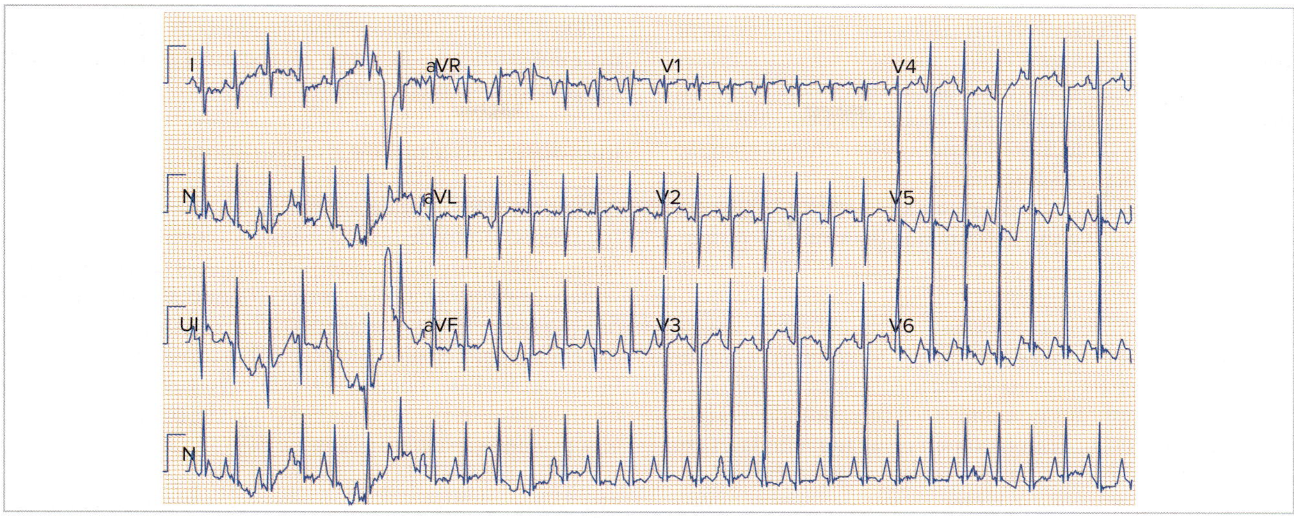

FIGURA 2

Eletrocardiograma de lactente revelando sobrecarga ventricular esquerda em cardiomiopatia dilatada.

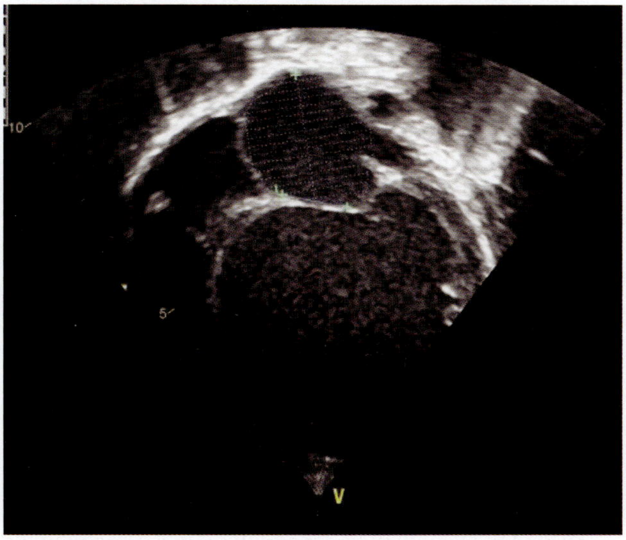

FIGURA 3

Ecocardiograma com Doppler colorido revelando cardiomiopatia dilatada em adolescente. Observa-se aumento da cavidade ventricular esquerda.

TABELA 2 Avaliação do doador
Tipagem sanguínea
Peso e altura
Determinação da causa da morte
Tempo desde o diagnóstico de morte cerebral
História médica pregressa

(continua)

TABELA 2 Avaliação do doador *(continuação)*
Eletrocardiograma
Radiografia de tórax
Ecocardiograma
História de infecções prévias e atuais.
Cross-match virtual

Imunossupressão

Os esquemas de imunossupressão são geralmente definidos como indução, manutenção e tratamento da rejeição.

A indução terapêutica pode ser definida como terapia imunossupressora profilática no período perioperatório, em geral com agentes citolíticos, para diminuir a incidência de rejeição precoce.

Diferentes classes de drogas são utilizadas para imunossupressão inicial e de manutenção.

Inibidores da calcineurina

Desde a introdução da ciclosporina no final dos anos 1970, os inibidores da calcineurina mantêm-se como principal terapia de manutenção imunossupressora pós-TC. Essa classe de imunossupressores, constituída por ciclosporina e tacrolimo, exerce seus efeitos por meio da inibição da calcineurina, que em condições normais é a responsável pela transcrição da IL-2, TNF-α, fator estimulador do crescimento de macrófagos e interferon-γ.

Ciclosporina

Possui ação imunossupressora potente. Em geral os níveis séricos são mantidos em níveis mais elevados no primeiro ano pós-transplante e em níveis reduzidos nos anos subsequentes.

Os efeitos tóxicos principais são insuficiência renal, hipertensão arterial, dislipidemia, hipocalemia, hipomagnesemia e neurotoxicidade. Hiperplasia gengival e hirsutismo são outros efeitos colaterais associados.

Dose de manutenção: 3 a 6 mg/kg/dia em adultos; em crianças 2 a 15 mg/kg/dia dependendo do nível sérico.

Tacrolimo

É um macrolídeo derivado do fungo *Streptomyces tsukubaensis* que age pela mesma via farmacológica da ciclosporina. Múltiplos estudos randomizados comparando o tacrolimo e a ciclosporina demonstraram resultados similares em sobrevida, porém em relação à rejeição aguda, houve demonstração de diminuição na incidência de rejeição aguda tratada e comprovada por biópsia. Portanto, na presença de rejeição moderada a grave frequentes, persistentes e refratárias a conversão de ciclosporina para tacrolimo tem sido preconizada.[24]

Dose de manutenção: 0,15-0,30 mg/kg/dia.

Antiproliferativos: azatioprina e micofenolato

Os antiproliferativos ou antimetabólicos interferem na síntese dos ácidos nucleicos e exercem seu efeito imunossupressor por meio da inibição da proliferação dos linfócitos T e B.

Azatioprina

A azatioprina é hidrolisada em sua forma ativa, a 6-mercaptopurina, na corrente sanguínea. Subsequentemente convertida em thio-inosina-monofosfato, incorpora-se ao DNA dos linfócitos T e B inibindo a síntese de nucleotídeos, prevenindo a mitose e a consequente proliferação dessas células. Os principais efeitos colaterais são mielossupressão, hepatotoxicidade e pancreatite.

Dose de manutenção: 2 a 3 mg/kg/dia; em crianças no primeiro ano após transplante a dose é de 2 a 3 mg/kg/dia e após o primeiro ano a dose é de 1 mg/kg/dia.

Micofenolato

O micofenolato sódico é rapidamente hidrolisado na corrente sanguínea em sua forma ativa – ácido micofenólico (MPA). O MPA age como um inibidor reversível da inosina fosfato desidrogenase, uma enzima importante na síntese do nucleotídeo guanina. Na ausência dessa enzima os linfócitos T e B tornam-se incapazes de sintetizar RNA e DNA.

Os principais efeitos colaterais são depressão medular e toxicidade gastrointestinal (incluindo náuseas, gastrite e diarreia).

Atualmente o micofenolato sódico é o antiproliferativo de escolha, entretanto, em pacientes chagásicos, podem apresentar uma maior taxa de reativação da doença de Chagas pós-TC.[25,26]

Dose de manutenção: em adultos varia de 720 a 1.440 mg/dia e em crianças a dose é de 20 a 60 mg/kg/dia, dependendo da tolerância medicamentosa.

Inibidores do sinal de proliferação

A mais recente classe de agentes imunossupressores é a dos inibidores da proliferação do sinal ou inibidores da mTOR (*mammalian target of rapamycin*). Os dois fármacos representativos da classe, sirolimus e everolimus, têm mecanismos de ação semelhantes. Os fármacos formam um complexo intracelular com a enzima FKBP12 inibindo a atividade da proteína mTOR. Essa, por sua vez, está envolvida na transdução do sinal da IL-2 e quando inibida impede, consequentemente, a proliferação de linfócitos T e B.[27]

Sirolimus

O sirolimus ou Rapamune® é um antibiótico macrolídeo derivado do fungo *Streptomyces hygroscopius*. Não apresenta efeito nefrotóxico inerente, porém pode potencializar os efeitos nefrotóxicos dos inibidores da calcineurina, quando utilizados em associação. Por isso, na terapia combinada, a dose do inibidor de calcineurina deve ser reduzida em 25% em relação à dose padrão. Os efeitos colaterais mais comuns são dislipidemia, ulceração oral, edema de membros inferiores, supressão medular, trombocitopenia e anemia. Raros casos de toxicidade pulmonar estão relatados.

Dose de manutenção: 1-2 mg/dia.

Everolimus

O everolimus é um análogo do sirolimus com meia-vida mais curta (30 horas contra 60 horas do sirolimus). Os efeitos colaterais são comparáveis aos do sirolimus, embora estudos observacionais demonstrem um melhor perfil de toxicidade.[28]

Quando comparado ao micofenolato em pacientes com dose padrão de ciclosporina, o everolimus mostrou maior eficácia na prevenção de doença vascular do enxerto, já no acompanhamento precoce.

Dose de manutenção: 1,5-3 mg/dia.

Corticosteroides

Os corticosteroides são agentes anti-inflamatórios não específicos que interrompem múltiplas fases da ativação imunológica, incluindo a apresentação de antígenos, a produção de citocinas e a proliferação de linfócitos. Seu uso prolongado está associado a efeitos adversos, incluindo aparecimento e piora do *diabetes mellitus*, dislipidemia, hipertensão arterial, miopatia e osteoporose.

Atualmente existe a tendência de suspender o medicamento após o sexto mês pós-operatório.

Em relação aos esquemas de imunossupressão na faixa etária pediátrica, observa-se o uso do tacrolimus como inibidor da calcineurina e a substituição da azatioprina como agente antiproliferativo pelo micofenolato como tendência atual na maioria dos centros mundiais. Os inibidores do sinal de proliferação (everolimus e sirolimus) são utilizados em insuficiência renal, doença vascular do enxerto e doença linfoproliferativa em associação com inibidor de calcineurina.

Complicações

As principais complicações do transplante são rejeição, infecção sistêmica ou do órgão transplantado (Figura 4), tumores, dislipidemia, litíase biliar, doença vascular do enxerto (Figura 5), insuficiência renal, hipertensão arterial sistêmica e falência primária do enxerto.[29]

Rejeição

Segundo o último registro da ISHLT, a incidência de rejeição ao enxerto vem caindo progressivamente nos últimos anos e, em 2010, atingiu a taxa de 25% (primeiro ano), graças ao desenvolvimento das drogas e estratégias imunossupressoras. Além disso, há tempos deixou de ser a principal causa de mortalidade, sendo responsável por menos de 10% dos óbitos pós-TC.

A biópsia endomiocárdica é o padrão-ouro para o diagnóstico correto e precoce de rejeição. Trata-se de um procedimento percutâneo, que visa a retirada de fragmentos do septo do ventrículo direito. Apresenta baixo risco de complicações, porém podem ocorrer arritmias, hematomas, pneumotórax, perfuração cardíaca, tamponamento cardíaco, lesão valvar tricúspide. Nas fases iniciais do transplante são realizadas de maneira frequente, sendo reduzida sua realização com o ajuste dos imunossupressores e o perfil anatomopatológico.

Os sintomas clínicos de rejeição são variáveis e na maioria das vezes os pacientes apresentam-se assintomáticos. Nenhum sinal ou sintoma é patognomônico de rejeição, entretanto, quando presentes podem incluir sintomas constitucionais inespecíficos (mal-estar, mialgia, febre), de inflamação miocárdica (taquicardia, arritmias atriais ou ventriculares, derrame pericárdico), além disso, de forma mais evidente, quadro clínico sugestivo de IC (dispneia aos esforços, astenia, síncope, ortopneia, dispneia paroxística noturna e, ao exame físico, estase jugular, terceira bulha, hipotensão, congestão pulmonar e/ou sistêmica).[30 31]

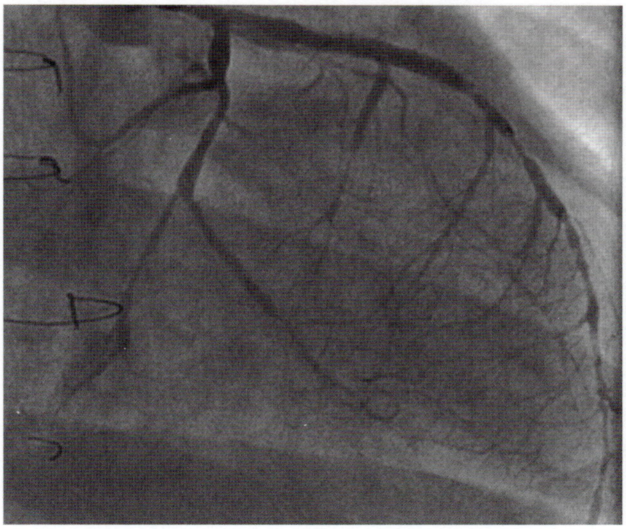

FIGURA 5

Coronariopatia após transplante cardíaco. Paciente com 29 anos, submetido ao transplante cardíaco com 5 anos de idade. Observam-se lesões difusas em coronária esquerda no cateterismo cardíaco.

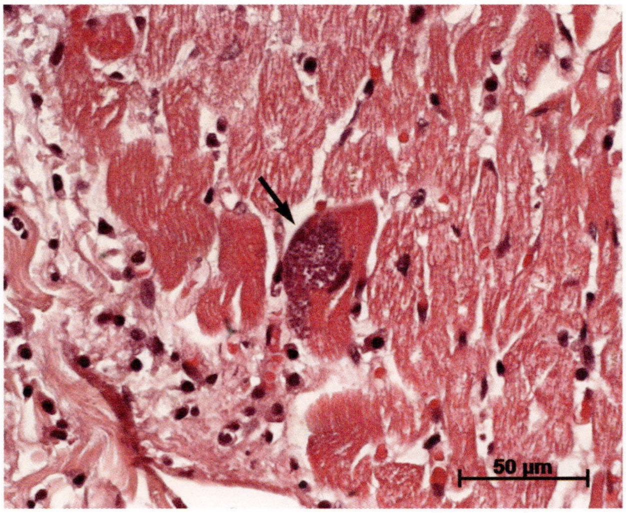

FIGURA 4

Infecção toxoplasmótica do coração. Cisto contendo numerosos parasitas no citoplasma de cardiomiócito (seta). Coloração hematoxilina-eosina.

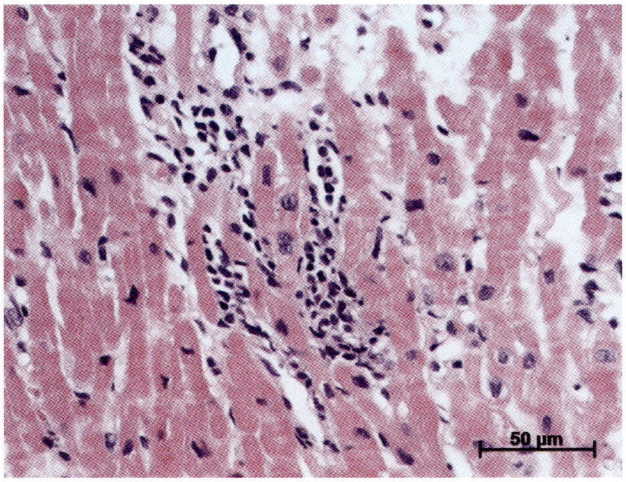

FIGURA 6

Biópsia endomiocárdica evidenciando rejeição aguda celular, com infiltrado inflamatório linfo-histiocitário e agressão de cardiomiócitos. Coloração hematoxilina-eosina.

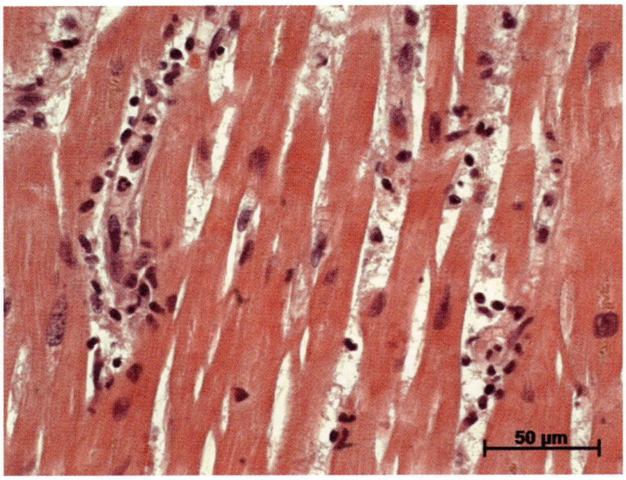

FIGURA 7

Aspecto histopatológico da rejeição aguda mediada por anticorpos. Edema intersticial com lesão da parede dos capilares, que apresentam tumefação de células endoteliais e células inflamatórias no interior. Coloração hematoxilina-eosina.

Classicamente, existem três tipos de rejeição aguda documentados: hiperaguda, celular e mediada por anticorpos (ou humoral).

Rejeição hiperaguda

Conforme descrito anteriormente, trata-se de rejeição muito grave, relacionada à presença de anticorpos pré-formados contra o doador (sistema ABO, HLA ou endotélio). Caracteriza-se pela presença de acentuado edema intersticial, tumefação e necrose de células endoteliais, trombose de microcirculação, vasculite e hemorragia, apresentando elevada mortalidade. Esta rejeição já se manifesta precocemente, sendo necessário, por vezes, instituir suporte circulatório, até que o quadro imunológico seja controlado.

Rejeição aguda celular

A rejeição aguda celular é a mais frequente e caracteriza-se pela presença de infiltração do miocárdio por células inflamatórias, sendo classificada em quatro graus[32] (Figura 6).

- Grau 0R (ausência de rejeição): ausência de infiltrado inflamatório no miocárdio.
- Grau 1R (rejeição leve, baixo grau): infiltrado inflamatório linfo-histiocitário perivascular ou intersticial, sem agressão aos cardiomiócitos ou com apenas um foco de agressão (este padrão histológico não requer tratamento imunossupressor adicional).
- Grau 2R (rejeição moderada, grau intermediário): infiltrado inflamatório linfo-histiocitário multifocal com presença de dois ou mais focos de agressão dos cardiomiócitos.
- Grau 3R (rejeição grave, alto grau): inflamação de padrão difuso, acentuada, associada a múltiplas áreas de agressão celular; o infiltrado inflamatório é muitas vezes polimórfico, incluindo neutrófilos e eosinófilos, além disso, podendo ocorrer hemorragia, vasculite e necrose dos cardiomiócitos.

Tanto o grau 2R quanto o 3R requerem tratamento imunossupressor adicional, incluindo pulsoterapia com corticosteroide e, na presença de instabilidade hemodinâmica, caracterizada por sintomas de IC e disfunção ventricular ao ecocardiograma, requerem associação de anticorpos antilinfócitos (timoglobulina).

Rejeição aguda mediada por anticorpos ou humoral

A rejeição aguda humoral ou mediada por anticorpos, apesar de muitas questões ainda em aberto, tem sido considerada uma entidade clínico-patológica que tende a ocorrer em indivíduos alossensibilizados (expostos à transfusão, gestações, transplante, dispositivos de assistência circulatória), caracterizada pela presença de anticorpos (principalmente anti-HLA) contra o endotélio vascular do enxerto e, neste contexto, associada à pior evolução clínica (Figuras 7 e 8). Em decorrência da dificuldade para padronização do seu diagnóstico, é difícil estabelecer uma real incidência de rejeição humoral, porém estima-se que esteja por volta de 10-15% ao final do primeiro ano. Do ponto de vista anatomopatológico a classificação (designada pAMR – "pathologic antibody-mediated rejection)[33] inclui achados histológicos (Figura 7), designados H, e imunopatológicos (Figura 8), designados I, sendo dividida em quatro graus:

- pAMR 0: negativo para rejeição aguda mediada por anticorpos patológica (ausência de achados histológicos e imunopatológicos).

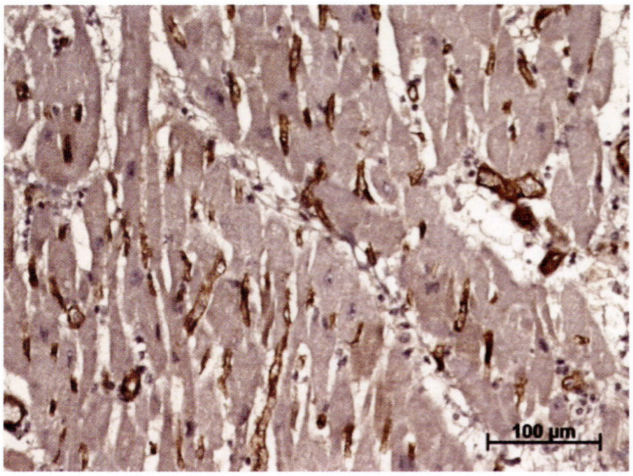

FIGURA 8

Aspecto imunopatológico da rejeição aguda mediada por anticorpos. Mesmo caso da imagem anterior, demonstrando intensa positividade para C4d nos capilares, difusamente. Coloração imuno-histoquímica para C4d.

- pAMR 1 (H+): rejeição aguda mediada por anticorpos apenas histopatológica, definida pela positividade de critérios histológicos (edema intersticial, tumefação de células endoteliais, células mononucleares na luz capilar) e negatividade dos critérios imunopatológicos (vide abaixo).
- pAMR 1 (I+): rejeição aguda mediada por anticorpos apenas imunopatológica, definida pela ausência de achados histológicos (vide acima) e positividade dos critérios imunopatológicos (imuno-histoquímica/imunofluorescência positiva para C4d/C3d em mais de 50% dos capilares e/ ou imuno-histoquímica/imunofluorescência positiva para CD68 em células intravasculares em mais de 10% dos capilares).
- pAMR 2: rejeição aguda mediada por anticorpos patológica, definida pela presença simultânea de achados histológicos e critérios imunopatológicos.
- pAMR 3: rejeição aguda mediada por anticorpos patológica severa, caracterizada pela presença simultânea de achados imunopatológicos e histológicos agravados, tipificados por acentuado edema, fragmentação e necrose capilar, hemorragia, infiltração neutrofílica, trombose da microcirculação e necrose de miócitos (isquêmica).

Na presença de instabilidade hemodinâmica, caracterizada pelos achados de sinais e sintomas de IC e disfunção ventricular ao ecocardiograma, relacionada à rejeição humoral, em decorrência do alto risco de óbito, o tratamento deve ser agressivo, incluindo pulsoterapia com corticosteroide, anticorpos antilinfócitos, imunoglobulina, plasmaférese e drogas que bloqueiam a produção de anticorpos pelos linfócitos B (rituximabe), anticorpos (bortezomibe) ou o complemento (eculizumab).

Apesar de pior prognóstico bem estabelecido nos pacientes com diagnóstico de rejeição humoral (pAMR2), existe uma grande dúvida na literatura em relação ao seu tratamento em indivíduos assintomáticos com função ventricular normal, em decorrência do risco inerente de estratégias imunossupressoras mais intensivas.[34]

Doença vascular do enxerto (CAV)

Constitui-se em uma das principais causas de mortalidade após o primeiro ano de transplante. É também denominada de doença coronariana após transplante. A prevalência conforme dados da ISHLT é de 8, 29 e 47% respectivamente em 1, 5 e 10 anos após o transplante.[35] Os principais fatores de risco são doadores idosos, história de hipertensão arterial sistêmica, idade do receptor, incompatibilidade HLA-DR e receptores com história de doença coronariana. As consequências isquêmicas incluem perda do enxerto, arritmias e morte súbita. CAV pode causar infarto agudo do miocárdio, porém como o coração é denervado, raramente causa *angina pectoris* (Figuras 9 e 10).

A Sociedade Internacional de Transplante cardíaco e pulmonar (ISHLT) realizou classificação da CAV baseada na angiografia e função ventricular:[36]

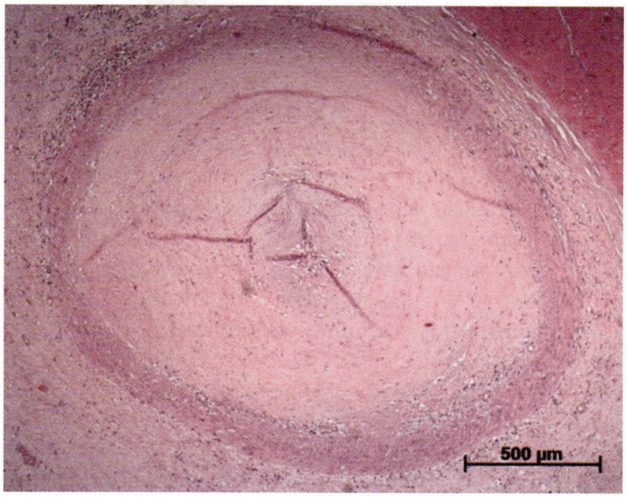

FIGURA 9

Corte histológico da coronária direita do caso mostrado abaixo revelando oclusão da luz por proliferação fibroconjuntiva concêntrica intimal. Note a ausência de depósitos gordurosos. Coloração hematoxilina-eosina.

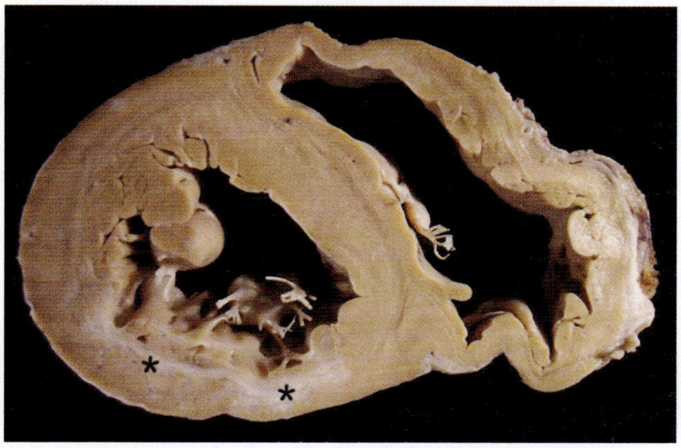

FIGURA 10

Retransplante cardíaco decorrente de doença vascular do enxerto. Corte transversal dos ventrículos do coração explantado evidenciando cicatriz de infarto transmural acometendo a parede posterior do ventrículo esquerdo (asteriscos).

- ISHLT CAV0 (não significante): ausência de lesões angiográficas.
- ISHLT CAV1 (leve): estenose da artéria coronária esquerda principal com < 50%, vaso primário com menos de 70% ou ramo com menos de 70%, incluindo estreitamento difuso e ausência de disfunção ventricular.
- ISHLT CAV2 (moderada): angiografia com > 50% de lesão da artéria coronária esquerda principal, vaso primário com lesão única ≥ 70%, ou lesões isoladas de ramos com ≥ 70% em ramos dos dois sistemas, sem disfunção ventricular.

- ISHLT CAV3 (grave): angiografia ≥ 50%, dois ou mais vasos principais com ≥ 70% de estenose, ou ramo com estenose isolada ≥ 70% nos três sistemas; ou ISHLT CAV1 ou CAV2 com disfunção do enxerto (definida como fração de ejeção ≤ 45% ou evidência de fisiologia restritiva significativa).

A. Vaso primário denominado de lesão em 33% da região proximal ou média da coronária descendente anterior, artéria circunflexa, ramo e artéria coronária direita dominante ou co-dominante, artéria coronária direita com descendente posterior e ramos posterolaterais.

B. "Ramo de vaso secundário" inclui a porção de 33% distal dos vasos primários ou qualquer segmento dentro da septal, *diagonalis* e ramos marginais, ou qualquer porção da artéria coronária direita não dominante.

C. Fisiologia restritiva do enxerto é definida como insuficiência cardíaca sintomática com razão das velocidades ecocardiográficas E e A > 2 (> 1,5 em crianças), tempo de encurtamento de relaxamento isovolumétrico (< 60 ms), tempo de encurtamento de desaceleração (< 150 ms), ou valores hemodinâmicos de restrição (pressão atrial direita > 12 mmHg, pressão capilar pulmonar >25 mmHg, índice cardíaco, 2 L/min/m^2).

A monitorização para detecção da CAV pode ser realizada com cineangiocoronariografia, ecocardiograma com estresse com dobutamina, perfusão miocárdica com dobutamina ou dipiridamol e ultrassom intracoronariano. O método a ser escolhido dependerá do tempo de transplante, da função renal e das condições clínicas do paciente.

A prevenção da CAV consiste no uso de bloqueadores de canal de cálcio (especialmente diltiazem), inibidores da enzima conversora de angiotensina e estatinas. O tratamento da CAV é realizado com a angioplastia e colocação de *stents*; no entanto, a terapêutica definitiva é o re-transplante. Pacientes com lesões moderadas a graves ou pacientes com lesões leves porém com comprometimento hemodinâmico apresentam aumento do risco de perda do enxerto.

Na população pediátrica, em relação às complicações, de acordo com o registro da ISHLT, a doença vascular do enxerto é a principal limitação a longo prazo. A insuficiência renal grave com creatinina sérica maior que 2,5 mg/dL, transplante renal ou diálise é incomum; mais de 90% dos pacientes estão livres de transplante renal após 10 anos de evolução. Linfoma constitui-se na malignidade mais frequente e cerca de 90% dos pacientes encontram-se livres desta complicação em 10 anos de evolução.[37] A curva de sobrevida actuarial de 25 anos é de 37%, sendo que a falência primária representa a causa mais frequente de mortalidade. A mediana de sobrevida é de 22 anos naqueles que foram submetidos ao transplante na infância, sendo de 13 anos nos pacientes que se submeteram ao transplante na idade de 11 a 17 anos. Os principais fatores de risco dentro de 1 ano após transplante são: tempo de isquemia, *clearance* de creatinina, volume de transplante por centro, níveis de bilirrubina, painel imunológico, percentil de peso e altura do receptor.[38]

No Instituto do Coração, no período de 1992 a 2021, foram realizados 236 transplantes em crianças e adultos com cardiopatia congênita. Nos últimos 5 anos, foram realizados 155 transplantes com sobrevida de 87,7%.

Referências bibliográficas

1. Mozaffarian D, Benjamin EJ, Go AS, Arnett DK, Blaha MJ, Cushman M, et al. Heart disease and stroke statistics 2015 Update. a report from the American Heart Association. Circulation. 2015;131:e29-e322. Erratum in Circulation. 2015;131(24):e535.
2. International Society of Heart and Lung Transplantation: Adult Heart Transplantation Statistics. J Heart Lung Transplant. 2016; 35(10):1149-205.
3. Mehra MR, Kobashigawa J, Starling R, Russell S, Uber PA, Parameshwar J, et al. Listing criteria for heart transplantation: International Society for Heart and Lung Transplantation guidelines for the care of cardiac transplant candidates—2006. J Heart Lung Transplant. 2006;25(9):1024-42.
4. Associação Brasileira de Transplantes de Órgãos. Disponível em: https://site.abto.org.br/
5. Albuquerque DC, Souza-Neto JD, Bacal F, Rohde LE, Bernardez-Pereira S, Berwanger O, et al. I Brazilian registry of heart failure: clinical aspects, care quality and hospitalization outcomes. Arq Bras Cardiol. 2015;104(6):433-42.
6. Ponikouski P, Voors AA, Anker SD, Bueno H, Cleland JG, Coats AJ, et al. 2016 ESC Guidelines for the diagnosis and treatment of acute and chronic heart failure: The Task Force for the diagnosis and treatment of acute and chronic heart failure of the European Society of Cardiology (ESC) develop with the special contribution of the Heart Failure Association (HFA) of the ESC. Eur Heart J. 2016;37(27):2129-200.
7. Mangini S, Alves BR, Silvestre OM, et al. Heart transplantation: review. Einstein (Sao Paulo). 2015; 13(2):310-8.
8. Deo SV, Al-Kindi SG, Altarabsheh SE, Hang D, Kumar S, Ginwalla MB, et al. Model for end-stage liver disease excluding international normalized ratio (MELD-XI) score predicts heart transplant outcomes: Evidence from the registry of the United Network for Organ Sharing. J Heart Lung Transplant. 2016;35(2):222-7.
9. Barge-Caballero E, Segovia-Cubero J, Almenar-Bonet L, Gonzalez-Vilchez F, Villa-Arrans A, Delgado-Jimenez J, et al. Preoperative INTERMACS profiles determine postoperative outcomes in critically ill patients undergoing emergency heart transplantation: analysis of the Spanish National Heart Transplant Registry. Circ Heart Fail. 2013;6(4):763-72.
10. Seguro LF, Braga FGM, Avila MS, et al. Profile of heart transplant recipients in a Brazilian center: comparison with international registry. J Heart Lung Transplant. 2014;33:S264.
11. Kirklin JK, Naftel DC, Pagani FD, Kormos RL, Stevenson LW, Blume ED, et al. Seventh INTERMACS annual report: 15,000 patients and counting. J Heart Lung Transplant. 2015;34:301-5.
12. Stevenson LW, Pagani FD, Young JB, Jessup M, Miller L, Kormos RL, et al. INTERMACS Profiles of advanced heart failure: the current picture. J Heart Lung Transplant. 2009;28:535-41.
13. Bacal F, Souza-Neto JD, Fiorelli AI, Mejia J, Marcondes-Braga FG, Mangini S, et al. II Diretriz Brasileira de Transplante Cardíaco. Arq Bras Cardiol. 2010;94(1 supl.1):e16-e76.
14. Azeka E, Jatene M, Galas FR, et al. Heart transplantation in pediatric population and in adults with congenital heart disease: long-term follow-up, critical clinical analysis, and perspective for the future. Transplant Proc. 2014;46(6):1842-4.
15. Hsu DT, Lamour JM, Canter C. Heart diseases leading to pediatric heart transplantation: cardiomyopathies and congenital heart diseases. Canter C, Kirklin J. Monograph ISHLT: Pediatric Heart Transplantation. 2007;2:1-17.
16. Thrush PT, Hoffman TM. Pediatric heart transplantation – indications and outcomes in the current era. J Thorac Dis. 2014;6(8):1080-96.
17. Fang JC, Ewald GA, Allen LA, Butler J, Westlake Canary CA, Colvin-Adams M, et al. Advanced (stage D) heart failure: a statement from the

Heart Failure Society of America Guidelines Committee. J Cardiac Fail. 2015;21(6):519-34.
18. Dipchand AI. Current state of pediatric cardiac transplantation. Ann Cardiothorac Surg. 2018;7(1):31-55.
19. Ayub-Ferreira SM, Souza Neto JD, Almeida DR, Biselli B, Avila MS, Colafranceschi AS, et al. Diretriz de Assistência Circulatória Mecânica da Sociedade Brasileira de Cardiologia. Arq Bras Cardiol. 2016;107(2 Supl. 2):1-33.
20. Colvin MM, Cook JL, Chang P, et al. Antibody-mediated rejection in cardiac transplantation: emerging knowledge in diagnosis and management: a scientific statement from the American Heart Association. Circulation. 2015;131(18):1608-39.
21. Azeka E, Jatene MB, Jatene IB, et al. I Guidelines of heart failure and heart transplantation in the fetus, in children and adults with congenital cardiopathy. The Brazilian Society of Cardiology. Arq Bras Cardiol. 2014;103(6 Suppl 2):1-126. Erratum in: Arq Bras Cardiol. 2016;106(3):267.
22. Dipchand AI. Current state of pediatric cardiac transplantation. Ann Cardiothorac Surg. 2018;7(1):31-55.
23. Vyas H, Nakagawa TA. Assessment of pediatric patient for potential organ donation. Up-to-Date. 2019. p.1-17.
24. Guethoff S, Stroeh K, Grinninger C, et al. De novo sirolimus with low--dose tacrolimus versus full-dose tacrolimus with mycophenolate mofetil after heart transplantation: 8-year results. J Heart Lung Transplant. 2015;34(5):634-42.
25. Bacal F, Silva CP, Bocchi EA, et al. Mycophenolate mofetil increased Chagas' disease reactivation in heart transplanted patients: comparison between two different protocols. Am J Transplant. 2005;5(8):2017-21.
26. Andrade JP, Marin-Neto JA, Paola AA, et al. I Diretriz Latino Americana para o Diagnóstico e Tratamento da Cardiopatia Chagásica. Arq Bras Cardiol. 2011;97(2 Suppl 3):1-48.
27. Masetti M, Potena L, Nardozza M, et al. Differential effect of everolimus on progression of early and late cardiac allograft vasculopathy in current clinical practice. Am J Transplant. 2013;13(5):1217-26.
28. Arora S, Ueland T, Wennerblom B, et al. Effect of everolimus introduction on cardiac allograft vasculopathy: results of a randomized, multicenter trial. Transplantation. 2011; 92(2):235-43.
29. Dipchand AI, Edwards LB, Kucheryavaya AY, et al. International Society of Heart and Lung Transplantation. The registry of the International Society for Heart and Lung Transplantation: seventeenth official pediatric heart transplantation report – 2014; focus theme: retransplantation. J Heart Lung Transplant. 2014;33(10):985-95.
30. Kobashigawa J, Zuckermann A, Macdonald P, Leprince P, Esmailian F, et al. Consensus Conference participants. Report from a consensus conference on primary graft dysfunction after cardiactransplantation. J Heart Lung Transplant. 2014;33(4):327-40.
31. Chih S, Chong AY, Mielniczuk LM, Bhatt DL, Beanlands RS. Allograft vasculopathy: the Achilles' heel of heart transplantation. J Am Coll Cardiol. 2016;68(1):80-91.
32. Stewart S, Winters GL, Fishbein MC, et al. Revision of the 1990 working formulation for the standardization of nomenclature in the diagnosis of heart rejection. J Heart Lung Transplant. 2005;24:1710.
33. Berry GJ, Burke MM, Andersen C, et al. The 2013 International Society for Heart and Lung Transplantation Working Formulation for the standardization of nomenclature in the pathologic diagnosis of antibody-mediated rejection in heart transplantation. J Heart Lung Transplant. 2013;32(12):1147-62.
34. Takemoto SK, Zeevi A, Feng S, et al. National conference to assess antibody-mediated rejection in solid organ transplantation. Am J Transplant. 2004;4:1033.
35. Lund LH, Khush KK, Cherikh WS et al. The Registry of the International Society for Heart and Lung Transplantation. Thirty-four adult heart transplantation report-2017. Focus theme: allograft ischemic time. J Heart Lung Transplant. 2017;36:1037.
36. Mehra M, Crespo-Leiro M, Dipchand A, et al. International Society for Heart and Lung Transplantation working formulation of a standardized nomenclature for cardiac allograft vasculopathy-2010. J Heart Lung Transplant. 2010;29:717.
37. Rossano JW, Cherikh WS, Chambers DC, et al. The International Thoracic Organ Transplant Registry of the International Society for Heart and Lung Transplantation. Twenty-first pediatric heart transplantation report-2018; focus theme: multiorgan transplantation. J Heart Lung Transplant. 2018;37(10):1184-95.
38. Chen J, Canter C, Hsu DT, et al. Current topics and controversies in pediatric heart transplantation: proceedings of the Pediatric Heart Transplantation Summit 2017. World J Pediat Congenit Heart Surg. 2018;9(5):S75-S81.

Seção 15

Arritmias cardíacas e estimulação cardíaca artificial

Capítulo 1

Mecanismos eletrofisiológicos das arritmias cardíacas

Dalmo Antonio Ribeiro Moreira
Eduardo Rodrigues Bento Costa

PONTOS-CHAVE

- As arritmias cardíacas podem surgir por dois mecanismos principais: alterações na formação do impulso (hiperautomatismo, automatismo anormal, automatismo deflagrado por pós-despolarizações tardias ou precoces) e alterações na condução do impulso.
- A associação entre gatilhos e substrato, na presença de um fator modulador instabilizante, pode gerar uma arritmia, tanto em átrios quanto em ventrículos.
- As arritmias causadas por intensificação do automatismo podem ocorrer no nódulo sinusal ou em marca-passos ectópicos.
- O mecanismo arritmogênico mais comum encontrado na clínica é a reentrada anatômica, responsável pela maioria dos casos de taquicardias supraventriculares bem como a taquicardia ventricular.
- Fármacos antiarrítmicos podem prevenir recorrências de arritmias cardíacas. Por outro lado, em algumas condições podem causar efeitos pró-arrítmicos que complicam a evolução clínica dos pacientes. O conhecimento dos mecanismos relacionados a origem das arritmias cardíacas pode ajudar a compreender melhor os mecanismos de ação desses medicamentos e tornar mais seguro seu emprego na prática clínica.

Introdução

As arritmias cardíacas são eventos que frequentemente motivam consulta em setores de emergência em decorrência da sintomatologia que provoca, como palpitações, dispneia e até quadros mais graves como síncopes. São documentadas nos Estados Unidos em 5,3% da população ou seja, em 14,4 milhões de pessoas.[1] No estado de São Paulo, dos mais de 3.562.603 diagnósticos eletrocardiográficos realizados em 1.625.843 indivíduos avaliados em postos de saúde (entre 1/1/2007 e 31/12/2018), da capital e interior, as arritmias cardíacas corresponderam a 4,7%, ou seja, 167.442 diagnósticos de acordo com dados do Serviço de Tele-eletrocardiografia do Instituto Dante Pazzanese de Cardiologia (Moreira DAR, dados não publicados). Para os pacientes que procuram salas de emergência em cidades americanas, as arritmias são responsáveis por cerca de 4% dos atendimentos.[2] Sua repercussão é variável e representam um quadro que traz muita insegurança aos pacientes acometidos.

O tratamento de uma arritmia é prerrogativa do clínico que atende ao paciente pela primeira vez. É ele quem determina a forma de tratar e que, na imensa maioria dos casos, numa fase inicial inclui a utilização de um fármaco antiarrítmico, seja numa situação de emergência, seja na condição de prevenção de recorrências. Para que a escolha do medicamento adequado e o tratamento de uma arritmia sejam menos empíricos, além de reduzir os riscos de complicações pró-arrítmicas pelos fármacos, é importante o conhecimento básico dos mecanismos eletrofisiológicos responsáveis pela origem e manutenção das arritmias cardíacas, assunto que será abordado nos parágrafos seguintes.

Mecanismos eletrofisiológicos das arritmias cardíacas

As arritmias cardíacas podem surgir por três principais mecanismos:

1. Alterações na formação do impulso que incluem:
   - o hiperautomatismo;
   - o automatismo anormal;
   - o automatismo deflagrado por pós-potenciais, tardios ou precoces.
2. Alterações na condução do impulso, representado principalmente pela reentrada (anatômica ou funcional, reflexão, anisotrópica e ondas em espiral).
3. Alteração na formação e condução do impulso, representado pela parassistolia. O Quadro 1 apresenta as arritmias cardíacas mais comuns na clínica e os seus respectivos mecanismos de origem e manutenção.[3]

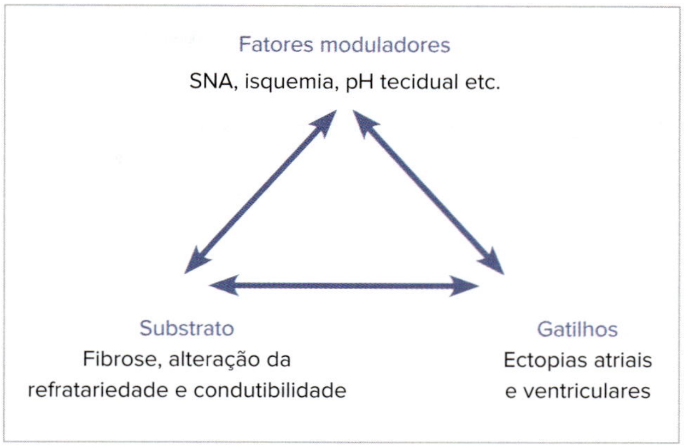

FIGURA 1

Variáveis envolvidas no surgimento de uma arritmia. É necessária a presença de um substrato arritmogênico (causado por alterações histológicas e elétricas teciduais), gatilhos (representados pelas ectopias) e fatores moduladores que influenciam a interação entre gatilhos e substrato (conhecido como triângulo de Coumel[5]).

Apesar destes mecanismos bem conhecidos, para que uma arritmia surja seria importante a interação de três fatores fundamentais: a) a presença de um substrato, representado por um tecido muscular atrial ou ventricular com áreas de fibrose, por exemplo entremeadas com áreas sadias; b) gatilhos, representados por extrassístoles; c) presença de fatores moduladores baseados em influências autonômicas, isquemia, pH tecidual, etc. Essa interação pode ser observada na Figura 1. Muitas vezes os gatilhos estão presentes por toda uma vida, mas não são suficientes para gerar uma arritmia. O paciente pode ser portador de um substrato, como acontece nas cardiopatias dilatadas ou isquêmicas mas que não necessariamente têm arritmias. Um achado interessante neste contexto é o fato de pacientes com baixa fração de ejeção terem maior risco para apresentarem arritmias malignas quando a disfunção associa-se a fibrose miocárdica, sendo o risco menor na ausência desta. Esse fato explica por que pacientes com disfunção grave nem sempre têm morte arrítmica, se além da baixa fração de ejeção, uma quantidade crítica de fibrose não estiver presente.[4] A associação entre gatilhos e substrato, na presença de um fator modulador instabilizante, pode gerar uma arritmia, cuja gravidade dependerá das condições clínicas do paciente e do tipo de arritmia.

As ectopias correspondem à parte visível do triângulo de Coumel, sendo estas a forma de manifestação clínica mais evidente. É exatamente nesta condição que o clínico tende a prescrever fármacos, esquecendo-se que estes são apenas uma parte do conjunto deflagrador arritmogênico. Além disso, na dependência da propriedade farmacológica do medicamento empregado, um efeito pró-arrítmico pode surgir em decorrência de sua ação, instabilizando o substrato ou favorecendo a atuação de um fator modulador.[6]

A seguir, com base nos conhecimentos da eletrofisiologia do miócito, serão apresentados os principais mecanismos envolvidos na gênese das arritmias cardíacas.

QUADRO 1 Mecanismos eletrofisiológicos das arritmias cardíacas e os respectivos correspondentes clínicos

Alteração na formação do impulso
Hiperautomatismo
▪ Taquicardia sinusal
▪ Taquicardia atrial
▪ Taquicardia juncional
▪ Ritmo idioventricular acelerado
Atividade deflagrada por pós-potenciais precoces ou tardios
▪ Taquicardia atrial (intoxicação digitálica)
▪ Taquicardia atrial multifocal
▪ Taquicardia ventricular idiopática
▪ Taquicardia ventricular cartecolaminérgica
▪ *Torsades de pointes*
Alterações na condução do impulso
Reentrada
▪ Taquicardia por reentrada sinusal
▪ Taquicardia por reentrada atrial
▪ Taquicardia por reentrada nodal
▪ Taquicardia por reentrada utilizando via acessória
▪ Reentrada atrioventricular da síndrome Wolff-Parkinson-White
▪ Fibras de Mahaim
▪ Taquicardia juncional incessante (Coumel)
▪ Taquicardia ventricular
▪ Fibrilação ventricular
Alterações na forma e condução do impulso
▪ Parassistolia

Hiperautomatismo

Automatismo é a capacidade da célula de gerar potenciais de ação espontaneamente que se propagam para células seguintes. Em condições normais, o impulso elétrico inicia-se nas células automáticas do nódulo sino-atrial, que apresentam frequência de disparo maior que outras células marca-passo, distribuídas em outras regiões do coração (marca-passos subsidiários).[7-9,16]

No automatismo celular normal, durante o período diastólico ou na fase 4, há acúmulo progressivo de cargas positivas no interior da célula, diminuindo o potencial de repouso até o potencial limiar, iniciando-se um potencial de ação. Além de haver diminuição da corrente de saída de potássio (I_K), o ganho de cargas positivas ocorre, também, por meio da corrente I_f mediada por sódio e cálcio.[10] Esta última é ativada normalmente após a repolarização e é mais intensa quando a célula está hiperpolarizada entre -60 e -90 mV. A entrada destes íons é controlada por portões que se abrem e fecham na dependência da voltagem do potencial de ação.[11,12] Em potenciais negativos ao redor de -60 mV, após a ascensão da fase zero ou na fase de repolarização inicial, tais canais encontram-se fechados. Na fase de repolarização, quando o potencial de membrana atinge -50 mV, os canais reabrem-se gradativamente, permitindo a passagem de corrente, que aumenta à medida que a membrana atinge potenciais cada vez mais negativos.[11-13]

Em condições normais, os marca-passos subsidiários não se manifestam por apresentarem frequência de disparo mais baixa, sendo despolarizados passivamente pelas células do nódulo sinusal.[14,15] A despolarização contínua destas células inibe a ascensão da fase 4 por meio do mecanismo conhecido como *overdrive suppression*.

As arritmias causadas por intensificação do automatismo (Figura 2) podem ocorrer no nódulo sinusal ou em marca-passos ectópicos. No caso de marca-passos ectópicos, a arritmia surge em decorrência da diminuição da frequência sinusal abaixo da frequência do foco ectópico ou por intensificação da atividade automática deste último, acima da frequência sinusal. A acetilcolina diminui a atividade automática das células marca-passo por meio do aumento do potencial diastólico máximo e redução da velocidade de ascensão da fase 4 do potencial de ação.

Automatismo anormal

Em condições normais, as células musculares, atriais e ventriculares, não exibem qualquer atividade elétrica autônoma, entretanto, situações que diminuem o potencial de repouso da membrana a -60 ou -50 mV favorecem a resposta automática repetitiva destas fibras, sendo esta denominada automatismo anormal[7-9,16]. Portanto, o automatismo anormal ocorre em situações que cursam com potenciais de ação anormais ou seja, níveis baixos de potencial de ação transmembrana, ao contrário do automatismo normal, quando o potencial de repouso é normal (Figura 3). Além disso é importante lembrar que o potencial de repouso é menor do que aquele normalmente presente naquele tipo de tecido. Essa característica complementa a definição de automatismo anormal. A frequência de descarga de tais potenciais é influenciada por isquemia, hipoxemia, hipocalemia, hipomagnesemia, distúrbios do equilíbrio ácido-básico e também do sistema nervoso autônomo.

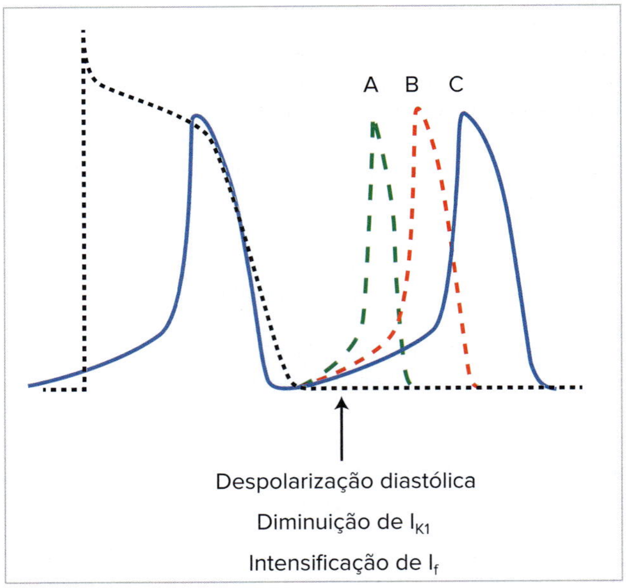

FIGURA 2

Características dos potenciais de ação no caso de arritmia gerada por hiperautomatismo celular. Quanto mais inclinada for a fase 4 do potencial de ação (linhas pontilhadas, A e B) em relação ao potencial de ação normal (linha C), mais rápida é a frequência de disparo celular (aqui representando um potencial de ação de uma célula de nódulo sinusal). O primeiro potencial pontilhado corresponde ao de um miócito atrial ou ventricular (não automático) para comparação.

O mecanismo do automatismo anormal é, provavelmente, mediado por outra corrente, diferentemente do automatismo normal. Neste caso, tem sido implicada a inativação da corrente de potássio I_K o que aumenta a positividade intracelular. Esta corrente é responsável pela repolarização inicial e, quando está inibida, mantém a célula num estado de despolarização parcial. Por causa disso, há inativação parcial dos canais rápidos de sódio (causando diminuição da corrente I_f ou de despolarização celular), com redução

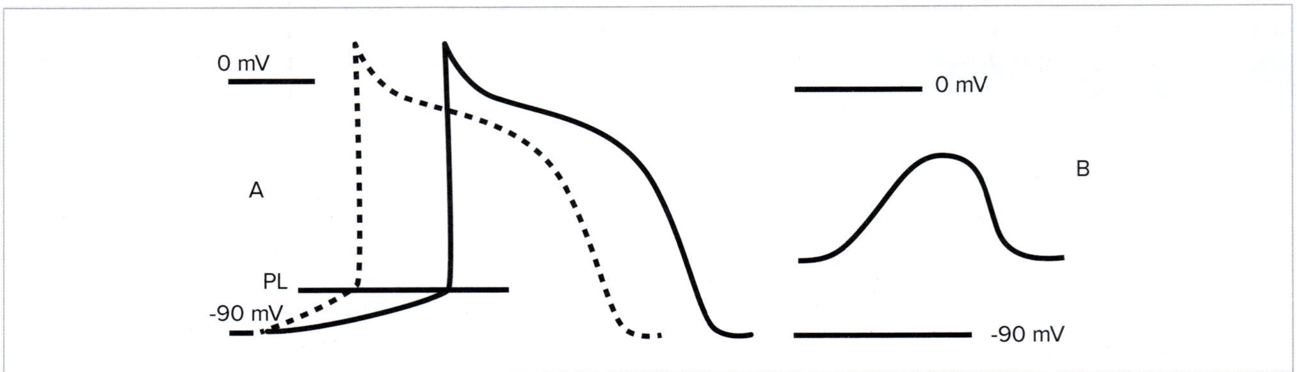

FIGURA 3

Características do potencial de ação de uma célula com automatismo normal (A) e outra com automatismo anormal (B). Note que em B a amplitude do potencial de ação é menor e sua ascensão mais lenta. Além disso, o potencial de repouso está muito próximo ao potencial limiar (linha pontilhada), o que torna a célula facilmente mais excitável (PL = potencial limiar).

do nível do potencial de repouso. Os potenciais de ação formados passam a ser dependentes dos canais lentos de cálcio (corrente I_{Ca}), apresentando velocidade de ascensão lenta (Vmáx deprimida).[7-9] A taquicardia atrial ectópica, o ritmo idioventricular acelerado e a taquicardia ventricular da fase aguda do infarto são exemplos de arritmias secundárias a automatismo anormal. Além disso ectopias observadas em pacientes com insuficiência cardíaca podem ser casadas por esse mecanismo. Esses achados indicam que tecidos sem a capacidade de se autoexcitarem (átrios, ventrículos e fibras de Purkinje) podem tornar-se ativos e deflagrar taquicardias em condições especiais. Não está estabelecido qual o tipo de corrente iônica predomina nas diferentes condições associadas ao automatismo anormal (correntes de cálcio, sódios, corrente I_f ou trocadoras de sódio-cálcio (NCX). Por outro lado, com potenciais mais negativos ao redor de -70 mV predominam correntes de sódio. Com potenciais menos negativos, a de cálcio. A frequência de disparo do foco automático depende do potencial de repouso transmembrana, sendo mais rápidas com potenciais menos negativos.

Atividade deflagrada

Ao contrário do mecanismo anteriormente descrito, a atividade ou automatismo deflagrado depende de um impulso ou um trem de pulsos prévio para ser desencadeado.[7-9] Esses impulsos originam-se de oscilações da fase final do potencial de ação denominadas pós-despolarizações ou pós-potenciais e, quando atingem um valor crítico, disparam uma sequência de pulsos. Pós-despolarização é uma segunda despolarização que ocorre algum tempo depois de ter sido completada a repolarização.

As pós-despolarizações podem ser precoces, ocorrendo na fase de repolarização (fase 2 ou início da fase 3) ou tardias, após ter sido completada a repolarização (fase 4) num período em que o potencial de membrana é mais negativo.

Pós-despolarizações precoces

As pós-despolarizações precoces apresentam atividade rítmica mantida na dependência dos mecanismos iônicos e do potencial de membrana presentes na fase de platô ou de repolarização. Os pós-potenciais precoces podem se originar ainda durante a fase 2 e no trecho descendente da fase 3. Cada uma delas tem sua peculiaridade iônica. Pouco se sabe sobre sua origem, mas acredita-se que sejam secundários à anormalidades nas correntes de repolarização da membrana (diminuição da corrente I_K).[7,9,12] Na fase de platô, há tendência para a saída de cargas positivas do interior da célula, levando o potencial para níveis mais negativos, inicializando a repolarização. A pós-despolarização precoce seria uma situação na qual a repolarização ou tendência em perder cargas positivas, não ocorre. Este fato provocaria prolongamento da duração da fase de platô e retardaria ou impediria que a repolarização se iniciasse causando, ao mesmo tempo, a formação de uma nova despolarização que se sucederia numa atividade rítmica (Figura 4).

Na fase 2 os canais de sódio estão inativos e por essa razão devem predominar as correntes de cálcio (I_{CaL}) e a corrente trocadora sódio-cálcio (I_{NCX}) no interior da célula. O prolongamento adicional da fase 2 pode ocorrer por alterações genéticas de canais de sódio (síndrome do intervalo QT longo tipo 3), além de miocardiopatias, insuficiência cardíaca, isquemia miocárdica ou até mesmo fármacos. Nessa fase uma corrente de sódio residual tardia (I_{Na}) além de lentificar o processo de repolarização prolongaria ainda mais a duração do potencial de ação. O aumento das correntes de cálcio facilitaria o surgimento dos pós-potenciais precoces. Os potenciais originados durante a fase 2, seriam portanto, do tipo resposta lenta, mediado por canais lentos de cálcio.[11-13,16]

Os pós-potenciais precoces que se originam na fase 3 seriam causados por correntes trocadoras de sódio-cálcio (I_{NCX}) e também pelas correntes tardias de sódio (I_{Na}). Nessa fase a maior negatividade do potencial de membrana facilitaria a movimentação das correntes de sódio. Em resumo, a fase zero do pós-potencial de fase 2 seria mediado por cálcio e o da fase 3 por correntes sódio-cálcio. Vale lembrar que os pós-potenciais de fase 2 tem menor probabilidade de se propagarem devido a potenciais transmembrana menos negativos, ao contrário dos pós-potenciais de fase 3 cujo potencial é mais negativo.[16]

Medicamentos que prolongam a repolarização e o intervalo QT, como o sotalol, podem provocar pós-despolarizações precoces e atividade deflagrada. Tais efeitos podem ser acentuados em casos de bradicardias que prolongam ainda mais a duração do potencial de ação, e por níveis elevados de catecolaminas, sendo abolidas após administração de magnésio. Os pós-potenciais são os responsáveis pela taquicardia do tipo *torsades de pointes*, arritmia maligna que acontece em decorrência do prolongamento do intervalo QT causado por aqueles medicamentos.[7,10,16] Fármacos com ação taquicardizante como atropina, isoproterenol e magnésio são empregados para o tratamento desse tipo de taquicardia ventricular exatamente por se oporem aos mecanismos que desencadeiam essa arritmia.

Pós-despolarizações tardias

São oscilações que ocorrem após terminada a repolarização (fase 4) em células atriais, músculo ventricular e fibras de Purkinje expostas, por exemplo, a altas concentrações de digital.[7,16] Em geral, as células apresentam hiperpolarização tardia seguida de pós-despolarização retardada. Quando estas atingem o potencial limiar, desencadeiam um novo potencial de ação que pode produzir uma nova oscilação. Se esta tiver magnitude suficiente, atingirá o potencial limiar induzindo respostas repetitivas (Figura 5).

Os pós-potenciais tardios ocorrem sob várias condições que aumentam a concentração de cálcio no interior da célula, seja no citoplasma ou retículo sarcoplasmático.[16] Em algumas condições a concentração de cálcio pode se elevar dentro do retículo sarcoplasmático na fase de repolarização. Esse processo libera ainda mais cálcio para o citoplasma celular via canais de rianodina causando os seguintes efeitos: aumento das contrações musculares e a deflagração de uma atividade arritmogênica pelo próprio cálcio como, também, pelo

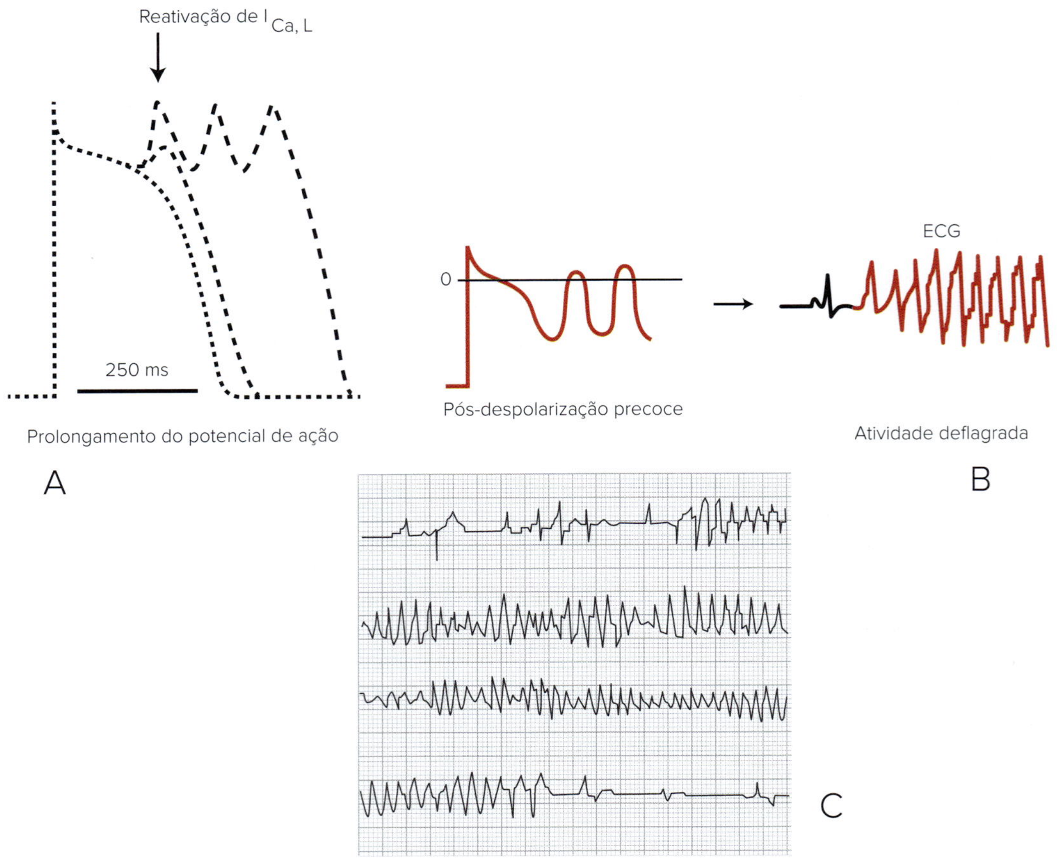

FIGURA 4

Mecanismo eletrofisiológico da atividade deflagrada por pós-despolarizações precoces. Em A, além do prolongamento da duração do potencial de ação, característica básica deste mecanismo arritmogênico, o acúmulo de cálcio (além da ação de catecolaminas) facilita as pós-despolarizações precoces (pontilhado maior) responsáveis pelas oscilações do final da fase 2. Em B, esquema mostrando as oscilações da porção inicial da repolarização causando alterações típicas da morfologia dos complexos QRS. Em C, um registro de *torsades de pointes* em uma paciente em uso de quinidina.

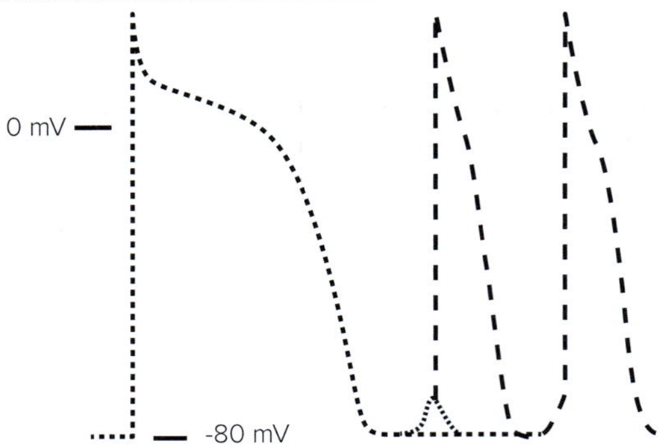

FIGURA 5

Mecanismo eletrofisiológico da atividade deflagrada dos pós-despolarizações tardias. Observe as oscilações que surgem após ter sido completada a repolarização. Nesta condição, ao contrário dos pós-potenciais precoces, não é necessário o prolongamento da duração do potencial de ação para sua ocorrência.

aumento da troca do cálcio pelo sódio pela ativação da corrente trocadora sódio-cálcio (I_{NCX}). Tais ações causam oscilações despolarizantes na membrana gerando os pós-potenciais. As oscilações se interrompem espontaneamente quando ocorre redução do cálcio na célula que foi trocado pelo sódio.[16]

Uma das principais causas de pós-despolarizações tardias são os digitálicos em doses tóxicas.[18] Sabe-se que estes fármacos inibem a bomba de sódio-potássio, provocando acúmulo de sódio na célula que, por sua vez, é trocado pelo cálcio que aumenta sua concentração na célula.[14] As catecolaminas circulantes aumentam a amplitude dos pós-potenciais tardios por favorecerem a entrada de mais cálcio nas células cardíacas.

Na clínica, as arritmias atribuídas a atividade deflagrada por pós-despolarizações tardias da intoxicação digitálica são: taquicardia atrial ou juncional não paroxística e as extrassístoles ventriculares e a taquicardia ventricular polimórfica. Além destas, citam-se ainda, taquicardia atrial ou ventricular mediada por catecolaminas e, provavelmente, o ritmo idioventricular acelerado da fase aguda do infarto do miocárdio, arritmias ventriculares que ocorrem após a reperfusão miocárdica.[16,18]

Pós-despolarizações tardias quando atingem o potencial limiar e são deflagrados (pós-despolarizações supra limiares) podem gerar ectopias ventriculares que ativam circuitos reentrantes. Esse pode ser por exemplo o mecanismo que gera taquicardia ventricular por reentrada no período pós-infarto. Por outro lado pós-despolarizações não deflagradas (sublimiares) podem causar despolarizações parciais da membrana dificultando a condução do impulso elétrico nas imediações ou até causando bloqueio unidirecional local, outro fator que favorece o mecanismo reentrante para gerar taquicardias.[16,17]

Reentrada

Durante ritmo sinusal normal, o impulso elétrico despolariza os átrios e ventrículos sequencialmente e, após todas as regiões terem sido ativadas, os tecidos encontram-se em período refratário absoluto, de tal forma que, não tendo mais por onde progredir, o referido impulso se extingue. Uma nova frente de onda deve ser formada para que a ativação das câmaras cardíacas ocorra e o processo se repita.

Em condições especiais, os átrios ou ventrículos podem ser reativados pela mesma frente de onda após o término do período refratário tecidual e tal reativação é denominada *reentrada* ou *excitação reentrante*.[19] Podem ser definidas a reentrada anatômica e a reentrada funcional.[7-9,16]

Reentrada anatômica

Na reentrada anatômica, deve haver um circuito para que ocorra a recirculação do impulso e, além disso, duas outras condições são necessárias: a) bloqueio unidirecional; b) condução lenta.[7-9,16] O circuito para reentrada pode estar presente em corações normais: no nódulo atrioventricular, onde há duas vias com propriedades de condução e refratariedade eletrofisiologicamente distintas, ou quando o impulso circula entre o nódulo atrioventricular e uma via acessória (reentrada atrioventricular da síndrome de Wolff-Parkinson-White). Em corações doentes, ocorre na junção entre uma fibra de Purkinje e um feixe muscular, em processos de isquemia ou infarto do miocárdio. Em circuitos anatomicamente definidos a reentrada é ordenada, pois a localização e o tamanho destes são fixos.[9]

Condução lenta e bloqueio unidirecional

Os mecanismos de origem do bloqueio e da condução lenta podem estar intimamente relacionados, sendo várias as suas causas. A velocidade de propagação do impulso depende de algumas características do potencial de ação e das propriedades passivas da membrana. A velocidade é maior quanto maior for a corrente de entrada mediada pelo sódio e esta, por sua vez, depende da quantidade de canais de sódio disponíveis no início da fase zero e do nível do potencial de repouso transmembrana.[13] Um batimento prematuro que incide num momento quando a fibra não sofreu repolarização completa será conduzido lentamente. O potencial de ação formado tem características anormais em decorrência dos poucos canais de sódio aptos a conduzir nesta fase (repolarização incompleta). Além disso, este mesmo batimento prematuro pode sofrer bloqueio unidirecional em regiões onde algumas fibras ainda não se repolarizaram suficientemente. Deste modo, condução lenta e bloqueio unidirecional ocorrem em regiões que apresentam diferentes estados de repolarização celular, preenchendo os requisitos para o surgimento da reentrada.[9,13,16] Na insuficiência coronária, a isquemia miocárdica diminui o potencial de repouso da membrana a -60 ou -70 mV. Com estes valores, uma fração significativa de canais de sódio estará inativada. A corrente de entrada de sódio e, consequentemente, a velocidade de condução diminuem.[10,11]

Em outras condições, a corrente de entrada pode ser mediada pelos canais lentos de cálcio. Tal corrente é ativada quando o potencial de repouso é menor que -50 mV, quando os canais de sódio estão praticamente inativos. Em presença de catecolaminas por exemplo, esta corrente pode originar um potencial de ação que tem características de resposta lenta, podendo ou não ser conduzido.[10,11]

O aumento da resistência à condução também é um fator que diminui a velocidade de propagação do impulso. A resistividade interna pode ocorrer nas junções intercelulares ou nos discos intercalados pelo aumento na concentração de cálcio. A isquemia ou infarto e os digitálicos são condições nas quais o cálcio intracelular encontra-se aumentado. A fibrose miocárdica que resulta da cicatrização de áreas infartadas separa as fibras musculares, aumentando a resistência à condução do impulso por meio da diminuição dos discos intercalares que conectam as células umas às outras.[9,10,13] A diminuição destas conexões celulares longitudinais ocorre em decorrência da deformidade celular provocada pelo tecido conectivo que se formou.

A condução do impulso elétrico ocorre de célula para célula que estão conectadas lateral e longitudinalmente entre si. Entretanto, nesta última condição, por causa da maior quantidade de junções comunicantes, a resistência é menor e, por este motivo, a velocidade de condução é maior quando esta ocorre paralelamente à orientação das fibras (ao longo do eixo maior das células). Quando a condução ocorre perpendicularmente às fibras, esta torna-se lenta nos átrios e ventrículos, da ordem de 0,1 m/s. Este fato se deve ao aumento da resistividade axial provocada pela escassez de junções intercelulares especiais na superfície lateral das células.[20] Esta situação é conhecida por anisotropia e a reentrada pode acontecer mesmo no miocárdio normal.

Mecanismo de formação de arritmias durante a reentrada

Em um circuito clássico de reentrada, representa-se uma fibra de Purkinje dividida em dois ramos conectados a uma fibra muscular.[19] Neste caso, o impulso proveniente da fibra de Purkinje principal bloqueia em um ponto de seu percurso numa de suas divisões e propaga-se normalmente pelo ramo adjacente (Figura 6) ativando o músculo ventricular em todas as direções. A área de bloqueio deve-se ao prolongamento da

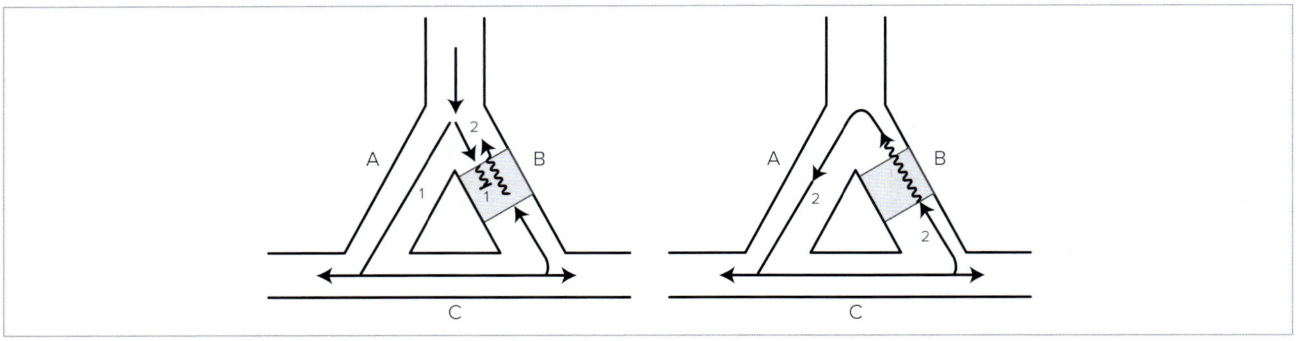

FIGURA 6

Circuito de reentrada clássico em que se representa uma fibra de Purkinje dividindo-se em dois ramos, A e B. À esquerda, o impulso 1 bloqueia no ramo B e é conduzido normalmente pelo ramo A, despolarizando a musculatura distalmente (C). Como a região distal na área bloqueada não foi ativada, ocorre sua despolarização retrogradamente (representada pela frente de onda 2), só que a condução nesta região é mais lenta. À direita, ao chegar na região proximal, se o ramo A estiver livre de refratariedade o impulso reentra e gera uma nova ativação. O processo se manterá enquanto forem constantes a refratariedade tecidual e a velocidade de condução do impulso.

refratariedade tecidual local. Após ter alcançado a região distal à área de bloqueio, que não havia sido ativada anteriormente, o impulso propaga-se retrogradamente pelo ramo doente com condução lenta. Se o tempo de condução por este ramo for suficientemente longo, quando atingir a área proximal ao bloqueio e o ramo normal já tiver recuperado a sua refratariedade, a frente de onda retorna e reexcita a fibra muscular. Isto só é possível se o tempo que o impulso leva para ser conduzido pela via doente, for maior que o período refratário da via normal. A frente de onda pode reativar o ramo adjacente e esta sequência se perpetuar, desde que seja mantido o equilíbrio entre a velocidade de condução e o período refratário das estruturas envolvidas no circuito. A Figura 7 apresenta o desencadeamento de uma taquicardia supraventricular que ocorre por reentrada no nódulo atrioventricular. Nesse caso há o circuito anatômico e a disparidade funcional tanto de refratariedade como de condução do impulso em duas vias distintas, conhecidas como vias alfa e beta. A via alfa tem condução lenta e período refratário curto, enquanto na via beta o período refratário é mais longo e a velocidade de condução é rápida. Estas discrepâncias eletrofisiológicas predispõem ao mecanismo reentrante local.

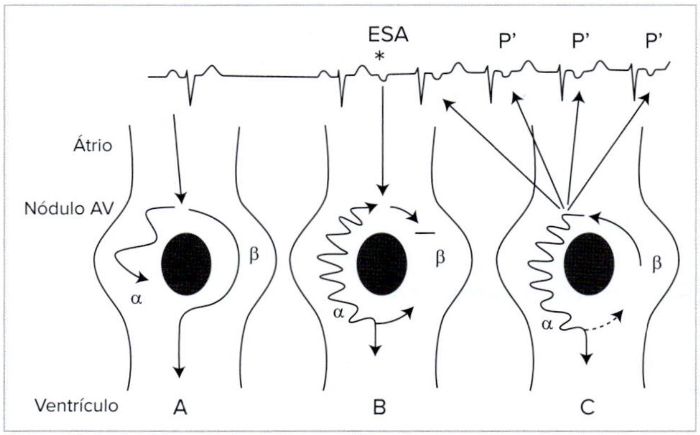

FIGURA 7

Esquema do mecanismo da taquicardia supraventricular por reentrada nodal. Durante ritmo sinusal o impulso trafega pela zona de condução rápida (via beta) e despolariza o ventrículo, enquanto bloqueia na via lenta (alfa). Uma extrassístole atrial (ESA*) bloqueia na via rápida e conduz lentamente pela via alfa (B). Como a região distal da via beta não foi despolarizada, o impulso retorna por ela atingindo a porção proximal do circuito. Se esta região tiver recuperado o período refratário o impulso reentra a via lenta e inicia a taquicardia (C). As setas indicam a onda P retrógrada.

Para que ocorra reentrada é necessário que o tamanho do circuito por onde trafega o impulso seja igual ou maior que o comprimento de onda do impulso reentrante. Define-se comprimento de onda o produto entre a velocidade de condução e período refratário do circuito.[12,16] Na reentrada, a frente de onda deve sempre encontrar tecido excitável à sua frente para que possa ser conduzida, ou seja, o tempo de condução do impulso deve ser maior que a duração do período refratário tecidual.

Em um circuito anatômico, há um período de tempo no qual o tecido é excitável (*excitable gap*) após o impulso ter sido propagado (Figura 8A). Tal período está compreendido entre o final da refratariedade tecidual em um ciclo e o início da despolarização no ciclo seguinte. A presença do período excitável durante a reentrada é importante, pois é nesta fase que um impulso elétrico artificial (estimulação por marca-passo antitaquicardia, por exemplo) pode penetrar o circuito e provocar diferentes respostas. Na reentrada com período excitável, o tempo de revolução do impulso (em outras palavras, a frequência da taquicardia) é determinado pela velocidade de condução do mesmo através do circuito. Aumentos da duração do período refratário, a ponto de não interromper, evidentemente, a circulação do impulso, não interferem na frequência da taquicardia. Medicamentos que prolongam a velocidade de condução, tais como os antiarrítmicos do

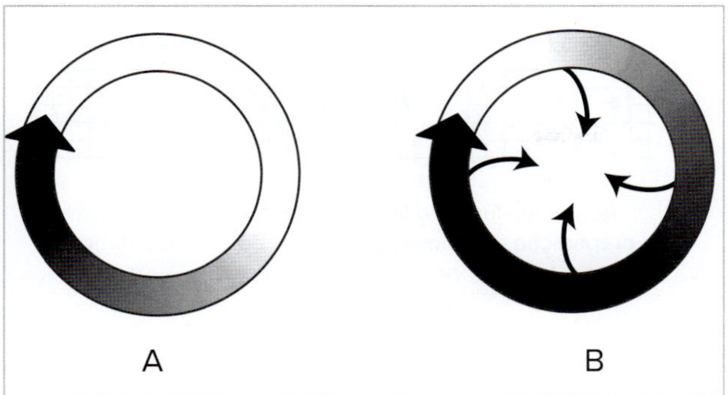

FIGURA 8

Tipos de circuitos reentrantes. Em A, reentrada ocorre em torno de um obstáculo anatômico, representado pelo centro do círculo. Há um período excitável entre a "cabeça" da frente de onda e sua "cauda". A região mais escura representa tecido no seu período refratário efetivo; a região com degradê corresponde ao tecido no seu período refratário relativo. Em B, circuito descrito por Alessie, no qual seu centro é mantido refratário pelo bombardeio de frentes de onda com orientação centrípeta. O impulso circula em torno do tecido refratário central e não há um período excitável (frente de onda ou "cabeça" da onda corre atrás de sua "cauda").[21]

grupo I (propafenona, por exemplo), diminuem a frequência da taquicardia.

Reentrada funcional

Ao contrário da reentrada em um circuito anatômico, a reentrada funcional não apresenta estrutura fixa e o período excitável não está presente.[16,21] Acredita-se que o impulso reentrante circula em torno de um tecido que está funcionalmente refratário pelo bombardeamento constante de frentes de onda vindas dos bordos do circuito (Figura 8B) seguindo o percurso de fibras que apresentam menor período refratário, bloqueando em fibras com período refratário mais longo (hipótese do *leading circle* de Alessie).[21] Neste mecanismo, a frente de onda caminha por onde a refratariedade é menor e a "cabeça" da frente de onda corre atrás de sua "cauda", e um período de excitabilidade entre estes dois extremos não está presente (*excitable gap* ausente). O tamanho do circuito não é fixo, mas pode variar com alterações na velocidade de condução e recuperação da refratariedade. Menor velocidade de condução diminuirá o tamanho da via mas não o tempo de revolução do impulso, que será proporcional ao período refratário tecidual à sua frente.[16,21] Medicamentos que prolongam o período refratário (ou que aumentam o comprimento de onda) diminuem a velocidade de circulação do impulso.

A ausência do período excitável impede que a estimulação artificial penetre o circuito e possa influenciar a reentrada, tal como acontece nos circuitos anatomicamente definidos. O *flutter* atrial muito rápido (frequência atrial > 400 bpm) e a fibrilação atrial são exemplos de arritmias cujo mecanismo é a reentrada funcional. O mesmo tipo de circuito, só que com presença de um período excitável, pode ser o responsável pela taquicardia ventricular após o infarto do miocárdio.[8] Tal mecanismo foi demonstrado por meio de mapeamento computadorizado da sequência de ativação da taquicardia ventricular em corações de cães submetidos a infarto do miocárdio. Nestes casos, uma fina camada de fibras musculares é ativada e a reentrada apresenta o formato de uma figura em "8" onde os bordos do circuito são unidos no centro por uma via comum que apresenta velocidade de condução lenta[16] (Figura 9). O tecido ventricular no centro do circuito é mantido funcionalmente refratário pelas frentes de onda que penetram a partir da periferia.[22]

Reentrada anisotrópica

A reentrada anisotrópica ocorre quando o impulso elétrico bloqueia no sentido paralelo à orientação das fibras (longitudinalmente), favorecendo a condução lenta perpendicularmente à orientação destas.[16,20,21] O impulso reentra a região anteriormente bloqueada e inicia uma taquicardia (Figura 10).

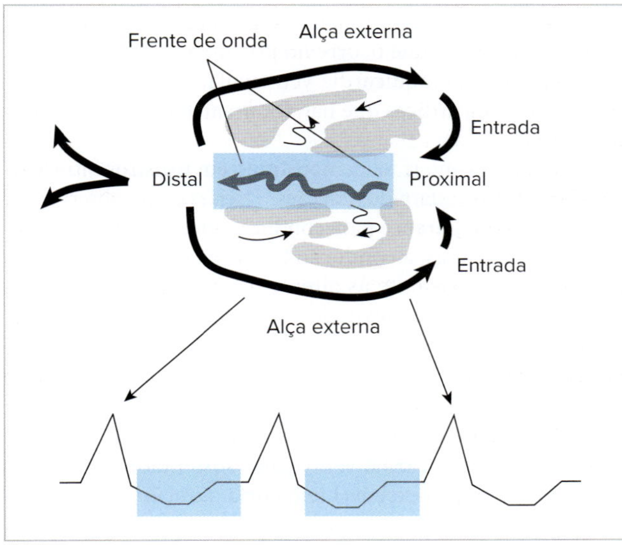

FIGURA 9

Circuito reentrante em "8" responsável pela gênese e manutenção da taquicardia ventricular no período pós-infarto. As setas indicam a frente de onda e a sua direção. As áreas acinzentadas correspondem ao tecido muscular doente. A linha tortuosa indica a condução lenta do impulso elétrico no centro do circuito. As alças externas correspondem a frente de onda atravessando tecido normal. A inscrição dos complexos QRS durante uma taquicardia ocorre no momento que as alças externas ativam músculo sadio. O intervalo entre dois complexos QRS (fase diastólica, pintada em azul) corresponde ao período no qual ocorre a ativação da área de condução lenta do circuito (região central, linha tortuosa, área em azul). A ativação de áreas adjacentes corresponde aos "expectadores inocentes" ou seja, áreas ativadas mas que não são fundamentais para manutenção da taquicardia. A frente de onda (ortodrômica) penetra o circuito por sua extremidade proximal e a saída pela extremidade distal.

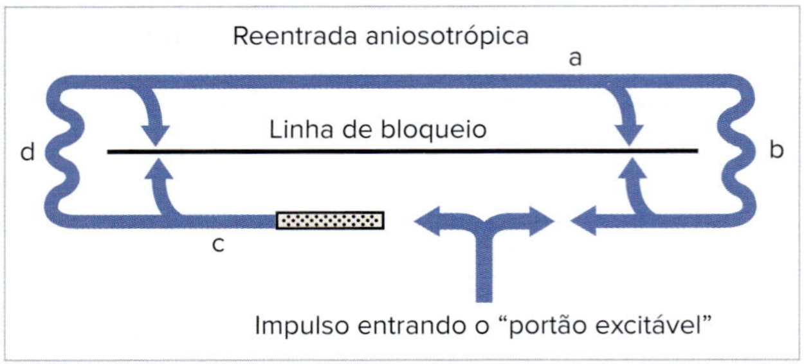

FIGURA 10

Mecanismo eletrofisiológico da anisotropia. O impulso elétrico quando entra no circuito bloqueia na linha central, paralela à orientação da fibra. A condução transversal nos ramos *d* e *b* é lenta, o que facilita a reentrada mantendo o circuito ativo. Em *a* e *c*, as frentes de onda colidem com a linha de bloqueio, mantendo a região central do circuito refratária. A linha escura indica tecido no seu período refratário absoluto e a porção pontilhada, tecido no seu período refratário relativo.

Fonte: modificada de Marriot e Conover, 1998.[23]

A reentrada anisotrópica talvez seja o mecanismo do *flutter* ou fibrilação atrial que ocorre no pós-operatório de cirurgia cardíaca, ou pela taquicardia ventricular envolvendo fibras musculares epicárdicas que não foram afetadas pela necrose miocárdica.[22]

Este mecanismo já foi demonstrado em registros intracelulares de corações infartados em cães.[22] Nestes casos, observou-se que o fator de segurança para condução longitudinal é menor. Em outras palavras, a condução transversal à orientação das fibras é mais resistente às alterações nas propriedades da membrana quando comparada à condução longitudinal mais rápida.[20] Consequentemente, a condução longitudinal de um impulso prematuro pode não ocorrer, enquanto a transversal é preservada. O bloqueio longitudinal e a condução transversal lenta persistente podem causar a reentrada do impulso e à instalação de taquicardia ventricular sustentada. Neste mecanismo, o período excitável tem curta duração.

Reentrada fase 2

É um tipo de mecanismo reentrante que não necessita uma estrutura anatômica nem mesmo bloqueio unidirecional ou condução lenta para se manifestar.[21] Ocorre em situações especiais nas quais se estabelecem uma diferença de potencial entre o potencial de ação do epicárdio, geralmente de menor amplitude e menor duração, em comparação ao potencial de ação do endocárdio. Nas síndromes elétricas que se acompanham de elevações do ponto J (síndrome da onda J), este tipo de mecanismo explica a origem de uma taquiarritmia de origem ventricular (Figura 11). Nesse caso, um incremento na diferença da morfologia, duração e amplitude da fase 1 do potencial de ação do epicárdio (responsável pelo aparecimento da onda J no complexo QRS) cria uma diferença de potencial com o endocárdio. Esse gradiente epiendocárdio gera uma frente de ativação que reexcita o endocárdio. A partir daí essa sequência continua até gerar uma taquicardia com frequência muito elevada. Tipicamente nesse caso observa-se incremento na amplitude do ponto J do eletrocardiograma. Esse talvez seja o mecanismo que explique a fibrilação ventricular na síndrome de repolarização precoce, na fibrilação ventricular idiopática bem como na síndrome de Brugada.

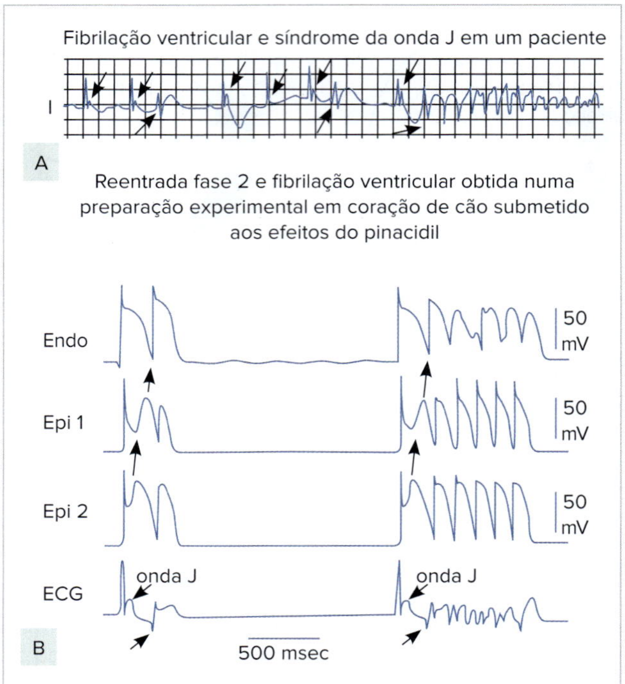

FIGURA 11

Reentrada fase 2. São mostrados, de baixo para cima, uma derivação eletrocardiográfica e potenciais de ação 2 e 1 do epicárdio e um potencial do endocárdio. Observe a morfologia da fase 1 do potencial de ação do epicárdio em relação ao endocárdio, que se apresenta aprofundada. A fase 2 do epicárdio apresenta-se com morfologia em cúpula distinta do endocárdio. Note que a cúpula no Epi-1 inicia-se a partir de uma fase 1 mais rebaixada em relação ao potencial Epi-2. A partir de Epi-2 uma frente de onda propaga-se em direção a Epi-1 e após para o endocárdio, gerando uma extrassístole ventricular (veja imagem correspondente do eletrocardiograma abaixo). Dependendo da precocidade dessa ectopia e duração da pausa pós-extrassistólica, cria-se uma grande dispersão da duração do período refratário entre epi e endocárdio, facilitando o surgimento de uma taquicardia muito rápida – nesse caso, a fibrilação ventricular. Observe no traçado eletrocardiográfico superior que a fibrilação ventricular é precedida de uma longa pausa e de grande elevação do ponto J, exatamente como ocorre na preparação experimental.

Fonte: modificada de Li et al., 2015.[24]

Reflexão

Outro tipo de reentrada que ocorre particularmente em fibras de Purkinje é a reflexão.[16,23,25] É necessária uma área de condução lenta para permitir que o impulso reentrante trafegue e retorne ao seu local de origem. Aparentemente, não há necessidade de um circuito como na reentrada clássica, já que a frente de onda caminha na mesma via em ambas as direções (Figura 12).

No seu trajeto, o potencial de ação deixa de ser propagado ativamente quando encontra uma região deprimida, predominando apenas a condução intracelular, de baixa resistência, através das junções intercelulares (condução eletrotônica). Esta corrente eletrotônica lentamente altera as propriedades capacitivas da membrana distalmente à area deprimida, levando-a a atingir seu potencial limiar e deflagrar um potencial de ação. O potencial formado propaga-se normalmente a seguir e retorna em direção à área de condução deprimida. Novamente a propagação ativa do impulso é interrompida, reiniciando-se a condução eletrotônica em direção à região proximal. Quando o tempo de condução pela área deprimida é suficientemente longo para permitir a recuperação da refratariedade na região proximal, a transmissão eletrotônica reexcita o segmento proximal e gera um novo impulso.[23,25,26]

Na clínica não há nenhum tipo de arritmia no qual se demonstrou de maneira inequívoca ser a reflexão seu mecanismo de origem.

Ondas em espiral – rotores

Este mecanismo descreve o que acontece em arritmias cuja reentrada é do tipo funcional, tal como ocorre na fibrilação atrial e fibrilação ventricular. Uma frente de onda trafegando sobre o miocárdio pode encontrar resistência à propagação nas suas extremidades, enquanto a região central progride normalmente.[21,26,27] O retardo favorece a formação de ondas em "espiral" que circulam localmente, podendo sofrer quebras e se deslocar do circuito maior, dando origem a pequenas "ilhas" de ativação local (Figura 13). Por outro lado, uma frente de onda com as mesmas características, pode encontrar um obstáculo no seu trajeto, retardando sua propagação. Na região central, de maior retardo, ocorre a formação de ondas em "espiral" que podem se deslocar do circuito maior e gerar ativações localizadas que se automantém. Este tipo de circuito arritmogênico é a representação bidimensional do mecanismo reentrante que se manifesta em reentradas funcionais.

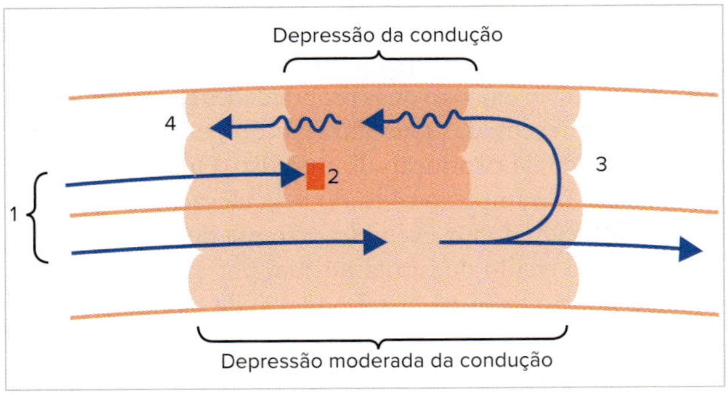

FIGURA 12

Mecanismo eletrofisiológico da reflexão. O impulso 1 bloqueia na região doente assinalada como 2 mas ainda pode ser conduzido pela região com depressão moderada da condução (área mais clara abaixo), retornando na direção oposta (assinalada como 3), atravessando a área com maior depressão de condução reentrando no local próximo a sua origem (assinalado como 4).

Fonte: modificada de Marriot e Conover, 1998.[23]

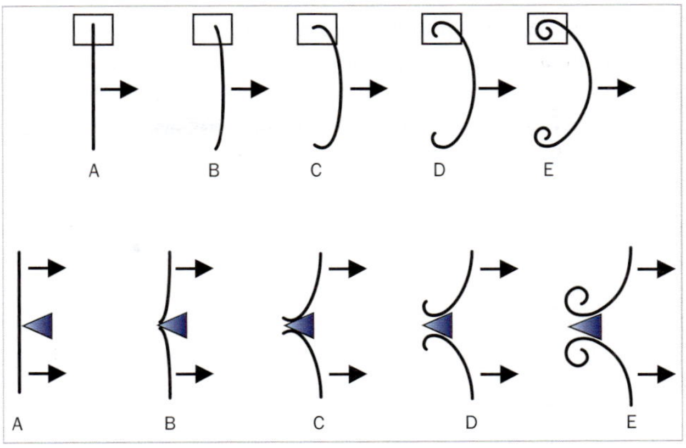

FIGURA 13

Mecanismo da formação de ondas espirais ou rotores, na origem e manutenção de circuitos reentrantes, como na fibrilação ventricular. Na parte superior da figura representa-se uma frente de onda que progride no seu trajeto de A para E. A condução central é mais rápida do que nas extremidades. Nestas, a frente de onda tende a se encurvar formando as ondas espirais, que podem se deslocar do circuito original e gerar ilhas de ativação. Na parte inferior, observe que a frente de onda encontra um obstáculo à sua frente (representado pelo triângulo). Neste ponto, a condução torna-se mais lenta, favorecendo a formação dos rotores.

Fonte: modificada de Katz, 2011.[27]

Efeitos dos antiarrítmicos sobre os mecanismos arritmogênicos[28,29]

As informações apresentadas são úteis para o entendimento do mecanismo de ação dos fármacos sobre os circuitos arritmogênicos. Além disso, com esse conhecimento, a escolha do medicamento pode ser menos empírica, incrementando o sucesso terapêutico.

Os antiarrítmicos podem exercer seus efeitos de diferentes maneiras sobre os mecanismos arritmogênicos, prevenindo o aparecimento ou interrompendo arritmias, por meio de modificações das propriedades eletrofisiológicas dos tecidos. Dentre as várias propriedades, uma ou algumas delas são mais suscetíveis aos efeitos dos fármacos e este fato é o que se conhece por parâmetro vulnerável.[28] Os fármacos podem atuar modificando a condutibilidade do impulso ou bloqueando sua condução quando prolongam do período refratário tecidual.

Hiperautomatismo[28-31,32]

Nesse mecanismo, há intensificação da fase 4 do potencial de ação, fazendo com que a célula alcance mais rapidamente o potencial limiar e deflagre um impulso. Arritmias com esse mecanismo ocorrem em condições que se associam com níveis elevados ou sensibilidade elevada às catecolaminas, como ocorre na taquicardia sinusal inapropriada. O parâmetro vulnerável no hiperautomatismo é a fase 4 do potencial de ação. Fármacos que deprimem sua ascensão diminuem a atividade automática celular e, deste modo, interrompem ou previnem o surgimento de arritmias por este mecanismo. Os fármacos que apresentam ações sobre a fase 4 são os agentes do grupo I ou bloqueadores dos canais rápidos de sódio (propafenona), betabloqueadores e os antagonistas dos canais de cálcio. Recentemente, a ivabradina vem sendo empregada com sucesso no tratamento da taquicardia sinusal inapropriada. Este agente bloqueia a corrente *If* (responsável pela fase 4 do potencial de ação do nódulo sinusal) e reduz o automatismo celular. Os betabloqueadores podem reduzir arritmias ventriculares no período pós-infarto também pelo mesmo mecanismo.

Automatismo anormal[21,28,31,32]

As arritmias secundárias ao automatismo anormal estão frequentemente relacionadas com coração doente e também em pacientes com distúrbios metabólicos. Nesse mecanismo, os fatores que favorecem a origem da arritmia são a redução do potencial diastólico de repouso (ou redução da negatividade intracelular), que aproxima-se do potencial de disparo celular (potencial limiar) ou então um aumento na fase 4 da despolarização celular. Esses fatores são considerados os parâmetros vulneráveis desse tipo de mecanismo arritmogênico. Para o tratamento, devem ser utilizados fármacos que deprimem o automatismo celular por meio da diminuição da fase 4 do potencial de ação. Esses efeitos podem ser obtidos com a utilização de bloqueadores dos canais de sódio ou cálcio e, também, os betabloqueadores. Outra forma de atuar seria a utilização de fármacos agonistas muscarínicos (similares à acetilcolina) que intensificam a corrente de repolarização (mediada por potássio) cujo resultado é o aumento do potencial diastólico máximo. Neste caso, a hiperpolarização celular afasta o potencial de repouso do potencial limiar, dificultando a despolarização celular.

Atividade deflagrada – pós-despolarizações precoces[21,28,31,32]

O prolongamento da duração do potencial de ação de qualquer natureza aumenta a predisposição a taquiarritmias causadas por pós-despolarizações precoces. Facilitam o surgimento das arritmias, o acúmulo intracelular de íons cálcio e, também, níveis plasmáticos elevados de catecolaminas. A taquicardia ventricular do tipo *torsades de pointes* secundária a efeitos de fármacos que retardam a repolarização ventricular é um exemplo de arritmia causada por esse mecanismo. O parâmetro vulnerável na atividade deflagrada por pós-despolarização precoce é o retardo da repolarização, que deve ser abordado com fármacos que reduzem a duração do potencial de ação ou, então, com medidas que aceleram a frequência cardíaca, como ocorre com a estimulação beta-adrenérgica (isoproterenol) ou atropina. A supressão das correntes de entrada mediadas por sódio (I_{Na}) e cálcio ($I_{Ca\text{-}L}$) pode ser feita com bloqueadores dos canais de sódio (exceto a propafenona que causa prolongamento da duração do potencial de ação e pode agravar a arritmia), bloqueadores dos canais de cálcio, bloqueadores beta-adrenérgicos e administração de magnésio. É bem conhecido na clínica o emprego de sulfato de magnésio para o tratamento agudo da *torsades de pointes*.

Atividade deflagrada – pós-despolarizações tardias[21,28,31,32]

As taquiarritmias mais frequentes secundárias a este mecanismo estão relacionadas com a intoxicação digitálica, como a taquicardia atrial com bloqueio atrioventricular variável. Como se sabe, o bloqueio da bomba de sódio-potássio ATPase causado por esse agente aumenta a quantidade de sódio dentro da célula, aumentando a troca desse íon por cálcio que se acumula no citoplasma (intensificação da atividade do trocador sódio-cálcio ao final da repolarização celular). O parâmetro vulnerável neste mecanismo, portanto, é a sobrecarga intracelular de cálcio. Inibidores dos canais de cálcio, como o verapamil, reduzem a chance de formação destes pós-potenciais. Medicamentos que reduzem a corrente de sódio, como a lidocaína e a difenil-hidantoína, diminuem o sódio intracelular, podendo também abolir os pós-potenciais. O acúmulo de cálcio pode ainda ser abordado por meio de fármacos que reduzem a corrente de cálcio, como os betabloqueadores.

Reentrada[21,28,31,32]

O mecanismo arritmogênico mais comum encontrado na clínica é a reentrada. Pode ocorrer tanto em corações normais (mais frequentemente as taquicardias supraventriculares, como reentrada nodal ou atrioventricular envolvendo via acessória) como também, em corações doentes (taquicardia ventricular da coronariopatia ou cardiomiopatias). Nesse mecanismo estão em jogo duas propriedades eletrofisiológicas celulares representadas pela duração do período refratário e a velocidade de condução do impulso. Quando ocorre o bloqueio de um impulso causado pela elevação do período refratário tecidual, por exemplo, a frente de onda percorre o restante do tecido de forma normal por vias alternativas. Como a porção tecidual distal no local de bloqueio não foi ativada, a frente de onda retorna de maneira mais lenta e reativa aquela área. A reentrada ocorrerá se permanecerem constantes a duração do período refratário e a velocidade de condução do impulso elétrico, mantendo a arritmia de modo indefinido, até que uma das propriedades se altere. Portanto, no mecanismo reentrante, o parâmetro vulnerável para que um fármaco atue e bloqueie ou previna o início de uma taquiarritmia é composto por aquelas duas variáveis, ou seja, a velocidade de condução e o período refratário. A primeira pode ser deprimida ou abolida por meio de bloqueio dos canais de cálcio. Nesta situação, pela utilização dessa classe de agentes, a reentrada pode ser impedida de se manifestar exatamente nos tecidos cuja condução é dependente de íons cálcio. Assim, as taquiarritmias representadas pela reentrada nodal ou atrioventricular, ou a taquicardia ventricular sensível à verapamil, originada na região inferosseptal do ventrículo esquerdo (também conhecida como taquicardia ventricular fascicular), podem ser tratadas dessa maneira.

Outra forma de abordar arritmias causadas pela reentrada é a utilização dos bloqueadores dos canais de sódio, que deverão atuar sobre os tecidos cuja condução é dependente de íons sódio. Nesse caso, no tecido atrial as arritmias como o *flutter* atrial, a reentrada atrioventricular ou então nos ventrículos, como na taquicardia ventricular, agentes dessa classe podem ser empregados com algum sucesso. O risco com este tipo de abordagem é tornar a velocidade de condução tão lenta a ponto de criar condições apropriadas para que o impulso circule indefinidamente dentro do circuito. Isto se deve à diminuição do comprimento de onda do impulso em relação ao tamanho do circuito de reentrada, fato esse que tende a perpetuar a arritmia. Esse é um dos principais mecanismos pró-arrítmicos causados pelos antiarrítmicos, particularmente os da classe I, como a quinidina.

O prolongamento da refratariedade reduz o período excitável dentro do circuito reentrante, de modo que o impulso circula por tecido ainda parcialmente refratário (também responsável pela redução da velocidade de condução) ou então bloqueia em áreas inexcitáveis. Este fato é observado, por exemplo, no tratamento da fibrilação atrial com fármacos como a amiodarona. O prolongamento do período refratário atrial faz com que as minúsculas frentes de onda se juntem, aumentando a chance de colisões entre si, até que os circuitos se extinguem. As arritmias com curto período excitável (reentrada funcional responsável pelo *flutter* ou fibrilação atrial, atrial, alguns tipos de taquicardia ventricular) devem ser tratadas com fármacos cuja propriedade básica seja o prolongamento do período refratário tecidual.

Em tecidos nos quais a excitabilidade celular já está parcialmente prejudicada, o prolongamento do período refratário pode causar bloqueio unidirecional do impulso, propiciando a reentrada e gerando arritmia. Este fato é responsável pelo efeito pró-arrítmico de alguns fármacos.

Conforme discutido nos parágrafos anteriores, o conhecimento da eletrofisiologia celular permite que sejam compreendidos alguns dos mecanismos envolvidos na gênese das arritmias cardíacas. Além disso, a ação dos antiarrítmicos sobre as células ajuda a compreender alguns dos mecanismos de ação destes fármacos, na interrupção ou na prevenção das arritmias.

RESUMO

Em salas de emergência em cidades norte-americanas bem como em Postos de Saúde no Estado de São Paulo, as arritmias cardíacas são documentadas em 4 a 5% dos atendimentos médicos.

Para que a escolha do medicamento adequado e o tratamento de uma arritmia sejam menos empíricos, além de reduzir os riscos de complicações pró-arrítmicas pelos fármacos, é importante o conhecimento dos mecanismos eletrofisiológicos responsáveis pela origem das arritmias cardíacas.

O surgimento de uma arritmia ocorre pela interação entre três fatores fundamentais: a presença de um substrato, gatilhos e fatores moduladores. O mecanismo de reentrada é responsável pela maior parcela das arritmias detectadas na prática clínica.

A ação dos antiarrítmicos sobre as células ajuda a compreender alguns dos mecanismos de ação destes na interrupção ou na prevenção das arritmias.

Referências bibliográficas

1. Shu J, Zhou J, Patel C, Yan GX. Pharmacotherapy of cardiac arrhythmias--basic science for clinicians. Pacing Clin Electrophysiol. 2009;32:1454-65.
2. Hafner JW, Belknap SM, Squillante MD, Bucheit KA. Ann Emerg Med. 2002;39:258-67.
3. Moreira DAR, Darrieux F. Estado atual do tratamento farmacológico das arritmias cardíacas. Rev SOCESP. 2013;23:44-55.
4. Klem I, Weinsaft JW, Bahnson TD, Hegland D, Kim HW, Hayes B, et al. Assessment of myocardial scarring improves risk stratification in patients evaluated for cardiac defibrillator implantation. J Am Coll Cardiol. 2012;60:408-20.
5. Coumel P. Noninvasive exploration of cardiac arrhythmias. Ann NY Acad Sci. 1990;312-28.
6. Opie LH, Dimarco JP, Gersh B. Antiarrhythmic drugs and strategies. In Opie LH, Gersh BJ eds. Drugs for the heart. Philadelphia: Saunders; 2013. p. 272-331.
7. Tomaselli GF, Rubart M, Zipes DP. Mechanisms of cardiac arrhythmias. In: Braunwald's heart disease. A textbook of cardiovascular medicine. Philadelphia: WB Saunders; 2019. p.619-47.
8. Moreira DAR. Arritmias cardíacas: clínica, diagnóstico e terapêutica. São Paulo: Artes Médicas; 1995. pp. 17-25.
9. Hoffman BF, Rosen M. Cellular mechanisms for cardiac arrhythmias. Circ Res. 1981;49:1-15.
10. Jalife J, Delmar M, Anumonwo J, Berenfeld O, Kalifa J. Ion channels. In: Basic cardiac electrophysiology for the clinician. Oxford: Wiley-Blackwell; 2009; 42-71.
11. Katz AM. Cardiac ion channels. N Engl J Med. 1993;328:1244-51.
12. Spector P. Ion channles. In: Understanding clinical cardiac electrophysiology. A conceptually guided approach. Oxford: Wiley-Blackwell; 2016. p.3-8.
13. Issa ZF, Miller JM, Zipoes DP. Molecular mechanisms of cardiac electrical activity. In: Clinical arrhythmology and electrophysiology. A companion to Braunwald's heart disease. Philadelphia: Elsevier; 2019. p.1-14.
14. Vassale M. Automaticity and automatic rhythms. Am J Cardiol. 1971;28:245-52.
15. Vassale M. The relationship among cardiac pacemakers: overdrive suppression. Circ Res. 1977;41:269-77.
16. Issa ZF Miller JM, Zipes DP. Electrophysiological mechanisms of cardiac arrhythmias. Clinical arrhythmology and electrophysiology. A companion to Braunwald's heart disease. Philadelphia: Elsevier; 2019. p.51-80.
17. Xing D, Martins JB. Triggered activity due to delayed afterdepolarizations in sites of focal origin of ischemic ventricular tachycardia. Am J Physiol Heart Circ Physiol. 2004;287(5):H2078-84.
18. Rosen MR, Fish C, Hoffman BF, Danilo P, Lovelace DE, Knoebel SB. Can accelerated atrioventricular junctional escape rhythms be explained by delayed afterdepolarizations? Am J Cardiol. 1980;45:1272-4.

19. Schmitt FO, Erlanger J. Directional differences in the conduction of the impulse through heart muscle and their possible relation to extrasystolic and fibrillatory contractions. Am J Physiol 1928;87:326-47.
20. Spach MS, Miller WT, Dolber PC, Kootsey JM, Sommer JR, Mosher CE. The functional role of structural complexities in the propagation of depolarization in the atrium of the dog. Cardiac conduction disturbances due to discontinuities of effective axial resistivity. Circ Res. 1982;50:175-91.
21. Antzelevitch C, Burashnikov A. Overview of basic mechanisms of cardiac arrhythmia. Card Electrophysiol Clin. 2011;3:23-45.
22. El-Sheriff N, Gough WB, Restivo M, Boutjdir M. Electrophysiology of ventricular arrhythmias in myocardial ischemia and infarction. In: El Sheriff N, Samet P (eds.). Cardiac pacing and electrophysiology. Philadelphia: W.B Saunders Company; 1991:18-56.
23. Marriot HJL, Conover MB. Arrhythmogenic mechanism and their modulation. In Adavanced concepts in arrhythmias; St. Louis Mosby, 1998; pp. 47-68.
24. Li GL, Yang L, Cui CC, Sun CF, Yan GX. J wave syndromes: a decade of progress. Chin Med J (Engl). 2015;128:969-75.
25. Antzelevitch C. Reflection as a mechanism of reentrant cardiac arrhythmia. In: Zipes DP, Rowlands DJ (eds.). Progress in cardiol. Philadelphia: Lea & Febiger; 1988. p.3-16.
26. Jalife J, Moe GK. Excitation, conduction and reflection nof impulses in isolated bovine and canine cardiac Purkinke fibers. Circ Res. 1981;49:233-47.
27. Katz AM. Arrhythmias. In: Physiology of the heart. Philadelphia: Wolters Kluwer/Lippincott Williams & Wilkins; 2011. p.431-87.
28. Task Force of the Working Group on Arrhythmias of the European Society of Cardiology. The Sicilian Gambit: a new approach to the classification of antiarrhythmic drugs based on their actions on arrhythmogenic mechanisms. Circulation. 1991;84:1831-51.
29. Shu J, Zhou J, Patel C, Yan GX. Pharmacotherapy of cardiac arrhythmias: basic science for clinicians. PACE 2009; 32:1454-65.
30. Thorup L, Simonsen U, Grimm D, Hedegaard ER. Ivabradine: current and future treatment of heart failure. Basic Clin Pharmacol Toxicol. 2017;121:89-97.
31. Lei M, Wu L, Terrar DA, Huang CL. Modernized classification of cardiac antiarrhythmic drugs. Circulation. 2018;138:1879-96.
32. Thomas D, Christ T, Fabritz L, Goette A, Hammwöhner M, Heijman J, et al. German Cardiac Society Working Group on Cellular Electrophysiology state-of-the-art paper: impact of molecular mechanisms on clinical arrhythmia management. Clin Res Cardiol. 2018.

Capítulo 2

Diagnóstico das arritmias cardíacas

Adalberto Menezes Lorga Filho
Eduardo Palmegiani
Thiago Baccili Cury Megid

PONTOS-CHAVE

- O termo arritmia cardíaca abrange uma série de etiologias diferentes de distúrbios do ritmo cardíaco, os quais podem apresentar fisiopatologia, sintomas e prognósticos diferentes.
- Cabe ao médico cardiologista fazer uma avaliação individualizada, pormenorizada, sistemática e que contemple o paciente como um todo, levando em conta fatores de risco pessoais, sinais e sintomas da arritmia, a fim de se estabelecer o diagnóstico apropriado e, a partir deste, implementar uma estratégia ideal de tratamento e prevenção de riscos.

Introdução

A investigação diagnóstica das arritmias cardíacas necessariamente deve seguir uma sequência lógica e progressiva. Só assim será possível a criação de hipóteses diagnósticas plausíveis, evitando-se exames desnecessários que, frequentemente, em vez de contribuir, confundirão a investigação diagnóstica. A história clínica é primordial e deve ser sempre a primeira ferramenta utilizada e, só depois, a partir dela, planejar a investigação diagnóstica, invasiva ou não, mais apropriada.

O objetivo deste capítulo é sistematizar a investigação das arritmias cardíacas, levando-se em consideração dados importantes da história clínica, antecedentes pessoais e familiares, assim como os diferentes exames existentes para avaliação diagnóstica.

História clínica

Clinicamente as arritmias cardíacas podem se apresentar de várias formas, desde assintomáticas a sintomas como palpitações, falta de ar, dor precordial, lipotimia, síncope e até mesmo morte súbita cardíaca (MSC).[1]

Não podemos esquecer que, mesmo em pacientes assintomáticos, arritmias podem apresentar riscos e devem ser investigadas com história clínica pormenorizada. Nos pacientes sintomáticos, o próprio sintoma apresentado já nos auxilia na estratificação de risco. Pacientes com síncope e recuperados de MSC, até que provem o contrário, são sempre de alto risco. Nos pacientes com palpitações, é importante determinar algumas características, como início e término dos episódios, fatores desencadeantes, duração, regularidade ou não do ritmo cardíaco, relação ou não com esforço físico, frequência cardíaca nas crises e intervalo entre os episódios.

Palpitações fugazes, descritas como falhas de batimento, são típicas de extrassístoles e direcionam a investigação para esse fim. Definir a intensidade, a frequência dos sintomas e a preocupação (medo) causada ao paciente é essencial. Frequentemente os sintomas de extrassístoles preocupam muito mais do que realmente incomodam. Uma história clínica detalhada e um pouco mais de tempo dedicado à consulta médica são fundamentais para a condução do caso.

Palpitações de maior duração, sustentadas (com mais de 30 segundos), referidas normalmente como taquicardias, englobam uma série de possibilidades diagnósticas com riscos distintos e devem ser investigadas minuciosamente. A frequência com que os episódios aparecem é importante para que se estabeleça o método de investigação adequado e, assim, flagrar o sintoma em questão com registro eletrocardiográfico. Por exemplo, palpitações diárias e de curta duração podem ser diagnosticadas com auxílio de um Holter de 24 horas; para aquelas com manifestação semanal, um gravador de eventos que permite o monitoramento por até 15 dias será mais apropriado, enquanto arritmias prolongadas e pouco frequentes podem ser diagnosticadas com um simples eletrocardiograma (ECG) no momento da crise.

Uma arritmia com início súbito e término após uma manobra vagal (por exemplo, uma simples inspiração profunda) levantam suspeita de arritmias dependentes do nó atrioventricular (AV) (p. ex., taquicardia por reentrada nodal (TRN), taquicardia por reentrada atrioventricular (TAV). Pacientes com palpitações taquicárdicas sustentadas e irregulares frequentemente referem um tremor no peito e sugerem o diagnóstico de fibrilação atrial (FA) ou, menos frequentemente, taquicardias atriais (TA) com condução variável pelo nó AV.

Arritmias relacionadas aos esforços físicos podem estar relacionadas a mecanismos adrenérgico-dependentes, que podem responder ao tratamento com betabloqueadores, sendo o teste ergométrico (TE) o método diagnóstico de escolha para flagrar as arritmias. É muito importante valorizarmos queixas de palpitações ou taquicardias desencadeadas por esforço físico, independentemente de sua intensidade. O esforço físico é sabidamente desencadeador de eventos arrítmicos graves em pacientes com predisposição e nem sempre cursam com sintomas importantes. Já a ocorrência de síncope ou pré-síncope durante o esforço são sintomas que alertam para a possibilidade de arritmias mais graves e devem ser investigadas o mais breve possível, com suspensão das atividades físicas até a definição diagnóstica. A presença de arritmias ventriculares durante esforço, principalmente se aumentam de intensidade progressivamente com o aumento do esforço, devem ser valorizadas. Por exemplo, arritmias como a taquicardia ventricular polimórfica catecolaminérgica (TVPC), canalopatia associada a um alto risco de MSC, desencadeada pelo esforço físico, frequentemente acomete crianças e jovens, não apresenta alterações cardíacas estruturais, e o TE é fundamental para o diagnóstico.

Como dito, pacientes com síncope merecem atenção redobrada. A presença de pródromos, a duração do episódio, o tempo para recuperação da consciência, a ocorrência de liberação esfincteriana, a posição que se encontrava no momento do episódio, a associação com palpitações, a presença de alterações estruturais cardíacas, os sintomas pós-sincopais ou a história prévia de MSC em familiares são dados importantes para o estabelecimento da causa e do prognóstico.[2] Informação confiável e recente da função ventricular, presença de cardiopatia estrutural e história de MSC em familiares próximos com menos de 35 anos são informações que, quando positivas, identificam pacientes potencialmente de maior risco e devem ser sempre definidas. Por exemplo, paciente sem comorbidades que apresenta um episódio de síncope após longo período em pé, precedida por mal-estar, sudorese profusa e taquicardia, sugere uma síncope vasovagal, com ótimo prognóstico. Já um coronariopata com disfunção ventricular, com episódio de síncope sem pródromos, levanta suspeita de causa arrítmica (bradicardia ou arritmias ventriculares malignas) com prognóstico mais grave, devendo-se a investigação ser feita de maneira imediata e invasiva com estudo eletrofisiológico na maioria dos casos.

Antecedentes pessoais e familiares

Investigação a respeito de comorbidades previamente diagnosticadas que possam precipitar arritmias, como síndrome de Wolff-Parkinson-White, doença pulmonar obstrutiva crônica (DPOC), hipertireoidismo, hipertensão arterial etc., devem ser pesquisadas. Cardiopatias que se associam a um pior prognóstico na presença de arritmias (p. ex., coronariopatia, insuficiência cardíaca de etiologia isquêmica ou não, cardiomiopatia hipertrófica (CMH), displasia arritmogênica de ventrículo direito (DAVD), cardiomiopatia chagásica etc.) também devem ser descartadas ou confirmadas a fim de se implementar medidas terapêuticas e para a prevenção de MSC.

Algumas medicações podem estar associadas a maior risco de arritmias cardíacas, como vasoconstritores nasais, descongestionantes sistêmicos, algumas medicações para emagrecimento e colírios para tratamento de glaucoma. O uso de alguns antiarrítmicos, antidepressivos, antibióticos e outros fármacos podem provocar o prolongamento do intervalo QT (ver o *site* http://qtdrugs.com), predispondo em determinados pacientes a ocorrência de *torsade de pointes*, uma taquiarritmia ventricular polimórfica grave que pode levá-lo a MSC.

Pacientes com síncope, arritmias ventriculares associadas a instabilidade hemodinâmica ou recuperados de parada cardiorrespiratória (PCR), na presença ou ausência de alteração estrutural cardíaca, devem ser questionados a respeito de MSC em familiares jovens, principalmente de primeiro grau. A presença de familiares com diagnóstico já estabelecido de doenças genéticas que cursam com arritmias malignas e maior risco de MSC como síndrome do QT longo congênito (SQTLc), síndrome de Brugada, TVPC, CMH ou DAVD, também deve ser investigada.

Exame físico

Durante um episódio de arritmia, a avaliação inicial da frequência cardíaca e estabilidade hemodinâmica através de medida da pressão arterial, dor precordial, nível de consciência e sinais ou sintomas de insuficiência cardíaca é de fundamental importância. Nos pacientes instáveis com taquiarritmias, cardioversão/desfibrilação elétrica imediata deve ser realizada para restabelecimento do ritmo cardíaco, mas, sempre que possível, o registro de pelo menos uma tira de ECG auxiliará sobremaneira no diagnóstico e na estratificação de risco do paciente. Em pacientes com bradiarritmias, a aferição do pulso fará o diagnóstico e a intensidade dos sintomas definirá a conduta na emergência.

Nos pacientes estáveis, a análise da onda de pulso venoso jugular demonstrando onda A em canhão pode indicar a presença de bloqueio atrioventricular total (BAVT), em que a contração atrial pode ocorrer com a valva tricúspide fechada em razão da dissociação atrioventricular. A presença de taquicardia supraventricular com pulso jugular visível, conhecido como sinal do sapo, falará a favor de taquicardia por reentrada nodal AV, pois nessa taquicardia os átrios e ventrículos contraem-se simultaneamente, gerando uma onda A em canhão no pulso jugular a cada batimento (sinal do sapo positivo).

Algumas outras características podem sugerir alteração estrutural como área cardíaca aumentada, sopros de estenose aórtica ou mitral, terceira ou quarta bulhas, congestão pulmonar, situações essas que podem estar associadas a quadros mais graves na presença de arritmias cardíacas.

Manobras vagais (Valsalva ou massagem do seio carotídeo), discutidas adiante, podem ser realizadas durante monitorização cardíaca ou realização de ECG, podendo ajudar no diagnóstico ou ser terapêutica em alguns casos. Ausculta de carótidas e investigação de história prévia de acidente vascular encefálico (AVE) devem ser pesquisadas antes da realização da massagem do seio carotídeo, já que foram descritos casos de embolia para o sistema nervoso central (SNC) durante a realização dessas manobras.

Eletrocardiograma

O eletrocardiograma (ECG) geralmente é o primeiro exame na investigação das arritmias e todo esforço deve ser feito para realizá-lo no momento da crise, pois frequentemente revela o diagnóstico sem a necessidade de outros exames.

Quando realizado fora da crise, deve-se estar atento para a análise de algumas alterações e, sempre que possível, relacioná-las com a história clínica. Por exemplo, a presença de intervalo PR curto e onda delta em pacientes com episódios de taquicardia de início e término súbitos sugere a possibilidade de síndrome de Wolff-Parkinson-White.

O segmento ST também deve ser cuidadosamente avaliado no ECG de repouso em pacientes com arritmia, principalmente quando há história de síncope no esforço ou sem pródromos. Na ausência de coronariopatia ou doença estrutural cardíaca, o cálculo corrigido do intervalo QT deve ser realizado em razão da possibilidade de SQTLc ou induzido por drogas e síndrome do QT curto, canalopatia em que o QTc é menor que 320 ms e está associada a morte súbita.[3] A presença de supra de ST de V1 a V3 associado ao padrão de bloqueio de ramo direito é compatível com síndrome deBrugada[4] e também associa-se a taquicardia ventricular polimórfica e MSC. Onda épsilon em V1 ou onda T invertida de V1 a V3 são critérios diagnósticos de DAVD.[5] Na CMH, 90% dos pacientes apresentam alguma alteração eletrocardiográfica, como alteração da repolarização ventricular, presença de ondas Q ou sinais de hipertrofia.[6]

De modo geral, taquicardias com QRS estreito (< 120 ms) geralmente têm origem (ou parte importante de seu circuito) acima da divisão do feixe comum de His e são classificadas como supraventriculares. A Figura 1 mostra um algoritmo de diagnóstico diferencial nas taquicardias de QRS estreito para ser aplicado no ECG convencional.

A irregularidade do QRS ocorre mais frequentemente na fibrilação atrial, em que não é possível a identificação de ondas P, mas também podem estar presentes na taquicardia ou *flutter* atrial (FLA) com condução AV variável e, nesses casos, traçados eletrocardiográficos mais longos permitem a identificação de uma atividade atrial rítmica. Quando regular, TA, TRN, TAV, taquicardia juncional (TJ) ou FLA são arritmias possíveis. A identificação das ondas P e sua correlação com o QRS é de grande importância no diagnóstico diferencial das taquicardias de QRS estreito. A medida dos intervalos RP e PR permite diferenciar grupos distintos de taquicardias (Figura 1). Presença de taquicardias de RP longo, ou seja, intervalo RP > PR são encontradas na taquicardia de Coumel (Figura 2), na TRN incomum ou também em casos de taquicardia atrial focal.

Em algumas situações, a avaliação de onda P e aplicação do algoritmo acima descrito é muito difícil, em razão da alta frequência da taquicardia. Nessas situações, a realização de manobra vagal por meio de massagem do seio carotídeo ou de adenosina endovenosa (EV) com registro contínuo durante taquicardia de QRS estreito são ferramentas diagnósticas importantes. A adenosina atua bloqueando transitoriamente o nó AV, interrompendo arritmias que dependam deste para a manutenção de seu circuito ou desmascarando arritmias confinadas aos átrios, como o FLA e as TA, bloqueando a condução destas aos ventrículos e permitindo a identificação das ondas P. Algumas taquicardias atriais raramente também podem ter seu foco sensível à ação da adenosina e serem interrompidas com sua administração. As arritmias provocadas por hiperautomatismo, como TJ, taquicardia sinusal e algumas raras TA, durante o fugaz efeito sistêmico da adenosina apresentam uma desaceleração da arritmia, seguido de interrupção da taquicardia e subsequente aceleração do ritmo e reaparecimento da mesma após o término da ação da droga (Figura 3).

As respostas esperadas à massagem do seio carotídeo e à adenosina com seus respectivos diagnósticos estão descritos na Figura 4.

Já as taquicardias de QRS largo (QRS ≥ 120 ms) têm como principais causas a taquicardia ventricular (TV), a taquicardia supraventricular (TSV) com condução aberrante, a TSV pré-excitada, os distúrbios hidroeletrolíticos e a estimulação ventricular por dispositivos cardíacos.

Durante anos, alguns critérios foram elaborados para diferenciar TSV com aberrância de TV. A duração do QRS,[7] o eixo elétrico, a concordância elétrica em derivações precordiais, a presença de dissociação atrioventricular, a presença de batimentos capturados ou de fusão (Figura 5) e os aspectos morfológicos que utilizam as derivações V1 e V6 são critérios diagnósticos importantes e estão presentes na Tabela 1.

TABELA 1 Critérios eletrocardiográficos que sugerem taquicardia ventricular durante taquicardia com QRS largo

Dissociação AV
▪ Frequência ventricular > frequência atrial
Batimentos de fusão/captura
▪ Morfologia do QRS diferente do padrão da taquicardia
Concordância negativa nas derivações precordiais
▪ Todas as derivações precordiais negativas
RS nas derivações precordiais
▪ Ausência de RS nas precordiais ▪ RS > 100 ms em qualquer precordial
QRS em aVR
▪ Onda R inicial ▪ Onda R inicial ou Q inicial > 40 ms ▪ Presença de entalhe em complexo predominantemente negativo
Eixo do QRS -90 a ± 180°
▪ Na presença de morfologia de BRD ou BRE
Tempo de pico da onda R em DII
▪ Tempo de pico da onda R ≥ 50 ms
Morfologia de BRD
▪ Derivação V1: R monofásico, Rsr´, qR bifásico, R larga (> 40 ms) e onda R com dois picos em que o pico da esquerda é maior que o da direita (sinal da "orelha do coelho") ▪ Derivação V6: relação R/S < 1 (rS, QS)

(continua)

TABELA 1 Critérios eletrocardiográficos que sugerem taquicardia ventricular durante taquicardia com QRS largo *(continuação)*

Morfologia de BRE
▪ Derivação V1: onda R larga, empastada ou com entalhe na onda S, e atraso da nadir da onda S ▪ Derivação V6: onda Q ou QS

BRD= bloqueio de ramo direito, BRE= bloqueio de ramo esquerdo, RS= ritmo sinusal.
Fonte: modificada de Brugada et al., 2020.[40]

O primeiro algoritmo para diferenciar TSV aberrante de TV foi criado por Brugada et al. em 1991.[8] Altamente sensível e específico (98,7 e 96,5%, respectivamente), é organizado como um questionário sequencial de quatro perguntas que devem ser aplicadas na avaliação do ECG (Figura 6). Os critérios morfológicos do algoritmo estão descritos na Tabela 2. Por sua eficiência e facilidade de aplicação, é ainda o critério mais utilizado nas salas de emergência e prática clínica.

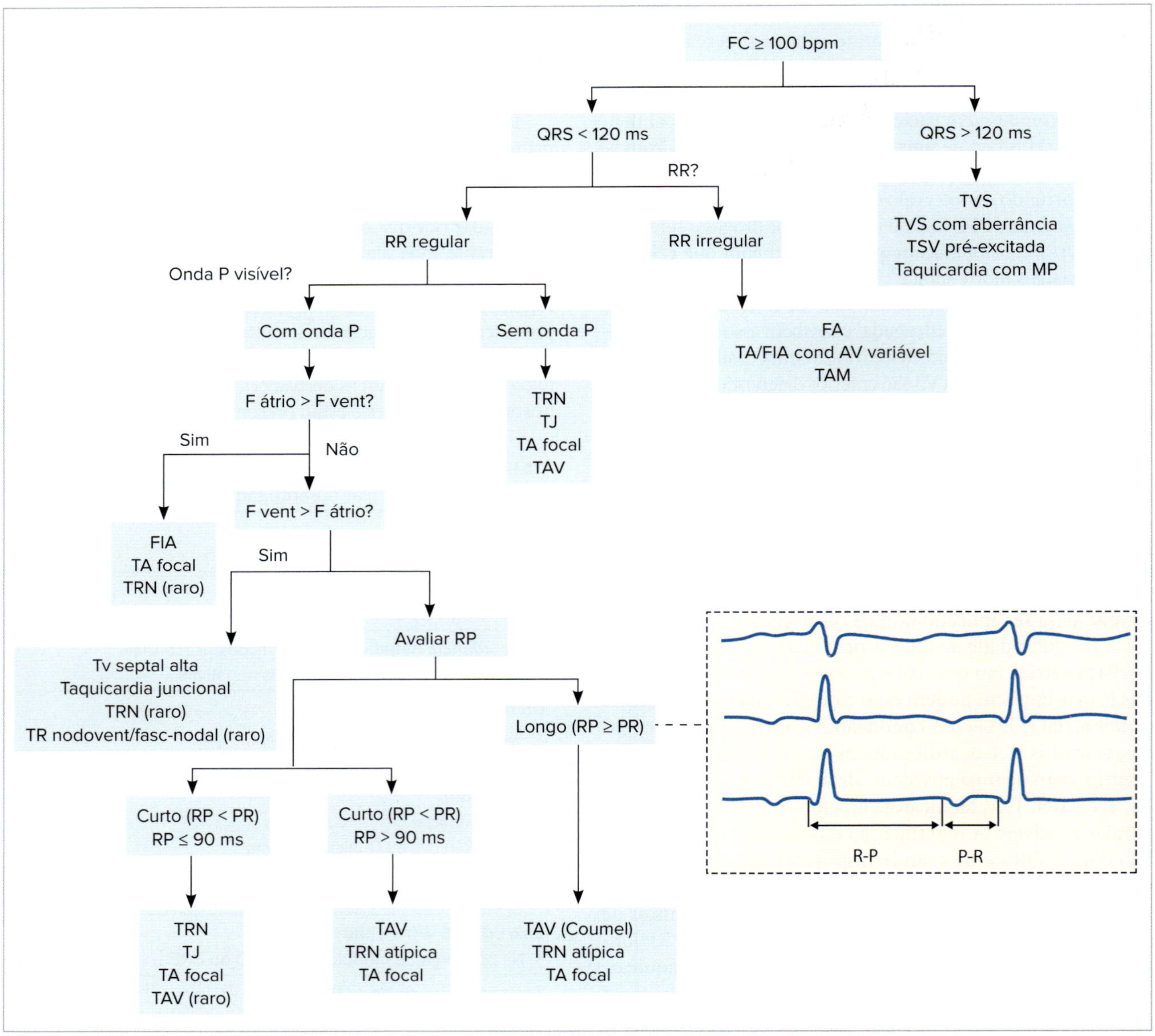

FIGURA 1

Algoritmo para diagnóstico diferencial das taquiarritmias de QRS estreito no ECG de 12 derivações. Em detalhe, no quadro tracejado, como fazer avaliação da relação RP e PR; no exemplo, uma taquicardia com RP longo (ou PR curto).

FA: fibrilação atrial; FLA: *flutter* atrial; MP: marca-passo; TA: taquicardia atrial; TAM: taquicardia atrial multifocal; TAV: taquicardia por reentrada atrioventricular; TJ: taquicardia juncional; TRN: taquicardia por reentrada nodal; TSV: taquicardia supraventricular; TVS: taquicardia ventricular sustentada.

Adaptada de Brugada et al., 2020.[40]

TABELA 2 Critérios morfológicos de V1 e V6 do fluxograma de Brugada (Figura 6)

	TV	TSV
Taquicardia com morfologia de BRD		
V1	R monofásico, QR ou RS	QRS trifásico
V6	R monofásico, QS, QR, R/S < 1	QRS trifásico, R/S > 1
Taquicardia com morfologia de BRE		
V1	R > 30 ms, R até nadir S > 60 ms, entalhe onda S	rS (padrão de BRE)
V6	QR, QS	R monofásico

Um novo algoritmo, conhecido como algoritmo de Vereckei (Figura 7), criado recentemente, usa apenas a derivação aVR[9] para diagnóstico diferencial entre TV e TSV com aberrância, apresenta maior acurácia que os critérios de Brugada (90,3 *versus* 84,8%) e pode ser também facilmente aplicado.

Embora muito sensíveis e específicos para diferenciar TSV com aberrância de TV, esses algoritmos não são capazes de diferenciar TV das TSV pré-excitadas. Com essa finalidade, Brugada et al.[10] criaram um algoritmo (Figura 8) no qual a presença de qualquer critério é 100% específica para TV, porém a ausência dos três critérios apenas sugere TSV pré-excitada, pois mesmo com a ausência dos três critérios ainda pode se tratar de TV em até 25% dos casos. Essa possibilidade

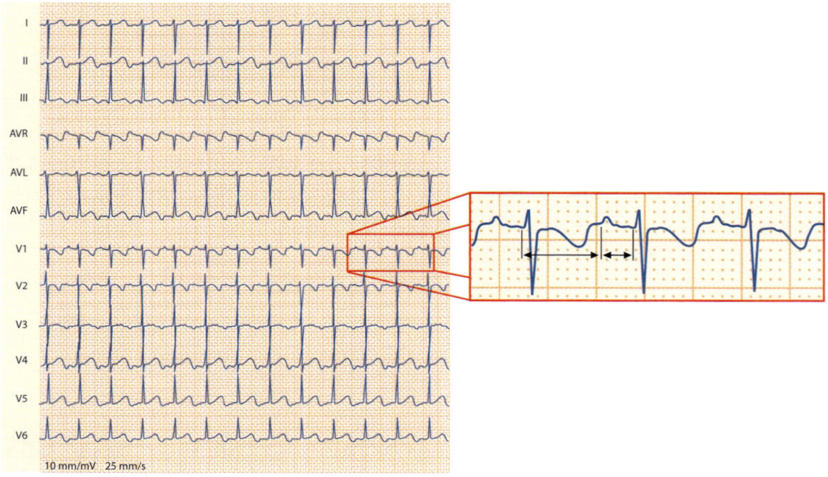

FIGURA 2

Taquicardia de QRS estreito de caráter incessante em paciente de 4 anos de idade, regular, com frequência de P igual ao de QRS e, no detalhe, intervalo R-P > P-R. No EEF, foi confirmada taquicardia de Coumel.

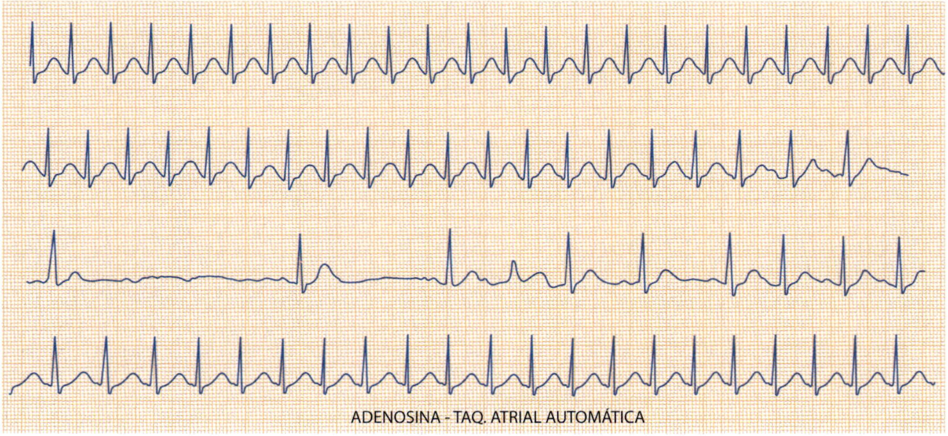

FIGURA 3

Taquicardia de QRS estreito em que foi realizada a administração de adenosina endovenosa, demonstrando alentecimento gradual da taquicardia (*cooling down*), término momentâneo da arritmia e, a seguir, aceleração progressiva (*warm up*) do foco arritmogênico até o padrão inicial, sugerindo o diagnóstico de taquicardia atrial automática.

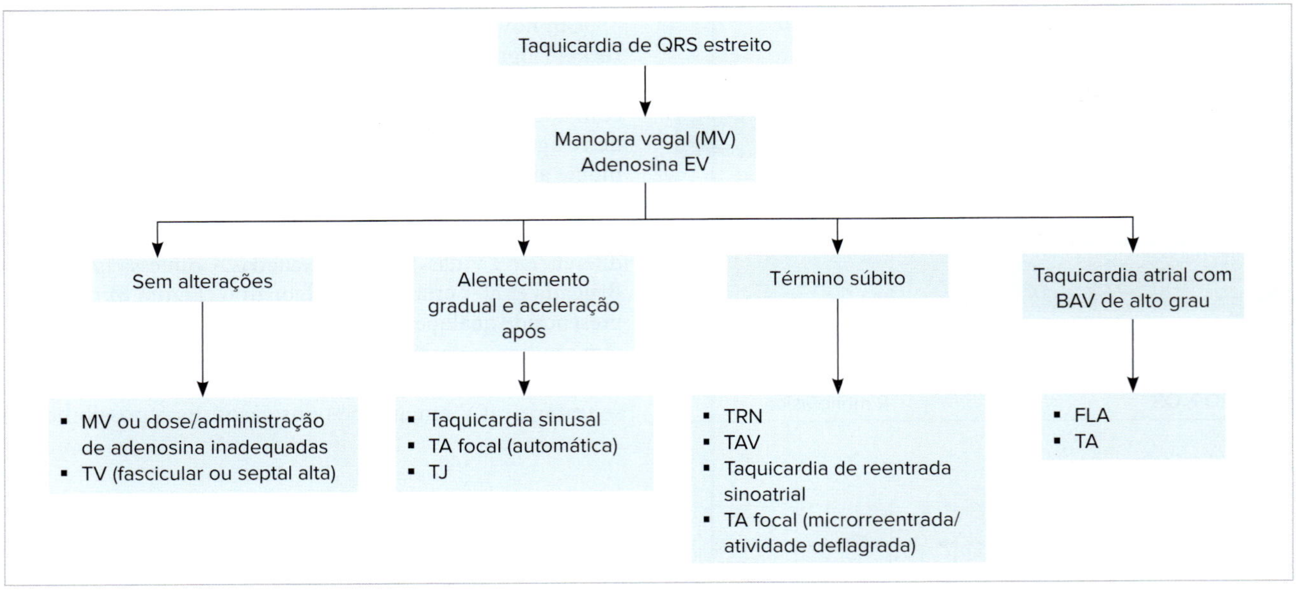

FIGURA 4

Efeitos esperados com realização de manobra vagal (MV) ou adenosina e suas respectivas hipóteses diagnósticas.

FLA: *flutter* atrial; TA: taquicardia atrial; TAV: taquicardia por reentrada atrioventricular; TJ: taquicardia juncional; TRN: taquicardia por reentrada nodal.

Fonte: adaptada de Brugada et al.[40]

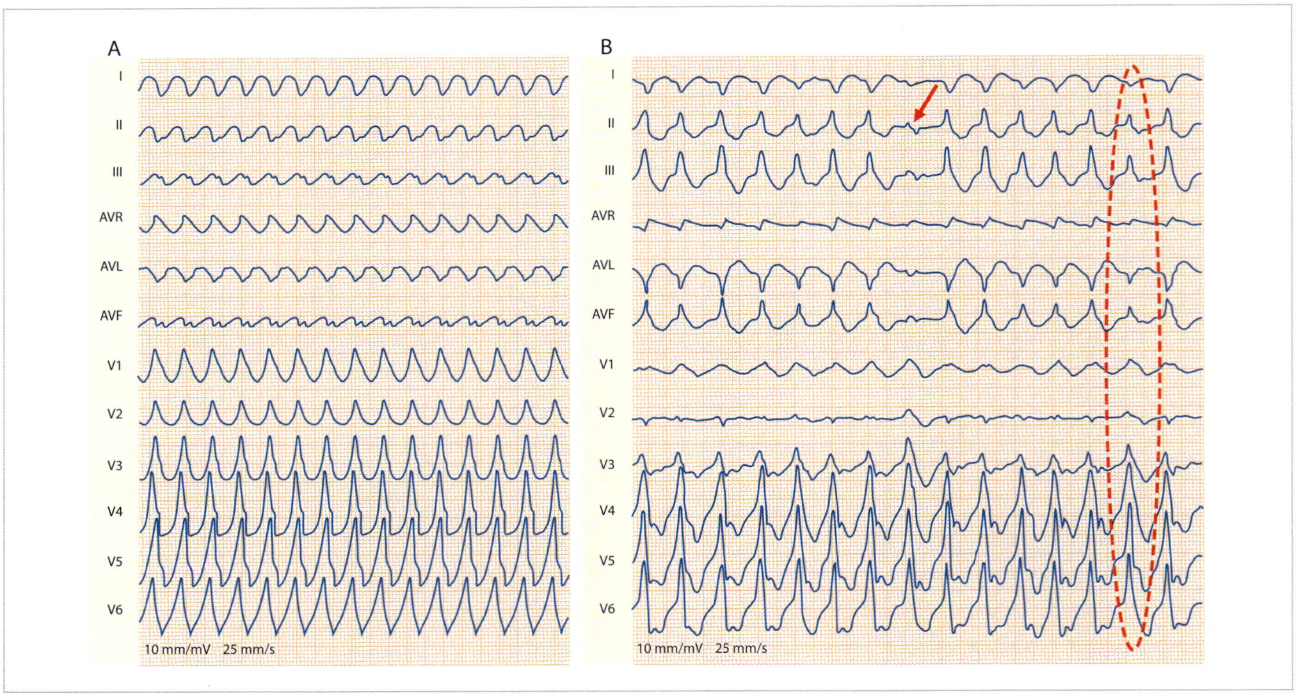

FIGURA 5

A: ECG de 12 derivações de taquicardia de QRS largo, com padrão de BRD, QRS > 140 ms, eixo no quarto quadrante (entre +180° e -90°) e concordância elétrica nas derivações precordiais, sendo confirmado diagnóstico de taquicardia ventricular (TV) em EEF. B: Taquicardia de QRS largo em paciente chagásico, demonstrando batimento de captura ventricular (seta vermelha) e outro de fusão (vermelho pontilhado), confirmando o diagnóstico de TV.

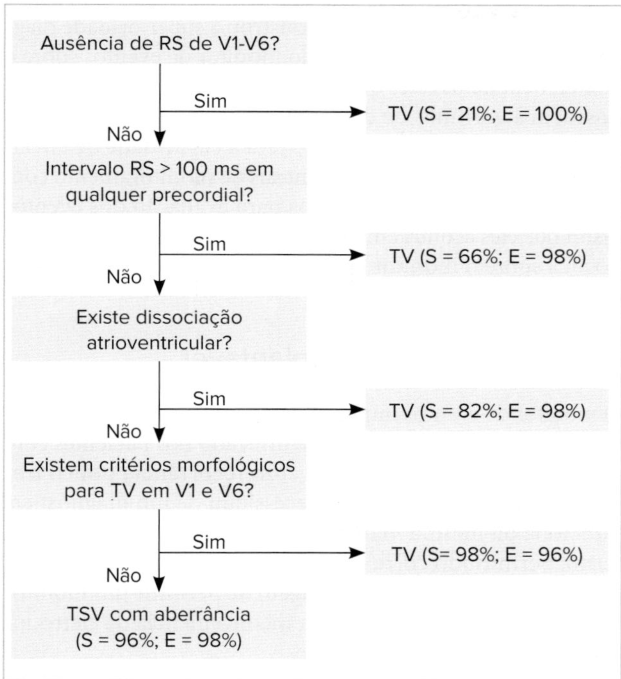

FIGURA 6

Critérios de Brugada para diferenciar TV de TSV com aberrância.

TSV: taquicardia supraventricular; TV: taquicardia ventricular.

Adaptada de Brugada et al.[8]

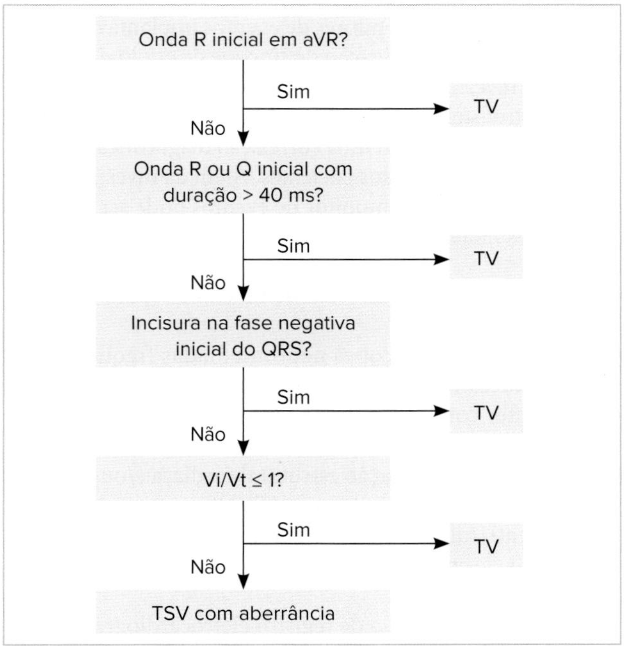

FIGURA 7

Fluxograma de Vereckei para diferenciar TV de TSV com aberrância utilizando-se apenas a derivação aVR.

TSV: taquicardia supraventricular; TV: taquicardia ventricular; Vi: voltagem dos 40 ms iniciais do QRS; Vt: voltagem dos 40 ms finais do QRS.

Adaptada de Vereckei et al.[9]

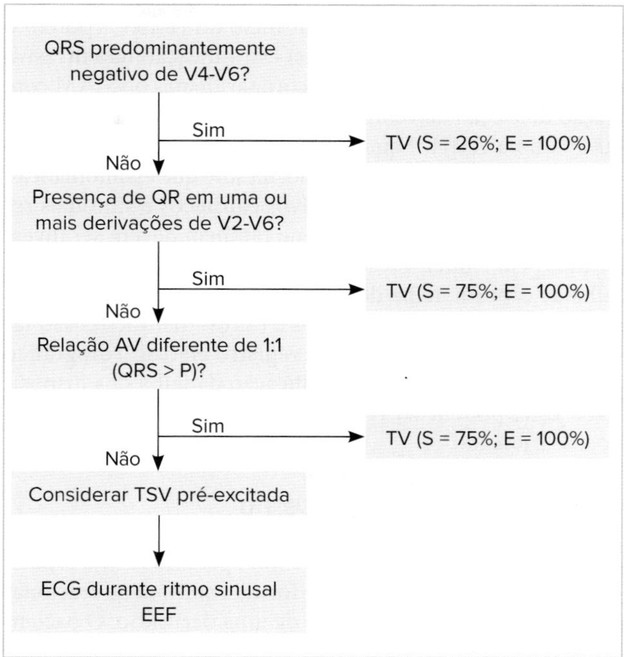

FIGURA 8

Fluxograma de Brugada para diferenciar TV de TSV pré-excitada.

TSV: taquicardia supraventricular; TV: taquicardia ventricular.

Adaptada de: Antunes et al.[10]

de se superestimar a ocorrência de TSV pré-excitada na ausência dos três critérios limita de maneira significativa o uso clínico desse algoritmo, uma vez que o não diagnóstico de TV pode trazer graves consequências ao paciente.

Holter

Criado em 1961, o Holter é um dos exames mais solicitados para a investigação de arritmias na prática clínica, sendo capaz de registrar o traçado eletrocardiográfico contínuo em três derivações, durante 24 horas .[11] Deve ser observado o número de batimentos, a frequência cardíaca mínima, média e máxima, a presença de arritmias e a ocorrência da possibilidade de alterações significativas do segmento ST.

A presença de sintomas durante a gravação permite fazer a relação exata se as arritmias são a causa das queixas do paciente. Por exemplo, se o paciente refere palpitações no exato momento em que são registradas extrassístoles atriais ou ventriculares, define-se a relação causal.

O paciente pode permanecer assintomático durante o exame, no entanto, algumas alterações registradas podem ser seguramente inferidas como causa dos sintomas. Pacientes em investigação de síncope, por exemplo, podem apresentar BAV de segundo grau Mobitz II e permanecerem assintomáticos durante o registro, porém o bloqueio atrioventricular tem que ser considerado como causa da perda de consciência.

Pacientes com sintomas frequentes provavelmente relacionados às alterações do ritmo cardíaco são os que mais se beneficiam da investigação por meio do Holter,[12] porém o exame também é importante na estratificação não invasiva do risco de MSC em pacientes coronariopatas pós-IAM com fração de ejeção de ventrículo esquerdo (FEVE) menor que 40%[13] ou na CMH,[14] quando arritmias ventriculares estiverem presentes, sustentadas ou não, mesmo que assintomáticas.

Os pacientes com dispositivos cardíacos e sintomas relacionados às alterações do ritmo também devem ser investigados pelo Holter. Presença de mau funcionamento, como falha de captura, falha de sensibilidade, inibição do marca-passo (MP) por miopotenciais e outras disfunções são facilmente diagnosticados com registro eletrocardiográfico de 24 horas. A partir da identificação da falha dos dispositivos, estes podem ser reprogramados ou até mesmo trocados, se indicado.

Monitor de eventos externo

O monitor de eventos externo é um aparelho com a capacidade de gravar e armazenar de forma contínua ou fracionada, registro eletrocardiográfico de uma derivação. O paciente pode permanecer com o aparelho em um período que varia de 7 a 30 dias, dependendo do modelo do dispositivo.

Atualmente, existem dois tipos de dispositivos: um no qual o traçado do evento só é agravado na presença de sintomas e acionamento do dispositivo por parte do paciente quando este os sente, e outros mais atuais, que possuem algoritmos diagnósticos pré-especificados com capacidade de detecção automática e gravação dos eventos, independente da presença ou não de sintomas.

No primeiro tipo, quando o paciente sente o sintoma em investigação, ele aciona o aparelho (através de um controle remoto), o qual começa a armazenar o traçado a partir de um tempo pré-estabelecido ao acionamento do dispositivo (por exemplo: 30 segundos antes do acionamento) e continua gravando por mais um determinado período após sua ativação (por exemplo: mais 60 segundo). Isso pode ser repetido outras vezes até que se complete a capacidade de armazenamento do dispositivo. Posteriormente, os períodos armazenados são analisados, fornecendo informações importantes a respeito do tipo de arritmia, seu início e término e exata correlação com os sintomas investigados. Tais aparelhos tem como limitação problemas com o eletrodo e a pele, assim como a falta de colaboração do paciente, principalmente naqueles que permanecem muito tempo assintomáticos, pois geralmente tem capacidade limitada a 7 dias de utilização.

Nos monitores de evento com algoritmos diagnósticos, além da gravação dos eventos deflagrados por sintomas e acionamento do dispositivo pelo paciente, eles possuem capacidade de detecção automática de bradicardia, taquicardia, pausas e irregularidade do R-R, permitindo o diagnóstico de arritmias mesmo na ausência de sintomas. Estes aparelhos tem uma capacidade de monitorização por tempo maior, de até 30 dias, além de serem mais fáceis de se utilizar por se tratarem de cintas ou coletes, evitando a irritação da pele com eletrodos.

Estudo randomizado[15] demonstrou a superioridade diagnóstica e de custo-efetividade do monitor de eventos sobre o Holter, benefícios estes que são maiores quando os aparelhos possuem algoritmos de detecção automática.[16]

Alguns monitores de evento têm a capacidade de enviar os traçados deflagrados para centrais de monitoramento com profissionais de saúde treinados para avaliação dos eventos assim que eles acontecem, demonstrando superioridade diagnóstica sobre o monitor de eventos padrão, quando utilizados por 7-14 dias.[17]

Monitor de eventos implantável

O monitor de eventos implantável permite um monitoramento mais prolongado, idealmente utilizado nos pacientes com sintomas importantes, porém com recorrência pouco frequente, como síncope, e que necessitam de um diagnóstico. Funciona da mesma maneira que o monitor de eventos externo, permitindo correlacionar os sintomas clínicos com a gravação, apresentando a vantagem de permitir um monitoramento de até 36 meses, sem a inconveniência de eletrodos externos durante longo período.

O aparelho é menor que um MP convencional e geralmente é implantado no hemitórax esquerdo, com anestesia local. Como os monitores de evento externo, além da ativação manual, possuem a capacidade de detecção automática de bradi e taquiarritmias, além de outras ferramentas, como reconhecimento de FA, extrassístoles ventriculares e estratificação de risco por meio da análise autonômica da variabilidade da frequência cardíaca.

Inicialmente, os monitores de eventos implantáveis foram utilizados para a investigação de síncope de etiologia inexplicada após investigação convencional completa, inclusive com estudo eletrofisiológico (EEF). Análise combinada de dados de estudos[18-26] demonstram uma correlação diagnóstica de traçados-sintomas em 35% dos pacientes. Além da investigação de síncope inexplicada, o monitor de eventos pode ser utilizado com outras finalidades:[27]

- Epilepsia refratária ao tratamento clínico (para descartar causa arrítmica).
- Pacientes com síncopes neuromediadas frequentes em que o mecanismo exato pode definir tratamento.
- Pacientes com bloqueio de ramo em que se suspeita de BAVT paroxístico, a despeito de EEF negativo.
- Pacientes com alteração estrutural cardíaca e/ou taquicardia ventricular não sustentada (TVNS), em que taquiarritmia ventricular é provável, a despeito de EEF negativo.
- Quedas de etiologia inexplicada.

A escolha do método de registro eletrocardiográfico contínuo dependerá da frequência (diários, semanais ou esporádicos) e da gravidade dos sintomas (Tabela 3). Uma história clínica caracterizando o tipo, os fatores desencadeantes, a frequência, a duração e o comprometimento hemodinâmico é fundamental na indicação do método e no sucesso da investigação.[27]

TABELA 3 Escolha do método de monitorização ambulatorial do ECG de acordo com a apresentação dos sintomas

Frequência	Sintomas	Método
Diários	Fugazes ou prolongados, incapacitantes ou não	Holter
Semanais ou mensais	Fugazes	Gravador de eventos
	Prolongados	Gravador de eventos
	Não incapacitantes	ECG no pronto-socorro
	Incapacitantes	Gravador de eventos
Pouco frequentes	Fugazes	Gravador de eventos implantável/reavaliar necessidade
	Prolongados	Gravador de eventos implantável

Fonte: modificada de Scanavacca et al.[27]

Teste ergométrico

O teste ergométrico (TE) apresenta ampla utilidade para a investigação e o acompanhamento de pacientes com arritmias, além de ser um método seguro, de fácil execução e baixo custo.

As catecolaminas produzidas durante o esforço, a diminuição da resposta vagal e alterações neuro-humorais causam modificações elétricas nas células cardíacas, podendo ser responsáveis por alterações na formação e na propagação do impulso cardíaco e, consequentemente, origem das arritmias.[23]

Está indicado em pacientes com palpitações, síncopes ou sintomas pré-sincopais relacionados ao esforço, avaliação terapêutica de arritmias induzidas por esforço tratadas com antiarrítmico ou ablação e para estratificação de pacientes com risco de MSC por síndromes elétricas primárias.

Arritmias ventriculares durante o exercício podem ser frequentemente encontradas em pacientes submetidos ao exame, porém a presença de extrassístoles ventriculares (EV) na fase de recuperação está associada a pior prognóstico quando comparadas com EV no esforço, tanto em indivíduos normais[29] quanto em pacientes com insuficiência cardíaca.[30] Entretanto, nenhum estudo demonstrou evidências de tratamentos específicos para arritmias nesses indivíduos, sendo apenas mais um marcador de pior prognóstico.

A presença de arritmias atriais no esforço está geralmente associada ao aumento do automatismo do miocárdio atrial, ocorrendo com maior frequência nos pacientes com disfunção ventricular em comparação com pacientes sem doença estrutural cardíaca (40 e 10%, respectivamente); no entanto, a presença frequente de ectopias atriais não prediz eventos adversos.[31]

A avaliação da resposta cronotrópica em pacientes com suspeita de doença do nó sinusal é uma das principais indicações do TE, diferenciando pacientes vagotônicos que apresentam resposta cronotrópica normal (p. ex., atletas) daqueles que apresentam diminuição do cronotropismo e que possivelmente necessitam do implante de MP para melhora dos sintomas debilitantes.[32]

Pacientes com BAVT congênito devem ser submetidos ao TE para avaliação da resposta cronotrópica, dos sintomas e da presença de arritmia ventricular durante o esforço.[27] Esses dados são imprescindíveis para a decisão da necessidade e do momento de se indicar MP cardíaco.[32]

Pacientes com FA permanente podem apresentar uma resposta exacerbada com baixa carga de exercício e o teste ergométrico pode ser indicado para avaliação da resposta ventricular durante esforço físico e ajuste terapêutico, quando necessário.[32]

O TE pode ser útil para estratificação de risco nos pacientes com presença de pré-excitação ventricular. O desaparecimento súbito da pré-excitação durante o esforço determina o período refratário da via acessória, podendo ser utilizado para estratificação não invasiva do risco de arritmias ventriculares malignas.[34] Entretanto, o desaparecimento progressivo da pré-excitação no decorrer do esforço físico não permite qualquer conclusão em relação à refratariedade da via e seu risco.

Em paciente com SQTLc documentada ou naqueles com ECG normal, porém com história de morte súbita na família, o teste ergométrico pode ser usado para reproduzir arritmias ventriculares e também para posterior avaliação terapêutica adotada, além de permitir a avalição do intervalo QT corrigido durante o esforço, que pode manifestar prolongamentos mais evidentes (quando corrigido pela frequência cardíaca) em determinados pacientes portadores da síndrome.

Pacientes com TVPC têm como quadro típico síncope desencadeada no esforço, ECG de repouso normal e ausência de doença estrutural cardíaca. O teste ergométrico geralmente revela presença de taquicardia ventricular bidirecional, caracterizada por alternância de 180º do eixo QRS batimento a batimento (Figura 9). Uma parcela de pacientes com essas características pode evoluir com FV no esforço.[35] O exame pode ser repetido em vigência de betabloqueador para avaliação terapêutica.

Estudo eletrofisiológico (EEF)

O EEF é realizado com a introdução de cateteres multipolares nas cavidades cardíacas (átrios e ventrículos) por meio do sistema venoso e/ou arterial, o que permite a realização de estimulação atrial e ventricular programada com a finalidade de estudar a fisiologia do sistema de condução cardíaco e seus respectivos sítios de bloqueio, patológicos ou não, além de possibilitar a indução de diferentes tipos de taquiarritmias, ventriculares ou supraventriculares, a fim de se estabelecer um diagnóstico e mecanismos eletrofisiológicos envolvidos. Além dessa finalidade diagnóstica de distúrbios de condução, bradi e taquiarritmias, a eletrofisiologia pode ser utilizada com fins terapêuticos para várias taquicardias, o que será discutido nos próximos capítulos.

O EEF diagnóstico tem papel importante na avaliação de palpitações ou síncope de etiologia não esclarecida por mé-

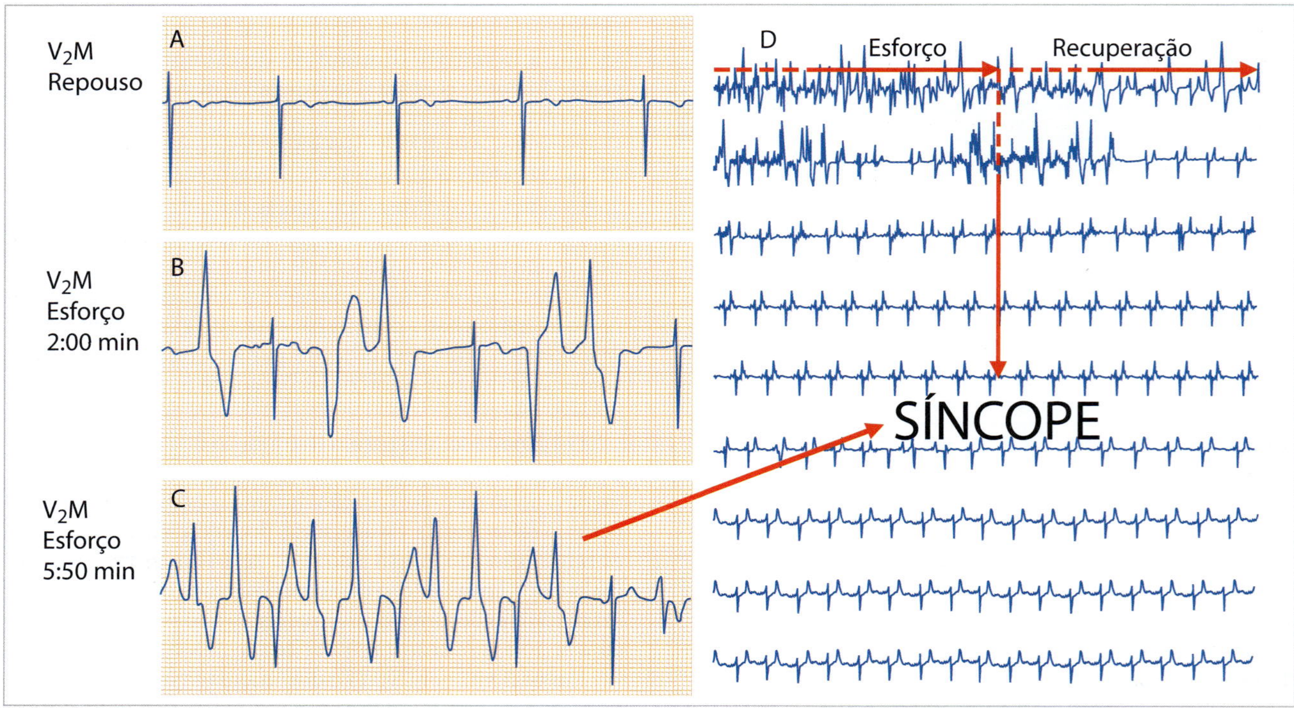

FIGURA 9

Teste ergométrico (protocolo de Bruce) em paciente com suspeita de TVPC e síncope de repetição. A: Registro eletrocardiográfico da derivação V_2M em repouso, demonstrando ritmo sinusal normal; B: após dois minutos de esforço paciente começou a apresentar ectopias ventriculares pareadas bidirecionais, que foram piorando em número e frequência; C: evoluindo com taquicardia ventricular polimórfica e síncope, aos 5:50min; D: traçado de ritmo demonstrando o exato momento da síncope em que se interrompe o esforço e inicia-se a recuperação. Após 25 segundos da recuperação, as arritmias ventriculares cessam e a paciente recupera a consciência, confirmando o diagnóstico de TVPC.

todos não invasivos, estratificação do risco de MSC, pacientes recuperados de PCR, avaliação de bradiarritmias e diagnóstico diferencial de taquicardias de QRS largo. As principais indicações diagnósticas do EEF estão resumidas na Tabela 4.

TABELA 4 Indicações de estudo eletrofisiológico

Avaliação de sinais e sintomas de arritmias
Taquicardias recorrentes, de início e término súbitos, não esclarecidas por avaliação não invasiva e não documentadas em ECG
Taquicardia associada a síncope não esclarecida por avaliação não invasiva
Síncope inexplicada
Pacientes com cardiopatia estrutural (principalmente coronariopatas e chagásicos) e síncope que permanece inexplicada após investigação não invasiva, desde que não tenha indicação de cardioversor/desfibrilador implantável (CDI)
Pacientes com bloqueio de ramo e síncope que permanece inexplicada após investigação não invasiva

(continua)

TABELA 4 Indicações de estudo eletrofisiológico *(continuação)*

Síncope precedida por palpitações, não esclarecida após investigação não invasiva
Síncope em profissionais de alto risco, não esclarecida após investigação não invasiva
Estratificação do risco de MSC
Pacientes com IAM prévio, com 35% < FEVE < 40% e TVNS documentada
Pacientes com síndrome de Brugada assintomático (motivo de intenso debate atualmente)
Pacientes recuperados de parada cardiorrespiratória (PCR)
PCR recuperada, não documentada, não relacionada a fase aguda de infarto do miocárdio (> 48 horas), sem causas determinadas e não associada a fatores reversíveis, a despeito da presença ou não de cardiopatia estrutural, desde que não tenha indicação de CDI
Avaliação de bradiarritmias
Pacientes sintomáticos com suspeita de disfunção do nódulo sinusal, após investigação não invasiva inconclusiva

(continua)

TABELA 4 Indicações de estudo eletrofisiológico *(continuação)*

Pacientes com bradicardia sinusal, sem documentação dos eventos durante avaliação não invasiva e suspeita de taquiarritmias como causa dos sintomas
Pacientes com BAV de 2° e 3° grau, com marca-passo implantado normofuncionante, nos quais persistem os sintomas e suspeita-se que outra arritmia seja a causa
Portadores de BAV de 1° grau sintomáticos, com distúrbio na condução intraventricular, em que se suspeita de lesão no sistema His-Purkinje

Traçados intracavitários de dispositivos implantáveis

Com o advento da tecnologia de Holter e algoritmos diagnósticos de arritmias e disfunções dos dispositivos implantáveis (MP, CDI e ressincronizadores cardíacos), queixas ou sintomas de arritmia em seus portadores podem ser elucidadas através da avaliação dos eletrogramas intracavitários dos diferentes cabos, gravados na memória dos aparelhos, e que não estejam associadas com a indicação primária para implante do dispositivo.

Além do diagnóstico de arritmias supraventriculares ou ventriculares sintomáticas, que podem levar a choques apropriados ou inapropriados do CDI ou perda da eficácia na ressincronização cardíaca, os dispositivos implantáveis são capazes de armazenar em sua memória períodos de arritmias assintomáticas, contribuindo para seu diagnóstico e tratamento. Arritmias, às vezes assintomáticas, como por exemplo o *flutter* atrial, podem ser diagnosticadas pelo dispositivo e facilmente tratadas com ablação por cateter. Outras arritmias que necessitam do uso de antiarrítmicos ou anticoagulantes, como a FA, que quando está presente associa-se a maior risco de AVE,[36] também podem ser diagnosticadas pela análise dos registros, contribuindo para redução de morbimortalidade em seus portadores.

Métodos de imagem

Métodos de imagem como radiografia de tórax, ecocardiograma, tomografia computadorizada e ressonância magnética, embora não tenham como objetivo e função a investigação do ritmo cardíaco, são ferramentas diagnósticas importantíssimas para diagnóstico da causa, estratificação de risco e prognóstico da maioria das arritmias cardíacas, devendo ser realizados, quando houver indicação, em paralelo aos exames discutidos anteriormente.

Dispositivos móveis

Aplicativos e sensores associados aos diferentes tipos de dispositivos de comunicação móvel como *smartwatches*, pulseiras para exercícios físicos e *smartphones* permitem a monitorização, coleta e compartilhamento de dados fisiológicos e de saúde, que podem ser utilizados para diagnóstico de arritmias.[37] As duas principais maneiras de fazer tal monitoramento é através da gravação de traçados de ECG (com uma ou mais derivações de diferentes durações) ou utilizando outras tecnologias que permitem a avaliação da frequência de pulso, como a fotopletismografia. Tais dispositivos têm um papel mais importante no diagnóstico da fibrilação atrial.

Diferentes dispositivos possuem capacidade de gravar traçados com uma ou mais derivações, podendo-se utilizar de pequenas placas que podem ser colocadas sobre o peito ou na "ponta dos dedos", ou mesmo por meio de smartwatches, cujos traçados são enviados e armazenados nos *smartphones*, podendo ser classificados em "FA possível", ritmo sinusal ou traçado não classificável por causa da presença de artefatos, que pode estar presente em idosos (em decorrência de tremores e limitações físicas) ou indivíduos pouco relaxados. Suas principais limitações são erro na classificação do traçado, falta de classificação em até um terço dos casos (mas que são classificáveis por especialistas) e a falta de classificação de outros tipos de arritmias como ectopias atriais, ectopias ventriculares ou taquicardias ventriculares, o que pode levar a um erro de interpretação. Logo, esses dispositivos deveriam ser utilizados como ferramentas pré-diagnósticas para FA e que necessitam de confirmação por médico, e não como uma ferramenta de diagnóstico definitiva ou para seguimento de casos já diagnosticados.[37]

Algoritmos para avaliação da frequência e forma de pulso periférico por fotopletismografia podem ser usados para diagnóstico de FA por aplicativos de *smartphone* (utilizando a câmera do dispositivo) ou *smartwatches* com capacidade de monitoração da frequência cardíaca, apresentando alta concordância com traçados de ECG. Esses dispositivos já sem mostraram efetivos em estudos clínicos de larga escala como ferramenta de screening para FA, demonstrando valor preditivo positivo de até 90%.[38,39]

RESUMO

- Arritmias cardíacas compreendem várias causas de distúrbios do ritmo cardíaco que podem manifestar-se com vários sinais e sintomas diferentes, desde casos assintomáticos até MSC, além de poderem estar associadas com morbidade e mortalidade elevadas, dependendo da gravidade da manifestação, da alteração estrutural cardíaca e das comorbidades.
- O objetivo deste capítulo é esclarecer detalhadamente estratégias diagnósticas sistematizadas, através de tabelas e algoritmos diagnósticos que auxiliam no diagnóstico diferencial das arritmias, porém sempre considerando aspectos individuais de cada paciente, investigando minuciosamente dados da história clínica, do exame físico e orientando uma sequência lógica e útil para a indicação dos exames não invasivos e invasivos. Dessa maneira, sua leitura permite, além do diagnóstico das arritmias, orientar sua terapêutica e medidas de profilaxia.

Referências bibliográficas

1. Brignole M, Moya A, de Lange FJ, et al. 2018 ESC Guidelines for the diagnosis and management of syncope. Eur Heart J. 2018;00:1-69.
2. Al-Khatib SM, Stevenson WG, Ackerman MJ, et al. 2017 AHA/ACC/HRS guideline for management of patients with ventricular arrhythmias and the prevention of sudden cardiac death: executive summary: a report of the American College of Cardiology Foundation/American Heart Association Task Force on Clinical Practice Guidelines and the Heart Rhythm Society. Circulation. 2017.
3. Pérez Riera AR, Paixão-Almeida A, Barbosa-Barros R, Yanowitz FG, Baranchuk A, Dubner S, et al. Congenital short QT syndrome landmarks of the newest arrhythmogenic cardiac channelopathy. Cardiol J. 2013;20(5):464-71.
4. Brugada P, Brugada J. Right bundle branch block, persistent ST segment elevation in leads V1 to V3: a marker for sudden death in patients without demonstrable structural heart disease. Circulation. 1998;97:457-60.
5. Marcus FI, et al. Diagnosis of arrhythmogenic right ventricular cardiomyopath/dysplasia: proposed modification of the Task Force Criteria. Eur Heart J. 2010;31(7):806-14.
6. Maron BJ. Hypertrophic cardiomyopathy: a systematic review. JAMA. 2002;287:1308.
7. Wellens HJJ, Bär FWHM, Lie KI. The value of the electrocardiogram in the differential diagnosis of a tachycardia with a widened QRS complex. Am J Med 1978;64(1):27-33.
8. Brugada P, Brugada J, Mont L, et al. A new approach to the differential diagnosis of a regular tachycardia with a wide QRS complex. Circulation 1991;83:1649-59.
9. Vereckei A, Duray G, Szénási G, Altemose GT, Miller JM. New algorithm using only lead aVR for differential diagnosis of wide QRS complex tachycardia. Heart Rhythm 2008;5(1):89-98.
10. Antunes E, Brugada J, Steurer G, Andries E, Brugada P. The differential diagnosis of a regular tachycardia with a wide QRS complex on the 12-lead ECG: ventricular tachycardia, supraventricular tachycardia with aberrant intraventricular conduction, and supraventricular tachycardia with anterograde conduction over an accessory pathway. Pacing Clin Electrophysiol. 1994;17(9):1515-24.
11. Holter NJ. New method for heart studies. Science. 1961;134:1214-20.
12. Diretriz para avaliação e tratamento de pacientes com arritmias cardíacas. Arq Bras Card. 2002:7-17.
13. Buxton AE, Lee KL, Fisher JD, Josephson ME, Prystowsky EN, Hafley G. A randomized study of the prevention of sudden death in patients with coronary artery disease. Multicenter Unsustained Tachycardia Trial Investigators. N Engl J Med. 1999;16;341(25):1882-90.
14. Guidelines on diagnosis and management of hypertrophic cardiomyopathy. Eur Heart J 2014;35:2733-79.
15. Sivakumaran S, Krahn AD, Klein GJ, et al. A prospective randomized comparison of loop recorders versus Holter monitors ipatients with syncope or presyncope. Am J Med. 2003;115:1-5.
16. Reiffel JA, Schwarzberg R, Murry M. Comparison of autotriggered memory loop recorders versus 24-hour Holter monitors for arrhythmia detection. Am J Cardiol. 2005;95:1055-59.
17. Rothman SA, Laughlin JC, Seltzer J, et al. The diagnosis of cardiac arrhythmias: a prospective multi-center randomized study comparing mobile cardiac outpatient telemetry versus standard loop event monitoring. J CArdiovasc Electrophysiol. 2007;18:241-7.
18. Krahn A, Klein G, Norris C, Yee R. The etiology of syncope in patients with negative tilt table and electrophysiologic testing. Circulation. 1995;92:1819-24.
19. Krahn AD, Klein GJ, Yee R, Takle-Newhouse T, Norris C. Use of an extendedmonitoring strategy in patients with problematic syncope. Reveal Investigators. Circulation. 1999;26:99:406-10.
20. Moya A, Brignole M, Menozzi C, Garcia-Civera R, Tognarini S, Mont L, Botto G,Giada F, Cornacchia D. Mechanism of syncope in patients with isolated syncope and in patients with tilt-positive syncope. Circulation. 2001;104:1261-7.
21. Menozzi C, Brignole M, Garcia-Civera R, Moya A, Botto G, Tercedor L, et al.; International Study on Syncope of Uncertain Etiology (ISSUE) Investigators. Mechanism of syncope in patients with heart disease and negative electrophysiologic test. Circulation. 2002;105:2741-5.
22. Brignole M, Menozzi C, Moya A, Garcia-Civera R, Mont L, Alvarez M, et al.; International Study on Syncope of Uncertain Etiology (ISSUE) Investigators. Mechanism of syncope in patients with bundle branch block and negative electrophysiological test. Circulation. 2001; 104:2045–2050.
23. Nierop P, van Mechelen R, Elsacker A, Luijten RH, Elhendy A. Heart rhythm during syncope and presyncope: results of implantable loop recorders. Pacing Clin Electrophysiol. 2000;23:1532-8.
24. Boersma L, Mont L, Sionis A, Garcia E, Brugada J. Value of implantable loop recorder for the management of patients with unexplained syncope. Europace. 2004;6: 70-6.
25. Lombardi F, Calosso E, Mascioli G, Marangoni E, Donato A, Rossi S, et al. Utility of implantable loop recorder (Reveal Plus) in the diagnosis of unexplained syncope Europace. 2005;7:19-24.
26. Pierre B, Fauchier L, Breard L, Marie O, Poret F, Babuty D. Implantable loop recorder for recurrent syncope: influence of cardiac conduction abnormalities showing up on resting electrocardiogram and of underlying cardiac disease on follow-up developments. Europace. 2008;10:477-81.
27. Scanavacca MI, Brito FS, Maia I, Hachul D, Gizzi J, Lorga A, et al. Diretrizes para Avaliação e Tratamento de Pacientes com Arritmias Cardíacas. Arq Bras Cardiol . 2002;79(suplV).
28. Hauswirth O, Noble D, Tsien RR. Adrenaline: mechanism of action of the pacemaker potential in cardiac Purkinj fibers. Science. 1968;162(856):916-9.
29. Frolkis JP, Pothier CE, Blackstone EH, Lauer MS. Frequent ventricular ectopy after exercise as a predictor of death. N Engl J Med. 2003;348(9):781-90.
30. O'Neill JO, Young JB, Pothier CE, Lauer MS. Severe frequent ventricular ectopy after exercise as a predictor of death in patients with heart failure. J Am Coll Cardiol. 2004;44(4):820-6.
31. Bunch TJ, Chandrasekaran K, Gersh BJ, et al. The prognostic significance of exercise-induced atrial arrhythmias. J Am Coll Cardiol. 2004;43:1236.
32. III Diretriz da Sociedade Brasileira sobre Teste Ergométrico. Arq Bras Cardiol.2010;95(5supl.1):1-26.
33. Cruz LA, da Cruz PD, Pozzan R, Santiago ML, de Oliveira FE, Albanesi Filho FM. Assessment of third-degree congenital atrioventricular block by ergometric tests. Arq Bras Cardiol. 1991;57(5):381-4.
34. Murdock CJ, Klein GF, Leitch JW. Management of the patient with Wolff--Parkinson-White syndrome. Cardiology. 1990;77:151-65.
35. Priori SG, Napolitano C, Memmi M, et al. Clinical and molecular characterization of patients with catecholaminergic polymorphic ventricular tachycardia. Circulation. 2002;106:69-74.
36. Healey JS, Connolly SJ, Gold MR, et al. ASSERT investigators. Subclinical atrial fibrillation and the risk of stroke. N Engl J Med. 2012;366 (2):178-80.
37. Varma N, Cygankiewicz I, Turakhia MP, et al. 2021 ISHNE/HRS/EHRA/APHRS Expert Collaborative Statement on mHealth in Arrhythmia Management: Digital Medical Tools for Heart Rhythm Professionals. Circ Arrhythm Electrophysiol. 2021;14(2):e009204.
38. Perez MV, Mahaffey KW, Hedlin H, Rumsfeld JS, Garcia A, Ferris T, et al; Apple Heart Study Investigators. Large-scale assessment of a smartwatch to identify atrial fibrillation. N Engl J Med. 2019;381:1909-17.
39. Guo Y, Wang H, Zhang H, Liu T, Liang Z, Xia Y, et al; MAFA II Investigators. Mobile photoplethysmographic technology to detect atrial fibrillation. J Am Coll Cardiol. 2019;74:2365-75.
40. Brugada J, Katritsis DG, Arbelo E, Arribas F, Bax JJ, Blomstrom-Lundqvist C, et al. 2019 ESC Guidelines for the management of patients with supraventricular tachycardiaThe Task Force for the management of patients with supraventricular tachycardia of the European Society of Cardiology (ESC). Eur Heart J. 2020;41(5):655-720.

Capítulo 3

Tratamento clínico e percutâneo das arritmias supraventriculares

Márcio Jansen de Oliveira Figueiredo
Claudio Pinho

PONTOS-CHAVE

- As taquicardias supraventriculares utilizam tecidos acima do feixe do His como mecanismo.
- A ocorrência da onda P em relação ao QRS no eletrocardiograma (ECG) da taquicardia é importante ferramenta diagnóstica.
- Deve-se sempre avaliar o ECG de repouso, buscando a presença de sinais sugestivos de pré-excitação ventricular.
- Drogas que retardam a condução pelo nó atrioventricular são as mais importantes no manejo farmacológico.
- A ablação por cateter é o tratamento definitivo e sempre deve ser considerada.

Introdução

As arritmias supraventriculares constituem um capítulo vasto na cardiologia e, em particular, na eletrofisiologia. As queixas de palpitações são comuns na prática clínica diária,[1] e muitas vezes elas são decorrência de arritmias supraventriculares. Um complicador adicional é o fato de que essas arritmias, ao contrário das ventriculares, raramente constituem um risco para a vida do paciente. Assim, pode-se ter um paciente muito sintomático, frequentemente necessitando de tratamento, e o médico tendo que pesar o risco das terapias (sejam farmacológicas ou não) e o benefício que elas podem proporcionar (muitas vezes a melhora dos sintomas, sem relação com a prevenção de eventos fatais).

Sendo uma queixa frequente, o clínico é colocado face a face com várias estratégias diagnósticas e terapêuticas, e deve estar constantemente atualizado para oferecer o que há de melhor para o paciente. A evolução das técnicas eletrofisiológicas invasivas, notadamente a ablação com radiofrequência, trouxe consigo o conhecimento de vários aspectos de importância na fisiopatologia das arritmias supraventriculares. Com tantas novidades e possibilidades, foram desenvolvidas diretrizes nacionais[2] e internacionais[3,4] para balizar a investigação e o tratamento dos pacientes com essas arritmias.

O avanço da tecnologia tem o potencial de revolucionar a abordagem clínica das arritmias em geral, inclusive as supraventriculares. Como muitas arritmias ocorrem de forma paroxística, o diagnóstico eletrocardiográfico é fundamental. Assim, o desenvolvimento da tecnologia vestível, com o advento de relógios inteligentes com capacidade de detecção da frequência cardíaca, e até de realização de um traçado de eletrocardiograma, pode facilitar o diagnóstico desse tipo de arritmia.[5] Um exemplo de traçado obtido durante um episódio de taquicardia supraventricular é demonstrado na Figura 1. Tal avanço é tão impactante que já foram publicadas orientações de sociedades médicas internacionais da especialidade.[6] No entanto, há críticas ao poder de diagnóstico de tais equipamentos,[7] fazendo com que seja necessária uma visão crítica da recomendação e implementação desse tipo de ferramenta.

Por definição, as arritmias supraventriculares são aquelas cuja origem ou manutenção dependem de estruturas situadas, do ponto de vista elétrico, acima do feixe de His.[3] Por essa definição, portanto, pode-se constatar que a variedade dessas arritmias é enorme. Podem-se incluir desde as extrassístoles atriais, as taquicardias atriais, as taquicardias dependentes do nó atrioventricular (como a taquicardia por reentrada nodal e a taquicardia das síndromes de pré-excitação) chegando ao *flutter* e à fibrilação atrial. Com um espectro tão vasto, é necessário tentar agrupar essas arritmias de alguma forma. E, pensando objetivamente no desenvolvimento do presente capítulo, será necessário adotar algum critério de classificação, assim como algumas exclusões, caso contrário sua extensão ocuparia todo o compêndio. Então, inicialmente, as exclusões. Caso o leitor se interesse pelo tema *flutter* e fibrilação atrial, irá encontrá-lo brilhantemente desenvolvido em outro capítulo. O diagnóstico diferencial das taquiarritmias e o tratamento percutâneo das arritmias supraventriculares são muito relevantes no que tange a esses distúrbios do ritmo, e serão abordados de maneira sucinta sempre que se faça necessário. Finalmente, as arritmias serão agrupadas didaticamente de acordo com a relevância clínica.

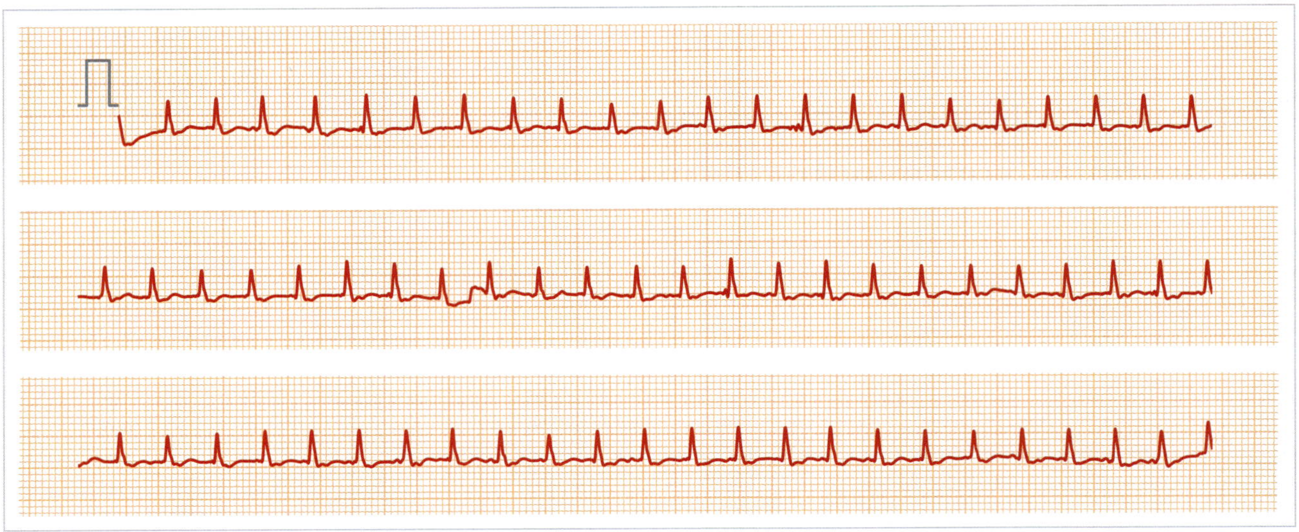

FIGURA 1

Traçado de eletrocardiograma obtido durante episódio de taquicardia paroxística supraventricular (uma taquicardia regular de QRS estreito) com a utilização de relógio inteligente Apple Watch®.

Extrassístoles supraventriculares

As extrassístoles supraventriculares podem oFcorrer em várias estruturas situadas, segundo a classificação descrita na introdução do capítulo, acima do feixe de His. A origem atrial era tida como a mais frequente, e o diagnóstico eletrocardiográfico feito pela determinação de uma onda P prematura. A morfologia da onda P, que pode ser homogênea (sugerindo a presença de apenas um foco de ectopia) ou variável (favorecendo a origem multifocal da arritmia), pode ser, muitas vezes, diferenciada da onda P sinusal. Foi demonstrado que as veias pulmonares podem ser uma origem importante de focos ectópicos. Nesses casos, a propagação da atividade elétrica através do miocárdio atrial faz com que a morfologia da onda P seja indistinguível daquela originada nos átrios. Essas arritmias, cuja importância está na possibilidade de originar episódios de fibrilação atrial em determinadas situações, fazem com que o autor prefira utilizar o termo extrassístoles supraventriculares em vez de atriais (este utilizado, p. ex., nas diretrizes nacionais já citadas,[2] assim como nas diretrizes nacionais para a interpretação do eletrocardiograma[9] para denominar os batimentos precoces com onda P nítida ao eletrocardiograma).

As extrassístoles supraventriculares são uma causa comum de palpitações e irregularidade do pulso. Podem ocorrer em corações normais, muitas vezes precipitadas por fatores extracardíacos como infecção, anemia, consumo de bebidas alcoólicas, estimulantes (como a cafeína ou medicações do tipo agonistas beta-adrenérgicos) ou outras alterações de origem gastrointestinal. No entanto, é nos pacientes portadores de patologias cardíacas ou, principalmente, pulmonares, que é mais comum se observar esses distúrbios do ritmo.[10]

Os sintomas decorrentes dessas arritmias dependem de vários fatores, como a sua frequência e a presença de doença cardíaca concomitante. O diagnóstico da arritmia é baseado no eletrocardiograma, com a identificação de ondas P precoces, seguidas ou não de complexos QRS. Como muitas vezes o sintoma é pouco frequente ou ocorre em determinadas situações (como a ocorrência em um período do dia ou o consumo de algum alimento ou medicamento específico), pode ser necessário o registro eletrocardiográfico ambulatorial (Holter) para o diagnóstico exato, já que, clinicamente, é praticamente impossível estabelecer o diagnóstico diferencial com uma extrassístole de origem ventricular.

O tratamento dessas arritmias é clínico e deve ser individualizado. Nas arritmias secundárias a algum fator precipitante, o tratamento obviamente é sua remoção, quando possível. Por outro lado, os portadores assintomáticos de extrassístoles atriais muitas vezes não necessitam de tratamento específico.[2,10] Nos pacientes muito sintomáticos, o tratamento farmacológico deve ser considerado, levando-se em conta, sempre, a relação risco/benefício. Nesse contexto, pode ser desfavorável o uso de um fármaco com efeitos colaterais potencialmente graves para o tratamento de uma arritmia geralmente benigna. O perfil de segurança dos betabloqueadores e dos bloqueadores dos canais de cálcio com ação antiarrítmica (como o verapamil ou o diltiazem) faz com que eles sejam utilizados mais frequentemente.[10] Antiarrítmicos como a propafenona e a amiodarona podem ser usados em algumas situações especiais, sendo que a primeira deve ser evitada na presença de doença cardíaca estrutural (principalmente a cardiopatia isquêmica).[2]

Taquicardia paroxística supraventricular

O termo taquicardia paroxística supraventricular, já enraizado no vocabulário clínico, engloba várias arritmias que têm em comum um QRS geralmente estreito e, clinicamente, um caráter de crises esporádicas, com início e fim normalmente abrupto. Assim, com uma terminologia que pode englobar vários tipos de arritmias, é de se esperar que o mecanismo e o circuito responsáveis sejam, da mesma forma, heterogêneos.

Se avaliada como um conjunto, a taquicardia paroxística supraventricular é uma arritmia relativamente comum. Sua ocorrência pode ser ainda mais se se levar em conta que muitos pacientes acometidos apresentam crises de curta duração e não chegam a buscar auxílio médico para a sua reversão.[11]

Como comentado anteriormente, existem vários mecanismos envolvidos, mas as arritmias mais frequentemente presentes são a taquicardia por reentrada nodal e a taquicardia atrioventricular por uma via acessória. Estima-se que ambas sejam responsáveis por cerca de 90% de todas essas taquicardias.[12] Assim, essas taquicardias serão comentadas separadamente.

Taquicardia por reentrada nodal

Essa forma comum de taquicardia paroxística vem despertando maior atenção após o advento das técnicas de ablação com radiofrequência, que trouxeram consigo um elevado índice de cura com baixo risco de complicações.[13]

Admite-se que o mecanismo responsável pela arritmia seja a reentrada, que acontece entre duas vias funcionais de condução atrioventricular.[14] Constata-se na avaliação da condução atrioventricular dos pacientes acometidos um padrão dual, com um intervalo atrioventricular subitamente mais prolongado (de fato, na investigação invasiva, observa-se o prolongamento do intervalo AH) quando se atinge um intervalo de acoplamento crítico (Figura2). A interpretação desse achado (usualmente chamado de "salto de onda") é que, nesses pacientes, o encurtamento do intervalo de acoplamento faz com que uma via de condução (via "rápida") atinja seu período refratário funcional, permitindo que o estímulo atinja os ventrículos por outra via nodal (via "lenta"). Em condições clínicas propícias (mediadas pelo tônus autonômico), essa ativação pela via "lenta" poderia ser conduzida para os átrios através da via "rápida" já recuperada ("eco" nodal). A persistência desse fenômeno provoca a taquicardia clínica típica.

A ativação dos átrios pela via "rápida" faz com que a onda P seja registrada, no eletrocardiograma, concomitantemente com a ativação ventricular. Dessa forma, durante a taquicardia, a onda P pode não ser identificada nas derivações de superfície, ou se manifeste como um "pseudo-r'" principalmente na derivação V1 (Figura 3) quando se compara com o registro em ritmo sinusal (que é, na maior parte das vezes, normal).

O diagnóstico é normalmente baseado no quadro clínico e no registro de um eletrocardiograma durante a crise com as alterações descritas acima. Não é raro que o paciente não tenha tal registro, dizendo que a crise é fugaz e não foi possível fazer o exame em tempo hábil. Nessas situações pode ser necessário lançar mão de exames complementares, como a estimulação cardíaca transesofágica, na qual se consegue demonstrar o "salto de onda" e mesmo provocar a taquicardia. Finalmente, dependendo da situação clínica, pode-se, em casos excepcionais, indicar um estudo eletrofisiológico invasivo, principalmente se a opção pelo tratamento seja a ablação com radiofrequência.[2]

Tratamento do quadro agudo

Por ser uma taquicardia dependente do nó atrioventricular, normalmente medidas que visam a alterar a condução por essa estrutura são eficazes para a reversão da arritmia para o ritmo sinusal.

As medidas mais simples para tal fim, e sempre à mão independentemente da estrutura de atendimento médico, são as manobras vagais. Mesmo com o desenvolvimento de técnicas e medicamentos modernos, essa terapia ainda é considerada de primeira linha.[2,3,15] Tais manobras[3,15] são resumidas no Quadro 1. Fato curioso é que muitos pacientes aprendem, por si sós ou por orientação de um médico, a tentar uma ou mais dessas modalidades antes de ir a um pron-

A

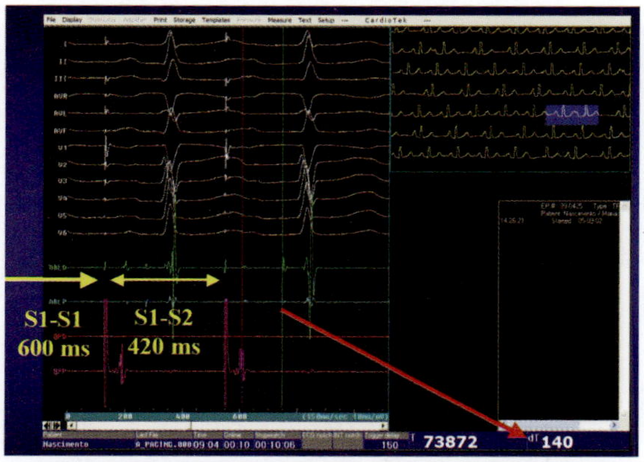

B

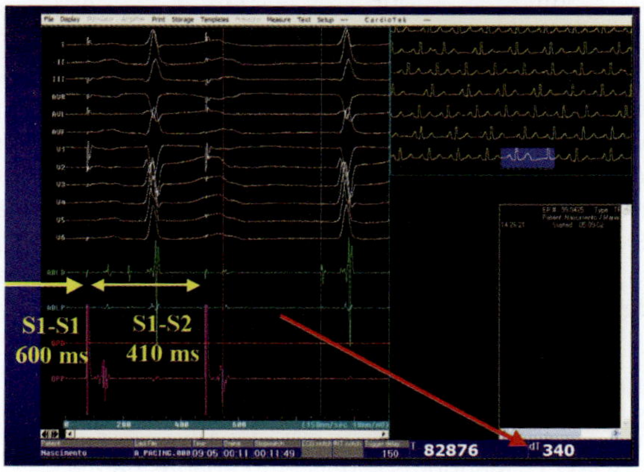

FIGURA 2

Imagens obtidas durante estudo eletrofisiológico invasivo em paciente com taquicardia por reentrada nodal (velocidade do registro de 150 mm/s). No Painel A, é possível observar que, após um extraestímulo aplicado 420 ms após um ciclo de estimulação de 600 ms, o intervalo AH é de 140 ms (seta vermelha). Se o extraestímulo é adiantado em 10 ms (Painel B), ocorre um aumento notável do intervalo AH (agora de 340 ms), indicando a ocorrência do "salto de onda".

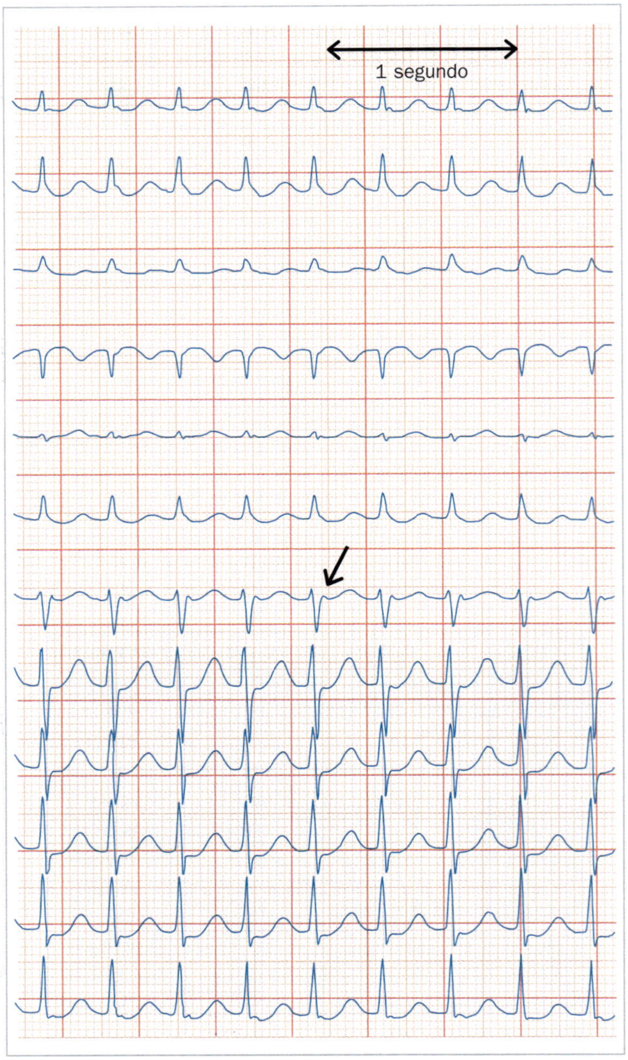

FIGURA 3

Eletrocardiograma com registro das 12 derivações simultâneas, demonstrando uma taquicardia regular de QRS estreito, com frequência cardíaca de aproximadamente 167 batimentos por minuto. Nota-se inscrição no final do complexo QRS principalmente em V1 ("r'", indicado pela seta). Esse padrão indica o diagnóstico de uma taquicardia por reentrada nodal.

QUADRO 1 Manobras vagais empregadas para a reversão das taquicardias paroxísticas dependentes do nó atrioventricular

Compressão do(s) seio(s) carotídeo(s)
Manobra de Valsalva
Provocação do reflexo de vômito
Bolsa de água gelada na face
Deglutição de um grande gole de água gelada

to-socorro. No entanto, mesmo se for esse o caso, manobras complementares podem ser tentadas se a situação clínica permitir. Além do mais, essas ações podem ser repetidas sob ação de fármacos como os descritos a seguir, em caso de insucesso da medicação.[10]

Nos casos em que se faz necessário o uso de fármacos para a reversão, a medicação de escolha é, hoje, a adenosina.[2,3,10,15] Esse nucleotídeo natural, quando injetado por via venosa, provoca uma ação intensa e fugaz de depressão da condução atrioventricular, que normalmente interrompe a taquicardia. Existem ainda vantagens adicionais. A primeira decorre da sua rapidez de eliminação (alguns segundos), fazendo com que o medicamento não tenha efeitos cumulativos (segurança do uso de outros fármacos no caso de insucesso). É importante notar que essa característica faz com que a dose tenha que ser crescente, em caso de insucesso. Outra vantagem é que, nos casos de erro diagnóstico, a administração normalmente não é deletéria, podendo até servir como manobra diagnóstica (a manutenção da atividade atrial concomitantemente com o bloqueio atrioventricular indica taquicardia ou *flutter* atrial).

A maior desvantagem desse tratamento, além da possível ocorrência de efeitos colaterais listados no Quadro 2, é a sensação de mal-estar que ele provoca em muitos pacientes. Alguns sabem, por experiência própria, que tal reação é provocada pela injeção, e já chegam ao pronto-socorro solicitando um tratamento alternativo. Este normalmente é um bloqueador dos canais de cálcio que possua ação eletrofisiológica no nó atrioventricular, como o verapamil e o diltiazem para o uso parenteral.

Os casos em que essas ações não conseguem a reversão devem ser avaliados com cautela, inclusive com a revisão do quadro (pensar em um diagnóstico diferencial, como *flutter* ou taquicardia atrial). Para esses casos (taquicardia por reentrada nodal não responsiva às manobras vagais, adenosina ou bloqueadores dos canais de cálcio), nas diretrizes nacionais são citados, ainda, os betabloqueadores, a amiodarona e o digital por via endovenosa, sendo esses dois últimos recomendados particularmente nos casos, raros na experiência do autor, de taquicardia associada a doença cardíaca estrutural.[2] No entanto, ressalta-se que o uso combinado ou seriado pode ser deletério. Assim, no caso de insucesso de qualquer fármaco (exceto a adenosina), devem-se considerar outras opções de tratamento em caso de falha na repetição das manobras vagais em vigência da ação medicamentosa. Nas diretrizes europeias mais recentes,[4] a amiodarona não está listada como opção para a reversão dos episódios agudos. As opções, nesses casos excepcionais, podem ser a reversão pela estimulação esofágica ou mesmo a cardioversão elétrica.

Cabe aqui a sugestão de que as medidas para a reversão da arritmia (manobras vagais ou o uso de adenosina) sejam acompanhadas de registro eletrocardiográfico contínuo. Essa medida pode registrar a arritmia subjacente, como taquicardia ou *flutter* atrial, caso o diagnóstico esteja equivocado. Finalmente, é bom deixar claro que, caso haja sinais de comprometimento hemodinâmico (na experiência do autor, condição raríssima nesse tipo de arritmia), a cardioversão elétrica é o tratamento de escolha.[2,4]

QUADRO 2 Fármacos parenterais disponíveis para o tratamento das crises de taquicardia paroxística dependentes do nó atrioventricular. A reversão farmacológica da arritmia pode exigir ambiente apropriado com facilidades de reanimação

Fármaco	Dose	Efeitos colaterais
Adenosina	6 a 12 mg EV, em *bolus*	Dispneia, rubor, desconforto torácico Broncoespasmo; ocorrência de fibrilação atrial (cuidado com portadores de vias acessórias atrioventriculares)
Verapamil	5 a 10 mg EV em 2 minutos	Hipotensão, bradicardia
Diltiazem	0,25 a 0,35 mg/kg EV em 2 minutos	Hipotensão, bradicardia
Amiodarona	Infusão rápida: 150 mg EV nos primeiros 10 minutos, repetida a cada 10 minutos se necessário Infusão lenta: 360 mg EV em 6 horas Manutenção: 540 mg EV em 18 horas Dose máxima diária: 2,2 g EV nas 24 horas	Vasodilatação, hipotensão, efeito inotrópico negativo, prolongamento do QT

Prevenção de recorrências

A necessidade e a modalidade de tratamento para a prevenção das recorrências na taquicardia por reentrada nodal depende do quadro clínico. Se o paciente apresenta poucas crises, ou com fatores desencadeantes bem definidos e passíveis de serem eliminados, pode não haver necessidade de tratamento específico. Por outro lado, o paciente muito sintomático usualmente requer algum tipo de tratamento, seja medicamentoso ou não. A ablação com radiofrequência se destaca nesse contexto, em razão de seu elevado índice de sucesso e pequeno número de complicações.[13]

No paciente com poucas crises pode-se optar pela orientação quanto a evitar possíveis fatores desencadeantes ou para a utilização de manobras vagais. Nos casos em que essa abordagem não teve sucesso, ou nos pacientes que apresentam queixas mais frequentes, pode ser necessário o uso de medicamentos. Se for essa a opção clínica, os fármacos recomendados são os betabloqueadores, os bloqueadores dos canais de cálcio (verapamil ou diltiazem) ou a digoxina.[2,3,15] Nas diretrizes nacionais são listados, como opção, os antiarrítmicos da classe I e III segundo Vaughan-Williams.[2] Nas diretrizes internacionais[3] a recomendação recai especificamente na classe Ic (que, no mercado brasileiro, tem como único representante a propafenona) e III (disponíveis no Brasil o sotalol e a amiodarona).

Para os pacientes com muitas crises e que não querem fazer uso de medicações profiláticas ou que são não responsivos à terapia medicamentosa, a ablação do circuito é seguramente a melhor opção de tratamento. De fato, na opinião do autor, se for considerada outra terapia medicamentosa diferente de betabloqueadores, bloqueadores dos canais de cálcio ou digoxina para qualquer paciente, a ablação deveria ser oferecida como opção de tratamento. Essa possibilidade terapêutica pode ser oferecida mesmo após a primeira crise, principalmente se o paciente mostra insegurança quanto à possibilidade de recorrência do paroxismo em situações nas quais o socorro médico é difícil (viagens longas ou para lugares ermos).

O tratamento consiste na modificação do padrão da condução elétrica pelo nó atrioventricular, por meio de aplicações de energia de radiofrequência na região anatômica em que normalmente está localizada a via lenta nodal (Figura 4). Após as aplicações são realizados testes com estimulação atrial, sendo considerado sucesso quando não se consegue a indução da taquicardia mesmo sob ação da atropina ou do isoproterenol. Esses testes são necessários uma vez que não se observam alterações no eletrocardiograma (diferentemente do que ocorre com a ablação das vias acessórias atrioventriculares, em que se nota a normalização do traçado). O procedimento é realizado rotineiramente em todos os centros que dispõem de um serviço de eletrofisiologia invasiva, e o índice de sucesso gira em torno de 94 a 99%.[13] A complicação mais temida é o bloqueio atrioventricular total, relatado em 0,5 a 4% das séries publicadas. Nesse caso, normalmente o paciente necessita de estimulação cardíaca por meio de um marca-passo artificial. Outras complicações (lesões vasculares, tamponamento cardíaco) são menos comuns, reportadas em cerca de 0,1% dos casos.[16]

Por fim, cabe comentar algo sobre os pacientes com queixas de palpitações, com quadro clínico sugestivo de taquicardia por reentrada nodal, porém sem registro eletrocardiográfico da arritmia. No ponto de vista do autor existem várias opções que devem ser aplicadas de acordo com o quadro clínico. A primeira delas pode ser a insistência no diagnóstico, seja por meio da busca de um pronto-socorro precocemente ou de exames como a estimulação esofágica. Dependendo da situação, pode-se tentar um tratamento empírico com um betabloqueador ou com um bloqueador dos canais de cálcio (verapamil ou diltiazem). Por fim, se essas estratégias falharem, ou se o paciente se mostra ansioso e muito sintomático, pode-se lançar mão do estudo eletrofisiológico invasivo com vistas ao diagnóstico e à possibilidade de tratamento no mesmo procedimento.[2-4,15]

Taquicardia envolvendo uma via acessória

As taquicardias atrioventriculares envolvendo uma via acessória constituem a segunda principal causa de taquicardia paroxística supraventricular.[12] Embora sejam, em muitos

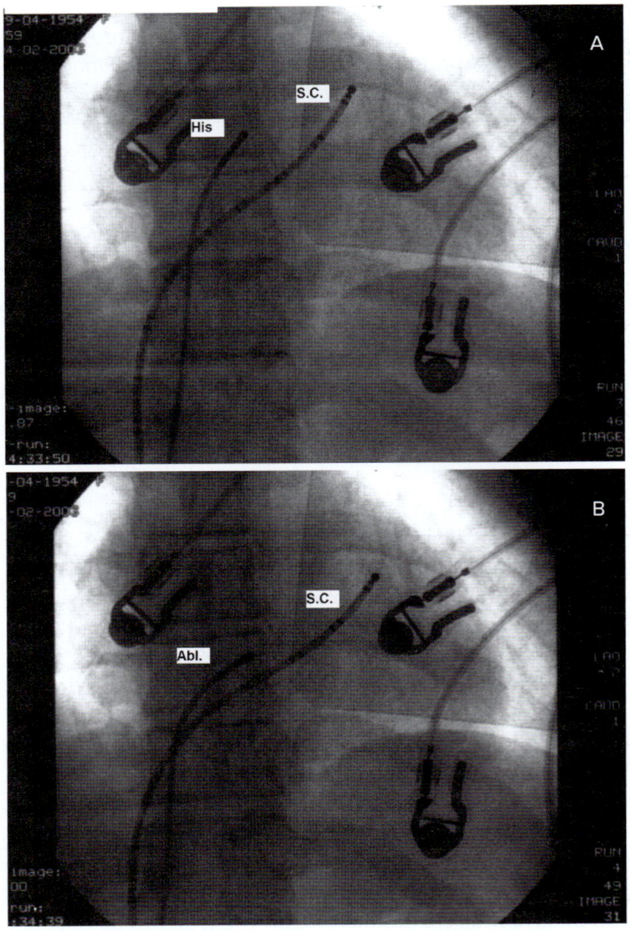

FIGURA 4

Imagens radioscópicas obtidas, na incidência posteroanterior, durante estudo eletrofisiológico invasivo para o tratamento da taquicardia por reentrada nodal por meio da ablação com radiofrequência. Em A é possível observar o cateter de ablação posicionado na região onde é registrado o potencial do feixe de His (His), além de um cateter multipolar posicionado no interior do seio coronário (SC). Para posicionar o cateter na região da via lenta nodal, é aplicada curva ao cateter de ablação (Abl), com a posição final demonstrada em B.

aspectos, semelhantes às taquicardias por reentrada nodal (na sua forma de apresentação e na efetividade de manobras ou fármacos que interfiram no nó atrioventricular para o seu tratamento), existem peculiaridades nas condutas que envolvem o manejo dos pacientes com vias acessórias que permitem que a sua abordagem seja descrita separadamente.

Em primeiro lugar, há tanto o que ser dito sobre as vias acessórias atrioventriculares que elas poderiam ocupar um capítulo inteiro de qualquer livro de cardiologia. Mas, como a cardiologia é uma especialidade com tantos temas extensos, optou-se por dividir a abordagem nos diversos capítulos relacionados ao manejo de arritmias. No presente capítulo serão comentados os tratamentos disponíveis para os pacientes que se apresentam com arritmias decorrentes da presença de uma via acessória, sendo comentados alguns aspectos clinicamente relevantes no que tange ao tratamento invasivo e na conduta no paciente assintomático com pré-excitação ventricular. De maneira didática, a sequência na qual os temas serão abordados é: a abordagem do quadro agudo, a prevenção de recorrências (no paciente com pré-excitação ventricular ou no paciente com uma via acessória oculta) e as opções de tratamento para os casos em que se observa um padrão eletrocardiográfico de pré-excitação ventricular como um achado de exame, sem sintomas associados.

Tratamento do quadro agudo

A forma mais comum de manifestação clínica da taquicardia atrioventricular envolvendo uma via acessória é a taquicardia paroxística. O mecanismo é a reentrada, comumente utilizando o sistema de condução normal como via "descendente" (dos átrios para os ventrículos) e a via acessória como via "ascendente" (dos ventrículos para os átrios). Nesses casos as taquicardias são denominadas ortodrômicas, e o complexo QRS é geralmente estreito, a não ser que haja distúrbios da condução intraventricular associados. Um eletrocardiograma típico é mostrado na Figura 5. Pode-se notar um entalhe geralmente deformando o segmento ST (ativação atrial retrógrada) cerca de 70 ms após o início do complexo QRS. Embora seja possível determinar essas diferenças eletrocardiográficas com relação à taquicardia por reentrada nodal, muitas vezes o diagnóstico de certeza é feito no estudo eletrofisiológico invasivo. Mesmo assim, a obtenção de um eletrocardiograma de 12 derivações durante a crise é muito importante para a orientação terapêutica, seja no quadro agudo ou na prevenção de recorrências. Esse tipo de arritmia pode ocorrer em pacientes com sinais de pré-excitação ventricular (intervalo PR curto e onda delta no eletrocardiograma em ritmo sinusal) ou em pacientes com as chamadas vias acessórias ocultas (capazes de condução exclusivamente retrógrada, dos ventrículos para os átrios).

Uma forma menos comum de taquicardia atrioventricular é a antidrômica, na qual o complexo QRS se mostra alargado, com aspecto de pré-excitação máxima, conforme demonstrado na Figura 6. Essa arritmia ocorre quando o estímulo "desce" dos átrios em direção aos ventrículos pela via acessória e "sobe" na direção oposta pelo sistema de condução normal. Esse tipo especial de taquicardia só ocorre em pacientes com vias acessórias manifestas no eletrocardiograma em ritmo sinusal. Mais rara, ela pode ser confundida com uma taquicardia ventricular.

O tratamento da taquicardia ortodrômica pode se valer dos mesmos princípios já discutidos para as crises de taquicardia por reentrada nodal. Como o circuito da arritmia passa pelo nó atrioventricular, ações que visam a dificultar a condução elétrica por essa estrutura podem interromper a taquicardia.[3,3,15] Na Figura 7 é demonstrada a interrupção de uma taquicardia atrioventricular com a utilização da adenosina. Vale ressaltar que, embora seguro, o uso desse fármaco pode provocar fibrilação atrial em alguns pacientes, e isso pode ocorrer em pa-

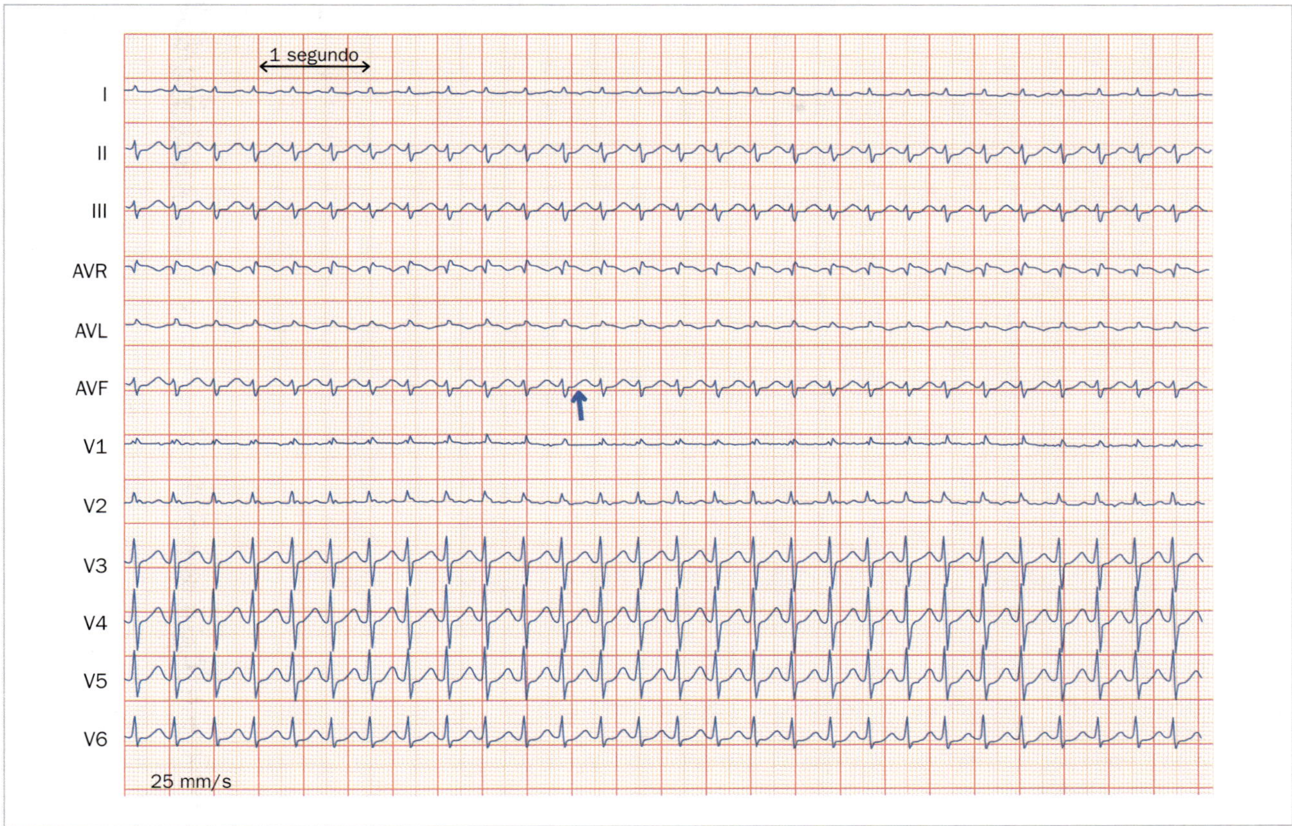

FIGURA 5

Eletrocardiograma com registro das 12 derivações simultâneas, demonstrando uma taquicardia regular de QRS estreito, com frequência cardíaca de aproximadamente 187 batimentos por minuto. Nota-se inscrição após o complexo QRS principalmente, nesse caso, em aVF (indicado pela seta). Esse padrão indica o diagnóstico de uma taquicardia por reentrada atrioventricular por uma via acessória.

cientes com vias acessórias de condução atrioventricular. Essa situação pode precipitar arritmias ventriculares sérias, como a fibrilação ventricular, em virtude da condução acelerada pela via acessória (que geralmente não apresenta o retardo de condução fisiológico do nó atrioventricular). Esse, entre outros motivos, faz com que seja necessário o uso de medicações em ambiente adequado, com facilidades para o atendimento cardiológico de emergência.

Peculiaridades no manejo de pacientes com taquicardias pré-excitadas

Nas taquicardias antidrômicas o uso de manobras que visam a atuar na condução elétrica pela via acessória ou pelo nó atrioventricular (ver Quadro 1) pode ser efetivo, pois ambas as estruturas normalmente fazem parte do circuito. Nesses casos, o uso de manobras vagais ou da adenosina geralmente é ineficaz, já que o nó atrioventricular não está envolvido no circuito da arritmia. Nessas situações, levando-se em conta ainda o risco de aceleração da condução pela via acessória após o bloqueio do nó atrioventricular, faz com que se dê preferência a fármacos que atuam tanto no sistema de condução normal quanto pela via acessória. A amiodarona constitui a opção de tratamento disponível.[2,3,15]

Prevenção de recorrências

O paciente portador de uma via acessória sem capacidade de condução anterógrada (via oculta) e com taquicardias atrioventriculares geralmente pode ser tratado como os portadores de taquicardia por reentrada nodal. Como nesses casos não existe condução anterógrada pela via acessória, a presença de arritmias decorrentes de condução atrioventricular acelerada não é um problema clínico relevante.

Já os pacientes com pré-excitação ventricular aparente no eletrocardiograma (intervalo PR curto e onda delta) são candidatos à ablação da via acessória.[2-4,15] Com os resultados obtidos utilizando-se a energia de radiofrequência (elevado índice de sucesso e poucas complicações),[13] o tratamento tem a vantagem adicional de eliminar definitivamente uma estrutura que está relacionada com risco de arritmias letais em alguns pacientes.[17] A discussão é tal que se advoga a ablação

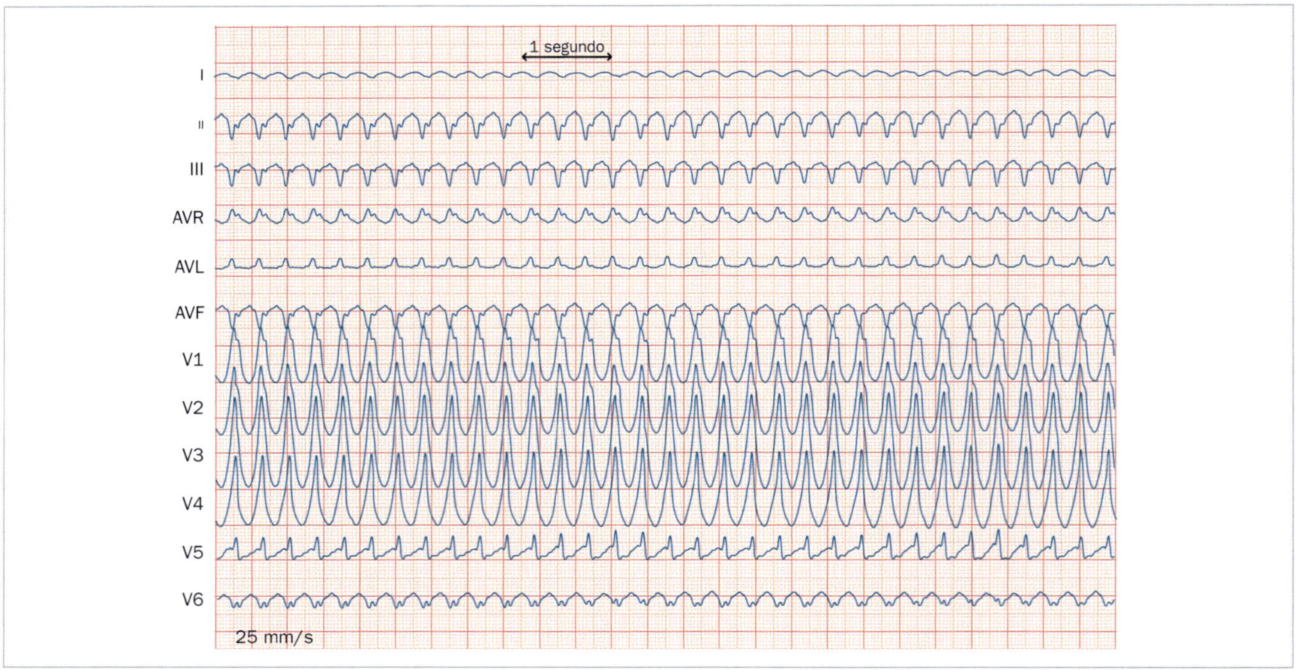

FIGURA 6

Eletrocardiograma com registro das 12 derivações simultâneas, demonstrando uma taquicardia regular de QRS largo (morfologia de bloqueio completo do ramo direito), com frequência cardíaca de aproximadamente 215 batimentos por minuto. Traçado registrado no mesmo paciente da Figura 4, e que o estudo eletrofisiológico demonstrou tratar-se de taquicardia antidrômica por uma via acessória atrioventricular de localização lateral esquerda.

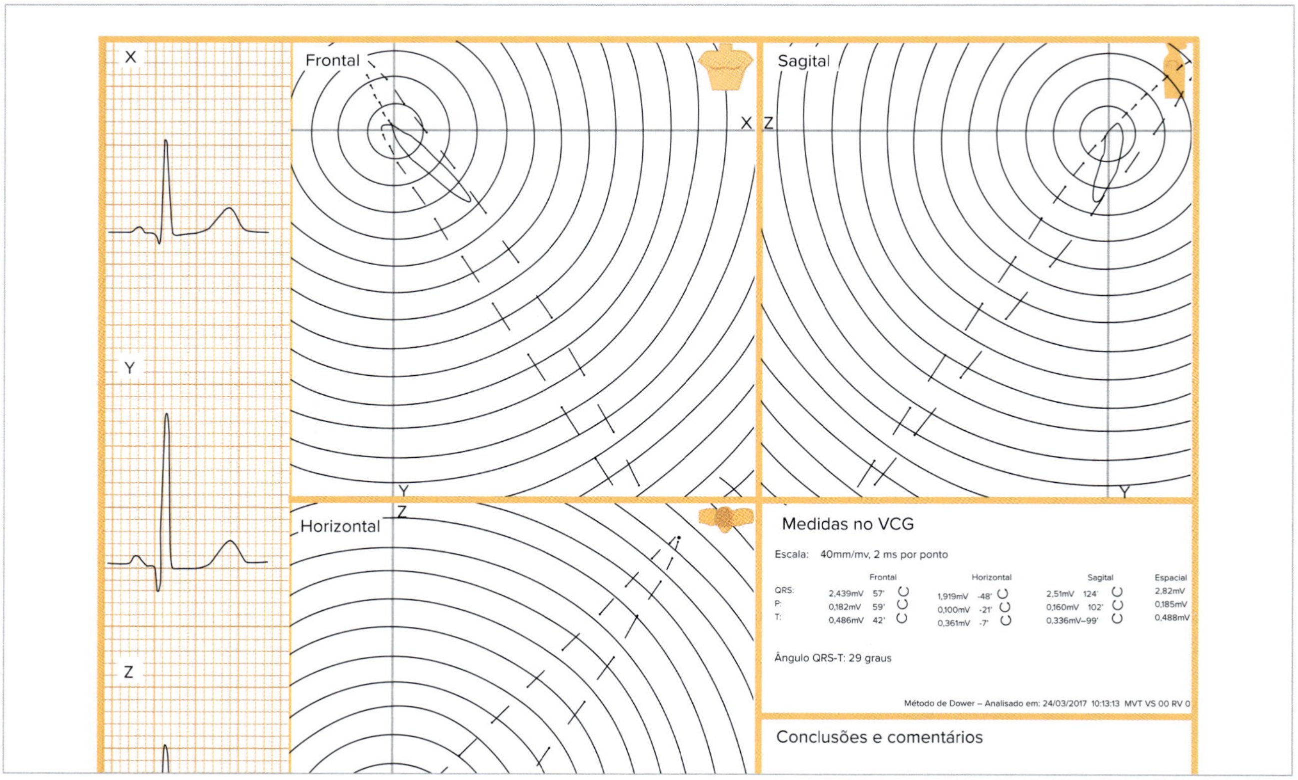

FIGURA 7

Eletrocardiograma com registro das 12 derivações simultâneas, demonstrando uma taquicardia regular de QRS estreito, que é interrompida e passa a ritmo sinusal com a administração endovenosa de 12 mg de adenosina.

de vias acessórias independentemente da sintomatologia. Na Figura 8 são demonstradas imagens radiológicas obtidas durante o procedimento, e os potenciais elétricos registrados no local de aplicação podem ser vistos na Figura 9. Tal abordagem foi testada em um estudo prospectivo, no qual foi demonstrada a superioridade da terapia invasiva.[18] No entanto, essa abordagem ainda é tema de discussões e não está recomendada como unanimidade nas diretrizes nacionais[2] ou internacionais.[3,15]

Mesmo com a ampliação das indicações da terapia curativa, o tratamento farmacológico de pacientes com pré-excitação ventricular tem seu papel. Afinal, em alguns pacientes o tratamento por meio da ablação não é possível (falta de centros disponíveis, custo do procedimento ou contraindicações), ou mesmo não desejado pelo paciente. Nesses casos, podem ser empregados fármacos com ação depressora sobre a condução elétrica pela via acessória, sendo a propafenona, a amiodarona e o sotalol disponíveis no Brasil.[2,3,10,15]

Taquicardias atriais

As taquicardias atriais constituem um tema amplo. Entre as arritmias dependentes exclusivamente de estruturas atriais, mesmo excluindo as mais frequentes (*flutter* e fibrilação), permanece uma grande variedade de distúrbios do ritmo. Taquicardias atriais unifocais (sejam paroxísticas ou crônicas), multifocais ou reentrantes (como as que ocorrem ao redor de cicatrizes de atriotomias prévias) são muito comuns na prática clínica. Os mecanismos podem ser variados, mas as manifestações eletrocardiográficas são, de certa forma, semelhantes (um ritmo atrial, com ondas P precedendo os complexos QRS, com frequência e graus de bloqueio variáveis). Isso faz com que muitas arritmias diferentes sejam englobadas dentro de um rótulo apenas (taquicardia atrial), dificultando a análise e a comparação entre diferentes tratamentos. Uma classificação[19] procurou levar em conta vários aspectos, inclusive o ponto de vista do eletrofisiologista (com vistas, principalmente, à possibilidade de tratamento invasivo). Com base nessa classificação, serão abordadas a seguir as taquicardias de maior interesse do ponto de vista clínico.

Taquicardia atrial focal

São caracterizadas, do ponto de vista eletrofisiológico, pela ativação de um ponto qualquer, com ativação subsequente de ambos os átrios. O mecanismo dessa arritmia é variado, podendo ser um foco hiperautomático ou reentrante. Mas o que faz dessa arritmia especial é que, se a origem é um ponto, ele pode ser mapeado e eliminado por meio das técnicas de ablação disponíveis.

O quadro clínico é variável. Alguns pacientes apresentam crises paroxísticas muito semelhantes à taquicardia por reentrada nodal ou atrioventricular por uma via acessória. Outros casos apresentam-se de forma crônica, e eles podem constituir um problema clínico mais complexo. Isso porque o reconhecimento de uma taquicardia atrial ectópica em uma criança pode ser difícil, já que a frequência cardíaca na in-

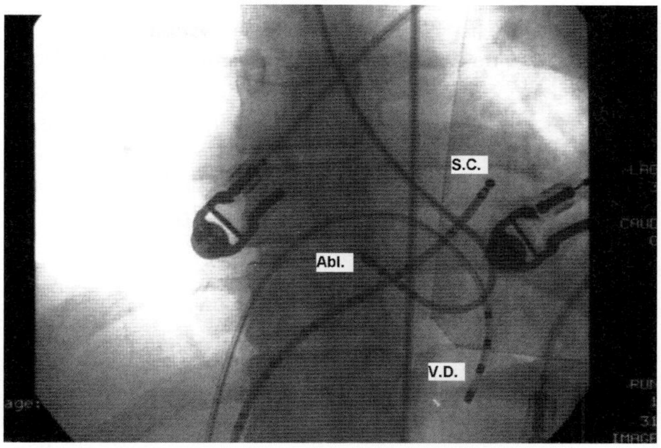

FIGURA 8

Imagens radioscópicas obtidas, na incidência posteroanterior, durante estudo eletrofisiológico invasivo para o tratamento de uma via acessória atrioventricular por meio da ablação com radiofrequência. É possível observar o cateter de ablação (Abl) posicionado, por via aórtica retrógrada, na região onde é registrada a ativação ventricular mais precoce, na região posterosseptal do anel mitral. Nesse ponto foi aplicado um pulso de radiofrequência, com eliminação persistente da condução pela via acessória. É possível observar, também, um cateter multipolar posicionado no interior do seio coronário (SC) e um cateter quadripolar posicionado no ventrículo direito (VD), ambos por via venosa.

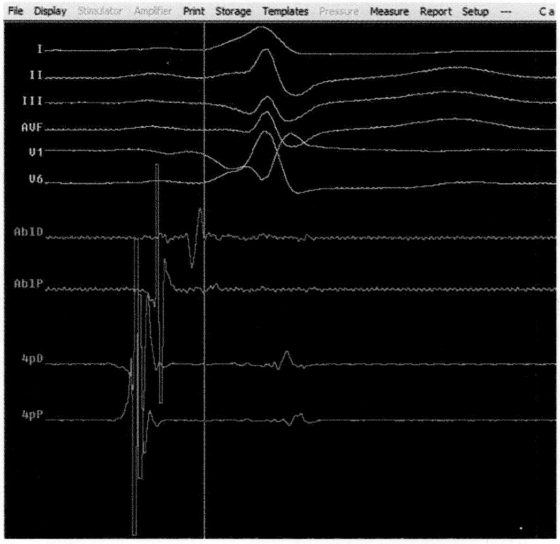

FIGURA 9

Imagens obtidas durante estudo eletrofisiológico invasivo em paciente com uma via acessória atrioventricular (velocidade do registro de 300 mm/s). O registro eletrocardiográfico simultâneo das derivações D1, D2, D3, aVF, V1 e V6 são sobrepostas ao registro intracavitário (linhas verdes). Observa-se que a ativação ventricular captada pelo eletrodo distal do cateter de ablação (AblD) precede totalmente o início da onda delta das derivações periféricas (linha amarela, vertical). Nesse ponto foi aplicado um pulso de radiofrequência, com eliminação persistente da condução pela via acessória.

fância é maior. A persistência da taquicardia pode levar ao aparecimento da chamada taquicardiomiopatia (disfunção ventricular secundária ao aumento crônico da frequência cardíaca), e o paciente pode procurar tratamento, após anos de taquicardia sem diagnóstico, por sintomas de insuficiência cardíaca. E, pior, nesse estado pode ser difícil determinar se a arritmia é causa ou consequência do quadro congestivo, dificultando o tratamento adequado.

A localização do foco arritmogênico é variável, incluindo até a possibilidade de uma origem perissinusal. Nas taquicardias focais, a morfologia das ondas P é constante e pode auxiliar, de maneira grosseira, na determinação da origem (normalmente uma onda P negativa em D1 e aVL indica origem no átrio esquerdo, ou em D2, D3 e aVF sugere origem próxima ao anel atrioventricular). No entanto, existem algumas situações em que pode haver alguma confusão. Como exemplos, uma taquicardia perissinusal mostra uma onda P igual à originada pela ativação do nó sinusal, e a ativação de um foco próximo à veia pulmonar superior direita, embora no átrio esquerdo, pode aparentar uma origem no átrio direito. A presença de várias morfologias caracteriza a taquicardia atrial multifocal, que será abordada em separado.

O tratamento clínico da taquicardia atrial focal pode ser difícil, sendo que um dos fatores que atrapalham a análise é que, muitas vezes, a classificação da arritmia impede uma definição clara de padrões de superioridade. Mesmo sendo de origem atrial e independentes do nó atrioventricular para a sua manutenção, algumas taquicardias atriais focais respondem a manobras vagais ou à adenosina,[20] tratamento inicial proposto pelas diretrizes internacionais.[3,15] As alternativas listadas nessas publicações são o verapamil, o diltiazem, betabloqueadores, a propafenona, o sotalol ou a amiodarona (fármaco de eleição caso haja insuficiência cardíaca). A cardioversão elétrica, embora normalmente pouco eficaz nas arritmias automáticas, pode ser tentada nos pacientes com arritmias resistentes ao tratamento farmacológico, ou nos que se apresentam com sinais de comprometimento hemodinâmico. Mesmo com todas essas opções, não é raro o insucesso na tentativa de reversão da arritmia. Nesses casos pode-se obter o controle da frequência cardíaca (com verapamil, diltiazem ou betabloqueadores) para a avaliação posterior das possibilidades de tratamento.

Este deve visar, além do controle da arritmia no quadro agudo, à prevenção da sua recorrência e, nas formas crônicas, a sua supressão para a manutenção do ritmo sinusal estável. Os fármacos disponíveis para esse fim são os betabloqueadores, os bloqueadores dos canais de cálcio, a propafenona, o sotalol e a amiodarona.[3,15] Os dois primeiros têm a vantagem de controlar a frequência cardíaca e de apresentarem poucos efeitos colaterais. Muitas vezes, no entanto, é necessária a associação de fármacos no tratamento, o que aumenta a chance de efeitos adversos. E, não raro, a arritmia é resistente ao tratamento medicamentoso, o que favorece a opção pela ablação com radiofrequência. Outro fato que favorece essa opção terapêutica é a origem focal da arritmia, o que possibilita sua localização e interrupção com lesões dirigidas a pontos específicos nos átrios. Essa modalidade de tratamento não farmacológico pode ter índice de sucesso muito satisfatórios, com controle da arritmia em uma grande porcentagem dos pacientes, e levando, inclusive, à reversão da taquicardiomiopatia. De fato, esse tratamento está indicado, sem dúvida, para os casos resistentes ao tratamento farmacológico e nos casos de taquicardia incessante, especialmente quando há taquicardiomiopatia.[3] Assim, é importante conhecer as opções de tratamento farmacológico. Novas técnicas de mapeamento, com a utilização de sistemas que permitem a reconstrução tridimensional virtual dos átrios, têm sido empregadas com maior frequência na prática clínica.[21] Essas técnicas permitem a localização mais precisa do foco de origem da arritmia, ou mesmo do circuito elétrico envolvido (Vídeos 1 e 2). Resta, ainda, como última opção para o controle da frequência cardíaca em casos muito especiais, a ablação do nó atrioventricular e o implante de marca-passo.[2]

Taquicardia atrial multifocal

O diagnóstico da taquicardia atrial multifocal é feito com base na demonstração, no eletrocardiograma, de uma taquicardia com ondas P de morfologias variadas.[9] Muitas vezes esse tipo de taquicardia ocorre em pacientes com patologias cardíacas ou pulmonares. O tratamento deve visar à correção de fatores desencadeantes (como distúrbios eletrolíticos e hipóxia, situações comuns nesses casos) e ao controle da frequência cardíaca. A digoxina ou os bloqueadores dos canais de cálcio, como o verapamil ou o diltiazem, podem ser utilizados com essa finalidade, ainda mais se se levar em conta a contraindicação para o uso de betabloqueadores em muitos dos pacientes acometidos.[22] A presença de vários focos de arritmia nesses casos impossibilita o tratamento direto da arritmia por meio da ablação com radiofrequência,[3,15] restando a opção pela ablação do nó atrioventricular nos casos refratários.[2]

Outras formas de taquicardia

Taquicardia fascicular

A taquicardia ventricular idiopática do ventrículo esquerdo, mesmo sendo uma taquicardia ventricular (a sua origem, geralmente, se dá nos fascículos do ramo esquerdo), deve ser citada no capítulo sobre taquicardias supraventriculares. Isso porque, em decorrência de algumas peculiaridades clínicas, é uma arritmia frequentemente confundida com estas: a sua forma de apresentação é geralmente paroxística; o complexo QRS normalmente não é muito alargado; acomete pacientes jovens e sem cardiopatia; e, mais caracteristicamente, podem ser revertidas com o uso de verapamil endovenoso (o que, muitas vezes, "fecha" o diagnóstico de que se trata de uma taquicardia supraventricular). Um exemplo dessa taquicardia é demonstrado nas Figuras 10 e 11.

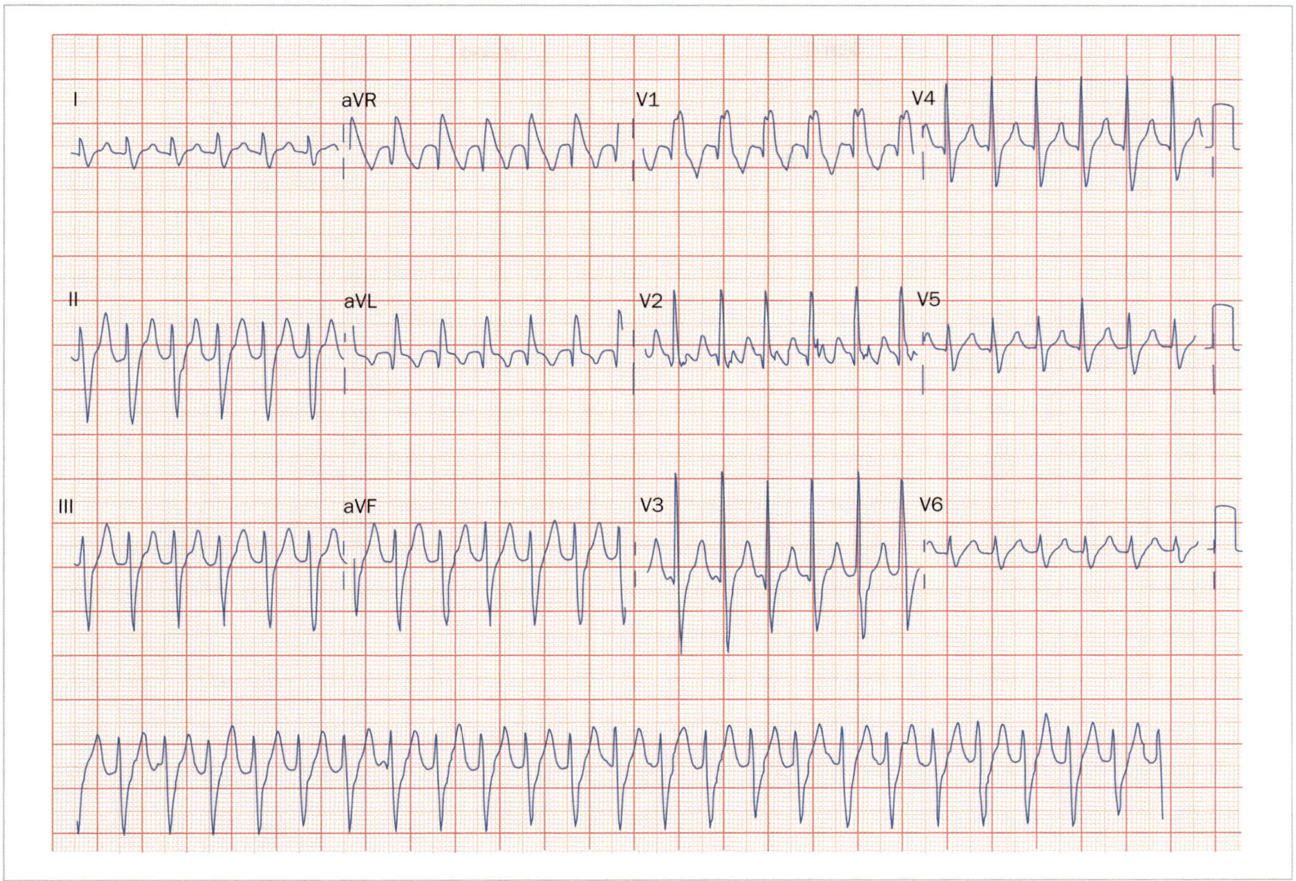

FIGURA 10

Eletrocardiograma com registro das 12 derivações, demonstrando uma taquicardia regular de QRS largo (160 ms) e morfologia de bloqueio completo do ramo direito e hemibloqueio anterior esquerdo, com frequência cardíaca de aproximadamente 150 batimentos por minuto. Na derivação D2 (traçado inferior, com registro mais prolongado) podem-se observar ondas P dissociadas da ativação ventricular, caracterizando a origem ventricular da arritmia. O traçado foi obtido de um paciente de 22 anos à época do episódio, sem sinais de cardiopatia, e que foi medicado com verapamil endovenoso por se suspeitar do diagnóstico de taquicardia supraventricular.

A arritmia comumente responde ao verapamil endovenoso. A prevenção de recorrências pode ser obtida com o verapamil ou com betabloqueadores (estes geralmente quando a arritmia é nitidamente desencadeada pelo esforço físico). A ablação com radiofrequência é uma boa opção de tratamento para os pacientes sintomáticos, dado o seu elevado índice de sucesso.[2] Por se tratar de uma arritmia que ocorre em corações estruturalmente normais, é uma das poucas situações em que se pode obter a cura de uma taquicardia ventricular por meio dessa técnica.

Taquicardia de Coumel

A forma permanente da taquicardia juncional reciprocante é uma arritmia peculiar, que envolve uma via acessória de condução lenta exclusivamente no sentido ventrículo-atrial. Embora rara, tem a sua importância pela necessidade de diagnóstico diferencial com outras taquiarritmias, principalmente a taquicardia atrial. O eletrocardiograma geralmente mostra uma taquicardia regular, de QRS estreito, com onda P caracteristicamente negativa em D2, D3 e aVF, já que a ativação atrial retrógrada se faz através da via acessória que normalmente está localizada na região posterosseptal do anel tricúspide. A condução lenta pela via acessória faz com que a ativação atrial seja inscrita tardiamente em relação ao QRS precedente (intervalo RP longo e PR normal), admitindo o diagnóstico diferencial com uma taquicardia atrial focal. A taquicardia resultante costuma ter um circuito estável, manifestando-se geralmente de maneira incessante. O tratamento de escolha para essa situação costuma ser a ablação com radiofrequência da via acessória, notadamente nos pacientes sintomáticos ou nos que apresentem taquicardiomiopatia. Essa modalidade de tratamento mostra-se eficaz em uma grande porcentagem dos casos. Um exemplo dessa taquicardia pode ser observado na Figura 12.

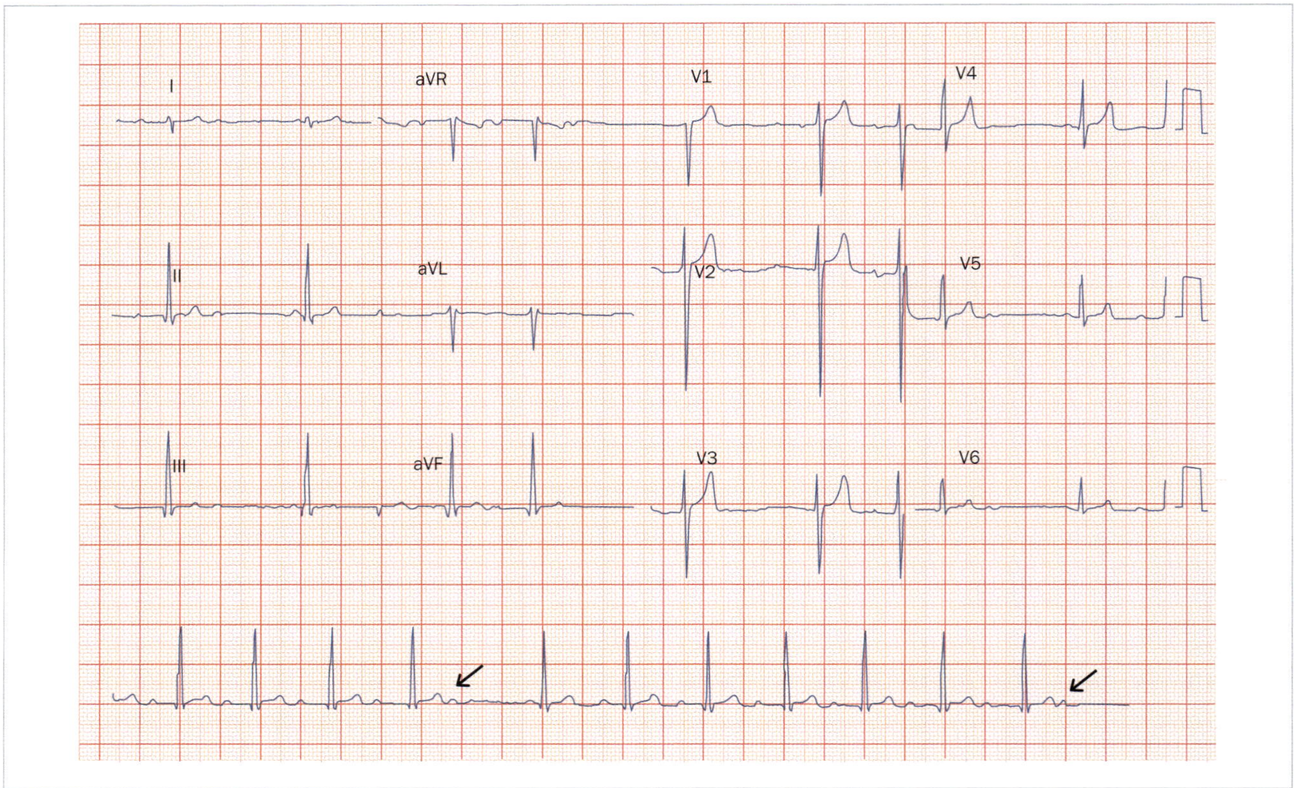

FIGURA 11

Eletrocardiograma 12 derivações do mesmo paciente da Figura 9, obtido após a reversão da taquicardia pelo verapamil. Na verdade, esse é o exemplo de uma taquicardia ventricular idiopática do ventrículo esquerdo, que geralmente tem origem em um fascículo do sistema de condução (daí o nome fascicular), e tem a característica clínica de ser sensível ao verapamil.

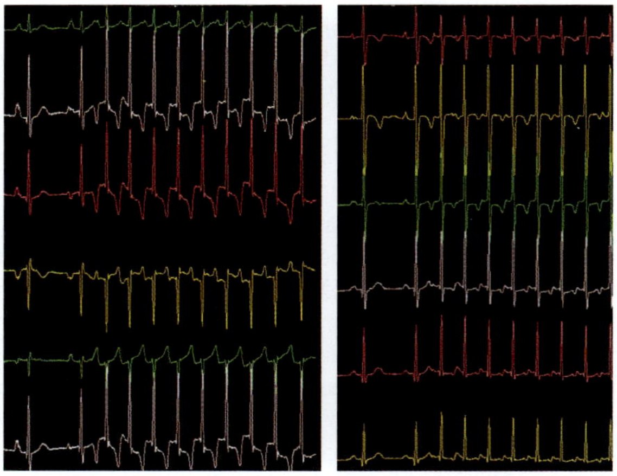

FIGURA 12

Eletrocardiograma de 12 derivações simultâneas (painel A, registros de D1 a aVF; painel B, registro das precordiais). Nota-se um batimento sinusal, seguido de um batimento atrial com onda P de morfologia algo distinta, com uma taquicardia subsequente caracterizada por um intervalo RP longo e ondas P negativas em D2, D3 e aVF e de V1 a V4. Trata-se de um exemplo da forma permanente da taquicardia juncional reciprocante (taquicardia de Coumel), que tem como parte integrante do circuito uma via acessória de condução lenta e exclusivamente ventrículo-atrial.

DESTAQUES DE INOVAÇÃO

- Vídeo 1: Mapa de ativação, obtido durante estudo eletrofisiológico com mapeamento anatômico tridimensional em paciente com taquicardia atrial focal. A imagem é a reconstrução tridimensional dos átrios. A escala de cores representa a precocidade dos sinais obtidos (branco o mais precoce, violeta o mais tardio). Os pontos brancos que aparecem e desaparecem demonstram a ativação da frente de onda, a partir da região de ativação mais precoce (região marcada com a cor branca). Imagem gentilmente cedida pelo Dr. Januário de Pardo Mêo Neto, do laboratório de eletrofisiologia invasiva da Ritmocordis.
- Vídeo 2: Outra forma de representação da ativação elétrica, obtido no mesmo procedimento do Vídeo 01. A imagem mostra a reconstrução anatômica tridimensional dos átrios de uma paciente com taquicardia atrial focal. Nesse caso, não há uma escala de cores indicando a precocidade dos sinais, e a onda de propagação do impulso elétrico é demonstrada pela coloração branca, que se espalha pelo mapa.

PLATAFORMA DIGITAL

- Este capítulo contém conteúdo complementar disponibilizado em uma plataforma digital exclusiva.
- Utilize o QR code abaixo para ingressar no ambiente virtual (senha: **INOVA2022**):

RESUMO

- Mesmo excluindo o *flutter* e a fibrilação atrial, as arritmias supraventriculares são comuns na clínica. A evolução das técnicas invasivas constituiu um grande avanço no tratamento das arritmias supraventriculares. Recentemente foram desenvolvidas diretrizes para balizar a investigação e o tratamento dos pacientes com essas arritmias. A classificação das arritmias pode ser difícil, e muitas arritmias diferentes podem ser englobadas dentro de um rótulo apenas. As extrassístoles supraventriculares são comuns e podem ocorrer em pacientes com ou sem cardiopatias. Na maioria das vezes não é necessário tratamento específico com antiarrítmicos, devendo-se sempre buscar e corrigir fatores precipitantes. Nos pacientes muito sintomáticos, o tratamento farmacológico deve ser considerado, levando-se em conta, sempre, a relação risco/benefício. O perfil de segurança dos betabloqueadores e dos bloqueadores dos canais de cálcio, como o verapamil ou o diltiazem, faz com que eles sejam utilizados mais frequentemente. Antiarrítmicos como a propafenona e a amiodarona podem ser usados em situações especiais. As taquicardias paroxísticas supraventriculares geralmente ocorrem por reentrada, seja nodal ou atrioventricular, utilizando uma via acessória. A obtenção de um eletrocardiograma durante a crise ajuda na orientação do tratamento. A abordagem dessas arritmias é dividida na reversão do quadro agudo e na prevenção da recorrência. As manobras vagais e a adenosina são o tratamento de escolha das crises sem comprometimento hemodinâmico. Os bloqueadores dos canais de cálcio injetáveis são boas alternativas disponíveis no Brasil. A profilaxia das recorrências depende do quadro clínico e pode ser desnecessária, farmacológica (betabloqueadores ou bloqueadores dos canais de cálcio orais) ou realizada por meio da ablação do circuito da taquicardia por radiofrequência. Este é, também, o tratamento de escolha para o paciente com taquicardia supraventricular e pré-excitação ventricular. A taquicardia atrial focal pode ser causa de disfunção ventricular secundária à taquicardia persistente. O tratamento farmacológico é possível, mas geralmente a opção recai na ablação com radiofrequência do foco, geralmente único. Nas taquicardias multifocais, que geralmente ocorrem em pacientes com outras patologias concomitantes, o tratamento é clínico na maioria dos casos, e visa ao controle dos sintomas por meio do tratamento da patologia de base ou do uso de fármacos como a digoxina ou os bloqueadores dos canais de cálcio.

Referências bibliográficas

1. Wexler RK, Pleister A, Raman SV. Palpitations: evaluation in the primary care setting. Am Fam Physician. 2017;96(12):784-9.
2. Scanavacca MI, de Brito FS, Maia I, Hachul D, Gizzi J, Lorga A, et al. Guidelines for the evaluation and treatment of patients with cardiac arrhythmias. Arq Bras Cardiol. 2002;79(Suppl 5):1-50.
3. Page RL, Joglar JA, Caldwell MA, Calkins H, Conti JB, Deal BJ, et al. 2015 ACC/AHA/HRS Guideline for the management of adult patients with supraventricular tachycardia: a report of the American College of Cardiology/American Heart Association Task Force on Clinical Practice Guidelines and the Heart Rhythm Society. J Am Coll Cardiol. 2016;67(13):e27-115.
4. Brugada J, Katritsis DG, Arbelo E, Arribas F, Bax JJ, Blomström-Lundqvist C, et al. 2019 ESC Guidelines for the management of patients with supraventricular tachycardiaThe Task Force for the management of patients with supraventricular tachycardia of the European Society of Cardiology (ESC). Eur Heart J. 2020;41(5):655-720.
5. Ip JE. Wearable devices for cardiac rhythm diagnosis and management. JAMA. 2019;321(4):337-8.
6. Varma N, Cygankiewicz I, Turakhia M, Heidbuchel H, Hu Y, Chen LY, et al. 2021 ISHNE/ HRS/ EHRA/ APHRS collaborative statement on mHealth in Arrhythmia Management. Digital medical tools for heart rhythm professionals. Ann Noninvasive Electrocardiol. 2021;26(2).
7. Sequeira N, D'Souza D, Angaran P, Aves T, Dorian P. Common wearable devices demonstrate variable accuracy in measuring heart rate during supraventricular tachycardia. Hear Rhythm. 2020;17(5):854-9.
8. Haïssaguerre M, Jaïs P, Shah DC, Takahashi A, Hocini M, Quiniou G, et al. Spontaneous initiation of atrial fibrillation by ectopic beats originating in the pulmonary veins. N Engl J Med. 1998;339(10):659-66.
9. Pastore CA, Pinho JA, Pinho C, Samesima N, Pereira Filho HG, Kruse JCL, et al. III Diretrizes da Sociedade Brasileira de Cardiologia sobre análise e emissão de laudos eletrocardiográficos. Arq Bras Cardiol. 2016;106(4 Suppl 1):1-23.
10. Miller JM, Tomaselli GF ZD. Therapy for cardiac arrhythmias. In: Braunwald's Heart disease: a textbook of cardiovascular medicine. 11. ed. Phyladelphia: Elsevier; 2018. p. 670-705.
11. Delacrétaz E. Clinical practice. Supraventricular tachycardia. N Engl J Med. 2006;354(10):1039-51.
12. Wu D, Denes P, Amat-y-Leon F, Dhingra R, Wyndham CR, Bauernfeind R, et al. Clinical, electrocardiographic and electrophysiologic observations in patients with paroxysmal supraventricular tachycardia. Am J Cardiol. 1978;41(6):1045-51.
13. Keegan R, Aguinaga L, Fenelon G, Uribe W, Rodriguez Diez G, Scanavacca M, et al. The first Latin American Catheter Ablation Registry. Europace. 2015;17(5):794-800.
14. Denes P, Wu D, Dhingra R, Amat-y-Leon F, Wyndham C, Rosen KM. Dual atrioventricular nodal pathways. A common electrophysiological response. Br Heart J. 1975;37(10):1069-76.

15. Katritsis DG, Boriani G, Cosio FG, Hindricks G, Jaïs P, Josephson ME, et al. European Heart Rhythm Association (EHRA) consensus document on the management of supraventricular arrhythmias, endorsed by Heart Rhythm Society (HRS), Asia-Pacific Heart Rhythm Society (APHRS), and Sociedad Latinoamericana de Estimulación Cardiaca y Elect. Europace. 2017;19(3):465-511.
16. Scheinman MM, Huang S. The 1998 NASPE prospective catheter ablation registry. Pacing Clin Electrophysiol. 2000;23(6):1020-8.
17. Dreifus LS, Haiat R, Watanabe Y, Arriaga J, Reitman N. Ventricular fibrillation. A possible mechanism of sudden death in patients and Wolff--Parkinson-White syndrome. Circulation. 1971;43(4):520-7.
18. Pappone C, Santinelli V, Manguso F, Augello G, Santinelli O, Vicedomini G, et al. A randomized study of prophylactic catheter ablation in asymptomatic patients with the Wolff-Parkinson-White syndrome. N Engl J Med. 2003;349(19):1803-11.
19. Saoudi N, Cosío F, Waldo a, Chen S a, Iesaka Y, Lesh M, et al. A classification of atrial flutter and regular atrial tachycardia according to electrophysiological mechanisms and anatomical bases; a Statement from a Joint Expert Group from The Working Group of Arrhythmias of the European Society of Cardiology and the . Eur Heart J. 2001;22(14):1162-82.
20. Iesaka Y, Takahashi A, Goya M, Soejima Y, Okamoto Y, Fujiwara H, et al. Adenosine-sensitive atrial reentrant tachycardia originating from the atrioventricular nodal transitional area. J Cardiovasc Electrophysiol. 1997;8(8):854-64.
21. Kim Y, Chen S, Ernst S, Guzman CE, Han S, Kalarus Z, et al. 2019 APHRS expert consensus statement on three-dimensional mapping systems for tachycardia developed in collaboration with HRS, EHRA, and LAHRS. J Arrhythmia. 2020;36(2):215-70.
22. Arsura E, Lefkin AS, Scher DL, Solar M, Tessler S. A randomized, double-blind, placebo-controlled study of verapamil and metoprolol in treatment of multifocal atrial tachycardia. Am J Med. 1988;85(4):519-24.

Capítulo 4

Tratamento clínico, percutâneo e cirúrgico da fibrilação atrial

Guilherme Fenelon
Fátima Dumas Cintra
Angelo Amato V. de Paola

PONTOS-CHAVE

- A prevalência da fibrilação atrial (FA) vem aumentando em decorrência do envelhecimento populacional, da evolução das doenças crônicas, da obesidade e da apneia obstrutiva do sono.
- A FA deve ser caracterizada de acordo com quatro domínios (abordagem 4S): risco de AVC (***stroke***); severidade dos **s**intomas; **s**everidade da carga de FA; e gravidade do **s**ubstrato.
- O tratamento dos pacientes com FA deve obedecer à sequência ABC, em que A consiste em **a**nticoagulação/prevenção do AVC; B (do inglês ***better***) em melhora dos sintomas; e C em controle dos fatores de risco **c**ardiovascular e doenças concomitantes.
- Pacientes com FA recém diagnosticada e CHA2DS2VASc igual ou superior a 2 devem receber tentativa de controle do ritmo (fármacos ou ablação) no momento do diagnóstico.
- Os fármacos antiarrítmicos, a ablação por cateter, o controle dos fatores de risco cardiovascular (hipertensão, diabetes, tabagismo, dislipidemia), a redução da obesidade e do consumo de álcool, além do aumento da atividade física devem ser utilizados em conjunto para reduzir as recorrências da FA.

Introdução

A fibrilação atrial (FA) é a arritmia cardíaca sustentada mais frequente, sendo identificada ao ECG pela ausência de ondas P e a presença de intervalos RR completamente irregulares. A FA pode acometer corações estruturalmente normais, porém é mais comum sua associação com outras comorbidades, tais como hipertensão arterial sistêmica, valvulopatias e insuficiência cardíaca.[1,2] A associação da FA com *flutter* atrial ocorre frequentemente, podendo haver a transformação espontânea ou induzida por fármacos de uma arritmia em outra. A FA afeta 1-2% da população, com predomínio do sexo masculino e sua prevalência está aumentando consideravelmente face ao envelhecimento populacional, de modo que aos 60 anos a prevalência é inferior a 0,1% e após os 80 anos até 15% dos indivíduos são acometidos.[1,2] Além da idade e evolução das doenças crônicas cardiovasculares, a apneia obstrutiva do sono (AOS) e a obesidade também contribuem para o aumento da prevalência de FA.[3] As repercussões clínicas da FA são significativas. A mortalidade em pacientes com FA é 2 vezes maior do que naqueles em ritmo sinusal e está relacionada à severidade da cardiopatia de base e aos eventos embólicos, notadamente os acidentes vasculares cerebrais (AVC), que são mais graves e incapacitantes que outras formas de AVC isquêmico. A presença de insuficiência cardíaca também é bastante comum, ocorrendo em 30% dos pacientes com FA. Ademais, a perpetuação de frequências cardíacas elevadas durante a FA pode promover taquicardiomiopatia.[1,2] Mais recentemente, a associação da FA com declínio cognitivo e diversas formas de demência (senil, vascular, Alzheimer) tem sido caracterizada.[4] Consequentemente, o tratamento da FA na população de idosos é cada mais frequente e desafiador. A FA está relacionada ao aumento do custo das hospitalizações, constituindo importante problema de saúde pública. Por fim, a FA está associada a piora da qualidade de vida decorrente da morbidade relacionada à arritmia, que se manifesta silenciosamente em mais da metade dos pacientes. É fundamental observar que a FA é uma doença progressiva e que não tem cura, cuja terapêutica varia conforme seu estágio evolutivo.[1,2] Indiscutivelmente, o sucesso do tratamento da FA requer abordagem multiprofissional de maneira a reconhecer e corrigir as condições predisponentes ao desencadeamento da arritmia.

Mecanismos

A FA é uma arritmia complexa relacionada ao átrio esquerdo (Figura 1). Os mecanismos eletrofisiológicos mais aceitos para a gênese e manutenção da FA são o mecanismo focal, que destaca gatilhos com origem nas veias pulmonares e/ou rotores como principais responsáveis pela origem e perpetuação da FA e a hipótese das múltiplas reentradas, no qual a FA é mantida por várias ondas de reentrada determinadas por alterações eletrofisiológicas atriais, seja períodos refratários curtos e/ou velocidades de condução lentas.[1-5] Os dois mecanismos podem coexistir no mesmo indivíduo. A FA é uma doença progressiva, comumente evoluindo das formas intermitentes (paroxísticas) para persistentes. Essa evolução é favorecida por alterações no tecido atrial promovidas pela FA denominadas de remodelamento.[3,5] Inicialmente ocorre o remodelamento elétrico, estabilizando a arritmia e tornando mais difícil a sua reversão. Interrompida a arritmia em poucas semanas, essas alterações são rapidamente reversíveis. Entretanto, na persistência da FA, ocorre o remodelamento estrutural, caracterizado pelo desenvolvimento de fibrose atrial e aumento da cavidade, fatores que facilitam muito a perpetuação da arritmia através da formação de circuitos reentrantes.

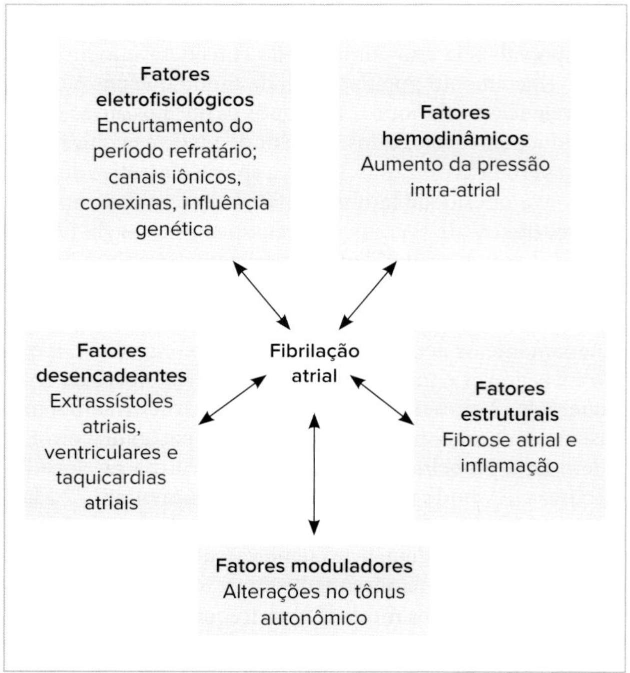

FIGURA 1

Fatores fisiopatológicos envolvidos na gênese da fibrilação atrial.[3]

Pacientes com insuficiência cardíaca congestiva, valvopatia mitral e miocardiopatia hipertrófica possuem maior predisposição para o desenvolvimento da FA. Isso se deve à dilatação e fibrose do átrio esquerdo observadas nessas patologias. A dilatação das câmaras estimula a expressão de mediadores de fibrose, como o fator de crescimento transformador beta 1 (TGF-β1), aumentando a produção de colágeno pelos miofibroblastos. Além disso, ocorre diminuição da expressão das conexinas Cx40 e 43 – maiores proteínas das *gap-junctions* atriais, consequentemente retardando a condução intra-atrial.[3,5] São observadas também alterações na expressão de canais de cálcio tipo L (Ica L), podendo alterar a configuração do potencial de ação e refratariedade atrial, consequentemente reduzindo o potencial de ação e o período refratário celular.[5] A FA aumenta a concentração de cálcio intracelular favorecendo a gênese de pós-potenciais tardios e atividade deflagrada, que tem papel relevante na formação de focos ectópicos. É interessante observar que o remodelamento estrutural (fibrose, alterações no miócito e interstício) difere conforme o tipo de patologia de base, caracterizando o conceito de cardiomiopatias atriais.[5] Por exemplo, o substrato atrial da FA na insuficiência cardíaca é bastante diferente do observado na FA de base genética, que acomete especialmente indivíduos jovens. Por derradeiro, é preciso atentar para o chamado "remodelamento endocárdico" em pacientes com FA, no qual várias condições clínicas (insuficiência cardíaca, hipertensão, diabetes etc.) aumentam a expressão de fatores trombogênicos mesmo durante o ritmo sinusal.[5]

Fatores de risco

Além da idade, hipertensão arterial, diabetes, insuficiência cardíaca, doença valvar e distúrbios da tireoide (especialmente o hipertireoidismo), vários fatores de risco são implicados no desenvolvimento da FA.[3] A obesidade apresenta clara associação com essa arritmia.[1-3] O risco para desenvolver FA é diretamente proporcional ao índice de massa corporal (IMC). A progressão da arritmia para formas persistentes também é mais acentuada em obesos. Por outro lado, a redução do peso tem se mostrado efetiva na redução das recorrências de FA, seja após tratamento clínico ou ablação.[6] Essas observações também se aplicam à apneia obstrutiva do sono, cuja presença em pacientes com FA é elevada.[1-3] A atividade física muito intensa – mas não a de baixa e moderada intensidade – aumenta o risco de FA, explicando parcialmente a maior incidência dessa arritmia em atletas, especialmente nos acima dos 40 anos.[1-3,7] Parece existir associação dose-resposta entre o consumo de álcool e o risco de FA.[8] Em contraste, a abstinência alcoólica se relaciona com a redução da recorrência de arritmia em pacientes com FA.[9] Em adição aos benefícios já amplamente comprovados à saúde, a cessação do tabagismo parece reduzir a recorrência da FA.[2,3] Já em relação ao café, não há evidências de que em doses habituais aumente o risco de FA.[2,3]

Classificação

A classificação da FA envolve as seguintes formas:[1,2] a) FA no primeiro episódio: é a primeira documentação da arritmia; b) FA paroxística (episódio com reversão espontânea ou com intervenção médica em até 7 dias do seu início); c) FA persistente (episódio que dura mais de 7 dias); FA persistente de longa duração (episódio que dura mais de 1 ano). Vale ressaltar que os casos de FA persistente implicam na opção de estratégia de controle do ritmo. d) FA permanente: quando é abandonada a estratégia de controle do ritmo (não é mais possível ou desejável) e optado pelo controle da frequência cardíaca. É importante lembrar que a FA pode progredir da forma paroxística para persistente e permanente, especialmente se não for tratada.

A FA também deve ser caracterizada de acordo com 4 domínios (abordagem 4S):[2] risco de AVC (Stroke), avaliado pelo escore CHA2DS2VASc (C: insuficiência cardíaca, H: hipertensão, A2: idade ≥ 75 anos, D: diabetes, S2: acidente vascular cerebral/ataque isquêmico transitório/tromboembolismo, V: doença vascular [infarto do miocárdio prévio, doença arterial periférica, ou placa aórtica], A: idade 65-75 anos, S: categoria sexo [feminino]); severidade dos sintomas, que podem variar de ausentes (assintomáticos) a incapacitantes; severidade da carga de FA, espelhada pela apresentação da arritmia (paroxística, persistente, permanente) e também pela frequência e duração dos episódios; e gravidade do substrato, aferida pela presença de cardiopatia estrutural, aumento do átrio esquerdo e fatores de risco cardiovascular.

Tratamento

Didaticamente, o tratamento da FA é dividido em tratamento da fase aguda (controle da frequência cardíaca; cardioversão elétrica ou química) e tratamento da fase crônica, em que várias decisões devem ser tomadas para identificar a melhor abordagem terapêutica (controle do ritmo ou da frequência cardíaca). Independentemente da apresentação clínica (aguda ou crônica) a abordagem dos pacientes com FA deve obedecer à sequência ABC,[2] em que A consiste em anticoagulação/prevenção do AVC; B (do inglês *better*) em melhora dos sintomas; e C em controle dos fatores de risco cardiovascular e doenças concomitantes.

Fase aguda

A FA não causa sintomas em metade dos pacientes, mas pode provocar palpitações, dispneia aos esforços, cansaço e precordialgia. Raramente há comprometimento hemodinâmico, tontura e síncope. Se houver instabilidade hemodinâmica, cardioversão elétrica sincronizada deve ser realizada de imediato (200 J monofásico, 100 J bifásico).[1,2] Nos casos estáveis, o controle da frequência cardíaca para minorar os sintomas deve ser instituído, sendo os betabloqueadores e os antagonistas dos canais de cálcio não di-hidropiridínicos (diltiazem e verapamil) as drogas de escolha (Tabela 1). Na presença de disfunção ventricular, os digitálicos e a amiodarona são opções. Para reversão das arritmias, pode ser utilizada a cardioversão elétrica sincronizada ou fármacos (amiodarona, propafenona). A cardioversão elétrica restaura o ritmo sinusal mais rápida e efetivamente, com menor tempo de hospitalização, porém requer jejum adequado. O posicionamento anteroposterior das pás promove passagem de maior energia pelo átrio esquerdo, sendo mais efetivo na obtenção de ritmo sinusal.

A utilização de drogas para reversão ao ritmo sinusal é frequente pela sua praticidade, entretanto, apresenta como desvantagem a possibilidade de indução de arritmias potencialmente graves, como a *torsades de pointes*. Os estudos clínicos que avaliam a eficácia das drogas antiarrítmicas na reversão ao ritmo sinusal em pacientes com FA são pouco reprodutíveis,

TABELA 1 Dosagens dos fármacos utilizados no controle da frequência cardíaca

Fármaco	Administração intravenosa	Administração oral
Betabloqueadores		
Metoprolol	2,5-5 mg	100-200 mg, 1x/dia
Bisoprolol	-	2,5-10 mg, 1x/dia
Atenolol	-	25-100 mg, 1x/dia
Esmolol	10 mg	-
Propranolol	1 mg	10-80 mg, 3x/dia
Carvedilol	-	3,125-25 mg, 2x/dia
Bloqueadores de cálcio não di-hidropiridínico		
Verapamil	5 mg	40 mg 2x/dia a 360 mg, 1x/dia
Diltiazem	-	60 mg 3x/dia a 360 mg, 1x/dia
Glicosídios digitálicos		
Digoxina	-	0,125-0,5 mg, 1x/dia
Lanatosídeo C	0,2-0,8 mg	-
Outros		
Amiodarona	5 mg/kg em 1 hora 50 mg/h manutenção	100-200 mg, 1x/dia

uma vez que a taxa de reversão espontânea dessa arritmia é alta e a superioridade em relação ao placebo é pequena. As drogas disponíveis no Brasil para a cardioversão farmacológica incluem amiodarona e propafenona, lembrando que apenas a amiodarona pode ser usada em pacientes com cardiopatia estrutural. A propafenona pode ser utilizada para cardioversão domiciliar na forma "*pill in the pocket*" após teste em nível hospitalar.[1,2] Normalmente, utilizam-se betabloqueadores ou bloqueadores dos canais de cálcio, 30 minutos antes da propafenona, para prevenir resposta ventricular rápida em caso de mudança do ritmo para *flutter* atrial. As doses recomendadas para a cardioversão farmacológica estão na Tabela 2.

O momento da cardioversão (química ou elétrica) dependerá do início da crise (< 48 horas e > 48 horas) devido ao risco de eventos tromboembólicos, cuja prevenção é essencial. Quando a duração da arritmia é inferior a 48 horas, a cardioversão pode ser realizada, precedida por anticoagulante de ação direta (dabigatrana, rivaroxabana, apixabana ou edoxabana), heparina subcutânea (enoxaparina 1 mg/kg) ou heparina endovenosa em bolus (60-70 U/kg).[2] É importante destacar que em pacientes com FA de etiologia valvular (estenose mitral grave ou prótese valvar mecânica) esse critério de duração da arritmia não é válido, logo, esses casos devem sempre ser tratados como de alto risco para eventos embólicos.[2] Nos casos com início superior a 48 horas ou indeterminado, pode ser realizado o ecocardiograma transesofágico para detecção de trombos. Se o exame for negativo, a cardioversão pode ser feita após anticoagulação heparina (endovenosa em *bolus* ou

TABELA 2 Dosagens dos fármacos utilizados na reversão da fibrilação atrial e manutenção do ritmo sinusal

Fármaco	Reversão	Manutenção do ritmo
Amiodarona	EV 150-300 mg diluída em SG 5% (infundir em 15-30 minutos) seguida de 900 mg nas 24 horas	Ataque: 600 a 800 mg/dia em doses divididas até o total de 10 g. Manutenção 200-400 mg, 1 vez ao dia
Propafenona	450-600 mg dose única oral ou EV 1,5 a 2,0 mg/kg em 10 a 20 min	150-300 mg, 3 vezes ao dia
Sotalol	Não indicado	80-160 mg, 2 vezes ao dia

EV: endovenoso; SG: soro glicosado.

subcutânea) ou anticoagulante de ação direta.[2] Se o ecocardiograma transesofágico não for possível ou na presença de trombos, deve ser iniciada anticoagulação oral plena com anticoagulante de ação direta ou varfarina (RNI 2,0-3,0) por 3 semanas antes da cardioversão.[2] A anticoagulação deve ser continuada por 4 semanas após a cardioversão em todos os pacientes com FA com duração superior a 24 horas.[2] Após esse período, a manutenção da anticoagulação cronicamente deve ser avaliada através do escore de risco CHA2DS2VASc. Em termos práticos, a categoria "sexo feminino" não acrescenta pontos ao escore.[2] Portanto, mulheres com CHA2DS2VASc = 1 equivalem a escore 0; com CHA2DS2VASc = 2 equivalem a 1 e assim sucessivamente. Em pacientes com escore ≥ 2 anticoagulação oral com anticoagulante de ação direta ou varfarina deve ser mantida por tempo indefinido. Já pacientes com escore = 0 não necessitam de tratamento. Nos pacientes com risco intermediário (CHA2DS2VASc = 1 em homens e 2 em mulheres) a decisão para anticoagular deve ser individualizada.[2] A aspirina, isoladamente ou em associação outros antiplaquetários, é contraindicada.[2]

Controle do ritmo

Fármacos

A manutenção do ritmo sinusal é a estratégia preferencial na grande maioria dos pacientes. Após a reversão para ritmo sinusal (vide tratamento fase aguda), deve-se verificar a necessidade ou não de tratamento para a prevenção de novas recorrências. Causas reversíveis ou tratáveis de FA não devem ser acompanhadas de uso crônico de drogas antiarrítmicas, como, por exemplo, quando se suspeita que a FA é secundária ao uso excessivo de álcool, em crise tireotóxica, procedimentos cirúrgicos ou uso de drogas.[1-3]

As drogas utilizadas para a manutenção do ritmo sinusal incluem: propafenona, sotalol, flecainida, dronedarona e amiodarona (Tabela 2). No Brasil, a flecainida e a dronedarona não estão disponíveis. A escolha do fármaco deve levar em conta a cardiopatia de base. A propafenona é contraindicada em pacientes com cardiopatia estrutural e o sotalol naqueles com insuficiência cardíaca pela maior propensão a causar pró-arritmias.[1,2] Dessa forma, a amiodarona é o fármaco preferencial para a maioria dos pacientes com doença cardíaca estrutural.

Algumas drogas não antiarrítmicas podem participar na prevenção de recorrência de FA, como os inibidores da enzima de conversão da angiotensina e os bloqueadores dos receptores de angiotensina, que são medicamentos importantes no paciente portador de FA associada à hipertensão arterial ou insuficiência cardíaca. As estatinas também parecem exercer efeito benéfico na prevenção de FA.[1-3]

Mudanças no estilo de vida

O controle dos fatores de risco cardiovascular (HAS, DM, apneia do sono), a perda de peso, os exercícios físicos e a redução no consumo de álcool são fundamentais para prevenir recorrências da FA (Figura 2).[2,3] A adoção de programas intensivos de dieta e exercícios em pacientes obesos com FA reduz significativamente a carga de FA e a taxa de recorrências.[6] Esses achados foram observados também em pacientes submetidos a ablação.[10] Digno de nota, essas medidas visando melhora da saúde cardiovascular podem ser úteis também para prevenir a disfunção cognitiva associada à FA.[4]

Ablação por cateter

Com o reconhecimento dos gatilhos da FA nas veias pulmonares, a ablação objetivando o isolamento elétrico desses vasos se firmou como opção terapêutica para controle do ritmo mais eficaz do que os fármacos.[1,2] As duas técnicas mais validadas para realizar o isolamento das veias pulmonares são a radiofrequência (RF) ponto a ponto e a crioablação com balão.[11] A ablação por RF é feita orientada por mapeamento eletroanatômico tridimensional do átrio esquerdo com o intuito de definir precisamente a anatomia atrial e das veias pulmonares. Em seguida, múltiplas aplicações pontuais de RF são aplicadas ao redor do antro das quatro veias pulmonares até que seu isolamento elétrico seja obtido (Figura 3). Na crioablação, o cateter balão é insuflado na veia pulmonar de modo a ocluí-la completamente. A liberação da crioenergia resfria a superfície do balão isolando eletricamente a veia com uma única aplicação (Figura 3). Em ambas as técnicas, habitualmente se monitora a temperatura esofágica durante as aplicações, visando à prevenção de lesões nesse órgão. A eficácia e segurança da crioablação são semelhantes às da RF, porém o procedimento é mais rápido.[2,11] Contudo, a crioablação com balão é restrita aos pacientes com FA paroxística e persistente de curta duração (< 3 meses).[11] Em pacientes com formas mais avançadas de FA o isolamento das veias pulmonares nem sempre é suficiente para controle da arritmia, por vezes sendo necessário utilizar abordagens adicionais, como, por exemplo, a confecção de linhas na parede posterior do átrio esquerdo (Figura 3). A RF é técnica indicada nesses casos.

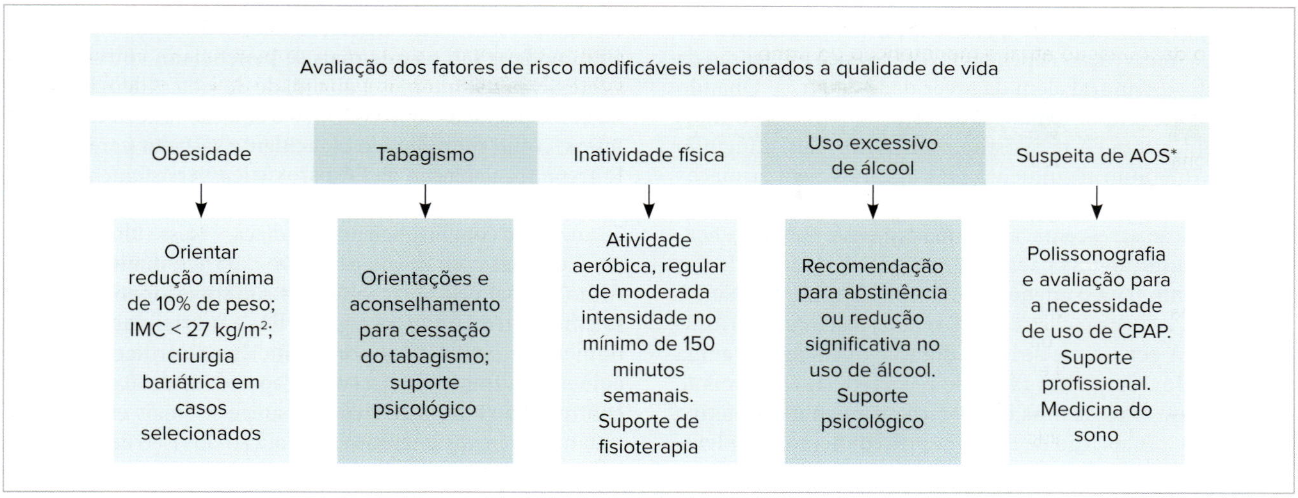

FIGURA 2

Abordagem dos fatores de risco modificáveis para fibrilação atrial.[3]

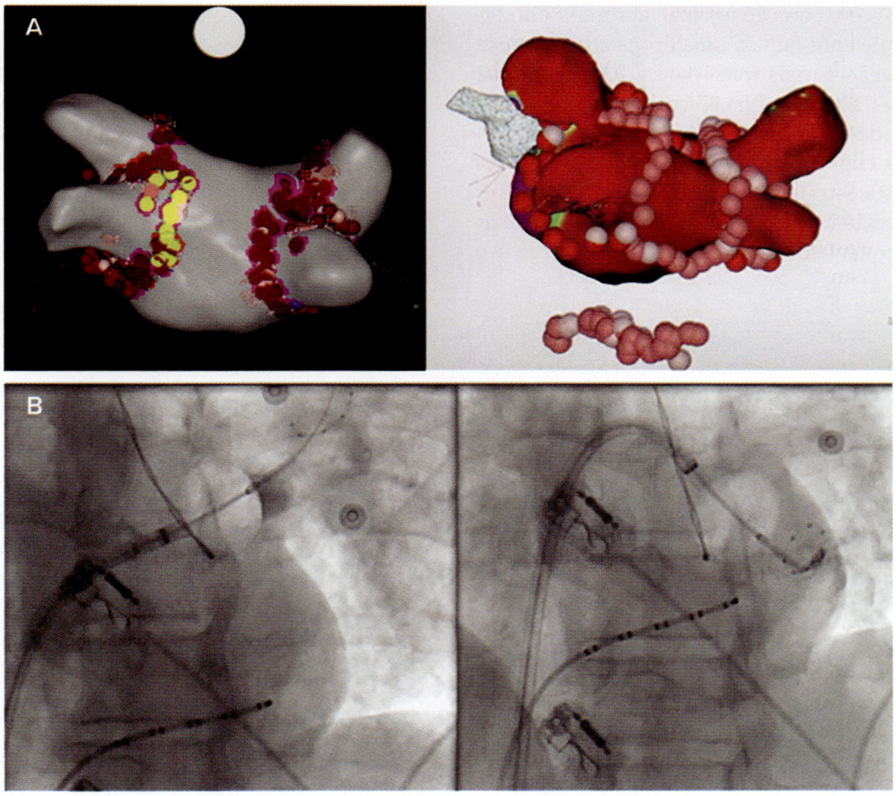

FIGURA 3

A: Ablação por radiofrequência ponto a ponto mostrando mapa eletroanatômico do átrio esquerdo (vista posterior) com as lesões por radiofrequência (pontos coloridos) ao redor das veias pulmonares. No painel à esquerda, fibrilação atrial (FA) paroxística com lesões restritas ao antro das veias pulmonares. À direita, FA persistente, com linhas isolando a parede posterior do átrio esquerdo (box) e ablação do istmo cavotricuspídeo no átrio direito (linha flutuando) para tratamento *flutter* atrial típico. B: Imagens de fluoroscopia mostrando o criobalão insuflado ocluindo a veia pulmonar superior esquerda (note o contraste retido no interior da veia indicando oclusão adequada) e a inferior esquerda (à direita).

É importante salientar que a ablação não é curativa e o sucesso da intervenção dependente da presença e extensão da cardiopatia estrutural além da severidade da FA.[2,11] Quando realizada por grupos experientes, os resultados são ótimos em pacientes com FA paroxística e átrios normais, atingindo cerca de 70% num seguimento de 1 a 2 anos, sem fármacos antiarrítmicos.[11] A manutenção do fármaco antiarrítmico após a ablação acrescenta, aproximadamente, 10% em eficácia. Entretanto, alguns pacientes necessitam de mais de um procedimento para o adequado controle da arritmia. Na FA persistente, o sucesso chega a 60% sem fármacos antiarrítmicos. Já na FA persistente de longa duração os resultados ainda são limitados, com altas taxas de recorrência, comumente demandando mais de uma intervenção para controle efetivo da arritmia.[11] A ablação de FA é um procedimento complexo, onde podem ocorrer complicações graves (tamponamento, fístula átrio-esofágica, estenose de veias pulmonares, acidente vascular cerebral) e óbito.[12] Contudo, taxa de complicações diminuiu significativamente nos últimos anos, estando atualmente na faixa de 4,5%.[11]

A indicação da ablação está bem estabelecida nos pacientes jovens, sintomáticos, com coração normal, apresentando FA paroxística/persistente após falha a uma droga antiarrítmica (Figura 4). A indicação é mais fraca para a FA persistente de longa duração (>1 ano). A ablação como tratamento de primeira escolha pode ser indicada dependendo da vontade do paciente e da experiência do grupo.[1,2,11,13] Situações apropriadas para esta estratégia são pacientes com pausas sintomáticas na reversão (síndrome de taquibradi) ou atletas competitivos, que frequentemente tem contraindicação ao uso de fármacos.[3,11] Como a ablação não é curativa, os pacientes sintomáticos são os que mais se beneficiam, com melhora expressiva dos sintomas e qualidade de vida. Ademais, ainda não há evidências sólidas de que a ablação reduza desfechos duros, como mortalidade ou acidente vascular cerebral.[1,2,11] Entretanto, a ablação da FA paroxística/persistente pode ser indicada para pacientes selecionados assintomáticos; idosos (> 75 anos); ou com insuficiência cardíaca.[11] Nesse último grupo, em pacientes com fração de ejeção < 35%, a manutenção do ritmo sinusal pela ablação se mostrou superior ao tratamento clínico, reduzindo a carga de FA, a mortalidade total e o número de internações por insuficiência cardíaca, além de aumentar a fração de ejeção e a capacidade de exercício.[14] O controle do ritmo pela ablação parece ser mais eficaz que o tratamento medicamentoso na redução do risco de demência em pacientes com FA.[15]

Tratamento cirúrgico

A cirurgia de Cox-Maze III é a terapêutica mais eficaz já desenvolvida para o controle do ritmo na FA. Os elementos essenciais da cirurgia de Maze são o isolamento das veias pulmonares e a ressecção do apêndice atrial esquerdo.[1,2,11] Geralmente, o procedimento é reservado aos pacientes que serão submetidos à cirurgia cardíaca, principalmente quando abordada a válvula mitral.[1,2,11] Procedimentos híbridos, nos quais cirurgias epicárdicas para FA através de técnicas minimamente invasivas são combinadas à ablação endocárdica percutânea convencional, também podem ser realizados.[11] Entretanto, a cirurgia para FA é muito pouco usada em nosso

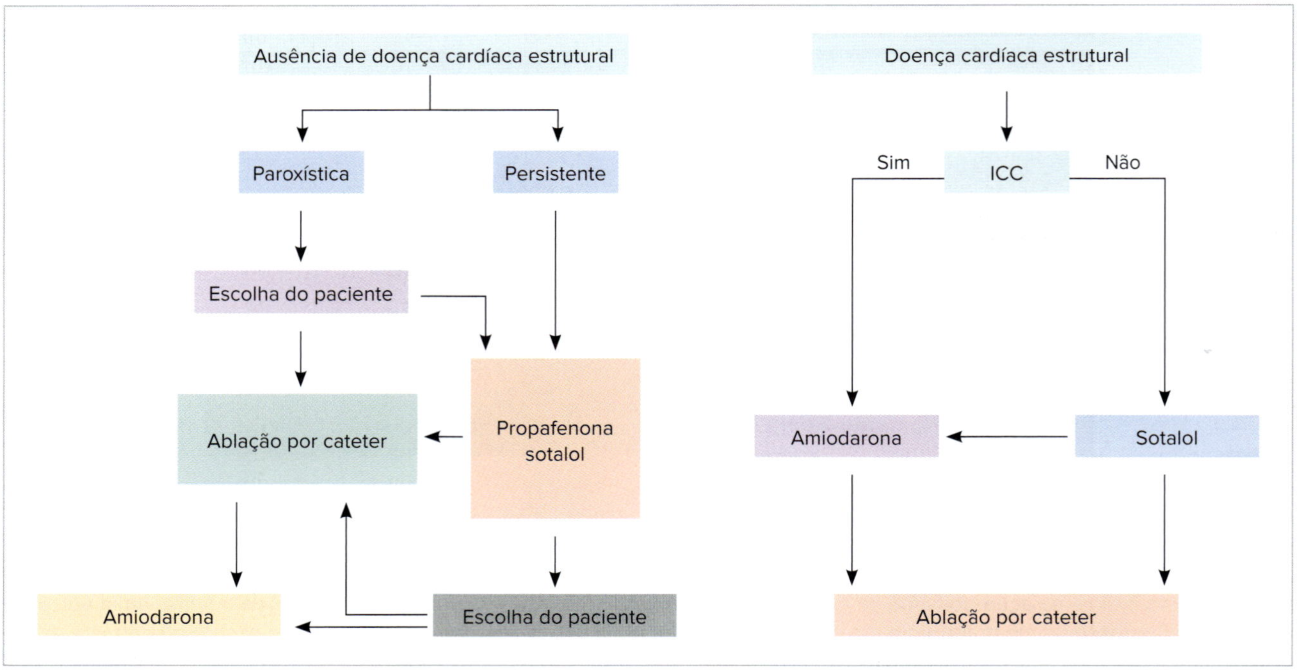

FIGURA 4
Algoritmo de controle do ritmo das Diretrizes Brasileiras de Fibrilação Atrial.[1]

meio.[1] Por outro lado, a ressecção do apêndice atrial esquerdo em pacientes com fibrilação atrial e CHA2DS2VASc igual ou superior a 2 submetidos a cirurgia cardíaca por outras causas que não a arritmia reduz significativamente o risco embólico, devendo ser realizada quando possível.[16]

Controle da frequência

O controle da frequência cardíaca visa principalmente à melhora de sintomas, promovendo melhora da qualidade de vida, além de prevenir a taquicardiomiopatia, sendo apropriada para pacientes idosos (> 65 anos) com FA crônica pouco sintomáticos.[2] As drogas utilizadas para o controle da frequência cardíaca são as mesmas descritas no tratamento da fase aguda (Tabela 1). Em pacientes assintomáticos, uma FC < 110 bpm no repouso (ECG de consultório) é preditora de resposta ventricular adequada (estratégia leniente).[17] Na presença de sintomas, a resposta ventricular deve ser controlada com maior rigor (FC < 80 bpm). Nos pacientes refratários ou intolerantes às medicações e que também não são candidatos ao controle do ritmo, a ablação da junção AV com implante de marca-passo definitivo pode ser indicada, melhorando sintomas, qualidade de vida e tolerância ao exercício.[1,2]

Controle do ritmo versus controle da frequência

Estudos comparando o controle da frequência cardíaca com o controle do ritmo por meio de fármacos em pacientes idosos (> 65 anos) não demonstraram diferenças em relação a mortalidade e ocorrência de fenômenos tromboembólicos.[1-2] Achados semelhantes foram observados no ensaio CABANA comparando a ablação por cateter com fármacos nessa população (> 65 anos), não obstante a melhora da qualidade de vida e a redução da carga de FA nos pacientes submetidos à ablação.[18-20] A equivalência entre o controle do ritmo e da frequência em idosos foi recentemente questionada pelo estudo EAST-AFNET, no qual o controle do ritmo com fármacos antiarrítmicos (92%) e ablação como terapia inicial (8%) foi instituído precocemente (mediana de 36 dias entre o diagnóstico da FA e randomização).[21] Ao final do seguimento (mediana 5 anos), o desfecho primário (um composto de morte cardiovascular, acidente vascular cerebral, síndrome coronariana aguda ou hospitalização por insuficiência cardíaca) ocorreu anualmente em 3,9% no controle do ritmo contra 5% no controle da frequência (p = 0,005), ou seja, 21% de redução do risco relativo. A mortalidade total não diferiu entre os grupos, porém a mortalidade cardiovascular e os acidentes vasculares cerebrais (p = 0,03) foram significativamente menos frequentes no controle do ritmo. Esses achados sugerem que o controle precoce do ritmo em pacientes idosos (> 65 anos) com FA recém-diagnosticada pode ser benéfico, o que ganha relevo à luz da disponibilidade crescente de tecnologias para rastreamento da FA, tais como aplicativos para celular e relógios de pulso.[22]

Terapia antitrombótica

A FA é um fator de risco independente para acidente vascular cerebral.[1,2] Dessa forma, a decisão e instituição da terapia antitrombótica é a primeira e principal medida na abordagem do paciente com FA. A indicação do anticoagulante está relacionada com o perfil de risco do paciente e não com a apresentação clínica da arritmia (paroxística, persistente ou permanente).[1,2] Portanto, pacientes com FA e fatores de risco para fenômenos tromboembólicos aferidos pelo escore CHA2DS2VASc devem receber anticoagulação oral por tempo indeterminado, independentemente da estratégia terapêutica adotada (controle do ritmo ou da frequência), mesmo que aparentemente a arritmia esteja controlada com fármacos ou ablação.[1,2,11] Como a FA é uma arritmia frequentemente silenciosa, podendo ter como primeira manifestação o AVC, a monitorização de longa duração (monitor de eventos implantável, aplicativos de celular e relógios) vem sendo cada vez mais utilizada com o intuito de detectar precocemente a FA em pacientes com alto risco embólico, possibilitando a instituição de profilaxia antitrombótica.[2,11,22] A anticoagulação adequada é também recomendada com o objetivo de prevenir a disfunção cognitiva em pacientes com FA e fatores de risco tromboembólico.[4]

O risco de sangramento com a anticoagulação deve ser avaliado pelo escore HAS-BLED (H: hipertensão não controlada, A: função renal/hepática anormal, S: AVC, B: história ou predisposição a sangramento, L: RNI lábil, E: idade > 65 anos, D: uso concomitante de drogas/ álcool), cuja pontuação > 3 indica maior risco de hemorragia. Todavia, o escore não contraindica o uso do anticoagulante, mas alerta para a necessidade de cuidados especiais para tornar o tratamento mais seguro.[1,2]

Preferencialmente, a anticoagulação oral deve ser feita com os anticoagulantes de ação direta: inibidor direto da trombina (dabigatrana); e inibidores do fator Xa (rivaroxabana, apixabana e edoxabana), ficando a varfarina em segundo plano.[1,2,23] Pacientes com FA valvar, definida pela presença de próteses valvares mecânicas ou estenose mitral moderada a severa, devem obrigatoriamente receber varfarina, pois os anticoagulantes de ação direta são contraindicados nessa população.[2,23] Já em portadores de próteses valvares biológicas, os anticoagulantes de ação direta podem ser utilizados com segurança.[2,24] Os antiplaquetários são contraindicados para a prevenção de fenômenos tromboembólicos em pacientes com FA.[2,23]

Os anticoagulantes de ação direta são disponibilizados em duas doses, uma plena e outra reduzida para pacientes com maior risco hemorrágico (muito idosos, baixo peso, função renal reduzida). As doses plena e reduzida da dabigatrana são, respectivamente, 150 mg e 110 mg, duas vezes ao dia; da rivaroxabana, 20 mg e 15 mg, uma vez ao dia; da apixabana, 5 mg e 2,5 mg, duas vezes ao dia; e da edoxabana, 60 mg e 30 mg, uma vez ao dia. Em pacientes muito idosos (> 80 anos) com elevado risco de sangramento, a edoxabana em doses bastante reduzidas (15 mg/dia) se mostrou superior ao placebo na prevenção de eventos tromboembólicos sem elevar a taxa de sangramentos graves.[25] Contudo, sempre que possível, a dose plena deve ser administrada.[2,24] A apixabana (em doses plenas) é mais segura e efetiva do que a varfarina na prevenção de eventos embólicos em pacientes com FA e insuficiência renal crônica dialítica,[26] sendo o único dos anticoagulantes de ação direta recomendado para uso nessa população.

Os anticoagulantes de ação direta são bastante seguros e a maioria dos sangramentos podem ser manejados conservadoramente, embora existam reversores específicos para esses fármacos. O antídoto da dabigatrana é o idarucizumab, sendo o único disponível no Brasil, enquanto o reversor dos inibidores do fator Xa (rivaroxabana, apixabana e edoxabana) é o andexanet alfa.[23]

Oclusão do apêndice atrial esquerdo

Baseado na estimativa de que 90% dos trombos da FA não valvar têm sua origem no apêndice atrial esquerdo e na constatação de que um número significativo de pacientes apresenta alguma forma de contraindicação ao uso dos anticoagulantes, a oclusão do apêndice atrial esquerdo constitui alternativa para prevenção de fenômenos tromboembólicos nesse grupo.[1,2,27] Quando comparada à varfarina, essa abordagem apresenta resultados satisfatórios em relação aos desfechos de eficácia (AVC e embolia sistêmica) com taxas aceitáveis de sangramento e complicações.[2,27,28] Estudo recente sugere que esses dispositivos são não inferiores aos anticoagulantes de ação direta (apixabana) em relação a fenômenos tromboembólicos e sangramentos.[29] Portanto, a oclusão do apêndice atrial esquerdo pode ser considerada em pacientes selecionados com alto risco de evento isquêmico e contraindicação à terapia antitrombótica como, por exemplo, aqueles que tiveram sangramentos graves por causas não reversíveis. Dentre essas condições, podemos elencar o sangramento intracraniano ou intramedular (angiopatia amiloide difusa ou má formação vascular intratável), o sangramento gastrointestinal (angiodisplasia difusa), pulmonar ou urinário severos que não podem corrigidos e ainda pacientes que apresentaram efeitos adversos severos com anticoagulantes orais.[27]

RESUMO

A fibrilação atrial (FA) é a arritmia sustentada mais comum, estando associada a importantes repercussões clínicas, em especial os fenômenos tromboembólicos. A abordagem do paciente com FA deve ser integrada, buscando reduzir o risco embólico, aliviar os sintomas e controlar fatores de risco cardiovascular e doenças concomitantes. As estratégias de tratamento incluem identificação e tratamento de fatores predisponentes, uso de fármacos antiarrítmicos, terapia antitrombótica, a ablação por cateter e, em casos selecionados, as abordagens cirúrgicas. A identificação dos pacientes elegíveis para terapia antitrombótica está baseada no perfil de risco determinado pelo escore de CHA2DS2VASc e não pela forma de aparecimento da FA. A anticoagulação oral deve ser feita com os anticoagulantes de ação direta (dabigatrana, rivaroxabana, apixabana e edoxabana) ou com a varfarina.

PLATAFORMA DIGITAL

- Este capítulo contém conteúdo complementar disponibilizado em uma plataforma digital exclusiva.
- Utilize o QR code abaixo para ingressar no ambiente virtual (senha: **INOVA2022**):

Referências bibliográficas

1. Magalhães LP, Figueiredo MJO, Cintra FD, Saad EB, Kuniyishi RR, Teixeira RA, et al. II Diretrizes Brasileiras de Fibrilação Atrial. Arq Bras Cardiol. 2016;106(4Supl.2):1-22.
2. Hindricks G, Potpara T, Dagres N, Arbelo E, Bax JJ, Blomström-Lundqvist C, et al. 2020 ESC Guidelines for the diagnosis and management of atrial fibrillation developed in collaboration with the European Association for Cardio-Thoracic Surgery (EACTS): Eur Heart J. 2021;42:373-498.
3. Cintra FD, Figueiredo MJO. Atrial fibrillation (part 1): pathophysiology, risk factors, and therapeutic basis. Arq Bras Cardiol. 2021;116:129-39.
4. Dagres N, Chao TF, Fenelon G, Aguinaga L, Benhayon D, Benjamin EJ, et al. European Heart Rhythm Association (EHRA)/Heart Rhythm Society (HRS)/Asia Pacific Heart Rhythm Society (APHRS)/Latin American Heart Rhythm Society (LAHRS) expert consensus on arrhythmias and cognitive function: what is the best practice? Europace 2018;20:1399-421.
5. Goette A, Kalman JM, Aguinaga L, Akar J, Cabrera JA, Chen SA, et al. EHRA/HRS/APHRS/SOLAECE expert consensus on atrial cardiomyopathies: definition, characterization, and clinical implication. Europace. 2016;18:1455-90.
6. Pathak RK, Elliott A, Middeldorp ME, Meredith M, Mehta AB, Mahajan R, et al. Impact of CARDIOrespiratory FITness on Arrhythmia Recurrence in Obese Individuals With Atrial Fibrillation: The CARDIO-FIT Study. J Am Coll Cardiol. 2015;66:985-96.
7. Newman W, Parry-Williams G, Wiles J, Edwards J, Hulbert S, Kipourou K, et al. Risk of atrial fibrillation in athletes: a systematic review and meta-analysis. Br J Sports Med. 2021:bjsports-2021-103994.

8. Johansson C, Lind MM, Eriksson M, Wennberg M, Andersson J, Johansson L. Alcohol consumption and risk of incident atrial fibrillation: A population-based cohort study. Eur J Intern Med. 2020;76:50-7
9. Voskoboinik A, Kalman JM, De Silva A, Nicholls T, Costello B, Nanayakkara S, et al. Alcohol abstinence in drinkers with atrial fibrillation. N Engl J Med. 2020;382:20-8.
10. Donnellan E, Wazni OM, Harb S, Kanj M, Saliba WI, Jaber WA. Higher baseline cardiorespiratory fitness is associated with lower arrhythmia recurrence and death after atrial fibrillation ablation. Heart Rhythm. 2020;17:1687-93.
11. Calkins H, Hindricks G, Cappato R, Kim YH, Saad EB, Aguinaga L, et al. 2017 HRS/EHRA/ECAS/APHRS/SOLAECE expert consensus statement on catheter and surgical ablation of atrial fibrillation. Heart Rhythm. 2017;14:e275-e444.
12. Cheng EP, Liu CF, Yeo I, Markowitz SM, Thomas G, Ip JE, et al. Risk of mortality following catheter ablation of atrial fibrillation. J Am Coll Cardiol. 2019;74:2254-64.
13. Andrade JG, Wells GA, Deyell MW, Bennett M, Essebag V, Champagne J, et al. Cryoablation or drug therapy for initial treatment of atrial fibrillation. N Engl J Med. 2021;384:305-15.
14. Marrouche NF, Brachmann J, Andresen D, Siebels J, Boersma L, Jordaens L, et al. Catheter ablation for atrial fibrillation with heart failure. N Engl J Med. 2018;378:417-27.
15. Kim D, Yang PS, Sung JH, Jang E, Yu HT, Kim TH, et al. Less dementia after catheter ablation for atrial fibrillation: a nationwide cohort study. Eur Heart J. 2020;41:4483-93.
16. Whitlock RP, Belley-Cote EP, Paparella D, Healey JS, Brady K, Sharma M, et al. Left atrial appendage occlusion during cardiac surgery to prevent stroke. N Engl J Med. 2021;384:2081-91.
17. Van Gelder IC, Groenveld HF, Crijns HJ, Tuininga YS, Tijssen JG, Alings AM, et al. Lenient versus strict rate control in patients with atrial fibrillation. N Engl J Med. 2010;362:1363-73.
18. Packer DL, Mark DB, Robb RA, Monahan KH, Bahnson TD, Poole JE, et al. Effect of catheter ablation vs antiarrhythmic drug therapy on mortality, stroke, bleeding, and cardiac arrest among patients with atrial fibrillation: The CABANA Randomized Clinical Trial. JAMA. 2019;321:1261-74.
19. Mark DB, Anstrom KJ, Sheng S, Piccini JP, Baloch KN, Monahan KH, et al. Effect of catheter ablation vs medical therapy on quality of life among patients with atrial fibrillation: The CABANA Randomized Clinical Trial. JAMA. 2019;321:1275-85.
20. Poole JE, Bahnson TD, Monahan KH, Johnson G, Rostami H, Silverstein AP, et al. Recurrence of atrial fibrillation after catheter ablation or antiarrhythmic drug therapy in the CABANA Trial. J Am Coll Cardiol. 2020;75:3105-18.
21. Kirchhof P, Camm AJ, Goette A, Brandes A, Eckardt L, Elvan A, et al. Early rhythm-control therapy in patients with atrial fibrillation. N Engl J Med. 2020;383:1305-16.
22. Pothineni NVK, Deo R. Screening for atrial fibrillation: closing the "LOOP". Circulation. 2020;141:1523-26.
23. Steffel J, Verhamme P, Potpara TS, Albaladejo P, Antz M, Desteghe L, et al. The 2018 European Heart Rhythm Association Practical Guide on the use of non-vitamin K antagonist oral anticoagulants in patients with atrial fibrillation. Eur Heart J. 2018;39:1330-93.
24. Guimarães HP, Lopes RD, de Barros E Silva PGM, Liporace IL, Sampaio RO, et al. Rivaroxaban in patients with atrial fibrillation and a bioprosthetic mitral valve. N Engl J Med. 2020;383:2117-26.
25. Okumura K, Akao M, Yoshida T, Kawata M, Okazaki O, Akashi S, et al. Low-dose edoxaban in very elderly patients with atrial fibrillation. N Engl J Med. 2020;383:1735-45.
26. Siontis KC, Zhang X, Eckard A, Bhave N, Schaubel DE, He K, et al. Outcomes associated with apixaban use in patients with end-stage kidney disease and atrial fibrillation in the United States. Circulation. 2018;138:1519-29.
27. Glikson M, Wolff R, Hindricks G, Mandrola J, Camm AJ, Lip GYH, et al. EHRA/EAPCI expert consensus statement on catheter-based left atrial appendage occlusion - an update. Europace. 2020;22:184.
28. Freeman JV, Varosy P, Price MJ, Slotwiner D, Kusumoto FM, Rammohan C, et al. The NCDR Left atrial appendage occlusion registry. J Am Coll Cardiol. 2020;75:1503-18.
29. Osmancik P, Herman D, Neuzil P, Hala P, Taborsky M, Kala P, et al. Left atrial appendage closure versus direct oral anticoagulants in high-risk patients with atrial fibrillation. J Am Coll Cardiol. 2020;75:3122-35.

Capítulo 5

Tratamento clínico e percutâneo das arritmias ventriculares

Cristiano Faria Pisani
Francisco Darrieux
Maurício Ibrahim Scanavacca

PONTOS-CHAVE

- As arritmias ventriculares podem se manifestar na forma de extrassístoles ventriculares ou de taquicardia ventricular.
- Um ponto fundamental na abordagem de pacientes com arritmias ventriculares é a identificação de cardiopatia estrutural.
- Se ausência de cardiopatia estrutural, o prognóstico é geralmente benigno.
- Se presença de cardiopatia estrutural ou associada a doenças de repolarização, existe risco de morte súbita.
- As extrassístoles devem ser tratadas quando sintomáticas ou quando frequentes.
- O tratamento da taquicardia ventricular na emergência consiste na cardioversão elétrica se houver instabilidade hemodinâmica.
- O tratamento em longo prazo da taquicardia ventricular é híbrido, com uso de cardiodesfibrilador implantável (CDI), tratamento medicamentoso com drogas antiarrítmicas e não farmacológico com ablação por cateter.

Introdução

As arritmias ventriculares ocorrem por distúrbios da formação do estímulo elétrico nas fibras miocárdicas ventriculares. São classificadas em extrassístoles ventriculares (EV), quando se apresentam como atividade elétrica ventricular isolada; taquicardia ventricular (TV) quando ocorrem na sequência de três ou mais batimentos consecutivos com frequência cardíaca maior que 100 bpm. Estas podem ainda se apresentar com complexos QRS semelhantes (TV monomórficas) ou com duas ou mais morfologias (TV polimórficas). São também classificadas como não sustentadas (duração menor que 30 s) ou sustentadas (> 30 s). A fibrilação ventricular (FV), caracterizada pelo ritmo ventricular irregular e rápido, com variação caótica na morfologia dos complexos QRS, que são em geral de baixa amplitude. A TV polimórfica, tipo *torsades de pointes*, pode ser confundida com a FV. Distingue-se por apresentar amplitude maior dos complexos QRS, que variam de modo organizado (lembrando uma TV monomórfica que foi torcida longitudinalmente – por isso o nome torção das pontas). Frequentemente é autolimitada, mas pode sustentar-se e induzir a FV.

As arritmias ventriculares apresentam espectro clínico bastante amplo e podem ocorrer em indivíduos normais e assintomáticos; nessa condição, são chamadas de EV idiopáticas e têm evolução habitualmente benigna. Entretanto, podem ser a expressão de doença cardíaca estrutural (relacionadas a fibrose) ou de disfunção geneticamente determinada dos canais iônicos (canalopatias) das membranas celulares dos miócitos, que, dependendo da apresentação e das associações, podem levar à morte súbita.[1]

Fisiopatologia das arritmias ventriculares

As extrassístoles ventriculares idiopáticas, têm seu mecanismo relacionado a atividade deflagrada secundária a pós-potenciais ou por distúrbio do automatismo. As variações no tônus simpático, promovem um aumento no cálcio intracelular vindo do retículo sarcoplasmático, resultando em pós-potenciais tardios e atividade deflagrada.[2]

Nas arritmias ventriculares relacionadas à cardiopatia estrutural, estudos morfológicos demonstram consistentemente que a substrato miocárdico é caracterizado por ilhas de tecido viável localizados dentro de um tecido cicatricial (cicatriz heterogênea). Esta condução ventricular não uniforme no tecido ventricular, pode criar áreas de ativação regional lenta e com bloqueios anatômicos e funcionais que promovem a reentrada.[3] O tecido miocárdico afetado pode estar localizado predominantemente no subendocárdio, especialmente em pacientes com cardiopatia isquêmica; ou no subepicárdio e na região intramiocárdica, mais comum nas cardiopatias não isquêmicas (Figura 1).

De modo geral, a cicatriz heterogênea de infarto do miocárdio é a causa mais frequente de TV monomórfica; entretanto, outras doenças como displasia arritmogênica do ventrículo

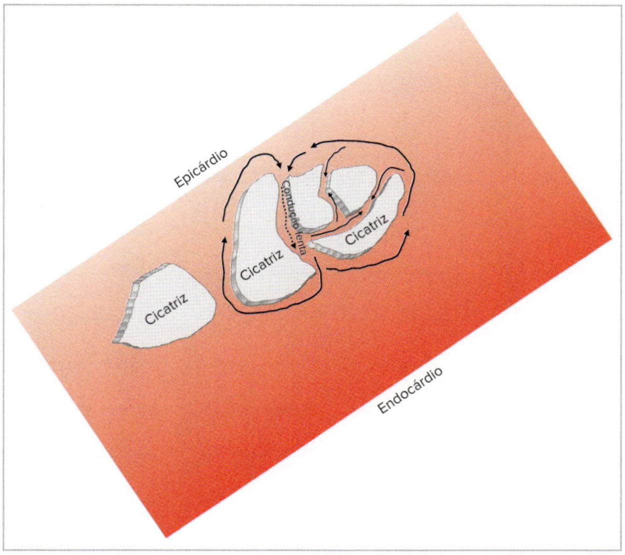

FIGURA 1
Desenho esquemático de miocárdio com cicatriz predominantemente epicárdica com áreas de tecido saudável entre elas que propiciam a ocorrência de reentrada. Áreas de condução lentas são fundamentais para a ocorrência de reentrada.

direito (VD), miocardite viral prévia, sarcoidose, cardiomiopatia dilatada idiopática, hipertrófica e cirurgia para correção de cardiopatia congênita (especialmente tetralogia de Fallot) ou cirurgia valvar também são causas de TV monomórfica sustentada. (Tabela 1). Em nosso meio, a TV relacionada à doença de Chagas é a etiologia mais comum, sendo encontrada ao redor de 50% dos pacientes. A macrorreentrada através dos ramos do sistema de condução é causa de TV sustentadas monomórficas em até 5% dos pacientes com cardiomiopatia dilatada. Ela ocorre por conta do retardo na condução do sistema His-Purkinje afetado pela doença e frequentemente está associada à disfunção ventricular importante. Essas TV são em geral rápidas e mal toleradas.

TABELA 1 Etiologia das taquicardias ventriculares

Etiologia	Mecanismo	Classificação
Coração normal – idiopáticas		
	Fascicular – idiopática do VE – verapamil sensível	Reentrada utilizando os fascículos do ramo E
	Via de saída do VD – adenosina sensível	Atividade deflagrada
Secundárias		
Isquemia miocárdica (isquemia aguda)		TV polimórfica
Hipocalemia	Atividade deflagrada	TV polimórfica
Infarto do miocárdio (cicatriz preexistente)	Reentrada relacionada à cicatriz de IAM antigo	TV sustentada monomórfica
Cardiomiopatia chagásica	Reentrada relacionada à cicatriz de doença de Chagas	TV sustentada monomórfica
Displasia arritmogênica do VD	Reentrada relacionada à cicatriz no VD	TV sustentada monomórfica
Distúrbios no sistema de condução (bloqueio de ramos)	Reentrada utilizando os ramos direito e esquerdo	TV por reentrada ramo a ramo
Cicatriz cirúrgica prévia (ex.: pós-operatório correção de Fallot)	Reentrada em área de cicatriz cirúrgica prévia	TV sustentada monomórfica
QT longo	Atividade deflagrada	Torsade de pointes
Síndrome de Brugada	Reentrada (?)	TV polimórfica
TV catecolaminérgica	Automatismo por acúmulo de cálcio intracelular	TV bidirecional ou TV polimórfica

Apresentação clínica

As extrassístoles ventriculares podem provocar sensação de irregularidade no pulso, presença de batimentos mais intensos ou sensação de pausa. Entretanto, a maioria dos pacientes são assintomáticos ou apresentam sintomas inespecíficos como dispneia, cansaço ou tontura.

Pacientes com taquicardia ventricular hemodinamicamente estável queixam-se de palpitação principalmente na região precordial ou com a percepção do pulso aumentado. Entretanto, alguns pacientes podem não perceber a ocorrência da taquicardia. Pacientes com taquicardia ventricular lenta (FC < 120 bpm) podem procurar o pronto-socorro com queixas de dispneia e insuficiência cardíaca. Já os pacientes com taquicardias ventriculares mais rápidas frequentemente apresentam pré-síncope ou síncope, acompanhados ou não de palpitações. A parada cardíaca ou morte súbita pode ser a manifestação inicial da TV sustentada.

Avaliação clínica

O ponto mais importante na avaliação clínica dos pacientes com arritmias ventriculares está na identificação do mecanismo causal e a identificação se existe a presença de cardiopatia estrutural, que tem importância fundamental no prognóstico desses pacientes. Para a estratificação do risco, a história clínica, exame físico e métodos diagnósticos são fundamentais.

A repercussão hemodinâmica causada pela taquicardia deve ser priorizada durante o exame físico no atendimento inicial do paciente com suspeita de TV. Rebaixamento do nível de consciência, hipotensão, ausência de pulso central, sinais de baixo débito, edema agudo de pulmão e dor precordial indicam a necessidade de cardioversão elétrica.[4] Após a reversão, a anamnese minuciosa visa identificar a concomitância de doença cardiovascular, situações que podem provocar distúrbios eletrolíticos e metabólicos, uso de drogas lícitas e ilícitas e outras condições clínicas associadas conhecidas pelo paciente ou familiares, incluindo o histórico de morte súbita familiar. No exame físico devem ser investigados sinais de cardiopatia estrutural e de sua repercussão hemodinâmica. Entretanto, muitos pacientes podem apresentar exame físico normal após a reversão da taquicardia e ainda serem portadores de cardiopatias estruturais.

Exames complementares

Eletrocardiograma

O eletrocardiograma (ECG) de 12 derivações é fundamental para o tratamento agudo da crise e para manuseio do paciente em longo prazo. Esta pode ser uma oportunidade única para o paciente ter o seu diagnóstico estabelecido, já que sem a documentação eletrocardiográfica o paciente poderá ter que se submeter a uma série de exames para esclarecimento diagnóstico, inclusive o estudo eletrofisiológico.

Nos pacientes com EV, a documentação eletrocardiográfica com 12 derivações permite a identificação do local de origem. Frequentemente, as EV em pacientes sem cardiopatia estrutural apresentam eixo inferior que caracteriza a origem na via de saída dos ventrículos direito e esquerdo. Quando a EV apresenta morfologia de bloqueio de ramo esquerdo a origem mais comum é na via de saída do VD, já quando apresenta morfologia de bloqueio de ramo direito a origem mais comum é na via de saída do ventrículo esquerdo (VE), entretanto, existem vários detalhes eletrocardiográficos que sugerem a origem direita ou esquerda[2] (Figura 2).

Diante de um paciente com taquicardia sustentada com QRS largo na sala de emergência deve-se abordar essa arritmia como taquicardia ventricular, visto que esta traz maior risco e, se tratada inadequadamente, pode ser um desfecho fatal (Figura 3). Nos casos de taquicardias bem toleradas, o ECG durante a arritmia é a principal ferramenta no diagnóstico diferencial, devendo sempre que possível ser realizado ECG de 12 derivações antes da reversão da taquicardia. Na análise inicial do ECG durante taquicardia deve-se analisar a duração do intervalo QRS. A presença de QRS estreito (< 0,12 s) sugere fortemente a presença de uma taquicardia supraventricular. Se o QRS durante taquicardia for alargado (QRS > 0,12 s), pode-se estar diante de uma TV ou de uma taquicardia supraventricular com distúrbio de condução (bloqueio de ramo funcional ou adquirido ou manifestação de pré-excitação ventricular). Existem vários algoritmos com sensibilidade e

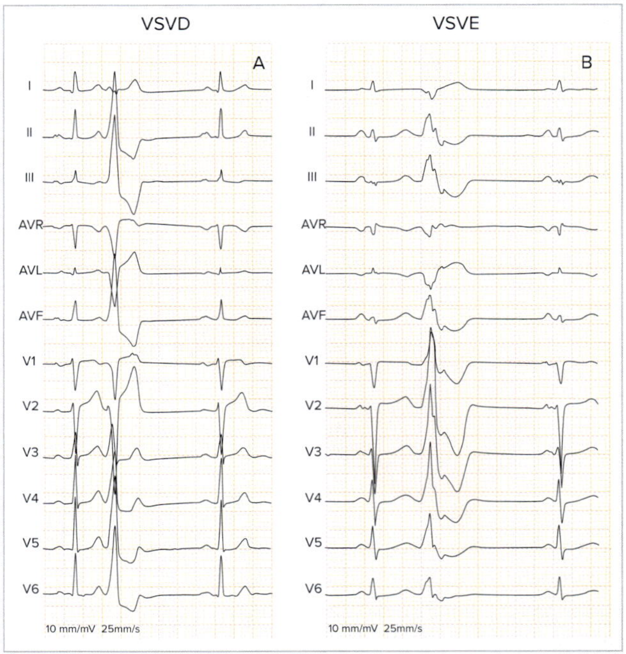

FIGURA 2

Eletrocardiograma de 12 derivações de extrassístole idiopática originada na via de saída do ventrículo direito (A) e na via de saída do ventrículo esquerdo (B); frequentemente essas extrassístoles são epicárdicas perivasculares.

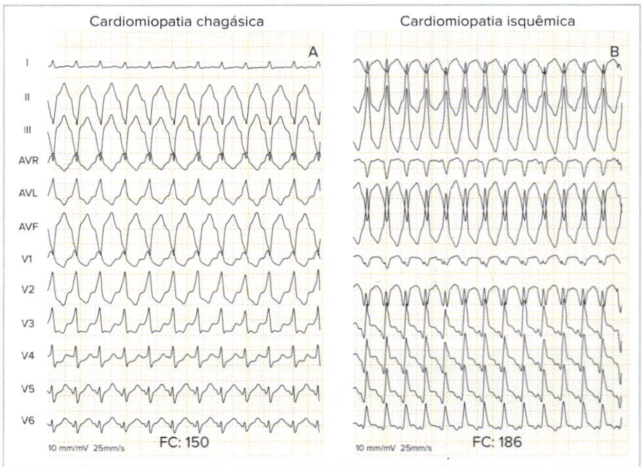

FIGURA 3

Taquicardia ventricular monomórfica associado a cardiopatia estrutural. Em paciente com cardiomiopatia chagásica (A) frequentemente a saída do circuito está na região inferior basal; já em pacientes com cardiomiopatia isquêmica (B) muitas vezes a TV é apical.

especificidade bastante altos para o diagnóstico diferencial das taquicardias de QRS alargado.[5,7] Nenhum deles apresenta sensibilidade e especificidade combinadas de 100%. Porém, acredita-se que quanto maior o apelo para o critério visual, sendo este mais rápido e com menos necessidade de contas complexas, maior a possibilidade de acerto diagnóstico para a TV, como acontece por exemplo no primeiro critério de Brugada (ausência de padrão RS de V1 a V6) e no primeiro critério de Vereckei (onda R em aVR).[8]

Em pacientes com coração aparentemente normal, padrões característicos do ECG, durante ritmo sinusal ou em taquicardia, permitem diagnóstico rápido e orientação terapêutica. As TV idiopáticas monomórficas com origem na via de saída dos ventrículos direito ou esquerdo apresentam no ECG eixo inferior e bloqueio de ramo esquerdo (originadas no VD ou VE) ou bloqueio de ramo direito (originadas no VE) semelhante a EV (Figura 4). Não é raro esses pacientes apresentarem EV isoladas na mesma morfologia. Na TV fascicular, a morfologia mais comum é de bloqueio de ramo direito com desvio do eixo para a esquerda e para cima (fascículo posteroinferior) com início de ativação do QRS rápida. Logo após a reversão da taquicardia a morfologia do QRS é normal, mas podem-se evidenciar alterações na repolarização (efeito de memória) nas derivações inferiores. As taquicardias polimórficas diferenciam-se pela presença ou não do intervalo QT prolongado durante ritmo sinusal e na avaliação de alterações eletrocardiográficas que sugiram isquemia miocárdica aguda como infra e supradesnivelamento do segmento ST. Outra alteração que é importante ser identificada nos pacientes com TV polimórfica após a reversão é a presença de bloqueio atrioventricular total e bradicardia grave. Outras patologias identificadas após a reversão de TV polimórfica pelo ECG é a síndrome de Brugada, síndrome do intervalo QT curto e extrassístoles ventriculares de acoplamento ultracurto (Figura 5). Algumas

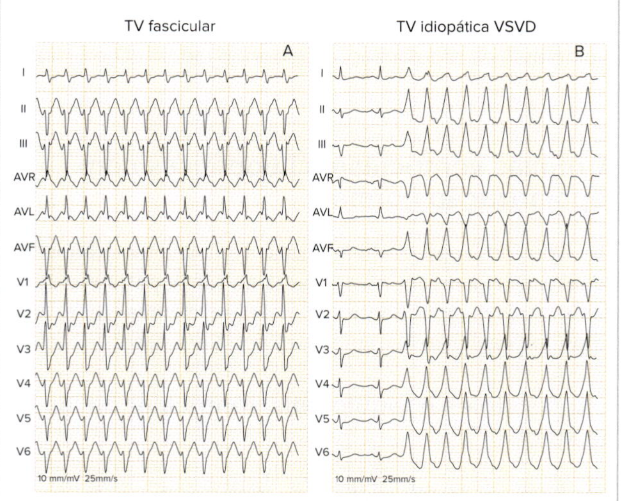

FIGURA 4

Taquicardia ventricular (TV) idiopática do (A) ventrículo esquerdo, também chamada de TV fascicular ou verapamil sensível. A característica é morfologia de bloqueio de ramo direito e eixo superior. As TV idiopáticas do ventrículo direito (B) apresentam morfologia de bloqueio de ramo esquerdo e eixo inferior.

vezes extrassístoles monomórficas deflagram fibrilação ventricular, sendo importante a identificação dessa situação porque essas arritmias podem ser passíveis de ablação.[9]

Ecodopplercardiograma

É o método de imagem simples, de fácil acesso e não invasivo, frequentemente utilizado na avaliação dos pacientes com arritmias ventriculares pela facilidade de acesso em comparação com outros métodos de imagem (ressonância e tomografia computadorizada cardíaca). A fração de ejeção diminuída é um importante fator prognóstico do risco de morte súbita nos pacientes com arritmias ventriculares. As alterações segmentares do VE podem sugerir a presença de um substrato arritmogênico (acinesia em pacientes com infarto agudo do miocárdio prévio, aneurisma apical e de parede inferior em pacientes com cardiopatia chagásica). O ecocardiograma não é suficientemente sensível para excluir o diagnóstico de displasia arritmogênica do VD.

Holter

O Holter é uma ferramenta fundamental nos pacientes com EV. Permite avaliar a densidade de ectopias nas 24 horas, além de permitir identificar se existem uma ou mais morfologias quando se programa a ablação por cateter (Figura 6). Pacientes com densidade alta de EV podem apresentar taquicardiomiopatia e disfunção ventricular, necessitando de tratamento mais agressivo. O risco dessa condição é maior em pacientes com maior densidade de extrassístoles no Holter.[10]

Ressonância magnética cardíaca

A ressonância magnética cardíaca (RMC) é uma ferramenta diagnóstica que permite a identificação de uma série de alterações miocárdicas que estão envolvidas na fisiopatologia das arritmias ventriculares. Em pacientes com EV frequentes a RMC é frequentemente empregada para descartar presença de cardiopatia estrutural, que está relacionada a um prognóstico benigno.[11] Já nos pacientes com cardiopatia, a RMC permite a quantificação precisa de volumes, massa e fração de ejeção dos ventrículos, bem como permite identificar a presença, extensão, localização e transmuralidade da cicatriz através da técnica de realce tardio (Figura 7). Os istmos dos circuitos das taquicardias podem estar localizados dentro da cicatriz ou na área cinzenta periférica a uma área de cicatriz, podendo ajudar no planejamento da ablação por cateter.[12,13]

Outra aplicação da RMC tem relação com a avaliação do risco de morte súbita em pacientes com cardiopatia. Em uma série de 137 pacientes submetidos a implante de CDI e a RMC pré-implante, a presença de cicatriz miocárdica detectada pela RMC foi um preditor independente para da ocorrência de morte ou terapia do CDI após o implante. Em pacientes com fração de ejeção do VE > 30%, a presença de cicatriz significativa (> 5% do VE) identifica uma população de risco equivalente a pacientes com FE do VE ≤ 30%. Já os pacientes com FE do VE ≤ 30% e cicatriz mínima ou

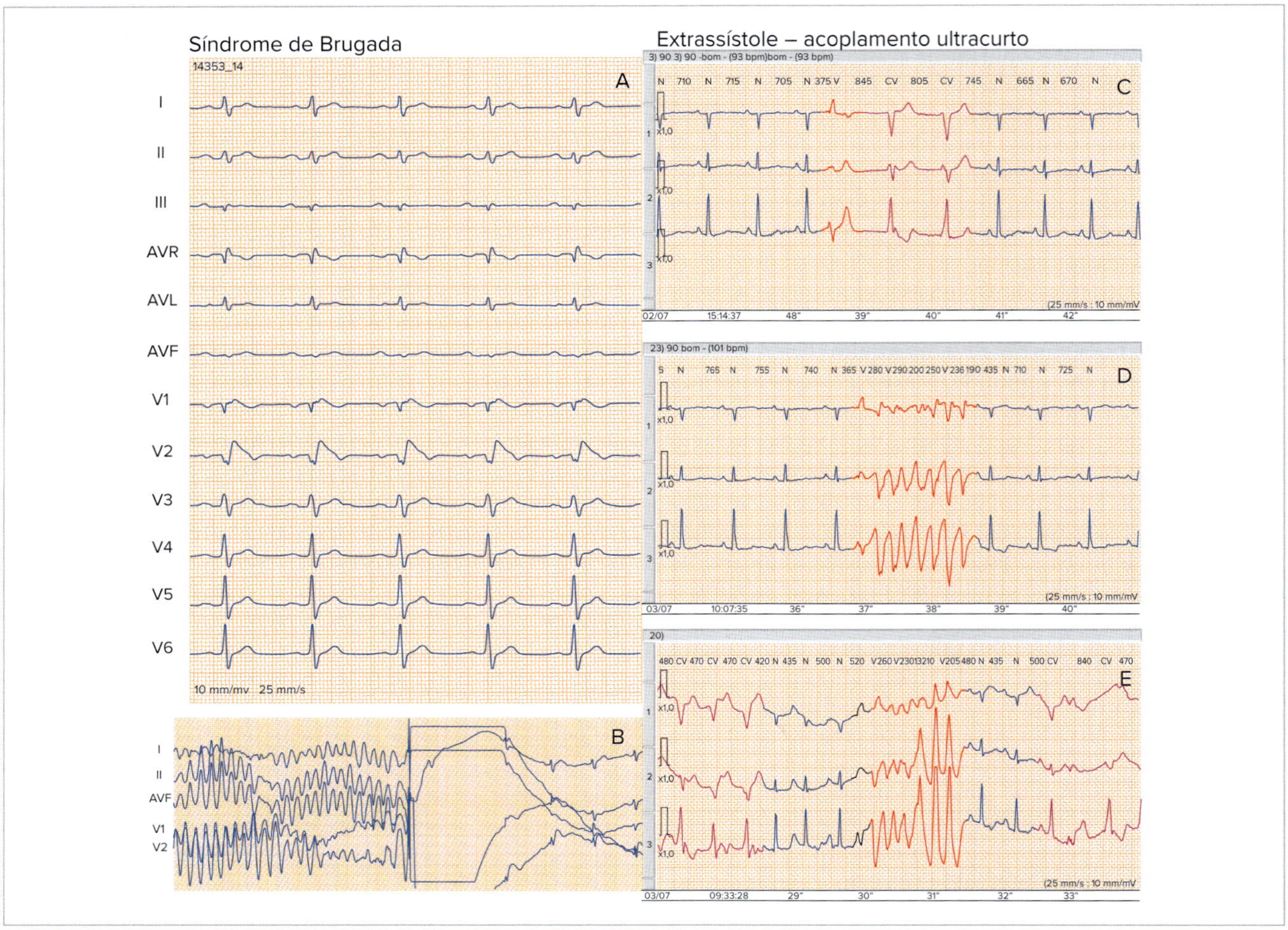

FIGURA 5

Arritmias ventriculares polimórficas, associadas a doença de repolarização, como na síndrome de Brugada (A e B), em que se evidencia em ritmo sinusal pseudobloqueio de ramo direito e supradesnivelamento do segmento ST. Na extrassístole de acoplamento ultacurto (C) o intervalo de acoplamento atinge período vulnerável da repolarização, podendo induzir (D e E) fibrilação ventricular.

ausente representavam um grupo com menor risco, similar aos pacientes com FE do VE > 30%.[14] O papel da RMC na estratificação de risco para arritmias ventriculares, e também como instrumento auxiliar terapêutico, tem sido estudado em várias cardiopatias, como a displasia arritmogênica do VD, cardiomiopatias não isquêmicas, em geral, chagásica e hipertrófica.[15,16]

A capacidade que a RMC tem em determinar as dimensões e função do VD foi reconhecida na revisão de 2010 dos critérios diagnósticos para a displasia arritmogênica do VD.[17] A presença de acinesia regional, discinesia ou contração dessincronizada do VD associada a uma FE do VD ≤ 40% ou a dilatação passou a ser considerada critério maior para o diagnóstico da displasia arritmogênica do VD. Alteração segmentar de VD sem disfunção passou a ser considerada critério menor. Dois critérios maiores, um maior e dois menores ou quatro menores são considerados diagnósticos de displasia arritmogênica do VD.

Arritmias ventriculares idiopáticas com repolarização normal

São definidas com sendo arritmias ventriculares idiopáticas aquelas que ocorrem na ausência de cardiopatia estrutural demonstrável, geralmente são mais prevalentes em jovens e com uma evolução benigna na maioria dos casos.

Extrassístoles e taquicardia ventricular da via de saída

Essa forma de arritmia idiopática tem origem na via de saída do VD ou VE. Com base no local de origem, podem ser classificadas como: a) EV ou TV originada na via de saída do VD; b) EV ou TV originada na via de saída do VE; e c) EV ou TV originada nas cúspides da aorta. O ECG de 12 derivações pode sugerir o local de origem da arritmia. Outro termo comumente empregado são as arritmias ventriculares do "*summit*", que

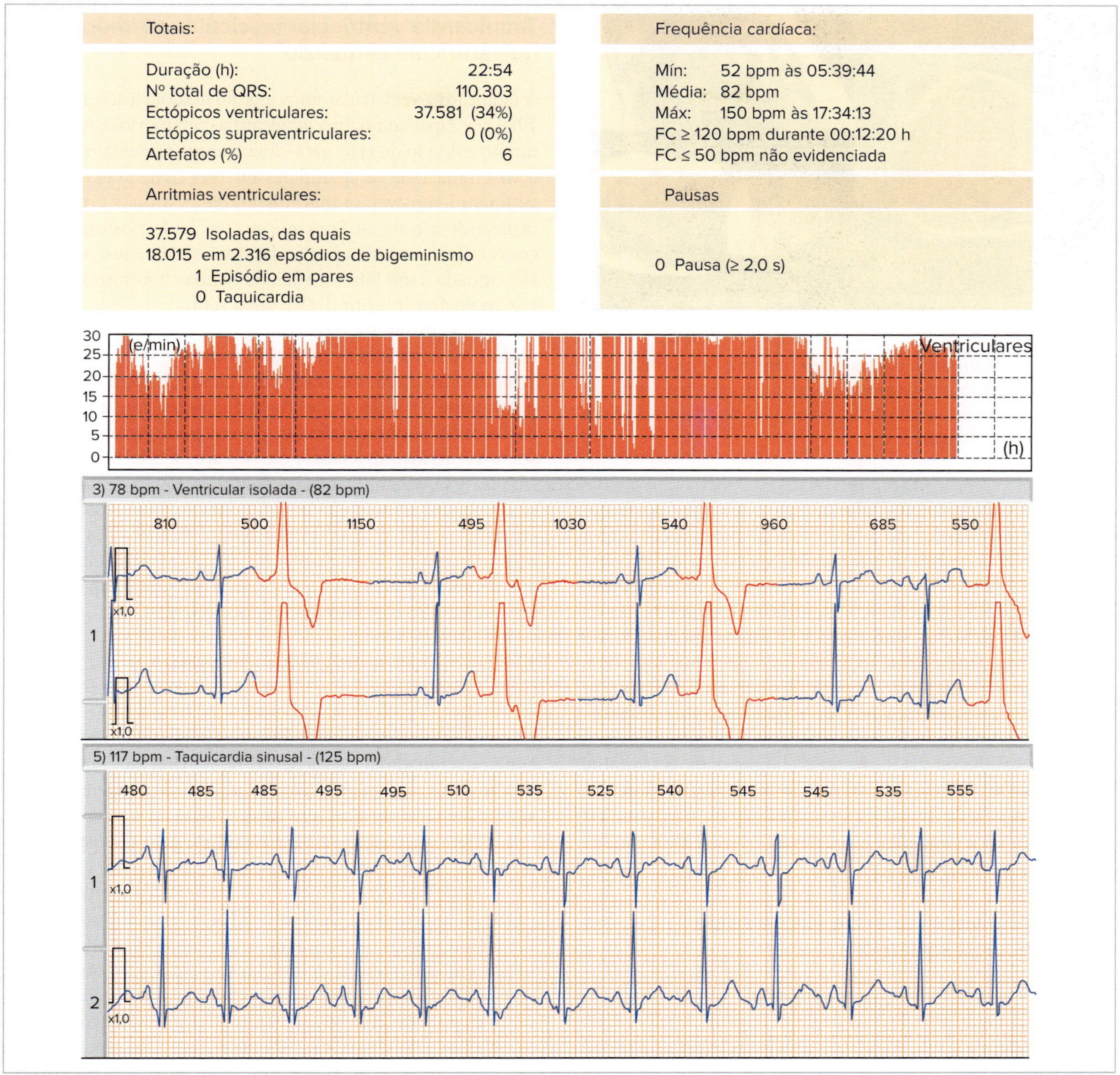

FIGURA 6

Holter de paciente com extrassístoles ventriculares monomórficas frequentes (34%). Observa-se supressão da arritmia com aumento da frequência cardíaca sinusal, o que sugere um prognóstico benigno.

são sinônimo de arritmias originadas no trato de saída do VE, no ponto mais alto do epicárdio do VE, localizadas acima da extremidade superior do sulco interventricular anterior sulco e da porção aórtica do óstio do VE.[18,19]

Arritmias ventriculares de via de saída do ventrículo direito

As arritmias de via de saída do VD são uma forma comum de arritmias ventriculares idiopáticas, apresentando-se em torno de 70% dos casos. Caracteriza-se no ECG por morfologia de bloqueio de ramo esquerdo com eixo inferior (Figura 4B). O sintoma mais comum é a palpitação, mas pode se manifestar como dor torácica, cansaço, pré-síncope e síncope, entretanto, alguns pacientes podem ser assintomáticos. Geralmente os pacientes que apresentam taquicardia ventricular também apresentam EV com a mesma morfologia.

O trato de saída é dividido em região septal, parede livre da via de saída do VD com porção anterior, média e posterior. A região anterosseptal é adjacente ao epicárdio

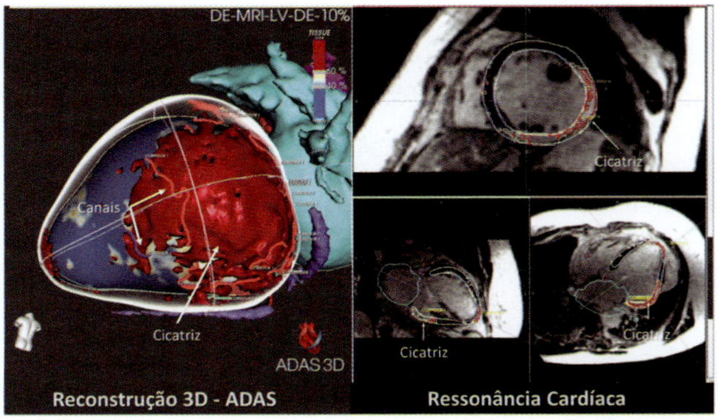

FIGURA 7

Ressonância magnética de paciente com miocardiopatia chagásica. Cicatriz ínfero-laterobasal reconstruída em *software* 3D que permite a identificação de canais de reentrada para taquicardia ventricular.

do VE e à veia interventricular anterior. A região posterosseptal da via de saída está adjacente à cúspide da coronária direita. O ECG, como já informado, apresenta morfologia de bloqueio de ramo esquerdo com eixo inferior, entretanto critérios específicos ajudam a identificar a região da via de saída do VD ou até mesmo a necessidade da abordagem da VS do VE durante a ablação. Quando a origem é à direita, geralmente a transição de rS para Rs ocorre a partir de V4. Quando a origem é septal, o QRS é mais estreito; a derivação DI é positiva quando posterosseptal, e negativa quando anterosseptal. As ondas R são mais alargadas e com entalhe nas derivações inferiores e transição mais tardia quando a origem é na parede livre do VD; quando apresentam onda R maiores em DI e pequenas nas derivações inferiores, sugere localização para-hissiana.[20]

Taquicardia ventricular de via de saída do ventrículo esquerdo

A via de saída do VE é a região de origem de TV idiopática em aproximadamente 10-15% dos pacientes e pode ser abordada pelas cúspides da aorta. Algumas vezes essas taquicardias não são eliminadas pela ablação junto ao seio de Valsalva, podendo ter origem em fibras subepicárdicas ou perivasculares, sendo então chamadas de taquicardias perivasculares.[21]

As taquicardias originadas na via de saída do VE ou nas cúspides da aorta apresentam morfologia de bloqueio de ramo esquerdo com eixo inferior, porém a transição ocorre em V3 ou mais precoce. Algumas vezes apresentam morfologia de bloqueio de ramo direito. As TV originadas nas cúspides da coronária esquerda têm uma transição mais precoce (V1/V2) que na cúspide da coronária direita (V2/V3). Quando a ativação inicial se apresenta retardada e a medida do índice de deflexão máximo (relação do tempo do início do QRS até a deflexão máxima nas precordiais sobre a largura do QRS total) for maior que 0,55 sugere-se origem epicárdica da taquicardia, assim como R amplo de V1 a V6 sugere a taquicardia originada na veia cardíaca anterior.

Taquicardia ventricular fascicular ou idiopática do ventrículo esquerdo

A taquicardia ventricular fascicular foi descrita inicialmente em 1979 por Zipes como uma taquicardia com morfologia de ramo direito e desvio do eixo para cima; como apresentava reversão com a infusão de verapamil passou a ser chamada também de verapamil-sensível. O mecanismo da arritmia é a reentrada utilizando a rede de Purkinje e o fascículo posteroinferior, conectados por uma área de condução lenta, que pode estar relacionada a um falso-tendão ou bandas fibromusculares da região posteroinferior do VE até o septo.[22]

O ECG durante a taquicardia ventricular fascicular apresenta características típicas, com morfologia de bloqueio de ramo direito e eixo desviado para cima. O início de ativação geralmente é rápido, podendo inclusive ser confundido com taquicardia supraventricular, porém pode-se observar dissociação atrioventricular e em V6 apresenta morfologia rS (Figura 4A). Menos frequentemente, o circuito da taquicardia pode utilizar o fascículo anterossuperior. Nessa condição, o complexo QRS apresenta morfologia de bloqueio de ramo direito ao ECG, com desvio do eixo para a direita. Outra apresentação mais rara é a TV fascicular septal superior, que apresenta QRS com duração menor que 110 ms.

Arritmias ventriculares idiopáticas polimórficas

As arritmias ventriculares idiopáticas polimórficas geralmente estão relacionadas a alterações na repolarização, como na síndrome do QT longo ou curto e síndrome de Brugada, porém, apesar de não apresentarem cardiopatia estrutural, possuem um prognóstico nem sempre benigno, pelo risco potencial de morte súbita dos indivíduos.

A síndrome do QT longo se caracteriza por um prolongamento anormal do intervalo QT, evidenciado no ECG de superfície, estando associada a um risco maior de morte súbita em decorrência da fibrilação ventricular ou *torsades de pointes*. Geralmente, os episódios de síncope ou parada cardíaca podem ser desencadeados por estresse físico ou emocional, mas também podem ser desencadeados por estímulos auditivos (barulho alto ou susto) ou quando o indivíduo está em repouso. A síndrome do QT longo pode ser congênita ou pode ser induzida por drogas. Distúrbios hidroeletrolíticos, como hipocalemia, também estão associados a QT longo.[23]

A síndrome de Brugada é identificada pelo padrão eletrocardiográfico característico, que é a presença de pseudobloqueio de ramo direito associado a supradesnivelamento do intervalo ST em pelo menos uma das derivações de V1 a V3, com aspecto morfológico semelhante à barbatana dorsal de golfinho, sendo denominado Brugada tipo 1 (Figura 5A). Este padrão pode ser considerado também quando se utilizam as derivações superiores (segundo, terceiro e quarto espaços intercostais direito e esquerdo) ou após teste farmacológico provocativo com ajmalina, (padrão de Brugada tipo1 induzido).[24] Quando essas alterações são duvidosas ou se assemelharem a um aspecto em sela de cavalo, atualmente são consideradas padrão de Brugada não tipo 1 (antes conhecido como tipo 2 ou tipo 3).[25] A apresentação clínica dessa síndrome é variável, desde pacientes com parada cardíaca revertida por fibrilação ventricular (Figura 5B), episódios de síncope ou respiração agônica noturna e até pacientes assintomáticos, que na maioria das vezes têm baixo risco de morte súbita.[26]

Outras formas de TV idiopática polimórficas são as extrassístoles ventriculares de acoplamento ultracurto (Figura 5B) e a TV polimórfica catecolaminérgica.[27]

Taquicardia ventricular associada à cardiopatia estrutural

O mecanismo mais comum para as TV associadas às cardiopatias estruturais é a reentrada, micro ou macroreentrante, relacionada a uma cicatriz no ventrículo originada por infarto do miocárdio, miocardite ou cirurgia para a correção de cardiopatia congênita. Raramente o distúrbio de automatismo pode ser a causa de TV em pacientes com cicatrizes.

As cardiopatias mais frequentemente associada a TV relacionada a cicatriz são a cardiopatia isquêmica, miocardite prévia, cardiomiopatia chagásica, displasia arritmogênica do VD, sarcoidose, cardiomiopatia dilatada idiopática e pós-operatório de correção de cardiopatia congênita. Em nosso meio, a cardiomiopatia chagásica é a etiologia mais comum, podendo ser encontrada em até 50% dos pacientes.

Geralmente os pacientes com cardiopatia estrutural e taquicardias ventriculares são portadores de CDI, e terapias apropriadas ou inapropriadas são motivo de procura dos pacientes ao pronto-socorro. Os choques, tanto apropriados como inapropriados podem estar relacionados a um risco maior de morte.[28]

O ECG de 12 derivações da taquicardia ventricular tem importância no diagnóstico diferencial de taquicardia supraventricular, especialmente *flutter* e FA, com aberrância de condução, que pode ser comum em pacientes com cardiopatia estrutural. Outra informação importante do ECG é que por meio da análise da morfologia da TV pode-se identificar a região de origem da arritmia, se VE ou VD, bem como a localização dentro dessa câmara. Além disso, a morfologia sugere origem endocárdica (Figura 3A) ou epicárdica (Figura 3B), que é importante quando se opta pela realização de ablação.[29]

Tratamento das arritmias ventriculares

Extrassístoles ventriculares e taquicardia de via de saída

O tratamento das EV de via de saída geralmente deve ser baseado na presença dos sintomas. Pacientes assintomáticos com baixa densidade de EV geralmente não necessitam de tratamento e sim de uma estratificação de risco para excluir a presença de cardiopatias. Em pacientes assintomáticos nos quais a densidade de EV é elevada, geralmente acima de 20% (Figura 6), recomenda-se o acompanhamento clínico e tratamento, com intervalos de tempo mais próximos, em decorrência do risco de taquicardiomiopatia.[10]

Quando se decide pelo tratamento das EV, inicialmente pode-se utilizar o tratamento farmacológico. As principais drogas utilizadas para o tratamento em longo prazo das EV são os betabloqueadores, como atenolol e metoprolol. Em geral, doses baixas como 25 mg ao dia podem ser suficientes para a redução da densidade e melhora dos sintomas. Quando o tratamento inicial falha, podem ser utilizados os antiarrítmicos específicos, sendo o sotalol uma opção com bons resultados,[30] porém é necessária a monitorização do intervalo QT. Outra opção são as drogas da classe IC, como propafenona. A amiodarona deve ser reservada para pacientes com presença de cardiopatia estrutural e disfunção ventricular. Em um registro europeu, em que cardiologistas foram consultados com relação ao tratamento das EV e TVNS, 38% sempre usam tratamento farmacológico em pacientes sintomáticos e apenas 2% em pacientes assintomáticos. A maioria (53%) usa tratamento farmacológico apenas em pacientes sintomáticos com alta densidade de arritmia. Já nos assintomáticos, 38% usam tratamento farmacológico quando apresentam alta densidade de arritmias ventriculares idiopáticas. Nesse mesmo estudo, o betabloqueador foi a droga mais frequentemente usada como primeira opção (87%) no tratamento das EV, ao passo que bloqueadores de canal de cálcio, fármacos classe IC e sotalol foram a segunda opção, em 27%, 25% e 11% respectivamente. Nos pacientes com TVNS, amiodarona foi a mais utilizada (42%).[31]

O pidolato de magnésio na dose de 3 g/dia (equivalente a 260 mg do magnésio elementar) dividido em duas tomadas, inicialmente por 30 dias, pode ser uma opção nos pacientes sintomáticos, principalmente nos que são bradicárdicos, intolerantes ou que não queiram usar antiarrítmicos específicos.[32] Modificações do estilo de vida, como redução da ingesta de cafeína e outros estimulantes e dieta rica em nutrientes com magnésio[33] podem ser efetivos no tratamento e serem uma opção antes da introdução de fármacos.

A ablação das EV está atualmente recomendada como classe de recomendação I-B nos pacientes sintomáticos que apresentam densidade acima de 15% (com predomínio de uma morfologia), em especial nos que não toleram fármacos antiarrítmicos, nos que são refratários ou intolerantes, bem como naqueles que apresentem evidências de taquicardiomiopatia. Nesta última situação, fármacos como os betabloqueadores e a amiodarona passam a ter nível de recomendação IIa-B. Nos pacientes assintomáticos com EV esporádicas, a ablação não está indicada (classe de recomendação III).[1]

A ablação das EV consiste na identificação do local de maior precocidade, ou seja o local de origem da EV. Para isso se tornar possível a EV deve ser preferencialmente monomórfica e em densidade suficiente para mapeamento (Figura 8). Um ponto importante na decisão da indicação de ablação nas arritmias de trato de saída é a morfologia da EV. Quando a EV tem morfologia de bloqueio de ramo esquerdo e eixo inferior, especialmente quando a transição está após V4, a origem da EV está na via de saída do VD (Figura 8A), tornando-se procedimento tecnicamente mais fácil, sugerindo-se uma indicação de ablação mais precoce. Pelo contrário, quando a EV apresenta morfologia de bloqueio de ramo direito, a origem

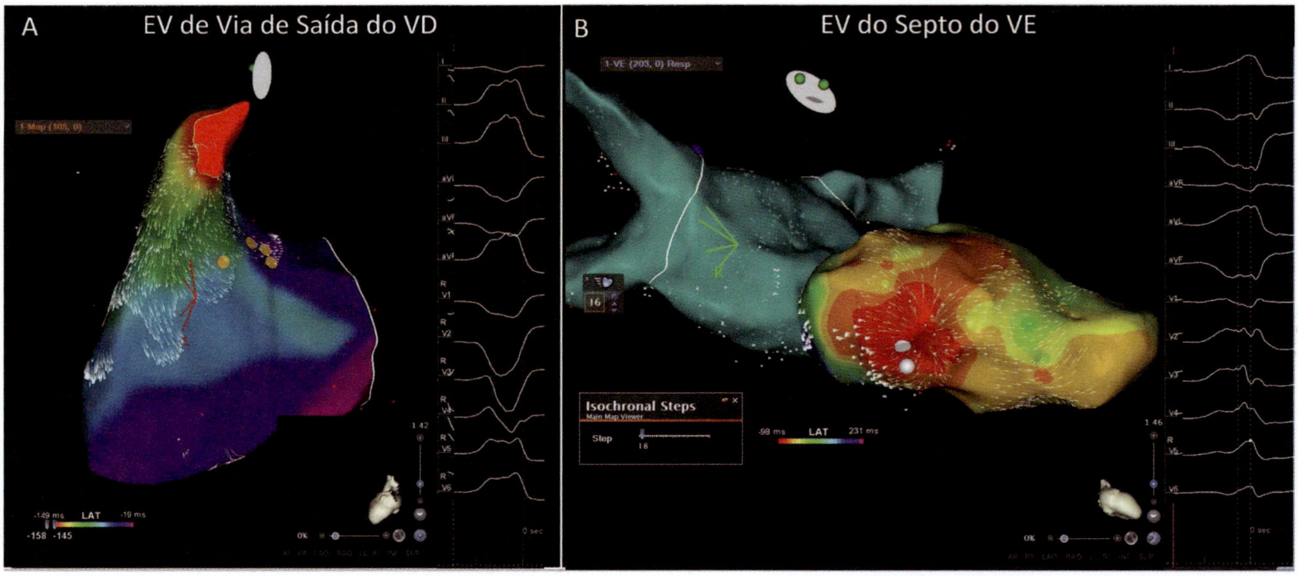

FIGURA 8

Mapeamento e ablação de extrassístole ventricular monomórficas de VD e VE. O mapa eletroanatômico de ativação demonstra maior precocidade (área em vermelho) na região posterosseptal da via de saída do VD (A) e em um segundo caso na região médio septal basal do VE (B). A ablação é focada nessas regiões de maior precocidade sendo atingido o objetivo de eliminação das extrassístoles em ambos os casos.

está no ventrículo esquerdo (Figura 8B) e muitas vezes ligadas ao sistema venoso e com morfologia que sugere origem epicárdica. Quando se evidenciam essas características, previmos um procedimento mais complexo, sendo recomendado maior insistência do tratamento medicamentoso. A ablação é um procedimento seguro com taxa de sucesso entre 90 e 95%,[34] porém pode variar conforme a localização da EV.

Tratamento da TV relacionada à cicatriz

Tratamento na unidade de emergência

Como já dito na abordagem inicial, se a TV for mal tolerada (PAS < 90 mmHg, nível de consciência diminuído, cianose, ausência de pulso) deve-se proceder a cardioversão elétrica imediatamente (sempre que possível registrar o ECG antes). Se a TV for bem tolerada, após o registro do ECG de 12 derivações, deve-se iniciar tratamento com drogas antiarrítmicas para cardioversão química da TV. No entanto, como os pacientes com cardiopatia rapidamente podem apresentar deterioração hemodinâmica, a cardioversão elétrica pode ser a escolha inicial para reversão, mesmo nos casos com taquicardia ventricular hemodinamicamente bem tolerada (Tabela 2).

Nos casos de pacientes com TV/FV recorrentes e em tempestade elétrica, uma recente publicação demonstrou que, além da amiodarona IV, o acréscimo de propranolol na dose de 40 mg de 6/6h nas primeiras 24 horas foi superior ao

TABELA 2 Tratamento das taquicardias ventriculares na sala de emergência

Droga	Dose ataque	Observações	Efeitos adversos
Amiodarona	300 mg EV em 30 minutos (ampola = 150 mg)	Taxa de reversão entre 30 a 50%	Hipotensão arterial, bradicardia sinusal e *torsades de pointes* (raro)
Lidocaína (2%)	1 mg/kg IV – infusão rápida	Taxa de reversão é baixa (20-30%), mas é útil por seu efeito ser rápido e por não provocar distúrbio hemodinâmico	Neuropatia
Cardioversão elétrica	Choque 200-360 J (monofásico) ou 100-200 J (bifásico) sincronizado após sedação	Alto índice de reversão	Requer sedação e jejum

metoprolol, com redução do número de terapias pelo CDI e, consequentemente, no menor tempo de internação em UTI. Estes achados, animadores, necessitam ser reproduzidos em maiores estudos.[35]

Tratamento após a reversão

O tratamento do paciente com TV baseia-se em três pontos principais: a) otimizar o tratamento da cardiopatia e condições clínicas subjacentes; b) aliviar os sintomas da arritmia; e c) evitar a morte súbita.[36]

Após a reversão da taquicardia deve-se proceder à investigação diagnóstica, principalmente focada na investigação de cardiopatia associada. Se a cardiopatia isquêmica estiver presente, deve-se investigar e tratar a isquemia. Pacientes com ICC descompensada devem ter seu tratamento otimizado. Para aliviar os sintomas e evitar a recorrência das TV, pode-se utilizar o tratamento farmacológico e a ablação por cateter. A decisão para recomendar a ablação depende das características da TV e de sua resposta ao tratamento clínico. Quando o risco de morte súbita é significativo, indica-se o CDI.

Tratamento farmacológico

Betabloqueadores (classe II de Vaughan-Williams)

Os betabloqueadores têm efeito antiarrítmico, principalmente naquelas arritmias que são desencadeadas pelo esforço, como as TV automáticas idiopáticas induzidas pelo esforço. Além disso as drogas dessa classe são capazes de reduzir a mortalidade na fase aguda do infarto do miocárdio. Nos pacientes com insuficiência cardíaca, que são um grupo com alto risco de apresentar TV, o uso dos betabloqueadores deve ser considerado em todos os pacientes que não apresentem contraindicação à essa droga. Um importante benefício dessa classe de fármaco nos pacientes com ICC foi a redução da morte súbita nos estudos de insuficiência cardíaca. As drogas mais utilizadas são: Atenolol (25 a 100 mg 1 a 2 vezes por dia) em pacientes sem cardiopatia e metoprolol (25 a 100 mg 1 a 2 vezes por dia) ou carvedilol (3,125 a 25 mg 2 vezes por dia) nos pacientes com miocardiopatia. A principal contra-indicação para o uso dos betabloqueadores é a presença de asma brônquica. Em pacientes com QT longo e *torsades de pointes* o uso dos betabloqueadores associados ou não ao marcapasso previnem a ocorrência dessa arritmia, em especial os de ação central e lipossolúveis, como o propranolol e o nadolol.[37]

Amiodarona (classe III de Vaughan-Williams)

A amiodarona tem um papel importante no tratamento do paciente com TV, principalmente com cardiopatias estruturais. Após a reversão da TV, deve-se utilizar amiodarona em uma dose de 900 mg até o máximo de 1.800 mg por via endovenosa em 24 horas. Vale ressaltar que a amiodarona por via endovenosa está relacionada ao maior risco de flebite e a troca pela via oral deve ser realizada uma vez estabilizado o quadro. A infusão contínua justifica-se em pacientes com TV recorrentes ou incessantes e na tempestade elétrica, em geral por 3 a 4 dias. Após a troca para a via oral, deve-se manter uma dose inicial para impregnação, o que ocorre com uma dose cumulativa ao redor de 10 g. Após impregnação, a dose média de manutenção é de 200 a 400 mg por via oral. Alguns estudos e uma metanálise mostraram que a amiodarona reduz a morte súbita em pacientes com cardiopatias isquêmica e não isquêmica, mas sua efetividade é praticamente nula em pacientes com grave disfunção ventricular (FEVE < 30%). Mesmo assim, quando associada com betabloqueadores, diminui a taxa de choques liberados pelo CDI e ajuda melhorar a qualidade de vida destes pacientes.[38] A principal limitação para o uso prolongado da amiodarona são seus efeitos extracardíacos. Alterações em tireoide, hiperpigmentação cutânea e manifestações neurológicas são os efeitos colaterais mais comuns. A toxicidade pulmonar e hepática embora raras, implicam risco de complicações fatais.

Sotalol (classe III de Vaughan-Williams)

O sotalol é uma droga que pode ser útil em algumas condições clínicas. Também foi demonstrado ser útil na prevenção de choque apropriados e inapropriados pelo CDI.[38] Entretanto, os efeitos pró-arrítmicos (prolongamento do intervalo QT) são uma preocupação constante nos pacientes que utilizam essa medicação. Não devem ser utilizados em pacientes com insuficiência cardíaca ou bradicardia. Sempre deve-se realizar ECG nos primeiros dias após a introdução dessa droga para monitorizar o intervalo QT.

Propafenona (classe IC de Vaughan-Williams)

A propafenona não deve ser utilizada em pacientes com cardiopatia estrutural. Além de apresentar efeitos pró-arrítmicos especialmente em pacientes com isquemia miocárdica, leva a uma redução da velocidade de condução através das fibras miocárdicas, alentecendo as taquicardias ventriculares, muitas vezes tornando-as incessantes.

Tratamento não farmacológico

Cardiodesfibrilador implantável

O cardiodesfibrilador implantável (CDI) é a ferramenta mais útil para a prevenção da morte súbita, entretanto, os choques disparados pelo dispositivo, independentemente de serem apropriados ou inapropriados, estão associados a efeitos adversos psicológicos ou até possível deterioração da função cardíaca.[28] Por isso, quando for indicado o CDI, as terapias híbridas com associação de drogas antiarrítmicas e ablação por cateter devem ser consideradas.[39]

Um paciente que já apresentou episódio de taquicardia ventricular associado a parada cardíaca ou síncope já se configura como profilaxia secundária, sendo a documentação na redução de mortalidade comprovada em estudos na década passada.[40]

A diretriz brasileira de dispositivos cardíacos implantáveis[41] recomenda o implante do CDI em pacientes com TV sustentada espontânea e disfunção ventricular importante (FEVE < 35%) e expectativa de vida de pelo menos 1 ano (classe I). É possivelmente indicado em pacientes com TV sustentada espontânea refratárias a outras terapêuticas e expectativa de vida de pelo menos 1 ano (classe IIa). Nos pacientes com TV incessante o implante do CDI está contraindicado (classe III) até o controle clínico com ablação ou drogas antiarrítmicas, visto que levaria o paciente a múltiplos choques e seus efeitos deletérios.

Ablação por cateter de taquicardia ventricular

A ablação por cateter faz parte de um tratamento híbrido adicionado às drogas antiarrítmicas que buscam a prevenção da recorrência da taquicardia ventricular. A indicação clássica de ablação por cateter está naqueles casos de taquicardia ventricular sustentada monomórfica, incluindo as TV interrompidas por choque do CDI que recorrem apesar da terapia antiarrítmica e a indicação de ablação em caráter de urgência naqueles casos de tempestade elétrica que não são controlados com drogas antiarrítmicas (Tabela 3).[42] A ablação também pode ser indicada após episódio inicial, principalmente naqueles pacientes que serão submetidos a implante do CDI buscando a redução das terapias dos mesmos e evitando o possível dano miocárdico gerado pelo choque.[43] A seleção de pacientes que são candidatos para a ablação por cateter de TV deve considerar os riscos e benefícios do procedimento, que são determinados pelas características dos pacientes e pelas condições técnicas disponíveis e experiência dos operadores em determinado laboratório de eletrofisiologia, mas geralmente os pacientes que mais se beneficiam da ablação são aqueles que já recebem tratamento antiarrítmico otimizado e mantêm taquicardia ventricular.[44]

O objetivo da ablação é de destruir o tecido miocárdico viável dentro da cicatriz, homogenizando a mesma, buscando eliminar os circuitos de reentrada

O cenário ideal para a ablação da taquicardia é quando esta é induzida, reprodutível, sustentada e bem tolerada. O mapeamento durante taquicardia busca áreas de atividade pré-sistólica ou diastólica contínuas, podendo-se utilizar manobras de encarrilhamento para documentar o local do circuito em que o cateter está posicionado, sendo que quando a energia de RF é aplicada no istmo protegido da taquicardia (área de atividade contínua ou isolada mesodiastólica), observa-se rápida interrupção da taquicardia, tornando-se a TV frequentemente não mais indutível após extensão da lesão neste local.

Entretanto, em muitas situações a TV pode ser não mapeável, seja por instabilidade hemodinâmica após a indução, seja pela não indutibilidade ou não sustentação da arritmia. Quando a TV é não mapeável por instabilidade hemodinâmica, pode-se utilizar drogas vasoativas a fim de que o paciente não apresente instabilidade hemodinâmica durante taquicardia. Existem relatos do uso de dispositivos de assistência circulatória durante ablação de TV mal tolerada.[45] O mapeamento do substrato facilitado pelos sistemas de mapeamento eletroanatômico e as técnicas de *pace-mapping* são úteis durante a ablação de TV não mapeáveis ou mesmo naqueles casos em que se evidenciem várias morfologias de TV relacionadas às cicatrizes existentes no miocárdio.

O mapeamento do substrato consiste na identificação da cicatriz ventricular, baseado na voltagem do eletrograma bipolar em um mapa eletroanatômico do ventrículo de interesse. São definidos como cicatriz densa áreas onde o eletrograma apresenta voltagem muito baixa (< 0,5 mV) e são designados como zona da borda áreas onde o eletrograma apresenta voltagem intermediária (entre 0,5 e 1,5 mV). Geralmente a área da cicatriz é extensa, para limitar a extensão da

TABELA 3 Indicações para a ablação por cateter das taquicardias ventriculares

Pacientes com cardiopatia estrutural (incluindo IAM prévio, cardiomiopatia dilatada e displasia arritmogênica do VD)
A ablação por cateter de TV é recomendada:
TV sustentada monomórfica sintomática, incluindo TV interrompidas por CDI, que recorrem apesar de terapia antiarrítmica ou quando as drogas antiarrítmicas não são toleradas ou não são desejadas (recomendação independente de TV ser estável ou instável ou se múltiplas TV) Para controle de TV incessante monomórfica ou tempestade elétrica que não está relacionado à causa reversível Pacientes com extrassístoles monomórficas frequentes e TV não sustentada ou TV sustentada que presumivelmente causem disfunção ventricular TV por reentrada ramo a ramo ou interfascicular TV polimórfica recorrente sustentada e FC refratárias às drogas antiarrítmicas quando se suspeita de ser originada por um gatilho que pode ser alvo de ablação
A ablação por cateter pode ser considerada:
Em pacientes com um ou mais episódios de TV monomórfica sustentada apesar de terapia com droga da classe I ou III Pacientes com TV monomórfica sustentada em decorrência de IAM prévio que tem FEVE maior que 30% e expectativa de vida de pelo menos 1 ano, sendo uma alternativa aceitável para terapia com amiodarona Em pacientes com TV monomórfica sustentada hemodinamicamente toleradas decorrente de IAM prévio com FE preservada (>35%) mesmo que não tenham apresentado falha na terapia antiarrítmica
A ablação por cateter de TV é contraindicada:
Presença de trombo móvel no ventrículo (nesse caso a ablação epicárdica pode ser considerada) Extrassístoles ou TV não sustentada assintomáticas que presumivelmente não causam ou contribuem para disfunção ventricular TV em decorrência de causas transitórias ou reversíveis como isquemia aguda, hipercalemia e *torsades de pointes* induzida por drogas

Fonte: adaptada do Consenso de Experts (EHRA/HRS) para Ablação por Cateter de Arritmias Ventriculares.[39]

ablação são utilizadas técnicas de *pace-mapping* associadas ou não aos sistemas de mapeamento eletroanatômico. O *pace--mapping* pode identificar o local da saída do circuito, onde ao estimular determinado local do ventrículo, compara-se a morfologia do QRS estimulado com a morfologia da TV registrada previamente, sendo mais adequado quanto mais parecida for a morfologia do QRS estimulado. O mapeamento eletrofisiológico também permite a identificação dos possíveis istmos para o circuito da taquicardia. Analisando-se os eletrogramas bipolares durante ritmo sinusal ou estimulação ventricular, podem se evidenciar áreas de potenciais tardios fracionados, potenciais diastólicos isolados ou duplo potencial. Essas áreas junto à cicatriz podem significar a evidência dos canais de condução lenta que são necessários para a reentrada que origina a taquicardia, tornando-se um alvo para ablação[46] (Figura 9).

Um ponto importante nas ablações de TV relacionadas à cicatriz é o conhecimento o mais preciso possível do substrato arritmogênico. A evidência de aneurismas nos exames de imagem do ventrículo, a evidência de placas de cicatriz epicárdica, endocárdica ou intramiocárdica em ressonância magnética com realce tardio realizados previamente à ablação e a evidência precisa da cardiopatia relacionada à TV facilitam o planejamento do procedimento e a definição de qual a abordagem mais adequada a ser realizada.

Pacientes com miocardiopatia isquêmica e cicatriz subendocárdica geralmente o mapeamento da superfície endocárdica dos ventrículos por acesso aórtico retrógrado ou transeptal é suficiente para a eliminação dos diferentes circuitos da taquicardia. Entretanto, especialmente em pacientes com miocardiopatia não isquêmica, como a chagásica em nosso meio, a prevalência de circuitos epicárdicos é alta, sendo necessária a abordagem dessa superfície que é conseguida por meio da punção percutânea subxifoide e abordagem epicárdica.[47-49]

O resultado agudo do procedimento de ablação de TV relacionado à cardiopatia estrutural é avaliado baseado na estimulação ventricular programada, sendo empregados até três extraestímulos em um ou mais locais dos ventrículos. O resultado que deve ser buscado após o teste pós-ablação não é claramente definido. Podem ser considerados sucesso três respostas: a) não indutibilidade da TV clínica; b) modificação no ciclo das TV induzidas (eliminação de todas as TV com ciclo igual ou maior à TV clínica); ou c) não indutibilidade de nenhuma morfologia de taquicardia.[86] Entretanto a necessidade de um protocolo mais agressivo para induzir uma taquicardia previamente fácil de induzir também pode ser considerada sucesso do procedimento. A recomendação da diretriz de ablação de TV1 é de quando uma TV clínica ou presumivelmente clínica é adequadamente documentada e induzida no início do procedimento, o objetivo mínimo da ablação é eliminar a indução dessa taquicardia na estimulação pós-procedimento, entretanto a eliminação completa de todas as morfologias de TV pode não ser o objetivo primário do procedimento.[50]

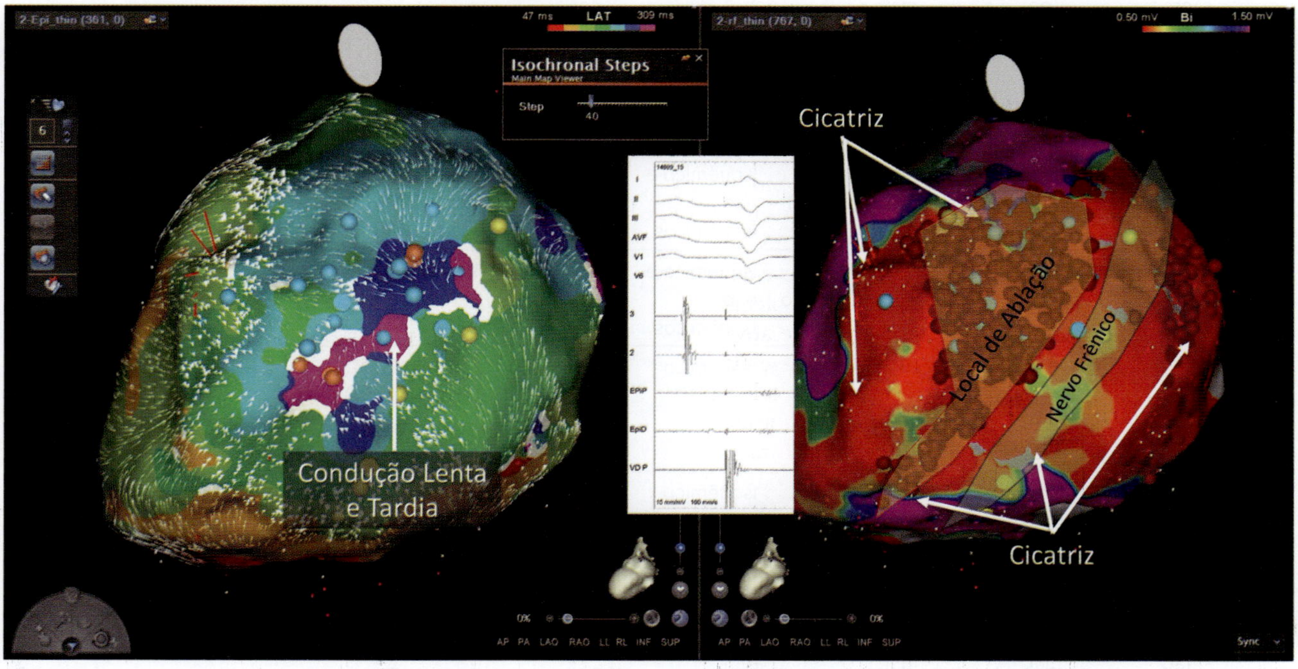

FIGURA 9

Mapeamento e ablação de taquicardia ventricular em paciente com miocardiopatia chagásica. O mapa epicárdico de voltagem do VE demonstra cicatriz epicárdica ínfero-latero-basal e o mapeamento funcional demonstra áreas de condução lenta e tardias no centro dessa cicatriz. A ablação foi direcionada a essas áreas de potenciais tardios dentro da cicatriz, buscando uma homogeneização do substrato.

O grupo colaborativo internacional dos centros de ablação de taquicardia ventricular analisando 2061 pacientes que foram submetidos a ablação de TV, observou que a taxa livre de recorrência foi de 70% em um seguimento mediano de 527 dias, sendo observado maior recorrência em pacientes com miocardiopatia não isquêmica.[51] Nessa mesma série, também foi observado que pacientes que não apresentaram recorrência apresentaram menor mortalidade. Outro estudo recente mostrou que a ablação de TV ajudada[12] ou guiada[13] pela integração da ressonância cardíaca processada mostrou taxas livre de recorrência no acompanhamento de 7% e 4% em um período de 12 meses, menor que nos casos (25%) em que essa tecnologia não foi utilizada. A Tabela 4 mostra o resultado dos principais estudos de ablação de TV.

TABELA 4 Principais estudos em ablação de taquicardia ventricular

Autor	Ano	Estratégia	Etiologia	N.	Recorrência	Acompanhamento
Soejima[47]	2001	Ablação linear guiada por identificação dos istmos ou mapa da cicatriz	Isquêmicos	40	Istmo identificado: 28% Istmo não identificado: 53%	Istmo: 228 ± 224 dias Istmo não identificado: 349 ± 246 dias
Arenal[48]	2003	Potenciais tardios isolados durante estimulação	Isquêmicos e não isquêmicos	24	20,8%	9 ± 4 meses
Volkmer[49]	2006	Mapeamento TV (mapeáveis) ou substrato (não mapeáveis)	Isquêmicos	TV: 22 pts Subs: 25	TV: 40% substrato: 46% (NS)	TV: 24 ± 12 meses substrato: 26 ± 14 meses
Reddy[40]	2007	Ablação "profilática" – ablação linear na borda da cicatriz e potenciais tardios	Isquêmicos	128 (64 abl + CDI; 64 CDI)	Abl + CDI: 12% CDI: 33%	22,5 ± 5,5 meses
Stevenson[50]	2008	Mapeamento TV (mapeáveis) ou substrato (não mapeáveis)	Isquêmicos	231 (não mapeáveis 69%)	47%	6 meses
Tanner[51]	2010	Mapeamento TV (mapeáveis) ou substrato (não mapeáveis) – 22% apenas não mapeáveis	Isquêmicos	63	49%	12 ± 3 meses
Jais[43]	2012	Eliminação dos LAVA (atividade local anormal)	Isquêmico e não isquêmicos	Isq.: 56 Não isq.: 14	Recorr.: 46% Morte: 19%	22 meses (14-17)
Dinov[52]	2014	Mapeamento TV (mapeáveis) ou substrato (não mapeáveis)	Isquêmico e não isquêmicos	Isq.: 164 Não isq.: 63	Isq.: 43% Não isq.: 59,5%	Isq.: 27 meses (15,75-37) Não isq.: 20 meses (16-35,5)
Di Biase[53]	2015	Modificação extensa do substrato endo/epi X Ablação TV clínica	Isquêmico	Extensa: 58 TV clínica: 60	Extensa: 15,5% TV clínica: 48,3%	12 meses
Sapp[41]	2016	Modificação substrato X Tratamento medicamentoso	Isquêmico	Ablação: 132 Medic.: 127	Geral Ablação: 59,1% Medic.: 68,5% (p = 0,04) Amiodarona prévia: Ablação: 61,2% Medic.: 77,4% (p = 0,001)	27,9 ± 17,1 meses
International Ventricular Tachycardia Ablation Center Collaborative Study[54]	2018	Mapeamento TV (mapeáveis) ou substrato (não mapeáveis) REGISTRO	Não isquêmico	780	Global: 31% Sarcoidose: 50% Valvar: 43% Miocardite: 23% DAVD: 17%	12 meses

RESUMO

As arritmias ventriculares podem se apresentar de forma isolada, que são as extrassístoles ventriculares, ou de forma repetitiva, que são as taquicardias ventriculares. As arritmias ventriculares podem ser idiopáticas ou associadas a doença estrutural. Essas arritmias são de fundamental importância porque embora muitas vezes possam apresentar prognóstico benigno, podem estar associadas a morte súbita. Tão importante quanto o tratamento é a estratificação de risco, seja com ecocardiograma e função ventricular ou com o uso da ressonância para avaliar a cicatriz. O tratamento das extrassístoles está indicado quando o paciente for sintomático ou quando forem de densidade elevada, podendo ser farmacológico ou não farmacológico. Já a taquicardia ventricular na emergência deve ser revertida com cardioversão elétrica, principalmente nos casos de instabilidade hemodinâmica ou com cardioversão química. Após a reversão deve-se estratificar o risco e considerar implante de CDI e usar tratamento farmacológico e ablação por cateter para prevenção de novos eventos arrítmicos.

DESTAQUES DE INOVAÇÃO

- As arritmias ventriculares, tanto as extrassístoles quanto as taquicardias ventriculares podem ocorrer em corações com e sem cardiopatia estrutural
- A ressonância magnética cardíaca com a avaliação da presença ou ausência de cardiopatia estrutural tem fundamental importância na estratificação de risco, decisão terapêutica e inclusive quando da realização da ablação da taquicardia ventricular.
- A ablação por cateter, procedimento cada vez mais consolidado, recentemente apresenta evolução nas tecnologias e estratégias de mapeamento, com melhora na segurança e nos resultados.

Referências bibliográficas

1. Al-Khatib SM, Stevenson WG, Ackerman MJ, Gillis AM, Bryant WJ, Hlatky MA, et al. 2017 AHA/ACC/HRS Guideline for Management of Patients With Ventricular Arrhythmias and the Prevention of Sudden Cardiac Death: Executive Summary: A Report of the American College of Cardiology/American Heart Association Task Force on Clinical Practice Guidelines and the Heart Rhythm Society. Heart Rhythm. 2017.
2. Hoffmayer KS, Gerstenfeld EP. Diagnosis and management of idiopathic ventricular tachycardia. Curr Probl Cardiol. 2013;38(4):131-58.
3. de Bakker JM, van Capelle FJ, Janse MJ, Wilde AA, Coronel R, Becker AE, et al. Reentry as a cause of ventricular tachycardia in patients with chronic ischemic heart disease: electrophysiologic and anatomic correlation. Circulation. 1988;77(3):589-606.
4. Gonzalez MM, Timerman S, Gianotto-Oliveira R, Polastri TF, Canesin MF, Schimidt A, et al. I Diretriz de Ressuscitação Cardiopulmonar e Cuidados Cardiovasculares de Emergência da Sociedade Brasileira de Cardiologia: Resumo Executivo Arq Bras Cardiol. 2013;101(2 Suppl 3):1-221.
5. Brugada P, Brugada J, Mont L, Smeets J, Andries EW. A new approach to the differential diagnosis of a regular tachycardia with a wide QRS complex. Circulation. 1991;83(5):1649-59.
6. Vereckei A, Duray G, Szenasi G, Altemose GT, Miller JM. New algorithm using only lead aVR for differential diagnosis of wide QRS complex tachycardia. Heart Rhythm. 2008;5(1):89-98.
7. Santos Neto F, Pisani CF, Darrieux F, Cirino CMF, Hachul DT, Santos AM, et al. Validation of a simple electrocardiographic algorithm for detection of ventricular tachycardia. Arq Bras Cardiol. 2021;116(3):454-63.
8. Kaiser E, Darrieux FC, Barbosa SA, Grinberg R, Assis-Carmo A, Sousa JC, et al. Differential diagnosis of wide QRS tachycardias: comparison of two electrocardiographic algorithms. Europace. 2015.
9. Chokr MO, Darrieux FC, Hardy CA, Hachul DT, Britto AV, de Melo SL, et al. Short-coupled variant of "torsades de pointes" and polymorphic ventricular tachycardia. Arq Bras Cardiol. 2014;102(6):e60-4.
10. Saurav A, Smer A, Abuzaid A, Bansal O, Abuissa H. Premature ventricular contraction-induced cardiomyopathy. Clin Cardiol. 2015;38(4):251-8.
11. Markowitz SM, Weinsaft JW, Waldman L, Petashnick M, Liu CF, Cheung JW, et al. Reappraisal of cardiac magnetic resonance imaging in idiopathic outflow tract arrhythmias. J Cardiovasc Electrophysiol. 2014;25(12):1328-35.
12. Andreu D, Penela D, Acosta J, Fernandez-Armenta J, Perea RJ, Soto-Iglesias D, et al. Cardiac magnetic resonance-aided scar dechanneling: Influence on acute and long-term outcomes. Heart Rhythm. 2017;14(8):1121-8.
13. Soto-Iglesias D, Penela D, Jauregui B, Acosta J, Fernandez-Armenta J, Linhart M, et al. Cardiac magnetic resonance-guided ventricular tachycardia substrate ablation. JACC Clin Electrophysiol. 2020;6(4):436-47.
14. Klem I, Weinsaft JW, Bahnson TD, Hegland D, Kim HW, Hayes B, et al. Assessment of myocardial scarring improves risk stratification in patients evaluated for cardiac defibrillator implantation. J Am Coll Cardiol. 2012;60(5):408-20.
15. Marra MP, Lazzari MD, Zorzi A, Migliore F, Zilio F, Calore C, et al. Impact Of Presence And Amount Of Myocardial Fibrosis By Cardiac Magnetic Resonance On Arrhythmic Outcome And Sudden Cardiac Death In Nonischemic Dilated Cardiomyopathy. Heart Rhythm. 2014.
16. Senra T, Ianni BM, Costa ACP, Mady C, Martinelli-Filho M, Kalil-Filho R, et al. Long-Term Prognostic Value of Myocardial Fibrosis in Patients With Chagas Cardiomyopathy. J Am Coll Cardiol. 2018;72(21):2577-87.
17. Marcus FI, McKenna WJ, Sherrill D, Basso C, Bauce B, Bluemke DA, et al. Diagnosis of arrhythmogenic right ventricular cardiomyopathy/dysplasia: proposed modification of the Task Force Criteria. Eur Heart J. 2010;31(7):806-14.
18. Enriquez A, Malavassi F, Saenz LC, Supple G, Santangeli P, Marchlinski FE, et al. How to map and ablate left ventricular summit arrhythmias. Heart Rhythm Society. 2017;14(1):141-8.
19. Komatsu Y, Nogami A, Shinoda Y, Masuda K, Machino T, Kuroki K, et al. Idiopathic Ventricular Arrhythmias Originating From the Vicinity of the Communicating Vein of Cardiac Venous Systems at the Left Ventricular Summit. Circ Arrhythm Electrophysiol. 2018;11(1):e005386.
20. Scanavacca M, Lara S, Hardy C, Pisani CF. How To Identify & Treat Epicardial Origin Of Outflow Tract Tachycardias. J Atr Fibrillation. 2015;7(6):1195.
21. Daniels DV, Lu YY, Morton JB, Santucci PA, Akar JG, Green A, et al. Idiopathic epicardial left ventricular tachycardia originating remote from the sinus of Valsalva: electrophysiological characteristics, catheter ablation, and identification from the 12-lead electrocardiogram. Circulation. 2006;113(13):1659-66.
22. Komatsu Y, Nogami A, Kurosaki K, Morishima I, Masuda K, Ozawa T, et al. Fascicular Ventricular Tachycardia Originating From Papillary Muscles: Purkinje Network Involvement in the Reentrant Circuit. 2017;10(3).
23. Roden DM. Clinical practice. Long-QT syndrome. 2008;358(2):169-76.
24. Wilde AA, Antzelevitch C, Borggrefe M, Brugada J, Brugada R, Brugada P, et al. Proposed diagnostic criteria for the Brugada syndrome: consensus report. Circulation. 2002;106(19):2514-9.
25. Priori SG, Blomstrom-Lundqvist C, Mazzanti A, Blom N, Borggrefe M, Camm J, et al. 2015 ESC Guidelines for the management of patients with ventricular arrhythmias and the prevention of sudden cardiac death: The Task Force for the Management of Patients with Ventricular Arrhythmias and the Prevention of Sudden Cardiac Death of the European Society

of Cardiology (ESC)Endorsed by: Association for European Paediatric and Congenital Cardiology (AEPC). 2015;36(41):2793-867.
26. Probst V, Veltmann C, Eckardt L, Meregalli PG, Gaita F, Tan HL, et al. Long-term prognosis of patients diagnosed with Brugada syndrome: Results from the FINGER Brugada Syndrome Registry. Circulation. 2010;121(5):635-43.
27. Napolitano C, Bloise R, Monteforte N, Priori SG. Sudden cardiac death and genetic ion channelopathies: long QT, Brugada, short QT, catecholaminergic polymorphic ventricular tachycardia, and idiopathic ventricular fibrillation. Circulation. 2012;125(16):2027-34.
28. Poole JE, Johnson GW, Hellkamp AS, Anderson J, Callans DJ, Raitt MH, et al. Prognostic importance of defibrillator shocks in patients with heart failure. 2008;359(10):1009-17.
29. Yokokawa M, Liu TY, Yoshida K, Scott C, Hero A, Good E, et al. Automated analysis of the 12-lead electrocardiogram to identify the exit site of postinfarction ventricular tachycardia. Heart Rhythm. 2012;9(3):330-4.
30. Hohnloser SH, Zabel M, Krause T, Just H. Short- and long-term antiarrhythmic and hemodynamic effects of d,l-sotalol in patients with symptomatic ventricular arrhythmias. Am Heart J. 1992;123(5):1220-4.
31. Svendsen JH, Goette A, Dobreanu D, Marinskis G, Mabo P, Blomstrom-Lundqvist C, et al. Outpatient evaluation and management of patients with ventricular premature beats or non-sustained ventricular tachycardia. Europace. 2012;14(2):294-6.
32. Falco CN, Darrieux FC, Grupi C, Sacilotto L, Pisani CF, Lara S, et al. Late outcome of a randomized study on oral magnesium for premature complexes. Arq Bras Cardiol. 2014;103(6):468-75.
33. Del Gobbo LC, Song Y, Poirier P, Dewailly E, Elin RJ, Egeland GM. Low serum magnesium concentrations are associated with a high prevalence of premature ventricular complexes in obese adults with type 2 diabetes. Cardiovasc Diabetol. 2012;11:23.
34. Wang JS, Shen YG, Yin RP, Thapa S, Peng YP, Ji KT, et al. The safety of catheter ablation for premature ventricular contractions in patients without structural heart disease. BMC Cardiovasc Disord. 2018;18(1):177.
35. Chatzidou S, Kontogiannis C, Tsilimigras DI, Georgiopoulos G, Kosmopoulos M, Papadopoulou E, et al. Propranolol Versus Metoprolol for Treatment of Electrical Storm in Patients With Implantable Cardioverter-Defibrillator. J Am Coll Cardiol. 2018;71(17):1897-906.
36. Stevenson WG. Current treatment of ventricular arrhythmias: state of the art. Heart Rhythm. 2013;10(12):1919-26.
37. Ackerman MJ, Priori SG, Dubin AM, Kowey P, Linker NJ, Slotwiner D, et al. Beta-blocker therapy for long QT syndrome and catecholaminergic polymorphic ventricular tachycardia: Are all beta-blockers equivalent? Heart Rhythm. 2017;14(1):e41-e4.
38. Connolly SJ, Dorian P, Roberts RS, Gent M, Bailin S, Fain ES, et al. Comparison of beta-blockers, amiodarone plus beta-blockers, or sotalol for prevention of shocks from implantable cardioverter defibrillators: the OPTIC Study: a randomized trial. Jama. 2006;295(2):165-71.
39. AbdelWahab A, Sapp J. Ventricular Tachycardia with ICD Shocks: When to Medicate and When to Ablate. Curr Cardiol Rep. 2017;19(11):105.
40. A comparison of antiarrhythmic-drug therapy with implantable defibrillators in patients resuscitated from near-fatal ventricular arrhythmias. The Antiarrhythmics versus Implantable Defibrillators (AVID) Investigators. The New England journal of medicine. 1997;337(22):1576-83.
41. M MF, LI Z, AM L, JTM V, Jr. RA. Guidelines for Implantable Electronic Cardiac Devices of the Brazilian Society of Cardiology. Arq Bras Cardiol. 2007;89(6):e238-e.
42. Aliot EM, Stevenson WG, Almendral-Garrote JM, Bogun F, Calkins CH, Delacretaz E, et al. EHRA/HRS Expert Consensus on Catheter Ablation of Ventricular Arrhythmias: developed in a partnership with the European Heart Rhythm Association (EHRA), a Registered Branch of the European Society of Cardiology (ESC), and the Heart Rhythm Society (HRS); in collaboration with the American College of Cardiology (ACC) and the American Heart Association (AHA). Heart Rhythm Society. 2009;6(6):886-933.
43. Reddy VY, Reynolds MR, Neuzil P, Richardson AW, Taborsky M, Jongnarangsin K, et al. Prophylactic catheter ablation for the prevention of defibrillator therapy. The New England journal of medicine. 2007;357(26):2657-65.
44. Sapp JL, Wells GA, Parkash R, Stevenson WG, Blier L, Sarrazin JF, et al. Ventricular Tachycardia Ablation versus Escalation of Antiarrhythmic Drugs. N Engl J Med. 2016;375(2):111-21.
45. Anderson RD, Lee G, Virk S, Bennett RG, Hayward CS, Muthiah K, et al. Catheter Ablation of Ventricular Tachycardia in Patients With a Ventricular Assist Device: A Systematic Review of Procedural Characteristics and Outcomes. JACC Clin Electrophysiol. 2019;5(1):39-51.
46. Jais P, Maury P, Khairy P, Sacher F, Nault I, Komatsu Y, et al. Elimination of local abnormal ventricular activities: a new end point for substrate modification in patients with scar-related ventricular tachycardia. Circulation. 2012;125(18):2184-96.
47. Pisani CF, Lara S, Scanavacca M. Epicardial ablation for cardiac arrhythmias: techniques, indications and results. Curr Opin Cardiol. 2014;29(1):59-67.
48. Pisani CF, Romero J, Lara S, Hardy C, Chokr M, Sacilotto L, et al. Efficacy and safety of combined endocardial/epicardial catheter ablation for ventricular tachycardia in Chagas disease: A randomized controlled study. Heart Rhythm. 2020;17(9):1510-8.
49. Romero J, Velasco A, Pisani CF, Alviz I, Briceno D, Diaz JC, et al. Advanced therapies for ventricular arrhythmias in patients with chagasic cardiomyopathy: JACC state-of-the-art review. J Am Coll Cardiol. 2021;77(9):1225-42.
50. Carbucicchio C, Santamaria M, Trevisi N, Maccabelli G, Giraldi F, Fassini G, et al. Catheter ablation for the treatment of electrical storm in patients with implantable cardioverter-defibrillators: short- and long-term outcomes in a prospective single-center study. Circulation. 2008;117(4):462-9.
51. Tung R, Vaseghi M, Frankel DS, Vergara P, Di Biase L, Nagashima K, et al. Freedom from recurrent ventricular tachycardia after catheter ablation is associated with improved survival in patients with structural heart disease: An International VT Ablation Center Collaborative Group study. Heart Rhythm. 2015;12(9):1997-2007.
52. Marchlinski FE, Callans DJ, Gottlieb CD, Zado E. Linear ablation lesions for control of unmappable ventricular tachycardia in patients with ischemic and nonischemic cardiomyopathy. Circulation. 2000;101(11):1288-96.
53. Soejima K, Delacretaz E, Suzuki M, Brunckhorst CB, Maisel WH, Friedman PL, et al. Saline-cooled versus standard radiofrequency catheter ablation for infarct-related ventricular tachycardias. Circulation. 2001;103(14):1858-62.
54. Arenal A, Glez-Torrecilla E, Ortiz M, Villacastin J, Fdez-Portales J, Sousa E, et al. Ablation of electrograms with an isolated, delayed component as treatment of unmappable monomorphic ventricular tachycardias in patients with structural heart disease. J Am Coll Cardiol. 2003;41(1):81-92.
55. Arenal A, del Castillo S, Gonzalez-Torrecilla E, Atienza F, Ortiz M, Jimenez J, et al. Tachycardia-related channel in the scar tissue in patients with sustained monomorphic ventricular tachycardias: influence of the voltage scar definition. Circulation. 2004;110(17):2568-74.
56. Stevenson WG, Wilber DJ, Natale A, Jackman WM, Marchlinski FE, Talbert T, et al. Irrigated radiofrequency catheter ablation guided by electroanatomic mapping for recurrent ventricular tachycardia after myocardial infarction: the multicenter thermocool ventricular tachycardia ablation trial. Circulation. 2008;118(25):2773-82.
57. Volkmer M, Ouyang F, Deger F, Ernst S, Goya M, Bansch D, et al. Substrate mapping vs. tachycardia mapping using CARTO in patients with coronary artery disease and ventricular tachycardia: impact on outcome of catheter ablation. Europace : European pacing, arrhythmias, and cardiac electrophysiology : journal of the working groups on cardiac pacing, arrhythmias, and cardiac cellular electrophysiology of the European Society of Cardiology. 2006;8(11):968-76.
58. Bunch TJ, Darby A, May HT, Ragosta M, Lim DS, Taylor AM, et al. Efficacy and safety of ventricular tachycardia ablation with mechanical circulatory support compared with substrate-based ablation techniques. Europace : European pacing, arrhythmias, and cardiac electrophysiology : journal of the working groups on cardiac pacing, arrhythmias, and cardiac cellular electrophysiology of the European Society of Cardiology. 2012;14(5):709-14.
59. Tanner H, Hindricks G, Volkmer M, Furniss S, Kuhlkamp V, Lacroix D, et al. Catheter ablation of recurrent scar-related ventricular tachycardia using electroanatomical mapping and irrigated ablation technology: re-

sults of the prospective multicenter Euro-VT-study. Journal of cardiovascular electrophysiology. 2010;21(1):47-53.
60. Della Bella P, Brugada J, Zeppenfeld K, Merino J, Neuzil P, Maury P, et al. Epicardial ablation for ventricular tachycardia: a European multicenter study. Circulation Arrhythmia and electrophysiology. 2011;4(5):653-9.
61. Komatsu Y, Daly M, Sacher F, Cochet H, Denis A, Derval N, et al. Endocardial ablation to eliminate epicardial arrhythmia substrate in scar-related ventricular tachycardia. J Am Coll Cardiol. 2014;63(14):1416-26.
62. Dinov B, Fiedler L, Schonbauer R, Bollmann A, Rolf S, Piorkowski C, et al. Outcomes in catheter ablation of ventricular tachycardia in dilated nonischemic cardiomyopathy compared with ischemic cardiomyopathy: results from the Prospective Heart Centre of Leipzig VT (HELP-VT) Study. Circulation. 2014;129(7):728-36.
63. Vaseghi M, Hu TY, Tung R, Vergara P, Frankel DS, Di Biase L, et al. Outcomes of Catheter Ablation of Ventricular Tachycardia Based on Etiology in Nonischemic Heart Disease: An International Ventricular Tachycardia Ablation Center Collaborative Study. JACC Clin Electrophysiol. 2018;4(9):1141-50.
64. Aziz Z, Shatz D, Raiman M, Upadhyay GA, Beaser AD, Besser SA, et al. Targeted ablation of ventricular tachycardia guided by wavefront discontinuities during sinus rhythm: a new functional substrate mapping strategy. Circulation. 2019;140(17):1383-97.

Capítulo 6

Profilaxia do tromboembolismo arterial nas arritmias cardíacas

Ariane Vieira Scarlatelli Macedo
Jose Armando Mangione
Renato Delascio Lopes

PONTOS-CHAVE

- O envolvimento do paciente no processo de decisão e a discussão sobre as opções de anticoagulação ("tomada de decisão compartilhada") é importante para avaliar adequadamente a necessidade de cada paciente.
- A terapia com anticoagulantes orais não antagonistas da vitamina K (NOAC) deve ser otimizada com base na eficácia e no perfil de segurança de cada um em diferentes subgrupos de pacientes.
- A justificativa mais comum para a oclusão/exclusão do apêndice atrial esquerdo na prática clínica é um alto risco de sangramento avaliado ou, menos frequentemente, as contraindicações para anticoagulação oral.

Introdução

Fibrilação atrial (FA) é a arritmia sustentada mais comum encontrada em adultos.[1,2] Em razão da alta prevalência de FA na população e da estreita correlação entre essa arritmia e eventos tromboembólicos, este capítulo focará em FA. Dados da população do *Framingham Heart Study* registraram desenvolvimento de FA em 37% dos indivíduos após os 55 anos.[3] Os principais fatores de risco para FA são idade avançada, doença arterial coronariana, sexo masculino, ancestralidade europeia, hipertensão arterial, obesidade, tabagismo, *diabetes mellitus* (DM), apneia obstrutiva do sono e história familiar de FA em um parente de primeiro grau.[3] Em pacientes com fibrilação atrial de início recente, cerca de 20% dos episódios são desencadeados por um evento agudo como pneumonia, cirurgia (os dois precipitantes mais comuns), infarto do miocárdio, tromboembolismo pulmonar (TEP), tireotoxicose ou intoxicação alcoólica.[4]

A presença de FA está associada a um aumento da incidência de acidente vascular cerebral (AVC) (por um fator de cerca de 4,0 em homens e 5,7 em mulheres), insuficiência cardíaca (IC) (por um fator de 3,0 em homens e 11,0 em mulheres) e demência (por um fator de 1,4 em uma população mista).[5,6]

O manejo da FA envolve o controle adequado da frequência cardíaca, prevenção contra tromboembolismo e AVC, redução ou eliminação dos sintomas, assim como o tratamento de fatores de risco reversíveis.[1]

A anticoagulação oral (ACO) é a terapia de primeira linha para a prevenção de tromboembolismo e seu uso é orientado por estimativa do risco de AVC.

No geral, a FA aumenta o risco de acidente vascular cerebral em cerca de cinco vezes, mas esse risco não é homogêneo e depende da presença de modificadores ou fatores de risco específicos, como pode ser visto na Figura 1. Os fatores de risco para AVC são resumidos no escore de risco CHA2DS2-VASc (insuficiência cardíaca congestiva, hipertensão, idade > 75 anos, *diabetes mellitus*, acidente vascular cerebral, doença vascular, idade entre 65 e 74 anos, e sexo feminino). O sexo feminino é um modificador de risco de AVC, em vez de um fator de risco *per se*.[7,8]

A anticoagulação é indicada para pacientes que têm pelo menos dois fatores de risco (ou seja, um risco estimado de AVC > 2,2% por ano) e deve ser considerada para pacientes que têm um fator de risco diferente do sexo feminino (ou seja, risco estimado de AVC ≥ 1,3% ao ano).[9,10]

Vários ensaios clínicos randomizados estabeleceram que os anticoagulantes orais não antagonistas da vitamina K (NOAC) não são inferiores à varfarina em pacientes com FA na ausência de estenose mitral grave ou válvulas cardíacas protéticas metálicas.[11-14]

Em uma análise usando dados individuais de pacientes dos ensaios randomizados, o uso de anticoagulantes orais não antagonistas da vitamina K vs. varfarina na fibrilação atrial (COMBINE AF) demonstrou que o risco de acidente vascular cerebral ou de embolia sistêmica (HR 0,80; IC 95% 0,71-0,90) foi menor entre os pacientes que receberam anticoagulantes orais de ação direta do que entre aqueles que receberam varfarina e o risco de sangramento intracraniano foi reduzido em 55% (HR 0,36; IC 95% 0,36-0,58).[15] Entretanto, os NOAC como classe se associaram a maiores taxas de sangramento no trato gastrointestinal TGI (HR 1,58; IC 95% 1,39-1,79).

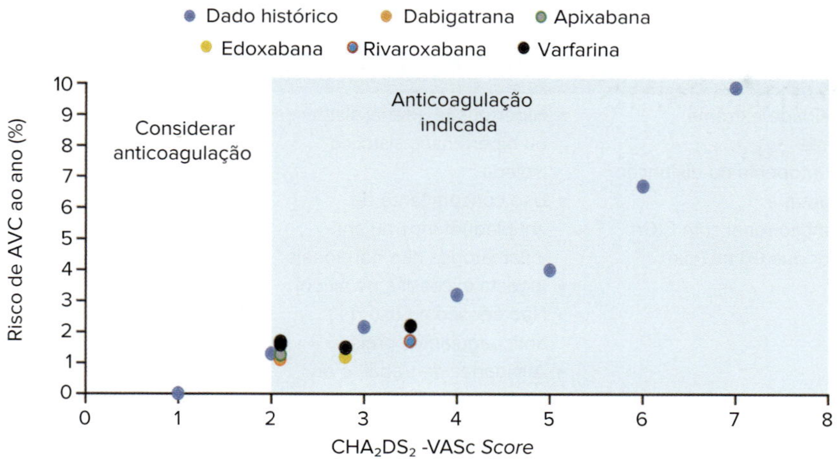

CHA_2DS_2-VASc	Pontos
Insuficiência cardíaca	(1)
Hipertensão	(1)
Idade ≥ 75 anos	(2)
Diabetes	(1)
AVC ou AIT prévio	(2)
Doença vascular	(1)
Idade 65-74 anos	(1)
Sexo feminino	(1)

FIGURA 1

Prevenção de AVC em pacientes com FA com anticoagulantes orais não antagonistas da vitamina K (NOAC). As pontuações na escala CHA_2DS_2-VASc variam de 0 a 9, com pontuações mais altas indicando um risco maior de acidente vascular cerebral. Os pontos são somados para gerar a pontuação. Os escores CHA_2DS_2-VASc médios e as taxas de AVC em grandes estudos randomizados são mostrados para pacientes que recebem anticoagulantes orais de ação direta e para aqueles que recebem varfarina. A anticoagulação é indicada em pacientes com pontuação CHA_2DS_2-VASc de 2 ou mais (área sombreada) e pode ser considerada em pacientes com pontuação 1.

Fonte: adaptada de: Michaud e Stevenson, 2021.[2]

Os escores de risco de AVC devem equilibrar simplicidade e praticidade com precisão. Escores clínicos mais complexos melhoram a previsão do risco de AVC de maneira modesta, mas de forma significativa estatisticamente. O uso rotineiro de escores de risco baseados em biomarcadores parece não aumentar as indicações quanto ao início ou não de terapia anticoagulante para prevenção de AVC em pacientes já qualificados para anticoagulação, entretanto, podem ajudar na diferenciação do risco de AVC entre os pacientes classificados como de baixo risco e naqueles com um único fator de risco pelo escore CHA2DS2-VASc (exceto sexo feminino).[16,17]

Ao iniciar a terapia antitrombótica, o risco potencial de sangramento também precisa ser avaliado. Os riscos de sangramento não modificáveis e parcialmente modificáveis (Tabela 1) são fatores importantes para os eventos de sangramento em sinergia com os fatores modificáveis.[1] É importante ressaltar que uma história de quedas não é um preditor independente de sangramento na anticoagulação oral. Um estudo de modelagem estimou que um paciente precisaria cair 295 vezes por ano para que os benefícios da redução do AVC isquêmico com uso de ACO fossem superados pelo potencial de hemorragia grave.

Fatores de risco de sangramento modificáveis e não modificáveis foram usados para formular vários escores de risco de sangramento.[18]

Uma pontuação de alto risco de sangramento não deve levar à não indicação de ACO, pois o benefício clínico líquido da ACO é ainda maior entre esses pacientes. No entanto, a avaliação formal do risco de sangramento auxilia no manejo dos pacientes que tomam ACO, uma vez que foca a atenção nos fatores de risco de sangramento modificáveis que devem ser gerenciados e (re)avaliados em cada contato do paciente e identifica os pacientes de alto risco com fatores de risco de sangramento não modificáveis que devem ser reavaliados com mais frequência (por exemplo, em 4 semanas em vez de 4 a 6 meses).

A identificação de pacientes com "alto risco de sangramento" também é necessária ao determinar a estratégia antitrombótica em grupos específicos de pacientes com FA, como aqueles submetidos à intervenção coronária percutânea (ICP).

Há uma grande quantidade de dados publicados para confirmar que na prática clínica, ou seja, fora do ambiente de ensaio clínico controlado, os NOAC são pelo menos tão seguros e eficazes quanto a varfarina.[19] Com quatro NOAC disponíveis em diferentes dosagens para indicações distintas e com diversos critérios de redução de dose, a identificação da dose correta é um dos maiores desafios no uso diário e na individualização do tratamento anticoagulante. A redução da dose de NOAC é recomendada de acordo com os critérios de redução de dose publicados e aprovados (Tabela 2). No entanto, alguns padrões surgiram de grandes estudos observacionais, indicando que as reduções inadequadas de dose são frequentes na prática clínica, aumentando assim os riscos de acidente vascular cerebral/embolia sistêmica, hospitalização e morte, mas sem diminuir o risco de sangramento.[20] Isso está relacionado ao fato de que os médicos se preocupam principalmente com o risco de sangramento (como um evento iatrogênico), ao passo que o risco de um AVC é frequentemente visto como um possível "curso natural da doença". No entanto, grandes ensaios e séries observacionais indicam que os pacientes de alto risco são os que têm um maior benefício da anticoagulação.[21] Envolver o paciente no processo de decisão e discutir juntos as opções de anticoagulação ("tomada de decisão compartilhada") é um ponto-chave a fim de avaliar adequadamente a

TABELA 1 Fatores de risco para sangramento com anticoagulantes orais não antagonistas da vitamina K (NOAC) e antiplaquetários

Não modificáveis	Potencialmente modificáveis	Modificáveis	Biomarcadores
▪ Idade > 65 anos ▪ Episódios prévio de sangramento maior ▪ Disfunção renal grave (diálise ou transplante renal) ▪ Cirrose hepática ▪ Fatores genéticos (por exemplo: polimorfismos CYP2C9) ▪ AVC prévio ou doença microvascular cerebral ▪ Diabetes ▪ Demência ou distúrbio cognitivo	▪ Fragilidade extrema ▪ Anemia ▪ Plaquetopenia ou disfunção plaquetária ▪ Disfunção renal com ClCr menor que 60 mL/min	▪ Hipertensão arterial sistêmica ou hipertensão sistólica isolada ▪ Uso concomitante de antiplaquetários ou anti-inflamatórios não hormonais ▪ Ingesta excessiva de álcool ▪ Não adesão ao uso de anticoagulantes orais ▪ Atividades de trabalho ou lazer perigosas	▪ GDF-15 ▪ Cistatina C/CKD-EPI ▪ Troponina T de alta sensibilidade ▪ Fator de von Willebrand (+ outros marcadores de coagulação)

AVC: acidente vascular cerebral; CKD-EPI: Chronic Kidney Disease Epidemiology Collaboration; ClCr: *clearance* de creatinina; GDF-15: *growth differentiation factor* 15.
Fonte: adaptada de Hindricks et al. 2021.[1]

TABELA 2 Critérios para seleção de dose para os anticoagulantes orais não antagonistas da vitamina K (NOAC)

	Dabigatrana	Rivaroxabana	Apixabana	Edoxabana
Dose padrão	150 mg 2 vezes ao dia	20 mg 1 vez ao dia	5 mg 2 vezes ao dia	60 mg uma vez ao dia
Dose baixa	110 mg 2 vezes ao dia			
Dose ajustada		15 mg 1 vez ao dia	2,5 mg 2 vezes ao dia	30 mg uma vez ao dia
Critério para mudança de dose	Dabigatrana 110 mg 2 vezes ao dia em pacientes com: ▪ Idade maior ou igual a 80 anos ▪ Uso concomitante de verapamil, ou ▪ Risco aumentado para sangramentos	ClCr entre 15 e 49 mL/min	Pelo menos 2 dos 3 critérios: ▪ Idade maior ou igual a 80 anos ▪ Peso corporal menor ou igual a 60 kg ▪ Creatinina maior ou igual a 1,5 mg/dL	Qualquer um dos seguintes critérios: ▪ ClCr 15-50 mL/min ▪ Peso corporal menor ou igual a 60 kg ▪ Uso concomitante de dronedarone, ciclosporina, eritromicina ou cetoconazol

ClCr: *clearance* de creatinina pela Fórmula de Cockcroft-Gault.
Fonte: adaptada de Hindricks et al., 2021.[1]

necessidade de cada paciente. Assim, a terapia com NOAC deve ser otimizada com base na eficácia e no perfil de segurança de cada NOAC em diferentes subgrupos de pacientes.

Estratégias para prevenção de AVC em pacientes com FA

Antagonistas da vitamina K

Em comparação com controle ou placebo, terapia com antagonista da vitamina K (AVK) (principalmente varfarina) reduz o risco de AVC em 64% e a mortalidade em 26%.[22] AVK são atualmente o tratamento anticoagulante indicado para pacientes com FA com estenose mitral reumática grave e/ou válvula cardíaca metálica.

O uso de AVK é limitado pelo estreito intervalo terapêutico, necessitando de monitoramento frequente de razão normalizada internacional (INR) e ajustes de dose.[23]

Em tempo adequado na faixa terapêutica (TTR) acima de 70%, os AVK são medicamentos eficazes e relativamente seguros. Em valores altos de TTR, a eficácia dos AVK na prevenção de AVC pode ser semelhante aos NOAC, porém a segurança relativa dos NOAC é menos afetada por TTR, sendo que as taxas de sangramento grave permanecem consistentemente mais baixas (por exemplo, hipertensão intracraniana [HIC]) com NOAC em comparação com varfarina[24] mesmo quando o TTR é adequado.

Anticoagulantes orais não antagonistas da vitamina K

Em quatro estudos principais, apixabana, dabigatrana, edoxabana e rivaroxabana demonstraram não inferioridade à varfarina na prevenção de AVC e embolia sistêmica.[11-14]

Em uma metanálise desses estudos clínicos randomizados (RCT), NOAC foram associados a uma redução em 19% no risco significativo de AVC/embolia sistêmica e uma redução de 51% no risco de AVC hemorrágico, mas NOAC foram associados a uma redução significativa de 10% na mortalidade por todas as causas. Houve uma redução de 14% no risco de sangramento maior, redução significativa de 52% no sangramento intracraniano e aumento de 25% em sangramento gastrointestinal com NOAC vs. varfarina.[25]

No estudo AVERROES, pacientes com FA que recusaram ou foram considerados inelegíveis para terapia com AVK, o uso de apixabana 5 mg duas vezes ao dia reduziu significativamente o risco de AVC/embolia sistêmica sem diferença significativa no sangramento maior ou sangramento intracraniano em comparação com aspirina.[26]

A persistência da terapia com NOAC é geralmente maior do que para AVK, sendo facilitada por um melhor perfil farmacocinético de NOAC e segurança e eficácia favoráveis, especialmente entre pacientes vulneráveis, incluindo idosos, aqueles com disfunção renal ou AVC prévio.[27]

Outros agentes antitrombóticos

No estudo ACTIVE-W, terapia antiplaquetária dupla (DAPT) com aspirina e clopidogrel foi menos eficaz do que a varfarina para prevenção de acidente vascular cerebral, embolia sistêmica, infarto do miocárdio e morte vascular (o risco anual de eventos foi de 5,6% vs. 3,9%, P = 0,0003), com uma taxa semelhante de sangramento importante.[28]

No estudo ACTIVE-A, os pacientes considerados não adequados para anticoagulação oral tiveram uma taxa mais baixa de complicações tromboembólicas quando o clopidogrel foi adicionado à aspirina em comparação com a aspirina sozinha, mas com um aumento significativo no sangramento maior.[29] A monoterapia com aspirina foi ineficaz para prevenção de AVC em comparação com nenhum tratamento antitrombótico e foi associada a um maior risco de acidente vascular cerebral isquêmico em pacientes idosos.[30] No geral, a monoterapia antiplaquetária é ineficaz para a prevenção de AVC e potencialmente prejudicial (especialmente entre pacientes idosos com FA), enquanto a DAPT está associada a um risco de sangramento semelhante à terapia anticoagulante oral. Portanto, a monoterapia antiplaquetária não deve ser usada para a prevenção de AVC em pacientes com FA.[30]

Oclusão e exclusão do apêndice atrial esquerdo

Dispositivos de oclusão do apêndice atrial esquerdo (AAE)

O dispositivo Watchman foi comparado com a terapia com AVK, na qual a oclusão do AAE não foi inferior ao tratamento de prevenção de AVC com AVK em pacientes com FA com risco moderado de AVC, com possibilidade de menores taxas de sangramento em acompanhamento mais prolongado.[31]

A oclusão do AAE também pode reduzir o risco de AVC em pacientes com contraindicações para OAC.[32]

Oclusão ou exclusão cirúrgica do AAE

Múltiplos estudos observacionais indicavam a viabilidade e segurança da oclusão/exclusão cirúrgica do AAE.[33]

Na maioria dos estudos a oclusão/exclusão do AAE foi realizada durante outra cirurgia cardíaca aberta e, nos anos mais recentes, em combinação com ablação cirúrgica de FA ou como um procedimento toracoscópico isolado. Recentemente, RCT realizado em pacientes com um procedimento cirúrgico cardíaco associado demonstrou a eficácia e segurança dessa abordagem.[34]

A justificativa mais comum para a oclusão/exclusão do AAE na prática clínica é um alto risco de sangramento avaliado ou, menos frequentemente, as contraindicações para ACO.

A maioria dos pacientes que há alguns anos seria considerada inadequada para terapia anticoagulante com VKA atualmente demonstra uma evolução favorável com a utilização dos NOACs. Os oclusores percutâneos do AAE não foram até o momento comparados com a utilização dos NOACs em pacientes com alto risco de sangramento.[1] Nesse contexto, há necessidade de ensaios com amostra e desenho adequados em pacientes com contraindicações relativas ou absolutas para anticoagulação e naqueles que evoluem com AVC em vigência de terapia anticoagulante adequada.

Outro fato a salientar é que o melhor esquema antitrombótico após a oclusão do AAE ainda não está definido.[33]

Manejo do sangramento em pacientes usando NOAC e uso dos agentes reversores

Os ensaios de fase III têm mostrado consistentemente que os NOAC causam menos sangramentos intracranianos e com menor risco de morte do que a varfarina, mesmo na ausência de agentes de reversão específicos nesses estudos. Além disso, os pacientes que experimentaram um sangramento importante (particularmente extracraniano) quando em uso de NOAC também obtiveram uma evolução mais favorável em relação ao sangramento em comparação aos pacientes sob o tratamento de AVK.[1] No entanto, à medida que mais pacientes estão sendo tratados, o número absoluto de eventos hemorrágicos relacionados ao NOAC aumenta. É importante ressaltar que qualquer sangramento é uma oportunidade para revisar a escolha e dosagem do NOAC e para avaliar fatores de risco de sangramento modificáveis, incluindo hipertensão tratada de forma inadequada, ingesta excessiva de álcool, uso de terapia antiplaquetária concomitante, AINEs, glicocorticoides etc.

Para gerenciar de forma otimizada os pacientes tratados com NOAC que apresentam um sangramento, é desejável o desenvolvimento de uma política para todo o hospital de forma interdisciplinar entre cardiologistas, especialistas em hemostasia, médicos de emergência/intensivistas, cirurgiões e outros.

Esse protocolo deve descrever a disponibilidade, o tempo e indicações de testes de coagulação específicos, bem como a disponibilidade e uso de e agentes de reversão não específicos. É importante lembrar que os pacientes estão tomando anticoagulantes por uma razão, por conta de um risco aumentado de trombose que poderá ser exacerbado pela reversão aguda. Se um antídoto específico estiver disponível, ele deve ser administrado se o risco de trombose aguda for menor do que o risco de efeito anticoagulante contínuo.

Pacientes com sangramento com risco de morte ou sangramento em um órgão crítico em vigência de uso de NOAC podem se beneficiar da reversão aguda.[35] Embora exames laboratoriais (incluindo painel de coagulação completo) devam ser colhidos, as decisões e ações imediatas devem ser guiadas pela avaliação clínica sem esperar pelos resultados do laboratório. É importante destacar que, em alguns casos, a normalização da coagulação em si pode não ser suficiente para parar um sangramento, mas permitir intervenções mais invasivas para controlar a fonte de sangramento. Além disso, mesmo após a reversão direta, níveis séricos elevados dos NOAC podem reaparecer em alguns pacientes, contribuindo para a recorrência ou sangramento contínuo (particularmente após andexanet alfa em razão da sua meia-vida mais curta, menos após a administração de idarucizumab),[36,37] ressaltando a necessidade de monitoramento clínico e laboratorial contínuo.

Idarucizumab

Idarucizumab é um fragmento de anticorpo humanizado que se liga especificamente à dabigatrana. No estudo RE-VERSE-AD, a droga foi usada com sucesso em pacientes em uso de dabigatrana apresentando sangramento maior ou com risco de morte, ou com necessidade de cirurgia de emergência.[38]

Recomenda-se o monitoramento clínico e laboratorial contínuo, uma vez que uma dose pode não neutralizar completamente um nível alto de dabigatrana (por exemplo, em caso de sobredosagem ou insuficiência renal crônica [IRC]). Após 24 h, a dabigatrana pode ser reiniciada se clinicamente indicado. Outros anticoagulantes, incluindo heparinas, não são afetados pelo Idarucizumab.[38]

Andexanet alfa

Andexanet alfa é um análogo do fator X ativado (FXa) humano recombinante e inativo que se liga, não especificamente, aos inibidores de FXa, bloqueando, assim, todos os inibidores de FXa (incluindo heparina de baixo peso molecular e heparina não fracionada) de inibi-lo. Em um RCT, o andexanet Alfa foi usado com sucesso em hemorragias graves ou com risco de morte; em contraste com RE-VERSE-AD, o estudo não incluiu pacientes em situação de cirurgia de emergência.[36,38] Andexanet alfa pode ser utilizado para a reversão em casos de sangramento incontrolável ou com risco de morte em pacientes tomando apixabana ou rivaroxabana. Tendo em vista o modo de ação muito semelhante e as subanálises dos estudos, pode-se presumir que terá um efeito semelhante em pacientes em uso de edoxabana.

Anticoagulação em pacientes com fibrilação atrial e doença renal crônica

Independentemente da FA, a DRC é uma condição pró-trombótica e pró-hemorrágica e a FA pode acelerar a progressão da DRC.[39] Coexistindo em 15 a 20% dos pacientes com DRC, a FA está associada ao aumento da mortalidade, enquanto a DRC pode ser presente em 40 a 50% dos pacientes com FA.[1] Em pacientes com FA, a função renal pode se deteriorar ao longo do tempo, e a redução do *clearance* de creatinina CrCl é um grande preditor do risco de AVC isquêmico e embolia sistêmica e sangramento. Nos RCTs que avaliaram estratégias de ACO para prevenção de AVC em FA, a função renal foi geralmente estimada usando a fórmula de Cockcroft-Gault para CrCl, e um ponto de corte de CrCl de < 50 mL/min foi usado para adaptar a dosagem de NOAC. Em pacientes com IRC leve a moderada (CrCl 30 a 49 mL/min), a segurança e eficácia de NOAC vs. varfarina foi consistente com pacientes sem IRC em estudos NOAC de referência.[1]

DRC não dialítica

Em pacientes com CrCl 15 a 29 mL/min, dados derivados de RCT sobre o efeito de AVK ou NOACs estão ausentes. Esses pacientes eram essencialmente excluídos dos principais RCT. A evidência dos benefícios de ACO em pacientes com doença renal em estágio terminal com CrCl < 15 mL/min ou em diálise é ainda mais limitada e, até certo ponto, controversa. Não há RCT, ao passo que os dados observacionais questionam o benefício da ACO nessa população. Dados observacionais sugerem possível redução do risco de sangramento em pacientes com estágio final de doença renal tomando NOAC em comparação com VKA, mas não há evidências sólidas de uma redução nos eventos embólicos com NOAC ou VKA, como recentemente mostrado em uma revisão sistemática.[39]

No Brasil e na Europa, os NOAC não foram aprovados para pacientes com CrCl < 15 mL/min ou em diálise. Vários RCT estão atualmente avaliando o uso de ACO e comparando NOAC com AVK em pacientes com doença renal em estágio terminal (NCT02933697, NCT03987711).

DRC dialítica

O estudo RENAL-AF, que investigou apixabana vs. varfarina em pacientes com FA em hemodiálise, foi encerrado precocemente com dados inconclusivos sobre as taxas relativas de AVC e sangramento.[40]

Não há dados de RCT sobre o uso de ACO em pacientes com FA após transplante renal. A prescrição e a dosagem de NOAC devem ser orientadas pela taxa de filtração glomerular estimada do enxerto, levando em consideração as possíveis interações com medicação imunossupressora concomitante.

Anticoagulação para FA em condições clínicas específicas

Síndromes coronárias agudas (SCA), intervenção coronária percutânea (ICP) e Síndromes coronárias crônicas (SCC) em pacientes com fibrilação atrial

A incidência de FA em síndromes coronárias agudas (SCA) varia de 2 a 23%, sendo que o risco de FA aguda aumenta em 60 a 77% em pacientes com infarto do miocárdio. No geral, 10 a 15% dos pacientes com FA são submetidos à ICP para o tratamento da DAC.[41] Em estudos observacionais, os pacientes com FA e SCA apresentaram menor propensão em receber terapia antitrombótica apropriada[42] com maior probabilidade de apresentar resultados adversos[43] do que pacientes com SCA sem FA.

Após a ICP, terapia dupla com ACO e um medicamento antiplaquetário (de preferência clopidogrel) são recomendados para os primeiros 12 meses para SCA ou 6 meses em pacientes com SCC baseado em importantes estudos clínicos publicados na literatura.[44,45] Após esse período, a monoterapia com ACO deve ser continuada, desde que não haja recorrência de eventos isquêmicos. Em FA sem eventos isquêmicos há 1 ano (ou seja, "estável"), pacientes com DAC e que não se submeteram à ICP, a monoterapia ACO também é recomendada.[1,45]

O uso de prasugrel ou ticagrelor foi menos estudado e apresenta maior potencial de risco e hemorragia grave em comparação com clopidogrel. O prasugrel deve ser evitado em pacientes com SCA com FA. Ticagrelor pode ser usado em casos selecionados.[45]

Em pacientes com FA tratados com revascularização coronária cirúrgica, ACO deve ser retomada assim que o risco de sangramento for baixo, preferencialmente em combinação com clopidogrel. Nesse cenário, a terapia tripla deve ser, de maneira geral, evitada.[1]

Doença valvar cardíaca

A presença de doença valvar está associada de forma independente com desenvolvimento de FA e mais de um terço dos pacientes com FA apresenta alguma forma de doença valvar.[46]

Entre os pacientes portadores de valvopatia grave, incluindo aqueles submetidos à cirurgia e intervenção da válvula aórtica ou mitral transcateter, a FA está associada com resultados clínicos desfavoráveis. Comparado com pacientes com FA sem doença valvar, o risco de tromboembolismo e acidente vascular cerebral é aumentado nessa população.

Enquanto os pacientes com estenose mitral grave e válvulas cardíacas mecânicas requerem anticoagulação com AVK, não há evidências de que a presença de outras valvopatias, incluindo estenose/regurgitação aórtica, regurgitação mitral, biopróteses ou reparo valvar, deve modificar a escolha de ACO.[1]

Em uma metanálise dos quatro estudos clínicos randomizados (ECR) principais comparando NOAC com VKA, os desfechos de acidente vascular cerebral/embolia sistêmica e risco de sangramento em pacientes com valvopatias, exceto estenose mitral e prótese mecânica, foram consistentes com os resultados dos principais RCTs.[47] Recentemente, o estudo RIVER demonstrou a efetividade e segurança do uso de rivaroxabana em pacientes com próteses biológicas e FA na redução do risco de AVC quando comparada à varfarina.[48]

Pacientes submetidos à cardioversão ou ablação da FA

Pacientes submetidos à cardioversão de FA apresentam risco aumentado de AVC, especialmente na ausência de ACO e se a FA estava presente por mais de 12 horas.[49] A duração exata de um episódio de FA antes da cardioversão pode ser difícil de determinar, pois muitos pacientes desenvolvem FA assintomática. Quando não há certeza sobre o início exato da FA (ou seja, FA de duração desconhecida), a anticoagulação antes da cardioversão deve ser considerada como para FA com mais de 12 horas (Figura 2). Os mecanismos relacionados ao aumento da propensão a tromboembolismo pericardioversão incluem a presença de trombo preexistente (especialmente se não anticoagulado), mudança na função mecânica atrial com a restauração do ritmo sinusal, atordoamento atrial pós-cardioversão e um estado pró-trombótico transitório. Nenhum estudo randomizado avaliou a anticoagulação vs. a ausência de anticoagulação na FA em pacientes submetidos à cardioversão com uma duração definida de < 48 horas. Os dados observacionais sugerem que o risco de AVC é baixo (0 a 0,2%) em pacientes com FA de < 12 horas de duração e um risco de AVC muito baixo (CHA2DS2-VASc, 0 nos homens, 1 nas mulheres) nos quais o benefício da anticoagulação de 4 semanas após a cardioversão é indefinido e a prescrição de anticoagulantes pode ser opcional, com base em uma abordagem individualizada, como demonstrado no algoritmo da Figura 2.

A anticoagulação com varfarina resultou em uma diminuição do risco de AVC, porém alcançar anticoagulação terapêutica necessária (INR 2,0-3,0) por um mínimo de 3 semanas antes da cardioversão pode ser difícil. Esse período de 3 semanas é arbitrário, com base no tempo presumivelmente necessário para a endotelização ou resolução/fixação de trombo AF preexistente e para se garantir que novos trombos não se formem. Para encurtar esse tempo, a cardioversão guiada por ecotransesofágico (ECOTE) foi introduzida. Como os NOAC agem rapidamente, a cardioversão pode ser agendada para 3 semanas após o início do NOAC, desde que os pacientes apresentem adesão à terapia NOAC. Uma revisão de três estudos (5.203 pacientes) mostrou que o desfecho primário composto (acidente vascular cerebral/embolia sistêmica, infarto do miocárdio, ou morte cardiovascular) foi significativamente reduzido com NOAC em comparação com VKA.[50] Em pacientes com FA há menos de 48 horas ou quando se planeja uma cardioversão precoce, é possível o uso de NOAC entre 2 e 4 horas pré-cardioversão, conforme demonstrado no algoritmo da Figura 2.

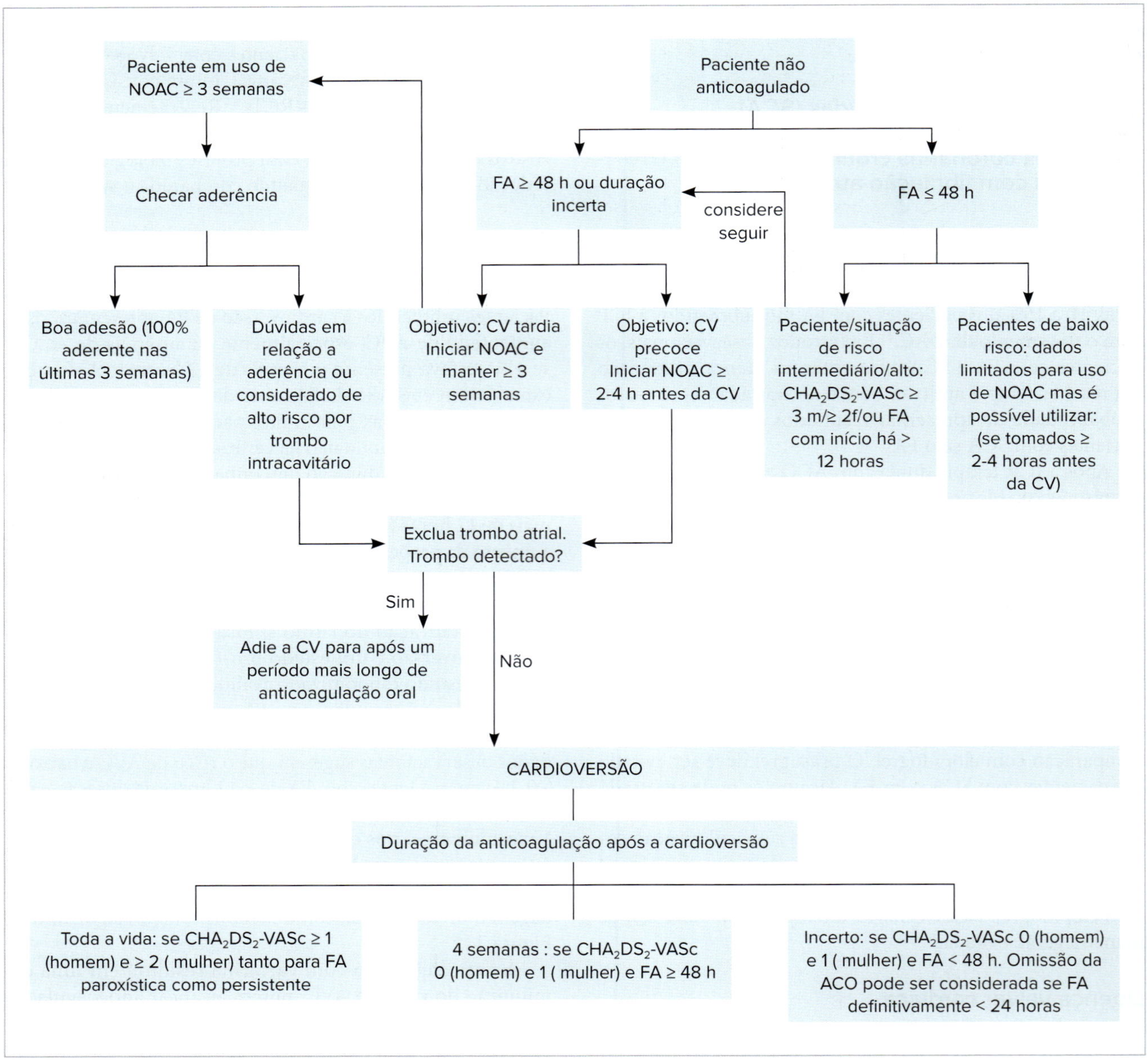

FIGURA 2

Algoritmo para cardioversão em pacientes com fibrilação atrial tratados com anticoagulantes orais não antagonistas da vitamina K (NOAC), dependendo da duração da arritmia e da anticoagulação prévia.

CV: cardioversão; FA: fibrilação atrial.

Fonte: adaptada de: Steffel, et al. 2021.[50]

Para pacientes nos quais um trombo é identificado no ECOTE, deve-se manter anticoagulação por pelo menos 3 semanas antes da reavaliação para cardioversão.[49]

Embora ainda exista alguma variação nas estratégias de manejo da anticoagulação oral no período periprocedimento em pacientes submetidos à ablação de FA, recentemente tem sido adotada uma estratégia de realizar a ablação sob tratamento interrupto de NOAC ou AVK (desde que a INR esteja dentro da faixa terapêutica). Em pacientes não anticoagulados, deve-se considerar iniciar a anticoagulação terapêutica 3 a 4 semanas antes da ablação.

Em uma metanálise de 12 estudos, a anticoagulação ininterrupta com uso de NOAC vs. AVK para ablação por cateter de FA foi associada a baixas taxas de AVC (NOAC, 0,08%; AVK, 0,16%) e taxas semelhantes de eventos embólicos cerebrais silenciosos (8,0% vs. 9,6%).[51] Contudo, as taxas de sangramento maior foram significativamente mais baixas com NOAC usados de maneira ininterrupta (0,9%) em comparação com AVKs (2%). No geral, NOAC periprocedimento ininterruptos foram associados com uma baixa incidência de AVC e uma redução significativa na taxa de sangramento maior em comparação com AVK ininterruptos em pacientes submetidos à ablação por cateter de FA. Em contraste, a ponte de heparina aumenta o risco de sangramento e deve ser evitada. Frequentemente, o termo "ininterrupto" é usado na prática clínica para a descrição dos regimes em que uma ou duas doses de NOAC são omitidas antes da ablação, porém nos estudos comparando NOAC ininterruptos vs. varfarina, a administração de NOAC antes da ablação foi sem omissão de doses.[49] O manejo da anticoagulação com NOAC periprocedimento de ablação está demonstrado na Figura 3.

Intervenções para melhorar a prescrição, adesão e persistência na terapia de anticoagulação oral em pacientes com FA

Apesar da correlação entre FA e risco de AVC, apenas metade dos pacientes com FA e fatores de risco para acidente vascular cerebral é tratada com anticoagulantes.[1] Assim, faz-se necessário o desenvolvimento de intervenções que possam aumentar a proporção de pacientes adequadamente tratados. O estudo IMPACT AF teve como objetivo avaliar o impacto de uma intervenção educacional em comparação com o tratamento usual entre pacientes com fibrilação atrial no uso de anticoagulantes.[52] Pacientes com fibrilação atrial e indicação de terapia de anticoagulação (CHA2DS2 VASc ≥ 2) foram randomizados para uma intervenção educacional multifacetada e multinível (n = 1.187) vs. cuidados habituais (n = 1.094). Foi demonstrado que o desfecho primário, mudança na proporção de pacientes tratados com anticoagulantes orais desde o início até 1 ano, foi de 12% no grupo educacional vs. 3% no grupo controle (p = 0,0002). Os desfechos secundários foram mortes: 5% no grupo educacional vs. 5% no grupo controle (p = 0,88); AVC: 1% no grupo educacional vs. 2% no grupo controle (p = 0,043); e sangramento clinicamente relevante não maior: 3% no grupo educacional vs. 3% no grupo controle (p = 0,43). Uma intervenção personalizada, multifacetada e multinível envolvendo a educação de pacientes com fibrilação atrial e seus provedores, com monitoramento regular e *feedback*, resultou em um aumento significativo na proporção de pacientes tratados com anticoagulação. A redução significativa no AVC ressalta o impacto potencial de intervenções educativas para melhorar o uso de anticoagulantes para a prevenção do AVC em todo o mundo. A adesão aos NOAC é crucial, pois seu efeito anticoagulante diminui dentro de 12 a 24 horas após a última ingestão. Embora haja evidências de taxas de descontinuação significativamente mais baixas com NOAC do que com AVK, a descontinuação

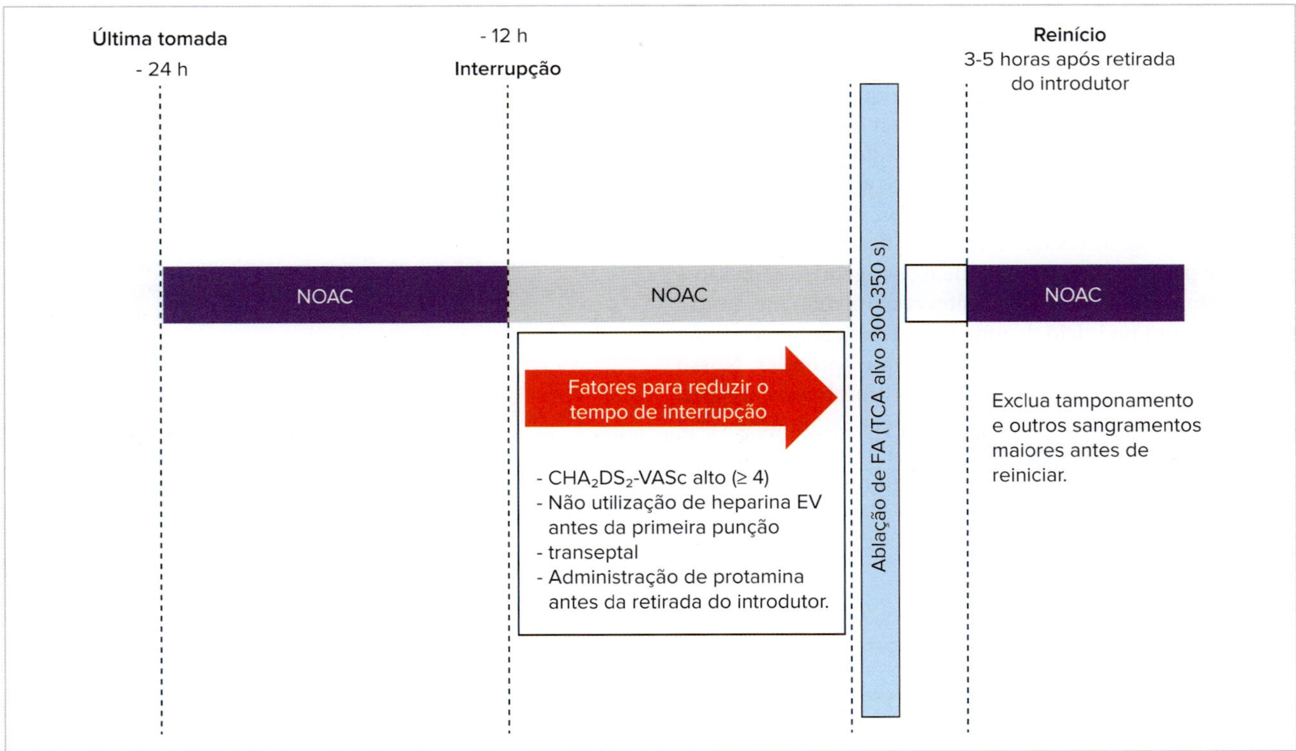

FIGURA 3

Manejo de anticoagulantes orais não antagonistas da vitamina K (NOAC) antes e após a ablação de fibrilação atrial (FA).

FA: fibrilação atrial; TCA: tempo de coagulação ativado.

Fonte: adaptada de: Steffel, et al. 2021.[50]

ainda é uma questão relevante. A descontinuação de NOAC está associada à idade mais jovem, insuficiência renal, alto consumo de álcool, escores de CHA2DS2-VASc mais baixos e custo do tratamento.[53] É importante ter um sistema para verificar a adesão e persistência ao uso de ACO, com foco em uma avaliação das razões para a descontinuação do medicamento e possíveis soluções para elas.

Considerações finais

Estamos em uma nova era da anticoagulação para pacientes com FA. NOAC são pelo menos tão eficazes quanto a varfarina na redução de acidente vascular cerebral e embolia sistêmica em FA, com um risco menor de HIC. O equilíbrio entre a eficácia antitrombótica e o risco de sangramento é essencial na escolha da estratégia antitrombótica nos pacientes com FA. O uso de aspirina em vez de anticoagulante oral em pacientes com FA não é seguro nem eficaz para prevenir acidente vascular cerebral. Em pacientes com FA, a presença de IRC, especialmente em estágios avançados, é um forte preditor de risco de trombose e sangramento. Em pacientes com FA e IRC (não em HD), o uso de anticoagulação oral é benéfico, sendo que os NOAC apresentam melhores resultados que os AVK. Em pacientes dialíticos e FA, ACO são raramente usadas, pois seu benefício ainda não foi estabelecido, porém o aumento do risco de sangramento com AVK e o risco de calcificação vascular já foram demonstrados e aguardamos os resultados dos estudos clínicos em andamento nessa população. Os agentes de reversão estão disponíveis para manejo dos sangramentos ameaçadores da vida em pacientes em uso de NOAC. É importante ressaltar que se um antídoto específico estiver disponível, ele deve ser administrado se o risco de trombose aguda for menor do que o risco de efeito anticoagulante contínuo, sendo o tempo ainda o melhor antídoto para reversão da ação dos NOAC. A previsão de que o uso dos antagonistas da vitamina K ficará obsoleto ainda pode ser prematura, uma vez que esses agentes ainda são a medicação de escolha para pacientes com válvulas mecânicas. Estamos agora no início de uma nova era da anticoagulação para FA, entretanto, temos muito o que aprender. Nosso objetivo é encontrar o "*sweet-spot*" antitrombótico, no qual possamos achar a melhor opção terapêutica, na dose certa para o paciente certo, que nos dê o maior benefício líquido, ou seja, a maior redução nos eventos trombóticos ao menor custo de sangramento.

Referências bibliográficas

1. Hindricks G, Potpara T, Dagres N, et al. 2020 ESC Guidelines for the diagnosis and management of atrial fibrillation developed in collaboration with the European Association for Cardio-Thoracic Surgery (EACTS) The Task Force for the diagnosis and management of atrial fibrillation of the European Society of Cardiology (ESC) Developed with the special contribution of the European Heart Rhythm Association (EHRA) of the ESC. Eur Heart J. 2021;42(5):373-498.
2. Michaud GF, Stevenson WG. Atrial Fibrillation N Engl J Med. 2021;384:353-361.
3. Staerk L, Wang B, Preis SR, et al. Lifetime risk of atrial fibrillation according to optimal, borderline, or elevated levels of risk factors: cohort study based on longitudinal data from the Framingham Heart Study. BMJ. 2018;361:k1453-k1453.
4. Wang EY, Hulme OL, Khurshid S, et al. Initial precipitants and recurrence of atrial fibrillation. Circ Arrhythm Electrophysiol.2020;13(3):e007716-e007716.
5. Lee E, Choi E-K, Han K-D, et al. Mortality and causes of death in patients with atrial fibrillation: a nationwide population-based study. PLoS One. 2018;13(12):e0209687-e0209687.
6. Emdin CA, Wong CX, Hsiao AJ, et al. Atrial fibrillation as risk factor for cardiovascular disease and death in women compared with men: systematic review and meta-analysis of cohort studies. BMJ. 2016;532:h7013-h7013.
7. Benjamin EJ, Wolf PA, D'Agostino RB, Silbershatz H, Kannel WB, Levy D. Impact of atrial fibrillation on the risk of death: the Framingham Heart Study. Circulation. 1998;98:946-952.
8. Blum S, Aeschbacher S, Meyre P, et al. Incidence and predictors of atrial fibrillation progression. J Am Heart Assoc. 2019;8(20):e012554-e012554.
9. Blum S, Meyre P, Aeschbacher S, et al. Incidence and predictors of atrial fibrillation progression: a systematic review and meta-analysis. Heart Rhythm. 2019;16:502-10.
10. Aguilar MI, Hart R. Oral anticoagulants for preventing stroke in patients with non-valvular atrial fibrillation and no previous history of stroke or transient ischemic attacks. Cochrane Database Syst Rev. 2005;3:CD001927-CD001927.
11. Connolly SJ, Ezekowitz MD, Yusuf S, et al. Dabigatran versus warfarin in patients with atrial fibrillation. N Engl J Med. 2009;361:1139-51.
12. Granger CB, Alexander JH, McMurray JJV, et al. Apixaban versus warfarin in patients with atrial fibrillation. N Engl J Med. 2011;365:981-92.
13. Patel MR, Mahaffey KW, Garg J, et al. Rivaroxaban versus warfarin in nonvalvular atrial fibrillation. N Engl J Med. 2011;365:883-91.
14. Giugliano RP, Ruff CT, Braunwald E, et al. Edoxaban versus warfarin in patients with atrial fibrillation. N Engl J Med. 2013;369:2093-104.
15. Carnicelli AP, Hong H, Giugliano RP, Connolly SJ, Eikelboom J, Patel MR, et al.; Combine Af Investigators. Individual patient data from the pivotal randomized controlled trials of non-vitamin K antagonist oral anticoagulants in patients with atrial fibrillation (COMBINE AF): design and rationale. From the COMBINE AF (A Collaboration between Multiple institutions to Better Investigate Non-vitamin K antagonist oral anticoagulant use in Atrial Fibrillation) Investigators. Am Heart J. 2021;233:48-58.
16. Rivera-Caravaca JM, Marin F, Vilchez JA, Galvez J, Esteve-Pastor MA, Vicente V, et al. Refining stroke and bleeding prediction in atrial fibrillation by adding consecutive biomarkers to clinical risk scores. Stroke. 2019;50:1372-1379.
17. Shin SY, Han SJ, Kim JS, Im SI, Shim J, Ahn J, et al. Identification of markers associated with development of stroke in 'clinically low-risk' atrial fibrillation patients. J Am Heart Assoc. 2019;8:e012697.
18. Hijazi Z, Oldgren J, Lindback J, Alexander JH, Connolly SJ, Eikelboom JW, et al.; ARISTOTLE and RE-LY Investigators. The novel biomarker-based ABC (age, biomarkers, clinical history)-bleeding risk score for patients with atrial fibrillation: a derivation and validation study. Lancet. 2016;387:2302.
19. Steinberg BA, Gao H, Shrader P, Pieper K, Thomas L, Camm AJ, et al.; ORBITAF Investigators. International trends in clinical characteristics and oral anticoagulation treatment for patients with atrial fibrillation: results from the GARFIELD-AF, ORBIT-AF I, and ORBIT-AF II registries. Am Heart J. 2017;194:132-40.
20. Steinberg BA, Shrader P, Pieper K, Thomas L, Allen LA, Ansell J, et al.; the Outcomes Registry for Better Informed Treatment of Atrial Fibrillation (ORBIT-AF) II Investigators. Frequency and outcomes of reduced dose non-vitamin K antagonist anticoagulants: results from ORBIT-AF II (The Outcomes Registry for Better Informed Treatment of Atrial Fibrillation II). 2018;7:e007633.
21. Chao TF, Chiang CE, Lin YJ, Chang SL, Lo LW, Hu YF, et al. Evolving changes of the use of oral anticoagulants and outcomes in patients with newly diagnosed
22. atrial fibrillation in Taiwan. Circulation. 2018;138:1485-7.
23. Hart RG, Pearce LA, Aguilar MI. Meta-analysis: antithrombotic therapy to prevent stroke in patients who have nonvalvular atrial fibrillation. Ann Intern Med. 2007;146:857-67.

24. De Caterina R, Husted S, Wallentin L, Andreotti F, Arnesen H, Bachmann F, et al. Vitamin K antagonists in heart disease: current status and perspectives (section III). Position paper of the ESC working group on thrombosis – Task Force on anticoagulants in heart disease. Thromb Haemost. 2013;110:1087-107.
25. Wan Y, Heneghan C, Perera R, Roberts N, Hollowell J, Glasziou P, Bankhead C, XuY. Anticoagulation control and prediction of adverse events in patients with atrial fibrillation: a systematic review. Circ Cardiovasc Qual Outcomes. 2008;1:84-91.
26. Ruff CT, Giugliano RP, Braunwald E, Hoffman EB, Deenadayalu N, Ezekowitz, et al. Comparison of the efficacy and safety of new oral anticoagulants with warfarin in patients with atrial fibrillation: a meta-analysis of randomised trials. Lancet. 2014;383:955-62.
27. Connolly SJ, Eikelboom J, Joyner C, et al. AVERROES Steering Committee Investigators. Apixaban in patients with atrial fibrillation. N Engl J Med. 2011;364:806-17.
28. Ingrasciotta Y, Crisafulli S, Pizzimenti V, Marciano I, Mancuso A, Ando G, et al. Pharmacokinetics of new oral anticoagulants: implications for use in routine care. Expert Opin Drug Metab Toxicol. 2018;14:1057-69.
29. ACTIVE Writing Group of the ACTIVE Investigators Clopidogrel plus aspirin versus oral anticoagulation for atrial fibrillation in the Atrial fibrillation Clopidogrel Trial with Irbesartan for prevention of Vascular Events (ACTIVE W): a randomised controlled trial. Lancet. 2006;367:1903-12.
30. ACTIVE Investigators; Connolly SJ, Pogue J, Hart RG, Hohnloser SH, Pfeffer M, Chrolavicius S, et al. Effect of clopidogrel added to aspirin in patients with atrial fibrillation. N Engl J Med. 2009;360:2066-78.
31. Sjalander S, Sjalander A, Svensson PJ, Friberg L. Atrial fibrillation patients do not benefit from acetylsalicylic acid. Europace. 2014;16:631-8.
32. Holmes DR, Reddy VY, Turi ZG, Doshi SK, Sievert H, Buchbinder M, Mullin CM, Sick P; PROTECT AF Investigators. Percutaneous closure of the left atrial appendage versus warfarin therapy for prevention of stroke in patients with atrial fibrillation: a randomised non-inferiority trial. Lancet. 2009;374:534-42.
33. Pison L, Potpara TS, Chen J, Larsen TB, Bongiorni MG, Blomstrom-Lundqvist C; Scientific Initiative Committee EHRA. Left atrial appendage closure-indications, techniques, and outcomes: results of the European Heart Rhythm Association Survey. Europace. 2015;17:642-6.
34. Price MJ, Gibson DN, Yakubov SJ, Schultz JC, Di Biase L, Natale A, et al. Early safety and efficacy of percutaneous left atrial appendage suture ligation: results from the US transcatheter LAA ligation consortium. J Am Coll Cardiol. 2014;64:565-72.
35. Whitlock RP, et al. Left atrial appendage occlusion during cardiac surgery to prevent stroke. N Engl J Med. 2021.
36. Schulman S, Angeras U, Bergqvist D, Eriksson B, Lassen MR, Fisher W; Subcommittee on Control of Anticoagulation of the Scientific and Standardization Committee of the International Society on Thrombosis and Haemostasis. Definition of major bleeding in clinical investigations of antihemostatic medicinal products in surgical patients. J Thromb Haemost. 2010;8:202-4.
37. Connolly SJ, Milling TJ, Eikelboom JW, Gibson CM, Curnutte JT, Gold A, et al.; ANNEXA-4 Investigators. Andexanet alfa for acute major bleeding associated with factor Xa inhibitors. N Engl J Med. 2016;375:1131-41.
38. Enriquez A, Lip GY, Baranchuk A. Anticoagulation reversal in the era of the non-vitamin K oral anticoagulants. Europace. 2016;18:955-64.
39. Pollack CV Jr, Reilly PA, van Ryn J, Eikelboom JW, Glund S, Bernstein RA, et al. Idarucizumab for dabigatran reversal: full cohort analysis. N Engl J Med. 2017;377:431-41.
40. Ha JT, Neuen BL, Cheng LP, Jun M, Toyama T, Gallagher MP, et al. Benefits and harms of oral anticoagulant therapy in chronic kidney disease: a systematic review and meta-analysis. Ann Intern Med. 2019;171:181-9.
41. Pokorney SD. RENal hemodialysis patients ALlocated apixaban versus warfarin in Atrial Fibrillation (RENAL-AF). Presentation at the American Heart Association Annual Scientific Sessions (AHA 2019), Philadelphia, 2019.
42. Soliman EZ, Lopez F, O'Neal WT, Chen LY, Bengtson L, Zhang ZM, et al. Atrial fibrillation and risk of ST-segment-elevation versus non-ST-segment-elevation myocardial infarction: the Atherosclerosis Risk in Communities (ARIC) study. Circulation. 2015;131:1843-50.
43. Soliman EZ, Safford MM, Muntner P, Khodneva Y, Dawood FZ, Zakai NA, et al. Atrial fibrillation and the risk of myocardial infarction. JAMA Intern Med. 2014;174:107-14.
44. Kralev S, Schneider K, Lang S, Suselbeck T, Borggrefe M. Incidence and severity of coronary artery disease in patients with atrial fibrillation undergoing first-time coronary angiography. PLoS One. 2011;6:e24964.
45. Lopes RD, Heizer G, Aronson R, Vora AN, Massaro T, Mehran R, et al. Antithrombotic therapy after acute coronary syndrome or PCI in atrial fibrillation. N Engl J Med. 2019;380(16):1509-1524.
46. Potpara TS, Mujovic N, Proietti M, Dagres N, Hindricks G, Collet JP, et al. Revisiting the effects of omitting aspirin in combined antithrombotic therapies for atrial fibrillation and acute coronary syndromes or percutaneous coronary interventions: meta-analysis of pooled data from the PIONEER AF-PCI, RE-DUAL PCI, and AUGUSTUS trials. Europace. 2020;22:33-46.
47. Philippart R, Brunet-Bernard A, Clementy N, Bourguignon T, Mirza A, Angoulvant D, et al. Oral anticoagulation, stroke and thromboembolism in patients with atrial fibrillation and valve bioprosthesis. The Loire Valley Atrial Fibrillation Project. Thromb Haemost. 2016;115:1056-63.
48. Siontis KC, Yao X, Gersh BJ, Noseworthy PA. Direct oral anticoagulants in patients with atrial fibrillation and valvular heart disease other than significant mitral stenosis and mechanical valves: a meta-analysis. Circulation. 2017;135:714-6.
49. Guimarães HP, Lopes RD, de Barros ESPG, Liporace IL, Sampaio RO, Tarasoutchi F, et al. Rivaroxaban in patients with atrial fibrillation and a bioprosthetic mitral valve. N Engl J Med. 2020;383(22):2117-26.
50. Steffel J, et al. 2021 European Heart Rhythm Association practical guide on the use of non-vitamin k antagonist oral anticoagulants in patients with atrial fibrillation. Europace. 2021:euab065.
51. Kotecha D, Pollack CV Jr, De Caterina R, Renda G, Kirchhof P. Direct oral anticoagulants halve thromboembolic events after cardioversion of AF compared with warfarin. J Am Coll Cardiol. 2018;72:1984-6.
52. Cardoso R, Knijnik L, Bhonsale A, Miller J, Nasi G, Rivera M, Blumer V, Calkins H. An updated meta-analysis of novel oral anticoagulants versus vitamin K antagonists for uninterrupted anticoagulation in atrial fibrillation catheter ablation. Heart Rhythm. 2018;15:107-15.
53. Vinereanu D, et al. A multifaceted intervention to improve treatment with oral anticoagulants in atrial fibrillation (IMPACT-AF): an international, cluster-randomised trial. Lancet. 2017;390.10104:1737-46.
54. Ruigómez A, Vora P, Balabanova Y, Brobert G, Roberts L, Fatoba S, et al. Discontinuation of non-vitamin K antagonist oral anticoagulants in patients with non-valvular atrial fibrillation: a population-based cohort study using primary care data from The Health Improvement Network in the UK. BMJ Open. 2019;9:e031342.

Capítulo 7

Bradiarritmias

João Pimenta
Jefferson Curimbaba
José Marcos Moreira

PONTOS-CHAVE

- As bradicardias incluem: disfunções sinusais, doença do nódulo sinusal, bloqueio sinoatrial, hipersensibilidade do seio carotídeo, síndrome braditaquicardia e bloqueios atrioventriculares.
- As manifestações mais frequentes são astenia, fraqueza, intolerância ao esforço, dispneia, mal-estar indefinido, tonturas e, mais raramente, pré-síncope ou síncope. Muitos pacientes são assintomáticos.
- O eletrocardiograma de repouso pode ser suficiente para o diagnóstico. Alguns exames complementares como o Holter de 24 horas, dispositivos implantáveis, teste de esforço e estudo eletrofisiológico (EEF) podem auxiliar nas condutas clínicas.
- Deve-se sempre pesquisar e afastar causas reversíveis de bradicardia, especialmente em casos de bloqueio atrioventricular secundários ao uso de medicamentos ou situações clínicas agudas.
- Avaliar a possibilidade de apneia obstrutiva do sono como causa de pausas e orientar para o tratamento correto.
- O tratamento inclui fármacos como a atropina, isoproterenol e dopamina. No entanto, em situações críticas, deve-se avaliar a necessidade de marca-passo provisório (transcutâneo ou transvenoso) para estabilização do quadro, seguido pelo implante do definitivo.
- Aguarda-se a evolução dos procedimentos invasivos para o emprego rotineiro da cardioneuroablação.
- Do mesmo modo, o emprego de aparelhos como relógios, smartphones, sensores torácicos são esperados para seu uso habitual na identificação de distúrbios do ritmo.
- Aguardam-se os resultados das pesquisas sobre o "implante" nódulo sinusal biológico.

Introdução

Até recentemente bradicardia era definida como frequência cardíaca (FC) abaixo de 60 bpm, sendo esta apenas uma abordagem acadêmica, pois é comum observar-se FC muito abaixo desse limite em pessoas completamente normais.[1] As Diretrizes da Sociedade Brasileira de Cardiologia sobre Análise e Emissão de Laudos Eletrocardiográficos estabeleceu que a FC normal situa-se entre 50 e 100 bpm.[2] Em diferentes situações podem ser registradas FC baixas sem ocorrência de sintomas, como no sono, em pessoas fisicamente treinadas, em jovens, sem denotar qualquer anomalia.[3] Do ponto de vista fisiológico, a bradicardia sinusal pode ser definida como a FC que não atende às necessidades fisiológicas do indivíduo para determinada situação de momento.

Neste capítulo, serão abordadas as bradiarritmias decorrentes das disfunções sinusais (DiS) e dos bloqueios atrioventriculares (BAV) (Quadro 1).

QUADRO 1 Bradiarritmias

Disfunções sinusais	Bloqueios atrioventriculares
Doença do nódulo sinusal	BAV do 1º grau
Bloqueio sinoatrial	BAV do 2º grau
Hipersensibilidade do seio carotídeo	tipo I
Síndrome braditaquicardia	tipo II
Incompetência cronotrópica	tipo 2:1
Apneia obstrutiva do sono	tipo avançado
	BAV do 3º grau (total)

Disfunções sinusais

São alterações morfofuncionais manifestadas clínica e eletrocardiograficamente quando a formação e/ou a saída do estímulo do nódulo sinusal (NS) estão comprometidas. A diminuição da FC provocando sintomas foi descrita há mais de um século por Laslett, mas foi Bernard Lown, numa conferência em Londres em 1967, a "Thomas Lewis Lectures" na Sociedade Britânica de Cardiologia, o primeiro a usar o nome de doença do NS (*sick sinus syndrome*).[4,5] Assim, bradicardia sinusal sintomática, pausas e paradas sinusais, doença do NS, incompetência cronotrópica, síndrome braditaquicardia são variantes de DiS e podem ser consideradas definição. Como a FC pode variar intensamente num mesmo indivíduo durante o dia, parece que a melhor definição para bradicardia sinusal seria uma condição que não atende às necessidades fisiológicas do indivíduo para aquela situação de momento, levando-se em consideração, principalmente quando em repouso, e em atividade física ou mental. Não há limites inferiores para essa frequência, não havendo, portanto, um número fixo abaixo do qual se poderia sugerir bradicardia. Podem aparecer em indivíduos aparentemente normais, em algumas situações como hipertensão intracraniana, hipóxia grave, mixedema, hipotermia, hipercalemia, doenças fibrodegenerativas etc., sem, contudo, haver obrigatoriamente presença de cardiopatia estrutural. Pode ocorrer por efeitos vagais como vômitos, acesso de tosse, emoções, excitação do seio carotídeo, micção, deglutição, sob uso de fármacos parassimpaticomiméticos, betabloqueadores, amiodarona, bloqueadores dos canais de cálcio, clonidina, propafenona e intoxicações exógenas.[8]

Doença do nódulo sinusal

Ocorre por alterações morfofuncionais intrínsecas do NS, formado por células musculares diferentes do miocárdio atrial contrátil ordinário, entremeadas por tecido conjuntivo, localizadas na junção da desembocadura da veia cava superior com o átrio direito. Essas células posteriormente identificadas como as que dão origem aos batimentos cardíacos são chamadas de células "P" (células *pacemakers*). Quando funcional ou patologicamente alteradas, podem levar a arritmias sinusais bradicárdicas, provocando sintomas em decorrência da queda do fluxo sanguíneo cerebral e periférico (Figura 1).

Pode manifestar-se como bradiarritmia ou paradas sinusais, com ausência total de atividade atrial, em decorrência da falência na formação do impulso nas células "P", com pausas consideradas patológicas quando a duração excede 3 segundos, embora nem sempre provoquem sintomas ou indiquem, necessidade de tratamento específico. Em pacientes jovens e saudáveis, como nos atletas, mormente nos períodos de maior ação vagal, podem ser encontradas pausas maiores, sem apresentar caráter de patogenicidade. Tem sido encontrada também em portadores de apneia obstrutiva do sono (ver mais adiante). Agudamente, é comum ser uma exteriorização do comprometimento do NS na fase aguda do infarto do miocárdio (IAM) de parede inferior, já que a artéria culpada por esse evento é a coronária direita de onde se origina o ramo que irriga o NS. Desse modo, quando a lesão coronariana se localiza antes do local onde se origina a artéria do NS, este poderá ficar isquêmico e provocar bradiarritmia. No IAM, também pode ocorrer em decorrência do reflexo de von Bezold-Jarish, prontamente controlado com atropina. Doenças crônicas degenerativas e inflamatórias como esclerose idiopática do NS (aterosclerose?), diabetes e cardiopatia chagásica crônica podem provocar DiS. Atualmente algumas formas de DiS vêm sendo creditadas à ação da adenosina, principalmente as que afetam a estrutura do NS.

Bloqueio sinoatrial (BSA)

É causado por alterações no tecido perissinusal, entre as células "P", consideradas normais, e o tecido atrial contrátil (Figura 2). É de ocorrência incomum, talvez porque seja pouco reconhecido, sendo interpretado na maioria das vezes como simples bradiarritmia. Assim, interpreta-se que o NS está com as células "P" despolarizando-se de forma normal, mas a condução do estímulo entre essas células e o tecido atrial ordinário está comprometida. Fora do momento das pausas, a FC é considerada normal, diferente da doença do NS, onde a bradiarritmia costuma ser constante. É classificado como de 1º, 2º e 3º graus, à semelhança dos BAV. O BSA de 1º grau seria um atraso na entrada do impulso sinusal no miocárdio atrial contrátil e não é detectado pelo eletrocardiograma (ECG) de superfície, sendo portanto o seu diagnóstico praticamente impossível pelos métodos da rotina clínica atual, bem como sem manifestação clínica ou eletrocardiográfica. Com estimulação atrial programada por meio de extraestímulos pode inferir-se um atraso na condução SA, mas é apenas uma conclusão indireta e sem aplicabilidade nos dias atuais. Por meio do registro do potencial do NS poder-se-ia identificar um BSA do 1º grau, mas esta técnica diagnóstica nunca foi e não é usada como rotina. O bloqueio SA do 2º grau é subclassificado em dois tipos: a) tipo I (Wenckebach SA), caracterizado por encurtamento gradual e progressivo do ciclo sinusal

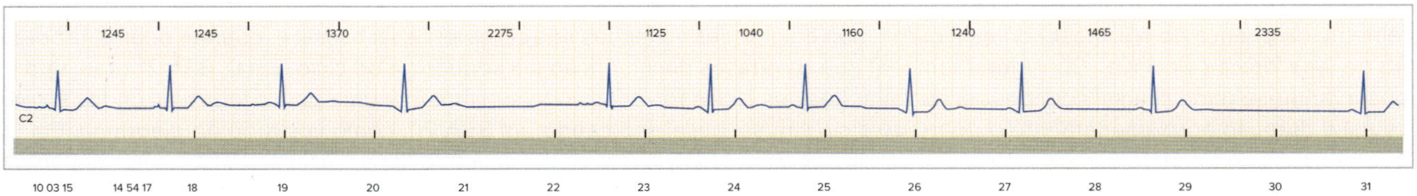

FIGURA 1

Disfunção sinusal por alteração específica das células do NS. Traçado de Holter obtido de uma portadora de bradiarritmia sinusal e acompanhada clinicamente há 15 anos, mas com sintomatologia recente. Observa-se arritmia sinusal bradicárdica, sem repetição de dois ciclos semelhantes, característica de alterações das células "*pacemakers*" do NS.

precedendo uma pausa, e que o intervalo "PP" que inclui a pausa é menor que 2 vezes o intervalo "PP" que a precede, e intervalo "PP" que se segue à pausa é maior que o intervalo "PP" que a precede (Figura 2); b) tipo II, caracterizado por ausência súbita de um batimento sinusal, precedido por ciclos "PP" semelhantes, podendo ter pequenas diferenças decorrentes da própria variação do ritmo sinusal normal. Em contraste à parada sinusal, a duração da pausa no BSA do tipo

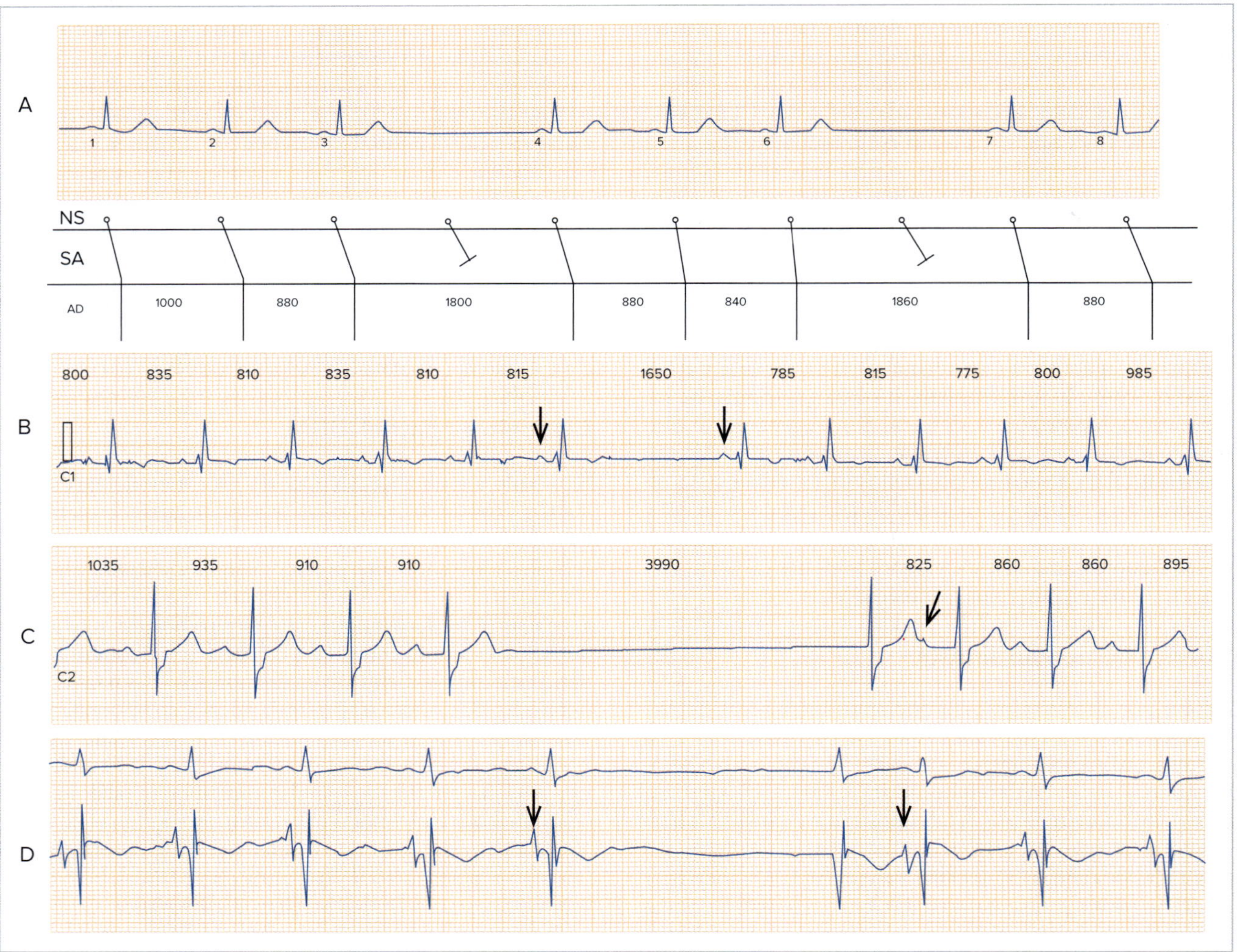

FIGURA 2

Disfunções sinusais – BSA. Em A, derivação D1 mostra BSA do 2° grau, tipo I. Medidas em milissegundos. Traçado exibe arritmia rítmica com dois grupos de três batimentos sinusais seguidos por pausas. Notar que os intervalos PP exibem ciclos progressivamente menores aos quais se segue uma pausa. Esta sequência eletrocardiográfica é característica de BSA do 2° grau, tipo I (Wenckebach na junção entre o NS e o tecido atrial contrátil, AD). O ciclo básico de despolarização do NS pode ser calculado pela divisão do intervalo entre as duas ondas P que iniciam cada ciclo (onda P nº 1 e a de nº 4, ou n º 4 e nº 7) pelo número de ondas P que formam o grupo de ativação atrial entre as pausas acrescido de 1. Esse cálculo fornece o ciclo básico que indica aproximadamente a FC sinusal em condições normais. Observar o nível NS do diagrama que representa a atividade intrínseca do NS. Assim, no primeiro bloco 4:3, ciclo básico = 1.000 + 880 + 1.800 / 3+1 = 920 ms e no 2°, 895 ms. Observar que, diferentemente da doença do NS, mostrado na Figura 1, não há grandes variações nos ciclos sinusais basais e, quando ocorre, faz dentro de uma lógica calculável. Considerar também que os atrasos diminuem com a sequência do ciclo. Em B, BSA 2° grau, tipo II, observando-se ritmo sinusal com pequenas variações nos ciclos PP, ocorrendo subitamente uma pausa (entre as ondas P com setas) e duração aproximadamente o dobro do ciclo sinusal basal, indicando um BSA 2:1, como ilustrado no diagrama. Em C, ocorre o mesmo fenômeno, mas uma pausa maior, equivalente a 5 ciclos sinusais, já que após a 4ª onda P somente reaparece o ritmo sinusal com a onda P indicada pela seta (da esquerda para a direita), 4.840 ms depois, indicando um bloqueio SA prolongado, 6:5. Observar um escape juncional antes da captura ventricular pela P sinusal. Em D observa-se claramente a ausência de ativação atrial, utilizando-se de um eletrocardiograma com dois canais simultâneos – derivação periférica (D1) e outra, esofagiana – e que o tempo entre as ondas P indicadas pelas setas (2.880 ms) é três vezes o ciclo sinusal (960 ms), indicando BSA do 2° grau, tipo II, 3:1. Notar, também, o escape juncional antes da captura ventricular pela P sinusal.

AD: átrio direito; NS: nível do nódulo sinusal; SA: condução sinoatrial.

II apresenta um valor múltiplo do ciclo básico sinusal, podendo ser observadas pausas de 2, 3 ou mais vezes o intervalo "PP" basal (Figura 2). O tipo III seria a dissociação completa entre a liberação dos impulsos pelas células "P" e a ativação atrial, mecanismo não detectável pelo ECG comum. Os BSA geralmente decorrem de alterações degenerativas da região perissinusal, como a esclerose do sistema de condução.

Hipersensibilidade do seio carotídeo

DiS devido alterações extrínsecas do NS, por anomalia no suprimento da inervação autonômica, com predomínio parassimpático sobre o simpático (Figura 3). É frequentemente observada em idosos portadores de hipertensão arterial e/ou coronariopatia, sendo encontrada em 5 a 25% da população assintomática, manifestando-se, porém, como episódios de síncope em 5 a 20% desses pacientes, também chamada de síncope vasovagal, neuromediada ou neurocardiogênica. Explica-se em decorrência de uma reação exagerada do seio carotídeo a estímulos externos como girar a cabeça, apertar o colarinho, ajeitar a gravata, coçar o pescoço etc., sempre estimulando a região do seio carotídeo, provocando um reflexo vagal desproporcionalmente intenso e considerado patológico. Geralmente aparece de forma súbita, com bradicardia (forma cardioinibitória), apenas queda da pressão arterial (forma vasodepressora) ou mista, acompanhada de sintomas de mal-estar, tonturas, pré-síncope e até síncope. Como o nódulo atrioventricular (NAV) também sofre influência do sistema parassimpático podem ocorrer simultaneamente pausas com ondas P sem ativação ventricular, o que comprova o diagnóstico de efeito vagal. Em traçados de 12 derivações não é comum documentar-se esta situação, a não ser sob efeito de estimulação vagal, como massagem do seio carotídeo. Contudo, nas gravações de Holter de 24 horas, durante o sono, é um fenômeno espontâneo relativamente frequente, mormente em jovens, o que denota um evento que raramente necessite de tratamento mais agressivo, pois representa uma imaturidade do sistema nervoso autônomo, que desaparece com o aumento da idade. Estas situações nunca devem ser confundidas com hipersensibilidade do seio carotídeo, pois são reflexos neuromediados espontâneos e comuns em indivíduos considerados sadios. Por outro lado, em pessoas mais idosas, o aparecimento dessas situações, em vigília, quando se documentam pausas sinusais importantes acompanhadas de pré-síncope ou síncope, pode ser uma indicação para terapêutica cirúrgica, como implante de marca-passo (MP). Deve-se, também, a alterações funcionais do sistema nervoso autônomo, podendo estar associada a doenças do pescoço como tumor do corpo carotídeo, da tireoide, da parótida, cicatrizes tissulares e aumento de linfonodos. Além disso, fármacos como betabloqueadores, metildopa e digitálicos podem estar associados a esta entidade. Esses episódios parecem ser decorrentes de liberação de adenosina, com intensa ação sobre os NS e NAV, levando à depressão funcional dessas estruturas (Figura 3).

Síndrome braditaquicardia

Síndrome taquibradicardia, ou simplesmente braditaquicardia, ou ainda braditaqui manifesta-se com períodos de fibrilação ou *flutter* atrial que espontaneamente se revertem ao ritmo sinusal, mas bradicárdico, levando a pré-síncope ou síncope decorrente de queda abrupta da FC. A sintomatologia costuma ser exuberante porque passa de um quadro de fibrilação atrial de alta frequência para ritmo sinusal lento, às vezes instável em decorrência de alterações morfofuncionais do NS, do tecido SA e do miocárdio atrial contrátil. Pode acometer, também, o NAV. A evolução em longo prazo caminha para fibrilação atrial permanente (Figura 4).

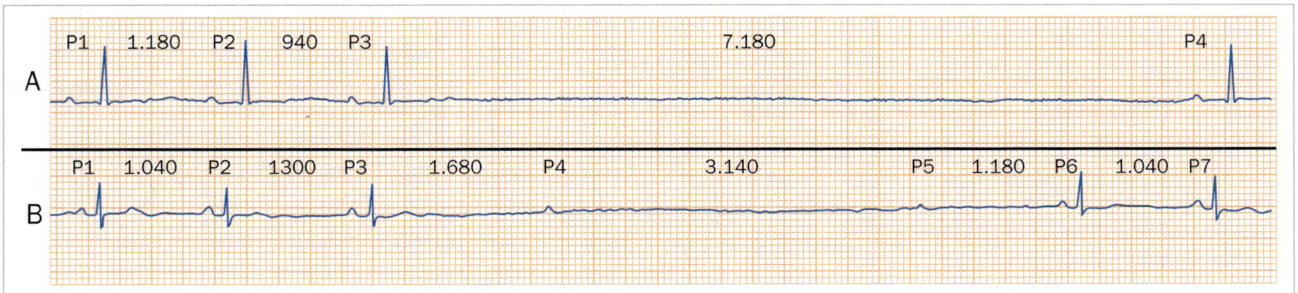

FIGURA 3

Disfunções sinusais – hipersensibilidade do seio carotídeo. Em A, ritmo sinusal com atraso na condução atrioventricular (PR prolongado com 280 ms) e pausa de 7.180 ms após ativação atrial P3 até o restabelecimento do ritmo sinusal, em P4, caracterizando uma ação vagal intensa por massagem do seio carotídeo esquerdo, sem atividade sinusal durante a pausa, indicando hipersensibilidade do seio carotídeo da forma cardioinibitória. Em B, também sob massagem do seio carotídeo, presença de ritmo sinusal com ativações atriais, ondas P1 a P7, e a ocorrência de uma bradicardia sinusal importante depois da onda P3, com maior intervalo entre as ondas P4 e P5, ambas sem conseguir provocar ativação ventricular, havendo recuperação da FC após a onda P5, mas ainda sem captura ventricular, já ocorrendo condução AV na onda P6. A presença de uma bradicardia sinusal súbita associada a ativações atriais sem condução atrioventricular é característica de uma descarga vagal, com inibição do NS e da condução intranodal AV.
AV: atrioventricular; NS: nódulo sinusal.

Incompetência cronotrópica

Às vezes interpretada como DiS, exterioriza-se por intolerância ao esforço, astenia, sonolência e quadros de claudicação cerebral, mas raramente síncope. Fisiopatologicamente deve-se a uma deficiência da transmissão da ativação simpática ao coração, provocando uma bradicardia sinusal e aparecimento de focos de suplência, atriais, juncionais mais raramente ventriculares. Eletrocardiograficamente se manifesta por três formas principais (Figura 5): a) bradicardia sinusal e aparecimento de um foco ectópico de suplência com FC ligeiramente superior à sinusal que passa a dominar o ritmo basal ("substituição"); b) ritmo ectópico com frequência ligeiramente maior que o ritmo sinusal basal, este considera-

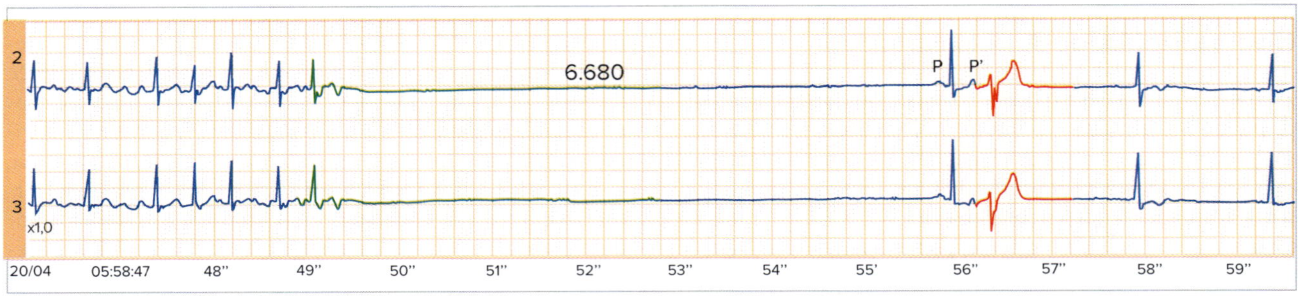

FIGURA 4

Disfunções sinusais – síndrome braditaquicardia. Traçado de Holter com dois canais mostrando episódio de fibrilação atrial com alta frequência que se reverte espontaneamente ao ritmo sinusal (ver onda P), após uma pausa de 6.680 s, uma ativação atrial ectópica P' (mais bem identificada no canal inferior) com condução aberrante para os ventrículos, e mais dois batimentos ventriculares juncionais, ainda sem recuperação da atividade sinusal. Esse quadro eletrocardiográfico é característico da síndrome braditaquicardia.

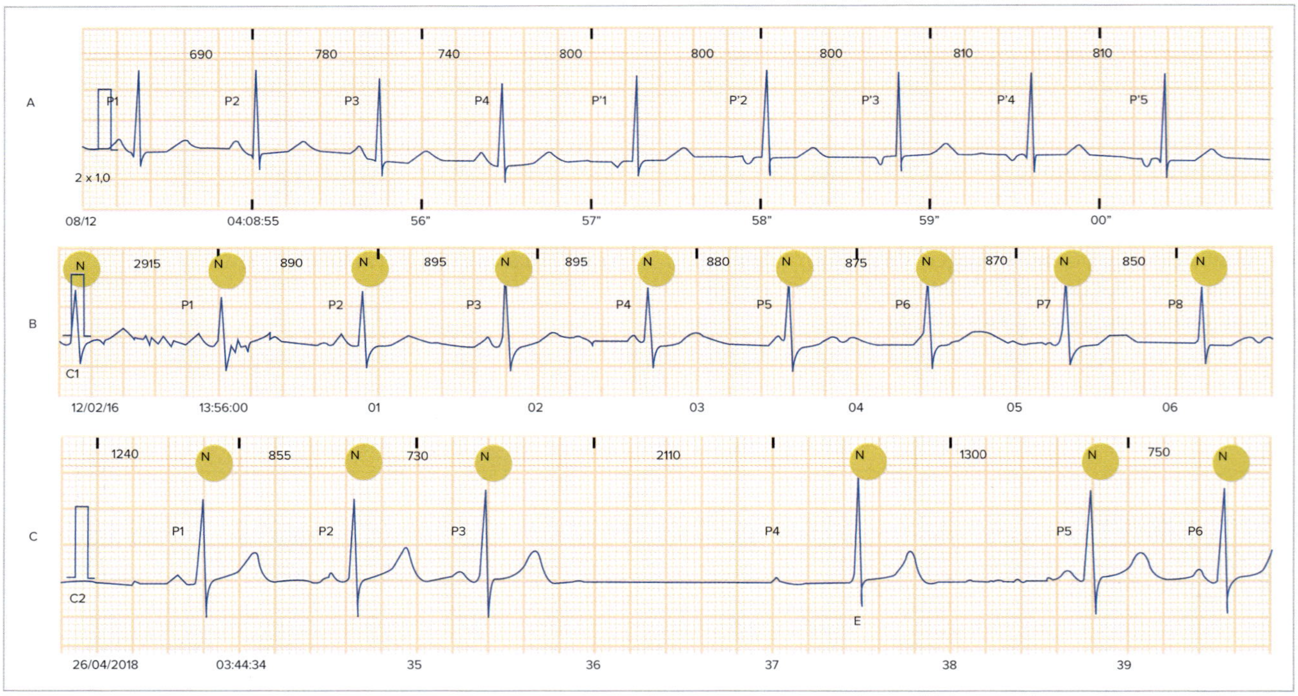

FIGURA 5

Incompetência cronotrópica. Traçados obtidos de gravação de 24 horas. Em A, após a onda P4 sinusal surge discreta lentificação da frequência cardíaca (FC), com pequeno aumento do ciclo sinusal, e aparecimento de ritmo atrial ectópico (P'1 a P'5,) para manter uma frequência adequada, denominada "substituição" do ritmo cardíaco pelo foco atrial ectópico, geralmente originado no átrio esquerdo. Em B, mesmo com a FC sinusal regular, surge um ritmo juncional que "ocupa" a FC, levando a um padrão de dissociação atrioventricular (AV). Isto costuma ser chamado de "usurpação" da FC pelo ritmo juncional. Notar que até a onda P3 havia condução AV e QRS de origem sinusal, embora já com padrões de "fusão". A partir de P4, o ritmo que comanda é de origem juncional. Finalmente, em C ocorre bradicardia sinusal e distúrbio na condução AV, provocando uma pausa durante o sono, e aumento do intervalo PR – ou mesmo onda P4 sem condução AV – e escape juncional (E), evidências típicas de ação vagal.

do normal, passando a ocupar o ritmo cardíaco ("usurpação"); e c) ação vagal importante, com bradicardia sinusal, distúrbios da condução AV e/ou pausas prolongadas. Na maioria das vezes são de ocorrências transitórias e sem caracterizar uma doença, mais dependente do balanço anormal do sistema nervoso autônomo.

Apneia obstrutiva do sono (AOS)

Trata-se de uma alteração da função sinusal traduzida por pausas de duração variável, inconstante, que aparece durante o sono, com predominância no sexo masculino, frequentemente assintomática e ainda sem diagnóstico. Existem várias explicações para a sua manifestação como hipóxia, aumento da pressão intratorácica, desequilíbrio autonômico com aumento do tono simpático e/ou diminuição do parassimpático, e hipertensão arterial e pulmonar. Tais pausas, mais identificáveis nos traçados de longa duração, como o Holter, costumam diminuir ou desaparecer com o tratamento específico da AOS (Figura 6).

Etiologia das disfunções sinusais

As DiS podem ser transitórias e reversíveis, secundárias a doenças cardíacas estruturais ou à ação de substâncias químicas, cardioativas ou não (Quadro 2). Recentemente têm sido descritas alterações dos canais de K+ e If do NS, o que remete à possibilidade de uma terapia específica para estas arritmias.

Manifestações clínicas

Várias formas de DiS frequentemente são assintomáticas e as manifestações mais comuns, quando presentes, traduzem-se em quadros de astenia, fraqueza, intolerância ao esforço, dispneia, mal-estar indefinido, tonturas e, mais raramente, pré-síncope ou síncope, presentes nas síncopes neuromediadas, que acometem pessoas mais jovens. Também são mais presentes em casos agudos por intoxicação exógena, substâncias químicas, farmacológicas ou não, e nos casos de hipersensibilidade do seio carotídeo e síndrome braditaquicardia. Podem ser também consequentes ao IAM de parede inferior, já que o NS é irrigado por um ramo da artéria coronária direita em aproximadamente 80% dos indivíduos. A forma crônica predomina em idosos, em decorrência de esclerose do NS, em portadores de cardiomiopatia chagásica crônica, diabéticos e ação de fármacos que atuam direta ou indiretamente sobre o NS, como os betabloqueadores, os bloqueadores dos canais de cálcio e mais recentemente a ivabradina. Também podem ser observadas em jovens e adolescentes, com alterações idiopáticas do NS, mas que costumam cursar com uma evolução transitória, raramente necessitando de intervenção terapêutica cirúrgica.

QUADRO 2 Etiologia das disfunções sinusais

1. Causas agudas e reversíveis
Aumento do tono vagal (qualquer causa)
Hipercapnia
Apneia obstrutiva do sono
Hipercalemia
Hipotermia
Fase aguda do infarto do miocárdio
Injúria cirúrgica do nódulo sinusal
Miocardites (incluindo reumáticas e diftéricas)
Pericardite aguda
2. Causas crônicas e irreversíveis
Amiloidose
Ataxia de Friedreich
Câncer metastático
Distrofia muscular miotônica e de Duchenne
Doença esclerodegenerativa
Doença familial do nódulo sinusal
Doença isquêmica crônica do coração
Embolia sistêmica
Hemocromatose
Hipersensibilidade do seio carotídeo
Hipotireoidismo
Injúria cirúrgica do nódulo sinusal
Lúpus eritematoso sistêmico
Prolapso valvar mitral
Ações de fármacos Digitálicos * Quinidina * Lidocaína * Atropina * Carbonato de lítio Cimetidina ** Betabloqueadores *** Reserpina *** Guanetidina *** Clonidina *** Organofosforados ***
Podem piorar as DiS preexistentes Betabloqueadores Digitálicos Quinidina * Procainamida Disopiramida Verapamil Metildopa Reserpina

* Em níveis tóxicos. ** Após administração endovenosa; controverso. *** A diminuição da automaticidade é resposta farmacológica esperada.

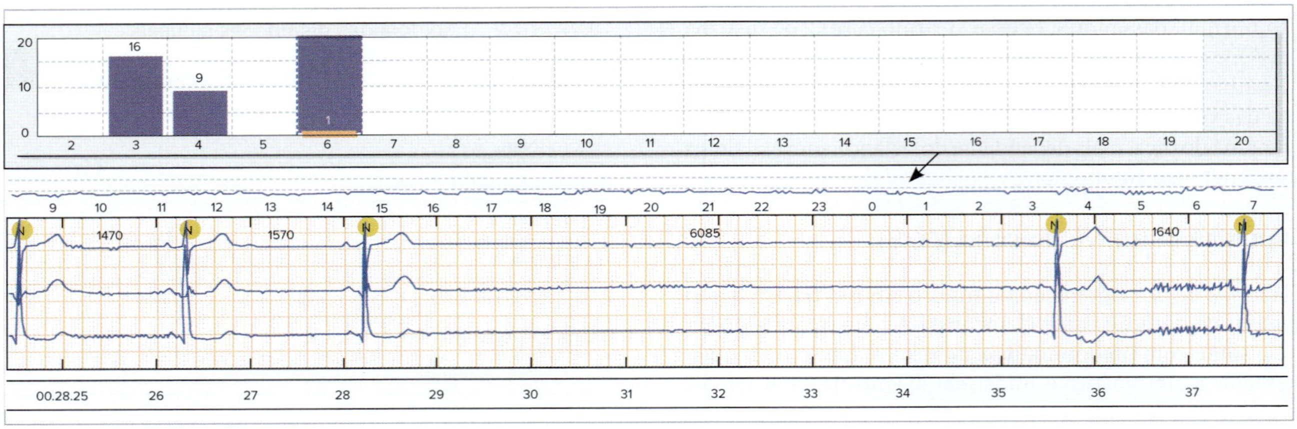

FIGURA 6

Pausas sinusais na apneia obstrutiva do sono. Na parte superior, o número de pausas registradas e fornecidas pelo analisador de Holter em relação à duração, sendo 16 maiores que 3 segundos, 9 maiores que 4, e uma maior que 6 segundos, mostrada no traçado inferior. Notar no gráfico de frequência cardíaca imediatamente acima do traçado, o registro de bradicardia no horário entre 0 e 1h (seta).

Diagnóstico

Pode ser estabelecido pela análise do quadro clínico e eletrocardiográfico. Assim, as diferentes formas de DiS manifestam-se clinicamente em consequência da baixa perfusão sanguínea periférica, principalmente cerebral. O exame físico poderá confirmar as suspeitas, em decorrência de bradicardia e, às vezes, a estados de hipotensão. O ECG de 12 derivações ou gravado pelo sistema Holter definem o diagnóstico, embora o primeiro não tenha boa sensibilidade por ter registro de curta duração, nem sempre captando períodos de bradicardia e/ou pausas. Porém, a gravação pelo Holter de 24 horas aumenta a sensibilidade, estabelecendo o diagnóstico na maioria dos casos, já que incorporam ferramentas de procura, quantificação e análise da duração de pausas. A morfologia da onda P não costuma mostrar variações, exceto quando há distúrbio da condução intra-atrial ou ocorrências de pausas longas com aparecimento de escapes atriais – estes sim poderão ter morfologias diferentes.

Como o registro invasivo da ativação do NS não é mais utilizado, a avaliação de alterações do NS envolve basicamente a aferição indireta do automatismo sinusal e da condução SA (Figura 7). Alguns parâmetros são usados para expressar, indiretamente, a função sinusal: tempo máximo de recuperação sinusal (TMRS) e o tempo corrigido de recuperação sinusal (TCRS). Por meio de um cateter-eletrodo posicionado no átrio direito, o mais próximo possível da região do NS, junto à desembocadura da veia cava superior ou no esôfago ao nível do átrio esquerdo, estimula-se a parede atrial durante 30 a 60 segundos, com frequências progressivamente aumentadas (início 10 batimentos acima da basal e aumento de 10 em 10 batimentos, até atingir 140 ppm). Interrompe-se bruscamente a estimulação, aguardando-se aparecimento espontâneo de um batimento sinusal. Após várias tentativas, escolhe-se o maior tempo obtido e este intervalo é o TMRS, que é considerado normal até 1.500 ms (Figura 7A). Uma correção pode ser feita pela FC média basal, subtraindo-se do TMRS o valor do intervalo P-P (ou A-A médio antes de iniciar a estimulação) e obtendo-se o TCRS com valor considerado normal até 525 ms.[10]

A junção SA pode ser avaliada por meio do tempo de condução SA (TCSA). Dois modos existem para tal aferição: modo direto, por meio do registro do potencial (eletrograma) do próprio NS, avaliando-se o tempo entre o início da despolarização do NS até a ativação atrial, não sendo mais usado na rotina eletrofisiológica; e o modo indireto, com duas variantes:

- Método de Strauss[11] com emprego de extraestímulos atriais durante ritmo sinusal estável, ocorrendo uma ativação atrial, seguida de uma pausa que corresponde à ida do estímulo do local onde o extraestímulo foi liberado na parede atrial até o NS mais o tempo que levou para sair do NS e atingir o tecido atrial contrátil e provocar o primeiro batimento espontâneo após o extraestímulo. Com esse tempo, dividido por dois, por considerar que os tempos de ida e de volta (atriossinusal e sinoatrial) são iguais, obtém-se o valor estimado do TCSA, considerado normal entre 50 a 125 ms (Figura 7-B).
- Método de Narula,[12] de execução mais simples, é calculado a partir da pausa que ocorre após estimulação atrial com oito estímulos com frequência 10 ppm acima da sinusal. A diferença entre esta pausa e o intervalo P-P ou A-A basal médio de origem sinusal antes da aplicação da estimulação atrial leva a um intervalo que pode corresponder ao TCSA total. Valores de 120 a 215 ms são aceitáveis como normais. Este método não tem validade quando se usa frequência de estimulação maior que 10 ppm acima da sinusal devido à inibição do NS – overdrive suppression –, tornando-se impossível em obter o TCSA.

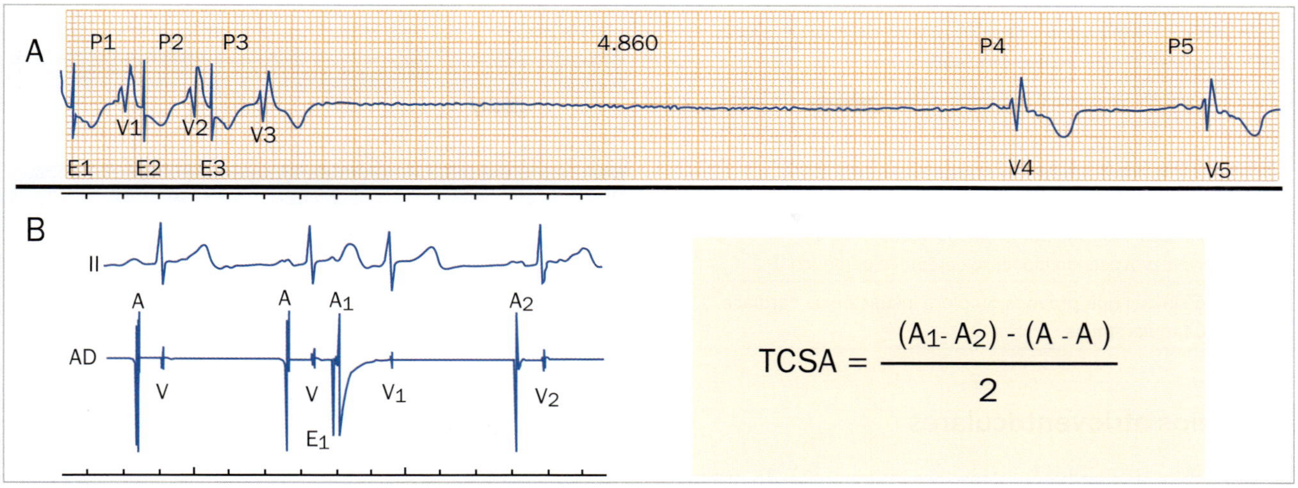

FIGURA 7

Avaliação da condução sinoatrial e da função sinusal. Em A, paciente portador de cardiopatia chagásica crônica e bloqueio do ramo direito, sob estimulação atrial representada por estímulos E1 a E3 na frequência de 140 ppm ao final de 40 segundos, com condução AV 1:1, prolongamento do intervalo PR e pausa após parada da estimulação, com recuperação do ritmo sinusal em P4 e P5. A pausa é o tempo máximo de recuperação sinusal. Para TCRS e TCSA, ver texto. Em B, derivação II simultânea com intra-atrial direita, registrando-se ativação atrial sinusal A. Com a aplicação de um extraestímulo, E1, na parede atrial direita durante ritmo sinusal há despolarização atrial, A1, seguida de uma pausa e restabelecimento do ritmo sinusal, A2. À direita, a fórmula para cálculo estimado do TCSA.

Tratamento

Disfunções agudas

A história clínica e o exame físico são essenciais para a abordagem terapêutica. Deverão ser corrigidos os fatores desencadeantes como uso inadequado de fármacos, anormalidades endocrinometabólicas como hipercalemia e hipotireoidismo, e outras possíveis causas não cardíacas de bradiarritmias. O tratamento pode ser classificado, quanto a sua forma de apresentação, em aguda ou crônica, e pelo tratamento recomendado, sob uma abordagem farmacológica e com uso da estimulação cardíaca definitiva a mais fisiológica possível.

As formas agudas costumam ser de curta duração, podendo reverter de modo espontâneo. Nos quadros de DiS por ação de fármacos, estes deverão ser suspensos, como na intoxicação digitálica, doses excessivas de amiodarona, betabloqueadores e alguns bloqueadores dos canais de cálcio. Intoxicações exógenas com substâncias tipo organofosforados, que são inibidores da acetilcolinesterase, deverão ser tratadas prontamente com antídotos apropriados, como a atropina. Bradiarritmias consequentes ao IAM são secundárias ao reflexo de von Bezold-Jarish e respondem à administração de atropina e volume, com restabelecimento da FC e pressão arterial. Quando se deve à isquemia, como na síndrome de Prinzmetal, o uso de vasodilatadores coronarianos de ação rápida é mandatório. Nos casos de acometimento de parede inferior pode ser secundária a isquemia do NS, e esta situação costuma responder adequadamente à atropina. Caso não haja resposta ao tratamento farmacológico, deverá ser providenciada estimulação cardíaca temporária. A regressão da bradicardia geralmente ocorre após 48 horas, com resolução completa do problema. Há outros casos em que permanecem por mais tempo e nem sempre o diagnóstico é estabelecido, interpretando-se como uma miocardite, mas sem comprovação definitiva. Em não se obtendo resposta adequada, apelar para estimulação temporária, podendo ser apenas atrial, ou para maior segurança por evitar deslocamentos do eletrodo, estimulação ventricular. A forma poderá ser invasiva, com eletrodo intracavitário, ou transtorácica.

Disfunções crônicas

Como não existe uma substância segura para tratamento em longo prazo, como a atropina nos casos agudos, as diretrizes de diversas sociedades sugerem que essas situações devam ser tratadas com o implante de MP definitivo (Quadro 3), podendo haver estimulação isolada do átrio, quando o sistema juncional AV estiver íntegro; isolada do ventrículo direito, menos recomendada em decorrência da possibilidade de provocar fibrilação atrial em longo prazo; e, mais adequado, o emprego de estimulação bicameral, estimulando-se o átrio e o ventrículo de forma sequencial.[3,13-16] Algumas observações isoladas, inclusive pessoais, incluem o cilostazol, por via oral, como um agente capaz de aumentar a FC nessas situações e postergar ou mesmo evitar o implante de MP sem, contudo, haver estudos controlados com número significante de pacientes. Finalmente, terapia genética com "criação" de um novo NS está em fase animadora, esperando-se mais algum tempo para que faça parte de um tratamento seguro e mais fisiológico.[17,18]

QUADRO 3 Indicações para implante de marca-passo definitivo nas bradicardias sinusais

Disfunção sinusal de causa não reversível provocando hipofluxo cerebral
Disfunção sinusal de causa não reversível provocando intolerância ao esforço
Disfunção sinusal induzida por fármacos necessários e insubstituíveis provocando hipofluxo cerebral e periférico
Disfunção sinusal que provoca ou piora insuficiência cardíaca, angina ou taquiarritmias

Bloqueios atrioventriculares

São distúrbios da condução, atraso ou interrupção, do impulso elétrico dos átrios aos ventrículos, quando trafegam pelo sistema juncional AV composto pelo NAV, tronco do feixe de His e seus ramos. Traduzem-se eletrocardiograficamente por alterações no intervalo PR e/ou pela presença de ondas P sem a correspondente ativação ventricular, devido a alterações anatômicas ou fisiológicas do sistema juncional AV, podendo manifestar de forma permanente ou intermitente, aguda ou crônica (Quadro 4).

Estes distúrbios podem ocorrer por alterações fisiológicas ou patológicas. Os BAV fisiológicos são desencadeados por aumento do tônus vagal, observado em situações que aumentam a ação do sistema parassimpático, como condicionamento físico, sono, massagem do seio carotídeo, geralmente produzindo bloqueios de graus menores, como BAV de 1° grau e BAV de 2° grau tipo I. Os BAV patológicos são produzidos por esclerose e fibrose do sistema condução, podendo ser idiopático em cerca de 50% dos casos. Essa lesão pode ser ocasionada por diversos fatores, que geralmente não podem ser distinguidos clinicamente. O processo de envelhecimento pode ser responsável por tal acometimento, com uma prevalência de aproximadamente 2:1 em homem/mulher. Podem também ocorrer por processos isquêmicos em cerca de 40% dos casos. Até 20% dos IAM apresentam algum grau de BAV, como observado no de parede anterior ou mais comumente, parede inferior.

A ação de alguns fármacos depressores da condutibilidade pode constituir fator para desenvolvimento dos BAV, tanto por ação direta como por alterações subjacentes do sistema de condução. Pode ocorrer de forma iatrogênica após ablação por cateter, alcoolização do septo interventricular na cardiomiopatia hipertrófica, fechamento percutâneo de defeitos do septo interventricular, pela ação de alguns fármacos depressores da condutibilidade e em situações de longa duração como degeneração idiopática do sistema de condução AV.[19, 20] Dada a proximidade do aparelho valvar aórtico com o tecido especializado de condução no septo interventricular e via de saída de ventrículo esquerdo, não é infrequente o seu aparecimento no trans ou pós-operatório de cirurgia de troca valvar aórtica, cuja incidência pode variar de 2 a 8%, dependendo do tipo de prótese utilizada e fatores associados como, bloqueio de ramo direito, gravidade de calcificação do anel mitral e do trato de saída do ventrículo esquerdo estreito. Recentemente na técnica de implante percutâneo de válvulaaórtica, essa incidência pode variar de 18 a 30% em 30

QUADRO 4 Etiologia dos bloqueios atrioventriculares

Congênita/genética
BAVT congênito (associado com Lúpus materno)
Genético (ex., mutações no gene SCN5A)
Infecciosa
Doença de Chagas
Febre reumática aguda
Endocardite bacteriana com abscesso perivalvar
Toxoplasmose
Cardite de Lyme
Inflamatória/infiltrativa
Miocardites
Amiloidose
Sarcoidose cardíaca
Doenças reumáticas (ex., esclerose sistêmica, artrite reumatoide etc.)
Isquêmica
Infarto agudo do miocárdio
Angina instável
Cardiopatia isquêmica crônica
Degenerativa
Doença de Lev-Lénègre
Aumento do tono vagal
Síndrome da apneia obstrutiva do sono
Alto condicionamento físico
Neurocardiogênica
Metabólica/endócrina
Distúrbios acidobásicos
Venenos/overdose (ex., mercúrio, monóxido de carbono, cianeto etc.)
Doença tireoidiana
Doença adrenal
Outras doenças
Doenças neuromusculares
Linfoma
Iatrogênica
Medicamentos
Ablação por cateter
Cirurgia de troca valvar
Troca de valva aórtica percutânea
Alcoolização de septo interventricular
Fechamento percutâneo de defeitos do septo intraventricular

dias, dependendo do tipo de prótese utilizada, especialmente naqueles com instabilidade hemodinâmica, e novo BRE persistente. Também, durante cirurgia do aparelho valvar mitral podem surgir BAV devido a lesões no NAV. Nos casos de evolução lenta, as alterações genéticas decorrentes das mutações do gene *SCN5A*, com bloqueios de ramo e evolução para BAVT, são as mais encontradas na prática clínica, com lesões definidas nos ramos direito e esquerdo (doença de Lev-Lénègre) e evolução para BAV mais avançados.[19,20] Cardiomiopatias e miocardites agudas podem ser causas do BAV, em nosso meio não se deve esquecer a cardiomiopatia chagásica.

Os BAV de origem congênita geralmente são decorrentes de alterações do NAV, por hipoplasia ou mesmo aplasia dessa estrutura e/ou alterações no tronco do feixe de His. Por isso, na maioria dos casos manifestam-se com complexos QRS estreitos, com ritmo de suplência originando no tronco do feixe de His, com FC adequada para manter o metabolismo, e responsivos aos estímulos do sistema nervoso autônomo, principalmente durante esforço.

Em relação ao local de comprometimento, o distúrbio de condução AV costuma ocorrer no NAV e no sistema His-Purkinje (SHP), ambos observados no ECG apenas como alterações na condução entre a onda P e o complexo QRS, representadas pelo intervalo PR, com condução 1:1 ou ausência de condução AV. Em qualquer dessas localizações pode haver distúrbio da condução AV, identificando-se bloqueio pré-His, pós-His ou intra-His.

Na maioria das vezes os bloqueios de localização nodal AV costumam ser benignos, com complexos QRS estreitos, de evolução lenta, não raro assintomáticos, principalmente em indivíduos fisicamente condicionados, razão pela qual nem sempre seus portadores devem ser tratados, podendo ser seguidos ambulatorialmente, já que um eventual implante de MP em nada o beneficiará e, em casos de esportistas, poderá até prejudicá-los. Porém, quando se localiza no SHP (lesão do feixe de His), na maioria das vezes se acompanha de sintomas de claudicação cerebral. Daí ser útil o emprego de manobras para identificar o local do defeito da condução no sistema juncional AV.[36]

Independentemente da região onde os bloqueios ocorrem, eletrocardiograficamente são classificados em três graus conforme está no Quadro 5.

QUADRO 5 Indicações para implante de marca-passo definitivo nos pacientes com bloqueio atrioventricular

Portadores de síncope quando se documenta alterações no sistema His-Purkinje (SHP)
2º ou 3º graus, de causa não reversível, com sintomas de hipofluxo cerebral, insuficiência cardíaca ou intolerância aos esforços físicos
2º ou 3º graus, de causa não reversível, assintomático, mas com indicação de fármacos depressores da condutibilidade
2º ou 3º graus, acima de 15 dias após infarto agudo do miocárdio
Bloqueio atrioventricular (BAV) 2º grau, tipo II, de causa não reversível
De alto grau de causa não reversível devido a fibrilação ou *flutter* atrial (baixa resposta ventricular)
2º ou 3º graus congênitos com sintomas de hipofluxo cerebral, intolerância ao esforço, cardiomegalia e/ou ritmo de escape inadequado para a idade
Consequente à ablação da junção atrioventricular

Bloqueio AV do 1º grau

Caracteriza-se pelo aumento do intervalo PR (> 0,20 s). Na verdade, melhor termo seria "condução AV prolongada", pois não há um bloqueio, havendo apenas um atraso na condução do impulso elétrico entre a despolarização atrial e a ventricular (Figura 8). Eletrofisiologicamente pode ocorrer em três níveis: na condução intra-atrial (intervalo PA), dentro do NAV (no intervalo AH) ou ao nível do SHP (no potencial H ou no intervalo HV). Atrasos na condução intra-atrial, registrados como intervalo PA aumentado, têm pouco significado clínico, embora pareça guardar relação com a possibilidade de aparecimento de taquiarritmias atriais (fibrilação e/ou *flutter* atrial). O BAV do 1º grau pode ocorrer com complexos QRS estreitos ou com morfologia de bloqueios de ramo. Na imensa maioria dos casos o BAV de 1º grau que se detecta no ECG de rotina é de localização nodal AV.

A avaliação eletrofisiológica mostra apenas um aumento do intervalo AH (> 120ms) e sob estimulação atrial, com frequência ligeiramente acima da sinusal pode exibir bloqueios de graus mais avançados. Quando ocorrer no SHP, tradução eletrofisiológica de intervalo HV aumentado (> 55 ms) ou apenas aumento no tempo de registro do potencial H (> 25 ms), sugerem maior gravidade. Porém, nem sempre esses aumentos nos intervalos PA, AH, H e HV são observados no ECG convencional como aumento do intervalo PR. Quando o intervalo PR é normal e existem aumentos nos intervalos citados, identifica-se um BAV do 1º grau que não se manifestou no ECG de superfície. Esta manifestação eletrofisiológica pode ser chamada de BAV do 1º grau oculto. Os grandes aumentos do intervalo PR, geralmente maior que 300 ms, revelam atraso da condução no NAV, traduzido por aumento do intervalo AH. Não é infrequente observar grandes aumentos no intervalo PR, às vezes de aparecimento súbito, em portadores de dupla via de condução intranodal AV por registrar períodos de condução apenas pela via lenta, ocorrência mais facilmente observável em análise de Holter que num simples traçado eletrocardiográfico de 12 derivações em decorrência da duração do tempo de gravação. Os distúrbios da condução que ocorrem no SHP prolongam o intervalo HV, ou mesmo a duração de registro do potencial do feixe de His, já que o SHP é composto por fibras de condução rápida, razão de não se manifestar no ECG de rotina (Figura 8).

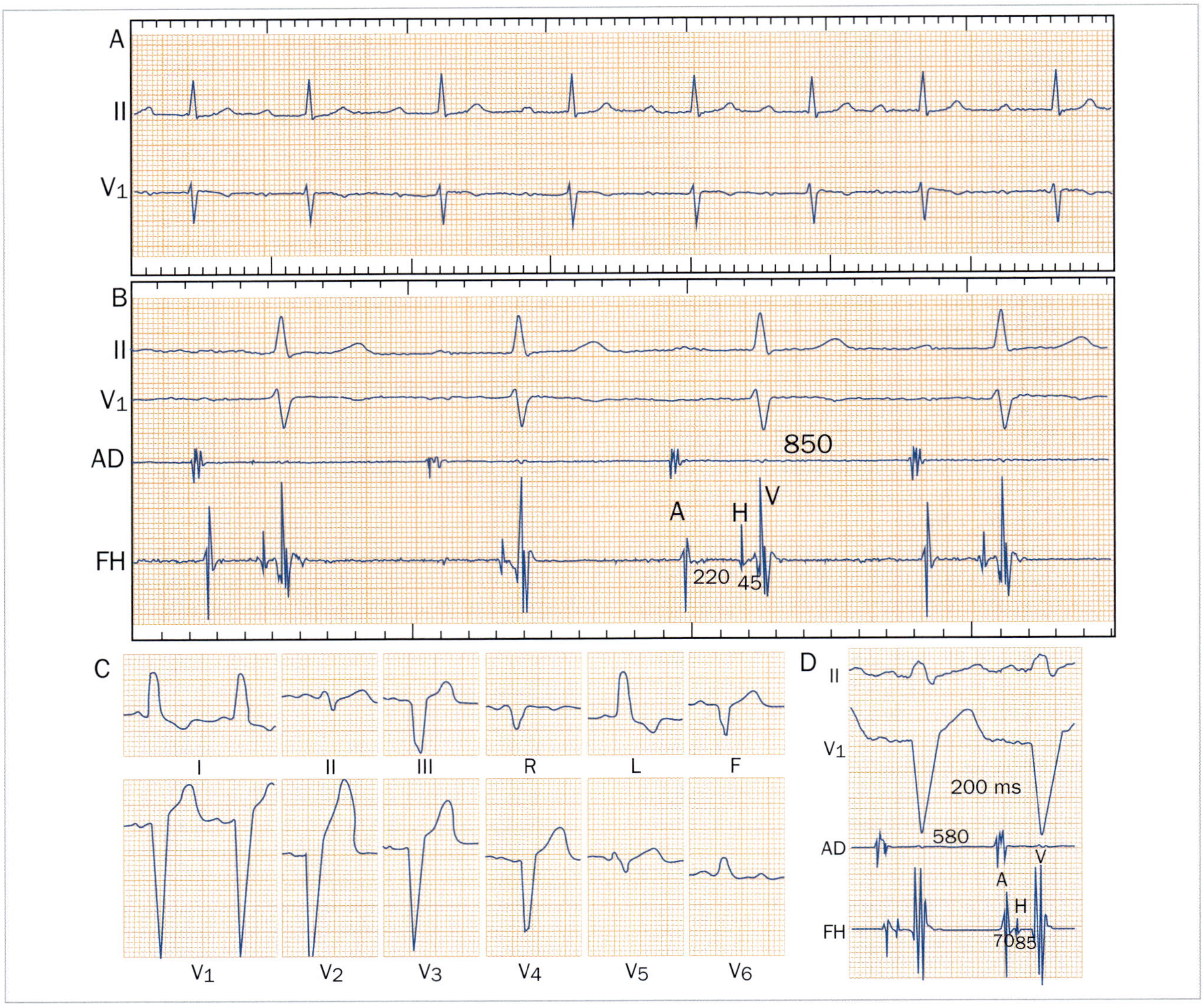

FIGURA 8

Bloqueio atrioventricular (BAV) do 1° grau. Em A, derivações simultâneas II e V1, mostrando um aumento do intervalo PR de 250 ms. Em B, derivações simultâneas II, V1, intracavitária no átrio direito (AD) e na região do feixe de His (FH), durante estudo eletrofisiológico. Intervalos de tempo de 100 ms na escala acima e abaixo do registro eletrocardiográfico. Observar que o atraso na condução mostrado em A ocorre na região do NAV, representada no traçado pelo intervalo AH de 220 ms (aumentado – normal até 120 ms). A duração da ativação ventricular é normal, com complexos QRS estreitos. Em C, traçado de 12 derivações exibindo bloqueio do ramo esquerdo com eixo do AQRS desviado para a esquerda (-40°) e intervalo PR normal (160 ms). Contudo, há um atraso na condução do estímulo entre os átrios e ventrículos, demonstrado em D pelo traçado eletrofisiológico, com intervalo HV de 85 ms (normal até 55 ms). Esse aumento importante não é manifestado no eletrocardiograma de superfície, onde o intervalo PR é normal, ocultando uma grave lesão no sistema juncional de condução AV, podendo ser chamado de BAV do 1° grau oculto. Este tipo de anormalidade com frequência leva a claudicação da condução pelo sistema His-Purkinje (SHP) provocando BAV paroxísticos e episódios de pré-síncope e síncope.

Várias observações têm demonstrado que os acometimentos ao nível de SHP têm maus prognósticos, pois tais lesões tendem a evoluir súbita e inesperadamente para graus avançados de BAV, predispondo ao aparecimento de síncope, devido à assistolias ventriculares que se instalam, pela baixa frequência e instabilidade elétrica dos possíveis focos de escapes idioventriculares, ao contrário dos acometimentos pré-His. Por isso a razão de avaliar criteriosamente os BAV quanto ao tratamento definitivo com MP.

Esta avaliação pode ser feita com alguma precisão à beira do leito com o emprego de ativação do sistema parassimpático e uso endovenoso da atropina. Sabe-se que a massagem ou compressão do seio carotídeo tem influência sobre a excitabilidade e condutibilidade cardíacas, e que o seio carotídeo esquerdo tem maior ação sobre o NAV e o direito sobre o NS. Assim, após avaliar os riscos dessa intervenção, principalmente nos idosos, por agir numa região onde se encontra a artéria carótida, como a possibilidade de provocar isquemia cerebral transitória, o uso de massagem do seio carotídeo poderá propiciar o aparecimento ou piorar os distúrbios da condução ao nível do NAV ou facilitar e desaparecer, temporariamente, os que ocorrem ao nível do SHP, intra-His e no intervalo HV, além de alterações transitórias no NS. Por outro lado, o uso da atropina pode facilitar a condução ao nível do NAV, diminuindo o grau de bloqueio e piorar a condução AV nos casos de defeitos na região do SHP, provocando BAV inesperados a esse nível (Figura 9).[21]

Bloqueio AV do 2° grau

Caracteriza-se pelo encontro de pelo menos uma onda de ativação atrial bloqueada, com ondas P sem as correspondentes ativações ventriculares subdividido em quatro tipos (Quadro 1).

Tipo I

Traduz-se por aumento progressivo do intervalo PR, levando a intervalos R-R gradativamente menores (Wenckebach típico) até o aparecimento de uma onda P bloqueada (Figuras 9C e 10). Porém, nem sempre isso é observado, sendo registrados períodos de Wenckebach atípicos quando o encurtamento do intervalo R-R não é observado. Ocorrem na grande maioria na região do NAV, embora raramente no SHP. Ciclos até 6:5 (seis ondas P para cinco QRS) costumam aparecer em ambas as localizações, mas com ciclos maiores, 7:6 por exemplo, a localização é sempre no nível nodal AV.[21]

A duração da ativação ventricular depende do local do bloqueio. Quando de localização pós-His, os complexos QRS se manifestam sempre com morfologia de bloqueio de ramo, direito ou esquerdo, mas quando a localização é pré- ou intra-His, a morfologia poderá ser normal ou exibir bloqueio de ramo. Os pacientes com QRS estreitos e fenômeno de Wenckebach no NAV merecem apenas observação clínica periódica, pois essas alterações do sistema de condução são consideradas benignas, por vezes encontradas em pessoas hígidas, como nos atletas ou nos vagotônicos. Porém, ocorrendo no SHP, indica maior gravidade, e tratamento com implante de MP definitivo deve ser considerado (Figura 10).

Tipo II

É caracterizado por aparecimento súbito e inesperado de uma onda P sem a correspondente ativação ventricular e sem aumento dos intervalos PR prévios ou posteriores (Figura 11). É típico de bloqueio que se instala em tecidos de condução rápida e, por isso, no sistema juncional, é observado somente no SHP (no tronco do feixe de His ou pós-His). Quando se apresenta com complexos QRS estreitos, é diagnóstico característico de bloqueio de localização intra-His. Porém, quando se manifesta com complexos QRS alargados (morfologia de bloqueios de ramo), pode estar ocorrendo no tronco do feixe de His ou na região infra-His, tecidos que apresentam as mesmas propriedades eletrofisiológicas. Pelo que se conhece, não foi descrito até o momento BAV do 2º grau, do tipo II no NAV. É de evolução mais grave que os bloqueios localizados no NAV, apresentando quadros de claudicação cerebral mais amiúde, não raramente morte súbita. Isso ocorre porque, na eventualidade de instalação de um BAV paroxístico e de alto grau, o ritmo de suplência terá baixa frequência de escape, acompanhando-se de claudicação cerebral e, às vezes, degeneração para taquiarritmias ventriculares malignas.

Tipo 2:1

O diagnóstico é feito pela observação de 50% das ondas de ativação atrial bloqueadas, de forma alternada, sendo difícil de localizar tais lesões no sistema juncional AV apenas pelo ECG convencional (Figura 12). Pode ser observado com complexo QRS estreito ou alargado com morfologia de bloqueio de ramo. A massagem e/ou compressão do seio carotídeo, a realização de *hand-grip* e o uso de atropina EV ajudam a estabelecer o local de bloqueio e, assim, definir o seu prognóstico. Com estas manobras comportariam como as avaliações descritas para o BAV do 1º grau, explicados na Figura 9.

Tipo avançado

Muito frequente de ocorrer no SHP, seu diagnóstico é estabelecido quando mais de 50% das ondas atriais estão bloqueadas e ocasionalmente uma onda de ativação atrial consegue atingir e despolarizar os ventrículos, de forma pura ou com fusão de um batimento de escape (Figuras 9B e 13). Esse batimento é conhecido como captura ventricular, parecendo que o batimento atrial conseguiu "capturar" o ventrículo. Como sua ocorrência é maior no SHP, esta seria a razão de eventualmente estar acompanhado de sintomas de claudicação cerebral. Contudo, é mais comum estar associado a quadros de astenia, limitação física e até mesmo insuficiência cardíaca. Não se deve confundir esta arritmia com ritmo juncional ou idioventricular acelerado ou mesmo, bradicardia sinusal com ritmo juncional de suplência com frequência maior que a do ritmo sinusal, pois nestas situações, a condução pelo sistema juncional AV estaria normal, e a dissociação AV ocorre devido à frequência sinusal ser menor que a do ritmo de suplência, juncional ou ventricular (ver tópico "Incompetência cronotrópica"), situação comum durante a aplicação de radiofrequência para tratamento de dupla via de condução AV, responsável pelas taquicardias por reentrada nodal AV ou durante trombólise na síndrome coronariana aguda (Figura 13).

Bloqueio AV do 3° grau ou BAVT

Não há relação entre o ritmo atrial e o ventricular, com uma dissociação completa entre ambos, de modo que a frequência ventricular sempre é inferior à atrial (Figura 14-A). Nos casos de dissociação AV, onde a frequência ventricular é se-

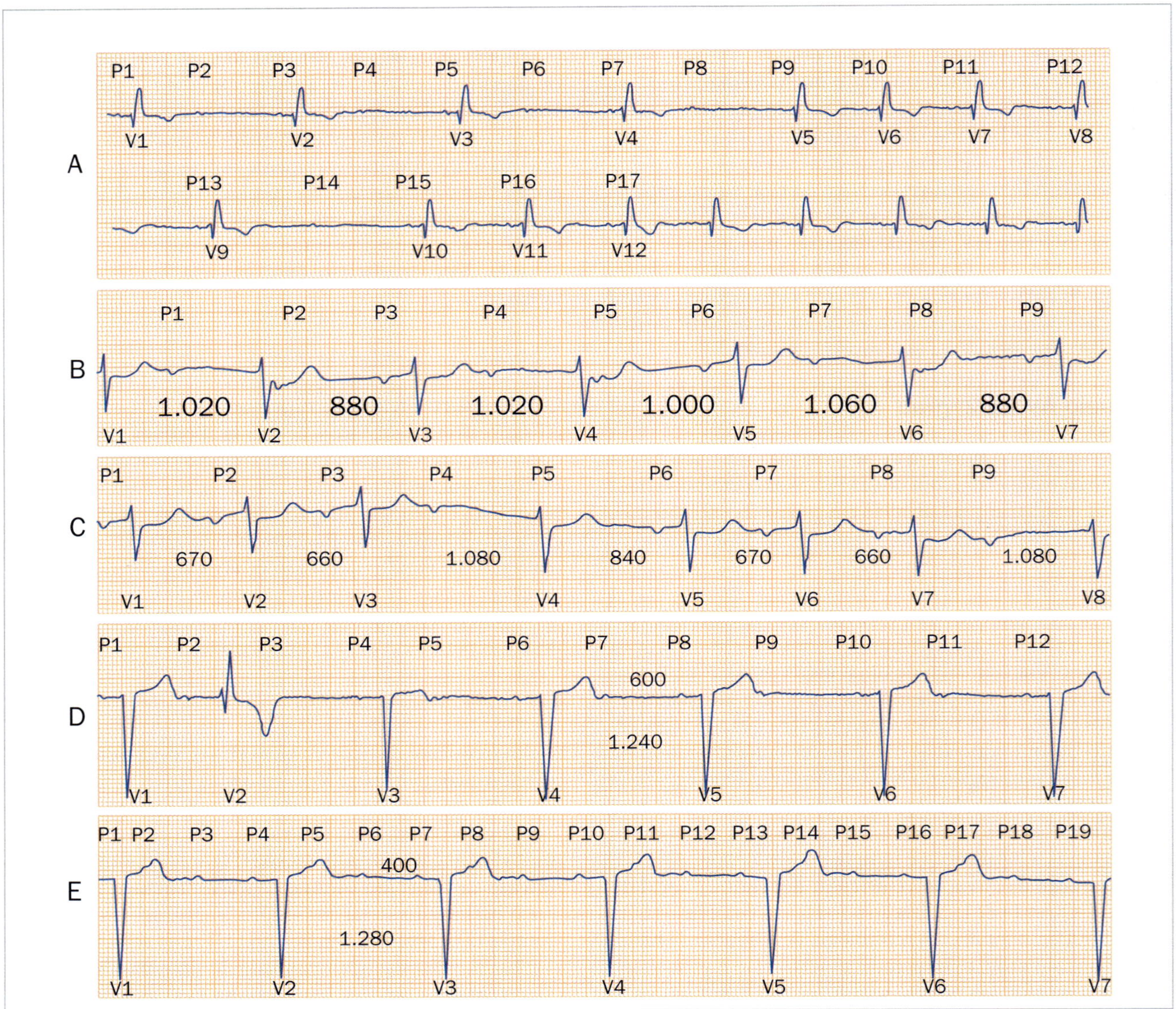

FIGURA 9

Manobras não invasivas para localização do bloqueio no sistema juncional atrioventricular. Traçados eletrocardiográficos nas derivações V1, na velocidade de 25 mm/s. Abreviaturas iguais à Figura 1. Em A, ritmo sinusal, bloqueio do ramo direito, período de bloqueio atrioventricular (BAV) 2:1 da onda P1 à P8. Neste momento o paciente é submetido a massagem do seio carotídeo esquerdo, observando diminuição da FC sinusal indicada pelo aumento do intervalo entre as ondas P, melhora na condução AV com desaparecimento do BAV 2:1 adquirindo condução 1:1 até o batimento P13, novamente uma onda não mostra condução atrioventricular – P14, e a seguir, condução AV 1:1 constante, sempre com o mesmo intervalo PR, sugerindo que o local do BAV é no sistema His-Purkinje (SHP), já que houve melhora da condução pelo sistema juncional AV com estimulação vagal e os intervalos PR do batimentos conduzidos são fixos. Em B, BAV do 2° grau do tipo avançado com escapes juncionais – batimentos V1, V2, V4 e V6 – e capturas ventriculares nos batimentos atriais P3, P6 e P9, caracterizados por serem batimentos ventriculares ligeiramente precoces e terem ondas P precedentes com intervalos PR sugestivos de serem responsáveis por condução AV. Questiona-se se o batimento originado por P6 é escape ou captura porque a sua relação de precocidade com os escapes é mínima. Em C, mesmo paciente que em B, após administração de 0,5 mg de atropina EV, há melhora na condução AV demonstrada pelo aparecimento de BAV do 2° grau do tipo I com apenas duas ondas P bloqueadas – P4 e P9 – e encurtamento progressivo dos intervalos V-V, característico de BAV de localização no NAV (Wenckebach típico). Em D, dois batimentos conduzidos P1 e P2 configurando BAV do 2° grau tipo I – Wenckebach 3:2 – e e a seguir BAV 2:1. Em E, após administração de 1mg de atropina EV ocorre aumento da FC sinusal e piora da condução AV, passando de 2:1 para 3:1. Notar que em D havia 12 ondas atriais P para 7 ventriculares V, enquanto que em E há 19 ondas atriais para 7 ventriculares. Este comportamento do sistema juncional AV sugere que o distúrbio da condução ocorre no SHP.

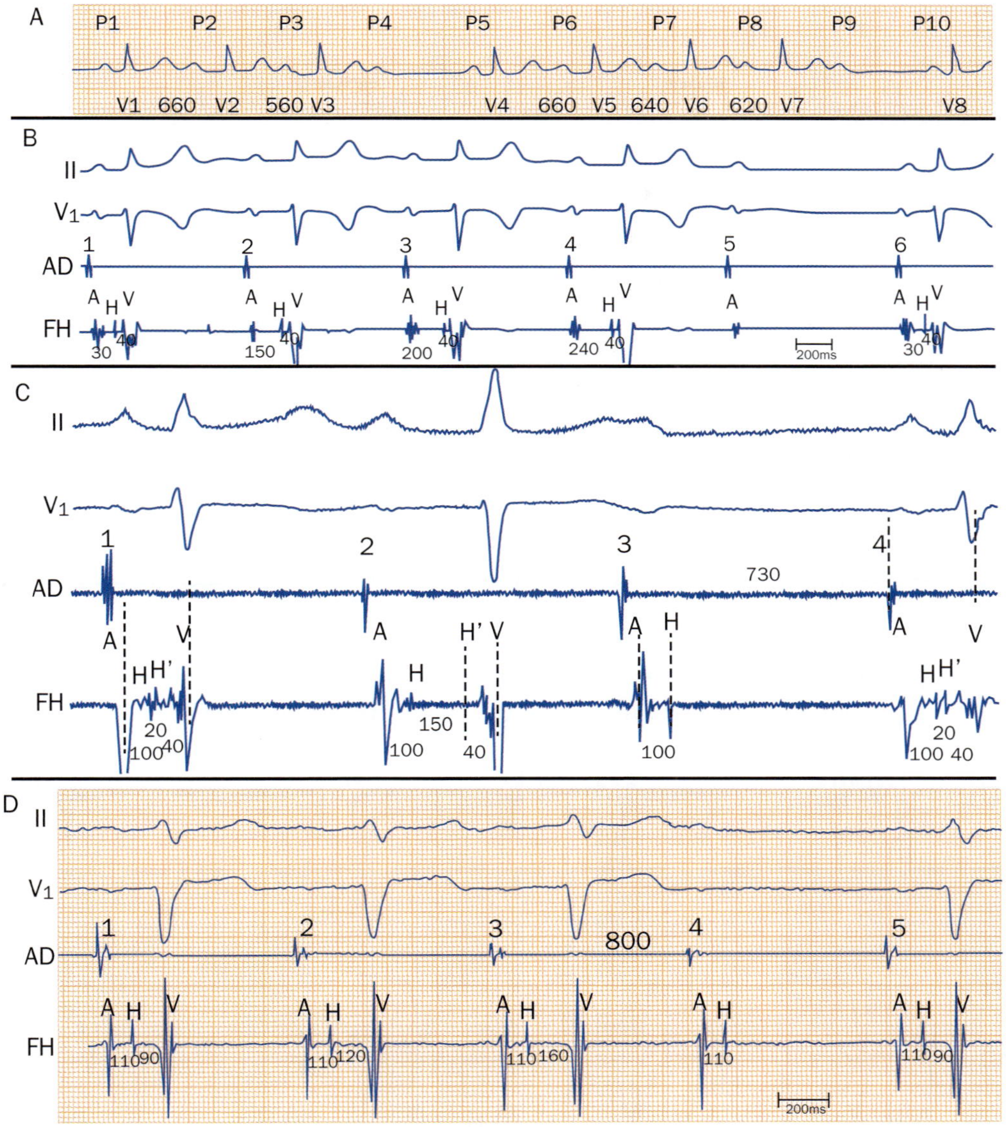

FIGURA 10

Bloqueios atrioventriculares do 2° grau, tipo I. Traçados eletrocardiográficos não contínuos. Mesmas abreviaturas que a Figura 1. Em A, ritmo sinusal com prolongamento progressivo do intervalo PR (ondas P1 a P3), até o aparecimento de uma onda atrial, P4, que não consegue provocar resposta ventricular, caracterizando um bloqueio atrioventricular (BAV) do 2° grau do tipo I (fenômeno de Wenckebach, 4:3 e 5:4 na sequência). Observar encurtamento progressivo do intervalo V-V. Em B, o mesmo paciente com comprovação eletrofisiológica invasiva, mostrando aumento progressivo do intervalo PR devido ao aumento do intervalo AH (intranodal AV) até a presença de uma onda atrial, A, de número 5, sem a ativação do feixe de His e ventricular, identificando um BAV do 2° grau do tipo I, intranodal AV. Notar que a ativação ventricular é normal, com complexos QRS estreitos. Em C, o mesmo fenômeno dos traçados anteriores, mas o atraso progressivo é registrado no tronco do feixe de His. Observar a presença de dois potenciais do feixe de His, identificados por H e H´, com aumento progressivo do intervalo entre os dois potenciais até o aparecimento de uma onda atrial, A3, seguida do potencial H mas sem o respectivo H´ e a correspondente ativação ventricular, demonstrando um BAV do 2° grau, do tipo I, com lesão no tronco do feixe de His (Wenckebach intra-His). Ver também os intervalos AH e H´V mantém-se fixos com 100 e 40 ms, respectivamente. Em D, atividade atrial sinusal normal, indicada por ondas A de 1 a 5 registradas na derivação AD, ativação ventricular com morfologia de bloqueio do ramo esquerdo, notando-se condução AV com aumento progressivo, embora discreto, do intervalo PR, à custa do aumento da duração do intervalo HV – atraso no sistema His-Purkinje (SHP) – até o surgimento de uma onda atrial, A4 seguida da ativação do feixe de His, H, mas sem o consequente complexo ventricular, fazendo o diagnóstico de BAV do 2° grau, do tipo I de localização pós-His. Notar que a condução através do NAV – intervalo AH – continua fixo, sem qualquer atraso em todos os batimentos.

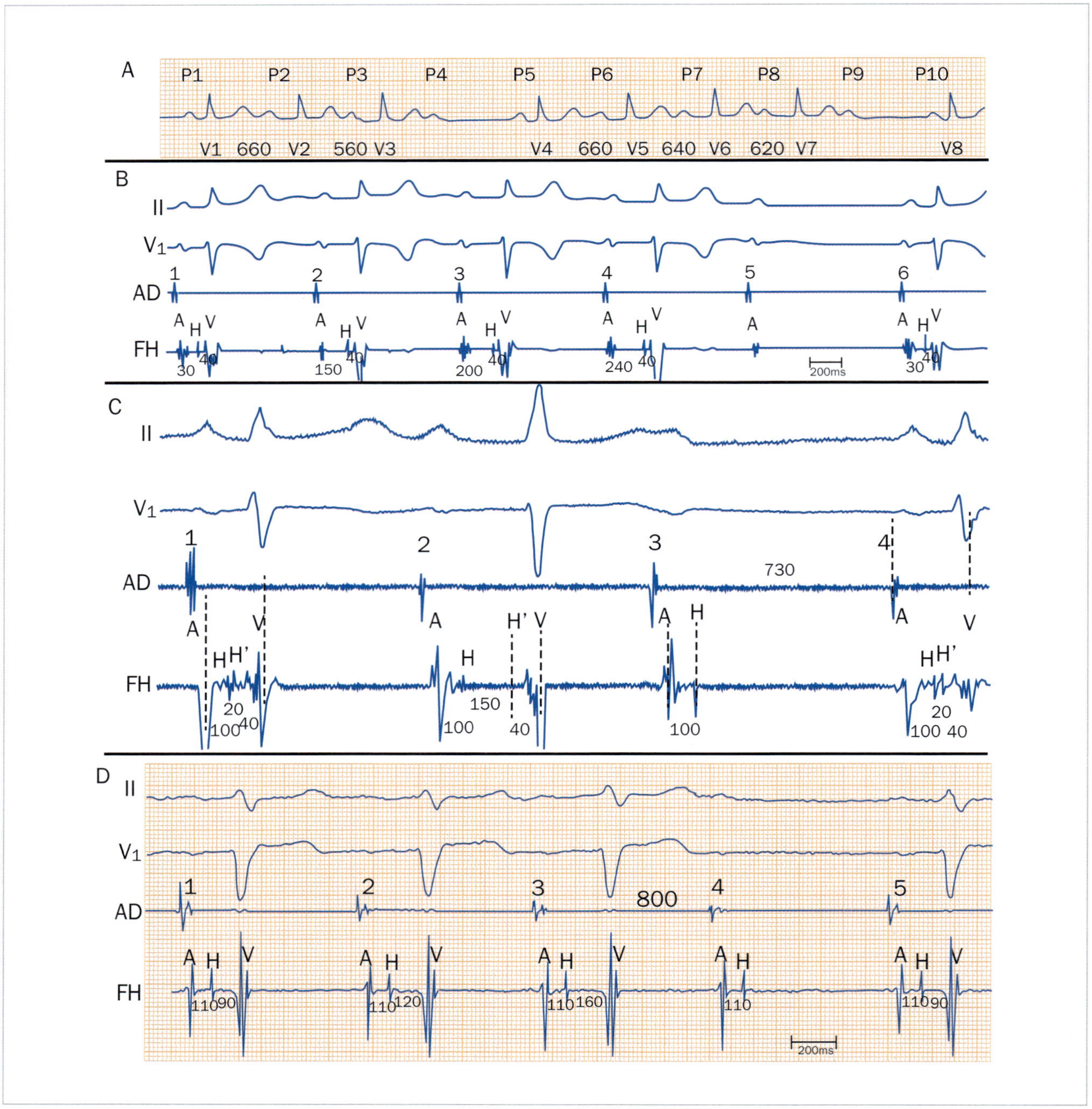

FIGURA 11

Bloqueios atrioventriculares (BAV) do 2º grau, tipo II. Mesmas abreviaturas que as da Figura 1. Em A, notar que até P3 cada ativação atrial corresponde a uma ativação ventricular V com intervalo PR fixo e normal; após a onda P4 não aparece a correspondente despolarização ventricular, seguindo-se P5 com o respectivo complexo QRS com o mesmo intervalo PR dos batimentos precedentes. Esta sequência é característica do BAV do 2º grau tipo II, com complexos QRS estreitos e normais, sugerindo fortemente lesão no tronco do feixe de His. Em B, mesma paciente de A, traçado obtido durante EEF podendo observar que nos batimentos induzidos pelas ondas A, 1, 2 e 3 há resposta ventricular constante com intervalo PR normal e fixo, mas com duas deflexões que representam os potenciais do feixe de His proximal (H) e distal (H´), intervalo HH´ também fixo, melhor observado no destaque à direita da figura. Já na ativação atrial de nº 4 existe a ativação atrial e do feixe de His proximal (H) sem o respectivo H´ e sem despolarização ventricular, denotando um BAV do 2º grau tipo II, de localização intra-His. Em C, fenômeno semelhante mas o bloqueio é localizado após a ativação do feixe de His, com potencial H único e intervalos AH e HV fixos, identificando bloqueio na região infra-His, distalmente ao ponto onde se registra o potencial H.

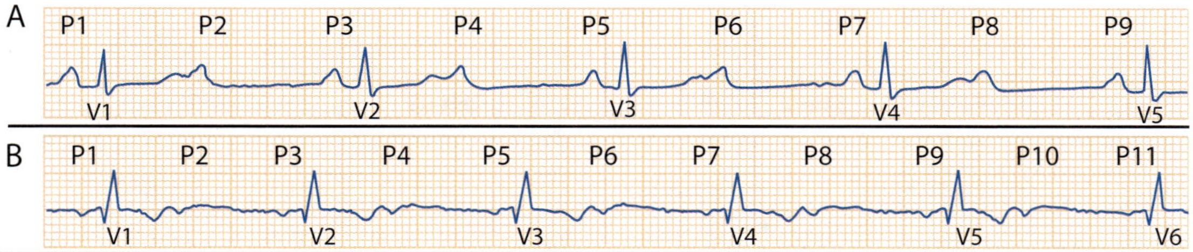

FIGURA 12

Bloqueios atrioventriculares (BAV) do 2° grau, tipo 2:1. Mesmas abreviaturas que a figura 1. Em A, P1 a P9 Indicam ondas de ativação atrial e V1 a V5, ventriculares. Notar que a cada duas ondas P existe apenas um batimento ventricular, diagnóstico de BAV do 2° grau do tipo 2:1 com complexos QRS estreitos. Em B, derivação V1 mostrando o mesmo padrão de arritmia mas com imagem de bloqueio do ramo direito. Para identificar o local do bloqueio e avaliar melhor o prognóstico, ver texto.

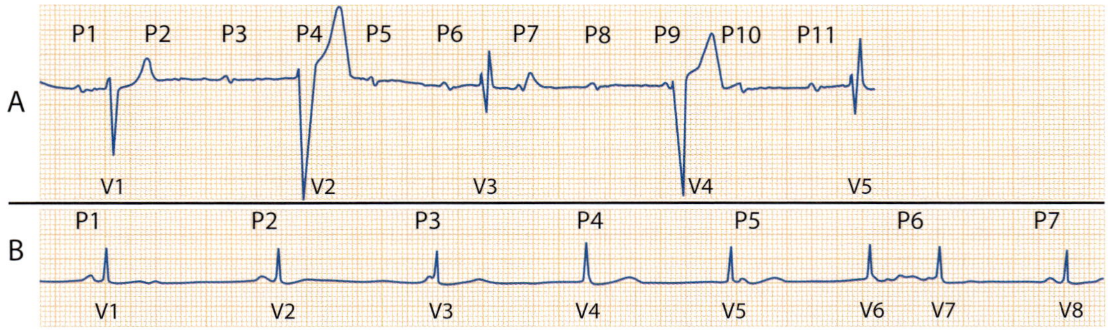

FIGURA 13

Bloqueio atrioventricular (BAV) do 2° grau tipo avançado. Abreviações iguais às figuras anteriores. Em A, observa-se ritmo sinusal dissociado dos batimentos ventriculares, mas estes não se apresentam de forma rítmica. Assim, os batimentos ventriculares V3 e V5 são mais precoces, precedidos de uma ativação atrial e intervalos PR com características da existência de condução AV, à semelhança do batimento V1, cuja precocidade não pode ser avaliada. Outros batimentos ventriculares V2 e V4 são escapes idioventriculares de suplência com aberrância de condução intraventricular, com intervalos de escapes fixos. Desse modo, entende-se que, dos 11 batimentos atriais apenas 3 são conduzidos para os ventrículos, P1, P6 e P11, caracterizando um BAV do 2° grau, do tipo avançado. Notar, também, que a morfologia dos complexos QRS dos batimentos V1, V3 e V5 são diferentes das demais, com aparências de supraventriculares, caracterizando as "capturas", com morfologia de bloqueio do ramo direito nos batimentos induzidos por P6 e P11 e QRS normal no produzido por P1. Em B, ritmo sinusal com condução AV normal nos nos batimentos P1 e P2 com resposta ventricular 1:1 com os batimentos V1 e V2 e aparecimento de um batimento V3, precoce, sendo registrado sobre a onda P3, o mesmo ocorrendo com os batimentos V4, V5 e V6, surgindo o batimento V7 que é captura ventricular do batimento atrial P6, seguindo-se P7 com batimento sinusal e condução AV normal. Neste traçado existe uma dissociação AV mas não por defeito da condução AV, e sim, por interferência de um ritmo juncional mais acelerado que a frequência sinusal, de usurpação ou interferência, e não de suplência – como no traçado A – provavelmente por bradicardia sinusal. Uma análise mais detalhada poderá questionar se o batimento V2 já poderia fazer parte do ritmo acelerado, pois o intervalo PR aparenta ser mais curto e o ritmo de suplência já se iniciaria em P2-V2.

melhante ou superior à atrial, o termo BAVT é incorreto, pois a condução AV nesses casos pode estar íntegra, apenas não conseguindo conduzir para os ventrículos porque o ritmo ventricular é maior que o atrial, provocando uma dissociação completa (Figura 13B – ver também tópico "Incompetência cronotrópica"). Pode ser de manifestação aguda ou crônica, contínua ou intermitente, de localização supra, intra ou infra-His, e, ainda, com complexos QRS alargados ou estreitos. Deve recordar-se de que o BAVT de localização pré-His é de prognóstico favorável, pois o foco de escape origina-se na junção AV inferior, sendo assim geralmente dotado de boa frequência de escape (em torno de 45 a 65 bpm), eletricamente estável e responsivo a estímulos adrenérgicos. Ao contrário, o BAVT localizado no SHP deve ser considerado de pior prognóstico, pois o foco de escape idioventricular é de baixa frequência, eletricamente instável, predispondo a assistolias por vezes prolongadas, acompanhadas de síndrome de Stokes-Adams, cujo foco de suplência é pouco responsivo aos

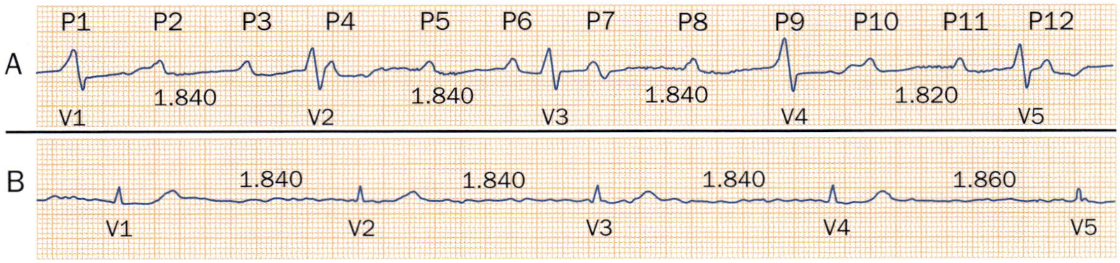

FIGURA 14

Bloqueio atrioventricular (BAV) do 3° grau. Traçados eletrocardiográficos de diferentes pacientes. Mesmas abreviações das figuras anteriores. Em A, dissociação total entre a ativação atrial e a ventricular, indicando BAV do 3° grau ou BAVT, sempre observando que a frequência da ativação ventricular é menor que a atrial. Em B, ausência de ativação atrial definida, típica de fibrilação atrial e com ritmo ventricular bradicárdico característico de BAVT. Notar que os ciclos ventriculares nos dois casos são praticamente iguais, com pequena variação dependente de interferência do sistema nervoso autônomo.

estímulos simpáticos. O BAVT também deve ser considerado na presença de fibrilação atrial (Figura 14B). Nesse caso, o diagnóstico eletrocardiográfico pode ser feito pela presença de bradicardia e constatação de que os batimentos ventriculares se tornam rítmicos. Porém, quando não se consegue estabelecer uma ritmicidade matemática, usa-se, então, a denominação de BAV de alto grau – não BAV avançado, para não confundir com BAV do 2° grau – porque não se pode firmar o diagnóstico de um BAV completo, ou seja, de que nenhuma manifestação atrial possa interferir na frequência ventricular, como pode notar quando o BAVT se estabelece na presença de evidente ritmo atrial.

Bloqueios AV paroxísticos

Estes tipos diferentes, súbitos, de claudicações da condução AV costumam acontecer no SHP, frequentemente acompanhados de sintomas de baixo fluxo sanguíneo cerebral e ainda sem um esclarecimento definitivo de seu mecanismo. Podem ocorrer de forma espontânea ou desencadeados por um único batimento ectópico, espontâneo ou artificialmente produzido (Figura 15).

Manifestações clínicas

Os sintomas dos pacientes portadores de BAV são variáveis, não raro assintomáticos. Podem ser observados sintomas de cansaço, astenia, palpitações, e de baixo fluxo sanguíneo cerebral como tontura, pré-síncope e síncope, dependendo da frequência cardíaca, da função ventricular, posição e atividade do paciente naquele momento. Na maioria das vezes, os bloqueios de localização intranodal AV costumam ter evolução benigna, com complexos QRS estreitos, de evolução lenta; menos frequentemente apresentam síncopes. Assim, podem ter apenas acompanhamento ambulatorial, sem necessidade terapêutica específica, exceção se faz quando apresentar FC basal lenta e relações de bloqueios curtas (2:1 ou 3:2), podendo produzir sintomas de baixo débito com necessidade de intervenção imediata. Porém, quando os bloqueios são de graus mais avançados e se localizam no SHP (intra ou infra-His), na maioria das vezes são acompanhados de sintomas de claudicação cerebral. Nesse caso, pode manifestar-se eletrocardiograficamente com complexos QRS estreitos ou alargados, e quando a localização é infra-His, os complexos QRS são alargados e sempre exibem morfologia de bloqueio de ramo, direito ou esquerdo. Esta forma costuma aparecer súbita e inesperadamente e, por isso, com maior frequência, induz a sintomas de isquemia cerebral aguda. Daí a necessidade de sua caracterização pelo ECG ou estudo eletrofisiológico, pois o tratamento com implante de MP definitivo é mandatório.

A presença de complexos QRS alargados com morfologia de bloqueio de ramo, sobretudo de ramo esquerdo em mulheres, deve sempre ser analisada com cautela pelo fato de na maioria das vezes sugerir comprometimento do SHP e prognóstico adverso. A manifestação de síncope em mulheres a partir da 3ª década da vida e portadoras de bloqueio do ramo esquerdo com desvio do eixo elétrico do QRS para a esquerda (acima de -30°) é quase certa ser devido à lesão do SHP, claudicação da condução AV ao nível do intervalo HV e necessidade de implante de MP.

Os bloqueios de origem congênita nem sempre manifestam sintomas, e quando isso ocorre, o faz como limitação física e cansaço aos esforços, podendo chegar a provocar aumento da área cardíaca e insuficiência cardíaca, raramente síncope.

Atenção especial deve ser dispensada aos portadores de epilepsia e ECG alterados por bloqueios de ramo e em uso de carbamazepina. Como este anticonvulsivante pode induzir a BAVT, poderá haver confusão com a etiologia da "síncope", não raramente devido a BAV e não à própria doença neurológica (epilepsia).

Diagnóstico

Os exames que auxiliam o diagnóstico dos BAV são o ECG, Holter de 24 horas e EEF. O ECG deve ser de 12 derivações e de preferência realizado com derivações longas para melhor

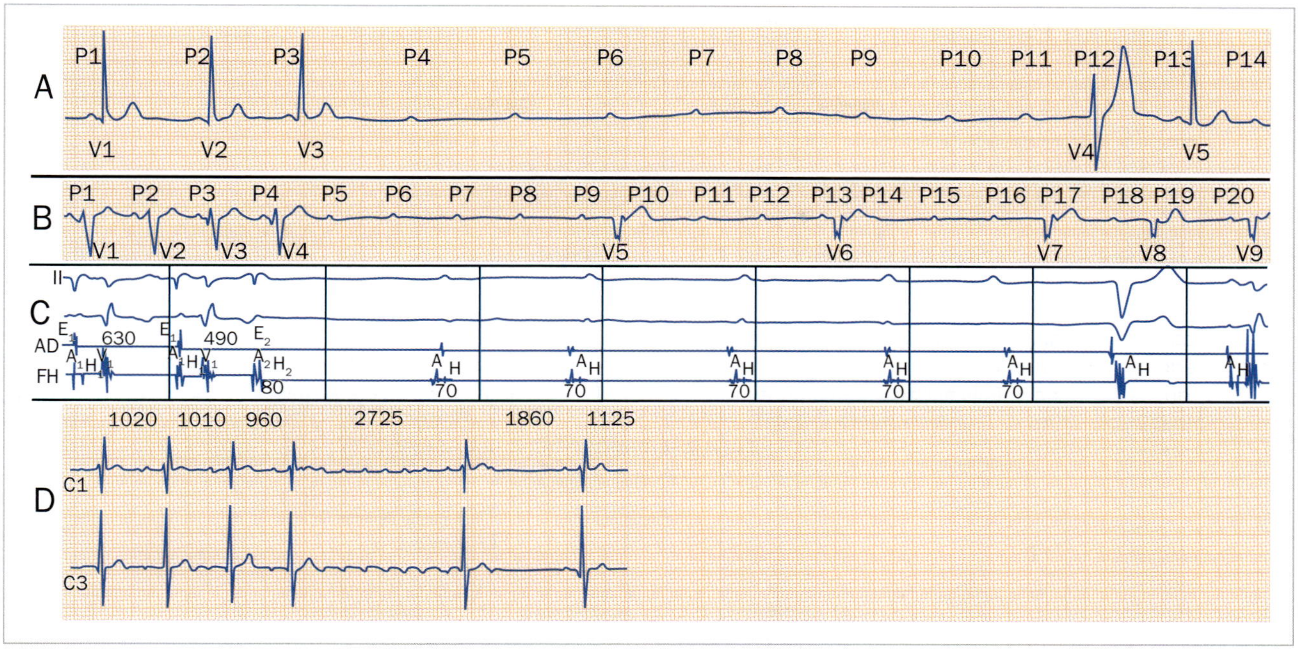

FIGURA 15

Bloqueio atrioventricular (BAVT) paroxísticos. Em A, gravação de Holter de um canal, com condução AV normal e complexos QRS estreitos nos batimentos P1 a P3, e BAVT súbito e assistolia de 8,5s após P4, com um escape provavelmente ventricular, V4, seguido de um batimento sinusal, P13, com condução AV normal. O paciente de 82 anos, admitido por síncope, nada revelou no diário do exame. Notar que não há bradicardia sinusal precedendo o momento do bloqueio paroxístico, com intervalos PR fixos e QRS normais, elementos característicos de BAV intra-His, afastando a possibilidade de efeito vagal, como hipersensibilidade do seio carotídeo. Em B, traçado recuperado da memória do monitor na Unidade Coronariana, sem a percepção dos plantonistas, apenas após disparo do alarme, obtido de um paciente de 58 anos na fase aguda de infarto agudo do miocárdio de parede anterior com aparecimento de bloqueio do ramo direito, inexistente em eletrocardiogramas anteriores. Nota-se período de BAVT com ritmo de suplência idioventricular lento com aumento progressivo. Em C, durante EEF de uma paciente com bloqueio do ramo direito, bloqueio do fascículo anterossuperiordo ramo esquerdo e episódios de síncope, com período de assistolia de 6.240ms após liberação de um extraestímulo (E2) no átrio direito. Considerar, também, que os intervalos AH são normais, típico de BAV ocorrendo no SHP e que em todos os batimentos atriais sem ativação ventricular existem ativações do feixe de His, indicando assistolia por lesão infra-His. Em D, durante curto período de *flutter* atrial há desencadeamento de BAV somente na vigência da arritmia atrial. Observ.: não se deve deixar de ratificar as liberações súbitas de adenosina durante descarga vagal, cujo mecanismo já é conhecido, e que provavelmente não ocorreram nestes casos por provocarem manifestações eletrocardiográficas diferentes das observadas na Figura 3.

analisar os eventos ocorridos. A utilização de ECG sensibilizado com massagem do seio carotídeo, *hand-grip* e infusão de fármacos (p. ex., a atropina) pode ajudar no diagnóstico do local do bloqueio no sistema juncional AV. Outra forma de diagnóstico é pela monitorização ambulatorial pelo sistema Holter, de 24h ou o intermitente (*looper*), externo ou implantável, útil tanto na observação de grau e frequências dos episódios dos bloqueios, bem como na sua correlação com sintomas.

Recentemente tanto os exames de imagem como ecocardiograma transtorácico e transesofágico, tomografia computadorizada ou ressonância magnética têm sido utilizados na definição da causa (insuficiência coronária, miocardiopatia infiltrativa, endocardite ou doença cardíaca congênita, etc) e orientação na conduta do paciente bradicárdico em investigação. Isso de forma simultânea ou até mesmo antes da monitorização ambulatorial do ECG (Holter), reservando-se o estudo eletrofisiológico para os casos de bradicardia intermitente, onde não se fez o diagnóstico pelo Holter (Figura 17).

O EEF é um método mais completo para avaliar o nível e a severidade do bloqueio, por meio do registro dos potenciais intracavitários e pela análise dos intervalos AH, H, HV, bem como a observação do local do bloqueio no momento em que ele ocorre. Pode também ser realizada estimulação atrial e infusão de fármacos que auxiliam o diagnóstico. Porém, pelo fato de ser um exame invasivo e não disponível em todos os locais e em todos os momentos, pode ser substituído na maioria das vezes pelo registro do ECG com manobras provocativas, apresentando boa acurácia.

Tratamento

O tratamento dos BAV vai depender do grau de bloqueio, da sintomatologia e do local do comprometimento (Quadro 5).

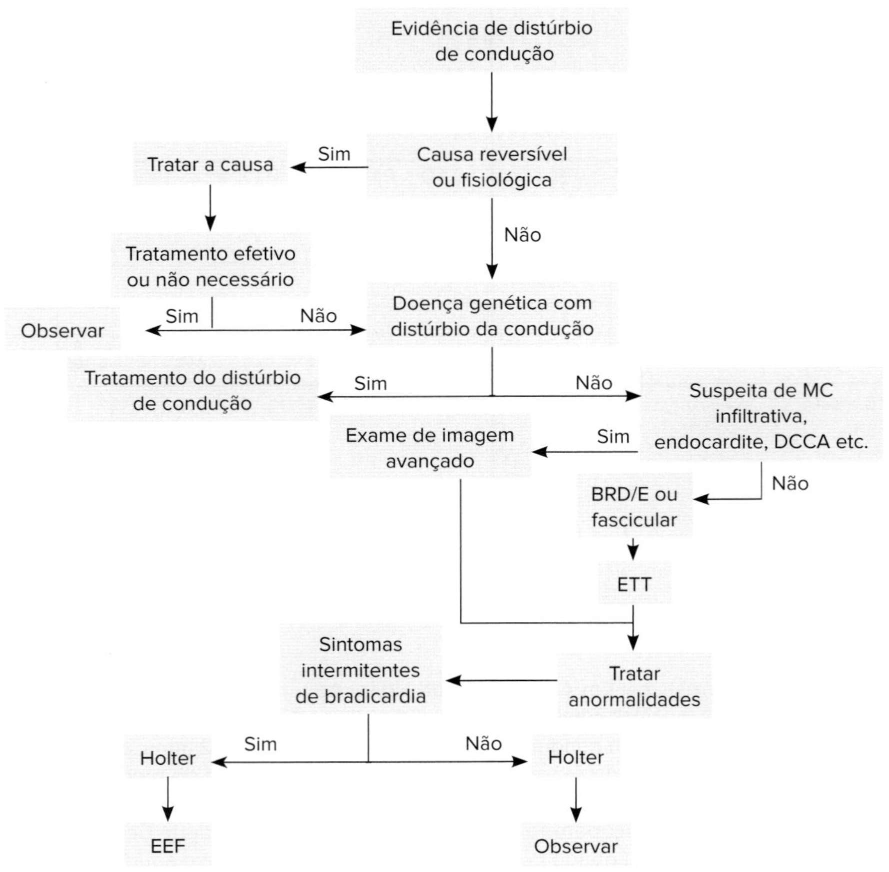

FIGURA 16

Fluxograma de diagnóstico e conduta nos distúrbios de condução. MC= miocardiopatia; DCCA: doença cardíaca congênita do adulto; BRE: bloqueio de ramo esquerdo; BRD: bloqueio de ramo direito; ETT: ecocardiograma transtorácico; EEF: estudo eletrofisiológico. Exame avançado de imagem se refere a ecocardiograma transesofágico, tomografia ou ressonância magnética. Fonte: modificada de Kusumoto et a., 2019.[3]

O arsenal de fármacos disponíveis é pobre e pouco eficaz, sendo utilizado mais nas unidades de emergência, enquanto se avalia a necessidade de MP provisório (transcutâneo ou transvenoso). Os que podem ser utilizados são atropina, isoproterenol, dopamina e teofilina. Apesar de ser recomendado nas diversas diretrizes, no paciente instável, deve-se evitar o uso da atropina quando se tem suspeita de comprometimento do SHP, pois o aumento de frequência atrial pode piorar a condução do estímulo por essa região do sistema de condução, produzindo grandes pausas ventriculares com sintomatologia exuberante, com necessidade de uso imediato de MP provisório e risco de vida ao paciente, o mesmo cuidado deve se ter com os outros medicamentos citados. A melhor conduta quando o paciente encontra-se instável é utilizar o MP transcutâneo ou transvenoso de forma imediata (Figura 18)[22].

Os BAV de 2º e 3º graus ocasionados por isquemia aguda geralmente são reversíveis com atropina ou mesmo espontaneamente (no IAM inferior); os pacientes instáveis devem receber estimulação cardíaca artificial provisória até o restabelecimento da condução (até 15 dias); nos casos em que permanecer com BAV, devem ser submetidos ao implante de MP definitivo. Na ocorrência dos BAV de 2º e 3º graus por medicamentos, estes devem ser suspensos e esperar a recuperação da condução, reavaliar a necessidade de permanência da terapia ou diminuição de dose e, se for imprescindível ou não houver reversão do bloqueio, deverá ser considerado o uso de MP definitivo.

Os BAV de 1º grau geralmente não necessitam de tratamento específico pela boa evolução; é preciso somente ter cautela com fármacos que deprimem o NAV. Nos casos em que o comprometimento é no SHP, há necessidade de implante de MP definitivo. Um caso raro de necessidade de implante de MP em paciente com BAV de 1° grau ocorre onde grandes atrasos na condução AV com longos intervalos PR produzem per-

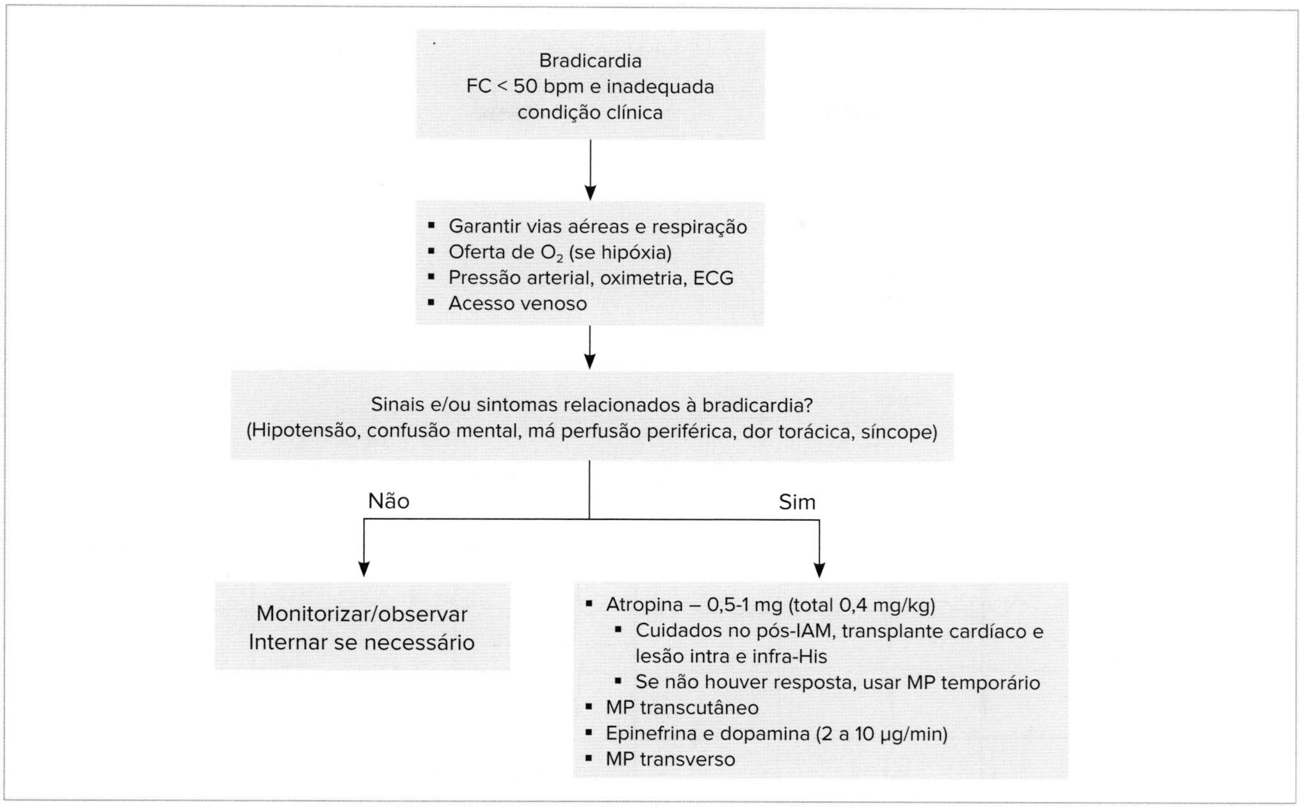

FIGURA 17

Fluxograma de tratamento de bradicardia em sala de emergência. Fonte: adaptado de Neumar et al., 2010.[22]

da da sincronia AV, semelhante ao que ocorre na síndrome do MP. Em tais situações os pacientes apresentam sintomas decorrentes da contração atrial contra a valva mitral fechada.

Os BAV de 2º grau tipo I em geral também não necessitam de tratamento, exceto se sintomáticos ou se o bloqueio ocorrer no SHP, onde há necessidade de MP definitivo. No BAV de 2º grau do tipo II, como les]ao ocorre no SHP, o implante de MP definitivo é mandatório. Os BAV de 2º grau 2:1 e avançado, quando definitivos, independente do local da lesão, pela frequência ventricular baixa, necessitam de implante de MP definitivo. Já nos BAV de 3º grau, geralmente há necessidade de implante definitivo – ressalva se faz aos BAV congênitos com boa resposta ventricular, que permitem o acompanhamento ambulatorial e o adiamento do implante do MP definitivo até o momento oportuno, quando surgirem sintomas, aumento da área cardíaca ou disfunção ventricular esquerda. Sempre que possível o MP deverá estimular o átrio e o ventrículo, sendo assim, gerador de dupla câmara. Contudo, é evidente, que em pacientes com FA e BAV o MP deverá estimular apenas o ventrículo, e ser do modo VVI.

Recentemente uma nova estratégia de tratamento para casos de bradicardia ou bloqueios avançados tem se mostrado promissora. Tal procedimento consiste de aplicação de energia de radiofrequência nos plexos ganglionares localizados próximos ao NS, NAV e outras estruturas, especialmente em pacientes com síncope neuromediada ou neurocardiogênica.[23] As lesões são produzidas no intuito de abolir a resposta vagal eferente de tais gânglios. Tal técnica foi denominada de cardioneuroablação e ainda não está completamente definida, sendo que alguns autores abordam ambos os átrios, enquanto outros afirmam conseguir resultados similares apenas com a abordagem direita ou esquerda.[24,25]

Essa técnica é especialmente indicada em pacientes com síncope neuromediada com resposta predominantemente cardioinibitória, que ocasiona assistolia ou bloqueio AV transitório induzido por reflexo vagal importante. Por outro lado, sabe-se que taquicardia sinusal inapropriada, que pode associar-se a quadros de síncope, pode ser uma resposta iatrogênica como resultado de aplicação de RF em estruturas endocárdicas próximas a plexos ganglionares, tanto na abordagem de taquicardia por reentrada nodal, fibrilação atrial e até mesmo em vias acessórias esquerdas. Essa resposta se dá por uma provável abolição da resposta vagal, ocasionada pela destruição de terminações parassimpáticas e predomínio da resposta simpática gerada pela ablação nesses plexos[26]. Dessa maneira, tal estratégia poderia ser utilizada para o tratamento desses casos, tendo como objetivo a abordagem dirigida a essas estruturas. Assim, embora se mostre uma técnica promissora, ainda não tem sido contemplada pelas diretrizes nacionais ou internacionais

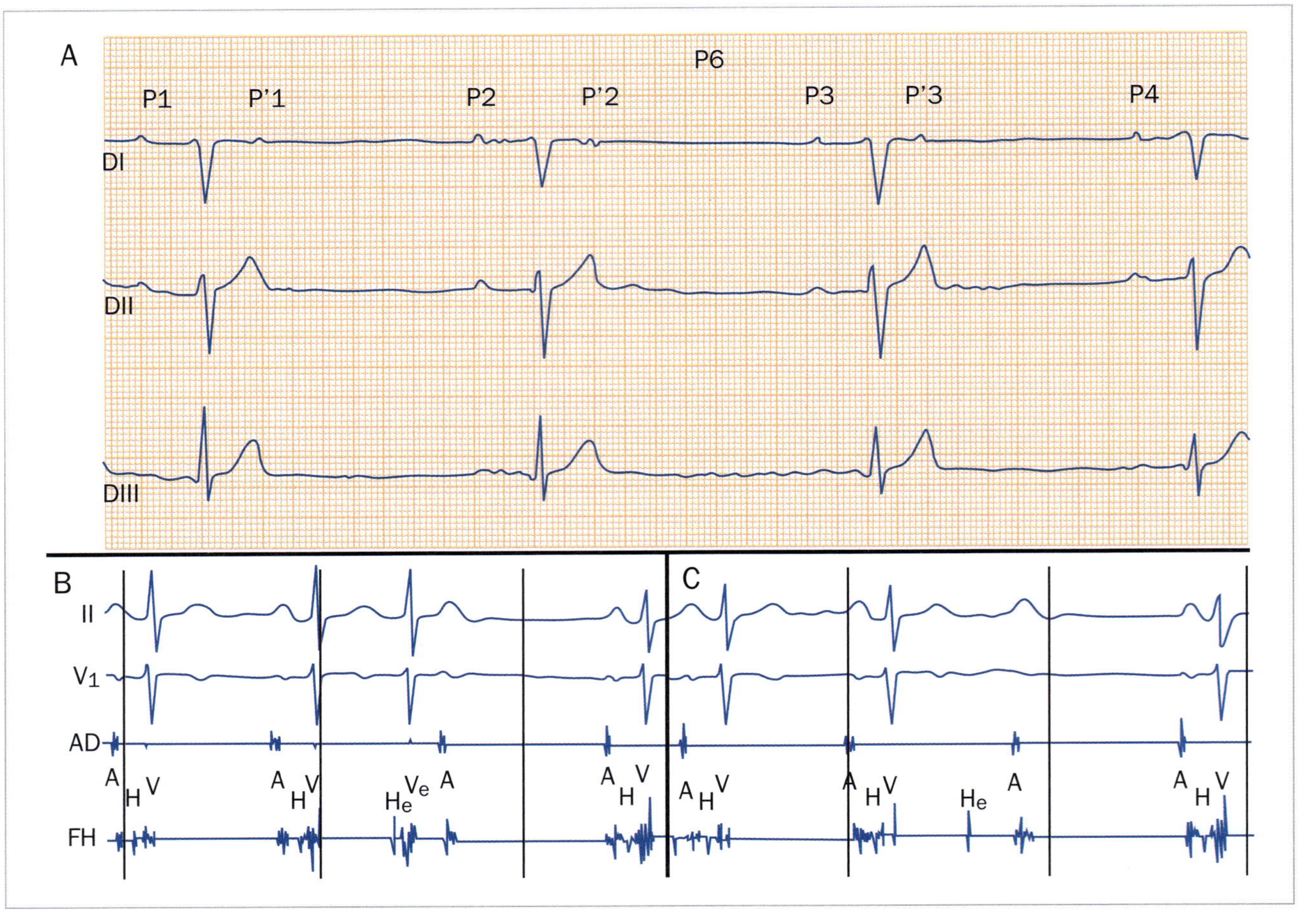

FIGURA 18

Tipos especiais de bradicardia. Em A, traçado de Holter com ritmo sinusal, representado por ondas P1 a P4 observando-se extrassístoles atriais, P´1 a P´3 registradas no final das ondas T, mais evidentes no canal 1, sem condução para os ventrículos, levando a quadro de bradicardia que simula bloqueio atrioventricular (BAV) do 2° grau do tipo 2:1. Em B, traçado EEF mostrando um batimento ventricular ectópico, Ve, com morfologia idêntica ao batimento em ritmo sinusal precedido por uma deflexão He, indicando sua origem no tronco do feixe de His, seguido de uma onda A sinusal sem o respectivo batimento ventricular – batimento sinusal bloqueado devido ao aumento da refratariedade do tronco do feixe de His devido ao batimento ectópico He anterior. Em C, ao analisar as derivações periféricas II e V1 identifica-se um quadro clássico de BAV do 2° grau tipo II, mas antes da onda atrial sinusal bloqueada há o registro de uma atividade do feixe de His, He, na derivação FH, que mantem essa estrutura refratária, impedindo de passar o estímulo atrial sinusal, provocando um pseudo BAV devido à atividade He, oculta no eletrocardiograma de superfície.

devido ao número reduzido de trabalhos e a falta de um grupo controle.

Os autores agradecem ao Dr. Ney Valente, Diretor do Serviço de Cardiologia do Hospital do Servidor Público Estadual, São Paulo, SP, pelas sugestões oferecidas e pela revisão crítica do texto.

Tipos especiais de bradicardia

Atenção especial deve ser tomada na presença de extrassístoles atriais bloqueadas com acoplamento longo, quadro eletrocardiográfico frequentemente interpretado como episódios de BAV. Quando aparecem de forma bigeminada, esses batimentos ectópicos simulam BAV do 2º grau tipo 2:1, frequentemente observado em gravações de Holter. A precocidade do batimento atrial ectópico e a possível deformação de uma onda T, diferente da morfologia durante ritmo sinusal faz o diagnóstico diferencial (Figura 18-A).

Outra ocorrência que simula BAV é a atividade ectópica originada na região do feixe de His sem manifestação eletrocardiográfica que induz a períodos da pseudo BAV, conhecidas como extrassistolia oculta do feixe de His (Figura 18-B e C). Este fenômeno é mais fácil de ser observado em traçados de Holter quando se consegue comprovar num mesmo traçado, batimentos ectópicos supraventriculares (mas não de origem atrial), aumento do intervalo PR sem causa aparente e ondas P subitamente bloqueadas. Isto acontece porque a atividade ectópica do feixe de His provoca uma condução retrógrada para o NAV, conhecida como condução retrógrada oculta, aumentando a sua refratariedade e dificultando a passagem do impulso seguinte, causando um aumento do intervalo PR ou até mesmo ondas atriais sem os respectivos QRS (ondas P bloqueadas).

DESTAQUES DE INOVAÇÃO

- Embora ainda em fases bem iniciais, as tentativas de criar um substituto para o NS estão caminhando. Mas, o que parece mais próximo são as conquistas do avanço tecnológico atual, que tem induzido os pesquisadores a procurar novos métodos diagnósticos rápidos, seguros e de uso mais amplo. Assim, já existem equipamentos capazes de captar biossinais, seja por meio invasivo, como os monitores implantáveis, ou de forma externa, por monitorização eletrocardiográfica. Os mais comuns são os relógios de pulso, telefones celulares (smartphones), placas torácicas adesivas, capazes de adquirir biossinais e transformá-los em traçados "eletrocardiográficos". Ao lado desses dispositivos, já existem os implantáveis ("*loop recorder*"), de fácil inserção subcutânea, fornecendo traçados com muita qualidade e de longa duração. Embora ainda em patamares iniciais, geralmente com um canal e derivação indeterminada, já fornecem dados que podem diagnosticar certas arritmias, como bradi ou taquicardia, fibrilação atrial, e até alterações do segmento ST-T. Espera-se para futuro muito próximo o uso desses dispositivos para ampliar as possibilidades de monitoração cardíaca.[29]

RESUMO

- Bradicardia é uma situação em que a FC está abaixo de 50 bpm.
- As manifestações clínicas mais frequentes são quadros de astenia, fraqueza, intolerância ao esforço, dispneia, mal-estar indefinido, tonturas, pré-síncope e síncope.
- Bradicardia sinusal é a FC que não atende às necessidades fisiológicas do indivíduo para uma determinada situação.
- As disfunções sinusais englobam a doença do nódulo sinusal, o bloqueio sinoatrial, a hipersensibilidade do seio carotídeo e a síndrome bradi-taquicardia. Englobam, também, a incompetência cronotrópica e pausas na apneia do sono.
- Bloqueios AV são distúrbios da condução entre os átrios e os ventrículos, representados no ECG por alterações no intervalo PR e/ou presença de ondas P sem o consequente QRS.
- Os bloqueios AV são classificados em: 1º, 2º e 3º graus, sendo o do 2º grau subdividido em tipo I, tipo II, tipo 2:1 e avançado.
- Podem ser localizados no nódulo AV e no SHP (mais graves).
- Sensibilização com manobras vagais ou uso de fármacos são pontos importantes na localização dos bloqueios no sistema juncional atrioventricular.
- Quando estas manobras não se mostram suficientes para o diagnóstico de localização do bloqueio, pode usar o estudo eletrofisiológico (invasivo).
- Na maioria dos casos as bradicardias são tratadas com estimulação cardíaca, temporária ou definitiva.

Referências bibliográficas

1. Olgin JE, Zipes DP. Bradyarrhythmias and atrioventricular block. In: Zipes DP, Libby P, Bonow RO, Mann DL, Tomaselli GF, Braunwald E (eds). Braunwald´s heart disease: a textbook of cardiovascular medicine. 11.ed. Philadelphia: Saunders; 2019. p. 772-9.
2. Pastore CA, Pinho JA, Pinho C, Samesima N, Pereira-Filho HG, Kruse JCL, et al. III Diretrizes da Sociedade Brasileira de Cardiologia sobre Análise e Emissão de Laudos Eletrocardiográficos. Arq Bras Cardiol. 2016;106(4Supl.1):1-23.
3. Kusumoto FM, Schoenfeld MH, et al. 2018 ACC/AHA/HRS guideline on the evaluation and management of patients with bradycardia and cardiac conduction delay: executive summary: a report of the American College of Cardiology/American Heart Association Task Force on Clinical Practice Guidelines, and the Heart Rhythm Society. J Am Coll Cardiol. 2019;74(7):932-87.
4. Laslett EE. Syncopal attacks, associated with prolonged arrest of the whole heart. Quart Med J. 1909;2:347-55.
5. Lown B. Electrical reversion of cardiac arrhythmias. Br Heart J. 1967;29 (4):469-89.
6. Mangrum JM, DiMarco JP. The evaluation and management of bradycardia. N Engl J Med. 2000;342 (10):703-9.
7. Brubaker PH, Kitzman DW. Chronotropic incompetence. Causes, consequences, and management. Circulation. 2011;123(9):1010-20.
8. Yamada N, Asano Y, Fujita M, et al.Mutant KCNJ3 and KCNJ5 potassiumchannels as novel molecular targets in bradyarrhythmias and atrial fibrillation. Circulation. 2019;139 (18):2157-169.
9. Swedberg K, Komajda M, Böhm, Borer JS, Ford I, Dubost-Brama A, et al.; Shift Investigators. Ivabradine and outcomes in chronic heart failure (SHIFT): a randomized placebo-controlled study. Lancet. 2010;376(9744):875-85.
10. WJ, Hayakawa H, Danzig R, Marcus H. Evaluation of sino-atrial node function in man by overdrive suppression. Circulation. 1971;44(1):59-66.
11. Strauss HC, Saroff AL, Bigger Jr JT, Giardina EGV. Premature atrial stimulation as a key to the understanding of sinoatrial conduction in man. Circulation. 1973;47(1):86-93.
12. Narula OS, Samet P, Javier RP. Significance of the sinus node recovery time. Circulation. 1972;45(1):140-58.
13. Scanavacca MI (coord.). Diretrizes para avaliação e tratamento de pacientes com arritmias cardíacas (SBC). Arq Bras Cardiol. 2002;79(supl V):1-50.
14. Martinelli Filho M, Zimerman LI, Lorga AM, Vasconcelos JTM, Rassi A Jr. Diretrizes brasileiras de dispositivos cardíacos eletrônicos implantáveis (DCEI). Arq Bras Cardiol. 2007;89 (6):e210-38.
15. Brignole M, Auricchio A, et al.2913Guidelines for cardiac pacing and cardiac resynchronization therapy. The Task Force for Cardiac Pacing and Cardiac Resynchronization Therapy of the European Society of Cardiology. Eur Heart J. 2013; 34(29):2281-329.
16. Epstein AE, DiMarco JP, Ellenbogen KA, Estes NAM III, et al. 2012 ACCF/AHA/HRS focused update incorporated into the ACCF/AHA/HRS 2008 guidelines for device-based therapy of cardiac rhythm abnormalities: a report of the American College of Cardiology Foundation/American Heart Association Task Force on Practice Guidelines and the Heart Rhythm Society. Circulation. 2013;127(3):e283-e352.

17. Rosen RM, Brink PR, Cohen IS, Robinson RB. Cardiac pacing from biological to electronic ... to biological? Circ Arrhythmia Electrophysiol.2008;1:54-61.
18. Protze SSI, Liu J, Nussinovitch U, Ohana L, Backx PH, Gepstein L, Keller GM. Sinoatrial node cardiomyocytes derived from human pluripotent cells function as a biological pacemaker. Nat Biotechnol.2017;35:56-69.
19. Lev M. The pathology of complete atrioventricular block. Prog Cardiovasc Dis. 1964;6(4):317-26.
20. Lenègre J. Etiology and pathology of bilateral bundle branch block in relation to complete heart block. Prog Cardiovasc Dis. 1964;6(5):409-44.
21. Soldá R, De Paola A, Pimenta J. Valor do eletrocardiograma convencional na localização dos distúrbios da condução atrioventricular. Arq Bras Cardiol. 1987;49 (6):317-21.
22. Neumar RW, Otto CW, Link MS. Part 8: Adult Advanced Cardiovascular Life Support. 2010 American Heart Association Guidelines for CardiopulmonaryResuscitation and Emergency Cardiovascular Care. Circulation. 2010;122(suppl 3):S729-S767.
23. Pachon JC, Pachon EI, Pachon JC, Pachon JC, Lobo TJ, Santillana TG. Catheter ablation of severe neutrally mediated reflex (neurocardiogenic or vasovagal) syncope: cardioneuroablation long-term results. Europace. 2011;13(9):1231-42.
24. Debruyne P, Rossenbacker T, Collienne C, Roosen J, Ector B, Janssens L, et al. Unifocal righth-sided ablation treatment for neurally mediated syncope and functional sinus node dysfunction under computed tomographic guidance. Circ Arrhythm Electrophysiol. 2018;11(9):e006604.
25. Rivarola E, Hachul D, Wu T, Pisani C, Hardy C, Raimundi F, et al. Targets and end points in cardiac autonomic denervation procedures. Circ Arrhythm Electrophysiol. 2017;10(2):e004638.
26. Moreira JM, Curimbaba J, Cury Fo HC, Pimenta J. Persistent inappropriate sinus tachycardia after radiofrequency ablation of left lateral accessory pathway. J Cardiovasc Electrophysiol. 2006;17(6):678-81.
27. Kasai T, Floras JS, Bradley TD. Sleep apnea and cardiovascular disease: a bidirectional relationship. Circulation. 2012;126 (12):1495-510.
28. Stein PK, Duntley SP, Domitrovich PP, Nishith P, Carney RM. A simple method to identify sleep apnea using Holter recordings. J Cardiovasc Electrophysiol. 2003;14 (5):467-73.
29. Krittanawong C, Rogers AJ, Johnson KW et al.Integrationof novel monitoring deviceswith machine learning technology forscalable cardiovascular management.Nat Rev Cardiol. 2021;18 (1):75-91.

Capítulo 8

Síncope

Tan Chen Wu
Denise Tessariol Hachul

PONTOS-CHAVE

- A síncope é a perda de consciência e tônus postural de caráter súbito, paroxístico e autolimitado, de curta duração, secundário a hipofluxo cerebral transitório.
- Um amplo espectro de anormalidades cardiovasculares e não cardiovasculares pode provocar a síncope, por baixa ou inadequada resistência vascular periférica e/ou comprometimento súbito do débito cardíaco levando a hipoperfusão cerebral global, base fisiopatológica da síncope. A etiologia mais frequente de síncope é a vasovagal, e a síncope cardíaca relaciona-se ao pior prognóstico.
- A avaliação inicial com anamnese detalhada e exame físico minucioso, incluindo pressão arterial ortostática e eletrocardiograma (ECG) em busca de indícios para a possível causa da síncope entre as etiologias conhecidas, são as bases para o diagnóstico diferencial da síncope.
- A identificação dos pacientes com alto risco ou quadro sugestivo de síncope cardíaca, principalmente em atendimentos realizados nas emergências, é vital para o manejo adequado, minimizando o risco de eventos indesejados.
- Nas síncopes cardíacas e/ou arrítmicas, o tratamento deve ser instituído de acordo com a patologia de base.
- Nas síncopes neuromediadas, o esclarecimento sobre a natureza e o bom prognóstico dos sintomas, aliado a medidas dietéticas e comportamentais, incluindo educação e mudança de estilo de vida, são suficientes para controlar os sintomas na maioria dos pacientes.

Introdução

Síncope é a perda de consciência e tônus postural de caráter súbito, paroxístico e autolimitado, de curta duração, secundário a hipofluxo cerebral transitório. A etiologia é importante na definição, porque outras causas que levam a perda da consciência – ou não sincopais, como psicogênica, metabólica ou neurológica – devem ser distinguidas da síncope no diagnóstico diferencial, com abordagem específica de acordo com a patologia de base (Quadro 1).

QUADRO 1 Outras causas de perda da consciência não sincopal

Psicogênicas: crises conversivas, quadro de pânico, hiperventilação
Induzida por drogas ou intoxicação
Distúrbios metabólicos: hipoglicemia, hipóxia, hiperventilação com hipocapnia
Neurológicas: epilepsia, catalepsia

A síncope pode ser precedida ou não de sintomas premonitórios, como tontura, sudorese, náuseas, precordialgia, palpitações ou escurecimento visual, dados importantes no auxílio ao diagnóstico e à estratificação de risco.[1] A ocorrência destes sintomas sem a síncope subsequente é chamada de pré-síncope.

A síncope é um evento clínico comum.[2] Na população geral, observa-se ocorrência de 18,1 a 39,7/1.000 pacientes com incidências semelhantes entre os sexos e com maior prevalência entre 10-30 anos de idade, na maioria de etiologia vasovagal. A incidência eleva com o envelhecimento, com 5,7 eventos/1.000 indivíduos entre 60-69 anos, 11,1 eventos/1.000 indivíduos entre 70-79 anos e 19,5/1.000 indivíduos naqueles acima de 80 anos.[3] É responsável por 3-5% dos atendimentos em emergências, com taxas de hospitalização de 40% dos casos, com média de 5,5 dias de internação.[4] No Brasil, os dados do Sistema Único de Saúde (SUS), no ano de 2013, registraram 2.417 internações pelo CID R55 (síncope e colapso) com um gasto de R$ 1.142.919,62, o que equivale a cerca de R$ 472,87/paciente internado.[5]

Aproximadamente 1 em cada 3 pacientes tem recorrência, a maioria nos primeiros 2 anos após o início dos sintomas. Ainda que a recorrência não esteja associada diretamente ao aumento de mortalidade ou morte súbita, a taxa de morbidade desses pacientes é considerável, com injúria física em 29% e trauma maior em 4,7% dos pacientes.[6]

Causas da síncope

O fluxo sanguíneo cerebral é determinado pelas relações entre pressão arterial sistêmica e resistência cerebrovascular. A pressão arterial sistêmica é determinada por débito cardíaco e resistência vascular periférica. Observações demonstraram que a redução crítica e súbita do fluxo cerebral por 6-8 segundos apenas e/ou queda da pressão arterial sistólica abaixo de 60 mmHg já são suficientes para causar perda da consciência. Portanto, um amplo espectro de anormalidades cardiovasculares e não cardiovasculares (Quadro 2) pode provocar a síncope, por baixa ou inadequada resistência vascular periférica e/ou comprometimento súbito do débito cardíaco levando a hipoperfusão cerebral global, base fisiopatológica da síncope[7] (Figura 1). Ter conhecimento da fisiopatologia e dos diagnósticos diferenciais é imprescindível para a condução ao diagnóstico adequado e a estratificação de risco.

O estudo epidemiológico de Framingham revelou que a etiologia mais frequente de síncope é a vasovagal, correspondendo a 21,2% dos casos. A síncope cardíaca relacionou-se ao pior prognóstico.

O que mais distingue o idoso do jovem com síncope é a multicausalidade. O idoso tem várias comorbidades e frequentemente usa múltiplos medicamentos, o que, muitas vezes, atua como fator predisponente. Além disso, por alterações fisiológicas do sistema cardiovascular próprias da idade, os idosos são menos capazes de compensar variações da pressão arterial por meio do sistema barorreflexo, o que aumenta sua suscetibilidade à síncope.[8]

Doenças cardíacas estruturais e síndromes arrítmicas como canalopatias são os principais fatores de risco para morte súbita e mortalidade geral nos pacientes com síncope. A síncope cardíaca relaciona-se a mortalidade significativamente mais alta (18-33%) quando comparada com causas não cardíacas (0-12%) e inexplicadas (6%). A incidência de morte súbita em 5 anos é de 33,1% para pacientes com síncopes cardíacas e de 4,9-8,5% para os outros dois grupos.[9]

Avaliação inicial

A avaliação inicial com anamnese detalhada e o exame físico minucioso, incluindo pressão arterial ortostática e ECG buscando indícios para a possível causa da síncope entre as etiologias conhecidas, são as bases para o diagnóstico diferencial da síncope (Figura 2).

O episódio de síncope deve ser bem explorado, considerando todo o contexto da sua ocorrência: local, horário do dia, temperatura, fatores precipitantes, posição e atividade do paciente no momento da síncope, sintomas prodrômicos, presença de fatores precipitantes (p. ex., dor, ansiedade, ortostase prolongada, exercício físico exaustivo, medo, micção ou tosse, doenças febris etc.). O testemunho das crises com gravação em vídeo facilitada pelo celular, e a observação de sinais como palidez, pele fria, perda de tônus e/ou movimentos convulsivos facilita a elaboração do diagnóstico mais provável.

QUADRO 2 Causas da síncope

Síncope reflexa (neuromediada)
Neurocardiogênica: mediada por estresse emocional, dor, medo, instrumentação, estresse ortostático
Hipersensibilidade do seio carotídeo
Assistolia ictal: por epilepsia temporal
Situacional: tosse, espirro, estímulo gastrointestinal (deglutição, defecação, dor visceral), miccional, após exercício, pós-prandial, outros (gargalhada, levantamento de peso, soluço)
Síncope por hipotensão ortostática
Insuficiência autonômica primária: insuficiência autonômica pura, atrofia multissistêmica, doença de Parkinson com insuficiência autonômica, demência com corpos de Lewy
Insuficiência autonômica secundária: diabetes melito, amiloidose, trauma da medula espinal
Induzido por droga: álcool, vasodilatadores, diuréticos, fenotiazinas e antidepressivos
Depleção volêmica: hemorragia, diarreia, vômito, desidratação
Síncope cardíaca
Arritmias cardíacas
Bradicardia: disfunção do nó sinusal, bloqueio atrioventricular, disfunção de dispositivos implantáveis
Taquicardia: supraventricular, ventricular (idiopática; secundária a doença cardíaca estrutural ou síndromes hereditárias; induzida por drogas – efeito pró-arrítmico)
Cardiopatia estrutural: cardiopatia valvar, infarto ou isquemia miocárdica, cardiomiopatia hipertrófica, mixoma atrial, doenças pericárdicas com tamponamento, anomalia congênita de coronárias
Outras: embolia pulmonar, dissecção aguda de aorta, hipertensão pulmonar

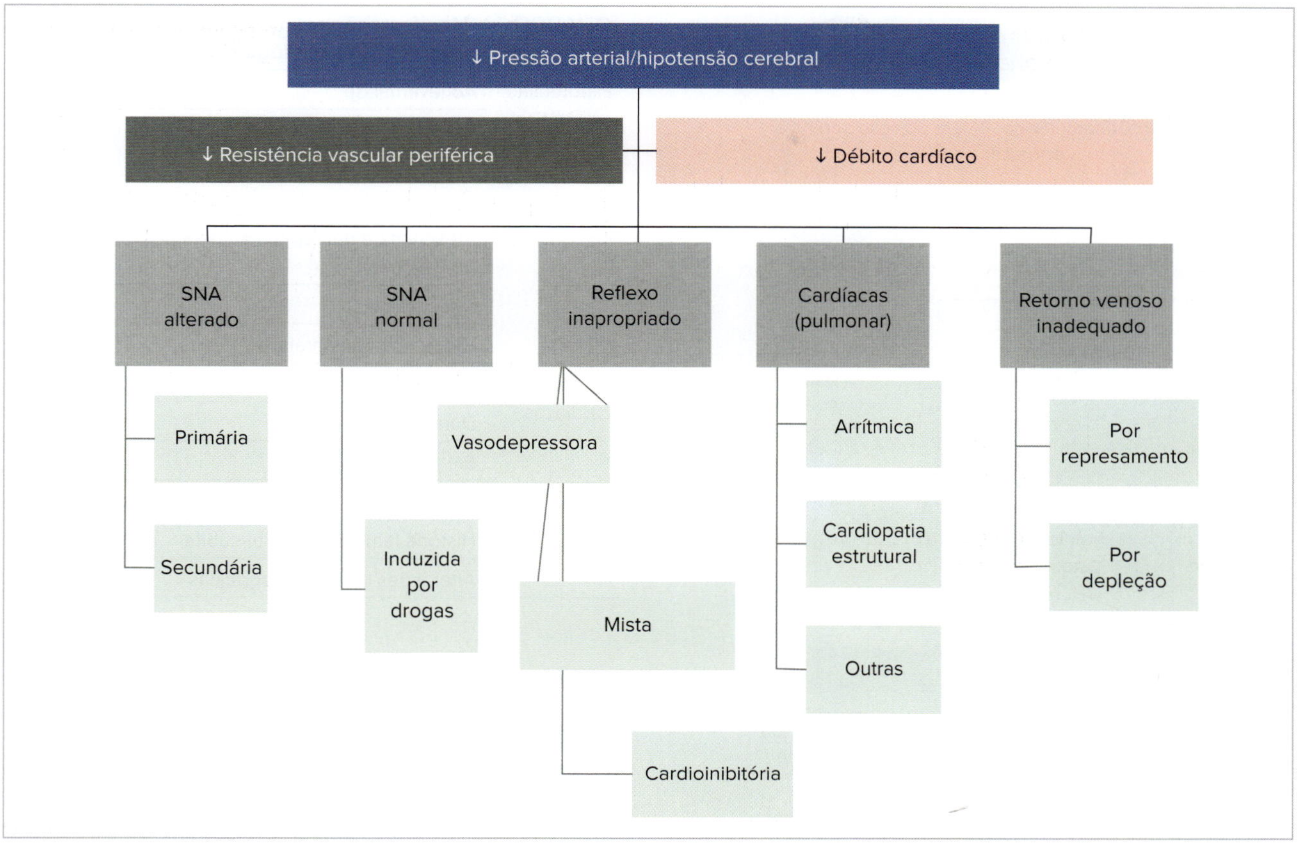

FIGURA 1

Causas da síncope de acordo com a fisiopatologia.

SNA: sistema nervoso autônomo.

A síncope neuromediada apresenta-se clinicamente, na maioria das vezes, com sintomas prodrômicos autonômicos típicos, como calor, sudorese fria, palpitações e náuseas, desencadeada por postura ortostática ou sentada. Na maior parte dos casos, o diagnóstico é clínico e identificado somente pela anamnese.

Em quadro vasovagal com padrão cardioinibitório, o paciente pode apresentar movimentos convulsivos, gerando confusão diagnóstica com epilepsia. Nestes casos, a anamnese bem-feita, com atenção especial às informações sobre a postura inicial, os fatores desencadeantes, os sintomas pré e pós-sincopais e, se possível, a descrição do evento por uma testemunha visual, pode ser essencial para o diagnóstico diferencial entre síncope convulsiva e epilepsia. A síncope convulsiva manifesta-se geralmente com movimentos tônicos que ocorrem após a perda de consciência, decorrentes da desinibição de neurônios excitatórios musculares, esta, por sua vez, resultante da interrupção do fluxo cerebral. Pequenos abalos musculares nas extremidades, desvio do globo ocular e até liberação esfinctérica podem ocorrer. Acompanha-se de palidez, náuseas e sudorese. Por fim, os sintomas pós-sincopais, como cansaço e sonolência, são frequentes, mas não são prolongados como na convulsão epiléptica.

A síncope que ocorre durante o esforço físico é um fator preditor de causa cardíaca com especificidade de 96%. Caso o sintoma ocorra logo após o término do exercício, a causa é quase invariavelmente neuromediada.[10,11]

As causas mais frequentes de síncope durante exercício são: doença arterial coronariana aterosclerótica, coronária anômala, arritmias ventriculares, cardiomiopatia hipertrófica, displasia arritmogênica do ventrículo direito, síndrome de Wolff-Parkinson White, miocardite e canalopatias. A síndrome do QT longo e a taquicardia ventricular polimórfica catecolaminérgica são distúrbios hereditários que ocorrem em indivíduos com coração estruturalmente normal. A manifestação clínica inicial ocorre habitualmente na infância e na adolescência. São causa de síncope recorrente relacionada a esforço físico e estresse emocional, levando à morte súbita em grande parte dos casos não identificados e não tratados adequadamente.

História de morte súbita na família, doenças associadas e medicações em uso são informações de grande importância. Muitas vezes, a apresentação clínica do evento é a chave do diagnóstico ou para a formulação de hipóteses diagnósticas. As manifestações clínicas sugestivas de algumas etiologias mais frequentes são apresentadas no Quadro 3.

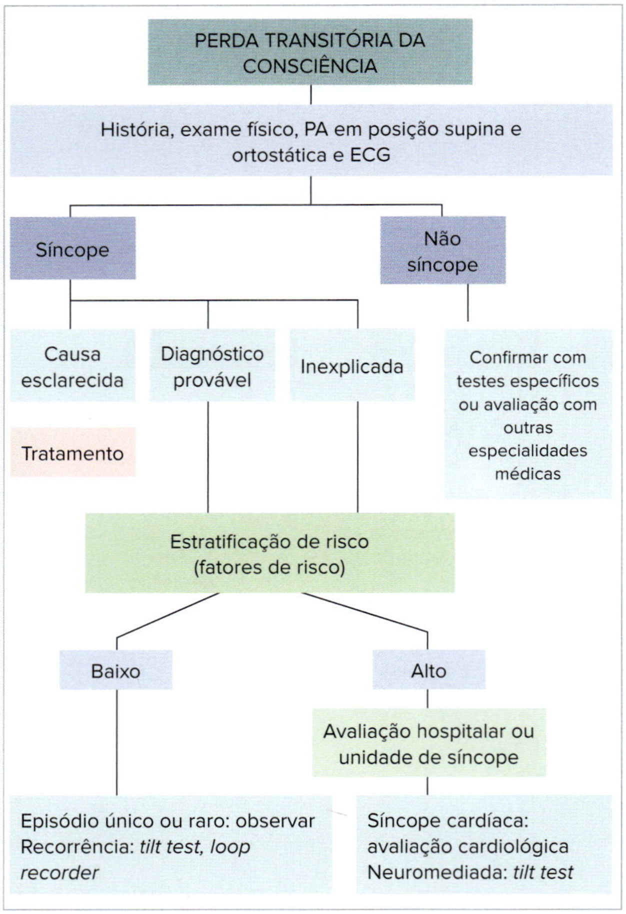

FIGURA 2

Abordagem da perda transitória da consciência baseada na avaliação inicial e estratificação de risco.

PA: pressão arterial; ECG: eletrocardiograma.

QUADRO 3 Manifestações clínicas sugestivas de acordo com a classificação etiológica

Causas de síncope	Sinais e sintomas
Reflexa	Ausência de cardiopatia
	História longa
	Após situações com desconforto sensorial
	Ortostase prolonga e/ou ambiente lotado e abafado
	Pródromos com manifestações autonômicas: palidez, sudorese, náuseas e vômitos associados
	Durante ou logo após a refeição
	Com movimento da cabeça ou compressão na região cervical
	Após exercício

(continua)

QUADRO 3 Manifestações clínicas sugestivas de acordo com a classificação etiológica *(continuação)*

Hipotensão ortostática	Ao levantar-se
	Introdução de medicação hipotensora ou mudança recente da dose
	Ortostase prolongada; ambiente lotado e abafado
	Presença de neuropatia autonômica ou doença de Parkinson
	Após exercício
	Hipotensão pós-prandial
Síncopes cardíacas	Presença de cardiopatia estrutural
	Durante exercício
	Em posição supina
	Precedida por palpitações ou dor torácica
	História familiar de morte súbita
	Alterações eletrocardiográficas

O exame físico deve ser minucioso, com avaliação de mucosas, sinais de desidratação, medida da pressão arterial em posição supina e nos três primeiros minutos em posição ortostática, simetria de pulsos periféricos, além de busca rigorosa de sinais de doença cardíaca.

A hipotensão arterial clássica é a queda da pressão arterial sistólica > 20 mmHg ou da diastólica > 10 mmHg, medida nos primeiros 3 minutos após se assumir a postura ortostática. A prevalência de hipotensão postural aumenta com a idade e com os níveis de hipertensão arterial, atingindo 30% de idosos acima de 75 anos.[12]

Embora raramente defina o diagnóstico, o ECG é fundamental para determinar a presença e a gravidade de alterações estruturais. O ECG normal está associado a baixo risco de etiologia cardiogênica para o evento da síncope, exceto nos casos de taquiarritmias paroxísticas supraventriculares. Já o resultado anormal pode revelar uma arritmia potencialmente relacionada à síncope, elevando o risco na avaliação inicial e na estratificação de risco (Quadro 4).

QUADRO 4 Alterações eletrocardiográficas sugestivas de síncope cardíaca ou de alto risco

Maior	Menor
Alterações sugestivas de isquemia miocárdica aguda	Bloqueio AV Mobitz I ou bloqueio de 1º grau com intervalo PR muito longo
Bloqueio AV Mobitz II ou bloqueio AV 3º grau	Bradicardia sinusal (40-50 bpm)
Bradicardia sinusal persistente (< 40 bpm) ou bloqueio sinoatrial ou pausas > 3 segundos	Fibrilação atrial com baixa resposta ventricular (40-50 bpm)

(continua)

QUADRO 4 Alterações eletrocardiográficas sugestivas de síncope cardíaca ou de alto risco *(continuação)*

Fibrilação atrial com baixa resposta ventricular (< 40 bpm)	Taquicardia supraventricular ou fibrilação atrial paroxística
Bloqueio de ramo, distúrbio de condução IV	Padrão Brugada não tipo I
Hipertrofia ventricular ou ondas presença de ondas Q	Ondas T negativas nas derivações precordiais, sugestivo de cardiopatia arritmogênica de ventrículo direito
Taquicardia ventricular não sustentada e sustentada	
Disfunção de marca-passo artificial ou cardiodesfibrilador	
Padrão Brugada tipo I	
QT longo (> 460 ms) ou curto (< 340 ms)	

AV: atrioventricular.

É importante lembrar também que, muitas vezes, a síncope pode ser multifatorial, especialmente em idosos, o que torna a avaliação inicial ainda mais importante para a determinação dos exames diagnósticos complementares a serem solicitados.

A prevenção da morte súbita é o principal objetivo da abordagem do paciente com síncope cardíaca. Fatores como idade avançada, ECG anormal, presença de doença cardíaca estrutural ou arritmias cardíacas e síncopes sem pródromos ou durante o esforço e em posição supina são frequentes em síncopes de causas cardíacas, relacionados ao mau prognóstico na evolução, de acordo com as recomendações da ACC/AHA/HR (Quadro 5).[13]

QUADRO 5 Fatores de risco na avaliação prognóstica da síncope

Fator de risco precoce (≤ 30 dias)	Fator de risco tardio (≥ 30 dias)
Histórico	
Sexo masculino	Sexo masculino
Idade > 60 anos	Idade > 60 anos
Sem pródromos	Ausência de náuseas/vômitos
Síncope precedida de palpitação	Arritmia ventricular
Síncope durante o exercício	Câncer
Doença cardíaca estrutural	Doença cardíaca estrutural
Insuficiência cardíaca	Insuficiência cardíaca
Doença cerebrovascular	Doença cerebrovascular

(continua)

QUADRO 5 Fatores de risco na avaliação prognóstica da síncope *(continuação)*

Fator de risco precoce (≤ 30 dias)	Fator de risco tardio (≥ 30 dias)
Histórico	
História familiar de morte súbita	Diabetes melito
Trauma	Escore CHADS-2 elevado
Exame físico e exames laboratoriais	
Evidências de sangramento	ECG anormal
Sinais vitais anormais	Taxa de filtração glomerular baixa
ECG anormal	
Troponina positiva	

CHADS-2: do inglês *congestive heart failure, hypertension, age, diabetes mellitus, stroke*; ECG: eletrocardiograma.

Na avaliação inicial, principalmente nos atendimentos realizados nas emergências, a identificação dos pacientes com alto risco ou quadro sugestivo de síncope cardíaca – portanto, com indicação para investigação e tratamento imediato em regime hospitalar ou em unidade de síncope – é vital para o manejo adequado, minimizando o risco de eventos indesejados. Para facilitar a tomada de decisão ou a padronização institucional de condutas, existem vários escores que auxiliam na estratificação de risco conhecidos e com aplicabilidade clínica[14], com ênfase na pesquisa da probabilidade de etiologia cardíaca, por exemplo, o escore de Martin et al. Assim sendo, os dados sugestivos de síncope cardíaca na anamnese e a presença de cardiopatia estrutural são pontos fundamentais nestes escores. O escore de São Francisco foi criado na tentativa de prever evento grave em 7 dias após a liberação, utilizando dados que demonstram instabilidade clínica. O escore de OESIL prevê mortalidade em 1 ano, enquanto o EGSYS prevê mortalidade em 2 anos após a alta. Ambos utilizam somente dados simples derivados da anamnese para determinar a possibilidade de síncope cardíaca, seguindo os conceitos preconizados pelo consenso da sociedade europeia de cardiologia (Tabela 1).

Apesar de demonstrar a aplicabilidade clínica, os escores apresentaram baixa sensibilidade e especificidade em validações externas e também quando comparados ao julgamento clínico em predição de eventos no curto prazo. Com base nestes dados, a atual diretriz da síncope da ESC recomenda a não utilização dos escores de forma isolada na estratificação de risco nas emergências.

Exames complementares

De acordo com a avaliação inicial, exames cardiológicos ou avaliação autonômica podem ser realizados para confirmação etiológica.

Avaliação cardiológica

Ecocardiograma

Deve ser realizado em todos os pacientes com suspeita de cardiopatia estrutural ou quadro clínico sugestivo de causas cardíacas. O ecocardiograma pode fornece informações sobre a existência e a gravidade de doença cardíaca de base, que são indicadores de risco de mortalidade para estratificação de risco. Alterações valvares, principalmente relacionadas à válvula aórtica, obstrução em via de saída ao ventrículo esquerdo, caracterização de cardiopatias congênitas, presença de massas e trombos, alterações vasculares aórticas e até mesmo comprometimento da contratilidade regional podem ser indicadores de possíveis etiologias do quadro sincopal.

Teste ergométrico ou cintilografia perfusional miocárdica

Pacientes com síncopes durante ou após o esforço físico ou história de dor torácica associada devem ser submetidos a testes provocativos para afastar isquemia miocárdica ou taquicardia ventricular.

Sistema de monitoração eletrocardiorágica: Holter de 24 horas, monitor de eventos sintomáticos externos e implantáveis

Fornece dados em pacientes com suspeita de mecanismo arritmogênico. Em pacientes com alto risco, internados para avaliação, a telemetria pode ser útil na detecção de risco imediato. Nos casos de monitoração ambulatorial, há um número crescente de tecnologias e dispositivos nos últimos anos, inclusive via aplicativos em *smartphone*.

Embora a prevalência de arritmias ao Holter de 24 horas seja relativamente alta na população em geral, a correlação de alterações no ECG com sintomas clínicos é rara. No entanto, a presença de atividade ectópica ventricular repetitiva e complexa pode sugerir etiologia arrítmica. Menos de 5% dos pacientes desenvolvem a arritmia concomitante com síncope ou pré-síncope durante o exame; 15% apresentam os sintomas sem alterações arrítmicas.

Em pacientes com episódios de síncopes pouco frequentes, com baixa probabilidade de correlação clínico-eletrocardiográfica por meio de Holter de 24 horas, deve ser considerada a indicação de sistema de monitoração prolongada. O dispositivo, pequeno e portátil, monitora o paciente continuamente durante semanas; a gravação do evento pode ser ativada pelo próprio paciente ou familiar no momento da síncope, documentando o traçado eletrocardiográfico simultaneamente à ocorrência da síncope.

Em pacientes com síncopes muito infrequentes, o sistema de monitoração implantável, posicionado cirurgicamente no tecido subcutâneo da região infraclavicular sob anestesia local, permite a monitoração por até 4 anos.[15] Pode ser acionado por meio de algoritmos predeterminados ou controle remoto ativado pelo paciente ou familiar.

Estudo eletrofisiológico (EEF)

Pode auxiliar na avaliação diagnóstica, principalmente em pacientes que apresentam cardiopatia estrutural, bradicardia sinusal, bloqueios bifascicular ou com dados sugestivos de síncopes arrítmicas, como palpitações e atividade ectópica ventricular repetitiva ao Holter de 24 horas e eletrocardiograma de alta resolução positivo. Por meio de mapeamento intracavitário do sistema elétrico de condução do coração, estimulando-se o átrio e o ventrículo, é possível identificar alterações nos tempos de condução e de recuperação do nó sinusal, além de reproduzir arritmias supraventriculares ou

TABELA 1 Escores utilizados para estratificação de risco na síncope

Estudo	Fatores de risco avaliados	Desfecho	Resultado
OESIL	ECG anormal História de doença cardiovascular Ausência de pródromo Idade > 65 anos 0 a 4 pontos (1 ponto por item)	Mortalidade em 1 ano	0 = 0% 1 = 0,6% 2 = 14% 3 = 29% 4 = 53%
EGSYS	Palpitações precedendo síncope (+4) ECG anormal e/ou doença cardiovascular (+3) Síncope durante o esforço (+3) Síncope em DDH (+2) Pródromo autonômico (-1) Fatores predisponentes (-1)	Mortalidade em 2 anos Probabilidade de síncope cardíaca	< 3 = 2% 3 = 13% 4 = 33% > 4= 55%
San Francisco Syncope Rule	ECG anormal ICC Dispneia Hematócrito <30% PAS < 90 mmHg 0 item = sem risco; ≥ 1 item = risco	Evento em 7 dias	Sensibilidade 98% Especificidade 56
Martin et al.	ECG anormal História de arritmia ventricular História de ICC Idade > 45 anos 0 a 4 pontos (1 ponto por item)	Ocorrência de eventos ou mortes por arritmia	0 = 0% 1 = 5% 2 = 16% 3 ou 4 = 27%

OESIL: *Osservatorio Epidemiologico sulla Sincope nel Lazio risk score; EGSYS: Evaluation of Guidelines in Syncope Study*; DDH: decúbito dorsal horizontal; ECG: eletrocardiograma; ICC: insuficiência cardíaca congestiva; PAS: pressão arterial sistólica.

ventriculares por estimulação programada. Pacientes com EEF não diagnóstico têm baixa incidência de morte súbita e taxa de remissão do quadro de 80%. Na ausência de suspeita clínica, principalmente em pacientes sem cardiopatia e alterações eletrocardiográficas, o EEF tem baixa probabilidade de estabelecer a causa da síncope.

Avaliação autonômica

Teste de inclinação (TI) ou *tilt test*

Método provocativo, idealizado primeiramente para a avaliação da suscetibilidade à síncope neurocardiogênica ou vasovagal, demonstrou ser uma ferramenta útil também para avaliação de outros quadros de suscetibilidade a hipotensão ou de intolerância ortostática, como a hipotensão ortostática (clássica, inicial e tardia), a síndrome postural ortostática taquicardizante e as síncopes psicogênicas, ao observar e determinar diversos padrões de respostas no seu uso regular.[16-18]

Também indicado na avaliação de síncope convulsiva e quedas (principalmente nos idosos), casos em que demonstra teste positivo.

A evolução na tecnologia e no equipamento, aliada à necessidade de determinar e diferenciar os mecanismos fisiopatológicos dos vários tipos de disfunção autonômica, gerou os atuais sistemas de monitoração autonômica estendida durante o TI, com análises não somente da pressão arterial e da frequência cardíaca, mas também de outros parâmetros hemodinâmicos, como resistência vascular periférica, débito cardíaco, volume sistólico, variabilidade do RR e sensibilidade barorreflexa, por meio da técnica de bioimpedância e de *softwares* especiais. A aplicação da monitoração autonômica estendida com testes para avaliação de função vagal e adrenérgica, por meio de manobra de Valsalva e inspiração profunda controlada, pode proporcionar um conhecimento ainda maior da fisiopatologia das disfunções do SNA, com informações adicionais que auxiliam na detecção do tipo da disautonomia, determinando o sítio, a distribuição e o grau da disfunção, possibilitando a compreensão dos mecanismos fisiopatológicos.[19]

Massagem do seio carotídeo

A manobra vagal deve ser realizada em caso de suspeita de hipersensibilidade do seio carotídeo. Pela alta prevalência de resposta positiva (pausa > 3 segundos ou queda da pressão arterial sistólica > 50 mmHg) em paciente assintomáticos, a reprodução dos sintomas clínicos é condição indispensável para o diagnóstico da síndrome do seio carotídeo, além do quadro clínico compatível de síncope reflexa.

Tratamento

O tratamento é baseado na estratificação de risco e identificação de mecanismos etiológicos, sempre com o objetivo de prevenir a recorrência e a morte súbita em paciente com alto risco.

Síncopes cardíacas

Nas síncopes cardíacas e/ou arrítmicas, o tratamento deve ser instituído de acordo com a patologia de base.

Síncopes reflexas ou por hipotensão ortostática

Medidas não farmacológicas

Medidas dietéticas e comportamentais, incluindo educação e mudança de estilo de vida, são suficientes para controlar os sintomas na maioria dos pacientes, sendo consideradas como recomendação classe I no tratamento das síncopes neuromediadas.[7] Esclarecer os pacientes e seus familiares sobre a natureza e o bom prognóstico do sintoma é a medida inicial de maior importância. Os pacientes devem ser aconselhados e instruídos a evitar fatores predisponentes e reconhecer os sintomas prodrômicos iniciais para adotarem posturas de proteção contra quedas e manobras de contrapressão quando possível, com intuito de evitar a perda de consciência.[20]

O aumento na ingesta diária de líquidos (2 a 3 L/dia) é uma das medidas gerais de primeira linha no manejo da síncope neuromediada. Os supostos mecanismos pelos quais a água atua beneficamente são a expansão aguda do volume plasmático e o aumento da atividade simpática eferente sobre o sistema cardiovascular.

Outra medida de primeira linha é a suplementação de sal (< 2 g/dia), benéfica para pacientes normotensos com síncope neuromediada e naqueles com excreção de sódio pela urina inferior a 170 mmol/dia. Estudos têm demonstrado melhora da tolerância ortostática nestes pacientes. Este aumento da tolerância ortostática está associado a aumento do controle simpático da vascularização periférica, melhora da autorregulação cerebral, aumento no volume plasmático e melhora da sensibilidade barorreflexa sem que se tenha observado nenhuma mudança na pressão arterial de repouso.

A instituição de hábitos como dormir com a cabeceira da cama elevada e usar meias elásticas com 30-40 mmHg de contrapressão nas panturrilhas deve ser encorajada em pacientes com insuficiência autonômica.[21,22]

O treinamento postural ou *tilt training* pode ser considerado opção terapêutica para pacientes com síncope neuromediada. O paciente deve ser orientado a realizar 1 ou 2 sessões diárias de 30-40 minutos de treinamento postural, sendo recomendado que apoie o dorso sobre uma parede, com os pés a 15-20 cm de distância da parede em ambiente que não apresente objetos cortantes ou pontiagudos (para que não haja risco em caso de queda) e, de preferência, sob a observação de algum familiar.[23,24] A baixa adesão no longo prazo tem sido o principal obstáculo desta terapêutica, limitando a sua aplicabilidade clínica.

A síncope no idoso merece atenção especial. A apresentação clínica da síncope nesta faixa etária é quase sempre atípica. Múltiplas origens frequentemente coexistem e precisam ser identificadas e tratadas. Correção do estado nutricional e de anemia e a identificação de doenças infecciosas agudas são fundamentais para o controle dos sintomas. Ênfase especial deve ser dada para o efeito de medicamentos, como diuréticos, vasodilatadores e antiarrítmicos, entre outros, que podem exacerbar a suscetibilidade à síncope e cuja suspensão pode ser suficiente para controle dos sintomas. Manter o alvo de controle da pressão sistólica mais elevado, em torno de 140 mmHg, pode ser efetivo na prevenção da recorrência em paciente com suscetibilidade a hipotensão. Checar periodicamente a presença de hipotensão ortostática nos pacientes em uso de mediações anti-hipertensivas ou com efeito hipotensor também pode evitar a ocorrência da síncope quando detectada precocemente.[24]

Tratamento farmacológico

Uma variedade de agentes farmacológicos foi proposta para prevenir a recorrência de síncope neuromediada ou por hipotensão ortostática. Vale lembrar que, antes de avançar para tratamento farmacológico, é importante rever a presença de hipotensores e diuréticos, suspendendo ou reduzindo a dose quando permitido.

A primeira opção no tratamento da síncope neuromediada e da hipotensão ortostática é a fludrocortisona, um mineralocorticoide que promove aumento da retenção de sódio e expansão da volemia, além de provocar sensibilização de receptores alfa periféricos.[25]

Os betabloqueadores, muito utilizados no passado, podem exacerbar a bradicardia das síncopes cardioinibitórias. O estudo multicêntrico *POST* demonstrou que o metoprolol não foi diferente de placebo no controle dos sintomas em pacientes com menos de 42 anos de idade; no entanto, naqueles com mais de 42 anos, produziu diminuição da recorrência.[26] Portanto, este dado, sendo o único estudo favorável, é ainda insuficiente na demonstração do benefício para indicação do tratamento da síncope neuromediada.[27]

Outras opções são os agentes agonistas alfa-adrenérgicos, por meio de vasoconstrição de arteríolas e veias, com redução de represamento venoso em ortostase, evitando, assim, a ocorrência de síncopes. A midodrina tem poucos efeitos adversos e, segundo alguns estudos de caso controlados, é bastante eficaz no controle de sintomas. As drogas vasoconstritoras são potencialmente mais eficientes no tratamento da hipotensão ortostática causada por disfunção autonômica do que nas síncopes neuromediadas ou reflexas.[28-29]

A serotonina desempenha um papel importante na regulação da frequência cardíaca e da pressão arterial no sistema nervoso central. Inibidores da recaptação de serotonina (fluoxetina, sertralina e paroxetina) têm sido utilizados por diminuírem sensibilidade dos receptores pós-sinápticos, reduzindo os efeitos da serotonina na mediação da diminuição da atividade simpática.[30,31]

Marca-passo cardíaco

Vários estudos multicêntricos foram realizados para avaliar a eficácia do marca-passo (MP) na síncope vasovagal cardioinibitória, com resultados controversos. Atualmente, de acordo com o estudo *International study on syncope of uncertain etiology* (ISSUE 3), o MP é indicado para os pacientes com síncope recorrente (> 6 episódios), refratária ao tratamento não farmacológico e farmacológico, associada a traumatismos físicos ou acidente (sem pródromos), em idade acima de 40 anos e assistolia registrada durante evento espontâneo. Segundo o mesmo estudo, parece haver uma boa correlação entre a resposta cardioinibitória deflagrada no TI e assistolias espontâneas gravadas durante monitoração ambulatorial prolongada. Essa informação traz a possibilidade de mais um papel para o TI: a de orientar a indicação de MP nos casos refratários de síncope, sem documentação espontânea de assistolia, mas com resposta cardioinibitória ao teste,[32-34] principalmente naqueles pacientes sem resposta vasodepressora associada. A suscetibilidade a hipotensão, tanto no TI como na MSC, reduz a eficácia do marca-passo no tratamento da síncope reflexa por persistência do mecanismo vasodepressor nas recorrências.

Modulação vagal por ablação dos plexos ganglionares atriais

A denervação vagal por ablação com radiofrequência dos plexos ganglionares atriais para atenuar atividade vagal nos nódulos sinusal e atrioventricular tem sido descrita como tratamento alternativo para o controle da síncope neuromediada. Os dados obtidos são derivados de um número limitado de pacientes por meio de relato de casos ou de séries não randomizadas, sem consenso sobre os critérios de avaliação/seleção dos pacientes e técnica de ablação a ser aplicada. Portanto, a eficácia, a segurança e a reprodutibilidade das técnicas de mapeamento e ablação ainda precisam ser avaliadas com estudos multicêntricos randomizados. Por esse motivo, apesar de ser uma alternativa a implante de marca-passo em pacientes com síncope reflexa cardioinibitória refratária, especialmente os mais jovens, ainda não foi incorporada como possível tratamento da síncope neuromediada e bradicardia vago-dependente nas diretrizes internacionais.[35]

Considerações finais

A síncope é um evento clínico comum e muito prevalente, com um amplo espectro de etiologias que, em alguns casos, pode ser multifatorial, especialmente em idosos. Apresentam prognósticos muito variáveis, benignos, com comorbidades associadas em alguns e, em outros, pode ser a manifestação inicial de morte súbita, como nas síncopes cardíacas. Portanto, ter conhecimento da fisiopatologia e dos diagnósticos diferenciais é imperativo para a condução ao diagnóstico apropriado, a estratificação de risco e o tratamento adequado. Anamnese detalhada, exame físico minucioso, incluindo a pressão arterial ortostática, e ECG constituem bases fundamentais que fornecem dados imprescindíveis para o diagnóstico diferencial e o tratamento subsequente da síncope.

RESUMO

- A síncope é a perda de consciência e tônus postural de caráter súbito, paroxístico e autolimitado, de curta duração, secundário a hipofluxo cerebral transitório, base fisiopatológica da síncope que o diferencia de outras formas de perda de consciência, como psicogênica, metabólica ou neurológica. É um evento clínico comum e muito prevalente, com um amplo espectro de etiologias, que, em alguns casos, pode ser multifatorial, especialmente em idosos.
- Apresenta prognósticos variáveis e benignos, com comorbidades associadas em alguns casos; em outros, como nas síncopes cardíacas, pode ser a manifestação inicial de morte súbita. Portanto, é imprescindível conhecer a fisiopatologia e os diagnósticos diferenciais para chegar ao diagnóstico, à estratificação de risco e ao tratamento adequados. Anamnese detalhada, exame físico minucioso e ECG são fundamentais e fornece dados indispensáveis para estabelecer o diagnóstico diferencial e o tratamento subsequente da síncope.
- O tratamento deve ser instituído de acordo com a patologia de base. Na síncope cardíaca, o principal objetivo é evitar a morte súbita. Nas síncopes neuromediadas, esclarecer sobre a natureza e o bom prognóstico dos sintomas e orientar sobre medidas dietéticas e comportamentais, incluindo educação e mudança de estilo de vida, são suficientes para controlar os sintomas.
- Em casos refratários a medidas gerais, o tratamento farmacológico com fludrocortisona e midodrina são as opções mais utilizadas. O uso de MP ainda é controverso e, atualmente, é reservado a pacientes com síncope recorrente (> 6 episódios), associada a traumatismos físicos ou acidentes (sem pródromos), refratária a tratamento não farmacológico e farmacológico, em idade acima de 40 anos e assistolia registrada durante evento espontâneo.

Referências bibliográficas

1. Benditt DG, Adkisson WO. Approach to the patient with syncope. Venues, presentations, diagnoses. Cardiol Clin. 2013;31:9-25.
2. Serletis A, Rose S, Sheldon AG, Sheldon RS. Vasovagal syncope in medical students and their first-degree relatives. Eur Heart J. 2006;27:1965-70.
3. Soteriades ES, Evans JC, Larson MG, Chen MH, Chen I, Benjamin EJ, et al. Incidence and prognosis of syncope. N Engl J Med. 2002;347:878-85.
4. Da Silva RM. Syncope: epidemiology, etiology, and prognosis. Front Physiol. 2014;5:471.
5. Sistema Datasus. Disponível em: http://www2.datasus.gov.br/sihd.
6. Brignole M, Menozzi C, Bartoletti A, Giada F, Lagi A, Ungar A, et al. A new management of syncope: prospective systematic guideline-based evaluation of patients referred urgently to general hospitals. Eur Heart J. 2006;27:76-82.
7. Brignole M, Moya A, Lange FJ, Deharo JC, Elliott PM, Fanciulli A, et al. 2018 ESC Guidelines for the diagnosis and management of syncope. Eur Heart J. 2018;39:1883-948.
8. Mayhan WG, Faraci FM, Baumbach GL, Heistad DD. Effects of aging on responses of cerebral arterioles. Am J Physiol. 1990;258(4 Pt 2):H1138-43.
9. Puppala VK, Dickinson O, Benditt DG. Syncope: classification and risk stratification. J Cardiol. 2014;63:171-7.
10. Del Rosso A, Ungar A, Maggi R, Giada F, Petix NR, De Santo T, et al. Clinical predictors of cardiac syncope at initial evaluation in patients referred urgently to general hospital: the EGSYS score. Heart. 2008;94(12):1620-6.
11. Christou GA, Christou KA, Kiortsis DN. Pathophysiology of noncardiac syncope in athletes. Sports Med. 2018;48(7):1561-73.
12. Matthews IA, Tresham IAE, Parry SW. Syncope in the older person. Cardiol Clin. 2015;33:411-21.
13. Shen WK, Sheldon RS, Benditt DG, Cohen MI, Forman DE, Goldberger ZD, et al. 2017ACC/AHA/HRS guideline for the evaluation and management of patients with syncope: a report of the American College of Cardiology/American Heart Association Task Force on Clinical Practice Guidelines and the Heart Rhythm Society. Heart Rhythm. 2017;14(8):e155-e217.
14. Dipaola F, Costantino G, Solbiati M, Barbic F, Capitanio C, Tobaldini E, et al. Syncope risk stratification in the ED. Auton Neurosci. 2014;184:17-23.
15. Sakhi R, Theuns AMJD, Szili-Torok T, Yap SC. Insertable cardiac monitors: current indications and devices. Expert Review of Medical Devices. 2019;16(1):45-55.
16. Kohno R, Adkisson WO, Benditt DG. Tilt table testing for syncope and collapse. Herzschrittmacherther Elektrophysiol. 2018;29(2):187-92.
17. Aydin AE, Soysal P, Isik AT. Which is preferable for orthostatic hypotension diagnosis in older adults: active standing test or head-up tilt table test? Clin Interv Aging. 2017;12:207-12.
18. Teodorovich N, Swissa M. Tilt table test today – State of the art. World J Cardiol. 2016;8(3):277-82.
19. Low OA, Tomalia VA, Park KJ. Autonomic function tests: some clinical applications. J Clin Neurol. 2013;9:1-8.
20. Raj SR, Coffin ST. Medical therapy and physical maneuvers in the treatment of the vasovagal syncope and orthostatic hypotension. Prog Cardiovasc Dis. 2013;55(4):425-33.
21. Ten Harkel AD, Van Lieshout JJ, Wieling W. Treatment of orthostatic hypotension with sleeping in the head-up tilt position, alone and in combination with fludrocortisone. J Intern Med. 1992;232:139-45.
22. Omboni S, Smit AA, van Lieshout JJ, Settels JJ, Langewouters GJ, Wieling W. Mechanisms underlying the impairment in orthostatic tolerance after nocturnal recumbency in patients with autonomic failure. Clin Sci (Lond). 2001;101:609-18.
23. Foglia-Manzillo G, Giada F, Gaggioli G, Bartoletti A, Lolli G, Dinelli M, et al. Efficacy of tilt training in the treatment of neurally mediated syncope. A randomized study. Europace. 2004;6(3):199-204.
24. SPRINT Research Group; Wright JT Jr, Williamson JD, Whelton PK, Snyder JK, Sink KM, Rocco MV, et al. A randomized trial of intensive versus standard blood pressure control. N Engl J Med. 2015;373:2103-16.
25. van Lieshout JJ, ten Harkel AD, Wieling W. Fludrocortisone and sleeping in the head-up position limit the postural decrease in cardiac output in autonomic failure. Clin Auton Res. 2000;10:35-42.
26. Raj SR, Rose S, Ritchie D, Sheldon RS, POST II Investigators. The Second Prevention of Syncope Trial (POST II) – A randomized clinical trial of fludrocortisone for the prevention of neurally mediated syncope: rationale and study design. Am Heart J. 2006;151(6):1186.e11-7.
27. Goldberger ZD, Petek BJ, Brignole M, Shen WK, Sheldon RS, Solbiati M, et al. ACC/AHA/HRS versus ESC guidelines for the diagnosis and management of syncope. JACC. 2019;19:2410-23.
28. Perez-Lugores A. Schweikert R, Pavia S, Sra J, Akhtar M, Jaeger F, et al. Usefulness of midodrine in patients with severely symptomatic neurocardiogenic syncope: a randomized control study. J Cardiovasc. Electrophysiol. 2001;12(8):935-8.
29. Rimme JJCM, Dijk NV, Go-Schön IK, Reitsma JB, Wieling W. Effectiveness of Midodrine treatment in patients with recurrent vasovagal syncope not responding to non-pharmacological treatment (STAND-trial). Europace. 2011;13(11):1639-47.
30. Grubb BP, Karas BJ. The potential role of serotonin is the pathogenesis of neurocardiogenic syncope and related autonomic disturbances. J Intervent Cardiac Electrophysiol. 1998;2:325-32.
31. Di Girolamo E, Di Iorio C, Sabatini O, Leonzio L, Barbone C, Barsotti A. Effects of paroxetine hydrochloride, a selective serotonin reuptake in-

hibitor, on refractory vasovagal syncope: a randomized, double-blind, placebo-controlled study. J Am Coll Cardiol. 1999;33(5):1227-30.

32. Parry SW, Matthews IG. Update on the role of pacemaker therapy in vasovagal syncope and carotid sinus syndrome. Prog Cardiovasc Dis. 2013;55(4):434-42.
33. Brignole M, Menozzi C, Moya A, Andresen D, Blanc JJ, Krahn AD, et al. Pacemaker therapy in patients with neurally mediated syncope and documented asystole: Third International Study on Syncope of Uncertain Etiology (ISSUE-3): a randomized trial. Circulation. 2012;125(21):2566-71.
34. Varosy PD, Chen LY, Miller AL, Noseworthy PA, Slotwiner DJ, Thiruganasambandamoorthy V. Pacing as a treatment for reflex-mediated (vasovagal, situational, or carotid sinus hypersensitivity) syncope: a systematic review for the 2017 ACC/AHA/HRS guideline for the evaluation and management of patients with syncope: a report of the American College of Cardiology/American Heart Association Task Force on Clinical Practice Guidelines and the Heart Rhythm Society. Circulation. 2017;136(5):e123-e135.
35. Scanavacca M, Hachul D. Ablação dos plexos ganglionares atriais para tratar pacientes com síncope cardioinibitória e bradicardia mediada pela ação vagal excessiva Arq Bras Cardiol. 112 (6):709-12.

Capítulo 9

Morte súbita cardíaca

Ricardo Alkmim Teixeira
Giselle de Lima Peixoto
Martino Martinelli Filho

PONTOS-CHAVE

- Morte súbita cardíaca (MSC) é a morte natural inesperada de causa cardíaca que ocorre no período de até uma hora desde o início dos sintomas (quando há testemunha) ou que ocorre nas últimas 24 horas (sem testemunha).
- A MSC é responsável por 50 a 100 mortes por ano para cada 100 mil habitantes nos países ocidentais, sendo responsável por aproximadamente 50% de todas as mortes por doenças cardiovasculares.
- Inúmeras doenças ou disfunções específicas estão envolvidas nos mecanismos da MSC: doença arterial coronária (DAC), cardiomiopatias (CMP), doença valvar, doença cardíaca congênita, miocardites, alterações eletrofisiológicas primárias, disfunção autonômica cardíaca e miscelâneas.
- Fibrilação ventricular (FV), precedida por taquicardia ventricular sustentada (TVS), é o principal mecanismo de MSC.
- DAC é a doença mais frequentemente implicada na MSC.
- Como a DAC é a doença mais comum, os critérios e escores de estratificação de risco coronariano devem fazer parte da abordagem inicial da avaliação de risco para MSC.
- Prevenção secundária de MSC corresponde à profilaxia da recorrência de arritmias ventriculares potencialmente fatais (TVS ou FV). É uma medida terapêutica aplicável a pacientes selecionados, em geral sobreviventes de PCR, cujas condições clínico-funcionais comumente são precárias.

Introdução

Morte súbita cardíaca (MSC) é a morte natural inesperada de causa cardíaca que ocorre no período de até uma hora desde o início dos sintomas (quando há testemunha) ou que ocorre nas últimas 24 horas (sem testemunha). Devido à natureza imprevisível da MSC e dificuldades associadas na sua identificação e determinação da etiologia, a quantificação precisa dos eventos tem sido difícil. Estima-se até 5 milhões de casos de MSC por ano globalmente, com uma incidência anual de 50-100 por 100.000 habitantes nos países ocidentais, sendo responsável por aproximadamente 50% de todas as mortes por doenças cardiovasculares.[1]

No Brasil, a taxa de mortalidade por doenças cardiovasculares padronizada por idade em 2017 foi de 178 (Intervalo de Incerteza 175,9-180) por 100.000 habitantes, mas não existem dados a respeito de MSC nesse estudo.[2]

Estudo publicado em 2012 revelou importantes informações a respeito de MSC no Brasil. A partir de avaliação dos médicos de atendimento primário e secundário do Sistema Público de Saúde da Região Metropolitana de São Paulo, foram obtidos dados epidemiológicos inéditos. A técnica utilizada baseou-se na Lei do Julgamento Comparativo de Thurstone, que compara a percepção subjetiva dos profissionais com estatísticas oficiais. A incidência de MSC na Região Metropolitana de São Paulo foi de 21.270 casos anuais, estimada por regressão linear entre as avaliações dos médicos e os dados obtidos do Sistema de Informação de Mortes do Ministério da Saúde. A projeção desses achados para toda a população brasileira implicaria 366.613 casos de MSC ao ano, taxa semelhante à estimativa norte-americana que, entretanto, diferentemente da nossa, não contempla a presença de cardiopatia chagásica crônica.[3]

Embora a maioria dos episódios de MSC ocorra em adultos e a incidência aumente com a idade, há uma distribuição bimodal com um pico inicial entre 0 e 5 anos de idade, antes de um segundo pico muito maior entre 45 e 85 anos de idade. Houve um declínio significativo nas taxas de MSC nos últimos 55 anos, paralelamente a redução da mortalidade cardiovascular após avanços no diagnóstico, tratamento e prevenção (primária e secundária) de doença arterial coronária (DAC), mas apenas reduções marginais foram vistas em idades mais jovens.[4]

Fibrilação ventricular (FV), precedida por taquicardia ventricular sustentada (TVS), é o principal mecanismo de

MSC. Cerca de 80% dos casos estão relacionados à DAC; apesar disso, fatores de risco clássicos para DAC, com exceção do tabagismo, não apresentam relação direta com a maior ocorrência de MSC.[5]

Etiopatogenia

Inúmeras doenças ou disfunções específicas estão envolvidas nos mecanismos da MSC: DAC, cardiomiopatias, doença valvar, doença cardíaca congênita, miocardites, alterações eletrofisiológicas primárias, disfunção autonômica cardíaca e outras.

Os mecanismos eletrogênicos da MSC envolvem uma complexa interação entre um substrato anatômico anormal (cicatriz, tecido isquêmico, hipertrofia ou inflamação) e disfunções eletrofisiológicas que, sob modulação funcional, são responsáveis por eventos arrítmicos fatais, cujo gatilho é a extrassístole ventricular (EV), vista na Figura 1.

Cerca de 5 a 10% dos pacientes com história de MSC recuperada apresentam coração aparentemente normal; entretanto, a maioria deles tem doença cardíaca detectada em autópsia detalhada, principalmente aterosclerose coronariana, doenças cardíacas congênitas e miocardites.[6]

As doenças cardíacas associadas à MSC diferem em indivíduos jovens e idosos. Nos jovens, há predominância de cardiomiopatias, miocardite, canalopatias e abuso de substâncias; enquanto nas populações mais velhas, as doenças crônico-degenerativas predominam (DAC, valvopatias e insuficiência cardíaca).

Doença arterial coronariana

É a doença mais frequentemente implicada na MSC. Na população de Framingham, entre 5.209 indivíduos normais (30-59 anos de idade) acompanhados durante 26 anos, a DAC foi causa de MSC em 46% dos homens e 34% das mulheres.[7]

Observa-se lesão obstrutiva coronariana em 75 a 86% dos pacientes recuperados de MSC, dependendo da idade e do sexo. Entretanto, menos de 50% apresentam evidências de infarto agudo do miocárdio (IAM) e menos de 25% manifestam onda Q ao ECG. Estudos com autópsia revelaram presença de trombo oclusivo recente em 15 a 64% dos casos e sugerem que o padrão de distribuição da lesão coronariana não esteja relacionado ao evento fatal.[8] Cicatriz de IAM ocorre em cerca de 50% dos casos e, curiosamente, a isquemia crônica parece exercer efeito protetor pelo desenvolvimento de circulação colateral.

A incidência de TVS ou FV durante o IAM com elevação do segmento ST é de 10%, com 85% desses casos ocorrendo durante as primeiras 48 horas. Em síndromes coronarianas agudas sem elevação do segmento ST, a incidência

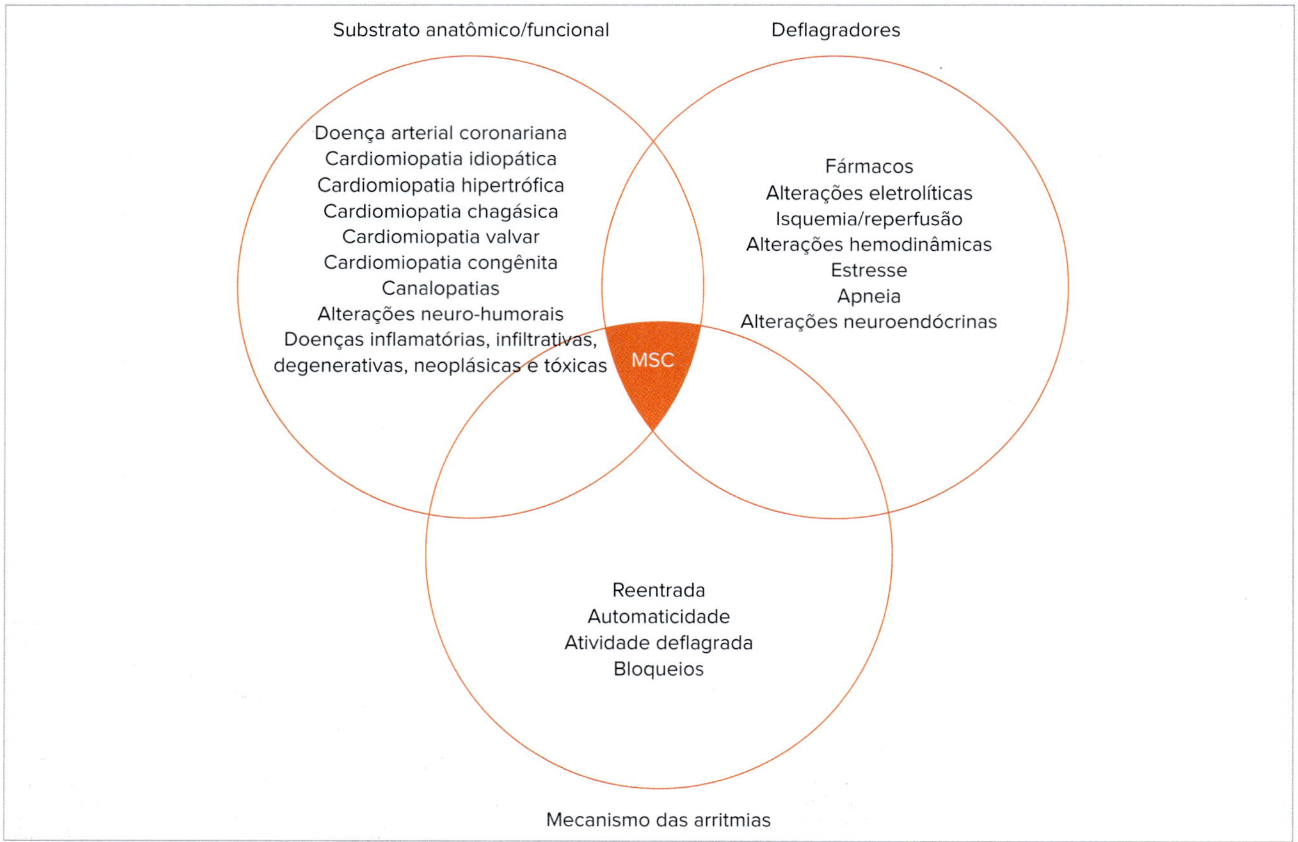

FIGURA 1
Fisiopatologia da morte súbita cardíaca (MSC).

de TVS ou FV é de 2%. Mais de 50% das mortes decorrentes de IAM ocorrem fora do ambiente hospitalar. A maioria dessas mortes ocorre dentro de uma hora do início dos sintomas e são geralmente associadas a oclusões agudas da artéria coronária esquerda.[8] Doenças coronarianas não ateroscleróticas, como arterites, embolia, dissecção ou origem anômala da artéria coronária, são responsáveis por reduzido percentual de MSC.Vários marcadores não invasivos de risco de SCD foram propostos para pacientes com isquemia miocárdica, incluindo, entre outros, estimulação ventricular programada, potenciais tardios, variabilidade da frequência cardíaca, sensibilidade barorreflexa, dispersão do intervalo QT, microalternância de ondas T e turbulência da frequência cardíaca. No entanto, apesar dos resultados promissores dos primeiros estudos nenhuma dessas variáveis influenciou a prática clínica. Como consequência, o único indicador que mostra consistentemente uma associação com risco aumentado de MSC no cenário de infarto do miocárdio é a fração de ejeção do ventrículo esquerdo (VE).

Cardiomiopatias

As cardiomiopatias (CMP) representam o segundo maior grupo de risco para MSC, destacadamente as formas hipertrófica, dilatada idiopática, chagásica e arritmogênica do ventrículo direito (VD).

A CMP hipertrófica (CMH) decorre de uma alteração genética autossômica dominante, que envolve várias mutações codificadoras de proteínas do sarcômero cardíaco. Ocorre hipertrofia das paredes do VE, com predomínio frequente do septo (forma assimétrica) e redução das dimensões dessa cavidade. A incidência da CMH é de 1:500 indivíduos e a taxa de ocorrência de MSC é de 2 a 4% ao ano em adultos e de 4 a 6% ao ano em crianças e adolescentes; cerca de 70% dos casos ocorrem antes dos 30 anos de idade, geralmente durante esforço físico.[9] História familiar de MSC, TVS espontânea, mutações genéticas específicas, síncopes recorrentes, hipertrofia septal > 30 mm e taquicardia ventricular não sustentada (TVNS) ao Holter 24 horas são os principais fatores de risco. A presença de dois ou mais desses fatores de risco indica o implante de cardioversor-desfibrilador implantável (CDI) para prevenção de MSC. Os mecanismos de morte possivelmente implicados são taquiarritmias, deterioração hemodinâmica aguda e/ou isquemia. As taquiarritmias podem ser consequentes a instabilidade elétrica desencadeando taquicardia ventricular reentrante decorrente da desorganização da arquitetura miocárdica e de tecido cicatricial, provavelmente secundário a isquemia miocárdica (anormalidades microvasculares).[10]

A presença de fibrose miocárdica detectada pela ressonância magnética cardíaca (RMC) determina maior risco de MSC. Estudo brasileiro envolvendo pacientes de alto risco com CMH, portadores de CDI, demonstrou que a presença de fibrose miocárdica foi identificada em 96,4% destes pacientes, com taxa de fibrose média de 15,9%, sugerindo que a presença de fibrose possa ter maior sensibilidade em relação aos demais marcadores de risco convencionais.[11] Chan et al. demonstraram que a detecção de área de fibrose maior que 15% da massa ventricular esquerda se associou ao dobro do risco de MSC em pacientes considerados inicialmente de baixo risco.[12]

A CMP dilatada é definida como dilatação do VE e disfunção sistólica na ausência de condições que determinam sobrecarga cardíaca ou DAC suficiente para causar comprometimento sistólico global. Alguns defeitos genéticos também podem causar disfunção sistólica sem dilatação do VE ou resultar em fibrose miocárdica que só é detectável pela RMC. Um grande espectro de condições adquiridas pode causar cardiomiopatia dilatada, incluindo doenças inflamatórias, infecciosas e sistêmicas, bem como vários medicamentos e toxinas. Em alguns casos, os pacientes são geneticamente predispostos ao seu desenvolvimento após a exposição a gatilhos exógenos, como infecção, drogas citotóxicas, álcool e gravidez.[13]

A ocorrência de TVNS e síncope identifica alto risco para MSC na CMP dilatada. O mecanismo arritmogênico é a TV, sobretudo em pacientes com disfunção ventricular grave. O substrato anatômico é a cicatriz miocárdica, menos documentada em relação à DAC, e os desencadeantes são variações neuroendócrinas, eletrolíticas, pró-arritmia e ativação excessiva dos sistemas simpático e renina-angiotensina. É provável que os seguintes fatores genéticos contribuam para a ocorrência de MSC em pacientes com cardiomiopatia dilatada: determinantes de instabilidade elétrica, geração ou progressão do fenótipo insuficiência cardíaca (IC) e fator desencadeador de disfunções neuro-humorais ou isquemia. A presença de quadro clínico de IC aumenta em cinco vezes o risco de MSC, independentemente da etiologia. Em pacientes com IC, 30 a 50% das mortes são súbitas.[14]

Muitas variáveis não invasivas foram sugeridas como preditores de MSC, mas metanálise de 45 estudos envolvendo 6088 pacientes, variáveis funcionais e eletrocardiográficas forneceram apenas discriminações modestas entre pacientes de alto e baixo risco. O maior risco foi encontrado na presença de QRS fragmentado e onda T alternante; nenhum dos testes autonômicos foram preditores significativos.[15] O papel da RMC foi avaliado em uma meta-análise de nove estudos e sugere que a presença de realce tardio está associado a um risco aumentado de mortalidade por todas as causas, hospitalização por IC e MSC.[16]

A CMP chagásica afeta cerca de 1,1 milhão de brasileiros. A patogênese da CMP chagásica crônica envolve um processo inflamatório progressivo e resposta imune determinando necrose miocárdica, fibrose e danos ao tecido de condução, levando à alterações eletrocardiográficas, como bloqueios atrioventricular e intraventricular, disfunção nó sinusal, arritmias ventriculares e MSC. A MSC é responsável por 55-65% das mortes e pode ser a primeira manifestação da doença ou seu evento terminal.[17]

Arritmias ventriculares são uma das principais causas de morbimortalidade em pacientes com doença de Chagas, e podem ocorrem antes mesmo de uma disfunção sistólica significativa do VE, levando à MSC. Além disso, a inflamação ativa pode aumentar a automaticidade dentro das áreas inflamadas e desencadear a reentrada na presença de fibrose. Além de fibrose e inflamação, disfunção autonômica também pode estar relacionado à gênese das arritmias ventriculares.

Estudo brasileiro identificou cinco preditores independentes de MSC: dispersão do intervalo QT, síncope, extrassístoles ventriculares e disfunção grave do VE.[18] Identificar pacientes com risco aumentado de SCD é crucial, pois eles podem se beneficiar do implante profilática de cardioversor-desfibrilador implantável. Eletrocardiograma, Holter de 24 horas e teste de esforço são úteis para diagnosticar e avaliar o risco desses pacientes. Além disso, novas modalidades de imagem, como ecocardiografia com strain, medicina nuclear e ressonância magnética cardíaca com realce tardio com gadolínio podem detectar a presença de fibrose miocárdica, inflamação ou denervação simpática, fornecendo informações adicionais de diagnóstico e/ou prognóstico.[19]

A CMP arritmogênica do ventrículo direito (CAVD) é uma doença com herança autossômica dominante e penetrância variável que provoca a mutação de genes que codificam proteínas de adesão celular, os desmossomos. A prevalência estimada é de 1 em 1000 a 1 em 5000 pessoas na população geral e é importante causa de MSC em atletas e adultos jovens. O ECG costuma revelar inversão de onda T (V1 a V3) ou bloqueio de ramo direito e condução intraventricular lenta com entalhe no final do QRS, denominado "onda épsilon" (Fontaine) e morfologia de bloqueio de ramo esquerdo (BRE) durante TV (origem no VD). Do ponto de vista anatomopatológico, é caracterizada por atrofia miocárdica progressiva com substituição gordurosa e infiltração fibrosa, predominantemente no ventrículo direito, criando substrato arritmogênico para TV e MSC, cuja incidência anual é estimada em 2%. O VE e o septo interventricular podem estar comprometidos entre 50 e 67% dos casos, nas fases avançadas da doença, piorando o prognóstico. Pacientes com CAVD tipicamente apresentam palpitações (27%), síncope (26%) ou MSC (23%), em geral entre a segunda e quinta décadas de vida.[20] A frequência das arritmias aumenta com a gravidade da doença. A TV e a MSC são frequentemente exercício-induzidas e podem ser mediadas por estímulos catecolaminérgicos ou situações que aumentam a tensão nas paredes do VD. Em pacientes com suspeita de CAVD o ECGAR pode ser útil para diagnóstico e estratificação de risco (classe IIa, nível de evidência B). Achados anormais ao ECGAR se correlaciona com a severidade da CAVD na RMC e ocorrência de eventos adversos. Outros fatores de risco para MSC ou choque apropriado reportados em diferentes coortes são TVS, síncope inexplicada, TVNS frequente, história familiar de MSC precoce, comprometimento extenso do VD, QRS muito prolongado, realce tardio na RMC, disfunção de VE e indução de TVS no estudo eletrofisiológico.[21]

Outras CMP associadas a ocorrência de MSC são amiloidose cardíaca, sarcoidose cardíaca, CMP restritiva, CMP infiltrativas (hemocromatose, doença de Fabry) e miocárdio não compactado.

Doença valvar

Etiologicamente, aumento da massa miocárdica, dilatação ventricular, estresse da parede e isquemia subendocárdica na ausência de DAC, juntamente com dano miocárdio crônico e fibrose pós-cirúrgica iatrogênica, podem ser responsáveis por um aumento da incidência de taquiarritmias ventriculares que podem estar associadas a TV sustentada e MSC nas diferentes doenças valvares.

Estenose aórtica (EAo) com pressão diastólica final de VE elevada é a disfunção valvar mais ameaçadora para MSC, em cuja etiopatogenia destaca-se a isquemia subendocárdica e risco de 1-1,5% ao ano. Pacientes assintomáticos parecem apresentar baixo risco.[22] Particularmente em idosos com EAo, a MSC pode ser consequência de bradiarritmia provocada por depósito de cálcio no sistema de condução ou DAC associada. Portadores de próteses valvares apresentam maior risco de MSC por taquiarritmias ou pela presença de DAC coexistente, assim como de disfunção da própria prótese.

Prolapso de valva mitral isolado está relacionado à baixa incidência de MSC, que, entretanto, aumenta na presença de história familiar, prolapso de ambas as cúspides, regurgitação mitral e extrassistolia ventricular.[23] Estudo que incluiu 18786 pacientes não encontrou aumento do risco de MSC para pacientes com duplo folheto mitral prolapsado, versus prolapso de folheto único da válvula mitral ou nenhum prolapso da válvula mitral.[24] Fibrose de músculo papilar foi descrito em pacientes com prolapso válvula mitral que apresentaram arritmia ventricular ou SCD. Além disso, uma possível síndrome para ocorrência de SCD foi descrita, a qual inclui prolapso de folheto duplo da válvula mitral, sexo feminino, anormalidade da onda T e ectopia ventricular complexa.[23]

Um estudo com 348 pacientes com regurgitação mitral devido a flail mitral revelou que a morte súbita não é rara em pacientes idosos em tratamento conservador. A correção deste tipo de regurgitação mitral parece estar associado a uma incidência reduzida de morte súbita e o rastreamento de DAC é obrigatório.[25]

As taxas gerais de MSC em pacientes com válvulas protéticas variam de 15 a 30%, com um risco anual estimado de 0,2-0,9%. Uma forte associação entre a TV ramo a ramo e MSC em pacientes submetidos à troca valvar (29% das taquiarritmias documentadas) já foi relatada. A provável lesão do sistema His-Purkinje secundária ao tratamento cirúrgico parece criar substrato para a reentrada ramo a ramo, cujo período mais propício para completo estabelecimento seria a terceira semana após a troca valvar mitral ou aórtica.[26]

Doença cardíaca congênita

A incidência de MSC na população total de doença cardíaca congênita é baixa (0,09% por ano), mas é maior do que em controles de mesma idade. O risco de MSC é dependente do tempo e aumenta progressivamente após a segunda década de vida. Estudos retrospectivos demonstraram que a MSC é responsável por 14–26% de todas as mortes após o reparo inicial. Risco aumentado de MSC foi descrito nas seguintes doenças cardíacas congênitas: transposição das grandes artérias, estenose aórtica, obstrução vascular pulmonar e tetralogia de Fallot. Com relação a esta última, sabe-se que a presença de QRS alargado se associa ao aumento das dimensões do VD e é um preditor de risco.[27] A própria correção cirúrgica dessas e de outras cardiopatias complexas também aumenta o risco tardio de MSC.

Miocardites

Miocardite é o resultado patológico de infecção miocárdica, autoimunidade ou drogas cardiotóxicas que causam destruição inflamatória ativa dos miócitos. A miocardite é responsável por cerca de 7 a 22% das MSC.[28]

Arritmias malignas associadas a miocardite podem ocorrer na evolução de uma miocardite fulminante aguda no contexto de IC aguda grave ou como evento decorrente de cardiomiopatia inflamatória que causa disfunção do VE e alto risco de SCD semelhante à CMP dilatada. A importante associação entre miocardite não diagnosticada e MSC é enfatizado por dados *post-mortem*, que demonstraram miocardite em adultos jovens vítimas de MSC em 8,6-44% dos casos.[29]

Alterações eletrofisiológicas primárias

Algumas alterações eletrofisiológicas primárias podem ocorrer na ausência de cardiopatia estrutural aparente. Esses pacientes são suscetíveis a MSC decorrente de arritmias fatais, cuja característica etiopatogênica é a comprovação de defeitos genéticos.[29] Neste grupo estão incluídos: síndrome do QT longo congênito (Figura 2), síndrome de Brugada, síndrome do QT curto, FV idiopática, bloqueio atrioventricular congênito e TV catecolaminérgica, assim como doenças primárias do sistema de condução (nó sinusal, nó atrioventricular e sistema His-Purkinje). Com relação a estas últimas, recentemente foram relatadas várias associações com defeito genético autossômico.[30] A síndrome de Wolff-Parkinson-White, causada por pré-excitação do miocárdio ventricular por meio de uma via acessória que aumenta o risco de taquicardia paroxística supraventricular, também já foi associada a herança autossômica dominante e defeitos cardíacos congênitos ou hipertrofia ventricular.[31] A ocorrência de fibrilação atrial aguda nesse cenário pode conferir risco de MSC, dependendo das características eletrofisiológicas da via acessória.

Uma associação entre o padrão eletrocardiográfico de repolarização precoce em derivações inferior e lateral e o risco de FV idiopática foi descrito, enquanto repolarização precoce em derivações anteriores parece ser benigno.[32]

Disfunção do sistema nervoso autônomo cardíaco

A inervação simpática e parassimpática do coração pode ser comprometida pelas cicatrizes provocadas por IAM ou outras agressões miocárdicas. Esse acometimento não se restringe à zona de tecido cicatricial, mas também às suas regiões periféricas, no sentido apical, provavelmente por interrupção de fibras nervosas aferentes e eferentes que cruzam essa área. Essa região denervada torna-se hipersensível às catecolaminas e apresenta redução desproporcional de seu período refratário. Consequentemente, ocorre heterogenei-

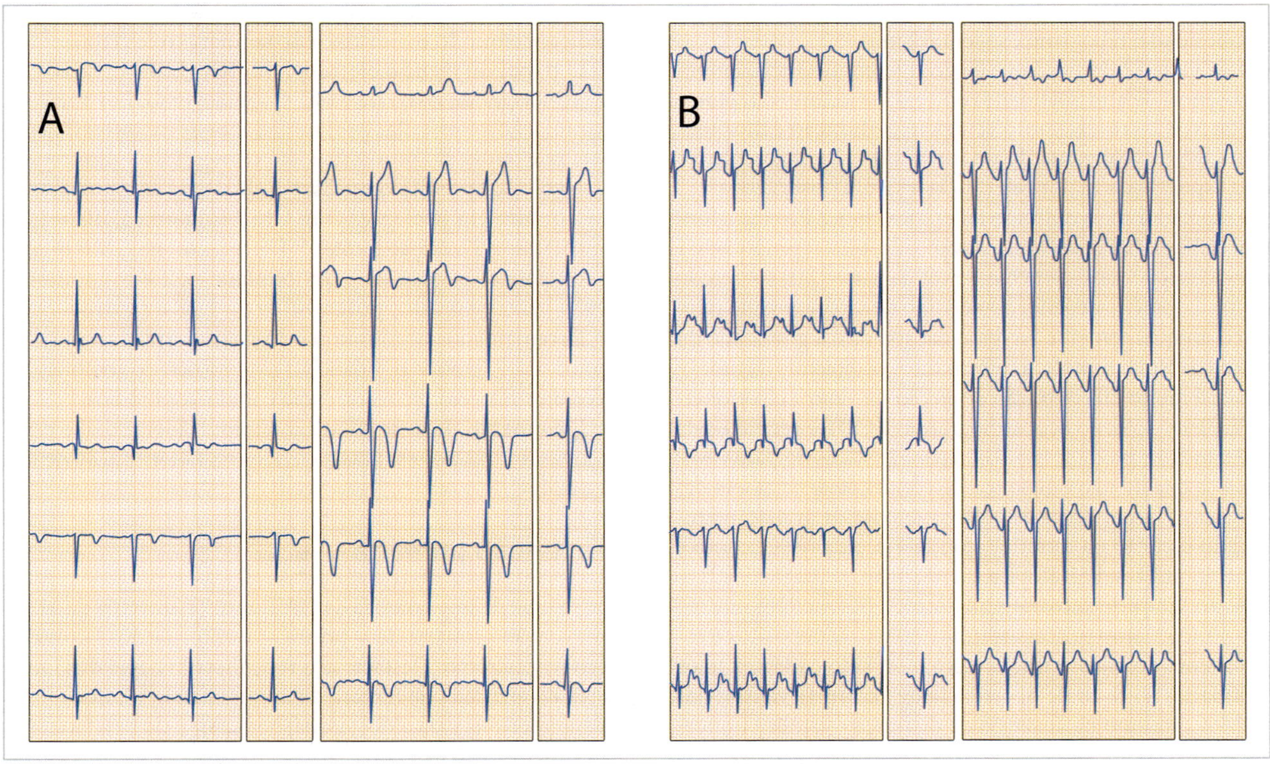

FIGURA 2

Traçado eletrocardiográfico em repouso (A) e durante esforço (B) de paciente recuperado de morte súbita. Notam-se variações da repolarização ventricular características dos distúrbios primários dos canais iônicos (QT longo).

dade autonômica, com dispersão da refratariedade e acometimento da condução do estímulo, o que facilita a ocorrência de TV.[33]

Miscelânea (drogas, metabólitos e causas mecânicas)

Pró-arritmia é a característica marcante deste grupo e pode ser secundária ao uso de antiarrítmicos ou outros fármacos. O prolongamento do intervalo QT é o efeito adverso mais comum e a taquiarritmia ventricular polimórfica (torsades de pointes) frequentemente é fatal.

Outras situações clínicas também podem evoluir com taquiarritmias fatais, como depósito exagerado de cálcio intracelular (uso de inibidores da fosfodiesterase) e alterações metabólicas (hipocalemia e hipomagnesemia).

Ademais, destaquem-se as causas de morte súbita não diretamente relacionadas ao coração: dissecção da aorta, tamponamento cardíaco agudo, trauma cardíaco e embolia pulmonar maciça.

Estratificação de risco

A MSC pode ser a primeira manifestação clínica tanto em pacientes com distúrbio eletrofisiológico primário quanto naqueles com alguma CMP. Como a DAC é a doença mais comum, há consenso de que a estratificação de risco de MSC deve incluir a avaliação dos fatores de risco coronariano (hipertensão arterial sistêmica [HAS], diabete melito, dislipidemia, obesidade, tabagismo, sedentarismo).[34]

O ECG de 12 derivações é de grande importância, embora a ausência de anormalidades não exclua definitivamente o risco de MSC. Pré-excitação ventricular, duração e morfologia do QRS, prolongamento do intervalo QT e segmento ST são os aspectos de maior relevância a serem observados.

O marcador mais utilizado na prática clínica é a classe funcional (CF) de IC: quanto mais avançada, pior o prognóstico. Essa evidência é consistentemente válida para CMP, sobretudo isquêmicas; porém, dependendo do tipo de acometimento miocárdico, frequentemente há dissociação entre a gravidade do caso e a CF. Nesse sentido, a informação coadjuvante da função cardíaca é muito útil. A fração de ejeção do ventrículo esquerdo (FEVE) < 35%, ao ecocardiograma (ECO), é reconhecida como o melhor preditor funcional para MSC, tanto para CMP isquêmica quanto não isquêmica.[35] Recentes evidências têm demonstrado a importância de outros métodos de avaliação funcional do coração na estratificação de risco de MSC, como a ventriculografia radioisotópica e a ressonância magnética.[36]

A presença de substrato anatômico potencialmente arritmogênico, como processos infiltrativos, de depósitos e especialmente de fibrose miocárdica, têm sido cada vez mais relacionadas ao risco de ocorrência de arritmias ventriculares e MSC, mesmo na ausência de disfunção sistólica importante do VE.[36]

Em pacientes com IAM prévio, extrassistolia ventricular frequente e TVNS ao Holter 24 horas são marcadores clínicos de pior evolução.[37] Ensaios realizados em pacientes com CMP não isquêmica não demonstraram essa tendência, com exceção do estudo GESICA,[38] que incluiu apenas pacientes com CMP dilatada idiopática e chagásicos e demonstrou forte correlação entre ocorrência de TVNS e maior taxa de mortalidade arrítmica.

A documentação do desequilíbrio autonômico cardíaco pós-IAM (predomínio simpático) por análise espectral (Holter 24 horas) é forte marcador de arritmias fatais e de MSC.[39] Da mesma forma, a sensibilidade barorreflexa, por análise espectral de intervalo R-R e pressão arterial sistólica, que avalia o incremento de atividade vagal e a redução simpática em resposta às variações de PA, também foi relacionada à maior incidência de eventos fatais.[40] Apesar dessas evidências, a aplicabilidade clínica desses métodos ainda é pequena, sobretudo pelas limitações de interpretação dos achados em pacientes com HAS, DM e em uso de betabloqueador.

ECG de alta resolução (ECG-AR), ao documentar áreas de condução elétrica lenta (potenciais tardios) provocadas por cicatrizes miocárdicas, identifica substrato anatômico para taquiarritmias fatais e MSC, para qual seu valor preditivo negativo é alto e o valor preditivo positivo é baixo.[41]

A ausência de onda "T alternante" também tem elevado valor preditivo negativo para MSC.[42] Trata-se da avaliação de variações da morfologia, amplitude ou polaridade da onda "T" batimento a batimento, decorrentes do prolongamento ou da dispersão da repolarização ventricular. Entretanto, os achados ainda não podem ser generalizados para todos os pacientes e necessitam de validação prospectiva adicional. Sabe-se que esses achados indicam instabilidade elétrica miocárdica, definindo maior risco de taquiarritmias fatais.

O papel do estudo eletrofisiológico (EEF) invasivo na estratificação de risco de MSC é controverso. Por meio da estimulação ventricular programada, pode-se induzir arritmias relevantes do ponto de vista clínico (TVS monomórfica) e o valor preditivo positivo é alto. Esse comportamento é comum em pacientes com CMP isquêmica, disfunção ventricular e TVNS ao Holter.[41] Entretanto, na CMP dilatada idiopática, as taxas de indutibilidade de TV monomórfica são baixas e o valor prognóstico do EEF é controverso.[43]

Recentemente, os monitores de eventos implantáveis têm demonstrado grande utilidade no diagnóstico de arritmias fatais com síncopes cuja recorrência é muito esporádica.

Finalmente, deve-se enfatizar a importância atual e perspectivas futuras dos estudos genéticos na estratificação de risco de MSC.

Prevenção primária

Em virtude da importância da DAC na etiopatogenia da MSC, a prevenção primária deve priorizar o controle dos fatores de risco coronariano. Destaca-se o reconhecido papel dos inibidores da enzima conversora da angiotensina, bloqueadores da angiotensina e da aldosterona, bem como do betabloqueador e da hidralazina associada a nitratos no aumento de sobrevida de pacientes com IC.[44]

Também neste grupo de pacientes, estudos recentes demonstraram que a associação entre um inibidor da neprilisina (sacubitril) e um bloqueador do receptor da angiotensina (valsartana) resultou em redução de mortalidade súbita e total.[45] Neste mesmo sentido, com resultados promissores, os inibidores seletivos do cotransportador de glicose 2 (SGLT2) têm sido associados a redução de morte cardiovascular e sintomas de IC, além de diminuição da morte por qualquer causa, mesmo em pacientes sem DM.[46]

O betabloqueador é uma das terapêuticas mais bem avaliadas na cardiologia atual. Numerosos estudos demonstraram importante redução de mortalidade total e MSC em uma variedade de doenças cardíacas, especialmente IAM e IC.[47-52]

O mecanismo que resulta em redução da incidência de MSC com o uso de betabloqueador é multifatorial, como o efeito anti-hipertensivo (embora o efeito protetor persista mesmo após o controle da pressão arterial) e o efeito anti-isquêmico (embora sejam efetivos também em CMP não isquêmica). Em IC, o efeito eletromecânico tem sido postulado como fator protetor da vulnerabilidade arrítmica por encurtamento da duração do potencial de ação e da refratariedade, que ocorre por ativação do receptor beta-adrenérgico. O efeito pró-arrítmico do excesso de catecolaminas também pode ser mitigado pelo betabloqueador.

Uma subanálise do estudo MADIT-II[53] demonstrou que pacientes em uso de estatinas apresentaram menor ocorrência de TV/FV. Não está claro se isso ocorre por redução de eventos coronarianos, efeito anti-inflamatório, propriedade antiarrítimica ou por algum fator de confusão não identificado. Outro estudo demonstrou melhora na redução do risco relativo (de 38 para 21%) na recorrência de TV/FV em pacientes com CDI durante 12 meses de seguimento.[54]

A maioria dos antiarrítmicos, ao contrário dos outros fármacos descritos anteriormente, não tem eficácia comprovada sobre a mortalidade total em pacientes com IC. A partir da hipótese de que a supressão de arritmias ventriculares pudesse melhorar a sobrevida, diferentes antiarrítmicos foram testados em pacientes com IAM prévio. Os achados foram considerados satisfatórios com relação ao uso de amiodarona (CAMIAT,[55] EMIAT,[56] GESICA[38]) e betabloqueadores (estudo BHAT[57]). Por outro lado, o uso de antiarrítmicos do grupo I (CAST,[58] IMPACT[59]) e do sotalol (SWORD[60]) resultaram em necessidade de interrupção precoce porque pioraram as taxas de mortalidade. Já o uso de bloqueador dos canais de cálcio (DIAMOND[61]) não demonstrou impacto sobre a mortalidade. Na verdade, de todas as medicações antiarrítmicas, somente betabloqueadores têm mostrado claro benefício na prevenção de MSC pós-IAM, particularmente naqueles com função ventricular esquerda (VE) comprometida.[47]

Em razão desses resultados frustrantes com o uso de fármacos antiarrítmicos, o CDI passou a ser testado em ensaios clínicos incluindo pacientes com TVNS e/ou disfunção do VE (MUSTT[62] e MADIT[63]). Ao final, identificou-se, com consistência, que pacientes com IAM prévio e FEVE ≤ 30% apresentam maior sobrevida pós-implante de CDI (MADIT II[64]), independentemente de qualquer estratificação de risco adicional. Subanálises desse estudo identificaram ainda que, no subgrupo com FEVE < 25% e duração do QRS ≥ 150 ms, as vantagens são ainda maiores. Também foram considerados auspiciosos os achados do estudo DEFINITE[65] (redução da mortalidade arrítmica) e do SCD-HeFT[66] (redução de mortalidade total e arrítmica) em pacientes com IC (CF NYHA II-III) e FEVE < 35%.

Os achados do estudo MADIT II foram confirmados pelo SCD-HeFT, que incluiu 2.521 pacientes; 50% com CMP não isquêmica, em acompanhamento prolongado (5 anos). Foi avaliado o benefício do CDI *versus* amiodarona ou placebo como prevenção primária em pacientes com IC estável (CF NYHA II ou III) e FE ≤ 35%, (presença de TVNS ou realização de EEF não foi critério de inclusão). Após 4 anos de acompanhamento, não houve benefício da amiodarona sobre o placebo na prevenção de mortalidade total, mas o implante de CDI reduziu significativamente (23%) a mortalidade total (p = 0,007). O benefício do CDI foi comparável para CMP isquêmica e não isquêmica (Tabela 1).

Com relação aos pacientes com CMP não isquêmica, informações relevantes podem ser extraídas de uma análise detalhada dos estudos CAT,[67] AMIOVIRT,[68] DEFINITE, SCD-HeFT e COMPANION,[69] este último um estudo de prevenção primária que incluiu 1.854 pacientes. A metanálise desses estudos demonstrou que a terapia com CDI levou à redução de risco relativo de 31% na mortalidade total (p = 0,02).[70-72]

Posteriormente, um novo estudo com pacientes com cardiopatia não isquêmica e IC sistólica importante (FEVE ≤ 35%) foi publicado. O DANISH Trial demonstrou que o uso do CDI, embora tenha prevenido morte súbita como desfecho secundário (p = 0,005), não foi capaz de prevenir mortalidade total (p = 0,28) ou mesmo mortalidade cardiovascular (p = 0,10).[71]

Com os resultados do DANISH, nova metanálise foi publicada, em que o CDI mostrou-se, ainda assim, superior ao tratamento clínico isolado, tanto para prevenção de MSC quanto de mortalidade total (HR 0,78, IC95%).[72]

Não existem evidências científicas robustas relativas à CMP chagásica crônica (CCC); o CHAGASICS – CHronic use of Amiodarone against ICD for Chagas Cardiomyopathy é um estudo randomizado (amiodarona *versus* CDI) em andamento de prevenção primária de MSC na CCC e que está incluindo pacientes com escore de risco elevado.[73]

Prevenção secundária

Prevenção secundária de MSC corresponde à profilaxia da recorrência de arritmias ventriculares potencialmente fatais (TVS ou FV). É uma medida terapêutica aplicável a pacientes selecionados, em geral sobreviventes de PCR, cujas condições clínico-funcionais comumente são precárias.

Os primeiros ensaios clínicos de prevenção secundária de MSC foram observacionais e testaram apenas agentes farmacológicos em pacientes com doença cardíaca estrutural, entre as quais a mais frequente foi a CMP isquêmica. Entre os fármacos avaliados, somente betabloqueador e amiodarona demonstraram impacto positivo sobre MSC.[74,75] O sotalol, antiarrítmico de classe III, demonstrou eficácia considerável, significativamente superior aos de classe I na prevenção de eventos fatais.[76]

TABELA 1 Principais ensaios randomizados de prevenção de MSC com CDI

Estudo	Ano	N	FEVE (≤)	Outros critérios de inclusão	HR (IC 95%)	P
Prevenção primária						
MADIT[62]	1996	196	35	TVNS, EEF+	0,46 (0,26-0,82)	0,009
MADIT II[64]	2002	1.232	30	IAM prévio	0,69 (0,51-0,93)	0,016
DEFINITE[65]	2004	485	35	CMP-NI, EV/TVNS	0,65 (0,40-1,06)	0,08
SCD-HeFT[66]	2005	1.676	35	IAM prévio ou CMP-NI	0,77 (0,62-0,96)	0,007
DANISH[72]	2016	1.116	35	NYHA II, III ou IV com TRC; NT-pro-BNP > 200 pg/mL	0,87 (0,68-1,12)	0,28
Prevenção secundária						
AVID[77]	1997	1.016	40	PCR prévia	0,62 (0,43-0,82)	< 0,02
CIDS[78]	2000	659	35	PCR prévia, síncope	0,82 (0,60-1,10)	NS
CASH[79]	2000	191	45±18	PCR prévia	0,77 (1,112)	0,081

TVNS: taquicardia ventricular não sustentada; EEF: estudo eletrofisiológico; IAM: infarto agudo do miocárdio; ECGAR: eletrocardiograma de alta resolução; CMP-NI: cardiomiopatia não isquêmica; EV: extrassístole ventricular; PCR: parada cardiorrespiratória.

O estudo CASCADE[76] sugere benefício relativo da amiodarona sobre os fármacos de classe I, administrada empiricamente em sobreviventes de PCR. Esses e outros achados de estudos randomizados, não apenas observacionais mas também comparativos ao CDI, demonstraram que a amiodarona é, indubitavelmente, o fármaco mais efetivo para a prevenção secundária de MSC, tendo o sotalol como uma razoável alternativa.

A respeito da eficácia do CDI na terapêutica de arritmias fatais, vários estudos desviaram o foco dos ensaios de larga escala que, durante quase uma década, testaram exclusivamente os antiarrítmicos na prevenção secundária da TV/FV (Figura 3). As avaliações de desempenho desses dispositivos têm demonstrado eficácia superior a 98% na interrupção de episódios de FV e de 92 a 98% na terapêutica da TV.

O estudo americano AVID[77] comparou a eficácia do CDI *versus* amiodarona (97%) ou sotalol (3%) em 1.016 sobreviventes de um ou mais episódios de FV ou TVS mal tolerada (FEVE < 40%). O estudo foi interrompido precocemente pelo comitê de segurança, após 18 meses de seguimento médio, quando foi documentada redução relativa da mortalidade (todas as causas) de 29% a favor do grupo CDI (p = 0,02).

O estudo canadense CIDS[78] comparou os benefícios do CDI exclusivamente com o uso de amiodarona em sobreviventes de PCR e TVS mal tolerada ou síncope (FEVE reduzida). Foram estudados 659 pacientes, acompanhados por 36 meses. Houve redução do risco relativo (RR) de todas as causas de 20% a favor do grupo CDI, que, apesar de não demonstrar significância estatística na análise global (p = 0,14), revelou evidente benefício do CDI no quartil de pacientes com idade superior a 70 anos, FEVE < 0,35 e CF IC III ou IV.

O estudo alemão CASH[79] selecionou 288 sobreviventes de PCR por FV com FEVE média de 45% e comparou os benefícios do implante do CDI com o uso de fármacos antiarrítmicos (amiodarona, metoprolol ou propafenona); a amiodarona foi utilizada em 98% dos casos. A redução da

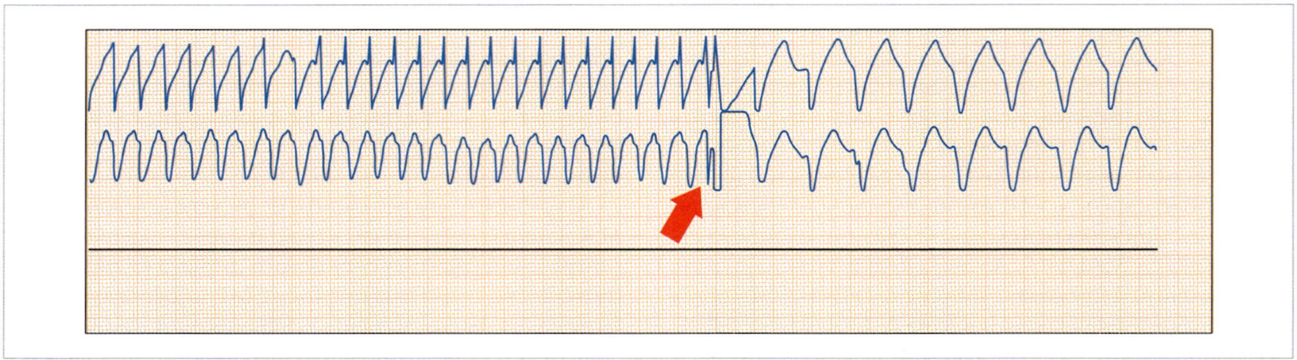

FIGURA 3

Traçado de eletrogramaendocavitário do CDI (memória) de paciente com CMP isquêmica. Note-se que, após diagnóstico preciso de TV, o dispositivo dispara uma terapia de choque (seta) de alta energia, interrompendo a arritmia e evitando a MSC.

mortalidade arrítmica foi significativa (34%) e a mortalidade total não foi diferente (Tabela 1).

É importante ressaltar que os achados desses três estudos clássicos para a prevenção secundária de MSC referem-se a populações específicas de países desenvolvidos com as seguintes características: cerca de 80% DAC; > 50% IAM prévio; 79% homens, idade média 58 anos; FEVE média 32 a 45%, < 20% CF IC III ou IV. Amiodarona foi utilizada no grupo-controle dos três ensaios e a taxa de *crossover* para CDI variou de 5 a 16%.

A avaliação metanalítica desses estudos[80] demonstrou que o uso de CDI foi superior à amiodarona na prevenção secundária de MSC porque reduziu em 28% o RR de mortalidade total e em 50% o risco de mortalidade arrítmica. Os autores concluíram que o CDI proporcionou acréscimo médio de vida de quatro meses, em acompanhamento de seis anos, e que a FEVE estratifica os melhores responsivos ao uso de CDI (disfunção ventricular esquerda moderada ou grave).

Não existem estudos randomizados de prevenção secundária de MSC envolvendo pacientes com CMP chagásica. O uso empírico de amiodarona para o tratamento de TVS, cuja prevalência na CMP chagásica sem IC é estimada em 2%, está associado à taxa de recorrência de 40% e a probabilidade de sobrevida varia entre 68 e 84% em três anos de seguimento. Em série recentemente publicada de 28 pacientes consecutivos com TVS, todos tratados apenas com amiodarona e acompanhados por cerca de três anos, a taxa de sobrevida foi de 68%, sendo a disfunção sistólica de VE o preditor mais significativo de morte.[80] As taxas anuais de mortalidade em pacientes com CMP chagásica e TVS tratados apenas com amiodarona variaram de 5,1 a 10,7%.[82] Esses dados são bastante favoráveis em comparação aos de outras séries de pacientes não tratados ou medicados com quinidina ou procainamida, que têm probabilidade de sobrevida de apenas 20%, considerando o mesmo tempo de acompanhamento. Não há demonstração de que o uso de amiodarona guiado por EEF seja superior ao seu emprego empírico, inclusive porque apenas cerca de 29% de 71 pacientes com CMP chagásica e TVS seriam elegíveis para a sistemática de tratamento orientado pelo EEF.[83] Em outros estudos que avaliaram a associação de amiodarona com antiarrítmicos da classe I ou em alternância com sotalol, as taxas anuais de mortalidade não foram inferiores às do tratamento apenas com amiodarona, oscilando entre 8,8 e 11,0%.[84,85]

Assim sendo, as evidências científicas quanto ao uso de CDI para a prevenção secundária de MSC na CMP chagásica estão restritas a relatos de pequenas séries ou registros. Dessas séries, Martinelli-Filho et al. e Muratore et al. observaram que as terapias apropriadas do CDI em pacientes chagásicos são mais frequentes em relação a não chagásicos.[86,87] Na maior série de casos publicada, os resultados de 116 pacientes consecutivos tratados com CDI revelaram evolução favorável, em termos de taxas de mortalidade (7,1%/ano) e choques apropriados (58% ao longo de 45 ± meses).[88]

A terapia de ressincronização cardíaca (TRC) também tem sido considerada uma alternativa terapêutica útil na prevenção de MSC (classe IIa, das últimas diretrizes de MSC – JACC).[89] A TRC pode melhorar a função contrátil do coração de pacientes com IC e dissincronia intraventricular. No estudo COMPANION, a TRC isolada reduziu a mortalidade total em 23% em comparação com a terapêutica medicamentosa otimizada. O estudo CARE-HF randomizou 813 pacientes para TRC sem CDI (TRC-P) ou terapia médica isolada.[90] Em acompanhamento médio de 29 meses, a TRC-P se associou a significativa redução de mortalidade (20 *vs.* 30%). A taxa de MSC foi similar em ambos os grupos (32 *vs.* 35%), sugerindo que o maior benefício esteja associado à prevenção da progressão da própria IC.

Custo-efetividade do CDI

Gialama et al.[91] publicaram uma revisão sistemática na qual foram selecionados 34 estudos a partir de 11.977 citações (PubMed, Cochrane e Health Economic Evaluations Database). Entre esses estudos, 11 referiam-se à prevenção secundária de MSC e 23 à prevenção primária. Os autores concluíram que o CDI é tão custo-efetivo quanto outras terapêuticas cardiovasculares e não cardiovasculares, desde que consideradas as seguintes variáveis: risco elevado de MSC, eficácia e segurança do sistema, qualidade de vida, custo do implante, frequência e custo das trocas do gerador por desgaste de bateria, aspectos demográficos e tempo de acompanhamento. Além disso, técnica de implante, curva de aprendizado e programação eletrônica podem afetar o tempo de internação, longevidade do dispositivo e consumo de recursos e, consequentemente, o custo.

Considerando-se os achados dos ensaios de prevenção secundária, é evidente que a custo-efetividade melhora ao longo do tempo (longevidade da bateria), especialmente em pacientes com disfunção grave de VE e fatores de risco adicionais.

Em relação aos estudos de prevenção primária, a maioria demonstrou que o implante de CDI é custo-efetivo, especialmente nos grupos de alto risco (IAM prévio + FEVE < 30%, distúrbios elétricos primários).

Ribeiro et al.[92] publicaram importantes dados a respeito do CDI na prevenção primária de MSC no Brasil, cujos custos foram extraídos das tabelas do Sistema Único de Saúde e da Agência Nacional de Saúde. A relação de custo-efetividade incremental foi elevada e superior à sugerida pela Organização Mundial da Saúde (três vezes o PIB *per capita*), tanto no cenário público como no privado. A exemplo dos principais ensaios publicados, os autores demonstraram que resultados atrativos podem ser obtidos em pacientes com alto risco de MSC.

Assim, considerando-se as evidências expostas, há consenso de que a estratificação de risco criteriosa, a extensão da longevidade da bateria do dispositivo e o incremento da qualidade de vida são fundamentais para tornar o uso de CDI cada vez mais custo-efetivo e atrativo. As Tabelas 2 a 11 apresentam os critérios mais recentes para indicação de implante de CDI para prevenção primária de MSC em diversos cenários clínicos; as Tabelas 12 a 14 listam as indicações atuais para prevenção secundária.

TABELA 2 Recomendações para Indicação de CDI na prevenção primária na cardiopatia isquêmica

Recomendação	Classe	Nível de evidência
CDI é recomendado em pacientes com história de IAM > 40 dias ou cardiopatia isquêmica crônica, sob tratamento farmacológico ótimo, sem isquemia miocárdica passível de tratamento por revascularização cirúrgica ou percutânea e expectativa de vida de pelo menos 1 ano e que apresentem FEVE ≤ 35%, CF II-III, ou FE ≤ 30% e CF I, II ou III.	I	A
CDI é recomendado em pacientes com história de IAM > 40 dias ou com cardiopatia isquêmica crônica, sob tratamento farmacológico ótimo, sem isquemia miocárdica passível de tratamento por revascularização cirúrgica ou percutânea e expectativa de vida de pelo menos 1 ano, que apresentem FEVE ≤ 40%, TVNS espontânea e indução de TVS no EEF.	I	B
CDI pode ser considerado em pacientes com história de IAM > 40 dias ou com cardiopatia isquêmica crônica, sob tratamento farmacológico ótimo, sem isquemia miocárdica passível de tratamento por revascularização cirúrgica, ou percutânea e candidatos a lista de transplante ou implante de DAV.	IIa	B
CDI não é indicado em pacientes com IAM < 40 dias de evolução, ou indicação de revascularização.	III	B
CDI não é indicado em pacientes com ICFEr CF IV refratários ao tratamento e que não sejam candidatos à transplante ou implante de DAV.	III	C

TABELA 3 Recomendações para Indicação de CDI na prevenção primária na cardiopatia não isquêmica

Indicação	Classificação	Nível de evidência
Paciente com FE ≤ 35%, tratamento clínico otimizado, CF NYHA II-III e expectativa de vida > 1 ano.	I	B
Deve ser considerado na presença de alterações genéticas de alto risco (especialmente Lamina A/C) associado a dois ou mais fatores: FE ≤ 45%, TVNS, mutação de alto risco e sexo masculino.	IIa	B
IC CF NYHA IV refrataria sem perspectiva de transplante ou DAC.	III	C

TABELA 4 Recomendações para indicação de CDI na prevenção primária na cardiomiopatia hipertrófica

Descrição	Recomendação	Nível de evidência
Pacientes com pelo menos 1 fator de risco maior	IIa	B
Pacientes com TVNS ou hipotensão arterial anormal no esforço, na presença de fatores de risco adicionais é razoável indicar CDI desde que expectativa de vida > 1 ano.	IIa	B
Estratificação de risco invasiva com EEF.	III	B
Fatores de risco: espessura de parede > 30 mm; História familiar de MS; TVNS; presença de realce tardio na RM; síncope há menos de 5 anos; aneurisma de VE; FEVE < 50%.		

TABELA 5 Recomendações para indicação de CDI na prevenção primária na cardiopatia chagásica crônica

Descrição	Recomendação	Nível de evidência
TVS estável com FE < 35% em tratamento clínico otimizado	I	C
TVS estável com FE > 35 % em tratamento clínico otimizado	IIa	C
TVNS; FE< 35 % em tratamento clínico otimizado	IIb	C
Pacientes em CF IV refratária não candidatos a transplante cardíaco	III	C

TABELA 6 Recomendações para indicação de cdi na prevenção primária na cardiopatia arritmogênica do ventrículo direito

Descrição	Recomendação	Nível de evidência
CAVD e MSC abortada ou TVS se sobrevida esperada maior que 1 ano	I	B
CAVD e disfunção importante de VD ou FEVE ≤ 35% se sobrevida esperada maior que 1 ano	I	B
CAVD e síncope presumidamente por arritmia ventricular, CDI pode ser útil se sobrevida esperada maior que 1 ano	IIa	B
CAVD e TVS bem tolerada, avaliando o benefício e risco de complicações a longo prazo do CDI	IIa	C

TABELA 7 Recomendações para indicação de CDI na prevenção primária na miocardiopatia não compactada

Descrição	Recomendação	Nível de evidência
Pacientes com MNC que apresentem FEVE ≤ 35%, classe funcional de NYHA II-III e expectativa de vida de pelo menos 1 ano devem receber o CDI como estratégia de prevenção da MSC, baseado em recomendações para CMD.	I	B
Pacientes com diagnóstico de MNC com função ventricular normal com fatores de risco incluindo: TVNS, história familiar de MSC e síncope podem receber o CDI como estratégia de prevenção da MSC.	IIb	C
Pacientes com MNC com função ventricular normal e sem fatores de risco não devem ser considerados candidatos a implante de CDI.	III	C
Realização de EEF para estratificação de risco	III	C

TABELA 8 Indicações de CDI na prevenção primária no QT longo e QT curto

Descrição	Recomendação	Nível de evidência
Pacientes com QT longo refratário a betabloqueadores e/ou a simpatectomia, com sincope ou TV polimórfica recorrente.	I	B
Pacientes assintomáticos com QTc > 500 ms associado a betabloqueador podem se beneficiar de CDI, associado ou não a simpatectomia.	IIb	C
QT longo com estudo genético comprovando LQT2 ou LQT3, associado a betabloqueador.	IIb	B
Pacientes com QTc < 330 ms assintomáticos e história de morte súbita familiar.	IIb	C

TABELA 9 Indicações de CDI na prevenção primária na síndrome de Brugada

Descrição	Recomendação	Nível de evidência
TVS ou síncope de provável causa arrítmica e ECG com padrão Brugada tipo 1 espontâneo.	I	B
Síncope de provável causa arrítmica e ECG com padrão Brugada tipo 1 induzido farmacologicamente.	IIa	B
TVS induzida por EVP com um ou dois extra estímulos em 2 sítios, em pacientes assintomáticos com padrão Brugada tipo 1 espontâneo ao ECG.	IIb	C

TABELA 10 Indicações de CDI na prevenção primária na taquicardia ventricular polimórfica catecolaminérgica

Descrição	Recomendação	Nível de evidência
TVPC com síncope ou TVS, apesar do uso de betabloqueador em dose máxima tolerada, ou que tenham contraindicação ao uso de betabloqueador e expectativa de vida > 1 ano.	IIa	C
TVPC assintomática que apresentem boa resposta ao tratamento com betabloqueador.	III	C

TABELA 11 Indicações de CDI na prevenção primária na taquicardia ventricular idiopática

Descrição	Recomendação	Nível de evidência
Pacientes com síncope e TVNS com características malignas e expectativa de vida > 1 ano.	IIb	C
Pacientes com TV idiopática assintomática, com características benignas, que apresentem boa resposta ao tratamento farmacológico ou ablativo.	III	C

TABELA 12 Indicações de CDI para prevenção secundária de pacientes recuperados de parada cardíaca ou com taquicardia ventricular sustentada na presença de cardiopatia estrutural

Descrição	Recomendação	Nível de evidência
Parada cardíaca por TV/FV de causa não reversível,com FE ≤ 35% e expectativa de vida de pelo menos 1 ano	I	A
TVS espontânea com comprometimento hemodinâmico ou síncope, de causa não reversível com FE ≤ 35% e expectativa de vida de pelo menos 1 ano	I	A
Sobreviventes de parada cardíaca, por TV/FV de causa não reversível, com FE ≥ 35% e expectativa de vida de pelo menos 1 ano	IIa	B
Pacientes com TVS espontânea, de causa não reversível, com FE ≥ 35%, refratária a outras terapêuticas e expectativa de vida de pelo menos 1 ano	IIa	B
Pacientes com síncope de origem indeterminada com indução de TVS hemodinamicamente instável e expectativa de vida de pelo menos 1 ano	IIa	B
TV incessante	III	C

TABELA 13 Indicações de CDI para prevenção secundária para pacientes recuperados de parada cardíaca ou com taquicardia ventricular sustentada na ausência de cardiopatia estrutural

Descrição	Recomendação	Nível de evidência
Pacientes com canalopatia e PCR por TV / FV, com expectativa de vida de pelo menos 1 ano	I	B
Pacientes com canalopatia, que evoluem com TVS ou síncope, apesar do uso de fármacos, com expectativa de vida de pelo menos 1 ano	IIa	B
Pacientes com SQTLc que evoluem com síncope ou TVS apesar do uso de betabloqueador em dose máxima tolerada	IIa	B
Pacientes com SB e alterações eletrocardiográficas espontâneas, síncope presumidamente de causa arrítmica e expectativa de vida de pelo menos 1 ano	IIa	C
Pacientes com SB e documentação de TVS, com ou sem síncope e expectativa de vida de pelo menos 1 ano	IIa	C
Pacientes com SB e alterações eletrocardiográficas induzidas por fármacos, síncope de origem indeterminada e expectativa de vida de pelo menos 1 ano	IIb	C
Pacientes com TVPC que evoluem com síncope ou TVS, apesar do uso de betabloqueador em dose máxima tolerada e expectativa de vida de pelo menos 1 ano.	IIa	C

TABELA 14 Indicações de CDI para prevenção secundária para pacientes com síncope e taquicardia/fibrilação ventricular no EEF

Descrição	Recomendação	Nível de evidência
Paciente com cardiomiopatia isquêmica com FEVE> 35% apresentando síncope de origem indeterminada, com indução de TV sustentada ao EEF.	I	B
Paciente com cardiomiopatia não isquêmica sem indicação para prevenção primária de MS, apresentado síncope, com indução de TV sustentada ao EEF.	IIa	B

Atletas

Atletas profissionais, em treinamento contínuo e prolongado, podem desenvolver alterações morfológicas e funcionais cardíacas importantes consequentes às adaptações hemodinâmicas produzidas pelo programa de exercício intensivo.[93]

A entidade "coração de atleta" é reconhecida há mais de cem anos, porém somente nas últimas décadas foram definidas as características anatomofuncionais decorrentes do condicionamento atlético: aumento da massa do VE por incremento do diâmetro diastólico da cavidade, da espessura da parede ou de ambos. Esse remodelamento varia de intensidade conforme o tipo de atividade esportiva. Em longo prazo, as modificações mais marcantes decorrem de atividades como as corridas de longa distância, natação, ciclismo, remo e canoagem.

Os limites do remodelamento fisiológico incluem espessura da parede do VE < 12 mm e diâmetro diastólico da cavidade < 60 mm.[94] Entretanto, aproximadamente 2% dos atletas do sexo masculino altamente treinados apresentam discreto aumento da espessura da parede do VE (13 a 15 mm). Tal espessamento, superior ao que se observa habitualmente no remodelamento fisiológico, é enquadrado na "zona cinzenta", assim denominada por Maron,[95] por representar um substrato indefinido entre modificações adaptativas ou patológicas (CMP hipertrófica, dilatada idiopática, chagásica, entre outras). Atletas do sexo feminino e adolescentes apresentam valores de referência menores.

Cerca de 15% dos atletas altamente treinados evoluem com grande aumento da cavidade ventricular esquerda (> 60 mm), simulando CMP dilatada idiopática, dificultando o diagnóstico diferencial. Faltam evidências consistentes para definir se o remodelamento ventricular extremo é consequente ao treinamento inadequado e/ou exagerado a longo prazo. Nesses casos, a alternativa seria avaliar a resposta da massa cardíaca ou do enchimento diastólico com ECO após três meses de "descondicionamento atlético". Um estudo ecocardiográfico longitudinal mostrou reversão da dilatação da cavidade ventricular em 20% de atletas de elite afastados do condicionamento físico ou aposentados.[96] Estudos genéticos também podem ser úteis, embora ainda não estejam amplamente disponíveis na prática clínica.

A identificação de atletas assintomáticos com doenças genéticas como CMP hipertrófica, CAVD, síndrome do QT longo e síndrome de Brugada é imperiosa; uma vez classificados como alto risco para MSC, devem ser submetidos ao implante de CDI, o que não significa, entretanto, que possam seguir praticando atividades competitivas.

A atividade esportiva, em geral, funciona apenas como gatilho para a MSC em atletas jovens e adolescentes (independentemente do sexo). O substrato cardíaco patológico e a consequente predisposição a arritmias ventriculares parece ser o fator mais importante, conforme demonstrado por Corrado, da Universidade de Pádua (Itália). O autor acompanhou por 21 anos uma coorte de 1.386 jovens e adolescentes, com idade entre 12 e 35 anos. Cerca de 10% eram atletas de competição, tendo sido documentados 300 casos de MSC, com incidência de 1:100.000 indivíduos ao ano. Entre os casos de MSC, 55 ocorreram em atletas de competição e 245 em não atletas, correspondendo à mortalidade de 2,3 *versus* 0,9:100.000 indivíduos ao ano. Nos atletas de competição, a MSC foi mais frequente entre homens que em mulheres (50 *vs.* 5; 2,6 *vs.* 1,1:100.000 indivíduos ao ano). O risco relativo (RR) de MSC em atletas *vs.* não atletas foi 2,5 (p = 0,0001).[97] A atividade esportiva não foi considerada responsável pelo aumento da mortalidade, e sim a presença de anomalias coronárias congênitas, CAVD e coronariopatia aterosclerótica prematura. A CMP hipertrófica teve baixíssima incidência porque, nessa coorte, a maioria desses casos foi desqualificada para o esporte. Por isso o autor enfatiza a importância da avaliação sistemática pré-participativa nos jovens e adolescentes.

A CMP hipertrófica, por outro lado, é a principal causa de MSC em jovens atletas nos Estados Unidos.[98] MaRon publicou os achados de autópsia de 387 atletas jovens nos quais a CMP hipertrófica foi a causa de óbito mais frequente: 102 casos (26,4%).[99] Trauma cardíaco (*commotio cordis* – FV secundária a trauma direto sobre o tórax) foi a segunda causa mais frequente: 77 casos (19,9%). Nesse registro, a CAVD foi a sétima causa mais frequente de MSC (11 casos – 2,8%).

Quando uma anormalidade cardiovascular é identificada em atleta competitivo, deve-se avaliar o risco de continuar a participar de treinos e competições, o impacto se ele for afastado e os critérios para liberar ou desqualificá-lo para competição. As diretrizes de Bethesda são consideradas referência universal para o manejo de atletas competitivos.[100] Nesse documento estão definidos os protocolos para sua qualificação ou desqualificação. Por exemplo, atletas profissionais com CMP hipertrófica são aconselhados a abandonar esportes competitivos, podendo praticar atividades menos intensas, como golfe ou boliche. Por sua vez, doenças possivelmente reversíveis, como miocardite, justificam o abandono temporário da competição e retorno criterioso à atividade esportiva assim que o bom estado físico seja recuperado.

A decisão de suspender atividades competitivas em atletas de elite é muito complexa e tormentosa, principalmente quando se trata de carreira profissional. Muitos atletas costumam não aceitar as informações médicas; frequentemente se dispõem a enfrentar os riscos, resistem às recomendações e tendem a continuar em atividade regular. Essa questão passa a ter implicação jurídica, porque o julgamento médico pode ser insidiosamente influenciado pela pressão de familiares, treinadores e diretores de entidades.

A atitude médica, entretanto, deve ser inflexível. Eliminar as ameaças, preservando a vida, deve estar acima de qualquer outro interesse.

Avaliação da onda T alternante

A identificação da alternância da onda T ao ECG, batimento a batimento, também denominada alternância elétrica, foi reconhecida como um achado pré-terminal há mais de cem anos e vem sendo ligada a ocorrência de arritmias ventriculares e MSC. Flutuações na forma e na amplitude da onda T estão associadas ao desenvolvimento de arritmias fatais e MSC em estudos com modelos animais e humanos.[101] A alternância da onda T é sutil e a variação na amplitude da onda T pode ser de poucos microvolts (micro alternância de onda T - MTWA), portanto, imperceptível por métodos convencionais. Numa metanálise de 19 estudos prospectivos, a presença de MTWA foi preditor de arritmias ventriculares, comparado com indivíduos com MTWA negativo.[102]

Outra análise detalhada demonstrou que a mortalidade dos pacientes elegíveis para o MADIT II, com MTWA negativo e que não receberam CDI, é menor que a mortalidade dos pacientes dos estudos MADIT II e SCD-HeFT que receberam CDI.[103] O estudo ABCD[42] demonstrou valor preditivo negativo similar entre EEF e MTWA numa coorte de 500 pacientes com DAC, TVNS e FE < 40%, seguidos por 2 anos. Recente análise de custo-efetividade de terapia com CDI em pacientes elegíveis para o MADIT II, com e sem estratificação de risco pela MTWA,[104] demonstrou incremento da custo-efetividade média de US$ 48.700 por qualidade de vida ajustada por ano de vida com estratificação com MTWA, comparado com US$ 88.700 com a estratégia de "CDI para todos". Os autores concluíram que a estratégia de utilização de MTWA poderia potencialmente economizar US$ 700 milhões por ano na população do MADIT II.

Outro estudo com 587 pacientes demonstrou que a chance de ocorrer um evento em pacientes com MTWA anormal foi 6,5 vezes maior do que naqueles com MTWA normal.[105] Outro estudo com 1.041 pacientes pós-IAM mostrou que a MTWA teve valor preditivo negativo de 99,6%.[106] Valor preditivo negativo alto também foi observado em pacientes com FEVE normal. Valor preditivo positivo foi fraco em somente 9% da coorte total. Estudos robustos ainda são necessários para comparar o valor prognóstico do MTWA com o EEF como teste para estratificar risco para implante de CDI. As diretrizes do AHA/ACC/ESC classificaram como recomendação classe IIa o uso de MTWA para melhorar a estratificação de risco de pacientes para arritmia ventricular.[107]

Avaliação da cicatriz miocárdica

Hipertrofia miocárdica pode modular a suscetibilidade à arritmia cardíaca devido a heterogeneidade elétrica da cicatriz miocárdica. Foi demonstrado, tanto em pacientes com CMP isquêmica como não isquêmica com moderada a importante disfunção de VE, que a presença de cicatriz documentada por ressonância magnética cardíaca (RMC) com avaliação de realce tardio (RT) com gadolínio está associada com TV indutível (Figura 4).[108] Kwong et al. documentaram significativa associação entre a presença de fibrose miocárdica (RMC com RT) com mortalidade total e eventos cardíacos adversos, incluindo MSC, em pacientes com suspeita clínica de DAC.[109]

Estudos recentes têm confirmado que a identificação, quantificação e caracterização da fibrose miocárdica são essenciais na estratificação de risco de MSC, tanto na CMP isquêmica quanto na não isquêmica. Alexandre et al.[110] estudaram 66 pacientes com DAC, candidatos a implante de CDI para prevenção primária ou secundária de MSC. As variáveis analisadas foram obtidas por RMC (RT) e os achados foram os seguintes: massa de fibrose (29,6 ± 14,5 g *vs.* 17,1 ± 8,8 g, p = 0,004) e o percentual de fibrose (15,1 ± 8,2% *vs.* 9,9 ± 5,6%, p = 0,03) se associaram à maior ocorrência de terapia apropriada; extensão da fibrose transmural foi preditora de ocorrência de terapias apropriadas do CDI (HR 3,15; IC 95% 1,35-7,33; p < 0,001 e HR 10,8; IC 95% 2,1-53,6; p = 0,001).

Gulati et al.[111] estudaram prospectivamente 472 pacientes com CMP dilatada e demonstraram que a presença de fibrose (HR, 2,43 [IC 95% 1,50-3,92], p < 0,001) e a extensão da fibrose (HR 1,11 [IC 95% 1,06-1,16], p < 0,001) se associaram à mortalidade por todas as causas, independentemente e de forma incremental.

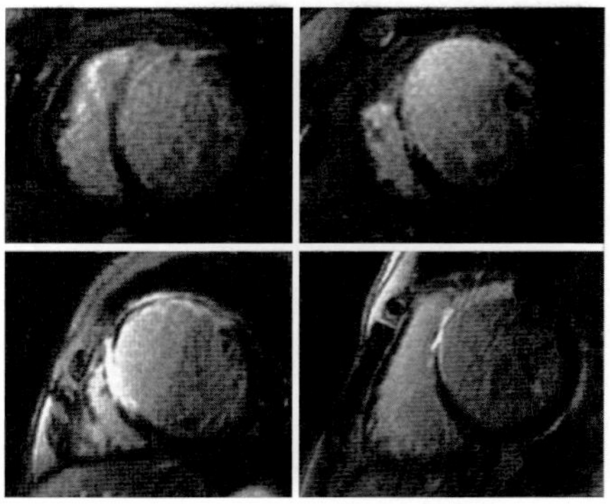

FIGURA 4

Ressonância magnética cardíaca de paciente com CMP isquêmica, NYHA II e FEVE 32%, sem episódios de síncopes ou TV. A presença de extensa área de fibrose indica alto risco de ocorrência de TV/FV.

Scott et al.[112] publicaram uma metanálise cujo objetivo foi identificar o papel da fibrose à RMC na estratificação de risco de MSC, em pacientes com CMP isquêmica e não isquêmica. Foram analisados 11 estudos, incluindo 1.115 pacientes, e concluiu-se que extensão da fibrose à RMC é fortemente associada à ocorrência de arritmias ventriculares na presença de FEVE reduzida: RR 4,33 [IC 95% 2,98-6,29].

Senra et al. estudaram o valor prognóstico da presença de fibrose miocárdica em pacientes com cardiopatia chagásica crônica. Foram avaliados, retrospectivamente, 130 indivíduos (idade média de 53,6 ± 11,5 anos; 54% mulheres), durante um acompanhamento médio de 5 anos. Neste estudo, a presença de fibrose miocárdica se associou à ocorrência do desfecho primário (mortalidade por todas as causas, transplante cardíaco, estimulação antitaquicardia – ATP ou choque apropriado do CDI e PCR recuperada) tanto como variável contínua (HR ajustado 1,031; IC 95%: 1,013 a 1,049; p = 0,001) como variável categórica (fibrose > 12,3 g – HR ajustado 2,107; IC 95%: 1,111 a 3,994; p = 0,022), independentemente do escore de Rassi.[113]

Avaliação genética

A identificação de genes determinantes de condições raras e letais, como síndrome de Brugada e síndrome do QT longo congênito, tem sido crescente. Essas mutações têm alta penetrância e fácil rastreamento familiar. A identificação de mutações relativamente comuns ou polimorfismos tem o objetivo de usar sistematicamente informações baseadas na população para identificar variações genéticas que conferem risco.

Polimorfismo no receptor beta-2-adrenérgico tem sido implicado em MSC. No Cardiovascular Health Study, mais de 5 mil pacientes foram genotipados e acompanhados longitudinalmente.[114] O estudo encontrou que caucasianos e negros americanos homozigotos para o gene *Gln27* tinham alto risco ajustado para MSC quando comparados com portadores do gene *GLU27*. Esses achados foram confirmados pelos mesmos investigadores em uma coorte separada, embora não tenham sido confirmados em outros estudos. Um estudo fármaco-genômico demonstrou diferença na sobrevida em pacientes pós-IAM tratados com betabloqueador, baseado em receptor beta-2-adrenérgico em diferentes *locus* de 27 posições implicadas no risco de MSC.[115]

O gene dos canais de sódio cardíaco *SCN5A* está implicado em MSC. O polimorfismo Y1102 foi encontrado em 13% dos negros americanos e está relacionado a um aumento de 8,4 vezes no risco de MSC (p = 0,001).[116] Usando haplotipagem, o polimorfismo de um promotor do gene *SCN5A* foi recentemente associado com prolongamento do intervalo PR e duração do QRS na população asiática.[117]

À medida que diversos centros de pesquisas ganham familiaridade com o método de pesquisa genômica, estudos de associação genética para MSC deverão aumentar quase exponencialmente nos próximos anos. O uso de um marcador genético para risco, similar a um biomarcador, para síndrome coronariana aguda, pode adicionar importantes associações prognósticas para estratificação de risco. Muitos dos grandes estudos concluídos, envolvendo CDI, IC e síndromes coronarianas agudas têm armazenado em bancos de sangue amostras dos pacientes no momento de sua inclusão no estudo. Esses estudos podem ser importantes para fornecer valorosos preditores de risco usando pesquisa genética dos candidatos.

Prognóstico após PCR

Apesar dos avanços no tratamento de doenças cardíacas, a evolução dos pacientes que apresentam parada cardíaca (PCR) súbita continua desfavorável. Os motivos para tais desfechos são multifatoriais, principalmente relacionados ao tempo para reanimação eficaz (recuperação de pulso central).[118] Quando o ritmo identificado ao atendimento inicial é a taquicardia ventricular sustentada, o prognóstico é melhor em comparação com assistolia ou atividade elétrica sem pulso.

São fatores determinantes de melhor prognóstico após PCR: presença de sinais vitais ao atendimento inicial, agilidade em iniciar as manobras de reanimação cardiopulmonar-cerebral; desfibrilação precoce (disponibilidade de desfibriladores externos automáticos – DEA em ambiente não hospitalar); tempo de resposta do chamado do serviço médico de emergência de 8 minutos ou menos; recuperação de pulso central com menos de 5 minutos; ausência de cardiopatia prévia, sepse, acidente vascular encefálico, câncer, doença de Alzheimer e outras doenças crônicas; ausência de coma persistente, hipotensão arterial sistêmica, pneumonia ou insuficiência renal após a RCP; não necessidade de intubação ou fármacos vasoativos; idade pouco avançada.

O controle da temperatura corporal, com controle da temperatura máxima de 36ºC por 28 horas ou indução de hipotermia ligeira a moderada por 24 horas (temperatura-alvo de 32 a 34ºC), pode ser benéfico em pacientes reanimados com sucesso após uma PCR. [119,120]

Considerações finais

A MSC está relacionada a diversas condições clínicas, com envolvimento de fatores ambientais e hábitos de vida, além de aspectos genéticos e comorbidades. Assim sendo, apesar do contínuo desenvolvimento da ciência, a MSC continuará ocorrendo em parcela significativa da população. O principal desafio da Medicina neste contexto é identificar precocemente os indivíduos com risco de MSC para que haja a possibilidade de alterar a evolução natural da condição patológica por meio de medidas de prevenção.

Diversas doenças como a doença arterial coronariana, cardiomiopatias e distúrbios elétricos primários podem ser identificados em consulta médica, eventualmente com o auxílio de exames complementares de baixa complexidade, como o ECG. Uma vez identificadas tais condições de risco, deve-se instituir as terapêuticas comprovadamente eficazes. A abordagem intensiva dos fatores de risco é a maneira mais eficaz de prevenção de MSC.

Ademais, serviços de socorro pré-hospitalar, unidades de dor torácica e protocolos de atendimento de urgência e emergência, acesso a exames complementares de urgência (principalmente cinecoronariografia), tratamento ótimo da cardiopatia de base e acesso ao CDI são fundamentais para aumentar a sobrevida da população exposta ao risco.

RESUMO

- A causa mais comum de MSC é a doença arterial coronariana. Inúmeras outras doenças ou disfunções cardiovasculares também podem estar envolvidas, tais como cardiomiopatias, doença valvar, doença congênita e disfunção autonômica.
- Há consenso de que os critérios de estratificação de risco coronariano devem fazer parte da abordagem inicial da avaliação de risco da MSC.
- A prevenção de MSC está baseada no tratamento da cardiopatia de base, considerando os preditores clássicos e os inúmeros marcadores recentemente descritos, destacando-se a disfunção ventricular esquerda e a fibrose miocárdica.
- O implante do CDI é considerado muito efetivo, sobretudo na prevenção secundária de MSC.
- A identificação de indivíduos sob risco de apresentarem arritmias cardíacas potencialmente fatais é fundamental, especialmente para a prevenção primária de MSC. Para prevenção secundária, o implante de CDI parece ser indiscutível na maioria dos cenários em que a causa é irreversível.

Referências bibliográficas

1. Wong CX, Brown A, Lau DH, Chugh SS, Albert CM, Kalman JM, et al. Epidemiology of sudden cardiac death: global and regional perspectives. Heart Lung Circ. 2019;28:6–14.
2. Oliveira GMM, Brant LCC, Polanczyk CA, Biolo A, Nascimento BR, Malta DC, et al. Cardiovascular Statistics - Brazil 2020. Arq Bras Cardiol. 2020;115(3):308-439.
3. Martinelli M, Siqueira SF, Zimerman LI, Neto VA, Moraes AV Jr, Fenelon G. Sudden cardiac death in Brazil: study based on physicians' perceptions of the public health care system. Pacing Clin Electrophysiol. 2012;35(11):1326-31.
4. Isbister J, Semsarian C. Sudden cardiac death: an update. Intern Med J. 2019;49(7):826-33.
5. Deo R, Albert CM. Epidemiology and genetics of sudden cardiac death. Circulation. 2012;125(4):620-37.
6. Chugh SS, Kelly KL, Titus JL. Sudden cardiac death in with apparently normal heart. Circulation. 2000;102:649-54.
7. Kuller L, Lilienfeld A, Fisher R. Epidemiological study of sudden and unexpected deaths due to arteriosclerotic heart disease. Circulation. 1966; 34:1056-68.
8. Roberts WC, Kragel AH, Bertz D, et al. Coronary arteries in unstable angina pectoris, acute myocardial infarction and sudden cardiac death. Am Heart J. 1994;127:1588-93.
9. Houston BA, Stevens GR. Hypertrophic cardiomyopathy: a review. Clin Med Insights Cardiol. 2015 Jan 26;8(Suppl 1):53-65.
10. Maron BJ, Maron MS. The 20 advances that have defined contemporary hypertrophic cardiomyopathy. Trends Cardiovasc Med. 2015 Jan;25(1):54-64.
11. Shiozaki AA, Senra T, Arteaga E, Pita CG, Martinelli M, Ávila LFR, et al. Myocardial fibrosis in patients with hypertrophic cardiomyopathy and high risk for sudden death. Arq Bras Cardiol. 2010;94(4):502-6.
12. Chan RH, Maron BJ, Olivotto I, Pencina MJ, Assenza GE, Haas T, et al. Prognostic value of quantitative contrast-enhanced cardiovascular magnetic resonance for the evaluation of sudden death risk in patients with hypertrophic cardiomyopathy. Circulation. 2014;130(6):484-95.
13. Elliott P, Andersson B, Arbustini E, Bilinska Z, Cecchi F, Charron P, et al. Classification of the cardiomyopathies: a position statement from the European Society Of Cardiology Working Group on Myocardial na Pericardial Diseases. Eur Heart J. 2008;29:270–276.
14. Tomaselli GF, Zipes DP. What causes sudden death in heart failure. Cir Res. 2004; 95:754-63.
15. Goldberger JJ, Subacius H, Patel T, Cunnane R, Kadish AH. Sudden cardiac death risk stratification in patients with nonischemic dilated cardiomyopathy. J Am Coll Cardiol. 2014;63:1879–1889.
16. Kuruvilla S, Adenaw N, Katwal AB, Lipinski MJ, Kramer CM, Salerno M. Late gadolinium enhancement on cardiac magnetic resonance predicts adverse cardiovascularoutcomes in nonischemic cardiomyopathy: a systematic review and meta-analysis. Circ Cardiovasc Imaging. 2014;7:250-8.
17. Rassi Jr A, Rassi SG, Rassi A. Sudden death in Chagas' disease. Arq Bras Cardiol. 2001; 76:86-96.
18. Souza ACJ, Salles G, Hasslocher-Moreno AM, Sousa AS, Brasil PEAA, Saraiva RM, et al. Development of a risk score to predict sudden death in patients with Chaga's heart disease. Int J Cardiol. 2015;187:700-4.
19. Moll-Bernardes RJ, Rosado-de-Castro PH, Camargo GC, Mendes FSNS, Brito ASX, Sousa AS. New imaging parameters to predict sudden cardiac death in chagas disease. Trop Med Infect Dis. 2020;5:74.
20. James CA, Calkins H. Update on Arrhythmogenic Right Ventricular Dysplasia/Cardiomyopathy (ARVD/C). Curr Treat Options Cardiovasc Med. 2013 Aug;15(4):476-87.
21. Lemola K, Brunckhorst C, Helfenstein U, Oechslin E, Jenni R, Duru F. Predictors of adverse outcome in patients with arrhythmogenic right ventricular dysplasia/cardiomyopathy: long term experience of a tertiary care centre. Heart 2005;91:1167-72.
22. Genereux P, Stone GW, O'Gara PT, et al. Natural history, diagnostic approaches, and therapeutic strategies for patients with asymptomatic severe aortic stenosis. J Am Coll Cardiol. 2016;67:2263-88.
23. Sriram CS, Syed FF, Ferguson ME, Johnson JN, Enriquez-Sarano M, Cetta F, et al. Malignant bileaflet mitral valve prolapse syndrome in patients with otherwise idiopathic out-of-hospital cardiac arrest. J Am Coll Cardiol. 2013 Jul 16;62(3):222-30.
24. Nordhues BD, Siontis KC, Scott CG, et al. Bileaflet mitral valve prolapse and risk of ventricular dysrhythmias and death. J Cardiovasc Electrophysiol. 2016;27:463-8.
25. Grigioni F, Enriquez-Sarano M, Ling LH, Bailey KR, Seward JB, Tajik AJ, et al. Sudden death in mitral regurgitation due to flail leaflet. J Am Coll Cardiol. 1999;34:2078-85.
26. Blackstone EH, Kriklin JW. Death and time related events after valve replacement. Circulation. 1985;74:753-67.
27. Villafañe J, Feinstein JA, Jenkins KJ, Vincent RN, Walsh EP, Dubin AM, et al. Adult Congenital and Pediatric Cardiology Section, American College of Cardiology. Hot topics in tetralogy of Fallot. J Am Coll Cardiol. 2013;62:2155-66.
28. Puranik R, Chow CK, Duflou JA, Kilborn MJ, McGuire MA. Sudden death in the young. Heart Rhythm. 2005;2:1277-82.
29. Basso C, Calabrese F, Corrado D, Thiene G. Postmortem diagnosis in sudden cardiac death victims: macroscopic, microscopic and molecular findings. Cardiovasc Res. 2001;50:290-300.
30. Abe K, Machida T, Sumitomo N, Yamamoto H, Ohkubo K, Watanabe I, et al. Sodium channelopathy underlying familial sick sinus syndrome with early onset and predominantly male characteristics. Circ Arrhythm Electrophysiol. 2014;7:511-7.
31. Mills KI, Anderson J, Levy PT, Cole FS, Silva JN, Kulkarni S, et al. Duplication of 20p12.3 associated with familial Wolff-Parkinson-White syndrome. Am J Med Genet A. 2013;161A(1):137-44.

32. Myerburg RJ, Castellanos A. Early repolarization and sudden cardiac arrest: Theme or variation on a theme? Nat Clin Pract Cardiovasc Med. 2008;5:760.
33. Vaseghi M, Shivkumar K. The role of the autonomic nervous system in sudden cardiac death. Prog Cardiovasc Dis. 2008;50:404-19.
34. Merghani A, Narain R, Sharma S. Sudden cardiac death: detecting the warning signs. Clin Med. 2013 Dec;13(6):614-7.
35. Saba S. Sudden cardiac death risk stratification and assessment: primary prevention based on ejection fraction criteria. Heart Fail Clin. 2011 Apr;7(2):175-83.
36. Neilan TG, Farhad H, Mayrhofer T, Shah RV, Dodson JA, Abbasi SA, et al. Late gadolinium enhancement among survivors of sudden cardiac arrest. JACC Cardiovasc Imaging. 2015;8(4):414-423.
37. Saha P, Goldberger JJ. Risk stratification for prevention of sudden cardiac death. Curr Treat Options Cardiovasc Med. 2012 Feb;14(1):81-90.
38. Doval HC, Null DR, Grancelli HO, et al. Non-sustained ventricular tachycardia in severe heart failure. Independent marker of increased mortality due to sudden death. GESICA-GEMA Investigators. Circulation. 1996; 94:3198-203.
39. Huikuri HV, Stein PK. Heart rate variability in risk stratification of cardiac patients. Prog Cardiovasc Dis. 2013 Sep-Oct;56(2):153-9.
40. Pezawas T, Diedrich A, Winker R, Robertson D, Richter B, Wang L, Byrne DW, Schmidinger H. Multiple autonomic and repolarization investigation of sudden cardiac death in dilated cardiomyopathy and controls. Circ Arrhythm Electrophysiol. 2014 Dec;7(6):1101-8.
41. Dagres N, Hindricks G. Risk stratification after myocardial infarction: is left ventricular ejection fraction enough to prevent sudden cardiac death? Eur Heart J. 2013 Jul;34(26):1964-71.
42. Costantini O, Hohnloser SH, Kirk MM, Lerman BB, Baker JH 2nd, Sethuraman B, Dettmer MM, Rosenbaum DS. The ABCD (Alternans Before Cardioverter Defibrillator) Trial: strategies using T-wave alternans to improve efficiency of sudden cardiac death prevention. J Am Coll Cardiol. 2009;53:471-9.
43. Koutalas E, Kanoupakis E, Vardas P. Sudden cardiac death in non-ischemic dilated cardiomyopathy: a critical appraisal of existing and potential risk stratification tools. Int J Cardiol. 2013 Jul 31;167(2):335-41.
44. Yancy CW, Jessup M, Bozkurt B, Butler J, Casey DE Jr, Drazner MH, Fonarow GC, Geraci SA, Horwich T, Januzzi JL, Johnson MR, Kasper EK, Levy WC, Masoudi FA, McBride PE, McMurray JJ, Mitchell JE, Peterson PN, Riegel B, Sam F, Stevenson LW, Tang WH, Tsai EJ, Wilkoff BL; American College of Cardiology Foundation; American Heart Association Task Force on Practice Guidelines. 2013 ACCF/AHA guideline for the management of heart failure: a report of the American College of Cardiology Foundation/American Heart Association Task Force on Practice Guidelines. J Am Coll Cardiol. 2013 Oct 15;62(16):e147-239.
45. Desai AS, McMurray JJ, Packer M, Swedberg K, Rouleau JL, Chen F, et al. Effect of the angiotensin-receptor neprilysin inhibitor LCZ696 compared with enalapril on mode of death in heart failure patients. Eur Heart J. 2015;36:1990-7.
46. Lopaschuk GD, Verma S. Mechanisms of cardiovascular benefits of sodium glucose co-transporter 2 (SGLT2) inhibitors: a state-of-the-art review. JACC Basic Transl Sci. 2020;5(6):632-44.
47. Al-Gobari M, El Khatib C, Pillon F, Gueyffier F. β-Blockers for the prevention of sudden cardiac death in heart failurepatients: a meta-analysis of randomized controlled trials. BMC Cardiovasc Disord. 2013 Jul 13;13:52.
48. The Norwegian Multicenter Study Group. Timolol-induced reduction in mortality and reinfarction in patients surviving acute myocardial infarction. N Engl J Med. 1981;304:801-7.
49. A randomized trial of propranolol in patients with acute myocardial infarction. I. Mortality results. JAMA. 1982;247:1707-14.
50. Hjalmarson A, Elmfeldt D, Herlitz J, et al. Effect on mortality of metoprolol in acute myocardial infarction. A double-blind randomized trial. Lancet. 1981;2:823-7.
51. Olsson G, Wikstrand J, Warnold I, et al. Metoprolol-induced reduction in postinfarction mortality: pooled results from five double-blind randomized trials. Eur Heart J. 1992;13:28-32.
52. Effect of metoprolol CR/XL in chronic heart failure: Metoprolol CR/XL Randomized Intervention Trial in Congestive Heart Failure (MERIT-HF). Lancet. 1999;353:2001-7.
53. Vyas AK, Guo H, Moss AJ, et al. Reduction in ventricular tachyarrhythmias with statins in the Multicenter Automatic Defibrillator Implantation Trial (MADIT)-II. J Am Coll Cardiol. 2006;47(4):769-73.
54. De Sutter J, De Bacquer D, Jordaens L. Intensive lipid-lowering therapy and ventricular arrhythmias in patients with coronary artery disease and internal cardioverter defibrillators. Heart Rhythm Scientific Sessions. Boston MA, 2006.
55. Cairns JA, Connolly SJ, Roberts R, et al. for the Canadian Amiodarone Myocardial Infarction Arrhythmia Trial Investigators. Randomized trial of outcome after myocardial infarction in patients with frequent or repetitive ventricular premature depolarizations: CAMIAT. Lancet. 1997; 349:675-82.
56. Julian DG, Camm AJ, Frangin G, et al. Randomized trial of effect of amiodarone on mortality in patients with left-ventricular dysfunction after recent myocardial infarction. EMIAT. European Myocardial Infarct Amiodarone Trial Investigators. Lancet. 1997; 349:667-74.
57. Morganroth J, Lichstein E, Byington R, et al. beta-blocker heart attack trial: impact of propranolol therapy on ventricular arrhythmias. Prev Med. 1985; 14:346-57.
58. Echt DS, Liebson PR, Mitchell LB, et al. Mortality and morbidity in patients receiving encainide, flecainide, or placebo. The Cardiac Arrhythmia Suppression Trial. N Engl J Med. 1991; 324:781-88.
59. International Mexiletine and Placebo Antiarrhythmic Coronary Trial (IMPACT): II. Results from 24-hour electrocardiograms. IMPACT Research Group. Eur Heart J. 1986; 7:749-59.
60. Waldo AL, Camm AJ, de Ruyter H, et al. Effect of d-sotalol on mortality in patients with left ventricular dysfunction after recent and remote myocardial infarction. The SWORD Investigators. Lancet. 1996; 348:7-12.
61. Kober L, Bloch Thompsem PE, Moller M, et al. Danish Investigations of Arrhythmia and Mortality on Dofetilide (DIAMOND) Study Group. Effect of dofetilide in patients with recent myocardial infarction and left-ventricular disfunction: a randomised trial. Lancet. 2000; 356:2052-8.
62. Buxton AE, Lee KL, Di Carlo L, et al. Electrophysiologic testing to identify patients with coronary artery disease who are at risk for sudden cardiac death. Multicenter Unsustained Tachycardia Trial (MUSTT) Investigators. N Engl J Med. 2000; 342:1937-45.
63. Moss AJ, Hall WJ, Cannom DS, et al. Improved survival with an implanted defibrillator in patients with coronary disease at high risk for ventricular arrhythmia: Multicenter Automatic Defibrillator Implantation Trial (MADIT) Investigators. N Engl J Med. 1996; 335:1933-40.
64. Moss AJ, Zareba W, Hackson Hall W, et al. Prophylactic implantation of a defibrillator in patients with myocardial infarction and reduced ejection fraction. Multicenter Automatic Defibrillator Implantation Trial II (MADIT II) Investigators. N Engl J Med. 2002; 346:877-83.
65. Kadish A, Dyer A, Daubert JP, et al. and Defibrillators in Non-Ischemic Cardiomyopathy Treatments Evaluation (DEFINITE) Investigators. Prophylactic defibrillator implantation in patients with nonischemic dilated cardiomiopathy. N Engl J Med. 2004; 350:2151-8.
66. Bardy GH, Lee KL, Mark DB, and The SCD-HeFT Investigators. Amiodarone or an implantable cardioverter-defibrillator for congestive heart failure. N Engl J Med. 2005;352(3):225-37.
67. Bansch D, Antz M, Boczor S, et al. Primary prevention of sudden cardiac death in idiopathic dilated cardiomyopathy: the Cardiomyopathy Trial (CAT). Circulation. 2002;105:1453-8.
68. Strickberger SA, Hummel JD, Bartlett TG, et al. Amiodarone versus implantable cardioverter-defibrillator: randomized trial in patients with nonischemic dilated cardiomyopathy and asymptomatic nonsustained ventricular tachycardia – AMIOVIRT. J Am Coll Cardiol. 2003; 41:1707-12.
69. Bristow MR, Saxon LA, Boehmer J, et al. Cardiac-resynchronization therapy with or without an implantable defibrillator in advanced chronic heart failure. N Engl J Med. 2004;350:2140-50.
70. Desai AS, Fang JC, Maisel WH, et al. Implantable defibrillators for the prevention of mortality in patients with nonischemic cardiomyopathy: a meta-analysis of randomized controlled trials. JAMA. 2004;292: 2874-9.
71. Køber L, Thune JJ, Nielsen JC, Haarbo J, Videbæk L, Korup E, et al.; DANISH Investigators. Defibrillator implantation in patients with nonischemic systolic heart failure. N Engl J Med. 2016; 375(13):1221-30.

72. Alba AC, Foroutan F, Duero Posada J, Battioni L, Schofield T, Alhussein M, et al. Implantable cardiac defibrillator and mortality in non-ischaemic cardiomyopathy: an updated meta-analysis. Heart. 2018;104(3): 230-6.
73. Martinelli M, Rassi A Jr, Marin-Neto JA, de Paola AA, Berwanger O, Scanavacca MI, et al. CHronic use of Amiodarone aGAinSt Implantable cardioverter-defibrillator therapy for primary prevention of death in patients with Chagas cardiomyopathy study: rationale and design of a randomized clinical trial. Am Heart J. 2013 Dec;166(6):976-82.
74. Connolly SJ, et al. Effect of prophylactic amiodarone on mortality after acute myocardial infarction and in congestive heart failure: meta-analysis of individual data from 6500 patients in randomised trials. Lancet. 1997; 350:1417-24.
75. Woods KL, Ketley D, Lowy A, et al. Beta-blockers and antithrombotic treatment for secondary prevention after acute myocardial infarction. Towards and understanding of factors influencing clinical practice. The European Secondary Prevention Study Group. Eur Heart J. 1998; 19:74-9.
76. The CASCADE investigators: Randomized antiarrhythmic drugs therapy in survivors of cardiac arrest. Am J Cardiol. 1993; 72:280-7.
77. The Antiarrhythmics versus Implantable Defibrillators (AVID) investigators: A comparison of antiarrhythmic drug therapy with implantable defibrillators in patients ressuscitated from near-fatal ventricular arrhythmias. N Engl J Med. 1997; 337:1576-83.
78. Connolly SJ, Gent M, Roberts RS, et al. Canadian Implantable Defibrillator Study (CIDS): a randomized trial of the implantable cardioverter defibrillator against amiodarone. Circulation. 2000; 101:1297-302.
79. Kuck KH, Cappato R, Siebels J, et al. Randomized comparison of antiarrhythmic drug therapy with implantable defibrillators in patients resuscitated from cardiac arrest: The Cardiac Arrest Study Hamburg (CASH). Circulation. 2000; 102:748-54.
80. Connolly SJ, Hallstrom AP, Cappato R, et al. Meta-analysis of the implantable cardioverter defibrillator secondary prevention trials. Eur Heart J. 2000; 21:2071-8.
81. Scanavacca MI, Sosa EA, Lee JH, Bellotti G, Pileggi F. Terapêutica empírica com amiodarona em portadores de miocardiopatia chagásica crônica e taquicardia ventricular sustentada. Arq Bras Cardiol. 1990;54:367-71.
82. Sarabanda AV, Marin-Neto JA. Predictors of mortality in patients with Chagas' cardiomyopathy and ventricular tachycardia not treated with implantable cardioverter-defibrillators. Pacing Clin Electrophysiol. 2011 Jan;34(1):54-62.
83. Sosa E, Scanavacca M, DÁvila A, et al. Endocardial and epicardial ablation guided by nonsurgical transthoracic epicardial mapping to treat recurrent ventricular tachycardia. J Am Coll Cardiol. 1998;9:229-39.
84. Leite LR, Fenelon G, Simoes A Jr, Silva GG, Friedman PA, de Paola AA. Clinical usefulness of electrophysiologic testing in patients with ventricular tachycardia and chronic chagasic cardiomyopathy treated with amiodarone or sotalol. J Cardiovasc Electrophysiol. 2003 Jun;14(6): 567-73.
85. Lorga Filho A. Influência da presença de taquicardia ventricular sustentada na sobrevivência a longo prazo de pacientes chagásicos tratados clinicamente: um estudo caso-controle. [Tese de doutorado]. São Paulo: Faculdade de Medicina da Universidade de São Paulo; 2002. 104p.
86. Muratore C, Rabinovich R, Iglesias R, Gonzalez M, Darú V, Liprandi AS. Implantable cardioverter-defibrillators in patients with Chagas› disease: are they different from patients with coronary disease? Pacing Clin Electrophysiol. 1997;20:194-7.
87. Martinelli-Filho M, Siqueira SF, Moreira H, et al. Probability of occurrence of life-threatening ventricular arrhythmias in Chagas› disease versus non-Chagas› disease. Pacing Clin Electrophysiol. 2000;23:1944-8.
88. Martinelli M, de Siqueira SF, Sternick EB, Rassi A Jr, Costa R, Ramires JA, Kalil Filho R. Long-term follow-up of implantable cardioverter-defibrillator for secondary prevention in chagas' heart disease. Am J Cardiol. 2012 Oct 1;110(7):1040-5.
89. Zipes DP, Camm AJ, Borggrefe M, Buxton AE, Chaitman B, Fromer M, et al.; American College of Cardiology/American Heart Association Task Force; European Society of Cardiology Committee for Practice Guidelines; European Heart Rhythm Association; Heart Rhythm Society. ACC/AHA/ESC 2006 Guidelines for Management of Patients With VentricularArrhythmias and the Prevention of Sudden Cardiac Death: a report of the American College of Cardiology/American Heart Association Task Force and the European Society of Cardiology Committee for Practice Guidelines (writing committee to develop Guidelines for Management of Patients With Ventricular Arrhythmias and the Prevention of Sudden Cardiac Death): developed in collaboration with the European Heart Rhythm Association and the Heart Rhythm Society. Circulation. 2006 Sep 5;114(10):e385-484.
90. Cleland JG, Daubert JC, Erdmann E, et al. The effect of cardiac resynchronization on morbidity and mortality in heart failure. N Engl J Med. 2005;352:1539-49.
91. Gialama F, Prezerakos P, Maniadakis N. The cost effectiveness of implantable cardioverter defibrillators: a systematic review of economic evaluations. Appl Health Econ Health Policy. 2014 Feb;12(1):41-9.
92. Ribeiro RA, et al. Cost-effectiveness of implantable cardioverter defibrillators in Brazil: primary prevention analysis in the public sector. Value Health. 2010;13(2):160-8.
93. Dores H, Freitas A, Malhotra A, Mendes M, Sharma S. The hearts of competitive athletes: An up-to-date overview of exercise-induced cardiac adaptations. Rev Port Cardiol. 2015 Jan;34(1):51-64.
94. Pelliccia A, Culasso F, Di Paolo FM, et al. Physiologic left ventricular cavity dilatation in elite athletes. Ann Intern Med. 1999; 130:23-31.
95. Maron BJ. Distinguishing hypertrophic cardiomyopathy from athlete's heart physiological remodelling: clinical significance, diagnostic strategies and implications for preparticipation screening. Br J Sports Med. 2009 Sep;43(9):649-56.
96. Pelliccia A, Maron BJ, De Luca R, et al. Remodeling of left ventricular hypertrophy in elite athletes after long-term desconditioning. Circulation. 2002; 105:944-9.
97. Corrado D, Basso C, Rizzoli G, Schiavon M, Thiene G. Does sports activity enhance the risk of sudden death in adolescents and young adults? J Am Coll Cardiol. 2003 Dec 3;42(11):1959-63.
98. Maron BJ, Haas TS, Murphy CJ, Ahluwalia A, Rutten-Ramos S. Incidence and causes of sudden death in U.S. college athletes. J Am Coll Cardiol. 2014 Apr 29;63(16):1636-43.
99. Maron BJ. Sudden death in young athletes. N Engl J Med. 2003 Sep 11;349(11):1064-75.
100. Maron BJ, Zipes DP. Introduction: eligibility recommendations for competitive athletes with cardiovascular abnormalities-general considerations.J Am Coll Cardiol. 2005 Apr 19;45(8):1318-21.
101. Sayadi O, Merchant FM, Puppala D, Mela T, Singh JP, Heist EK, Owen C, Armoundas AA. A novel method for determining the phase of T-wave alternans: diagnostic and therapeutic implications. Circ Arrhythm Electrophysiol. 2013 Aug;6(4):818-26.
102. Gehi AK, Stein RH, Metz LD, et al. Microvolt T-wave alternans for the risk stratification of ventricular tachyarrhythmic events: a meta-analysis. J Am Coll Cardiol. 2005;46:75-82.
103. Hohnloser SH, Ikeda T, Cohen RJ. Evidence regarding clinical use of microvolt T-wave alternans. Heart Rhythm. 2009 Mar;6(3 Suppl):S36-44.
104. Chan PS, Stein K, Chow T, et al. Cost-effectiveness of a microvolt T-wave alternans screening strategy for implantable cardioverter-defibrillator placement in the MADIT-II eligible population. J Am Coll Cardiol. 2006;48:112-21.
105. Bloomfield DM, Bigger JT, Steinmac RC, et al. Microvolt T-wave alternans and the risk of the death or sustained ventricular arrhythmias in patients with left ventricular dysfunction. J Am Coll Cardiol. 2006;47-456-63.
106. Ikeda T, Yoshio H, Sugi K, et al. Predictive value of microvolt T-wave alternans for sudden cardiac death in patients with preserved cardiac function after acute myocardial infarction: results of a collaborative cohort study. J Am Coll Cardiol. 2006;48:2268-74.
107. Rollins J, NCD for Microvolt T-Wave Alternans (MTWA) (20.30). In: Services DoHH, editor. Center of Medicare and Medicaid Services (CMS), 2005.
108. Mavrogeni S, Petrou E, Kolovou G, Theodorakis G, Iliodromitis E. Prediction of ventricular arrhythmias using cardiovascular magnetic resonance. Eur Heart J Cardiovasc Imaging. 2013 Jun;14(6):518-25.

109. Kwong RY, Chan AK, Brown KA, et al. Impact of unrecognized myocardial scar detected by cardiac magnetic resonance imaging on event-free survival in patients presenting with signs or symptoms of coronary artery disease. Circulation. 2006;113:2733-43.
110. Alexandre J, Saloux E, Dugué AE, Lebon A, Lemaitre A, Roule V, et al. Scar extent evaluated by late gadolinium enhancement CMR: a powerful predictor of long term appropriate ICD therapy in patients with coronary artery disease. J Cardiovasc Magn Reson. 2013 19;15:12.
111. Gulati A, Jabbour A, Ismail TF, Guha K, Khwaja J, Raza S, Morarji K, Brown TD, Ismail NA, Dweck MR, Di Pietro E, Roughton M, Wage R, Daryani Y, O'Hanlon R, Sheppard MN, Alpendurada F, Lyon AR, Cook SA, Cowie MR, Assomull RG, Pennell DJ, Prasad SK. Association of fibrosis with mortality and sudden cardiac death in patients with nonischemic dilated cardiomyopathy. JAMA. 2013 Mar 6;309(9):896-908.
112. Scott PA, Rosengarten JA, Curzen NP, Morgan JM. Late gadolinium enhancement cardiac magnetic resonance imaging for the prediction of ventricular tachyarrhythmic events: a meta-analysis. Eur J Heart Fail. 2013 Sep;15(9):1019-27.
113. Senra T, Ianni BM, Costa ACP, Mady C, Martinelli-Filho M, Kalil-Filho R, et al. Long-term prognostic value of myocardial fibrosis in patients with chagas cardiomyopathy. J Am Coll Cardiol. 2018;72(21):2577-87.
114. Sotoodehnia N, Siscovick DS, Vatta M, et al. Beta2-adrenergic receptor genetic variants and risk of sudden cardiac death. Circulation 2006;113:1842-8.
115. Lanfear DE, Jones PG, Marsh S, et al. Beta2-adrenergic receptor genotype and survival among patients receiving beta-blocker therapy after an acute coronary syndrome. JAMA. 2005;294:1526-33.
116. Burke A, Creighton W, Mont E, et al. Role of SCN5A Y1102 polymorphism in sudden cardiac death in blacks. Circulation. 2005;112:798-802.
117. Bezzina CR, Shimizu W, Yang P, et al. Common sodium channel promoter haplotype in Asian subjects underlies variability in cardiac conduction. Circulation. 2006;113:338-44.
118. Seder DB. Prognosis after cardiac arrest: time to rethink why, how, and when. Crit Care Med. 2014 Dec;42(12):2630-1.
119. Nielsen N, Wettersley J, Cronberg T, et al. Targeted temperature management at 33o C versus 36o C after cardiac arrest. N Engl J Med. 2013;369:2197-206.
120. The Hypothermia after Cardiac Arrest Study Group. Mild therapeutic hypothermia to improve the neurologic outcome after cardiac arrest. N Engl J Med. 2002; 346:549-56.

Capítulo 10

Marca-passo cardíaco artificial

José Carlos Pachón Mateos
Enrique I. Pachón Mateos
Juán Carlos Pachón Mateos

PONTOS-CHAVE

- A evolução da tecnologia tem permitido que minúsculos geradores sejam capazes de comandar o ritmo cardíaco utilizando finos eletrodos implantados no coração.
- A estimulação cardíaca é obtida com facilidade graças à natureza sincicial do miocárdio, que lhe confere a propriedade de funcionar como uma única célula.
- Os marca-passos convencionais são sistemas que monitoram constantemente o ritmo cardíaco, estimulando ininterruptamente o coração, desde que a frequência cardíaca espontânea seja menor do que a programada.
- A evolução da microeletrônica permitiu o surgimento da programação não invasiva dos marca-passos após o implante, por meio da telemetria.
- Recentemente, uma nova geração de marca-passos permite o implante de microgeradores através de cateter, diretamente dentro do coração, sem a necessidade de cabos-eletrodos.

Introdução

Os marca-passos cardíacos representam o maior exemplo de evolução da tecnologia aplicada à terapêutica médica com excelentes resultados. Atualmente, são constituídos de minúsculos geradores capazes de comandar o ritmo cardíaco com grande precisão, utilizando finos eletrodos implantados no coração, geralmente através do sistema venoso. A maioria absoluta dos implantes é realizada sem toracotomia.

A estimulação cardíaca moderna, iniciada nos anos 1960, mostrou excelentes resultados mesmo com a primeira geração de marca-passos implantáveis de frequência fixa, assincrônicos altamente limitados. Desde essa época, houve uma extraordinária evolução da tecnologia, e hoje a estimulação cardíaca artificial representa um dos maiores avanços da medicina. Inicialmente os geradores tinham grande tamanho (cerca de 200 g) e os cabos-eletrodos eram de aplicação epicárdica. Atualmente, os marca-passos têm tamanho reduzido (18 a 25 g) e utilizam finos cabos-eletrodos introduzidos através do sistema venoso, dispensando a toracotomia. Recentes avanços permitiram uma nova geração de microgeradores que podem ser implantados diretamente dentro do coração sem a necessidade de cabos-eletrodos.

Em 1930, Hyman construiu um marca-passo com gerador elétrico manual e publicou trabalhos pioneiros a respeito do tratamento elétrico da parada cardíaca, antecipando a utilidade da estimulação cardíaca artificial quando cessa a atividade espontânea. Em 1958, Senning realizou o primeiro implante de marca-passo cardíaco com fonte interna de energia. Em 1959, Furman demonstrou a possibilidade de estimulação endocárdica por via transvenosa[1] consolidando as bases da moderna estimulação cardíaca. Em 1965, Adib Jatene e Décio Kormann, no Instituto Dante Pazzanese de Cardiologia, desenvolveram e começaram a produzir os primeiros marca-passos e eletrodos nacionais largamente utilizados em nosso meio e em toda a América do Sul.

Mesmo sem recursos básicos, como a função de sensibilidade, os primeiros marca-passos corrigiam a frequência cardíaca nas bradicardias e, com isto, eliminavam os sintomas de baixo débito (tonturas, síncopes, insuficiência cardíaca) além de reduzirem drasticamente a mortalidade, sobretudo nos bloqueios atrioventriculares.

Em 1964 houve grande avanço com a introdução dos geradores de demanda que permitiam que o marca-passo inibisse a estimulação em presença de atividade cardíaca espontânea. A falta de estimulação atrial e a frequência de estimulação fixa, entretanto, limitavam o débito cardíaco. Esse fato se tornava crítico durante os esforços físicos. Em 1971, o advento da estimulação bicameral ventricular (marca-passo tipo DVI) começou a corrigir essa deficiência. Em 1977 surgiram os sistemas fisiológicos com estimulação AV sequencial. Estes sistemas também acompanhavam o ritmo sinusal, aumentando a frequência cardíaca e o débito cardíaco durante os esforços ou conforme a demanda metabólica. Nos portadores de doença do nó sinusal, no entanto, permanecia o problema da incompetência cronotrópica, que foi resolvido em 1982 com o surgimento dos biossensores. Esses elementos eletrônicos baseados em variáveis biológicas, como movimento corporal, intervalo QT, respiração, temperatura sanguínea ou contratilidade miocárdica, permitiram o surgimento dos marca-passos responsivos (tipo VVIR ou DDDR), que aumentam a frequência de estimulação conforme as necessidades metabólicas, mesmo na ausência de resposta cronotrópica sinusal.

A evolução da bioengenharia com o desenvolvimento de microssistemas computadorizados permitiu o advento da programabilidade externa a todos os tipos de marca-passos e o surgimento de novas formas de estimulação, como os ressincronizadores para tratamento da insuficiência cardíaca, os cardiodesfibriladores automáticos implantáveis para o tratamento das taquiarritmias e os ressincronizadores-desfibriladores automáticos implantáveis para tratamento da insuficiência cardíaca com alto risco de morte súbita.

Conceitos básicos de estimulação cardíaca

A estimulação cardíaca é possível graças à natureza sincicial do músculo cardíaco, que lhe confere a propriedade de funcionar como uma única célula. Dessa forma, um estímulo aplicado em qualquer parte do miocárdio se propaga imediatamente, por condução muscular, para todas as células sem a necessidade de inervação ou de mediadores químicos, graças à existência, entre as células miocárdicas, dos discos intercalares providos de conexinas, verdadeiras sinapses elétricas de grande eficiência.

Limiar de estimulação e estímulos

Limiar de estimulação é a quantidade mínima de energia capaz de despolarizar o miocárdio. De acordo com a quantidade de energia igual, inferior ou superior ao limiar, os estímulos podem ser limiares, sublimiares e supralimiares.

A moderna estimulação cardíaca artificial fundamenta-se na utilização de estímulos de natureza elétrica, que apresentam amplitude (normalmente medida em volts) e duração (largura de pulso medida em milissegundos). Quanto maior a duração, menor a amplitude de pulso necessária, até um limite mínimo, que é a Rheobase (intensidade limiar para um estímulo imaginário de duração infinita).

Os estímulos naturais, entre células cardíacas, são também de natureza elétrica e são constituídos pelo potencial de ação, apresentando uma largura de pulso (duração do potencial de ação: 250 a 400 ms) – principal responsável pela duração do intervalo QT – e uma amplitude (amplitude do potencial de ação, 110 a 120 mV) (Figura 1A). Os estímulos do marca-passo são originados pelo gerador de pulso e possuem amplitude variável, geralmente, de 2.500 a 3.500 mV (2,5 a 3,5 V) e largura de pulso de 0,4 a 1,5 ms (Figura 1B). Portanto, a estimulação natural consta de pulsos de grande duração e de baixa amplitude, ao passo que a estimulação cardíaca artificial utiliza pulsos de curta duração e de grande amplitude. Independentemente dessas características, desde que o estímulo seja limiar ou supralimiar, o resultado será o mesmo: a despolarização do miocárdio. Por razões de segurança, a estimulação, tanto natural como artificial, deve sempre ser supralimiar. O ajuste da energia do pulso é fundamental, pois permite que o estímulo ultrapasse a barreira entre a ponta do eletrodo e a célula cardíaca e favorece a longa duração das baterias desses dispositivos.

Marca-passos cardíacos

Os marca-passos convencionais são sistemas mais difundidos. Monitoram constantemente o ritmo cardíaco, estimulando ininterruptamente o coração, desde que a frequência cardíaca espontânea seja menor do que a programada. Entretanto, atualmente existem os marca-passos para insuficiência cardíaca (ressincronizadores) e os desfibriladores (marca-passos especiais para prevenção da morte súbita). O conjunto é comumente identificado como DECI (dispositivos eletrônicos cardíacos implantáveis). Basicamente, são constituídos de fonte de energia, circuito eletrônico e eletrodos.

A fonte de energia e o circuito são acondicionados em uma cápsula de titânio hermeticamente fechada, constituindo o "gerador de pulsos".

Fonte de energia

É constituída de uma bateria com características especiais que alimenta o circuito eletrônico e, ao mesmo tempo, fornece a energia de cada pulso durante toda a vida útil do sistema. As primeiras eram constituídas de mercúrio e zinco. Posteriormente, surgiram as baterias recarregáveis e as nucleares; no entanto, o melhor resultado foi obtido com as de Li/I (lítio/iodo) que são as mais utilizadas. Elas apresentam longa vida útil, não liberam gases, são hermeticamente fechadas, impermeáveis, de dimensões reduzidas e livres dos riscos da energia atômica. Recentes tecnologias têm utilizado carbono/lítio/iodo que permite baterias minúsculas com alta densidade de energia para os dispositivos intracardíacos. A relação entre o consumo de energia do marca-passo e a capacidade da bateria permite calcular a longevidade do sistema com grande precisão.

Circuito eletrônico

Os circuitos atuais (tecnologia Complementary Metal Oxide Semi conductor – CMOS – associada a microprocessadores) conciliam grande complexidade e diversidade de funções, miniaturização e baixíssimo consumo de energia. Apresentam vários módulos básicos: módulo de telemetria, que transmite informações de forma bidirecional entre o marca-passo e o médico, por meio do módulo de programação, que permite modificar os parâmetros do gerador, de forma não invasiva; módulo oscilador, responsável pelo controle de tempo; módulo de saída, que responde pela produção dos pulsos aplicados ao coração; e módulo de proteção, que garante as frequências máxima e mínima de estimulação em caso de pane do sistema. Os marca-passos possuem também circuitos de segurança que os protegem de interferências eletromagnéticas externas produzidas por outros equipamentos elétricos (inclusive computadores e celulares) e são protegidos contra choques de alta energia como os advindos dos desfibriladores externos utilizados nas paradas cardíacas. Adicionalmente, os marca-passos possuem circuitos de segurança que os protegem de interferências eletromagnéticas externas produzidas por equipamentos elétricos (inclusive computadores e celulares) além de circuito de proteção contra choques de alta energia como os aplicados nas cardioversões e desfibrilações externas.

Eletrodos

Os geradores dos marca-passos são conectados ao coração por meio de eletrodos, filamentos metálicos revestidos por material isolante biologicamente inerte, que conduzem os pulsos do gerador ao coração e os sinais cardíacos (ondas R, P, T, fA e fV) do coração ao gerador. O condutor dos eletrodos é constituído por ligas metálicas especiais altamente resistentes e o isolante, geralmente, é de silicone ou de poliuretano. A maioria dos eletrodos apresenta um depósito de corticosteroide na ponta, que impede a fibrose reacional de forma a proporcionar limiares de estimulação crônicos bastante reduzidos.

Tipos de marca-passos

Podem ser temporários (utilizados para o tratamento de bradiarritmias reversíveis) ou definitivos (para tratamento de bradiarritmias irreversíveis). De acordo com o número de polos em contato com o coração, podem ser monopolares ou unipolares, quando somente um polo está em contato com o miocárdio (geralmente o negativo); ou bipolares, quando os dois polos estão em contato com o miocárdio. Os marca-passos são denominados unicamerais quando somente os átrios ou os ventrículos são estimulados e bicamerais (Figura 1D) quando átrios e ventrículos são estimulados/monitorados pelo mesmo sistema (atualmente existem marca-passos multicamerais conhecidos como ressincronizadores). Os marca-passos de demanda respeitam o ritmo próprio do paciente e são denominados "não competitivos" ou "sincrônicos". Contrariamente, os sistemas "competitivos" ou "assincrônicos" não respeitam o ritmo natural e estimulam de forma permanente e independente da presença de ritmo próprio do paciente (utilizados somente em condições especiais). Com relação à posição dos eletrodos, os sistemas podem ser endocárdicos (implantados por via transvenosa) ou epicárdicos (implantados por toracotomia). Com relação à capacidade de programação, eles podem ser não programáveis, programáveis (quando apresentam até dois parâmetros programáveis) e multiprogramáveis (com mais de dois parâmetros programáveis). Os não programáveis e os programáveis até dois parâmetros são obsoletos e já não existem no mercado nacional.

Programabilidade dos marca-passos

A evolução da microeletrônica permitiu o surgimento da programação não invasiva dos marca-passos após o implante, por meio da telemetria. Entre os diversos parâmetros programáveis, destacam-se: frequência, energia do pulso (amplitude e/ou duração), sensibilidade, período refratário, modo de estimulação, histerese, resposta automática de frequência, câmaras estimuladas e/ou monitoradas, intensidade do choque de desfibrilação, biossensor, monitor de edema pulmonar, monitor de ST etc. Essas programações permitem que se acompanhe o paciente, obtendo, quando necessário, uma ava-

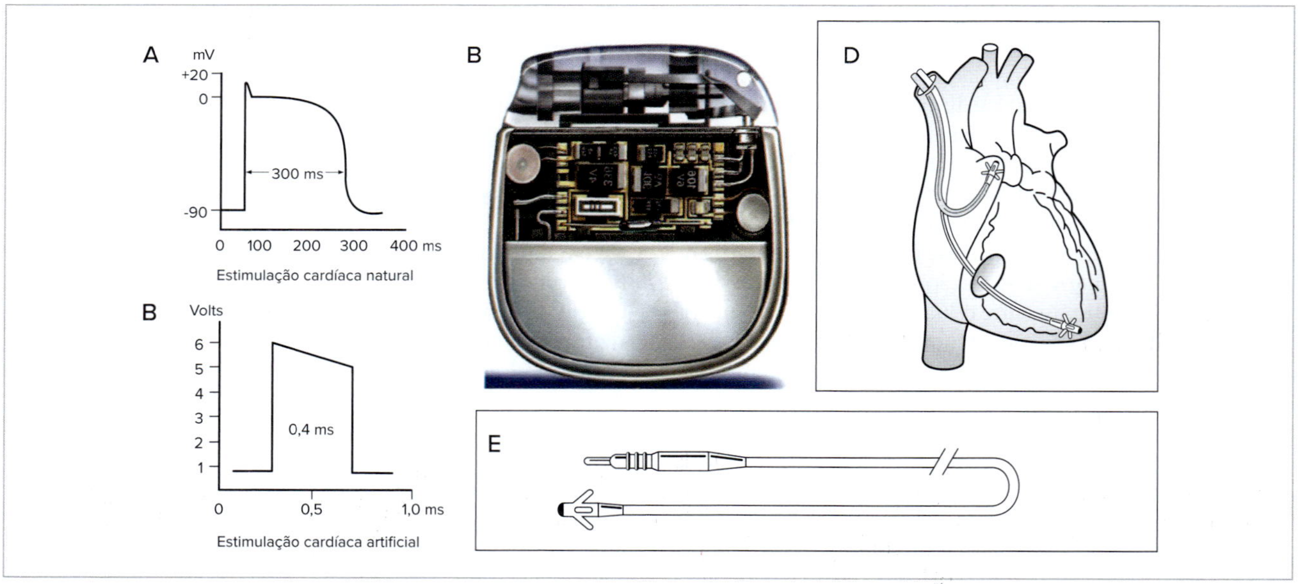

FIGURA 1

A e B: Comparação entre a estimulação cardíaca natural e a artificial. A primeira se processa com pulso de baixa amplitude e grande duração (A: potencial de ação) e a segunda é constituída de pulsos de grande amplitude e curta duração (B: pulso do circuito de saída dos marca-passos cardíacos), ambos supralimiares em condições normais. C: Gerador de marca-passo artificial moderno, constituído por uma bateria e um circuito eletrônico hermeticamente fechados em uma cápsula de titânio. D: Esquema dos eletrodos implantados em um sistema AV sequencial convencional. E: Eletrodo de marca-passo.

liação detalhada dos limiares de estimulação e sensibilidade, das condições da bateria e do eletrodo, sendo possível a correção dos parâmetros e o seu ajuste conforme o quadro clínico, proporcionando a estimulação cardíaca com o máximo de segurança, conforto e eficiência.[2]

Resposta automática de frequência

Os marca-passos são equipados com biossensores que permitem detectar continuamente a atividade física e/ou condição metabólica do paciente (de forma direta ou por avaliação metabólica), ajustando a frequência de estimulação à demanda metabólica do momento. Os biossensores mais utilizados detectam o movimento do corpo, a atividade respiratória ou a contratilidade miocárdica.

Função antitaquicardia

Alguns marca-passos apresentam função antitaquicardia e são empregados para tratamento em longo prazo de alguns tipos de taquicardias supraventriculares. Nesse sentido, eles exercem seu benefício por meio de *overpace* (estimulação preventiva ligeiramente acima do ritmo sinusal), *overdrive* (estimulação com frequência mais rápida do que a da taquicardia) ou por "estimulação programada" (extraestímulos acoplados ao ciclo da taquicardia). Por causa da grande evolução da ablação por radiofrequência, atualmente os marca-passos antitaquicardia, exceto pela função *overpace*, estão restritos aos desfibriladores automáticos implantáveis ou a funções somente acessíveis ao médico por meio de programação (Figura 2B).

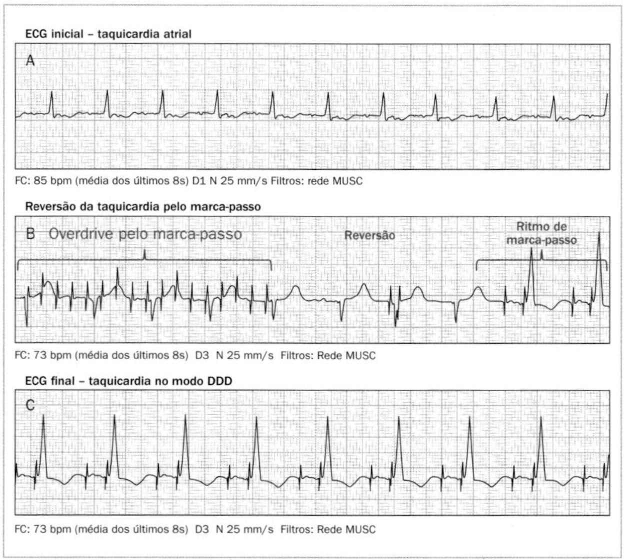

FIGURA 2

Exemplo de reversão de taquicardia utilizando overdrive aplicado por marca-passo definitivo em programação temporária no consultório médico. A: taquicardia atrial; B: reversão por overdrive aplicado por meio de programação do marca-passo; C: resultado imediato com marca-passo estimulando regularmente átrios e ventrículos. Finalmente, o marca-passo foi programado para estimulação atrial exclusiva com estimulação ventricular de *back-up*.

Modos de estimulação

A grande variedade de marca-passos cardíacos modernos tornou necessária a criação de um código para definir o modo de estimulação empregado. O código atual foi proposto pela North American Society of Pacing and Electrophysiology (Naspe) e pelo British Pacing and Electrophysiology Group (BPEG) e é constituído por cinco letras que identificam a função dos principais recursos (Figura 3).

Normalmente, o marca-passo é identificado pelas três primeiras letras. Os mais frequentemente utilizados são os seguintes: AAI – estimula o átrio, sente o átrio e se inibe em presença de uma onda P espontânea; VVI – estimula o ventrículo, sente o ventrículo e se inibe nessa eventualidade (em presença de uma onda R) (Figura 3); e DDD – marca-passo bicameral que estimula átrio e ventrículo, sente átrios e ventrículos, deflagra em ventrículo quando sente átrios e inibe o estímulo nas duas câmaras quando sente o ventrículo, também denominado marca-passo fisiológico (Figura 3). Outro código foi criado unicamente para os desfibriladores, código NBD, com quatro letras: câmara de choque (OAVD), câmara antitaquicardia (OAVD), tipo de detecção da taquicardia (E: eletrograma; H: hemodinâmica) e câmara antibradicardia (OAVD).

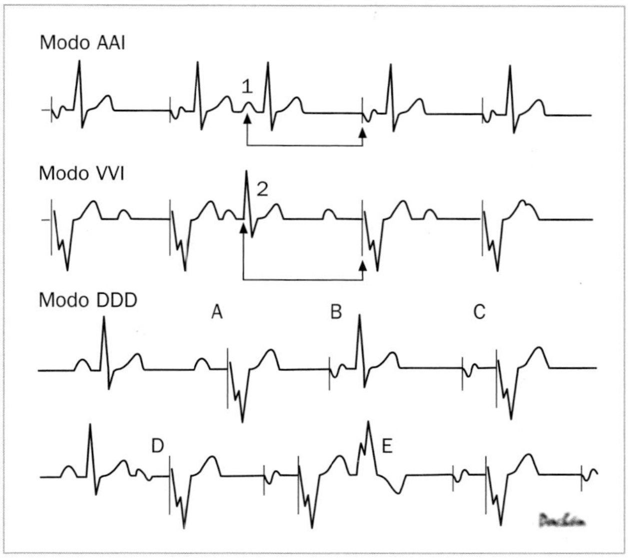

FIGURA 3

Esquema do eletrocardiograma dos modos atrial (AAI), ventricular (VVI) e atrioventricular (DDD). 1: batimento sinusal ou extrassístole supraventricular; 2: batimento sinusal ou extrassístole ventricular; A: estimulação ventricular seguindo sense atrial; B: comando atrial conduzido por vias normais com inibição ventricular; C: comando atrial e comando ventricular; D: extrassístole atrial seguida de comando ventricular; E: extrassístole ventricular inibindo os estímulos atrial e ventricular reiniciando um novo ciclo. Uma quarta letra "R" é acrescentada quando está ativo o biossensor para resposta automática de frequência aos esforços.

Noções de eletrocardiografia dos marca-passos

O eletrocardiograma dos marca-passos apresenta uma característica peculiar que é a espícula (artefato elétrico originado pelo estímulo artificial). Está ausente somente quando o marca-passo é inibido pelo ritmo próprio do paciente ou em condições patológicas, como na fratura completa de eletrodo ou falência total do gerador. Normalmente, é uma onda muito estreita e de grande amplitude nos sistemas unipolares. Nos sistemas bipolares, frequentemente a espícula é muito reduzida e até mesmo invisível em algumas derivações. Desde que eficaz, a espícula é seguida pela despolarização ectópica do miocárdio da câmara estimulada (átrios ou ventrículos). A despolarização ventricular, consequente à espícula, é constituída por um complexo QRS alargado (> 120 ms), tendo em vista que ele se propaga pelo miocárdio parietal comumente sem a intervenção do sistema de condução. Sua morfologia e SÂQRS dependem da posição do eletrodo. Nos implantes em ventrículo direito, há uma morfologia tipo bloqueio de ramo esquerdo (a mais frequente – implantes endocárdicos); nos implantes em ventrículo esquerdo, geralmente a morfologia é de bloqueio de ramo direito (mais comum em implantes epicárdicos). Quando o marca-passo estimula ao mesmo tempo que ocorre uma despolarização natural, surgem os complexos de fusão e pseudofusão (ver adiante). Nos marca-passos multissítio, o território comandado (atrial ou ventricular) apresenta ondas P ou QRS mais estreitos em razão do fenômeno de fusão entre os sítios estimulados.

Intervalo de pulso

Trata-se do intervalo de tempo (ms) entre duas espículas consecutivas da mesma câmara, sendo inversamente proporcional à frequência de estimulação. Calcula-se dividindo 60.000 ms (1 minuto) pela frequência programada.

Intervalo de escape

É o intervalo entre um batimento natural sentido e a próxima espícula. Normalmente, esse intervalo é igual ao intervalo de pulso. Contudo, pode ser maior ou menor caso o gerador esteja programado com histerese positiva ou negativa.

Largura de pulso

É a duração de um único pulso do marca-passo. Normalmente é programável. Não pode ser analisada com precisão no ECG, devido à resolução e a filtragem incompatíveis. Pode ser medida somente por intervalômetros eletrônicos.

Intervalos AV e VA

Esses intervalos existem apenas em marca-passos multicamerais. São, respectivamente, os intervalos entre as espículas atrial e ventricular, e entre a ventricular e a próxima atrial do mesmo ciclo.

Intervalo V-V

Esse tipo de intervalo existe apenas em modernos marca-passos multissítio. No ECG pode aparecer como um espessamento ou duplicação da espícula ventricular.

Batimentos de fusão e pseudofusão

Quando a câmara é despolarizada em parte por estímulo natural e em parte pelo estímulo do marca-passo, ocorrem os "batimentos de fusão" que apresentam uma morfologia correspondente à soma vetorial do batimento normal com o batimento totalmente comandado. Também ocorre "fusão" na estimulação ventricular em 2 ou 3 pontos ao mesmo tempo (marca-passo multissítio). Eventualmente o marca-passo estimula no momento em que o miocárdio em contato com o eletrodo acabou de ser despolarizado por evento natural (extrassístole ou sinusal), ocorrendo no ECG uma espícula "sem efeito" sobre um QRS ou uma onda P naturais. Esse fenômeno é conhecido como batimento de "pseudofusão" (Figura 4).

Indicações de marca-passo cardíaco

Indicações de marca-passo cardíaco definitivo

Atualmente os resultados em longo prazo da estimulação cardíaca são excelentes, tendo havido ampliação das indicações dessa modalidade terapêutica. De modo geral, são considerados indicações para implante de marca-passo cardíaco definitivo os seguintes quadros clínicos, desde que irreversíveis e claramente sintomáticos:

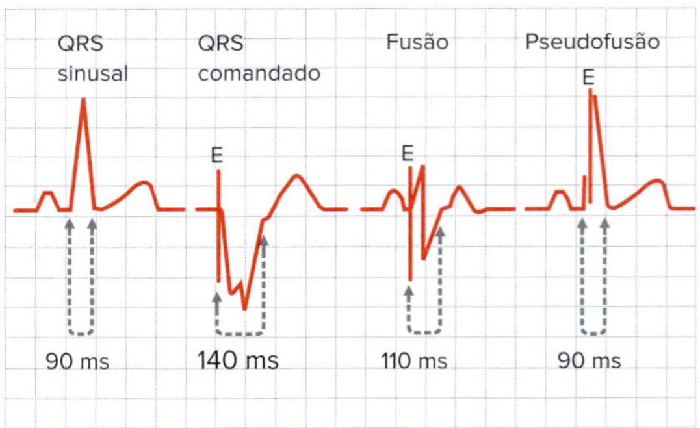

E = espícula do marca-passo

FIGURA 4

Esquema representativo dos fenômenos de fusão e pseudofusão. No primeiro, o QRS é constituído pela despolarização natural e artificial. No segundo, a despolarização é totalmente natural, havendo somente a superposição da espícula do marca-passo. Nesse caso, no momento da estimulação do marca-passo, a área subjacente ao eletrodo já estava despolarizada por vias naturais. É importante observar que o batimento de maior duração é o comandado. O complexo de fusão tem duração intermediária. O batimento natural e o de pseudofusão têm duração normal.

- Síndrome do seio carotídeo hipersensível.
- Síncope neurocardiogênica que não responde à terapia clínica ou à cardioneuroablação (forma cardioinibitória maligna refratária).[20,21]
- Doença do nó sinusal.
- Síndrome braditaquicardia que não responde a drogas antiarrítmicas.
- Fibrilação atrial com frequência ventricular reduzida.
- Bloqueio atrioventricular de terceiro grau.
- Bloqueio atrioventricular de segundo grau (mais frequentemente tipo Mobitz II).
- Bloqueio atrioventricular avançado.
- Lesão His-Purkinje grave (intervalo H-V > 70 ms).
- Bloqueio de ramo alternante.

As indicações apresentadas a seguir (Tabelas 1 a 8) foram adaptadas das diretrizes do Departamento de Estimulação Cardíaca Artificial da Sociedade Brasileira de Cirurgia Cardiovascular (Deca), do American College of Cardiology/American Heart Association/Heart Rhythm Society, e da Sociedade Brasileira de Arritmias Cardíacas (Sobrac) da Sociedade Brasileira de Cardiologia.[3,4,5]

TABELA 1 Recomendações de implante de marca-passo na DNS

	Classe	NE
1. Espontânea, irreversível ou induzida por fármacos necessários e insubstituíveis, com manifestações documentadas de síncopes, pré-síncopes ou tonturas, ou com IC relacionadas à bradicardia	I	C
2. Intolerância aos esforços em decorrência da incompetência cronotrópica	I	C
1. Espontânea, irreversível ou induzida por medicamentos necessários e insubstituíveis, com manifestações de síncopes, pré-síncopes ou tonturas relacionadas com a bradicardia, mas não documentadas	IIa	C
2. Síncope de etiologia indefinida com DNS documentada ao EEF	IIa	C
1. Bradiarritmia sinusal que desencadeia ou agrava IC, angina do peito ou taquiarritmias	IIb	C
2. Pacientes oligossintomáticos com FC crônica < 40 min, durante vigília	IIb	C
1. DNS assintomática ou com sintomas comprovadamente não relacionados à bradicardia	III	C
2. DNS na presença de bradicardia sintomática por uso de medicamentos não essenciais ou substituíveis	III	C

DNS: doença do nó sinusal; EEF: estudo eletrofisiológico; FC: frequência cardíaca; IC: insuficiência cardíaca; NE: nível de evidência.

TABELA 2 Recomendações de implante de marca-passo definitivo na síndrome do seio carotídeo (SSC)

	Classe	NE
1. Síncope recorrente em situações cotidianas que envolvem a estimulação mecânica do seio carotídeo provocando assistolia > 3 s documentada, na ausência de medicamentos depressores da função sinusal ou condução atrioventricular	I	B
1. Síncope recorrente, não documentada, em situações cotidianas que envolvem a estimulação mecânica do seio carotídeo e com resposta cardioinibitória à massagem do seio carotídeo	IIa	C
2. Síncope recorrente de etiologia indefinida reprodutível por MSC	IIa	C
1. Síncope recorrente de etiologia indefinida na presença de resposta cardioinibitória à massagem do seio carotídeo	IIb	C
1. Resposta cardioinibitória à massagem do seio carotídeo na ausência de manifestações clínicas de baixo fluxo cerebral	III	C
2. Resposta vasodepressora exclusiva à massagem do seio carotídeo, independentemente das manifestações clínicas	III	C

MP: marca-passo; MSC: morte súbita cardíaca; NE: nível de evidência.

TABELA 3 Recomendações de implante de marca-passo definitivo no bloqueio atrioventricular de 1º grau

	Classe	NE
1. Irreversível, com síncopes, pré-síncopes ou tonturas, de localização intra ou infra-His e com agravamento por estimulação atrial ou teste medicamentoso	IIa	C
1. Com sintomas consequentes ao acoplamento atrioventricular anormal	IIb	C
1. Assintomático	III	C

BAV: bloqueio atrioventricular; MP: marca-passo; NE: nível de evidência.

TABELA 4 Recomendações de implante de MP definitivo no bloqueio AV de 2º grau

	Classe	NE
1. Permanente ou intermitente, irreversível ou causado por medicamentos necessários e insubstituíveis, independentemente do tipo e localização, com sintomas definidos de baixo fluxo cerebral ou IC consequentes à bradicardia	I	C
2. Tipo II, com QRS largo ou infra-His, assintomático, permanente ou intermitente e irreversível	I	C
3. Com flutter atrial ou FA, com períodos de resposta ventricular baixa, em pacientes com sintomas definidos de baixo fluxo cerebral ou IC consequentes à bradicardia	I	C

(continua)

TABELA 4 Recomendações de implante de MP definitivo no bloqueio AV de 2º grau *(continuação)*

	Classe	NE
1. Tipo avançado, assintomático, permanente ou intermitente e irreversível ou persistente após 15 dias de cirurgia cardíaca ou IAM	IIa	C
2. Tipo II, QRS estreito, assintomático, permanente ou intermitente e irreversível	IIa	C
3. Com flutter atrial ou FA, assintomático, com frequência ventricular média abaixo de 40 bpm em vigília, irreversível ou por uso de medicamento necessário e insubstituível	IIa	C
1. Tipo avançado, assintomático, permanente ou intermitente e irreversível não relacionado à cirurgia cardíaca ou IAM	IIb	C
2. Tipo 2:1, assintomático, permanente ou intermitente e irreversível associado a arritmias ventriculares que necessitam de tratamento medicamentoso com medicamentos insubstituíveis depressores da condução AV	IIb	C
1. Tipo I, assintomático, com normalização da condução atrioventricular com exercício ou atropina IV	III	C

BAV: bloqueio atrioventricular; FA: fibrilação atrial; IAM: infarto agudo do miocárdio; MP: marca-passo; NE: nível de evidência.

TABELA 5 Recomendações de implante de MP definitivo no bloqueio AV de 3º grau (BAVT)

	Classe	NE
1. Permanente ou intermitente, irreversível, de qualquer etiologia ou local, com sintomas de hipofluxo cerebral ou IC consequentes à bradicardia	I	C
2. Assintomático, consequente a IAM, persistente > 15 dias	I	C
3. Assintomático, com QRS largo após cirurgia cardíaca, persistente > 15 dias	I	C
4. Assintomático, irreversível, com QRS largo ou intra/infra-His, ou ritmo de escape infra-His	I	C
5. Assintomático, irreversível, QRS estreito, com indicação de antiarrítmicos depressores do ritmo de escape	I	C
6. Adquirido, irreversível, assintomático, com FC média < 40 bpm na vigília, com pausas > 3 segundos e sem resposta adequada ao exercício	I	C
7. Irreversível, assintomático, com assistolia > 3 segundos na vigília	I	C
8. Irreversível, assintomático, com cardiomegalia progressiva	I	C
9. Congênito, assintomático, com ritmo de escape de QRS largo, com cardiomegalia progressiva ou com FC inadequada para a idade	I	C

(continua)

TABELA 5 Recomendações de implante de MP definitivo no bloqueio AV de 3º grau (BAVT) *(continuação)*

	Classe	NE
10. Adquirido, assintomático, de etiologia chagásica ou degenerativa	I	C
11. Irreversível, permanente ou intermitente, consequente à ablação da junção do nó AV	I	C
1. Consequente à cirurgia cardíaca, assintomático, persistente > 15 dias, com QRS estreito ou ritmo de escape nodal e boa resposta cronotrópica	IIa	C
2. Consequente à cirurgia cardíaca sem perspectiva de reversão < 15 dias	IIa	C
3. Congênito assintomático, com QRS estreito, má resposta cronotrópica, sem cardiomegalia, com arritmia ventricular expressiva ou QT longo	IIa	C
1. Congênito, com QRS estreito, boa resposta cronotrópica, sem cardiomegalia, com arritmia ventricular expressiva ou QT longo	IIb	C
1. Congênito, assintomático, QRS estreito, com frequência apropriada para a idade e aceleração adequada ao exercício, sem cardiomegalia, arritmia ventricular e QT longo	III	C
2. Transitório por ação medicamentosa, processo inflamatório agudo, cirurgia cardíaca, ablação ou outra causa reversível	III	C

BAV: bloqueio atrioventricular; FC: frequência cardíaca; IAM: infarto agudo do miocárdio; MP: marca-passo.

TABELA 6 Recomendações de implante de marca-passo definitivo no bloqueios de ramo e fasciculares (BIV)

	Classe	NE
1. Bloqueio de ramo bilateral alternante documentado com síncopes, pré-síncopes ou tonturas recorrentes	I	C
2. Intervalo HV > 70 ms espontâneo ou com bloqueio intra ou infra-His induzido por estimulação atrial ou teste medicamentoso, em pacientes com síncopes, pré-síncopes ou tonturas sem causa determinada	IIa	C
3. Pacientes assintomáticos com intervalo HV > 100 ms espontâneo	IIa	C
4. Bloqueios de ramo ou bifascicular, associados ou não a BAV de 1o grau, com episódios sincopais sem documentação de BAVT paroxístico, em que foram afastadas outras causas	IIa	C
1. Bloqueio de ramo bilateral, assintomático	IIb	C
1. Bloqueios de ramo ou bifascicular em pacientes assintomáticos, de qualquer etiologia com ou sem BAV de 1o grau	III	C

BIV: bloqueio intraventricular; MP: marca-passo.

TABELA 7 Recomendações de implante de marca-passo definitivo na CMHO

	Classe	NE
1. Pacientes sintomáticos, com obstrução significativa da via de saída do VE em repouso ou provocada, refratários ao tratamento medicamentoso e quando não houver indicação primária de CDI	IIb	C
1. Pacientes com a forma não obstrutiva	III	C
2. Pacientes assintomáticos ou controlados por tratamento medicamentoso	III	C
3. Pacientes com indicação de CDI	III	C

CDI: cardiodesfibrilador implantável; CMHO: cardiomiopatia hipertrófica obstrutiva; MP: marca-passo.

TABELA 8 Recomendações de implante de MP definitivo na síncope neuromediada (SNM)

	Classe	NE
1. Marca-passo definitivo (*rate drop response*) para síncopes recorrentes por hipersensibilidade do seio carotídeo (forma cardioinibitória)	I	B
1. Marca-passo definitivo na síncope associada a um importante componente cardioinibitório**, de preferência detectado durante condição clínica espontânea (*loop recorder*), claramente refratária ao tratamento com medidas gerais e medicamentosas	IIa	C
1. SNM com boa resposta a outras terapias	III	C

MP: marca-passo. **Tradicionalmente a síncope neuromediada cardioinibitória grave tem sido tratada com implante de marca-passo, entretanto, recentemente foi descrita pelo autor a cardioneuroablação,[19] que permite eliminar o reflexo cardioinibitório e tratar a síncope através de ablação sem a necessidade de MP.

Marca-passo no tratamento da fibrilação atrial

Controle do ritmo

Na prevenção da FA o mais importante na estimulação cardíaca é evitar a dissincronia ventricular com estimulação atrial e QRS estreito. De modo geral, o marca-passo tem melhores resultados quando existe doença do nó sinusal. O modo de estimulação mais empregado para prevenir a fibrilação atrial é o "*overpace* atrial dinâmico". Nesta situação, dentro de limites programados, o marca-passo aumenta a frequência de estimulação sempre que detecta um ritmo próprio retornando depois de um certo número de ciclos.[5] Essa propriedade do marca-passo tem sido útil principalmente nos casos em que há indicação por doença do nó sinusal e crises de fibrilação atrial, como na síndrome braditaquicardia. Nesse caso, o marca-passo trata a bradicardia e previne os episódios de taquicardia.

Desfibrilador atrial implantável no controle do ritmo na fibrilação atrial[6]

Na FA, quanto antes forem revertidas as crises menores as chances de recidiva e o risco de evoluir para FA crônica. Isto é obtido com os desfibriladores que detectam e podem tratar a fibrilação atrial de forma muito rápida e eficaz. Entretanto, em decorrência da necessidade de *backup* para desfibrilação ventricular, ao desconforto da terapia sem sedação[7] e ao sucesso da ablação por radiofrequência da fibrilação atrial, esses dispositivos ainda não são utilizados regularmente e estão sob investigação clínica.

Controle da frequência

A FA crônica e irreversível com frequência ventricular alta pode ser tratada com ablação nodal AV associada ao implante de marca-passo, que permite total controle da frequência. Geralmente o resultado clínico é excelente. Entretanto, em decorrência do caráter definitivo e irreversível desta terapia, os casos devem ser muito bem selecionados. As principais indicações são:

- Refratariedade no controle da frequência por meio de tratamento medicamentoso.
- Intolerância ou contraindicação ao tratamento medicamentoso.
- Taquicardiomiopatia refratária à medicação.
- Desejo e opção do paciente devidamente esclarecido.

O marca-passo ideal a ser implantado pós-ablação do nó AV deve ter as seguintes propriedades: garantir a frequência ventricular com total segurança; proporcionar resposta cronotrópica de frequência; estimular o modo AV sequencial nos períodos sem FA – "reversão automática de modo"; possuir algoritmos de estimulação preventivos para a FA, nos casos com arritmia intermitente, estimulação fisiológica e ressincronização ventricular ou estimulação de segurança.[8] Independentemente do marca-passo ser ventricular ou bicameral, de acordo com nossa experiência, nos casos com cardiomegalia e, principalmente, quando existe insuficiência cardíaca, deve-se implantar um sistema multissítio biventricular[9] ou ventricular direito bifocal.[10] Além de proporcionar maior ou menor ressincronização ventricular, estes modos funcionam como estimulação de segurança[11] caso haja disfunção de um dos eletrodos.

Marca-passo em crianças

O implante de marca-passo independe da idade do paciente, no entanto, quando é necessário o implante em criança, alguns cuidados adicionais devem ser considerados. Quando muito pequenas, deve ser avaliada a possibilidade do implante epicárdico com toracotomia e loja do gerador no abdome, porém, sempre que possível deve ser tentado o implante endocárdico por ser um acesso menos traumático[12]. Neste caso deve-se optar pelo menor marca-passo possível devido às restrições de espaço nesse paciente. Além disso, o eletrodo deverá ter uma "folga" para permitir o rápido crescimento da criança nessa fase (Figura 5). A programação do gerador também deve respeitar a doença de base, a condição clínica e metabólica e a idade da criança. O marca-passo deverá estar sempre com o biossensor habilitado para permitir a adaptação da frequência cardíaca às necessidades da criança (resposta cronotrópica adequada).

A Tabela 9 mostra as recomendações para implante de marca-passo em crianças.

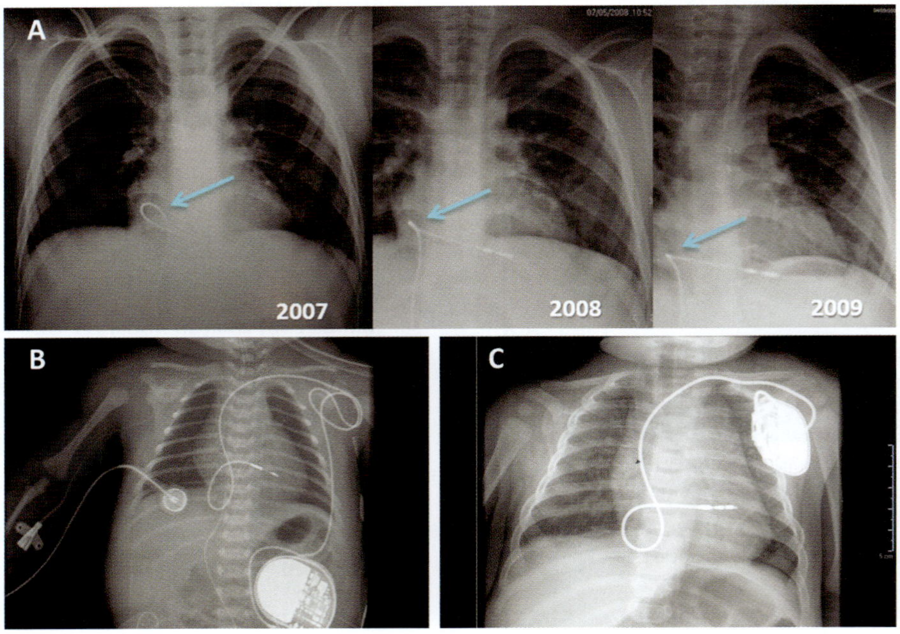

FIGURA 5

Imagens radiológicas de crianças submetidas a implante de marca-passo por diferentes técnicas. Em A, sequência de três radiografias por 3 anos consecutivos mostrando o desfazimento da alça do eletrodo que foi deixada para acomodar o crescimento. Neste caso o acesso foi femoral com gerador na pelve. Em B, criança de 1 mês de vida com marca-passo implantado em abdome mas com eletrodo endocárdico. Observe as várias alças do eletrodo para permitir o crescimento do bebê. Em C, eletrodo endocárdico e marca-passo em região subclavicular esquerda.

TABELA 9 Recomendações de implante de marca-passo definitivo em crianças[13]

	Classe	NE
BAV de 2° ou 3° graus relacionados a sintomas, disfunção ventricular ou baixo débito	I	C
Bradicardia sinusal sintomática	I	C
BAV de 2° ou 3° graus que não revertem após sete dias de pós-operatório	I	C
BAVT congênito com QRS largo, arritmia ventricular complexa ou disfunção ventricular	I	C
BAVT congênito em lactentes com frequência cardíaca < 50 ou < 70 bpm na presença de cardiopatia congênita	I	C
TV bradicardia ou pausa dependente, claramente beneficiada por estimulação	I	C
Síndrome braditaquicardia com necessidade de antiarrítmicos	IIa	C
BAVT congênito, frequência cardíaca < 50 bpm após o primeiro ano, pausas duas a três vezes no ciclo básico ou incompetência cronotrópica	IIa	C
Síndrome do QT longo com bloqueio atrioventricular 2:1 ou de 3° grau	IIa	C
Cardiopatia congênita com disfunção hemodinâmica agravada por bradicardia ou dissincronismo atrioventricular	IIa	C
BAVT transitório provocado por cirurgia com bloqueio bifascicular residual permanente	IIb	C
BAVT congênito assintomático com QRS estreito, boa frequência cardíaca e função ventricular normal	IIb	C
Bradicardia sinusal assintomática em adolescentes (frequência cardíaca < 40 bpm em repouso) e pausas > 2 s	IIb	C
Doença neuromuscular com qualquer grau de BAV (inclusive de 1° grau)	IIb	C

BAV: bloqueio atrioventricular; NE: nível de evidência; TV: taquicardia ventricular.

Marca-passo temporário

Pode ser transcutâneo, esofágico, epicárdico ou transvenoso.

Marca-passo transcutâneo

É aplicado com placas adesivas sobre o precórdio. Utiliza geradores especiais que produzem pulsos de alta voltagem capazes de comandar o coração sem contato direto. Por essa razão, deve ser aplicado com sedação. Comumente, é utilizado em situações de extrema urgência, enquanto se providencia a via endovenosa.

Marca-passo esofágico

A grande proximidade entre o coração e o esôfago permite que um eletrodo intraesofágico comande tanto átrios como ventrículos desde que os pulsos tenham duração e amplitude adequadas fornecidas por um gerador de pulsos específico (cardioestimulador transesofágico[3]). A estimulação atrial transesofágica é utilizada de forma transitória, para diagnóstico de bradi ou taquiarritmias ou para reversão de taquicardias no pronto-socorro.[3]

Marca-passo temporário epicárdico

É praticamente utilizado em toda cirurgia cardíaca através de finos eletrodos maleáveis transfixados no epicárdio dos ventrículos e/ou átrios e conectados a um marca-passo temporário convencional. A estimulação é obtida de forma segura e com baixa energia. O polo positivo pode ser suturado no subcutâneo. No pós-operatório, são retirados por tração direta desde que o risco de bradi ou taquiarritmia tenha sido eliminado.

Marca-passo temporário transvenoso (endocárdico)[11]

É uma forma transitória extremamente útil e segura para tratamento imediato de bradi e/ou taquiarritmias, sendo o mais utilizado em unidades de emergência. É retirado logo que desaparece o risco de arritmia. É colocado por meio de punção venosa (veias subclávias, jugulares, femorais ou basílicas) ou por meio de dissecção. Em condições de extrema urgência, pode ser aplicado por punção transtorácica do ventrículo direito, porém, essa técnica deve ser evitada em decorrência do risco de lesões nas coronárias, nos pulmões e nos ventrículos.

Indicações de marca-passo temporário[14-16]

O marca-passo temporário é indicado em situações de urgência e/ou risco de arritmias. Mais comumente se aplica nas bradiarritmias, porém, também pode ser útil na reversão de taquiarritmias. É indicado em procedimentos diagnósticos ou de forma profilática nas seguintes condições:

- Controle de emergência de qualquer bradiarritmia sintomática (sinusal ou por BAV).
- Como profilaxia em:
  - Infarto agudo do miocárdio com bradiarritmia ou infarto anterior com bloqueio de ramo recente.[16]
  - Cateterismo cardíaco direito em portador de bloqueio de ramo esquerdo.
  - Grandes cirurgias gerais em portadores de distúrbios do sistema excitocondutor do coração.[17]
- Testes farmacológicos.
- Disfunção do marca-passo definitivo em paciente dependente.
- Pós-operatório de cirurgia cardíaca.
- Procedimentos diagnósticos (estudo eletrofisiológico invasivo).

Durante o implante de marca-passo definitivo ou temporário, as morfologias da onda P, do QRS e do ST são muito importantes para orientar quanto à posição do eletrodo e quanto às condições da junção eletrodo-coração, inclusive permitindo o posicionamento correto de um eletrodo de marca-passo temporário quando não se dispõe de radioscopia.[18] O marca-passo temporário deve ser muito bem fixado ao corpo do paciente, de forma segura e confortável, e reavaliado diariamente para prevenir disfunções que possam ser críticas nos pacientes dependentes.[19-21]

Novas alternativas no tratamento das bradiarritmias funcionais

As bradiarritmias funcionais (síncope neurocardiogênica, disfunção e doença do nó sinusal, bloqueios atrioventriculares intermitentes de origem vagal, síndrome do seio carotídeo) estão relacionadas a aumento do tônus vagal. Nos casos muito sintomáticos, frequentemente existe dificuldade no tratamento clínico, devido à falta de medicamentos eficazes e seguros. Nas formas cardioinibitórias malignas, o marca-passo tem sido indicado, entretanto a cardioneuroablação tem sido uma opção bastante promissora sem a necessidade de implante de marca-passo.

Cardioneuroablação

Trata-se de um método que permite reduzir o tônus vagal, de forma permanente, por meio da aplicação endocárdica de radiofrequência por cateter (ablação por cateter), por meio da identificação dos pontos de entrada da inervação vagal.[22,23] Com esse objetivo, desenvolvemos o mapeamento espectral da superfície endocárdica dos átrios direito e esquerdo (Figura 6). Dessa forma, são identificados pontos de inervação do nó sinusal e do nó atrioventricular, sendo possível atuar isoladamente sobre os parâmetros eletrofisiológicos do nó sinusal (no caso de disfunção do nó sinusal) ou do nó atrioventricular (nos casos de bloqueio atrioventricular). O resultado é um aumento significativo e sustentado da frequência sinusal e da condução atrioventricular, permitindo controle clínico das bradiarritmias com resposta normal à atropina. O efeito é intenso e imediato e persiste na fase crônica, que se caracteriza por importante redução da variabilidade RR no Holter

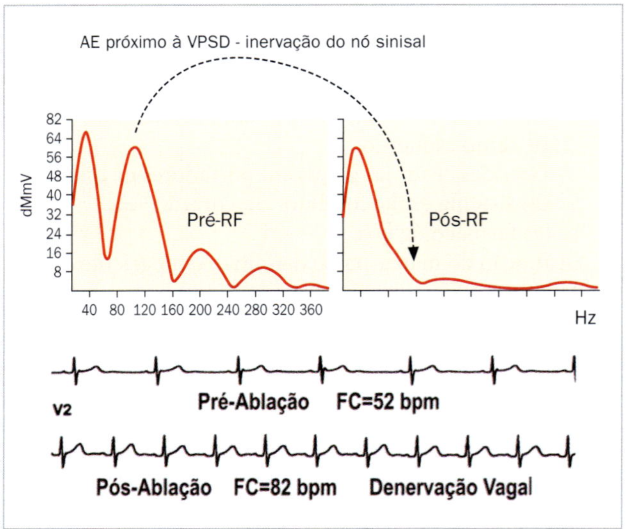

FIGURA 6

Cardioneuroablação. O mapeamento espectral permite determinar a entrada das fibras pós-ganglionares parassimpáticas na parede atrial. Na metade superior esquerda (pré-RF), observa-se o espectro de uma área no septo interatrial esquerdo próxima à veia pulmonar superior direita (interface neuromiocárdica). A ablação (60°/30 s/30 J) permite eliminar a maioria das frequências acima de 80 Hz (pós-RF), promovendo aumento da frequência sinusal de 52 para 82 bpm em decorrência da denervação parassimpática.

de 24 horas (denervação vagal). Na Figura 7, vemos os registros de Holter de uma paciente tratada com essa técnica que apresentava pré-síncopes e síncopes relacionadas a períodos de repouso e pós-prandial. Os exames de Holter prévios mostravam inúmeras pausas ocasionadas por longos períodos de BAVT intermitente. Após a cardioneuroablação houve normalização da condução AV, a paciente tornou-se assintomática e os exames de Holter de longo prazo mostraram desaparecimento das pausas. Nesse caso, a origem da hipertonia vagal estava relacionada a uma cirurgia bariátrica.

Acompanhamento clínico dos portadores de marca-passo

Os pacientes portadores de marca-passos definitivos devem ser acompanhados rotineiramente para prevenir disfunções, programar o sistema de estimulação conforme as necessidades clínicas e ajustar o consumo de energia do gerador para se obter o máximo de segurança com a maior longevidade possível. Normalmente, o paciente é reavaliado 30 dias após o implante, a cada 3 meses no primeiro ano e a cada 6 meses após o primeiro ano de implante. Depois do término da garantia nominal do gerador, o paciente deve ser avaliado a cada 3 meses, pelo menos.

Desgaste do gerador

A bateria de um marca-passo é uma fonte limitada de energia e apresenta desgaste progressivo durante a vida útil do sis-

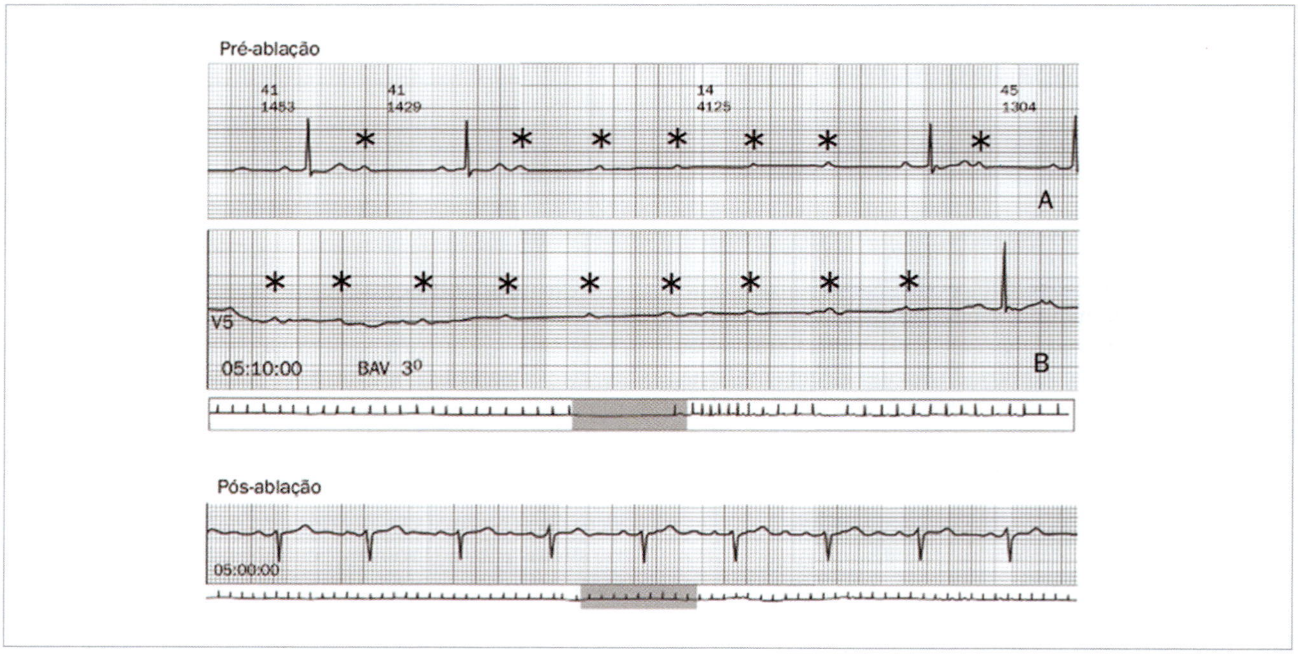

FIGURA 7

Bloqueio atrioventricular de alto grau, intermitente, de origem funcional, em portador de pré-síncopes e síncopes. A: Observam-se pausas decorrentes de bloqueio atrioventricular. Os asteriscos indicam as ondas P bloqueadas. B: Observa-se uma sequência de nove ondas P bloqueadas (fase de pré-ablação autonômica). Abaixo, há o registro de Holter de controle durante o sono, realizado 2 meses após a ablação autonômica, no qual o paciente se mantém assintomático.

tema, mesmo que o marca-passo esteja inibido. As baterias atuais de Li/I mantêm a tensão de saída durante 70 a 75% de sua duração. Os marca-passos apresentam circuitos especiais que detectam a queda de tensão da bateria e transmitem diversas informações, de forma que o médico possa acompanhar com segurança a disponibilidade de energia do sistema. Todos os marca-passos apresentam um sensor magnético. A colocação de um ímã sobre a região da loja do gerador ativa esse sensor desligando o circuito de sensibilidade e acionando o modo de funcionamento magnético. A medida da frequência magnética é o parâmetro mais simples e seguro para controlar o desgaste do gerador. Isso pode ser realizado com um intervalômetro que detecta os pulsos na superfície corporal, informando o intervalo de pulso, a frequência e a duração de cada pulso. Normalmente, os marca-passos reduzem a frequência de estimulação magnética em 5 a 15 ppm vários meses antes do esgotamento completo, permitindo que se indique a troca profilática e eletiva do gerador antes que ocorram disfunções do sistema.

É importante lembrar, porém, que o comportamento magnético do marca-passo também é programável e pode estar desligado no momento em que se coloca o ímã. Neste caso o gerador irá desconsiderar o efeito magnético. Já em relação aos desfibriladores, a colocação do ímã desliga temporariamente as terapias antitaquicardias, sendo desta forma importante que o médico tenha um mínimo de conhecimento antes de colocar o ímã sobre o dispositivo.

Avaliação do comando e sensibilidade do marca-passo

Depois da análise das condições da bateria, verifica-se o comando e a sensibilidade ajustando-se os parâmetros com boa margem de segurança. Nos casos graves de falhas de comando e/ou de sensibilidade, pode ser necessária intervenção cirúrgica para troca ou reposicionamento de eletrodos (Figura 8).

A sensibilidade também pode ser anormalmente excessiva, ocorrendo inibições ou deflagrações indesejáveis ocasionadas por miopotenciais da musculatura esquelética (Figura 9), por ondas T, por onda P em marca-passo ventricular, por estímulo atrial inibindo o estímulo ventricular em sistema DDD (*crosstalk*), por ruído de instalação elétrica ambiental etc. Nos marca-passos bicamerais, avalia-se independentemente os limiares de comando e sensibilidade nas câmaras atriais e ventriculares.

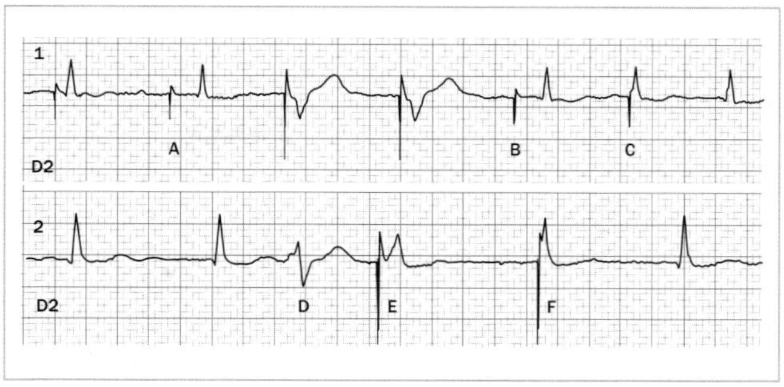

FIGURA 8

Exemplo de falha de comando ("bloqueio de saída" A e B) em marca-passo ventricular. Observa-se que as duas espículas de comando apresentam amplitude maior e que todas as espículas são visíveis. Esse comportamento sugere que a origem da disfunção seja uma fratura do condutor e que deve existir líquido no interior do eletrodo "fratura úmida"; 2: exemplo de falha de sensibilidade a uma extrassístole ventricular (D) em marca-passo ventricular. As espículas C e F são exemplos de pseudofusão.

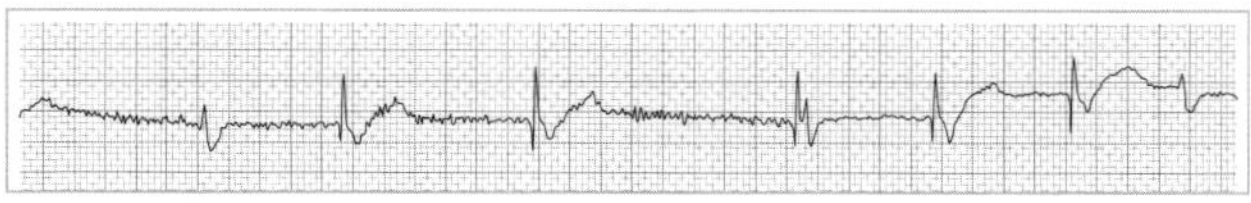

FIGURA 9

Registro de Holter mostrando inibições por miopotenciais em marca-passo ventricular. A linha de base mostra o ruído típico dos miopotenciais, e, no centro, verifica-se um intervalo maior devido à inibição. A redução da sensibilidade ou a programação para sense bipolar normalmente corrige esse problema.

Complicações dos marca-passos

Podem ser precoces (que ocorrem nos primeiros trinta dias do implante e frequentemente estão relacionadas com a cirurgia) e tardias. Felizmente são bastante raras desde que sejam considerados os cuidados e as técnicas pertinentes.[19,20]

Complicações precoces dos marca-passos

- Pneumotórax ou hemotórax.
- Embolia gasosa.
- Perfuração atrial ou ventricular.
- Estimulação frênica/diafragmática.
- Falha da conexão do gerador.
- Infecção.
- Sangramento/hematoma da loja do gerador.
- Taquicardia ou fibrilação ventricular.
- Pericardite.
- Deslocamento do eletrodo.
- Falha de comando e/ou de sensibilidade.

Complicações tardias dos marca-passos

Ocorrem após 30 dias de implante e atualmente são muito raras:

- Falha de comando e/ou de sensibilidade.
- Estimulação musculoesquelética.
- Migração do gerador.
- Falha do isolante.
- Falha eletrônica do circuito.
- Endocardite.
- Síndrome do marca-passo.
- Deslocamento de eletrodo.
- Erosão ou pré-erosão.

- Infecção.
- Fratura do eletrodo.
- Trombose venosa.
- Arritmias induzidas ou mediadas pelo marca-passo.
- *Oversensing.*

Arritmias induzidas ou mediadas pelo marca-passo

Arritmias induzidas

Quando ocorre falha de sensibilidade, o marca-passo pode competir com o ritmo próprio do paciente, ocasionando estimulações em período vulnerável que podem resultar em taquicardia (Figura 10) ou fibrilação, atrial ou ventricular, de acordo com a câmara que estiver sendo estimulada.

Também podem ocorrer arritmias induzidas devido a uma disfunção muito rara chamada *runaway*, que se deve a uma grave alteração do circuito eletrônico do marca-passo, resultando em uma estimulação extremamente rápida, podendo conduzir taquicardia e/ou fibrilação da câmara estimulada. Atualmente, os circuitos específicos de proteção contra esse tipo de problema, incorporados ao marca-passo, praticamente eliminaram essa complicação.

Arritmias mediadas

Essas arritmias ocorrem em marca-passos bicamerais. A mais frequente é a "taquicardia por reentrada eletrônica". Geralmente ocorre em decorrência de uma onda P retrógrada (frequentemente pós-extrassístole ventricular) que é sentida pelo circuito atrial, ocasionando deflagração no ventrículo. Se a despolarização ventricular origina uma outra onda P retrógrada, a situação se perpetua provocando uma taquicardia por reentrada AV eletrônica, mediada pelo marca-passo. Essa arritmia pode ser facilmente interrompida pela colocação de um ímã sobre o gerador, podendo ser prevenida por programação adequada. Outra arritmia que pode ocorrer em marca-passos DDD relaciona-se com o aparecimento espontâneo ou induzido de fibrilação atrial ou *flutter* atrial. Nesses casos, o circuito atrial pode "sentir" a elevada frequência atrial e deflagrar uma estimulação ventricular também com alta frequência, o que resulta em comprometimento hemodinâmico ou em arritmias mais graves. Essas complicações podem ser evitadas, de forma eficaz, com uma programação criteriosa (reduzir a frequência máxima permitida para a estimulação ventricular).

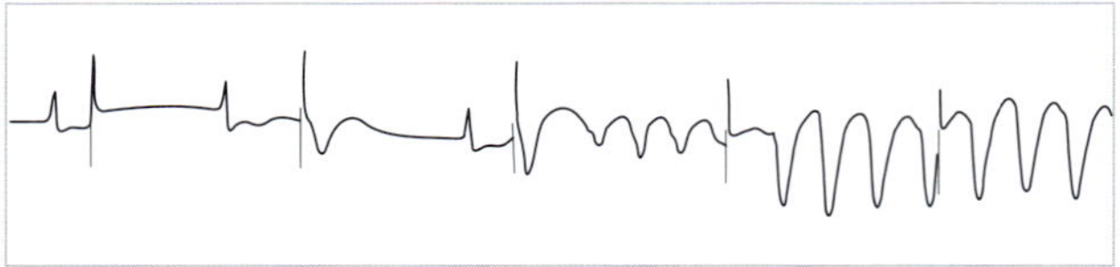

FIGURA 10

Falha de sensibilidade de marca-passo ventricular. A terceira espícula cai sobre a onda T induzindo uma taquicardia ventricular.

Síndrome do marca-passo

Trata-se de uma complicação muito frequente da estimulação cardíaca unicameral ventricular. Ocorre tipicamente em pacientes que apresentam condução ventriculoatrial, o que provoca contração atrial quando as valvas AV estão fechadas. Isso ocasiona refluxo sanguíneo para a circulação pulmonar e sistêmica com sintomas de hipotensão arterial, palpitações, dispneia, adinamia etc. Esse quadro pode ocorrer mesmo na ausência de condução ventriculoatrial em razão da falta de sincronismo AV. A forma mais eficaz de tratamento é a escolha correta do modo de estimulação (estimulação atrial ou se existe distúrbio da condução AV associado, estimulação AV sequencial) que será obtida com a troca do marca-passo.

Problemas hemodinâmicos da estimulação ventricular direita: um desafio para o clínico

A estimulação ventricular endocárdica na ponta do ventrículo direito ou na região subtricuspídea,[24] largamente utilizada em todo o mundo desde a década de 1960, induz um BCRE artificial e promove importante dissincronização das paredes do ventrículo esquerdo. Isso pode ocasionar ou agravar uma insuficiência cardíaca.[25] Em longo prazo, essa condição, além de reduzir a qualidade de vida, pode levar ao aumento da mortalidade nos casos dependentes de estimulação ventricular, mesmo utilizando marca-passos DDD (fisiológicos) normofuncionantes, e aumento da incidência de fibrilação atrial. Essa perda de função é facilmente compensada em um coração normal, no entanto pode agravar ou provocar insuficiência cardíaca nos casos de cardiomiopatia dilatada.

O acompanhamento clínico de um grande número de pacientes ressincronizados permitiu observar que, eventualmente, quando falha um dos eletrodos ventriculares do ressincronizador por aumento de limiar ou deslocamento, ocorre um rápido agravamento da insuficiência cardíaca com sinais e sintomas típicos: intolerância aos esforços e/ou edema de membros inferiores, congestão pulmonar, alargamento do QRS (decorrente de falha de um dos eletrodos ventriculares, comumente do ventrículo esquerdo) e insuficiência mitral (ou agravamento da preexistente). Conhecemos essa condição como síndrome ventricular do marca-passo,[26] por ela ser precipitada pelo súbito dissincronismo das paredes ventriculares (alargamento do QRS), o que a diferencia da clássica síndrome do marca-passo, tipicamente ocasionada pela falta de sincronismo atrioventricular.

Além do prejuízo hemodinâmico, a estimulação apical prolongada do ventrículo direito também provoca indesejável remodelamento ventricular, com alterações histológicas e celulares definitivas. Estudos realizados em cães mostraram que a estimulação apical do ventrículo direito por período de 3 a 4 meses provoca mudança na direção dos feixes musculares do miocárdio ventricular esquerdo,[26] o que pode ocasionar tensões intramurais, com perda de energia e de eficiência cardíaca (Figura 11).

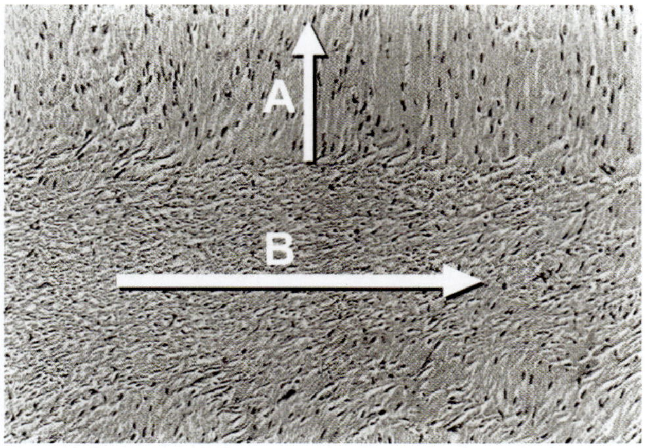

FIGURA 11

Remodelação da histologia da parede ventricular esquerda após estimulação apical do ventrículo direito durante 3 a 4 meses. Verifica-se significativo desarranjo histológico dos feixes musculares, originando linhas de tensão perpendiculares. Trabalho experimental em animais.

Além dessas alterações, também se observam modificações celulares que afetam definitivamente a capacidade contrátil do miocárdio: desarranjo das miofibrilas do ventrículo esquerdo, hipertrofia das miofibrilas, vacuolização intracelular, degeneração com fibrose, depósitos de gordura, alterações do tamanho das mitocôndrias e calcificação distrófica.

Diversos estudos multicêntricos randomizados começaram recentemente a fornecer informações valiosas a respeito da estimulação em ponta do ventrículo direito, apesar de terem sido desenhados com outro objetivo. Os estudos MOST,[27] DAVID[28] e MADIT-II[29] permitiram demonstrar claramente que quanto mais frequente for a estimulação em ponta do ventrículo direito, maior será a incidência de insuficiência cardíaca, hospitalizações, fibrilação atrial, arritmias ventriculares e mortalidade (Figura 12).

Dessa forma, tanto o BCRE espontâneo como o induzido por estimulação cardíaca convencional sempre ocasionam disfunção miocárdica. No entanto, a manifestação clínica dessa perda de função pode ser ou não evidente, dependendo da "reserva miocárdica" preexistente. Isso significa que no miocárdio normal a disfunção miocárdica pode não ser notada por longo tempo, ao passo que no miocárdio dilatado ela pode agravar ou provocar insuficiência cardíaca rapidamente. Esses efeitos, contudo, eram atribuídos à própria doença subjacente, e não ao QRS largo.

A estimulação apical ou subtricuspídea em ventrículo direito têm o mesmo efeito hemodinâmico indesejável. Tem sido observado que a estimulação subtricuspídea, apesar de ter eventualmente melhores limiares e melhor impactação que a estimulação apical, especialmente na doença de Chagas, tem um resultado hemodinâmico menos eficiente que a estimulação apical. Dessa forma, passamos a buscar alternativas de estimulação para obter resultado hemodinâmico melhor com as seguintes opções:

- Obviamente, quando existe condução atrioventricular por vias normais com QRS estreito a melhor opção é a estimulação atrial, evitando-se a estimulação ventricular. Atualmente, existem marca-passos com algoritmos de estimulação ventricular mínima com excelente aplicação nesses casos. Esses geradores são capazes de estimular o ventrículo somente na ausência completa de condução atrioventricular (Figura 13); caso contrário, mantêm a estimulação atrial mesmo com bloqueio atrioventricular de 1° grau.
- Outros algoritmos fazem com que a estimulação ventricular ocorra apenas se o intervalo PR prolongar demasiadamente, permitindo que o paciente permaneça com BAV de 1° grau, mas com QRS espontâneo (estreito). Caso o PR se prolongue além de um limite, o marca-passo passa a estimular o ventrículo com o intervalo AV programado, porém, periodicamente o marca-passo prolonga automaticamente esse intervalo AV para avaliar se a condução AV se recuperou, inibindo novamente a estimulação ventricular artificial. Esse comportamento é conhecido como histerese AV positiva ou procura automática do intervalo AV e é valioso para evitar o dissincronismo ventricular promovido pela estimulação artificial, principal-

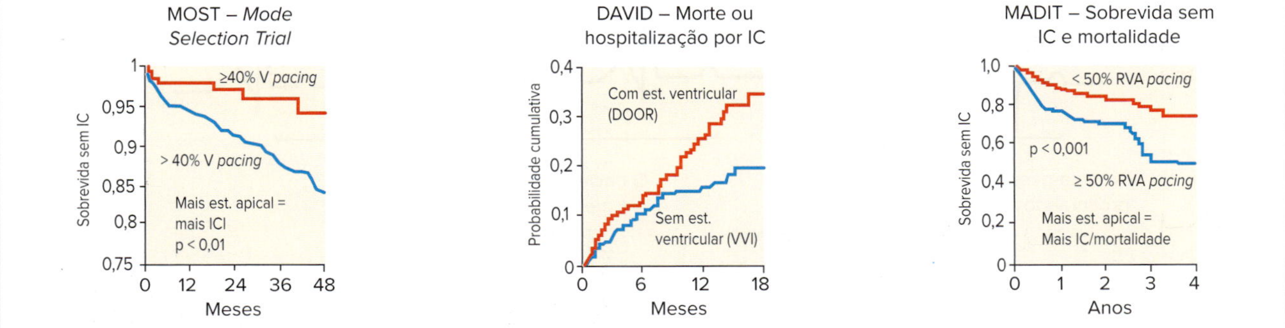

FIGURA 12

Estudos MOST, DAVID e MADIT-II mostrando uma relação direta entre estimulação em ponta do ventrículo direito (QRS largo) e insuficiência cardíaca, fibrilação atrial, arritmias ventriculares e mortalidade.

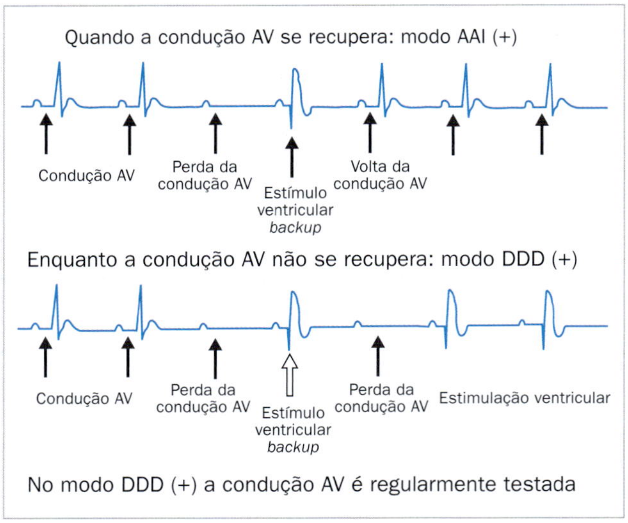

FIGURA 13

Esquema do modo de estimulação ventricular mínima (EVM). Nessa função, o marca-passo aguarda pela condução atrioventricular, mesmo com bloqueio atrioventricular de 1° grau, e somente estimula o ventrículo regularmente se ocorrerem duas ondas P bloqueadas em um conjunto de quatro. Durante os períodos de estimulação ventricular, a condução atrioventricular é testada regularmente e, caso retorne, o marca-passo passa novamente para o modo atrial. (+): recurso de EVM.

mente nos pacientes que têm condução AV intermitente e QRS estreito (Figura 14).

- Nos casos com QRS largo ou naqueles em que é inevitável a estimulação ventricular e os pacientes apresentam cardiomiopatia dilatada e FE ≤ 40%, a melhor alternativa é o implante de um ressincronizador que promova um QRS mais estreito, que é acompanhado de melhor rendimento hemodinâmico.[30]
- Para todos os outros casos nos quais a estimulação ventricular for inevitável deve-se considerar uma estimulação alternativa do ventrículo direito.

Estimulações alternativas do ventrículo direito

Desde 1996, no Serviço de Marca-passo do Instituto Dante Pazzanese de Cardiologia e no Serviço de Arritmia do Hospital do Coração (HCor), passamos a buscar alternativas para estimular o coração de forma mais eficiente. Nessa época, já estavam bem evoluídos os eletrodos de fixação ativa de baixo perfil e com eluição de corticosteroides, fato que permitiu testar novas posições para estimulação cardíaca definitiva, como a estimulação mediosseptal (nos corações com boa fração de ejeção e sem dilatação) e a estimulação bifocal ventricular direita (nos casos com cardiomiopatia dilatada).

Estimulação do feixe de His

O ideal é sempre estimular os ventrículos através do feixe de His, desde que a condução His-Purkinje esteja normal. Porém, apesar de ser a estimulação mais fisiológica, que permi-

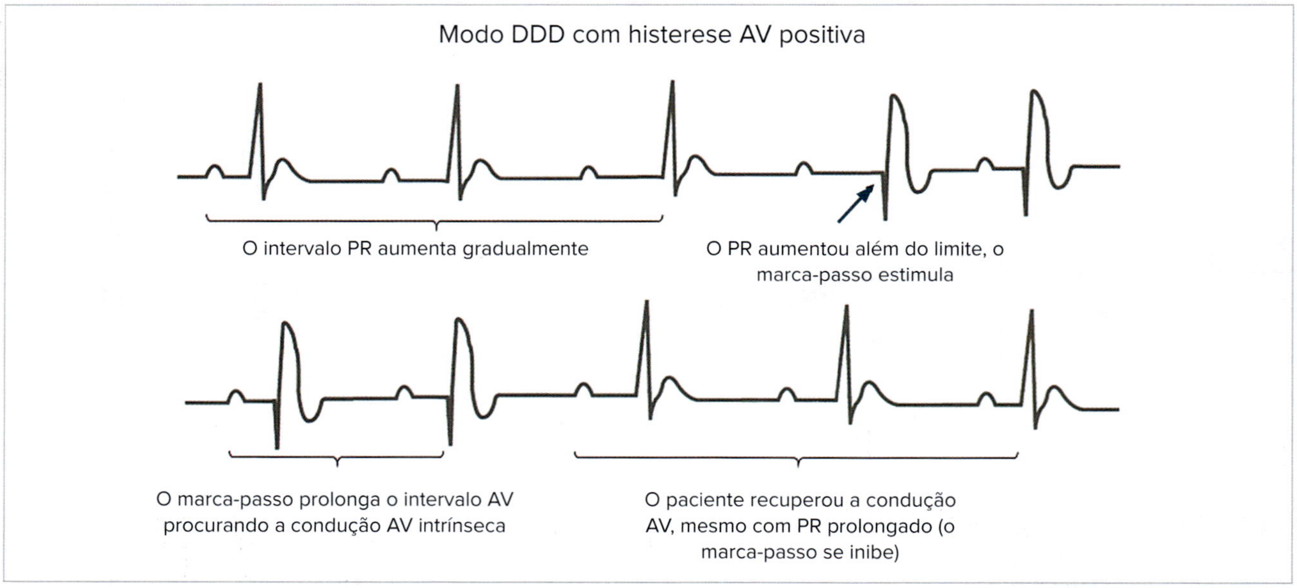

FIGURA 14

Estimulação DDD com histerese AV positiva. Nesta programação, o marca-passo estimula o ventrículo apenas se o intervalo PR aumenta além de um limite programado, permitindo que o paciente permaneça até mesmo em bloqueio atrioventricular do 1° grau. Caso o intervalo PR ultrapasse esse limite, o marca-passo inicia a estimulação ventricular, porém, após um período, o marca-passo prolonga automaticamente o intervalo AV procurando a condução AV espontânea que, se ocorrer, promove novamente a inibição da estimulação ventricular.

te a ressincronização máxima com QRS normal e previne as disfunções sistólica e diastólica e a insuficiência mitral, suas limitações (dificuldade técnica, limiares altos, necessidade de eletrodos e introdutores especiais, suscetibilidade a *oversensing* atrial e contraindicação nas lesões do sistema His-Purkinje) têm impedido seu emprego mais difundido. Pode ser realizada com as técnicas supratricuspídea e subtricuspídea.[31]

Estimulação supratricuspídea do feixe de His

É a técnica ideal de estimulação ventricular em pacientes que apresentam condução infra-hissiana normal. É realizada procurando-se fixar um eletrodo de fixação ativa no ápice do triângulo de Koch, próximo à junção do tendão de Todaro com a inserção da valva tricúspide. Nessa região, realiza-se o mapeamento do potencial de His e procede-se à fixação do eletrodo no ponto de melhor potencial. O procedimento é facilitado pela utilização de eletrodo especial, mais delgado que os eletrodos convencionais, com bainhas pré-formatadas que facilitam o direcionamento e a fixação. O QRS resultante é estreito, com morfologia normal (Figura 15A). É a estimulação que permite o maior grau de ressincronização das paredes ventriculares.

Estimulação subtricuspídea do feixe de His e estimulação septal do ventrículo direito (Figura 15B e Figura 15C)

Na década de 1990, passamos a utilizar rotineiramente a estimulação septal como alternativa para minorar a dissincronia induzida pela estimulação apical clássica. A partir de então, tem sido a estimulação mais utilizada em nosso meio quando se pretende implantar somente um eletrodo ventricular. Os modernos eletrodos de fixação ativa têm baixo perfil e são altamente maleáveis, permitindo que o implante seja direcionado para a região mediosseptal com relativa facilidade.

O benefício eletrocardiográfico dessa estimulação é geralmente a primeira consequência observada já durante o implante: o QRS mais estreito e o SÂQRS mais próximo da normalidade (QRS positivo ou isodifásico em D1 e positivo em D2, D3 e aVF) (Figura 16).[32] Além desse benefício, temos observado melhora clínica refletida por melhora da qualidade de vida e melhora ecocardiográfica significativa. Na Figura 17, observa-se o resultado de um estudo cintilográfico em um paciente com dois eletrodos, um no septo médio e outro na ponta do ventrículo direito. Durante o

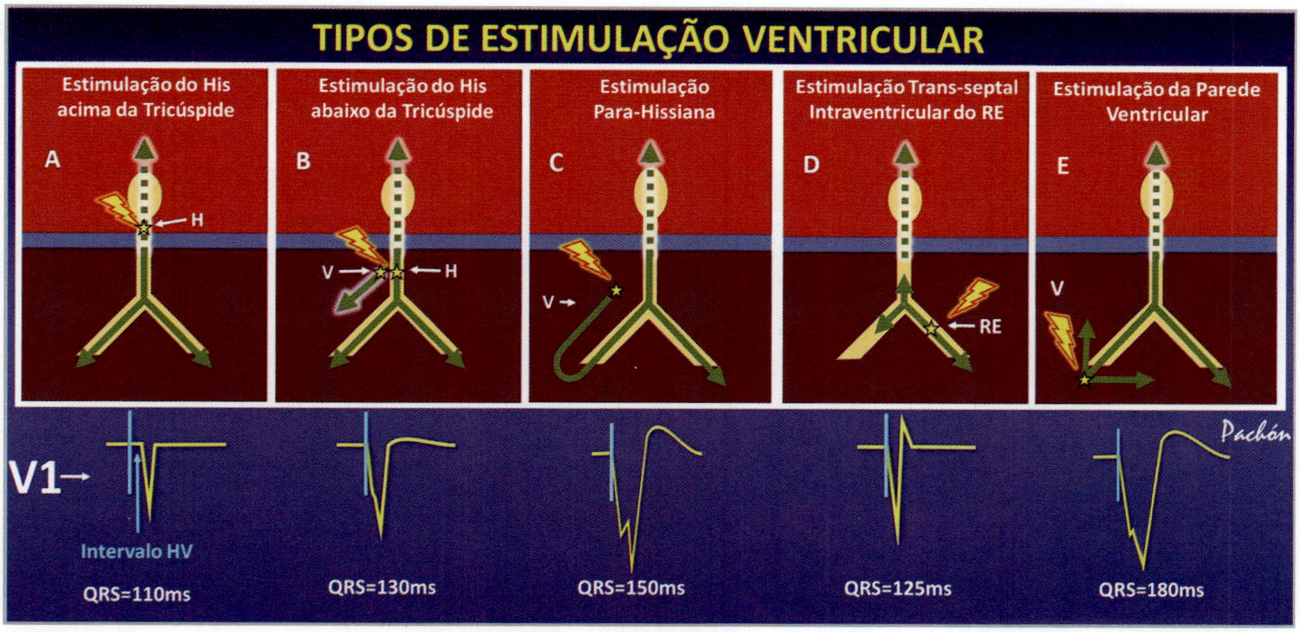

FIGURA 15

Tipos de estimulação ventricular. A onda T não foi representada para facilidade didática. A: estimulação Hissiana pura supratricuspídea do feixe de His. Este é o modo mais desejável desde que exista boa reserva funcional do sistema His-Purkinje. Permite obter QRS normal com ressincronização máxima. Existe intervalo espícula-QRS igual ou menor que o intervalo HV. B: Estimulação hissiana pura subtricuspídea. Esta é mais difícil de ser obtida por ocorrer com mais frequência – estimulação mostrada em C. Geralmente mostra um intervalo espícula-R menor que o HV ou igual a 0 ms. C: Estimulação subtricuspídea do feixe de His mostrando a condição mais frequente que é um batimento de fusão entre a estimulação miocárdica septal e a do feixe de His. O QRS resultante pode ser um pouco mais alargado que o normal e não existe intervalo espícula-R. O QRS resultante pode ser mais ou menos alargado, sendo bastante semelhante ao observado no WPW anterosseptal. D: Estimulação direta do ramo esquerdo; neste caso o eletrodo precisa penetrar no septo e estimular diretamente o ramo esquerdo. O QRS resultante é muito estreito com padrão de BIRD na derivação V1. E: estimulação ventricular exclusiva; neste caso a ativação do sistema His-Purkinje é tardia ou não ocorre quando existe bloqueio de entrada. O QRS é muito alargado (comumente > 150 ms), promovendo importante dissincronia ventricular que pode conduzir à síndrome do QRS largo. Em todos os tipos de estimulação, pode haver onda P retrógrada após a despolarização ventricular. H: feixe de His; V: musculatura ventricular; RE: ramo esquerdo.

exame, o marca-passo foi programado para estimular somente a ponta e, posteriormente, somente o septo. Observa-se que a estimulação septal mostra resultado claramente superior em relação à estimulação apical. A dispersão do marcador cintilográfico (A), o estudo de fase (B), a curva de volume (C) e a fração de ejeção (D) são claramente melhores com a estimulação septal, que ainda aumentou a fração de ejeção de 43% para 56%.

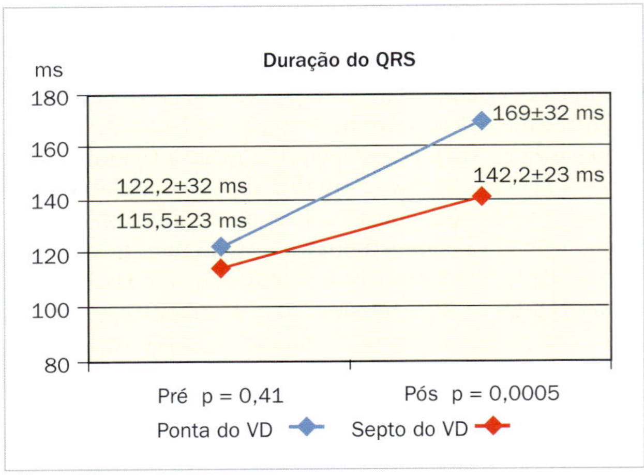

FIGURA 16

Redução significativa na duração do QRS obtida pelo implante septal de ventrículo direito. Tem sido observado que a dissincronia é pouco significativa quando o QRS tem menos que 150 ms.

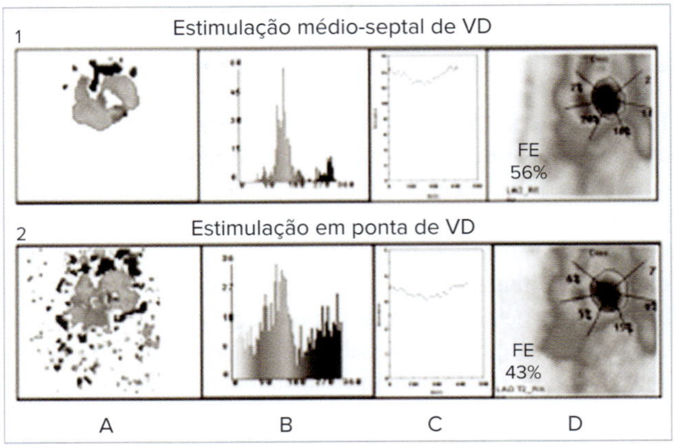

FIGURA 17

Cintilografia comparando as estimulações de ponta (2) e do septo de ventrículo direito (1) por meio da programação do marca-passo em um mesmo paciente portador de marca-passo bifocal em ventrículo direito com 42 meses de evolução. Fonte: cortesia da Dra. Paola – Serviço de Medicina Nuclear – IDPC.

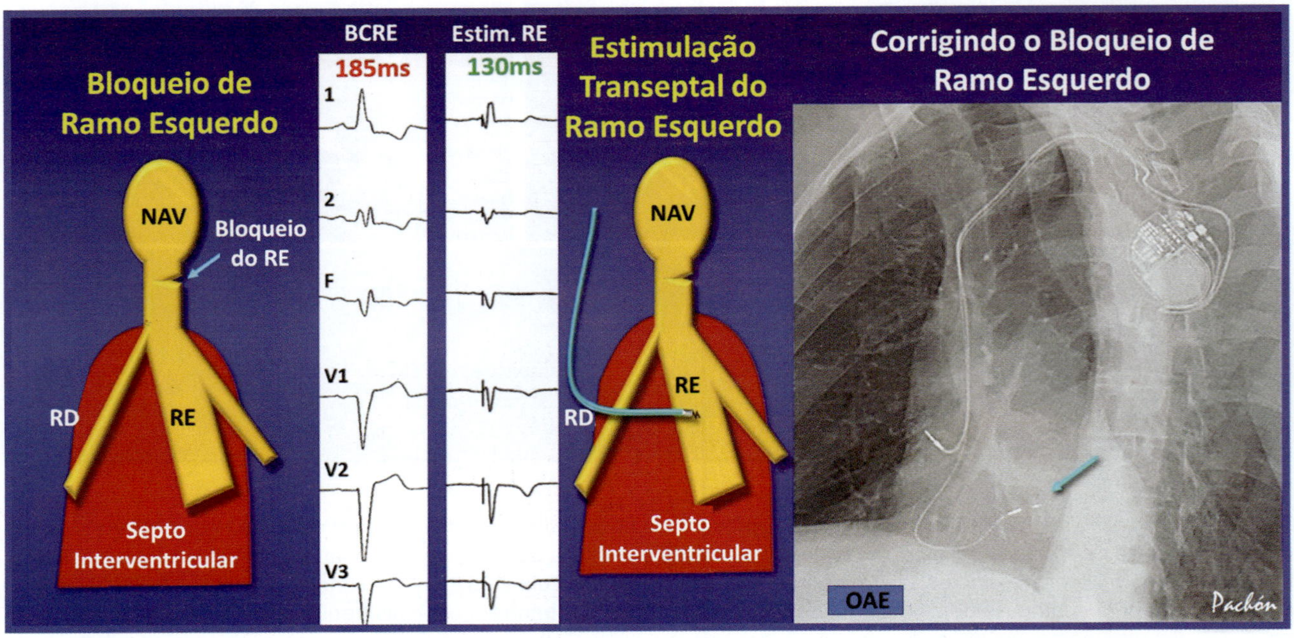

FIGURA 18

Esquema mostrando o bloqueio de ramo esquerdo (à esquerda), o ECG correspondente (QRS alargado e dissincrônico) e, no centro, a estimulação transeptal do ramo esquerdo (abaixo do bloqueio) permitindo uma despolarização ventricular com QRS estreito (sincronizado). À direita, a imagem radiológica desse tipo de implante na projeção OAE. A seta azul mostra o eletrodo ventricular penetrando no septo interventricular e capturando o ramo esquerdo. Neste caso o marca-passo é bicameral, mantendo também a sincronia atrioventricular. NAV: nodo atrioventricular; RD: ramo direito; RE: ramo esquerdo; BCRE: bloqueio completo do ramo esquerdo; OAE: oblíqua anterior esquerda.

Estimulações alternativas do ventrículo direito utilizando dois eletrodos

Na tentativa de obter melhor rendimento com a estimulação cardíaca, em 1996, nos Serviços de Marca-passo do IDPC e de Arritmias do HCor desenvolveu-se a estimulação bifocal do ventrículo direito, que denominamos *ventricular endocardial right bifocal stimulation* (VERBS).[34] O objetivo era obter, além de estreitamento do QRS, o máximo de ressincronização ventricular, esgotando as alternativas de estimulação pelo ventrículo direito. Consiste no implante de um eletrodo apical de ventrículo direito e outro na porção alta do septo interventricular direito, que são estimulados ao mesmo tempo ou com o septo discretamente antecipado em relação à ponta (Figura 19). Essa forma de estimulação, além de permitir uma boa ressincronização nos casos com sistema de condução His-Purkinje razoavelmente preservado, também é uma excelente opção para pacientes altamente dependentes de marca-passo devido à "redundância" dos eletrodos (garantindo a estimulação ventricular no caso de falha de um eletrodo). Essa aplicação, chamada estimulação bifocal de segurança, praticamente representa a nossa opção nos casos com indicação de bloqueio atrioventricular para tratamento de taquiarritmias atriais refratárias a outras opções terapêuticas.

Diferentemente da estimulação biventricular, na qual um eletrodo estimula diretamente o ventrículo esquerdo e outro, o ventrículo direito, na estimulação bifocal direita, os dois eletrodos estimulam o ventrículo direito. Não obstante, frequentemente se observa redução significativa na duração do QRS (Figura 20), acompanhada da melhora na função ventricular.

Logo nos primeiros casos de implante, verificamos que a estimulação bifocal reduzia consideravelmente a insuficiência mitral funcional da cardiomiopatia dilatada, geralmente atribuída à dilatação do anel valvar. Entretanto, hoje sabemos que a insuficiência mitral nos casos com QRS largo se deve, em parte, à ativação assincrônica dos músculos papilares. Assim, esse efeito ocorre na cardiomiopatia dilatada com QRS largo (Figura 21), pois melhora o sincronismo da ativação elétrica dos músculos papilares.

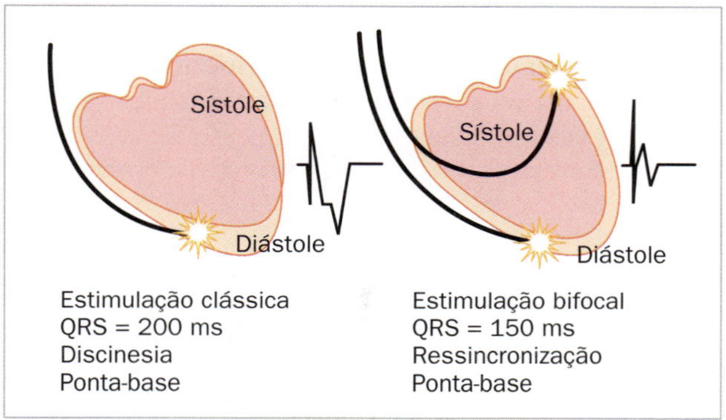

FIGURA 19

Representação das estimulações convencional e ventricular bifocal direita.

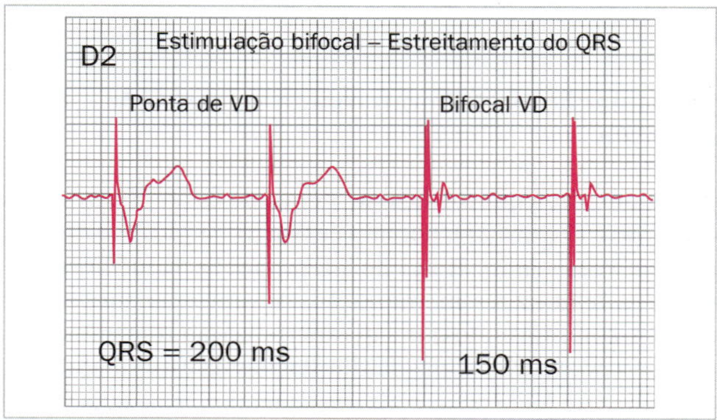

FIGURA 20

Comparação eletrocardiográfica das estimulações convencional (à esquerda) e ventricular bifocal direita (à direita). Verifica-se significativa redução na duração do QRS, geralmente acompanhada de expressiva ressincronização do ventrículo esquerdo, apesar dos eletrodos estarem implantados no ventrículo direito.

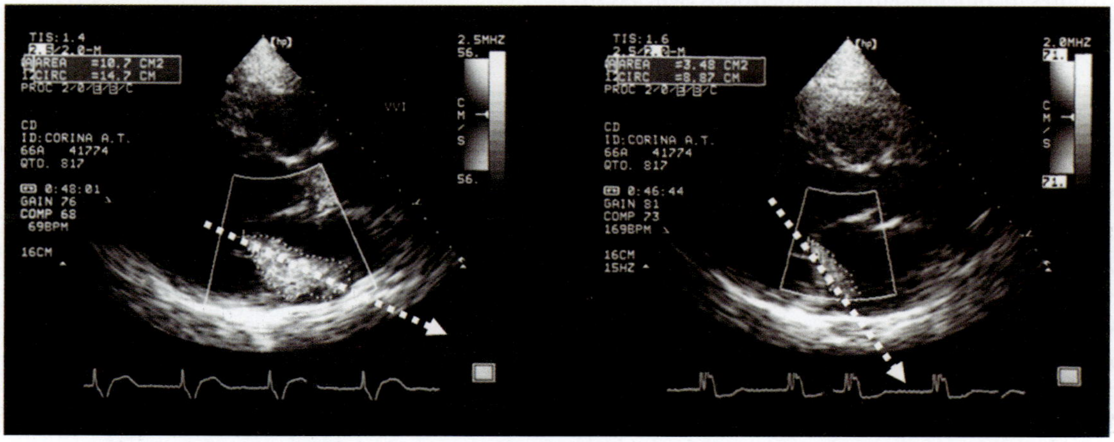

FIGURA 21

Redução da insuficiência mitral pela estimulação ventricular bifocal direita. Observa-se redução da área regurgitante e mudança na direção do refluxo devido à ativação mais sincrônica dos músculos papilares conforme demonstrado pelo estudo VERBS.

Verificamos também que a estimulação ventricular bifocal direita funciona ainda melhor nos casos com sistema His-Purkinje razoavelmente preservado. Isso reforça a ideia de que seu efeito depende da penetração das duas frentes de onda de despolarização no sistema His-Purkinje com ativação muito mais sincronizada do ventrículo esquerdo do que do ventrículo direito.

A melhora na ressincronização ventricular justifica os bons resultados da estimulação bifocal direita obtidos no estudo VERBS.

Estimulação cardíaca com marca-passo sem eletrodo

A estimulação cardíaca através de um micro marca-passo sem eletrodo implantado por cateterismo no endocárdio do ventrículo direito é conhecida desde a década de 1970. Entretanto, somente agora tornou-se comercialmente viável graças à grande evolução da microeletrônica e das microbaterias[35] com o surgimento de microgeradores, implantados e explantados por cateter, sem eletrodos e com durabilidade de até 10 anos (Figura 22).

Estimulação do VE com marca-passo sem eletrodo

A estimulação endocárdica do VE ainda está em investigação clínica (Figura 23), porém já existem estudos mostrando que a ativação endocárdica do VE proporciona melhores resultados do que a ressincronização convencional por via epicárdica, comprovando que a dissincronização transmural[35,36] é de fato prejudicial. Uma das limitações da estimulação endocárdica do VE é o risco de tromboembolismo que obriga a utilização permanente de anticoagulação. Neste sentido já existe estudo em curso com estimulação endocárdica do VE sem eletrodo (WISE-CRT *trial*) no qual está sendo testado o implante de um pequeno receptor de ultrassom no endocárdio do VE, capaz de receber energia sonora de um transdutor e transformá-la em estímulo elétrico para comandar o VE. No futuro esta tecnologia pode permitir o implante de ressincronizadores totalmente sem cabos-eletrodos (*wireless stimulation*). Entretanto ainda é necessária grande evolução da tecnologia para evitar interferências de fontes externas de ultrassom e para que esta tecnologia possa ser aplicada na prática diária.

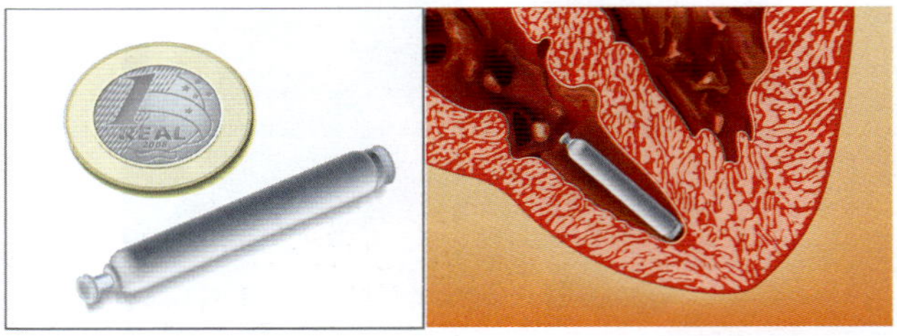

FIGURA 22

Marca-passo sem eletrodo implantado por cateterismo no interior do ventrículo direito. Um pequeno parafuso na extremidade distal permite a fixação endocárdica. Um sistema de acoplamento mecânico proximal permite o implante e o explante através de cateter.

Compatibilidade dos marca-passos com a ressonância magnética

Os marca-passos, assim como outras próteses metálicas, são sensíveis e vulneráveis à ressonância magnética (RM). Contudo, a evolução da tecnologia praticamente eliminou esta que seria uma das últimas barreiras aos marca-passos. Assim como nos marca-passos, as indicações de RM têm aumentado, beneficiando um número cada vez maior de pacientes. Consequentemente, existe um número crescente de pacientes impedidos de realizar RM. Materiais adequados na fabricação dos marca-passos e dos eletrodos além de um *software* específico que deve ser acionado no momento do exame permitiram a partir de 2008 que os pacientes com esses novos dispositivos pudessem ser submetidos ao exame de RM. Inicialmente o exame poderia ser feito desde que não envolvesse a área do tórax (marca-passos identificados como condicionais), porém, mais recentemente a maioria desses mar-

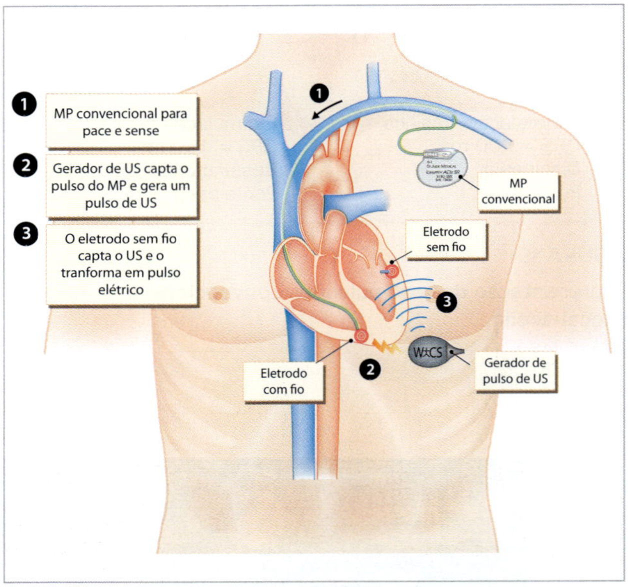

FIGURA 23

Esquema da estimulação endocárdica do ventrículo esquerdo (VE) sem eletrodo. Um transdutor de ultrassom (US) é implantado no endocárdio do VE, por cateter, na região dissincronizada. Também é implantado um marca-passo convencional endocárdico. O estímulo ventricular deste marca-passo é detectado por um receptor implantado no subcutâneo. Este receptor emite um pulso de ultrassom que é captado pelo transdutor endocárdico o qual transforma a energia sonora em pulso elétrico capaz de estimular o VE. Dessa forma, a energia do pulso elétrico é obtida do ultrassom sem a necessidade de bateria acoplada ao transdutor.

ca-passos permite realizar a RM de 1,5 e 3 Tesla no corpo inteiro desde que programados e acompanhados adequadamente. Em um futuro próximo, acreditamos que será possível submeter os pacientes à RM de 3 Tesla rotineiramente. É importante salientar que pacientes com implantes com menos de 6 meses ou com eletrodos antigos ou abandonados devem evitar realizar a RM a não ser que sejam acompanhados por especialista considerando criteriosamente a relação risco/benefício.[37]

Referências bibliográficas

1. Furman S, Robinson G. Use of intracardiac pacemaker in correction of total heart block. Surg Forum 1958; 9:245.
2. Furman S, Hayes DL. A Practice of cardiac pacing. New York: Futura; 1986.
3. Fuganti CJ, Melo CS, Moraes Jr AV, Pachon-Mateos JC, Pereira WL, Galvão Filho SS, et al. Diretrizes: Implante de marcapasso nas bradicardias e em outras situações especiais – estratificação e risco de morte súbita na cardiomiopatia chagásica. Relampa. 2015;28(2 Supl):S41--S62.
4. Epstein AE, DiMarco JP, Ellenbogen KA, et al. ACC/AHA/HRS 2008 Guidelines for device-based therapy of cardiac rhythm J Am Coll Cardiol. 2008;51:2085-105.
5. Martinelli Filho M, Zimerman LI, Lorga AM, Vasconcelos JTM, Rassi Jr. A. Guidelines for implantable electronic cardiac devices of the Brazilian Society of Cardiology. Arq Bras Cardiol. 2007;89(6):E210-38.
6. Carlson, et al. The Atrial Dynamic Overdrive Pacing Trial. Presented at the 22nd Annual Scientific Meeting of the North American Society of Pacing and Electrophysiology. Boston, 2001.
7. Funck RC, Adamec R, Lurje L, Capucci A, Ritter P, Shekan D, et al. Atrial overdriving is beneficial in patients with atrial arrhythmias: first results of the prove study. Pacing Clin Electrophysiol. 2000;23Pt2:1891-3.
8. Vijayaraman P, Subzposh FA, Naperkowski A. Atrioventricular node ablation and His bundle pacing. EP Europace. 2017;19(suppl4):iv10-6.
9. Gold MR, Sulke N, Schwartzman DS, et al. Clinical experience with a dual-chamber implantable cardioverter defibrillator to treat atrial tachyarrhythmias. J Cardiovasc Electrophysiol. 2001;12(11):1247-53.
10. Cazeau S, Ritter P, Lazarus A, Gras D, et al. Multisite pacing for end--stage heart failure: early experience. Pace. 1996;19:1748-57.
11. Pachón JC, Pachón EL, Albornoz RN, et al. VERBS – Ventricular endocardial right bifocal stimulation – a new pacing mode for the treatment of the heart failure of severe dilated cardiomyopathy with Wide QRS. PACE – Pacing and Clinical Electrophysiology. 2001; 9.
12. Konta L, Chubb MH, Bostock J, Rogers J, Rosentha E. Twenty-seven years experience with transvenous pacemaker implantation in children weighing < 10 kg. Circ Arrhythm Electrophysiol. 2016;9:e003422.
13. Pachon JC. Marca-passo cardíaco provisório. Revista Brasileira de Marca-passo e Arritmia (Reblampa). 1991.
14. Magalhães LP, Guimarães ICB, Melo SL, Mateo EIP, Andalaft RB, Xavier LFR, et al. Diretriz de arritmias cardíacas em crianças e cardiopatias congênitas SOBRAC e DCC – CP. Arq Bras Cardiol. 2016;107(1Supl.3):44-45.
15. Waldo AL, Wells JL, Cooper TB. Temporary cardiac pacing:applications and techniques in the treatment of cardiac arrhythmias. Prog Cardiovasc Dis. 1981;23:451.
16. Sullivan BL, Bartels K, Hamilton N. Insertion and management of temporary pacemakers. J Perioper Med. 2016;20(1):52-62.
17. Hindman MC, Wagner GS, Jaro M, et al. The clinical significance of bundle branch block complicating acute myocardial infarction: II. Indications for temporary and permanent pacemaker insertion. Circulation. 1978;58:689.
18. Codini MA. Conduction disturbances in acute myocardial infartion: the use of pacemaker therapy. Clin Prog Pacing Electrophysiol. 1983;1:142.
19. Berliner D, Okum M, Peters RW, et al. Transcutaneous temporary pacing in the operating room. JAMA. 1985;254:84.
20. Gulotta SJ. Transvenous cardiac pacing: techniques for optimal electrode positioning and prevention of coronary sinus placement. Circulation. 1970;42:701.
21. Austin JL, Preis LK, Crampton RS, et al. Analysis of pacemaker malfunction and complications of temporary pacing in the coronary care unit. Am J Cardiol. 1982;49:301.
22. Pachon JC, Pachon EI, Pachon J, Lobo TJ, Pachon MZC, Albornoz RN. A new treatment of neurocardiogenic syncope (NCS) and/or functional AV block (FAVB) with RF-ablation. Cardiostim. 2004.
23. Pachon JC, Pachon EI, Pachon J, et al. Cardioneuroablation: new treatment for neurally mediated reflex syncope, functional AV block ans sinus dysfunction using catheter RF-ablation. Europace. 2005.
24. Kormann DS, Jatene AD. Triângulo eletrodo vertebrodiafragmático no posicionamento de eletrodo endocavitário para marca-passo cardíaco. Arq Bras Cardiol. 1977;39(sup II):380.
25. Pachón Mateos JC. Marca-passos, desfibriladores e ressincronizadores cardíacos. São Paulo: Atheneu; 2014 – Capítulo 11 - "Síndrome ventricular do marca-passo" e "Síndrome do QRS largo". p. 197-208.
26. Karpawich PP, Justice CD, Cavitt DL, Chang CH. Developmental sequelae of fixed-rate ventricular pacing in the immature canine heart: an electrophysiologic, hemodynamic, and histopathologic evaluation. Am Heart J. 1990;119(5):1077-83.
27. Sweeney MO, Hellkamp AS, Ellenbogen KA, et al. MOST Investigators. Adverse effect of ventricular pacing on heart failure and atrial fibrillation among patients with normal baseline QRS duration in a clinical trial of pacemaker therapy for sinus node dysfunction. Circulation. 2003;107:2932-7.
28. DAVID Trial Investigators. Dual-chamber pacing or ventricular backup pacing in patients with an implantable defibrillator: the dual chamber and VVI implantable defibrillator (DAVID) trial. JAMA. 2002;285:3115-23.
29. Steinberg JS, Fischer A, Wang P, Schuger C, Daubert J, McNitt S, et al. The clinical implications of cumulative right ventricular pacing in the multicenter automatic defibrillator trial II. J Cardiovasc Electrophysiol. 2005;16:359-65.
30. Jaffe LM, Morin DP. Cardiac resynchronization therapy: history, present status, and future directions. The Ochsner Journal. 2014:596-607.
31. Vijayaraman P, Chung MK, Dandamudi G, Upadhyay GA, Krishnan K, Crossley G, et al. His bundle pacing. J Am Coll Cardiol. 2018;72(8):927-47.
32. Pachón JC, Assis EG, Pachón JC, et al. Reprodutibilidade clínica e comparação da duração do QRS nas estimulações endocárdicas convencional e do septo interventricular. In: Congresso Brasileiro de Arritmias Cardíacas; São Paulo; 2006.
33. Mafi-Rad M, Luermans JG, Blaauw Y, Janssen M, Crijns HJ, Prinzen FW, et al. Feasibility and acute hemodynamic effect of left ventricular septal pacing by transvenous approach through the interventricular septum. Circ Arrhythm Electrophysiol. 2016;9:e003344.
34. Pachon JC, Pachon EL, Albornoz RN, Pachon JC, et al. Ventricular endocardial right bifocal stimulation in the treatment of severe dilated cardiomyopathy heart failure with wide QRS. Pacing Clin Electrophysiol. 2001;24:1349-76.
35. Reddy VY, Knops RE, Sperzel J, Miller MA, Petru J, Simon J, et al. Permanent leadless cardiac pacing: results of the LEADLESS trial. Circulation. 2014;129(14):1466-71.
36. Pachón Mateos JC. Marca-passos, desfibriladores e ressincronizadores cardíacos. São Paulo: Atheneu; 2014 - Capítulo 12 - Estimulação cardíaca na insuficiência cardíaca e ressincronização, p. 209-44.
37. Indik JH, Gimbel JR, Abe H, at al. 2017 HRS expert consensus statement on magnetic resonance imaging and radiation exposure in patients with cardiovascular implantable electronic devices. Heart Rhythm. 2017;14(7):e97-e151.

Capítulo 11

Desfibriladores cardíacos implantáveis

Silas dos Santos Galvão Filho
Bruno Papelbaum

PONTOS-CHAVE

- O cardioversor desfibrilador implantável é um dispositivo cardíaco eletrônico indispensável no arsenal terapêutico da cardiologia moderna.
- Seu sofisticado funcionamento propicia terapias cada vez mais específicas e eficazes de reverter taquiarritmias ventriculares e morte súbita por fibrilação ventricular.
- Extremamente eficaz em reverter taquiarritmias ventriculares e a morte súbita por fibrilação ventricular.
- O acompanhamento dos pacientes por especialista, além de fundamental para o bom desempenho do dispositivo, propicia informações preciosas do ritmo cardíaco e até mesmo clínicas, como congestão pulmonar ou isquemia miocárdica.

Introdução

A incorporação do cardioversor desfibrilador implantável (CDI) no arsenal terapêutico da cardiologia, no início da década de 1990, constituiu-se no maior avanço no tratamento da morte súbita (MS) cardíaca. Partindo de dispositivos de grandes dimensões, somente passíveis de serem implantados por meio de toracotomia e alojados no abdome, os CDI sofreram importante miniaturização e hoje se apresentam com dimensões pouco maiores do que as dos marca-passos (Figura 1).

Aspectos históricos dos cardioversores desfibriladores implantáveis

Em 1966, inconformado com a MS por arritmia cardíaca do professor de medicina de quem havia sido assistente, o Dr. Michel Mirowsky (1924-1990), médico polonês trabalhando em Tel Aviv, formado em Lion, na França, e que estudou cardiologia no Instituto de cardiologia da cidade do México, idealizou um dispositivo implantável que identificasse a fibrilação ventricular e aplicasse um choque capaz de reverter a arritmia e, consequentemente, a MS. Desencorajado por seus colegas, Mirowsky mudou-se para os Estados Unidos e passou a desenvolver seu projeto na Johns Hopkins University School of Medicine. O protótipo do dispositivo foi apresentado em 1970,[1], com o primeiro implante em cão em 1975[2] e, em 1980, o primeiro em humanos.[3] Em meados de década de 1990, o CDI passou a apresentar dimensão passível de ser locada a nível torácico na região infraclavicular e possível de ser implantada por via endocárdica, dispensando a toracotomia, exatamente como os marca-passos cardíacos. Em 1997, iniciou-se o implante de CDI dupla câmara; atualmente esse dispositivo é um dos mais sofisticados e eficazes da estimulação cardíaca artificial, com capacidade de aplicar choques de cardioversão/desfibrilação e estimulação antibradicardia/antitaquicardia, além do monitoraramento de informações clínicas, como: congestão pulmonar (pela avaliação da impedância intratorácica), ou perfusão miocárdica, por meio da análise do segmento ST.

Modo de funcionamento dos cardioversores desfibriladores implantáveis atuais

Antibradicardia

Funciona como um marca-passo convencional, isto é, estimulando pacientes bradicárdicos em uma frequência cardíaca mínima programável. Em dispositivos associados à ressincronização (TRC-D), podem melhorar a performance cardíaca pelo restabelecimento do sincronismo da contração ventricular.

Antitaquicardia

Tem por objetivo diagnosticar e reverter taquiarritmias ventriculares (taquicardia ventricular – TV – e fibrilação ventricular – FV). A identificação da arritmia a ser tratada é feita por parâmetros que descreveremos a seguir:

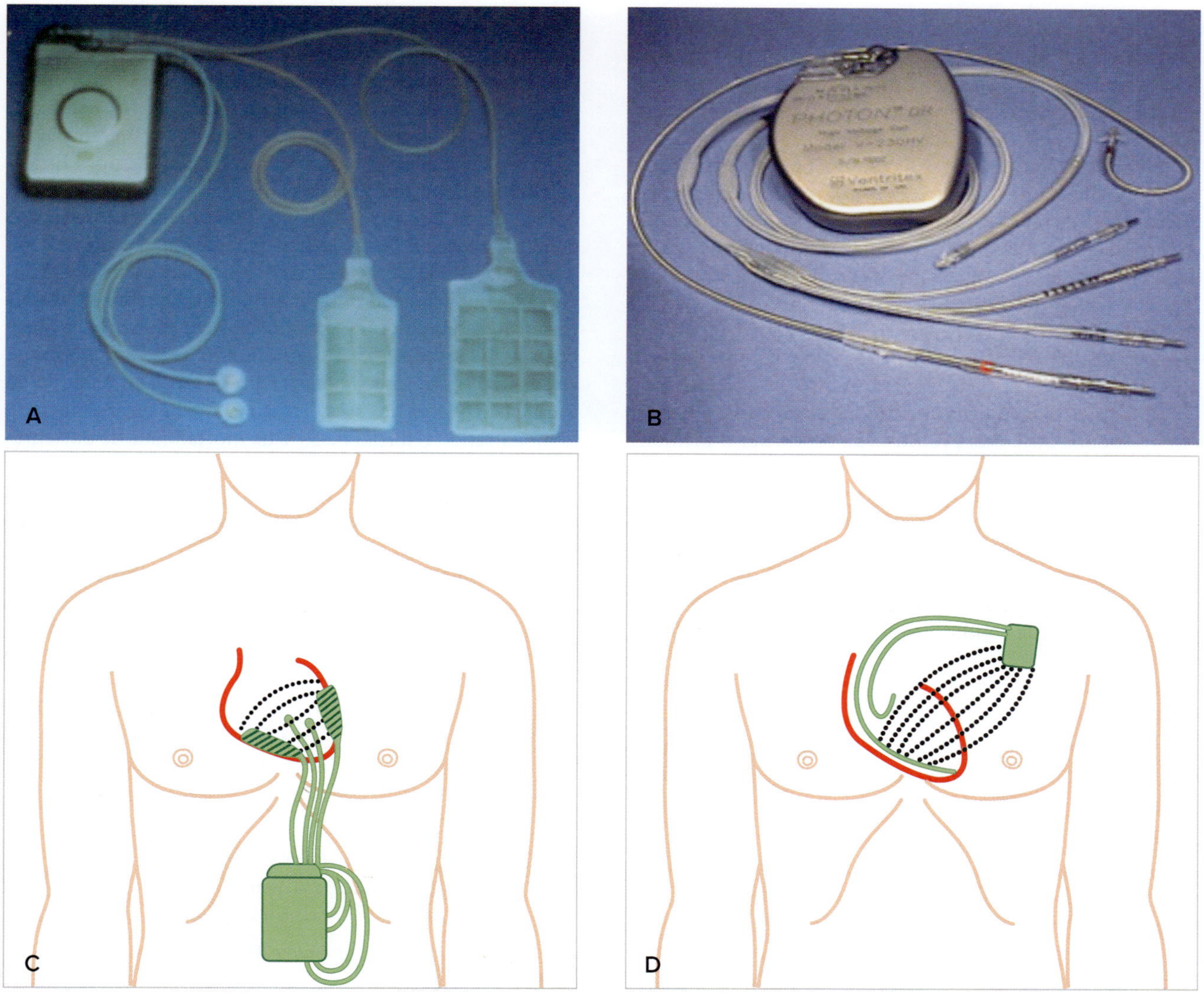

FIGURA 1

Comparação entre sistemas de cardioversor desfibrilador implantável (CDI). A: Na década de 1980; B: nos anos 2000; C: disposição dos sistemas iniciais implantados por toracotomia; D: sistemas atuais implantados por via endovenosa.

- Zonas de frequência. A frequência cardíaca (FC) *é o primeiro critério* de identificação. Define-se uma FC acima da qual consideramos taquicardia (TV ou FV). Na zona específica de TV, outros parâmetros (descritos a seguir) ajudam a refinar o diagnóstico. Na zona de FV, contudo, na maioria das vezes esse é o único critério e, quando atingido, inicia-se a carga do capacitor para liberação do choque de desfibrilação.
- Estabilidade ou regularidade. Avalia a regularidade dos intervalos entre QRS durante TV. Parâmetro fundamental para diferenciar TV de fibrilação atrial (FA) com alta resposta ventricular, em que os intervalos são irregulares.
- Início súbito. A maior utilização desse parâmetro é para diferenciar TV de taquicardia sinusal, já que nesta *última* ocorre aumento progressivo da FC até ser atingida a frequência-alvo, enquanto na TV esse aumento é abrupto.
- Morfologia do QRS. Pressupõe análise prévia da morfologia do QRS próprio e a mudança dessa morfologia durante taquicardia.
- Relação P – QRS. Em dispositivo dupla câmara podemos monitorar eletrogramas de átrio e ventrículo; dissociação AV com frequência ventricular superior a frequência atrial confirma taquicardia ventricular.

Podemos, também, determinar o modo e o tipo de terapia a ser aplicada:

- Choque de cardioversão. Choque de menor intensidade, aplicado sincrônico com o QRS, normalmente após falha da estimulação antitaquicardia, com o objetivo de reverter a TV.

- Choque de desfibrilação. Choque de maior intensidade aplicado para reverter a parada cardíaca em fibrilação ventricular, não necessitando de sincronia.
- Estimulação antitaquicardia. Também conhecida como ATP, iniciais de "*anti tachycardia pacing*", consiste na tentativa de reverter a TV por uma rajada de estimulação em frequência superior à da taquicardia para interromper o circuito de reentrada.

Indicações de cardioversor desfibrilador implantável

TV/FV é a principal causa de MS cardíaca e está presente em ao menos 50% dos eventos,[4] podendo ser a primeira manifestação da doença de base, como na cardiomiopatia isquêmica (CMPI), principal etiologia nesse cenário. O circuito arritmogênico pode ser variado, ocorrendo perda de células musculares com substituição do tecido normal por fibrose, que gera substrato arritmogênico com fenômeno de reentrada elétrica pelas zonas entremeadas por tecido sadio com capacidade de condução lenta, os chamados istmos.[5]

Na CMPI, a fração de ejeção do ventrículo esquerdo (FEVE) reduzida ainda permanece como maior e mais importante preditor de MS.[6] Os estudos MADIT-II (*Multicenter Automatic Defibrillator Implantation*) e SCD-HEFT (*Sudden Cardiac Death Heart Failure*) demonstraram clara redução de mortalidade e benefício do CDI em pacientes com FEVE < 30% e 35%, respectivamente[7,8] (Figura 2). Análise de subgrupo do SCD-HEFT mostrou que pacientes em CF III, independentemente da etiologia, se beneficiaram menos do CDI, ao contrário da CF II, provavelmente por a maior causa de óbito em indivíduos com CF I e II ser arrítmica, enquanto nas classes mais avançadas predomina disfunção ventricular (falência de bomba).[9] O estudo MUSTT (*Multicenter UnSustained Tachycardia Trial*) avaliou pacientes com FEVE < 40% e utilizou estratégia invasiva de estratificação (estudo eletrofisiológico), demonstrando redução de 35% na mortalidade de pacientes com CDI após cinco anos de acompanhamento[10] (Figura 3).

Na cardiomiopatia dilatada (CMPD), podemos avaliar alguns parâmetros: FEVE reduzida esteve associada à maior mortalidade global e MS comprovada pelo uso do CDI nos estudos DEFINITE e SCD-HEFT.[8,11] Se analisarmos o cenário de insuficiência cardíaca (IC) e baixa FEVE, o estudo COMPANION (*The Comparison of Medical Therapy, Pacing,*

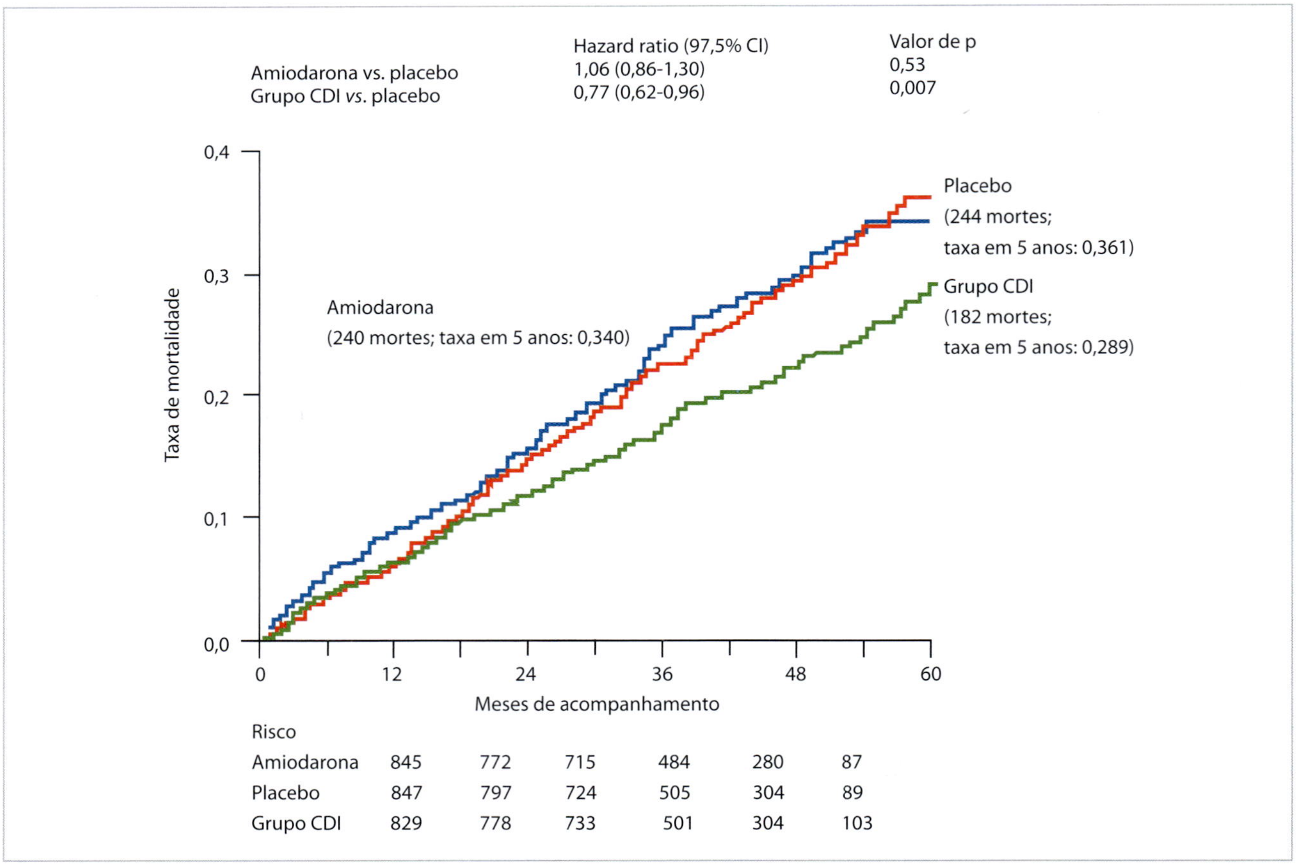

FIGURA 2

SCD-HeFT: Curvas de Kaplan-Meier de morte por qualquer causa.

Fonte: adaptada de Bardy et al., 2005.[8]

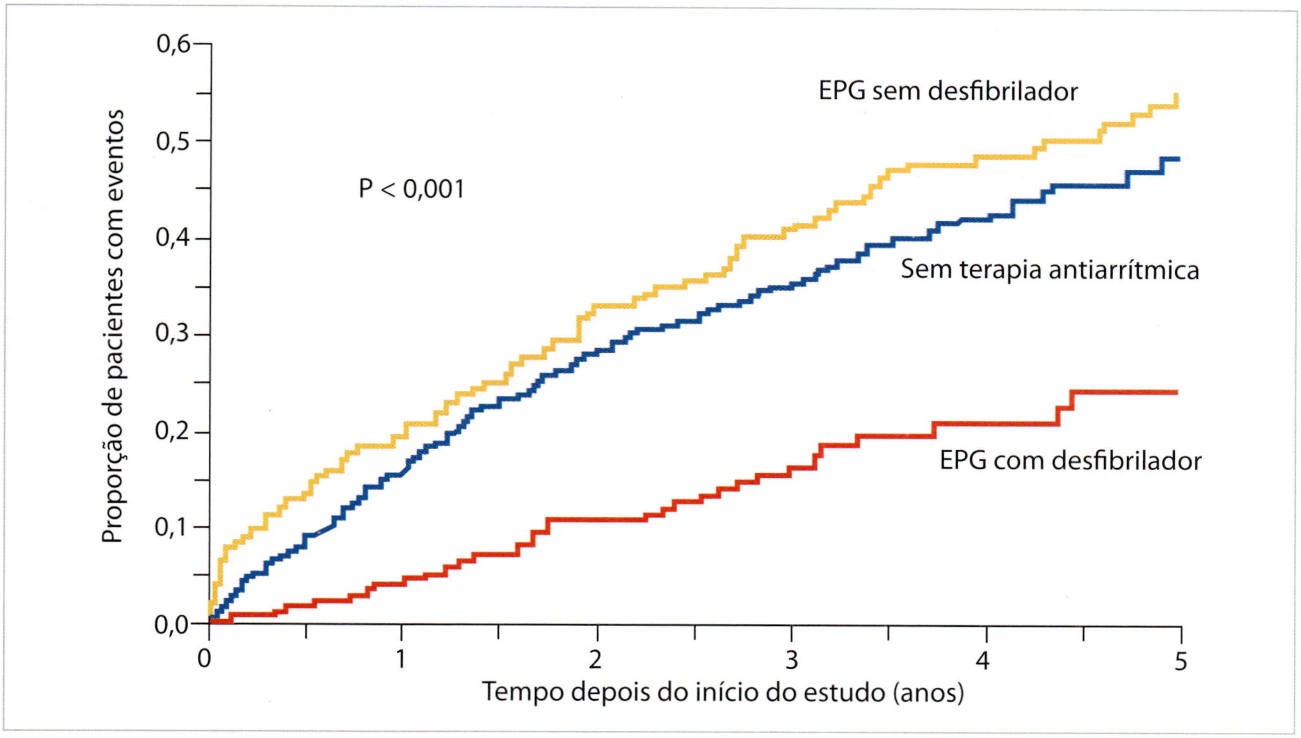

FIGURA 3

MUSTT: Curvas de Kaplan-Meier com estimativas das taxas de mortalidade global em pacientes com CDI. O valor de P se refere a duas comparações: entre pacientes no grupo guiado por estudo eletrofisiológico ("EPG") que receberam CDI e aqueles sem CDI, e entre pacientes do grupo CDI guiado por "EPG" e aqueles sem terapias antiarrítmicas.

Fonte: adaptada de *Multicenter Unsustained Tachycardia Trial Investigators*, 1999.[10]

and Defibrillation in Heart Failure)[12] avaliou 1.520 pacientes com CMPI e não isquêmica, em CF III ou IV e FEVE ≤ 35%, contudo, sem demonstrar superioridade do TRC-D vs. TRC-P (dispositivo de ressincronização não associado ao CDI). O estudo DANISH (*Defibrillator Implantation in Patients with Nonischemic Systolic Heart Failure*) apresentou morte cardiovascular em 13,8% no grupo CDI e 17% no grupo controle (RC 0,77, 95% IC 0,57 a 1,05; P = 0,10), e morte súbita cardíaca em 4,3% no grupo CDI e 8,2% no grupo controle (RC 0,50, 95% IC 0,31 a 0,82; P = 0,005), concluindo que CDI em IC sistólica não reduziu mortalidade total em longo prazo, apesar de reduzir significativamente a mortalidade súbita.[13,14]

Síncope é outro fator importante; no SCD-HEFT foi relacionada com maior mortalidade em todos os grupos. Na cardiomiopatia hipertrófica (CMPH) é importante preditor de MS, confirmada por vários estudos e em metanálise de 11 deles.[15] A TVNS (≥ 3 batimentos ectópicos seguidos com duração inferior a 30 segundos) na CMPH possui grande correlação com MS; pacientes mais jovens (14 a 30 anos) possuem risco quadruplicado.[16] A magnitude da hipertrofia ventricular também foi identificada como fator de risco três vezes maior, tendo-se estabelecido ponto de corte ≥ 30 mm de espessura do septo interventricular como hipertrofia grave.[17,18] A obstrução dinâmica da via de saída do ventrículo esquerdo na CMPH é importante fator de risco, sendo considerado gradiente espontâneo de 50 mmHg clinicamente significativo.[19-22] A resposta da pressão sistólica ao exercício está alterada em alguns pacientes, tendo-se demonstrado risco de MS em 161 pacientes portadores de CMPH com idade ≤ 40 anos e incapacidade de elevar a pressão sistólica ≥ 20 mmHg ou uma queda > 20 mmHg durante o exercício, porém não confirmada por metanálise.[23] Fatores como fibrilação atrial e realce tardio por gadolínio em ressonância nuclear magnética estão em análise ainda sem correlação com risco de MS, apesar de este último ter sido relacionado a maiores morbidade e mortalidade cardiovasculares.[24,25]

Na cardiomiopatia arritmogênica, estudo de acompanhamento com rastreio agressivo dos familiares desses pacientes demonstrou incidência anual de mortalidade de 0,08%.[26-28] O estudo Darvin II demonstrou síncope como importante preditor de MS, mostrando grande benefício do CDI nesses pacientes.[29] Turrini et al. demonstraram maior duração do QRS em precordiais direitas nos pacientes que apresentaram MS; incremento acima de 40 ms no QRS foi forte preditor independente de MS.[30]

Miocárdio não compactado não foi avaliado em grandes estudos de mortalidade, mas a disfunção ventricular pode ser preditor de MS, enquanto pacientes com sarcoidose cardíaca possuem pior prognóstico quando comparados à cardiomiopatia dilatada idiopática em graus similares de disfunção ventricular.[31-33]

Estudos de prevenção secundária mostram benefício do CDI em pacientes recuperados de MS. O estudo AVID (*Antiarrhythmics versus Implantable Defibrillators*) teve 1.016 pacientes com FV, TV com síncope ou TV com FEVE ≤ 40% e sintomas de comprometimento hemodinâmico mostrando redução na mortalidade por todas as causas de 18% a 25%.[34] O estudo CIDS (*Canadian Implantable Defibrillator Study*) envolveu 659 pacientes com história de MS por FV ou TV, TV com síncope, TV com sintomas de pré-síncope ou angina, FEVE ≤ 35% e síncope não documentada com história de TV espontânea ou induzida, mostrou redução significativa na mortalidade por todas as causas e na mortalidade arrítmica após 3 anos de acompanhamento com CDI.[35] O estudo CASH (*Cardiac Arrest Study Hamburg*) foi menor, com 191 pacientes e FEVE média de 46%; em acompanhamento médio de 57 meses a mortalidade foi de 44% no grupo controle e 36% no grupo com CDI.[36] Metanálise mostrou redução relativa de 28% na mortalidade por todas as causas e 50% de MS nos pacientes que receberam CDI para prevenção secundária de MS, sendo maior benefício em FEVE < 35%, com número necessário para tratar (NNT) de 29 pacientes[37] (Figura 4).

A diretriz nacional sobre dispositivos cardíacos eletrônicos implantáveis (DCEI)[39] se baseou nos principais estudos de prevenção primária e secundária envolvendo cardiopatia isquêmica ou não para indicação de CDI.

Prevenção primária de MS em pacientes com cardiopatia estrutural – classe I

- FEVE ≤ 35% e CF II ou III, ou FE ≤ 30% e CF I, II ou III (Nível de evidência: A)
- FEVE ≤ 40%, TVNS espontânea e TV sustentada (TVS) induzida em estudo eletrofisiológico invasivo (nível de evidência: B)

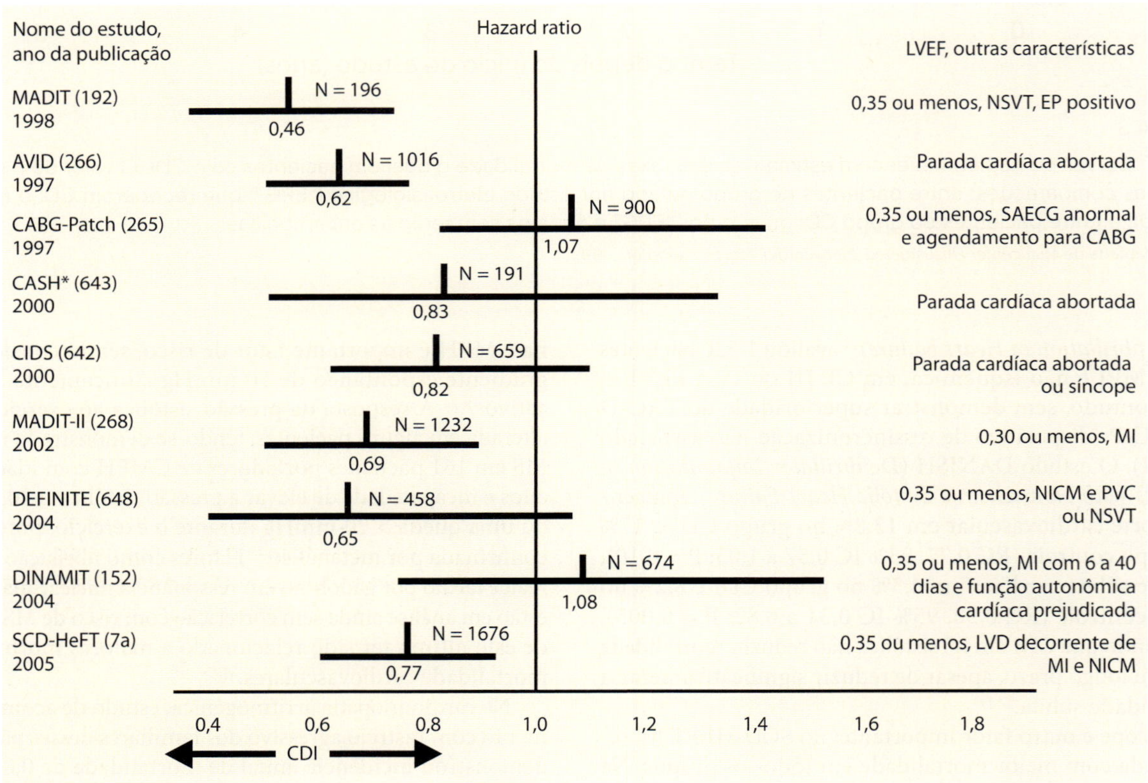

FIGURA 4

Metanálise dos principais estudos com cardioversor desfibrilador implantável (CDI). Comparação de morte por qualquer causa no grupo CDI com grupo sem CDI.

*Inclui somente pacientes com CDI e amiodarona no estudo CASH. CABG: cirurgia de by-pass coronário; EP: estudo eletrofisiológico; LVD: disfunção de ventrículo esquerdo; LVEF: fração de ejeção do ventrículo esquerdo; MI: infarto miocárdico; N: número de pacientes; NICM: cardiomiopatia não isquêmica; NSVT: taquicardia ventricular não sustentada; PVCs: complexos ventriculares prematuros; SAECG: eletrocardiograma de alta resolução.

Fonte: adaptada de Fuster et al., 2006.[50]

Prevenção primária de MS em pacientes com cardiopatia estrutural – classe IIa

- Pacientes com CMPD não isquêmica, CF II-III, FEVE ≤ 35% e expectativa de vida de pelo menos um ano (Nível de evidência: A)
- Pacientes com CMPI e não isquêmica, CF II-III, FEVE ≤ 35%, QRS ≥ 120 ms, com indicação de TRC e expectativa de vida de pelo menos um ano (nível de evidência: B)

Prevenção primária de MS em pacientes com cardiopatia estrutural – classe III

- Pacientes com cardiopatia passível de correção cirúrgica ou percutânea (nível de evidência: B)
- Pacientes com cardiomiopatia isquêmica e FEVE ≥ 35% (nível de evidência: B)

Prevenção secundária de MS em pacientes com cardiopatia estrutural – classe I

- Parada cardíaca por TV/FV de causa não reversível, com FEVE ≤ 35% e expectativa de vida de pelo menos um ano (nível de evidência: A)
- TVS espontânea com comprometimento hemodinâmico ou síncope, FEVE ≤ 35% e causa não reversível, com expectativa de vida de pelo menos um ano (nível de evidência: A)

Prevenção secundária de MS em pacientes com cardiopatia estrutural – classe IIa

- Sobreviventes de parada cardíaca por TV/FV de causa não reversível com FEVE ≥ 35% e expectativa de vida de pelo menos um ano (nível de evidência: B)
- Pacientes com TVS espontânea de causa não reversível, com FEVE ≥ 35% refratária a outras terapias e expectativa de vida de pelo menos um ano (nível de evidência: B)
- Pacientes com síncope de origem indeterminada, indução de TVS instável e expectativa de vida de pelo menos um ano (nível de evidência: B)

TV polimórfica catecolaminérgica/síndrome de QT longo/ síndrome de Brugada – classe I

Sobreviventes de parada cardíaca e expectativa de vida de pelo menos um ano (nível de evidência: C)

TV polimórfica catecolaminérgica/síndrome de QT longo – classe IIa

- Pacientes com síncope e/ou TVS apesar de betabloqueador em dose máxima tolerada e expectativa de vida de pelo menos um ano (nível de evidência: C)
- Pacientes com contraindicação ao uso de betabloqueador e expectativa de vida de pelo menos um ano (nível de evidência: C)

Síndrome de QT longo – classe IIb

- Pacientes com LQT2 ou LQT3 e expectativa de vida de pelo menos um ano (nível de evidência: C).

Síndrome de Brugada – classe IIa

- Pacientes com alterações eletrocardiográficas espontâneas, síncope e expectativa de vida de pelo menos um ano (nível de evidência: C)
- Pacientes com TVS espontânea documentada, sem repercussão hemodinâmica e expectativa de vida de pelo menos um ano (nível de evidência: C)

Síndrome de Brugada – classe IIb

- Pacientes com alterações eletrocardiográficas induzidas por fármacos, síncope e expectativa de vida de pelo menos um ano (nível de evidência: C)

Arritmias ventriculares graves e MS são frequentes na cardiomiopatia chagásica (CMPC). Na coorte que validou o escore de Rassi,[38] MS representou 62% de todos os óbitos. Apesar disso, por não existirem estudos consistentes mostrando benefício do CDI, essa patologia não foi contemplada especificamente nas diretrizes nacionais de DCEI de 2007.[39] Entretanto, nas diretrizes da Sociedade Europeia de Cardiologia para prevenção de morte súbita de 2015,[40] o CDI tem indicação 2A nos portadores de CMPC com FEVE < 40%.

A diretriz mais recente publicada para prevenção de MS foi a da American Heart Association (AHA), em 2017,[41] que mostra as recomendações a seguir.

Recomendações para profilaxia primária de MS em pacientes com doença isquêmica cardíaca (DIC)

Pacientes com FEVE ≤ 35% decorrente de infarto do miocárdio (IM) em pelo menos 40 dias após evento e ao menos 90 dias após revascularização (RM) com classe funcional II ou III (classe I [CI]; nível de evidência [NE]: A).

- Pacientes com FEVE ≤ 30% decorrente de infarto do miocárdio em pelo menos 40 dias após evento e ao menos 90 dias após revascularização com classe funcional I (classe I; NE: A).
- Pacientes com TVNS decorrente de IM, FEVE ≤ 40% e TV ou FV sustentada em estudo eletrofisiológico invasivo – EEI (classe I; NE B – randomizado; R).
- Pacientes não hospitalizados com CF IV candidatos a transplante cardíaco ou dispositivo de assistência ventricular esquerda (DAVE) (classe IIa, NE B não randomizado; NR).
- Não indicado para pacientes em CF IV refratários a TMO e não candidatos a transplante, DAVE ou TRC-D (classe III; sem benefício).

Recomendações para profilaxia secundária de MS em pacientes com DIC

- Pacientes com DIC sobreviventes de MSC decorrente de TV/FV ou com TV hemodinamicamente instável ou TV sustentada estável sem causa reversível (classe I; NE B-R/B-NR).
- Pacientes com DIC e síncope inexplicada com TV monomórfica sustentada induzida em EEI (classe I; NE B-NR).

Recomendações para profilaxia primária de MS em pacientes com cardiomiopatia não isquêmica (CMNI)

- Pacientes com IC sintomática, CF II-III e FEVE ≤ 35%, a despeito de TMO (C I; NE A).
- Pacientes com CMNI decorrente de mutação de lâmina e dois ou mais fatores de risco (TVNS, FEVE < 45%, mutação sem sentido ("*non missense*") e sexo masculino (C IIa; NE B-NR).
- Pacientes com CMNI, IC sintomática em CF I e FEVE ≤ 35%, a despeito de TMO (C IIb; NE B-R).
- Não indicado para pacientes com IC em CF IV refratária a medicação e não candidatos a transplante cardíaco, DAVE ou TRC-D (C III; NE opinião de especialistas - OE).
- Pacientes com cardiomiopatia arritmogênica do ventrículo direito e marcador adicional de alto risco para MS (TV sustentada, disfunção ventricular significativa com FEVD ou FEVE ≤ 35%) - C I; NE B-NR.
- Pacientes com cardiomiopatia hipertrófica e ≥ 1 dos fatores de risco: máxima espessura de parede ≥ 30 mm (NE B-NR); MSC em ≥ 1 parente de primeiro grau presumidamente causada por cardiomiopatia hipertrófica (NE C - dados limitados - DL); um ou mais episódios de síncope inexplicada nos últimos 6 meses (NE C-DL).
- Pacientes com sarcoidose e FEVE ≥ 35% com síncope e/ou evidência de cicatriz por RNM ou tomografia por emissão de pósitron (PET-TC) e/ou indicação de estimulação cardíaca artificial (classe IIa; NE B-NR).
- Pacientes de alto risco com síndrome do QT longo sintomática em que betabloqueador é ineficaz ou não tolerado (classe I; NE B-NR).
- Pacientes com síndrome do QT longo e QTc em repouso > 500 ms em uso de betabloqueador

Recomendações para profilaxia secundária de MS em pacientes com cardiomiopatia não isquêmica (CMNI)

- Pacientes com CMNI sobreviventes de MSC decorrente de TV/FV ou com TV hemodinamicamente instável ou TV sustentada estável sem causa reversível (classe I; NE B-R/B-NR).
- Pacientes com CMNI e síncope presumidamente decorrente de arritmia ventricular sem indicação de CDI para profilaxia primária, CDI ou EEI para estratificação de risco de MS pode ter benefício (classe IIa; NE B-NR).
- Pacientes com CMNI sobreviventes de MS, com TV sustentada ou arritmia ventricular que são inelegíveis ao CDI (expectativa de vida e/ou *status* funcional ou acesso ao CDI), amiodarona pode ser considerada para prevenção de MS (classe IIb; NE B-R).
- Pacientes com cardiomiopatia hipertrófica (CMH) sobreviventes de MS decorrente de TV/FV ou com TV sustentada espontânea ocasionando síncope ou instabilidade hemodinâmica (classe I; NE B-NR).
- Pacientes com miocardite de células gigantes com FV ou TV hemodinamicamente instável, pode-se considerar CDI ou medicação antiarrítmica (classe IIb; NE C-DL).
- Pacientes com sarcoidose sobreviventes de MS, com TV sustentada ou FEVE ≤ 35% (classe I; NE B-NR).
- Pacientes com canalopatia e MS (classe I; NE B-NR).
- Pacientes com TV polimórfica catecolaminérgica e TV sustentada recorrente ou síncope enquanto em uso de betabloqueador em dose adequada ou máxima tolerada (classe I; NE B-NR).
- Pacientes com síndrome de Brugada tipo I espontânea e MS, arritmia ventricular sustentada ou história recente de síncope presumidamente decorrente de arritmia ventricular (classe I; NE B-NR).

No congresso da Sociedade Europeia de Cardiologia (ESC), ocorrido em agosto de 2021, foi contestada a utilização da FEVE rebaixada como único critério para indicação de CDI, sendo muito discutida a importância de se considerar a idade do paciente (< 60 anos), presença de fibrose evidenciada pela RNM com realce tardio e, até mesmo, aspectos genéticos, fatores ainda a serem validados em estudos futuros.

Novas tecnologias

Atualmente, todo CDI é passível de ser monitorado remotamente, isto é, as informações mais importantes sobre arritmias cardíacas, parâmetros clínicos, bem como alterações no dispositivo ou cabos-eletrodos, são enviadas para a nuvem (internet), e o médico tem acesso a esses dados, podendo intervir precocemente em arritmias como a fibrilação atrial (FA) ou descompensações de IC. As informações podem ser transmitidas via *wireless* por um aparelho acessório que fica com o paciente, ou via *bluetooth*, diretamente de aplicativo dedicado em *smartphone* do paciente.

A compatibilidade com ressonância nuclear magnética (RNM) facilitou a investigação de outras patologias que têm o exame como marcador diagnóstico ou mesmo terapêutico. O CDI pode ser programado para o modo especial de RNM momentos antes do exame ou, em modelos específicos, alguns dias antes, com a capacidade do aparelho de detectar o campo magnético e automaticamente mudar o modo de funcionamento.

No final da primeira década dos anos 2000, iniciou-se experiência com CDI totalmente extracardíaco, com eletrodos implantados no subcutâneo,[42] denominado S-CDI. Antes indicado para casos de acesso vascular difícil, atualmente tem indicação mais ampla,[43-44] principalmente em jovens que vão utilizá-los por longo tempo.

Recomendações para o uso de S-CDI

- Pacientes com critério para CDI e portadores de acesso vascular inadequado ou em alto risco para infecção, nos quais estimulação para bradicardia ou término de TV, ou como parte de TRC não é ou não será necessária (classe I, B).
- Pacientes com indicação de CDI que não necessitem de estimulação para bradicardia ou reversão de TV, ou como parte de TRC não sendo necessária, podem ser considerados para S-CDI (classe IIa, B).
- Não deve ser implantado caso haja indicação de estimulação para bradicardia, TRC ou reversão de TV (classe III; NE B-NR).

Dispositivos cardíacos móveis (DCM) são a nova geração de monitoramento eletrocardiográfico ambulatorial (MEA), e combinam a tecnologia já incorporada nos CDI e vêm aumentando significativamente o diagnóstico de arritmias complexas. Com a vantagem de informações baseadas em eventos do paciente, podem ser enviadas por rede WiFi ou de celular para que possam chegar precocemente ao médico ou a uma central de monitoramento. Em estudo de 2007, Rothman et al. definiram diagnóstico de arritmia em 88% de pacientes com DCM comparado com 75% sob uso de monitor externo de eventos (p = 0,008).[45] Análise retrospectiva de 2013 demonstrou maior taxa de diagnóstico com DCM (61%) do que com Holter (23%),[46] além de maior início precoce de terapia medicamentosa nesse grupo de pacientes. Exemplos de DCM são adesivos com monitoramento contínuo, podendo permanecer até 4 semanas, e monitor implantável de eventos, *implantable loop recorder* (ILR). As novas gerações de *smartwatches* possuem tecnologia de fotopletismografia (FPG), estimando FC e classificando o ritmo como regular ou irregular. No estudo WATCH-AF, um desses dispositivos (Gear Fit2) demonstrou sensibilidade de 93,7% e especificidade de 98,2% para detecção de FA com valor preditivo negativo (VPN) de 94,7%.[47] O estudo *Apple watch* teve 419.297 participantes, avaliando a habilidade em detectar FA, sendo diagnosticada em 34% dos casos, e a FPG validada com valor preditivo positivo (VPP) de 0,71.[48] Por fim, a tecnologia desenvolvida pela AliveCor, Mountain View, CA, Kardia é um acessório que permite a gravação de eletrocardiograma (ECG) em única derivação (DI), hoje incorporada nos *smartwatches* da empresa norte-americana Apple. Foi analisado em um estudo comparando o algoritmo de detecção de FA pelo *smartwatch* em portadores de ILR tendo história prévia de FA paroxística (Figura 5); a sensibilidade na detecção do episódio de FA foi de 97,5%, e a sensibilidade na duração do episódio, de 97,7%.[49]

Considerações finais

CDI é um dos dispositivos de estimulação cardíaca artificial mais complexos e eficazes, de grande importância na abordagem terapêutica em muitos pacientes cardiopatas, sendo fundamental para pacientes que apresentem risco de morte súbita. Com técnica de implante minimamente invasiva, teve sua efetividade comprovada tanto na prevenção primária como na secundária de morte súbita por milhares de pacientes envolvidos em trabalhos extremamente rigorosos. Atualmente estamos vivendo uma nova era tecnológica, tanto do CDI como de DCM, que nos tem permitido diagnósticos precisos pelo monitoramento remoto de arritmias complexas que auxiliam na detecção precoce de eventos, possibilitando intervenção adequada nos portadores de CDI (terapia medicamentosa ou mesmo ablação por cateter) (Figura 5), ou auxiliando na indicação do implante desses dispositivos nos pacientes que apresentem risco de arritmias cardíacas fatais.

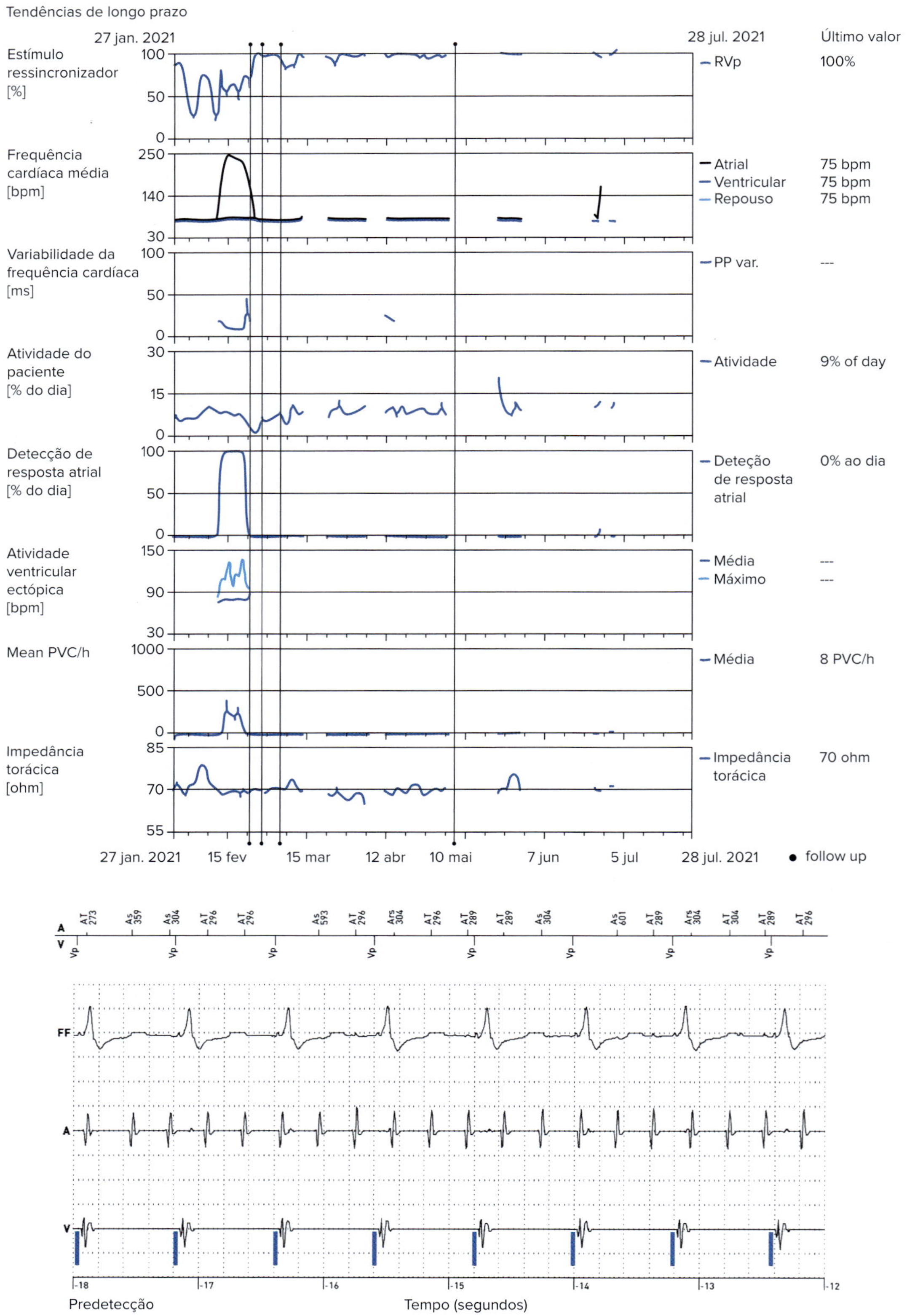

FIGURA 5

Exemplo de monitoramento remoto demonstrando período de elevação da FC atrial (*mean heart rate* e *atrial burden*), classificado adequadamente como arritmia atrial.

Referências bibliográficas

1. Mirowsky M, Mower M, Staewen WS et al. Stanby automatic defibrillator: an approach to prevention of sudden death. Arch Intern Med. 1970;1226:158-61.
2. Mirowsky M, Mower M, Langer A, Heilman S, Schreibman J. A chronically implanted system for automatic defibrillation in active conscious dogs. Experimental model for treatment of sudden death from ventricular fibrillation. Circulation. 1978;58:90-4.
3. Mirowsky M, Reid P, Mower M, et al. Termination of malignant ventricular arrhythmics with an implanted automatic defibrillator in human beings. N Engl J Med. 1980;3003:322-4.
4. Harris H, Lysitsas D. Ventricular arrhythmias and sudden cardiac death. BJA Education. 2016;16(7):221-9.
5. Bello D, Fieno DS, Kim RJ, Pereles FS, Passman R, Song G, Kadish AH, Goldberger JJ. Infarct morphology identifies patients with substrate for sustained ventricular tachycardia. J Am Coll Cardiol. 2005;45:1104-8.
6. Sara JD, Eleid MF, Gulati R, Holmes Jr DR. Sudden cardiac death from the perspective of coronary artery disease. Mayo Clin Proc. 2014;89(12):1685-98.
7. Moss AJ, Zareba W, Hall WJ, Klein H, Wilber DJ, Cannom DS, et al., Multicenter Automatic Defibrillator Implantation Trial II Investigators. Prophylactic implantation of a defibrillator in patients with myocardial infarction and reduced ejection fraction. N Engl J Med. 2002;346:877-88.
8. Bardy GH, Lee KL, Mark DB, Poole JE, Packer DL, Boineau R, et al., Sudden Cardiac Death in Heart Failure Trial (SCD-HeFT) Investigators. Amiodarone or an implantable cardioverter-defibrillator for congestive heart failure. N Engl J Med. 2005;352:225-37.
9. Moss AJ, Hall WJ, Cannom DS, Daubert JP, Higgins SL, Klein H, et al. Improved survival with an implanted defibrillator in patients with coronary disease at high risk for ventricular arrhythmia. Multicenter Automatic Defibrillator Implantation Trial Investigators. N Engl J Med. 1996;335:1933-40.
10. Buxton AE, Lee KL, Fisher JD, Josephson ME, Prystowsky EN, Hafley G. A randomized study of the prevention of sudden death in patients with coronary artery disease. Multicenter Unsustained Tachycardia Trial Investigators. N Engl J Med. 1999;341:1882-90.
11. Kadish A, Dyer A, Daubert JP, Quigg R, Estes NA, Anderson KP, et al. Defibrillators in Non-Ischemic Cardiomyopathy Treatment Evaluation (DEFINITE) Investigators: Prophylactic defibrillator implantation in patients with nonischemic dilated cardiomyopathy. N Engl J Med. 2004;350:2151-8.
12. Bristow MR, Saxon, LA, Boehmer J, Krueger S, Kass,DA, De Marco T, et al. Cardiac-resynchronization therapy with or without an implantable defibrillator in advanced chronic heart failure (COMPANION). N Engl J Med. 2004; 350:2140-50.
13. Primary prevention implantable cardioverter-defibrillator and opportunities for sudden cardiac death risk assessment in non-ischaemic cardiomyopathy. Eur Heart J. 2018;39:2859-66.
14. Køber L, Thune JJ, Nielsen JC, Haarbo J, Videbæk L, Korup E, et. al. Defibrillator implantation in patients with nonischemic systolic heart failure (DANISH). N Engl J Med. 2016;375:1221-30.
15. Christiaans I, van Engelen K, van Langen IM, Birnie E, Bonsel GJ, Elliott PM, Wilde AA. Risk stratification for sudden cardiac death in hypertrophic cardiomyopathy: systematic review of clinical risk markers. Europace. 2010;12:313-21.
16. Monserrat L, Elliott PM, Gimeno JR, Sharma S, Penas-Lado M, McKenna WJ. Nonsustained ventricular tachycardia in hypertrophic cardiomyopathy: an independent marker of sudden death risk in young patients. J Am Coll Cardiol. 2003;42:873-9.
17. Elliott PM, Poloniecki J, Dickie S, Sharma S, Monserrat L, Varnava A, Mahon NG, McKenna WJ. Sudden death in hypertrophic cardiomyopathy: identification of high risk patients. J Am Coll Cardiol. 2000;36:2212-2218.
18. Autore C, Bernabo P, Barilla CS, Bruzzi P, Spirito P. The prognostic importance of left ventricular outflow obstruction in hypertrophic cardiomyopathy varies in relation to the severity of symptoms. J Am Coll Cardiol. 2005;45:1076-80.
19. Elliott PM, Gimeno JR, Tome MT, Shah J, Ward D, Thaman R, Mogensen J, McKenna WJ. Left ventricular outflow tract obstruction and sudden death risk in patients with hypertrophic cardiomyopathy. Eur Heart J. 2006;27:1933-41.
20. Gimeno JR, Tome-Esteban M, Lofiego C, Hurtado J, Pantazis A, Mist B, et al. Exercise-induced ventricular arrhythmias and risk of sudden cardiac death in patients with hypertrophic cardiomyopathy. Eur Heart J. 2009;30:2599-605.
21. Maron MS, Olivotto I, Betocchi S, Casey SA, Lesser JR, Losi MA, Cecchi F, Maron BJ. Effect of left ventricular outflow tract obstruction on clinical outcome in hypertrophic cardiomyopathy. N Engl J Med. 2003;348:295-303.
22. Veselka J, Anavekar NS, Charron P. Hypertrophic obstructive cardiomyopathy. Lancet. 2017;389(10075):1253-67.
23. Sadoul N, Prasad K, Elliott PM, Bannerjee S, Frenneaux MP, McKenna WJ. Prospective prognostic assessment of blood pressure response during exercise in patients with hypertrophic cardiomyopathy. Circulation. 1997;96:2987-91.
24. Spirito P, Autore C, Rapezzi C, Bernabo P, Badagliacca R, Maron MS, et al. Syncope and risk of sudden death in hypertrophic cardiomyopathy. Circulation. 2009;119:1703-10.
25. Steriotis AK, Sharma S. Risk stratification in hypertrophic cardiomyopathy. Eur Cardiol Rev. 2015;10(1):31-6.
26. Blomstrom-Lundqvist C, Sabel KG, Olsson SB. A long term follow up of 15 patients with arrhythmogenic right ventricular dysplasia. Br Heart J. 1987;58:477-88.
27. Leclercq JF, Coumel P. Characteristics, prognosis and treatment of the ventricular arrhythmias of right ventricular dysplasia. Eur Heart J. 1989;(10 Suppl D):61-7.
28. Nava A, Bauce B, Basso C, Muriago M, Rampazzo A, Villanova C, et al. Clinical profile and long-term follow-up of 37 families with arrhythmogenic right ventricular cardiomyopathy. J Am Coll Cardiol. 2000;36:2226-33.
29. Corrado D, Calkins H, Link MS, Leoni L, Favale S, et al. Prophylactic implantable defibrillator in patients with arrhythmogenic right ventricular cardiomyopathy/dysplasia and no prior ventricular fibrillation or sustained ventricular tachycardia. Circulation. 2010;122:1144-52.
30. Turrini P, Angelini A, Thiene G, Buja G, Daliento L, Rizzoli G, Nava A. Late potentials and ventricular arrhythmias in arrhythmogenic right ventricular cardiomyopathy. Am J Cardiol. 1999;83:1214-9.
31. Fazio G, Corrado G, Zachara E, Rapezzi C, Sulafa AK, Sutera L, et al. Ventricular tachycardia in non-compaction of left ventricle: is this a frequent complication? Pacing Clin Electrophysiol. 2007;30:544-6.
32. Yazaki Y, Isobe M, Hiramitsu S, Morimoto S, Hiroe M, Omichi C, et al. Comparison of clinical features and prognosis of cardiac sarcoidosis and idiopathic dilated cardiomyopathy. Am J Cardiol. 1998;82:537-40.
33. Ardehali H, Howard DL, Hariri A, Qasim A, Hare JM, Baughman KL, et al. A positive endomyocardial biopsy result for sarcoid is associated with poor prognosis in patients with initially unexplained cardiomyopathy. Am Heart J. 2005;150:459-63.
34. Domanski MJ, Sakseena S, Epstein AE, Hallstrom AP, Brodsky MA, Kim S, et al. Relative effectiveness of the implantable cardioverter-defibrillator and antiarrhythmic drugs in patients with varying degrees of left ventricular dysfunction who have survived malignant ventricular arrhythmias. AVID Investigators. Antiarrhythmics Versus Implantable Defibrillators. J Am Coll Cardiol. 1999;34:1090-5.
35. Connolly SJ, Hallstrom AP, Cappato R, Schron EB, Kuck KH, Zipes DP, et al. Meta-analysis of the implantable cardioverter defibrillator secondary prevention trials. AVID, CASH and CIDS studies. Antiarrhythmics vs Implantable Defibrillator study. Cardiac Arrest Study Hamburg. Canadian Implantable Defibrillator Study. Eur Heart J. 2000;21:2071-8.
36. Kuck KH, Cappato R, Siebels J, Ruppel R. Randomized comparison of antiarrhythmic drug therapy with implantable defibrillators in patients resuscitated from cardiac arrest: the Cardiac Arrest Study Hamburg (CASH). Circulation. 2000;102:748-54.
37. Oseroff O, Retyk E, Bochoeyer A. Subanalyses of secondary prevention implantable cardioverter-defibrillator trials: antiarrhythmics versus implantable defibrillators (AVID), Canadian Implantable Defibrillator Study (CIDS), and Cardiac Arrest Study Hamburg (CASH). Curr Opin Cardiol. 2004;19:26-30.
38. Rassi AJr, Rassi A, Little WC, Xavier SS, Rassi SG, Rassi AG, et al. Development and validation of a risk score for predicting death in Chagas' heart disease. N Engl J Med. 2006;355:799-808.

39. Martinelli Filho M, Zimerman LI, Lorga AM, Vasconcelos JTM, Rassi A Jr. Guidelines for implantable electronic cardiac devices of the brazillian society of cardiology. Arq Bras Cardiol. 2007;89(6):e210-e238.
40. Priori SG, Blomstron-Lundquist C, Mazzanti A, Blom N, Borggrefe M, Camm J, et al. 2015 ESC guidelines for the management of patients with ventricular arrhythmias and the prevention of sudden cardiac death: The Task Force for the Management of Patients Ventricular Arrhythmias and The Prevention of Sudden Cardiac Death of The European Society of Cardiology (ESC). Endorsed by: Association for European Pediatric and Congenital Cardiology (AEPC). Eur. Heart J. 2015;36(41):2793-867.
41. Sana MAK, William GS, Michael JA, William JB, David JC, Anne BC, et al. 2017 AHA/ACC/HRS Guideline for management of patients with ventricular arrhythmias and the prevention of sudden cardiac death. Heart Rhythm. 2018;15:e73-e189
42. Bardy GH, Smith WM, Hood MA, Crozier IG, Melton IC, Jordaens L, et al. An entirely subcutaneous implantable cardioverter-defibrillator. N Engl J Med. 2010;363:36-44.
43. Elia De Maria, Alina Olaru and Stefano Cappelli. The entirely subcutaneous defibrillator (S-Icd): state of the art and selection of the ideal candidate. Current Cardiology Reviews. 2015;11:180-6.
44. Lambiase PD, Barr C, Theuns DAMJ, Knops R, Neuzil P, Johansen JB, et al, on behalf of the EFFORTLESS Investigators. Worldwide experience with a totally subcutaneous implantable defibrillator: early results from the EFFORTLESSS-ICD Registry. Eur Heart J. 2014;35:1657-65.
45. Rothman SA, Laughlin JC, Seltzer J, et al. The diagnosis of cardiac arrhythmias: a prospective multi-center randomized study comparing mobile cardiac outpatient telemetry versus standard loop event monitoring. J Cardiovasc Electrophysiol. 2007;18(3):241-7.
46. Tsang J-P, Mohan S. Benefits of monitoring patients with mobile cardiac telemetry (MCT) compared with the Event or Holter monitors. Med Devices Auckl NZ. 2013;7:1-5.
47. Dörr M, Nohturfft V, Brasier N, Bosshard E, Djurdjevic A, Gross S, et al. The WATCH AF Trial: SmartWATCHes for detection of atrial fibrillation. JACC Clin Electrophysiol. 2019;5:199-208.
48. Perez MV, Mahaffey KW, Hedlin H, Rumsfeld JS, Garcia A, Ferris T, et al.; Apple Heart Study Investigators. Large-scale assessment of a smartwatch to identify atrial fibrillation. N Engl J Med. 2019;381:1909-17.
49. Wasserlauf J, You C, Patel R, Valys A, Albert D, Passman R. Smartwatch performance for the detection and quantification of atrial fibrillation. Circ Arrhythm Electrophysiol. 2019;12(6):e006834.
50. Fuster V, Ryden LE, Cannom DS, Crijns HJ Curtis AB, et al. ACC/AHA/ESC 2006 Guidelines for the management of patients with atrial fibrillation: a report of the American College of Cardiology/American Heart Association Task Force on Practice Guidelines and the European Society of Cardiology Committee for Practice Guidelines (Writing Committee to Revise the 2001 Guidelines for the Management of Patients With Atrial Fibrillation): developed in collaboration with the European Heart Rhythm Association and the Heart Rhythm Society. Circulation. 2006;114(7):e257-354.

Capítulo 12

Terapia de ressincronização cardíaca

Anisio Alexandre Andrade Pedrosa
Martino Martinelli Filho

PONTOS-CHAVE

- Vários estudos com pacientes com insuficiência cardíaca com fração ejeção reduzida (ICFEr) de etiologia isquêmica apresentaram melhora menos significativa na função do ventrículo esquerdo provavelmente pela presença de elevado grau de fibrose miocárdica, o que limita o processo de remodelamento reverso observado em outras etiologias.
- A morfologia de bloqueio de ramo esquerdo, complexo QRS > 150 ms, cardiopatias não isquêmicas e sexo feminino se apresentaram como melhores respondedores à terapia de ressincronização cardíaca.

Introdução

A terapia de ressincronização cardíaca (TRC) demonstrou resultados satisfatórios na insuficiência cardíaca com fração ejeção reduzida (ICFEr) < 35%), associada a distúrbios de condução intraventricular importante, principalmente bloqueios de ramo esquerdo (BRE). Ao contrário, não apresenta indicação nos quadros com ICFEp (insuficiência cardíaca com fração de ejeção preservada).

Nesse contexto, foi demonstrado, nos últimos 20 anos, que a TRC reduz morbidade e mortalidade em pacientes bem selecionados,[1] além de melhorar a função cardíaca (FEVE) e a qualidade de vida (QV).[2,3]

As recomendações para indicação de TRC estão baseadas em estudos controlados e randomizados (CR) que incluíram 60% dos pacientes sintomáticos (IC CF II-III) com ICFEr e ritmo sinusal, e uma pequena minoria de pacientes com IC CF III-IV em ritmo de fibrilação atrial associado a QRS > 130 ms, que necessitaram de controle da FC (ablação Nó AV ou drogas) para garantir estimulação biventricular.

Considerando-se os critérios de inclusão de pacientes para TRC nos Estados Unidos, a indicação do dispositivo está em torno de 135/milhão pacientes, enquanto na Europa esse número chega a 400/milhão habitantes, levando-se em consideração os critérios atuais das Diretrizes Europeias de Dispositivos Cardíacos Eletrônicos Implantáveis – ESC *Guidelines* 2021.[4]

Os efeitos benéficos da TRC têm sido demonstrados extensivamente nos portadores de IC CF II-III e até em alguns estudos em CF IV, o que não se apresenta de forma significativa na CF I e nas cardiomiopatias isquêmicas.

Os estudos *Cardiac Resynchronisation in Heart Failure* (CARE-HF),[5,6] *Comparison of Medical Therapy Pacing and Defibrillation* (COMPANION),[7] *Multisite Stimulation In Cardiomyopathy* (MUSTIC)[8] e *Multicenter Insync Randomized Clinical Evaluation* (MIRACLE)[9] compararam o efeito da TRC x terapia medicamentosa otimizada (TMO) em portadores de IC CF III-IV e demonstraram resultados satisfatórios com redução de morbidade e mortalidade.

Em metanálise recente[10] considerando esses estudos com pacientes com QRS > 130 ms e padrão morfológico de BRE, os resultados demonstraram redução de 36% (Risco Relativo: 0,64, 95%, p < 0,0001) de desfechos primários (mortalidade/hospitalizações), o mesmo não sendo evidente quando se analisou os pacientes com distúrbio de condução não BRE (BRD/DCIV) (risco relativo 0,99, 95%). Alguns parâmetros avaliados nesses estudos demonstraram uma maior chance de não responsividade à TRC, como padrão morfológico de bloqueio de ramo direito (BRD) ou não BRE, sexo masculino, cardiomiopatia isquêmica (CI) e, em nosso meio, a cardiomiopatia chagásica Crônica (CCC), como demonstrado em estudo recente de coorte do Incor-HCFMUSP,[11] que demonstrou mortalidade 2,5 vezes maior em cinco anos que as outras cardiopatias.

No estudo CARE-HF,[5] 25% dos pacientes tinham FC < 60 bpm em repouso,[2-6] sendo que a correção da bradicardia associada à ressincronização átrio-biventricular poderia aumentar o efeito da TRC em relação aos pacientes nos grupos controles desses estudos, sem dispositivos. Entretanto, no estudo MADIT-II,[1] 35% dos que morreram com Desfibriladores automáticos (CDI) morreram repentinamente, embora estivessem protegidos de bradicardia e taquiarritmias.

É importante destacar que os principais estudos sobre TRC incluíram pacientes com diferentes graus de disfunção ventricular: BLOCK-HF[12] incluiu pacientes com FEVE ≤ 50%; o REVERSE[13-15] com ≤ 40%; o MADIT-CRT[16] e o RAFT[17] incluíram pacientes com valor FEVE ≤ 35%, assim como o COMPANION[7] e o CARE-HF.[5]

Cleland et al.[18] publicaram uma metanálise demonstrando que, para pacientes com FEVE entre 35 e 40%, os efeitos da TRC são semelhantes aos daqueles com FEVE < 35%.

No acompanhamento clínico pós-TRC, nota-se uma dissociação entre resposta clínica e melhora da FEVE: muitos portadores de cardiomiopatia isquêmica apresentam melhora clínica não acompanhada de remodelamento ventricular reverso tão significativo, diferente dos observados nas cardiomiopatias não isquêmicas. Nesse sentido, a documentação de fibrose miocárdica passa a ser um fator importante a investigar nos estudos atuais, considerando-se a resposta de remodelamento reverso, assim como a mortalidade nesses pacientes de acordo com o grau de fibrose miocárdica presente.

Esses vários estudos com pacientes com ICFEr de etiologia isquêmica apresentaram melhora menos significativa na função do VE provavelmente pela presença de elevado grau de fibrose miocárdica, o que limita o processo de remodelamento reverso observado em outras etiologias.[19]

Nesses vários estudos as mulheres demonstram maior probabilidade de resposta em relação aos homens, possivelmente em razão do menor tamanho do corpo e do coração,[20-22] facilitando o remodelamento reverso por conta da ressincronização elétrica do ventrículo esquerdo pela TRC.

A duração do complexo QRS parece predizer as melhores respostas da TRC e foi o critério de inclusão mais presente em todos os estudos randomizados[18] até o momento, mas a morfologia do QRS tem se apresentado com mais força em relação à resposta à TRC, considerando o padrão de BRE em relação ao não BRE (BRD-DCIV).[23] Este último grupo também está sub-representado nos grandes estudos de TRC.[5,7,16]

Os resultados dos estudos *Multicenter Automatic Defibrillator with Cardiac Resynchronization Therapy* (MADIT-CRT),[16] *Resynchronization Reverses Remodelling in Systolic Left ventricular dysfuntion* (REVERSE)[13] e *Resynchronization Defibrillation for Ambulatory Heart Failure trial* (RAFT)[17] sugeriram que todos os pacientes com morfologia de BRE apresentam maior potencial de resposta à TRC a despeito da largura do QRS. Entretanto, a maioria dos pacientes (77%) com esse padrão de BRE apresentava largura de QRS próximo a 150 ms. Ao contrário dessa evidência anterior, alguma resposta à TRC foi observada em portadores de morfologias não BRE (BRD-DCIV), apenas em pacientes com complexos QRS > 150 ms.

Em análise detalhada desses vários estudos, observou-se que os pacientes com morfologia de BRE frequentemente apresentam maior duração de QRS e há um debate atual sobre qual o principal preditor de resposta à TRC: se a duração do complexo QRS ou a morfologia do QRS (BRE x BRD/DCIV).

A maioria dos grandes estudos considerou, nos critérios de inclusão, a presença de ICFEr, disfunção ventricular moderada-importante e QRS > 130 ms, independentemente das etiologias das cardiopatias e sexo.

Entretanto, as várias metanálises atuais demonstraram que a morfologia de BRE, complexo QRS > 150 ms, cardiopatias não isquêmicas e sexo feminino se apresentaram como melhores respondedores à TRC, apesar de nenhum desses estudos marcantes ter sidos desenhado para essa análise de subgrupos.[10] E o estudo Echo-CRT[24,25] sugeriu possível dano da TRC quando a duração do QRS é < 130 ms, portanto, o implante de TRC não é recomendado se a duração do QRS for < 130 ms.

Em pacientes com programação de implante de CDI e que se apresentam em ritmo sinusal, com BRE, o implante de CDI associado à TRC deve ser considerado se a largura do QRS estiver entre 130 e 149 ms e deve ser recomendado se o QRS > 150 ms. No entanto, a prática clínica varia amplamente entre os países e se o motivo principal para o implante de TRC for o alívio dos sintomas, então o médico deve escolher a TRC ou CDI-TRC, a partir do que considerar apropriado. O único estudo randomizado para comparar TRC e CDI-TRC[7] não demonstrou uma diferença na morbidade ou mortalidade entre essas opções terapeuticas. Na realidade, o estudo não tinha poder amostral para demonstrar tal diferença. Além disso, no estudo DANISH em pacientes com cardiopatia não isquêmica (CNI), no qual 58% dos pacientes receberam TRC, não houve sugestão da análise de subgrupo de que TRC era inferior a CDI-TRC.[26,27] O que se conhece até o momento é que se o paciente apresenta ICFEr ou insuficiência cardíaca com fração de ejeção moderada (ICFEm), FEVE 35 a 45%, a estimulação de ventrículo direito (VD) acima de 40% do tempo pode exacerbar a IC pela dissincronia cardíaca induzida pela estimulação cardíaca.

Isso pode ser evitado pela TRC, passível de melhorar os resultados de remodelamento reverso, a FEVE, QV e hospitalizações dos pacientes.[12,28,29] Em equilíbrio, a TRC, em vez da estimulação convencional de VD, é recomendada para pacientes com ICFEr ou ICFEm, independentemente da classe da NYHA, que têm indicação de estimulação ventricular por bloqueios AV avançados, como evidenciado nos estudos COMBAT[30] e BLOCK-HF,[12] que demonstraram resultados significativos em relação à melhora de CF IC (NYHA), aumento da FEVE e remodelamento reverso quando estimulados de modo biventricular (TRC), não sendo evidentes para redução de mortalidade, talvez em razão do reduzido número de pacientes, assim como na grande maioria dos pacientes no maior estudo (BLOCK-HF)[12] apresentando FEVE em torno de 42%, com insuficiência cardíaca não muito sintomática. Nas atuais Diretrizes Europeias de Dispositivo Cardíaco Eletrônico de 2021,[4] essa recomendação passa a ser classe I nível evidência A.

Pacientes que se apresentam com ICFEr e que receberam marca-passo convencional ou um CDI e, subsequentemente, desenvolveram IC com piora da FEVE, e demonstram uma elevada proporção de estimulação de VD (> 40%), apesar de TMO, devem ser considerados para *upgrade* para TRC, de acordo com as recomendações atuais das diretrizes mundiais.[4] Vários pequenos estudos demonstraram que pacientes com bloqueio de ramo esquerdo (BRE) induzido pela estimulação cardíaca convencional apresentaram resposta muito semelhante, em termos de remodelamento reverso, melhora clínica e aumento da FEVE, quando comparados aos pacientes com BRE nativos.[31]

A fibrilação atrial (FA) permanente ou persistente continua sendo um dos maiores problemas nos pacientes com IC, por estar relacionada ao ciclo de piora da IC, da morbidade e mortalidade. A ablação da FA com sucesso nos quadros de ICFE reduzida moderada-importante, com frequência cardíaca elevada, se apresenta com resultados satisfatórios em relação à melhora clínica dos pacientes, em alguns estudos recentes, como no APAF trial e APAF-CRT trial.[32] Entretanto, para esses pacientes o sucesso da ablação é muito menor que nos pacientes sem IC.

Quando nos deparamos com pacientes com FA de resposta ventricular elevada, associada à disfunção ventricular, ocasionando a taquicardiomiopatia, a ablação do nó AV associada a implante de marca-passo, nesse momento, passa a ser uma ótima opção terapêutica. Levando em conta a presença de ICFEm ou ICFEr nesses pacientes e sabendo que serão estimulados 100% do período, deve-se considerar a indicação de implante de TRC, evitando, assim, a dissincronia induzida pela estimulação cardíaca convencional (VD-isolado).[32]

Vários estudos indicaram que a TRC é superior à estimulação VD em pacientes submetidos à ablação do nó atrioventricular (AV).[28,29,33] No entanto, a presença de FA não é uma indicação para realizar a ablação do nó AV em pacientes com TRC, exceto em alguns casos em que a frequência ventricular permanece persistentemente elevada, apesar das tentativas de controle farmacológico da frequência cardíaca.

Uma análise de subgrupo de pacientes com FA do estudo RAFT não encontrou nenhum benefício do CDI-TRC em comparação com o CDI isolado, embora menos da metade dos pacientes apresentasse > 90% de captura biventricular.[33] Em decorrência da escassez de evidências para a eficácia da TRC em pacientes com FA, essa modalidade pode ser uma opção em pacientes selecionados, particularmente aqueles com QRS > 150 ms, garantindo uma proporção de estimulação biventricular tão elevada quanto possível, e nos pacientes com FA sem controle de FC, com ICFEr e que serão submetidos à ablação do nó AV, a TRC apresenta-se como uma recomendação forte de acordo com diretrizes atuais (classe I B).

Estudos observacionais relatam que quando a porcentagem de captura biventricular é < 95%, o prognóstico dos pacientes com TRC diminui significativamente.[28,35] Se essa associação reflete uma perda de ressincronização (que pode ser remediada pela programação do dispositivo), evidência de posicionamento inadequado do cabo-eletrodo de ventrículo esquerdo (VE), ou maior dificuldade em estimulação do miocárdio gravemente doente, é incerta. Essa observação não foi confirmada em nenhum ensaio randomizado, e a não responsividade à TRC continua sendo um dos grandes problemas na área de atuação da estimulação cardíaca e, nesse momento, novos estratificadores de resposta clínica ou laboratorial de remodelamento reverso devam ser buscados.

Estudos iniciais sugeriram que testes de imagem para avaliar dissincronia não apresentam valor prognóstico na seleção de pacientes para TRC,[36] com grande variabilidade de interpretação inter e intra-avaliadores. No entanto, um estudo recente sugeriu que dois novos marcadores de dissincronia ventricular ao ecocardiograma (balanço apical e *flash* septal) estão associados à resposta à TRC, mas estes ainda não foram testados como critérios de seleção ou como subgrupos pré-especificados em um estudo randomizado.[37]

Recentemente uma série de estudos com ressonância magnética cardíaca (RMC) que avaliaram diferentes graus de cicatrizes miocárdicas, em várias etiologias, demonstrou que aqueles com extensas cicatrizes miocárdicas não apresentaram melhora significativa da função do VE com TRC, corroborando estudos anteriores, que demonstraram por métodos diagnósticos diferentes que a fibrose miocárdica se apresenta como um dos maiores fatores relacionados à não responsividade a TRC atualmente, assim como talvez esteja associada à maior mortalidade por arritmias ventriculares malignas (TV/FV) e insuficiência cardíaca progressiva. Os limiares de estimulação cardíaca são nitidamente mais elevados nas áreas com fibroses miocárdicas mais evidentes e, se possível, o implante do cabo-eletrodo deve evitar tais regiões,[38,39] aumentando as chances de responsividade à TRC.

Embora os pacientes com cicatrizes extensas apresentem um quadro intuitivamente de pior prognóstico, ainda há poucas evidências (estudos de pequeno porte) de que eles obtenham menos chances de se beneficiarem da TRC,[17] sendo necessário aguardarmos resultados de estudos mais potentes, com análise objetiva do grau e localização da fibrose miocárdica.

O valor da otimização dos intervalos atrioventriculares (AV) e interventricular (VV) após o implante do TRC, utilizando-se o ecocardiograma associado a critérios de ECG na resposta da TRC, é incerto, mas pode ser considerado para pacientes que apresentaram uma resposta não adequada à TRC.[39-42] No acompanhamento clínico regular dos pacientes pós-TRC, uma revisão da terapia diurética é recomendada, uma vez que pode ser necessária uma redução da dose ou a sua descontinuação. Além disso, o implante de TRC sempre oferece uma oportunidade para otimização da terapia medicamentosa (TMO), como aumento de betabloqueadores e antiarrítmicos.[43]

Referências bibliográficas

1. Greenberg H, Case RB, Moss AJ, Brown MW, Carroll ER, Andrews ML, MADIT-II Investigators. Analysis of mortality events in the Multicenter Automatic Defibrillator Implantation Trial (MADIT-II). J Am Coll Cardiol. 2004;43:1459-65.
2. Cleland JG, Freemantle N, Erdmann E, Gras D, Kappenberger L, Tavazzi L, et a;. Long-term mortality with cardiac resynchronization therapy in the Cardiac Resynchronization-Heart Failure (CARE-HF) trial. Eur J Heart Fail. 2012;14:628-34.
3. Sohaib SM, Finegold JA, Nijjer SS, Hossain R, Linde C, Levy WC, et al. Opportunity to increase life span in narrow QRS cardiac resynchronization therapy recipients by deactivating ventricular pacing: evidence from randomized controlled trials. JACC Heart Fail. 2015;3:327-36.

4. Glikson M, Nielsen JC, Kronborg MB, Michowitz Y, Auricchio A, Barbash IM, et al.; ESC Scientific Document Group. 2021 ESC Guidelines on cardiac pacing and cardiac resynchronization therapy. Eur Heart J. 2021;42(35):3427-520.
5. Cleland JG, Daubert JC, Erdmann E, Freemantle N, Gras D, Kappenberger L, et al.; Cardiac Resynchronization-Heart Failure (CARE-HF) Study Investigators. The effect of cardiac resynchronization on morbidity and mortality in heart failure. N Engl J Med. 2005;352:1539-49.
6. Cleland JG, Daubert JC, Erdmann E, Freemantle N, Gras D, Kappenberger L, et al. Longer-term effects of cardiac resynchronization therapy on mortality in heart failure [the Cardiac REsynchronization-Heart Failure (CARE-HF) trial extension phase]. Eur Heart J. 2006;27:1928-32.
7. Bristow MR, Saxon LA, Boehmer J, Krueger S, Kass DA, De Marco T, et al.; Comparison of Medical Therapy Pacing and Defibrillation in Heart Failure (COMPANION) Investigators. Cardiac-resynchronization therapy with or without an implantable defibrillator in advanced chronic heart failure. N Engl J Med. 2004;350(21):2140-50.
8. Linde C, Leclercq C, Rex S, Garrigue S, Lavergne T, Cazeau S, et al. Long-term benefits of biventricular pacing in congestive heart failure: results from the MUltisite STimulation in cardiomyopathy (MUSTIC) study. J Am Coll Cardiol. 2002;40(1):111-8.
9. Abraham WT. Rationale and design of a randomized clinical trial to assess the safety and efficacy of cardiac resynchronization therapy in patients with advanced heart failure: the Multicenter InSync Randomized Clinical Evaluation (MIRACLE). J Card Fail. 2000;6(4):369-80.
10. Sipahi I, Chou JC, Hyden M, Rowland DY, Simon DI, Fang JC. Effect of QRS morphology on clinical event reduction with cardiac resynchronization therapy: meta-analysis of randomized controlled trials. Am Heart J. 2012;163(2):260-7.e3.
11. Martinelli Filho M, de Lima Peixoto G, de Siqueira SF, Martins SAM, Nishioka SAD, Pedrosa AAA, et al. A cohort study of cardiac resynchronization therapy in patients with chronic Chagas cardiomyopathy. Europace. 2018;20(11):1813-1818.
12. Curtis AB, Worley SJ, Adamson PB, Chung ES, Niazi I, Sherfesee L, et al.; Biventricular versus Right Ventricular Pacing in Heart Failure Patients with Atrioventricular Block (BLOCK AF) Trial Investigators. Biventricular pacing for atrioventricular block and systolic dysfunction. N Engl J Med. 2013;368:1585-93.
13. Daubert C, Gold MR, Abraham WT, Ghio S, Hassager C, Goode G, et al.; REVERSE Study Group. Prevention of disease progression by cardiac resynchronization therapy in patients with asymptomatic or mildly symptomatic left ventricular dysfunction: insights from the European cohort of the REVERSE (Resynchronization Reverses Remodeling in Systolic Left Ventricular Dysfunction) trial. J Am Coll Cardiol. 2009;54:1837-1846.
14. Linde C, Abraham WT, Gold MR, St John Sutton M, Ghio S, Daubert C, REVERSE (Resynchronization reVErses Remodeling in Systolic left ventricular dysfunction) Study Group. Randomized trial of cardiac resynchronization in mildly symptomatic heart failure patients and in asymptomatic patients with left ventricular dysfunction and previous heart failure symptoms. J Am CollCardiol. 2008;52:1834-43.
15. Linde C, Gold MR, Abraham WT, St John Sutton M, Ghio S, Cerkvenik J, et al. REsynchronizationreVErses Remodeling in Systolic left vEntricular dysfunction Study Group. Long-term impact of cardiac resynchronization therapy in mild heart failure: 5-year results from the Resynchronization reVErses Remodeling in Systolic left vEntricular dysfunction (REVERSE) study. Eur Heart J. 2013;34:2592-9.
16. Moss AJ, Hall WJ, Cannom DS, Klein H, Brown MW, Daubert JP, et al., MADIT-CRT Trial Investigators. Cardiac-resynchronization therapy for the prevention of heart-failure events. N Engl J Med. 2009;361:1329-38.
17. Tang AS, Wells GA, Talajic M, Arnold MO, Sheldon R, Connolly S, et al.; Resynchronization-Defibrillation for Ambulatory Heart Failure Trial Investigators. Cardiac-resynchronization therapy for mild-to-moderate heart failure. N Engl J Med. 2010;363(25):2385-95.
18. Cleland JG, Abraham WT, Linde C, Gold MR, Young JB, Claude DaubertJ, et al. An individual patient meta-analysis of five randomized trials assessing the effects of cardiac resynchronization therapy on morbidity and mortality in patients with symptomatic heart failure. Eur Heart J. 2013;34:3547-56.
19. Cleland JG, Mareev Y, Linde C. Reflections on EchoCRT: sound guidance on QRS duration and morphology for CRT? Eur Heart J. 2015;36:1948-51.
20. Woods B, Hawkins N, Mealing S, Sutton A, Abraham WT, Beshai JF, et al. Individual patient data network metaanalysis of mortality effects of implantable cardiac devices. Heart. 2015;101:1800-6.
21. Zusterzeel R, Selzman KA, Sanders WE, Canos DA, O'Callaghan KM, Carpenter JL, et al. Cardiac resynchronization therapy in women: US Food and Drug Administration meta-analysis of patient-level data. JAMA Intern Med. 2014;174:1340-8.
22. Linde C, Stahlberg M, Benson L, Braunschweig F, Edner M, Dahlstrom U, Alehagen U, Lund LH. Gender, underutilization of cardiac resynchronization therapy, and prognostic impact of QRS prolongation and left bundle branch block in heart failure. Europace. 2015;17:424431.
23. Cunnington C, Kwok CS, Satchithananda DK, Patwala A, Khan MA, Zaidi A, et al. Cardiac resynchronisation therapy is not associated with a reduction in mortality or heart failure hospitalisation in patients with non-left bundle branch block QRS morphology: meta-analysis of randomised controlled trials. Heart. 2015;101:1456-62.
24. Ruschitzka F, Abraham WT, Singh JP, Bax JJ, Borer JS, Brugada J, et al., EchoCRT Study Group. Cardiac-resynchronization therapy in heart failure with a narrow QRS complex. N Engl J Med. 2013;369:1395-405.
25. Steffel J, Robertson M, Singh JP, Abraham WT, Bax JJ, Borer JS, et al. The effect of QRS duration on cardiac resynchronization therapy in patients with a narrow QRS complex: a subgroup analysis of the EchoCRT-trial. Eur Heart J. 2015;36:1983-9.
26. Kober L, Thune JJ, Nielsen JC, Haarbo J, Videbaek L, Korup E, et al., DANISH Investigators. Defibrillator implantation in patients with non-ischemic systolic heart failure. N Engl J Med. 2016;375:1221-30.
27. Beggs SAS, Jhund PS, Jackson CE, McMurray JJV, Gardner RS. Non-ischaemic cardiomyopathy, sudden death and implantable defibrillators: a review andmeta-analysis. Heart. 2018;104:144-50.
28. Stavrakis S, Garabelli P, Reynolds DW. Cardiac resynchronization therapy after atrioventricular junction ablation for symptomatic atrial fibrillation: a meta-analysis. Europace. 2012;14:14901497.
29. Doshi RN, Daoud EG, Fellows C, Turk K, Duran A, Hamdan MH, Pires LA, PAVE Study Group. Left ventricular-based cardiac stimulation post AV nodal ablation evaluation (the PAVE study). J Cardiovasc Electrophysiol. 2005;16:1160-5.
30. Martinelli Filho M, Siqueira SF, Costa R, Greco OT, Moreira LF, D'avila A, Heist EK. Conventional versus biventricular pacing in heart failure and bradyarrhythmia: the COMBAT study. J Card Fail. 2010;16(4):293-300.
31. Adelstein EC, Saba S. Usefulness of baseline electrocardiographic QRS complex pattern to predict response to cardiac resynchronization. Am J Cardiol. 2009;103(2):238-42.
32. Brignole M, Pentimalli F, Palmisano P, Landolina M, Quartieri F, Occhetta E, et al.; APAF-CRT Trial Investigators. AV junction ablation and cardiac resynchronization for patients with permanent atrial fibrillation and narrow QRS: the APAF-CRT mortality trial. Eur Heart J. 2021;42(46):4731-9.
33. Brignole M, Botto G, Mont L, Iacopino S, De Marchi G, Oddone D, et al. Cardiac resynchronization therapy in patients undergoing atrioventricular junction ablation for permanent atrial fibrillation: a randomized trial. Eur Heart J. 2011;32:2420-9.
34. Leclercq C, Walker S, Linde C, Clementy J, Marshall AJ, Ritter P, et al. Comparative effects of permanent biventricular and right-univentricular pacing in heart failure patients with chronic atrial fibrillation. Eur Heart J. 2002;23:1780-7.
35. Koplan BA, Kaplan AJ, Weiner S, Jones PW, Seth M, Christman SA. Heart failure decompensation and all-cause mortality in relation to percent biventricular pacing in patients with heart failure: is a goal of 100% biventricular pacing necessary? J Am Coll Cardiol. 2009;53:355-60.
36. Hawkins NM, Petrie MC, Burgess MI, McMurray JJ. Selecting patients for cardiac resynchronization therapy: the fallacy of echocardiographic dyssynchrony. J Am Coll Cardiol. 2009;53:1944-59.
37. Beela AS, Unlu S, Duchenne J, Ciarka A, Daraban AM, Kotrc M, et al. Assessment of mechanical dyssynchrony can improve the prognostic

value of guideline-based patient selection for cardiac resynchronization therapy. Eur Heart J Cardiovasc Imaging. 2019;20:66-74.

38. Khan FZ, Virdee MS, Palmer CR, Pugh PJ, O'Halloran D, Elsik M, et al. Targeted left ventricular lead placement to guide cardiac resynchronization therapy: the TARGET study: a randomized, controlled trial. J Am Coll Cardiol. 2012;59:1509-18.
39. Saba S, Marek J, Schwartzman D, Jain S, Adelstein E, White P, et al. Echocardiography-guided left ventricular lead placement for cardiac resynchronization therapy: results of the Speckle Tracking Assisted Resynchronization Therapy for Electrode Region trial. Circ Heart Fail. 2013;6:427-34.
40. Kosmala W, Marwick TH. Meta-analysis of effects of optimization of cardiac resynchronization therapy on left ventricular function, exercise capacity, and quality of life in patients with heart failure. Am J Cardiol. 2014;113:988-94.
41. Whinnett ZI, Francis DP, Denis A, Willson K, Pascale P, van Geldorp I, et al. Comparison of different invasive hemodynamic methods for AV delay optimization in patients with cardiac resynchronization therapy: implications for clinical trial design and clinical practice. Int J Cardiol. 2013;168:2228-37.
42. Mullens W, Auricchio A, Martens P, Witte K, Cowie MR, Delgado V, et al. Optimized implementation of cardiac resynchronization therapy: a call for action for referral and optimization of care: a joint position statement from the Heart Failure Association (HFA), European Heart Rhythm Association (EHRA), and European Association of Cardiovascular Imaging (EACVI) of the European Society of Cardiology. Eur J Heart Fail. 2020;22:2349-69.
43. Daubert C, Behar N, Martins RP, Mabo P, Leclercq C. Avoiding nonresponders to cardiac resynchronization therapy: a practical guide. Eur Heart J. 2017;38:1463-72.

Seção 16

Doenças congênitas do coração na criança e no adulto

Capítulo 1

Embriogênese das malformações cardíacas

Moacir Fernandes de Godoy
João Chaker Saba [*in memoriam*]

> **PONTOS-CHAVE**
>
> - O coração humano está completamente formado em apenas 4 semanas de gestação (do final da terceira ao final da sétima semana).
> - As câmaras cardíacas, válvulas e grandes vasos originam-se em sequência temporal bem definida. Distúrbios nessa sincronia levam à ocorrência das malformações cardíacas congênitas.
> - A massa miocárdica propriamente dita e o sistema de condução têm provavelmente a mesma origem embriológica, apresentando, porém, características bioquímicas e metabólicas diferentes.

Introdução

Embora cada vez mais defeitos cardíacos congênitos estejam sendo associados a genes específicos ou teratógenos ambientais, ainda não se conhece com segurança nem a causa nem a patogênese da maioria dos defeitos cardíacos. Além disso, a etiologia de cerca de 80% dessas anormalidades cardíacas parece ser dependente da interação entre influências ambientais (epigenética) com componentes genéticos do próprio indivíduo.[1]

É realmente surpreendente o fato de que o coração humano completa sua formação em apenas 4 semanas de gestação, ou seja, do final da terceira ao final da sétima semana, quando o embrião tem 25 mm e o coração apenas 3 mm de comprimento. Além disso, é o primeiro órgão a alcançar o desenvolvimento funcional completo.[2-3]

O funcionamento do coração passa a ocorrer no início da quarta semana (22 a 23 dias). Esse funcionamento precoce é imprescindível, uma vez que, em face de seu crescimento bastante rápido, as necessidades nutricionais passam a não serem mais atendidas pelo simples processo de difusão.

É digno de nota, porém, o fato comprovado por estudos experimentais de que as primeiras contrações se iniciam bem antes mesmo de que haja a necessidade do transporte ativo de oxigênio e nutrientes para suprir as demandas dos tecidos embrionários. Embora o papel dessas contrações iniciais não esteja ainda completamente esclarecido, as evidências sugerem que as forças hemodinâmicas geradas funcionem como um fator epigenético influenciando a cardiogênese, em paralelo com sua função de transporte convectivo.[4]

O rápido desenvolvimento anatômico e funcional ocorre em uma sequência bem estabelecida e descrita a seguir, de forma sucinta.

Formação do tubo cardíaco

Os tecidos miocárdicos que darão origem ao coração começam a se tornar evidentes quando o embrião passa pelo processo denominado gastrulação, o que, em seres humanos, ocorre durante a terceira semana de desenvolvimento.

Esse processo ocorre pela migração das células angiogênicas para a região dorsocefálica do embrião. Essas células coalescem ao longo da linha média ventral, chamada área cardiogênica, ou primeiro campo cardíaco, formando um plexo vascular em forma de ferradura segundo alguns autores, ou Y invertido segundo outros.

Cada um dos ramos dessa estrutura forma um tubo endotelial ou endocárdico primordial, consistindo de uma camada interior de células endocárdicas e uma camada exterior de células mioepicárdicas, separadas por uma matriz extracelular chamada "geleia cardíaca".[5]

Esses tubos endocárdicos continuam além da região cardíaca em cordões ramificados que se converterão, cefalicamente, nos vasos eferentes primitivos e, caudalmente, nos vasos aferentes do coração.

Com rapidez, essa formação bilateral se funde originando um único tubo cardíaco, que já passa a ter propriedade de se contrair de forma rítmica. A geleia cardíaca, por suas propriedades tanto de não compressibilidade quanto maleabilidade, é o que permite que o tubo cardíaco exerça sua função primária de bombeamento unidirecional do sangue e, ao mesmo tempo, possibilita uma moldagem do coração em busca de sua forma definitiva.

Evidências mais recentes indicam que o primeiro campo cardíaco provê os precursores do ventrículo esquerdo enquanto células do primeiro e do segundo campos contribuem para a formação dos átrios e do ventrículo direito. A via eferente derivaria exclusivamente da segunda linhagem.[6]

A conexão dos vasos aferentes pode variar e determinará o *situs*, que pode ser *solitus*, *inversus* ou indefinido, levando então o nome de "ambíguos".

O rápido alongamento do tubo cardíaco, que ocorre de forma bem mais veloz que o aumento da cavidade em que se encontra, leva, como consequência, a flexão e torção em espiral de sua porção média.[1] Essa torção ventricular possibilita a formação de componentes de entrada e de saída ventricular que é continuada com o tronco arterioso em torno do vigésimo quinto dia de desenvolvimento (Figura 1) e determinará a conexão atrioventricular, que poderá ser concordante ou discordante. O tronco arterioso comunica o ventrículo com as raízes aórticas ventrais e, posteriormente, se dividirá em raízes aórticas e pulmonares independentes.[1]

Se a morfogênese for anormal, consequentemente haverá a ocorrência de alguma cardiopatia congênita.[7,8]

Sabe-se mais recentemente que células progenitoras provenientes do segundo campo cardíaco são reguladas por numerosos fatores de transcrição cardíacos. Durante o desenvolvimento do tubo cardíaco, forças hemodinâmicas são redistribuídas a lugares específicos do coração primitivo, que por seu turno induzem à expressão diferenciada de genes específicos. Notadamente no mesoderma existem cinco fatores de transcrição considerados como genes primordiais envolvidos no desenvolvimento cardíaco e que têm se mantido rigorosamente conservados ao longo da evolução animal, controlando o destino das células, a expressão de proteínas e a morfogênese.[4,9,10]

Com a rápida disseminação de técnicas de testes genéticos, tem sido possível a descoberta de numerosas variantes patogênicas e mutações genéticas propiciando avanço no conhecimento das causas das cardiopatias congênitas.[11]

Estudos mais aprofundados sobre essa questão deverão em breve contribuir para o entendimento ainda maior do desenvolvimento cardíaco.[5,12,13]

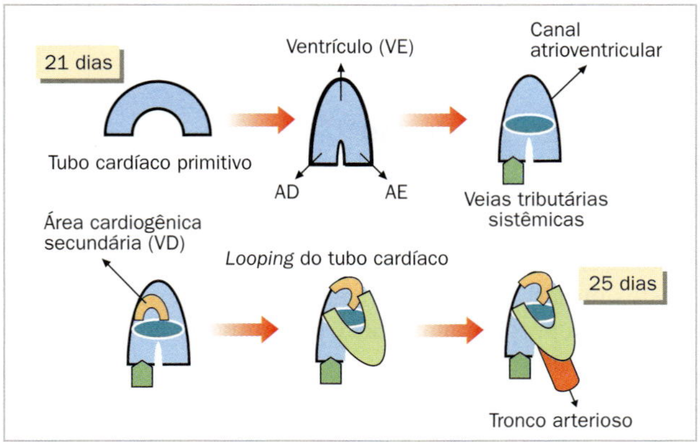

FIGURA 1

Sequência temporal de formação e rotação do tubo cardíaco entre o 21º e o 25º dia de gestação.

Septação cardíaca

Uma vez ocorrido o *looping* cardíaco e a formação das câmaras cardíacas, está criada a situação para a ocorrência da septação dessas câmaras. A septação, em humanos, ocorre entre a quarta e a sétima semana de desenvolvimento, e consiste no fechamento das comunicações diretas, entre o átrio direito e o átrio esquerdo, entre os ventrículos e os canais subarteriais e o desenvolvimento das junções atrioventricular direita e ventrículo-arterial esquerda. Essas regiões, ou seja, as estruturas da linha média atrial, a via de saída dos ventrículos e a junção atrioventricular, retêm temporariamente as propriedades do miocárdio primário do tubo cardíaco embrionário, sendo, portanto, estruturas menos desenvolvidas, o que implica na constatação de que os miócitos que participam no estágio de formação das camadas não contribuem para o estágio de septação.[14]

Septação atrial

O septo atrial primário (*septum primum*) é uma estrutura situada à esquerda, que se desenvolve como uma formação muscular em crescente, expandindo-se ao longo da quinta e sexta semana, a partir da parede dorsal do átrio em direção ao canal atrioventricular. A comunicação entre os átrios esquerdo e direito abaixo desse septo primário (*ostium primum*) se fecha na segunda metade da sexta semana. Isso ocorre logo após ambos os coxins endocárdicos começarem a se fundir, criando conexões atrioventriculares esquerda e direita separadas. Enquanto isso, desenvolvem-se fenestrações na porção dorsal do septo atrial primário formando uma nova comunicação interatrial (*ostium secundum*).[14] O aparecimento dessa nova comunicação interatrial tem importância fisiológica fundamental ao possibilitar que o átrio esquerdo não deixe de receber a contribuição de sangue arterializado que chega ao átrio direito. Aproximadamente no momento em que se forma essa comunicação interatrial secundária no *septum primum*, começa a se desenvolver um outro septo, em forma de meia lua, imediatamente à direita do *septum primum* e que recebe o nome de *septum secundum*. À medida que o *septum secundum* cresce, sua borda côncava aumenta de forma progressiva, até que esse crescimento cessa, deixando uma abertura oval característica e, por isso mesmo, chamada de forame oval (Figura 2).

Falhas de desenvolvimento nessa fase de septação atrial e fusão dos coxins levarão à ocorrência das comunicações interatriais (*ostium primum, ostium secundum* e forame oval patente), além dos defeitos do septo atrioventricular (parcial e total), anomalia de Ebstein, atresias mitral e tricúspide.

Septação ventricular

Em torno da metade da sexta semana de desenvolvimento, o canal atrioventricular está em continuidade direta basicamente com o ventrículo esquerdo, mas pelo fato de haver ainda nessa fase uma grande comunicação entre o ventrículo esquerdo e o direito, o sangue proveniente das porções atriais passa diretamente para a cavidade ventricular direita. Contudo, termi-

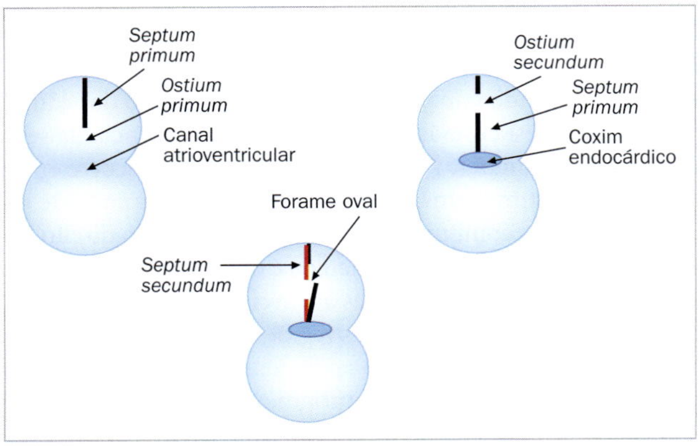

FIGURA 2
Sequência temporal de formação da septação atrial.

nada a septação atrial, faz-se necessário o correto direcionamento de fluxos para os respectivos ventrículos, o que ocorre entre o final da sexta e a sétima semana de desenvolvimento.[14]

No princípio do segundo mês de desenvolvimento, o septo interventricular começa a crescer, partindo do ápice em direção aos coxins endocárdicos. Durante algum tempo permanece um forame interventricular logo abaixo do canal atrioventricular, mas que se fecha com rapidez, graças a uma massa composta de tecido conjuntivo derivada da base dos coxins endocárdicos, do cone e do próprio tecido conjuntivo presente no septo muscular (Figura 3).

Obviamente, defeitos do desenvolvimento desse processo levarão a vários tipos de comunicação interventricular.[15]

Rotação e divisão do tronco arterioso e formação das valvas semilunares

A partir da segunda metade da quarta semana, o trato de saída conecta o ventrículo direito embrionário ao saco aórtico e segue aumentando de tamanho com rapidez.

A porção proximal dessa estrutura é chamada de *conus*, enquanto a parte mais distal recebe a denominação *truncus*. O *truncus* é a parte do coração primitivo que se tornará a raiz da aorta e do tronco pulmonar, e o *conus* é a parte que será convertida na via de saída dos dois ventrículos.[16]

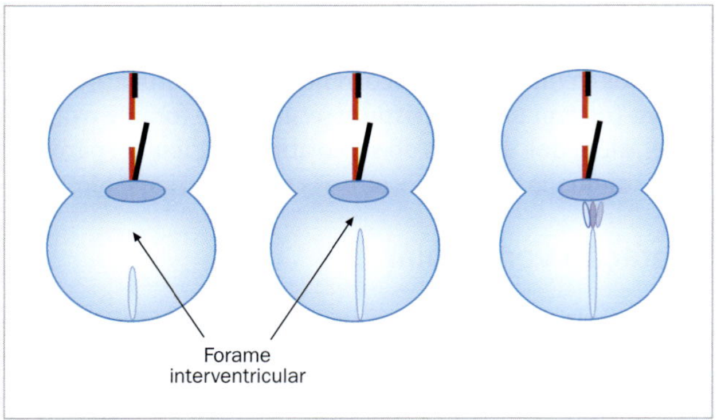

FIGURA 3
Sequência temporal de formação da septação ventricular.

Por volta do trigésimo quinto dia de vida embrionária, inicia-se, junto com uma rotação, a migração do conjunto tronco-cone para a esquerda até que cavalgue, por completo, a porção muscular do septo interventricular.

As alterações podem ocorrer em virtude da não rotação do tronco-cone ou em virtude de uma rotação e migração excessiva. Em caso da não rotação, após a septação tronco conal, ambos os vasos da base (artérias aorta e pulmonar) emergirão do ventrículo direito caracterizando a malformação denominada dupla via de saída do ventrículo direito.

Caso haja rotação e migração excessiva, ambos os vasos emergirão do ventrículo esquerdo, sendo a malformação resultante denominada dupla via de saída do ventrículo esquerdo. A septação do tronco-cone inicia-se por volta do trigésimo oitavo dia da vida embrionária com a formação de duas cristas de trajeto helicoidal, salientes na luz do tronco-cone e correspondendo à formação de sulcos na superfície externa. Essas cristas se fundem e formam uma membrana denominada septo tronco-conal, que divide o tronco-cone em artérias aorta e pulmonar. A rotação helicoidal faz com que ocorra torção entre a aorta ascendente e o tronco da artéria pulmonar, promovendo rotação superior a 180°. Dessa forma, o tronco da artéria pulmonar emerge anteriormente e da câmara anterior, enquanto a aorta emerge posteriormente e da câmara posterior.

Com a rotação helicoidal, passa a haver inversão parcial na posição dos vasos. As malformações mais frequentes, originadas por alterações na septação tronco-conal, são a tetralogia de Fallot, a transposição dos grandes vasos da base, o tronco arterioso comum e a janela aortopulmonar.

Retorno venoso pulmonar

Por volta do vigésimo sexto dia de vida do embrião, o broto venoso pulmonar, proveniente de somitos, conecta-se com a parte posterior da parede atrial esquerda. Estabelecida a conexão, e com o crescimento da câmara atrial, o complexo venoso, ao se abrir, passa a constituir a parede posterior do átrio esquerdo com os quatro orifícios referentes às veias pulmonares. As anomalias que podem ocorrer em virtude das alterações na conexão venosa com o átrio esquerdo são *cor triatriatum* e drenagens anômalas das veias pulmonares.

Sistema de condução

Nas fases iniciais do desenvolvimento embrionário, o endocárdio e o epicárdio são separados por uma camada gelatinosa espessa, chamada de geleia cardíaca, onde se encontram mioblastos mesenquimais que mais tarde constituirão a massa miocárdica propriamente dita e presumivelmente também o sistema de condução.

Isso pode significar que, ao longo desse desenvolvimento simultâneo, haja diferentes vias de diferenciação desses mioblastos, ou que o tecido condutivo e o miocárdio sejam basicamente similares durante a embriogênese, diferenciando-se ao longo da mesma rota mas com velocidades diferentes, sendo o tecido condutivo apenas um tipo especializado de miocárdio com propriedades de automatismo e condutividade mais exacerbadas.[16]

O sistema de condução tem características bioquímicas e metabólicas diferentes do miocárdio. Por exemplo, o miocárdio adulto tem relativamente pouco glicogênio em comparação com o tecido de condução, que é rico nessa substância. O consumo de oxigênio por parte do tecido de condução é apenas um quinto do consumo miocárdico e é bem mais resistente à anoxia. Isso demonstra que o tecido de condução é mais "embrionário" que o tecido muscular, uma vez que a riqueza em glicogênio e a resistência à anoxia é típica das fases mais iniciais da formação cardíaca.[17]

A primeira região do coração a iniciar os batimentos cardíacos é a região posterior distal do coração, formando concentrações de tecido de condução nas regiões atrioventricular (6 semanas de gestação), atrial e sinoatrial de modo progressivo, passando cada qual a assumir o controle dos batimentos cardíacos. O conjunto de ramificações mais distais do sistema de condução (fibras de Purkinje) em embriões humanos aparece tardiamente, entre a décima e a décima quinta semana de desenvolvimento.[18]

Formação da circulação coronária

Estudos em animais mostram que as células endoteliais coronárias surgem da angiogênese, brotando de vasos sanguíneos preexistentes no seio venoso.

Células precursoras endoteliais venosas do seio venoso se desdiferenciam e migram invadindo o miocárdio, gerando células endoteliais de artérias coronárias e capilares.

As células precursoras endoteliais remanescentes na superfície do coração se rediferenciam em células endoteliais venosas.

A conexão do desenvolvimento da vasculatura coronária com a aorta ocorreria por invasão das artérias coronárias em desenvolvimento através da parede da aorta ascendente.

A Figura 4 mostra esquematicamente esses elementos.

O fato de que, normalmente, são formados apenas dois ramos coronários principais e como esses ramos encontram seu caminho para localização futura dos seios da aorta ainda não está claro[1,23-24].

RESUMO

- O coração humano completa sua formação em apenas 4 semanas, ou seja, do final da terceira semana até o final da sétima, quando o embrião tem 25 mm e o coração apenas 3 mm de comprimento.
- Além disso, é o primeiro órgão a alcançar o desenvolvimento funcional completo. Existe uma perfeita sincronia no desenvolvimento anatômico das câmaras cardíacas, valvas atrioventriculares e semilunaris, circulação coronária arterial e venosa e grandes vasos da base, de modo a permitir a correta função do órgão.
- Os diversos tipos de malformação cardíaca congênita são explicados com facilidade, uma vez conhecidas as bases da embriogênese cardíaca. Além disso, o crescente conhecimento sobre os aspectos genéticos e epigenéticos envolvidos no processo da embriogênese cardíaca tem trazido grandes contribuições para o entendimento das malformações

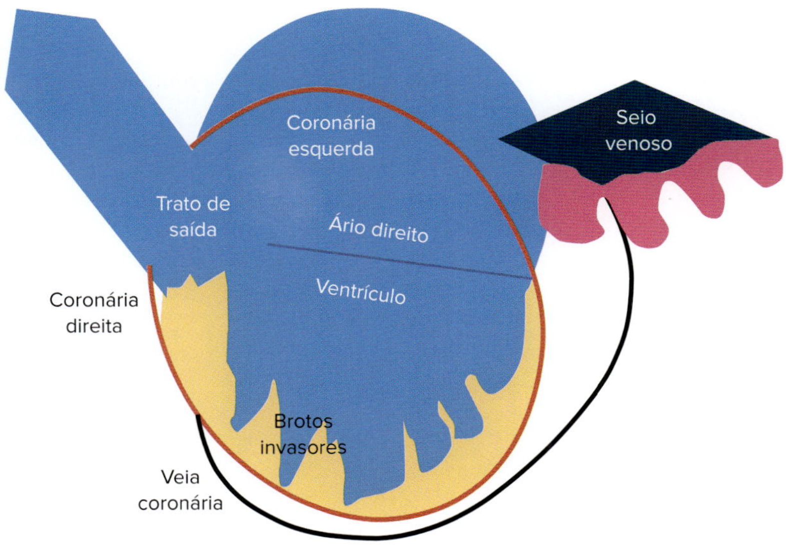

FIGURA 4

Representação esquemática da formação da circulação coronária.

Referências bibliográficas

1. Schoenwolf GC, Bleyl SB, Brauer PR, Francis-West PH.Schoenwolf, Gary C., author. Larsen's human embryology/,Gary C. Schoenwolf, Steven B. Bleyl, Philip R. Brauer, Philippa H. Francis-West. Fifth edition5.ed. Philadelphia:, Churchill Livingstone, ElsevierInc., Philadelphia, ; 2015.
2. Krovetz LJ, Gessner IH, SchieblerGL. Handbook of pediatric cardiology. Hoeber Medical Division. New York: Harper & Row; 1969.
3. Moore KL, Persaud TVN. Embriologia básica. Saunders & Elsevier; 2007.
4. Granados-Riveron JT, Brook JD. The impact of mechanical forces in heart morphogenesis. Circ Cardiovasc Genet. 2012;5:132-42.
5. Kodo K, Yamagishi H. A decade of advances in the molecular embryology and genetics underlying congenital heart defects. Circ J. 2011;75:2296-304.
6. Bajolle F, Zaffran S, Bonnet D. Genetics and embryological mechanisms of congenital heart diseases. Archives of Cardiovascular Disease. 2009;102:59-63.
7. Khoshnood B, Lelong N, Houyel L, Thieulin AC, Jouannic JM, Magnier S, et al. Prevalence, timing of diagnosis and mortality of newborns with congenital heart defects: a population based study. Heart. 2012;98:1667-73.
8. van der Linde D, Konings EE, Slager MA, Witsenburg M, Helbing WA, Takkenberg JJ, et al. Birth prevalence of congenital heart disease worldwide: a systematic review and meta-analysis. J Am Coll Cardiol. 2011;58:2241-7.
9. Schleich JM, Abdulla T, Summers R, Houyel L. An overview of cardiac morphogenesis. Arch Cardiovasc Dis. 2013;106(11):612-23.
10. Bruneau BG. The developmental genetics of congenital heart disease. Nature. 2008;451.
11. Kerstjens-Frederikse WS, van de Laar IM, Vos YJ, Verhagen JM, Berger RM, Lichtenbelt KD, et al. Cardiovascular malformations caused by NOTCH1 mutations do not keep left: data on 428 probands with left-sided CHD and their families. Genet Med. 2016;18:914-23.
12. Bonnet D. Génétique des cardiopathies congénitales. Presse Med. 2017. Disponível em: http://dx.doi.org/10.1016/j.
13. Pierpont ME, Brueckner M, Chung WK, Garg V, Lacro RV, McGuire AL, et al. Genetic basis for congenital heart disease: revisited. Circulation. 2018;138:e653-e711.
14. Lamers WH, Moorman AFM. Cardiac septation – A late contribution of the embryonic primary myocardium to heart morphogenesis. Circ Res. 2002;91:93-103.
15. Wu M. Mechanisms of trabecular formation and specification during cardiogenesis. Pediatr Cardiol. 2018;39(6):1082-9.
16. DeHaan RL. Diferentiation oh the atrioventricular conducting system of the heart. Circulation. 1961;24:458-70.
17. Mohan RA, Boukens BJ, Christoffels VM. Developmental origin of the cardiac conduction system: insight from lineage Tracing. Pediatr Cardiol. 2018;39(6):1107-114.
18. Hu W, Xin Y, Zhao Y, Hu J. Shox2: the role in differentiation and development of cardiac conduction system. Tohoku J Exp Med. 2018;244(3):177-86.
19. MacGrogan D, Münch J, de la Pompa JL. Notch and interacting signaling pathways in cardiac development, disease, and regeneration. Nat Rev Cardiol. 2018;15(11):685-704.
20. Kloesel B, DiNardo JA, Body SC. Cardiac embryology and molecular mechanisms of congenital heart disease: a primer for anesthesiologists. Anesth Analg. 2016;123(3):551-69.
21. Franco D, Sedmera D, Lozano-Velasco E. Multiple roles of Pitx2 in cardiac development and disease. J Cardiovasc Dev Dis. 2017;4(4).
22. Dees E, Baldwin HS. Making a heart: advances in understanding the mechanisms of cardiac development. Curr Opin Pediatr. 2016;28(5):584-9.
23. Sadler TW. Langman's Medical medical Embriologyembriology, 12th Editioned. Philadelphia: Wolters Kluwer/ Lippincott Williams & Wilkins;, Philadelphia, 2012.
24. Alboliras ET, Hijazi ZM, Lopez L, Hagler DJ. Visual Guide guide to Neonatal neonatal cCardiology. Oxford: Wiley Blackwell; 2018.

Capítulo 2

Diagnóstico e tratamento das cardiopatias congênitas acianogênicas

Estela Azeka
Maria Angélica Binotto
Nana Miura

PONTOS-CHAVE

- As cardiopatias congênitas englobam um amplo espectro de anomalias e podem ser divididas didaticamente, do ponto de vista fisiopatológico, em dois grandes grupos: cardiopatias congênitas acianogênicas e cianogênicas.
- Este capítulo aborda as cardiopatias congênitas acianogênicas mais frequentes, enfatizando os aspectos clínicos, diagnósticos e tratamento.

Introdução

As cardiopatias congênitas resultam da embriogênese patológica do sistema cardiovascular. Estima-se que a incidência da doença cardíaca congênita seja ao redor de 8 em 1.000 recém-nascidos vivos.[1] Vários fatores genéticos e ambientais têm sido envolvidos na etiopatogenia das cardiopatias congênitas. Fatores extrínsecos, como as doenças maternas (lúpus eritematoso sistêmico, diabetes, epilepsia), infecções (rubéola e outras viroses) e o uso de drogas (álcool, hidantoína, trimetadiona, talidomida, ácido retinoico, lítio) podem também estar implicados na patogênese destas anomalias, embora a etiologia da maioria destes defeitos não seja completamente esclarecida.[1]

Embora as cardiopatias congênitas possam ser classificadas de diversas maneiras, uma classificação útil clinicamente é baseada na presença ou ausência de cianose e na vascularidade pulmonar (aumentada, normal ou reduzida). As cardiopatias acianogênicas, podem ser subdivididas, do ponto de vista clínico e anatomofuncional, em:

- Cardiopatias com desvio do fluxo do sangue da esquerda para direita, podendo causar hiperfluxo pulmonar (comunicação interatrial, interventricular, persistência do canal arterial, janela aortopulmonar e defeito do septo atrioventricular).
- Lesões obstrutivas esquerdas, representadas por estenose aórtica, coarctação de aorta e estenose mitral congênita.
- Lesões obstrutivas direitas, das quais a estenose pulmonar é a lesão mais expressiva deste grupo.

Desvio de fluxo esquerda-direita

Nestes defeitos, ocorre uma comunicação que permite que parte do sangue oxigenado proveniente do retorno venoso pulmonar retorne aos pulmões ao invés de ser direcionado para a circulação sistêmica. Pode ocorrer em nível atrial, ventricular ou aórtico.

Comunicação interatrial

A direção e a magnitude do fluxo através da CIA são determinadas pelo tamanho do defeito e pelas pressões atriais relativas, que, por sua vez, são dependentes da complacência do ventrículo esquerdo em relação ao direito. O fluxo através do defeito ocorre tanto na sístole como na diástole, com predomínio na última. Na maioria dos pacientes o fluxo é predominantemente da esquerda para a direita, podendo haver fluxo transitório da direita para a esquerda. Ao nascimento, a resistência vascular pulmonar é alta e a complacência ventricular direita é baixa. Gradualmente, a resistência vascular pulmonar diminui e a complacência do ventrículo direito aumenta, permitindo maior fluxo da esquerda para a direita. Com o passar do tempo, a complacência do ventrículo esquerdo diminui, há elevação da pressão diastólica do ventrículo esquerdo e média do átrio esquerdo, bem como aumento do fluxo da esquerda para a direita, resultando, assim, em sobrecarga de volume para as câmaras direitas. Uma elevação discreta da pressão da artéria pulmonar é comum em pacientes jovens com comunicações grandes e o desenvolvimento de doença vascular pulmonar é raro.[2]

Do ponto de vista anatômico, as CIA são divididas em quatro tipos: *ostium secundum, ostium primum,* seio venoso e defeitos do seio coronariano. O defeito tipo *ostium secundum* é localizado na fossa oval e é o mais frequente, correspondendo a três quartos das CIA. O defeito tipo *ostium primum* constitui-se na comunicação localizada entre a margem anteroinferior da fossa oval e as valvas atrioventriculares, sendo uma variante do defeito do septo atrioventricular. Os defeitos tipo seio venoso superior ocorrem na junção da veia cava superior, permitindo a comunicação entre essa e uma ou mais veias pulmonares direitas. O defeito tipo seio venoso inferior situa-se logo acima da junção da veia cava inferior com o átrio direito. Os defeitos do seio coronariano são mais raros e resultam de deficiência parcial ou completa do tecido que separa o seio coronariano do átrio esquerdo, permitindo a comunicação desta cavidade com o orifício do seio coronariano no átrio direito.[3]

Defeitos tipo seio venoso ou *ostium primum* geralmente apresentam um shunt significativo, não diminuem em tamanho e necessitam de fechamento cirúrgico. A história natural dos defeitos tipo *ostium secundum* é variável. A maioria dos pacientes mantém-se assintomática na infância. Raramente lactentes com uma CIA isolada apresentam-se com sinais e sintomas de insuficiência cardíaca e necessitam de intervenção na infância. Nesses casos, é prudente pesquisar outros defeitos associados. Em geral, o fechamento espontâneo de defeitos *ostium secundum* pequenos pode ocorrer dentro do primeiro ano de vida. Defeitos que não fecham podem reduzir ou aumentar seu tamanho com o tempo.[3] Muitos pacientes com CIA moderada não apresentam sintomas durante muitos anos. A presença de sintomas correlaciona-se com o aumento progressivo do desvio de sangue da esquerda para a direita ao longo dos anos. Já na idade adulta, a maioria dos pacientes com uma CIA grande apresenta sintomas de cansaço aos esforços, palpitações e, eventualmente, manifestações de tromboembolismo. A capacidade ao exercício e o consumo máximo de oxigênio geralmente estão reduzidos em adultos com CIA não corrigida. O aumento discreto da pressão arterial pulmonar é comum em pacientes jovens com CIA grande. Alguns pacientes, em geral mulheres, podem desenvolver gradualmente hipertensão arterial pulmonar e sinais de insuficiência cardíaca direita. A gestação é geralmente bem tolerada, embora haja um risco pequeno de arritmias, insuficiência cardíaca e embolia paradoxal.[3]

Na propedêutica cardiovascular, podem-se observar impulsões sistólicas na borda esternal esquerda no precórdio por dilatação do ventrículo direito. A segunda bulha geralmente apresenta desdobramento amplo e fixo, pelo aumento do volume ejetado pelo ventrículo direito, ocorrendo atraso do componente pulmonar. Geralmente ausculta-se um sopro sistólico ejetivo grau II/6 na área pulmonar, secundário ao fluxo aumentado pela valva pulmonar. Um ruflar mesodiastólico resultante do aumento do fluxo através da valva tricúspide pode ser audível na área tricúspide. Sopro holossistólico na área mitral pode indicar a presença de CIA *ostium primum* dentro do espectro do defeito do septo atrioventricular parcial ou, ainda, prolapso da valva mitral. Em pacientes com desenvolvimento de hipertensão pulmonar importante ocorre diminuição do fluxo da esquerda para a direita pela CIA. O desdobramento da segunda bulha desaparece, o componente pulmonar da segunda bulha (P2) torna-se hiperfonético, o sopro sistólico pulmonar diminui e o sopro diastólico tricúspide desaparece.

Em relação aos exames diagnósticos complementares, o eletrocardiograma permite avaliar o ritmo na criança e é, na maioria das vezes, sinusal. Já em adultos, pode haver fibrilação atrial ou *flutter*. Em defeitos do tipo seio venoso superior, o ritmo pode ser ectópico atrial baixo. O intervalo PR pode estar prolongado, podendo haver bloqueio atrioventricular de primeiro grau. A onda P pode estar apiculada por aumento do átrio direito. Na maioria dos pacientes com CIA com repercussão hemodinâmica, o eixo do QRS no plano frontal encontra-se no quadrante inferior direito. O QRS em V1 apresenta um padrão de bloqueio incompleto de ramo direito, secundário à sobrecarga de volume do ventrículo direito (Figura 1). A presença de desvio do eixo para a esquerda é sugestiva de CIA *ostium primum,* como parte do defeito do septo atrioventricular parcial. A radiografia de tórax pode revelar cardiomegalia por aumento das câmaras direitas, dilatação da artéria pulmonar e aumento da trama vascular pulmonar, com o botão aórtico pouco proeminente (Figura 2).

O ecocardiograma com Doppler colorido transtorácico geralmente é o único exame de imagem necessário para a definição diagnóstica, particularmente em crianças. Esse método diagnóstico permite definição do tamanho, da localização e da repercussão do defeito (Figura 3). A pressão sistólica do ventrículo direito e a pressão média da artéria pulmonar podem ser estimadas, respectivamente, pelas velocidades dos jatos de insuficiência tricúspide e insuficiência pulmonar. O ecocardiograma transesofágico (ETE) está indicado quando a janela acústica transtorácica for limitada, especialmente em adultos, quando se considera a possibilidade de fechamento percutâneo. Nesta situação, além da definição precisa do tamanho e da localização do defeito, avalia-se o tamanho das bordas, os defeitos associados e a conexão venosa pulmonar. Em adultos, recomenda-se a angiotomografia computadorizada e/ou a ressonância magnética cardíaca para avaliar as conexões venosas pulmonares quando não claramente definidas pela ecocardiografia.[4] O cateterismo cardíaco raramente realizado com objetivo diagnóstico, com exceção de pacientes adultos com suspeita de doença coronariana e aqueles com hipertensão pulmonar. Em geral, o cateterismo é indicado para fechamento percutâneo do defeito.

Em relação ao tratamento, o fechamento da CIA (pelo cateterismo ou cirurgia) está indicado em pacientes sintomáticos ou não, quando há sobrecarga de volume de câmaras direitas, com uma relação $Qp/Qs \geq 1{,}5/1$, sem cianose em repouso ou ao esforço, desde que a pressão sistólica na artéria pulmonar seja menor que 50% da sistêmica e a resistência vascular pulmonar menor que um terço da sistêmica.[4] Embora não haja um limite inferior de idade para o fechamento do defeito, em geral, crianças assintomáticas com CIA com repercussão hemodinâmica são encaminhadas para o procedimento entre 3 e 5 anos de idade.

Por outro lado, o fechamento do defeito não está indicado quando a pressão sistólica na artéria pulmonar e/ou a resistência vascular pulmonar for maior que dois terços da sistêmica, assim como quando há desvio de sangue da direita

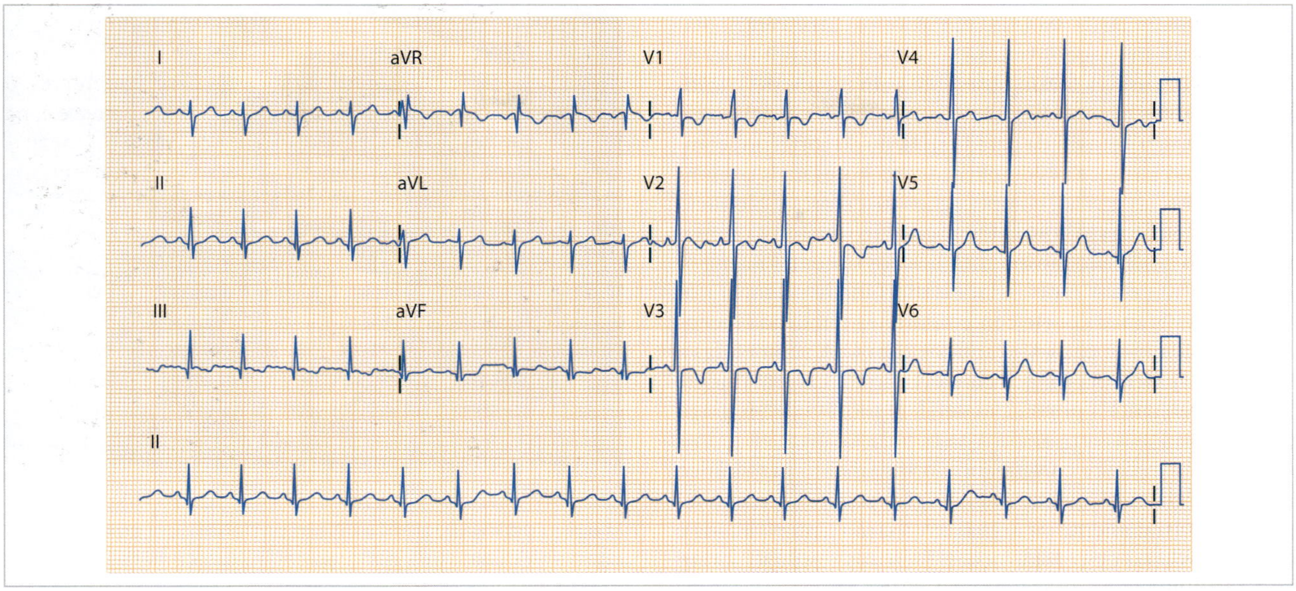

FIGURA 1

Eletrocardiograma de paciente portador de comunicação interatrial, sugestivo de sobrecarga ventricular direita.

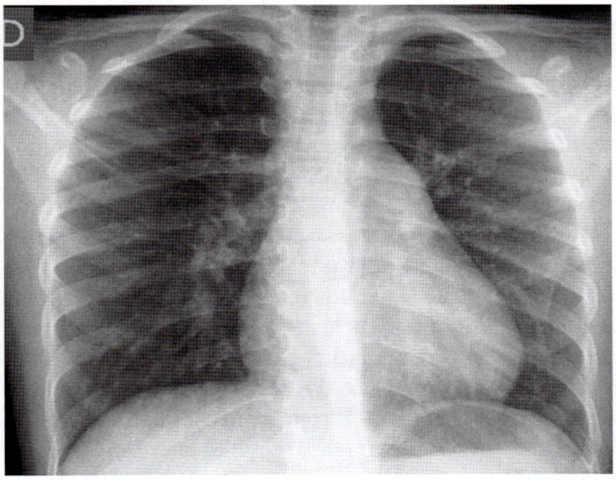

FIGURA 2

Radiografia de toráx em posição anteroposterior de paciente portador de comunicação interatrial, mostrando cardiomegalia às custas de câmaras direitas, abaulamento do arco médio e trama vascular pulmonar aumentada.

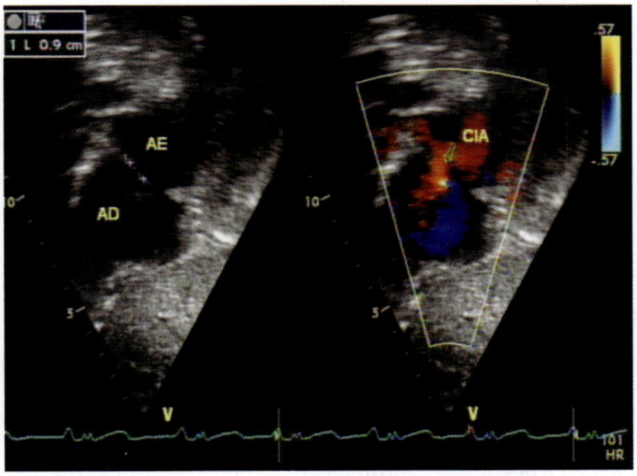

FIGURA 3

Imagem ecocardiográfica de um paciente com comunicação interatrial (CIA), corte subcostal, demonstrando uma CIA *ostium secundum* com fluxo da esquerda para a direita.

para a esquerda em repouso. Defeitos do tipo seio venoso, *ostium primum* e seio coronariano são corrigidos pelo procedimento cirúrgico. Defeitos do tipo *ostium secundum* podem ser tratados por cirurgia ou pelo cateterismo intervencionista, por meio do implante de uma prótese. Esta forma de intervenção pode não ser possível em crianças pequenas e em defeitos *ostium secundum* muito grandes. Os resultados do tratamento cirúrgico da CIA *ostium secundum* apresentam mortalidade próxima de zero quando há defeitos isolados e baixíssima morbidade. Quando operados antes dos 25 anos de idade, os pacientes apresentam curva de sobrevida semelhante à da população geral.[5] O fechamento percutâneo da CIA *ostium secundum* tornou-se o tratamento de escolha em muitos serviços quando possível (diâmetro estirado < 38-40 mm e bordas de pelo menos 5 mm, exceto em direção à aorta); são considerados seguros e apresentam elevadas taxas de sucesso (acima de 95%). São contraindicações relativas a este método defeitos maiores que 38-40 mm, bordas inadequadas e interferência da prótese com as valvas atrioventriculares ou com a drenagem venosa sistêmica ou pulmonar. As complicações graves foram observadas em menos de 1% dos procedimentos e incluem embolização da prótese, tamponamento cardíaco e erosão da parede atrial ou da aorta, no acompanhamento tardio, e as complicações menores mais comuns foram arritmias atriais, complicações vasculares e bloqueio atrioventricular transitório.[3] O prognóstico evolutivo após o tratamento do defeito mostra melhora dos sintomas na maioria dos pacientes. A mortalidade e morbidade perioperatória em uma grande coorte contemporânea publicada recentemente incluindo pacientes adultos com CIA submetidas a oclusão por cirurgia ou por cateterismo foi extremamente baixa, semelhante à população geral. A sobrevida em longo prazo foi também comparável à da população geral.[5] Em uma meta análise recente comparando o tratamento percutâneo e por cirurgia mostrou que a abordagem pelo cateterismo foi superior ao tratamento cirúrgico em relação à mortalidade e ao número total de complicações. Defeitos residuais foram mais frequentes com o tratamento intervencionista. Não houve diferenças quanto à necessidade de reintervenção.[6] Crianças apresentam melhora do crescimento somático e redução das dimensões das câmaras direitas no período entre 1 e 2 anos.[3]

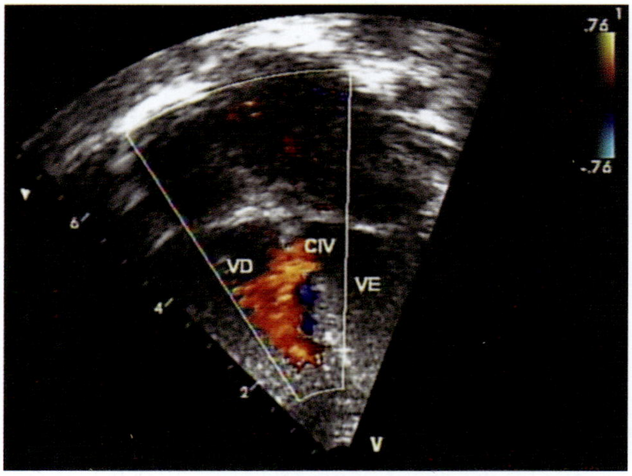

FIGURA 4
Imagem ecocardiográfica de um paciente com comunicação interventricular (CIV), corte apical quatro câmaras, demonstrando uma CIV com fluxo da esquerda para a direita.

Comunicação interventricular (CIV)

A comunicação interventricular isolada é a cardiopatia congênita mais comum, correspondendo a cerca de 20% de todas as cardiopatias congênitas.[2] Do ponto de vista de anatomia e fisiopatologia, as CIV são classificadas de acordo com suas margens e localização. A CIV perimembranosa é a mais frequente (80%), adjacente ao septo membranoso, localizada atrás do folheto septal da valva tricúspide e logo abaixo da valva aórtica. Frequentemente possui extensão para a via de entrada, região trabecular ou via de saída. A CIV muscular é completamente margeada por músculo e pode se localizar em qualquer porção do septo muscular. A CIV subarterial ou duplamente relacionada é situada no septo de saída e margeada pela continuidade fibrosa das valvas aórtica e pulmonar (Figura 4).

A magnitude do desvio de sangue pelo defeito depende do tamanho da comunicação e da relação entre as resistências vascular pulmonar e sistêmica. Assim, se a CIV é pequena, restritiva, a resistência ao fluxo é determinada pelo defeito propriamente dito, limitando o desvio de sangue da esquerda para a direita, mesmo na presença de baixos níveis de resistência vascular pulmonar. No entanto, quando a CIV é grande, não restritiva e há baixa resistência vascular pulmonar, ocorre grande desvio de sangue da esquerda para a direita pelo defeito. Com a elevação da resistência vascular pulmonar na presença de grande comunicação, o desvio de sangue pode ser mínimo. Nos casos em que a resistência vascular pulmonar excede a sistêmica, o desvio de sangue ocorre da direita para a esquerda, independentemente do tamanho do defeito. Uma vez que o volume sistólico do ventrículo esquerdo está reduzido proporcionalmente ao volume do desvio de sangue pela CIV, ocorre aumento compensatório do volume intravascular, de forma a manter a pressão diastólica final e o débito sistólico do ventrículo esquerdo. Isso resulta em sobrecarga de volume para o ventrículo esquerdo, que, por sua vez, eleva as pressões do átrio esquerdo e pode causar congestão venosa pulmonar em repouso ou durante o exercício. Por outro lado, na presença de CIV grande, não restritiva, os ventrículos funcionam como uma câmara comum e a pressão sistólica da artéria pulmonar se equaliza à pressão sistólica na aorta.[2]

Durante a vida intrauterina, a CIV, mesmo grande, não apresenta repercussão, em razão da resistência vascular pulmonar elevada. Após o nascimento, com a queda da resistência vascular pulmonar, ocorre desvio de sangue da esquerda para direita, causando hiperfluxo pulmonar que se manifesta em torno de 2 a 3 semanas de vida. Por outro lado, pequenas comunicações apresentam-se com sopro cardíaco nas primeiras semanas de vida, assim que ocorre a queda da resistência vascular pulmonar. Como o desvio de sangue da esquerda para a direita é pequeno, não se observam sintomas, permitindo o desenvolvimento normal da criança. Pode haver fechamento espontâneo do defeito no primeiro ano de vida.

Também pode haver desenvolvimento tardio de obstruções nas vias de saída aórtica e pulmonar. Comunicações moderadas resultam em dilatação de câmaras esquerdas as raramente levam a aumento expressivo da resistência vascular pulmonar. Pacientes com CIV grandes desenvolvem sintomas de insuficiência cardíaca congestiva a partir das primeiras semanas de vida. Apresentam-se com dificuldade para mamar, taquidispneia, taquicardia, sudorese e baixo ganho ponderal. Esses pacientes podem evoluir com episódios de chiado e pneumonias recorrentes. A evolução desses pacientes, se não ocorre o tratamento do defeito, é o desenvolvimento de doença vascular pulmonar, com aumento progressivo da resistência vascular pulmonar e redução do fluxo pela CIV.

Quando a resistência vascular pulmonar exceder a sistêmica, há inversão do desvio de sangue, que passa a ser da direita para a esquerda, com o aparecimento de cianose. Nesta situação, o fechamento do defeito levaria à falência ventricular direita aguda, baixo débito cardíaco e até ao óbito. Assim, pacientes em evolução natural que desenvolveram a síndrome de Eisenmenger acabam apresentando expectativa de vida maior quando o defeito é mantido aberto.

Adultos com CIV pequena, com pressão arterial pulmonar normal, devem ser acompanhados pelo risco de endocardite.[7] Além disso, outras complicações podem comprometer a evolução tardia destes pacientes, incluindo o desenvolvimento de uma banda anômala no ventrículo direito, dilatação da raiz da aorta, dilatação e disfunção ventricular esquerda, sistólica e diastólica e redução da capacidade funcional.[8,9] Pacientes com CIV subarterial (supracristal) podem desenvolver insuficiência aórtica progressiva por prolapso de uma das válvulas, embora estudo recente tenha demonstrado um risco menor que o esperado de progressão da insuficiência aórtica. O desenvolvimento de aneurisma do seio de valsalva foi mais comum nesta população. Este estudo também indicou que a correção cirúrgica não impediu o desenvolvimento destas complicações, questionando a indicação cirúrgica profilática nestes casos.[10]

O eletrocardiograma na presença de CIV grande revela geralmente sinais de aumento do átrio esquerdo e sobrecarga biventricular. Quando há aumento importante da resistência vascular pulmonar, desaparecem os sinais de sobrecarga de câmaras esquerdas e predomina hipertrofia do ventrículo direito. A radiografia do tórax pode mostrar aumento da área cardíaca, da vascularidade pulmonar e a artéria pulmonar proeminente em pacientes com CIV moderada e grande. O ecocardiograma permite a definição anatômica do defeito e a avaliação do grau de repercussão hemodinâmica. São informações fundamentais o número, a localização e o tamanho dos defeitos, dimensões das cavidades cardíacas, direção do desvio de sangue e estimativa das pressões pulmonares. Também devem ser avaliadas a presença de insuficiência aórtica, particularmente nas CIV subarteriais e perimembranosas de via de saída. Deve-se excluir a associação com banda anômala de ventrículo direito. O cateterismo cardíaco está indicado para a avaliação da resistência vascular pulmonar quando necessário.

Em relação ao tratamento, crianças assintomáticas com CIV pequenas são acompanhadas clinicamente com orientação de profilaxia para endocardite bacteriana. CIV moderada geralmente são corrigidas além do primeiro ano de vida na presença de sobrecarga de volume de câmaras esquerdas. Lactentes que apresentam uma CIV grande que desenvolvem sinais de insuficiência cardíaca congestiva podem ser tratados com medidas anticongestivas, por curto período de tempo. Os sintomas podem melhorar nesses pacientes e pode haver redução do tamanho do defeito. No entanto, intervenção precoce e imediata é recomendada quando o paciente não responde às medidas clínicas, idealmente dentro dos primeiros 6 meses de vida. Pacientes maiores, sintomáticos ou não, com evidências de sobrecarga de volume de câmaras esquerdas, sem sinais de doença vascular pulmonar severa, apresentam indicação de fechamento do defeito. Também se indica a correção do defeito em pacientes que apresentaram endocardite infecciosa e aqueles com prolapso de uma válvula da valva aórtica, causando insuficiência aórtica progressiva.[11] Quando indicado, o fechamento cirúrgico do defeito é o tratamento padrão na maioria dos pacientes. Fechamento percutâneo é factível em casos selecionados.[12] O risco de complicações é comparável aos da cirurgia. Para crianças menores, uma abordagem híbrida do defeito pode ser considerada.[11] A oclusão do defeito não está indicada na presença da síndrome de Eisenmenger e queda da saturação de oxigênio induzida pelo exercício.[4]

Persistência do canal arterial (PCA)

O canal arterial é uma estrutura tubular arterial conectando a aorta e a artéria pulmonar esquerda proximal, sendo essencial na circulação fetal. Denomina-se persistência do canal arterial (PCA) quando essa estrutura se mantém persistente após o período de fechamento esperado pós-natal. É defeito comum, mas sua incidência varia em diferentes estudos, dependendo da idade cronológica e da idade gestacional dos pacientes incluídos. A PCA do recém-nascido pré-termo não será abordada neste capítulo. O canal arterial persistente pode variar no formato e nas dimensões. O padrão mais frequente é a presença de estreitamento na extremidade pulmonar do canal (cerca de dois terços dos casos). O estreitamento pode ser na extremidade aórtica e, menos frequentemente, em ambas as extremidades. Pode também não haver nenhum estreitamento do lúmen e, ainda, padrões mais bizarros. Da mesma forma que em pacientes com CIV, a direção e a magnitude do desvio de sangue dependem do tamanho do canal e das resistências relativas ao fluxo na circulação pulmonar e sistêmica. Nos canais pequenos, a maior resistência ao fluxo ocorre no canal propriamente dito. Nos canais grandes, ocorre aumento do volume diastólico final do ventrículo esquerdo para a manutenção do volume sistólico, havendo sobrecarga de volume das câmaras esquerdas. O fluxo da aorta para a artéria pulmonar ocorre tanto na sístole quanto na diástole. Em canais moderados ou grandes, há elevação da pressão pulmonar. Pacientes portadores de PCA moderada a grande apresentam sintomas de insuficiência cardíaca congestiva e a evolução é semelhante à da CIV com repercussão hemodinâmica. Ao exame físico, os pulsos são amplos e a pressão arterial é divergente, com a pressão diastólica baixa, pelo desvio de fluxo para a artéria pulmonar. O precórdio é hiperdinâmico e o *ictus* é impulsivo por dilatação do ventrículo esquerdo. Pode ocorrer frêmito sistólico palpável na borda esternal esquerda alta. A segunda bulha pode estar hiperfonética e terceira bulha é frequentemente audível na área mitral. Ausculta-se sopro contínuo rude que se estende na diástole. Em canais muito grandes, o sopro é predominantemente sistólico estendendo-se até o terço inicial da diástole. Também pode haver sopro diastólico na área mitral. Os pacientes que não são submetidos ao tratamento cirúrgico do defeito podem evoluir para síndrome de Eisenmenger. À medida que a resistência vascular pulmonar se eleva, ocorre inversão do desvio de sangue, que passa a ser da direita para a esquerda. Dessa forma, a aorta proximal recebe sangue com oxigenação plena e a aorta pós-ductal recebe mistura do sangue proveniente dos ventrículos esquerdo e direito. Assim, há saturação de oxigênio normal nos membros superiores e diminuída nos membros inferiores, caracterizando a cianose diferencial. Os canais pequenos não causam sintomas, mas apresentam risco de endarterite infecciosa.

O eletrocardiograma na PCA grande apresenta sinais de sobrecarga ventricular esquerda, com ondas Q profundas e R altas nas derivações DII, DIII, aVF e nas precordiais esquerdas V5 e V6. A radiografia do tórax mostra aumento da área cardíaca à custa de câmaras esquerdas, aumento da vascularidade pulmonar e artéria pulmonar proeminente em pacientes com canais moderados/grandes. O ecocardiograma demonstra aumento das dimensões do átrio e ventrículo esquerdos, presença de hipertrofia, e as dimensões da PCA. A avaliação pelo Doppler demonstra padrão, direção e velocidade de fluxo pelo canal, bem como permite estimar as pressões pulmonares.

A oclusão percutânea é o tratamento de escolha além do período neonatal. A oclusão percutânea com *coils* é a técnica indicada para todas as crianças com PCA menor que 3 mm de diâmetro. Para canais maiores, estão disponíveis próteses específicas. A taxa de oclusão é alta (97 a 100%) após um ano de acompanhamento.[11,13,14] PCA com sopro contínuo audível e desvio discreto, sem dilatação de câmaras e pressão pulmonar normal, também tem indicação de oclusão, geralmente além do primeiro ano de vida. Nos casos que apresentam sinais de insuficiência cardíaca a oclusão está indicada ao diagnóstico.[11] Há controvérsias quanto à indicação de oclusão de canais pequenos, sem sopro contínuo audível (PCA silencioso).[11,13] Pacientes com hipertensão pulmonar necessitam de análise criteriosa quanto à indicação ou não de intervenção. A oclusão não está indicada em pacientes com hipertensão arterial pulmonar severa associada a desvio de sangue bidirecional ou da direita para a esquerda, não responsivos à terapêutica vasodilatadora.[13]

Defeito do septo atrioventricular

O termo defeito do septo atrioventricular (DSAV) inclui um espectro de malformações cardíacas congênitas caracterizadas por uma junção atrioventricular comum e deficiência do septo atrioventricular. A incidência estimada é entre 0,24/1.000 nascidos vivos e 0,31/1.000 nascidos vivos.[15] Há três padrões genéticos diferentes descritos no DSAV: associado à síndrome de Down; traço autossômico dominante (não associado ao cromossomo 21) e na forma isolada. A característica morfológica essencial do DSAV é uma junção atrioventricular comum. A Tabela 1 resume as características morfológicas comuns a todos os defeitos, independentemente do tipo. A valva atrioventricular comum tem cinco folhetos, e os folhetos ponte superior e inferior ocupam os dois ventrículos. As características anatômicas variáveis são a morfologia da valva atrioventricular (um ou dois orifícios, duplo orifício da valva AV esquerda), o potencial anatômico para a passagem de fluxo através do defeito (atrial, ventricular ou ambos) e o balanceamento das câmaras ventriculares (ventrículo esquerdo dominante com hipoplasia do direito e vice-versa).

TABELA 1 Características morfológicas comuns do defeito do septo atrioventricular

1. Junção atrioventricular comum
2. Aorta anteriorizada e não encaixada
3. Ausência do septo atrioventricular (AV) muscular (valvas AV no mesmo plano)
4. Desproporção da via de entrada/via de saída (via de saída do VE alongada)
5. Valva AV esquerda trifoliada suportada por músculos papilares dispostos em posição anteroposterior
6. Configuração anormal das valvas AV
7. Estreitamento da via de saída subaórtica

TABELA 2 Principais defeitos associados ao defeito do septo atrioventricular

Tetralogia de Fallot
Estenose subaórtica
Isomerismos atriais
Coartação da aorta
Hipoplasia ventricular

A fisiopatologia nos pacientes com um defeito parcial, com desvio de sangue isolado em nível atrial é semelhante à de uma CIA com repercussão hemodinâmica, resultando em sobrecarga de volume das câmaras direitas e hiperfluxo pulmonar. O aparecimento de sobrecarga de volume das câmaras esquerdas depende do grau de insuficiência da valva atrioventricular. Nos pacientes com a forma total, o fluxo de sangue da esquerda para a direita ocorre tanto pela CIA *ostium primum* quanto pela CIV não restritiva, causando dilatação das câmaras esquerdas precoce e maior grau de hipertensão pulmonar.

O quadro clínico e a evolução do DSAV dependem da forma do defeito e dos defeitos associados. Pacientes com CIA *ostium primum* isolada ou com uma CIV pequena têm uma evolução semelhante à da CIA grande, geralmente permanecendo assintomáticos na infância e desenvolvendo sintomas a partir da 3ª ou 4ª décadas. Lactentes com DSAV total e um grande componente interventricular desenvolvem sintomas de insuficiência cardíaca congestiva após as primeiras semanas de vida, na medida em que a resistência vascular pulmonar cai. A propedêutica cardiovascular pode mostrar impulsões na borda esternal esquerda, desdobramento amplo e fixo da segunda bulha e um sopro sistólico tipo ejeção audível na área pulmonar. Adicionalmente, sopro holossistólico secundário à insuficiência da valva atrioventricular esquerda pode ser audível na área mitral. Pode ocorrer sopro mesodiastólico na borda esternal esquerda baixa e área mitral refletindo grande desvio de sangue. A intensidade do componente pulmonar da segunda bulha aumenta na medida em que a pressão arterial pulmonar se eleva.

O eletrocardiograma na maioria dos pacientes apresenta bloqueio atrioventricular de primeiro grau e desvio do eixo do QRS no plano frontal para a esquerda (superior). O eixo da onda P pode ser superior na presença de isomerismo atrial esquerdo. O bloqueio incompleto do ramo direito reflete sobrecarga de volume do ventrículo direito. Na presença de insuficiência importante da valva atrioventricular esquerda, há sinais de sobrecarga de câmaras esquerdas. Adicionalmente, as voltagens nas derivações precordiais podem refletir dominância de um ventrículo em relação ao outro.

Na radiografia do tórax pode ocorrer cardiomegalia por aumento das câmaras direitas e do ventrículo esquerdo, além de aumento da trama vascular pulmonar. Como o jato da insuficiência da valva atrioventricular esquerda é mais direcionado ao átrio direito, predomina a dilatação deste em relação ao esquerdo (Figura 5).

O ecocardiograma possibilita a identificação de todas as características anatômicas do DSAV, permitindo o diagnóstico acurado do defeito e das lesões associadas, além de informações funcionais relevantes para a decisão cirúrgica, como magnitude da insuficiência valvar, direção do desvio de sangue e estimativa da pressão sistólica da artéria pulmonar. A modalidade tridimensional fornece detalhes adicionais sobre a morfologia da valva atrioventricular e o mecanismo da insuficiência valvar. A ecocardiografia transesofágica é utilizada na avaliação intraoperatória para avaliar grau de insuficiência valvar e lesões residuais e, desta forma, reduzir a necessidade de reintervenções (Figura 6). A ressonância magnética cardíaca é o método de imagem que possibilita melhor definição das dimensões do componente ventricular do defeito e da cavidade ventricular em ventrículos limítrofes ou com algum grau de hipoplasia.[15]

O diagnóstico pré-natal do DSAV é possível no corte de quatro câmaras da ultrassonografia obstétrica. No entanto, o espectro do DSAV com diagnóstico intrauterino é bem diferente do diagnosticado após o nascimento. Até 45% dos diagnósticos fetais podem estar associados a síndromes de heterotaxia, particularmente o isomerismo atrial esquerdo.[15]

Lactentes com DSAV e insuficiência cardíaca congestiva têm indicação de correção cirúrgica antes dos 6 meses de vida, para evitar o desenvolvimento de hipertensão arterial pulmonar.[13] O tratamento clínico visa à melhora dos sintomas de insuficiência cardíaca congestiva do paciente para a cirurgia corretiva. Pacientes com sinais clínicos e confirmado por exames complementares de hipertensão pulmonar significativa devem ser avaliados por estudo hemodinâmico, incluindo teste de reatividade pulmonar com vasodilatador pulmonar.

Do ponto de vista evolutivo, todos os pacientes devem ser acompanhados a longo prazo em serviço especializado. Complicações pós-operatórias incluem comunicações residuais, bloqueio atrioventricular total, disfunção residual das valvas atrioventriculares, obstrução na via de saída do ventrículo esquerdo, arritmias atriais e ventriculares. A causa mais frequente de necessidade de nova abordagem operatória é a insuficiência grave da valva atrioventricular esquerda. Profilaxia para endocardite bacteriana é recomendada, uma vez que a maioria dos pacientes apresenta algum grau de insuficiência valvar residual.

Lesões obstrutivas à esquerda

Essas lesões podem estar relacionadas à via de entrada ou à via de saída do ventrículo esquerdo e à aorta, resultando em hipertrofia do ventrículo esquerdo. Entre as malformações que compreendem as lesões obstrutivas da via de entrada do ven-

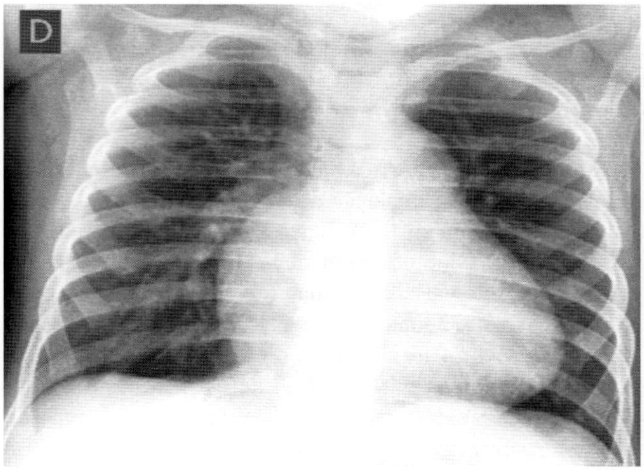

FIGURA 5

Radiografia de tórax de paciente portador de defeito do septo atrioventricular, mostrando cardiomegalia e abaulamento do arco médio e trama vascular pulmonar aumentada.

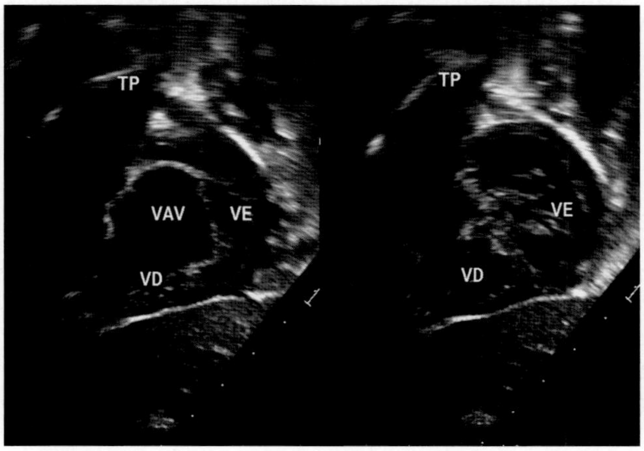

FIGURA 6

Imagem ecocardiográfica de um paciente com defeito do septo atrioventricular, corte subcostal, demonstrando a valva atrioventricular única na sístole e na diástole.

trículo esquerdo, podemos incluir obstrução das veias pulmonares, estenose mitral congênita e o *cor triatriatum*. Essas anomalias podem causar aumento da pressão venosa pulmonar, gradiente diastólico entre o átrio esquerdo e o ventrículo esquerdo, redução do fluxo sanguíneo sistêmico, hipertensão em átrio e ventrículo direito e congestão venosa sistêmica. Em consequência da hipertensão venosa pulmonar, ocorrerá edema pulmonar e redução da perfusão tecidual. Nas obstruções da via de saída ventricular esquerda, a sobrecarga de pressão resulta em hipertrofia concêntrica. Em fase mais avançada, pode haver áreas de fibrose. A hipertrofia ventricular é um importante mecanismo de adaptação, permitindo a manutenção do débito cardíaco em repouso. Entretanto, ao esforço a vasodilatação periférica produzida pelo exercício associado à hipertrofia ventricular resultará na redução do fluxo coronariano, o que pode levar ao desenvolvimento de arritmias cardíacas e síncope.

Estenose aórtica

Obstruções congênitas da via de saída do ventrículo esquerdo correspondem a cerca de 6% das cardiopatias congênitas.[16] Podem ocorrer a nível valvar, subvalvar e supravalvar. A estenose aórtica valvar congênita é mais frequente no sexo masculino, em uma proporção de 4:1. A valva malformada pode ser monocúspide, bicúspide ou tricúspide, tendo ou não o anel hipoplásico. A valva aórtica bicúspide é a malformação cardíaca congênita mais comum e associa-se a estenose valvar congênita ou adquirida. Existe um forte componente genético e parentes de 1º grau tem um risco aumentado de apresentar uma valva bicúspide.[17,18] Essas malformações podem ter um caráter evolutivo durante a vida por mudanças estruturais ocasionadas pela turbulência do sangue e pela possibilidade de calcificação a partir da segunda década de vida. Frequentemente se associa a outras cardiopatias congênitas, como coarctação de aorta, estenose subaórtica, membrana supravalvar mitral, PCA, CIV e aneurisma do seio de Valsalva.[17]

Obstruções importantes da via de saída do ventrículo esquerdo intraútero podem levar a hipertrofia severa, isquemia subendocárdica e fibroelastose endocárdica, limitando o fluxo e o desenvolvimento das estruturas do coração esquerdo, podendo levar a ventrículos de dimensões limítrofes ou mesmo à síndrome da hipoplasia do coração esquerdo.[17]

Fora do período neonatal, o tratamento para alívio da obstrução está indicado em pacientes sintomáticos ou em pacientes assintomáticos com função ventricular esquerda normal e estenose severa, caracterizada por um gradiente sistólico máximo pelo Doppler > 64 mmHg ou médio > 40 mmHg. Tratamento também deve ser considerado em estenoses moderadas com alterações do segmento ST no eletrocardiograma em repouso ou com resposta anormal ao teste de esforço e naqueles com função ventricular esquerda reduzida.[11] O tratamento percutâneo é uma alternativa estabelecida à cirurgia em crianças de todas as idades, com resultados comparáveis. Uma meta-análise recente comparando a valvoplastia por balão e o tratamento cirúrgico da estenose aórtica congênita não indicou diferenças entre a mortalidade hospitalar, a frequência de insuficiência residual moderada ou maior ou na sobrevida em longo prazo. No entanto, a necessidade de reintervenção foi maior no grupo submetido a tratamento percutâneo.[19]

A estenose subvalvar pode ser de tipo membrana por anel fibroso, túnel fibromuscular ou associação de ambos. Pode também ser constituída por inserção anômala de cordas da cúspide anterior da valva mitral, geralmente em combinação com outros defeitos. Geralmente não está presente ao nascimento e pode ser progressiva. O mecanismo fisiopatológico envolve provavelmente um substrato endotelial anormal estimulando proliferação tecidual nesta região por um padrão de fluxo anormal. Nessas situações, e principalmente nas lesões mais próximas da valva aórtica, os folhetos podem se alterar pela lesão do jato sanguíneo que a atinge com velocidade aumentada, levando a insuficiência valvar. Gradientes acima de 50 mmHg estão associados a maior risco de insuficiência aórtica e geralmente são indicativos de tratamento cirúrgico. A lesão por anel fibroso pode recorrer após a ressecção cirúrgica em até metade dos pacientes.[11,17]

A estenose supravalvar ocorre como um estreitamento localizado no nível da junção sinotubular (aspecto de ampulheta) ou envolver a aorta ascendente de forma mais extensa, até o tronco braquiocefálico. É a forma menos frequente de obstrução da via de saída do ventrículo esquerdo. Ocorre em associação com a síndrome de Williams-Beuren, que envolve o gene da elastina, e associa-se muitas vezes a estenoses ou hipoplasia de outros vasos, incluindo a aorta, vasos do pescoço e cabeça, estenoses pulmonares periféricas, estenose de óstio de artérias coronárias. Estes pacientes também apresentam outras alterações, como fácies de duende, atraso do desenvolvimento mental, hipertensão arterial e hipercalcemia por aumento da atividade da vitamina D.

O eletrocardiograma em repouso geralmente apresenta sinais de hipertrofia ventricular esquerda, podendo também mostrar alterações da repolarização ventricular em estenoses moderadas ou acentuadas. O ecocardiograma com Doppler colorido é fundamental na definição anatômica e funcional das obstruções na via de saída do ventrículo esquerdo. A angiotomografia e a ressonância magnética (Figura 7) têm sido utilizadas de rotina para avaliação complementar da aorta e outros vasos.

Aortopatia na valva aórtica bicúspide

Pacientes com valva aórtica bicúspide tem um risco aumentado de desenvolver dilatação da aorta ascendente e de apresentar dissecção da aorta. A dilatação ocorre imediatamente acima da junção sinotubular e, menos frequentemente, na região dos seios de Valsalva. A dilatação é maior quando a valva aórtica é insuficiente. Tratamento cirúrgico está indicado para dimensões da aorta ascendente acima de 55 mm ou 50 mm, quando houver outros fatores de risco associados (história de dissecção da aorta na família ou aumento de mais de 0,5 cm por ano).[17,20]

Coarctação de aorta

A coarctação de aorta caracteriza-se pelo estreitamento situado na região descendente da aorta torácica, abaixo da

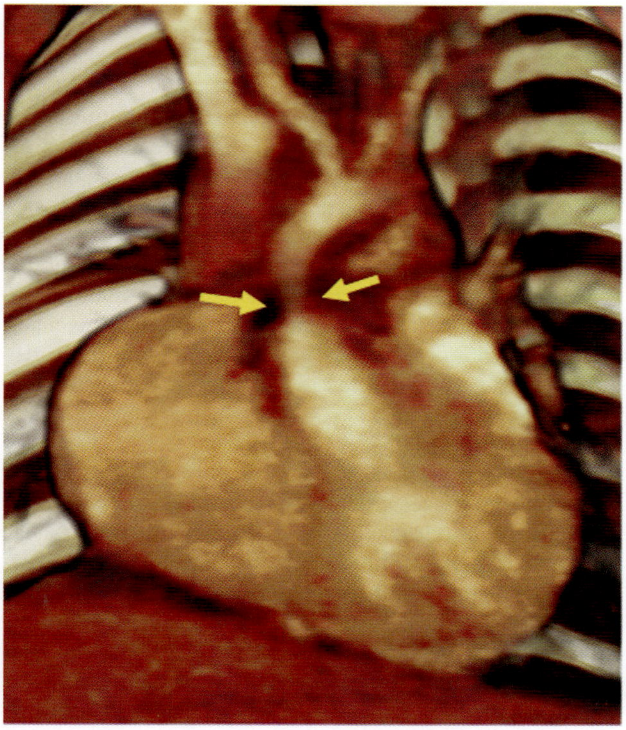

FIGURA 7

Angiotomografia de paciente portador de estenose supravalvar aórtica.

emergência da artéria subclávia esquerda e local de inserção do canal arterial ou ligamento arterioso. Pode ser isolada ou associada a outras anomalias, como valva aórtica bicúspide em 50% dos casos, comunicação interventricular, estenose aórtica valvar, subaórtica, persistência do canal arterial, anomalias da valva mitral e alterações genéticas como a síndrome de Turner. Geralmente de etiologia congênita, a patogênese presumida seria o desenvolvimento anormal do arco aórtico fetal, com espessamento da camada média e hiperplasia da íntima formando anel posterolateral ou presença de tecido ductal reduzindo o lúmen da aorta.[21] A apresentação clínica depende do grau de obstrução e da presença da circulação colateral que se desenvolve entre os territórios pré e pós-coarctação, acarretando hipertensão arterial nos membros superiores e hipotensão nos inferiores.

Manifestações clínicas variam desde crianças assintomáticas até a presença de insuficiência cardíaca congestiva, a maioria em neonatos, e geralmente se instala após as duas primeiras semanas de vida, decorrente da acentuada obstrução, ausência de circulação colateral e do fechamento do canal arterial e do forame oval.

Crianças maiores geralmente são assintomáticas, mas eventualmente podem apresentar tonturas, cefaleia, palpitações, dispneia, *angina pectoris* e fadiga em membros inferiores. O diagnóstico é essencialmente clínico. O exame físico mostra diminuição de amplitude até ausência de pulsos em membros inferiores, contrapondo-se à presença de pulsos amplos em membros superiores. A pressão arterial pode estar elevada nos membros superiores e baixas ou ausentes em membros inferiores. Na semiologia cardiovascular, o *ictus* tende a ser normal ou do tipo muscular, dependendo do grau da obstrução; na ausculta cardíaca observam-se primeira e segunda bulhas mais audíveis em área mitral, estalido protossistólico (dilatação aórtica) em área mitral e na região da borda esternal inferior esquerda, sopro mesotelessistólico, que pode englobar a segunda bulha geralmente na região interescapular vertebral esquerda (local da coarctação) na borda esternal esquerda, no apêndice xifoide e na área mitral. Em adultos, as artérias intercostais responsáveis pela circulação colateral podem ser raramente palpáveis e produzir sopro contínuo suave, principalmente nos espaços intercostais superiores.

Na radiografia de tórax, a área cardíaca pode ser normal, ou apresentar aumento do contorno ventricular esquerdo, sugerindo sobrecarga dessa câmara ou ainda, acentuada cardiomegalia, quando a manifestação é de insuficiência cardíaca em neonatos e lactentes. A aorta é dilatada na sua porção ascendente e croça. Não raramente, observa-se abaixo da croça, em posição posteroanterior, uma incisura correspondente ao local da obstrução, com imagem simulando o algarismo 3. O esofagograma revela duas impressões, o chamado "sinal do três invertido", relacionadas às regiões dilatadas pré e pós-coarctação. Na presença de grande desenvolvimento das artérias intercostais, na borda inferior das costelas aparecem sinais de corrosão (sinal de Roesler), que indicam acentuadas coarctação e raramente encontrados na atualidade.[22] O ECG pode apresentar padrão morfológico de sobrecarga ventricular direta com alterações de repolarização ventricular em neonatos e lactentes jovens. Em crianças maiores, o achado morfológico mais frequente é de sobrecarga ventricular esquerda podendo também ser normal.

O ecocardiograma confirma o diagnostico clínico e fornece informações a respeito da valva aórtica, da morfologia e função das câmaras cardíacas e lesões associadas. O mapeamento com Doppler pode estimar a gravidade da coarctação no local e através da redução do fluxo na aorta descendente e abdominal, com diminuição da velocidade de pico e aumento do tempo de aceleração, determinar gradiente no local da coarctação, avaliação do fluxo do canal arterial, vias de entrada e saída ventricular esquerda, morfologia da valva aórtica, função biventricular e outras anomalias cardíacas associadas.[23] Angiotomografia e ressonância (Figura 8) são exames não invasivos frequentemente utilizados para complementar o diagnóstico, delineando a anatomia com precisão, especialmente em adultos.[4] RM cerebral pode ser realizada para pesquisa de aneurismas intracranianos, que podem ocorrer em pacientes com coarctação da aorta.[4,24] Monitorização ambulatorial da pressão arterial e teste ergométrico são exames importantes na avaliação de pacientes adultos antes do tratamento e no acompanhamento tardio.[4] Cateterismo cardíaco está indicado para o tratamento da coarctação de aorta com aortoplastia pelo cateter-balão e colocação de *stent*.

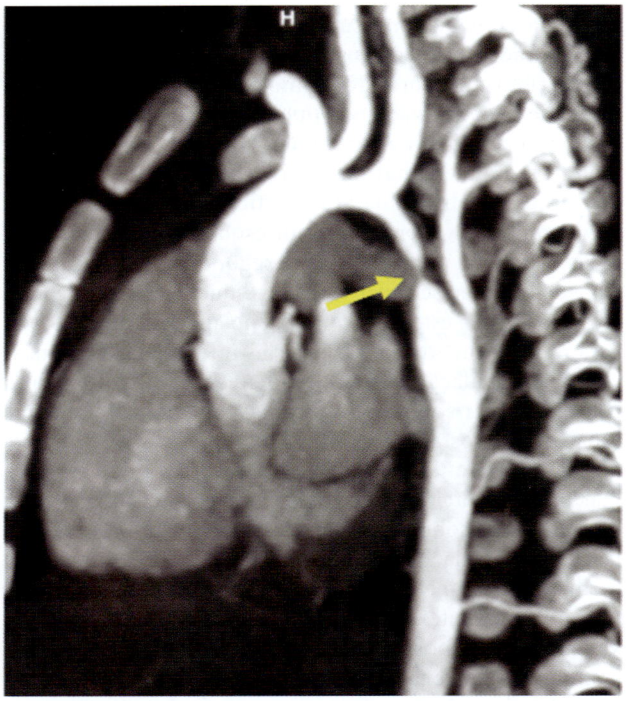

FIGURA 8

Angiotomografia de paciente portador de coarctação de aorta, mostrando o estreitamento localizado e hipoplasia da região ístmica.

O tratamento deve ser indicado quando o gradiente de pressão sistólica no local da coarctação for > 20 mmHg, ou mesmo em gradientes menores, se houver hipertensão arterial em repouso ou ao exercício e uma redução significativa do diâmetro da aorta no local da coarctação.[11] Tratamento cirúrgico ou dilatação percutânea com implante de *stent* é recomendado para adultos com hipertensão arterial e coarctação da aorta significativa, nativa ou recorrente.[4] Nestes casos, a correção cirúrgica é indicada quando não for possível o tratamento percutâneo, como em pacientes com coarctação segmentar, extensa, com necessidade de interposição de enxertos extra-anatômicos.

Estenose mitral congênita

Anomalias congênitas da valva mitral isoladas são raras e geralmente estão associadas à síndrome de Shone, que compreende outras lesões, como valva mitral em paraquedas, membrana supravalvar mitral, estenose subaórtica e coarctação de aorta. O quadro clínico dependerá da magnitude das lesões. Geralmente a criança apresenta-se com hipodesenvolvimento ponderoestatural, cansaço, taquidispneia, sinais de hipertensão pulmonar e ICC. Ao exame físico, observa-se tiragem intercostal e, na ausculta cardíaca, a primeira bulha é normal ou hiperfonética na área mitral com estalido de abertura da mitral, sopro diastólico em ruflar com esforço pré-sistólico e segunda bulha hiperfonética com desdobramento curto pela presença de hipertensão pulmonar. Quando a estenose mitral é parte integrante de síndromes, geralmente não se manifesta por sopro diastólico, sendo mascarada por outros defeitos associados.

O eletrocardiograma geralmente mostra ritmo sinusal, sobrecarga do átrio esquerdo e hipertrofia do ventrículo direito, na maioria dos pacientes. Na radiografia de tórax nota-se cardiomegalia com aumento de átrio esquerdo e da trama vascular pulmonar, principalmente na região hilar e em lobos superiores, além de linha B de Kerley, em crianças maiores. A ecocardiografia é essencial para a definição anatômica e funcional das lesões. A indicação cirúrgica deve ser avaliada caso a caso, considerando-se a gravidade da repercussão, idade do paciente e possibilidade de abordagem conservadora.

Lesões obstrutivas à direita

A repercussão das lesões obstrutivas direitas está relacionada com a magnitude da obstrução ao fluxo pulmonar. Na lesão acentuada, causará hipertensão sistólica no ventrículo direito (VD) e gradiente de pressão na via de saída do VD. Na vida fetal, a obstrução aumenta a pós-carga do VD e resulta em hipertrofia e hiperplasia, ocorrendo acréscimo do fluxo direita-esquerda pelo forame oval, podendo comprometer o desenvolvimento da valva tricúspide. Caso a obstrução seja discreta, a circulação fetal será normal. No neonato com obstrução acentuada, o fluxo sanguíneo pulmonar depende do canal arterial com aumento do fluxo direita para esquerda pelo forame oval.[25] Do ponto de vista anatômico, a obstrução pode ser valvar, subvalvar, supravalvar e no tronco pulmonar e ramos.

A lesão mais comum é a valvar, com estenose anulovalvar de graus variados, geralmente três folhetos normais e fusão comissural e espessamento fibroso. A valva pulmonar displásica pode estar associada às síndromes de Noonan e LEOPARD. Estenose pulmonar subvalvar causando obstrução na região infundibular raramente ocorre como defeito isolado; a lesão está muito associada à tetralogia de Fallot ou a estenose pode estar localizada na região média com banda muscular anômala, dividindo o ventrículo direito em câmara inferior na via de entrada e porção trabecular com alta pressão e uma câmara superior incluindo porção trabecular e infundíbulo com baixa pressão, formando a dupla câmara de ventrículo direito. A estenose supravalvar, quando localizada acima do nível do anel, tronco e ramos pulmonares é mais rara e pode incluir estenoses ou hipoplasias de tronco e artérias pulmonares centrais e periféricas, geralmente associadas a síndromes como Noonan, Alagille, Williams-Beuren, Leopard ou rubéola congênita.

Manifestações clínicas da estenose pulmonar em recém-nascidos e lactentes e exteriorização precoce são relacionadas com a gravidade da lesão e a presença de anel pulmonar estreito, valvas pulmonares displásicas com orifício puntiforme, ventrículo direito de paredes hipertróficas e cavidade reduzida e valva tricúspide proporcional ao tamanho do VD. A apresentação clínica é de cianose ao nascimento e hipoxemia com o fechamento do canal arterial. Fora do período neonatal, a maioria das crianças é assintomática, com desenvolvimento ponderoestatural normal e sobrevivência até a vida adulta. A propedêutica cardiovascular pode revelar frêmito sistólico na área pulmonar. A primeira bulha pode ser hiperfonética na área tricúspide (hipertensão ventricular direita). A segunda bulha na área pulmonar apresenta-se desdobrada e indicando que, quanto maior a duração, maior o grau da estenose pela ejeção prolongada e atraso no componente pulmonar. A quarta bulha pode ser auscultada em casos de hipertrofia importante. Estalido protossistólico na área pulmonar pode estar presente e diminui de intensidade com a inspiração. O sopro sistólico e frêmito têm caráter tipo ejeção com reforço precoce ou tardio, dependendo da magnitude da obstrução. Apresenta-se também no início com estalido protossistólico, sendo mais intenso na área pulmonar. Cianose em casos graves indicam passagem de fluxo por comunicação direita para esquerda. A radiografia de tórax mostra área cardíaca em geral normal, com arco médio abaulado decorrente da dilatação pós-estenótica do tronco pulmonar e dos vasos hilares, principalmente da artéria pulmonar esquerda pelo fluxo sanguíneo preferencial com trama vascular pulmonar normal e ponta arredondada (hipertrofia do ventrículo direito). A cardiomegalia pode ser observada em casos de EP grave com disfunção ventricular direita. Nas estenoses subvalvar e supravalvar não se observa aumento do arco médio nem dilatação de vasos hilares. O eletrocardiograma é normal nos casos de estenose discreta; na estenose moderada, observam-se sinais de sobrecarga ventricular direita, sendo o eixo de QRS desvia desviado para a direita, sobrecarga atrial direita e possível bloqueio de ramo direito acompanham as estenoses importantes. O estudo ecocardiográfico bidimensional é o exame de escolha, pois avalia muito bem anatomia da valva pulmonar, localização da estenose, tamanho e função do ventrículo direito e grau de hipertrofia, com medida do gradiente transvalvar pulmonar máximo instantâneo obtido pelo Doppler contínuo e pulsado, que tem boa correlação com gradiente pico a pico obtido no estudo hemodinâmico e pode ser classificada da seguinte forma: leve com gradiente sistólico máximo de pico < 36 mmHg (velocidade de pico 3 m/s); moderada com gradiente de 36 a 64 mmHg (velocidade de pico 3-4 m/s) e grave com gradiente de pico > 64 mmHg (velocidade de pico > 4 m/s). A ressonância magnética e a tomografia cardíaca (Figura 9) podem ser úteis na avaliação de estenoses periféricas além de avaliar a função, os volumes ventriculares no acompanhamento tardio de lesões residuais.

O tratamento vai depender da repercussão do defeito. Em neonatos com EP grave ou crítica, indica-se o uso de prostaglandina E1 para manutenção da permeabilidade do canal arterial e, em seguida, a realização da valvoplastia pulmonar por cateter-balão percutânea. Em casos leves com evolução benigna, o acompanhamento clínico evolutivo deve ser realizado. A estenose pulmonar valvar deve ser corrigida, inde-

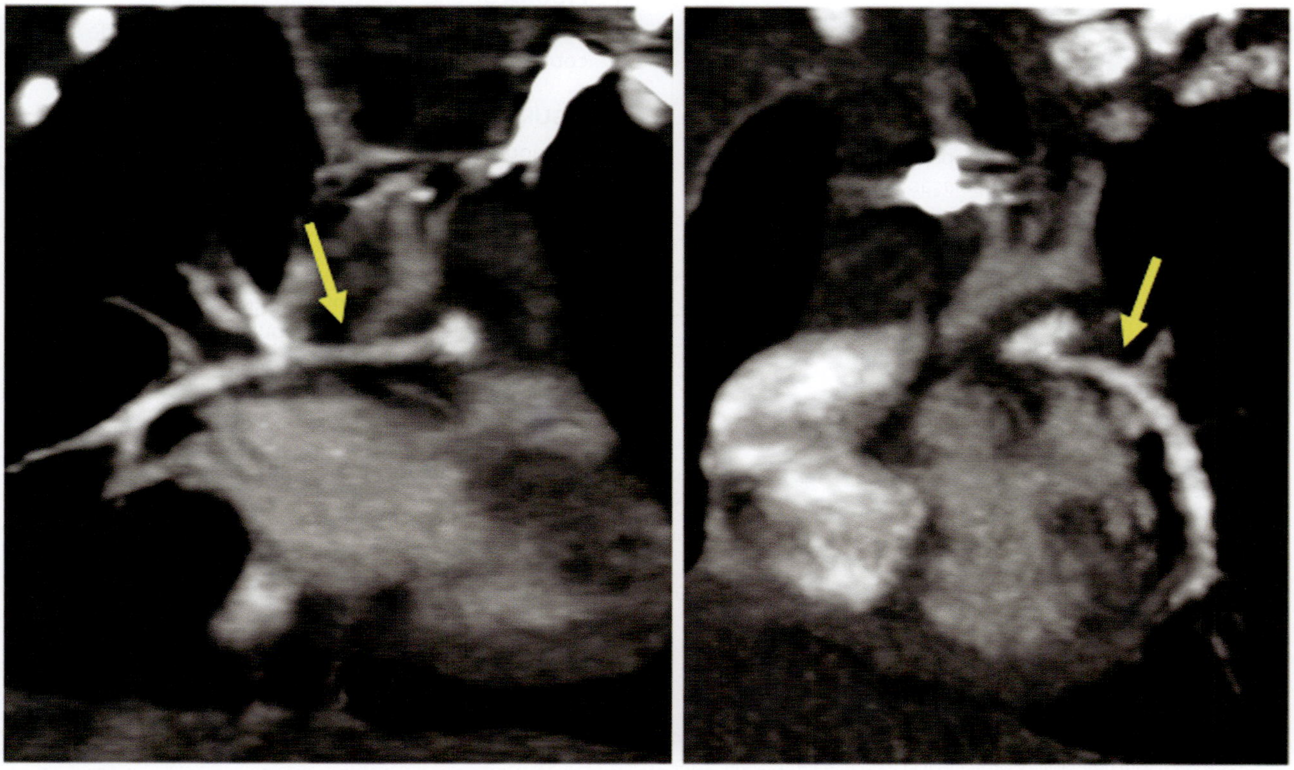

FIGURA 9

Angiotomografia de paciente portador de estenose de ramos pulmonares.

pendente dos sintomas, em pacientes com gradiente de pico ao Doppler acima de 64 mmHg ou velocidade de pico > 4 m/s. A valvoplastia com cateter-balão é o tratamento de escolha, com resultados excelentes a longo prazo e baixa mortalidade.[11] Adultos com obstruções moderadas e sintomas de ICC, cianose ou intolerância ao esforço sem outra explicação também tem indicação de intervenção.[4]

A intervenção cirúrgica é recomendada aos pacientes com associação de outros defeitos, estenose subvalvar importante e em casos de valva pulmonar displásica. Lesões localizadas em ramos periféricos das artérias pulmonares geralmente associadas à síndrome da rubéola congênita podem ter indicação de tratamento percutâneo.

Agradecimentos

As autoras agradecem ao doutor Walter Ishikawa pela gentileza das fotos da estenose aórtica, coarctação da aorta e estenose pulmonar; aos doutores Raul Arrieta e dra Cauyna Gurgel Moreira pelos vídeos na plataforma.

RESUMO

▪ As cardiopatias congênitas acianogênicas incluem defeitos que causam desvio de sangue da esquerda para direita em nível atrial, ventricular e dos grandes vasos e as lesões obstrutivas esquerdas e direitas. Neste capítulo, são abordados os principais aspectos clínicos, diagnósticos e terapêuticos dos defeitos mais frequentes. Ainda que tenha havido um enorme avanço tecnológico no que diz respeito ao diagnóstico, procedimentos terapêuticos e de cuidados pós-operatórios, permitindo uma maior sobrevida desta população até a idade adulta, é muito importante a detecção precoce e a indicação do tratamento em momento apropriado, garantindo melhores resultados em longo prazo.

DESTAQUES DE INOVAÇÃO

- O conteúdo deste box está disponibilizado em uma plataforma digital exclusiva.
- Utilize o RQ code abaixo para ingressar no ambiente virtual (senha: **INOVA2022**):

FIGURA 1

No painel da direita podemos observar imagem de comunicação interatrial tipo *ostium secundum* ao ecocardiograma transesofágico tridimensional durante o implante percutâneo de prótese oclusora. No painel da esquerda nota-se prótese já implantada com sucesso.

FIGURA 2

Aortografia em perfil esquerdo (injeção simultânea em aorta ascendente e descendente), em que é possível observar coarctação da aorta severa.

FIGURA 3

Aortografia em perfil esquerdo após implante de stent coberto para o tratamento da coarctação da aorta.

FIGURA 4

Arteriografia pulmonar em perfil esquerdo no pós-operatório tardio de tetralogia de Fallot; podemos observar dupla lesão (estenose e insuficiência) no tubo valvado.

FIGURA 5

Arteriografia pulmonar em perfil esquerdo logo após implante percutâneo de válvula pulmonar.

Referências bibliográficas

1. van der Bom T, Zomer AC, Zwinderman AH, et al. The changing epidemiology of congenital heart disease. Nat. Rev. Cardiol. 2011;8:50-60.
2. Sommer RJ, Hijazi ZM, Rhodes Jr JF. Pathophysiology of congenital heart disease in the adult: Part I: Shunt lesions. Circulation. 2008;117;1090-9.
3. Geva T, Martins JD, Wald RM. Atrial septal defects. Lancet. 2014;383: 1921-32.
4. KK, Daniels CJ, Aboulhosn JA, Bozkurt B, Broberg CS, Colman JM, et al. 2018 AHA/ACC Guideline for the management of adults with congenital heart disease: executive summary. Circulation. 2018.
5. M, Diller GP, Kempny A, et al. Atrial septal defect closure in adulthood is associated with normal survival in the mid to longer term. Heart. 2019.
6. Villablanca PA, Briston DA, Rod´es-Cabau J et al. treatment options for the closure of secundum atrial septal defects: a systematic review and meta-analysis. Int J Cardiol. 2017;241:149-55.
7. Berglund E, Johansson B, Dellborg M, et al. High incidence of infective endocarditis in adults with congenital ventricular septal defect. Heart. 2016.
8. Karonis T, Scognamiglio G, Babu-Narayan SV, et al. Clinical course and potential complications of small ventricular septal defects in adulthood: late development of left ventricular dysfunction justifies lifelong care. Int J Cardiol. 2016;208:102.
9. Maagaard M, Heiberg J, Asschenfeldt B, et al. Does functional capacity depend on the size of the shunt? A prospective, cohort study of adults with small, unrepaired ventricular septal defects. Eur J Cardiothorac Surg. 2017;51:722.
10. Egbe AC, Poterucha JT, Dearani JA, Warnes CA. Supracristal ventricular septal defect in adults: Is it time for a paradigm shift? Int J Cardiol. 2015;198:9.
11. Guidelines for the managment of congenital heart diseases in childhood and adolescence. Cardiology in the Young. 2017;27 (Suppl.3):S1-S105.

12. El-Sisi A, Sobhy R, Jaccoub V, Hamza H. Perimembranous ventricular septal defect. Device closure: choosing between Amplatzer Duct Ocluder I and II. Pediatric Cardiology. 2017;38:596-602.
13. Feltes TF, Bacha E, Beekman III RH, et al. Indications for cardiac catheterization and intervention in pediatric cardiac disease: A scientific statement from the American Heart Association. Circulation. 2011;123:2607-52.
14. Baruteau AE, Hascoet S, Baruteau J, et al. Transcatheter closure of patente ductus arteriosus: past, present and future. Arch Cardiovasc Dis. 2014;107:122-32.
15. Criag B. Atrioventricular septal defect: from fetus to adult. Heart. 2006;92:1879-85.
16. Hoffman JI, Kaplan S. The incidence of congenital heart disease. J Am Coll Cardiol. 2002;39:1890.
17. Carr M, Curtis S, Marek J. Educational series in congenital heart diseases: congenital left-sided heart obstrution. Echo Res Pract. 2018;5(2):R23-R36.
18. Hales AR, Mahle WT. Echocardiography screening of siblings of children with bicuspid aortic valve. Pediatrics. 2014; 133:e1212.
19. Hill GD, Ginde S, Rios R, Frommelt PC, Hill KD. surgical valvotomy versus balloon valvuloplasty for congenital aortic valve stenosis: a systematic review and meta-analysis. J Am Heart Assoc. 2016;5(8).
20. Hiratzka LF, Creager MA, Isselbacher EM, et al. Surgery for aortic dilatation in patients with bicuspid aortic valves: a statement of clarification from the American College of Cardiology/American Heart Association Task Force on Clinical Practice Guidelines. J Am Coll Cardiol. 2016;67:724.
21. Vogt M, Kuhn A, Baumgartner D, et al. Impaired elastic properties of the ascending aorta in newborns before and early successful coarctation repair: proof of a systemic vascular disease of the prestenotic arteries? Circulation. 2005;111:3269.
22. Brickner ME, Hillis LD, Lange RA. Congenital heart disease in adults. First of two parts. N Engl J Med. 2000;342:256.
23. Lu CW, Wang JK, Chang CI, et al. Noninvasive diagnosis of aortic coarctation in neonates with patent ductus arteriosus. J Pediatr. 2006;148(2):217.
24. Nielsen JC, Powell AJ, Gauvreau K, et al. Magnetic resonance imaging predictors of coarctation severity. Circulation. 2005;111(5):622.
25. Hayes CJ, Gersony WM, Driscoll DJ, et al. Second natural history study of congenital heart defects. Results of treatment of patients with pulmonar valvar stenosis. Circulation. 1993;87(2Suppl):128-37
26. Baumgartner H, De Backer J, Babu-Narayan SV, et al. 2020 ESC Guidelines for the management of adult congenital heart disease. Eur Heart J. 2021;42(6):563-645.

Capítulo 3

Diagnóstico e tratamento das cardiopatias congênitas cianogênicas

Célia Maria Camelo Silva
Luciana Fonseca da Silva
José Cícero Stocco Guilhen

PONTOS-CHAVE

- Como reconhecer e diagnosticar as cardiopatias congênitas cianogênicas.
- Principais cardiopatias congênitas cianogênicas.
- Quando indicar cirurgia paliativa ou corretiva para cada tipo de cardiopatia cianogênica.
- Indicações de cateterismo cardíaco diagnóstico e terapêutico nas cardiopatias congênitas cianogênicas.
- Particularidades do coração univentricular.
- Resultado em longo prazo das cirurgias cardíacas para correção das cardiopatias cianogênicas.

Introdução

As cardiopatias congênitas apresentam uma incidência de 8 a 10 por 1.000 nascimentos vivos e constituem-se em uma das principais causas de mortalidade infantil (3 a 5%). Melhores conhecimentos da fisiologia e capacidade de diagnóstico tornaram-se possíveis por meio da ecocardiografia e de suas modalidades, do cateterismo cardíaco e intervencionista, da tomografia computadorizada e da ressonância magnética. Além disso, novas terapêuticas e técnicas cirúrgicas foram desenvolvidas, as quais proporcionaram redução significativa da morbidade e mortalidade das cardiopatias complexas.[1-5]

Classificação

As cardiopatias congênitas de maneira geral são classificadas em: cianogênicas e acianogênicas, com base na presença ou não de cianose (Figura 1). Neste capítulo, serão abordadas as principais cardiopatias cianogênicas. Nelas, o *shunt* direita-esquerda é o principal responsável pela insaturação arterial (hipoxemia). Quando houver obstrução ao fluxo pulmonar associada, o grau de cianose é mais acentuado. Todavia, existem cardiopatias nas quais o sangue é insaturado em razão da mistura do sangue venoso sistêmico com o sangue arterial (oxigenado). Neste grupo estão as cardiopatias com fisiologia de coração univentricular, as quais podem estar associadas tanto a hiperfluxo quanto a hipofluxo pulmonar. Existem, ainda, as cardiopatias nas quais a cianose é consequência de uma alteração fisiológica grave na circulação sanguínea, como na circulação em paralelo, que ocorre na transposição das grandes artérias (TGA) – Tabela 1.[4]

Tetralogia de Fallot

A tetralogia de Fallot (T4F) é uma cardiopatia congênita cianogênica comum e representa 10% de todas as cardiopatias

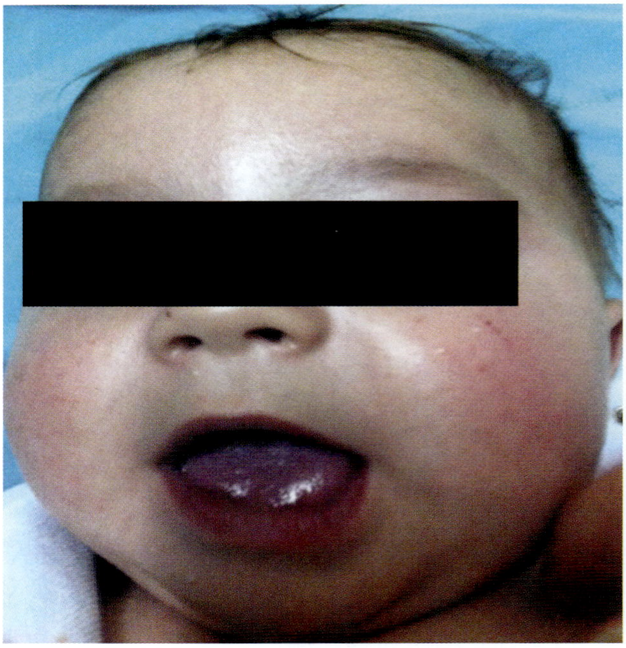

FIGURA 1
Lactente cianótico, chamando atenção para a cianose labial e lingual.

TABELA 1 Cardiopatias congênitas cianogênicas mais frequentes

Tetralogia de Fallot e variantes
Transposição das grandes artérias
Coração univentricular (atresia tricúspide, dupla via de entrada, etc)
Drenagem anômala total de veias pulmonares
Truncus arteriosus

congênitas. É uma das cardiopatias que mais necessita de intervenção cirúrgica no decorrer do primeiro ano de vida. Ocorre em igual frequência em ambos os sexos.

Caracteriza-se por:

- Comunicação interventricular (CIV).
- Cavalgamento aórtico sobre a crista do septo interventricular (dextroposição da aorta).
- Obstrução da via de saída do ventrículo direito (estenose pulmonar).
- Hipertrofia do ventrículo direito (Figura 2).

A maioria dos casos tem ocorrência esporádica. Estudos demonstram mutação em torno de 10% e associação com síndromes genéticas como a de Alagille. Nos portadores de síndrome de Down, quando presente, é comum associação com defeito do septo atrioventricular.[6,7]

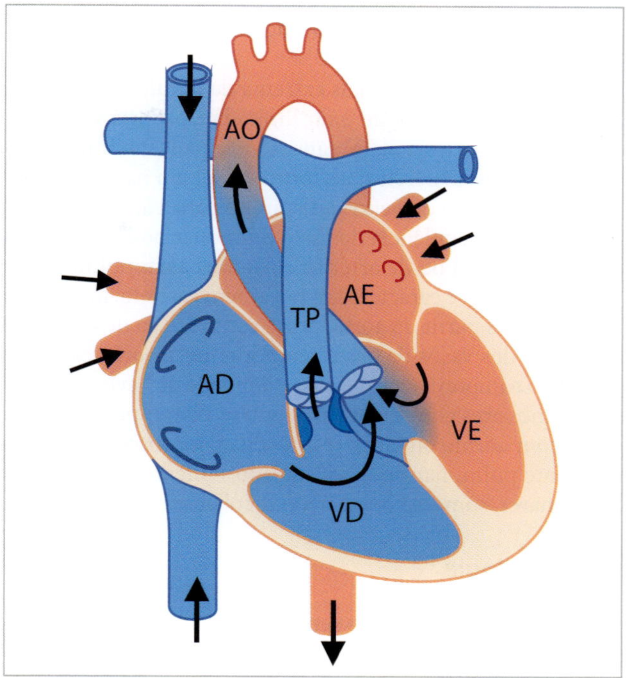

FIGURA 2

Representação anatomofisiológica da tetralogia de Fallot.

AD: átrio direito; AE: átrio esquerdo; VD: ventrículo direito; VE: ventrículo esquerdo; TP: tronco pulmonar; AO: aorta.

Anatomia e morfologia

Comunicação interventricular (CIV)

A CIV usualmente é única, ampla e localizada na região perimembranosa subaórtica.

Estenose pulmonar

A obstrução da via de saída do ventrículo direito ocorre em vários níveis e pode ser infundibular, valvar, supravalvar e de ramos pulmonares. O componente estenótico mais constante e que é considerado como principal característica da tetralogia de Fallot é o infundibular, o qual é decorrente de desvio anterior e para cima do septo infundibular. Hipertrofia de bandas musculares da via de saída do VD pode acentuar a obstrução subvalvar. O anel da valva pulmonar costuma ser hipoplásico, podendo ser normal em alguns casos. A valva pulmonar é frequentemente estenótica, e muitas vezes bicúspide. Em casos extremos, a via de saída pode estar completamente obstruída (atresia pulmonar), de forma a não permitir fluxo anterógrado do ventrículo direito para a artéria pulmonar, neste caso sendo o fluxo pulmonar dependente do canal arterial ou de artérias colaterais aortopulmonares.

No caso de estenose supravalvar, a obstrução pode ocorrer no tronco e nos ramos pulmonares. A hipoplasia pode ser difusa ou focal, como ocorre muitas vezes no ramo esquerdo, no sítio de inserção do canal arterial.

Cavalgamento aórtico

O cavalgamento ou dextroposição da aorta sobre a crista do septo ventricular é variável, podendo estar entre 10 e 50%. Os casos em que a aorta cavalga mais do que 50% são definidos como dupla via de saída do ventrículo direito.

Lesões associadas

Arco aórtico

A aorta ascendente habitualmente encontra-se dilatada, e aproximadamente 25% dos casos apresentam arco aórtico à direita.

Anomalias de artérias coronárias

Anomalias de artérias coronárias podem ser encontradas em 5 a 10% dos casos, sendo a origem da artéria descendente anterior a partir da artéria coronária direita a mais frequente. Quando um ramo da artéria coronária cruza a via de saída do ventrículo direito, pode causar dificuldade na cirurgia corretiva.

Outras cardiopatias associadas

Cardiopatias como persistência do canal arterial (PCA), múltiplas comunicações interventriculares, defeito do septo atrioventricular forma total e artérias colaterais aortopulmonares podem estar presentes e devem ser reconhecidas antes da correção cirúrgica.

Tetralogia de Fallot com atresia pulmonar e colaterais aortopulmonares

Esta variante é a forma mais extrema da tetralogia de Fallot. A atresia pulmonar pode estar limitada à própria valva, conhecida como atresia membranosa, ou envolver o infundíbulo (atresia muscular). As duas formas resultam na ausência de fluxo anterógrado do ventrículo direito para a artéria pulmonar. A fonte de suplência do fluxo pulmonar pode ser através do canal arterial ou de artérias colaterais aortopulmonares. Estas colaterais se caracterizam por serem vasos tortuosos que se originam a partir da aorta, principalmente da descendente torácica e dos vasos da base. Seu poder de arborização é incompleto e imprevisível, daí a possibilidade de haver segmentos pulmonares com hiperfluxo, outros com hipofluxo, bem como com normo ou hiper-resistência. Em consequência, um segmento pulmonar pode ser suprido somente pelas artérias pulmonares, somente pelas artérias colaterais ou por ambos.

Fisiopatologia

Com a aorta cavalgando o septo, esta recebe o sangue saturado vindo do ventrículo esquerdo e insaturado vindo do ventrículo direito. O grau de mistura depende do grau de obstrução da via de saída do ventrículo direito. Como a CIV é ampla, as pressões sistólicas de ambos os ventrículos são usualmente iguais; quanto mais grave for a estenose pulmonar, maior será o grau de hipofluxo e, consequentemente, o de hipóxia (Figura 3). A hipoxemia através da eritropoetina estimula a medula óssea, produzindo policitemia. A cianose prolongada pode levar a complicações como hiperviscosidade sanguínea, fenômenos tromboembólicos e abscesso cerebral.

Manifestações clínicas

A apresentação clínica depende do grau da estenose pulmonar. Com estenose leve (*pink Fallot*), os sintomas manifestam-se mais tarde no período da infância, incluindo sintomas de insuficiência cardíaca entre 4 a 6 semanas em decorrência de hiperfluxo pulmonar na fase inicial. Já na estenose grave a cianose é precoce, inclusive no período neonatal. De forma característica, a criança pode ser acianótica no período neonatal e desenvolver cianose entre 2 e 6 meses de vida. Assim, as formas de apresentação podem ser desde achado de sopro em criança assintomática no berçário ou em consulta de rotina, cianose e crise de hipóxia até diagnóstico após o teste de triagem realizada pelo teste da oximetria de pulso.[8]

A crise de hipóxia, de forma característica, ocorre na tetralogia de Fallot, embora possa ocorrer em cardiopatias com fisiologia semelhante. São mais frequentes após 2 e 3 meses de vida, tornando-se raras após os 3 anos. Podem ser desencadeadas por fatores precipitantes, como o despertar pela manhã, choro, evacuação e mamadas. Caracterizam-se por taquipneia, hiperpneia, aumento progressivo da cianose, palidez e síncope. Ocasionalmente levam a convulsões, acidente vascular encefálico, coma e óbito. Ocorrem tanto em pacientes com boa saturação de oxigênio e, ao contrário pode não se manifestar em pacientes com cianose importante. O espasmo infundibular, precipitado pelo aumento súbito do nível de catecolaminas endógenas, é tido como o mecanismo mais provável.[8]

Outro mecanismo proposto é a hiperpneia paradoxal, em que o centro respiratório, que normalmente procura fazer pequenos ajustes para tentar corrigir o desequilíbrio acidobásico nos pacientes com tetralogia de Fallot, após um aumento súbito na atividade física e consequente aumento no consumo de oxigênio. Ao fazer esses ajustes, haveria diminuição da PaO_2 e do pH e aumento da PCO_2, que serviriam de gatilho para resposta do centro respiratório com hiperpneia, a qual reduziria a pressão intratorácica média, provocando queda nas resistências sistêmica e pulmonar, sem o aumento correspondente no fluxo pulmonar, em razão do quadro dominante de obstrução da via de saída do VD, e isso levaria a aumento do *shunt* da direita para a esquerda, queda maior de PaO_2 e pH, e assim por diante, como um círculo vicioso.[9,10]

A Figura 4 mostra o algoritmo de tratamento da crise de hipóxia.

Exame físico

O exame clínico geralmente revela cianose, melhor vista nos lábios (Figura 1) e leito ungueal, baqueteamento digital nas crianças maiores (Figura 5) e palpação do impulso do ventrículo direito. Ocasionalmente, palpa-se frêmito sistólico na borda esternal esquerda média. À ausculta, na maioria das vezes observa-se segunda bulha única. O componente aórtico é hiperfonético em razão da maior proximidade da valva aórtica à parede torácica. O sopro sistólico ejetivo rude audível em borda esternal esquerda média e alta é causado pela obstrução ao fluxo de saída do ventrículo direito. Ao contrário da estenose valvar pulmonar com septo ventricular íntegro, o sopro da estenose infundibular da tetralogia de Fallot torna-se mais curto e de menor intensidade com a piora da obstrução. Durante as crises de hipóxia, o sopro diminui ou desaparece. Nos casos tratados paliativamente com *shunt* sistêmico-pulmonar (*shunt* de Blalock-Taussig), deve ser auscultado sopro contínuo em região infraclavicular alta.

Exames complementares

ECG

O ECG mostra desvio do eixo do QRS para a direita e sobrecarga ventricular direita, com onda R ampla em V_1 e S profunda em V_6 (Figura 6).

Radiografia de tórax

A radiografia de tórax mostra área cardíaca de tamanho normal ou com discreto aumento, ponta do coração para cima como sinal de dilatação e hipertrofia do ventrículo direito, tronco pulmonar escavado e hipofluxo pulmonar, algumas vezes pode ser normal. Nos casos em que a árvore pulmonar for

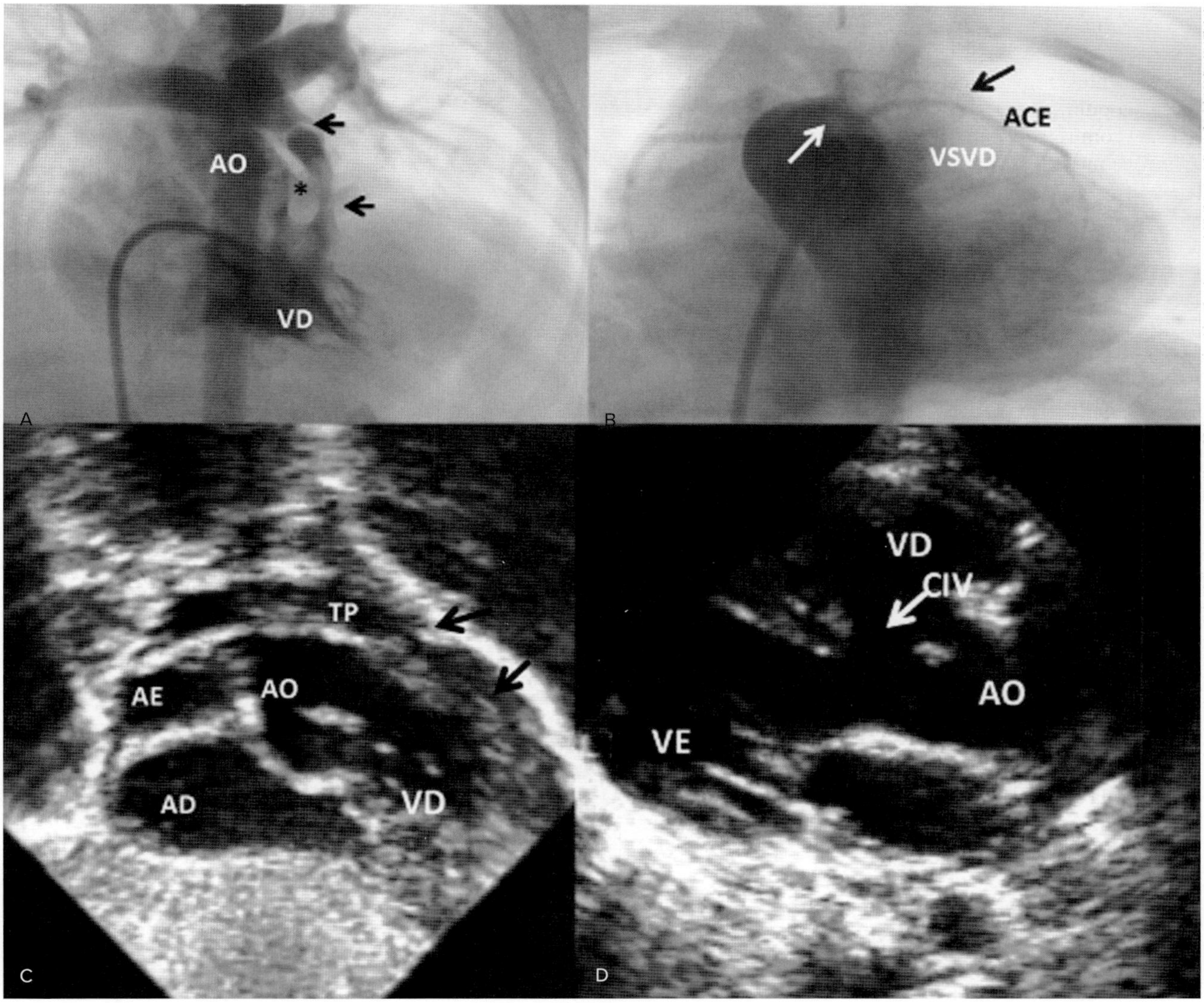

FIGURA 3

A: Ventriculografia direita mostrando ventrículo direito hipertrofiado. Aorta (AO) ascendente dilatada, contrastada através da CIV. Obstrução da via de saída do ventrículo direito no nível infundibular e valvar (ver setas). O asterisco mostra o septo infundibular longo e hipertrofiado. O anel da valva pulmonar é hipoplásico e os folhetos valvares encontram-se espessados e com abertura em domo. B: aortografia realizada na projeção oblíqua anterior direita (OAD) caudal, mostrando *ostium* único de artéria coronária emergindo do óstio coronário direito com a artéria descendente anterior cruzando a via de saída do ventrículo direito; C: corte ecocardiográfico subcostal em OAD com angulação anterior – mostra ventrículo direito hipertrofiado com obstrução da via de saída do VD no nível infundibular e valvar (ver setas), aorta dilatada. Anel, tronco e ramos pulmonares com discreta hipoplasia. D: Corte ecocardiográfico longitudinal – mostra ampla CIV subaórtica (seta) e cavalgamento aórtico de aproximadamente 40%. Anel valvar pulmonar hipoplásico. Folhetos da valva pulmonar espessados e com abertura em dome.

AO: aorta; VD: ventrículo direito; VSVD: via de saída do ventrículo direito; AE: átrio esquerdo; AD: átrio direito; CIV: comunicação interventricular; ACE: artéria coronária esquerda; VE: ventrículo esquerdo; TP: tronco pulmonar.

muito hipodesenvolvida, a silhueta cardíaca é característica e assemelha-se a uma bota ("coração em bota" – Figura 7).

Ecocardiograma

O ecocardiograma mostra com muita clareza as principais alterações morfológicas intracardíacas, tronco e ramos pulmonares proximais e do arco aórtico, fornecendo, na maioria das vezes, informações suficientes para a cirurgia.

Um estudo ecocardiográfico completo deve informar:

- Localização e número de CIV.
- Anatomia e gravidade da obstrução à via de saída do VD.

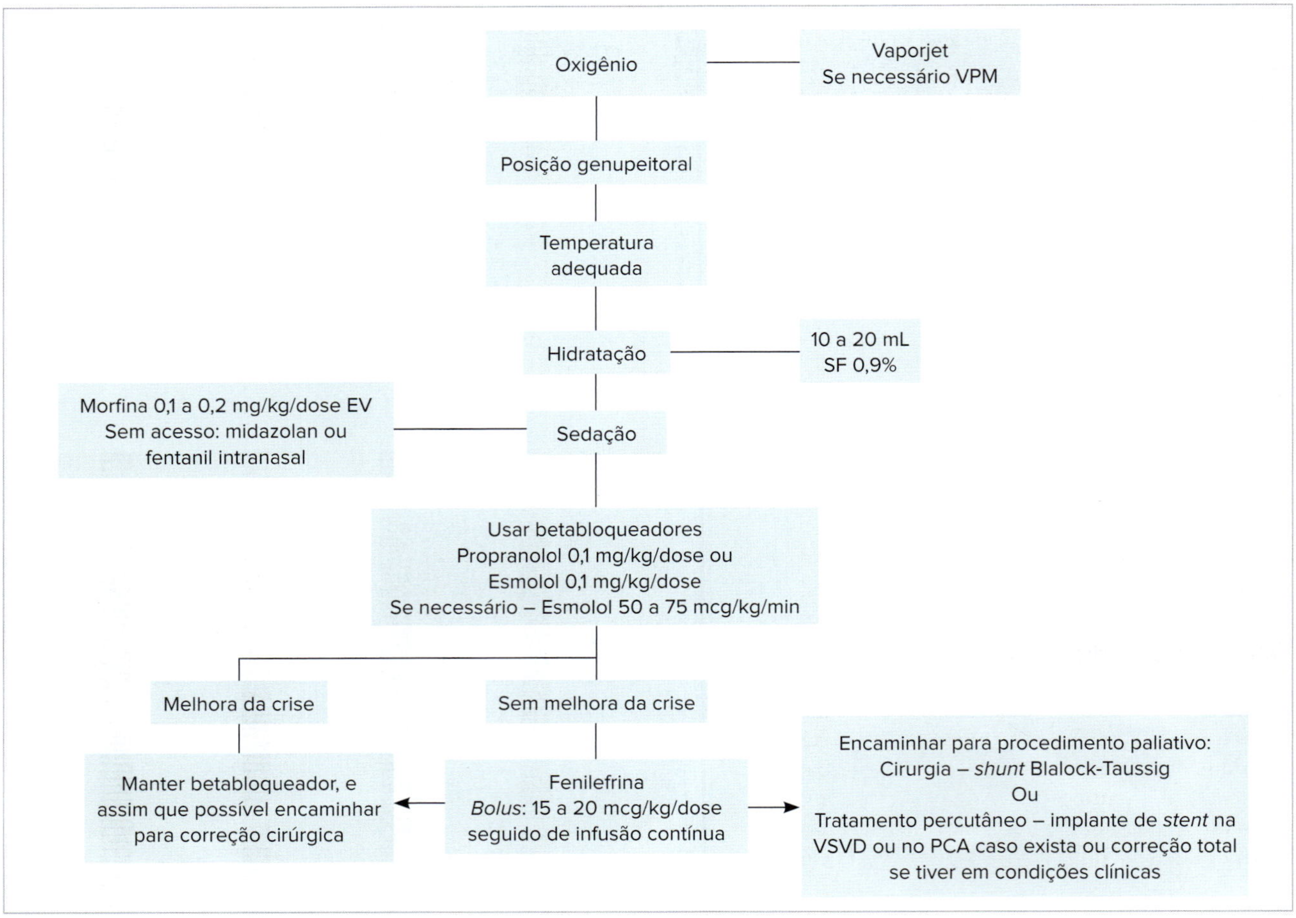

FIGURA 4

Fluxograma do tratamento da crise de hipóxia.

Fonte: Tsze et al., 2014[9] e Montero et al., 2015.[10]

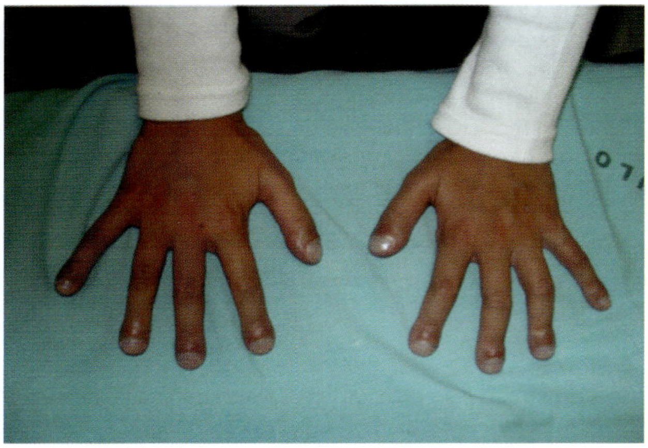

FIGURA 5

Criança de 5 anos com tetralogia de Fallot e baqueteamento digital.

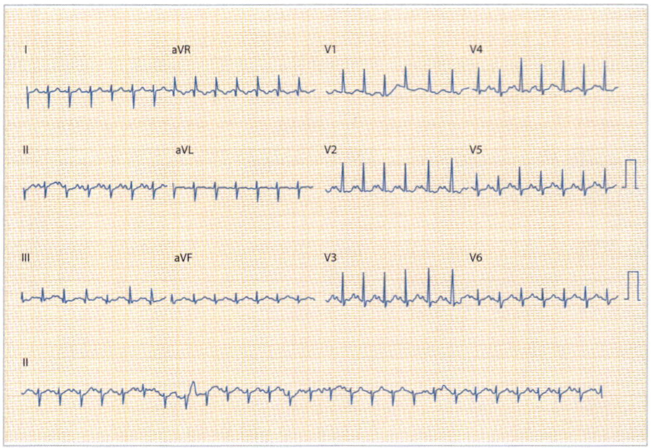

FIGURA 6

ECG mostrando ritmo sinusal. Eixo QRS +160°. Sobrecarga ventricular direita.

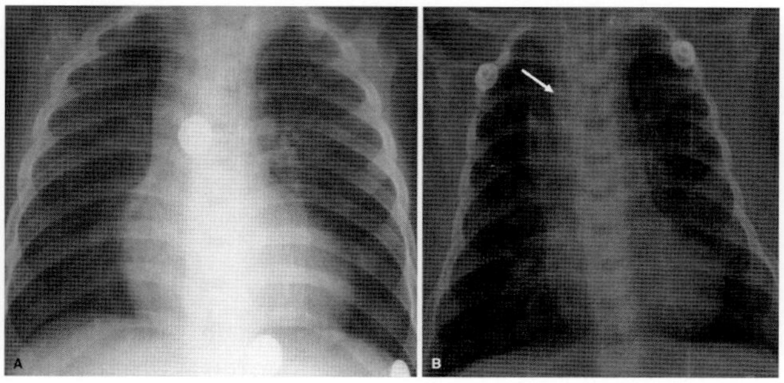

FIGURA 7

Radiografia de tórax em PA em pacientes com tetralogia de Fallot (A) mostrando discreta cardiomegalia, leve escavamento do tronco pulmonar e fluxo pulmonar discretamente diminuído B: criança de 2 meses com silhueta cardíaca no formato de "bota", hipofluxo pulmonar e arco aórtico à direita (seta).

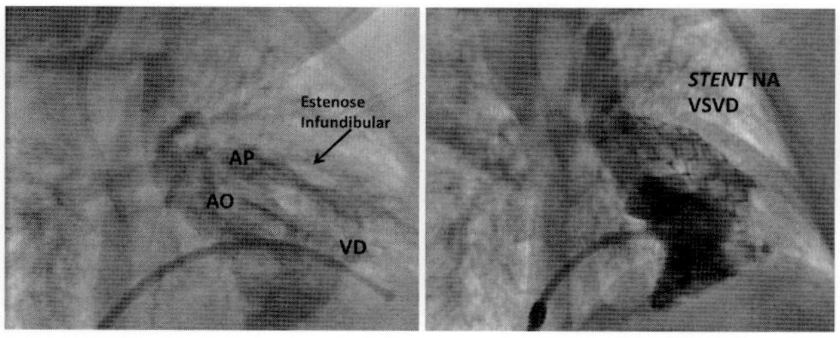

FIGURA 8

Criança de 2 meses evoluindo com crises de hipóxia de difícil controle clínico, submetida a implante de *stent* na via de saída do ventrículo direito (VD).

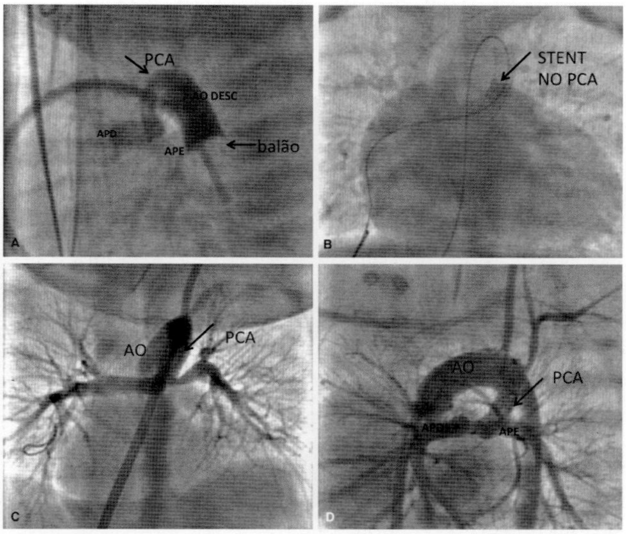

FIGURA 9

Criança de 6 dias de vida, prematura, portadora de atresia pulmonar com comunicação interventricular e síndrome de Down/ A: injeção com balão insuflado em aorta descendente mostrando canal arterial pérvio e ramos pulmonares confluentes. B: *stent* completamente expandido. C e D: bom fluxo através do *stent* para os ramos pulmonares.

AO: aorta; APD: artéria pulmonar direita; APE: artéria pulmonar esquerda; PCA: persistência do canal arterial.

- Anatomia coronariana e do arco aórtico.
- Presença de lesões associadas.[11]

Cateterismo cardíaco, angiotomografia e RNM

Apesar de o ecocardiograma fornecer informações importantes quanto à anatomia, em algumas circunstâncias há necessidade de outras modalidades de exame para esclarecimento sobre estruturas não adequadamente visualizadas, como ramos pulmonares, anatomia das artérias coronárias, presença de colaterais sistêmico-pulmonares e outras CIV.

Cirurgia

A cirurgia está indicada em todos os casos. A necessidade de cirurgia precoce é definida por diferentes variáveis, incluindo os sintomas apresentados, a idade de início e as lesões associadas. Existem dois tipos de cirurgia: total e paliativa.

Possíveis vantagens da correção total no primeiro ano de vida:

- Normalização precoce do fluxo e das pressões em todas as câmaras cardíacas.
- Interrupção do processo de hipertrofia do ventrículo direito que ocorre quando essa cavidade trabalha na presença de estenose pulmonar.
- Necessidade de ressecção menos ampla do infundíbulo, que pode reduzir a incidência de arritmias ventriculares no pós-operatório tardio.
- Normalização precoce da saturação arterial de oxigênio, evitando-se os efeitos deletérios da hipoxemia crônica sobre o coração, o cérebro e outros órgãos.
- Evitar complicações das operações de *shunt,* especialmente distorção das artérias pulmonares e desenvolvimento de hipertensão pulmonar.

Embora existam controvérsias quanto ao melhor tratamento nos primeiros meses de vida, há uma tendência a se preferir a correção total. Dois fatores de risco que contraindicam a correção no primeiro ano são hipoplasia acentuada das artérias pulmonares e origem anômala da artéria descendente anterior da coronária direita. Estudos mais recentes demonstraram que a melhor sobrevida e resultado fisiológico são obtidos entre 3 e 11 meses.[12-14]

A correção precoce antes antes dos 3-4 meses de vida tem como desvantagem alta taxa de lesões residuais como estenose ou regurgitação pulmonar e consequente disfunção ventricular.

Os procedimentos paliativos como confecção de *shunt* sistêmico-pulmonar ou implante percutâneo de *stent* na via de saída do ventrículo direito ou no canal arterial postergam a correção cirúrgica no intuito de reduzir as complicações da cirurgia muito precoce.

Cateterismo cardíaco terapêutico

O cateterismo cardíaco terapêutico é uma alternativa atraente à cirurgia paliativa (*shunt* sistêmico-pulmonar), no tratamento da tetralogia de Fallot e de outras cardiopatias cianogênicas dependentes do canal arterial. Para a tetralogia de Fallot, são duas as alternativas para o tratamento percutâneo: implante de *stent* no canal arterial ou implante de *stent* na via de saída do ventrículo direito.

Tais procedimentos promovem melhora da saturação de oxigênio e estimulam o crescimento das artérias pulmonares.[15-17]

Transposição das grandes artérias (TGA)

A transposição das grandes artérias (TGA) é a cardiopatia congênita cianogênica mais frequente no período neonatal. Tem maior incidência em filhos de mães diabéticas, no sexo masculino e raramente está associada a anomalias extracardíacas e síndromes genéticas. A TGA representa 3% de todas as cardiopatias congênitas e 20% das cardiopatias congênitas cianogênicas.[1-4]

Anatomia

A TGA ocorre em *situs solitus* ou *inversus*, com conexão atrioventricular concordante e ventrículo arterial discordante, onde a aorta se origina do ventrículo direito e a artéria pulmonar, do ventrículo esquerdo. A aorta habitualmente encontra-se posicionada anterior e um pouco à direita (Figura 10). Do ponto de vista embriológico, não está esclarecido qual exatamente é a alteração do desenvolvimento que resulta na discordância ventrículo-arterial. Existe a hipótese de que seja

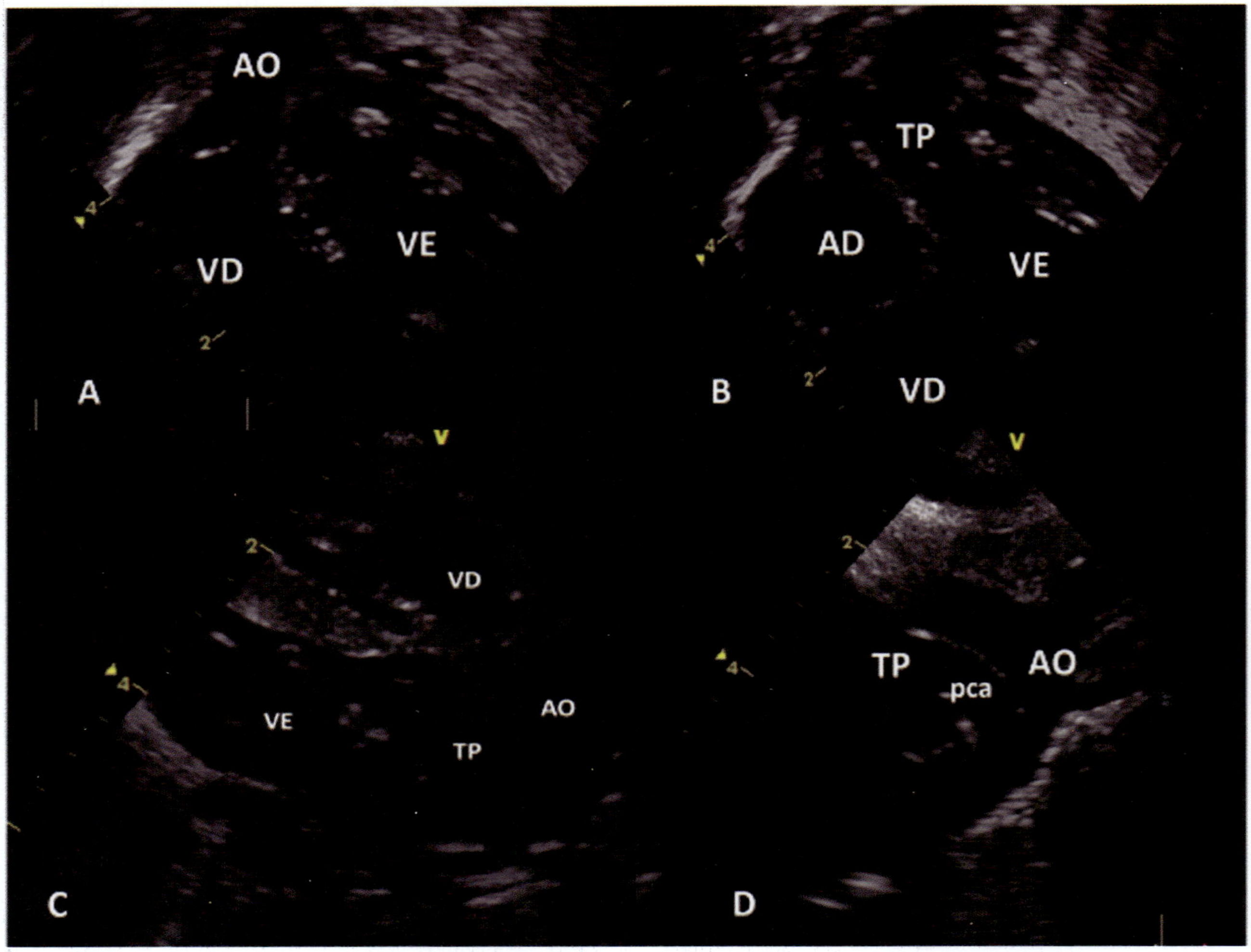

FIGURA 10

Diagnóstico ecocardiográfico de TGA. A: corte subcostal transversal em oblíqua anterior esquerda angulada que mostra VD conectado à aorta; B: corte subcostal longitudinal que mostra o VE conectado à artéria pulmonar; C: corte paresternal longitudinal que mostra os vasos da base em paralelo – AO anterior e TP posterior; D: corte paraesternal longitudinal que mostra arco aórtico sem obstruções e amplo canal arterial (PCA).

AO: aorta; TP: tronco pulmonar; VD: ventrículo direito; VE: ventrículo esquerdo; AD: átrio direito; AE: átrio esquerdo; PCA: persistência do canal arterial.

pelo crescimento e desenvolvimento anormal do *conus* subarterial bilateral.

Tipos anatômicos de TGA:

1. Com septo ventricular íntegro, conhecida como TGA simples, sendo este o tipo mais frequente.
2. Com CIV com ou sem estenose pulmonar.

Fisiologia

A circulação nesses casos é em paralelo e não em série, como no coração normal, razão pela qual o sangue que chega ao coração pelas veias cavas não se torna oxigenado e o sangue do retorno venoso pulmonar não atinge o corpo e retorna aos pulmões (Figura 11). A sobrevida depende da existência de um *shunt* intercirculatório, seja por meio de uma comunicação interatrial (CIA), seja por CIV ou PCA. Trata-se de uma cardiopatia de alta mortalidade nos primeiros meses e, quando não corrigida, a probabilidade de óbito é de 90% ao final do primeiro ano de vida. As crianças com CIV ampla tendem a apresentar hiperfluxo pulmonar e saturação sistêmica mais elevada, resultando em insuficiência cardíaca e cianose discretas. A presença de estenose pulmonar fixa, geralmente subvalvar, é mais comum na presença de CIV e modifica o equilíbrio entre as circulações sistêmica e pulmonar. Na TGA, a doença vascular pulmonar é mais frequente e precoce, principalmente nos pacientes com CIV.

Manifestações clínicas

As crianças nascidas com TGA apresentam, na sua maioria, peso de nascimento normal. Cianose observada no primeiro dia de vida sugere a possibilidade de TGA e, caso seja com septo ventricular íntegro, a criança torna-se muito cianótica nos primeiros dias. Taquipneia em geral está presente sem retração proeminente. Crianças com CIV pequena podem ter uma pequena mistura adicional, porém seguem um curso semelhante àquelas com septo ventricular íntegro. Com CIV ampla, a cianose pode não estar presente ou ser discreta e o desconforto respiratório progride gradualmente de discreto a importante. Na TGA com CIV e edema pulmonar (EP), a apresentação é variável e depende do grau da estenose pulmonar: quanto mais importante, maior é o grau de cianose.

Exame físico

Comumente o recém-nascido é visivelmente cianótico e confortavelmente taquipneico. O sopro não é um achado importante, a não ser que exista obstrução à via de saída do VE. A segunda bulha pode ser única, em razão da posição anterior da valva aórtica em relação à pulmonar. Com CIV, um sopro sistólico pode estar presente dentro de poucos dias após o nascimento, seguido por sinais de insuficiência cardíaca.

Eletrocardiograma (ECG)

Na maioria dos recém-nascidos o ECG encontra-se dentro dos limites da normalidade e posteriormente manifesta-se com sobrecarga do ventrículo direito.

Radiografia de tórax

A radiografia de tórax é virtualmente normal nos primeiros dias de vida. Mesmo na TGA simples o fluxo pulmonar é normal ou aumentado. Naqueles com CIV ampla, cardiomegalia e hiperfluxo pulmonar estão presentes e às vezes apresenta uma silhueta cardíaca característica, com pedículo estreito, em decorrência da posição das grandes artérias, sugestiva de um "ovo deitado".

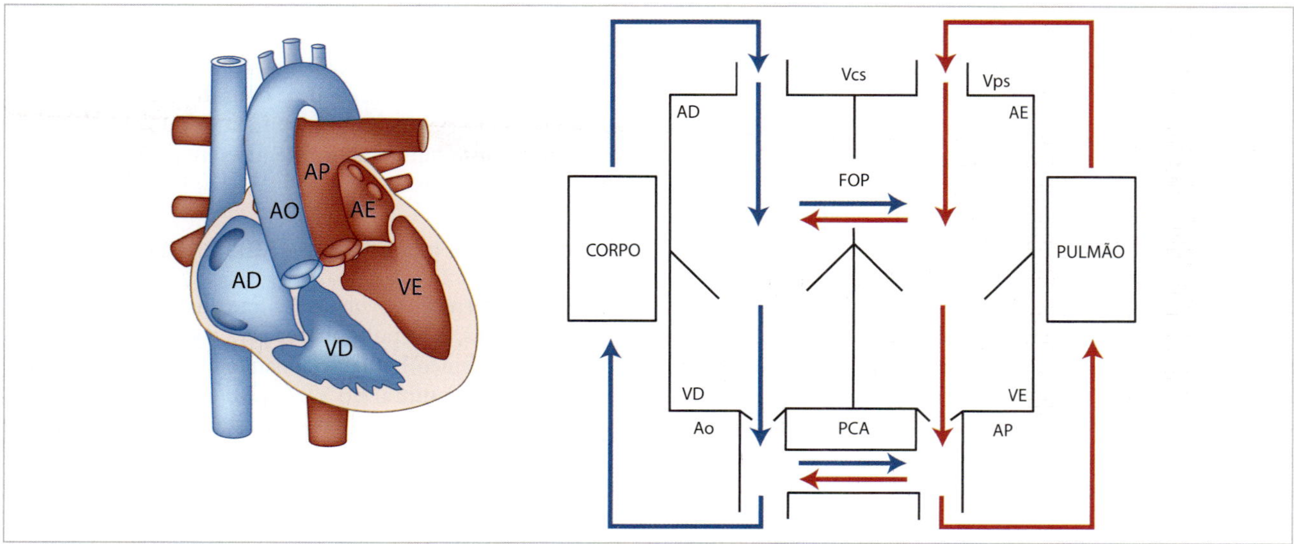

FIGURA 11
Esquema representativo de circulação.

Ecocardiografia

O ecocardiograma é o principal método diagnóstico. Estudos de ultrassonografia realizados como triagem para cardiopatia congênita, com foco apenas no corte de quatro câmaras, podem não diagnosticar a cardiopatia, quando não houver discrepância no tamanho das cavidades ventriculares. A acurácia do exame torna-se maior quando as vias de saídas são avaliadas para verificar se as grandes artérias se cruzam normalmente ou não.

No diagnóstico pós-natal, a janela subcostal e o corte paraesternal longitudinal demonstram que a artéria pulmonar (posterior) emerge do ventrículo esquerdo, enquanto a aorta é vista anteriormente emergindo do ventrículo direito. O ecocardiograma de forma sistemática deve delinear as conexões atrioventricular e ventriculoarterial, detectar presença ou ausência de outras lesões associadas, como CIV e anomalias coronárias, além de averiguar presença e tamanho da comunicação interatrial e avaliação do PCA, seu tamanho e grau de *shunt*.

O *shunt* interatrial é facilmente demonstrado usando o Doppler colorido. Suspeita-se de CIA restritiva quando for < 3 mm, apresentar desvio do septo *primum* para o átrio direito, bem como pelo gradiente pressórico entre os átrios. Causas de obstrução da via de saída do ventrículo esquerdo incluem mau alinhamento posterior do septo infundibular, abaulamento do septo interventricular (obstrução subpulmonar dinâmica), estenose valvar, membrana subvalvar, tecido acessório da valva atrioventricular e hipertrofia muscular. A identificação acurada da anatomia das artérias coronárias é fundamental na TGA; por isto, devem ser avaliadas a partir de múltiplas janelas ecocardiográficas.

Cateterismo cardíaco

Poucas informações são necessárias além das fornecidas pelo ecocardiograma. O cateterismo está indicado para realizar atriosseptostomia por balão (procedimento de Rashkind) e nos casos de dúvida para confirmar a anatomia das artérias coronárias antes da operação de Jatene.

Atriosseptostomia por balão

Introduzida por Rashkind e Miller, é o método padrão para ampliar uma CIA em um recém-nascido. Na TGA, está indicada para aumentar a mistura entre as duas circulações. Pode ser realizada sob fluoroscopia ou apenas guiada pelo ecocardiograma e, assim, pode ser realizada à beira do leito. A atriosseptostomia habitualmente não é efetiva em crianças acima de 2 meses de vida. Nesta situação, dilatação com balão estático e, ocasionalmente, o implante de um *stent*, são outras opções.

Angiotomografia

A angiotomografia pode ser necessária para esclarecer dúvidas em relação à anatomia das artérias coronárias ou obstrução do arco aórtico.

Tratamento

No caso de diagnóstico fetal de TGA, o melhor tratamento inclui que o nascimento seja em um centro de referência para cirurgia cardíaca pediátrica. No caso de TGA sem CIV, deve-se iniciar com prostaglandina na dose inicial de 0,05-0,1 mcg/kg/min e de manutenção de 0,01 a 0,4 mcg/kg/min. A criança deve ser transferida para unidade de cuidados intensivos e deve ser realizado um ecocardiograma pós-natal. Com a introdução da operação de Jatene, a atriosseptostomia, antes realizada de rotina, passou a ser indicada mais seletivamente, nos casos com muita hipoxemia e CIA restritiva e naqueles sem previsão para cirurgia nos próximos dias.

Indicações para operação

Em geral, há indicação cirúrgica após o diagnóstico ecocardiográfico nos casos de TGA simples, que deve ser realizada nos primeiros dias de vida, preferencialmente dentro das duas primeiras semanas.

Opções cirúrgicas

O tipo de operação a ser realizado depende da idade, das lesões associadas (CIV, EP, obstrução do arco aórtico) e da função do VE (Figura 12). Entende-se por "VE adequado" o ventrículo morfologicamente esquerdo, porém em posição subpulmonar (de baixa pressão), que ainda apresenta massa muscular adequada para manter a circulação sistêmica (de alta pressão) após a operação corretiva. Essa avaliação é feita pelo ecocardiograma, que classifica o VE nos seguintes tipos:[18-21]

1. Septo interventricular (SIV) abaulando para o VD.
2. SIV retificado.
3. SIV abaulando para o VE (*banana-shape*).

O VE tipo III é inadequado para suportar a circulação sistêmica. A estratégia cirúrgica para o tratamento da TGA está resumida na Figura 12. A cirurgia definitiva da transposição das grandes artérias inclui procedimentos que redirecionam o retorno venoso pulmonar e sistêmico em níveis atrial, ventricular ou em vasos da base.

Correção atrial (operação de Mustard/Senning)

Esse tipo de correção envolve o redirecionamento do sangue, que retorna das veias pulmonares para a valva tricúspide e o VD ("fluxo sistêmico"), e o direcionamento do sangue das veias cavas para a valva mitral e o VE (fluxo pulmonar). O ventrículo direito permanece em posição sistêmica (subaórtica). Já o VE permanece em posição subpulmonar (Figura 11). Essa operação é indicada para:

- TGA sem CIV com mais de um mês de vida (alternativa mais adequada neste caso: preparo do VE com cerclagem pulmonar, seguido da operação de Jatene).

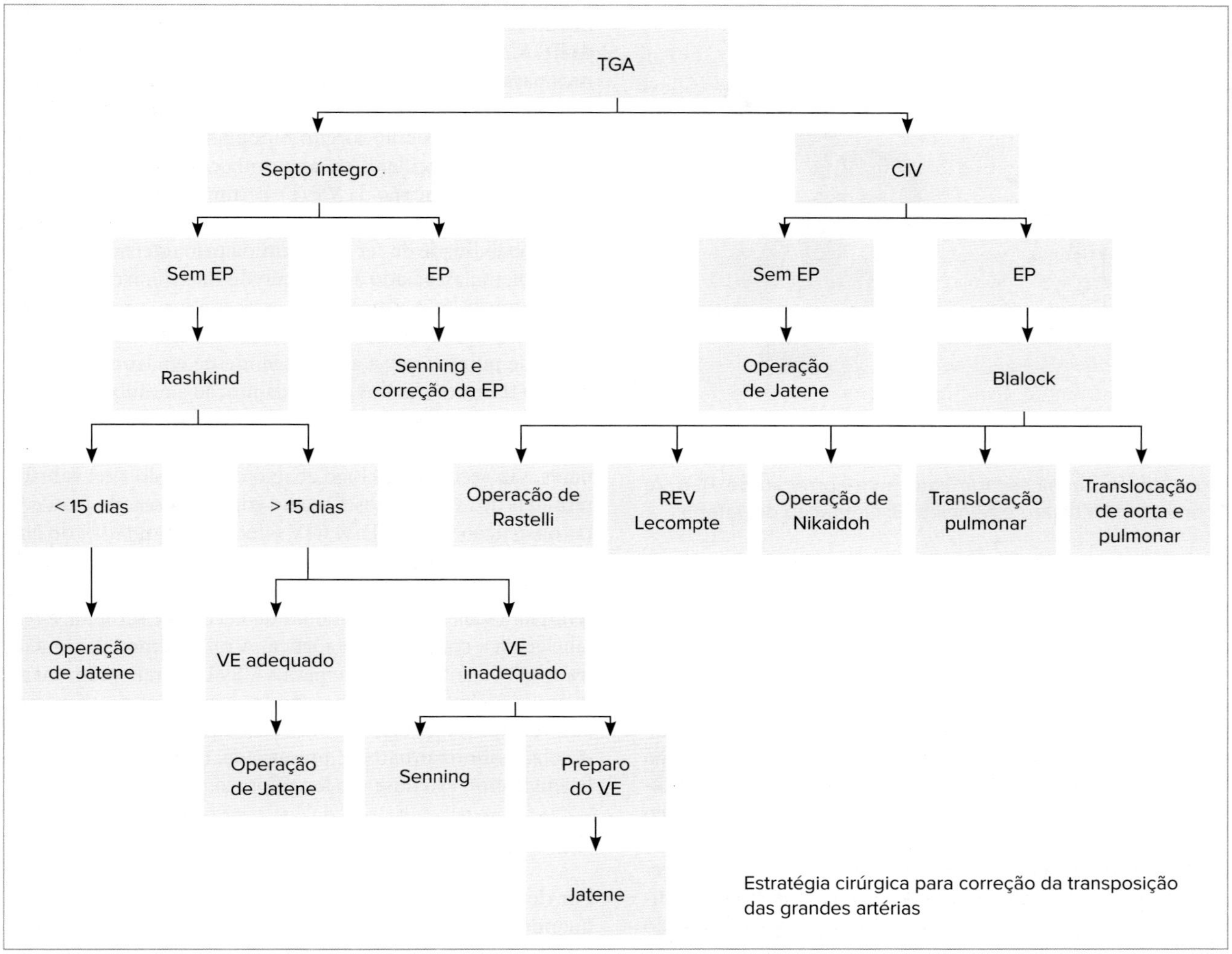

FIGURA 12

Fluxograma de estratégia cirúrgica para correção de TGA.

CIV: comunicação interventricular; EP: estenose pulmonar; REV: *réparation à l'étage ventriculaire*.

- Neonatos com TGA, septo interventricular íntegro e estenose pulmonar moderada a grave.
- Neonatos com TGA e coronárias inadequadas para a operação de Jatene (< 1% dos casos).

Correção anatômica (operação de Jatene)

Indicada na transposição das grandes artérias com septo ventricular íntegro, VE e coronárias adequados, ou TGA com CIV sem EP: nela as grandes artérias são seccionadas acima das valvas semilunares e suturadas em posição invertida, com transferência dos óstios coronarianos para a neoaorta (Figura 13).

Opções cirúrgicas para TGA com CIV e obstrução da via de saída do VE (EP)

Atualmente, várias opções cirúrgicas estão disponíveis, e a operação de Rastelli ainda é a mais utilizada.[22] As demais incluem a operação de Lecompte, a translocação pulmonar, a operação de Nikaidoh (translocação aórtica) e a translocação dupla (aórtica e pulmonar).

Na operação de Rastelli, o fluxo sanguíneo do VE é redirecionado para a aorta através da CIV; com a criação de um túnel VE-aorta, a artéria pulmonar é seccionada e seu coto no VE, suturado. Um conduto é colocado entre o VD e a artéria pulmonar para direcionar o fluxo sanguíneo venoso. Reoperações são necessárias pela estenose do tubo, principalmente nas crianças operadas abaixo dos 4 anos de idade.[22] Além disso, obstrução na via de saída do VE também pode ocorrer a longo prazo.

Na operação de Lecompte (*réparation à l'étage ventriculaire* –REV),[23] a CIV é ampliada, o fluxo sanguíneo do VE é redirecionado para a aorta através da CIV e a artéria pulmonar sem valva é anastomosada à via de saída do VD, sendo ampliada com monocúspide. A manobra de Lecompte (anteriorização do tronco pulmonar em relação à aorta) é empregada. A insuficiência pulmonar mantida a longo prazo pode levar à falência do VD. A mortalidade inicial relatada é

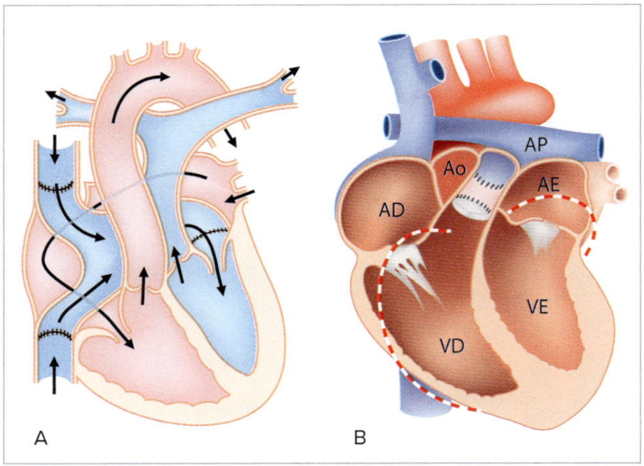

FIGURA 13

Esquema das técnicas cirúrgicas para correção de TGA. A: Operação de Mustard e Senning; B: Operação de Jatene.

de 12% e reoperações são necessárias em 20% dos pacientes em dez anos.

Na translocação pulmonar,[19] a raiz pulmonar é dissecada do ventrículo esquerdo com cuidado para não lesar a valva pulmonar e as artérias coronárias. O orifício no VE é fechado com pericárdio autólogo. Ventriculotomia é feita e a posição da CIV é confirmada. O miocárdio do septo conal é ressecado para desobstruir a VSVE para a aorta. O fluxo sanguíneo do VE é redirecionado para a aorta através da CIV, com o fechamento da CIV com Dacron®. A via de saída do VD é reconstruída com a anastomose do tronco pulmonar à ventriculotomia direita, sendo ampliada com monocúspide só quando o anel valvar é muito pequeno[19,20]. A manobra de Lecompte não é usada. De abril de 1994 a novembro de 2009, empregamos essa técnica em 42 pacientes, e dois deles apresentavam transposição corrigida das grandes artérias (TCGA), sendo feita a operação de Senning nos átrios e a translocação pulmonar nos ventrículos e vasos da base. A idade média desses pacientes era de 24 meses, com três óbitos (7,1%) na fase inicial da série. O acompanhamento em longo prazo tem mostrado crescimento do anel pulmonar, sem insuficiência valvar.[20,21]

Na operação de Nikaidoh (translocação aórtica),[21] a raiz aórtica é retirada do ventrículo direito, a obstrução da via de saída ventricular esquerda é aliviada com a divisão do septo e excisão da valva pulmonar, reconstruindo a via de saída ventricular esquerda (VSVE) com a raiz aórtica translocada e o *patch* da CIV, e a via de saída do VD (VSVD) com um *patch* de pericárdio. Modificações da técnica original incluem transferência individual das coronárias durante a translocação (para evitar a possibilidade de isquemia miocárdica), uso da manobra de Lecompte e reconstrução da VSVD com um enxerto homólogo pulmonar ou anastomose direta da artéria pulmonar no VD. Embora tecnicamente desafiadora, a translocação aórtica combina elementos das técnicas cirúrgicas comumente realizadas, incluindo os procedimentos de Ross, Konno e Jatene. Em 1980, Bex et al.[23] foram os primeiros a introduzir o conceito da translocação aórtica no tratamento da TGA, mas foi Nikaidoh, em 1984, quem popularizou a técnica para o tratamento da TGA com CIV e EP. Essa técnica é particularmente útil na presença de CIV restritivo ou de via de entrada, ventrículo direito hipoplásico, no *straddling* da valva atrioventricular e/ou anatomia coronariana anômala interferindo na incisão da VSVD. Permite melhor alinhamento das vias de saída do VD e VE; além disso, a VSVD tem menor probabilidade de ser comprimida pelo esterno, um grande problema associado à operação de Rastelli. No entanto, o tubo extracardíaco é incapaz de crescer e caso venha a se calcificar, sendo necessárias reoperações. Na translocação dupla aórtica e pulmonar,[24] a aorta ascendente e o tronco pulmonar são transeccionados acima da junção sinotubular. As artérias coronárias são mobilizadas e desinseridas da aorta. A raiz aórtica e a raiz pulmonar, incluindo as válvulas semilunares, são seccionadas logo abaixo do nível do anel valvar e retiradas dos ventrículos. O septo conal é ressecado para evitar obstrução da VSVE. A CIV é fechada com *patch* de Dacron®. Posteriormente, a raiz aórtica é translocada para a posição inicial do tronco pulmonar e as artérias coronárias são reimplantadas. Após a manobra de Lecompte ser feita, é restabelecida a continuidade aórtica. A raiz pulmonar é, então, translocada anteriormente para a VSVD. A raiz pulmonar é incisada ao longo de sua parede anterior e um *patch* monocúspide de veia jugular bovina é usado para ampliar a VSVD. A valva pulmonar nativa é preservada, tentando evitar insuficiência e/ou estenose em longo prazo.

Coração univentricular

Por definição, caracteriza-se como coração univentricular quando existe atresia de uma das valvas atrioventriculares (atresia mitral ou tricúspide) ou quando as duas valvas atrioventriculares ou uma e mais do que 50% da outra se esvaziam em uma mesma câmara ventricular. Nesta situação existe um ventrículo dominante e outro hipoplásico, ou apenas uma cavidade ventricular (ventrículo indeterminado, o verdadeiro ventrículo único). O termo univentricular tem sido usado como sinônimo de ventrículo único e dupla via de entrada. As estratégias terapêuticas para todos esses tipos são similares. O diagnóstico e o tratamento precoce das cardiopatias univentriculares são essenciais para evitar hipertensão pulmonar e proteger o ventrículo dominante da cardiomiopatia decorrente da sobrecarga de volume e pressão e cianose prolongada.

Anatomia

A câmara ventricular dominante pode ser reconhecida como esquerda ou direita, pela presença ou ausência de características da porção trabecular, bem como da posição (anterior ou posterior) e anatomia das valvas atrioventriculares que a acompanham. O tipo mais comum é o ventrículo dominante morfologicamente esquerdo, com mau posicionamento das grandes artérias, com aorta emergindo do ventrículo direito hipoplásico. A artéria pulmonar sai posteriormente, a valva mitral se encontra à direita e a tricúspide à esquerda, observado em 74% de série de autópsia e 70% de série clínica (Figura 14). Em alguns casos, com o passar do tempo a CIV (forame bulboventricular) torna-se restritiva, produzindo estenose subaórtica funcional. Estenose ou atresia pulmonar ocorre em 50% dos pacientes. Os casos de dupla via de entrada de ventrículo esquerdo com concordância ventriculoarterial e estenose pulmonar são conhecidos como coração.[25]

Fisiologia

A quantidade de fluxo pulmonar determina o quadro clínico de crianças com ventrículo único, tendo como fatores determinantes a presença ou não de estenose pulmonar e o grau de resistência vascular pulmonar. Na ausência de estenose pulmonar com a queda da resistência vascular pulmonar, o fluxo pulmonar aumenta gradativamente, terminando por causar insuficiência cardíaca. Crianças com ventrículo único e atresia pulmonar são cianóticas desde o nascimento. O grau de cianose é determinado pela quantidade de fluxo pulmonar suprida anterogradamente ou pelo canal arterial, artérias colaterais sistêmico-pulmonares ou circulação brônquica. Crianças com estenose pulmonar moderada habitualmente evoluem bem, apesar de cianóticas.

Manifestações clínicas

A maioria das crianças portadoras de ventrículo único cujo diagnóstico não foi realizado por ecocardiografia fetal, é diagnosticada nas primeiras semanas de vida, principalmente quando o quadro se associa a estenose pulmonar importante, em decorrência de cianose, e mais tardiamente na ausência de estenose pulmonar, pelo quadro de insuficiência cardíaca. Nos pacientes com muito hiperfluxo pulmonar, a cianose pode ser muito discreta e até não ser observada. O quadro clínico e o prognóstico dependem de vários determi-

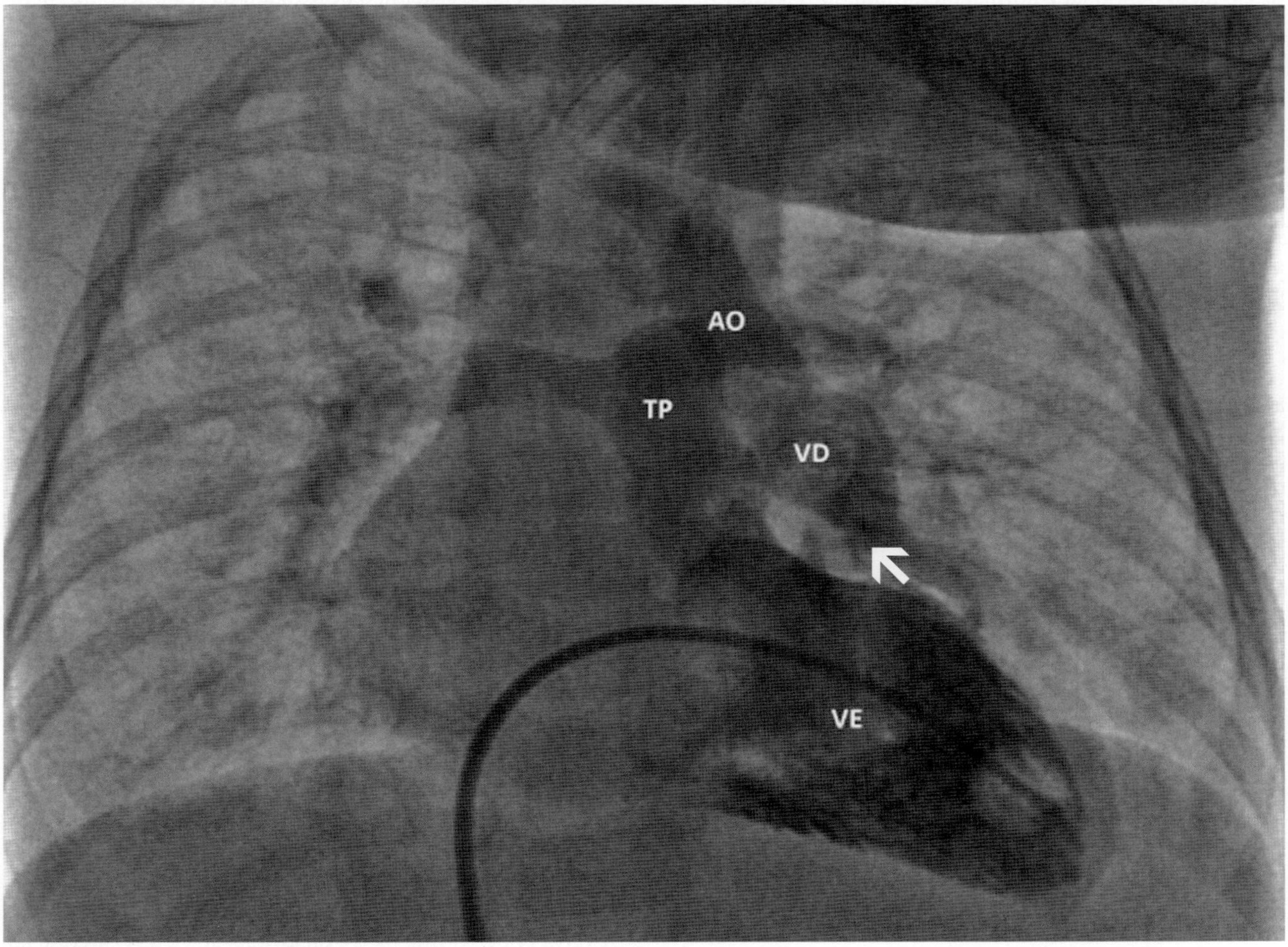

FIGURA 14

Coração univentricular. Cineangiografia em VE na projeção anteroposterior cranial – Atresia da valva AV esquerda. VD hipoplásico anterior e à esquerda. Conexão ventrículo-arterial discordante. A seta indica CIV restritiva.

VE: ventrículo esquerdo; VD: ventrículo direito; AO: aorta; TP: tronco pulmonar.

nantes anatômicos, sendo um dos mais importantes a presença ou ausência de obstrução ao fluxo pulmonar.

Exame físico

Em pacientes com estenose pulmonar, à ausculta encontra-se sopro sistólico ejetivo. Insuficiência da valva atrioventricular direita e esquerda leva a um sopro holossistólico na borda esternal média.

Eletrocardiografia (ECG)

O ECG não é muito útil no reconhecimento de hipertrofia ventricular, exceto por ser anormal.

Radiografia de tórax

Caso não exista estenose pulmonar, na radiografia de tórax observa-se cardiomegalia e hiperfluxo pulmonar. Com estenose pulmonar, a área cardíaca é normal ou ligeiramente aumentada e o fluxo pulmonar é normal ou diminuído (Figura 15).

Ecocardiograma

O ecocardiograma pode demonstrar em detalhes toda a anatomia. Dadas as inúmeras possibilidades e variações, o exame deve ser realizado com análise sequencial e de forma sistemática (Figura 16).

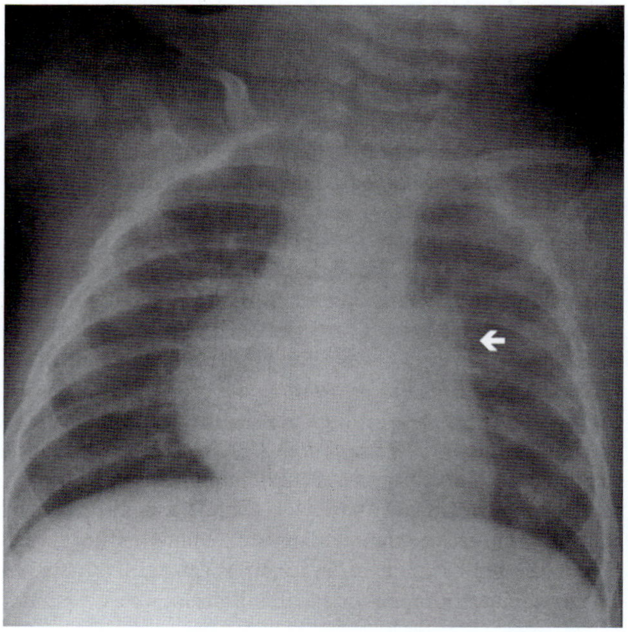

FIGURA 15

Radiografia de tórax na projeção anteroposterior (da mesma criança, a seta mostra abaulamento na silhueta cardíaca correspondente ao ventrículo direito hipoplásico) anterior, superior e à esquerda.

Tratamento

Quando existe obstrução importante ao fluxo pulmonar, é necessária a confecção de uma anastomose ou *shunt* sistêmico pulmonar (Blalock-Taussig). Já os pacientes com estenose pulmonar moderada podem não precisar de *shunt* por estarem naturalmente balanceados; entretanto, cardiopatias do tipo ventrículo único sem obstrução ao fluxo pulmonar evoluem com hiperfluxo e precisam limitá-lo precocemente por meio de uma cerclagem da artéria pulmonar, caso contrário evoluirão para a síndrome de Eisenmenger. É importante ressaltar que não existe correção anatômica, mas apenas correção fisiológica, para coração univentricular. Desta forma, o tratamento cirúrgico final para o coração com ventrículo único é a derivação do retorno venoso sistêmico para as artérias pulmonares, de forma direta, passiva e sem interposição de câmara contrátil (operação de Fontan). O procedimento de Glenn bidirecional (anastomose veia cava superior-ramo pulmonar direito) é usado como procedimento inicial ou intermediário. Algumas cardiopatias complexas com anomalia de retorno venoso sistêmico necessitam da realização de Glenn bilateral. Outras cardiopatias, em decorrência da ausência da veia cava inferior, têm drenagem sistêmica do abdome e membros inferiores através da veia ázigos para a veia cava superior; nesses casos, a cirurgia de Kawashima é empregada, resultando em uma derivação cavopulmonar quase completa, com apenas as veias supra-hepáticas tendo retorno direto para o átrio sistêmico. Nessas cirurgias intermediárias, Glenn e Kawashima, a demora na complementação da derivação cavopulmonar total pode propiciar o aparecimento de fístulas arteriovenosas pulmonares, com desvio de fluxo direita-esquerda sem passar pelos capilares pulmonares, resultando na insaturação sistêmica de oxigênio.

Nessas cirurgias intermediárias, Glenn e Kawashima, a demora na complementação da derivação cavopulmonar total pode propiciar o aparecimento de fístulas arteriovenosas pulmonares, com desvio de fluxo direita-esquerda sem passar pelos capilares pulmonares, resultando na insaturação sistêmica de oxigênio. O direcionamento do fluxo das veias supra-hepáticas, com a derivação cavopulmonar total, pode trazer a solução para essas fístulas.

Truncus arteriosus (TA)

Anatomia

É uma cardiopatia rara, representando 0,7% de todas as cardiopatias congênitas.[23] O TA se caracteriza por um vaso único saindo do coração, que cavalga o septo ventricular e supre a circulação sistêmica, coronariana e pulmonar. A valva truncal raramente é normal, frequentemente tem folhetos espessados, é estenótica em grau variável e às vezes incompetente. A valva pode ser uni, bi, tri, quadricúspide, etc. O arco se faz para a direita em 25% dos casos, e mais raramente pode apresentar interrupção.

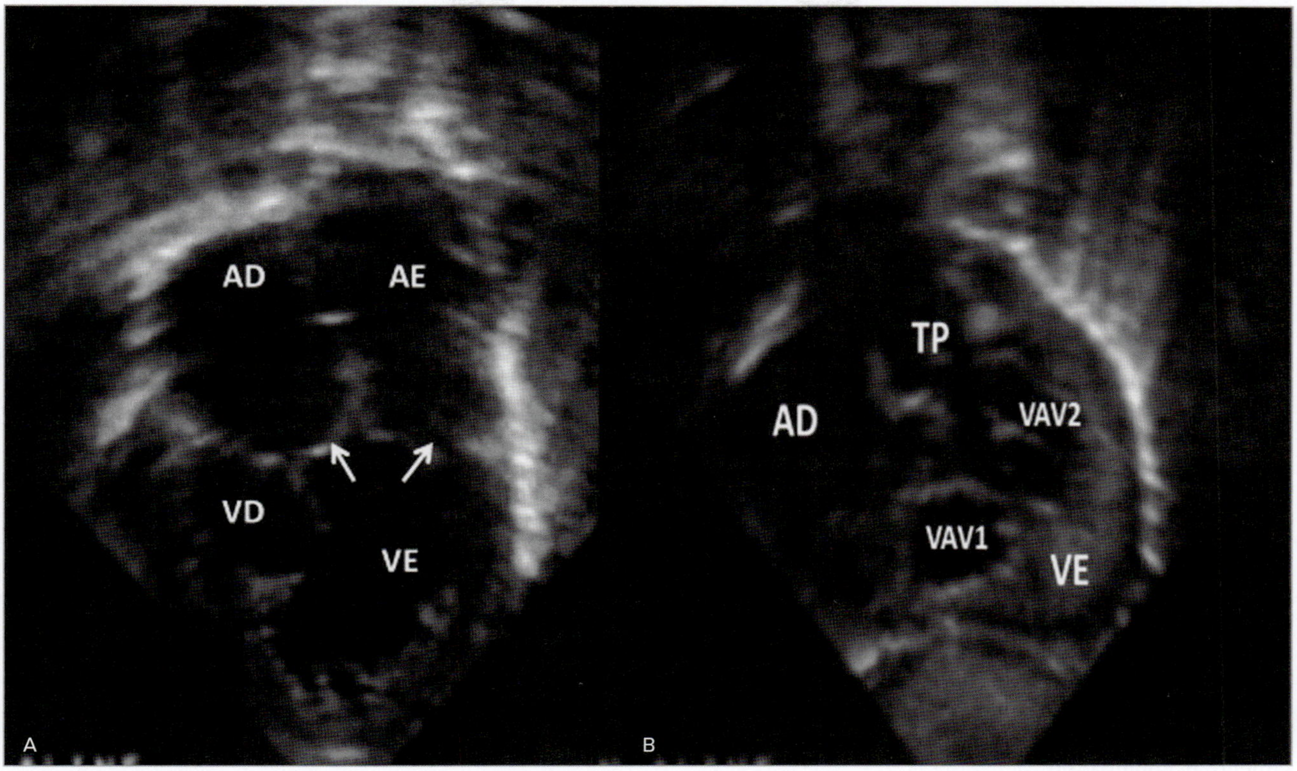

FIGURA 16

Cortes ecocardiográficos. A: corte paraesternal quatro câmaras mostrando as duas valvas atrioventriculares conectadas a cavidade do ventrículo morfologicamente esquerdo, caracterizando, dupla via de entrada de VE; B: corte subcostal transversal que mostra as duas valvas atrioventriculares dentro da cavidade do ventrículo morfologicamente esquerdo e o tronco pulmonar emergindo do VE.

Classificação

As classificações mais frequentemente usadas são a de Collet e Edwards e a de Van Praagh (Figura 17).[26,27]

Fisiologia

O TA recebe o débito cardíaco dos dois ventrículos. Na ausência de estenose de ramos pulmonares e com a queda da resistência vascular pulmonar, o paciente desenvolve insuficiência cardíaca importante de alto débito e difícil controle em poucas semanas.

Manifestações clínicas

O diagnóstico, quando não realizado antes do nascimento pelo ecocardiograma fetal, ou no pós-natal imediato em razão de baixa saturação à oximetria de pulso, costuma ser feito nas primeiras semanas de vida, em razão do achado de sopro e quadro de insuficiência cardíaca. Os sintomas mais frequentes são: taquipneia, retração intercostal e cianose, esta muitas vezes discreta. Os pulsos são amplos e o impulso do ventrículo direito é visível e palpável. À ausculta, ouve-se um sopro sistólico em borda esternal esquerda alta, algumas ve-

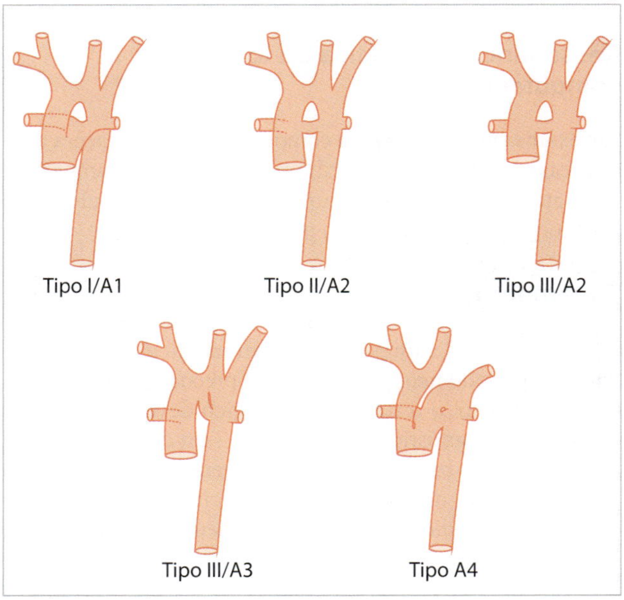

FIGURA 17

Classificação de *truncus*. Tipo I a III segundo a classificação de Collet; tipo Edwards e A1-A4 segundo a classificação de Van Praagh.

zes associado a um sopro diastólico de regurgitação da valva truncal. São achados frequentes de ausculta: segunda bulha única, clique de ejeção em ápice ou borda esternal esquerda alta e um sopro do tipo ruflar diastólico decorrente da estenose mitral relativa, consequência do grande hiperfluxo pulmonar.

Eletrocardiografia

O eletrocardiograma pode mostrar sobrecarga direita ou esquerda ou biventricular e de átrio esquerdo.

Radiografia de tórax

Os achados mais comuns são cardiomegalia com tronco pulmonar escavado, dilatação do átrio esquerdo e hiperfluxo pulmonar. Existem casos em que o arco aórtico se faz para a direita.

Ecocardiografia

O corte ecocardiográfico subcostal longitudinal mostra o *truncus arteriosus* cavalgando o septo ventricular e, inclinando posteriormente o transdutor, observa-se a origem das artérias pulmonares e avalia-se a CIV e a valva truncal (espessamento e mobilidade).

Cateterismo cardíaco

São poucas as indicações: apenas para esclarecimento de alguma informação anatômica não claramente esclarecida e para avaliação hemodinâmica, quando houver suspeita de doença vascular pulmonar.

Ressonância magnética ou tomografia computadorizada

São exames muito úteis para complementar informações anatômicas obtidas pelo ecocardiograma. No seguimento pós-operatório, avaliam tamanho e função do ventrículo direito, o tubo VD-TP e os ramos pulmonares.

Tratamento

Como é comum a apresentação com insuficiência cardíaca grave no período neonatal e evolução precoce de doença vascular pulmonar, o tratamento cirúrgico deve ser realizado dias após o diagnóstico, uma vez que, sem cirurgia, o prognóstico é muito ruim, com óbito ocorrendo em média antes do segundo mês de vida.[40] Enquanto a cirurgia é aguardada, para maior estabilidade, inicia-se tratamento clínico com diuréticos e inibidores da enzima conversora de angiotensina. Não raro, a criança necessita do uso de drogas vasoativas e ventilação pulmonar mecânica.

Na cirurgia, a CIV é fechada, direcionando o fluxo do VE para a aorta. Os ramos pulmonares são desconectados da raiz aórtica e o orifício fechado com sutura direta ou pericárdio autólogo tratado. A reconstrução da via de saída do VD é um ponto controverso na correção do *truncus arteriosus*. Geralmente, utiliza-se a interposição de um tubo valvado ou não, homólogo ou sintético, entre o VD e as artérias pulmonares. A degeneração do tubo ocorre rapidamente em crianças abaixo de 12 meses, com necessidade de reoperação por estenose e/ou insuficiência.

Barbero-Marcial descreveu a técnica de reconstrução do *truncus* tipo II sem a interposição de conduto, com anastomose direta entre o tronco pulmonar e a ventriculotomia infundibular.

Preferencialmente temos feito a anastomose direta da porção posterior do TP na ventriculotomia, completando a parte anterior com enxerto monocuspide de pericárdio bovino ou de PTFE, o que facilita o pós-operatório imediato, por propiciar certo grau de competência valvar pulmonar, porem com a possibilidade de crescimento da parte posterior, o que posterga a necessidade de reoperação.

Esses pacientes necessitam de acompanhamento ao longo da vida e todos eventualmente necessitarão de troca do tubo.[27]

Drenagem anômala total das veias pulmonares

Ocorre quando todas as quatro veias pulmonares drenam anomalamente em uma estrutura venosa sistêmica, que não seja diretamente no átrio esquerdo. Sua incidência varia entre 0,7 e 1,5% de todas as cardiopatias congênitas.[1-4]

Classificação

São classificadas em quatro tipos, dependendo da conexão anômala com o sistema venoso sistêmico, em (Figura 18):

- Supracardíaca (43-49%).
- Cardíaca (16-18%).
- Infracardíaca (26-27%).
- Mista (9-12%).[41,42]

Supracardíaca

Neste tipo de drenagem, a câmara coletora comum drena na veia inominada através da veia vertical, e em seguida para a veia cava superior e o átrio direito. Algumas vezes drena diretamente na veia cava superior. O sítio da obstrução pode ser causado por estruturas adjacentes, por exemplo, a veia vertical pode ser comprimida pelo brônquio-fonte esquerdo e a artéria pulmonar.

Cardíaca

A câmara coletora drena no seio coronário, o que ocorre mais frequentemente, ou drena diretamente dentro do átrio direito. Raramente são obstrutivas; quando isso ocorre, é por estenose do seio coronariano.

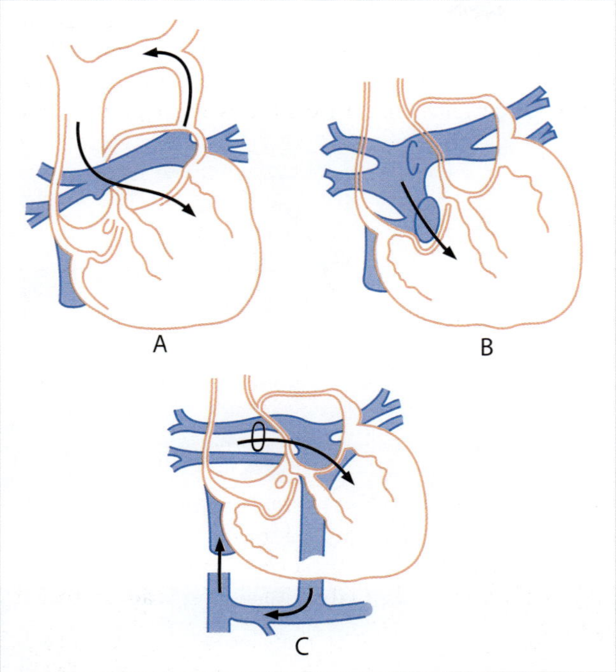

FIGURA 18

Tipos mais comuns de drenagem anômala total. A: Supracardíaca. No tipo mais comum as veias pulmonares se juntam por trás do coração e drenam para cima através da veia vertical, a qual se junta à veia inominada que se conecta com a veia cava superior direita e drena para o átrio direito via veia vertical para a veia inominada; B: Cardíaca. As veias pulmonares reúnem-se atrás do coração e, em seguida, drenam diretamente para o átrio direito ou através do seio coronário; C: Infracardíaca. As veias pulmonares drenam para o átrio direito através das veias hepáticas (fígado) e da veia cava inferior. Neste tipo, as veias pulmonares unem-se atrás do coração e, em seguida, drenam para baixo, conectando-se ao sistema portal de veias do fígado. O fluxo sanguíneo dissipa através do leito vascular do fígado e drena o átrio direito.

Infracardíaca

Neste tipo de conexão venosa, as veias pulmonares direitas e esquerdas descem via veia pulmonar comum, orientada verticalmente, atrás do coração, atravessam o diafragma e drenam na veia porta, *ductus venosus*, ou veia hepática e, após atingir o sistema porta, drenam na veia cava inferior. As infracardíacas podem ser obstruídas no nível do diafragma, pelo ligamento do *ductus venosus*, ou pela resistência dos sinusoides hepáticos (Figura 19).

Mistas

As quatro veias drenam anomalamente em mais de uma estrutura venosa.

Fisiopatologia

Todo o fluxo venoso pulmonar retorna para a circulação sistêmica, ocorrendo mistura dos retornos venosos sistêmico e pulmonar. O fluxo pulmonar é determinado pelo grau de resistência arteriolar pulmonar e de obstrução das veias pulmonares. Podem apresentar dois quadros: com ou sem obstrução. Na forma não obstrutiva ou com mínima obstrução, o hiperfluxo pulmonar é intenso e a criança se apresenta com quadro de insuficiência cardíaca e sem cianose aparente, uma vez que a saturação de oxigênio habitualmente é > 90%. Na forma obstrutiva, observa-se hipertensão venosa pulmonar com consequente edema pulmonar.

Manifestação clínica

O quadro clínico é variável e depende da presença e do grau de obstrução venosa pulmonar.

Na forma não obstrutiva, em geral a criança aparenta estar bem. O diagnóstico é feito a partir do achado de sopro cardíaco ou de discreta cianose.

Na forma obstrutiva, o quadro clínico é grave, caracterizado por cianose e desconforto respiratório e pode ocorrer precocemente no período neonatal. A evolução é rápida com taquidispneia e retração intercostal, ou seja, sinais indicativos de edema pulmonar. No recém-nascido é difícil o diagnóstico diferencial com a síndrome do desconforto respiratório (SDR); entretanto, o tempo de início dos sintomas é diferente. Enquanto na SDR os sintomas se iniciam logo após o nascimento, na DATVP os sintomas costumam aparecer após 12 horas de vida. Na forma não obstrutiva, a apresentação clínica geralmente é mais tardia e consiste em insuficiência cardíaca secundária ao hiperfluxo pulmonar, ou seja, taquipneia, cansaço às mamadas e baixo ganho ponderal.[28,29]

Exame físico

Na forma obstrutiva, a criança aparenta ser portadora de doença grave e apresenta cianose importante, taquipneia e hepatomegalia. É comum não se detectar sopro cardíaco, sendo a única anormalidade da ausculta uma segunda bulha hiperfonética. Pode-se ouvir sopro contínuo sobre a área da obstrução.

Na forma não obstrutiva, em geral a criança encontra-se bem. A ausculta cardíaca é semelhante à de CIA, com desdobramento fixo da segunda bulha, sopro sistólico ejetivo suave em borda esternal esquerda alta; às vezes, ausculta-se sopro diastólico em razão do fluxo aumentado através da valva tricúspide (estenose relativa). Taquipneia, hepatomegalia e graus variados de cianose podem ser observados.

Eletrocardiograma

Mostra sobrecarga ventricular direita e, frequentemente, sobrecarga de átrio direito.

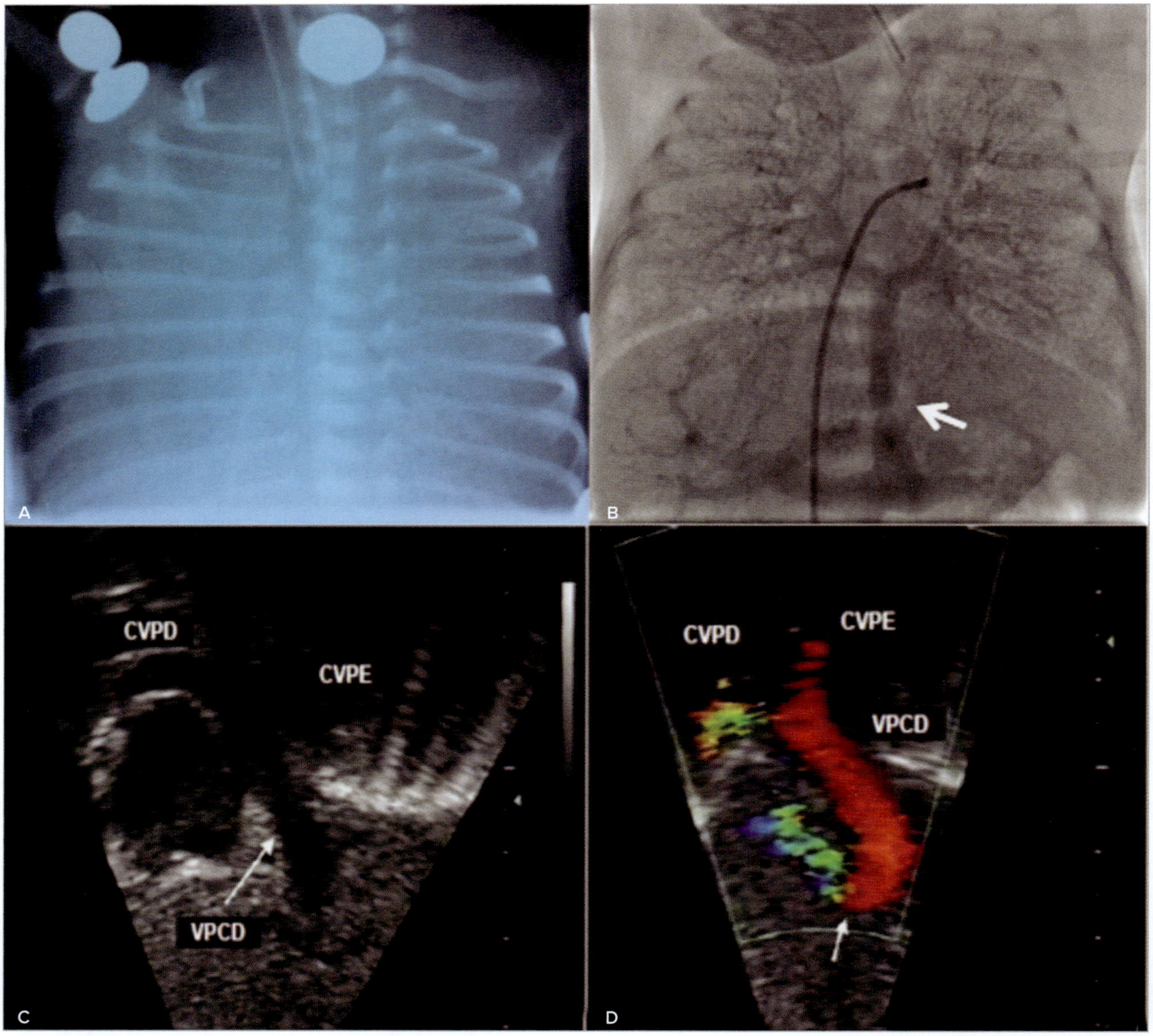

FIGURA 19

Drenagem anômala total das veias pulmonares infradiafragmática – forma obstrutiva. A: Radiografia de tórax mostrando importante congestão pulmonar bilateral; B: Arteriografia pulmonar – no retorno venoso, observa-se que as veias pulmonares direitas e esquerdas se juntam em um coletor comum descendente (veia pulmonar comum descendente). A seta mostra importante obstrução do coletor ao entrar no hilo hepático. C e D: Cortes ecocardiográficos subcostais que mostram as coletoras das veias pulmonares direitas e esquerdas e a veia coletora comum descendente. O estudo com Doppler mostra mosaico que corresponde ao ponto de obstrução (seta) na entrada do hilo hepático.

CVPD: conexão das veias pulmonares direitas; CVPE: conexão das veias pulmonares esquerdas; VPCD: veia pulmonar comum descendente.

Radiografia de tórax

Na forma obstrutiva, a área cardíaca é de tamanho normal. Há evidências de edema pulmonar, com aspecto de vidro moído nos casos graves. Já na forma não obstrutiva, a área cardíaca é discretamente aumentada, há dilatação do tronco e ramos pulmonares e sinais de hiperfluxo pulmonar, sem congestão.

Ecocardiografia

O diagnóstico ecocardiográfico de DATVP é baseado em um conjunto de achados, que incluem:

- Incapacidade de demonstrar a conexão normal das veias pulmonares no átrio esquerdo.

- Demonstração da veia vertical ascendente e dilatação da veia cava superior nos casos de drenagem supracardíaca.
- Demonstração da veia descendente comum e sua conexão ao hilo hepático (veia porta) e dilatação da veia cava inferior nos casos de drenagem infracardíaca.
- Dilatação das cavidades direitas.
- *Shunt* direita-esquerda através do septo interatrial (forame oval ou CIA).
- Estudo com Doppler no trajeto das veias e suas conexões para averiguar existência ou não de obstrução ao retorno venoso pulmonar.
- A correção cirúrgica da tetralogia de Fallot preferencialmente deve ser realizada entre 3 e 12 meses.

Ressonância magnética e angiotomografia computadorizada

Estes exames são excelentes para avaliar o trajeto das veias pulmonares e suas conexões, fornecendo grandes detalhes.

Cateterismo cardíaco

Raramente é necessário para definição anatômica. Pode ser indicado para realização de atriosseptostomia por balão, como procedimento paliativo para estabilização clínica da criança com CIA restritiva.

Tratamento

A drenagem anômala total de veias pulmonares requer correção cirúrgica, porém procedimentos de cateterismo podem ser necessários para estabilização do paciente. Atriosseptostomia por balão é usada quando o forame oval é restritivo e a cirurgia corretiva é postergada por algum motivo. A colocação de *stent* na veia vertical como pré-tratamento de uma veia vertical obstrutiva antes da cirurgia foi reportado. O fechamento de veia vertical no pós-operatório, nos casos em que ela tenha sido mantida aberta, pode ser feito com Amplatzer ou *stent* oclusor de canal arterial. Estabilizar o paciente antes da cirurgia o tanto quanto possível, do ponto de vista cardíaco e metabólico, é importante. Isso envolve ventilação mecânica adequada, correção da acidose, suporte inotrópico, administração de prostaglandina para manter canal arterial pérvio.

A época da cirurgia depende do grau de obstrução e do quadro clínico do paciente. A cirurgia, realizada com utilização de CEC e em alguns neonatos com perda circulatória total sob hipotermia, consiste na anastomose do ducto coletor das veias pulmonares ao átrio esquerdo, algumas vezes mantendo uma CIA ou a veia vertical aberta em decorrência da hipertensão pulmonar. A técnica de marsupialização das veias pulmonares no pericárdio, evitando suturas, pode evitar ou reduzir a chance de estenose das veias pulmonares no longo prazo. Nos casos de recém-nascidos graves com a forma obstrutiva, a cirurgia para correção deve ser indicada de imediato.

Evolução pós-operatória

A maioria evolui muito bem. O óxido nítrico pode ser útil como vasodilatador pulmonar no pós-operatório, em pacientes que apresentem crise de hipertensão pulmonar com baixo débito cardíaco. Sulfato de magnésio também pode ser usado como vasodilatador pulmonar nesses casos. ECMO pode ser necessária no período inicial de pós-operatório e salvar a vida em alguns desses pacientes. O principal problema que pode vir a ser enfrentado no acompanhamento tardio é a obstrução de uma ou mais veias pulmonares, que pode ocorrer em até 10% dos pacientes e que pode necessitar de reoperação, dilatação por balão ou colocação de *stent*.

RESUMO

- As cardiopatias cianogênicas mais frequentes são tetralogia de Fallot, transposição das grandes artérias (TGA), coração univentricular, drenagem anômala total das veias pulmonares e truncus arteriosus.
- A TGA é a cardiopatia cianogênica mais diagnosticada no período neonatal, sendo caracterizada por uma concordância A-V com discordância V-A.
- Atrioseptostomia com balão de Rashkind pode ser realizada no recém-nascido portador de TGA, que apresenta hipóxia importante e CIA restritiva.
- O tratamento cirúrgico da TGA depende da idade ao diagnóstico, defeitos associados e avaliação do ventrículo esquerdo.
- A tetralogia de Fallot é uma cardiopatia cianogênica frequente. Tipicamente, ocorrem crises de hipóxia caracterizadas por hiperpneia, aumento progressivo da cianose, palidez e síncope.Ocasionalmente, podem levar a convulsão, acidente vascular cerebral, coma e óbito.
- A correção cirúrgica da tetralogia de Fallot preferencialmente deve ser realizada entre 3 e 12 meses.
- As cardiopatias do tipo coração univentricular apresentam quadro clínico e prognóstico dependentes de alguns aspectos anatômicos, sendo a presença ou ausência de obstrução ao fluxo pulmonar um dos mais importantes.
- Na DATVP, o quadro clínico depende da presença e do grau de obstrução venosa. Pacientes com obstrução importante apresentam quadro muito grave no período neonatal, com cianose e desconforto respiratório importantes. Aqueles com a forma não obstrutiva apresentam cianose discreta ao nascimento, e podem ser detectados no teste de triagem pela oximetria de pulso ou, posteriormente, quando apresentam sintomas em consequência do hiperfluxo pulmonar. Todos os casos requerem correção cirúrgica.

Referências bibliográficas

1. Hoffman JI, Kaplan S. The incidence of congenital heart disease. J Am Coll Cardiol. 2002;39(12):1890-900.
2. Menacher F, Martin JA. Expanded health data from the new birth certificate, 2005. Natl Vital Stat Rep. 2008;56(13):1-24.
3. Dorfman AT, Marino BS, Wernovsky G, Tabbutt S, Ravishankar C, Godinez RI, et al. Critical heart disease in the neonate: presentation and outcome at a tertiary care center. Pediatr Crit Care Med. 2008;9(2):193-202.
4. Desai K, Rabinowitz EJ, Epstein S. Physiologic diagnosis of congenital heart disease in cyanotic neonates. Curr Opin Pediatr. 2019;31(2):274-83.
5. Plana MN, Zamora J, Suresh G, Fernandez-Pineda L, Thangaratinam S, Ewer AK. Pulse oximetry screening for critical congenital heart defects. Cochrane Database of Systematic Reviews. 2018;3.
6. Di Felice V, Zummo G. Tetralogy of Fallot as a model to study progenitor cell migration and differentiation during heart development. Trends Cardiovasc Med. 2009;19(4):130.
7. Rauch R, Hofbeck M, Zweier C, Koch A, Zink S, Trautman U, et al. Raucher comprehensive genotype – phenotype analysis in 230 patients with tetralogy of Fallot. A J Med Genet. 2010;47(5):321.
8. Wise-Faberowski L, Asija R, McElhinney DB. Tetralogy of Fallot: everything you wanted to know but were afraid to ask. Paediatr Anaesth. 2018.
9. Tsze DS, Vitberg YM, Berezow J, Starc TJ, Dayan PS. Treatment of tetralogy of Fallot hypoxic spell with intranasal fentanyl. Pediatrics. 2014;134(1):e266.
10. Montero JV, Nieto EM, Vallejo IR, Montero SV. Intranasal midazolam for the emergency management of hypercyanotic spells in tetralogy of Fallot. Pediatr Emerg Care. 2015;31(4):269.
11. Bedair R, Iriart X. Educational series in congenital heart disease: Tetralogy of Fallot: diagnosis to long-term follow-up. Echo Res Pract. 2019;6(1):R9-R23.
12. Reddy VM, Liddicoat JR, McElhinney DB, Brook MM, Stanger P, Hanley FL. Routine primary repair of tetralogy of Fallot in neonates and infants less than three months of age. Ann Thorac Surg. 1995;60(6 Suppl):S592-6.
13. Barron DJ. Tetralogy of Fallot: controversies in early management. World J Pediatr Congenit Heart Surg. 2013;4(2):186-91.
14. Kaza AK, Lim HG, Dibardino DJ. Long-term results of right ventricular outflow tract reconstruction in neonatal cardiac surgery: options and outcomes. J Thorac Cardiovasc Surg. 2009;138:911-6.
15. Dohlen G, Chaturvedi RR, Benson LN, Ozawa A, Van Arsdell GS, Fruitman DS, Lee, KJ. Stenting of the right ventricle outflow tract in the symptomartic infant with tetralogy of Fallot. Heart. 2009:95(2):142-7.
16. Quandt D, Ramchandani B, Stickley J, Mehta C, Bhole V, Barron DJ, Stumper O. Stenting of the right ventricular outflow tract promotes better pulmonary arterial growth compared with modified Blalock-Taussig shunt palliation in tetralogy of Fallot-type lesions. JACC Cardiovasc Interv. 2017;10(17):1774-84.
17. Ross ET, Costello JM, Backer CL, Brown LM, Robinson JD. Right ventricular outflow tract growth in infants with palliated tetralogy of fallot. Ann Thorac Surg. 2015;99(4):1367-72.
18. Kreutzer C, De Vive J, Oppido G, et al. Twenty-five-year experience with Rastelli repair for transposition of the great arteries. J Thorac Cardiovasc Surg. 2000;120:211-23.
19. da Silva JP, Baumgratz JF, da Fonseca L. Pulmonary root translocation in transposition of great arteries repair Ann Thorac Surg. 2000;69:643-45.
20. Silva J P, Fonseca L. Pulmonary root translocation. Operative Techniques in Thoracic and Cardiovascular Surgery: A Comparative Atlas,-2009;14(1):23-34.
21. Nikaidoh H. Aortic translocation and biventricular outflow tract re- construction. A new surgical repair for transposition of the great arteries associated with ventricular septal defect and pulmonary ste- nosis. J Thorac Cardiovasc Surg. 1984;88:365-72.
22. Khairy P, Claire M, Fernandes SM, Blume ED, Powell AJ, Newburger JW, et al. Cardiovascular outcomes after arterial switch operation for D-transposition of the great arteries. Circulation. 2013;127(3):331-9.
23. Chikkabyrappa S, Mahadevaiah G, Buddhe S, Alsaied T, Tretter J. Common arterial trunk: physiology, imaging, and management. Semin Cardiothorac Vasc Anesth. 2018;1089253218821382.
24. Hu S, Xie Y, Li S, et al. Double-root translocation for double-outlet right ventricle with noncommitted ventricular septal defect or double-outlet right ventricle with subpulmonary ventricular septal defect associated with pulmonary stenosis: an optimized solution. Ann Thorac Surg. 2010;89(5):1360-5.
25. Anderson RH, Cook A. Morphology of the functional univentricular heart. Cardiology in the Young. 2004;(14):3-12.
26. van Praagh R, van Praagh S. The anatomy of common aortico- pulmonary trunk (truncus arteriosus communis) and its embriologic implications. A study of 57 necropsy cases. Am J Cardiol. 1965;16:406.
27. Chikkabyrappa S, Mahadevaiah G, Buddhe S, Alsaied T, Tretter J. Common arterial trunk: physiology, imaging, and management. Semin Cardiothorac Vasc Anesth. 2018;1089253218821382.
28. Geva T, Van Praagh S. Anomalies of the pulmonary veins. In: Allen HD, Shaddy RE, Driscoll DJ, Feltes TF, editors. Moss and Adams' heart disease in infants, children, and adolescents: including the fe- tus and young adult. 8. ed. Philadelphia: Lippincott Williams & Wilkins; 2008. p.809-39.
29. Seale AN, Uemura H, Webber SA, Patridge J, Roughton M, Ho SY, et al.; British Congenital Cardiac Association. Total anomalous pulmonary venous connection: morphology and outcome from an international population-based study. Circulation. 2010;122(25): 2718.

Capítulo 4

Estudos hemodinâmicos e terapêutica invasiva percutânea nas cardiopatias congênitas

Marcelo Silva Ribeiro
Rodrigo Nieckel da Costa
Carlos A. C. Pedra

PONTOS-CHAVE

- O fechamento percutâneo da CIA está indicado quando há dilatação das câmaras cardíacas direitas ao ecocardiograma e Qp/Qs > 1,5, exceto nos casos com HP fixa.
- O fechamento percutâneo do canal arterial é a modalidade terapêutica de escolha em pacientes > 4 a 5 kg.
- A valvoplastia pulmonar está indicada quando o gradiente sistólico máximo pela ecocardiografia é superior a 50 mmHg.
- Nos casos de estenose bilateral de artérias pulmonares, a angioplastia acompanhada, ou não, do uso de *stent* está indicada quando existe: (1) hipertensão ventricular direita acima de 2/3 da pressão sistêmica, (2) disfunção do VD ou (3) baixa aptidão ao exercício ao teste cardiopulmonar (VO_2 estimado < 60%), com ou sem insuficiência cardíaca direita.
- Em casos excepcionais, a valvoplastia pulmonar pode ser realizada paliativamente na T4F quando há predomínio do componente valvular por fusão comissural, em crianças com hipoxemia grave e sem condições de correção cirúrgica total.
- A troca valvar pulmonar percutânea é a primeira opção em pacientes com disfunção grave do conduto VD-TP ou bioprótese pulmonar e anatomia favorável.
- A atriosseptostomia por cateter-balão é mandatória em pacientes com TGA e hipoxemia grave antes da cirurgia de correção total, permitindo uma sobrevida de 90% no primeiro ano.

Introdução

Neste capítulo serão revisadas as cardiopatias congênitas de maior frequência e importância. Elas foram divididas segundo a classificação clássica em: acianogênicas e cianogênicas.

Acianogênicas: comunicação interatrial (CIA); comunicação interventricular (CIV); defeito do septo atrioventricular (DSAV); persistência do canal arterial (PCA); estenose pulmonar valvar (EPV); estenoses das artérias pulmonares (EAP); estenose valvar aórtica (EAo); coartação da aorta (CoAo).

Cianogênicas: tetralogia de Fallot (T4F); atresia pulmonar com septo ventricular íntegro (APSVI); atresia tricúspide (AT); transposição das grandes artérias (TGA); coração univentricular (CUV).

Comunicação interatrial

É uma anomalia frequente que corresponde de 7 a 10% de todas as cardiopatias congênitas. É classificada em quatro tipos: *ostium secundum* (OS), *ostium primum* (OP), seio venoso (SV) superior e inferior; e seio coronário (SC), por orifício em seu teto.

A CIA tipo OS é a mais comum (cerca de 75% dos casos), localizando-se dentro das margens da fossa oval. A comunicação tipo OP corresponde a 15% dos casos e tem localização na parte mais inferior do septo e, geralmente, está associada ao defeito do septo atrioventricular. A CIA SV ocorre em cerca de 8% dos casos e é mais comum próximo à veia cava superior (VCS). Costuma acompanhar-se de anomalia do retorno venoso pulmonar onde a veia pulmonar superior direita se conecta anormalmente na VCS em sua desembocadura no átrio direito (AD). A sua localização abaixo da fossa oval, fundindo-se com o assoalho da veia cava inferior (VCI) é muito rara. A CIA tipo SC ocorre em apenas 2% dos casos. Nessa variante, o tecido do teto do seio coronário está deficiente, o que permite a comunicação entre os átrios. Geralmente se acompanha da persistência da VCS esquerda.[1,2]

Cateterismo cardíaco e estudo angiográfico

A ecocardiografia, principalmente a transesofágica (Eco TE) bidimensional ou mais recentemente tridimensional, tem papel fundamental para definição diagnóstica nos casos de CIA, detalhando de forma satisfatória a localização e anatomia dos defeitos.[3] O cateterismo deve ser reservado para os casos de dúvidas a respeito da existência de defeitos associados não definidos ao ecocardiograma ou se houver hipertensão arterial pulmonar.[4]

Saltos oximétricos são encontrados entre a VCS e o AD, persistindo o aumento da saturação de O_2 no ventrículo direito (VD) e no tronco pulmonar (TP), maior do que 10%. Níveis normais são encontrados nas cavidades esquerdas e na aorta (Ao), a não ser que exista inversão de fluxo no plano da CIA ou insaturação das veias pulmonares por doença parenquimatosa pulmonar associada. As pressões são normais ou discretamente elevadas no VD e no TP. Às vezes, observa-se gradiente de pressão entre o VD e o TP, em geral inferior a 20 mmHg (pico a pico, no cateterismo), gerado pelo hiperfluxo pulmonar. A hipertensão pulmonar (HP) em algum grau ocorre em cerca de 5% dos casos nos primeiros 20 anos de vida, aumentando para até 50% acima dos quarenta anos.[2]

O estudo angiográfico é raramento utilizado (visto que a melhor definição anatômica é dada pelo Eco TE) e é feito com injeção de contraste na veia pulmonar superior direita na incidência OAE 30° e cranial 30° para os defeitos da fossa oval. O jato contrastado passa para o AD delimitando o diâmetro do defeito (Figura 1). O defeito poderá ser único, com dois ou mais orifícios isolados ou multifenestrado, associado ou não a aneurismas do septo interatrial. Nos casos dos defeitos tipo SV, a injeção deverá ser feita na veia pulmonar anômala ou na AP na incidência frontal. Em ambas as situações, visualiza-se a chegada do contraste pela veia pulmonar anômala na VCS ou no próprio AD (Figura 2).

Cateterismo intervencionista

O tratamento percutâneo da CIA OS está indicado quando há dilatação do VD definida pela ecocardiografia, geralmente associada à presença Qp/Qs maior que 1,5:1 estimado ao ecocardiograma ou no cateterismo. Também devem ser encaminhados para a intervenção: a) o paciente que apresentar antecedente de acidente vascular cerebral isquêmico criptogênico, mesmo que não haja sobrecarga do VD, especialmente em pacientes menores de 60 anos; e b) nas situações em que crises agudas de hipoxemia, desencadeadas pela saída do decúbito em direção ao ortostatismo e agravadas pelo exercício físico, características da síndrome de ortodeoxia-platipneia. Admite-se que cerca de 90% dos casos sejam candidatos à oclusão percutânea. Para isso, vários fatores devem ser avaliados: as dimensões do defeito e do paciente, as características das bordas e sua distância para outras estruturas intracardíacas, a localização e o número de defeitos e a possível associação com aneurismas do septo interatrial.[3,5-7]

Diversos dispositivos encontram-se disponíveis para a oclusão do defeito, sendo os principais: Amplatzer Septal Occluder (Abbott Medical Inc., Estados Unidos), Figulla ASD (Occlutech GmbH., Alemanha) e CERA (Lifetech Scientific Co., China). Todas possuem registro na Anvisa.

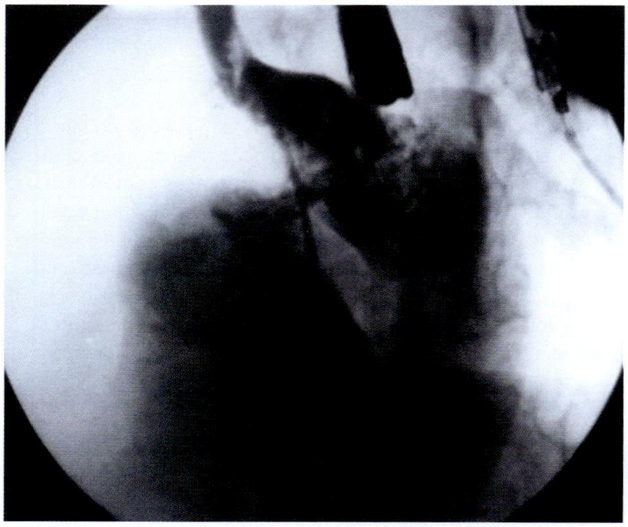

FIGURA 1

Injeção de contraste na veia pulmonar superior direita, na incidência OAE 30° e cranial 30°, documentando a comunicação interatrial tipo *ostium secundum*.

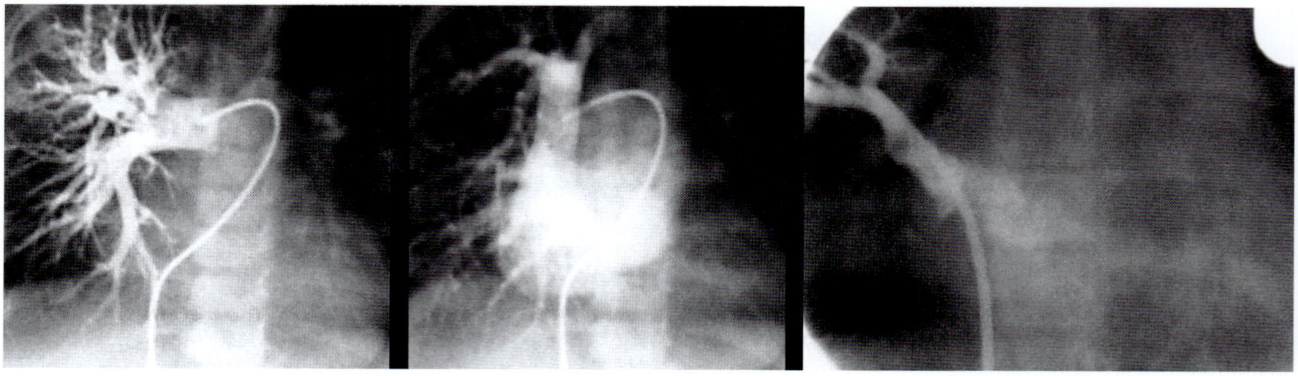

FIGURA 2

Injeção de contraste na artéria pulmonar direita e na veia pulmonar superior direita conectada anormalmente com a veia cava superior: comunicação interatrial tipo *sinus venosus*.

Comunicação interventricular

A comunicação interventricular (CIV) isolada é o defeito cardíaco congênito mais frequente, correspondendo a 20% de todas as cardiopatias congênitas.[8] A classificação de Soto,[9] modificada por Anderson,[10] é a mais utilizada e baseia-se na localização do defeito e sua relação com marcos anatômicos bem definidos.

1. Defeitos relacionados com o septo membranoso (CIV perimembranosa): correspondem a 80% dos casos, estando localizados na porção média da região mais superior do septo ventricular (porção membranosa). Podem ter extensão ao septo muscular adjacente na porção trabecular, na via de entrada ou na via de saída. Estão geralmente muito próximos à valva aórtica e podem permitir uma contiguidade entre essa valva e a valva tricúspide.
2. Defeitos relacionados às valvas atrioventriculares: ocupam a posição posterior e inferior do septo e são denominados defeitos de via de entrada. Correspondem a 5% dos casos.
3. Defeitos relacionados com as valvas arteriais: localizados na porção anterior e superior do septo. São denominados supracristais ou subpulmonares e correspondem a cerca de 5% dos casos.
4. Defeitos localizados exclusivamente na porção muscular do septo: apresentam-se como orifício isolado na parte média do septo (trabecular) ou como orifícios múltiplos na porção trabecular ou próximo ao ápex. São encontrados em 10% dos casos.

Cateterismo cardíaco e estudo angiográfico

Na grande maioria dos casos, o estudo ecocardiográfico é suficiente para o estabelecimento do diagnóstico preciso. Nos casos de dúvidas diagnósticas, de CIV musculares múltiplas ou de suspeita de HP fixa, o cateterismo diagnóstico deve ser realizado.[4] O cateterismo terapêutico para as CIV musculares em crianças já está bem estabelecido[4] e a mesma abordagem nas CIV perimembranosa, em crianças maiores de 1 ano e 8-10 kg, vem sendo aprimorada com o desenvolvimento de novos materiais com resultados animadores.[11]

Observa-se salto oximétrico do AD para o VD, persistindo aumento da saturação de O_2 no TP. Quando o defeito é do tipo subarterial ou infundibular, o salto oximétrico costuma aparecer na via de saída ventricular ou mesmo no TP. Nos casos de HP com grande aumento de resistência vascular pulmonar (RVP), notam-se graus variados de insaturação arterial de O_2, em virtude da inversão do fluxo instalado. O estudo pressórico revela pressões normais no VD e no TP nos pequenos defeitos restritivos, ou grandes elevações de pressão, em níveis sistêmicos, nos defeitos de maiores diâmetros, não restritivos. Existindo HP grave com aumento importante da RVP (> 5,0 w.m^2), a reatividade do leito vascular pulmonar deve ser explorada com a utilização de agentes vasodilatadores (O_2 a 100% e óxido nítrico entre 20-40 ppm em teste de 10 minutos), além da realização de uma angiografia pulmonar do ramo lobar inferior, com cateter encunhado.

O estudo ecocardiográfico guia o estudo angiográfico. No tipo perimembranoso, a ventriculografia esquerda é realizada na incidência oblíqua axial longitudinal – 60-70° oblíqua anterior esquerda (OAE) com 20° cranial (Figura 3A). O jato de contraste é visto logo abaixo da valva aórtica, contrastando com o VD. Com frequência, observa-se formação aneurismática adjacente ao septo membranoso, ocluindo parcialmente ou totalmente o defeito (Figura 3B). Tal formação corresponde à aderência de tecido tricuspídeo nas bordas do defeito, onde raramente o jato de contraste poderá opacificar diretamente o AD. O defeito ventricular relacionado com as valvas AV é mais bem visibilizado na incidência hepatoclavicular. A identificação do defeito relacionado a ambas as valvas arteriais é realizada na incidência lateral ou oblíqua anterior direita (OAD) 10-30°. Nota-se opacificação da via de saída do VD logo abaixo da valva pulmonar, caracterizando a CIV alta e anterior (Figura 3C). Finalmente, os defeitos musculares trabeculares são identificados na incidência hepatoclavicular e, menos frequentemente, OAD ou oblíqua axial longitudinal, dependendo da sua localização. Os defeitos múltiplos musculares, incluindo os próximos ao ápex ventricular, são denominados tipo "queijo suíço" (Figura 3D).

Nos casos de prolapso da valva aórtica, a pesquisa de insuficiência deve ser realizada por meio do aortograma na incidência OAE. Muitas vezes, o jato regurgitante passa direta-

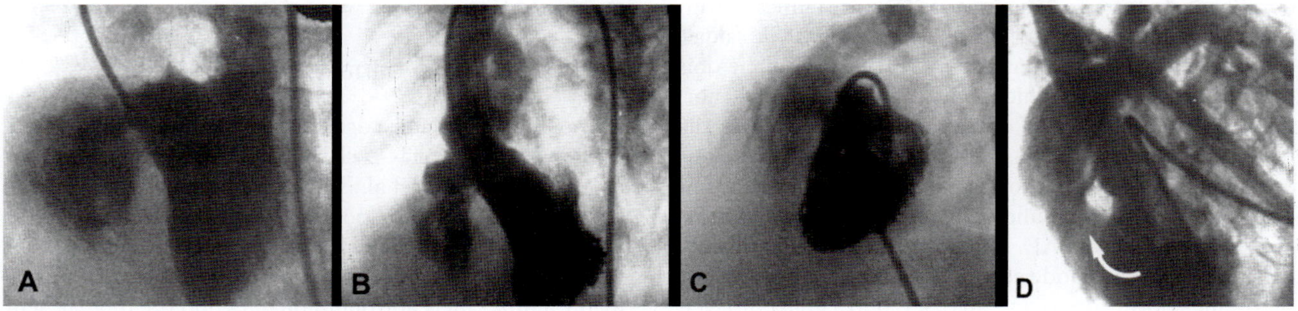

FIGURA 3

Diversos tipos anatômicos de comunicação interventricular. A: perimembranoso; B: perimembranoso com formação de aneurisma; C: subpulmonar; D: trabecular muscular.

mente para o VD via CIV. A associação com PCA não é rara, principalmente em pacientes com síndrome de Down.

Cateterismo intervencionista

O tratamento cirúrgico das CIV vem sendo realizado desde a década de 1950 com baixas taxas de morbidade, mortalidade e fluxo residual (5 a 10%). Entretanto, complicações como bloqueio atrioventricular (AV) definitivo, síndrome pós-pericardiotomia e alterações neurológicas podem ocorrer. O tratamento percutâneo teve início em meados da década de 1980, entretanto, só recentemente se tornou realidade com o advento de próteses especialmente desenhadas para oclusão das CIV musculares e perimembranosas. Os primeiros estudos com o uso da prótese Amplatzer (AGA) para oclusão da CIV muscular foram publicados em 1999.[12] Posteriormente, iniciou-se a experiência com a prótese para oclusão da CIV perimembranosa, com publicações entre 2002-2004, evidenciando elevado índice de bloqueio atrioventricular.[13,14] Após aperfeiçoamento da técnica e das próteses desenvolvidas para este fim específico, melhores resultados vêm sido obtidos com o tratamento percutâneo, com taxas aceitáveis de bloqueio atrioventricular total, menores do que o tratamento cirúrgico, inclusive.[11]

A indicação do tratamento percutâneo é a mesma do cirúrgico, incluindo pacientes com dilatação das câmaras esquerdas definidas pela ecocardiografia e com Qp/Qs > 1,5, excluindo-se casos com HP fixa.[4] Entretanto, pela limitação do perfil dos cateteres, o tratamento percutâneo deve ser reservado para pacientes com mais de 8 kg.

Defeito do septo atrioventricular

A prevalência dessa má-formação varia de 0,118 a 0,362 por mil nascidos vivos.[15,16] Embriologicamente, o DSAV resulta de falhas no desenvolvimento e fusão do septo atrioventricular, comprometendo a porção inferior do septo interatrial e a parte posterior do septo ventricular.

Atualmente existe uma tendência de não classificar o DSAV e sim realizar uma descrição detalhada dos defeitos. Utilizaremos aqui, para fins didáticos, a classificação clássica: na forma parcial, o DSAV se caracteriza pela presença isolada da CIA OP. Na forma total, além da CIA OP, existe ampla CIV do tipo via de entrada. Em ambas as formas, a junção atrioventricular é comum e ocorre alongamento da via de saída e encurtamento da via de entrada. Na forma parcial, há dois orifícios valvares bem definidos porém, as valvas AV são anormais, sendo que a valva AV esquerda apresenta fenda em sua porção medial (no folheto septal) causando graus variados de regurgitação. Na forma total, a valva atrioventricular é única e pode apresentar insuficiência de graus variáveis, geralmente direcionada ao AD. Raramente, o fluxo proveniente desta valva comum pode estar mais direcionado a um dos ventrículos (forma desbalanceada), levando a graus variáveis de hipoplasia do ventrículo contralateral. Descreve-se também uma forma intermediária em que há formação de dois orifícios valvares bem definidos associados a CIA OP e CIV de pequeno diâmetro. Lesões associadas como obstrução na via de saída do VE, CoAo e PCA podem estar presentes.

Cateterismo cardíaco e estudo angiográfico

O estudo hemodinâmico deve ser reservado para os casos de DSAV com suspeita de HP fixa, aqueles na forma desbalanceada e quando há lesões associadas mal definidas pelo estudo ecocardiográfico (por exemplo, CoAo).[4]

No estudo oximétrico, nota-se aumento da saturação de O_2 no AD baixo, que persiste no VD e no TP. Na forma total, pode haver incremento adicional da saturação no VD por causa do fluxo proveniente do VE através da CIV. Nos casos com *shunt* obrigatório do VE para o AD, o cálculo da RVP fica subestimado. Quando há HP fixa, pode-se observar insaturação sistêmica em razão da inversão do *shunt* através da CIV.

O comportamento pressórico depende da forma anatômica. Em geral, as pressões no TP são normais ou ligeiramente aumentadas na forma parcial e sempre elevadas na forma total. O desenvolvimento de HP é precoce na forma total, especialmente nos pacientes com síndrome de Down.

No estudo angiográfico, são encontrados sinais clássicos comuns a todas as formas. Na injeção de contraste praticada no VE nas incidências OAD 10-20º e hepatoclavicular, encontra-se uma morfologia ventricular típica, porque a valva AV esquerda – de implantação mais baixa – provoca encurtamento da via de entrada ventricular e alongamento da sua via de saída. Esse aspecto da morfologia ventricular aliada a da aorta ascendente deslocada para cima e para a frente forma imagem semelhante ao pescoço do ganso, característica desse defeito. Muitas vezes, a via de saída alongada encontra-se estreitada, podendo gerar gradiente sistólico. Na forma parcial, observa-se concavidade da valva AV esquerda, e o septo ventricular encontra-se íntegro. Nota-se fenda medial da valva AV esquerda (*cleft*), que pode causar incompetência de graus variados (Figura 4). Não é incomum existir protrusão da porção anterior do folheto septal da valva AV esquerda, que pode assumir configuração aneurismática, desaparecendo na diástole ventricular. Na forma total, observa-se ampla CIV de via de entrada e valva AV única comum. Esta costuma cavalgar o septo ventricular, mas, por vezes, pode deslocar-se para a direita ou esquerda na forma desbalanceada. A valva AV comum pode apresentar graus variados de regurgitação (Figura 5).

Persistência do canal arterial

Como doença isolada, corresponde de 7 a 10% de todas as cardiopatias congênitas. A classificação angiográfica mais usada é a de Krichenko et al.[17] São descritos cinco tipos principais: A, B, C, D e E. O tipo A é cônico com ampola aórtica ampla e redução do diâmetro na extremidade pulmonar. O tipo B é curto, com menor diâmetro do lado aórtico, semelhante a uma janela aortopulmonar. O tipo C é tubular, sem pontos de estreitamentos no trajeto que, em geral, tem grande calibre. O tipo D apresenta múltiplas constrições no lado pulmonar e aórtico. O tipo E, de configuração bizarra, tem aparência cônica alongada com constrição próxima ao TP (Figura 6).

Cateterismo cardíaco e estudo angiográfico

Pela possibilidade de terapêutica percutânea, indica-se a realização de cateterismo cardíaco em todos os pacientes com mais de 4 kg com diagnóstico ecocardiográfico de PCA e dilatação do VE. Em neonatos e lactentes com menos de 4 kg, os dados derivados da ecocardiografia são suficientes para a abordagem cirúrgica, que ainda é o método terapêutico de eleição nesses casos.

A oximetria mostra salto oximétrico entre o VD e o TP, cuja magnitude depende do diâmetro do canal e da RVP. Por causa da duplicidade da fonte de fluxo pulmonar, o cálculo preciso da RVP encontra-se prejudicado. Nos casos de elevação excessiva desse parâmetro, ocorre *shunt* bidirecional pelo canal, causando insaturação arterial em membros inferiores.

Nos canais restritivos, de pequeno diâmetro (< 3 mm), as pressões no TP são normais ou discretamente elevadas. Nos canais de grande diâmetro, não restritivos, ocorre aumento da pressão no TP, podendo existir também aumento da RVP. Nessa situação, a reatividade do leito vascular pulmonar deve ser testada. A angiografia capilar pulmonar também deve ser realizada.

O estudo angiográfico é realizado com injeção de contraste no istmo aórtico. As incidências habituais são a lateral esquerda e OAD. Caso o trajeto do canal esteja superposto com o arco aórtico no perfil esquerdo, emprega-se discreta angulação cranial. Deve-se medir a ampola aórtica, o maior e o menor diâmetro do canal arterial e seu comprimento até a entrada no TP.

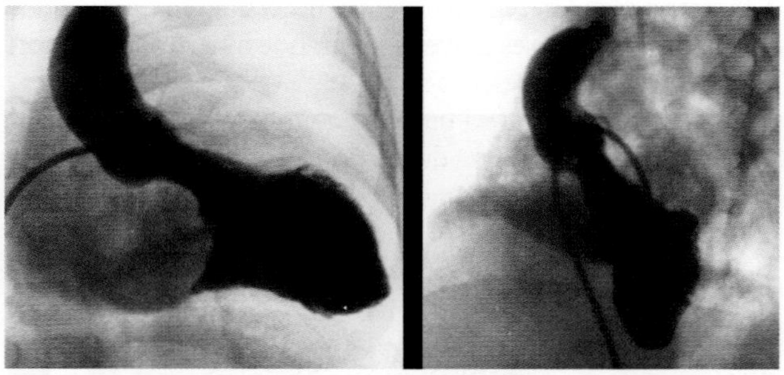

FIGURA 4

Comunicação interatrial tipo *ostium primum*. Notar a configuração típica do ventrículo esquerdo tipo pescoço de ganso e discreta regurgitação da valva AV esquerda.

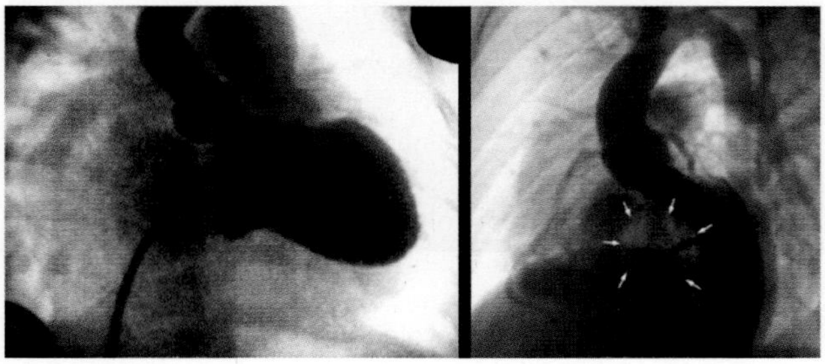

FIGURA 5

Defeito atrioventricular forma total, notar a valva atrioventricular única (setas) e a configuração tipo pescoço de ganso.

Cateterismo intervencionista

O fechamento percutâneo do PCA vem sendo realizado com diferentes próteses desde 1971, mas só tomou maior impulso a partir de 1992, com a introdução das molas helicoidais de Gianturco-Wallace para oclusão de PCA de pequeno diâmetro. Em 1998, a introdução da prótese Amplatzer possibilitou a oclusão de canais de maior diâmetro e anatomia variada[18]. Atualmente, o fechamento percutâneo do canal arterial é a modalidade terapêutica de eleição em pacientes com peso a partir de 4-5 kg. É um procedimento simples, seguro, altamente eficaz e pouco invasivo, podendo ser realizado em caráter eletivo. Recentemente, a oclusão percutânea do PCA tem sido realizada em neonatos e prematuros, independente do peso, com resultados promissores em alguns centros nos Estados Unidos e Europa[19].

As molas de Gianturco de liberação não controlada devem ser reservadas para oclusão de canais de até 2,5 mm de diâmetro mínimo, com algum ponto de constrição em seu trajeto (tipos A, D e E). Às vezes, mais de uma mola deve ser liberada para a oclusão completa do canal. A vantagem dessa técnica é sua excelente relação custo-benefício, com taxas de oclusão de 97 a 98%. A prótese Amplatzer pode ser utilizada para canais de diâmetro mínimo > 2 mm e de diversos tipos anatômicos. Apesar de apresentar índices de oclusão de quase 100%, seu custo ainda é um fator limitante em nosso

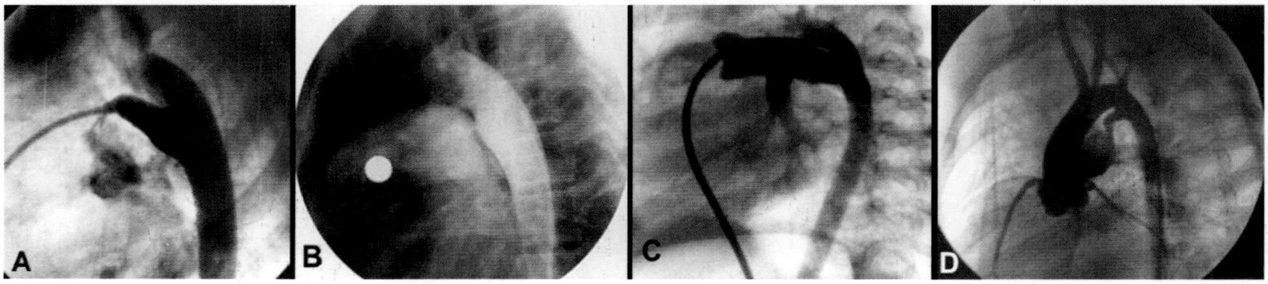

FIGURA 6

Tipos diferentes de persistência do canal arterial. A: cônico; B: janela; C: tubular; D: configuração bizarra.

meio,[20] apesar de estudo recentemente publicado apontar para uma relação de custo-benefício próxima do aceitável para a sua incorporação no sistema público de saúde.[21]

Estenose valvar pulmonar

A obstrução ao esvaziamento ventricular direito pode ser encontrada em diferentes níveis, sendo a mais frequente no plano valvar, quando denominada estenose pulmonar valvar (EPV). O obstáculo pode estar dentro da câmara ventricular secundário à hipertrofia de bandas musculares, denominado dupla câmara de VD. Menos frequentemente, a obstrução é supravalvar, entre a valva pulmonar e a origem das AP, ou nas AP principais ou na sua periferia.

A EPV isolada corresponde a cerca de 7 a 10% de todas as cardiopatias congênitas.[16] Na sua forma clássica, os folhetos valvares apresentam abertura em cúpula em virtude da fusão comissural. Na forma displásica, a obstrução ocorre por hipoplasia do anel e deposição excessiva de mucopolissacárides nos folhetos, havendo graus variáveis de fusão comissural. Nessa variante, o tronco pulmonar é curto e apresenta constrição supravalvar.

Cateterismo cardíaco e estudo angiográfico

Pela possibilidade terapêutica, indica-se cateterismo diagnóstico em todos os casos de EPV.[4] Registra-se gradiente de pressão entre o VD e o TP na estenose valvar. Na estenose subvalvar, esse gradiente é intraventricular e na estenose supravalvar, entre a valvar pulmonar e a origem das AP. Em todos os casos, o gradiente de pressão é proporcional ao grau de estenose. Outros defeitos, como a CIA e o PCA, podem estar associados.

O estudo angiográfico determina a localização do obstáculo e o grau de hipertrofia do VD. A injeção de contraste é praticada no VD nas incidências OAD 30º cranial e perfil esquerdo (Figura 7A). Pode haver hipertrofia grave do infundíbulo nas EPV graves (Figura 7B). Na forma crítica do neonato observa-se discreta passagem de contraste através da valva pulmonar por mínimo orifício (Figura 7C). O anel pulmonar tem dimensões variadas, sendo hipoplásico nos casos de valva displásica (Figura 7D). O TP e a AP esquerda costumam ser dilatados na estenose clássica, assim como o espessamento dos folhetos valvares e a sua abertura em cúpula (Figura 8). Nos casos de valva displásica, as características anteriormente descritas são facilmente identificadas (Figura 9).

Nos casos de dupla câmara do VD, um anel muscular secundário à hipertrofia da trabécula septomarginal, da banda moderadora e da dobra ventriculoinfundibular é visibilizado no meio do VD (Figura 10). Esses casos geralmente se associam a CIV, podendo ocorrer também estenose subaórtica. Quando a estenose é supravalvar, o aspecto angiográfico é de uma estenose ou cintura entre a valva pulmonar e a bifurcação das AP.

Cateterismo intervencionista

Introduzida em 1982,[22] a valvoplastia pulmonar com cateter-balão é a modalidade de escolha para tratamento da EPV clássica.[23-25] A técnica é simples, segura e efetiva, necessitando de cuidados especiais nas estenoses graves com grande hipertrofia infundi-

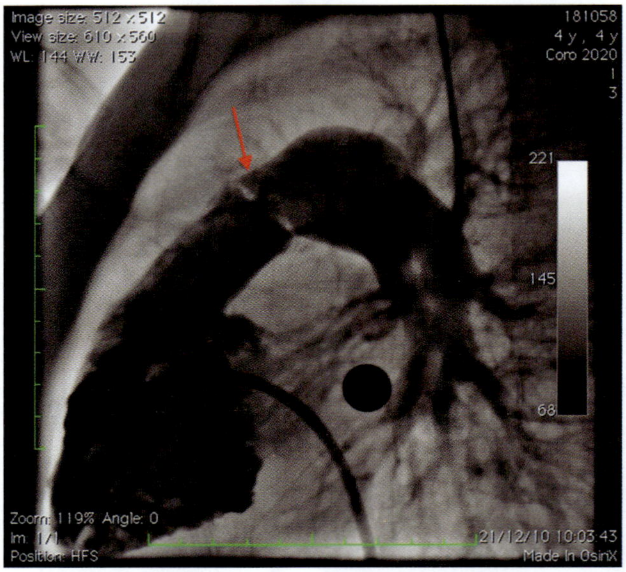

FIGURA 8

Ventriculografia direita em projeção de perfil esquerdo, demonstrando a valva pulmonar estenótica com abertura em dômus e característica de estenose valvar clássica (seta).

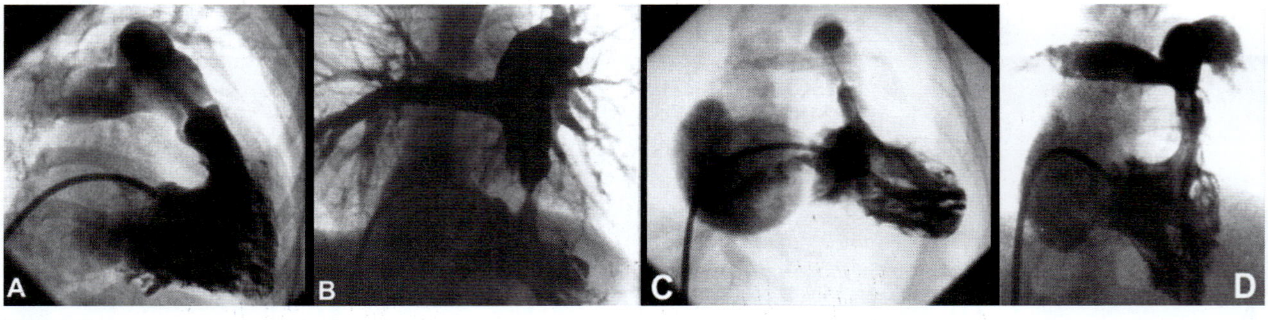

FIGURA 7

Tipos diferentes de estenose pulmonar. A: valvar; B: valvar com grande hipertrofia infunditubular; C: estenose crítica do neonato; D: por hipoplasia de anel pulmonar.

bular. Nesses casos, introduz-se recomenda o betabloqueio alguns dias antes do procedimento. Na estenose crítica do neonato, emprega-se a prostaglandina E1 endovenosa contínua para manter o canal arterial pérvio, o qual garante a circulação pulmonar até o procedimento e possibilita o posicionamento do fio-guia na aorta descendente trazendo maior suporte para a progressão do cateter-balão. Nos casos de valva displásica, a valvoplastia pulmonar tem menor taxa de sucesso e sobrevida livre de reintervenção, mas deve ser sempre tentada, mesmo que seja o objetivo somente postergar uma intervenção cirúrgica futura.

A valvoplastia está indicada quando o gradiente sistólico máximo pela ecocardiografia é superior a 50 mmHg (ou > 40 mmHg na manometria invasiva). No neonato com *shunt* direito-esquerdo no plano atrial e hipofluxo pulmonar acentuado, o procedimento está indicado independentemente da magnitude do gradiente. O diâmetro do balão a ser utilizado deve ser de 20% a 40% maior que o diâmetro do anel pulmonar. O comprimento deve ser de 2 cm para neonatos e lactentes, de 3 cm para idade pediátrica e de 4 a 5 cm para adolescentes e adultos. Em anéis maiores de 18 a 20 mm, pode ser necessário o emprego de dois balões simultaneamente. Nos casos de EPV crítica neonatal com orifício de abertura valvar diminuto, faz-se a pré-dilatação com balão de angioplastia coronária e completa-se a abertura com balão de maior diâmetro (Figuras 11 A e B).

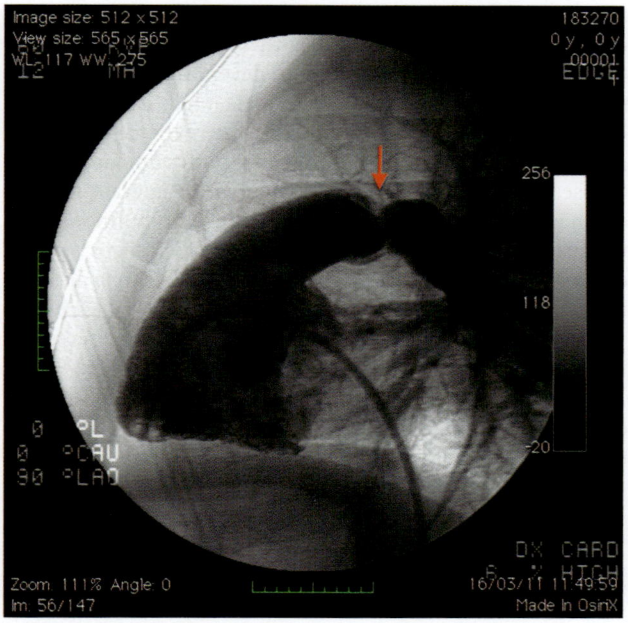

FIGURA 9

Ventriculografia direita em projeção de perfil esquerdo, demonstrando a valva pulmonar estenótica com características de estenose valvar displásica (seta).

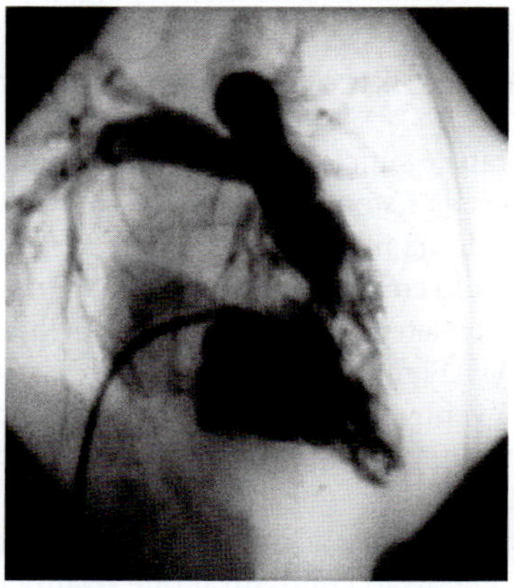

FIGURA 10

Estenose pulmonar por banda muscular anômala.

Estenose das artérias pulmonares

As estenoses das artérias pulmonares podem ser de origem congênita (tetralogia de Fallot, T4F), associadas ou não a síndromes genéticas (Allagille, Williams, Noonan) ou adquiridas, quando secundárias a procedimentos cirúrgicos para correção de truncus arteriosus ou transposição das grandes artérias. As estenoses das AP podem ser isoladas ou múltiplas, localizadas ou difusas, centrais ou periféricas.

Cateterismo cardíaco e estudo angiográfico

Pela possibilidade de intervenção percutânea, o cateterismo está geralmente indicado nos casos de estenoses das AP. Recomenda-se, no entanto, que uma angiotomografia pulmonar seja realizada previamente em pacientes maiores para uma melhor programação da intervenção, com menor infusão de contraste e tempo de fluoroscopia.

Nos casos de estenoses bilaterais, a pressão do VD pode se elevar, servindo como parâmetro para indicação de intervenção. Nas estenoses unilaterais, a magnitude do gradiente entre o TP e o vaso acometido não determina a gravidade da estenose em virtude da redistribuição de fluxo para o pulmão contralateral. Os estudos angiográficos devem ser realizados de acordo com a localização da lesão. Em estenoses bilaterais, realiza-se injeção de contraste no TP em projeção frontal com angulação cranial (Figura 12). Estenoses na AP direita são bem visualizadas na projeção OAD cranial. Estenoses na AP esquerda são avaliadas empregando-se a projeção OAE cranial ou caudal (Figura 13). A complementação do estudo na

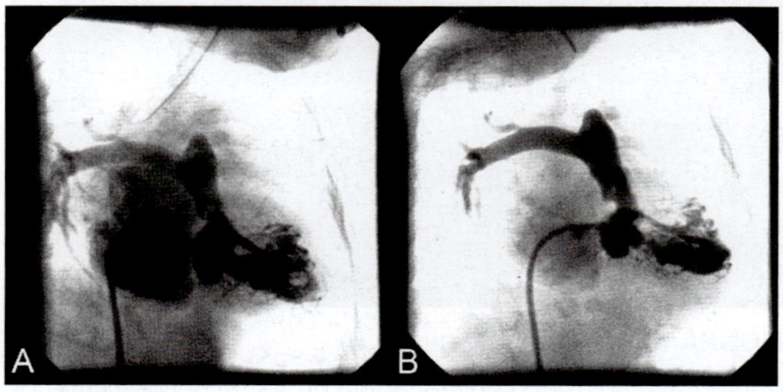

FIGURA 11

Estenose crítica antes e após a dilatação. Observar a redução da insuficiência tricúspide.

projeção perfil esquerdo é particularmente útil para as estenoses múltiplas periféricas.

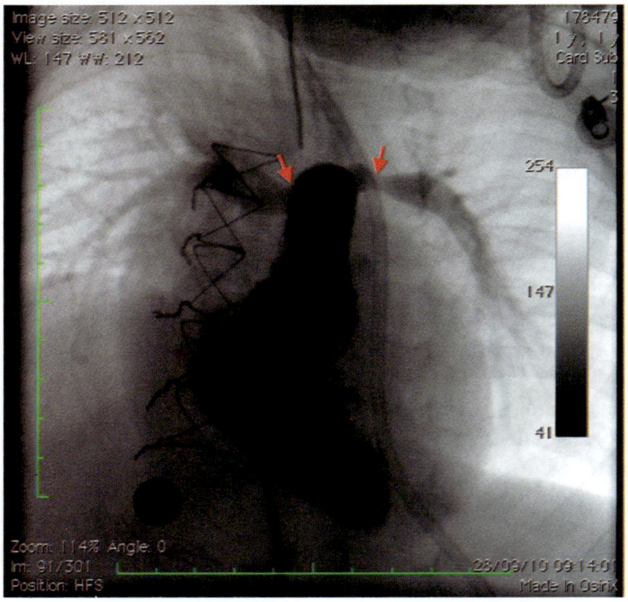

FIGURA 12

Ventriculografia direita em projeção anteroposterior cranial, mostrando estenoses em ambas as origens das artérias pulmonares (setas).

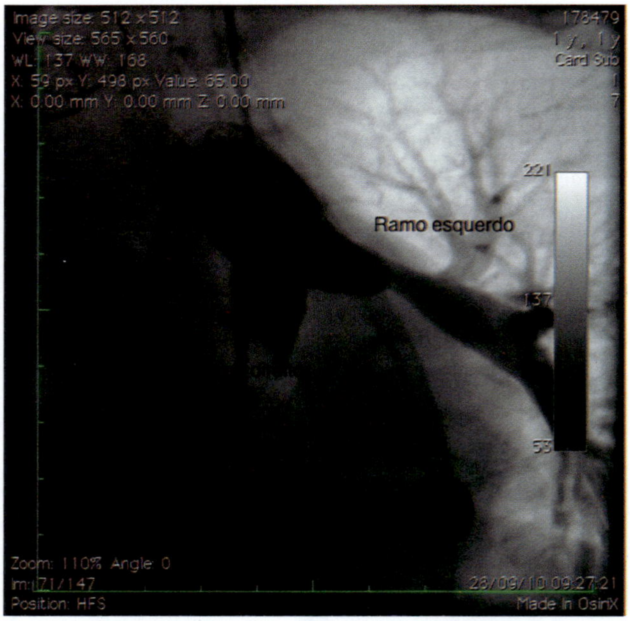

FIGURA 13

Angiografia no tronco pulmonar em projeção oblíqua anterior esquerda caudal, mostrando os ramos (artérias) pulmonares esquerdo e direito. Observa-se redução no diâmetro da artéria pulmonar esquerda.

Cateterismo intervencionista

Nos casos de estenose bilateral, a angioplastia da AP acompanhada ou não do uso de *stent* está indicada quando existe hipertensão ventricular direita acima de 2/3 da pressão sistêmica, gradiente > 20-30 mmHg através da lesão, disfunção do VD ou quando incorre em grave intolerância ao esforço avaliado no teste cardiopulmonar (VO_2 estimado inferior a 60% do valor predito), com ou sem insuficiência cardíaca direita.[4] Nas estenoses unilaterais, o procedimento está indicado quando há redução significativa da perfusão no pulmão acometido, documentada pela cintilografia de perfusão pulmonar (relação > 65:35), ou quando há hipertensão arterial no pulmão contralateral.[4] Nos casos de pós-operatório tardio de T4F, com insuficiência pulmonar total, disfunção ventricular, aumento da duração do QRS ao ECG e queda do consumo de O_2 no teste de esforço, as possíveis estenoses devem ser tratadas agressivamente, mesmo que sejam de discreta intensidade.[4] Nos pacientes portadores de fisiologia univentricular há a necessidade de indicação mais precoce do tratamento das estenoses arteriais pulmonares, sejam uni ou bilaterais, mesmo que não haja gradiente ou assimetria de fluxo pulmonar detectável; especialmente nos casos onde sinais clínicos ou ecocardiográficos de falência hemodinâmica após cirurgia de anastomose cavopulmonar bidirecional (Glenn) ou total (Fontan).

De modo geral, o implante de *stents* apresenta melhores resultados que a angioplastia isolada nas estenoses de AP.[27,28] A decisão de se realizar um ou outro tipo de procedimento depende da idade e do peso do paciente, da gravidade da situação clínica, do tipo de lesão (congênita ou cicatricial pós-cirúrgica), do tipo dos *stents* e balões disponíveis e da possibilidade de crescimento futuro do vaso afetado.

Estenose valvar aórtica

Como doença isolada, corresponde a 2 a 6% de todas as cardiopatias congênitas. Tem localização valvar em 60% dos casos, subvalvar em 30%; e supravalvar em 10%. É mais frequente no sexo masculino na proporção de 3:1. O tipo anatômico subvalvar é subdividido em estenose em membrana, em túnel e secundária à cardiomiopatia hipertrófica.

Cateterismo cardíaco e estudo angiográfico

A ecocardiografia é suficiente para definição diagnóstica das diversas formas de Estenose aórtica (EAo). O cateterismo é realizado quando há indicação terapêutica ou dúvidas diagnósticas. O estudo contrastado é feito no VE nas incidências axial alongada ou lateral e na Ao em nível do plano valvar na incidência OAE (Figura 14A). Além de se determinar o grau de hipertrofia ventricular, aprecia-se também o comportamento da valva mitral, da função ventricular e da valva aórtica (Figura 14B).

Na EAo valvar, o anel aórtico geralmente tem dimensões conservadas. Há fusão comissural que resulta em abertura em cúpula dos folhetos durante a sístole ventricular (Figura 14C). O jato de contraste que passa pela valva estenótica pode ter localização central ou ser excêntrico. A valva aórtica pode ser uni, bi ou trivalvular, sendo mais frequente a bivalvular. A Ao ascendente mostra-se dilatada, decorrente da lesão do jato transvalvar através da estenose. Algum grau de regurgitação valvar pode ser detectado. Na forma subvalvar em membrana, ocorre pequena falha linear na contrastação da via de saída do VE, caracterizando a membrana subaórtica. Nos casos de estenose em túnel, a redução segmentar do calibre da via de saída é de fácil identificação (Figura 14D). Em ambos os casos, a valva aórtica pode apresentar alterações de espessamento e mobilidade secundária à lesão de jato. Na forma supravalvar, observa-se uma cintura na região sino-tubular, formando imagem em ampulheta (Figura 14E). Por vezes, o anel obstrutivo supravalvar pode comprometer a origem das artérias coronárias, causando obstrução proximal e dilatação distal. Outra forma de apresentação é denominada de estenose supra-aórtica difusa ou tubular, na qual um acompanhamento longo da Ao ascendente encontra-se comprometido. Em ambas as formas supravalvares, pode haver estenoses de graus variados dos vasos da base e das artérias renais. Nesses casos, faz-se necessária também a investigação de estenoses nas AP, comumente presentes nos pacientes portadores de síndrome de Williams (Figura 14F).

Cateterismo intervencionista

A valvoplastia aórtica com cateter-balão está classicamente indicada na EAo valvar, apresentando resultados paliativos semelhantes aos cirúrgicos.[30] Por isso, é considerada a modalidade terapêutica inicial de eleição na maioria dos centros mundiais. No tipo subaórtica em membrana, a valvoplastia apresenta resultados limitados, funcionando apenas nos casos com membrana fina, distante do plano valvar. Entretanto, na maioria dos casos, o substrato anatômico obstrutivo é constituído não apenas pela membrana, mas também por hipertrofia fibromuscular e pela prega ventrículo infundibular.

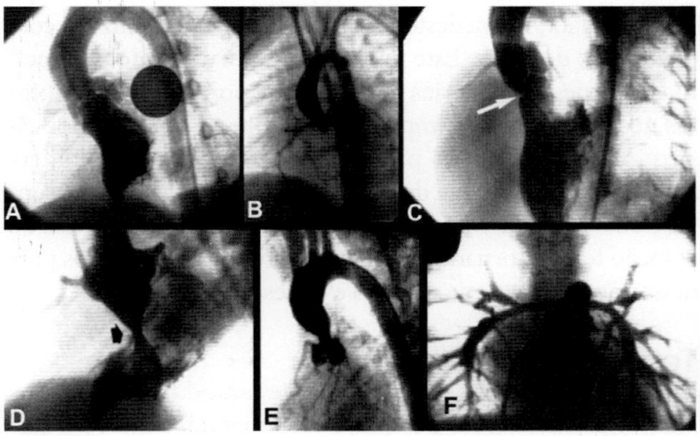

FIGURA 14

Tipos anatômicos de estenose aórtica. A: valvar; B: valvar do neonato; C: em membrana; D: hipertrofia septal assimétrica; E: supravalvar; F: hipoplasia das artérias pulmonares, fazendo parte do quadro da estenose supravalvar.

Na estenose supravalvar, a angioplastia por balão não apresenta resultados satisfatórios, com exceção dos raros casos cicatriciais pós-cirúrgicos.

A valvoplastia aórtica na EAo valvar está indicada quando o gradiente sistólico pico a pico se encontra acima de 50 mmHg, ou acima de 40 mmHg na presença de sintomas angionosos ou alterações isquêmicas do ECG em repouso ou em exercício.[4] De modo geral, quando o gradiente sistólico máximo se encontra acima de 80 a 90 mmHg à ecocardiografia, a valvoplastia está indicada. No período neonatal, a indicação depende menos da magnitude do gradiente, já que a disfunção do VE comumente associada pode subestimar a gravidade da obstrução.

Nos neonatos e lactentes jovens, o procedimento é realizado pela via carotídea e nos restantes pela via femoral (Figura 15). O balão selecionado deve ter diâmetro entre 80% a 90% do diâmetro do anel aórtico, nunca ultrapassando a relação de 1:1 (Figura 16). O comprimento deve medir de 2 a 3 cm nos neonatos e lactentes e de 4 a 6 cm nos pacientes maiores. Nos adultos e crianças maiores também é posicionado fio de marca-passo no VD, para estimulação com altas frequências (*overdriving*) fazendo com que o débito cardíaco reduza e o cateter-balão fique mais estável, minimizando assim lesões nos folhetos valvares.

Coarctação da aorta

A prevalência da CoAo como lesão isolada é de 7% das cardiopatias congênitas. Caracteriza-se por lesão estenótica localizada na aorta descendente abaixo da emergência da artéria subclávia esquerda. Mais raramente, localiza-se no arco

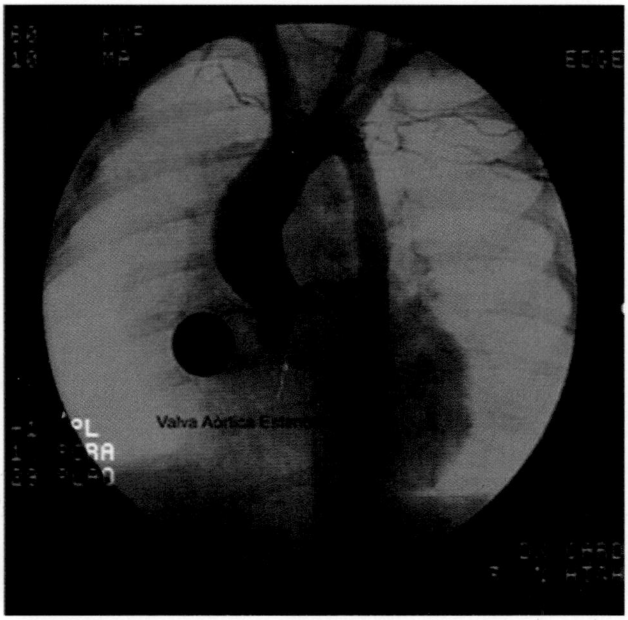

FIGURA 15

Aortografia em projeção oblíqua anterior esquerda, com o introdutor posicionado na artéria carótida direita, mostrando valva aórtica estenótica com abertura em dômus (seta).

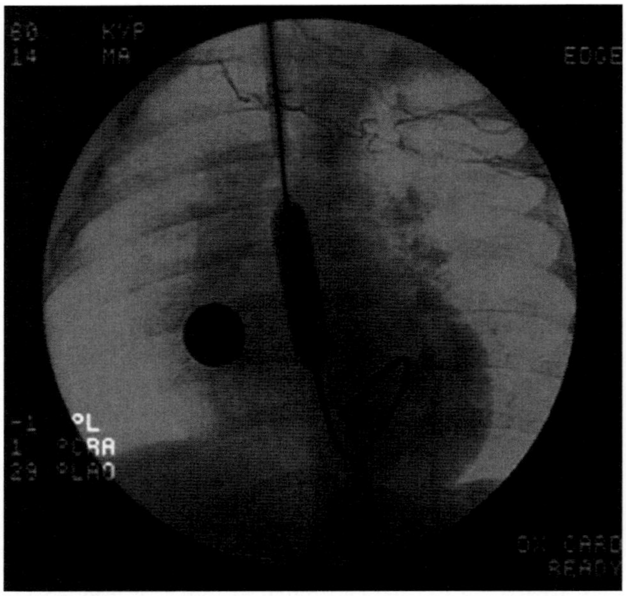

FIGURA 16

Cateter balão posicionado no plano valvar insuflado para a valvoplastia aórtica.

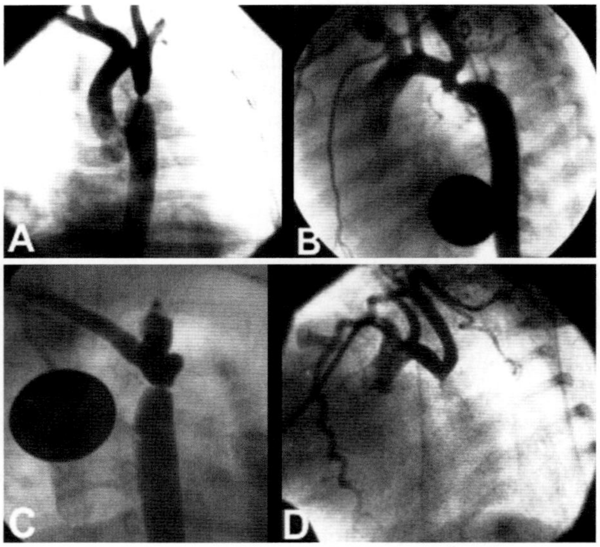

FIGURA 17

Tipos anatômicos de coarctação da aorta. A: cêntrica; B: com deformações; C: cêntrica e com boceladura; D: interrompida.

transverso ou na aorta abdominal. Lesões associadas como a CIV, a estenose mitral e o PCA podem estar presentes, sendo mais frequentes no neonato. Valva aórtica bicúspide, com ou sem EAo, está presente em cerca de 80% dos casos.

Cateterismo cardíaco e estudo angiográfico

O cateter é geralmente avançado por via arterial retrógrada, com registro das pressões antes e após a área coartada, e com o estabelecimento do gradiente sistólico. O VE também pode ser cateterizado, registrando-se suas pressões. O estudo angiográfico é praticado com injeções no arco distal antes da origem da artéria subclávia esquerda nas incidências OAD 10-20°, OAE 40° e perfil esquerdo. O local estenótico é facilmente identificado. O istmo aórtico pode ser normal ou apresentar hipoplasia de graus variáveis. Mais raramente, a coartação tem aspecto segmentar. Irregularidades da parede da Ao podem fazer parte da doença, principalmente nos adolescentes e adultos. Observa-se rica rede de circulação colateral através das artérias mamárias, intercostais e interescapulares. Nota-se também dilatação pós-estenótica na Ao descendente. Ocasionalmente, inexiste lúmen aórtico no local da CoAo, caracterizando a coartação em fundo cego ou atrética (Figura 17).

Cateterismo intervencionista

Com o acúmulo da experiência em diferentes serviços e a melhora progressiva do instrumental,[31-34] atualmente se considera que a CoAo nativa possa ser tratada por via percutânea em pacientes selecionados, como primeira opção. Nos casos de CoAo nativa isolada com gradiente maior que 20 mmHg, sugerimos a seguinte abordagem: em neonatos e lactentes até 6 meses de idade, em razão do índice significativo de recoarctação pós-angioplastia e do calibre reduzido dos acessos arteriais para a intervenção, o tratamento cirúrgico é a primeira opção terapêutica, excetuando-se apenas os casos de elevado risco cirúrgico (em virtude de grave disfunção do VE, por exemplo), em que o tratamento percutâneo pode ser realizado com segurança através do acesso carotídeo. Nesses casos, o estudo ecocardiográfico é geralmente suficiente para dar dados diagnósticos precisos para o cirurgião. Em pacientes acima de 6 meses com hipoplasia significativa do arco transverso, a cirurgia deve ser empregada para ampliar essa área. Nos pacientes com lesão focal, acompanhada ou não de hipoplasia discreta do istmo, o cateterismo intervencionista apresenta excelentes resultados. Entre 6 meses e nos pacientes abaixo de 10-15 kg (3-5 anos de idade), realiza-se a angioplastia com cateter-balão. Acima deste peso, a angioplastia é realizada com o emprego de *stents*. Este ponto de corte é utilizado pois, acima deste peso, as artérias femorais comportam os introdutores necessários para o implante dos *stents*. A ReCoAo pós-cirúrgica tem indicação precisa de tratamento percutâneo, independente da idade do paciente. Em crianças, adolescentes e adultos, a angiotomografia e a ressonância magnética do coração tem se tornado excelentes métodos diagnósticos para definição da anatomia do arco e da lesão (Figura 18).

Tetralogia de Fallot

Após o primeiro mês de vida, a tetralogia de Fallot é a cardiopatia congênita cianogênica mais frequente, correspondendo a 12% de todas as anomalias congênitas do coração. É definida como uma obstrução da via de saída do VD por desvio anterior e superior do septo infundibular associado à grande CIV subaórtica e cavalgamento da aorta sobre o septo ven-

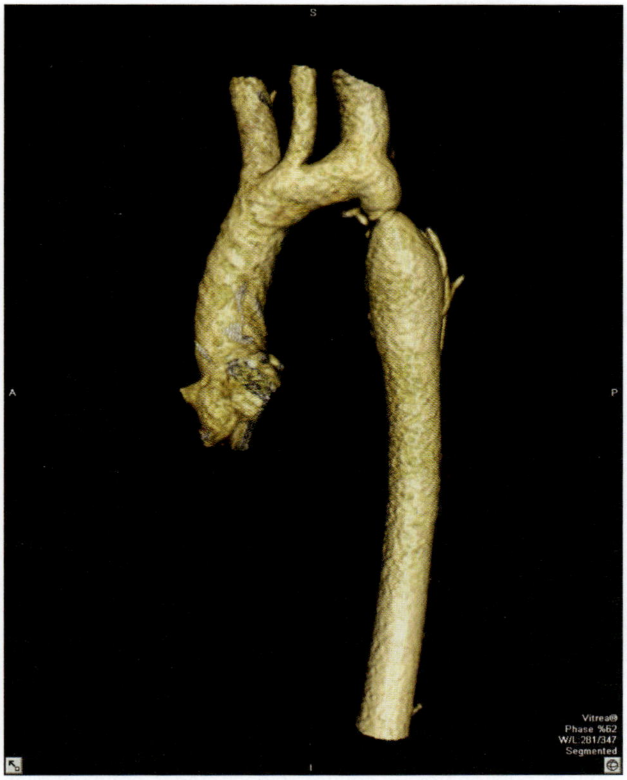

FIGURA 18

Angiotomografia da aorta (reconstrução tridimensional), mostrando região de coarctação da aorta após a emergência da artéria subclávia esquerda.

tricular. Pode existir hipoplasia das AP em graus variáveis ou estenoses localizadas. A CIA é a anomalia associada mais frequente.

Cateterismo cardíaco e estudo angiográfico

O ecocardiograma dá o detalhamento anatômico intracardíaco necessário para o diagnóstico. Entretanto, quando há dúvidas diagnósticas em relação às dimensões ou origens das AP, possíveis estenoses nesses vasos, anomalias de origem e/ou trajeto das artérias coronárias e presença de CIV múltiplas, o cateterismo diagnóstico está indicado.[4] A realização prévia da anastomose sistêmico-pulmonar (cirurgia de Blalock-Taussig-Thomas) também demanda a realização de cateterismo previamente à correção definitiva para avaliação de distorções da árvore pulmonar.

A pressão no VD é sistêmica e equivale a pressão do VE. Registra-se gradiente sistólico infundibular e níveis pressóricos normais ou baixos no TP. O estudo angiográfico é feito no VD nas incidências OAD cranial e perfil esquerdo. Há hipertrofia significativa da região parietal e trabecular e do septo infundibular. O anel pulmonar pode apresentar-se hipoplásico. A projeção OAE cranial pode ser necessária para identificação de possíveis estenoses na AP esquerda. A Ao é contrastada através da ampla CIV. Nos casos de agenesia da valva pulmonar, o TP e as AP encontram-se dilatadas, apresentando-se de forma aneurismática (Figuras 19 A-D). A injeção de contraste praticada no VE na incidência axial alongada mostra a ampla CIV perimembranosa do tipo mau alinhamento; raramente as CIV são musculares múltiplas ou a CIV é de via de entrada associada ao DSAV. A Ao cavalga o septo ventricular em graus variados. Completa-se o exame com um aortograma na incidência OAE para identificação da origem das artérias coronárias, já que, em cerca de 6 a 8% dos casos, a artéria descendente anterior tem origem da artéria coronária direita e corre sobre o infundíbulo.

Há casos em que a valva pulmonar é atrésica, caracterizando a T4F com AP (também denominada AP com CIV). O cateterismo diagnóstico é geralmente obrigatório nesses casos. Nessa condição, o suprimento sanguíneo pulmonar depende do canal arterial ou é dado por colaterais sistêmico-pulmonares. Essas colaterais podem ter ou não conexão com o leito pulmonar nativo, que, por vezes, se encontra ausente. Na incidência frontal, o estudo angiográfico praticado na Ao torácica descendente ou a injeção seletiva nas colaterais define o padrão de circulação pulmonar que, em geral, é anormal, encontrando-se hipoplasias e estenoses. Muitas vezes, a AP só é identificada por via retrógrada após injeção de contraste por um cateter impactado na veia pulmonar (Figura 19 E-G).

Cateterismo intervencionista

Em casos excepcionais, a valvoplastia pulmonar pode ser realizada na T4F quando há EPV grave predominante em crianças de baixa faixa etária (< 6 meses idealmente) e com hipoxemia grave.[35] Também pode ser implantado *stent* na via de saída.[36] Em ambas as estratégias, a finalidade é aumentar o fluxo pulmonar melhorando a saturação arterial de O_2. Tais procedimentos são uma alternativa à realização da anastomose sistêmico-pulmonar, o que pode contribuir para o crescimento do anel valvar e das AP além do menor risco de distorções das artérias pulmonares, postergando-se a cirurgia definitiva.

No acompanhamento dos pacientes submetidos à correção total da tetralogia de Fallot e suas variantes, em especial naqueles em que foi necessária a ampliação da via de saída pulmonar e uso de monocúspide, nota-se o desenvolvimento de insuficiência pulmonar. A insuficiência pulmonar, quando importante, exige a substituição da monocúspide por uma prótese biológica ou um conduto valvulado que conecte o VD às artérias pulmonares e reestabeleça a competência valvar. Esse conduto pode ser constituído de material protético (p. ex., PTFE) ou biológico. Este último pode ser: homoenxerto de valva aórtica ou pulmonar de cadáver humano, veia jugular bovina ou porcina. No entanto, a durabilidade de tais condutos ou próteses biológicas podem ser extremamente reduzidos, especialmente em crianças; podendo evoluir para estenose valvar (mais frequente), insuficiência ou a associação de ambas. A taxa de sobrevida livre de troca valvar é de aproximadamente 25% em 5 anos e 50% em 10 anos. Os efeitos deletérios da disfunção valvar pulmonar no ventrículo direito são progressivos e cumulativos, culminando em dilatação ventricular direita importante com diferentes graus de disfunção sistólica;

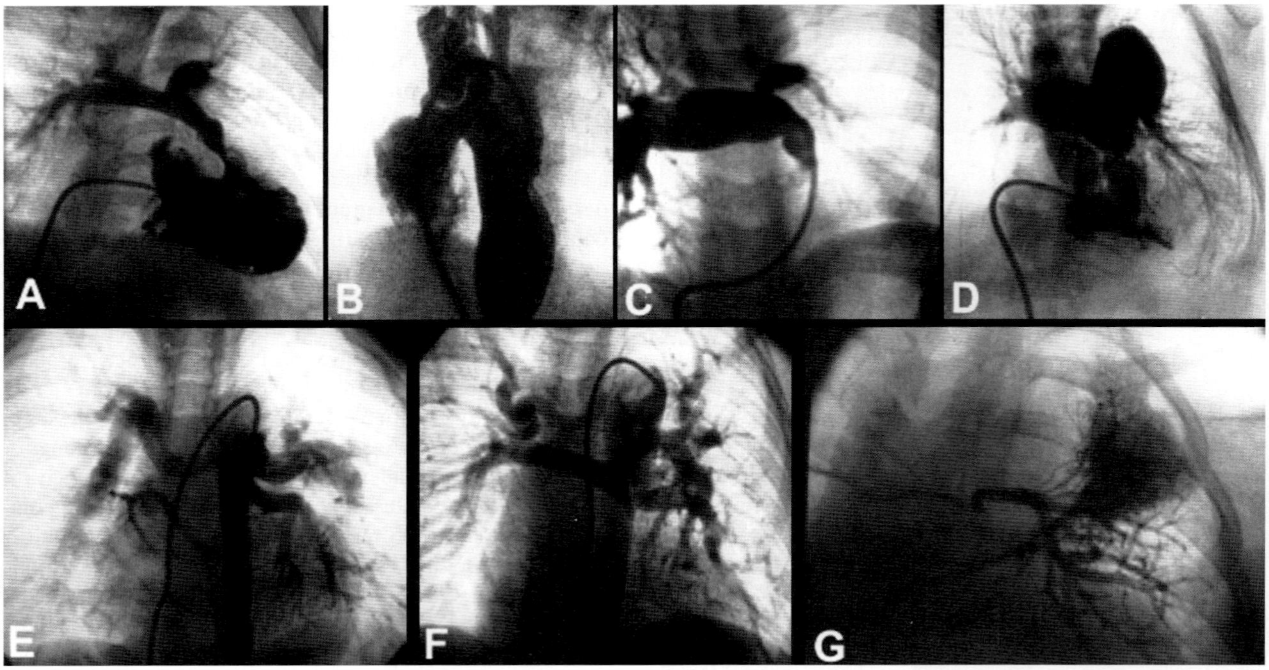

FIGURA 19

Tetralogia de Fallot. A: forma clássica, observar grande hipertrofia do septo infundibular desviado para a esquerda; B: tipo de CIV perimembranosa; C: com hipoplasia grave da artéria pulmonar esquerda; D: com agenesia da valva pulmonar e artérias pulmonares aneurismáticas; E: com atresia pulmonar e colaterais sistêmicos pulmonares; F: colaterais conectadas em nível hilar, opacificando a artéria pulmonar nativa; G: injeção de contraste na veia pulmonar superior esquerda, opacificando a circulação pulmonar.

podendo ser responsável por insuficiência cardíaca direita progressiva, disfunção diastólica do ventrículo esquerdo, arritmias ventriculares complexas e malignas e morte súbita.

O restabelecimento da função da valva pulmonar em um momento apropriado pode reverter este processo, restaurando a função ventricular e melhorando a sintomatologia. Uma nova abordagem cirúrgica é factível e foi, durante anos, o único meio de recuperar a competência valvar. Seguidas cirurgias da via de saída do VD elevam o risco de morbidade perri e pós-procedimento, em decorrência da dificuldade de abordar aderências tissulares, da possibilidade de lesão iatrogênica de estruturas cardíacas adjacentes ao esterno (especialmente nos casos de dilatação acentuada do VD) e dos efeitos deletérios da circulação extracorpórea em ventrículos já com algum grau de disfunção.

Como alternativa menos invasiva à abordagem cirúrgica, foram desenvolvidos protótipos de uma prótese valvar implantável percutaneamente em posição pulmonar. A primeira foi denominada de Melody® Valve (Medtronic). Posteriormente, outra opção de conceito semelhante foi desenvolvida pela Edward-Sapien (ainda não disponível para uso pulmonar no Brasil). Mais de 50 mil procedimentos com esta técnica já foram realizados no mundo. Centenas de pacientes foram tratados através deste método na Europa com ótimos resultados, que se repetiram posteriormente nos Estados Unidos[37] e, mais recentemente, também no Brasil.[38] Segundo a American Heart Association, a recomendação do implante destas próteses tem classe IIa, quando indicadas para pacientes com estenose ou insuficiência moderada a grave do conduto VD-TP associadas ou não à redução da capacidade aeróbica e à dilatação ventricular.[4] A valva Melody® é a única liberada para uso clínico no Brasil e está disponível para o implante em condutos ou próteses biológicas em posição pulmonar com diâmetro interno de 16 a 22 mm (Figura 20).

Atresia pulmonar com septo ventricular íntegro

Trata-se de uma má-formação cianogênica grave, correspondendo a cerca de 3% das cardiopatias neonatais. É caracterizada por atresia da valva pulmonar com o septo ventricular íntegro. A atresia é geralmente do tipo membranosa e há graus variados de hipoplasia da valva tricúspide e do VD, o que influenciará no tipo de tratamento a ser programado. Além disso, conexões coronário-cavitárias estão presentes em cerca de 45% dos casos, com perfusão coronária dependente das altas pressões do VD em 10%. O suprimento da circulação pulmonar é dado por um PCA. Nessa doença, o TP e as AP geralmente possuem calibre conservado.

Cateterismo cardíaco e estudo angiográfico

Apesar de o ecocardiograma realizar o diagnóstico preciso dessa condição e avaliar com acurácia as dimensões da valva

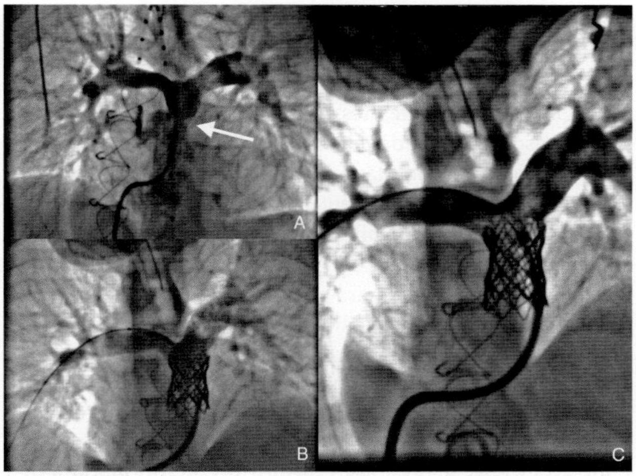

FIGURA 20

A: Angiografia pulmonar em projeção oblíqua anterior esquerda, evidenciando a dupla lesão valvar pulmonar (seta), a estenose da origem da artéria pulmonar direita e o pequeno calibre da origem da artéria pulmonar esquerda; B: implante do stent convencional na origem do ramo direito, após o implante de stents no ramo esquerdo e na via de saída do ventrículo direito; C: aspecto final, após o implante percutâneo da válvula pulmonar Melody, demonstrando competência valvar e ausência de estenoses residuais.

tricúspide e do VD, o cateterismo cardíaco tem indicação para determinar o estado da circulação coronária. Além disso, tem papel terapêutico em pacientes selecionados.

O estudo manométrico revela pressões elevadas no VD em níveis sistêmicos ou supra-sistêmicos. Exceção é feita para os casos com má-formação da valva tricúspide do tipo Ebstein, com insuficiência grave. O estudo contrastado é realizado por injeções no VD nas incidências OAD cranial e lateral. A ventriculografia mostra o tamanho da cavidade ventricular, que pode ser formada apenas pela zona de entrada, com ausência da zona trabecular e do infundíbulo. Por outro lado, o VD pode apresentar as três porções razoavelmente bem formadas. Geralmente, os casos com grave hipoplasia do VD estão associados à maior frequência de conexões coronário-cavitárias (sinusoides) (Figura 21). Nesses casos, as artérias coronárias são opacificadas retrogradamente após a ventriculografia. Devem-se avaliar a presença e o grau de estenoses nesses vasos. A circulação coronária VD dependente, que contraindica a abertura da via de saída do VD, é caracterizada pela presença de obstruções graves e/ou múltiplas nas coronárias proximais ou de trajetos fistulosos entre o VD e as coronárias. A valva tricúspide pode ser hipoplásica e com regurgitação de grau importante. O AD mostra-se dilatado e todo o contraste injetado alcança o AE por uma CIA, de tamanhos variáveis.

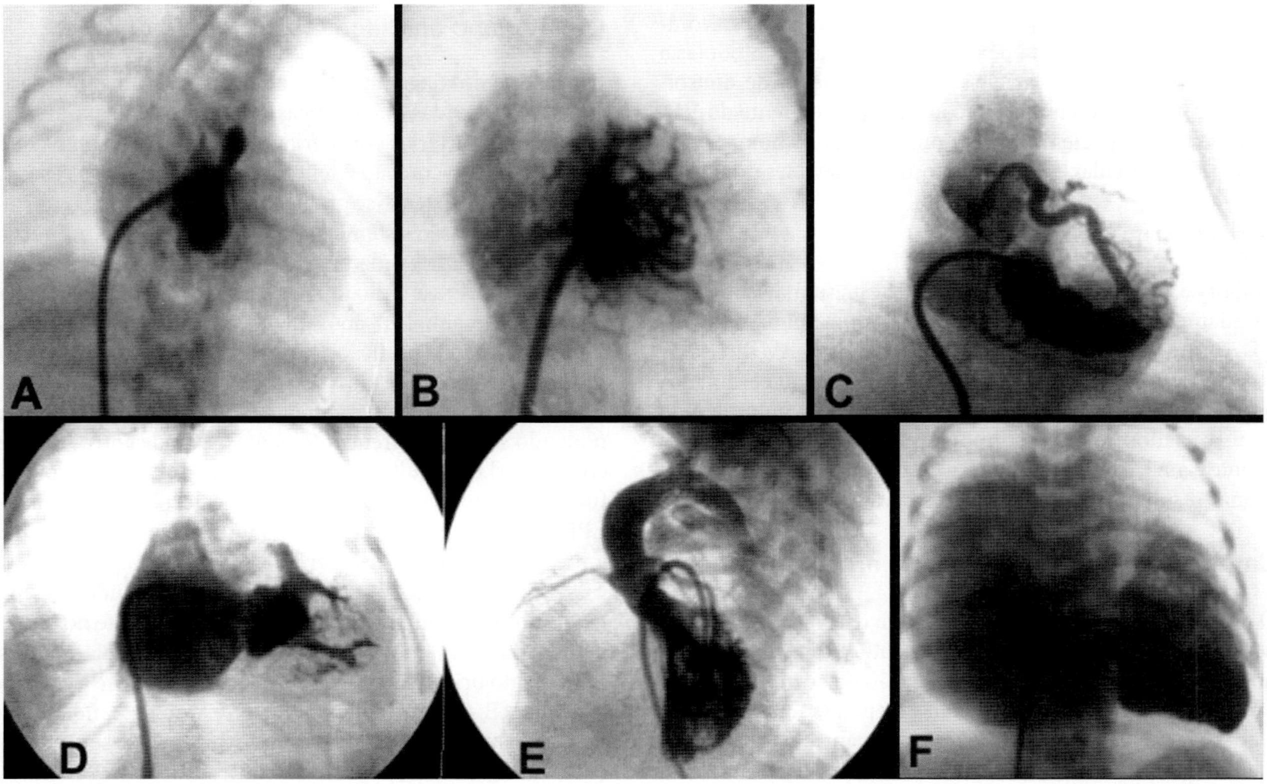

FIGURA 21

Tipos anatômicos de atresia pulmonar com septo ventricular íntegro. Observar a variabilidade do tamanho do VD. Em C, presença de sinusoides intramiocárdicos.

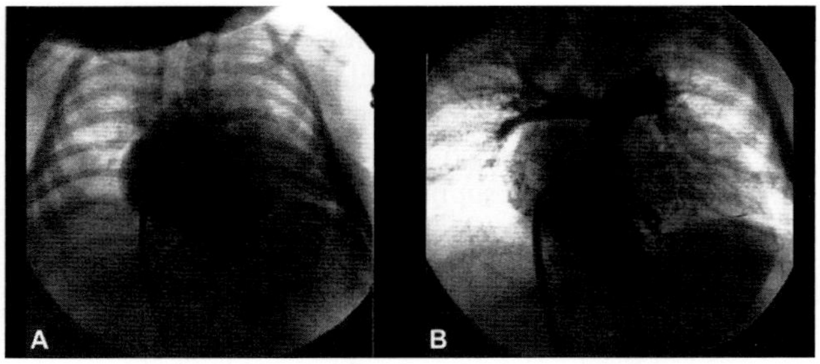

FIGURA 22

Atresia pulmonar com septo ventricular íntegro. A valva foi perfurada por radiofrequência e dilatada com balões de diâmetros crescentes.

Cateterismo intervencionista

Nos casos de atresia por imperfuração valvar com VD apresentando hipoplasia discreta a moderada (Z-escore da valva tricúspide > - 4,5-5,0) e sem circulação coronária VD dependente, a conduta mais aceita atualmente é a perfuração valvar por técnicas percutâneas seguida de dilatação[39] (Figura 22). Se houver persistência da hipoxemia após a perfuração e dilatação da valva pulmonar, pode ser necessário o implante de *stent* no canal arterial (no mesmo tempo ou posteriormente), para permitir a adaptação do VD à circulação biventricular. Dessa forma, há estímulo para que o VD se desenvolva e assuma totalmente ou a maior parte do fluxo pulmonar. Nos casos desfavoráveis, a atresia é composta por tecido muscular, há hipoplasia acentuada do VD e da valva tricúspide e presença de sinusoides, por vezes com circulação coronária dependente do VD. Nesses casos, o paciente deve seguir um algoritmo para correção univentricular e a atriosseptostomia deve ser praticada.

Atresia tricúspide

Embora a AT seja uma forma de CUV, esta será discutida separadamente. Sua prevalência é de 0,057 por mil nascidos vivos.[16] Caracteriza-se por ausência da conexão AV direita. A conexão VA pode ser concordante ou discordante e, em ambas as situações, pode haver atresia ou estenose pulmonar de graus variados ou fluxo pulmonar elevado. O tipo mais frequente é a AT com concordância VA e obstrução ao fluxo pulmonar resultante de uma CIV restritiva.

Cateterismo cardíaco e estudo angiográfico

O ecocardiograma fornece, na maioria das vezes, dados suficientes para a conduta inicial. Entretanto, o cateterismo diagnóstico é obrigatório antes da realização da cirurgia de derivação cavopulmonar total (Fontan). Dependendo do serviço e do caso, o cateterismo também é feito antes da realização da cirurgia de Glenn, especialmente se uma anastomose de Blalock-Taussig ou outro *shunt* sistêmico-pulmonar cirúrgico tiver sido realizado anteriormente, em função do risco de distorção da anatomia das artérias pulmonares subsequente.

O cateterismo é praticado por via venosa. O AD tem pressão elevada, podendo ser maior que no AE se houver CIA restritiva. Entre a cavidade principal (VE) e a acessória (VD), pode ser registrado gradiente pressórico decorrente de CIV restritiva. No caso de concordância VA, gradientes adicionais poderão ser registrados no plano infundibular ou valvar. No caso de discordância VA, o gradiente através da CIV deverá ser medido em repouso e após infusão de dobutamina, a fim de desmascarar possível estenose subaórtica. A determinação da pressão diastólica final da câmara principal é fundamental antes da correção do tipo Fontan, assim como as pressões nas AP.

A ventriculografia esquerda quer por via anterógrada quer por via arterial retrógrada, na incidência OAE axial longitudinal, mostra o VE de volume diastólico final aumentado e as dimensões da CIV muscular. O VD rudimentar também é contrastado. As AP poderão ser normo ou hipodesenvolvidas (Figura 23).

Transposição das grandes artérias

É uma condição definida como concordância atrioventricular (AV) e discordância ventrículo-arterial (VA). A presença de defeitos como CIA, CIV e PCA é fundamental para a sobrevida. Corresponde a cerca de 12% de todas as cardiopatias congênitas, sendo a mais frequente no nascimento. Sem tratamento, cerca de 50% dos pacientes morrem no primeiro mês de vida e 90% antes de completar o primeiro ano.

Cateterismo cardíaco e estudo angiográfico

O cateterismo diagnóstico deve ser reservado para os casos em que há dúvidas diagnósticas, principalmente em relação à origem das artérias coronárias e à anatomia do arco aórtico. O acesso ao coração é feito por via venosa. Nos casos de CIA restritiva, detecta-se gradiente de pressão entre os átrios. O VD tem pressão sistêmica, pois dá origem a Ao. A pressão do VE pode ser elevada nos casos de ampla CIV, PCA calibroso, HP e EP; ou reduzida nos casos com septo ventricular íntegro (TGA simples), após involução do padrão fetal. O estudo angiográfico praticado no VE na incidência axial longitudinal mostra a conexão VA discordante e avalia a presença de CIV e EPV. A CIV geralmente se localiza na via de saída, podendo ser menos frequentemente de via de entrada trabecular isolada ou múltipla ou do tipo queijo suíço. O septo infundibular pode apresentar desvio posterior, configurando EPIV. O septo interventricular abaula-se para o VE quando a pressão ventricular esquerda é baixa, principalmente na TGA simples; ou encontra-se retificado, sugerindo pressões iguais nos dois ventrículos. A injeção de contraste no VD na incidência lateral mostra a cavidade com trabeculação grosseira dando origem a Ao. Havendo CIV, verifica-se a contrastação da AP. A Ao ascendente, o arco e a Ao descendente são de fácil visualização. Na região do istmo, avalia-se a presença de CoAo e PCA (Figuras 24 e 25). As artérias coronárias são estudadas com injeção de contraste através de um cateter angiográfico balonado insuflado na Ao ascendente na incidência OAE 5 a 10°, angulada caudalmente 50°.

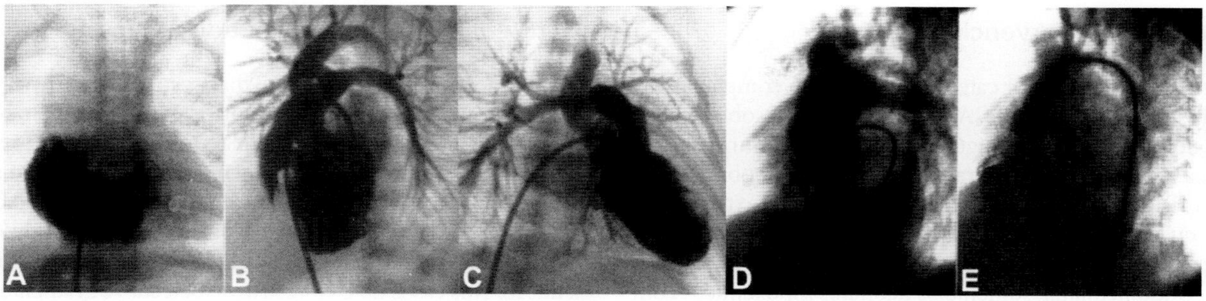

FIGURA 23

Tipos anatômicos de atresia tricúspide. A: injeção de contraste no átrio direito, mostrando ausência de conexão AV direita; B e C: injeção de contraste no VE, mostrando concordância ventriculoarterial e estenose pulmonar; D e E: com discordância ventriculoarterial.

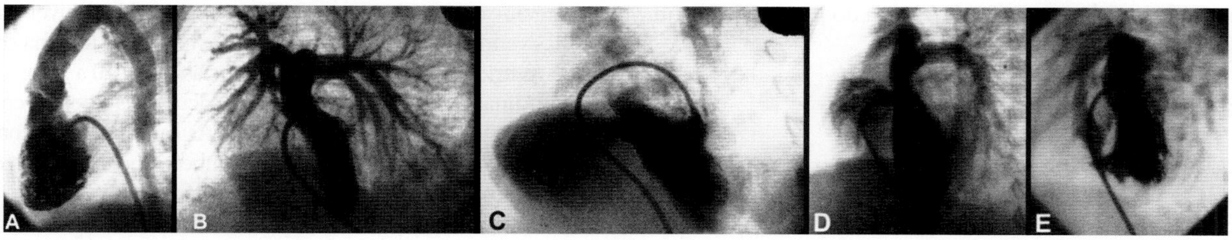

FIGURA 24

Tipos diferentes de transposição das grandes artérias. A: injeção de contraste no ventrículo direito dando origem à aorta; B: septo ventricular íntegro; C: com comunicação interventricular (CIV) perimembranosa; D: com CIV subpulmonar; E: com CIV trabecular muscular.

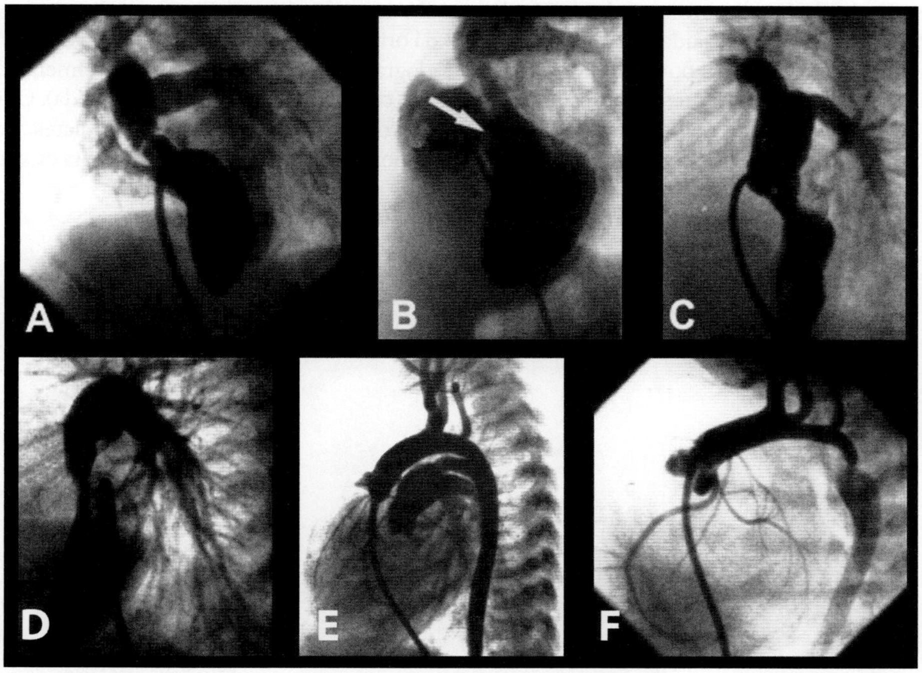

FIGURA 25

Transposição das grandes artérias com diferentes tipos de associações. A: com comunicação interventricular (CIV) e estenose pulmonar valvar (EPV); B: com CIV e EPI por desvio do septo infundibular; C: por estenose infundibular dinâmica; D: por estenose infundibular grave e septo ventricular íntegro; E: com canal arterial patente; F: com hipoplasia do istmo aórtico e coartação de aorta.

Cateterismo intervencionista

A atriosseptostomia por cateter-balão alterou completamente a história natural da TGA, permitindo uma sobrevida de 90% no primeiro ano[39] (Figura 26). Antes da cirurgia de Jatene, a atriosseptostomia era um procedimento obrigatório, permitindo que os pacientes chegassem até o sexto mês de vida, quando eram operados pela técnica de Mustard ou Senning. Como nos dias de hoje a cirurgia de Jatene é realizada no período neonatal, somente os neonatos hipoxêmicos com TGA simples (septo interventricular íntegro) e CIA restritiva são referidos rotineiramente para a atriosseptostomia. A técnica consiste em passar o cateter-balão de Rashkind por acesso venoso para o AE. O balão é então insuflado com mistura de soro e contraste e puxado de forma abrupta, intensa e controlada para o AD, rompendo-se o septo na fossa oval. Essa manobra pode ser realizada à beira do leito na UTI sob monitoração ecocardiográfica.

Coração univentricular

Não existe na literatura um consenso quanto à terminologia apropriada para denominar os CUV. Provavelmente, os termos conexão AV univentricular e, mais recentemente, dupla via de entrada ventricular são os mais utilizados. A prevalência dessa cardiopatia congênita é de 0,054 por mil nascidos vivos. Sua classificação leva em conta a característica morfológica do ventrículo principal, assim como as conexões AV e VA. A conexão AV pode ser por duas valvas, por uma única valva ou uma delas poderá estar estenótica ou atrética. A conexão VA pode ser concordante, discordante, dupla via de saída ventricular ou, mais raramente, saída única; pode haver atresia ou EP. O ventrículo principal pode ter morfologia de VE, VD ou indeterminado. Todos esses arranjos podem ocorrer em *situs solitus*, inversus ou ambíguo e com levo, dextro ou mesocardia.

Cateterismo cardíaco e estudo angiográfico

As indicações para o cateterismo diagnóstico nos CUV são semelhantes às para a AT. O acesso principal é o venoso, devendo-se investigar a presença de dupla VCS ou outras anomalias venosas sistêmicas. Em caso de isomerismo esquerdo, o segmento hepático da VCI encontra-se interrompido, tendo continuidade com o sistema ázigo. A pressão no AD geralmente está elevada e o ventrículo principal tem pressão sistêmica igual à da Ao. Nos casos de CIV restritiva, detecta-se gradiente sistólico entre a câmara principal e a AP ou a Ao, dependendo do tipo de concordância VA. A determinação da pressão diastólica final da câmara principal é fundamental antes da correção do tipo Fontan, assim como as pressões na AP. O teste com dobutamina também pode ser necessário para caracterização de possível estenose subaórtica.

Inicia-se o estudo contrastado investigando possíveis anomalias venosas sistêmicas. A injeção de contraste feita na cavidade ventricular principal nas incidências OAD 10 a 20° e axial longitudinal mostra a morfologia ventricular, os tipos de conexões AV e VA e as dimensões da CIV. As características anatômicas da valva pulmonar e as da AP também podem ser apreciadas. Estenoses localizadas ou hipoplasia difusa significativa da AP são fatores de risco conhecidos para a correção cirúrgica com as técnicas de Glenn bidirecional e Fontan. Quando a câmara principal tiver morfologia de VE (60 a 70% dos casos), a câmara rudimentar terá morfologia de VD, situando-se mais comumente à esquerda, em posição anterossuperior esquerda. A câmara rudimentar direita dando origem à Ao é o arranjo mais comum (discordância VA). Quando a câmara principal é do tipo VD, a câmara rudimentar (VE) tem localização póstero-inferior e não dá origem a nenhuma artéria, sendo de difícil identificação angiográfica. Nesses casos, o VD geralmente dá origem à Ao e à AP (conexão VA tipo dupla via de saída). O tipo de conexão AV é feito por duas valvas atrioventriculares, uma valva AV única ou por ausência de conexão AV direita ou esquerda (Figura 27).

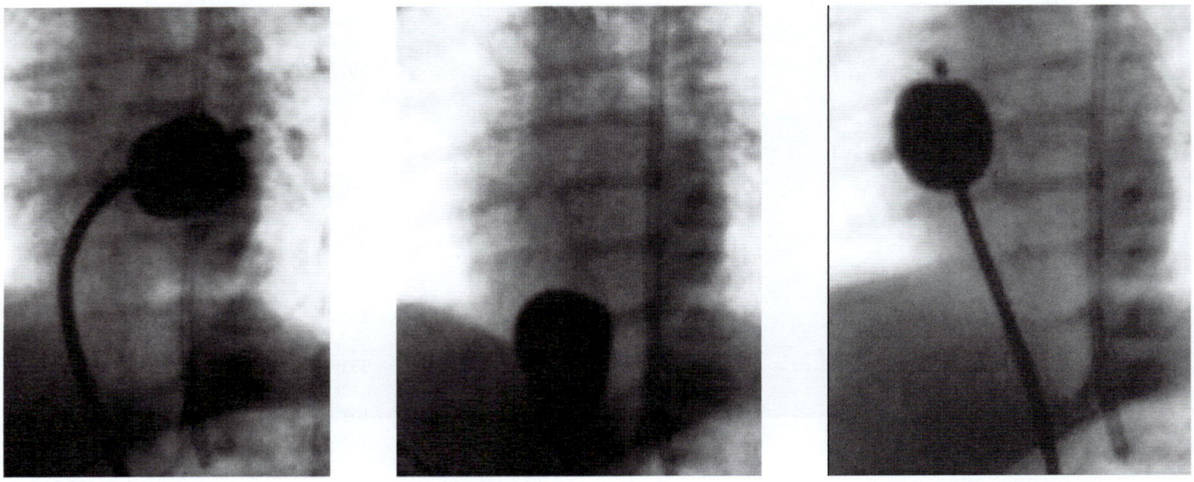

FIGURA 26

Atriosseptostomia com balão de Rashkind ampliando a CIA por ruptura do septo.

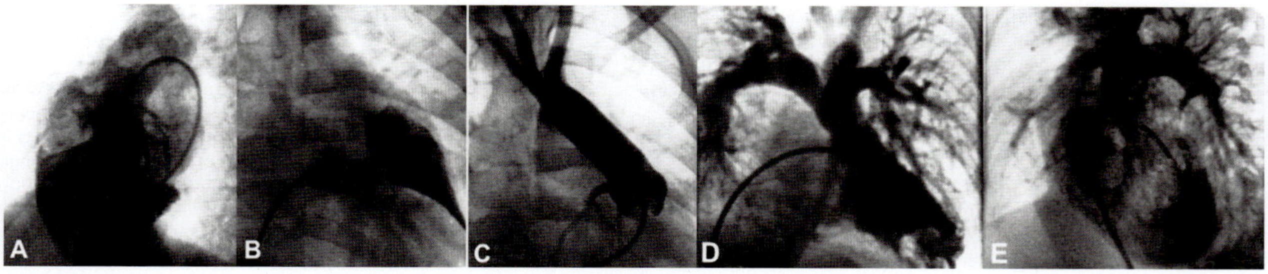

FIGURA 27

Tipos mais frequentes de coração ventricular. A-C: tipo esquerdo; D e E: tipo direito. Notar, em ambos, que as valvas AVD e E abrem-se na cavidade principal, caracterizando uma dupla via de entrada ventricular.

RESUMO

- Os autores discutem o estudo hemodinâmico e angiográfico das principais cardiopatias congênitas, abordando também o estado atual dos procedimentos intervencionistas.
- Comunicação interatrial – cerca de 90% das CIA tipo *ostium secundum* são candidatas à oclusão percutânea, sendo selecionadas por meio da ecocardiografia transesofágica. Com o uso dos dispositivos disponíveis atualmente, as taxas de oclusão completa são maiores que 96%.
- Comunicação interventricular – as CIV musculares e casos selecionados de CIV perimembranosas podem ser tratados percutaneamente com ótimos resultados imediatos e no acompanhamento de médio e longo prazo. A morbidade é baixa e a taxa de oclusão é acima de 90%.
- Persistência do canal arterial, que pode ser ocluído com vários dispositivos, com taxas de oclusão de mais de 97%, sendo esta a terapêutica de escolha.
- Estenose pulmonar valvar (a valvoplastia) é indicada com gradiente sistólico máximo acima de 50 mmHg. Os resultados são excelentes com baixos índices de restenose.
- Estenose aórtica valvar é indicada com gradiente sistólico máximo acima de 60 a 70 mmHg. É considerada como procedimento paliativo para postergar o tratamento cirúrgico.
- Coartação da aorta é realizada em pacientes acima de 6 meses de idade, com coartação cêntrica e istmo bem desenvolvido. Na recoarctação cirúrgica, a indicação é inequívoca. O emprego de ***stent*** implica maiores taxas de sucesso e menor morbidade e mortalidade.

Referências bibliográficas

1. Samanek M, Voriskova M. Congenital heart disease among 815,569 children born between 1980 and 1990 and their 15-year survival: a prospective Bohemia survival study. Pediatr Cardiol. 1999;20:411-7.
2. Rudolph A. Atrial septal defect. In: Rudolph A (ed.). Congenital diseases of the heart. Chicago: Yearbook Medical Publishers; 2000. p. 245-81.
3. Pedra SRF, Pontes Jr SC, Cassar RS, Pedra CAC, Braga SLN, Esteves CA, et al. O papel da ecocardiografia no tratamento percutâneo dos defeitos septais. Arq Bras Cardiol. 2006;86(2):87-96.
4. Felted TF, Bacha E, Beekman R 3rd, Cheatham JP, Feinstein JA, Gomes AS, et al. Indications for cardiac catheterization and intevention in pediatric cardiac disease: a scientific statement from the american heart association. Circulation. 2011;123(22):2607-52.
5. Fontes VF, Pedra SRF, Braga SLN, et al. Fechamento percutâneo da comunicação interatrial. Rev Soc Cardiol Estado de São Paulo. 2002;12:293-305.
6. Silvestry F, Cohen M, Armsby L et al. Guidelines for the echocardiographic assessment of atrial septal defect and patent foramen ovale: from the American Society of Echocardiography and Society for Cardiac Angiography and Interventions. J Am Soc Echocardiogr. 2015;28:910-58.
7. Costa RN, Ribeiro MS, Pereira FL, Pedra SRF, Jatene MB, Jatene IB, et al. Fechamento percutâneo versus cirúrgico da comunicação interatrial em crianças e adolescentes. Arq Bras Cardiol. 2013;100(4):347-54.
8. Hoffman JI. Congenital heart disease: incidence and inheritance. Pediatr Clin North Am. 1990;37:25-43.
9. Soto B, Ceballos R, Kirklin JW. Ventricular septal defects: a surgical viewpoint. J Am Coll Cardiol. 1989;14:1291-7.
10. Anderson RH, Becker AE, Tynan M. Description of ventricular septal defects or how long is a piece of string? Int J Cardiol. 1986;13:267-78.
11. Yang J, Yang L, Yu S, Iu J, Zuo J, Chen W, et al. Transcatheter versus surgical closure of perimembranous ventricular septal defects in children: a randomized controlled trial. J Am coll Cardiol. 2014;63(12):1159-68.
12. Thanopoulos BD, Tsaousis GS, Konstadopoulou GN, Zarayelyan AG. Transcatheter closure of muscular ventricular septal defects with the amplatzer ventricular septal defect occluder: initial clinical applications in children. J Am Coll Cardiol. 1999;33:1395-9.
13. Hijazi ZM, Hakim F, Haweleh AA, Madani A, Tarawna W, Hiari A, et al. Catheter closure of perimembranous ventricular septal defects using the new Amplatzer membranous VSD occluder: initial clinical experience. Catheter Cardiovasc Interv. 2002;56:508-15.
14. Pedra CAC, Pedra SRF, Esteves CA, Chamie F, Christiani LA, Fontes VF. Transcatheter closure of perimembranous ventricular septal defects. Expert Rev Cardiovasc Ther. 2004; 2:253-64.
15. Fyler D. Report of the New England Regional Infant Cardiac Program. Pediatrics. 1980;65:376-461.
16. Ferencz C, Rubin JD, McCarter RJ, Brenner JI, Neil CA, Perry LW, et al. Congenital heart disease: prevalence at livebirth. The Baltimore-Washington Infant Study. Am J Epidemiol. 1985;121:31-6.
17. Krichenko A, Benson LN, Burrows P, Möes CA, McLaughlin P, Freedom RM. Angiographic classification of the isolated, persistently patent ductus arteriosus and implications for percutaneous catheter occlusion. Am J Cardiol. 1989;63:877-80.
18. Faella HJ, Hijazi ZM. Closure of the patent ductus arteriosus with the Amplatzer PDA device: immediate results of the international clinical trial. Catheter Cardiovasc Interv. 2000;51:50-4.
19. Zahn EM, Nevin P, Simmons C, Garg R. A novel technique for transcatheter patent ductus arteriosus closure in extremely preterm infants using commercially available technology. Catheter Cardiovasc Interv. 2015;85(2):240-8.

20. Simões LC, Pedra CA, Esteves CA, Camargo R, Braga SL, Loureiro P, et al. Percutaneous closure of ductus arteriosus with the Amplatzer prosthesis. The Brazilian experience. Arq Bras Cardiol. 2001;77:520-31.
21. Costa RN, Ribeiro MR, Pedra CAC et al. Custo-efetividade incremental do tratamento cirúrgico vs. percutâneo da persistência do canal arterial com o Amplatzer® Duct Occluder em crianças: revisão sistemática. Rev Bras Cardiol Invasiva. 2014;22(2):168-79.
22. Kan JS, White Junior, RI, Mitchell SE, Gardner TJ. Percutaneous balloon valvuloplasty: a new method for treating congenital pulmonary-valve stenosis. N Engl J Med. 1982;307:540-2.
23. Fontes VF, Sousa JEMR, Esteves CA, Silva MV, Cano MN, Maldonado G. Pulmonary valvoplasty – experience of 100 cases. Int J Cardiol. 1988;21:335-42.
24. McCrindle BW, Kan JS. Long-term results after balloon pulmonary valvuloplasty. Circulation. 1991;83:1915-22.
25. Hatem DM, Castro I, Haertel JC, Rossi RI, Zielinsky P, Leboute FC, et al. Short- and long-term results of percutaneous balloon valvuloplasty in pulmonary valve stenosis. Arq Bras Cardiol. 2004;82:221-7.
26. Fontes VF, Esteves CA, Sousa JE, Silva MV, Bembom MC. Regression of infundibular hypertrophy after pulmonary valvuloplasty for pulmonic stenosis. Am J Cardiol. 1988; 62:977-9.
27. O'Laughlin MP, Perry SB, Lock JE, Mullins CE. Use of endovascular stents in congenital heart disease. Circulation. 1991;83:1923-39.
28. Trant CA Jr, O'Laughlin MP, Ungerleider RM, Garson A Jr. Costeffectiveness analysis of stents, balloon angioplasty, and surgery for the treatment of branch pulmonary artery stenosis. Pediatr Cardiol. 1997; 18:339-44.
29. Shrivastava S, Das GS, Dev V, Sharma S, Rajani M. Follow-up after percutaneous balloon valvoplasty for noncalcific aortic stenosis. Am J Cardiol. 1990;65:250-2.
30. Vogel M, Benson LN, Burrows P, Smallhorn JF, Freedom RM. Balloon dilatation of congenital aortic valve stenosis in infants and children: short term and intermediate results. Br Heart J. 1989;62:148-53.
31. Lababidi ZA, Daskalopoulos DA, Stoeckle Jr H. Transluminal balloon coarctation angioplasty: experience with 27 patients. Am J Cardiol. 1984;54:1288-91.
32. Rao PS, Chopra PS. Role of balloon angioplasty in the treatment of aortic coarctation. Ann Thorac Surg. 1991;52:621-31.
33. Tynan M, Finley JP, Fontes VF, Hess J, Kan J. Balloon angioplasty for the treatment of native coarctation: results of Valvuloplasty and Angioplasty of Congenital Anomalies Registry. Am J Cardiol. 1990;65:790-2.
34. Ovaert C, McCrindle BW, Nykanen D, MacDonald C, Freedom RM, Benson LN. Balloon angioplasty of native coarctation: clinical outcomes and predictors of success. J Am Coll Cardiol. 2000;35:988-96.
35. Massoud I, Iman A, Mabrouk A, Boutros N, Kassem A, Daouod A, et al. Palliative ballon valvuloplasty of the pulmonary valve in tetralogy of Fallot. Cardiol Young. 1999;9(1):24-36.
36. Haas NA, Laser TK, Moysich A. Stenting of the right ventricular outflow tract in symptomatic neonatal tetralogy of Fallot. Cardiol Young. 2014;24(2):369-73.
37. McElhinney DB, Hellenbrand WE, Zahn EM, Jones TK, Cheatham JP, Lock JE, et al. Short- and medium-term outcomes after transcatheter pulmonary valve placement in the expanded multicenter US Melody valve trial. Circulation. 2010;122:507-16.
38. Ribeiro MS, Pedra CAC, Costa RN, Rossi RI, Manica J, Campanhã LO, et al. Experiência inicial com o implante percutâneo da válvula Melody® no Brasil. Rev Bras Cardiol Invasiva. 2014;22(3):275-85.
39. Chubb H, Pesonen E, Sivasubramanian S, Tibby SM, Simpson JM, Rosenthal E, et al. Long-term outcome following cathetervalvotomy for pulmonar atresia with intact ventricular septum. J Am Coll Cardiol. 2012;59(16):1468-76.
40. Rashkind WJ, Miller WW. Creation of an atrial septal defect without thoracotomy. A palliative approach to complete transposition of the great arteries. JAMA. 1966;196:991-2.

Capítulo 5

Tratamento cirúrgico das cardiopatias congênitas acianogênicas e cianogênicas

Luciana Fonseca da Silva
José Pedro da Silva
Marcelo Biscegli Jatene

PONTOS-CHAVE

- As cardiopatias acianogênicas podem apresentar-se com hiperfluxo pulmonar ou fluxo pulmonar normal (lesões obstrutivas e lesões de regurgitação).
- A instalação de circulação extracorpórea é necessária para o tratamento cirúrgico das cardiopatias congênitas acianogênicas na maioria dos casos.
- A comunicação interatrial geralmente é de evolução benigna, permitindo que se programe eletivamente seu fechamento cirúrgico.
- Nos portadores de CIV grande, com repercussão hemodinâmica e sintomas, a indicação cirúrgica deve ser precoce, ao redor do sexto mês de vida, em razão dos riscos de dano vascular pulmonar decorrentes do hiperfluxo.
- Na presença de canal arterial patente, deve-se programar seu fechamento com base no baixo risco dos procedimentos (cirúrgico ou por cateterismo intervencionista) e na chance de ocorrência de problemas futuros como endocardite ou desenvolvimento de insuficiência cardíaca.
- Nos defeitos do septo atrioventricular com grande CIV, o tratamento cirúrgico deve ser feito antes dos seis meses de vida, especialmente nos portadores de síndrome de Down e com insuficiência da valva AV, pelo risco de dano vascular pulmonar.
- Na estenose valvar aórtica de indicação eletiva, o tratamento cirúrgico costuma apresentar resultados mais favoráveis, pois permite a visualização adequada da valva, com abertura no local preciso.
- As cardiopatias congênitas cianogênicas se caracterizam por apresentarem a cianose como principal sintoma.
- Na hipoplasia do coração esquerdo, a abordagem terapêutica fica limitada a reconstruções univentriculares (operação de Norwood, procedimento híbrido, derivação cavopulmonar, operação de Fontan) ou ao transplante cardíaco).
- O tratamento cirúrgico da tetralogia de Fallot pode ser corretivo ou paliativo. A cirurgia paliativa tem como objetivo aumentar o fluxo sanguíneo pulmonar em crianças abaixo de seis meses sintomáticas, com anatomia desfavorável ou em condições clínicas inadequadas.

Tratamento cirúrgico das cardiopatias congênitas acianogênicas

As cardiopatias congênitas acianogênicas podem ser definidas como as malformações anatômicas do coração ou dos grandes vasos que ocorrem durante o desenvolvimento intrauterino, cuja manifestação clínica não inclui a cianose. Os sintomas podem ser de hiperfluxo pulmonar, obstrução ao fluxo sanguíneo ou regurgitação, porém não provocam a insaturação sanguínea de oxigênio (cianose).[1-3] A incidência relatada de defeitos cardíacos congênitos é de cerca de 0,8% de nascidos vivos.[4] Portanto, é estimado nascimento de, aproximadamente, 25 mil bebês com cardiopatia congênita a cada ano no Brasil. É sabido também que os defeitos cardíacos congênitos são mais comuns que outras anomalias congênitas conhecidas como estenose pilórica congênita, lábio leporino, síndrome de Down e luxação congênita do quadril.

Etiologia

A maioria dos defeitos cardíacos congênitos pode ser explicada pela hipótese de herança multifatorial que afirma que um feto predisposto, quando exposto a um determinado gatilho ambiental (ao qual o feto é sensível) durante o período crítico da morfogênese cardíaca irá desenvolver a doença. Essa interação de fatores genéticos e ambientais é mais provável que seja o mecanismo de desenvolvimento de defeitos cardíacos congênitos. Uma variedade de fatores tem associação estatística com determinados defeitos cardíacos, e essas podem ser denominadas fatores de risco. Infecções maternas como a rubéola e a virose por Coxsackie B parecem ter associação causal com defeitos cardíacos. Entre as drogas, a ingestão materna de talidomida durante a gravidez está associada com alta incidência cardiopatias na prole. Associação semelhante foi relatada por algumas drogas anticonvulsivantes (particularmente hidantoína e trimetadiona), álcool (excessivo), lítio, hormônios sexuais, corticosteroides, antagonistas do ácido fólico, cocaína e anfetaminas. Uma maior incidência de associação de anormalidades cardíacas com diabete materna é também conhecida. Anomalias cromossômicas como a trissomia do 21 (síndrome de Down), trissomia do 18, a síndrome de Turner (XO), deleção parcial do cromossomo 22 e síndrome *cri-du-chat* (deleção parcial do braço curto do cromossomo 5) estão associados com uma maior incidência de defeitos cardíacos. Algumas síndromes generalizadas, secundárias a um único gene mutante (por exemplo, Marfan), envolvendo múltiplos sistemas de órgãos, estão associados a defeitos cardiovasculares peculiares a essa síndrome particular. Menos de 1% de defeitos cardíacos congênitos podem ser explicados por herança mendeliana simples. Transmissão autossômica dominante, além de síndrome de único gene mutante, tem sido relatado com defeito do septo atrial, persistência do canal arterial, estenose aórtica, estenose pulmonar, tetralogia de Fallot e cardiomiopatia hipertrófica. Herança autossômica recessiva pode estar presente em algumas formas de fibroelastose endocárdica. Na presença de história familiar de defeito cardíaco congênito (pai ou irmão), a probabilidade de cardiopatia congênita na prole é maior do que a observada na população em geral. Em resumo, a causa de defeitos cardíacos congênitos é desconhecida e a maioria deles pode ser explicada pela hipótese de herança multifatorial. Novas pesquisas sobre mapeamento genético poderão desvendar mecanismos genéticos ainda desconhecidos para cardiopatia congênita.[5-9]

Classificação

Os defeitos cardíacos congênitos acianogênicos podem ser subdivididos em:

- Lesões com hiperfluxo pulmonar (*shunt* da esquerda para direita): defeitos septais (comunicação interatrial, comunicação interventricular, defeito do septo atrioventricular parcial ou total), janela aortopulmonar, persistência do canal arterial.
- Lesões obstrutivas: estenose pulmonar, estenose mitral, estenose aórtica, coarctação de aorta.
- Lesões regurgitantes: insuficiência tricúspide congênita não Ebstein, insuficiência mitral, insuficiência aórtica.
- Defeitos complexos: associação de vários defeitos sem ocorrência de cianose (ex.: transposição congenitamente corrigida das grandes artérias com ou sem lesões associadas do tipo CIV e anomalia de Ebstein).

Fisiopatologia e quadro clínico

Nas cardiopatias congênitas acianogênicas, um aspecto fisiopatológico que pode ocorrer é o fluxo sanguíneo aumentado para os pulmões, podendo cursar clinicamente sem a ocorrência de sintomas até congestão pulmonar e consequentes infecções do trato respiratório. O desvio constante de uma parte do volume das cavidades esquerdas, de maior pressão, para as direitas, através das comunicações atrial e ventricular ou nos vasos da base, gera o aparecimento de uma sequência de eventos que se iniciam por mecanismo de acomodação volumétrica e são caracterizados por aumento progressivo das cavidades cardíacas direitas envolvidas. O hiperfluxo pulmonar por tempo prolongado leva ao desenvolvimento de resistência pulmonar elevada e suas consequências. Além disso, o hiperfluxo pulmonar causa grande consumo de energia pelo coração, para bombear um volume excessivo de sangue, e concomitante baixo fluxo sistêmico, podendo ocorrer dificuldade de ganho de peso.

Quando as cardiopatias congênitas acianogênicas apresentam obstrução do trato de saída do ventrículo esquerdo, como na estenose aórtica, coarctação de aorta e interrupção do arco aórtico, a ocorrência precoce de sintomas está diretamente relacionada à gravidade da obstrução, sendo a insuficiência cardíaca e o baixo débito cardíaco as principais manifestações, pela excessiva sobrecarga de pressão a que o ventrículo esquerdo é submetido.[5-9]

Tratamento cirúrgico

O objetivo do tratamento cirúrgico é propiciar à criança portadora de cardiopatia uma adequada qualidade de vida, com redução ou abolição dos sintomas, além de aumentar a perspectiva de sobrevida. Nas situações em que os sintomas são pouco evidentes, deve prevalecer a ideia de oferecer tratamento preventivo, conhecendo-se a história natural da cardiopatia em questão.

O tratamento cirúrgico deve ser indicado em momento adequado, sempre considerando opção inicial a correção total dos defeitos, para restabelecer a fisiologia dos fluxos. O tratamento paliativo deve ficar restrito a situações especiais, nas cardiopatias congênitas acianogênicas, pois ela auxilia no controle dos sintomas, tornando a cardiopatia mais tolerável, não resolvendo o problema de base.

A cerclagem ou bandagem pulmonar é o tratamento paliativo que tem a função de limitar o fluxo sanguíneo para os pulmões em doenças que causam excessivo fluxo pulmonar. Pode ser indicada, em neonatos com CIV múltiplas tipo queijo suíço, em ventrículo único com hiperfluxo pulmonar e preparo do VE previamente à operação de Jatene para correção de TGA. Em casos raros de CIV que se apresentam tardiamente, com resistência pulmonar elevada, a cerclagem pode regular o fluxo pulmonar, dando chance de redução do grau de comprometimento vascular pulmonar, criando a possibilidade de tratamento do defeito no futuro.

A via de acesso mais comumente utilizada no tratamento cirúrgico das cardiopatias acianogênicas ainda é a toracotomia transesternal mediana, podendo-se realizar também a toracotomia lateral direita ou esquerda, dependendo da doença. Cada vez mais tem-se buscado a correção do defeito por meio de incisões pequenas, com menor agressão ao paciente e melhor resultado estético. Algumas dessas vias de acesso são feitas através da abertura parcial do esterno ou apenas do apêndice xifoide e da minitoracotomia axilar direita, que propiciam a correção de defeitos intracardíacos sob visão direta e circulação extracorpórea.

Algumas cardiopatias, como a coarctação de aorta (CoAo) e canal arterial persistente (PCA), podem ser corrigidas sem o uso de circulação extracorpórea (CEC).

A circulação extracorpórea (CEC) é empregada na correção da maioria das cardiopatias congênitas. A heparinização plena é feita antes do posicionamento das cânulas, com o emprego de heparina na dose de 4 a 5 mg/kg de peso. O tempo de coagulação ativada deve estar superior a 580 s antes do início da CEC. Cânulas de drenagem venosa geralmente são colocadas diretamente nas veias cavas superior e inferior. Em casos específicos, como abordagem de cardiopatias obstrutivas esquerdas (estenose aórtica e membrana subaórtica), a drenagem venosa pode ser realizada com o emprego de cânula única em AD. A cânula de retorno arterial é posicionada na porção distal da aorta ascendente, próxima à emergência do tronco braquiocefálico. Em neonatos de peso adequado, cânulas venosas 12 F para veia cava superior e 14 ou 16 F para cava inferior são empregadas, com cânula arterial 8 F na aorta. Os diâmetros das cânulas devem ser progressivamente maiores, adequando-se ao tamanho dos vasos e superfície corpórea da criança. Em casos de interrupção do arco aórtico, uma segunda cânula arterial deve ser posicionada na aorta descendente, por meio de canulação direta do canal arterial para perfusão adequada do abdome e dos membros inferiores.

O material utilizado para CEC é constituído de oxigenadores pediátricos, com volumes de perfusato reduzidos, já que alguns oxigenadores apresentam volumes menores que 300 mL. As máquinas utilizadas atualmente são na maioria bombas centrífugas, embora bombas de rolete também possam ser utilizadas. O perfusato para preenchimento do circuito deve ser constituído de soro fisiológico. A adição de concentrado de hemácias deve ser realizada quando o valor do hematócrito calculado pela diluição com o perfusato for menor que 21% para as cardiopatias simples, com CEC de curta duração, e menor que 30% para as cardiopatias graves, especialmente quando se antecipa a necessidade de hipotermia profunda durante a correção do defeito. Nesses casos mais graves, a serem submetidos a hipotermia profunda e parada circulatória, podem ser necessários sangue total fresco e plasma. Outros agentes que podem fazer parte do perfusato: manitol 20%, na dose de 0,5 a 1 g/kg; corticoide, nos casos graves, quando não há contraindicação, como desnutrição grave; antibióticos; vasodilatadores, como clorpromazina, mononitrato de isossorbida, clonidina, nitroprussiato de sódio. Os vasodilatadores têm efeito benéfico para a distribuição homogênea da temperatura, especialmente em casos de hipotermia profunda, durante o período de resfriamento do paciente, com proteção tecidual mais adequada. Vasodilatadores anestésicos inalatórios também podem ser acrescidos ao equipamento de CEC, tendo a vantagem de interrupção imediata do efeito vasodilatador logo após ser desligado. Aspiração a vácuo também pode ser realizada durante a CEC, facilitando o retorno venoso e possibilitando colocação de cânulas venosas mais finas.

A hipotermia profunda atingindo temperaturas de 18 a 20°C, técnica amplamente empregada na correção de defeitos complexos, principalmente em neonatos, é realizada com resfriamento progressivo, lentamente conduzido, baixando-se cerca de 1°C a cada 2 minutos, adicionando-se vasodilatador arterial ao circuito (em nosso meio: clorpromazina, mononitrato de isossorbida ou dexmedetomidine), proporcionando a homogênea perfusão tecidual. Permite que se realize a parada circulatória total com baixo risco de lesão neurológica por cerca de 40 minutos, propiciando a correção dos defeitos do arco aórtico e outros defeitos complexos. A canulação e perfusão seletiva do tronco braquiocefálico, em hipotermia profunda, com baixo fluxo e monitorização invasiva da pressão arterial no membro superior direito, também visa propiciar segurança para correção dos defeitos do arco aórtico.

A ultrafiltração, recurso também empregado, permite a eliminação de líquidos durante e após a CEC, reduzindo a propensão a edema ou retenção hídrica, aspectos comuns encontrados no pós-operatório, especialmente em neonatos. Como a circulação extracorpórea pode levar a lesão capilar com alteração da permeabilidade capilar, é importante a restrição de líquidos, não só no intraoperatório, como também no pós-operatório, para evitar extravasamento para o terceiro espaço, evitando-se assim o edema intersticial, que no pulmão causa dificuldade nas trocas gasosas.

A proteção miocárdica é um dos aspectos de maior importância para a pronta recuperação da criança. Vários tipos de solução cardioplégica podem ser utilizados, seguindo critérios apropriados de forma de infusão e repetição das doses. Dentre os tipos de solução cardioplégica disponíveis, pode-se utilizar a infusão de solução cardioplégica sanguínea, volume inicial de 15 mL/kg colhida o perfusato da máquina após a estabilização da CEC, acrescida de solução de Saint Thomas, infundida a 4-8°C na raiz aórtica e repetida no volume de 10 mL/kg a cada 20-30 minutos. Outra alternativa de solução sanguínea mais recentemente utilizada é a solução de Del Nido, infundida em volume de 20 a 30 mL/kg, e repetida somente após 90 minutos, reduzindo de forma importante a necessidade de repetição de doses. Seu uso vem aumentando de forma consistente dentre muitos serviços de cirurgia cardíaca pediátrica. Outra solução de uso regular e frequente é o custodiol, solução cristaloide, com infusão de volumes que variam de 50 mL/kg em neonatos até 30 a 40 mL/kg em lactentes e crianças maiores. Recomenda-se a repetição apenas 120 a 180 minutos após a dose inicial.

Mais recentemente tem-se utilizado a abordagem por minitoracotomia axilar direita para correção de CIV, CIA e drenagem anômala parcial de veias pulmonares. Por meio de uma pequena incisão na pele, de 3 a 5 cm, podem-se acessar e canular a aorta ascendente e veias cavas com segurança, além de realizar o pinçamento de aorta e infusão de cardioplegia pela mesma incisão, propiciando o tratamento adequado com cicatriz mais estética.[10-13]

Lesões com hiperfluxo pulmonar (*shunt* direita-esquerda)

Quando há um defeito na divisão do coração entre estruturas dos lados esquerdo e direito, o sangue oxigenado é desviado da esquerda para a direita por causa da menor resistência no leito pulmonar. Ocorre então aumento progressivo das câmaras cardíacas, principalmente as direitas. Os achados clínicos são consequência do fluxo entre os defeitos ou excessivo fluxo sanguíneo nas câmaras cardíacas (sobrecarga de volume). A intensidade do desvio do fluxo, ou seja, do hiperfluxo pulmonar, determina a apresentação clínica e sintomas, que pode cursar clinicamente sem a ocorrência de sintomas, até congestão pulmonar e infecções frequentes do trato respiratório, além de baixo ganho ponderal.

Nas cardiopatias com fluxo pulmonar aumentado, ocorre uma constrição da musculatura vascular pulmonar no sentido de conter o hiperfluxo sanguíneo. Persistindo o hiperfluxo pulmonar por longo período, ocorrem modificações mais definitivas na estrutura vascular pulmonar, em graus variados, que são diretamente proporcionais à magnitude do fluxo e ao tempo de exposição. A hiperresistência vascular pulmonar, consequente ao hiperfluxo, leva, inicialmente à lesão endotelial, surgindo espaços na camada elástica dos vasos, que posteriormente evoluem para fibrose, gerando lesão pulmonar irreversível. A síndrome de Eisenmenger é a expressão mais grave dessas lesões vasculares pulmonares, com inversão do fluxo sanguíneo pelo defeito cardíaco, que passa então a ser da direita para a esquerda, com hipoxemia sistêmica. A radiografia torácica é o exame básico para visualizar e estimar a intensidade do fluxo pulmonar (Figura 1). O ecocardiograma e o cateterismo cardíaco são esclarecedores na maioria dos casos. Testes com suplementação de oxigênio ou com drogas que causam vasodilatação pulmonar ajudam a definir a reversibilidade da hipertensão pulmonar. Nos casos mais avançados de hiper-resistência vascular pulmonar, o grau de comprometimento da vasculatura pulmonar pode ser avaliado realizando-se biópsia pulmonar. A análise dos dados histológicos determina a gravidade anatômica e a possibilidade de reversão das lesões vasculares pulmonar, ajudando a definir a conduta terapêutica mais adequada.

Comunicação interatrial

São os defeitos do septo atrial (CIA) e constituem 8 a 13% de todas as cardiopatias congênitas e podem ser de vários tipos anatômicos, de acordo com a localização:

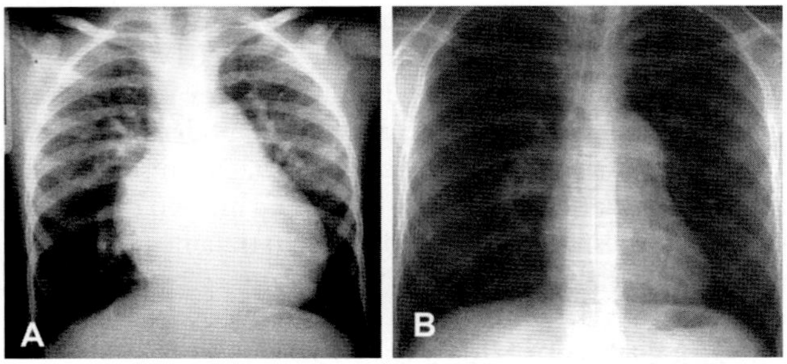

FIGURA 1

Radiografias de tórax mostrando aumento da área cardíaca, hiperfluxo pulmonar em criança com comunicação interventricular (CIV) grande com fluxo sanguíneo na direção ventrículo esquerdo-ventrículo direito pela CIV (A) e mostrando área cardíaca normal, dilatação da artéria pulmonar e hipofluxo pulmonar em adulto com CIV grande com hiper-resistência vascular pulmonar (B).

- *Ostium secundum* (OS): localizado na fossa oval, decorre da ausência da lâmina dessa fossa ou da presença de múltiplos orifícios. É o tipo mais frequente, cerca de 70% dos casos de CIA.
- *Ostium primum* (OP): falha no *septum primum*, localiza-se na porção inferior do septo interatrial. Relacionada a defeito de formação dos coxins endocárdicos. Corresponde a 20% das CIA.
- Seio venoso (superior ou inferior): comumente associada à drenagem anômala parcial de veias pulmonares direitas. Pode estar próximo da veia cava superior (seio venoso superior) ou mais raramente próximo da veia cava inferior (seio venoso inferior).
- Seio coronário: ocorre por deficiência na parede que separa o seio coronáriano do átrio esquerdo. É o tipo mais raro.
- Átrio único: ausência quase completa do septo interatrial.

O fechamento rotineiro das comunicações interatriais deve ser feito na idade pré-escolar, em torno dos 4 anos de idade, pois o fechamento precoce melhora a sobrevida em longo prazo, quando comparado ao fechamento na vida adulta. CIA menores que 4 mm podem sofrer fechamento espontâneo, mas os maiores que 8 mm raramente têm oclusão espontânea. Geralmente a indicação para fechamento de CIA não complicado é o Qp:Qs > 1,5 ou evidência ecocardiográfica de sobrecarga de volume nas câmaras direitas. Nos casos em que ocorra repercussão clínica, eletrocardiográfica ou radiológica, pode ser necessário o fechamento mais precoce, especialmente nas grandes CIA, podendo ser indicado até no primeiro ano de vida. A repercussão clínica é diretamente proporcional ao tamanho da CIA.

O tratamento cirúrgico é realizado por meio de esternotomia mediana, com heparinização plena, canulação rotineira da aorta e das veias cavas. A colocação da cânula de retorno venoso superior é feita diretamente na veia cava superior, o que permite ampla exposição dos defeitos, especialmente na CIA de tipo seio venoso. Após início da circulação extracorpórea (CEC), a aorta é pinçada e a solução cardioplégica é infundida na raiz da aorta. O átrio direito é aberto e as estruturas anatômicas identificadas. O defeito septal em alguns casos pode ser fechado com rafia simples com pontos de poliprolene. Nas grandes CIA, é necessária a sutura de um retalho que pode ser de politetrafluoretileno (PTFE), polietileno (Dacron) ou pericárdio autólogo.

Técnicas mais estéticas têm sido empregadas, como a abordagem mediana transxifóidea com incisão vertical mediana mais baixa, a esternotomia parcial com incisão mediana pequena, a técnica de Brown ou a toracotomia direita inframamária em pacientes do sexo feminino maiores de 12 anos, que já tenham o sulco inframamário definido.

Mais recentemente, a técnica de minitoracotomia axilar horizontal tem permitido o fechamento cirúrgico, com incisões estéticas de 3 a 4,5 cm, que ficam escondidas sob o braço em repouso, mesmo em lactentes. A colocação das cânulas e a instalação de CEC são feitas por meio da mesma incisão; a solução cardioplégica é infundida na raiz aórtica. A vantagem dessa técnica é que não deixa cicatriz na linha mediana, não necessita de secção de musculatura (exceto intercostais), o que evita a perda muscular que pode ocorrer após a toracotomia anterior inframamária, além de ficar longe da região de futuro crescimento das mamas, evitando a distorção.

Esse tipo de abordagem tem permitido a correção de CIA de todos os tipos e tamanhos, mesmo em crianças pequenas (Figura 2). A drenagem anômala parcial de veias pulmonares D em VCS também pode ser corrigida com essa abordagem, inclusive com a técnica de Warden, que pode ser necessária para a correção dos defeitos sem causar obstrução do retorno das veias pulmonares ou da veia cava superior. Nessa técnica, a veia cava superior é seccionada acima do local da drenagem das veias pulmonares, o coto proximal é suturado e o orifício original da veia cava superior que drena o sangue das veias pulmonares é direcionado com um retalho de Dacron ou um pericárdio autólogo para o átrio esquerdo, fechando a CIA. O coto distal é anastomosado à auriculeta direita, restaurando o retorno venoso sistêmico da veia cava superior.

Os CIA *ostium secundum* podem ser elegíveis para o fechamento percutâneo, porém nos CIA tipo seio venoso e *ostium primum* e naqueles com defeitos cardíacos importantes associados, o fechamento cirúrgico é mandatório. O fechamento percutâneo atinge índices de 85-90% de sucesso nas CIA OS, porém ainda há limitação de tamanho da criança e do orifício, e a necessidade de borda de tecido atrial para ancoramento dos discos. Relatos de casos surgem periodicamente de deslocamento e eventual embolização da prótese para o lado direito ou esquerdo do coração, raros casos de corrosão do folheto aórtico pela prótese de Amplatzer, além da possibilidade de erosão e perfuração do teto do AE e aorta ascendente, em sua porção inicial.

Comunicação interventricular

É um defeito no septal ventricular (CIV), sendo o tipo mais comum de doença cardíaca congênita (20 a 25% dos casos). Podem ser isolados ou múltiplos. Permite fluxo sanguíneo do ventrículo esquerdo para o direito, causando sobrecarga de volume às câmaras cardíacas e hiperfluxo pulmonar. Pode levar ao desenvolvimento de hiper-resistência pulmonar e, dependendo da localização, lesão na valva aórtica.[14]

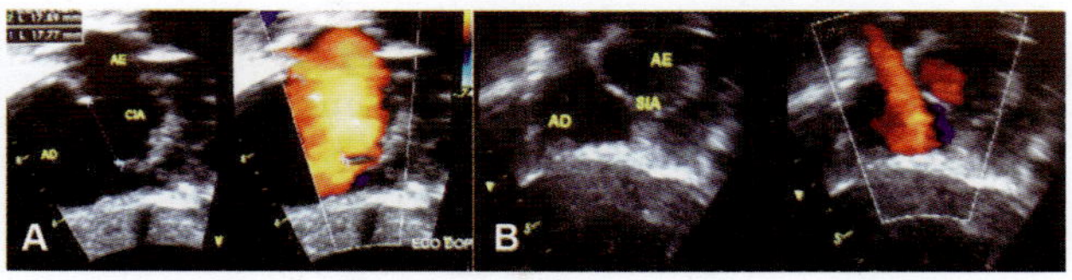

FIGURA 2

Ecocardiogramas mostrando grande comunicação interatrial tipo ostium secundum com fluxo sanguíneo em direção átrio esquerdo-átrio direito (pré-operatório A) e mostrando a comunicação interatrial completamente corrigida por minitoracotomia (pós-operatório B).

AD: átrio direito; AE: átrio esquerdo; CIA: comunicação interatrial; SIA: septo interatrial. Cortesia da Dra. Lilian Maria Lopes.AD: átrio direito; AE: átrio esquerdo; CIA: comunicação interatrial; SIA: septo interatrial. Cortesia da Dra. Lilian Maria Lopes.

O tratamento da CIV isolada depende do tipo de defeito, seu tamanho, grau de hiperfluxo pulmonar, resistência vascular pulmonar, capacidade funcional e anomalias adquiridas associadas, tais como regurgitação aórtica, estenose subpulmonar ou hipertensão pulmonar. O fechamento cirúrgico diminui o risco para endocardite em pelo menos 50%, reduz a pressão de artéria pulmonar, melhora a capacidade funcional e aumenta a sobrevida em longo prazo.

Quando o orifício é pequeno, em geral não há necessidade de tratamento cirúrgico. Nas CIV pequenas (< 4 mm), há possibilidade de fechamento espontâneo até os 3 a 4 anos de vida.

Nas CIV maiores, com dilatação das câmaras cardíacas e insuficiência cardíaca, ou infecções pulmonares de repetição, pode ser necessário o fechamento nos primeiros meses de vida. Indicações para tratamento cirúrgico incluem: insuficiência cardíaca refratária ou déficit do desenvolvimento, grandes defeitos que não terão fechamento espontâneo, insuficiência aórtica ou prolapso da cúspide aórtica; Qp:Qs > 2.

Quando a CIV é grande, o fechamento antes de 6 meses de vida promove a cura cirúrgica, ou seja, evita lesões pulmonares residuais de longo prazo causadas pelo hiperfluxo sanguíneo nas arteríolas pulmonares.

Os tipos anatômicos de CIV, de acordo com a localização, podem ser assim descritos:

- Perimembranoso: mais comum dos defeitos, pode estar associado a anomalia da valva aórtica. É um tipo de defeito conoventricular, localizado entre o septo conal e a banda septal-muscular. Está localizado acima da divisão da banda septal, adjacente a junção dos folhetos septal e anterior da valva tricúspide e debaixo da valva aórtica. É rodeado de tecido fibroso, que pode promover seu fechamento espontâneo. Pode ter extensão para via de entrada, porção trabecular ou via de saída. As CIV perimembranosas podem estar ocasionalmente associadas a mau alinhamento do septo.
- Muscular: segundo tipo mais comum. Consiste em vários subtipos: apical, central, de via de entrada, trabecular ou múltiplas (queijo suíço). As localizadas na via de entrada podem estar associadas a defeitos nas valvas atrioventriculares.
- Subarterial ou duplamente relacionada: cerca de 5% das CIV. Também chamado conal, supracristal ou infundibular.

O tratamento cirúrgico é realizado sob circulação extracorpórea, com canulação da aorta e das duas veias cavas, como na CIA. A infusão de cardioplegia é feita na raiz da aorta. Em geral, a atriotomia direita dá boa via de acesso para fechamento das CIV perimembranosa, de via de entrada e musculares. As CIV subarteriais podem necessitar de via de acesso transpulmonar ou por meio de infundibulotomia transversa. Defeitos apicais ou musculares múltiplos raramente podem requerer uma ventriculotomia direita ou esquerda para fechamento, ou tratamento híbrido periventricular. Outra opção nesses casos é o fechamento do defeito maior via atriotomia direita e a bandagem reversível do tronco pulmonar com material absorvível, para reter o fluxo de CIV musculares pequenas, que com o crescimento e hipertrofia ventricular tenderão a fechar espontaneamente.

A CIV deve ser fechada com retalho de politetrafluoretileno (PTFE), de polietileno (Dacron) ou de pericárdio autólogo fixado com glutaraldeído 2% por 15 minutos. O retalho pode ser suturado com sutura contínua de polipropileno 6.0 ou 5.0 com agulha pequena. Muitas vezes o descolamento da base da junção dos folhetos septal-anterior da valva tricúspide facilita a exposição do defeito perimembranoso. Deve-se ter cuidado durante a sutura da borda posteroinferior da CIV perimembranosa com passagens de pontos superficiais e do lado direito do septo, para evitar lesão do tecido de condução. CIV musculares grandes próximas da via de entrada também apresentam risco de bloqueio. Uma vez terminado o fechamento da CIV, é injetada solução salina no átrio esquerdo, enchendo o VE, o que demonstra o fechamento completo da CIV. Essa manobra diminui o risco de passar desapercebido CIV residual ou uma segunda CIV menor, de difícil visualização no eco pré-operatório.

O fechamento cirúrgico pode ser realizado com taxa de mortalidade muito baixa (< 1%) e ocorrência de bloqueio atrioventricular imediato em menos de 2% dos casos.

A Figura 3 ilustra a técnica de fechamento de uma CIV grande por minitoracotomia axilar direita.

O fechamento percutâneo de CIV perimembranosas pequenas com bordas adequadas em crianças acima de 2 anos de idade pode ser indicado, com resultados satisfatórios em casos selecionados. O bloqueio AV, entretanto, pode ocorrer no acompanhamento em longo prazo, devendo o paciente ter acompanhamento clínico e eletrocardiográfico rigoroso.[15,16]

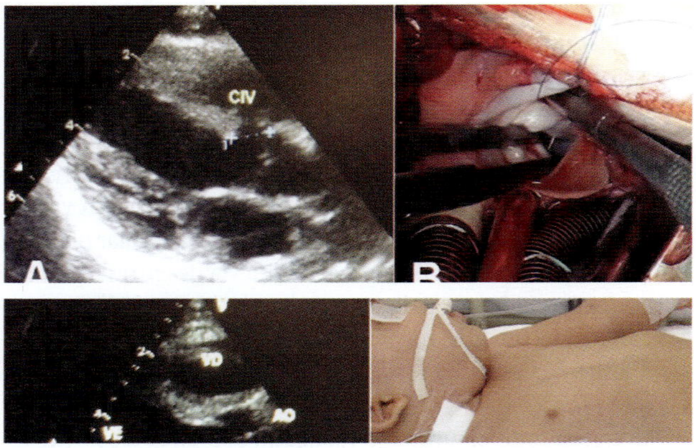

FIGURA 3

Fechamento de comunicação interventricular (CIV) por minitoracotomia axilar direita: ecocardiograma pré-operatório mostra CIV perimembranosa de 9 mm em criança de 1 ano de idade, pesando 9,2 kg (A), a qual foi fechada com enxerto de pericárdio autólogo tratado com glutaraldeído (B). O ecocardiograma pós-operatório mostra fechamento completo da CIV, sem lesão residual (C). A imagem pós-operatória da criança mostra curativo cobrindo incisão axilar de aproximadamente 4 cm (D).

VD: ventrículo direito; VE: ventrículo esquerdo; AO: aorta; AE: átrio esquerdo.

Atualmente tem-se empregado a minitoracotomia axilar horizontal, com incisões de 3 a 4,5 cm para fechamento de CIV em crianças a partir de 3 meses de vida e 5 kg de peso. Assim como descrito nas CIA, essa via de acesso se mostrou segura e eficiente, com cicatriz estética, escondida sob o braço e longe da área de crescimento da mama para correção de vários tipos de CIV grandes.[17]

Alternativa de fechamento de CIV pode ser realizada de forma híbrida, com acesso por esternotomia mediana e punção perventricular com implante do dispositivo (tipo Amplatzer) guiado por ecocardiograma. Essa opção se restringe para casos de anatomia e localização favorável ao fechamento com dispositivo (geralmente trabecular muscular), Indicação de cerclagem ou bandagem nos casos de pressão pulmonar elevada pode ser uma opção terapêutica no intuito de reduzir gradativamente a resistência vascular pulmonar com o crescimento da criança e não o crescimento do anel da bandagem propiciando a oportunidade de fechamento da CIV após alguns anos.

Defeito do septo atrioventricular

Representa cerca de 3% das cardiopatias congênitas. Cerca de 50% dos DSAV são diagnosticados em crianças com trissomia do 21 (síndrome de Down) e 30% dos portadores dessa síndrome apresentam DSAV [18]. Caracteriza-se pelo defeito de fusão da porção central dos coxins endocárdicos anterior e posterior. Os componentes principais são:

- CIV de via de entrada: que é ampla na forma total, restritiva ou ausente nas formas intermediária e parcial.
- CIA *ostium primum* ou átrio comum, quase sempre associada a *cleft* da valva mitral. CIA *ostium secundum* pode estar associada.
- Defeitos nas valvas atrioventriculares: o anel AV é compartilhado pelos dois ventrículos. Em geral estão presentes 5 componentes de folhetos valvares, com variados graus de displasia. *Cleft* mitral. Variados graus de inserção do aparato subvalvar.
- Graus variáveis de obstrução da via de saída do VE (*goose neck*).

Defeitos cardíacos que podem estar associados: canal arterial persistente, anomalias conotruncais (T4F e *truncus*), DVSVD, coarctação de aorta, VCS esquerda persistente, heterotaxia, CIV múltiplas, DATVP, duplo orifício mitral. Pode ocorrer desbalanceamento ventricular com hipoplasia de um dos ventrículos, o que muda totalmente a conduta cirúrgica.

O DSAV total pode ser classificado em três tipos anatômicos, pela classificação de Rastelli, de acordo com o implante das cordoalhas do folheto ponte: tipos A, B ou C, como mostrado na Figura 4.

Há indicação de tratamento cirúrgico em todos os pacientes. O tempo de indicação dependerá basicamente do tamanho da CIV, do grau de regurgitação da valva AV e dos defeitos associados.

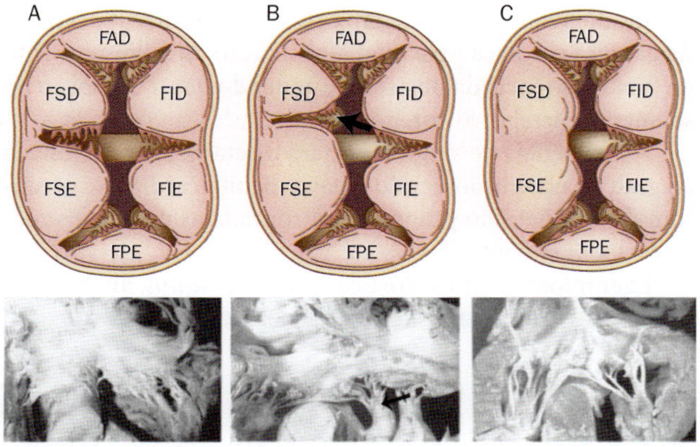

FIGURA 4

Desenho esquemático e espécimes anatômicos demonstrando a classificação de Rastelli para o defeito do septo atrioventricular total. Tipo A: o folheto ponte superior está dividido em dois componentes (FSD e FSE), os quais estão conectados ao topo do septo interventricular (A). Tipo B: o folheto ponte superior está dividido em dois componentes (FSD e FSE), mas está fixo no ventrículo direito por meio de um músculo papilar anômalo (seta), próximo do septo interventricular (B). Tipo C: o folheto ponte superior não está dividido (folheto livre FS) e conecta-se a um músculo papilar na parede livre do VD, que é o músculo papilar compartilhado com o folheto anterior direito (C).

FAD: folheto anterior direito; FSD: folheto superior direito; FSE: folheto superior esquerdo; FPE: folheto posterior esquerdo; FID: folheto inferior direito; FIE: folheto inferior esquerdo.

FAD: folheto anterior direito; FSD: folheto superior direito; FSE: folheto superior esquerdo; FPE: folheto posterior esquerdo; FID: folheto inferior direito; FIE: folheto inferior esquerdo.

Em pacientes com CIV restritiva ou ausente (DSAV intermediário ou parcial), que não apresentem sinais de hiperfluxo pulmonar importante ou regurgitação valvar significativa, com bom controle clínico, a cirurgia em geral é indicada aos 1,5-3 anos de vida.[18]

Nos pacientes com CIV grande, a indicação de tratamento cirúrgico é dos 3 aos 6 meses de vida, pelo risco de desenvolvimento precoce de elevação da resistência pulmonar.

O tratamento cirúrgico é realizado por via mediana, sob circulação extracorpórea e pinçamento aórtico com cardioplegia. Por meio da atriotomia direita, toda a anatomia é inspecionada. Existem três técnicas principais para correção do DSAV: com único *patch*, duplo *patch* e técnica de rebaixamento da valva AV e *patch* para fechamento do CIA.

O objetivo do tratamento com qualquer das técnicas citadas é a correção da CIV; a divisão da valva AV única em duas valvas: direita e esquerda; plastia dessas valvas e fechamento da CIA.

Na técnica de duplo *patch*, um retalho de pericárdio bovino (PB), pericárdio autólogo tratado com glutaraldeído,PTFE é utilizado para fechamento da CIV, com pontos separados apoiados em *pledgets* de PB ou sutura contínua de polipropileno 6.0 (conforme a preferência do serviço). Pontos superficiais são passados na borda posteroinferior do defeito para evitar BAV. Algumas vezes é necessária a divisão do folheto ponte para exposição das bordas da CIV. A valva AV é dividida em duas pela borda superior do retalho da CIV. Plastia da valva AV esquerda é realizada, com fechamento da fenda (*cleft*) resultante e redução na parte posterior do anel AV com anuloplastias segmentares com pontos separados. É realizado teste com solução salina da plastia valvar e do fechamento da CIV. Plastia da valva AV direita é realizada a seguir. A comunicação interatrial então é fechada com outro retalho, com pontos superficiais cuidadosos na região do nó AV, próximo ao óstio do seio coronariano, para não causar bloqueio AV. A CIA *ostium secundum*, quando presente, pode ser fechada de forma valvulada, com um ponto de polipropilene, ou deixada CIA residual propositalmente. Caso não exista, um forame oval é aberto, de forma valvulada, para permitir fluxo da direita para a esquerda em caso de crise de hipertensão pulmonar no pós-operatório.[19-21]

Persistência do canal arterial

O canal arterial normalmente se fecha após as primeiras horas de nascimento, em decorrência de alterações estruturais na região do ducto, por contratura das fibras musculares e posterior proliferação intimal e transformação em cordão fibroso após cerca de três meses. Em prematuros ou neonatos pequenos para a idade gestacional o fechamento do canal é retardado, podendo ocorrer importante repercussão hemodinâmica pelo hiperfluxo pulmonar. Nessas situações pode-se utilizar a indometacina no intuito de inibir a atividade da prostaglandina, resultando no fechamento do canal. A indometacina está contraindicada nos casos de insuficiência renal, hemorragia intracraniana e distúrbios de coagulação.

Na presença de canal arterial patente, deve-se programar seu fechamento, baseando-se no fato que há baixo risco no procedimento de fechamento, seja ele cirúrgico ou por cateterismo intervencionista, e pelo risco de ocorrência de problemas no futuro, como o desenvolvimento de insuficiência cardíaca, endocardite ou hipertensão pulmonar.

O fechamento do canal arterial no recém-nascido está indicado apenas quando há repercussão hemodinâmica, com insuficiência cardíaca que apresente dificuldade de controle com o tratamento medicamentoso. Na ausência de sintomas, a época ideal para fechamento encontra-se em torno do primeiro ano de vida. Não há contraindicação para o fechamento, exceto quando há doença vascular pulmonar instalada, sendo utilizados os critérios de hiper-resistência vascular pulmonar para contraindicar o tratamento.

Várias técnicas podem ser empregadas para o fechamento do canal arterial. Através de cateterismo intervencionista pode-se fazer a oclusão com diferentes dispositivos, como molas, Amplatzer™ e outros, com indicação preferencial em canais mais finos. Lesão residual pode ser observada de imediato, porém geralmente desaparece por completo após 12 meses. Em recém-nascidos de baixo peso tem se iniciado experiência com fechamento percutâneo por dispositivos, porém pode ocorrer risco de protrusão do dispositivo oclusor para aorta ou artéria pulmonar, podendo causar obstrução ao fluxo.

A técnica cirúrgica convencional para fechamento do canal arterial apresenta baixa morbidade. Realiza-se toracotomia posterolateral esquerda, no quarto espaço intercostal, com identificação e dissecção do canal arterial, ligadura com fios de algodão, como mostra a Figura 5, seguida de secção e sutura dos cotos pulmonar e aórtico, com drenagem da cavidade pleural. Deve-se tomar cuidado com o tecido do canal que é friável e geralmente está calcificado nos pacientes adultos. Nesses pacientes a ligadura sem secção do canal é recomendada pelo risco de ruptura. O nervo laríngeo recorrente, ramo do vago que circunda o canal arterial, deve ser delicadamente afastado, evitando lesão de suas fibras. Após a secção e sutura do canal arterial, realiza-se a revisão de hemostasia e o fechamento da pleura parietal sobre o local, evitando-se a formação de aderências e prevenindo o extravasamento de linfa.

Pode se realizar tratamento cirúrgico em prematuros e mesmo bebês maiores com incisão mínima, afastamento do pulmão com cotonetes ou instrumentos rombos, comligadura extrapleural do canal, sem necessidade de drenagem pleural, com excelentes resultados. O uso de clipes de titânio é alternativa usada com frequência na clipagem de PCA em prematuros ou crianças de diferentes idades, sem necessidade de realizar secção do PCA, minimizando o risco de sangramento. O uso de contraste, a exposição da criança a radiação e o risco de complicações vasculares são aspectos importantes a serem considerados antes da indicação do procedimento percutâneo.

Lesões obstrutivas

Ocorre um estreitamento significativo de uma válvula, câmara cardíaca ou um vaso sanguíneo, causando obstrução ao fluxo sanguíneo. Isso resulta em uma maior pressão proximal à obstrução em comparação com a pressão distal, gerando um gradiente de pressão. Como resultado, ocorre hipertrofia da câmara cardíaca proximal à obstrução, turbilhonamento de fluxo pelo local da obstrução, podendo haver dilatação no segmento distal (pós-estenótico).

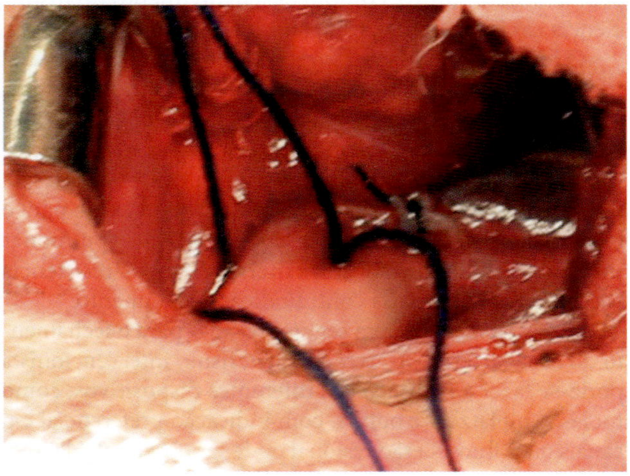

FIGURA 5

Imagem intraoperatória de persistência do canal arterial, que se encontra circundado com fios de algodão para ligadura.

A ocorrência de sintomas estará diretamente relacionada ao grau de obstrução, sendo o baixo débito cardíaco e os sintomas de congestão pulmonar retrógrada as principais manifestações encontradas.

Exemplos: estenose aórtica, cor *triatriatum*, anel supravalvar mitral, estenose subaórtica, coarctação de aorta.

Estenose aórtica (EAo)

A lesão obstrutiva na via de saída do VE pode compreender as regiões valvar, subvalvar e logo acima do plano valvar (supravalvar). A estenose aórtica valvar congênita ocorre em 3 a 5% das malformações cardíacas. Pode ocorrer de forma isolada ou associada a outros defeitos, sendo os mais comuns o canal arterial patente, a coarctação de aorta (CoAo) e a comunicação interventricular (CIV). A valva pode ter aspecto uni, bi ou trivalvular. Alterações no ventrículo esquerdo podem ocorrer, como a fibroelastose, que é comum em associação com a estenose aórtica crítica. A hipoplasia do anel aórtico em associação com hipoplasia do ventrículo esquerdo, e até do anel valvar mitral, pode ocorrer nos casos mais graves, em que o tratamento uni ou biventricular deverá ser decidido (ventrículo esquerdo *borderline)*.

A apresentação e a evolução clínica estão na dependência do grau de obstrução, do diâmetro do anel valvar, do tamanho da cavidade ventricular esquerda e do grau de hipertrofia do VE. Nos casos de EAo crítica, em geral as manifestações são precoces, já no período neonatal, com quadro de insuficiência cardíaca e congestão pulmonar, até baixo débito cardíaco grave.

Quando a estenose é leve ou moderada, geralmente é bem tolerada, e o acompanhamento clínico é recomendado, avaliando-se o gradiente entre VE e aorta, que passa a ser um dos critérios de indicação cirúrgica. Em casos com gradiente > 60 mmHg, deve-se indicar correção da estenose, no intuito de prevenir arritmias e morte súbita.

A correção da estenose aórtica pode ser realizada por meio de duas formas de procedimento: cateterismo intervencionista ou tratamento cirúrgico.

Na estenose neonatal crítica, com adequado diâmetro de anel valvar aórtico, excluídos os casos de hipoplasia ventricular, ambos os procedimentos podem ser empregados, com bons resultados. A principal desvantagem do tratamento intervencionista por cateterismo (valvoplastia por cateter balão) é o maior risco de desenvolvimento de insuficiência aórtica, por isso, nos casos de EAo crítica com baixo débito em neonatos, alguns centros com excelentes resultados têm recomendado a estabilização da criança com emprego de valvoplastia por balão de forma delicada, o suficiente apenas para aliviar a estenose e melhorar o débito cardíaco, sem entretanto rasgar demasiadamente os folhetos valvares. Alguns dias depois é realizada plastia valvar cirúrgica para complementar a abertura exata das comissuras valvares, reduzindo a mortalidade e a ocorrência de insuficiência aórtica. É fundamental a cooperação entre as diferentes especialidades para o sucesso no tratamento desses neonatos críticos.

Nos casos de estenose aórtica valvar de indicação eletiva, o tratamento cirúrgico costuma apresentar resultados mais favoráveis, pois permite a visualização adequada da estrutura valvar e a abertura exata das comissuras valvares. A operação é realizada com circulação extracorpórea, interrupção dos batimentos cardíacos com infusão de solução cardioplégica na raiz aórtica, sendo a aorta ascendente aberta em direção à base do folheto não coronariano. A valva é então analisada, procedendo-se à abertura das comissuras valvares estenosadas, ressecção de fibroses, nódulos ou espessamentos dos folhetos, de forma que permita maior abertura, mobilidade e coaptação dos folhetos valvares. Estenoses residuais discretas e pequenos graus de insuficiência em geral são bem tolerados. O ecocardiograma realizado no intraoperatório, transesofágico ou de superfície, pode orientar a conduta e avaliar imediatamente o resultado do tratamento.

Coarctação de aorta (CoAo)

Coarctação da aorta é um estreitamento da aorta, que ocorre mais comumente após a emergência da artéria subclávia esquerda, na aorta "juxtaductal" ou istmo da aorta. Pode ocorrer ainda entre as artérias carótida esquerda e subclávia esquerda, na aorta torácica descendente ou na aorta abdominal. A Figura 6 mostra a região coarctada na aorta. Pode ser causada pela presença de tecido do ducto arterioso que se estende à aorta adjacente, o que resulta no estreitamento da aorta após a contratura do tecido ductal. Representa de 3, 4 a 9,8% dos defeitos cardíacos congênitos, sendo em geral isolada, mas o arco aórtico pode também apresentar-se hipoplásico. A CoAo pode ocorrer em associação com outros defeitos cardíacos, geralmente envolvendo o lado esquerdo do coração. Os defeitos associados mais comumente vistos são valva aórtica bicúspide, estenose aórtica ou subaórtica, CIV, anomalias da valva mitral, fibroelastose ventricular e canal arterial patente. Pode também ser parte de defeitos cardíacos mais complexos, como o ventrículo único. É comum sua ocorrência em alguns pacientes com anormalidades cromossômicas, como a síndrome de Turner.

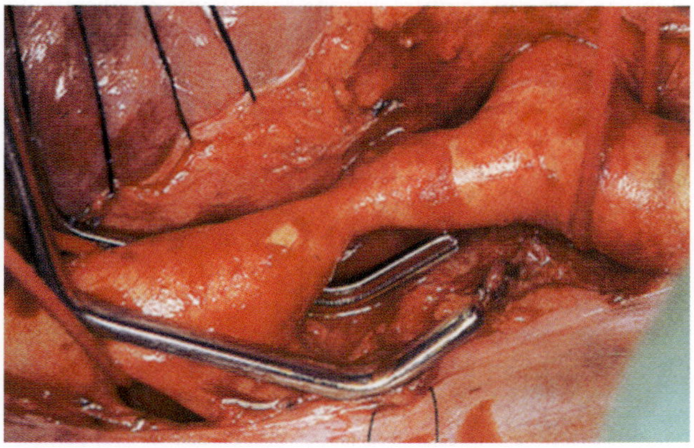

FIGURA 6

Imagem intraoperatória de coarctação de aorta juxtaductal, mostrando as artérias intercostais situadas distalmente à área de coarctação, com a pinça de aorta sendo posicionada na aorta descendente.

Cortesia do Dr. José Cicero Guilhen (Escola Paulista de Medicina).

O ventrículo esquerdo tem de gerar uma pressão maior que o normal para forçar o sangue pelo segmento estreitado da aorta, podendo resultar em insuficiência cardíaca congestiva e baixo débito sistêmico.

O ecocardiograma permite visualização do arco aórtico, do canal arterial e de defeitos associados. A ressonância magnética e a angiotomografia são exames que podem mostrar detalhes anatômicos do arco aórtico e também a circulação colateral que se desenvolve. O estudo hemodinâmico diagnóstico é dispensável, quando os exames já citados esclarecem os detalhes diagnósticos necessários para traçar a conduta terapêutica.

A manifestação clínica e a conduta terapêutica dependem do grau de obstrução, das características do defeito e das lesões associadas. A abordagem diagnóstica e terapêutica deve ser individualizada. Em pacientes assintomáticos, nos quais o diagnóstico é feito durante exame de rotina, a correção cirúrgica ou por cateterismo cardíaco intervencionista pode ser realizada entre 18 e 24 meses. Em crianças com hipertensão arterial sem insuficiência cardíaca, o tratamento antes desse período é indicado se houver hipertrofia ventricular esquerda ou se o grau de hipertensão for grave. O tratamento inicial para pacientes que apresentem insuficiência cardíaca congestiva inclui o uso de inotrópicos endovenosos e diuréticos e, se necessário, ventilação mecânica.

Em neonatos sintomáticos, o uso de prostaglandina E, visando abrir o ducto arterial, é recomendado no tratamento inicial, para garantir a perfusão sanguínea dos órgãos abdominais em coarctações críticas. No período neonatal e em pacientes com idade inferior a 1 ano, os resultados obtidos com o tratamento cirúrgico são mais favoráveis, pois a dilatação com balão está associada a reestenose frequente nessa faixa etária.

Em crianças que apresentem defeitos associados, deve ser dada preferência à correção cirúrgica em único tempo, por via mediana e com instituição de CEC, corrigindo todos os defeitos.

A abordagem cirúrgica da CoAo isolada ou associada a canal arterial patente é realizada por meio de toracotomia posterolateral esquerda, com abertura do quarto espaço intercostal esquerdo, evitando a secção do musculo serrátil anterior. A aorta é exposta com a abertura da pleura parietal e afastamento anterior do pulmão. O canal arterial é seccionado e suturado, evitando-se a lesão do nervo laríngeo recorrente que o envolve. A aorta, do arco à descendente, é exposta e mobilizada. A técnica operatória é escolhida de acordo com a anatomia do defeito. Deve-se dar preferência, sempre que possível, à ressecção do tecido doente da coarctação, incluindo o tecido ductal, e realizar anastomose terminoterminal ampla dos dois cotos aórticos. A sutura pode ser realizada com fios absorvíveis de polidioxanone (PDS)

6.0 ou 7.0 ou com pontos separados de polipropileno em uma das faces da anastomose.

O tamanho da boca anastomótica deve ser o mais amplo possível, com biselamento dos cotos ou posicionamento do coto distal na face côncava do arco aórtico, ampliando-se também o arco nos casos de hipoplasia. Algumas estratégias específicas podem ser aplicadas para ampliar o diâmetro da anastomose, evitando-se reestenose no seguimento.

A técnica proposta por Waldhausen, que utiliza artéria subclávia esquerda para ampliação do segmento coarctado, é alternativa, mas, se possível, deve ser evitada pelo risco de comprometimento da perfusão do membro superior esquerdo. Nessa técnica a artéria subclávia esquerda é seccionada distalmente, aberta longitudinalmente em direção à aorta descendente e suturada com pedículo sobre a região coarctada. A técnica de Teles de Mendonça, em que a artéria subclávia é desinserida proximalmente da aorta, aberta longitudinalmente e suturada sobre a região coarctada preservando a sua irrigação distal, é outra forma de ampliação da aorta.

Ampliação da zona coarctada com enxertos planos (PTFE ou pericárdio bovino) ou interposição de enxertos tubulares são técnicas alternativas, mas que devem ter seu emprego restrito, pelo maior risco de complicações (calcificação do pericárdio, reestenose pelo não crescimento do tubo).

O tratamento intervencionista com implante de *stents* na CoAo tem evoluído e apresentado bons resultados, especialmente em crianças maiores e adultos e nas reestenoses.

Pacientes submetidos a tratamento cirúrgico ou por cateterismo intervencionista da CoAo devem ter seguimento rigoroso em longo prazo, pelo risco de complicações tardias: reestenose, pseudoaneurisma, calcificação do enxerto ou restrição do tubo, etc.

Lesões regurgitantes

As cardiopatias congênitas com regurgitação são pouco frequentes, porém podem apresentar grande repercussão hemodinâmica. As mais frequentes são a insuficiência aórtica, a insuficiência mitral, a anomalia de Ebstein da valva tricúspide, a insuficiência tricúspide não Ebstein, a agenesia de valva pulmonar.

As cardiopatias de refluxo levam à dilatação das câmaras cardíacas, dependendo da gravidade do refluxo, se é aguda ou uma condição crônica, e dos defeitos cardíacos associados.

A insuficiência aórtica pode ser decorrente de CIV subaórtica, valva Ao bicúspide, estenose aórtica subvalvar, displasia de cúspides da válvula, ausência de folheto.

A insuficiência mitral, em geral, é associada a DSAV ou secundária à dilatação do ventrículo esquerdo.

Anomalia de Ebstein

A anomalia de Ebstein, considerada cardiopatia cianogênica, evolui sem cianose aparente em número considerável de casos, sendo exemplo típico da limitação da classificação das cardiopatias em cianogênicas e não cianogênicas. Neste capítulo, será incluída a anomalia de Ebstein, pois as lesões básicas que caracterizam a doença (má formação do VD e da valva tricúspide) por si não levam à cianose.[22]

Caracteriza-se pela implantação baixa dos folhetos septal e posterior da valva tricúspide para o interior do VD, resultando em uma porção atrializada do ventrículo direito, o qual fica com uma cavidade funcional reduzida. A insuficiência tricúspide pode ser de graus variáveis, em razão do amplo espectro de variação anatômica. O átrio direito apresenta um volume aumentado. Pode haver comunicação interatrial, feixe anômalo tipo Wolf-Parkinson-White (WPW), comunicação interventricular, estenose ou atresia pulmonar associados. Disfunção biventricular ocorre nos casos mais graves ou em longo prazo nos pacientes inicialmente assintomáticos.

A apresentação clínica é variável, podendo ser assintomático até a vida adulta ou se manifestar logo após o nascimento nos casos extremos. Morte intrauterina por anomalia de Ebstein também é relatada e a mortalidade neonatal, com ou sem tratamento cirúrgico, ainda é elevada nos casos identificados na vida fetal. Os sintomas de insuficiência cardíaca, quando há insuficiência tricúspide importante, são os mais frequentes. Arritmias supraventriculares ocorrem principalmente nos casos de WPW associado.[22]

Cianose só ocorre na presença de comunicação interatrial, com pressão de átrio direito maior que a de átrio esquerdo. Isso acontece quando há insuficiência tricúspide importante e/ou disfunção ventricular direita importante ou estenose pulmonar associada, pois ocorrerá escoamento de sangue não oxigenado da direita para a esquerda. Se não houver CIA, na presença de insuficiência tricúspide importante, VD pequeno ou com disfunção, o paciente poderá apresentar sintomas de baixo débito cardíaco sem cianose.

Na radiografia de tórax, o aumento da área cardíaca reflete o grau de comprometimento das câmaras cardíacas e é fator de risco para morte súbita quando o índice cardiotorácico for maior que 0,65. A silhueta cardíaca pode variar de quase normal até a configuração típica, de um coração em forma globular com uma cintura estreita semelhante ao observado no derrame pericárdico (Figura 7). Essa aparência é produzida pelo alargamento da aurícula direita e deslocamento para cima e para fora da via de saída ventricular direita. A vascularização do campo pulmonar é normal ou diminuída. Neonatos com anomalia de Ebstein severa geralmente apresentam cardiomegalia importante.

A ecocardiografia permanece o método-padrão para estabelecer o diagnóstico de anomalia de Ebstein, permitindo a avaliação precisa dos folhetos da válvula tricúspide (deslocamento, acolamento, displasia e ausência), o grau de regurgitação da valva tricúspide, o tamanho do átrio direito (incluindo a porção atrializada do VD), os tamanhos e as funções dos ventrículos direito e esquerdo e as lesões associadas. O mapeamento com Doppler e imagens de cor fluxo permitem avaliação da CIA e determinação da direção do fluxo. A principal característica ecocardiográfica que diferencia a anomalia de Ebstein de outras formas de regurgitação tricúspide congênita é o grau de deslocamento apical do folheto septal no cerne do coração maior que 0,8 cm/m^2 de superfície corpórea (Figura 8).

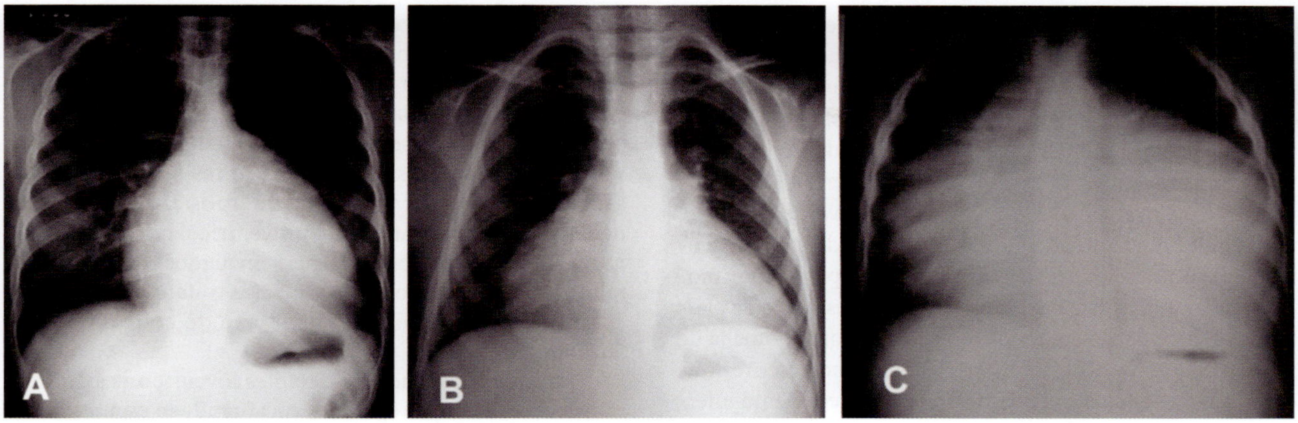

FIGURA 7

Radiografias de tórax de três pacientes portadores de anomalia de Ebstein mostrando formas variáveis de coração e dilatações das câmaras direitas.

O eletrocardiograma pode ser normal ou mostrar o feixe anômalo do WPW com onda delta de pré-excitação ventricular. Bloqueio de ramo direito também é frequente, podendo ficar aparente após a ablação do feixe anômalo. O exame de Holter define a ocorrência e o tipo de arritmia. Exames de ressonância magnética adicionam informações sobre a anatomia da valva tricúspide, o grau de acoplamento dos folhetos, as dimensões e comprometimento da função ventricular direita e esquerda. Também determinam o tamanho e função das porções atrializada e funcional do ventrículo direito. Teste ergométrico pode ser necessário nos pacientes oligo ou assintomáticos. O cateterismo cardíaco raramente é necessário, pois as pressões pulmonares geralmente são baixas.

A indicação cirúrgica clássica é feita na presença de sintomas, ou nos pacientes assintomáticos quando há presença de cardiomegalia na radiografia de tórax (ICT > 0,55), cianose e arritmia.

Várias técnicas de plastia foram desenvolvidas desde os anos 1960, como a técnica de Hardy, a plicatura transversal de Danielson, a técnica de Carpentier com a plicatura longitudinal do VD e a rotação parcial do folheto anterior com reimplante na altura do anel verdadeiro, a técnica de Sebening e a técnica de Hetzer. Entretanto, em virtude da ampla variabilidade de apresentações anatômicas, nenhuma dessas técnicas era capaz de corrigir todos os casos e resultavam na coaptação de folheto valvar contra o septo interatrial.[23] A partir da década de 1990, a técnica do cone, desenvolvida por Da Silva,[24] passou a ser empregada em vários centros mundiais, resultando em uma maior chance de plastia valvar. Nessa técnica, os folhetos valvares são desinseridos de sua implantação no VD, preservando apenas uma pequena porção de inserção

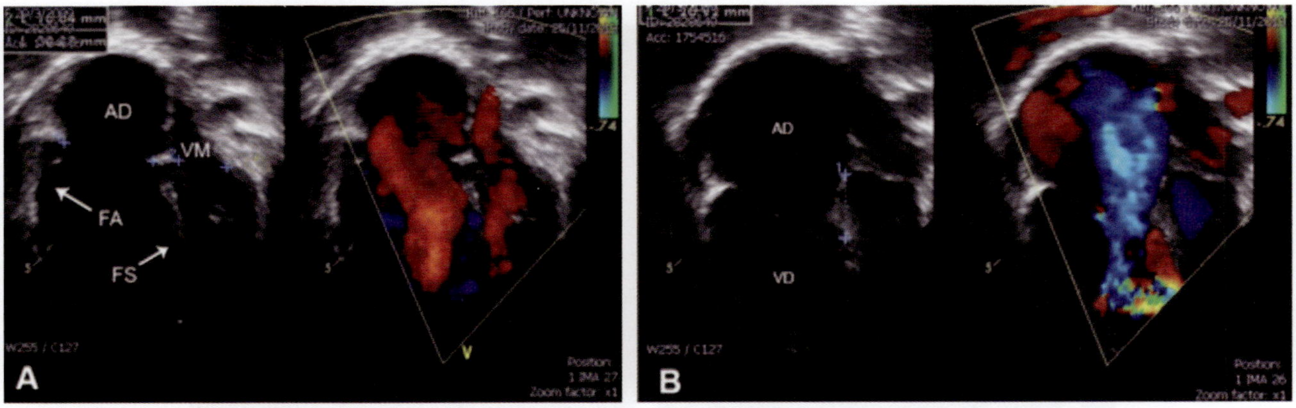

FIGURA 8

Ecocardiograma em visão de quatro câmaras de paciente com anomalia de Ebstein mostrando grande deslocamento do folheto septal da valva tricúspide, dilatação do átrio e ventrículo direitos. O Doppler colorido mostra boa entrada do fluxo sanguíneo na diástole (A) e importante regurgitação tricúspide na sístole (B) principalmente por falha de coaptação entre os folhetos anterior e septal.

FA: folheto anterior, FS: folheto septal, AD: átrio direito, VD: ventrículo direito e VM: valva mitral.

do folheto anterior no anel verdadeiro e parte dos músculos papilares. Procede-se à delaminação dos folhetos e corte de inserções musculares anômalas. Após plicatura longitudinal da porção atrializada do VD, forma-se uma estrutura em forma de cone, suturando-se os tecidos valvares dos folhetos anterior, posterior e septal, sendo então reinserida sua base a transição atrioventricular, na altura do anel verdadeiro, que também foi previamente plicado. Na região do nó atrioventricular, suturas superficiais são colocadas, para evitar bloqueio atrioventricular. Na nossa experiência, esse tipo de plastia pode ser aplicada em todos os pacientes com anomalia de Ebstein operados. Ablação do feixe anômalo pode ser realizada no ato cirúrgico ou previamente por procedimento intervencionista.

Os resultados clínicos são excelentes devido à recuperação anatômica e funcional da válvula tricúspide (Figura 9). Também há redução significativa do ventrículo direito e átrio direito no pós-operatório. A necessidade de reoperações após a operação do cone é muito infrequente.[25]

A intervenção cirúrgica no período neonatal pode ser necessária, porém ainda apresenta altas morbidade e mortalidade. A operação de Starnes pode ser indicada em alguns neonatos, especialmente quando há compressão do VE pelo VD dilatado. Esse procedimento reduz a sobrecarga de volume nas câmaras cardíacas direitas e regula o fluxo sanguíneo pulmonar através da interposição de um *shunt* de BTT. Embora o tratamento univentricular fosse a via comum após a operação de Starnes, em alguns casos, após estabilização clínica, pode-se realizar o tratamento biventricular, com conversão para operação do cone e retirada do *shunt*.

A troca valvar, que em pacientes jovens pode significar reoperações futuras repetidas, na atualidade está restrita a poucos casos de falha da plastia tricúspide, ou em pacientes mais velhos, com função ventricular deteriorada, em que uma cirurgia mais rápida deve ser realizada, analisando-se sempre o risco cirúrgico *vs.* expectativa de vida *vs.* durabilidade da prótese biológica. O transplante cardíaco está indicado na presença de disfunção biventricular grave.

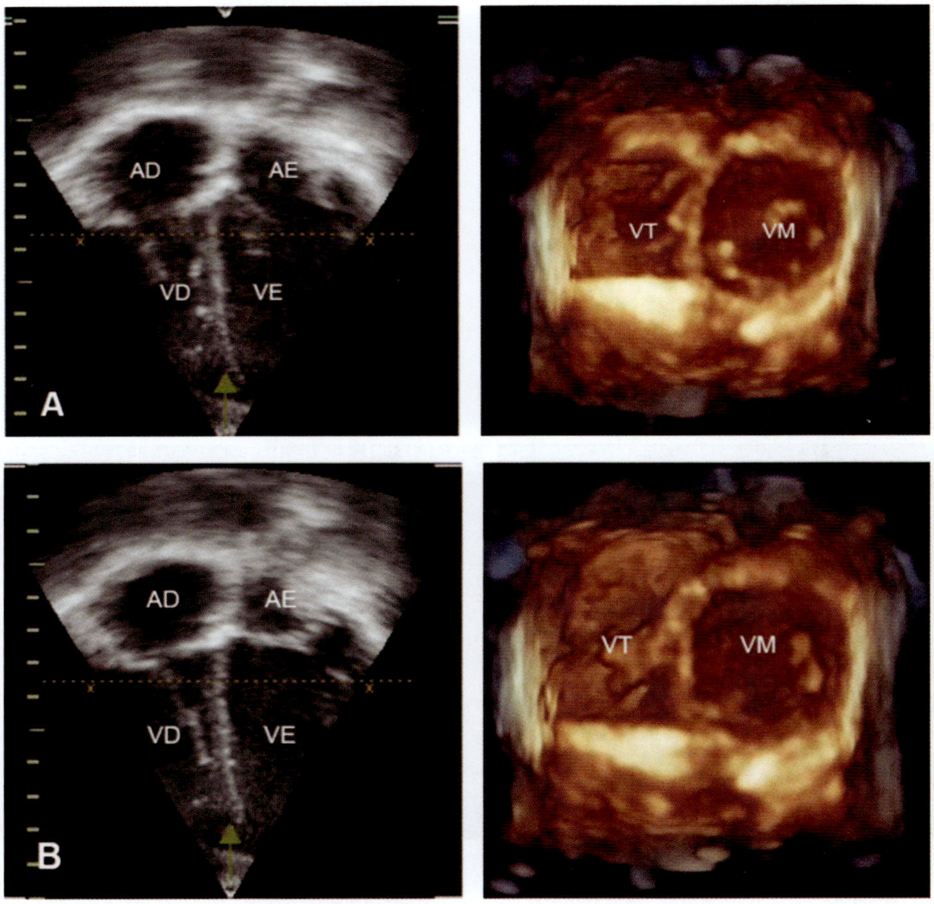

FIGURA 9

Ecocardiograma 3D dois anos após a operação do cone, em corte transversal subvalvar, mostrando a boa abertura da valva tricúspide em diástole (A) e o seu perfeito fechamento em sístole (B).

AD: átrio direito, AE: átrio esquerdo, VD: ventrículo direito, VE: ventrículo esquerdo, VT: valva tricúspide e VM: valva mitral.

Tratamento cirúrgico das cardiopatias congênitas cianogênicas

As cardiopatias congênitas cianogênicas se caracterizam por apresentarem a cianose como principal sintoma, em momentos diferentes da vida da criança, podendo estar presente desde o nascimento, ou mesmo surgir em períodos variáveis de sua evolução.

Diferentes mecanismos fisiopatológicos podem justificar a presença da cianose, como hipofluxo pulmonar em atresia ou estenose da valva pulmonar, com ou sem dependência da perviabilidade do canal arterial, *shunts* intracardíacos, com passagem de fluxo preferencialmente do lado direito para o esquerdo, e em situações nas quais não ocorra mistura intra ou extracardíaca do sangue oxigenado com o não oxigenado. Diferentes cardiopatias podem apresentar uma ou algumas das condições fisiopatológicas descritas.

Em seguida, serão discutidos os aspectos atuais da indicação e do tratamento cirúrgico de diferentes cardiopatias congênitas cianogênicas.

Síndrome da hipoplasia do coração esquerdo

Descrita inicialmente em 1952 por Lev como um mau desenvolvimento das estruturas do lado esquerdo do coração, o termo síndrome do coração esquerdo hipoplásico (SCEH) foi introduzido por Noonan e Nadas em 1958 e se caracteriza pela associação de algumas anomalias anatômicas, as quais cursam com duas características principais: hipoplasia do ventrículo esquerdo, da aorta ascendente e arco aórtico (Figura 10). As características anatômicas podem ser definidas como: atresia aórtica e mitral (mais comum), atresia aórtica e estenose mitral, estenose aórtica e atresia mitral (menos comum) e estenose aórtica e mitral.[27,28]

É responsável por 5% de todas as doenças cardiológicas e aproximadamente 25% dos óbitos cardiológicos nas primeiras semanas de vida. É considerada uma condição de evolução fatal se não tratada precocemente, existindo uma discreta predileção pelo sexo masculino. Aproximadamente 25% associam-se a alterações não cardíacas e 5% a alguma anomalia cromossômica (trissomias do 13, 18 e 21).

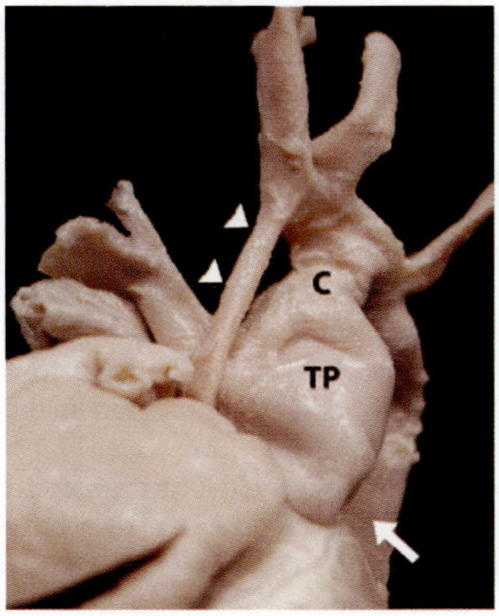

FIGURA 10

Espécime anatômico de HCE. Setas menores demonstrando a aorta ascendente hipoplásica e seta maior o TP, conectado ao canal arterial.

HCE: hipoplasia do coração esquerdo; TP: tronco pulmonar; C: canal arterial.

Após inúmeras técnicas de correção preconizadas desde a década de 1950, Norwood, em 1980, demonstrou com sucesso um procedimento cirúrgico paliativo com bons resultados evolutivos.[29] Em 1983, com a realização da cirurgia de Fontan, foi publicado o primeiro caso de finalização dos estágios no coração univentricular para correção da SCEH. A correção cirúrgica proposta por Norwood tem como objetivo:

- Atriosseptectomia: estabelecer uma comunicação interatrial ampla, proporcionando uma completa mistura sanguínea.
- Criar um *shunt* sistêmico pulmonar ou ventrículo direito-pulmonar, para permitir o desenvolvimento da vasculatura pulmonar e a manutenção de uma adequada oxigenação sistêmica, com equilíbrio dos fluxos sistêmico e pulmonar (Qp = Qs).
- Anastomose do tronco pulmonar (TP) com a aorta com ampliação do arco aórtico, a qual irá fornecer um fluxo ventrículo-sistêmico sem obstruções com adequada perfusão coronariana.

A abordagem terapêutica fica, assim, limitada a reconstruções univentriculares (operação de Norwood, derivação cavopulmonar, operação de Fontan) ou ao transplante cardíaco, o qual é limitado em razão da pequena disponibilidade de doadores compatíveis e dos efeitos colaterais adversos da imunossupressão em longo prazo.

Estágio I ou operação de Norwood

A correção é realizada por esternotomia mediana e instalação de circulação extracorpórea (CEC), com diferentes estratégias de condução, na dependência do grupo cirúrgico. Realiza-se uma inspeção rigorosa das estruturas, com ampla dissecção de aorta ascendente, arco aórtico, canal arterial e artérias pulmonares.

Entre as estratégias de condução da CEC, a correção pode ser realizada com hipotermia profunda (18°C) e parada circulatória total com perfusão cerebral anterógrada seletiva, pela anastomose de um tubo de politetrafluoretileno (PTFE) na artéria subclávia direita, com outra cânula introduzida no tronco da artéria pulmonar para adequado esfriamento do território da aorta descendente. A drenagem venosa é realizada por uma cânula venosa simples no átrio direito ou com canulação da veia cava superior (VCS) e veia cava inferior (VCI). Deve ser realizado garroteamento das artérias pulmonares. Na sequência, é realizada abertura do átrio direito (AD) e ampliação da comunicação interatrial (CIA), a persistência do canal arterial (PCA) é seccionada e suturada e o tronco pulmonar (TP) é seccionado próximo à bifurcação de seus ramos; faz-se a reconstrução das artérias pulmonares pelo fechamento do orifício distal com um remendo de homoenxerto ou pericárdio autólogo.

Em seguida, realiza-se a ressecção de tecido ductal e abertura do arco aórtico na sua face côncava; a reconstrução do arco é realizada com remendo de homoenxerto, que amplia o arco aórtico, a região do PCA e o início da aorta descendente. O coto proximal do remendo é anastomosado ao coto proximal do TP, previamente seccionado. Nos casos em que a aorta ascendente é de pequeno calibre (< 2 mm), pode-se seccionar a aorta próximo ao tronco braquiocefálico e reimplantar posteriormente na neoaorta reconstruída. Em seguida, procede-se à confecção do *shunt* sistêmico pulmonar (PTFE 3,5 a 4,0 mm) ou VD pulmonar (PTFE 5,0 a 6,0 mm).

Utiliza-se rotineiramente a ultrafiltração modificada e o cateter de Tenckhoff para diálise peritoneal. O fechamento do tórax ou a manutenção dele aberto irá depender da estabilidade hemodinâmica e do nível de sangramento. No caso da manutenção do tórax aberto, é realizada proteção da cavidade mediastinal com uma membrana de PTFE ou silicone suturada na pele do paciente.

Procedimento híbrido

Outra alternativa para tratamento estadiado da HCE é o procedimento híbrido, realizado como um primeiro estágio antes da correção proposta por Norwood.[30] O estágio híbrido faz uso da associação da hemodinâmica com as técnicas cirúrgicas e é realizado nos primeiros dias de vida por esternotomia mediana, sem uso de CEC, quando se realiza a bandagem seletiva das artérias pulmonares direita e esquerda e implante de *stent* no canal arterial. Utiliza-se tubo de PTFE de 3 mm para bandagem de artérias pulmonares em RN abaixo de 3,5 kg e tubos de 3,5 mm em RN com peso superior a 3,5 kg. O *stent* é implantado através de bolsa posicionada na porção proximal do TP, por onde se introduz a bainha de suporte para o implante do *stent*. O diâmetro e a extensão do *stent* costumam ser definidos durante o procedimento, por meio de medidas realizadas no momento. O uso do procedimento híbrido tem como conceito menor agressão cirúrgica no 1º estágio, com procedimento menos invasivo, reservando para o 2º estágio, entre 4 e 6 meses de idade, a operação de Norwood, com reconstrução e ampliação do arco aórtico, além da operação de Glenn, com anastomose da VCS na artéria pulmonar direita (APD) e remoção das bandagens. Na operação de Norwood Glenn, tem sido frequente o implante de *stent* reexpansível na APE, após a remoção da bandagem. A reconstrução da neoaorta e ampliação do arco (Norwood) pode ser realizada com diferentes materiais, mas o uso de homoenxerto costuma ser mais bem aceito.

Em quaisquer das alternativas cirúrgicas, o fechamento do tórax ou sua manutenção aberto irá depender da estabilidade hemodinâmica e do baixo sangramento. No caso da manutenção do tórax aberto, é realizada a proteção da cavidade mediastinal com uma membrana de PTFE ou silicone suturada na pele do paciente. São mantidas a sedação e a ventilação mecânica, e o fechamento é preconizado após 48 horas caso haja estabilidade hemodinâmica no período.

A técnica difundida por Sano (cirurgia de Norwood-Sano) é uma alternativa de fornecimento de fluxo sanguíneo pulmonar utilizado no estágio I.[31] Nessa técnica, o fluxo sanguíneo pulmonar é suprido por um *shunt* do ventrículo direito para a APD ou APE com um tubo de PTFE de 4 a 6 mm, dependendo do peso corpóreo e da dimensão das artérias pulmonares. O manuseio do paciente no pós-operatório é facilitado com a utilização dessa técnica, pois o fluxo para a artéria pulmonar ocorre somente na sístole ventricular. Evita-se, assim, a queda de fluxo coronariano causada pelo "roubo de fluxo" para os pulmões durante a diástole, o qual ocorre na anastomose sistêmico-pulmonar tipo Blalock-Taussig. No entanto, o acompanhamento em longo prazo não mostrou diferença na evolução dos pacientes, quando comparado às técnicas de Blalock-Taussig *versus* Sano.

Estágio II ou derivação cavopulmonar parcial

Após 3 a 6 meses do estágio I, depois da avaliação da anatomia das artérias pulmonares por cateterismo cardíaco ou angio-TC, realiza-se a operação de Glenn, com anastomose da VCS com a artéria pulmonar direita (APD) e ligadura do *shunt* sistêmico pulmonar ou VD-AP. A maioria dos centros com experiência na correção da HCE tem como preferência a cirurgia de Glenn bidirecional, ou o Glenn bicaval, nos casos de presença de veia cava superior esquerda (VCSE) persistente. O procedimento cirúrgico é realizado com CEC nos pacientes que possuem *shunt* sistêmico pulmonar (Blalock-Taussig) ou pode ser realizado sem CEC, com desvio temporário do sangue da VCS para o AD, naqueles que possuem o *shunt* VD-AP. Em algumas situações pode-se considerar realizar a operação de Glenn em crianças abaixo dos 3 meses de idade.

Estágio III ou derivação cavopulmonar total

Dependendo do peso, características do crescimento e saturação arterial, idealmente após os 15 meses, os pacientes são submetidos a estudo ecocardiográfico, hemodinâmico e/ou angio-TC para novas medidas de pressões, avaliação anatômica cardíaca e pulmonares. A complementação da cirurgia cavopulmonar com a técnica de Fontan/Kreutzer é realizada com auxílio da CEC, em que um conducto intra ou extracardíaco é conectado entre a VCI e a artéria pulmonar direita. Preconiza-se a utilização de tubos de PTFE de 16 a 20 mm. Dá-se preferência ao uso de tubos extracardíacos. Segundo critérios variáveis de cada serviço, pode-se associar a fenestração do tubo de PTFE com o AD (4 a 5 mm), reservada para casos menos favoráveis, com alguma distorção anatômica na circulação pulmonar, ou algum grau de disfunção ventricular ou da valva AV sistêmica.

Segundo dados do Congenital Heart Surgeons Society Data Center, a sobrevida foi de 72, 60 e 54%, respectivamente, com um mês, um ano e cinco anos após a correção estagiada.

Na presença de complicações como insuficiência pulmonar importante, miocardiopatia dilatada, disfunção ventricular grave e regurgitação das valvas atrioventriculares de grande intensidade, fica impossibilitada a realização da cirurgia de Norwood, sendo o transplante cardíaco uma possibilidade de tratamento.

Tetralogia de Fallot

A tetralogia de Fallot (TF) foi descrita anatomicamente por Fallot em 1888. Possui como alterações a presença de uma comunicação interventricular (CIV) ampla, dextroposição da aorta, hipertrofia e obstrução da via de saída do ventrículo direito (VSVD). Com uma incidência de aproximadamente de 3 a 5 por 10 mil nascidos vivos, é uma das cardiopatias congênitas mais frequentes e com bons resultados após correção cirúrgica. Pacientes operados, além de maior sobrevida, apresentam melhor qualidade de vida após sua correção total.[27,32]

O tratamento cirúrgico pode ser corretivo ou paliativo. A cirurgia paliativa tem como objetivo o aumento do fluxo sanguíneo pulmonar em crianças abaixo de 6 meses sintomáticas, com anatomia desfavorável ou em condições clínicas inadequadas. A realização de *shunt* sistêmico-pulmonar tem como função suprir a vascularização pulmonar, proporcionar aumento do fluxo sanguíneo, com elevação dos índices de saturação arterial, e, no caso de artérias pulmonares hipoplásicas, auxiliar no aumento de seu calibre pelo fluxo pulsátil do *shunt*. Atualmente a cirurgia de Blalock-Taussig-Thomas modificada (BTT), com a interposição de um tubo de PTFE entre as artérias subclávia e pulmonar, é a técnica mais utilizada.

É comumente realizada por esternotomia mediana, com suporte de CEC nos casos de instabilidade hemodinâmica ou hipoxemia persistente, ou quando há necessidade de ampliação das artérias pulmonares. Também pode ser realizada por toracotomia lateral, preferencialmente à esquerda.

O tratamento cirúrgico corretivo consiste no fechamento da CIV e na ampliação da via de saída do ventrículo direito (VSVD). Tal ampliação deve ser realizada por ressecção muscular infundibular, ampliação do anel ou plastia valvar pulmonar caso seja necessário. O grau de hipertrofia infundibular ventricular e a estenose valvar pulmonar são as principais causas de baixo fluxo pulmonar e, consequentemente, cianose do paciente no pré-operatório.

Após a esternotomia mediana, é realizada heparinização total e a canulação da aorta e das cavas. A heparina é usada na dose de 3 a 5 mg/kg de peso antes da canulação dos vasos, com o objetivo de um TCA-alvo entre 450 e 600 segundos. Nos pacientes portadores de *shunt* sistêmico-pulmonar ou canal arterial persistente, é necessário realizar sua dissecção e ligadura antes do início da CEC. Evita-se, assim, o roubo de fluxo sistêmico para os pulmões, o que pode causar instabilidade hemodinâmica e hiperfluxo pulmonar durante a CEC.

São descritas como vias de acesso para correção a abordagem atrioventricular, a ventriculotomia direita e/ou o tronco pulmonar. Com a abertura do átrio direito, avalia-se a anatomia do ventrículo direito, delimitando a comunicação interventricular (CIV) e o grau de hipertrofia infundibular. Após a delimitação da CIV, esta pode ser fechada pelo AD ou através de pequena ventriculotomia direita, com a utilização de *patch* de pericárdio bovino, pericárdio autólogo fixado em solução de glutaraldeído ou PTFE, com pontos separados de polipropileno 6-0 apoiados em *pledgets* de pericárdio bovino ou com sutura contínua com polipropilene 5-0 ou 6-0, conforme a opção de cada serviço. Deve-se tomar cuidado com o sistema de condução durante a fixação dos pontos no septo interventricular. Na maioria dos pacientes, o feixe de condução passa do lado esquerdo do septo interventricular.[33]

Pela abertura longitudinal do tronco da artéria pulmonar, a valva pulmonar é avaliada quanto a sua anatomia, realizando comissurotomia em caso da fusão de suas cúspides. O diâmetro do anel valvar pulmonar é avaliado de acordo com a superfície corpórea da criança. Se o anel pulmonar é hipoplásico ou displásico, a abertura do tronco pulmonar é estendida em direção ao ventrículo direito, o suficiente para que a via de saída seja ampliada. Para a ampliação, é utilizado um enxerto de pericárdio bovino com monocúspide, sendo suturado o mais alto possível, para reduzir o grau de insuficiência pulmonar. A sutura do pericárdio é contínua, com fio de polipropileno 6-0. Se há estenose de artéria pulmonar, a incisão é ampliada e estendida distalmente até a bifurcação do tronco pulmonar e ampliada com enxerto de pericárdio bovino, homoenxerto ou placa de PTFE preferencialmente. Na presença da artéria do cone, que cruza a VSVD, ou de anomalias do trajeto coronariano, a ventriculotomia direita pode causar lesão de algum desses vasos e, consequentemente, levar à disfunção ventricular e ao aumento da mortalidade e morbidade. Nesses casos, evita-se a ventriculotomia. A interposição de um tubo valvulado corrugado conectando o VD com as artérias pulmonares seria a opção mais aceitável.

Retornando ao átrio direito, faz-se o fechamento parcial ou total do forame oval ou da comunicação interatrial, caso existam. Nos casos de hipertrofia importante do VD, dá-se a preferência pela manutenção de CIA residual. São realizados a sutura do átrio direito e o reaquecimento do paciente. Após a saída de perfusão, inicia-se a ultrafiltração modificada por um período de 10 minutos. As cânulas de aorta e cavas são retiradas, e a protamina é infundida para reversão da heparina.

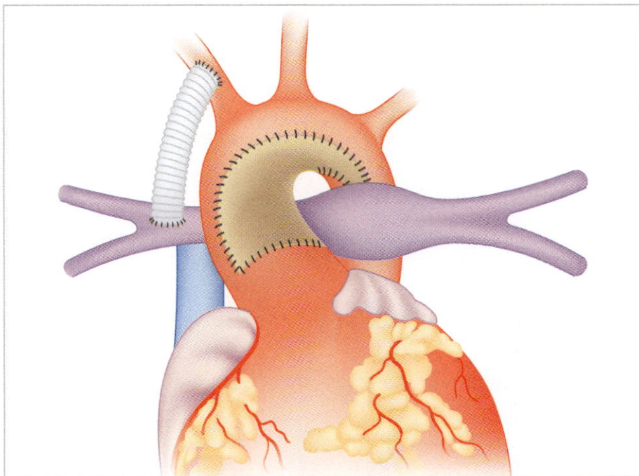

FIGURA 11

Esquema demonstrando a operação de Norwood (estágio I), com reconstrução do arco aórtico com remendo e tubo de PTFE conectando a artéria subclávia direita à artéria pulmonar direita.

PTFE: politetrafluoretileno expandido.

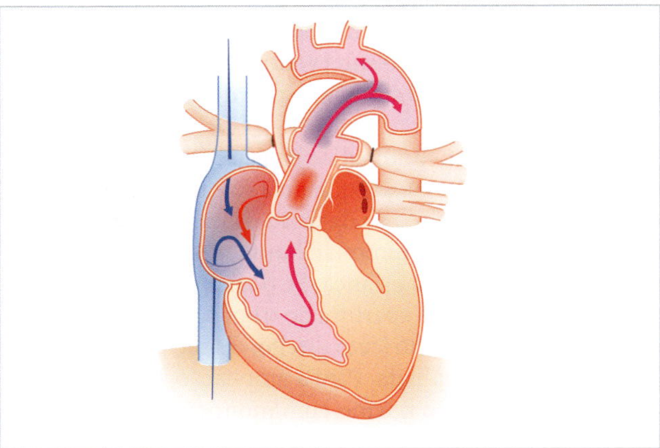

FIGURA 12

Esquema demonstrando o procedimento híbrido (estágio I), com bandagem seletiva das artérias pulmonares direita e esquerda e implante de stent no canal arterial.

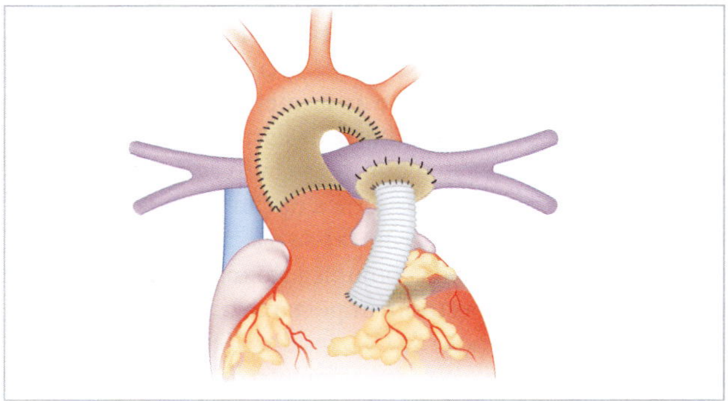

FIGURA 13

Esquema demonstrando a operação de Norwood-Sano (estágio I), com reconstrução do arco aórtico com remendo e tubo de PTFE conectando o VD à artéria pulmonar.

VD: ventrículo direito; PTFE: politetrafluoretileno expandido.

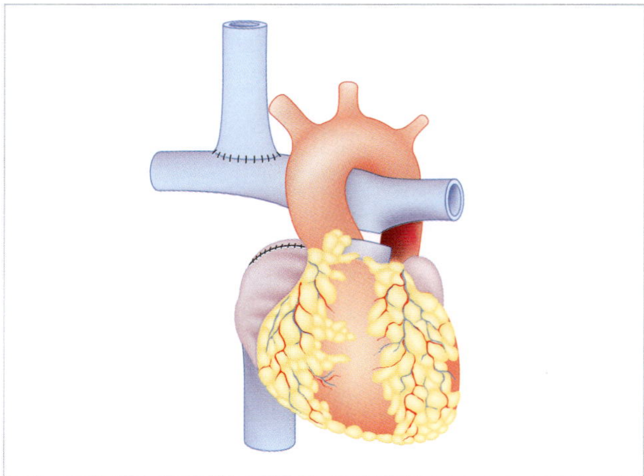

FIGURA 14

Esquema demonstrando a operação de Glenn, com anastomose da VCS na APD.

VCS: veia cava superior; APD: artéria pulmonar direita.

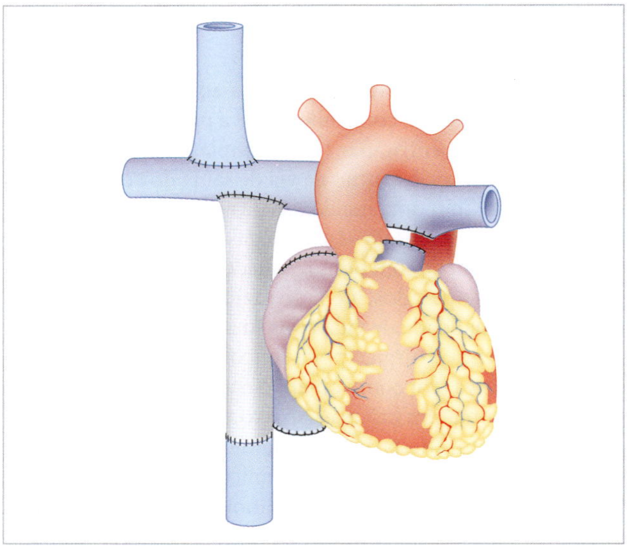

FIGURA 15

Esquema demonstrando a operação cavopulmonar total com tubo extracardíaco, com anastomose da VCI com APD.

VCI: veia cava inferior; APD: artéria pulmonar direita.

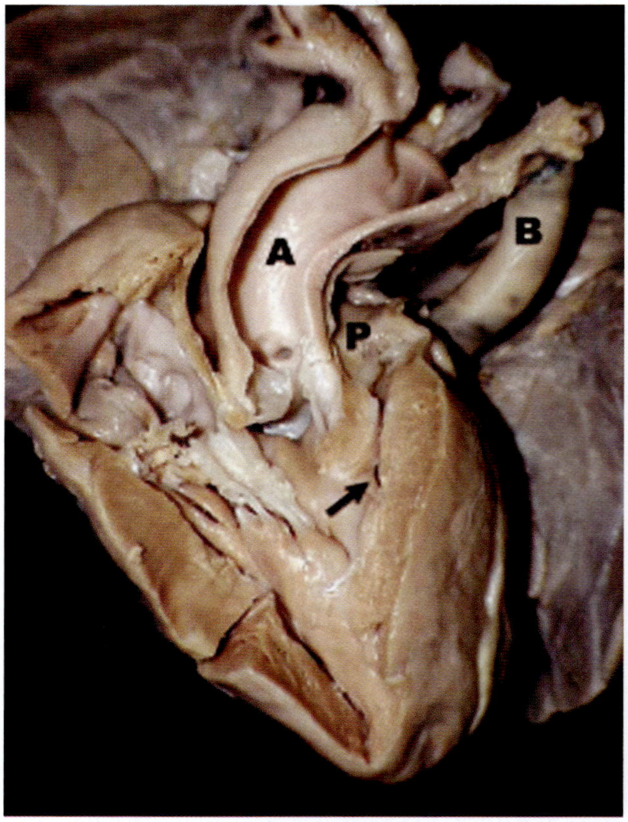

FIGURA 16

Espécime anatômico de tetralogia de Fallot. A seta demonstra a obstrução da VSVD.

VSVD: via de saída do ventrículo direito; A: aorta; P: tronco pulmonar.

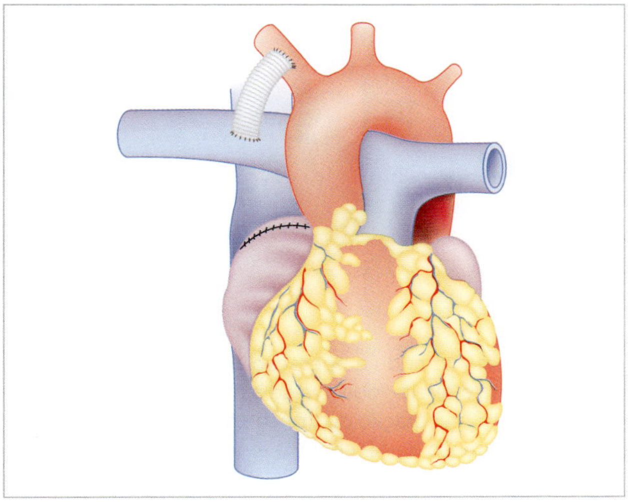

FIGURA 17

Esquema demonstrando a operação de Blalock-Taussig modificada, com anastomose e inserção de tubo de PTFE entre a artéria subclávia com APD.

PTFE: politetrafluoretileno expandido; APD: artéria pulmonar direita.

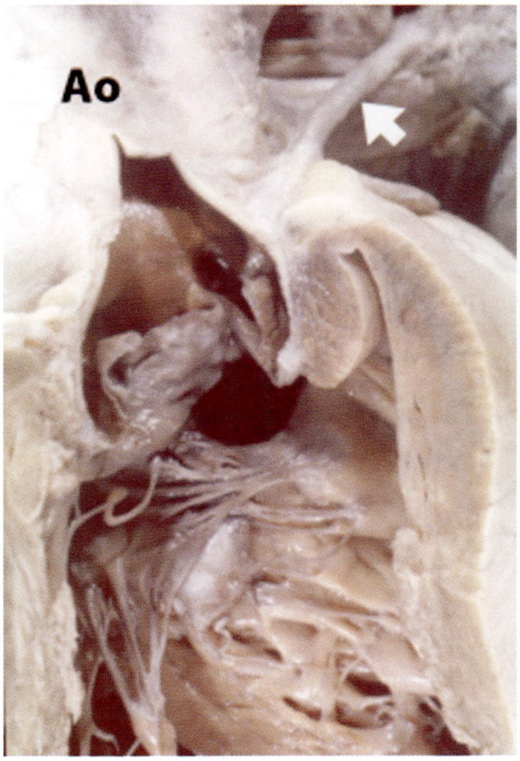

FIGURA 19

Espécime anatômico demonstrando valva pulmonar atrésica, TP hipoplásico apontado pela seta e CIV.

TP: tronco pulmonar; CIV: comunicação interventricular.

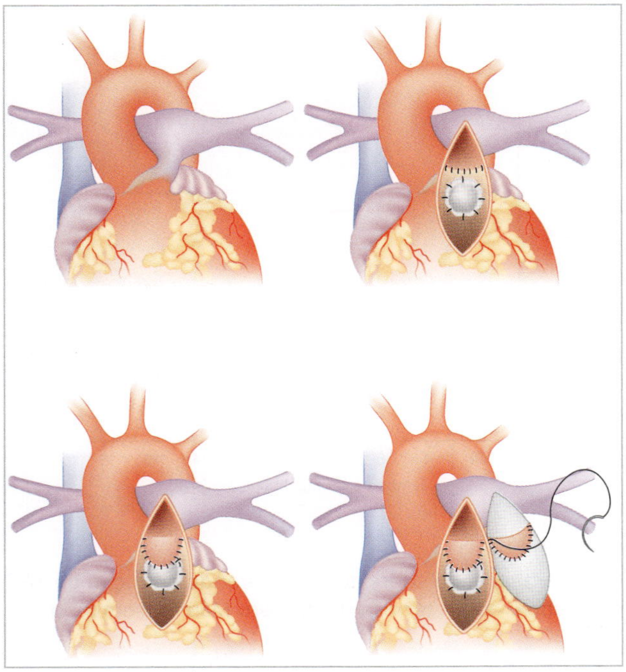

FIGURA 18

Esquema demonstrando a operação de correção da Tetralogia de Fallot, com fechamento da CIV com remendo e ampliação da VSVD, anel e tronco pulmonar com remendo com monocúspide.

CIV: comunicação interventricular.

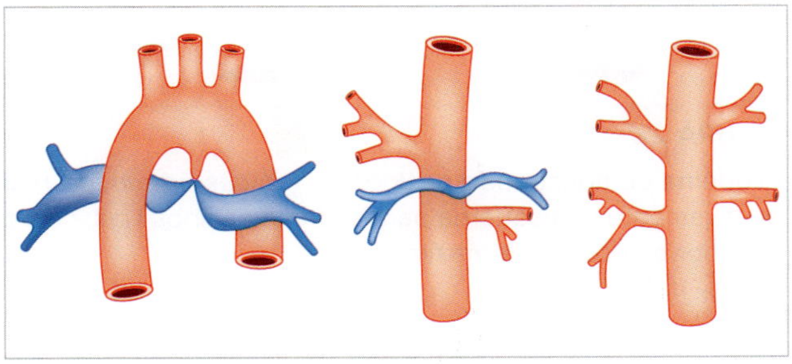

FIGURA 20

Esquema demonstrando os 3 tipos de AP com CIV, sendo respectivamente, da esquerda para a direita, tipos A, B e C.

AP: atresia pulmonar; CIV: comunicação interventricular.

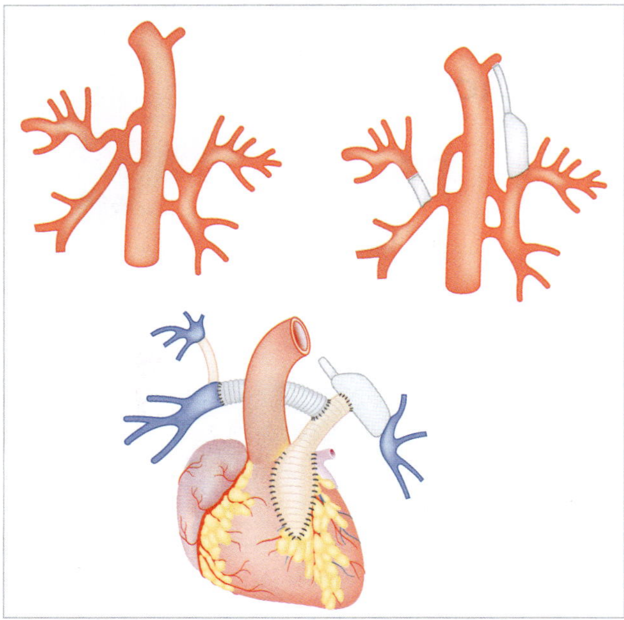

FIGURA 21

Esquema demonstrando correção cirúrgica da AP com CIV tipo C, com unifocalização das colaterais e conexão do VD às artérias pulmonares com tubo, em tempos diferentes.

AP: atresia pulmonar; CIV: comunicação interventricular.

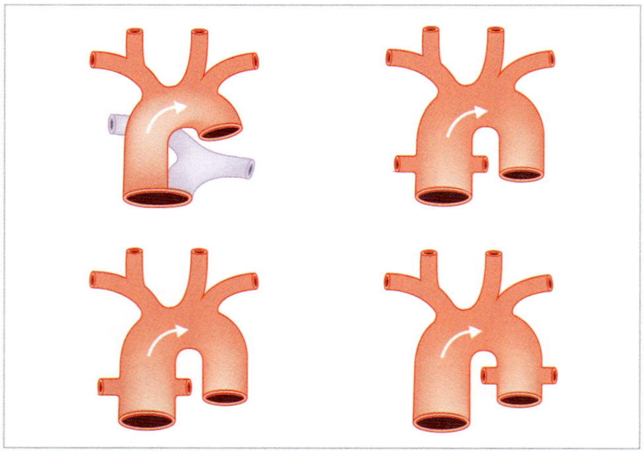

FIGURA 22

Esquema demonstrando os tipos de *truncus arteriosus*, respectivamente da esquerda para a direita os tipos I e II, na fila superior e tipos III e IV, na fila inferior.

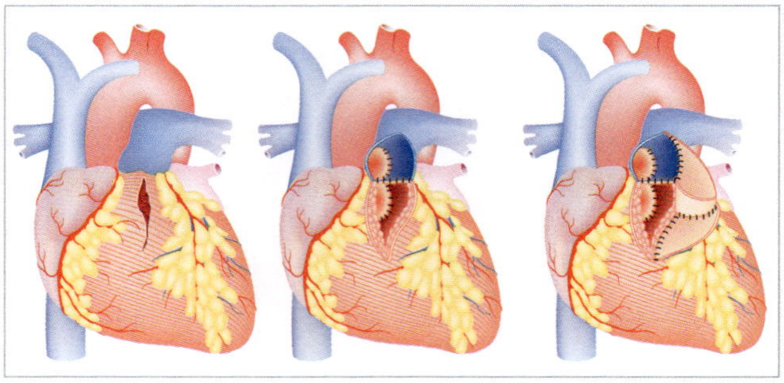

FIGURA 23

Esquema demonstrando a operação de Barbero-Marcial. Da esquerda para a direita, observa-se a abertura do VD e do tronco comum, a septação do tronco comum, o fechamento da CIV e a conexão da AP com VD e, por fim, a reconstrução da VSVD com monocúspide.

VD: ventrículo direito; CIV: comunicação interventricular; VSVD: via de saída do ventrículo direito; AP: artéria pulmonar; VD: ventrículo direito.

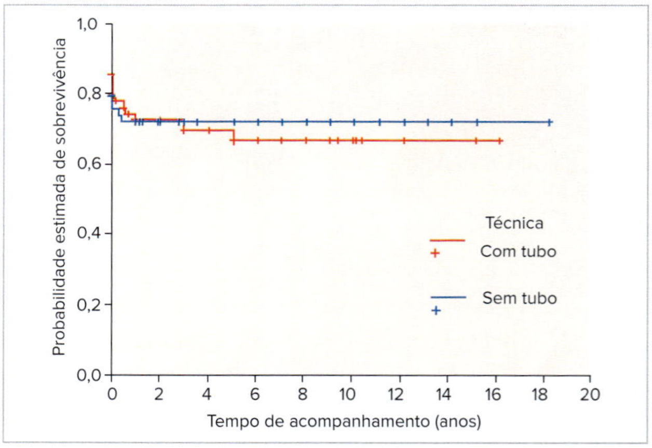

FIGURA 24

Curva actuarial de sobrevida comparando correção de TAC com tubo e com a técnica de Barbero-Marcial, sem tubo.

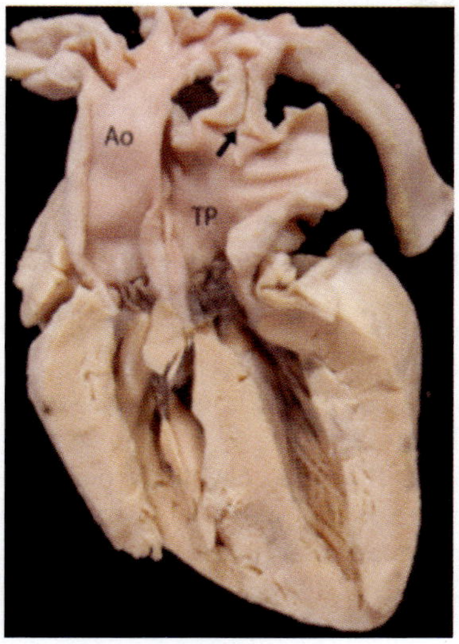

FIGURA 25

Espécime anatômico de TGA, com conexão da aorta com o VD e do TP com o VE.

TGA: transposição das grandes artérias; VD: ventrículo direito; TP: tronco pulmonar; VE: ventrículo esquerdo; Ao: aorta.

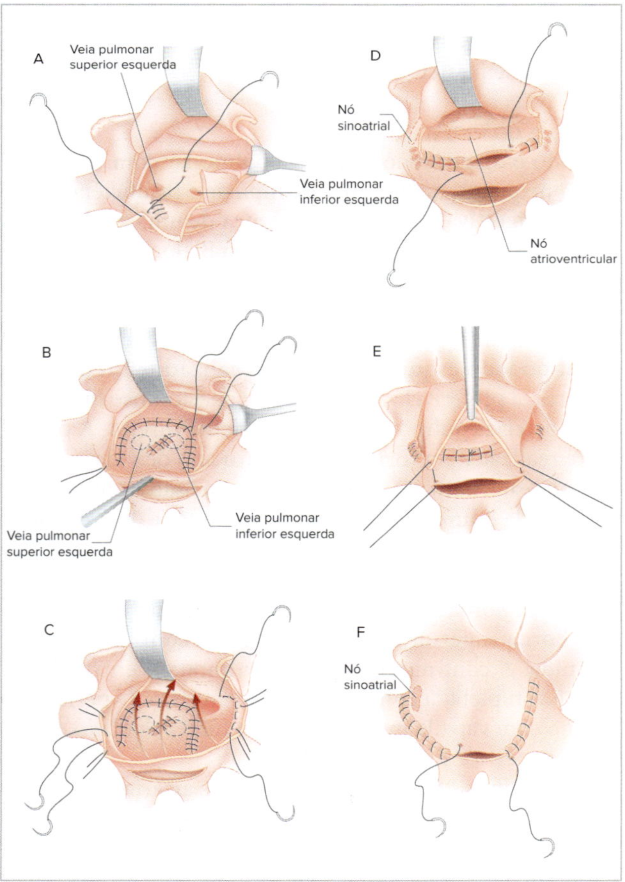

FIGURA 26

Esquema demonstrando a operação de Senning, com a sequência cirúrgica descrita.

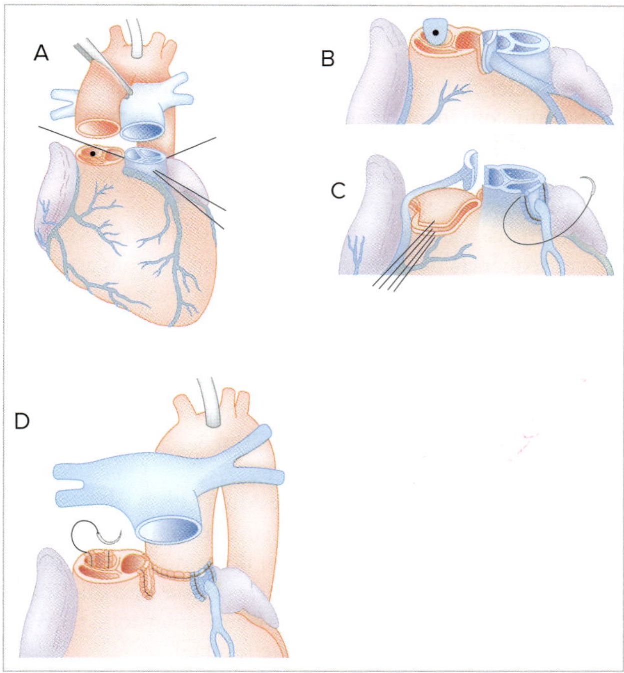

FIGURA 27

Esquema demonstrando a operação de Jatene, com secção das grandes artérias, translocação das coronárias para a neoaorta e reconstrução da neoaorta e neopulmonar.

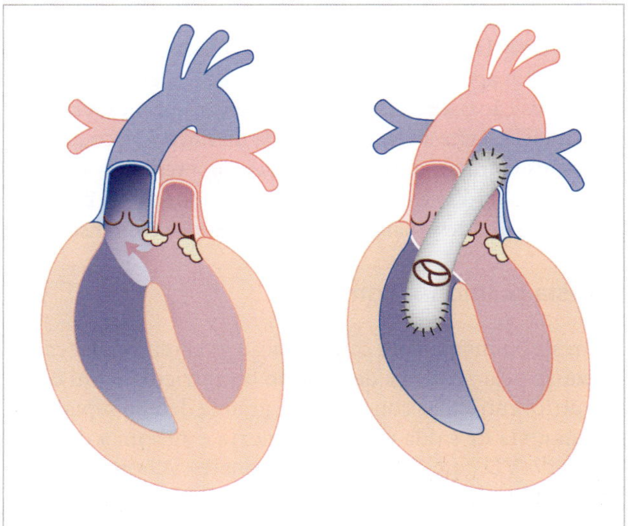

FIGURA 28

Esquema demonstrando a operação de Rastelli, com fechamento da CIV com remendo e confecção da conexão do VD com AP com tubo valvulado.

Complicações

- Insuficiência valvar: a valva pulmonar pode persistir ou evoluir com insuficiência.
- Disfunção do ventrículo direito: decorrente da abordagem ventricular na ampliação da via de saída do VD e da insuficiência valvar pulmonar.
- Arritmias: o aumento do volume ventricular direito, como consequência de hipertrofia, fibrose e alterações anatômicas diversas por lesões residuais, pode levar à ocorrência de arritmias. Geralmente são correlacionadas à abordagem transventricular e colocação de enxerto mais extenso. Também foram encontradas nos pacientes com maior sobrecarga e maior pressão sistólica ventricular direita, sendo uma das principais complicações na evolução tardia dos pacientes operados.[27,34]
- Defeito do septo ventricular residual.
- Bloqueio atrioventricular total: em aproximadamente 80% dos pacientes ocorre bloqueio do ramo direito (BRD) completo, e em cerca de 10% deles existe a possibilidade de evolução para bloqueio atrioventricular total (BAVT) tardio, arritmias graves e morte súbita.[27]

Recomenda-se a cirurgia corretiva entre 3 e 6 meses, procurando-se evitar um aumento da hipertrofia do VD, que pode aumentar a morbidade e o tempo de recuperação pós-operatória. A correção total pode ser considerada no período neonatal, desde que a anatomia seja favorável (bom calibre das artérias e valva pulmonares).[35]

Preconiza-se a preservação do anel pulmonar, pois ainda não existe um enxerto ideal para ampliação do anel valvar pulmonar em crianças. A evolução da correção da TF, com ampliação do anel pulmonar e ventriculotomia, mostra uma grande incidência de lesões residuais, como estenose ou dilatação da VSVD, e a insuficiência pulmonar com a utilização dos enxertos atuais, o que pode acarretar disfunção, falência do VD e arritmias. Se possível, deve-se realizar a abordagem apenas pelo átrio direito, que, além de oferecer boa exposição para a ressecção da estenose infundibular e reparo da CIV, evita a ventriculotomia direita e o risco de lesão de ramos coronarianos. Tenta-se, assim, preservar a função miocárdica do VD e uma evolução sem reoperações para correção de lesões residuais ou troca de enxertos com disfunção.

Atresia pulmonar com CIV

A atresia pulmonar com comunicação interventricular caracteriza-se pela presença de coração biventricular com conexão atrioventricular concordante, grande defeito septal ventricular, via de saída única para aorta e ausência de fluxo direto do VD para as artérias pulmonares. A aorta pode estar preferencialmente conectada ao ventrículo esquerdo, ao ventrículo direito ou cavalgar igualmente o septo interventricular. O tronco pulmonar em geral está ausente. Quando presente, é hipoplásico e termina em um fundo cego.

As artérias pulmonares estão confluentes em 70-80% dos casos e 2/3 dos pacientes apresentam grandes colaterais aortopulmonares.[36] A CIV associada em geral se localiza em posição subarterial. O fluxo sanguíneo pulmonar geralmente é realizado por meio do canal arterial e de colaterais sistêmico-pulmonares com origem na aorta.[37]

Para providenciar um tratamento cirúrgico racional, em 1986, foram estabelecidos critérios com classificação em três diferentes tipos, de acordo com a anatomia:

- Grupo A: todos os segmentos broncopulmonares (SBP), dez de cada lado, estão conectados com as artérias pulmonares direita e esquerda, as quais na maioria das vezes são confluentes.
- Grupo B: os SBP estão conectados parcialmente às artérias pulmonares centrais e, outros, com as artérias colaterais sistêmico-pulmonares.
- Grupo C: todos os SBP estão conectados às colaterais sistêmico-pulmonares, sem evidências de tronco pulmonar ou artérias pulmonares centrais (chamado *truncus* tipo IV).

Tratamento cirúrgico

A prioridade é completar a unifocalização das artérias pulmonares e as colaterais sistêmico-pulmonares.

Tipo A

AI: as artérias pulmonares esquerda e direita são normais em tamanho, sem estenose.

Cirurgia paliativa

Quando o diagnóstico de atresia pulmonar com CIV é feito em neonatos, na presença de hipóxia e insuficiência cardíaca congestiva, mesmo na presença de um canal arterial patente, a realização de um shunt tipo Blalock-Taussig modificado está indicada. Geralmente a esternotomia mediana é a via de escolha, pela facilidade de localização da artéria pulmonar e da utilização da CEC, caso necessário. O shunt do lado esquerdo é o mais realizado. Em crianças maiores, é preferível a realização de anastomose direta entre as artérias pulmonares e o ventrículo direito. A operação é realizada em torno do primeiro ano de vida. O acesso é por esternotomia mediana. Uma incisão é feita na face anterior da bifurcação do tronco pulmonar e uma pequena abertura vertical na via de saída do ventrículo direito. Por meio dela, a CIV é reparada com um enxerto de pericárdio bovino. A borda inferior da incisão pulmonar é aproximada à borda superior da ventriculotomia com sutura interrompida. A continuidade tronco pulmonar-ventrículo direito é completada com o uso de um enxerto de pericárdio bovino com válvula monocúspide ou tubo valvulado corrugado de pericárdio bovino.

A2: todos os SBP são supridos pelas artérias pulmonares centrais, mas estas são estenóticas ou não confluentes. Quando a estenose ou não confluência da artéria pulmonar é corrigida no momento da realização da operação de Blalock-Taussig modificada, ocorre uma distribuição mais uniforme do fluxo sanguíneo pulmonar, evitando fluxo apenas para um pulmão e alterações vasculares pulmonares.

A cirurgia para artérias pulmonares com segmentos estenóticos pode ser realizada pela incisão e sua ampliação com uma placa de PTFE ou homoenxerto.

Na cirurgia para artérias pulmonares não confluentes, opta-se pela operação de Blalock-Taussig modificada, feita entre artéria subclávia direita e artéria pulmonar direita com tubo de PTFE. A artéria pulmonar esquerda é amplamente dissecada, e a estenose é ressecada. Realiza-se anastomose direta entre a artéria pulmonar esquerda e o tronco pulmonar.

Tipo B

Neste grupo, alguns SBP são supridos por artérias pulmonares centrais e outros por artérias colaterais aortopulmonares. Os objetivos inicialmente são unificar as duas fontes de suprimento arterial pulmonar e depois estimular o crescimento da artéria pulmonar por meio de um *shunt* sistêmico-pulmonar. A realização do *shunt* é necessária pelo fato de as artérias colaterais sistêmico-pulmonares serem histologicamente diferentes das artérias pulmonares centrais, com grande incidência de estenose com o passar dos anos.

É essencial o estudo angiográfico completo da anatomia das artérias pulmonares nos primeiros meses de vida, com o objetivo de evitar o desenvolvimento de alterações pulmonares irreversíveis.

O objetivo inicial do tratamento cirúrgico é oferecer adequado, uniforme e completo fluxo sanguíneo a todos os segmentos, a um pulmão no primeiro estágio e, se necessário, ao outro pulmão em um segundo estágio. Isto é acompanhado pela ligadura das artérias colaterais na sua origem na aorta e sua conexão às artérias pulmonares para unificar o suprimento sanguíneo arterial pulmonar. Associada à unifocalização, no mesmo ato cirúrgico, é realizado um *shunt* sistêmico-pulmonar com tubo de PTFE. O estudo hemodinâmico posterior permite identificar a idade ideal para a correção total, que é geralmente realizada entre 2 e 5 anos de idade.

Cirurgia

A ligadura das grandes artérias colaterais sistêmico-pulmonares e a realização da operação de Blalock-Taussig modificada com a artéria pulmonar correspondente estão indicadas apenas na evidência de conexões intraparenquimatosas entre as artérias colaterais e as artérias pulmonares centrais. Há o risco de infarto pulmonar após a ligadura dessas grandes artérias colaterais, quando as conexões intraparenquimatosas são inadequadas ou não estão presentes.[38] A unifocalização do suprimento sanguíneo pulmonar é conseguida estabelecendo-se a continuidade entre as grandes artérias colaterais, geralmente na porção distal ou próximo ao hilo com as artérias pulmonares centrais. Inicialmente, as estruturas arteriais são mobilizadas e identificadas. A realização de uma grande anastomose laterolateral com monofilamento de fio inabsorvível 7-0 e ligadura proximal das colaterais é o procedimento mais indicado, mas, quando não é viável, as colaterais são seccionadas e uma anastomose terminolateral é realizada com sutura interrompida. Na existência de mais de uma colateral, duas ou mais anastomoses são realizadas laterolateral ou terminolateral. Geralmente, a artéria colateral é anastomosada com a artéria pulmonar. Um tubo de PTFE de 5 mm ou 6 mm é interposto entre a artéria subclávia correspondente e a artéria pulmonar. Várias técnicas na unifocalização são necessárias em razão das variações anatômicas.

Quando um lobo pulmonar é perfundido pela artéria pulmonar e o outro lobo, pela artéria colateral, o brônquio correspondente pode estar interposto entre esses vasos e a anastomose direta pode não ser viável. Essa situação é mais comum no lado esquerdos e a interposição de um tubo de PTFE de 6 a 8 mm é necessária para completar a unifocalização. Após a unifocalização unilateral ou bilateral, o paciente geralmente torna-se assintomático e com pouca cianose. A decisão de realizar a correção total é feita após um estudo angiográfico pós-operatório detalhado, e é baseada no diâmetro das artérias pulmonares centrais, a adequação da árvore pulmonar e uma relação do pico de pressão entre os ventrículos direito e esquerdo após o reparo. Em alguns casos, a decisão de realizar a correção total é difícil e, quando existem dúvidas, considera-se o tratamento paliativo inicial, como o procedimento cirúrgico definitivo. Quando ambos os pulmões são homogeneamente perfundidos, ocorre melhora da qualidade de vida.

Na presença de artérias pulmonares de fino calibre, menores que 3 mm de diâmetro, em que a anastomose de um *shunt* sistêmico-pulmonar seria de extrema dificuldade, pela incompatibilidade de calibre entre os tubos de PTFE e a luz das artérias pulmonares, além do elevado risco de obstrução por trombose do *shunt*, a anastomose terminolateral do tronco da artéria pulmonar com a aorta ascendente (Melbourne *shunt*), descrita inicialmente pelo grupo do Dr. Roger Mee em 1991, é uma opção cirúrgica de tratamento paliativo.

Tipo C

Pacientes deste grupo têm todos os SBP supridos exclusivamente por artérias colaterais aortopulmonares, e as artérias pulmonares centrais não estão conectadas. Como nos pacientes do grupo B, o tratamento cirúrgico precoce e a unificalização da circulação pulmonar são necessários.

O objetivo cirúrgico é unificar a circulação pulmonar pela anastomose das colaterais aortopulmonares e distribuir o fluxo sanguíneo pulmonar por um *shunt* tipo Blalok-Taussig modificado bilateralmente. A hipertensão pulmonar pode estar presente na maioria das artérias colaterais aortopulmonares, e pode resultar em doença vascular pulmonar tardia.[38] Algumas colaterais têm acentuadas estenoses e hipoplasia distal, podendo resultar em trombose e fibrose de ramos pulmonares intraparenquimatosos.[39] A interposição de um tubo de PTFE usado como intermediário entre o *shunt* de Blalock-Taussig e as artérias unificadas lobares facilita o acesso à circulação pulmonar, no momento do reparo tardio via esternotomia mediana.

Cirurgia

O estudo angiográfico detalhado das artérias colaterais aortopulmonares é essencial para um plano cirúrgico adequado. O procedimento inicial consiste em toracotomia no quarto espaço intercostal do lado da aorta descendente. As artérias colaterais são dissecadas e mobilizadas. A pleura visceral é incisada no hilo e as veias pulmonares dissecadas e retraídas anteriormente. As artérias pulmonares lobares intraparenquimatosas são identificadas. Tendo em vista a ausência de uma artéria pulmonar central, um segmento arterial pulmonar intermediário é feito com um tubo de PTFE de 10 a 12 mm. O tubo é suturado para unificar as colaterais e para a anastomose do Blalock por meio de um tubo de PTFE.

Após um período pós-operatório entre 28 dias e 3 meses, o segundo estágio é realizado, com os mesmos objetivos, por uma toracotomia contralateral. Antes da operação, um novo estudo angiográfico é realizado, para completar a avaliação da anatomia arterial pulmonar e a estimativa dos riscos e benefícios do tratamento corretivo.

O reparo corretivo é realizado por esternotomia mediana. A inspeção intrapericárdica mostra ausência de tronco pulmonar e artérias pulmonares esquerda e direita centrais em cada paciente. O segmento intermediário arterial pulmonar, previamente anastomosado às artérias lobares intraparenquimatosas, é facilmente exposto. O *bypass* cardiopulmonar é estabelecido com heparinização total, canulação da aorta e bicaval com cânulas separadas, e a temperatura preconizada deve ficar em torno de 20°C, com fluxo intermitente quando necessário. Os *shunts* de Blalock-Taussig modificados uni ou bilateral são ocluídos. Uma janela de aproximadamente 12 mm de diâmetro é feita na face anterior do tubo (em forma de funil) e um tubo valvulado extracardíaco pré-coagulado ou de pericárdio bovino corrugado é anastomosado entre o ventrículo direito e a porção anterior do segmento arterial intermediário e outro tubo de PTFE é usado para conectá-lo às artérias lobares contralaterais. É realizada ventriculotomia direita, e o defeito do septo ventricular é corrigido com um enxerto de pericárdio bovino. A porção proximal do tubo é, então, anastomosada ao ventrículo direito. Quando o *bypass* cardiopulmonar é interrompido, a relação entre pressão de VD e VE é medida, sendo a relação preconizada < 1.

Discussão

Apesar da heterogeneidade da anatomia pulmonar encontrada nesse grupo de malformação, a classificação anatômica proposta é racional e auxilia no plano cirúrgico proposto para esses defeitos complexos.[32]

Pacientes do grupo A têm artérias pulmonares com anatomia que permite a correção completa, com ou sem a necessidade de procedimento paliativo inicial.

Pacientes do grupo B têm anomalias mais complexas e heterogêneas e necessitam de maior variabilidade nos métodos cirúrgicos. Para a maioria, é possível unifocalizar a circulação pulmonar e permitir o crescimento das artérias pulmonares centrais.

O maior desafio cirúrgico diz respeito aos pacientes do grupo C, nos quais as artérias pulmonares centrais estão ausentes e cada pulmão é suprido por grandes artérias colaterais. A possibilidade de correção tardia depende da existência de artérias pulmonares intraparenquimatosas de tamanho adequado e do número de colaterais. Os melhores resultados cirúrgicos foram encontrados nos grupos A e B, o que garante que a confluência das artérias pulmonares tem sido um grande preditor de bons resultados pós-operatório.[40] O critério para fechamento da CIV é estabelecido ao final da perfusão e, se a PMAP for < 25 mmHg, opta-se pelo fechamento da CIV. No caso de um valor pressórico maior, um *shunt* central pode ser criado, ou se realiza a interposição de tubo VD-AP, mantendo a CIV aberta.

Truncus arteriosus

O *truncus arteriosus comunis* (TAC) é a malformação congênita cardiovascular na qual um tronco arterial único se origina dos ventrículos, dando origem às artérias coronárias, a uma artéria pulmonar pelo menos, e aos vasos braquiocefálicos. Representa pouco mais de 3% de todas as alterações cardíacas congênitas e etiologicamente está associada ao diabete materno, à baixa ingestão de folatos e a alterações cromossômicas, em particular à deleção do braço longo do cromossomo 22 (22 q 11.2) e à síndrome de DiGeorge.[41]

Em 1949, Collet e Edwards classificaram o TAC em quatro tipos principais, e todos eles possuem uma CIV:

- Tipo I: tronco arterial único de onde sai um tronco comum de artéria pulmonar que se bifurca nos ramos direito e esquerdo.
- Tipo II: artérias pulmonares direita e esquerda saem na parede posterior do *truncus*, próximas uma da outra e de forma independente.
- Tipo III: artérias pulmonares se originam na parede lateral do TAC, uma de cada lado.
- Tipo IV: o suprimento sanguíneo pulmonar se dá através de colaterais provenientes da aorta descendente, portanto, não há origem das artérias pulmonares do tronco arterioso comum. É considerada uma forma de atresia pulmonar com CIV.

Em 1965, Van Praagh e Van Praagh[42] propuseram uma nova classificação levando também em consideração a presença (*truncus* tipo A) ou ausência (*truncus* tipo B) de uma CIV e a morfologia do arco aórtico. Ambos os tipos são classificados em quatro subtipos:

- Subtipo I: corresponde ao tipo I de Collet e Edwards.
- Subtipo II: as duas artérias pulmonares saem de forma independente do *truncus*.
- Subtipo III: apenas uma artéria pulmonar origina-se do TAC (em geral à direita), e o pulmão contralateral é suprido pelas artérias colaterais.
- Subtipo IV: presença de interrupção do arco aórtico ou coarctação da aorta.

A valva truncal é tricúspide em 50%, bicúspide em aproximadamente 30% e quadricúspide em 15 a 20% dos casos. O arco aórtico é à esquerda em 60%, à direita em 30% e interrompido em 10%. O tipo B (após a carótida esquerda) é o mais comum, e a CIV é de origem muscular subarterial em 80% e do tipo membranoso em 20% dos casos.[41]

A indicação cirúrgica deve ser o mais precoce possível em virtude da elevada mortalidade nos primeiros meses de vida (próxima de 65% nos primeiros seis meses e 75% no primeiro ano de vida). O diagnóstico já é indicação do tratamento cirúrgico, o qual deve ser realizado antes que a insuficiência cardíaca se desenvolva de forma grave. Se o recém-nascido estiver compensado, a cirurgia eletiva pode ser realizada em torno dos primeiros 2 ou 3 meses de idade. Em crianças maiores, a operação geralmente é contraindicada, pela presença de importante hipertensão pulmonar (resistência vascular pulmonar > 8 U Wood).[41]

Tratamento cirúrgico

A correção cirúrgica consiste na criação de continuidade entre o ventrículo direito e a artéria pulmonar, com a interposição de um tubo valvulado (técnica de Rastelli), conduto não valvulado ou com valva monocúspide (técnica de Barbero-Marcial), após o fechamento da CIV. No caso de insuficiência da valva truncal, preconiza-se a valvoplastia ou a troca quando esta for inviável. Nos casos de *truncus* tipos I e II, a técnica de Barbero-Marcial[43] é realizada sem o uso de tubos extracardíacos.

A cirurgia é realizada por meio de esternotomia mediana, com *bypass* cardiopulmonar de rotina, hipotermia a 20°C e baixo fluxo de perfusão. A aorta ascendente é canulada bem acima da bifurcação do *truncus*, e o sistema de drenagem venosa é realizado pela canulação das veias cavas separadamente. Ao iniciar a CEC, as artérias pulmonares são ocluídas para maior estabilidade da CEC e para evitar um hiperfluxo pulmonar. A aorta ascendente é pinçada e a cardioplegia é administrada. O ventrículo esquerdo é drenado por meio do forame oval, e o garroteamento das artérias pulmonares é desfeito. A incisão é realizada de forma longitudinal na face anterior do *truncus* em direção à artéria pulmonar esquerda.

Avaliada a anatomia das artérias coronárias e pulmonares e da valva truncal, é realizada septação entre a aorta e artérias pulmonares, criando-se uma neoaorta, com a utilização de um enxerto de pericárdio bovino, pericárdio autólogo fixado em glutaraldeido ou PTFE, também utilizados no fechamento da CIV, por meio de ventriculotomia direita, com sutura contínua ou com pontos separados de propileno 6-0. A parede posterior do trajeto VD-TP é criada por uma sutura entre a parte posterior do tronco pulmonar e a porção superior da ventriculotomia direita, com pontos interrompidos de propileno 6-0. A parede anterior é criada, utilizando-se um enxerto de pericárdio bovino com monocúspide ou tubo de pericárdio bovino corrugado valvulado, com sutura contínua de propileno 6-0. Homoenxerto pode ser utilizado, caso disponível. O forame oval é fechado, após injeção de solução salina no átrio esquerdo para a retirada de ar, e o reaquecimento é iniciado. Realizada a atriorrafia direita, procede-se à retirada da CEC. Após a saída de perfusão, inicia-se a ultrafiltração modificada por um período de 10 minutos. As cânulas de aorta e cavas são retiradas, e a protamina é infundida para reversão da heparina.

A técnica proposta por Barbero-Marcial é indicada para recém-nascidos e crianças com *truncus* tipos I e II com insuficiência cardíaca e baixo peso. Nessa técnica, a probabilidade de estenose pulmonar é rara, pois a parede posterior da anastomose é construída com os tecidos do próprio paciente, o que permite seu crescimento.

Complicações

A insuficiência da valva truncal pode se desenvolver com o passar dos anos. Pode haver progressão da doença vascular pulmonar, quando o reparo cirúrgico é realizado em crianças maiores ou nas quais a pressão pulmonar já era elevada. Nas correções com conducto valvulado extracardíaco, em virtude da ausência de crescimento do tubo ou da monocúspide e pela tendência à calcificação em crianças, serão necessárias várias reintervenções para troca da prótese. A calcificação valvular poderá causar mecanismo de estenose e/ou insuficiência nas próteses biológicas, além de distorção das artérias pulmonares. Outras complicações são CIV residual, estenose/regurgitação residuais da válvula neoaórtica (truncal), arritmias ventriculares e bloqueios atrioventriculares.[44]

Os tubos extracardíacos, quando utilizados em recém-nascidos e crianças de baixo peso, causam frequentes problemas imediatos ou tardios, e as dificuldades técnicas estão relacionadas à inserção do tubo extracardíaco. Costuma-se utilizar os tubos nos casos de maior complexidade anatômica (tipo II ou IV). Alguns contratempos na correção do *truncus* sem o uso de tubos extracardíacos têm sido relatados. Apesar da utilização de válvula monocúspide, a insuficiência pulmonar foi considerada a causa do mau resultado. Pelo aumento da resistência vascular pulmonar, a presença de monocúspide é particularmente necessária no período pós-operatório imediato, até a normalização da pressão pulmonar.

A maior mortalidade cirúrgica está relacionada ao subtipo A4 de Van Praagh e à insuficiência da valva truncal. Crises de hipertensão pulmonar e insuficiência cardíaca congestiva poderão ocorrer no pós-operatório, sendo necessárias medidas de suporte, hiperventilação com FiO_2 a 100% e uso de vasodilatadores pulmonares para uma melhor evolução pós-operatória.

A cerclagem do tronco pulmonar apresenta alta mortalidade (92,9%), devendo ser evitada no tratamento dessa anomalia.

No Instituto do Coração (InCor-HC-FMUSP), 166 pacientes portadores de TAC foram operados entre janeiro de 1987 e dezembro de 2008. A cerclagem pulmonar foi realizada em 14 pacientes; a correção com conduto valvulado, em 86; e a técnica de Barbero-Marcial, em 66. A idade variou de 5 dias a 15,5 anos (mediana de 3,63 meses) e o peso, entre 2,38 kg e 15,5 kg (mediana de 3,85 kg) para todo o grupo. O tempo de acompanhamento médio foi de 5,1 ± 6,3 anos (0 d a 24,5 a). A mortalidade global foi de 31,3% (n = 52) e a maior mortalidade foi a do grupo da cerclagem (92,9%).[45]

Os critérios de indicação de reoperação foram:

- Estenose do conduto extracardíaco valvulado ou da valva monocúspide (gradiente ventriculopulmonar > 50 mmHg ao cateterismo cardíaco).
- Insuficiência do conduto extracardíaco valvulado ou da valva monocúspide moderada a grave, na presença de sintomas de insuficiência cardíaca ou com dilatação progres-

siva do ventrículo direito estimada pela área cardíaca na radiografia de tórax, ecocardiograma, ressonância nuclear magnética ou angiotomografia.

- Endocardite refratária ao tratamento clínico.
- Comunicação interventricular residual com repercussão hemodinâmica (Qp/Qs > 1,5).
- Estenose e/ou insuficiência grave da valva neoaórtica/truncal.
- Compressão brônquica.
- Estenose grave de ramos pulmonares.

Transposição das grandes artérias

A transposição das grandes artérias (TGA) ou d-TGA foi descrita pela primeira vez por Baillie em 1797. Essa condição tem como característica concordância atrioventricular, discordância ventriculoarterial, a origem da aorta anteriormente no ventrículo direito e a artéria pulmonar originando-se posteriormente no ventrículo esquerdo.[46]

A circulação sistêmica e pulmonar ocorre em paralelo, sendo vital a existência de uma comunicação entre as duas, por uma CIA, CIV ou canal arterial patente, para que a vida seja possível. Essas conexões permitem que o sangue sistêmico entre na circulação pulmonar para ser oxigenado e que o sangue oxigenado da circulação pulmonar entre na circulação sistêmica. As lesões mais comumente associadas são: CIV (em mais de 50% dos casos), obstrução da VSVD e, menos comumente, coarctação da aorta.[47]

A d-TGA é uma das cardiopatias cianóticas mais comumente encontradas nos recém-nascidos, com uma incidência variando de 0,2 a 0,4 por mil nascidos vivos. Na presença de um septo ventricular intacto, a cianose se faz presente logo ao nascimento. Nos casos em que a mistura circulatória é dependente do canal arterial patente, seu fechamento causará um quadro de cianose aguda e uma importante deterioração clínica do paciente.

Recém-nascidos cianóticos podem ser tratados em caráter de emergência percutaneamente por atriosseptostomia com balão ou Rashkind, a qual ampliará ou criará uma CIA responsável por maior mistura venoarterial e, por conseguinte, um aumento da oxigenação sanguínea.[48]

Na presença de CIA restritiva e instabilidade hemodinâmica, é realizada atriosseptostomia com cateter-balão guiado com ecocardiograma à beira do leito. A cirurgia corretiva depende basicamente da presença ou ausência de lesões cardíacas associadas. Nos recém-nascidos portadores de TGA simples (só com CIA), a correção anatômica deve ser realizada o mais cedo possível, de preferência nas duas primeiras semanas de vida. Nas crianças com mais de 15 dias de vida, após a avaliação ecocardiográfica e/ou hemodinâmica do ventrículo esquerdo, o tipo de correção é definido em conjunto com a equipe clínica e cirúrgica. Na presença de um ventrículo esquerdo (VE) de função adequada, capaz de suportar a pressão sistêmica, realiza-se a correção anatômica. Caso o VE já tenha se tornado morfológica e funcionalmente inadequado para suportar as altas pressões do território sistêmico, pode-se realizar a correção no nível atrial, utilizando-se a operação de Senning, a partir dos seis meses de idade, ou encaminhar a criança para o preparo do VE, para posterior correção anatômica. Já nos pacientes portadores de TGA associada à CIV, a correção anatômica está indicada o mais precocemente possível, acompanhada do fechamento da CIV.

Cirurgia

Correção em nível atrial

O primeiro procedimento de correção em nível atrial foi realizado por Senning em 1958, criando *flaps* em nível atrial com tecido autólogo redirecionando o fluxo sanguíneo, com o retorno venoso sistêmico sendo direcionado para a valva AV esquerda, e o retorno venoso pulmonar oxigenado direcionado para a valva AV direita.[48] O procedimento é realizado via esternotomia mediana, com canulação da aorta ascendente e das veias cava superior (no nível da veia inominada) e inferior. Antes de iniciar o *bypass* cardiopulmonar, é realizada a ligadura do canal arterial, dissecção ampla da veia cava superior, com ligadura da veia ázigos, dissecção da veia cava inferior e pontos de referência para marcar o local da abertura no átrio direito (5 mm anterior ao sulco *terminalis*). Iniciada a circulação extracorpórea após heparinização total, esfria-se o paciente até 28ºC. A aorta é clampeada e a cardioplegia é infundida em sua raiz. Realiza-se, então, a abertura do átrio direito, com incisão estendida superior e inferiormente às marcas feitas anteriormente. O bordo livre do átrio direito é reparado. O septo atrial é inspecionado e amplia-se a CIA em direção superior e inferior. Com um enxerto de pericárdio bovino, inicia-se a sutura do enxerto na borda inferior da CIA em direção ao orifício do apêndice atrial esquerdo, de tal maneira que o enxerto recubra as veias pulmonares esquerdas, criando-se, assim, um teto para as veias pulmonares ou um novo assoalho para o neoátrio direito. O próximo passo é a sutura da borda livre do átrio direito com a outra borda da CIA, com fios de polidioxanona 6-0. A intenção é a confecção de um túnel que drene o sangue venoso das veias cavas para a valva mitral e o tronco pulmonar. É válido lembrar que o seio coronariano passa a drenar no lado esquerdo do coração. O átrio esquerdo é aberto, e a incisão, ampliada até 1,0 cm da veia pulmonar superior direita. A sutura é feita, então, entre as veias pulmonares (borda lateral do átrio esquerdo) e a borda superior do átrio direito, criando-se, assim, uma passagem do sangue venoso pulmonar em direção à valva tricúspide e daí ao ventrículo direito e à aorta. Essa sutura é realizada com polipropileno 6-0 ou polidioxanona 6-0 com pontos separados.

Inicia-se então o reaquecimento do paciente para saída de perfusão. Após a saída de perfusão, inicia-se a ultrafiltração modificada por um período de 10 minutos. As cânulas de aorta e cavas são retiradas, e a protamina é infundida para reversão da heparina.

Complicações

Arritmias no pós-operatório por lesão direta do nó sinusal, obstrução do retorno sistêmico ou pulmonar, hipertensão pulmonar, disfunção do ventrículo sistêmico e insuficiência valvar tricúspide.

Alguns cuidados devem ser tomados na ampliação do septo atrial para que não seja muito ampla. Além disso, deve-se ter extrema cautela na manipulação da região próxima ao nó sinusal, evitando-se, assim, arritmias no pós-operatório. Numa série de 534 crianças, Gelatt et al. relataram que o ritmo sinusal estava presente em 77% após cinco anos e em apenas 40% após vinte anos de cirurgia.[49] É importante a criação de túneis amplos para as drenagens venosa das cavas e arteriais das veias pulmonares, evitando-se obstruções. A disfunção tardia do ventrículo direito ocorre pelo fato de ele ainda ser o ventrículo sistêmico, o que consequentemente levará a um aumento do anel tricuspídeo e da insuficiência valvar, e a uma maior incidência de arritmia atrial. Apesar das alterações inerentes à evolução natural da doença, a sobrevida após vinte anos está próxima de 80%.[48]

Correção em nível arterial

Tratamento cirúrgico

A operação considerada padrão de referência para a grande maioria dos casos de TGA simples ou complexa é a operação de Jatene, correção realizada no plano arterial, descrita por Jatene et al. em 1976.[33] Deve ser indicada nas duas primeiras semanas de vida, preferencialmente nos primeiros dias, porém, na dependência de características anatômicas e ecocardiográficas do VE; pode ser realizada em períodos variáveis, até com 30 ou 45 dias de vida.

Sob o ponto de vista técnico, a operação consiste na secção dos vasos da base, translocação dos óstios coronarianos da aorta para a artéria pulmonar (neoaorta) e reconstrução da neoaorta anastomosando o coto proximal da artéria pulmonar com as coronárias reimplantadas, com o coto distal da aorta; a neopulmonar é reconstruída, realizando-se anastomose do coto proximal da aorta com o coto distal da artéria pulmonar.

O procedimento cirúrgico é realizado sob CEC, com hipotermia moderada entre 28 e 30°C e proteção miocárdica realizada com infusão de cardioplegia cristaloide ou sanguínea. Realiza-se a dissecção e liberação de todas as estruturas vasculares (aorta, tronco e artérias pulmonares), além de se isolar o canal arterial; imediatamente após o início da CEC, realiza-se secção e sutura do canal arterial. Após minuciosa e cuidadosa inspeção da anatomia, incluindo relação espacial dos vasos da base e das coronárias, realizam-se o pinçamento da aorta e a infusão de cardioplegia; faz-se a secção da aorta e do tronco pulmonar, inspeção visual das valvas aórtica e pulmonar, e, em seguida, posiciona-se o coto distal da artéria pulmonar em posição anterior à aorta (manobra de Lecompte).

Na sequência, realiza-se a reconstrução da neoaorta, com anastomose do coto proximal da artéria pulmonar com o coto distal da aorta; após o término da anastomose, com o vaso pressurizado, define-se a posição adequada para a translocação das coronárias. Estas são excisadas com o tecido do seio de Valsalva correspondente, e anastomosadas na neoaorta, na posição preestabelecida.[50]

Em seguida, faz-se a reconstrução da neopulmonar, utilizando-se pericárdio autólogo fresco ou tratado com glutaraldeído para substituir os orifícios deixados após a remoção das coronárias de seu local de origem; pode-se realizar a reconstrução com 1 ou 2 remendos, segundo a preferência do cirurgião. Dá-se preferência à utilização de um remendo amplo de pericárdio autólogo fresco. A seguir, faz-se a anastomose do coto proximal da neopulmonar recém-reconstruída com o coto distal da artéria pulmonar. A CIA é fechada na sequência, e os batimentos são recuperados, após manobras repetidas para retirada do ar. Monitoração habitual da pressão do AE é realizada, além da aplicação de hemostáticos tópicos no auxílio à hemostasia.

Complicações

Na evolução dos pacientes operados, pode-se encontrar estenose supravalvar pulmonar, insuficiência aórtica, *shunt* residual em nível atrial ou ventricular, estenose de coronária, a qual pode ser a causa de morte súbita ou infarto do miocárdio. Dilatação da neoaorta com insuficiência valvar vem sendo observada em alguns casos, com necessidade de abordagem cirúrgica e substituição da aorta por tubo de Dacron, com ou sem preservação da valva aórtica. Jatene et al. encontraram, num total de 281 pacientes submetidos ao tratamento cirúrgico, em acompanhamento ambulatorial, estenose supravalvar pulmonar em 59 pacientes (20,9%), e o gradiente médio de pressão encontrado foi > 60 mmHg em 21 deles. Todos foram tratados cirurgicamente com bons resultados e baixa mortalidade pós-operatória.[51]

Cirurgia de Rastelli

Esta técnica é utilizada quando a d-TGA coexiste com CIV subaórtica ampla e estenose pulmonar. A CIV é fechada com um amplo *patch* de pericárdio bovino, direcionando o sangue do ventrículo esquerdo para a aorta. É realizada uma ventriculotomia direita, com ampliação da via de saída de VD com secção e sutura da valva pulmonar.[44] Um tubo de pericárdio bovino valvulado corrugado ou homoenxerto pulmonar é anastomosado proximalmente no local da ventriculotomia direita e distalmente ao tronco da artéria pulmonar.

Esta operação tem a vantagem de que o ventrículo esquerdo funcionalmente transforma-se em sistêmico, mas a desvantagem de que a degeneração e estenose da prótese utilizada são inevitáveis, o que acarretará reoperações com todos os seus riscos inerentes. Arritmias atriais e ventriculares são frequentes, elevando a ocorrência de morte súbita, principalmente quando a calcificação do conduto se torna importante. A dupla disfunção valvar causada pela calcificação do tubo valvado pode levar à disfunção do ventrículo direito, elevando, assim, os riscos numa nova abordagem cirúrgica. Obstrução da VSVE também pode ocorrer no acompanhamento tardio. Outras opções cirúrgicas disponíveis, como operação de Nikaidoh (translocação aórtica), translocação pulmonar e procedimento de Hu (dupla translocação), podem ser alternativas em casos selecionados, no sentido de evitar obstrução subaórtica.

Preparo rápido do ventrículo esquerdo

A avaliação ecocardiográfica bidimensional analisa de modo preciso as massas ventriculares e a anatomia do septo interventricular, estabelecendo uma classificação do tipo de ventrículo esquerdo de acordo com a anatomia septal:

- Tipo I: septo está abaulado para a direita.
- Tipo II: septo retificado.
- Tipo III: septo abaulado para a esquerda (*banana shape*).

As classificações ecocardiográficas I e II permitem a realização da cirurgia de Jatene. Nos pacientes com abaulamento do septo interventricular para a esquerda, indica-se a avaliação da pressão sistólica via cateterismo cardíaco do ventrículo esquerdo. Nas medidas de pressão superior a 40 mmHg e com cavidade do VE com boas dimensões, indica-se a cirurgia de Jatene. Em pressões inferiores a 40 mmHg, indica-se o preparo rápido do VE.

O preparo consiste na realização de uma bandagem do tronco da artéria pulmonar com o intuito de manter uma relação de pressão VE/VD próxima de 0,8. A bandagem deve ser realizada respeitando um posicionamento seguro para o local de fixação da fita, evitando-se o deslocamento ou a compressão das artérias e da valva pulmonar. Realiza-se também uma anastomose sistêmica pulmonar da artéria subclávia direita para a artéria pulmonar direita, com tubos de PTFE de 3,5 ou 4 mm, de acordo com o peso da criança. Tal procedimento é realizado via esternotomia mediana, com ou sem CEC, de acordo com a estabilidade hemodinâmica e anatomia cardíaca do paciente.

O critério de controle do procedimento é ecocardiográfico, sendo a retificação de septo interventricular (tipo III para II) e a relação de pressão VE/VD próximas de 1, indicativos de um bom preparo e da liberação para a realização da cirurgia de Jatene como a próxima etapa do tratamento cirúrgico.

RESUMO

- O tratamento cirúrgico das doenças cardíacas acianogênicas deve ser indicado no momento adequado para evitar a dilatação ou hipertrofia das câmaras cardíacas, a melhora dos sintomas, a lesão de outros órgãos, como o pulmão e o rim, a sobrevida em longo prazo e a perda da qualidade de vida. A individualização do tratamento é importante, em razão da grande variabilidade de apresentações anatômicas e clínicas da mesma doença. A definição do tratamento cirúrgico definitivo mais eficaz depende do tipo de cardiopatia, podendo ser necessário no período neonatal ou na infância. O acompanhamento em longo prazo de todos os pacientes, mesmo aqueles sem lesões residuais evidentes, é importante para a detecção de complicações tardias, como as arritmias e outras.
- As cardiopatias congênitas cianogênicas se caracterizam por apresentarem a cianose como principal sintoma, em momentos diferentes da vida da criança, podendo estar presente desde o nascimento, ou mesmo surgir em períodos variáveis de sua evolução. Diferentes mecanismos fisiopatológicos podem justificar a presença da cianose, como hipofluxo pulmonar em atresia ou estenose da valva pulmonar, com ou sem dependência da perviabilidade do canal arterial, ***shunts*** intracardíacos, com passagem de fluxo preferencialmente do lado direito para o esquerdo, e em situações nas quais não ocorra mistura intra ou extracardíaca do sangue oxigenado com o não oxigenado. O tratamento cirúrgico depende do tipo de cardiopatia, das condições clínicas do paciente e da possibilidade de correção de acordo com a anatomia de cada paciente.

Referências bibliográficas

1. Warburton D, Rehan M, Shinebourne EA. Selective criteria for differential diagnosis of infants with symptoms of congenital heart disease. Arch Disease Childhood. 1981;56:94-100.
2. Child JS, Perloff JK, Child JS. Congenital heart disease in adults. Philadelphia: Saunders; 1991. p. 21-59.
3. Strauss AW. The molecular basis of congenital cardiac disease. Seminars in Thorac and Cardiovasc Surg Pediatric Cardiac Surg Annual. 1998;1:79–88.
4. Hoffman JIE, Kaplan S. The incidence of congenital heart dDisease. J Am Coll Cardiol. 2002;39(12):1890-900.
5. Saddler TW. Langman's medical embryology. 10. ed. Lippincott Williams & Wilkins: Baltimore; 2006. p. 111-2.
6. Castanêda A, Jonas R, Mayer J, Hanley F. Cardiac surgery of the neonate and infant. Philadelphia: WB Saunders; 1994.
7. Croti UA, Mattos SS, Pinto Jr VC, Aiello VD. Cardiologia e cirurgia cardiovascular pediátrica. São Paulo: Roca; 2008.
8. Ebaid M. Cardiologia em pediatria: temas fundamentais. São Paulo: Roca; 2000.
9. Ho SY Baker EJ, Rigby ML, Anderson RH (Eds.). Color atlas of congenital heart disease: morphologic and clinical correlations. ST. Louis: Mosby; 1995.
10. Mavroudis C, Backer CL. Pediatric cardiac surgery, 3rd. ST Louis: Mosby; 2003.
11. Medeiros Sobrinho JF, Fontes VF, Pontes Jr SC. Cardiopatias congênitas. São Paulo: Sarvier; 1990.
12. Wilcox BR, Anderson RH. Surgical anatomy of the heart, 2rd ed. London: Gower; 1992.
13. Gersony WM, Hayes CJ, Driscoll DJ, Keane JF, Kidd L, O'Fallon WM, et al. Bacterial endocarditis in patients with aortic stenosis, pulmonary stenosis, or ventricular septal defect. Circulation. 1993;87:I121-6.
14. Vickers CW, Kincaid OW, DuShane JW, Kirklin JW. Ventricular septal defect and severe pulmonary hypertension: radiologic considerations in selection of patients for surgery. Radiology. 1960;75:69-79.
15. Rao PS. History of atrial septal occlusion devices. In: Rao PS, Kern MJ, eds. Catheter based devices for treatment of noncoronary cardiovascular disease in adults and children. Philadelphia: Lippincott, Williams & Wilkins; 2003. pp 1-9.
16. Mary S. Minette, David J. Sahn Congenital heart disease for the adult cardiologist. Ventricular septal defects. Circulation. 2006; 114:2190-7.
17. Da Silva LF, da Silva JP, Turquetto ALR, et al. Horizontal right axillary minithoracotomy: aesthetic and effective option for atrial and ventricu-

lar septal defect repair in infants and toddlers. Rev Bras Cir Cardiovasc. 2014;29(2):123-30.
18. Al-Hay AAA, MacNeill SJ, Yacoub M, Shore DF, Shinebourne EA. Complete atrioventricular septal defect, Down syndrome, and surgical outcome: risk factors. Ann Thorac Surg. 2003;75:412-21.
19. Hanley F., Fenton KN, Jonas RA, et al. Surgical repair of complete atrioventricular canal defects in infancy. Twenty year trends. J Thorac Cardiovasc Surg. 1993;106:387-97.
20. Lange R, Guenther T, Busch R, Hess J, Schreiber C. The presence of Down syndrome is not a risk factor in complete atrioventricular septal defect repair. J Thorac Cardiovasc Surg. 2007;134:304-10.
21. Wahl A, Meier B. Technology and guidelines. Patent foramen ovale and ventricular septal defect closure. Heart 2009;95:70-82.
22. Atik, Edmar. Ebstein's Anomaly. Arq Bras Cardiol. 2011;97(5):363-4.
23. Da Silva JP, Baumgratz JF, Fonseca L, et al. Anomalia de Ebstein. Resultados com a reconstrução cônica da valva tricúspide Arq Bras Cardiol. 2004;82(3):212-6.
24. Da Silva JP, Baumgratz JF, da Fonseca L, Franchi SM, Lopes LM, Tavares GM, et al. The cone reconstruction of the tricuspid valve inEbstein's anomaly. The operation: early and midterm results. J Thorac Cardiovasc Surg. 2007;133(1):215-23.
25. Da Silva JP, da Fonseca da SilvaL, Moreira LF, Lopes LM, Franchi SM, Lianza AC, et al. Cone reconstruction in Ebstein's anomaly repair: early and long term results. Arq Bras Cardiol. 2011;97(3):199-208.
26. Lange R, Burri M, Eschenbach LK, Badiu CC, da Silva JP, Nagdyman N, et al. Da Silva's cone repair for Ebstein's anomaly: effect on right ventricular size and function. Eur J Cardiothorac Surg. 2014. pii: ezu472.
27. Kaiser, LR, Kron LI, Spray TL. Mastery of cardiothoracic surgery. 2. ed. Philadelphia: Lippincott Willians & Wilkins; 2007.
28. Croti UA, et al. Cardiologia e cirurgia cardiovascular pediátrica. São Paulo: Roca; 2008.
29. Norwood WI, Lang P, Hansen DD. Physiologic repair of aortic atresia: hypoplastic left heart syndrome. N Eng J Med. 1983;308(1):23-6.
30. Gibbs JL, Wren C, Watterson KG, Hunter S, Hamilton JR. Stenting of the arterial duct combined with banding of the pulmonary arteries and atrial septectomy or septostomy: a new approach to palliation for the hypoplastic left heart syndrome. Br Heart J. 1993;69(6):551-5.
31. Sano S, Ishino K, Kawada M, Arai S, Kasahara S, Asai T, et al. Right ventricle pulmonary artery shunt in first-stage palliation of hypoplastic left heart syndrome. J Thorac Cardiovasc Surgery. 2003;126(2):504-9.
32. Ebaid M, Atik E, Miura N, Afiune JY. Cardiologia em pediatria: temas fundamentais. São Paulo: Roca; 2000.
33. Jatene AD, Fontes VF, Paulista PP, Souza LCB, Neger F, Galantier M, et al. Anatomic correction of transposition of de great vessels. J Thorac Cardiovasc Surg. 1976;72:364.
34. Daliento L, Rizzoli G, Menti L, Baratella MC, Turrini P, Nava A, et al. Accuracy of electrocardiographic and echocardiographic indices in predicting life threatening ventricular arrhythmias in patients operated for Tetralogy of Fallot. Heart 1999;81(6):650-5.
35. Barbero-Marcial M, Atik E, Baucia JA, Pradel HOV, Macruz R, Jatene A. Reconstruction of steriotic or noncongenital pulmonary arteries simultaneously with a Blalock-Taussing shunt. Thorac Cardiovasc Surg. 1988;95:82-9.
36. Van Praagh R, Van Praagh S. The anatomy of common aortic pulmonary trunk (truncus arteriosus communis) and its embryologic implications. Am J Cardiol. 1965;16:406.
37. Barbero-Marcial M, Riso A, Lopes AAB, et al. Correction of pulmonary atresia with ventricular septal defect in the absence of the pulmonary trunk and the central pulmonary arteries. (So called truncus type IV). J Torac Cardiovasc Surg 1987;94:911-4.
38. Faller K, Haworth SG, Taylor JFN, et al. Duplicate sources of pulmonary blood supply in pulmonary atresia with ventricular septal defect. Br Heart J. 1981;46:263-8.
39. Barbero-Marcial M, Jatene A. Surgical management of the anomalies of the pulmonary arteries in the Tetralogy of Fallot with pulmonary atresia. Seminars in Thorac and Cardiovasc. Surgery. 1990;2:93.
40. Griselli M, McGuirk SP, Winlaw DS, et al. The influence of pulmonary artery morphology on the results of operations for major aortopulmonary collateral arteries and complexcongenital heart defects. J Thorac Cardiovasc Surg. 2004;127:251-8.
41. De Leval S. Surgery for congenital heart defects. 3. ed. New Jersey: John Wiley & Sons; 2006.
42. Van Praagh R, Van Praagh S. The anatomy of common aortic pulmonary trunk (truncus arteriosus communis) and its embryologic implications. Am J Cardiol. 1965;16:406.
43. Barbero-Marcial M, Atik E, Jatene A. A technique for correction of' truncus arteriosus types 1 and 11 without ex tracardiac conduits. J Thorac Cardiovasc Surgery. 1990;99:364-9.
44. Kirklin, Barratt-Boyes. Cardiac surgery. 3. ed. Philadelphia: Churchill Livinstone; 2003.
45. Tanamati C. Estudo de 166 pacientes portadores de tronco arterial comum operados com a técnica de cerclagem do tronco pulmonar, correção com conduto extracardíaco valvulado e técnica de Barbero-Marcial/Carla Tanamati. São Paulo, 2009. Tese (livre-docência) Faculdade de Medicina da Universidade de São Paulo. Departamento de Cardio-Pneumologia. Disciplina de Cirurgia.
46. Castañeda AR, et al. Cardiac surgery of the neonate and infant. Philadelphia: WB Sauders; 1994.
47. Hornung TS, Derrick GP, Deanfield JE, Redington AN. Transposition complexes in the adult: a changing perspective. Cardiol Clin. 2002;20:405-20.
48. Warnes CA. Transposition of the great arteries. Circulation. 2006; 114;2699-709.
49. Gelatt M, Hamilton RM, McCrindle BW, Connelly M, Davis A, Harris L, et al. Arrhythmia and mortality after the Mustard procedure: a 30-year single-center experience. J Am Coll Cardiol. 1997;29:194-201.
50. Quaegebeur JM, Rohmer J, Ottenkamp J, Tuis T, Kirklin JV. Black-stone EM, et al. The arterial switch operation. An eight year experience. J Thorac Cardiovasc Surg. 1986;92:361.
51. Jatene MB, Jatene IB, Oliveira PM, Moysés RA, Souza LC, Fontes V, et al. Prevalence and surgical approach of supravalvular pulmonary stenosis after Jatene operation for transposition of great arteries. Arq Bras Cardiol. 2008;91(1):17-24.

Capítulo 6

Avaliação funcional da criança e do adulto com cardiopatia congênita

Carlos Alberto C. Hossri
Flávia Bernardes Morais

PONTOS-CHAVE

- A avaliação funcional nas crianças e adultos portadores de cardiopatia congênita é de grande importância, auxiliando no diagnóstico, no prognóstico, na determinação do tempo adequado para intervenção e reintervenção, e na orientação e liberação para prática de atividade física.
- Muitas são as variáveis analisadas pelo teste ergométrico e pelo teste cardiopulmonar, desde a presença de sintomas, análise do comportamento hemodinâmico, presença de distúrbios do ritmo, consumo máximo de oxigênio (VO_2 máx), eficiência ventilatória através VE/ VCO_2 *slope*, OUE (*oxygen uptake efficiency*) e suas variáveis OUES, OUES/kg, OUES/BSA e OUEP, análise da curva de pulso de oxigênio, entre outros; tendo boa correlação com morbidade e mortalidade. Outro método para avaliação é o teste incremental de caminhada de 6 minutos, exame de baixo custo que permite avaliar a distância percorrida, reserva cronotrópica e saturação de oxigênio ao final do esforço.
- A prescrição e o incentivo à prática de atividade física nesse grupo são de grande importância, uma vez que a chance de doença cardíaca adquirida está relacionada à obesidade e ao sedentarismo.
- Os pacientes que apresentam reparo completo da cardiopatia congênita e não apresentam "sequelas" não têm restrições à prática de atividade física.
- Para os pacientes que apresentam alterações residuais, sintomas, uso de anticoagulantes ou dispositivos, como marcapasso e cardiodesfibrilador implantado, há benefício da realização de exercícios em intensidade de leve a moderada, mesmo em pacientes com cardiopatias complexas.

Introdução

A utilização do teste ergométrico convencional (TE) e do teste cardiopulmonar (TCP) é uma ferramenta de grande valor na avaliação funcional das cardiopatias congênitas em crianças e adultos. Esses métodos auxiliam no diagnóstico, no prognóstico, na avaliação evolutiva do quadro por meio de testes seriados auxiliando na determinação do tempo ideal de intervenção e reintervenção; assim como na prescrição individualizada de atividade física para essa população. Essa última tem como objetivo além da melhora da qualidade de vida, a prevenção de doenças cardíacas adquiridas como a doença arterial coronariana, que tem como um de seus principais fatores de risco o sedentarismo. O sedentarismo é uma epidemia mundial que compromete 60 a 70% da população; e está associado a 2 milhões de mortes ao ano, segundo dados da Organização Mundial da Saúde (OMS).

Muitas são as variáveis analisadas por esses métodos, desde a presença de sintomas, análise do comportamento hemodinâmico, presença de distúrbios do ritmo, e mesmo outras variáveis contempladas pelo TCP, como avaliação objetiva da capacidade de exercício através do consumo máximo de oxigênio (VO_2 máx), eficiência ventilatória através de VE/ VCO_2 *slope*, OUE (*oxygen uptake efficiency*) e suas variáveis OUES, OUES/kg, OUES/BSA (BSA = *body surface area*) e OUEP, análise da curva de pulso de oxigênio, entre outros; tendo boa correlação com morbidade e mortalidade.

Os testes ergométrico e cardiopulmonar podem ser realizados em esteira, em cicloergômetro (bicicleta) ou em ergômetro de braço, este último o menos difundido e utilizado em casos específicos. O tipo de ergômetro escolhido deve levar em consideração a melhor adaptação do paciente ao mesmo, que deve ser avaliado e recomendado pelo seu médico assistente. A esteira, por utilizar um maior número de grupamentos musculares, é o preferido em relação ao cicloergômetro, uma vez que este último requer de forma mais intensa a musculatura de membros inferiores (principalmente a do quadríceps), levando a fadiga muscular precoce e raramente sendo recomendado para crianças de menor idade, salvo em casos específicos.[1] O tempo total de exercício deve ser em torno de 8 a 12 minutos, nos protocolos contínuos e incrementais. Os protocolos podem ser escalonados ou em rampa. Os protocolos escalonados, nos quais há aumento da carga de esforço em intervalos pré estabelecidos, foram desenhados previamente para avaliação de doença coronariana aterosclerótica, não sendo a melhor opção para avaliação funcional em portadores de cardiopatia congênita.[2] Nos protocolos em rampa o aumento da carga ocorre de forma contínua por meio do aumento da velocidade e da inclinação da esteira, sendo melhor para avaliação da capacidade funcional, dos limiares metabólicos e da resposta ventilatória, sendo o tipo de protocolo elegível para realização de TCP e TE neste grupo.

Outro método para avaliação é o teste incremental de caminhada de 6 minutos (TICM6), exame de baixo custo que permite avaliar a distância percorrida, reserva cronotrópica e saturação de oxigênio ao final do esforço.

Indicações e contraindicações

Nos portadores de cardiopatia congênita, além da avaliação da capacidade funcional, o TE e o TCP estão indicados para a avaliação de sintomas ou sinais específicos que podem ser desencadeados ou agravados pelo esforço, identificação de respostas hemodinâmicas adaptativas inadequadas ao esforço, avaliação do comportamento de arritmias, avaliação da terapêutica clínica e/ou cirúrgica, avaliação prognóstica, prescrição de atividade física e liberação para determinadas modalidades esportivas[3] (Quadro 1).

QUADRO 1 Indicações para realização de teste ergométrico convencional e teste cardiopulmonar em portadores de cardiopatia congênita

Avaliação de capacidade funcional
Sinais e sintomas específicos desencadeados ou agravados pelo esforço
Resposta hemodinâmica adaptativa inadequada ao esforço
Avaliação do comportamento das arritmias
Avaliação da resposta a terapêutica utilizada
Avaliação prognóstica
Prescrição de atividade física e liberação para certas modalidades esportivas

Os testes funcionais podem ser realizados na maioria dos indivíduos portadores de cardiopatia congênita. No entanto, deve-se respeitar as situações que contra indiquem a realização deste tipo de exame[3] (Quadro 2). Nos casos de estenose valvar moderada e grave em indivíduos assintomáticos ou com sintomas atípicos, doença vascular pulmonar grave e insuficiência valvar grave, o exame deve ser realizado em ambiente hospitalar, visando a segurança do paciente, além do uso de protocolos atenuados. Nesses casos a indicação é individualizada, principalmente quando há discordância clínico-laboratorial, pois o objetivo do exame será auxiliar na decisão do momento apropriado de intervenção. São patologias que se beneficiam da realização de imagem associada como o ecocardiograma sob estresse físico, pois este possibilita a análise e a repercussão do esforço sobre o gradiente valvar, contratilidade miocárdica e função ventricular.[3]

Os critérios para interrupção da prova nesse grupo populacional são os preconizados na III Diretriz da Sociedade Brasileira de Cardiologia para Teste Ergométrico,[3] nos quais deve-se ressaltar a presença de sintomas desencadeados pelo esforço, como lipotimia, síncope ou sintomas de baixo débito, arritmias ventriculares complexas, queda patológica da pressão arterial e bloqueio intracardíaco desencadeado pelo esforço.

QUADRO 2 Contraindicações para realização de teste ergométrico convencional e teste cardiopulmonar em portadores de cardiopatia congênita

Doenças cardíacas inflamatórias agudas (p. ex., pericardite, miocardite, doença reumática aguda, doença de Kawasaki na fase aguda, entre outras)
Insuficiência cardíaca descompensada
Tromboembolismo pulmonar agudo
Enfermidade aguda, febril ou grave (p. ex. desordens hemorrágicas, doença renal aguda, hepatite aguda, doença pulmonar aguda)
Intoxicação medicamentosa
Distúrbios hidroeletrolíticos e metabólicos não corrigidos
Arritmia ventricular complexa, especialmente quando associada a doença cardíaca estrutural

Teste ergométrico

O teste ergométrico permite, além da identificação de alterações clínicas e eletrocardiográficas, contemplar a análise e a detecção de arritmias durante o esforço, a avaliação de outros parâmetros, como o comportamento hemodinâmico e a carga de esforço realizada, possibilitando avaliação funcional destes pacientes.

Comportamento clínico

Sintomas como tontura, síncope, cansaço aos esforços e dor torácica podem estar presentes nesta população, principalmente antes de procedimentos de intervenção e em patologias de maior repercussão hemodinâmica.

A avaliação de sintomas prévios, na tentativa de reproduzi-los na prova de esforço, é de grande valia, uma vez que pode-se observar ou não a correlação destes com outras variáveis analisadas no teste, como comportamento hemodinâmico inadequado (cronotropismo e inotropismo), concomitância com alteração do segmento ST (p. ex., portadores de origem anômala coronariana, *shunt* coronariano ou mesmo em pós-operatórios de cirurgias em que há manipulação de artérias coronárias), presença de arritmias desencadeadas pelo esforço ou alteração do padrão eletrocardiográfico durante esse esforço (p. ex., taquicardia catecolaminérgica, síndrome de Wolf-Parkinson-White, síndrome de Brugada, entre outros), podendo ter alteração morfológica associada ou não, e ainda outras variáveis quando acrescida a análise dos gases expirados pelo TCP, como o VO_2 máximo atingido, a eficiência ventilatória (VE/VCO_2 *slope*), pulso de oxigênio, podendo corroborar com sinais de disfunção ventricular bem como a OUE – eficiência da relação entre o consumo de oxigênio e a ventilação (*oxygen uptake efficiency*), por meio do seu *slope* (OUES) e da análise do seu *plateau* (OUEP), permitindo avaliar os graus de hipertensão pulmonar nessa população, além de análise objetiva da capacidade funcional pela análise de OUES/kg e OUES/BSA mesmo em exames submáximos. A oximetria de pulso deverá ser utilizada durante estas provas no intuito de averiguar a presença de distúrbio de troca gasosa por meio da queda na saturação oxi-hemoglobina durante o esforço nesse grupo populacional.

Comportamento hemodinâmico

O comportamento das reservas inotrópicas e cronotrópicas são dados importantes e objetivos que refletem a performance ventricular ao esforço e o aumento da resposta de sensibilidade do nó sinusal ao estímulo adrenérgico durante o esforço, respectivamente; e apresentam suas implicações em relação a morbidade e mortalidade.

Na avaliação da pressão arterial, o padrão ascendente da curva da pressão arterial sistólica (PAS) de acordo com o incremento das cargas é o esperado. No entanto, na população pediátrica, em decorrência de menor volume ventricular, sua curva pode guardar algumas particularidades.[4] Nesses casos, o comportamento inotrópico deve ser analisado individualmente, em conjunto com outros dados clínicos e outras variáveis do exame.

O comportamento cronotrópico apresenta-se com o aumento linear da frequência cardíaca (FC) durante a realização da prova e é um dos critérios de documentação de esforço máximo no TE, corroborando com outros dados para mesma finalidade no TCP. A avaliação desta reserva tem implicações prognósticas e diagnósticas, como em doença do nó sinusal associado a outras cardiopatias congênitas. A equação mais utilizada para sua avaliação é a fórmula de Karvonen (FC máx = 220 – idade), que tem boa aplicação para adultos. Na população pediátrica, os estudos mostram que as crianças não portadoras de cardiopatia atingem em torno de 95% da FC máxima estimada por esta fórmula e em um grupo de portadores de cardiopatias congênitas em status de pós-operatório a FC máxima atingida fica em torno de 69% do estimado, demonstrando comportamento deprimido neste grupo (Figura 1).[4]

Teste cardiopulmonar ou ergoespirométrico

No teste cardiopulmonar, além da avaliação dos dados contemplados pelo teste ergométrico, temos a análise dos gases expirados. Permite avaliação direta do consumo de oxigênio, sendo uma forma mais acurada para avaliar a capacidade funcional do que a análise do tempo de exame realizado, além de analisar outras variáveis como VE/CO_2 *slope*, pulso

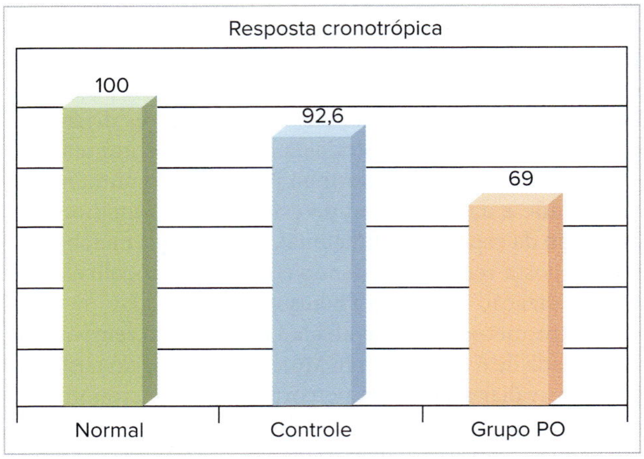

FIGURA 1

Representação gráfica da resposta cronotrópica em relação à frequência cardíaca predita (o déficit cronotrópico foi considerado significativo quando > 20%). Observa-se que mais de 30%, em média, dos portadores de cardiopatias congênitas apresentaram resposta cronotrópica deprimida.

de oxigênio, OUE, entre outras, que agregam valor substancial na avaliação funcional deste grupo de pacientes.[2,4] Na Figura 2, observa-se exemplo de criança no pós-operatório tardio de cardiopatia congênita cianogênica (ventriculosseptoplastia), sendo submetida ao teste cardiopulmonar.

Capacidade aeróbica (VO_2 máximo)

A capacidade aeróbica é o volume máximo de oxigênio consumido pelo organismo durante uma prova de esforço. Ela pode ser aferida diretamente através do TCP e estimada por meio do TE. A clássica equação de Fick é formada por

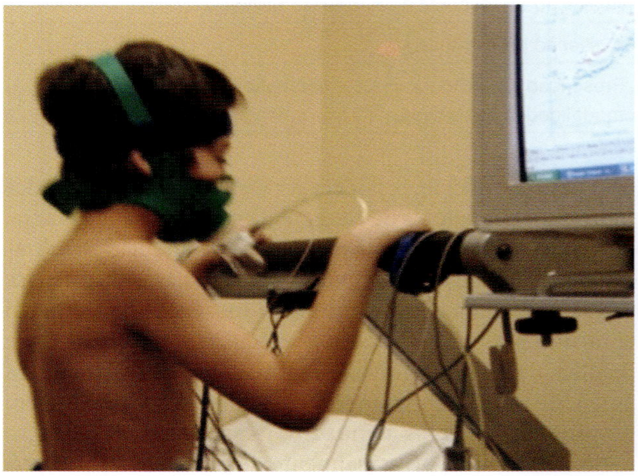

FIGURA 2

Criança no pós-operatório tardio de cardiopatia acianogênica (ventriculosseptoplastia), em avaliação ergoespiroméricа para liberação de prática de atividades recreativas.

componentes fisiológicos que influenciam na determinação do VO_2.[5]

$$VO_2 = FC \times \text{Volume sistólico} \times \text{Diferença arteriovenosa de } O_2$$

Desta forma, é um bom marcador prognóstico e de evolução da doença em avaliações seriadas. A diferença arteriovenosa apresenta influência de fatores periféricos como densidade de mitocôndrias, atividade enzimática aeróbica, concentração de hemoglobina e densidade capilar da musculatura periférica.

A capacidade aeróbica também pode ser aferida pela quantidade de MET (unidades metabólicas) consumidas durante a realização de um esforço máximo. Sendo assim, 1 MET equivale ao consumo de oxigênio de 3,5 $mL.(kg.min)^{-1}$. Hossri e colaboradores demonstraram em estudo prévio menor capacidade aeróbica nos pacientes do grupo de cardiopatas quando comparados ao grupo-controle[4] (Figura 3).

Em outro estudo, Diller et al. avaliaram 335 pacientes, com idade de 33 ± 13 anos por meio de TCP, utilizando grupo controle de insuficiência cardíaca não congênita e pacientes saudáveis. Os portadores de cardiopatia congênita apresentaram VO_2 pico significativamente inferior ao grupo controle de saudáveis e mesmo nos cardiopatas assintomáticos o VO_2 pico foi 42% menor. Neste estudo, também foi observada relação inversamente proporcional do VO_2 pico com o número de internações e mortalidade.[6]

Estudo realizado por Kempny et al. demonstrou a limitação de diversas cardiopatias congênitas em idade adulta e as correlacionou com a capacidade de exercício, tanto para o lazer quanto para prescrição do treinamento físico e na orientação das atividades profissionais.[7]

Eficiência ventilatória (VE/VCO_2 *slope*)

O VE/VCO_2 *slope* representa a inclinação (*slope*) da regressão linear da relação entre a ventilação e o gás carbônico produzido. Valores elevados desta variável (maior que 35) estão associados a casos de insuficiência cardíaca com pior prognóstico, apresentando poder discriminatório melhor que o VO_2 máximo atingido ou VO_2 pico.[8] Nos casos de hipertensão pulmonar observam-se valores altos dessa variável. No estudo de Buys et al., 331 adultos portadores de coarctação da aorta, tetralogia de Fallot (T4F), ventrículo único ou transposição das grandes artérias foram submetidos a TCP até a exaustão. O VO_2 pico foi significativamente menor nos portadores de cardiopatia de maior complexidade. O VE/VCO_2 *slope* mais alto foi associado aos casos de hipertensão pulmonar, disfunção ventricular direita e baixa capacidade ao exercício, mas pouco correlacionado com o VO_2 pico. Os autores deste estudo concluem que esta variável tem grande valor prognóstico, porém não é apropriada para avaliação da capacidade ao exercício.[9]

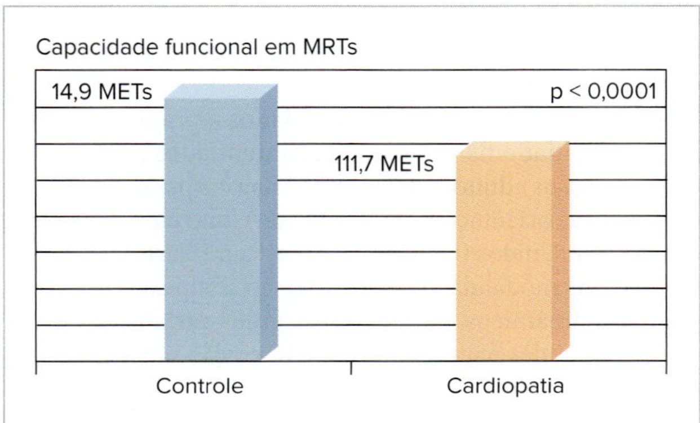

FIGURA 3

Resposta em equivalentes metabólicos (MET) da capacidade funcional de crianças e adolescentes normais e no pós-operatório tardio de cardiopatias congênitas.

Sua importância como fator preditivo de mortalidade foi demonstrada por Dimopoulos et al. em estudo de 560 adultos congênitos com diagnósticos diversos, submetidos a TCP. O VE/VCO_2 *slope* desses pacientes foi mais alto que nos grupos controles, e 73% mais alto nos congênitos cianóticos, de forma mais expressiva nos portadores de síndrome de Eisenmenger (71,2 ± 24,6). A presença de cianose foi o maior preditor de aumento do VE/VCO_2 *slope* mesmo nos pacientes sem hipertensão pulmonar. O VE/VCO_2 *slope* foi considerado um preditor univariado de mortalidade no grupo não cianótico e o único preditor independente de mortalidade dentre outros parâmetros do exercício em análise multivariada. No grupo de pacientes cianóticos, nenhuma variável foi discriminatória para avaliação de mortalidade.[10]

Pulso de oxigênio (VO_2/FC)

O pulso de oxigênio reflete o consumo de oxigênio a cada batimento cardíaco e representa, em última análise, o volume sistólico do ventrículo esquerdo, que deve apresentar aumento linear durante o exercício. Desta forma, sua curva em platô ou queda infere sinal de provável disfunção ventricular durante o esforço e deve ser analisada de forma individualizada associada a outros dados do exame e ao quadro clínico nesse grupo de pacientes.[11]

OUES (*oxygen uptake efficiency slope*) e OUEP (*oxygen uptake efficiency plateau*)

A eficiência de utilização de oxigênio (OUE) pode ser avaliada por esta variável através de outras variáveis derivadas desta, o OUES (*oxygen uptake efficiency slope*), sua indexação pelo peso – OUES/kg e/ou pela área de superfície corpórea – OUES/BSA, e o OUEP (*oxygen uptake efficiency plateau*).

O OUES representa a inclinação (*slope*) da regressão linear da relação entre o consumo de oxigênio (VO_2) e a ventilação (VE), sendo a VE transformada para uma escala linear logarítmica.[12] Observa-se declínio desta variável nos pacientes portadores de insuficiência cardíaca e hipertensão pulmonar,[13] não sendo necessário exame máximo até a exaustão para avaliação de capacidade funcional através dessa variável.

No entanto, a OUES é consideravelmente dependente de variáveis antropométricas. Dessa forma, Hossri et al.[14] avaliaram 676 crianças e adolescentes, entre 4 e 21 anos de idade,

305 hígidas e 371 cardiopatas para determinar os valores de referência dessa variável quando indexados por peso (OUES/kg) e por área de superfície corpórea (OUES/BSA). O valor de referência de OUES/kg é de 34,63 (77% sensibilidade e 83% especificidade, $p < 0,05$) e para o OUES/BSA é de 1.151 (79% sensibilidade e 79% de especificidade). Esta é uma ferramenta de grande importância para diferenciar capacidade funcional normal ou anormal em crianças e adolescentes, com ou sem cardiopatia congênita, mesmo que em exames de nível submáximo.

Estudos recentes têm avaliado outra variável, o OUEP (*oxygen uptake efficiency plateau*), que se refere a OUE plotado contra o tempo de exercício realizado. Esta variável pode ser analisada em testes submáximos e também em pacientes com padrão ventilatório errático, sem prejuízo do seu valor. Tan et al. avaliaram 32 pacientes com hipertensão pulmonar e observaram redução tanto da OUES quanto do OUEP nesses pacientes quando comparados com grupo-controle. No entanto, a variável OUEP foi melhor tanto em relação a reprodutibilidade quanto a fator preditor de eventos futuros, além de apresentar menor coeficiente de variação (20,9% *vs.* 34,3%, $p < 0,0001$) quando comparado a OUES.[15] Outro estudo, de Sun et al., além de confirmar os achados quanto ao OUEP, demonstra que esta variável apresenta potencial para distinguir graus variados de disfunção, apresentando boa correlação com a Classificação da New York Heart Association (NYHA) e também em relação ao prognóstico, morbidade e mortalidade, tanto em pacientes com disfunção ventricular esquerda quanto com disfunção ventricular direita. Desta forma, esses dados apresentam implicações positivas na avaliação dos casos que cursam com insuficiência cardíaca e/ou hipertensão pulmonar.[16,17] Na Figura 4, observa-se exemplo de adulto portador de cardiopatia congênita cianogênica que evolui para síndrome de Eisenmenger.

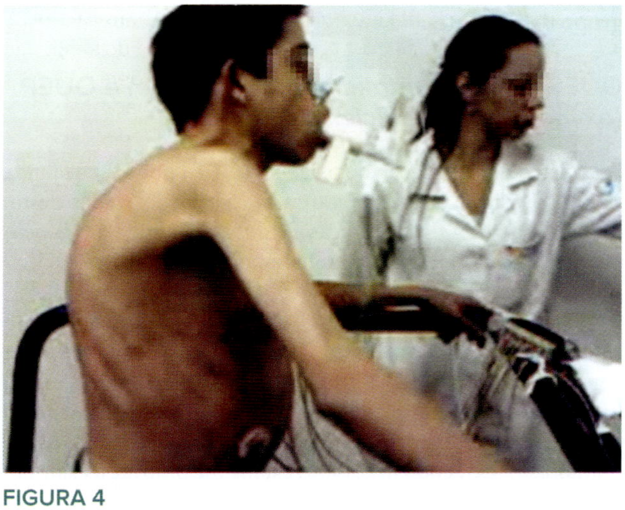

FIGURA 4

Adulto jovem com síndrome de Eisenmenger durante avaliação ergoespirométrica para mensuração da capacidade funcional e correlação com possível atividade física.

Teste incremental de caminhada de 6 minutos (TIC6M)

Lanza et al.[33] validaram o TICM6 para população de crianças e adolescentes entre 6 a 18 anos, através de uma equação preditora que tem como variáveis o sexo, a idade e o índice de massa corporal (IMC). Dessa forma, além da variável da distância percorrida, a reserva cronotrópica frente ao esforço e o comportamento da saturação de oxigênio também podem ser avaliados. Esse exame é de baixo custo pois não requer equipamento sofisticado para sua realização e permite a avaliação destas variáveis de implicação prognóstica.

TICM6 pred = 845.559 + (sexo * 193.265)+ (idade * 47.850) – (IMC * 26.179)

Orientação para atividade física

Nos tempos atuais o sedentarismo é uma epidemia, responsável pela crescente morbidade e mortalidade decorrentes de doenças cardiovasculares. As doenças cardíacas adquiridas, como a doença arterial coronariana, tem apresentado aumento da sua incidência na população de cardiopatas congênitos, e isso se deve a dois fatores primordiais: a maior expectativa de vida pelas melhorias das técnicas cirúrgicas e sedentarismo secundário ao estigma da cardiopatia congênita (levando a maior restrição da atividade física), em decorrência principalmente da insegurança dos familiares e pacientes, que acreditam na antiga e pragmática ideologia que a atividade física seria deletéria a esse grupo.[18,19]

A atividade física diária tem mostrado seus benefícios em relação ao combate a obesidade e doenças cardiovasculares, que apresentam maior prevalência em portadores de cardiopatias congênitas quando comparado à população geral.[20,21] Vários estudos têm demonstrado que a prática de atividade física regular leva a melhora da capacidade aeróbica e da função cardiovascular, mesmo em portadores de cardiopatias congênitas complexas, sem apresentar efeitos adversos significativos.[22-26] Desta forma, o desafio dos profissionais que acompanham estes pacientes está na prescrição e liberação individual adequada, para que os riscos de restrição inadequada sejam minimizados.[27]

Os pacientes devem ser encorajados a praticar regularmente atividade física, sendo recomendados 30 minutos diários para os adultos e 60 minutos diários para as crianças, conforme as orientações do Centro de Controle de Doenças dos Estados Unidos (CDC) e da American Heart Association (AHA).[28] As modalidades esportivas são compostas por componentes dinâmicos e estáticos em graus variados e devem ser consideradas para orientação e liberação desse grupo de pacientes (Quadro 3).[29]

As orientações quanto a intensidade e modalidade devem ser individualizadas e cabe ao médico assistente orientar o paciente e seus familiares, expondo os benefícios e riscos da não prática ou prática inadequada nos casos que cabem restrições. Conforme a American Heart Association (AHA) e a European

QUADRO 3 Classificação dos esportes (Diretriz em Cardiologia do Esporte e do Exercício da Sociedade Brasileira de Cardiologia e Sociedade Brasileira de Medicina do Esporte)

	Dinâmica baixa	Dinâmica moderada	Dinâmica alta
Estática baixa	Boliche, golfe, tiro ao alvo	Esgrima, tênis de mesa, tênis (duplas), voleibol	Corrida (maratona), marcha atlética, *squash*
Estática moderada	Automobilismo, mergulho, equitação, motociclismo, ginástica, judô/ caratê, vela, arco e flecha	Salto atlético, patinação, lacrosse, corrida (arrancada)	Futebol, basquete, corrida (pista), natação, tênis (individual)
Estática alta	Alpinismo, levantamento de peso, windsurf, esqui aquático, arremesso de peso	Luta livre, fisiculturismo, esqui na neve (montanha), *body boarding*	Boxe, canoagem, remo, ciclismo, triatlo

Association for Cardiovascular Prevention and Rehabilitation (EACPR),[28,30] as recomendações são as seguintes: para defeitos corrigidos com sucesso e que não apresentam "sequelas" residuais (p. ex., sem disfunção ventricular, pressão normal da artéria pulmonar, sem dilatação aórtica e sem arritmias), os objetivos e as orientações para prática de atividade física diária são os mesmos da população geral; para os pacientes que apresentam disfunção ventricular, obstrução da via de saída do ventrículo direito ou esquerdo, dilatação da aorta, hipertensão pulmonar (hipoxemia), arritmias, síncope, em uso de anticoagulantes, portadores de marca-passo (MP) e/ou cardiodesfibrilador implantado (CDI), os objetivos e as restrições devem ser orientados com clareza e serão expostos a seguir.

Nos portadores de disfunção ventricular, obstrução da via de saída do ventrículo direito ou esquerdo e dilatação da aorta, a intensidade do exercício deve ser de leve a moderada, ou seja, intensidade que permite conversar de forma confortável. As modalidades recomendadas são as que guardam participação de componentes estáticos e dinâmicos de baixa a moderada intensidade (Quadro 3). Tanto a modalidade quanto a intensidade recomendada dependem da magnitude da condição cardiovascular que recomenda esta restrição. Pacientes com acometimento de maior gravidade devem ser orientados a práticas nos graus leves, pois apresentam benefícios comprovados em relação ao sedentarismo. Este grupo em especial beneficia-se da prática de atividade física supervisionada. Esportes competitivos devem ser evitados.[28]

Em pacientes que apresentam hipoxemia, a avaliação por meio de TE ou TCP associado a monitoração da oximetria auxiliará na determinação da intensidade do exercício.[28]

Nos pacientes que apresentam arritmias, as atividades físicas diárias devem ser de baixa intensidade, principalmente no que se refere ao componente estático[28] (Quadro 3).

Os pacientes com quadros de síncope devem evitar as atividades que ponham em risco eles próprios e outras pessoas (p. ex., mergulho, montanhismo, equitação, automobilismo, ginástica olímpica, entre outros).[28]

Os pacientes que fazem uso de anticoagulantes devem evitar esportes de contato intencional e de alto impacto (p. ex., boxe, artes marciais, esqui *downhill*, futebol americano, hóquei, entre outros).[28]

Nos portadores de MP e/ou CDI, devem ser evitadas atividades com alta probabilidade de impacto direto sobre o dispositivo dentro do tórax. (p. ex., boxe, artes marciais, futebol americano, hóquei, entre outros).[28]

Durante as consultas, as recomendações quanto à prática de atividade física devem ser abordadas e orientadas conforme a evolução do quadro. Os dados obtidos no TE e/ou no TCP auxiliarão nesta prescrição, principalmente nos casos em que há restrições.

Nos pacientes que desejam se engajar em atividades físicas competitivas, a abordagem deve ser cautelosa e seguir as recomendações encontradas na 36ª Conferência de Bethesda, que contempla as diretrizes para participação de portadores de cardiopatias congênitas em esportes competitivos, pois neste cenário os treinamentos são intensos. As atividades devem ser supervisionadas com as orientações devidas para suas restrições e interrupção da atividade no surgimento de sintomas.

RESUMO

A avaliação funcional em crianças e adultos portadores de cardiopatia congênita é de grande importância, auxiliando no diagnóstico, no prognóstico, na determinação do tempo adequado para intervenção ou reintervenção, bem como na orientação e liberação para prática de atividade física. Esta última tem como objetivo melhora da capacidade funcional e combate ao sedentarismo, fator de risco de grande importância no desenvolvimento de doenças cardíacas adquiridas, como a doença arterial coronariana.

O teste ergométrico e o teste cardiopulmonar trazem informações de grande relevância na avaliação funcional desse grupo. Iniciando pela análise do comportamento clínico, avaliando a presença de sintomas desencadeados ou agravados pelo esforço, que podem estar ou não associados a alterações hemodinâmicas ou arrítmicas. Avaliação do comportamento hemodinâmico, que contempla a avaliação da pressão arterial ao longo do exercício (inotropismo) e da frequência cardíaca (cronotropismo). Nas crianças portadoras de cardiopatia congênita observa-se comportamento cronotrópico deprimido, no qual a frequência cardíaca atingida fica ao redor de 69% da frequência cardíaca máxima estimada, quando se utiliza a fórmula de Karvonen para seu cálculo. O comportamento de arritmias durante e após o esforço, sua associação com outros dados do exame também são importantes. A avaliação do consumo máximo de oxigênio (VO_2 máx) tem importante valor prognóstico e é de grande utilidade no acompanhamento seriado destes pacientes, sendo um dado mais fidedigno do que a avaliação do tempo de exame. O VE/VCO_2 ***slope***, que reflete a eficiência ventilatória, agrega valor prognóstico aos pacientes com insuficiência cardíaca superior ao VO_2 máximo, e da mesma forma aos portadores de hipertensão pulmonar, tem correlação com internações futuras e mortalidade. Outra variável é a OUE (*oxygen uptake efficiency*) avaliada por meio da OUES (*oxygen uptake efficiency*) e da OUEP (*oxygen uptake efficiency plateau*). Ambas apresentam implicação prognóstica nos pacientes com insuficiência cardíaca e hipertensão pulmonar; esta última pode ser avaliada em testes submáximos, em pacientes com padrão ventilatório errático e guarda certa correlação com a classificação da New York Heart Association para insuficiência cardíaca. A avaliação de capacidade funcional tem a descrição de padrões de normalidade para essa variável (OUES), em relação ao peso (OUES/kg) e à superfície corporal (OUES/ BSA), demonstrando-se dessa forma uma possibilidade de mensuração da capacidade funcional em crianças e adolescentes com e sem cardiopatia congênita mesmo em nível submáximo de exercício. Essa variável ergoespirométrica foi discutida recentemente em editorial por Agostoni et al.,[32] no qual descreveram que o estudo de Hossri et al. mostrou que as limitações cardiocirculatórias estão aumentadas em crianças e adolescentes com cardiopatia congênita, tanto em valores absolutos quanto normalizados para peso ou superfície corpórea e que essas informações são clinicamente relevantes e ajudam a compreender a restrição funcional nos pacientes com defeito cardíaco congênito.

O teste incremental de caminhada de 6 minutos é uma opção de baixo custo para avaliação de alguns dados que tem implicação prognóstica nessa população.

A prescrição e o incentivo à prática de atividade física nesse grupo são de grande importância, uma vez que a chance de doença cardíaca adquirida relacionada à obesidade está presente de forma relevante. Os pacientes que apresentam reparo completo da cardiopatia congênita e não apresentam "sequelas", não têm restrições à prática de atividade física. Para os pacientes que apresentam disfunção ventricular, obstrução da via de saída do ventrículo direito ou esquerdo, dilatação da aorta, hipertensão pulmonar (hipoxemia), arritmias, síncope, em uso de anticoagulantes, portadores de marcapasso (MP) e/ou cardiodesfibrilador implantado (CDI), os objetivos e restrições devem ser orientados com clareza e de forma individualizada, pois há benefício da realização de exercícios em intensidade de leve a moderada, mesmo em pacientes com cardiopatias complexas.

DESTAQUES DE INOVAÇÃO

- Estudos validando a utilização do Teste Incremental de Caminhada de 6 Minutos são de grande valia para avaliação prognóstica e indicação de exames mais complexos nessa população, devido ao seu baixo custo e facilidade de utilização em centros menores.
- O incremento da utilização de exames de imagem, como o ecocardiograma, associado ao TE e/ou TCP, pode trazer dados de grande valia, principalmente nas patologias que envolve obstrução da via de saída do ventrículo esquerdo e/ou direito.
- Novas variáveis com aplicação direcionada a população pediátrica, como o OUES/kg e OUES/BSA, trazem uma avaliação direcionada e de grande valor para prática clínica.

Referências bibliográficas

1. Krahenbul GS, Skinner JS, Kohrt WM. Developmental aspects of maximal aerobic power in children. Exerc Sport Sci Rev. 1985;13:503.
2. Braumgartner H, Bonhoeffer P, De Grott NMS e col. ESC Guidelines for the management of grow-up congenital heart disease. Eur Heart J. 2010;31:2915-57.
3. Meneghelo RS, Costa RVC, et al. III Diretrizes da Sociedade Brasileira de Cardiologia sobre Teste Ergométrico. Arq Bras Cardiol. 2010;93(3supl.3):1-26.
4. Hossri CAC. Principais aplicações do teste ergoespirométrico em crianças e adolescentes portadores de cardiopatias. Rev DERC/SBC. 2008;42:12-14.
5. Welsman JR, Armstrong N. The measurement and interpretation of aerobic fitness in children: current issues. J R Soc Med. 1996;89:281P.
6. Diller GP, Dimopoulos K, Okonko D, et al. Exercise intolerance in adult congenital heart disease: comparative severity, correlates and prognostic implication. Circulation. 2005;112(6):828-35.
7. Kempny A, et al. Reference values for exercise limitations among adult with congenital heart disease. Relation to activities of daily life-single centre experience and review of publish data. Eur Heart J. 2012;(32):1386-86.
8. Arena R, Myers J, Aslam SS, Varughese EB, Peberdy MA. Peak VO2 and VE/ VCO2 slope in patients with heart failure: a prognostic comparison. Am Heart J. 2004;147(2):354-60.
9. Buys R. Measures of exercise capacity in adults with congenital heart disea-se. Intern J Cardiol. 2011;153:26-30.
10. Dimopoulos K. Abnormal ventilatory response to exercise in adults with congenital heart disease relates to cyanosis and predicts survival. Circulation. 2006;113:2796-2802.
11. Belardinelli R, Lacalaprice F, Carle F, et al. Exercise-induced myocardial ischaemia detected by cardiopulmonary exercise testing. Eur Heart J. 2003; 24(14):1304-13.
12. Baba R, Nagashima M, Goto M, et al. Oxygen uptake efficiency slope: a new index of cardiorespiratory functional reserve derived from the relation between oxygen uptake and minute ventilation during incremental exercise. J Am Coll Cardiol. 1996;28:1567-72.
13. Hollenberg M, Tager IB. Oxygen uptake efficiency slope: an index of exercise performance and cardiopulmonary reserve requiring only submaximal exercise. J Am Coll Cardiol. 2000;36:194-201.
14. Hossri CA, Souza IPA, de Oliveira JS, Mastrocola LE. Assessment of oxygen-uptake efficiency slope in healthy children and children with heart

disease: Generation of appropriate reference values for the OUES variable. Eur J Prev Cardiol. 2019;26(2):177-84.
15. Tan X, Yang W, Guo J, et al. Usefulness of decrease in oxygen uptake effciency to identify gas exchange abnormality in patients with idiopathic pulmonary arterial hypertension. PLoS ONE 2014;9(6):e98889.
16. Sun XG, Hansen JE, Sringer WW. Oxygen uptake efficiency plateau: physiology and reference values. Eur J Appl Physiol. 2012;112:919-28.
17. Sun XG, Hansen JE, Sringer WW. Oxygen uptake efficiency plateau best predicts early death in heart failure. Chest. 2012;141:1284-94.
18. Gatzoulis MA, Webb GD. Adults with congenital heart disease: a growing population. In: Gatzoulis MA, Webb GD, Daubeney PE, editors. Diagnosis and management of adult congenital heart disease. Edinburgh: Churchill Livingston; 2003. p. 3-6.
19. Warnes CA, Liberthson R, Danielson Jr GK, et al. Taskforce I: the changing profile of congenital heart disease in adult life. J Am Coll Cardiol. 2001;37:11705.
20. Pinto NM, Marino BS, Wernovsky G, et al. Obesity is a common comorbity in children with congenital and acquired heart disease. Pediatrics 2007;120:e1157.
21. Pemberton VL, McCrindle BW, Barkin S, et al. Report of the National Heart, Lung and Blood Institute's Working Group on obesity and other cardiovascular risk factors in congenital heart disease. Circulation. 2010;121:1153.
22. Minamisawa S, Nakazawa M, Momma K, et al. Effect of aerobic training on exercise performance in patients after the Fontan operation. Am J Cardiol. 2001;88:695.
23. Bradley LM, Galioto FMJr, Vaccaro P, et al. Effect of intense aerobic training on exercise performance in children after surgical repair of tetralogy of Fallot or complete transposition of the great arteries. Am J Cardiol. 1985;56:816.
24. Opocher F, Varnier M, Sanders SP, et al. Effects of intense aerobic exercise training in children after the Fontan operation. Am J Cardiol. 2005;95:150.
25. Rhodes J, Curran TJ, Camil L, et al. Impact of cardiac rehabilitation on the exercise function of children with serious congenital heart disease. Pediatrics. 2005;116:1339.
26. Rhodes J, Curran TJ, Camil L, et al. Sustained effects of cardiac rehabilitation in children with serious congenital heart disease. Pediatrics. 2006;118:e586.
27. Dua JS, Cooper AR, Fox KR, et al. Physical activity levels in adults with congenital heart disease. Eur J Cardiovasc Prev Rehabil. 2007;14:287.
28. Longmuir PE, Brothers JA, de Ferranti SD, et al. Promotion of physical activity for children and adults with congenital heart disease: a scientific statement from the American Heart Association. Circulation. 2013;127:2147-59.
29. Ghorayeb N, Costa RVC, Castro I, et al. Diretriz em Cardiologia do Espor te e do Exercício da Sociedade Brasileira de Cardiologia e da Sociedade Brasileira de Medicina do Esporte. Arq Bras Cardiol. 2013;100(1Supl.2):1-41.
30. Budts W, Börjesson M, Chessa M, et al. Physical activity in adolescents and adults with congenital heart defects: individualized exercise prescription. Eur Heart J. 2013;34:3669-74.
31. Graham TPJr, Driscoll DJ, Gersony WM, et al. 36th Bethesda Conference: Task Force 2: congenital heart disease. J Am Coll Cardiol. 2005;45:1326-33.
32. Agostoni P, Gugliandolo P, Campodonico J. Inside OUES: fact or fiction? Eur J Preventive Cardiol. 2019;26(2):174-6.
33. Lanza FC, Zagatto EP, Silva JC, Carvalho LN, Reimberg MM, Dal Corso S. Reference Equation for the Incremental Shuttle Walk Test in Children and Adolescents. J Pediatrics. 2015;167(5):1057-61.

Capítulo 7

Cardiopatias congênitas mais frequentes no adulto

Nadja Arraes de Alencar Carneiro de França
Maria Aparecida de Almeida e Silva

PONTOS-CHAVE

- O estudo das cardiopatias congênitas no adulto constitui nova área na medicina cardiovascular.
- Trata-se de uma população heterogênea resultante do importante progresso científico, das últimas décadas em especial nas áreas de cirurgia cardiovascular e cateterismo intervencionista.
- Na atualidade, 85% das crianças com cardiopatias congênitas atingem a idade adulta.
- Esta população sofre mudanças constantes com crescimento do número de pacientes com cardiopatias complexas, resultando em desafios imensos e inesperados.
- São pacientes suscetíveis ao processo de envelhecimento e às doenças inerentes a cada faixa etária.
- Precisam estar inseridos no contexto de uma qualidade de vida saudável, mas com cautela e responsabilidade.

Introdução

Um imenso progresso no tratamento das cardiopatias congênitas tem ocorrido nos últimos anos, especialmente no que se refere às técnicas cirúrgicas, percutâneas e aos procedimentos híbridos. Soma-se a isso um refinamento no diagnóstico, com novas técnicas disponíveis, como a ecocardiografia tridimensional, a angiotomografia (TC) e a angiorressonância nuclear magnética (RM). O manuseio pós-operatório torna-se cada vez mais sofisticado com a disponibilidade de modernas unidades de terapia intensiva (UTI), dispositivos de assistência circulatória e profissionais extremamente qualificados.

Admite-se que 0,8% dos nascidos vivos são portadores de cardiopatia, forma mais comum de doença congênita, e estima-se que, na atualidade, aproximadamente 90% dessas crianças tenham sua história natural modificada e sobrevivam até a idade adulta, com o número de pacientes portadores de cardiopatias complexas tratados cada vez maiores.[1,2,3]

São pacientes suscetíveis às doenças comuns da faixa etária, como a doença aterosclerótica e, em especial, a doença arterial coronária (DAC), com seus fatores de risco. Precisam estar inseridos no contexto de uma qualidade de vida saudável, mas com muita cautela e responsabilidade, o que implica conhecimento profundo de nuances complexas das inúmeras patologias envolvidas.

Atenção especial deve ser dada aos aspectos psicológicos dessa população, formada em grande parte por pessoas extremamente sofridas e com história de vida repleta de incertezas.

Grupos de pacientes

Os adultos com cardiopatias congênitas podem ser separados em dois grandes grupos (Figura 1): os que sobreviveram sem intervenções e os que foram abordados.[4]

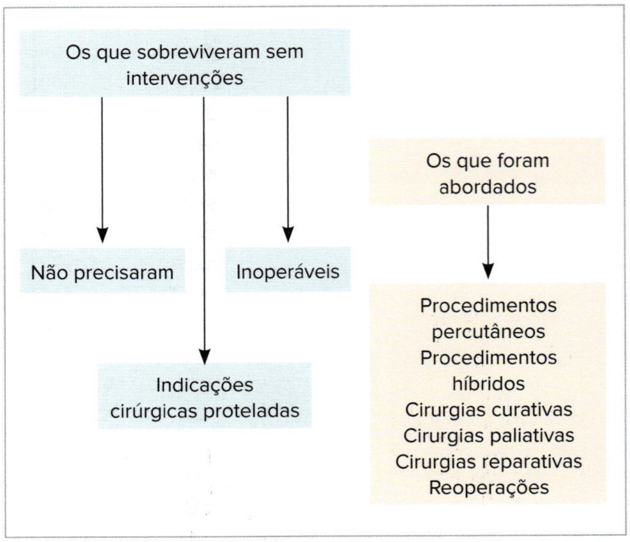

FIGURA 1
Adultos com cardiopatias congênitas – grupos de pacientes.

TABELA 1 Indicações de fechamento das comunicações interatriais (CIA)

Transcateter ou cirurgia Adultos com CIA isolada, *ostium secundum*, sintomáticos, com aumento das câmaras direitas e nítido *shunt* E-D, Qp/Qs ≥ 1,5:1 sem cianose em repouso ou ao exercício, pressão sistólica na artéria pulmonar < 50% da sistêmica e resistência vascular pulmonar < 1/3 da sistêmica Fechamento percutâneo é o procedimento de escolha quando há anatomia favorável	I	B
Cirurgia Adultos com CIA *ostium primum*, *sinus venosus* e seio coronário causando prejuízo à capacidade funcional, aumento das câmaras direitas e nítido *shunt* E-D, Qp/Qs ≥ 1,5:1 sem cianose em repouso ou ao exercício, pressão sistólica na artéria pulmonar < 50% da sistêmica e resistência vascular pulmonar < 1/3 da sistêmica	I	B
Transcateter ou cirurgia Adultos com CIA isolada, *ostium secundum*, assintomáticos, aumento das câmaras direitas e nítido *shunt* E-D, Qp/Qs ≥ 1,5:1 sem cianose em repouso ou ao exercício, pressão sistólica na artéria pulmonar < 50% da sistêmica e resistência vascular pulmonar < 1/3 da sistêmica Fechamento percutâneo é o procedimento de escolha quando há anatomia favorável	IIa	C
Embolia paradoxal (independentemente do tamanho do defeito)	IIa	C
Transcateter ou cirurgia Evidência de nítido *shunt* E-D, com Qp: Qs >1,5 :1. Resistência vascular pulmonar ≥ 1/3 da sistêmica. Pressão de artéria pulmonar > 50% da sistêmica – individualizar indicação de CIA de escape	IIb	B
Fechamento da CIA não deve ser feito em pacientes com pressão sistólica da artéria pulmonar > 2/3 da sistêmica e resistência vascular pulmonar maior do que 2/3 da sistêmica e/ou nítido *shunt* D-E	III	C

Principais patologias

Neste capítulo, relacionaremos os aspectos principais, com ênfase no manuseio das doenças mais frequentes nessa faixa etária. Inúmeras são as patologias, suas variantes e as possibilidades terapêuticas.

Comunicações interatriais

As comunicações interatriais (CIA) são classificadas de acordo com sua localização no septo interatrial: *ostium secundum* - na região da fossa oval, em 70% dos casos; seio venoso superior (associação com drenagem anômala parcial de veias pulmonares); seio venoso inferior; seio coronário e *ostium primum* (que faz parte dos defeitos do septo atrioventricular).

Aproximadamente 40% das cardiopatias congênitas acianogênicas diagnosticadas na idade adulta são CIA, diante da sutileza dos achados ao exame clínico. O diagnóstico é comumente suspeitado durante a realização de uma avaliação cardiológica de rotina. Após a quarta década, os sintomas começam a surgir, sendo comum o aparecimento de arritmias supraventriculares e em especial a fibrilação atrial, que está presente em 55% dos pacientes com mais de 40 anos e 65% com mais de 60 anos. É relevante destacar a importância da ecocardiografia transesofágica no diagnóstico.

Pacientes com CIA podem evoluir com hipertensão arterial pulmonar, por hiperfluxo pulmonar, sendo raro o desenvolvimento de hiper-resistência pulmonar e, nestes casos, fica indicado estudo hemodinâmico da circulação pulmonar com cálculos de pressões, fluxos e resistências e se necessário avaliação de resposta ao óxido nítrico e análise morfométrica. Em casos duvidosos e bem individualizados é indicada uma CIA de escape.

Na Tabela 1 estão enumeradas as indicações de fechamento das CIA.[3]

Adultos com idade inferior a 25 anos têm um bom prognóstico e sobrevida semelhante à da população geral, embora a indicação de fechamento dos defeitos com repercussão deva ser feita na infância. A correção acima dos 30 anos implica uma sobrevida discretamente menor e acima dos 60 anos há controvérsias quanto aos benefícios em termos de sobrevida, mas fica evidente a melhora da qualidade de vida.[4,5] Pacientes com *flutter* ou fibrilação atrial devem realizar ablação concomitante.

Comunicações interventriculares

As comunicações interventriculares (CIV) são habitualmente diagnosticadas na infância e tratadas, se necessário, salientando-se a possibilidade de fechamento espontâneo.

Os casos que chegam à idade adulta podem ser subdivididos e manuseados de acordo com a Tabela 2 e 3.

TABELA 2 Manuseio das comunicações interventriculares

Defeitos com indicação cirúrgica
Defeitos pequenos com antecedente de EI, desenvolvimento de obstrução na via de saída do ventrículo direito ou prolapso de válvula aórtica
Defeitos com repercussão, mas sem hipertensão arterial pulmonar (HAP) (sem hiper-resistência)

TABELA 3 Defeitos com indicação para acompanhamento clínico

Defeitos pequenos, sem repercussão
Defeitos corrigidos anteriormente e sem problemas residuais
Defeitos com HAP significativa e inversão de *shunt* direita-esquerda – cirurgia totalmente contraindicada (síndrome de *Eisenmenger*)
Defeitos residuais – indicação dependente da repercussão

Defeitos do septo atrioventricular

Englobam um espectro de defeitos do coxim endocárdico caracterizado pela ausência do septo atrioventricular. As valvas ficam no mesmo plano, com um anel único. Variam desde formas parciais com as valvas bem diferenciadas, até a forma total com uma única valva atrioventricular. Essa anomalia é frequente na síndrome de Down.

Em sua forma total, os raros casos que atingem a idade adulta sem cirurgia precoce desenvolvem HAP significativa (síndrome de Eisenmenger). As formas parciais, em especial a CIA *ostium primum*, acompanhadas ou não de fenda na valva mitral, podem sobreviver até a idade adulta e ter sua indicação cirúrgica nessa faixa etária.

Os pacientes portadores de defeitos do septo atrioventricular operados podem apresentar graus variáveis de regurgitação dos componentes esquerdo e direito e requererem reoperações.

Persistência do canal arterial

Pacientes portadores de persistência do canal arterial (PCA) são habitualmente diagnosticados e manuseados precocemente diante da sintomatologia e da gravidade dos sinais clínicos. Quando tratados de forma adequada, habitualmente não apresentam sequelas. Os raros casos que atingem a idade adulta são pequenos canais silenciosos, diagnosticados acidentalmente, ou casos inoperáveis em razão de hipertensão arterial pulmonar grave (síndrome de Eisenmenger).

Lesões na via de saída do ventrículo esquerdo

As lesões na via de saída do ventrículo esquerdo (VSVE) podem ser subdivididas em valvares, subvalvares e supravalvares.

Nesse grupo de cardiopatias, salienta-se a valva aórtica bivalvular, considerada o defeito cardíaco congênito mais comum, presente em 2% da população geral. Essa anomalia pode levar à estenose e/ou insuficiência valvar aórtica, e estar associada à medionecrose cística, com aneurisma da aorta ascendente e predisposição à dissecção aórtica.

As lesões na VSVE podem ser subdivididas em obstrutivas e regurgitativas. Pacientes com essas lesões podem não apresentar sintomas por longo período de tempo, chegando à idade adulta com lesões nativas ou residuais após procedimentos percutâneos e/ou cirúrgicos.

O manejo do adulto com valvopatia aórtica está mencionado no capítulo referente ao manejo das valvopatias adquiridas, motivo pelo qual achamos desnecessário detalhá-lo.

Estenoses aórticas subvalvares

As estenoses aórticas subvalvares (excluindo-se a entidade cardiomiopatia hipertrófica) estão presentes como crista de tecido fibroso (membrana) na VSVE, próxima à valva aórtica ou como túnel fibromuscular.

A presença de estenose aórtica subvalvar pode levar a graus variáveis de regurgitação valvar aórtica por lesão de jato e constitui um grupo de patologias de interesse na população adulta, cujos critérios de intervenção estão enumerados na Tabela 4.

TABELA 4 Critérios de intervenção em pacientes com estenose aórtica subvalvar

Pacientes sintomáticos com gradiente médio ao Doppler ≥ 40 mmHg
Pacientes assintomáticos: Gradiente médio ≥ 40 mmHg Gradiente médio < 40 mmHg em razão do baixo fluxo (fração de ejeção < 50%) Gradiente médio < 40 mmHg e hipertrofia significativa do VE Gradiente médio < 40 mmHg e resposta anormal da pressão arterial ao teste ergométrico (platô) Progressão da insuficiência aórtica para prevenir danos futuros

Após a cirurgia, o índice de recidiva é elevado e pode surgir após correções cirúrgicas de outras patologias, como comunicações interventriculares e defeitos do septo atrioventricular. Insuficiência aórtica progressiva é outra complicação comum e estima-se que reoperações por recidiva da estenose ou pela insuficiência aórtica aconteçam em 25% dos pacientes em 5 anos.[6]

Estenoses aórticas supravalvares

São patologias raras, existem em graus variáveis, podendo ocorrer como um estreitamento em forma de ampulheta ou mais raramente como um diafragma fibroso distal aos óstios das artérias coronárias. Têm relação frequente com a síndrome de Williams-Beuren, na qual podem estar presentes estenoses de artérias pulmonares, hipoplasia de outros segmentos aórticos e estenoses de artérias renais.

As indicações cirúrgicas são mais precoces diante da possibilidade de comprometimento das artérias coronárias e a maioria dos pacientes atinge a idade adulta já operados, com lesões residuais variadas, cujo manuseio deve ser individualizado. Os critérios usuais para intervenções geralmente cirúrgicas estão na Tabela 5.[3]

Casos assintomáticos devem ser individualizados, levando-se em conta não só o gradiente como os aspectos anatômicos. Indica-se a realização de outros exames de imagem (TC ou RM) na maioria dos casos, para decisão de conduta.

TABELA 5 Critérios de intervenção em pacientes com estenose aórtica supravalvar

Pacientes assintomáticos com gradiente médio à ecocardiografia Doppler ≥ 40 mmHg
Pacientes com gradiente médio ao Doppler <40 mmHg nas seguintes situações: ▪ Presença de sintomas (angina, dispneia e síncope) ▪ Presença de hipertrofia ventricular esquerda ▪ Presença de disfunção ventricular ▪ Casos com comprometimento das artérias coronárias

Coarctação de aorta

Apenas 20% dos pacientes portadores de coarctação de aorta sobrevivem até a idade adulta sem tratamento. É uma cardiopatia de fácil diagnóstico, mas depende de uma avaliação cuidadosa com constatação de pulsos ausentes ou diminuídos em membros inferiores (MMII) e da avaliação da pressão arterial. Paradoxalmente é comum o diagnóstico tardio, pela falta de um exame físico bem-feito. A valva aórtica bivalvular está presente em cerca de 85% dos casos.[14] A parede da aorta pode apresentar alteração compatível com medionecrose cística, podendo ocorrer dilatações e dissecções (Figura 2). Aneurisma do polígono de Willis é associação rara. Pacientes adultos ocasionalmente evoluem com complicações ou lesões residuais de intervenções passadas. Na coarctação de aorta nativa ou nas recoarctações com anatomia favorável, a colocação de *stent* tem sido o tratamento de escolha. As indicações para intervenções estão resumidas na Tabela 6.[3]

TABELA 6 Critérios de intervenção em pacientes com coarctação de aorta

Redução ≥ 50% do diâmetro no estreitamento aórtico em relação ao diâmetro ao nível do diafragma em exames de imagem independentemente do gradiente de pressão	IIa	C
Pacientes com diferença de pressão MMSS/MMII > 20 mmHg e com HAS em MMSS, resposta hipertensiva ao teste ergométrico ou hipertrofia do VE	I	C

HAS: hipertensão arterial sistêmica; MMII: membros inferiores; MMSS: membros superiores; VE: ventrículo esquerdo.

Os aspectos anatômicos da coarctação e do restante da aorta, assim como a possibilidade de tratamento percutâneo devem ser considerados e os casos individualizados.

Pacientes submetidos a tratamento cirúrgico ou intervencionista, devem ser rigorosamente acompanhados, em especial no que se refere a hipertensão arterial sistêmica, possibilidade de recoarctação, comportamento da valva aórtica, em especial se bivalvular, dilatação ou aneurisma da aorta como um todo, doença arterial coronária (predisposição a aterosclerose precoce) e possibilidade de aneurisma cerebral.[6]

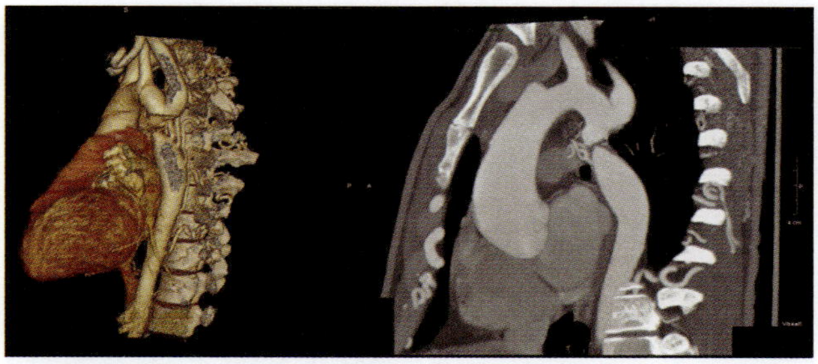

FIGURA 2
Angiotomografia computadorizada. A: Coarctação de aorta grave; B: valva aórtica bivalvular e dilatação de aorta ascendente.

Exames de imagem (preferencialmente RM – menos radiação) devem ser realizados de rotina, um ano após a intervenção e periodicamente a cada 3 a 5 anos.

Obstruções na via de saída do ventrículo direito

As obstruções na via de saída do VD (VSVD) constituem um grupo de cardiopatias habitualmente diagnosticadas na infância e exigem procedimentos percutâneos, híbridos ou cirúrgicos. Poucos casos atingem a idade adulta sem necessidade de alguma abordagem por apresentarem gradientes que não preenchem os critérios de indicação. Podem ser estenoses pulmonares valvares, subvalvares e supravalvares.[7]

Anomalia de Ebstein

Caracteriza-se por uma malformação da valva tricúspide e do ventrículo direito (VD). Há uma falha na delaminação dos folhetos da valva tricúspide, o folheto anterior é redundante, algo solto e fenestrado, enquanto o folheto septal encontra-se deslocado em direção ao ápice[13] em mais de 8 mm/m^2. Existem aderências ao endocárdio. Há, portanto, um deslocamento do orifício tricúspide efetivo em direção ao ápice do VD, com graus variáveis de regurgitação. O anel tricúspide encontra-se dilatado e uma porção do VD assume função de átrio direito. Existem graus variáveis de deslocamento do orifício efetivo da valva tricúspide que levam a um espectro de variações anatômicas e funcionais. *Shunt* a nível atrial está presente em 50% dos pacientes (defeito do septo atrial ou forame oval patente) e ocorrerá da esquerda para a direita ou inversamente na dependência da variação anatômica e do grau de repercussão da anomalia tricúspide (Figura 3).[6,8] A doença de Ebstein pode estar associada a pré-excitação ventricular por meio de uma via acessória à direita (Wolff-Parkinson-White tipo B), presente em 5 a 25% dos casos.[8,9]

Pacientes portadores da anomalia de Ebstein podem permanecer bem até a idade adulta. A história natural demonstra que cerca de 50% dos pacientes atingem 20-30 anos de

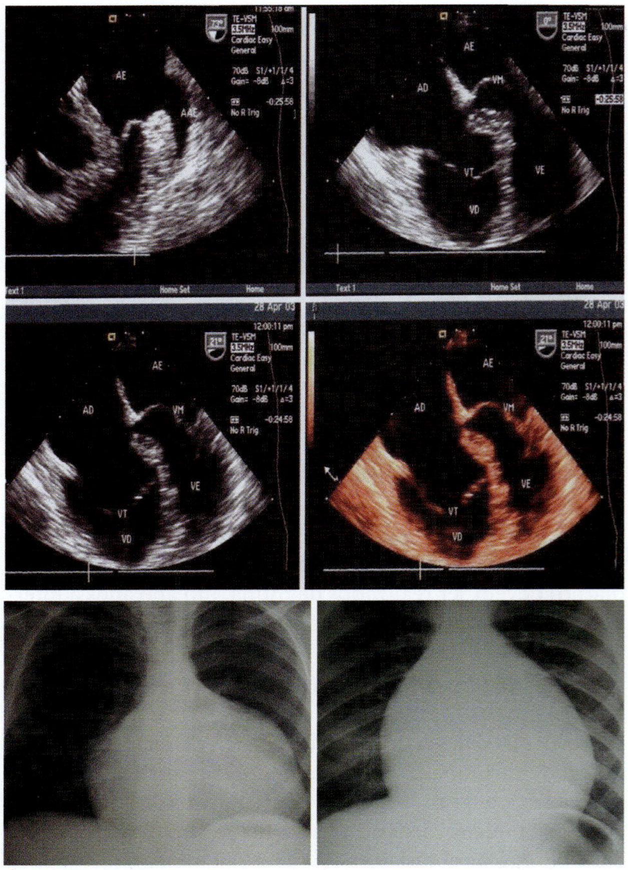

FIGURA 3

Aspectos radiológicos e ecocardiográficos da anomalia de Ebstein.

idade e 5%, 50 anos.[4] Os principais problemas evidenciados nessa faixa etária são arritmias atriais e ventriculares, nem sempre associadas a pré-excitação, cianose, embolia paradoxal, insuficiência cardíaca direita e morte súbita. As indicações para intervenções estão resumidas na Tabela 7.[3]

TABELA 7 Critérios de intervenção em pacientes com anomalia de Ebstein

Insuficiência tricúspide significativa em pacientes com sintomas de insuficiência cardíaca ou deterioração da capacidade de exercício, disfunção sistólica progressiva do VD pelo ecocardiograma ou RM	I	B
Ablação por cateter é recomendada na anomalia de Ebstein com vias acessórias múltiplas ou de alto risco	I	C
Insuficiência tricúspide significativa com progressiva dilatação do VD, insaturação sistêmica pelo *shunt* atrial D-E, embolia paradoxal e ou taquiarritmias atriais	IIa	B

(continua)

TABELA 7 Critérios de intervenção em pacientes com anomalia de Ebstein *(continuação)*

A operação de Glenn bidirecional pode ser considerada para adultos quando o VD tem grave dilatação ou disfunção sistólica grave com função ventricular esquerda preservada, pressão de AE e pressão final diastólica do VE normais	IIb	B

AE: átrio esquerdo; D-E: direita-esquerda; VD: ventrículo direito.

Várias são as técnicas de abordagem cirúrgica da valva tricúspide na anomalia de Ebstein. A necessidade de reintervenções em 20 anos é em média de 44%.[7] A partir de 2007, da Silva et al. vêm propondo a reconstrução do cone, com excelentes resultados e já utilizada em vários centros no mundo.

Tetralogia de *Fallot*

A maioria dos pacientes portadores de tetralogia de *Fallot* que chega à idade adulta o faz operada, isso porque a história natural dessa patologia evidencia uma mortalidade de 25% no primeiro ano de vida, 40% até os 3 anos, 70% antes dos 10 anos e 95% antes dos 40 anos de idade.[6]

A correção cirúrgica consiste no fechamento da CIV com *patch*, alinhando a aorta com o ventrículo esquerdo e ampliando a via de saída do VD. Essa ampliação ocorre em vários níveis dessa via de saída, na dependência das variações anatômicas, sendo comum a necessidade de um *patch* transanular (com ou sem monocúspide) para ampliação do anel pulmonar. Pode ser necessária a abordagem do tronco e das artérias pulmonares.

A sobrevida no pós-operatório em longo prazo é boa, de aproximadamente 85% em 35 anos,[3] no entanto, quanto mais longo o tempo de acompanhamento desses pacientes, maiores são as chances de complicações, como arritmias graves, insuficiência cardíaca e morte súbita (responsável por um terço até a metade das mortes tardias). O risco aumenta após os 20 anos da correção, passando de 2,2% para 6% após os 35 anos. Estima-se que a necessidade de nova abordagem seja de cerca de 10% em 20 anos. As principais indicações para reintervenção no pós-operatório da tetralogia de Fallot estão enumeradas na Tabela 8.[6]

A regurgitação pulmonar significativa é responsável pela maioria das indicações para reintervenção no pós-operatório da tetralogia de Fallot, como consequência da colocação do *patch* transanular na VSVD. Em longo prazo, resulta em sobrecarga progressiva do ventrículo direito, guardando relação com arritmias graves e morte súbita. O momento ideal para reabordagem precisa ser bem pensado e tem sido objetivo de inúmeros estudos.[10,12] Esse momento deve ser precoce o suficiente para preservar o VD e prevenir morte súbita, mas, com a consciência da possibilidade de reintervenções subsequentes, já que não existe uma prótese ideal. Nas Tabelas 9 e 10 estão enumerados os critérios classicamente utilizados na atualidade segundo Gatzoulis et al.[6]

TABELA 8 Critérios de reintervenção em pós-operatório tardio de correção de tetralogia de Fallot

CIV residual com *shunt* esquerda-direita >1,5:1
Estenoses na via de saída do VD que elevem a pressão dele a mais de 2/3 em relação ao VE
Dilatação aneurismática da VSVD
Regurgitação aórtica significativa
Regurgitação pulmonar significativa (ver texto e tabela)
Associações de defeitos

CIV: comunicação interventricular; VD: ventrículo direito; VE: ventrículo esquerdo; VSVD: via de saída do ventrículo esquerdo.

TABELA 9 Critérios de reintervenção em pós-operatório tardio de correção de tetralogia de Fallot com insuficiência pulmonar importante

Sintomas, especialmente diminuição de tolerância ao esforço e fadiga
Arritmias atriais, ventriculares ou síncopes
Diminuição da tolerância ao esforço documentada
Dilatação seriada e/ou evidência de queda da função do VD
Aparecimento de regurgitação tricúspide refletindo dilatação do VD
Duração do QRS ≥ 180 ms ou aumento progressivo da duração do QRS

TABELA 10 Critérios adicionais de reintervenção em pós-operatório tardio de correção de tetralogia de Fallot com insuficiência pulmonar importante

Relação volume do VD/volume do VE > 2:1
Volume diastólico final do VD indexado para superfície corpórea > 140 ou 150 mL/m^2 (RNM)
Algum grau de estenose residual associada
Lesões combinadas que isoladamente não teriam indicação
Perspectiva de gravidez

Na presença de regurgitação pulmonar significativa considera-se indicado o implante de prótese quando houver um dos fatores a seguir discriminados na Tabela 8, e Figuras 4, 5 e 6.

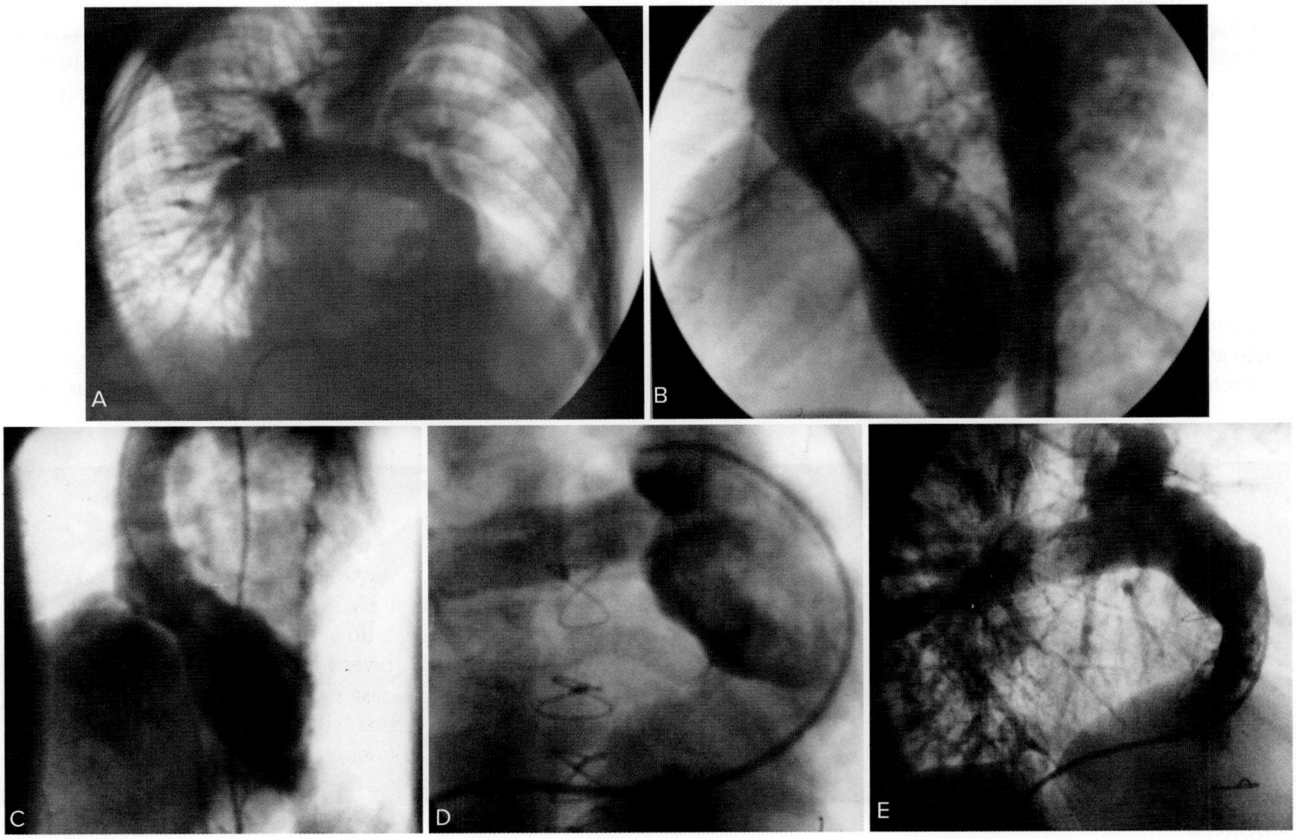

FIGURA 4
Resíduos pós-operatórios. A: exclusão da APE; B e C: CIV residual; D: aneurisma do *patch*; E: insuficiência pulmonar grave.

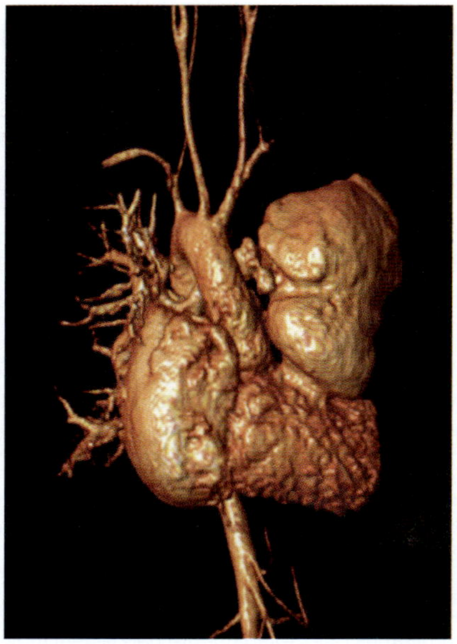

FIGURA 5

Imagem tridimensional de RM em pós-operatório tardio de tetralogia de Fallot com presença de aneurisma do *patch* na VSVD.

Há tendência na atualidade, em alguns serviços, de uma abordagem mais precoce, em pacientes com volume sistólico final indexado do VD > 80 mL/m² e duração do QRS > 160 ms,[13] o que resultaria em uma provável normalização da função ventricular direita. Não há, no entanto, unanimidade a esse respeito e este assunto é motivo de inúmeras pesquisas e publicações.

Alguns aspectos também devem ser considerados na decisão cirúrgica, como presença de áreas acinéticas, áreas de fibrose e cicatrizes, disfunção autonômica do sistema nervoso, ativações neuro-hormonais.[6]

Habitualmente, a opção é por prótese biológica, com perspectivas, a curto prazo, de novas próteses para implante percutâneo.

Tetralogia de Fallot com atresia pulmonar

Como consequência de um extremo desvio anterocefálico do septo de saída do VD, ocorrem formas graves de tetralogia de Fallot, que em graus extremos cursam com atresia valvar pulmonar muitas vezes com ausência da formação do tronco pulmonar. No período neonatal, o fluxo pulmonar pode ser mantido pela persistência do canal arterial, mas em poucos dias o canal tende a fechar e esses pacientes necessitam de intervenções médicas (uso de prostaglandina) para manutenção da patência do canal, seguida de procedimento intervencionista (colocação de *stent* no canal arterial) ou cirúrgico, a ser discutido. Em alguns casos, no entanto, o tronco e as artérias pulmonares são extremamente malformados, com o desenvolvimento intrauterino de artérias colaterais para o suprimento e o desenvolvimento dos pulmões. Esses pacientes podem atingir a idade adulta e, na dependência das características das colaterais, procedimentos percutâneos são indicados na tentativa de dilatações (estenose de colaterais) e embolizações (colaterais com hiperfluxo), devendo cada caso ser minuciosamente individualizado. Uma parte desses pacientes desenvolve hipertensão arterial pulmonar irreversível, algumas vezes em segmentos pulmonares irrigados por grandes colaterais, e são inoperáveis (Figura 7).

Transposição das grandes artérias

Crianças portadoras de transposição das grandes artérias (TGA) ou discordância ventriculoarterial têm sua história natural caracterizada por uma mortalidade de aproximadamente 95% no primeiro ano de vida.

Adultos com TGA são habitualmente pós-operados e o prognóstico a longo prazo depende das variações anatômicas inerentes à patologia (defeitos associados) e das técnicas cirúrgicas adotadas.

Cirurgias em plano atrial

Os pacientes mais antigos foram submetidos às chamadas cirurgias no plano atrial, ou seja, redirecionamento dos fluxos

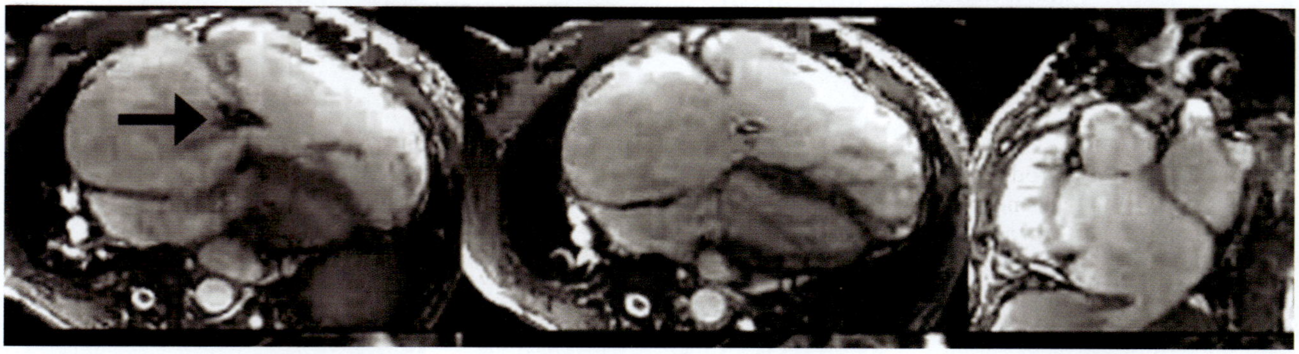

FIGURA 6

Angiorressonância magnética no pós-operatório tardio de correção de tetralogia de Fallot com regurgitação pulmonar grave, regurgitação tricúspide moderada (seta) e dilatação significativa do ventrículo direito.

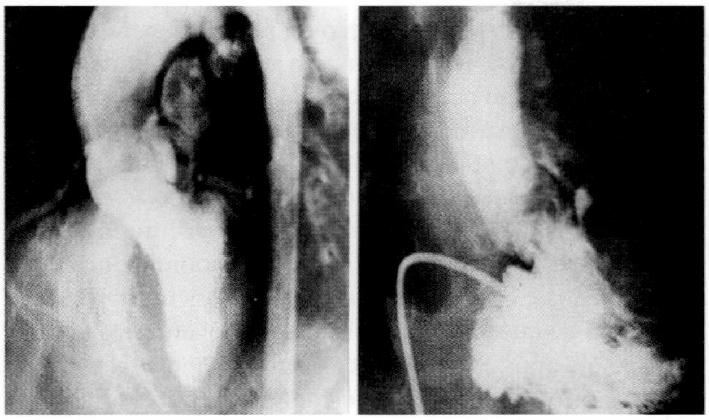

FIGURA 7

Cine no VE mostrando a CIV e pequeno canal arterial. VD que mostra hipertrofia significativa e circulação pulmonar pobre.

sanguíneos por entre os átrios, (cirurgias de Senning, 1958, ou Mustard, 1964),[21] de modo que o sangue oxigenado, que chega ao átrio esquerdo, dirige-se para a valva tricúspide, o VD e a aorta, e o sangue venoso que chega ao átrio direito dirige-se para a valva mitral, o VE e a artéria pulmonar.

O principal problema é que o VD passa a ter função de ventrículo sistêmico, e desenvolve graus variáveis de disfunção, levando à insuficiência cardíaca, podendo necessitar de transplante cardíaco em longo prazo. As cirurgias no plano atrial abordam a junção da veia cava superior com o átrio direito, na proximidade do nó sinusal, o que pode acarretar bradicardias e taquiarritmias atriais, preditoras de morte súbita. Os enxertos utilizados na infância para o redirecionamento dos fluxos podem acarretar graus variáveis de obstruções. A sobrevida desses pacientes é de cerca de 80% em 28 anos.[14,6]

Operação de Jatene

Também conhecida como switch arterial ou correção no plano arterial, tem como objetivo reestabelecer as conexões anatômicas normais e a fisiologia normal do coração. Foi primeiramente realizada em 1975, pelo professor doutor Adib Jatene, portanto, os adultos mais jovens já foram preferencialmente submetidos a esse tipo de cirurgia.[14]

Podem ocorrer distorções anatômicas das grandes artérias, com estenoses supravalvares residuais, principalmente no local da anastomose do tronco pulmonar com a raiz aórtica, no entanto, esses casos são habitualmente resolvidos na população pediátrica e muitas vezes por meio de procedimentos percutâneos. Dilatação do anel e insuficiência da valva neoaórtica (antiga valva pulmonar) podem requerer, tardiamente, substituição valvar em um pequeno percentual de casos.[6]

Como consequência do manuseio das artérias coronárias, casos raros de insuficiência coronária podem ocorrer, principalmente no pós-operatório imediato.

Pacientes submetidos à cirurgia de Jatene formam uma população em crescimento e estão atingindo a idade adulta. Portanto, sua evolução a longo prazo, em especial no que diz respeito ao manuseio das artérias coronárias, tem sido continuamente observada.

Operação de Rastelli

É indicada nos casos de TGA com CIV e estenose pulmonar. Consiste no direcionamento intracardíaco do fluxo do VE para a aorta pela CIV, com a colocação de um *patch* e da conexão do VD para o tronco pulmonar por meio de um tubo extracardíaco.

Estima-se que a sobrevida desses pacientes seja de aproximadamente 82% em 5 anos, 80% em 10 anos, 68% em 15 anos e 52% em 20 anos.[6]

As complicações mais comuns na evolução tardia são arritmias ventriculares e supraventriculares, podendo ocorrer morte súbita, alterações da função ventricular tanto do VD como do VE, estenose ou regurgitação do tubo, pois a longevidade dos tubos disponíveis é limitada a no máximo 10 a 20 anos. Nesse sentido, novas técnicas de implante valvar percutâneo estão sendo rapidamente desenvolvidas. Obstrução na via de saída do VE também pode ocorrer mais raramente.[6] O manejo dessas complicações é individualizado (Figura 8).

Transposição congenitamente corrigida das grandes artérias

A transposição congenitamente corrigida das grandes artérias (TCCGA) caracteriza-se por dupla discordância: atrioventricular e ventriculoarterial, decorrente de inversão ventricular. O sangue venoso chega aos pulmões e o sangue oxigenado, à aorta. O fluxo sanguíneo é, portanto, fisiologicamente corrigido. Do total, 95% dos casos ocorrem em *situs solitus* atrial e a ponta do coração geralmente está para a esquerda, mas podem ocorrer mesocardia ou dextrocardia em 20% (Figura 9). Lesões associadas são comuns: CIV geralmente perimembranosa em até 70% dos pacientes e estenose pulmonar, principalmente subvalvar, em 40%. A valva

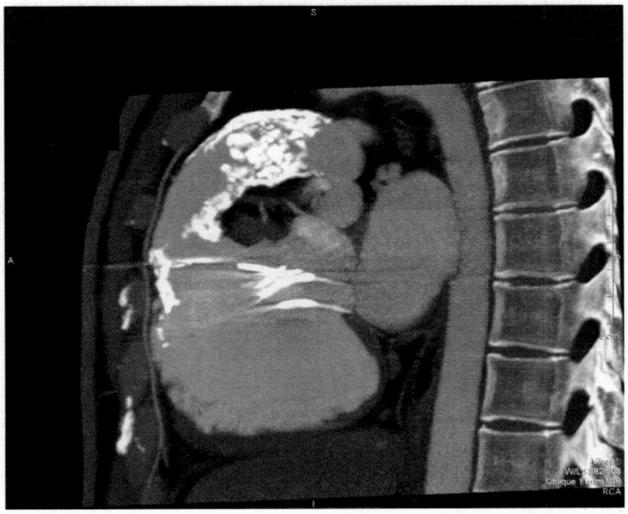

FIGURA 8

Angiotomografia computadorizada no pós-operatório tardio de operação de Rastelli. Obstrução e calcificação do tubo.

atrioventricular sistêmica (tricúspide) apresenta-se defeituosa em 90% dos pacientes.[2]

O VD, em longo prazo, entra em falência, por funcionar como ventrículo sistêmico, e em torno da quarta década os pacientes passam a apresentar dispneia e intolerância aos esforços, sendo algumas vezes errônea e tardiamente diagnosticados como portadores de cardiomiopatia. É comum a ocorrência de graus variáveis de bloqueios atrioventriculares até bloqueio atrioventricular total (2% ao ano), pois o sistema de condução se encontra alterado, podendo coexistirem dois nós atrioventriculares.[2]

Na existência de insuficiência valvar tricúspide significativa, a troca valvar está indicada (plastia improvável) antes que haja uma deterioração da função do VD com fração de ejeção inferior a 45%. Alguns pacientes têm indicação para implante de marca-passo.[3]

Atualmente tem sido sugerida a realização da técnica cirúrgica denominada *double* switch, que consiste na combinação da cirurgia de Senning com a cirurgia de Jatene, corrigindo a dupla discordância característica da patologia. Os casos devem ser bem selecionados e indicados na infância, não havendo ainda acompanhamento tardio desses pacientes.

Tem sido sugerida também a realização de bandagem do tronco pulmonar com o objetivo de melhorar indiretamente a função do VD e a regurgitação tricúspide, pela ação da bandagem no VE com desvio do septo para o VD.[3] Essa indicação, no entanto, é controversa.

Adultos com fisiologia univentricular

Pacientes com ventrículos funcionalmente únicos, com ausência ou hipoplasia de uma das câmaras ventriculares, ausência ou hipoplasia de uma das valvas atrioventriculares e outros casos complexos, sem possibilidade de correção intracardíaca ou biventricular, estão atualmente atingindo a idade adulta. Isso graças às técnicas cirúrgicas denominadas tipo Fontan, iniciadas em 1968 e com nuances modificadas ao longo dos anos. Atualmente, essa cirurgia consiste na anastomose da veia cava superior (desconectada do átrio direito) com a artéria pulmonar (essa etapa denomina-se operação de Glenn bidirecional) e colocação de um tubo extracardíaco conectando a veia cava inferior com a artéria pulmonar, com ou sem fenestração para o átrio direito. Com isso, todo o sangue venoso chega diretamente aos pulmões e o coração passa a funcionar como bomba sistêmica (Figura 10).

Vários problemas têm aparecido ao longo do acompanhamento desses pacientes, como: arritmias, disfunção hepática, tromboembolismo, enteropatia perdedora de proteína, bronquite plástica, além de disfunção ventricular progressiva. Estima-se que 89,9% dos pacientes estejam vivos após 10 anos, 82,6% após 20 anos e 69,9% após 25 anos.[6]

As arritmias atriais são consideradas um importante fator associado a morbidade e mortalidade desses pacientes. Estima-se que as taquiarritmias atriais estejam presentes em mais de 50% dos casos após 20 anos de cirurgia, principalmente quando o tubo extracardíaco ainda não era utilizado. As bradiarritmias e, em especial, a doença do nó sinusal ocorrem em 13 a 16%.[6]

Disfunção hepática é comum no acompanhamento tardio, como consequência de congestão venosa sistêmica. Estes pacientes deverão ser rigorosamente acompanhados neste sentido com realização periódica de provas de função hepática e ultrassonografia abdominal, para rastreamento de graus variáveis de cirrose e surgimento de carcinoma hepático.

A enteropatia perdedora de proteína é uma complicação grave, ocorrendo em aproximadamente 4% dos pacientes e com alta mortalidade (cerca de 50% em 5 anos após o apare-

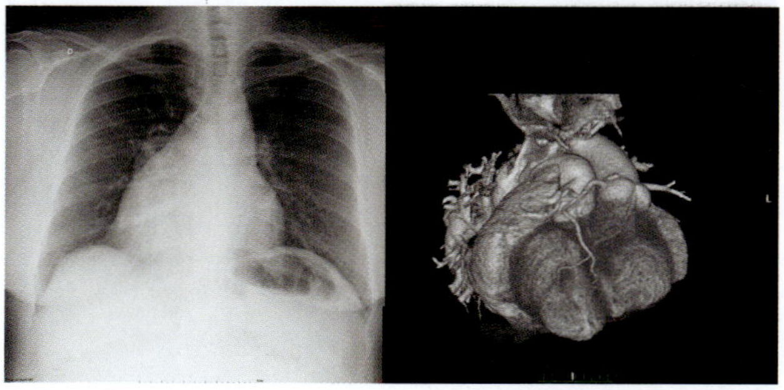

FIGURA 9

Radiografia de tórax (A) e angiotomografia computadorizada (B) de transposição congenitamente corrigida das grandes artérias. *Situs solitus* – mesocardia.

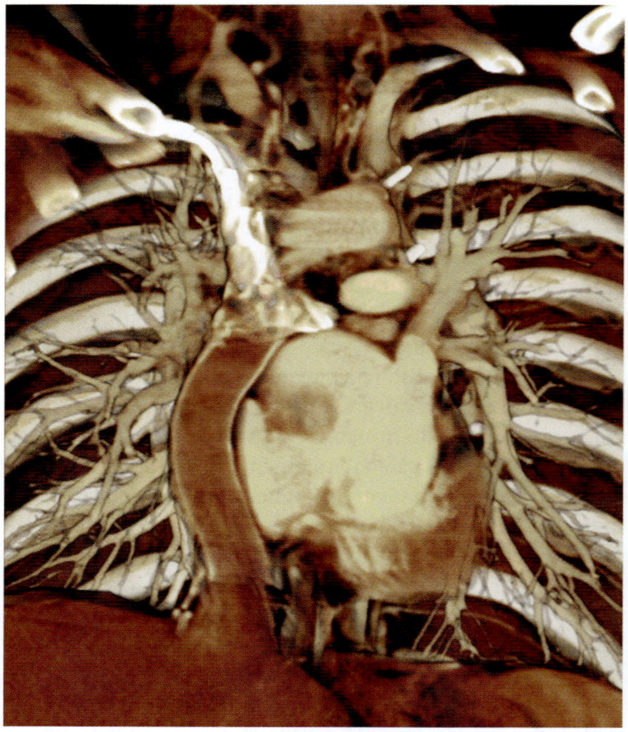

FIGURA 10

Angiotomografia computadorizada em pós-operatório tardio cavopulmonar total (Fontan).

cimento do edema). Esses pacientes têm um extravasamento de linfa no íleo terminal resultante predominantemente de uma congestão venosa de longa duração. O diagnóstico é confirmado por meio da dosagem de albumina sérica baixa e de altos níveis de α1-antitripsina fecal. Esses pacientes devem ser submetidos a uma dieta rica em proteína, hipossódica e rica em triglicerídeos de cadeia média. O uso de diuréticos pode ser necessário para controle do edema, assim como a reposição de albumina e globulina. O uso de corticoide pode melhorar significativamente o quadro clínico, embora o mecanismo permaneça interrogado. A dose habitual é de prednisona, 1 a 2 mg/kg/dia, por duas semanas com desmame gradual posterior. Recentemente, a budesonida via oral tem sido utilizada com melhor resposta e menos efeitos colaterais. Pode haver resposta ao uso de heparina não fracionada. O emprego de somatostatina também tem sido sugerido.[8]

Estes pacientes devem ser minuciosamente estudados e a indicação de fenestração do tubo cava inferior e artéria pulmonar pode melhorar o prognóstico. Fica como perspectiva a indicação de transplante cardíaco. Procedimentos com manuseio da drenagem linfática têm sido buscados, na tentativa de oferecer uma melhor qualidade de vida a estes pacientes. Hraska et al. têm proposto a realização de uma anastomose da veia inominada com o apêndice atrial esquerdo.[15]

A bronquite plástica, também resultante de comprometimento da drenagem linfática pulmonar, é complicação rara, mas de extrema gravidade.

Pelas características da dinâmica circulatória, os pacientes em evolução tardia das cirurgias tipo Fontan são predispostos a fenômenos tromboembólicos. A indicação formal de anticoagulação é feita quando há evidências de trombos, arritmias atriais, eventos tromboembólicos mas há serviços que a utilizam rotineiramente. Os casos devem ser individualizados.

Síndrome de Eisenmenger

Uma grande proporção de adultos com cardiopatias congênitas desenvolve a síndrome de Eisenmenger. Caracteriza-se pela presença de hipertensão arterial pulmonar grave como resposta a grandes hiperfluxos pulmonares em cardiopatias com *shunt* esquerda-direita não tratados na idade correta. Esses pacientes são inoperáveis.

Anomalias de artérias coronárias

As anomalias congênitas primárias das artérias coronárias são incomuns, mas devem ser consideradas no diagnóstico diferencial de dor torácica típica, atípica ou síncope. A origem ectópica da coronária na própria aorta, mas do seio oposto, com trajeto interarterial ou intramural, é considerada no momento como a segunda causa de morte súbita, em jovens atletas.[6] Dois outros grupos também importantes: artéria coronária com origem anômala do tronco arterial pulmonar, que na maioria das vezes se manifesta na infância, e as fístulas coronárias.

Em 1986, a Organização Mundial da Saúde dividiu o grupo de anomalias com origem na aorta em duas categorias distintas.[16] As benignas, consideradas variantes do normal. As malignas, variantes anormais com relevância clínica e incluem a origem de uma coronária ou de um dos seus ramos principais do seio de Valsalva oposto. Nesses casos, dependendo do trajeto, intramural ou interarterial, ocorrem torção ou compressão da artéria coronária proximal, induzida geralmente pelo exercício, resultando em vaso espasmo ou isquemia e cicatrizes indutoras de arritmias e morte súbita.

Os critérios para indicação da abordagem cirúrgica desses pacientes estão enumerados na Figura 11.[2]

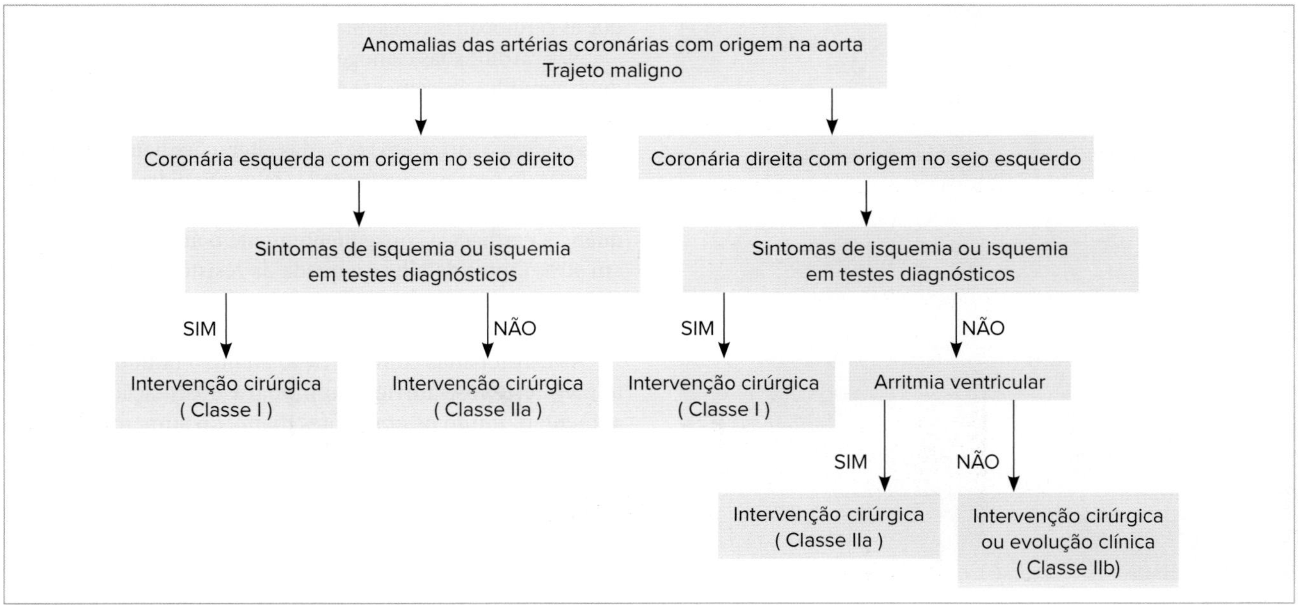

FIGURA 11

Conduta nas anomalias congênitas das artérias coronárias com origem na aorta e trajeto maligno.

Um segundo grupo de pacientes é o dos portadores de artéria coronária com origem anômala do tronco arterial pulmonar. O mais comum é a origem anômala da artéria coronária esquerda (Figura 12), entidade conhecida como ALCAPA (anomalous left coronary artery from pulmonary artery) ou síndrome de Bland White Garland, que descreveram o primeiro caso diagnosticado em 1933. Esse tipo de cardiopatia é raro e usualmente manifesta-se no lactente cujo diagnóstico pode ser confundido com o de cardiomiopatia dilatada. A sobrevida até a idade adulta é rara e ocorre quando há o desenvolvimento de ampla rede de colaterais da coronária direita, com graus variáveis de disfunção ventricular esquerda. A cirurgia de revascularização miocárdica para aquisição de dupla suplência arterial coronária está indicada.[2,6]

Finalmente, o terceiro grupo é constituído pelos portadores de fístulas arteriovenosas coronárias, que são geralmente diagnosticadas pela presença de sopro contínuo precordial ou detectadas ao exame ecocardiográfico, cinecoronariografia ou angiotomografia coronária. São de tamanhos variáveis, desembocando em 90% em átrio direito, seio coronariano ou ventrículo direito. Resulta sobrecarga volumétrica das cavidades cardíacas e dilatações aneurismáticas da coronária envolvida. Dependendo da repercussão hemodinâmica, pode ser necessário tratamento cirúrgico ou percutâneo.

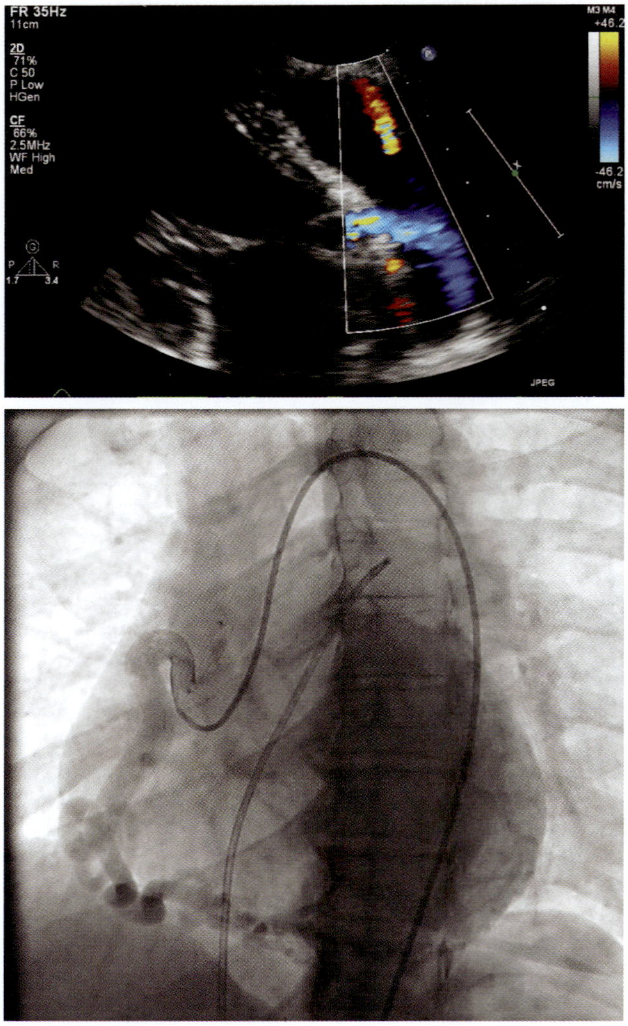

FIGURA 12

Ecocardiograma e cinecoronariografia mostrando síndrome de Bland White Garland.

Em pacientes com risco baixo ou intermediário de doença coronária obstrutiva, a angiotomografia das artérias coronárias pode ser realizada em substituição à cinecoronariografia

Gravidez

Marcado avanço no tratamento das doenças cardíacas congênitas tem resultado em crescimento da população de adultos com essas anormalidades. Consequentemente, a ocorrência de gestantes com defeitos cardíacos congênitos aumentou para 34,9% de 1998 a 2007, sendo que o aumento de gestações na população geral foi de 21,3%.[17]

O impacto e o resultado da gravidez em mulheres com malformações congênitas constituem um intrigante jogo entre a fisiologia circulatória e respiratória e a fisiopatologia dos defeitos congênitos. Nele devem vencer a mãe, que tem seu coração submetido à sobrecarga de trabalho e às alterações hormonais da gravidez, e o feto exposto aos riscos que ameaçam sua viabilidade, além da possibilidade de herdar anomalias genéticas ou recorrentes.

O sucesso vai depender do tipo de defeito e sua repercussão hemodinâmica; correção cirúrgica prévia e seu resultado; presença e grau de hipertensão pulmonar; presença e grau de cianose e hipóxia; função ventricular; presença ou não de arritmia.[18]

A maioria das pacientes tolera bem a gestação, em especial aquelas portadoras de defeitos acianogênicos corrigidos e sem resíduos significantes e aqueles sem repercussão hemodinâmica. Isso não torna menos importante a avaliação prévia, uma vez que as cardiopatias congênitas têm apresentação dinâmica.[19]

Nas cardiopatias cianogênicas não corrigidas ou com resíduos hemodinamicamente significantes, avaliação rigorosa se faz necessária de maneira muito cuidadosa. Várias complicações podem ocorrer em razão das alterações hemodinâmicas próprias do processo gestacional (retenção hídrica aumentando o volume circulante, anemia fisiológica, aumento da frequência cardíaca e consequentemente o aumento do débito em 40%. Outro detalhe é a queda da resistência vascular sistêmica em razão da fístula fetoplacentária. Isso gera frequentemente graus variáveis de insuficiência cardíaca.

As cardiopatias com restrição ao fluxo pulmonar ou sistêmico (estenose aórtica, pulmonar e coarctação da aorta) aumentam muito os gradientes diante do aumento do débito cardíaco, frente a um obstáculo fixo. Vale lembrar que doenças que cursam com certo grau de dilatação da aorta, como coarctação da aorta, valva aórtica bivalvular e síndrome de Marfan, ficam expostas a risco de dissecção. As alterações hemodinâmicas da gravidez e as conhecidas anormalidades histoquímicas na média das artérias por causa das alterações hormonais parecem precipitar o aparecimento de complicações. Aortite e necrose cística são fatores que explicam as rupturas e as dissecções. A mortalidade materna encontrada na literatura varia de 3 a 9% e a fetal é de 13 a 25%.[20]

Os problemas não se restringem à gestação, mas ocorrem também no parto e no puerpério. Riscos de tromboembolismo resultante do estado de hipercoagulabilidade e da estase venosa devem ser lembrados e evitados.

Dependendo da idade gestacional, em cardiopatias graves podemos optar por interrupção da gravidez (no Brasil só é possível quando a mãe corre o risco de morrer ou quando é resultado de estupro) ou optar por tratamento intervencionista, cirúrgico ou percutâneo, quando possível (Figuras 13, 14, 15).

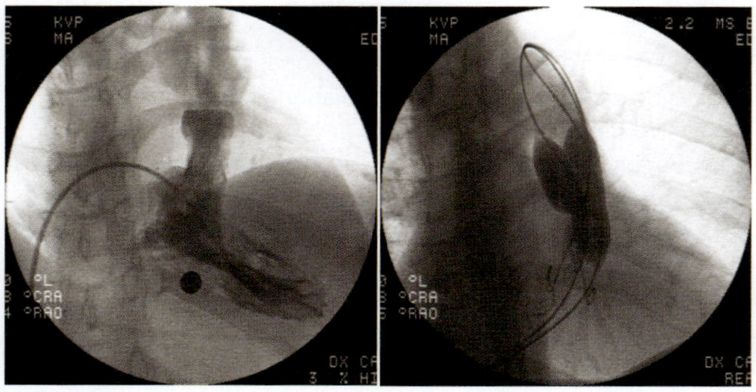

FIGURA 13

Valvoplastia pulmonar em gestante de 31 semanas, GSmáx = 90 mmHg antes e sem gradiente após o procedimento.

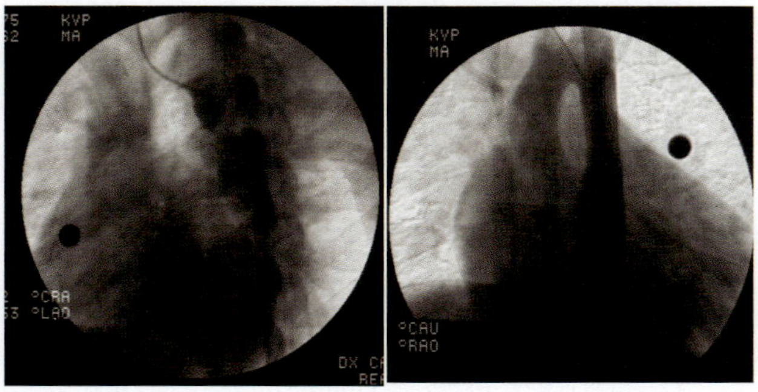

FIGURA 14

Paciente de 21 anos, 18 semanas de gestação. Aortoplastia com sucesso e implante de *stent*.

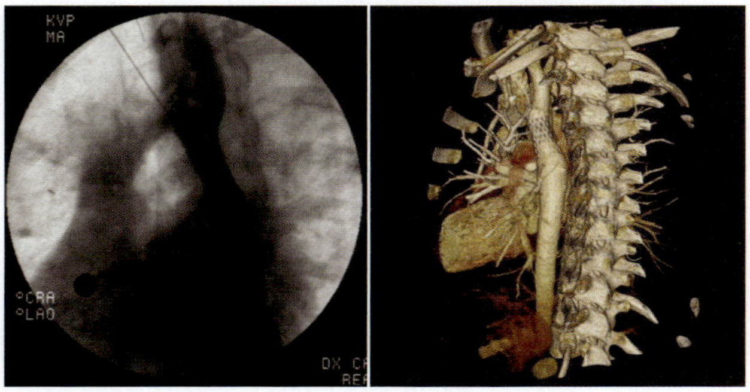

FIGURA 15

Cine e ressonância magnética comprovando efetividade.

Especial atenção deve ser dada às pacientes com hipertensão pulmonar idiopática e secundária a cardiopatias de hiperfluxo. Diante da alta resistência vascular pulmonar, ocorre aumento do *shunt* direita-esquerda, piorando a hipóxia. Precordialgia, síncope, fenômenos tromboembólicos, insuficiência cardíaca e arritmias ocorrem. Segundo Gleiber et al., a mortalidade materna chega a 52% e a fetal é elevada. A maioria dos autores desaconselha a gestação e indica a interrupção. Um período crítico é o do puerpério, uma vez que um ciclo vicioso entre sangramento e trombose explica a deterioração súbita e irreversível de algumas pacientes. Internação precoce a partir da vigésima semana, anticoagulação, oxigenoterapia, repouso e hospitalização de no mínimo 15 dias após o parto são cuidados que asseguram a vida.[21]

Uma variedade de agentes terapêuticos é utilizada para tratar a hipertensão pulmonar, mas não são todos apropriados durante a gravidez. Antagonistas dos receptores da endotelina são teratogênicos. Análogos da prostaciclina e inibidores da fosfodiesterase podem ser usados como método auxiliar.

A anomalia de Ebstein é uma das poucas cardiopatias cianogênicas que atingem a idade fértil sem correção. Sua ocorrência na gravidez não é rara, podendo ter sucesso em casos com pouca repercussão hemodinâmica, septo atrial fechado, sem cianose e sem arritmia. Apesar disso, a sobrecarga adicional imposta ao ventrículo direito faz com que possa ocorrer falência, levando ao aparecimento ou ao agravamento de insuficiência cardíaca, e com que o shunt direito-esquerdo aumente, originando ou piorando a cianose e a hipóxia, bem como fenômenos tromboembólicos por embolia paradoxal. A presença de síndrome de Wolff-Parkinson-White e da dilatação atrial levam a arritmias, sobretudo taquicardia supraventricular, fibrilação e flutter atriais.

Pacientes portadores de tetralogia de Fallot em geral atingem a idade adulta operados. Com sucesso, toleram bem a gestação, principalmente aquelas com boa capacidade funcional e sem resíduos hemodinâmicos significativa. Apesar disso, é imperativa a avaliação completa com exames complementares, antes da concepção, em especial a ecocardiografia, teste de esforço ou cardiopulmonar, Holter e ressonância nuclear magnética ou angiotomografia, exames fundamentais na avaliação funcional do ventrículo direito. Aquelas com lesões residuais, como obstruções na via de saída do ventrículo direito, comunicação interventricular (CIV), insuficiência pulmonar grave, com comprometimento funcional do ventrículo direito e insuficiência tricúspide anatômica ou funcional geralmente apresentam como complicações insuficiência cardíaca e arritmias. Nesses casos, o ideal seria correção prévia à gestação.

A correção da TGA em geral é precoce. Praticamente só chegam à idade adulta os casos operados. O resultado da gravidez depende da técnica operatória utilizada, podendo ser operações de Senning, Mustard ou Jatene, ou operação de Rastelli nos casos com estenose pulmonar associada. Nas operações de Senning e Mustard, o ventrículo direito continua sistêmico. Com o tempo surgem arritmias, piora da função do ventrículo direito, insuficiência cardíaca, obstrução dos túneis. Avaliação antes da gravidez é mandatória.

O *switch* arterial ou operação de Jatene é atualmente o procedimento de preferência, levando a excelente qualidade de vida, sendo muitas vezes compatíveis com gravidez normal ou próxima do normal. Apesar disso, a avaliação prévia é essencial. Desenvolvimento de disfunção do ventrículo esquerdo, obstrução do trato de saída do ventrículo direito, anormalidades no fluxo coronário, insuficiência aórtica ou pulmonar pode comprometer a gestação.

Pacientes portadoras de cardiopatias com fisiologia univentricular que se beneficiaram com a operação de Fontan ou cavopulmonar podem viver vários anos, mas muitas complicações podem ocorrer, como arritmias, fenômenos tromboembólicos, disfunção ventricular e insuficiência cardíaca, complicando a vida da mãe, mesmo sendo considerado um "bom Fontan". Há um maior risco de abortos, parto prematuro, morte fetal e baixo peso ao nascimento.

A síndrome de Marfan é defeito genético, autossômico dominante, que se caracteriza principalmente por anormalidades no sistema cardiovascular, ocular e esquelético. As complicações na gravidez são para a mãe, por risco de dissecção aórtica, e para o feto de herdar a síndrome em 50%. Segundo Pyeritz,[20] a gravidez deveria ser contraindicada se existirem insuficiência cardíaca prévia, dilatação da aorta com diâmetro maior que 44 mm pela ecocardiografia e insuficiência aórtica.

Existem situações em que a gravidez é contraindicada e a interrupção, recomendada:

- Hipertensão arterial pulmonar idiopática.
- Síndrome de Eisenmenger.
- Disfunções ventriculares, levando à insuficiência cardíaca em graus III e IV.
- Lesões obstrutivas graves como as estenoses aórticas e pulmonares de grau importante e a coartação da aorta.
- Síndrome de Marfan, quando a aorta é dilatada além de 44 mm ou se associa à insuficiência aórtica significativa.
- Cardiopatias corrigidas, com resíduos graves.
- Cardiopatias cianogênicas, sem possibilidade de correção prévia.

Para finalizar, o aconselhamento preconcepção é fundamental antes do início da atividade sexual. É muito comum a falta de conhecimento do diagnóstico ao nascimento, do tipo de reparo realizado e do prognóstico, não só pela paciente como pelos familiares. Uma equipe multidisciplinar se faz necessária.

Atividade física

Nos dias atuais 85-90% das crianças com cardiopatias congênitas atingem a idade adulta, por serem portadoras de defeitos simples ou que se submeteram à correção com bom resultado. Grupo grande de cardiopatias complexas cursam com lesões residuais significantes. Na avaliação para prática esportiva um cuidado rigoroso deve ser tomado, evitando-se complicações e frustrações futuras.

Embora se saiba que a mortalidade e morbidade consequentes à prática esportiva seja relativamente rara, há uma série de desafios para correta prescrição do exercício. A avaliação clínica deve ser individualizada, e na liberação deve-se considerar a história natural da cardiopatia, os procedimentos realizados e seus resultados.

As cardiopatas mais frequentes associadas à morte súbita durante a participação em esportes são a cardiomiopatia hipertrófica, anomalias das artérias coronárias, síndrome de Marfan e as lesões obstrutivas da via de saída do ventrículo esquerdo.

RESUMO

- O número de adultos com cardiopatias congênitas tem sido cada vez maior diante do aperfeiçoamento progressivo das diversas áreas que envolvem a especialidade.
- A comunicação interatrial é a cardiopatia mais frequentemente encontrada no adulto, sem correção. Isso acontece pela sutileza dos dados clínicos. Em geral são diagnosticadas em avaliação cardiológica de rotina, ou pelo surgimento de arritmias supraventriculares, em especial a fibrilação atrial.
- A comunicação interventricular é a cardiopatia congênita mais comum ao nascimento, mas muito frequentemente fecha espontaneamente. Outros acidentes clínicos mudam o curso clínico da patologia, como: endocardite infecciosa, prolapso das válvulas coronária direita e não coronária da valva aórtica, insuficiência aórtica, obstrução na via de saída do ventrículo direito (fallotização) e a temida hipertensão arterial pulmonar.
- A história natural da anomalia de Ebstein demonstra que 50% dos pacientes atingem 20-30 anos de idade. Nesta faixa etária, os principais problemas são arritmias atriais e ventriculares, cianose, insuficiência cardíaca, embolia paradoxal e morte súbita.
- Existem situações em que a gravidez é contraindicada e a interrupção recomendada. Ressaltam-se: hipertensão arterial pulmonar idiopática e secundária a defeitos congênitos (síndrome de *Eisenmenger*); insuficiência cardíaca graus III e IV; lesões obstrutivas graves à direita e esquerda; síndrome de Marfan com aorta dilatada e diâmetro > 44 mm e/ou insuficiência aórtica grave; cardiopatias congênitas cianogênicas em pré-operatório.
- As reoperações são comuns na fase adulta destes pacientes tratados na infância. A regurgitação pulmonar importante é responsável pela maioria das indicações de reintervenção no pós-operatório da tetralogia de Fallot, como consequência do alargamento com *patch* da via de saída do ventrículo direito.
- O manuseio do adulto com cardiopatia congênita é extremamente complexo, pois requer não apenas um conhecimento profundo das inúmeras patologias, como suas consequências cardiovasculares e sistêmicas, mas também mecanismos compensatórios peculiares. Implica, sem dúvida alguma, a atuação de uma equipe multidisciplinar cujos membros executem suas funções de maneira sincronizada e harmônica.

Referências bibliográficas

1. Bhatt. AB, Foster E, Kuehl K, Alpert J, Congenital heart disease in the older. A scientific statement from the American Heart Association. Circulation. 2015;131.
2. Stout KK, Daniels CJ, Aboulhosn JA, Bozkurt B, Broberg CS, Colman JM, et al. 2018 AHA Guideline for the management of adults with congenital heart disease. J Am Coll Cardiol. 2018.
3. ESC Guidelines for the management adult congenital heart disease (new version 2020). Eur Heart J. 2021;42:563-645.
4. Perloff JK, Child JS, Aboulhosn J. Congenital heart disease in adults. 3. ed. Saunders Elsevier, 2009.
5. Freedom RM, Yoo SJ, Mikailian H, William GW. The natural and modified history of congenital heart disease. Blackwell Publishing; 2004.
6. Gatzoulis MA, Webb GD, Daubeney PEF. Diagnosis and management of adult congenital heart disease. 2 ed. Elsevier Saunders; 2011.
7. Rhodes JF, Hijazi ZM, Sommer RJ. Pathophysiology of congenital heart disease in the adult. Part II: Simple Obstructive Lesions. Circulation 2008; 117:1228-37.
8. Gatzoulis MA, Webb GD, Broberg CS, Hideki U. Cases in adult congenital heart disease. Philadelphia: Churchill Livingstone Elsevier 2010
9. Perloff JK, Marelli AJ. Clinical recognition of congenital heart disease. 6.ed. Elsevier Saunders; 2012.
10. Quail AM, Frigiola A, Giardine A, Muthurangu V, Hughes M, Lurz P, et al. Impact of pulmonary valve replacement in tetralogy of Fallot with pulmonary regurgitation. A comparison of intervention and non intervension. Ann Thorac Surg. 2012;94:1619-26
11. Hooft van Huysduynen BH, Henkens IR, Swenne CA, Oosterhof T, Draisma HH, Maan AC, et al. Pulmonary valve replacement in tetralogy of Fallot improves the repolarization. Intern J Cardiol 2007; 124:301-6.
12. Cavalcanti PEF, Sá MPBO, Santos CA, Esmeraldo IM, de Escobar RR, de Menezes AM, et al. Pulmonary valve replacement after operative repair of tetralogy of Fallot. Meta-analysis and mera-regression of 3,118 patients from 48 studies. J Am Coll Cardiol 2013;62(23):2227-43.
13. Geva T, Gauvreau K, Powell AJ, Cecchin F, Rhodes J, Geva J, et al. Randomized trial of pulmonary valve replacement with and without right ventricular remodeling surgery. Circulation 2010;122[suppl 1]:S201-8.
14. Sommer RJ, Hijazi ZM, Rhodes JF. Pathophysiology of congenital heart disease in the adult. Part III: complex congenital heart disease. Circulation. 2008;117:1340-50.
15. Hraska V, Michel ME, Woods RK. Inominate vein turn-down fontan circulation. Semin Thorac Cardiovascular Surgery Pediatr Card Ann. 2020; 23:34-40.
16. James TN, Bruschke AVG, Böthing S, Dodu SR, Gil JF, Kawamura K, et al. Report of WHO/ISFC task force on nomenclature of coronary arteriograms. Circulation. 1986;74:451A-5A
17. Brickner ME. Cardiovascular management in pregnancy congenital heart disease. Circulation. 2014;130:273-82.
18. Silva MAP. Gravidez e anticoncepção. Ver Soc Cardiol Estado de São Paulo. 2007;2:140-9.
19. Silva MAP, Andrade J. Cardiopatias congênitas acianogênicas e gravidez. In: Ávila WS, Andrade J. Doença cardiovascular, gravidez e planejamento familiar. São Paulo: Atheneu; 2003. p. 67-75
20. Mortensen JR, Ellsworth, HS. Coarctation of the aorta and pregnancy. JAMA. 1965;191:596-8.
21. Gleiber N, Jaffin H. Eisenmenger syndrome and pregnancy. Obstet Gynecol Surv. 1979;84:721-41.
22. Pyeritz RE. Maternal and fetal complications of pregnancy in Marfan syndrome. Am J Med. 1981;71:784-90.

Seção 17

Cardiopatias em situações especiais

Capítulo 1

O envelhecimento e a doença cardiovascular

Alberto Frisoli Junior
Izo Helber
Amanda Rocha Diniz Kimura

PONTOS-CHAVE

- A doença cardiovascular (DCV) apresenta alta prevalência entre idosos e muito idosos e esta associada a maior perda funcional, hospitalização e morte, comparada a populações mais jovens.
- A avaliação diagnóstica das DCV, no idoso, deve considerar as limitações sensoriais, cognitivas, funcionais e sociais para não se menosprezar os sintomas e sinais, retardando os diagnóstico e início das terapêuticas.
- As terapêuticas devem objetivar qualidade de vida e manutenção do estado funcional/cognitivo do idoso, entretanto, deve-se ressaltar que terapêuticas intervencionistas ou mais agressivas apresentam elevadas taxas de sucesso e não devem ser mitigadas nessa população por causa da idade, mas sim pela presença de perda funcional moderada ou grave, declínio cognitivo moderado ou grave e/ou presença da síndrome da fragilidade.

Introdução

Como resultado do avanço tecnológico, a população mundial está envelhecendo. Estima-se que, nos últimos anos, nos Estados Unidos, a expectativa média de vida tenha aumentado 30 anos desde 1900.[1] Em 2015, cerca de 8,5% da população mundial apresentava 65 anos ou mais de idade,[2] sendo que entre eles, a população que mais cresce é a muito idosa, ou seja, aquela formada por pessoas com 85 anos ou mais. As estimativas sugerem que, em 2036, essa população terá seu número duplicado, e em 2049 ela será três vezes maior que os valores atuais.[3] Os dados brasileiros também apontam para um aumento da expectativa de vida. Por exemplo, em 1940, a população idosa representava 4,1% da população total brasileira e passou a representar aproximadamente 11% em 2010. Observa-se que a proporção da população muito idosa, ou seja, a de 80 anos ou mais, também está aumentando e em ritmo bastante acelerado. Esse tem sido o segmento populacional que mais cresce, embora ainda represente um contingente pequeno, cerca de 1,5% da população total e 14,3% da população idosa em 2010. Espera-se que este contingente alcance, em 2050, 6,5% da população total e 19,6% da população idosa.[4,5]

Os problemas decorrentes do crescimento populacional de idosos se traduzirão na elevação dos custos com os tratamentos das doenças crônicas e suas consequências, com repercussões importantes no setor público e privado. Por isso, a elaboração de políticas de saúde pública para o controle de doenças cardiovasculares e outras crônico-degenerativas capazes de afetar a funcionalidade e o desempenho cognitivo torna-se urgente. Tais medidas envolvem a elaboração de estratégias de diagnóstico e tratamento mais adequadas às alterações anatômicas e fisiopatológicas observadas nessa faixa etária, que por sua vez apresenta grande variabilidade entre os mais jovens (60-65 anos) e os mais idosos (acima de 85 anos). Neste capítulo, dissertaremos sobre aspectos importantes da fisiopatologia do envelhecimento do sistema cardiovascular que alteram o comportamento clínico das doenças cardiovasculares (DCV), assim como as peculiaridades do diagnóstico e do tratamento no idoso. Adicionalmente, discutiremos a importância da síndrome da fragilidade e suas implicações nas doenças cardiovasculares no idoso.

Aspectos gerais

Epidemiologia

No Brasil e no mundo, as DCV estão entre as principias causas de mortalidade, correspondendo a aproximadamente 31% de todas as mortes em nível global. Dentre as DCV, a doença arterial coronária (DAC) e o acidente vascular encefálico (AVE) são as que apresentam maior associação com mortalidade, sendo responsáveis por aproximadamente 85% desses óbitos.[6] Entre as mortes decorrentes de DCV, 80% ocorrem em pessoas com idade igual ou maior que 65 anos, sendo que 60% entre aqueles com idade superior a 75 anos.

Conceitos importantes que devem ser considerados

As condições a seguir aumentam a incidência de eventos adversos, hospitalizações, perda funcional e mortalidade. Elas sempre devem ser avaliadas no paciente com mais de 60 anos de idade, pois serão importantes na consideração de intervenções invasivas e de maior risco.

Comorbidades

Um ponto importante é que a doença cardiovascular nos indivíduos idosos não é vista isoladamente. Artrite, câncer, diabetes, doença renal, doenças pulmonares e neurodegenerativas (doença de Alzheimer, Parkinson e outras) coexistem frequentemente. Dentre essas doenças, as síndromes demenciais, a doença pulmonar obstrutiva crônica e a insuficiência renal crônica dialítica são as que apresentam maior interferência negativa no prognóstico do paciente e devem ser consideradas com fatores de risco maior para desfechos ruins.

Multimorbidade

Definida pela presença de duas ou mais condições crônicas (presente em dois terços dos idosos) e nesta se incluem doenças crônicas (*diabetes mellitus*, artrites, doença pulmonar obstrutiva crônica) e síndromes geriátricas (quedas, incontinência, perda de peso).

Funcionalidade

O estado funcional normal é caracterizado pela capacidade de realizar as atividades de vida diária (AVD) e as atividades instrumentais de vida diária (AIVD). A perda da capacidade de realizar uma ou mais AVD e/ou duas ou mais AIVD caracteriza perda funcional.

Polifarmácia

Pode ser considerada quando há o uso de cinco ou mais medicamentos de forma corriqueira.

Terapêuticas mais agressivas

As altas taxas de morbidade e mortalidade por doença cardiovascular na população idosa justificam abordagens agressivas para a prevenção e o tratamento, que provaram ser eficazes em pacientes mais idosos.

Dados irrefutáveis demonstram expressiva redução da morbidade e mortalidade no tratamento da hipertensão, insuficiência cardíaca com fração de ejeção reduzida, fibrilação atrial, síndromes coronarianas agudas, DAC, AVE, diabetes e anormalidades lipídicas em pacientes idosos de 60 a 74 anos de idade, embora os dados sobre idosos com idade superior ou igual a 75 anos, idosos frágeis e mulheres sejam limitados.[7]

No entanto, esforços têm sido feitos desde então para inclusão destes e podemos citar algumas condições em que os idosos com mais de 75 anos e idosos frágeis tenham sido contemplados.

Alterações vasculares e hipertensão arterial

O envelhecimento está associado a diversas alterações no coração e nas artérias, levando a um aumento das DCV, incluindo aterosclerose, hipertensão, infarto do miocárdio e AVC. Ocorrem alterações como hipertrofia, alteração na função diastólica, aumento na rigidez arterial e redução da função endotelial.

Ocorre espessamento médio-intimal como consequência do aumento do colágeno, fratura da elastina, conteúdo reduzido de elastina, e também calcificação,[8] promovendo maior rigidez da parede arterial. O enrijecimento aórtico aumenta as velocidades de propagação da onda de pulso arterial em direção à circulação periférica e das ondas reflexas que retornam ao coração, e a superposição dessas ondas na sístole causa o aumento da pressão arterial sistólica e da pressão de pulso.

Essas alterações também levam ao aumento na tensão e no espessamento das paredes do coração, com prejuízo no relaxamento ventricular, e baixa complacência ventricular, o que dificulta o esvaziamento do átrio esquerdo, promovendo seu remodelamento. Também ocorre maior dificuldade em aumentar o débito cardíaco em resposta ao exercício físico, além de favorecer o surgimento de arritmias atriais, principalmente a fibrilação atrial.[9]

A hipertensão ocorre em metade a dois terços dos indivíduos com mais de 65 anos. A pressão arterial (PA) sistólica, mas não a diastólica, aumenta com o envelhecimento, resultando em aumento da pressão de pulso. Em pessoas mais jovens, a PA é determinada em grande parte pela resistência vascular periférica (RVP), enquanto em indivíduos mais velhos se mostra determinada pela rigidez dos grandes vasos arteriais centrais. A hipertensão sistólica torna-se um forte indicador de eventos cardiovasculares, sobretudo em mulheres.

O tratamento da hipertensão no idoso, especialmente nos com idade acima de 80-85 anos, deve ser individualizado. Deve-se levar em consideração a presença de comorbidades, a autonomia, a funcionalidade e o grau de fragilidade. A escolha da medicação deve considerar prováveis interações, custo e disponibilidade do fármaco. Recomenda-se iniciar o tratamento como monoterapia, em doses baixas, com aumento gradual a cada 2 semanas.

Para idosos independentes, sem comorbidades graves e com funcionalidade preservada, as metas pressóricas devem preferencialmente ser semelhantes às dos indivíduos mais jovens, pois nesta população há maior evidência de benefícios na redução de eventos cardiovasculares.

Para os idosos com perda funcional importante, fragilidade ou demência avançada, o tratamento deve ser individualizado. Para esse grupo, recomenda-se o início da terapêutica se pressão arterial sistólica acima de 160 mmHg, com meta entre

140 e 149 mmHg, porém esses valores são ainda motivo de grande divergência entre as diretrizes.

Alterações endoteliais e coronarianas

O endotélio é uma das estruturas biológicas mais importantes afetadas pelo envelhecimento, uma vez que é responsável pela regulação da homeostasia vascular por meio da produção de óxido nítrico (NO), cuja via final é a geração de guanosina monofosfato cíclica que medeia o relaxamento do músculo liso vascular. Este mecanismo torna-se comprometido com o avanço da idade.

Modificações adicionais são a diminuição da massa celular endotelial associada ao aumento da senescência celular, da apoptose e do consumo de NO em decorrência do aumento, dependente da idade, da produção de ânion superóxido pela vasculatura. Respostas vasculares aos agonistas beta-adrenérgicos e ao bloqueio alfa-adrenérgico também são reduzidas com o envelhecimento.

A doença arterial coronariana (DAC), normalmente, apresenta-se com envolvimento de múltiplos vasos e do tronco da coronária esquerda, ocorrendo com frequência similar em mulheres e homens, com mais de 65 anos de idade. Números iguais de mulheres e homens idosos sofrem infarto agudo do miocárdio (IAM) até a idade de 80 anos; após esta idade, há predomínio nas mulheres. É o IAM sem supra desnivelamento do segmento ST e não o IAM com supradesnivelamento do segmento ST o responsável por dois terços do IAM em pacientes idosos. Entretanto, a avaliação diagnóstica para idosos com DAC é inerentemente complexa. A anamnese é dificultada por déficits cognitivos e dificuldades visuais e auditivas. A isquemia pode ser assintomática (isquemia silenciosa) ou ter sintomas atípicos (equivalente isquêmico), como sensação vaga de dispneia, confusão mental e mal-estar. No IAM com supradesnivelamento de ST a realização de uma estratégia fármaco-invasiva prevê a administração de tenecteplase em 50% da dose nos pacientes com idade superior ou igual a 75 anos (GR: IIa NE: B). Recomenda-se também a omissão da dose de ataque do clopidogrel bem como a redução em 25% da enoxaparina.[11]

Alterações miocárdicas e insuficiência cardíaca

Funcionalmente, o miocárdio senil é caracterizado por aumento da espessura e rigidez, relaxamento prolongado, aumento na duração do potencial de ação, diminuição na velocidade de contração e atenuação da resposta beta adrenérgica.[8]

Aumento da espessura e rigidez do miocárdio tem seu início com aumento do tecido conectivo na matriz celular e alterações do fenótipo cardíaco, que incluem aumento da massa do ventrículo esquerdo em razão do aumento no tamanho dos cardiomiócitos.[12]

Culturas de células musculares lisas de aorta demonstraram maior secreção de metaloproteinase 2 (MMP-2) em aorta de ratos idosos quando estimulados pelas citocinas pró-inflamatórias; interleucina alfa (IL-1α), fator de necrose tumoral (TNF-α) e fator de crescimento beta (TGF-β). Isto sugere que níveis aumentados de MMP-2 na camada íntima espessada da aorta em ratos idosos pode refletir aumento crônico das citocinas decorrente de estimulação contínua.[12]

Alterações na função ou expressão de proteínas que regulam vários passos do processo de acoplamento excitação--contração da célula cardíaca ocorrem no coração de roedores envelhecidos, resultando em aumento na duração do potencial de ação da membrana,[13] e da corrente de entrada do cálcio, levando à contração prolongada. O aumento na duração da contração associado à idade pode comprometer o início do relaxamento miocárdico na diástole e em parte pode ser a base da redução do enchimento diastólico precoce. Este conjunto de fatores leva à diminuição da complacência do miocárdio, considerada a principal causa de disfunção diastólica nos idosos. Disfunção diastólica e insuficiência cardíaca com fração de ejeção preservada (ICFEP) não são sinônimos. A disfunção diastólica por si só é essencialmente parte do envelhecimento humano normal, indicando uma anormalidade funcional de relaxamento diastólico, enchimento ou distensibilidade do VE, independentemente se a fração de ejeção ventricular esquerda (FEVE) é normal ou anormal e se o paciente é sintomático ou não. A presença de sinais e sintomas de IC clínica em um paciente com FEVE normal e disfunção diastólica do VE levam ao diagnóstico de ICFEP. A ICFEP torna-se mais comum nos idosos e em mulheres. Durante a diástole, o VE, o átrio esquerdo e as veias pulmonares formam uma "câmara comum", que é contínua com o leito capilar pulmonar. Assim, um aumento na pressão diastólica do VE aumentará a pressão capilar pulmonar, o que pode causar dispneia, limitação ao exercício e congestão pulmonar, entretanto, é importante lembrar que estas queixas podem ter causas não cardíacas. O tratamento na IC no idoso deve seguir as mesmas recomendações para IC no paciente mais jovem, entretanto, o médico precisa, sempre, considerar a função renal, o uso de outros medicamentos e o risco de hipotensão postural antes de iniciar os medicamentos. No acompanhamento clínico, é importante a manutenção do controle dos itens acima, assim como do surgimento de quedas, depressão e distúrbios hidroeletrolíticos, relacionados aos medicamentos, devendo ser realizados ajustes adequados para que se possa restaurar a qualidade de vida e a funcionalidade, na perspectiva da diminuição do risco de mortalidade.

Alterações do sistema nervoso autônomo

No coração senil ocorre o que chamamos de dessensibilização adrenérgica, ou seja, diminuição de sensibilidade a estímulos adrenérgicos, com a concomitante elevação dos níveis sanguíneos de catecolaminas. A desregulação autonômica relacionada com a idade é caraterizada pela diminuição de reflexos dos barorreceptores (a capacidade de responder à redução da PA com o aumento da frequência cardíaca).[12] Assim, são necessárias variações mais amplas da PA para desencadear uma elevação compensatória apropriada da frequência cardíaca[8] e, desta forma, o aumento reflexo da frequência cardíaca que ocorre quando mudam da posição supina para a posição ortostática pode ser insuficiente para compensar o desvio do volume sanguíneo para as extremidades em consequência da gravidade, resultando em diminuição do débito cardíaco e hipotensão postural.

Alterações na coagulação sanguínea

Mudanças relacionadas com a idade também estão presentes nos componentes sanguíneos. Os níveis de fibrinogênio, fator V, VIII, IX e outras proteínas de coagulação estão elevados sem o concomitante aumento na concentração de inibidores da coagulação. A concentração de fosfolipídios nas plaquetas é elevada, o que resulta em maior agregação plaquetária. A atividade do inibidor do ativador de plasminogênio 1 (PAI-1) é maior, principalmente durante o estresse, com a resultante diminuição da fibrinólise intravascular. Os níveis elevados de citocinas pró-inflamatórias com atividade pró-coagulante predominantemente da interleucina-6 são observados, o que pode levar à maior prevalência de síndrome coronariana aguda.[14] O uso dos anticoagulantes orais será discutido de forma mais apropriada em outro capítulo deste tratado.

Alterações das valvas

Em consequência a fatores hemodinâmicos, as valvas cardíacas se tornam mais espessas, rígidas e dilatadas. Basicamente, as alterações das valvas cardíacas relacionadas a idades envolvem degeneração das fibras de colágeno, calcificação e depósito lipídico. A calcificação das cúspides das valvas aórtica e mitral constitui o comprometimento mais comum nos idosos. O grau e a calcificação podem ser tão intensos a ponto de desencadear estenose valvar aórtica ou até preencher totalmente o seio de Valsalva.[15]

Alguns escores *online* são indicados para avaliação de risco cirúrgico no pré-operatório, como o EuroSCORE II (http://www.euroscore.org/calc.html) e o STS (Society of Thoracic Surgeons, http://riskcalc.sts.org/stswebriskcalc/#/calculate). É importante ressaltar que ambos os escores não incluem a presença da síndrome da fragilidade, perda funcional ou síndromes demenciais e a avaliação do risco não deve substituir a impressão da avaliação clínica individual, mas sim, ajudá-la.

Síndrome da fragilidade e risco cardiovascular

A síndrome da fragilidade (SF) surge para conceituar e diagnosticar o fenótipo de um idoso emagrecido, de movimentos mais lentos, com eventos clínicos recorrentes que, por sua vez, apresentam alta incidência de dependência funcional, hospitalização e morte. Em 2001 Linda Fried[17] tornou-se o primeiro autor a definir e operacionalizar a SF, a partir do qual surgiram diversos estudos epidemiológicos com grande variedade de critérios e resultados. Finalmente, em 2013, criou-se um consenso sobre a definição: "síndrome médica de múltipla etiologia e de fatores contribuidores que se caracteriza pela diminuição da força, resistência e redução das funções fisiológicas, aumentando a vulnerabilidade do indivíduo para maior dependência funcional e/ou risco de morte".[18]

A prevalência da SF pode variar significativamente, conforme critério diagnóstico, país, faixa etária, etnia e condição clínica. Em pessoas da comunidade com idade maior ou igual a 65 anos, as taxas oscilam de 7 a 12% nos Estados Unidos,[17] alcançando valores de 21 a 48% em países da América latina e do Caribe, com valores intermediários em países europeus.[19] No Brasil, a prevalência de frágeis na comunidade é de 9,1% (variando de 7,7 a 10,8%, conforme o estado).[20] Em populações ambulatórias, a prevalência aumenta significativamente, com cerca de 40% de frágeis e 50% de pré-frágeis,[21] enquanto em hospitais e casas de repouso, esses valores podem ser maiores, conforme o grau de comprometimento e o critério diagnóstico de fragilidade utilizado.

A SF está associada a um aumento de seis vezes na taxa de mortalidade em 7 anos, comparados a robustos da comunidade, assim como perda funcional, quedas e hospitalizações,[17] mas as taxas são ainda maiores em idosos extracomunitários. Frisoli et al.[8] observaram incremento de cerca de 3 vezes na taxa de mortalidade em 1 ano de idosos com doenças cardiovasculares e SF provenientes de um ambulatório de hospital universitário, comparadas a idosos da comunidade.

A fisiopatologia da síndrome da fragilidade

A fisiopatologia da SF se baseia na sarcopenia, como massa muscular reduzida, que por sua vez leva a fraqueza e redução da velocidade de marcha, seguida pela diminuição de gasto energético diário causado pela lentificação nas atividades cotidianas. A baixa atividade promove menor consumo de oxigênio, que com a diminuição da massa muscular e da capacidade de realizar trabalho muscular leva à exaustão. A perda de massa muscular assim como as suas funções são influenciadas por citoquinas inflamatórias que prejudicam o apetite e que, juntamente com a anorexia do envelhecimento, causam perda do peso corporal. A diminuição do peso e a baixa atividade motora aumentam a sarcopenia, fechando o ciclo hipotético da SF (Figura 1).

Manifestações clínicas

Sintomas

Fraqueza; sensação de falta de energia; fadiga/exaustão; incapacidade de realizar esforços físicos, psíquicos ou intelectuais; prejuízo cognitivo; perda do apetite.

Sinais

Redução de peso e/ou massa muscular; redução da massa óssea (osteopenia, osteoporose); redução de força global e/ou da velocidade de caminhada; baixa ingestão; distúrbios da marcha e/ou do equilíbrio; disautonomia cardiovascular.

Diagnóstico

O diagnóstico pode ser feito a partir de dois conceitos. O primeiro é baseado na "fragilidade física" ou "fenotípica", de

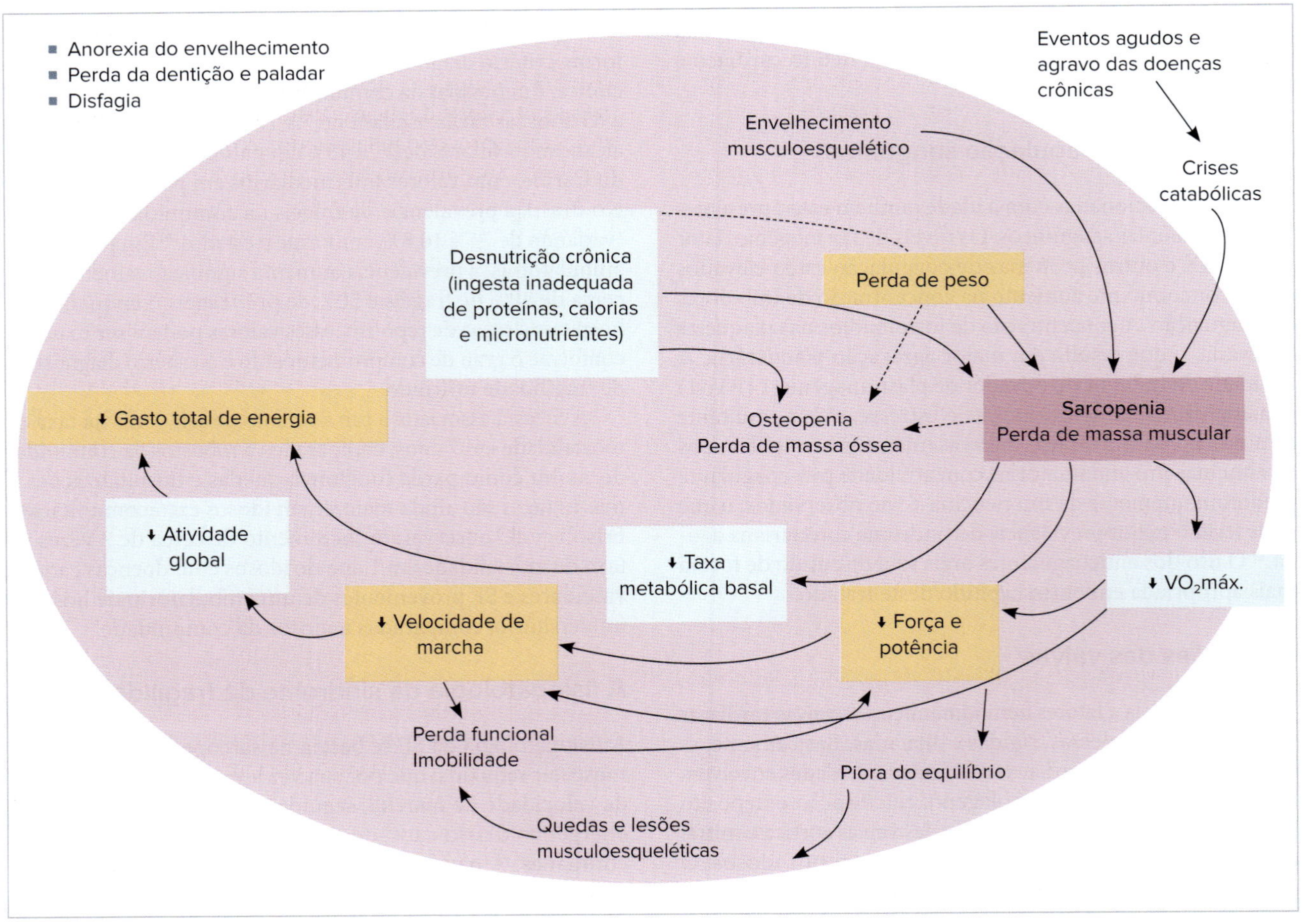

FIGURA 1

Ciclo da fisiopatologia e manifestações clínicas da síndrome da fragilidade adaptado do estudo publicado por Linda Fried em 2001.[17]

acordo com as manifestações clínicas do idoso, e os critérios mais utilizados **são:** fenótipo de fragilidade física (fenótipo da fragilidade por Fried ou Hopkins), o mais utilizado em pesquisa clínica, e a Escala FRAIL, o mais utilizado clinicamente.

Fenótipo de fragilidade física por Fried ou Hopkins, na versão original e adaptada

1. Perda de peso: perda de peso não intencional igual ou superior 4,5 kg no último ano ou ≥ 5% do peso?
   ( ) Sim ( ) Não
2. Exaustão: ao menos um dos dois critério a seguir ("Eu sinto que tudo que eu faço é com esforço."; "Eu não consigo continuar.")
   ( ) Sim ( ) Não
3. Baixo gasto energético por atividade física variada em uma semana (*homens*: < 383 kcal; *mulheres*: < 270 kcal)?
   ( ) Sim ( ) Não
4. Velocidade de marcha reduzida para 4,5 mts (*homens*: altura ≥ 173 cm: ≥ 7 segundos; altura < 173 cm: ≥ 6 segundos; *mulheres*: altura ≥ 159 cm: ≥ 7 segundos; altura < 159 cm: ≥ 6 segundos)?
   ( ) Sim ( ) Não
5. Fraqueza: medida de preensão palmar (20%) ajustado para IMC?
   ( ) Sim ( ) Não.
   Pontuação: ≥ 3 = frágil; 1 ou 2 = pré-frágil, 0 = robusto

Ou na versão adaptada:

1. Perda de peso: perda de peso não intencional igual ou superior 4,5 kg no último ano ou peso ≤ 10% do peso aos 60 anos?
   ( ) Sim ( ) Não;
2. Exaustão: autorreferência de fadiga ou sentimento incomum de cansaço ou fraqueza no último mês?
   ( ) Sim ( ) Não;
3. Baixa atividade física: baixa frequência e tempo de atividades físicas?
   ( ) Sim ( ) Não;

4. Velocidade de marcha reduzida?
( ) Sim ( ) Não; tempo de caminhada de 4 m ≥ 7 segundos se altura ≤ 159 cm ou ≥ 6 segundos se altura > 159 cm;
5. Fraqueza: medida de preensão palmar (20%) ajustado para IMC?
( ) Sim ( ) Não.
Pontuação: ≥ 3 = frágil; 1 ou 2 = pré-frágil; 0 = robusto.

Escala FRAIL

Tem sido utilizada de forma ampla nos estudos e na prática clínica, em decorrência de boa correlação que apresenta os desfechos observados pelo critério do CHS, além de ter mais simplicidade na forma de aplicação:

1. Fadiga: você se sente fadigado?
( ) Sim ( ) Não
2. Resistência: você sente dificuldade para subir um lance de escada?
( ) Sim ( ) Não
3. Aeróbico: você sente dificuldade para andar um quarteirão?
( ) Sim ( ) Não
4. (*Illnesses*) Doenças: você tem 5 ou mais doenças?
( ) Sim ( ) Não
5. (*Loss of weight*) Perda de peso: você perdeu mais que 5% do seu peso nos últimos 6 meses?
( ) Sim ( ) Não.
Pontuação: ≥ 3 = frágil; 1 ou 2 = pré-frágil; 0 = robusto.

O segundo conceito, criado por Rockwood, baseia-se no acúmulo de deficiências orgânicas, e o principal instrumento *é a* Escala de Fragilidade Clínica.[22]

A Escala de Fragilidade Clínica é dividida em sete categorias, sendo as três últimas consideradas diagnóstico de fragilidade:

1. Excelente forma: robusto, ativo, com bastante energia, bastante motivado e bem fisicamente; essas pessoas praticam exercício regularmente e são os mais bem preparados da sua faixa etária.
2. Boa forma: sem doenças ativas, mas com forma física pior do que as pessoas da categoria 1.
3. Bem, mas com doenças em tratamento: sintomas e sinais bem controlados se comparados com aqueles na categoria 4.
4. Aparentemente vulnerável: embora não francamente dependente, essas pessoas se queixam, frequentemente, de serem mais lentos ou de sintomas de doenças.
5. Frágil leve: com dependência limitada em atividades instrumentais da vida diária.
6. Frágil moderado: precisa de assistência tanto para atividades instrumentais como não instrumentais da vida diária.
7. Frágil grave: completamente dependente das atividades básicas da vida diária ou estado terminal.

Síndrome da fragilidade e risco cardiovascular

Diversos estudos têm demonstrado que existe intensa associação entre SF e doenças cardiovasculares.[23] Os principais fatores são o processo inflamatório decorrente da aterosclerose com obstruções arteriais e baixa fração de ejeção, causado por diversas doenças, seja individualmente ou sobrepostas.[24] O acúmulo de doenças cardiovasculares (DCV) eleva o risco de desenvolvimento de SF. No estudo FRAGICOR, realizado com uma população ambulatorial no Brasil, infarto pregresso do miocárdio, presença de três ou mais DCV, pressão arterial diastólica e sistólica baixas foram preditores independentes da SF.[21] Por outro lado, a SF também está associada com maior incidência de DCV. Em um estudo prospectivo de 3 anos, a doença arterial coronariana aumentou o risco de fragilidade em 1,47 vezes, acidente vascular encefálico em 1,71 vezes e hipertensão arterial em 1,18 vezes.[25] A SF é um fator que aumenta significativamente o risco de eventos adversos em procedimentos cardiovasculares como as revascularizações percutâneas e cirúrgicas. Recentemente, nosso grupo observou, por meio do estudo SARCOS, que a SF mostrou ser um preditor independente de morte entre idosos com doenças cardiovasculares ao final de 1 ano. Nesse mesmo estudo, a SF mostrou interação leve com as DCV com a incidência de mortalidade. A SF tem sido utilizada em avaliações pré-operatórias e para intervenções percutâneas como condição significativa para prognóstico do paciente.[26]

Tratamento

Atividade física

A atividade física como intervenção para reduzir a incidência de quedas em progressão para fragilidade tem apresentado resultados bastante variáveis, em decorrência do tipo de exercícios e da população. Alguns estudos bem controlados sugerem que exercícios de equilíbrio, como tai chi, são superiores em relação aos exercícios de marcha e fortalecimento, com relação à incidência de quedas. Mas o efeito positivo dessas atividades só tiveram expressão estatística em pré-frágeis e com período não inferior a 12 semanas.[27] Diversos estudos demonstraram aumento de massa muscular, força muscular e melhora no desempenho de testes funcionais, assim como na progressão de fenótipos inferiores para o de fragilidade, entretanto, não houve mudanças significativas na incidência de quedas, hospitalização e mortalidade de frágeis, nem na regressão desse estágio para os inferiores.

Intervenções farmacológicas

Diversas intervenções farmacológicas têm demonstrado resultados muito pobres com relação à progressão dos fenótipos de fragilidade e os desfechos associados. Como a sarcopenia e os principais pilares fisiopatológico da SF, alguns ensaios clínicos têm sido publicados utilizando reposição hormonal e/ou terapêuticas específicas para o incremento da massa muscular e/ou força muscular e, consequentemente, a SF e seus desfechos. Entretanto, o uso de anti-inflamatórios, antioxidantes e suplementos nutricionais revelaram não serem eficientes, desencorajando o seu uso para o tratamento de frágeis ou pré-frágeis, com exceção do uso de testosterona e análogos,[28] que têm demonstrado alguns efeitos relevantes na força e no desempenho físico, porém, em altas doses, o que também envolve aumentos dos efeitos colaterais, restringindo seu uso rotineiro.

Atualmente, outros medicamentos como os receptores androgênicos seletivos, agonistas de grelina, anticorpos da miostatina, antagonistas do activin IIR, inibidores da enzima conversora da angiotensina, beta-agonistas e ativadores das troponinas rápidas do esqueleto estão sendo avaliados com relação ao efeito sobre a sarcopenia. Tais resultados implicarão uma nova oportunidade terapêutica para idosos com SF.[29]

Intervenções multidisciplinares

As intervenções multidisciplinares realizadas com fisioterapeutas, preparadores físicos, terapeutas ocupacionais e auxiliados por médicos, assistentes sociais e enfermeiros têm alcançado resultados significativos nos testes físicos e até mesmo na regressão de frágil para pré-frágil. As intervenções devem ser realizadas por no mínimo 10 semanas e podem ser realizadas em lugares determinados ou no domicílio do paciente, desde que com supervisão da equipe. Os pacientes, entretanto, não podem ter declínio cognitivo, o que acaba limitando significativamente a ação terapêutica, pois a prevalência de declínio em frágeis tende a ser elevada e varia conforme a faixa etária e as comorbidades. Em uma revisão publicada recentemente, com 12 estudos, tipo ensaios clínicos controlados randomizados, com múltiplas forma de intervenção, ou seja, exercícios físicos combinadas com suplemento nutricional, ou atividade física com suporte nutricional e exercícios de memória, adaptações ambientais, exercícios de fisioterapia com exercícios comuns e modificações ambientais no domicílio, os autores observaram que não houve diferença significativa entre elas, com relação à redução de marcadores de fragilidade e à prevalência da fragilidade, entretanto, a diversidade de critérios de fragilidade utilizados para diagnosticar a SF, assim como as técnicas e o tamanho das populações faz com que esses resultados sejam vistos com cautela, sendo ainda necessários estudos maiores e melhor controlados, capazes de elucidar a eficácia, a efetividade e qual a melhor forma de intervenção física para SF.[30] Infelizmente, terapêuticas multidisciplinares apresentam custo elevado, comparadas às unimodais, o que dificulta a sua aplicação na prática clínica.

Referências bibliográficas

1. U.S. Census Bureau. 65þ in the United States: 2010. Washington: U.S. Government Printing Office, 2014:23-212.
2. Wan He, Goodkind D, Paul Kowal. U.S. Census Bureau, International Population Reports, P95/16-1, An Aging World: 2015. Washington: Government Publishing Office; 2016.
3. Arias E. United States Life Tables. National Vital Statistics Reports. Vol. 63, n. 7; 2010. Hyattsville: National Center for Health Statistics,2014.
4. Camarano AA, Kanso S, Fernandes D. A população brasileira e seus movimentos ao longo do século XX. In: Camarano AA. (org.). Novo regime demográfico: uma nova relação entre população e desenvolvimento? Rio de Janeiro: Ipea, 2014.
5. Camarano AA, et al. Como vive o idoso brasileiro? In: Camarano AA. (org.) Muito além dos 60: os novos idosos brasileiros. Rio de Janeiro: Ipea; 1999.
6. Brasil. Ministério da Saúde. DATASUS: informações de saúde – estatísticas vitais. Disponível em: www.datasus.gov.br
7. Mann DL, Zipes DP, Libby P, Bonow RO. Braunwald's heart disease: a textbook of cardiovascular medicine, 10 ed.
8. Lakatta EG. Arterial and cardiac aging: major shareholders in cardiovascular disease enterprises. Part III: cellular and molecular clues to heart and arterial aging. Circulation. 2003;107;490-497.
9. Lakatta EG, Sollott SJ. Perspectives on mammalian cardiovascular aging: humans to molecules. Comp Biochem Physiol A Mol Integr Physiol. 2002;132:699-721.
10. Barroso WKS, Rodrigues CIS, Bortolotto LA, Mota-Gomes MA, Brandão AA, Feitosa ADM, et al. Diretrizes Brasileiras de Hipertensão Arterial 2020. Arq Bras Cardiol. 2021;116(3): 516-658.
11. Ibanez B, James S, Agewall S, Antunes MJ, Balbuciar-Ducci C, Bueno H, et al. 2017 ESC Guidelines for the management of acute myocardial infarction in patients presenting with ST-segment elevation: The Task Force for the management of acute myocardial infarction in patients presenting with ST-segment elevation of the European Society of Cardiology (ESC). Eur Heart J. 2017.
12. Fraticelli A, Josephson R, Danziger R, et al. Morphological and contractile characteristics of rat cardiac myocytes from maturation to senescence. Am J Physiol. 1989;257:H259-H265.
13. Virdis A, Bruno RM, Neves MF, Bernini G, Taddei S, Ghiadoni L. Hypertension in the elderly: an evidence-based review. Curr Pharm Des. 2011;17(28):3020-31.
14. Nessler J, Skrzypek A. Chronic heart failure in the elderly: a current medical problem. Pol Arch Med Wewn. 2008;118(10):572-80.
15. Seki A, Fishbein MC. Age-related cardiovascular changes and diseases. Cardiovascular pathology, 4. ed.; 2016. p. 57-83.
16. North BJ, Sinclair D. The intersection between aging and cardiovascular disease. Circ Res. 2012;110(8):1097-108.
17. Nishimura RA, Otto CM, Bonow RO, Carabello BA, Erwin JP 3rd,Guyton RA, et al. 2014 AHA/ACC guideline for the management of patients with valvular heart disease: a report of the American College of Cardiology/American Heart Association Task Force on Practice Guidelines. Circulation. 2014;129(23):2440-92.
18. Fried LP, Tangen CM, Walston J, Newman AB, Hirsch C, Gottdiener J, et al. Frailty in older adults: Evidence for a phenotype. Journals of Gerontology: Series A: Biological Sciences and Medical Sciences. 2001;56:M146-M156.
19. Morley JE, Vellas B, van Kan GA, Anker SD, Bauer JM, Bernabei R, et al. Frailty consensus: a call to action. J Am Med Dir Assoc. 2013;14(6): 392-7.
20. Santos-Eggimann B, Cuenoud P, Spagnoli J, Junod J. Prevalence of frailty in middle-aged and older community-dwelling Europeans living in 10 countries. Journals of Gerontology: Series A: Biological Sciences and Medical Sciences. 2009;64:675-81.
21. Moreira VG, Lourenço RA. Prevalence and factors associated with frailty in an older population from the city of Rio de Janeiro, Brazil: the FIBRA-RJ Study. Clinics (Sao Paulo). 2013;68(7):979-85.
22. Frisoli A Jr, Ingham SJ, Paes ÂT, Tinoco E, Greco A, Zanata N, et al. Frailty predictors and outcomes among older patients with cardiovascular disease: Data from Fragicor. Arch Gerontol Geriatr. 2015;61(1):1-7.
23. Rockwood K. Frailty and its definition: a worthy challenge. J Am Geriatr Soc. 2005;53(6):1069-70.
24. Bandeen-Roche K, Xue QL, Ferrucci L, Walston J, Guralnik JM, Chaves P, et al. Phenotype of frailty: characterization in the women's health and aging studies. J Gerontol A Biol Sci Med Sci. 2006;61:262-6.
25. Di Napoli M, Papa F. Villa Pini Stroke Data Bank. I. Inflammation, hemostatic markers, and antithrombotic agents in relation to long-term risk of new cardiovascular events in first-ever ischemic stroke patients. Stroke. 2002;33:1763-71.

26. Woods NF, LaCroix AZ, Gray SL, Aragaki A, Cochrane BB, Brunner RL, et al. Women's health. Frailty: emergence and consequences in women aged 65 and older in the Women's Health Initiative Observational Study. J Am Geriatrics Soc. 2005;53:1321-30.
27. Frisoli Jr A, Inghan S, Borges J, Goncalves I, Carvalho AC. Fragilidade aumenta a incidência de morte precoce em idosos ambulatoriais com doenças cardiovasculares no estudo SARCOS. Revista da Socesp. 2018;28(3):332-39.
28. Faber MJ1, Bosscher RJ, Chin A Paw MJ, van Wieringen PC. Effects of exercise programs on falls and mobility in frail and pre-frail older adults: A multicenter randomized controlled trial Arch Phys Med Rehabil. 2006;87(7):885-96.
29. Laosa O, Alonso C, Castro M, Rodriguez-Manas L. Pharmaceutical interventions for frailty and sarcopenia. Curr Pharm Des. 2014;20(18):3068-82.
30. Morley JE. Pharmacologic options for the treatment of sarcopenia. Calcif Tissue Int. 2016;98(4):319-33.
31. Puts MT, Toubasi S, Andrew MK, Ashe MC, Ploeg J, Atkinson E, et al. Interventions to prevent or reduce the level of frailty in community-dwelling older adults: a scoping review of the literature and international policies. Age Ageing. 2017;(12):345-9.

Capítulo 2

Doença cardiovascular em mulheres

Otavio Celso Eluf Gebara
Elizabeth Regina Giunco Alexandre

PONTOS-CHAVE

- As doenças cardiovasculares representam importante causa de morbidade e mortalidade em mulheres, principalmente após a menopausa.
- O diagnóstico das doenças cardiovasculares é menos preciso em mulheres e por isso novas tecnologias podem representar valioso auxílio.
- O controle e tratamento dos fatores de risco representam importante abordagem preventiva, com destaque para o combate ao sedentarismo, controle da hipertensão e a utilização de estatinas em grupos de médio/alto risco.
- A terapêutica de reposição hormonal após a menopausa não é uma abordagem preventiva/terapêutica nas doenças cardiovasculares, pelo menos nas doses e vias estudadas até a atualidade.

Introdução

A despeito de enormes avanços no diagnóstico, entendimento dos mecanismos e tratamento, as doenças cardiovasculares (DCV) continuam sendo a principal causa de morbidade e mortalidade em mulheres acima de 50 anos de idade. Nas últimas décadas, estudos epidemiológicos com grandes populações e estudos clínicos controlados que incluíram números adequados de mulheres permitiram importantes avanços na prática clínica. Há inúmeras especificidades da DCV na comparação entre homens e mulheres e essas se devem tanto ao sexo (fator biológico) quanto ao gênero (fator sociocultural). As diferenças se devem a variáveis nos fatores de risco, na fisiopatologia e nas estratégias de diagnóstico e tratamento para prevenção primária ou secundária.

De acordo com o Ministério da Saúde, o infarto e o acidente vascular cerebral (AVC) são as principais causas de morte em mulheres no Brasil.[1] O Brasil ocupa a sexta posição no *ranking* mundial de taxas de mortalidade por DCV em mulheres, contabilizando 205 mortes por 100.000 habitantes, ficando apenas atrás de países do leste europeu.[2] Os Estados Unidos ocupam a décima posição com 119,6 mortes por 100.000 habitantes. As mulheres apresentam fatores de risco específicos para o desenvolvimento de doenças cardiovasculares, tais como as variações hormonais, a gestação e a menopausa. Como demonstrado na Figura 1, durante o período de 1990 a 2017, as taxas de mortalidade proporcional por DCV foram maiores nas mulheres, excedendo 30% em todo o período, enquanto para os homens permaneceram sempre ligeiramente superior a 25%. Neste capítulo abordaremos aspectos particulares da DCV em mulheres, com foco específico em doença isquêmica do coração (DIC) e AVC.

Provavelmente o maior obstáculo à melhor abordagem da DCV no sexo feminino deriva do fato de que, ainda na atualidade, um percentual bastante expressivo de mulheres não reconhece a doença cardiovascular como importante fator de morbi/mortalidade. Em um período de 12 anos, o percentual de mulheres que reconhece a importância das DCV aumentou signficativamente de 1997 até recentemente, mas ainda quase 50% não reconhece o risco (Figura 2).[3,4] Em 1997, câncer era citado como a principal causa de morte, e em segundo lugar DCV. Mulheres negras são as que menos citaram as DCV como o mais importante.[3,4]

Em recente atualização deste levantamento, foi surpreendente a constatação de que o aumento verificado até 2009 perdeu força e voltou a diminuir em 2019. O reconhecimento do risco foi muito menor em 2019 em comparação com 2009 (43,7% *versus* 64,8%; $P < 0,05$), mostrando que as ações de conscientização da população feminina não estão atingindo seus objetivos.[5]

Embora doença cardíaca/ataque cardíaco tenha permanecido na maioria das causas de morte frequentemente identificadas entre mulheres, o reconhecimento voltou a diminuir em 2019, em comparação com 2009 (43,7% *versus* 64,8%; $P < 0,05$).

Doença isquêmica do coração

Evidências científicas demonstram que existem diferenças entre os sexos quanto a fisiopatologia, apresentação clínica,

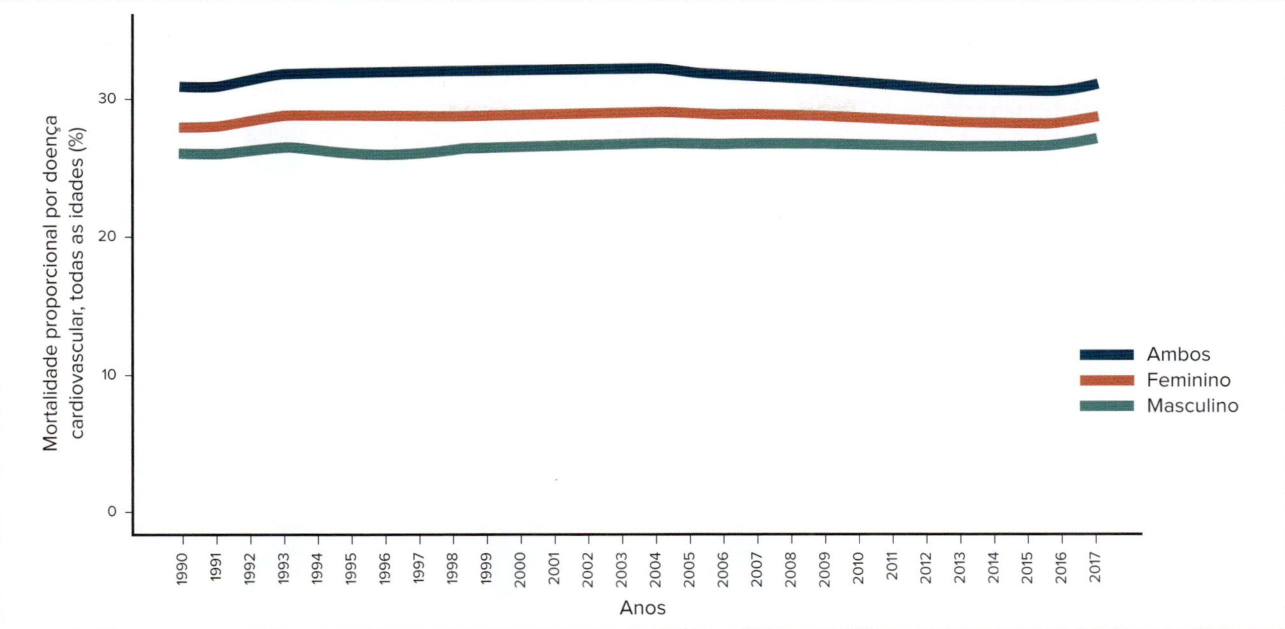

FIGURA 1

Mortalidade proporcional por doença cardiovascular, por sexo, Brasil, 1990-2017.[1]

encaminhamento para cuidados e tratamento da doença isquêmica cardíaca, resultando em diferente prognóstico e evolução clínica. Até recentemente pouco se conhecia a respeito dessas particularidades, mas felizmente este quadro começou a se modificar.[5]

O risco de desenvolver doença arterial coronariana (DAC) aos 40 anos de idade é de 49% em homens e de 32% em mulheres, sendo a média de idade de ocorrência de um primeiro evento de 65,8 anos para homens e de 70,4 anos para mulheres.[2] Este aumento se processa temporalmente de maneira diferente nos sexos (Figura 3). Nas mulheres, este aumento se torna mais acentuado em idade mais avançada que nos homens, de forma que a diferença de incidência entre os sexos diminui com o avançar da idade.[2,5] É interessante notar que as mulheres apresentam as manifestações clínicas (angina e infarto do miocárdio) em média 10 a 15 anos mais tardiamente que os homens.[5] Especula-se se este fato se deve à proteção estrogênica, que está presente em mulheres até a idade da menopausa, ou se ela é decorrente de um efeito pró-aterogênico dos hormônios sexuais masculinos.

Existe carência de informações epidemiológicas abrangentes a respeito do desenvolvimento e prevenção das DCV em mulheres e, provavelmente, o melhor entendimento do papel dos fatores de risco e da fisiopatologia permitiria uma adequação de medidas que alterassem a evolução dessas doenças.[5]

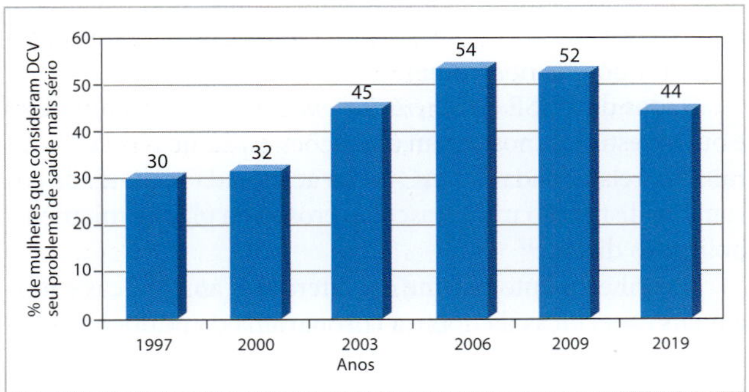

FIGURA 2

Percentual de mulheres nos Estados Unidos que reconhece que as doenças cardiovasculares representam a principal causa de morte no sexo feminino.[3,4]

Menopausa e doença cardiovascular

A parada na produção estrogênica pelo ovário promove alterações no perfil lipídico, como a elevação de colesterol total, LDL colesterol e triglicérides. A menopausa precoce, principalmente induzida cirurgicamente, teria esses efeitos mais pronunciados, causando um potencial aumento no risco de infarto do miocárdio.[5,6]

De fato, em mulheres da mesma faixa etária, a DAC ocorre duas a três vezes mais em mulheres após a menopausa do que naquelas na pré-menopausa. Entre 45 e 64 anos 1:9 mulheres têm alguma forma de DCV, enquanto esta relação passa a 1:3 após 65 anos de idade. A cada década de vida, a taxa de mortalidade no sexo feminino aumenta de três a cinco vezes.[5,6] Estudos das décadas de 1950 e 1960 descreveram que a menopausa precoce estava associada a aumento de DAC. O

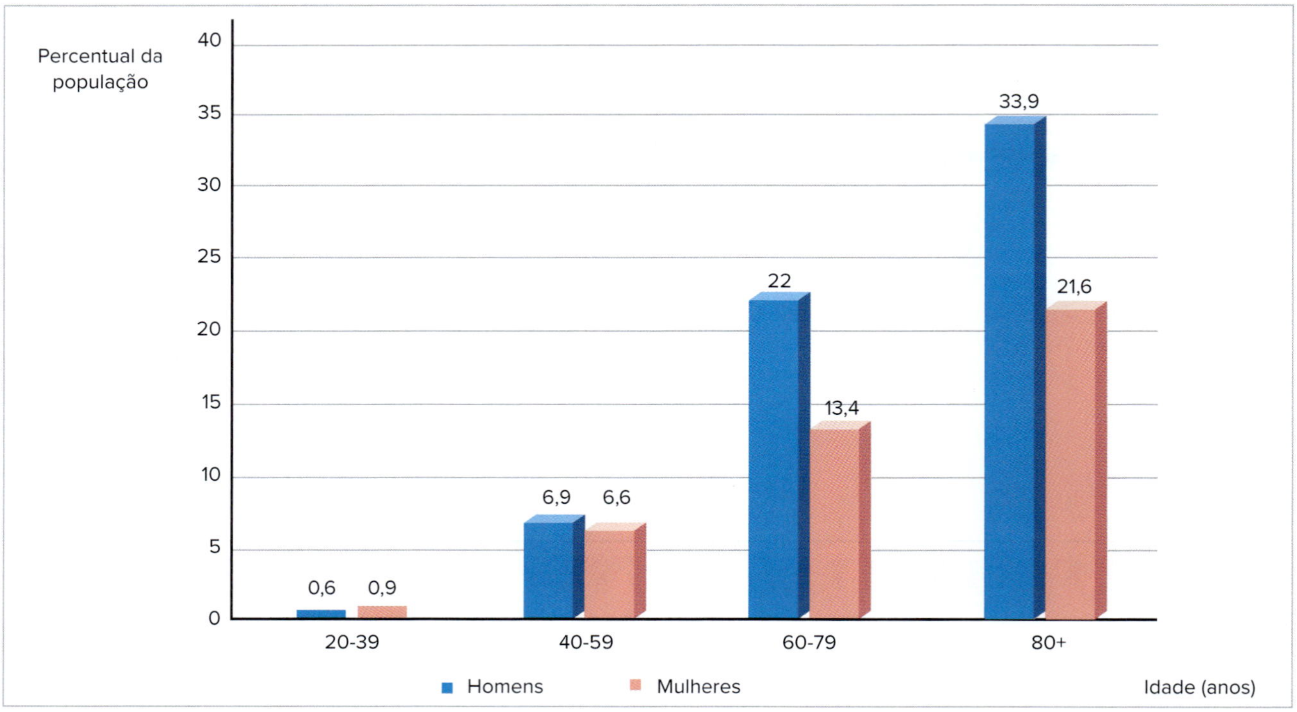

FIGURA 3

Prevalência de doença arterial coronária na população dos Estados Unidos por sexo e idade.

Fonte: NHANES (National Health and Nutrition Examination Survey), 2015-2018.[2]

estudo de Framingham comparou a incidência de DCV em mulheres na pré e pós-menopausa em quatro faixas etárias. Foi demonstrado que quanto mais jovem a mulher, maior o risco de DCV se a mulher estivesse no climatério.[6] Esse risco diminuía em faixas etárias mais avançadas, mostrando o maior impacto da menopausa na jovem. Mais recentemente, Schouw et al. demonstraram que, quanto mais precocemente a mulher entrava no período pós-menopausa, maior o risco anual de eventos cardíacos.[7]

Epidemiologia

Nos Estados Unidos, a taxa anual de mortalidade, após um primeiro evento coronariano, para homens é de 7:1000 entre 35 e 44 anos, e 68:1000 entre 85 e 94 anos. Para mulheres, a taxa é semelhante, somente ocorrendo cerca de 10 anos mais tardiamente, como já descrito. Até os 75 anos de idade, mais eventos por DIC ocorrem em homens quando comparados às mulheres, enquanto maior proporção de eventos por insuficiência cardíaca ocorre em mulheres.[2] Nos países ocidentais, incluindo o Brasil, houve declínio das taxas de mortalidade por DCV (cardíaca e cerebrovascular) nas últimas décadas.[8,9] Porém, este declínio foi mais pronunciado na população masculina do que na feminina. Nos Estados Unidos, nas últimas duas décadas houve declínio de 31% na mortalidade por doença cardiovascular global (Figura 4).[2,10] Porém, recentemente esse declínio estabilizou, principalmente em faixas etárias < 55 anos.[11]

No caso particular do Brasil, existem diferenças regionais importantes,[8,9] em que capitais como Brasília mostraram tendência de aumento, e Porto Alegre, Curitiba e Rio de Janeiro apresentaram tendência de queda nas taxas de mortalidade. No caso de São Paulo, houve tendência de queda em alguns grupos populacionais e de aumento em outros, como por exemplo, o grupo de mulheres com idade entre 40 e 59 anos.

Fisiopatologia

A DAC nas mulheres é menos obstrutiva e cursa mais frequentemente com função ventricular esquerda preservada, porém com altas taxas de isquemia miocárdica e mortalidade maior do que nos homens.[2]

Dados do WISE (*Women's Ischemia Syndrome Evaluation*) e outros estudos mostraram alterações específicas no sexo feminino, relacionadas à DAC como acentuada reatividade coronária, disfunção microvascular, erosão da placa e microembolização distal.[2,12]

O conhecimento recente das alterações anatômicas e funcionais específicas da doença coronariana da mulher e as repercussões sobre diagnóstico e tratamento recomendam que se utilize o termo doença isquêmica do coração (DIC) ao invés de doença arterial coronariana (DAC).[2,13]

A diferença entre homens e mulheres inicia-se pela anatomia coronariana. Estudos que utilizaram angiotomografia comprovaram que a artéria descendente anterior e a coroná-

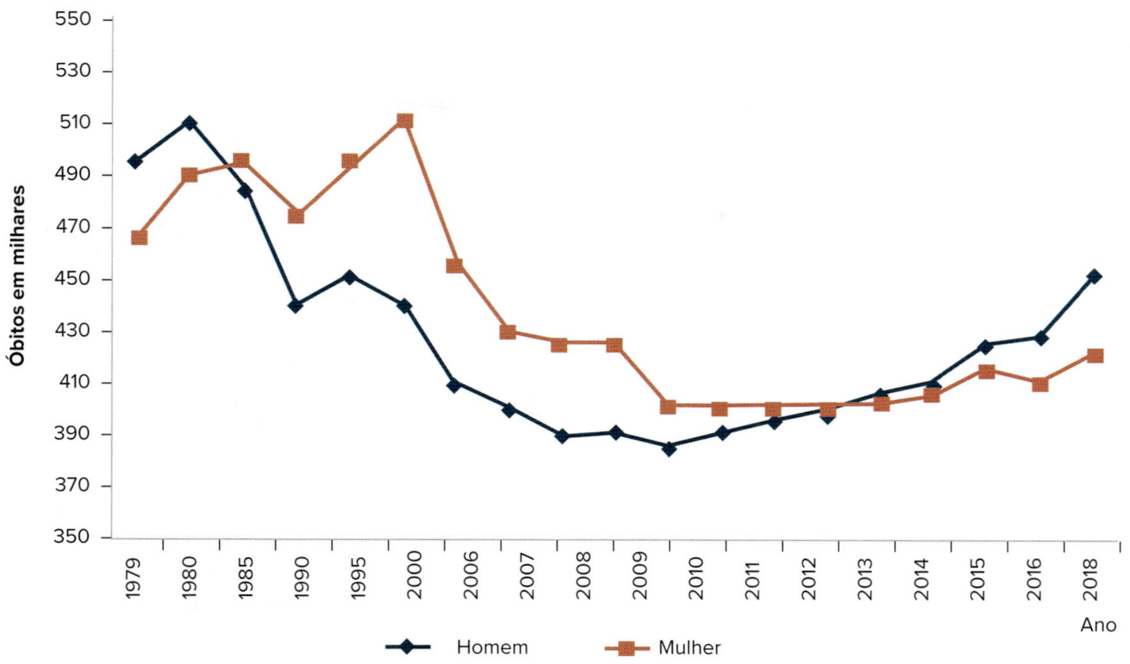

FIGURA 4

Taxa de mortalidade por doença cardiovascular nos sexos de 1979 a 2015

ria direita em geral têm um diâmetro menor nas mulheres e a carga da placa do ateroma também é menor.[14]

Os mecanismos fisiopatológicos da isquemia miocárdica na mulher dependem do local da circulação coronária afetado, se grandes vasos epicárdicos ou pequenos vasos da microcirculação.

Podemos dividir a doença isquêmica do coração de acordo com o território da artéria coronária:[12-15]

- Doenças que acometem o território epicárdico: doença aterosclerótica obstrutiva e não obstrutiva, dissecção de artéria coronária e vasoespasmo.
- Doenças que acometem o território arteriolar: disfunção microvascular e cardiomiopatia do estresse (*takotsubo*).

Doença do território epicárdico

Doença aterosclerótica obstrutiva e não obstrutiva

A doença aterosclerótica coronariana é a patologia geradora de isquemia mais prevalente entre as mulheres e é definida pela presença de obstrução ≥ 50% em pelo menos uma artéria coronária. A doença coronariana não obstrutiva é definida pela presença de placa ≥ 20% e < 50% em pelo menos uma artéria e anatomia coronária normal foi definida como estenose < 20% de acordo com os critérios utilizados no WISE.[12,16]

A ocorrência de alterações não obstrutivas é mais comum entre as mulheres do que entre os homens nos quadros de isquemia crônica e infarto agudo; cerca de um terço das mulheres infartadas não apresentam obstrução no território epicárdico coronariano e até dois terços delas não a apresentam quando avaliadas por dor anginosa.

Estudos com ultrassom intracoronário e tomografia por coerência óptica mostraram que mulheres que sofreram infarto do miocárdio sem lesões significativas na coronariografia tinham doença coronariana não obstrutiva (placas < 50%), com sinais de ruptura da placa em 29% e erosão em 12%, com microembolização distal e edema miocárdico detectado na ressonância magnética.[13,15]

Dissecção de artéria coronária

A dissecção espontânea da artéria coronária é uma importante causa de síndrome coronariana aguda, que pode ocorrer em pessoas jovens, particularmente mulheres, sem doença aterosclerótica ou fatores de risco. A causa da isquemia miocárdica é a obstrução ao fluxo em decorrência da dissecção da íntima e/ou a formação de hematoma intramural. É mais comum do que se pensava e a formação do trombo intramural, porém sem o descolamento da íntima, pode dificultar o diagnóstico angiográfico. A dissecção da artéria coronária é reportada com causa de infarto entre mulheres abaixo dos 50 anos (10 a 30%) e é causa comum de infarto no 3º trimestre da gestação e no puerpério. Outras condições clínicas associadas são vasculopatias não coronarianas, especialmente a displasia fibromuscular, situações de estresse extremo (emocional ou físico), doenças do tecido conjuntivo (síndrome de Marfan, Ehlers-Danlos e síndrome de Loeys-Dietz) e estados inflamatórios sistêmicos. O prognóstico é bom, no entanto a taxa de eventos cardiovasculares futuros é alta e a taxa de recorrência é de 29%.[17]

Vasoespasmo

A angina vasoespástica é uma entidade clínica centrada na hiper-reatividade das artérias epicárdicas a estímulos vasoconstritores.[10] O tabagismo é um grande fator de risco desencadeante do vasoespamo, de particular importância nas mulheres jovens. Está também associado ao fenômeno de Raynaud e enxaqueca como parte de distúrbios vasomotores generalizados.

Estudo realizado em população japonesa mostrou que mulheres abaixo de 50 anos com angina vasoespástica têm pior prognóstico se comparadas com homens. Também foi reportado que mulheres no período pré-menopausal e com angina vasoespástica apresentam variação cíclica da função endotelial de acordo com o ciclo menstrual.[14]

Doenças que acometem o território arteriolar

Doença arterial coronariana microvascular

A doença coronariana não obstrutiva está associada com alta taxa de eventos cardiovasculares maiores, que pode até se aproximar daquele observado na doença coronariana obstrutiva.[12] A presença de doença não obstrutiva deve ser considerada quando sintomas ou sinais de isquemia miocárdica estão presentes, porém sem demonstração de obstrução limitante de fluxo ao miocárdio, mas com outros processos que podem influenciar a relação de oferta/consumo.

O território microvascular compreende arteríolas com diâmetro menor que 100 µm, de localização intramiocárdica, com importante função de regulação do fluxo de acordo com a demanda de oxigênio, promovendo dilatação ou vasoconstrição.[13,15]

A doença microvascular consiste na incapacidade de dilatação das arteríolas frente a situações de demanda de fluxo.

As mulheres também apresentam maior espessamento da parede arteriolar e do raio de difusão relativamente à área corpórea e à largura do cardiomiócito se comparadas aos homens e esta situação também pode predispor a isquemia.[13]

Cardiomiopatia do estresse (takotsubo)

É caracterizada por atordoamento miocárdico gerador de disfunção ventricular sistólica e diastólica transitória. Afeta predominantemente mulheres idosas e é precedida por gatilhos físicos ou emocionais, entretanto, alguns relatos não reportam gatilhos evidentes. Na fase aguda, a apresentação clínica, os achados eletrocardiográficos e os marcadores enzimáticos são similares aos da síndrome coronariana aguda.[18]

A fisiopatologia da cardiomiopatia permanece obscura, porém o papel do eixo cérebro-coração tem sido descrito. Mais da metade dos pacientes com *takotsubo* têm antecedentes de patologias psiquiátricas ou neurológicas e este fato corrobora achados anteriores do envolvimento de pacientes com esta patologia num contexto de hemorragia subaracnóidea, epilepsia, eletroconvulsoterapia, trauma craniano, acidente vascular cerebral, estados de ansiedade e depressão. A microcirculação coronária é inervada por neurônios que se originam no tronco cerebral e mediam a vasoconstrição e tal fato sugere que o atordoamento miocárdico secundário a disfunção microvascular pode ter origem neurogênica.

Achados histopatológicos obtidos do coração de pacientes que tiveram morte súbita durante ataque epiléptico ou hemorragia subaracnóidea são semelhantes àqueles encontrados nos de pacientes que morreram durante um episódio de cardiomiopatia de *takotsubo*.[18]

Dessa forma, no sexo feminino o conceito de que a associação entre grau de estenose coronária e gravidade da doença isquêmica nem sempre explica todos os achados, como já demonstrado, é particularmente verdadeira. Na verdade, segundo conceito proposto por Marzilli et al., a estenose coronária é apenas um fator, dentre vários outros, que leva à isquemia do miocárdio, eventos cardíacos e mau prognóstico (Figura 5).[19]

Fatores de risco

Fatores de risco tradicionais não diferem entre homens e mulheres. Idade, história familiar, hipertensão arterial, diabetes, dislipidemia, tabagismo e sedentarismo são importantes preditores de risco para as mulheres. Entretanto, as mulheres possuem fatores de riscos exclusivos relacionados à gestação, menopausa e às doenças autoimunes.

Constituem fatores de risco modificáveis para as DCV o tabagismo, o sedentarismo, a obesidade abdominal, a hipertensão arterial sistêmica (HAS), o diabete melito, os níveis elevados de LDL-colesterol e níveis reduzidos de HDL-colesterol, entre outros.

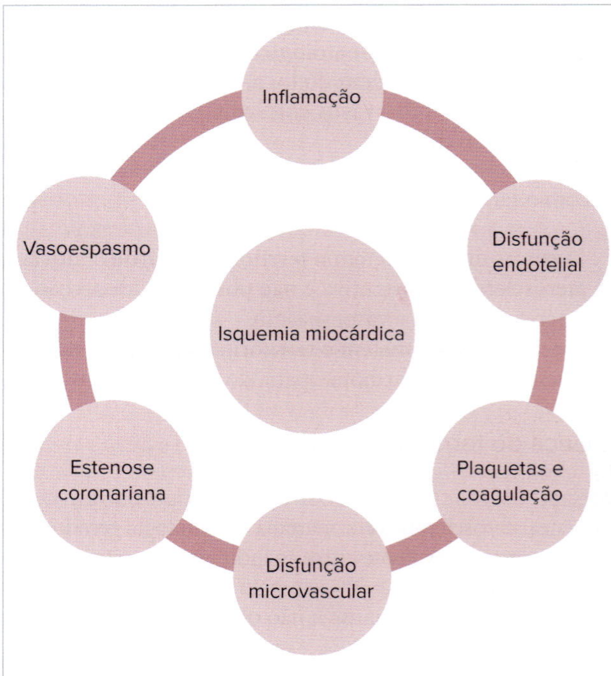

FIGURA 5

Modelo segundo Marzilli et al., que demonstra vários fatores, além da estenose coronária, que contribuem para a isquemia miocárdica. No sexo feminino, a contribuição destes outros fatores é particularmente mais importante do que nos homens.[19]

O estudo epidemiológico Inter Heart[20] identificou os fatores de risco para o infarto do miocárdio em várias populações do mundo. Observou-se que os fatores de risco são os mesmos para homens e mulheres, porém, o impacto da presença de HAS ou diabete melito é maior em mulheres do que em homens. Por outro lado, o impacto protetor do exercício e da ingesta moderada de álcool é mais evidente em mulheres do que em homens. Este estudo salientou que fatores emocionais (estresse) também representam um fator de risco. É interessante salientar que os fatores de risco modificáveis representaram 94% do risco de um infarto do miocárdio na população de mulheres do estudo.[20]

Descreveremos alguns aspectos importantes em relação a alguns dos principais fatores de riscos cardiovasculares na mulher.

Tabagismo

A prevalência de tabagismo nos Estados Unidos em 2012 para mulheres acima de 18 anos é de 18,1%.[2] No Brasil esta prevalência apresenta tendência de queda em cidades do Sul e Sudeste e aumento em cidades do Centro-Oeste e Norte.[10] Nos últimos 15 anos houve redução de 37% nos homens e 32% em mulheres. Segundo dados da Vigilância de Fatores de Risco e Proteção para Doenças Crônicas por Inquérito Telefônico (VIGITEL) divulgados em abril de 2016, o número de fumantes no Brasil, acima de 18 anos de idade vem caindo nos últimos 10 anos. Entre os homens, o percentual de fumantes, com mais de 18 anos, ficou em 12,7% e entre as mulheres, 8,0%.[21]

O risco de morte por DCV aumenta em 31% entre as mulheres expostas ao tabaco no trabalho ou no lar, sendo este considerado o principal fator de risco modificável de morbidade e mortalidade cardiovascular. Cerca de 13,7% das mortes cardiovasculares ocorridas nos últimos anos nos Estados Unidos podem ser atribuídas ao tabagismo.[2]

O hábito de fumar está presente em mais da metade dos infartos do miocárdio em mulheres na idade adulta. O Nurses' Health Study quantificou um risco 5,5 vezes maior de DAC fatal em mulheres que fumavam 25 cigarros/dia e duas vezes maior o risco de IAM não fatal e morte cardiovascular para as fumantes de um a quatro cigarros/dia, em relação às não fumantes.[22]

Entretanto, ressaltamos que a redução do hábito de fumar tem ocorrido de forma significativa no mundo, mais de 40% desde 1965 e em torno de 12,5% entre 1980 e 2002 nos Estados Unidos.[2]

Dislipidemia

A dislipidemia é um reconhecido fator de risco para DCV, sendo que o climatério tem profundo efeito sobre o metabolismo das lipoproteínas. A menopausa produz um perfil pró-aterogênico, caracterizado principalmente pela elevação do colesterol total em aproximadamente 15%, associada ao aumento do LDL-C em 25%. No período de climatério pós-menopausal, pode ocorrer redução dos níveis de HDL-C em até 25%.[10]

Níveis de triglicérides > 150 mg/dL e HDL > 50 mg/dL são componentes da dislipidemia que caracteriza a síndrome metabólica, apresentando maior impacto na incidência de DCV em mulheres do que em homens, especialmente aquelas na fase de menopausa.[10]

Sedentarismo

A prevalência de sedentarismo nas mulheres nos Estados Unidos em 2012 é de 31,0% para a raça branca e 55,2% para a raça negra, superior à prevalência no sexo masculino (28,6 e 44,1% respectivamente).[2] A tendência é de aumento da inatividade física nos últimos anos em ambos os sexos.[23]

O risco de DAC relacionado ao sedentarismo é de 1,5 a 2,4, risco comparado a HAS, dislipidemia e tabagismo.[2,10,23]

Sobrepeso e obesidade

Nos Estados Unidos, a prevalência de sobrepeso e obesidade para mulheres em 2010 era de 64% e de obesidade isolada de 36%, sendo que, em negras, este percentual é superior a 80%. Mais da metade das mulheres nos Estados Unidos acima de 40 anos de idade são obesas e mais de 80% têm sobrepeso.[2]

O *Nurses' Health Study* em oito anos de acompanhamento, demonstrou associação direta entre o aumento de massa corpórea (IMC $\geq$ 29 kg/m^2) e a incidência de 70% dos casos de infarto não fatal, morte por DCV e angina, após ajuste para idade e tabagismo.[24]

No climatério há aumento de peso, principalmente relacionado à redução do metabolismo basal, redução da atividade física regular, aumento na ingesta de alimentos calóricos, e a depressão. A prevalência de síndrome metabólica em adultos nos Estados Unidos é de 23,7%, valor semelhante para homens (24,0%) e mulheres (23,4%). Sua presença aumenta o risco de diabete melito e DCV, bem como o de mortalidade cardiovascular e por todas as causas.[2,10] A obesidade, especialmente a abdominal, aumenta o risco cardiovascular na mulher e este risco se eleva progressivamente com o incremento do peso. Entretanto, dados de literatura demonstram redução dos parâmetros de obesidade com o emprego da terapêutica de reposição hormonal (TRH).[25]

Diabete melito

A prevalência de diabete melito nos Estados Unidos atingiu níveis de 8,3% em 2012, tendo aumentado em 54% entre 1994-2002, em cerca de 61% desde 1990 e em aproximadamente 8,2% entre 2000-2001, tendo, ainda, apresentado um impacto muito maior para a DCV no sexo feminino.[2] Aproximadamente 8,8% das mortes por DCV podem ser atribuídas à elevação dos níveis glicêmicos.

No Brasil, sua prevalência é em torno de 7,6% para a faixa etária 30-69 anos, com igual distribuição entre os sexos. Em São Paulo, estado de maior prevalência, a diabete melito atinge cifras de 9,66%, sendo a segunda causa relacionada descrita em atestados de óbito, perdendo somente para a causa cardiovascular.[26]

A diabete melito confere um risco três a sete vezes maior de DAC para mulheres quando comparadas às não diabéticas, diferentemente dos homens em que o risco é somente duas a três vezes maior; e confere ainda um risco de 1,8 a 6 vezes maior para acidente vascular encefálico e doença vascular periférica.[15] Não só o quadro estabelecido de diabete melito, mas a intolerância à glicose, resistência insulínica e hiperinsulinemia aumenta a ocorrência de DCV, sendo o nível sérico de insulina identificado como um fator de risco independente para DAC.[15]

Com a menopausa, a tolerância à glicose, medida por teste de sobrecarga, não se altera; entretanto, há uma redução na secreção pancreática de insulina, compensada por uma hiperinsulinemia. Assim, com o envelhecimento, há uma contínua queda da sensibilidade à insulina, relacionada à idade, atenuada quando a TRH é empregada, segundo estudos observacionais.[27]

Em mulheres com diabetes tipo 2, possíveis benefícios secundários em diferentes estudos têm sido demonstrados com a TRH, por meio da redução de glicemia de jejum e hemoglobina glicada.[27]

A presença de DCV, ajustada para a idade, em mulheres com diabetes, é duas vezes maior do que para mulheres sem diabetes, sendo que a taxa de hospitalização em mulheres com diabetes é quatro vezes maior e a taxa de morte cardíaca, três a sete vezes maior.[2]

Síndrome metabólica

A prevalência de síndrome metabólica em adultos nos Estados Unidos é de 23,7%, semelhante para homens (24,0%) e mulheres (23,4%). Sua presença aumenta o risco de diabete melito e DCV, bem como o de mortalidade cardiovascular e por todas as causas.[2]

Hipertensão arterial sistêmica

A prevalência da HAS aumenta progressivamente com a idade, sendo superior a 50% entre os idosos. Até os 55 anos de idade, um maior percentual de homens tem HA, dos 55-74 anos o percentual de mulheres é discretamente maior, e acima dos 75 anos, o predomínio no sexo feminino é significativamente superior.[2] Assim, cerca de 80% das mulheres, eventualmente, desenvolverão HAS na fase de menopausa e a incidência de HAS aumenta tanto com a idade quanto com o início da fase pós-menopausa. Staessen et al. sugerem que a pós-menopausa seja acompanhada por elevação da pressão arterial sistólica, diastólica e pressão de pulso, independente da idade, resultando em mais alta prevalência de HAS em mulheres na pós-menopausa em comparação à pré-menopausa.[28]

A HAS contribui para cerca de 40,6% de todos os eventos cardiovasculares e cerca de 45% dos casos de infarto não diagnosticados, em mulheres, elevando o risco de DAC em quatro vezes quando comparada a mulheres normotensas.[2]

A presença da associação de fatores de risco à HAS, muitas vezes na síndrome metabólica, como a dislipidemia, resistência insulínica, intolerância à glicose e a obesidade abdominal, aumentam o potencial aterogênico e tem sido considerada um dos mecanismos mais importantes da DCV em mulheres. Assim, o tratamento anti-hipertensivo farmacológico, concomitante às modificações nos hábitos de vida aqui relacionadas, tem sido demonstrado como uma intervenção significativa para a prevenção de eventos coronarianos em mulheres hipertensas.

Vários mecanismos são responsáveis pela elevação dos níveis tensionais, independente do descontrole hormonal com déficit de estrogênio. A ativação do sistema renina-angiotensina-aldosterona, em especial seu aumento demonstrado pelos níveis séricos de angiotensina-II em mulheres na pós-menopausa, parece ser muito importante.[28]

Até os dias de hoje, na literatura científica, a questão se a pressão arterial se eleva independentemente da idade na menopausa ainda não foi conclusivamente respondida. Alguns estudos longitudinais sugerem que a menopausa, por si só, não é associada à elevação da pressão arterial, embora a demonstração de elevada incidência da HAS em outros estudos longitudinais ou cruzados reportem associação positiva.[29]

Felizmente em países como os Estados Unidos a detecção e o controle da hipertensão vem melhorando nas últimas décadas.[2,10]

Fatores específicos da mulher

São fatores agravantes que acrescentam risco aos fatores de risco tradicionais, porém ainda não foram incorporados nos escores habituais de avaliação de risco.[30]

Parto prematuro

O parto prematuro (PP), definido como o nascimento abaixo das 37ª semanas de gestação, complica de 5 a 12,7% dos partos em todo o mundo. As causas subjacentes e os mecanismos não são ainda completamente compreendidos e os principais mecanismos sugerem inflamações, infecções e doenças vasculares. O parto prematuro espontâneo está associado com um risco 3 vezes maior de morte futura por DCV materna em comparação com um parto a termo. Uma revisão recente se concentra em três áreas-chave para avaliar criticamente a associação de PP e risco futuro de DCV materna: a) fatores de risco para DCV; b) biomarcadores inflamatórios; e c) formas específicas de disfunção vascular (disfunção endotelial e rigidez arterial) e mecanismos pelos quais cada um pode estar ligado ao PP. A associação de PP com o subsequente risco futuro de DCV materna sugere que a resposta anormal da mulher à gravidez pode servir como seu primeiro teste de estresse fisiológico.[2,15,30]

O parto abaixo da 34ª semana de gestação sinaliza um risco cardiovascular maior.[2,15]

Doença hipertensiva da gestação

Inclui hipertensão gestacional (PA > 140 x 90 após 20ª semana), hipertensão crônica (< 20ª semana) e pré-eclâmpsia (PA > 140 x 90; proteinúria 0,3 g/24h, > 20ª semana, lesão de órgão-alvo). O risco cardiovascular persiste até tardiamente.[30]

Estudos em mulheres que tiveram pré-eclâmpsia apontam que o risco relativo (RR) para doença cardiovascular futura é de:

- 3,7 (95% IC; 2,70-5,05) para hipertensão até 14 anos após a gestação.
- 2,16 (95% IC; 1,86-2,52) para doença isquêmica do coração (DIC), até 12 anos após a gestação.
- 1,81 (95% IC; 1,45-2,27) para AVC, até 10 anos após a gestação.
- 1,79 (95% IC; 1,37-2,33) para TEV, até 5 anos após a gestação.

O risco também foi reconhecido pela American Heart Association, que agora recomenda a avaliação do histórico reprodutivo em todas as mulheres como avaliação inicial do risco de DCV.[2,30]

Diabetes gestacional

O diabetes gestacional (DMG) é definido como diabetes recém-diagnosticado no 1º trimestre da gestação.

O DMG aumenta o risco futuro para o desenvolvimento de DM2 em 7 vezes, dobra o risco futuro para DCV futura e quadruplica o risco futuro para doença isquêmica do coração.[30]

Doença autoimune: artrite reumatoide (AR)/lúpus (LES)

A inflamação desempenha um papel fundamental na progressão da DCV, contribuindo diretamente para a formação da ruptura da placa, promovendo o aumento da mortalidade por DCV aterosclerótica.[15,30]

As doenças autoimunes, mais comuns em mulheres, são também consideradas fatores de risco sexo-específicos.

Os mecanismos fisiopatológicos se devem à presença de citoquinas pró-inflamatórias que agem como aceleradores do processo de aterosclerose. Fisiopatologia: disfunção endotelial e dano microvascular/disfunção microvascular coronariana.

São mais prevalentes no sexo feminino (AR = 2,5 mulheres: 1 homem e LES = 9 mulheres:1 homem).

AR: RR 2 a 3 para IM e 50% para AVC.

LES: RR 9 a 50 para IM (série de caso/controle).

Os escores de risco subestimem o risco das doenças autoimunes. Entretanto, a European League Against Rheumatism (EULAR) sugere multiplicar por 1,5 o valor obtido nos escores tradicionais. Nem a European Society of Cardiology (ESC) nem a American Heart Association/ American College of Cardiology (AHA/ACC) estabeleceram diretrizes de triagem nesta população.

Radioterapia (RXT) e quimioterapia (QXT)

A radiação e a quimioterapia mostraram aumentar diretamente risco de DCV. A radioterapia para câncer de mama aumenta a taxa de ocorrência de isquemia miocárdica e a exposição gera efeito imediato, dose-dependente e persiste por 20 anos. RXT pode também induzir à doença valvar e cardiomiopatia.[30]

A quimioterapia induz cardiotoxicidade dose-dependente; pode ocorrer com agentes tipo 1 (grupo da antracicilina) e tipo 2 (grupo do trastuzumabe).[1]

As principais recomendações incluem um histórico inicial e físico antes do início da quimioterapia/radioterapia e monitorização seriada de troponina, peptídeo natriurético e da fração de ejeção do ventrículo esquerdo enquanto em tratamento.[2,15,30]

Diretriz da European Association of Cardiovascular Imaging and the American Society of Echocardiography recomenda avaliação baseada em sinais e sintomas e vigilância com ecocardiograma durante 5 anos em pacientes de alto risco.

Depressão

Os transtornos depressivos são mais comuns entre as mulheres e a prevalência aumenta durante a transição menopausal. É reconhecida como um fator de risco para o desenvolvimento de doença isquêmica do coração.

A evidência é limitada, porém um fator de risco mais importante entre mulheres jovens (categoria pouco representada em ensaios de DCV), pois se trata de um grupo com altas taxas de mortalidade pós-IAM.[30]

O rastreamento da depressão em mulheres na meia-idade é importante em decorrência da interação entre a saúde psicossocial e a saúde cardiovascular. Não são apenas os pacientes com transtorno depressivo maior que têm risco aumentado de doença cardíaca, mas pacientes com DCV com depressão têm mais desfechos desfavoráveis, incluindo morte, do que pacientes sem depressão.

As diretrizes da Sociedade Europeia de Cardiologia 2016 discutem a depressão no contexto de estresse psicossocial e recomendam duas questões iniciais para aquelas pacientes consideradas de alto risco cardiovascular: "Você se sente deprimida e sem esperança?", "Você perdeu interesse e prazer na vida"?[31]

Estratificação de risco

Indivíduos assintomáticos, porém mais predispostos para o desenvolvimento da doença cardiovascular, devem ser estratificados quanto ao risco cardiovascular para que estratégias de prevenção efetiva sejam desenvolvidas assim como a correta definição de metas terapêuticas.

Vários modelos foram desenvolvidos com esta finalidade. O primeiro deles foi o *Framingham Risk Score* em 1998, posteriormente revisado em 2008, contudo subestimava o risco nas mulheres. Em 2007 seguiu-se o *Reynolds Risk Score* específico para as mulheres, incluía a PCR ultrassensível e a história familiar, mas também falhou.

Em 2013, o ACC/AHA lança uma diretriz para avaliação de risco cardiovascular, a *Pooled Cohort Equation* que prevê o risco cardiovascular para 10 anos e o Lifetime Risk.[5]

A Atualização da Diretriz Brasileira de Dislipidemias publicada em 2017[23] recomenda o uso do Escore de Risco Global (ERG) que estima o risco de infarto do miocárdio, AVC ou insuficiência cardíaca, fatais ou não fatais, ou insuficiência vascular periférica em 10 anos. Ele deve ser utilizado na avaliação inicial, ou mesmo em pacientes em uso de estatinas, entre os indivíduos que não foram enquadrados nas condições de muito alto ou alto risco. Não há até o momento um escore de risco satisfatório para a real avaliação de risco da mulher pois nenhum deles contempla todos os fatores de risco comentados neste capítulo. De forma geral, podemos recomendar a Calculadora para Estratificação de Risco Cardiovascular referendada pela Sociedade Brasileira de Cardiologia por ser a mais recentemente publicada.

Apresentação clínica da doença arterial coronariana

Estudos recentes têm demonstrado que existem diferenças na história natural da DAC, apresentação clínica e prognóstico após um evento coronariano agudo, entre homens e mulheres.

Enquanto aproximadamente dois terços dos homens apresentam como primeira manifestação da DAC o infarto do miocárdio ou morte súbita, 50% das mulheres se apresentam com quadro de angina *pectoris* (Figura 6).[32]

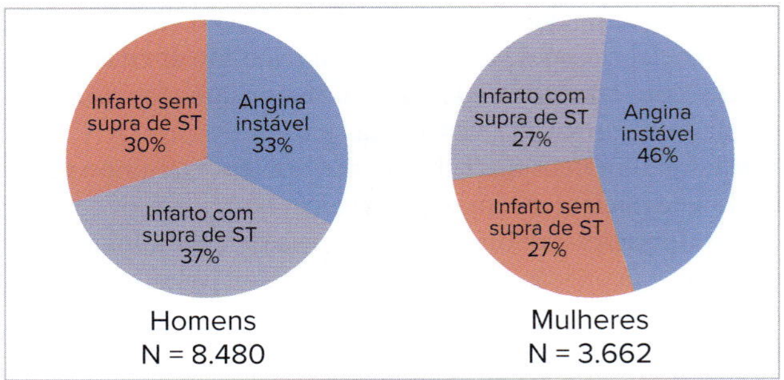

FIGURA 6

Apresentação clínica das síndromes coronarianas agudas conforme os sexos.

Adaptado de Hochman et al.[32]

Além disso, 50% dos homens apresentam o infarto do miocárdio como primeira manifestação da DAC, enquanto 64% das mulheres não reportaram nenhum sintoma antes do evento cardíaco.[2]

Existe maior porcentagem de mulheres com dor precordial típica e coronárias sem obstruções à cinecoronariografia do que homens. Porém, em mulheres mais idosas, a dor precordial típica foi tão preditiva de doença aterosclerótica epicárdica quanto em homens.[33]

De fato, quando comparadas com os homens, mulheres com infarto do miocárdio se apresentam mais frequentemente com quadro clínico de dispneia, dor nas costas, náusea/vômitos e dor na mandíbula. Além disso, as mulheres referem mais dor precordial ao estresse e atividades diárias e não aos esforços quando comparadas com homens da mesma idade (Tabela 1).[34]

É interessante notar, no entanto, que no estudo de Framingham, a taxa de infarto do miocárdio silencioso foi maior em mulheres que homens (Tabela 2), reforçando a ideia de que o diagnóstico em mulheres pode ser mais difícil.[5]

TABELA 1 Quadro clínico de infarto do miocárdio em mulheres

Apresentação clínica atípica em mulheres com síndrome coronariana aguda
Dor no pescoço e mandíbula
Dor nos dentes
Dor nas costas
Náusea
Desconforto epigástrico
Palpitação
Dispneia, ortopneia e dispneia paroxística noturna
Pré-síncope/síncope

TABELA 2 Porcentagem de infarto do miocárdio silencioso conforme os sexos no acompanhamento de longo-prazo do Framingham Heart Study[5]

Idade (anos)	Homem (%)	Mulher (%)
30-44	29	–
45-54	18	41
55-64	25	31
65-74	25	35
75-84	42	36
85-95	33	46
Média	28	35

Diagnóstico

Em geral o diagnóstico da DAC em mulheres apresenta maiores dificuldades do que em homens. A apresentação clínica atípica como descrita acima e a menor especificidade dos testes não invasivos tornam o diagnóstico menos preciso. Diversos estudos demonstram que alterações no segmento ST, defeitos de perfusão na cintilografia ou alterações da motilidade de ventrículo esquerdo no ecocardiograma com estresse têm valor mais limitado em mulheres do que em homens (Tabela 3).[35]

As diversas modalidades de exames serão discutidas em maiores detalhes em outros capítulos deste livro. Merece uma citação especial a identificação da calcificação coronariana por meio da tomografia computadorizada que permite, além da suspeita diagnóstica, a tomada de medidas preventivas mais efetivamente. Novas fronteiras de investigação incluem a avaliação da disfunção endotelial por meio da reatividade vascular em artéria braquial e a avaliação do metabolismo miocárdico pela espectroscopia por ressonância magnética.[30,36,37]

Prognóstico

De modo geral, a letalidade do infarto do miocárdio é maior em mulheres do que em homens, observação que se mantém válida tanto no momento intra-hospitalar quanto no longo prazo (Figura 7).[2,4,38]

TABELA 3 Sensibilidade e especificidade de métodos não invasivos no diagnóstico da doença arterial coronariana em mulheres sem diagnóstico confirmado em comparação com angiografia coronariana. Comparações com o sexo masculino[37]

Teste	Sensibilidade (%)	Especificidade (%)	Comparação do teste com homens
Teste ergométrico	62	68	Menos sensível e menos específico
Ecocardiograma de estresse	79	83	Menos sensível e mais específico
Cintilografia do miocárdio	81	78	Menos sensível e mais específico
Ressonância magnética	72	84	Dados pouco conclusivos
Angiotomografia de coronarianas	94	87	Menos sensível e mais específico

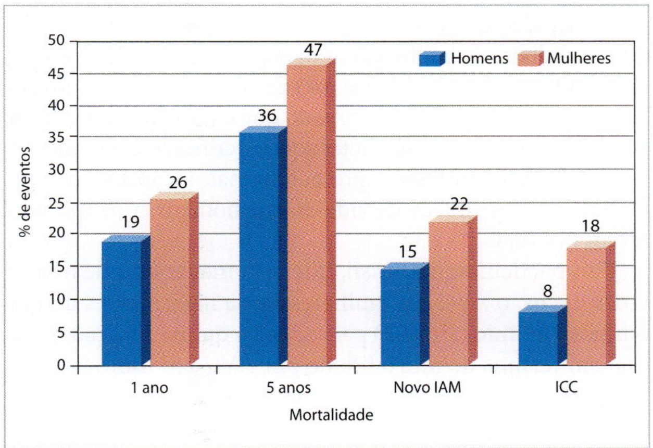

FIGURA 7

Prognóstico de mulheres após infarto do miocárdio. Comparação entre os sexos.[38]

Além disso, é importante salientar que existem diferenças de letalidade conforme a idade. Em pacientes com menos de 50 anos de idade, a taxa de mortalidade no curto prazo é o dobro para mulheres quando comparadas com homens da mesma idade[39]. Em idades superiores a 74 anos, a diferença entre os sexos desaparece; esta observação nos leva a crer que a idade não seria o único fator a explicar essa maior letalidade. De fato, Passos et al. mostram que a letalidade intra-hospitalar em mulheres com IAM continuava maior em mulheres do que em homens, mesmo após ajuste estatístico para a idade e comorbidades.[40]

Diversos fatores podem explicar esta maior letalidade entre as mulheres, como a idade mais avançada em que ocorre o evento, a apresentação clínica menos "clássica" que retarda o início do tratamento, a presença de comorbidades como diabete melito, a maior insuficiência ventricular esquerda observada e, até mesmo, diferenças na abordagem terapêutica.[41]

Tratamento da doença arterial coronariana

Ao longo de anos, observou-se que as mulheres recebiam menos frequentemente terapêuticas consideradas ideais como AAS, betabloqueadores, estatinas e terapêuticas de reperfusão. Apesar deste fato, estas terapêuticas eram igualmente eficazes em ambos os sexos. Apesar da melhora ao longo do tempo, recentemente este quadro ainda permanece evidente.[42]

Abordagem preventiva

Abordagem não farmacológica deve ser enfatizada em todas as mulheres, especialmente seguindo recomendações agressivas para o controle dos fatores de risco como a interrupção do hábito de fumar, aumento da atividade física e manutenção do peso ideal.[40]

As modificações dos hábitos de vida preconizados pelas diretrizes incluem redução de peso com dieta pobre em gorduras saturadas (< 7% calorias diárias), dieta pobre em colesterol (< 200 mg/dia) e atividade física regular (mínimo de 30 minutos de atividade aeróbica diária).[40]

Dislipidemia

A abordagem inicial deve considerar qual a fração lipídica a ser modificada, qual percentual de redução deve ser alcançado e a eficácia do fármaco escolhido.[40]

Grandes estudos clínicos controlados[43] mostraram os benefícios das medicações hipolipemiantes, principalmente as estatinas, na redução de eventos cardiovasculares em mulheres. Dentre estes, merecem citação o *Scandinavian Simvastatin Survival Study* (4S), *Cholesterol and Recurrent Events Trial, Air Force/Texas Coronary Atherosclerosis Prevention Study* (AFCAPS/TexCAPS), *Long-term Intervention with Pravastatin in Ischemic disease Study* (LIPID), o *Heart Pretection Study* (HPS) e o estudo JUPITER. Todos incluíram um número significativo de mulheres, tanto em prevenção primária quanto secundária, e demonstraram um significativo benefício (redução média de 23% de eventos cardiovasculares) de estatinas na redução de eventos cardiovasculares. O estudo *Prospective Study of Pravastatin in Elderly at Risk* (PROSPER) diferenciou-se dos demais por incluir uma população de faixa etária mais elevada (média de idade de 75 anos), predominantemente do sexo feminino (52%), além de investigar primariamente a função cognitiva, além de eventos cardiovasculares (Figura 8).[43]

Este impacto do uso das estatinas na redução de IAM fatal e não fatal demonstrado por grandes estudos resultou na recomendação das diretrizes do AHA/ACC para o uso deste

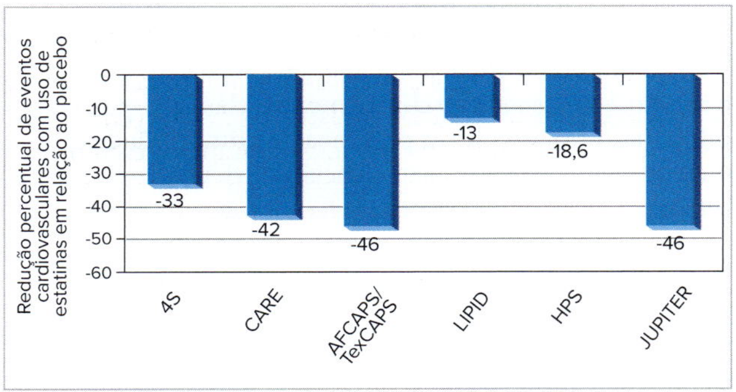

FIGURA 8

Efeito de estatinas sobre eventos cardiovasculares em mulheres em grandes estudos clínicos.

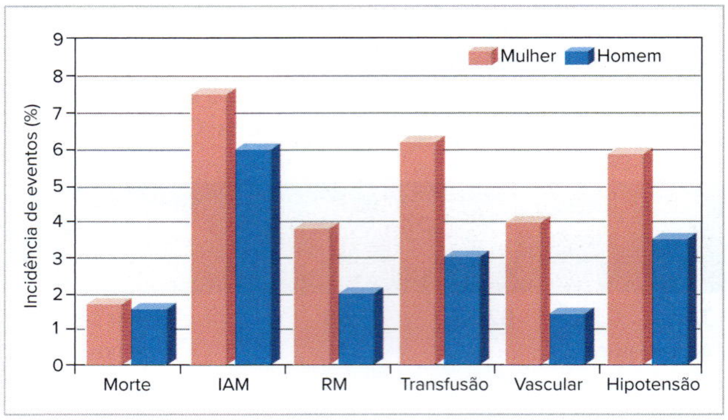

FIGURA 9

Complicações da angioplastia coronária conforme o sexo.

IAM: infarto agudo do miocárdio; RM: revascularização do miocárdio em caráter de urgência.[46]

fármaco como primeira escolha para a redução de LDL-colesterol em mulheres na menopausa.[40,44]

Tratamento do infarto do miocárdio

Com base no estado atual do conhecimento científico, homens e mulheres com infarto do miocárdio devem ser tratados de forma semelhante, seguindo recomendações das diretrizes da Sociedade Brasileira de Cardiologia e de sociedades de cardiologia americanas e europeias. Estudos clínicos randomizados têm demonstrado que a aspirina, betabloqueadores, inibidores da enzima de conversão da angiotensina e estatinas previnem DVC em mulheres de alto risco cardiovascular da mesma forma que em homens. Porém, observa-se, em alguns estudos, que as mulheres recebem, em geral, tratamento mais tardiamente em relação ao início dos sintomas, e frequentemente recebem menos as medicações consideradas fundamentais no tratamento do infarto do miocárdio.[45]

O tratamento trombolítico tem a mesma taxa de patência em 90 minutos e a mesma fração de ejeção do ventrículo esquerdo após tratamento em homens e mulheres, mas a mortalidade em 30 dias é pior em mulheres.[45]

Recente estudo demonstrou que estas diferenças na abordagem terapêutica do infarto do miocárdio/angina instável entre os sexos estavam diminuindo nos últimos anos, mas ainda são evidentes.

Angioplastia coronária

Mulheres que realizam angioplastia coronária na fase aguda do infarto do miocárdio, em geral, têm maior prevalência de características clínicas que estão associadas a maior número de complicações, como idade mais avançada, presença de *diabetes mellitus*, HAS, do que os homens.

O sucesso da angioplastia é semelhante entre os sexos, porém, alguns estudos reportam uma taxa maior de infarto do miocárdio, sangramentos, complicações vasculares e necessidade de cirurgia de emergência em mulheres (Robertson et al.; NACI Registry) (Figura 9).[4]

Acidente vascular cerebral

O AVC é uma doença com impacto particularmente mais significativo em mulheres do que em homens. Aproximadamente 87% dos AVCs são isquêmicos em sua natureza e o restante hemorrágico (10% sangramento intraparenquimatoso e 3% subaracnoide). Nos Estados Unidos, aproximadamente 60% das mortes relacionadas ao AVC ocorrem em mulheres. O AVC é a quinta causa de morte em homens e a terceira em mulheres. Ocorrem 425.000 novos casos por ano e atualmente estima-se que 3,8 milhões de mulheres vivem nos Estados Unidos após um AVC.[47] O risco de vida (*lifetime risk*) de um AVC é de 17% em homens e 20% em mulheres, de modo que o número de mulheres com AVC continuará a suplantar aquele verificado em homens.[48]

Além disso, mulheres apresentam mais incapacidade funcional e pior qualidade de vida do que homens após apresentarem um AVC.[49]

Em particular, no Brasil, diferentemente do que ocorre em homens, o AVC em mulheres causa mais mortes do que o infarto do miocárdio. O país ocupa a quinta posição mundial em termos de mortalidade por AVC em mulheres (e a nona posição em mortalidade por IAM), o que demonstra que a detecção de fatores de risco e sua prevenção são de exterma importância em nosso meio.[47]

Existem fatores de risco para o AVC que são exclusivos das mulheres, outros que são mais prevalentes em mulheres do que homens e outros que acometem igualmente homens e mulheres (Tabela 4).[47]

A hipertensão arterial é sem dúvida o fator de risco mais importante, e mesmo níveis pressóricos discretamente elevados (pré-hipertensão) já elevam o risco em quae 90%. A regulação da pressão na mulher sofre a influência de fatores sexo-específicos, como as variações de hormônios sexuais, tônus simpático e reatividade vascular. Assim como ocorre para a DAC, a hipertensão gestacional aumenta o risco de um evento durante a gravidez, e pode representar um fator de risco futuro, mesmo muitos anos após a normalização da pressão após o parto. Estima-se que uma mulher com pré-eclâmpsia tem chance 10 vezes maior de se tornar hipertensa durante sua vida.[50]

TABELA 4 Fatores de risco para o acidente vascular cerebral. Estratificação conforme a prevalência exclusiva em mulheres, mais prevalentes em mulheres do que em homens e aqueles que acometem igualmente ambos os sexos

Fator de risco	Sexo-específico	Mais prevalente ou mais forte em mulheres	Semelhante entre homens e mulheres
Gravidez	X		
Pré-eclâmpsia	X		
Diabete gestacional	X		
Contraceptivo	X		
Terapia de reposição hormonal após menopausa	X		
Oscilações hormonais	X		
Enxaqueca com aura		X	
Fibrilação atrial		X	
Diabete melito		X	
Hipertensão		X	
Sedentarismo			X
Idade			X
Doença cardiovascular prévia			X
Obesidade			X
Dieta inadequada			X
Tabagismo			X
Síndrome metabólica			X
Depressão		X	
Estresse psicossocial		X	

Adaptada de Guidelines for the Prevention of Stroke in Women – A Statement for Healthcare Professionals from the American Heart Association/American Stroke Association.[47]

Por outro lado, o tratamento da HAS reduz o risco em quase 40%, mas é signifcativamente menor o percentual de mulheres que atinge níveis pressóricos quando comparadas com os homens.

Evidências epidemiológicas sugerem que a menopausa, principalmente a menopausa precoce, aumenta o risco de AVC. Lisabeth et al., analisando dados do *Framingham Heart Study* (n = 1.430), demonstraram que mulheres com menopausa natural antes de 42 anos apresentavam risco dobrado de AVC isquêmico quando comparadas com aquelas com menopausa > 42 anos (RR, 2,03; 95% IC; 1,16-3,56)[51]. A menopausa induzida cirurgicamente (ooforectomia bilateral) parece aumentar o risco ainda mais.[52]

O estudo INTERSTROKE, conduzido em 32 países, incluindo o Brasil, demonstrou que a depressão estava associada a risco aumentado em 35% de AVC, mesmo após ajuste estatístico para idade e sexo. Além disso, este estudo demonstrou que o estresse psicosocial (no trabalho e no lar) estava associado a um risco 30% maior quando comparado ao grupo que não relatou estresse.[53] Recente metanálise confirmou esse aumento de risco, com uma chance de risco de 1,45 (95%IC; 1,29-1,63) para o total de AVC e 1,25 (95%IC; 1,11-1,4) para AVC isquêmico.[54]

Felizmente nos Estados Unidos a mortalidade por AVC vem se reduzindo nas últimas décadas. Acredita-se que esta redução se deve ao melhor controle de fatores de risco, principalmente a hipertensão arterial.[55]

A prevalência de enxaqueca com aura é de aproximadamente 4,4% da população adulta e acomete 4 vezes mais mulheres do que homens. Recente metanálise demonstrou que risco de AVC isquêmico em mulheres com enxaqueca com aura é 2,5 vezes maior (95% IC; 1,52-4,14) do que a observada em mulheres sem esta condição.[56]

Os efeitos de contraceptivos orais e terapia de reposição hormonal após a menopausa e o risco de AVC serão discutidos mais adiante.

Hormônios e doenças cardiovasculares

Contraceptivos orais e doença cardiovascular

Os contraceptivos orais (CO), ou popularmente chamados de anticoncepcionais orais ("pílula"), podem ser combinados (estrogênio + progestágeno), e em doses contínuas durante todo ciclo (monofásico), ou com dose varíavel durante o ciclo (bi ou trifásicos). Podem conter doses variáveis de estrogênio e diferentes tipos de progestógeno.[57] Quando em baixas doses de estrogênio, doses menores do que 35 mcg, são chamados de "modernos" ou de segunda geração. Os CO de terceira geração empregam os progetógenos gestodene ou desogestrel. Quando se utiliza apenas os progestógenos, eles são chamados de "minipílulas".

Os efeitos cardiovasculares são dependentes da dose do estrogênio e do tipo do progestágeno. Seu uso prolongado pode estar associado a aumento pequeno, porém significativo da pressão arterial, que é reversível com a interrupção do uso. O efeito sobre o sistema de coagulação, aumentando o potencial protrombótico é amplamente descrito. Os estrogênios em doses elevadas aumentam a coagulabilidade sanguínea, estando descritas muitas alterações nos fatores reguladores da coagulação, como o aumento dos níveis circulantes dos fatores II, VII, IX e X e de fibrinogênio, e diminuição da antitrombina III (principal inibidor plasmático da trombina). Parece unanimidade na literatura que qualquer tipo de CO aumenta o risco de tromboembolismo venoso em magnitude que gira em torno de 3,5 vezes maior risco (intervalo de confiança de 2,9 a 4,3 vezes o aumento de risco). Fatores que aumentam o risco trombótico são a idade (em idades maiores de 35 anos o risco aumenta significativamente) e o tabagismo. Doses de etinilestradiol maiores que 35 mcg estão associados a maior risco, bem com o uso de progestógenos como gestodene, desogestrel, acetato de ciproterona e drospirenona (aumentam o risco em 50 a 80% em relação ao levonorgestrel).[57]

O risco de infarto do miocárdio e AVC não parece estar aumentado em usuárias de CO em doses reduzidas. Estudo recente demonstrou que a dose de etinil estradiol até de 20 mcg não está associada a aumento de risco. Em doses superiores a 30 mcg o risco relativo de eventos varia de 1,3 a 2,3. O tipo de progestógeno não exerceu influência no risco.[58] A associação com outros fatores de risco, como idade acima de 35 anos, hipertensão, tabagismo e diabetes pode aumentar o risco significativamente. Estados pró-trombóticos, tais como a presença de anticoagulante lúpico, mutação do fator V de Leiden, aumentam significativamente o risco, mas em decorrência de sua baixa prevalência na população geral, seu *screening* rotineiro não está indicado.

Efeitos da terapêutica hormonal após a menopausa

Evidências epidemiológicas e experimentais indicam que o hormônio estrogênio exerce efeitos benéficos sobre as concentrações plasmáticas dos lípides e sobre os vasos.[59] Os estudos epidemiológicos das décadas de 1970 a 1990 são praticamente unânimes em demonstrar que usuárias da terapêutica de reposição hormonal apresentaram menores taxas de eventos cardiovasculares, com índices de redução que chegavam a 50-60%.[60]

Porém, os estudos clínicos realizados até o momento falharam em demonstrar os efeitos cardioprotetores da TRH que haviam sido demonstrados nos estudos epidemiológicos. Até a presente data, foram publicados diversos estudos de prevenção primária e secundária, nos quais foram medidos desfechos anatômicos (aterosclerose de carótida ou coronária) ou clínicos (infarto do miocárdio, acidente vascular cerebral, morte cardiovascular etc). A maioria deles não demonstrou diminuição de eventos cardiovasculares e, em alguns, houve aumento da taxa de infarto do miocárdio no primeiro ano de tratamento.[30,61]

Trombose venosa profunda/embolia pulmonar

Estudos observacionais e estudos clínicos controlados demonstraram significativo aumento no risco de tromboembolismo venoso e embolia pulmonar.[30,60] Esse aumento de risco aparece nos primeiros 1 a 2 anos de tratamento e diminui depois deste período. No estudo WHI o risco mais baixo no grupo de mulheres com idades entre 50 e 59 anos.[62] Observou-se no grupo todo aumento de 11 casos para cada 10.000 mulheres tratadas por ano, e nas mulheres com 50-59 anos aumento de 2 casos para cada 10.000 mulheres/ano.[62] Como veremos adiante, o tipo de hormônio utilizado e a via de administração pode alterar significativamente estes achados, uma vez que a via de adminstração transdérmica tem efeitos mais suaves na coagulação/fibrinólise.

Doença arterial coronariana

A maioria dos estudos epidemiológicos observacionais demonstrou que mulheres que recebiam TRH apresentavam menor risco de infarto do miocárdio e morte súbita cardíaca.[60] A maioria dos estudos clínicos controlados não confirmou estes resultados. A possível explicação para esta disparidade pode estar relacionada ao momento de início da TRH. Enquanto nos estudos epideimiológicos o início da TRH era por volta dos 50 anos, ou seja no início da menopausa, nos estudos clínicos (principalmente no estudo HERS[63] e WHI[61]) o início da TRH ocorreu em média 10 anos após a menopausa. Esta diferença pode ter importantes implicações na ativação da coagulação e efeito pró-trombótico. De fato, no estudo WHI, no grupo mais jovem de mulheres não houve aumento no risco de infarto do miocárdio (e houve até tendência de redução – como descrito mais adiante), enquanto no grupo de mulheres com mais de 59 anos houve aumento de 8 casos para cada 10.000 mulheres tratadas/ano.[61]

Em 2011 Andrea et al.,[64] do estudo WHI, avaliaram após 10,7 anos as usuárias de estrogênio conjugado equino (ECE) isolado submetidas a histerectomia quanto ao risco de doença coronariana, câncer de mama invasivo, AVC, trombose venosa profunda (TVP), câncer colorretal, fraturas de quadril e morte.

Os resultados obtidos, quanto ao risco anual após a intervenção, entre as usuárias de ECE isolado comparados ao grupo placebo estão apresentados na Tabela 5.

TABELA 5 Risco de condições específicas em mulheres submetidas a histerectomia, usuárias de estrogênio conjugado equino e placebo

Doença coronariana	0,64% vs. 0,67% (HR, 0,97; 95% IC; 0,75-1,25)
Câncer de mama	0,26% vs. 0,34% (HR, 0,75; 95% IC; 0,51-1,09)
Acidente vascular cerebral	0,36% vs. 0,41% (HR, 0,89; 95% IC; 0,64-1,24)
Trombose venosa profunda	0,17% vs. 0,27% (HR, 0,63; 95% IC; 0,41-0,98), (risco após a intervenção foi menor).
Fratura de quadril	0,36% vs. 0,28% (HR, 27; 95% IC; 0,88-1,82), (risco após a intervenção não diferiu)
Mortalidade total	1,47% vs. 1,48% (HR, 1,00; 95% IC; 0,84-1,18)

Destaca-se que no período completo de acompanhamento, a incidência de câncer de mama foi persistentemente menor no grupo ECE 0,27% *vs.* 0,35% (HR, 0,77; 95%IC; 0,62-0,95) e todos os resultados observados foram mais favoráveis em mulheres mais jovens (50 a 59 anos) do que nas mais idosas (70 a 79 anos), como na doença coronariana (P = 0,05 para a interação), infarto do miocárdio (P = 0,007 para a interação), câncer colorretal (P = 0,04 para a interação), mortalidade total (P = 0,04 para a interação) e índice global para doenças crônicas (P = 0,009 para a interação).

Dessa forma, os autores concluíram que numa análise geral dos resultados, o uso de ECE em mulheres histerectomizadas, após a menopausa, seguidas por 10,7 anos e tendo usado em média 5,9 anos de ECE que não ocorreu aumento ou redução no risco de doença arterial coronariana, trombose venosa profunda, AVC, fratura de quadril, câncer colorretal ou mortalidade total, enquanto o risco de câncer de mama permaneceu reduzido.[64]

Entretanto, em uma análise segmentar por faixa etária, os autores concluíram que nas usuárias de ECE mais jovens (50 a 59 anos no início do estudo) os resultados foram muito mais favoráveis do que nas mais idosas (70 a 79 anos) quanto ao risco de infarto do miocárdio, câncer colorretal e todas as causas de mortalidade.[64] Assim, em números absolutos, para cada 10.000 usuárias-ano de ECE na faixa etária entre 50 e 59 anos ocorreu uma redução de 12 casos de ataques cardíacos, de 13 mortes e de 18 eventos adverso, diferentemente das mulheres entre 70 e 79 anos, pois para cada 10.000 usuárias de ECE ocorreu aumento de 16 ataques cardíacos, 19 mortes e 48 eventos adversos.

Com base neste recente estudo, a North American Menopause Society (NAMS) divulgou um comentário aos seus associados ressaltando que as usuárias de ECE exibiram redução do risco de câncer de mama invasivo e resultados muito mais favoráveis para doença coronariana e mortalidade em mulheres mais jovens do que aquelas mais idosas.[65]

Esses resultados agregam mais suporte para a chamada "janela de oportunidade" (*timing hypothesis*) quando da prescrição da TRH. Entretanto, ainda não se sabe se esses resultados de redução do risco de câncer de mama invasivo podem ser aplicados a todas as mulheres na menopausa, bem como às usuárias de estradiol ou de outras formulações de estrogênio e se essa redução persistirá com um maior tempo de uso.[65]

Acidente vascular cerebral (AVC)

Os estudos epidemiológicos e os estudos clínicos controlados sugerem aumento no risco de AVC com o uso de TRH com estrogênios isolados ou em combinação com progestógenos. No estudo WHI[62] o aumento de risco corresponde a 8 a 12 casos adicionais por 10.000 mulheres tratadas/ano. Por outro lado, no grupo de mulheres mais jovens, entre 50 e 59 anos o aumento corresponde a 1 caso adicional por 10.000 mulheres tratadas/ano.

Em estudo caso-controle realizado no Reino Unido[66] verificou-se que doses menores de estrogênio acarretam risco menor, e que a via de administração transdérmica não se associou a aumento de risco (RR 0,81 – intervalo de confiança 0,62-1,05). A administração por via oral se associou a risco aumentado (RR = 1,28; 1,15 a 1,42).[68] Outras evidências recentes, como será descrito adiante, corroboram a influência do tipo de hormônio e o aumento ou não de risco de AVC.

No estudo WHI, o grupo de mulheres histerectomizadas que estavam recebendo apenas estrogênio isolado apresentou aumento no risco de AVC, porém uma redução significativa na incidência de infarto do miocárdio.

O recente estudo *Kronos Early Estrogen Prevention Study* (*KEEPS*),[67] que teve início em 2005, teve como objetivo principal avaliar em 727 mulheres récem-menopausadas os efeitos de dose baixa de TRH oral ou trandérmica *versus* placebo em aterosclerose de carótida, calcificação coronária, sintomas vasomotores, depressão e função cognitiva por um período de 4 anos. Ao final do período de acompanhamento, houve melhora significativa nos sintomas e na prevalência de depressão, e não houve diferença significativa em termos de progressão de aterosclerose ou piora da função cognitiva. Estes resultados, mais uma vez, demonstram que em mulheres jovens a TRH não se associa a eventos adversos significativos.[67]

Em consonância com estes achados, a metanálise de mais de 39.000 mulheres em 23 estudos clínicos concluiu que TRH reduziu o risco de DAC em faixas etárias menores de 60 anos, mas não nas mais velhas, sugerindo mais uma vez a existência da "janela de oportunidade". O recente estudo *Early versus Late Postmenopausal Treatment with Estradiol* (ELITE) demonstrou menor progressão de aterosclerose de carótida em mulheres que iniciaram a TRH mais cedo na menopausa (< 6 meses), quando comparadas com aquelas que iniciaram tardiamente (> 10 anos).[68]

Via de administração da TH

Existem profundas diferenças entre os efeitos da TH sobre o sistema cardiovascular quando se compara a via de administração oral *versus* a transdérmica. Pela via transdérmica as concentrações séricas dos estrogênios são mais estáveis e assim evita-se a primeira passagem hepática. Estas diferenças parecem garantir menor efeito em termos de elevação de triglicérides e ativação da coagulação e, por outro lado, melhor efeito vasodilatador dependente de endotélio.[59] O recente estudo *KEEPS*[67] demonstrou que a via transdérmica não se associou a eventos cardiovasculares adversos.

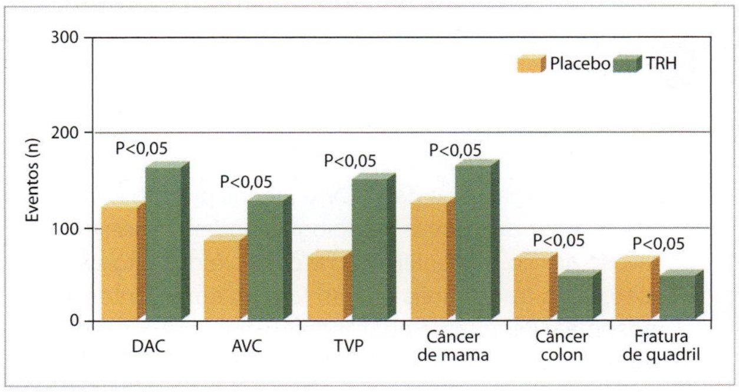

FIGURA 10

Eventos cardiovasculares maiores no estudo Women's Health Initiative.

DAC: doença arterial coronariana; AVC: acidente vascular cerebral; TVP: trombose venosa profunda.[62]

Considerações finais sobre o uso de terapia de reposição após a menopausa

Atualmente, com o conhecimento científico disponível, a TRH não deve ser indicada para a prevenção primária ou secundária da doença cardiovascular.[41,65] No entanto, no período de menopausa recente, já existiam evidências de que a TRH pudesse reduzir a progressão da aterosclerose e a incidência de infarto do miocárdio, mas não de acidentes vasculares encefálicos. Entretanto, evidências recentes mostraram que as usuárias de estrogênio conjugado equino, na faixa etária entre 50 e 59 anos apresentaram nítida redução do risco de infarto de miocárdio e não tiveram aumento dos acidentes vasculares encefálicos.

Por isso, a questão do impacto da TRH sobre os desfechos cardiovasculares ainda não está totalmente encerrada e novos estudos, em andamento, avaliarão diferentes doses, formulações, vias de administração (oral, transdérmica, intravaginal) e tempo de uso da TRH, na tentativa de adicionar novos conhecimentos para este tema tão controverso.

A Figura 11 mostra a evolução do conhecimento dos efeitos da TRH sobre eventos cardiovasculares. Três fases do conhecimento que passaram da euforia sobre seu uso, a decepção com os estudos clínicos controlados e finalmente a era da razão em que a TRH, se bem indicada (época correta, tipo de hormônio, via de admistração em pacientes sem contraindicação), pode ser o caminho a ser seguido.

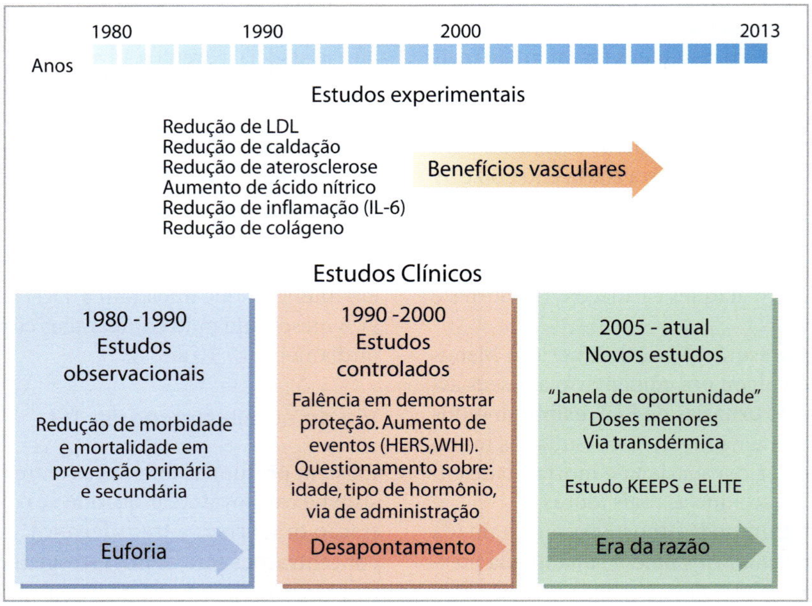

FIGURA 11

Resumo dos efeitos da terapêutica de reposição hormonal após a menopausa. Resultados de estudos experimentais e três fases de estudos clínicos: estudos observacionais (fase da euforia), estudos clínicos controlados das décadas de 1990 e início de 2000 (desapontamento) e os novos estudos avaliando pacientes mais jovens e via transdérmica de utilização (Era da razão).

Adaptado de Reslan et al., 2012.[59]

RESUMO

- As DCV representam importante causa de morbidade e mortalidade em mulheres, principalmente após a menopausa. O diagnóstico das DCV é menos preciso em mulheres e por isso novas tecnologias podem representar valioso auxílio. A identificação e controle dos fatores de risco, tanto tradicionais quanto fatores emergentes, representam importante abordagem preventiva, com destaque para o combate ao sedentarismo,controle da hipertensão e a utilização de estatinas em grupos de médio/alto risco. A TRH após a menopausa não é uma abordagem preventiva/terapêutica recomendada nas DCV, pelo menos nas doses e vias estudadas até a atualidade.

Referências bibliográficas

1. Oliveira GMM, Brant LCC, Polanczyc CA, et al. Estatística Cardiovascular – Brasil 2020. Arq Bras Cardiol. 2020;115(3):308-439.
2. Virani SS, Alonso A, Aparicio HJ et al. on behalf of the American Heart Association Council on Epidemiology and Prevention Statistics Committee and Stroke Statistics Subcommittee – 2021 update. A report from the American Heart Association. Circulation. 2021;143:e254-e763.
3. Mosca L, Mochari-Greenberger H, Dolor RJ, Newby LK, Robb KJ. Twelve-year follow-up of American women's awareness of cardiovascular disease risk and barriers to heart health. Circ Cardiovascular Qual Outcomes. 2010;3:120-7.
4. Cushman M, Shay CM, Howard VJ, et al. on behalf of the American Heart Association. Ten-year differences in women's awareness related to coronary heart disease: results of the 2019 American Heart Association National Survey A special report from the American Heart Association. Circulation. 2021;143:e239-e248.

5. Vogel B, Acevedo M, Appelman Y, et al. The Lancet women and cardiovascular disease Commission: reducing the global burden by 2030. Lancet. 2021;397(10292):2385-438.
6. Lerner DJ, Kannel WB. Patterns of coronary heart disease morbidity and mortality in the sexes: a 26-year follow-up of the Framingham population. Am Heart J. 1986;111:383-90.
7. Zhu D, Chung HF, Dobson AJ, Pandeya N, et al. Age at natural menopause and risk of incident cardiovascular disease: a pooled analysis of individual patient data. Lancet Public Health. 2019;4(11):e553-e564.
8. Mansur AP, Souza MFM, Timermann A, et al.Tendência de mortalidade por doeças circulatórias, cerebrovascular e isquêmica do coração em 11 capitais brasileiras de 1980 a 1998. Arq Bras Cardiol. 2002;79: 277-84.
9. Lotufo PA. Mortalidade precoce por doenças do coração no Brasil. Comparação com outros países. Arq Bras Cardiol. 1998;70:321-325.
10. Yang Q, Cogswell ME, Flanders WD, Hong Y, Zhang Z, Loustalot F, et al. Trends in cardiovascular health metrics and associations with all-cause and CVD mortality among US adults. JAMA. 2012;307:1273-83.
11. Wilmot KA, O'Flaherty M, Capewell S, Ford ES, Vaccarino V. Coronary heart disease mortality declines in the United States from 1979 through 2011: evidence for stagnation in young adults, specially women. Circulation. 2015;132:997-1002.
12. Reis SE, Holubkov R, Conrad Smith AJ, et al. Coronary microvascular dysfunction is highly prevalent in women with chest pain in the absence of coronary artery disease: results from the NHLBI WISE study. AM Heart J. 2001;141:735-41.
13. Pepine CJ, Ferdinand KC, Shaw LJ. Emergence of nonobstructive coronary artery disease. J Am Coll Cardiol. 2015;66:1918-33.
14. Von Mering GO, Arant CB, Wessel TR, et al. Abnormal coronary vasomotion as a prognostic indicator of cardiovascular events in women. Results from the National Heart Lung and Blood Institute-sponsored Women's Ischemia Syndrome Evaluation (WISE). Circulation. 2004109:722-5.
15. Sousa AGMR, Timerman A, Sousa JEMR. Tratado sobre doença arterial coronária. doença arterial coronária- peculiaridades na mulher e reposição hormonal. Cap. 38. 1a. ed. São Paulo: Atheneu; 2017.
16. Reynolds HR, Srichai MB, Igbal SN, et al. Mechanisms of myocardial infarction in women without angiographically obstructive coronary artery disease. Circulation. 2011;124:1414-25.
17. Tweet MS, Gulati R, Hayes SN. What clinicians should know about spontaneous coronary artery dissection. Mayo Clin Proc. 2015;90(8):1125-30.
18. Templin C, Ghadri JR, Diekmann J. et al. Clinical features and outcomes of takotsubo (stress) cardiomyopathy. N Engl J Med. 2015;373:929-38.
19. Marzilli M, Merz CNB, Boden WE, et al. obstructive coronary atherosclerosis and ischemic heart disease: an elusive link. J Am Coll Cardiol. 2012;60:951-6.
20. Yusuf S, Hawken S, Ounpuu S, et al on behalf of the INTERHEART Study Investigators. Effect of potentially modifiable risk factors associated with myocardial infarction in 52 coutries (the INTERHEART study): case-control study. Lancet. 2004;364:937-52.
21. Ministério da Saúde.http://portalarquivos.saude.gov.br/images/pdf/2017/junho/07/vigitel_2016_jun17.pdf. Acesso em 15/12/2018.
22. Jha P, Ramasundarahettige C, Landsman V, et al. 21st-Century hazards of smoking and benefits of cessation in the United States. N Engl J Med. 2013;368:341-50.
23. Faludi AA, Izar MCO, Saraiva JFK, et al. Atualização da Diretriz Brasileira de Dislipidemias e Prevenção da Aterosclerose – 2017. Arq Bras Cardiol. 2017;107: supl1.
24. Manson JE, Colditz GA, Stampfer MJ, et al. A prospective study of obesity and risk of coronary heart disease in women. N Engl J Med. 1990;322:882-9.
25. Gambacciani M, Ciaponi M, Cappagli B, et al. Prospective evaluation on body weight and body fat distribution in early postmenopausal women with and without hormonal replacement therapy. Maturitas. 2001;39:125-32.
26. Departamento de Informação e Informática do SUS – DATASUS. http://www.datasus.gov.br. Acesso em 15/12/2018.
27. Ferrera A, Karter AJ, Ackerson LM, et al. Hormone replacement therapy is associated with better glycemic control in women with type 2 dibetes: The Northern California Kaiser Permanent Diabetes Registry. Diabetes Care. 2001; 24:1144-50.
28. Staessen JÁ, Ginocchio G, Thijs L, et al. Conventional and ambulatory blood pressure and menopause in a prospective population study. J Hum Hypertens. 1997;11:507-14.
29. Giache J, Vaugnat A, Hunt SC et al. Aldosterone stimulation by angiotensin II: Influence of gender, plasma rennin, and familial resemble. Hypertension. 2000;35:710-6.
30. Garcia M, Mulvagh SL, Merz CNB, Muring JE, Manson JE. Cardiovascular disease in women. Clinical Perspectives. Circ Res. 2016;118:1273-93.
31. Piepoli MF, Hoes AW, Agewall S, et al. 2016 European Guidelines on cardiovascular disease prevention in clinical practice: The Sixth Joint Task Force of the European Society of Cardiology and Other Societies on Cardiovascular Disease Prevention in Clinical Practice. Eur Heart J. 2016;37:2315-81.
32. Hochman JS, Tamis JE, Thompson TD, et al. Sex, clinical presentation, and outcome in patients with acute coronary syndromes. Global Use of Strategies to Open Occluded Arteries in Acute Coronary Syndromes IIb Investigators. N Engl J Med. 1999;341:226-32.
33. Diamond GA. A clinically relevant classification of chest discomfort. J Am Coll Cardiol. 1983;1:574-5.
34. Goldberg RJ, O'Donnell, Yarzebski J, et al. Sex differences in symptom presentation associated with acute myocardial infarction: a population-based perspective. Am Heart J. 1998;136:189-95.
35. Merz NB, Johnson BD, Kelsey PSF, et al. Diagnostic, prognostic, and cost assessment of coronary artery disease in women. Am J Manag Care. 2001;7:959-65.
36. Pepine CJ, Balaban RS, Bonow RO, et al. Women´s ischemic syndrome evaluation. Current status and future research directions. Report of the National Heart, Lung and Blood Institute Workshop. Circulation. 2004;109:e44-e46.
37. Sanders GD, Patel MR, Chatterjee R, et al. Noninvasive technologies for the diagnosis of coronary artery disease in women: future research needs: identification of future research needs from comparative effectiveness review no. 58 [Internet]. Rockville (MD): Agency for Healthcare Research and Quality (US); 2013. (Future Research Needs Papers, No. 41.) Disponível em: http://www.ncbi.nlm.nih.gov/books/NBK153207.
38. Kornowski R, Goldbourt U, Boyko V, et al. clinical predictors of reinfarction among men and women after a first myocardial infarction. SPRINT Study Group. Secondary Prevention Israeli Nifedipine Trial. Cardiology. 1995;86:163-8.
39. Vaccarino V, Parsons L, Every NR, et al. Sex-based differences in early mortality after myocardial infarction. National Registry of Myocardial Infarction 2 Participants. N Engl J Med 1999;341:217-25.
40. Passos LCS, Lopes AA, Barbosa AA, et al. Por que a letalidade do infarto agudo do miocárdio é maior em mulheres? Arq Brás Cardiol. 1998;70:327-30.
41. Mosca L, Benjamin EJ, Berra K, et al. Effectiveness-based guidelines for the prevention of cardiovascular disease in women 2011 update: A Guideline from the American Heart Association. Circulation. 2011;123. Disponível em: http://circ.ahajournals.org/content/123/11/1243.full.pdf
42. Vaccarino V. Ischemic heart disease in women: many questions, few facts. Circ Cardiovasc Qual Outcomes. 2010;3:00-00. Disponível em: http://circoutcomes.ahajournals.org.
43. Cheung BMY, Lauder IJ, Lau CP, Kumana CR. Meta-analysis of large randomized controlled trials to evaluate the impact of statins on cardiovascular outcomes. Br J Clin Pharmcalol. 2004;57:640-51.
44. Mora S, Glynn RJ, Hsia J et al. Statins for the primary prevention of cardiovascular events in women with elevated high-sensitivity C-reactive protein or dyslipidemia: results from the Justification for The Use of Statins in Prevention: An intervention trial evaluating rosuvastatin (JUPITER) and meta-analysis of women from primary prevention trials. Circulation. 2010;121;1069-77.
45. Diercks DB, Owen KP, Kontos MC, Blomkalns A, Chen AY, Miller C, et al. Gender differences in time to presentation for myocardial infarction before and after a national women's cardiovascular awareness campaign: a temporal analysis from the Can Rapid Risk Stratification of Unstable Angina Patients Suppress ADverse Outcomes with Early Implementation (CRUSADE) and the National Cardiovascular Data Registry

Acute Coronary Treatment and Intervention Outcomes Network- Get with the Guidelines (NCDR ACTION Registry-GWTG). Am Heart J. 2010;160:80-87.e3.
46. Robertson T, Kennard ED, Menta S, et al. Influence of gender on in-hospital clinical and angiographic outcomes and on one-year follow-up in the New Approches to Coronary Intervention (NACI) Registry. Am J Cardiol. 1997;80:26K-39K.
47. Bushnell C, McCullough LD, Awad IA, et al; on behalf of the American Heart Association Stroke Council, Council on Cardiovascular and Stroke Nursing, Council on Clinical Cardiology, Council on Epidemiology and Prevention, and Council for High Blood Pressure Research. Guidelines for the Prevention of Stroke in Women: A Statement for Healthcare Professionals From the American Heart Association/American Stroke Association. Stroke. 2014;45.
48. Seshadri S, Beiser A, Kelly-Hayes M, Kase CS, Au R, Kannel WB, Wolf PA. The lifetime risk of stroke: estimates from the Framingham Study. Stroke. 2006;37:345-50.
49. Gall SL, Tran PL, Martin K, Blizzard L, Srikanth V. Sex differences in long--term outcomes after stroke: functional outcomes, handicap, and quality of life. Stroke. 2012;43:1982-7.
50. Berends AL, de Groot CJ, Sijbrands EJ, Sie MP, Benneheij SH, Pal R, et al. Shared constitutional risks for maternal vascular-related pregnancy complications and future cardiovascular disease. Hypertension. 2008;51:1034-41.
51. Lisabeth LD, Beiser AS, Brown DL, Murabito JM, Kelly-Hayes M, Wolf PA. Age at natural menopause and risk of ischemic stroke: the Framingham heart study. Stroke. 2009;40:1044-9.
52. Rivera CM, Grossardt BR, Rhodes DJ, Brown RD Jr, Roger VL, Melton LJ 3rd, Rocca WA. Increased cardiovascular mortality after early bilateral oophorectomy. Menopause. 2009;16:15-23.
53. O'Donnell MJ Chin SL Rangarajan S, et al. Global and regional effects of potentially modifiable risk factors associated with acute stroke in 32 countries (INTERSTROKE): a case-control study. Lancet. 2016;388:761-5.
54. Pan A, Sun Q, Okereke OI, Rexrode KM, Hu FB. Depression and risk of stroke morbidity and mortality: a meta-analysis and systematic review. JAMA. 2011;306:1241-9.
55. Lackland DT, Roccella EJ, Deutsch A, et al.; on behalf of the American Heart Association Stroke Council, Council on Cardiovascular and Stroke Nursing, Council on Quality of Care and Outcomes and Research, and Council on Functional Genomics and Translational Biology. Factors influencing the decline in stroke mortality: a statement from the American Heart Association/American Stroke Association. Stroke. 2014;45:315-53.
56. Spector JT, Kahn SR, Jones MR, Jayakumar M, Dalal D, Nazarian S. Migraine headache and ischemic stroke risk: an updated meta-analysis. Am J Med. 2010;123:612-4.
57. Stageman BH, Bastos M, Resendaal FR, et al. Different combined oral contraceptives and the risk of venous thrombosis: systematic review and network meta-analysis. BMJ. 2013;347:f5298.
58. Lidegaard Ø, Sci M, Løkkegaard E, Jensen A, Skovlund CW, Keiding K. Thrombotic stroke and myocardial infarction with hormonal contraception. N Engl J Med. 2012;366:2257-66.
59. Reslan OM, Khalil RA. Vascular effects of estrogenic menopausal hormone therapy. Rev Recent Clin Trials. 2012;7:47-70.
60. Stampfer MJ, Colditz GA. Estrogen replacement therapy and coronary heart disease: a quantitative assessment of the epidemiologic evidence. Prev Med. 1991;20:47-63.
61. Grodstein F, Clarkson T B, Manson J E. Understanding the divergent data on postmenopausal hormone therapy. N Engl J Med. 2003;348: 645-50.
62. Writing Group for the Women's Health Initiative Investigators. Risks and benefits of estrogen plus progestin in healthy postmenopausal women- Principal results from the Women's Health Initiative Randomized Controlled Trial. JAMA. 2002;288:321-33.
63. Hulley S, Grady D, Bush T, et al. Randomized trial of estrogen plus progestin for secondary prevention of coronary heart disease in postmenopausal women. JAMA. 1998;280:605-13.
64. LaCroix AZ, Chlebowski RT, Manson JE, Aragaki AK, Johnson KC, Martin L, et al. Aragaki. Health outcomes after stopping conjugated equine estrogens among postmenopausal women with prior hysterectomy. A Randomized Controlled Trial. JAMA. 2011;305:1305-14.
65. The 2017 Hormone Therapy Position Statement of The North American Menopause Society. Menopause. 2017;24:728-53.
66. Renoux C, Dell'Aniello S, Garbe E, Suissa S. Transdermal and oral hormone replacement therapy and the risk of stroke: a nested case-control study. BMJ. 2010;340:c2519.
67. Harman SM, Black DM, Naftolin F, et al. arterial imaging outcomes and cardiovascular risk factors in recently menopausal women. The Kronos Early Estrogen Prevention Study. Ann Int Med. 2014;161:249-60.
68. Hodis HN, Mack WJ, Henderson VW, et al.; the ELITE Research Group. Vascular effects of early versus late postmenopausal treatment with estradiol. N Engl J Med. 2016;374:1221-31.
69. Gersh FL, O'Keefe JH, Lavie CJ. Postmenopausal hormone therapy for cardiovascular health: The evolving Data. Heart. 2021;107:1115-22.

Capítulo 3

Cardiologia comportamental: um novo caminho para prevenção e controle das doenças cardiovasculares

Marcelo Katz
Carlos Costa Magalhães

PONTOS-CHAVE

- As doenças cardiovasculares têm grande importância epidemiológica no mundo e no Brasil.
- A abordagem preventiva mais eficiente procura identificar e tratar fatores de risco adicionais, como os aspectos psicossociais, além de atuar ativamente estimulando mudanças de hábitos e comportamento dos pacientes.
- A cardiologia comportamental integra saúde mental e saúde cardiovascular, além de utilizar conceitos da ciência comportamental na prática clínica.
- Nesse cenário, identificar aspectos como ansiedade, depressão, estresse, rancor, raiva e pessimismo passam a ser parte da rotina de atendimento.
- O pilar para a otimização do comportamento é compor uma equipe de cuidados colaborativos com profissionais de saúde, pacientes e familiares/cuidadores que compartilhe as decisões e capacite para o autocuidado.
- Conhecer e trabalhar teorias comportamentais como modelo de crença em saúde, estágios de mudanças, autoeficácia e teoria cognitivo-social podem melhorar a prática clínica, impactando positivamente na adesão por parte dos pacientes às recomendações médicas.

Introdução

As doenças cardiovasculares têm grande importância epidemiológica e, apesar dos avanços no diagnóstico e no tratamento, representam a principal causa de morbidade e mortalidade ao redor do mundo e também no Brasil.[1,2] As consequências sociais e econômicas são dramáticas e, nesse sentido, torna-se imperativo o foco em estratégias de prevenção.[3] A abordagem preventiva mais eficiente procura identificar e tratar, além dos fatores de risco tradicionais, também os adicionais, como os aspectos psicossociais. Além disso, a estratégia preventiva deve atuar ativamente estimulando mudanças de hábitos e comportamento dos pacientes, incluindo a adesão às terapias.[3] De fato, parte dos eventos cardiovasculares adversos está associada à falta de adesão dos pacientes às recomendações médicas (farmacológicas e não farmacológicas).[4-6]

Nos últimos anos, a denominação cardiologia comportamental tem sido utilizada para definir uma nova fronteira de atuação da cardiologia. Ela abrange a relação entre saúde mental e cardiovascular, a influência de fatores psicossociais sobre as doenças cardiovasculares e os aspectos comportamentais dos pacientes que influenciam a adesão às recomendações médicas (Figura 1).[7,8]

Saúde mental, fatores psicossociais e doença cardiovascular

Diversos estudos relacionam transtornos de ansiedade e depressão com maior risco cardiovascular.[9,10] Os mecanismos aventados para essa relação são a maior atividade do sistema

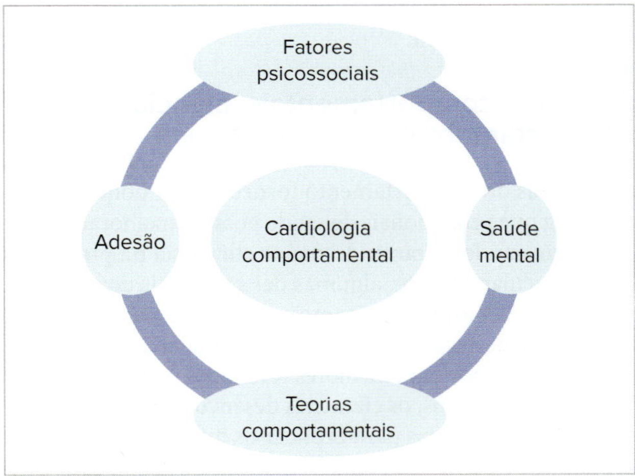

FIGURA 1

Fronteiras de atuação da cardiologia comportamental, fatores psicossociais e risco cardiovascular: relação entre saúde mental e cardiovascular, teorias comportamentais na prática clínica e adesão terapêutica.

nervoso simpático e uma maior ativação da cascata inflamatória. Além dos transtornos de ansiedade e depressão, outros aspectos psicossociais devem ser identificados para mitigar risco cardiovascular. As sociedades brasileira e americana de cardiologia reconhecem esses fatores, e a anamnese em consultório deve investigar esses aspectos.[11,12] Como fatores de risco relevantes, destacam-se o estresse agudo e crônico, as emoções negativas como hostilidade (um traço da personalidade caracterizado por desconfiança), raiva, rancor, pessimismo e a personalidade tipo D, que envolve uma tendência permanente de apresentar emoções negativas (afetividade negativa) e inibição social. Além disso, condições sociais como *status* conjugal, renda e desemprego também entram no rol de fatores de risco psicossociais.[12] Em relação ao estresse, importante destacar que se trata do produto entre o estressor (no trabalho, na vida pessoal, uma doença crônica) e a forma como o paciente lida com esse estressor. Essa resposta ao estresse pode ser modulada e mais bem gerenciada. Atividades de corpo e mente (*body and mind therapies*), como exercício físico, meditação e ioga, têm se mostrado benéficas no gerenciamento do estresse.

Finalmente, dois aspectos merecem menção: a falta de propósito de vida (ter um objetivo na vida exerce influência positiva sobre comportamentos saudáveis, como seguir orientações preventivas e autocuidado) e o isolamento social, que dificulta o uso funcional de estratégias de enfrentamento, adaptações e construção de sentido de vida.

Como visto, os fatores psicossociais aumentam a vulnerabilidade às doenças e, assim, a avaliação desses fatores durante a consulta médica é fundamental para planejar a prevenção de acordo com o perfil de risco individual. Instrumentos e questionários para avaliação (ansiedade, depressão, hostilidade, *status* socioeconômico, apoio social, estresse psicossocial e personalidade tipo D) padronizados e validados em nosso país estão disponíveis. Como opção prática, uma avaliação simplificada da vulnerabilidade psicossocial do paciente pode ser feita com algumas perguntas, conforme apresentado no Quadro 1.[11,13]

QUADRO 1 Avaliação simplificada de fatores de risco psicossociais[11,13]

Situação socioeconômica
Qual é o seu grau de escolaridade?
Você é um trabalhador braçal?
Trabalho e estresse familiar
Você não consegue cumprir as tarefas no trabalho?
A recompensa para o seu esforço é inadequada?
Você tem problemas sérios com o seu cônjuge?
Isolamento social
Você está vivendo em paz?
Sente falta de um confidente próximo?
Depressão
Você se sente para baixo, deprimido e sem esperança?
Você perdeu o interesse e o prazer na vida?
Ansiedade
Você se sente frequentemente nervoso, ansioso ou no limite?
Você se sente frequentemente incapaz de parar ou controlar as preocupações?
Hostilidade
Você costuma sentir raiva por coisas pequenas?
Você se sente frequentemente incomodado com os hábitos de outras pessoas?
Personalidade tipo D
Você frequentemente se sente ansioso, irritado ou deprimido?
Você evita compartilhar seus pensamentos e sentimentos com outras pessoas?

Aspectos comportamentais: ciência comportamental na prática clínica

As ciências do comportamento fornecem um ponto de partida para que profissionais de saúde possam melhorar os cuidados em saúde, garantindo maior eficiência na prevenção cardiovascular. De fato, algumas das principais diretrizes de prevenção cardiovascular, como por exemplo a Brasileira e a Americana, destacam a importância da mudança do comportamento em saúde para melhores resultados na prevenção.[11,14] Nos últimos 70 anos, os cientistas desenvolveram e reformularam diversas teorias para explicar os diferentes padrões de comportamento humano, em diferentes contextos e situações. Algumas dessas teorias podem ser combinadas e aplicadas à prática clínica diária.[15]

O modelo de crenças em saúde é uma das teorias mais estudadas e aplicadas no contexto de saúde.[16] De acordo com essa teoria, o maior engajamento do paciente em um dado comportamento (p. ex., atividade física) resulta da interação entre sua crença pessoal a respeito do próprio risco de desenvolver alguma doença (como maior risco de doença cardiovascular), sua percepção dos benefícios do exercício e as barreiras que o impedem de agir (compromisso no trabalho, questões pessoais). A incorporação do modelo de crenças em saúde na prática clínica requer uma comunicação efetiva com o paciente, de modo que informações úteis sobre saúde possam ser fornecidas. Entretanto, também é importante identificar as barreiras potenciais e discutir as estratégias para superá-las, além dos benefícios de ações preventivas. Um dos desafios envolvidos na aplicação do modelo de crenças em saúde é a percepção dos benefícios de saúde em médio/longo prazo (os benefícios do exercício podem demorar meses para aparecer), frente à percepção imediata das barreiras (p. ex., conseguir tempo para se exercitar). Os resultados são a negligência da importância da atividade física e a procrastinação, quando se trata de autocuidado. O profissional da saúde deve estimular o paciente a procurar suporte social (principalmente família e amigos) que o auxiliem na superação das barreiras e o estimulem a iniciar a atividade física.[15]

A teoria dos estágios das mudanças[17] define diferentes estágios de prontidão para mudança de comportamento:

- Pré-contemplação: o paciente não considera a mudança de comportamento e não há intenção de mudar.
- Contemplação: o paciente se interessa ou começa a contemplar a possibilidade de mudança.
- Preparação: o paciente começa a traçar um plano de ação.
- Ação: o paciente faz a mudança e adota um comportamento saudável.
- Manutenção: o comportamento saudável é mantido por longo período.

Essa teoria foi inicialmente criada para abordar o tabagismo e o comportamento de vício, mas pode ser aplicada em diferentes situações.[15] A avaliação do estágio de mudança de comportamento de um paciente permite ao médico fornecer um breve aconselhamento aos que se encontram no estágio pré-contemplativo e concentrar esforços naqueles que se dispõem e têm os recursos necessários para mudar de comportamento de imediato (a partir da fase 2, contemplação).[15]

A terceira teoria é a teoria cognitivo-social[18], em que aspectos pessoais e ambientais afetam continuamente o comportamento humano. Os pacientes tendem a aprender com as próprias experiências e as alheias, equilibrando, assim, suas atitudes. O apoio social é um componente chave da TCS; consequentemente, o grupo ou equipe é um fator importante na obtenção de melhores resultados individuais. Nesse contexto, amigos e familiares desempenham um papel fundamental ao dar o apoio necessário em situações que envolvem risco à saúde e doenças.[15]

Finalmente, os conceitos de autoeficácia, decisões compartilhadas e empoderamento do paciente devem ser destacados.[15] A autoeficácia pode ser definida como a confiança que o paciente tem em sua própria capacidade de cumprir tarefas predeterminadas, e pode ser melhorada, por exemplo, mediante reforço positivo, quando a tarefa é realizada. A autoeficácia é um elemento básico comum às três teorias discutidas anteriormente e constitui um dos preditores mais confiáveis de mudanças comportamentais bem-sucedidas. Na verdade, ao se questionar um paciente sobre seu nível de confiança na própria capacidade de mudar um determinado comportamento, qualquer nota abaixo de 7, em uma escala de 1 a 10, é um provável indicador de insucesso na mudança comportamental.[19] As decisões compartilhadas e o empoderamento do paciente também são fundamentais para o sucesso na mudança de hábitos. O engajamento do paciente é passo importante para melhores resultados clínicos.

A aplicação da ciência comportamental pode influenciar a melhora na adesão terapêutica. Numerosos estudos têm demonstrado baixa adesão à medicação em indivíduos de alto risco ou com doença cardiovascular, que piora resultados e aumenta os custos de saúde. Por exemplo, o estudo PURE[20] mostrou que o uso de antiplaquetários, betabloqueadores, inibidores da enzima conversora da angiotensina, bloqueadores dos receptores da angiotensina e estatinas em indivíduos com história de doença coronariana ou acidente vascular cerebral é baixo em todo o mundo, especialmente em países de baixa renda e áreas rurais. Muitos fatores contribuem para a baixa taxa de adesão e incluem sobretudo qualidade de atendimento, complexidade do tratamento, condições de saúde do paciente e fatores psicossociais e comportamentais, já descritos.

Esses fatores tendem a se agrupar e trazer dificuldades. Por exemplo, regimes complexos de medicação são frequentemente necessários em indivíduos com doença crônica assintomática ou múltiplos fatores de risco, com baixa motivação e sem percepção adequada sobre as razões e os esquemas do tratamento. Outro fator complicador é a associação entre doenças/fatores de risco cardiovasculares e alterações cognitivas[21], bem como entre depressão e declínio cognitivo.[22]

Recomenda-se fortemente que o atendimento médico inclua a avaliação adequada da adesão às recomendações farmacológicas[4,13], bem como a identificação das razões para a não adesão, a fim de adotar intervenções adicionais individualizadas. Os fatores psicossociais têm um papel muito relevante, pois podem dificultar até mesmo a identificação da baixa adesão, que frequentemente depende de autorrelatos feitos pelo paciente.[13]

Muitas intervenções têm sido desenvolvidas e avaliadas para melhorar a adesão dos pacientes às recomendações, porém, a maioria tem produzido resultados apenas modestos.[4,13] A simplificação da prescrição é medida isolada, que confere o maior benefício.[4,13] Por outro lado, uma revisão sobre intervenções utilizadas em pacientes da comunidade com hipertensão, dislipidemia, insuficiência cardíaca congestiva ou doença isquêmica concluiu que as intervenções comportamentais mostraram maior sucesso em relação às estratégias educacionais.[23] Tais intervenções incluem aconselhamento motivacional, automonitoramento (com uso de diários, registros, embalagem com calendários, lembretes eletrônicos e alertas), reforço positivo (p. ex., mecanismos de resposta digital, apresentação das tendências, incentivos e recompensas) e parcerias com provedores e grupos de apoio na internet.

Mudar comportamentos é algo complexo, que envolve aspectos individuais, culturais e ambientais, entre outros. Desse modo, é fundamental adotar estratégias simples e efetivas, entre as quais destacam-se as intervenções comportamentais multimodais, que podem contemplar os diversos domínios da cardiologia comportamental, e a comunicação adequada, simples e compreensível (Figura 2).[3,7,13]

Intervenções sobre os fatores de risco comportamentais

Métodos cognitivo-comportamentais são recomendados por serem eficazes no apoio a pessoas na adoção de um estilo de vida saudável. Entretanto, há evidências limitadas para determinar quais seriam as intervenções mais eficazes para grupos específicos quanto a idade, gênero e nível socioeconômico, por exemplo.

O apoio e o suporte social são importantes para ajudar as pessoas na adesão às recomendações médicas e na adoção de hábitos saudáveis. Nesse sentido, a consulta médica deve abor-

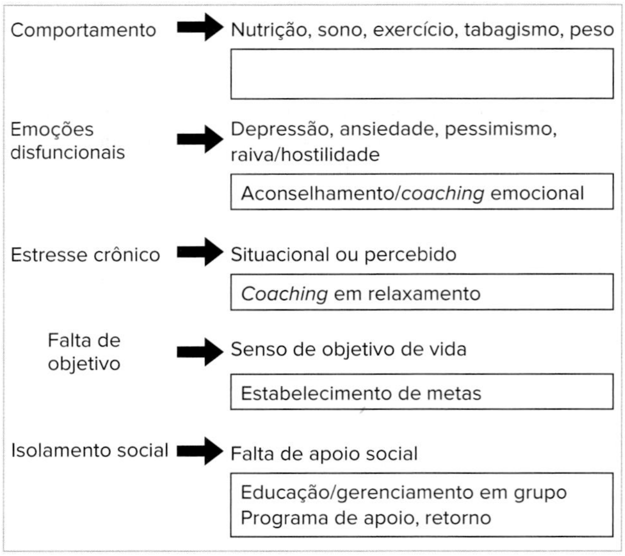

FIGURA 2

Intervenções sobre os fatores de risco comportamentais.

dar circunstâncias da vida cotidiana. Aconselhamento individualizado é a base para ganhar motivação e compromisso do paciente. A tomada de decisão deve ser compartilhada com pacientes, familiares e cuidadores.[24] Um passo crucial é ajudar o indivíduo a estabelecer metas realistas que, depois, podem ser ampliadas.

Uma comunicação adequada é muito importante e deve obedecer a alguns princípios como:[13]

- Dispensar tempo suficiente para criar um bom relacionamento.
- Reconhecer a visão do indivíduo sobre a doença e os fatores contribuintes.
- Incentivar a expressão sobre preocupações e ansiedades, autoavaliação e motivação para a mudança bem-sucedida de comportamento.
- Utilizar a linguagem do paciente e ser solidário com cada melhoria no estilo de vida.
- Verificar se a pessoa entendeu as orientações e se tem todo o apoio que necessita para segui-las.
- Reconhecer a dificuldade para mudança de hábitos ao longo da vida e que a mudança gradual sustentável pode ser mais eficiente do que mudanças rápidas.
- Aceitar a necessidade de apoio por longo tempo e de esforços repetidos para estimular e manter a mudança de vida.
- Certificar-se de que todos os profissionais de saúde envolvidos forneçam informação consistente.

Em indivíduos de alto risco para doenças cardiovasculares, estão indicadas intervenções multimodais (multiprofissionais), integrando educação sobre estilo de vida saudável e recursos médicos, atividade física, controle do estresse e aconselhamento sobre fatores de riscos psicossociais. Pessoas de nível socioeconômico mais baixo e de idade avançada podem necessitar de programas individualizados para atender suas necessidades específicas de informação e apoio emocional.

Sempre que possível, o atendimento multimodal deve ser feito com médicos, enfermeiros, psicólogos e especialistas em nutrição, reabilitação cardíaca e medicina esportiva.

As diretrizes europeias[13] recomendam dez passos estratégicos práticos para aumentar a eficiência do aconselhamento para mudanças comportamentais (Quadro 2).

QUADRO 2 Dez passos estratégicos para promover mudanças comportamentais

- Desenvolver uma aliança terapêutica
- Aconselhar todos os indivíduos em situação de risco ou com doença cardiovascular
- Ajudar as pessoas a compreender a relação entre comportamento e saúde
- Ajudar as pessoas a avaliar as barreiras à mudança de comportamento
- Obter compromissos dos indivíduos para promover a mudança de comportamento
- Envolver pessoas em identificar e selecionar os fatores de risco a serem modificados
- Combinar estratégias, incluindo o reforço da capacidade individual para a mudança
- Projetar um plano de modificação do estilo de vida
- Envolver a equipe de saúde, sempre que possível
- Monitorar o progresso durante o acompanhamento

Ressalta-se que as intervenções sobre depressão e ansiedade melhoram a qualidade de vida e possivelmente diminuem o risco cardiovascular; portanto, devem ser estimuladas. Programas de gerenciamento de estresse melhoram o bem-estar, os fatores de risco e os desfechos das doenças cardiovasculares. Intervenções para controle da hostilidade em pacientes coronarianos podem levar a diminuição dos níveis de hostilidade comportamental e depressão, melhora de parâmetros fisiológicos (resposta autonômica, reatividade ao estresse mental), reforço do apoio social e de satisfação com a vida.[25]

Programas em ambientes de trabalho destinados a melhorar a autonomia e aumentar o controle podem reduzir o estresse de trabalhadores de todos os níveis hierárquicos.[26]

Por fim, ao longo da última década, estudos sobre fatores de risco psicossociais e comportamentais para doença coronariana têm aumentado exponencialmente. Contudo, a integração da cardiologia comportamental na prática clínica persiste como um grande desafio. Para superá-lo, é necessário aumentar a conscientização sobre a influência dos fatores de risco psicossociais; superar as barreiras artificiais entre os fatores de risco convencionais e psicossociais; desenvolver novas intervenções custo-efetivas, usando internet e aplicativos móveis de saúde, aconselhamento em grupo, bem como de cuidados diferenciados em gestão comporta-

RESUMO

- As doenças cardiovasculares têm grande importância epidemiológica no mundo e no Brasil. A abordagem preventiva mais eficiente procura identificar e tratar fatores de risco adicionais, como os aspectos psicossociais, além de atuar ativamente estimulando mudanças de hábitos e comportamento dos pacientes. Nesse contexto, a cardiologia comportamental integra saúde mental e saúde cardiovascular, além de utilizar conceitos da ciência comportamental na prática clínica. Identificar aspectos como ansiedade, depressão, estresse, rancor, raiva e pessimismo passam a ser parte da rotina de atendimento.
- O pilar para a otimização do comportamento é uma equipe de cuidados colaborativos com profissionais de saúde, pacientes e familiares/cuidadores que compartilhem as decisões e capacitem para o autocuidado. Conhecer e trabalhar teorias comportamentais, como modelo de crença em saúde, estágios de mudanças, autoeficácia e teoria cognitivo-social, podem melhorar a prática clínica, impactando positivamente na adesão dos pacientes às recomendações médicas.
- O melhor atendimento propicia o compartilhamento das decisões com o paciente e a família, bem como a capacitação dos doentes para promover o autocuidado, fatores fundamentais para otimizar comportamentos. O objetivo é mostrar aos pacientes que eles fazem parte de uma equipe de cuidados colaborativos, cujo intuito é prevenir a doença cardiovascular. Mais do que isso: dotá-los da percepção de que, seguramente, são os componentes mais importantes dessa equipe.

DESTAQUES DE INOVAÇÃO

- Em um mundo cada vez mais digital, surgem novas formas de entregar cuidado em saúde, com destaque para soluções que utilizam como meio os ***smartphones***, também chamada de ***mobile health***. O ecossistema da saúde estimula movimentos de inovação, e as startups em saúde que embarcam suas soluções em dispositivos móveis crescem de maneira exponencial a cada ano. Na prática da medicina atual, aplicativos na área da saúde têm o potencial de auxiliar o médico e profissionais da saúde no melhor cuidado ao paciente. Pensar nas tecnologias como aliadas e embutir conceitos de ciência comportamental nessas soluções de tecnologia têm o potencial de expandir o cuidado, tornando-o em última análise contínuo. Dessa maneira cria-se uma oportunidade para incrementar engajamento, adesão aos tratamentos e desfechos clínicos. Nos próximos anos, será fundamental o desenvolvimentos de estudos científicos robustos que embasem e comprovem a tese de que o uso dessas tecnologias em saúde de fato promovam melhores desfechos clínicos para os pacientes.

mental; reconhecer que não há fórmulas mágicas para aplicação generalizada e que as intervenções comportamentais que promovem a motivação para atingir as metas de saúde são multidisciplinares.

Referências bibliográficas

1. Collaborators GBDRF. Global, regional, and national comparative risk assessment of 79 behavioural, environmental and occupational, and metabolic risks or clusters of risks in 188 countries, 1990-2013: a systematic analysis for the Global Burden of Disease Study 2013. Lancet. 2015;386:2287-323.
2. DALYs GBD. Global, regional, and national disability-adjusted life years (DALYs) for 306 diseases and injuries and healthy life expectancy (HALE) for 188 countries, 1990-2013: quantifying the epidemiological transition. Lancet. 2015;386:2145-91.
3. Spring B, Ockene JK, Gidding SS, Mozaffarian D, Moore S, Rosal MC, et al. Better population health through behavior change in adults: a call to action. Circulation. 2013;128(19):2169-76.
4. Bosworth HB, Granger BB, Mendys P, Brindis R, Burkholder R, Czajkowski SM, et al. Medication adherence: a call for action. Am Heart J. 2011;162(3):412-24.
5. Osterberg L, Blaschke T. Adherence to medication. N Engl J Med. 2005;353:487-97.
6. Perk J, De Backer G, Gohlke H, Graham I, Reiner Z, Verschuren WM, et al. European Guidelines on Cardiovascular Disease Prevention in Clinical Practice (version 2012). The Fifth Joint Task Force of the European Society of Cardiology and other societies on cardiovascular disease prevention in clinical practice (constituted by representatives of nine societies and by invited experts)]. G Ital Cardiol (Rome). 2013;14(5):328-92.
7. Rozanski A. Behavioral cardiology: current advances and future directions. J Am Coll Cardiol. 2014;64:100-10.
8. Katz M, Wajngarten M. Behavioral cardiology: cardiology's new frontier of action. Arq Bras Cardiol. 2015;104:3-4.
9. Emdin CA, Odutayo A, Wong CX, Tran J, Hsiao AJ, Hunn BH. Meta-analysis of anxiety as a risk factor for cardiovascular disease. Am J Cardiol. 2016;118:511-9.
10. Wu Q, Kling JM. Depression and the risk of myocardial infarction and coronary death: a meta-analysis of prospective cohort studies. Medicine (Baltimore). 2016;95:e2815.
11. Simao AF, Precoma DB, Andrade JP, Correa Filho H, Saraiva JF, Oliveira GM et al. I Brazilian Guidelines for cardiovascular prevention. Arq Bras Cardiol. 2014;102(5):420-31.
12. Havranek EP, Mujahid MS, Barr DA, Blair IV, Cohen MS, Cruz-Flores S, et al. Social determinants of risk and outcomes for cardiovascular disease: a scientific statement from the American Heart Association. Circulation. 2015;132(9):873-98.
13. Piepoli MF, Hoes AW, Agewall S, Albus C, Brotons C, Catapano AL, et al. 2016 European Guidelines on cardiovascular disease prevention in clinical practice: The Sixth Joint Task Force of the European Society of Cardiology and Other Societies on Cardiovascular Disease Prevention in Clinical Practice (constituted by representatives of 10 societies and by invited experts) Developed with the special contribution of the European Association for Cardiovascular Prevention & Rehabilitation (EACPR). Eur Heart J. 2016; 23(11):NP1-NP96.
14. Arnett DK, Blumenthal RS, Albert MA, et al. 2019 ACC/AHA Guideline on the Primary Prevention of Cardiovascular Disease: Executive Summary: a report of the American College of Cardiology/American Heart Association Task Force on Clinical Practice Guidelines. Circulation. 2019; 140: e596–e646.
15. Katz M, Bosworth HB. Behavioral sciences in clinical practice. Einstein (Sao Paulo). 2016;14:vii-xiv.
16. Janz NK, Becker MH. The health belief model: a decade later. Health Education Quarterly. 1984;11:1-47.

17. Prochaska JM, Prochaska JO, Levesque DA. A transtheoretical approach to changing organizations. Adm Policy Ment Health. 2001;28:247-61.
18. Bandura A. Social cognitive theory: an agentic perspective. Annu Rev Psychol. 2001;52:1-26.
19. McMullen CK, Safford MM, Bosworth HB, Phansalkar S, Leong A, Fagan MB, et al. Patient-centered priorities for improving medication management and adherence. Patient Educ Couns. 2015;98(1):102-10.
20. Yusuf S, Islam S, Chow CK, Rangarajan S, Dagenais G, Diaz R, et al. Use of secondary prevention drugs for cardiovascular disease in the community in high-income, middle-income, and low-income countries (the PURE Study): a prospective epidemiological survey. Lancet. 2011;378(9798):1231-43.
21. de Toledo Ferraz Alves TC, Ferreira LK, Wajngarten M, Busatto GF. Cardiac disorders as risk factors for Alzheimer's disease. J Alzheimers Dis. 2010;20:749-63.
22. Richard E, Reitz C, Honig LH, Schupf N, Tang MX, Manly JJ, et al. Late--life depression, mild cognitive impairment, and dementia. JAMA Neurol. 2013;70(3):374-82.
23. van Dalem J, Krass I, Aslani P. Interventions promoting adherence to cardiovascular medicines. Int J Clin Pharm. 2012;34:295-311.
24. Katz M, Wajngarten M. Misperception, misfearing, missed treatment, missed opportunities. IJC Metabolic & Endocrine. 2014;5:1-2.
25. Orth-Gomer K, Schneiderman N, Wang HX, Walldin C, Blom M, Jernberg T. Stress reduction prolongs life in women with coronary disease: the Stockholm Women's Intervention Trial for Coronary Heart Disease (SWITCHD). Circ Cardiovasc Qual Outcomes. 2009;2:25-32.
26. Theorell T, Emdad R, Arnetz B, Weingarten AM. Employee effects of an educational program for managers at an insurance company. Psychosom Med. 2001;63:724-33.

Capítulo 4

Acometimento cardiovascular na infecção pelo vírus da imunodeficiência humana (HIV)

Francisco Akira Malta Cardozo
Fernanda Reis de Azevedo
Bruno Caramelli

PONTOS-CHAVE

- O aumento da expectativa de vida decorrente da terapia antirretroviral (TARV) expõe a população com HIV aos efeitos degenerativos da doença e das medicações em diversos âmbitos de sua saúde.
- A interação entre os fatores de risco tradicionais e outros mecanismos relacionados à infecção e/ou tratamento do HIV contribuem para o aumento do risco de complicações cardiovasculares nessa população.
- A infecção pelo vírus está relacionada com maior ativação de processos inflamatórios vasculares, alterações na coagulação e modificações do perfil metabólico.
- Cada tipo de TARV influencia o perfil lipídico de maneira específica e grau diferente. Dessa forma, é necessário avaliar o impacto individual de cada tratamento.
- A despeito dos efeitos colaterais da TARV, a supressão viral deve ser a meta primária, reduzindo o impacto sobre os mediadores inflamatórios e metabólicos. Se necessário, deve-se introduzir o tratamento preventivo da aterosclerose por meio de intervenções farmacológicas e não farmacológicas específicas para essa população.
- O primeiro passo na redução de risco cardiovascular pode ser obtido com a adoção de um estilo de vida saudável com base em dieta balanceada, prática de atividades físicas e cessação do tabagismo.
- O uso de medicamentos hipolipemiantes é muitas vezes necessário para o controle da dislipidemia e consequente redução do risco cardiovascular dos indivíduos com HIV. Por outro lado, é necessária cautela com a escolha do fármaco e dose apropriada, levando em conta as interações medicamentosas bem como a monitorização de eventuais efeitos adversos.

Introdução

A infecção pelo HIV chegou ao Brasil na década de 1980, tornando-se rapidamente uma epidemia de alta mortalidade. Dados de 2017 registravam 37 milhões de portadores do vírus no mundo, sendo a prevalência no Brasil estimada em cerca de 830.000 pessoas.[1]

Após a introdução da TARV, a infeção pelo HIV passou a se comportar como uma doença crônica, associada a menores taxas de mortalidade. Sendo assim, a expectativa de vida dos indivíduos com HIV aumentou consideravelmente, ficando cada vez mais próxima daquela de um indivíduo sem a doença. O estudo de Bhaskaran comparou dados de mortalidade em uma coorte de indivíduos infectados pelo HIV com dados de mortalidade na população em geral e verificou uma redução de até 94% em 2004-2006 na mortalidade precoce do primeiro grupo em relação aos mesmos dados na era pré-TARV.[2]

Este importante aumento na sobrevida expôs essa população aos efeitos degenerativos da doença e às consequências de longos anos de terapia antirretroviral em diversos âmbitos de sua saúde, sendo o aumento exponencial do risco cardiovascular um dos pontos de maior relevância e preocupação. Dados do registro D.A.D. revelaram que as mortes cardiovasculares foram responsáveis por 11% dos óbitos entre 1999 e 2011 em uma população com HIV, a maioria diagnosticada com infarto agudo do miocárdio.[3] Estima-se que as taxas de eventos cardiovasculares observadas atualmente devem crescer de forma importante com o aumento da longevidade dessa população, principalmente nos países menos desenvolvidos.

Diversos estudos sugerem a interação entre os fatores de risco tradicionais e outros mecanismos ateroscleróticos específicos relacionados à infecção e/ou tratamento do HIV, contribuindo para o aumento de risco cardiovascular acima do observado em populações sem o vírus.

Fisiopatologia

Alterações decorrentes da infecção pelo HIV

Inicialmente, o acometimento cardíaco observado na população com HIV estava relacionado à própria replicação viral no miocárdio e à ocorrência de infecções oportunistas. Com isso, quadros de miocardite, insuficiência cardíaca, derrame pericárdico e endocardite eram comuns. Após a introdução da TARV, entretanto, tais situações se tornaram mais raras e a doença aterosclerótica ganhou papel importante como etiologia de complicações cardiovasculares.

O primeiro mecanismo aterogênico conhecido é a alteração no perfil lipídico relacionada à própria replicação do vírus no organismo. As evidências que levaram a esta constatação foram obtidas na era anterior à introdução da TARV, quando foi observado que os indivíduos já apresentavam alterações metabólicas significativas. Entre elas, a mais frequentemente foi a presença de dislipidemias caracterizadas pelo aumento dos triglicérides e redução do colesterol total, LDL e HDL.[4,5]

Algumas evidências sugerem ainda que a presença do HIV interfere profundamente no transporte reverso do colesterol realizado pela lipoproteína HDL, uma vez que o vírus degrada proteínas essenciais para tal mecanismo como a ABCA1. Esse processo poderia estar associado à necessidade de colesterol pelo vírus como matéria-prima para montagem e infecção de novas células do organismo.[6] Com as quedas de HDL ocorre acúmulo de colesterol em monócitos, macrófagos e no endotélio, um fenômeno característico do processo aterosclerótico. Dessa maneira, além de modificar o metabolismo lipídico pela redução do HDL, em virtude do processo infeccioso-inflamatório, a infecção pelo HIV acelera de maneira direta o processo aterosclerótico, alterando o transporte reverso.

Outro estudo que corrobora a ação direta do vírus nesse mecanismo, publicado por Rose et al., mostrou que os níveis de HDL apresentavam queda importante nos pacientes sem uso de TARV quando comparados aos pacientes em tratamento do HIV.[7]

Mais um fator aterogênico importante relacionado à infecção pelo vírus é o estado pró-inflamatório crônico que acontece nesta população, o que pode ser verificado pelo aumento de citocinas inflamatórias e níveis de proteína C-reativa. O estudo de Kuller et al. observou um aumento nos valores séricos de interleucina 6 e D-dímero em pacientes com HIV que se relacionou com aumento da mortalidade por todas as causas.[8] Mesmo nos pacientes que atingem a supressão viral, os níveis de proteína C-reativa permanecem elevados, revelando a ativação imune crônica.[9]

A relação entre inflamação e o HIV pode estar associada a anormalidades do sistema monócito/macrófago, bem como a própria dislipidemia. Alguns estudos verificaram a presença de marcadores de ativação de monócitos nos pacientes com HIV,[10] o que pode ser decorrente de translocação bacteriana no trato gastrointestinal.[11] A translocação de produtos microbiológicos para a corrente sanguínea se dá por meio de danos causados pelo HIV à mucosa intestinal e pode ser quantificada na medição dos valores séricos de lipopolissacarídeos (LPS), um componente da parede celular de bactérias Gram-negativas. Sua presença na corrente sanguínea leva à ativação dos monócitos e macrófagos, perpetuando o processo pró-inflamatório.[12]

Por fim, mais dois mecanismos aterogênicos merecem destaque. A infecção pelo HIV está associada à maior migração de monócitos para a íntima vascular, promovendo a expressão de moléculas de adesão celular, como ICAM-1 e VCAM-1,[13,14] gerando disfunção endotelial nesta população. Tal fenômeno também pôde ser verificado em um estudo realizado pelo grupo de pesquisadores sobre Aids que revelou melhora da reatividade de fluxo braquial após o início da TARV.[15] Outros fatores que chamam atenção são os aumentos dos níveis de D-dímero, Fibrinogênio e outros marcadores de coagulação, inferindo um estado pró-trombótico na população portadora do vírus.[16,17]

Dessa forma, podemos concluir que, apesar de não ser a única responsável pelas alterações e piora no risco cardiovascular geral desse grupo de indivíduos, a infecção tem papel inquestionável. Esses achados salientam a importância que deve ser dada ao combate da infecção em si para redução do risco cardiovascular.

Alterações metabólicas no HIV em uso de TARV

Apesar de sua grande eficácia no tratamento da infecção pelo HIV e de ser a grande responsável pela mudança observada na história natural da doença, a TARV tem consequências importantes no organismo dos indivíduos que recebem a terapia. O estudo D:A:D foi o primeiro a observar um risco 26% mais alto para síndrome coronariana aguda a cada ano de exposição aos medicamentos da TARV.[18] Por outro lado, dados recentes foram mais precisos ao indicar que a exposição a algumas, e não todas as TARV, está associada ao aumento do risco cardiovascular. As principais associações dizem respeito ao uso de lopinavir/ritonavir e indinavir, cuja exposição cumulativa parece aumentar a força da associação.[19]

As alterações lipídicas provocadas pelo uso das TARV são as consequências mais bem conhecidas e exploradas dessa classe de medicamentos. As anormalidades lipídicas iniciam logo após a introdução da TARV e persistem durante todo o seu uso, com intensidades que podem variar de indivíduo para indivíduo.[20]

Entre os antirretrovirais, os inibidores de protease (IP) são aqueles de impacto mais significativo sobre o metabolismo lipídico. Essa classe de medicamentos provoca aumento dos níveis de LDL e triglicérides por meio do acúmulo do fator de transcrição esterol-sensível SREBP (*sterol regulatory element-binding proteins*) no hepatócito e da inibição da degradação e da secreção hepática de apolipoproteína B, a principal lipoproteína envolvida no transporte de colesterol e LDL na corrente sanguínea.[21,22] Em modelo animal, foi observado que a exposição ao ritonavir inibe o clearance de triglicérides da circulação por meio da redução da ação da enzima lipase lipoproteica, contribuindo para a marcante elevação dos níveis no sangue.[23] Por fim, foi demonstrado maior ativação dos sistema renina-angiotensina-aldosterona nos pacientes em uso dessa classe de medicamento, o que aumenta a probabilidade de eventos cardiovasculares.[24]

Apesar de apresentar um impacto metabólico menos evidente, os inibidores da transcriptase reversa não análoga dos nucleosídeos (NNRTI) merecem também atenção e monitoramento metabólico constante. O uso dessa classe de medicamentos é normalmente seguido de um aumento no colesterol total e LDL, sendo que os triglicérides apresentam graus mais leves de alteração. Atualmente, estima-se que o efavirenz seja o medicamento dentro desse grupo que apresenta os piores resultados ao perfil lipídico.[25]

O último grupo de medicamentos que podem interferir no metabolismo dos indivíduos em tratamento são os inibidores da transcriptase reversa análogos de nucleosídeos (NRTI). Apesar dessa classe apresentar o menor nível de alterações no perfil lipídico dos indivíduos, um de seus representantes, o abacavir, foi relacionado a um aumento da ordem de 90% no risco de síndrome coronariana aguda. Tal efeito é atribuído à maior agregabilidade plaquetária dos indivíduos em uso do fármaco, aumentando a probabilidade de formação de trombos. Esse efeito é de natureza reversível, uma vez que cessa após a interrupção do uso e a renovação do pool de plaquetas.[26]

Ainda que esteja comprovada, em maior ou menor grau, a associação entre as significativas alterações metabólicas e o uso do tratamento infeccioso contra o HIV, existem dados demonstrando que a interrupção no tratamento com a TARV está associada ao aumento no risco coronariano. Segundo dados obtidos por meio do estudo SMART (*Strategies for Management of Antiretroviral Therapy*), o uso intermitente da TARV está associado à maior prevalência de mortes por doença cardiovascular, com *hazard ratio* de 1,57. Evidências posteriores associam essa piora no risco ao estado inflamatório crônico decorrente da replicação viral.[27]

Dessa forma, considerando a importância do efeito da própria infecção sobre o perfil metabólico, parece lógico, em primeira instância, buscar o controle infeccioso reduzindo a carga viral e seu impacto sobre os mediadores inflamatórios e metabólicos, para depois introduzir o tratamento preventivo da aterosclerose por meio de intervenções medicamentosas e não medicamentosas específicas para essa população.[28]

Tratamento

Tratamento não medicamentoso

Estratégias que visam a redução do risco cardiovascular dessa população devem ser instituídas a todos os indivíduos com HIV. O primeiro passo se dá com a adoção de um estilo de vida saudável, por meio de dieta balanceada, prática de ativi-

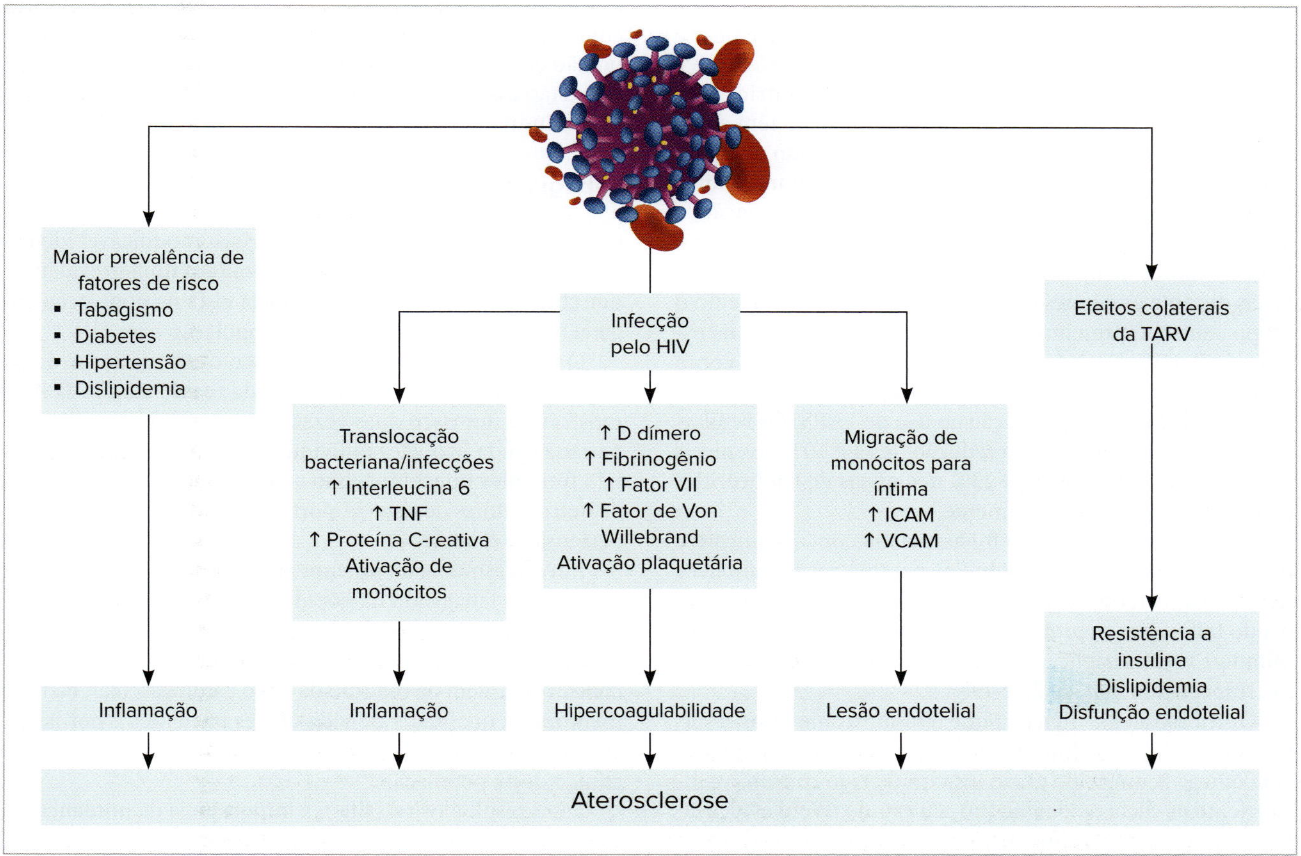

FIGURA 1

Fisiopatologia da doença aterosclerótica no paciente com HIV.

Fonte: adaptada de Vachiat et al., 2017.[28]

dades físicas e cessação do tabagismo. As metas do tratamento são as mesmas recomendadas para a população em geral, levando em conta as particularidades e os demais fatores de risco de cada indivíduo.[29,30]

Orientações nutricionais

A alimentação adequada é fundamental para o tratamento das dislipidemias. Dados de uma avaliação do perfil dietético da população com HIV mostraram uma tendência ao consumo de dieta aterogênica, com maior ingesta de gorduras totais, ácidos graxos saturados, ácidos graxos trans e colesterol, quando comparada à população não infectada. Esse excesso de consumo de lipídeos, em especial ácidos graxos saturados, foi relacionado à hipertrigliceridemia, mesmo após a correção dos achados pelos fatores de risco tradicionais e pelo uso de inibidores de protease.[31]

As recomendações dietéticas para a prevenção ou tratamento da dislipidemia em indivíduos com HIV são as mesmas direcionadas para a população em geral.[32,33] Dentre estas, as principais orientações são: evitar o consumo de alimentos muito calóricos e álcool, reduzir o consumo de gorduras saturadas até 7% do valor calórico diário, evitar alimentos que representam fontes de gorduras trans, aumentar o consumo de fibras por meio da ingestão de mais frutas e verduras e reduzir o consumo de alimentos ricos em açúcar e carboidratos refinados.

Estudos avaliando a eficácia de estratégias nutricionais para o controle da dislipidemia nessa população têm apresentado bons resultados. Lazzaretti et al. avaliaram o impacto de uma intervenção nutricional preventiva em indivíduos iniciando tratamento com TARV. No grupo intervenção, a média dos níveis plasmáticos de colesterol total, triglicérides, LDL e o índice de massa corporal (IMC) mantiveram-se estáveis durante os 12 meses de acompanhamento, enquanto o grupo controle apresentou o incremento esperado.[34] Já no estudo de Barrios,[35] a intervenção dietética foi avaliada como tratamento para um grupo de 230 indivíduos que já apresentava dislipidemia em associação ao uso de TARV. Os resultados obtidos mostraram uma redução de 11 e 10% nos níveis de colesterol total e em 12 e 23% nos níveis de triglicérides após 3 e 6 meses, respectivamente.

Adesão à dieta também foi associada com significativa perda de peso. O impacto sobre os parâmetros metabólicos mencionados foi mais perceptível entre os indivíduos recebendo inibidores de protease: após três meses o colesterol diminuiu 13% e os triglicérides 15%; após seis meses a redução foi, respectivamente, de 22 e 49%.[36]

Outra estratégia dietética que tem mostrado bons resultados na melhora da hipertrigliceridemia é a suplementação com ômega 3, um ácido graxo insaturado cujo consumo é insuficiente na dieta ocidental. Em seu estudo, Wohl et al. avaliaram o impacto da suplementação de ômega 3 na dieta de pacientes com HIV em uso de TARV, associado à dieta e exercícios físicos. Após quatro semanas de intervenção observou-se uma redução de até 25% nos valores de triglicérides.[37] Os indivíduos estudados apresentaram boa tolerabilidade a esta intervenção, justificando o seu uso no manejo do perfil lipídico dessa população. Vale ressaltar, no entanto, que somente um estudo recente realizado em pacientes sem HIV, que utilizou altas doses de ácido icosapente (ômega 3) concentrado conseguiu demostrar benefício na redução de eventos cardiovasculares.[38]

Atividade física

A prática de atividade física, aliada ou não à dieta, tem papel definitivo no tratamento e normalização do metabolismo. Henry e colaboradores avaliaram o impacto de uma dieta saudável aliada à prática de exercícios físicos em indivíduos com alterações lipídicas. Seus resultados demonstraram redução de 11% nos valores de colesterol total e 21% nos triglicérides, associada exclusivamente à melhoria do estilo de vida.[39]

Outros dois estudos que avaliaram o impacto isolado do exercício físico no metabolismo de indivíduos com HIV obtiveram resultados bastante promissores. O estudo de Jones avaliou dez semanas de intervenção com 90 minutos semanais de exercícios aeróbicos e de resistência que resultaram em reduções significativas de colesterol total e triglicérides.[40] Thoni, por sua vez, avaliou uma intervenção mais longa, de quatro meses, e obteve resultados ainda mais impactantes com aumento dos valores de HDL, além de reduções na proporção de colesterol total para HDL e triglicérides para HDL, que estão associadas à diminuição no risco de aterosclerose desses indivíduos.[41]

Tabagismo

O tabagismo é o principal fator de risco modificável identificado nessa população. Estudos apontam uma prevalência que chega a duas ou três vezes aquela vista na população em geral, representando 40 a 70% da população com HIV.[42-46]

O impacto do tabagismo no risco cardiovascular dessa população é profundo, sendo que dados do estudo D:A:D mostraram um risco duas vezes maior para síndrome coronariana aguda naqueles indivíduos fumantes em relação aos não fumantes infectados. Isso coloca o tabagismo na frente de outros fatores de risco importantes como dislipidemia, hipertensão e diabetes.[47]

Em seu estudo, Petoumenos et al. avaliaram o impacto da cessação do tabagismo na população HIV positiva. Os resultados obtidos foram bastante expressivos, mostrando reduções de até 50% no risco após três anos sem cigarro. O autor conclui que, além da redução do risco cardiovascular, há uma melhora na qualidade de vida desses pacientes e por isso a cessação do tabagismo deve ser uma prioridade no manejo clínico desta população.[48]

Esses resultados ressaltam a importância da mudança do estilo de vida e do desenvolvimento de estratégias que respeitem os hábitos característicos dessa população. Assim, todos os indivíduos com HIV devem ser orientados e estimulados a cessar o tabagismo, adotar dieta balanceada e praticar exercícios físicos regularmente.

Tratamento medicamentoso

O tratamento farmacológico para controlar as alterações metabólicas presentes nos indivíduos com HIV é bastante eficiente e deve ser utilizado principalmente naqueles pacientes com perfis lipídicos muito alterados ou persistentemente elevados por um longo período. Esse tipo de intervenção deve sempre estar associado, primariamente, à adoção do estilo de vida mais saudável.

Apesar de ainda haver um certo receio na indicação de medicações hipolipemiantes nessa população,[49,50] o uso dessa terapia tem apresentado resultados positivos no controle da dislipidemia e deve ser considerado como uma estratégia complementar. Sua recomendação é bastante similar àquela dirigida para a população em geral com as ressalvas quanto as interações medicamentosas com a TARV, toxicidade, intolerância e/ou impactos em outras enfermidades simultâneas.[51,29]

As estatinas e os fibratos são os medicamentos mais utilizados no tratamento das dislipidemias na população em geral. Sua indicação, no entanto, deve ser bem avaliada em indivíduos em uso de TARV, uma vez que existem interações importantes com inibidores de protease e alguns NNRTI que podem levar à toxicidade hepática e muscular nessa população. Essa interação se dá uma vez que alguns antirretrovirais e alguns hipolipemiantes são metabolizados pela via do citocromo P450, podendo ocorrer aumento significativo na concentração sérica com maior risco de toxicidade.[52] As estatinas que apresentam maiores chances de interação são a sinvastatina e a lovastatina. Outras estatinas, como rosuvastatina e atorvastatina podem ser prescritas, porém, com monitorização mais frequente e doses iniciais mais baixas.[53,54] As estatinas que apresentam menores chances de interações medicamentosas com as TARV são a pravastatina, a fluvastatina e pitavastatina. Por outro lado, possuem menor efeito no perfil lipídico. Dentre as 3 estatinas mais seguras, a pitavastatina fornece um maior potencial na redução dos níveis de LDL.

Silverberg et al. compararam o impacto das estatinas em indivíduos infectados e não infectados. Os resultados demonstraram uma grande eficácia na melhora da dislipidemia, ainda que a redução no grupo HIV positivo tenha sido menor em relação ao grupo-controle (25,6% versus 28,3%; p = 0,001), independentemente da classe de ARV utilizada. Os efeitos colaterais tiveram uma incidência baixa, ainda que maior no grupo dos infectados pelo HIV.[55]

Além da resposta metabólica com controle importante da dislipidemia, as estatinas têm mostrado outros efeitos bastante positivos. Após 24 semanas de tratamento com 10 mg de rosuvastatina *versus* placebo em uma população HIV positivo, observou-se, além da melhora do perfil lipídico, uma melhora no estado inflamatório dos indivíduos. Essa melhora foi associada à redução dos níveis séricos de uma enzima inflamatória (Lp-PLA2) na amostra.[56] Intervenções com maior tempo de acompanhamento (doze meses) já demonstraram reduções nos valores de outros marcadores inflamatórios, como proteína C-reativa e TNF-alfa,[57] e até de marcadores de aterosclerose subclínica, como redução da espessura da camada médio-intimal após 24 meses.[58] Ainda são necessários mais estudos que justifiquem o uso dessa classe de medicamentos exclusivamente para redução do estado inflamatório; no entanto, essas evidências sugerem outras ações favoráveis desse tratamento na redução do risco cardiovascular.

Outra classe de medicamentos que pode contribuir no tratamento das dislipidemias, principalmente hiperlipidemias mistas e hipertrigliceridemia isolada, são os fibratos. O metabolismo dessas medicações, embora similar ao das estatinas, apresenta algumas diferenças que reduzem o potencial de interação com TARV. O uso de fibrato para redução dos triglicérides mostrou resultados positivos na diminuição do colesterol, com reduções de 40% nesse componente com boa uma boa tolerabilidade do fármaco.[53]

Apesar da dislipidemia mista ou combinada (elevação simultânea de LDL e de triglicérides, com níveis baixos de HDL) representar o distúrbio mais prevalente nesta população, há poucos estudos que analisam potenciais interações medicamentosas entre os fibratos e a TARV. Além disso, há poucos medicamentos da classe dos fibratos aprovados para uso nos Estados Unidos. Talvez por essa razão, na literatura, são encontrados apenas relatos de casos de interações medicamentosas graves em pacientes utilizando fibratos e medicamentos TARV. Entre os casos de interação descritos estão os fibratos, ciprofibrato, genfibrozila e fenofibrato.

Um outro fármaco possível no arsenal medicamentoso para o tratamento das dislipidemias na população com HIV é o ezetimibe que age reduzindo a absorção de colesterol no intestino. Quando testado em uma população de alto risco cardiovascular, sem HIV, o fármaco mostrou redução de eventos cardiovasculares quando adicionado à terapia com estatinas de potência intermediária.[59] Especificamente na população portadora do vírus, foram realizados alguns estudos de pequeno porte que também observaram redução dos níveis de colesterol LDL e boa segurança, sem relatos de eventos adversos graves.[60,61]

Por fim, nos últimos anos, uma nova classe de medicamentos hipolipemiantes, os anticorpos monoclonais inibidores da enzima PCSK9, surgiram para prevenção de eventos cardiovasculares em populações de alto risco como demonstrado no ensaio clínico ODYSSEY.[62] Estudos na área básica demonstraram que o indivíduos com HIV possuem maiores níveis de PCSK9 circulantes, o que pode contribuir para o aumento do risco cardiovascular e piora do perfil lipídico reforçando a teoria de que a inibição da enzima poderia ser um alvo terapêutico potencial.[63]

Recentemente, o estudo duplo-cego randomizado BEIJERINCK avaliou a segurança e eficácia do evolocumabe em 464 pacientes com HIV que não atingiram meta lipídica a despeito de dose máxima tolerada de estatinas e ezetimibe.

O estudo reforçou a alta taxa de intolerância a estatinas (21%) nessa população. O uso do inibidor de PCSK-9 foi seguro, bem tolerado e após 24 semanas melhorou significativamente o perfil lipídico dos pacientes (57% de redução no LDL e 51% de redução no colesterol não HDL).

O evolocumabe também reduziu em 27% os níveis de lipoproteína (a) - Lp(a), uma partícula lipídica ligada ao desenvolvimento da doença aterosclerótica.

Com isso, uma nova fronteira no arsenal terapêutico está disponível, em especial para aqueles com maior risco cardiovascular.[64]

O uso de medicamentos hipolipemiantes é muito útil no controle da dislipidemia e consequente redução do risco cardiovascular dos indivíduos com HIV. Sendo assim, seu uso deve ser estimulado, preservando análise individual, titulação progressiva das doses e monitorização laboratorial frequente.

Estratificação do risco cardiovascular

A estratificação do risco cardiovascular é uma ferramenta muito útil para auxiliar na escolha do tratamento ideal. Alguns estudos avaliaram o uso de escores de risco criados para população em geral em indivíduos com HIV.

O estudo DAD avaliou o escore de Framinghan em uma coorte com 23.468 indivíduos infectados e observou que o escore apresentava uma tendência a subestimar os eventos cardiovasculares dos indivíduos que não faziam uso de TARV. Esse fato foi relacionado ao risco superior associado à infecção pelo vírus.[65]

Resultados similares foram observados em uma análise mais ampla relacionando outros algoritmos conhecidos (Framingham, Global Framingham Risk Score – GFRS, Progetto Cuore e SCORE) com marcadores subclínicos de aterosclerose. Nesse estudo, o algoritmo GFRS foi considerado aquele com maior valor preditivo quando se trata de risco de indivíduos *naive* (ainda sem tratamento TARV).[66]

Outro dado interessante é decorrente do estudo de Lima e colaboradores, que analisou o impacto de uma intervenção para redução do risco cardiovascular em uma população com HIV por meio de três algoritmos desenvolvidos para população em geral (Framingham, PROCAM e ATP III). Os autores verificaram reduções importantes no risco após a intervenção demonstrada por todos os algoritmos estudados. No entanto, o escore de Framingham foi considerado o mais coerente com o risco real da população avaliada. O autor concluiu que, apesar desse escore apresentar a estimativa mais pessimista entre os índicas estudados, nos pacientes com HIV, com elevado risco cardiovascular, essa previsão parece ser a mais realista.[67]

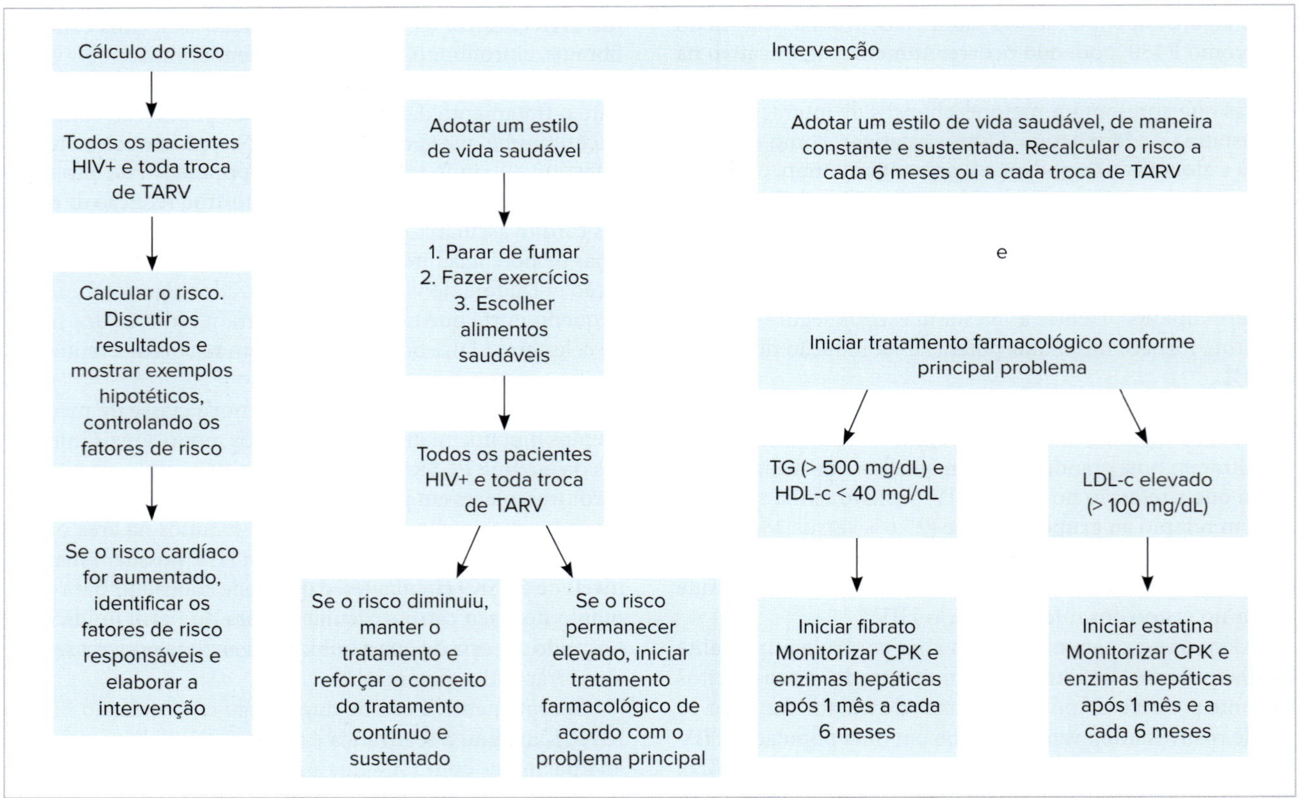

FIGURA 2

Fluxograma de estratégias para redução do risco cardiovascular em indivíduos vivendo com HIV. HIV+: indivíduo com HIV; TARV: terapia antirretroviral; TG: triglicérides; HDL-c: HDL-colesterol; LDL-c: LDL-colesterol; mg/dL: miligramas por decilitro; CPK: creatina cinase.

Fonte: Recomendações para terapia antirretroviral em adultos infectados pelo HIV – 2008. Figura adaptada de: <http://www.aids.gov.br/ publicacao/consenso-recomendacoes-para-terapia-antirretroviral-em-adultos-infectados-pelo-hiv-2008>. Acesso em: 28 mar. 2011.[68]

Em resumo, o uso de algoritmos de estratificação de risco cardiovascular para nortear o tratamento em indivíduos com HIV é bastante indicado, apesar de nem sempre os resultados refletirem exatamente a realidade. Por outro lado, está cada vez mais claro que há necessidade de uma avaliação individualizada, que leve em conta os fatores de risco específicos da população. O fluxograma da Figura 2 foi proposto para facilitar a escolha e a implementação das estratégias de risco cardiovascular nessa população.

Considerações finais

Os fatores associados ao maior risco cardiovascular verificado na população com HIV são imutáveis na maioria das vezes. A infecção pode ser controlada, mas não extinta, e a TARV deve ter sempre como objetivo principal o controle da infecção pelo HIV. Para os pacientes com risco cardiovascular elevado, as estratégias de redução do risco são essenciais: devem ser implementadas imediatamente e sua importância salientada para toda a população com HIV.

RESUMO

- Entre os indivíduos com HIV, o risco cardiovascular é indubitavelmente superior ao da população em geral. O processo mais acelerado de aterosclerose e decorrente das alterações metabólicas, estado inflamatório crônico e alta prevalência de fatores de risco, que, por sua vez, são consequências diretas tanto da infecção pelo vírus quanto da TARV, ambos fatores permanentes nessa população especifica.
- Dessa forma cabe aos profissionais de saúde orientar todos os indivíduos com a doença quanto a importância da adoção de um estilo de vida saudável e uso correto da terapia medicamentosa, quando necessário. As bases terapêuticas que devem ser adotadas são similares àquelas da população em geral, com as ressalvas tendo em vista as características especificas desse grupo, como as contraindicações medicamentosas e a possível subestimação do risco cardiovascular. Finalmente, é muito importante que o próprio individuo entenda sua condição e colabore com as estratégias sugeridas, pois somente um trabalho em conjunto pode favorecer a redução de risco nessa população.

Referências bibliográficas

1. Relatório UNAIDS 2017. http://aidsinfo.unaids.org.
2. Bhaskaran K, et al. Changes in the risk of death after HIV seroconversion compared with mortality in the general population. JAMA. 2008;300(1):51-9.
3. Smith CJ, et al.; D:A:D Study Group. Trends in underlying causes of death in people with HIV from 1999 to 2011 (D:A:D): a multicohort collaboration. Lancet. 2014;384(9939):241-8
4. Constans J, Pellegrin JL, Peuchant E, Dumon MF, Pellegrin I, Sergeant C, et al. Plasma lipids in HIV-infected patients: a prospective study in 95 patients. Eur J Clin Invest. 1994;24(6):416-20.
5. Grunfeld C, Pang M, Doerrler W, Shigenaga JK, Jensen P, Feingold KR. Lipids, lipoproteins, triglyceride clearance, and cytokines in human immunodeficiency virus infection and the acquired immunodeficiency syndrome. J Clin Endocrinol Metab. 1992;74(5):1045-52.
6. Mujawar Z, Rose H, Morrow MP, Pushkarsky T, Dubrovsky L. Human immunodeficiency virus impairs reverse cholesterol transport from macrophages. PLoS Biol. 2006;4(11):e365.
7. Rose H, et al. HIV infection and high-density lipoprotein: the effect of the disease vs the effect of treatment. Metabolism Clinical and Experimental. 2006; 55:90-5.
8. Kuller LH, Tracy R, Belloso W; INSIGHT SMART Study Group. Inflammatory and coagulation biomarkers and mortality in patients with HIV infection. PLoS Med. 2008;5:e203.
9. Hsue PY, et al. Role of viral replication, antiretroviral therapy, and immunodeficiency in HIV-associated atherosclerosis. AIDS. 2009; 23(9):1059-67.
10. Armah KA, et al. HIV Status, burden of comorbid disease, and biomarkers of inflammation, altered coagulation, and monocyte activation. Clinical Infectious Diseases. 2012;55(1):126-36.
11. Alcaide ML, Parmigiani A, Pallikkuth S, Roach M, Freguja R, Della Negra M, et al. Immune activation in HIV-infected aging women on antiretrovirals-implications for age-associated comorbidities: a cross- sectional pilot study. PLoS One. 2013; 8(5):e63804.
12. Marchetti G, Tincati C, Silvestri G. Microbial translocation in the pathogenesis of HIV infection and AIDS. Clin Microbiol Rev. 2013;26:2-18.
13. Park IW, Wang JF, Groopman JE. HIV-1 Tat promotes monocyte chemoattractant protein-1 secretion followed by transmigration of monocytes. Blood. 2001;97:352-58.
14. Fisher SD, Miller TL, Lipshultz SE. Impact of HIV and highly active antiretroviral therapy on leukocyte adhesion molecules, arterial inflammation, dyslipidemia, and atherosclerosis. Atherosclerosis. 2006; 185:1-11.
15. Torriani FJ, Komarow L, Parker RA, et al. Endothelial function in human immunodeficiency virus-infected antiretroviral-naive subjects before and after starting potent antiretroviral therapy: The ACTG (AIDS Clinical Trials Group) Study 5152s. J Am Coll Cardiol. 2008;52(7):569-76.
16. Ford ES, Greenwald JH, Richterman AG, et al. Traditional risk factors and D-dimer predict incident cardiovascular disease events in chronic HIV infection. AIDS. 2010;24:1509-17.
17. Boccara F, Lang S, Meuleman C, et al. HIV and coronary heart disease: time for a better under- standing. J Am Coll Cardiol. 2013;61:511-23.
18. Friis-Moller N, Sabin CA, Weber R, d'Arminio Monforte A, El-Sadr WM, Reiss P, et al. Combination antiretroviral therapy and the risk of myocardial infarction. N Engl J Med. 2003;349:1993-2003.
19. Worm SW, Sabin C, Weber R, Reiss P, El-Sadr W, Dabis F, et al. Risk of myocardial infarction in patients with HIV infection exposed to specific individual antiretroviral drugs from the 3 major drug class- es: the data collection on adverse events of anti-HIV drugs (D:A:D) study. J Infect Dis. 2010;201(3):318-30.
20. Riddler S, et al. Longitudinal changes in serum lipids among HIV- infected men on highly active antiretroviral therapy. HIV Medicine. 2007;8:280-7.
21. Zhou H, Gurley EC, Jarujaron S, et al. HIV protease inhibitors activate the unfolded protein response and disrupt lipid metabolism in primary hepatocytes. Am J Physiol Gastrointest Liver Physiol. 2006;291:G1071-G1080.
22. Liang JS, Distler O, Cooper DA, Jamil H, Deckelbaum RJ, Ginsberg HN, et al. HIV protease inhibitors protect apolipoprotein B from degradation by the proteasome: a potential mechanism for protease nhibitor-induced hyperlipidemia. Am J Physiol Gastrointest Liver Physiol. 2006;291:G1071-G1080.
23. Den Boer MA, Berbee JF, Reiss P, van der Valk M, Voshol PJ, Kuipers F, et al. Ritonavir impairs lipoprotein lipase-mediated lipolysis and decreases uptake of fatty acids in adipose tissue. Arterioscler Thromb Vasc Biol. 2006;26:124-9.
24. Lo J, Looby SE, Wei J, et al. Increased aldosterone among HIV-infected women with visceral fat accumulation. AIDS. 2009;23:2366-70.
25. Van Leth F, Phanuphak P, Stroes E, Gazzard B, Cahn P, Raffi F, et al. Nevirapine and efavirenz elicit different changes in lipid profiles in antiretroviral-therapy-naive patients infected with HIV-1. PLoS Med. 2004;1(1):e19.

26. Satchell CS. Increased platelet reactivity in HIV-1-infected patients receiving abacavir-containing antiretroviral therapy. J Infect Dis. 2011;204(8):1202-10.
27. Phillips AN, Carr A, Neuhaus J. Interruption of antiretroviral therapy and risk of cardiovascular disease in persons with HIV-1 infection: exploratory analyses from the SMART trial. Antivir Ther. 2008;13:177-87.
28. Vachiat A, McCutcheon K, Tsabedze N, Zachariah D, Manga P. HIV and ischemic heart disease. J Am Coll Cardiol. 2017;69(1).
29. Dubé MP, et al. Guidelines for the evaluation and management of dyslipidemia in human immunodeficiency virus (HIV) infected adults receiving antiretroviral therapy: recommendations of the HIV Medicine Association of the Infectious Disease Society of America and the Adult AIDS Clinical Trials Group. Clinical Infectious Diseases. 2003;37:613-27.
30. Hajjar LA, Calderaro D, Yu PC, Giuliano I, Liam EMO, Barbaro G, et al. Manifestações cardiovasculares em pacientes com infecção pelo vírus da imunodeficiência humana. Arq Bras Cardiol. 2005;85(5).
31. Joy T, et al. Dietary fat intake and relationship to serum lipid levels in HIV-infected patients with metabolic abnormalities in the HAART era. AIDS. 2007;21:1591-600.
32. Expert Panel on Detection, Evaluation, and Treatment of High Blood Cholesterol in Adults. Executive summary of the Third Report of the National Cholesterol Education Program (NCEP) Expert Panel on Detection, Evaluation, and Treatment of High Blood Cholesterol in Adults (Adult Treatment Panel III). JAMA. 2001;285:2486-97.
33. Xavier HT, et al. Sociedade Brasileira de Cardiologia. V Diretriz Brasileira de Dislipidemias e Prevenção da Aterosclerose. Arq Bras Cardiologia. 2013.
34. Lazzaretti RK, et al. Dietary intervention prevents dyslipidemia associated with highly active antiretroviral therapy in human immunodeficiency virus type 1 infected individuals: a randomized trial. J Am Coll Cardiol. 2012; 59:979-88.
35. Barrios A, Blanco F, García-Benayas T, et al. Effect of dietary intervention on highly active antiretroviral therapy-treated dyslipidemia. AIDS. 2002; 16:2079-81.
36. Jones SP, Doran DA, Leatt PB, Maher B, Pirmohamed M. Short-term exercise training improves body composition and hyperlipidaemia in HIV-positive individuals with lipodystrophy. AIDS. 2001;15(15):2049-51.
37. Wohl DA, Tien HC, Busby M, et al. Randomized study of the safety and efficacy of fish oil (omega-3 fatty acid) supplementation with dietary and exercise counseling for the treatment of antiretroviral therapy-associated hypertriglyceridemia. Clin Infect Dis. 2005;41:1498- 504.
38. Bhatt DL, et al. Cardiovascular risk reduction with icosapent ethyl for hypertriglyceridemia. N Engl J Med. 2018. epub 2018-11-10:1-12.
39. Henry K, Melroe H, Huebesch J, Hermundson J, Simpson J. Atorvastatin and gemfibrozil for protease-inhibitor-related lipid abnormalities. Lancet. 1998; 352:1031-2.
40. Jones SP, Doran DA, Leatt PB, Maher B, Pirmohamed M. Short-term exercise training improves body composition and hyperlipidaemia in HIV-positive individuals with lipodystrophy. AIDS. 2001;15(15):2049-51.
41. Thoni GJ, Fedou C, Brun JF, Fabre J, Renard E, Reynes J, et al. Reduction of fat accumulation and lipid disorders by individualized light aerobic training in human immunodeficiency virus infected patients with lipodystrophy and/or dyslipidemia. Diabetes Metab. 2002;28(5):397-404.
42. Benard A, Bonnet F, Tessier JF, Fossoux H, Dupon M, Mercie P, et al. Tobacco addiction and HIV infection: toward the implementation of cessation programs. ANRS CO3 Aquitaine Cohort. AIDS Patient Care STDS. 2007;21:458-68.
43. Duval X, Baron G, Garelik D, Villes V, Dupre T, Leport C, et al. Living with HIV, antiretroviral treatment experience and tobacco smoking: results from a multisite cross-sectional study. Antivir Ther. 2008;13:389-97.
44. Tesoriero JM, Gieryic SM, Carrascal A, Lavigne HE. Smoking among HIV positive new yorkers: prevalence, frequency, and opportunities for cessation. AIDS Behav. 2008.
45. Mamary EM, Bahrs D, Martinez S. Cigarette smoking and the desire to quit among individuals living with HIV. AIDS Patient Care STDS. 2002;16:39-42.
46. Crothers K, Goulet JL, Rodriguez-Barradas MC, Gibert CL, Butt AA, Braithwaite RS, et al. Decreased awareness of current smoking among health care providers of HIV-positive compared to HIV-negative veterans. J Gen Intern Med. 2007;22:749-54.
47. Friis-Moller N, Sabin CA, Weber R, d'Arminio Monforte A, El-Sadr WM, Reiss P, et al. Combination antiretroviral therapy and the risk of myocardial infarction. N Engl J Med. 2003;349:1993-2003.
48. Petoumenos K, Worm S, Reiss P, de Wit S, d'Arminio Monforte A, Sabin C, et al. D.A.D. Study Group. Rates of cardiovascular disease following smoking cessation in patients with HIV infection: results from the D:A:D Study HIV Med. 2011; 12(7):412-21.
49. Ceccato MGB, et al. Antiretroviral therapy-associated dyslipidemia in patients from a reference center in Brazil. Braz J Med Biol Res [online]. 2011;44:11;1177-83.
50. Freiberg MS. The association between the receipt of lipid lowering therapy and HIV status among veterans who met NCEP/ATP III criteria for the receipt of lipid lowering medication. J Gen Intern Med. 2009; 24(3):334-40.
51. Zanni MV, et al. 2013 American College of Cardiology/American Heart Association and 2004 Adult Treatment Panel III cholesterol guidelines applied to HIV-infected patients with/without subclinical high-risk coronary plaque. AIDS. 2014;28:206-70.
52. Chauvin B, Drouot S, Barrail-Tran A, Taburet AM. Drug-drug interactions between HMG-CoA reductase inhibitors (statins) and antiviral protease inhibitors. Clin Pharmacokinet. 2013;52(10):815-31.
53. Calza L, Manfredi R, Chiodo F. Statins and fibrates for the treatment of hyperlipidaemia in HIV-infected patients receiving HAART. AIDS. 2003;17(6):851-9.
54. Advani A, Patel M, Pichardo RV, Whitty Y, Advani S. Use of HMG-CoA reductase inhibitors in the HIV population: implications for individualized treatment selection. Journal of Managed Care & Specialty Pharmacy. 2014;20(3:262-72.
55. Silverberg MJ, et al. Response to newly prescribed lipid-lowering therapy in patients with and without HIV infection. Ann Int Med 2009; 150:301.
56. Eckard AR, Jiang Y, Debanne SM, Funderburg NT, McComsey GA. Effect of 24 weeks of statin therapy on systemic and vascular inflammation in HIV-infected subjects receiving antiretroviral therapy. J Infect Dis. 2014;209:1156-64.
57. Calza L, Trapani F, Bartoletti M, Manfredi R, Colangeli V, Borderi M, et al. Statin therapy decreases serum levels of high-sensitivity C- reactive protein and tumor necrosis factor-α in HIV-infected patients treated with ritonavir-boosted protease inhibitors. HIV Clin Trials. 2012; 13(3):153-61.
58. Calza L, Manfredi R, Colangeli V, Trapani FF, Salvadori C, Magis- trelli E, et al. Two-year treatment with rosuvastatin reduces carotid intima-media thickness in HIV type 1-infected patients receiving highly active antiretroviral therapy with asymptomatic atherosclerosis and moderate cardiovascular risk. AIDS Res Hum Retroviruses. 2013; 29(3):547-56.
59. Cannon CP, et al. Ezetimibe added to statin therapy after acute coronary syndromes. N Engl J Med. 2015. 375(25):2387-2397.
60. Boonthos K, Puttilerpong C, Pengsuparp T, Manosuthi W. Short-term efficacy and safety of adding ezetimibe to current regimen of lipid-lowering drugs in human immunodeficiency virus-infected thai patients treated with protease inhibitors. Jpn J Infect Dis. 2018;71(3):220-4.
61. Grandi AM, et al. Dyslipidemia in HIV-positive patients: a randomized, controlled, prospective study on ezetimibe+fenofibrate versus pravastatin monotherapy. J Int AIDS Soc. 2014;17:19004.
62. Robinson JG, et al. Efficacy and safety of alirocumab in reducing lipids and cardiovascular events. N Engl J Med. 2015. 372(16):1489-99.
63. Boccara F, Ghislain M, Meyer L, Goujard C, Le May C, Vigouroux C, et al.; ANRS-COPANA Study Group. Impact of protease inhibitors on circulating PCSK9 levels in HIV-infected antiretroviral-naive patients from an ongoing prospective cohort. AIDS. 2017;31(17):2367-2376.
64. Boccara F, Kumar PN, Caramelli B, et al.; for the BEIJERINCK Investigators. Evolocumab use in HIV-infected patients with dyslipidemia: primary results of the randomized, double-blind BEIJERINCK Study. J Am Coll Cardiol. 2020;75:2570-84.
65. Law MG, et al. The use of the Framingham equation to predict myocardial infarctions in HIV-infected patients: comparison with observed events in the D:A:D Study. HIV Medicine. 2006;7;218-30.
66. De Socio GV, Martinelli C, Ricci E, Orofino G, Valsecchi L, Vitiello P, et al.; HERMES study group. Relations between cardiovascular risk esti-

mates and subclinical atherosclerosis in naive HIV patients: results from the HERMES study. Int J STD AIDS. 2010; 21(4):267-72.

67. Lima EM, Gualandro DM, Yu PC, Giuliano I de C, Marques AC, Calderaro D, et al. Cardiovascular prevention in HIV patients: results from a successful intervention program. Atherosclerosis. 2009;204(1):229-32.

68. Recomendações para terapia antirretroviral em adultos infectados pelo HIV – 2008. Disponível em: <http://www.aids.gov.br/publica cao/consenso-recomendacoes-para-terapia-antirretroviral-em-adul tos-infectados-pelo-hiv-2008>. Acesso em: 28 mar. 2011.

Capítulo 5

Infecção pelo coronavírus-19 e manifestações cardiovasculares

Alexandre de Matos Soeiro
Tatiana de Carvalho Andreucci Torres Leal
Gustavo André Boeing Boros
José Roberto de Oliveira Silva Filho

PONTOS-CHAVE

- É incerta a fisiopatologia da lesão miocárdica pela Covid-19. Existem hipóteses distintas para explicá-la nas quais a infecção pode levar ao dano miocárdico
- Episódios de insuficiência cardíaca (IC) aguda, nova ou crônica descompensada, estão sendo diagnosticados com frequência em pacientes com Covid-19.
- O tratamento da miocardite em pacientes com Covid-19 ainda não possui terapêutica específica. O uso dos corticoides no contexto geral da infecção foi associado a aumento da mortalidade, aumento da permanência hospitalar e de infecções bacterianas.
- Lipotimia e síncope devem ser investigadas prontamente, no entanto arritmias são infrequentes como manifestação inicial do quadro da Covid-19.

Cardiomiopatias

Introdução

Desde o início, as manifestações cardiovasculares foram descritas em pacientes infectados por SARS-Cov-2 e estiveram relacionadas ao aumento de mortalidade. Ademais, fatores de risco cardiovascular estão presentes em uma porcentagem considerável desses pacientes e também se associaram a pior desfecho clínico. Em um estudo com 1.099 pacientes hospitalizados por Covid-19, as comorbidades mais comuns foram hipertensão (14,9%), diabetes (7,4%) e doença arterial coronariana (2,5%). Dentre os casos mais graves, a prevalência de tais comorbidades era ainda maior.[1] Em outro estudo com 44.672 pacientes confirmados para Covid-19, pacientes com doença cardiovascular compuseram 4,2% dos casos confirmados e 22,7% de todos os casos fatais, com uma taxa de mortalidade de 10,5%. A taxa de mortalidade de casos em pacientes com hipertensão foi de 6%, com diabetes, de 7,3%, e em doença respiratória crônica, de 6,3%.[2] Dessa forma, explicações fisiopatológicas distintas surgiram e passaram a nortear essa interação.[3,4] Este capítulo tem por objetivo comentar as diferentes formas de manifestações cardiovasculares relacionadas à Covid-19.

Injúria miocárdica

A evolução clínica da Covid-19 pode ser dividida em três fases de acordo com a fisiopatologia da doença. Na primeira fase, que acontece nos 5 dias iniciais de sintomas, ocorre uma replicação viral intensa com baixa resposta do hospedeiro, sendo predominante a resposta inata (macrófagos e monócitos) e comum a presença de linfopenia. Na segunda fase, também denominada fase pulmonar, entre 5 e 10 dias do início dos sintomas, o paciente pode cursar com pneumonia viral, detectada clinicamente e por meio dos exames de imagem. A terceira fase é caracterizada por elevação de marcadores inflamatórios (PCR, IL-6, ferritina, TNF-alfa) e cardíacos (troponina, BNP), secundária à resposta inflamatória sistêmica exacerbada e tempestade citocinérgica. Essa descarga inflamatória coincide com a lesão miocárdica.[5,6]

É incerta a fisiopatologia da lesão miocárdica pela Covid-19. Existem hipóteses distintas para explicá-la nas quais a infecção pode levar ao dano miocárdico:

- **Associação à resposta inflamatória sistêmica.** As citocinas produzidas na terceira fase da doença, como IL-6, IL-17 e outras decorrentes da ativação de linfócitos T, poderiam levar à lesão e disfunção de cardiomiócitos.[6]
- **Lesão viral direta.** O vírus poderia causar dano miocárdico direto por infectar os cardiomiócitos e levar ao recrutamento de linfócitos e consequente miocardite. Além disso, o SARS-CoV-2 poderia levar a dano microvascular e isquemia tecidual através da entrada pelos receptores ECA2 presentes nos vasos sanguíneos. Tais receptores também se encontram nos pulmões, rins e intestino.[6]
- **Sepse.** Parte dos pacientes com Covid-19 evoluem com sepse decorrente da infecção viral e também infecções bacterianas secundárias. Nos casos mais críticos, a eleva-

ção de troponina é comum e associada à pior prognóstico.[7]

- **Embolia pulmonar.** Pacientes com Covid-19 que desenvolvem eventos embólicos podem ter elevação de troponina, caracterizando quadros mais graves, sendo passíveis de apresentar instabilidade hemodinâmica.[7,8]
- **Hipóxia tecidual.** A hipoxemia causada pela infecção pulmonar por SARS-CoV-2 levaria à hipóxia tecidual e consequente dano miocárdico. Em relação ao uso de inibidores da enzima conversora de angiotensina e inibidores do receptor da angiotensina, como o mecanismo de entrada do vírus na célula envolve o receptor da enzima conversora de angiotensina 2 (ECA 2), houve grande questionamento quanto à manutenção ou não dessas medicações em pacientes que já faziam uso prévio à infecção. Modelos animais mostraram que o uso de inibidores da ECA 2 e do receptor da angiotensina apresentou aumento da expressão da ECA 2 em diversas condições, aumentando mais ainda a dúvida com o possível efeito de potencialização da infecção.[6]

No entanto, revisão sistemática e metanálise recente com 21 estudos com pacientes infectados por SARS-CoV2 não mostraram diferença em mortalidade e gravidade da infecção entre os que usaram essa classe de medicação e os que não usaram.[9] Coorte realizada por meio de dados do sistema de saúde integrado na Califórnia avaliou a incidência de infecção e hospitalização em pacientes que usavam anti-hipertensivos; não foi evidenciado aumento dessas variáveis quando analisados os pacientes que usavam inibidores ECA-2 ou bloqueadores do receptor de angiotensina.[10,11] O estudo BRACE-CORONA avaliou prospectivamente pacientes randomizados para manutenção ou suspensão da terapia com bloqueadores do receptor de angiotensina e não mostrou diferença entre os grupos quanto a desfechos clínicos.[12]

Marcadores prognósticos

Marcadores como D-dímero e troponina estão associados à maior mortalidade nos pacientes com Covid-19, sobretudo a troponina. Em um estudo, a mortalidade aumentou com incremento da idade, maior pontuação no SOFA e altos níveis de dímero-D na admissão.[13] Pacientes com elevação de troponina (TnT) apresentaram maior incidência de complicações cardíacas, como arritmias malignas, assim como de outros sistemas, como SDRA, lesão renal aguda e coagulopatia aguda, além de maior mortalidade comparados aos que possuíam TnT em níveis normais (59,6% *vs.* 8,9%, respectivamente; $p < 0,001$).[14]

Miocardite aguda

A incidência de miocardite em pacientes infectados pelo coronavírus é estimada pelos estudos, já que os métodos de diagnóstico são escassos. Sugere-se que 7% das mortes por Covid-19 sejam atribuídas à miocardite aguda. A fisiopatologia inclui a injúria miocárdica, lesão microvascular e inflamação pericárdica.[15,16] Deve ser suspeitada em pacientes com dor torácica aguda, alteração do segmento ST no eletrocardiograma, arritmias e instabilidade hemodinâmica, além de dilatação do ventrículo esquerdo, hipocontratilidade global/multissegmentar no ecocardiograma e aumento significativo do BNP/NT-proBNP e troponina, sem evidência de doença arterial coronariana. O padrão-ouro de diagnóstico reconhecido tanto pelo AHA quanto pelo ESC é a biópsia endomiocárdica, porém ambos reconhecem a dificuldade de aplicação do método. Ressonância magnética cardíaca é o método de imagem preferível para investigação diagnóstica pelos critérios de Lake Louise: edema, realce tardio e hiperemia.[17,18] Mais de metade dos pacientes apresenta disfunção ventricular subclínica pelo *strain* tecidual e 30% dos internados apresentam realce tardio após 3 meses, inferindo pior prognóstico no seguimento.[19] Casos de miocardite fulminante foram descritos, porém não costumam ocorrer na terceira fase da doença), mas sim mais tardiamente na evolução da doença.[19]

O tratamento da miocardite em pacientes com Covid-19 ainda não possui terapêutica específica. O uso dos corticoides no contexto geral da infecção foi associado a aumento da mortalidade, aumento da permanência hospitalar e de infecções bacterianas, segundo metanálise composta de estudos retrospectivos.[20] A American Heart Association (AHA) sugere:

- Evitar a ressuscitação excessiva do fluido, pois balanço hídrico positivo está associado à maior mortalidade.
- A pré-carga mais alta também pode ser desejável quando houver disfunção significativa do VD e/ou estados de pressão expiratória final positiva alta (PEEP).
- Objetivar uma pressão arterial média (PAM) de 60 a 65 mmHg.
- A droga vasoativa de escolha em pacientes com PAM abaixo do alvo é a noradrenalina.
- Considerar dobutamina no cenário de disfunção cardíaca.
- Para choque refratário, considerar vasopressina e/ou epinefrina.

Insuficiência cardíaca

Episódios de insuficiência cardíaca (IC) aguda, nova ou crônica descompensada, estão sendo diagnosticados com frequência em pacientes com Covid-19. Segundo coorte chinesa com 191 pacientes, 44 pacientes (23%) tiveram insuficiência cardíaca descompensada, dos quais 28 pacientes sobreviveram e 16 morreram.[13] O principal desafio nos pacientes com IC crônica descompensada é que muitos são admitidos com queixa de tosse e dispneia, sendo difícil descartar a infecção por SARS-CoV-2 associada. Além disso, a congestão pulmonar causada pela IC também pode apresentar um padrão em vidro fosco na tomografia computadorizada de tórax, o que dificulta ainda mais a exclusão de Covid-19. Isso é extremamente relevante, pois os casos suspeitos de Covid-19 devem ser manejados em local isolado dos demais pacientes. Assim, se levantarmos a suspeita de Covid-19 como um fator desencadeante da descompensação da IC, devemos isolar o paciente e coletar RT-PCR para SARS-CoV2, mantendo-o isolado até o resultado. Outro cenário é a IC aguda nova causada por SARS-CoV-2, podendo ser secundária à miocardite aguda, arritmias, infarto agudo do miocárdio e até mesmo síndrome de takotsubo.[13]

Outro estudo retrospectivo com mais de 6 mil pacientes internados por Covid-19 nos Estados Unidos mostrou que, comparando pacientes com e sem IC, aqueles com IC apresentavam maior tempo de internação hospitalar, maior risco de intubação orotraqueal (22,8% *vs.* 11,9%, p < 0,001) e maior mortalidade (40% *vs.* 24,9%, p = 0,002).[21]

A apresentação clínica, comorbidades cardiovasculares preexistentes, achados de imagem torácica (p. ex., cardiomegalia e/ou derrame pleural bilateral) e elevação de BNP/NT-proBNP são ferramentas de extrema importância para o diagnóstico de IC. O ecocardiograma transtorácico é uma ferramenta útil para avaliação desses casos, com atenção para evitar a contaminação do paciente pelo pessoal e/ou pelo equipamento. O manejo dos pacientes com IC aguda no pronto-socorro deve ser orientado por *guidelines*, não havendo diferença entre pacientes com e sem Covid-19.[21]

Arritmias cardíacas na Covid-19

Introdução

Na Covid-19, a ocorrência de arritmias afeta aproximadamente 17% dos pacientes internados, podendo chegar a 44% daqueles admitidos em unidades de terapia intensiva.[22] Os principais fatores de risco são a presença de cardiopatia prévia, hipóxia, distúrbios hidroeletrolíticos e prolongamento do intervalo QT.[23] Este pode ser adquirido ou exacerbado relacionado ao uso de medicações utilizadas para o tratamento da Covid-19, manejo de sintomas e doenças associadas.

A presença de bradiarritmias, como em outras doenças infecciosas, é pouco frequente na ausência de histórico patológico prévio.

Manifestações clínicas

Lipotimia e síncope devem ser investigadas prontamente, no entanto arritmias são infrequentes como manifestação inicial do quadro da Covid-19. Palpitações associadas ou não ao aumento da frequência cardíaca podem ser relatadas no quadro clínico de infecção pelo SARS-CoV-2, estando geralmente relacionadas a outros sintomas, como febre e dispneia. Em casos extremos, arritmias ventriculares podem ser responsáveis por instabilidade hemodinâmica e parada cardiorrespiratória (PCR).

Uso de medicamentos que prolongam o intervalo QT

Apesar de não apresentarem comprovação de benefícios clínicos, diversas drogas continuam sendo utilizadas como tratamento da Covid-19. A cloroquina e a hidroxicloroquina, antimaláricos derivados da quinidina, apresentam potencial dose dependente de prolongar o intervalo QT, e estão associadas a maior risco de taquiarritmias e eventos adversos.[24] Antibióticos das classes dos macrolídeos (p. ex., azitromicina) e quinolonas (p. ex., levofloxacina), por vezes utilizados na suspeita de pneumonia bacteriana sobreposta, também estão correlacionados ao aumento do intervalo QT.[25] Além dessas medicações de uso mais frequente nos casos de Covid-19, diversas outras estão implicadas na síndrome do QT longo adquirido ou exacerbado, entre elas antieméticos (metoclopramida, bromoprida, domperidona e ondansetrona), antipsicóticos (haloperidol, quetiapina, risperidona e outros) e antiarrítmicos (sotalol e amiodarona). É recomendada a verificação do potencial de prolongamento do QT quando associadas essas e outras medicações; uma lista pode ser acessada em https://www.crediblemeds.org.[26]

O intervalo QT deve ser sempre corrigido pela frequência cardíaca (QTc). Os valores normais são de 480 ms em mulheres e 470 ms em homens, com valores > 500 associados a taquiarritmias e piores desfechos clínicos. Diversas fórmulas existem para realizar a correção, sendo recomendada a utilização de Bazett e Fridericia. Seu cálculo pode ser realizado manualmente ou com ajuda de calculadoras eletrônicas:

Bazett:
QTc = intervalo QT medido/raiz quadrada do intervalo RR

Fridericia:
QTc = intervalo QT medido/raiz cúbica do intervalo RR

Diagnóstico

As principais características a serem observadas no ECG de 12 derivações são frequência cardíaca, regularidade do intervalo R-R, tamanho do QRS e presença de onda P e sua relação com o QRS.

A taquicardia sinusal é ritmo frequente em quadros inflamatórios e hiperdinâmicos como o da Covid-19. As taquiarritmias mais comuns na infecção por SARS-CoV2 são de origem supraventricular, sendo a fibrilação atrial a principal, caracterizada por intervalos R-R irregulares e ausência de onda P. Outros dois ritmos apresentam manejo semelhante nos quadros agudos: a taquicardia atrial focal, com a presença de duas ou mais ondas P para cada QRS e intervalo R-R regular ou irregular (este na presença de bloqueio AV variável), e o *flutter* atrial, caracterizado pela presença de ondas F e intervalo R-R regular ou irregular. A manifestação de taquiarritmias de QRS estreito associadas a mecanismos de reentrada (taquicardia por reentrada nodal – TRN; e taquicardia atrioventricular – TAV) é menos comum em quadros infecciosos em geral, mas podem se apresentar em pacientes com diagnóstico prévios dessas patologias.

As taquicardias ventriculares (TV) apresentam maior risco e estão relacionadas a quadros agudos mais graves ou doenças associadas (cardiomiopatias, presença de fibrose miocárdica, QT longo adquirido ou congênito, entre outras). Sua correta identificação e manejo são críticos para estabilização e posterior tratamento. A simples presença de QRS largo não é diagnóstico de TV, devendo ser diferenciado de bloqueio de ramo preexistente ou frequência dependente com a aplicação de critérios apropriados.[27,28]

Além da avaliação eletrocardiográfica, outros exames são fundamentais para o diagnóstico etiológico e de fatores associados e desencadeantes:

- **ECG de 12 derivações**: fora da vigência de arritmias e outros quadros agudos é importante se obter um ECG na admissão e considerar sua realização diária ou intermitente quando deterioração clínica ou no uso contínuo de medicações com potencial de prolongar o intervalo QT.
- **Exames laboratoriais:** hemograma, função renal e função tireoidiana; eletrólitos (principalmente potássio, magnésio e cálcio, visto valores baixos desses íons estarem associados ao prolongamento do intervalo QT); marcadores de necrose miocárdica, como a troponina, na injúria miocárdica ou síndrome coronariana aguda; opcionalmente BNP e NT-proBNP, como biomarcadores de injúria ou sobrecarga cardíaca.
- **Ecocardiograma:** avaliação de função ventricular, diâmetros e volumes de cavidades cardíacas, anatomia e fluxos valvares, miocárdio e pericárdio.

Manejo clínico

É fundamental avaliar o estado clínico prévio do paciente e o impacto hemodinâmico direto da arritmia. Os clássicos sinais de instabilidade (síncope, rebaixamento nível de consciência, congestão pulmonar, dor torácica e choque) podem ser resultantes da doença de base ou outras complicações, e não necessariamente do distúrbio de ritmo apresentado – principalmente nos casos de taquicardias supraventriculares com frequência cardíaca < 150 bpm.[29] Por isso, a avaliação criteriosa do contexto clínico atual e doenças associadas é fundamental para o correto manejo clínico das taquiarritmias.[30]

Fibrilação atrial, *flutter* atrial e taquicardia atrial

- Pacientes instáveis: cardioversão elétrica sincronizada (50 a 200 J) caso a instabilidade seja decorrente da arritmia, devendo-se sempre considerar a possibilidade de que a taquicardia seja compensatória. Nesses casos, o tratamento deve ser direcionado para a doença de base. Em situações em que se opte por controle da resposta ventricular (geralmente FC < 150 bpm), medicações sem efeito inotrópico negativo significativo devem ser escolhidas, como o deslanosídeo e a amiodarona.
- Pacientes estáveis: o controle de frequência é o tratamento de escolha na maior parte dos casos dentro de um contexto clínico agudo, por resultar em menores complicações e apresentar resultados clínicos semelhantes ao controle de ritmo. Pode-se optar por betabloqueadores VO ou IV, bloqueadores de canal de cálcio VO, ou digitálicos. O controle de ritmo pode ser uma opção em pacientes com episódios agudos bem determinados (< 48h) ou nos anticoagulados adequadamente por tempo conhecido. Além da possibilidade de CVE, a amiodarona é a principal droga utilizada na reversão para ritmo sinusal. O uso da propafenona em dose de ataque restringe-se apenas a casos selecionados de FA.

Taquicardia por reentrada nodal e taquicardia por reentrada atrioventricular

- Pacientes instáveis: cardioversão elétrica sincronizada (50 a 100 J) caso a instabilidade seja decorrente da arritmia.
- Pacientes estáveis: manobras vagais podem ser utilizadas inicialmente, sendo a manobra de Valsalva modificada a mais eficaz. No caso de insucesso, o tratamento farmacológico de escolha é a adenosina, com o intuito de interromper o circuito de reentrada dependente do nó atrioventricular.

Taquicardia ventricular monomórfica

- Pacientes instáveis (com pulso): cardioversão elétrica sincronizada (100 a 200 J).
- Pacientes estáveis: antiarrítmicos são a primeira escolha, sendo a amiodarona a droga mais utilizada em dose de ataque e, posteriormente, manutenção. A lidocaína pode ser empregada em casos selecionados. Em casos refratários ou que necessitem de reversão rápida, a CVE é alternativa eficaz e segura.

Taquicardia ventricular polimórfica (incluindo *torsades de pointes* – TdP)

- Pacientes instáveis (mesmo com pulso): desfibrilação com carga máxima (200 a 360 J). Neses casos, a sincronização não é possível pelo ritmo anárquico.
- Pacientes estáveis: tal cenário é visto, por exemplo, em casos de TdP não sustentada, devendo ser utilizado o sulfato de magnésio como primeira opção. A lidocaína é indicada em casos refratários ou com alta probabilidade de recorrência. Além disso, deve-se agressivamente corrigir eventuais distúrbios eletrolíticos e suspender possíveis drogas que prolonguem o intervalo QT (especial atenção para amiodarona, em casos de altas doses e/ou uso IV prolongado).

Parada cardiorrespiratória

As principais condições associadas à PCR em casos de Covid-19 são hipóxia e disfunção de múltiplos órgãos, sendo os ritmos mais comuns a AESP (49%) e a assistolia (23%).[31] Os principais cuidados a serem tomados pelos profissionais de saúde são o uso de equipamentos de proteção individual (EPI) e ajustes nas manobras de ventilação:[32]

- Não avaliar respirações espontâneas próximo à boca do paciente;
- Uso de filtros no circuito respiratório (se disponível, também entre máscara e ambu);

- Pausa nas compressões para intubação orotraqueal ou posicionamento de via supraglótica;
- Intubação orotraqueal deve ser a via preferencial e pode ser considerada de maneira precoce.

Em pacientes sob ventilação mecânica, com o intuito de não desconectar o circuito, pode-se manter com ajustes no ventilador: VCV com VC ajustado, FiO_2 de 100%, PEEP de zero, frequência respiratória de 10 irpm.

No caso de RCP em pacientes em posição prona, as compressões torácicas devem ser iniciadas imediatamente sob o dorso do paciente, com as mãos posicionadas entre as escápulas na altura de T8 e T9. O objetivo de comprimir entre 5 e 6 cm com frequência de 100 a 120 compressões por minuto é mantido. O posicionamento das pás para administração de choques pode ser em linha axilar esquerda e entre escápula e coluna à direita; em ambas as linhas axilares; ou anteroposterior. A reversão para posição supina deve ser considerada em casos de falha ou parâmetros de inefetividade.[33]

Eventos tromboembólicos e Covid-19

Além de apresentar eventos cardiovasculares também descritos neste capítulo, pacientes com Covid-19 têm um risco maior de anormalidades da coagulação, gerando um estado de hipercoagulabilidade e maior incidência de fenômenos tromboembólicos.[34] Alguns estudos observacionais demonstram que a ocorrência de eventos tromboembólicos gira em torno de 16% em pacientes hospitalizados (aproximadamente 11,5% em pacientes não críticos e 29,4% em pacientes críticos internados em ambiente de terapia intensiva).[35]

Fisiopatologia

Como é de conhecimento, a enzima conversora da angiotensina 2 (ECA2) é o receptor funcional do coronavírus, altamente expressada nos pneumócitos tipo 2, assim como no sistema cardiovascular e endotélio.[36] A infecção pelo SARS-CoV-2 é mediada pela ligação de uma proteína viral (spike) com a ECA2.[37] Sugere-se que a interação do vírus com essa enzima também esteja relacionada com a sua infectividade. A apresentação da infecção é mais grave nos pacientes portadores de doença cardiovascular em decorrência da maior expressão desses receptores.

A capacidade de o SARS-CoV-2 interagir também no endotélio, induzindo atividade inflamatória e endotelite, tem também responsabilidade no surgimento da resposta inflamatória sistêmica, com o aparecimento de uma tempestade de citocinas inflamatórias, capazes de provocar coagulopatia intravascular. A presença de coagulação intravascular disseminada (CIVD) e plaquetopenia foi observada em 70% dos pacientes críticos que faleceram por Covid-19 quando comparada aos sobreviventes (0,6%).[38] A disfunção plaquetária e plaquetopenia podem ser explicadas pela atividade inflamatória exacerbada e disfunção medular, assim como o efeito direto pelo vírus nas células hematopoiéticas.

O estado de hipercoagulabilidade em pacientes com Covid-19 pode ser induzido tanto pela atividade inflamatória protrombótica, que também é observado na coagulopatia induzida pela sepse, assim como gerado por anormalidades hemostáticas causadas pela infecção viral. Um dos achados mais frequentes é a elevação e importante do dímero-D. O dímero-D é um produto da degradação da fibrina pela plasmina e tem relação indireta com presença de trombo. Diversos estudos em pacientes com Covid-19 demonstraram, pela análise do tromboelastograma, uma redução no tempo de formação de fibrina, redução no tempo de formação do trombo e aumento da elasticidade do trombo, sugerindo inibição da fibrinólise.[39]

Manifestações clínicas

Há uma variedade de manifestações clínicas trombóticas e tromboembólicas correlacionadas à Covid-19.

A prevalência de trombose venosa profunda (TVP) e tromboembolia pulmonar (TEP) varia em relação à gravidade da doença e é mais comum em doentes críticos.[40] Os principais fatores de risco são imobilização, estado inflamatório agudo, hipóxia e lesão endotelial. A real prevalência não pode ser afirmada, uma vez que não há, até o presente momento, protocolos gerenciados de investigação, assim como uma avaliação sistemática *post mortem* adequada.[41]

Estudos de coorte como o de Wang et al. registraram que 40% dos pacientes internados com Covid-19 tinham alto risco para eventos tromboembólicos.[42] Em pacientes críticos internados em terapia intensiva, a ocorrência de TVP e TEP variou de 17 a 47%. Muitos dos eventos registrados ocorreram apesar do uso de profilaxia adequada.[43,44]

Apesar de a ocorrência de TVP e TEP aumentar substancialmente os desfechos desfavoráveis, a investigação de rotina em pacientes hospitalizados, independentemente de fatores de risco e manifestação clínica, pode aumentar achados incidentais e custos, expor os pacientes ao risco do deslocamento e transferência, assim como aumentar a exposição dos profissionais de saúde. Entretanto, visto a alta prevalência e morbidade, a indicação do rastreamento deve ser individualizada e ponderada favorecendo o diagnóstico precoce e, por vezes, deve-se priorizar o uso de modalidades não invasivas, tais como o ultrassom à beira-leito.[45]

Tratamento

A anticoagulação terapêutica é o cerne do tratamento de eventos tromboembólicos manifestos. A escolha da droga anticoagulante vai depender de considerações específicas, como função renal e hepática, plaquetopenia, função gastrointestinal e, por vezes, da gravidade da doença. A escolha da droga ainda pode mudar de acordo com a evolução clínica do paciente.[45,46]

Para os pacientes internados, o tratamento de escolha baseia-se no uso de anticoagulantes parenterais, como heparina não fracionada (HNF) e heparina de baixo peso molecular (HBPM).

A HBPM ainda é o medicamento de escolha na dose de 1 mg/kg a cada 12h, por via subcutânea, considerando as correções de acordo com a função renal e idade (1 mg/kg/dia em pacientes com *clearance* de creatinina ≤ 30 mL/min/1,73 m², idealmente guiado pela medida do antiXa).

Em pacientes com disfunção renal, obesos mórbidos, com suspeita de absorção subcutânea errática por uso de doses altas de aminas vasoativas ou na indisponibilidade de HBPM, a HNF endovenosa é a opção para anticoagulação, mantendo uma velocidade de infusão objetivando um TTPA alvo de acordo com protocolos de cada instituição de saúde.

Vale ressaltar que pacientes com TEP e instabilidade hemodinâmica têm indicação por orientação de diversas diretrizes para a realização de trombólise ou na presença de contraindicação formal e, havendo disponibilidade, trombectomia percutânea.[46,47]

Profilaxia

Em pacientes hospitalizados, é de boa prática médica quantificar o risco e indicar o uso de tromboprofilaxia parenteral. Em pacientes com Covid-19, em razão da alta incidência de fenômenos tromboembólicos, mesmo em pacientes com o uso adequado da profilaxia, ponderaram-se novas estratégias na tentativa de reduzir eventos, além de outros desfechos desfavoráveis.[46,47]

Estudos pequenos observacionais e retrospectivos demonstraram que a anticoagulação terapêutica ou profilática estava associada a menores taxas de mortalidade, principalmente naqueles com escore de coagulopatia induzida pela sepse ≥ 4 ou dímero-D maior que seis vezes o limite de normalidade.[48]

Algumas estratégias foram testadas na tentativa de encontrar os melhores efeitos sem aumentar objetivamente o risco de sangramento nesses pacientes.

Como observou-se a ocorrência de fenômenos trombembólicos mesmo no uso adequado de profilaxia, cogitou-se que uma dose intermediária poderia trazer benefícios, e, portanto, passou a ser considerada na prática clínica mesmo sem uma evidência robusta.

Em março de 2021, foi publicado o estudo *Inspiration*, que comparou a dose profilática (40 mg/dia) com a intermediária (1 mg/kg/dia) de enoxaparina em pacientes admitidos em unidade de terapia intensiva (UTI). Foram randomizados em torno de 280 pacientes para cada grupo. Não houve diferença em relação ao desfecho composto por trombose arterial e venosa, ECMO e mortalidade em 30 dias e, assim, a prática da utilização da dose intermediária passou a ser desconsiderada.[49]

A Sociedade Americana de Hematologia (ASH), assim como a Organização Mundial da Saúde e outras entidades internacionais de saúde, sugerem que o uso da dose profilática habitual deve ser preferencial em detrimento à dose intermediária em doentes críticos, em virtude dos dados neutros do estudo *Inspiration* e ausência de outras evidências.[47,50] Vale ressaltar que não há evidência para a discussão, a favor ou contra, do uso da dose intermediária em pacientes hospitalizados, sem necessidade de UTI.

Os resultados de outros estudos recentes também foram publicados em 2021 e avaliaram a eficácia e segurança do uso da dose profilática habitual em comparação à dose terapêutica, em paciente críticos e não críticos, sem diagnóstico prévio de trombose arterial ou venosa durante a internação hospitalar. Foram três os estudos principais: REMAP-CAP, ACTIV-4a e ATTACC.

Nesses estudos, ao todo foram incluídos 1.098 pacientes críticos internados por Covid-19 em uma unidade de terapia intensiva, com suporte respiratório e circulatório (em uso de cateter nasal de alto fluxo, ventilação mecânica invasiva e não invasiva, uso de drogas vasoativas ou ECMO). Os pacientes foram randomizados para receberem anticoagulação com heparina (HNF endovenosa ou HBPM subcutânea) ou tromboprofilaxia farmacológica de acordo com os protocolos hospitalares. Por fim, após o seguimento de 21 dias, a estratégia terapêutica não resultou em maior sobrevida ou número de dias livres de suporte circulatório ou ventilatório em pacientes críticos em UTI. As taxas de alta hospitalar foram semelhantes entre os grupos e a ocorrência de sangramento maior foi maior no grupo que recebeu a dose terapêutica (3,8% vs. 2,3%), mas sem significância estatística.[51]

Também foram avaliados os efeitos da dose terapêutica em pacientes não críticos nesses três estudos. Foram randomizados ao redor de 2.200 pacientes. Diferentemente dos estudos com doentes críticos, aqui foram incluídos pacientes hospitalizados, com doença moderada-grave que não necessitaram de suporte intensivo. Os resultados demonstraram que, em pacientes não críticos, a anticoagulação terapêutica foi capaz de melhorar a sobrevida e reduzir o tempo e necessidade de suporte hemodinâmico e ventilatório, com chance de superioridade de 97,3%, independentemente dos níveis de dímero-D. Não houve diferença de sangramentos maiores entre os grupos.[52]

A partir desses resultados, até a publicação deste tratado, não há uma recomendação ou diretriz formal para o uso da dose terapêutica em pacientes críticos e não críticos emitida pelas principais sociedades especializadas (ASH, ISTH, ACC, AHA) frente à necessidade de novos trabalhos para confirmar os achados vistos nos estudos REMAP-CAP, ACTIV-4a e ATTACC. De uma forma geral, a Tabela 1 resume uma sugestão de conduta expressa pela ASH para tromboprofilaxia farmacológica em Covid-19 baseada nas evidências atuais.[53]

TABELA 1

Doentes críticos	Doentes não críticos
▪ É sugerido que a escolha da dose profilática habitual deve ser preferencial em relação à dose intermediária (recomendação 1A)	Dose profilática *versus* dose intermediária: novos estudos em andamento
▪ Dose terapêutica *versus* dose profilática: novos estudos em andamento	É sugerido priorizar a dose terapêutica em relação à dose profilática (recomendação 2B)

Profilaxia estendida

Observou-se, na prática clínica, uma incidência aumentada de tromboembolismo venoso (TEV) sintomático em pacientes que se recuperaram e receberam alta hospitalar. Alguns estudos observacionais identificaram a ocorrência de eventos tromboembólicos em 1 a 2,5% de pacientes recuperados da Covid-19. Apesar desses achados, não há um consenso estabelecido para determinar a indicação de manter uma tromboprofilaxia estendida nesses pacientes após a alta hospitalar. Na tentativa de elucidar essa dúvida, foram publicados nos últimos meses dois estudos, o Action e o Michelle.[54]

O estudo Action foi realizado exclusivamente em centros hospitalares brasileiros e randomizou cerca de 3.300 pacientes hospitalizados por Covid-19 e com aumentos dos níveis séricos de dímero-D, para receberem anticoagulação profilática ou anticoagulação terapêutica (rivaroxabana 20 ou 15 mg em pacientes estáveis ou HBPM/HNF em pacientes instáveis, seguido de rivaroxabana até completar 30 dias). Anticoagulação terapêutica com rivaroxabana 20 mg/dia ou enoxaparina plena (para os pacientes instáveis). Após o período de seguimento, a anticoagulação terapêutica intra-hospitalar e estendida por 30 dias após a randomização não reduziu desfechos clínicos e foi associada a maior risco de sangramento.[55]

Por sua vez o estudo Michelle, também brasileiro, incluiu pacientes hospitalizados com Covid-19 (ao menos 3 dias de internação), que estavam em programação de alta e com alto risco para TEV (escore IMPROVE ≥ 4 com dímero-D > 500 ng/mL). Os participantes foram randomizados para receberem rivaroxabana 10 mg/dia ou placebo por 35 dias). Ao final do estudo, rivaroxabana (10 mg por 35 dias) reduziu taxas de fenômenos tromboembólicos, sem aumentar o risco de sangramento.[54]

Apesar da evidência favorável do estudo Michelle, os dados ainda são tímidos e, por essa razão, não há recomendações específicas para indicar a profilaxia estendida.[53,56]

Conclusão

Vale reforçar que, como descrito aqui, as evidências para temas conflitantes, como anticoagulação profilática com dose terapêutica, anticoagulação profilática com dose intermediária ou mesmo profilaxia estendida, ainda estão em processo de formação, com estudos progressivos e incessantes, na tentativa de elucidar da melhor maneira possível o direcionamento para condutas capazes de trazerem benefícios em longo prazo, com considerável margem de segurança.

Avaliação cardiológica pós-Covid-19

A avaliação cardiológica do paciente após a infecção pelo SARS-CoV-2 pode ser compreendida em quatro aspectos:

- Entender as queixas ou sintomas mais frequentes nessa fase.
- Conhecer os principais exames a serem solicitados.
- Recomendações para reabilitação cardiovascular.
- Avaliação pré-participação para atividades físicas.

Síndrome pós-Covid-19

A Covid-19 é uma doença inflamatória sistêmica, com a maior parte da sua agressão no sistema respiratório, mas uma parcela da população também possui acometimento cardíaco. As consequências desse dano miocárdico são diversas, podendo ocorrer injúria miocárdica, miocardites, arritmias, insuficiência cardíaca e até mesmo choque e morte súbita. A Síndrome Pós-Covid-19 é definida por sintomas persistentes após 3 a 4 semanas da infecção pelo SARS-CoV-2 e, em razão de seu variado acometimento cardiológico, devemos conhecer os principais sintomas do aparelho cardiopulmonar, após a infecção por Covid-19, observados na Tabela 2.[57,58]

TABELA 2 Principais sintomas do aparelho cardiopulmonar após a infecção por Covid-19

Sintomas	Frequência do achado	Tempo aproximado para resolução
Fadiga	15-87%	3 meses ou mais
Dispneia	10-71%	2 a 3 meses ou mais
Dor torácica	12-44%	2 a 3 meses
Palpitações	0,6-62%	2 a 3 meses ou mais
Tosse	17-34%	2 a 3 meses ou mais

Exames complementares

Os exames complementares para a avaliação na fase pós-Covid-19 devem ser utilizados para o rastreamento de alterações cardíacas que possam acarretar algum risco futuro, ou para investigar algum sintoma possivelmente relacionado ao coração, como, por exemplo, afastar a presença e/ou sequela de miopericardite, mesmo em pacientes assintomáticos. Os principais exames e seus achados relevantes se encontram na Tabela 3.[59-66]

Reabilitação cardiovascular

A reabilitação cardiovascular (RCV) possui diversos benefícios em termos de redução da morbidade e mortalidade cardiovascular e global, e, apesar de subutilizada mundialmente, está ligada a um ganho na qualidade de vida e redução de internação hospitalar.[67-69]

Referente à fase pós-Covid-19, iremos abordar as principais recomendações para pacientes com insuficiência cardíaca e miocardite, duas das sequelas mais importantes dessa infecção, adaptadas da Diretriz Brasileira de Reabilitação Cardiovascular. Os exercícios físicos apenas não devem ser prescritos para pacientes com IC descompensada, miocardite em fase ativa/aguda ou na ocorrência de processos infecciosos agudos sistêmicos.[67]

TABELA 3 Principais exames complementares na avaliação cardiológica após Covid-19

Exames complementares	Achados relevantes e observações
ECG de 12 derivações	Exame indicado para avaliação pré-participação em atividades físicas e podendo ser utilizado de forma rotineira – em razão de seu baixo custo, disponibilidade e valor agregado para avaliação do sistema de condução. Principais alterações: ▪ Alterações do segmento ST (mais frequentemente associado a infradesnivelamento); ▪ Inversão da onda T; ▪ Distúrbios da condução, principalmente bloqueio completo do ramo esquerdo e bloqueio atrioventricular avançado; ▪ Arritmias supraventriculares e ventriculares complexas.
Holter 24h	Útil na detecção de arritmias, especialmente em pacientes com queixas de palpitações, sintomas de disautonomia e com ECG de base sem alterações. Indicado também para avaliação de pacientes com sequela de miopericardite, na avaliação prognóstica e na avaliação antes do retorno à atividade física.
Troponina T ultrassensível (TTUS)	Principal biomarcador para lesão miocárdica, a TTUS já é considerada como um marcador prognóstico para pacientes internados na fase aguda da doença. Alguns estudos em fase subaguda com achados de ressonância magnética cardíaca (RMC) compatíveis com miocardite demonstraram correlação da elevação de TTUS com a presença de miocardite. Porém, esse achado não é patognomônico, sendo possível encontrar troponina em níveis detectáveis em até 71% dos pacientes recuperados de Covid-19. Sua dosagem no contexto ambulatorial pode ser considerada como uma possível ferramenta para estratificação de risco ou rastreio de pacientes que deverão realizar RMC para melhor investigação diagnóstica.
Teste ergométrico	Exame com várias possíveis indicações em pacientes com acometimento prévio após infecção por Covid-19. Útil para a avaliação de: ▪ Capacidade funcional (apesar de o teste ergoespirométrico ser o padrão-ouro, algumas informações úteis podem ser obtidas no teste ergométrico); ▪ Arritmias (arritmias durante ou após o esforço); ▪ Avaliação isquêmica (alterações do segmento ST); ▪ Presença de disautonomias e avaliação hemodinâmica.
Teste cardiopulmonar	Também conhecido por Teste Ergoespirométrico, é o padrão-ouro na avaliação da capacidade funcional máxima pela medida direta do consumo de oxigênio. Em relação ao teste ergométrico, consegue obter uma análise mais acurada sobre a classe funcional, medidas objetivas quanto ao metabolismo aeróbico e anaeróbico, sendo capaz de esclarecer o mecanismo principal da dispneia (podendo sugerir limitação pulmonar, cardiológica ou descondicionamento físico).
Ecodopplercardiograma (ECO)	O ECO é uma ferramenta muito utilizada atualmente na avaliação de pacientes após a Covid-19, tendo uma recomendação maior para avaliação de pacientes com evidência de injúria miocárdica (clínica ou laboratorial), na avaliação pré-participação para atividade física e avaliação prognóstica. Nessa população, devemos estar atentos à presença ou sequela de miopericardite, que são mais comumente vistas em pacientes que tiveram formas moderadas ou graves da doença, mas também, eventualmente, em pacientes que tiveram a forma leve e apresentam sintomas compatíveis com doença cardiovascular. Os principais fatores determinantes na avaliação prognóstica são: ▪ Alterações novas em relação ao ECO prévio; ▪ Alterações na contratilidade global ou segmentar do ventrículo esquerdo ou direito; ▪ Dilatação de câmaras cardíacas; ▪ Presença de trombos cavitários; ▪ Derrame pericárdico.
Ressonância magnética cardíaca (RMC)	A RMC se destaca como um método importante de avaliação de lesão miocárdica, por meio da identificação de edema, inflamação e fibrose miocárdica. Em pacientes com disfunção ventricular sem etiologia definida, pode ser útil na diferenciação entre etiologia isquêmica ou não, como, por exemplo, na suspeita de miocardite, em que é considerada o padrão-ouro para diagnóstico não invasivo. De acordo com o Posicionamento sobre Avaliação Pré-participação Cardiológica após a Covid-19, da Sociedade Brasileira de Cardiologia, as recomendações para solicitação de RMC após a fase aguda são: ▪ TTUS detectável após resolução clínica com doença respiratória sintomática prévia; ▪ Novas alterações de estrutura e função ventricular (E ou D) global ou segmentar ao ecocardiograma; presença de trombo cavitário ou derrame pericárdico; ▪ Arritmias ventriculares frequentes ou complexas em repouso ou no exercício; ▪ Novos distúrbios da condução AV ou IV.

TABELA 4 Indicação de exercícios físicos na IC e miocardite.

Indicação	Grau de recomendação	Nível de evidência
Exercícios aeróbicos regulares em pacientes com IC para aumentar a capacidade funcional, reduzir sintomas e melhorar qualidade de vida	IA	A
Exercícios aeróbicos regulares em pacientes com FEVE reduzida para diminuir hospitalizações por IC	IA	A
Exercícios aeróbicos em pacientes com FEVE preservada para aumentar capacidade funcional e melhorar a função diastólica	IIA	B
Exercícios aeróbicos moderados, para pacientes selecionados, após 3 a 6 meses do quadro agudo de miocardite	IIB	C

Adaptado da Diretriz Brasileira de Reabilitação Cardiovascular – 2020.

Insuficiência cardíaca

O paciente com IC a ser encaminhado para a RCV deve estar clinicamente estável, com o tratamento farmacológico otimizado e, idealmente, submetido a uma avaliação funcional. É recomendado que seja feita por meio de um teste ergoespirométrico (preferencial) ou ergométrico. Na indisponibilidade de ambos, o teste de caminhada de 6 minutos pode servir de parâmetro para essa avaliação. Os exercícios aplicados podem ser aeróbicos (leve e/ou moderada e/ou alta intensidade; intervalados ou contínuos), de resistência muscular localizada e treinamento de musculatura respiratória.[67]

Miocardite

Temos poucos estudos em pacientes com miocardite, após a fase aguda, no entanto, relatos de casos de RCV apontam melhora na qualidade de vida e na aptidão física, mesmo após a melhora do quadro agudo e otimização do tratamento medicamentoso.[67]

Os pacientes com quadro prévio de miocardite devem ser triados antes da liberação para prática de exercícios, sendo recomendada a realização de ecocardiograma, Holter de 24 horas e teste de exercício. Essa avaliação deverá ocorrer em um período não inferior a 3 a 6 meses após a doença aguda. Após essa triagem, casos selecionados podem iniciar a RCV com exercícios moderados, visando os benefícios gerais obtidos com os pacientes com IC, da mesma forma que pacientes com quadros mais crônicos, em que há disfunção ventricular persistente.[67]

Para atletas, é razoável que retornem à sua rotina de treinamento apenas se houver: retorno da função sistólica a valores normais; marcadores de necrose miocárdica e inflamação dentro da normalidade e ausência de arritmias clinicamente significativas no Holter e no teste de esforço. A persistência do achado de realce tardio na RMC, após o episódio de miocardite, ainda tem um significado clínico incerto; mas parece razoável que indivíduos com pequenas áreas de realce e sem arritmias significativas no Holter e/ou no exercício possam retornar à atividade esportiva, mantendo acompanhamento clínico.[70]

Avaliação pré-participação esportiva

Antes mesmo da pandemia de Covid-19, a avaliação cardiológica para participação em atividades esportivas já era uma procura frequente no consultório do cardiologista. Agora, após uma compreensão inicial da doença, que está em constante desenvolvimento, e a avaliação pré-participação (APP) nos pacientes que tiveram Covid-19, assintomáticos ou não, temos um posicionamento da Sociedade Brasileira de Cardiologia que, de forma objetiva, sugere uma abordagem específica para essa população, a fim de evitar eventos cardiovasculares trágicos, como arritmias malignas e morte súbita cardíaca.[59]

Definições

Alguns conceitos sobre atividade física e acometimento da Covid-19 devem ser reforçados para identificar e aplicar a melhor forma de estratificação de risco.[59]

TABELA 5 Definições sobre tipo de atividade física e sobre seu participante

Atividade física
Ato que permita uma contração muscular, partindo do repouso e produzindo gasto energético.
Exercício físico
Atividade planejada com ciclos de aumento de intensidade e volume, com vistas a ganho de performance.
Esporte
Prática de exercícios que envolve regras básicas, podendo ser de lazer ou com finalidade competitiva.
Esportista recreativo
Praticam exercícios e esportes de maneira regular, de leve a moderada intensidade, sem participar de eventos competitivos.
Esportista competitivo
Praticam exercícios e esportes de maneira regular, com frequência em alta intensidade, competindo eventualmente, porém sem vínculo profissional como esporte.

(continuação)

TABELA 5 Definições sobre tipo de atividade física e sobre seu participante *(continuação)*

Atleta
Participam de uma equipe organizada ou de um esporte individual que exige treinamento sistemático ou competição regular, com vínculo profissional por meio de clubes e/ou patrocinadores de qualquer natureza. A característica fundamental dos atletas é a tendência a estímulos e treinamento de altíssima intensidade, na busca de superação de seus próprios limites e de recordes, sob estresse físico e psíquico intenso.

Em relação aos pacientes, devemos classificá-los de acordo com a forma de apresentação clínica da infecção prévia por Covid-19.

Quadro clínico leve:

- Assintomáticos.
- Sintomas gripais leves e autolimitados (resolução em até 14 dias).
- Presença de sintomas respiratórios leves, sem dispneia persistente, pneumonia.
- necessidade de O_2.

Quadro clínico moderado:

- Dispneia persistente após resolução do quadro inicial.
- Dispneia em repouso.
- $SpO_2 < 92\%$; necessidade de O_2 suplementar.
- Internação hospitalar.
- Evidência radiológica de acometimento pulmonar pela Covid-19.

Quadro clínico grave:

- Internação em UTI.
- Ventilação mecânica invasiva.
- Evidência de acometimento cardíaco na internação (elevação de troponinas, alterações ecocardiográficas ou arritmias ventriculares sustentadas).

Na Figura 1 temos os fluxogramas propostos para APP de esportistas recreativos e atletas ou esportistas competitivos, de acordo com o Posicionamento sobre Avaliação Pré-participação Cardiológica após a Covid-19 da Sociedade Brasileira de Cardiologia.[3]

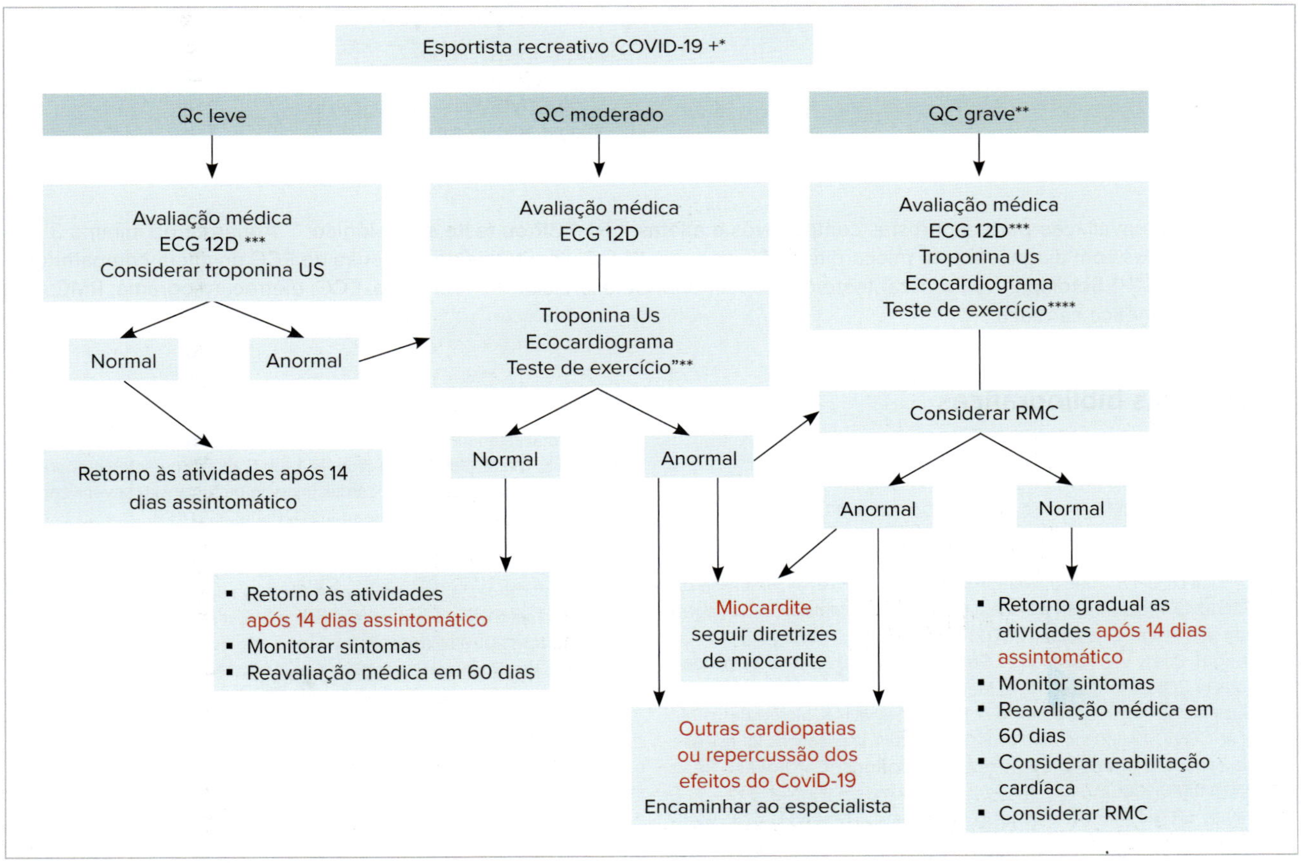

FIGURA 1

Fluxograma de avaliação para esportistas recreativos. * RT-PCR ou teste imunológico; ** Aguardar no mínimo 3 meses para aqueles com diagnóstico de miocardite na fase aguda; *** Seguir critérios de avaliação do ECG do atleta/comparar com exame prévio; **** Se disponível, realizar teste cardiopulmonar de exercício. ECG: eletrocardiograma; RMC: ressonância magnética cardíaca.

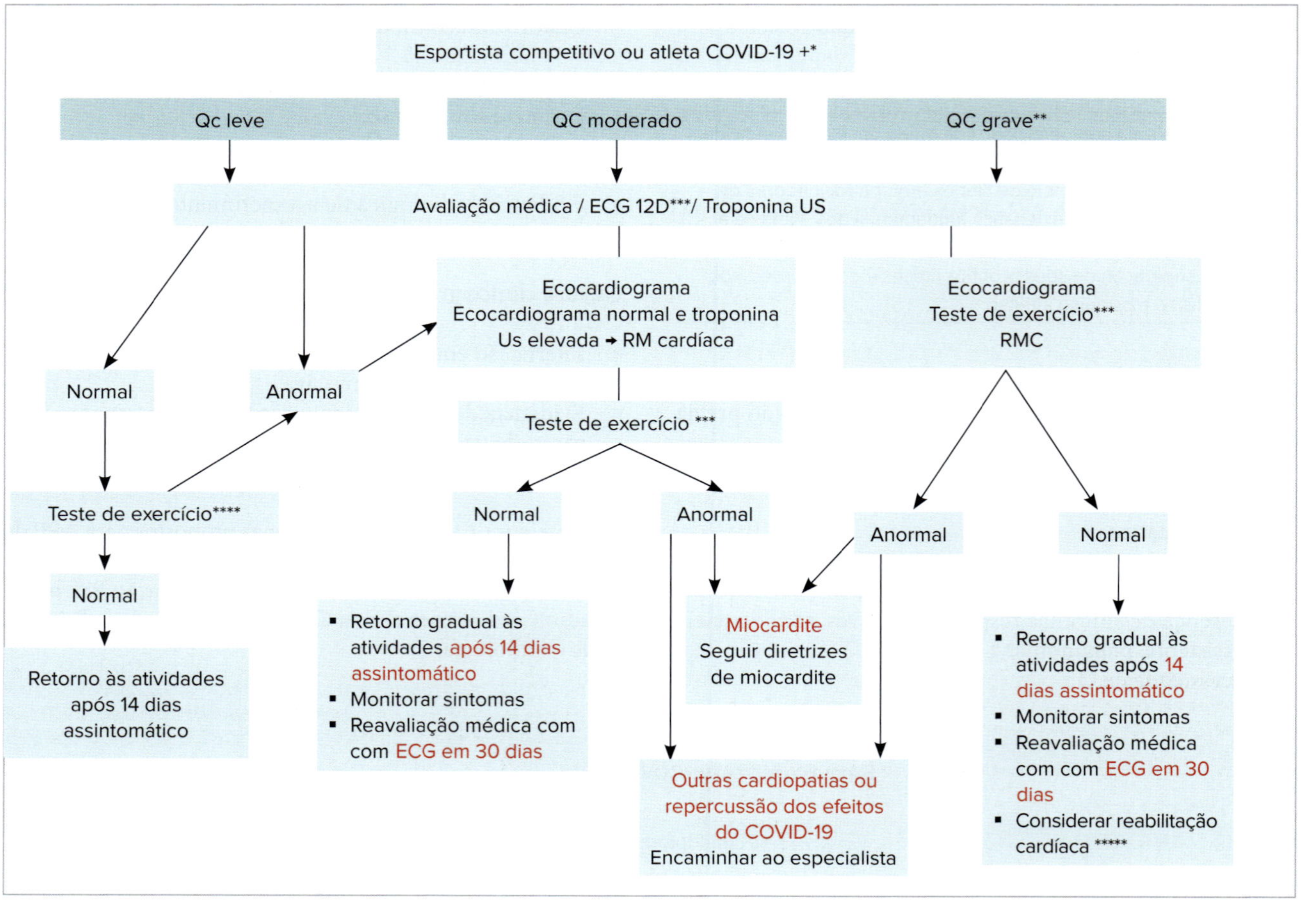

FIGURA 2

Fluxograma de avaliação para esportistas competitivos e atletas. * RT-PCR ou teste imunológico; ** Aguardar no mínimo 3 meses para aqueles com diagnóstico de miocardite na fase aguda; *** Seguir critérios de avaliação do ECG do atleta/comparar com exame prévio; **** Se disponível, realizar teste cardiopulmonar de exercício; ***** Ver texto. ECG: eletrocardiograma; RMC: ressonância magnética cardíaca.

Referências bibliográficas

Cardiomiopatias

1. Guan W-J, Zheng-yi NI; Hu Y, Liang W-H, Chun-quan OU, Jian-xing HE; et al. Clinical characteristics of coronavirus disease 2019 in China. New England Journal Of Medicine. 2020;382(18):1708-20.
2. Zeng JH, Liu YX, Yuan J, Wang FX, Wu WB, Li JX, et al. First case of COVID-19 infection with fulminant myocarditis complication: Case report and insights. Infection. 2020;1-5.
3. Long B, Brady WJ, Koyfman A, Gottlieb M. Cardiovascular complications in COVID-19. Am J Emerg Med. 2020;38(7):1504-7.
4. Guzik TJ, Mohiddin SA, Dimarco A, Patel V, Savvatis K, Marelli-Berg FM, et al. COVID-19 and the cardiovascular system: implications for risk assessment, diagnosis, and treatment options. Cardiovasc Res. 2020;116(10):1666-87.
5. Pinney SP, Giustino G, Halperin JL, Mechanick JI, Neibart E, Olin JW, et al. Coronavirus historical perspective, disease mechanisms, and clinical outcomes: JACC Focus Seminar. J Am Coll Cardiol. 2020;76:1999-2010.
6. Kang Y, Chen T, Mui D, Ferrari V, Jagasia D, Scherrer-Crosbie M, et al. Cardiovascular manifestations and treatment considerations in COVID-19. Heart. 2020;106(15):1132-41.
7. Imazio M, Klingel K, Kindermann I, Brucato A, De Rosa FG, Adler Y, et al. COVID-19 pandemic and troponin: indirect myocardial injury, myocardial inflammation or myocarditis? Heart. 2020;106(15):1127-31.
8. Shi S, Qin M, Cai Y, Liu T, Shen B, Yang F, et al. Characteristics and clinical significance of myocardial injury in patients with severe coronavirus disease 2019. Eur Heart J. 2020;41(22):2070-9.
9. Lo KB, Bhargava R, Salacupa G, Pelayo J, Albanoa J, McCullough PA, Rangaswami J. Angiotensin converting enzyme inhibitors and angiotensin II receptor blockers and outcomes in patients with COVID-19: a systematic review and meta-analysis Expert Review of Cardiovascular Therapy. 2020;18(Issue 12).
10. An J, Wei R, Zhou H, Luong TQ, Gould MK, Mefford MT, et al. Angiotensin-converting enzyme inhibitors or angiotensin receptor blockers use and COVID-19 infection among 824.650 patients with hypertension from a US integrated healthcare system. J Am Heart Assoc. 2021;10:e019669.
11. Babapoor-Farrokhran S, Gill D, Walker J, Rasekhi RT, Bozorgnia B, Amanullah A. Myocardial injury and COVID-19: Possible mechanisms. Life Sci. 2020;253:117723.
12. Lopes RD, Macedo AVS, de Barros E Silva PGM, Moll-Bernardes RJ, Dos Santos TM, et al. Effect of discontinuing vs continuing angiotensin-converting enzyme inhibitors and angiotensin II receptor blockers on days alive and out of the hospital in patients admitted with COVID-19: A randomized clinical trial. JAMA. 2021;325(3):254-64.

13. Zhou F, Yu T, Du R, Fan G, Liu Y, Liu Z, et al. Clinical course and risk factors for mortality of adult inpatients with COVID-19 in Wuhan, China: a retrospective cohort study. : a retrospective cohort study. Lancet. 2020;395(10229):1054-62.
14. Guo T, Fan Y, Chen M, Wu X, Zhang L, He T, et al.; American Medical Association (AMA). Cardiovascular implications of fatal outcomes of patients with coronavirus disease 2019 (COVID-19). JAMA Cardiology. 2020;1-8.
15. Siripanthong B, Nazarian S, Muser D, Deo R, Santangeli P, Khanji MY, et al. Recognizing COVID-19–related myocarditis: The possible pathophysiology and proposed guideline for diagnosis and management. Heart Rhythm. 2020;17(9):1463-71.
16. Tschöpe C, Ammirati E, Bozkurt B, Caforio ALP, Cooper LT, Felix SB, et al. Myocarditis and inflammatory cardiomyopathy: current evidence and future directions. Nat Rev Cardiol. 2021;18(3):169-93.
17. Siripanthong B, Nazarian S, Muser D, Deo R, Santangeli P, Khanji M, Cooper L. Recognizing COVID-19–related myocarditis: The possible pathophysiology and proposed guideline for diagnosis and management. Heart Rhythm. 2020;17:1463-71.
18. Liu J, Deswal A, Khalid U. COVID-19 myocarditis and long-term heart failure sequelae. Curr Opin Cardiol. 2021;36(2):234-40.
19. Petersen SE, Friedrich MG, Leiner T, Elias MD, Ferreira VM, Fenski M, et al. Cardiovascular magnetic resonance for patients with COVID-19. JACC Cardiovasc Imaging. 2021:S1936-878X(21)00688-4.
20. Yang Z, Liu J, Zhou Y, Zhao X, Zhao Q, Liu J. The effect of corticosteroid treatment on patients with coronavirus infection: a systematic review and meta-analysis: a systematic review and meta-analysis. J Infection. 2020;1-8.
21. Alvarez-Garcia J, Lee S, Gupta A, Cagliostro M, Joshi AA, Rivas-Lasarte M, et al. Prognostic impact of prior heart failure in patients hospitalized with COVID-19. J Am Coll Cardiol. 2020;76(20):2334-48.

Arritmias cardíacas na Covid-19

22. Wang D, Hu B, Hu C, Zhu F, Liu X, Zhang J, et al. Clinical characteristics of 138 hospitalized patients with 2019 novel coronavirus-infected pneumonia in Wuhan, China. JAMA. 2020;323(11):1061-9.
23. Driggin E, Madhavan MV, Bikdeli B, Chuich T, Laracy J, Biondi-Zoccai G, et al. Cardiovascular considerations for patients, health care workers, and health systems during the COVID-19 pandemic. Journal of the American College of Cardiology. 2020;75(18):2352-71.
24. Borba MGS, Val FFA, Sampaio VS, Alexandre MAA, Melo GC, Brito M, et al. Effect of high vs low doses of chloroquine diphosphate as adjunctive therapy for patients hospitalized with severe acute respiratory syndrome coronavirus 2 (SARS-CoV-2) infection: A randomized clinical trial. JAMA Netw Open. 2020;3(4):e208857.
25. Roden DM, Harrington RA, Poppas A, Russo AM. Considerations for drug interactions on QTc in exploratory COVID-19 treatment. Circulation. 2020;141(24):e906-e7.
26. Woosley RL HC, Gallo T, Tate J, Woosley D, Romero KA. QTdrugs List. 2022. Disponível em: https://www.crediblemeds.org.
27. Brugada P, Brugada J, Mont L, Smeets J, Andries EW. A new approach to the differential diagnosis of a regular tachycardia with a wide QRS complex. Circulation. 1991;83(5):1649-59.
28. Chen Q, Xu J, Gianni C, Trivedi C, Della Rocca DG, Bassiouny M, et al. Simple electrocardiographic criteria for rapid identification of wide QRS complex tachycardia: The new limb lead algorithm. Heart Rhythm. 2020;17(3):431-8.
29. Scheuermeyer FX, Pourvali R, Rowe BH, Grafstein E, Heslop C, MacPhee J, et al. Emergency department patients with atrial fibrillation or flutter and an acute underlying medical illness may not benefit from attempts to control rate or rhythm. Ann Emerg Med. 2015;65(5):511-22 e2.
30. Panchal AR, Bartos JA, Cabanas JG, Donnino MW, Drennan IR, Hirsch KG, et al. Part 3: Adult basic and advanced life support: 2020 American Heart Association Guidelines for Cardiopulmonary Resuscitation and Emergency Cardiovascular Care. Circulation. 2020;142(16suppl2):S366-S468.
31. Hayek SS, Brenner SK, Azam TU, Shadid HR, Anderson E, Berlin H, et al. In-hospital cardiac arrest in critically ill patients with covid-19: multicenter cohort study. BMJ. 2020;371:m3513.
32. Soar J, Becker LB, Berg KM, Einav S, Ma Q, Olasveengen TM, et al. Cardiopulmonary resuscitation in special circumstances. Lancet. 2021;398(10307):1257-68.
33. Costa LMA, Nunes RAB, Scudeler TL. Cardiopulmonary resuscitation in prone position. Int J Cardiovasc Sci. 2021;34(3):4.

Eventos tromboembólicos e Covid-19

34. Bikdeli B, Madhavan MV, Jimenez D, Chuich T, Dreyfus I, Driggin E, et al. COVID-19 and thrombotic or thromboembolic disease: implications for prevention, antithrombotic therapy, and follow-up: JACC state-of-the-art review. J Am Coll Cardiol. 2020;75:2950-73.
35. Bilaloglu S, Aphinyanaphongs Y, Jones S, Iturrate E, Hochman J, Berger JS. Thrombosis in hospitalized patients with COVID-19 in a New York City health system. JAMA. 2020;324:799-801.
36. Keidar S, Kaplan M, Gamliel-Lazarovich A. ACE2 of the heart: from angiotensin I to angiotensin (1-7). Cardiovasc Res. 2007;73:463-9.
37. Zheng YY, Ma YT, Zhang JY, Xie X. COVID-19 and the cardiovascular system. Nat Rev Cardiol. 2020;17:259-60
38. Tang N, Li D, Wang X, Sun Z. Abnormal coagulation parameters are associated with poor prognosis in patients with novel coronavirus pneumonia. J Thromb Haemost. 2020;18:844-7.
39. Wright FL, Vogler TO, Moore EE, Moore HB, Wohlauer MV, Urban S, Nydam TL, Moore PK, McIntyre RC Jr. Fibrinolysis shutdown correlation with thromboembolic events in severe COVID-19 infection. J Am Coll Surg. 2020;231:193-203.e191.
40. Longchamp G, Manzocchi-Besson S, Longchamp A, et al. Proximal deep vein thrombosis and pulmonary embolism in COVID-19 patients: a systematic review and meta-analysis. Thrombosis J. 2021;19:15.
41. Spyropoulos AC, Levy JH, Ageno W, Connors JM, Hunt BJ, Iba T, et al. Scientific and standardization committee communication: clinical guidance on the diagnosis, prevention, and treatment of venous thromboembolism in hospitalized patients with COVID-19. J Thromb Haemost. 2020;18:1859-65.
42. Wang T, Chen R, Liu C, Liang W, Guan W, Tang R, et al. Attention should be paid to venous thromboembolismprophylaxis in the management of COVID-19. Lancet Haematol. 2020;7:e362-e363.
43. Lodigiani C, Iapichino G, Carenzo L, Cecconi M, Ferrazzi P, Sebastian T, et al. Venous and arterial thromboembolic complications in COVID-19 patients admitted to an academic hospital in Milan, Italy. Thromb Res. 2020;191:9-14.
44. Klok FA, Kruip M, van der Meer NJM, Arbous MS, Gommers D, Kant KM, et al. Incidence of thrombotic complications in critically ill ICU patients with COVID-19. Thromb Res. 2020;191:145-7.
45. Ortega-Paz L, Capodanno D, Montalecost G, Angiolillo DJ. Coronavirus disease 2019. Associated thrombosis and coagulopathy: review of the pathophysiological characteristics and implications for antithrombotic management. JAHA. 2021;10:e019650.
46. Bikdeli B, Madhavan MV, Jimenez D, Chuich T, Dreyfus I, Driggin E, et al.; Global COVID-19 Thrombosis Collaborative Group, endorsed by the ISTH, NATF, ESVM, and the IUA, supported by the ESC Working Group on Pulmonary Circulation and Right Ventricular Function. COVID-19 and Thrombotic or Thromboembolic Disease: Implications for Prevention, Antithrombotic Therapy, and Follow-Up: JACC State-of-the-Art Review. J Am Coll Cardiol. 2020;75(23):2950-73.
47. Cuker A, Tseng EK, Nieuwlaat R, Angchaisuksiri P, Blair C, Dane K, et al. American Society of Hematology 2021 guidelines on the use of anticoagulation for thromboprophylaxis in patients with COVID-19. Blood Adv. 2021;5(3):872-88.
48. Tang N, Bai H, Chen X, Gong J, Li D, Sun Z. Anticoagulant treatment is associated with decreased mortality in severe coronavirus disease 2019 patients with coagulopathy. J Thromb Haemost. 2020.
49. INSPIRATION Investigators; Sadeghipour P, Talasaz AH, Rashidi F, Shafir-Kashani B, Beigmohammadi MT, Farrokhpour M, et al. Effect of Intermediate-Dose vs. Standard-Dose Prophylactic Anticoagulation on Thrombotic Events, Extracorporeal Membrane Oxygenation Treatment, or Mortality Among Patients With COVID-19 Admitted to the Intensive Care Unit: The INSPIRATION Randomized Clinical Trial. JAMA. 2021.
50. Covid-19 guidelines Dashboard. Disponível em https://opencriticalcare.org/covid-dashboard/.

51. The REMAP-CAP, ACTIV-4a, ATTACC Investigators. Therapeutic anticoagulation with heparin in critically ill patients with Covid-19. N Engl J Med. 2021.
52. ATTACC Investigators; ACTIV-4a Investigators; REMAP-CAP Investigators; Lawler PR, Goligher EC, Berger JS, Neal MD, McVerry BJ, Nicolau JC, et al. Therapeutic anticoagulation with heparin in noncritically ill patients with Covid-19. N Engl J Med. 2021.
53. ASH Guidelines on Use of Anticoagulation in Patients with COVID-19. Disponível em: https://www.hematology.org/education/clinicians/guidelines-and-quality-care/clinical-practice-guidelines/venous-thromboembolism-guidelines/ash-guidelines-on-use-of-anticoagulation-in-patients-with-covid-19#:~:text=The%20American%20Society%20of%20Hematology,(low%20certainty%20of%20evidence).
54. Ramacciotti E, Agati LB, Calderaro D, Aguiar VCR, Spyropoulos AC, Oliveira CCC, et al. Rivaroxaban versus no anticoagulation for post-discharge thromboprophylaxis after hospitalisation for COVID-19 (MICHELLE): an open-label, multicentre, randomised, controlled trial. Lancet. 2022;399:50-59.
55. Lopes RD, Barros e Silva PGM, Furtado RHM, Macedo AVS, Bronhara B, Damiani LP, et al. Therapeutic versus prophylactic anticoagulation for patients admitted to hospital with COVID-19 and elevated D-dimer concentration (ACTION): an open-label, multicentre, randomised, controlled trial. Lancet. 2021;397:2253-2263.
56. Cuker A, Tseng EK, Nieuwlaat R, Angchaisuksiri P, Blair C, Dane K, et al. American Society of Hematology living guidelines on the use of anticoagulation for thromboprophylaxis in patients with COVID-19: July 2021 update on postdischarge thromboprophylaxis. Blood Adv. 2022;6(2):664-71.

Avaliação cardiológica pós-Covid-19

57. Shafi AMA, Shaikh SA, Shirke MM, Iddawela S, Harky A. Cardiac manifestations in COVID-19 patients: a systematic review. J Card Surg. 2020;35(8):1988-2008.
58. Eichhorn C, Bière L, Schnell F, Schmied C, Whilhelm M, Kwong RY, et al. Myocarditis in athletes is a challenge. JACC Cardiovasc Imaging. 2020;13(2Pt1):494-507.
59. Colombo CSSS, Leitão MB, Avanza Jr. AC, Borges SF, Silveira AD, Braga F, et al. Posicionamento sobre avaliação pré-participação cardiológica após a Covid-19: Orientações para retorno à prática de exercícios físicos e esportes – 2020. Arq Bras Cardiol. 2021;116(6):1213-26.
60. Puntmann VO, Carerj ML, Wieters I, Fahim M, Arendt C, Hoffmann J, et al. Outcomes of cardiovascular magnetic resonance imaging in patients recently recovered from coronavirus disease 2019 (COVID-19). JAMA Cardiol. 2020;e203557.
61. Basso C, Carturan E, Corrado D, Thiene G. Myocarditis and dilated cardiomyopathy in athletes: Diagnosis, management, and recommendations for sport activity. Cardiol Clin. 2007;25(3):423-9.
62. Maron BJ, Udelson JE, Bonow RO, Nishimura RA, Ackerman MJ, Estes NA 3rd, et al. Eligibility and disqualification recommendations for competitive athletes with cardiovascular abnormalities: Task Force 3: Hypertrophic cardiomyopathy, arrhythmogenic right ventricular cardiomyopathy and other cardiomyopathies, and myocarditis: A Scientif. J Am Coll Cardiol. 2015;66(21):2362-71.
63. Oxborough D, Augustine D, Gati S, George K, Harkness A, Mathew T, et al. A guideline update for the practice of echocardiography in the cardiac screening of sports participants: a joint policy statement from the British Society of Echocardiography and Cardiac Risk in the Young. Echo Res Pract. 2018;5(1):G1-10.
64. Skouri HN, Dec GW, Friedrich MG, Cooper LT. Noninvasive imaging in myocarditis. J Am Coll Cardiol. 2006;48(10):2085-93.
65. Argulian E, Sud K, Vogel B, Bohra C, Garg VP, Talebi S, et al. Right ventricular dilation in hospitalized patients with COVID-19 infection. JACC Cardiovasc Imaging. 2020;13(11):2459-61.
66. Friedrich MG, Sechtem U, Schulz-Menger J, Holmvang G, Alakija P, Cooper LT, et al. Cardiovascular magnetic resonance in myocarditis: A JACC White Paper. J Am Coll Cardiol. 2009;53(17):1475-87.
67. Carvalho T, Milani M, Ferraz AS, Silveira AD, Herdy AH, Hossri CAC, et al. Diretriz Brasileira de Reabilitação Cardiovascular – 2020. Arq Bras Cardiol. 2020;114(5):943-87.
68. Anderson L, Oldridge N, Thompson DR, Zwisler AD, Rees K, Martin N, et al. Exercise-based cardiac rehabilitation for coronary heart disease: Cochrane Systematic Review and Meta Analysis. J Am Coll Cardiol. 2016;67(1):1-12.
69. Taylor RS, Sagar VA, Davies EJ, Briscoe S, Coats AJ, Dalal H, et al. Exercisebased rehabilitation for heart failure. Cochrane Database Syst Rev. 2014(4).
70. Pelliccia A, Solberg EE, Papadakis M, Adami PE, Biffi A, Caselli S, et al. Recommendations for participation in competitive and leisure time sport in athletes with cardiomyopathies, myocarditis, and pericarditis: position statement of the Sport Cardiology Section of the European Association of Preventive Cardiology (EAPC). Eur Heart J. 2019;40(1):19-33.

Capítulo 6

Cardiopatias e doença renal

José Jayme Galvão de Lima

PONTOS-CHAVE

- O maior número de eventos cardiovasculares ocorre em indivíduos com taxa de filtração glomerular menor que 60 mL/min/m^2, sendo que aproximadamente 50% dos óbitos em doentes dialíticos são em decorrência de doença cardiovascular.
- A redução da taxa de filtração glomerular, assim como a micro e a macroalbuminúria, é considerada fator de risco independente de doença cardiovascular.
- A prevalência de doença arterial coronariana é alta nessa população, a sintomatologia muitas vezes é atípica e os testes não invasivos usados para diagnóstico de DAC apresentam sensibilidade e especificidade menores que na população geral; portanto, a cinecoronariografia parece ser a melhor opção diagnóstica nesse subgrupo.
- A cardiomiopatia da insuficiência renal crônica acomete 20% dessa população, caracteriza-se por hipertrofia de septo e parede ventricular e dilatação das câmaras cardíacas, com disfunção diastólica quase na totalidade dos casos. O uso de BNP é interessante nessa população para diferenciar casos de hipervolemia de insuficiência cardíaca.
- A dislipidemia é quase universal nessa população com perfil caracterizado por redução dos níveis de HDL, níveis praticamente normais de LDL e elevação de triglicérides, VLDL e IDL.

Introdução

Rim e coração atuam de forma complementar e sinérgica na manutenção de vários parâmetros da homeostase. Os rins recebem de 20 a 25% do débito cardíaco e todas as suas complexas funções dependem, em grande parte, da manutenção do desempenho miocárdico adequado. O sistema cardiovascular, por sua vez, é influenciado pela regulação renal da pressão arterial e do volume extracelular e por vários hormônios produzidos pelos rins. Consequentemente, alterações em qualquer um dos órgãos levam a ajustes fisiopatológicos no outro, com profundas implicações para o funcionamento do organismo como um todo.

A alta prevalência de condições que afetam o sistema cardiovascular e os rins, como hipertensão arterial, diabete, dislipidemia e obesidade, somadas ao rápido envelhecimento das populações, tem contribuído para tornar as síndromes cardiorrenais um importante problema de saúde pública. Neste capítulo, serão revisados os aspectos mais relevantes das consequências da doença renal sobre o coração e os efeitos da disfunção miocárdica sobre o desempenho dos rins. Utilizaremos, quando pertinente, dados da coorte KiHeart, desenvolvida no nosso serviço com a finalidade de avaliar a melhor maneira de diagnosticar e tratar a doença cardiovascular em pacientes com doença renal crônica (DRC) avançada.

Conceitos gerais

A DRC é usualmente definida pela redução da filtração glomerular (FG) e pela presença de proteinúria (micro ou macro). A FG pode ser medida por meio da determinação da depuração renal de diversas substâncias, em geral a creatinina endógena. Este teste requer a dosagem do marcador na urina. A necessidade da determinação precisa do volume urinário em função do tempo torna o teste sujeito a erros e pode causar imprecisão nos resultados.

Existem maneiras de medir a FG, evitando este inconveniente. A equação de Cockcroft-Gault[1] permite o cálculo da filtração glomerular pela estimativa da depuração da creatinina sem recorrer à coleta de urina:

$$[(140 - \text{idade})] \times (\text{peso em kg}/72)] / \text{creatinina sérica (mg/100 mL)}$$

No sexo feminino, o valor obtido deve ser multiplicado por 0,85.

Outra possibilidade é utilizar a fórmula proposta pelo *Modification of Diet in Renal Disease Study* (MDRD).[1]

$$270 \times (\text{creatinina sérica} - 1{,}007) \times (\text{idade} - 0{,}18) \ (\times\ 0{,}775 \text{ no sexo feminino}).$$

Existem calculadoras disponíveis na internet que permitem fácil determinação da FG sem recorrer diretamente ao uso das fórmulas.

Em termos práticos, FG > 90 mL/min/1,73 m^2 é considerada normal para ambos os sexos. A FG é a melhor maneira de estimar a função renal de acordo com as diretrizes da National Kidney Foundation.[2] Isto porque os níveis séricos da creatinina, por si só, não refletem com precisão o grau de comprometimento da função renal, especialmente nas fases iniciais da DRC. Mesmo em fases mais avançadas mulheres, idosos e indivíduos desnutridos, em razão da menor massa muscular, podem ter níveis de creatinina desproporcionalmente reduzidos resultando na falsa impressão de que a taxa da FG é normal. No entanto, a elevação da creatinina acima do valor normal de 1,4 mg/100 mL geralmente corresponde à redução > 30% da filtração glomerular, podendo, assim, ser útil na identificação de pacientes com dano renal significativo.

Proteinúria é outro parâmetro definidor de doença renal crônica. Microalbuminúria, definida como a relação albumina/creatinina > 30 mg/g de creatinina, em amostra de urina isolada, é evidência de doença renal independentemente do nível de filtração glomerular. Albuminúria > 300 mg/g de creatinina define macroproteinúria. A determinação da FG torna-se obrigatória em pacientes com proteinúria de qualquer nível. Tanto redução da FG como micro e macroalbuminúria, isoladamente ou em conjunto, significa a presença de DRC e são fatores de risco independentes de doença cardiovascular.

Outra maneira de avaliar a função renal é pela determinação dos níveis séricos da cistatina C, uma proteinase normalmente presente na circulação. Os níveis séricos deste peptídeo são regulados pela filtração glomerular, não sendo influenciados pela idade, sexo ou massa muscular e se correlacionam com eventos cardiovasculares futuros. Custos mais elevados e menor disponibilidade pelos laboratórios limitam sua popularização.

A Tabela 1 mostra a classificação da DRC segundo as diretrizes da Kidney Disease Outcomes Quality Initiative.[1] De acordo com a maioria dos estudos, a prevalência de eventos cardiovasculares associados à insuficiência renal passa a ser clinicamente relevante quando a FG cai para < 60 mL/min/1,73 m^2, que corresponde aproximadamente a um nível de creatinina sérica > 1,4 mg/100 mL. Todos os pacientes estágios III a V devem ser considerados de altíssimo risco cardiovascular e tratados como tal.

TABELA 1 A classificação da doença renal crônica de acordo com o National Kidney Foundation Kidney Disease Outcomes Quality Initiative (KDOQI)

Estágio I	Fatores de risco de doença renal crônica. Doença renal crônica com função renal preservada Filtração glomerular: 130 a 90 mL/min/1,73 m^2
Estágio II	Redução leve da função renal Filtração glomerular: < 90 a 60 mL/min/1,73 m^2
Estágio III a	Redução moderada da função renal Filtração glomerular: < 60 a 45 mL/min/1,73 m^2
Estágio III*b	Redução moderada da função renal Filtração glomerular: < 45 a 30 mL/min/1,73 m^2
Estágio IV*	Redução acentuada da função renal Filtração glomerular: < 30 a 15 mL/min/1,73 m^2
Estágio V*	Insuficiência renal estágio final Filtração glomerular < 15 mL/min/1,73 m^2

*Aumento do risco de progressão da doença renal crônica e da doença cardiovascular, nefropatia de meio de contraste e morte.

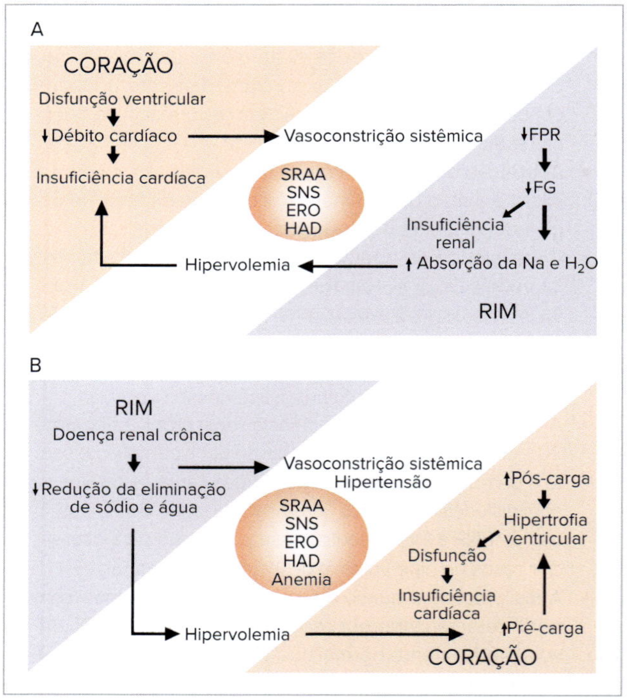

FIGURA 1

Interações fisiopatológicas entre rim e coração. A: Doença cardíaca como fator inicial – disfunção ventricular reduz a filtração glomerular causando retenção de sódio e água que acentua a congestão circulatória e agrava a disfunção miocárdica. B: Doença renal como fator inicial – a doença renal crônica causa aumento da pré-carga e pós-carga, levando a hipertrofia cardíaca e disfunção sistólica e diastólica. Os dois modelos são influenciados pelo sistema renina-angiotensina-aldosterona (SRAA), sistema nervoso simpático (SNS), geração de espécies reativas de oxigênio (ERRO) e hormônio antidiurético (HAD). Anemia é um fator importante na disfunção ventricular que acompanha a doença renal crônica.

Adaptação funcional renal à insuficiência cardíaca e cardíaca à doença renal

Adaptação funcional renal na insuficiência cardíaca

O fluxo sanguíneo tissular tende a ser reduzido para tecidos e órgãos na insuficiência cardíaca (Figura 1A). Na insuficiência cardíaca, a queda da perfusão renal tende a reduzir a FG que é mantida à custa de vasoconstrição predominante da artéria eferente (pós-glomerular). A vasoconstrição eferente eleva a pressão intraglomerular e a fração de filtração, permitindo que a filtração se mantenha em níveis próximos ao normal, apesar da redução do fluxo sanguíneo renal. Essa resposta hemodinâmica deve-se à formação intraglomerular da angiotensina II que atua localmente sobre os vasos pós-glomerulares. A manutenção da filtração glomerular favorece a preservação da capacidade renal de eliminar sódio, mas é contrabalançada por outros efeitos da insuficiência cardíaca que aumentam a retenção salina, tais como elevação dos níveis das catecolaminas, aldosterona, endotelina e vasopressina e estimulação do sistema simpático.

Em estágios avançados da insuficiência cardíaca os mecanismos compensadores não são mais suficientes para manter a filtração glomerular. Disfunção sistólica, associada à crescente vasoconstrição aferente (pré-glomerular) e sistêmica, conspira para reduzir a filtração glomerular a menos da metade do normal. Embora acentuada, essa redução pode não resultar em um aumento significativo dos níveis de ureia e creatinina por causa da desnutrição e da perda de massa muscular características de graus avançados de insuficiência cardíaca e, assim, passar despercebida pelo cardiologista. Essa observação enfatiza a necessidade de se utilizar, nesses pacientes, o cálculo da FG, em vez da determinação da creatinina ou ureia séricas, como meio de avaliar a função renal. A queda da filtração glomerular limita profundamente a capacidade renal de excretar sódio e água, acentua a congestão circulatória e a hiponatremia e reduz a eliminação de drogas potencialmente tóxicas, como digital.

Adaptação funcional cardíaca na insuficiência renal

A DRC, por elevar a pressão arterial e a volemia, aumenta simultaneamente a pré e pós-carga, induzindo a hipertrofia e a disfunção ventricular (Figura 1B). Anemia, radicais livres e ativação do sistema renina-angiotensina-aldosterona e do sistema nervoso simpático colaboram tanto para acelerar o dano renal como cardíaco. Dislipidemia, disfunção endotelial e inflamação, partes integrantes da síndrome urêmica, favorecem a aterogênese e contribuem para a alta prevalência de doença coronariana e vascular periférica associada à uremia crônica.

Um aspecto importante intimamente ligado à doença cardiovascular e à disfunção renal é a ocorrência da nefropatia induzida por meio de contraste (NC). Essa complicação se associa a elevadas taxas de morbidade e de mortalidade.[3] Pacientes cardíacos são frequentemente expostos aos riscos de exames contrastados, tal como acontece na cinecoronariografia e durante a realização da angioplastia coronariana. Ocorre que o principal fator predisponente da NC é disfunção renal antecedendo a realização do procedimento. Outro importante fator de risco é o diabete, uma condição não rara associada à insuficiência renal crônica e a coronariopatia. Em pacientes com FG de 30 mL/min/1,73 m^2 ou menos, a incidência de NC (definida como elevação da creatinina sérica em pelo menos 25% em relação ao valor basal) é de cerca de 30%, com 5% dos casos necessitando de diálise. A Tabela 2 mostra as principais medidas a serem adotadas para prevenir NC e cuja eficácia foi comprovada em estudos clínicos.

TABELA 2 **Estratificação de risco e medidas preventivas para reuzir a incidência de nefropatia por meio de contraste**

Pacientes em maior risco: FG < 60 mL/min/1,73 m^2 e diabéticos
Hidratação com soro fisiológico, 150 mL/hora, 3 horas antes e 6 horas após o procedimento
Manter o fluxo urinária acima de 150 mL/hora após o procedimento
Utilizar de preferência contraste iso-osmolar (iodixanol)
Limitar o volume de contraste a 100 mL
N-aceticisteína, 300 mg três vezes ao dia por via oral 24 horas antes e 24 depois do procedimento
Evitar hipotensão e uso de drogas nefrotóxicas

Nas últimas décadas uma nova entidade foi descrita em pacientes renais associada ao uso de gadolíneo (contraste utilizado na ressonância magnética). Trata-se da fibrose sistêmica nefrogênica, condição caracterizada por endurecimento e fibrose da pele e de órgãos e tecidos internos. Embora rara, a doença é frequentemente letal e não existe ainda tratamento eficaz. Por este motivo, exames com este material não devem ser realizados em pacientes com filtração glomerular ≤ 30 mL/min.[4]

Epidemiologia

A prevalência de doença renal crônica, definida como taxa de filtração glomerular < 60 mL/min/1,73 m^2, em indivíduos com 20 anos de idade ou mais varia entre 12 e 17% em regiões industrializadas. Nos Estados Unidos, quase 13% da população tem algum grau de insuficiência renal. Um número significativo destes pacientes também apresenta comprometimento cardíaco, mesmo nas fases iniciais da doença renal e esta tendência se acentua à medida que a disfunção renal se agrava. Tem sido estimado que apenas 1 em cada 20 pacientes com nefropatia crônica atinge as fases avançadas da doença; muitos morrem antes de atingir estes estágios, na maior parte das vezes em decorrência de causa cardiovascular.[2]

A exata prevalência da concomitância de disfunção renal e cardíaca não é conhecida. Em pacientes hospitalizados por causa da descompensação cardíaca, cerca de 30% apresentam ou desenvolvem durante a internação elevação de 0,3 mg/100 mL ou mais nos níveis de creatinina. Incremento dos níveis de creatinina desta magnitude se associa com piora do prognóstico, sendo, portanto, clinicamente relevante. Pacientes com DRC não dialítica submetidos a revascularização miocárdica cirúrgica apresentaram risco de morte intra-hospitalar três vezes maior que a observada em indivíduos com função renal normal. A situação não é muito diferente entre aqueles pacientes que já se encontram em tratamento por diálise. Entre 831 candidatos a transplante renal avaliados em nosso serviço, 33% apresentaram algum tipo de doença cardiovascular, 87% eram hipertensos, 20% tinham arteriopatia periférica, 9% acidente vascular cerebral prévio, 9% disfunção ventricular esquerda, 10% IAM prévio e 32% eram diabéticos. A mediana do tempo de acompanhamento foi 20 meses. Durante este período, 18% dos pacientes desenvolveram pelo menos um evento cardiovascular importante e 10% faleceram de causa cardiovascular.

Insuficiência renal crônica e doença e risco cardiovasculares

A DRC aumenta o risco tanto de doença como de eventos cardiovasculares. Estudos realizados em uma população compreendendo mais de cem mil indivíduos comprovaram que existe uma relação gradual e inversa entre a função renal inicial e o risco subsequente de morte, hospitalização e de complicações de doença cardiovascular em pacientes ainda em fase pré-dialítica.[5] Pacientes tratados por diálise crônica apresentam um risco cardiovascular ainda mais elevado, e a mortalidade cardíaca chega a ser de vinte a cem vezes maior do que a da população geral, na dependência da faixa etária. Nesses pacientes, a doença cardiovascular é responsável por 50% dos óbitos. Embora o transplante renal seja acompanhado de redução da taxa de mortalidade cardiovascular, ela continua, em média, dez vezes mais elevada do que na população geral. Existe uma deficiência de dados na literatura sobre o risco CV em pacientes renais porque a doença renal é critério de exclusão na maioria dos estudos.

Vários fatores de risco são comuns às doenças renais e cardíacas, a maioria com potencial aterogênico, incluindo hipertensão, diabete, dislipidemia, obesidade, microinflamação, estresse oxidativo, disfunção endotelial, hipertrofia ventricular esquerda, redução da distensibilidade das grandes artérias e sedentarismo (Figura 2). Isso explica, em parte, a elevada proporção de doença aterosclerótica e de suas complicações em renais crônicos. Outros fatores, capazes de causar dano vascular e cardíaco, são associados primariamente à uremia crônica e compreendem hipervolemia, anemia, fístula arteriovenosa para acesso vascular para hemodiálise, *status* pró-trombótico, desnutrição, alterações do metabolismo cálcio/fósforo e hiperparatireoidismo. Finalmente, encaminhamento tardio de renais crônicos ao nefrologista e subutilização de drogas de efeito cardioprotetor comprovado na população geral, tais como aspirina, estatinas inibidores do sistema renina-angiotensina e betabloqueadores, são apontados como outras influências negativas.

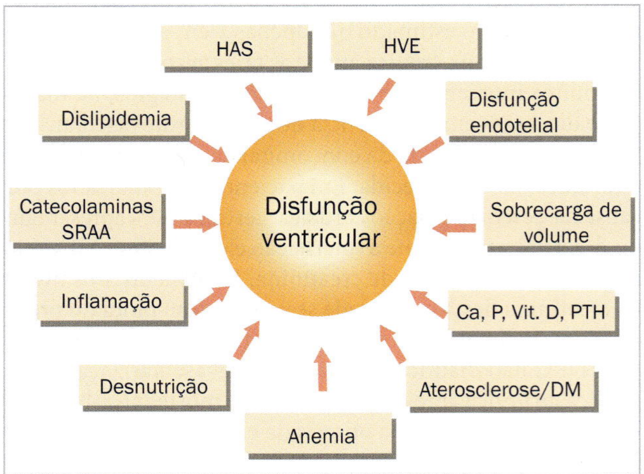

FIGURA 2

Fatores associados à doença renal crônica que favorecem a disfunção ventricular.

Dada a complexidade dos fatores envolvidos, vários trabalhos foram realizados com a finalidade de determinar os que mais influenciam o prognóstico cardiovascular sombrio dos renais crônicos. É interessante notar que os fatores de risco tradicionais tais como história familiar, dislipidemia, tabagismo e hipertensão exercem uma influência menor no prognóstico. Ao contrário, na sua maioria, os estudos apontam idade, diabete e doença cardiovascular clinicamente evidente (coronariana, cerebrovascular ou vascular periférica) como sendo os mais importantes. Estes fatos são ilustrados na Figura 3 derivados de dados de 2.404 pacientes da coorte KiHeart.

Características funcionais e estruturais cardiovasculares em pacientes com DRC

Sejam quais forem os fatores de risco, todos operam alterando a função e a estrutura do sistema cardiovascular. As alterações cardiovasculares estruturais mais comuns em pacientes com DRC são hipertrofia ventricular, dilatação das câmaras cardíacas, miocardiofibrose, calcificação, aumento da rigidez vascular e disfunção endotelial.[7] Geralmente, o grau da hipertrofia é superior ao de dilatação, configurando uma hipertrofia ventricular concêntrica. A prevalência da hipertrofia ventricular esquerda (HVE) varia entre 40 e 90% na dependência da idade, duração da uremia e de outras condições associadas, sobretudo hipertensão arterial e anemia. Em um estudo vertical em mais de 3.000 participantes da *Chronic Renal Insufficiency Cohort Study*, Denker et al. observaram que a prevalência da HVE foi 32% 48%, 57% e 75% para as correspondentes taxas de filtração glomerular de ≥ 60%, 45-59, 30-44 < 30 mL/min, respectivamente.[8] Na coorte KiHeart a prevalência da HVE em pacientes em diálise foi 74% (1.461/1.978). Tal como acontece na população geral, a HVE é um fator de risco independente em pacientes em diálise. A função sistólica está geralmente preservada enquanto disfunção diastólica é quase universal, embora raramente grave. Quando a disfunção sistólica ocorre, é necessário excluir outras causas de insuficiência cardíaca, sobretudo doença arterial coronária, prevalente nesta população. Miocardiofibrose, caracterizada pela deposição difusa de colágeno entre os cardiomiócitos e vasos, é um achado comum em pacientes com doença renal e é observada mesmo antes do aparecimento da HVE.

Calcificações do coração, artérias coronárias, valvas cardíacas e aorta são muito frequentes e também preditoras de eventos.[9] Estima-se que, em pacientes em tratamento dialítico, a prevalência de calcificação cardiovascular atinja mais de

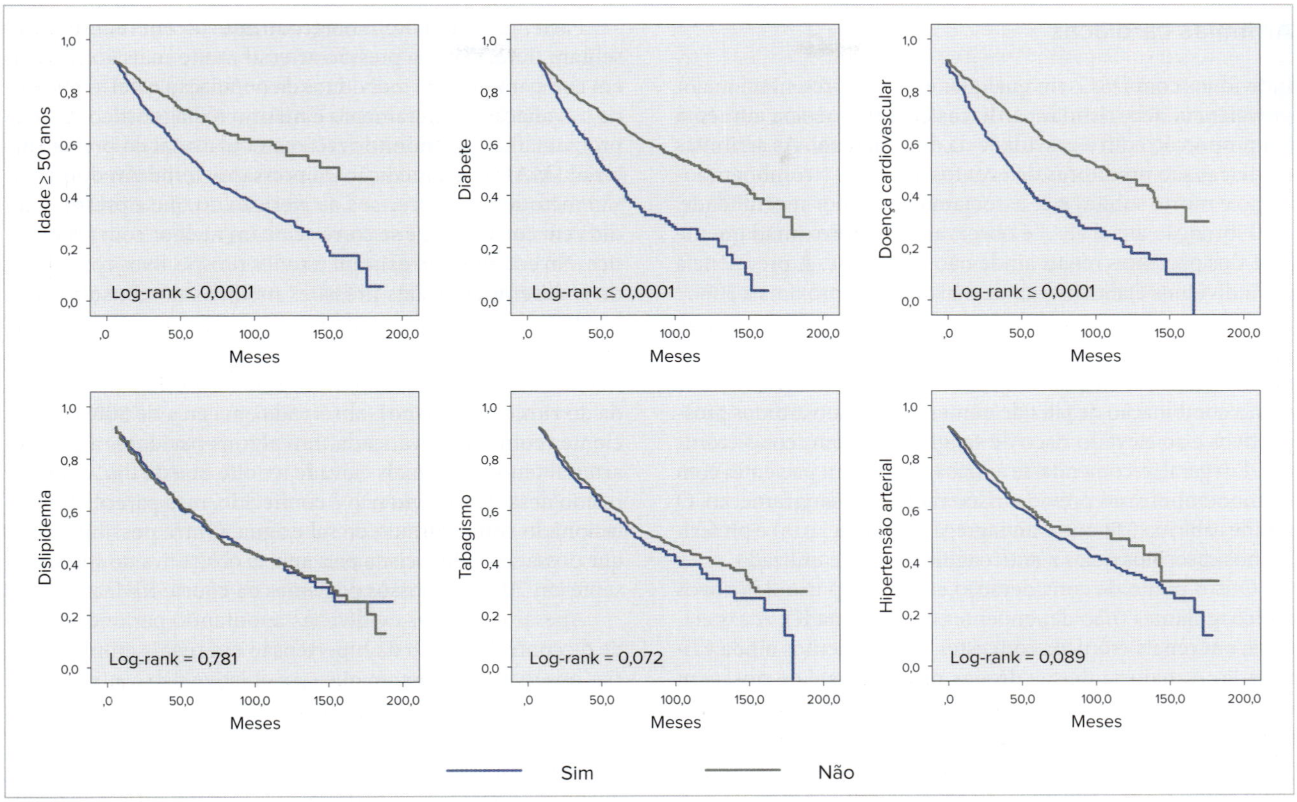

FIGURA 3

Risco de eventos cardiovasculares combinados em pacientes com doença renal crônica em tratamento por hemodiálise de acordo com a idade, presença de diabete, doença cardiovascular concomitante, dislipidemia, tabagismo e hipertensão arterial.
Dados da coorte KiHeart.

70% dos casos, enquanto o escore de cálcio determinado pelo método de Agatston é anormal em quase 80% dos indivíduos. Contudo, ao contrário do observado na população geral, a calcificação não se associa necessariamente a placas obstrutivas, estando confinada à média em muitos casos e não implica necessariamente a presença de doença aterosclerótica das coronárias. Mesmo assim, a prevalência de doença aterosclerótica coronária é elevada nesta população.

Rigidez e redução da elasticidade vascular têm sido comprovadas na maior parte dos pacientes pela determinação da velocidade da onda de pulso (VOP) e se associa com calcificação vascular. Disfunção endotelial é também um fenômeno frequente causada pela combinação da redução da geração e aumento da degradação do NO.

Insuficiência cardíaca

A síndrome clínica de insuficiência cardíaca (IC) é prevalente na DRC. Calcula-se que 15% a 20% dos indivíduos com DRC desenvolvem IC em algum momento da evolução da doença. Pacientes com filtração glomerular < 60 mL/min têm três vezes mais chance de desenvolver IC. Em 105.308 pacientes do estudo ADHERE mais de 60% tinham doença renal, sugerindo uma relação bidirecional entre as duas condições.[10]

A doença renal origina alterações hemodinâmicas, metabólicas e hormonais, como ilustrado na Figura 1, que favorecem a disfunção miocárdica. Transplante renal se associa com melhora da função miocárdica, especialmente quando a IC é devida predominantemente a hipervolemia crônica e não a danos estruturais significativos no coração.

As causas da insuficiência cardíaca em pacientes renais são as mesmas da população geral. Existe uma associação significativa da IC com idade, hipertensão, hipertrofia ventricular, doença coronária, diabete, aterosclerose extracardíaca, sobrecarga de sódio, água e anemia. Pacientes com DRC desenvolvem um tipo particular de miocardiofibrose que os tornam particularmente vulneráveis ao desenvolvimento de disfunção diastólica e edema agudo de pulmão. Na nossa coorte 50 dentre 2.732 pacientes desenvolveram edema agudo de pulmão durante um seguimento médio de 3 anos, 32 faleceram como consequência direta do evento.

A base da prevenção e tratamento nestes pacientes é o controle da hipertensão, do volume extracelular e da anemia, mantendo a concentração da hemoglobina acima de 10 g/100 mL. Recomendações classe I compreende uso de IECA/BRA, betabloquedores e diuréticos (incluindo antagonistas da aldosterona). As diretrizes atuais indicam a realização de ecocardiograma a cada três anos, independentemente dos sintomas.

Arritmias cardíacas

Indivíduos com DRC, em qualquer estágio, apresentam maior prevalência de arritmias cardíacas cuja frequência aumenta em proporção com a gravidade da doença renal. As arritmias cardíacas são preditoras de eventos adversos (tromboembolismo e morte súbita) e se associam com maior mortalidade.

Fibrilação atrial (FA) é observada em aproximadamente 15% dos pacientes renais ainda não em diálise. A prevalência em indivíduos dialíticos é ainda mais elevada, próxima a 30%.[11] Estas taxas contrastam com as descritas na população geral, menores que 5%. FA é um marcador importante de risco mas não existe consenso quanto a indicação de anticoagulação, devido a combinação de falta de número adequado estudos prospectivos e ao elevado risco de sangramento em renais crônicos. Em geral, recomenda-se anticoagulação em pacientes com tromboembolismo prévio e risco menor de sangramento. O uso de aspirina (ou outro antiagregante plaquetário) é preferível nos casos nos quais a anticoagulação não é utilizada.

Outro ponto de consideração é quanto ao uso dos novos anticoagulantes (não dependentes de vitamina K). A experiência em renais crônicos com estes medicamentos ainda é limitada. A maioria destas drogas requer ajuste de dosagem em pacientes renais não sendo, na sua maioria, removíveis por diálise. Além disto, não existe um antídoto que funcione para todas.[12] Por estes motivos, seu uso ainda não é recomendado como rotina. Até que diretrizes definitivas estejam disponíveis é mais seguro utilizar a varfarina.

As arritmias ventriculares complexas são observadas em cerca de 30% dos pacientes com DRC e sua prevalência aumenta na razão inversa da taxa da filtração glomerular. As arritmias ventriculares são importantes porque são uma das causas da elevada prevalência de morte súbita em pacientes renais (30 a 50% de todas as mortes cardiovasculares). Nos pacientes em diálise as arritmias ventriculares ocorrem, com maior frequência, nos indivíduos com hipertrofia e disfunção ventricular.

Hipertensão arterial

Hipertensão é observada em praticamente todos os pacientes renais crônicos, pelo menos em algum momento da evolução, a prevalência variando entre 30% e 80% na dependência do estágio da DRC. Esta elevada taxa de hipertensão tem razões múltiplas como alterações dos sistemas renina-angiotensina-aldosterona e simpático, disfunção endotelial e rigidez e hipertrofia vascular, mas é sobretudo influenciada pela expansão do volume extracelular devido ao acúmulo de sódio e água. A prevalência da hipertensão arterial aumenta com a progressão da insuficiência renal, acelera o curso da doença e favorece arritmias graves e aterogênese. Controle estrito da pressão arterial em níveis de 120/80 mmHg possivelmente retarda a progressão da DRC e preserva também a função miocárdica. Níveis ainda mais baixos foram sugeridos recentemente pelo KDIGO,[14] mas esta diretriz baseia-se em dados de um único trabalho (SPRINT Trial)[15] e ainda carece de confirmação. Assim, a ótima meta de pressão arterial a ser implementada ainda não foi determinada.

Pacientes com DRC, sobretudo aqueles em diálise, apresentam flutuações da pressão arterial muito mais acentuadas em comparação com indivíduos da população geral, o que torna a avaliação do tratamento e mesmo o diagnóstico da HAS problemáticos. A monitorização ambulatorial da pressão arterial (MAPA) e a medição da pressão arterial em domicílio são métodos mais precisos de aferição do que a pressão medida em consultório e se correlacionam melhor com prognóstico. No entanto, não existem estudos prospectivos comparando o desempenho das pressões médicas no consultório, a MAPA e a pressão domiciliar em pacientes com DRC. Uma importante característica do comportamento da pressão arterial na DRC é a ausência ou atenuação da queda noturna (perda do ritmo circadiano), observada em cerca de 80% dos pacientes com DRC avançada. Em alguns pacientes a pressão arterial tende a ser mais elevada a noite que de dia. O mecanismo deste fenômeno não é conhecido, mas parece estar relacionado com acúmulo de sal e água. Outra possibilidade é que possa ser influenciada pela apneia obstrutiva do sono, presente em 70% dos nossos pacientes da coorte KiHeart.

Apesar das fortes evidências apontando para necessidade de controle estrito da hipertensão em renais crônicos, várias observações sugerem que esse objetivo não é atingido em boa parte dos pacientes. As razões desse fenômeno são várias e incluem a não observância da restrição dietética de sódio, resistência à ação de diuréticos e piora da FG causada pela queda excessiva pressão arterial pelo uso intempestivo de hipotensores.

Os inibidores do sistema renina-angiotensina, são indicados no tratamento da HAS em renais crônicos embora possam causar redução da FG e hipercalemia. As possíveis complicações com o uso dos inibidores do sistema renina-angiotensina, embora seja motivo para acompanhamento judicioso, não devem se constituir em empecilho para a utilização dessas drogas, uma vez que exercem efeito benéfico comprovado, reduzindo a progressão da doença renal e a taxa de eventos cardiovasculares. Drogas utilizadas no tratamento do diabetes (liraglutida e empagliflozina) mostraram potencial renoprotetor, retardando a progressão da doença renal em pacientes diabéticos hipertensos.[16] A utilidade destas drogas em não diabéticos com o objetivo de retardar a progressão da doença renal ainda não foi definida.

Doença aterosclerótica coronária

A prevalência da doença arterial coronária (DAC) varia em renais crônicos entre 20 e 60%, na dependência de idade, diabete e presença de doença aterosclerótica em outros territórios. A DAC exerce um impacto importante no prognóstico de pacientes renais uma vez que as síndromes coronárias são responsáveis por quase 50% dos eventos cardiovasculares graves nessa população.[17] A DAC se associa tanto com maior probabilidade eventos coronários como com eventos cardiovasculares combinados, sendo, de fato, um marcador de doença aterosclerótica sistêmica.

O diagnóstico da DAC em renais crônicos é um problema complexo por vários motivos. Dor torácica, embora observada em até 30% dos casos é igualmente frequente em pacientes com e sem lesões coronárias críticas enquanto isquemia silenciosa é comum. Por causa de suas limitações físicas, muitos pacientes renais crônicos não conseguem realizar o teste ergométrico. Outros testes não invasivos usados para detecção de DAC, como cintilografia miocárdica e ecocardiograma com dobutamina-atropina, apresentam baixa sensibilidade e especificidade, aquém das observadas na população geral.[18] Pelo menos em pacientes em hemodiálise com múltiplos fatores de risco cardiovascular, a cinecoronariografia parece ser o melhor método diagnóstico de DAC e de predição de eventos cardiovasculares.[19] A cinecoronariografia e outros exames contrastados, como a tomografia coronária, no entanto, não podem ser empregados livremente em indivíduos com DRC com algum grau de função renal em razão do risco de deterioração, por vezes irreversível, da filtração glomerular.

A apresentação atípica da DAC em pacientes renais sugere a necessidade do rastreamento da doença independentemente de sintomas. No entanto, apesar da elevada prevalência e do seu indiscutível impacto no prognóstico existem dúvidas quanto à relevância clínica do rastreamento da DAC em pacientes renais assintomáticos. A maioria dos algoritmos indica a realização de testes não invasivos em pacientes de alto risco clínico e em diabéticos seguido pela cienecoronariografia naqueles com teste positivo para isquemia e intervenção coronária, se indicada. Por outro lado, o mais recente *Ischemia-CKD Trial*[20] concluiu que em pacientes com doença coronária estável e DRC estágios 4 ou 5, portadores de isquemia documentada moderada ou grave, uma estratégia invasiva (que incluiu cinecoronariografia e intervenção coronária em casos selecionados) não reduziu o risco de morte ou de infarto do miocárdio, quando comparado a estratégia conservadora.

Utilizamos como critérios para indicação da cinecoronariografia em pacientes assintomáticos, em tratamento por diálise, evidência clínica de doença aterosclerótica em qualquer território, diabete e idade superior a 49 anos. Pacientes em diálise sem essas características e aqueles pacientes ainda em fase pré-dialítica são submetidos a testes não invasivos periódicos. A Figura 4 mostra a sobrevida livre de eventos cardiovasculares combinados (angina instável, IAM, morte súbita, AVC, síndrome vascular periférica aguda, insuficiência cardíaca) em 1125 pacientes em tratamento por hemodiálise da coorte KiHeart submetidos a angiografia coronária protocolar. Pacientes com angiografia coronária normal ou com lesões não significativa tiveram sobrevida livre de eventos significativamente melhor que os indivíduos com estenose ≥ 70% (75,1% *versus* 66,6%, log-rank = 0,0001) durante um período de observação maior que 10 anos. Desta forma, a investigação invasiva coronária permite identificar pacientes com maior risco de eventos futuros, pelo menos naqueles já em tratamento por diálise. A dúvida é se intervenção melhora o prognóstico.

Não existem estudos aleatorizados recentes, utilizando a medicação considerada adequada pelas diretrizes atuais, comparando os resultados do tratamento clínico *versus* revascularização miocárdica (cirúrgica ou por angioplastia) em renais crônicos. Na nossa coorte avaliamos, retrospectivamente, a sobrevida de pacientes tratados por intervenção (cirúrgica ou percutânea) ou clinicamente (aspirina, estatina, betabloqueador e inibidores do sistema renina-angiotensina). Observamos que os dois tratamentos tiveram impacto semelhante na sobrevida. Estes resultados não implicam necessariamente a ineficácia da intervenção, uma vez que os pacientes selecionados para intervenção tinham doença coronária mais importante.

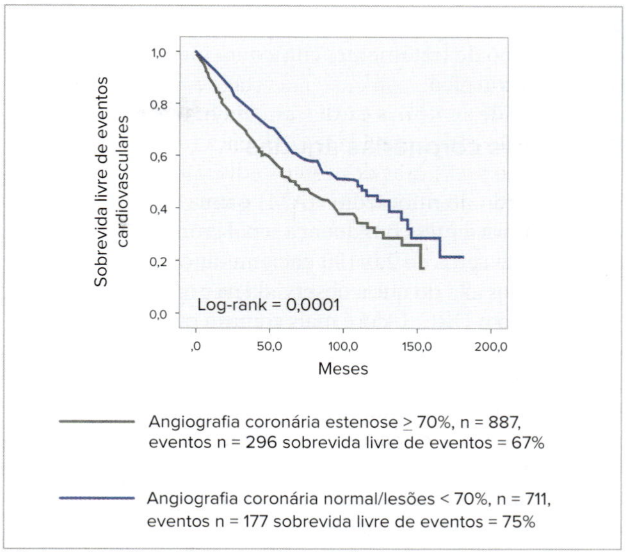

FIGURA 4

Incidência de eventos cardiovasculares combinados em pacientes com doença renal crônica em tratamento por hemodiálise com e sem doença coronariana aterosclerótica significativa.

Dados da coorte KiHeart.

Uma vez que a intervenção é indicada, qual o melhor tipo de tratamento? Em um estudo retrospectivo, compreendendo cerca de dezessete mil indivíduos tratados por diálise crônica, Herzog et al.[21] observaram que a revascularização cirúrgica se associou com menor mortalidade a longo prazo, em comparação com angioplastia (com ou sem *stent*). Esse trabalho não incluiu indivíduos tratados clinicamente. Outros estudos também corroboraram melhores resultados com a revascularização cirúrgica sobre a angioplastia com ou sem *stent* (farmacológico ou metálico), como resumidos nas atuais diretrizes.[22]

Resumindo: o rastreamento da DAC em pacientes assintomáticos permite identificar os casos de maior risco de eventos futuros. A indicação de intervenção deve ser feita de acordo com as diretrizes correntes para a população geral. No caso de se optar por intervenção a cirurgia parece oferecer melhores resultados a longo prazo comparada à ATC, mas a mortalidade associada ao procedimento cirúrgico é mais elevada. A nossa orientação é reservar cirurgia para os casos de anatomia mais grave, optando pela ATC quando as duas condutas são igualmente aceitáveis pelas diretrizes atuais. O fato do paciente ser candidato a transplante não deve ser levado em consideração quando se trata de definir o tipo de tratamento, clínico ou intervenção, percutâneo ou cirúrgico.

Síndromes coronárias agudas

Infarto agudo do miocárdio (IAM) é uma complicação frequente em pacientes com doença renal crônica. A incidência de IAM é de cerca de 2,0/100 paciente-anos, sendo cerca de 10 vezes mais alta do que a observada na população geral. Em pacientes com DRC, IAM é mais comum que angina como a manifestação inicial da DAC. Pacientes com IAM exibem poucos sintomas e 2/3 não apresentam elevação do segmento ST no eletrocardiograma. Em um trabalho anterior, utilizando a ressonância magnética, realizado antes da descrição da fibrose nefrogênica sistêmica, detectamos uma elevada incidência de IAM em pacientes em diálise que não tinha sido diagnosticado anteriormente.[23]

A mortalidade associada ao IAM na DRC é também substancialmente elevada sendo superior a 50%. Em um estudo retrospectivo de registro incluindo mais de 30.000 pacientes a mortalidade cardíaca foi 41% no primeiro ano e 53% no segundo ano.[24] Outro estudo documentou uma mortalidade intra-hospitalar da ordem de 30%. É possível, embora não provado, que boa parte das mortes súbitas, prevalentes nestes pacientes, seja devida a IAM.

O melhor tipo de tratamento para IAM na doença renal crônica não foi ainda estabelecido, mas existem evidências que intervenção invasiva precoce pode ser benéfica, como já foi amplamente demonstrado na população geral. É, no entanto, um fato bem documentado que pacientes com doença renal crônica têm menos chances de serem tratados invasivamente na fase aguda, por razões que ainda não são claras. Dados da nossa coorte confirmam esta impressão uma vez que apenas 15% dos casos foram submetidos a intervenção coronária precoce. Isto possivelmente tem contribuído para a mortalidade persistentemente elevada neste grupo.

Morte súbita

De todas as complicações cardiovasculares importantes da DRC a morte súbita (MS) é a menos compreendida. Isto é em parte explicado pela ausência de uniformidade na definição, ao fato de ser a primeira manifestação de DCV em muitos casos e pela falta de dados de necrópsia. MS é responsável por 25% de todas as mortes e por 50% das mortes atribuídas a causas cardiovasculares em pacientes com doença renal avançada, proporções que são quase idênticas às observadas na população geral. No entanto, como a mortalidade cardiovascular é muito mais elevada em pacientes renais, MS assume nesta população uma importância maior. De fato, enquanto na população geral a incidência da MS é de 1 morte por 1000 paciente/anos, em indivíduos tratados por diálise a incidência é de cerca de 50 mortes por 1.000 paciente/anos.[25]

MS é habitualmente definida como morte de causa cardiovascular ocorrendo dentro de uma hora após o início dos sintomas. Embora acidente vascular cerebral, embolia pulmonar e dissecção de aorta, entre outras, possam causar MS acredita-se que o evento desencadeante costuma ser uma síndrome coronária aguda ou arritmia cardíaca. Nestes casos alterações estruturais no coração, como DAC e hipertrofia ventricular estão quase sempre presentes. Pacientes com doença renal significativa, no entanto, podem morrer subitamente na ausência de alterações cardíacas de monta devido a alterações eletrolíticas, com hiper e hipocalemia ou decorrente de alterações hemodinâmicas abruptas durante a diálise. Além disso, evidências indiretas sugerem que, em renais, arritmias cardíacas em vez de síndromes coronárias, são mais importantes ao contrário do que acontece na população geral onde infarto agudo do miocárdio está envolvido em cerca de 70% dos casos de MS.

Na coorte KiHeart observamos 177 MS em 2.540 pacientes com uma incidência de 34 mortes por 1.000 paciente/ano. As alterações associadas com MS foram idade, sexo masculino, diabete, hipertensão arterial, hipertrofia ventricular esquerda, disfunção sistólica, cintilografia miocárdica alterada e estenose de pelo menos 70% em artérias epicárdicas. Estes achados confirmam o conceito da importância das alterações estruturais cardíacas na gênese da MS, nas não ajudam a identificar os casos em risco iminente de morte porque estão presentes na maioria dos pacientes em diálise. Em outro estudo,[26] avaliamos a importância das alterações do ritmo em 100 pacientes de alto risco tratados por hemodiálise usando o aparelho de monitorização de eventos com memória circular (*looper*) externo que permite a detecção automática de arritmias por períodos prolongados de tempo. Sete MS ocorreram, três precedidas por bradiarritmia, uma por fibrilação ventricular e uma por infarto agudo do miocárdio. Em dois casos o evento precedendo a MS não foi identificado.

Prevenção de MS em pacientes renais inclui o controle da hipertensão arterial, da hipertrofia e disfunção ventricular, da DAC e das alterações do ritmo. Redução da flutuação da concentração sérica de eletrólitos e da pressão arterial durante as sessões de diálise são importantes, particularmente nos indivíduos mais vulneráveis. O uso de desfibriladores implantáveis não foi amplamente avaliado nessa população, mas pode ser considerado em casos selecionados.

Dislipidemia

Dislipidemia é quase universal na doença renal crônica, mas o tipo e a gravidade variam com o grau da insuficiência renal e com a ocorrência de doenças associadas, sobretudo aterosclerose e diabete. O metabolismo das lipoproteínas na uremia é caracterizado por hipertrigliceridemia, elevação da ApoB, VLDL, IDL e quilomícrons, níveis variáveis de LDL e redução da HDL. Lp(a) é também frequentemente aumentada. Muitas destas partículas têm potencial aterogênico que é acentuado por outras alterações que ocorrem na uremia, como disfunção endotelial, inflamação e aumento do estresse oxidativo. A disfunção endotelial é a primeira etapa do processo fisiopatológico que conduz a aterosclerose e coexiste com ativação do estresse oxidativo desde as fases iniciais da insuficiência renal. A uremia crônica é considerada um estado inflamatório, com ativação da reposta de fase aguda e a inflamação participa da etiopatogemia da aterosclerose. Concentrações séricas elevadas de interleucina-6 e de proteína C-reativa são preditores de mortalidade cardiovascular em pacientes renais. Estas e outras alterações tornam os renais crônicos mais vulneráveis aos efeitos negativos da dislipidemia.

Apesar de todas essas evidências, o exato papel da dislipidemia sobre o risco cardíaco de pacientes renais ainda não foi esclarecido, em razão da falta de estudos prospectivos com grande número de indivíduos. Estudos epidemiológicos demonstraram que níveis elevados de colesterol e triglicérides têm impacto desfavorável menor no prognóstico de indivíduos em diálise. Isto em parte é explicado pela concomitância de outros fatores de risco com muito maior impacto, como diabete e DCV que "diluem" o efeito negativo da dislipidemia.

Também não existem evidências definitivas sobre os efeitos do controle da dislipidemia sobre a incidência de complicações cardiovasculares nessa população. O uso de estatinas na prevenção primária em renais crônicos é uma área controvertida em nefrologia. Em pacientes com DRC ainda sem indicação de terapêutica substitutiva renal, as diretrizes da ACC/AHA e da KDIGO[27] recomendam o uso de estatinas em todos os adultos com mais de 50 anos sem levar em conta os níveis dos lípides, baseados nos resultados do estudo da coorte de Alberta, no Canadá. O estudo 4D,[28] realizado em diabéticos tratados por hemodiálise, não detectou redução na incidência de eventos cardiovasculares combinados nesta população apesar da redução acentuada dos níveis de colesterol total e de LDL. O estudo Aurora[29] que incluiu pacientes em hemodiálise, diabéticos e não diabéticos, também não documentou benefícios com o uso da rosuvastatina. Ao contrário, o estudo SHARP,[30] em pacientes dialíticos e não dialíticos, mostrou efeito favorável da combinação sinvastatina/ezetimibe na redução da incidência de eventos combinados. A KDIGO Organization não recomenda o uso rotineiro de estatinas para pacientes em diálise assintomáticos e sem outras evidências de DAC, mas não indica suspensão destes medicamentos em pacientes que já estejam recebendo estas drogas isoladas ou associadas à ezetimibe. As diretrizes da ACC/AHA deixam indefinida a indicação de estatinas em pacientes com DRC estágio 5 ou dialíticos. As estatinas também têm sido empregadas na tentativa de retardar a progressão da DRC. É preciso enfatizar que não existem controvérsias quanto ao uso de estatinas na prevenção secundária de eventos em renais crônicos. Nestes casos, recomenda-se seguir as diretrizes aplicáveis à população geral.

RESUMO

- Rim e coração atuam de forma complementar e sinérgica na manutenção de vários parâmetros da homeostase. Alteração em qualquer um dos órgãos leva a ajustes fisiopatológicos do outro, com profundas implicações para o funcionamento do organismo como um todo. Doença renal é usualmente definida pela redução da filtração glomerular (FG) e pela presença de proteinúria. O cálculo da filtração glomerular deve fazer parte da avaliação laboratorial de rotina e é obrigatória em pacientes com doença cardiovascular, juntamente com a determinação da proteinúria.
- Não existe nenhuma condição, nem mesmo diabete, que se associe com um risco cardiovascular tão elevado quanto aquele conferido pela doença renal crônica. Pacientes com DRC devem ser rotineiramente investigados quanto a presença da doença cardiovascular e vice-versa uma vez que as duas condições frequentemente coincidem. Indivíduos com filtração glomerular < 60 mL/min devem ser considerados como de alto risco e tratados como tal. O tratamento inclui controle de peso, do tabagismo, da glicemia, da dislipidemia, do sedentarismo e da pressão arterial e o uso de medicamentos de comprovado efeito cardioprotetor na população geral.
- Estudos prospectivos aleatorizados especificamente concebidos para esta população de risco muito elevado precisam ser urgentemente realizados. As áreas mais importantes que necessitam de definição compreendem o uso de estatina na prevenção primária de eventos, a relevância da investigação e tratamento da DAC em pacientes assintomáticos, a melhor estratégia de tratamento das síndromes coronárias agudas, as metas de pressão arterial e prevenção da morte súbita.

Referências bibliográficas

1. KDIGO 2012 Clinical practice guideline for the evaluation and management of chronic kidney disease. Kidney Int Suppl. 2012;3:5-14.
2. Levey AS, Coresh J, Balk E, et al. National Kidney Foundation. National Kidney Foundation practice guidelines for chronic kidney disease: evaluation, classification, and stratification. Ann Intern Med. 2003;139:137-47.
3. Hinson JS, Ehmann MR, Fine DM, Fishman EK, Toerper MF, Rothman RE, et al. Risk of acute kidney injury after intravenous contrast media administration. Ann Emerg Med. 2017;69:577-86.
4. Zhang, B, Liang L, Chen W, Liang C, Zhang S. An updated study to determine association between gadolinium-based contrast agents and nephrogenic systemic fibrosis. PLOS ONE. 2015.
5. Go AS, Chertow GM, Fan D, et al. Chronic kidney disease and the risks of death, cardiovascular events, and hospitalization. N Engl J Med. 2004;351:1296-305.
6. Kasiske BL, Cangro CB, Hariharan S, et al. The evaluation of renal transplant candidates: clinical practice guidelines. Am J Transplant. 2001;1(Suppl 2):3-95.
7. Major RW, Cheng MRI, Grant RA, Shantikumar S, Xu G, Oozeerally I, et al. Cardiovascular disease risk factors in chronic kidney disease: A systematic review and metaanalysis. PLOS ONE. 2018;13:e0192895.
8. Denker M, Boyle S, Anderson AH, et al for the Chronic Renal Insufficiency Cohort (CRIC) Study Investigators. Chronic Renal Insufficiency Cohort Study (CRIC): Overview and Summary of Selected Findings. Clin J Am Soc Nephrol. 2015;10:2073-83.
9. Wyatt CM and Drueke TB. Vascular calcification in chronic kidney disease: here to stay? Kidney Intern. 2017;92:276-78.
10. Abraham WT, Adams KF, Fonarow GC, ADHERE Scientific Advisory Committee and Investigators; ADHERE Study Group. In-hospital mortality in patients with acute decompensated heart failure requiring intravenous vasoactive medications: an analysis from the Acute Decompensated Heart Failure National Registry (ADHERE). J Am Coll Cardiol. 2005;46(1):57-64.

11. Kumar S, Lim E, Covic A, et al. Anticoagulation in concomitant chronic-kidney disease and atrial fibrillation. J Am Coll Cardiol. 2019;74:2204-15.
12. Shroff GR, Stoecker R, Hart A. Non-vitamin K-dependent oral anticoagulants for nonvalvular atrial fibrillation in patients with CKD: pragmatic considerations for the clinician. Am J Kidney Dis. 2018;72:717-27.
13. Perico N, Codreanu I, Schieppati A, Remuzzi G. The future of renoprotection. Kidney Intern. 2005;68(Suppl 97):S95-S101.
14. Cheung AK, Chang TI, Cushman WC et al. Executive summary of the KDIGO 2021 Clinical practice guideline for the management of blood pressure in chronic kidney disease. Kidney Inter. 2021;99:559-69.
15. SPRINT Research Group. A randomized trial of intensive versus standard blood-pressure control. N Engl J Med. 2015;373:2103-16.
16. Li S, Vandvik PO, Lytvyn L et al. SGLT-2 inhibitors or GLP-1 receptor agonists for adults with type 2 diabetes: a clinical practice guideline. BMJ. 2021;373:n1091.
17. Cai Q, Mukku VK, Ahmad M. Coronary artery disease in patients with chronic kidney disease: a clinical update. Current Cardiol Rev. 2013;9:331-9.
18. Wang LW, Masson P, Turner RM, Lord SW, Baines LA, Craig JC, et al. Prognostic value of cardiac tests in potential kidney transplant recipients: a systematic review. Transplantation. 2015;99:731-45.
19. De Lima JJG, Sabbaga E, Vieira MLC, et al. Coronary angiography is the best predictor of events in renal transplant candidates compared with noninvasive testing. Hypertension. 2003;42:263-8.
20. Bangalore S, Maron DJ, O'Brien SM, et al. Management of coronary disease in patients with advanced kidney disease. N Engl J Med. 2020;382:1608-18.
21. Herzog CA, Ma JZ, Collins AJ. Comparative survival of dialysis patients in the United States after coronary angioplasty, coronary artery stenting, and coronary artery bypass surgery and impact of diabetes. Circulation. 2002;106:2207-11.
22. Sarnak MJ, Amann K, Bangalore S, et al. Chronic kidney disease and coronary artery disease. JACC State-of-the-Art Review. J Am Coll Cardiol. 2019;74:1823-38
23. Andrade JM, Gowdak LHW, Giorgi MCP. Cardiac MRI for detection of. unrecognized myocardial infarction in patients with end-stage renal disease: comparison with ECG and scintigraphy. AJR. 2009;193:W25--W32.
24. Shroff GR, Li S, Herzog CA. Trends in mortality following acute myocardial infarction among dialysis patients in the United States over 15 years. J Am Heart Assoc. 2015;4:e002460.
25. Green D, Roberts PR, New DI, Kalra PA. Sudden cardiac death in hemodialysis patients: an in-depth review. Am J Kidney Dis. 2011;57:921-9.
26. Silva RT, Martinelli Filho M, de Lima Peixoto G, et al. Predictors of arrhythmic events detected by implantable loop recorders in renal transplant candidates. Arq Bras Cardiol. 2015;105:493-502.
27. Sarnak MJ, Bloom R, Muntner P, et al. KDOQI US Commentary on the 2013 KDIGO Clinical Practice Guideline for Lipid Management in CKD. Am J Kidney Dis. 2015;65:354-66.
28. Wanner C, Krane V, Marz W, et al. Atorvastatin in patients with type 2 diabetes mellitus undergoing hemodialysis. N Engl J Med. 2005;353:238-48.
29. Fellstrom BC, Jardine AG, Schmieder RE, et al., for the AURORA Study Group. Rosuvastatin and cardiovascular events in patients undergoing hemodialysis. N Engl J Med. 2009;360:1395-407.
30. Baigent C, Landray MJ, Reith C, Emberson J, Wheeler DC, Tomson C on behalf of the SHARP Investigators. The effects of lowering LDL cholesterol with simvastatin plus ezetimibe in patients with chronic kidney disease (Study of Heart and Renal Protection): a randomized placebo--controlled trial. Lancet. 2011;377:2181-92.

Capítulo 7

Repercussões cardiovasculares das doenças hematológicas

Alexandre de Matos Soeiro
Joyce Maria Annichino-Bizzacchi

PONTOS-CHAVE

- As anormalidades cardiovasculares são comuns na doença falciforme, incluindo a insuficiência cardíaca, o infarto agudo do miocárdio (IAM), as arritmias e os danos à microcirculação causados pelas crises vaso-oclusivas.
- A cardiomiopatia restritiva, as arritmias, a pericardite e a angina sem doença coronariana podem ser observadas na hemocromatose. O diagnóstico precoce tem relação direta com o prognóstico. O exame de eleição capaz de predizer com acurácia o acúmulo de ferro é a ressonância magnética T2* para a medida de ferro cardíaco. A flebotomia terapêutica é o tratamento chave para a redução do excesso de ferro.
- Apesar de todas as pesquisas, a evidência existente para indicação de reposição de ferro oral em pacientes com insuficiência cardíaca é insuficiente. Em contraste, a reposição de ferro intravenoso parece mais promissora.
- As manifestações cardíacas mais comuns na síndrome do anticorpo antifosfolípide (SAF) incluem a doença valvar cardíaca (DVC), a aterosclerose e o IAM e o desenvolvimento de trombo intracardíaco. Esses pacientes apresentam elevadas morbidade e mortalidade, e o risco trombótico nos procedimentos cirúrgicos ou intravasculares é muito alto, exigindo medidas cuidadosas.
- A policitemia vera e a trombocitemia essencial são as neoplasias mieloproliferativas com maior risco de complicações tromboembólicas, incluindo a oclusão coronariana, o IAM e múltiplos microtrombos miocárdicos, que são fatores prognósticos dessas doenças.

Introdução

Várias doenças hematológicas, bem como a estratégia terapêutica utilizada para tratá-las, podem afetar o coração. De modo similar, muitos agentes utilizados no tratamento de cardiopatias podem alterar o sistema hematológico. Assim, a integração entre o cardiologista e o hematologista é importante na condução de várias doenças. Neste capítulo, abordaremos a síndrome do anticorpo antifosfolípide (SAF), as doenças mieloproliferativas (trombocitemia essencial e policitemia vera), a doença falciforme, as hemocromatoses hereditária e adquirida e a anemia ferropriva. As repercussões cardiovasculares decorrentes do tratamento das doenças onco-hematológicas serão discutidas em capítulo específico sobre quimioterápicos.

Doença falciforme

A anemia de células falciformes é uma doença hereditária causada por uma mutação no gene da hemoglobina.[1] Essa hemoglobina mutante denomina-se hemoglobina S e confere aos glóbulos vermelhos a forma de foice, uma vez desoxigenados. Trata-se de uma doença complexa, caracterizada por anemia crônica e episódios recorrentes de dor, com uma ampla variação clínica. Podem ser observadas crises vaso-oclusivas, aplasia medular, sequestro esplênico, hemólise, anormalidades no crescimento, distúrbios ósseos e geniturinários, alterações hepáticas, obstruções vasculares, em especial do sistema nervoso central, úlceras nas pernas, infecções e afecção do sistema pulmonar.[2,3]

Durante as crises falciformes ocorre taquicardia, em decorrência da combinação entre febre e anemia. Há um aumento das câmaras direita e esquerda do coração. Os infartos pulmonares são comuns e levam a dispneia e dor torácica. A síndrome pulmonar aguda se caracteriza por uma combinação entre febre, dor torácica, aumento do número de glóbulos brancos e infiltrado pulmonar. Esses sintomas são mais leves nas crianças e se tornam mais intensos nos adultos.[4] Pode haver infartos ósseos no tórax, infecção e embolia pulmonar. A mortalidade é aumentada nesse grupo de pacientes. A combinação entre oclusões vasculares no pulmão pode aumentar a pressão pulmonar e, eventualmente, desencadear *cor pulmonale*.

Dessa forma, as anormalidades cardiovasculares são comuns na doença falciforme, incluindo a insuficiência cardíaca, o infarto agudo do miocárdio (IAM), os acidentes vasculares cerebrais, as arritmias e os danos à microcirculação causados pelas crises vaso-oclusivas. Além disso, observam-se prolongamento do intervalo QT e disfunção autonômica, levando a alterações da despolarização ventricular e predispondo a instabilidade elétrica e maior risco de arritmias. Múltiplos focos de fibrose foram demonstrados nos nós sinusal e atrioventricular em autópsias de pacientes com anemia falciforme.[5] Alguns autores mostraram a presença de múltiplos focos de fibrose por todo o miocárdio pela ressonância magnética cardíaca e até mesmo hipertrabeculação do ventrículo.[6]

Em 2002, estudo publicado com 19 pacientes com doença falciforme que apresentaram IAM mostrou características próprias dessa doença. O eletrocardiograma geralmente não foi diagnóstico. Além disso, o aumento de enzimas de músculos esqueléticos geralmente confunde o diagnóstico. O mecanismo de ocorrência do IAM é incerto, uma vez que, na maioria das vezes, o cateterismo cardíaco não apresentava lesões ateroscleróticas, associando-se provavelmente hipóxia, *cor pulmonale*, anemia, sepse, acidose e disfunção renal.[7] Além disso, a característica da dor tende a ser mais contínua e, considerando o mecanismo fisiopatológico (oclusão de microcirculação), provavelmente não responsiva à nitroglicerina.[8]

Em relação à insuficiência cardíaca, o mecanismo provavelmente envolvido seja o estado hiperdinâmico gerado pela anemia, com aumento da função de ventrículo esquerdo e redução da resistência periférica. Raramente ocorre dilatação ventricular. Não há consenso sobre o mecanismo definitivo. No entanto, as alterações crônicas de enchimento vascular causadas pela anemia podem ser as responsáveis, assim como distúrbios da contratilidade miocárdica inerentes à doença.[9]

Hemocromatose

A hemocromatose é definida como uma doença decorrente do depósito de ferro em diversos tecidos. Essa condição é de herança autossômica recessiva com penetrância incompleta, exceto no subtipo 4, decorrente de mutações em vários genes, sendo mais comum o gene HFE.[10] A hemocromatose também pode ser adquirida, secundária a anemias hemolíticas crônicas, doença hepática crônica, transfusões frequentes de sangue e, raramente, pelo excesso de ingestão de ferro. Em geral, as manifestações clínicas surgem após a segunda ou terceira década de vida, mas a expressão fenotípica é ampla, dependendo do tipo de mutação gênica, da taxa e magnitude da sobrecarga de ferro, podendo ocasionar o aparecimento precoce de manifestações clínicas.[11] O ferro acumula-se como ferritina e hemossiderina na maioria das células do corpo, atingindo principalmente o fígado, coração, pâncreas, tireoide, hipotálamo, gônadas e articulações.

A lesão cardíaca inicia-se pela deposição gradual de ferro nos miócitos cardíacos, que penetra nessas células através de canais de cálcio e acumula-se como ferritina. Uma vez que a capacidade de armazenamento de ferritina se esgota, o ferro é liberado no meio intracelular na forma de hemossiderina e ferro livre. Este gera radicais livres que causam alterações na permeabilidade da membrana celular, além de ativar diversas enzimas hidrolíticas que levam à morte das células.[11] Por causa desse ferro depositado, várias funções biológicas celulares ficam afetadas, resultando em menor poder de contração da células cardíacas.

Inicialmente observam-se sinais de restrição ao enchimento ventricular, com alterações diastólicas e aumento das pressões de enchimento. Classicamente, ocorrem dilatação ventricular e queda de fração de ejeção com o decorrer da doença. Insuficiência cardíaca direita também costuma ser observada ainda na fase inicial da doença. Para agravar ainda mais essas manifestações, depósitos pericárdicos podem acontecer com constrição ou tamponamento. O sistema de condução também é afetado, e o depósito de ferro nos nós atrioventricular e sinusal pode levar a bloqueios. Além disso, o ferro é pró-arrítmico e pode predispor a taquiarritmias atriais e ventriculares.[11] Além da cardiomiopatia restritiva, que é a anormalidade cardíaca mais relacionada brecarga de ferro, ocorrem também a pericardite e a angina sem doença coronariana.

A insuficiência cardíaca atualmente é responsável por um terço das mortes em pacientes com hemocromatose, com sobrevida menor que um ano, caso o paciente não seja tratado adequadamente. A manifestação clínica é variada. No entanto, uma vez sintomático, a deterioração pode ser rápida e muitas vezes sem resposta ao tratamento instaurado. As arritmias cardíacas são comuns, inclusive em indivíduos jovens.

O diagnóstico precoce do acometimento cardíaco tem grande importância prognóstica para que o tratamento seja logo instituído. Mesmo com eletrocardiograma e ecocardiograma normal, o exame de eleição capaz de predizer com acurácia o acúmulo de ferro é a ressonância magnética T2* para a medida de ferro cardíaco.[11] Pacientes sob risco de cardiomiopatia por hemocromatose devem realizer ecocardiograma a cada 1 a 2 anos para detecção de disfunção diastólica ventricular, e aqueles com excesso de ferro cardíaco em exame de imagem devem ser avaliados mais amiúde.

A flebotomia terapêutica é o tratamento chave para a redução do excesso de ferro no organismo, e sua manutenção e frequência são determinados pelo nível de ferritina sérica, com alvo entre 50 e 100 μg/L.[1] O monitoramento do hematócrito, ferro sérico e ferritina devem ser realizados semestralmente após a correção com o tratamento.

Pacientes com doença cardíaca grave e anemia podem ter limitação de realização de flebotomia e a terapia quelante com desferrioxamine e deferasirox pode ser uma opção.

Orientações dietéticas incluem evitar ou reduzir alimentos ricos em vitamina C, consumo de álcool, café, chá, e carne vermelha.

Os sintomas de insuficiência cardíaca devem ser tratados como de rotina, com diuréticos, β-bloqueadores, inibidores da enzima conversora de angiotensina e antagonistas de aldosterona. O transplante cardíaco pode ser considerado em casos refratários.[12]

Talassemia

As talassemias são anemias hereditárias que ocorrem em razão de mutações nos genes que codificam as globinas α e β, afetando a síntese da hemoglobina. Dos dois tipos de talassemia (alfa e beta), a segunda é a mais comum. Alterações nesses genes determinarão o tipo e o grau da doença, que vão desde quadros clínicos graves até formas mais leves. Nos casos graves ocorre hepatoesplenomegalia com anemia intensa, que requer múltiplas transfusões.[13]

Com a multiplicidade de transfusões, haverá uma oferta excessiva de ferro e, pela capacidade muito limitada de excretar o ferro, a hemocromatose secundária poderá se desenvolver. A maioria das células acaba produzindo a ferritina e seu produto de degradação parcial, a hemossiderina.[14] Nos talassêmicos, as alterações cardíacas mais comuns são arritmias, pericardite e insuficiência cardíaca congestiva. Na realidade, o prognóstico de pacientes com talassemia grave é determinado em grande parte pela cardiopatia.

Até 1960, antes da introdução da terapia quelante, a maioria dos pacientes apresentava insuficiência cardíaca precocemente. Após a introdução dos quelantes de ferro, a manifestação cardíaca passou a ocorrer mais tardiamente, e a mortalidade foi consideravelmente postergada. Contudo, a mortalidade pelo excesso de ferro cardíaco ainda é a principal causa de morte nos pacientes com talassemia maior. Atualmente, a prevalência de insuficiência cardíaca em pacientes nascidos após 1970 na faixa etária de 35 anos é de 7%. Além disso, o prognóstico da insuficiência cardíaca passou de uma sobrevida média de 3 meses para 5 anos nas últimas quatro décadas.[15,16] Estudo de coorte recente com 1.711 pacientes com talassemia acompanhados por 30 anos mostrou que a incidência de insuficiência cardíaca e arritmias aumenta consideravelmente após 2 décadas, e ocorre principalmente em homens.[16]

Como citado anteriormente, a ressonância magnética T2* é o método diagnóstico de eleição para avaliação do acúmulo de ferro cardíaco. A dosagem de ferritina sérica pode ter um papel informativo global, mas não tem uma correlação com o grau de depósito cardíaco, assim como a medida do depósito de ferro hepático.[15]

Anemia ferropriva

A anemia é definida como uma diminuição da concentração de hemoglobina no sangue. Pelos conhecimentos fisiológicos clássicos, sabe-se que a potência cardíaca é proporcional ao consumo de oxigênio e à diferença da oxigenação arteriovenosa.[17] No entanto, hoje existem evidências de que, na ausência de doença cardíaca primária, a anemia *per se* raramente produz insuficiência cardíaca congestiva. Na presença de uma anemia grave, pode haver disfunção ventricular esquerda e congestão circulatória, que são mais evidentes nos casos em que já exista lesão cardíaca.

Quando se investiga uma anemia, deve-se ter em mente que ela depende de alguma deficiência na produção ou diferenciação dos eritrócitos, na perda sanguínea, na destruição celular ou na invasão da medula óssea por células anormais.

A causa mais frequente de anemia é a deficiência de ferro, que, na prática, geralmente está associada ao sangramento crônico decorrente de alterações do ciclo menstrual ou pelo trato gastrointestinal. Também devem ser consideradas as parasitoses intestinais, a desnutrição, e a gestação e a amamentação. A conduta correta é, além de corrigir deficiência desse elemento, investigar a causa dessa perda.

Com relação à anemia resultante da deficiência de ferro, deve-se ter em conta que ela impede a síntese de importantes enzimas, como os citocromos. Os miócitos cardíacos também são dependentes dessas enzimas. Portanto, o metabolismo cardíaco é afetado nas anemias graves por deficiência de ferro.[18]

Estima-se que a prevalência de anemia ferropriva em pacientes com insuficiência cardíaca seja de 10 a 49%. Apesar de todos os avanços no tratamento da insuficiência cardíaca, achados como a anemia ainda permanecem obscuros. A fisiopatologia pode estar vinculada à doença crônica, componente dilucional, insuficiência renal e síndrome de má absorção.[19,20] Anemia e deficiência de ferro estão associadas com a ocorrência de eventos nesse grupo de pacientes, embora a fisiopatologia desse achado ainda não esteja inteiramente estabelecida. No contexto da insuficiência cardíaca, anemia e deficiência de ferro podem existir independentemente e estarem associadas a um estado inflamatório sistêmico. No entanto, ainda não está claro se a anemia serve como marcador de gravidade da doença ou representa um novo alvo terapêutico.[21-23]

Apesar de todas as pesquisas, a evidência existente para indicação de reposição de ferro oral em pacientes com insuficiência cardíaca é insuficiente. Em contraste, a reposição de ferro intravenoso parece mais promissora. O maior estudo realizado com a administração de ferro intravenoso em pacientes com insuficiência cardíaca foi o FAIR-HF Trial. Este trabalho incluiu 459 pacientes com classes funcionais II e III e hemoglobina sérica entre 9,5 e 13,6 g/dL. No final de 24 semanas de terapia, 47% dos pacientes que receberam ferro intravenoso relataram melhora da classe funcional *versus* 30% que não receberam suplementação de ferro. No entanto, as taxas de mortalidade e hospitalização foram similares entre os grupos.[21,22]

No Brasil, há uma recomendação de reposição de ferro intravenoso de carboximaltose férrica em pacientes com insuficiência cardíaca e fração de ejeção reduzida e deficiência de ferro (nível ferritina sérica menor que 100 ng/mL ou entre 100-299 ng/mL com saturação de transferrina menor que 20%), mesmo na ausência de anemia para aumentar capacidade para o exercício, qualidade de vida e reduzir a hospitalização ou após a estabilização clínica para reduzir readmissão hospitalar.[19,20,22]

A administração de eritropoetina nessa população também é incerta, sem mostrar benefício clínico claro e aumentando o risco de eventos tromboembólicos.[23] Em alguns casos em que há concomitância de insuficiência renal, o uso da eritropoetina pode ser muito útil no alívio de sintomas de dispneia e adinamia.[24]

Em casos de anemia aguda decorrente de sangramento grave em pacientes com insuficiência cardíaca, a transfusão sanguínea deve ser considerada, principalmente se houver instabilidade hemodinâmica e/ou hemoglobina < 7,0 g/dL.[19,21,25]

Síndrome do anticorpo antifosfolípide

A síndrome do anticorpo antifosfolípide (SAF) é uma doença autoimune sistêmica definida por critérios clínicos e laboratoriais (Tabela 1). Alterações neurológicas, cardíacas, der-

TABELA 1 Critérios para diagnóstico de síndrome do anticorpo antifosfolípide

Critérios clínicos
Trombose venosa
Trombose arterial
Três ou mais abortos consecutivos
Óbito fetal
Pré-eclâmpsia grave ≤ 34 semanas de gestação
Critérios laboratoriais (positivos em 2 avaliações com intervalo de 12 semanas)
Anticoagulante lúpico
Anticardiolipina IgM ou IgG, anti-β2-GPI

TABELA 2 Alterações anatômicas da doença valvar cardíaca na síndrome do anticorpo antifosfolípide

Espessamento valvar > 3 mm dos folhetos proximal e medial
Espessamento localizado envolvendo a porção proximal ou medial dos folhetos
Nódulos irregulares na face atrial da valva mitral ou na face vascular da valva aórtica

matológicas e plaquetopenia podem ser observadas, mas não são consideradas critérios para o diagnóstico de SAF.[26]

A SAF é a trombofilia adquirida mais comum, com uma prevalência de 2% na população geral, e está associada a elevada morbimortalidade. Pode ser classificada como primária, quando ocorre na ausência de qualquer doença ou fator etiológico, e secundária, quando associada a outras doenças, como as reumatológicas, infecciosas e tireoidianas, entre outras.[26,27]

A patogenia da SAF decorre da presença e ligação dos anticorpos contra a beta2-glicoproteína I (β_2GPI), ocasionando aumento na expressão de moléculas protrombóticas. Como anticorpos antifosfolipídios (aAF) são detectados em indivíduos assintomáticos, acredita-se que há uma susceptibilidade individual, e que as células endoteliais tem um papel central nesse processo.[28] O mecanismo de lesão cardíaca promovido pelos aAF não é totalmente esclarecido, mas está relacionado à trombose e danos imunomediados.[29]

As manifestações cardíacas mais comuns na SAF incluem a doença valvar cardíaca (DVC), o IAM, o desenvolvimento de trombo intracardíaco e a microtrombose miocárdica. As duas primeiras são as mais frequentes.[30]

A DVC é definida pela presença de regurgitação ou estenose, relacionadas a alterações anatômicas (Tabela 2), conhecida como endocardite de Libman-Sacks ou endocardite trombótica não bacteriana, que pode evoluir com endocardite infecciosa. Vegetações são observadas em até 40% dos pacientes,[31] sendo irregulares e predominantemente trombóticas. A localização mais comum é a superfície atrial da valva mitral, seguida de ambas as faces da valva aórtica. Apesar da descrição do acometimento das valvas tricúspide e pulmonar, essas alterações não estão incluídas nos critérios de DVC associada ao SAF. A insuficiência resultante do espessamento e fibrose, da deformidade e de vegetações valvares é o mais comum, e a estenose raramente é observada.[32]

A DVC pode ter uma expressão clínica bastante variável, com a maioria dos pacientes totalmente assintomáticos, e outros necessitando de cirurgia ou apresentando complicações embólicas frequentes. As disfunções valvares graves são observadas em 3 a 5% dos pacientes.[31,32]

Estudos prospectivos sobre avaliação ecocardiográfica de DVC em pacientes com SAF revelam progressão da lesão e associação com altos títulos de anticardiolipina IgG.[33]

A ampla variação na prevalência da DVC na SAF primária, de 10% a 60%, pode ser explicada tanto pela variação nos exames laboratoriais diagnósticos da SAF como pelo ecocardiograma, se transtorácico ou transesofágico, se bi ou tridimensional.[34-36]

Uma revisão sistemática que incluiu 23 estudos sobre imagens ecocardiográficas obtidas de pacientes com LES demonstrou que, na presença de aAF, há um risco três vezes maior de DVC. A valvulopatia foi diagnosticada em 31% dos pacientes, e a tripla positividade teve influência sobre esse risco. Uma limitação dessa revisão é que a maioria dos estudos não incluiu a detecção do anticorpo anti-β_2-GPI.[37]

A DVC é mais comum em pacientes com SAF e eventos vasculares, em comparação com pacientes com morbidades gestacionais. Pelo fato de a DVC ser um fator de risco para o acidente vascular cerebral isquêmico (AVCi), a ocorrência de ambos é observada em 77,4% dos pacientes com SAF.[35,38]

A patogênese da DVC está relacionada a ocorrência de microlesões em áreas hemodinamicamente vulneráveis, como as valvas cardíacas. Epítopos para os aAF estão presentes nas células endoteliais valvares. Os complexos formados depositam-se na camada subendotelial, levando a uma infiltração inflamatória e ativação da coagulação local. Esses processos promovem o espessamento e, posteriormente, a deformação valvar.[39-40]

A análise histopatológica das lesões da DVC demonstrou depósito de fibrina superficial ou intravalvular, e sua subsequente organização com proliferação vascular, infiltração fibroblástica, fibrose e calcificação. A inflamação não é um achado proeminente.[31]

Para diagnóstico e avaliação cuidadosa das alterações valvares, o ecocardiograma transesofágico é o exame mais sensível, mas de menor especificidade. A imagem em 3D tem sido utilizada e permite um diagnóstico precoce e mais acurado.

Os diagnósticos diferenciais mais importantes do acometimento valvar são a doença reumática e a endocardite infecciosa, e o ecocardiograma tem um papel fundamental nessa diferenciação. Na endocardite infecciosa, a lesão tecidual pode ocasionar ruptura da cordoalha e insuficiência cardíaca. Já na doença reumática, as alterações comumente levam à estenose valvar.[41]

A aterosclerose precoce é mais comum nos pacientes com SAF, em comparação à população geral.[42] aAF mediam a internalização dos complexos LDL oxidada-β_2GPI pelos macrófagos e formação das células espumosas, que está associado à aterogênese mediada por mecanismos autoimunes.[43]

A proliferação endotelial e hiperplasia intimal com oclusão fibrosa mediada pela ativação da via do fosfatidilinositol 3-AKT e mTORC também podem estar presentes na fisiopatologia da vasculopatia observada na SAF.[44]

Na maioria dos casos, essas alterações são subclínicas, mas devem ser consideradas na avaliação mesmo em pacientes jovens.

Os aAF estão associados a um risco aumentado de IAM, e um estudo prospectivo multicêntrico que incluiu mil pacientes demonstrou que, em 2,8% deles, essa foi a primeira manifestação da doença, com uma prevalência de 5,5% durante a evolução. A angina pode ser observada antes ou após o IAM, e foi observada em 2,7% dos pacientes.[45-47]

A isquemia miocárdica pode ser decorrente de trombose ou aterosclerose coronariana, ou de lesão microvascular, sendo a primeira situação a mais comumente encontrada, principalmente em pacientes jovens.

A prevalência de aAF em pacientes com IAM é de 5 a 15%, sendo próxima de 21% nos pacientes com idade inferior a 45 anos. Contudo, nem todos os estudos demonstraram uma relação com doença coronariana.[45-47]

Apesar de um estudo restrospectivo ter demonstrado que a recorrência da trombose coronariana foi elevada na SAF, uma análise multivariada não evidenciou os aAF como fatores de risco independentes para mortalidade, reinfarto e AVCi.[47] Uma hipótese é que esses anticorpos seriam decorrentes da lesão vascular e exposição de neoantígenos, diferentes dos encontrados em pacientes com LES ou SAF primária.

É importante ressaltar que a pesquisa de aAF deve ser limitada aos pacientes com idade inferior a 45 anos, com história prévia de trombose venosa ou arterial, com morbidades ginecológicas, história familiar de doença autoimune ou que não apresentem nenhuma evidência de aterosclerose.

A microtrombose miocárdica é rara e está associada ao acometimento de outros órgãos, como observado na síndrome catastrófica. Os pacientes podem apresentar múltiplos microinfartos miocárdicos ao redor de pequenas arteríolas ocluídas e sem vasculite, que culminam com extensas áreas necróticas.[48] Esse diagnóstico pode passar despercebido, pois requer métodos diagnósticos específicos como a ressonância magnética. As tromboses microvasculares crônicas ocasionam hipertrofia e disfunção miocárdica.

A trombose intracardíaca é rara e, quando presente, geralmente está associada à disfunção ventricular, sendo mais comum o acometimento das câmaras direitas, constituindo uma fonte para a embolia pulmonar.[49] Esses trombos geralmente são detectados durante a investigação de fonte emboligênica em pacientes com SAF, e o ecocardiograma transesofágico é o mais adequado para esse diagnóstico.

Algumas propostas sobre condutas no acometimento cardíaco na SAF serão comentadas, incluindo um consenso proposto por um grupo de *experts*.[50]

Os estudos de uso de anticoagulação ou de ácido acetilsalicílico (AAS) profilático em indivíduos assintomáticos incluem um número reduzido de pacientes, sem definição adequada do tipo de lesão valvar.

Como o espessamento e as vegetações valvares estão associados a um maior risco de embolização, indica-se a anticoagulação nos pacientes com antecedente tromboembólico.

A corticoterapia não está totalmente definida e os dados são insuficientes, necessitando de estudos com melhor avaliação ecocardiográfica. Discute-se se os corticosteroides podem acelerar o processo cicatricial, predispondo a deformidades e cicatrizes, e disfunção valvar. Não há nenhum estudo sistemático em relação ao tratamento imunossupressor ou anti-inflamatório.

A profilaxia de endocardite infecciosa não é indicada.[51]

O uso de inibidores da via mTORC (sirolimus) preveniu a recorrência de vasculopatia em transplante renal em pacientes com SAF.[44]

O tratamento do IAM é um desafio à parte, pois os procedimentos endovasculares estão associados a um risco elevado de trombose e devem ser evitados sempre que possível. Tanto a colocação de *stents* como a cirurgia de revascularização têm maior risco de complicações, e indica-se o uso da varfarina, com ou sem adição de baixa dose de AAS.[52-54] Por outro lado, a associação de antiagregantes e anticoagulantes pode aumentar razoavelmente o risco hemorrágico.

O uso de estatinas parece bastante promissor, ao interferir no fenótipo pró-inflamatório e pró-adesivo do endotélio, induzido pelos anticorpos anti-β2-GPI.[55]

A hidroxicloroquina é utilizada com bastante frequência por sua propriedade antiaterogênica, mas esse efeito ainda não está devidamente confirmado.[56]

Os trombos intracardíacos são tratados com anticoagulação e/ou excisão cirúrgica. Como a morbidade e a mortalidade são muito elevadas nesses pacientes, o tratamento conservador deve ser priorizado sempre que possível e a anticoagulação deve ser mantida mesmo após o procedimento cirúrgico.

A troca valvar deve ser bem indicada, pois está associada a uma elevada taxa de morbidade e mortalidade, decorrente de complicações trombóticas.[57,58] Em média, 5% dos pacientes apresentam regurgitamento grave que necessita de troca valvar. Apesar da maior durabilidade da válvula mecânica, há um maior risco de trombose mesmo sob anticoagulação, quando comparado às biopróteses. Por outro lado, estas apresentam deterioração associada aos processos imunológicos inerentes à SAF.[57] Alguns autores sugerem a anticoagulação perene no sentido de prevenção da trombose valvar.

No período de perioperatório podem ocorrer complicações graves, incluindo a síndrome catastrófica, apesar do tratamento profilático. Trombose valvar recorrente é frequente, e os períodos sem anticoagulação devem ser mínimos; deve-se evitar manipulação vascular para acesso e monitoração.[58] A monitoração da heparina no intraoperatório cardíaco é problemática, pois o tempo de coagulação ativado (TCA) e o tempo de tromboplastina parcial ativado (TTPa) basal já podem estar alargados pela presença de um anticoagulante lúpico. As orientações são dobrar o valor basal do TCA ou definir a concentração da heparina pela titulação em curvas pré-operatórias.[59]

Neoplasias mieloproliferativas

As neoplasias mieloproliferativas (NMP) são doenças hematopoiéticas crônicas de origem clonal, com amplificação de uma ou mais linhagens mieloides derivadas das células progenitoras. Após uma mutação, a célula adquire a capacidade de proliferação autônoma, que resulta em um crescimento superior ao das células normais e progressão do clone mutante. A policitemia vera (PV) e a trombocitemia essencial (TE) são as NMP que apresentam risco elevado de complicações tromboembólicas, e 60% dos pacientes apresentam um evento trombótico durante a evolução da doença, incluindo o AVCi e o IAM, constituindo a maior causa de morbimortalidade nesses pacientes.[60]

Dano endotelial, ativação de leucócitos, plaquetas e eritrócitos, expressão aumentada de fator tecidual pelos monócitos, elevado cisalhamento, hiperviscosidade sanguínea e hipoxemia estão associados à patogênese do estado de hipercoagulabilidade associado aos fenômenos tromboembólicos observados nas NMP e têm relação com o prognóstico da doença.[61,62]

Uma mutação pontual da proteína JAK2 (JAK2 V617F), com ganho de função, está presente em quase 95% dos pacientes com PV, e em 50 a 60% dos com TE.[63] Apesar de a aterosclerose não ser comum na PV e na TE, a ativação da JAK2 e consequentemente da STAT5, um promotor da angiogênese, pode acelerar o processo de hiperplasia endotelial e a formação da placa aterosclerótica. Outra hipótese é que o alelo JAK2 V617F está associado à inflamação crônica, demonstrado pelo aumento proporcional da PCR, acelerando o processo aterosclerótico.[64] Apesar de a aterosclerose não ser comum, o aumento de leucócitos, eritrócitos ou plaquetas pode promover a proliferação fibromuscular intimal secundária ao dano endotelial, mesmo sem um processo trombótico.[65]

Um dado clínico relevante é que não é incomum a ocorrência de angina e IAM em pacientes jovens com TE sem fatores de risco para doença cardiovascular. Oclusão coronariana, IAM e múltiplos microtrombos miocárdicos foram descritos em pacientes com TE na ausência de lesões significativas nas artérias coronárias principais.[66,67] Portanto, torna-se um desafio a identificação dos pacientes com risco elevado de doença isquêmica cardíaca, mesmo sem alterações coronarianas significativas.

A PV e ET são estratificadas em risco. A PV inclui 2 categorias; alto risco (> 60 anos ou história de trombose) ou baixo risco (ausência dos 2 fatores). A TE inclui 4 categorias: muito baixo risco (< 60 anos, sem história de trombose, JAK2V617F negativo), baixo risco (< 60 anos, sem história de trombose e JAK2V617F positivo), risco intermediário (> 60 anos, sem história de trombose e JAK2V617F negativo) e alto-risco (> 60 anos ou história de trombose, JAK2V617F positivo). Outros fatores preditores arteriais incluem os fatores de risco cardiovasculares, como tabagismo, hipertensão arterial, diabete e leucocitose.[68,69] Na TE não há uma correlação entre o risco trombótico e a contagem plaquetária, e esta quando acima de 1 milhão está associada a um risco reduzido de trombose arterial e a sangramento, pelo uso de AAS ou desenvolvimento da doença de von Willebrand adquirida. A principal indicação do tratamento dessas doenças é a prevenção das complicações trombóticas, sem aumento do sangramento.

Todos os pacientes com PV requerem flebotomia para manutenção do hematócrito abaixo de 45% e 100 mg de AAS diariamente. Aqueles classificados como alto risco devem receber terapia citorredutora. Os pacientes com TE de muito baixo risco não necessitam de nenhum tratamento, e os de baixo risco apenas AAS 100 mg/dia. A citorredução é recomendada para os de alto é risco, mas não é obrigatória para os de risco intermediário.

Os medicamentos disponíveis para o tratamento da TE e PV não são curativos e não demonstraram um aumento da sobrevida dos pacientes, que é bastante próxima do normal. A hidroxidroxiureia além de reduzir a contagem celular, também parece ter um efeito satisfatório sobre a ocorrência de complicações trombóticas.

O anagrelide, um derivado da quinazolona, é um medicamento de segunda linha no tratamento de TE e PV. Como é um potente inibidor da fosfodiesterase AMc, promove aumento de cálcio nos cardiomiócitos e nas células musculares lisas, podendo desencadear vasodilatação e vasoespasmo coronariano. Pacientes tratados com anagrelide experenciaram maior incidência de tromboses arteriais, e de sangramentos, além de arritmias e miocardiopatia.[60]

Além de seu efeito sobre o colesterol, as estatinas são amplamente utilizadas na prevenção da doença cardíaca isquêmica por sua ação pleiotrópica, que inclui um potente efeito anti-inflamatório, devendo ser logo indicadas após o diagnóstico das NMP.

RESUMO

- As doenças hematológicas podem comprometer o coração, por meio de diversos mecanismos relacionados à própria doença ou por complicações a ela relacionadas. O reconhecimento dessas alterações é importante para que medidas profiláticas ou de tratamento sejam prontamente instituídas, principalmente nas doenças associadas a elevadas morbidade e mortalidade.

Referências bibliográficas

1. Taliaferro WH, Hick JG. The inheritance of sickle cell anemia in man. Genetics. 1923;8:594.
2. Embury SH, Hebbel RP, Mohandas N, Steinberg MH, editors. Sickle cell disease. New York: Raven Press; 1994.
3. Hillery CA. Potential therapeutic approaches for the treatment of vaso-occlusion in sickle-cell disease. Curr Opin Hematol. 1998;15:131-3.

4. San M, Demirtascedil M, Burgut R, et al. Left ventricular systolic and diastolic function in patients with sickle cell anemia. Int J Angiol. 1998;7:185-7.
5. Mozos I. Mechanisms linking red blood cell disorders and cardiovascular diseases. Biomed Res Int. 2015;2015:682054.
6. Morrison ML, McMahon C, Tully R, Enright N, Pignatelli R, Towbin JA, et al. Prevalence of left ventricular hypertrabeculation/noncompaction among children with sickle cell disease. Congenit Heart Dis. 2018;13(3):440-443.
7. Mansi IA, Rosner F. Myocardial infarction in sickle cell disease. J Natl Med Assoc. 2002;94:448-52.
8. Pannu R, Zhang J, Andraws R, et al. Acute myocardial infarction in sickle cell disease: a systematic review. Crit Pathw Cardiol. 2008;7(2):133-8.
9. Voskaridou E, Christoulas D, Terpos E. Sickle-cell disease and the heart: review of the current literature. Br J Haematol. 2012;157(6):664-73.
10. Barton JC, Edwards CQ. HFE Hemochromatosis. In: Adam MP, Ardinger HH, Pagon RA, Wallace SE, Bean LJH, Stephens K, Amemiya A, editors. GeneReviews®[Internet]. Seattle: University of Washington, Seattle; 1993-2019. 2000 Apr 3, updated 2018 Dec 6.
11. Gulati V, Harikrishnan P, Palaniswamy C, et al. Cardiac involvement in hemochromatosis. Cardiol Rev. 2014;22:56-68.
12. Aronow WS. Management of cardiac hemochromatosis. Arch Med Sci. 2018; 14:560-568.
13. Weatherall DJ, Clegg JB. The thalassemia syndromes. 3.ed. Oxford: Blackwell Scientific Publications; 1981.
14. Aldouri MA, Wolke B, Hoffbrand AV, et al. High incidence of cardiomiopathy in beta-thalassaemia patients receiving regular transfusion and iron chelation: reversal by intensified chelation. Acta Haematol. 1990;84:113-7.
15. Pepe A, Meloni A, Rossi G, Midiri M, Missere M, Valeri G, et al. Prediction of cardiac complications for thalassemia major in the widespread cardiac magnetic resonance era: a prospective multicentre study by a multi-parametric approach. Eur Heart J Cardiovasc Imaging. 2018;19(3):299-309.
16. Pepe A, Gamberini MR, Missere M, Pistoia L, Mangione M, Cuccia L, et al. Gender differences in the development of cardiac complications: a multicentre study in a large cohort of thalassaemia major patients to optimize the timing of cardiac follow-up. Br J Haematol. 2018;180(6):879-88.
17. Bahl VK, Malhotra OP, Kumar D, et al. Noninvasive assessment of systolic and diastolic left ventricular function in patients with chronic severe anemia: a combined M-mode, two dimensional, and Doppler echocardiographic study. Am Heart J. 1992;124:1516-23.
18. Means RT, Krantz SB. Progress in understanding the pathogenesis of the anemia of chronic disease. Blood. 1992;80:1639-42.
19. Marcondes-Braga FG, Moura LAZ, Issa VS, Vieira JL, Rohde LE, Simões MV, et al. Atualização de Tópicos Emergentes da Diretriz de Insuficiência Cardíaca – 2021. Arq Bras Cardiol. 2021;116(6):1174-212.
20. Farmakis D, Triposkiadis F, Lekakis J, Parissis J. Heart failure in haemoglobinopathies: pathophysiology, clinical phenotypes, and management. Eur J Heart Fail. 2017;19(4):479-489.
21. Lam CSP, Doehner W, Comin-Colet J. Iron deficiency in chronic heart failure: case-based practical guidance. ESC Heart Fail. 2018;5(5):764-71.
22. Arora NP, Ghali JK. Anemia and iron deficiency in heart failure. Heart Fail Clin. 2014;10:281-94.
23. Qaseem A, Humphrey LL, Fitterman N, et al. Treatment of anemia in patients with heart disease: a clinical practice guideline from the American College of Physicians. Ann Intern Med. 2013;159:770-9.
24. Cazzola M. How and when to use erithropoietin. Curr Opin Haematol. 1998;5:103-8.
25. Kapoor M, Schleinitz MD, Gemignani A, Wu WC. Outcomes of patients with chronic heart failure and iron deficiency treated with intravenous iron: a meta-analysis. Cardiovasc Hematol Disord Drug Targets. 2013;13:35-44.
26. Garcia D, Erkan D. Diagnosis and management of the Antiphospholipid Syndrome. NEJM 2018; 378:2010-21.
27. Linnemann B. Antiphospholipid syndrome: an update. Vasa 2018;47:451-464.
28. Corban MT, Duarte-Garcia A, McBane R, et al. antiphospholipid syndrome: role of vascular endothelial cells and implications for risk stratification and targeted therapeutics. J Am Coll Cardiol. 2017;69:2317-30.
29. Devreese KMJ, Ortel TL, Pengo V, de Laat B; Subcommittee on Lupus. Laboratory criteria for antiphospholipid syndrome: communication from the SSC of the ISTH. J Thromb Haemost. 2018;16(4):809-13.
30. Zuily S. Heart valve involvement in antiphospholipid syndrome: More than you think! Int J Cardiol. 2018;pll S0167-5273:33127-9.
31. Denas G, Jose SP, Bracco A, Zoppellaro G, Pengo V. Antiphospholipid syndrome and the heart: a case series and literature review. Autoimmun Rev. 2015;14:214-22.
32. Kampolis C, Tektonidou M, Moyssakis I et al. Evolution of cardiac dysfunction in patients with antiphospholipid antibodies and/or antiphospholipid syndrome: a 10-year follow-up study. Semin Arthritis Rheum. 2014;43:558-65.
33. Turiel M, Muzzupappa S, Gottardi B, et al. Evaluation of cardiac abnormalities and embolic sources in primary antiphospholipid syndrome by transesophageal echocardiography. Lupus. 2000;9:406-12.
34. Mavrogeni SI, Sfikakis PP, Kitas GD, et al. Cardiac involvement in antiphospholipid syndrome: The diagnostic role of noninvasive cardiac imaging. Semin Arthritis Rheum. 2016; 45:611-6.
35. Espinosa G, Rodríguez-Pintó I, Cervera R. Catastrophic antiphospholipid syndrome: an update. Panminerva Med. 2017;59:254-268.
36. Pardos-Gea J, Avegliano G, Evangelista A, et al. Cardiac manifestations other than valvulopathy in antiphospholipid syndrome: long-time echocardiography follow-up study. Int J Rheum Dis. 2015;18:76-83.
37. Zuily S, Regnault V, Selton-Suty C, et al. Increased risk for heart valve disease associated with antiphospholipid antibodies in patients with systemic lupus erythematosus: meta-analysis of echocardiographic studies. Circulation. 2011;124:215-24.
38. Krause I, Lev S, Fraser A, et al. Close association between valvar heart disease and central nervous system manifestations in the antiphospholipid syndrome. Ann Rheum Dis. 2005;64:1490-3.
39. Ibrahim AM, Siddique MS. Libman Sacks Endocarditis. StatPearls [Internet]. Treasure Island (FL): Stat Pearls; 2018.
40. Lecompte T, Wahl D, Perret-Guillaume C, Hemker HC, et al. Hypercoagulability resulting from opposite effects of lupus anticoagulants is associated strongly with thrombotic risk. Haematologica. 2007;92:714-5.
41. Habib G, Badano L, Tribouilloy C, et al. Recommendations practice of echocardiography in infective endocarditis. Eur J Echocardiogr. 2010;11:202-19.
42. Artenjak A, Lakota K, Frank M, et al. Antiphospholipid antibodies as non-traditional risk factors in atherosclerosis based cardiovascular diseases without overt autoimmunity. A critical updated review. Autoimmun Rev. 2012;11:873-82.
43. Kobayashi K, Kishi M, Atsumi T, et al. Circulating oxidized LDL forms complexes with beta2-glycoprotein I: implication as an atherogenic autoantigen. J Lipid Res. 2003;44:716-26.
44. Canaud G, Legendre C, Terzi F. AKT/mTORC pathway in antiphospholipid-related vasculopathy: a new player in the game Lupus. 2015;24:227-30.
45. Vaarala O, Mäntätri M, Manninen V, Tenkanen L, Puurunen M, Aho K, et al. Anti-cardiolipin antibodies and risk of myocardial infarction in a prospective cohort of middle-aged men. Circulation. 1995;91:23-7.
46. Phadke KV, Phillips RA, Clarke DT, et al. Anticardiolipin antibodies in ischaemic heart disease: marker or myth? Br Heart J. 1993;69:391-4.
47. Perl L, Netzer A, Rechavia E, et al. Long-term outcome of patients with antiphospholipid syndrome who undergo percutaneous coronary intervention. Cardiology. 2012;122:76-82.
48. Long BR, Leya F: The role of antiphospholipid syndrome in cardiovascular disease. Hematol Oncol Clin North Am. 2008;22:79-94.
49. Weiss S, Nyzio JB, Cines D, et al. Antiphospholipid syndrome: intraoperative and postoperative anticoagulation in cardiac surgery. J Cardiothorac Vasc Anesth. 2008,22(5):735-9.
50. Lockshin M, Tenedios F, Petri M, et al. Cardiac disease in the antiphospholipid syndrome: recommendations for treatment. Committee Consensus Report. Lupus. 2003;12:518-23.
51. Habib G, Hoen B, Tornos P, et al. Guidelines on the prevention, diagnosis, and treatment of infective endocarditis (new version 2009): the

Task Force on the Prevention, Diagnosis, and Treatment of Infective Endocarditis of the European Society of Cardiology (ESC). Eur Heart J. 2009;30:2369-413.
52. Chambers Jr JD, Hatre HD, Deligonul U. Multiple early percutaneous transluminal coronary angioplasty failures related to lupus anticoagulant. Am Heart J. 1996;132:189-90.
53. Auglin P, Strauss BH, Brandwein JM, et al. Lupus anticoagulant: a potential risk factor following percutaneous transluminal coronary angioplasty. Cathet Cardiovasc Diagn. 1994;31:130-2.
54. Su HM, Lee KT, Chu CS, et al. Acute thrombosis after elective direct intracoronary stenting in primary antiphospholipid syndrome: a case report. Kaohsiung J Med Sci. 2003;19:177-82.
55. Meroni PL, BorghiMO, Raschi E, et al. Inflammatory response and the endothelium. Thromb Res. 2004;114:329-34.
56. Soltesz P, Szekanecz Z, Kiss E, Shoenfeld Y. Cardiac manifestations in antiphospholipid syndrome. Autoimmun Rev. 2007;6:379-86.
57. Gorki H, Malinovski V, Stanbridge RD. The antiphospholipid syndrome and heart valve surgery. Eur J Cardiothorac Surg. 2008; 33:168-8.
58. Erkan D, Leibowitz E, Berman J, et al. Perioperative medical management of antiphospholipid syndrome: hospital for special surgery experience, review of literature, and recommendations. J Rheumatol. 2002;29:843-9.
59. Weiss S, Nyzio JB, Cines D, et al. Antiphospholipid syndrome: intraoperative and postoperative anticoagulation in cardiac surgery. J Cardiothorac Vasc Anesth. 2008;22:735-9.
60. Vannucchi AM, Guglielmelli P. What are the current treatment approaches for patients with polycythemia vera and essential thrombocythemia? Hematology Am Soc Hematol Educ Program. 2017;1:480-8.
61. Haybar H, Khodadi E, Shahjahani M, Saki N. Cardiovascular events: a challenge in JAK2-positive myeloproliferative neoplasms. Cardiovasc Hematol Disord Drug Targets. 2017;17:161-166.
62. Lussana F, Rambaldi A. Inflammation and myeloproliferative neoplasms. J Autoimmun. 2017;85:58-63.
63. Bellucci S, Michiels JJ. The role of JAK2 V617F mutation, spontaneous erythropoiesis and megakaryocytopoiesis, hypersensitive platelets, activated leukocytes, and endothelial cells in the etiology of thrombotic manifestations in PV and TE. Semin Thromb Hemost. 2006;32:381-98.
64. Campbell PJ, Green AR. The myeloproliferative disorders. N Engl J Med. 2006; 355:2452-66.
65. Hasselbalch HC. Perspectives on chronic inflammation in essential thrombocythemia, polycythemia vera, and myelofibrosis: is chronic inflammation a trigger and driver of clonal evolution and development of accelerated atherosclerosis and second cancer? Blood. 2012;119:3219-25.
66. Lata K, Madiraju N, Levitt L. JAK2 mutations and coronary ischemia. N Engl J Med. 2010;363:396-7.
67. Rossi C, Randi ML, Zerbinati P, et al. Acute coronary disease in essential thrombocythemia and polycythemia vera. J Intern Med. 1998;244:49-53.
68. Barbui T, Finazzi G, Carobbio A, et al. Development and validation of an International Prognostic Score of thrombosis in World Health Organization-essential thrombocythemia (IPSET-thrombosis). Blood. 2012;120:5128-33.
69. Tefferi A & BArbui T. Polycythemia vera and essential thrombocythemia: 2017 update on diagnosis, risk-stratification, and management. Am J Hematol. 2017;92:94-108.

Capítulo 8

Tratamento da aterosclerose coronariana e extracoronariana no idoso

Miguel Antonio Moretti
João Fernando Monteiro Ferreira

PONTOS-CHAVE

- O tratamento da doença aterosclerótica no idoso requer uma abordagem personalizada, incluindo os fatores de risco tradicionais e a avaliação de fragilidade do paciente.
- Os idosos têm um maior risco absoluto de doença cardiovascular (DCV) e, consequentemente, um maior benefício na redução da pressão arterial (PA) que os mais jovens.
- O tratamento farmacológico do diabetes melito (DM) deve ser individualizado, evitando-se o risco de hipoglicemia e sempre procurando esquemas terapêuticos mais simples e de fácil implementação.
- A dislipidemia (DLP) é um importante fator de risco para doença aterosclerótica, mesmo para os idosos.
- Com relação a terapêutica da DLP, as diretrizes são escassas nas evidências baseadas em estudos randomizados com idosos.
- As estatinas devem ser administradas em todos os pacientes idosos com DCV evidente ou com alto risco de DCV.
- As estatinas podem ser custo-efetivas mesmo na prevenção primária em pessoas de 75-94 anos.

Introdução

A doença aterosclerótica é uma doença sistêmica que envolve o sistema cardiovascular, com repercussão em todos os outros órgãos e sistemas. O processo da aterosclerose não se restringe apenas a deposição de lipídios na parede arterial. Um complexo processo inflamatório contribui para a progressão e a complicação das lesões ateroscleróticas.[1] A aterosclerose está associada aos fatores de risco cardiovasculares. Esses fatores de risco estão relacionados com a disfunção endotelial (o primeiro passo para a aterogênese)[2] e podem ser separados em não modificáveis (idade, sexo e hereditariedade) e modificáveis (tabagismo, diabetes melito, hipertensão, dislipidemia, sedentarismo e outros). A principal expressão da doença aterosclerótica são as doenças cardiovasculares (DCV). Nos Estados Unidos, as DCV foram responsáveis, em 2013, pela morte de 1 em cada 3 pessoas, sendo que 80% delas tinham mais de 65 anos, 65% tinham mais de 75 anos e 40% tinham mais de 80 anos.[3]

A questão da idade traz dois aspectos interessantes: a idade como fator de risco para doença aterosclerótica e o fato de as terapias serem pouco testadas em idosos nos grandes estudos, já que, em muitos deles, a idade avançada é um fator de exclusão. Outro aspecto a ser considerado são as diferentes respostas terapêuticas que os idosos podem apresentar, destacando o aspecto da fragilidade do idoso.

A prevenção da doença aterosclerótica ou seu tratamento está baseada no controle e no cuidado dos seus principais fatores de risco: hipertensão, diabetes melito (DM), dislipidemia (DLP) e tabagismo. As diretrizes sobre o diagnóstico e tratamento desses fatores são muito extensas e bastante completas, mas, no segmento, sempre crescente, da população de idosos, a aplicação dessas diretrizes tende a se tornar bastante complexa, com dificuldades relacionadas ao próprio envelhecimento.[4] Por ser uma doença de maior prevalência nessa faixa da população, essa situação toda torna-se não só um problema médico, mas também socioeconômico.

Os poucos estudos que formam a base de evidências para a elaboração das diretrizes não incluem um número adequado de idosos. Além disso, as características dos idosos, que os torna uma população especial, com seu acúmulo de problemas de saúde e suas características de fragilidade, acabam sendo critérios de exclusão para os estudos que formam a base de evidências para a elaboração das diretrizes.[5]

Os idosos tendem a ter mais doenças, tomar mais medicamentos e ser menos capazes de responderem até a pequenos estresses, incluindo reações adversas a medicamentos (lembrando aqui a polifarmácia). Demoram mais tempo para se recuperar e, no período de recuperação, sua vulnerabilidade é maior.[6]

O maior número de medicamentos utilizados pelos idoso aumenta o risco de eventos adversos.[7] Outro ponto é que as diretrizes não incluem avaliações rotineiramente ou levam em consideração deficiências em mobilidade, cognição ou afeto, nem o risco de cada um deles aumentar nos idosos com o uso de alguns dos tratamentos propostos.[5]

Em resumo, a prevenção e o tratamento da doença aterosclerótica no idoso requer uma abordagem personalizada que deve incluir os fatores de risco tradicionais e a avaliação do grau de fragilidade do paciente.[8] Nesse capítulo, serão aobrodados os três principais fatores de risco para aterosclerose no idoso, a: hipertensão, DM e DLP.

Hipertensão

Em comparação com indivíduos mais jovens, os idosos têm maior risco absoluto de DCV e, consequentemente, um maior benefício na redução da PA que os mais jovens.[9,10] No entanto, os idosos também são mais propensos a fragilidade e têm maior chance de eventos adversos sérios decorrentes do uso anti-hipertensivo, incluindo quedas e fraturas consequentes à hipotensão.[11]

As alterações fisiológicas do idoso resultam em um enrijecimento vascular progressivo imprimindo importante papel no controle da PA sistólica (PAS). O estudo HYVET[12,13] é a base para a recomendação de uma PAS < 150 mmHg como meta para pacientes idosos. Nesse estudo, pacientes com 80 anos ou mais foram randomizados para indapamida com ou sem perindopril *versus* placebo. A terapia ativa reduziu a mortalidade por acidente vascular cerebral (AVC) em 39% (de 10,7% para 6,5%; P = 0,046) e a mortalidade total em 21% (de 59,6% para 47,2%; p = 0,02) após 1,8 ano de acompanhamento. Também chamou a atenção nesse estudo que os pacientes tratados agressivamente tinham menos comprometimento cognitivo; entretanto, esse estudo incluiu muitos pacientes saudáveis, dessa forma, a generalização para indivíduos mais frágeis ou mais doentes deve ser feita com cautela.

Outra publicação mais recente, o SPRINT,[14] avaliou 9.361 indivíduos de alto risco com 50 anos ou mais, randomizados para um alvo de PAS de < 140 *versus* < 120 mmHg. Vinte e oito por cento da população do estudo tinham 75 anos ou mais. Os principais eventos cardiovasculares e morte foram reduzidos em 33% (com um intervalo de confiança de 95% de 14%-49%) nos pacientes com 75 anos ou mais randomizados para PAS < 120 mmHg. Esses resultados levaram a uma mudança de paradigma no cuidado de pacientes idosos com hipertensão. As recomendações para o melhor controle pressórico do paciente idoso incluem: cuidadosa caracterização do risco-benefício; individualização da terapia de acordo com os valores e desejos de cada paciente; e acompanhamento e monitoração próxima dos resultados da terapia medicamentosa.

Diabetes melito

Seguindo a abordagem geral para o controle do diabetes, recomendado pelas Diretrizes da Associação de Diabetes, alvos glicêmicos, medicação e os regimes de estilo de vida na população idosa devem ser individualizados.[15] Os alvos glicêmicos e a intensidade da redução glicêmica devem estar na base do grau de fragilidade. Os mesmos alvos glicêmicos aplicam-se a idosos saudáveis em relação aos mais jovens com diabetes. Entretanto, pacientes com fragilidade moderada ou mais avançada têm uma expectativa de vida reduzida e não devem ser submetidos a controle glicêmico rigoroso, porque os benefícios de menos episódios de hiperglicemia significativa são superados por mais episódios de hipoglicemia grave.[16] Além disso, em pacientes idosos com diabetes e complicações estabelecidas, o controle glicêmico reduz o risco de eventos microvasculares, mas não eventos macrovasculares ou mortalidade.[17]

O tratamento farmacológico deve ser individualizado, evitando-se o risco de hipoglicemia e sempre buscando esquemas terapêuticos mais simples e de fácil implementação.[18] Os principais efeitos e as vantagens de alguns hipoglicemiantes para idosos estão resumidos no Quadro 1.

Dislipidemia

A DLP é um dos mais potentes fatores de risco de DCV, e as estatinas são a base do seu tratamento.[19] Existem evidências de que a DLP é um importante fator de risco para doença ate-

QUADRO 1 Principais efeitos dos hipoglicemiantes em idosos com diabetes melito

Fármaco	Ação
Metformina	Pode ser utilizada em pacientes idosos com insuficiência renal leve ou moderada. Leva a perda de peso e redução dos níveis de vitamina B12
Sulfonilureias	Alto risco de hipoglicemia, especialmente em pacientes com insuficiência renal ou que apresentam baixa ou irregular ingestão de alimentos
Inibidores de DPP-4	Baixíssimo risco de hipoglicemia e de interação farmacológica. Não aumentam peso nem o risco cardiovascular
Agonistas de GLP-1	Levam a perda de peso com baixo risco de hipoglicemia. Reduzem a mortalidade geral e cardiovascular. Uso injetável com efeitos adversos especialmente gastrointestinais
Glitazonas	Pioglitazona pode ser utilizada em idosos com obesidade central e síndrome metabólica; cuidado com as contraindicações (ICC e osteoporose)
Inibidores de SGLT-2	Baixo risco de hipoglicemia, ajudam na redução do peso, da PA e do ácido úrico
Insulinas	Análogos de insulina de longa duração, associados com hipoglicemiantes orais, apresentam baixo risco de hipoglicemia e outros efeitos colaterais

DPP-IV4: dipeptidilpeptidase 4; GLP-1: peptídio semelhante a glucagon 1; ICC: insuficiência cardíaca congestiva; PA: pressão arterial; SGLT-2: cotransportador de sódio-glicose 2. Fonte: adaptado de Moura e Benchimol, 2018.[18]

rosclerótica mesmo para os idosos.[20] Os valores lipídicos tendem a aumentar com a idade. O colesterol de lipoproteínas de baixa densidade (LDL-C) aumenta progressivamente com a idade, até 60 anos nos homens e 70 nas mulheres. Também os níveis de apolipoproteína B (apo B) aumentam com a idade em homens e mulheres (mais em mulheres pós-menopausa). Além disso, a idade está associada a concentrações elevadas de partículas de LDL-C aterogênicas pequenas.[21] Além disso, as alterações endoteliais no idoso têm um caráter mais pró-inflamatório, oxidante e vasoconstritor.[22] As terapias devem ser abrangentes e restaurar as propriedades fisiológica do endotélio. Essa possibilidade, incluindo a redução de eventos, pode ser alcançada, por exemplo, pelos efeitos pleiotrópicos das estatinas (Quadro 2)[23].

Com relação à terapêutica da DLP nos idosos, as diretrizes são escassas nas evidências baseadas em estudos randomizados com idosos, levando a um julgamento limitado quanto à utilização, por exemplo, de estatinas no tratamento da DLP.[25] Além disso, existem dúvidas importantes relacionadas a benefícios, custo-efetividade, interações medicamentosas, alterações cognitivas e outras que também interferem na escolha da terapêutica.

QUADRO 2 Efeitos pleiotrópicos das estatinas
Aumento das células progenitoras endoteliais
Diminuição do tromboembolismo venoso
Diminuição de marcadores inflamatórios
Melhora da função endotelial

Fonte: adaptado de Fonseca e Bacchin, 2018.[24]

Prevenção secundária

O primeiro estudo de prevenção secundária de DCV (pacientes com ou em alto risco de desenvolver DCV) que incluiu apenas indivíduos idosos foi o *PROspective of pravastatin in the elderly at risk* (PROSPER).[26] Os pesquisadores randomizaram 5.804 pacientes, 2.804 homens e 3 mil mulheres, com idades entre 70-82 anos, para a pravastatina (40 mg/dia; n = 2.891) ou placebo (n = 2.913). A pravastatina reduziu o desfecho primário [morte por DCV, infarto do miocárdio (IM) ou acidente vascular cerebral (AVC)] em 15% ($p = 0,014$), doença coronariana e IM não fatal em 19% ($p < 0,05$) e mortalidade por DCV em 24% ($p = 0,043$).[4] Estes resultados sugerem que a pravastatina tem os mesmos efeitos benéficos em idosos que em pessoas de meia-idade, mas não mostrou efeito em mortalidade por todas as causas. Outros estudos clínicos randomizados com sinvastatina e rosuvastatina, com pacientes com 70 anos ou mais, mostraram benefício na mortalidade geral, mas análises de subgrupo com pacientes mais idosos mostraram apenas redução de DCV fatal ou eventos não fatais, e não relacionados à mortalidade geral.[27,28]

Uma metanálise incluindo 19.569 pacientes de 9 estudos com uma faixa etária de 65-82 anos e DCV mostrou uma redução da mortalidade por todas as causas (RRR) com estatinas em 22%, mortalidade por DCV em 30%, IM não fatal em 26%, necessidade de revascularização em 30% e AVC em 25% em 5 anos ($p < 0,001$). O número necessário para tratar (NNT) foi de 28.[29] Em 2010, outra metanálise com 170 mil pacientes idosos com alto risco para DCV demonstrou que as estatinas reduziram a incidência (em 5 anos) de eventos cardiovasculares, revascularização do miocárdio e AVC em mais de 20% para uma redução de 1 mmol/L no LDL-C. Essa grande metanálise estabeleceu o fato de que os benefícios da estatina são pelo menos semelhantes em pacientes de meia-idade e idosos.[30] Isso está de acordo com as diretrizes da Sociedade Europeia de Cardiologia/Sociedade Europeia de Aterosclerose (ESC/EAS).[31]

Prevenção primária

São poucas as evidências do uso da estatina na prevenção primária em idosos. Para pacientes com 75 anos ou mais, o modelo de Framingham não é bem validado.

Uma metanálise de 8 estudos que incluiu no total 24.674 indivíduos (42,7% de mulheres; mediana de idade de 73 anos; mediana de acompanhamento de 3,5 anos) concluiu que as estatinas, em comparação com o placebo, reduziram o risco de IM não fatal em 39% ($p = 0,003$) e o risco de AVC em 24% ($p = 0,006$). No entanto, o risco de mortalidade total e mortalidade por DCV não foi significativamente reduzido. Assim, em idosos com alto risco de DCV sem DCV evidente, as estatinas reduziram sobremaneira a incidência de IM não fatal e AVC, mas não prolongou significativamente a sobrevida durante um período de 3,5 anos.[19]

Em outra metanálise[32], foram incluídos 10 estudos que envolveram um total de 70.388 pessoas (34% mulheres e 23% com DM). O tratamento com estatina reduziu significativamente o risco de mortalidade total em 12%, eventos de DCV em 20% e AVC em 19%, todos estatisticamente significativos.

Segurança terapêutica

Na prevenção primária de DCV, as características de cada paciente que predispõem a efeitos adversos e potenciais modificações na qualidade de vida devem ser levadas em consideração quanto à escolha de iniciar o tratamento com estatina, procurando sempre equilibrar os benefícios prováveis com os riscos potenciais.[33] Além disso, os efeitos adversos relacionados à estatina podem ser mais frequentes em pacientes mais velhos, reduzindo a relação risco-benefício. As diretrizes sugerem que uma conversa com o paciente idoso em relação aos riscos e aos benefícios de iniciar ou manter a terapia com estatinas seja importante, considerando sobretudo: a saúde geral do paciente, sua fragilidade, a qualidade de vida, a expectativa de vida e os desejos pessoais.[25] O *Copenhagen general population study*[34] comparou 5 principais diretrizes para o uso de estatina na prevenção primária em uma população geral contemporânea, incluindo idosos. As diretrizes sugerem que muitas pessoas deveriam estar utilizando estatinas na prevenção primária de DCV para resultar, em um período de 10 anos, numa redução real de eventos de DCV, reforçando o aspecto da expectativa de vida.

Alguns estudos observacionais encontraram taxas mais elevadas de efeitos adversos em idosos tratados com inibidores da HMG-CoA que em sujeitos mais jovens, mas, em ambos os grupos, a incidência de reclamações por dor muscular ficou em primeiro lugar entre outros efeitos adversos.[35] A explicação para isso não é clara, mas possivelmente depende de uma combinação de fatores, como: redução da massa muscular pela idade; interação medicamentosa decorrente de polifarmácia; doenças sistêmicas crônicas subjacentes diminuindo o metabolismo e a excreção da droga; e fragilidade. O uso simultâneo de múltiplos medicamentos é particularmente importante em idosos como fator de eventos adversos. O risco de interações medicamentosas aumenta conforme aumenta também o número de medicamentos. Pacientes em uso de mais de 6 medicamentos têm mais de 80% de risco de um evento adverso relacionado aos medicamentos.[36] De forma geral, os estudos que identificam a idade como fator de risco para miopatia induzida por estatinas são baseados em dados pouco consistentes, mas, mesmo assim, sugerem cautela no uso em idosos.

O uso de estatinas tem sido relacionado com o desenvolvimento de DM em pessoas predispostas, pois as estatinas aumentam a resistência à insulina, reduzem a função das células beta pancreáticas ou regulam negativamente a proteína de transferência de glicose 4/solúvel 2A4 (GLUT4/SLC2A4) nos adipócitos. No entanto, no grupo de pacientes com desenvolvimento de DM, e principalmente naqueles sem DM, a estatina induziu benefícios clínicos em longo prazo que foram superiores aos problemas causados pelo aparecimento precoce de DM nos pacientes predispostos da coorte.[37]

Idosos têm uma grande incidência de doença renal crônica (DRC), e algumas estatinas são metabolizadas pelos rins.[38] Com exceção da atorvastatina, que aumenta a taxa de filtração glomerular estimada (TFGe) nos estágios 1 a 3 da DRC, e da pitavastatina, as demais estatinas não podem ser administradas ou sua dose deve ser ajustada. Este fator deve ser levado em consideração em todos os idosos, mas principalmente naqueles com nefropatia diabética.[39] Outros riscos potenciais da administração de estatinas em idosos incluem polifarmácia, interações medicamentosas, efeitos colaterais das estatinas e limitações cognitivas.[40] Em 2014, a força-tarefa de segurança da National Lipid Association descobriu que os dados não suportam o declínio cognitivo como um efeito de classe de drogas.[41] Pelo contrário, a atorvastatina melhora a função cognitiva em animais.[42]

Em conclusão, as estatinas devem ser administradas em todos os pacientes idosos com DCV evidente ou com alto risco de DCV. Na prevenção primária, geralmente não se descontinuam as estatinas iniciadas em uma idade mais jovem, mas avalia-se cuidadosamente a saúde geral e equilibram-se os custos e os benefícios clínicos antes de iniciar as estatinas. Uma simulação por computador recentemente publicada[43] evidenciou que as estatinas podem ser custo-efetivas mesmo na prevenção primária em pessoas de 75-94 anos. Em uma tentativa de padronizar as informações disponíveis sobre o uso de estatina em idosos, a Figura 1 apresenta um fluxograma de tratamento.

Outros fármacos no tratamento da dislipidemia

O uso de fibratos, mesmo em idosos, está indicado para pacientes de alto risco para DCV que apresentem níveis eleva-

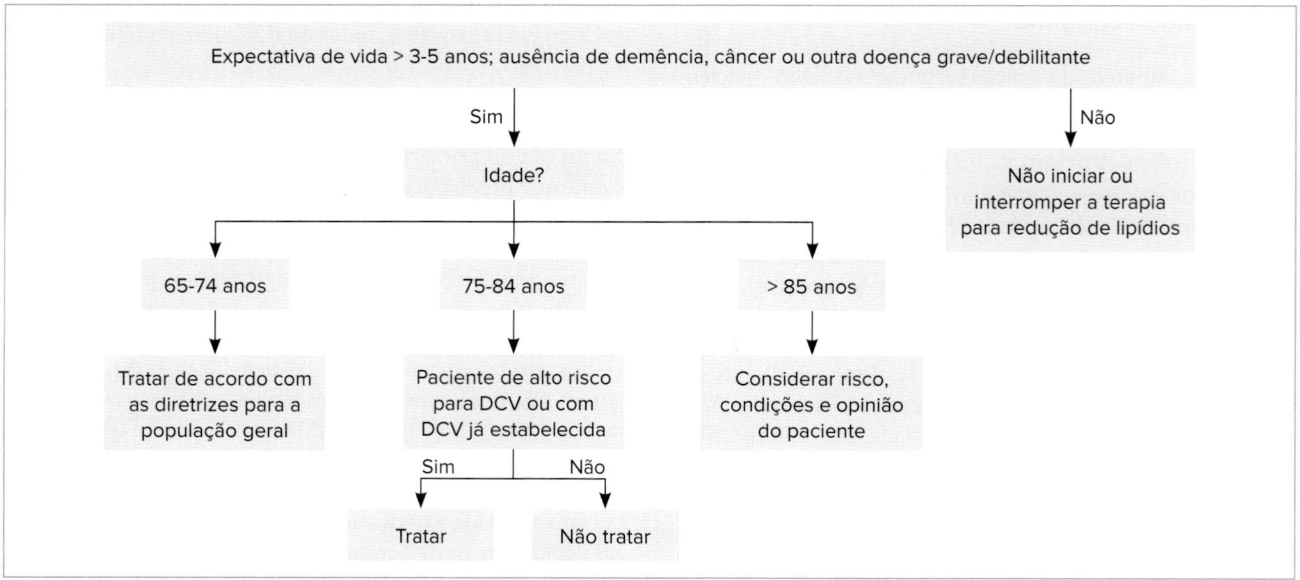

FIGURA 1

Fluxograma de tratamento para redução de lipídios em idosos.

DCV: doença cardiovascular. Fonte: adaptado de Gazzola e Vigna, 2016.[44]

dos de triglicerídios e baixos níveis de HDL-C,[45] ou naqueles com risco de pancreatite.[46]

A ezetimiba apresenta um sinergismo que potencializa o efeito de outros hipolipemiantes, principalmente as estatinas. Apresenta boa tolerabilidade mesmo em idosos com ou sem comorbidades e tem bons resultados em pacientes com doença renal e DM, situações frequentes em idosos.[47]

O estudo FOURIER[48] demonstrou que pacientes idosos com doença vascular periférica, associada ou não a DM ou outras DCV, podem se beneficiar (com redução de eventos) com o uso de PCSK9.

RESUMO

- O processo da aterosclerose não se restringe apenas a deposição de lipídios na parede arterial. Um complexo processo inflamatório contribui para a progressão e a complicação das lesões ateroscleróticas. Mesmo em idosos, a prevenção da doença aterosclerótica ou seu tratamento está baseada no controle e no cuidado dos seus principais fatores de risco, que são tabagismo, hipertensão, DLP e DM. No entanto, os estudos que baseiam as evidências para a elaboração das diretrizes não incluem um número adequado de idosos. Além disso, essa população tende a ter mais doenças, tomar mais medicamentos e ser menos capaz de responderem até a pequenos estresses, incluindo reações adversas a medicamentos.
- As recomendações para o melhor controle pressórico do paciente idoso incluem: cuidadosa caracterização do risco-benefício; individualização da terapia de acordo com os valores e os desejos de cada paciente; e acompanhamento e monitoração próximos dos resultados da terapia medicamentosa. Apesar dos mesmos alvos glicêmicos aplicarem-se a idosos saudáveis em relação aos mais jovens com diabetes, os alvos glicêmicos e a intensidade da redução glicêmica devem estar na base do grau de fragilidade do idoso.
- As estatinas são a base do tratamento da DLP, mesmo para idosos. As terapias devem ser abrangentes e restaurar as propriedades fisiológicas do endotélio, o que pode ser obtido por meio dos efeitos pleiotrópicos das estatinas. Em conclusão, as estatinas devem ser administradas em todos os pacientes idosos com DCV evidente ou com alto risco de DCV.

Referências bibliográficas

1. Libby P. Inflammation in atherosclerosis. Nature. 2002;420(6917):868-74.
2. Bonetti PO, Lerman LO, Lerman A. Endothelial dysfunction: a marker of atherosclerotic risk. Arteriosclerosis, thrombosis, and vascular biology. 2003;2392:168-75.
3. Mozaffarian D, Benjamin EJ, Go AS, Arnett DK, Blaha MJ, Cushman M, et al. Heart disease and stroke statistics 2016 update: a report from the American heart association 2016. Circulation. 2016;133:e38e360.
4. Feldman RD, Harris SB, Hegele RA, Pickering JG, Rockwood K.Applying atherosclerotic risk prevention guidelines to elderly patients: a bridge too far? Can J Cardiol. 2016;32(5):598-602.
5. Clegg A, Young J, Iliffe S, Rikkert MO, Rockwood K. Frailty in elderly people. Lancet. 2013;381:752-62.
6. Mitnitski A, Song X, Rockwood K. Assessing biological aging: the origin of deficit accumulation. Biogerontology. 2013;14:709-17.
7. Fried TR, O'Leary J, Towle V, Goldstein MK, Trentalange M, Martin DK. Health outcomes associated with polypharmacy in community-dwelling older adults: a systematic review. J Am Geriatr Soc. 2014;62(12):2261-72.
8. Theou O, Brothers TD, Pena FG, Mitnitski A, Rockwood K. Identifying common characteristics of frailty across seven scales. J Am Geriatr Soc. 2014;62:901-6.
9. Lewington S, Clarke R, Qizilbash N, Peto R, Collins R; Prospective Studies Collaboration. Age-specific relevance of usual blood pressure to vascular mortality: a meta-analysis of individual data for one million adults in 61 prospective studies. Lancet. 2002;360(9349):1903-13.
10. Staessen JA, Gasowski J, Wang JG, Thijs L, Den Hond E, Boissel JP, et al. Risks of untreated and treated isolated systolic hypertension in the elderly: meta-analysis of outcome trials. Lancet. 2000;355(9207):865-72.
11. Butt DA, Harvey PJ. Benefits and risks of antihypertensive medications in the elderly. J Intern Med. 2015;278:599-626.
12. Peters R, Beckett N, Forette F, Tuomilehto J, Clarke R, Ritchie C, et al. Incident dementia and blood pressure lowering in the Hypertension in the Very Elderly Trial cognitive function assessment (HYVET-COG): a double-blind, placebo controlled trial. Lancet Neurol. 2008;7(8):683-9.
13. Beckett NS, Peters R, Fletcher AE, Staessen JA, Liu L, Dumitrascu D, et al. Treatment of hypertension in patients 80 years of age or older. N Engl J Med. 2008;358(18):1887-98.
14. SPRINT Research Group. A randomized trial of intensive versus standard blood-pressure control. N Engl J Med. 2015;373:2103-16.
15. Canadian Diabetes Association Clinical Practice Guidelines Expert Committee, Meneilly GS, Knip A, Tessier D. Diabetes in the elderly. Can J Diabetes. 2013;37(suppl 1):S184-90.
16. Lee SJ, Boscardin WJ, Stijacic Cenzer I, Huang ES, Rice-Trumble K, Eng C. The risks and benefits of implementing glycemic control guidelines in frail older adults with diabetes mellitus. J Am Geriatr Soc. 2011;59(4):666-72.
17. ADVANCE Collaborative Group, Patel A, MacMahon S, Chalmers J, Neal B, Billot L, et al. Intensive blood glucose control and vascular outcomes in patients with type 2 diabetes. N Engl J Med. 2008;358(24):2560-72.
18. Moura F, Benchimol AK. Diabetes mellitus tipo 2 e pré-diabetes no idoso. In: Borges JL. Manual de cardiogeriatria. 4.ed. São Paulo: Editora Leitura Médica; 2018. p.263-70.
19. Savarese G, Gotto AM Jr., Paolillo S, D'Amore C, Losco T, Musella F, et al. Benefits of statins in elderly subjects without established cardiovascular disease: a meta-analysis. J Am Coll Cardiol. 2013;62(22):2090-9.
20. Eimer MJ, Stone NJ. Evidence-based treatment of lipids in the elderly. Curr Atheroscler Rep. 2004;6:388-97.
21. Gómez-Huelgas R, Giner-Galva V, Mostaza JM, Cuende JI, de Miguel-Yanes JM, Rovira E, et al. Unanswered clinical questions in the management of cardiometabolic risk in the elderly: a statement of the Spanish Society of Internal Medicine. BMC Cardiovasc Disord. 2014;14:193.
22. Camici GG, Sudano I, Noll G, Tanner FC, Lüscher TF. Molecular pathways of aging and hypertension. Curr Opin Nephrol Hypertens. 2009;18(2):134-7.
23. Oesterle A, Laufs U, Liao JK. Pleiotropic effects of statins on the cardiovascular system. Circ Res. 2017;120(1):229-43.
24. Fonseca FAH, Bacchin ASF. Dislipidemia no Idoso. In: Borges JL. Manual de Cardiogeriatria. 4.ed. São Paulo: Editora Leitura Médica; 2018. g.259.
25. Anderson TJ, Gregoire J, Hegele RA, Couture P, Mancini GB, McPherson R, et al. 2012 Update of the Canadian Cardiovascular Society guidelines for the diagnosis and treatment of dyslipidemia for the prevention of cardiovascular disease in the adult. Can J Cardiol. 2013;29(2):151-67.
26. Shepherd J, Blauw GJ, Murphy MB, Bollen EL, Buckley BM, Cobbe SM, et al. Pravastatin in elderly individuals at risk of vascular disease (PROSPER): a randomised controlled trial. Lancet. 2002;360(9346):1623-30.

27. Heart Protection Study Collaborative Group. MRC/BHF Heart Protection Study of cholesterol lowering with simvastatin in 20,536 high-risk individuals: a randomised placebo-controlled trial. Lancet. 2002; 360:7-22.
28. Glynn RJ, Koenig W, Nordestgaard BG, Shepherd J, Ridker PM. Rosuvastatin for primary prevention in older persons with elevated C-reactive protein and low to average low-density lipoprotein cholesterol levels: exploratory analysis of a randomized trial. Ann Intern Med. 2010;152:488-96.
29. Afilalo J, Duque G, R Steele, Jukema JW, de Craen AJ, Eisenberg MJ. Statins for secondary prevention in elderly patients: a hierarchical bayesian meta-analysis. J Am Coll Cardiol. 2008;51(1):37-45.
30. Cholesterol Treatment Trialists' (CTT) Collaboration, Baigent C, Blackwell L, Emberson J, Holland LE, Reith C, et al. Efficacy and safety of more intensive lowering of LDL cholesterol: a meta-analysis of data from 170,000 participants in 26 randomised trials. Lancet. 2010;376 (9753):1670-1681.
31. Catapano AL, Graham I, De Backer G, De Backer G, Wiklund O, Chapman MJ, et al. 2016 ESC/EAS Guidelines for the Management of Dyslipidaemias: The Task Force for the Management of Dyslipidaemias of the European Society of Cardiology (ESC) and European Atherosclerosis Society (EAS) Developed with the special contribution of the European Assocciation for Cardiovascular Prevention & Rehabilitation (EACPR). Aterosclerose. 2016;253:281-344.
32. Brugts JJ, Yetgin T, Hoeks SE, et al. Os benefícios das estatinas em pessoas sem doença cardiovascular estabelecida, mas com fatores de risco cardiovascular: meta-análise de ensaios clínicos randomizados. Bmj. 2009;338:b2376.
33. Pedro-Botet J, Clemente E, Chillarón JJ, Toro R, Benaiges D, Flores-Le Roux JA. Statins for primary cardiovascular prevention in the elderly. J Geriatr Cardiol. 2015;12(4):431–8.
34. Mortensen MB, Nordestgaard BG. Comparação de cinco grandes linhas de orientação para o uso de estatinas na prevenção primária em uma população geral contemporânea. Ann Intern Med. 2018;168(2): 85-92.
35. Gaist D, Rodríguez LA, Huerta C, Hallas J, Sindrup SH. Lipidlowering drugs and risk of myopathy: a population-based follow-up study. Epidemiology. 2001;12:565e9.
36. Goldberg RM, Mabee J, Chan L, Wong S. Drug-drug and drug disease interactions in the ED: analysis of a high-risk population. Am J Emerg Med. 1996;14:447e50.
37. Chogtu B, Revista R, Bairy KL. Statin use and risk of diabetes mellitus. World J Diabetes. 2015;6(2):352-7.
38. Campese VM, Nadim MK, Epstein M. Are 3-hydroxy-3-methylglutaryl-CoA reductase inhibitors renoprotective? J Am Soc Nephrol. 2005;16(Suppl 1):S11-17.
39. Athyros VG, Papageorgiou AA, Elisaf M, et al. GREACE Study Collaborative Group. Estatinas e função renal em pacientes com diabetes mellitus. Curr Med Res Opin. 2003;19(7):615-7.
40. Wilmot KA, Khan Um, Krishnan S. Statins in the elderly: a patient-focused approach. Clin Cardiol. 2015;38(1):56-61.
41. Mospan CM. Are statins protective or harmful to cognitive function? JAAPA. 2016;29(1):11-2.
42. Zaghi GG, Godinho J, Ferreira ED, Ribeiro MH, Previdelli IS, de Oliveira RM, et al. Robust and enduring atorvastatin-mediated memory recovery following the 4-vessel occlusion/internal carotid artery model of chronic cerebral hypoperfusion in middle-aged rats. Prog Neuropsychopharmacol Biol Psiquiatria. 2016;65:179-87.
43. Odden MC, Pletcher MJ, Coxson PG, Thekkethala D, Guzman D, Heller D, et al. Cost-effectiveness and population impact of statins for primary prevention in adults aged 75 years or older in the United States. Ann Intern Med. 2015;162:533e41.
44. Gazzola K, Vigna GB. Hypolipidemic drugs in elderly subjects: indications and limits. Nutrition, Metabolism & Cardiovascular Diseases. 2016; 26:1064e1070.
45. Sacks FM, Carey VJ, Fruchart JC. Combination lipid therapy in type 2 diabetes. N Eng J Med. 2010;36(7):692-4.
46. Pederson SB, Langsted A, Nordestgaard BG. Nonfasting mild-to-moderate hypertriglyceridemia and risk of acute pancreatitis. JAMA Intern Med. 2016;176(12):1834-42.
47. Cannon CP, Blazing MA, Giuliano RP, McCagg A, White JA, Theroux P, et al. IMPROVE-IT Investigators. Ezetimibe added to statin therapy after acute coronary syndromes. N Engl J Med. 2015;372(25):2387-97.
48. Bonaca MP, Nault P, Giuliano RP, Keech AC, Pineda AL, Kanevsky E, et al. Low-density lipoprotrein cholesterol lowering with evolocumab and outcomes in patients with peripheral artery disease: insights from the FOURIER Trial. Circulation. 2018;137(4):338-50.

Capítulo 9

Cuidados paliativos em cardiologia

Renato Azevedo Júnior
Ronaldo Fernandes Rosa

PONTOS-CHAVE

- Na evolução das doenças, o tratamento visa a cura ou o controle da enfermidade. A adoção de cuidados paliativos não é excludente do tratamento curativo. O tratamento curativo e os cuidados paliativos devem andar juntos.
- A necessidade de cuidados paliativos varia de acordo com a evolução da doença, com seus períodos de estabilidade e exacerbação.
- A interação entre o tratamento curativo e os cuidados paliativos deve ser um processo contínuo, que difere para cada paciente.
- A insuficiência cardíaca (IC) é a moléstia que mais exige a atenção do cardiologista para adoção de cuidados paliativos em estágios precoces da doença.

Introdução

Segundo a Organização Mundial da Saúde, cuidados paliativos (CP) são "a abordagem que promove a qualidade de vida de pacientes e seus familiares diante de doenças que ameaçam a continuidade da vida, através de prevenção e alívio do sofrimento. Requer a identificação precoce, avaliação e tratamento impecável da dor e outros problemas de natureza física, psicossocial e espiritual".[1,2]

Atualmente os CP são recomendados a todas as pessoas com doenças incuráveis, não apenas ao câncer, e devem ser aplicados em todos os estágios de progressão da doença. Podem ser de natureza física, emocional, social ou espiritual.

Além de proporcionar alívio da dor e de demais sintomas aflitivos que geralmente acompanham esses pacientes, os cuidados paliativos têm um olhar para a morte como um processo natural, que faz parte da vida, que não pode ser apressado nem adiado, em pacientes não só em fase mais avançada da doença, mas também no início do curso da moléstia, em conjunto com terapias e métodos diagnósticos indicados para a enfermidade, dentro de um sistema de apoio multiprofissional, que inclui médico, enfermeiro, psicólogo, nutricionista, fisioterapeuta, assistente social e outros profissionais de saúde, bem como assistencial espiritual. Esse apoio deve ser oferecido não só ao paciente, mas também aos familiares, inclusive com assistência durante o seu luto. Além disso, os cuidados paliativos aumentarão a qualidade de vida e influenciarão positivamente o curso da doença.[3]

Os objetivos dos CP são afirmar a vida e encarar o morrer como um processo natural, sem apressar nem adiar a morte; procurar aliviar a dor e outros sintomas angustiantes; integrar os aspectos psicológicos e espirituais nos cuidados do paciente; oferecer um sistema de apoio para ajudar o paciente a viver ativamente tanto quanto possível até a morte; dar apoio à família para lidar com a doença do paciente e com seu próprio luto.[4]

Na evolução das doenças, o tratamento visa a cura ou o controle da enfermidade, e a adoção de CP não é excludente do tratamento curativo. Na verdade, tratamento curativo e cuidados paliativos devem andar juntos. A necessidade de CP varia de acordo com a evolução da doença, com seus períodos de estabilidade e exacerbação.

A interação entre o tratamento curativo e CP deve ser um processo contínuo, que difere para cada paciente (Figuras 1 e 2).[5]

Desse modo, podemos entender que os CP desempenham um papel central na definição do escopo e do tempo das terapias médicas e na coordenação dos cuidados direcionados aos sintomas de acordo com os desejos, valores e preferências do paciente.[6]

Aspectos ético-legais

Os objetivos das normativas éticas e legais existentes em relação aos cuidados paliativos visam proibir a eutanásia, ou seja, abreviar a vida e antecipar a morte, contrariando o processo natural do morrer; evitar a distanásia, que é a obstinação terapêutica, com prolongamento do processo de morte, por meio de tratamentos inúteis, desnecessários e, muitas vezes, que trazem mais sofrimento ao paciente e familiares; e promover a ortotanásia, que é respeitar o processo natural da morte, proporcionando todo o conforto possível ao paciente e à família.[7]

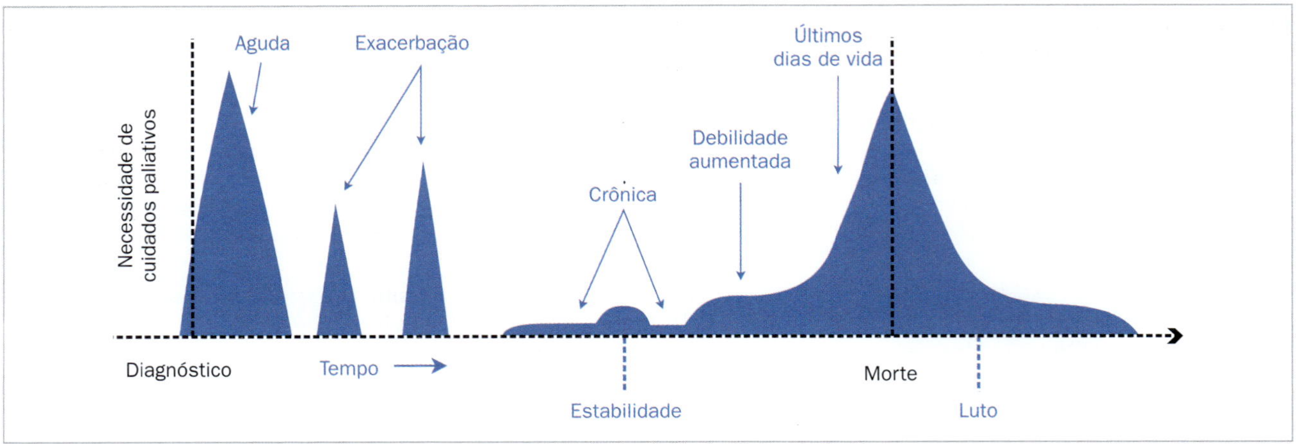

FIGURA 1

Exemplo de necessidade variável dos cuidados paliativos no decorrer de uma doença.

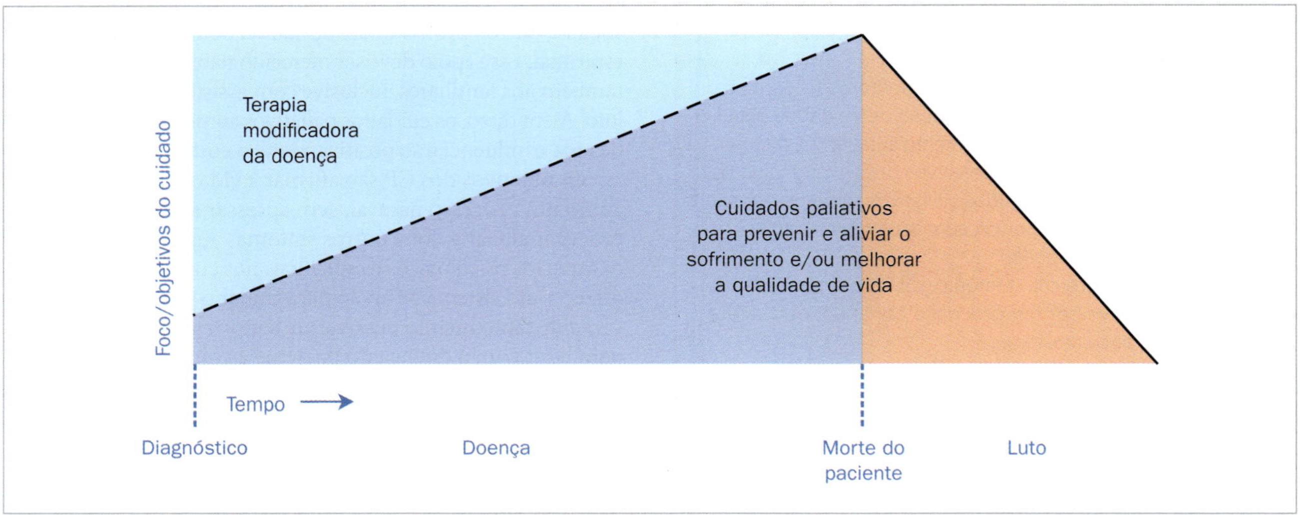

FIGURA 2

Mudança específica no foco e nos objetivos de cuidado ao longo do tempo de uma doença.

Para tanto, é imprescindível o respeito à autonomia do paciente em decidir o que é melhor para ele, após disponibilizadas todas as informações a ele e aos familiares, sempre centrada no paciente, de forma clara, com uma abordagem, por parte da equipe de cuidados paliativos, que informe sobre a evolução e o prognóstico da doença, especialmente na fase final de vida.

Em novembro de 2006, o Conselho Federal de Medicina (CFM) editou a Resolução nº 1.805, que reza que "na fase terminal de enfermidades graves e incuráveis é permitido ao médico limitar ou suspender procedimentos e tratamentos que prolonguem a vida do doente, garantindo-lhe os cuidados necessários para aliviar os sintomas que levam ao sofrimento, na perspectiva de uma assistência integral, respeitada a vontade do paciente ou de seu representante legal".[8]

A referida resolução ainda afirma que "o doente continuará a receber todos os cuidados necessários para aliviar os sintomas que levam ao sofrimento, assegurada a assistência integral, o conforto físico, psíquico, social e espiritual, inclusive assegurando-lhe o direito da alta hospitalar."

Esses princípios foram ratificados no Código de Ética Médica (CEM) atual,[9] que dispõe que "nas situações clínicas irreversíveis e terminais, o médico evitará a realização de procedimentos diagnósticos e terapêuticos desnecessários e propiciará aos pacientes sob sua atenção todos os cuidados paliativos apropriados", consagrando o preceito da ortotanásia.

Além disso, considerando esses princípios como norma deontológica (com obrigação de cumprimento por parte do médico), o CEM reza, em seu artigo 41, que é vedado ao médico "abreviar a vida do paciente, ainda que a pedido deste ou de seu representante legal", mas, em seu parágrafo único, reafirma que: " nos casos de doença incurável e terminal, deve o médico oferecer todos os cuidados paliativos disponíveis sem empreender ações diagnósticas ou terapêuticas inúteis ou obstinadas, levando sempre em consideração a vontade expressa do paciente ou, na sua impossibilidade, a de seu representante legal".

Em 2012, respeitando o princípio da autonomia do paciente, o CFM editou a resolução 1995, que disciplinou as assim chamadas diretivas antecipadas de vontade do paciente,[10] que são definidas "como o conjunto de desejos, prévia e expressamente manifestados pelo paciente, sobre cuidados e tratamentos que quer, ou não, receber no momento em que estiver incapacitado de expressar, livre e autonomamente, sua vontade". Porém, mesmo em países com cultura diferente da nossa e onde essas diretrizes têm aceitação social e, muitas vezes, são dispostas em lei, a adesão dos pacientes ao documento tem sido baixa.[11]

A Medicina Paliativa é reconhecida no Brasil como área de atuação das seguintes especialidades: anestesiologia, cirurgia de cabeça e pescoço, cirurgia oncológica, clínica médica, geriatria, mastologia, medicina de família e comunidade, medicina intensiva, neurologia, nefrologia, oncologia clínica e pediatria.[12]

O conceito de "*choose wisely*" (ou a "escolha sábia" na tradução literal), nesse contexto, deve ser avaliado sob a ótica de agregar valor à qualidade de vida do paciente.[13] São inúmeras recomendações e, em especial na cardiologia, devem ser lembradas:

- Não prescreva rotineiramente medicamentos redutores de lipídios em indivíduos com expectativa de vida limitada.
- Avalie criteriosamente o risco/benefício do tratamento anti-hipertensivo em idosos frágeis.
- Não implante um CDI para a prevenção primária de morte cardíaca súbita em pacientes com probabilidade de sobrevida inferior a um ano devido a comorbidades não cardíacas.

Cuidados paliativos em insuficiência cardíaca

Atualmente, as doenças cardiovasculares respondem por cerca de 40% dos casos que demandam cuidados paliativos no mundo, conforme dados extraídos do Global Atlas of Palliative Care at the End of Life da Organização Mundial da Saúde (Figura 3).[14]

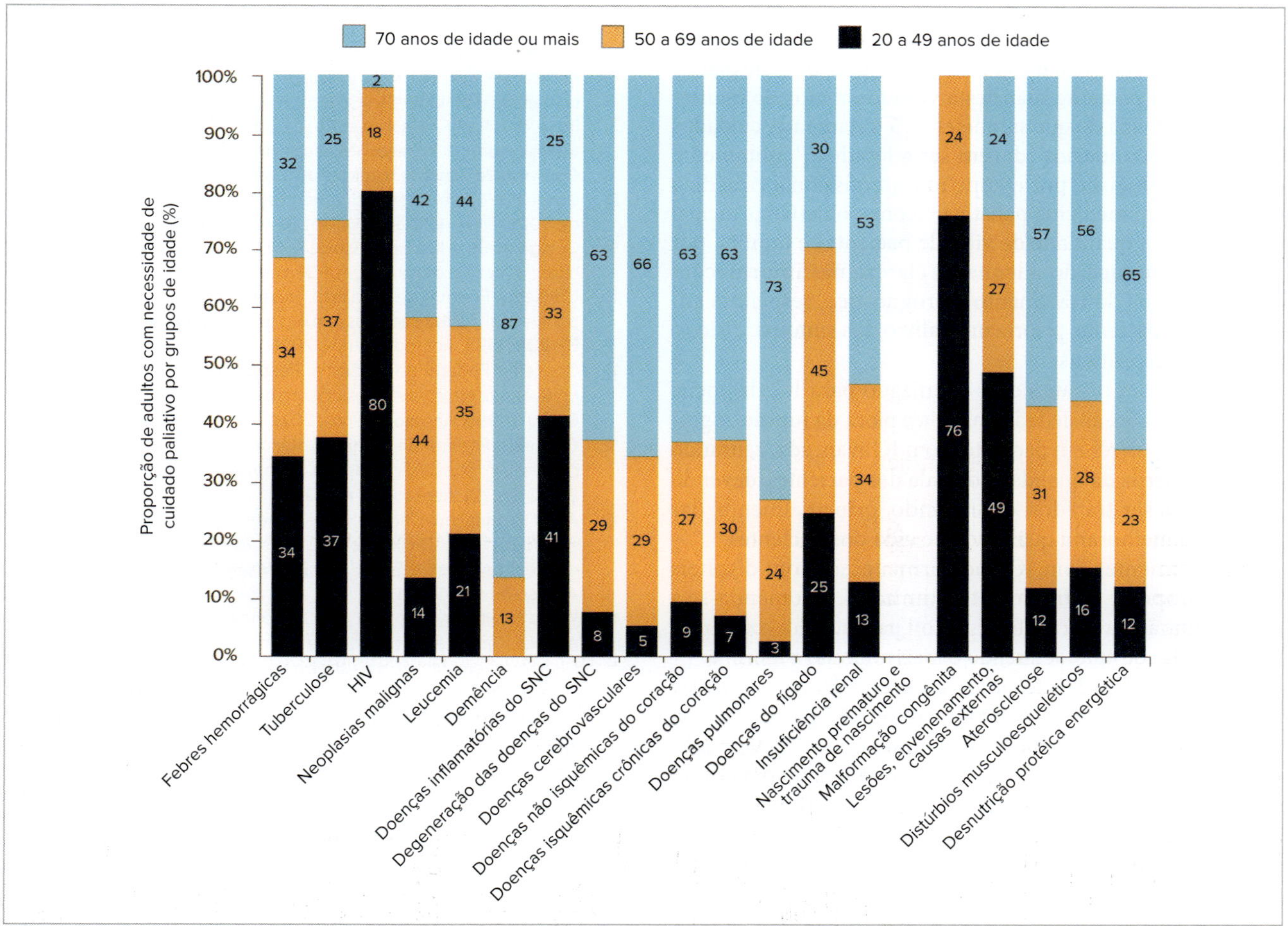

FIGURA 3

Distribuição de adultos com necessidade de cuidados paliativos no final da vida por grupos de doenças.

Fonte: WHO, 2020.[14]

Dentre as cardiopatias que têm indicação para assistência paliativa, a insuficiência cardíaca (IC) é sem dúvida a mais prevalente,[15] até porque é a via final comum da maioria das doenças cardíacas. Apesar dos inúmeros avanços na terapia medicamentosa e invasiva, ainda é uma doença altamente sintomática, progressiva e com alta mortalidade.

Sendo a IC bastante sintomática e de muito risco para perda de qualidade de vida e de alta morbidade e mortalidade, os cuidados paliativos devem ser adotados precoce e frequentemente nesses pacientes.[16] Diretrizes europeias[17] e norte-americanas[18] recomendam os cuidados paliativos em pacientes com IC como maneira de confortar e antecipar a progressão da doença, bem como seu desfecho clínico de morte súbita como uma complicação relativamente frequente.

Nas fases iniciais da IC, classe funcional I e II da NYHA, o cardiologista clínico, além evidentemente de tratar a doença, deve se preocupar em melhorar a dispneia, dor e fadiga, abordar a depressão e ansiedade, conversar com paciente e família sobre prognóstico e objetivos do tratamento, sendo essa conduta considerada hoje como "atenção primária" em cuidados paliativos na IC.

Em estados mais avançados da doença, classe funcional III ou IV, comorbidades ou fragilidade importantes, pacientes com dispositivos como ressincronizador/desfibrilador implantável, de assistência ventricular esquerda, em espera de transplante, ou quando o paciente manifesta vontade maior de manter qualidade de vida do que submeter-se a tratamento, cuidados paliativos "secundários" devem ser adotados,[19] juntamente com o cardiologista, por equipe multiprofissional e médico especialista em medicina paliativa,[20] com o objetivo principal de melhorar a qualidade de vida de pacientes e família, por meio de comunicação adequada, clareza nas informações sobre objetivos do tratamento e prognóstico, respeito à autonomia do paciente, priorizando alívio dos sintomas físicos, psíquicos e espirituais.

Mesmo com o tratamento otimizado para IC, dispneia, fadiga, depressão, ansiedade, insônia e piora da função cognitiva podem ocorrer em pacientes com IC avançada, causando angústia e perda da qualidade de vida dos pacientes, devendo os sintomas ser tratados, objetivando, principalmente, dar conforto e melhorar a qualidade de vida dos pacientes.

Para pacientes com IC que permanecem com dispneia refratária, apesar de tratamento otimizado, recomenda-se a suplementação da oferta de oxigênio[21] para aqueles com hipoxemia e o uso de opioides, sendo o mais utilizado a morfina.[22,23]

O estudo PAL-HF (*Palliative Care in Heart Failure*),[24] randomizado, duplo-cego, acompanhou 150 pacientes com IC avançada, por um período de 6 meses, sendo metade submetida a tratamento usual (grupo 1) e os demais com adição de cuidados paliativos com equipe multiprofissional (grupo 2). Os pacientes randomizados para tratamento convencional e cuidados paliativos (grupo 2) tiveram melhora significativa nos indicadores de melhor qualidade de vida em relação aos pacientes apenas com tratamento convencional (grupo 1). Tiveram também melhora da depressão, da ansiedade e do bem-estar espiritual, porém não houve diferenças nas taxas de hospitalização e mortalidade.

Na literatura médica, embora exista consenso sobre o importante papel dos cuidados paliativos na IC, o momento de iniciar os cuidados ainda permanece controverso em relação aos marcadores: sintomas físicos e emocionais, estágio da IC, hospitalizações, prognóstico, terapia de suporte, progressão funcional e complicações.[25]

Portanto, cuidados paliativos têm um papel importante no tratamento do paciente com IC, sendo que o próprio cardiologista, em fases iniciais da doença, deve precocemente iniciar medidas para alívio de sintomas físicos e psíquicos.

Referências bibliográficas

1. Cremesp. Cuidado paliativo, 2008. Disponível em: http://www.cremesp.org.br/library/modulos/publicacoes/pdf/livro_cuidado%20paliativo.pdf. Acesso em: nov. 2021.
2. Stanford School of Medicine. Palliative care. World Health Organization Definition of Palliative Care. Disponível em: https://palliative.stanford.edu/overview-of-palliative-care/overview-of-palliative-care/world-health-organization-definition-of-palliative-care/. Acesso em: nov. 2021.
3. Lorenz KA, Lynn J, Dy SM, Shugarman LR, Wilkinson A, Mularski RA, et al. Evidence for improving palliative care at the end of life: a systematic review. Ann Intern Med. 2008;148(2):147-59. Erratum in: Ann Intern Med. 2009;151(9):674.
4. Pessini L. Eutanásia. São Paulo: Loyola, 2004.
5. Mateus SHR. Eutanásia, distanásia e ortotanásia: aspectos éticos e jurídicos. Pneumologia Paulista. 2010;24(10):71-3.
6. Sullivan MF, Kirkpatrick JN. Palliative cardiovascular care: The right patient at the right time. Clin Cardiol. 2020;43(2):205-12.
7. Forte DN, Kochi AC, Oliveira RA. Cuidados paliativos em unidade de terapia intensiva, in Reflexões éticas em medicina intensiva. São Paulo: Conselho Regional de Medicina do Estado de São Paulo, 2018. p.29-37.
8. Conselho Federal de Medicina. Resolução n. 1.805, de 28 de novembro de 2006. Diário Oficial da União. 28 nov. 2006; Seção 1:169.
9. Código de Ética Médica, Resolução CFM n. 2.217/2018. Disponível em: https://portal.cfm.org.br/images/PDF/cem2019.pdf. Acesso em: nov. 2021.
10. Conselho Federal de Medicina. Resolução CFM n. 1995/2012. Disponível em: https://sistemas.cfm.org.br/normas/visualizar/resolucoes/BR/2012/1995. Acesso em: nov. 2021.
11. Conselho Federal de Medicina. Resolução CFM n. 1995/2012. Disponível em: https://sistemas.cfm.org.br/normas/visualizar/resolucoes/BR/2012/1995. Acesso em: nov. 2021.
12. Conselho Federal de Medicina. Resolução CFM n. 2.221/2018. Disponível em: https://sistemas.cfm.org.br/normas/visualizar/resolucoes/BR/2018/2221. Acesso em: nov. 2021.
13. ABIM Foundation. Choose wisely. Five things patients and providers should question. Disponível em: https://www.choosingwisely.org/wp-content/uploads/2015/01/Choosing-Wisely-Recommendations.pdf. Acesso em: nov. 2021.
14. World Health Organization (WHO). Worldwide Hospice palliative care alliance. Global atlas of palliative care at the end of life, 2. ed.; 2020. Disponível em: https://www.thewhpca.org/resources/global-atlas-on-end-of-life-care.
15. Marques AC. Insuficiência cardíaca: dados atualizados em 2020. 30 sep. 2020. Disponível em: https://pebmed.com.br/insuficiencia-cardiaca-dados-atualizados-em-2020/. Acesso em: nov. 2021.
16. Allen LA, Stevenson LW, Grady KL, et. al. Decision making in advanced heart failure: a scientific statement from the American Heart Association. Circulation. 2012;125:1928.
17. Jaarsma T, Beattie JM, Ryder M, Rutten FH, McDonagh T, Mohacsi P, et al. Palliative care in heart failure: a position statement from the palliative care workshop of the Heart Failure Association of the European Society of Cardiology. Advanced Heart Failure Study Group of the HFA of the ESC. Eur J Heart Fail. 2009;11(5):433-43.
18. Braun LT, Grady KL, Kutner JS, Adler E, Berlinger N, Boss R, et al.; American Heart Association Advocacy Coordinating Committee. Palliative

care and cardiovascular disease and stroke: a policy statement from the American Heart Association/American Stroke Association. Circulation. 2016;134(11):e198-225.

19. Centers for Medicare & Medicaid Services. Ventricular assist devices for bridge-to-transpland and destination therapy. Disponível em: https://www.cms.gov/medicare-coverage-database/details/nca-decision-memo.aspx?NCAId=268&NcaName=Ventricular+Assist+Devices+for+Bridge-to-Transplant+and+Destination+Therapy&MEDCACId=65&IsPopup=y&bc=AAAAAAAACAAAAA%3d%3d. Acesso em: nov. 2021.
20. Lindvall C, Hultman TD, Jackson VA. Overcoming the barriers to palliative care referral for patients with advanced heart failure. J Am Heart Assoc. 2014;3:e000742.
21. Qaseem A, Snow V, Shekelle P, Casey Jr. DE, Cross Jr. JT, Owens DK. Evidence-based interventions to improve the palliative care of pain, dyspnea, and depression at the end of life: A clinical practice guideline from the American College of Physicians. Annals of Internal Medicine. 2008;148:141-6.
22. Johnson MJ, McDonagh TA, Harkness A, McKay SE, Dargie HJ. Morphine for the relief of breathlessness in patients with chronic heart failure--a pilot study. Eur J Heart Fail. 2002;4(6):753-6.
23. Mahler DA, Selecky PA, Harrod CG, Benditt JO, Carrieri-Kohlman V, Curtis JR, et al. American College of Chest Physicians consensus statement on the management of dyspnea in patients with advanced lung or heart disease. Chest. 2010;137(3):674-91.
24. Rogers JG, Patel CB, Mentz RJ, et al. Palliative Care in Heart Failure: The PAL-HF Randomized, Controlled Clinical Trial. J Am Coll Cardiol. 2017;70:331.
25. Chang YK, Kaplan H, Geng Y, Mo L, Philip J, Collins A, et al. Referral criteria to palliative care for patients with heart failure: a systematic review. Circ Heart Fail. 2020;13:e006881.

Capítulo 10

Disfunção erétil e sua relação com doenças cardiovasculares

Claudia Cristiany Garcia Lopes
Humberto Pierri

PONTOS-CHAVE

- As doenças cardiovasculares (DCV) são a principal causa de morte em homens, principalmente por doença arterial coronária (DAC), e aumentam em prevalência com o envelhecimento.
- A disfunção erétil (DE) compartilha muitos fatores de risco com a DAC e ambas têm a mesma fisiopatologia, mediada por disfunção endotelial, sendo assim considerada um marcador sentinela de doença arterial coronariana.
- A incidência de disfunção erétil (DE) aumenta com a idade.
- DE pode ser classificada como psicogênica, orgânica ou mista.
- O processo aterosclerótico começa na infância, passa por uma fase assintomática e torna-se clinicamente evidente frequentemente a partir de meia-idade.
- Como a DE é um marcador independente de risco de doença cardiovascular, todos os homens deveriam ser questionados sobre sua história sexual de forma compulsória em suas avaliações médicas de rotina.

Introdução

Estima-se que a prevalência da disfunção erétil (DE) alcance cerca de 52% dos homens com idade entre 40 e 70 anos e em torno de 70% daqueles com idade superior a 70 anos.[1] Jovens também podem apresentar tal distúrbio, especialmente quando submetidos a situações de intenso estresse, condição que foi recentemente vivenciada, por exemplo, pelos profissionais da área da saúde na linha de frente ao combate da pandemia da Covid-19.[2] Atualmente, mais de 150 milhões de pessoas ao redor do mundo têm DE e este número está previsto para aumentar para 322 milhões até o ano de 2025.[3]

A DE é definida por uma recorrente ou persistente inabilidade em obter-se ou manter-se uma ereção peniana suficiente para um desempenho sexual satisfatório para ambos parceiros.[4] A função sexual masculina requer complexas interações entre os sistemas vascular, neurológico, hormonal e psicológico. A ereção é desencadeada por sinais neurológicos, sendo facilitada por um ambiente hormonal adequado e uma atitude psicológica positiva.[5] A incidência de DE aumenta com a idade e compartilha muitos fatores de risco com DAC pois a fisiopatologia de ambas é comum, mediada por disfunção endotelial[6]. Além do processo de envelhecimento, outros fatores de risco cardiovascular como hipertensão arterial (HAS), *diabetes mellitus* (DM), tabagismo, obesidade e dislipidemia demonstraram ser significativamente associados com DE.[7] Assim, a relação entre doenças cardiovasculares e disfunção erétil tem sido proposta, sendo a DE considerada uma manifestação preditora de DAC, podendo também representar disfunção vascular generalizada.[8]

Epidemiologia

A disfunção erétil é uma condição médica comum que afeta primariamente homens acima de 40 anos de idade, embora possa ser identificada em jovens sob condições específicas, tais como uso de cannabis,[9] DM tipo 1[10] e obesidade.[11] Um terço dos adultos submetidos ao reparo de defeitos penianos persistentes (hipospádia) durante a infância poderão se queixar de DE na vida adulta.[12] Questões étnicas e religiosas influenciam o comportamento masculino, podendo retardar ou mesmo impedir o reconhecimento e o diagnóstico precoce da DE.[13] Evidências reportadas pelo Comitê Internacional para Consultas em Medicina Sexual apontaram que a prevalência dessa moléstia é de 1 a 10% em homens com menos de 40 anos de idade, 2 a 9% naqueles com idade entre 40-49 anos e aumenta para índices de 20 a 40% em homens com 60-69 anos. Em idosos com mais de 70 anos, a prevalência de DE alcança 50-100%[14]. A prevalência e a incidência da disfunção erétil estão geralmente correlacionadas com muitos fatores de risco conhecidos para aterosclerose. Já foi demonstrado que a mudança do estilo de vida, como dieta equilibrada, cessação do tabagismo e atividade física, pode melhorar a DE.[15]

No início de 1990, muitos estudos sobre DE foram realizados em comunidades dos Estados Unidos, tais como: *Massachusetts Male Aging Study (MMAS)*[16], *The Olmstead Country Study Of Urinary Symptoms and Health Status*[17] e *The National Health and Social Life Survey (NHLS)*[18]. Estes estudos conhecidos lançaram as bases para os atuais conceitos e achados epidemiológicos nesta área. O estudo *Health Professionals Follow-up Study*[19] recrutou 31.742 homens profissionais da área de saúde com idade entre 53-90 anos e, após exclusão daqueles com histórico de câncer de próstata, a prevalência de DE foi de 33%, sendo que a incidência foi 40 vezes maior nos indivíduos mais velhos, em comparação aos mais jovens. Um estilo de vida com hábitos negativos, particularmente sedentarismo, obesidade e tabagismo foram preditores significativos de DE. Dados semelhantes foram encontrados no estudo *The Rancho Bernardo Study*[20]. A Pesquisa *The Global Survey of Sexual Attitudes and Behavior*[21] apontou detalhes do comportamento sexual em amostras altamente diversificadas (n=27.500), fornecendo estimativas globais de disfunções sexuais em adultos com idade entre 40 a 80 anos, em 29 países (incluindo o Brasil). Em todas as regiões (exceto na América Central, América do Sul e do Sudeste Asiático), homens com idades entre 60-80 anos foram significativamente mais propensos a dificuldades de ereção do que aqueles com idade entre 40-49 anos. Apesar das diferenças nas taxas de prevalência, foram observadas semelhanças no padrão de comorbidades e fatores de risco. Em particular, o risco aumentado de DE foi associado com a presença de DM, cardiopatias e depressão em todos os países. Em 2006, um trabalho realizado no Projeto Sexualidade (ProSex), no Departamento de Psiquiatria da Faculdade de Medicina da Universidade de São Paulo, mostrou que indivíduos com DE apresentam comprometimento da autoestima e dos relacionamentos interpessoais. Quando comparados aos homens com idade entre 18 e 39 anos, aqueles com 60 a 69 anos têm 2,2 vezes ($p<0{,}01$) mais risco para DE, enquanto naqueles com 70 anos ou mais, a chance triplica ($p < 0{,}01$). Houve associação inversa entre nível educacional e risco para DE. Raça amarela, desemprego, alguma afiliação religiosa, história de tumor de próstata, HA) e depressão aumentaram a chance para DE.[22]

Estes estudos fornecem evidências de uma associação clara e robusta entre disfunção erétil e DAC e suportam o conceito de DE como um marcador precoce de doenças cardiovasculares.

Fisiologia da ereção peniana

O pênis é formado por dois corpos cavernosos e um corpo esponjoso. Cada corpo cavernoso é formado por fibras musculares lisas e tecido colágeno, altamente trabeculado que forma uma malha. Essa estrutura, para se manter unida e protegida, é circundada por uma membrana espessa e não distensível chamada de túnica albugínea. A irrigação dos corpos cavernosos é feita pelas artérias cavernosas direita e esquerda que formam corpos helicoidais chamados de artérias helicinas. A drenagem venosa se faz a partir dos espaços sinusoidais, plexos venosos subalbugíneos, veias emissárias e pela veia dorsal profunda do pênis. A inervação origina-se dos sistemas nervosos: simpático (medula espinhal toracolombar), parassimpático (medula espinhal sacral) e somatossensoriais (nervos dorsais e pudendo).[23] Uma série de ações determina a ereção peniana:

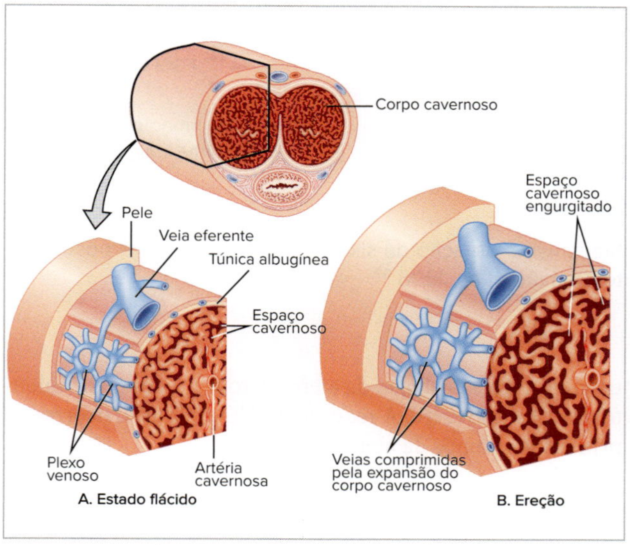

FIGURA 1

Mecanismo da ereção peniana.

O relaxamento das artérias cavernosas e dos seios cavernosos leva a um aumento do fluxo sanguíneo peniano e consequente aumento da pressão no corpo cavernoso. O grau de contração da musculatura lisa cavernosa determina o estado funcional do pênis (flacidez ou ereção). O balanço entre a contração e o relaxamento é controlado por mecanismos centrais e periféricos, mediados pela ativação do óxido nítrico (NO) e do GMPc (monofosfato de guanosina cíclico). As duas principais fontes de NO no pênis são a inervação colinérgica e o endotélio das artérias e seios cavernosos. O NO produzido pelo sistema parassimpático adrenérgico não colinérgico dos neurônios e pelas células endoteliais desencadeia uma cascata molecular que resulta no relaxamento das células do músculo liso. Este processo provoca a oclusão de retorno venoso através de compressão passiva das vênulas subtunicais, resultando em uma ereção.

As fosfodiesterases (PDE) são compostos enzimáticos. Sua isoforma predominante é a PDE-5, presente nos corpos cavernosos e atua reduzindo a concentração do GMPc com consequente flacidez do pênis. Inibidores farmacológicos da PDE-5 podem reduzir esta degradação do GMPc facilitando a ereção. Esses fármacos foram descobertos anos antes, atuando como dilatadores derivados do endotélio das artérias dos sistemas coronariano e pulmonar.[24] A disfunção endotelial e a redução na biodisponibilidade do NO são fatores que con-

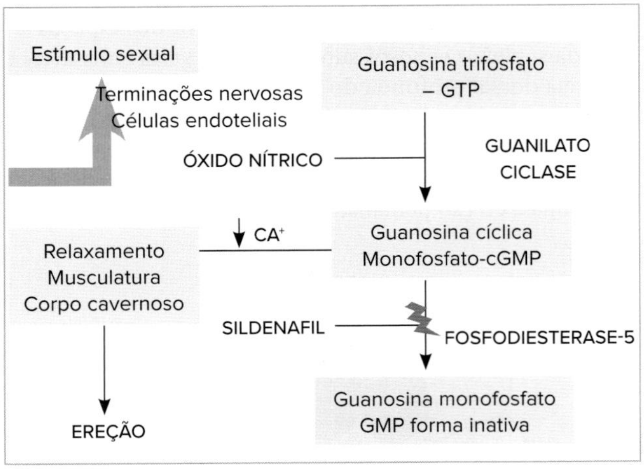

FIGURA 2

Mecanismo de ação da sildenafila no corpo cavernoso. Fonte: Damião et al., 1998.[69]

tribuem para a evolução da aterosclerose e o desenvolvimento da disfunção erétil. A redução do NO endotelial ocorre nos primeiros estágios da aterosclerose.

Classificação da disfunção erétil

A disfunção erétil pode ser classificada, de modo geral, como psicogênica, orgânica ou mista. Indícios que sugerem uma etiologia psicogênica incluem início súbito, ereções espontâneas ou autoestimuladas de boa qualidade concomitantes a eventos estressantes importantes na vida ou problemas psicológicos prévios. Por outro lado, o início gradual, a falta de tumescência e a libido normal são mais sugestivos de uma etiologia orgânica. Com um histórico direcionado, pode-se distinguir qual o subtipo mais provável, o que pode alterar o diagnóstico e o tratamento da disfunção do paciente.[25]

Fatores de risco

Os fatores de risco conhecidos para DE são numerosos, especialmente em homens acima de 40 anos, havendo uma associação significativa com fatores de risco cardiovasculares, tais como HAS, dislipidemia, DM, DAC, síndrome metabólica,[26] estilo de vida sedentário[27] e doença hepática gordurosa não alcoólica.[28] Pacientes portadores de doença renal em estágio avançado apresentam uma prevalência geral de 71% de disfunção erétil.[29]

O tratamento da obesidade e do sedentarismo pode melhorar a DE em aproximadamente 30% dos homens que perdem 10% ou mais do seu peso corporal.[30] Embora o mecanismo preciso do hipogonadismo relacionado à obesidade seja desconhecido, está provavelmente ligado a alterações hormonais, dada a contribuição essencial da testosterona para a função erétil normal.[31] A testosterona está envolvida em muitos aspectos da excitação sexual masculina e, quando suprimida, pode diminuir o desejo sexual e levar à disfunção erétil.[32] Em modelos animais, os andrógenos são essenciais na regulação da óxido nítrico sintase (NOS), atividade de PDE5 e células musculares penianas, apoiando o achado clínico de que a eficácia do inibidor de PDE5 (PDE5i) é aumentada após a correção do hipogonadismo.[33] Novas evidências sugerem que baixos níveis séricos de ácido fólico e vitamina D podem ser fatores de risco independentes para DE.[34,35] A disfunção endotelial é o denominador comum de muitos desses fatores de risco.

Disfunção erétil e doenças cardiovasculares: disfunção endotelial

O endotélio desempenha um papel fundamental na regulação da homeostase da parede vascular e o termo "disfunção endotelial" indica um processo patológico que representa a primeira etapa do desenvolvimento da aterosclerose, uma condição que envolve todos os vasos do corpo e que, na maioria das vezes, apresenta um curso progressivo. A disfunção endotelial é geralmente desencadeada por um insulto inflamatório que leva à ativação de células endoteliais, induzindo a formação de moléculas de adesão e quimiocinas, sendo por isso considerada um evento chave na fisiopatologia de DAC, a principal causa de morte mundial.[36] Há um grande interesse em compreender melhor os mecanismos fisiopatológicos da disfunção endotelial subjacente à progressão da aterosclerose e para identificar estratégias terapêuticas para sua prevenção.[37]

A disfunção endotelial potencialmente acarreta insuficiência vascular das artérias coronárias e do pênis pelo mesmo mecanismo, sendo o elo comum entre DAC e DE e a hipótese do tamanho arterial explica, em parte, essa conexão. Como as artérias penianas são menores que as coronárias, os sintomas da DE podem preceder as de DAC por vários anos.[38] Dada a natureza sistêmica da aterosclerose, todos os principais leitos vasculares devem ser afetados na mesma medida. No entanto, os sintomas em diferentes pontos do sistema corporal raramente se tornam evidentes ao mesmo tempo, já que os vasos maiores são capazes de tolerar melhor a mesma quantidade de placas quando comparados com os menores. Sendo assim, segundo essa hipótese, DE e DAC devem ser considerados como dois aspectos diferentes da mesma doença, sendo que a DE deve ocorrer antes da DAC e os pacientes com DAC devem frequentemente se queixar da DE. A Figura 3 ilustra os estágios precoces e tardios da aterosclerose, levando ao comprometimento do lúmen arterial e acarretando doenças clínicas.

A aterosclerose é uma doença inflamatória crônica arterial caracterizada por disfunção do endotélio, acúmulo de lipoproteínas de baixa densidade (LDL), células imunes e detritos necróticos no espaço subendotelial, resultando na formação de uma placa aterosclerótica.[39] Afeta principalmente a camada íntima das artérias de múltiplos diâmetros.[40] O endotélio vascular é constituído por uma monocamada de células ortogonais que reveste a superfície interior dos vasos sanguíneos de qualquer diâmetro, bem como os sinusoides do corpo cavernoso do pênis. Dentre as diversas funções des-

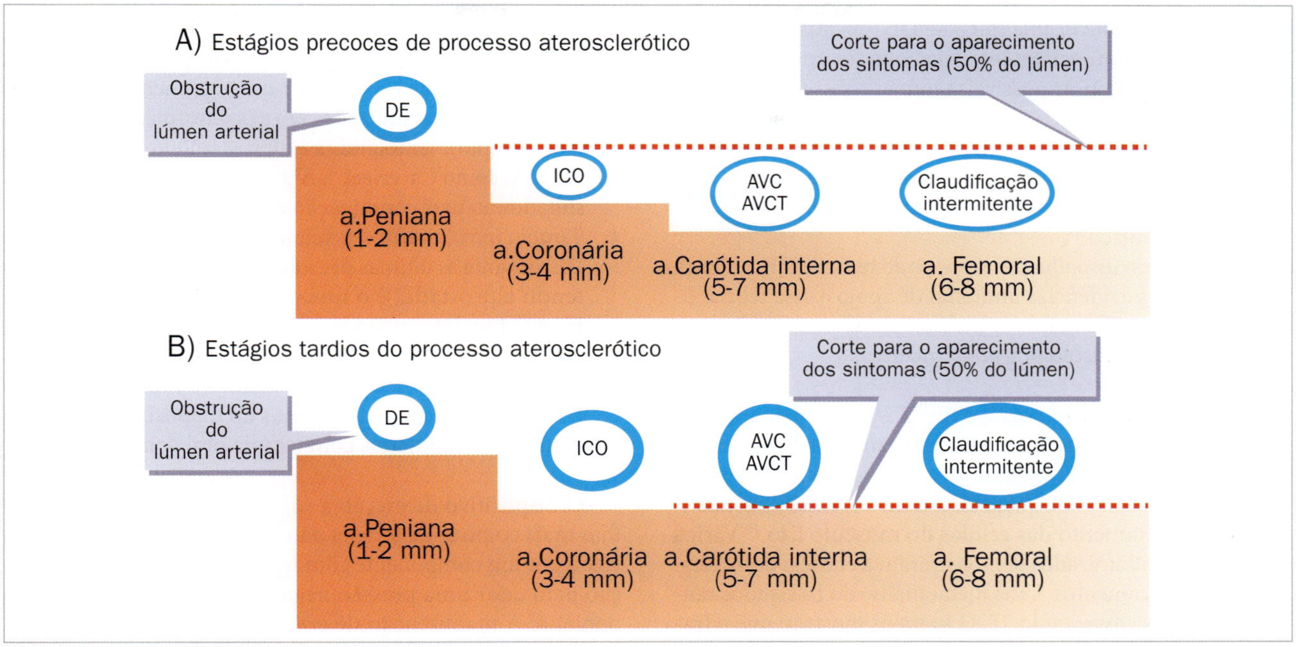

FIGURA 3

Estágios da doença aterosclerótica e os diâmetros arteriais.

Fonte: adaptada de Nissen, 2005.[70]

te endotélio, está a regulação do tônus vascular, da coagulação, do metabolismo e da permeabilidade dos vasos, sendo que o desequilíbrio dessas funções resulta em regulação anormal da resposta à inflamação e aos estímulos vasoconstritores e vasodilatadores, além de distúrbios de coagulação. Evidências sugerem que há uma redução da biodisponibilidade de vasodilatadores, especialmente óxido nítrico (NO), o principal vasodilatador relacionado com a ereção peniana,[41] ocasionando alteração da vasodilatação dependente do endotélio que é a chave do processo. Este passo é seguido por uma fase pré-clínica intermediária em que há formação de placas ateromatosas. Devido ao alargamento do calibre do vaso, a placa precoce pode ser acomodada sem obstruir o lúmen das artérias, distendendo a membrana elástica externa da parede arterial.[42] O fenômeno de remodelamento positivo continua até que 40% do lúmen arterial seja invadido pela placa. Esta etapa é caracterizada por alterações vasculares obstrutivas, levando a doença vascular sintomática.

O processo aterosclerótico começa na infância, passa por uma fase assintomática e torna-se clinicamente evidente a partir da meia-idade. O tratamento dos fatores de risco e das doenças vasculares associadas com disfunção endotelial tem demonstrado, pelo menos em alguns estudos, ser capaz de melhorar o prognóstico em longo prazo. Isso provavelmente é possível devido à "estabilização" das placas ateroscleróticas não obstrutivas e da melhoria da resposta vasomotora do endotélio.[43] Estas observações suportam o conceito de "reversibilidade" das alterações ateroscleróticas funcionais por intervenções específicas dirigidas à disfunção endotelial. Tudo isso leva a crer que os pontos-chave para a prevenção de eventos cardiovasculares seriam a identificação precoce da disfunção endotelial por meio de testes não invasivos em indivíduos em situação de risco e tratamento dos fatores de risco combinados com as mudanças no estilo de vida.[44]

Diagnóstico e tratamento da disfunção erétil

As possibilidades terapêuticas atuais para o tratamento da DE incluem terapia oral com um inibidor da fosfodiesterase tipo 5 (PDE-5), terapia intracavernosa, reposição hormonal com testosterona, dispositivos penianos e psicoterapia. Além disso, diversas evidências sugerem que o tratamento de fatores de risco podem melhorar a função erétil, de forma segura e eficaz. Decisões relacionadas ao método de tratamento devem levar em conta as preferências e as expectativas dos pacientes e seus parceiros.

Dentre as principais opções terapêuticas não farmacológicas, podemos citar:

- *Psicoterapia* – a psicoterapia sexual é recomendada para os pacientes com evidência de DE psicogênica sem nenhuma causa orgânica detectável. Uma sequência de curta duração (4 a 12 semanas) de terapia sexual deve ser prescrita. O planejamento familiar também pode ser útil.[45]
- *Mudança no estilo de vida* – estilo de vida e nutrição foram reconhecidos como fatores centrais influenciando a produção de NO vascular e a função erétil. Além disso, também foi sugerido que hábitos de vida mais saudáveis, como dieta balanceada, redução na ingestão de álcool e cessação do tabagismo podem diminuir a inflamação clínica de baixo grau com consequente repercussão positiva e redução da disfunção sexual.[46]

- *Suspensão de medicamentos* – se DE for causada por medicamentos potencialmente relacionados com esse achado, é válido analisar possíveis terapias substitutivas. Entre os anti-hipertensivos, os diuréticos e os betabloqueadores parecem exercer um impacto prejudicial na função sexual, sendo o nebivolol o único betabloqueador com propriedades favoráveis pelo aumento da biodisponibilidade do óxido nítrico.[47]
- *Exercícios do assoalho pélvico* – pode reduzir DE, embora haja apenas evidências limitadas de apoio a essa teoria.[48]

A terapia farmacológica pode incluir:

- *Inibidores da fosfodiesterase tipo 5* – são considerados a terapia de primeira linha para o tratamento da disfunção erétil. Esses agentes melhoram a função erétil aumentando o monofosfato de guanosina cíclico (cGMP), resultando no relaxamento das células do músculo liso.[49] Vários estudos randomizados demonstraram a eficácia dessa classe de medicamentos. Uma meta-análise de 14 estudos randomizados envolvendo 2.283 homens mostrou que o tratamento com sildenafil (em todas as doses testadas) aumentou significativamente a proporção de pacientes que tiveram pelo menos um episódio sexual bem-sucedido (83%), comparado com placebo (45%), com um risco relativo de 1,8 no grupo placebo (intervalo de confiança de 95%, 1,7-1,9).[50] Outro estudo randomizado mostrou que o tratamento com sildenafila (100 mg) aumentou a proporção de homens que tiveram um episódio sexual bem-sucedido em comparação com o placebo (51% vs. 30%, P <0,05).[51] Não existem dados convincentes para apoiar a superioridade de um inibidor da fosfodiesterase tipo 5 em detrimento de outro.[52] Em uma meta-análise de 11 ensaios clínicos randomizados envolvendo 2.102 homens, o tadalafila (numa dose de 10 ou 20 mg) levou a uma melhoria significativa na função erétil (conforme avaliado pelo Índice Internacional de Função Erétil) e a um aumento significativo na proporção de tentativas que levaram a relações sexuais bem-sucedidas (34% com 10 mg de tadalafila, 46% com 20 mg de tadalafila e 8% com placebo; P <0,001 para todas as comparações).[53] Uma melhora semelhante na função erétil foi relatada em uma meta-análise de ensaios randomizados de vardenafila (em doses de 5 mg, 10 mg e 20 mg).[54] Alguns pacientes podem não ser capazes de tolerar esses medicamentos por causa de eventos adversos relacionados à vasodilatação em tecidos não penianos que expressam fosfodiesterase tipo 5 ou da inibição de isoenzimas não penianas homólogas.[55]
- *Terapia hormonal/reposição de testosterona* – é comprovadamente muito eficaz se a causa da DE for o baixo nível sérico de testosterona. Alguns autores sugerem que o nível de testosterona deve ser verificado em todos os pacientes que apresentam DE.[56] Estudos recentes sugerem que uma intervenção terapêutica na testosterona pode não só ter um efeito positivo sobre o sistema cardiovascular, mas também um papel importante na prevenção de novos eventos cardiovasculares.[57]
- *Injeção intracavernosa* – embora muito conhecida e utilizada desde a demonstração inicial de Brindley, em 1983, está em constante evolução e desenvolvimento. Os agentes mais comumente utilizados são a papaverina (alcaloide isolado de ópio), fentolamina e alprostadil (amplamente conhecido como Caverject®). Alguns autores relatam bons resultados ao usar combinação de dois ou três agentes.[58]
- *Terapia intra uretral* – revelou-se eficaz no tratamento da DE, durante as últimas décadas. O dispositivo MUSE, contendo alprostadil, é o único tratamento aprovado pela FDA.[59] Foi demonstrado um aumento total das pontuações do Índice Internacional de Função Erétil (IIEF), bem como pelas pontuações do domínio de função erétil do IIEF nos pacientes submetidos ao dispositivo, especialmente se combinados com terapia oral com PDE-5.[60]

O dispositivo de ereção a vácuo (DEV) é uma das escolhas mais comuns de terapia não invasiva para DE. É constituído por um componente cilíndrico e um dispositivo de sucção para criar uma pressão negativa e alcançar uma ereção peniana. A manutenção de ereção é então realizada com a constrição causada pela aplicação de um anel elástico colocado na base do pênis. Os pacientes com doença vascular periférica significativa, aqueles que recebem anticoagulantes e diabéticos geralmente não são bons candidatos para o DEV. A aceitação e satisfação com DEV em todos os tipos de DE (incluindo DE diabética), foi de 68-83%, enquanto as complicações mais frequentes foram: dificuldade com a ejaculação, dor peniana, equimoses, hematomas e petéquias (pacientes que fazem uso de aspirina ou varfarina são mais propensos a desenvolver essas complicações). Esses dispositivos de ereção a vácuo, devido à sua capacidade para sugar o sangue para o pênis, independentemente da influência nervosa, tornaram-se ponto central de protocolos de reabilitação peniana.[61] Por fim, a angioplastia da artéria peniana vem sendo demonstrada como uma técnica segura e com potencial para induzir a melhora sustentada na função erétil em 50% dos pacientes com DE que sejam portadores de estenose da artéria peniana isolada, sendo atualmente considerada uma estratégia de tratamento mais duradoura para a doença estenótica da artéria peniana.[62]

Implicações diagnósticas e terapêuticas da disfunção erétil em pacientes com doença cardiovascular

A disfunção erétil e a doença arterial coronária compartilham muitas vias fisiopatológicas e podem ser consideradas manifestações clínicas diferentes da mesma doença. Estima-se que um em cada cinco pacientes com DE pode ter DCV assintomática e a gravidade da disfunção erétil está fortemente correlacionada com a extensão da DCV. Contudo, medidas terapêuticas destinadas a melhorar a função sexual em pacientes com DCV só devem ser consideradas após avaliação cuidadosa da condição cardiológica subjacente do paciente e sua avaliação da capacidade em realizar exercícios, uma vez que a atividade sexual e o tratamento da DE podem desencadear eventos cardíacos em pacientes com DAC preexistente. Mudanças no estilo de vida, administração de inibidores da fosfodiesterase tipo 5 e a terapia de reposição de testosterona, conforme descrito, podem trazer benefícios não apenas em termos de melhora da função sexual, mas também para reduzir o risco de futuros eventos cardíacos.

Importância da avaliação de doenças cardiovasculares em pacientes com disfunção erétil

As recomendações de consenso de Princeton III abordam, de forma abrangente, a gestão de DE no contexto de DAC.[63] A investigação primária deve incluir questionários validados para diagnóstico da disfunção erétil, como o IIEF-4. Já que a atividade sexual pode desencadear eventos cardíacos agudos em pacientes com DAC preexistente, a avaliação da capacidade de exercício representa um passo crítico no manejo da DE nesses homens. O estresse cardíaco causado pela atividade sexual corresponde a um nível de atividade física com média de 4-5 equivalentes metabólicos de tarefa (METs). Esta carga de trabalho corresponde a andar 1,5 km no plano em 20 min ou subir dois lances de escada em um ritmo acelerado. A avaliação da tolerância ao exercício é, portanto, um passo crítico antes que um paciente possa ser aconselhado em relação à segurança da relação sexual e ao uso de medicações pró-ereção.[64] Em geral, se um paciente cardíaco pode se exercitar nesse nível sem sintomas, ele deve ser capaz de ter atividade sexual sem problemas. No entanto, os pacientes devem ser melhor estratificados de acordo com a probabilidade de eventos cardiovasculares e mortalidade durante ou logo após o ato sexual.

Pacientes de baixo risco CV podem realizar atividades sexuais com segurança e devem receber tratamento para DE. Homens revascularizados com sucesso, portadores de HAS controlada assintomática, doença valvar leve e insuficiência cardíaca classe I e II de acordo com a classificação da New York Heart Association (NYHA) podem ser considerados de baixo risco para eventos relacionados com DAC.[65]

Discussão final

A relação entre DE vasculogênica e DAC tem sido amplamente investigada nos últimos anos. A presença de fatores de risco compartilhados e a identificação de vias fisiopatológicas comuns que incluem inflamação, disfunção endotelial e aterosclerose levaram à hipótese de que disfunção erétil e doença arterial coronária podem representar diferentes manifestações da mesma doença sistêmica. A DE precede tipicamente a DAC em até 70% dos casos e deve ser considerada um fator de risco para eventos cardíacos.

Disfunção erétil é uma condição que deve ser buscada e avaliada em homens (adultos e idosos), mesmo que não sejam portadores conhecidos de DAC, por meio de uma cui-

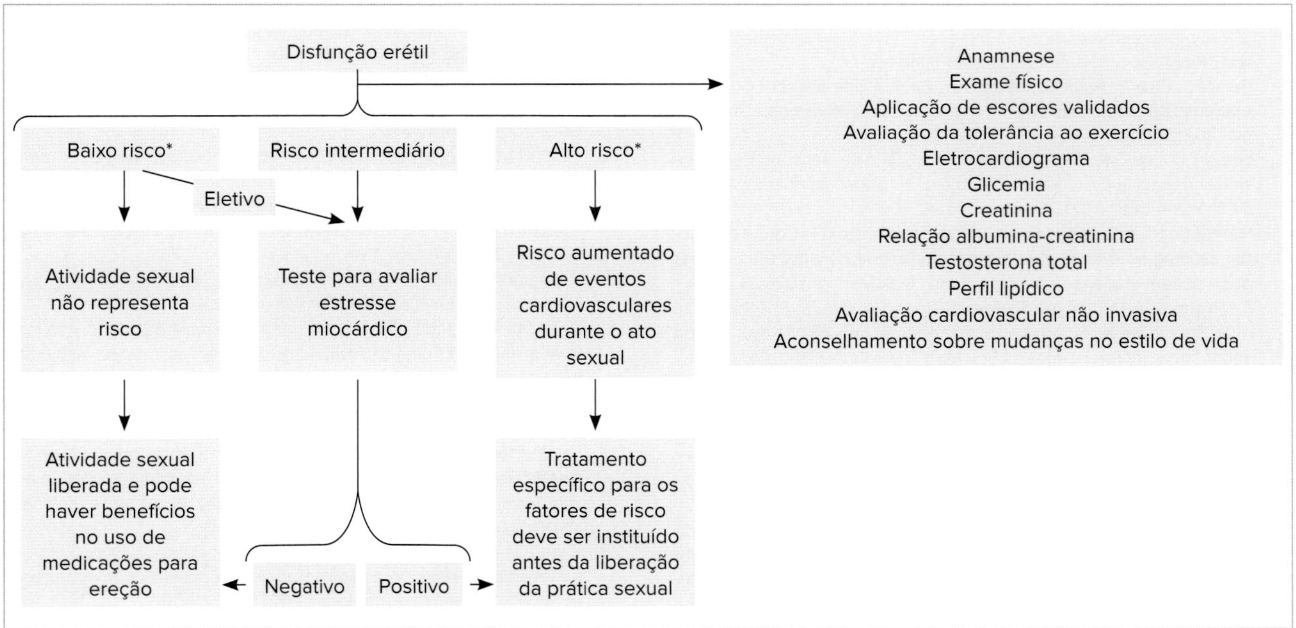

FIGURA 4

Algoritmo modificado para avaliação e manejo da disfunção erétil vasculogênica em pacientes com doença cardiovascular conhecida. *Pacientes de baixo risco: revascularizados com sucesso, hipertensão controlada assintomática, doença valvar discreta, disfunção ventricular esquerda/insuficiência cardíaca (classes I e II da New York Heart Association [NYHA]). **Pacientes de alto risco: angina instável, hipertensão não controlada, insuficiência cardíaca congestiva (classe IV da NYHA), infarto do miocárdio em 2 semanas sem intervenção, arritmia de alto risco, cardiomiopatia hipertrófica com sintomas graves e valvopatia moderada a grave. DE: disfunção erétil. Fonte: Gandaglia et al., 2016.[71]

dadosa anamnese, aplicação do **IIEF-4**, atentando-se na pesquisa de fatores de risco cardiovasculares, *diabetes mellitus*, síndrome metabólica, hipogonadismo, cirurgia pélvica prévia, trauma, medicações, dentre outros. Exames complementares deverão ser solicitados se houver suspeita. Após o diagnóstico, os pacientes deverão ser avaliados sob o ponto de vista cardiológico a fim de prevenir eventos coronarianos e o tratamento deve ser feito de forma individualizada. Terapia psicossexual, perda de peso, mudança no estilo de vida e cessação do tabagismo são medidas não farmacológicas que devem ser encorajadas. Na ausência de contraindicações, os inibidores de fosfodiesterases tipo 5 poderão ser recomendados.

No horizonte está a terapia genética, com capacidade de modular genes que podem não estar transcrevendo proteínas adequadas para o bom funcionamento do tecido peniano de homens com DE. A substituição dessas proteínas pode resultar na melhora da função erétil. A terapia gênica também parece promissora; o mecanismo de ação das células-tronco é gerar angiogênese com subsequente aumento das células do músculo liso cavernoso dentro dos corpos corporais.[66] Outro novo tratamento potencial consiste na litotripsia peniana por ondas de choque de baixa intensidade.[67]

Finalmente, há estudos sugerindo que a aplicação intracavernosa de polímeros de liberação de NO é capaz de entregar NO de uma forma farmacologicamente útil e melhorando significativamente a função erétil.[68]

Referências bibliográficas

1. Facio Junior FN, Querichelli AFA, Santos BR, Arruda GJF, Spessoto LCF. Do phosphodiesterase-5 inhibitors have a cardioprotective effect? Rev Assoc Med Bras. 2020;66(11):1464-5.
2. Bulut EC, Ertaş K, Bulut D, Koparal MY, Çetin S. The effect of COVID-19 epidemic on the sexual function of healthcare professionals. Andrologia. 2021;53(3):e13971.
3. Wang T-D, Lee C-K, Chia Y-C, et al.; the HOPE Asia Network. Hypertension and erectile dysfunction: The role of endovascular therapy in Asia. J Clin Hypertens. 2021;23:481-8.
4. Hernández-Cerda J, Bertomeu-González V, Zuazola P, Cordero A. Understanding erectile dysfunction in hypertensive patients: the need for good patient management. Vasc Health Risk Manag. 2020;16:231-9.
5. Capogrosso P, Ventimiglia E, Boeri L, Pozzi E, Chierigo F, Schifano N, et al. Should we tailor the clinical management of erectile dysfunction according to different ages? J Sex Med. 2019;16(7):999-1004.
6. Chiurlia E, D'Amico R, Ratti C, et al. Subclinical coronary artery atherosclerosis in patients with erectile dysfunction. J Am Coll Cardiol 2005; 46:1503.
7. Fung MM, Bettencourt R, Barrett-Connor E. Heart disease risk factors predict erectile dysfunction 25 years later: the Rancho Bernardo Study. J Am Coll Cardiol 2004; 43:1405–11.
8. Abbi D. Lane-Cordova, Kiarri Kershaw, Kiang Liu, David Herrington and Donald M. Lloyd-Jones. Association Between Cardiovascular Health and Endothelial Function With Future Erectile Dysfunction: The Multi-Ethnic Study of Atherosclerosis. Am J Hypertens. 2017 Aug; 30(8): 815–821.
9. Pizzol D, Demurtas J, Stubbs B, Soysal P, Mason C, Isik AT, et al. Relationship between cannabis use and erectile dysfunction: a systematic review and meta-analysis. Am J Mens Health. 2019;13(6):1557988319892464.
10. Hylmarova S, Stechova K, Pavlinkova G, Peknicova J, Macek M, Kvapil M. The impact of type 1 diabetes mellitus on male sexual functions and sex hormone levels. Endocr J. 2020;67(1):59-71.
11. Molina-Vega M, Asenjo-Plaza M, Banderas-Donaire MJ, Hernández-Ollero MD, Rodríguez-Moreno S, Álvarez-Millán JJ, et al. Prevalence of and risk factors for erectile dysfunction in young nondiabetic obese men: results from a regional study. Asian J Androl. 2020;22(4):372-378.
12. Husmann DA. Erectile dysfunction in patients undergoing multiple attempts at hypospadias repair: Etiologies and concerns. J Pediatr Urol. 2021;17(2):166.e1-166.e7.
13. Irfan M, Hussain NHN, Noor NM, Mohamed M, Sidi H, Ismail SB. Epidemiology of male sexual dysfunction in asian and european regions: a systematic review. Am J Mens Health. 2020;14(4):1557988320937200.
14. Nicolosi A, Moreira ED Jr, Shirai M, Bin Mohd Tambi MI, Glasser DB. Epidemiology of erectile dysfunction in four countries: cross-national study of the prevalence and correlates of erectile dysfunction. Urology 2003;61:201-06.
15. Bauer SR, Breyer BN, Stampfer MJ, Rimm EB, Giovannucci EL, Kenfield SA. Association of diet with erectile dysfunction among men in the health professionals follow-up study. JAMA Network Open. 2020;3(11):e2021701.
16. Feldman HA, Goldstein I, Hatzichristou DG, Krane RJ, McKinlay JB. Impotence and its medical and psychosocial correlates: results of the Massachusetts Male Aging Study. J Urol 1994;151:54-61.
17. Panser LA, Rhodes T, Girman CJ, et al. Sexual Function of men ages 40 to 79 years: the Olmsted Country Study of Urinary Symptoms and Health Status Among Men. J Am Geriatric Soc 1995;43(10):1107-11.
18. Fisher W, Rosen RC, Eardley I, et al. The multinacional men's attitudes to life events and sexuality (MALES) study phase II: understanding PDE5 inhibitor treatment seeking patterns among men with erectile dysfunction. J Sex Med 2004; I: 150-60.
19. Bacon CG, Mittleman MA, Kawachi I, et al. Sexual function in men older than 50 years of age: results from the Health Professionals Follow-Up Study. Ann Intern Med 2003; 17:391-8.
20. Barret-Connor E. Heart disease factors predict erectile dysfunction 25 years later: the Rancho Bernardo Study. J Am Coll Cardiol. 2004 Apr 21;43(8):1405-11.
21. Laumann EO, Nicolosi A, Glasser DB, et al. Sexual problems among women and men aged 40-80 years: prevalence and correlates identified in the Global Study of Sexual Attitudes and Behaviors. Int J Impot Res 2005; 17: 39-57.
22. Abdo CHN, Oliveira Jr WM, Scanavino MT, Martins FG. Disfunção erétil: resultados do estudo da vida sexual do brasileiro. Rev Assoc Med Bras. 2006;52(6):424-9.
23. TF L. Physiology of penile erection and pathophysiology of erectile dysfunction and priapism. 8th ed. Philadelphia: Elsevier Science; 2002.
24. Hedlund P, Aszodi A, Pfeifer A, et al. Erectile dysfunction in cyclic GMP-dependent kinase I-deficient mice. Proc Natl Acad Sci U S A 2000;97:2349-54.
25. Papagiannopoulos NK, Nehra A. Evaluation of young men with organic erectile dysfunction. Dimitri Asian J Androl. 2015;17(1):11-6.
26. Bolat MS, Ozbek ML, Şahin B, Yılmaz M, Kocamanoglu F, Buyukalpelli R, et al. Impact of high visceral adiposity index associated with metabolic syndrome on erectile function in sexually active men: Results of a cross-sectional study. Int J Clin Pract. 2021;75(6):e14111.
27. Chukwuemeka U Osondu, Bryan VO, Ebenezer T Oni, Michael J Blaha, Emir Veledar, Theodore Feldman, Arthur S Agatston, Khurram Nasir and Ehimen C Aneni. The relationship of erectile dysfunction and subclinical cardiovascular disease: a systematic review and meta-analysis. Vasc Med. 2018;23(1):9-20.
28. Yilmaz M, Odabas O, Karaaslan M, Guler OF, Toprak T, Bicer S, Tonyali S. Predicting risk of erectile dysfunction in patients with nonalcoholic fatty liver disease. Andrologia. 2021;53(7):e14091.
29. Pyrgidis N, Mykoniatis I, Nigdelis MP, Kalyvianakis D, Memmos E, Sountoulides P, et al. Prevalence of erectile dysfunction in patients with end-stage renal disease: a systematic review and meta-analysis. J Sex Med. 2021;18(1):113-20.
30. Isidori AM, Buvat J, Corona G, Goldstein I, Jannini EA, Lenzi A, et al. A critical analysis of the role of testosterone in erectile function: from pathophysiology to treatment—a systematic review. Eur Urol. 2014; 65:99–112.
31. Chughtai B, Lee RK, Te AE, Kaplan SA. Metabolic syndrome and sexual dysfunction. Curr Opin Urol. 2011; 21(6):514–8.

32. Narukawa T, Soh J, Kanemitsu N, Harikai S, Fujihara A, Ukimura O. Efficacy of testosterone replacement therapy plus alternate-day tadalafil for patients with late-onset hypogonadism: An open-label, randomized, crossover study. Int J Urol. 2021;28(4):376-81.
33. Shabsigh R, Rajfer J, Aversa A, Traish AM, Yassin A, Kalinchenko SY, et al. The evolving role of testosterone in the treatment of erectile dysfunction. Int J Clin Pract. 2006; 60(9):1087–92.
34. Zhang Y, Zhang W, Dai Y, Jiang H, Zhang X. Serum folic acid and erectile dysfunction: a systematic review and meta-analysis. Sex Med. 2021;9(3):100356.
35. Horsanalı MO, Eren H, Dil E, Caglayan A, Erdogan O, Ekren F. Novel predictive risk factor of erectile dysfunction: serum 25-hydroxy vitamin D. Andrologia. 2020;52(10).
36. Rastrelli G, Yannas D, Mucci B, Corona G, Maggi M. Family history for cardio-metabolic diseases: a predictor of major adverse cardiovascular events in men with erectile dysfunction. J Sex Med. 2020;17(12):2370-81.
37. Herrero-Fernandez B, Gomez-Bris R, Somovilla-Crespo B, Gonzalez--Granado JM. Immunobiology of atherosclerosis: a complex net of interactions. Int J Mol Sci. 2019;20(21):5293.
38. Chong AY, Blann AD, Lip GYH. Assessment of endotelial damage and dysfunction: observations in relation to heart failure. J. Med. 2003;96:253.
39. Back M, Hansson GK. Anti-inflammatory therapies for atherosclerosis. Nat Rev Cardiol. 2015;12:199-211.
40. Montorsi P, Ravagnani PM, Vlachopoulos C. Clinical significance of erectile dysfunction developing after acute coronary event: exception to the rule or confirmation of the artery size hypothesis?. Asian J Androl. 2015;17(1):21-5.
41. Gianmaria S, et al. Hyperhomocysteinemia: focus on endothelial damage as a cause of erectile dysfunction. Int J Mol Sci. 2021;22(1):418.
42. Crisby M, Nordin-Fredrikson G, Shah PK, Yano J, Zhu J, Nilsson J. Pravastatin treatment increases collagen contente and decreases lipid content, inflammation, metalloproteinases, and cell death in human carotid plaques: implications for plaque stabilization. Circulation. 2001;103: 926–33.
43. Sonetti PO, Lerman LO, Lerman A. Endothelial dysfunction. A marker of atherosclerotic risk. Arterioscler Thromb Vasc Biol. 2003;23:168–75
44. Bauer SR, Breyer BN, Stampfer MJ, Rimm EB, Giovannucci EL, Kenfield SA. Association of diet with erectile dysfunction among men in the health professionals follow-up study. JAMA Netw Open. 2020;3(11):e2021701.
45. Krzastek, Sarah C, et al. Recent advances in the understanding and management of erectile dysfunction. F1000Research. 2019;8:102.
46. Maiorino MI, Bellastella G, Esposito K. Lifestyle modifications and erectile dysfunction: what can be expected? Asian J Androl. 2015;17(1):5-10.
47. Imprialos KP, Stavropoulos K, Doumas M, Tziomalos K, Karagiannis A, Athyros VG. Sexual dysfunction, cardiovascular risk and effects of pharmacotherapy. Curr Vasc Pharmacol. 2018;16(2):130-42.
48. Dorey G, Speakman M, Feneley R. Randomised controlled trial of pelvic floor muscle exercises and manometric biofeedback for erectile dysfunction. Br J Gen Pract. 2004; 54:819–825.
49. Fink HA, Mac Donald R, Rutks IR, Nelson DB, Wilt TJ. Sildenafil for male erectile dysfunction: a systematic review and meta-analysis. Arch Intern Med 2002; 162:1349-60.
50. Padma-Nathan H, Stecher VJ, Sweeney M, Orazem J, Tseng LJ, Deriesthal H. Minimal time to successful intercourse after sildenafil citrate: results of a randomized, double-blind, placebo-controlled trial. Urology 2003;62:400-3.
51. Montague DK, Jarow JP, Broderick GA, et al. Chapter 1: the management of erectile dysfunction: an AUA update. J Urol 2005;174:230-9.
52. Carson CC, Rajfer J, Eardley I, et al. The efficacy and safety of tadalafil: an update. BJU Int. 2004;93:1276-81.
53. Crowe SM, Streetman DS. Vardenafil treatment for erectile dysfunction. Ann Pharmacother 2004;38:77-85.
54. Carter JE. Anterior ischemic optic neuropathy and stroke with use of PDE-5 inhibitors for erectile dysfunction: cause or coincidence? J Neurol Sci 2007;262:89- 97.
55. Stief C. Testosterone and erection: Practical management for the patient with erectile dysfunction. Eur Urol Suppl. 2007; 6:868–873.
56. Iacona R, Bonomo V, Di Piazza M, Sansone A, Usala M, Novo S, et al. Five-year prospective study on cardiovascular events, in patients with erectile dysfunction and hypotestosterone. Arch Ital Urol Androl. 2017;89(4):313-5.
57. Zitzmann M. Testosterontherapie im Alter bei Hypogonadismus und Komorbiditäten [Testosterone replacement treatment in older people with and without co-morbidities]. Internist (Berl). 2020;61(6):549-557.
58. Bivalacqua TJ, Deng W, Kendirci M, et al. Mesenchymal stem cells alone or ex vivo gene modified with endotelial nitric oxide synthase reverse age-associated erectile dysfunction. Am J Physiol Heart Circ Physiol 2007; 292:H1278-90.
59. Moncada I, Martinez-Salamanca J, Ruiz-Castañe E, Romero J. Combination therapy for erectile dysfunction involving a PDE5 inhibitor and alprostadil. Int J Impot Res. 2018;30(5):203-8.
60. Mykoniatis I, Pyrgidis N, Sokolakis I, Ouranidis A, Sountoulides P, Haidich AB, et al. Assessment of combination therapies vs monotherapy for erectile dysfunction: a systematic review and meta-analysis. JAMA Netw Open. 2021;4(2):e2036337.
61. Levine LA, Becher EF, Bella AJ, Brant WO, Kohler TS, Martinez-Salamanca JI, Trost L7, Morey AF. Penile Prosthesis Surgery: Current Recommendations From the International Consultation on Sexual Medicine. J Sex Med. 2016 Apr;13(4):489-518.
62. Wang TD, Lee WJ, Yang SC, Lin PC, Tai HC, Liu SP, et al. Clinical and imaging outcomes up to 1 year following balloon angioplasty for isolated penile artery stenoses in patients with erectile dysfunction: The PERFECT-2 Study. J Endovasc Ther. 2016;23(6):867-77.
63. Nehra A, et al. The Princeton III Consensus recommendations for the management of erectile dysfunction and cardiovascular disease. Mayo Clinic proceedings. 2012;87(8):766-78.
64. Dahabreh IJ, Paulus JK. Association of episodic physical and sexual activity with triggering of acute cardiac events: systematic review and meta-analysis. JAMA. 2011;305(12):1225-33.
65. Vlachopoulos C, Jackson G, Stefanadis C, Montorsi P. Erectile dysfunction in the cardiovascular patient. Eur Heart. 2013;34:2034-46.
66. Khera M, Albersen M, Mulhall JP. Mesenchymal stem cell therapy for the treatment of erectile dysfunction. J Sex Med. 2015;12:1105-6.
67. Frey A, Sønksen J, Fode M. Low-intensity extracorporeal shockwave therapy in the treatment of postprostatectomy erectile dysfunction: a pilot study. Scand J Urol. 2016;50:1-5.
68. Soni SD, Song W, West JL, Khera M. Nitric oxide-releasing polymeric microspheres improve diabetes-related erectile dysfunction. J Sex Med. 2013;10(8):1915-25.
69. Damião, Glina S, Jardim CR, Teloken C. I Consenso Brasileiro de Disfuncão Erétil. Sociedade Brasileira de Urologia. São Paulo: BG Cultural; 1998.
70. Nissen SE. Effect of intensive lipid lowering on progression of coronary atherosclerosis: evidence for an early benefit from the Reversaol of Atherosclerosis with Aggressive Lipid Loulering (REVERSAL) tria. Am J Cardiol. 2005;96(5A):61F-68F.
71. Gandaglia G, Briganti A, Montorsi P, Mottrie A, Salonia A, Montorsi F. Diagnostic and therapeutic implications of erectile dysfunction in patients with cardiovascular disease. Eur Urol. 2016;70(2):219-22.

Seção 18

Cuidados perioperatórios

Capítulo 1

Avaliação do risco cirúrgico de complicações no perioperatório em cirurgias não cardíacas

Luciana Savoy Fornari
Claudio Pinho

PONTOS-CHAVE

- A importância da avaliação perioperatória vem crescendo progressivamente nos últimos anos, em virtude da grande proporção de pacientes cada vez mais idosos e mais graves submetidos a procedimentos cirúrgicos todos os dias.
- A morbidade e a mortalidade cirúrgicas estão relacionadas principalmente a complicações cardiovasculares de ordem isquêmica, o que tem motivado a realização de estudos clínicos em busca da melhor forma de estratificar o risco cardiovascular dos pacientes que serão submetidos a um procedimento cirúrgico.
- O intuito da avaliação perioperatória é conseguir estratificar corretamente o risco de determinado paciente desenvolver complicações cardiovasculares, dentro da perspectiva de um procedimento cirúrgico em particular, baseado na melhor avaliação clínica e de exames complementares apropriados, utilizados com critério, dentro das evidências científicas disponíveis.
- A avaliação perioperatória também visa à compensação da doença de base, à otimização do tratamento clínico, à instituição de medidas farmacológicas ou intervencionistas para diminuição do risco e às recomendações dos cuidados apropriados de monitoração do intra e do pós-operatório, que se façam necessárias.
- Vários indicadores de risco multifatorial e algoritmos foram propostos para estimar o risco de complicações perioperatórias e representam ferramentas para complementar a opinião clínica do avaliador, que não deve substituí-la nunca.
- A III Diretriz de Avaliação Perioperatória da Sociedade Brasileira de Cardiologia apresenta um fluxograma para a avaliação perioperatória, utilizando o que há de melhor nos algoritmos existentes, e propõe uma importante ferramenta que complementa a avaliação clínica do avaliador com o que há de mais atual nas evidências científicas disponíveis na área.

Introdução

A importância da medicina perioperatória vem crescendo progressivamente nos últimos anos, uma vez que são realizados mais de 240 milhões de procedimentos cirúrgicos por ano no mundo, número que já supera o de nascimentos, estimado em 3,5% da população mundial. Nos Estados Unidos, são realizados anualmente 25 milhões de procedimentos cirúrgicos não cardíacos, com uma taxa de mortalidade em torno de 0,5%,[1] e no Brasil esse número gira em torno de 3 milhões anuais, com uma taxa de mortalidade cirúrgica mais expressiva, em torno de 2,65%.[2]

A alta taxa de mortalidade associada aos procedimentos cirúrgicos, principalmente aos vasculares arteriais de Aorta e seus ramos, está relacionada principalmente às complicações cardiovasculares ligadas à isquemia miocárdica no perioperatório,[3,4] o que tem motivado o desenvolvimento de vários estudos científicos de Diretrizes específicas de perioperatório que visam encontrar melhores estratégias para a avaliação mais precisa dos riscos cardiovasculares,[5-9] assim como medidas de farmacoproteção durante esse período. Programas educacionais de reciclagem e atualização do conhecimento médico perioperatório devem ser feitos conjuntamente, pois existe evidência de baixa aderência a estratificação adequada dos fatores de risco perioperatório e da aplicação do que recomendam as diretrizes.[10]

Enfrentamos uma realidade na qual o avanço das técnicas cirúrgicas e anestésicas, aliado ao progressivo aumento da expectativa de vida da população, leva pacientes mais idosos e com mais comorbidades a serem submetidos a procedimentos cirúrgicos todos os dias,[11-13] aumentando a gravidade do paciente que precisa ser correta e detalhadamente avaliado na investigação perioperatória na tentativa de diminuir o risco de complicações.

O intuito da avaliação perioperatória é conseguir estratificar corretamente o risco de determinado paciente desenvolver complicações cardiovasculares, dentro da perspectiva de um procedimento cirúrgico em particular, baseado na melhor avaliação clínica e de exames complementares apropriados, utilizados com critério, dentro das evidências científicas disponíveis. Além de estimar corretamente o risco, essa avaliação também visa à compensação da doença de base, à otimização do tratamento clínico, à instituição de medidas farmacológicas ou intervencionistas para diminuição do risco e à recomendação de cuidados apropriados de monitoração no intra e no pós-operatório que se façam necessárias.

A consulta perioperatória

A avaliação clínica perioperatória, que visa avaliar individualmente os riscos para determinado procedimento cirúrgico, deve ser encarada antes de tudo como uma intervenção multidisciplinar.[12] O cardiologista possui uma posição de destaque no papel de clínico avaliador, uma vez que as complicações cardiovasculares, além de serem as mais frequentes, também são as mais graves e temidas dentro do período perioperatório.[4] Importante destacar que a oportunidade da avaliação perioperatória muitas vezes é a primeira avaliação cardiovascular a que esse paciente foi submetido e demanda uma avaliação de história, exame físico, exames complementares e risco cardiovascular cuidadosa.

Existem vários algoritmos disponíveis para complementar – e nunca substituir – o julgamento clínico do avaliador, apresentando vantagens e desvantagens que devem ser levadas em consideração no momento da avaliação como será demonstrado adiante. Não há um algoritmo perfeito para cada paciente e o avaliador pode deparar-se com situações nas quais julgue que o risco de determinado paciente pode estar sendo subestimado pelo uso dos algoritmos de estratificação de risco disponíveis, fato esse que deve ser mencionado na avaliação.

Etapas da avaliação perioperatória

Avaliação das condições clínicas

História clínica

Nessa fase, é muito importante que seja realizada uma história clínica detalhada com o paciente e/ou seus familiares e que possam ser detectadas variáveis importantes que podem contribuir para a estratificação do risco dentro dos algoritmos de avaliação perioperatória disponíveis.

Deve-se avaliar a doença que motivou a cirurgia; investigar antecedentes cirúrgicos e anestésicos que possam revelar complicações evitáveis ou a existência de alergias; avaliar o estado clínico de base e a necessidade de compensação de doenças prévias; identificar cardiopatias que possam exigir uma avaliação mais minuciosa (insuficiência cardíaca congestiva, doença arterial coronariana, arritmias graves, valvopatias sintomáticas); avaliar fatores de risco para cardiopatias; investigar a capacidade funcional do paciente mediante o levantamento das atividades que ele consegue desenvolver no dia a dia; avaliar a presença de dispositivos como marca-passos e cardiodesfibriladores; avaliar uso de medicamentos, álcool, cigarro e drogas ilícitas que possam interferir no procedimento anestésico e cirúrgico; investigar comorbidades que possam aumentar o risco cirúrgico como doença arterial periférica, insuficiência renal e hepática, diabetes, doença vascular cerebral, doença pulmonar obstrutiva crônica, distúrbios de coagulação, alterações da função da tireoide; assim como avaliar a urgência e o risco do procedimento cirúrgico a que o paciente será submetido.Há que se verificar a necessidade e a disponibilidade de leito de unidade de terapia intensiva, o tipo de anestesia, o tempo cirúrgico e a necessidade de transfusão de hemoderivados.

Exame físico

O objetivo do exame físico é detectar possíveis fatores de risco, assim como a presença de cardiopatias preexistentes e sua estabilidade, e possíveis comorbidades que possam acompanhar o quadro cardiológico.

Achados de exame físico como terceira bulha cardíaca (B3) no exame perioperatório são indicativos de maior risco de edema pulmonar, infarto agudo do miocárdio ou morte cardíaca,[14] assim como estase jugular, denotando uma pressão venosa central elevada, aumenta o risco de edema pulmonar no pós-operatório[15,16] (Tabela 1).

TABELA 1 Exame físico e risco de complicações no perioperatório

Sinal	S (%)	E (%)	RVP
B3 predizendo edema pulmonar	17	99	14,6
B3 predizendo IAM ou morte cardíaca	11	99	8,0
Aumento da PVC predizendo edema pulmonar	19	98	11,3
Aumento da PVC predizendo IAM ou morte cardíaca	17	98	9,4

B3: terceira bulha cardíaca; IAM: infarto agudo do miocárdio; PVC: pressão venosa central; RVP: razão de verossimilhança positiva: os valores indicam o quanto o resultado de um teste diagnóstico aumentará a probabilidade pré-teste de uma condição-alvo, podendo-se estimar que a chance de ocorrência do fenômeno analisado é alta (valores maiores do que 10), moderada (valores maiores do que 5 e menores do que 10), pequena (valores de 2 a 5) e insignificante (valores de 1 a 2). Fonte: adaptada de McGee, 2001.[14]

A pressão de pulso maior que 62 mmHg pode ser marcador isolado de lesão miocárdica no perioperatório de cirurgia não cardíaca independente da pressão sistólica.[17] Outros achados também indicam maior risco de doença isquêmica cardíaca, como a presença de doença arterial periférica suspeita pela palpação dos pulsos periféricos e ausculta de sopros carotídeos. Ausculta de sopros cardíacos pode indicar valvopatias prévias e necessidade de investigação para profilaxia de endocardite infecciosa.

Exames subsidiários

Estudos mostram que, em pacientes de baixo risco clínico submetidos a procedimentos cirúrgicos de baixo risco (cirurgias de catarata, cirurgias ambulatoriais de pequeno porte), a solicitação de exames subsidiários rotineiros não está associada à diminuição da morbidade e da mortalidade perioperatórias,[18,19] autorizando então que esses exames pudessem ser dispensados nesse tipo de paciente.

A indicação dos exames subsidiários deve ser individualizada para cada tipo de paciente com suas comorbidades e cardiopatias prévias, levando-se em conta também o tipo e o porte da cirurgia proposta.

A solicitação rotineira de eletrocardiograma está reservada principalmente aos pacientes com história ou anormalidades no exame físico sugestivas de doença cardíaca, pacientes com alto risco de doença coronariana ou com história de dor torácica isquêmica e pacientes com diabete melito. Outros pacientes com risco mais elevado também poderiam se beneficiar, como pacientes obesos e acima dos 40 anos.

Da mesma maneira, a indicação da radiografia de tórax deve ser guiada pela propedêutica clínica inicial, estando especialmente reservada aos pacientes com história ou exame físico sugestivos de doenças cardiorrespiratórias, pacientes acima dos 40 anos e pacientes submetidos a cirurgias intratorácicas ou intra-abdominais de médio porte.

Exames laboratoriais também estão reservados a populações portadoras de riscos especiais, como hemograma para pacientes com história de anemia, doenças hematológicas ou hepáticas, suspeita de anemia ou intervenções de médio porte com previsão de sangramento e necessidade de transfusão; testes da coagulação em pacientes em uso de anticoagulantes, portadores de insuficiência hepática, distúrbios da coagulação ou que passaram por intervenções de médio porte; dosagem de creatinina em pacientes nefropatas, diabéticos, hipertensos, hepatopatas ou portadores de insuficiência cardíaca.[5]

Alguns métodos propedêuticos de imagens como o ecocardiograma e a angiotomografia de coronárias não devem ser requeridos de rotina, mas somente em situações específicas para complementar a estratificação de risco de complicações perioperatórias por acrescentar informações do comprometimento funcional ou da presença de processo aterosclerótico coronário.[20,21]

Avaliação da capacidade funcional

A importância de se avaliar a capacidade funcional dos pacientes no perioperatório reside no fato de estar bem estabelecida a pior evolução pós-operatória dos pacientes com baixa capacidade funcional.[22,23] A capacidade funcional pode ser estimada durante a história clínica mediante a avaliação das atividades diárias do paciente, expressa por equivalentes metabólicos (EM).[24] O consumo de oxigênio (VO_2) de um homem de 40 anos e 70 kg, em repouso, correspondente a 3,5 mL/kg, e é definido como 1 EM. A capacidade funcional é classificada como excelente quando > 10 EM, boa quando de 7 a 10 EM, moderada quando de 4 a 7 EM e ruim quando < 4 EM (Tabela 2).

TABELA 2 Classificação de equivalentes metabólicos de acordo com o tipo de atividade exercida

Equivalentes metabólicos (EM)	Tipo de atividade
Excelente (> 10 EM)	Prática de esportes como natação, tênis, basquete, futebol
Boa (7 a 10 EM)	Atividades recreativas moderadas: boliche, danças e tarefas domésticas pesadas, como levantar móveis
Moderada (4 a 7 EM)	Corrida de curta distância, subir ladeiras/escadas, caminhadas com velocidade de 6,4 km/h
Ruim (< 4 EM)	Limitada a poucas atividades domésticas simples, caminhadas curtas com velocidade ≤ 4,8 km/h

Avaliação do risco intrínseco do procedimento cirúrgico

O procedimento cirúrgico apresenta um risco intrínseco associado que depende do porte e da urgência com que precisa ser realizado. Procedimentos cirúrgicos de urgência apresentam um risco de complicações 2 a 5 vezes maior que os procedimentos eletivos,[25,26] em razão da dificuldade de preparo e avaliação pré-operatórias adequadas, compensação adequada da parte clínica e cardiológica e, muitas vezes, da própria doença de base que motivou a cirurgia, o que potencializa o risco de complicações.

Com relação aos tipos de cirurgia, as cirurgias vasculares de grande porte (aórtica, de grandes vasos, vascular periférica) apresentam risco mais alto de complicações cardiovasculares (mortalidade por causa cardíaca e infarto miocárdico perioperatório), geralmente acima de 5%, em virtude de a doença aterosclerótica constituir-se no substrato etiopatogênico tanto da doença isquêmica cardíaca quanto das doenças vasculares (obstruções carotídeas, aneurisma de aorta, obstruções arteriais periféricas).

Cirurgias com risco intermediário (entre 1 e 5%) incluem as cirurgias de endarterectomia de carótida e correção endovascular de aneurisma de aorta abdominal, cirurgias de cabeça e pescoço, cirurgias intraperitoneais e intratorácicas, assim como cirurgias ortopédicas e prostáticas.

Cirurgias de baixo risco, com um risco estimado menor do que 1%, incluem os procedimentos endoscópicos e de superfície, cirurgias de catarata, mama e cirurgias ambulatoriais (Tabela 3).

TABELA 3 Estratificação de risco cardíaco para procedimentos cirúrgicos não cardíacos

Alto (risco cardíaco ≥ 5%)
Cirurgias vasculares (aórtica, de grandes vasos, vascular periférica)
Cirurgias de urgência ou emergência
Intermediário (risco cardíaco ≥ 1,0% e < 5%)
Endarterectomia de carótida e correção endovascular de aneurisma de aorta abdominal
Cirurgia de cabeça e pescoço

(continua)

TABELA 3 Estratificação de risco cardíaco para procedimentos cirúrgicos não cardíacos *(continuação)*

Cirurgias intraperitoneais e intratorácicas
Cirurgias ortopédicas
Cirurgias prostáticas
Baixo (risco cirúrgico < 1,0%)
Procedimentos endoscópicos
Procedimentos superficiais
Cirurgia de catarata
Cirurgia de mama
Cirurgia ambulatorial

Fonte: adaptada de Fleisher et al.[6]

Avaliação de variáveis clínicas e cardiológicas preditoras de risco cirúrgico

Inúmeras variáveis clínicas e cardiológicas estão associadas a um maior risco de complicações no perioperatório, principalmente aquelas que apontam em direção a um maior risco de doença isquêmica cardíaca, que eleva substancialmente a morbidade e a mortalidade no perioperatório. Vários índices multifatoriais e algoritmos foram propostos na tentativa de compilar variáveis clínicas, de exame físico e dados de exames complementares, de forma a conseguir-se estimar, da forma mais precisa possível, o risco perioperatório a que aquele indivíduo está sujeito. Contudo, esses algoritmos servem para nortear o clínico com relação ao risco, mas não substituem a avaliação clínica e o julgamento individual de cada paciente. Posteriormente, detalharemos os algoritmos disponíveis e suas possibilidades de interpretação.

Adequar o tratamento e compensar a doença de base

Cabe ao cardiologista avaliar criteriosamente qual a estabilidade da doença cardíaca de base, assim como medidas para sua compensação, adequando a dose e introduzindo ou substituindo medicamentos, orientando com relação a medicamentos que necessitem ser suspensos ou substituídos, assim como a necessidade de procedimentos diagnósticos e terapêuticos mais invasivos, como a cinecoronariografia, e procedimentos de revascularização miocárdica ou angioplastia coronariana.

Proceder ao acompanhamento perioperatório

Além da avaliação do risco pré-operatório, é importante manter um acompanhamento de todo o período intra e pós-operatório. Esse último abrange o pós-operatório imediato (que compreende as primeiras 24 horas), o período pós-operatório não imediato (que se estende até a alta hospitalar) e o período pós-operatório tardio (que se estende até 30 dias).

Pacientes considerados de risco intermediário e alto para complicações cardíacas têm indicação de monitoração eletrocardiográfica e de marcadores de necrose miocárdica seriada até o terceiro dia pós-operatório (PO), muitas vezes em ambiente de terapia intensiva ou semi-intensiva, uma vez que a maior incidência de complicações isquêmicas ocorre nesse período.[5]

É necessário avaliar a necessidade de correção de distúrbios eletrolíticos, anemia e tratamento de infecções, assim como considerar a necessidade de profilaxia para endocardite infecciosa e tromboembolismo venoso.

Orientar terapêutica em longo prazo

Após o procedimento cirúrgico e a avaliação perioperatória, que pode ter sido a primeira oportunidade de avaliação cardiológica desse indivíduo, com detecção de cardiopatias e fatores de risco para doenças cardiovasculares, agora o paciente necessita ser tratado e encaminhado para um acompanhamento apropriado.

Considerações sobre os algoritmos de avaliação perioperatória

Vários indicadores de risco multifatorial e algoritmos foram propostos para estimar o risco de complicações perioperatórias, representando uma ferramenta para complementar a opinião clínica do avaliador, que não deve substituí-la nunca. Todos eles possuem vantagens e desvantagens, mas contribuem de forma importante para predizer a ocorrência de complicações no perioperatório.

Índice de Goldman

Esse índice foi o primeiro a surgir e foi proposto por Goldman na década de 1970, que se utiliza de nove fatores de risco independentes para estimar o risco em operações não cardíacas, por meio de um modelo de análise multivariada.[27] A essas nove variáveis foram atribuídos pontos e a soma desses pontos dividiu os pacientes em quatro classes com taxas crescentes de morbidade e mortalidade cardiovascular perioperatórias. Nos pacientes de classe I (0 a 5 pontos), observou-se 0,9% de complicações cardíacas; nos pacientes de classe II (6 a 12 pontos), 7%; nos pacientes de classe III (13 a 25 pontos), 13%; nos pacientes de classe IV (≥ 26 pontos), 78%. As variáveis, assim como suas respectivas pontuações, encontram-se descritas na Tabela 4.

TABELA 4 Índice de Goldman[15]

Variável	Pontos (0-53)
Idade > 70 anos	5
Infarto < 6 meses	10
Estase jugular ou B3	11

(continua)

TABELA 4 Índice de Goldman[15] *(continuação)*

Variável	Pontos (0-53)
Estenose aórtica significativa	3
Ritmo não sinusal	7
Registro de extrassístoles ventriculares frequentes > 5/min	7
pO_2 < 60 mmHg, pCO_2 > 50 mmHg, K < 3 mEq/L, HCO_3 < 20 mEq/L, U > 50 mg/dL, creatinina > 3,0 mg/dL, insuficiência hepática e baixa capacidade funcional por causa não cardíaca	3
Tipo de cirurgia: intraperitoneal, intratorácica ou aórtica	3
Cirurgia de emergência	4

Classe I: 0-5 pontos; classe II: 6-12 pontos; classe III: 13-25 pontos; classe IV: ≥ 26 pontos.

Índice de Detsky

Nesse índice, Detsky et al.[28] incluíram variáveis novas e diferentes pontuações ao índice proposto por Goldman, e em 1986 criaram um dos índices de avaliação perioperatória mais utilizados nos dias atuais. A soma das variáveis também estratifica os pacientes em três classes: classe I (0 a 15 pontos), classe II (20 a 30 pontos) e classe III (> 30 pontos). As variáveis e suas respectivas pontuações encontram-se descritas na Tabela 5.

TABELA 5 Índice de Detsky modificado[28]

Variável	Pontos (0-53)
Infarto < 6 meses	10
Infarto prévio (> 6 meses)	5
Angina CF III	10
Angina CF IV	20
Angina instável nos últimos 3 meses	10
Edema pulmonar na última semana	10
Edema pulmonar alguma vez na vida	5
Suspeita de estenose aórtica crítica	20
Ritmo não sinusal ou presença de extrassístoles atriais	5
> 5 extrassístoles ventriculares/min	5
pO_2 < 60 mmHg, pCO2 > 50 mmHg, K < 3 mEq/L, HCO_3 < 20 mEq/L, U > 50 mg/dL, creatinina > 3,0 mg/dL, insuficiência hepática e baixa capacidade funcional por causa não cardíaca	5
Idade > 70 anos	5
Cirurgia de emergência	10

Classe I: 0-15 pontos; classe II: 20-30 pontos; classe III > 30 pontos.

Algoritmo do American College of Physician

Esse algoritmo do American College of Physicians[29,30] utiliza o índice cardíaco modificado de Detsky para fazer a avaliação inicial do risco. Pacientes considerados de classe II e III são avaliados como de alto risco, ou seja, o risco estimado de complicações cardiológicas perioperatórias é maior que 15%, e estes devem ser encaminhados para avaliação da natureza desse risco e é necessária uma otimização terapêutica, se houver possibilidade de adiamento ou cancelamento da cirurgia não cardíaca.

Pacientes considerados de classe I devem ser submetidos a uma avaliação adicional pelas variáveis de baixo risco de Eagle[31] e Vanzetto,[32] com o objetivo de potencializar a avaliação do risco mediante a avaliação de variáveis adicionais. Pacientes que apresentam menos de duas variáveis de baixo risco são classificados como de baixo risco (< 3% de risco de complicações cardiovasculares perioperatórias), podendo ser encaminhados diretamente para a cirurgia. Pacientes com mais de duas variáveis de baixo risco são considerados como de risco intermediário (3 a 15% de risco de complicações cardiovasculares no perioperatório) e a conduta posterior dependerá do tipo de procedimento cirúrgico proposto. No caso de cirurgias vasculares, recomenda-se uma estratificação adicional por meio de provas funcionais como a cintilografia miocárdica e, no caso de cirurgias não vasculares, o paciente deve ser encaminhado para a cirurgia sem exames adicionais, com uma estimativa de risco de complicações de 3 a 15% (Figura 1).

Índice cardíaco revisado de Lee

Pela avaliação de um estudo de coorte com mais de 4 mil pacientes submetidos a cirurgias não cardíacas, Thomas Lee et al.[33] desenvolveram um índice simplificado para estratificação de risco. Nesse índice foram selecionadas seis variáveis independentes preditoras de complicações cardíacas perioperatórias definidas como infarto agudo do miocárdio, fibrilação ventricular ou parada cardíaca primária e bloqueio atrioventricular total. Cada uma dessas variáveis recebe um ponto e a soma desses pontos classifica os pacientes em classes I (0 ponto), com um risco de complicações cardíacas de 0,4%, classe II (1 ponto), com 1,0%, classe III (2 pontos) com 7%, e classe IV (> 3 pontos), com 11% de risco de complicações cardíacas. Dessa forma, mais de duas variáveis por esse índice caracterizam o paciente como portador de um risco moderado (7%) a alto (11%) para complicações cardíacas no perioperatório (ver Tabela 6).

TABELA 6 Índice de Lee[33]

Variável	Pontos
Operações de alto risco	1
Doença isquêmica do coração	1

(continua)

TABELA 6 Índice de Lee[33] *(continuação)*

Variável	Pontos
História de insuficiência cardíaca	1
História de doença cerebrovascular	1
Diabetes insulino-dependente	1
Creatinina pré-operatória > 2,0 mg/dL	1

Classe I: 0 ponto; classe II: 1 ponto; classe III: 2 pontos; classe IV: ≥ 3 pontos.

Estudo multicêntrico de avaliação perioperatória (EMAPO)

O EMAPO[26] foi um estudo clínico prospectivo, observacional e multicêntrico nacional, que nasceu da necessidade de validação de uma ferramenta que contemplasse uma população mais heterogênea, como a que temos no nosso país, incluindo avanços no diagnóstico e no tratamento das doenças cardiovasculares, com a inclusão de portadores de doença arterial coronariana assintomática, estenose mitral

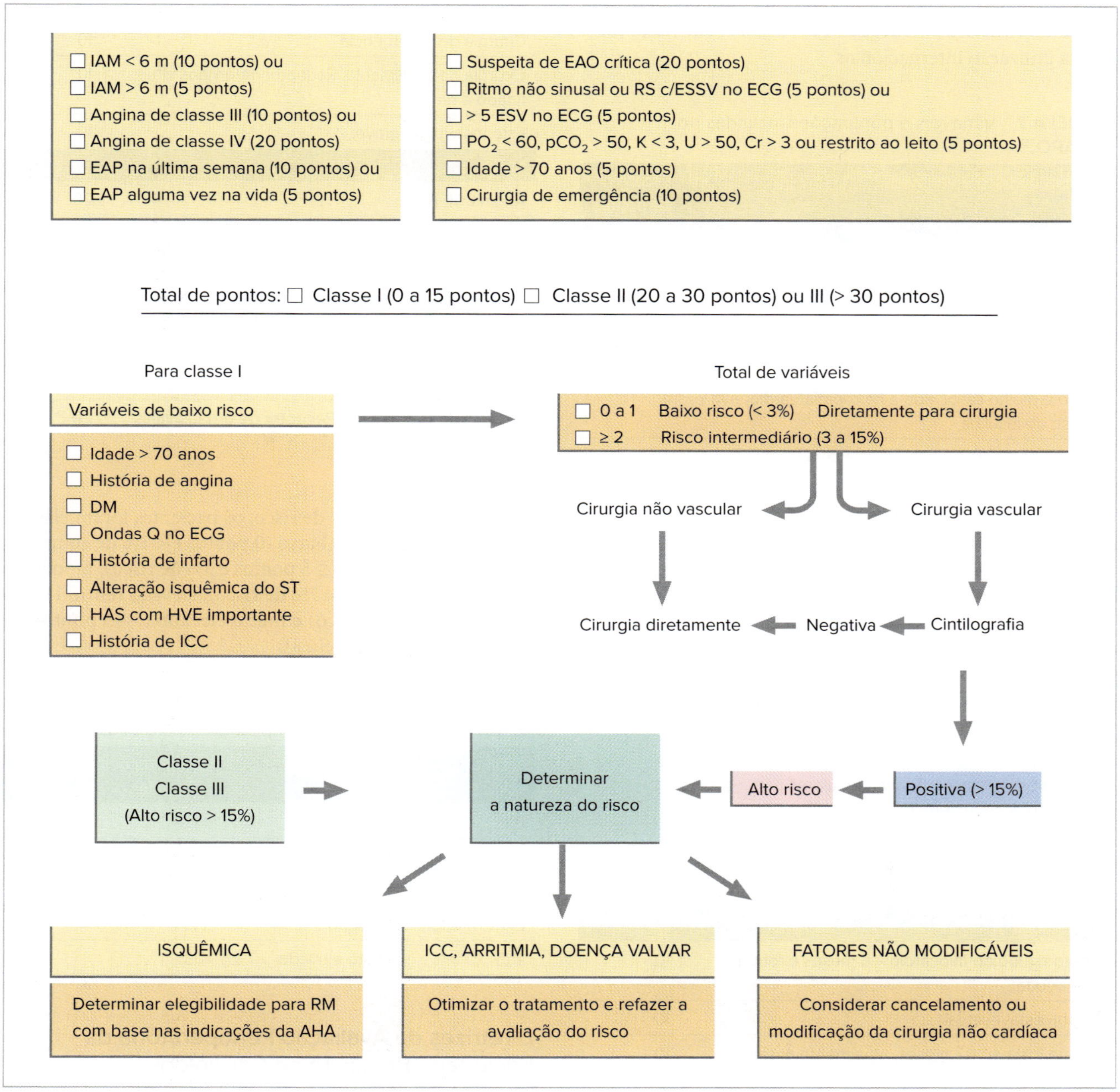

FIGURA 1
Fluxograma adaptado da diretriz de avaliação perioperatória do American College of Physicians.[29]

grave, aneurisma de aorta abdominal, transplantes e comorbidades.

A população do estudo incluiu 700 pacientes do Instituto do Coração do Hospital das Clínicas da Universidade de São Paulo (InCor-HCFMUSP), Clinicor de Ribeirão Preto e Clínica Pinho de Valinhos, submetidos a cirurgias não cardíacas de fevereiro de 2001 a maio de 2002. Nesse novo algoritmo nacional foram acrescentadas novas variáveis, não existentes em outros algoritmos, sendo atribuídos pontos que, somados, dão origem a um escore que divide os pacientes em cinco níveis de risco perioperatório (Tabela 7). Esse algoritmo foi simultaneamente comparado, na mesma população, com o do American College of Physicians, com validação e ampla utilização internacionais.

TABELA 7 Váriaveis e pontuações incluídas no EMAPO[26]

Fatores de risco – variáveis	Escores de pontos
Menores	
Paciente inativo e acamado	4
Hipertensão arterial sistêmica com hipertrofia ventricular esquerda e alterações de ST-T	4
Acidente vascular isquêmico < 3 meses	4
Diabete melito associado a nefropatia/cardiopatia ou uso de insulina	4
Insuficiência coronariana crônica com teste indutor de isquemia negativo < 3 meses	4
Cirurgia intraperitoneal, intratorácica, de aorta e seus ramos ou ortopédica de grande porte	4
Presença de aneurisma de aorta assintomático, sem indicação cirúrgica	4
Idade > 70 anos	5
Infarto agudo do miocárdio > 6 meses	5
Edema agudo de pulmão secundário a insuficiência cardíaca congestiva > 1 semana	5
Fibrilação atrial crônica, taquiarritmias atriais paroxísticas e taquicardias ventriculares não sustentadas documentadas	5
pO_2 < 60 mmHg ou pCO_2 > 50 mmHg, K < 3 mEq/L ou HCO_3 < 20 mEq/L, U > 50 mg/dL ou creatinina > 2,3 mg/dL, AST elevada ou doença hepática ativa	5
Moderados	
Infarto agudo do miocárdio < 6 meses e fora da fase aguda	10
Angina estável atual	10
Angina instável < 3 meses, atualmente ausente	10
Edema agudo de pulmão secundário a insuficiência cardíaca congestiva < 1 semana	10

(continua)

TABELA 7 Váriaveis e pontuações incluídas no EMAPO[26] *(continuação)*

Fatores de risco – variáveis	Escores de pontos
Menores	
Taquiarritmias supraventriculares sustentadas com resposta ventricular elevada. Arritmia ventricular repetitiva sustentada e documentada/passado de fibrilação ventricular/episódio de morte súbita abortada > 3 meses/portador de desfibrilador automático implantável	10
Angina CF III	10
Cirurgia de emergência	10
Cirurgia de transplante. Receptor de órgãos vitais: fígado e rim	10
Estenose mitral grave	10
Maiores	
Angina CF IV	20
Estenose aórtica crítica	20
Insuficiência cardíaca congestiva CF IV	20
Fase aguda de infarto agudo do miocárdio	20
Episódio recente de fibrilação ventricular ou morte súbita abortada em não portador de desfibrilador automático implantável	20
Cirurgia de transplante. Receptor de órgãos vitais: pulmão	20

Nesses cinco níveis de risco, os pacientes foram classificados com risco muito baixo (0 pontos e < 1% de complicações cardíacas), baixo (≤ 5 pontos e 3% de risco), moderado (entre 6 e 10 pontos e < 7% de risco), elevado (entre 11 e 15 pontos e ≤ 13% de risco) e muito elevado (> 15 pontos e > 13% de risco – ver Tabela 8).

TABELA 8 Classificação do risco de acordo com o EMAPO e estimativa de complicações cardíacas[25]

Total de pontos	Tipo de risco	Complicações cardíacas esperadas
0	Muito baixo	< 1%
≤ 5	Baixo	< 3%
Entre 6 e 10	Moderado	< 7%
Entre 11 e 15	Elevado	≤ 13%
≥ 15	Muito elevado	> 13%

Diretrizes de Avaliação Perioperatória da Sociedade Brasileira de Cardiologia

A primeira Diretriz de Avaliação Perioperatória da SBC foi publicada em 2007, sendo atualizada em 2011 e 2017 diante do rápido acúmulo de evidências científicas na área, abrangendo a fisiopatologia das complicações e novos instrumentos de farmacoproteção envolvendo as estatinas e os betabloqueadores, além do crescente número de pacientes cirúrgicos em uso dos novos antiagregantes e anticoagulantes dicumarínicos e DOACs, estes agora mais acessíveis para prescrição médica.

Essa diretriz é de responsabilidade do Grupo de Estudos em Avaliação Perioperatória (Gapo) da Sociedade Brasileira de Cardiologia, sendo constituído por um grupo de cardiologistas com ampla experiência em cuidados perioperatórios, com um enfoque predominantemente multidisciplinar.

Nessa diretriz é proposto um fluxograma para a avaliação perioperatória, utilizando o que há de melhor nos algoritmos existentes, e propõe uma importante ferramenta que complementa a avaliação clínica do avaliador com o que há de mais atual nas evidências científicas da área.[5]

No procedimento de avaliação perioperatória da III Diretriz o primeiro passo (Figura 2) deve ser avaliar se estamos diante de um procedimento cirúrgico de emergência ou urgência. No caso de uma cirurgia de emergência o cardiologista deve se restringir a medidas de monitorização e intervenções para redução do risco intra e pós-operatório, não sendo indicado se atrasar a cirurgia com a solicitação de nenhum exame complementar. No caso das cirurgias de urgência pode haver tempo suficiente para a otimização da terapia cardiovascular ou a solicitação de algum exame complementar, porém a solicitação de provas funcionais para se avaliar isquemia não devem ser realizadas, uma vez que o resultado não mudará a conduta pela urgência do procedimento. O segundo passo seria avaliar se estamos diante de condições cardiovasculares graves que seriam condições cardíacas agudas que, pelo risco perioperatório extremamente elevado, devem levar a que, sempre que possível, se cancele a cirurgia não cardíaca e reconsidere sua realização somente após a estabilização cardíaca. Essas condições seriam o infarto agudo do miocárdio, o choque cardiogênico, o edema agudo de pulmão e as bradiarritmias ou taquiarritmias graves.

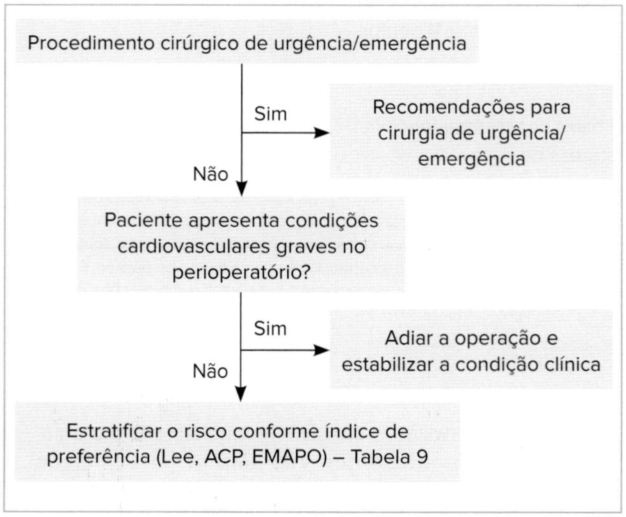

FIGURA 2

Fluxograma de avaliação da III Diretriz de Avaliação Cardiovascular Perioperatória.

Excluídas essas condições, o avaliador deve proceder para a estratificação do risco de acordo os algoritmos de preferência (RCRI ou algoritmo de Lee, ACP ou EMAPO) como mostra a Tabela 9. A avaliação estimada de risco perioperatório entre eles pode mostrar pequenas diferenças, em decorrencia da quantidade de itens abordados.[34]

Após a estratificação do risco é importante se estabelecer a conduta diante do grau de risco encontrado. Nos pacientes considerados de baixo risco (classes I e II de Lee, baixo risco pelo ACP e 5 pontos pelo EMAPO), o paciente pode ser encaminhado diretamente para cirurgia, sem necessidade de investigação adicional. Nos pacientes considerados como de risco intermediário (classes III de Lee, risco intermediário pelo ACP e 6 a 10 pontos pelo EMAPO), assim como nos pacientes de alto risco (classe IV de Lee, risco alto pelo ACP, e ≥ 11 pontos pelo EMAPO) pode-se pedir uma prova funcional de isquemia principalmente nos casos de cirurgia vascular, podendo-se indicar também para operações de risco intermediário associado a uma condição de baixa capacidade funcional. Fora dessas situações, o paciente deve ser encaminhado para a cirurgia proposta como portador de risco cardíaco perioperatório intermediário sem necessidade de investigação adicional, mesmo porque qualquer investigação adicional não mudará sua categoria de risco.

Nos pacientes considerados como de alto risco, deve-se considerar, sempre que possível, o adiamento da cirurgia até a estabilização da condição cardíaca de base e, caso a natureza do risco seja isquêmica, encaminhar o paciente para cateterismo cardíaco.

Diretrizes da ACC/AHA em avaliação e manejo perioperatórios de pacientes submetidos a cirurgias não cardíacas[6]

As novas diretrizes americanas, revisadas em 2014, consideram que uma ferramenta de estimativa de risco perioperatório validada pode ser útil para predizer a possibilidade de complicações cardiológicas em pacientes submetidos a cirurgias não cardíacas. Eles sugerem a utilização do Revised Cardiac Risk Index (RCRI),[35] do American College of Surgeons NSQIP MICA[36] ou do American College of Surgeons NSQIP Surgical Risk Calculator,[37] como alternativas de escores para estimar o risco de eventos cardíacos maiores em cirurgias não cardíacas.

O RCRI é um índice extremamente simples, que, a partir de seis preditores de risco (Cr ≥ 2 mg/dL, insuficiência cardíaca, diabete melito insulino-dependente, história de AVC ou EIT, doença isquêmica cardíaca e cirurgia intratorácica, intra-abdominal ou cirurgia vascular suprainguinal), classifica os pacientes em baixo risco caso apresentem no máximo um preditor de risco e em alto risco caso apresentem mais de dois preditores.

As outras duas ferramentas desenvolvidas pelo American College of Surgeons incluem uma quantidade bem maior de variáveis que podem ser calculadas on-line (www.riskcalculator.facs.org[36] e http://www.surgicalriskcalculator.com/miocardiacarrest[37]).

TABELA 9 Estratificação do risco perioperatório e conduta

Estratificar o risco conforme algoritmo de preferência; Lee, ACP, EMAPO	
A. Avaliação pelo algoritmo de Lee	
Variáveis	**Classes de risco**
Operação intraperitoneal, intratorácica ou vascular suprainguinal Doença arterial coronariana (ondas Q, sintomas de isquemia, teste +, uso de nitrato) Insuficiência cardíaca congestiva (clínica, radiografia de tórax com congestão) Doença cerebrovascular Diabetes com insulinoterapia Creatinina pré-operatória > 2,0 mg/dL	I (nenhuma variável, risco 0,4%) II (uma variável, risco 0,9%) III (duas variáveis, risco 7,0%) IV (≥ 3 variáveis, risco 11,0%)
B. Avaliação pelo algoritmo do American College of Physicians (ACP)	
IAM < 6 meses (10 pontos) IAM > 6 meses (5 pontos) Angina classe III (10 pontos) Angina classe IV (20 pontos) EAP na última semana (10 pontos) EAP alguma vez na vida (5 pontos) Suspeita de EAO crítica (20 pontos)	Ritmo não sinusal ou ritmo sinusal com ESSV no ECG (5 pontos) Mais que 5 ESV no ECG (5 pontos) pO2 < 60, pCO2 > 50, K < 3, U > 50, Cr > 3,0 ou restrito ao leito (5 pontos) Idade > 70 anos (5 pontos)
Classes de risco: se ≥ 20 pontos: alto risco, superior a 15% Se 0 a 15 pontos, avaliar o número das variáveis de Eagle e Vanzetto para discriminar os riscos baixo e intermediário	
Variáveis de Eagle e Vanzetto	
Idade > 70 anos História de angina DM Ondas Q no ECG História de ICC História de IAM Alterações isquêmicas do ST HAS com HVE importante	Se no máximo uma variável: baixo risco (< 3%) Se ≥ 2 variáveis: risco intermediário (entre 3 e 15%)

Conduta		
Baixo risco	**Risco intermediário**	**Alto risco**
Lee: classes I e II ACP: baixo risco Emapo: até 5 pontos	Lee: classes III ACP: risco intermediário Emapo: 6 a 10 pontos	Lee: classes IV ACP: alto risco Emapo: ≥ 11 pontos
Diretamente para a operação	Solicitação de prova funcional se: ▪ Operação vascular arterial ▪ Operações de risco intermediário E baixa capacidade funcional Otimização terapêutica conforme a natureza do risco Monitorização em semi-intensiva/UTI e troponina até o 3 PO	

Pacientes sempre devem ser operados com a terapêutica clínica otimizada. Nos casos de riscos intermediário e alto, está indicada a monitoração de ECG e marcadores de necrose miocárdica até o 3° PO, para detecção precoce de eventos isquêmicos. Nos casos de alto risco, deve-se considerar o acompanhamento cardiológico conjunto. ACP: American College of Physicians; EMAPO: Estudo Multicêntrico de Avaliação Perioperatória; IAM: infarto agudo do miocárdio; EAP: edema agudo de pulmão; EAO: estenose aórtica; RS: ritmo sinusal; ESSV: extrassístoles supraventriculares; ECG: eletrocardiograma; ESV: extrassístoles ventriculares; U: ureia; Cr: creatinina; DM: diabete melito; ICC: insuficiência cardíaca congestiva; HAS: hipertensão arterial sistêmica; HVE: hipertrofia do ventrículo esquerdo; CF: classe funcional.

DESTAQUES DE INOVAÇÃO

- A medicina tem evoluído rapidamente nos últimos anos. As diversas inovações tecnológicas que foram incorporadas na prática médica ampliaram e aprimoraram o diagnóstico, a avaliação clínica, o monitoramento e o tratamento dos pacientes. No âmbito da avaliação perioperatória para cirurgia não cardíaca, não existem até o momento estudos robustos avaliando o impacto dessas inovações, sendo que os novos escores para estimativa de risco, que foram recentemente propostos, utilizaram as mesmas ferramentas propedêuticas e laboratoriais já conhecidas.[38-41]

- Especificamente no que se refere à avaliação do risco perioperatório, a utilização dos recursos da telemedicina é muito promissora e deve ser ampliada. A primeira consulta deve ser presencial para uma avaliação detalhada do exame físico e deve afastar suspeita de condições que possam impactar no risco cirúrgico, como detecção de hipertensão arterial não controlada, valvopatias com repercussão hemodinâmica, arritmias cardíacas complexas e sinais de insuficiência cardíaca. Esses pacientes poderão ser reavaliados no retorno por videoconsulta, enviar seus exames e eletrocardiogramas pela internet e serviços de mensagens disponíveis, até eventualmente se necessário receber receitas e pareceres por via digital. A telemedicina também pode ajudar os médicos que estão fazendo a avaliação perioperatória de um paciente a discutir o caso ou tirar dúvidas com especialistas, nas mais diversas subespecialidades da cardiologia, à distância, além da possibilidade de videoconferência com o "*perioperative team*" em tempo real.
- Outra oportunidade de aplicação de inovações tecnológicas é o uso de aplicativos que podem calcular e estratificar o risco cardiovascular utilizando para o cálculo os vários escores para estimativa de risco como o do American College of Physicians, Lee e Emapo. Este recurso já está disponível em aplicativos para Android e IOS, como o "Risco Cardiovascular", que possibilita ao médico inserir os dados do paciente e avaliar o risco cirúrgico utilizando esses 3 escores de risco de forma mais prática e rápida.
- A telemedicina também pode ser utilizada no pós-operatório para que médicos e consultores que estão acompanhando esses pacientes na enfermaria e UTI possam estar a par da evolução e intercorrências cardiológicas de maneira mais rápida e, assim, tomar decisões terapêuticas mais precocemente, em benefício do paciente.
- Outra aplicação da inovação tecnológica está ocorrendo na monitorização dos dados vitais tanto no intraoperatório como no pós-operatório com os dispositivos móveis vestíveis que podem diagnosticar, alertar, informar e armazenar alterações do ritmo cardíaco, da temperatura e oxigenação.
- A internet também possibilita que grandes bancos de dados estejam disponíveis para que a introdução dos dados do procedimento cirúrgico que será realizado junto com as informações antropométricas e comorbidades do paciente possa revelar os possíveis riscos reais e projetados para esta situação. Uma referência a ser destacada neste item é o site da American Society of Surgery (https://riskcalculator.facs.org/RiskCalculator/[37]), que demonstra não apenas riscos cardiovasculares e o http://www.surgicalriskcalculator.com/miorcardiacarrest,[36] que é específico para complicações cardiovasculares.
- Esses bancos de dados têm se aliado a ferramentas de inteligência artificial focados atualmente em três pontos chaves: a) identificação dos pacientes de alto risco de complicações; b) detecção precoce das complicações; e c) oportunidade de tratamento efetivo.[42] Dados recentes mostram a incidência de 3% de complicações em pacientes hospitalizados para cirurgias não cardíacas[43] e que 16% dos pacientes submetidos a procedimentos invasivos têm complicações em até de 30 dias,[44] com um custo volumoso de recursos financeiros, sendo estimado que 42,1% de complicações que ocorrem após cirurgia de emergência não relacionadas a trauma são evitáveis, motivo pelo qual esta área tem recebido muito interesse por gestores de saúde e na literatura médica.[43-46]
- Um recurso adicional importante, cada vez mais necessário no atual cenário de uma população idosa e polimedicada internada para cirurgias, é a análise de interações medicamentosas, efeitos dos anestésicos, interrupção de antiagregantes plaquetários e anticoagulantes quando estritamente necessário e no tempo adequado, além de sua reintrodução ser efetivada o mais brevemente possível. Para estas finalidades previamente descritas, há diversos aplicativos para smartphone ou desktop como Epocrates, Medscape, 5-minute consult ou ClinicalKey Now que servem como excelente suporte. Além disso, já há sistemas integrados em alguns hospitais que permitem analisar se o paciente desenvolveu hipotensão ou outra complicação circulatória durante a intervenção por serem marcadores de mau prognóstico no período perioperatório.[47]
- Finalmente, não menos importante, é preciso salientar que, apesar de toda tecnologia envolvida na medicina perioperatória, esta apenas agrega valor e não será substitutiva do médico consultor que continua tendo o papel de analisar, criticar e tomar as decisões, agora mais precocemente e com maior segurança e precisão.[48]

RESUMO

- No Brasil, são realizados anualmente mais de 3 milhões de procedimentos cirúrgicos, com uma taxa de mortalidade em torno dos 2%, e a principal causa de morbidade e mortalidade associadas a esses procedimentos está relacionada às complicações cardíacas isquêmicas. Com o desenvolvimento das técnicas cirúrgicas e anestésicas, aliado ao progressivo aumento da expectativa de vida da população, cada vez mais pacientes idosos e com mais comorbidades têm sido submetidos a procedimentos cirúrgicos, fazendo com que seja imperativo o desenvolvimento de ferramentas para estratificar corretamente o risco desse tipo de paciente para melhor adequar as alternativas de proteção disponíveis.
- A avaliação perioperatória visa estratificar corretamente o risco de determinado paciente desenvolver complicações cardiovasculares, dentro da perspectiva de um procedimento cirúrgico em particular, baseado na melhor avaliação clínica e de exames complementares apropriados,

dentro das evidências científicas disponíveis. Além de estimar corretamente o risco, essa avaliação também visa à compensação da doença de base, à otimização do tratamento clínico, à instituição de medidas farmacológicas ou intervencionistas para diminuição do risco e à recomendação de cuidados apropriados de monitoração no intra e pós-operatório que se façam necessárias.

- Vários algoritmos e indicadores de risco foram propostos na literatura como ferramentas para complementar – e nunca substituir – a avaliação clínica do avaliador. Entre elas, temos os índices de Goldman, de Detsky, o índice cardíaco revisado de Lee, o algoritmo do American College of Physicians, o Estudo Multicêntrico de Avaliação Perioperatória (Emapo), a diretriz do ACC/AHA que sugere os índices do ***Revised Cardiac Risk Index*** (RCRI), do American College of Surgeons NSQIP MICA ou do American College of Surgeons NSQIP Surgical Risk Calculator.
- Além das inúmeras ferramentas disponíveis, a III Diretriz de Avaliação Perioperatória da Sociedade Brasileira de Cardiologia apresenta um fluxograma para a avaliação perioperatória, utilizando o que há de melhor nos algoritmos existentes, e propõe uma importante ferramenta que complementa a avaliação clínica do avaliador com o que há de mais atual nas evidências científicas disponíveis da área.

Referências bibliográficas

1. Bash D, Eagle KA. Perioperative evaluation and management of patients with known or suspected cardiovascular disease who undergo noncardiac surgery in hurt's the heart. 10. ed. New York: McGraw-Hill; 2001. p. 2129-42.
2. Brasil. Ministério da saúde. Secretaria executiva. SUS – Datasus. Disponível em: http://www.datasus.gov.br.
3. Gorka J, Polok K, Fronczek J, Gorka K, Kozka M, Iwaszczuk P, et al. Myocardial injury is more common than deep venous thrombosis after vascular surgery and is associated whith a highone year mortality risk. Eur J Vasc Endovasc Surg. 2018; 56(2):264-70.
4. Sweitzer B. Perioperative evaluation and optimization of patientsat risk of cardiac complications for non cardiac surgery. Mo Med. 2016; 113(4):320-4.
5. Gualandro DM, Yu PC, Caramelli B, Marques AC, Calderaro D, Luciana S. Fornari LS, et al. 3ª Diretriz de Avaliação Cardiovascular Perioperatória da Sociedade Brasileira de Cardiologia. Arq Bras Cardiol. 2017; 109(3Supl.1):1-104.
6. Fleisher LA, Fleishmann KE, Auerbach AD, Barnason SA, Beckman JA, Bozkurt B, et al. 2014 ACC/AHA Guideline on perioperative cardiovascular evaluation and management of patients undergoing nocardiac surgery: a report of the American College of Cardiology/American Heart Association Task Force on Practice Guidelines. J Am Coll Cardiol. 2014;64:e77-137.
7. Kristensen SDS, Knuuti J, Saraste A, Anker S, Botker HE, Hert SD, et al. 2014 ESC/ESA Guidelines on non-cardiac surgery: cardiovascular assessment and management: The Joint Task Force on non-cardiac susrgery: cardiovascular assessment and management of the European Society of Cardiology (ESC) and the European Society of Anaesthesiology (ESA). Eur Heart J. 2014;35(35):2383-431.
8. Duceppe E, Parlow J, MacDonald P, Lyons K, McMullen M, Srinathan S, et al. Canadian Cardiovascular Society Guidelines on perioperative cardiac risk assessment and management for patients who undergo noncardiac surgery. Can J Cardiol. 2017; 33(1):17-32. Erratum in Can J Cardiol. 2017;33(12):1735.
9. Gragnano F, Cattano D, Calabrò P. Perioperative care of cardiac patient's candidate for non-cardiac surgery: a critical appraisal of emergent evidence an international guidelines. Intern Emerg Med. 2018;13(8):1185-90.
10. Pilleri A, Abrignani MG, Angeli F, Fontanive P, Silvestri P and Mureddu GF. Evaluation of cardiovascular risk and perioperative management of patients undergoing noncardiac surgery. Results of an ANMCO web survey. G Ital Cardiol .2018;19(9):540-9.
11. Guarracino F, Baldassarri R and Priebe Hj. Verised ESC/ESA guidelines on non-cardiac surgery: cardovascular assessment and management. Implications for preoperative clinical evaluation. Minerva Anestesiol. 2015; 81(2): 226-33
12. Tommasino C. Cardiovascular risk assessment in the senior population undergoing anesthesia for non-cardiac surgery. Monaldi Arch Chest Dis. 2017; 18(2):853.
13. Amato B, Santoro m, Giugliano G, Servillo G, Di Nardo V, Di Domenico L, et al. Outcomes after non-cardiac surgery: mortality, complications, disability nad rehospitalization. Monaldi Arch Chest Dis. 2017;18(2):840.
14. McGee S. Evidence-based physical diagnosis. Philadelphia: Saunders; 2001.
15. Goldman L, Caldera DL, Nussbaum SR, Southwick FS, Krogtad D, Murray B, et al. Multifactorial index of cardiac risk in noncardiac surgical procedures. N Engl Med. 1977;297(16):845-50.
16. Goldman L, Caldera DL, Southwick FS, Nussbaum SR, Murray B, O'Malley TA, et al. Cardiac risk factors and complications in noncardiac surgery. Medicine (Baltimore). 1978;57(4):357-70.
17. Abbott TEF, Pearse RM. Archbold RA, Wragg A, Kam E, Ahmad T et al. Association between preoperative pulse pressure and perioperative myocardial injury: an Internacional observational cohort study of patients undergoing nonardiac surgery. Br J Anaesth. 2017;119(1):78-86.
18. Schein OD, Katz J, Bass EB, Tielsch JM, Lubomski LH, Felsman MA, et al. the value of routine perioperative medical testing before cataract surgery. Study of medical testing cataract surgery. N Engl Med. 2000;342(3):168-75.
19. Chung F, Yuan H, Yin L, Vairavanathan S, Wong DT. Elimination of perioperative testing in ambulatory surgery. Anesth Analg. 2009;108(2): 467-75.
20. Shin Cy. Preoperative cardiac evaluation whith transthoracic echocardiography before non-cardiac surgery. Korean J Anesthesiol. 2017;70(4):390-7.
21. Sheth T, Chan M, Butler C, Chow B, Tandon V, Nagele P, et al. Prognostic capabilities of coronary computed tomographic angiography before non-cardiac surgery: prospective cohort study. BMJ. 2015;350:1907.
22. Fleisher LA, Beckman JA, Brown KA, Calkings H, Chaikof E, Fleishman KE, et al. ACC/AHA 2007 guidelines on perioperative cardiovascular evaluation and care for noncardiac surgery: a report of the American College of Cardiology/American Heart Association Task Force on Practice Guidelines (Writing Committee on Revise the 2002 Guidelines on Perioperative Cardiovascular Evaluation for Noncardiac Surgery): developed in collaboration with the American Society of Echocardiography, American Society of Nuclear Cardiology, Heart Rhythm Society, Society of Cardiovascular Anesthesiologists, Society for Cardiovascular Angiography and Interventions, Society of Vascular Medicine and Biology, and Society of Vascular Surgery. Circulation. 2007;116(17):e418-99.
23. Fletcher GF, Balady G, Froelicher VF, Hartley LH, Haskell WL, Pollock ML. Exercise standards. A statement for healthcare professionals from the American Heart Association. Writing Group. Circulation. 1995;91(2):580-615.
24. Reilly DF, McNeely MJ, Doerner D, Greenberg DL, Staiger TO, Geist MJ, et al. Self-reported exercise tolerance and the risk of serious perioperative complications. Arch Intern Med. 1999;159(18):2185-92.
25. ACC/AHA Guideline Update on Perioperative Cardiovascular Evaluation for Noncardiac Surgery: a report of the American College of Cardiology/American Heart Association Task Force on Practice Guidelines (Committee to Update the 1996 Guidelines on Perioperative Cardiovascular Evaluation for Noncardiac Surgery). J Am Coll Cardiol 2002;39:542-53.

26. Pinho C, Grandini PC, Gualandro DM, Carderaro D, Monachini M, Caramelli B. Multicenter Study of Perioperative Evaluation for Noncardiac Surgeries in Brazil (EMAPO). Clinics 2007;62(1):17-22.
27. Goldman L, Caldera D, Nussbaum SR, Southwick FS, Krogstad D, Murray B, et al. Multifactorial index of cardiac risk in noncardiac surgical procedures. N Engl J Med. 1977;297(16):845-50.
28. Detsky AS, Abrams HB, Forbath N, Scott JG, Hiliard JR. Cardiac assessment for patients undergoing noncardiac surgery: a multifactorial clinical risk index. Arch Intern Med. 1986;146(11):2131-4.
29. American College of Physicians. Clinical guidelines, Part I. Guidelines for assessing and managing the perioperative risk from coronary artery disease associated with major noncardiac surgery. Ann Intern Med. 1997;127(4): 309-12.
30. Palda VA, Detsky AS. Clinical guidelines, Part II. Perioperative assessment and management of risk from coronary artery disease. Ann Intern Med. 1997;127(4):313-28.
31. Eagle KA, Coley CM, Newell JB, Brewster DC, Darling RC, Strauss HW, et al. Combining clinical and thallium data optimizes preoperative assessment of cardiac risk before major vascular surgery. Ann Intern Med. 1989:110(1): 859-66.
32. Vanzetto G, Machecourt J, Blendea D, Fagret D, Borrel E, Magne JL, et al. Additive value of thallium single-photon emission computed tomography myocardial imaging for prediction of perioperative events in clinically selected high cardiac risk patients having abdominal aortic surgery. Am J Cardiol. 1996;77(2):143-8.
33. Lee TH, Marcantonio ER, Mangione CM, Thomas EJ, Polanczyk CA, Cook EF, et al. Derivation and prospective validation of a simple index for prediction of cardiac risk of major noncardiac surgery. Circulation. 1999;100(10): 1043-9.
34. Feitosa-Filho GS, Loureiro BM, Nascimento JS. Agreement between three perioperative risk scores. Rev Assoc Med Bras. 2016;62(3):276-9.
35. Ford MK, Beattie WS, Wijeysundera DN. Systematic review: prediction of perioperative cardiac complications and mortality by the revised cardiac risk index. Ann Intern Med. 2010;152:26-35.
36. Cohen ME, Ko CY, Bilimoria KY, Zhou L, Huffman K, Wang X, et al. Optimizing ACS NSQIP modeling for evaluation of surgical quality and risk: patient risk adjustment, procedure mix adjustment, shrinkage adjustment, and surgical focus. J Am Coll Surg. 2013;217:336-46.
37. Gupta PK, Gupta H, Sundaram A, Kaushik M, Fang X, Miller WJ, et al. Development and validation of a risk calculator for prediction of cardiac risk after surgery. Circulation. 2011;124:381-7.
38. Dakik HA, Chehab O, Eldirani M, Sbeity E, Karan C, et al. A New Index for Pre-Operative Cardiovascular Evaluation. J Am Coll Cardiol. 2019;73:3067-78.
39. Wilcox T, Smilowitz NR, Xia Y, Beckman JA, Berger JS. Cardiovascular risk factors and perioperative myocardial infarction after noncardiac surgery. Can J Cardiol. 2021;37:224-31.
40. Mureddu GF. Current multivariate risk scores in patients undergoing non-cardiac surgery. Monaldi Arch Chest Dis. 2017;87:848-52.
41. Scorcu G, Pilleri A, Contu O, Faggiano P, Floris E, et al. Preoperative assessment of cardiovascular risk in patients undergoing noncardiac surgery:the Orion study. Monaldi Arch Chest Dis. 2020;90:1169-76.
42. Maheshwari K, Ruetzler K, Saugel B. Perioperative intelligence: aplications of artificial intelligence in perioperative medicine. J Clin Monit Comput. 2020;34:625-8.
43. Smilowitz NR, Berger JS. Perioperative cardiovascular risk assessment and management for noncardiac surgery: a review. J Am Med Assoc. 2020;324:279-90.
44. Bates DW, Levine D, Syrowatka A, Kuznetsova M, Craig KJT, et al. The potential of artificial intelligence to improve patient safety: a scoping review. NPJ Digital Med. 2021;4:54-61.
45. Chiew CJ, Liu N, Wong TH, Sim YE and Abdullah HR. Utilizing machine learning methods for preoperative prediction of postsurgical mortality and intensive care unit admission. Ann Surg. 2020;272:1133-39.
46. Xue B, Li D, Lu C, King CR, Wildes T, et al. Use of machine learning to develop and evaluate models using preoperative and intraoperative data to identify risks of postoperative complications. J Am Med Assoc Network Open. 2021;4:e212240.
47. Futier E, Lefrant JY, Guinot PG, Godet T, Lorne E, et al. Effect of individualized vc standard blood pressure maagement strategies on postoperative organ dysfunction among high-risk patients undergoing major surgery: a randomizes clinical trial. J Am Med Assoc. 2017;318:1346-57.
48. Bignami EG, Cozzani F, Del Rio P, Bellini V. The role of artificial intelligence in surgical patient perioperative management. Minerva Anestesiol. 2021;87:817-22.

Capítulo 2

Redução dos riscos de complicações perioperatórias

Daniela Calderaro
Francisco Akira Malta Cardozo
André Coelho Marques

> **PONTOS-CHAVE**
>
> - Raramente há indicação de estratégias intervencionistas que já não seriam indicadas independentemente do contexto perioperatório.
> - Em algumas situações, o cardiologista deve prescindir de terapias que poderiam melhorar a estabilidade cardiovascular, mas que demandariam adiamento da operação proposta.
> - Desde 2011, as Diretrizes de Avaliação Perioperatória da Sociedade Brasileira de Cardiologia recomendam dois princípios básicos ao prescrever betabloqueador: segurança e eficácia.
> - O perioperatório vascular é, muito provavelmente, o contexto de maior custo-eficácia para a prescrição de estatina.
> - Recomenda-se a manutenção perioperatória do ácido acetilsalicílico (AAS) em baixa dose (≤100 mg/d) para pacientes em prevenção secundária, sempre que o procedimento cirúrgico não implicar risco proibitivo de sangramento (p. ex., neurocirurgia, maioria das ressecções transuretrais de próstata). Quando necessária a suspensão, o intervalo deve ser de sete dias entre a última dose e a operação.
> - Em casos de rerascularização miocárdica profilática, a previsão de cirurgia não cardíaca não deve influenciar a escolha entre *stent* farmacológico e não farmacológico.

Introdução

Após a correta e objetiva estimativa do risco de complicações cardíacas perioperatórias, estratégias para redução e detecção precoce de eventos devem ser implementadas. Raramente há indicação de estratégias intervencionistas que já não seriam indicadas independentemente do contexto perioperatório, mas é fundamental lembrar que a decisão do cardiologista sempre deve levar em conta o prognóstico global do paciente. Em algumas situações, o cardiologista deve prescindir de terapias que poderiam melhorar a estabilidade cardiovascular, mas que demandariam adiamento da operação proposta. Tal prática é bem estabelecida para a revascularização miocárdica antes de operações não cardíacas, mas também deve ser exercitada na prescrição de farmacoprotetores. Discutiremos a seguir alguns tópicos relevantes no que diz respeito à isquemia miocárdica, com análise comparativa das recomendações atuais feitas pela Sociedade Brasileira de Cardiologia,[1] Sociedade Europeia de Cardiologia[2] e Sociedades Americanas de Cardiologia.[3]

Estratégias farmacológicas específicas para redução de eventos perioperatórios

Betabloqueadores

Se, de um lado, os betabloqueadores podem mitigar possíveis oscilações hemodinâmicas desencadeadoras de isquemia miocárdica, de outro eles podem causar hipotensão e bradicardia, cujas consequências eventualmente sobrepujam a intenção protetora. Dessa forma, titulação individualizada assegurando a tolerância hemodinâmica é tão importante quanto identificar o grupo de pacientes com potencial benefício.

Há cerca de vinte anos, Mangano et al.[4] mostraram redução de 65% na mortalidade cardiovascular e menor morbidade cardiovascular em dois anos de acompanhamento de pacientes que receberam atenolol na sala cirúrgica e nos sete dias pós-operatórios (17% × 32%, p = 0,008). Eram 200 pacientes, em sua maioria de baixo risco perioperatório, portadores de doença coronariana estável ou de apenas dois ou mais fatores de risco para tal. O maior benefício ocorreu principalmente nos primeiros oito meses de acompanhamento.[4] O primeiro estudo da série DECREASE[5] evidenciou, já no primeiro mês após operação vascular, que o uso de bisoprolol (iniciado em média 37 dias antes da operação e mantido no primeiro mês do pós-operatório) foi responsável por redução de 91% da taxa de infarto não fatal e morte por causa cardíaca (3,4% *vs.* 34%, p < 0,001). Estes dois estudos fundamentaram o entusiasmo e a ampla margem de indicação de betabloqueio perioperatório ao longo de uma década.[4,5]

Posteriormente, os achados de benefício dos betabloqueadores no perioperatório foram conflitantes. No estudo DIPOM, os autores randomizaram 921 pacientes diabéticos no perioperatório de cirurgias não cardíacas para receberem 100 mg/dia de metoprolol ou placebo por até oito dias.[6] Após acompanhamento médio de dezoito meses, não foi observada diferença significativa na incidência de infarto, angina instável, insuficiência cardíaca ou mortalidade geral entre os grupos (21% do grupo metoprolol *vs.* 20% do grupo placebo; OR 1,1, p = 0,53).[6] No entanto, questões importantes, como o perfil de baixo risco dos pacientes envolvidos no estudo, bem como o grau de betabloqueio (frequência cardíaca 75 ± 13 bpm no grupo metoprolol *vs.* 84 ± 14 bpm no grupo placebo), devem ser analisadas em conjunto com o resultado, não encerrando o debate sobre o tema. Também no restrito grupo de operações vasculares, dois importantes estudos prospectivos não mostraram proteção perioperatória pelo uso de betabloqueador.[7,8] Para ambos, as críticas sobre inclusão preferencial de pacientes com características clínicas de baixo risco e o grau ineficaz de betabloqueio se aplicam.

Lindenauer et al.[9] avaliaram o impacto do uso profilático de betabloqueadores na mortalidade perioperatória em grande série retrospectiva, que incluiu 782.969 pacientes (operações não cardíacas vasculares e não vasculares). Os autores não observaram efeito protetor no subgrupo de baixo risco, porém observaram que, quanto mais alta a estimativa de risco perioperatório, maior o benefício do uso de betabloqueador: redução de 43% de eventos no subgrupo de risco muito alto, 29% no subgrupo de risco alto, 10% no subgrupo de risco intermediário e ausência de proteção e até mesmo potencial de dano no subgrupo de baixo risco.[9]

Em 2008 foi publicado o maior estudo clínico já realizado para investigar o papel dos betabloqueadores no perioperatório de intervenções cirúrgicas não cardíacas: o estudo POISE.[10] Foram aleatoriamente selecionados, para receber metoprolol ou placebo, 8.351 pacientes no perioperatório não cardíaco. Embora os autores tenham observado menor incidência do *end-point* primário – combinação de IAM não fatal, morte cardíaca e parada cardiorrespiratória revertida, favorecendo o uso de betabloqueador (5,8% *vs.* 6,9%, p = 0,039), houve maior incidência de acidente vascular cerebral (1,0% *vs.* 0,5%, p = 0,005), principal responsável pela maior mortalidade global (3,1% *vs.* 2,3%, p = 0,03). A posologia utilizada representou grande dosagem de betabloqueador, em curto intervalo de tempo, para pacientes que não faziam uso dessa classe de medicação e foram a ela expostos duas horas antes de operações de grande porte (metoprolol 100 mg 2 horas antes da operação, com doses adicionais podendo atingir 400 mg nas primeiras 24 horas perioperatórias). De fato, os fatores mais diretamente relacionados aos eventos cerebrovasculares adversos e à mortalidade total foram bradicardia e hipotensão (15% *vs* 6,6% nos pacientes dos grupos metoprolol e placebo, respectivamente). Desta forma, as duas principais observações do estudo POISE[10] são: risco ao iniciar doses altas e sem tempo para avaliar a resposta hemodinâmica e necessidade de titular individualmente a posologia. Todos os indivíduos que fazem uso de betabloqueadores no perioperatório de intervenções cirúrgicas não cardíacas devem ser rigorosamente monitorados com relação à ocorrência de hipotensão e bradicardia. Caso uma dessas complicações seja diagnosticada, o medicamento deve ser prontamente suspenso e devem ser estabelecidas medidas para sua correção.

Os indivíduos em uso prévio de betabloqueador não foram incluídos no POISE. Esses indivíduos não devem ter o betabloqueador suspenso antes de intervenção cirúrgica não cardíaca, pois pior do que não iniciar medicação para pacientes apropriadamente selecionados é suspendê-la em pacientes sem hipotensão ou bradicardia.[11-13] A suspensão do betabloqueador desencadeia efeito rebote que, ao coincidir com o estresse cirúrgico, aumenta a incidência de eventos perioperatórios. Aliás, essa indicação de não suspender o betabloqueador é a única recomendação classe I unânime entre as diretrizes das sociedades europeia[2], brasileira[1] e americanas[3] de cardiologia.

Desde 2011, as Diretrizes de Avaliação Perioperatória da Sociedade Brasileira de Cardiologia recomendam dois princípios básicos ao prescrever betabloqueador:[14] segurança e eficácia.

Segurança: o momento de início deve ser o mais precoce possível, para que haja tempo hábil para avaliar a resposta hemodinâmica de cada paciente, evitando bradicardia e hipotensão. Está contraindicado o início do betabloqueador no dia da operação e, conforme a diretriz europeia, sugere-se o mínimo de sete dias, embora o intervalo pré-operatório ideal não esteja bem estabelecido. Pacientes que não se beneficiam do uso crônico dos betabloqueadores, mas iniciaram com o intuito profilático perioperatório, podem ter a medicação suspensa após trinta dias da operação. Cabe lembrar que porcentagem significativa dos pacientes necessita de redução da dose, suspensão transitória ou até mesmo definitiva do betabloqueador por intolerância hemodinâmica (em torno de 15%), e atenção especial deve ser dada a essa monitoração.

Eficácia: o benefício do betabloqueador está associado ao controle da frequência cardíaca. Portanto, devemos ter como alvo FC de 55 a 65 bpm no pré-operatório e de até 80 no transoperatório, desde que a pressão arterial sistólica se mantenha estável durante a titulação e superior a 100 mmHg.

As indicações precisas para prescrição de betabloqueadores no perioperatório estão sintetizadas na Tabela 1.

Estatinas

O perioperatório vascular é provavelmente o contexto de maior custo-eficácia para prescrição de estatinas. No primeiro trabalho prospectivo sobre o uso de estatinas no perioperatório, 98 pacientes submetidos eletivamente a operações vasculares foram randomizados para receberem atorvastatina (20 mg) ou placebo.[15] Houve redução de 68% dos eventos cardiovasculares maiores em seis meses de acompanhamento, por meio do uso perioperatório de atorvastatina. Tal efeito ocorreu independentemente dos níveis basais de colesterol e foi adicional ao benefício advindo do uso de betabloqueadores (semelhante entre os grupos). Esse trabalho é um dos pilares fundamentais que embasam a recomendação grau I de prescrição de estatinas no perioperatório vascular, tanto pela Sociedade Europeia de

TABELA 1 Indicações de uso de betabloqueador no perioperatório de procedimentos não cardíacos de acordo com as Diretrizes da Sociedade Brasileira de Cardiolgia (SBC), European Society of Cardiology (ESC) e Sociedades Americanas de Cardiologia (AHA/ACC)

Grau de recomendação	SBC 2017[1]	ESC 2014[2]	AHA/ACC 2014[3]
I	Pacientes que já recebem betabloqueador cronicamente devem manter seu uso em todo perioperatório (NE B)	Não suspender (NE C) Diagnóstico prévio de doença coronariana ou isquemia + em prova funcional pré-operatória (NE B) Operação de alto risco (NE B): operação aberta de aorta ou revascularização periférica	Não suspender (NE B)
IIa	Pacientes com isquemia sintomática ou evidenciada por prova funcional (NE B) Pacientes para o qual o betabloqueador for iniciado, realizar titulação progressiva até FC entre 55-65 bpm evitando PAS < 100 mmHg (NE B)	Programação de operação de risco intermediário (NE B): operação endovascular de aorta, angioplastia periférica, endarterectomia carotídea, transplante renal ou hepático, cirurgias urológicas maiores, de quadril ou coluna, cirurgias abdominais	Independentemente do momento de início do betabloqueio, no pós-operatório ele deve ser administrado de acordo com as circunstâncias clínicas (NE B)
IIb		Programação de operação de baixo risco em paciente com fator de risco para complicação (NE B)	Prova funcional + isquemia e de risco moderado ou alto (NE C) Pacientes com 3 ou mais dos seguintes FR: diabetes, IC, DAC, insuficiência renal, doença cerebrovascular (NE B) Incerto o benefício de iniciar, antes da operação, betabloqueio para pacientes com indicação de uso crônico, mas sem os fatores de risco (NE B) Quando indicado, o betabloqueador perioperatório deve ser iniciado com tempo suficiente para testar tolerabilidade e segurança, com mais de 1 dia de antecedência da operação (NE B)
III – risco	Iniciar betabloqueador menos de 1 semana antes da operação (NE B)	Não há indicação para pacientes sem fatores de risco, antes de operações de baixo risco (NE B): operação das mamas, odontológicas, oftalmológicas ou urológicas, ginecológicas e ortopédicas menores	Não iniciar betabloqueador no dia da operação (NE B)

Cardiologia[2] quanto pela Sociedade Brasileira de Cardiologia.[1] Várias séries retrospectivas e mais um estudo prospectivo randomizado apontaram para a mesma direção.[16]

Não há estudos randomizados que demonstrem benefício da utilização de estatinas em operações não vasculares, embora o racional fisiopatológico seja bastante plausível e fundamente a opinião de especialistas que indicam seu uso no perioperatório de pacientes de elevado risco, independentemente da natureza do procedimento cirúrgico (Tabela 2). Lindenauer et al.[17] foram os primeiros a sugerir o benefício das estatinas para reduzir mortalidade no perioperatório de operações de grande porte, não exclusivamente de natureza vascular. Em análise retrospectiva de 780.591 prontuários médicos, os autores relacionaram o uso de estatinas nos primeiros dois dias da internação hospitalar à menor mortalidade perioperatória (2,13% × 3,05%, $p < 0,001$).[17] Mais recentemente, um estudo de caso-controle a respeito do impacto do uso perioperatório de estatinas e betabloqueadores sobre a mortalidade hospitalar após operações não vasculares verificou redução de 60% na mortalidade com a administração das estatinas (OR 0,40; IC: 0,28-0,59).[18] A análise do impacto do uso perioperatório de estatina, por escore de propensão, dos 15.478 pacientes submetidos a operações não cardíacas do estudo VISION mostrou redução de mortalidade e de injúria miocárdica.[19]

TABELA 2 Indicações de prescrição de estatinas no perioperatório, de acordo com as diretrizes de avaliação perioperatória da Sociedade Brasileira de Cardiologia (SBC), da European Society of Cardiology (ESC) e das sociedades americanas de Cardiologia (AHA/ACC)

Grau de recomendação	SBC 2017[1]	ESC 2014[2]	AHA/ACC 2014[3]
I	Pacientes que serão submetidos a operações vasculares (NE A) Pacientes submetidos a operações não vasculares com indicação clínica de uso de estatinas devido a doenças associadas (DAC/ DCV/DAOP/DM2) (NE C) Manter em pacientes que já usam (NE B)	Pacientes que serão submetidos a operações de alto risco (cirurgias vasculares maiores) idealmente 30 dias antes ou pelo menos 1 semana antes da operação (NE B) Manter em pacientes que já usam (NE C)	Manter em pacientes que já usam (NE B)
IIa			Pacientes que serão submetidos a operações vasculares (NE B)
IIb			Iniciar antes de procedimentos de risco elevado para pacientes que já têm outras indicações clínicas para estatina (NE C)

AHA: American Heart Association; ACC: American College of Cardiology: DAC: doença arterial coronariana; DCV: doença cardiovascular; DAOP: doença arterial obstrutiva periférica; DM2: *diabetes mellitus* tipo 2; NE: nível de evidência.

De maneira semelhante ao que ocorre com os betabloqueadores e com o AAS, a suspensão da estatina também está associada a efeito rebote,[20] de forma que pacientes em uso crônico de estatinas não devem interrompê-lo no perioperatório. A explicação fisiopatológica mais plausível para essa observação já foi demonstrada em outros contextos: a melhora da função endotelial se perde rapidamente com a interrupção do uso da estatina, talvez para níveis até mesmo piores que os basais se considerado o contexto perioperatório como um agressor à integridade funcional do endotélio.

Acreditamos tratar-se de efeito de classe, mas como os efeitos pleiotrópicos são observados com doses mais elevadas de estatina, no perioperatório recomenda-se a utilização das seguintes dosagens mínimas, independentemente dos níveis de LDL-colesterol:[1] atorvastatina 20 mg e fluvastatina 80 mg (posologias testadas no perioperatório) ou doses equivalentes das demais estatinas: sinvastatina 40 mg e rosuvastatina 10 mg. As indicações para prescrição de estatinas no perioperatório estão sintetizadas na Tabela 2.

Antiagregantes

O manejo perioperatório de antiagregantes plaquetários deve refletir o saldo final entre risco de trombose sem o antiagregante *versus* risco de hemorragia com o antiagregante.[1] Na maioria dos casos, a discussão é sobre manejo do ácido acetilsalicílico (AAS), mas tem sido cada vez mais frequente o debate sobre a melhor conduta para dupla antiagregação plaquetária: AAS + tienopiridínico, notadamente para pacientes com *stent* coronariano recente.

Ácido acetilsalicílico

A suspensão do AAS em pacientes que o recebem para prevenção secundária está associada a efeito rebote sobre a agregação plaquetária, que aumenta o risco de aterotrombose em diversos territórios, entre eles o coronário.[21] Fazer coincidirem estresse cirúrgico e efeito rebote da suspensão do AAS em pacientes coronariopatas só se justifica diante de elevado risco de sangramento perioperatório.

Burger et al. realizaram uma metanálise com inclusão total de 49.590 pacientes para aferir o risco de complicações hemorrágicas perioperatórias atribuíveis à antiagregação com AAS e encontraram um aumento geral de 1,5 vez no risco em relação aos pacientes sem antiagregação.[21] Entretanto, de maneira geral, o uso de AAS não aumentou a gravidade das complicações hemorrágicas, com exceção das neurocirurgias e da ressecção transuretral da próstata. Oscarsson et al.[22] randomizaram 220 pacientes para manterem AAS (75 mg/d) ou substituírem-no por placebo no perioperatório de cirurgia não cardíaca de risco intermediário ou alto (os autores excluíram operações vasculares pois julgaram antiético administrar placebo para este grupo). Houve menor incidência de eventos cardiovasculares no grupo AAS (1,8 × 9%, p = 0,02), sem diferença significativa na taxa de eventos hemorrágicos entre os grupos, nem mesmo na percepção subjetiva do cirurgião sobre a intensidade do sangramento.[22]

Recentemente foi publicado o estudo POISE 2,[23] no qual 10.010 pacientes foram randomizados para receberem AAS ou placebo: 200 mg imediatamente antes da operação e 100 mg um dia depois. Não houve diferença na incidência de óbito ou infarto perioperatório (7% × 7,1%), mas os autores observaram aumento do risco de sangramento pelo AAS: 4,6% × 3,8% (p = 0,04).[23] Importante ressaltar a população do estudo POISE 2: maioria dos pacientes sem histórico de doença coronariana (> 75%), e uma minoria com antecedente de revascularização miocárdica prévia (< 5% com *stent*).[23] As cirurgias eram de grande porte em sua maioria, mas apenas 4,9% eram operações vasculares. Exatamente para os subgrupos que geram maior dúvida, as conclusões do maior trabalho randomizado sobre

AAS no perioperatório não podem ser extrapoladas, mas fica claro que pacientes que recebem AAS por prevenção primária devem suspendê-lo antes de procedimentos cirúrgicos maiores. Os autores do estudo POISE 2 posteriormente demonstraram os efeitos da utilização perioperatória de AAS apenas para o subgrupo de pacientes com *stent* coronário prévio: redução para a metade na incidência de infarto ou morte em 30 dias (HR 0,50 [IC:0,26 a 0,95]; P = 0,036).[24]

Avaliando 191 pacientes no perioperatório vascular e em uso crônico de AAS, observamos que aqueles com pior resposta ao AAS, representada pelo maior grau de agregabilidade plaquetária diante do ácido araquidônico, apresentavam mais que o dobro de complicações cardiovasculares perioperatórias do que os melhores respondedores.[25] Interessantemente, não houve maior incidência de sangramento entre os pacientes com menor agregabilidade plaquetária, reforçando a importância de manutenção do AAS no perioperatório de vasculopatas.[25]

A resistência entre os cirurgiões é alta, com argumentos geralmente embasados na observação clínica cotidiana. Entretanto, os cirurgiões vasculares aceitam muito mais a manutenção do AAS perioperatório, mesmo para grandes procedimentos, quando comparados a outras especialidades cirúrgicas.[26] Esses especialistas estão familiarizados com operações de grande porte e alto risco de sangramento, e também enfrentam as complicações aterotrombóticas com maior frequência que outros cirurgiões. Fato semelhante ocorre entre os cirurgiões cardíacos, que, de tão acostumados a lidar com doença arterial coronariana e questões referentes à patência de enxerto, assumem como regra a manutenção do AAS e discutem o momento da retirada do segundo antiagregante.

Recomenda-se a manutenção perioperatória do AAS em baixa dose (até 100 mg/d) sempre que o procedimento cirúrgico não implicar risco proibitivo de sangramento (p. ex., neurocirurgia, maioria das ressecções transuretrais de próstata). Quando a suspensão está indicada, o intervalo deve ser de sete dias entre a última dose e a operação.

Dupla antiagregação plaquetária

Pacientes que recebem dupla antiagregação plaquetária (DAPT) representam grande preocupação no ambiente perioperatório pois, de um lado, têm risco de sangramento expressivamente elevado[27] e, de outro lado, alto risco de evento trombótico caso a DAPT seja temporariamente suspensa.[28] As operações não cardíacas eletivas devem ser adiadas até o término do período de indicação clínica da dupla antiagregação, entretanto, nem sempre isso é possível e, nesse contexto, deve-se ponderar a melhor estratégia possível.

Com o avanço tecnológico dos *stents* farmacológicos, a trombogenicidade inerente ao seu implante reduziu, permitindo que períodos cada ver mais curtos de DAPT sejam efetivos e seguros, notadamente quando a intervenção coronária ocorreu em contexto eletivo.[29]

Em pacientes submetidos à angioplastia coronária na vigência de síndrome coronariana aguda, recomenda-se a manutenção por 12 meses, podendo a terapia ser reduzida para seis meses ou estendida, levando-se em consideração o risco individual de sangramento, bem como o risco isquêmico. Já no contexto de doença arterial coronariana crônica, a recomendação atual é a realização de DAPT durante tempo mínimo de 4-6 semanas para *stents* não farmacológicos, e geralmente de 3 a 12 meses para os *stents* farmacológicos, com abreviação excepcionalmente em 30 dias, a depender do risco de sangramento e geração do *stent* implantado. A previsão de cirurgia não cardíaca não deve motivar a preferência por *stent* não farmacológico,[30] conceito antigo e que não parece mais adequado frente às novas evidências.[31,32]

Sabemos que modificar a dupla antiagregação em pacientes com angioplastia recente pode causar trombose *intrastent*, evento de altas morbidade e mortalidade. Evidências sugerem que o tempo entre a modificação da dupla antiagregação e a trombose é muito mais curto quando ambos antiagregantes são retirados simultânea ou escalonadamente, e ocorre mais tardiamente quando apenas o tienopiridínico é suspenso.[28] Assim sendo, quando a operação é inadiável e o risco de sangramento perioperatório é moderado ou elevado, recomenda-se manter o AAS em todo perioperatório e suspender o tienopiridínico antes da operação (prasugrel 7 dias antes e clopidogrel ou ticagrelor 5 dias antes).[30] Ele deve ser reintroduzido o mais precocemente possível, idealmente antes de totalizar dez dias sem a dupla terapia.

As recomendações sobre manejo de antiagregantes plaquetários das diretrizes de avaliação perioperatória da Sociedade Brasileira de Cardiologia, da Sociedade Europeia de Cardiologia e das sociedades americanas de Cardiologia estão resumidas na Tabela 3. Um novo documento de atualização sobre o manejo perioperatório dos pacientes com intervenção coronária percutânea, de consenso entre o Grupo de Avaliação Perioperatória (GAPO) do Departamento de Cardiologia Clínica da Sociedade Brasileira de Cardiologia, o Grupo de Estudos de Antitrombóticos (GEAT) do Departamento de Cardiologia Clínica da Sociedade Brasileira de Cardiologia e a Sociedade Brasileira de Hemodinâmica e Cardiologia Intervencionista, será publicado ainda em 2021.[30]

Nitroglicerina intraoperatória

Ao contrário do que mostra a prática costumeira, não há evidências confirmadas do papel benéfico do uso transoperatório de nitroglicerina.[33,34] A indicação de uso da nitroglicerina fica restrita ao grupo excepcional de pacientes que apresentam sinais de isquemia no período perioperatório, a despeito da otimização de medidas não farmacológicas e de efetivo betabloqueio, ou seja, aqueles pacientes que são operados na vigência de insuficiência coronariana aguda. Deve-se ter extrema cautela com esse grupo de pacientes, não apenas pela gravidade da condição coronariana que justifica o uso da nitroglicerina, mas também pelo potencial iatrogênico da conduta. Durante a administração de nitroglicerina, os pacientes podem apresentar instabilidade hemodinâmica pela queda da pré-carga ventricular e consequente diminuição da pressão de perfusão do sistema arterial coronariano. Esses efeitos são frequentemente potencializados por anestésicos.

TABELA 3 Manejo da terapia antiagregante plaquetária no perioperatório, de acordo com as diretrizes de avaliação perioperatória da Sociedade Brasileira de Cardiologia (SBC), da European Society of Cardiology (ESC) e das Sociedades Americanas de Cardiologia (AHA/ACC)

Grau de recomendação	SBC 2017[1]	ESC 2014[2]	AHA/ACC 2014[3]
I	Manter AAS para pacientes em prevenção secundária,dose máxima: 100 mg/d(NE B) Suspender AAS 7 dias antes de neurocirurgias ou ressecção transuretral de próstata (sem uso de *green light laser*) (NE A) Pacientes em uso de AAS para prevenção primária devem suspendê-lo 7 dias antes da operação (NE A) Dupla antiagregação e *stent* recente: não devem ser submetidos a operações eletivas até o término da duração ideal da terapia antiplaquetária combinada Paciente vasculopata em antiagregação apenas com tienopiridínico e operação com risco moderado a alto de sangramento: suspender o antiagregante 5 dias antes (NE C)		O manejo de antiagregante perioperatório deve ser um consenso entre cirurgião, anestesista, cardiologista e o paciente, ponderando o risco de trombose 3 risco de hemorragia (NE C) Dupla antiagregação: manter os 2 antiagregantes a menos que o risco de sangramento supere o risco de trombose do *stent* para pacientes com operações não cardíacas inadiáveis nas primeiras 4-6 semanas após *stent* convencional ou em paciente com *stent* farmacológico (NE C) Pacientes com *stent* e que necessitam suspender tienopiridínico no perioperatório devem manter o AAS e reiniciar o tienopiridínico o mais cedo possível após a operação (NE C)
IIa	Dupla antiagregação e *stent* recente: manter AAS e suspender o tienopiridínico antes da operação (5-7dias*), reintroduzir o mais precocemente possível, idealmente até o quinto pós-operatório (NE C) Paciente apenas com tienopiridínico e operação com baixo risco de sangramento: manter (NE C)	Não suspender AAS rotineiramente no perioperatório (NE B) Suspender AAS apenas quando se antecipa dificuldade na hemostasia durante a operação (NE B)	
IIb	Dupla antiagregação e *stent* recente: manter os 2 antiagregantes se a operação for em sítio compressível, ou por técnica emdovascular, e com baixo risco de sangramento (NE C) Pacientes com risco muito elevado de trombose de *stent* e necessidade de interrupção precoce da dupla antiagregação plaquetária, podem ser comsiderdos para terapia "de ponte" com inibidor de glicoproteína IIb IIIa (NE B)		Manter AAS em pacientes sem *stent* se o risco cardíaco for maior que o de sangramento (NE B)
III	Iniciar AAS antes de operações não cardíacas (NE C) Terapia "de ponte" com heparina de baixo peso molecular (NE B)		

Obviamente, a hipotensão consiste em contraindicação formal ao seu uso, bem como evidência de hipovolemia.

Revascularização miocárdica pré-operatória

O avanço na terapia clínica para doença arterial coronariana foi tão grande nas últimas décadas que o espectro de pacientes que realmente necessitam de revascularização miocárdica para redução de mortalidade é cada vez menor. No contexto perioperatório, ainda se deve ponderar a comorbidade cirúrgica e as implicações prognósticas do adiamento da operação não cardíaca ao priorizar revascularização miocárdica. Entretanto, é fundamental identificar o restrito grupo de pacientes que se beneficia da revascularização miocárdica profilática e respeitar o intervalo mínimo entre as intervenções.

Estudos

A análise retrospectiva de pacientes do *Coronary Artery Surgery Study* (CASS) que foram submetidos a operações não cardíacas forneceu as primeiras evidências sobre o impacto da revascularização miocárdica na evolução perioperatória de cirurgias não cardíacas.[35,36] Os pesquisadores do CASS registraram a evolução de 24.959 pacientes que tiveram indicação de cateterismo cardíaco entre os anos de 1974 e 1979. Os pacientes foram subsequentemente divididos em três grupos: sem confirmação de DAC (grupo A); com DAC e em tratamento cirúrgico de revascularização miocárdica (grupo B); com DAC e em tratamento clínico (grupo C). Após dez anos de acompanhamento, foram identificados e retrospectivamente analisados 3.368 indivíduos submetidos a operações não cardíacas, sendo então possível dividir a casuística de acordo com os diversos tipos de procedimentos cirúrgicos.[35] Para as operações de alto risco, notadamente procedimentos vasculares, seguidos pelos intratorácicos, intraperitoneais e de cabeça e pescoço, foi demonstrada melhor evolução perioperatória para o grupo B, ou seja, proteção perioperatória conferida pela revascularização miocárdica pregressa. A taxa de mortalidade para esses procedimentos de alto risco foi de 3,3% no grupo C e de 1,7% no grupo B (p = 0,03). Observou-se diferença ainda maior na incidência de infarto perioperatório, novamente favorecendo o grupo com revascularização miocárdica prévia (2,7% × 0,8%, p = 0,002).[36] Interessantemente, quando analisados os mesmos eventos em pacientes que haviam sido submetidos a procedimentos mais simples, como urológicos, ortopédicos, de mama ou pele, as taxas foram surpreendentemente baixas, sugerindo que a revascularização miocárdica perde importância no contexto perioperatório quando o risco intrínseco ao procedimento é baixo.

Em 2004, foi publicado o primeiro trabalho prospectivo e randomizado para avaliar o impacto da revascularização miocárdica no risco cardíaco perioperatório para procedimentos vasculares eletivos e de grande porte, o *Coronary Artery Revascularization Prophylaxis* (CARP).[37] Os autores randomizaram 510 pacientes candidatos a operações vasculares eletivas (aneurisma de aorta e revascularizações periféricas) portadores de doença arterial coronariana estável para serem ou não submetidos à revascularização miocárdica pré-operatória. Os pacientes foram seguidos por tempo médio de 2,7 anos, totalizando 258 no grupo revascularizado (cirurgia ou angioplastia) e 252 no grupo clínico. Não houve diferença significativa na mortalidade após o período total (22% *vs.* 23%) e também não se observou diferença na incidência de infarto perioperatório (12% *vs.* 14%) entre os grupos com e sem revascularização, respectivamente. Além da diferença metodológica entre os estudos (retrospectivo *vs.* prospectivo e randomizado), outra questão que merece atenção para melhor compreensão das diferenças observadas é notar que a taxa de prescrição de betabloqueadores (acima de 80%), AAS (acima de 70%) e estatinas (54%) foi muito acima da média observada em outras séries e, obviamente, maior que a utilizada nas décadas de 1970 e 1980. Considerando que pacientes com anatomia de alto risco não foram incluídos no CARP e que o tratamento clínico estava otimizado, o potencial benefício da revascularização era compreensivelmente baixo. Para aumentar ainda mais a polêmica sobre o tema, Poldermans et al.[38] publicaram resultados do estudo-piloto DECREASE V, no qual apenas pacientes com evidência funcional de isquemia miocárdica extensa foram randomizados para revascularização miocárdica (49 pacientes) ou tratamento conservador (52 pacientes) no pré-operatório de operação vascular de grande porte. Eles não observaram diferenças na mortalidade ou na incidência de infarto em trinta dias ou em até um ano de acompanhamento.[38] Cabe ressaltar, porém, que a incidência de eventos até trinta dias (infarto e mortalidade global) foi proibitiva em ambos os grupos (42,9% *vs.* 32,7%, p = 0,30), o que sugere que não há apenas necessidade de séries prospectivas maiores, mas também necessidade de se considerar a possibilidade de manter o tratamento clínico tanto da doença coronariana como da vasculopatia nos casos que concentram maior risco (aneurisma ou doença obstrutiva periférica). Análise direcionada para avaliar o impacto da revascularização profilática no grupo de pacientes randomizados no estudo CARP que apresentavam isquemia comprovada em teste funcional e foram submetidos a procedimentos de aorta evidenciou melhor evolução pós-operatória no grupo submetido a revascularização.[39]

A Tabela 4 sintetiza as indicações de revascularização miocárdica antes de operações não cardíacas, de acordo com as diretrizes de avaliação perioperatória da Sociedade Brasileira de Cardiologia,[1] da Sociedade Europeia de Cardiologia[2] e das Sociedades Americanas de Cardiologia.[3]

Momento ideal para revascularização miocárdica

É muito importante lembrar que, ao indicar a revascularização miocárdica antes de operações não cardíacas, duas questões são fundamentais: identificar adequadamente pacientes que podem se beneficiar dessa estratégia e programar o adiamento da operação não cardíaca sem comprometer o prognóstico global do paciente.

Quando a revascularização miocárdica é cirúrgica, indica-se esperar aproximadamente trinta dias para a operação não cardíaca,[1] muito mais por questões relacionadas à recuperação do estresse cirúrgico e prevenção de complicações infecciosas do que por risco de eventos cardíacos. Entretanto, quando a revascularização miocárdica é percutânea, o ideal é completar o período programado de DAPT. Em situações de pré-operatório eletivo porém premente (como procedimentos oncológicos), o intervalo mínimo a ser observado é de 30 dias e a depender do contexto agudo ou eletivo da angioplastia coronária, aguardar 3 a 6 meses confere maior segurança,[30] vide Figura 1. Nessas situações, a discussão multidisciplinar envolvendo o cardiologista, o cirurgião, o anestesiologista e idealmente o hemodinamicista, deve embasar condutas individualizadas.

TABELA 4 Indicações de revascularização miocárdica profilática no perioperatório, de acordo com as diretrizes de avaliação perioperatória da Sociedade Brasileira de Cardiologia (SBC), da European Society of Cardiology (ESC) e das sociedades americanas de Cardiologia (AHA/ACC)

Grau de recomendação	SBC 2017[1]	ESC 2014[2]	AHA/ACC 2014[3]
I	Pacientes com indicação de revascularização do miocárdio, independentemente do contexto perioperatório,em programação de operações não cardíacas eletivas (NE C)	Pacientes com insuficiência coronariana aguda: proceder à revascularização miocárdica de acordo com as diretrizes, desde que a operação não cardíaca possa ser adiada seguramente (NE A). Se a operação não cardíaca é inadiável, deve-se priorizar a operação (NE C) e o tratamento da coronariopatia deve ocorrer no pós-operatório (NE B)	Pacientes com indicação de RM, independentemente do contexto perioperatório, de acordo com as diretrizes de doença coronariana (NE C)
IIa		Revascularização miocárdica após operação não cardíaca de acordo com as diretrizes de doença coronariana crônica (NE C)	
IIb		Revascularização profilática apenas antes de operações de alto risco e em pacientes com comprovação de isquemia (NE B)	
III	Necessidade de operação não cardíaca de urgência, independentemente da gravidade da doença coronariana (NE C) Operação não cardíaca de natureza paliativa, em pacientes com prognóstico limitado (NE B)	Revascularização miocárdica profilática não está recomendada antes de operações de risco baixo (NE C) ou intermediário (NE B)	Não se indica revascularização profilática rotineiramente antes de operações não cardíacas apenas para reduzir eventos perioperatórios (NE B)

Monitoração adequada para detecção precoce de eventos

Pacientes com estimativa de risco cardíaco perioperatório de intermediário a alto merecem pós-operatório em unidades de terapia intensiva ou semi-intensiva. Cabe ressaltar que, uma vez indicado esse maior grau de monitoração, ele deve ser mantido durante, pelo menos, as primeiras 72 horas pós-operatórias, visto que o pico das complicações cardiovasculares não ocorre no intraoperatório ou no pós-operatório imediato, e sim nas primeiras 72 horas pós-operatórias.[1]Recomenda-se para esses pacientes a realização diária de eletrocardiograma e de troponina.[40] Pacientes com estimativa de risco baixo não devem ser submetidos rotineiramente a esse tipo de análise e, na eventualidade de qualquer sinal ou sintoma cardiovascular, a avaliação pertinente está indicada.

RESUMO

O controle do risco do paciente coronariopata ou portador de fatores de risco, no perioperatório de procedimentos não cardíacos, deve ser implementado de acordo com a predição objetiva do risco por meio da avaliação de variáveis clínicas e cirúrgicas. Pacientes com estimativa de risco intermediário ou alto devem ser monitorados em terapia intensiva, ou semi-intensiva, até pelo menos o terceiro dia pós-operatório com eletrocardiograma e dosagem de marcadores de necrose miocárdica diariamente, para detecção apropriada de eventos. Existem recursos farmacológicos efetivos para a prevenção dos eventos isquêmicos, entre os quais se destaca a importância dos betabloqueadores, das estatinas e dos antiagregantes. Tais recursos beneficiam tanto pacientes portadores de fatores de risco para doença coronariana como aqueles sabidamente coronariopatas e com comprovação de isquemia. A verascularização miocárdica excepcionamente pode ser indicada no pré-operatório, levando em conta o risco global do paciente e possibilidade de adiamento da cirurgia não cardíaca.

DESTAQUES DE INOVAÇÃO

- Diferentemente do que se postulava, não há recomendação para escolha preferencial de *stent* não farmacológico em pacientes com indicação de angioplastia coronária e programação de cirurgia não cardíaca.
- O contexto agudo ou crônico da doença coronária na ocasião da angioplastia impacta o intervalo entre a mesma e a operação não cardíaca.

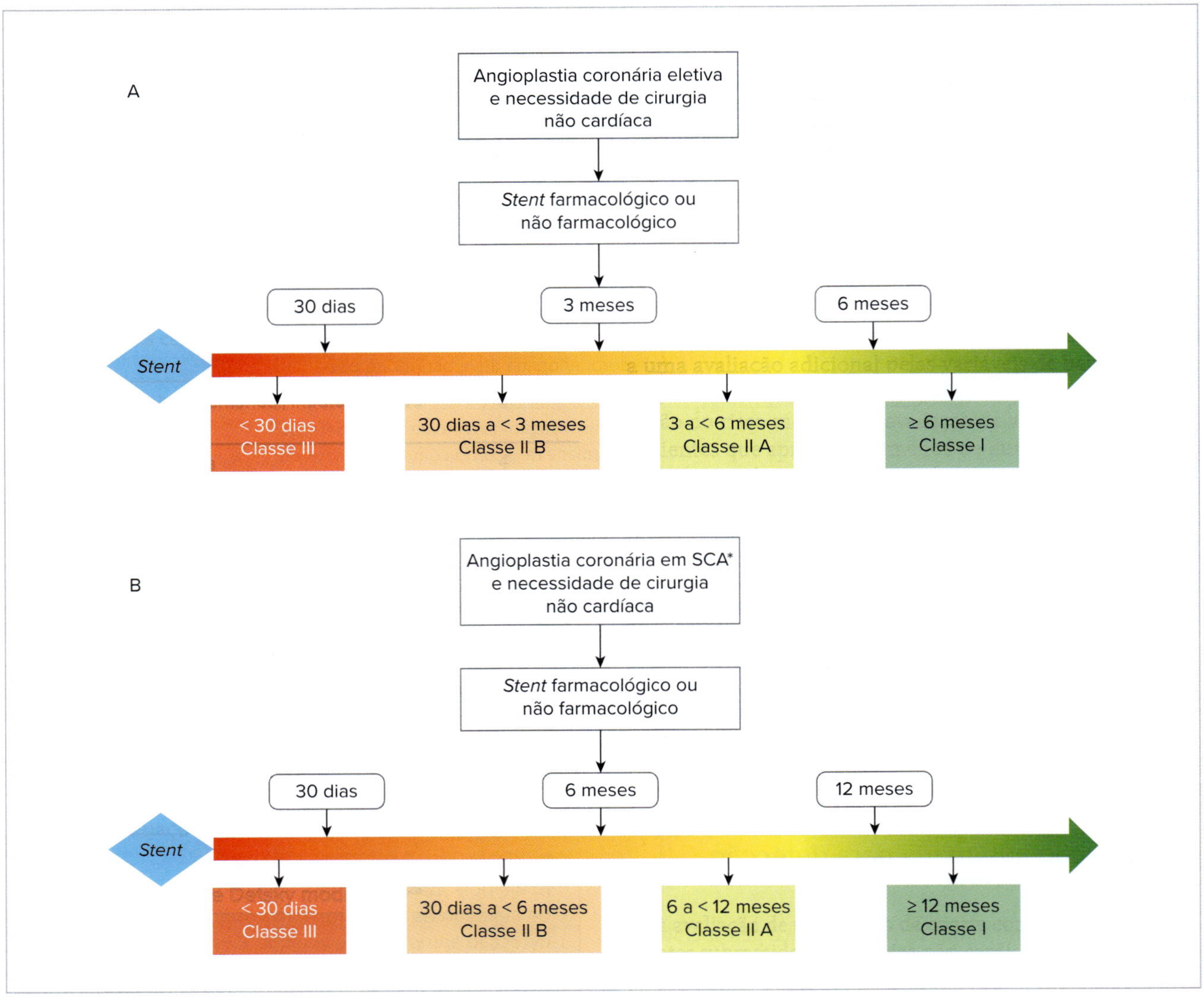

FIGURA 1

Fluxogramas com os intervalos preconizados entre angioplastia coronária e cirurgia não cardíaca programada, para pacientes com angioplastia no contexto eletivo (A) ou contexto agudo (B) da doença arterial coronária.

* SCA: síndrome coronariana aguda.

Fonte: adaptada de Calderaro, et al., 2021.[30]

Referências bibliográficas

1. Gualandro DM, Yu PC, Caramelli B, Marques AC, Calderaro D, Luciana S. Fornari LS, et al. 3ª Diretriz de avaliação cardiovascular perioperatória da Sociedade Brasileira de Cardiologia. Arq Bras Cardiol. 2017;109(3Supl.1):1-104.
2. Kristensen SD, Knuuti J, Saraste A, et al. 2014 ESC/ESA Guidelines on non-cardiac surgery: cardiovascular assessment and management: The joint task force on non-cardiac surgery: cardiovascular assessment and management of the European Society of Cardiology (ESC) and the European Society of Anaesthesiology (ESA). Eur Heart J. 2014;35(35):2383-431.
3. Fleisher LA, Fleischmann KE, Auerbach AD, et al. 2014 ACC/AHA Guideline on perioperative cardiovascular evaluation and management of patients undergoing non-cardiac surgery: a report of the American College of Cardiology/American Heart Association Task Force on practice guidelines. J Am Coll Cardiol. 2014;64(22):e77-137.
4. Mangano DT, Layug EL, Wallace A, et al. Effect of atenolol on mortality and cardiovascular morbidity after non-cardiac surgery. N Engl J Med. 1996;335:1713-20.
5. Poldermans D, Boersma E, Bax JJ, et al. The effect of bisoprolol on morbidity and mortality in patients undergoing vascular surgery. N Engl J Med. 1999;341:1789-94.
6. Juul AB, Wetterslev J, Kofoed-Enevoldsen A. Diabetic postoperative mortality and morbidity group et al. The diabetic postoperative mortality and morbidity (DIPOM) trial: rationale and design of a multicenter, randomized, placebo-controlled, clinical trial of metoprolol for patients with diabetes mellitus who are undergoing major noncardiac surgery. Am Heart J. 2004;147(4):677-83.
7. Brady AR, Gibbs JS, Greenhalgh RM, et al. Perioperative beta-blockade (POBBLE) for patients undergoing infrarenal vascular surgery: re-

sults of a randomized double-blind controlled trial. J Vasc Surg. 2005;41(4):602-9.

8. Yang H, Raymer K, Butler R, et al. The effects of perioperative beta--blockade: results of the Metoprolol after Vascular Surgery (MaVS) study, a randomized controlled trial. Am Heart J. 2006;152:983-90.
9. Lindenauer PK, Pekow P, Wang K, et al. Perioperative beta-blocker therapy and mortality after major non-cardiac surgery. N Engl J Med. 2005;353(4):349-61.
10. POISE Study Group, Devereaux PJ, Yang H, Yusuf S, et al. Effects of extended-release metoprolol succinate in patients undergoing non-cardiac surgery (POISE trial): a randomised controlled trial. Lancet. 2008;371(9627):1839-47.
11. Richman JS, Itani KM, Deierhoi RJ, et al. Improved outcomes associated with a revised quality measure for continuing perioperative beta--blockade. JAMA Surg. 2014;149(10):1031-7.
12. Wijeysundera DN, Duncan D, Nkonde-Price C, et al. Perioperative beta-blockade in non-cardiac surgery: a systematic review for the 2014 ACC/AHA guideline on perioperative cardiovascular evaluation and management of patients undergoing non-cardiac surgery. J Am Coll Cardiol. 2014;64(22):2406-25.
13. Bouri S, Shun-Shin MJ, Cole GD, et al. Meta-analysis of secure randomised controlled trials of beta-blockade to prevent perioperative death in non-cardiac surgery. Heart. 2014;100(6):456-64.
14. Gualandro DM, Yu PC, Calderaro D, et al. II Guidelines for perioperative evaluation of the Brazilian Society of Cardiology. Arq Bras Cardiol. 2011;96(3 suppl 1):1-68.
15. Durazzo AE, Machado FS, Ikeoka DT, et al. Reduction in cardiovascular events after vascular surgery with atorvastatin: a randomized trial. J Vasc Surg. 2004;39:967-75.
16. Schouten O, Boersma E, Hoeks SE, et al. Fluvastatin and perioperative events in patients undergoing vascular surgery. Dutch Echocardiographic Cardiac Risk Evaluation Applying Stress Echocardiography Study Group. N Engl J Med. 2009;361(10):980-9.
17. Lindenauer PK, Pekow P, Wang K, et al. Lipid-lowering therapy and in--hospital mortality following major non-cardiac surgery. JAMA. 2004;291:2092-9.
18. Noordzij PG, Poldermans D, Schouten O, et al. beta-blockers and statins are individually associated with reduced mortality in patients undergoing non-cardiac, non-vascular surgery. Coron Artery Dis. 2007;18(1):67-72.
19. Berwanger O, Le Manach Y, Suzumura EA, et al. Association between pre-operative statin use and major cardiovascular complications among patients undergoing non-cardiac surgery: the VISION study. Eur Heart J. 2016;37(2):177-85.
20. Le Manach Y, Godet G, Coriat P, et al. The impact of postoperative discontinuation or continuation of chronic statin therapy on cardiac outcome after major vascular surgery. Anesth Analg. 2007;104(6):1326-33.
21. Burger W, Chemnitius JM, Kneissl GD, Rucker G. Low-dose aspirin for secondary cardiovascular prevention: cardiovascular risks after its perioperative withdrawal versus bleeding risks with its continuation (review and meta-analysis). J Intern Med. 2005;257(5):399-414.
22. Oscarsson A, Gupta A, Fredrikson M, et al. To continue or discontinue aspirin in the perioperative period: a randomized, controlled clinical trial. Br J Anaesth. 2010;104(3):305-12.
23. Devereaux PJ, Mrkobrada M, Sessler DI. Aspirin in patients undergoing noncardiac surgery. N Engl J Med. 2014;370(16):1494-503.
24. Graham MM, Sessler DI, Parlow JL, et al. Aspirin in patients with previous percutaneous coronary intervention undergoing noncardiac surgery. Ann Intern Med. 2018;168(4):237-44.
25. Calderaro D, Pastana AF, Flores da Rocha TR, et al. Aspirin responsiveness safely lowers perioperative cardiovascular risk. J Vasc Surg. 2013;58(6):1593-9.
26. Kilic A, Sultan IS, Arnaoutakis GJ, et al. Significant differences between vascular and non-vascular surgeons in the perioperative management of antiplatelet therapies in patients with coronary stents. Ann Vasc Surg. 2015;29(3):526-33.
27. Hongo RH, Ley J, Dick SE, et al. The effect of clopidogrel in combination with aspirin when given before coronary artery bypass grafting. J Am Coll Cardiol. 2002;40:231-7.
28. Eisenberg MJ, Richard PR, Libersan D, et al. Safety of short-term discontinuation of antiplatelet therapy in patients with drug-eluting stents. Circulation. 2009;119(12):1634-42.
29. Serrano CV Jr, Soeiro AM, Leal TCAT, Godoy LC, Biselli B, Hata LA, Martins EB, Abud-Manta ICK, Tavares CAM, Cardozo FAM, Oliveira MT Jr. Statement on Antiplatelet Agents and Anticoagulants in Cardiology - 2019. Arq Bras Cardiol. 2019;113(1):111-134.
30. Calderaro D, Bichuette LD, Maciel PC, Cardozo FAM, Ribeiro HB, Gualandro DM, et al. Atualização da III Diretriz de Avaliação Cardiovascular Perioperatória da Sociedade Brasileira de Cardiologia: foco em manejo dos pacientes com intervenção coronária percutânea. Consenso do Grupo de Avaliação Perioperatória (GAPO) do Departamento de Cardiologia Clínica da Sociedade Brasileira de Cardiologia, Grupo de Estudos de Antitrombóticos (GEAT) do Departamento de Cardiologia Clínica da Sociedade Brasileira de Cardiologia e Sociedade Brasileira de Hemodinâmica e Cardiologia Intervencionista. Arq Bras Cardiol. 2021.
31. Holcomb CN, Graham LA, Richman JS, Itani KM, Maddox TM, Hawn MT. The Incremental Risk of Coronary Stents on Postoperative Adverse Events: A Matched Cohort Study. Ann Surg. 2016;263(5):924-30.
32. Urban P, Meredith IT, Abizaid A, Pocock SJ, Carrie D, Naber C, et al. Polymer-free drug-coated coronary stents in patients at high bleeding risk. N Engl J Med. 2015;373(21):2038-47.
33. Coriat P, Daloz M, Bousseau D, et al. Prevention of intraoperative myocardial ischemia during non-cardiac surgery with intravenous nitroglycerin. Anesthesiology. 1984;61:193-6.
34. Dodds TM, Stone JG, Coromilas J, et al. Prophylactic nitroglycerin infusion during non-cardiac surgery does not reduce perioperative ischemia. Anesth Analg. 1993;76:705-13.
35. Foster ED, Davis KB, Carpenter JA, et al. Risk of non-cardiac operation in patients with defined coronary disease: the Coronary Artery Surgery Study (CASS) registry experience. Ann Thorac Surg. 1986;41:42-9.
36. Eagle K, Rihal CS, Mickel MC, et al. Cardiac risk of non-cardiac surgery: influence of coronary disease and type of surgery in 3.368 operations. Circulation. 1997;96:1882-7.
37. McFalls EO, Ward HB, Moritz TE, et al. Coronary artery revascularization before elective major vascular surgery. N Engl J Med. 2004; 351:2795-804.
38. Poldermans D, Schouten O, Vidakovic R, et al. A clinical randomized trial to evaluate the safety of a noninvasive approach in high-risk patients undergoing major vascular surgery. The DECREASE-V pilot study. J Am Coll Cardiol. 2007;49:1763-9.
39. Garcia S, Rider JE, Moritz TE, et al. Preoperative coronary artery revascularization and long-term outcomes following abdominal aortic vascular surgery in patients with abnormal myocardial perfusion scans: a subgroup analysis of the coronary artery revascularization prophylaxis trial. Catheter Cardiovasc Interv. 2011;77(1):134-41.
40. Puelacher C, Pinto B, Bernardo; Mills, Nicholas L.; Duceppe, Emmanuelle; Popova, Ekaterine; Duma, Andreas; Nagele, Peter; Omland, Torbjørn; Hammerer-Lercher, Angelika; Lurati Buse, Giovanna. Expert consensus on peri-operative myocardial injury screening in noncardiac surgery. Eur J Anaesthesiology. 2021;38(6):600-8.

Capítulo 3

Cuidados com anticoagulantes e antiagregantes em cirurgia não cardíaca

Pai Ching Yu
Danielle Menosi Gualandro
Bruno Caramelli

PONTOS-CHAVE

- Deve-se realizar uma análise do risco de eventos cardiovasculares tromboembólicos que podem decorrer da suspensão de antiagregantes plaquetários e/ou anticoagulantes com o risco de sangramento associado à sua manutenção.
- Os pacientes em uso de ácido acetilsalicílico (AAS) para prevenção primária de eventos cardiovasculares devem ter esse medicamento suspenso 7 dias antes de qualquer procedimento cirúrgico.
- Nos pacientes que estão em uso de AAS para prevenção secundária, ele deve ser mantido durante o perioperatório na dose de 75 a 100 mg, exceto em ressecções transuretrais de próstata e neurocirurgias, quando deve ser interrompido 7 dias antes.
- Nos pacientes em uso de antiplaquetários inibidores de ADP como prevenção primária, devem ser suspensos 5 dias antes da operação o clopidogrel e o ticagrelor e 7 dias o prasugrel. Se o uso for em prevenção secundária, o antiagregante deve ser manejado conforme o risco de sangramento do procedimento.
- No caso de pacientes em uso de anticoagulante oral, deve-se levar em consideração o risco de eventos tromboembólicos e o risco de sangramento no período perioperatório para manejo do anticoagulante.
- Em relação aos novos anticoagulantes existem poucas evidências de seu manejo durante o perioperatório. Para sua suspensão no pré-operatório, deve-se considerar o risco de sangramento relacionado à operação, a função renal do paciente e a meia-vida para eliminação da droga.

Introdução

Frequentemente se depara com uma situação difícil e algumas vezes conflituosa acerca do manejo de anticoagulantes e antiagregantes plaquetários em pacientes com indicação de intervenção cirúrgica não cardíaca. Nesse contexto, é importante ponderar o risco de eventos tromboembólicos que podem ocorrer com a suspensão dessas medicações com o risco de sangramento associado à sua manutenção. Para isso, é preciso conhecer o motivo que levou o paciente ao uso do antiagregante ou do anticoagulante e o tipo de procedimento cirúrgico a ser realizado.

Antiagregantes plaquetários

Ácido acetilsalicílico (AAS)

A retirada abrupta dos antiagregantes pode provocar um fenômeno rebote levando ao aumento da atividade do tromboxano A2, diminuição da fibrinólise e aumento da adesão e da agregabilidade plaquetária. De fato, a interrupção prévia e abrupta do AAS foi observada em até 10,2% das síndromes cardiovasculares agudas. O tempo médio entre a suspensão do AAS e a ocorrência da complicação foi de 8,5 dias para síndromes coronarianas agudas, 14,3 dias para acidente vascular cerebral e 25,8 dias para a deterioração de insuficiência arterial periférica. Uma metanálise com 41 estudos que envolveram 49.590 pacientes mostrou que a manutenção do AAS aumentava o sangramento em até 50% no perioperatório, mas sem provocar sangramentos graves, exceto em neurocirurgias e ressecções transuretrais de próstata.[1]

Apenas três estudos randomizados analisaram o uso de AAS no período perioperatório de cirurgias não cardíacas. Os dois primeiros, publicados em 2010 e 2011, tinham por objetivo comparar o efeito da baixa dose de AAS *versus* placebo quanto à eficácia e à segurança no período perioperatório. Ambos foram interrompidos precocemente com número de pacientes incluídos inferior ao tamanho amostral originalmente calculado, comprometendo dessa forma seu poder estatístico. Em ambos não foram demonstradas diferenças em relação ao sangramento com interrupção do AAS.[2,3]

O maior estudo relacionado a esse tema foi o POISE-2, publicado em 2014, que avaliou 10.010 pacientes que receberam AAS ou placebo no perioperatório de cirurgias não cardíacas. Os pacientes foram classificados em dois grupos: aqueles que iniciaram uso de AAS no pré-operatório e outro com pacientes em uso prévio do antiagregante. O AAS era suspenso pelo menos 3 dias (em média 7 dias) antes do procedimento. Com relação ao desfecho primário (morte e infarto não fatal), não houve diferença estatística entre os dois grupos, independentemente de o AAS ter sido introduzido no perioperatório ou já com utilização prévia. A conclusão do estudo foi de que o AAS não teve efeito protetor para redução de eventos no perioperatório e mostrou-se associado ao aumento de risco de sangramentos maiores. Entretanto, ao se analisar o perfil da população do estudo POISE-2, nota-se que apenas 23% dos pacientes apresentavam doença coronariana prévia, 4,7% dos pacientes com angioplastia prévia e 4,8% com cirurgia de revascularização miocárdica prévia. Além disso, os pacientes com angioplastia com *stent* convencional < 6 semanas e *stent* farmacológico < 1 ano foram excluídos do estudo. Dessa forma, é incerto o papel do AAS na população de pacientes com maior risco de eventos isquêmicos perioperatórios e portadores de doença coronariana crônica.[4]

Em uma análise de subgrupo de POISE- 2 publicado em 2018, envolvendo os 470 pacientes com angioplastia prévia, os autores observaram que o uso de AAS reduziu o risco de eventos (morte ou infarto agudo do miocárdio não fatal) quando comparado ao placebo, com uma redução de risco absoluto de 5,5%, sendo que o risco de sangramento maior com AAS foi incerto nessa análise.[5]

Dessa forma, os pacientes em uso de AAS para prevenção primária de eventos cardiovasculares devem ter esse medicamento suspenso 7 dias antes de qualquer procedimento cirúrgico.[6] Entretanto, para pacientes em uso de AAS para prevenção secundária, o medicamento deve ser mantido durante o perioperatório na dose de 75 a 100 mg, exceto em ressecções transuretrais de próstata e neurocirurgias, quando ele deve ser interrompido 7 dias antes.[6]

Antiplaquetários inibidores de adenosina difosfato (ADP)

Em relação ao uso de outros antiagregantes plaquetários, os inibidores de ADP (clopidogrel, ticagrelor ou prasugrel), as evidências são mais escassas para operações não cardíacas, pois os estudos são bastantes heterogêneos. Existem relatos de casos de sangramento maiores e de mortes relacionadas, complicando operações ortopédicas, vasculares e biópsias na broncoscopia.[7] A metanálise que avaliou o impacto de uso de inibidores de ADP no perioperatório de operações não cardíacas mostrou que a associação de dois antiagregantes (AAS + clopidogrel) aumenta em mais de duas vezes o risco de reoperação por sangramento, sem reduzir o risco de morte ou eventos cardiovasculares.[8]

Aos pacientes em uso de inibidores de ADP como prevenção primária, a suspensão deve ocorrer 5 dias antes da operação para clopidogrel e ticagrelor e 7 dias para prasugrel. Aos pacientes em uso somente de inibidores de ADP para prevenção secundária e proposta de operação de risco de sangramento moderado a alto, o medicamento também deve ser suspenso antes do procedimento. Em pacientes em antiagregação somente com inibidores de ADP e que serão submetidos a operações de baixo risco de sangramento, a suspensão não é necessária[6] (Figura 1).

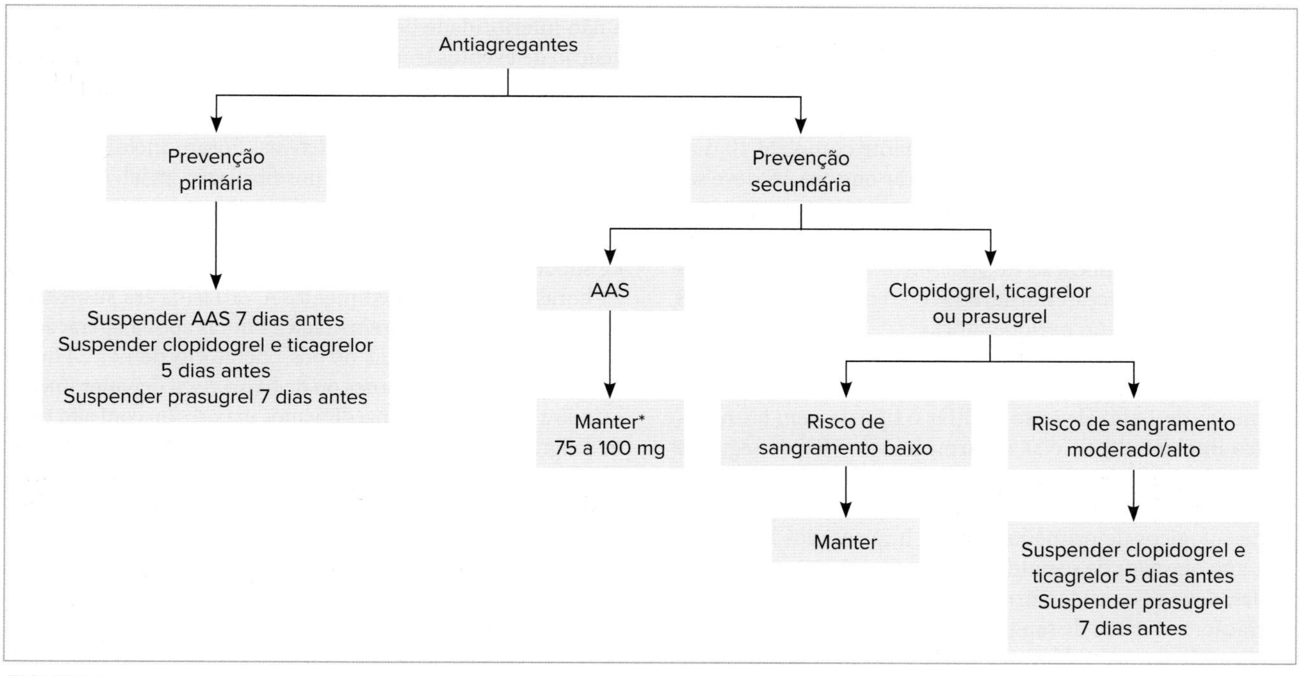

FIGURA 1

Conduta para pacientes com antiagregação no perioperatório.

* Exceto em neurocirurgias e ressecção transuretral de próstata.

Angioplastia prévia com *stent*

Entre os pacientes em uso de antiagregantes pós-angioplastia coronariana com *stent*, muitas vezes, há indicação de operações não cardíacas dentro do período em que o uso de dupla antiagregação plaquetária é imprescindível para evitar trombose de *stent*. Atualmente, é preconizado o uso da antiagregação dupla por um período não inferior a 1 mês após a angioplastia com *stent* convencional e de pelo menos 6 meses após angioplastia com *stent* farmacológico para prevenção de trombose de *stent*.[9]

A realização da operação não cardíaca antes de completar 2 semanas da angioplastia com *stent* convencional está associada a mortalidade de 32%. Essa alta mortalidade pode ser atribuída a sangramentos em razão da manutenção da antiagregação dupla no perioperatório e infarto agudo do miocárdio relacionado a sua suspensão.[10] Estudos posteriores confirmaram que a operação não cardíaca só pode ser feita com segurança após 4 a 6 semanas da angioplastia com *stent* convencional,[11,12] e, para pacientes com *stent* farmacológico, esse intervalo de segurança deve ser de 1 ano.[13]

Dessa forma, quando possível, deve ser adiada a intervenção eletiva para pacientes com *stent* convencional há menos de 6 semanas e pacientes com *stent* farmacológico há menos de 1 ano, assim como também a angioplastia realizada no contexto de insuficiência coronariana aguda, para completar o uso adequado da antiagregação dupla com AAS e clopidogrel. Alguns estudos randomizados com *stents* farmacológicos de segunda e terceira gerações mostraram resultados promissores demonstrando segurança na manutenção da dupla antiagregação por menos tempo (6 meses).[14-16] Como no ambiente perioperatório ainda não existem evidências, é razoável aguardar 1 ano para procedimentos eletivos. Após esse intervalo de segurança, o AAS deve ser mantido em todo período perioperatório, o clopidogrel deve ser suspenso 5 dias antes da operação e reintroduzido o mais rápido possível, idealmente antes que o paciente complete 10 dias da interrupção.[6] É fundamental lembrar que o AAS deve ser suspenso em casos de neurocirurgias e ressecção transuretral de próstata. Recentemente, com o advento da técnica hemostática, chamada aplicação de *green-light laser*, em pacientes candidatos à ressecção transuretral com essa técnica, o AAS pode ser mantido no perioperatório.[6]

Em casos nos quais a operação não cardíaca é inadiável (urgências) e o paciente é portador de *stent* farmacológico há menos de 1 ano, deve-se analisar o tipo de *stent* farmacológico implantado. Se o *stent* farmacológico for de segunda ou terceira geração e o implante foi há mais de 6 meses, o clopidogrel pode ser suspenso e o AAS mantido. Para *stents* farmacológicos de primeira geração implantados há menos de 1 ano ou *stents* de segunda/terceira geração há menos de 6 meses, deve-se considerar o risco de sangramento inerente à operação. Se o risco de sangramento é baixo, a antiagregação dupla pode ser mantida. Contudo, se o risco de sangramento é intermediário ou alto, o clopidogrel deverá ser suspenso 5 dias antes do procedimento e o AAS deve ser mantido em todo perioperatório.

A realização de ponte (*bridging*) com heparina não confere proteção contra trombose de *stent* e pode até aumentar a agregabilidade plaquetária. Para os pacientes com contraindicação absoluta de manutenção do AAS e/ou que possuam fatores de risco de trombose de *stent*, pode ser considerada a ponte com tirofiban (inibidor da glicoproteína IIbIIIa). O tirofiban tem meia-vida curta e pode ser suspenso 4 horas antes da operação, sendo alternativa nesses casos de alto risco de trombose de *stent*.[17-18]

Em casos de cirurgias de emergências, pacientes em uso de dupla antiagregação devem ser encaminhados para operação, não sendo indicada a realização de transfusão profilática de hemocomponentes. Eventuais medidas anti-hemorrágicas devem ser implantadas conforme a necessidade.

Anticoagulantes orais

Varfarina

Aproximadamente 10% dos pacientes em uso de anticoagulante oral serão submetidos a algum procedimento cirúrgico no decorrer de 1 ano.[19] A varfarina é um antagonista da vitamina K que inibe a produção dos fatores da coagulação II, VII, IX e X e tem meia-vida de 36 a 42 horas, o que pode representar um problema no ambiente perioperatório. A exemplo do que acontece com os antiagregantes, para o manejo adequado de pacientes em uso de anticoagulante oral, deve-se encontrar o equilíbrio entre o risco de eventos tromboembólicos e o risco de sangramento no período perioperatório.

O primeiro estudo randomizado que avaliou a realização ou não de ponte de anticoagulação no perioperatório foi o estudo BRIDGE, publicado em 2015. Seu objetivo foi avaliar a não inferioridade da estratégia de não fazer ponte na prevenção de eventos tromboembólicos e sua superioridade em prevenção de sangramentos maiores, quando comparado à realização de ponte com dalteplarina no perioperatório de cirurgias não cardíacas eletivas. Foram incluídos 1.884 pacientes em anticoagulação por fibrilação atrial, sendo 950 pacientes randomizados para grupo placebo e 934 pacientes para receberem tratamento ponte com dalteparina 100 UI/kg subcutânea duas vezes ao dia, iniciada 3 dias e suspensa 24 horas antes do procedimento. A varfarina era suspensa 5 dias antes da cirurgia e reiniciada 24 horas após a operação. A dalteparina era reiniciada, no pós-operatório, de 12 a 24 horas em procedimentos menores ou de baixo risco de sangramento e de 48 a 72 horas em procedimentos maiores ou com alto risco de sangramento. Com relação ao desfecho primário de eficácia (tromboembolismo arterial), não houve diferença estatística entre os dois grupos. Em relação ao desfecho primário de segurança, o grupo placebo teve menos sangramentos maiores comparado ao grupo de ponte com dalteparina (1,3% *vs.* 3,3%, RR 0,41; p = 0,005). A conclusão do estudo foi que a não realização de ponte de anticoagulação não foi inferior à ponte com heparina de baixo peso molecular (HBPM) e reduziu o risco de sangramento perioperatório. Deve-se lembrar, entretanto, que foram excluídos do estudo pacientes com prótese valvar mecânica, acidente vascular encefálico (AVE) ou embolia sistêmica nos últimos 12 meses. O escore CHADS2 médio foi de 2,3 no grupo placebo e 2,4 no grupo dalteparina, ou seja, o perfil de pacientes do estudo foi de uma população de risco intermediário para eventos tromboembólicos. Dessa forma, recomenda-se que a realização de ponte de anticoagulação no perioperatório deva ser individualizada conforme o risco tromboembólico e risco de sangramento de cada paciente.[20]

Em 2016, foi publicada a maior metanálise que avaliou a interrupção de anticoagulação no perioperatório de pacientes com fibrilação atrial em uso de varfarina. Foram analisados ao todo 13.808 pacientes, sendo 9.556 no grupo sem ponte com heparina e 4.252 no grupo com ponte com heparina. O escore CHADS2 médio foi de 2,49 no grupo sem ponte e 2,40 no grupo com ponte. Os autores não encontraram diferença significativa entre os dois grupos em relação à ocorrência de AVE, tromboembolismo ou todas as causas de mortalidade. Entretanto, o grupo de pacientes que não realizou ponte de heparina teve menos sangramentos de uma forma geral (OR 0,44; $p \leq 0,0001$) e também menos sangramentos maiores (OR 0,41; $p = 0,0006$). A conclusão da metanálise foi que, entre os pacientes com fibrilação atrial (FA) e CHADS2 intermediário, a realização de ponte de heparina foi associada a maior taxa de sangramento, sem diferença na proteção ao evento tromboembólico/cerebrovascular ou mortalidade geral.[21]

Foi proposto um fluxograma para pacientes em uso de varfarina que serão submetidos a procedimentos cirúrgicos. A primeira pergunta é se a operação é uma urgência ou emergência. Se sim, o efeito do anticoagulante deve ser rapidamente revertido para que o paciente possa ser encaminhado ao procedimento. A administração de vitamina K 2,5 a 5 mg por via venosa deve ser realizada para todos os pacientes, em associação à administração de complexo protrombínico, quando disponível, na dose de 25 U/kg se INR 2 a 3,9, 35 U/kg se INR 4 a 5,9 ou 50 U/kg se INR > 6,0 ou plasma fresco congelado (15 mL/kg). É importante lembrar que ambos, plasma e complexo protrombínico, têm meia-vida curta, sendo que em cerca de 6 horas o INR volta a aumentar. Por essa razão, a vitamina K sempre deve ser administrada concomitantemente a essas medicações.[6]

Se a cirurgia não for urgente, o próximo questionamento é se o procedimento pode ser feito na vigência da varfarina. Os seguintes procedimentos podem ser feitos em pacientes anticoagulados: extrações dentárias, cirurgia de catarata, cirurgias dermatológicas e endoscopia digestiva alta, desde que o INR do dia esteja ao redor de 2,0. Se o INR estiver acima de 3,0, deve-se suspender a varfarina por 1 a 2 dias e reintroduzi-la algumas horas após procedimento (geralmente à noite).[6,19,22-27]

Se o procedimento proposto não puder ser realizado em uso da varfarina, deve-se sempre levar em consideração o risco de tromboembolismo. O risco de tromboembolismo está relacionado aos antecedentes pessoais de cada paciente e ao motivo da anticoagulação e deve ser considerado para decidir se será necessário realizar a ponte com heparina ou somente a suspensão da varfarina. O objetivo da ponte com heparina é minimizar o tempo em que o paciente não recebe anticoagulação, visando a diminuir o risco de tromboembolismo. Por outro lado, a realização da ponte com heparina pode estar relacionada com aumento de sangramento, principalmente se a heparina for reintroduzida nas primeiras 24 horas após o procedimento.[28]

No caso de alto risco de tromboembolismo, a varfarina deve ser interrompida 5 dias antes da operação e a ponte com heparina deverá ser introduzida. Quando o INR estiver menor do que 2,0, deve-se iniciar HBPM ou heparina não fracionada (HNF) plena por via venosa. A operação poderá ser realizada quando o INR estiver abaixo de 1,5. A HNF por via venosa deve ser suspensa 4 horas antes do procedimento, e a HBPM subcutânea, 24 horas antes. No pós-operatório, a HNF ou a HBPM em dose plena deve ser iniciada no mínimo após 24 horas do término do procedimento (48 a 72 horas se alto risco de sangramento) e a varfarina pode ser reiniciada de 12 a 24 horas após o procedimento. A heparina somente deverá ser suspensa quando o INR estiver dentro da faixa terapêutica.[6,19,29]

Para pacientes de risco intermediário de tromboembolismo, a varfarina deve ser suspensa 5 dias antes da operação, sendo que, atualmente, há evidências que suportam a estratégia da não realização de ponte com heparina, sem aumento de eventos tromboembólicos e com redução do risco de sangramento maior.[20,21]

Para pacientes de baixo risco de tromboembolismo, a varfarina deve ser interrompida 5 dias antes da operação, sem necessidade de realizar a ponte com heparina. A operação pode ser realizada quando o INR estiver abaixo de 1,5. Se o INR ainda estiver acima de 1,5, de 1 a 2 dias antes do procedimento, pode ser administrado 1 a 2 mg de vitamina K via oral. Se houver indicação, 12 a 14 horas após o procedimento, devem ser introduzidas HBPM ou HNF para profilaxia de trombose venosa. A varfarina deve ser reintroduzida de 12 a 24 horas após o procedimento.[6,19,29]

Anticoagulantes orais diretos (DOAC)

Atualmente existem diversos DOAC aprovados para uso no Brasil (dabigatrana, rivaroxabana, apixabana e edoxabana), e um número cada vez maior de pacientes em uso dessas medicações será submetido a procedimentos cirúrgicos não cardíacos, porém ainda existem poucas evidências do seu manejo no ambiente perioperatório.

Uma metanálise de estudos de fase III avaliou a segurança e a eficácia de DOAC *vs.* varfarina em pacientes com FA não valvar no período perioperatório. Foram analisados aproximadamente 24.000 procedimentos em 19.500 pacientes, com duas estratégias de manejo de anticoagulante no perioperatório: manutenção ou suspensão. Nos pacientes que realizaram procedimentos com manutenção do anticoagulante, não houve diferença no desfecho quanto ao risco de eventos tromboembólicos (embolia ou AVE) ou morte entre os dois grupos (DOAC x varfarina), mas o grupo DOAC apresentou uma taxa de sangramento 38% inferior ao grupo varfarina. Nos pacientes que interromperam uso de anticoagulante, não foi observada diferença quanto ao risco de eventos tromboembólicos nem de sangramentos entre os dois grupos. Com isso, mostra-se que a segurança e a eficácia perioperatória entre os pacientes em uso de DOAC ou varfarina são semelhantes, e, exceto em caso de manutenção perioperatória de anticoagulante oral, o uso de DOAC conferiu um risco menor de sangramento.[30]

Em um subestudo com os pacientes do estudo RE-LY submetidos a procedimentos cirúrgicos eletivos, os autores observaram que, no grupo de pacientes em uso de dabigatrana, aqueles que realizaram a ponte no perioperatório também apresentaram mais sangramentos quando comparados aos pacientes que não receberam ponte (6,5% *vs.* 1,8%, $p < 0,001$).[31]

O estudo BRUISE CONTROL 2 avaliou o implante eletivo de marca-passo ou desfibrilador interno em pacientes com FA com CHA2DS2-VASc escore ≥ 2, em uso de DOAC (dabigatrana, rivaroxabana ou apixabana), os quais foram randomizados para manter ou suspender o anticoagulante oral no perioperatório. Dos 662 pacientes incluídos, 328 do grupo manutenção e 334 do grupo suspensão, a taxa de hematoma significativa de loja foi igual nos dois grupos (2,1%; $p = 0,97$). O estudo foi interrompido precocemente devido à baixa taxa de eventos encontrados.[32]

Está em andamento o estudo PAUSE (*The Perioperative Anticoagulant Use for Surgery Evaluation*), que é um estudo prospectivo que visa a avaliar o manejo de diferentes DOAC no perioperatório. Seu resultado deve trazer informações importantes sobre a melhor estratégia de manejo de DOAC em pacientes em programação de procedimentos cirúrgicos.[33]

Uma outra preocupação em relação ao uso de DOAC no perioperatório é em relação ao efeito residual da medicação e por não existir um exame preciso para determinar o efeito do anticoagulante. Os testes de coagulação convencionais podem ajudar, em uma situação de urgência, a determinar se existe alguma ação do medicamento. Para a dabigatrana, utilizam-se o tempo de trombina (TT) e o tempo de tromboplastina parcial ativada (TTPA): se estiverem aumentados significa que o medicamento ainda está circulando. Para os inibidores do fator X-a (rivaroxabana e apixabana), utiliza-se a atividade de protrombina (AP) ou o tempo de protrombina (TP). O INR não tem utilidade prática e nunca deve ser utilizado.[29]

Dessa forma, para suspensão de DOAC no pré-operatório, em casos de operações eletivas, devem-se considerar o risco de sangramento relacionado à operação, a função renal do paciente e a meia-vida para eliminação da droga. A dabigatrana deve ser suspensa 24 horas antes de operações de baixo risco de sangramento e pelo menos 48 horas antes de operações de alto risco de sangramento (neurocirurgias, p. ex.) em casos de função renal normal. Em pacientes com *clearance* de creatinina < 50 mL/min, deve ser considerada a suspensão 3 a 5 dias antes.[34-36]

Para pacientes em uso de rivaroxabana, apixabana e edoxabana com função renal normal, a medicação deve ser suspensa 24 antes da operação. Em pacientes com função renal reduzida, elas devem ser suspensas pelo menos 48 horas antes.[29,36] No pós-operatório, os anticoagulantes devem ser iniciados pelo menos 24 horas após operações de baixo risco de sangramento e 48 a 72 horas após operações de alto risco de sangramento. Finalmente, a reintrodução deve ser adiada por 24 horas após a retirada de cateteres epidurais.[22,36-38]

Atualmente, existem disponíveis antídotos para reversão do efeito de DOAC em situações específicas em que se faz necessária uma reversão rápida dos efeitos anticoagulantes, como em cirurgias ou procedimentos de emergência e em casos de sangramento não controlado ou com risco à vida. O idarucizumabe (Praxbind®), já disponível no Brasil, é um anticorpo monoclonal que atua como agente reversor específico de dabigatrana.[39] O andexanet alfa (Andexxa®), ainda não disponível no Brasil, é o segundo antídoto aprovado para uso em pacientes que recebem DOAC nos EUA, liberado para reverter os efeitos de rivaroxabana e apixabana, mas não de outros inibidores de X-a como edoxabana ou betrixabana.[40] Existem ainda estudos em andamento com ciraparantag, um antídoto universal capaz de reverter todos os tipos de DOAC.[41]

RESUMO

O manejo de paciente em uso de antiagregantes plaquetários e/ou anticoagulantes é situação clínica frequente no perioperatório. Como regra geral, deve-se manter o AAS nos pacientes que fazem uso dessa medicação como profilaxia secundária de evento (exceto em situações específicas, como neurocirurgias e ressecção transuretrais). Os pacientes, em uso de antiagregantes inibidores de ADP, devem ter a medicação suspensa conforme o risco de sangramento do procedimento cirúrgico. Os pacientes que estão sob uso de anticoagulantes orais devem ter o risco de sangramento e o risco de fenômenos tromboembólicos avaliados para se decidir sobre a melhor estratégia no perioperatório.

Referências bibliográficas

1. Burger W, Chemnitius JM, Kneissl GD, Rücker G. Low-dose aspirin for secondary cardiovascular prevention - cardiovascular risks after its perioperative withdrawal versus bleeding risks with its continuation - review and meta-analysis. J Intern Med. 2005;257(5):399-414.
2. Oscarsson A, Gupta A, Fredrikson M, Järhult J, Nyström M, Petterson E, et al. To continue or to discontinue aspirin in the perioperative period: a randomized, controlled clinical trial. Br J Anaesth. 2010;104:305-12.
3. Mantz J, Samama CM, Tubach F, Devereaux PJ, Collet JP, Albaladejo P, et al. Stratagem Study Group. Impact of preoperative maintenance or interruption of aspirin on thrombotic and bleeding events after elective non-cardiac surgery: the multicentre, randomized, blinded, placebo-controlled, STRATAGEM trial. Br J Anaesth. 2011;107(6):899-910.
4. Devereaux PJ, Mrkobrada M, Sessler DI, Leslie K, Alonso-Coello P, Kurz A, et al. POISE-2 Investigators. Aspirin in patients undergoing noncardiac surgery. N Engl J Med. 2014;370(16):1494-503.
5. Graham MM, Sessler DI, Parlow JL, Biccard BM, Guyatt G, Leslie K, et al. Aspirin in patients with previous percutaneous coronary intervention undergoing noncardiac surgery. Ann Intern Med. 2018;168(4):237-44.
6. Gualandro DM, Yu PC, Caramelli B, Marques AC, Calderaro D, Fornari LS, et al. III Diretriz de Avaliação Cardiovascular Perioperatória da Sociedade Brasileira de Cardiologia. Arq Bras Cardiol. 2017;109(3 Supl 1):1-104
7. Chassot PG, Delabays A, Spahn DR. Perioperative antiplatelet therapy: the case for continuing therapy in patients at risk of myocardial infarction. Brit J Anaesthesia. 2007;99:316-28.
8. Siller-Matula JM, Petre A, Delle-Karth G, Huber K, Ay C, Lordkipanidzé M, et al. Impact of preoperative use of P2Y12 receptor inhibitors on cli-

nical outcomes in cardiac and non-cardiac surgery: a systematic review and meta-analysis. Eur Heart J Acute Cardiovasc Care. 2017;6(8):753-70.

9. Capodanno D, Alfonso F, Levine GN, Valgimigli M, Angiolillo DJ. ACC/AHA versus ESC Guidelines on dual antiplatelet therapy: JACC guideline comparison. J Am Coll Cardiol. 2018;72(23 Pt A):2915-31.
10. Kałuza GL, Joseph J, Lee JR, Raizner ME, Raizner AE. Catastrophic outcomes of noncardiac surgery soon after coronary stenting. J Am Coll Cardiol. 2000;35(5):1288-94.
11. Wilson SH, Fasseas P, Oxford JL, Lennon RJ, Horlocker T, Charnoff NE, et al. Clinical outcome of patients undergoing non-cardiac surgery in the two months following coronary stenting. J Am Coll Cardiol. 2003;42:234-40.
12. Nuttall GA., Brown MJ, Stombaugh JW, Michon PB, Hathaway MF, Lindeen KC, et al. Time and cardiac risk of surgery after bare-metal Stent percutaneous coronary intervention. Anesthesiology. 2008;109:588-95.
13. Savonitto S, D'Urbano M, Caracciolo M, Barlocco F, Mariani G, Nichelatti M, et al. Urgent Surgery in patients with a recently implanted coronary drug-eluting Stent: a phase II study of "bridging" antiplatelet therapy with tirofiban during temporary withdrawal of clopidogrel. Br J Anaesth. 2010;104:285-91.
14. Feres F, Costa RA, Abizaid A, Leon MB, Marin-Neto JA, Botelho RV, et al. OPTIMIZE Trial Investigators. Three vs twelve months of dual antiplatelet therapy after zotarolimus-eluting stents: the OPTIMIZE randomized trial. JAMA. 2013;310(23):2510-22.
15. Valgimigli M, Borghesi M, Tebaldi M, Vranckx P, Parrinello G, Ferrari R; PROlonging Dual antiplatelet treatment after Grading stent-induced Intimal hyperplasia studY Investigators. Should duration of dual antiplatelet therapy depend on the type and/or potency of implanted stent? A pre-specified analysis from the PROlonging Dual antiplatelet treatment after Grading stent-induced Intimal hyperplasia studY (PRODIGY). Eur Heart J. 2013;34(12):909-19.
16. Baber U, Mehran R, Sharma SK, Brar S, Yu J, Suh JW, et al. Impact of the everolimus-eluting stent on stent thrombosis: a meta-analysis of 13 randomized trials. J Am Coll Cardiol. 2011;58(15):1569-77.
17. Douketis JD, Berger PB, Dunn AS, Jaffer AK, Spyropoulos AC, Becker RC, et al. The Perioperative management of antithrombotic therapy. Chest. 2008;133:299S-339S.
18. Abualsaud AO, Eisenberg MJ. Perioperative management of patients with drug-eluting stents. JACC Cardiovascular Interventions. 2010;3(2):131-42.
19. Douketis JD, Spyropoulos AC, Spencer FA, Mayr M, Jaffer AK, Eckman M, et al. Perioperative management of antithrombotic therapy. Antithrombotic therapy and prevention of thrombosis. 9th ed: American College of Chest Physicians Evidence-Based Clinical Practice Guidelines. Chest. 2012;141(2)(suppl):e326S-e350S.
20. Douketis JD, Spyropoulos AC, Kaatz S, Becker RC, Caprini JA, Dunn AS, et al.; BRIDGE Investigators. Perioperative bridging anticoagulation in patients with atrial fibrillation. N Engl J Med. 2015;373(9):823-33.
21. Ayoub K, Nairooz R, Almomani A, Marji M, Paydak H, Maskoun W. Perioperative heparin bridging in atrial fibrillation patients requiring temporary interruption of anticoagulation: evidence from meta-analysis. J Stroke Cerebrovasc Dis. 2016;25(9):2215-21.
22. Wysokinski WE, McBane RD 2nd. Periprocedural bridging management of anticoagulation. Circulation. 2012;126(4):486-90.
23. Bajkin BV, Popovic SL, Selakovic SD. Randomized, prospective trial comparing bridging therapy using low-molecular-weight heparin with maintenance of oral anticoagulation during extraction of teeth. J Oral Maxillofac Surg. 2009;67:990-5.
24. Broekema F, van Minnen B, Jansma J, Bos RR. Risk of bleeding after dentoalveolar surgery in patients taking anticoagulants. British Journal of Oral and Maxilofacial Surgery. 2014;52(3):e15-19.
25. Benzimra JD, Johnston RL, Jaycock P, Galloway PH, Lambert G, Chung AK, et al. EPR User Group. The Cataract National Dataset electronic multicentre audit of 55,567 operations: antiplatelet and anticoagulant medications. Eye (Lond). 2009;23(1):10-6.
26. Jamula E, Anderson J, Douketis JD. Safety of continuing warfarin therapy during cataract surgery: a systematic review and meta-analysis. Thromb Res. 2009;124(3):292-9.
27. Nast A, Ernst H, Rosumeck S, Erdmann R, Jacobs A, Sporbeck B. Risk of complications due to anticoagulation during dermatosurgical procedures: a systematic review and meta-analysis. J Eur Acad Dermatol Venereol. 2014;28(12):1603-9.
28. Siegal D, Yudin J, Kaatz S, Douketis JD, Lim W, Spyropoulos AC. Periprocedural heparin bridging in patients receiving vitamin K antagonists: systematic review and meta-analysis of bleeding and thromboembolic rates. Circulation. 2012;126(13):1630-9.
29. Serrano Junior CV, Fenelon G, Soeiro AM, Nicolau JC, Piegas LS, Montenegro ST, et al. Diretrizes Brasileiras de Antiagregantes plaquetários e Anticoagulantes em Cardiologia. Arq Bras Cardiol. 2013;101(3supl3):1-93.
30. Nazha B, Pandya B, Cohen J, Zhang M, Lopes RD, Garcia DA, et al. Periprocedural outcomes of direct oral anticoagulants versus warfarin in nonvalvular atrial fibrillation. Circulation. 2018;138(14):1402-11.
31. Douketis JD, Healey JS, Brueckmann M, Eikelboom JW, Ezekowitz MD, Fraessdorf M, et al. Perioperative bridging anticoagulation during dabigatran or warfarin interruption among patients who had an elective surgery or procedure. Substudy of the RE-LY trial. Thromb Haemost. 2015;113(3):625-32.
32. Birnie DH, Healey JS, Wells GA, Ayala-Paredes F, Coutu B, Sumner GL, et al. Continued vs. interrupted direct oral anticoagulants at the time of device surgery, in patients with moderate to high risk of arterial thrombo--embolic events (BRUISE CONTROL-2). Eur Heart J. 2018;39(44):3973-9.
33. Douketis JD, Spyropoulos AC, Anderson JM, Arnold DM, Bates SM, Blostein M, et al. The Perioperative Anticoagulant Use for Surgery Evaluation (PAUSE) Study for patients on a direct oral anticoagulant who need an elective surgery or procedure: design and rationale. Thromb Haemost. 2017;117(12):2415-24.
34. Baron TH, Kamath PS, McBane RD. Management of antithrombotic therapy in patients undergoing invasive procedures. N Engl J Med. 2013;368(22):2113-24.
35. Ortel TL. Perioperative management of patients on chronic antithrombotic therapy. Hematology Am Soc Hematol Educ Program. 2012;2012:529-35.
36. Dubois V, Dincq AS, Douxfils J, Ickx B, Samama CM, Dogné JM, et al. Perioperative management of patients on direct oral anticoagulants. Thromb J. 2017;15:14.eCollection 2017.
37. Connolly G, Spyropoulos AC. Practical issues, limitations, and periprocedural management of the NOAC's. J Thromb Thrombolysis. 2013;36(2):212-22.
38. Spyropoulos AC, Douketis JD. How I treat anticoagulated patients undergoing an elective procedure or surgery. Blood. 2012;120:2954-62.
39. Pollack CV Jr, Reilly PA, Eikelboom J, Glund S, Verhamme P, Bernstein RA, et al. Idarucizumab for dabigatran reversal. N Engl J Med. 2015;373(6):511-20.
40. Andexxa-An antidote for apixaban and rivaroxaban. JAMA. 2018;320(4):399-400.
41. Ansell JE, Bakhru SH, Laulicht BE, Steiner SS, Grosso MA, Brown K, et al. Single-dose ciraparantag safely and completely reverses anticoagulant effects of edoxaban. Thromb Haemost. 2017;117(2):238-45.

Capítulo 4

Diagnóstico e tratamento das complicações cardiovasculares no perioperatório de cirurgias não cardíacas

Luciana Dornfeld Bichuette
Marcos Pita Lottenberg
Francisco Akira Malta Cardozo
Danielle Menosi Gualandro
Bruno Caramelli

PONTOS-CHAVE

- A mortalidade relacionada a operações não cardíacas está aumentando.
- O infarto agudo do miocárdio perioperatório (IAMPO) é a principal complicação cardíaca no pós-operatório.
- O diagnóstico do IAMPO é difícil porque pode ser assintomático.
- Pacientes de risco intermediário e alto, segundo os algoritmos de avaliação perioperatória, devem ser monitorados em unidades intensivas com eletrocardiograma e dosagem de troponina uma vez ao dia antes da cirurgia e durante 3 dias após a operação.
- O IAMPO deve ser adequadamente tratado, considerando a correta fisiopatologia (IAM tipo 1 e tipo 2).
- A lesão miocárdica perioperatória (PMI, do inglês *perioperative myocardial injury*) é um marcador de risco cardiovascular no perioperatório.

Introdução

Estima-se que mais de 200 milhões de procedimentos cirúrgicos são realizados a cada ano em todo o mundo.[1] Com o aumento da expectativa de vida e o envelhecimento da população, observa-se que pacientes cada vez mais idosos e com mais comorbidades estão sendo submetidos a cirurgias, de forma que, apesar dos avanços nas técnicas cirúrgicas e anestésicas, a mortalidade relacionada a esses procedimentos está aumentando no Brasil.[2] As complicações cardíacas são responsáveis por pelo menos um terço das mortes no período perioperatório, representadas principalmente pelo infarto agudo do miocárdio (IAM).[3]

Vários escores têm sido utilizados para estimar o risco cardiovascular relacionado a cirurgias não cardíacas, auxiliando na identificação de candidatos à estratificação de risco adicional por meio de exames complementares, bem como na definição de métodos para monitorização e detecção precoce de eventos e estratégias para prevenção de complicações.[4]

Neste capítulo, discutiremos o diagnóstico das principais complicações cardiovasculares presentes no perioperatório de cirurgias não cardíacas, bem como particularidades de seu manejo.

Injúria miocárdica e infarto agudo do miocárdio

Definição e incidência

A definição de infarto agudo do miocárdio no perioperatório (IAMPO) segue, na maior parte dos estudos e diretrizes, aquela estabelecida pela quarta definição universal de IAM, ou seja, deve-se haver aumento e/ou queda dos níveis de troponina, associado a pelo menos um dos seguintes: sintomas de isquemia miocárdica, alterações eletrocardiográficas sugestivas de isquemia, ondas Q novas no eletrocardiograma, nova alteração de contratilidade segmentar no ecocardiograma ou identificação de trombo intracoronário.[5]

A incidência de IAMPO é variável e depende da população estudada, do tipo de cirurgia realizada e da estratégia diagnóstica utilizada. Em pacientes sem doença arterial conhecida, submetidos a cirurgias não vasculares, a incidência varia de 0,2 a 3%, mas pode chegar a 33% em pacientes de alto risco submetidos a cirurgias vasculares.[6-14]

Fisiopatologia

O IAMPO pode ocorrer por mecanismos distintos, sendo eles a ruptura ou erosão de uma placa de aterosclerose e o desequilíbrio entre oferta e demanda de oxigênio em pacientes portadores de doença arterial coronariana crônica.[15] Estudo angiográfico demonstrou que quase 50% dos pacientes com síndrome coronariana aguda perioperatória apresentavam evidências de ruptura de placa.[16]

A taquicardia e a hipertensão secundárias à ativação simpática decorrente da indução anestésica, da dor e ansiedade, comuns no período perioperatório por exercerem alta tensão de cisalhamento na parede dos vasos, podem predispor à ruptura de placas.[17] Além disso, o aumento dos níveis de catecolaminas e cortisol após a cirurgia pode levar à vasoconstrição coronariana.[15] Por fim, estudos demonstraram aumento de fatores pró-coagulantes após procedimentos cirúrgicos, como fibrinogênio, fator VIII e fator de von Willebrand, redução de anticoagulantes endógenos como proteína C e antitrombina III, bem como aumento da adesividade plaquetária, contribuindo para trombose arterial coronariana.[18]

Por outro lado, a taquicardia pode levar ao aumento do consumo de oxigênio pelo miocárdio e à hipotensão arterial secundária a sangramentos ou hipovolemia, a anemia e a hipoxemia podem gerar redução da oferta de oxigênio, com consequente isquemia por desequilíbrio entre oferta e demanda.[15]

Fatores de risco

Os fatores de risco para eventos cardiovasculares após cirurgias não cardíacas foram identificados e incorporados a escores de risco, como o escore de Lee. Os principais incluem cirurgias de alto risco, história prévia de doença arterial coronariana, insuficiência cardíaca, doença cerebrovascular, diabetes mellitus insulinodependente e creatinina pré-operatória maior que 2,0 mg/dL.[19] O estudo CARP avaliou especificamente os preditores de IAM em pacientes com doença arterial coronariana submetidos à cirurgia vascular eletiva, sendo demonstrado maior risco naqueles com idade superior a 70 anos, diabetes mellitus, angina, anormalidades do segmento ST no eletrocardiograma de base e submetidos a cirurgias de aorta abdominal.[20] Já no estudo POISE, além dos preditores de risco incorporados no escore de Lee, sangramento grave e incremento de 10 batimentos na frequência cardíaca, em relação à frequência cardíaca basal, também foram preditores independentes de IAMPO.[21]

Apresentação clínica e diagnóstico

A maioria dos IAMPO ocorre nas primeiras 72 horas após a cirurgia, sendo representada, principalmente, por IAM sem supradesnivelamento do segmento ST e relacionada, em especial, a cirurgias vasculares.[22] Estudos sugerem que menos da metade dos pacientes com IAMPO apresenta quadro de dor precordial, tornando, muitas vezes, seu diagnóstico desafiador. Muitos pacientes recebem medicações analgésicas no pós-operatório que podem mascarar a dor, enquanto uma pequena parcela exige intubação e sedação por um período mais prolongado, limitando a capacidade de comunicar sintomas. Além disso, sintomas potencialmente atribuíveis à isquemia, como dispneia, náusea e vômitos, têm, no geral, uma série de justificativas mais comuns, de forma que, muitas vezes, o diagnóstico de IAM não é considerado.[23] Por isso, a avaliação do eletrocardiograma e dos marcadores de necrose miocárdica é fundamental para o diagnóstico e deve ser realizada em todos os pacientes de risco intermediário ou alto de eventos cardiovasculares, até o terceiro dia pós-operatório, período no qual se concentra a maioria dos eventos.[24]

Berger et al.[25] estudaram especificamente a evolução clínica e o prognóstico de 48 pacientes submetidos à cineangiocoronariografia imediatamente após o IAMPO ocorrido até o sétimo dia após a cirurgia, obtidos do banco de dados do serviço de hemodinâmica. Trinta e três pacientes (68,8%) apresentavam supradesnivelamento do segmento ST, quatro tinham novo bloqueio de ramo no ECG, oito tinham infradesnivelamento do segmento ST e três tinham outras alterações. Em 32 pacientes (66,7%), a artéria relacionada ao IAMPO estava totalmente ocluída e em 30 pacientes (62,5%) havia evidência de trombo.

O diagnóstico de IAMPO deve ser baseado nos critérios estabelecidos pela quarta definição universal de IAM, conforme já descrito.[5] A troponina é a enzima cardíaca de escolha no período perioperatório, uma vez que elevações de CK-MB podem ser atribuíveis à lesão do músculo esquelético que ocorre durante cirurgias, gerando diagnósticos falsos positivos.[26-27] O conhecimento do valor basal de troponina pré-operatória em pacientes com indicação de monitorização no pós-operatório pode ajudar a diferenciar pacientes com elevação crônica daqueles com aumento agudo, facilitando o diagnóstico.[5] Cabe ressalva, no entanto, de que o aumento de troponina indica injúria miocárdica, mas nem sempre é resultado de lesão coronariana geradora de isquemia e necrose, podendo se elevar em situações como tromboembolismo pulmonar, sepse, arritmias e insuficiência cardíaca descompensada.[5]

Em pacientes com elevação de troponina no perioperatório, alterações eletrocardiográficas isquêmicas ocorrem em uma minoria dos casos. O estudo VISION demonstrou que apenas cerca de 35% desses pacientes apresentavam achado sugestivo de isquemia, sendo as alterações mais comuns a inversão de onda T e o infradesnivelamento do segmento ST.[28] Importante atentar-se para outras causas de alterações eletrocardiográficas inespecíficas como distúrbios eletrolíticos, hipotermia e efeito de drogas, frequentes nesse período. Dessa forma, mudanças evolutivas são mais úteis para o diagnóstico.

Para pacientes nos quais o diagnóstico permanece incerto após a avaliação de sintomas, enzimas cardíacas e eletrocardiograma, informações de métodos não invasivos adicionais como o ecocardiograma podem ser necessárias, contribuindo inclusive para exclusão de diagnósticos diferenciais.

É importante ressaltar que o IAMPO deve ser diferenciado da elevação isolada de troponina, não acompanhada de manifestações clínicas, eletrocardiográficas e ecocardiográficas, uma vez que, apesar de também possuir implicações prognósticas, seu manejo é diferente.

Estratificação de risco e tratamento

Os escores usualmente utilizados para estratificação de risco no contexto de SCA, como TIMI, GRACE e Braunwald,[29-31] podem ser utilizados também em pacientes com IAMPO, apesar de não terem sido validados especificamente para tanto. Recentemente, foi proposto por Botto et al. um escore de risco específico para pacientes com IAMPO, no qual considera-se idade superior a 75 anos (1 ponto), presença de supradesnivelamento de ST (2 pontos) e presença de isquemia em parede anterior do ECG (1 ponto).[28] Quanto mais pontos, maior a mortalidade.

Apesar da frequência do IAMPO e seu impacto prognóstico, os dados na literatura relativos ao seu tratamento são escassos, sendo a maior parte das intervenções extrapoladas de condutas já bem consolidadas no contexto de síndrome coronariana aguda não relacionada a procedimentos cirúrgicos. Deve-se seguir, a princípio, as diretrizes de tratamento de IAM espontâneo.[32] Assim sendo, é importante a distinção entre o IAMPO com ou sem supradesnivelamento de ST, conforme recomendado para o IAM em qualquer outra circunstância.

IAMPO com supradesnivelamento do segmento ST

No IAMPO com supradesnivelamento do segmento ST, a trombólise está contraindicada e o paciente deve ser encaminhado para a angioplastia primária, desde que não apresente nenhum sangramento ativo que contraindique o uso da dupla antiagregação.[24] Casuísticas de pacientes com IAMPO e submetidos à revascularização, seja percutânea, seja cirúrgica, sugerem tanto a segurança quanto a eficácia da intervenção.[25,33] As medicações utilizadas no IAM com supra de ST (AAS, inibidor de P2Y12, estatinas, inibidores da enzima de conversão da angiotensina [IECA], betabloqueadores, espironolactona) têm as mesmas indicações que fora do contexto perioperatório.[24]

IAMPO sem supradesnivelamento do segmento ST

Já para o IAMPO sem supradesnivelamento do segmento ST, os dois mecanismos fisiopatológicos devem ser considerados para a introdução do tratamento (ruptura de placa vulnerável e desequilíbrio de oferta/consumo de oxigênio).

Extrapolando as recomendações de tratamento do IAM espontâneo, utilizam-se a antiagregação com ácido acetilsalicílico (AAS), inibidor de P2Y12 e a anticoagulação com heparina não fracionada ou de baixo peso molecular. Em um estudo comparando 120 pacientes com IAMPO e 120 pacientes com IAM espontâneo, não houve diferença de sangramento entre IAMPO e IAM espontâneo; o uso de DAPT foi semelhante em ambos os grupos, enquanto o uso de heparina e de inibidores da glicoproteína IIb/IIIa foi significativamente maior no grupo IAM espontâneo, podendo ter aumentado a ocorrência de sangramento nessa população; por outro lado, no grupo IAMPO, apenas 27,3% dos sangramentos ocorreram no sítio cirúrgico.[22] Em outro estudo retrospectivo que avaliou 281 pacientes (sendo 241 sem supra de ST) submetidos à angioplastia coronariana em até 7 dias após a cirurgia não cardíaca, os autores observaram sangramentos em 22%, sendo que esse fato foi associado à maior mortalidade em curto e longo prazos. Neste, no entanto, cerca de um terço dos pacientes recebeu inibidores da glicoproteína IIb/IIIa, medicações normalmente não utilizadas no contexto perioperatório e de alto risco para sangramento.[33] Diante desses dados conflitantes, a antiagregação e, principalmente, a anticoagulação no IAMPO devem ser feitas com cautela e após uma discussão interdisciplinar junto à equipe cirúrgica, para melhor definição da relação risco/benefício.

Além disso, deve-se considerar a correção de fatores secundários, como anemia, dor, taquicardia e hipertensão. O uso de betabloqueadores, estatinas, IECA e bloqueadores da aldosterona deve respeitar as mesmas indicações do IAM espontâneo.[24]

Em pacientes hemodinamicamente estáveis, pode-se tentar uma estratégia conservadora em um primeiro momento, com correção de todos os fatores secundários e realização de estratificação invasiva antes da alta hospitalar. Já em pacientes com critérios de pior prognóstico (idade acima de 75 anos, isquemia em parede anterior, congestão pulmonar, instabilidade hemodinâmica ou elétrica ou recorrência de isquemia), deve-se realizar a estratégia invasiva o mais precocemente possível.[24]

Injúria miocárdica pós-operatória

Injúria miocárdica pós-operatória (PMI) é definida pela ocorrência de injúria miocárdica no pós-operatório e que não seja atribuível a causas não isquêmicas, como sepse, tromboembolismo pulmonar, elevação crônica de troponina, dentre outras. A definição de injúria miocárdica nesse cenário é variável entre os principais estudos direcionados ao tema e depende também do método laboratorial de troponina utilizado. A Tabela 1 elenca alguns dos principais estudos, seus métodos e critérios diagnósticos utilizados. Para fins didáticos, podemos utilizar as recomendações da quarta definição universal de IAM, na qual injúria miocárdica é definida como evidência de elevação de troponina, com ao menos um valor superior ao percentil 99 do método utilizado.[5] Após a constatação da PMI, cabe ao médico assistente determinar, baseando-se em dados clínicos e de exames complementares, se está diante de um paciente com infarto agudo do miocárdio ou de uma elevação isolada de troponina.

TABELA 1 Definição de injúria miocárdica após cirurgia não pós-operatória (PMI) de acordo com os principais estudos clínicos do tema

Estudo	Método laboratorial	Critério diagnóstico
VISION[28]	Troponina T de 4ª geração	Qualquer medida pós-operatória superior a 0,03 ng/mL
BASEL-PMI[34]	Troponina T ultrassensível	Variação ≥ 14 ng/L entre pré e pós-operatório

O estudo VISION analisou 15.133 pacientes submetidos à cirurgia não cardíaca, e demonstrou uma associação significativa entre qualquer variação de troponina T no pós-operatório e mortalidade.[35]. Posteriormente, o estudo BASEL-PMI analisou 2.018 pacientes também submetidos à cirurgia não cardíaca. Aqui, a injúria miocárdica perioperatória também se associou ao aumento de mortalidade, sendo este independente da presença ou ausência de critérios diagnósticos de IAMPO.[34]

Apesar da inequívoca associação com risco cardiovascular perioperatório e mortalidade, o tratamento da injúria miocárdica pós-operatória ainda é controverso. Em um estudo retrospectivo envolvendo pacientes submetidos a cirurgias vasculares, os autores demonstraram que pacientes com lesão miocárdica e tratamento clínico otimizado apresentaram sobrevida igual a pacientes sem lesão miocárdica. Por outro lado, pacientes com lesão miocárdica e tratamento clínico otimizado evoluíram melhor que aqueles sem tratamento clínico adequado. O tratamento clínico otimizado utilizado foi a introdução de AAS, betabloqueadores, IECA e estatina.[36]. No estudo MANAGE (*Dabigatran in patients with myocardial injury after non-cardiac surgery*), os autores randomizaram 1.754 pacientes com idade superior a 45 anos que apresentavam troponina elevada no pós-operatório (sem considerar valores pré-operatórios) para receber dabigatrana 110 mg duas vezes ao dia ou placebo, iniciando até 35 dias após a operação. O desfecho primário foi um composto de mortalidade vascular, IAM, acidente vascular encefálico isquêmico, trombose arterial periférica, amputação e tromboembolismo venoso. Pacientes que receberam dabigatrana apresentaram menos eventos do que os que receberam placebo (11% *vs.* 15%; P = 0,01), sem aumento no risco de sangramentos maiores.[37]

Fibrilação atrial

Definição e incidência

A fibrilação atrial (FA) pós-operatória é definida como aquela de início após cirurgias, em pacientes sem FA preexistente.[38] É a arritmia mais comum no pós-operatório e sua incidência varia de 0,8 a 29% após cirurgias não cardíacas.[39-40] Ocorre como consequência da combinação de estimulação adrenérgica, inflamação sistêmica e mudança do *status* volêmico presentes nesse período, em adição a comorbidades predisponentes.[41] A FA de alta resposta ventricular é a apresentação mais comum, podendo cursar com comprometimento hemodinâmico e apresenta-se, no geral, entre o segundo e o quarto dia pós-operatório.[42] Apesar de mais de 90% dos episódios se resolverem dentro de 4 a 6 semanas, está associada a um risco de recorrência de quatro a cinco vezes nos 5 anos subsequentes.[43-44]

Fatores de risco

Os principais fatores de risco relacionados ao paciente para o desenvolvimento de FA no período pós-operatório são idade avançada, tabagismo atual e comorbidades como hipertensão arterial sistêmica, doença cardíaca estrutural, doença pulmonar obstrutiva crônica e apneia obstrutiva do sono.[45] Já em relação aos fatores de risco relacionados ao procedimento, sabe-se que a fibrilação atrial é mais comum após cirurgias abdominais e vasculares, e o desenvolvimento de hipotensão intraoperatória com duração superior a 10 minutos aumenta esse risco.[46] Algumas condições reversíveis também podem predispor a arritmia, como hipovolemia, distúrbios eletrolíticos, hipóxia, hipotermia e anemia.[47]

Diagnóstico e tratamento

O diagnóstico é realizado por meio do ECG de 12 derivações ou detecção em monitor cardíaco por mais de 30 segundos. Seu manejo agudo é semelhante ao de pacientes fora do contexto cirúrgico (Figura 1) e envolve três pilares principais: controle de frequência cardíaca, restauração e manutenção de ritmo sinusal e terapia antitrombótica. O primeiro passo é determinar a presença de instabilidade hemodinâmica, com indicação de cardioversão elétrica sincronizada nesses casos. Em pacientes hemodinamicamente estáveis, o manejo inicial consiste na identificação e correção de fatores desencadeantes como sangramentos, hipovolemia e distúrbios eletrolíticos, e em caso de persistência, está indicado o controle da frequência cardíaca, com alvo entre 80 e 110 bpm.[24].

O controle da frequência cardíaca pode ser realizado com betabloqueadores, bloqueadores de canal de cálcio não di-hidropiridínicos, digoxina e amiodarona. Os betabloqueadores são eficazes no contexto de aumento do tônus simpático pós-operatório, sendo, portanto, considerados terapia de primeira linha. Já os bloqueadores de canal de cálcio não di-hidropiridínicos são considerados de segunda linha, sendo uma alternativa para pacientes nos quais os betabloqueadores são contraindicados, como portadores de doença pulmonar obstrutiva grave. Em razão das propriedades inotrópicas negativas, deve-se evitar seu uso em pacientes com insuficiência cardíaca com fração de ejeção reduzida. A digoxina, por conta de sua eficácia limitada em contextos de elevado tônus simpático, não deve ser usada como agente isolado.[45] Em casos de frequência cardíaca de difícil controle e pacientes muito sintomáticos, pode-se considerar cardioversão elétrica ou química.

As evidências a respeito de anticoagulação em pacientes com FA pós-operatória são pouco robustas. Metanálise envolvendo 28 estudos demonstrou um aumento de cerca de quatro vezes no risco de acidente vascular cerebral nesses pacientes[48] e a terapia anticoagulante esteve associada a uma redução de eventos tromboembólicos, comparável à redução em portadores de FA não cirúrgica.[49] Sendo assim, quando a FA persiste por mais que 48 horas no pós-operatório, é razoável considerar o início da anticoagulação, podendo-se recorrer aos escores de risco trombótico (CHA2DS2VASc) e hemorrágico (HASBLED) para melhor determinação do benefício líquido.[24]

Na maioria dos pacientes, a anticoagulação não precisa ser iniciada imediatamente e o risco de sangramento deve ser avaliado de forma cuidadosa. Este varia de acordo com a cirurgia e o cirurgião deve estar sempre envolvido na decisão do melhor momento de início da terapia anticoagulante. A escolha da medicação assemelha-se à de pacientes fora do contexto cirúrgico. Já a decisão sobre quando interromper seu uso permanece controversa, sendo que, naqueles com reversão para ritmo sinusal, é razoável considerar sua continuação por um período de 4 a 6 semanas.[50,51] Entretanto, é fundamental a monitorização mais intensa desses pacientes, pelo risco de recorrência.

Prevenção

Embora haja evidências claras de que a FA pós-operatória em pacientes submetidos a cirurgias não cardíacas está associada ao risco aumentado de AVC e mortalidade, há poucas

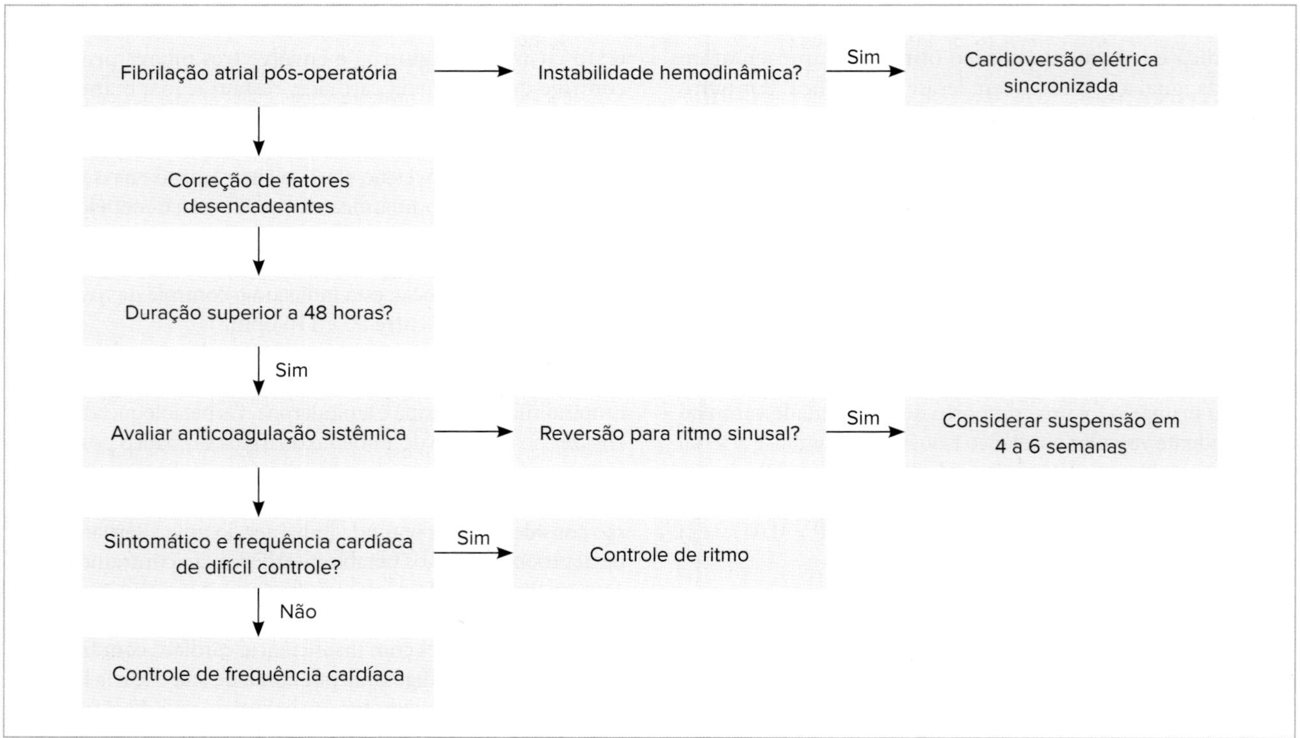

FIGURA 1
Manejo da fibrilação atrial no pós-operatório de cirurgias não cardíacas.

evidências de que a identificação de pacientes com alto risco e o emprego de estratégias preventivas melhorem tais desfechos. Dessa forma, não se recomenda o uso rotineiro de betabloqueadores para prevenção de FA nesse grupo de pacientes.[52]

Outras complicações

As demais complicações cardiovasculares que podem estar presentes no período perioperatório, como insuficiência cardíaca descompensada, bradiarritmias e outras taquiarritmias, devem ser tratadas de forma semelhante do que fora desse contexto, conforme abordado em outros capítulos.

Referências bibliográficas

1. Weiser TG, Regenbogen SE, Thompson KD, Haynes AB, Lipsitz SR, Berry WR, et al. An estimation of the global volume of surgery: a modelling strategy based on available data. Lancet. 2008;372(9633):139-44.
2. Yu PC, Calderaro D, Gualandro DM, Marques AC, Pastana AF, Prandini JC, et al. Non-cardiac surgery in developing countries: epidemiological aspects and economical opportunities--the case of Brazil. PLoS One. 2010;5(5):e10607.
3. Devereaux PJ, Sessler DI. Cardiac complications in patients undergoing major noncardiac surgery. N Engl J Med. 2015;373:2258-2269.
4. Lee TH, Marcantonio ER, Mangione CM, Thomas EJ, Polanczyk CA, Cook EF, et al. Derivation and prospective validation of a simple index for prediction of cardiac risk of major noncardiac surgery. Circulation. 1999;100(10):1043-9.
5. Thygesen K, Alpert JS, Jaffe AS, Chaitman BR, Bax JJ, Morrow DA, et al. Fourth universal definition of myocardial infarction (2018). Circulation. 2018;138:e618–e651.
6. Mangano DT, Hollenberg M, Fegert G, Meyer ML, London MJ, Tubau JF, et al. Perioperative myocardial ischemia in patients undergoing noncardiac surgery-I: Incidence and severity during the 4 day perioperative period. The Study of Perioperative Ischemia (SPI) Research Group. J Am Coll Cardiol. 1991;17(4):843-50.
7. Fleischmann KE, Goldman L, Young B, Lee TH. Association between cardiac and noncardiac complications in patients undergoing noncardiac surgery: outcomes and effects on length of stay. Am J Med. 2003;115(7):515-20.
8. Kumar R, McKinney WP, Raj G, Heudebert GR, Heller HJ, Koetting M, et al. Adverse cardiac events after surgery: assessing risk in a veteran population. J Gen Intern Med. 2001;16(8):507-18.
9. McFalls EO, Ward HB, Moritz TE, Goldman S, Krupski WC, Littooy F, et al. Coronary-artery revascularization before elective major vascular surgery. N Engl J Med. 2004;351(27):2795-804.
10. Poldermans D, Schouten O, Vidakovic R, Bax JJ, Thomson IR, Hoeks SE, et al. A clinical randomized trial to evaluate the safety of a noninvasive approach in high-risk patients undergoing major vascular surgery: the DECREASE-V Pilot Study. J Am Coll Cardiol. 2007;49(17):1763-9.
11. Kikura M, Oikawa F, Yamamoto K, Iwamoto T, Tanaka KA, Sato S, et al. Myocardial infarction and cerebrovascular accident following non-cardiac surgery: differences in postoperative temporal distribution and risk factors. J Thromb Haemost. 2008;6(5):742-8.
12. Ashton CM, Petersen NJ, Wray NP, Kiefe CI, Dunn JK, Wu L, et al. The incidence of perioperative myocardial infarction in men undergoing noncardiac surgery. Ann Intern Med. 1993;118(7):504-10.
13. Smilowitz NR, Beckman JA, Sherman SE, Berger JS. Hospital readmission after perioperative acute myocardial infarction associated with noncardiac surgery. Circulation. 2018;137(22):2332-9.
14. Pedersen TF, Budtz-Lilly J, Petersen CN, Hyldgaard J, Schmidt JO, Kroijer R, et al. Randomized clinical trial of remote ischaemic preconditioning versus no preconditioning in the prevention of perioperative myocardial infarction during open surgery for ruptured abdominal aortic aneurysm. BJS Open. 2018;2(3):112-8.

15. Landesberg G, Beattie WS, Mosseri M, Jaffe AS, Alpert JS. Perioperative myocardial infarction. Circulation. 2009;119:2936-44.
16. Gualandro DM, Campos CA, Calderaro D, Yu PC, Marques AC, Pastana AF, et al. Coronary plaque rupture in patients with myocardial infarction after noncardiac surgery: Frequent and dangerous. Atherosclerosis. 2012;222(1):191-5.
17. Fukumoto Y, Hiro T, Fujii T, Hashimoto G, Fujimura T, Yamada J, et al. Localized elevation of shear stress is related to coronary plaque rupture: a 3-dimensional intravascular ultrasound study with in-vivo color mapping of shear stress distribution. J Am Coll Cardiol. 2008;51(6):645-50.
18. Gibbs NM, Crawford GP, Michalopoulos N. Postoperative changes in coagulant and anticoagulant factors following abdominal aortic surgery. J Cardiothorac Vasc Anesth. 1992;6(6):680-5.
19. Devereaux PJ, Goldman L, Cook DJ, Gilbert K, Leslie K, Guyatt GH. Perioperative cardiac events in patients undergoing noncardiac surgery: a review of the magnitude of the problem, the pathophysiology of the events and methods to estimate and communicate risk. CMAJ. 2005;173(6): 627-34.
20. McFalls EO, Ward HB, Moritz TE, Apple FS, Goldman S, Pierpont G, et al. Predictors and outcomes of a perioperative myocardial infarction following elective vascular surgery in patients with documented coronary artery disease: results of the CARP trial. Eur Heart J. 2008;29(3):394-401.
21. Devereaux PJ, Xavier D, Pogue J, Guyatt G, Sigamani A, Garutti I, et al. Characteristics and short-term prognosis of perioperative myocardial infarction in patients undergoing noncardiac surgery. Ann Intern Med. 2011;154(8):523-8.
22. Gualandro DM, Calderaro D, Yu PC, Caramelli B. Acute myocardial infarction after noncardiac surgery. Arq Bras Cardiol. 2012;99(5):1060-7.
23. Devereaux PJ, Goldman L, Yusuf S, Gilbert K, Leslie K, Guyatt GH. Surveillance and prevention of major perioperative ischemic cardiac events in patients undergoing noncardiac surgery: a review. CMAJ. 2005;173(7):779-88.
24. Gualandro DM, Yu PC, Caramelli B, Marques AC, Calderaro D, Fornari LS, et al. 3ª Diretriz de Avaliação Cardiovascular Perioperatória da Sociedade Brasileira de Cardiologia. Arq Bras Cardiol. 2017;109(3 suppl 1):1-104.
25. Berger PB, Bellot V, Bell MR, Horlocker TT, Rihal CS, Hallett JW, et al. An immediate invasive strategy for the treatment of acute myocardial infarction early after noncardiac surgery. Am J Cardiol. 2001;87(9):1100-2.
26. Healey JH, Kagen LJ, Velis KP, Levine DB. Creatine kinase MB in skeletal muscle and serum of spine-fusion patients. Clin Orthop Relat Res. 1985;(195):282-8.
27. Landesberg G, Shatz V, Akopnik I, Wolf YG, Mayer M, Berlatzky Y, et al. Association of cardiac troponin, CK-MB, and postoperative myocardial ischemia with long-term survival after major vascular surgery. J Am Coll Cardiol. 2003;42(9):1547-54.
28. Botto F, Alonso-Coello P, Chan MTV, Villar JC, Xavier D, Srinathan S, et al. Myocardial injury after noncardiac surgery: a large, international, prospective cohort study establishing diagnostic criteria, characteristics, predictors, and 30-day outcomes. Anesthesiology. 2014;120(3):564-78.
29. Antman EM, Cohen M, Bernink PJ, McCabe CH, Horacek T, Papuchis G, et al. The TIMI risk score for unstable angina/non-ST elevation MI: a method for prognostication and therapeutic decision making. JAMA. 2000;284(7):835-42.
30. Morrow DA, Antman EM, Charlesworth A, Cairns R, Murphy SA, de Lemos JA, et al. TIMI risk score for ST-elevation myocardial infarction: a convenient, bedside, clinical score for risk assessment at presentation: An intravenous nPA for treatment of infarcting myocardium early II trial substudy. Circulation. 2000;102(17):2031-7.
31. Fox KA, Dabbous OH, Goldberg RJ, Pieper KS, Eagle KA, Van de Werf F, et al. Prediction of risk of death and myocardial infarction in the six months after presentation with acute coronary syndrome: prospective multinational observational study (GRACE). BMJ. 2006;333(7578):1091.
32. Nicolau JC, Feitosa-Filho G, Petriz JL, Furtado RHM, Précoma DB, Lemke W, et al. Diretrizes da Sociedade Brasileira de Cardiologia sobre Angina Instável e Infarto Agudo do Miocárdio sem Supradesnível do Segmento ST – 2021. Arq Bras Cardiol. 2021;117(1):181-264.
33. Parashar A, Agarwal S, Krishnaswamy A, Sud K, Poddar KL, Bassi M, et al. Percutaneous intervention for myocardial infarction after noncardiac surgery: patient characteristics and outcomes. J Am Coll Cardiol. 2016;68(4):329-38.
34. Puelacher C, Buse GL, Seeberger D, Sazgary L, Marbot S, Lampart A, et al. Perioperative myocardial injury after noncardiac surgery: Incidence, mortality, and characterization. Circulation. 2018;137(12):1221-32.
35. Devereaux PJ, Chan MT, Alonso-Coello P, Walsh M, Berwanger O, Villar JC, et al. Association between postoperative troponin levels and 30-day mortality among patients undergoing noncardiac surgery. JAMA. 2012;307(21):2295-304.
36. Foucrier A, Rodseth R, Aissaoui M, Ibanes C, Goarin JP, Landais P, et al. The long-term impact of early cardiovascular therapy intensification for postoperative troponin elevation after major vascular surgery. Anesth Analg. 2014;119(5):1053-63.
37. Devereaux PJ, Duceppe E, Guyatt G, Tandon V, Rodseth R, Biccard BM, et al. Dabigatran in patients with myocardial injury after non-cardiac surgery (MANAGE): an international, randomised, placebo-controlled trial. Lancet. 2018;391(10137):2325-34.
38. Aguilar M, Nattel S. Postoperative atrial fibrillation after noncardiac surgery: Maybe not so benign after all. Can J Cardiol. 2019;35(11):1423-5.
39. Bessissow A, Khan J, Devereaux PJ, Alvarez-Garcia J, Alonso-Coello P. Postoperative atrial fibrillation in non-cardiac and cardiac surgery: an overview. J Thromb Haemost. 2015;13(Suppl 1):S304-12.
40. Gialdini G, Nearing K, Bhave PD, Bonuccelli U, Iadecola C, Healey JS, et al. Perioperative atrial fibrillation and the long-term risk of ischemic stroke. JAMA. 2014;312:616–622.
41. Coumel P. Autonomic influences in atrial tachyarrhythmias. J Cardiovasc Electrophysiol. 1996;7(10):999-1007.
42. Sohn GH, Shin DH, Byun KM, Han H, Cho SJ, Song YB. The incidence and predictors of postoperative atrial fibrillation after noncardiothoracic surgery. Korean Circ J. 2009;39(3):100-4.
43. Lee SH, Kang DR, Uhm JS, Shim J, Sung JH, Kim JY, et al. New-onset atrial fibrillation predicts long-term newly developed atrial fibrillation after coronary artery bypass graft. Am Heart J. 2014;167(4):593-600.e1.
44. Konstantino Y, Yovel DZ, Friger MD, Sahar G, Knyazer B, Amit G. Postoperative atrial fibrillation following coronary artery bypass graft surgery predicts long-term atrial fibrillation and stroke. Isr Med Assoc J. 2016;18(12):744-8.
45. Joshi KK, Tiru M, Chin T, Fox MT, Stefan MS. Postoperative atrial fibrillation in patients undergoing non-cardiac non-thoracic surgery: A practical approach for the hospitalist. Hosp Pract. (1995) 2015;43(4):235-244.
46. Polanczyk CA, Goldman L, Marcantonio ER, Orav EJ, Lee TH. Supraventricular arrhythmia in patients having noncardiac surgery: clinical correlates and effect on length of stay. Ann Intern Med. 1998;129(4):279-85.
47. Danelich IM, Lose JM, Wright SS, Asirvatham SJ, Ballinger BA, Larson DW, et al. Practical management of postoperative atrial fibrillation after noncardiac surgery. J Am Coll Surg. 2014;219(4):831-41.
48. AlTurki A, Marafi M, Proietti R, Cardinale D, Blackwell R, Dorian P, et al. Major adverse cardiovascular events associated with postoperative atrial fibrillation after noncardiac surgery. Circ Arrhythm Electrophysiol. 2020;13(1):e007437.
49. Butt JH, Xian Y, Peterson ED, Olsen PS, Rorth R, Gundlund A, et al. Long-term thromboembolic risk in patients with postoperative atrial fibrillation after coronary artery bypass graft surgery and patients with nonvalvular atrial fibrillation. JAMA Cardiol. 2018;3(5):417-424.
50. Yadava M, Hughey AB, Crawford TC. Postoperative atrial fibrillation: incidence, mechanisms, and clinical correlates. Cardiol Clin. 2014;32:627-36.
51. Greenberg JW, Lancaster TS, Schuessler RB, Melby SJ. Postoperative atrial fibrillation following cardiac surgery: a persistent complication. Eur J Cardiothorac Surg. 2017;52:665-72.
52. Hindricks G, Potpara T, Dagres N, Arbelo E, Bax JJ, Blomstrom-Lundqvist, et al. 2020 ESC Guidelines for the diagnosis and management of atrial fibrillation developed in collaboration with the European Association for Cardio-Thoracic Surgery (EACTS): The Task Force for the diagnosis and management of atrial fibrillation of the European Society of Cardiology (ESC) Developed with the special contribution of the European Heart Rhythm Association (EHRA) of the ESC. Eur Heart J. 2021;42(5):373-498.

Capítulo 5

Avaliação pré-operatória para cirurgias cardíacas

Desiderio Favarato
Neuza Helena Moreira Lopes

PONTOS-CHAVE

- O objetivo da avaliação pré-operatória em cirurgia cardíaca é verificar o estado clínico atual do paciente, gerando informações sobre a probabilidade de complicações no período pós-operatório.
- O paciente cardíaco candidato à cirurgia de alta complexidade necessita de uma avaliação multiprofissional.
- O resultado da cirurgia cardíaca depende de uma ótima avaliação pré-operatória com manejo das condições subjacentes.

Segundo o Ministério da Saúde (Datasus), houve o pagamento pelo SUS de 23.083 cirurgias de revascularização miocárdicas, 13.108 intervenções em valvopatias e 20.953 marca-passos durante o ano de 2019.[1] Revisão de 2018 encontrou a taxa de cirurgia cardíaca de 373/100 mil habitantes em hospitais públicos e 376/100 mil com custeio privado no Brasil.[2]

A mortalidade média em hospitais públicos de grande volume é de 3% para cirurgia de revascularização miocárdica e 7,5% em cirurgias valvares.[3] A cirurgia cardíaca é um procedimento de grande porte, com repercussões fisiopatológicas e emocionais que afetam tanto o paciente quanto seus familiares, e implica alterações nos hábitos de vida e laborais. Dentre as principais, destaca-se a cirurgia de revascularização miocárdica (CRM), as valvares e as de aorta. Atualmente, o perfil dos pacientes para procedimentos cirúrgicos cardiovasculares é mais complexo, sendo eles mais idosos, com mais comorbidades, mais graves com operações prévias ou falha de procedimentos intervencionistas e, portanto, com maior risco de morbidade e mortalidade.

O objetivo da avaliação pré-operatória em cirurgia cardíaca é verificar o estado clínico atual do paciente, gerando informações sobre a probabilidade de complicações no período pós-operatório, estratificando o risco cirúrgico do paciente, de tal forma que se possam estabelecer estratégias para minimizar esses riscos e prevenir as complicações pós-operatórias, ou até mesmo optar por procedimentos menos invasivos como tratamento percutâneo para coronariopatas ou valvopatias. Para isso, deve-se levar em conta os aspectos relacionados à doença cardíaca que levou à indicação da cirurgia, as características clínicas dos pacientes, bem como sua capacidade funcional, além dos aspectos inerentes ao procedimento cirúrgico em si. Além disso, a abordagem das necessidades e das expectativas vivenciadas pelo paciente no percurso da cirurgia cardíaca durante o período pré-operatório é importante, a fim de que se possa prepará-lo com sucesso para a cirurgia proposta.

Predizer o risco de eventos cardiovasculares auxilia o médico a nortear suas condutas e informá-las com mais precisão ao seu paciente em relação a esses riscos. Para tal, existem calculadoras de risco, validadas em predizer os riscos perioperatórios, ajudando na tomada de decisão quanto à exequibilidade da cirurgia cardíaca e orientando quanto ao manejo pré e perioperatório. Dentre as mais conhecidas, tem-se a da Society off Torácica Surge-os Scores (STS)[4] e o euroSCORE II.[5] São escores diferentes, porque o STS calcula o risco de mortalidade e morbidade, tendo indicação Ia, e o euroSCORE II, com indicação Ibi, somente a mortalidade em 30 dias para CRM, segundo a última diretriz europeia de revascularização miocárdica.[6] Esses escores também são utilizados para as cirurgias valvulares, mas não para as de aorta.

Esses modelos de risco cirúrgico consideram dados demográficos e variáveis médicas, mas não avaliam alguns aspectos anatômicos, tais como radiação torácica e deformidade, revascularização prévia com uso da artéria mamária interna ou outros enxertos atravessando a linha média ou aderentes ao esterno, impedindo uma reesternotomia segura, ou de aorta, uma vez que eles também não contemplam aspectos como *status* funcional, nutricional, fragilidade e aspectos psicológicos do paciente,[7] bem como aspectos intraoperatórios e variáveis fisiológicas na admissão do paciente na UTI, que possui, teoricamente, uma maior abrangência prognóstica.

Os fatores cardíacos que aumentam o risco cirúrgico são: fração de ejeção do ventrículo esquerdo abaixo de 45%, hipertensão pulmonar, insuficiência cardíaca compensada ou não, cirurgia de urgência/emergência, reoperação, cirurgias combinadas, infarto prévio recente, número de *by-pass*, aterosclerose da aorta proximal e de carótidas, e arritmias (a mais comum é a fibrilação atrial [FA], principalmente em valvopatias, seguida das arritmias ventriculares); presença de marca-passo cardíaco ou desfibriladores implantáveis, os quais devem ser reprogramados antes da cirurgia, sem excluir a colocação de eletrodo epicárdico.[4,5]

Em doença coronariana, a presença de lesão de tronco de artéria coronária esquerda, lesões difusas no leito arterial coronariano e disfunção ventricular é marcador de maior risco cirúrgico. Nas valvopatias, as classes funcionais mais avançadas, dilatação e disfunção cardíaca são marcadores de maior mortalidade e morbidade pós-operatórias.[6] Os aneurismas de arco aórtico e toracoabdominal, assim como dissecção de aorta aguda, são os casos com maior mortalidade e morbidade.

Os fatores de risco relacionados ao paciente são sexo feminino, grau de estabilização, idade avançada, comorbidades (acidente vascular encefálico [AVE] prévio, disfunção renal a partir do estágio moderado, diabete, anemia, doença pulmonar crônica), tabagismo ativo, *status* nutricional (obesidade ou desnutrição), autonomia, capacidade diminuída ao exercício e tempo de internação pré-operatório prolongado.[4-7]

Ainda vale ressaltar as condições socioculturais e os aspectos cognitivos/psicológicos como depressão e fragilidade, que aumentam em muito o risco de óbito e complicações maiores pós-procedimento em 30 dias e em longo prazo. Portanto, o paciente cardíaco candidato à cirurgia de alta complexidade necessita de uma avaliação multiprofissional.

Avaliação de fragilidade

Pacientes frágeis têm aumento de quatro vezes na mortalidade em um ano, risco aumentado de complicações pós-operatórias, tais como infecção de feridas operatórias e hospitalização prolongada.[8] Os critérios de fragilidade são apresentados na Tabela 1.[9]

TABELA 1 Critérios de Fried[8] de fragilidade

Dimensão	Medida
Atividade	Tempo de atividade no período de lazer: ▪ Gasto de energia: homens < 383 kcal/semana; mulheres < 270 kcal/semana ▪ Caminhar devagar = 240 kcal/h; subir escadas = 1.000 kcal/h; compras no supermercado = 270 kcal/h; lavar louça = 60 kcal/h
Exaustão autorrelatada	"Tudo que fiz na semana passada foi cansativo" "Achei que não conseguiria chegar ao fim da semana passada"
Lentidão	Caminhar menos de 4,5 m em 6 a 7 segundos
Fraqueza (força manual)	Abaixo do corte estabelecido para gênero e índice de massa corpórea Homem: 41 kgf; mulheres: 24 kgf
Perda de peso	Perda não intencional > 4,5 kg no último ano

Cada dimensão acrescenta 1 ponto ao escore: escores de 3 a 5 caracterizam fragilidade; escores 1 a 2, pré-fragilidade.[8]

Aspectos específicos

Prevenção de acidente vascular encefálico (AVE) associado à doença da artéria carótida e aorta em porcelana- cirurgia cardíaca

Estenose de carótidas

A ocorrência de acidente vascular encefálico após CRM varia entre 0,8% e 5,2% e reflete a carga aterosclerótica do paciente. Contudo, a pesquisa de estenose carotídea por ultrassonografia (US) duplex é de indicação limitada. De acordo com a diretriz Europeia para revascularização miocárdica, a ultrassonografia com Doppler de carótidas está recomendada em pacientes com AVE ou acidente isquêmico transitório nos últimos 6 meses (nível de evidência IB). Fora desse contexto, o US Doppler seria considerado em pacientes acima de 70 anos, doença coronária multiarterial e concomitante doença arterial periférica ou sopro em carótidas (IIB).[6]

De qualquer modo, a doença carotídea ou intracraniana não é a causa mais frequente de causa de AVC; as fontes mais comuns de êmbolos são as placas em aorta.[10] Como a diretriz Europeia, revisão recente com análise sistemática não encontrou benefício de rastreamento extensivo de lesão em carótidas em pacientes assintomáticos.[11] Pode ser razoável restringir a revascularização carotídea profilática para pacientes com maior risco de AVC no pós-operatório, ou seja, pacientes com lesões bilaterais graves assintomáticos – IIb – ou com história prévia de AVC/ataque isquêmico transitório (AIT), principalmente nos últimos 6 meses – IIa.[4,6] Assim, a indicação de revascularização e a escolha entre endarterectomia carotídea ou implante de *stent* na artéria carótida nesses pacientes devem ser feitas por uma equipe multidisciplinar, incluindo um neurologista.

Aorta em porcelana

O pinçamento de aorta calcificada pode ser causa de AVE perioperatório catastrófico por embolização múltipla de fragmentos de cálcio. O diagnóstico de aorta em porcelana é parte importante da redução de risco.

A aorta em porcelana pode ser classificada em dois tipos principais pela extensão da calcificação dada pela razão entre arco calcificado/circunferência total da aorta ascendente: Tipo I – em aorta ascendente (tipo IA, com escore de cálcio – Nishi et al.[12] – acima de 75%, o que impede o pinçamento aórtico durante a cirurgia; Tipo IB, escore < 75%, permite o pinçamento, mas com risco aumentado); Tipo II, com calcificação somente do arco aórtico e aorta descendente, o que não aumenta o risco.[12]

Assim, apesar da ultrassonografia de epiaórtica durante o procedimento antes da instalação da circulação extracorpórea e da realização de enxertos aortocoronários, reduzir a incidência de AVE por orientar a mudança de procedimento para o "*no touching aorta*".[13] O exame de imagem atualmente mais bem avaliado é a tomografia de aorta ascendente/ateroma do arco pré-operatória, pois permite com antecedência avaliar o risco e orientar a estratégia cirúrgica em pacientes idosos acima de 70 anos e/ou com sinais de doença aterosclerótica generalizada extensa.[14]

Fibrilação atrial pós-operatória

A fibrilação atrial no pós-operatório de CRM é frequente em cerca de 30%, e 50% nas cirurgias valvares.[15,16] No passado, a fibrilação (FA) pós-operatória era considerada uma complicação benigna e transitória, contudo, atualmente está bem estabelecida sua associação com o aumento de morbidade por AVE pós-operatório, infecção pulmonar e esternal, disfunção renal e aumento da mortalidade em curto e longo prazos. Além disso, está associada com internações mais prolongadas em unidade de terapia intensiva e hospitalar.[17]

Os fatores de risco para FA perioperatória são: idade superior a 75 anos; história de FA pregressa, insuficiência renal, cirurgia ou doença valvar mitral, diâmetro de átrio esquerdo maior que 45 mm, insuficiência cardíaca e doença pulmonar obstrutiva crônica. Quanto aos fatores operatórios temos: lesão atrial ou isquemia no manuseio ou canulação; sobrecarga de volume ou pressão atrial; tempo longo de circulação extracorpórea e pinçamento total de aorta; estado hiperadrenérgico (uso de inotrópicos no pós-operatório); inflamação (pericardite, infecção pós-operatória, reoperação por sangramento ou tamponamento); distúrbio eletrolítico (hipocalemia e hipomagnesemia); tempo prolongado em ventilador.[18]

Em paciente com risco aumentado, recomenda-se evitar retirada de betabloqueadores, administração de amiodarona profilática (segunda opção) e o mesmo no período pós-operatório.

Já pacientes de baixo risco, continuar betabloqueador já em uso, e no pós-operatório administrar betabloqueador.

No tratamento da FA perioperatória em pacientes de cirurgia cardíaca, em primeira opção temos os bloqueadores de canal cálcio não dihidropiridínico ou betabloqueadores para controle de frequência; cardioversão elétrica ou química (com amiodarona) se houver instabilidade hemodinâmica; nível de evidência IIa com amiodarona para controle de ritmo e anticoagulação se a FA perdurar por mais de 48 horas. Com nível de evidência IIb temos a administração no pós-operatório de corticosteroide e uso de colchicina.[18]

A duração da anticoagulação em FA pós-operatória ocorre pelo mínimo de 4 a 6 semanas após o retorno ao ritmo sinusal. Contudo, deve-se pesar o risco de recorrência para manutenção.[18]

No estudo CORONARY, a FA pós-operatória foi acompanhada de maior incidência do desfecho composto (morte, infarto e AVE não fatais) de 30 dias até 5 anos após a cirurgia. Contudo, esse aumento não se deveu em razão da ocorrência de AVE.[19]

Manejo das comorbidades

Doenças coronarianas e periféricas associadas

De todos os pacientes com doença arterial coronariana (DC), 7 a 16% têm doença arterial periférica (DAP) associada a um pior prognóstico, mesmo que permaneça frequentemente assintomática mascarada por sintomas cardíacos. Por outro lado, em pacientes com DAP, a DAC está presente em até 70% deles. Na CRM, a veia safena deve ser preservada ou colhida guiada pelos resultados do exame clínico, incluindo o índice tornozelo-braquial. A avaliação das safenas sempre deve ser realizada no pré-operatório pelos cirurgiões. Além disso, a assimetria da pressão arterial entre os braços deve levar à investigação da estenose da artéria subclávia.[21]

Diabete melito

A frequência do diabete em pacientes candidatos à cirurgia de revascularização está ao redor de 40%, implicando em mortalidade 50% maior, o dobro de infecção nos sítios operatórios, infecções respiratórias 2,5 vezes maior, infecção urinária 3 vezes maior, infarto do miocárdio 2 vezes maior e duplicação de insuficiência renal aguda em relação aos não diabéticos. Entretanto, é de suma importância, pacientes com diabete controlado não apresentam maior taxa dessas complicações.[22-25]

O controle do diabete foi deslocado dos níveis glicêmicos para a hemoglobina glicada. O alvo ótimo da hemoglobina glicada no pré-operatório é de 6,5%.[26] Contudo, algumas metanálises revelaram alvo de 7% como aceitável. Quando internados, devem ser manejados com manipulação da medicação preexistente com suspensão de sulfas, não receber metformina no dia da cirurgia e ter garantido o jejum pré-operatório (pular uma refeição) para manutenção de glicemia aceitável. Os inibidores do cotransportador de sódio e glicose 2 (iSGLT2) podem ser mantidos, com vigilância de cetoacidose.

Em pacientes internados de emergência ou não controlados previamente, insulina deve ser iniciada se a glicemia estiver acima de 180 mg/dL e a faixa glicêmica desejada após início da insulina entre 140 e 180 mg/dL. Alvo mais rigoroso com glicemia entre 110 e 140 mg/dL pode ser perseguido em pacientes selecionados com baixo risco de hipoglicemia.[23]

O modo de administração preferido é insulina basal ou insulina basal e correção com *bolus* em pacientes que estão se alimentado pouco ou em jejum.[25] Já para pacientes que estão se alimentando normalmente, o melhor esquema é de insulina basal (inibe a gliconeogênese hepática noturna e entre as refeições), prandial (promove disponibilização de glicose aos músculos a partir dos alimentos ingeridos) e doses de correção.

A administração intravenosa de 300 g de glicose diluída em 1.500 mL de água (5 mg/kg/min) no período noturno que antecede a cirurgia diminui a resistência à insulina em 50%.[23]

O uso de inibidores da dipeptidil peptidase 4 associados à insulina basal foram tão eficazes quanto o uso de insulina basal e *bolus*, e com menor número de episódios de hipoglicemia.[24] O uso de insulina rápida em horários fixos após a medida da glicemia capilar não é aconselhável em pacientes internados.[23,24]

Hipertensão arterial

História prévia de hipertensão arterial aumenta a incidência de lesão miocárdica em cirurgias não cardíacas de forma independente do sexo, idade, doença renal, diabete, AVE, doença coronariana ou insuficiência cardíaca, fatores esses sabidamente associados à maior gravidade.[28]

Contudo, em cirurgia cardíaca, alguns autores não encontraram tal influência como os outros fatores já descritos anteriormente.[29] A importância da avaliação da presença de hipertensão arterial tem a ver com a pesquisa de lesões de órgãos-alvos e das medicações em uso, citadas a seguir.

Betabloqueadores

Na revisão sistemática da Cochrane Library, com uso de "*trial sequence analysis*" que incluiu 53 estudos randomizados em cirurgia cardíaca, não houve benefício dos betabloqueadores em mortalidade geral, infarto agudo do miocárdio, isquemia miocárdica, eventos cerebrovasculares, hipotensão arterial, bradicardia e insuficiência cardíaca. Nessa mesma análise, entretanto, o uso de betabloqueadores associou-se à menor incidência de arritmias ventriculares (menos de 63%) e supraventriculares (menos de 56%).[30]

Sugere-se, entretanto, que o benefício dos betabloqueadores antes da CRM para prevenir o infarto do miocárdio e a morte seja limitado apenas a pacientes com infarto do miocárdio recente.[31]

Além disso, em estudo retrospectivo recente, o uso de betabloqueadores foi protetor para choque cardioplégico após cirurgia com uso de circulação extracorpórea.[32]

A última recomendação da diretriz de revascularização do ESC/ASTC indica uso de betabloqueador para prevenção de FA em pacientes em pré-operatório de cirurgia cardíaca – Ib. Entretanto, se os betabloqueadores forem iniciados no pré-operatório, recomenda-se uma titulação cuidadosa dos agentes de curta duração de acordo com a pressão arterial e a frequência cardíaca, começando alguns dias antes da cirurgia.[6]

Inibidores da enzima conversora de angiotensina (IECA) ou bloqueadores do receptor da angiotensina II (BRA)

Alguns estudos observacionais demonstraram maior necessidade de vasoconstritores e incidência de choque vasoplégico em pacientes em uso de IECA.[33,34] Com essas evidências é aconselhável a retirada dos IECA 1 a 2 dias antes da cirurgia. Em pacientes com hipertensão não controlada no pré-operatório, os IECA e os BRA de ação prolongada podem ser transferidos para IECA de ação curta.[35,36] Além disso, os pacientes tratados com sacubitrila/valsartana devem ter a mesma avaliação pré-operatória que outros tratados com inibidores do SRAA. Estudo randomizado com 233 pacientes demonstrou que a espironolactona, inibidor do receptor renina-aldosterona, aumentou a incidência de insuficiência renal aguda e do risco de hipercalemia em cirurgia cardíaca.[37]

Estatinas

Em revisão sistemática da literatura em estudos randomizados de pacientes submetidos à cirurgia cardíaca (revascularização ou intervenção em valvas cardíacas), o uso pré-operatório de estatinas foi associado à menor incidência de FA. No entanto, não influenciou a ocorrência de infarto do miocárdio, AVE ou mortalidade.[38]

Estudo recente demonstrou diminuição de eventos cardiovasculares, encefálicos e renais. Porém, não foi observada diminuição da mortalidade e houve aumento de marcadores de lesão hepática.[38]

Alguns estudos avaliaram início pré-operatório da terapia com estatinas em pacientes virgens de tratamento com estatina em cirurgia cardíaca, mas não demonstraram benefício cardiovascular e houve elevação da incidência de lesão renal.[39,41] Contudo, devem ser mantidas quando já estão sendo usadas.

Uso de anticoagulantes e antiagregantes plaquetários

O ácido acetilsalicílico não deve ser suspenso antes da cirurgia, contudo, os outros antiplaquetários inibidores da P2Y12 – clopidogrel, prasugrel e ticagrelor – devem ser suspensos de 5 a 7, 7 e de 3 a 4 dias antes da intervenção, respectivamente.[4,10] O papel dos testes de função plaquetária para avaliar o grau de inibição plaquetária pelo clopidogrel antes da cirurgia ainda não está bem estabelecido. Entretanto, a estratégia baseada no teste pré-operatório para determinar o momento da CRM em pacientes tratados com clopidogrel levou a um tempo de espera 50% menor em comparação com uma estratégia de descontinuação arbitrária baseada no tempo.[42] Portanto, em pacientes com síndrome coronariana aguda (SCA) elegíveis para CRM, parece ser uma abordagem valiosa para refinar o tempo da cirurgia – IIb.[6]

Em casos de cirurgia de urgência, mais frequentemente em pacientes com SCA, o risco de episódios tromboembólicos (trombose de *stent* e infarto do miocárdio) enquanto se espera que o efeito dos inibidores do receptor P2Y12 cesse deve ser pesado contra o risco de complicações hemorrágicas perioperatórias. Em pacientes que estão em risco extremamente alto de eventos trombóticos, por exemplo, implante de *stent* recente e terapia de ponte podem ser considerados ou a cirurgia pode ser realizada sem a interrupção dos inibidores de P2Y12, com plaquetas e antifibrinolíticos à disposição em casos de sangramentos excessivos. Se a ponte se justificar, os inibidores GPIIb/GPIIIa podem ser usados, com suspensão 4 horas antes da cirurgia – IIb.[4,10] Em pacientes anticoagulados com varfarina, suspende-se 5 dias antes da cirurgia, com meta de segurança para procedimento o INR ≤ 1,5. Em pacientes com alto risco tromboembólico, isto é, FA CHA2DS2-VASc ≥ 4, FA valvar (estenose mitral moderada a grave), próteses mecânicas ou prótese biológica de implante a menos de 3 meses, episódio tromboembólico recente (< 3 meses) e portadores de trombofilia, a ponte com anticoagulação oral é recomendada. Sugere-se usar heparina fracionada (de baixo peso molecular). A última dose deve ser administrada em tempo superior a 12 horas da cirurgia.[6]

Quanto ao uso da dupla agregação em pós-operatório e cirurgia de revascularização miocárdica, houve maior perviedade de pontes, contudo sem diferença em eventos cardiovasculares maiores.

Novos anticoagulantes orais

Os inibidores diretos do fator X ativado (rivaroxabana, apixabana e edoxabana) e a dabigatrana (inibidor da trombina) devem ser suspensos pelo menos 48 e 96 horas antes da intervenção, respectivamente. O tempo para dabigatrana depende da função renal: descontinuação ≥ 48 h se a depuração da creatinina for > 80 mL/min/1,73 m²; descontinuação > 72 h se a depuração da creatinina for entre 50 e 79 mL/min/1,73 m²; e descontinuação ≥ 96 h se a depuração da creatinina for < 50 mL/min/1,73 m².[4,10] A necessidade de anticoagulação "ponte" entre a suspensão e a cirurgia seguem os mesmos ditames da varfarina.

Anemia

A anemia é frequente em pacientes submetidos à cirurgia cardíaca. Em um levantamento do Reino Unido, foi de 31% e estava associada ao aumento da morbidade e da mortalidade.[42] Os pacientes com anemia têm maior permanência em UTI (19,6% vs. 13,7%) e maior mortalidade (3,1% vs. 1,1%). Além disso, têm maior probabilidade de receberem transfusão de sangue (54,1% vs. 22,4%), a qual é também marcadora de pior prognóstico.[43-45] A maioria das anemias pré-operatórias é decorrente de deficiência absoluta ou funcional de ferro, e esse metal deve ser suplementado antes da cirurgia, sendo que a hemoglobina alvo pré-operatória é de > 10 g/dL.[44,45]

Doenças pulmonares crônicas preexistentes

Pacientes com doença pulmonar obstrutiva crônica (DPOC) apresentam riscos maiores de complicações pulmonares no pós-operatório, tais como: ventilação prolongada, complicações de esterno, infecção pulmonar e, em consequência, maior permanência em UTI e aumento de mortalidade operatória.[46]

Reabilitação pulmonar de curta duração parece ser eficiente na melhora da função pulmonar perioperatória em pacientes com DPOC e pneumopatias restritivas, podendo reduzir as complicações pulmonares. Sugere-se avaliação clínica com gasometria e espirometria antes da cirurgia cardíaca em pacientes com DPOC moderada/grave, assim como a manutenção de suas medicações de base.[46]

Doença renal crônica (DRC)

A DRC está associada com aumento de mortalidade operatória e pior sobrevida em longo prazo. Quanto ao aumento de mortalidade pós-operatória relacionada à função renal prévia e quedas de função pós-operatórias de 10%, 30% e 50%, Thakar et al.[47] encontraram aumento de mortalidade de 1,7, 5 e 14,4 vezes para taxa de filtração de 90 mL/min, nas respectivas quedas. Caso a filtração fosse > 60 mL/min, o aumento da mortalidade passou para 4,1, 9,4 e 21,2 vezes com essas quedas e, por último, aumento de mortalidade de 10,1, 17,7 e 31,1 vezes em pacientes com taxa de filtração menor que 30 mL/min.[47] Pacientes com DRC também apresentam maior risco de sangramento na cirurgia, com taxa de filtração glomerular < 40 mL/min, ocorrendo um aumento de risco de oito vezes e, entre 40 e 60 mL/min, um aumento de risco de quatro vezes.[48] Pacientes que necessitam de diálise no pós-operatório têm mortalidade muito elevada, cerca de 50%.[49] Portanto, otimizar a função renal antes, durante e após a cirurgia é crucial em pacientes com disfunção renal preexistente.

As intervenções farmacológicas associadas à proteção renal são: peptídeo atrial natriurético, alfa-2 agonistas, inotrópicos dilatadores (dobutamina, milrinone), vasopressores (norepinefrina), bloqueadores do canal de cálcio, doadores de óxido nítrico. Prejudiciais à função renal: estatinas, espironolactona, restrição vs. administração liberal de líquidos.

Efeito neutro: inibidor de enzima conversora, dopamina, eritropoietina, controle glicêmico rígido, diurético de alça, N-acetilcisteína, corticosteroides, diuréticos osmóticos, bicarbonato de sódio e anestesia com propofol vs. gases.[8]

Linha de cuidado multiprofissional

O período pré-operatório de qualquer procedimento cirúrgico vem associado à intensa ansiedade, ao medo do desconhecido e da morte, à frustração e à sensação de impotência frente ao futuro. De acordo com estudos recentes, uma das formas mais promissoras de reduzir a ansiedade no período pré-operatório é baseada na informação, principalmente nos casos relacionados a pacientes cirúrgicos que necessitam de internação em UTI. A orientação/educação leva a uma maior sensação de autocontrole do paciente em relação à sua saúde, inclusive tornando-o um membro mais participativo do seu processo de recuperação. O papel do anestesista, fisioterapeuta, enfermeiro, nutricionista e psicólogo torna-se muito relevante nessa abordagem global da avaliação pré-operatória, incluindo fatores nutricionais, funcionais, psicológicos e sociais, além da situação clínica atual e do estado da doença.

Explicações gerais sobre a cirurgia, a intubação e a ventilação mecânica, a recuperação na UTI, assim como sobre o posicionamento adequado e a importância da mobilização e da deambulação precoce são fundamentais. Além disso, a conscientização da importância da tosse para evitar o acúmulo de secreção traqueobrônquica no pós-operatório e os cuidados com a incisão cirúrgica constituem recomendações essenciais que devem ser orientadas aos pacientes no período pré-operatório pela enfermagem e pelos fisioterapeutas. Alguns fatores predispõem às complicações respiratórias no pós-operatório, que podem ser minimizadas por adequada avaliação em manejo pré-operatório, incluindo o uso de fisioterapia respiratória, broncodilatadores, uso de antibióticos, tratamento da insuficiência cardíaca e interrupção do fumo. A fisioterapia no período pré-operatório pode variar desde as intervenções que duram de 2 a 3 dias até as que duram 6 meses.

Até o momento não há consenso sobre a melhor forma de acompanhamento fisioterapêutico no pré-operatório, mas estudos mostram que a atuação da fisioterapia nesse período reflete em uma melhor recuperação após cirurgia. Em relação ao hábito de fumar e ao consumo nocivo de álcool, sabe-se que são fatores que contribuem para aumentar de duas a quatro vezes as complicações pós-operatórias. Para os fumantes, os problemas mais frequentes após a cirurgia são as complicações pulmonares e, para os alcoólatras, são as infecções, os episódios hemorrágicos, a insuficiência cardiorrespiratória e a morte. Está bem documentado que programas pré-operatórios de cessação do tabagismo e do consumo de álcool com duração de 4 a 8 semanas reduzem significativamente o aumento de risco de complicações no pós-operatório.[10]

A avaliação do estado nutricional com recomendações e acompanhamento de perda de peso, melhor controle de diabete ou reposição nutricional nos casos de sarcopenia e desnutrição antes do procedimento em conjunto com nutricionistas também é fundamental. Além disso, vale salientar que avaliação do *status* da saúde bucal com pesquisa ativa de focos dentários e pesquisa de micoses inframamárias, interdigitais e inguinais devem ser realizadas sistematicamente, além de tratamento específico realizado previamente ao procedimento cirúrgico para evitar infecções de incisões, pulmonares e endocardites. Em pacientes diabéticos e em idosos, principalmente mulheres, a pesquisa de infecção urinária também é recomendada pela sua alta prevalência.

DESTAQUES DE INOVAÇÃO

- Avaliação de fragilidade como fator de risco para cirurgia.
- Avaliação pré ou perioperatória da calcificação de aorta (aorta em porcelana).
- Novo enfoque em marcadores de controles do diabete melito, agora hemoglobina glicada.
- Reavaliação do papel da fibrilação atrial perioperatória.

Referências bibliográficas

1. Brasil. Ministério da Saúde. Disponível em: http://tabnet.datasus.gov.br.
2. Zilla P, Yacoub M, Beyersdorf F, et al. Global unmet needs in cardiac surgery. Global Heart. 2018;13(4):293-303.
3. Mejia AV, Lisboa LAF, Caneo LF, et al. Análise de >100.000 cirurgias cardiovasculares realizadas no Instituto do Coração e nova era com foco nos resultados. Arq Bras Cardiol. 2020;114(4):603-12.
4. On line STS adult cardiac surgery risk calculator. Disponível em: http://riskcal.sts.org.
5. EuroSCORE II. Disponível em: http://www.euroscore.org/calculators.htm.
6. Neumann FJ, Sousa-Uva M, Ahlsson A, et al. ESC Scientific Document Group. 2018 ESC/EACTS Guidelines on myocardial revascularization. Eur Heart J. 2019;40(2):87-165.
7. The Task Force on myocardial revascularization of the European Society of Cardiology (ESC) and European Association of Cardio-Thoracic Surgery (EACTS). 2018ESC/EACTS guidelines on myocardial revascularization. Eur Heart J. 2018;00:1-96.
8. Back C, Hornum M, Jorgensen MB, et al. One-year mortality increases four-fold in frail patients undergoing cardiac surgery. Eur J Cardiothoracic Surg. 2021;59(1):192-8.
9. Graham A, Brown IV CH. Frailty, aging, and cardiovascular surgery. Anesth Analg. 2017;124:1053-60.
10. Andersen ND, Hart SA, Devendra GP, Kim ESH, Johnston DR, Schroder JN, et al. Atheromatous disease of the aorta and perioperative stroke. J Thorac Cardiovasc Surg. 2018;155:508-16.
11. Volpi S, Ali JA. Is Carotid screening redundant for patients undergoing coronary artery bypass grafting? J Car Surg. 2020;35:2297-306.
12. Nishi H, Mitsuno M, Ryomoto M, Miyamoto Y. Comprehensive approach for clamping severely calcified ascending aorta using computed tomography. Interact Cardiovasc Thorac Surg. 2010;10(1):18-20.
13. Yamaguchi A, Adachi H, Tanaka M, Ino T. Efficacy of intraoperative epiaortic ultrasound scanning for preventing stroke after coronary artery bypass surgery. Ann Thorac Cardiovasc Surg. 2009;15:98-104.
14. den Harder AM, de Heer LM, Meijer RCA, Das M, Krestin GP, Maessen JG, et al. Effect of computed tomography before surgery on surgical strategy, mortality and stroke. Eur J Radiol. 2016;85(4):744-50.
15. Filardo G, Damiano RJ, Ailawadi G, et al. Epidemiology of new-onset atrial fibrillation following coronary bypass graft surgery. BMJ. 2018;0:1-18.
16. D'Agostino RS, Jacobs JP, Badhwar V, et al. Wormuth DW, et al. The Society of Thoracic Surgeons adult cardiac surgery database: 2018 update on outcomes and quality. Ann Thorac Surg. 2018;105(1):15-23.
17. Eikelboom R, Sanjanwala R, Le ML, et al. Postoperative atrial fibrillation after cardiac surgery: as systematic review and meta-analyis. Ann Thor Surg. 2021;111:544-55.
18. Muehlschlegel JD, Burrage OS, Ngai JE, et al. Society of Cardiovascular Anesthesiologists/European Association of Cardiothoracic Anaesthetists Practice Advisory for the Management of Perioperative Atrial Fibrillation in Patients Undergoing Cardiac Surgery. Anesth Analg. 2019;128:33-42.
19. Conen D, Wang MK, Devereaux PF, et al. New-onset perioperative atrial fibrillation after coronary artery bypass grafting and long-term risk of adverse events: an analysis from the CORONARY Trial. J Am Heart Assoc. 2021;10:e020426.
20. Cho SW, Kim BG, Kim DH, Kim BO, Byun YS, Rhee KJ, et al. Prediction of coronary artery disease in patients with lower extremity peripheral artery disease. Int Heart J. 2015;56:209-12. 21. Saha T, Yaseen S, Ayah OA, McCormick D, Goldberg S. Subclavian artery disease: diagnosis and treatment. Am J Med. 2017;130(4):409-16.
21. Frisch A, Chandra P, Smiley D, Peng L, Rizzo M, Gatcliffe C, et al. Prevalence and clinical outcome of hyperglycemia in the perioperative period in noncardiac surgery. Diabetes Care. 2010;33:1783-8.
22. Membership of the Working Party, Barker P, Creasey PE, Dhatariya K, Levy N, Lipp A, et al. Peri-operative management of the surgical patients with diabetes: Association of Anaesthetists of Great Britain and Ireland. Anaesthesia. 2015;70:1427-40.
23. American Diabetes Association. Diabetes care in the hospital: standards of medical care in diabetes. Diabetes Care. 2019;42:S173-S181.
24. Sousa-Uva M, Milojevic M, Head SJ, Jeppsson A. The 2017 EACTS guidelines on perioperative medication in adult cardiac surgery and patient blood management. Eur J Cardiothorac Surg. 2018;53:1-2.
25. Narayan P, Kshirsagar SN, Mandal CK, et al. Preoperative glycosylated hemoglobin: a risk factor for patients undergoing coronary artery bypass. Ann Thorac Surg. 2017;104:606-12.
26. Engelman DT, Ali WB, Willians JB, et al. Guidelines for perioperative care in cardiac surgery: Enhanced recovery after surgery recommendations. JAMA Surg. 2019;154(8):755-66.
27. Lee YY, Lin YM, Leu WJ, et al. Sliding-scale insulin used for glucose control: a meta-analysis of randomized controlled trials. Metabolism Clin Exp. 2015;64:1183-92.
28. Abbott TEF, Pearse RM, Archbold RA, et al. Association between preopearative pulse pressure and perioperative myocardial injury: an international observational cohort study of patients undergoing non-cardiac surgery. BJA. 2017;119(1):78-86.

29. Karim N, Reid CM, Huq M, Brilleman SL, Cochrane A, Tran L, et al. Predicting long-term survival after coronary artery bypass surgery. Interact Cardiovasc Thorac Surg. 2018;26:257-63.
30. Blessberger H, Kammler J, Domanovits H, Schlager O, Wildner B, Azar D, et al. Perioperative beta-blockers for preveneting surgery-related mortality and morbidity. Cochrane Database Syst Rev. 2014;(9):CD00476.
31. Tsiouris A, Wilson L, Haddadin AS, Yun JJ, Mangi AA. Risk assessment and outcomes of vasoplegia after cardiac surgery. Gen Thorac Cardiovasc Surg. 2017;65:557-65.
32. Tuman KJ, McCarthy RJ, O'Connor CJ, Holm WE, Ivankovich AD. Angiotensin-converting enzyme inhibitors increase vasoconstrictor requirements after cardiopulmonary bypass. Anesth Analg. 1995;80:473-9.
33. Argenziano M, Chen JM, Choudhri AF, Cullinane S, Garfein E, Weinberg AD, et al. Management of vasodilatory shock after cardiac surgery: identification of predisposing factors and use of a novel pressor agent. J Thorac Cardiovasc Surg. 1998;116:973-80.
34. Mekontso-Dessap A, Houel R, Soustelle C, Kirsch M, Thebert D, Loisance DY. Risk factors for post-cardiopulmonary bypass vasoplegia in patients with preserved left ventricular function. Ann Thorac Surg. 2001;71:1428-32.
35. Barva-Navarro R, Tapia-Silva, Garza-Garcia C, et al. The Effect of Spironolactone on Acute Kidney Injury After Cardiac Surgery: A Randomized, Placebo-Controlled Trial. Am J Kidney Dis. 2016;69(2):192-9.
36. Khun EW, Slottocsh I, Wahlers T, Liakopoulos OJ. Preoperative statin therapy for patients undergoing cardiac surgery (review). Cochrane Database Cochrane Database Syst Rev. 2015;(8):CD008493.
37. Wang J, Yuan W, Zang K, et al. The impact of statin before High-Risk CABG o Postoperative multiple organ function. Cardiol Res Pract. 2020..
38. Billings FT, Hendricks PA, Schildcrout JS, Shi Y, Petracek MR, Byrne JG, et al. High-dose perioperative atorvastatin and acute kidney injury following cardiac sugery. A randomized clinical trial. JAMA. 2016;315(9):877-88.
39. Zheng Z, Jayaram R, Jiang L, Emberson J, Zhao Y, Li Q, et al. Perioperative rosuvastatin in cardiac surgery. N Engl J Med. 2016;364:1744-53.
40. Mahla E, Suarez TA, Bliden KP, Rehak P, Metzler H, Sequeira AJ, et al. Platelet function measurement-based strategy to reduce bleeding and waiting time in clopidogrel-treated patients undergoing coronary artery bypass graft surgery: the timing based on platelet function strategy to reduce clopidogrel-associated bleeding related to CABG (TARGET-CABG) study. Circ Cardiovasc Interv. 2012;5:261-9.
41. Klein AA, Collier TJ, Brar MS, Evans C, Hallward G, Fletcher SN, et al. The incidence and importance of anaemia in patients undergoing cardiac surgery in the UK – the first Association of Cardiothoracic Anaesthetists national audit. Anaesthesia. 2016;71:627-35.
42. Hung M, Besser M, Sharples LD, Nair SK, Klein AA. The prevalence and association with transfusion, intensive care unit stay and mortality of pre-operative anaemia in a cohort of cardiac surgery patients. Anaesthesia. 2011;66:812-8.
43. Williams ML, He X, Rankin JS, Slaughter MS, Gammie JS. Preoperative hematocrit is a powerful predictor of adverse outcomes in coronary artery bypass graft surgery: a report from the society of thoracic surgeons adult cardiac surgery database. Ann Thorac Surg. 2013;96:1628-34.
44. Degani-Costa LH, Faresina SM, Falcão LFR. Avaliação pré-operatória do paciente pneumopata. Rev Bras Anestesiol. 2014;64(1):22-34.
45. Thakar CV, Worley S, Arrigan S, Yared JP, Paganini EP. Influence of renal dysfunction on mortality after cardiac surgery: Modifying effect of preoperative renal function. Kidney Intern. 2005;67:1112-9.
46. Winkelmeyer WC, Levin R, Avorn J. Chronic kidney disease a risk factor for bleeding complications after coronary bypass surgery. Am J Kidney Dis. 2003;41:84-9.
47. Dardashti A, Ederoth P, Algostsson L, Brondén B, Bjursten H. Incidence, dynamic, and prognostic value of kidney injury for death after cardiac surgery. J Thorac Cardiovasc Surg. 2014;147:800-7.
48. Pathak S, Olivieri G, Mohamed W, et al. Pharmacological interventions for the prevention of renal injury in surgical patients: a systematic literature review and meta-analysis. BJA. 2021;126(1):131-8.

Seção 19

Cirurgia cardiovascular e pós-operatório imediato

Capítulo 1

Cirurgia de revascularização do miocárdio sem circulação extracorpórea e minimamente invasiva

Walter José Gomes
Nelson Américo Hossne Jr.
Eduardo Nascimento Gomes

PONTOS-CHAVE

- Relevância e aplicabilidade da cirurgia de revascularização miocárdica sem uso da circulação extracorpórea (CEC).
- Desfechos comparativos entre cirurgia de revascularização miocárdica com e sem CEC.
- Indicação da cirurgia de revascularização miocárdica sem CEC em subgrupos de pacientes de maior risco: idosos, disfunção ventricular esquerda, diabéticos, disfunção renal.
- Cirurgia sem CEC e a experiência do cirurgião e da equipe cirúrgica.
- Cirurgia de revascularização miocárdica sem CEC associada à técnica anaórtica ("aorta no-touch").
- Custos comparativos entre as técnicas com e sem CEC.
- Uso de enxertos arteriais.
- Utilização das incisões minimamente invasivas.

Introdução

A cirurgia de revascularização miocárdica (RM) é a mais eficiente forma de tratamento de pacientes com doença arterial coronária (DAC) avançada, proporcionando redução do risco de infarto do miocárdio, aumento da sobrevida e melhora da qualidade de vida com alívio anginoso e capacidade de exercício. Na última década, a publicação de expressivo número de ensaios randomizados de qualidade reforçou a eficiência da RM, principalmente em pacientes de maior risco, como os com escore SYNTAX ≥ 23, diabéticos, com disfunção ventricular esquerda, insuficiência renal crônica e lesão de tronco de artéria coronária esquerda.[1,2] Entretanto, a controvérsia ainda permanece na técnica a ser empregada, com o procedimento cirúrgico realizado com ou sem auxílio da circulação extracorpórea (CEC). A cirurgia de revascularização miocárdica sem circulação extracorpórea (RM sem CEC) tem sido realizada há mais de 40 anos, baseada no seu potencial benefício sobre algumas das limitações da cirurgia de RM convencional, evitando o trauma da CEC e minimizando a manipulação aórtica, que pode predispor a ateroembolização e elevar o risco de acidente vascular cerebral (AVC). O conceito da RM sem CEC objetiva minimizar a incidência e a gravidade desses efeitos adversos, e tem sido objeto de intenso escrutínio em numerosos estudos clínicos comparativos.[3,4] A maioria das evidências tem mostrado resultados comparáveis entre as técnicas com e sem CEC, com a RM sem CEC associada em algumas publicações com menor número de enxertos e revascularização incompleta. Por outro lado, demonstrou reduzir a incidência do AVC e outras complicações, como fibrilação atrial pós-operatória e a necessidade de transfusão sanguínea. Os benefícios da RM sem CEC têm sido mais evidenciados em pacientes com alto risco de complicações associadas à CEC e à manipulação da aorta, tornando essa técnica uma estratégia valiosa no arsenal dos cirurgiões cardíacos. No desenvolvimento da RM sem CEC várias dificuldades técnicas foram gradativamente superadas e aperfeiçoadas, possibilitando atualmente a realização do procedimento com segurança e qualidade. Assim, a realização das anastomoses com o coração batendo e a isquemia miocárdica temporária pela interrupção de fluxo sanguíneo coronário foram contornados com o desenvolvimento de dispositivos como os estabilizadores mecânicos, que permitem a imobilização da área da artéria coronária a ser revascularizada e a realização da anastomose com impecável qualidade técnica; e o uso de shunts coronários, que mantêm a perfusão coronária durante a confecção da anastomose. A adoção da técnica de RM com o coração batendo tem sido variável, desde 20% nos Estados Unidos e no Brasil até 60-70% no Japão e na Índia. A aceitação tem sido impulsionada pela mudança progressiva na demografia e no perfil de risco dos pacientes encaminhados para a cirurgia de RM, como a idade mais avançada e presença de comorbidades mais graves, que aumentam o risco de complicações e mortalidade operatória. Vários subgrupos de pacientes se beneficiam mais da RM sem CEC, como os pacientes com insuficiência renal crônica, com ateromatose ou calcificação da aorta ascendente, AVC prévio, estenose de artéria carótida, doença pulmonar obstrutiva crônica, obesos, diabéticos, muito idosos, má função ventricular esquerda, pacientes com restrição ao uso de sangue (testemunhas de Jeová) e aqueles em uso recente de trombolíticos e após intervenção percutânea.[4-6] Na recente diretriz europeia de revascularização miocárdica, a RM sem CEC é a opção técnica recomendada no tratamento de pacientes com aorta em porcelana e DAC avançada.[1] Em alguns subgrupos de pacientes, a RM sem CEC tem constituído uma alternativa à angioplastia, como no caso de lesão única proximal da artéria coronária descendente anterior, com a opção de se realizar um enxerto de artéria torácica interna (ATI) (artéria mamária) sem CEC, cuja patência em 20 anos de acompanhamento é superior a 90%. Com a maior tendência e necessidade atualmente de se operar pacientes em uso de medicações antiplaquetárias, a técnica sem CEC é também atrativa pela possibilidade de redução do sangramento perioperatório e menor requerimento de transfusão de sangue.

Desfechos comparativos

Apesar de décadas de debate, as controvérsias sobre as indicações e os desfechos permanecem vigorosas. Várias metanálises realizadas em diferentes momentos e com distintos critérios de inclusão chegaram a uma conclusão consensual: a RM sem CEC reduziu significativamente a incidência em curto prazo de AVC e insuficiência renal, mas não diminuiu o risco de mortalidade ou infarto do miocárdio em pacientes de risco baixo. Em pacientes de alto risco houve uma redução significativa na mortalidade com a RM sem CEC em comparação com a RM com CEC, embora com maior incidência de revascularização repetida tardia.[5-7] Uma das razões fundamentais para essa discrepância reside no fato de que os resultados clínicos da RM sem CEC serem fortemente influenciados pela experiência e perícia do cirurgião, treinamento da equipe e volume operatório da instituição.

A cirurgia de RM sem CEC tem sido questionada em relação à revascularização incompleta e à qualidade dos enxertos realizados. A qualidade da anastomose na cirurgia sem CEC está diretamente relacionada à experiência do operador. Enquanto cirurgiões experientes realizando a técnica relatam o mesmo grau de patência entre as técnicas em até 8 anos de acompanhamento,[8-9] em estudos com cirurgiões com menos experiência os resultados foram inferiores e as taxas de conversão intraoperatória altas, como no estudo ROOBY.[10] Enquanto cirurgiões mais experientes tendem a realizar revascularizações mais completas, outros reportam resultados inferiores. Metanálises que compararam as duas estratégias têm demonstrado resultados similares, com uma tendência para benefício de sobrevida e outros desfechos na técnica sem CEC,[11] embora outros estudos mostrem resultados negativos; o ensaio ROOBY mostrou pior prognóstico nessa técnica e uma metanálise publicada sugeriu uma maior taxa de mortalidade com a técnica sem CEC.[10] Outra metanálise analisou 59 ensaios compreendendo 8.966 pacientes e mostrou que a cirurgia sem CEC reduziu a incidência de AVC em 30% comparada com a técnica convencional, sem diferença nos desfechos de mortalidade em 30 dias e infarto perioperatório, que não foram afetados por idade, sexo e número de enxertos.[12] A análise do acompanhamento de 5 anos do estudo MASS III comparando 308 pacientes operados com e sem CEC mostrou que o número de enxertos por paciente foi maior no grupo com CEC do que no grupo sem CEC, mas não houve diferença entre os grupos nos desfechos de longo prazo (morte, infarto do miocárdio, nova revascularização ou AVC).13 O estudo CORONARY, o maior ensaio prospectivo randomizado realizado até agora comparando as estratégias de RM com e sem CEC envolvendo 4.752 pacientes mostrou que no acompanhamento de 30 dias, 1 ano e 5 anos não houve diferença significativa no desfecho composto primário (morte, infarto do miocárdio, AVC ou insuficiência renal necessitando diálise) entre as duas técnicas. O grupo sem CEC apresentou menor incidência de insuficiência renal aguda, redução do tempo de ventilação mecânica e de incidência de reoperação por sangramento, além de menor taxa de transfusões de sangue e diminuição das complicações respiratórias. No entanto, houve menor número de enxertos e aumento do risco de revascularização repetida. A avaliação da patência dos enxertos por angiotomografia após 1 ano revelou resultados semelhantes entre os pacientes submetidos a cirurgia com e sem CEC. Curiosamente, em relação ao desfecho composto nesse estudo, os pacientes operados na América do Sul tiveram resultados estatisticamente melhores com a técnica sem CEC do que com CEC.[14]

RM sem CEC em subgrupos específicos de pacientes

Idosos

A idade avançada é um fator de risco reconhecido na RM. Em revisão sistemática de 16 estudos observacionais de revascularização em pacientes octogenários, a mortalidade hospitalar e a incidência de AVC foram significativamente menores na RM sem CEC.[15] Os dados da *Nationwide Inpatient Sample* de 134.117 pacientes mostraram que, comparada à técnica com CEC, a RM sem CEC foi associada com menor risco de AVC e fibrilação atrial em octogenários e concluíram que ela pode representar uma opção válida para reduzir a morbidade específica do procedimento nesse subgrupo de alto risco.[16] O estudo randomizado GOPCABE, comparando RM com e sem CEC em pacientes idosos (idade ≥ 75 anos), não reportou diferença entre as técnicas em relação aos desfechos compostos de morte, AVC, infarto do miocárdio, revascularização repetida e nova terapia de substituição renal em 30 dias e 1 ano após a cirurgia.17 O estudo DOORS randomizou 900 pacientes idosos (> 70 anos) para RM com e sem CEC e os resultados em 30 dias não mostraram diferença estatística entre as duas técnicas, no desfecho composto de morte, infarto agudo do miocárdio e AVC.[18]

Disfunção ventricular esquerda

A análise da base de dados da Society of Thoracic Surgeons com 25.667 pacientes com fração de ejeção (FE) reduzida (< 30%) constatou que os riscos de morte, AVC e eventos cardíacos adversos foram menores no grupo sem CEC.[19] Esses achados foram confirmados pelo Registro de Cirurgia Cardiovascular em Adulto do Japão, a RM sem CEC foi associada à redução da morbidade e da mortalidade precoce em pacientes com FE < 30%.[20]

Diabete

Raza et al. relataram os resultados de 11.922 pacientes com diabete submetidos a RM e mostraram que não houve diferença significante na sobrevida em 10 anos entre os grupos com e sem CEC.[21] Dados do registro nacional de Taiwan envolvendo 16.215 pacientes com diabete, a RM sem CEC ofereceu menor mortalidade em 30 dias, mas ambos os grupos tiveram sobrevida semelhante em longo prazo. Não houve diferenças significativas entre as técnicas em relação aos riscos em longo prazo da mortalidade, AVC e infarto do miocárdio.[22]

Disfunção renal

Chawla et al. compararam as técnicas com e sem CEC entre vários estratos de pacientes com função renal pré-operatória usando a base de dados nacional do STS (n = 742.909 pacientes). Em análise de propensão, os pacientes com disfunção renal e ritmo de filtração glomerular (RFG) < 90 mL/min/1,73 m2 tiveram benefício de mortalidade associado à RM sem CEC, mas não os pacientes com função renal normal.23 Dados do registro nacional de cirurgia cardiovascular do Japão com 38.051 pacientes e doença renal crônica submetidos à RM mostraram que a RM sem CEC reduziu significativamente a mortalidade cirúrgica em pacientes com disfunção renal pré-operatória moderada ou grave. Em pacientes com doença renal grave (RFG < 30), a RM sem CEC foi associada a uma incidência significativamente menor de necessidade de diálise.[24] Sajja et al. realizaram o primeiro estudo randomizado para comparar a RM com e sem CEC em pacientes com insuficiência renal não dialítica e relataram piora da função renal no grupo com CEC.[25] Cirurgia sem CEC e a experiência do cirurgião e da equipe cirúrgica

A experiência individual do cirurgião, o treinamento da equipe cirúrgica e o volume cirúrgico do hospital têm sido considerados importantes determinantes de resultados.[4] No estudo CORONARY, cada procedimento foi realizado por um cirurgião que possuía experiência no tipo específico de cirurgia (> 100 casos usando a técnica específica, com ou sem CEC) e resultados similares foram reportados em 5 anos entre as técnicas.[14] Em avaliação *post hoc* do estudo ART (*Arterial Revascularization Trial*), com 1.260 pacientes operados sem CEC e 1.700 com CEC, a RM sem CEC realizada por cirurgiões "esporádicos" dessa técnica (1 a 5 procedimentos) apresentou maior taxa de conversão (12,9%) e maior taxa de mortalidade operatória (4,8%) em comparação com a cirurgia com CEC, apesar da distribuição similar de fatores de risco. A RM sem CEC realizada por 3 cirurgiões de alto volume dessa técnica (> 60) mostrou taxa de conversão de 1% e mortalidade de 5 anos comparável à RM com CEC.[26] Dados do Registro Nacional de Auditoria de Cirurgia Cardíaca em Adultos no Reino Unido, a RM sem CEC realizada por cirurgiões com experiência nessa técnica foi associada a melhor sobrevida em médio prazo.[27] De acordo com os dados da Society of Thoracic Surgeons Adult Cardiac Surgery Database, a RM sem CEC está associada a excelentes resultados quando realizada por cirurgiões experientes.[28] Gaudino et al. usaram a proporção de pacientes que tiveram a técnica de RM mudada (*crossover*) de RM sem CEC para com CEC no período intraoperatório como um marcador para a experiência dos cirurgiões. Não houve diferença na mortalidade tardia em estudos com baixo *crossover* (0 a 10%). No entanto, em estudos com *crossover* de 10% ou mais, a sobrevida foi significativamente reduzida no grupo sem CEC, concluindo que a experiência do cirurgião na RM sem CEC está associada à mortalidade tardia e que a RM sem CEC é segura apenas nas mãos de operadores experientes.[29]

Cirurgia de RM sem CEC associada à técnica anaórtica ("*aorta no-touch*")

A RM sem CEC com técnica anaórtica ("*aorta no-touch*") tem sido a técnica recomendada para o tratamento de pacientes com alto risco de lesão neurológica ou AVC perioperatório.[1] O conceito advém de evitar qualquer manipulação da aorta ascendente, virtualmente eliminando o risco de embolia de placas de ateroma na parede da aorta para a circulação cerebral.[30] Nessa técnica, os enxertos coronarianos arteriais e venosos não são anastomosados à aorta ascendente (portanto evitando manipulação) e são mantidos pediculados ou conectados aos enxertos arteriais. Uma estratégia adicional nessa técnica consiste em confeccionar as anastomoses venosas na extremidade superior do enxerto da artéria torácica interna direita (ATID).[30]

Metanálise demonstrou que evitar a manipulação da aorta na RM sem CEC pode diminuir o risco de AVC pós-operatório, especialmente em pacientes de alto risco. Além disso, a técnica pode reduzir o risco de mortalidade em curto prazo, insuficiência renal, fibrilação atrial, sangramento e tempo de internação na unidade de terapia intensiva.[31] Portanto, a técnica anaórtica representa um promissor avanço e um refinamento dos resultados fornecidos pela RM sem CEC tradicional. Albert et al. reportaram os resultados de 15.042 pacientes consecutivos submetida a RM onde o emprego da técnica de RM sem CEC com técnica anaórtica reduziu a taxa de AVC pós-operatório para 0,49% contra 1,31% em pacientes operados com CEC.[32] A RM sem CEC com técnica anaórtica tem sido a estratégia recomendada em pacientes com doença cerebrovascular e/ou calcificação ou placa ateromatosa na aorta ascendente, devendo ser preferida também em pacientes com fatores de alto risco, como idade avançada, comprometimento do ventrículo esquerdo e insuficiência renal. Portanto, a identificação pré-operatória de pacientes com alto risco de AVC, para os quais a técnica anaórtica é seletivamente aplicada, pode ser recomendada. Situação mais peculiar acontece nos pacientes com aorta em porcelana, condição em que a aorta ascendente se encontra totalmente calcificada e impede sua manipulação. As recentes diretrizes europeias de revascularização miocárdica recomendam que nos pacientes com aorta em porcelana e DAC avançada a cirurgia de RM sem CEC com técnica anaórtica seja a técnica de escolha para tratamento.[1]

Custos comparativos entre as técnicas com e sem CEC

No Brasil, diferentemente dos achados de estudos realizados nos Estados Unidos, a cirurgia de RM sem CEC demonstrou reduzir os custos de curto prazo do procedimento em 25% em comparação com a RM com CEC, além de ser custo-efetiva nos 5 anos seguintes na análise comparativa do estudo MASS-III. Para o Brasil, com sérias restrições no orçamento da saúde, essa economia poderia aumentar em 1/4 a capacidade do SUS de atendimento aos pacientes necessitados.[33-35]

Uso de enxertos arteriais

Os excelentes resultados clínicos obtidos com o uso do enxerto da ATIE para revascularizar a ADA, mostrando a superior perviedade em relação às veias safenas e melhora da sobrevida dos pacientes, têm conduzido à utilização bilateral, com a ATID direcionada para revascularizar os ramos marginais da artéria circunflexa. Dessa maneira, o sistema da artéria coronária esquerda fica protegida por dois enxertos arteriais. Resultados em longo prazo têm mostrado que perviedade da ATID é comparável com a ATIE, acima de 90% pérvios após 20 anos. O uso bilateral das ATI reduz a incidência de retorno da angina e infarto do miocárdio quando comparado ao uso da ATIE somente. No estudo ART, os pacientes que receberam enxerto bilateral de ATI no grupo sem CEC tiveram menor incidência de complicações esternais, redução do tempo de ventilação mecânica e menos transfusão de sangue e derivados.[26] No mesmo estudo, na comparação de 5 anos de acompanhamento com as duas estratégias, a mortalidade hospitalar e MACE foram similares entre as técnicas com e sem CEC utilizando dois enxertos de ATI, demostrando que ambas são igualmente eficazes e seguras. A introdução da técnica de dissecção esqueletonizada dos enxertos de ATI trouxe benefícios adicionais à técnica sem CEC, possibilitando obter pedículos mais longos e revascularizar mais artérias coronárias com enxertos sequenciais.

Utilização das incisões minimamente invasivas

Técnicas minimamente invasivas de RM (chamadas de MIDCAB) introduzidas nas últimas décadas procuram minimizar a morbidade associada ao procedimento, usando incisões menores e eliminando o uso da CEC. O desenvolvimento de técnicas de cirurgia coronária minimamente invasiva tem sido limitada pela dificuldade de acessar e realizar anastomose em várias áreas diferentes do coração através de uma única incisão pequena e sem esternotomia. As três principais opções para a realização de RM sem esternotomia disponíveis são: (1) revascularização minimamente invasiva, na qual todas as áreas do coração são abordadas através de uma pequena incisão de toracotomia anterolateral esquerda, geralmente sem o uso de CEC; (2) RM endoscópica onde as técnicas robóticas são usadas não só para dissecção do enxerto de ATI mas também para a realização de todas as anastomoses; e (3) revascularização coronária híbrida, que combina a realização de um único enxerto de ATI para a ADA através de uma pequena toracotomia, com intervenção coronária percutânea (ICP) para os demais territórios miocárdicos que requeiram revascularização. Até agora, dados observacionais sugeriram que esses procedimentos são seguros e que os pacientes se recuperam no período pós-operatório imediato mais rapidamente do que com a RM convencional.[4]

Corolário

Em suma, o treinamento, a experiência do cirurgião e da equipe cirúrgica e o aspecto organizacional são fundamentais na obtenção de resultados na cirurgia de RM, porém mais agudamente na técnica sem CEC, que deve fazer parte do arsenal de todos os cirurgiões para otimizar os resultados quando confrontados com cenários anatômicos ou fisiológicos em que evitar a CEC ou a manipulação da aorta ascendente seja vantajosa. Subgrupos específicos de pacientes podem se beneficiar mais de uma técnica ou da outra; enquanto um paciente com insuficiência renal crônica pode se beneficiar mais da técnica sem CEC, outro paciente diabético com artérias muito doentes pode necessitar revascularização completa com CEC usando enxertos duplos de ATI. As duas técnicas, portanto, devem ser vistas como complementares e não antagônicas, utilizadas com propriedade para proporcionar o melhor resultado para o paciente. Portanto, benefício adicional aos pacientes pode ser obtido se o cirurgião e a equipe dominarem as duas técnicas, os quais, consequentemente, devem ser treinados em ambas.

RESUMO

A mudança do perfil do paciente atualmente encaminhado para a cirurgia de revascularização miocárdica (RM) torna a técnica sem uso da circulação extracorpórea (CEC) uma estratégia valiosa no arsenal de cirurgiões cardíacos. Os benefícios da RM sem CEC tem sido mais pronunciado em pacientes com alto risco de complicações associadas à CEC e manipulação da aorta ascendente. Os resultados na técnica sem CEC são extremamente dependentes da experiência individual do cirurgião, do treinamento da equipe cirúrgica e do volume cirúrgico do hospital. A RM sem CEC com técnica anaórtica (*"aorta no-touch"*) tem sido recomendada para o tratamento de pacientes com alto risco de lesão neurológica ou acidente vascular cerebral perioperatório, no qual a manipulação da aorta ascendente é abolida, virtualmente eliminando o risco de embolia de placas de ateroma na parede da aorta para a circulação cerebral. A cirurgia de RM sem CEC apresenta menor custo, com redução de 25% em comparação com a RM com CEC.

Referências bibliográficas

1. Neumann FJ, Sousa-Uva M, Ahlsson A, Alfonso F, Banning AP, Benedetto U, et al. 2018 ESC/EACTS Guidelines on myocardial revascularization. Eur Heart J. 2019;40(2):87-165.
2. Patel MR, Calhoon JH, Dehmer GJ, Grantham JA, Maddox TM, Maron DJ, et al. ACC/AATS/AHA/ASE/ASNC/SCAI/SCCT/STS 2017 appropriate use criteria for coronary revascularization in patients with stable ischemic heart disease. J Am Coll Cardiol. 2017;69(17):2212-41.
3. Buffolo E, Andrade JCS, Branco JN, Teles CA, Aguiar LF, Gomes WJ. Coronary artery bypass grafting without cardiopulmonary bypass. Ann Thorac Surg. 1996;61(1):63-6.
4. Gaudino M, Angelini GD, Antoniades C, Bakaeen F, Benedetto U, Calafiore AM, et al. Off-pump coronary artery bypass grafting: 30 years of debate. J Am Heart Assoc. 2018;7(16):e009934.
5. Gomes WJ, Angelini GD. On- or off-pump coronary artery bypass surgery. Is the debate settling down? Braz J Cardiovasc Surg. 2019;34(4):VIII-XI.
6. Kowalewski M, Pawliszak W, Malvindi PG, Bokszanski MP, Perlinski D, Raffa GM, et al. Off-pump coronary artery bypass grafting improves short-term outcomes in high-risk patients compared with on-pump coronary artery bypass grafting: metaanalysis. J Thorac Cardiovasc Surg. 2016;151:60-77.
7. Filardo G, Hamman BL, da Graca B, Sass DM, Machala NJ, Ismail S, et al. Efficacy and effectiveness of on versus off-pump coronary artery bypass grafting: A meta-analysis of mortality and survival. J Thorac Cardiovasc Surg. 2018;155:172-9.
8. Angelini GD, Culliford L, Smith DK, Hamilton MK, Murphy GJ, Ascione R, et al. Effects of on- and off-pump coronary artery surgery on graft patency, survival, and health-related quality of life: Long-term follow-up of 2 randomized controlled trials. J Thorac Cardiovasc Surg. 2009;137(2):295-303.
9. Puskas J, Williams WH, Mahoney EM, Huber PR, Block PC, Duke PG, et al. Off-pump versus conventional coronary artery bypass grafting: Early and 1-year graft patency, cost and quality of life outcomes. JAMA. 2004;291(15):1841- 9.
10. Shroyer AL, Grover FL, Hattler B, Collins JF, McDonald GO, Kozora E, et al. On-pump versus off-pump coronary-artery bypass surgery. N Engl J Med. 2009;361(19):1827-37.
11. Kuss O, von Salviati B, Borgermann J. Off-pump versus on-pump coronary artery bypass grafting: a systematic review and meta-analysis of propensity score analyses. J Thorac Cardiovasc Surg. 2010;140(4):829-35.
12. Afilalo J, Rasti M, Ohayon SM, Shimony A, Eisenberg MJ. Off-pump vs. on--pump coronary artery bypass surgery: an updated meta-analysis and meta-regression of randomized trials. Eur Heart J. 2012;33(10):1257-67.
13. Hueb W, Lopes NH, Pereira AC, Hueb AC, Soares PR, Favarato D, et al. Five-year follow-up of a randomized comparison between off-pump and on- -pump stable multivessel coronary artery bypass grafting. The MASS III Trial. Circulation. 2010;122(11 Suppl):S48-52.
14. Lamy A, Devereaux PJ, Prabhakaran D, Taggart DP, Hu S, Straka Z, et al.; CORONARY Investigators. Five-year outcomes after off--pump or on-pump coronary-artery bypass grafting. N Engl J Med. 2016;375(24):2359-2368.
15. Khan H, Uzzaman M, Benedetto U, Butt S, Raja SG. On- or off-pump coronary artery bypass grafting for octogenarians: a meta-analysis of comparative studies involving 27,623 patients. Int J Surg. 2017;47:42-51.
16. Benedetto U, Angelini GD, Caputo M, Feldman DN, Kim LK, Lau C, et al. Off- vs. on-pump coronary artery bypass graft surgery on hospital outcomes in 134,117 octogenarians. J Thorac Dis. 2017;9(12):5085-92.
17. Diegeler A, Borgermann J, Kappert U, Breuer M, Boning A, Ursulescu A, et al. Off-pump versus on-pump coronary-artery bypass grafting in elderly patients. N Engl J Med. 2013;368:1189-98.
18. Houlind K, Kjeldsen BJ, Madsen SN, Rasmussen BS, Holme SJ, Nielsen PH, et al. On-pump versus off-pump coronary artery bypass surgery in elderly patients: results from the Danish On-pump versus Off-pump Randomization Study (DOORS). Circulation. 2012;22;125(20):2431-9.
19. Keeling WB, Williams ML, Slaughter MS, Zhao Y, Puskas JD. Off-pump and on-pump coronary revascularization in patients with low ejection fraction: a report from the Society of Thoracic Surgeons national database. Ann Thorac Surg. 2013;96:83-9.
20. Ueki C, Miyata H, Motomura N, Sakaguchi G, Akimoto T, Takamoto S. Off--pump versus on-pump coronary artery bypass grafting in patients with left ventricular dysfunction. J Thorac Cardiovasc Surg. 2016;151:1092-8.
21. Raza S, Sabik III JF, Masabni K, Ainkaran P, Lytle BW, Blackstone EH. Surgical revascularization techniques that minimize surgical risk and maximize late survival after coronary artery bypass grafting in patients with diabetes mellitus. J Thorac Cardiovasc Surg. 2014;148:1257-66.
22. Huang KC, Wu IH, Chou N, Yang YY, Lin LC, Yu HY, et al. Late outcomes of off-pump versus on-pump coronary bypass in patients with diabetes: a nationwide study from Taiwan. J Thorac Cardiovasc Surg. 2019;157(3):960-9.
23. Chawla LS, Zhao Y, Lough FC, Schroeder E, Seneff MG, Brennan JM. Off--pump versus on-pump coronary artery bypass grafting outcomes stratified by preoperative renal function. J Am Soc Nephrol. 2012;23:1389-97.
24. Ueki C, Miyata H, Motomura N, Sakata R, Sakaguchi G, Akimoto T, et al. Off-pump technique reduces surgical mortality after elective coronary artery bypass grafting in patients with preoperative renal failure. J Thorac Cardiovasc Surg. 2018;156:976-83.
25. Sajja LR, Mannam G, Chakravarthi RM, Sompalli S, Naidu SK, Somaraju B, et al. Coronary artery bypass grafting with or without cardiopulmonary bypass in patients with preoperative non-dialysis dependent renal insufficiency: a randomized study. J Thorac Cardiovasc Surg. 2007;133:378-88.
26. Benedetto U, Altman DG, Gerry S, Gray A, Lees B, Flather M, et al. Off- -pump versus on-pump coronary artery bypass grafting: insights from the Arterial Revascularization Trial. J Thorac Cardiovasc Surg. 2018;155:1545- 53.
27. Hickey GL, Pullan M, Oo A, Mediratta N, Chalmers J, Bridgewater B, et al. A comparison of survival between on-pump and off-pump left internal mammary artery bypass graft surgery for isolated left anterior descending coronary artery disease: an analysis of the UK National Adult Cardiac Surgery Audit Registry. Eur J Cardiothorac Surg. 2016;49:1441-9.
28. Bakaeen FG, Shroyer AL, Gammie JS, Sabik JF, Cornwell L, Coselli JS, et al. Trends in use of off-pump coronary artery bypass grafting: results from the Society of Thoracic Surgeons Adult Cardiac Surgery Database. J Thorac Cardiovasc Surg. 2014;148:856-64.
29. Gaudino M, Benedetto U, Bakaeen F, Rahouma M, Tam DY, Abouarab A, et al. Off- versus on-pump coronary surgery and the effect of follow-up length and surgeons' experience: a meta-analysis. J Am Heart Assoc. 2018;7(21):e010034.
30. Gomes WJ, Gomes EN, Bertini A Jr, Reis PH, Hossne NA Jr. The anaortic technique with bilateral internal thoracic artery grafting - Filling the gap in coronary artery bypass surgery. Braz J Cardiovasc Surg. 2021;36(3):397-405.
31. Zhao DF, Edelman JJ, Seco M, Bannon PG, Wilson MK, Byrom MJ, et al. Coronary artery bypass grafting with and without manipulation of the ascending aorta: a network meta-analysis. J Am Coll Cardiol. 2017;69(8):924-36.
32. Albert A, Ennker J, Hegazy Y, Ullrich S, Petrov G, Akhyari P, et al. Implementation of the aortic no-touch technique to reduce stroke after off--pump coronary surgery. J Thorac Cardiovasc Surg. 2018;156(2):544-54.
33. Girardi P, Hueb W, Nogueira CR, Takiuti M, Nakano T, Garzillo CL, et al. Custos comparativos entre a revascularização miocárdica com e sem circulação extracorpórea. Arq Bras Cardiol. 2008;91(6):369-76.
34. Gomes WJ, Braile DM. On-pump versus off-pump coronary artery bypass surgery: the impact on costs of health care systems. Arq Bras Cardiol. 2008;91(6):338-9.
35. Scudeler TL, Hueb WA, Farkouh ME, Maron DJ, de Soárez PC, Campolina AG, et al. Cost-effectiveness of on-pump and off-pump coronary artery bypass grafting for patients with coronary artery disease: Results from the MASS III trial. Int J Cardiol. 2018;273:63-8

Capítulo 2

Cirurgia valvar minimamente invasiva

Pablo Maria Alberto Pomerantzeff
Carlos Manuel de Almeida Brandão
Marco Antonio Praça de Oliveira

PONTOS-CHAVE

- A cirurgia minimamente invasiva trata-se de procedimento relativamente novo e precisa de validação.
- Tem o potencial de reduzir tempo de internação e dor.
- Pode ser aplicada tanto em valva mitral quanto em aórtica.
- É necessário treinamento adequado da equipe cirúrgica em virtude da complexidade do procedimento.

Introdução

Inicialmente, apesar das cirurgias de valva mitral terem sido realizadas por toracotomia lateral direita, até recentemente a toracotomia mediana por meio da esternotomia era a principal via de acesso.[1] A canulação central e o pinçamento aórtico direto permitiam realizar troca ou plástica valvar mitral e aórtica, com o coração parado, generosa exposição e excelentes resultados.[2] Com o aparecimento de novas tecnologias, associado ao esforço do cirurgião cardiovascular em diminuir a agressão cirúrgica e o desconforto pós-operatório, a técnica minimamente invasiva em cirurgias valvares tornou-se mais popular, uma vez que os pacientes se beneficiam com redução da dor no pós-operatório e menor trauma cirúrgico. Essas cirurgias são caracterizadas pela não realização de esternotomia mediana completa, com menor manipulação do tecido do coração, podendo ser realizada com visão direta, por meio de videotoracoscopia ou com auxílio robótico. Busca-se por meio dessa técnica uma recuperação mais rápida, com cicatrização mais célere, redução da infecção pós-operatória e da transfusão sanguínea pós-operatória.[3]

Desde as realizações das primeiras cirurgias minimamente invasivas, na valva aórtica em 1993 por Rao et al. e na valva mitral por Carpentier em 1996, o cirurgião mais jovem alertou para a necessidade de realizar um treinamento a fim de adquirir maiores experiências com essas novas tecnologias, mas, ao mesmo tempo, os cirurgiões mais experientes enfrentavam um dilema: o dever de entregar ao paciente o estado da arte do tratamento valvar e a responsabilidade de ensinar uma nova técnica aos mais jovens.[4]

A partir de 2004, pode-se notar um incremento constante da cirurgia minimamente invasiva, quando se avalia o banco de dados da Society Thoracic Surgeon. Juntamente com esse crescimento, aumenta também a experiência das equipes cirúrgicas envolvidas e abre-se o leque de patologias tratadas pela técnica minimamente invasiva. Atualmente, além do tratamento da valva aórtica e mitral, a valva tricúspide, a comunicação interatrial, o mixoma e o aneurisma da aorta ascendente já são todos realizados em centros especializados por meio da cirurgia minimamente invasiva.[5]

Alguns problemas iniciais, por exemplo lesões vasculares nos sítios de canulação (em razão da canulação da artéria e veia femorais) e um risco levemente aumentado de acidente vascular encefálico (AVE), tiveram significativa redução com o tempo. No início de 2018, a Cleveland Clinic publicou os resultados dos primeiros 1.000 casos de cirurgia da valva mitral com o auxílio da robótica. Com mortalidade hospitalar de 0,1%, mostraram também uma incidência de AVE de 1,4%, a qual passou de 2% nos primeiros 500 pacientes para 0,8 nos 5.000 seguintes. Isso ocorreu em decorrência de intenso cuidado, no pré-operatório, por meio da utilização de um algoritmo de seleção, excluindo pacientes com hipertensão pulmonar grave, disfunção grave de VE, intensa calcificação do anel mitral, doença aterosclerótica aortoilíaca, entre outros.[6]

Podemos considerar a cirurgia minimamente invasiva um grande avanço na área da cirurgia cardiovascular, desde que seja feita rigorosa avaliação pré-operatória e seleção adequada dos pacientes. Respeitando os protocolos estabelecidos, esta cirurgia tem se mostrado segura e eficaz, com menores índices de infecção, transfusão e menor tempo de internação na UTI, apesar de tempos mais longos de circulação extracorpórea (CEC) e clampeamento aórtico.

Cirurgia das valvopatias

O conceito mais aceito atualmente de cirurgia valvar minimamente invasiva é de reparar (cirurgia conservadora) ou substituir valvas cardíacas por meio de incisões menores que as incisões clássicas, de forma segura, obtendo bons resultados. Várias incisões já foram propostas para a cirurgia valvar minimamente invasiva, sendo as mais utilizadas atualmente as miniesternotomias (em T ou L invertido) e as minitoracotomias direitas no 4º espaço intercostal (EIC) para a valva mitral e no 3º EIC para a valva aórtica, respectivamente.

As principais vantagens da cirurgia minimamente invasiva descritas na literatura estão demonstradas na Tabela 1.

TABELA 1 Vantagens da cirurgia minimamente invasiva

Menor trauma cirúrgico
Menores taxas de mediastinite
Menor uso de transfusão
Menor incidência de fibrilação atrial no pós-operatório
Menos dor no pós-operatório
Recuperação mais rápida do paciente

Ainda não existe um consenso a respeito destas vantagens apresentadas na Tabela 1, pois a maioria dos trabalhos publicados na literatura é constituída por séries com a experiência de serviços. No entanto, outros trabalhos demonstram redução de custos hospitalares, principalmente pelo menor tempo de internação destes pacientes.[7,8] Khoshbin et al.[9] publicaram a redução no tempo de permanência na unidade de terapia intensiva (UTI) superior a 50%, para substituição da válvula aórtica, com potencial redução de custos.

Algumas desvantagens também são descritas na literatura, como maior risco de complicações vasculares, maior tempo de CEC, maior tempo de clampeamento aórtico. Estas desvantagens são em grande parte consequências da "curva de aprendizado", devendo ser minimizadas com o domínio das técnicas e sua maior aplicação clínica.[10] As complicações vasculares descritas compreendem desde complicações vasculares periféricas até a dissecção retrógrada da aorta, consequentes à canulação periférica, e podem ser minimizadas com a utilização de canulação central[11,12] e o estudo da aorta no pré-operatório.[13] A incorporação de novas tecnologias, como a utilização de próteses *sutureless*, de implante rápido, poderá reduzir o tempo de pinçamento aórtico e de CEC nestes procedimentos,[14] melhorando os resultados.

Outro aspecto a ser analisado é o desejo dos pacientes não só de um melhor resultado estético, mas também de um menor tempo de internação, com menor tempo de recuperação no período pós-operatório, permitindo um retorno mais breve às suas atividades profissionais e familiares.[15]

Valva mitral

As primeiras cirurgias minimamente invasivas da valva mitral foram publicadas em 1996, por Carpentier et al.[16] e Navia et al.[17], da Cleveland Clinic, por meio de duas incisões, a minitoracotomia direita no 4º EIC e a minitoracotomia paraesternal direita. Posteriormente, Chitwood et al.[18] e Mohr et al.[19] difundiram a utilização da minitoracotomia no 4º EIC direito, com a utilização de videotoracoscópio.

A técnica utilizada no Instituto do Coração do Hospital das Clínicas da Faculdade de Medicina da Universidade de São Paulo (InCor-HCFMUSP) para a cirurgia minimamente invasiva da valva mitral consiste em uma minitoracotomia lateral direita no 4º EIC, videoassistida. A incisão de 6 centímetros permite um acesso bastante confortável para o átrio esquerdo e a valva mitral. Preferencialmente deve-se proceder a intubação seletiva no preparo anestésico, para a exclusão do pulmão direito. A circulação extracorpórea é instalada por canulação da artéria e veia femorais, realizada por dissecção e visão direta. A utilização de vácuo na CEC é mandatória, bem como a utilização de cânula de drenagem venosa multiperfurada longa, com sua adequada introdução até a veia cava superior, guiada pelo ecocardiograma transesofágico (ETE) (Figura 1). A aorta é clampeada por uma pinça introduzida no tórax por contra-abertura. Utiliza-se ótica de 5 mm de diâmetro e 0 grau de angulação. O acesso à valva mitral é realizado através de uma atriotomia esquerda clássica, anterior às veias pulmonares direitas (Figura 2). Para a retirada do ar das cavidades, utiliza-se o auxílio do ETE intraoperatório.

Estudo comparativo entre a cirurgia valvar mitral convencional e minimamente invasiva, realizado na Cleveland Clinic,

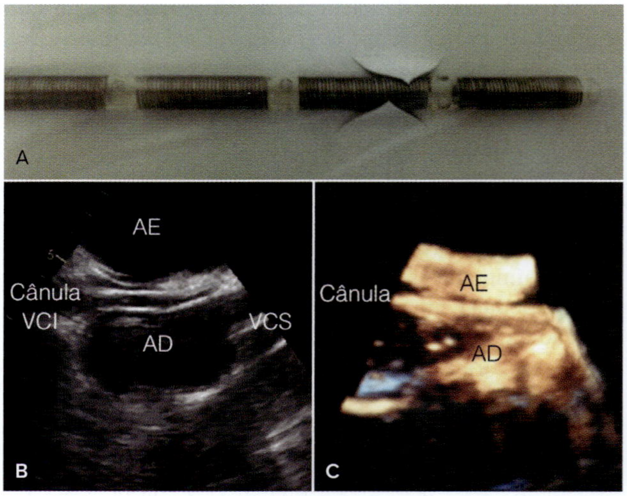

FIGURA 1

A: Cânula de drenagem venosa femoral multifenestrada. B: Ecocardiograma transesofágico bidimensional (plano bicaval) para o posicionamento da cânula de drenagem venosa. C: Ecocardiograma tranesofágico tridimensional demonstrando a posição da cânula de drenagem venosa. AD: átrio direito; AE: átrio esquerdo; VCI: veia cava inferior; VCS: veia cava superior.

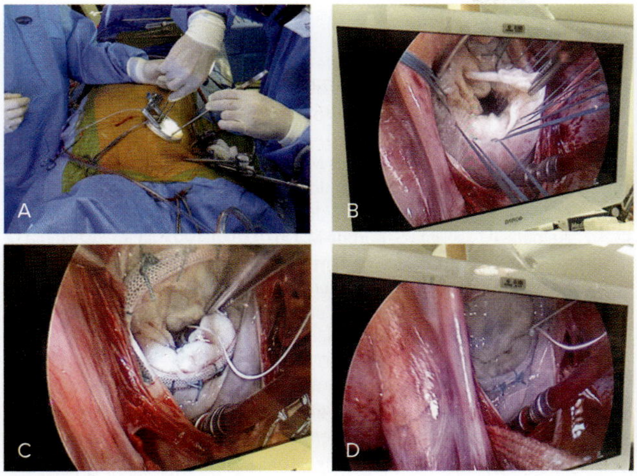

FIGURA 2

A: Canulação arterial e venosa através de dissecção dos vasos femorais. B: Minitoracotomia lateral direita (6 cm) no sulco mamário. C: Relação entre o tamanho da bioprótese mitral e o tamanho da incisão. D: Imagem da bioprótese mitral implantada com o auxílio da videotoracoscopia.

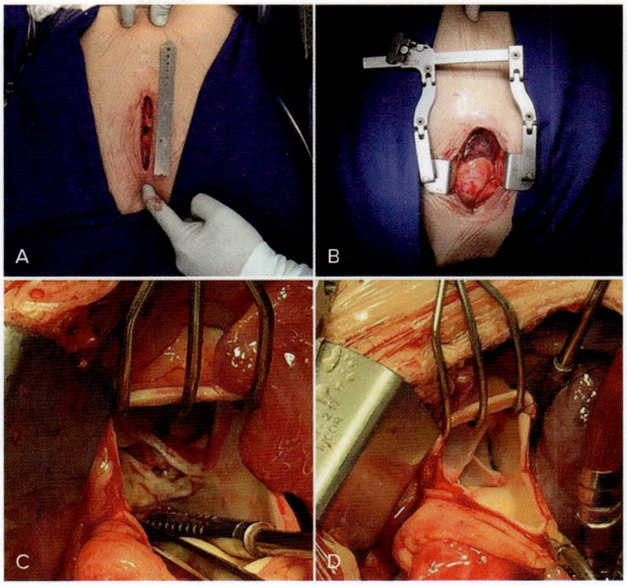

FIGURA 3

A: Miniesternotomia superior em "L invertido" (incisão 8 cm). B: Exposição da aorta ascendente após pontos de tração no pericárdio. C: Aortotomia oblíqua com visualização da valva aórtica (estenose aórtica calcificada). D: Implante de bioprótese aórtica.

demonstrou mortalidade hospitalar e sobrevida em 7 anos semelhantes, porém com menor número de transfusões sanguíneas, menor tempo de intubação respiratória e menos dor no pós- operatório no grupo submetido a cirurgia minimamente invasiva.[20] Metanálise publicada sobre plástica mitral comparando-se a cirurgia minimamente invasiva com a convencional demonstrou vantagem para a cirurgia minimamente invasiva apenas em relação ao tempo de internação em UTI, porém com maior tempo de pinçamento aórtico e de CEC.[21] Mesmo em pacientes considerados de alto risco cirúrgico, alguns estudos demonstram a segurança da cirurgia minimamente invasiva da valva mitral nos dias de hoje.[22]

Em consenso publicado pela International Society for Minimally Invasive Cardiothoracic Surgery, os autores recomendam a utilização da cirurgia minimamente invasiva para grupos devidamente capacitados, com treinamento institucional (cirurgia, anestesia, ecocardiografia, enfermagem e unidade de terapia intensiva) e com a utilização de instrumentais cirúrgicos específicos e adequados, no intuito de obter resultados similares ou até mesmo superiores com a utilização destas técnicas.[23]

Valva aórtica

A primeira cirurgia minimamente invasiva da valva aórtica foi publicada em 1993 por Rao et al.[24] e tem obtido maior aceitação na última década. Foi amplamente difundida em 1996 por Cosgrove et al.[25] na Cleveland Clinic, que utilizavam duas incisões: a minitoracotomia paraesternal direita e a miniesternotomia superior. Posteriormente, Colvin et al.[26] na Universidade de Nova York, propuseram a utilização de incisão anterior no 3º EIC direito.

A abordagem por esternotomia mediana parcial superior (incisão esternal em formato de J) foi descrita pela primeira vez por Konertzet et al.[27] Ela permite manter a abordagem clássica mediana ao coração e, por meio de tração oferecida por pontos de reparo do pericárdio, uma boa exposição da aorta.

Utiliza-se mais comumente o acesso por meio de miniesternotomia em "L" invertido até o 4º EIC, permitindo o acesso direto à região da aorta (Figura 3). No acesso por minitoracotomia anterolateral direita, no 3º EIC, a aorta pode ser clampeada por contra-abertura ou pela própria incisão, com pinça curva adequada. A CEC pode ser instalada por canulação da artéria e veia femorais ou por canulação da aorta ascendente com cânula apropriada, com uma lâmina na ponta.

Em estudo comparativo entre estas duas técnicas, Miceli et al.[28] demonstraram mortalidade hospitalar semelhante, porém com menor incidência de fibrilação atrial, um menor tempo de intubação respiratória e de internação em UTI no grupo submetido à minitoracotomia direita. Outros estudos demonstraram redução na perda de sangue e menor necessidade de transfusão, menor permanência em UTI e tempo

RESUMO

- Na cirurgia cardiovascular convencional, sangramento pós-operatório, dor torácica, instabilidade da parede torácica com a capacidade respiratória prejudicada e infecção são complicações frequentes no período de pós-operatório. Além disso, o aparecimento de uma cicatriz na região torácica, especialmente em mulheres jovens, representa uma desvantagem estética. A redução de tais complicações pós-operatórias pode aumentar a aceitação do paciente com relação à operação, diminuir a morbidade e, consequentemente, reduzir os custos da intervenção. Por essa razão, diversas abordagens minimamente invasivas têm sido propostas.

- Alguns trabalhos demonstram redução de custos hospitalares, em até 20%, principalmente pelo menor tempo de internação desses pacientes.
- São complicações relacionadas à cirurgia minimamente invasiva: canulação artéria femoral – complicações periféricas; dissecção retrógrada da aorta (Endoclamp); maior tempo de CEC; maior tempo de pinçamento aórtico.
- A única metanálise publicada em cirurgia valvar minimamente invasiva foi para a posição mitral, que mostrou vantagem para as minitoracotomias apenas em relação ao menor volume de sangramento, porém com maior tempo de pinçamento aórtico e de CEC.

de internação como possíveis benefícios para uma população com mais comorbidades.[30]

Referências bibliográficas

1. Starr A, Edwards ML. Mitral replacement: clinical experience with a ball--valve prosthesis. Ann Surg. 1961;154:726-40.
2. Gammie JS, Sheng S, Griffith BP, et al. Trends in mitral valve surgery in the United States: results from the Society of Thoracic Surgeons Adult Cardiac Surgery Database. Ann Thorac Surg. 2009;87:1431-9.
3. Nadejda M, Petar R, Aleksandra M, et. al. Propensity-matched comparison between minimally invasive and conventional sternotomy in aortic valve resuspention. Eur J Cardiothorac Surg. 2008;53:1258-63.
4. Paul M, Ansar H, Walter RC Jr. Minimally invasive mitral valve surgery: a systematic review and meta-analysis Eur J Cardiothorac Surg. 2008;43:943-52.
5. James SG, Yue Z, Eric DP, et al. Less-invasive mitral valve operations: trends and outcomes from The Society of Thoracic Surgeons Adult Cardiac Surgery Database. Ann Thorac Surg. 2010;90:1401-10.
6. Marc G, Tomislav M, Hoda J. Early results of robotically assisted mitral valve surgery:Analysis of the first 1000 cases. J Thorac Cardiovasc Surg. 2018; 155:82-91.
7. Santana O, Larrauri-Reyes M, Zamora C Mihos CG. Is Minimally invasive more cost-effective than median sternotomy? Interactive Cardiovasc Thorac Surg. 2016;22:97-100.
8. Perin G, Shaw M, Toolan C, Palmer K, Al-Rawi O, Modi P. Cost analysis of minimally invasive mitral valve surgery in the UK National Health Service. Ann Thorac Surg. 2021;112:124-31.
9. Khoshbin E, Prayaga S, Kinsella J, Sutherland FWH. Mini-sternotomy for aortic valve replacement reduces the length of stay in the cardiac intensive care unit: metaanalysis of randomised controlled trials. BMJ Open. 2011; 1:e000266.
10. Holzhey DM, Seeburger J, Misfeld M, et al. Learning minimally invasive mitral valve surgery. A cumulative sum sequential probability analysis of 3895 operations from a single high-volume center. Circulation. 2013;128:483-91.
11. Lamelas J, Williams RF, Mawad M, LaPietra A, et al. Complications associated with femoral cannulation during minimally invasive cardiac surgery. Ann Thorac Surg. 2017;103:1927-32.
12. Nakamura Y, Nishijima S, Kuroda M, NakayamaT, Tsuruta R, Yoshiyama D, et al. Perfusion strategy using axillary of femoral cannulation for minimally invasive cardiac surgery: experience in 270 patients with computed tomography-based criteria. Eur J Cardiothorac Surg. 2021;59:1200-7.
13. Murzi M. Aortic screening is mandatory in minimally invasive valve surgery. Eur Cardiothorac Surg. 2021;59:1208-9.
14. Borger MA, Moustafine V, Conradi L, Knosalla C, Richter M, Merk DR, et al. A randomized multicenter trial of minimally invasive rapid deployment versus conventional full sternotomy aortic valve replacement aortic valve implantation in mini-invasive surgery: the simple sutureless solution. Ann Thorac Surg. 2015;99:17-25.
15. Anson W, Cheung MD. It´s about time. Innovations 2018;13:245-7.
16. Carpentier A, Loulmet D, Carpentier A, et al. Open heart operation under videosurgery and minithoracotomy. First case (mitral valvuloplasty) operated with success. C R Acad Sci III. 1996;319:219-23.
17. Navia JL, Cosgrove DM. Minimally invasive mitral valve operations. Ann Thorac Surg. 1996;62:1542-4.
18. Chitwood WR, Elbeery JR, Chapman WHH, Moran JM, Lust RL, Wooden WA. Video assisted minimally invasive mitral valve surgery: the "micro-mitral" operation. J Thorac Cardiovasc Surg. 1997;113:413-4.
19. Mohr FW, Falk V, Diegeler A, et al. Minimally invasive port access mitral valve surgery. J Thorac Cardiovasc Surg. 1998;115:567-76.
20. Svensson LG, Atik FA, Cosgrove DM, et al. Minimally invasive versus conventional mitral valve surgery: a propensity-matched comparison. J Thorac Cardiovasc Surg. 2010;139:926-32.
21. Cao C, Gupta S, Chandrakumar D, Nienaber TA, Indraratna P, Ang SC, et al. A meta-analysis of minimally invasive versus conventional mitral valve repair for patients with degenerative mitral disease. Ann Cardiothorac Surg. 2013;2(6):693-703.
22. Moscarelli M, Fattouch K, Casula R, Speziale G, Lancellotti P, Athanasiou T. What is role of minimally invasive mitral valve surgery in hight--risk patients? A meta-analysis of observational studios. Ann Thorac Surg. 2016;101:981-9.
23. Misfeld M, Borger M, Byrne JG, et al. Cross-sectional survey on minimally invasive mitral valve surgery. Ann Cardiothorac Surg. 2013;2(6):733-8.
24. Rao PN, Kumar AS. Aortic valve replacement through right thoracotomy. Texas Heart Inst J. 1993;20:307-8.
25. Cosgrove DM, Sabik JE. Minimally invasive approach for aortic valve operations. Ann Thorac Surg. 1996;62:596-7.
26. Colvin SB, Grossi EA, Ribakove G, Galloway AC. Minimally invasive aortic and mitral valve operation. Operative Techniques in Thoracic and Cardiovascular Surgery. 2000;5(3):212-20.
27. Konertz W, Waldenberger F, Schmutzler M, Ritter J, Liu J. Minimal access valve surgery through superior partial sternotomy: a preliminary study. J Heart Valve Dis. 1996;5: 638-40.
28. Miceli A, Murzi M, Gilmanov D, et al. Minimally invasive aortic valve replacement using right minithoracotomy is associated with better outcomes than ministernotomy. J Thorac Cardiovasc Surg. 2014;148:133-7.
29. Lamelas J, Sarria A, Santana O, Pineda AM, Lamas GA. Outcomes of minimally invasive valve surgery versus median sternotomy in patients age 75 years or greater. Ann Thorac Surg. 2011;91:79-84.

Capítulo 3

Cirurgia cardíaca robótica

Paola Keese Montanhesi
Robinson Poffo

PONTOS-CHAVE

- A cirurgia robô-assistida é considerada a opção menos invasiva e mais precisa disponível atualmente, sendo realizada através de um pequeno acesso lateral e orifícios auxiliares para a introdução dos braços robóticos.
- A investigação etiológica das doenças cardiovasculares e sua indicação cirúrgica seguem as diretrizes atuais.
- A avaliação pré-operatória inclui a rotina laboratorial usual para cirurgia cardíaca acrescida de imagem cardiovascular.
- Apesar da ampla aplicabilidade, pacientes com deformidades torácicas importantes e história de trauma torácico, radioterapia ou toracotomia prévia com aderências pleurais extensas e doença pulmonar obstrutiva crônica grave podem ser desafiadores e uma avaliação pré-operatória cuidadosa é necessária.

Introdução à cirurgia cardíaca robótica

Cirurgia cardíaca robótica: o ápice da escalada em cirurgia minimamente invasiva

Com o desenvolvimento tecnológico e a disseminação da cirurgia cardíaca minimamente invasiva a partir dos anos 1990, diversas abordagens menos invasivas começaram a ser utilizadas como alternativa à esternotomia mediana.[1-3] A redução considerável do trauma cirúrgico em razão da menor manipulação dos tecidos e do coração e a acelerada recuperação pós-operatória foram os principais motivos responsáveis pela crescente popularidade dessas novas técnicas.[1-5]

Diversos estudos demonstraram que a cirurgia cardíaca minimamente invasiva possui eficácia, segurança e durabilidade semelhantes à cirurgia convencional no tratamento de diversas patologias cardiovasculares.[3-8] Apesar da equivalência de desfechos clínicos como mortalidade precoce, tardia e taxas de reoperação, foi demonstrada superioridade da cirurgia minimamente invasiva em outras métricas. Os pacientes submetidos a técnicas menos invasivas apresentaram menor permanência em Unidade de Terapia Intensiva (UTI), permanência hospitalar total, sangramento, uso de produtos derivados de sangue, dor pós-operatória, infecção de ferida operatória e mediastinite. Eles também relataram maior satisfação com o resultado estético e retorno precoce às atividades sociais e ao trabalho, com uma média de afastamento de 2 semanas.[3-9]

História da cirurgia cardíaca robótica

A assistência robótica em cirurgia teve início em 1985, quando Kwoh[10] usaram um sistema robótico para aumentar a acurácia de biópsias de tumores cerebrais guiadas por TC. O objetivo era possibilitar a realização de procedimentos precisos em pequenas anatomias e de forma remota, com braços robóticos sendo controlados por um cirurgião em um console distante da mesa cirúrgica. Em 1998, Carpentier[11] descreveu a primeira cirurgia cardíaca robótica para o tratamento da valva mitral e, no ano seguinte, Mohr[12] e Loulmet[13] realizaram cirurgias pioneiras de revascularização do miocárdio em seus respectivos centros. Com a evolução tecnológica em especial após a introdução do sistema robótico DaVinci™ (Intuitive Surgical, Sunnyvale, USA) (Figura 1) e a adoção da técnica por grandes centros mundiais, os procedimentos robô-assistidos se tornaram mais complexos, sua indicação mais ampla e seus resultados consistentes mesmo em pacientes de alto risco cirúrgico.[14]

Vantagens da assistência robótica

A cirurgia robô-assistida é considerada a opção menos invasiva e mais precisa disponível atualmente, sendo realizada através de um pequeno acesso lateral e orifícios auxiliares para a introdução dos braços robóticos.[9] Alguns casos dispensam o acesso lateral, sendo totalmente endoscópicos. As principais vantagens do uso da robótica incluem melhor visualização das estruturas anatômicas com imagem tridimensional de alta definição, superior à imagem bidimensional da cirurgia

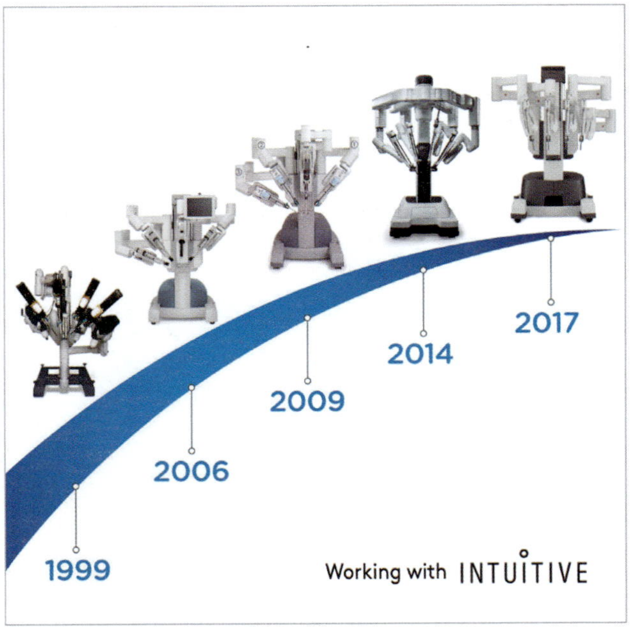

FIGURA 1
Evolução do sistema robótico DaVinci.
Foto cedida por Intuitive/Strattner.

videoassistida; imagem magnificada em dez vezes, que compensa a ausência de *feedback* tátil;[15] grande liberdade de movimento dos instrumentos robóticos, em especial devido à função *Endo-wrist*, que confere sete graus de liberdade (3 para translação, 3 para rotação e 1 para preensão) e permite mimetizar perfeitamente os movimentos do cirurgião; instrumentos delicados e filtro de tremor para manipulação precisa dos tecidos em cavidades pequenas; e ausência de autonomia do sistema robótico, garantindo controle e segurança do procedimento (Figura 2).[3-5,7,9,16,17]

Experiência mundial e nacional

A robótica é rotineiramente utilizada em grandes centros da Europa e América do Norte. Com o aumento exponencial do volume cirúrgico especialmente em cirurgia de valva mitral e revascularização do miocárdio, a curva de aprendizado foi suplantada, resultando em baixas taxas de mortalidade que variam de 0 a 1% e redução expressiva das taxas de conversão para cirurgia aberta, atualmente em torno de 2%. A incidência de complicações pós-operatórias como sangramento, acidente vascular cerebral (AVC), insuficiência renal aguda e infarto do miocárdio é baixa e semelhante à cirurgia convencional. Em longo prazo, foi demonstrada alta patência dos enxertos vasculares usados para revascularização e excelente durabilidade da plastia valvar.[18-22]

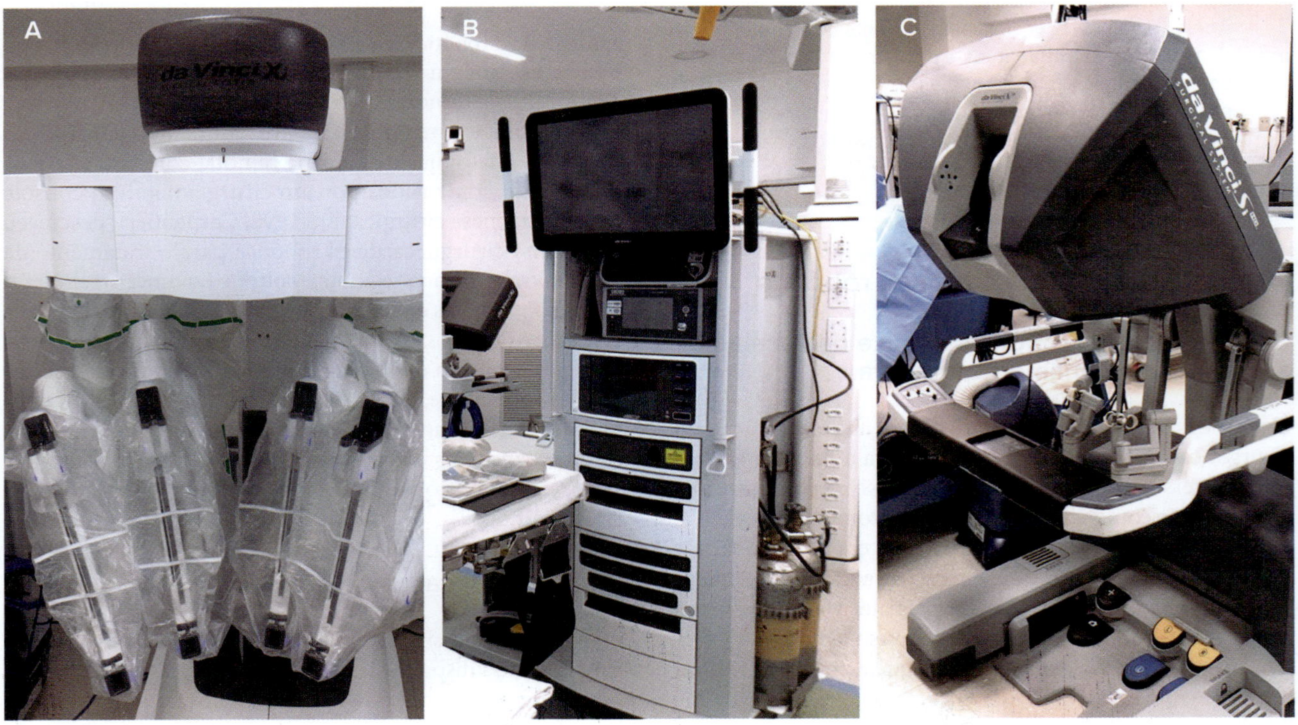

FIGURA 2
Sistema robótico DaVinci Xi, composto de um conjunto com quatro braços robóticos (A), um sistema de captura e processamento de imagem (B) e um console por meio do qual o cirurgião controla os movimentos do robô (C).

Na América Latina, a primeira cirurgia cardíaca robótica foi realizada em 2010 no Hospital Israelita Albert Einstein, em São Paulo, Brasil (Figura 3).[23] Em concordância com a casuística mundial, a experiência do grupo brasileiro demonstrou baixa mortalidade cardiovascular, ausência de complicações intraoperatórias ou conversão e alta taxa de sucesso na plastia valvar. A mediana de internação em UTI foi de 1 dia e a permanência hospitalar total, 4 dias. Não houve mortalidade tardia em uma média de seguimento superior a 6 anos.[22-24]

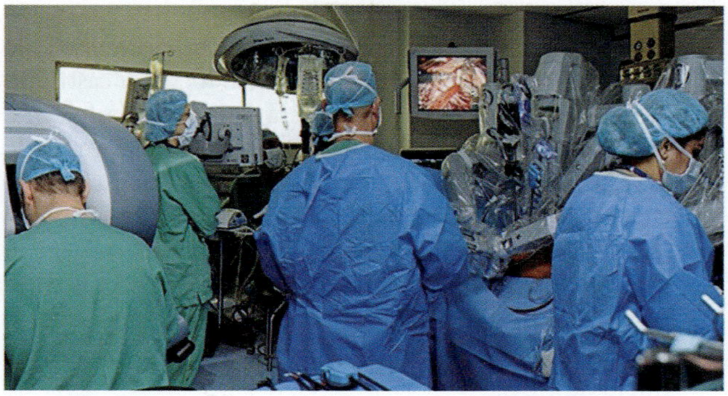

FIGURA 3
Primeira cirurgia cardíaca robótica da América Latina, realizada em março de 2010 no Hospital Israelita Albert Einstein em São Paulo, Brasil.

No Brasil, já foram realizados mais de 110 casos robóticos, sendo aproximadamente 70% cirurgias de valva mitral isoladas ou associadas à plastia valvar tricúspide, ablação de fibrilação atrial e exclusão de apêndice atrial esquerdo e atriosseptoplastia. Outras cirurgias realizadas rotineiramente no país são revascularização do miocárdio, atriosseptoplastia isolada e ressecção de tumores intracardíacos.[23,24]

Seleção dos pacientes: indicações e contraindicações à abordagem robótica

Todo paciente portador de doença cardiovascular com indicação cirúrgica deve ser considerado como candidato à cirurgia robótica. Os principais determinantes são a anatomia do tórax e do eixo aorto-ilíaco-femoral,[9,17] portanto exames complementares de imagem como a Tomografia Computadorizada (TC) de tórax e Angiotomografia de aorta permitem a avaliação individualizada do paciente pela equipe cirúrgica. Por sua natureza minimamente invasiva, a técnica é especialmente benéfica em pacientes idosos, frágeis e obesos. A Tabela 1 apresenta um resumo das patologias mais abordadas por via robótica de forma isolada ou associada.

Apesar da ampla aplicabilidade, pacientes com deformidades torácicas importantes e história de trauma torácico, radioterapia ou toracotomia prévia com aderências pleurais extensas e doença pulmonar obstrutiva crônica grave podem ser desafiadores e uma avaliação pré-operatória cuidadosa é necessária. Artérias femorais ou axilares de reduzido calibre ou

TABELA 1 Patologias que podem ser tratadas com cirurgia robô-assistida

Doenças da valva mitral, tricúspide e aórtica
Doença arterial coronária
Cardiopatias congênitas como forame oval patente, comunicação interatrial e comunicação interventricular
Tumor ou trombo intracardíaco
Pericardite ou cisto pericárdico
Arritmias com indicação de ablação, implante de marca-passo epicárdico ou ressincronizador cardíaco
Fibrilação atrial com indicação de exclusão do apêndice atrial esquerdo

calcificadas e a presença de dissecções, grande tortuosidade ou aterosclerose acentuada no eixo aorto-ilíaco-femoral podem contraindicar a circulação extracorpórea (CEC) periférica, fundamental para a cirurgia robótica. Por último, a presença de insuficiência aórtica grave impede a adequada proteção miocárdica e também é uma contraindicação à técnica.

Cuidado perioperatório e técnica cirúrgica

Pré-operatório

A investigação etiológica das doenças cardiovasculares e sua indicação cirúrgica seguem as diretrizes atuais. A avaliação pré-operatória inclui a rotina laboratorial usual para cirurgia cardíaca acrescida de imagem cardiovascular, sendo fundamental:

- Ecocardiograma transesofágico (ETE): contribui para a programação da estratégia cirúrgica principalmente em plastias valvares, sendo um exame pouco invasivo que traz informações valiosas sobre o mecanismo da patologia e relações anatômicas das estruturas intracardíacas.
- TC de tórax: guia a confecção do acesso cirúrgico na superfície do tórax e descarta a presença de aderências pleurais ou doença pulmonar grave.
- Angiotomografia da aorta: avaliação da aorta ascendente, arco, torácica descendente, abdominal até vasos femorais para planejamento da estratégia de canulação periférica e CEC, uma vez que alterações nesse eixo arterial podem predispor a complicações como AVC e dissecção de aorta. Conhecer o calibre dos vasos femorais é fundamental para evitar isquemia distal do membro inferior em artérias pequenas (< 5 mm), programando *shunts* distais ou realizando a canulação arterial em outro sítio, como a artéria axilar.[25]

O preparo do paciente para a cirurgia inclui o jejum habitual para sólidos e líquidos, conforme indicação da equipe anestésica. É indicado banho com solução de clorexidine, salvo em casos de alergia conhecida ao degermante, e tricotomia de axilas, tórax, região inguinal bilateral e membros inferiores. A profilaxia antibiótica pode seguir a recomendação institucional, sendo a mais usual com cefuroxima por 24 a 48 horas ou, em caso de alergia ou resistência a betalactâmicos, vancomicina ou clindamicina pelo mesmo período.[26]

Intraoperatório

O paciente chega à sala operatória e é monitorizado de forma habitual com eletrocardiografia, oximetria de pulso, pressão arterial invasiva e índice bispectral para monitorização do nível de consciência. Pás de desfibrilação transcutânea são aplicadas ao tórax do paciente. A utilização de sensores de oxigenação tecidual regional em membros inferiores permite acompanhar a perfusão distal durante o período de canulação arterial femoral e circulação extracorpórea (CEC).

Após a monitorização e indução anestésica, o paciente é intubado com cânula endotraqueal duplo lúmen para possibilitar a ventilação pulmonar seletiva, e o posicionamento da cânula é confirmado com broncofibroscopia. A sonda urinária é inserida para quantificação de débito urinário e o termômetro esofágico é posicionado. Na sequência, é realizada a inserção percutânea guiada por ultrassom de cateter venoso central duplo lúmen e, caso a cirurgia seja com CEC, de cânula para drenagem venosa em veia jugular interna direita. A cânula é posicionada na veia cava superior e conectada ao circuito de CEC.

O paciente é então posicionado em decúbito lateral direito ou esquerdo, a depender da patologia a ser abordada, em um ângulo de 20º com o membro superior levemente aberto, permitindo fácil acesso aos espaços intercostais e às linhas axilares anterior e média. Marcações feitas no tórax guiam o acesso lateral e os pontos de inserção das cânulas do robô (Figura 4). Em seguida, a sonda de ETE é introduzida e realiza-se a assepsia da pele e a colocação dos campos estéreis.

O paciente é colocado em ventilação unipulmonar para permitir o acesso ao tórax no local demarcado, em geral no 4º ou 5º espaço intercostal próximo à linha axilar anterior, e a introdução de cânulas através das quais serão inseridas a ótica e os instrumentos robóticos. Em todos os casos robóticos, o tórax é insuflado com CO_2 para minimizar o risco de embolia gasosa. Nas cirurgias com CEC, a canulação arterial e a venosa femoral podem ser realizadas após heparinização sistêmica por meio de dissecção dos vasos com visualização direta ou pela técnica de Seldinger, utilizando, nesse caso, dois oclusores percutâneos para hemostasia da artéria femoral após a decanulação. O posicionamento das cânulas é guiado por ETE. O sistema robótico é então posicionado e acoplado ao paciente (Figura 4) e, a partir desse momento, o cirurgião passa a controlar seus movimentos pelo console.

Tem início o tempo cirúrgico principal, que consiste de:

- Abertura do pericárdio.
- Início da CEC.
- Clampeamento aórtico seguido de adequada proteção miocárdica por meio de canulação da aorta ascendente.
- Correção da patologia em questão.
- Deaeração do coração nos casos que requerem atriotomia.
- Desclampeamento aórtico.
- Reaquecimento e saída de CEC.

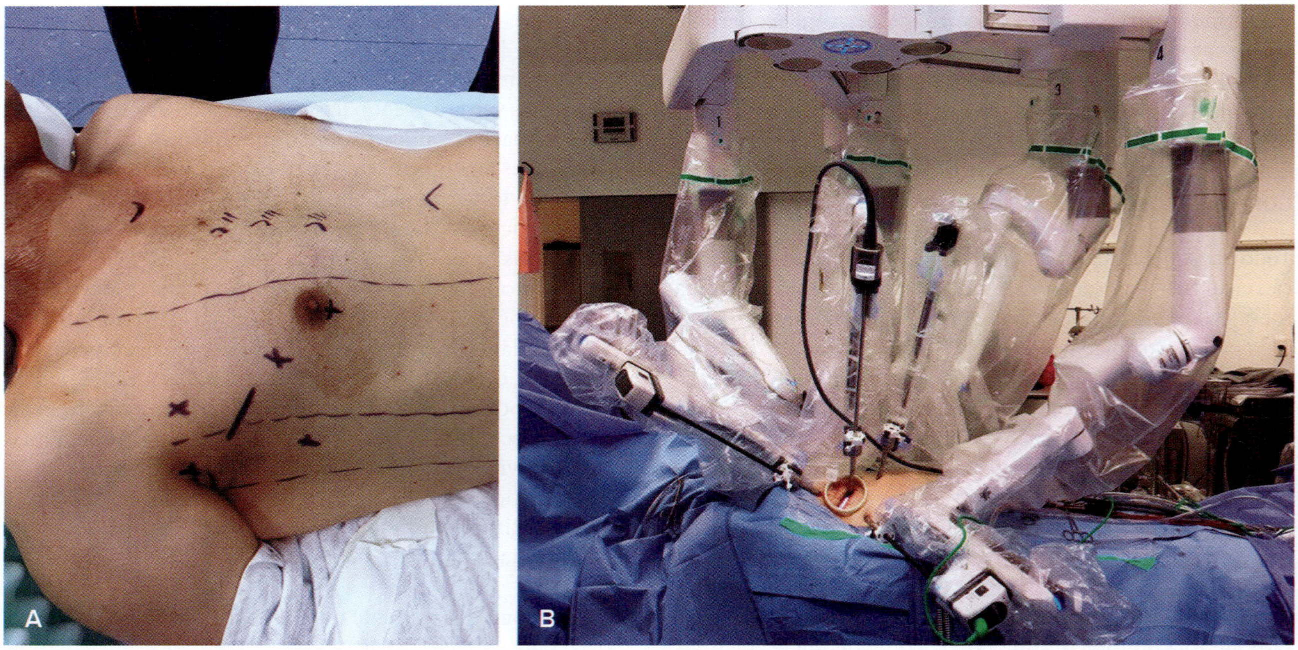

FIGURA 4

Preparo do paciente e acoplamento do sistema robótico. (A) "X": pontos de inserção da ótica e instrumentos robóticos; Linha: local do acesso lateral. (B) Acoplamento do robô após a confecção do acesso lateral no lado direito do tórax.

Ao final, a heparinização sistêmica é revertida com protamina e o robô é desacoplado. Após a revisão de hemostasia cirúrgica, são inseridos drenos pericárdicos e pleurais e o tórax é fechado por planos. As particularidades das principais cirurgias robóticas são descritas a seguir.

Cirurgia valvar

A plastia valvar mitral é a cirurgia cardíaca robótica mais comum atualmente e pode ser realizada na degeneração mixomatosa, doença de Barlow, endocardite infecciosa e no acometimento reumático leve. Com excelentes resultados e durabilidade, a valva mitral é reparada por meio de técnicas tradicionais ressectivas, removendo o excesso de tecido valvar prolapsado, ou não ressectivas, com a substituição de cordas rotas ou a reconstrução de folhetos perfurados. A estratégia mais popular para correção de insuficiência mitral severa por prolapso de folhetos posterior, anterior ou ambos consiste no implante de neocordas artificiais feitas de politetrafluoroetileno (PTFE) e anuloplastia com anel (Figura 5).

Pacientes com estenose ou dupla lesão mitral, em especial no acometimento reumático grave com restrição de folhetos ou calcificação extensa do aparelho valvar, podem se beneficiar da robótica para a troca valvar mitral por prótese mecânica ou biológica (Figura 5). Da mesma forma, em casos de insucesso da plastia mitral, o cirurgião pode realizar a troca valvar no tempo cirúrgico e através do mesmo acesso.

É frequente a realização de procedimentos associados à cirurgia da valva mitral (ou de forma isolada), sendo plastia valvar tricúspide (Figura 6), exclusão de apêndice atrial esquerdo, ablação de veias pulmonares para tratamento de fibrilação atrial e correção de forame oval patente os mais comuns.

Revascularização do miocárdio

Inicialmente realizada sem CEC e limitada à doença coronariana uniarterial, a revascularização do miocárdio robótica evoluiu para enxertos multiarteriais e uso de CEC. Ainda assim, os procedimentos mais comuns são a anastomose da artéria torácica interna esquerda na artéria descendente anterior (ADA) e a artéria torácica interna direita na artéria coronária direita, ambos realizados sem CEC.

A cirurgia pode ser totalmente endoscópica ou empregar o sistema robótico apenas para a dissecção e preparo do enxerto arterial, realizando a anastomose por visão direta através de um pequeno acesso lateral no tórax (Figura 6). Após a anastomose, é realizada a mensuração ultrassonográfica do fluxo intra-arterial para comprovar a patência do enxerto. Uma das indicações mais frequentes da assistência robótica é a revascularização híbrida, na qual a ADA é tratada cirurgicamente e as demais lesões são abordadas por via percutânea.

Atriosseptoplastia

Para o tratamento de forame oval patente não passível de oclusão percutânea e comunicação interatrial (CIA) do tipo *ostium secundum*, *ostium primum* e seio venoso, a cirurgia robótica permite adequada visualização do defeito e plastia

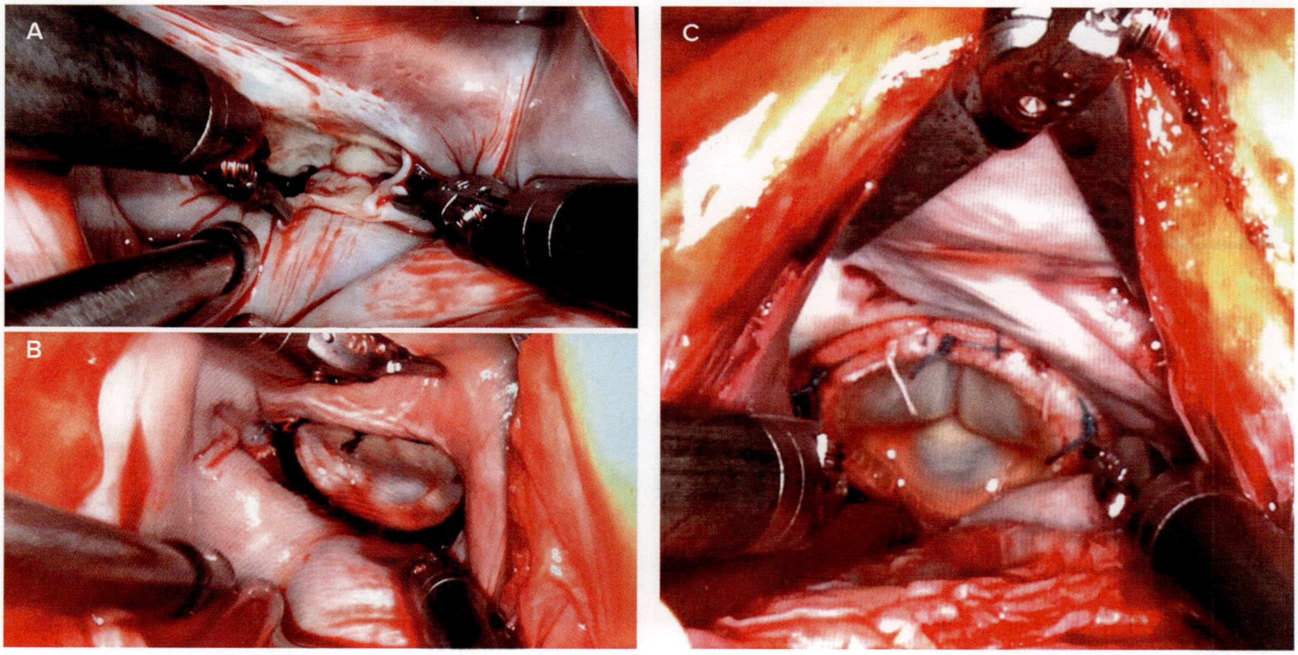

FIGURA 5

Cirurgia valvar mitral robótica. A: Rotura de cordoalha em folheto posterior da valva mitral. B: Plastia valvar mitral com implante de neocordas de politetrafluoroetileno (PTFE) e anuloplastia com anel. C: Troca valvar mitral com prótese biológica.

do septo utilizando diversos materiais, incluindo pericárdio bovino (Figura 6), pericárdio autólogo fresco ou tratado com glutaraldeído e membrana de PTFE.

Ressecção de tumor intracardíaco

Procedimento menos frequente, porém altamente eficaz, a ressecção de tumor ou trombo intracardíaco pode ser realizada de forma segura, proporcionando ressecção ampla da massa com adequada margem de segurança. Mixomas cardíacos são as massas mais comumente abordadas e, em geral, se originam do septo interatrial, crescendo de forma pediculada para o interior do átrio direito ou esquerdo. Usualmente sua ressecção completa é possível com baixa taxa de recidiva a longo prazo (Figura 6).

Pós-operatório

Após o término da cirurgia, recomendamos a extubação precoce dos pacientes ainda em sala operatória. Os pacientes são então transferidos para a unidade de terapia intensiva e os cuidados de pós-operatório seguem as diretrizes do Enhanced Recovery After Surgery (ERAS)[27-29] para uma recuperação acelerada e redução de morbidade pós-operatória. Dentre as diversas recomendações para um *fast-track* adequado, ressaltamos a importância de realizar:

- Reposição volêmica guiada por metas a partir da mensuração de variáveis hemodinâmicas e sinais clínicos de perfusão tecidual. Metas: pressão arterial sistólica de 100 a 130 mmHg e pressão arterial média > 60 mmHg; índice cardíaco > 2,5 L/min/m^2; diurese > 1 mL/kg/h; sinais clínicos de adequada perfusão tecidual; variação do volume sistólico < 13%; $SvcO_2$ > 70% (Swan-Ganz 65%).
- Suporte hemodinâmico com drogas vasoativas e dispositivos de assistência circulatória mecânica quando indicado.
- Controle de sangramento e de hemoglobina (Hb > 8 g/dL).
- Controle glicêmico (< 160 a 180 mg/dL).
- Analgesia priorizando acetaminofeno, com baixa dose de opioides e evitando anti-inflamatórios não esteroidais.
- Medidas para minimizar o risco, identificar e tratar *delirium*.
- Controle de temperatura, com foco em atingir a normotermia (> 36ºC) em até 2 horas.
- Manipulação adequada de drenos cirúrgicos e acompanhamento do sangramento residual.
- Profilaxia de tromboembolismo venoso profundo.
- Acompanhamento da função renal e redução de risco de insuficiência renal aguda.
- Mobilização precoce, fisioterapia motora e respiratória com pressão positiva para prevenção de atelectasias pulmonares.
- Reintrodução e evolução da dieta via oral.

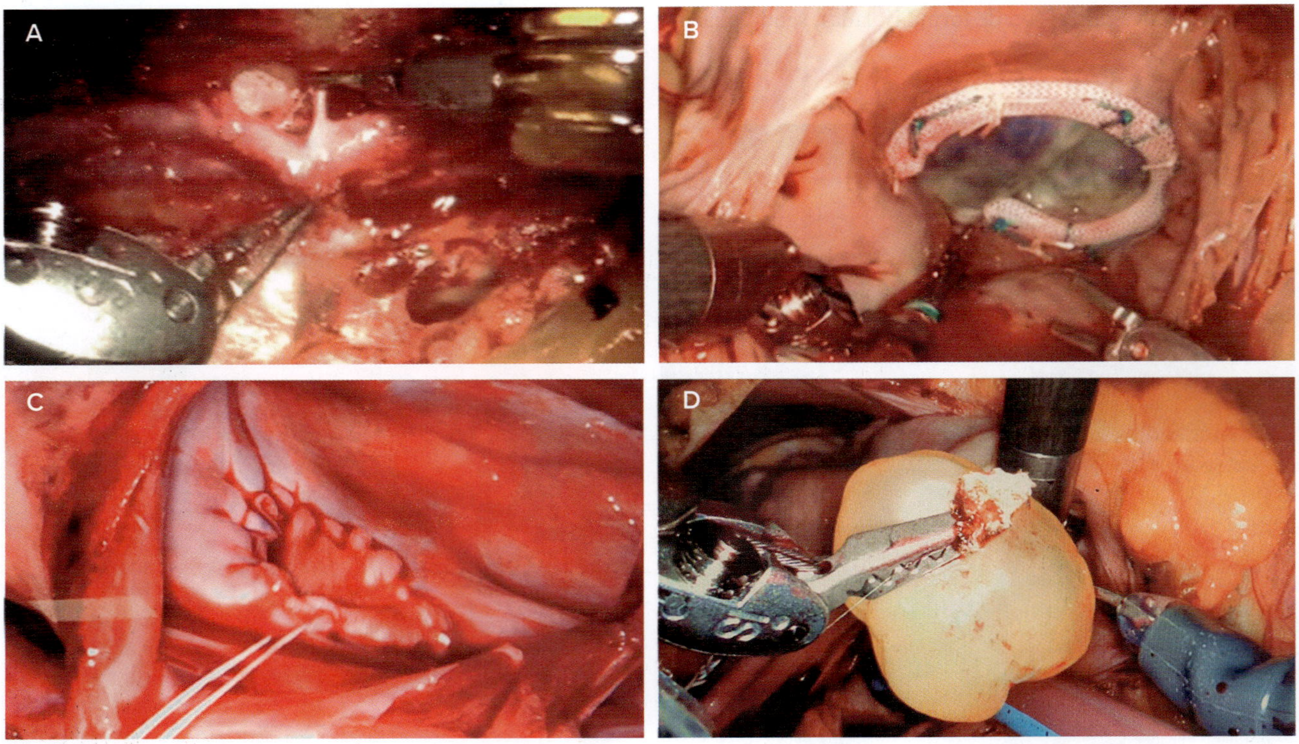

FIGURA 6

Cirurgias robóticas comumente realizadas. (A) Dissecção da artéria torácica interna para revascularização do miocárdio sem CEC. (B) Plastia valvar tricúspide com implante de anel. (C) Atriosseptoplastia para correção de comunicação interatrial tipo *ostium secundum*. (D) Ressecção de mixoma atrial.

A Tabela 2 resume a rotina laboratorial e de imagem no pós-operatório de cirurgia cardíaca robótica com base em recomendações nacionais e internacionais.[26-30] Essa sugestão pode ser individualizada de acordo com a complexidade do paciente.

TABELA 2 Rotina de exames complementares pós--operatórios

Admissão em unidade de terapia intensiva	Radiografia de tórax no leito Eletrocardiograma 12 derivações Rotina laboratorial: hemograma, gasometria arterial, lactato arterial, sódio, potássio, cálcio iônico, magnésio, ureia, creatinina Coagulograma completo Gasometria venosa em casos selecionados ou se monitorização de débito cardíaco (para calibração do equipamento) Considerar dosagem de fibrinogênio ou tromboelastograma em casos selecionados
6 horas após admissão	Rotina laboratorial
1º dia pós-operatório	Radiografia de tórax no leito Rotina laboratorial
2º dia em diante	Radiografia de tórax no leito somente se drenos cirúrgicos ou pré-alta Rotina laboratorial

Por fim, os critérios de alta da UTI incluem: nível de consciência adequado; estabilidade hemodinâmica; ausência de vasopressores; baixo débito de drenos; dieta iniciada; controle de dor otimizado; decisão compartilhada com médico titular, equipe cirúrgica e UTI. Em geral, pacientes submetidos à cirurgia cardíaca robótica evoluem com permanência em UTI < 24h e internação hospitalar total média de 4 dias. O acompanhamento clínico após a alta hospitalar é realizado com 7 e 30 dias, 6 meses e, então, anualmente com RX de tórax, eletrocardiograma e ecocardiograma transtorácico (Figura 7).

DESAFIOS E PERSPECTIVAS FUTURAS

- Desenvolvida há mais de duas décadas, a cirurgia cardíaca robótica é uma modalidade que sofre aprimoramento contínuo conforme inovações tecnológicas e técnicas cirúrgicas minimamente invasivas ganham espaço mundialmente. Além disso, tem demonstrado excelente eficácia, segurança e durabilidade com baixa morbidade e mortalidade em longo prazo. A experiência brasileira demonstra resultados igualmente admiráveis e reforça a tendência atual de disseminação das técnicas minimamente invasivas no país.

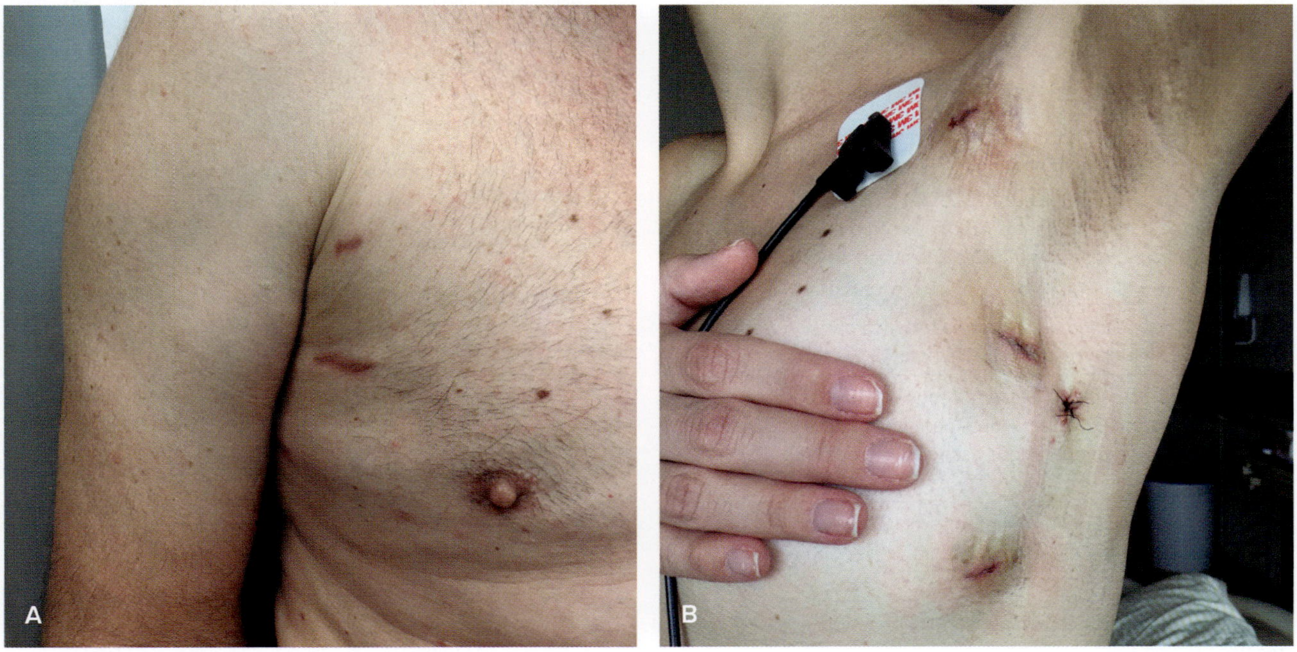

FIGURA 7

Aspecto pós-operatório da cirurgia cardíaca robô-assistida. A: Pequeno acesso lateral direito e incisões para as cânulas robóticas. B: Cirurgia totalmente endoscópica em hemitórax esquerdo para correção de persistência de veia cava esquerda.

- Ainda há grandes desafios a serem suplantados para a implementação da robótica em larga escala, entre eles o acesso à tecnologia e o treinamento de equipes multiprofissionais especializadas. No entanto, uma vez suplantada a curva de aprendizado, é certo que veremos a expansão da cirurgia cardíaca robótica com consequências benéficas para médicos e pacientes.
- Por último, a evolução tecnológica aplicada à cirurgia robô-assistida traz possibilidades interessantes para o futuro, aliando inteligência artificial e conectividade a fim de melhorar a usabilidade dos sistemas e agregar segurança aos procedimentos. Como entusiastas da robótica, acreditamos na potencialidade ainda pouco explorada dessa ferramenta na busca constante por melhores desfechos clínicos.

TABELA 3 Inovações em cirurgia cardíaca robótica

Inovações em cirurgia cardíaca robótica
Cânulas de diâmetro reduzido minimizando o trauma torácico.
Maior agilidade na manipulação e troca dos instrumentos, reduzindo o tempo cirúrgico.
Ferramentas de Inteligência Artificial para aumentar a eficácia e segurança do procedimento ao facilitar o acoplamento do sistema robótico ao paciente, prevenir conflitos de braços e otimizar o alcance dos instrumentos no interior do tórax.
Melhor conectividade entre sistemas, permitindo o controle remoto de robôs com menor atraso na transmissão de dados para cirurgias a distância.
Utilização de dispositivos móveis como óculos tridimensionais e realidade aumentada para melhor visualização e compreensão das estruturas anatômicas, aumentando a precisão cirúrgica.
Integração entre sistemas robóticos e *softwares* de manipulação de imagem cardiovascular para auxiliar o cirurgião nas decisões intraoperatórias.
Desenvolvimento de sistemas robóticos uniportais para a cirurgia cardíaca.
Aprimoramento de ferramentas robóticas como estabilizadores cardíacos para cirurgias sem CEC, dispositivos de sutura e grampeadores endoscópicos.
Ampliação das indicações da cirurgia robótica para cardiopatias congênitas complexas e casos pediátricos.
Canulação percutânea de acessos venosos e arteriais com utilização de dispositivos oclusores para aumentar a eficiência cirúrgica e reduzir complicações associadas a acessos vasculares.
Desenvolvimento de novas estratégias de CEC, como uso de cânulas de perfusão bidirecional para minimizar o risco de isquemia distal de membros.
Redução do custo da tecnologia, permitindo amplo acesso à técnica.
Acesso facilitado a cursos de capacitação e formação de equipe multiprofissional especializada.

Referências bibliográficas

1. Mack MJ. Minimally invasive and robotic surgery. JAMA. 2001;285(5):568-72.
2. Bush B, Nifong LW, Chitwood WR Jr. Robotics in cardiac surgery: past, present, and future. Rambam Maimonides Med J. 2013;4(3):e0017.
3. Cheng DC, Martin J, Lal A, Diegeler A, Folliguet TA, Nifong LW, et al. Minimally invasive versus conventional open mitral valve surgery: a meta-analysis and systematic review. Innovations (Phila). 2011;6(2):84-103.
4. Yanagawa F, Perez M, Bell T, Grim R, Martin J, Ahuja V. Critical outcomes in nonrobotic vs robotic-assisted cardiac surgery. JAMA Surg. 2015;150(8):771-7.
5. Wang S, Zhou J, Cai JF. Traditional coronary artery bypass graft versus totally endoscopic coronary artery bypass graft or robot-assisted coronary artery bypass graft--meta-analysis of 16 studies. Eur Rev Med Pharmacol Sci. 2014;18(6):790-7.
6. Kitahara H, Nisivaco S, Balkhy HH. Graft patency after robotically assisted coronary artery bypass surgery. Innovations (Phila). 2019;14(2):117-23.
7. Doulamis IP, Spartalis E, Machairas N, Schizas D, Patsouras D, Spartalis M, et al. The role of robotics in cardiac surgery: a systematic review. J Robot Surg. 2019;13(1):41-52.
8. Sündermann SH, Sromicki J, Rodriguez Cetina Biefer H, Seifert B, Holubec T, Falk V, Jacobs S. Mitral valve surgery: right lateral minithoracotomy or sternotomy? A systematic review and meta-analysis. J Thorac Cardiovasc Surg. 2014;148(5):1989-1995.e4.
9. Gao C. Robotic cardiac surgery. Heidelberg, Germany: Springer Science + Business Media Dordretch, 2014.
10. Kwoh YS, Hou J, Jonckheere EA, Hayati S. A robot with improved absolute positioning accuracy for CT guided stereotactic brain surgery. IEEE Trans Biomed Eng. 1988;35(2):153-60.
11. Carpentier A, Loulmet D, Aupècle B, Kieffer JP, Tournay D, Guibourt P, et al. Chirurgie à coeur ouvert assistée par ordinateur. Premier cas opéré avec succès [Computer assisted open heart surgery. First case operated on with success]. C R Acad Sci III. 1998;321(5):437-42.
12. Mohr FW, Falk V, Diegeler A, Autschback R. Computer-enhanced coronary artery bypass surgery. J Thorac Cardiovasc Surg. 1999;117(6):1212-4.
13. Loulmet D, Carpentier A, d'Attellis N, Berrebi A, Cardon C, Ponzio O, Aupècle B, Relland JY. Endoscopic coronary artery bypass grafting with the aid of robotic assisted instruments. J Thorac Cardiovasc Surg. 1999;118(1):4-10.
14. Balkhy HH, Nisivaco S, Kitahara H, McCrorey M, Patel B. Robotic beating heart totally endoscopic coronary artery bypass in higher-risk patients: Can it be done safely? Innovations (Phila). 2018;13(2):108-113.
15. Meccariello G, Faedi F, AlGhamdi S, Montevecchi F, Firinu E, Zanotti C, et al. An experimental study about haptic feedback in robotic surgery: may visual feedback substitute tactile feedback? J Robot Surg. 2016;10(1):57-61.
16. Ishikawa N, Watanabe G. Robot-assisted cardiac surgery. Ann Thorac Cardiovasc Surg. 2015;21(4):322-8.
17. Lehr EJ, Guy TS, Smith RL, Grossi EA, Shemin RJ, Rodriguez E, et al. minimally invasive mitral valve surgery III: training and robotic-assisted approaches. Innovations (Phila). 2016;11(4):260-7.
18. Pettinari M, Navarra E, Noirhomme P, Gutermann H. The state of robotic cardiac surgery in Europe. Ann Cardiothorac Surg. 2017;6(1):1-8.
19. Gillinov AM, Mihaljevic T, Javadikasgari H, Suri RM, Mick SL, Navia JL, et al. Early results of robotically assisted mitral valve surgery: Analysis of the first 1000 cases. J Thorac Cardiovasc Surg. 2018;155(1):82-91.e2.
20. Murphy DA, Moss E, Binongo J, Miller JS, Macheers SK, Sarin EL, et al. The expanding role of endoscopic robotics in mitral valve surgery: 1,257 Consecutive Procedures. Ann Thorac Surg. 2015;100(5):1675-81; discussion 1681-2.
21. Amabile A, Torregrossa G, Balkhy HH. Robotic-assisted coronary artery bypass grafting: current knowledge and future perspectives. Minerva Cardioangiol. 2020;68(5):497-510.
22. Poffo R, Toschi AP, Pope RB, Celullare AL, Benício A, Fischer CH, et al. Robotic surgery in cardiology: a safe and effective procedure. Einstein (Sao Paulo). 2013;11(3):296-302.

23. Poffo R, Toschi AP, Pope RB, Montanhesi PK, Santos RS, Teruya A, et al. Robotic cardiac surgery in Brazil. Ann Cardiothorac Surg. 2017;6(1):17-26.
24. Poffo R, Celullare AL, Pope RB, Toschi AP. Robotic assisted minimally invasive surgery for atrial septal defect correction. Rev Bras Cir Cardiovasc. 2012;27(3):488-90.
25. Lamelas J, Aberle C, Macias AE, Alnajar A. Cannulation strategies for minimally invasive cardiac surgery. Innovations (Phila). 2020;15(3):261-9.
26. Pesaro AEP, Montanhesi PK. Hospital Israelita Albert Einstein. Guia do Episódio de Cuidado Manejo Pós-operatório de Cirurgia Cardíaca em UTI. Disponível em: <https://medicalsuite.einstein.br/pratica-medica/Pathways/Manejo-Pos-Operatorio-de-Cirurgia-Cardiaca-em-UTI.pdf>. Acesso em: 10 out. 2021.
27. Noss C, Prusinkiewicz C, Nelson G, Patel PA, Augoustides JG, Gregory AJ. Enhanced recovery for cardiac surgery. J Cardiothorac Vasc Anesth. 2018;32(6):2760-70.
28. Wong WT, Lai VK, Chee YE, Lee A. Fast-track cardiac care for adult cardiac surgical patients. Cochrane Database Syst Rev. 2016;9(9):CD003587.
29. Engelman DT, Ben Ali W, Williams JB, Perrault LP, Reddy VS, Arora RC, et al. Guidelines for perioperative care in cardiac surgery: Enhanced recovery after surgery society recommendations. JAMA Surg. 2019;154(8):755-66.
30. Bojar RM. Manual of perioperative care in adult cardiac surgery. Chichester: Wiley-Blackwell; 2011.

Capítulo 4

Síndrome de baixo débito cardíaco e assistência circulatória mecânica no pós-operatório

Fabio Biscegli Jatene
Alexandre Ciappina Hueb

PONTOS-CHAVE

- A síndrome do baixo débito cardíaco (SBDC) no pós-operatório de cirurgia cardiovascular é uma complicação que varia entre 1 e 32%, com sobrevida variando entre 19,5 e 52,4%.
- Comprometimento da função ventricular esquerda tem sido reconhecido como o principal fator de risco.
- Dentre as causas identificáveis de BDC no pós-operatório podemos citar: operação não eficiente, má proteção miocárdica, tamponamento cardíaco, elevação da pós-carga ventricular, arritmias.
- Os dispositivos de assistência mecânica, ou suporte circulatório, constituem meio eficaz de apoio a situações de disfunção miocárdica aguda com choque cardiogênico que colocam a vida do paciente em risco.
- Objetivo dos dispositivos de assistência mecânica contempla a diminuição da pré-carga, diminuição da pós-carga e otimização do débito cardíaco.
- Balão intra-aórtico (BIA) e oxigenação por membrana extracorpórea (ECMO) são os dispositivos mais utilizados em pós-operatório de cirurgia cardíaca.

Introdução

Atualmente, identificamos um aumento na complexidade relacionada aos procedimentos cardiovasculares; em contrapartida, observa-se significativo declínio na mortalidade associada a esse procedimento.[1] No Brasil, são realizadas anualmente cerca de 100 mil cirurgias cardíacas (Datasus), com uma taxa de mortalidade média de 2%. Embora a mortalidade perioperatória seja considerada baixa, o número de complicações cardiovasculares é mais elevado. A síndrome de baixo débito cardíaco (SBDC) é a mais séria e comum complicação relacionada aos procedimentos cardiovasculares. Ocorre em cerca de 2 a 14% das cirurgias cardíacas que requerem circulação extracorpórea (CEC) e está associada a aumento no tempo de internação, custos hospitalares, índices de morbidade e mortalidade pós-operatória em proporção que varia de 12 a 25 vezes.[2-5]

Apesar da morbidade significativa associada à SBDC, poucos estudos avaliam esse impacto na esfera clínica, na reabilitação, nas sequelas e no custo envolvido em ambiente hospitalar e domiciliar.[6] Sendo assim, torna-se imprescindível identificar as características clínicas e as variáveis perioperatórias que aumentam a ocorrência de SBDC, para que ações preventivas sejam tomadas, evitando o aumento da morbidade e mortalidade pós-operatória.[7]

O comprometimento da função ventricular esquerda, levando a uma redução na oferta de oxigênio (DO_2) e subsequente hipóxia tecidual, tem sido reconhecido como o principal fator de risco para o baixo débito pós-operatório.[8-10] O uso de agentes inotrópicos e/ou suporte circulatório mecânico é desejável para melhorar a condição clínica e hemodinâmica do paciente.[11,12] Dentre as complicações relacionadas à SBDC, insuficiência renal aguda, complicações neurológicas, pulmonares e fibrilação atrial são as mais prevalentes.[13,14]

Pacientes com alto risco pré-operatório, especialmente aqueles com comprometimento sistólico do ventrículo esquerdo, com fração de ejeção ventricular (FEVE) < 35%, desenvolvem SBDC mais frequentemente do que os pacientes com FEVE normal[15] e devem receber atenção especial durante o período perioperatório. Assim, a identificação imediata da SBDC é necessária para permitir terapia direcionada com objetivo de otimizar o DO_2 e restaurar o metabolismo tecidual e a função miocárdica, melhorando o quadro clínico e o desfecho.

O procedimento anestésico cirúrgico deflagra várias reações no organismo, como ativação simpática, resposta inflamatória e alterações hemodinâmicas, que podem promover uma disfunção orgânica múltipla. Nas últimas décadas, temos observado na cirurgia cardíaca uma fase em que a tecnologia e o conhecimento agregado vêm oferecendo aos pacientes mais segurança e qualidade durante e após os procedimentos realizados. Tanto os cuidados pré como os perioperatórios são fundamentais para uma boa evolução, visto que são, em boa parte das vezes, pacientes com disfunção cardíaca importante que serão submetidos a procedimentos cirúrgicos de grande porte.[16] A maioria desses pacientes responde de maneira favorável à terapia de suporte farmacológico com o uso de inotrópicos, vasodilatadores e reposição volêmica ou, eventualmente, com o uso de suporte mecânico com o balão intra-aórtico (BIA). Mesmo assim, uma pequena parte, 1 a 2,5% dos pacientes, demonstra declínio rápido e progressivo na sua condição clínica e hemodinâmica, sendo necessário associar terapia de assistência circulatória mecânica para evitar um desfecho fatal.[17]

A ocorrência de SBDC pós-operatória pode ser imprevisível e ocorrer em pacientes com lesão miocárdica perioperatória, bem como naqueles com disfunção preexistente.[18]

Fatores de risco e preditores

Existem algumas condições que são inerentes ao processo operatório e, de acordo com cada paciente, podem deflagrar uma determinada resposta. A resposta aos procedimentos anestésico e cirúrgico, sejam eles mais ou menos sensíveis, sem dúvida, é uma importante causa de baixo débito. É interessante notar a eventualidade dessa situação naqueles pacientes que são submetidos a procedimentos com menor manipulação do coração e intervenção hemodinâmica e que podem evoluir com grave resposta inflamatória e SBDC.[19] Exemplo dessa situação são aqueles pacientes elencados para revascularização miocárdica sem CEC, com anastomose da artéria torácica interna para o ramo interventricular anterior. Em contrapartida, temos cirurgias combinadas, extensas, de grande porte, que após horas de CEC evoluem de maneira muito favorável. Essa situação nos leva a concluir que a SBDC está associada não apenas a variáveis ponderáveis, que frequentemente ocasionam essa situação, mas a um sistema muito mais complexo, cujos reais mecanismos que desencadeiam essa indesejável resposta são desconhecidos.

Alguns modelos preditores de evolução são comumente utilizados, como o EuroSCORE ou escore STS, que preveem alterações cardiovasculares no período perioperatório e/ou pós-operatório.[20-22] Fatores preditores de má evolução e possibilidade de SBDC incluem idade avançada, gênero feminino, obesidade, FEVE diminuída, tempo prolongado de CEC, cirurgia de emergência, diabetes mellitus, desnutrição, doenças preexistentes, comprometimento da função renal, reoperações, procedimentos cardiovasculares combinados, como revascularização miocárdica associada a substituição valvar, entre outros (Quadro 1).[23,24] Múltiplas características do paciente estão associadas ao risco aumentado de SBDC. O choque cardiogênico pré-operatório aumenta o risco em mais de oito vezes. Esses pacientes geralmente requerem cirurgia de urgência após infarto do miocárdio e podem desenvolver falência orgânica uni ou multissistêmica.[5,25]

A incidência da SBDC varia amplamente entre os procedimentos. Um em cada quatro pacientes com cirurgia combinada (p. ex.: revascularização do miocárdio associada à substituição valvar) desenvolvem SBDC. Procedimentos cirúrgicos de maior complexidade exigindo uso prolongado de CEC ou parada cardioplégica, e consequente lesão de isquemia-reperfusão, podem predispor à SBDC. A menor incidência de SBDC ocorre após cirurgia de substituição da valva aórtica, talvez pela função ventricular esquerda preservada em pacientes com estenose aórtica. Isso contrasta com o aumento agudo da pós-carga que ocorre após a cirurgia da valva mitral para regurgitação mitral e risco aumentado de SBDC.[26,27]

Estratégias preventivas para melhorar e/ou proteger a função miocárdica e reduzir o dano pós-operatório em pacientes de alto risco podem diminuir a ocorrência desse indesejado evento.[28]

QUADRO 1 Fatores preditores de síndrome do baixo débito cardíaco pós-operatório

Idade superior a 65 anos
Diabetes mellitus
Fase aguda do infarto agudo do miocárdio
Complicações mecânicas do infarto do miocárdio
Descompensação de insuficiência cardíaca
Desnutrição proteico-calórica
Fração de ejeção reduzida (< 35%)
Tempo de CEC
Associação de cirurgias
Cirurgia de emergência
Revascularização incompleta
Anemia
Preditores laboratoriais de resposta inflamatória elevados

Fisiopatologia

A maioria das intervenções cardiovasculares que incluem CEC com parada cardíaca pode levar à disfunção do miocárdio, que normalmente resulta da lesão de isquêmica/reperfusão do coração. A persistência de tais disfunções pode variar desde poucas horas (temporárias) ou, eventualmente, levar a lesões mais prolongadas, nos casos de isquemia profunda ou permanente, como na ocorrência de infarto do miocárdio perioperatório. Devemos identificar os seguintes mecanismos fisiopatológicos da SBDC: (1) disfunção sistólica do VE, (2) disfunção sistólica ventricular do ventrículo direito e (3) disfunção diastólica do VE. Esses mecanismos podem ocorrer de forma isolada ou em associação.

Baixo débito cardíaco pós-operatório

A SBDC pós-operatória pode ser definida por meio de variáveis clínicas, hemodinâmicas e laboratoriais, e a associação dessas variáveis predispõe ao melhor entendimento da condição clínica e direciona a ação terapêutica. Entre outras, podemos utilizar as seguintes definições para caracterizar a SBDC: índice cardíaco < 2,2 $L.min^{-1}.m^{-2}$, estando a volemia ajustada e essa condição pode ser decorrente de falência dos ventrículos direito, esquerdo ou de ambos; oligúria, definida como débito urinário inferior a 0,5 mL/kg/hora; saturação venosa (SvO_2) mista de oxigênio < 60% e lactato arterial > 2,2 mmol/L; má perfusão periférica, acidose metabólica e aumento no gradiente do dióxido de carbono.

Recentemente, Duncan et al. avaliaram 59.810 pacientes que foram submetidos à cirurgia cardíaca em 164 hospitais durante um período de 2 anos. Embora vinculados pelas limitações e vieses inerentes ao uso de uma retrospectiva, os autores sugeriram uma nova definição de SBDC: (1) necessidade de suporte circulatório mecânico com uso de balão intra-aórtico, ou dispositivo de assistência ventricular esquerda ou oxigenação de membrana extracorpórea durante ou após a cirurgia, e/ou (2) instabilidade hemodinâmica que necessite de suporte farmacológico contínuo com ≥ 2 medicamentos inotrópicos no 1º dia de pós-operatório. Essa nova caracterização é importante para identificar e tomar as medidas terapêuticas que podem impactar de forma positiva no pós-operatório.[29]

Para que possamos identificar precocemente a SBDC pós-operatória, a monitorização é fundamental. O objetivo é a otimização hemodinâmica perioperatória, que almeje o equilíbrio entre DO_2 e consumo de oxigênio (VO_2), e isto é especialmente importante em pacientes com baixo débito cardíaco. A escolha individualizada da técnica de monitoramento perioperatório depende do tipo de cirurgia e do risco relativo do paciente. Novos métodos de monitoramento hemodinâmico surgiram, incluindo medidas em tempo real e abordagens menos invasivas.[30-32]

A recomendação básica é que tenhamos as seguintes monitorizações contínuas: de eletrocardiograma (ECG), saturação de oxigênio arterial sistêmica, pressão arterial invasiva, balanço de fluidos (diurese, drenagem), mensuração de pressão venosa central, gradiente arteriovenoso de oxigênio e dosagem sérica do lactato arterial. Recomenda-se a monitorização hemodinâmica avançada em pacientes que apresentam instabilidade hemodinâmica no peri ou pós-operatório ou naqueles não responsivos à reposição volêmica inicial. Nesse caso, há indicação de mensuração das pressões intracavitárias, do débito cardíaco contínuo e da saturação venosa contínua.[33,34]

A técnica de termodiluição usando o cateter de artéria pulmonar (Swan-Ganz) permanece o padrão-ouro para mensuração do débito cardíaco. Além disso, temos disponível a mensuração da pressão arterial pulmonar e pressão de oclusão da artéria pulmonar. Pode-se obter as medidas intermitentes do débito cardíaco pela injeção de solução salina na porção proximal do cateter ou de forma contínua por filamento térmico em cateteres com esse tipo de dispositivo.[35] Apesar dos benefícios, o uso clínico do Swan-Ganz vem declinando gradativamente por causa de sua questionável capacidade de fornecer alvos hemodinâmicos apropriados para terapia direcionada por metas. Além disso, devemos considerar os riscos inerentes de complicações mecânicas, trombótica e infecciosa relacionados ao cateter.[36]

Outra técnica adotada é a termodiluição transpulmonar, que envolve a injeção de solução salina fria na veia jugular ou na subclávia, seguida por medição das alterações de temperatura utilizando cateter com termistor na extremidade. A medição do débito cardíaco por essa técnica foi validada em cirurgia cardíaca com precisão semelhante ao cateter de Swan-Ganz.[37] Por meio da análise do contorno da curva de pulso arterial, medições de débito cardíaco obtidas em tempo real, a partir do sangue arterial, podem ser obtidas e são baseadas em algoritmos que analisam as características das formas de onda. A principal vantagem desses sistemas é que eles fornecem débito cardíaco contínuo e medida de variação de pressão de pulso. Destaque também para os monitores de débito cardíaco não invasivos que, por meio de bioimpedância, tonometria e variação de forma de onda, permitem estimativas do débito cardíaco de forma contínua.[38-40]

A avaliação por imagem por meio da ecocardiografia peri e pós-operatória permite o diagnóstico de distúrbios hemodinâmicos. Como uma importante ferramenta de diagnóstico em cirurgia cardíaca, a ecocardiografia pode ser usada para avaliar a FEVE, volumes cardíacos, função sistólica e diastólica, disfunção valvar, pressão da artéria pulmonar, pressões de enchimento ventricular, derrame pericárdico e responsividade a fluidos. Diretrizes publicadas pela American Society of Anesthesiologists recomendam o uso do ecocardiograma para pacientes com hipotensão persistente ou hipóxia.[40] O uso da ecocardiografia também é encorajado durante a fase de choque para ajudar a identificar os principais mecanismos envolvidos na SBDC e determinar a ação terapêutica. No entanto, a ecocardiografia é um método operador dependente e não pode fornecer medições hemodinâmicas contínuas.

Terapia hemodinâmica direcionada por metas em cirurgia cardíaca visa ações terapêuticas que otimizem a hemodinâmica e o transporte de oxigênio para prevenir a SBDC. Embora o uso de monitorização avançada ainda seja recomendado para orientar a terapia em cirurgias cardíacas de alto risco, e nessa situação o tempo de internação na UTI diminuiu, nos pacientes coronarianos e valvares de baixo risco, as técnicas de monitorização avançadas não melhoraram os resultados clínicos.[41,42]

Causas da síndrome de baixo débito cardíaco

A insuficiência ou falência do miocárdio em prover fluxo no peri e pós-operatório de cirurgia cardíaca tem relação direta com a doença cardíaca de base, o comprometimento da função ventricular, o trauma da operação sobre o coração, o ato operatório em si e as afecções prévias. A SBDC representa um grande desafio em cirurgia cardíaca, porque está associada ao aumento da morbidade e mortalidade. O uso precoce de numerosas drogas e técnicas é necessário para mitigar a incidência dessa complicação, especialmente em pacientes de alto risco.

Dentre as causas identificáveis de SBDC no pós-operatório podemos citar:

- Operação não eficiente – cabe aos vários integrantes da equipe, por meio do *"heart team"*, definir a melhor indicação, bem como o apropriado procedimento cirúrgico, da melhor forma possível. Tempos operatórios longos, revascularizações incompletas, tratamentos valvares imperfeitos ou *shunts* residuais poderão acarretar SBDC pós-operatório.

- Má proteção miocárdica – durante o ato operatório, o emprego da CEC possibilita a oxigenação, bombeamento e regulação da temperatura sanguínea, estabelecendo o débito cardíaco necessário para determinada superfície corpórea. A CEC garante fluxo para todos os órgãos, exceto para o coração quando a aorta é pinçada. Nesse momento, a nutrição do coração é interrompida e sua integridade fisiológica depende de estratégias que mantenham o coração preservado, parado em diástole e consumindo a menor quantidade possível de substratos energéticos. As técnicas para preservar o coração durante esse período de isquemia são várias, mas a mais utilizada é a solução cardioplégica. Essa solução perfunde as artérias coronárias e permite um estado de verdadeira hibernação do miocárdio. Algumas vezes, por motivos diversos, essa solução protetora não alcança o efeito desejado e as consequências podem ser graves. Isso pode caracterizar a má proteção miocárdica, uma das principais causas de disfunção miocárdica no perioperatório que pode levar à SBDC pós-operatória.

  A SBDC pós-operatória leva à elevação das pressões intracavitárias, expressas pelos aumentos da pressão venosa central (PVC) e/ou da pressão de oclusão da artéria pulmonar (POAP), na ausência de hipervolemia e/ou de elevação da pós-carga. Além disso, a ecocardiografia, particularmente a transesofágica, torna possível a direta demonstração da contratilidade ventricular segmentar e global, bem como a aferição dos volumes diastólico e sistólico finais.
- Tamponamento cardíaco agudo – esse tipo de choque classificado como obstrutivo, que leva à SBDC, é caracterizado pela redução aguda da pré-carga ventricular, por compressão extrínseca do coração, notadamente por sangue e/ou coágulos pericárdicos. Deve sempre ser considerado em vigência de SBDC pós-operatória, associada à ocorrência de eventos como queda da pressão arterial, presença de pulso paradoxal e má resposta à terapia inotrópica com catecolaminas. A suspeita deve ser confirmada com auxílio de radiografia de tórax, avaliando o índice cardiotorácico e com ecocardiograma, de grande valia diagnóstica nessa condição. A drenagem pericárdica é absolutamente necessária.
- Elevação da pós-carga ventricular – o aumento da pós-carga ao ventrículo direito pode surgir muito rapidamente, como resultado de uma súbita elevação da pressão e da resistência vascular pulmonares. Observa-se durante um episódio paroxístico de hipertensão pulmonar, frequentemente provocado por aspiração traqueal, com grande queda do débito cardíaco e risco de morte súbita. A possibilidade de tromboembolismo pulmonar agudo deve sempre ser considerada. O aumento da pós-carga ao ventrículo esquerdo pode resultar de uma súbita elevação da pressão arterial sistêmica, passível de ocorrer durante aspiração traqueal, agitação pós-operatória e por hipóxia.
- Arritmias – bradiarritmias, produzidas por bloqueios atrioventriculares ou de ramos do feixe de HIS, por hipoxemia e por drogas podem resultar em SBDC. Taquiarritmias sob a forma de fibrilação atrial e taquicardia paroxística supraventricular podem resultar em hipotensão. Estão presentes em até 40% dos pacientes em pós-operatório imediato. Sua prevalência aumenta com a infusão de aminas simpaticomiméticas (dobutamina, dopamina, adrenalina e noradrenalina).

Tratamento do baixo débito cardíaco pós-operatório

A estratégia terapêutica ideal para o tratamento da SBDC é uma grande preocupação na prática clínica contemporânea. O tratamento é complexo e deve priorizar a oferta de oxigênio aos tecidos, oferecendo suporte hemodinâmico a fim de prevenir a disfunção miocárdica. Esforços devem ser direcionados para identificar as causas citadas previamente, e ações terapêuticas tomadas rapidamente. As primeiras ***ações*** no tratamento da SBDC são o ajuste volêmico, a manutenção do equilíbrio de acidobásico, a normotermia, a correção de anormalidades eletrolíticas e o ajuste dos parâmetros ventilatórios, pois essas medidas serão necessárias para uma melhor responsividade de drogas inotrópicas, vasopressoras e dilatadoras.[43] O uso de catecolaminas é a terapia de primeira linha, mas estas têm efeitos deletérios. Além disso, alguns pacientes com SBDC permanecem em estado refratário, com hipoperfusão crítica persistente de órgãos e/ou congestão pulmonar, apesar do aumento das doses de catecolaminas.

O objetivo imediato na terapia da SBDC é restaurar a perfusão sistêmica para níveis adequados e evitar o desenvolvimento de falência secundária de órgãos. O tratamento inicial do baixo débito inclui terapia de suporte farmacológico, que consiste na otimização da pré-carga, com reposição volêmica adequada baseada em variáveis hemodinâmicas, na otimização miocárdica com drogas inotrópicas que não aumentem o consumo intramiocárdico de oxigênio e na modulação do tônus vascular com vasodilatadores ou vasopressores. Essas medidas terapêuticas iniciais adotadas para reverter o baixo débito cardíaco são frequentemente iniciadas no período perioperatório, para melhorar a função ventricular.[44] O suporte farmacológico não é inócuo ao paciente criticamente enfermo submetido a um procedimento de alta complexidade. Devemos entender que essas drogas não curam o paciente, mas fornecem substrato para que o organismo possa se recuperar da injúria.[45] É importante mencionar que a reposição volêmica, em um estado de resposta inflamatória, determina extravasamento de fluido para o interstício, levando a um comprometimento da troca alvéolo-capilar, por exemplo. O uso de catecolaminas inotrópicas determina aumento no consumo intramiocárdico de oxigênio, sem falar dos vasopressores, necessários para manter um nível pressórico mínimo, mas à custa de alta pós-carga ao ventrículo esquerdo. Nesse cenário, acrescente possíveis morbidades intrínsecas do paciente e teremos uma situação em que a lesão de órgãos-alvo se torna iminente. Caso a resposta sistêmica não seja adequada, o suporte mecânico deve ser considerado.

Terapia medicamentosa

Dobutamina

A principal ação da dobutamina é sobre os receptores β1-adrenérgicos, com pequena ação nos receptores β2 e α-adrenérgicos. Essa droga aumenta a contratilidade ventricular, o volume sistólico e o débito cardíaco, diminuindo a resistência vascular sistêmica e pulmonar, sem aumentar significativamente a frequência cardíaca. Esses efeitos são obtidos em pacientes com ajuste volêmico adequado, sendo que administrada de forma adequada, a dobutamina melhora o metabolismo miocárdico e o fluxo sanguíneo coronário em razão da melhora de pressão de perfusão coronariana, tempo de perfusão direto e dilatação das artérias coronárias. Essas propriedades tornam a dobutamina o agente ideal para uso em pacientes com SBDC após cirurgia cardíaca.[46-49]

Norepinefrina

A norepinefrina é predominantemente um agonista α-adrenérgico com efeito modesto nos receptores β-adrenérgicos, faixa terapêutica que presumivelmente é resultado da redução da regulação dos receptores α-adrenérgicos no paciente criticamente enfermo. Assim, o tratamento bem-sucedido com doses variando de 0,01 a 2 mg/kg/min foi relatado em pacientes que, durante ou após a resposta endócrino-metabólica do trauma cirúrgico, liberam cininas vasodilatadoras (liberação de histamina pela degranulação dos mastócitos) que levem a um quadro de vasoplegia. O efeito da norepinefrina, apesar de desejado, em casos de vasodilatação com comprometimento hemodinâmico, deve ser titulado de tal forma que não ofereça efeitos deletérios aos pacientes, como em situações em que a volemia não esteja adequadamente otimizada.[10, 50-53]

Epinefrina

A epinefrina é um agonista adrenérgico seletivo com alta afinidade para receptores β1, β2 e α-adrenorreceptores. Apresenta propriedades inotrópicas e vasoconstritoras imprevisíveis e capacidade de induzir acidose lática.

A epinefrina não é um medicamento de primeira linha para tratamento da SBDC, mas é usada ocasionalmente nos casos mais graves em que a terapia inotrópica convencional é pouco responsiva.

Inibidores de fosfodiesterase

Milrinona, amrinona e enoximona aumentam a concentração intracelular de adenosina monofosfato (AMP) cíclico por inibição de fosfodiesterase tipo III (PDEIII) e têm ação inotrópica e efeitos vasodilatadores pulmonares e sistêmicos. A milrinona não aumenta o VO_2 ou a frequência cardíaca, diferentemente das catecolaminas. Apesar de seus efeitos hemodinâmicos favoráveis, há abundantes evidências de que os inibidores de PDEIII pioram em longo prazo resultados em pacientes com insuficiência cardíaca. Preocupações sobre a tendência aumentada de mortalidade associada ao uso de milrinona em cirurgia cardíaca são exploradas em metanálises que sugerem que isso pode ser explicado, pelo menos em parte, pelo aumento da incidência de fibrilação atrial no pós-operatório de cirurgia cardíaca. Milrinona é mais comumente usada como um agente de segunda linha quando a melhora hemodinâmica não pode ser alcançada com dobutamina e é especialmente eficaz em pacientes com resistência vascular pulmonar aumentada.[54-56]

Levosimendan

O levosimendan é uma droga relativamente nova que foi aprovada inicialmente para melhorar a performance miocárdica na insuficiência cardíaca. Seu mecanismo de ação é baseado no aumento da sensibilidade ao cálcio (sensibilizador de cálcio), na actina-miosina que leva a aumento da contratilidade miocárdica sem aumento significante do VO_2. Em uma grande metanálise de levosimendan, incluindo 5.480 pacientes de 45 ensaios clínicos randomizados, o medicamento reduziu a mortalidade entre pacientes adultos em cirurgia cardíaca.[57] Entre os pacientes de alto risco, o levosimendan também reduziu as incidências de disfunção aguda e morte.[58,59] Em contrapartida, um ensaio bem projetado, considerando o levosimendan para tratamento de pacientes com SBDC no pós-operatório de cirurgia cardíaca que envolvia 1.000 pacientes, foi interrompido com 506 em razão da futilidade da ação terapêutica. Os pesquisadores do estudo CHEETAH concluíram que a administração de levosimendan não melhorou a sobrevida em 1 ano de pacientes submetidos à cirurgia cardíaca com disfunção miocárdica perioperatória. A mortalidade em 1 ano nesses pacientes no grupo-controle e tratamento foi, em média, 17%.[60,61]

Dispositivos de assistência circulatória mecânica

A estratégia terapêutica ideal para alguns pacientes com SBDC que permanecem em estado refratário, com hipoperfusão crítica persistente de órgãos e/ou congestão pulmonar, tem mudado, apesar do aumento das doses de catecolaminas.

Essa mudança de paradigma ocorreu com o advento dos dispositivos de assistência circulatória mecânica. Vários estudos demonstraram que a utilização de aparelhos de suporte circulatório mecânico poderia ser uma terapia de salvamento na SBDC, mas a realização de ensaios clínicos randomizados nesse cenário clínico é um desafio.[62,63]

Os dispositivos oferecem uma grande oportunidade para melhorar o prognóstico do paciente; eles continuam a aumentar em popularidade, utilização em centros especializados e em procedimentos cardiovasculares de alta complexidade para permitir suporte e melhor prognóstico. Tal tecnologia pode restaurar os níveis normais de desempenho cardíaco, melhorando a perfusão sistêmica com menor dano de órgãos-alvo e com importante impacto na sobrevida de pacientes que evoluem com SBDC pós-operatório.

Sem dúvida, a tecnologia agregada e o desenvolvimento dos equipamentos de suporte circulatório sofreram muitas modificações desde 1967, quando Kantrowitz et al.[64] iniciaram clinicamente o uso de um dos modelos mais simples do balão intra-aórtico (BIA).

Racional do uso de dispositivos de assistência circulatória

Uma vez confirmado o diagnóstico, terapias precoces e eficientes são urgentemente necessárias para evitar falhas em múltiplos órgãos e morte. A ecocardiografia transtorácica (ETT) desempenha um papel fundamental, não só no diagnóstico, mas também na avaliação e monitoramento do estado hemodinâmico e na avaliação das pressões de enchimento intracavitárias, que podem evoluir rapidamente durante um curto período. Em alguns casos, especialmente em pacientes que não respondem à abordagem inicial, a monitorização invasiva com cateter de Swan-Ganz pode ser necessária.[65]

A identificação precoce de pacientes com SBDC é importante para propiciar um tratamento objetivo, visando reduzir o tempo de terapia. Sob o aspecto das diretrizes atuais sobre insuficiência cardíaca aguda, a estratégia terapêutica se apoia em três pontos. Primeiro, otimizar a performance miocárdica do coração com disfunção, utilizando inotrópicos como a dobutamina (classe IC) com o objetivo de aumentar o índice cardíaco. Se o paciente se apresenta hipotenso, pode ser necessário o uso de vasopressores, como a noradrenalina (classe IIB), objetivando uma pressão arterial média de > 65 mmHg.

Outra estratégia necessária é o gerenciamento adequado de fluidos. Esse aspecto é muito importante, pois no período pós-operatório, a resposta inflamatória desencadeada pelo trauma anestésico cirúrgico faz com que haja um extravasamento de ultrafiltrado de plasma para o compartimento extravascular, fazendo com que o paciente se apresente com excesso de volume, mas, na grande maioria das vezes, com depleção volêmica no compartimento intravascular.[66-68]

A extensão da disfunção miocárdica aliada a uma condição pré-operatória desfavorável pode levar a essa condição que agrega alta mortalidade e impõe a necessidade do suporte circulatório mecânico.[69] O suporte circulatório mecânico oferece benefício na sobrevida para uma proporção significativa de pacientes com SBDC, que é invariavelmente uma condição clínica que agrega alta mortalidade. Como existe um contínuo desenvolvimento desses dispositivos, devemos tomar as devidas precauções para que estes possam ser práticos no mundo real. Além de oferecer otimização hemodinâmica, eles devem ter uma razoável relação risco/benefício, serem viáveis economicamente, seguros, eficazes e de fácil inserção e manutenção.[70-73]

Assistência circulatória mecânica no pós-operatório

Os dispositivos de assistência mecânica, ou suporte circulatório, constituem meio eficaz de apoio a situações de disfunção miocárdica aguda com choque cardiogênico que colocam a vida do paciente em risco. O infarto agudo do miocárdio, intervenções percutâneas de alto risco, ablações e procedimentos operatórios complexos, como SBDC pós-operatório, são exemplos da necessidade desses dispositivos (Quadro 2).[74] Os dispositivos de suporte mecânico podem melhorar o prognóstico dos pacientes e estão sendo cada vez mais utilizados, assim como as pessoas habilitadas ao seu implante estão se capacitando, principalmente nos serviços de alta complexidade cardiovascular, o que permite oferecer melhor suporte e prognóstico para esses pacientes.[75-77]

QUADRO 2 Indicações para suporte circulatório mecânico temporário
Choque cardiogênico
Síndrome do baixo débito cardíaco pós-operatório
Infarto agudo do miocárdio
Complicações mecânicas do infarto do miocárdio
Descompensação de insuficiência cardíaca
Ponte para dispositivos de assistência ventricular esquerda de longa permanência
Ponte para transplante cardíaco
Falência do ventrículo direito

Tipos de dispositivos de assistência circulatória

O Quadro 3 apresenta os principais tipos de dispositivos de assistência circulatória.

QUADRO 3 Principais tipos de dispositivos empregados na assistência circulatória mecânica
Balão intra-aórtico
Sistema de oxigenação por membrana extracorpórea (ECMO)
Dispositivos de assistência ventricular percutânea
Bomba centrífuga
Dispositivos de assistência ventricular (DAV) ou ventrículos artificiais
Coração artificial total

Balão intra-aórtico

O balão intra-aórtico (BIA), baseado no princípio da contrapulsação, é o dispositivo de assistência circulatória mais utilizado no mundo para suporte circulatório em todas as formas de disfunção miocárdica (Figura 1). Apresenta custo mais baixo em relação aos demais dispositivos, além de mais fácil inserção e manuseio. Embora estudos recentes tenham contestado a eficácia do BIA na melhora da sobrevida e ensaios clínicos bem conduzidos não tenham sido realizados,

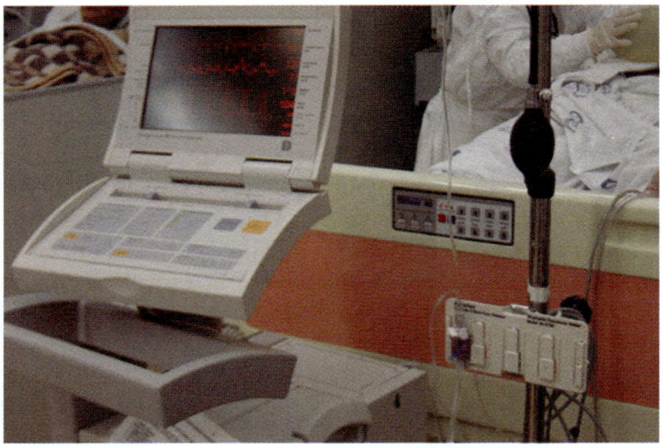

FIGURA 1

Uso de balão intra-aórtico (BIA) na Unidade de Recuperação Pós-operatória.

nos Estados Unidos mais de 40 mil balões intra-aórticos são utilizados ao ano.[66] O BIA é adequado apenas para os pacientes que necessitam de níveis baixos de suporte, porque esse dispositivo pode proporcionar não mais do que 1,5 L/min de suporte ao débito cardíaco. O seu emprego contempla pacientes em ritmo cardíaco regular, além de um débito cardíaco moderado.

O BIA é posicionado na aorta torácica descendente, habitualmente através de acesso arterial femoral. Após ajuste e sincronização, o balão insufla com gás durante a diástole, o que leva a um deslocamento anterógrado e retrógrado do sangue na aorta, proporcionando uma pressão diastólica aumentada, tendo como efeito a redução da pós-carga e um aumento na perfusão coronária. Os efeitos globais do BIA são modestos em relação ao aumento do débito cardíaco e do volume sistólico. O procedimento para implante desse dispositivo pode ser realizado à beira-leito ou sob visão fluoroscópica no laboratório de hemodinâmica. Ao longo dos anos, houve ampliação das indicações do BIA e o choque cardiogênico secundário a infarto agudo do miocárdio continua sendo a indicação mais comum. O BIA é contraindicado em pacientes com insuficiência aórtica e dissecção da aorta e contraindicações relativas incluem sepse e doença vascular periférica. As complicações incluem isquemia do membro inferior que recebe o BIA, sendo essa a principal complicação, variando de 8 a 18%, além de hemorragia no local de introdução por lesão vascular, trombocitopenia e infecção.[67,68]

ECMO

A oxigenação por membrana extracorpórea (ECMO) é cada vez mais usada como o suporte circulatório mecânico de primeira linha em pacientes refratários ao tratamento convencional. ECMO facilita a troca de gases respiratórios e fornece débito cardíaco para órgãos-alvo, auxiliando na recuperação de órgãos, identificação de lesões residuais e dando tempo para uma "ponte para decisão" para modos mais duráveis de suporte.[78] ECMO vem sendo muito difundida, tanto em pacientes pediátricos como em adultos, quer seja para manter suporte respiratório, por melhora da oxigenação e das trocas gasosas, bem como para oferecer também suporte cardiorrespiratório. O dispositivo consiste em uma bomba centrífuga para impulsionar o sangue através do oxigenador de membranas. Tubos e cânulas fazem a conexão dos vasos do paciente ao sistema e vice-versa, uma vez que o dispositivo é externo ao paciente, à beira do leito. O sangue pode ser captado de uma veia e devolvido a outra, todas de grosso calibre (veias femoral e jugular/átrio direito) e, nesse caso, a ECMO é venovenosa (modalidade respiratória). Pode, também, ser captada de uma veia e devolvida a uma artéria (artéria femoral ou aorta) e, nesse caso, a ECMO é venoarterial (modalidade cardiorrespiratória) (Figuras 2 e 3). A ECMO é atualmente bastante conhecida, de instalação relativamente

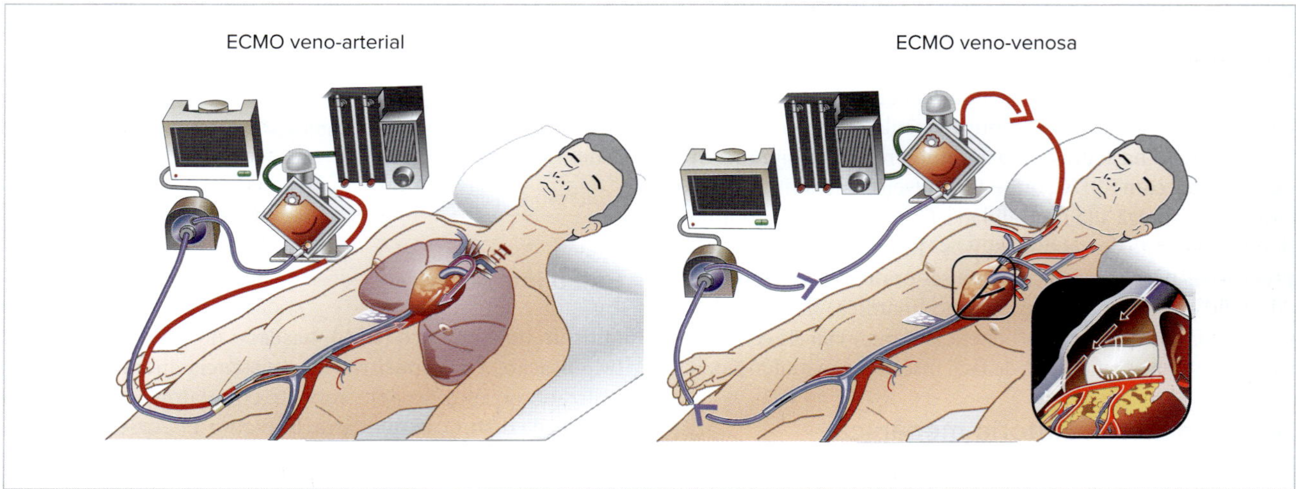

FIGURA 2

Modalidades de acesso do sistema de oxigenação por membrana extracorpórea (ECMO).

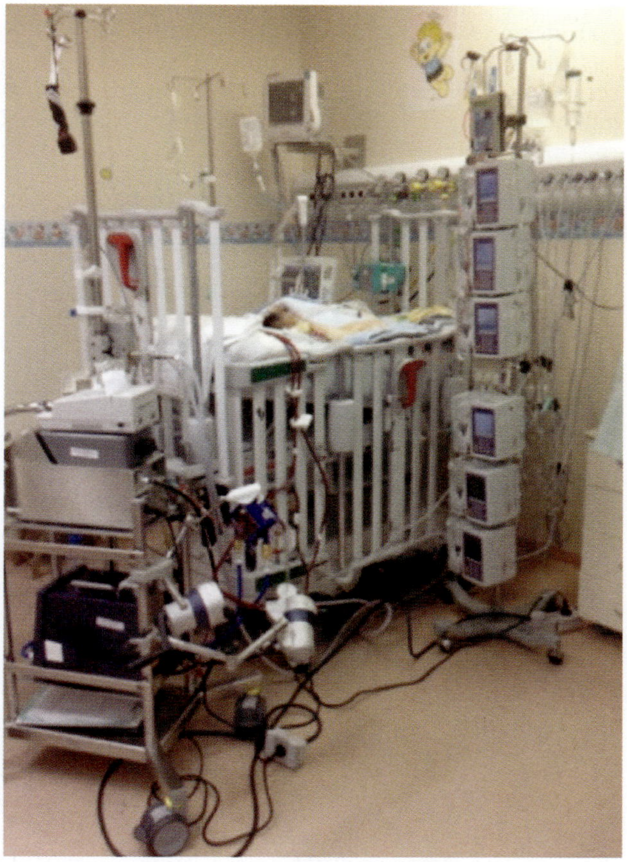

FIGURA 3

Emprego de sistema de oxigenação por membrana extracorpórea (ECMO) em paciente pediátrico no Instituto do Coração (InCor-HCFMUSP) (Unidade de Recuperação Cardíaca Infantil – REC Infantil).

simples, permite acesso por punção percutânea, oferecendo suporte às funções cardíacas e pulmonares de forma confiável. Esses recursos tornaram-na uma opção atraente para suporte circulatório na SBDC.[80]

Sem dúvida, a pandemia da Covid-19 tornou mais acessível, disponível e disseminada a utilização da ECMO.[81] Em atenção específica à SBDC, após o manejo otimizado das variáveis hemodinâmicas com suporte farmacológico, ventilatório e hemoterápico, o suporte mecânico com a ECMO tem sido cada vez mais utilizado em pacientes com disfunção orgânica progressiva, auxiliando na recuperação dos órgãos, na identificação de lesões residuais e oferecendo lastro para a recuperação do miocárdio atordoado, tornando-se uma opção para uso pós-cardiotomia.[82,83]

Em contraste, dispositivos de assistência ventricular (VADs) implantáveis ou paracorporais são mais complexos, mais caros e não permitem as trocas gasosas respiratórias. Esses recursos têm impedido a adoção generalizada no ambiente imediato na SBDC. Em um cenário agudo, não têm a mesma versatilidade que a ECMO.[84,86]

A indicação da ECMO segue um período de avaliação crítica e suporte farmacológico otimizado, antes de avançar para o suporte mecânico. Intervenções cardiovasculares combinadas, extensas ou com morbidades pré-operatórias alertam para a possibilidade de uso. Esse período eventualmente pode ser precedido pelo suporte com o balão intraórtico de contrapulsação. Havendo falha no desmame da CEC após essas modalidades terapêuticas, a ECMO é o próximo passo. A escolha do sítio de punção depende do momento em que se decide o implante, da familiaridade da equipe e da disponibilidade do equipamento em sala operatória. Além disso, deve-se decidir se a ECMO será veno-venosa ou veno-arterial. A opção por acesso percutâneo pelas veias femorais, veias jugulares e artérias femorais é atraente pela menor invasibilidade quando comparada ao acesso torácico, mas pode ser indisponível ou necessitar de cânulas específicas que eventualmente não sejam alcançáveis naquele momento.[87,88]

A canulação periférica é mais comum do que a canulação central, ressaltando que a maioria dos implantes de ECMO pós-SBDC ocorre dentro das primeiras 24 horas do procedimento.

Em relação à decisão entre a ECMO veno-venosa ou veno-arterial, deve-se ter em mente que a canulação veno-arterial, particularmente a arterial central, permite uma drenagem cardíaca direita eficaz e um fluxo arterial anterógrado gerando uma descompressão cardíaca eficiente enquanto o miocárdio se recupera. A regurgitação aórtica severa prévia, ou a tensão da parede gerada pelo fluxo da ECMO, pode levar a um aumento do volume diastólico do VE e levar à distensão miocárdica, o que é muito indesejável. Na ECMO veno-arterial por acesso percutâneo, habitualmente opta-se pela punção da veia femoral com posicionamento do cateter na desembocadura da veia cava inferior e outra cânula na artéria femoral, oferecendo fluxo retrógrado ou através da artéria axilar ou subclávia posicionada na aorta ascendente. A ECMO veno-venosa não tem indicação adequada para o suporte circulatório na SBDC pós-operatória.[89]

O manejo do fluxo circulatório e o tempo de ECMO são controversos e variam de acordo com cada caso. Em relação ao suporte farmacológico, entendemos que nesse período inicial de disfunção miocárdica, o cardiomiócito deva repousar. A ideia é manter o coração descomprimido sem drogas que aumentem o consumo intramiocárdico de oxigênio. Após algum tempo, com avaliação da macro e micro-hemodinâmica, avaliação do débito cardíaco e por meio do ecocardiograma da performance miocárdica, associam-se drogas vasoativas e procede-se ao desmame da ECMO. Os pacientes que não suportam esse desmame são mantidos por um período maior em assistência circulatória. Não existe um prazo definido para o uso da ECMO, mas períodos superiores a 15 dias denotam uma disfunção irreversível do cardiomiócito e deve-se decidir pela implementação de suporte mecânico mais avançado ou cessação das medidas de suporte.[90]

Dentre as complicações da ECMO, destacam-se as discrasias sanguíneas com possível sangramento nos sítios de acesso e os eventos embólicos. O comprometimento neurológico, renal e as isquemias dos membros são os mais frequentes. A necessidade de anticoagulação com heparina deixa o paciente em uma tênue linha entre a hemorragia e a trombose. Deve ser feito controle da anticoagulação e as alterações hematológicas devem ser monitorizadas e tratadas imediatamente.[91,92]

A falha multissistêmica, apesar da recuperação da insuficiência miocárdica, é importante fator de risco para a mortalidade e o desmame bem-sucedido da ECMO varia de 31 a 76%. Já as taxas de sobrevida até a alta hospitalar são bem menores com menos de 30%.[93,94]

Dispositivos de assistência ventricular (VADs)

Esses dispositivos, também denominados *ventricular assist devices* (VADs), são bombas mecânicas desenvolvidas para suportar um ou mais ventrículos do coração insuficiente. Dependendo da câmara cardíaca assistida, os dispositivos são classificados como: LVADs (para suporte do ventrículo esquerdo), do inglês *left ventricular assist devices*, RVADs (para suporte ao ventrículo direito), do inglês *right ventricular assist devices*, e bi-VADs (suporte biventricular). Em relação às características tecnológicas das bombas, existem dois tipos principais: pulsátil de deslocamento positivo e bombas de fluxo contínuo rotativos. A vantagem das bombas pulsáteis seria a de manter a condição fisiológica de pulsatilidade, mas por outro lado esses dispositivos têm taxas mais altas de complicações, tais como infecções e falha mecânica, em razão de maior tamanho e função mais complexa.[95-97] São empregados em períodos mais longos de assistência, sendo considerados de média e longa permanência (Figura 4). Na atualidade, o maior responsável pelo crescimento do uso desses equipamentos foi o avanço tecnológico que eles sofreram, o que tornou os dispositivos menores, totalmente implantáveis, mais eficientes, com menores complicações e melhores resultados (Figura 5).

Dentre as três gerações reconhecidas de modelos, a atual, de terceira geração de VADs, fornece sistema de fluxo contínuo, utilizado a partir de um rotor centrífugo axial. O impulsor ou rotor é constituído por um mecanismo baseado em energia eletromagnética, reduzindo, dessa forma, as partes móveis e as áreas de contato.[98]

Há outros dispositivos em que a implantação das cânulas se faz preferencialmente por via percutânea e o fluxo contínuo é provido, normalmente, por bombas axiais externas ou internas eletromagnéticas. São dispositivos de curta e média permanência. Destacamos o TandemHeart System® (CardiacAssist, Inc.), que é um sistema de derivação de fluxo do átrio esquerdo para a artéria femoral (Figura 6).[99] Esse dispositivo consiste em um cateter venoso, que após ascensão pela veia femoral atravessa o septo interatrial e, por meio de uma bomba de sangue centrífuga de fluxo contínuo com um impulsor eletromagneticamente suspenso, retorna o fluxo sanguíneo em um cateter localizado por punção na artéria femoral. Portanto, o sangue oxigenado é retirado do átrio esquerdo, acessado por técnica transeptal e bombeado para a circulação sistêmica por meio de um cateter da artéria femoral, ultrapassando, assim, o coração esquerdo. Uma vez que a bomba é acionada, a pressão de enchimento capilar pulmonar deve ser monitorada para garantir o enchimento adequado e o fluxo da bomba. Além disso, existe risco de tromboembolismo, havendo a necessidade de anticoagulação sistêmica com heparina. Contraindicações incluem defeitos do septo ventricular, insuficiência aórtica, doença vascular periférica grave e incapacidade de estar em anticoagulação sistêmica.[100]

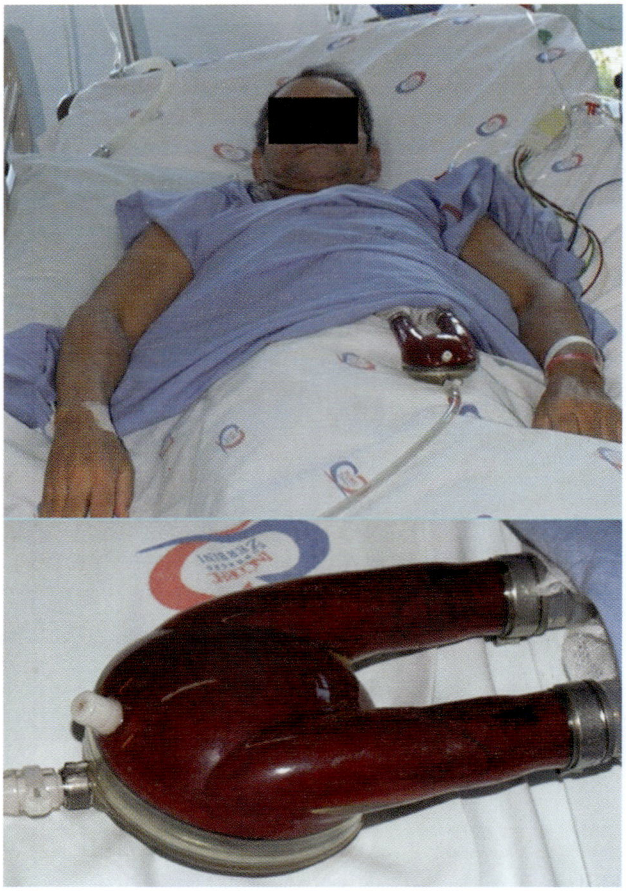

FIGURA 4
Dispositivo de assistência paracorpórea (modelo InCor).

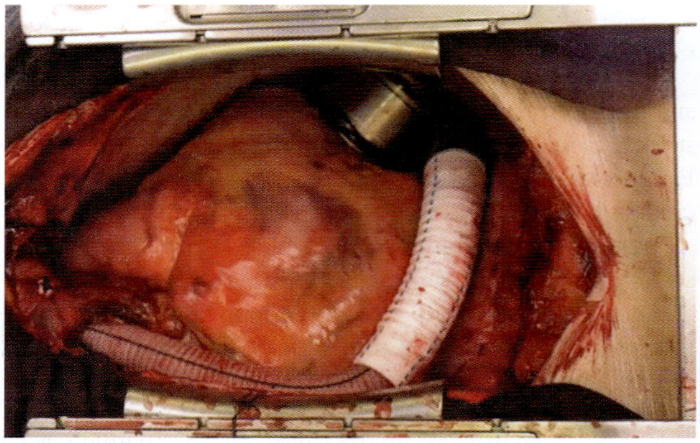

FIGURA 5
Visão operatória pós-implante de DAV, modelo HeartMate 3, St Jude Medical.

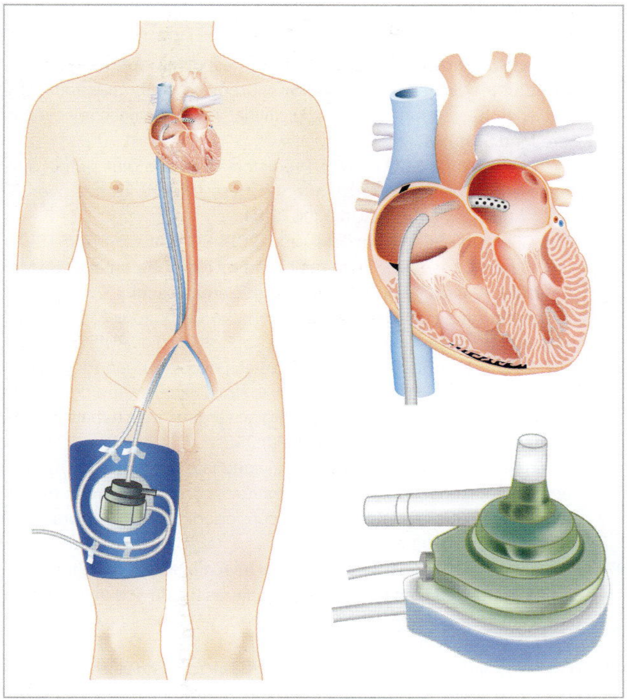

FIGURA 6

TandemHeart System® (CardiacAssist, Inc.).

Outro dispositivo de assistência circulatória mecânica utilizado é o sistema Impella® (Abiomed), que também é um sistema de bomba axial de fluxo contínuo, com rotor eletromagnético conectado a um cateter colocado por punção arterial femoral de maneira retrógrada através da valva aórtica (Figura 7). O cateter com ponta de *pigtail* acomoda-se no ventrículo esquerdo e bombeia o sangue para fora da aorta ascendente. As complicações incluem hemorragia, lesão vascular, infecção e hemólise. Uma constante preocupação é o posicionamento ventricular do cateter. Dentre as contraindicações destacamos os trombos intracavitários do ventrículo esquerdo, estenose aórtica moderada ou insuficiência aórtica e anormalidades estruturais da aorta.[101]

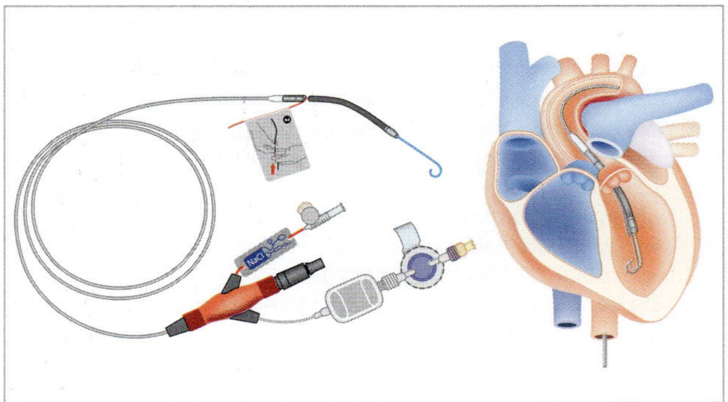

FIGURA 7

Sistema Impella® (Abiomed).

Destacamos, ainda, a bomba centrífuga, cujo rotor permanece fora do corpo e cujas cânulas são implantadas cirurgicamente, podendo fornecer até 10 L/min de fluxo sanguíneo. Um dos modelos mais empregados atualmente é a bomba CentriMag® (Thoratec Corporation) (Figura 8). Trata-se de uma bomba de fluxo contínuo, com um rotor suspenso magneticamente, que tem pequeno atrito, reduzindo, assim, a força de cisalhamento sobre as hemácias, com menos hemólise.[101,102]

O coração artificial total é uma estratégia de substituição completa do coração, implantado com sucesso pela primeira vez em 1982. O único dispositivo aprovado pelo FDA em uso corrente nos Estados Unidos como uma ponte para transplante é um dispositivo denominado SynCardia (SynCardia Systems, Inc). Consiste em uma bomba de 70 cc pneumática, com válvulas substituindo ambos os ventrículos. Em uma experiência em um único centro que avaliou 101 pacientes em uso de SynCardia como ponte para transplante, o tempo médio de assistência foi de 87 dias. Os eventos adversos importantes foram acidente vascular cerebral (7,9%) e reoperação decorrente de hemorragia (24,7%).[98]

O Quadro 4 reúne as principais indicações da assistência circulatória mecânica.

Considerações finais

O baixo débito pós-operatório é uma das principais causas de morte após cirurgia cardíaca, levando à falência de múltiplos órgãos. Aproximadamente 0,5 a 2% dos pacientes submetidos à cirurgia cardíaca desenvolvem baixo débito cardíaco no pós-operatório de cirurgia cardíaca, com sobrevivência variando de 19,5% para 52,4%. Grandes avanços tecnológicos

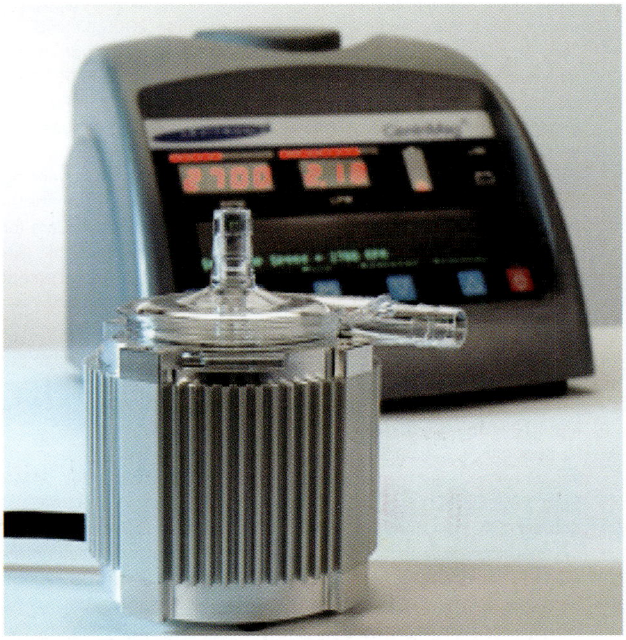

FIGURA 8

Bomba Centrífuga CentriMag® (Thoratec Corporation).

QUADRO 4 Indicações da assistência circulatória mecânica

Tratamento de suporte para a recuperação do coração no infarto de agudo do miocárdio e no pós-operatório de cirurgia cardíaca
Permitir a recuperação ventricular durante o repouso obtido pelo suporte circulatório mecânico prolongado em pacientes com cardiomiopatias
Ponte para posterior realização do transplante cardíaco ou decisão
Terapia de destino no tratamento de pacientes portadores de insuficiência cardíaca terminal com contraindicações para o transplante cardíaco

permitiram que os dispositivos de assistência circulatória passassem a assumir um papel de destaque no tratamento da disfunção ventricular ao longo da última década e novas indicações têm ampliado muito seu uso inicial. Há várias considerações, dentre outras, para se decidir sobre o emprego de suporte circulatório, mas a BIA e a ECMO têm papel de destaque na assistência circulatória e suporte ventilatório em pacientes críticos que desenvolvem SBDC no pós-operatório. Devemos identificar as causas preditoras de má evolução e tomar medidas otimizadas para evitar um desfecho indesejável.

Referências bibliográficas

1. Uhlig K, Efremov L, Tongers J, et al. Inotropic agents and vasodilator strategies for the treatment of cardiogenic shock or low cardiac output syndrome. Cochrane Database Syst Rev. 2020;11:CD009669.
2. Algarni KD, Maganti M, Yau TM. Predictors of low cardiac output syndrome after isolated coronary artery bypass surgery: trends over 20 years. Ann Thorac Surg. 2011;92:1678-84.
3. Maganti MD, Rao V, Borger MA, et al. Predictors of low cardiac output syndrome after isolated aortic valve surgery. Circulation. 2005;112:I448-52.
4. Ding W, Ji Q, Shi Y, et al. Predictors of low cardiac output syndrome after isolated coronary artery bypass grafting. Int Heart J. 2015;56:144-9.
5. Barros de Oliveira Sá MP, Costa Nogueira JR, Ferraz PE, et al. Risk factors for low cardiac output syndrome after coronary artery bypass grafting surgery. Rev Bras Cir Cardiovasc. 2012;27:217-23.
6. Centers for Medicare & Medicaid Services. Cancellation of Advancing Care Coordination through Episode Payment and Cardiac Rehabilitation Incentive Payment Models, Changes to Comprehensive Care for Joint Replacement Payment Model: Extreme and Uncontrollable Circumstances Policy for the Comprehensive Care for Joint Replacement Payment Model. CMS-5524-F- & IFC2018. Disponível em: https://www.federalregister.gov/documents/2017/12/01/2017-25979/medicare-program-cancellation-of-advancing-care-coordination-through-episode--payment-and-cardiac. Acesso em: Out.2019.
7. Orszag PR, Emanuel EJ. Health care reform and cost control. N Engl J Med. 2010;363:601-3.
8. Guduguntla V, Syrjamaki JD, Ellimoottil C, et al. Drivers of payment variation in 90-day coronary artery bypass grafting episodes. JAMA Surg. 2018;153:14-9.
9. Khorsandi M, Dougherty S, Sinclair A, et al. A 20-year multicenter outcome analysis of salvage mechanical circulatory support for refractory cardiogenic shock after cardiac surgery. J Cardiothorac Surg. 2016;11(1):151.
10. Mebazaa A, Pitsis AA, Rudiger A, et al. Practical recommendations on the management of perioperative heart failure in cardiac surgery. Crit Care. 2010;14(2):201.
11. Hamad MAS, van Straten AHM, Schonberger JPAM, et al. Preoperative ejection fraction as a predictor of survival after coronary artery bypass grafting: Comparison with a matched general population. J Cardiothorac Surg. 2010;5:29.
12. Osawa EA, Rhodes A, Landoni G, et al. Effect of perioperative goal directed hemodynamic resuscitation therapy on outcomes following cardiac surgery: A randomized clinical trial and systematic review. Crit Care Med. 2015;44:724-33.
13. Algarni KD, Maganti M, Yau TM. Predictors of low cardiac output syndrome after isolated coronary artery bypass surgery: Trends over 20 years. Ann Thorac Surg. 2011;92:1678-84.
14. Rihal CS, Naidu SS, Givertz MM, et al. 2015 SCAI/ACC/HFSA/STS Clinical Expert Consensus Statement on the Use of Percutaneous Mechanical Circulatory Support Devices in Cardiovascular Care: Endorsed by the American Heart Association, the Cardiological Society of India, and Sociedad Latino America. J Am Coll Cardiol. 2015;65:e7-26.
15. Sanfilippo F, Knight JB, Scolletta S, et al. Levosimendan for patients with severely reduced left ventricular systolic function and/or low cardiac output syndrome undergoing cardiac surgery: a systematic review and meta-analysis. Crit Care. 2017;21(1):252.
16. Rastan AJ, Dege A, Mohr M, et al. Early and late outcomes of 517 consecutive adult patients treated with extracorporeal membrane oxygenation for refractory postcardiotomy cardiogenic shock. J Thorac Cardiovasc Surg. 2010;139:302-11.
17. Hernandez AF, Grab JD, Gammie JS, et al. A decade of short-term outcomes in post cardiac surgery ventricular assist device implantation: data from the Society of Thoracic Surgeons' National Cardiac Database. Circulation. 2007;116(6):606-12.
18. Roques F, Nashef SA, Michel P, et al. Risk factors and outcome in European cardiac surgery: analysis of the Euro- SCORE multinational database of 19030 patients. Eur J Cardiothorac Surg. 1999;15:816-22.
19. Osawa EA, Rhodes A, Landoni G, et al. Effect of perioperative goal-directed hemodynamic resuscitation therapy on outcomes following cardiac surgery: A randomized clinical trial and systematic review. Crit Care Med. 2015;44:724-33.
20. Nashef SA, Roques F, Michel P, et al. European system for cardiac operative risk evaluation (EuroSCORE). Eur J Cardiothorac Surg. 1999;16: 9-13.
21. Shahian DM, O'Brien SM, Filardo G, et al. The Society of Thoracic Surgeons 2008 cardiac surgery risk models: part 1—coronary artery bypass grafting surgery. Ann Thorac Surg. 2009;88:S2-22.
22. O'Brien SM, Shahian DM, Filardo G, et al. The Society of Thoracic Surgeons 2008 cardiac surgery risk models: part 2—isolated valve surgery. Ann Thorac Surg. 2009;88:S23-42.
23. Ding W, Ji Q, Shi Y, et al. Predictors of low cardiac output syndrome after isolated coronary artery bypass grafting. Int Heart J. 2015;56:144-9.
24. Pan W, Hindler K, Lee VV, et al. Obesity in diabetic patients undergoing coronary artery bypass graft surgery is associated with increased postoperative morbidity. Anesthesiology. 2006;104:441-7.
25. Mehta RH, Grab JD, O'Brien SM, et al. Clinical characteristics and in-hospital outcomes of patients with cardiogenic shock undergoing coronary artery bypass surgery: insights from the Society of Thoracic Surgeons national cardiac database. Circulation. 2008;117:876-85.
26. Harpole DH Jr, Gall SA Jr, Wolfe WG, et al. Effects of valve replacement on ventricular mechanics in mitral regurgitation and aortic stenosis. Ann Thorac Surg. 1996; 62:756-61.
27. Ross J Jr. Afterload mismatch in aortic and mitral valve disease: implications for surgical therapy. J Am Coll Cardiol. 1985;5:811-26.
28. Williams JB, Hernandez AF, Li S, et al. Postoperative inotrope and vasopressor use following CABG: outcome data from the CAPS-care study. J Card Surg. 2011;26:572-8.
29. Duncan AE, Kartashov A, Robinson S, et al. Risk factors, resource use, and cost of postoperative low cardiac output syndrome. J Thorac Cardiovasc Surg. 2020;S0022-5223(20):32151-6.
30. Jozwiak M, Monnet X, Teboul J-L. Monitoring: From cardiac output monitoring to echocardiography. Curr Opin Crit Care. 2015;21:395-401.
31. Guarracino F, Bertini P. Perioperative haemodynamic management: Is Echocardiography the right tool? Curr Opin Crit Care. 2014;20:431–7.
32. Judge O, Ji F, Fleming N, et al. Current use of the pulmonary artery catheter in cardiac surgery: a survey study. J Cardiothorac Vasc Anesth. 2015;29:69-75.

33. Puymirat E, Fagon JY, Aegerter P, et al. Cardiogenic shock in intensive care units: evolution of prevalence, patient profile, management and outcomes, 1997-2012. Eur J Heart Fail. 2017;19(2):192-200.
34. Bonello L, Delmas C, Schurtz G, et al. Mechanical circulatory support in patients with cardiogenic shock in intensive care units: A position paper of the "Unité de Soins Intensifs de Cardiologie" group of the French Society of Cardiology, endorsed by the "Groupe Athérome et Cardiologie Interventionnelle" of the French Society of Cardiology. Arch Cardiovasc Dis. 2018;111(10):601-12.
35. Cecconi M, DeBacker D, Antonelli M, et al. Consensus on circulatory shock and hemodynamic monitoring. Task force of the European Society of Intensive Care Medicine. Intensive Care Med. 2014;40:1795-815.
36. Mebazaa A, Tolppanen H, Mueller C, et al. Acute heart failure and cardiogenic shock: a multidisciplinary practical guidance. Intensive Care Med. 2016;42:147-63.
37. Schmid B, Fink K, Olschewski M, Richter S, Schwab T, Brunner M, Busch HJ. Accuracy and precision of transcardiopulmonary thermodilution in patients with cardiogenic shock. J Clin Monit Comput. 2016;30(6):849-56.
38. Paarmann H, Groesdonk HV, Sedemund-Adib B, et al. Lack of agréement between pulmonary arterial thermodilution cardiac output and the pressure recording analytical method in postoperative cardiac surgery patients. Br J Anaesth. 2011;106:475-81.
39. Urbano J, López J, González R, et al. Measurement of cardiac output in children by pressure-recording analytical method. Pediatr Cardiol. 2015;36:358-64.
40. Stephens RS, Whitman GJR. Postoperative critical care of the adult cardiac surgical patient. Part I: Routine postoperative care. Crit Care Med. 2015;43:14.
41. Bonazzi M, Gentile F, Biasi GM, et al. Impact of perioperative haemodynamic monitoring on cardiac morbidity after major vascular surgery in low risk patients. A randomized pilot trial. Eur J Vasc Endovasc Surg. 2002;23:445-51.
42. Kirov MY, Kuzkov VV, Bjertnaes LJ. Extravascular lung water as a target for goal-directed therapy? In: Vincent JL (eds.). Annual update in intensive care emergency medicine. Cham, Switzerland: Springer; 2014. p.285-98.
43. Nielsen DV, Hansen MK, Johnsen SP, et al. Health outcomes with and without use of inotropic therapy in cardiac surgery: Results of a propensity score-matched analysis. Anesthesiology. 2014;120:1098-108.
44. Kislitsina ON, Rich JD, Wilcox JE, et al. Shock: classification and pathophysiological principles of therapeutics. Curr Cardiol Rev. 2019;15(2):102-113.
45. Martens P, Vercammen J, Ceyssens W, et al. Effects of intravenous home dobutamine in palliative end-stage heart failure on quality of life, heart failure hospitalization, and cost expenditure. ESC Heart Fail. 2018;5(4):562-569.
46. Tuttle RR, Mills J. Dobutamine: development of a new catecholamine to selectively increase cardiac contractility. Circ Res. 1975;36(1):185-96.
47. McNally EM. Can we do better than dobutamine? Circ Res. 2013;113(4): 355-7.
48. Currie GM. Pharmacology, Part 4: Nuclear Cardiology. J Nucl Med Technol. 2019;47(2):97-110.
49. Alhayek S, Preuss CV. Beta 1 receptors. Treasure Island: StatPearls Publishing; 2021.
50. Vincent JL, Biston P, Devriendt J, et al. Dopamine versus norepinephrine: is one better? Minerva Anestesiol. 2009;75:333-7.
51. Nativi-Nicolau J, Selzman CH, Fang JC, et al. Pharmacologic therapies for acute cardiogenic shock. Curr Opin Cardiol. 2014;29:250-257.
52. De Backer D, Aldecoa C, Njimi H, et al. Dopamine versus norepinephrine in the treatment of septic shock: a meta-analysis*. Crit Care Med. 2012;40:725-30.
53. Rui Q, Jiang Y, Chen M, et al. Dopamine versus norepinephrine in the treatment of cardiogenic shock: A PRISMA-compliant meta-analysis. Medicine (Baltimore). 2017;96:e8402.
54. Metra M, Eichhorn E, Abraham WT, et al. Effects of low-dose oral enoximone administration on mortality, morbidity, and exercise capacity in patients with advanced heart failure: The randomized, double--blind, placebo-controlled, parallel group ESSENTIAL trials. Eur Heart J. 2009;30:3015-26.
55. Packer M, Carver JR, Rodeheffer RJ, et al. Effect of oral milrinone on mortality in severe chronic heart failure. The PROMISE Study Research Group. N Engl J Med. 1991;325:1468-75.
56. Majure DT, Greco T, Greco M, et al. Meta-analysis of randomized trials of effect of milrinone on mortality in cardiac surgery: An update. J Cardiothorac Vasc Anesth. 2013;27:220-9.
57. Landoni G, Biondi-Zoccai G, Greco M, et al. Effects of levosimendan on mortality and hospitalization. A meta-analysis of randomized controlled studies. Crit Care Med. 2012;40:634-46.
58. Baiardo Redaelli M, Landoni G, et al. Interventions affecting mortality in critically ill and perioperative patients: a systematic review of contemporary trials. J Crit Care. 2017;41:107-11.
59. Harrison RW, Hasselblad V, Mehta RH, et al. Effect of levosimendan on survival and adverse events after cardiac surgery: a metaanalysis. J Cardiothorac Vasc Anesth. 2013;27:1224-32.
60. Zangrillo A, Alvaro G, Pisano A, et al. A randomized controlled trial of levosimendan to reduce mortality in high-risk cardiac surgery patients (CHEETAH): rationale and design. Am Heart J. 2016;177:66-73.
61. Landoni G, Lomivorotov VV, Alvaro G, et al.; CHEETAH Study Group. Levosimendan for Hemodynamic Support after Cardiac Surgery. N Engl J Med. 2017;376(21):2021-31.
62. Stretch R, Sauer CM, Yuh DD, Bonde P. National trends in the utilization of short-term mechanical circulatory support. J Am Coll Cardiol. 2014;6 4:1407-15.
63. Lauten A, Engstrom AE, Jung C, et al. Percutaneous left-ventricular support with the Impella-2.5-assist device in acute cardiogenic shock: results of the Impella-EUROSHOCK-registry. Circ Heart Fail. 2013;6(1):23-30.
64. Kantrowitz A, Wasfie T, Freed PS, et al. Intraaortic balloon pumping 1967 through 1982: analysis of complications in 733 patients. Am J Cardiol. 1986;57(11):976-83.
65. Lang CN, Schroth F, Zotzmann V, et al. Good long term quality of life after emergency extracorporeal life support for cardiogenic shock and extracorporeal cardiopulmonary resuscitation. Resuscitation. 2019;143:66-67.
66. Rathod KS, Koganti S, Iqbal MB, et al. Contemporary trends in cardiogenic shock: incidence, intra-aortic balloon pump utilisation and outcomes from the London Heart Attack Group. Eur Heart J Acute Cardiovasc Care. 2018;7(1):16-27.
67. Thiele H, Zeymer U, Neumann FJ, et al. Intraaortic balloon pump in cardiogenic shock II (IABP-SHOCK II) trial investigators. Intra-aortic balloon counterpulsation in acute myocardial infarction complicated by cardiogenic shock (IABP-SHOCK II): final 12 month results of a randomised, open-label trial. Lancet. 2013;382(9905):1638-45.
68. Parissis H, Soo A, Al-Alao B. Intra aortic balloon pump: literature review of risk factors related to complications of the intraaortic balloon pump. J Cardiothorac Surg. 2011;6:147.
69. Schrage B, Ibrahim K, Loehn T, et al. Impella support for acute myocardial infarction complicated by cardiogenic shock. Circulation. 2019;139(10):1249-58.
70. Ouweneel DM, Eriksen E, Sjauw KD, et al. Percutaneous mechanical circulatory support versus intra-aortic balloon pump in cardiogenic shock after acute myocardial infarction. J Am Coll Cardiol. 2017;69(3):278-87.
71. Becher PM, Schrage B, Sinning CR, et al. Venoarterial extracorporeal membrane oxygenation for cardiopulmonary support. Circulation. 2018;138(20):2298-2300.
72. Spangenberg T, Schewel J, Dreher A, et al. Health related quality of life after extracorporeal cardiopulmonary resuscitation in refractory cardiac arrest. Resuscitation. 2018;127:73–8.
73. Chen K-H, Chen Y-T, Yeh S-L, et al. Changes in quality of life and health status in patients with extracorporeal life support: A prospective longitudinal study. PLoS ONE. 2018;13(5):e0196778.
74. Stretch R, Sauer CM, Yuh DD, Bonde P. National trends in the utilization of short-term mechanical circulatory support. J Am Coll Cardiol. 2014;64:1407-15.
75. McCarthy FH, McDermott KM, Kini V, et al. Trends in U.S. extracorporeal membrane oxygenation use and outcome: 2002–2012. Sem Thorac Surg. 2015;27:81-8.
76. Sauer CM, Yuh DD, Bonde P. Extracorporeal membrane oxygenation use increased 433% in adults in the United States from 2006 to 2011. ASAIO J. 2015:61:31-6.

77. Maxwell BG, Powers AJ, Sheikh AY, Lee PHU, Lobato RL, Wong JK. Resource use trends in extracorporeal membrane oxygenation in adults: an analysis of the Nationwide Inpatient Sample 1998–2009. J Thorac Cardiovasc Surg. 2014;148:416-21.
78. Whitman GJR. Extracorporeal membrane oxygenation for the treatment of postcardiotomy shock. J Thorac Cardiovasc Surg. 2016;153:95-101.
79. Bellumkonda L, Gul B, Masri SC. Evolving concepts in diagnosis and management of cardiogenic shock. Am J Cardiol. 2018;122:1104-10.
80. MacLaren G, Combes A, Brodie D. What's new in ECMO for COVID-19? Intensive Care Med. 2021;47(1):107-9.
81. Whitman GJR. Extracorporeal membrane oxygenation for the treatment of postcardiotomy shock. J Thorac Cardiovasc Surg. 2016;153:95-101.
82. McCarthy FH, McDermott KM, Kini V, et al. Trends in U.S. extracorporeal membrane oxygenation use and outcome: 2002–2012. Sem Thorac Surg. 2015;27:81-8.
83. Stretch R, Sauer CM, Yuh DD, Bonde P. National trends in the utilization of short-term mechanical circulatory support. J Am Coll Cardiol. 2014;64:1407-15.
84. Lang CN, Kaier K, Zotzmann V, et al. Cardiogenic shock: incidence, survival and mechanical circulatory support usage 2007-2017-insights from a national registry. Clin Res Cardiol. 2021;110(9):1421-30.
85. Hernandez AF, Grab JD, Gammie JS, et al. A decade of short-term outcomes in post-cardiac surgery ventricular assist device implantation. Circulation. 2007;116:606-12.
86. Akay MH, Gregoric ID, Radovancevic R, et al. Timely use of a CentriMag heart assist device improves survival in postcardiotomy cardiogenic shock. J Card Surg. 2011;26:548-52.
87. Sylvin EA, Stern DR, Goldstein DJ. Mechanical support for postcardiotomy cardiogenic shock: has progress been made? J Card Surg. 2010;25:442-54.
88. Fukuhara S, Takeda K, Garan A, et al. Contemporary mechanical circulatory support therapy for postcardiotomy shock. Gen Thorac Cardiovasc Surg. 2016;64:183-91.
89. Cheng R, Hachamovitch R, Kittleson M, et al. Complications of extracorporeal membrane oxygenation for treatment of cardiogenic shock and cardiac arrest: a meta-analysis of 1,866 adult patients. Ann Thorac Surg. 2014;97:610-6.
90. Lorusso R, Barili F, Di Mauro M, et al. In-hospital neurologic complications in adult patients undergoing venoarterial extracorporeal membrane oxygenation: Results from the Extracorporeal Life Support Organization Registry. Crit Care Med. 2016;44:e964-e972.
91. Wong JK, Smith TN, Pitcher HT, Hirose H, Cavarocchi NC. Cerebral and lower limb near infra-red spectroscopy in adults on extracorporeal membrane oxygenation. Artif Organs. 2012;36:659-67.
92. Lorusso R, Gelsomino S, Parise O, et al. Veno-Arterial Extracorporeal Membrane Oxygenation for Refractory Cardiogenic Shock in Elderly Patients: Trends in Application and Outcome from the Extracorporeal Life Support Organization (ELSO) Registry. Ann Thorac Surg. 2017;104:62-9.
93. Rastan AJ, Lachmann N, Walther T, et al. Autopsy findings in patients on postcardiotomy ECMO. Int J Artif Organs. 2006; 29:1121-31.
94. Kim JH, Cowger JA, Shah P. The evolution of mechanical circulatory support. Cardiol Clin. 2018;36(4):443-9.
95. Miller PE, Solomon MA, McAreavey D. Advanced percutaneous mechanical circulatory support devices for cardiogenic shock. Crit Care Med. 2017;45(11):1922-9.
96. O'Gara PT, Kushner FG, Ascheim DD, Casey DE Jr, Chung MK, Lemos JA, et al. CF/AHA Task Force. 2013 ACCF/AHA guideline for the management of ST-elevation myocardial infarction: executive summary: a report of the American College of Cardiology Foundation/ American Heart Association Task Force on practice guidelines: developed in collaboration with the American college of emergency physicians and society for cardiovascular angiography and interventions. Catheter Cardiovasc Interv. 2013;82(1):E1-27.
97. Slaughter MS, Singh R. The role of ventricular assist devices in advanced heart failure. Rev Esp Cardiol. 2012;65(11):982-5.
98. Beneduce A, Fausta Bertoldi L, Melillo F, et al. Mechanical circulatory support with Impella percutaneous ventricular assist device as a bridge to recovery in Takotsubo syndrome complicated by cardiogenic shock and left ventricular outflow tract obstruction. JACC Cardiovasc Interv. 2019;12(4):e31-2.
99. Health Quality Ontario. Percutaneous ventricular assist devices: a health technology assessment. Ont Health Technol Assess Ser. 2017;17(2):1-97.
100. Borisenko O, Wylie G, Payne J, et al. Thoratec CentriMag for temporary treatment of refractory cardiogenic shock or severe cardiopulmonary insufficiency: a systematic literature review and meta-analysis of observational studies. ASAIO J. 2014;60(5):487-97.
101. John R, Long JW, Massey HT, Griffith BP, Sun BC, Tector AJ, et al. Outcomes of a multicenter trial of the Levitronix CentriMag ventricular assist system for short-term circulatory support. J Thorac Cardiovasc Surg. 2011;141(4):932-9.

Capítulo 5

Assistência ventilatória para prevenção e tratamento das complicações pulmonares no pós-operatório

Livia Arcêncio do Amaral
Vivian Carla Junglos
Paulo Roberto Barbosa Evora

PONTOS-CHAVE

- Fatores pré-operatórios (doenças pulmonares e condições respiratórias prévias) e procedimentos que fazem parte do processo da cirurgia cardíaca (anestesia, procedimentos cirúrgicos e circulação extracorpórea) estão relacionados com o surgimento de complicações no período pós-operatório.
- Complicações peri e pós-operatórias podem determinar a necessidade de suporte ventilatório mecânico invasivo por tempo prolongado.
- A insuficiência respiratória aguda causada pelas complicações respiratórias pode requerer suporte ventilatório sofisticado e prolongado. Estes fatores estão relacionados com o aumento da mortalidade no pós-operatório de cirurgia cardíaca.
- A síndrome do desconforto agudo é uma complicação grave do pós-operatório de cirurgia cardíaca e sua ocorrência está relacionada a alta mortalidade.
- O correto manejo da ventilação mecânica, o desmame ventilatório e extubação precoces devem ser os principais objetivos no pós-operatório assim que houver recuperação anestésica e estabilidade hemodinâmica do paciente.

Introdução

A circulação extracorpórea (CEC) causa uma série de alterações na hemostasia, devido à passagem do sangue pela superfície sem endotélio. Este fato impõe ao organismo um número de alterações importantes, como a mudança do regime do fluxo sanguíneo, possível aumento do gradiente de temperatura e estresse mecânico sobre os elementos figurados do sangue em decorrência de seu contato com superfícies não endoteliais (filtros, compressão, turbulências).[1] Durante a CEC fica evidente o aumento das interleucinas circulantes, levando a uma cascata de reações inflamatórias com consequências trans e pós-cirúrgicas.[2]

As alterações da função pulmonar observadas após a cirurgia cardíaca com CEC dependem da função pulmonar pré-operatória, o tipo e a duração da cirurgia, duração da CEC, a intensidade da manipulação cirúrgica e o número de drenos pleurais. Ainda, a ativação generalizada da resposta inflamatória sistêmica durante a CEC causa edema, diminuição da contratilidade ventricular, aumento da permeabilidade e alteração da resistência vascular em vários órgãos. Desta maneira ocorre aumento da água extravascular pulmonar com preenchimento alveolar por células inflamatórias que levam à inativação do surfactante pulmonar e colapso de algumas áreas, com modificação na relação ventilação/perfusão pulmonar (V/Q), diminuição da complacência e aumento do trabalho respiratório.[3]

A anestesia geral leva a redução do tônus dos músculos respiratórios diminuindo o diâmetro da caixa torácica o que reduz a capacidade residual funcional (CRF) do paciente em torno de 60%. Estas alterações propiciam o aparecimento de atelectasias que influenciam diretamente na função pulmonar, alterando a relação V/Q, ocasionando um aumento do *shunt* pulmonar, podendo também interferir na eliminação do dióxido de carbono (CO_2).[3,4] Na pleurotomia necessária em alguns procedimentos ocorre prejuízo da função pulmonar, independente do uso ou não da CEC.[5]

As principais alterações e prejuízos causados pelo processo cirúrgico (anestesia, CEC e procedimento cirúrgico) que podem levar a complicações respiratórias estão resumidos na Figura 1.

No entanto, fatores como a idade, presença de comorbidades e fragilidade também podem estar associados a ocorrência de complicações pulmonares pós-operatórias. Dentre as principais complicações pulmonares relacionadas a cirurgia cardíaca podemos elencar a ocorrência de pneumonia, atelectasias, hipoxemia, derrame pleural, lesão do nervo frênico, insuficiência respiratória, síndrome do desconforto respiratório agudo (SDRA) que podem ser causa ou consequência da necessidade de suporte ventilatório prolongado.[6-11] Em análise retrospectiva, foram avaliadas as informações clínicas de 501 pacientes adultos submetidos a operações cardiovasculares com

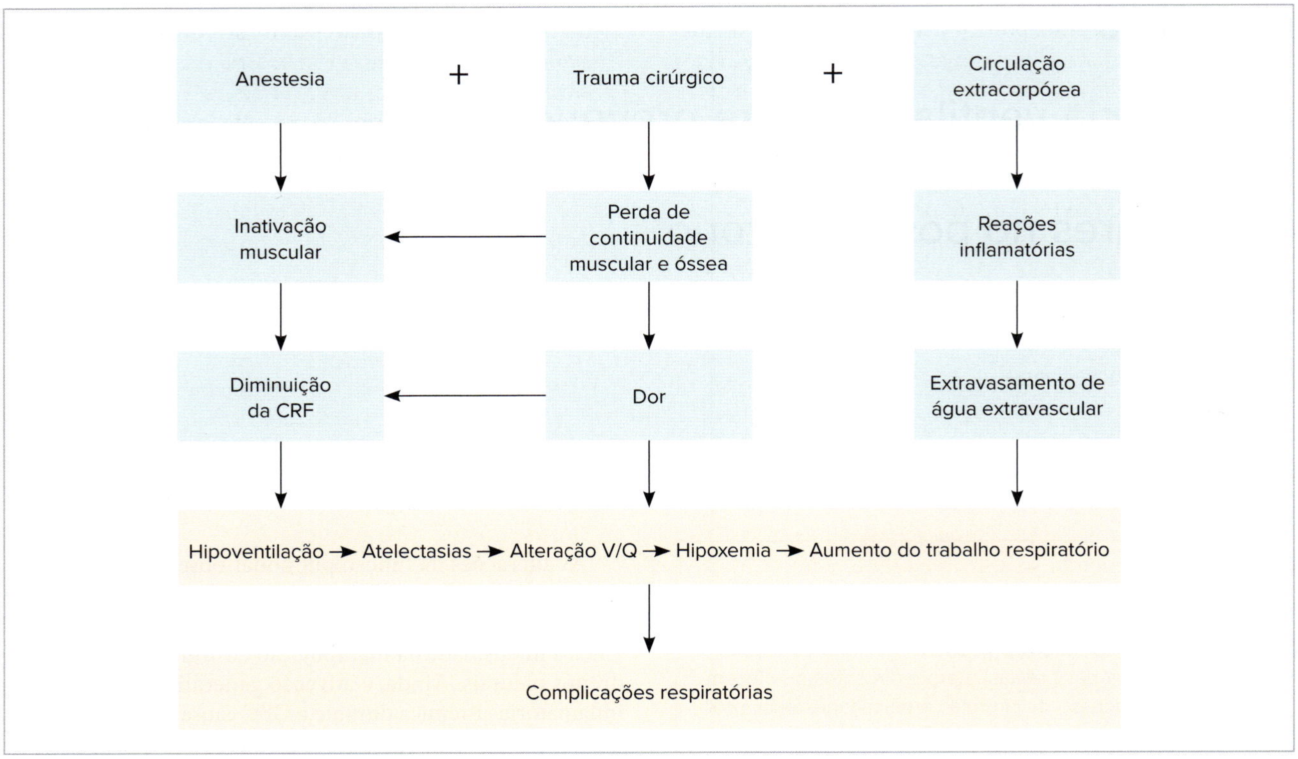

FIGURA 1

Alterações ventilatórias e complicações respiratórias decorrentes da cirurgia cardíaca.

circulação extracorpórea, entre 2002 e 2005 do Serviço de Cirurgia do Hospital das Clínicas de Ribeirão Preto. Verificou-se que a incidência de ventilação mecânica invasiva prolongada (VMIP) no pós-operatório foi de 10,8% e as complicações respiratórias foram as principais responsáveis pela necessidade de VMIP (48,7%), seguidas da instabilidade hemodinâmica (22,2%) e das complicações neurológicas (14,8%).[12]

Dados recentes provenientes de um banco de dados nacional intitulado BYPASS Registry mostraram que 5,3 e 8,2% dos pacientes submetidos a cirurgia de revascularização do miocárdio e cirurgia valvar necessitaram de ventilação mecânica por mais de 24 horas, respectivamente.[13-14]

Avaliação pré-operatória

A avaliação pré-operatória do paciente permite a coleta de dados clínicos importantes para o manejo pós-operatório.[15] Alguns itens presentes nas avaliações dos serviços de cirurgia cardiovascular podem determinar o risco do paciente de desenvolver complicações pulmonares, além de auxiliar na determinação dos parâmetros ventilatórios e no manejo da ventilação mecânica (VM) no pós-operatório.

Entre as informações necessárias podemos identificar:

- Avaliação física: dados antropométricos (peso, altura, índice de massa corpórea), ausculta pulmonar, avaliação respiratória (ritmo, expansibilidade, eficácia da tosse).
- Avaliação da função e capacidade respiratória: pressão inspiratória e expiratória máximas, ventilometria (volume corrente, capacidade vital). Quando detectada redução da força muscular respiratória o treinamento pré-operatório pode estar indicado.[16,17]
- Comorbidades respiratórias: asma, doença pulmonar obstrutiva crônica, tabagismo.
- Radiografia de tórax: avaliação da presença de alterações pulmonares como infiltrados ou massas pulmonares.
- Gasometria arterial: identificação de alterações na troca gasosa e ventilação prévias.

A coleta destes dados deve envolver a participação e integração da equipe multidisciplinar geralmente composta pelo anestesiologista, cirurgião, clínico, fisioterapeuta, enfermeiro, nutricionista, psicólogo além de outros profissionais que podem estar inclusos na equipe âmbito hospitalar.[18]

Assistência ventilatória no pós-operatório

A manutenção do suporte ventilatório ao final da cirurgia está relacionada ao efeito residual das drogas administradas sendo que nas cirurgias em geral o suporte não é prolongado. No entanto, o tipo e o porte da cirurgia cardíaca, como por exemplo nas cirurgias cardíacas associadas, o tempo de duração da cirurgia, o tempo de CEC, os distúrbios metabólicos, a sobrecarga volêmica, as comorbidades, e as complicações durante a cirurgia podem determinar a necessidade de suporte respiratório.[10] Desta maneira o manuseio do paciente no pós-operatório deve contemplar estratégias de proteção das vias aéreas que visem a redução da incidência e do impacto das complicações respiratórias.[19]

Ao final do procedimento cirúrgico, os pacientes são transferidos sob ventilação manual ou mecânica (ventilador de transporte) a uma unidade de pós-operatório de cuidados intensivos onde é instalada a VM. A recuperação anestésica permite que o paciente reassuma a ventilação espontânea. Por este motivo o ajuste dos parâmetros ventilatórios objetivando a extubação precoce deve ser um dos principais alvos no manejo pós-operatório,[19] desde que haja estabilidade clínica do paciente (Figura 2).

Na admissão do paciente recomenda-se a utilização de volume-corrente de 6 mL/kg (peso predito) na modalidade volume controlado ou ajuste de pressão inspiratória suficiente para manter este mesmo volume na modalidade pressão controlada. Recomenda-se utilizar a seguinte fórmula para cálculo do peso predito:[20]

- Mulheres: 45,5 + 0,91 (altura em cm – 152,4)
- Homens: 50 + 0,91 (altura em cm – 152,4)

Modalidades e parâmetros ventilatórios

- **Ventilação a volume controlado (assisto-controlada):** nesta modalidade fixa-se a frequência respiratória, o volume corrente e o fluxo inspiratório. Os ventiladores mais modernos permitem o ajuste do tempo inspiratório sendo o fluxo inspiratório determinado pelo ajuste dos parâmetros ventilatórios, a demanda e mecânica ventilatória do paciente. O início da inspiração (disparo) ocorre de acordo com a frequência respiratória pré-estabelecida (ciclo controlado) ou conforme presença de esforço respiratório (*drive* respiratório) do paciente (ciclo assistido). Nos ciclos controlados o disparo ocorre exclusivamente por tempo e nos ciclos assistidos o disparo pode ocorrer a fluxo ou pressão (ajuste de sensibilidade). A sensibilidade deve ser ajustada no menor valor possível contanto que não ocorra autodisparo.[20]
- **Ventilação a pressão controlada (assisto-controlada):** fixa-se a frequência respiratória, o tempo inspiratório ou a relação inspiração:expiração (relação I:E), e a pressão inspiratória a ser entregue. Nos ciclos controlados o disparo é predeterminado de acordo com a frequência respiratória programada e a ciclagem ocorre ao término do tempo inspiratório programado. Os ciclos assistidos ocorrem mediante presença de *drive* respiratório do paciente e de acordo com o ajuste de sensibilidade determinado. O volume corrente entregue depende da pressão inspiratória pré-estabelecida, da impedância do sistema respiratório e do tempo inspiratório selecionado pelo operador.[20]

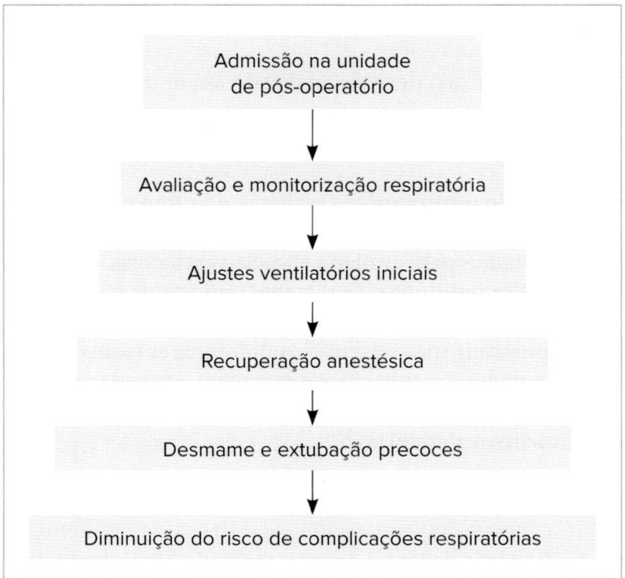

FIGURA 2

Assistência ventilatória no pós-operatório.

Fonte: modificada de Arcêncio et al 2008.[17]

O principal objetivo da VM atualmente é permitir o máximo de interação paciente-ventilador sendo preferível o uso de modos assisto-controlados na admissão. Estas modalidades fornecem ciclos controlados quando não há disparo e ciclos assistidos quando ocorre esforço respiratório capaz de gerar o disparo do ventilador mecânico. Desta maneira, após o disparo do ventilador determinado pelo ajuste de sensibilidade, o ciclo respiratório é entregue com os parâmetros desejados (volume, pressão, tempo inspiratório e fluxo) de acordo com a modalidade, permitindo melhor sincronia paciente ventilador.

A sensibilidade é definida como um ajuste de pressão ou fluxo preestabelecido que o paciente deve alcançar com o esforço respiratório para que seja entregue um ciclo ventilatório assistido ou espontâneo. O sistema de disparo a fluxo parece proporcionar melhor interação com o paciente e o ajuste de sensibilidade deve ser o mais sensível possível e ao mesmo tempo evitar a auto ciclagem (autodisparo).[20]

Pode ser utilizada a modalidade de ventilação com pressão controlada ou a com volume controlado, pois não há superioridade de uma modalidade ventilatória sobre a outra.[20] Ao realizar o ajuste dos parâmetros ventilatórios, deve-se evitar altos volumes correntes e altas pressões nas vias aéreas independentemente da modalidade ventilatória escolhida.[22]

Ao utilizar a modalidade a volume controlado, deve-se preferir a utilização de onda de fluxo decrescente, pois a mesma proporciona melhor distribuição do gás inspirado entregando o mesmo volume corrente programado com o benefício de uma menor pressão de pico na via aérea.[23] É importante lembrar que modalidade a pressão controlada não garante um volume corrente constante e por este motivo pode não fornecer um volume corrente ideal caso não seja ajustada a pressão controlada adequada.[24]

O uso da pressão expiratória positiva (PEEP) melhora a oxigenação e previne atelectasias mantendo a via aérea aberta ao longo da expiração prevenindo o colapso alveolar reduzindo desta maneira o *shunt* pulmonar. Atualmente, considera-se que a PEEP ajustada deve estar ao redor de 5 a 8 cmH_2O sendo que a utilização de níveis mais elevados de PEEP como rotina ainda é controversa. Alguns estudos demonstraram que em pacientes submetidos a cirurgia de revascularização do miocárdio (CRVM), maiores valores de PEEP (8 e 10 cmH_2O) incrementaram os valores de complacência pulmonar e melhoraram os índices de oxigenação, resultando em menor frequência de hipoxemia.[25-27] No entanto, um recente ensaio clínico mostrou que a manutenção da PEEP no durante a CEC (manobras de recrutamento) associado a maiores níveis de PEEP no pós-operatório (8 cmH_2O) não resultou em menor ocorrência de complicações respiratórias quando comparada à assistência convencional (sem ventilação durante a CEC e valores baixos de PEEP no pós-operatório).[28] Além disso, ressalta-se que é importante não ultrapassar os limites recomendados para a pressão inspiratória de pico e volume corrente para evitar a lesão pulmonar.

TABELA 1 Ajustes e objetivos iniciais da ventilação mecânica

Parâmetro	Ajuste	Objetivos
Modo ventilatório	VCV ou PCV (assisto--controlado)	Melhor interação paciente ventilador
Volume corrente	6 mL/kg (peso predito)	Diminuir risco de volutrauma
Pressão inspiratória pico	< 40 cmH_2O	Diminuir risco de barotrauma
Pressão platô	< 35 cmH_2O	Diminuir risco de barotrauma
Frequência respiratória	12-16 ipm (I:E 1:2 a 1:3)	Evitar hipercapnia
FiO_2	Ajustar para manter SpO_2 de 96 a 98%	Evitar hipoxemia ou hiperoxemia
Tipo de onda de fluxo	Onda de fluxo decrescente	Menor pico de pressão na via aérea
PEEP	5-8 cmH_2O	Incrementos na PEEP devem ser realizados com o intuito de melhorar a oxigenação observando os efeitos hemodinâmicos

Um sistema para fornecer umidificação deve ser utilizado para instituição da ventilação mecânica. Os sistemas disponíveis atualmente são o filtro trocador de calor e o sistema de umidificação ativa (equipamento que realiza aquecimento ativo). Em pacientes que possuem secreção espessa é preferível o uso de umidificação ativa para evitar a oclusão da via aérea artificial (tubo orotraqueal ou traqueostomia).[20,29,30]

Interação coração-pulmão na VM

A aplicação de pressão positiva nas vias aéreas durante a VM aumenta a pressão intratorácica influenciando também a hemodinâmica. Os efeitos hemodinâmicos da VM ocorrem ciclicamente durante o ciclo respiratório e pode ser afetado pelo modo ventilatório, presença de esforço respiratório espontâneo e adição PEEP. Os principais efeitos do aumento da pressão intratorácica sobre a hemodinâmica são: diminuição da pré-carga e aumento da pós-carga do ventrículo direito, diminuição da pré e pós-carga do ventrículo esquerdo. Desta maneira o aumento da pressão intratorácica pode melhorar o desempenho do ventrículo esquerdo também pela diminuição da pressão transmural sistólica que favorece a contratilidade miocárdica. No entanto, dependendo dos valores de pressão positiva aplicada e em casos de hipovolemia pode ocorrer um decréscimo do débito cardíaco esquerdo devido ao aumento da resistência vascular sistêmica.[31,32] Assim, observando o quadro clínico comum no pós-operatório dessas cirurgias, deve-se levar em consideração as repercussões pulmonares e hemodinâmicas da modalidade ventilatória e dos parâmetros ventilatórios selecionados.

Monitorização e avaliação respiratória

O controle do paciente em ventilação mecânica, ou seja, a monitorização respiratória à beira do leito é fundamental para um adequado tratamento do paciente grave ventilado artificialmente prevenindo principalmente futuras complicações.[33] A monitorização respiratória deve suceder-se ao exame clínico, o qual inclui inspeção, palpação, percussão e ausculta, os quais fornecem informações importantes a respeito de diferentes órgãos e sistemas.[34]

Exame físico

O exame físico deve ser realizado assim que o paciente for admitido na unidade a fim de evitar erros e futuras complicações respiratórias.

- **Avaliação respiratória:** a avaliação do ritmo e padrão respiratório, além da expansibilidade torácica são técnicas importantes para avaliar a eficácia ventilatória.
- **Ausculta pulmonar:** ferramenta importante para avaliar a presença ou ausência dos sons respiratórios e identificar possíveis sons adventícios pulmonares (roncos, sibilos, estridor e crepitações) que podem estar relacionados a ventilação inadequada e surgimento de possíveis complicações respiratórias.[35]

Exames complementares

- **Radiografia de tórax:** deve ser realizado o mais breve possível com o intuito de verificar o posicionamento do tubo orotraqueal e expansibilidade pulmonar. A avaliação da radiografia de tórax permite identificar algumas das principais complicações respiratórias como as atelectasias, pneumotórax, hemotórax, congestão, edema pulmonar e derrame pleural. As peculiaridades radiológicas de cada alteração serão abordadas separadamente neste capítulo.

- **Gasometria arterial e venosa:** a análise dos gases sanguíneos constitui um meio de ajuste clínico por meio da observação e interpretação dos seguintes parâmetros: pH, pressão arterial de gás carbônico ($PaCO_2$), PaO_2, e saturação de oxigênio (SaO_2). A medida destas variáveis permite avaliar os valores adequados da ventilação e das trocas dos gases dos pulmões no sangue arterial por meio do cálculo de índices específicos citados abaixo.[36-38]
- **Gradiente alvéolo-arterial de O_2 ($P(A\text{-}a)O_2 = PAO_2 - PaO_2$):** avalia a eficiência das trocas gasosas. É minimamente afetado pela ventilação minuto e permanece normal em casos de hipoxemia ocorridas devido à hipoventilação. A PAO_2 (concentração alveolar de O_2) pode ser estimada de acordo com a equação de gás alveolar modificada: $PAO_2 = (PB - PH_2O) \times FiO_2 - PaCO_2/R$, onde PB é a pressão barométrica, PH_2O a pressão do vapor de água (normalmente igual a 47 mmHg) e R corresponde à taxa de troca respiratória (com valor de 0,8). Em indivíduos saudáveis, a $P(A\text{-}a)O_2$ normalmente deve ser menor que 10 mmHg, com um aumento para cerca de 30 mmHg em indivíduos mais velhos. Um aumento no gradiente alvéolo-arterial de oxigênio pode ser um indicativo de falência respiratória.
- ***Shunt*:** o fator mais importante como causa do gradiente alvéolo-arterial é a presença de *shunt* pulmonar, que se caracteriza pela presença de contaminação de sangue venoso no sistema arterial, isto é, o sangue venoso atinge o sistema arterial sistêmico sem passar por áreas ventiladas do pulmão. Indivíduos normais apresentam um *shunt* pulmonar que varia entre 3 e 6% do débito cardíaco. O cálculo é feito de acordo com a seguinte equação: $Qs = CcO_2 - CaCO_2 / Qt = CcO_2 - CvO_2$, sendo Qs = fluxo sanguíneo através do *shunt*, Qt = débito cardíaco, sendo que CcO_2, CaO_2 e CvO_2 são conteúdos de O_2 ideal no final do capilar pulmonar arterial e no sangue venoso misto, respectivamente. A identificação da causa da hipoxemia, diferenciando *shunt* de distúrbio V/Q, tem importância clínica, pois, em situações de *shunt* superior a 25% do débito cardíaco, a elevação da FiO_2 tem pouco efeito sobre a $PaCO_2$. Para o cálculo do *shunt* há a necessidade de uso de cateter Swan-Ganz e inalação de O_2 a 100%.
- **Relação alvéolo-arterial:** também se correlaciona com o *shunt* e quantifica disfunções pulmonares, sendo obtida pelo cálculo da razão entre a pressão parcial de oxigênio no sangue arterial e a pressão parcial de oxigênio no alvéolo: $a/A = PaO_2/ PAO_2$. O valor considerado normal é de 0,75 a 0,9. A relação a/A é fixa durante toda de concentração de oxigênio que o indivíduo está respirando, sendo considerada anormal quando abaixo de 0,6. Tal relação é mais fidedigna quando a disfunção respiratória se dá mais por *shunt* pulmonar do que por incoordenação entre a ventilação e a perfusão ou quando a FiO_2 é maior que 0,3. Tem sido empregada para prever a FiO_2 necessária para uma desejada PaO_2.
- **Índice de oxigenação ou relação PaO_2/FiO_2:** a relação entre PaO_2 e a fração inspirada de O_2 (PaO_2/ FiO_2) é um dos índices mais práticos de trocas gasosas, já que o seu cálculo não depende da resolução de equações complexas. O nível de normalidade situa-se acima de 400. É considerado anormal quando inferior a 300 e gravemente comprometido quando menor que 200. Essa relação tem como falha a não incorporação de flutuação da $PaCO_2$, porém isso tem pouca importância em elevada FiO_2.

Mecânica respiratória

A mensuração dos volumes pulmonares oferece informações que podem ser essenciais para a caracterização do estado fisiopatológico, decorrente de anormalidades dos processos pulmonares-ventilatórios. Avaliar os componentes elásticos (complacência) e resistivos (resistência) do pulmão é importante para um correto manejo da ventilação mecânica.

- **Resistência de vias aéreas:** caracteriza-se pela oposição ao fluxo de gases devido a forças de fricção na parede interna do sistema respiratório e pode ser interpretada como a somatória da resistência a passagem de ar pelas vias aéreas, da resistência gerada pelos componentes viscoelásticos do parênquima pulmonar e a resistência proveniente das forças de recolhimento elástico da caixa torácica. É determinada pela razão entre a variação de pressão resistiva e sua correspondente variação de fluxo ($R = \Delta P/\Delta F$), durante respiração normal. Sua mensuração é útil no diagnóstico das síndromes de obstrução das vias aéreas e para avaliar a resposta às medidas terapêuticas.[20,39] O valor normal esperado é de 4 a 7 $cmH_2O/L/s$.[40] A resistência pode estar aumentada existe broncoespasmo, edema de mucosa, hipersecreção brônquica, presença de tubos traqueais finos e corpo estranho nas vias aéreas.[41]
- **Complacência estática (Cest):** representa a complacência do pulmão. Calculada pela fórmula: Cest = Vt/Pplat – PEEPtot, em que Vt é o volume corrente inspirado; Pplat é a pressão de platô que representa a pressão de recolhimento elástico do sistema respiratório a um determinado volume (pressão na pausa inspiratória); PEEPtot é a pressão expiratória positiva final total.[20]
- **Complacência dinâmica (Cdin):** equivale à complacência do pulmão e tórax. É calculada dividindo o volume entregue pela pressão de pico menos a PEEP total. A Cdin é considerada normal entre 50 e 80 mL/cmH_2O.[20-42]

As complacências estática e dinâmica podem estar reduzidas na ocorrência de atelectasias, intubação seletiva, edema pulmonar, distúrbios da caixa torácica e pneumotórax.[41]

Critérios para desmame e interrupção da ventilação mecânica invasiva no período pós-operatório

O termo desmame refere-se ao processo de transição da ventilação artificial para a espontânea nos pacientes que permanecem em ventilação mecânica invasiva por tempo superior a 24 horas. No entanto, apesar da maioria dos pacientes não necessitar de suporte ventilatório superior a 12 horas no período pós-operatório de cirurgia cardíaca, iremos nos referir ao processo de ajuste e tomada de decisão para extubação como desmame ventilatório.

Podem ser considerados aptos ao início do desmame ventilatório os pacientes que preencherem os seguintes critérios elucidados na Tabela 2.

TABELA 2 Critérios para início do desmame ventilatório[15]

Troca gasosa	$PaO_2 \geq 60$ mmHg com $FIO_2 \leq 0,40$ e PEEP ≤ 5 a 8 cmH_2O
Avaliação hemodinâmica	Sinais de boa perfusão tecidual, independência de vasopressores (doses baixas e estáveis são toleráveis), ausência de insuficiência coronariana ou arritmias com repercussão hemodinâmica
Drive respiratório	Capacidade de iniciar esforço inspiratório
Nível de consciência	Paciente desperta ao estímulo sonoro, sem agitação psicomotora
Reflexo de proteção de vias aéreas	Tosse presente e eficaz
Equilíbrio ácido-básico e eletrolíticos	Devem estar normais e sem alterações
Evolução clínica	Sem programação de reabordagem cirúrgica ou transporte

O desmame ventilatório pode ser realizado na modalidade ventilação com pressão de suporte (PSV) precedida ou não pela ventilação mandatória intermitente sincronizada (SIMV). No entanto, deve-se evitar o uso da modalidade SIMV visto que pode aumentar o tempo total de ventilação mecânica invasiva.[19]

Na modalidade SIMV fixa-se a frequência respiratória que entregará o volume corrente ou pressão controlada predeterminados. Os ciclos mandatórios ocorrem na janela de tempo predeterminada (de acordo com a frequência respiratória do SIMV), porém sincronizados com o disparo do paciente por meio do ajuste da sensibilidade. Entre estas janelas de tempo (frequência respiratória programada) o ventilador pode entregar ciclos espontâneos se houver esforço respiratório do paciente, com o auxílio de uma pressão de suporte pré-ajustada. Por proporcionar um volume-minuto fixo esta modalidade tem sido associada ao aumento do tempo de ventilação mecânica em decorrência da acomodação do paciente.[19]

A PSV é uma modalidade espontânea em que o disparo e a ciclagem são realizados pelo paciente, sendo o ventilador responsável pela assistência através da manutenção de uma pressão positiva predeterminada durante a inspiração até que o fluxo inspiratório do paciente seja reduzido a um nível ajustado (usualmente 25% do pico de fluxo inspiratório máximo). Esta modalidade permite que paciente controle a frequência respiratória e o tempo inspiratório e, dessa forma, o volume corrente inspirado. Desta maneira, durante o desmame, a pressão de suporte deverá ser reduzida gradativamente até 5 a 7 cmH_2O e os valores de PEEP até 5 cmH_2O. Estes valores de pressão de suporte são compatíveis com o teste de respiração espontânea (TRE) e o mesmo será realizado pré-extubação pelo período que pode compreender de 30 a 120 minutos. São considerados aptos à extubação os pacientes que não apresentarem os seguintes sinais de intolerância ao teste de respiração espontânea[19,43] (Tabela 3).

TABELA 3 Sinais de intolerância ao teste de respiração espontânea

Frequência respiratória > 35 ipm
Saturação arterial de O_2 < 90%
Frequência cardíaca > 140 bpm
Pressão arterial sistólica > 180 mmHg ou < 90 mmHg
Sinais e sintomas: agitação, sudorese, alteração do nível de consciência

Os pacientes que falharem no TRE deverão retornar à ventilação mecânica até que as possíveis causas da falência do desmame sejam diagnosticadas e tratadas.

Extubação

Após a estabilização hemodinâmica completa, o ideal é a extubação, realizada após avaliação clínica e laboratorial adequadas, estando o paciente bem monitorizado e com nível de consciência adequado (Escala de Coma de Glasgow acima de 8).[20]

Antes de proceder a extubação, a cabeceira do paciente deve ser elevada, mantendo-se uma angulação entre 30° e 45°. Também é indicado que se aspire a via aérea antes de extubá-lo.[43] Um sistema de entrega de oxigenoterapia deve ser providenciado para administração ao paciente logo após o procedimento. A interface (cânula nasal de O_2, máscara de Venturi ou máscara de reservatório) deve fornecer o suporte de oxigênio necessário de acordo com as necessidades de cada paciente para manter uma SpO_2 > 90%.

Insucesso no desmame ventilatório e extubação

Complicações respiratórias podem levar a manutenção da VM por tempo prolongado. Considera-se ventilação mecânica prolongada a dependência da assistência ventilatória, invasiva ou não invasiva, por mais de 6 horas por dia. O fracasso no desmame e extubação pode ser definido com a necessidade de retorno à ventilação mecânica num período menor que 48 horas após a extubação.[19]

Critérios para reintubação e instituição da ventilação mecânica invasiva

Pacientes que após extubação no período pós-operatório apresentarem complicações respiratórias, hemodinâmicas ou provenientes de outras causas que evoluírem com insuficiência respiratória aguda não responsiva a terapia medicamentosa e outros procedimentos não invasivos, ou que apresentarem emergência clínica como uma parada cardiorrespiratória, devem ser reintubados.

A indicação da necessidade do suporte ventilatório pode ser feita por meio da identificação da insuficiência respiratória aguda pela presença dos sinais e sintomas e de alguns parâmetros auxiliares[44] informados na Tabela 4.

TABELA 4 Indicação de suporte ventilatório invasivo

Sinais e sintomas da insuficiência respiratória aguda
Sistema nervoso central: agitação, cefaleia, tremores, alucinações, convulsões
Avaliação respiratória: amplitude, frequência e ritmo anormais, expiração prolongada, respiração paradoxal
Ausculta pulmonar: presença de roncos, sibilos, crepitações, ausência sons respiratórios
Aparência: presença de sudorese, cianose e uso de musculatura acessória
Avaliação hemodinâmica: taquicardia, bradicardia, arritmia, hipertensão ou Hipotensão arterial
Parâmetros auxiliares para indicação da intubação e instituição da ventilação mecânica invasiva
Frequência respiratória > 35 ipm
Volume corrente < 5 mL/kg
PaO_2 < 50 mmHg
$PaCO_2$ > 60 mmHg
Relação PaO_2/FiO_2 < 200

Ventilação mecânica não invasiva

A ventilação não invasiva (VNI) tem sido amplamente utilizada no pós-operatório de cirurgia cardíaca pois melhora a oxigenação e reduz a ocorrência de atelectasias.[20] Sua indicação inclui: desmame ventilatório,[45,46] profilaxia em pacientes que apresentem alto risco de falha na extubação,[47] aplicação de técnicas de reexpansão pulmonar e recrutamento alveolar e na insuficiência respiratória aguda.[48,49]

A identificação da falha do uso da VNI na insuficiência respiratória aguda deve ser precoce pois o atraso na intubação está relacionado ao aumento da mortalidade.[50] Após a instituição da VNI espera-se uma melhora no volume corrente, padrão respiratório e trocas gasosas em um período de 30 minutos a 2 horas. Não havendo melhora neste período determinado, a instituição da ventilação mecânica invasiva deve ser considerada. Conforme orientações das Diretrizes Brasileiras de Ventilação Mecânica, a utilização de VNI por insuficiência respiratória aguda após a extubação deve ser evitada em pacientes no pós-operatório de cirurgias torácicas.[19]

A utilização da VNI no período pós-operatório deve respeitar as limitações e contraindicações para o seu uso: redução do nível de consciência, sonolência, agitação, confusão ou recusa do paciente; instabilidade hemodinâmica com necessidade de medicamento vasopressor, choque (pressão arterial sistólica < 90 mmHg), arritmias complexas; obstrução de via aérea superior ou trauma de face; tosse ineficaz ou incapacidade de deglutição; distensão abdominal; náuseas ou vômitos; sangramento digestivo alto.[20]

Para aplicação da técnica podem ser utilizados equipamentos específicos para VNI ou ventiladores invasivos que apresentem modalidade para VNI com compensação automática de fugas. A escolha da interface adequada ao paciente é essencial para o sucesso da terapia sendo que no ambiente hospitalar são preferíveis às máscaras oronasais ou faciais totais. A máscara deve ser fixada confortavelmente e vazamentos podem ser permitidos desde que não comprometam a eficácia da ventilação. Ajustes ventilatórios: pressão inspiratória preferencialmente menor que 25 cmH_2O que possibilite um volume corrente de adequado; menor PEEP que possibilite: SaO_2 > 92% e FIO_2 < 60% (habitualmente ≥ 5 e < 10 a 15 cmH_2O).[51] Ajustes ventilatórios específicos devem ser levados em consideração para pacientes que possuam alguma comorbidade respiratória.[52]

Insuficiência respiratória aguda

A insuficiência respiratória (IRA) pode ser definida como a incapacidade do sistema respiratório em manter as necessidades do metabólicas do organismo com relação aos níveis adequados de gás carbônico e oxigênio.

A IRA pode ser classificada como tipo I (hipoxêmica) ou tipo II (hipercápnica). A IRA tipo I é caracterizada por queda da PaO_2 abaixo de 60 mmHg estando os valores da $PaCO_2$ normais ou reduzidos. Desta maneira ocorrem distúrbios fisiopatológicos que levam à instalação de hipoxemia mas com manutenção da ventilação. Compreende principalmente as doenças que afetam os vasos, alvéolos e interstício pulmonar. Na IRA tipo II, ocorre elevação dos níveis de gás carbônico por falência ventilatória, estando a $PaCO_2$ maior que 60 mmHg com pH < 7,35. Em pacientes respirando em ar ambiente pode ocorrer hipoxemia. Frequentemente pode ocorrer em conjunto com a IRA tipo I quando ocorre a sobrecarga e a falência dos músculos respiratórios. As principais doenças e condições que levam a IRA tipo I e II e podem estar relacionadas ao pós-operatório de cirurgia cardíaca estão apresentadas na Tabela 5.[53]

TABELA 5 Causas da insuficiência respiratória aguda

IR tipo I
Síndrome do desconforto respiratório agudo (SDRA)
Pneumonia
Atelectasia
Edema pulmonar
Embolia pulmonar

(continua)

TABELA 5 Causas da insuficiência respiratória aguda *(continuação)*

IR tipo I
Doença pulmonar obstrutiva crônica (DPOC) exacerbada
Asma grave
Pneumotórax
IR tipo II
Doenças e condições que afetam o sistema nervoso central (SNC): drogas depressoras, alcalose metabólica, apneia do sono central, lesões estruturais (hemorragia, infarto, infecção)
Alterações neuromusculares periféricas: miosite infecciosa, distúrbios eletrolíticos (hipofosfatemia, hipocalcemia, hipomagnesemia, hipocalemia), hipotireoidismo
Disfunção da parede torácica e pleura: esternotomia, toracotomia, obesidade, tórax instável, paralisia do nervo frênico
Obstrução das vias aéreas superiores: epiglotite, aspiração de corpo estranho, estenose de traqueia, traqueomalácea, apneia do sono obstrutiva

Principais complicações respiratórias e tratamento no pós-operatório de cirurgia cardíaca

Pneumonia

A pneumonia é uma infecção pulmonar que pode ser diagnosticada por meio da análise de exames de imagem radiológicos, exames clínicos e laboratoriais.[54]

Pacientes que apresentarem novo infiltrado na radiografia de tórax e pelo menos dois dos itens a seguir: febre persistente ou recorrente (maior que 38°C); leucocitose (maior que 12.000/mm^3); escarro e/ou secreção traqueal purulenta; cultura de secreção traqueal positiva podem ser diagnosticados com pneumonia.[8]

A pneumonia associada a ventilação mecânica (PAV), pode ser definida quando a pneumonia surge em pacientes que estejam sob ventilação mecânica (VM) por um período maior que 48 horas.[54] O diagnóstico da PAV é realizado a partir dos achados radiológicos (infiltrado, opacificação e/ou cavitação) que deve estar associado a pelo menos um dos critérios a seguir: presença de febre (temperatura > 38°C), sem outra causa; leucopenia (< 4.000 cel/mm^3) ou leucocitose (> 12.000 cel/mm^3); alteração do nível de consciência, sem outra causa aparente, em pacientes ≥70 anos. Além disso, adicionalmente deve apresentar no mínimo dois dos seguintes sinais e sintomas: surgimento de secreção purulenta ou aumento da secreção respiratória; piora da troca gasosa (PaO_2/ FiO_2 < 240); aumento da oferta de oxigênio ou aumento dos parâmetros ventilatórios; ausculta com roncos ou crepitações; início ou piora da tosse ou dispneia ou taquipneia. Quando a PAV for definida microbiologicamente deverá apresentar cultura positiva (hemocultura positiva sem outro foco de infecção, cultura do líquido pleural, secreção pulmonar, entre outros).[54]

A fisioterapia respiratória está indicada para realização de técnicas de higiene brônquica e reexpansão pulmonar com o objetivo de otimizar as trocas gasosas diminuir o trabalho respiratório e evitar assincronias com a VM.[55,56]

Na ausência de contraindicações, é orientado manter decúbito elevado (30-45°), adequar diariamente o nível de sedação e promover a respiração espontânea, aspirar a secreção subglótica rotineiramente, monitorar da pressão do *cuff* do tubo endotraqueal 18 a 22 mmHg ou 25 a 30 cmH_2O e fazer uso criterioso de bloqueadores neuromusculares, para que se previna o surgimento da PAV.[57]

Atelectasia

A atelectasia pode ser definida como um colapso alveolar que ocorre por perda da tensão superficial do alvéolo ou obstrução.

Caracteriza-se pelo colapso alveolar que ocorre por perda da tensão superficial do alvéolo ou obstrução. Produz um efeito *shunt* arteriovenoso pulmonar com hipoxemia refratária a aplicação de oxigênio. Pode ocorrer vasoconstrição pulmonar por causa da hipóxia, aumentando a resistência vascular pulmonar.[58]

O diagnóstico pode ser realizado a partir da presença das seguintes alterações na radiografia de tórax convencional: presença de linhas ou opacificações, deslocamento das fissuras interlobares, perda de volume do segmento ou lobo afetado, deslocamento do mediastino ou do hemidiafragma e diminuição no espaço intercostal.[8] A tomografia computadorizada de tórax pode ser utilizada para o diagnóstico diferencial. Na ausculta pulmonar os sons respiratórios podem estar diminuídos ou ausentes. A expansibilidade torácica pode estar reduzida e assimétrica.[18]

Técnicas de posicionamento no leito, higiene brônquica e aplicação de pressão positiva nas vias aéreas podem ser utilizadas como tratamento.[59,60]

Congestão venocapilar pulmonar e edema pulmonar cardiogênico

O edema pulmonar cardiogênico é causado principalmente por alterações hemodinâmicas (insuficiência cardíaca e/ou sobrecarga volêmica).[61]

Os achados radiológicos sugestivos de congestão/edema pulmonar são a presença de intensificação da trama vascular pulmonar, presença de infiltrado intersticial/alveolar bilateral, difuso e homogêneo, mas pronunciados nas bases se a radiografia for realizada com o dorso elevado, ou predominantemente peri-hilar.

O ecocardiograma proporciona um conjunto de informações morfológicas e funcionais, sobretudo acerca do desempenho dos ventrículos e das valvas cardíacas que aliados a elementos de ordem clínica e radiológica podem dar subsídios para se estabelecer o diagnóstico diferencial do edema pulmonar cardiogênico e edema pulmonar inflamatório.[62,63] Na monitoração com cateter de Swan-Ganz a pressão capilar pulmonar ou atrial esquerda maior que 18 mmHg pode indicar a presença de congestão/edema pulmonar.

Os diuréticos intravenosos para controle de sintomas de hipervolemia são utilizados no tratamento. A oxigenioterapia está indicada em casos de hipoxemia objetivando SpO_2 > 95 % (SpO_2 > 90% em pacientes com doença pulmonar prévia). Em pacientes que evoluírem com IRA devido ao edema agudo de pulmão a VNI pode ser utilizada como suporte ventilatório inicial (manter PEEP/CPAP de pelo menos 10 cmH_2O). Em casos em que a hipoxemia e o desconforto sejam refratários ao tratamento a intubação orotraqueal está indicada.[43,52]

Síndrome do desconforto respiratório agudo (SDRA)

A síndrome do desconforto respiratório agudo (SDRA) é uma desordem clínica que causa lesões nas barreiras epiteliais e endoteliais do alvéolo levando a inflamação, edema pulmonar e insuficiência respiratória aguda. Estas alterações podem ser causadas pela reação inflamatória sistêmica gerada pela CEC por meio da ativação de cascatas no sistema de coagulação, sistema fibrinolítico, glóbulos brancos ou outros mediadores, como as citoquinas, levando ao dano celular.[64,65]

Outros fatores de risco para a SDRA e que podem estar relacionados ao pós-operatório de cirurgia cardíaca são: pneumonia, aspiração de conteúdo gástrico, sepse, transfusão de sangue e de hemoderivados.[66]

As lesões pulmonares que ocorrem na SDRA podem ser classificadas em três fases.[58]

- Fase exudativa: ocorre nos primeiros dias de evolução da doença (1 a 6 dias) é caracterizada pela ocorrência de edemas e a formação de membrana hialina, podendo ocorrer pequena reação inflamatória.
- Fase proliferativa: compreende o período de 4 a 10 dias e é caracterizada pela reação fibroblástica e fibrose intersticial. Ocorre consolidação pulmonar, colapso alveolar, aumento do infiltrado inflamatório e proliferação dos pneumócitos.
- Fase fibrótica: ocorre no período compreendido de 8 a 10 dias e é caracterizada pela obliteração dos espaços alveolares e bronquiolares pela fibrose, presença consolidação pulmonar, áreas enfisematosas com hiperinsuflação e formação de cistos.

Diagnóstico

De acordo com as novas definições de Berlim[66] o diagnóstico de SDRA pode ser feito desde que o paciente preencha os seguintes requisitos:

- Tempo de evolução: uma semana após um insulto clínico conhecido ou nova piora dos sintomas respiratórios.
- Radiografia ou tomografia de tórax com presença de opacidades e infiltrados irregulares bilaterais não explicados por derrame e/ ou colapso pulmonar e/ou nódulos.
- Origem do edema: insuficiência respiratória não explicada por insuficiência cardíaca ou sobrecarga de fluídos. Para diagnóstico diferencial pode ser necessária a realização de ecocardiografia para a exclusão de edema hidrostático ou aferição da pressão capilar pulmonar ou atrial esquerda que deve ser ≤ 18mmHg.
- Oxigenação:
  - SDRA leve: 200 mmHg < PaO_2/FIO_2 ≤ 300 mmHg com PEEP ou CPAP ≥ 5 cmH_2O.
  - SDRA moderada: 100 mmHg < PaO_2/FIO_2 ≤ 200 mmHg com PEEP ≥ 5 cmH_2O.
  - SDRA grave: PaO_2/FIO_2 ≤ 100 mmHg com PEEP ≥ 5 cmH_2O.

Estratégias ventilatórias na SDRA

O principal objetivo da ventilação mecânica é promover adequada troca gasosa. No entanto devem ser utilizadas estratégias que evitem a lesão pulmonar associada à ventilação mecânica e o comprometimento hemodinâmico decorrente do aumento das pressões intratorácicas.[22]

- Volume corrente: é recomendada a utilização de volume corrente de 6 mL/kg na SDRA leve e de 3 a 6 mL/kg na SDRA moderada a grave. Baixos volumes correntes na ventilação mecânica devem ser utilizados na SDRA independente da gravidade da doença e têm mostrado um aumento na sobrevida. Nestes casos o ajuste de frequência respiratória pode ser iniciado em 20 ciclos podendo chegar a 35 ciclos por minuto desde que a $PaCO_2$ não exceda 80 mmHg com pH aceitável. Menores volumes correntes causam menor hiperdistensão pulmonar que pode causar lesão de cisalhamento e inflamação pulmonar. Desta maneira estes pacientes apresentam menor resposta inflamatória sistêmica e menor falência de órgãos e sistemas com consequente redução da mortalidade.[20,22,67]
- Pressão na via aérea: a fim de evitar lesão pulmonar é recomendada a utilização de pressão de platô ≤ 30 cmH_2O.[19]
- Pressão de distensão *(driving pressure)*: diferença entre a pressão platô e a PEEP que deve ser mantida em valor menor ou igual a 15 cmH_2O.[20,68]
- FiO_2: usar menor FiO_2 possível para manter a SpO_2 > 92%.[19]
- PEEP: o uso de PEEP minimiza a ocorrência de lesão pulmonar associada ao uso de concentrações tóxicas de oxigênio e evita o colapso pulmonar ao final da expiração otimizando as trocas gasosas.[19] Estudos que comparam o uso de maiores valores de PEEP utilizando baixos volumes correntes, estão associados a um aumento na sobrevida de pacientes com SDRA moderada a grave.[69] Valores adequados de PEEP devem ser calculados 2 cmH_2O acima do ponto de inflexão inferior (ponto que reflete a abertura das unidades alveolares com aumento da complacência) da curva pressão-volume do sistema respiratório.[22]
- Recrutamento alveolar: pode ser utilizada em casos de SDRA moderada a grave como estratégia ventilatória com o intuito de reduzir a pressão de distensão. A pressão inspiratória máxima não deve ultrapassar o ponto de inflexão superior da curva pressão-volume (ponto que reflete

a hiperdistensão alveolar e piora da complacência). Estudo recente demonstrou uma redução da mortalidade com SDRA moderada a grave em indivíduos que submetidos ao recrutamento alveolar e uso de PEEP elevado. No entanto os autores ainda não recomendam o uso rotineiro desta técnica.[70]

Outras estratégias de tratamento da SDRA

- Posição prona: pacientes com SDRA grave associada a hipoxemia ($PaO_2/FiO_2 < 150$ com $FiO_2 \geq 0,6$ e PEEP ≥ 5) podem se beneficiar da posição prona quando a mesma é aplicada no início da doença e em longas sessões diárias.[71,72] No entanto, a posição prona é contraindicada em pacientes com esternotomia recente devido à instabilidade do tórax e tempo para cicatrização. Desta maneira, é necessário avaliar cada caso individualmente para estabelecer qual o momento seguro para realizar a posição prona.[73]
- Bloqueadores neuromusculares: sua utilização permite melhor interação paciente-ventilador permitindo a otimização das estratégias de ventilação protetora. A administração precoce de bloqueador neuromuscular no início do curso da SDRA severa associado ao uso de baixo volume corrente proporciona melhores resultados com relação a sobrevivência.[74]
- Oxigenação por membrana extracorpórea (ECMO) e remoção extracorpórea de CO_2: ainda não há justificativa para o uso rotineiro de oxigenação por membrana extracorpórea ou de remoção extracorpórea de CO_2. A ECMO caracteriza-se pelo uso da tecnologia da circulação extracorpórea para promover a troca gasosa e desta maneira reduzir os parâmetros ventilatórios. Em um estudo clínico randomizado e multicêntrico foi observado um aumento na sobrevida de pacientes com potencial de reversão da falência respiratória submetidos a ECMO, quando comparados ao tratamento convencional de suporte ventilatório.[75]
- Corticosteroides: podem evitar a lesão da membrana alvéolo capilar. Administrados em altas doses podem evitar a agregação de granulócitos, prevenir o aumento da permeabilidade vascular, inibir a formação de espécies reativas do oxigênio, dentre outros efeitos. Estudos multicêntricos mostraram que o seu uso não previne o aparecimento da SDRA e pode aumentar a mortalidade pelo aumento de infecção. O uso em baixas doses é defendido por alguns autores nas fases da SDRA em que predomina a inflamação.[76]
- Óxido nítrico inalatório: produz vasodilatação seletiva pulmonar melhorando a relação V/Q. Pode ser útil como um tratamento de resgate em casos de hipoxemia grave não responsiva às medidas convencionais.[22,76]

Exacerbação de doenças pulmonares

Os procedimentos cirúrgicos podem ser fatores desencadeantes da descompensação aguda doenças pulmonares crônicas como a asma e a doença pulmonar obstrutiva crônica (DPOC) aumentando o tempo de permanência na unidade de terapia intensiva.[77] A ocorrência de broncoespasmo é frequente e o paciente pode evoluir com insuficiência respiratória aguda e necessidade de suporte ventilatório. As informações abaixo a respeito da DPOC e asma são as informações disponíveis nos consensos brasileiros atuais a respeito das descompensações clínicas destas doenças. No entanto, as informações devem respeitar as contraindicações visto que se tratam de pacientes com doença cardíaca em período pós-operatório.

Na DPOC os objetivos principais no manejo são:[78]

- Tratar a causa que levou a descompensação: infecção, tromboembolismo pulmonar, pneumotórax, isquemia cardíaca, arritmia e insuficiência cardíaca congestiva.
- Otimizar oxigenação do paciente: manter SpO_2 entre 90 e 92%.
- Diminuir a resistência das vias aéreas: broncodilatadores (beta-2-agonista de curta duração a cada 20 minutos – até 3 doses e, em seguida, de 4/4 horas até estabilização; brometo de ipratrópio a cada 4 horas; xantinas a critério médico). Corticoides (hidrocortisona ou metilprednisolona IV por até 72 horas). Observar repercussões cardiovasculares e contraindicações.
- Melhorar a função da musculatura respiratória (fisioterapia respiratória, suporte ventilatório não invasivo, nutrição adequada, ventilação mecânica invasiva).

Na asma as principais condutas a serem tomadas são:[79]

- Broncodilatadores: utilização de brometo de ipratrópio em doses repetidas, administrado conjuntamente com os beta-2-agonistas de curta duração por nebulização ou por aerossol dosimetrado. O uso de beta-2 agonista de curta duração administrado por via intravenosa pode ser uma alternativa farmacológica na tentativa de se evitar a evolução para insuficiência respiratória e a necessidade de suporte ventilatório
- Oxigenoterapia: pode ser administrado por cânula nasal ou máscara facial (simples ou venturi), para manter a saturação de oxigênio no sangue arterial ≥ 95%.
- Corticosteroides: é indicado e o uso por via oral ou endovenosa têm efeito equivalente.
- Aminofilina: em pacientes muito graves, hospitalizados, ela poderá ser considerada como tratamento adjuvante.
- Suporte ventilatório: o suporte não invasivo ou invasivo está indicado nos casos de insuficiência respiratória aguda para redução do trabalho ventilatório.

Pneumotórax

A abertura da pleura pode ser necessária em alguns procedimentos cirúrgicos e por este motivo há a necessidade de utilização de um dreno de tórax para que não haja maiores complicações. No entanto, durante a cirurgia ou após punção venosa podem ocorrer pequenas lacerações da pleura que pode levar ao pneumotórax.[80] A radiografia de tórax é uma ferramenta importante para verificar a presença do pneumotórax observando as seguintes características: visualização da borda da pleura visceral, presença de área hipertransparente ao redor externo da pleura visceral, imagem pulmonar do pulmão colapsado de maior densidade e desvio do mediastino para o lado contralateral ao pneumotórax.[81]

Em um pequeno pneumotórax onde o paciente mantém a estabilidade clínica (oxigenação e hemodinâmica) a conduta inicial é sempre conservadora. A administração de oxigênio pode aumentar a velocidade de absorção do pneumotórax, ao diminuir a pressão alveolar de nitrogênio, e passivamente aumentar absorção do ar da cavidade pleural para os alvéolos.[82]

Na ocorrência de um pneumotórax de grande extensão e principalmente nos pacientes sob ventilação mecânica o mesmo deverá ser drenado a fim de que não haja complicações, principalmente as hemodinâmicas. Dependendo da extensão do pneumotórax o mesmo pode se tornar hipertensivo levando a instabilidade clínica do paciente.

Hipertensão pulmonar

A hipertensão pulmonar (HP) é uma síndrome amplamente definida pela elevação da pressão média da artéria pulmonar acima de 25 mmHg em repouso ou 30 mmHg durante o exercício, com pressão de oclusão de artéria pulmonar ou pressão de átrio esquerdo menor que 15 mmHg, medidas pelo cateterismo cardíaco. Pode ser identificada pelo ecocardiograma, pela estimativa da pressão sistólica da artéria pulmonar (PSAP), calculada a partir da velocidade de regurgitação tricúspide e da pressão de átrio direito (PAD).[83] Essa situação pode estar presente principalmente em casos de valvopatia esquerda (mitral e aórtica) e em casos de cardiopatia congênita. É uma situação associada a graves comorbidades e de difícil conduta em pacientes submetidos a cirurgia cardíaca. A intervenção terapêutica tradicional para a HP foi por muito tempo o uso de vasodilatadores intravenosos, como a nitroglicerina e o nitroprussiato de sódio. No entanto, devido aos seus efeitos sistêmicos, o uso dessas drogas passou a ficar limitado, surgindo assim, a necessidade de pesquisas em busca de novas opções terapêuticas.[84] Assim, a partir de 1991, estudos mostraram que o uso do óxido nítrico inalado (iNO) era mais benéfico na diminuição da pressão da artéria pulmonar (PAP), pela sua ação seletiva sobre a vasculatura pulmonar. A partir disso, o iNO passou a ser usado amplamente no tratamento de condições clínicas associadas à HP, pois tem ação relaxante nas células musculares lisas dos vasos arteriais pulmonares.[85]

O iNO dilata seletivamente a circulação pulmonar e ao entrar em contato com a circulação sanguínea, o NO é rapidamente inativado pela hemoglobina, não havendo vasodilatação sistêmica,[85,86] ao contrário do que ocorre quando há administração intravenosa de vasodilatadores como nitroprussiato de sódio, nitroglicerina, prostaciclina e milrinone. O uso de iNO pode estar indicado no manejo pré-operatório ou em cirurgias alto risco. No entanto, ainda não há evidência clínica substancial para indicar o uso de iNO de maneira rotineira.[87]

Não existe um consenso sobre o tratamento farmacológico da HP. Ainda o melhor vasodilatador pulmonar é o uso criterioso de oxigênio como parte da assistência respiratória no pós-operatório de cirurgias cardíacas.

Paralisia do nervo frênico

Alterações na condução do nervo frênico podem ocorrer durante a hipotermia ou a dissecção da artéria mamária e podem levar redução ou ausência de movimentação do músculo diafragma, inervado por este. A radiografia de tórax pode revelar a elevação da hemicúpula diafragmática e a fluoroscopia pode auxiliar no diagnóstico. Pode ser feito tratamento de suporte até que haja recuperação da função do diafragma e em alguns casos pode ser realizada a cirurgia de plicatura que proporciona melhora sintomática. Em alguns casos onde haja paralisia bilateral pode ser necessária a ventilação mecânica.[88]

Prevenção e tratamento das complicações respiratórias no pós-operatório de cirurgia cardíaca

Em decorrência da complexidade e aumento da morbimortalidade relacionadas as complicações pós-operatórias ressaltando-se as respiratórias percebemos um grande interesse presente em estudos recentes relacionados a identificação de riscos e delineamento de estratégias para prevenção de complicações pós-operatórias. Estas estratégias se iniciam no pré-operatório, incluem o intraoperatório e se estendem ao pós-operatório. Algumas estratégias de tratamento já foram elucidadas nos respectivos itens relacionados as complicações respiratórias anteriormente neste capítulo. Abaixo estão algumas evidências reunidas da literatura e recomendações gerais.

Período pré-operatório

Orientação pré-operatória: informações sobre as rotinas cirúrgicas e pós-operatórias (anestesia, intubação e ventilação mecânica, rotinas da unidade pós-operatória, extubação, reabilitação pulmonar e cardiovascular e preparação para alta hospitalar) facilitam a admissão do paciente no dia da cirurgia e no controle de eventos adversos. Este preparo do paciente pode diminuir o tempo de internação.[89]

Identificação de fatores de risco pré-operatórios modificáveis: tabagismo, obesidade, capacidade funcional reduzida, sintomas respiratórios prévios e força muscular respiratória reduzida. Orientações quanto a cessação de hábitos prejudiciais pode contribuir na redução das complicações respiratórias. A reabilitação respiratória e cardiovascular no período pré-operatório pode reduzir a incidência de complicações pulmonares no período pós-operatório.[18,90]

Reabilitação pré-operatória:[91] a reabilitação pré-operatória e exercícios respiratórios[92] auxiliam na prevenção de complicações pulmonares pós-operatórias. O treinamento físico pré-operatório está associado a menores riscos de pneumonia e atelectasia, juntamente com menor tempo de permanência intra-hospitalar. No entanto, a realização da reabilitação pré-operatória não tem associação com a redução da taxa de mortalidade pós-operatória e a incidência de complicações da doença cardiovascular. O treinamento muscular inspiratório na fase pré-cirúrgica pode auxiliar na prevenção de complicações pulmonares pós-operatórias e reduzem o tempo de internação de pacientes cirúrgicos cardíacos. No entanto, este treinamento parece apresentar maior eficácia quando supervisionado e realizado pelo menos duas semanas, com sessões de mais de 15 minutos e incremento de carga, além da combinação de outros exercícios.[93]

Período intraoperatório[31]

Tem crescido o interesse, principalmente pela equipe de anestesia o delineamento de estratégias para a prevenção de complicações pós-operatórias:

- Medidas para prevenção da broncoconstrição (principalmente em pacientes com doença pulmonar).
- Otimização da analgesia: proporciona melhora da expansibilidade torácica e pulmonar pela redução da dor pós-operatória.
- Uso de PEEP ou CPAP (pressão positiva contínua na via aérea) durante a CEC: a interrupção da ventilação pulmonar seguida de insuflação sob pressão positiva que ocorre no intraoperatório também contribui para aumentar o distúrbio da relação ventilação/perfusão.[4] Alguns estudos têm demonstrado que a aplicação de PEEP/CPAP durante a CEC melhora a troca gasosa no pós-operatório[94,95] mas, no entanto, sem evidências significativas quanto a outros desfechos clínicos incluindo complicações respiratórias.[28,96]

Período pós-operatório

Fisioterapia

A atuação da fisioterapia é extensa e presente em várias etapas do tratamento intensivo, principalmente na recuperação pós-cirúrgica, com o objetivo de evitar complicações respiratórias e motoras e reabilitar funcionalmente o paciente para a alta hospitalar.[21]

- Técnicas de fisioterapia respiratória: contribui para a ventilação adequada e o sucesso da extubação.[55] Os objetivos são minimizar a retenção de secreção pulmonar, melhorar a oxigenação e reexpandir áreas pulmonares colapsadas além do treinamento muscular respiratório, principalmente em pacientes de desmame difícil.[55] A tosse, principal mecanismo de higiene brônquica, pode estar ineficaz em pacientes recém-operados em decorrência da dor pela incisão cirúrgica, bem como pela presença de drenos. Técnicas de higiene brônquica, técnica de expiração forçada e aspiração de vias aéreas são usadas para manter a permeabilidade das vias aéreas.[55] O treinamento muscular inspiratório, os exercícios respiratórios ativos ou associado a equipamentos com pressão positiva, promovem aumento ou manutenção do volume pulmonar.[17,97-99] Os exercícios que propõem a administração de pressão positiva nas vias aéreas, de maneira contínua ou intermitente, proporcionam recrutamento alveolar, com bons resultados em pós-operatório de cirurgia cardíaca.[97,100]
- A espirometria de incentivo tem sido comumente utilizada como instrumento para prevenir possíveis complicações pulmonares no período pós-operatório, como atelectasias e hipoxemia por exemplo.[101,102] No entanto, estudos recentes demonstraram que a implementação do incentivador respiratório não apresentou impacto na prevenção de complicações pulmonares.[103]
- Reabilitação cardiovascular (RCV):[104-106] o principal objetivo é diminuir os efeitos deletérios do repouso prolongado que podem aumentar o risco de complicações respiratórias, tais como: redução da capacidade funcional, predisposição ao tromboembolismo pulmonar, redução da massa e força muscular. Conforme protocolos já bem descritos na literatura, na fase de reabilitação hospitalar as atividades realizadas podem ser divididas em sete etapas aplicadas a cada dia durante o período de internação. As atividades iniciadas na unidade de cuidados intensivos restringem-se a atividades de baixa intensidade (exercícios respiratórios, exercícios assistidos e ativos de membros inferiores e superiores). A progressão das atividades e intensidade do esforço, que chegam ao consumo calórico de 3 a 4 METS na última etapa, deve ser realizada se houver manutenção da estabilidade clínica, boa resposta da frequência cardíaca e pressão arterial, adequada resposta ao tratamento medicamentoso e ausência de sinais de intolerância ao esforço ou insuficiência cardíaca.

RESUMO

A insuficiência respiratória aguda devido as complicações respiratórias é frequente no pós-operatório de cirurgia cardíaca. A ocorrência de complicações respiratórias está relacionada fatores predisponentes pré-operatórios, complicações cirúrgicas, reação inflamatória após a CEC e outras complicações pós-operatórias como atelectasias, edema agudo, SDRA, entre outras. A identificação precoce de possíveis riscos e o delineamento de estratégias de prevenção devem ser realizadas para a evitar as complicações respiratórias. A ventilação mecânica e a monitorização respiratória são ferramentas imprescindíveis para uso no pós-operatório e, o manejo e avaliação adequada do paciente estão relacionados ao sucesso da terapia. A ventilação mecânica no pós-operatório deve ser direcionada para manter adequada troca gasosa. A escolha da modalidade ventilatória e ajuste dos parâmetros ventilatórios deve proporcionar adequada ventilação, mas recursos que previnam a lesão pulmonar e outras complicações relacionadas a ventilação mecânica devem ser utilizados. O desmame e extubação precoces devem ser o alvo principal do manejo ventilatório assim que as condições clínicas do paciente permitirem.

Referências bibliográficas

1. He S, Blomback M, Wallen H, Jeppsson A, Grass S. Global impairments in the haemostasis systems after cardiopulmonary bypass. Thromb Res. 2017;151:63-6.
2. McDonald CI, Fraser JF, Coombes JS, Fung YL. Oxidative stress during extracorporeal circulation. Eur J Cardiothorac Surg. 2014;46(6):937-43.
3. Badenes R, Lozano A, Belda FJ. Postoperative pulmonary dysfunction and mechanical ventilation in cardiac surgery. Crit Care Res Pract. 2015;2015:420513.
4. Miyaji KT, Paulo UdS, Buscati RI, et al. Correlation between end-tidal carbon dioxide levels and cardiac output during cardiac surgery with cardiopulmonary bypass. Rev Bras Anestesiol. 2004;54(5):625-33.
5. Guizilini S, Gomes WJ, Faresin SM, et al. Evaluation of pulmonary function in patients following on and off-pump coronary artery bypass grafting. Rev Bras Cir Cardiovasc. 2005;20(3):310-6.
6. Naveed A, Azam H, Murtaza HG, Ahmad RA, Baig MAR. Incidence and risk factors of pulmonary complications after cardiopulmonary bypass. Pak J Med Sci. 2017;33(4):993-6.
7. Lee JA, Yanagawa B, An KR, et al. In Canadian Cardiovascular Surgery Meta-Analysis Working Group. Frailty and pre-frailty in cardiac surgery: a systematic review and meta-analysis of 66,448 patients. J Cardiothorac Surg. 2021;16(1):184.
8. Gallart L, Canet J. Post-operative pulmonary complications: Understanding definitions and risk assessment. Best Pract Res Clin Anaesthesiol. 2015;29(3):315-30.
9. Ailawadi G, Chang HL, O'Gara PT, et al. Pneumonia after cardiac surgery: Experience of the National Institutes of Health/Canadian Institutes of Health Research Cardiothoracic Surgical Trials Network. J Thorac Cardiovasc Surg. 2017;153(6):1384-91.e3.
10. Crawford TC, Magruder JT, Grimm JC, et al. Complications after cardiac operations: all are not created equal. Ann Thorac Surg. 2017;103(1):32-40.
11. Tanner TG, Colvin MO. Pulmonary complications of cardiac surgery. Lung. 2020;198(6):889-96.
12. Megna R. Fatores de risco para ventilação mecânica invasiva prolongada em pacientes submetidos à cirurgia cardíaca com circulação extracorpórea Ribeirão Preto: Faculdade de Medicina de Ribeirão Preto, Faculdade de Medicina de Ribeirão Preto, Universidade de São Paulo; 2007.
13. Paez RP, Hossne Junior NA, Santo JADE, et al. In BYPASS Registry Study Group. Coronary artery bypass surgery in Brazil: analysis of the national reality through the BYPASS Registry. Braz J Cardiovasc Surg. 2019;34(2):142-8.
14. Zilli AC, Guizilini S, Rocco IS, et al. Valve heart surgery in Brazil: The BYPASS Registry Analysis. Braz J Cardiovasc Surg. 2020;35(1):82-90.
15. Kolh P, Windecker S, Alfonso F, et al. 2014 ESC/EACTS Guidelines on myocardial revascularization: the Task Force on Myocardial Revascularization of the European Society of Cardiology (ESC) and the European Association for Cardio-Thoracic Surgery (EACTS). Developed with the special contribution of the European Association of Percutaneous Cardiovascular Interventions (EAPCI). Eur J Cardiothorac Surg. 2014;46(4):517-92.
16. Kendall F, Oliveira J, Peleteiro B, Pinho P, Bastos PT. Inspiratory muscle training is effective to reduce postoperative pulmonary complications and length of hospital stay: a systematic review and meta-analysis. Disabil Rehabil. 2018;40(8):864-82.
17. Gomes Neto M, Martinez BP, Reis HF, Carvalho VO. Pre- and postoperative inspiratory muscle training in patients undergoing cardiac surgery: systematic review and meta-analysis. Clin Rehabil. 2017;31(4):454-64.
18. Cavalheiro LV, Chiavegato LD. Avaliação pré-operatória do paciente cardiopata. In: Regenga MdM, ed. Fisioterapia em cardiologia: da UTI a reabilitação. São Paulo: Roca; 2000. p. 21-30.
19. Barbas CS, Isola AM, Farias AM, et al. Brazilian recommendations of mechanical ventilation. Part 2. Rev Bras Ter Intensiva. 2014;26(3):215-39.
20. Barbas CSV, Ísola AM, Farias AMC, Cavalcanti AB, Gama AMC, Duarte ACM, et al. Recomendações brasileiras de ventilação mecânica. Parte I. Rev Bras Ter Intensiva. 2014;26(2):89-121.
21. Arcencio L, Souza MD, Bortolin BS, Fernandes AC, Rodrigues AJ, Evora PR. Pre-and postoperative care in cardiothoracic surgery: a physiotherapeutic approach. Rev Bras Cir Cardiovasc. 2008;23(3):400-10.
22. Amato MBP, Carvalho CRR, Alexandre Í, et al. Ventilação mecânica na lesão pulmonar aguda (LPA)/síndrome do desconforto respiratório agudo (SDRA). J Bras Pneumol. 2007;33:119-27.
23. Mellema MS. Ventilator waveforms. Top Companion Anim Med. 2013;28(3):112-23.
24. Ball L, Dameri M, Pelosi P. Modes of mechanical ventilation for the operating room. Best Pract Res Clin Anaesthesiol. 2015;29(3):285-99.
25. Borges DL, Nina VJ, Costa Mde A, et al. Effects of different PEEP levels on respiratory mechanics and oxygenation after coronary artery bypass grafting. Rev Bras Cir Cardiovasc. 2013;28(3):380-5.
26. Dongelmans DA, Hemmes SN, Kudoga AC, Veelo DP, Binnekade JM, Schultz MJ. Positive end-expiratory pressure following coronary artery bypass grafting. Minerva Anestesiol. 2012;78(7):790-800.
27. Borges DL, Niva JSV, Baldez TEP, TE, et al. Effects of positive end-expiratory pressure on mechanical ventilation duration after coronary artery bypass grafting: a randomized clinical trial. Ann Thorac Cardiovasc Surg. 2013.
28. Lagier D, Fischer F, Fornier W, et al. Effect of open-lung vs conventional perioperative ventilation strategies on postoperative pulmonary complications after on-pump cardiac surgery: the PROVECS randomized clinical trial. Intensive Care Med. 2019;45(10):1401-12
29. Restrepo RD, Walsh BK. Humidification during invasive and noninvasive mechanical ventilation: 2012. Respir Care. 2012;57(5):782-8.
30. Al Ashry HS, Modrykamien AM. Humidification during mechanical ventilation in the adult patient. Biomed Res Int. 2014;2014:715434.
31. Corredor C, Jaggar SI. Ventilator management in the cardiac intensive care unit. Cardiol Clin. 2013;31(4):619-636, ix.
32. Grubler MR, Wigger O, Berger D, Blochlinger S. Basic concepts of heart-lung interactions during mechanical ventilation. Swiss Med Wkly. 2017;147:w14491.
33. Theerawit P, Sutherasan Y, Ball L, Pelosi P. Respiratory monitoring in adult intensive care unit. Expert Rev Respir Med. 2017;11(6):453-68.
34. Auler Junior JOC, Carvalho MJ. Monitorização respiratória. Revista Brasileira de Anestesiologia. 1992;42(1):41-9.
35. Manço JC. Fundamentos da ausculta pulmonar. Medicina, Ribeirão Preto, v. 27, n. 1-2,; 1994. p. 66-82.
36. Petersson J, Glenny RW. Gas exchange and ventilation-perfusion relationships in the lung. Eur Respir J. 2014;44(4):1023-41.
37. Caples SM, Hubmayr RD. Respiratory monitoring tools in the intensive care unit. Curr Opin Crit Care. 2003;9(3):230-35.
38. Meyer Ec, Barbas Csv, Lorenzi Filho G. Monitorização respiratória. In: Knobel E, ed. Condutas no paciente grave. Vol 1. São Paulo: Atheneu; 2002. p. 297-320.
39. Pham T, Brochard LJ, Slutsky AS. Mechanical ventilation: state of the art. Mayo Clin Proc. 2017;92(9):1382-400.
40. Carvalho CRD, Farias A, Pinheiro BDV, et al. Controle do paciente em ventilação mecânica. J Pneumol. 2000;26(2):S16-S20.
41. Ruiz VC. Avaliação da resistência e da complacência pulmonar em pacientes entubados na unidade de terapia intensiva. RBTI. 1998;10(4):170-6.
42. Tobin MJ. Respiratory monitoring. JAMA. 1990;264(2):244-51.
43. Goldwasser R, Farias A, Freitas EE, Saddy F, Amado V, Okamoto V. Desmame e interrupção da ventilação mecânica. J Bras Pneumol. 2007;33:128-36.
44. Barreto SSM, Filgueiras N, Crespo AS, et al. Indicações de ventilação mecânica invasiva com pressão positiva J Pneumol. 2000;26(2):S3-S5.
45. Glossop AJ, Shephard N, Bryden DC, Mills GH. Non-invasive ventilation for weaning, avoiding reintubation after extubation and in the postoperative period: a meta-analysis. Br J Anaesth. 2012;109(3):305-14.
46. Hess DR. The role of noninvasive ventilation in the ventilator discontinuation process. Respir Care. 2012;57(10):1619-25.
47. Rochwerg B, Brochard L, Elliott MW, et al. Official ERS/ATS clinical practice guidelines: noninvasive ventilation for acute respiratory failure. Eur Respir J. 2017;50(2).
48. Franco AM, Clapis Torres FC, Lourenco Simon IS, Morales D, Rodrigues AJ. Assessment of noninvasive ventilation with two levels of positive

airway pressure in patients after cardiac surgery. Revista Brasileira De Cirurgia Cardiovascular. 2011;26(4):582-90.
49. Mazullo Filho JBR, Faculdade Santo Agostinho T, Brasil, Bonfim VJG, Universidade de Angola L, Angola, Aquim EE, Universidade Tuiuti do Paraná. Noninvasive mechanical ventilation in immediate postoperative cardiac surgery patients. Rev Bras Ter Intensiva. 2010;22(4):363-8.
50. Cabrini L, Plumari VP, Nobile L, et al. Non-invasive ventilation in cardiac surgery: a concise review. Heart Lung Vessel. 2013;5(3):137-41.
51. Duarte A, Schettino G, Oliveira PH. Suporte ventilatório não-invasivo com pressão positiva e suporte ventilatório mecânico domiciliarl. J Pneumol. 2000;26(2):S60-S63.
52. Schettino GPP, Reis MAS, Galas F, Park M, Franca S, Okamoto V. Ventilação mecânica não invasiva com pressão positiva. J Bras Pneumol. 2007;33:92-105.
53. Pádua Ald, Alvares F, Martinez JAB. Insuficiência respiratória. Medicina, Ribeirão Preto. 2003;36:205-13.
54. Brasil. Agência Nacional de Vigilância Sanitária (Anvisa). Critérios Diagnósticos das Infecções Relacionadas à Assistência à Saúde. Brasília: Anvisa, n.03, 2019.
55. França EET, Ferrari F, Fernandes P, et al. Fisioterapia em pacientes críticos adultos: recomendações do Departamento de Fisioterapia da Associação de Medicina Intensiva Brasileira. Rev Bras Ter Intensiva. 2012;24(1):6-22
56. Barbas CSV, Ísola AM, Farias AMC, Diretrizes Brasileiras de Ventilação Mecânica 2013. Associação de medicina intensiva brasileira (AMIB); Sociedade brasileira de pneumologia e tisiologia (SBPT); 2013.
57. Brasil. Agência Nacional de Vigilância Sanitária (Anvisa). Medidas de Prevenção de Infecção Relacionada à Assistência à Saúde. Brasília: Anvisa; 2017.
58. David CM. Síndrome da agústia respiratória aguda (SARA) - conceituação, aspectos patológicos e clínicos. in: david cm, ed. ventilação mecânica - da fisiologia a prática clínica. Vol 1. Rio de Janeiro: Revinter; 2011. p. 365-84.
59. Lindberg P, Gunnarsson L, Tokics L, et al. Atelectasis and lung function in the postoperative period. Acta Anaesthesiol Scand. 1992;36(6):546-53.
60. Pasquina P, Merlani P, Granier JM, Ricou B. Continuous positive airway pressure versus noninvasive pressure support ventilation to treat atelectasis after cardiac surgery. Anesth Analg. 2004;99(4):1001-8.
61. Ruiz MC, Mondejar EF, Delgado MG, Rojas M, Lozano L, Poyatos ME. Current concepts of pathophysiology, monitoring and resolution of pulmonary edema. Med Intensiva. 2006;30(7):322-30.
62. Campos Filho O, Zielinsky P, Ortiz J, et al. Guideline for indication and utilization of echocardiography in clinical practice. Arq Bras Cardiol. 2004;82 Suppl 2:11-34.
63. Montera MW, Pereira SB, Colafranceschi AS, et al. Summary of the II Brazilian Guideline update on Acute Heart Failure 2009/2011. Arq Bras Cardiol. 2012;98(5):375-383.
64. Westaby S. Organ dysfunction after cardiopulmonary bypass. A systemic inflammatory reaction initiated by the extracorporeal circuit. Intensive Care Med. 1987;13(2):89-95.
65. Kirklin JK. Prospects for understanding and eliminating the deleterious effects of cardiopulmonary bypass. Ann Thorac Surg. 1991;51(4): 529-31.
66. Ranieri VM, Rubenfeld GD, Thompson BT, et al. Acute respiratory distress syndrome: the Berlin Definition. JAMA. 2012;307(23):2526-33.
67. Brower RG MM, Morris A , Schoenfeld D , Thompson BT , Wheeler A. Ventilation with lower tidal volumes as compared with traditional tidal volumes for acute lung injury and the acute respiratory distress syndrome. The Acute Respiratory Distress Syndrome Network. N Engl J Med. 2000;342(18):1301-8.
68. Amato MB, Meade MO, Slutsky AS, et al. Driving pressure and survival in the acute respiratory distress syndrome. N Engl J Med. 2015;372(8):747-55.
69. Briel M, Meade M, Mercat A, et al. Higher vs lower positive end-expiratory pressure in patients with acute lung injury and acute respiratory distress syndrome: systematic review and meta-analysis. JAMA. 2010;303(9):865-73.
70. Cavalcanti AB, Suzumura EA, Laranjeira LN, et al. Effect of lung recruitment and titrated positive end-expiratory pressure (PEEP) vs low peep on mortality in patients with acute respiratory distress syndrome: a randomized clinical trial. JAMA. 2017;318(14):1335-45.
71. Kallet RH. A comprehensive review of prone position in ARDS. Respir Care. 2015;60:1660-87.
72. Gattinoni L, Busana M, Giosa L, Macrì MM, Quintel M. Prone positioning in acute respiratory distress syndrome. Semin Respir Crit Care Med 2019;40:94-100.
73. Oliveira VM, Piekala DM, Deponti GN, et al. Safe prone checklist: Construction and implementation of a tool for performing the prone maneuver. Rev Bras Ter Intensiva. 2017;29(2):131-41.
74. Papazian L, Forel JM, Gacouin A, et al. Neuromuscular blockers in early acute respiratory distress syndrome. N Engl J Med. 2010;363(12): 1107-16.
75. Peek GJ, Mugford M, Tiruvoipati R, et al. Efficacy and economic assessment of conventional ventilatory support versus extracorporeal membrane oxygenation for severe adult respiratory failure (CESAR): a multicentre randomised controlled trial. Lancet. 2009;374(9698):1351-63.
76. Filho GL, Barbas CSV. Insuficiência respiratória aguda. In: Knobel E, ed. Condutas no paciente grave. Vol 1. São Paulo: Atheneu; 2002: 281-96.
77. Almashrafi A, Elmontsri M, Aylin P. Systematic review of factors influencing length of stay in ICU after adult cardiac surgery. BMC Health Serv Res. 2016;16:318.
78. II Consenso Brasileiro sobre Doença Pulmonar Obstrutiva Crônica - DPOC - 2004. Tratamento ambulatorial e hospitalar da exacerbação infecciosa e não-infecciosa da DPOC: caracterização clínica e laboratorial da exacerbação infecciosa. Jornal Brasileiro de Pneumologia. 2004;30(5):S6-S11.
79. IV Diretrizes brasileiras de manejo da asma. J Bras Pneumol. 2006;32(7):S 447-S 474.
80. Brandt RA, Anção MS, Livianu J, Kühl SD, Knobel E. Qualidade total de UTI. In: Knobel E, ed. Condutas no paciente grave. Vol 2. São Paulo: Atheneu; 2002:1363-80.
81. Collins CD, Hansell DM. Imagem Torácica. In: Pryor JA, Webber BA, eds. Fisioterapia para problemas respiratórios e cardíacos. Rio de Janeiro: Ganabara Koogan; 2002. p. 19-37.
82. Andrade Filho LO, Hospital Israelita Albert Einstein SP, Brasil, Campos JRMd, et al. Pneumotórax. Jornal Brasileiro de Pneumologia. 2006;32:216.
83. Diagnostic evaluation and classification of pulmonary hypertension. J Bras Pneumol. 2005;31.
84. Goyal P, Kiran U, Chauhan S, Juneja R, Choudhary M. Efficacy of nitroglycerin inhalation in reducing pulmonary arterial hypertension in children with congenital heart disease. Br J Anaesth. 2006;97(2):208-14.
85. Bloch KD, Ichinose F, Roberts JD Jr., Zapol WM. Inhaled NO as a therapeutic agent. Cardiovasc Res. 2007;75(2):339-348.
86. Della Rocca G, Coccia C. Nitric oxide in thoracic surgery. Minerva Anestesiol. 2005;71(6):313-318.
87. Benedetto M, Romano R, Baca G, et al. Inhaled nitric oxide in cardiac surgery: Evidence or tradition? Nitric Oxide. 2015;49:67-79.
88. Kokatnur L, Rudrappa M. Diaphragmatic palsy. Diseases. 2018;6(1).
89. Recker D. Patient perception of preoperative cardiac surgical teaching done pre- and postadmission. Crit Care Nurse. 1994;14(1):52-58.
90. Snowdon D, Haines TP, Skinner EH. Preoperative intervention reduces postoperative pulmonary complications but not length of stay in cardiac surgical patients: a systematic review. J Physiother. 2014;60(2): 66-77.
91. Assouline B, Cools E, Schorer R, Kayser B, Elia N, Licker M. Preoperative exercise training to prevent postoperative pulmonary complications in adults undergoing major surgery. a systematic review and meta-analysis with trial sequential analysis. Ann Am Thorac Soc. 2021;18(4):678-88.
92. Rodrigues SN, Henriques HR, Henriques MA. Effectiveness of preoperative breathing exercise interventions in patients undergoing cardiac surgery: a systematic review. Rev Port Cardiol. 2021;40(3):229-44.
93. Kendall F, Oliveira J, Peleteiro B, Pinho P, Bastos PT. Inspiratory muscle training is effective to reduce postoperative pulmonary complications and length of hospital stay: a systematic review and meta-analysis. Disabil Rehabil. 2018;40(8):864-82.

94. Alavi M, Pakrooh B, Mirmesdagh Y, et al. The effects of positive airway pressure ventilation during cardiopulmonary bypass on pulmonary function following open heart surgery. Res Cardiovasc Med. 2013;2(2):79-84.
95. Schreiber JU, Lance MD, de Korte M, Artmann T, Aleksic I, Kranke P. The effect of different lung-protective strategies in patients during cardiopulmonary bypass: A meta-analysis and semiquantitative review of randomized trials. J Cardiothorac Vasc Anesth. 2012;26:448-454.
96. Wang YC, Huang CH, Tu YK. Effects of positive airway pressure and mechanical ventilation of the lungs during cardiopulmonary bypass on pulmonary adverse events after cardiac surgery: a systematic review and meta-analysis. J Cardiothorac Vasc Anesth. 2018;32(2):748-59.
97. Pieczkoski SM, de Oliveira AL, Haeffner MP, Azambuja ACM, Sbruzzi G. Positive expiratory pressure in postoperative cardiac patients in intensive care: a randomized controlled trial. Clin Rehabil. 2021;35(5):681-91.
98. Cordeiro AL, de Melo TA, Neves D, et al. Inspiratory Muscle Training and Functional Capacity in Patients Undergoing Cardiac Surgery. Braz J Cardiovasc Surg. 2016;31(2):140-4.
99. Gomes Neto M, Martinez BP, Reis HF, Carvalho VO. Pre- and postoperative inspiratory muscle training in patients undergoing cardiac surgery: systematic review and meta-analysis. Clin Rehabil. 2017;31(4):454-64.
100. Zhu G, Huang Y, Wei D, Shi Y. Efficacy and safety of noninvasive ventilation in patients after cardiothoracic surgery: A PRISMA-compliant systematic review and meta-analysis. Medicine (Baltimore). 2016;95(38):e4734.
101. Eltorai AEM, Szabo AL, Antoci V Jr, et al. Clinical effectiveness of incentive spirometry for the prevention of postoperative pulmonary complications. Respir Care. 2018;63(3):347-52.
102. Freitas ER, Soares BG, Cardoso JR, Atallah AN. Incentive spirometry for preventing pulmonary complications after coronary artery bypass graft. Cochrane Database Syst Rev. 2012(9):CD004466.
103. Odor PM, Bampoe S, Gilhooly D, Creagh-Brown B, Moonesinghe SR. Perioperative interventions for prevention of postoperative pulmonary complications: systematic review and meta-analysis. BMJ. 2020;11;368:m540.
104. Dos Santos PMR, Ricci NA, Suster EAB, Paisani DM, Chiavegato LD. Effects of early mobilisation in patients after cardiac surgery: a systematic review. Physiotherapy. 2017;103(1):1-12.
105. Carvalho T, Milani M, Ferraz AS, et al. Diretriz Brasileira de Reabilitação Cardiovascular – 2020. Arq Bras Cardiol. 2020;114(5):943-87.
106. Zanini M, Nery RM, de Lima JB, Buhler RP, da Silveira AD, Stein R. Effects of different rehabilitation protocols in inpatient cardiac rehabilitation after coronary artery bypass graft surgery: a randomized clinical trial. J Cardiopulm Rehabil Prev. 2019;39(6):E19-E25.

Capítulo 6

Pós-operatório de cirurgia cardíaca pediátrica

Luciana Fonseca da Silva
Célia Maria Camelo Silva
José Pedro da Silva

> **PONTOS-CHAVE**
>
> - O pós-operatório de cirurgia cardíaca pediátrica requer ações coordenadas de uma equipe multidisciplinar atuando como um time no tratamento do paciente.
> - O tratamento pré-operatório interfere no resultado cirúrgico; antes da cirurgia, com avaliação e tratamento de fatores que possam comprometer o sucesso cirúrgico.
> - Crianças com cardiopatia devem ser internadas em UTI especializada em cuidados cardíacos intensivos.
> - A crise de hipertensão pulmonar é uma grave complicação no pós-operatório de cirurgia cardíaca pediátrica. Prevenção, pronto reconhecimento e intervenção são cruciais para reduzir morbidade e mortalidade.

Introdução

O conhecimento da fisiopatologia pré-operatória e pós-operatória associada a cada cardiopatia congênita é necessário para o cuidado adequado da criança. O tipo de defeito cardíaco, a idade do paciente, a condição clínica pré-operatória, o tratamento cirúrgico utilizado e as intercorrências cirúrgicas determinam as condutas a serem empregadas no pós-operatório. O exame físico imediatamente após a admissão da criança na unidade de pós-operatório é fundamental para a definição de condutas.

O cuidado pós-operatório ideal requer uma equipe bem treinada de enfermeiros e fisioterapeutas. A equipe médica de intensivistas pediátricos, anestesiologistas, cardiologistas e outras especialidades pediátricas deve estar integrada pelo cirurgião cardíaco, que é o responsável final pelo paciente cirúrgico. A baixa mortadilidade alcançada hoje nos grandes centros, mesmo para cirurgias cardíacas complexas, em muito se deve à adoção destes princípios.

A prevenção de complicações, com atenção aos detalhes, é essencial à boa evolução pós-operatória. Embora a maioria das crianças tenha um curso pós-operatório tranquilo, é importante manter um alto nível de vigilância com detecção precoce de sinais de complicações, para que a terapêutica apropriada seja empregada antes que grandes problemas aconteçam.

Preparo pré-operatório

Todas as crianças devem ter a avaliação completa, com história clínica e exame físico recentes. Doenças que requerem uso crônico de medicamentos (asma, convulsões, anticoagulação oral) necessitam de atenção especial e, no caso de doenças agudas não tratadas (otite, infecção de vias aéreas superiores, pneumonia, infecção urinária, viroses), recomenda-se o adiamento de cirurgia eletiva.

Avaliação de rotina

Os exames laboratoriais recomendados são: urina com sedimento quantitativo, hemograma completo, plaquetas, ureia, creatinina, sódio, potássio, tempo de protrombina, tempo de tromboplastina parcial ativado, sorologias para HIV, hepatite C (anti-HCV) e hepatite B (HbsAg) nas crianças que receberam transfusão prévia ou filhos de mães de grupo de risco.

Radiografia de tórax, eletrocardiograma e ecocardiograma são exames essenciais no pré-operatório. Holter, cateterismo cardiaco, ressonância magnética, tomografia de tórax são alguns dos exames que podem ser necessários em situações especiais para elucidar o diagnóstico e orientar a conduta cirúrgica.

A ultrassonografia transfontanela deve ser indicada nos neonatos, antes da operação, para descartar anormalidades intracranianas graves e hemorragia intraventricular. Alterações neurológicas podem estar associadas ao defeito cardíaco, antes da intervenção cirúrgica, como isquemia cerebral e lesão da substância branca caracterizada por leucomalacia periventricular.

Muitas cardiopatias podem ser estabilizadas antes da intervenção cirúrgica, como as dependentes do canal arterial (p. ex., coarctação da aorta, síndrome do coração esquerdo hipoplásico, atresia pulmonar, transposição das grandes artérias, etc.), em que se utiliza prostaglandina E1. Crianças com circulação dependente do canal arterial podem apresentar baixo débito sistêmico por roubo de fluxo pulmonar após a queda da resistência pulmonar. Medidas para aumentar a resistência pulmonar, como hipoventilação, aumento de espaço morto com interposição de traqueia no circuito de ventilação, redução da fração inspirada de oxigênio, acréscimo de CO_2 ao ar inspirado, podem balancear a relação fluxo pulmonar:fluxo sistêmico, melhorando a perfusão sistêmica.

Atriosseptostomia com balão para ampliação de CIA, pode ser necessária para melhorar o débito cardíaco em crianças com atresia tricúspide, drenagem anômala total de veias pulmonares ou atresia pulmonar com septo íntegro ou para melhorar a mistura sanguínea e reduzir a pressão pulmonar em crianças com transposição das grandes artérias.

O uso de corticosteroide imediatamente antes da operação (p. ex.: 5 mg/kg metilpredinisolona) reduz a resposta inflamatória à circulação extracorpórea (CEC), com redução das citocinas, devendo ser utilizada nas cardiopatias mais complexas.[7,8]

O preparo emocional para o procedimento é necessário, principalmente nas crianças maiores, assim como o suporte familiar no perioperatório.

Monitoração perioperatória e acessórios

São essenciais:

- Eletrocardioscopia: eletrodos colocados distantes do local da incisão.
- Monitoração da temperatura esofágica, associada ou não à monitoração da temperatura retal. O uso de colchão térmico com capacidade de resfriamento e aquecimento é fundamental para a manutenção da temperatura em níveis adequados. Deve ser mantido nos primeiros dias de pós-operatório nas cardiopatias graves.
- Oximetria de pulso: um diodo emissor de luz (LED) faz a leitura da saturação periférica de oxigênio e indica em monitor digital, ao mesmo tempo que um tom audível é emitido; este tom varia de acordo com a saturação de oxigênio, o que permite à equipe cirúrgica perceber, pelo som, as alterações da oxigenação resultantes da manipulação cirúrgica. Se o monitor não consegue captar a saturação, com o sensor adequadamente posicionado, a criança está fria e com vasoconstrição ou o débito cardíaco não é capaz de gerar uma curva de pulso reconhecível.
- Cateter venoso central para medida da pressão venosa central e infusão de drogas e líquidos. Prefere-se a punção da veia subclávia ou jugular interna, exceto nos casos de correção univentricular, em que há risco de trombose da veia cava superior e consequente obstrução, prejudicando a realização da operação de derivação cavopulmonar parcial (Glenn) ou complicando o pós-operatório dessa cirurgia. Neste caso, recomendamos a veia femoral para infusão de drogas e líquidos e a punção de veia jugular com jelco 22 Fr para monitoração da pressão da artéria pulmonar nas primeiras horas de pós-operatório da derivação cavopulmonar parcial e para a infusão de drogas vasodilatadoras pulmonares quando necessário.
- Cateter vesical: o débito urinário deve ser anotado a cada hora e deve ser pelo menos 1 mL/kg/h, sendo excelente indicador de adequada perfusão renal e débito cardíaco.
- Sonda nasogástrica: em todos os pacientes intubados, o esvaziamento gástrico deve ser feito com a sonda, prevenindo distensão gástrica, vômitos e aspiração brônquica.
- Fios de marca-passo: recomenda-se o uso rotineiro de pelo menos um fio em AD e um fio em VD. No pós-operatório, os fios de átrio são úteis no diagnóstico das arritmias, sendo utilizados para a realização de atriograma (ampliação das ondas P no eletrocardiograma).
- Nos casos de risco de bloqueio (por manipulação cirúrgica ou uso de drogas como amiodarona) ou bloqueio atrioventricular (BAV) instalado, e, em casos propensos, a disfunção do nó sinusal (drenagem anômala total das veias pulmonares – DATVP, isomerismo esquerdo...), é recomendável a colocação de dois fios em AD e dois em VD para a sincronização dos batimentos. Eletrodos epicárdicos temporários em VD e VE podem ser utilizados para ressincronização da contração dos dois ventrículos no pós-operatório imediato.
- Drenos torácicos: para evitar tamponamento e controlar o ritmo de sangramento.
- Ecocardiografia intraoperatória: pode ser realizada com sonda esofágica ou epicárdica, envolta em plástico estéril, quando não for possível posicionar a sonda esofágica. É essencial na correção dos defeitos complexos e nas plastias valvares, auxiliando na decisão terapêutica.

Outros

Cateteres atriais

Em cardiopatias graves em neonatos, recomenda-se a colocação de cateter em átrio direito nos pacientes que permanecem com o tórax aberto, com sua retirada no pós-operatório durante o fechamento do tórax, após estabilização clínica da criança. Quando retirado nos pacientes com o tórax já fechado, os drenos devem estar abertos, a criança, sedada, e o concentrado de hemácias para reposição imediata deve estar disponível ao lado do paciente, para o caso de ocorrer sangramento. O cateter em átrio esquerdo raramente necessita ser colocado em crianças, observando-se sempre o risco de embolia sistêmica de micropartículas e ar, além do risco de sangramento, risco também presente em cateteres do lado direito nas cardiopatias univentriculares ou com *shunt* direito-esquerdo.[9]

Cateter pulmonar

Pode ser colocado diretamente através da via de saída do ventrículo direito (VSVD), ou, em crianças maiores, o cateter de Swan-Ganz pode ser colocado por punção venosa subclávia ou jugular, sendo útil para a medida de pressão de artéria pulmonar e débito cardíaco. Raramente usados em pós-operatório, em que a medida intermitente da pressão pulmonar pode ser avaliada de forma não invasiva pelo ecocardiograma.

Índice bispectral (BIS)

Utilizado para avaliar a profundidade da sedação do paciente durante a cirurgia. É de fácil uso e a colocação dos eletrodos é simples, porém não demonstra a perfusão tecidual.[10]

NIRS (*Near-infrared spectroscopy*)

Técnica óptica utilizada para monitorar a oxigenação dos tecidos cerebral e somáticos, com o benefício de demonstrar a queda do débito cardíaco imediatamente. Para avaliação do tecido cerebral, os probes são colocados na testa do paciente, um LED emite luz infravermelha que passa através de uma pequena faixa tecidual em forma de banana no córtex cerebral frontal e atinge 2 a 3 detectores localizados de 3 a 5 cm do emissor. Modelos anatômicos preveem que 75% do volume de sangue cerebral no caminho de luz é venoso e 25% é arterial, porém, a proporção real tem variação ampla em pacientes, mas a relação média é 85% sangue venoso e 15% sangue arterial. A rSO_2i (relação da oxi-hemoglobina/hemoglobina total na linha da luz) basal é cerca de 70% em pacientes acianóticos sem grande *shunt* intracardíaco esquerda para a direita e para pacientes cianóticos geralmente é 40-60%. Esses dispositivos são mais bem utilizados como monitores de tendência, com cada paciente servindo como seu próprio controle, e uma diminuição relativa de 20% da linha de base pode revelar imediatamente uma redução clinicamente importante do débito cardíaco, que ainda não foi detectada pelos exames de rotina.

DTC (Doppler transcraniano)

É monitor sensível, em tempo real, de velocidade de fluxo de sangue cerebral (CBFV) e êmbolos durante a cirurgia cardíaca em crianças. Uma exibição do espectro de frequência dos sinais de Doppler é facilmente interpretada e velocidades de fluxo sistólicos e média de pico (cm/s), são exibidas, bem como um índice de pulsatilidade, que é igual à velocidade de pico menos a velocidade final diastólica, dividida pela velocidade média. O exame da artéria cerebral média é mais reprodutível, por meio da janela temporal.

Eletroencefalografia

A EEG habitual pode ser utilizada em cirurgia cardíaca, porém não é prática nem custo-efetiva pela interferência dos sinais elétricos, complexidade da colocação e dificuldade de interpretação. É afetada por anestesia, temperatura e circulação extracorpórea.[11]

Placas descartáveis de desfibrilação externa

Coladas no tórax, longe da região da incisão, possibilitam a cardioversão externa. Indispensáveis nas reoperações e nas cirurgias minimamente invasivas, nas quais a introdução das placas internas, mesmo pequenas, pode ser impossibilitada pela presença de aderências antes da abertura completa do tórax ou pelo tamanho da incisão.

Cateter de diálise peritoneal

Pode ser instalado ainda no centro cirúrgico, com o intuito de retirar líquido nas crianças edemaciadas, com tempo de CEC prolongado, que apresentam baixa diurese. Também é util nos casos de acidose persistente, para auxiliar no equilíbrio acidobásico. Pode ser posicionado na linha média infraumbilical ou supraumbilical (nos recém-nascidos, deve-se ter cuidado com o trajeto da veia umbilical, que ainda pode estar pérvia).[12]

Transporte do paciente para unidade de pós-operatório

Ao término do procedimento, o paciente deve ser cuidadosamente transportado para a unidade de terapia intensiva, com monitoração contínua de eletrocardiograma (ECG), pressão arterial sistêmica e oximetria de pulso. Deve-se ter cuidado com a perda de temperatura da criança, aquecendo-se a cabeça e o corpo. Os membros da UTI devem ser informados previamente sobre o estado do paciente, drogas que estão sendo utilizadas e parâmetros ventilatórios. Oxigênio e equipamento de ventilação, incluindo Ambu® e máscara, são necessários a todos os pacientes, assim como bombas de infusão com bateria. A chegada na UTI deve ter rotina de atendimento, com atenção inicial à instalação do paciente no ventilador com os mesmos parâmetros utilizados no centro cirúrgico. O monitor de transporte só deve ser dispensado após a instalação de todos os equipamentos de monitoração da UTI, posicionamento das bombas de infusão com as drogas, posicionamento dos frascos de drenagem e coletor de diurese. Enquanto isso, a equipe cirúrgica deve estar atenta a sinais que requeiram alteração da sequência de eventos (p. ex.: hipotensão, bradicardia, alteração na ventilação da criança, queda de saturação).[6]

A passagem do caso deve ser feita quando toda a equipe estiver atenta aos detalhes, após a instalação segura do paciente no leito da UTI. O cirurgião descreve os dados da anatomia pré-operatória, achados cirúrgicos, procedimento cirúrgico em detalhes, localização de catéteres, tubos e fios de marca-passo. O anestesista descreve as alterações hemodinâmicas ocorridas durante todo o procedimento, os tempos de CEC e cardioplegia, as drogas anestésicas e vasoativas utilizadas, e o resultado do ecocardiograma, detalhando possíveis lesões residuais, função dos ventrículos e pressões.

Rotina do pós-operatório

Exames essenciais

- Gasometria, eletrólitos, lactato, glicemia: 6/6 h POI; 12/12 h no D1, estando o paciente estavel. Ajustes de coletas laboratoriais são feitos individualmente.
- Hemograma e plaquetas: 1x/dia no D1; 1x ao dia no D2.
- Ureia/creatinina: 1x/dia no D1; 1x ao dia no D2.
- Coagulação: somente se sangramento importante (TP, TTPA, TCA, fibrinogênio).

- Radiografia de tórax: POI; 1x/dia no D1; 1x ao dia no D2.
- ECG: POI; 1x/dia no D1.

Ventilação

Adequadas ventilação e oxigenação são prioridades para todos os pacientes. Os parâmetros ventilatórios iniciais devem ser inicialmente os mesmos da saída do centro cirúrgico e após estabilização do paciente e coleta de nova gasometria orienta as mudanças ventilatórias necessárias.

Ao exame físico, deve-se observar cianose perioral e periférica, analisar a simetria da ventilação bilateral dos pulmões e sua adequada expansão, além da ausculta bilateral do tórax. Sinais de insuficiência respiratória incluem também taquipneia, retração intercostal, batimentos de asa do nariz e apneia. Com a criança sob efeito de curare, muitos desses sinais estarão mascarados.

Radiografia de tórax deve ser imediatamente obtida para avaliar a posição do tubo endotraqueal, dos cateteres e dos drenos, atelectasia, pneumotórax, hemotórax e tamanho da área cardíaca. Deve ser repetida a cada dia, ou em períodos mais curtos se houver necessidade.

A oximetria periférica contínua sempre deve ser utilizada.

A gasometria arterial deve ser realizada após a instalação do paciente na UTI e a cada 6 horas até extubação. Em casos de alterações graves da gasometria inicial, intervalos mais curtos serão necessários, até melhora do quadro.

Atenção aos pacientes que chegam extubados, pelo risco de recirculação das drogas anestésicas, principalmente em obesos. Nesses pacientes, em geral a gasometria inicial mostra discreta retenção de CO_2, que logo se normaliza; entretanto, se a criança mostrar sinais de insuficiência respiratória, a reintubação deve ser considerada. Avaliação cuidadosa da causa da insuficiência respiratória deve ser feita, pois a inadequada reversão dos relaxantes musculares ou efeito mantido dos narcóticos são situações que podem ser manejadas. Outros pacientes podem se beneficiar da pressão positiva contínua nas vias aéreas (CPAP) ou pressão positiva bifásica nas vias aéreas (BiPAP). Edema de vias aéreas pode ser tratado com adrenalina inalatória.

Os pacientes sob ventilação mecânica requerem conhecimento das interações cardiopulmonares nas diferentes cardiopatias congênitas para seu adequado tratamento. Alterações na mecânica ventilatória podem ter implicações profundas na hemodinâmica, especialmente após correção das cardiopatias complexas.

Em geral, o suporte ventilatório mecânico pode ser realizado em duas categorias: limitado a pressão ou volume.

A ventilação limitada à pressão tem a vantagem de controlar a pressão inspiratória de pico e a pressão média, com melhor oxigenação. Desvantagens incluem flutuações imprevisíveis na complacência, com consequente variação do volume corrente.

A ventilação limitada a volume assegura que o volume corrente selecionado será ofertado ao paciente a cada inspiração, porém com a desvantagem do risco de atingir altos picos de pressão. Os modos de ventilação mais utilizados são SIMV (*synchronized intermittent mandatory ventilation*), PRVC (*pressure regulated volume control) e PSV (pressure support ventilation*) e são escolhidos sempre baseados na condição clínica do paciente e nível de sedação.

Qualquer dos dois tipos pode ser sincronizado com o esforço do paciente, gerando maior conforto; entretanto, a importância da sincronização não deve ser supervalorizada, pois, em um contexto de reserva cardíaca mínima, o esforço do paciente e a agitação podem ser deletérios. Não há parâmetros de rotina para todos os pacientes e os parâmetros inicialmente instalados na chegada à UTI, que é a mesma utilizada no centro cirúrgico ao final da operação, devem ser modificados de acordo com a necessidade de cada paciente e com a gasometria inicial. Há pacientes que não respondem à terapêutica ventilatória convencional e a decisão da melhor estratégia de ventilação deve ser feita em equipe, de acordo com o tipo de cardiopatia que está sendo tratada.

Novas modalidade de ventilação têm sido criadas, como a NAVA (*neurally adjusted ventilatory assist*), em que o cérebro do paciente decide quando ventilar. Por meio da inserção de um detector no diafragma (cateter Edi - *electronic diaphragm*), melhora-se a sincronia entre o paciente e o suporte ventilatório oferecido pelo ventilador. O cateter Edi, que possui também um lúmen para nutrição, é colocado via nasal ou oral no esôfago, até que o diafragma esteja no meio de 9 eletrodos e fixado com uma SNG. Esse cateter capta informações do diafragma, que são transformadas em ondas no monitor, possibilitando a sincronização da ventilação. Essa modalidade de assistência ventilatória é protetora do pulmão, reduzindo o risco de barotrauma ou trauma por excesso de volume.

O paciente deve permanecer intubado até que as funções cardíaca e pulmonar estejam estabilizadas. Apenas depois disso o desmame do ventilador deve ser iniciado. Não é recomendado o uso rotineiro de corticosteroide antes da extubação.

Ventilação mecânica em situações especiais

Hipertensão pulmonar

Pacientes com hiperfluxo pulmonar no pré-operatório, com risco de crise de hipertensão pulmonar, requerem vasodilatação arteriolar pulmonar no pós-operatório. Para isso, o ideal é tensão arterial de O_2 (PaO_2) de 100 a 150 mmHg, alcalose respiratória e tensão de CO_2 (PCO_2) baixa, de 28 a 35 mmHg. A ventilação inicial deve ser feita com volume de 12 mL/kg e frequência ventilatória de 24 ipm (recém-nascido) a 10 ipm (adulto). Gasometrias sequenciais mostram a adequação da ventilação, assim como a oximetria de pulso e o CO_2 expirado (capnografia). Uso contínuo ou intermitente de morfina (75 a 100 µg/kg/h) ou fentanil (1 a 2 µg/kg/dose a cada 2 a 3 h), para sedação e analgesia, evitam assincronia da ventilação. Para pacientes com hipertensão pulmonar grave, pode ser necessária a paralisação com curare (brometo de pancurônio 100 µg/kg/h) associada à sedação, podendo ser necessário seu uso nas primeiras 72 horas de pós-operatório com ventilação plena. A associação de óxido nítrico inalatório pode ser útil nesses casos. O uso de sildenafila por via oral deve ser iniciado em doses 2 a 4 mg/kg/dia (é vasodilatador pulmonar e hipotensor sistêmico). Após esse período, a criança é progressivamente "desmamada" do aparelho.

Ventrículo único

Nos pacientes dependentes de *shunt* tipo Blalock-Taussig, a estratégia ventilatória visa manter $SatO_2$ de 75 a 80% e PCO_2 de 45 a 50 mmHg, com o objetivo de aumentar levemente a resistência pulmonar, prevenir hiperfluxo pulmonar e aumentar o fluxo sanguíneo sistêmico. Portanto, ventilação com FiO_2 e frequência baixas é a conduta adequada nesses pacientes. Casos que apresentam hipoxemia, pelo tamanho inadequado do tubo ou por resistência pulmonar elevada, necessitam da conduta citada anteriormente. Não esquecer a heparinização para manter o tubo do *shunt* pérvio.

Após a derivação cavopulmonar parcial (operação de Glenn bidirecional), a hiperventilação reduz o fluxo sanguíneo cerebral, o que pode reduzir o retorno pela veia cava superior; além disso, ventilação com frequência respiratória alta eleva a pressão média intratorácica, o que também dificulta a passagem de sangue pelo pulmão. Portanto, hipoventilação leve com PCO_2 48 a 52 mmHg, PEEP zero, tempo inspiratório curto e frequência de ventilação baixa para deixar a pressão intratorácica baixa por mais tempo, volume corrente de 14 a 18 mL/kg para garantir volume minuto ideal e para atingir pH normal, resultam em fluxo sanguíneo pulmonar ideal. Esse modo de ventilação é cardioprotetora.

Após a derivação cavopulmonar total (operação de Fontan), todo retorno venoso deve fluir passivamente pelo pulmão e, com o PEEP baixo e baixa frequência de ventilação (para reduzir a pressão média intratorácica), minimiza-se o efeito negativo da ventilação mecânica nesses pacientes, nos quais a extubação deve ser precoce sempre que as condições hemodinâmicas estiverem estáveis. As colaterais sistêmico-pulmonares podem complicar o curso pós-operatório de Fontan, pois aumentam a pressão da artéria pulmonar, levando a edema pulmonar, sangramento brônquico, dificuldade de extubação e óbito. Nesses casos complicados, a embolização dessas colaterais é a conduta imediata necessária. A bronquite plástica é complicação grave pós-Fontan, por obstrução de brônquios, e se apresenta com hipoxemia grave. Nesses casos, o uso de acetilcisteína, corticosteroide, terapêutica para redução da pressão da artéria pulmonar (sildenafila, milrinona, óxido nítrico) e uso de ativador do plasminogênio tecidual inalatório, em alguns casos, são condutas necessárias para reversão do quadro.[13-20]

Intubação prolongada

A criança pode apresentar edema de cordas vocais ou subglótico após intubação por longo período. A alta pressão negativa intratorácica gerada pela obstrução de vias aéreas aumenta a pós-carga, o que pode ser mal tolerado por pacientes com disfunção ventricular. Nos casos de intubação prolongada, para minimizar o edema, utiliza-se dexametasona (0,5 a 1 mg/kg, sendo aplicada uma dose seis horas antes da extubação, podendo ser repetida se necessário, a cada seis horas, até completar quatro doses). Adrenalina é administrada por aerosol (3 ampolas em 5 mL de soro fisiológico).

Sistema cardiovascular

Crianças submetidas à correção cirúrgica do defeito cardíaco e proteção miocárdica adequadas em geral apresentam boa função cardíaca no pós-operatório e necessitam de poucas manipulações para uma convalescença normal.

As perdas sanguíneas excessivas devem ser repostas, evitando anemia e hipovolemia. Em pacientes submetidos à correção de cardiopatias simples, como CIA, PCA, CoAo e CIV, que estejam estáveis hemodinamicamente, a transfusão de hemoderivados deve ser evitada. Já nos pacientes graves, especialmente os neonatos com cardiopatia univentricular, a hemoglobina deve ser mantida em torno de 15 g/dL.

A vasoconstrição periférica nos pacientes hipotérmicos pode mascarar a hipovolemia, com pressões venosa e arterial normais, porém, à medida que a temperatura normaliza, pode ocorrer hipotensão decorrente de vasodilatação, com necessidade de reposição volêmica.

A hipertermia aumenta o consumo de O_2 e reduz o limiar para convulsão, podendo agravar algum dano neurológico já instalado, e deve ser agressivamente tratada. Pacientes com baixo débito cardíaco podem apresentar-se com vasoconstrição periférica e hipertermia central, quadro que deve ser tratado com o uso de vasodilatadores do tipo α-bloqueadores (levomepromazina – Neozine®, que possui menos efeito hipotensor e menor efeito antipsicótico, ou clorpromazina – Amplictil®), corticosteroides (para reduzir a reação inflamatória), colchão térmico para resfriar e reposição volêmica agressiva durante a infusão em *bolus* do α-bloqueador, se a pressão venosa central não estiver elevada, além de antitérmicos e drogas inotrópicas.

A hipovolemia causada por alterações na capacitância venosa, por extravasamento de fluidos e proteínas para o interstício, peritônio ou pleura, deve ser corrigida com a reposição de cristaloide, concentrado de hemácias ou coloides, sempre respeitando o princípio de não elevar a pressão venosa central. O volume a ser dado em *bolus* durante 5 a 10 minutos é de 5 a 10 mL/kg. A infusão de plasma, pelo risco de formação de anticorpos e maior risco de infecção, deve ser restrita a pacientes hipovolêmicos com alteração persistente da coagulação. O hematócrito deve ser mantido acima de 30%, pois a anemia reduz a capacidade de transporte de oxigênio. Níveis mais baixos de hemoglobina (mínimo 7 g/dL) podem ser tolerados nas correções das cardiopatias mais simples, desde que o paciente esteja hemodinamicamente estável. Pacientes cianóticos no pré-operatório ou que passaram por cirurgias paliativas, como as operações univentriculares tipo Norwood, Glenn ou Fontan, geralmente necessitam de manutenção do hematócrito acima de 45%, porém a policitemia extrema interfere na perfusão capilar, aumentando a resistência sistêmica.

Reposição de fluidos, eletrólitos e glicose

A quantidade e a composição dos fluidos variam de acordo com a situação clínica e os níveis séricos de eletrólitos. Para neonatos e crianças pequenas, utiliza-se soro glicosado a 10%, desde que a glicemia inicial não esteja elevada, associando-se cloreto de potássio a 19,1% de acordo com a dosagem sérica na chegada à UTI, não excedendo concentração superior a 4 mL de KCl 19,1% (10 mEq) para 100 mL de solução glicosada. Como existe tendência à retenção de sódio no pós-operatório, não há necessidade de acrescentar sódio no soro de manutenção nos dois primeiros dias. O cálcio deve ser acrescentado na solução de acordo com as necessidades diárias e a dosagem sérica inicial.

O volume de manutenção deve ser 50 mL/kg/dia nos dois primeiros dias de pós-operatório, ajustando-se posteriormente a infusão, se a criança não foi alimentada.

Necessidades diárias de líquidos em crianças normais, sem insuficiencia cardíaca:

- Entre 0 e 10 kg: 100 mL/kg/dia.
- Entre 10 e 20 kg: 1.000 mL + 50 mL/kg/dia para cada kg acima de 10 kg.
- Acima de 20 kg: 1.500 mL + 10 mL/kg/dia para cada kg acima de 20 kg.

Entretanto, nos primeiros dias de pós-operatório, deve-se restringir a infusão de líquidos a 40% das necessidades diárias, pois em geral há retenção líquida com extravasamento para o interstício. Além disso, diuréticos devem ser associados (furosemida 1 mg/kg/dose), ajustando-se as doses às necessidades.

Exemplo:

Criança de 5,4 kg, em pós-operatório imediato de cardiopatia complexa:

- 50 mL/kg/dia: prescrever 270 mL/dia → 11,2 mL/h (drogas + eletrólitos + outros líquidos).

Em uso de drogas vasoativas, dobutamina 1 mL/hora, noradrenalina 2 mL/h e milrinona 1 mL/hora (todos diluídos em soro glicosado 10%) + soro infundido no cateter arterial 3 mL/h (SF 0,9%) → Total 7 mL/h.

Volume restante para eletrólitos: 6 mL/hora (134 mL SG 10% + 4 mL KCl 10% + 5 a 10 mL gluconato de cálcio 10%).

A velocidade de infusão de glicose (VIG), com este volume de infusão de SG 10% 10 mL/h (drogas e eletrólitos): 1 g/h → 24 g/dia → 4,4 g/kg/dia (adequada para esta criança exemplificada).

Lembrando a necessidade diária de manutenção:

- **Sódio**: até 10 kg: 3 a 5 mEq/kg/kg/dia – NaCl 20% – 1 mL = 3,2 mEq → necessidade aproximada 1 mL/kg/dia – NaCl 20%. De 10 kg a 20 kg: 30 mEq + 1,5 mEq/kg/dia. Acima de 20 kg: 45 mEq + 0,6 mEq/kg/dia. Não prescrito no pós-operatório (PO).
- **Potássio**: até 10 kg: 2 a 4 mEq/kg/dia – KCl 19,1% – 1 mL = 2,5 mEq → necessidade aproximada 0,8 a 1 mL/kg/dia – KCl 19,1%. De 10 a 20 kg: 20 mEq + 1 mEq/kg/dia. Acima de 20 kg: 30 mEq/kg/dia + 0,4 mEq/kg/dia.
- **Cálcio**: 0,5 a 1 mEq/kg/dia; gluconato de cálcio 10% 1 mL = 0,5 mEq → necessidade média 1 a 2 mL/kg/dia gluconato de cálcio 10%.

Glicose

Necessidades calóricas diárias variam com a idade:

- 0 a 6 meses: 108 a 120 cal/kg/dia.
- 6 a 12 meses: 98 a 108/kg/dia.
- 1 a 3 anos: 102 a 108/kg/dia.
- Decrescendo progressivamente até 15 a 18 anos: 45 a 55 cal/kg/dia.

A infusão de glicose no pós-operatório deve ser de 4 a 10 g/kg/dia.

A dosagem sérica de glicose deve ser realizada a cada seis horas nas primeiras 24 horas. O controle com dextro periférico pode ser intercalado a cada seis horas e mantido até a alta.

A hiperglicemia mantida e persistente acompanha-se de riscos. Pode levar a glicosúria, diurese osmótica, hipovolemia, desidratação intracelular, hiperosmolalidade sanguínea (osmolalidade > 300 mOsm/L) e hemorragia intracraniana. Entretanto, esses eventos são, na prática, mais teóricos que reais, pois os achados decorrentes da hiperglicemia não são muito frequentes, havendo uma correlação importante entre hemorragia intracraniana e hiperglicemia somente com níveis superiores a 400 mg/dL em recém-nascidos pré-termo. A patogênese dessa hemorragia inclui fatores intravasculares, vasculares e extravasculares, cujo somatório, comum em prematuros, piora seu prognóstico. Dentre as causas intravasculares ressalta-se a expansão rápida, decorrente da administração de soluções concentradas de glicose.

Recomenda-se, na vigência de hiperglicemia > 150 mg/dL, a troca do SG 10% por SG 5% ou por solução fisiológica sem glicose, com medidas seriadas da glicemia. Assim que o nível glicêmico chegar a 120 mg/dL, a infusão de SG 5% deve ser reiniciada, para evitar hipoglicemia.

A hipoglicemia causa danos cerebrais graves. O dogma central do metabolismo de energia cerebral é que a glicose é o combustível energético obrigatório para o cérebro mamífero e o único substrato capaz de sustentar completamente a atividade neural. A gliconeogênese (transformação do lactato, glicerol, piruvato e intermediários do ciclo de Krebs em glicose) ocorre no fígado e no rim. No pós-operatório de cirurgia cardíaca, esse processo fica comprometido e pode ser agravado por longos períodos de jejum e durante processos infecciosos. Embora o músculo esquelético e o miocárdio possam usar outros combustíveis energéticos, como ácidos graxos livres e corpos cetônicos, os glóbulos vermelhos e o cérebro são dependentes exclusivamente da glicose circulante. Por essa razão, níveis sanguíneos adequados de glicose devem ser mantidos, garantindo a oferta de glicose por via intravenosa em todas as crianças desde o pós-operatório imediato. Por esse mesmo motivo, não indicamos o emprego de insulina em crianças no pós-operatório de cirurgia cardíaca, a não ser em crianças diabéticas ou nas que mantenham níveis glicêmicos extremamente altos durante períodos prolongados após retirada da infusão de glicose, com acidose metabólica. Nessas situações raras, o nível sérico da glicemia deve ser monitorado intensivamente, com medidas seriadas, reiniciando a infusão de glicose antes que seu nível sérico fique abaixo de 100 mg/dL. Essa recomendação baseia-se no fato de que a hipoglicemia grave, mesmo por curto período, causa dano neurológico permanente. A hipoglicemia deve ser tratada com infusão rápida de SG 10% (5 mL/kg). Se houver restrição ao volume a ser infundido, pode-se fazer infusão lenta de glicose a 25% em bomba de infusão (2 mL/kg). Acrescentar manutenção de infusão a SG 20% 1 mL/kg/hora até que o nível glicêmico atinja 60 mg/dL em mais de duas dosagens. Em casos de hipoglicemia recorrente, deve-se suspeitar de infecção sistêmica grave, principalmente por Gram-negativos. Hidrocortisona e glucagon são indicados em casos específicos.

Hipocalemia ($K^+ < 3,5$)

É bem tolerada em crianças, mas pode contribuir para irritabilidade ventricular. Pode ser corrigida com 0,25 a 0,5 mEq/kg em 2 horas (1 mL KCl 19,1% = 2,5 mEq). Os exames anteriores devem ser avaliados, observando a tendência. Cuidado: não administrar rápido ou muito concentrado, pois pode causar parada cardíaca. Concentração máxima 2,5 mEq (1 mL) diluído em 24 mL de SG correr em bomba de infusão.

Hipercalemia ($K^+ > 5,0$)

Em geral associada à insuficiência renal ou excesso de infusão/ingestão de potássio. A coleta por aspiração pode hemolisar o sangue, gerando uma dosagem errada do nível de potássio. Os exames anteriores devem ser avaliados, observando a tendência ao aumento do potássio.

Retirar o potássio dos líquidos infundidos (Ringer tem potássio) e suspender o uso de espironolactona (diurético poupador de potássio) e de diuréticos (furosemida, manitol). Se o paciente não estiver hipervolêmico, a expansão com soro fisiológico dilui o potássio sérico. Uso de cloreto de cálcio intravenoso faz com que o potássio extracelular migre para o interior da célula e pode ser útil nas situações de urgência (arritmias, PCR), como medida imediata. Faz-se administração oral ou retal de poliestireno sulfonato de cálcio (Sorcal® 1 g/kg a cada 4 horas) nos casos que não responderam às medidas anteriores. Diálise peritoneal ou hemodiálise, em alguns casos, deve ser imediatamente indicada, se o paciente apresenta nível muito elevado de potássio, com risco de parada cardíaca. A solução de glicose hipertônica + bomba de insulina em geral não é utilizada em crianças, pelo risco de hipoglicemia e por não eliminar o potássio do organismo.

Hipernatremia ($Na^+ > 145$)

Ocorre em crianças que receberam altas doses de bicarbonato de sódio ou excesso de solução fisiológica na CEC ou no pós-operatório. Deve ser tratada com restrição de sódio e administração liberal de líquidos se não estiver com peso acima do esperado. Pode ocasionar sangramento intracraniano.

Hiponatremia ($Na^+ < 130$)

Requer administração de diuréticos e restrição hídrica. Abaixo de 125 mEq/L pode associar-se a sintomas neurológicos e convulsões, devendo ser tratada com restrição hídrica e infusão de solução salina por sonda nasogástrica ou intravenosa. Cálculo do déficit de sódio: (Na = Na desejado – Na atual) × peso (kg) × 0,6. A metade deve ser reposta em 8 horas e o restante, nas próximas 16 horas.

Hipocalcemia ($Ca^{++} < 1,2$)

Ocorre principalmente em neonatos e após transfusões. A falta de um sistema de transporte intracelular bem desenvolvido deixa o coração imaturo dependente dos níveis extracelulares de cálcio para uma contratilidade efetiva. Em neonatos, o cálcio deve ser medido com frequência (normal 1,2 a 1,4 mg/dL) e corrigido com gluconato de cálcio, se necessário. Colocar cálcio no soro de manutenção e ajustar de acordo com o nível sérico. Em crianças com interrupção do arco aórtico ou *truncus* e hipocalcemia refratária, deve-se suspeitar da síndrome de DiGeorge, que pode estar presente em um terço dos casos, sendo também associada à baixa imunidade.

Hipomagnesemia

É associada com maior morbidade e a correção do magnésio reduz a frequência de arritmias ventriculares e aumenta o índice cardíaco no pós-operatório imediato. É vasodilatador e pode causar hipotensão. Dose de sulfato de magnésio: 1 a 2 mEq/kg.

Controle do equilíbrio acidobásico

Acidose metabólica

Em geral resulta de baixo débito cardíaco e baixa perfusão tecidual. Hipotermia, hipoglicemia e hipoxemia também podem ser causas. O tratamento sempre requer correção da alteração hemodinâmica, associada à administração de bicarbonato de sódio. A infusão de HCO3- deve ser realizada a partir do cálculo com a fórmula de Astrup: HCO3- a ser infundido = peso × 0,3 × BE, em que BE corresponde ao déficit de base. A solução de bicarbonato de sódio a 8,4% tem 1 mEq/mL e bicarbonato de sódio a 10% 1,2 mEq/mL. É preferível corrigir inicialmente a metade do déficit de base em 15 minutos e repetir a gasometria a fim de evitar complicações decorrentes do uso excessivo do HCO3-. Caso persista a acidose, a outra metade da dose é infundida. A infusão rápida está associada à hemorragia intraventricular em neonatos. É importante que a ventilação esteja adequada, pois ocorre liberação de CO2. Outras causas de acidose metabólica são sepse, enterocolite necrosante, acidose tubular renal e hemorragia intraventricular.

Acidose respiratória

Mais comumente resulta de ventilação inadequada. As causas principais são: obstrução da cânula ou de vias aéreas por secreção, ajuste inadequado do ventilador, pneumotórax, derrame pleural, escape de fluxo aéreo por desconexão, falha do equipamento, mau posicionamento da cânula traqueal. Recomenda-se aspiração periódica das vias aéreas, a realização de radiografia de tórax na entrada da UTI e a cada 24 horas como rotina, e nas intercorrências e imediatamente após o reposicionamento ou troca de fixação da cânula.

Nos pacientes que cursam com hipoxemia e retenção de CO_2, afastadas as causas anteriormente citadas, deve-se investigar fluxo sanguíneo pulmonar inadequado.

Alcalose respiratória

Geralmente secundária à hiperventilação, é necessária em alguns casos, como na prevenção de crises de hipertensão pulmonar.

Alcalose metabólica

Pode ocorrer por administração excessiva de bicarbonato, drenagem gástrica prolongada, por sonda, com perda de hidrogênio e cloreto, por diarreia ou infusão crônica de diuréticos. Geralmente a conduta é expectante e ocorre ajuste espontâneo. A hipoventilação com retenção de CO_2 pode induzir ao equilíbrio acidobásico neste caso.

Sistema renal

O débito urinário é bom indicador da perfusão renal e do débito cardíaco. O volume eliminado deve ser anotado na ficha de controle de dados do paciente de hora em hora. Em crianças, 1 mL/kg/h em geral é considerado adequado. No pós-operatório, afastada a hipovolemia, o baixo débito cardíaco é a principal causa de oligúria. A diurese reduzida por baixo débito cardíaco normaliza após a correção do problema hemodinâmico. O volume urinário reflete o débito cardíaco e a perfusão tecidual. O aspecto escuro da urina pode refletir hemólise.

O uso de furosemida em geral é necessário para promover a diurese, pois o paciente recebe muito volume no intraoperatório. Doses iniciais de 0,5 a 1 mg/kg a cada 6 horas podem ser sequencialmente aumentadas até 6 mg/kg, ou até que uma resposta satisfatória seja obtida.

Uma porcentagem pequena dos pacientes não responde ao tratamento convencional e evolui com insuficiência renal dialítica. O tipo de diálise mais utilizada no pós-operatório em crianças é a peritoneal, sendo indicada quando ocorre sobrecarga de volume sem diurese adequada, na acidose metabólica persistente, na hipercalemia grave ou na presença de uremia sintomática. A diálise deve ser formulada de acordo com a indicação: nos casos de hipervolemia, o tempo de permanência deve ser curto (20 a 30 min), para realizar o maior número possível de banhos. Nos casos de uremia ou hipercalemia, o tempo de permanência deve ser mais longo (1 a 2 h), para que sejam trocadas as substâncias tóxicas. Em geral são realizados três banhos rápidos a 1,5%, com volume de 10 a 20 mL/kg após a instalação do cateter, para lavar a cavidade, observar sangramento pós-procedimento e testar a posição do cateter, seguidos de banhos a 1,5% com volume de 20 mL/kg se a pressão intra-abdominal não se elevar acima de 15 cmH_2O.

Profilaxia de infecção

As técnicas estéreis, durante e após o ato cirúrgico, são essenciais na prevenção de infecções após cirurgia cardíaca. Antibioticoterapia profilática é usada para redução de risco de pneumonia, infecção da corrente sanguínea, do trato urinário e infecção da cicatriz cirúrgica. Antibiótico de amplo espectro deve ser administrado antes da incisão cirúrgica e continuar no pós-operatório imediato. Existem relatos de que seja benéfico estender a antibioticoterapia profilática até a retirada dos drenos torácicos. Em geral utiliza-se cefazolina sódica 50 mg/kg intravenosa imediatamente antes da operação, assim que o acesso venoso é instalado, e depois 25 mg/kg/dose IV a cada 6 horas. Vancomicina (10 a 15 mg/kg/dia) ou clindamicina (10 mg/kg/dose IV a cada 8 horas) são drogas substitutas em casos de alergia à penicilina. A manutenção dos antibióticos é feita até que os drenos e cateteres intracardíacos sejam removidos. Em crianças com tórax aberto e neonatos, recomenda-se a profilaxia para *Staphylococcus* e Gram-negativos, podendo-se utilizar vancomicina (10 mg/kg/dose a cada 12 horas) associada à gentamicina (2,5 mg/kg/dose a cada 8 horas) ou meropenem. Temos utilizado teicoplamina (10 mg/kg/dose) nesses pacientes pelo fato de ser necessário menor volume para infusão, em dose única diária, com mesmo espectro de ação que a vancomicina. Sepse deve ser suspeitada em crianças com sinais de: hipoglicemia, trombocitopenia, acidose, instabilidade hemodinâmica, hepatomegalia, hiperbilirrubinemia, leucocitose ou leucopenia (sugerindo infecção por Gram-negativos). Culturas devem ser obtidas e antibioticoterapia adequada iniciada. Pacientes com síndrome de Di George e asplenia têm maior risco de complicações infecciosas. Para pacientes asplênicos, a profilaxia com amoxacilina deve ser iniciada logo após a retirada dos antibióticos intravenosos. A associação de antibióticos potentes ou de antifúngicos deve ser guiada por culturas de secreção traqueal, secreção da ferida, urina ou hemoculturas, para evitar o uso indiscriminado e o aparecimento de cepas multirresistentes. A vigilância diária do nível de creatinina e volume de diurese deve ser rotina nos pacientes em uso de medicamentos nefrotóxicos, com o ajuste precoce da dose, antecipando a evolução para insuficiência renal e o ajuste da dose desses medicamentos.

A retirada precoce dos cateteres deve ser estimulada, especialmente nas cardiopatias de baixo risco, com substituição por cateter central de inserção periférica (PICC) nos casos em que se espera o uso prolongado de drogas ou outras medicações intravenosas. Evitar o uso de corticosteroides no pré e pós-operatório também é medida a ser tomada, para evitar a redução da imunidade do paciente.

Ecocardiograma

A análise ecocardiográfica do resultado cirúrgico, quando não realizada no intraoperatório, deve ser feita no pós-operatório imediato, especialmente nos casos complexos ou nas plastias valvares. Auxilia na estratégia de tratamento a ser utilizada nos diferentes casos, avaliando a função miocárdica e orientando no uso de drogas inotrópicas e vasoativas. É útil no diagnóstico de lesões residuais, que podem complicar o pós-operatório.

A modalidade ecocardiográfica empregada por neonatologistas (point-of-care functional echocardiography – PCFecho), permite a avaliação em tempo real do desempenho cardíaco e hemodinâmica sistêmica (fisiologia aguda) com identificação imediata de disfunção cardiovascular para guiar as decisões de terapêuticas em recém-nascidos de baixo peso, não sendo, entretanto, método substituto ao exame ecocardiográfico completo realizado pelo ecocardiografista pediátrico.[21]

Sistema nervoso central

A avaliação neurológica no pós-operatório inclui avaliação dos sinais vitais, dos movimentos dos membros, reação ao estímulo doloroso e reação pupilar. Pode estar dificultada pelos efeitos residuais da anestesia. Lesões neurológicas podem ser decorrentes de isquemia cerebral, hipóxia global, embolia cerebral, lesões prévias, alterações eletrolíticas, acidose, hipoglicemia e hipomagnesemia.

Alterações neurológicas estão associadas à cardiopatia congênita em grande número de casos no pré-operatório. Alta incidência de lesão da substância branca, incluindo leucomalácia periventricular, ocorre em neonatos com cardiopatia congênita no pré-operatório e após a cirurgia e presume-se que esteja relacionada à hipóxia-isquemia no processo de mielinização da oligodendroglia imatura, que é mais vulnerável à lesão.

Estudo recente revela retardo no desenvolvimento cerebral de fetos portadores de transposição de grandes artérias (TGA) e síndrome de hipoplasia do coração esquerdo (SHCE) em aproximadamente um mês, com os escores TMS aumentando com a progressão da idade gestacional, sugerindo que esperar 40 semanas completas para o parto possa trazer benefício para o cérebro da criança.

Muitas crianças apresentam algum grau de comprometimento neurológico na evolução em longo prazo da cardiopatia complexa, mesmo com todos os cuidados no pré e no pós-operatório. As complicações neurológicas são discutidas posteriormente neste capítulo.[22-24]

Sedação

A agitação da criança no pós-operatório pode ser sinal de dor ou distúrbio ventilatório, metabólico, térmico ou hemodinâmico. Deve ser tratada com dipirona e associações, ibuprofeno, acetaminofeno, nas doses habituais. O nível de sedação correto é aquele que permite boa ventilação e mínimo desconforto para o paciente. Nas cardiopatias simples, em geral, não é necessária sedação. Nos pacientes sob ventilação mecânica, a infusão contínua de fentanil é suficiente para reduzir a dor e sedar o paciente. Em casos suspeitos de crise de hipertensão pulmonar, a associação de medicamentos pode ser necessária.

Distensão abdominal e gases intestinais causam incômodo, devendo ser tratados com Luftal® ou Digesan®.

Fentanil

Anestésico narcótico amplamente utilizado, de curta duração, seguro e efetivo. Fentanil em dose de 50 µg/kg ou mais atenua a reposta hiperglicêmica em crianças submetidas à parada circulatória hipotérmica. Na UTI, uma dose de fentanil de 25 µg/kg antes da aspiração traqueal previne crises de hipertensão arterial, taquicardia e hipertensão pulmonar.

Dolantina (meperidina)

É um analgésico narcótico, com duração de ação mais curta que a morfina, mas produz espasmo menos intenso do trato gastrintestinal. Ocorre sua biotransformação em metabólito tóxico, que pode causar disforia, tremor e convulsões, além de interação letal com os inibidores da MAO.

Hidrato de cloral

É o hipnótico padrão de referência na prática cardiológica pediátrica. Tem curta duração. Tem pouco ou nenhum efeito na respiração e pressão arterial, porém, em doses tóxicas, causa apneia e hipotensão. Não tem efeito analgésico. Doses de 25 a 100 mg/kg com dose máxima de 2 g, aplicado por sonda nasogástrica.

Morfina

Analgésico narcótico usado para aliviar dores intensas de curta duração. Também indicada nas crises hipoxêmicas causadas por espasmo da via de saída do VD. É antitussígeno e antidiarreico. Pode liberar histamina, que causa broncoconstrição. Promove liberação de hormônio antidiurético e epinefrina, o que causa hiperglicemia leve.

Metadona

Analgésico oral com duração prolongada. Usada na desintoxicação e manutenção de dependentes de opioides.

Levomepromazina (Neozine)

É um antipsicótico que pertence à mesma classe da clorpromazina. Seu mecanismo de ação ocorre bloqueando os receptores pós-sinápticos dopaminérgicos mesolímbicos cerebrais. Possui uma potência farmacológica menor (1/3) que a clorpromazina e, como ela, desenvolve efeito sedativo, potencializador de analgésicos (neuroleptoanalgesia). É um vasodilatador periférico potente, melhorando a motilidade intestinal. Utilizado para casos com hipertermia central pós-operatória e extremidades frias.

Midazolam

Hipnótico. Não é analgésico, causa dependência se usado por mais de uma semana. Dose de 0,2 a 0,4 μg/kg/min. Pode causar hipotensão grave.

Dexmedetomidina

É um potente e altamente seletivo agonista dos adrenorreceptores α-2 com propriedades simpaticolíticas, sedativas, amnésicas e analgésicas, tendo sido descrita como um adjuvante útil e seguro em várias aplicações clínicas. Possui excelente capacidade sedativa, sem depressão respiratória e moderadas propriedades analgésicas, além de propriedades simpaticolíticas. Ela diminui a concentração plasmática de norepinefrina, melhora a proteção à resposta pressórica na entubação endotraqueal, diminui a taquicardia com consequente diminuição do consumo de oxigênio pelo miocárdio, porém pode gerar hipotensão não desejada.

Cetamina

Possui efeito inotrópico negativo, que é contrabalançado pelo dramático aumento na estimulação simpática e nos níveis de catecolaminas plasmáticas. É essa liberação de catecolaminas que mantém ou eleva a pressão arterial e o débito cardíaco após uso de cetamina em crianças não cardiopatas. Porém, se o paciente tem depleção de catecolaminas (como no pós-operatório em uso de drogas) ou bradicárdico por bloqueio AV, o emprego de cetamina pode resultar em profunda hipotensão e até mesmo morte. Por esse motivo, não recomendamos seu uso no pós-operatório. Contraindicada em pacientes com hipertensão intracraniana, pois aumenta o fluxo sanguíneo cerebral. Causa alucinações e hipersalivação, podendo levar à broncoaspiração (atropina deve ser associada). Depressor da ventilação. Relaxante da musculatura lisa dos brônquios.

Alimentação

A dieta oral é introduzida gradualmente de 6 a 24 horas após extubação. Em pacientes não extubados até o segundo dia de pós-operatório, a dieta deve ser reiniciada, seja por via nasogástrica, seja por nasoenteral ou intravenosa (nutrição parenteral).

Na correção da coarctação de aorta, recomenda-se que a alimentação seja iniciada apenas após o controle da hipertensão e quando os ruidos intestinais estejam audíveis, geralmente após 48 horas da operação. Essa estratégia, associada ao uso de alfa-bloqueadores, como a levomepromazina, ajuda a prevenir a enterite mesentérica reativa, quadro grave desencadeado pela vasoconstrição do leito vascular mesentérico após a correção da coarctação de aorta.

Restrição de líquidos e sal deve ser prescrita para crianças com sinais de insuficiência cardíaca. Sonda nasogástrica pode ser necessária para crianças com dificuldade de alimentação oral. Alimentação parenteral é indicada se houver intolerância à dieta oral, baixo débito grave ou paralisia abdominal prolongada.

Deve-se estar atento à enterocolite necrosante em neonatos, cujos sinais incluem distensão abdominal, descoloração, sangramento intestinal, acidose metabólica, trombocitopenia e pneumoperitônio na radiografia de abdome. O tratamento inclui suspensão de dieta oral, sonda nasogástrica para aspiração intermitente, hemoculturas seriadas, antibióticos e radiografias frequentes do abdome, inclusive a de perfil com raios horizontais, para avaliar perfuração intestinal e, caso esta ocorra, pode ser necessária laparotomia exploradora e ressecção da área afetada. Pela associação com enterocolite necrosante, não se deve alimentar neonatos pela via oral enquanto a pressão arterial estiver monitorada na artéria umbilical. Quando os ruídos intestinais estiverem audíveis e o cateter de pressão umbilical for removido, a nutrição enteral pode ser iniciada, progredindo para 120 a 150 cal/kg/dia.

Deficiência de carnitina pode ocorrer em pacientes sob nutrição parenteral prolongada sem suplementação de carnitina ou nas dietas a base de soja.

Os ácidos graxos de cadeia longa (LCFA) são fonte de energia primária do músculo cardíaco e esquelético e a carnitina é necessária para seu transporte para o interior da mitocôndria. A deficiência de carnitina resulta em produção inadequada de energia, pois o acúmulo de LCFA acyl-CoA interfere na produção de ATP mitocondrial e glicolítico, pela inibição do carreador de adenina nos dois lados da membrana mitocondrial interna. Pode ser um fenômeno primário ou secundário.

Muitos desses distúrbios podem ser associados com episódios recorrentes de hipoglicemia hipocetótica, hiperamonemia e acidose metabólica.

Complicações no pós-operatório

Baixo débito cardíaco

No período pós-operatório, flutuações no débito cardíaco (DC) podem ocorrer rapidamente, devendo a criança ser frequentemente reavaliada.

Principais causas de baixo débito cardíaco:

- Defeito cardíaco residual, inclusive artérias colaterais sistêmico-pulmonares.
- Isquemia miocárdica secundária a parada circulatória, hipotermia, tempo de pinçamento aórtico, ou lesão de reperfusão.
- Má proteção miocárdica e cardioplegia.
- Resposta inflamatória desencadeada pela CEC.
- Alterações nas resistências vascular sistêmica e pulmonar.
- Redução na pré-carga, hipovolemia, hemorragia, oferta inadequada de líquidos, tamponamento cardíaco.
- Arritmia.

- Ventriculotomia.
- Distúrbio hidroeletrolítico.
- Acidose.

A avaliação do DC inclui a observação do enchimento capilar, pulsos periféricos, débito urinário, pressão arterial, pressões de enchimento atriais, exames laboratoriais (pH, lactato), monitoração da saturação venosa mista de O_2 por cateter, monitoração não invasiva da saturação tecidual mista (NIRS), além da temperatura central esofágica e temperatura axilar.

Saturação venosa de oxigênio:

Débito cardíaco ➔ Equação de Fick

$$VO_2 = (CaO_2 - CvO_2)Q$$

VO_2 é o consumo de oxigênio

CaO_2 é o conteúdo arterial de oxigênio

$$1{,}36 \text{ mL } O_2/\text{gHb/dL} \times [\text{Hb}] \times SatO_2 + 0{,}003 \text{ Pa}O_2$$

CvO_2 é o conteúdo venoso de oxigênio

Q é o débito cardíaco

$VO_2 = (CaO_2-CvO_2)Q$ equivale a

VO_2 = (saturação arterial - saturação venosa) 1,36 Hb Q

Se assumirmos que o consumo de oxigênio (VO_2), Hb e saturação arterial são constantes (para simplificar), quando o DC aumenta, a diferença de saturações diminui, levando a uma saturação venosa (SV) elevada. Quando o DC diminui, a diferença de saturações aumenta, portanto, a SV deve diminuir. Assim, a SV é diretamente proporcional ao débito cardíaco.

Nos neonatos com ventrículo único, especialmente nos submetidos à operação de Norwood, a saturação sistêmica pode ser uma medida pouco fidedigna da liberação periférica de O_2. Um modelo matemático de circulação univentricular demonstrou que a liberação sistêmica de O_2 é maximizada com a relação Qp/Qs (fluxo pulmonar/fluxo sistêmico) ≤ 1. A saturação sistêmica, ao chegar a 80%, torna-se insensível às variações da relação Qp/Qs. Em contraste, qualquer aumento na saturação venosa mista (SVM) reflete melhora da liberação periférica de O_2.

A monitoração da saturação venosa mista de O_2 após a operação de Norwood foi relatada pela primeira vez por Rossi et al.,[25] que demonstraram que podia ocorrer baixa SV na presença de aceitável saturação periférica de O_2, sendo associada à mortalidade hospitalar.

Por indicar a situação hemodinâmica, a SVM também pode orientar as condutas após a operação de Norwood. Pacientes com baixa SVM podem ser mais bem manuseados retardando-se a progressão pós-operatória (p. ex.: retardar o fechamento esternal, o desmame de drogas e o desmame ventilatório). A SVM também é útil na avaliação da eficácia das condutas tomadas. Em estudo prospectivo, não randomizado, Tweddell et al. encontraram aumento na SVM no grupo que utilizou fenoxibenzamina, comparada ao grupo-controle, porém não encontrou diferenças na saturação sistêmica de O_2 entre os dois grupos.

Como citado anteriormente, a espectroscopia por infravermelho (*near-infrared spectroscopy* – NIRS) tem sido utilizada para monitorar a oxigenação mista do tecido cerebral, com benefício de demonstrar a queda do débito cardíaco imediatamente. A medida inicial no paciente serve como seu próprio controle, e uma diminuição relativa de 20% da linha de base pode revelar de imediato uma redução clinicamente importante do débito cardíaco. Ecocardiograma ou cateterismo cardíaco podem ser necessários para investigar possíveis causas de baixo débito cardíaco. A síndrome de baixo débito cardíaco decorrente de lesão residual é muito pouco provável que melhore com o tratamento clínico convencional. Cirurgia cardíaca ou cateterismo cardíaco podem ser necessários para corrigir o defeito residual, quando identificado.

Medidas para avaliar e tratar a síndrome de baixo débito cardíaco são importantes pois podem reduzir o tempo de ventilação mecânica, tempo de internação hospitalar, morbidade e mortalidade.

O débito cardíaco diminui progressivamente na fase perioperatória e atinge o seu nível mais baixo entre 9 e 12 horas após a CEC.

A manutenção da estabilidade do débito cardíaco é fundamental no pós-operatório por meio de manutenção adequada da pré-carga, infusão de drogas vasoativas para melhorar a contratilidade cardíaca, além de medidas para reduzir as resistências sistêmica e pulmonar.

Fatores que contribuem para elevar as resistências pulmonar e sistêmica, como dor, hipoxia e acidose devem ser evitados. Terapias adjuntas incluem estratégias de ventilação mecânica, analgesia e sedação adequada do paciente, curarização e tratamento de arritmias. O sincronismo atrioventricular pode ter um papel crítico em melhorar o DC no paciente com síndrome de baixo débito cardíaco no pós-operatório.

Membrana de oxigenação extracorpórea

(ECMO) deve ser considerada na disfunção miocárdica progressiva e refratária ao tratamento convencional. Este tipo de assistência circulatória está também indicado quando o paciente não conseguir sair de CEC, e para insuficiência cardiorrespiratória com baixo débito grave, levando a hipoxemia e parada cardíaca. ECMO cardíaca pode ser usada a curto prazo para prover suporte miocárdico até retorno espontâneo da ejeção cardíaca intrínseca ou coreção da causa de base. Pode ter duração mais longa, como ponte para transplante cardíaco.

Lactato

O lactato é produzido na presença de metabolismo anaeróbio. Isto ocorre quando a perfusão é insuficiente para compensar a exigência metabólica tecidual. Nos estados de choque (cardiogênico, hipovolêmico e séptico) com hipóxia tecidual, costuma ocorrer uma desproporção entre a necessidade aumentada de energia e a síntese de ATP. Isso determina aumento do fluxo glicolítico, resultando em produção aumentada de lactato.

Em crianças admitidas na UTI no pós-operatório de cirurgia cardíaca, os níveis elevados de lactato podem ter forte valor preditivo para o óbito ou desenvolvimento de lesões em múltiplos órgãos.

Limitações na monitoração do DC: sepse e estados febris podem levar ao aumento da produção de lactato e diminuição da extração de O_2, além de outros fatores que também podem alterar essas medidas.[26,27]

Frequência cardíaca (FC)

Nos neonatos, a complacência ventricular diastólica é diminuída, com o volume de ejeção mantendo-se fixo em ± 1,5 mL/kg, por isso o débito cardíaco é dependente da FC. Taquicardia sinusal com FC de 200 bpm é bem tolerada em neonatos e pode aumentar o débito cardíaco. Outras particularidades do neonato em relação à força contrátil reduzida do miocárdio são decorrentes de:

- 50% redução das fibras miocárdicas, dispostas em arranjo não linear ou caótico.
- Débito cardíaco mais dependente de alta frequência cardíaca e catecolaminas do que da pré-carga.
- Interdependência ventricular: sobrecarga de volume e pressão imposta a um ventrículo interfere no outro.
- O miocárdio utilizar carboidratos e aminoácidos para contração.

A FC pode ser otimizada com o uso de marca-passo ou drogas cronotrópicas, como adrenalina, dopamina e dobutamina. Pacientes com ritmo juncional ou disfunção do nó sinusal podem se beneficiar do marca-passo atrial com frequência cardíaca mais alta. Em pacientes com BAV total ou intermitente, o marca-passo ventricular ou preferencialmente atrioventricular melhora o DC.

TABELA 1 Frequência cardíaca esperada conforme a faixa etária

Idade	FC mínima	FC média	FC máxima
Recém-nascido	94	123	188
1-3 meses	121	148	200
3-6 meses	106	141	186
6 meses a 1 ano	109	134	169
1-2 anos	89	119	151
2-6 anos	73	108	137
6-11 anos	62	91	130
12-15 anos	60	85	119

Contratilidade

A contratilidade cardíaca pode estar reduzida no pré-operatório (pela sobrecarga de volume ou pressão, próprias de cada cardiopatia), no intraoperatório (por drogas, anestesia, isquemia miocárdica, ventriculotomia ou ressecção miocárdica) e no pós-operatório (por hipóxia, acidose ou medicamentos).

Em crianças, o índice cardíaco tende a ser mais baixo quatro horas após o término da CEC, o que reflete a deterioração do desempenho miocárdico, que é máxima de 4 a 12 horas após a operação, tendendo a recuperar após 24 horas. Crianças com superfície corpórea menor que 0,6 m^2 têm depressão mais grave no desempenho miocárdico do que crianças maiores.

A seleção do inotrópico adequado depende da gravidade do baixo débito, dos efeitos colaterais e da ação desejada. Na maioria das crianças submetidas à cirurgia cardíaca, o suporte inotrópico deve ser iniciado logo após o término da CEC, antes do aparecimento de sinais de baixo débito cardíaco.[28]

Agentes utilizados para reduzir a resistência vascular pulmonar e facilitar o trabalho ventricular direito: inibidores da fosfodiesterase (milrinona), nitroprussiato de sódio, nitroglicerina, prostaglandina E1, prostaciclina I2, óxido nítrico inalatório.

O cloreto de cálcio pode ser utilizado em infusão contínua como inotrópico, tomando-se cuidado com seu efeito de vasoconstrição pulmonar e coronariana.

Muitos agentes inotrópicos e vasodilatadores estão disponíveis e suas doses e ações estão descritas na Tabela 2.

É importante separar a via de infusão das drogas, para evitar alteração na velocidade de infusão quando outras medicações forem administradas. Não infundir em vias periféricas. A concentração das drogas deve ser ajustada ao estado volêmico da criança. Crianças edemaciadas devem ter as drogas bastante concentradas para reduzir o volume de infusão. Durante o desmame das drogas, a diluição pode ser necessária, para evitar velocidades de infusão muito baixas, o que pode causar descontrole das bombas de infusão.

Quando a terapia medicamentosa é ineficaz, com oligúria e hipotensão persistentes, o uso de suporte circulatório mecânico é indicado. O sucesso no uso do balão intra-aórtico em crianças é descrito, porém não é unanimidade. O dispositivo de assistência mecânica mais utilizado tem sido a membrana de oxigenação extracorpórea (*extracorporeal membrane oxygenation* – ECMO). Muitas instituições têm utilizado a ECMO no choque cardiogênico após cirurgia cardíaca. A ECMO tem sido utilizada com sucesso no suporte pós-operatório para crianças submetidas a cirurgia cardíaca, como ponte para transplante cardíaco, em crianças com problemas pulmonares graves (síndrome da angústia respiratória da infância, hérnia diafragmática congênita, síndrome da aspiração do mecônio, hipertensão pulmonar, pneumonia grave e insuficiência respiratória), crianças em parada cardíaca súbita e como ponte para cirurgia cardíaca em recém-nascidos. Apesar da heparinização plena, a incidência de sangramento é baixa. A taxa de recuperação após ECMO tem melhorado significativamente com os avanços tecnológicos e maior experiência no manuseio.[29]

Na falência ventricular esquerda isolada, pode-se utilizar o dispositivo de assistência ventricular. Esse dispositivo pode ser particularmente útil em falência de VE após cor-

TABELA 2 Agentes inotrópicos e vasodilatadores

Medicamento	Dosagem	Ação	Apresentação
Milrinona	0,2-1 μg/kg/min	Inibidor da fosfodiesterase	1 ampola 20 mL 20mg 1 mL = 1 mg
Adrenalina	0,02 a 0,1 μg/kg/min 0,1 a 0,2 μg/kg/min > 0,2 μg/kg/min	β1++ β2++ β1++ α1 ++ α1 ++++	1 ampola 1 mL 1 mg 1 mL = 1 mg
Noradrenalina	0,05 a 5 μg/kg/min	β1+++ β2+ α ++++ Vasodilatação coronariana	1 ampola 4 mL 16mg 1 mL = 4 mg
Dobutamina	2 a 20 μg/kg/min	β1++ β2+ α +/-	1 ampola 20 mL 250 mg 1 mL = 12,5 mg
Dopamina	0,5 a 3 μg/kg/min 4-9 μg/kg/min 10 a 20 μg/kg/min	β1+ β2- α – β1++ β2- α + β1++ β2- α ++	1 ampola 10 mL, 50 mg 1 mL = 5 mg
Isoproterenol	0,01 a 0,2 μg/kg/min	β+++	1 ampola 1 mL, 0,2 mg 1 mL = 200 μg
Nitroprussiato	0,3 a 8 μg/kg/min Máximo 10 μg/kg/min	Relaxamento muscular direto venoarteriolar (GMPc)	1 ampola 10 mL, 50 mg 1 mL = 5 mg
Nitroglicerina	1 a 5 μg/kg/min	Vasodilatador que atua na via de liberação do óxido nítrico (++ venoso)	1 ampola 5 mL, 25 mg 1 mL = 5 mg
Clorpromazina	0,25 a 1 mg/kg/min	Vasodilatador com ação α-bloqueadora central	1 mL = 5 mg
Levosimendana	Ataque 6 a 12 μg/kg em 10 minutos 0,05 a 0,1 μg/kg/min durante 24h	Inotrópico positivo e vasodilatador Troponina C, aumento da sensitividade ao Ca++ intracelular; abertura dos canais de K+ promove vasodilatação	Ampolas de 5 e 10 mL 1 mL = 2,5 mg

reção da origem anômala da coronária esquerda. Pacientes com falência biventricular podem ser tratados com dois dispositivos de assistência ventricular, sem utilizar a membrana de oxigenação.

Pré-carga

Avaliada pelas pressões do AD e AE. A hipovolemia resulta em redução do enchimento ventricular e baixo DC. A reposição de volume, entretanto, deve ser feita cuidadosamente no pós-operatório, observando-se as alterações nas pressões de enchimento, pressão arterial, distensão do fígado e palpação da fontanela.

O tipo e a quantidade do fluido a ser reposto devem ser baseadas no nível de Hb, Ht, albumina e nas perdas de volume. O volume circulante normal em crianças é de 95 mL/kg abaixo de 1 ano e 75 mL/kg em crianças maiores.

Infusão rápida é feita com 5 a 10 mL/kg em poucos minutos. Aumento da pressão AE maior que 14 a 16 mmHg raramente produz aumento no DC e pressão de AE acima de 20 mmHg causa edema pulmonar.

Em razão da grande capacitância venosa das crianças, a pressão de AD não deve ser usada isoladamente como índice para avaliação da reposição de volume. Se a criança apresenta edema periférico, fontanela cheia ou face edemaciada, provavelmente já se atingiu a volemia adequada, mesmo com pressão AD baixa. Outro fator que pode levar a essa situação é a alteração da permeabilidade capilar que ocorre após a CEC. A reposição de coloides ou cristaloides ainda gera polêmica, porém, em estudos clínicos que analisam a terapia com coloides e cristaloides, concluiu-se que, após trauma e nas circunstâncias em que os capilares apresentam permeabilidade aumentada, a ressuscitação com cristaloide foi mais eficaz. Nessas situações, ocorre transudação dos coloides para o espaço intersticial, aumentando a pressão oncótica perimicrovascular; portanto, não é benéfica a infusão de coloides, pois eles extravasarão para o interstício, agravando o problema. As anormalidades do fluido e do edema intersticial são parte do processo do choque e não são determinadas pelo tipo de fluido reposto.

No pós-operatório imediato, se a hipovolemia pura é o problema (não complicado por coagulopatia, diátese hemorrágica ou hipoproteinemia), os cristaloides são os fluidos escolhidos para reposição volêmica. Quando se infunde solução pura de glicose 5 ou 10%, menos de 10% da solução permanecerá no intravascular por uma hora, portanto, a contribuição na expansão intravascular é mínima. Soluções isotônicas, como soro fisiológico (NaCl 0,9%) ou Ringer lactato, promovem melhor enchimento intravascular, com 25 a 30% da infusão cristaloide permanecendo na circulação por 1 a 2 horas. O risco de sobrecarga de sódio limita a utilização de soluções salinas hipertônicas no pós-operatório, embora alguns centros relatem seu uso no período pós-CEC, porém é contraindicado em neonatos.

Coloides devem ser indicados na hipoproteinemia ou hipoalbuminemia profunda, ou quando a reposição é indicada. Somente nos casos de diátese hemorrágica o plasma fresco é o coloide de escolha. Os coloides mais caros são o plasma fresco e a albumina. Outros coloides, como hetarstach (Hespan®, Haesteril®) e hidroxietilamido (Voluven®), promovem expansão prolongada, com 50 a 75% permanecendo no intravascular por mais de uma hora. Os efeitos colaterais são coagulopatia, prurido e reação anafilactoide. Não há estudos disponíveis sobre o uso de hidroxietilamido em crianças e seu uso tem sido contraindicado no pós-operatório de cirurgia cardíaca, inclusive em adultos, pelo maior risco de falência renal. Seu uso é contraindicado na hiper-hidratação, incluindo edema pulmonar, na insuficiência renal com oligúria ou anúria, em pacientes que recebem tratamento de diálise, no sangramento intracraniano, na hipernatremia ou hipercloremia grave, na hipersensibilidade conhecida a amidos e na insuficiência cardíaca congestiva grave.

Na maioria das situações no pós-operatório, as soluções de cristaloides são adequadas para reposição volêmica; se há hipoproteinemia ou coagulopatia, deve-se repor albumina ou plasma fresco e, se o hematócrito é baixo, transfusão sanguínea é a escolha para a expansão intravascular, lembrando que temos adotado a hemoglobina de 7 mg/dL como padrão tolerável para pacientes com cardiopatias simples, hemodinamicamente estáveis e nos pacientes graves, especialmente os neonatos com cardiopatia univentricular, a hemoglobina deve ser mantida em torno de 15 mg/dL. Quando indicada a transfusão, devemos calcular o volume adequado para elevar o hematócrito a 45%, para evitar a necessidade de novas transfusões, porém sempre respeitando a condição da criança, para evitar hipervolemia.

Pós-carga

A pós-carga pode ser estimada pela resistência do leito vascular (sistêmico ou pulmonar) contra o qual o ventrículo está bombeando. Resistência vascular aumentada é comum após a CEC em neonatos e adultos. Fatores como acidose, hipóxia, dor e hipotermia podem aumentar a resistência sistêmica e pulmonar. A eliminação desses fatores é importante na redução da pós-carga. Em algumas circunstâncias, a elevação da pós-carga pode ser resposta compensatória para manter a pressão sanguínea quando a contratilidade cardíaca está diminuída. Também pode ocorrer por lesão obstrutiva na via de saída do VE ou VD.

A pós-carga pode ser reduzida com o uso de medicamentos vasodilatadores.

A milrinona (Primacor®) é um inibidor da fosfodiesterase que aumenta a contratilidade cardíaca por aumentar o nível de AMP cíclico. Também atua como vasodilatador direto do leito vascular sistêmico e pulmonar, nas doses de 0,3 a 1 μg/kg/min. Tem sido amplamente utilizada em pós-operatório de cirurgia cardíaca pediátrica.[30]

Os nitrovasodilatadores (nitroprussiato, nitroglicerina e mononitrato de isossorbida) funcionam gerando oxido nítrico, que atua no relaxamento da musculatura lisa vascular e brônquica. São úteis na redução da pós-carga e no aumento da capacitância venosa (redução da pré-carga), além de serem vasodilatadores coronarianos. Esses efeitos reduzem o trabalho miocárdico e, por reduzir a pré-carga, diminuem a pressão diastólica final do VE, o volume e a tensão na parede, melhorando o desempenho miocárdico. O nitroprussiato de sódio (Nipride®) é um relaxante direto da musculatura lisa, que reduz a resistência vascular pulmonar e sistêmica, na dose de 0,5 a 3 μg/kg/min, devendo ser diluído em solução não salina e protegido da luz. A nitroglicerina é outro relaxante direto da musculatura lisa, sendo um potente dilatador coronariano. É utilizada na dose de 1 a 5 μg/kg/min. Ambos possuem maior ação na capacitância venosa que na arterial, e seu uso deve ser regulado rigorosamente de acordo com a pressão arterial.

Drogas alfabloqueadoras, como a fenoxibenzamina, têm sido utilizadas como vasodilatadores, porém com efeito prolongado, pois fazem ligação irreversível aos receptores alfa do músculo liso. Sua meia vida funcional é de 12 horas. Excessiva vasodilatação pode ocorrer, causando hipotensão grave prolongada, com alta SVM e taquicardia, sendo assim identificada: PA média < 40 mmHg, PA sistólica < 55 mmHg, SVO_2 de 55 a 65%, diferença de saturação arteriovenosa de O_2 (AVO_2) < 20%. A epinefrina pode exarcebar a vasodilatação, sem melhorar a hipotensão. Altas doses de norepinefrina podem ser necessárias (mais de 0,4 μg/kg/min), mas podem não ser totalmente efetivas se o bloqueio alfa completo estiver presente. Nessa situação, a vasopressina é o tratamento indicado, pois é um vasoconstritor periférico que age por meio de receptor específico de vasopressina, que compartilha uma via final comum com o receptor alfa para a vasoconstrição. Tem meia-vida de 10 minutos, sendo usado em infusão contínua na dose de 0,0001 a 0006 μg/kg/min.

No Brasil, a fenoxibenzamina não está disponível, sendo substituída por neurolépticos fenotiazínicos (levomepromazina e clorpromazina) que possuem ação alfabloqueadora, além da ação antiarrítmica e antiemética.

No pós-operatório da operação de Norwood, se a diferença AVO_2 for maior que 30%, com a PA sistólica maior que 55 mmHg, indica-se alfabloqueador, porém, se a PA sistólica for menor que 55 mmHg, deve-se avaliar tamponamento, hipovolemia ou necessidade de inotrópicos, sendo indicada avaliação funcional com ecocardiograma. O bloqueio alfa, após o primeiro estágio do tratamento da síndrome do coração esquerdo hipoplásico, tem reduzido a incidência de morte súbita precoce, pela maximização do débito cardíaco sistêmico e redução do consumo miocárdico de O_2, ao reduzir a resistência vascular sistêmica.

O óxido nítrico, anteriormente conhecido como fator relaxador derivado do endotélio, provoca relaxamento do músculo liso das arteríolas. É seletivo para o pulmão quando administrado por via inalatória. Liga-se rapidamente à hemoglobina e é inativado. Aprovado para o tratamento da hipertensão pulmonar persistente do recém-nascido pela

FDA, porém com a advertência de causar edema pulmonar em pacientes com disfunção ventricular. Tem sido usado para tratar a hipertensão pulmonar do pós-operatório das cardiopatias congênitas.

A sildenafila por via enteral também é vasodilatadora do leito vascular pulmonar, sendo utilizada no pós-operatório de crianças na dose inicial de 1 mg/kg/dia, progredindo até 4 mg/kg/dia.

Com o uso desses vasodilatadores, a reposição de volume pode ser necessária para preencher o espaço vascular expandido, contribuindo para a estabilidade circulatória, com adequada irrigação tecidual.

Em alguns pacientes, a redução da resistência vascular sistêmica após a CEC leva à hipotensão, ocorrendo com mais frequência quando há falência cardíaca prévia ou tempo de cardioplegia prolongado. A causa dessa situação pode ser a liberação de mediadores inflamatórios ou a relativa deficiência de vasopressina. Em alguns casos, quando há acidose metabólica persistente e baixa diurese, torna-se necessária a diálise peritoneal para eliminação desses mediadores e controle do equilíbrio acidobásico.

Prostaglandinas

As prostaglandinas PGE_1 e PGE_2 são os principais metabólitos da via do ácido araquidônico. É usado como relaxante do músculo liso para manter a patência do canal arterial em neonatos nos quais a circulação pulmonar ou sistêmica seja dependente do fluxo do canal arterial, levando à melhora da hipoxemia e acidemia, bem como a dilatação do canal arterial. Já foi demonstrada a manutenção da patência do canal arterial por até dois meses e a reabertura de canal arterial ocluído recentemente. O uso pré-operatório da PGE1 diminuiu a mortalidade, além de permitir planejamento cirúrgico, e não em situação desesperadora encaminhar para cirurgia paliativa de emergência. Hipotensão, apneia, hipertermia e abalos musculares são efeitos colaterais e ocorrem em 20 a 40% dos pacientes em uso de doses > 0,05 µ/kg/min, os quais em geral são revertidos com a redução da dose. A prostaciclina (PGI_2, epoprostenol) faz parte do tratamento da doença vascular pulmonar, tem vida média curta e feito relativamente seletivo no leito vascular pulmonar, por sua rápida inativação no leito vascular pulmonar durante o período de sua única circulação.

Sildenafila

É um inibidor da fosfodiesterase-5, a qual, na sua forma intravenosa, parece ser seletivo e altamente efetivo vasodilatador pulmonar em modelo suíno de HP severa por aspiração de mecônio. Há relatos de utilização para evitar rebote no desmame do NO em pacientes no PO de cirurgia cardíaca com HP persistente.

Antagonistas beta-adrenérgicos

Os betabloqueadores, bem como os inibidores da enzima conversora de angiotensina, são mais benéficos no tratamento da insuficiência cardíaca crônica e agem por modulação do sistema endógeno neuro-humoral. Vários estudos demonstraram redução da sensitividade dos adrenorreceptores β em IC crônica como resultado do tônus simpático elevado. Tratamento com betabloqueadores como propranolol, metoprolol e carvedilol melhoram a função na IC secundária à cardiopatia congênita. Assim, é possível que a resposta a catecolaminas esteja preservada nesses pacientes no período perioperatório como resultado da terapia com betabloqueadores.[31] Eles também são indicados no tratamento de comprometimento hemodinâmico agudo de pacientes com cardiopatia congênita. Seja por reduzir os efeitos do tônus simpático sobre o infundíbulo do ventrículo direito na tetralogia de Fallot, sendo efetivos no tratamento das crises de hipóxia.

Novos cardiotônicos e agentes vasoativos

Levosimendana

A levosimendana é um vasodilatador, diferente da maioria dos outros inotrópicos positivos que funcionam pela estimulação dos receptores adrenérgicos. A levosimendana atua causando alterações nos miofilamentos, tornando-os mais sensitivos ao cálcio intracelular. A vasodilatação produzida é mediada pela abertura dos canais de potássio. Experiência com o uso de levosimendana no pós-operatório é limitada. A levosimendana aumenta o débito cardíaco, reduz a pressão capilar e a resistência sistêmica, aumenta o consumo miocárdico e pode levar à hipotensão. Em 15 crianças com insuficiência cardíaca que receberam dose de ataque de 6 a 12 µ/kg e infusão de 0,05 a 0,1 µ/kg/min, houve melhora da fração de ejeção em todas e foi permitido desmame da dose de dobutamina.[32,33]

Nesiritida

A nesiritida é uma forma recombinante do peptídeo natriurético do tipo B humano, que é produzido normalmente pelo miocárdio ventricular, tendo ações similares às do BNP endógeno. Estimula o aumento do GMPc intracelular nas células endoteliais vasculares e músculo liso. A elevação dos níveis de GMPc com a nesiritida leva à dilatação tanto venosa quanto arteriolar. Apresenta propriedades natriurética, diurética e vasodilatadora. Em experiência limitada com 17 pacientes após cirurgia cardíaca, uma dose de 1 µ/kg foi administrada na CEC, seguida por infusão contínua de 0,1 a 0,2 µ/kg/min. Houve redução de 7% na pressão arterial média, sem efeitos colaterais.[34,35]

Arritmias cardíacas

Distúrbios do ritmo ou frequência cardíaca são causas importantes de baixo débito cardíaco. Deve-se providenciar ECG com doze derivações.

As taquicardias supraventriculares incluem taquicardia sinusal, fibrilação atrial, *flutter* atrial, taquicardia atrial automática, taquicardia por reentrada nodal, taquicardia juncional (JET) e taquicardia por reentrada do nó AV.

As taquicardias sinusais mais comuns são secundárias a hipertermia, dor, anemia, uso de drogas vasoativas, hipovolemia (PVC baixa) ou baixo débito cardíaco secundário à disfunção ventricular ou tamponamento (PVC alta). A identificação da etiologia é crucial para o adequado tratamento da causa, sem o uso de drogas antiarrítmicas.

Pacientes com taquicardia não sinusal podem necessitar da realização do atriograma (usando os fios temporários de marca-passo atrial) para sua identificação. As taquicardias supraventriculares com resposta ventricular rápida podem responder a medidas como redução da temperatura, redução de catecolaminas, regulação dos eletrólitos e administração de digoxina. Amiodarona pode ser útil no controle da frequência cardíaca quando não houver resposta à adenosina como na taquicardia atrial, fibrilação atrial, em caso de flutter atrial o melhor tratamento é a cardioversão elétrica com 0,25 a 0,5 joules/kg. A taquicardia juncional ectópica (JET) tem difícil manejo, pois não reverte para o ritmo sinusal a digoxina, amiodarona, betabloqueador e cardioversão elétrica ou cardioversão. Taquicardias podem ser controladas com a redução da temperatura corporal ou com a *overdrive suppression*, utilizando os fios atriais do marca-passo temporário. Limitar o uso de catecolaminas e o uso criterioso de amiodarona, que é cardiodepressora, pode ser útil. Se o uso de betabloqueador é necessário, o uso de esmolol intravenoso é o mais recomendado, pela meia-vida curta.

Extrassístoles ventriculares (ESV) podem ser resultado de irritabilidade miocárdica associada a hipocalemia e hipomagnesemia, podendo ser eliminadas pela reposição lenta de potássio e magnésio (geralmente 1 mL KCl 19,1% diluído em 24 mL de SG 10% em bomba de infusão para correr em 1 hora; não infundir rápido pelo risco de assistolia).

ESV unifocais esparsas podem ser benignas e devem ser acompanhadas. ESV persistentes após reposição de eletrólitos (> 6/min) devem ser tratadas com *bolus* de lidocaína (1 mg/kg), seguida, se necessário, de infusão contínua (20 a 40 µg/kg/min) ou amiodarona (5 mg/kg) em *bolus* seguida de infusão contínua.

Taquicardia ventricular persistente ou acompanhada de hipotensão requer cardioversão elétrica imediata. Deve ser feita correção de distúrbio eletrolítico. Se a taquicardia ventricular é persistente, é um sinal ameaçador de colapso cardiovascular iminente (geralmente secundário à insuficiência coronariana). A reavaliação de emergência pelo cirurgião responsável é necessária. O controle de taquiarritmia ventricular pode requerer a administração de amiodarona. Em alguns casos críticos, a instalação de ECMO pode ser necessária até o controle da arritmia.

A dissociação atrioventricular resulta em perda do sincronismo AV e 20 a 30% de redução no débito cardíaco. Os eletrodos epicárdicos temporários são essenciais para esses paciente. O BAVT deve ser tratado imediatamente com marca-passo sequencial AV, podendo-se usar isoproterenol ou adrenalina para aumentar a frequência cardíaca se os eletrodos não estiverem disponíveis, enquanto se providencia a instalação do marca-passo provisório. A bradicardia sinusal pode ser tratada com estimulação atrial e no BAV de segundo grau pode-se usar o marca-passo sequencial temporário.

A estimulação sequencial tem a vantagem de melhorar a hemodinâmica, pela contribuição atrial ao enchimento ventricular, além de inibir ritmos ectópicos atriais ou ventriculares.

Se o ritmo sinusal não se estabilizar em 7 a 14 dias, deve-se instalar o marca-passo definitivo.

Lesões residuais

Em algumas situações, por falta de diagnóstico no pré-operatório, dificuldade técnica, anatomia complicada ou outras causas, a correção do defeito cardíaco fica incompleta e pode levar ao baixo débito cardíaco. O ecocardiograma deve ser realizado imediatamente para esclarecer a causa do baixo débito. Nesses casos, sempre deve haver a reavaliação do caso no pós-operatório, com discussão sobre os riscos e benefícios da reoperação entre cardiopediatras intensivistas e cirurgiões. A reintervenção cirúrgica será indicada na maioria dos casos em que o baixo débito não puder ser corrigido com medidas clínicas e tiver de ser realizada antes que o estado geral sa criança deteriore de maneira irreversível. Casos com *shunt* esquerda-direita residual e hiperfluxo pulmonar, com baixo débito sistêmico, podem ser melhorados com a realização de bandagem pulmonar, que é procedimento relativamente simples.

Colaterais sistêmico-pulmonares

A presença de fluxo pulmonar acessório, vindo de colaterais sistêmico-pulmonares, pode prejudicar a evolução do pós-operatório da correção das cardiopatias congênitas.

Colaterais sistêmico-pulmonares podem estar presentes ao nascimento, como na atresia pulmonar, mas em geral desenvolvem-se nas cardiopatias congênitas cianogênicas. São vasos de pequeno ou médio calibre, únicos ou múltiplos, que se originam da aorta descendente em qualquer nível, arco aórtico, artéria subclávia ou carótidas e se direcionam aos pulmões, uni ou bilateralmente. Pode ser embolizado no pré-operatório por meio de cateterismo cardíaco se o fluxo pulmonar não for dependente dessas colaterais, ou ligado cirurgicamente em alguns casos.

Colaterais não diagnosticadas ou menosprezadas no pré-operatório podem levar a hiperfluxo pulmonar e baixo débito cardíaco efetivo, por roubo de fluxo para os pulmões (apesar de o volume de ejeção ventricular estar normal ou aumentado), no pós-operatório. Nessa situação, a embolização ou ligadura cirúrgica das colaterais está indicada e deve ser realizada em caráter de urgência. A angiotomografia pode ser útil no diagnóstico desses vasos.

Hipertensão arterial sistêmica

Os níveis pressóricos aceitáveis devem oscilar entre 25% acima e 10% abaixo dos valores médios para a idade.

Os mecanismos desencadeadores da hipertensão arterial sistêmica no pós-operatório são diversos: hipotermia, vasoconstrição periférica, descarga simpática relacionada à reação de despertar após anestesia geral, dor, hipovolemia, liberação de catecolaminas pela manipulação do arco aórtico, HAS prévia exacerbada.

A hipertensão pode determinar ruptura das suturas intracardíacas (gerando lesões como CIV, insuficiência mitral) ou extracardíacas (com sangramento).

O controle da hipertensão envolve:

- Sedação e analgesia.
- Correção da volemia.
- Anti-hipertensivos intravenosos (nitroprussiato 0,5 até o máximo de 10 μg/kg/min.
- Medidas anti-hipertensivas em substituição ao nitroprussiato de sódio.
- Furosemida 1 a 6 mg/kg/dia; captopril 1 a 5 mg/kg/dia ou enalapril 0,05 a 0,1 mg/kg/dia; anlodipina 0,1 mg/kg/dia; propranolol 1 a 4 mg/kg/dia. A hidralazina 3 a 5 mg/kg/dia é vasodilatadora, porém causa taquicardia excessiva, devendo ser associada a betabloqueador, se necessário.

TABELA 3 Pressão arterial esperada conforme a faixa etária

Idade	Pressão sistólica (média)	Pressão diastólica (média)
Recém-nascido	80 ± 16	46 ± 16
6 meses a 1 ano	90 ± 25	50 ± 20
1-4 anos	95 ± 25	65 ± 25
4-5 anos	100 ± 20	65 ± 15
6-10 anos	105 ± 15	57 ± 8
10-16 anos	115 ± 19	60 ± 10

Sangramento

Sangramento excessivo no pós-operatório tem incidência de 1 a 2%, ocorrendo com mais frequência em pacientes cianóticos, policitêmicos e em reoperações. As alterações hemostáticas que ocorrem após a CEC são decorrentes da aderência das plaquetas ao oxigenador e do trauma às plaquetas e componentes sanguíneos decorrente da sucção dos aspiradores. São causas de sangramento pós-operatório: neutralização inadequada da heparina, trombocitopenia, diluição dos fatores da coagulação relacionada à CEC, sendo mais raramente decorrente de excesso de protamina, fibrinólise ou coagulação intravascular disseminada (CIVD). A CIVD, em geral, está associada a longos períodos de baixo débito cardíaco ou à bacteremia. A frouxidão ou ruptura da linha de sutura também pode causar sangramento, normalmente de grande monta.

O tratamento do sangramento requer correção da causa, normalização da pressão e reposição de fatores da coagulação e concentrados de hemácias.

Protamina (ampola de 5 mL com 50 mg): cada 1 mg de protamina neutraliza 1 mg de heparina (ampola de 1 mL com 50 mg). No pós-operatório podemos aplicar 1 mg/kg de protamina, se o tempo de coagulação ativado estiver alterado (normal em geral < 120 seg). Plaquetopenia (< 100.000 plaq/mm^2 em presença de sangramento ativo requer reposição de plaquetas (10 mL/kg em 20 a 30 minutos). Níveis de plaquetas até 30 mil plaq/mm^2 são toleráveis se não há sangramento evidente, pois a transfusão de plaquetas traz risco de infecção por Gram-negativos, além do desenvolvimento de anticorpos.

Plasma fresco ou crioprecipitado (crianças < 6 meses) devem ser aplicados na presença de sangramento importante, se o TP e o TTPa estiverem alterados.

Ácido aminocaproico, 100 mg/kg, ou acido tranexâmico, 25 mg/kg, podem ser úteis se houver evidência de fibrinólise e o sangramento não estiver controlado.

A aprotinina, droga moduladora da síndrome de resposta inflamatória à CEC por inibição da calicreína, foi extensamente utilizada em crianças com bons resultados, porém foi retirada do mercado em decorrência de problemas com pacientes adultos.

Reexploração cirúrgica

Indicada se exceder 3 mL/kg/h por 3 horas seguidas, em ausência de distúrbio de coagulação tratável, ou a qualquer momento se houver súbito aumento da drenagem para 5 mL/kg/h. Um critério prático pode ser empregado para reexploração, independente de distúrbio de coagulação (Tabela 4).

TABELA 4 Critério para reexploração cirúrgica

Tempo	Peso 3 kg	Peso 30 kg
1ª hora	> 25 mL	> 225 mL
2ª hora	> 20 mL	> 180 mL
3ª hora	> 15 mL	> 135 mL

O retardo para reexploração pode resultar em tamponamento cardíaco fatal e riscos relacionados a múltiplas transfusões. Muitas vezes é necessária a revisão cirúrgica na UTI, pela instabilidade hemodinâmica do paciente. Na revisão, todas as linhas de sutura devem ser exploradas para a localização de pontos de sangramento. Cola biológica com fibrina pode ser utilizada, além de agentes hemostáticos, como os polímeros de celulose. O tamponamento com gases ou compressas até a reposição de fatores de coagulação auxilia na redução da perda sanguínea e no controle do sangramento.

Os neonatos podem se beneficiar do uso de sangue fresco total após a CEC, pois a hemodiluição leva a grande redução dos níveis de fibrinogênio nesses pacientes.

Tamponamento cardíaco e toracotomia na UTI

O tamponamento cardíaco é resultado de sangramento não adequadamente drenado pelos tubos de drenagem. Deve ser suspeitado quando a drenagem para abruptamente ou diminui em paciente com sangramento excessivo ou quando há hipotensão com PVC elevada. A compressão cardíaca externa pelo sangue ou coágulos compromete o enchimento diastólico, eleva a pressão venosa central, reduz a pressão arterial sistêmica e reduz a onda de pulso. A pressão arterial sistêmica cai e responde inadequadamente à infusão de volume, com elevação da PVC. A reexploração cirúrgica é mandatória e se o paciente apresenta grave deterioração hemodinâmica, independentemente de a causa ser tamponamento cardíaco, a abertura do tórax deve ser feita na Unidade de Terapia Intensiva pós-operatória, que deve estar sempre preparada para esse tipo de intervenção, com caixas de toracotomia, aspiradores estéreis, campos estéreis, aventais cirúrgicos, luvas, foco cirúrgico, bisturi elétrico, placas de desfibrilação interna estéreis, adequadas ao tamanho do paciente, caixas de fios, gerador de marca-passo provisório e outros equipamentos que, em uma situação extrema, são essenciais à preservação da vida. Após a estabilização do paciente, decide-se se ele deve ser encaminhado ao centro cirúrgico ou se o fechamento do tórax pode ser realizado de forma adequada na UTI. Com o auxílio do ecocardiograma, qualquer criança em baixo débito pode ser avaliada imediatamente para afastar suspeita de tamponamento, prevenindo abertura desnecessária do tórax. Alguns casos com instabilidade hemodinâmica grave, edema cardíaco e pulmonar ou com dificuldade de ventilação podem se beneficiar da abertura do esterno, mesmo na ausência de tamponamento cardíaco por sangue ou coágulos.

Alguns pacientes apresentam, no pós-operatório no centro cirúrgico, edema miocárdico e dilatação de cavidades, que não permitem o fechamento esternal pela instabilidade hemodinâmica gerada. Nesses casos, o esterno é mantido afastado, com fechamento da pele usando placa de látex ou material similar, vedado com cola e coberto com curativo impermeável. Assim que o edema miocárdico estiver solucionado e as funções cardíaca e pulmonar forem restabelecidas, o esterno pode ser eletivamente fechado na unidade de terapia intensiva após 48 a 72 horas. Nesses casos, a profilaxia antibiótica é distinta, como referido anteriormente.

O tamponamento cardíaco tardio da síndrome pós-pericardiectomia pode ocorrer alguns dias ou semanas após a operação. É causado por efusão pericárdica aumentada e pode ser confundido com insuficiência cardíaca congestiva. Deve-se estar atento a esse diagnóstico na avaliação rotineira do paciente 1 a 2 semanas após a alta. Sinais de taquicardia, diminuição da pressão de pulso e sinais de baixo débito cardíaco são evidentes. É confirmado o diagnóstico pelo ecocardiograma, que também pode orientar a punção subxifóidea com agulha. Se a punção não for suficiente, pode ser necessária cirurgia com abertura da porção inferior do esterno ou por toracotomia esquerda com abertura de janela pericárdica para a pleura. Alguns casos de derrame pericárdico sem comprometimento hemodinâmico (tamponamento) respondem ao uso oral de anti-inflamatórios não hormonais, corticosteroides ou colchicina.

Parada cardíaca no pós-operatório

As causas mais frequentes de parada cardíaca no pós-operatório são hipóxia, acidose, desbalanço eletrolítico, arritmias, tamponamento cardíaco, toxicidade por drogas, perda de comando do marca-passo provisório. Em geral o reconhecimento da causa é imediato, porém pode ser retardado nos pacientes em uso de marca-passo provisório. Em pacientes dependentes do marca-passo e que apresentam hipotensão ou parada cardíaca, os fios, gerador e conexões devem ser imediatamente checados.

O manejo da parada segue o ABC (*airway, breathing, circulation* – via aérea, ventilação, circulação).

Manter via aérea pérvia e ventilação adequada é a prioridade. Deve-se estar atento ao deslocamento da cânula traqueal para o esôfago, que em crianças pequenas pode confundir a equipe que atende a PCR. Uma regra é válida: sempre auscultar a região do estômago (além do tórax bilateralmente), pois a ausculta e a inspeção dos pulmões podem simular boa ventilação mesmo na intubação esofágica (em que a ausculta é mais forte na região do estômago). Se o tubo estiver obstruído, deve ser removido ou trocado. Na maioria das crianças que apresentam parada cardíaca após intubação, a causa é ventilatória e a intubação deve ser reavaliada, para verificar posicionamento adequado na cânula na traqueia, sem seletivação. Em casos de intubação difícil ou dúvida, a ventilação com máscara deve ser mantida até a chegada de profissional com mais experiência ou a realização de traqueostomia de urgência.

Nos casos dos procedimentos de Glenn e Fontan, mesmo a ventilação com ambu deve respeitar a regra de frequência baixa, tempo inspiratório curto e volume corrente alto, para não elevar a pressão intatorácica, com redução do fluxo sanguíneo pelos pulmões.

A restauração da circulação deve ser simultaneamente assegurada, iniciando pela massagem cardíaca, que deve ser realizada em crianças menores com o posicionamento dos polegares no esterno e os demais dedos no dorso. Se o débito cardíaco adequado não for obtido com a massagem externa, o tórax deve ser aberto imediatamente e a massagem cardíaca interna instituída, de forma estéril. Em crianças que permaneceram com o esterno aberto, a massagem deve ser mais delicada, pois o contato dos dedos será diretamente sobre o coração.

Simultaneamente, a causa da parada cardíaca deve ser elucidada. A fibrilação ventricular é tratada com desfibrilação de 2 a 4 J/kg, que pode ser repetida até a restauração do ritmo, associada a tratamento de distúrbio eletrolítico. Extrassístoles ventriculares ou taquicardias ventriculares podem necessitar de administração de lidocaína (1 mg/kg) ou amiodarona. O bloqueio AV deve ser tratado com marca-passo temporário, com implante epicárdico por toracotomia nas crianças menores.

Gasometrias arteriais devem ser coletadas a cada 10 minutos, com a realização imediata das correções.

Epinefrina é a droga isolada mais útil para restaurar os batimentos cardíacos em crianças com PCR. Uma dose de 100 μg/kg é dada se 10 μg/kg não resolveu (adrenalina 1 mL = 1 mg).

Bicarbonato de sódio 8,4% na dose de 1 mEq/kg é administrada para normalizar o pH arterial.

Cloreto de cálcio, 10 mg/kg, ou gluconato de cálcio, 50 a 100 mg/kg, pode ser usado como agente inotrópico ou quando o potássio está elevado.

Manutenção dos inotrópicos que estavam em uso, com ajuste das doses. A milrinona não deve ser descontinuada, pois tem efeito inotrópico positivo, apesar de ser vasodilatador.

Noradrenalina deve ser iniciada em pacientes hipotensos, pois, além do inotropismo, tem efeito vasodilatador coronariano.

O suporte com membrana de oxigenação extracorpórea (ECMO) de instalação imediata pode ser a salvação de alguns pacientes.

Complicações pulmonares

A disfunção pulmonar que ocorre no pós-operatório é multifatorial. Em virtude das interações entre coração e pulmões, alterações na função respiratória em geral existem já no pré-operatório, em consequência da doença cardíaca. Hiperfluxo pulmonar é associado com aumento da resistência aérea e redução da complacência pulmonar. A insuficiência respiratória pode resultar de disfunção endotelial ou hiper-resistência pulmonar gerada por hiperfluxo no pré-operatório, porém as causas mais frequentes são edema pulmonar secundário à sobrecarga de volume, insuficiência ventricular esquerda, lesão residual com hiperfluxo pulmonar (principalmente CIV ou colateral sistêmico-pulmonar), inadequada descompressão do VE no intraoperatório. Também pode ser resultado da resposta inflamatória desencadeada pela CEC, a qual pode ser reduzida pela ultrafiltração ou pelo uso de corticosteroides em cardiopatias complexa, no intraoperatório.

A insuficiência respiratória também pode ser causada por secreção traqueobrônquica, atelectasia, lesão do nervo frênico com paralisia diafragmática, sedativos e analgésicos ou doenças neuromusculares.

O paciente deve ser mantido sob ventilação mecânica, até que a causa da insuficiência respiratória seja identificada e corrigida. A traqueostomia não tem sido indicada em neonatos e crianças pequenas, que toleram bem longos períodos de ventilação sob intubação endotraqueal.

Edema pulmonar secundário à sobrecarga de volume responde bem a diuréticos. O ideal é pesar o paciente diariamente para avaliação real do balanço hídrico.

Insuficiência ventricular esquerda contribuindo para o edema pulmonar deve ser tratada com suporte inotrópico e vasodilatadores. Estes são especialmente importantes quando há insuficiência mitral associada à disfunção do VE.

Lesão residual com hiperfluxo pulmonar (*shunt* esquerda-direita residual) pode ser melhorada com a realização de cerclagem pulmonar, procedimento relativamente simples ou com a correção do defeito (CIV residual ou embolização de colateral).

Secreção traqueobrônquica pode necessitar de broncoscopia para a retirada. A inalação com broncodilatadores e fluidificantes auxilia na expectoração da secreção.

Paralisia diafragmática por mais de 1 a 2 semanas com dificuldade de extubação requer plicatura diafragmática, que pode ser realizada por toracoscopia. O diagnóstico nem sempre é fácil com a ultrassonografia, sendo necessária a realização de radioscopia para identificar o movimento paradoxal do diafragma do lado comprometido.

Atelectasia deve ser tratada com aspiração, drenagem brônquica, pressão expiratória final positiva e aumento do volume corrente. O paciente desidratado tem as secreções ressecadas, o que predispõe o aparecimento de atelectasia.

A fraqueza muscular deve ser tratada com o desmame muito gradual do ventilador, associado a suporte nutricional adequado.

Se, apesar de todas essas medidas, não se consegue extubar o paciente, deve-se realizar cateterismo cardíaco para avaliar hipertensão pulmonar e lesões cardíacas não identificadas por outros exames, como coarctação, obstrução subaórtica, colaterais sistêmico-pulmonares que podem estar presentes mesmo em casos de transposição das grandes artérias.

Crise de hipertensão pulmonar

Síndrome caracterizada por aumento súbito da pressão pulmonar, seguida da redução do débito cardíaco e hipóxia. Geralmente é desencadeada por aspiração traqueal ou é secundária a hipoxemia, hipercarbia, hipotermia, acidose ou uso de inotrópicos alfa-adrenérgicos. Na circulação pulmonar, a redução do débito cardíaco leva à hipóxia, o que exacerba a elevação da RVP. O VD com sobrecarga pressórica desvia o septo ventricular para o VE e prejudica seu enchimento, comprometendo ainda mais o débito cardíaco, seguida de hipotensão, acidose metabólica e respiratória. As crises de HP estão associadas a maiores morbidade e mortalidade. Há necessidade de reconhecimento imediato, bem como intervenção. A melhor forma de reconhecer e/ou prevenir crises de HP é estar preparado e se anteceder ao problema. A monitoração hemodinâmica invasiva favorece o reconhecimento precoce.

Geralmente ocorre em crianças portadoras de cardiopatias com hiperfluxo, como *truncus arteriosus*, janela aortopulmonar e defeito do septo atrioventricular, sendo as crianças com síndrome de Down propensas a desenvolver precocemente hiper-resistência pulmonar. A pressão pulmonar pode estar normal, até o momento em que a crise ocorre.

Quadro clínico:

- Hipotensão arterial sistêmica:
  - hipóxia;
  - taquicardia.

Quadro hemodinâmico:

- Aumento da pressão pulmonar e átrio direito e diminuição do débito cardíaco.

Tratamento:

- Medidas de suporte:
  - ventilação com FiO_2 a 100%, hiperventilação para reduzir o CO_2;
  - manter volume pulmonar próximo da capacidade residual funcional;
  - curarizar para reduzir a demanda metabólica;
  - manter temperatura normal.

Tratamento

Ventilação com FiO_2 100%, paralisia com pancurônio, sedação com fentanil ou morfina, alcalinização, associada ao uso de vasodilatadores pulmonares; dentre os disponíveis, estão: óxido nítrico, prostaciclinas, inibidores da fosfodiestrase (sildenafila, milrinona) e antagonistas dos receptores de endotelina (bosentana, ambrisentana). Essas crises podem ser fatais, por isso a prevenção é essencial. A utilização de ECMO para salvar o paciente da crise já foi relatada.

Prevenção

Paralisia e sedação nas primeiras 24 a 48 horas se o paciente tem pressão pulmonar elevada no pré-operatório. Milrinona, prostaglandina, nitroprussiato ou nitroglicerina (intravenosos), sildenafila por sonda nasogástrica. O óxido nítrico inalatório (5 a 20 ppm) tem sido recomendado por alguns autores, embora não exista consenso na sua efetividade para reduzir a incidência das crises de HP. Deve-se evitar acidose (pH 7,4); evitar tremores, mantendo a temperatura corporal em 37ºC; hiperventilação moderada (PCO_2 30 a 35); evitar falhas na ventilação-perfusão, com manobras de recrutamento alveolar; evitar hiperdistensão do alvéolo, com compressão dos vasos pulmonares (evitar PEEP alto).

Complicações neurológicas

Convulsões em neonatos podem decorrer de hipocalcemia, hipoglicemia, hipomagnesemia, febre e embolia aérea (causa muito frequente, principalmente nas patologias com *shunt* intracardíaco em uso de cateter venoso central, em que deve ser tomado todo o cuidado com ar nas vias de infusão de medicamentos). Em virtude da imaturidade da mielinização, convulsões focais em neonatos podem ser causadas por alterações metabólicas ou estruturais. Em outras idades, as convulsões sugerem fator etiológico não metabólico, podendo necessitar de tomografia cerebral para elucidação.

As convulsões requerem controle imediato, para não prejudicar a ventilação ou gerar aumento de consumo energético: corrigir hipoxemia, acidose e alterações eletrolíticas, controlar a febre. Diazepam 0,1 mg/dose IV é usado inicialmente para parar a atividade convulsiva. Manutenção é feita com fenobarbital 2,5 mg/kg/dose a cada 12 horas. O fenobarbital é depressor cardíaco e deve ser cautelosamente usado em pacientes com débito cardíaco limítrofe. Se o fenobarbital não controla as crises, pode-se associar carbamazepina 10 a 20 mg/kg, seguida de manutenção de 20 a 30 mg/kg/dia.

Coreoatetose é complicação rara da hipotermia profunda e parada circulatória, mas sua causa permanece indefinida. Parece estar relacionada à hipotermia profunda (< 25ºC), estratégia *alfa-stat* durante a circulação extracorpórea, resfriamento cerebral desigual e presença de colaterais aortopulmonares que roubam o fluxo sanguíneo sistêmico durante a CEC, com hipoperfusão do sistema extrapiramidal cerebral. Tende a ocorrer de 2 a 7 dias após a operação e se manifesta com movimentos involuntários contínuos da cabeça, do tronco e dos membros enquanto acordado. Alguns pacientes são incapazes de deglutir, suportar a cabeça ou andar. Os sintomas desaparecem após dormir e podem se resolver em meses ou anos.[22-24]

Dano cerebral por hipoglicemia: as lesões cerebrais permanentes decorrentes da hipoglicemia foram discutidas anteriormente, e podem ser evitadas com medidas simples de infusão rotineira de glicose e monitoração rigorosa de seus níveis séricos, evitando-se o uso de insulina no pós-operatório de crianças.

Lesão medular pode ocorrer não apenas após correção de coarctação da aorta, mas também em outras cirurgias cardíacas, seguindo um colapso vascular. Os fatores causativos presumidos são hipoperfusão localizada da medula, microembolia e hipotensão grave levando à isquemia. Em crianças com síndrome de Down, predispostas à instabilidade atlanto-occiptal, hiperextensão e rotação cervical podem levar à isquemia medular.

A hipertermia agrava significativamente as lesões neurológicas estruturais e funcionais e precisa ser evitada. Todo paciente deve ter a temperatura esofágica monitorada no pós-operatório, mas principalmente aqueles com lesão neurológica, para que o rápido tratamento da hipertermia seja realizado, evitando o agravamento do dano neurológico.

Em casos com lesão neurológica aguda comprovada, a hipotermia terapêutica com diminuição intencional da temperatura corporal de 32°C a 35°C é cada vez mais aplicada por intensivistas para reduzir o dano cerebral e a pressão intracraniana elevada.

O controle imediato da hipertermia deve ser feito de forma agressiva. Na criança que se apresenta nas primeiras horas de pós-operatório com temperatura esofágica acima de 37,5°C, taquicárdica, com vasoconstrição periférica, hipotensa e acidótica, a terapêutica que recomendamos é: metilprednisolona (solumedrol 10 mg/kg dose única); instalação de colchão térmico a 20°C, clorpromazina (Amplictil®) em *bolus* 0,1 a 0,3 mg/kg/dose, com infusão rápida de Ringer, soro fisiológico 10 mL/kg ou concentrado de hemácias (se Ht < 45), repetindo-se as doses de clorpromazina e volume de acordo com a resposta de pressão e temperatura; instalação de manutenção de clorpromazina 0,25 a 1 mg/kg/min; reposição de bicarbonato e eletrólitos de acordo com a necessidade; infusão de glicose para manter a glicemia em 100 mg/dL.

TABELA 5 Terapia anticonvulsivante

	Anticonvulsivante	Dose IV	Nível sanguíneo
Primeira linha	Diazepam	0,2 a 0,4 mg/kg	
	Lorazepam	0,1 a 0,2 mg/kg	
	Fenitoína	20 mg/kg	10 a 40 µg/mL
Segunda linha	Fenitoína (se ainda não usada)	20 mg/kg	10 a 20 µg/mL
	Fenobarbital	20 mg/kg	10 a 40 µg/mL
	Tiopental	2 a 8 mg/kg	

Insuficiência renal aguda

A necrose tubular aguda geralmente resulta da combinação de baixo fluxo de perfusão na cirurgia e parada circulatória hipotérmica, acompanhada de hipotensão no pós-operatório.

A IRA manifestada por oligúria e balanço hídrico positivo é comum no pós-operatório imediato de cirurgia cardíaca. Deve ser suspeitada quando a oligúria persiste, mesmo com o uso de altas doses de furosemida (> 5 mg/kg) na ausência de hipovolemia. Em geral, vários fatores contribuem para a instalação da IRA, entre eles o baixo débito cardíaco, drogas nefrotóxicas (vancomicina, gentamicina, anfotericina, polimixina) e tempo prolongado de CEC. Deve-se tomar cuidado com sobrecarga de volume e hipercalemia nesses pacientes.

Redução do volume infundido

Em pacientes normo ou hipervolêmicos, a infusão de volume deve ser restrita à reposição de perdas insensíveis, débito urinário, gástrico e drenagem pericárdica. Dosagem de eletrólitos deve ser feita a cada 4 a 6 horas.

Hiperpotassemia

Pode causar bradicardia, bloqueio atrioventricular, fibrilação ventricular e assistolia. Remover potássio de todos os líquidos e da dieta, e tratar a hipercalemia como descrito anteriormente.

Embora em um número expressivo de pacientes essa situação se resolva com o uso de diuréticos e drogas inotrópicas, em muitas ocasiões torna-se necessária a terapêutica de substituição renal, com diálise peritoneal ou hemodiálise, quase sempre decorrente de hipervolemia e não de uremia. Na diálise peritoneal, pode ser difícil alcançar um balanço negativo satisfatório por inadequada perfusão peritoneal. A hemodiálise pode remover fluidos de forma intermitente e não raramente resulta em instabilidade hemodinâmica. Mais recentemente, foram introduzidas as modalidades de hemofiltração contínua na terapia de substituição renal, com trabalhos mostrando a eficácia e segurança dessa modalidade de tratamento em crianças com IRA após cirurgia cardíaca. Entretanto, em nosso meio, as crianças com IRA em pós-operatório têm sido tratadas com diálise peritoneal intermitente ou contínua, método dialítico seguro, efetivo e que dispensa alta tecnologia para ser utilizado. A diálise peritoneal pode efetivamente remover líquidos em excesso das crianças, controlar os distúrbios eletrolíticos quase sempre presentes e minimizar os efeitos deletérios da uremia.

A terapia de substituição renal contínua (Prisma®) é uma modalidade de terapia para o tratamento da insuficiência renal aguda em pacientes hemodinamicamente instáveis, hipervolêmicos e pacientes com sepse e choque séptico. Seu uso tem auxiliado em algumas situações críticas, nas quais as outras modalidades de diálise falharam ou apresentam alto risco.

Após a segunda semana da cirurgia, a IRA em crianças acompanha quase sempre processos infecciosos graves, sepses, choque séptico e o uso de antibióticos nefrotóxicos, o que torna o prognóstico bastante reservado. Nesse caso, a indicação dialítica quase sempre se impõe pelo estado hipercatabólico urêmico presente com frequência nesses pacientes.

Suspender medicamentos

Antibióticos nefrotóxicos, anti-inflamatórios não hormonais pela nefrotoxicidade, corticosteroides (pois elevam os níveis de ureia por aumentar o catabolismo) e diuréticos.

Complicações infecciosas

Febre de origem não infecciosa

Elevação moderada da temperatura (37,9 a 38,5°C) é comum durante o primeiro e segundo dia de pós-operatório. Nas primeiras horas de pós-operatório de cardiopatias complexas, especialmente as correções univentriculares, é fundamental a monitoração contínua da temperatura esofágica. Evitar que a temperatura se eleve, utilizando colchão térmico e adequação volêmica e adequado uso de drogas inotrópicas e vasodilatadoras é importante, pois a hipertermia central com vasoconstrição periférica pode levar a dano neurológico, além de descompensação hemodinâmica por taquicardia.

Febre persistente de baixa intensidade após cirurgia cardíaca mais comumente tem origem não infecciosa. Em decorrência de complicações sérias, é essencial excluir as infecções bacterianas e fúngicas por meio de exames laboratoriais (culturas de secreções, sangue e urina). Deve-se ter sempre em mente que a leucocitose e o aumento da proteína C-reativa sempre ocorrem no pós-operatório imediato de cirurgia cardíaca pediátrica, na ausência de infecção, com picos no primeiro dia, com queda lenta e gradual. Já nos quadros infecciosos, não ocorre essa redução lenta, podendo haver aumento da leucocitose e proteína C-reativa com a progressão da infecção. A febre pode ser decorrente de síndrome pós-pericardiotomia, caracterizada por dor torácica, atrito pericárdico, leucocitose com linfócitos atípicos, que geralmente responde ao uso de anti-inflamatórios não hormonais, ou a curto tempo de tratamento com esteroides.

Infecção no pós-operatório

O aparecimento de febre alta ou sinais como hipotermia, hipoglicemia, acidose, plaquetopenia, instabilidade hemodinâmica sem motivo aparente, acompanhadas de alteração do hemograma e PCR, deve desencadear a investigação de infecção grave e seu tratamento empírico imediato, com antibióticos de largo espectro, que serão modificados depois da identificação do agente etiológico e sua sensibilidade. Hemoculturas, cultura de secreção brônquica e cultura de urina devem ser obtidas imediatamente, antes do início ou mudança dos antibióticos. Atenção deve ser dada à troca imediata dos acessos venosos antigos (mais de 10 dias). Bacteremia pós-operatória pode desencadear endocardite.

A dosagem sérica de procalcitonina tem sido cada vez mais utilizada para monitorização de infecção pós-operatória, porém, níveis acima do normal podem ser encontrados no pós-operatório de cirurgia cardíaca pediátrica e novos estudos têm mostrado sua relação com o grau de inflamação e lesão tecidual.

Em conjunto com lactato, a dosagem da procalcitonina pode prover uma estratificação de risco para complicações após cirurgia cardíaca. A procalcitonina elevada na admissão na UTI se correlacionou, num estudo recente, em crianças submetidas a cirurgia cardíaca, com insuficiência renal pós-operatória, tempo de permanência na unidade de terapia intensiva, duração da ventilação mecânica e do uso de suporte inotrópico. O tempo de pinçamento aórtico, duração da CEC e tempo cirúrgico foram fatores de risco associados com elevação de procalcitonina no pós-operatório.[34]

A procalcitonina é mais acurada que a proteína C-reativa e leucócitos para predizer infecção pós-operatória precoce, mas as propriedades diagnósticas da procalcitonina não podem ser observadas nos primeiros 3 dias de pós-operatórioem decorrência do processo inflamatório relacionado a CEC. A manutenção de nível elevado após 7 dias ou uma segunda elevação entre o quarto e sétimo dias, pode ser indicador de infecção pós-operatória.[35]

O choque séptico pode ser causado por Gram-positivos ou Gram-negativos. Em geral está associado a hipotensão, vasoconstrição periférica, oligúria e redução do débito cardíaco. Pode, também, se manifestar com baixa resistência vascular sistêmica e alto débito cardíaco, complicado com coagulação intravascular disseminada e coagulopatia de consumo. A terapia inicial deve consistir em vancomicina (10 a 15 mg/kg a cada 8 horas), associada a meropenem (20 a 40 mg/kg a cada 8 horas), até que os resultados bacteriológicos determinem a terapêutica específica. O vírus sincicial respiratório pode causar pneumonia com sinais e sintomas de choque séptico com comprometimento respiratório. O diagnóstico é feito com teste rápido ou reação em cadeia da polimerase (PCR) do *swab* nasofaríngeo ou aspirado traqueal.

Outras medidas incluem manutenção do volume sanguíneo, da pressão arterial, suporte inotrópico e ventilatório.

As infecções de ferida necessitam de drenagem e antibioticoterapia precisa pelo risco de endocardite, especialmente nos pacientes portadores de próteses ou retalhos sintéticos intracardíacos. Um dos sinais pode ser distensão abdominal antes mesmo do aparecimento de hiperemia da ferida. A infecção esternal pode necessitar de drenagem aberta. Os germes mais comumente envolvidos são os estafilococos. Deve-se tomar cuidado com a antibioticoterapia, que em geral é nefrotóxica, principalmente nos pacientes em baixo débito cardíaco. O ideal é a realização do antibiograma, com uso de antibióticos menos nefrotóxicos, dosar os níveis séricos dos antibióticos, principalmente da vancomicina, reduzindo a dose imediatamente após a percepção de piora da função renal. A tomografia do esterno está indicada nos pacientes sem melhora clínica após 48 horas do início da antibioticoterapia adequada.

Permanência na UTI

O tempo de permanência na UTI depende das condições clínicas e da doença de base. A maioria das crianças permanece de 24 a 48 horas, período que pode ser mais longo na vigência de complicações ou de correção cirúrgica complexa. Pacientes na dependência de marca-passo provisório devem permanecer em UTI até a colocação do marca-passo definitivo ou a resolução do bloqueio cardíaco.

A alta da UTI deve ser decidida pelo intensivista e pelo cirurgião responsável pela criança.

RESUMO

- O cuidado pós-operatório ideal requer uma equipe bem treinada de enfermeiros e fisioterapeutas. A equipe médica de intensivistas pediátricos, anestesiologistas, cardiologistas e outras especialidades pediátricas deve estar integrada pelo cirurgião cardíaco, que é o responsável final pelo paciente cirúrgico. A prevenção de complicações, com atenção aos detalhes, é essencial à boa evolução pós-operatória. Crianças submetidas à correção cirúrgica do defeito cardíaco e proteção miocárdica adequadas em geral apresentam boa função cardíaca no pós-operatório e necessitam de poucas manipulações para uma convalescença normal. As perdas sanguíneas excessivas devem ser repostas, evitando anemia e hipovolemia. A hipovolemia causada por alterações na capacitância venosa, por extravasamento de fluidos e proteínas para o interstício, peritônio ou pleura, deve ser corrigida com a reposição de cristaloide, concentrado de hemácias ou coloides, sempre respeitando o princípio de não elevar a pressão venosa central. A dosagem sérica de glicose deve ser realizada a cada seis horas nas primeiras 24 horas. As técnicas estéreis, durante e após o ato cirúrgico, são essenciais na prevenção de infecções após cirurgia cardíaca. A manutenção dos antibióticos é feita até que os drenos e cateteres intracardíacos sejam removidos A dieta oral é introduzida gradualmente de 6 a 24 horas após extubação. Em pacientes não extubados até o segundo dia de pós-operatório, a dieta deve ser reiniciada, seja por via nasogástrica, seja por nasoenteral ou intravenosa (nutrição parenteral). Já a avaliação do DC inclui a observação do enchimento capilar, pulsos periféricos, débito urinário, pressão arterial, pressões de enchimento atriais, exames laboratoriais (pH, lactato), monitoração contínua da saturação venosa mista de O_2 por cateter, monitoração não invasiva da saturação tecidual mista (NIRS), além da temperatura central esofágica e temperatura axilar. Distúrbios do ritmo ou frequência cardíaca são causas importantes de baixo DC. A reintervenção cirúrgica será indicada na maioria dos casos em que o baixo débito não puder ser corrigido com medidas clínicas e tiver de ser realizada antes que o estado geral da criança deteriore de maneira irreversível.

Referências bibliográficas

1. American College of Surgeons. Guidelines for standard in cardiac surgery. Bulletin of the American College of Surgeons. 1997;82(2).
2. Larsen SH, Emmertsen K, Johnsen SP, et al. Survival and morbidity following congenital heart surgery in a population-based cohort of children: up to 12 years of follow-up. Congenit Heart Dis. 2011;6(4):322-9.
3. Levey A, Glickstein JS, Kleinman CS, et al. The impact of prenatal diagnosis of complex congenital heart disease on neonatal outcomes. Pediatr Cardiol. 2010;31(5):587-97.
4. Fernandes AM, Mansur AJ, Caneo LF, et al. The reduction in hospital stay and costs in the care of patients with congenital heart diseases undergoing fasttrack cardiac surgery. Arq Bras Cardiol. 2004;83(1):27-34, 18-26.
5. Agarwal HS, Wolfram KB, Saville BR, Donahue BS, Bichell DP Postoperative complications and association with outcomes in pediatric cardiaca surgery. J Thorac Cardiovasc Surg. 2014;148:609-16.
6. Ofori-Amanfo G, Cheifetz MI. Pediatric postoperative cardiac care. Crit Care Clin. 2013;29:185-202.
7. Bronicki RA, Backer CL, Baden HP, et al. Dexamethasone reduces the inflammatory response to cardiopulmonary bypass in children. Ann Thorac Surg. 2000;69:1490-6.
8. Schroeder VA, Pearl JM, Schwartz SM, Shanley TP, Manning PB, et al. Combined steroid treatment for congenital heart surgery improves oxygen delivery and reduces post bypass inflammatory mediator expression. Circulation. 2003;107:2823-8.
9. Raja SG, Danton MD, MacArthur KJ, et al. Effects of escalating doses of hypertension sildenafil on hemodynamics and gas exchange in children with pulmonary hypertension and congenital cardiac defects. J Cardiothorac Vasc Anesth. 2007;21:203-7.
10. Punjasawadwong Y, Phongchiewboon A, Bunchungmongkol N. Bispectral index for improving anaesthetic delivery and postoperative recovery Cochrane Database Syst Rev. 2014;(6):CD003843.
11. Andropoulos DB, Stayer SA, Diaz LK, Ramamoorthy C. Brain monitoring in pediatric heart surgery. Anesth Analg. 2004;99:1365-75.
12. Chan KL, Ip P, Chiu CS, Cheung YF. Peritoneal dialysis after surgery for congenital heart disease in infants and young children YF. Ann Thorac Surg. 2003;76(5):1443-9.
13. Nathan AS, Loukas B, Moko L, Wu F, Rhodes J, Rathod RH, et al. Exercise oscillatory ventilation in patients with Fontan physiology. Circ Heart Fail. 2015;8(2):304.
14. Dori Y, Keller MS, Rychik J, Itkin M. Successful treatment of plastic bronchitis by selective lymphatic embolization in a Fontan patient. Pediatrics. 2014;134(2):e590-5.
15. Schumacher KR, Singh TP, Kuebler J, Aprile K, O'Brien M, Blume ED. Risk factors and outcome of Fontan-associated plastic bronchitis: a case-control study. J Am Heart Assoc. 2014;3(2):e000865.
16. LaRue M, Gossett JD, Stewart RD, Backer Mavroudis C, Jacobs ML. Plastic bronchitis in patients with fontan physiology: review of the literature and preliminary experience with fontan conversion and cardiac transplantation. World J Pediatr Congenit Heart Surg. 2012;3(3):364-72.
17. Brown DW, Connor JA, Pigula FA, et al. Variation in preoperative and intraoperative care for first-stage palliation of single-ventricle heart disease: a report from 198 Ofori-Amanfo & Cheifetz the Joint Council on Congenital Heart Disease National Quality Improvement Collaborative. Congenit Heart Dis. 2011;6(2):108-15.
18. Barnea O, Austin EH, Richman B, Santamore WP. Balancing the circulation: theoretic optimization of pulmonary/systemic flow ratio in hypoplastic left heart syndrome. J Am Coll Cardiol. 1994;24:1376-81.
19. Bradley SM, Simsic JM and Mulvihill DM. Hypoventilation improves oxygenation after bidirectional superior cavopulmonary connection. J Thorac Cardiovasc Surg. 2003;126:1033-9.
20. Khawaja AA, Corridore M, Tobias JD. A novel technique for the administration of sub-ambient oxygen in the operating room. Cardiol Res. 2017;8(5):254-7.
21. Sehgal A, McNamara PJ. Does point-of-care functional echocardiography enhance cardiovascular care in the NICU? PCFecho in cardiovascular care of neonates. Journal of Perinatology. 2008;28:729-35.
22. Licht DJ, Shera DM, Clancy RR, Wernovsky G, Montenegro LM, Nicolson SC, et al. Brain maturation is delayed in infants with complex congenital heart defects. J Thorac Cardiovasc Surg. 2009;137(3):529-36.
23. Mahle WT, Tavani F, Zimmerman RA, Nicolson SC, Galli KK, Gaynor JW, et al. An MRI study of neurological injury before and after congenital heart surgery. Circulation. 2002;106(12):109-14.
24. Mittnacht AJ, Rodriguez-Diaz C. Multimodal neuromonitoring in pediatric cardiac anesthesia. Ann Card Anaesth. 2014;17(1):25-32.
25. Rossi AF, Sommer RJ, Lotvin A, Gross RP, Steinberg LG, Kipel G, et al. Usefulness of intermitent monitoring of mixing venous saturation after stage I palliation for hypoplastic left ventricle syndrome. Am J Cardiol. 1994;73:1118-23.
26. Cheung PY, Chui N, Joffe AF, Rebeyka IM, Robertson CMT; Western Canadian Complex Pediatric Therapies Project, Follow-up Group. Postoperative lactate concentrations predict the outcome of infants aged 6 weeks or less after intracardiac surgery: a cohort follow-up to 18 months. J Thorac Cardiovasc Surg.2005;130(3):837-43.
27. Bai Z, Zhu X, Li M, Hua J, Li Y, Pan J, Wang J, Li Y. Effectiveness of predicting in-hospital mortality in critically ill children by assessing blood lactate levels at admission. BMC Pediatr. 2014;14:83.
28. Hajjar LA, Vincent JL, Barbosa Gomes Galas FR, Rhodes A, Landoni G, Osawa EA, et al. Vasopressin versus norepinephrine in patients with vasoplegic shock after cardiac surgery: The VANCS Randomized Controlled Trial. Anesthesiology. 2017;126(1):85-93.
29. Gupta P, Robertso MJ, Rettinganti M, Seib PM, Wernovsky G, Markovitz BP, et al. Relationship of ECMO initiation on outcomes after pediatric heart surgery: a multi-institutional analysis. Pediatr Cardiol. 2016 37(5):971-8.
30. Hoffman TM, Wernovsky G, Atz AM, et al. Efficacy and safety of milrinone in preventing low cardiac output syndrome in infants and children after corrective surgery for congenital heart disease. Circulation. 2003;107:996-1002.
31. Buchhorn R, Hulpke-Wette M, Russchewki W, Pregla R, Fielitz J, Hetzer R, et al. Beta-receptor downregulation in congenital heart disease: a risk factor for complications after surgical repair? Ann Thorac Surg. 2002;73(2):610-3.
32. Folltah F, Cleland J, Just H, et al. Efficacy and safety of intraveous levosimendan compared with dobutamine in severe low-output heart failure (the LIDO study): a randomised double-blind trial. Lancet. 2002;360:196-202.
33. Colucci WS, Elkayam U, Horton DP, Abraham WT, Bourge RC, Johnson AD, et al.; Nesiritide Study Group. Intravenous nesiritide, a natriuretic peptide, in the treatment of decompensated congestive heart failure. N Engl J Med. 2000;343(4):246-53.
34. Zant R, Stocker C, Schlapbach LJ, et al. Procalcitonin in the early course post pediatric cardiac surgery. Pediatr Crit Care Med. 2016;17(7):624-9.
35. Li X, Wang X, Li S, et al. Diagnostic value of procalcitonin on early postoperative infection after pediatric cardiac surgery. Pediat Critic Care Med. 2017;18(5):420-8.

Capítulo 7

Pós-operatório de transplante cardíaco e pulmonar

João Manoel Rossi Neto
Marco Aurelio Finger
Jarbas Jakson Dinkhuysen

PONTOS-CHAVE

- Os pacientes portadores de insuficiência cardíaca avançada, com sintomas graves e fatores preditivos de mau prognóstico, que estão em tratamento otimizado e sem alternativa de outro tratamento cirúrgico, têm indicação para transplante, porém dependem de uma seleção criteriosa para a sua recomendação definitiva.
- Impactam nos resultados do pós-operatório a preservação miocárdica adequada do coração do doador com soluções específicas, o controle dos distúrbios metabólicos e de coagulação e a imprevisível resposta à injúria de reperfusão.
- A imunossupressão excessiva é um mecanismo proposto para a reativação da doença de Chagas em receptores de transplante.

Transplante cardíaco

No Brasil, o transplante cardíaco (Tx) continua sendo a única opção viável e o melhor tratamento para pacientes selecionados com insuficiência cardíaca (IC) avançada, com significante melhora da sobrevida, capacidade de exercício e qualidade de vida.[1] O número de Tx aumentou em nosso país nos últimos anos, porém abaixo do número necessário segundo a ABTO,[2] acarretando longos períodos de espera em lista, piora clínica progressiva dos pacientes e consequente alta morbidade e mortalidade pré e pós-transplante, porém em 2020 houve uma redução de 16,7% (307 Tx), número total parecido com o realizado em 2014, tendo como uma das possíveis explicações o impacto da pandemia causada pela Covid-19.[3] As taxas de readmissão e os custos para os pacientes em uso de dispositivo de assistência ventricular permanecem maiores do que o transplante cardíaco. Por causa dos aumentos projetados na utilização de dispositivos de assistência ventricular e do limitado número de doadores de transplante de coração, é essencial a maior ênfase na contenção de custos e diminuição das readmissões para pacientes submetidos a um dispositivo de assistência ventricular para que tal terapia se torne viável e custo-efetiva.[4]

Os pacientes portadores de IC avançada, classe funcional III ou IV, com sintomas graves e fatores preditivos de mau prognóstico, que estão em tratamento otimizado e sem alternativa de outro tratamento cirúrgico, têm indicação para Tx, porém dependem de uma seleção criteriosa para a sua recomendação definitiva.

Neste capítulo serão descritas as características dos transplantes de coração e pulmão em adultos.

Indicação e contraindicação ao Tx

Os critérios de inclusão e exclusão segundo a III Ditretriz de Transplante da Sociedade Brasileira de Cardiologia (SBC)[5] encontram-se nas Tabelas 1 a 3.

Vale ressaltar que a doença isquêmica com angina refratária sem possibilidade de revascularização teve sua indicação rebaixada de classe de recomendação I para IIa.

Nos casos de contraindicações não cardíacas com quadro de IC, o acompanhamento de um especialista torna-se obrigatória na avaliação de possível indicação do Tx. Muito importante, a persistência de resistência vascular pulmonar > 5 unidades Wood, apesar de testes de vasorreatividade pulmonar e descompressão cardíaca com dispositivos de assistência ventricular mecânica, indicam risco cirúrgico elevado e devem ser considerados no risco global do receptor. Em candidatos apropriados e centros habilitados, dispositivo de assistência ventricular mecânica como ponte para candidatura/decisão ao TX, visando à redução das pressões pulmonares, pode ser considerado. Em candidatos apropriados e centros habilitados, transplante cardiopulmonar ou heterotópico pode ser considerado. Em relação ao tabagismo, o período de abstinência sugerido é de 6 meses, pela associação com desfechos desfavoráveis no pós-transplante, e deve ser individualizado conforme opções do centro transplantador e gravidade do caso.[5] Doença psiquiátrica grave, dependência química e/ou baixo suporte social e/ou baixa adesão ao tratamento e recomendações vigentes devem ser consideradas contraindicações para transplante.[5,6]

TABELA 1 Indicações de transplante cardíaco

CR	Indicação	NE
I	IC avançada na dependência de drogas inotrópicas e/ou suporte circulatório mecânico IC avançada classe funcional III persistente e IV com tratamento otimizado na presença de outros fatores de mau prognóstico	C
	IC avançada e VO_2 de pico ≤ 12 mL/kg/minuto em pacientes em uso de betabloqueadores IC avançada e VO_2 de pico ≤ 14 mL/kg/minuto em pacientes intolerantes a betabloqueadores	B
	Arritmias ventriculares sintomáticas e refratárias ao manejo com fármacos, dispositivos elétricos e procedimentos de ablação	C
IIa	IC refratária e VO_2 de pico ≤ 50% do previsto em pacientes com < 50 anos e mulheres	B
	Doença isquêmica com angina refratária sem possibilidade de revascularização	C
IIb	IC refratária e VO_2 de pico ajustado para massa magra ≤ 19 mL/kg/minuto em pacientes com índice de massa corporal > 30 IC refratária e equivalente ventilatório de gás carbônico (relação VE/VCO_2) > 35 particularmente se VO_2 de pico ≤ 14 mL/kg/minuto e/ou teste cardiopulmonar submáximo (RER < 1,05)	B
III	Disfunção sistólica isolada Prognóstico adverso estimado apenas por escores prognósticos ou VO_2	C

CR: classe de recomendação; IC: insuficiência cardíaca; NE: nível de evidência; NYHA: New York Heart Association; RER: coeficiente respiratório; VE/VCO_2: equivalente ventilatório de gás carbônico; VO_2: consumo de oxigênio.

TABELA 2 Indicações de transplante cardíaco em situações especiais

CR	Indicação	NE
I	IC avançada e cardiomiopatia restritiva	C
IIa	Tumores cardíacos com potencial de cura com o explante do coração	C
	Amiloidose cardíaca relacionada a mutações da transtirretina (ATTR) sem perspectiva ou resposta a tratamentos específicos, associado ao transplante de fígado IC secundária à amiloidose AL com contraindicação para terapias específicas pelo envolvimento cardíaco, na ausência de envolvimento extracardíaco, seguido de transplante de medula	B
IIb	IC refratária em pacientes com infecções crônicas por HBV ou HCV, na ausência de sinais clínicos, radiológicos ou bioquímicos de cirrose, hipertensão portal ou carcinoma hepatocelular IC refratária em pacientes HIV-positivos sem história de infecções oportunísticas, que estejam clinicamente estáveis, em uso de terapia antirretroviral combinada com carga viral indetectável e contagem de CD4 > 200 células/µL	C

AL: amiloidose primária; ATTR: amiloidose por mutações da transtirretina; HIV: vírus da imunodeficiência humana adquirida; HBV: vírus da hepatite B; HCV: vírus da hepatite C; IC: insuficiência cardíaca.

TABELA 3 Contraindicações para transplante cardíaco

Situação clínica
Idade > 70 anos
Comorbidades com baixa expectativa de vida
Infecção sistêmica ativa
Índice de massa corporal > 35 kg/m^2
Doença cerebrovascular grave sintomática
Doença vascular periférica grave sem possibilidade de revascularização e/ou reabilitação
Doença hepática ou pulmonar avançadas
Doença psiquiátrica grave, dependência química e/ou baixo suporte social e/ou baixa adesão ao tratamento e recomendações vigentes
DM com lesões graves em órgão-alvo e/ou controle glicêmico inadequado (HbA1c > 7,5%)
Incompatibilidade ABO
Embolia pulmonar < 3 semanas
Hipertensão pulmonar fixa
Neoplasia com risco de recorrência elevado ou incerto
Perda de função renal intrínseca e irreversível apesar de tratamento clínico otimizado (taxa de filtração glomerular estimada < 30 mL/min/1,73 m^2)
Síndromes demenciais ou retardo mental graves
Tabagismo ativo

DM: diabetes melito; HbA1c: hemoglobina glicada.

Cuidados pré-operatórios

Os receptores de transplante cardíaco correm o risco de uma série de complicações pós-transplante, como disfunção do enxerto, rejeição e infecção.

Embora algumas das complicações estejam diretamente relacionadas às características do enxerto ou à interação do enxerto com o sistema imune do hospedeiro, outros dependem das características dos doadores e, principalmente a longo prazo, dos efeitos colaterais dos medicamentos imunossupressores.[7]

Por estas razões, o pós-operatório de Tx não deve ser considerado igual às outras cirurgias cardíacas.

Manutenção adequada do receptor

A mortalidade pós-Tx é influenciada pelas condições clínicas do receptor e do doador. Além disso, o longo período de espera na fila de transplante pode acarretar piora clínica progressiva dos receptores, levando estes pacientes a serem transplantados em condições menos favoráveis e com maior morbimortalidade.[5,8]

Pacientes em fila devem ser avaliados rotineiramente com exame clínico, laboratorial e radiológico para detecção de piora clínica, processos infecciosos e procura de nova contraindicação ao Tx.

Pacientes que apresentam piora clínica e laboratorial devem ser internados e submetidos a tratamento com suporte circulatório (medicamentoso ou com dispositivos de assistência ventricular).

Seleção do coração do doador

O processo de aquisição do coração de um doador é tão crítico para o sucesso do Tx como o seu implante, pois os erros na avaliação, seleção e técnica cirúrgica podem ter profundas repercussões no período imediato pós-Tx.

Durante o processo de captação, deve ser feita a inspeção direta do coração para avaliar função cardíaca, presença de traumas, malformações ou placas de cálcio.

Os principais fatores de risco para falência primária de enxerto são diabetes melito do receptor, dispositivo de assistência ventricular bilateral pré-operatório no receptor e oxigenação extracorpórea pré-operatória, doador do sexo feminino para receptor masculino, idade do doador mais idoso (20% para cada incremento de década na idade do doador) e hemorragia/trombose intracerebral no doador.[8,9]

A utilização de doadores infectados, usuários de cocaína ou álcool continua controversa, apesar de alguns resultados favoráveis quando existem culturas negativas, sem evidência de endocardite e com função do coração normal.[5,10]

Outros fatores de risco dos doadores associados à falência precoce do enxerto incluem altas doses de inotrópicos, função cardíaca reduzida e tamanho do coração desproporcional entre doador/receptor.[5]

A falta de cuidado adequado ao doador tem sido postulada como o principal ponto de estreitamento no aumento do número de Tx no Brasil. Infelizmente os critérios atuais para escolha do doador têm se mostrado insuficientes para descartar um doador não ideal.

Tempo de isquemia projetado para o transplante

O tempo prolongado de isquemia para o Tx impacta de forma negativa o desempenho do coração transplantado no período imediato de pós-operatório. Como regra geral o tempo de isquemia deve ser menor que 4 horas (240 minutos).[5,8,11]

Sensibilização – pesquisa de anticorpos anti-HLA

Existe o risco de rejeição hiperaguda mediada por anticorpos quando uma grande quantidade de anticorpos anti-HLA (antígeno leucocitário humano) pré-formados está presente no soro do receptor. A formação destes anticorpos HLA pode ocorrer após transfusões sanguíneas (durante uma cirurgia cardíaca ou após o uso de aparelho de assistência ventricular), infecções virais ou bacterianas e múltipla gravidez.[5,11]

Por esta razão, é necessária a realização do painel de anticorpos ou linfocitário (PRA) antes do Tx. Se o PRA está muito elevado (> 10%), é recomendada a realização da prova cruzada prospectiva entre receptor e doador (*crossmatch*), que pode demorar até 5-6 horas para o resultado, o que muitas vezes inviabiliza o transplante pelo aumento do tempo de isquemia. Este painel deve ainda ser repetido em pacientes que receberam uma nova transfusão sanguínea ou infecções.[5,12]

Atualmente está sendo realizado o *crossmatch virtual*, que consiste na detecção dos anticorpos presentes no soro do receptor e quando um doador está disponível, e após a sua tipificação HLA, pode-se predizer com êxito a ausência de anticorpos específicos para os antígenos incompatíveis com o doador, ou seja, um *crossmatch* negativo, possibilitando a realização do Tx.[5]

Priorização

Os pacientes com maior probabilidade de morte na lista de espera para Tx cardíaco têm prioridade para serem submetidos ao procedimento operatório. Os critérios incluem dependência de inotrópicos e/ou vasopressores, dependência de balão intra-áortico (BIA) ou outros dispositivos de assistência circulatória (DAC) mecânica de curta duração, ventilação mecânica e determinação da câmara técnica.[5] No Estado de São Paulo, atualmente o Tx é realizado em sua maioria em pacientes que estão em prioridade. Recente publicação de um centro transplantador em São Paulo mostra que entre 2013 e 2017, foram realizados 210 transplantes, sendo 92% com receptores em prioridade e 8% não priorizados.[13]

Cuidados operatórios

Técnicas cirúrgicas em adultos

Basicamente existem duas técnicas cirúrgicas para o Tx em adulto:

- Ortotópico (quando o coração é transplantado na mesma posição do coração nativo), podendo ser biatrial (mantêm-se uma parte dos átrios nativos) ou bicaval (todo o coração nativo é retirado).
- Heterotópico (quando o coração é transplantado e colocado junto e em paralelo ao coração nativo).

Uma metanálise forneceu evidência de efeitos benéficos clinicamente relevantes da técnica bicaval em comparação com os da técnica padrão, porém os efeitos benéficos a longo prazo da técnica bicaval continuam a ser avaliados.[14] Pela existência de uma linha de sutura entre os átrios do receptor e doador, com a formação de um átrio gigante, a incidência de fibrilação atrial é mais comum na técnica biatrial. Já o heterotópico carrega uma morbidade e mortalidade maior, tanto pela técnica mais complexa como pela gravidade dos indivíduos operados (indicada principalmente nos pacientes com hipertensão pulmonar importante e obesidade).[5]

Os principais tópicos cirúrgicos que impactam nos resultados do pós-operatório incluem a preservação miocárdica adequada do coração do doador com soluções específicas, controle dos distúrbios metabólicos e de coagulação e a imprevisível resposta à injúria de reperfusão.

Para redução do tempo de isquemia no intraoperatório, Dinkyusen et al. descreveram uma técnica cirúrgica, "*non working beating heart*", em que durante a circulação extracorpórea a anastomose da aorta era feita em primeiro lugar, permitindo que as artérias coronárias recebessem o fluxo sanguíneo e a recuperação dos batimentos. O resto das anastomoses eram realizados com o coração batendo em ritmo sinusal e a anastomose pulmonar era a última a ser feita.[15]

Fisiopatologia do coração transplantado

O coração transplantado é denervado por causa da interrupção cirúrgica das fibras nervosas simpática e parassimpática, o que resulta em alterações do controle cardiovascular:[16,17]

- Estímulo vagal não tem efeito nos nós sinusal e atrioventricular.
- Sem reflexo de taquicardia na hipovolemia e hipotensão.
- Dependente da pré-carga e da lei de Frank-Starling para aumentar o volume sistólico.
- Necessita de catecolaminas para manter a frequência cardíaca. As aminas simpaticomiméticas indiretas não funcionam (efedrina, digoxina e nifedipina) e as aminas simpaticomiméticas diretas funcionam (isoproterenol, noradrenalina, epinefrina, fenilefrina e dopamina/dobutamina).

A FC em repouso é maior no Tx, pois essa denervação causa ausência de estímulo nervoso vagal e leva à FC intrínseca, que por padrão é alta.[17]

Mesmo os enxertos que exibem excelente função cardíaca precoce podem apresentar um declínio funcional nas primeiras 12 horas de pós-operatório. Acredita-se que esta piora da função possa ser decorrente dos efeitos da isquemia, reperfusão ou edema miocárdico que resultam em disfunção sistólica e diastólica.

Cuidados imediatos no pós-operatório

O monitoramento perioperatório de pacientes transplantados cardíacos deve incluir: a) monitorização contínua de ECG; b) ECG pós-operatório de 12 derivações; c) monitorização da pressão arterial invasiva; d) medida direta da pressão do átrio direito (PAD) ou da pressão venosa central (PVC); e) medidas da pressão de átrio esquerdo ou pressão capilar pulmonar (PCP); f) medidas intermitentes do débito cardíaco (DC); g) saturação de oxigênio; h) ecocardiograma transesofágico; i) débito urinário contínuo.

As principais complicações no pós-operatório imediato são:

- Rejeição hiperaguda.
- Falência primária do enxerto (FPE).
- Insuficiência ventricular direita (IVD).

A avaliação da função do coração transplantado pode ser feita por medidas hermodinâmicas (por exemplo, cateter de Swan Ganz) e pelo ecocardiograma.

A rejeição hiperaguda ocorre entre minutos a horas da reperfusão do enxerto em decorrência da fixação de complemento por meio de anticorpos pré-formados do receptor, usualmente direcionados contra moléculas do antígeno de leucócitos humanos (HLA) classe I que estão no endotélio vascular do doador, levando a morte celular, acúmulo de plaquetas, recrutamento de células inflamatórias e intensa trombose dos vasos (isquemia e necrose do enxerto), quase sempre fatal. O tratamento é suporte mecânico circulatório e retransplante.

A falência primária do enxerto é definida como a presença de disfunção mecânica importante sem causas óbvias anatômicas ou imunológicas e que necessita de dois ou mais inotrópicos ou suporte mecânico circulatório (balão intra-aórtico ou aparelhos de assitência ventricular) nas primeiras 24 horas pós-Tx. É importante notar que a falência primária do enxerto pode resultar em insuficência ventricular esquerda (Figura 1), direita ou ambas.[5,16,18]

A insuficiência cardíaca aguda do ventrículo direito pode ocorrer em até 70% no pós-operatório, principalmente pelo grau da hipertensão pulmonar prévia, e os inotrópicos que podem ser usados para aumentar a função do ventrículo direito (VD) incluem isoproterenol, milrinona, enoximone, dobutamina e adrenalina. Os vasodilatores pulmonares seletivos que devem ser usados são prostaglandina, sildenafila e óxido nítrico inalado (Figura 2).[5,16,18,19]

Em decorrência da depressão miocárdica e disfunção do sistema elétrico do coração transplantado, a infusão contínua de um agente inotrópico deve ser usada para manter a estabilidade hemodinâmica em todos os casos no pós-operatório.[5,16] Os inotrópicos devem ser desmamados após 3 a 5 dias. Deve ser usada a dose eficaz mais baixa. As seguintes terapias são sugeridas:

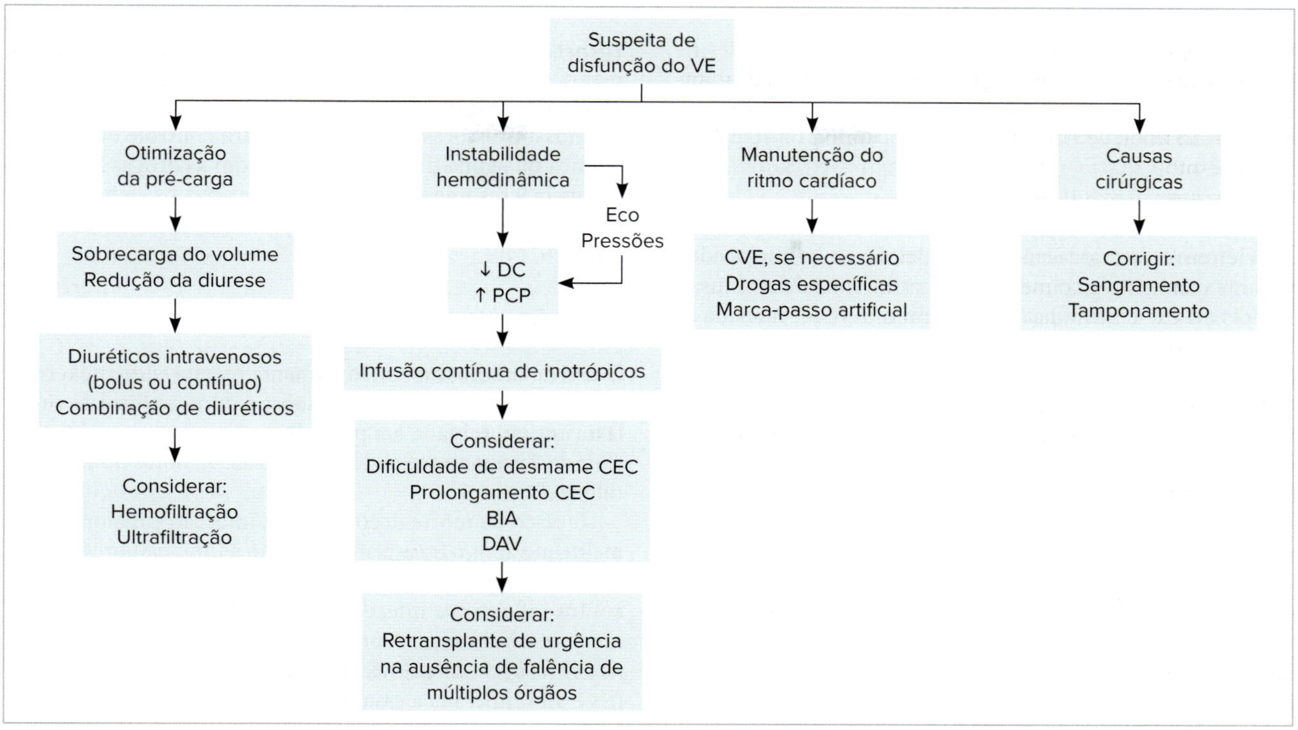

FIGURA 1

Tratamento da disfunção ventricular esquerda.

BIA: balão intra-aórtico; CEC: circulação extracorpórea; CVE: cardioversão elétrica; DAV: dispositivo de assistência ventricular; DC: débito cardíaco; PCP: pressão capilar pulmonar; VE: ventrículo esquerdo.

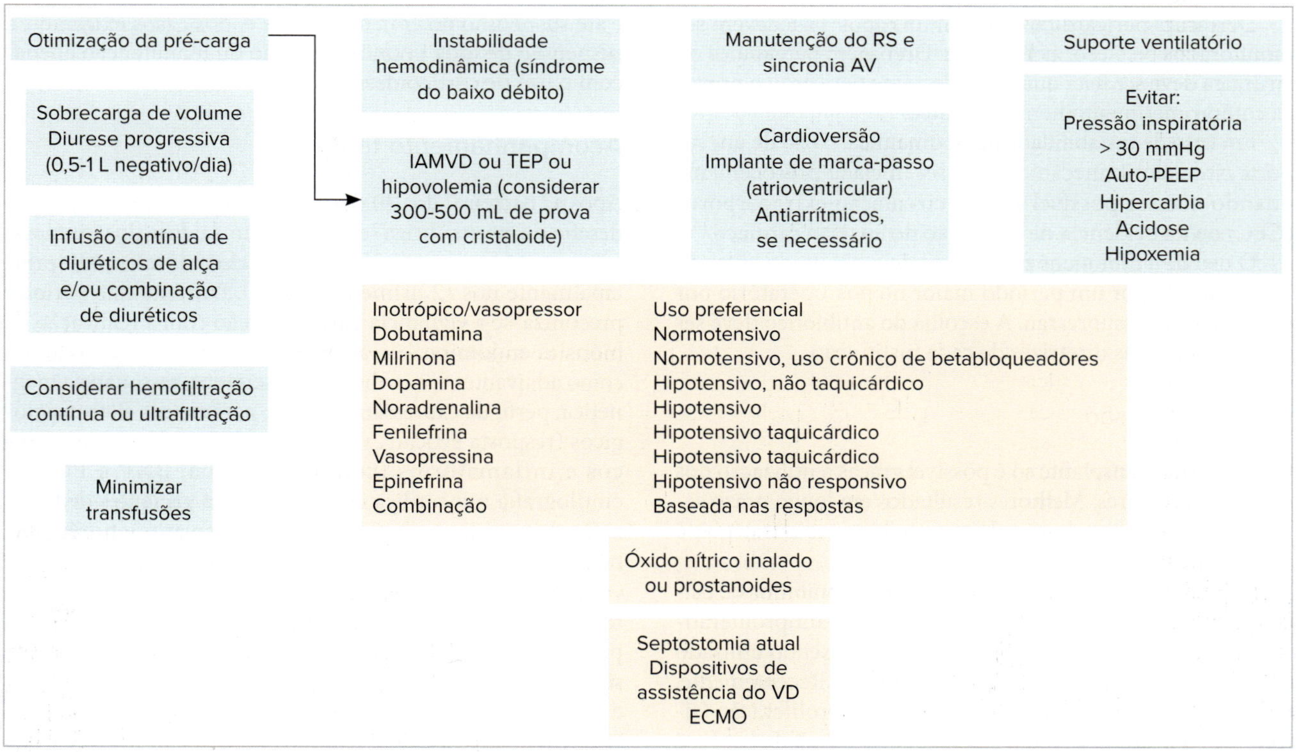

FIGURA 2

Tratamento da falência ventricular direita aguda pós-transplante.

AV: atrioventricular; ECMO: circulação extracorpórea; IAMVD: infarto de ventrículo direito; PEEP: pressão positiva expiratória final; RS: ritmo sinusal; TEP: tromboembolismo pulmonar.

- Isoproterenol, de 1 a 10 μg/min; ou
- Dobutamina, 1 a 10 μg/kg/min ± dopamina 1 a 10 μg/kg/min; ou
- Isoproterenol, de 1 a 10 μg/min ± dopamina 1 a 10 μg/kg/min; ou
- Milrinona, 0,375-0,75 μg/kg/min.

Eletrodos de marca-passo artificial devem ser colocados durante o ato cirúrgico mesmo se o ritmo inicial for sinusal. Depois do Tx, a estimulação temporária deve ser iniciada se houver bradicardia para manter a frequência cardíaca > 90 batimentos/minuto. Taquiarritmias persistentes, atrial ou ventricular, exigem a investigação de uma possível rejeição e avaliação eletrofisiológica se a rejeição estiver ausente. Amiodarona pode ser usada com segurança em pacientes pós-Tx e tem mínima interação com agentes imunossupressores.[16]

Para manutenção da estado euvolêmico, a pressão venosa central (PVC) deve ser mantida entre 5 e 12 mmHg, um nível que fornece pressões de enchimento cardíaco adequadas, sem causar sobrecarga do VD, o uso de coloides é geralmente preferido nas primeiras 24 horas após Tx; sangue, se indicado, é a primeira escolha e os produtos derivados de sangue devem ser sem leucócitos (irradiados).[5,16,19]

Em relação à função renal, os diuréticos de alça devem ser usados no caso de sobrecarga de volume e associados aos tiazídicos, se não houver resposta satisfatória da diurese. A hemodiálise por insuficiência renal deve ser iniciada precocemente para o controle de volume e substituição renal em casos de anúria ou oligúria não responsivas aos diuréticos.[16,19]

Derrames pericárdicos são comuns após Tx e devem ser monitorados pelo ecocardiograma. Drenagem percutânea ou cirúrgica deve ser feita quando o derrame pericárdico provoca comprometimento hemodinâmico.

Em caso de instabilidade hemodinâmica, o uso de um suporte circulatório mecânico deve ser iniciado precocemente quando não for possível sair da circulação extracorpórea (CEC) ou na evidência de disfunção do enxerto cardíaco.[16,19]

O uso de antibióticos profiláticos deve ser usado antes do Tx e mantido por um período maior no pós-operatório por causa da imunossupressão. A escolha do antibiótico deve ser de acordo com as diretrizes de cada instituição.

Imunossupressão

O sucesso do transplante só é possível graças à utilização dos imunossupressores. Melhores resultados em longo prazo serão atingidos com o desenvolvimento de novas estratégias e novos agentes.

O esquema tríplice com corticosteroide, inibidor de calcineurina (ciclosporina ou tacrolimus) e um antiproliferativo (micofenolato sódico ou mofetil) continua sendo utilizado de maneira rotineira na maioria dos serviços. Recentemente, estratégias incluindo inibidores do sinal de proliferação (sirolimus ou everolimus) têm sido propostas. As Tabelas 4 a 8 mostram as doses e recomendações para uso dos imunossupressores da III Diretriz Brasileira de Transplante da SBC, com classe de recomendação e nível de evidência.[5]

Terapia de resgate

Terapia de resgate refere-se ao uso de drogas ou estratégias imunossupressoras diferenciadas para controle de rejeição crônica ou aguda de difícil manejo com as drogas habituais. A Tabela 9 resume os mecanismos de ação, os efeitos colaterais e as doses das principais terapias utilizadas com este propósito.[5]

Infecção

O uso de imunossupressão aumenta inevitavelmente o risco de infecção. Não há consenso sobre a duração ideal da profilaxia antimicrobiana em procedimentos cardiotorácicos, incluindo Tx, mas é aceitável mantê-la até 48 horas no pós-operatório.[20]

O risco de morte decorrente da infecção é maior no primeiro ano após o transplante, quando a imunossupressão máxima está sendo usada. Os pacientes devem ser vacinados contra influenza e infecções pneumocócicas. Vacinas vivas são contraindicadas. A profilaxia de rotina para *Pneumocystis jerovecii*, citomegalovírus, candida e, em alguns casos, herpes é administrada a esses pacientes.

No caso da Covid-19, pacientes com Tx apresentam sintomas e desfechos semelhantes ou até com maior mortalidade do que a população em geral e a terapia imunossupressora parece não protegê-los da tempestade de citocinas desencadeada por esta infecção.[21] Nos casos mais graves a imunossupressão deverá ser modificada, inicialmente com redução e até suspensão dos micofenolatos e, nos casos extremos, a suspensão de toda imunossupressão ou manutenção apenas com o uso de corticoides.[22]

Acompanhamento tardio

Após a "barreira" dos 30 dias pós-Tx o paciente ainda tem o desafio da eterna "briga" entre o acerto da dose dos imunossupresores (para evitar a rejeição) e o risco de infecções (principalmente nos 12 primeiros meses). Durante este período preconiza-se a vigilância para a rejeição com a realização de biópsias endomiocárdicas planejadas. São utilizados ainda como adjuvantes ecocardiogramas seriados, ressonância magnética, perfil de expressão genética, parâmetros eletrofisiológicos (resposta evocada ventricular), marcadores bioquímicos e inflamatórios (como troponina, BNP e PCR) e cintilografia miocárdica com gálio (para pacientes de baixo risco de rejeição após 6 meses do transplante), porém nenhum destes métodos substitui a biópsia.

A rejeição aguda neste período pode ser celular ou humoral. Os dois elementos-chave da rejeição celular aguda são a presença de linfócitos e lesão miocitária. Os critérios de classificação por biópsia endomiocárdica foram revisados em 2004 e algumas vezes são referidos como ISHLT-2004. Estes critérios têm quatro níveis de rejeição (0R, 1R, 2R e 3R).[23] 0R não apresenta qualquer tipo de alteração histopatológica. O tratamento da rejeição aguda celular deve ser estratificado quanto a presença ou não de disfunção ventricular e o grau de rejei-

TABELA 4 Doses das drogas imunossupressoras

Drogas	Via de administração	Dose	Manutenção	Nível sérico controle
Prednisona	Oral	1 mg/kg	0,2 mg/kg/dia com retirada em 6 meses	N/A
Metilprednisolona	Venosa	500-1000 mg até 3° PO	Para tratar rejeição aguda em 3-5 dias	N/A
Ciclosporina	Oral	3-8 mg/kg/dia	Guiadas por sintomas, rejeição e nível sérico	300-350 ng/mL zero a 3 meses
				250-300 ng/mL 3 a 6 meses
	Venosa	1-2 mg/kg/dia		200-300 ng/mL 6 a 12 meses
				100-200 ng/mL acima de 1 ano
Tacrolimus	Oral	0,05-0,1 mg/kg/dia	Guiada por sintomas, rejeição e nível sérico	10-15 ng/mL 0-6 meses 5-10 ng/ml > 6 meses
Azatioprina	Oral	1,5-2,5 mg/kg/dia	Manter leucócitos acima de 4000	N/A
Micofenolato de mofetila	Oral	500-1.000 mg a cada 12 horas	500-1.500 mg a cada 12 horas	N/A
Micofenolato sódico	Oral	360-720 mg a cada 12 horas	360-720 mg a cada 12 horas	N/A
Sirolimus	Oral	Ataque de 6 mg, depois 2 mg/dia	1-2 mg/dia ou ajuste nível sérico	5-10 ng/mL
Everolimus	Oral	0,5-1,5 mg a cada 12 horas	0,5-1,5 mg a cada 12 horas ou ajuste sérico	3-9 ng/mL

TABELA 5 Recomendações para o uso de corticosteroides no transplante cardíaco

Classe de recomendação	Indicações	Nível de evidência
I	Doses elevadas nas fases iniciais e na rejeição aguda	C
	Considerar suspensão em torno do sexto mês em paciente com histórico favorável para rejeição	B

TABELA 6 Recomendações para o uso de inibidores de calcineurina no transplante cardíaco

Classe de recomendação	Indicações	Nível de evidência
I	Inibidor de calcineurina como terapia em esquema tríplice	A
	Tacrolimus como terapia inicial em situações de alto risco para rejeição Conversão de ciclosporina para tacrolimus em situação de rejeição grave ou persistente ou ainda na presença de efeitos adversos	B

TABELA 7 Recomendações para o uso de antiproliferativos no transplante cardíaco

Classe de recomendação	Indicações	Nível de evidência
I	Micofenolato como terapia de manutenção	A
	Azatioprina em situações de intolerância a micofenolato	C

TABELA 8 Recomendações para o uso de inibidores do sinal de proliferação no transplante cardíaco

Classe de recomendação	Indicações	Nível de evidência
IIa	Em associação a inibidor da calcineurina em dose reduzida, visando à redução da doença vascular do enxerto Em associação ao inibidor de calcineurina em dose reduzida em pacientes com deterioração de função renal Em substituição do inibidor de calcineurina, em pacientes com deterioração progressiva da função renal a despeito de dose reduzida de inibidor de calcineurina no pós-transplante tardio	B
IIb	Em paciente com infecção por CMV recorrente, associado a inibidor de calcineurina em dose baixa	C

TABELA 9 Principais terapias de resgate

Terapia	Mecanismo de ação	Efeitos colaterais	Dose
Corticoide (pulso)	Potente ação imunossupressora e anti-inflamatória, atuando em número, distribuição e função de todos os tipos de leucócitos e células endoteliais	Hiperglicemia, hipertensão, dislipidemia e leucocitose	VO: 1 mg/kg, 5-7 dias IV: 500-1.000 mg, 3 dias
Timoglobulina	Anticorpos policlonais com ação antilinfócitos T circulantes	Febre, mialgia, cefaleia, dispneia, hipertensão, taquicardia, leucopenia, trombocitopenia, sintomas gastrointestinais, infecção, aumento de incidência de PTLD e linfoma	0,75-1,5 mg/kg, 5-7 dias
Plasmaférese	Remoção de anticorpos circulantes	Hipotensão, sangramento, reação alérgica	1-7 sessões
Imonoglobulina	Bloqueio de receptores Fc, inibição do sistema de complemento, neutralização de anticorpos e citocinas, inativação de receptores de linfócitos B	Febre, calafrios, cefaleia, mialgia, hipervolemia	1-2 g/kg dividido em 2-5 doses
Rituximabe	Anticorpo monoclonal contra receptor CD20 de linfócitos B	Febre, calafrios, *rash*, mialgia, cefaleia, náusea	375 mg/m^2, 1-4 semanas
Ciclofosfamida	Agente antineoplásico alquilante, inibe proliferação de linfócitos B	Mielossupressão, cistite hemorrágica, sintomas gastrintestinais, pneumonite e hepatotoxicidade	0,5-1,5 mg/kg/dia, variável
Metotrexato	Inibidor competitivo de diidrofolato redutase Diminuição da proliferação linfocitária e redução da produção de anticorpos	Mielossupressão, sintomas gastrintestinais e hepatotoxicidade	5-15 mg/semana, 6-12 semanas, seguido de ácido folínico 15 mg/dia

ção (Tabela 10).[5] Em um pequeno número de pacientes, a rejeição irá persistir mesmo após o tratamento (rejeição resistente) ou poderá recorrer após a terapia ter sido completada (rejeição recorrente). Nestes casos, em adição à terapia inicial, poderá ser considerada a utilização de outras terapias imunomoduladoras (citolíticos, irradiação total ou metotrexato).

A rejeição mediada por anticorpos (humoral) é menos frequente, porém com alta mortalidade e uma vez instalada ou quando for suspeita, a terapia deve ser iniciada precocemente e direcionada para a remoção dos anticorpos circulantes (plasmaférese) e redução da síntese de novos anticorpos (corticoides endovenosos, principalmente se existir alteração hemodinâmica e globulina antilinfocitária – imunoglobulina e rituximab) (Tabela 11).[5] A nomenclatura mais recente para o diagnóstico de rejeição humoral, segundo a ISHLT leva em consideração os achados anatomopatológicos, incluindo informações histológicas e imunopatológicas, sendo dividida em quatro graus de rejeição humoral ou mediada por anticorpos (pAMR, do inglês *pathologic antibody mediated rejection*):[24]

- pAMR 0: negativa para rejeição humoral (estudos histológico e imunopatológicos negativos).
- pAMR 1 (H+): rejeição humoral apenas histológica (ausência de achados imunopatológicos e presença de achados histológicos).
- pAMR 1 (I+): rejeição humoral apenas pela imunopatologia (ausência de achados histológicos e presença de achados pela imunopatologia – C4d / C3d e/ou CD68 positivos).

TABELA 10 Proposta terapêutica da rejeição aguda celular

Biópsia	Disfunção ventricular	
	Ausente	Presente
1R (leve) Infiltrado intersticial ou perivascular com até um foco de lesão miocitária	Sem tratamento adicional, rever esquema imunossupressor	Pesquisar rejeição humoral e doença vascular do enxerto
2R (moderada) Dois ou mais focos de lesão miocitária	PO recente: metilpredinisolona 1 grama/dia, EV, por 3 a 5 dias PO tardio: prednisona 1 mg/kg/dia VO por 5 a 7 dias	Metilpredinisolona 1 grama/dia, EV, por 3 a 5 dias + ATS 1,5 mg/kg/dia EV por 5 a 7 dias*
3R (importante) Infiltrado difuso com múltiplos focos de lesão miocitária com ± edema ± hemorragia ± vasculite	Metilpredinisolona 10 a 15 mg/kg EV por 3 a 5 dias + ATS 1,5 mg/kg/dia por 5 a 7 dias (se rejeição persistente)	Metilpredinisolona 10 a 15 mg/kg, EV, por 3 a 5 dias + ATS 1,5 mg/kg/dia EV por 5 a 7 dias*

* Pesquisar rejeição humoral. PO: pós-operatório; EV: via endovenosa; VO: via oral; ATS: timoglobulina.

TABELA 11 Classificação anatomopatológia para o diagnóstico e tratamento de rejeição mediada por anticorpos

	Histologia	Imunopatologia	Prognóstico	Tratamento	
pAMR 0	Negativa	Negativa	Bom	Manutenção	
pAMR1 I+	Negativa	Positiva	Limitado?	Assintomático Intensificar manutenção*, vigilância de DSA, função VE/VD e DVE, considerar tto adicional‡	Sintomático Corticosteroide, IVIg, plasmaférese Anticorpo antilinfócito Rituximab/bortezomib
Pamr 1 H+	Positiva	Negativa	Limitado?		
pAMR 2	Positiva	Positiva	Limitado?		
pAMR 3	Positiva	Positiva	Ruim	Corticosteroide, IVIg, plasmaférese, anticorpo antilinfócito, rituximabe/bortezomibe	

*Troca de ciclosporina por tacrolimus, azatioprina por micofenolato, manutenção de corticosteroide; ‡ IVIg, plasmaférese, anticorpo antilinfócito, rituximabe/bortezomibe. DSA: *donor specific antibodies*; DVE: doença vascular do enxerto; I+: imunopatologia positiva; H+: histologia positiva; IVIg: imunoglobina; pAMR: *pathologic antibody mediatedy rejection*; VD: ventrículo direito; VE: ventrículo esquerdo.

- pAMR 2: definida pela presença de achados histológicos e imunopatológicos para rejeição humoral.
- pAMR 3: rejeição humoral grave caracterizada pela presença de hemorragia, fragmentação capilar, inflamação polimórfica, edema intersticial e marcadores de imunopatologia.

Nos casos de não resolução, tanto na rejeição celular ou humoral, poderá ser indicado o retransplante.

Outro tipo de rejeição, considerada por alguns como crônica, é a doença vascular do enxerto (DVE) que limita em grande parte a sobrevida dos transplantados. Esta doença tem por característica o espessamento difuso e progressivo das artérias coronárias do coração transplantado. A fisiopatologia da DVE envolve interação complexa entre fatores imunes e não imunes, causando inflamação vascular, o que desencadeia uma via final comum de lesão endotelial e respostas celulares de proliferação fibrosa.[5] A angiografia coronária e os métodos não invasivos não possuem acurácia para detectar precocemente a doença. Os exames mais indicados são ultrassom intracoronário e ecocardiografia com dobutamina (principalmente em crianças). O uso da angiotomografia (que tem capacidade de fornecer com detalhes informações da parede e da luz dos vasos) vem ganhando espaço. O tratamento inclui medidas preventivas (como controle da hipertensão arterial, diabetes, dislipidemia e prevenção para infecção por citomegalovírus), uso de estatinas, bloqueadores dos canais de cálcio ou mudança no esquema de imunossupressão (com uso dos inibidores do sinal de proliferação) e finalmente o retransplante.[5]

Outro aspecto importante é a monitorizarão dos níveis séricos dos imunossupressores para evitar sub (risco de rejeição) ou super (risco de infecção e efeitos colaterais) dosagens e permitir o acerto das doses com a evolução do tempo de transplante (biópsias alteradas ou aumento de peso). As Tabelas 12 a 14 mostram o controle das doses dos imunossupressores pelas Diretrizes da International Society of Heart and Lung Transplantation (ISHLT) de 2010.[25]

TABELA 12 Níveis séricos das ciclosporina

Tempo do Tx	Ciclosporina Valor C0 – antes tomada VO
Primeiras 6 semanas	325 ng/mL (variação 275-375 ng/mL)
De 6 a 12 semanas (3 meses)	275 ng/mL (variação 200-350 ng/mL)
De 3 a 6 meses	225 ng/mL (variação 150-300 ng/mL)
Mais de 6 meses	200 ng/mL (variação 150–250 ng/mL)

TABELA 13 Níveis séricos do tacrolimus

Tempo do Tx	Tacrolimus Valor de 12 horas para concentrações 2x/d Valor de 24 horas para concentrações 1x/d
0 – 60 dias	10 e 15 ng/mL
De 3 a 6 meses	8 e 12 ng/mL
> 6 meses pacientes estáveis	5 e 10 ng/mL

TABELA 14 Níveis séricos dos inibidores do sinal de proliferação (ISP) em associação com a ciclosporina

Tempo do Tx	ISP e ciclosporina
Após 5 dias do ajuste de dose	Everolimus 3-8 ng/mL Sirolimus 4-12 ng/mL

Atualmente, o monitoramento de rotina para ajustes de doses não pode ser recomendado para o micofenolato (MMF). Em situações especiais - rejeição, infecção, insuficiência renal, má nutrição e certas populações étnicas - e que há suspeita de que o MMF contribui para a disfunção do enxerto, a medida do nível pode ser usada para guiar o ajuste de doses. Nestes casos, nível de ácido micofenólico (MFA) < 1,5 mg/L é considerado subterapêutico.

As principais complicações tardias do transplante são:

- Malignizações (principalmente de pele e do sistema linfático).
- Insuficiência renal.
- Hipertensão arterial.
- Dislipidemia.
- Diabetes melito.
- Doença vascular do enxerto.

Hipertensão arterial sistêmica, dislipidemia, insuficiência renal, diabetes e DVE são importantes morbidades pós-transplante. Destes, a disfunção renal e o DVE, além da falência do enxerto, infecção, rejeição aguda e malignidade foram os fatores contribuintes diretos mais importantes para a mortalidade tardia.[11]

Reativação da doença de Chagas

Após estudos iniciais terem demonstrado que os pacientes chagásicos tinham sobrevida significativamente melhor que os pacientes submetidos ao Tx por outras causas,[26] a doença de Chagas passou a ser considerada uma indicação comum para o Tx. A doença de Chagas é a terceira causa responsável pelo TX no nosso meio.[5] Com a globalização da doença de Chagas, recente publicação nos Estados Unidos mostrou que 61% de 31 pacientes com doença de Chagas crônica desenvolveram evidências de reativação. A maioria (95%) delas foi identificada por monitorização laboratorial com teste de reação em cadeia da polimerase.[27]

A imunossupressão excessiva é um mecanismo proposto para a reativação da doença de Chagas em receptores de Tx. Uso de corticoides ou altas doses de micofenolato já foram reportados como responsáveis pela reativação da doença de Chagas.[5]

A incidência da reativação da infecção pelo *T. cruzi* varia entre 21 e 45%. Apesar de poder ocorrer em qualquer momento após o transplante, a reativação da doença de Chagas tem maior incidência durante o primeiro ano, associada com intensa imunossupressão.[5]

A monitorização da reativação da infecção pelo *T. cruzi* é necessária, porém de difícil diagnóstico quando não se consegue demonstrar a presença do parasita nas biópsias e muitas vezes é presuntivo, pois os resultados dos exames podem demorar muito.[5] Deve-se pensar nesta situação principalmente nos pacientes chagásicos que desenvolvem falência ventricular, em que se descarta a rejeição celular e humoral ou doença vascular do enxerto.

Tradicionalmente, o monitoramento laboratorial utilizava métodos parasitológicos (pesquisa direta do *T. cruzi* e hemoculturas) e exames histológicos seriados de BEM, na procura de amastigotas de *T. cruzi* – testes estes com baixa sensibilidade. Nos últimos anos, vários estudos demonstraram o valor do teste da PCR no sangue periférico e miocárdio em detectar reativação precoce, antes do surgimento de sintomas e/ou disfunção do enxerto. Quanto à frequência das visitas clínicas e da monitoração laboratorial, ainda não há consenso na literatura. A reativação da infecção pelo *T. cruzi* deve ser tratada com benzonidazol na dose de 5 mg/kg/dia por 2 meses e atualmente tem uma mortalidade baixa.[5,28]

A profilaxia da reativação da doença de Chagas com tratamento específico prévio ao transplante conta com poucos estudos. Nossa experiência mostra redução com uso de benzonidazol, porém estudos multicêntricos são necessários para sua indicação de rotina.[29]

Retransplante cardíaco

Apesar de incomum, vem se tornando mais frequente e apresenta uma sobrevida menor quando comparada ao transplante primário.[30] As principais razões são pacientes jovens, doença vascular do enxerto ou rejeições agudas.

Transplante pulmonar

O professor James Hardy realizou o primeiro transplante de pulmão (TxP) humano em 1963, e o receptor sobreviveu 18 dias, falecendo em decorrência da insuficiência renal e desnutrição.[31] Anualmente, são realizados mais de 4.600 TxP em todo o mundo, dos quais 55% são realizados na América do Norte e 36% na Europa. Aproximadamente 80% dos TxP são bilaterais.[32] Assim como no Tx, a escassez de doadores de pulmão é o principal limitante para o número de TxP realizados, outro problema é a baixa taxa de utilização observada em alguns tipos de doadores principalmente devido a idade avançada, histórico de tabagismo, sorologias positivas e incompatibilidade de tamanho.[33] Para o pulmão, apenas 15% de todos os doadores oferecidos são utilizados, enquanto para o coração é de 30% e para os rins e fígado de 88%.[34] Os dados demográficos dos pacientes que receberam um transplante de pulmão evoluíram para pacientes mais velhos, mais graves e aqueles com indicações anteriormente contraindicadas, que agora se tornaram receptores. As doenças mais comuns que levam ao TxP são doença pulmonar intersticial (incluindo fibrose pulmonar idiopática), doença pulmonar obstrutiva crônica, fibrose cística, deficiência de alfa-1 antitripsina e hipertensão pulmonar idiopática.[11]

Nos casos da Covid-19, o TxP bilateral é uma opção de tratamento eficaz com resultados razoáveis de curto prazo para pacientes com insuficiência pulmonar em estágio terminal, e se a pandemia persistir, o TxP provavelmente terá um papel crescente no manejo desses pacientes complexos.[35]

A sobrevida média atual após TxP em todo o mundo é de 6,2 anos, e se os receptores sobrevivem ao primeiro ano, a sobrevida média é de 8,3 anos. Na última década, a sobrevida aumentou de uma mediana de 4,3 anos (1990-1998) para 6,5 anos (2009-2016), além da sobrevida, há melhora importante na qualidade de vida.[36] Estima-se que estes resultados representem aproximadamente 80% da atividade do TxP do mundo, porém deve-se notar que existem grandes diferenças entre os resultados em várias regiões do mundo, bem como entre os centros, sendo que aproximadamente dois terços dos TxP são realizados em centros de alto volume (> 30 por ano), e um maior volume é reconhecido como associado a uma sobrevida superior. Vários grandes centros relatam atualmente taxas de sobrevivência de 1 e 5 anos de 87-93% e 77-80%, respectivamente, em suas coortes mais recentes.[36] Complicações como lesão de reperfusão, rejeição de enxerto, infecção e interrupção da anastomose aumentam a morbidade e mortalidade no pós-operatório imediato. O manejo do ventilador com estratégias de proteção pulmonar pode não apenas minimizar o tempo de ventilação e mitigar o risco de pneumonia associada à ventilação mecânica, mas também pode diminuir o risco de disfunção primária do enxerto e falência do enxerto. A manutenção do equilíbrio de fluidos, o controle da dor e a preservação da função renal também diminuem as complicações pós-operatórias. Avanços na imunoterapia com o uso de inibidores de calcineurina e anticorpos monoclonais mostraram diminuir a incidência de rejeição aguda. No entanto, quando ocorrem complicações inesperadas, terapias de resgate apropriada, como a oxigenação extracorpórea de membrana, retransplante e plasmaférese, são considerações importantes voltadas para um resultado positivo no transplante.[37]

Cinco tipos de procedimentos de TxP estão geralmente disponíveis:

- Transplante pulmonar único.
- Transplante bilateral de pulmão.
- Transplantes lobar cadavéricos.
- Transplante de lobos de doadores vivos relacionados.
- Transplante de coração-pulmão.

Considerações pós-operatórias

As causas mais comuns de morte nos primeiros 30 dias após o TxP são a falência do enxerto e as infecções por não citomegalovírus (não CMV), causando 24,3 e 19,3% dos óbitos, respectivamente.[38] A Tabela 15 mostra os desafios no manejo perioperatório para diferentes processos de doenças pulmonares subjacentes e estratégias de tratamento para cada uma.

Disfunção primária do enxerto

A disfunção primária do enxerto (DPE) é uma forma de lesão pulmonar aguda encontrada no pós-operatório imediato. A DPE é caracterizada por hipoxemia e pelo aspecto radiográfico de opacidades pulmonares difusas sem que outras causas identificáveis se desenvolvam nas primeiras 72 horas após o implante do aloenxerto pulmonar.[39] É por vezes referido como lesão de reperfusão, embora haja alguma evidência de que a autoimunidade desempenha um papel. As características comumente reconhecidas do DPE são as seguintes:[37]

- Hipoxemia na ausência de insuficiência cardíaca esquerda.
- Hipoxemia com infiltrados coincidentes na radiografia de tórax.
- Novo diagnóstico de hipertensão pulmonar no pós-operatório imediato.
- Insuficiência respiratória de forma inexplicável.

Tratamento de disfunção do enxerto primário é de suporte. Há evidências de que a administração de óxido nítrico durante o DPE pode melhorar a oxigenação e reduzir a hipertensão pulmonar sem alterar a resistência vascular sistêmica. A instituição precoce da oxigenação de membrana extracorpórea (ECMO) demonstrou melhorar o resultado geral em algumas coortes. O retransplante tem muitas das mesmas considerações que o transplante inicial, porém com maior incidência de complicações.[37]

Infecção

A pneumonia associada ao ventilador e a traqueobronquite associada ao ventilador são os tipos mais comuns de infecções, mais perigosas o aloenxerto, e ocorrem temporariamen-

TABELA 15 Considerações e estratégias de tratamento para diferentes doenças pulmonares[37]

Doença pulmonar	Considerações perioperatórias	Estratégia de tratamento
Doença pulmonar obstrutiva crônica	Risco de pneumotórax Hiperinflação dinâmica Distribuição desigual da ventilação alveolar em transplante unipulmonar Menor risco para DPE Gradiente significativo de $EtCO_2/PaCO_2$ causado pelo aumento do espaço morto	Permitir tempo de expiração prolongado (I:E 1:2,5 ou 1:3,0) Baixa PEEP extrínseca Evitar paralisia muscular Administrar broncodilatadores antes da indução Considerar ventilação pulmonar dividida em casos graves Continuar a tratar o pulmão nativo
Fibrose pulmonar idiopática	Frequentemente hipertensão pulmonar Baixa tolerância à ventilação seletiva unipulmonar	Aplicar tempo inspiratório prolongado (I:E 1:1) Os pulmões têm baixo potencial de recrutamento; a aplicação de alto PEEP não traz benefícios, mas aumenta as pressões nas vias aéreas Continuar a tratar o pulmão nativo (ventilação protetora pulmonar)
Fibrose cística	Acidose respiratória crônica Infecções recorrentes com organismos resistentes a múltiplas drogas Secreções brônquicas grossas Risco de sangramento durante dissecção cirúrgica Procedimentos torácicos anteriores Desnutrição Diabetes melito Doença hepática crônica	Intubação com tubo endotraqueal grande, que aumenta a tolerância à ventilação unipulmonar Irrigação com betadine diluída da árvore traqueobrônquica Cobertura antibiótica perioperatória de acordo com os antibiogramas do receptor Plano para nutrição precoce
Hipertensão arterial pulmonar primária	Hipertensão arterial pulmonar grave e disfunção do VD Com alto risco de colapso cardiopulmonar durante a indução em anestesia geral e ventilação com pressão positiva Alto risco para DPE e intubação prolongada após transplante de pulmão Presença de insuficiência cardíaca sistólica é uma indicação para transplante de coração-pulmão	Indução judiciosa da anestesia e transição lenta da respiração espontânea para ventilação com pressão positiva Evitar período prolongado de apneia, que precipita a insuficiência do VD Planejar antecipadamente o suporte inotrópico pré-indução e a redução da pós-carga do VD CEC indicado no cenário de hipertensão arterial pulmonar grave Otimizar fatores modificáveis da resistência vascular pulmonar, como oxigenação, ventilação e equilíbrio ácido-base

CEC: circulação extracorpórea; $EtCO_2$: nível de dióxido de carbono no final da expiração; I:E: tempo inspiratório/expiratório; $PaCO_2$: pressão arterial parcial de dióxido de carbono; PEEP: pressão expiratória final positiva; VD: ventrículo direito.

te como infecção bacteriana nas primeiras semanas após o transplante. Especificamente, os bastonetes Gram-negativos causam a maioria das infecções no primeiro mês após a cirurgia, seguidos por cocos Gram-positivos e depois por vírus e fungos, causando infecções mais comumente entre 100 e 400 dias após a cirurgia. A profilaxia antibiótica varia de centro para centro, mas tipicamente consiste em pelo menos 72 horas de cobertura Gram-positiva e Gram-negativa iniciada com a indução da anestesia.[37] As infecções virais são incomuns no pós-operatório imediato, mas a prevalência e o impacto da doença determinam a necessidade de iniciar a profilaxia no período pós-operatório imediato. A infecção e a doença pelo CMV ocorrem comumente em pacientes de transplante de pulmão e podem desempenhar um papel crucial na função de curto prazo do aloenxerto. A profilaxia do CMV com valganciclovir ou ganciclovir é tipicamente instituída durante o período pós-operatório imediato em pacientes suscetíveis à infecção por CMV, dependendo do *status* de CMV do doador e do receptor. Embora infecções bacterianas e virais sejam mais comuns, infecções fúngicas invasivas estão associadas a maior mortalidade. Profilaxia de *Pneumocystis jirovecii* com trimetoprim-sulfametoxazol é comumente instituída após todos os transplantes de órgãos sólidos em decorrência da alta incidência de pneumonia por *Pneumocystis* entre pacientes imunocomprometidos.[37]

Manejo pós-operatório do ventilador

O objetivo do manejo do ventilador no pós-operatório imediato é evitar a acidose respiratória e manter a oxigenação adequada. Após o transplante pulmonar, a circulação brônquica normalmente não é restaurada, colocando o paciente em risco de isquemia da mucosa das vias aéreas e das vias aéreas transplantadas. Assim, os locais de anastomose brônquica são propensos a má cicatrização, infecção e complicações das anastomoses das vias aéreas. Ventilação com pressão positiva poderia potencialmente prejudicar a perfusão das vias aéreas transplantadas, especialmente quando altas pressões são necessárias.[37]

Rejeição aguda do enxerto

Acredita-se que a rejeição do enxerto no pós-operatório imediato ocorra por um dos dois mecanismos distintos: rejeição celular aguda (RCA) ou rejeição mediada por anticorpos (AMR). A AMR é incomum em decorrência do rastreamento cruzado. A rejeição aguda raramente é fatal, mas é um fator de risco importante para o desenvolvimento da síndrome de bronquiolite obliterante (SBO). A rejeição hiperaguda ocorre nas primeiras horas do transplante.[40]

Os pacientes podem ser assintomáticos; queixarem-se de dispnéia, tosse ou produção de escarro; ou experimentar insuficiência respiratória aguda. Achados de opacidades em vidro fosco, espessamento septal, perda de volume e derrames pleurais na tomografia computadorizada (TC) de alta resolução sugerem rejeição aguda. No entanto, a radiografia de tórax e a TC têm baixa sensibilidade e especificidade para rejeição aguda. A broncoscopia com biópsia é a modalidade diagnóstica mais importante para a rejeição aguda de aloenxerto.

Pulsos com corticoides são usados para tratar RCA e AMR e melhoraram os sintomas clínicos associados à rejeição aguda. Pode ser necessária a troca dos agentes imunossupressores. Vários estudos apoiam a mudança da ciclosporina por tacrolimus. O alentuzumabe demonstrou ser útil em doentes que falharam previamente com a terapia anti-timoglobulina.[40]

O manejo da AMR pulmonar baseia-se na experiência do transplante renal. A AMR pode ser resistente a corticoides, mas, em vários casos, é responsiva à plasmaférese. A plasmaférese é o melhor tratamento para pacientes com capilarite pulmonar que não respondem aos esteroides. A imunoglobulina intravenosa (IVIG) também pode ser considerada. A IVIG causa apoptose de células B, reduz o número de células B e pode inibir a ativação do complemento. O rituximabe mais a IVIG podem eliminar os anticorpos recém-adquiridos, evitando SBO e melhor sobrevida global.[34]

Rejeição crônica

A principal causa de morte após o primeiro ano do TxP é a disfunção crônica do enxerto pulmonar (DCEP) e é também a principal limitação da sobrevida a longo prazo. O DCEP também prejudica a qualidade de vida e aumenta os custos dos cuidados médicos. Ainda não entendemos totalmente as manifestações, os fatores de risco e os mecanismos da DCEP. O reconhecimento de diferentes fenótipos da DCEP (por exemplo, síndrome da bronquiolite obliterante ou síndrome restritiva do aloenxerto) e os mecanismos fisiopatológicos únicos serão importantes para o desenvolvimento de novas terapias. Além da rejeição mediada por anticorpo, é reconhecida a importância dos mecanismos de lesão aloimune independentes para o enxerto. O DCEP pode ser consequência do reparo desregulado da lesão do aloenxerto. Infelizmente, as terapias atualmente disponíveis para o DCEP geralmente são ineficazes.[41]

Arritmias atriais

Arritmias atriais (AA) são uma ocorrência comum após cirurgia não cardíaca torácica, com uma incidência de 20-40%. Considerando o possível efeito adverso das AA, o tratamento agressivo deve ser realizado. As diretrizes da Associação Americana de Cirurgia Torácica de 2014 sugerem tratamento que inclui evitar a retirada do betabloqueador no pós-operatório, profilaxia com bloqueadores dos canais de cálcio ou amiodarona em pacientes de alto risco, uma abordagem individualizada para frequência *versus* controle do ritmo e anticoagulação para AA com mais de 48 horas de duração no pós-operatório.[42]

Refluxo gastroesofágico

Há alta prevalência de refluxo gastroesofágico (RGE) após o transplante pulmonar. No pós-operatório imediato, a preocupação com o RGE é que ele possa levar à aspiração do conteúdo gástrico e provocar danos no aloenxerto pulmonar. A alta prevalência de RGE requer terapia profilática para limitar a secreção gástrica. Os agentes comumente usados são os inibidores da bomba de prótons e os bloqueadores dos receptores da histamina H2. Agentes pró-cinéticos, como os antibióticos macrolíticos, também podem desempenhar um papel na inibição da exposição ácida ao aloenxerto. Cirurgia de fundoplicatura pré-operatória antes do TxP ou em pacientes aguardando transplante não resultou em benefício na função pulmonar.[37]

Insuficiência renal aguda

Os fatores de risco para insuficiência renal aguda no pós-operatório imediato após transplante de pulmão incluem o seguinte:

- Contração efetiva de volume.
- Diurese excessivamente agressiva.
- Disfunção ventricular.
- Necrose tubular aguda.
- Nefrite intersticial aguda.
- Sepse perioperatória.
- Hipotensão.
- Corante de contraste radiográfico.
- Drogas nefrotóxicas (imunossupressores etc.).
- Inibidores de calcineurina.
- Ateroembolismo.

A otimização do controle de fluidos antes e após o transplante tem a vantagem de evitar a depleção de volume e manter níveis adequados de perfusão renal. Atenção deve ser dada para evitar todos os insultos potencialmente nefrotóxicos. Não há evidências de que a diálise contínua tenha alguma vantagem sobre a diálise intermitente no transplante cardíaco ou pulmonar. A insuficiência renal após o transplante de pulmão aumenta a complexidade do atendimento e aumenta a morbidade e a mortalidade entre receptores de transplante de pulmão.[37]

Sangramento

Sangramento > 1 L em um período ou 200 mL/h é considerado excessivo e provavelmente resultará em reexploração na sala de cirurgia. A tran sfusão de sangue não tem efeito sobre a sobrevida, mas a administração de hemoderivados pode levar à lesão pulmonar aguda relacionada à transfusão. Além disso, a administração de plaquetas pode levar à trombose nas anastomoses vasculares, embora nenhum estudo tenha mostrado uma associação entre a administração de plaquetas e a trombose em pacientes transplantados de pulmão.[37]

Tromboembolismo

Por causa da circulação brônquica colateral ausente e do risco resultante de infarto pulmonar, a embolia pulmonar pode ser uma complicação devastadora para um receptor de transplante de pulmão. Nenhum estudo quantificou a incidência de complicações tromboembólicas durante o período pós-operatório agudo, possivelmente porque a incidência é muito baixa e a profilaxia da TVP é padrão. Injeções subcutâneas de heparina, 5.000 U a cada 8 horas, são uma dose adequada para profilaxia na maioria dos pacientes.[37]

Malignidade

Receptores de TxP têm um risco 60 vezes maior de câncer em comparação com a população em geral. As duas neoplasias mais comuns são o câncer de pele e doenças linfoproliferativas pós-transplante.

Transplante coração-pulmão

O primeiro transplante de coração-pulmão (TxCP) foi realizado em 1981 em um paciente com hipertensão arterial pulmonar.[44] As indicações TxCP são cardiopatia congênita com síndrome de Eisenmenger (35,5%), hipertensão arterial pulmonar idiopática (27,3%) e cardiomiopatia (11,2%).[38] A sobrevida precoce após TxCP é pior do que a do TxP, com uma sobrevida média de 3,3 anos para aqueles transplantados entre 1982 e 2015. O risco de morte é maior no início após TxCP (provavelmente em decorrência do risco cirúrgico e complicações perioperatórias), enquanto aqueles que sobrevivem a esse período têm uma chance maior de sobrevida a longo prazo do que os receptores de TxP (sobrevida média condicional de 1 ano de 10,3 *versus* aproximadamente 8,1 anos).[45]

As contraindicações absolutas e relativas ao TxCP são semelhantes às do Tx ou TxP.

Os órgãos cardíacos e pulmonares dos doadores devem atender aos mesmos critérios de doação que os transplantes cardíacos e pulmonares isolados.

Cuidados pós-operatórios

O manuseio dos receptores de TxCP é semelhante ao dos pacientes de TxP duplo ou único, incluindo monitoramento da função pulmonar usando testes de função pulmonar, radiografias de tórax e broncoscopia com biópsias pulmonares transbrônquicas. A maioria das complicações pós-operatórias, incluindo rejeição aguda e crônica e infecção, estão relacionadas ao enxerto pulmonar, e não ao enxerto cardíaco. Por isso, na maioria dos programas, a equipe de transplante de pulmão assume a responsabilidade primária pelo gerenciamento, com estreita coordenação e consulta à equipe de transplante de coração. Há algumas complicações que parecem ser mais comuns após TxCP, incluindo disfunção do nervo frênico, gastroparesia/doença do refluxo gastroesofágico e quilotórax.[46] Os pacientes são submetidos a broncoscopia pós-operatória e acompanhamento rigoroso da função do VD com suporte inotrópico e vasodilatador pulmonar, conforme necessário. As estratégias de ventilação mecânica pós-operatória visam minimizar a lesão pulmonar e um desmame criterioso. Em receptores de TxCP, a rejeição aguda ocorre com pouca frequência no enxerto cardíaco; como resultado, a biópsia endomiocárdica de vigilância não é recomendada de rotina, mas a vigilância da disfunção cardíaca é feita de modo não invasivo pelo ecocardiograma. Não há regimes imunossupressores aceitos universalmente; como tal, há uma variação significativa entre os centros de transplante, especialmente em relação ao uso de indução. O regime imunossupressor de manutenção geralmente consiste de uma combinação de um inibidor da calcineurina, um inibidor do ciclo celular e um glicocorticoide.[46] No Brasil, desde 2015 há um programa de TxCP com resultados promissores.[47]

RESUMO

- No Brasil, o transplante cardíaco (Tx) continua sendo a única opção viável e o melhor tratamento para pacientes selecionados com insuficiência cardíaca (IC) avançada, com significante melhora da sobrevida, capacidade de exercício e qualidade de vida. Nas últimas diretrizes brasileira de Tx houve uma expansão nos critérios de indicação do Tx. Os cuidados pós-operatório podem ser divididos em fase aguda e tardia. No pós-operatório imediato após o Tx há a necessidade de manutenção da hemodinâmica do coração transplantado com o uso de inotrópicos endovenosos, monitorização com cateter de Swan-Ganz, avaliação da disfunção do enxerto e de outros órgãos, além do início dos imunossupressores. O transplante pulmonar (TxP) apresenta complicações imunológicas semelhantes ao Tx, porém com aspectos peculiares no pós-operatório.

Referências bibliográficas

1. Bacal F, Marcondes-Braga FG, Rohde LEP, Xavier Júnior JL, Brito F de S, Moura LAZ, et al. 3a Diretriz brasileira de transplante cardíaco. Arq Bras Cardiol [Internet]. 2018. Disponível em: http://www.gnresearch.org/doi/10.5935/abc.20180153.
2. ABTO. Registro Brasileiro de Transplantes. Dimensionamento dos transplantes no Brasil e em cada estado (2010-2017) [Internet]. Disponível em: http://www.abto.org.br/abtov03/Upload/file/RBT/2017/rbt-imprensa-leitura-compressed.pdf
3. Rossi Neto J. Epidemiologia do transplante no Brasil e no mundo. Rev Soc Cardiol Estado São Paulo. 2014;24(3):48-53.
4. Mukdad L, Mantha A, Aguayo E, Sanaiha Y, Juo YY, Ziaeian B, et al. Readmission and resource utilization after orthotopic heart transplant versus ventricular assist device in the National Readmissions Database, 2010-2014. Surgery. 2018;164(2):274-81.
5. Bacal F, Marcondes-Braga FG, Rohde LEP, Xavier Júnior JL, Brito F de S, Moura LAZ, et al. 3a Diretriz Brasileira de Transplante Cardíaco. Arq Bras Cardiol. 2018.
6. Dew MA, DiMartini AF, Dobbels F, Grady KL, Jowsey-Gregoire SG, Kaan A, et al. The 2018 ISHLT/APM/AST/ICCAC/STSW recommendations for the psychosocial evaluation of adult cardiothoracic transplant candidates and candidates for long-term mechanical circulatory support. J Heart Lung Transplant. 2018;37(7):803-23.
7. Potena L, Zuckermann A, Barberini F, Aliabadi-Zuckermann A. Complications of cardiac transplantation. Curr Cardiol Rep [Internet]. 2018;20(9). Disponível em: http://link.springer.com/10.1007/s11886-018-1018-3.
8. Mehra MR, Canter CE, Hannan MM, Semigran MJ, Uber PA, Baran DA, et al. The 2016 International Society for Heart Lung Transplantation listing criteria for heart transplantation: A 10-year update. J Heart Lung Transplant. 2016;35(1):1-23.
9. Avtaar Singh SS, Banner NR, Rushton S, Simon AR, Berry C, Al-Attar N. ISHLT Primary graft dysfunction incidence, risk factors, and outcome: a UK National Study. Transplantation. 2019;103(2):336-43.
10. Forest SJ, Friedmann P, Bello R, Goldstein DJ, Muggia V, D'Alessandro DA. Cardiac transplantation from infected donors: is it safe? J Card Surg. 2015;30:288-95.
11. Chambers DC, Yusen RD, Cherikh WS, Goldfarb SB, Kucheryavaya AY, Khusch K, et al. The Registry of the International Society for Heart and Lung Transplantation: thirty-fourth adult lung and heart-lung transplantation report: 2017; focus theme: allograft ischemic time. J Heart Lung Transplant. 2017;36(10):1047-59.
12. Kobashigawa J, Colvin M, Potena L, Dragun D, Crespo-Leiro MG, Delgado JF, et al. The management of antibodies in heart transplantation: An ISHLT consensus document. J Heart Lung Transplant Off Publ Int Soc Heart Transplant. 2018;37(5):537-47.
13. Duque AM, Barbosa RBF, Sousa JMA, de Paulo ARSA, Bacal F. Perfil dos doadores para os pacientes priorizados e não priorizados entre os anos de 2013 e 2017 a um centro transplantador de SP. Arq Bras Cardiol. 2018;111(3 supl.2):1.
14. Schnoor M, Schäfer T, Lühmann D, Sievers HH. Bicaval versus standard technique in orthotopic heart transplantation: a systematic review and meta-analysis. J Thorac Cardiovasc Surg. 2007;134(5):1322-31.
15. Dinkhuysen JJ, Contreras C, Cipullo R, Finger MA, Rossi J, Manrique R, et al. Non Working Beating Heart: a new strategy of myocardial protection during heart transplant. Rev Bras Cir Cardiovasc. 2011;26(4): 630-4.
16. Rabin J, Kaczorowski DJ. Perioperative management of the cardiac transplant recipient. Crit Care Clin. 2019;35(1):45-60.
17. Awad M, Czer LSC, Hou M, Golshani SS, Goltche M, De Robertis M, et al. Early denervation and later reinnervation of the heart following cardiac transplantation: a review. J Am Heart Assoc [Internet]. 2016;5(11). Disponível em: https://www.ahajournals.org/doi/10.1161/JAHA.116.004070.
18. Kobashigawa J, Zuckermann A, Macdonald P, Leprince P, Esmailian F, Luu M, et al. Report from a consensus conference on primary graft dysfunction after cardiac transplantation. J Heart Lung Transplant. 2014;33(4):327-40.
19. Vega E, Schroder J, Nicoara A. Postoperative management of heart transplantation patients. Best Pract Res Clin Anaesthesiol. 2017;31(2):201-13.
20. Bratzler DW, Dellinger EP, Olsen KM, Perl TM, Auwaerter PG, Bolon MK, et al. Clinical practice guidelines for antimicrobial prophylaxis in surgery. Am J Health Syst Pharm. 2013;70(3):195-283.
21. de Miranda Soriano RV, Rossi Neto JM, Finger MA, Dos Santos CC, Lin-Wang HT. COVID-19 in heart transplant patients: Case reports from Brazil. Clin Transplant. 2021;e14330.
22. Patriquin-Stoner C. COVID-19 International Recommendations for ODT [Internet]. Canadian Donation and Transplantation Research Program. [cited 2021 Jun 17]. Available from: https://cdtrp.ca/en/covid-19-international-recommendations-for-odt/
23. Stewart S, Winters GL, Fishbein MC, Tazelaar HD, Kobashigawa J, Abrams J, et al. Revision of the 1990 Working Formulation for the Standardization of Nomenclature in the Diagnosis of Heart Rejection. J Heart Lung Transplant. 2005;24(11):1710-20.
24. Berry GJ, Angelini A, Burke MM, Bruneval P, Fishbein MC, Hammond E, et al. The ISHLT working formulation for pathologic diagnosis of antibody-mediated rejection in heart transplantation: evolution and current status (2005-2011). J Heart Lung Transplant Off Publ Int Soc Heart Transplant. 2011;30(6):601-11.
25. Costanzo MR, Costanzo MR, Dipchand A, Starling R, Anderson A, Chan M, et al. The International Society of Heart and Lung Transplantation Guidelines for the care of heart transplant recipients. J Heart Lung Transplant. 2010;29(8):914-56.
26. Ayub-Ferreira SM, Mangini S, Issa VS, Cruz FD, Bacal F, Guimarães GV, et al. Mode of Death on Chagas Heart Disease: Comparison with Other Etiologies. A Subanalysis of the REMADHE Prospective Trial. Carvalho EM, editor. PLoS Negl Trop Dis. 2013;7(4):e2176.
27. Gray EB, La Hoz RM, Green JS, Vikram HR, Benedict T, Rivera H, et al. Reactivation of Chagas disease among heart transplant recipients in the United States, 2012-2016. Transpl Infect Dis. 2018;20(6):e12996.
28. da Costa PA, Segatto M, Durso DF, de Carvalho Moreira WJ, Junqueira LL, de Castilho FM, et al. Early polymerase chain reaction detection of Chagas disease reactivation in heart transplant patients. J Heart Lung Transplant. 2017;36(7):797-805.
29. Rossi Neto, JM, Fragata, A.G., Ciupullo, R, Finger, MA, Contreras C, Chaccur, P, et al. Reativação da doença de chagas no transplante de coração: experiência com uso de benzonidazol na profilaxia. Arq Bras Cardiol. 2010;95(supl 1):17.
30. Rizvi S-SA, Luc JGY, Choi JH, Phan K, Moncho Escrivà E, Patel S, et al. Outcomes and survival following heart retransplantation for cardiac allograft failure: a systematic review and meta-analysis. Ann Cardiothorac Surg. 2018;7(1):12-8.
31. Hardy JD, Webb WR, Dalton ML, Walker GR. Lung homotransplantation in man: report of the initial case. JAMA . 1963 Dec 21 ;186(12).
32. Chambers DC, Cherikh WS, Goldfarb SB, Hayes D, Kucheryavaya AY, Toll AE, et al. The International Thoracic Organ Transplant Registry of the International Society for Heart and Lung Transplantation: Thirty-fifth adult lung and heart-lung transplant report-2018; Focus theme: Multiorgan Transplantation. J Heart Lung Transplant. 2018;37(10):1169-83.
33. Abdelnour-Berchtold E, Ali A, Cypel M, Keshavjee S. Pushing the Envelope for Donor Lungs. Semin Respir Crit Care Med. 2021;42(3):357-67.
34. Saidi RF, Hejazii Kenari SK. Challenges of organ shortage for transplantation: solutions and opportunities. Int J Organ Transplant Med. 2014;5(3):87-96.
35. Hawkins RB, Mehaffey JH, Charles EJ, Mannem HC, Roeser M. Lung Transplantation for Severe Post-coronavirus Disease 2019 Respiratory Failure. Transplantation. 2021;105(6):1381-7.
36. van der Mark SC, Hoek RAS, Hellemons ME. Developments in lung transplantation over the past decade. Eur Respir Rev. 2020;29(157).
37. Potestio C, Jordan D, Kachulis B. Acute postoperative management after lung transplantation. Best Practice & Research Clinical Anaesthesiology. 2017;31(2):273-84.
38. Yusen RD, Edwards LB, Dipchand AI, Goldfarb SB, Kucheryavaya AY, Levvey BJ, et al. The Registry of the International Society for Heart and Lung Transplantation: thirty-third adult lung and heart-lung transplant report-2016; focus theme: primary diagnostic indications for transplant. J Heart Lung Transplant Off Publ Int Soc Heart Transplant. 2016;35(10):1170-84.

39. Snell GI, Yusen RD, Weill D, Strueber M, Garrity E, Reed A, et al. Report of the ISHLT Working Group on Primary Lung Graft Dysfunction, part I: Definition and grading-A 2016 Consensus Group statement of the International Society for Heart and Lung Transplantation. J Heart Lung Transplant Off Publ Int Soc Heart Transplant. 2017;36(10):1097-103.
40. Hachem RR. Acute rejection and antibody-mediated rejection in lung transplantation. Clin Chest Med. 2017;38(4):667-75.
41. DerHovanessian A, Wallace WD, Lynch JP, Belperio JA, Weigt SS. Chronic lung allograft dysfunction: evolving concepts and therapies. Semin Respir Crit Care Med. 2018;39(2):155-71.
42. Frendl G, Sodickson AC, Chung MK, Waldo AL, Gersh BJ, Tisdale JE, et al. 2014 AATS guidelines for the prevention and management of perioperative atrial fibrillation and flutter for thoracic surgical procedures. J Thorac Cardiovasc Surg. 2014;148(3):e153-93.
43. Geube M, Anandamurthy B, Yared J-P. Perioperative management of the lung graft following lung transplantation. Crit Care Clin. 2019;35(1):27-43.
44. Reitz BA, Wallwork JL, Hunt SA, Pennock JL, Billingham ME, Oyer PE, et al. Heart-lung transplantation: successful therapy for patients with pulmonary vascular disease. N Engl J Med. 1982;306(10):557-64.
45. Chambers DC, Yusen RD, Cherikh WS, Goldfarb SB, Kucheryavaya AY, Khusch K, et al. The Registry of the International Society for Heart and Lung Transplantation: thirty-fourth adult lung and heart-lung transplantation report-2017; focus theme: allograft ischemic time. J Heart Lung Transplant Off Publ Int Soc Heart Transplant. 2017;36(10):1047-59.
46. Pasupneti S, Dhillon G, Reitz B, Khush K. Combined heart lung transplantation: an updated review of the current literature. Transplantation. 2017;101(10):2297-3
47. Pêgo-Fernandes PM. Heart-lung transplantation: a necessity. J Bras Pneumol. 2020;46(3):e20190273.

Capítulo 8

Arritmias e complicações isquêmicas no pós-operatório cardíaco na pandemia da Covid-19: uma revisão sistemática dos principais estudos clínicos

Maria Christiane Valéria Braga Braile-Sternieri
Idiberto José Zotarelli Filho

PONTOS-CHAVE

- As arritmias cardíacas (AC) podem ser fenômeno secundário ao choque, febre, hipovolemia, tamponamento cardíaco, hipertireoidismo, ansiedade, doença pulmonar obstrutiva crônica (DPOC), uso de fármacos vasoativos, distúrbios metabólicos e eletrolíticos.
- Diversos fatores predisponentes estão envolvidos na ocorrência das AC em pacientes submetidos à cirurgia cardíaca; todavia, o mecanismo em que cada um desencadeia a AC ainda não está bem definido.
- As taquiarritmias supraventriculares são as arritmias mais frequentes no pós-operatório de cirurgia cardíaca. Entre elas, estão a FA e o *flutter* atrial.
- Bradiarritmias são pouco frequentes no pós-operatório de cirurgia cardíaca e a maioria é transitória. Normalmente ocorrem disfunção do nó sinusal ou bloqueios atrioventriculares. A bradiarritmia também diminui o débito cardíaco, principalmente na presença do bloqueio atrioventricular total (BAVT). O BAVT é mais comum após as cirurgias valvares e requer marca-passo permanente em 2 a 4% dos pacientes.
- As arritmias e isquemias no pós-operatório cardíaco são a grande preocupação no cenário atual da pandemia da Covid-19, pois aumentam o risco para susceptibilidade à infecção, gravidade e mau prognóstico da doença.
- A Covid-19 está associada a processos inflamatórios vasculares, miocardite, arritmias cardíacas, agravamento das doenças cardiovasculares, diabetes e hipertensão.
- Embora a cirurgia cardíaca de rotina apresente baixo risco, requer uma permanência hospitalar de 5 a 7 dias, incluindo o tempo em terapia intensiva e em um ventilador. O desenvolvimento de infecção pela Covid-19 no perioperatório provavelmente aumentaria a morbidade e a mortalidade.

Introdução

Doenças cardiovasculares e complicações no pós-operatório no cenário da Covid-19

No cenário das doenças crônicas não transmissíveis, as doenças cardíacas se destacam como as principais causas de morte no Brasil e no mundo, representando cerca de 33%.[1,2] Nesse sentido, cerca de 60% dos pacientes portadores de doença arterial oclusiva crônica periférica apresentam doença coronariana grave, sendo que o infarto agudo do miocárdio é a principal causa de morte no pós-operatório de cirurgia vascular de grande porte, segundo dados de 2020 da Organização Mundial da Saúde (OMS).[1] Nesse contexto, as doenças cardiovasculares (DCV) representam cerca de 17,5 milhões (46,6%), exigindo intervenção cirúrgica.[1]

Ainda, há uma taxa de 6% de complicações vasculares no pós-operatório de doença oclusiva aortoilíaca.[1] A complicação predominante no pós-operatório cardíaco é a fibrilação atrial (FA), com incidência de 5,4%.[1] Além disso, cerca de 37% das mortes por DCV ocorrem em países de baixa e média renda e, no Brasil, as DCV são responsáveis por cerca de 384 mil mortes por ano.[2] Somado a isso, nos próximos 20 anos, no Brasil, o número de idosos pode ultrapassar 30 milhões de pessoas, representando quase 13% da população. Com o aumento da expectativa de vida, os idosos necessitam de algum tipo de intervenção cardiovascular.[2]

Ainda, nos últimos cinco anos, de 2014 a 2019, evidenciaram-se no Brasil 72.157 procedimentos cirúrgicos cardíacos, sendo 43,57% na Região Sudeste do país. Em 2019, houve 32.732 casos cirúrgicos, com 7,05% de taxa de mortalidade.[2] As DCV são responsáveis por inúmeras readmissões e elevado tempo de permanência hospitalar. Isso é a grande preocupação no cenário atual da pandemia da Covid-19, pois aumenta o risco para susceptibilidade à infecção, gravidade e mau prognóstico da doença.[3]

Nesse contexto, o novo coronavírus (SARS-CoV-2), cuja doença é a Covid-19, em março de 2020, espalhou-se pelo mundo causando doenças respiratórias e mortes, principalmente em grupos de risco, sobretudo obesos, diabéticos e pacientes com doenças cardiovasculares (DCV).[3] A Covid-19 está associada a processos inflamatórios vasculares, miocardite, arritmias cardíacas, agravamento de DCV, diabetes e hipertensão.[4] Nesse sentido, o SARS-CoV-2 pode afetar significativamente a função cardíaca e causar dano ao miocárdio, uma vez que o ECA2 (enzima conversora de angiotensina 2) é usado pelo coronavírus para iniciar a infecção.[4,5] Assim, para procedimentos cirúrgicos é necessário avaliar o dano cardiovascular em pacientes infectados com SARS-CoV-2 e determinar a correlação do peptídeo natriurético sérico tipo B pró-terminal (NT-proBNP) e troponina I cardíaca (cTnI) com a gravidade da Covid-19.[5]

Nesse aspecto, os pacientes receptores de transplante cardíaco podem ter um risco aumentado. A infecção pelo novo coronavírus (SARS-CoV-2) tem sido relatada em pacientes com transplante cardíaco. Entretanto, a imunossupressão pode protegê-los das citocinas e hiperinflamação.[5] Somado a isso, é fundamental reconhecer que os pacientes infectados pelo SARS-CoV-2 continuarão a apresentar outros problemas que requerem intervenções terapêuticas urgentes. Dessa forma, exorta-se preocupação com resultados adversos em pacientes submetidos à cirurgia cardíaca que possam estar infectados.[6]

Nesse cenário, os cirurgiões cardíacos e cardiologistas estão enfrentando sérios problemas na tomada de decisões para tratar pacientes cirúrgicos nesse período, uma vez que é necessário equilibrar o risco de morte cardiovascular em razão da intervenção tardia, o risco de operar um paciente em incubação ou no período assintomático de infecção pela Covid-19 e o risco de infecção durante a internação hospitalar após a cirurgia cardíaca. O desafio é ainda maior em relação aos pacientes com insuficiência cardíaca, pois em virtude da descompensação cardíaca, os pacientes necessitam de internações mais demoradas, aumentando o risco de contrair a Covid-19.[5]

Descrição patológica das arritmias cardíacas

As arritmias cardíacas (AC) são adequadamente divididas em supraventriculares, ventriculares, bradicardias e taquicardias.[7] Elas originam-se de várias causas, incluindo-se a agressão cirúrgica. As AC são complicações comuns após a cirurgia cardíaca e representam um aumento do risco da morbidade e mortalidade dos pacientes. As taquicardias atriais são as alterações de ritmo mais frequentes no pós-operatório, representando cerca de 20 a 50% dos pacientes no pós-operatório de cirurgia cardíaca.[7,8]

As arritmias ventriculares (AV) são consideradas aquelas com contrações prematuras, taquicardia e fibrilação ventricular (FV), e as supraventriculares, aquelas como a fibrilação atrial (FA), *flutter* atrial (Flu A), bradicardia, assistolia e dissociação atrioventricular. As taquicardias atriais são as alterações de ritmo mais frequentes no pós-operatório.[9] A manifestação clínica depende de alguns fatores intrínsecos a cada tipo de AC, como duração, resposta ventricular e função cardíaca. Nos pacientes jovens, as AC são mais bem toleradas, mas podem aumentar o risco de morte, sobretudo nos pacientes submetidos à cirurgia cardíaca pediátrica.[10]

Nesse sentido, um estudo publicado em 2021, retrospectivo com 54 pacientes, de ambos os sexos, com 65,5±15 anos, caracterizou o perfil clínico dos pacientes submetidos à cirurgia cardíaca no perioperatório e descreveu o acompanhamento após 30 dias da alta hospitalar. A complicação mais prevalente no pós-operatório foi arritmia (18,5%). Os pacientes cardíacos foram na maioria homens, idosos e que apresentavam comorbidades.[11]

Além disso, a AC pode ser fenômeno secundário ao choque, febre, hipovolemia, tamponamento cardíaco, hipertireoidismo, ansiedade, doença pulmonar obstrutiva crônica (DPOC), uso de fármacos vasoativos, distúrbios metabólicos e eletrolíticos.[12] Diversos fatores relacionados à cirurgia cardíaca podem estar ligados ao desencadeamento da AC. A síndrome inflamatória sistêmica aguda, o aumento das catecolaminas, o período de isquemia controlada durante pinçamento aórtico, o efeito da reperfusão miocárdica, o maior tempo de circulação extracorpórea (CEC) e a disfunção ventricular esquerda (DVE) são considerados os mais importantes.[13]

Para diagnosticar AC é necessário conhecer o ritmo cardíaco normal. O conhecimento da causa da AC é fundamental para evitar a deterioração do paciente pelo estabelecimento de instabilidade hemodinâmica. O diagnóstico correto dos fatores predisponentes é medida importante a ser realizada também no pré-operatório, possibilitando que eles sejam tratados antes de desencadearem AC.[12,13] Nos procedimentos de cirurgia cardiovascular também ocorrem lesões das células miocárdicas, uma vez que exigem, na grande maioria das vezes, que o coração permaneça estático e exangue enquanto se realiza o procedimento. Já está bem documentado que, durante o período de parada cardíaca, o coração sofre um processo de isquemia controlada, que culmina em maior ou menor quantidade de lesão tecidual. Na tentativa de minimizar as consequências deletérias de lesão miocárdica sobre a função cardíaca são utilizadas soluções cardioprotetoras durante a cardioplegia.[14,15] Mesmo nos procedimentos em que a CEC não é utilizada, a lesão miocárdica pode ocorrer em razão do baixo débito. As causas são revascularização incompleta, manipulações excessivas e SyntaxScore alto.[16] Na prática clínica, as elevações das taxas da isoforma miocárdica da creatinoquinase (CK-MB) e da desidrogenase láctica são interpretadas como marcadores de lesão do cardiomiócito.[16,17]

Com base no que foi descrito, o objetivo do presente capítulo é apresentar por meio de diversos estudos clínicos as principais considerações sobre a ocorrência das arritmias e complicações isquêmicas no pós-operatório cardíaco, principalmente no contexto da pandemia da Covid-19.

Métodos

Modelo do estudo

Este estudo seguiu modelo de revisão sistemática de acordo com as regras do PRISMA (*Transparent reporting of systematic reviews and meta-analysis*: http://www.prisma-statement.org/).[18]

Estratégia de busca e fontes de informação

A estratégia de busca realizada nas bases de dados PubMed, Embase, Ovid, Cochrane Library, Web Of Science, ScienceDirect Journals, Scopus and OneFile (Gale) seguiu os seguintes passos: busca pelo MeSH Terms (descritores): *Cardiac arrhythmias, Ischemia, Postoperative cardiac surgery, COVID-19 and Pandemic,* e utilização dos booleanos "and" entre os mesh terms e "or" entre os achados históricos. Todas as referências têm registro no EndNote.

Qualidade do estudo e risco de viés

A qualidade dos estudos foi baseada no instrumento GRADE[19] e o risco de viés foi analisado de acordo com o instrumento Cochrane.[20]

Desenvolvimento – principais achados

Após os critérios de busca literária, encontrou-se um total de 187 estudos, que foram submetidos à análise de elegibilidade e, a partir disso, foram selecionados 58 estudos de qualidade alta a média e com riscos de viés que não comprometem a base científica dos estudos para compor a revisão sistemática do presente capítulo (Figura 1).

Abordagens fisiopatológicas e validação de escala das morbidades pós-operatórias

Conforme descrito na introdução deste capítulo, diversos fatores predisponentes estão envolvidos na ocorrência das AC em pacientes submetidos à cirurgia cardíaca.[16] Todavia, o mecanismo em que cada um desencadeia a AC ainda não está bem definido. No entanto, com rigor, pode-se considerar que esses substratos arritmogênicos estão relacionados ao paciente e ao ato operatório.[16] Nesse sentido, o impacto da inflamação crônica e desnutrição clínica nos resultados após a cirurgia cardíaca recebe grande preocupação. A proteína C reativa/albumina sérica se mostrou ser um preditor independente do desenvolvimento de FA após cirurgia coronária com *bypass* de artéria. Ainda, a hipertensão é um bom fator de risco conhecido de FA, que deve ser incluído na análise multivariada. A linha de base inflamatória e a desnutrição podem contribuir para a FA pós-cirúrgica. A administração de alta dose profilática de betabloqueador, como landiolol, após cirurgia, pode prevenir o desenvolvimento de FA.[21]

Ainda, a faixa etária é um fator predisponente relacionado à AC pós-operatória. Em estudo realizado na Inglaterra, foi demonstrada maior prevalência de AC em pacientes com faixa etária avançada, aumentando em cerca de 5% nos pacientes com mais de 60 anos e em cerca de 9% ou mais naqueles acima de 80 anos de idade, principalmente a FA.[17] A prevalência da FA nos homens é duas vezes maior que nas mulheres, porém, em decorrência de sua maior longevidade, as mulheres

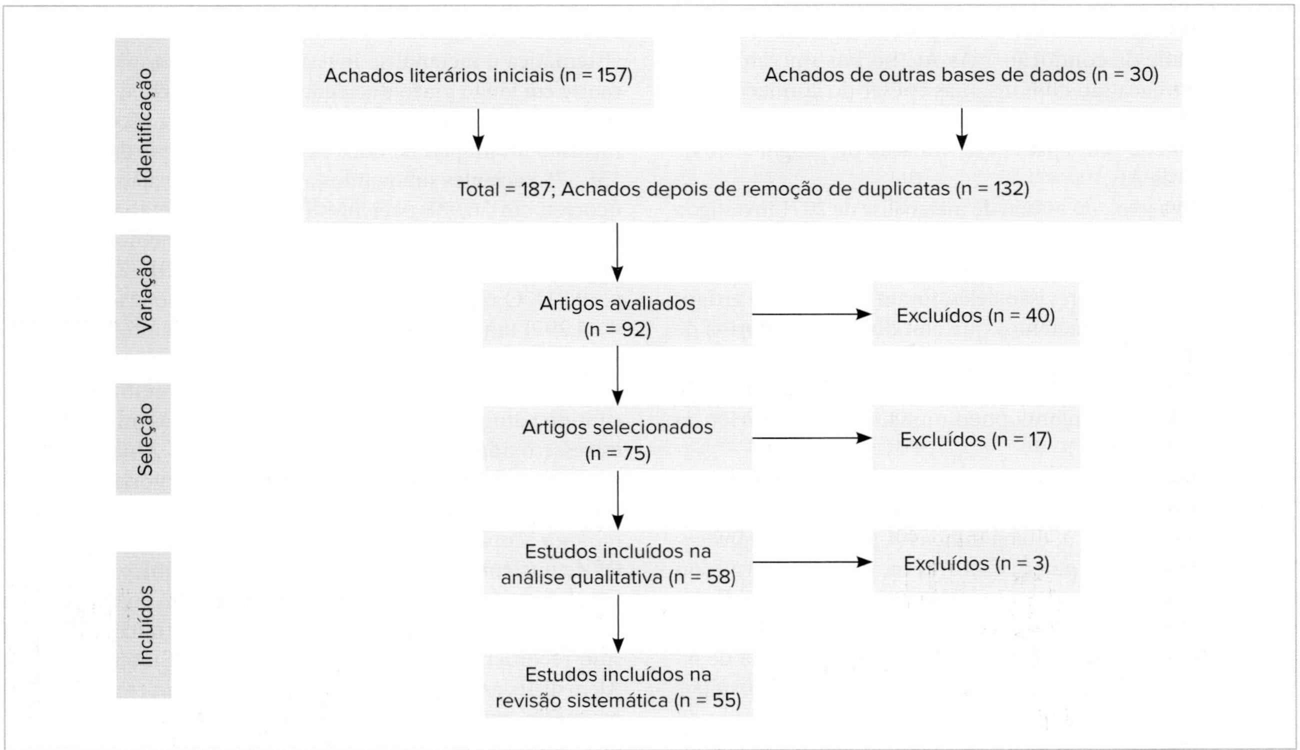

FIGURA 1
Fluxograma.

constituem a maioria dos pacientes idosos portadores de FA.[22] A maior prevalência de AC em idade avançada se deve à presença do remodelamento estrutural e eletrofisiológico.[23,24]

Indivíduos com AC pré-cirúrgica, em particular FA, doença arterial coronariana com estenose crítica da artéria coronária direita, disfunção do nó sinusal ou atrioventricular e doenças valvares cardíacas, devem ser considerados de risco para ocorrência de AC no pós-operatório.[25] Ainda, o nível sérico do hormônio peptídeo natriurético cerebral tornou-se valor prognóstico para AC no pós-operatório das cirurgias cardíacas. Obesidade, acidente vascular encefálico (AVE) e DPOC são considerados fatores de risco extracardíaco para AC.[26] O trauma endócrino-metabólico predispõe a ocorrência de arritmias atriais (AA) e ventriculares por conta da reação inflamatória, que é considerada um fator predisponente para AC e apresenta-se com quadro clínico clássico ou silencioso e, na maioria dos casos, está relacionada com a pericardite.[27]

Também, durante a operação ocorre estiramento da fibra muscular atrial por aumento da pressão e volume associados à elevação de catecolaminas endógenas.[28,29] Derrame pleural moderado ou de grande volume e congestão pulmonar por infusão excessiva de líquidos também são fatores predisponentes para ocorrência de AC. O tempo de CEC, o pinçamento aórtico e os vários tipos de cardioproteção desempenham um papel importante na lesão miocárdica por diferentes graus de isquemia, seja atrial ou ventricular.[30] O uso de inibidores da fosfodiesterase pode causar taquicardia ventricular (TV) em até 17% dos pacientes.[31,32] Ainda, a redução do nível sérico de potássio provoca AC. Isso acontece por aumento tanto da fase 3 como da automaticidade da despolarização e diminuição da velocidade de condução.[33] As AC no pós-operatório de cirurgia cardíaca são comuns, mas apesar do conhecimento dos mecanismos desencadeantes, nenhum fator de risco tem acurácia de 100% para determinação do prognóstico de ocorrência da AC.[34]

Somado a isso, um estudo de metanálise de 2021 investigou o efeito dos níveis de hemoglobina A1c pré-operatórios nas complicações da cirurgia cardíaca. No total, foram obtidos 2.312 artigos. Após a revisão deles, foram incluídos 33 artigos abrangendo 3.500 pacientes que atendiam aos critérios de inclusão. Os resultados apontaram que houve relação entre os níveis pré-operatórios de hemoglobina A1c e mediastinite, acidente vascular cerebral, pneumonia, sepse, insuficiência renal e mortalidade.[35]

Por fim, a cirurgia cardíaca carece de um método para quantificar as morbidades pós-operatórias, a *Clavien-Dindo Classification of Surgical Complications* (CDC) e o *Comprehensive Complication Index* (CCI). Assim, um estudo validou essas escalas de complicações para cirurgia cardíaca. Entre 2010 e 2019, foram coletados prospectivamente dados de 41.218 pacientes adultos (73% homens, idade média de 67 ± 11 anos) submetidos à cirurgia cardíaca em seis hospitais universitários. As complicações foram classificadas usando o CDCC com base na capacidade de invasão do tratamento da complicação com adaptações para tratamentos comuns em cirurgia cardíaca. O CCI foi calculado, representando complicações múltiplas em uma escala de 0 (nenhuma complicação) a 100 (óbito). O grau de CDCC foi 0 em 23,0%, I em 11,4%, II em 35,3%, IIIa em 6,4%, IIIb em 2,6%, IVa em 16,1%, IVb em 2,1% e V em 3,1%. O CCI médio foi 23.9, 40 Uma mudança do menor para o maior grau de CDCC observado foi associada ao aumento no escore de mortalidade da Society of Thoracic Surgeons de 1,1% para 4,7%, duração da cirurgia de 177 a 233 minutos e permanência hospitalar de 5,2 a 17 dias. O CCI também aumentou com a maior complexidade do procedimento. O aumento no CDCC/CCI está associado a maiores comorbidades, durações da cirurgia, tempo de internação e complexidade do procedimento.[36]

Principais considerações das taquiarritmias supraventriculares

As taquiarritmias supraventriculares (TASV) são as arritmias mais frequentes no pós-operatório de cirurgia cardíaca. Entre elas, estão a FA e Flu A. A prevalência da FA varia de 10 a 40% dos pacientes submetidos à cirurgia de revascularização do miocárdio (CRM), até 50% nos valvulares e, quando os dois procedimentos estão associados, pode chegar a 60% dos casos.[37] A incidência ocorre entre o primeiro e o quinto dia do pós-operatório, com pico no segundo dia. A FA diminui o débito cardíaco e aumenta a ocorrência dos eventos tromboembólicos, elevando o tempo de internação do paciente e os custos hospitalares.[38,39]

Nesse contexto, a fibrilação atrial pós-operatória (FAPO) após cirurgia cardíaca está associada a maior tempo de internação hospitalar e aumento da mortalidade hospitalar e acidente vascular cerebral. Um recente estudo de revisão sistemática e metanálise investigou o impacto da FAPO na morte em longo prazo e acidente vascular cerebral em pacientes adultos submetidos a operações cardíacas. Os critérios de inclusão foram preenchidos por 32 estudos que descreveram 155.575 pacientes submetidos a operações cardíacas. A FAPO ocorreu em 36.988 pacientes (23,7%). A metanálise de dez estudos (44.367 pacientes) demonstrou aumento da mortalidade em 1 ano em pacientes com FAPO (OR: 2,60; 2-3,38; p <0,01). O risco de morte ajustado agregado (16 estudos, n = 84.295) também aumentou em pacientes com FAPO (RR: 1,25; 1,2-1,3; p<0,01).[40]

Nesse sentido, a FAPO é um fenômeno multifatorial, incluindo patogêneses importantes como as vias inflamatórias, estresse oxidativo e disfunção autonômica. Ainda, estudos genéticos também mostraram que vias inflamatórias, variantes do adrenorreceptor beta-1, variantes do gene da quinase 5 do receptor acoplado à proteína G e polimorfismos não codificantes de nucleotídeo único no locus cromossômico 4q25 estão envolvidos nesse fenômeno. A administração perioperatória de betabloqueadores e de alguns agentes antiarrítmicos tem sido recomendada nas principais diretrizes internacionais. Além disso, as terapias *upstream*, que consistem em colchicina, magnésio, estatinas e antioxidantes, atenuaram a incidência de FAPO. Também, o uso de anticoagulantes resultou em menor mortalidade em pacientes com FAPO com maior risco de eventos tromboembólicos.[41]

Nesse contexto, a relação entre a PCR pós-operatória e a FAPO ainda não está estabelecida. Assim, um estudo analisou 6.711 pacientes que foram submetidos à primeira cirurgia isolada de revascularização do miocárdio. Pacientes sem histórico de fibrilação atrial e com medidas de PCR disponíveis no dia pós-operatório (DPO) 4 foram incluídos. Os intervalos de PCR no POD 4 para os grupos de PCR foram ≤ 90, > 90 a ≤ 127, > 127 a ≤ 175 e > 175 mg/L, respectivamente. Os pacientes no grupo de PCR mais alto eram mais velhos e, mais frequentemente, homens em comparação com os pacientes no grupo de PCR mais baixo. Nos grupos de PCR mais baixo e mais alto, 25% e 35% desenvolveram FAPO, respectivamente. Na análise ajustada, o grupo de PCR mais alto, em comparação com o grupo de PCR mais baixo, foi associado a maiores chances de desenvolver FAPO (OR: 1,31; 1,12-1,54). Portanto, o aumento dos níveis de PCR pós-operatório após cirurgia de revascularização do miocárdio foi associado ao desenvolvimento de FAPO.[42]

Já o Flu A, na maioria das vezes, é uma complicação tardia no pós-operatório da cirurgia cardíaca, que está relacionada a incisões no átrio, assim como na região das cavas, e o mecanismo de ação é por reentrada.[43-47] O débito cardíaco também cai por redução do enchimento ventricular e aumenta o consumo de oxigênio, resultando em hipotensão arterial sistêmica e isquemia miocárdica. A maioria dos casos é sintomática e está associada às AV. Tanto a FA quanto o Flu A reduzem em até 25% o débito cardíaco, pois o coração perde a fase da contração atrial.[48] O eletrocardiograma (ECG) é fundamental no diagnóstico, porque ocorre uma mudança abrupta no ritmo cardíaco com ausência das ondas P. Também podemos diagnosticar FA, Flu A e outras formas de taquicardia supraventricular utilizando eletrogramas atriais por meio de fios de marca-passo provisório utilizados no ato operatório com estimulação no epimiocárdio atrial.[49-52]

Complexos ventriculares prematuros, taquiarritmias ventriculares sustentadas e bradiarritmias

Os complexos ventriculares prematuros (CVP) isolados apresentam baixa incidência no pós-operatório cardíaco. Eles estão relacionados com distúrbios eletrolíticos e/ou metabólicos. O ECG ou monitorização eletrocardiográfica contínua na unidade de terapia intensiva permite diagnosticar esses batimentos prematuros. O diagnóstico diferencial é a ectopia atrial com condução ventricular aberrante. O prognóstico desses pacientes é de baixo risco. Contudo, na presença de CVP frequente com mais de 30 batimentos por hora pode reduzir a função ventricular em curto prazo.[28,29]

Diversos autores demonstraram não haver diferença significativa na taxa de mortalidade em pacientes com ou sem CVP em acompanhamento de até 3 anos. Ao contrário desses, outros autores demonstraram que a fração de ejeção ventricular esquerda menor que 40% associada ao CVP aumenta a taxa de mortalidade e morte súbita ao longo de 15 meses. Na maioria dos casos, os CVP mantêm o paciente no estado hemodinâmico estável, sem a necessidade de tratamento imediato. Na presença de taquicardia ventricular não sustentada em pacientes com função ventricular preservada, o prognóstico é favorável. O implante de desfibriladores cardioversores implantáveis, nesse subgrupo, não mostrou benefícios.[28-32]

Assim, autores analisaram as características eletrofisiológicas de 62 pacientes com média de 42,8 ± 12,3 anos e 35 mulheres em relação às variações diurnas na via de saída ventricular direita idiopática. Variações diurnas nas taquiarritmias ventriculares têm sido demonstradas na doença cardíaca arritmogênica idiopática. Sessenta e dois pacientes consecutivos foram submetidos à ablação por cateter para implante valvar aórtico transcateter (TAVI). O tipo de variação diurna (grupo 1, n = 36) foi definido como aqueles pacientes que tiveram a maioria das contrações ventriculares prematuras (CVP) durante a noite, por registros de Holter pré-procedimento. O grupo 2 (n = 26) foi definido como aqueles pacientes que não tiveram variações significativas de CVP. As características basais e as propriedades eletrofisiológicas foram coletadas e analisadas, e as taxas de recorrência após a ablação por cateter foram comparadas entre os dois grupos. Nesse estudo, a análise da variabilidade da frequência cardíaca demonstrou menores razões de baixa frequência/altas frequências no grupo 1 do que no grupo 2 (3,95 ± 3,08 vs. 6,26 ± 5,33; p = 0,042). Não houve diferenças significativas nas características basais, na ecocardiografia e nas características eletrofisiológicas entre os dois grupos. Durante um período médio de acompanhamento de 13,5 ± 11,0 meses, um total de 16 pacientes teve recorrências de AV, incluindo 13 do grupo 1 e três do grupo 2 (36,1% vs. 12,5%). Portanto, demonstrou-se que o efeito do sistema nervoso autônomo em arritmias ventriculares da via de saída do ventrículo direito (VSVD) idiopática e que o tipo de variação diurna podem acarretar maior taxa de recorrência após a ablação por cateter.[28]

Nesse sentido, a ablação por cateter tem se mostrado uma opção de terapia eficaz e segura, alcançando bons resultados em longo prazo em pacientes com taquicardia ventricular recorrente. Os dados referentes à ablação em pacientes com mais de 75 anos são escassos. A ablação por cateter da TV isquêmica parece eficaz e segura mesmo em pessoas com idade ≥ 75 anos; porém, dados extensos para outras doenças cardíacas estruturais ainda precisam ser avaliados. Entretanto, a sobrevida em longo prazo é significativamente menor por causa da situação de senilidade.[29]

Já as taquiarritmias ventriculares sustentadas se incluem nesse grupo de AC a TV e FV; sua ocorrência varia de 0,41 até 1,4%. Essas AV, quando complexas, são importantes fatores desencadeantes para a DVE. O quadro hemodinâmico é diretamente influenciado pela frequência da taquiarritmia.[33] A AC pode ser ventricular ou supraventricular complexa e com QRS alargado. O prognóstico está correlacionado com o tipo de AC e grau de doença cardíaca estrutural. As ventriculares sustentadas têm pior prognóstico. A taxa de mortalidade pode chegar em até 50% no período intra-hospitalar e, para aqueles com alta hospitalar, a mortalidade pode chegar em até 40%.[34]

A prevalência de disritmias ventriculares (DV) após cirurgia de revascularização do miocárdio (CRM) ainda está sendo analisada e estabelecida. Assim, um estudo examinou as características das DV e se elas precedem as taquiarritmias ventriculares (TAV) durante um período de acompanhamento pós-operatório de 5 dias, usando registros contínuos de ritmo. As incidências e os encargos de DV/TAV foram calculados em pacientes (N = 105, 83 homens, 65 ± 9 anos) submetidos à CRM primária com circulação extracorpórea. Taquicardia ventricular sustentada (TVS) e fibrilação ventricular (FV) não ocorreram em nossa coorte. A DV é comum em pacientes com doença arterial coronariana após a CRM. Apesar da alta incidência dessas disritmias, as cargas correspondentes são baixas e a TV ou FV não ocorreu.[33]

Ainda, a taquicardia ventricular polimórfica (TVP) pós-cirurgia de revascularização do miocárdio (CRM) está associada à isquemia miocárdica aguda, instabilidade hemodinâmica e distúrbios metabólicos. Nesse aspecto, um estudo apresentou um caso de TVP refratária e incessante em um paciente de etiologia desconhecida, necessitando de intervenção coronária percutânea (ICP) pós-CRM. A paciente era uma mulher de 73 anos com múltiplas comorbidades que se apresentou ao hospital com dor torácica anginosa. O eletrocardiograma inicial mostrou taquicardia sinusal com depressões do segmento ST nas derivações inferiolaterais. A troponina I cardíaca inicial estava elevada em 28,280 ng/mL. Terapia antiplaquetária dupla e heparina foram iniciadas. A angiografia coronária urgente revelou doença triarterial significativa, e ela foi submetida à revascularização miocárdica de três vasos. Seu curso pós-operatório foi complicado por TVP refratária a todas as terapias antiarrítmicas e parada fibrilatória ventricular (FV) com recuperação da circulação espontânea após desfibrilação e *bolus* de amiodarona. Apesar dos eletrólitos normais e da descontinuação de todos os agentes de prolongamento do QT, a TVP persistiu. A angiografia coronária urgente revelou um enxerto venoso patente para um segmento distal severamente estenótico previamente subestimado da artéria descendente anterior. A ICP pós-revascularização do miocárdio resultou na resolução completa de sua arritmia.[53]

Um trabalho retrospectivo piloto com nove pacientes (oito homens, idade 60 ± 13 anos) realizado por Guler et al.[34] mostrou que a inadequada formação de lesão de ablação pode ser responsável pelas recorrências de taquicardia ventricular sustentada (TVS) no pós-operatório. Assim, foi avaliado que a visualização do tamanho da lesão de radiofrequência por ressonância magnética cardíaca tem algum papel na predição da adequação da lesão. Não houve correlação com o tamanho da cicatriz pré-ablação e a recorrência da arritmia clínica.

Ainda nesse contexto e de acordo com outros autores, a taquicardia ventricular/fibrilação ventricular (TV/FV) é uma espécie de arritmia maligna em pacientes com infarto do miocárdio com supradesnivelamento do segmento ST (IAMCSST) que receberam intervenção coronária percutânea primária (ICPP).[37] No entanto, não existem ferramentas de avaliação de risco para antecipar a ocorrência de TV/FV. Assim, os autores construíram um modelo de avaliação de risco para prever a possibilidade de aparecimento de TV/FV em pacientes com IAMCSST submetidos à ICPP. Análise de regressão multivariada foi realizada para distinguir os fatores de risco independentes de TV/FV e um método estatístico adicional foi executado para construir o modelo de avaliação de risco. Um total de 607 pacientes foi incluído nesse estudo. Desses pacientes, 67 casos (11%) apresentaram TV/FV. Além disso, 91% (61) dos pacientes apresentaram TV/FV dentro de 48 horas a partir do momento em que os sintomas surgiram. Os resultados mostraram que a incidência de TV/FV em pacientes com IAMCSST submetidos à ICPP é de 11% e ocorre mais frequentemente desde o início dos sintomas até o final da ICPP, e que a maioria dos casos ocorre dentro 48 h do evento. Portanto, o modelo proposto de avaliação de risco pode prever a ocorrência de TV/FV.[37]

Ainda, um estudo analisou se o *stent* da artéria carótida (SAC) e a endarterectomia carotídea (EC) diferem um do outro na arritmia ventricular pós-operatória, juntamente com acidente vascular cerebral perioperatório e ataque isquêmico transitório e mortalidade intra-hospitalar. Um total de 127.321 hospitalizações por estenose da artéria carótida foi incluído (n = 17.074 na SAC, n = 110.247 na EC). Em comparação com os pacientes submetidos à SAC, aqueles com EC tinham menor chance de arritmia ventricular pós-operatória (OR: 0,81; 0,66-0,98), menos complicações neurológicas (OR: 0,55; 0,51-0,59), OR: 0,63; 0,57-0,69 em acidente vascular cerebral isquêmico, OR: 0,26; 0,20-0,32 em acidente vascular cerebral hemorrágico, OR: 0,58; 0,47-0,71 em ataque isquêmico transitório e mortalidade hospitalar (OR: 0,52; 0,42-0,64).[54]

Já as bradiarritmias são pouco frequentes no pós-operatório de cirurgia cardíaca e a maioria é transitória. Normalmente, ocorre disfunção do nó sinusal ou bloqueios atrioventriculares (BAV).[38] A bradiarritmia também diminui o débito cardíaco, principalmente na presença do bloqueio atrioventricular total (BAVT). Após a cirurgia valvar em consequência das incisões e manipulações no ato cirúrgico, ocorre lesão e/ou edema no miocárdio.[38,43]

O BAVT é mais comum após as cirurgias valvares e requer marca-passo permanente em 2 a 4% dos pacientes. Na CRM, a necessidade de marca-passo definitivo é menor, ocorrendo apenas em 0,8 a 3,4% dos pacientes. Na estenose aórtica calcificada e no implante de prótese em posição tricúspide, a necessidade de implante de marca-passo definitivo pode chegar a até 24%.[44] Na operação da valva mitral, a ocorrência do BAV do segundo grau está presente em 30,6% dos pacientes e, nas reoperações valvares, a necessidade de marca-passo definitivo aumenta quando comparado com a primeira operação, e assim sucessivamente. Outros fatores, como calcificação perivalvular, idade avançada, pré-operatório, bloqueio do ramo esquerdo, aneurismectomia de VE, estenose da artéria coronária esquerda, número de artérias anuladas e tempo de CEC, contribuem para a ocorrência de BAV.[45]

No transplante cardíaco ortotópico, o implante de marca-passo definitivo pode chegar a até 21% dos pacientes e o BAVT é a maior causa, os outros tipos de BAV são menos frequentes e o implante de marca-passo pode chegar aos 4,5% dos receptores.[46] As bradiarritmias podem ocorrer nos casos de rejeição aguda ou crônica e, em alguns casos, pode haver a necessidade de marca-passo definitivo. As disfunções do nó sinusal após transplante cardíaco ortotópico tendem a melhorar ao longo do tempo, mas de qualquer forma o paciente permanece mais tempo hospitalizado. A teofilina ou aminofilina são medicações utilizadas para tratar a bradicardia sinusal após o transplante cardíaco, com o intuito de reduzir os implantes de marca-passo definitivo. O uso do marca-passo temporário está indicado para as bradicardias sintomáticas. A colocação do fio de marca-passo epicárdico provisório atrial e/ou ventricular facilita o manejo do paciente bradicárdico. Finalmente, as bradiarritmias são pouco frequentes no pós-operatório, mas, quando presentes, estão relacionadas ao trauma do sistema de condução, que, por vezes, se recuperam espontaneamente.[46]

Considerações sobre as complicações isquêmicas

Com base nos relatos da literatura, a isquemia, além de ser um substrato arritmogênico, é uma complicação que compromete a evolução do paciente no pós-operatório, principalmente de cirurgia cardíaca.[47,48] A introdução da dosagem sérica de troponinas cardíacas, na prática clínica diária dos vários centros cardiológicos, tem facilitado muito o diagnóstico, a condução dos casos duvidosos e a melhor avaliação do grau de degradação miocárdica após eventos clínicos ou procedimentos cirúrgicos.[51]

Ainda, a oclusão cirúrgica do apêndice atrial esquerdo tem a hipótese de prevenir acidente vascular cerebral isquêmico em pacientes com fibrilação atrial. Nesse sentido, um estudo multicêntrico randomizado envolveu participantes com FA e uma pontuação CHA2DS2-VASc de pelo menos 2 (em uma escala de 0 a 9, com pontuações mais altas indicando maior risco de acidente vascular cerebral), que foram agendados para cirurgia cardíaca. A população de análise primária incluiu 2.379 participantes no grupo com oclusão e 2.391 no grupo sem oclusão, com idade média de 71 anos e pontuação média do CHA2DS2-VASc de 4,2. Os participantes foram acompanhados por uma média de 3,8 anos. Um total de 92,1% dos participantes recebeu o procedimento designado e, aos 3 anos, 76,8% dos participantes continuaram a receber anticoagulante oral. O acidente vascular cerebral ou embolia sistêmica ocorreu em 114 participantes (4,8%) no grupo de oclusão e em 168 (7%) no grupo sem oclusão. Entre os participantes com FA que foram submetidos à cirurgia cardíaca, a maioria dos quais continuou a receber terapia antitrombótica em curso, o risco de acidente vascular cerebral isquêmico ou embolia sistêmica foi menor com a oclusão do apêndice atrial esquerdo concomitante.[55]

Além disso, um estudo analisou 26 ensaios clínicos randomizados, com 1.948 pacientes no total, evidenciando que a fosfocreatina (PCr) pode diminuir arritmias e lesão de isquemia/reperfusão do coração no pós-operatório.[48] Assim, com base nesses estudos, o uso de PCr foi associado a taxas reduzidas de suporte inotrópico intraoperatórias (27,0% vs. 44,0%), grandes arritmias (16,0% vs. 28,0%), bem como aumento da recuperação espontânea do ritmo cardíaco imediatamente após o desclampeamento aórtico (50,0% vs. 34,0%) em comparação com o tratamento padrão. Portanto, o uso de PCr diminuiu o dano miocárdico e aumentou a fração de ejeção do ventrículo esquerdo no período pós-operatório.[48]

Ainda, um estudo multicêntrico (30 centros de cirurgia cardíaca do Reino Unido) randomizado com 1.612 pacientes avaliou se o pré-condicionamento isquêmico remoto (isquemia transitória e reperfusão do braço) pode melhorar os desfechos clínicos em pacientes submetidos à CRM. O estudo selecionou adultos com risco cirúrgico aumentado, submetidos à revascularização do miocárdio com circulação extracorpórea (com ou sem cirurgia valvar) com cardioplegia sanguínea. Não houve diferença significativa na incidência cumulativa do desfecho primário aos 12 meses entre os pacientes no grupo de pré-condicionamento isquêmico remoto e aqueles no grupo controle (212 pacientes [26,5%] e 225 pacientes [27,7%], respectivamente; relação com o pré-condicionamento isquêmico, 0,95, intervalo de confiança de 95%, 0,79 a 1,15, p = 0,58). Além disso, não houve diferenças significativas entre os grupos em eventos adversos ou nos desfechos secundários de lesão miocárdica perioperatória. Portanto, o pré-condicionamento isquêmico remoto não melhorou os desfechos clínicos em pacientes submetidos à revascularização com CEC com e sem cirurgia valvar.[49]

Somado a isso, as patologias cardíacas são o segundo fator de risco (FR) mais frequente em crianças com AVC arterial isquêmico. Nesse aspecto, um estudo analisou o FR para AVC arterial isquêmico em crianças com doença cardíaca e intervenção cardíaca. O total de 47 das 78 crianças com doença cardíaca teve uma intervenção cardíaca. Destas, 36 apresentaram AVC arterial isquêmico pós-procedimento. O tempo médio desde a intervenção cardíaca até o início dos sintomas foi de 4 dias. O tempo para o diagnóstico de AVC arterial isquêmico foi de 2 dias. Os principais FR para AVC arterial isquêmico pós-procedimento foram hipotensão, material cardíaco protético, *shunt* da direita para a esquerda, arritmias, baixo débito cardíaco e infecções.[56]

Análise preliminar de pacientes submetidos à cirurgia cardíaca na pandemia da Covid-19

Um estudo observacional retrospectivo analisou o impacto da Covid-19 na cirurgia cardíaca. O grupo de 2019 (n = 173) e o grupo de 2020 (n = 108) foram semelhantes em relação às características basais, histórico médico anterior e taxas de intervenções de revascularização anteriores. No entanto, em comparação com o grupo de 2019, os pacientes do grupo de 2020 foram considerados mais sintomáticos (classe IV da NYHA; 2,4% vs. 6,2%, p = 0,007). Todos os pacientes foram submetidos a procedimentos semelhantes, porém os do grupo de 2020 tiveram tempo de procedimento mais longo. A taxa de mortalidade hospitalar foi significativamente maior no grupo de 2020 (13% vs. 5,2%, p = 0,037). Portanto, enquanto o número de pacientes submetidos à cirurgia cardíaca diminuiu durante o período do surto, a taxa de mortalidade cirúrgica aumentou. Uma explicação para isso pode ser o atraso na chegada ao hospital.[57]

Outro estudo descreveu as características basais, operatórias e pós-operatórias de um grupo de 18 pacientes com Covid-19 em um centro de reabilitação após cirurgia cardíaca. Todos eles foram operados de urgência ou emergência (síndrome aórtica aguda, 3; insuficiência cardíaca refratária, 12; e endocardite, 3) durante o primeiro período de bloqueio da pandemia. A idade média foi de 70 anos e 12 pacientes eram do sexo masculino. Onze pacientes assintomáticos tiveram alta para casa ou para um hotel Covid-19 e foram submetidos a monitoramento rigoroso. Pacientes com febre, dispneia ou aumento significativo dos níveis de reação em cadeia da polimerase foram hospitalizados, três receberam antivirais, três azitromicina e cinco hidroxicloroquina. Diferentemente de outras observações na Covid-19 perioperatório relatando taxas de mortalidade de 30 a 40%, a Covid-19 teve um curso benigno nessa *coorte*, apenas sete pacientes necessitaram de hospitalização e um precisou de internação curta na unidade de terapia intensiva. Não houve óbitos e, no último acompanhamento, todos os pacientes haviam recebido alta para casa. Assim sendo, esse estudo mostrou que a infecção por SARS-CoV-2 após cirurgia cardíaca pode ter um curso benigno. Entretanto, mais estudos são necessários para investigar a relação entre o momento da infecção, algumas terapias potencialmente protetoras (anticoagulantes) e o curso da Covid-19.[58]

Limitações

É preciso aumentar o número e a qualidade em evidência científica dos estudos clínicos em termos de caráter multicêntrico, randomização, número de pacientes e novos tratamentos na tentativa de melhor conhecer e gerar diretrizes seguras para o tratamento das complicações do pós-operatório cardíaco, como arritmias e complicações isquêmicas, principalmente após infecção pelo SARS-CoV-2.

Considerações finais

Os achados literários de estudos clínicos sobre cirurgias cardíacas apresentaram ser frequentes os eventos de arritmias cardíacas e complicações isquêmicas no pós-operatório cardíaco em suas diversas modalidades, bem como apontaram alguns tratamentos para tentar evitar que esses eventos ocorram, principalmente o agravamento dessas comorbidades pela Covid-19.

Referências bibliográficas

1. World Health Organization (WHO). The top 10 causes of death. Disponível em: http://www. who.int/mediacentre/factsheets/fs310/en/. Acesso em: Jul. 2020.
2. Brasil. Ministério da Saúde. Sistema de Informações de Mortalidade (SIM) e Instituto Brasileiro de Geografia e Estatística (IBGE) [Internet]. 2019. Disponível em: http://www2.datasus. gov.br/DATASUS/index.php?area=0203. Acesso em: Dez. 2019.
3. Rodriguez-Morales AJ, Cardona-Ospina JA, Gutiérrez-Ocampo E, Villamizar-Peña R, Holguin-Rivera Y, Escalera-Antezana JP, et al.; Latin American Network of Coronavirus Disease 2019-COVID-19 Research (LANCOVID-19). Clinical, laboratory and imaging features of COVID-19: A systematic review and meta-analysis. Travel Med Infect Dis. 2020:101623.
4. Wenzhong L, Hualan L. COVID-19: Attacks the 1-Beta Chain of Hemoglobin and Captures the Porphyrin to Inhibit Human Heme Metabolism. ChemRxiv. Preprint. 2020. https://doi.org/10.26434/chemrxiv.11938173.v7.
5. Guerreiro GP, et al. COVID-19 no período pós-operatório inicial de transplante cardíaco - Experiência inicial. Arq Bras Cardiol. 2021;116(1):144-6.
6. Rescigno G, Firstenberg M, Rudez I, Uddin M, Nagarajan K, Nikolaidis N. A case of postoperative Covid-19 infection after cardiac surgery: Lessons learned. Heart Surg Forum. 2020;23(2):E231-E233.
7. Mathew JP, Fontes ML, Tudor IC, Ramsay J, Duke P, Mazer P, et al. A multicenter risk index for atrial fibrillation after cardiac surgery. JAMA. 2004;291(14):1720-9.
8. Stamou SC, Dangas G, Hill PC, Pfister AJ, Dullum MK, Boyce SW, et al. Atrial fibrillation after beating heart surgery. Am J Cardiol. 2000;86(1):64-7.
9. Santos CA, Oliveira MA, Brandi AC, Botelho PH, Brandi JC, Santos MA, et al. Risk factors for mortality of patients undergoing coronary artery bypass graft surgery. Rev Bras Cir Cardiovasc. 2014;29(4):513-20.
10. Leal JC, Petrucci O, Godoy MF, Braile DM. Perioperative serum troponin I levels are associated with higher risk for atrial fibrillation in patients undergoing coronary artery bypass graft surgery. Interact Cardiovasc Thorac Surg. 2012;14(1):22-5.
11. Barcellos SR, et al. Cirurgia cardíaca: perfil clínico dos pacientes e acompanhamento em 30 dias. Revista SOBECC. 2021;26(1).
12. Ruigómez A, Jahansson S, Wallander MA, Rodríguez LA. Incidence of chronic atrial fibrillation in general practice and its treatment pattern. J Clin Epidemiol. 2002;55(4):358-63.
13. Zaman AG, Archbold RA, Helft G, Paul EA, Curzen NP, Mills PG. Atrial fibrillation after coronary artery bypass surgery: a model for preoperative risk stratification. Circulation. 2000;101(12):1403-8.
14. Helgadottir S, Sigurdsson MI, Ingvarsdottir IL, Arnar DO, Gudbjartsson T. Atrial fibrillation following cardiac surgery: risk analysis and long-term survival. J Cardiothorac Surg. 2012;7:87.
15. Maesen B, Nijs J, Maessen J, Allessie M, Schotten U. Post-operative atrial fibrillation: a maze of mechanisms. Europace. 2012;14(2):159-74.
16. Yamashita K, Hu N, Ranjan R, Selzman CH, Dosdall DJ. Clinical risk factors for postoperative atrial fibrillation among patients after cardiac surgery. Thorac Cardiovasc Surg. 2019;67(2):107-16.
17. Brynza M, Bilchenko A, Makharynska E, Shevchuk M, Yabluchanskyi N. Functional parameters of blood circulation in first three months after radiofrequency ablation of atrial fibrillation and flutter. Georgian Med News. 2018;(279):73-9.
18. The PRISMA 2020 statement: an updated guideline for reporting systematic reviews. BMJ. 2021;372.
19. Balshem H. Grade guidelines: 3 ratng the quality of evidence. J Clin Epidemiol. 2011;64(4):401-6.
20. Higgins, S Green, Cochrane Handbook for Systematic Reviews of Interventions. Version 5.1.0 [updated March 2011]. The Cochrane Collaboration. 2011.
21. Imamura T. Predictors of de novo atrial fibrillation following coronary artery bypass grafting surgery. J Card Surg. 2020;35(11):3252.
22. Minamisaka T, Watanabe T, Shinoda Y, Ikeoka K, Fukuoka H, Inui H, et al. Transient manifestation of left ventricular diastolic dysfunction following ablation in patients with paroxysmal atrial fibrillation. Clin Cardiol. 2018;41(7):978-84.
23. Gorczyca I, Michta K, Pietrzyk E, Wożakowska-Kapłon B. Predictors of post-operative atrial fibrillation in patients undergoing isolated coronary artery bypass grafting. Kardiol Pol. 2018;76(1):195-201.
24. Barman M, Tantawy M, Sopher M, Lennerz C. Cost-effectiveness of colchicine treatment on post-operative atrial fibrillation events in patients of major cardiac surgery. Eur Heart J Qual Care Clin Outcomes. 2018;4(2):126-31.
25. Lennerz C, Barman M, Tantawy M, Sopher M, Whittaker P. Colchicine for primary prevention of atrial fibrillation after open-heart surgery: systematic review and meta-analysis. Int J Cardiol. 2017;249:127-37.
26. Janson CM, Shah MJ. Supraventricular tachycardia in adult congenital heart disease: mechanisms, diagnosis, and clinical aspects. Card Electrophysiol Clin. 2017;9(2):189-211.
27. Chequel M, Ollitrault P, Saloux E, Parienti JJ, Fischer MO, Desgué J, et al. Preoperative plasma aldosterone levels and postoperative atrial fibrillation occurrence following cardiac surgery: A review of literature and design of the ALDO-POAF Study (ALDOsterone for Prediction of Post-Operative Atrial Fibrillation). Curr Clin Pharmacol. 2016;11(3):150-8.
28. Jhuo SJ, Lo LW, Chang SL, Lin YJ, Chung FP, Hu YF, et al. Characteristics of diurnal ventricular premature complex variation in right ventri-

cular outflow tract arrhythmias after catheter ablation. Medicine (Baltimore). 2017;96(15):e6516.
29. Halbfaß P, Nentwich K, Sonne K, Ene E, Fochler F, Mügge A, et al. Catheter ablation of ventricular extrasystoles and ventricular tachycardia in the elderly. Herzschrittmacherther Elektrophysiol. 2017;28(1):9-15.
30. Tempio D, Pruiti GP, Conti S, Romano SA, Tavano E, Capodanno D, et al. Ventricular arrhythmias in aortic valve stenosis before and after transcatheter aortic valve implantation. Europace. 2015;17(7):1136-40.
31. Zhang Z, Xu M, Wu D, Zhang X, Wu J. Postoperative myocardial injury in middle-aged and elderly patients following curative resection of esophageal cancer with aggressive or standard body temperature management: a randomized controlled trial. Anesth Analg. 2019.
32. Jones DA, Rathod KS, Williamson A, Harrington D, Andiapen M, van Eijl S, et al. The effect of intracoronary sodium nitrite on the burden of ventricular arrhythmias following primary percutaneous coronary intervention for acute myocardial infarction. Int J Cardiol. 2018;266:1-6.
33. Mouws EMJP, Yaksh A, Knops P, Kik C, Boersma E, Bogers AJJC, et al. Early ventricular tachyarrhythmias after coronary artery bypass grafting surgery: is it a real burden? J Cardiol. 2017;70(3):263-70.
34. Guler TE, Yalin K, Aksu T, Golcuk E, Sanli S, Kaya Bilge A, et al. Prognostic value role of radiofrequency lesion size by cardiac magnetic resonance imaging on outcomes of ablation in patients with ischemic scar-related ventricular tachycardia: A single center pilot study. Medicine (Baltimore). 2018;97(46):e12955.
35. Ozturk S, Kayacoglu I, Sensoz Y, Ozcelik S, Arslan Y, Oztürk I. Is there a predictive value of hemoglobin A1C for complications of cardiac surgery? J Coll Physicians Surg Pak. 2021;30(6):686-93.
36. Hébert M, Cartier R, Dagenais F, Langlois Y, Coutu M, Noiseux N, et al. Standardizing postoperative complications-validating the Clavien-Dindo Complications Classification in Cardiac Surgery. Semin Thorac Cardiovasc Surg. 2021;33(2):443-51.
37. Huang J, Peng X, Fang Z, Hu X, Zhou S. Risk assessment model for predicting ventricular tachycardia or ventricular fibrillation in ST-segment elevation myocardial infarction patients who received primary percutaneous coronary intervention. Medicine (Baltimore). 2019;98(4):e14174.
38. Bhavani SS. Severe bradycardia and asystole after sugammadex: a report of 2 cases. Br J Anaesth. 2018;121:95e6.
39. Petrakova ES, Savina NM, Molochkov AV. Atrial fibrillation after coronary artery bypass surgery: risk factors, prevention and treatment. Kardiologiia. 2020;60(9):134-48.
40. Eikelboom R, Sanjanwala R, Le ML, Yamashita MH, Arora RC. Postoperative atrial fibrillation after cardiac surgery: A systematic review and meta-analysis. Ann Thorac Surg. 2021;111(2):544-54.
41. Rezaei Y, Peighambari MM, Naghshbandi S, Samiei N, Ghavidel AA, Dehghani MR, et al. Postoperative atrial fibrillation following cardiac surgery: From pathogenesis to potential therapies. Am J Cardiovasc Drugs. 2020;20(1):19-49.
42. Olesen OJ, Vinding NE, Østergaard L, Butt JH, Gislason GH, Torp-Pedersen C, et al. C-reactive protein after coronary artery bypass graft surgery and its relationship with postoperative atrial fibrillation. Europace. 2020;22(8):1182-8.
43. Hunter JM, Naguib M. Sugammadex-induced bradycardia and asystole: how great is the risk? Br J Anaesth. 2018;121(1):8-12.
44. Del Blanco Narciso BB, Jimeno Fernandez C, Almendral Garrote J, Anadon Baselga MJ, Zaballos Garcia M. Effects of remifentanil on the cardiac conduction system. Our experience in the study of remifentanil electrophysiological properties. Curr Pharm Des. 2014;20(34):5489-96.
45. Bilgi M, Demirhan A, Akkaya A, Tekelioglu UY, Kocoglu H. Sugammadex associated persistent bradycardia. Int J Med Sci Public Health. 2015;3:372e4.
46. King A, Naguib A, Tobias JD. Bradycardia in a pediatric heart transplant recipient: is it the sugammadex? J Pediatr Pharmacol Ther. 2017;22:378e81.
47. Kamenskaya OV, Klinkova AS, Meshkov IO, Lomivorotov VV, Cherniavsky AM. Predictors of cardiorespiratory complications in patients with ischemic heart disease after coronary artery bypass grafting. Kardiologiia. 2017;57(4):5-9.
48. Mingxing F, Landoni G, Zangrillo A, Monaco F, Lomivorotov VV, Hui C, et al. Phosphocreatine in cardiac surgery patients: A meta-analysis of randomized controlled trials. J Cardiothorac Vasc Anesth. 2018;32(2):762-70.
49. Hausenloy DJ, Candilio L, Evans R, Ariti C, Jenkins DP, Kolvekar S, et al.; ERICCA Trial Investigators. Remote ischemic preconditioning and outcomes of cardiac surgery. N Engl J Med. 2015;373(15):1408-17.
50. Tuter DS, Komarov RN, Glasachev OS, Syrkin AL, Severova LP, Ivanova EV, et al. Remote ischemic preconditioning with the use of lower limb before coronary artery bypass surgery with cardiopulmonary bypass and anesthesia with propofol. Kardiologiia. 2019;59(2):38-44.
51. Che L, Xu L. Impact of COPD on postoperative cardiac complications in patients with ischemic heart disease. Clin Respir J. 2018;12(3):1302-3.
52. Stoppe C, Meybohm P, Coburn M, Goetzenich A. Cardioprotection in cardiac surgical patients: Everything good comes from the heart. Anaesthesist. 2016;65(3):169-82.
53. Iguina MM, Smithson S, Danckers M. Incessant refractory polymorphic ventricular tachycardia after coronary artery bypass graft. Cureus. 2021;13(1):e12752.
54. Chen L, Jiang CY. Outcome differences between carotid artery stenting (CAS) and carotid endarterectomy (CEA) in postoperative ventricular arrhythmia, neurological complications, and in-hospital mortality. Postgrad Med. 2020;132(8):756-63.
55. Whitlock RP, Belley-Cote EP, Paparella D, Healey JS, Brady K, Sharma M, et al.; LAAOS III Investigators. Left atrial appendage occlusion during cardiac surgery to prevent stroke. N Engl J Med. 2021;384(22):2081-91.
56. Henzi BC, Brotschi B, Balmer C, Hennig B, Rimensberger P, Perez MH, et al. Risk factors for postprocedural arterial ischemic stroke in children with cardiac disease. Stroke. 2020;51(9):e242-e245.
57. Keizman E, Ram E, Kachel E, Sternik L, Raanani E. The impact of COVID-19 pandemic on cardiac surgery in Israel. J Cardiothorac Surg. 2020;15(1):294.
58. Cerillo AG, Marchionni N, Bacchi B, Stefàno P. COVID-19 in patients recovering from cardiac surgery: A surprising mild disease course. J Card Surg. 2021;36(3):909-12.

Seção 20

Emergência e terapia intensiva em cardiologia

Capítulo 1

Hemodinâmica e perfusão tecidual no choque

Hélio Penna Guimarães
Nair Naiara Barros de Vasconcelos
César Augusto P. Jardim

PONTOS-CHAVE

- O estado de choque é definido como um estado de disóxia ou desbalanço entre a oferta e o consumo de oxigênio, decorrente de condição de redução absoluta ou relativa da oferta de oxigênio aos tecidos.
- As hipóxias teciduais associadas ao choque podem ser hipoxêmica (déficit absoluto de O_2), hipóxia anêmica (déficit de hemoglobina), hipóxia circulatória (déficit do débito cardíaco) ou hipóxia citotóxica (disfunção mitocondrial múltipla).
- A microcirculação é o território em que o oxigênio efetivamente é liberado; nesse cenário, o endotélio exerce papel fundamental na regulação do fluxo sanguíneo microcirculatório e no recrutamento de capilares em áreas hipoxêmicas.
- A pressão arterial é determinante da perfusão dos órgãos, associada ao débito cardíaco; a recomendação atual é a manutenção de valores de PAM > 65 mmHg em pacientes criticamente enfermos.
- O débito cardíaco é o resultado do volume sistólico multiplicado pela frequência cardíaca, sendo o determinante circulatório da DO_2 tecidual.
- O fluxo urinário é resultante da filtração glomerular e do fluxo sanguíneo renal e indicador da perfusão tecidual regional (órgão), de fácil mensuração na maioria dos pacientes.
- O transporte sistêmico de oxigênio se inicia quando o oxigênio é captado, difundindo-se do espaço alveolar para o sangue capilar, onde é transportado ligado à hemoglobina e, em pequena parte, dissolvido no plasma.
- A saturação venosa mista de oxigênio, colhida na artéria pulmonar, expressa de modo indireto o consumo de oxigênio pelos tecidos e pode refletir a relação entre oferta e consumo de oxigênio e, habitualmente, está em torno de 65-75%.
- A SvO_2 depende de uma série de variáveis, como débito cardíaco, valores de hemoglobina, consumo periférico de oxigênio e conteúdo de oxigênio arterial.
- Os níveis de lactato são comumente avaliados para refletir o metabolismo anaeróbico resultante de hipóxia tecidual, sendo utilizado principalmente como marcador prognóstico e parâmetro de resposta a alguns tratamentos.
- Diferença venoarterial de CO_2 é a diferença entre a PCO_2 no sangue venoso, colhida na artéria pulmonar, e no sangue arterial.
- Excesso de base é a quantidade de base em milimoles necessária para titular um litro de sangue arterial para um pH de 7,40, com uma amostra completamente saturada com oxigênio a 37°C e a $PaCO_2$ de 40 mmHg.

Introdução

O estado de choque é definido como um estado de disóxia, ou seja, claro desbalanço entre a oferta e o consumo de oxigênio, decorrente de condição de redução absoluta ou relativa da oferta de oxigênio aos tecidos, secundária à hipóxia hipoxêmica (déficit absoluto de O_2), hipóxia anêmica (déficit de hemoglobina), hipóxia circulatória (déficit do débito cardíaco) ou hipóxia citotóxica (disfunção mitocondrial múltipla),[1,2] ou seja, um estado de oxigenação celular inadequada. O evento final do processo é a disfunção orgânica, principal causa de morte nessa população.

A perfusão dos tecidos é um processo fisiológico necessário para sustentar a oxigenação e a nutrição em nível celular, e pode ser conceituada como o produto do fluxo capilar pelo conteúdo de nutrientes e de oxigênio oferecidos aos tecidos.[1-3] Portanto, duas variáveis são importantes: fluxo e conteúdo de oxigênio. Fluxo pode ser entendido como débito cardíaco e sua distribuição, enquanto a análise do conteúdo leva em consideração a concentração sérica de hemoglobina, a saturação e a pressão parcial de oxigênio arterial.[2]

A avaliação da perfusão tecidual, especialmente à beira do leito, pode ser complexa em muitos pacientes com choque. Sendo assim, é necessária uma reavaliação da monitoração das variáveis clínicas e laboratoriais da perfusão tecidual, como oferta de oxigênio (DO_2) e consumo de oxigênio (VO_2), que são variáveis importantes, assim como valores de pressão arterial média (PAM), pressão de perfusão (PP), pressão venosa central (PVC), pressão da artéria pulmonar (PAP) e débito cardíaco (DC), assim como os níveis séricos de lactato e a análise da saturação venosa de oxigênio (SvO_2).[1]

A adequada análise dessas variáveis permite a correta interpretação do desequilíbrio entre oferta e consumo de O_2, e consequente intervenção visando evitar a síndrome de disfunção de múltiplos órgãos.[3]

Apesar dos avanços no tratamento das doenças cardíacas, incluindo terapêutica trombolítica, tratamento percutâneo, medicamentoso e suporte circulatório artificial, no caso do choque cardiogênico as taxas de mortalidade ainda são elevadas.[4]

A definição de choque cardiogênico, baseada na monitoração hemodinâmica invasiva, mostra pressão arterial sistêmica < 90 mmHg; pressão capilar pulmonar > 18 mmHg; índice cardíaco < 2,2 L/min/m²; índice de resistência vascular sistêmica > 2.000 dina/s/cm⁵/m²; aumento da diferença arteriovenosa de O_2 > 5,5 mL/dL.[5-7]

Vale lembrar que nenhuma forma de avaliar a perfusão tecidual é 100% sensível ou específica, então qualquer avaliação deve ser inserida no contexto clínico do paciente.

Fisiopatologia

A microcirculação é o território em que o oxigênio efetivamente é liberado; neste cenário, o endotélio exerce papel fundamental na regulação do fluxo sanguíneo microcirculatório e no recrutamento de capilares em áreas hipoxêmicas. A regulação desse ambiente é determinada por mecanismos miogênicos (sensibilidade ao estiramento e ao estresse na parede dos vasos), metabólico (variações nas concentrações locais de oxigênio, CO_2, lactato e íons H^+) e neuro-humoral (interações autócrinas e parácrinas).

Uma substância fundamental envolvida nesse mecanismo é o óxido nítrico (NO); a ativação da enzima óxido nítrico sintase induzida eleva os níveis séricos e teciduais de NO, levando à perda de controle de fluxo microcirculatório, resultando em *shunts* patológicos do fluxo sanguíneo.[2,3] As células endoteliais tendem a perder sua capacidade autorregulatória, considerando a intensa disfunção de mecanismos envolvidos na regulação do fluxo sanguíneo tecidual.

Essas disfunções são fatores fundamentais na fisiopatologia do choque e, consequentemente, da disfunção de múltiplos órgãos e sistemas.[2,3] Em condições normais, o processo da oferta de O_2 é controlado pela taxa metabólica celular, em processo equilibrado com a demanda, promovendo o acoplamento entre oferta (DO_2) e consumo (VO_2) de O_2.

No caso do choque cardiogênico, mecanismos compensatórios, como a ativação dos sistemas nervoso autônomo e renina-angiotensina-aldosterona, promovem aumento da frequência cardíaca, vasoconstrição reflexa e retenção de sódio e água, elevando, assim, o consumo miocárdico de oxigênio.[6]

A manutenção desse círculo vicioso faz com que o baixo débito tecidual acentue a hipóxia, com consequente acúmulo de metabólitos, acidose e dano endotelial e celular. O desenvolvimento de insuficiência de múltiplos órgãos é a via final dessa situação fisiopatológica.[7]

Monitoração da hemodinâmica global

Pressão arterial média (PAM) e pressão de perfusão (PP)

A pressão arterial é um determinante relevante da perfusão dos órgãos, associada ao débito cardíaco; trata-se da resultante de uma variação entre o tônus vasomotor, representado pela resistência vascular sistêmica, e o débito cardíaco (PA = DC × RVS), sendo a principal determinante da perfusão de órgãos.

Uma vez que a PVC, em indivíduos sadios, é próxima de zero, considera-se que a pressão de perfusão, ou PP, é PAM – PVC; com isso, uma PAM adequada propicia uma adequada perfusão orgânica. Assim, durante a ressuscitação do paciente em choque, o uso de vasopressores pode ser necessário até que se estabeleça uma adequada restauração da volemia, evitando, assim, uma condição clínica sabidamente deletéria, com PAM < 65 mmHg, por mais de 30 minutos. O nível ótimo de pressão arterial pode ser avaliado clinicamente pelo débito urinário e pela frequência cardíaca.

A PAM pode ser calculada como pressão arterial sistólica (PAS) + pressão arterial diastólica (PAD) × 2/3.

A recomendação atual é a manutenção de valores de PAM > 65 mmHg em pacientes criticamente enfermos. Valores de PAM por volta de 65 mmHg devem ser buscados, seja pelo uso de fluidos e/ou vasopressores como alvo para propiciar estabilidade hemodinâmica e perfusão.

Pressão venosa central (PVC) e pressão da artéria pulmonar (PAP)

Possibilitam a interpretação das variáveis hemodinâmicas, auxiliando no diagnóstico e no tratamento das diferentes formas de choque.[2]

A circulação cardiopulmonar é composta por vasos comunicantes, nos quais as pressões são transmitidas retrogradamente; a PVC reflete a pressão diastólica final do ventrículo direito (PDFVD), a pressão de artéria pulmonar ocluída (PAPO) e a pressão diastólica final de ventrículo esquerdo (PDFVE).[1,2]

A PVC traduz o retorno venoso ao coração direito, ou seja, relaciona-se com a volemia, especialmente quando baixa, e representa hipovolemia. Quando normal ou elevada, pode sofrer influência de doenças pulmonares, função do ventrículo direito e valvopatia tricúspide.

Na presença de hipertensão pulmonar, é fundamental a análise da diferença entre a pressão diastólica da artéria pulmonar e a PAPO, uma vez que um gradiente inferior a 5 mmHg sugere hipertensão venocapilar, por disfunção valvar ou ventricular esquerda e, quando superior a 5 mmHg, a hipertensão pulmonar resulta de alteração pulmonar primária.[2-8]

Débito cardíaco

O débito cardíaco (DC) é o resultado do volume sistólico (VS) multiplicado pela frequência cardíaca (FC), sendo o determinante circulatório da DO_2 tecidual; ao se desmembrar o débito cardíaco, define-se a pré-carga, a pós-carga e a contratilidade cardíaca com componentes da fórmula relacionados ao volume sistólico.[2-4]

A pré-carga é um dos componentes mais relevantes do débito cardíaco, considerando que o impacto do retorno venoso está não apenas sobre ele, mas também sobre a contratilidade, em acordo com a teoria de Frank-Starling (quanto maior o raio, maior a força de retração e, portanto, maior o retorno venoso, a distensão da fibra miocárdica e a força de contração cardíaca).[7]

A pós-carga é determinada pela velocidade de encurtamento das fibras ventriculares durante a sístole; trata-se de fatores que contribuem para a viscosidade sanguínea, complacência ventricular, distensibilidade dos grandes vasos e tônus arteriolar.[7]

O DC é o maior responsável pela oferta de oxigênio e nutrientes aos tecidos. A adequação desse parâmetro constitui medida indispensável no tratamento de pacientes graves.

A interpretação do DC deve ser feita de acordo com a demanda metabólica; assim, não se pode inferir que um DC seja normal sem parâmetros de oxigenação tecidual. Um DC dentro dos parâmetros considerados normais pode ser insuficiente para uma determinada demanda metabólica, como, por exemplo, em um quadro infeccioso grave. Ou seja, quando aumentamos o DC, é necessário verificar se ocorre aumento no consumo celular de O_2. A inalteração da taxa de extração de O_2 (TEO_2), nesse contexto, indica que houve aumento do consumo de O_2.[2-4]

A Figura 1 mostra a relação entre índice cardíaco (IC) com taxa de extração de oxigênio (TEO_2), que permite o cálculo ou a tendência de variação do consumo de oxigênio (VO_2).

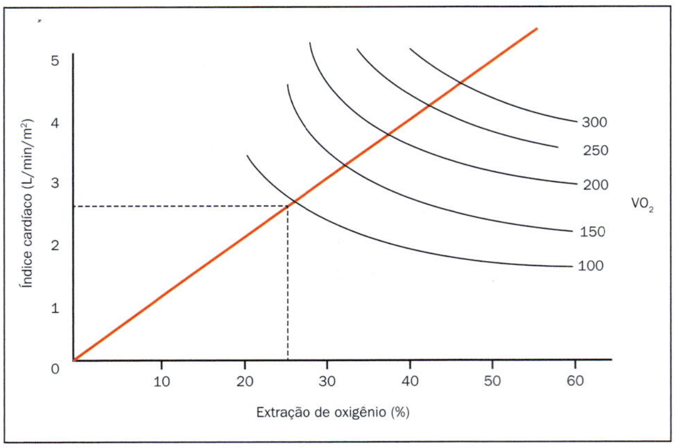

FIGURA 1

Relação entre índice cardíaco e taxa de extração de oxigênio

Fonte: adaptada de Silva et al., 2001.[1]

Fluxo urinário

O fluxo urinário é a resultante da filtração glomerular e do fluxo sanguíneo renal, sendo indicador da perfusão tecidual regional (órgão) de fácil mensuração na maioria dos pacientes.[2] A filtração glomerular é a diferença na pressão arterial entre as arteríolas aferentes e eferentes através do leito capilar glomerular, sendo fortemente dependente do fluxo sanguíneo renal. A constrição da arteríola aferente diminui a pressão de filtração glomerular, enquanto a constrição da arteríola eferente aumenta a filtração e a pressão, com consequente aumento da filtração glomerular. Esse mecanismo está sujeito a alterações por fatores hemodinâmicos locais, como alterações do tônus das arteríolas e de fatores hemodinâmicos sistêmicos, como a pressão arterial.[1] O débito urinário considerado adequado para pacientes graves é acima de 0,5 mL/kg/h.[1]

Oxigenação tecidual

O transporte sistêmico de oxigênio (TO_2) se inicia quando o oxigênio é captado, difundindo-se do espaço alveolar para o sangue capilar, onde é transportado ligado à hemoglobina e, em pequena parte, dissolvido no plasma. Posteriormente, o oxigênio é liberado da hemoglobina e se difunde do espaço intravascular para o espaço intracelular.[1] Essas etapas podem ser interrompidas em qualquer nível, ou seja, pode ocorrer diminuição da oxigenação, da taxa de hemoglobina ou do DC. Esta seria uma maneira simples de descrever o TO_2, o qual é o produto do DC e do conteúdo arterial de O_2 (CaO_2), como denotado na equação de Fick:

$$TO_2 = CaO_2 \times DC \times k,$$

em que:

$$CaO_2 = (Hg \times SaO_2 \times 1{,}34) + (0{,}003 \times PaO_2)$$

O conteúdo arterial de oxigênio (CaO_2) dependente do oxigênio ligado à hemoglobina (Hb) e dissolvido no plasma, onde PaO_2 = pressão parcial de oxigênio, 1,34 = quantidade de moles de O_2 capaz de saturar 1,0 g de Hb; 0,0031 = coeficiente de solubilidade do O_2 no plasma.[1-3]

As medidas de oxigenação globais fazem parte da monitoração hemodinâmica e seu restabelecimento é item fundamental como parte do tratamento ao choque.

Embora o TO_2 seja manipulado na tentativa de adequar o desequilíbrio oferta/consumo de O_2, o que de fato chega a célula é denominado oferta de O_2 (DO_2), conceituada como o produto do débito cardíaco pelo conteúdo arterial de oxigênio, ($DO_2 = DC \times CaO_2$), uma vez que a presença de *shunts* anatômicos pode desviar o oxigênio transportado aos tecidos. O consumo de oxigênio (VO_2), por sua vez, é o produto do débito cardíaco pela diferença arteriovenosa do conteúdo de oxigênio ($VO_2 = C(a\text{-}v)O_2 \times DC$) e é a variável que melhor reflete a demanda metabólica. A taxa de extração de O_2 (TO_2) é a relação entre DO_2 e VO_2.

O VO_2, em condições normais, independe da oferta; à medida que se diminui a DO_2, o VO_2 passa a ser mantido à custa de aumento da TeO_2 ($TeO_2 = VO_2 / DO_2$). Em condições de grave hipoperfusão, um nível crítico de oferta de O_2, mesmo com aumento da TeO_2, o VO_2 não consegue suprir o metabolismo anaeróbio, permitindo a manifestação da acidemia lática (Figura 2).[1,3]

Em condições patológicas, como sepse, insuficiência respiratória etc., há um prejuízo na capacidade tecidual de extração de O_2. Nessas situações, o VO_2 torna-se mais dependente da DO_2 e se eleva proporcionalmente às elevações da DO_2 induzidas por intervenções terapêuticas. Assim, um aumento significativo do VO_2, em resposta a um aumento da DO_2, sugere hipoperfusão/hipóxia.

Pela monitoração do VO_2, diante das manipulações terapêuticas do TO_2, é possível determinar a eventual adequação circulatória. A monitoração do paciente grave visa otimizar o transporte de oxigênio para reduzir a acidose lática e suprir a demanda metabólica.

Saturação venosa de oxigênio

A saturação venosa mista de oxigênio (SVO_2), colhida na artéria pulmonar, expressa de modo indireto o consumo de oxigênio pelos tecidos, sem determinar a necessidade de fórmulas. Pode refletir a relação entre oferta e consumo de oxigênio e, habitualmente, está em torno de 65-75%; valores inferiores a 65% estão associados ao comprometimento da DO_2, particularmente na hipóxia circulatória (débito cardíaco inadequado, anemia e hipóxia). As elevações da SVO_2 (valores superiores a 75%) estão associadas ao consumo reduzido de oxigênio pelos tecidos, à elevação do débito cardíaco, ao aumento no conteúdo arterial de oxigênio ou à presença de *shunts* teciduais (sepse, cirrose, pancreatite, politrauma etc.).

A demonstração da importância da SvO_2 na avaliação da perfusão tecidual fez com que houvesse desenvolvimento de cateteres que medem essa variável de forma contínua. Essa monitoração da saturação venosa por cateteres com reflexão

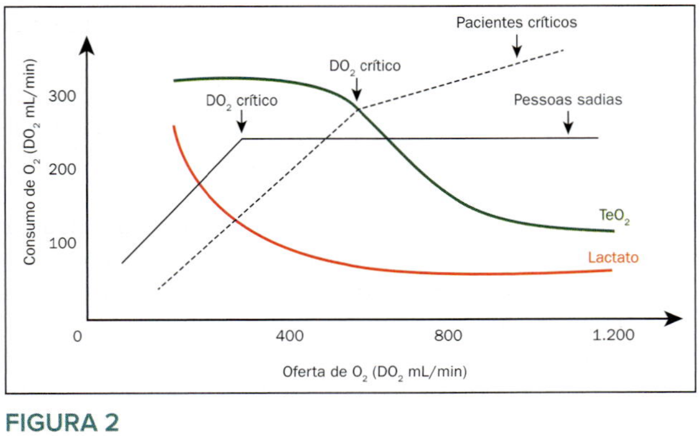

FIGURA 2

Relação entre o consumo e a oferta de oxigênio, mostrando a taxa de extração de O_2 e o momento de desequilíbrio do metabolismo anaeróbio pela concentração de lactato

Fonte: adaptada de Silva et al., 2001.[1]

de infravermelho se torna uma ferramenta bastante útil e interessante para avaliação da reserva venosa de oxigênio.[1-3]

O oxigênio é carregado no sangue de duas maneiras: dissolvido no plasma (PO_2 – 2%) e combinado com a hemoglobina (SO_2 – 98%). A pressão parcial de oxigênio (PO_2) é mensurada em mmHg e reflete a pressão que o oxigênio exerce quando ele está dissolvido no plasma. Uma PO_2 normal de 100% contém apenas 0,31 mL de oxigênio dissolvido por cada 100 mL de sangue. A saturação de oxigênio (SO_2), por sua vez, traduz a quantidade de oxigênio ligado à hemoglobina; cada hemoglobina pode carregar quatro moléculas de oxigênio, ou seja, uma molécula de oxigênio para cada grupo heme. A saturação de oxigênio arterial normal é de 95 a 98%, enquanto a venosa, que é referida como saturação venosa mista (SvO_2), é de 65 a 75%.

A SvO_2 depende de uma série de variáveis, como débito cardíaco, valores de hemoglobina, consumo periférico de oxigênio (VO_2) e conteúdo de oxigênio arterial (CaO_2). Ela reflete um balanço entre a oferta e o consumo de oxigênio, e sua interpretação pode ser feita a partir dos valores de TEO_2 independentemente do valor isolado do débito cardíaco. Uma SvO_2 em valores normais (65 a 75%) sugere que a taxa de extração de oxigênio é adequada, existindo, assim, um balanço correto entre a oferta e a demanda de oxigênio. A saturação venosa de oxigênio pode estar aumentada ou diminuída em diversas situações. Como demonstrado, condições que reduzem o metabolismo e, consequentemente, a taxa de extração de oxigênio, como hipotermia e anestesia, cursam com SvO_2 aumentada, ao passo que condições hipermetabólicas, como febre e sepse, associam-se a elevados consumos de O_2 e baixas SvO_2.

A SvO_2 é a saturação colhida no sangue misto de um cateter de artéria pulmonar; com a progressiva redução do uso desse tipo de cateter, a saturação venosa central de oxigênio ($SvcO_2$), colhida da veia cava superior, tem substituído a SvO_2, a despeito de poder haver diferenças de 5 a 7% entre as duas variáveis, dada a inconsistência para a dosagem adequada da saturação proveniente da cava inferior e, portanto, do metabolismo de vísceras abdominais, além da circulação brônquica e cardíaca. Essa técnica ganhou espaço na prática clínica, principalmente pela facilidade de utilização da $SvcO_2$, que a tornou mais atrativa do que a SvO_2, uma vez que pode ser feita mais facilmente e com menos custo.

A despeito de um procedimento frequente na abordagem do choque, particularmente a reanimação tardia de pacientes críticos com a estratégia de elevação da SvO_2 para níveis acima de 70% não se associa a uma melhor evolução, sendo, então, bem caracterizada como uma ferramenta para uso nas primeiras 6 horas do tratamento dos pacientes com choque.[1-3]

Lactato

Os níveis de lactato são comumente avaliados para refletir o metabolismo anaeróbico resultante de hipóxia tecidual, sendo utilizado principalmente como marcador prognóstico e parâmetro de resposta a alguns tratamentos de choque, como a reanimação. O lactato sérico deve ser obtido no sangue arterial ou venoso misto para avaliar melhor as regiões em anaerobiose. O lactato venoso periférico avalia apenas a região correspondente e não está indicado como monitoração da perfusão global.

O nível sérico de lactato é um dos marcadores de perfusão tecidual largamente disponíveis para avaliar o metabolismo celular em pacientes graves. O lactato é o produto final da glicólise anaeróbia, normalmente produzido em uma taxa de 1 mmol/kg/h, de acordo com a seguinte equação:

$$\text{Glicose} + 2\ ATP + 2\ H_2PO_4 \uparrow 2\ \text{Lactato} + 2\ ADP + 2\ H_2O$$

O lactato gerado nos tecidos pode ser extraído pelo fígado e convertido à glicose (via gliconeogênese), ou ser utilizado como substrato primário para oxidação (fonte de energia).[2-13,16-20]

A concentração normal de lactato no sangue é menor que 2 mmol/L (18 mg/dL).[1,10-13] A hipóxia tecidual aumenta os níveis de lactato ao aumentar a glicólise anaeróbia. Valores elevados do lactato carreiam melhor eficácia como alvos de tratamento até o terceiro dia consecutivo de choque quando, então, a disfunção inerente da enzima hepática piruvato desidrogenase inicia a oxidação do piruvato na mitocôndria, comprometendo o metabolismo do lactato, o qual, caso ainda em ascensão, passa, a partir de então, a ser um marcador prognóstico, e não mais alvo de tratamento.

Em condições de choque, duas categorias fisiopatológicas podem determinar o aumento do lactato: as síndromes de baixo fluxo, em que se observa débito cardíaco reduzido, como ocorre nos choques cardiogênico, hipovolêmico e obstrutivo; as síndromes com alto fluxo, nas quais o débito cardíaco está elevado, como observado nos choques séptico, anafilático e secundário à insuficiência adrenal aguda.

Nas síndromes de baixo fluxo, a hipóxia tecidual é o determinante maior da hiperlactatemia, encontrando-se aumento do déficit de base (BE), da diferença arteriovenosa de oxigênio ($CaO_2 - CvO_2$) e venoarterial de dióxido de carbono ($PvCO_2 - PaCO_2$), além da diminuição da saturação venosa mista de oxigênio, proporcional à redução do débito cardíaco.

A hiperlactatemia persistente é sinal de mau prognóstico, particularmente vinculando-se a hiperlactatemia e hipóxia tecidual persistente à disfunção de múltiplos órgãos. Nas síndromes de alto fluxo, choque distributivo, as análises fisiopatológica e clínica são mais complexas. Em virtude da interação de vários componentes fisiopatológicos concorrendo para hiperlactatemia e de oscilarem em intensidade, dependendo do estágio da doença, a interpretação clínica dos níveis de lactato merece alguns cuidados.

Nas fases iniciais de ressuscitação destes pacientes, possivelmente há hipóxia tecidual e dependência do consumo em relação à oferta de oxigênio.

Independentemente do mecanismo preponderante da hiperlactatemia (hipóxia tecidual, inibição da piruvato desidrogenase e diminuição da depuração hepática), ela sinaliza atividade patológica, servindo como um guia de resolução do processo (principalmente nas fases iniciais). A ressuscitação precoce é um fator chave para limitar a progressão para disfunção de múltiplos órgãos e morte em pacientes com choque.[1,5] Considerando a forte relação entre hiperlactatemia, cinética de lactato e mortalidade,[3] a *Surviving Sepsis Campaign* propõe direcionar a ressuscitação hemodinâmica por medições repetidas de níveis de lactato no sangue a cada 2 a 4 horas até a normalização. No entanto, a hiperlactatemia persistente pode estar relacionada a causas além da hipoperfusão tecidual, a cinética do lactato relativamente lenta mesmo em sobreviventes. Os níveis séricos de lactato não podem e não devem substituir a avaliação clínica completa, o tratamento não deve ser guiado unicamente pelos níveis séricos do lactato. A combinação desta mensuração com outras (diferença venoarterial de dióxido de carbono, por exemplo) deve ser mais completa.

A recomendação atual de uso do lactato para bundles de choque passa a ser se o lactato inicial estiver elevado (> 2 mmol/L), deve ser medido novamente dentro de 2-4 horas para guiar a ressuscitação e normalizar o lactato em pacientes com níveis elevados, como marcador de hipoperfusão tecidual.[3]

Diferença venoarterial de CO_2

A diferença venoarterial de dióxido de carbono (ΔPCO_2) é a diferença entre a PCO_2 no sangue venoso, colhida na artéria pulmonar ($PVCO_2$), e a arterial ($PaCO_2$):

$$\Delta PCO_2 = PvCO_2 - PaCO_2.$$

O valor normal da ΔPCO_2 varia de 2 a 5 mmHg.[3,5] A ΔPCO_2 avalia a perfusão tecidual como marcador do débito cardíaco às necessidades metabólicas do organismo, sendo a diferença venoarterial de CO_2 inversamente proporcional ao débito cardíaco.

Uma das mais importantes características da ΔPCO_2 é sua precocidade como marcador de má perfusão, antecedendo alterações da pressão arterial, da frequência cardíaca e do lactato.[10-20] O aumento da ΔPCO_2 sugere débito cardíaco insuficiente para suprir as necessidades metabólicas globais.

A análise isolada do CO_2 ou mesmo das alterações dos níveis séricos do lactato é incapaz de determinar o metabolismo anaeróbio em pacientes graves:[10-20]

- Aumento da ΔPCO_2 pode sugerir que o débito cardíaco não é suficiente para manter a necessidade metabólica atual do paciente.
- A hipoperfusão/hipóxia, sugerida por níveis alterados de lactato sérico e pela presença de elevada ΔPCO_2, pode indicar condutas para otimizar o débito cardíaco e reduzir hipóxia global.[2]
- Quando há débito cardíaco adequado, a presença de uma ΔPCO_2 alta pode significar fluxo sanguíneo insuficiente para manter uma demanda de oxigênio maior, com consequente aumento de produção local de CO_2.[2-5]

Assim, a ΔPCO_2 pode ser considerada um indicador de fluxo, o qual apontaria se o débito cardíaco está adequado ou não para as necessidades metabólicas globais, permitindo uma distinção entre estados de choque de baixo ou alto fluxo.

Excesso de base

Trata-se da quantidade de base em milimoles necessária para titular um litro de sangue arterial para um pH de 7,40, com uma amostra completamente saturada com oxigênio a 37ºC e a $PaCO_2$ de 40 mmHg. Esse marcador pode ser utilizado como um indicador de hipóxia tecidual em situações agudas de baixo fluxo.[2] Os valores de referência do BE são de −3,0 a 3,0 mEq/L. As alterações do BE do valor basal de 0 mEq/L representam alterações na diferença de íons fortes (*strong ion difference* - SID) no compartimento extracelular necessário para normalizar o estado acidobásico sem alterar a concentração de ácidos totais do plasma.[2] Se o BE apontar para valores inferiores a −3,0 mEq/L, define-se acidose metabólica, que pode ser primária ou compensatória.[2]

Perfusão periférica e tempo de enchimento capilar (TEC)

O choque é caracterizado pelo aumento dos níveis de lactato e sinais de hipoperfusão tecidual, incluindo perfusão periférica anormal.[1] A exploração de alvos de reanimação alternativos tem sido uma prioridade de pesquisa em recentes estudos de sepse; estudos observacionais mostraram que anormalidades persistentes de perfusão periférica após a ressuscitação estão associadas a falência de órgãos e mortalidade. O tempo de enchimento capilar (TRC) é um método de fácil uso e demonstrou rápida resposta à reanimação, considerando que sua avaliação pode ser efetivamente usada para ajustes de terapia. O recente estudo Andromeda avaliou se a ressuscitação periférica focada na perfusão durante o início do choque séptico em adultos é mais eficaz do que uma ressuscitação dirigida ao nível de lactato para redução de mortalidade. Tratou-se de ensaio multicêntrico, randomizado, realizado em 28 UTIs diferentes em cinco países. 424 pacientes com choque séptico foram incluídos e randomizados para um protocolo de reanimação, normalizando o tempo de enchimento capilar (n = 212) ou normalizando/diminuindo os níveis de lactato em taxas maiores que 20% por 2 horas (n = 212), durante um período de intervenção de 8 horas. O desfecho primário foi mortalidade por todas as causas aos 28 dias. Os desfechos secundários foram disfunção orgânica às 72 horas após a randomização, avaliada a pontuação sequencial de avaliação de falha de órgão (SOFA); morte no prazo de 90 dias; ventilação mecânica, terapia de substituição renal e dias sem vasopressores, dentro de 28 dias. No dia 28, 74 pacientes (34,9%) do grupo perfusão periférica e 92 pacientes (43,4%) no grupo lactato haviam morrido (hazard ratio, 0,75; IC 95%; 0,55 a 1,02; P = 0,06 . A reanimação dirigida por perfusão periférica foi associada com menor disfunção orgânica em 72 horas (média do escore SOFA, 5,6 [DP, 4,3] vs. 6,6 [DP, 4,7]; diferença média, −1,00 [IC 95%, −1,97 a −0,02]; P = 0,045). Não houve diferenças significativas nos outros seis desfechos secundários. Como conclusão, o estudo demonstrou que entre os pacientes com choque séptico, uma estratégia de ressuscitação visando a normalização do tempo enchimento capilar, em comparação com uma estratégia direcionada lactato sérico, não reduziu a mortalidade por todas as causas aos 28 dias.

Monitorização hemodinâmica minimamente invasiva[22-24]

A monitorização hemodinâmica minimamente invasiva fornece dados de parâmetros hemodinâmicos utilizando a análise do contorno da onda de pulso para determinação do DC.

A conformação da curva é diretamente relacionada ao volume sistólico ventricular esquerdo e a impedância arterial.

Por meio de uma injeção em *bolus* de uma substância predeterminada e um sensor a frente de onde essa substância vai passar, é realizada a mensuração da quantidade do marcador ao longo do tempo pelo sensor.

A análise da curva depende da complacência do vaso, resistência vascular sistêmica e do volume sistólico, por meio dela é possível processar as informações contidas na curva e estimar o volume sistólico. Por isso, é preciso estar atento ao fato de que o método possui acurácia limitada em situações de instabilidade hemodinâmica grave, especialmente quando há choque séptico associado, onde temos variações importantes da resistência vascular sistêmica.

Os modelos disponíveis para análise de DC por análise contorno de pulso são lumeView™/EV1000 (Edwards), LidcoPlus™; LidcoRapid (Lidco), PiCCo™ (ProAQT) e FlorTrac™/Vigileo (Edwards). Cada um possui seu algoritmo próprio, mas todos utilizam análise do contorno de pulso para estimar DC.O VolumeView™ sistema conectado ao seu monitor, EV1000™, estima o DC e utiliza a termodiluição transpulmonar para calibração. O dispositivo necessita de colocação de uma PAI específica, necessariamente em artéria femoral, que possui um sensor distal.

Em média, uma vez por dia, é necessária a infusão de soro gelado em veia central que, por meio do sensor distal, fornecerá uma curva de modo a calcular o DC. Esse DC será comparado com o DC da análise por contorno de pulso, esse processo é denominado calibração externa. Esse dispositivo também fornece dados como água extravascular pulmonar (AEVP), volume diastólico final global (VDFG), índice de função cardíaca e índice de permeabilidade pulmonar.

O LidcoPlus™ utiliza o cloreto de lítio para calibração, pode ser infundido em veia central ou periférica e a PAI não tem sítio preferencial. Além do DC, o monitor fornece parâmetros como volume intratorácico sanguíneo, variação de pressão sistólica (VPS) e variação de pressão de pulso (VPP). Recomenda-se a sua calibração a cada 8 horas.

O PiCCo™ também utiliza o método de calibração por meio da termodiluição transpulmonar.

Para sua utilização é necessário uma PAI femoral ou braquial e um CVC para infusão de soro gelado no momento da calibração. Esse método fornece variáveis como DC, VDFG,

AEVP, VPP, Variação de volume sistólico (VVS), volume pulmonar sanguíneo, volume intratorácico térmico e sanguíneo.

FloTrac™ é um método com calibração interna de aferição do DC, calculados a partir de dados demográficos, biométricos e característica da curva. Portanto, apresenta vieses de aferição, especialmente, em casos de variações de complacência vascular, como nos choques mais graves, suas medidas não são ajustadas pelo dispositivo. São mais indicados em pacientes cirúrgicos e estáveis hemodinamicamente. Necessita de PAI, sem sítio preferencial, conectada ao monitor

O Vigileo fornece dados de DC, VVS e RVS. O Doppler esofágico fornece uma estimativa de fluxo sanguíneo, na aorta torácica descendente, a partir da velocidade de fluxo aórtico e de seu diâmetro. É um método validado para pacientes críticos e submetidos a cirurgias.

Porém, como todos os outros métodos, apresenta vieses de aferições, especialmente, quando há comprometimento no tônus da artéria aorta naqueles pacientes chocados ou com doses significativas de droga vasoativa. Além disso, o diâmetro da aorta é calculado por estimativa individual e pelos mesmos motivos mencionados anteriormente, esse diâmetro pode variar de acordo com as condições hemodinâmicas.

A monitorização minimamente invasiva pode ser bem utilizada na avaliação da responsividade a volume, ao analisar aumento do DC, após a prova terapêutica volêmica, pois trata-se de uma comparação do paciente com ele próprio de maneira seriada. Porém, é importante lembrar que nem todo paciente respondedor a volume precisa de expansão volêmica, especialmente, o cardiopata grave em que a linha de euvolemia é tênue. Todos esses monitores são capazes de fornecer índices dinâmicos, com base na interação cardiopulmonar, no entanto, pacientes que apresentem arritmias cardíacas ou estejam em ventilação espontânea ou em VM, com volumes correntes maiores que 8 mL/kg, esse método perde sensibilidade. Sendo assim, teria pouco aplicabilidade no paciente cardiopata grave devido a uma série de variáveis que irão funcionar como fatores confundidores.

RESUMO

- O estado de choque ou estado de disóxia tecidual promove o desbalanço entre a oferta e o consumo de oxigênio, decorrente de condição de redução absoluta ou relativa da oferta de oxigênio aos tecidos, secundária à hipóxia hipoxêmica (déficit absoluto de O_2), hipóxia anêmica (déficit de hemoglobina), hipóxia circulatória (déficit do débito cardíaco) ou hipóxia citotóxica (disfunção mitocondrial múltipla), ou seja, um estado de inadequada oxigenação celular. O evento final do processo é a disfunção orgânica, principal causa de morte nessa população.
- Neste cenário, duas variáveis são importantes: fluxo e conteúdo de oxigênio. Fluxo pode ser entendido como débito cardíaco e sua distribuição, enquanto a análise do conteúdo leva em consideração a concentração sérica de hemoglobina, a saturação e a pressão parcial de oxigênio arterial.
- A avaliação da perfusão tecidual, especialmente à beira do leito, pode ser complexa, sendo necessária uma reavaliação da monitoração das variáveis clínicas e laboratoriais da perfusão tecidual. A adequada análise dessas variáveis permite a correta interpretação do desequilíbrio entre oferta e consumo de O_2, e consequente intervenção visando evitar a síndrome de disfunção de múltiplos órgãos.
- Convém ressaltar que nenhuma forma de avaliação da perfusão tecidual é 100% sensível ou específica e sempre deve ser contextualizada dentro da condição clínica do paciente.

Referências bibliográficas

1. Rhodes A, Evans LE, Alhazzani W, et al. Surviving Sepsis Campaign: international guidelines for management of sepsis and septic shock: 2016. Crit Care Med. 2017;45(3):486-552.
2. Ignacio FM, Estato V, Azevedo LCP. Avaliação da perfusão tecidual. In: Guimarães HP, Carvalho FB, Assunção MCS, Japiassu AM, Veras KN, Reis HJL, et al. Manual de medicina intensiva Amib. São Paulo: Atheneu; 2014. p.353-65.
3. Levy MM, Evans LE, Rhodes A. The Surviving Sepsis Campaign bundle: 2018 update. Crit Care Med. 2018;46(6):997-1000.
4. Vincent JL, Quintairos E Silva A, Couto L Jr, Taccone FS. The value of blood lactate kinetics in critically ill patients: a systematic review. Crit Care. 2016;20(1):257.
5. Bengtson JR, Goldberg RJ, Kaplan AJ. Cardiogenic Shock. In: Califf, Mark, Wagner, editors. Acute coronary care. 2. ed. St. Louis: Mosby Yearbook; 1995. p.571-83.
6. Califf RM, Bengtson JR. Current concepts: cardiogenic shock. N Engl T Med. 1994;16:330.
7. Dole WP, O'Rourke RA. Pathophysiology and management of cardiogenic shock. Curr Probl Cardiol. 1983;8:1-72.
8. Leisman DE, Doerfler ME, Ward MF, et al. Survival benefit and cost savings from compliance with a simplified 3-hour sepsis bundle in a series of prospective, multisite, observational cohorts. Crit Care Med. 2017;45:395-406.
9. Rezende E, Réa-Neto A, David CM, Mendes CL, Dias FS, Schettino G, et al. Painel de Especialistas do Consenso Brasileiro de Monitorização e Suporte Hemodinâmico da Associação de Medicina Intensiva Brasileira (AMIB). Brazilian Consensus on Monitoring and Hemodynamic support. Rev Bras Ter Int. 2006;18(2).
10. Vincent JL. Determinação da oferta de oxigênio e do consumo do oxigênio versus índice cardíaco e taxa de extração do oxigênio. Clin Ter Int. 1996;4:985-96.
11. Vincent JL. Lactate levels in critically ill patients. Acta Anaesthesiol Scand. 1995;107:261-6.
12. Misock BA, Falk JL. Lactic acidosis in critical illness. Crit Care Med. 1992;20:80-93.
13. Azevedo L, Mendes CL, Piras C. Série Clínicas de Medicina Intensiva Brasileira – choque circulatório. São Paulo, Atheneu; 2013. p.139-53.
14. Seymour CW, Gesten F, Prescott H, et al. Time to treatment and mortality during mandated emergency care for sepsis. N Engl J Med. 2017;376:2235-44.
15. Gattinoni L, Brazzi L, Pelosi P, et al. A trial of goal-oriented hemodynamic therapy in critically ill patients. SVO2 Collaborative Group. N Engl J Med. 1995;333:1025-32.

16. Polonen P, Ruokonen E, Hippelainen M, et al. A prospective, randomized study of goal-oriented hemodynamic therapy in cardiac surgical patients. Anesth Analg. 2000;90:1052-9.
17. Morgan TJ. The meaning of acid-base abnormalities in the intensive care unit: Part III – effects of fluid administration. Crit Care. 2005;9(2):204-11.
18. Lamia B, Monnet X, Teboul JL. Meaning of arterio-venous PCO2 difference in circulatory shock. Minerva Anestesiol. 2006;72(6):597-604.
19. Spronk PE, Kanoore-Edul VS, Ince C. Microcirculatory and mitochondrial distress syndrome (MMDS): a new look at sepsis. In: Pinsky MR, Payen D, editors. Functional hemodynamic monitoring (update in intensive care and emergency medicine). Berlin: Springer; 2004. p.47-67.
20. Ackland G, Grocott M, Mythen MG. Understanding gastrointestinal perfusion in critical care: so near, and yet so far. Crit Care. 2000;4(5):269-81.
21. Hernández G, Ospina-Tascón GA, Damiani LP, Estenssoro E, Dubin A et al.; for the ANDROMEDA-SHOCK Investigators and the Latin America Intensive Care Network (LIVEN). Effect of a resuscitation strategy targeting peripheral perfusion status vs. serum lactate levels on 28-day mortality among patients with septic shock. The ANDROMEDA-SHOCK Randomized Clinical Trial. JAMA. 2019.
22. Lanspa MJ, Pittman JE, Hirshberg EL, et al. Association of left ventricular longitudinal strain with central venous oxygen saturation and serum lactate in patients with early severe sepsis and septic shock. Crit Care. 2015;19:304.
23. Mouncey PR, Osborn TM, Power GS, et al; ProMISe Trial Investigators: trial of early, goal-directed resuscitation for septic shock. N Engl J Med. 2015; 372:1301-11.
24. Yealy DM, Kellum JA, Huang DT, et al; ProCess Investigators. A randomized trial of protocol-based care for early septic shock. N Engl J Med. 2014;370:1683-93.

Capítulo 2

Tamponamento cardíaco

Januario Manoel de Souza
Ricardo Kazunori Katayose
Rogério Petrassi Ferreira

PONTOS-CHAVE

- Tamponamento cardíaco é a compressão do coração por fluido acumulado na cavidade pericárdica.
- O tamponamento cardíaco é um quadro grave que necessita de tratamento urgente, principalmente se for agudo e acompanhado de hipotensão arterial, choque, hipoxemia, acidose e oligúria.
- O diagnóstico do tamponamento cardíaco é clínico. É importante avaliar pacientes em pós-operatório de doenças cardiovasculares e após procedimentos diagnósticos e terapêuticos por cateterismo.

Introdução

O tamponamento cardíaco é uma síndrome pericárdica caracterizada pelo comprometimento do enchimento diastólico dos ventrículos causando redução do débito cardíaco,[1] ou seja, é a compressão do coração (restrição diastólica das câmaras cardíacas) como consequência do aumento da pressão intrapericárdica por acúmulo de fluidos no espaço pericárdico.[2] A pressão intrapericárdica depende do volume e da velocidade do acúmulo de líquido.

O tamponamento pode ser agudo,[3] quando há esse acúmulo de fluidos de maneira rápida e abundante. Quando essa quantidade de líquido ultrapassa a complacência do pericárdio, há uma restrição diastólica das câmaras cardíacas, com consequentes baixo débito cardíaco, hipotensão arterial e hipoperfusão tecidual.[2] Esse tipo de tamponamento, em geral, é decorrente da hemorragia por ruptura de cavidade cardíaca ou da aorta. Essa situação pode ocorrer no pós-operatório de cirurgia cardiovascular e, também, em procedimentos percutâneos diagnósticos ou terapêuticos. Recentemente, a aplicação de procedimentos cardiovasculares invasivos e o uso de antiplaquetários e anticoagulantes têm aumentado na clínica médica,[4] levando à ocorrência de tamponamento pós-cateterismo, pós-implante de *stents* coronarianos, após implante de marca-passo, próteses percutâneas (próteses valvares e vasculares) ou ablação de arritmias cardíacas por cateter.

Observou-se que o tamponamento, após procedimento por cateter, em metade dos pacientes ocorreu enquanto ainda estavam no ambiente hospitalar.[5] O tempo médio de apresentação foi de 5 horas. Entretanto, dada a possibilidade de apresentação tardia é sugerido que haja monitoramento pós-procedimento, com um período de observação de 4 a 6 horas para pacientes assintomáticos e 6 a 24 horas para aqueles que apresentam qualquer forma de sintomas pós-procedimento.

No tamponamento crônico, o acúmulo de líquido intrapericárdico é lento, e os sintomas não são tão imediatos, pois a distensibilidade do pericárdio pode acomodar uma grande quantidade de fluidos até que haja a restrição diastólica.[2]

O tamponamento cardíaco agudo, com restrição diastólica, requer um tratamento imediato.[4] A apresentação do tamponamento, portanto, depende da causa e da rapidez com que se instala. O tamponamento agudo, em geral, acontece por sangramento pós-operatório de correção de doença cardiovascular (congênitos-valvares, revascularização miocárdica, aneurismas da aorta) ou dissecções da aorta (tipo A), o que acontece em uma porcentagem acentuada, sendo muitas vezes a causa do óbito.

A própria punção para correção de derrame pericárdico pode perfurar uma cavidade cardíaca e ser a causa ou a piora de um tamponamento, especialmente em pacientes com derrames pequenos ou nos portadores de hipertensão pulmonar/ventrículo direito. Em derrames pericárdicos significativos,[6] a pericardiocentese guiada por ecocardiografia tem altas taxas de sucesso, com baixo risco de complicações. A taxa de morbidade[6] é de aproximadamente 1 a 3% e a taxa de mortalidade por lesões causadas diretamente pelo procedimento é inferior a 1%.

O tamponamento cardíaco é uma indicação de classe I para pericardiocentese, de acordo com as diretrizes da Sociedade Europeia de Cardiologia para o manejo de doenças pericárdicas.[7] A pericardiocentese pode ser considerada para fins diagnósticos. As indicações relativas para drenagem com base nos achados da ecocardiografia incluem o colapso do átrio direito e/ou ventricular direito na diástole associado a um grande volume de fluido intrapericárdico.

Os cateteres para acesso central também podem ser causa de um tamponamento agudo. Na experiência dos autores (de julho de 2012 a dezembro de 2018), em 5.561 operações cardiovasculares, foram tratados 155 (2,79%) casos de tamponamento cardíaco. As causas principais, nesses casos (Tabela 1), foram pós-operatório de cirurgias cardiovasculares, especialmente as mais complexas, não havendo interferência na mortalidade, exceto nos pacientes idosos com insuficiência renal e naqueles com condições pré-operatórias desfavoráveis (insuficiência cardíaca congestiva – ICC, 3ª ou 4ª operações, reoperações em situações de urgência e emergência). Os pacientes, em geral, faleceram alguns dias após a revisão cirúrgica por diferentes causas, tais como insuficiência de múltiplos órgãos (IMO), ICC, septicemia ou insuficiência renal aguda.

TABELA 1 Pacientes com tamponamento cardíaco, operados entre julho de 2012 e dezembro de 2018*

Causas	N	óbito	%
Pós-operatório	60	5	8,3
Metástases	32	3	9,3
Inflamatória	30	2	6,6
Insuficiência renal crônica	21	2	9,5
Pós-implante de marca-passo	4	-	-
Pós-angioplastia	4	1	25
Dissecção aguda	1	1	100
Transplante de fígado	1	-	-
Infarto agudo do miocárdio	1	-	-
Miastemia	1	-	-
Total	155	14	9

*Neste período, foram operados 5.561 pacientes.

Os pacientes cuja causa foi metástase, em geral, faleceram pela doença de base, assim como aqueles com insuficiência renal crônica e com afecções inflamatórias.

Um paciente com tamponamento agudo, com ecocardiograma que apresentava apenas o derrame, tinha uma dissecção aguda da aorta com ruptura e faleceu durante a abertura do tórax. Muitos pacientes operados para correção de dissecção aguda da aorta tipo A estavam tamponados, mas a indicação da operação foi para correção da dissecção e, portanto, não constam neste levantamento.

O diagnóstico do tamponamento cardíaco é clínico, sendo importante pensar nessa possibilidade nos pacientes em pós-operatório de doenças cardiovasculares e após procedimentos diagnósticos e terapêuticos por cateterismo.[6]

O exame clínico é fundamental para o diagnóstico de tamponamento cardíaco. A presença de abafamento das bulhas cardíacas associada à hipotensão arterial e estase jugular perfazem a chamada tríade de Beck. Outros sinais e sintomas podem estar associados, como agitação psicomotora, queda do débito urinário, pulso paradoxal, taquipneia, taquicardia e instabilidade hemodinâmica. A tríade de Beck pode estar ausente em pacientes com tamponamento crônico.[1]

A radiografia de tórax pode revelar aumento da área cardíaca, comparativamente ao pré-operatório. Nos casos agudos, nem sempre é observado esse aumento. O eletrocardiograma apresenta baixa voltagem, assim como a presença de arritmias ventriculares ou supraventriculares. A possibilidade da realização rápida do ecocardiograma é de fundamental importância para o diagnóstico. Caso haja demora, não se deve esperar por esse exame específico, para não prejudicar o tratamento, que deve ser iniciado antes das complicações graves (parada cardíaca, Insuficiência Renal Aguda, isquemia cerebral etc.).

No tamponamento crônico, em geral, encontra-se um quadro progressivo de baixo débito, hipotensão arterial, oligúria, alterações eletrocardiográficas e aumento da área cardíaca na radiografia de tórax.

Diagnosticado o tamponamento no pós-operatório de cirurgia cardíaca, o tratamento deve ser feito imediatamente, às vezes até mesmo na unidade de terapia intensiva. Pode ser por punção percutânea, em geral quando é crônico, mas nos casos agudos prefere-se tratamento aberto (toracotomia, esternotomia ou incisão tipo Marfan).

O diagnóstico deve ser preciso e a punção realizada por profissional experiente, pois o risco de perfuração da cavidade cardíaca é grande, em alguns casos de hipertensão pulmonar e do ventrículo direito.[7]

Ocorrendo o tamponamento no pós-operatório imediato de cirurgia cardíaca, o indicado é a esternotomia. A incisão de Marfan é indicada quando o tamponamento ocorre após a primeira semana da operação. Nesses casos, deve-se deixar dreno na cavidade pericárdica.

Pacientes com diagnóstico de tamponamento no pós-operatório de cirurgia cardíaca e que são tratados imediatamente têm boa evolução.

Tamponamento cardíaco na Covid-19

A doença do coronavírus 19 (Covid-19), detectada pela primeira vez em dezembro de 2019 na cidade chinesa de Wuhan, é uma doença respiratória causada pelo coronavírus da síndrome respiratória aguda grave 2 (SARS-CoV-2). Em janeiro de 2020, em razão do alarmante aumento no número de casos que já haviam ultrapassado as fronteiras da China, a Organização Mundial da Saúde declarou que o surto desse novo coronavírus constituía uma Emergência de Saúde Pública de Importância Internacional (PHIEC). No dia 11 de março, a organização elevou o estágio da contaminação à pandemia.[8-10] No Brasil, segundo o Ministério da Saúde, o primeiro caso registrado de Covid-19 aconteceu no dia 26 de janeiro de 2020 e, cerca de 20 dias depois, foi notificado o primeiro óbito.[11]

Os sintomas mais comuns da Covid-19 incluem febre, tosse seca e cansaço; enquanto os menos comuns compreendem dores no corpo, dor de garganta, diarreia, conjuntivite, dor de cabeça, perda de paladar e/ou olfato, entre outros. Entretanto, uma em cada cinco pessoas que contraem a doença apresenta sintomas graves como dificuldade para respirar ou falta de ar, dor ou pressão no peito, desfechos cardiovasculares e perda da fala ou de movimento; nesses casos a internação é inevitável. Normalmente, os sintomas aparecem cerca de 5 a 6 dias após a infecção, sendo a população idosa e os que apresentam doenças crônicas, como obesidade, diabetes, doenças cardiovasculares, entre outras, os mais suscetíveis a apresentar quadros graves da doença.[10]

O tamponamento cardíaco é mais comumente idiopático, com menor número de casos resultantes de causas infecciosas. Quando idiopático, o tamponamento cardíaco pode ser decorrente de acúmulo de líquido transudato, exsudato ou de sangue no pericárdio, enquanto a pericardite viral costuma ser caracterizada por acúmulo gradual somente de líquido transudato. Curiosamente, em pacientes com Covid-19, o líquido acumulado no pericárdio, que leva ao tamponamento, pode ser provido do líquido sanguíneo, exsudativo ou transudativo.[12,13]

A expressiva resposta inflamatória sistêmica decorrente da Covid-19, que leva à miocardite e pericardite, pode ser uma das causas que fazem dessa patologia um fator de risco para o tamponamento cardíaco. Contudo, a drenagem pericárdica pode ser seguida de síndrome de descompressão pericárdica grave, levando à instabilidade hemodinâmica paradoxal e/ou edema pulmonar.[14] Em pacientes diagnosticados com Covid-19, a isquemia miocárdica também pode ser explicada pela hipercoagulabilidade, resultante de dano endotelial e resposta inflamatória expressiva.[15,16] Assim, o uso profilático de corticosteroides e anticoagulantes está sendo proposto para esses pacientes.[17]

O médico deve sempre suspeitar de tamponamento cardíaco quando pacientes diagnosticados com Covid-19 apresentarem comprometimento hemodinâmico progressivo.[18]

Apesar de se ter observado melhora com o uso de anticoagulantes no prognóstico de pacientes graves com Covid-19, sua prescrição exige cautela, já que, após a drenagem do líquido pericárdico, ainda existe o risco de tamponamento cardíaco recorrente, elevando principalmente o risco de desenvolver tamponamento cardíaco sanguíneo ao utilizar terapias com anticoagulantes após a drenagem inicial.[17]

Porém, como estudos vêm mostrando benefício dos anticoagulantes em pacientes com Covid-19, principalmente naqueles com elevada concentração de dímeros-D, a reintrodução do anticoagulante 12 horas após a cirurgia deve ser considerada, e depois da prescrição o paciente deve ser assistido com bastante atenção, já que existe elevada chance de sangramentos em caso de piora progressiva do estado hemodinâmico.[15,19] Quanto ao uso de anti-inflamatórios não esteroidais (AINEs) nessa subpopulação, seu papel e eficácia ainda não foram determinados.[20,21]

Embora ainda limitados, os estudos de tamponamento cardíaco em pacientes com Covid-19 sugerem que o prognóstico em curto prazo está relacionado principalmente com a função ventricular. Pacientes com função ventricular preservada parecem ter maiores chances de um prognóstico positivo, diferentemente dos pacientes com insuficiência biventricular concomitante ao tamponamento. Contudo, o prognóstico e a sobrevida em longo prazo dos pacientes com Covid-19 que desenvolveram miocardite ou tamponamento precisam ser observados por se tratar de uma doença ainda nova.[22,23]

É importante ressaltar que a intervenção cirúrgica e a drenagem do líquido pericárdico em pacientes com Covid-19, embora permitam um rápido alívio da fisiologia do tamponamento, estão associadas a riscos intra e pós-operatórios.

Dessa forma, apesar de o tamponamento cardíaco ser uma complicação rara na infecção por Covid-19, médicos devem estar cientes e atentos a essa possibilidade em pacientes com descompensação cardiovascular. A ultrassonografia pode auxiliar no diagnóstico rápido e na drenagem guiada do líquido pericárdico, podendo resultar em melhora clínica, contudo, o prognóstico de curto prazo parece depender da função ventricular. O papel dos corticosteroides, AINEs e moduladores imunológicos ainda é pouco compreendido nesse subgrupo de pacientes com Covid-19, mas podem ser importantes na prevenção do desenvolvimento de insuficiência ventricular causada pela resposta inflamatória acentuada e cardiomiopatia de estresse.

RESUMO

- O tamponamento cardíaco é um quadro grave e que necessita de tratamento urgente, principalmente se for agudo com hipotensão arterial, choque, hipoxemia, acidose e oligúria. O diagnóstico é clínico; se houver possibilidade de se fazer algum exame complementar, devem ser feitos ecocardiograma, radiografia de tórax, eletrocardiograma e exame laboratorial.
- Deve ser descartada a dissecção aguda da aorta, pois se houver dissecção a circulação extracorpórea deve ser instalada antes da abertura do tórax.
- A punção deve ser realizada por profissional com experiência, se possível com acompanhamento ecocardiográfico.
- Quando acontece durante procedimentos cardiovasculares percutâneos, o diagnóstico geralmente é feito no próprio laboratório de hemodinâmica, assim como o tratamento, mas, em alguns casos, o tamponamento manifesta-se algum tempo após o procedimento.
- Nos casos em que ocorre no pós-operatório imediato de cirurgia cardiovascular, o paciente deve ser levado ao centro cirúrgico, a não ser que a situação seja tão crítica que necessite ser atendido na unidade de terapia intensiva.
- Nos casos crônicos, em geral, é possível fazer os exames complementares antes de o paciente ser encaminhado ao centro cirúrgico.
- A pandemia causada pela SARS-CoV-2, além da síndrome respiratória grave, pode apresentar como fator de mau prognóstico o tamponamento cardíaco que, diferentemente do padrão transudativo característico do derrame pericárdico de origem viral, pode ser também sanguíneo e/ou exsudativo, associados à isquemia do miocárdio ou miocardite. Apesar de o tamponamento cardíaco ser uma complicação rara na Covid-19, médicos devem estar cientes e atentos a essa possibilidade em pacientes com descompensação cardiovascular.

Referências bibliográficas

1. Imazio M, De Ferrari GM. Cardiac tamponade: an educational review [Internet]. European Heart Journal. Acute Cardiovascular Care. 2021;10:102-9.
2. Orbach A, Schliamser JE, Flugelman MY, Zafrir B. Contemporary evaluation of the causes of cardiac tamponade: Acute and long-term outcomes. Cardiol J. 2016;23(1):57-63.
3. Langabeer JR, Henry TD, Kereiakes DJ, Dellifraine J, Emert J, Wang Z, et al. Growth in percutaneous coronary intervention capacity relative to population and disease prevalence. J Am Heart Assoc. 2013;2(6):e000370.
4. Adamczyk M, Niedziela JT, Wasilewski J, Zembala M, Kalarus Z, Gąsior M. Prevalence, management and outcomes of cardiac tamponade complicating 66,812 invasive cardiac procedures: single-center clinical registry [Internet]. Advances in Interventional Cardiology. 2021;17:193-9.
5. Tsang TSM, Barnes ME, Gersh BJ, Bailey KR, Seward JB. Outcomes of clinically significant idiopathic pericardial effusion requiring intervention [Internet]. ACC Curr J Rev. 2003;12:13-4.
6. Kumar R, Sinha A, Lin MJ, Uchino R, Butryn T, O'Mara MS, et al. Complications of pericardiocentesis: A clinical synopsis. Int J Crit Illn Inj Sci. 2015;5(3):206-12.
7. Adler Y, Charron P, Imazio M, Badano L, Barón-Esquivias G, Bogaert J, et al. 2015 ESC Guidelines for the diagnosis and management of pericardial diseases. Kardiol Pol. 2015;73(11):1028-91.
8. Andersen KG, Rambaut A, Lipkin WI, Holmes EC, Garry RF. The proximal origin of SARS-CoV-2. Nat Med. 2020;26(4):450-2.
9. Latinne A, Hu B, Olival KJ, Zhu G, Zhang L, Li H, et al. Origin and cross--species transmission of bat coronaviruses in China. Nat Commun. 2020;11(1):4235.
10. WHO Coronavirus Disease (COVID-19) Dashboard [Internet]. Bangladesh Physiotherapy Journal. 2020;10.
11. Coronavírus Brasil. Covid 19. Painel Coronavírus. Disponível em: <https://covid.saude.gov.br/>. Acesso em: 13 abr. 2021.
12. Dabbagh MF, Aurora L, D'Souza P, Weinmann AJ, Bhargava P, Basir MB. Cardiac tamponade secondary to COVID-19 [Internet]. JACC: Case Reports. 2020;2:1326-30.
13. Hua A, O'Gallagher K, Sado D, Byrne J. Life-threatening cardiac tamponade complicating myo-pericarditis in COVID-19 [Internet]. Eur Heart J. 2020;41:2130.
14. Prabhakar Y, Goyal A, Khalid N, Sharma N, Nayyar R, Spodick DH, et al. Pericardial decompression syndrome: A comprehensive review. World J Cardiol. 2019;11(12):282-91.
15. Spiezia L, Boscolo A, Poletto F, Cerruti L, Tiberio I, Campello E, et al. COVID-19-related severe hypercoagulability in patients admitted to intensive care unit for acute respiratory failure. Thromb Haemost. 2020;120(6):998-1000.
16. Yuki K, Fujiogi M, Koutsogiannaki S. COVID-19 pathophysiology: a review. Clin Immunol. 2020;215:108427.
17. Tang N, Bai H, Chen X, Gong J, Li D, Sun Z. Anticoagulant treatment is associated with decreased mortality in severe coronavirus disease 2019 patients with coagulopathy. J Thromb Haemost. 2020;18(5):1094-9.
18. Hakmi H, Sohail A, Brathwaite C, Ray B, Abrol S. Cardiac tamponade in COVID-19 patients: Management and outcomes. J Card Surg. 2020;35(11):3183-90.
19. Lin T, Bai R, Chen Y-W, Yu R-H, Tang R-B, Sang C-H, et al. Periprocedural anticoagulation of patients undergoing pericardiocentesis for cardiac tamponade complicating catheter ablation of atrial fibrillation. Int Heart J. 2015;56(1):56-61.
20. FitzGerald GA. Misguided drug advice for COVID-19. Science. 2020 Mar 27;367(6485):1434.
21. Giollo A, Adami G, Gatti D, Idolazzi L, Rossini M. Coronavirus disease 19 (Covid-19) and non-steroidal anti-inflammatory drugs (NSAID) [Internet]. Ann Rheum Dis. 2021;80:e12-e12.
22. Long B, Brady WJ, Koyfman A, Gottlieb M. Cardiovascular complications in COVID-19. Am J Emerg Med. 2020;38(7):1504-7.
23. Guzik TJ, Mohiddin SA, Dimarco A, Patel V, Savvatis K, Marelli-Berg FM, et al. COVID-19 and the cardiovascular system: implications for risk assessment, diagnosis, and treatment options [Internet]. Cardiovascular Research. 2020;116:1666-87.

Capítulo 3

Edema agudo de pulmão: abordagem inicial e confirmação da etiologia

Fernando Ganem
Christian Valle Morinaga
Aline Gehlen Ferrari
Talia Falcão Dalçóquio

PONTOS-CHAVE

- O edema agudo de pulmão é uma emergência médica que requer intervenção imediata.
- O foco principal da abordagem inicial será dado para a origem cardiogênica do edema agudo de pulmão. Casos de suspeita de causas não cardiogênicas devem seguir seu tratamento específico.
- O tratamento da causa do edema agudo de pulmão deve ser instituído o mais rapidamente possível, contribuindo para a estabilização do paciente.

Introdução e quadro clínico

Edema agudo de pulmão constitui-se numa emergência médica com alto risco de mortalidade.

Caracteriza-se por extravasamento de líquido para o espaço alveolar decorrente do aumento da pressão hidrostática no capilar ou alteração da permeabilidade capilar.

O quadro clínico típico consiste em dispneia de rápida progressão, taquipneia, sinais de esforço ventilatório (tiragem intercostal, retração de fúrcula, batimento de asa de nariz), sudorese, estertores crepitantes bilaterais, tosse seca ou com expectoração de coloração rosada e, eventualmente, sibilos. Outros sinais e sintomas podem estar presentes, como: dor torácica, sinais de insuficiência cardíaca como estase jugular, refluxo hepatojugular, edema de membros inferiores, ansiedade e agitação. A ausculta cardíaca muitas vezes fica prejudicada, porém pode revelar sopros e presença de bulhas acessórias, caso haja cardiopatia estrutural. Quando associado a baixo débito, pode-se observar sinais de má perfusão periférica e confusão mental.[1]

Os antecedentes mórbidos devem ser bem investigados, a fim de esclarecer possíveis causas e fatores precipitantes. História de hipertensão arterial sistêmica, cardiopatia isquêmica, insuficiência cardíaca, arritmias, doenças valvares, insuficiência renal, assim como aderência à terapia medicamentosa no domicílio são de fundamental importância na investigação.

O edema agudo de pulmão pode ser precipitado por diversas condições e a rápida identificação e tratamento da causa são necessários para a estabilização do paciente. A diferenciação entre causas cardiogênicas e não cardiogênicas é essencial para a conduta. Mortalidade intrahospitalar pode alcançar até 21%.[2]

Causas

Não cardiogênica

Pode ser bastante difícil a diferenciação entre causas cardiovasculares e não cardiovasculares, principalmente nos pacientes com múltiplas comorbidades. O conhecimento das principais etiologias não cardiogênicas é essencial para a suspeita, uma vez que a maior parte delas possuem desencadeantes bem definidos e características clínicas distintas (Tabela 1).[3]

Radiografia de tórax no leito, eletrocardiograma de doze derivações e ecocardiografia no leito podem fornecer elementos importantes na determinação causas específicas (Tabela 2). Mais recentemente, o uso do ultrassom pulmonar à beira leito tem agregado informações importantes para o diagnóstico e manejo clínico.[4,5] A dosagem de peptídeo natriurético tipo B (BNP) foi estudada na diferenciação de síndrome da angústia respiratória do adulto (SARA) e demonstrou bom valor preditivo negativo, sendo um valor < 100 pg/mL bastante sugestivo de SARA.[6,7] Valores intermediários de BNP, no entanto, podem não contribuir para o diagnóstico diferencial. Em pacientes nos quais os exames menos invasivos são insuficientes, a cateterização da artéria pulmonar demonstrando-se uma pressão de oclusão de artéria pulmonar menor que 18 mmHg também sugere causa não cardiogênica.[8] Entretanto, esta prática vem sendo cada vez menos utilizada.

É necessário lembrar que as causas cardiovasculares são as mais frequentes e, além disso, podem necessitar de abordagens terapêuticas específicas imediatas, como, por exemplo,

TABELA 1 Principais causas de edema agudo de pulmão de causas não cardiogênicas

	Principais etiologias	Fisiopatologia	Característica clínica
Pulmonar	Síndrome da angústia respiratória do adulto	Aumento de permeabilidade capilar	História clínica de desencadeante prévio (p. ex. sepse, Covid-19, inalantes, coagulação intravascular disseminada [CIVD], etc.) acompanhado de hipoxemia sem prejuízo hemodinâmico Radiografia de tórax com infiltrado pulmonar difuso bilateral
	Edema pulmonar de reexpansão	Alteração da permeabilidade capilar e aumento da pressão hidrostática após reexpansão rápida de pulmão colapsado	Edema unilateral associado a história de drenagem de tórax recente (geralmente há < 2 horas)
	Doença da altitude	Vasoconstricção pulmonar hipóxica + quebra de barreira alveolar desencadeada por hipóxia hipobárica	Relacionado a ascensão rápida até pelo menos 3.600 m de altimetria
Neurológico	Trauma craniano, cirurgia craniana, convulsão, hemorragia cerebral e eletroconvulsoterapia	Secreção massiva de catecolaminas	Início rápido, até 4 horas do evento neurológico desencadeante. Comum hemoptise associada. Diagnóstico diferencial com síndrome de takotsubo desencadeado pelo estresse do evento neurológico agudo
Toxina	Abuso de opioide	Multifatorial: toxicidade direta, hipóxia, acidose respiratória e edema cerebral	Fator de risco: sexo masculino, início de uso recente. Radiografia demonstra distribuição não uniforme do edema

revascularização miocárdica nos casos associados à síndrome coronariana aguda (SCA).

Atentar que hipoalbuminemia não é um mecanismo que justifique edema agudo de pulmão. Isto ocorre devido à permeabilidade do interstício pulmonar à albumina, não permitindo que a queda de albumina sérica influencie o gradiente de pressão oncótica.[8]

Por compartilhar de vários aspectos fisiopatológicos com a SARA, considera-se a infecção por SARS-CoV-2 como uma das possíveis etiologias da mesma, com a ressalva de uma prevalência maior de fenômenos tromboembólicos associados.[9] Paralelamente, múltiplas complicações cardíacas já foram descritas em pacientes com Covid-19, incluindo miocardite, arritmias, lesões isquêmicas e pericardite,[10] gerando um desafio diagnóstico ainda maior. Neste sentido, o alerta para considerar a infecção por SARS-CoV-2 como um agente etiológico possível se faz importante, principalmente em períodos pandêmicos.

TABELA 2 Diferenciação entre causa cardiogênica e não cardiogênica

Exame	Sugestivo de causa cardiogênica	Sugestivo de causa não cardiogênica
Exame clínico	Presença de B3, estase jugular, edema periférico, sopros por valvopatias	Estado hiperdinâmico, presença de febre

(continua)

TABELA 2 Diferenciação entre causa cardiogênica e não cardiogênica (*continuação*)

Exame	Sugestivo de causa cardiogênica	Sugestivo de causa não cardiogênica
Radiografia de tórax	Presença de derrame pleural bilateral, linhas B de Kerley, distribuição do edema mais central, área cardíaca aumentada	Área cardíaca normal, edema de concentração mais periférica, presença de broncogramas aéreos, ausência de linhas B de Kerley e derrame pleural
Ultrassonografia	Linhas B1 regularmente espaçadas (espessamento septal interlobular e intralobular), linhas B2 coalescentes (vidro fosco)	Broncograma aéreo, consolidações pulmonares, redução do deslizamento pulmonar. Áreas poupadas
Ecocardiograma	Aumento de câmaras cardíacas, fração de ejeção alterada, alterações de movimentação de parede	Fração de ejeção normal, câmaras cardíacas normais.
BNP	> 400 pg/mL	< 100 pg/mL

Cardiovasculares

São determinadas pelo aumento da pressão hidrostática nos capilares pulmonares. Este aumento pode ocorrer por diversas alterações fisiopatológicas, tais como:

- Aumento de pós-carga: hipertensão sistêmica.
- Aumento da pré-carga: sobrecarga de volume.
- Falência circulatória por estados de alto débito: infecção, anemia, tireotoxicose.

Podemos dividir também a fisiopatologia baseado no momento de aparecimento da disfunção cardíaca conforme Tabela 3. Esta abordagem é especialmente interessante por ajudar no melhor direcionamento terapêutico do paciente.[11] A maior série brasileira de insuficiência cardíaca demonstrou que as principais causas de pacientes admitidos por insuficiência cardíaca em hospitais brasileiros são: má aderência medicamentosa (29,9%), infecção (22,7%), arritmia cardíaca (12,5%) e aumento de ingestão de sódio e água (8,9%).[12]

TABELA 3 Características do edema agudo de pulmão de acordo com o momento de aparecimento da insuficiência cardíaca

	Insuficiência cardíaca nova	Insuficiência cardíaca crônica agudizada
Exemplo etiologias	Ruptura de músculo papilar Síndrome coronariana aguda	Má adesão clínica Aumento ingesta de sódio e água
Característica clínica	Congestão pulmonar sem sinais de congestão sistêmica	Congestão pulmonar e sistêmica
Objetivo de tratamento	Redistribuição de volume através de vasodilatadores e suporte ventilatório Uso criterioso de diuréticos	Redução da volemia Uso de diuréticos em dose alta. Associar vasodilatadores ou inotrópicos conforme a indicação

Abordagem inicial

O foco principal da abordagem inicial será dado para a origem cardiogênica. Casos de suspeita de causas não cardiogênicas devem seguir seu tratamento específico.

Objetivos: reversão da hipoxemia, estabilização hemodinâmica garantindo a perfusão de órgãos alvo, redução de líquido extravascular e tratamento da causa de base.

Regras gerais: Admissão em sala de emergência, monitorização eletrocardiográfica, de pressão arterial não invasiva e oximetria. Obtenção de acesso venoso e coleta de exames subsidiários laboratoriais (vide exames complementares).

Suporte ventilatório

Suporte ventilatório não invasivo

É efetivo na reversão da insuficiência respiratória reduzindo necessidade de intubação orotraqueal. Pode ser realizada através de pressão positiva contínua (*continuous positive airway pressure* – CPAP) ou por ventilação por pressão de suporte (*pressure support ventilation* – PSV). Enquanto o primeiro pode ser administrado sem a necessidade de um ventilador mecânico e possui fácil treinamento para a equipe, o segundo apresenta a vantagem de, teoricamente, diminuir o esforço inspiratório e trazer mais conforto ao paciente. Entretanto, nenhum estudo conseguiu demonstrar diferença de mortalidade, conversão para intubação orotraqueal ou maior complicação entre estas duas modalidades.[13,14]

A cânula nasal de alto fluxo é classicamente utilizada em pacientes pós-extubação orotraqueal. Entretanto, alguns estudos desenvolvidos em pacientes com insuficiência cardíaca descompensada demonstraram melhora de dispneia (frequência respiratória) em comparação com oxigenioterapia habitual. Pode ser considerada em pacientes com quadro subagudo que não tolerem ventilação não invasiva, em pacientes com dispneia leve a moderada e sem hipercapnia.[13,15]

Suporte ventilatório invasivo

Deve ser utilizado nos pacientes refratários ao suporte não invasivo ou nos que apresentam contraindicação ao suporte não invasivo, por exemplo, instabilidade hemodinâmica grave, arritmia instável, sangramento digestivo alto grave, alteração do nível de consciência, deformidades faciais, obstrução de via aérea superior e alto risco para aspiração.[16]

Suporte hemodinâmico

As medicações devem levar em conta a avaliação hemodinâmica do paciente, sendo divididas em duas principais abordagens.

Pressão arterial sistólica (PAS) > 90 mmHg e boa perfusão periférica

- Diuréticos: deve ser utilizada de forma precoce, por via endovenosa, sugere-se o uso de furosemida em dose inicial de 20 a 80 mg. Pacientes em uso prévio da medicação, administrar o dobro da dose oral utilizada. Repetir dose em 20 minutos se necessário. Considerar uso de infusão contínua em casos refratários. Na ausência de resposta adequada aos diuréticos, pode-se considerar ultrafiltração e diálise.[11]
- Vasodilatadores: devem ser aplicados por via endovenosa objetivando redução de pressão de enchimento ventricular

esquerdo e redução da sua impedância à ejeção, melhorando o desempenho da função ventricular. Considerar especialmente se PAS > 110 mmHg.[11] Contraindicados se uso recente de inibidores da fosfodiesterase. Nitroglicerina (5 a 20 mcg/kg/min) e nitroprussiato de sódio (0,5 a 10 mcg/kg/min) são as drogas de escolha na SCA e emergência hipertensiva, respectivamente. Apesar de consagrados no tratamento da congestão pulmonar aguda, há uma carência de estudos de alta relevância justificando seu impacto prognóstico. Quando comparados à furosemida associada à morfina ou furosemida isolada, não se verificou superioridade dos nitratos, para desfecho como necessidade de ventilação mecânica ou evolução para infarto.[17]

- Morfina: classicamente foi muito utilizada devido efeito ansiolítico e propriedades vasodilatadoras. Risco-benefício tem sido alvo de questionamentos. Ação vasodilatadora se mostra pobre e sugere-se que efeito ansiolítico pode ser substituído por outras drogas, visto que os opioides podem desencadear vômitos e eventualmente aspiração. No estudo observacional ADHERE,[18] a prescrição de morfina na descompensação aguda foi preditora independente de aumento de mortalidade intra-hospitalar. Na falta de estudos randomizados, sugere-se cautela na prescrição de morfina.[19]

PAS < 90 mmHg ou má perfusão periférica

Inotrópicos: tem como objetivo melhora do débito cardíaco, redução da pós-carga e fluxo adequado para os órgãos. Apresentam desvantagem em potencial de desenvolvimento de arritmias, agravamento de isquemia miocárdica e indução de hipotensão arterial (exceto dobutamina).[11]

Noradrenalina: deve ser utilizada em pacientes em choque cardiogênico ou hipotensão arterial importante.

Investigação complementar

Exames complementares podem ser muito úteis tanto para diagnóstico diferencial quanto para identificação da etiologia.

Eletrocardiograma

Imprescindível para avaliação. Auxilia na identificação de taquiarritmias, bradiarritmias, SCA, sinais de sobrecarga ventricular e atrial secundários à hipertensão arterial sistêmica ou valvopatias (20).

Radiografia de tórax

Além de demonstrar sinais de congestão pulmonar (cefalização da trama vascular, infiltrado pulmonar principalmente peri-hilar, linhas B de Kerley), pode evidenciar área cardíaca aumentada e sinais indiretos de aumento de câmaras cardíacas. As características radiográficas que permitem diferenciação entre causas cardiogências e não cardiogênicas estão ilustradas na Tabela 2. Também pode auxiliar no diagnóstico diferencial (pneumonia, por exemplo).

Exames laboratoriais

A rotina de avaliação laboratorial deve incluir marcadores de necrose miocárdica seriados, função renal, eletrólitos, hemograma completo, função hepática e tireoidiana, glicemia. Outros exames podem ser solicitados conforme suspeita clínica, como proteína C reativa, pró-calcitonina (processos infecciosos), d-dímeros (embolia pulmonar). Gasometria arterial não é necessária como rotina; deve ser reservada para pacientes que tenham necessidade de monitorização mais precisa de pressões parciais de O_2 e CO_2, sendo que uma amostra venosa pode ser aceitável para avaliação de pH e CO_2 apenas.[20] Considerar a realização de PCR-SARS-CoV-2 em períodos epidêmicos.

- Peptídeo natriurético tipo B (BNP) e fração N-terminal do peptídeo natriurético do tipo B (NT-próBNP): o BNP e/ou o NT-próBNP auxiliam no diagnóstico diferencial do quadro de dispneia e podem ser úteis para avaliação prognóstica. No Brasil, o BNP é mais acessível e amplamente disponível, para pacientes em uso de do medicamento sacubitril-valsartana, contudo, o NT-próBNP deve ser preferido. Valores de BNP abaixo de 100 pg/mL possuem um bom valor preditivo negativo para diagnóstico de insuficiência cardíaca e valores acima de 500 pg/mL tornam o diagnóstico de IC provável. Entretanto, estes biomarcadores podem estar aumentados em outras condições clínicas, como anemia, insuficiência renal crônica, idade avançada, acidente vascular cerebral e, em pacientes obesos, o valor do BNP pode estar subestimado.[21,22]
- Troponina: muito útil para detecção de SCA como causa da insuficiência cardíaca. Ponderar, entretanto, que aumentos discretos de troponina são encontrados em muitos pacientes com insuficiência cardíaca devido injúria miocárdica de origem não coronariana. Também pacientes com outros diagnósticos como tromboembolismo pulmonar, podem cursar com troponina alterada.

Ecocardiograma

O ecocardiograma é importante na avaliação da etiologia, identificando cardiopatias estruturais. Deve ser realizado o mais breve possível, preferencialmente nas primeiras 48 horas da admissão, principalmente naqueles pacientes com quadro de IC novo e naqueles com função cardíaca desconhecida. É mandatório na sala de emergência para pacientes com instabilidade hemodinâmica (choque cardiogênico) ou na suspeita de cardiopatia estrutural ameaçadora à vida, como complicações mecânicas de síndromes coronarianas agudas, regurgitação valvar aguda, e dissecção aórtica.

Importante ressaltar que na presença de função sistólica do ventrículo esquerdo normal não se pode excluir o diagnóstico de edema agudo pulmonar cardiogênico, uma vez que cerca de quarto dos casos ocorrem em pacientes com insuficiência cardíaca com fração de ejeção preservada.[23]

Avaliação hemodinâmica invasiva

Uso rotineiro de monitorização invasiva de pressão arterial e/ou cateter venoso central não está indicado. Estes métodos devem ser reservados para pacientes com instabilidade hemodinâmica e necessidade de drogas vasoativas. O uso de cateter de artéria pulmonar deve ser restrito a casos de instabilidade hemodinâmica com mecanismo desconhecido de deterioração.

Ultrassom pulmonar (UP)

O UP vem sendo usado desde 1997 na avaliação da síndrome intersticial alveolar que engloba a congestão pulmonar de origem cardíaca e seu uso tem sido crescente na sala de emergência e terapia intensiva. Tem mostrado melhor acurácia que o exame físico e a radiografia pulmonar para o diagnóstico de congestão pulmonar e pode ser uma ferramenta de apoio para diagnóstico e acompanhamento.[24-26]

O ultrassom pulmonar pode também colaborar na diferenciação do edema agudo de pulmão cardiogênico do edema pulmonar relacionado à SARA. A presença de áreas de parênquima normal intercalada com achados de edema intersticial, aliado à redução da mobilidade pulmonar e irregularidades pleurais associadas sugere mais fortemente o diagnóstico de SARA[26] e podem ser encontradas também em pacientes com pneumopatia relacionada ao SARS-CoV-2.[27]

Outros exames complementares

A avaliação diagnóstica complementar deve ser direcionada pela suspeita clínica e o momento de sua realização deve levar em conta a urgência, a estabilidade clínica e o potencial benefício no direcionamento do tratamento específico precoce.

Tratamento da causa ou fator precipitante

O tratamento da causa do edema agudo de pulmão deve ser instituído o mais rapidamente possível, contribuindo para a estabilização do paciente. O manejo deve seguir as diretrizes já estabelecidas para o tratamento das diferentes condições clínicas em conjunto com as medidas de suporte gerais iniciais.

Síndromes coronarianas agudas

Deve-se seguir os protocolos já estabelecidos para o tratamento destas condições. Os pacientes que apresentam SCA sem supradesnivelamento do segmento ST associada à edema agudo de pulmão são de maior risco e devem ser encaminhados para estratificação invasiva de urgência. No caso de infarto agudo do miocárdio com supradesnivelamento do segmento ST, a reperfusão coronariana imediata é mandatória, seja com fibrinolítico ou intervenção percutânea, a depender da disponibilidade do serviço.

Emergência hipertensiva

A presença do edema agudo de pulmão torna a crise hipertensiva uma emergência e o controle da pressão arterial deve ser estabelecido o mais rápido possível com o uso de vasodilatadores endovenosos associados à abordagem terapêutica inicial.

Arritmias

Edema agudo de pulmão isoladamente define instabilidade e indica tratamento imediato como tal, com terapia medicamentosa, cardioversão elétrica ou marca-passo temporário conforme indicação.

RESUMO

O edema agudo de pulmão é uma emergência médica que requer intervenção imediata. A adequada propedêutica e exames imediatos de sala de emergência colaboram muito para a identificação das principais etiologias associadas. Tratamento específico das causas também é essencial para o adequado cuidado do doente.

DESTAQUES DE INOVAÇÃO

- Insuficiência cardíaca com fração de ejeção preservada representa 1/4 dos casos de edema agudo pulmonar cardiogênico.
- Ultrassom pulmonar pode ser útil tanto para avaliar sinais de congestão, quanto para diferenciação de causa cardiogênica e edema pulmonar relacionado à SARA.
- Em períodos epidêmicos, considerar infecção por SARS-CoV-2 como diagnóstico diferencial/etiológico.

Referências bibliográficas

1. Machado FP, Galantini DR, Lunardi W. Edema agudo de pulmão In: Ganem F, Cardoso LF. Manual de emergências clínicas: rotinas nas emergências do Hospital Sírio-Libanês. Rio de Janeiro: Atheneu; 2018. p.72-6.
2. Biselli B, Oliveira Jr MT. Edema Agudo de Pulmão In: Soeiro AM, editores. Manual da residência em Cardiologia. Barueri: Manole; 2016. p. 636-40.
3. Givertz MM, Gottlieb SS, Finlay G. Noncardiogenic pulmonary edema. Ed. UpToDate. Waltham: UpToDate Inc. https://www.uptodate.com (Accessed on January 12, 2019.)
4. Francisco Neto MJ, et al. Avanços na ultrassonografia pulmonar. Einstein (São Paulo) 2016;14(3): 443-8.
5. Assaad S, et al. Assessment of pulmonary edema: Principles and Practice. J Cardiothorac Vasc Anesth. 2018;32(2):901-14.
6. Karmpaliotis D, et al. Diagnostic and prognostic utility of brain natriuretic peptide in subjects admitted to the ICU with hypoxic respiratory failure due to noncardiogenic and cardiogenic pulmonary edema. Chest. 2007;131(4):964-71.

7. Schmickl CN, et al. Decision support tool for differential diagnosis of acute respiratory distress syndrome (ARDS) vs cardiogenic pulmonary edema (CPE): a prospective validation and meta-analysis. Crit Care. 2014;18(6):659.
8. Ware LB, Matthay MA. Acute pulmonary edema. N Engl J Med. 2005;353:2788-96.
9. Meyer P, Ghadri JR, Templin C. Coronavirus disease 2019 (COVID-19) and cardiac injury. JAMA Cardiol. 2020;5(10):1198-9.
10. Chitsazan M, Amin A, Chitsazan M, Ziaie N, Amri Maleh P, Pouraliakbar H, Von Haehling S. Heart failure with preserved ejection fraction in coronavirus disease 2019 patients: the promising role of diuretic therapy in critically ill patients. ESC Heart Fail. 2021;8(2):1610-4.
11. Comitê Coordenador da Diretriz de Insuficiência Cardíaca. Diretriz Brasileira de Insuficiência Cardíaca Crônica e Aguda. Arq Bras Cardiol. 2018;111(3): 436-539.
12. Albuquerque DC et al. I Registro Brasileiro de Insuficiência Cardíaca: aspectos clínicos, qualidade assistencial e desfechos hospitalares. Arq Bras Cardiol. 2015;104(6):433-42.
13. Pagano A, et al. Pressure support ventilation vs Continuous positive airway pressure for treating of acute cardiogenic edema: a pilot study. Resp Phys Neurobio. 2018;255:7-10.
14. Park M, Lorenzi-Filho G. Noninvasive mechanical ventilation in the treatment of acute cardiogenic pulmonary edema. CLINICS. 2006;61(3):247-52.
15. Shiraishi Y, Kawana M, Nakata J, Sato N, Fukuda K, Kohsaka S. Time--sensitive approach in the management of acute heart failure. ESC Heart Fail. 2021;8(1):204-21.
16. Masip J. et al. Indications and practical approach to non-invasive ventilation in acute heart failure. Eur Heart J. 2018;39(1):17-25.
17. Wakai A, McCabe A, Kidney R, Brooks SC, Seupaul RA, Diercks DB, et al. Nitrates for acute heart failure syndromes. Cochrane Database Syst Rev. 2013;8:CD005151.
18. Fonarow GC, ADHERE Scientific Advisory Committee. The acute decompensated heart failure national registry (ADHERE): opportunities to improve care of patients hospitalized with acute decompensated heart failure. Rev Cardiovasc Med. 2003;4 Suppl 7:S21-30.
19. Ellingsrud C, Agewall S. Morphine in the treatment of acute pulmonar oedema – why? Int J Cardiol. 2016;202:870-3.
20. The Task Force for the diagnosis and treatment of acute and chronic heart failure of the European Society of Cardiology (ESC). 2016 ESC Guidelines for the diagnosis and treatment of acute and chronic heart failure. Eur Heart J. 2016;37:2129-2200.
21. Yancy CW et al. 2013 ACCF/AHA Guideline for the management of heart failure. A report of the American College of Cardiology Foundation/American Heart Association Task Force on Practice Guidelines. Circulation. 2013;128:e240-e327.
22. Yancy CW et al. 2017 ACC/AHA/HFSA Focused update of the 2013 ACCF/AHA Guideline for the Management of Heart Failure. Circulation. 2017;136:e137-e161.
23. Chioncel O, Mebazaa A, Harjola VP, Coats AJ, Piepoli MF, Crespo--Leiro MG, et al.; ESC Heart Failure Long-Term Registry Investigators. Clinical phenotypes and outcome of patients hospitalized for acute heart failure: the ESC Heart Failure Long-Term Registry. Eur J Heart Fail. 2017;19(10):1242-54.
24. Pivetta E, Goffi A, Lupia E, Tizzani M, Porrino G, Ferreri E. Lung ultrasound implemented diagnosis of acute decompensated heart failure in the ED: A SIMEU Multicenter Study. SIMEU Group for Lung Ultrasound in the Emergency Department in Piedmont. Chest. 2015;148(1):202-10.
25. Russell FM, Ehrman RR, Cosby K, Ansari A, Tseeng S, Christain E, et al. Diagnosing acute heart failure in patients with undifferentiated dyspnea: a lung and cardiac ultrasound (LuCUS) Protocol. Acad Emerg Med. 2015;22(2):182-91
26. Radzina M, Biederer J. Ultrasonography of the Lung. Rofo. 2019;191(10):909-23.
27. De Oliveira RR, Rodrigues TP, da Silva PSD, Gomes AC, Chammas MC. Lung ultrasound: an additional tool in COVID-19. Radiol Bras. 2020;53(4):241-51.

Capítulo 4

Tratamento dialítico no paciente cardiopata

Maristela Carvalho da Costa
Rosilene M. Elias
Rosa M. A. Moysés

PONTOS-CHAVE

- Nos pacientes portadores de insuficiência cardíaca (IC), a prevalência de doença renal moderada a severa é de aproximadamente 30 a 40%.
- Os pacientes portadores de cardiopatias representam uma população de alto risco para o desenvolvimento de doença renal e, no pior cenário, necessitam de terapia de substituição renal.
- A síndrome cardiorrenal é um conjunto de sinais e sintomas decorrentes da disfunção, aguda ou crônica, dos rins sobre o coração e vice-versa.
- Pacientes com insuficiência cardíaca avançada geralmente desenvolvem resistência aos diuréticos, necessitando de altas doses, evoluindo com vários distúrbios eletrolíticos e do equilíbrio ácido básico.
- A doença renal (aguda ou crônica) pode resultar na incapacidade de manutenção da volemia, associando-se a aumento da mortalidade dos pacientes com insuficiência cardíaca.
- No contexto da injúria renal aguda (IRA), a melhor abordagem da terapia de substituição renal contempla as práticas adequadas em relação à precocidade e à escolha do método, objetivando-se maior tolerância hemodinâmica do paciente e, assim, possivelmente, desfechos mais satisfatórios.

Introdução

Os rins desempenham papel fundamental na manutenção da homeostase do organismo. Desta forma, existem importantes interações entre os rins e os demais órgãos, sendo comum a ocorrência de disfunção renal diante de um comprometimento cardíaco, sendo que doenças cardíacas e renais compartilham vias comuns em sua fisiopatologia.[1]

Nos pacientes portadores de IC, a prevalência de doença renal moderada a grave é de aproximadamente 30 a 40%. Pacientes sob tratamento para IC (aguda ou crônica) frequentemente desenvolvem algum grau de comprometimento renal.

Inibidores da enzima de conversão da angiotensina, antagonistas do receptor da angiotensina e antagonistas da aldosterona estão incluídos no tratamento da IC e seu uso deve ser cuidadosamente monitorado com o intuito de prevenção de IRA em pacientes com IC descompensada. Outra nefrotoxina importante em quadros de IC descompensada e síndromes coronarianas agudas é representada pelos meios de contraste.[2] Os contrastes iodados induzem intensa e prolongada vasoconstrição na junção corticomedular e prejudicam diretamente a capacidade de autorregulação renal pela redução da síntese do óxido nítrico.[3,4] Muito tem se questionado sobre a existência de nefropatia induzida pelo contraste. Em publicação recente no Lancet,[5] os autores identificaram 860 casos de IRA por contraste, uma incidência de 4,3% e apontaram como fatores de risco a filtração glomerular, a fração de ejeção, hemoglobina, idade e presença de diabetes e IC. Por sua vez, o gadolínio está envolvido na patogênese da fibrose sistêmica nefrogênica, a qual corresponde a uma síndrome rara, porém com alto potencial de letalidade e sem opções terapêuticas até o momento.

Assim, os pacientes portadores de cardiopatias representam uma população de alto risco para o desenvolvimento de doença renal e podem necessitar de terapia de substituição renal em um momento de maior gravidade.

Este capítulo abordará aspectos relacionados ao tratamento dialítico do paciente cardiopata.

Síndrome cardiorrenal

A síndrome cardiorrenal constitui um conjunto de sinais e sintomas decorrentes da disfunção, aguda ou crônica, dos rins sobre o coração e vice-versa.[6]

O reconhecimento dessa situação tem extrema relevância clínica, uma vez que o tratamento de um órgão pode levar ao melhor funcionamento do outro.

A interpretação mais comum é que rins relativamente normais se tornam insuficientes na vigência de disfunção cardíaca. As definições mais recentes, no entanto, incluem uma variedade de condições, tanto agudas quanto crônicas, nas quais a falência primária poderá ser dos rins ou do coração.

Assim, elaborou-se a seguinte classificação para esta síndrome:

- Tipo I: disfunção cardíaca aguda resultando em IRA – estudos epidemiológicos mostram uma incidência de IRA em torno de 24 a 45% dos quadros de insuficiência cardíaca descompensada e em cerca de 9 a 19% dos casos de síndrome coronariana aguda. Este tipo correlaciona-se a maior mortalidade e pior prognóstico.
- Tipo II: IC crônica acarretando perda progressiva da função renal – a prevalência da disfunção renal na doença cardíaca crônica é de aproximadamente 25%.
- Tipo III: insuficiência renal aguda causando IC aguda.
- Tipo IV: doença renal crônica levando à disfunção cardíaca.
- Tipo V (secundária): doenças agudas (p. ex., infecções) ou crônicas (p. ex., diabete melito) causando disfunções renal e cardíaca.

Modalidades de terapia de substituição renal (TSR)

O termo diálise é oriundo do grego e significa "passar através". O tratamento dialítico baseia-se na transferência de solutos e líquidos através de membranas semipermeáveis, naturais (peritônio – diálise peritoneal) ou artificiais (dialisadores – hemodiálise, hemofiltração, hemodiafiltração). Assim, a diálise é capaz de remover solutos anormalmente elevados, corrigir distúrbios hidroeletrolíticos e do equilíbrio acido básico.[7]

O transporte de solutos através de uma membrana semipermeável ocorre por difusão, convecção e/ou adsorção (Figura 1).

Diálise peritoneal

A solução dialisadora é infundida na cavidade peritoneal por meio de um cateter (preferencialmente de longa permanência, composto de silicone, sendo o mais conhecido o cateter de Tenckhoff®). Um dos princípios deste tipo de diálise é a difusão, na qual as concentrações dos principais solutos são equilibradas entre com o plasma do paciente, de acordo com o gradiente de concentração. Ao mesmo tempo, ocorre correção da acidose pela passagem de lactato (base precursora de bicarbonato após metabolização hepática) da solução de diálise para o sangue. Neste método de diálise ocorre também convecção, sendo a glicose a substância mais comumente usada na solução para promover a ultrafiltração. Existem apresentações com concentrações diferentes de glicose (1,5%, 2,5% e 4,5%), que devem ser utilizadas de forma isolada ou combinadas, de acordo com a ultrafiltração necessária para cada paciente. Quanto maior a concentração de glicose maior o poder de ultrafiltração.

Hemodiálise

O processo da hemodiálise consiste na passagem do sangue por uma membrana artificial (dialisador) em contracorrente ao banho de diálise (dialisato), ocorrendo, desta forma, o transporte dos solutos por difusão. Graças à diferença de pressão hidráulica ajustável no equipamento, é possível a retirada de fluido (ultrafiltração). O sucesso da terapêutica hemodialítica depende de um bom acesso vascular. Para pacientes com IRA, esse acesso é obtido pela canulização percutânea das veias jugular, femoral ou subclávia com cateteres de dupla luz. Ao optar pela hemodiálise convencional como tratamento dialítico, é necessário que o paciente se encontre hemodinamicamente estável, uma vez que o fluxo de sangue utilizado é de cerca de 300-400 ml/min, havendo possibilidade de retirada de grandes volumes em um período relativamente curto (3 a 4 horas).

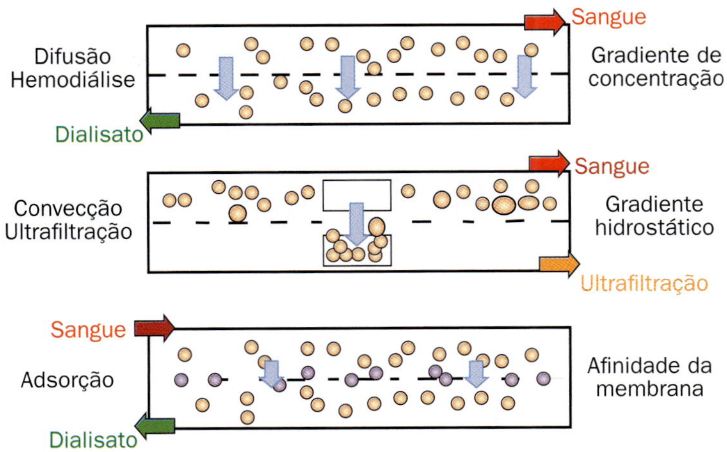

FIGURA 1

Mecanismos de transporte de soluto através de membrana semipermeável.

Terapias de substituição renal contínuas

O perfil clínico do paciente com IRA determina alterações na abordagem terapêutica dialítica. No contexto de insuficiência de múltiplos órgãos e sistemas, a instabilidade hemodinâmica pode inviabilizar o emprego da hemodiálise convencional e as altas taxas de catabolismo limitam a eficiência da diálise peritoneal. Os métodos contínuos foram criados para melhorar a abordagem terapêutica dos pacientes críticos que desenvolvem IRA (Figura 2).

As definições dos tipos de métodos dialíticos foram baseadas nas características operacionais de cada método, com ênfase nas forças primárias para a remoção de líquidos e solutos, sem considerar a descrição de seus componentes.

A nomenclatura apresentada para os métodos hemodialíticos contínuos é a mais utilizada. As siglas correspondem ao termo em língua inglesa:

- Hemofiltração venovenosa contínua (CVVH): o filtro tem alta permeabilidade e é necessária a reposição de fluidos. A retirada de solutos ocorre por convecção.
- Ultrafiltração lenta contínua (SCUF): a membrana normalmente tem alta permeabilidade e não há passagem de banho ou necessidade de reposição. O mecanismo básico é a convecção.
- Hemodiafiltração venovenosa contínua (CVVHDF): o circuito da CVVH é modificado pela adição de dialisato em contracorrente ao fluxo de sangue. A remoção de solutos se faz por convecção e difusão, com aumento da eficácia do procedimento.
- Hemodiálise venovenosa contínua (CVVHD): passa-se banho em sentido contracorrente ao fluxo de sangue, ocorrendo o transporte de solutos predominantemente por difusão. A depuração pode ser aumentada pela administração de maiores volumes de dialisato.
- Diálise diária estendida ou diálise sustentada de baixa eficiência (EDD ou SLED): este método utiliza máquinas de proporção com controle de ultrafiltração e membrana de baixa permeabilidade, sendo os fluxos de sangue (FS) e de banho (FB) menores que os empregados na hemodiálise convencional (FS: 200 ml/min e FB: 100-300 ml/min). O acesso é venoso e sua duração é de 6 a 12 horas. A depuração acontece principalmente por difusão. Constitui-se em terapêutica híbrida, na qual os princípios dos métodos contínuos e intermitentes se mesclam e, portanto, tem eficácia intermediária, uma vez que os baixos fluxos poderão ser compensados por frequência diária.

Indicações de terapia de substituição renal

As indicações clássicas de início de terapia de substituição renal são:

- Sobrecarga volêmica.
- Hipercalemia.
- Hipermagnesemia (> 4 mg/dL) com anúria e ausência de reflexos profundos.
- Sinais de uremia, como pericardite, neuropatia, rebaixamento do nível de consciência sem outra causa evidente, sangramentos.
- Acidose metabólica.
- Intoxicação exógena.

A presença de fatores concomitantes ao desenvolvimento da IRA leva a se considerar o início da TSR mais precocemente em situações em que há:

- Rápida evolução da IRA/gravidade da doença.
- Estado hipercatabólico (sepse, trauma, grandes queimados).
- Sangramentos.

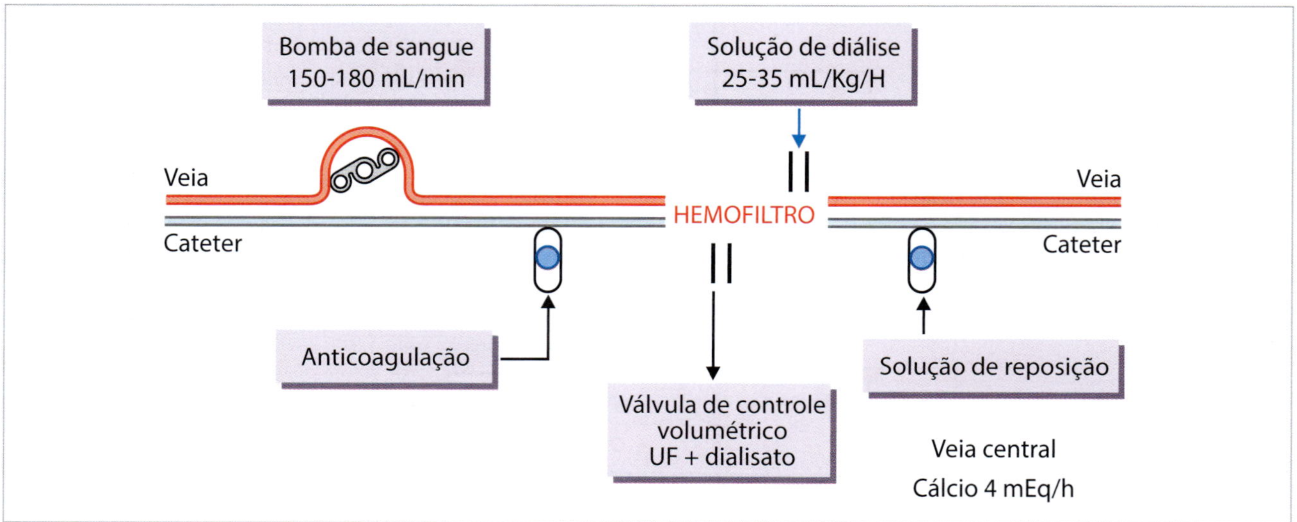

FIGURA 2

Representação esquemática de um circuito extracorpóreo de substituição renal contínua.

- Rabdomiólise.
- Síndrome do desconforto respiratório do adulto (SDRA – correção da acidose causada pela hipercapnia permissiva e para evitar sobrecarga volêmica).
- Sobrecarga volêmica.

Escolha do método dialítico

Diante da necessidade de terapia de substituição renal, a escolha do método dialítico ideal deve considerar as condições clínicas dos pacientes, sendo fundamentais o estado hemodinâmico e o grau de catabolismo. Embora não haja consenso sobre as indicações dos diferentes métodos dialíticos disponíveis, a Tabela 1 demonstra algumas das principais indicações dialíticas.

TABELA 1 Indicações clínicas preferenciais dos métodos dialíticos

Indicação	Condição clínica	Método preferencial
IRA não complicada	Nefrotoxicidade	DP, HD
Sobrecarga de volume	Choque cardiogênico	SCUF, CVVH, DP, CVVHD
Hipercatabolismo	Sepse, SDRA, grande queimado, rabdomiólise	CVVHD, CVVHDF, HD, EDD
Hipertensão intracraniana	AVCH, síndrome hepatorrenal	CVVH, CVVHD, DP, EDD
Alterações eletrolíticas	Hiperpotassemia grave	CVVHD, CVVHDF, HD
IRA na gravidez	Uremia	DP, HD
Intoxicações	Barbitúricos, lítio, teofilina	HD, CVVHD, CVVHDF

DP: diálise peritoneal; HD: hemodiálise; SCUF: ultrafiltração lenta contínua; CVVH: hemofiltração venovenosa contínua; CVVHD: hemodiafiltração venovenosa contínua; CVVHDF: hemodiafiltração venovenosa contínua; EDD: diálise diária estendida ou diálise sustentada de baixa eficiência.

O estado hemodinâmico do paciente representa um fator decisivo para a escolha do método dialítico, tanto no cenário agudo quanto no crônico. Em pacientes criticamente enfermos, o grau de instabilidade hemodinâmica, determinado pela dose de noradrenalina, é utilizado para otimizar a escolha do método dialítico (Tabela 2).

TABELA 2 Escolha do método dialítico de acordo com o estado hemodinâmico

Ausência de drogas vasoativas	Hemodiálise convencional
Instabilidade leve (dose de noradrenalina entre 0,05 e 0,2 mcg/kg/min)	Hemodiálise convencional ou hemodiálise estendida (SLED)
Instabilidade moderada (dose de noradrenalina entre 0,2 e 0,5 mcg/kg/min)	Hemodiálise estendida ou métodos contínuos
Instabilidade grave (dose de noradrenalina > 0,5 mcg/kg/min)	Métodos contínuos

Além do estado hemodinâmico, é indubitável a importância do grau de sobrecarga volêmica na determinação da melhor estratégia dialítica, de tal forma que, em situações extremas de ganho de peso, mesmo que o paciente se encontre hemodinamicamente estável, torna-se mais benéfica, sempre que possível, a instituição da terapia de substituição renal contínua.

Tratamento dialítico nos pacientes cardiopatas

Pacientes com IC avançada geralmente não toleram de maneira satisfatória o uso de inibidores da enzima de conversão da angiotensina, betabloqueadores ou vasodilatadores, e desenvolvem resistência aos diuréticos, necessitando de altas doses, evoluindo com vários distúrbios eletrolíticos e do equilíbrio acidobásico. Neste contexto, a diálise torna-se uma ferramenta importante no manejo desses pacientes.

As alterações que acompanham a síndrome cardiorrenal tipo IV podem ser parcialmente corrigidas quando a terapia de substituição renal é instituída; entretanto, esse tratamento também contribui para o aumento de morbidade e mortalidade cardiovasculares em decorrência de inflamação crônica e estresse hemodinâmico.

Diferentes fatores encontram-se envolvidos na patogênese da inflamação relacionada ao tratamento dialítico, como a exposição do sangue a membranas artificiais, levando a ativação do complemento, maior produção de óxido nítrico e liberação de citocinas.[8,9]

O estresse hemodinâmico, por sua vez, está relacionado à presença de fístula arteriovenosa, ao acúmulo de fluidos, a retirada rápida de fluidos durante a hemodiálise convencional e a alterações eletrolíticas que podem acontecer no período interdialítico. A diálise peritoneal, por sua vez, não modifica a alta mortalidade associada à IC, mas pode ser uma alternativa para pacientes que não toleram grandes retiradas de volume por repercussões hemodinâmicas.

Avanços na tecnologia dos métodos de substituição renal podem melhorar a hemodinâmica, diminuir a inflamação e o estresse oxidativo, bem como aumentar a remoção de toxinas (diálise cardioprotetora).[10]

Alguns estudos sugerem que hemofiltração ou hemodiafiltração estariam associadas a melhor controle pressórico, menor incidência de hipotensão intradialítica ou arritmias, melhor depuração de beta-2 microglobulina, diminuição da inflamação e estresse oxidativo e menor taxa de internações[11-13]. Postula-se que o tempo de recuperação do paciente pós-diálise[14] e a perfusão do miocárdio[15] sejam melhores nestas modalidades. Até o momento as diretrizes internacionais não recomendam de rotina esta modalidade, pendente ainda de maior comprovação científica. Gerdemann et al.[16] demonstraram que os AGEs (*advanced glycation end products*) diminuem com o uso de água ultrapura e hemodiafiltração, resultando em menor incidência de aterosclerose, amiloidose e neurodegeneração em pacientes em hemodiálise. O dialisato ultrapuro pode contribuir para a redução do estado crônico de inflamação e melhorar inclusive a resposta à eritropoietina. O custo, porém, é uma barreira, embora uma análise já tenha mostrado que é custo-efetiva.[17]

Ultrafiltração

A doença renal (aguda ou crônica) pode resultar na incapacidade de manutenção da volemia, associando-se a aumento da mortalidade dos pacientes com IC.

Cerca de 40% dos pacientes com IC descompensada têm lesão renal aguda na admissão ou durante a internação hospitalar, fato que resulta em piores desfechos.[18]

A remoção de fluido isotônico do compartimento venoso pela filtração do plasma através de uma membrana semipermeável (ultrafiltração) em pacientes portadores de IC tem sido muito considerada nos quadros de descompensação na vigência de resistência aos diuréticos e/ou disfunção renal. Ao remover um fluido isotônico, a ultrafiltração tende a manter o equilíbrio eletrolítico, diferentemente dos diuréticos.[19,20] Comparada com diuréticos, a ultrafiltração é mais eficiente, não tem efeito deletério renal e melhora a taxa de reinternação embora não consiga aumentar a sobrevida.[21]

Diálise peritoneal

Por suas características operacionais, a diálise peritoneal torna-se uma opção interessante para pacientes que apresentam algum grau de função renal e necessitam da terapia dialítica principalmente para o manejo volêmico. Tem sido utilizada como adjuvante na terapia da IC congestiva e, muitas vezes, resulta na diminuição da taxa de reinternações desses pacientes.

Fatores de risco que se associam com maior mortalidade são a hipoalbuminemia e a eventos cardiovasculares prévios.

É descrito melhora hemodinâmica, melhora do desempenho cardíaco e melhora da classe funcional em pacientes com IC submetidos à DP.[22]

Alguns estudos sugerem o uso de solução de diálise à base de icodextrina, em substituição à glicose, com bons resultados em pacientes com IC.[23]

A DP, porém, não é capaz de mudar a alta taxa de mortalidade de pacientes com IC. A qualidade de vida, no entanto, pode melhorar, uma vez que o paciente realiza este método em casa e tem horários mais flexíveis.

Hemodiálise convencional

É indicada no contexto de IRA, doença renal crônica exacerbada ou doença renal crônica avançada

Para sua realização, o paciente deve se encontrar hemodinamicamente estável.

A monitoração adequada durante uma sessão de hemodiálise resulta em aumento da segurança e tolerância. Sistemas de biofeedback têm sido desenvolvidos para modular a taxa de volume de sangue e o reenchimento plasmático. Estudos já demonstraram uma redução significativa nos episódios de hipotensão intradialítica com essa abordagem.[23] Ainda não está claro se essa estratégia será capaz de diminuir o estresse hemodinâmico, de maneira a reduzir as complicações cardiovasculares.

Hemodiálise sustentada de baixa eficiência

Como mencionado anteriormente, trata-se de método híbrido reunindo características das terapias intermitentes e contínuas. Desta maneira, é utilizado com segurança em pacientes em uso de aminas vasoativas (dose máxima de noradrenalina ao redor de 0,3 mcg/kg/min) e inotrópicos, com a retirada de volume acontecendo em um período de 6 a 12 horas.

Métodos hemodialíticos contínuos

Estas modalidades são utilizadas quando os pacientes se encontram hemodinamicamente instáveis, em situações de sobrecarga volêmica expressiva e na vigência de quadros neurológicos potencialmente suscetíveis a oscilações de pressão intracraniana.

Também devem ser opção nas síndromes coronarianas instáveis, uma vez que possibilidade de hipotensão intradialítica torna-se mais remota, pois a retirada de volume e a correção dos distúrbios metabólicos acontecem de maneira contínua.

Em conclusão, a escolha do melhor método dialítico é determinada pelas características do paciente, devendo-se sempre adequar o método ao paciente e nunca o contrário.

RESUMO

- Deve-se levar em conta que os pacientes cardiopatas frequentemente se encontram em situações de risco para o desenvolvimento de IRA ou piora de doença renal crônica existente.
- No contexto da IRA, a melhor abordagem da terapia de substituição renal contempla as práticas adequadas em relação à precocidade e escolha do método, objetivando-se maior tolerância hemodinâmica do paciente e assim, possivelmente, desfechos mais satisfatórios.
- Em relação ao tratamento dialítico crônico, considerações sobre risco cardiovascular sempre devem ser lembradas. A escolha do método deve ser individualizada e baseada na experiência do serviço.
- A manutenção do balanço hídrico pela ultrafiltração consiste em um dos objetivos primários da hemodiálise. O

controle inadequado desta variável está associado a aumento de morbidade e mortalidade entre os pacientes em tratamento crônico de diálise. Uma retirada exagerada de volume pode causar hipotensão intradialítica e isquemia cardíaca; por outro lado, uma taxa de ultrafiltração aquém do ideal poderá levar a expansão volêmica e hipertrofia cardíaca. Tanto a isquemia recorrente quanto a hipertrofia ventricular estão relacionadas ao desenvolvimento de insuficiência cardíaca e arritmias.[25] Assim, depreende-se que o aprimoramento na determinação do peso seco do paciente È fundamental para a reduÁão das complicaÁões cardiovasculares relacionadas a volume entre os pacientes dialíticos.

- A abordagem do tratamento dialítico dos pacientes cardiopatas representa um tema comum entre nefrologistas, cardiologistas e intensivistas, sendo fundamental o entendimento das características particulares desse grupo de pacientes.

Referências bibliográficas

1. Schefold JC, Filippatos G, Hasenfuss G, Anker SD, von Haehling S.Cruz DN. Heart failure and kidney dysfunction: epidemiology, mechanisms and management. Nat Rev Nephrol. 2016;12(10):610-23.
2. Silvain J, Nguyen LS, Spagnoli V, Kerneis M, et al. Contrast-induced acute kidney injury and mortality in ST elevation myocardial infarction treated with primary percutaneous coronary intervention. Heart. 2018;104(9): 767-72.
3. Golshahi J, Nasri H, Gharipour M. Contrast-induced nephropathy: pathogenesis and new therapeutic options for prevention. Am J Ther. 2015;22(6):469-76.
4. Ortega LM, Harmouch I, Nayer A. Fähling M et al. Understanding and preventing contrast-induced acute kidney injury. Nat Rev Nephrol. 2017;13(3):169-80.
5. Mehran R, Owen R, Chiarito M, Baber U, Sartori S, et al. A contemporary simple risk score for prediction of contrast-associated acute kidney injury after percutaneous coronary intervention: derivation and validation from an observational registry. Lancet. 2021;398(10315):1974-83.
6. Di Lullo L, Reeves PB, Bellasi A, Ronco C. Cardiorenal Syndrome in acute kidney injury. Semin Nephrol. 2019;39(1):31-40.
7. Kohn OF, Kjellstrand CM, Ing TS. History and development of acute dialysis therapy. In: Ronco C, Bellomo R, Kellum JÁ. Critical care nephrology. 2. ed. Philadelphia: Saunders-Elsevier; 2009. p.1119-24.
8. Amore A, Bonaldo R, Ghigo D, Coppo R, et al. Enhanced production of nitric oxide by blood-dialysis membrane interaction. J Am Soc Nephrol. 1995; 6:1278-83.
9. Liakopoulos V, Roumeliotis S, Zarogiannis S, Eleftheriadis T, Mertens PR. Oxidative stress in hemodialysis: causative mechanisms, clinical implications, and possible therapeutic interventions. Semin Dial. 2019;32(1):58-71.
10. Asci G1, Tz H, Ozkahya M, Duman S et al. EGE Study Group. The impact of membrane permeability and dialysate purity on cardiovascular outcomes J Am Soc Nephrol. 2013;24(6):1014-23.
11. Altieri P, Sorba GB, Bolasco PG, Pinna M, et al. On-line predilution hemofiltration versus ultrapure high-flux hemodialysis: a multicenter prospective study in 23 patients. Sardinian Collaborative Study Group of On-Line Hemofiltration. Blood Purif. 1997;15:169-81.
12. Canaud B, Morena M, Leray-Moragues H, Chalabi L, Cristol JP. Overview of clinical studies in hemofiltration: What do we need? Hemodial Int. 2006;10(suppl 1):S5-S12.
13. Lin CL, Yang CW, Chiang CC, Chang CT, Huang CC. Long-term on-line hemodiafiltration reduces predialysis beta-2-microglobulina levels in chronic hemodialysis patient. Blood Purif. 2001; 19:301-7.
14. Smith JR, Zimmer N, Bell E, Francq BG et al. A Randomized, Single Blind, Crossover Trial of Recovery Time in High-Flux Hemodialysis and Hemodiafiltration. Am J Kidney Dis. 2017 Jun; 69(6): 762-770.
15. Buchanan C, Mohammed A, Cox E, Köhler K et al. Intradialytic InCardiac Magnetic Resonance Imaging to Assess Cardiovascular Responses in a Short-Term Trial of Hemodiafiltration and Hemodialysis. J Am Soc Nephrol. 2017 Apr; 28(4): 1269-1277
16. Gerdemann A, Wagner Z, Solf A, Schinzel R, et al. Plasma levels of advanced glycation end products during haemodialysis, haemodiafiltration and haemofiltration: potential importance of dialysate quality. Nephrol Dial Transplant. 2002;17:1045-9.
17. Upadhyay A, Susantitaphong P, Jaber BL. Ultrapure versus standard dialysate: a cost-benefit analysis. Semin Dial. 2017;30(5):398-402.
18. Roy AK, McGorrian C, Treacy C, et al. A comparison of traditional and novel definitions (RIFLE, AKIN, and KDIGO) of acute kidney injury for the prediction of outcomes in acute decompensated heart failure. Cardiorenal Med. 2013;3:26-37.
19. Bart BA, Boyle A, Bank AJ, et al. Ultrafiltration versus usual care for hospitalized patients with heart failure: the relief for acutely fluid-overload patients with decompensated congestive heart failure (RAPID-CHF) trial. J Am Coll Cardiol. 2005;46:2043-6.
20. Costanzo MR, Guglin ME, Saltzberg MT, et al. Unload Trial Investigators. Ultrafiltration versus intravenous diuretics for patients hospitalized for acute decompensated heart failure. J Am Coll Cardiol. 2007;49:675-83.
21. Jain A, Agrawal N, Kazory A. Defining the role of ultrafiltration therapy in acute heart failure: a systematic review and meta-analysis. Heart Fail Rev. 2016;21(5):611-9.
22. Gotloib L, Fudin R, Yakubovich M, Vienken J. Peritoneal dialysis in refractory end-stage congestive heart failure: a challenge facing a no-win situation. Nephrol Dial Transplant. 2005 Jul; 20 Suppl 7:vii32-6.
23. Sav T, Oymak O, Inanc MT, Dogan A et al. Effects of twice-daily icodextrin administration on blood pressure and left ventricular mass in patients on continuous ambulatory peritoneal dialysis. Perit Dial Int. 2009 Jul-Aug; 29(4): 443-9.
24. Nesrallah GE, Suri RS, Guyatt G, Mustafa RA, et al. Biofeedback dialysis for hypotension and hypervolemia: a systematic review and meta-analysis. Nephrol Dial Transplant. 2013;28(1):182-91.
25. Flyte JE, Kshirsagar AV, Falk RJ, Brunelli SM. Association of posthemodialysis weights above and below target weight with all-cause and cardiovascular mortality. Clin J Am Soc Nephrol. 10, May, 2015

Capítulo 5

Controle glicêmico intensivo e prognóstico cardiovascular

Paulo Rizzo Genestreti
André Feldman

PONTOS-CHAVE

- As alterações da homeostase glicêmica em pacientes críticos têm sido associadas a maior morbimortalidade intra e pós-hospitalar.
- O controle glicêmico intensivo pode ser obtido com a infusão contínua de insulina por via endovenosa.
- O controle dos níveis de glicose deve ser mantido na faixa entre 140 e 180 mg/dL, minimizando a incidência de hipoglicemia.

Introdução

A relação linear entre altas taxas de glicemia e complicações clínicas, mesmo em indivíduos não diabéticos, está bem documentada. Falciglia e cols. em estudo retrospectivo com 259 mil pacientes admitidos em unidades de terapia intensiva clínica ou cirúrgica demonstraram a associação entre hiperglicemia e mortalidade. Comparando indivíduos normoglicêmicos com indivíduos hiperglicêmicos foi encontrado *odds ratio* para mortalidade cerca de duas vezes maior nos indivíduos com hiperglicemia.[1,2]

Hiperglicemia pode representar uma resposta adaptativa ao estresse em 10-30% dos pacientes ou a presença de *diabetes mellitus* em 30 a 70% dos pacientes.[3]

Por estar associado ao desenvolvimento de diversas complicações crônicas, em especial das doenças macrovasculares, esse crescimento acelerado do diabetes vem ganhando importância como fator de risco para o desenvolvimento de eventos cardiovasculares agudos, como o infarto agudo do miocárdio (IAM), que constitui a principal causa de mortalidade desses pacientes.[5] Associação entre diabetes e doença cardiovascular tem sido demonstrada não somente nos que apresentam a forma clínica da doença, mas também nas fases mais precoces e assintomáticas, e até mesmo antes do seu diagnóstico. Nos pacientes portadores de diabetes, maior mortalidade cardiovascular é observada principalmente entre os mais jovens e com doença renal.[6-9] Em um grande estudo de registro populacional foi observado que o risco de infarto não fatal era 27% maior nos indivíduos com diabetes quando comparado a indivíduos não diabéticos.[10]

Após um evento coronariano agudo, hiperglicemia independente da presença ou não de diabetes é um preditor de morbidade e mortalidade. Porém, ainda existem dúvidas se hiperglicemia é um mediador ou marcador de risco, qual a melhor estratégia de tratamento, qual o alvo terapêutico e se intervenções para reduzir a glicemia podem melhorar o prognóstico desses pacientes.[11-13] Este capítulo descreve as atuais evidências sobre a definição e fisiopatologia da hiperglicemia em pacientes críticos, o impacto da hiperglicemia na coronariopatia aguda e o tratamento nessa população.

Epidemiologia e definição de hiperglicemia em pacientes hospitalizados

A prevalência de hiperglicemia no paciente hospitalizado varia de 30-40%. Nos pacientes hospitalizados que apresentam um evento coronariano agudo, a prevalência varia de 50-60%. Hiperglicemia durante hospitalização é definida como glicemia maior que 140 mg/dL.[3] Entretanto, não existe um consenso na literatura sobre a melhor forma como a hiperglicemia é avaliada: glicemia de admissão, maior valor durante a internação, média das diversas coletas, ou pela variabilidade glicêmica. Na presença de hiperglicemia em pacientes hospitalizados, a realização do teste de hemoglobina glicada (HbA1c) é de grande utilidade diagnóstica. Esse exame, quando realizado por metodologia certificada por programas de padronização e respeitando as limitações de fatores interferentes como anemia, transfusão, hemoglobinopatias e hemodiálise, é capaz de diferenciar pacientes com hiperglicemia de estresse dos pacientes diabéticos com hiperglicemia. Pacientes com valores de HbA1c $\geq$ 6,5% são identificados como já diagnosticados com diabetes ou portadores de diabetes não previamente conhecido, isto é, diagnosticados na internação. Já os pacientes com HbA1c < 6,5% apresentam hiperglicemia por estresse.

Fisiopatologia da hiperglicemia no paciente crítico

A hiperglicemia pode estar presente em praticamente todas as situações críticas agudas, mesmo em pacientes previamente não diabéticos. Como resposta a diversas interações neuro-humorais ocorre elevação da produção de glicose hepática independentemente dos níveis séricos de glicose ou insulina, além de uma simultânea exacerbação da resistência à insulina. Diversos hormônios como glucagon, cortisol, hormônio de crescimento e as catecolaminas, assim como a angiotensina II e as citocinas (IL-6, IL-1,TNF-α) estão envolvidos nesse desequilíbrio da homeostase glicêmica.[14,15]

A associação entre hiperglicemia e resistência à insulina pode levar a complicações crônicas e agudas.[16] Na tentativa de superar a resistência insulínica, a célula β pancreática produz um estado de hiperinsulinemia compensatória crônica até o esgotamento de sua função secretora. Como consequência, a hiperglicemia sustentada causa glicação não enzimática de lipídeos, ácidos nucleicos e de proteínas, formando os produtos finais de glicação avançada (AGEs).Os AGEs se ligam a receptores na superfície celular (RAGES), alterando vias sinalizadoras celulares, além de ser um estímulo inflamatório no endotélio vascular.[17]

No paciente crítico e hiperglicêmico, observa-se maior sobrecarga intracelular de glicose, o que aumenta os efeitos tóxicos da glicólise e da fosforilação oxidativa na ultraestrutura da mitocôndria. A hiperglicemia ativa também vias glicolíticas não oxidativas, como a via dos polióis, hexosaminas, proteína kinase C e AGEs, aumentando a produção de espécies reativas de oxigênio (ROS) e promovendo estresse oxidativo, amplificando o processo inflamatório e a lesão celular.[18]

Hiperglicemia durante a doença aguda pode direta ou indiretamente aumentar o risco de complicações como infecções graves, polineuropatias, disfunção de múltiplos órgãos e morte.[19]

A captação pelo transportador de glicose 4 (GLUT-4), presente no miocárdio, em músculos esqueléticos, e no tecido adiposo também está comprometida. Para suprir suas necessidades energéticas, o cardiomiócito passa a utilizar os ácidos graxos livres como fonte para geração de ATP. Além disso, ocorre maior atividade do NHE-1 ("trocador" de Na^+/H^+, responsável pelo equilíbrio de sódio e hidrogênio intracelular) e menor atividade da bomba de sódio/potássio.

A Figura 1 ilustra os mecanismos envolvidos na hiperglicemia relacionada à doença crítica.

Efeitos da hiperglicemia no infarto agudo do miocárdio

Estudos clínicos e epidemiológicos indicam que a hiperglicemia, independente da presença de diabetes, está relacionada a diversos processos que contribuem tanto para a formação da placa aterosclerótica como para a ocorrência de piores desfechos no IAM.[20] Disfunção endotelial, alterações eletrofisiológicas como prolongamento do intervalo QT favorecendo o desenvolvimento de arritmias, abolição do pré-condicionamento isquêmico, redução da função microcirculatória e ativação da coagulação sanguínea aumentando o risco de trombose foram observadas.

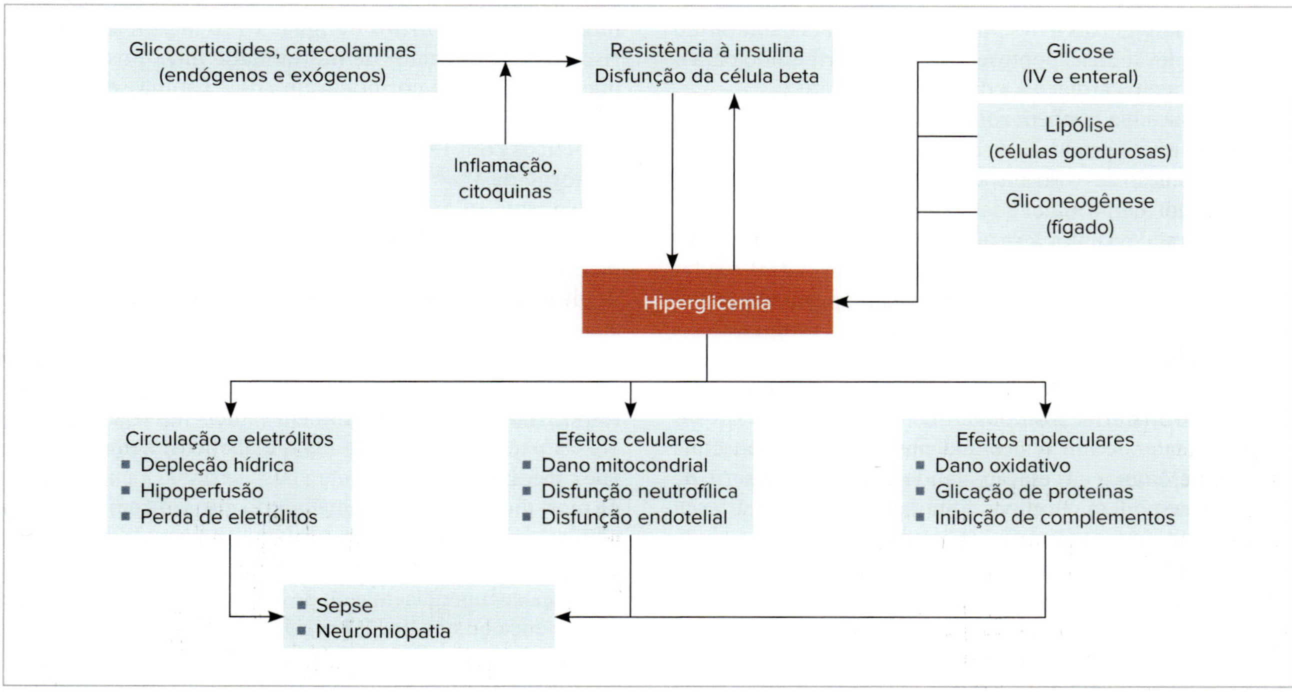

FIGURA 1

Mecanismos fisiopatológicos do estresse da doença crítica.

Fonte: adaptada de Neto AP et al., 2015.[3]

Foi também encontrada correlação entre hiperglicemia e outros desfechos além de mortalidade, como fenômeno de *no-reflow* após intervenção percutânea, tamanho do IAM e piora de função ventricular esquerda.[13] Os mecanismos pelos quais a hiperglicemia tem impacto desfavorável na vigência de um evento coronariano agudo são descritos a seguir.

A resistência insulínica acarreta hiperglicemia crônica no paciente portador de diabetes ou pré-diabetes, ou hiperglicemia por estresse no paciente em vigência de um quadro agudo. Isso leva a maior produção de ROS, que por sua vez estão envolvidas na oxidação de partículas de LDL-colesterol. Essas partículas pequenas e densas sofrem ação de macrófagos e dão origem às células espumosas, assim como levam à apoptose das células musculares lisas do endotélio vascular, componentes na formação do núcleo necrótico lipídico da placa. A glicação de proteínas causada pela hiperglicemia leva à formação de AGES que estão envolvidos na expressão de enzimas da família das metaloproteinases, presentes na capa fibrosa, contribuindo dessa forma para a instabilização da placa.[6]

Como consequência da maior atividade da NHE-1 causada pela hiperglicemia, ocorre aumento nas concentrações de sódio e cálcio no miócito, sendo um dos mecanismos envolvidos na gênese de arritmias e insuficiência cardíaca.[16] Sendo a hiperglicemia resultado de um estado relativo à insulinopenia, essa condição é associada a aumento da lipólise e da produção de ácidos graxos livres e a menor captação miocárdica de glicose. O aporte energético celular obtido pela oxidação de glicose passa a ser substituído pela oxidação de ácidos graxos com menor eficácia energética e maior demanda de oxigênio. Assim, o suprimento energético das células miocárdicas durante um evento isquêmico agudo não é adequado. Além disso, o acúmulo de ácidos graxos livres pode ser tóxico para o miocárdio isquêmico, levando à apoptose celular e contribuindo para o remodelamento cardíaco e a disfunção contrátil.[21]

Hiperglicemia também compromete a função endotelial, ocorrendo maior produção de endotelina-1 e angiotensina II, menor produção de óxido nítrico (pela menor ativação da NO sintase endotelial) e maior adesão leucocitária. A ligação dos AGEs com seu receptor leva ao estresse oxidativo, causando maior migração de macrófagos, bem como de outras células inflamatórias. Citoquinas como interleucina 1β, interleucina-6, NF-Kβ, TNF-α são ativadas, o que favorece a progressão e a instabilização da lesão aterosclerótica.[6]

Após a ruptura ou erosão da placa aterosclerótica, ocorre contato do material trombogênico do endotélio exposto (colágeno, fator de von Willebrand, fibrinogênio, fibronectina e laminina) com a circulação, dando início a uma série de eventos que podem culminar com a oclusão da luz arterial levando a um quadro isquêmico agudo.[22]

Em ambiente hiperglicêmico diversos fatores de coagulação (II, V,VII,VIII e X) e o inibidor do ativador do plasminogênio tipo 1 (PAI-1) se elevam, o que agrava ainda mais o quadro fisiopatológico. São também observadas várias alterações nas plaquetas, que levam a um quadro de hiperagregabilidade plaquetária. As principais são descritas abaixo:[22-26]

- Glicação não enzimática de moléculas de adesão plaquetária (glicoproteínas II_b/III_a, integrina α2β1 e P-selectina), o que leva a importantes modificações na estrutura e função plaquetária.
- Alteração de vias sinalizadoras, acarretando maior concentração de cálcio intracelular.
- Peroxidação de ácido araquidônico com maior produção de tromboxano A_2.
- Maior ativação da via do receptor P_2Y_{12}.
- Aumento do *turnover* plaquetário com a presença de plaquetas jovens, que apresentam maior volume e têm maior capacidade de agregação.

Hiperglicemia como fator de piores desfechos nos eventos cardiovasculares agudos

Além de constituir um importante fator de risco para o desenvolvimento do processo aterosclerótico, as alterações da homeostase glicêmica têm sido também associadas a piores desfechos intra-hospitalares nos eventos cardiovasculares agudos. A presença da hiperglicemia em pacientes com condições clínicas graves, como o IAM, decorre de um sério agravamento do descontrole glicêmico no paciente diabético ou a elevação da glicemia no paciente sem história prévia de DM, condição conhecida como hiperglicemia de estresse.[27-28]

O papel da hiperglicemia como fator de risco e de agravamento do IAM tem sido confirmado por diferentes estudos, como demonstram Capes e cols. em metanálise que avaliou 15 estudos de pacientes com IAM e hiperglicemia de estresse. Eles observaram que os pacientes que apresentavam glicemia de admissão maior ou igual a 110 mg/dL tinham um risco três vezes maior de mortalidade intra-hospitalar do que os indivíduos normoglicêmicos.[29] Estima-se que, para cada elevação da glicemia de 18 mg/dL em pacientes não diabéticos com IAM, ocorre um aumento de mortalidade em torno de 4%.[30]

No estudo CARDINAL, em 1.469 pacientes com IAM, foi observado que a glicemia de admissão elevada era preditor independente de mortalidade. Além disso, o comportamento da glicemia também teve impacto na evolução dos pacientes: em análise ajustada, demonstrou-se que para cada 10 mg/dL de queda da glicemia entre a admissão e 24 horas após, o risco relativo de morte em 30 e 180 dias foi reduzido em 9% e 8% respectivamente.[31] Kosiborod em estudo retrospectivo com 16.871 pacientes com IAM (29% diabéticos) demonstraram que a média glicêmica durante a hospitalização foi um preditor de mortalidade hospitalar melhor do que a glicemia obtida à admissão. Nesse estudo foi também encontrada uma curva em "J", com aumento gradual de mortalidade quando da presença de hiperglicemia ou de hipoglicemia, independente da presença ou não de DM prévio.[32]

Variabilidade glicêmica foi também um parâmetro associado a maior risco de eventos cardiovasculares 30 dias após internação por síndrome coronariana aguda.[33]

O controle glicêmico do paciente com infarto agudo do miocárdio

O conceito de que a infusão de uma solução de glicose, insulina e potássio (GIK) poderia ser um fator estabilizador de membranas por meio do influxo intracelular de potássio, da promoção da oxidação da glicose e da redução do acúmulo de ácidos graxos livres para proteger o miocárdio foi introduzido por Sodi-Pallares há mais de quatro décadas.[34] Entretanto, apesar de vários estudos que se seguiram indicarem resultados promissores, as vantagens obtidas com a terapia com soluções de GIK têm sido questionadas e metanálise que incluiu 28.374 pacientes em 16 estudos randomizados não demonstrou qualquer vantagem do uso de GIK quando comparado ao controle (mortalidade de 9,6% em ambos os grupos).[35] Todavia, após a publicação do estudo DIGAMI , que demonstrou a importância do controle glicêmico para a redução da mortalidade em pacientes com IAM, grande número de estudiosos do assunto passaram a adotar o uso de soluções com insulina por meio de bombas de infusão. Nesse estudo, foram incluídos 620 pacientes nas primeiras 24 horas do início do IAM, portadores de DM de qualquer tipo ou com nível glicêmico à admissão ≥ 198 mg/dL, randomizados para "grupo tratamento intensivo" da glicemia ou "grupo tratamento padrão". Pacientes randomizados para o grupo intensivo receberam infusão de insulina endovenosa por 24 horas titulada para meta de glicemia entre 126-180 mg/dL, seguido pelo uso de insulina SC por três meses. Os percentuais de óbitos foram significativamente menores no grupo intensivo nos acompanhamentos de 1 ano (18,6% *versus* 26,1%, $p = 0,027$) e de 3,5 anos (33% *versus* 44% HR = 0,82, $p = 0,011$).[36] Em uma análise posterior desses pacientes após 20 anos, foi encontrado um aumento significativo de 2,3 anos na sobrevida a favor do grupo intensivo.[37]

Porém, mesmo os resultados favoráveis do estudo DIGAMI, em especial nos pacientes de baixo risco cardiovascular e sem uso prévio de insulina, outros estudos clínicos prospectivos e retrospectivos que se seguiram mostraram resultados controversos.[13] Finalmente, metanálise incluindo 2.113 pacientes com DM não demonstrou benefício do tratamento intensivo da glicemia em pacientes com IAM no desfecho mortalidade. Além disso, foi observado um aumento significativo da taxa de hipoglicemia (RR = 13,40, $p < 0,01$).[38]

Apesar de reconhecer que os benefícios da insulinoterapia possam estar relacionados à correção da hiperglicemia, existem evidências experimentais e em humanos que sugerem também o papel independente do aumento da disponibilização da insulina para a melhoria das condições metabólicas, sobretudo por reduzir os níveis de ácidos graxos livres que reconhecidamente contribuem para a piora funcional e da recuperação da fibra miocárdica. Também é atribuída à insulina a redução do processo inflamatório e da geração de radicais livres, que estão intimamente relacionados ao aumento da resistência à insulina e à disfunção endotelial, assim como uma redução da concentração de marcadores inflamatórios e de trombose com a insulinização intensiva.[39,40]

O controle glicêmico do paciente crítico

Em 2001, Van den Berghe, em estudo prospectivo, randomizado e unicêntrico, demonstrou que o controle da hiperglicemia por meio de infusão intravenosa contínua de insulina com protocolo rigidamente controlado, para níveis estritamente normais (entre 80 e 110 mg/dL), reduziu a mortalidade de pacientes cirúrgicos de 8 para 4,6%.[41] Os autores atribuíram os resultados obtidos pela insulinoterapia intensiva à evolução do controle glicêmico que se refletiu na redução das respostas inflamatória e imunológica, na melhora da disfunção endotelial e, consequentemente, na melhora de todas as variáveis relacionadas à morbidade e à mortalidade em pacientes críticos. Esse trabalho também evidenciou uma diferença significativa na prevenção de complicações, como o número de infecções nosocomiais graves, insuficiência renal aguda, polineuropatia do doente crítico, anemia e disfunção hepática. Após esse estudo, a interpretação do papel que a hiperglicemia exerce na doença crítica se transformou de mero marcador em importante causador de mortalidade.

Posteriormente, os mesmos pesquisadores analisaram o efeito do controle glicêmico intensivo sobre a mortalidade de pacientes clínicos admitidos em UTI. Nesse estudo prospectivo, randomizado e unicêntrico com 1.200 pacientes submetidos a controle glicêmico (glicemia entre 80 e 110 mg/dL *versus* menor que 200 mg/dL), observou-se que a redução da mortalidade hospitalar e na UTI só foi alcançada no subgrupo de pacientes que recebeu terapia intensiva por mais de três dias.[42] Uma das suposições possíveis para esse dado é que o controle atue de modo preventivo a complicações. Assim, é necessário que os pacientes fiquem internados por tempo suficiente para haver exposição a esses riscos e, com isso, o benefício aparecer.

O grande problema passou a ser, então, como identificar tal população no momento da internação, uma vez que, em todos os estudos realizados, o controle glicêmico foi iniciado no momento em que o paciente foi internado na UTI. Observou-se, ainda, que o grupo do controle glicêmico estrito apresentou maior risco de hipoglicemia, a qual constitui um marcador independente de mortalidade. No estudo de pacientes cirúrgicos de Van den Berghe et al.,[41] a incidência de hipoglicemia com controle intensivo aumentou de 0,8 para 5,1%, ao passo que no estudo com pacientes clínicos essa incidência foi seis vezes maior. Vale salientar que um grupo de extremo risco para hipoglicemia nesses estudos foi o dos pacientes com sepse, cuja incidência foi maior mesmo no grupo-controle. Aparentemente, esses estudos demonstraram que a tolerância à glicemia elevada que se mantinha previamente na UTI era impraticável, contudo faltava ainda definir qual deveria ser o nível de controle glicêmico para se obter benefício sem aumentar em demasia o risco de hipoglicemia.

Além disso, foram identificadas barreiras à implantação do controle glicêmico intensivo, incluindo o alto risco de hipoglicemia, o cuidado quanto à validade de alguns estudos, a dificuldade de se alcançar a normoglicemia em pacientes críticos e os dispêndios necessários para isso. O próprio método de avaliação da glicemia também é um motivo de controvérsia. Conforme descrito por alguns autores, a medida da glicemia capilar pode apresentar uma acurácia insuficiente quando se trata de controle glicêmico intensivo. Essa posição também é defendida por Van den Berghe e cols., que utilizaram em seus estudos medidas de glicemia coletada de sangue arterial.

Para tentar responder à questão sobre o controle intensivo da glicemia, em 2009, foi publicado o estudo NICE-SUGAR. Esse estudo comparou o tratamento intensivo (81 a 108 mg/dL) ao convencional (144 a 180 mg/dL) no controle glicêmico de 6.104 pacientes críticos e apresentou os seguintes resultados: aumento absoluto da mortalidade em 90 dias no grupo intensivo (27,5 *versus* 24,9%), aumento dos episódios de hipoglicemia grave (6,8 *versus* 0,5%) e ausência de diferença significativa no tempo de permanência hospitalar ou nas taxas de disfunção orgânica.[43] As possíveis razões para essa divergência de resultados são a hiperalimentação nos primeiros estudos, usualmente parenteral, e o início do tratamento no grupo-controle apenas com glicemias superiores a 215 mg/dL. Metanálises demonstraram que pacientes submetidos a controle glicêmico intensivo não apresentam melhora da mortalidade, todavia a incidência de hipoglicemia nesse subgrupo é significativa, corroborando, assim, dados anteriores que identificam o controle glicêmico restrito entre 80 e 110 mg/dL como deletério.[44-45] Entre as possíveis causas do aumento de mortalidade associado ao controle intensivo destacam-se: o efeito direto da insulina (ativação simpática, retenção de sódio), a hipoglicemia e a neuroglicopenia resultantes, que são difíceis de serem diagnosticadas em pacientes entubados e sedados.

Portanto, com base nas atuais evidências ainda é motivo de debate se o tratamento da hiperglicemia para pacientes críticos com evento coronariano agudo é capaz de melhorar desfechos.[46]

As diretrizes mais recentes recomendam para pacientes críticos, incluindo os pacientes com coronariopatia aguda:[3,47-50]

- Avaliar a glicemia na admissão e monitorar durante a internação têm valor prognóstico na estratificação de risco desses pacientes.
- Iniciar o tratamento da hiperglicemia a partir de 180 mg/dL e manter entre 140 e 180 mg/dL.
- Dosagem de hemoglobina glicada é útil para diagnosticar diabetes em pacientes com hiperglicemia sem diagnóstico prévio da doença, e auxilia no planejamento de alta dos pacientes com ou sem tratamento anterior.
- Evitar hipoglicemia iatrogênica ou espontânea pela sua associação com pior prognóstico.[51]

Desse modo, sociedades médicas e instituições identificaram no controle glicêmico uma oportunidade de melhorar a qualidade da assistência prestada por meio da implantação de medidas como elaboração de protocolos, algoritmos e consensos. Seus resultados podem ser extrapolados não só para os pacientes críticos, mas também para todos os pacientes hospitalizados com diferentes níveis de cuidados.

Esquemas de controle glicêmico com insulina para pacientes críticos

A administração terapêutica intensiva da insulina pode ser feita de diferentes maneiras: injeções subcutâneas ou infusões contínuas de insulina endovenosas (EV) combinadas, ou não, com *bolus* de insulina EV. A insulinização subcutânea múltipla com doses variáveis de insulina de ação rápida, ajustadas segundo escala baseada nos valores glicêmicos obtidos pela monitorização periódica das glicemias capilares, tem sido utilizada de forma rotineira em unidades de atendimento intensivo incluindo pacientes com eventos cardiovasculares. Entretanto, ela não é eficaz em alcançar um controle glicêmico adequado, e o número de episódios de hipoglicemia é significativamente alto, portanto, seu uso como único método de controle glicêmico deve ser desencorajado.[3]

Insulinização intensiva com infusão endovenosa

Em função de sua eficácia, a insulinização intensiva endovenosa contínua com bombas de infusão é, na atualidade, a forma de administração de insulina mais comumente utilizada em pacientes nos períodos pré, trans e pós-operatório de cirurgia cardíaca, no IAM, no AVE e nos pacientes graves internados em unidades de tratamento intensivo.[3,52,53]

Vários são os protocolos de infusão contínua de insulina preconizados por publicações médicas. A escolha do melhor esquema de insulinização para cada serviço se baseia em suas características próprias quanto aos recursos humanos, materiais e tecnológicos. Considerando a exiguidade de sua implantação, fatores como falta de treinamento de pessoal (médico e enfermagem), carência de recursos materiais e de equipamentos e mesmo o tipo de paciente atendido podem tornar o resultado pouco eficaz ou até mesmo iatrogênico.

A maioria dos protocolos se baseia na manutenção de infusão contínua de insulina por via endovenosa ajustando-se inicialmente a velocidade de infusão a cada uma hora, de acordo com uma tabela que aumenta ou reduz a velocidade de infusão de acordo com os valores das glicemias capilares realizadas ao final de cada período. Entretanto, ajustes na velocidade de infusão podem ser realizados considerando-se o grau de resistência à insulina e o risco de episódios de hipoglicemia, especialmente quando é observada uma redução acentuada da glicemia entre duas aferições. Por esse motivo, alguns protocolos levam em conta, para o ajuste da velocidade da infusão, não somente os valores glicêmicos como também a velocidade de queda da glicemia entre dois períodos de monitorização e a sensibilidade à insulina, para os quais utilizam diferentes algoritmos. Um exemplo é o protocolo de Portland, que utiliza quatro algoritmos de acordo com a sensibilidade a insulina e, em cada algoritmo, as alterações da velocidade de infusão em função da velocidade de queda da glicemia em cada tempo de ajuste .[52]

Quanto à frequência da monitorização glicêmica durante a infusão, em geral é feita inicialmente a cada hora, até a estabilização da glicemia, passando, a seguir, a cada 2 ou 4 horas. A frequência pode ser alterada caso haja maior risco de hipoglicemia. É fundamental o treinamento e a experiência do corpo de enfermagem para o acompanhamento e o sucesso da terapia insulínica contínua.

A transição do esquema de infusão contínua para insulinização por via subcutânea é realizada de acordo com as condições clínicas do paciente e o tipo de dieta. Utiliza-se, para a insulinização subcutânea, o esquema basal-*bolus*, que consiste na administração de insulina de ação basal (NPH ou os análogos glargina ou degludeca) complementada por insulinas de ação rápida (regular ou os análogos lispro, glulisina ou asparte) às refeições, associada à dose de *bolus* de correção (Quadro 1).

QUADRO 1 Esquema de insulinização basal-*bolus*

1. Confirmar a hiperglicemia e colher A1C
2. Calcular a dose total: 0,4 UI/kg de peso ▪ Idade > 70 anos, RFG < 60 mL/min: 0,3 UI/kg ▪ Corticoide ou glicemia > 200 mg/dL: 0,5 UI/kg
3. Prescrever 50% em insulina basal em dose única (análogo) ou fracionada (NPH)
4. Prescrever 50% em dose pré-prandial dividida: 1/3 antes do café, do almoço e do jantar
5. Prescrever escala de correção conforme padronização do hospital
6. Monitorar a glicemia antes das refeições e no período noturno (22 h) e ajustar
7. Ajustes da insulina basal no dia seguinte: se houver hipoglicemia, reduzir 20%; se a hiperglicemia persistir, aumentar 20%

A1c: hemoglobina glicada RFG: taxa de filtração glomerular estimada
Fonte: adaptado de Neto et al., 2015.[3]

A utilização de *softwares* para ajuste de doses tanto para insulina endovenosa ou basal-*bolus* pode ser útil quando não se dispõe de endocrinologista para acompanhamento desses pacientes.[54]

RESUMO

A hiperglicemia no paciente crítico é reconhecida como um fator de pior evolução clínica, tanto em pacientes diabéticos quanto em não diabéticos. Ainda é controverso se os benefícios da redução da glicemia em algumas populações de pacientes críticos (sépsis, cirúrgicos) podem ser extrapolados para todos os pacientes, como por exemplo com coronariopatia aguda. Assim, mesmo com essa lacuna de evidência, o controle glicêmico intensivo é eficaz na redução da morbidade e mortalidade nos pacientes críticos e deve ser iniciado precocemente por equipes devidamente treinadas nos protocolos.

Referências bibliográficas

1. Gabbanelli V, Pantanetti S, Donati A, et al. Correlation between hyperglycemia and mortality in a medical and surgical intensive care unit. Minerva Anestesiol. 2005;71:717-25.
2. Falciglia M, Freyberg RW, Almenoff PL, D'Alessio DA, Render ML. Hyperglycemia-related mortality in critically ill patients varies with admission diagnosis. Crit Care Med. 2009;37(12):3001-9.
3. Neto AP, Genestreti PRR,Giacaglia LR, et al. Controle da glicemia no paciente hospitalizado Posicionamento Oficial da Sociedade Brasileira de Diabetes 03/2015. Disponível em http://www.diabetes.org.br. Acesso em 15/3/2019.
4. International Diabetes Federation. IDF Diabetes Atlas. 9th. edition 2019. Brussels: IDF, Belgium. Disponível em http:// www.diabetesatlas.org acesso em 15/3/2019.11/11/2020
5. International Diabetes Federation. Diabetes and cardiovascular disease. Brussels: IDF; 2016. Disponível em: http:// www.idf.org/cvd acesso em 15/3/2019.
6. Low W, Hess C, Hiatt CN, et al. Clinical update: cardiovascular disease in diabetes mellitus : atherosclerotic cardiovascular disease and heart failure in type 2 diabetes mellitus – mechanisms, management, and clinical considerations. Circulation. 2016;133:2459-502.
7. Leon BM and Maddox TM. Diabetes and cardiovascular disease: Epidemiology, biological mechanisms, treatment recommendations and future research. World J Diabetes. 2015;6:1246-58
8. Tancredi M, Rosengren A, Svensson AM, Kosiborod M, PivodicA, Gudbjörnsdottir S, et al. Excess mortality among persons with type 2 diabetes. N Engl J Med. 2015;373:1720-32.
9. Gregg EW, Li Y, Wang J, Burrows NR, Ali MK, Rolka D, et al. Changes in diabetes-related complications in the UnitedStates, 1990-2010. N Engl J Med. 2014;370:1514-23.
10. Cavender MA, Steg PG, Smith SC Jr, et al. Impact of diabetes mellitus on hospitalization for heart failure, cardiovascular events, and death: outcomes at 4 years from the Reduction of Atherothrombosis for Continued Health (REACH) Registry. Circulation. 2015;132(10):923-31.
11. Brieger D, Fox K, Fitzgerald G, et al. Predicting freedom from clinical events in non-ST-elevation acute coronary syndromes: the global registry of acute coronary events. Heart. 2009;95:888-94.
12. Kadri Z, Danchin N, Vaur L, et al. Major impact of admission glycaemia on 30 day and one year mortality in non-diabetic patients admitted for myocardial infarction: results from the nationwide French USIC 2000 study. Heart. 2006;92:910-15.
13. Kosiborod M. Hyperglycemia in acute coronary syndromes. Endocrinol Metab Clin North Am. 2018;47:185-202.
14. Angeli F, Reboldi G, Poltronieri C, et al. Detrimental effects of hyperglycemia in acute coronary syndromes: from pathophysiological mechanisms to therapeutic strategies. Mini Rev Med Chem. 2015;15:1164-73.
15. De La Hoz R,Swieszkowski P,Cintora FM, et al. Neuroendocrine system regulatory mechanisms: acute coronary syndrome and stress hyperglycaemia european cardiology review. 2018;13(1):29-34.
16. Kim EJ, Jeong MH, Kim JH, et al. Clinical impact of admission hyperglycemia on in-hospital mortality in acute myocardial infarction patients. Int J Cardiol. 2017;236:9-15.
17. Katz P, Leiter LA, Mellbin L, et al. The clinical burden of type 2 diabetes in patients with acute coronary syndromes: prognosis and implications for short- and long-term management. Diab Vasc Dis Res. 2014;11:395-409.
18. Mapanga RF, Essop MF. Damaging effects of hyperglycemia on cardiovascular function: spotlight on glucose metabolic pathways. Am J Physiol - Hear Circ Physiol. 2016;310:H153-73.
19. Umpierrez GE, Isaacs SD, Bazargan N, You X, Thaler L M, Kitabchi AE. Hyperglycemia: an independent marker of in-hospital mortality in patients with undiagnosed diabetes. J Clin Endocrinol Metab. 2002:87;978-82.
20. Libby P, Plutzky J. Diabetic macrovascular disease: the glucose paradox? Circulation. 2002;106:2760-3.
21. P. Ma, L. Han, Z. Lv et al. In-hospital free fatty acids levels predict the severity of myocardial ischemia of acute coronary syndrome. BMC Cardiovascular Disorders. 2016;16(1):29.

22. Xu RX, Carrim N, Neves M, et al. Platelets and platelet adhesion molecules: novel mechanisms of thrombosis and anti-thrombotic therapies. Thrombosis J. 2016;14(supp)1:29.
23. Angeli F, Reboldi G, Poltronieri C, et al. Hyperglycemia in acute coronary syndromes: from mechanisms to prognostic implications. Ther Adv Cardiovasc Dis. 2015;9:412-24.
24. Ferreiro JL, Angiolillo DJ. Diabetes and antiplatelet therapy in acute coronary syndrome. Circulation. 2011;123:798-813.
25. Droppa M, Tschernow D, Muller KAL, et al. Evaluation of clinical risk factors to predict high on-treatment platelet reactivity and outcome in patients with stable coronary artery disease (PREDICT-STABLE). PLoS One.2015;10:e0121620.
26. Verdoia M, Pergolini P, Nardin M, et al. Impact of diabetes on immature platelets fraction and its relationship with platelet reactivity in patients receiving dual antiplatelet therapy. J Thromb Thrombolysis. 2016;42:245-53.
27. Koracevic GP. Proposal of a new approach to study and categorize stress hyperglycemia in acute myocardial infarction. J Emerg Med. 2016;51:31-6.
28. Roberts GW, Quinn SJ, Valentine N, Alhawassi T, O'Dea H, Stranks SN, et al. Relative hyperglycemia, a marker of critical illness: introducing the stress hyperglycemia ratio. J Clin Endocrinol Metab. 2015;100(12):4490-7.
29. Capes SE, Hunt D, Malmberg K, Gerstein HC. Stress hyperglycaemia and increased risk of death after myocardial infarction in patients with and without diabetes: a systematic overview. Lancet. 2000;355:773-8.
30. Stranders I, Diamant M, van Gelder R, SPruijit H, Twisk JWR, HeineRJ, et al. Admission blood glucose levels risk indicator of death after myocardial infarction in patients with and without diabetes mellitus. Arch Int Med 2004;165:1192-1.
31. Goyal A, Mahaffey KW, Garg J, et al. Prognostic significance of the change in glucose level in the first 24 h after acute myocardial infarction: results from the CARDINAL study. Eur Heart J. 2006;27:1289-97.
32. Kosiborod M, Inzucchi SE, Krumholz HM, et al. Glucometrics in patients hospitalized with acute myocardial infarction-defining the optimal outcomes-based measure of risk. Circulation. 2008;117:1018-27.
33. Xia J, Xu J, Li B, et al. Association between glycemic variability and major adverse cardiovascular and cerebrovascular events (MACCE)in patients with acute coronary syndrome during 30-day follow-up.Clin Chim Acta. 2017;466:162-66.
34. Sodi-Pallares D, Testelli MR, Fishlender BL, Bisteni A, Medrano GA, Friedland C, et al. Effects of intravenous infusion of potassium-insulin-glucose solution on the electrocardiographic signs of myocardial infarction. Am J Cardiol. 1962;9:166-81.
35. Mamas MA, Neyses L, Fath-Ordoubadi F. A meta-analysis of glucose--insulin-potassium therapy for treatment of acute myocardial infarction. Exp Clin Cardiol. 2010;15:e 20-e24.
36. Malmberg K, Rydén L, Efendic S, et al. Randomized trial of insulin-glucose infusion followed by subcutaneous insulin treatment in diabetic patients with acute myocardial infarction (DIGAMI study): ffects on mortality at 1 year. J Am Coll Cardiol. 1995;26:57-65.
37. Ritsinger V, Malmberg K, Mårtensson A, et al. Intensified insulin-based glycaemic control after myocardial infarction : mortality during 20 year follow-up of the randomised Diabetes Mellitus Insulin Glucose Infusion in Acute Myocardial Infarction (DIGAMI1) trial. Lancet Diabetes Endocrinol. 2014;2:627-33.
38. Chartterjee S,Charma A, Lichstein E, et al. Intensive glucose control in diabetics with an acute myocardial infarction does not improve mortality and increases risk of hypoglycemia: a meta-regression analysis. Curr Vasc Pharmacol. 2013;11:100-4.
39. Nam MCY, Byrne CD, Kaski JC, et al. Insulin in acute coronary syndrome: a narrative review with contemporary perspectives. Cardiovasc Drugs Ther. 2016;30:493-504.
40. Chaudhuri A, Dandona P, Fonseca V. Cardiovascular benefits of exogenous insulin. J Clin Endocrinol. Metab. 2012;97:3079-91.
41. Van den Berghe G, Woulters M, Weekers F, Verwaest C, Bruininckx F, Schetz M, et al. Intensive insulin therapy in critically ill patients. N Engl J Med. 2001;345:1359-67.
42. Van den Berghe G, Wilmer A, Hermans G, et al. Intensive insulin therapy in medical ICU. N Eng J Med. 2006;354:449-61.
43. The NICE-SUGAR Study Investigators. Intensive versus conventional glucose control in critically ill patients. N Eng J Med. 2009;360:1283-97.
44. Wiener RS, Wiener DC, Larson RJ. Benefits and risks of tight glucose control in critically ill adults: a meta-analysis. JAMA. 2008;300:933-44.
45. Griedale DEG, Souza RJ, van Dam RM, et al. Intensive insulin therapy and mortality among critically ill patients: a meta-analysis including NICE-SUGAR Study data. CMAJ. 2009;180:821-7.
46. Sasso FC, Rinaldi L, Lascar N, et al. Role of tight glycemic control during acute coronary syndrome on cv outcome in type 2 diabetes. J Diabetes Res. 2018;8.
47. Gualandro DM, Azevedo FR, Calderaro D, et al. I Diretriz sobre aspectos específicos de diabetes melito (tipo 2) relacionados à cardiologia. Arq Bras Cardiol. 2014;102(Suppl.1):1.
48. Bertoluci MC, Moreira RO, Faludi A, et al. Brazilian guidelines on prevention of cardiovascular disease in patients with diabetes: a position statement from the Brazilian Diabetes Society (SBD), the Brazilian Cardiology Society (SBC) and the Brazilian Endocrinology and Metabolism Society (SBEM). Diabetol Metab Syndr. 2017;9:1-36.
49. B Ibanez,S James,S Agewall, et al. 2017 ESC Guidelines for the management of acute myocardial infarction in patients presenting with ST -segment elevation. Eur Heart J. 2018;39(2):119-77.
50. American Diabetes Association. Diabetes care in the hospital standards of medical care in diabetes 2019. Diabetes Care. 2019;42(Suppl. 1):S173-S181.
51. AS Lee, SJ Cho, MH Jeong, et al. Hypoglycemia at admission in patients with acute myocardial infarction predicts a higher 30-day mortality in patients with poorly controlled type 2 diabetes than in well-controlled patients Dabetes Care. 2014;37:2366-73.
52. Furnary AP, Wu Y. Clinical effects of hyperglycemia in the cardiac surgery population: the Portland Diabetic Project. Endocrine Practice. 2006;(suppl 3):21-6.
53. Umpierrez G, Cardona S, Pasquel F, et al. Randomized controlled trial of intensive versus conservative glucose control in patients undergoing coronary artery bypass graft surgery: GLUCO-CABG trial. Diabetes Care. 2015;38:1665-72.
54. InsulinApp – Solução Hospitalar Inteligente Para Controle Glicêmico. Disponível em: www.insulinapp.com.br (acesso em 20/3/2019).

Capítulo 6

Urgência e emergência hipertensiva

Oswaldo Passarelli Júnior
Márcio Gonçalves Sousa
José Fernando Vilela-Martin

PONTOS-CHAVE

- Crise hipertensiva: elevação aguda da pressão arterial (PA) ≥ 180/120 mmHg, que pode resultar ou não em lesões de órgãos-alvo (LOA).
- Urgência hipertensiva: elevação da PA sem LOA e sem risco de morte iminente. Permite redução da PA em maior período de tempo.
- Emergência hipertensiva: elevação da PA com LOA e risco imediato de morte. Requer redução rápida e gradual da PA em minutos a horas, dependendo da LOA presente. Geralmente, são usados fármacos endovenosos.
- É importante diferenciar as diversas situações de elevação da PA para melhor manuseá-las.
- Existem situações de elevação da PA sem LOA aguda, fato que afasta emergência hipertensiva.
- Hipertensão crônica mal controlada por falta de adesão, hipertensão de difícil controle, urgência e pseudocrise hipertensiva são situações comuns de elevação da PA sem LOA aguda.
- A gravidade da condição clínica não é determinada pelo nível absoluto da PA, mas pela magnitude da sua elevação. Assim, a definição numérica serve como um parâmetro de conduta e não deve ser usada como critério absoluto.
- Emergências hipertensivas representadas por crises catecolaminérgicas e edema agudo de pulmão requerem redução dos valores de PA sistólica (PAS) abaixo de 140 mmHg na primeira hora. A PAS na dissecção aguda de aorta deve ser reduzida abaixo de 120 mmHg na primeira hora.
- Em outras apresentações de emergência hipertensiva, a redução da PA deve ser gradual, com cerca de 25% na primeira hora, atingindo-se valores de 160/100 (110) mmHg em 2 a 6 h subsequentes e valores próximos ao normal em um período de 24 a 48 h.

As emergências hipertensivas representam um grupo heterogêneo de entidades clínicas associadas à elevação aguda e acentuada da pressão arterial, que requerem um diagnóstico e tratamento adequado para reduzir e/ou evitar a progressão da lesão em órgãos-alvo. O manuseio clínico é desafiador pela heterogeneidade de apresentação clínica dessas entidades, bem como pela falta de evidências robustas de estudos clínicos específicos para a recomendação do seu manuseio clínico. A elevação acentuada da pressão arterial é uma situação clínica comum, sintomática ou não, e pode cursar com alta taxa de morbidade e mortalidade cardiovascular dependendo do grau de comprometimento dos órgãos-alvo. É classificada em emergência e urgência hipertensiva.

O quadro clínico de emergência hipertensiva difere da urgência hipertensiva por apresentar um risco de morte iminente em decorrência da lesão estabelecida ou em desenvolvimento nos órgãos-alvo, especialmente coração, cérebro, rins e artérias. Emergência hipertensiva requer uma abordagem clínica que permita um diagnóstico correto e rápido do órgão-alvo comprometido. A intervenção terapêutica deve ser imediata, eficiente e individualizada para cada sistema envolvido, em geral com fármacos anti-hipertensivos por via intravenosa em unidade de terapia intensiva.

O tipo de órgão-alvo envolvido é o principal determinante do fármaco a ser utilizado, bem como da velocidade de redução da pressão arterial. Por outro lado, o paciente com urgência hipertensiva não apresenta lesão em órgão-alvo nem se encontra em maior risco de morte; portanto, o tratamento pode ser realizado com medicamentos anti-hipertensivos orais em nível ambulatorial. Este capítulo revisa as principais situações clínicas relacionadas à emergência hipertensiva, sua apresentação clínico-epidemiológica, bem como sua abordagem clínica e terapêutica.

As urgências e emergências hipertensivas surgiram como propostas para uma classificação operacional das crises hipertensivas, em 1993, pelo V Joint National Committee on Detection, Evaluation and Treatment of High Blood Pressure.[1] Representam um grupo de entidades clínicas com elevação aguda da pressão arterial (PA), que necessitam de rápido diagnóstico e instituição de tratamento quando indicado. Apesar da alta prevalência da hipertensão arterial (HA) e de inúmeras diretrizes abordando seu diagnóstico e tratamento, temos muito pouca evidência científica com estudos clínicos randomizados abordando a elevação acentuada e aguda da PA; dessa maneira, a maioria das recomendações é representada por opiniões de especialistas ou estudos retrospectivos.[2] Apesar da alta prevalência da HA, apenas uma pequena população de indivíduos hipertensos desenvolve complicações agudas. Estima-se que a verdadeira crise hipertensiva acometa cerca de 1% da população hipertensa, ilustrando a importância do correto diagnóstico e tratamento dessa condição.[3-5] Crise hipertensiva responde por uma taxa variável de 0,45 a 0,59% de todos os atendimentos de emergência hospitalar e a 1,7% das emergências clínicas, sendo a urgência mais comum do que a emergência hipertensiva.[6-8] Em um estudo multicêntrico italiano de 333.407 atendidos sequencialmente em serviços de emergência, 4,6/1.000 casos foram diagnosticados como sendo portadores de crise hipertensiva e, dentre eles, 25,3% diagnosticados como emergências hipertensivas, sendo que 23% desses pacientes desconheciam ser portadores de HA.[6]

Dois estudos brasileiros mostraram que acidente vascular encefálico (AVE) isquêmico e edema agudo de pulmão foram as lesões em órgãos-alvo mais encontradas nas emergências hipertensivas.[7,8] Uma revisão sistemática e metanálise recente[9] analisou dados de oito estudos clínicos de boa qualidade abordando urgências e emergências hipertensivas, sendo dois estudos brasileiros[8], que incluíram 1.970 emergências hipertensivas e 4.983 urgências hipertensivas em serviços de emergências médicas. A prevalência das emergências e urgências hipertensivas foi de 0,3% (0,14-0,46) e 0,9% (0,29-1,59), respectivamente. Edema pulmonar/insuficiência cardíaca foi o subtipo mais frequente de lesão em órgão-alvo (32%), seguido por AVE isquêmico (29%), síndrome coronariana aguda (18%), AVE hemorrágico (11%), dissecção aguda da aorta (2%) e encefalopatia hipertensiva (2%). Em relação à apresentação da PA, a PA sistólica (PAS) não se diferenciou entre urgência e emergência; por outro lado, a PA diastólica (PAD) foi maior nas emergências. Os principais sintomas das emergências hipertensivas foram os neurológicos (35%) e dispneia (31%), enquanto nas urgências foram cefaleia (22%) e sintomas inespecíficos (48%). A prevalência de sintomas inespecíficos nas emergências foi bem menor (25%). Apesar das limitações de interpretação desses dados, por serem de populações heterogêneas com abordagens de diagnóstico e tratamento diversas, este é um estudo epidemiológico pioneiro dessa entidade clínica, abordando lesões em órgãos-alvo.[9] Um outro estudo brasileiro procurou verificar as características clínicas de pacientes atendidos em um serviço público de emergência.[10] Neste, 508 pacientes preencheram os critérios diagnósticos de crise hipertensiva em um total de 83.774 pacientes atendidos em um período de 6 meses; a prevalência da crise hipertensiva foi de 6/1.000, 71,7% com urgência hipertensiva, 19,1% com emergência hipertensiva e 9,2% com pseudocrise hipertensiva. Idade mais elevada e problemas neurológicos se associaram à emergência hipertensiva, cefaleia se associou à urgência hipertensiva e dor e problemas emocionais se associaram à pseudocrise hipertensiva. Um registro norte-americano demonstrou que a emergência hipertensiva foi diagnosticada em 0,2% dos pacientes adultos dentro dos serviços de emergência nos Estados Unidos.[11]

Um projeto de pesquisa realizado em profissionais de saúde na Itália, Progetto GEAR (*Gestione dell Émergenza e urgenza in ARea critica*),[12] procurou verificar a prática clínica em diferentes locais de atendimento dos pacientes com níveis pressóricos elevados. Um questionário com 23 perguntas foi enviado aos profissionais de saúde, que era respondido de maneira anônima. As respostas revelaram um bom conhecimento do problema, pois 80% acertaram os critérios diagnósticos; porém, 10% definiram urgência hipertensiva como qualquer elevação pressórica associada a sintomas. Outro fato relevante nesse estudo é que a maioria dos participantes destacou a ansiedade como causa da elevação da PA, o que motivou a administração de fármacos ansiolíticos em 24,4% dos participantes. Algumas preocupações ocorreram em relação à medida da PA, entre elas o tamanho do manguito em relação ao diâmetro do braço (apenas 57% dos profissionais tinham manguitos pequenos e 38,5% tinham manguitos de obesos) e a realização de apenas uma medida da PA em 20% dos casos, o que pode ter levado a uma superestimação dela.

Um número elevado de profissionais relatou que não realizava a fundoscopia por desconhecimento da interpretação do método, exame crucial para o diagnóstico da encefalopatia hipertensiva. Um número exagerado de exames complementares e uma taxa de internação elevada (40%) cursaram com um custo elevado e desnecessário ao sistema de saúde. Além disso, a maioria dos pacientes que receberam alta não foi orientada para um agendamento de retorno em curto prazo. Os profissionais preferiram a administração de fármacos por via oral para as urgências hipertensivas (70,8%) e por via IV para as emergências (94,7%). A furosemida, um fármaco que deveria ser prescrito somente em condições clínicas de elevação da PA associada à descompensação cardíaca com edema pulmonar, foi prescrita em 59,4% dos casos. Todos esses fatos demonstram a heterogeneidade do atendimento aos pacientes portadores de urgências e emergências hipertensivas, sendo necessário que as sociedades científicas se organizem para a divulgação de protocolos adequados para a prática clínica.

O manuseio das emergências hipertensivas é desafiador, pois o tratamento imediato depende do grau e extensão do dano ao órgão-alvo, mediado pela elevação pressórica acentuada e aguda. No momento, três terminologias podem representar a mesma entidade clínica: o termo "crise hipertensiva", consagrado pelo uso; a terminologia "crise hipertensiva subdividida em: urgências e emergências hipertensivas"; e, por fim, a utilização apenas da terminologia "urgências e emergências hipertensivas", tendência atual e adotada por grande parte dos serviços de emergência médica. Assim, as definições mais conhecidas para os dois termos seriam: urgências hipertensivas são situações em que há elevação acentuada da PA (definida arbitrariamente como uma elevação pressórica sistólica ≥ 180 e/ou diastólica ≥ 120 mmHg), sem lesão aguda e progressiva em órgãos-alvo; e emergências hipertensivas, que representam situações em que há elevação acentuada da

PA (definida arbitrariamente como uma elevação pressórica sistólica ≥ 180 e/ou diastólica ≥ 120 mmHg), porém com lesão aguda e progressiva em órgãos-alvo.[3-5]

A principal característica para diferenciar uma emergência de uma urgência não é o nível da PA, e sim a presença de uma lesão em órgão-alvo, desde que seja aguda e progressiva, colocando em risco a vida do paciente. Elevações pressóricas agudas e transitórias são comuns na prática clínica, especialmente em consultas médicas e serviços de pronto atendimento, e precisam de um diagnóstico correto para que medidas desnecessárias e intempestivas não sejam tomadas. Tão importante quanto o valor pressórico elevado encontrado é a velocidade da elevação da PA.[13]

Embora inúmeras diretrizes preconizem uma redução rápida da PA nos pacientes portadores de urgência hipertensiva, inclusive estabelecendo prazos de 24 a 48 h, a sua existência é inclusive questionada por especialistas em hipertensão, pois não existe até o momento nenhuma comprovação ou estudo clínico que tenha demonstrado qualquer benefício nessa conduta, motivo pelo qual alguns especialistas em hipertensão sugerem a abolição dessa terminologia e outros acreditam que o termo correto deveria ser "elevação da PA sem lesão de órgãos-alvo em evolução". Um posicionamento recente da Sociedade Europeia de Cardiologia[14] sobre o manuseio das emergências hipertensivas recomenda a não utilização das terminologias crise hipertensiva e urgência hipertensiva, recomendando somente a utilização da terminologia emergência hipertensiva.

O risco cardiovascular não é elevado em pacientes com elevação pressórica aguda acentuada sem lesão aguda e progressiva em órgão-alvo. Dessa forma, maior importância diagnóstica deveria ser focada na presença de sinais/sintomas e disfunção aguda dos órgãos-alvo, mais do que no valor da PA. A grande maioria desses pacientes não tem adesão ao tratamento anti-hipertensivo e a simples reintrodução dos fármacos, preferencialmente em combinação medicamentosa, e uma reavaliação precoce em sete dias são suficientes como conduta a ser adotada. Até o momento não há sólidas evidências científicas que nos mostrem qual a melhor estratégia de tratamento, por falta de estudos clínicos desenhados para essa finalidade. Assim, não existem diretrizes internacionais ou recomendações que nos guiem com condutas clínicas.[2]

Outra entidade clínica descrita é a pseudocrise hipertensiva, comum em serviços de emergência clínica, que se caracteriza por uma elevação da PA acentuada na presença de poucos sintomas ou sintomas subjetivos, sem lesão em órgãos-alvo. Esses pacientes não apresentam risco imediato de morte, comumente são hipertensos não aderentes e sem um tratamento adequado, podem ter tido a sua elevação pressórica por algum evento emocional, doloroso ou algum desconforto, como enxaqueca, tontura, além de manifestações de síndrome do pânico; da mesma maneira que os portadores de urgências hipertensivas, não existem evidências que indiquem a administração de medicações para uma redução imediata da PA. Eles também devem ser medicados, preferencialmente, com combinações medicamentosas e ter uma reavaliação precoce a nível ambulatorial.

A finalidade dessa mudança de paradigma é valorizar a repercussão hemodinâmica e não apenas o valor da pressão arterial. Não há até o momento consenso e inúmeras são as classificações de emergências hipertensivas, algumas são verdadeiras emergências hipertensivas, outras emergências médicas e a elevação pressórica é um fator coadjuvante, sem comprovação de que a administração de fármacos anti-hipertensivos mude sua história natural.

Apesar do avanço no tratamento farmacológico dos pacientes portadores de HA nas últimas décadas, a incidência da emergência hipertensiva não diminuiu. O acesso limitado aos serviços médicos públicos e a não adesão ao tratamento farmacológico contribuem em parte para esse cenário, especialmente nos países em desenvolvimento. Dados recentes mostram que o número de pacientes que procuram serviços de emergência ou são internados por emergência hipertensiva é estimado em 1.670/1.000.000 e 111/100.000, respectivamente. Nos Estados Unidos, a taxa de mortalidade hospitalar é estimada entre 0,48 e 12,5% dessa população e, se não tratada, ao redor de 79% em um ano.[2]

O tratamento farmacológico das emergências hipertensivas depende do tipo de lesão em órgão-alvo, devendo ser, na maioria das vezes, realizado em ambiente hospitalar para controle imediato da pressão arterial, não necessariamente a níveis normais. Em situações como a falência do ventrículo esquerdo e a dissecção aguda da aorta, a redução pressórica deve ser imediata e agressiva. A maioria das sugestões nessa área é baseada na experiência pessoal de especialistas, sem evidência robusta, pela falta de estudos clínicos randomizados comparando um tratamento mais agressivo vs. conservador; assim, deve-se individualizar a decisão clínica dependendo do órgão-alvo comprometido e sua repercussão hemodinâmica. A Tabela 1 apresenta as principais situações clínicas relacionadas às emergências hipertensivas.

TABELA 1 Emergências hipertensivas
Encefalopatia hipertensiva
Dissecção aguda da aorta
Edema agudo do pulmão com falência ventricular esquerda
Acidente vascular encefálico
Infarto agudo do miocárdio/angina instável
Pré-eclâmpsia/eclâmpsia

Avaliação clínica das emergências hipertensivas

Deve-se realizar uma história clínica dirigida para HA e situações que possam ter desencadeado a sua elevação, como: ansiedade, dor, excesso de ingestão de sal, comorbidades, ou fármacos que possam causar aumento da PA (anti-inflamatórios, corticoides, simpaticomiméticos, álcool). Os sintomas relatados advêm da disfunção do órgão-alvo atingido e dos sinais das alterações nos sistemas cardiovascular, cerebral e renal.

Na história clínica, procura-se identificar se o paciente já tinha antecedente de hipertensão, sua história hipertensiva com duração e gravidade, seu controle prévio, medicamentos anti-hipertensivos atuais com a dosagem e a adesão ao tratamento. Deve-se questionar o uso de drogas lícitas (álcool) ou ilícitas (cocaína, anfetaminas). O exame físico deve ser focado na existência de sinais clínicos de lesão em órgãos-alvo. As manifestações mais comuns de encefalopatia hipertensiva são representadas por cefaleia, perturbações visuais e alteração do nível de consciência. Achados neurológicos focais, especialmente lateralização, são incomuns em encefalopatia hipertensiva, mas mais sugestivos de um acidente vascular encefálico. A hemorragia subaracnóidea deve ser considerada em pacientes com um início súbito de cefaleia intensa.

Os exames complementares serão solicitados de acordo com as alterações encontradas no exame clínico e dois exames devem ser realizados de rotina: fundo de olho e eletrocardiograma. O primeiro para avaliar as alterações na papila e retina, pois as hemorragias e os exsudatos algodonosos de retina e o edema de papila são facilmente visíveis pelo oftalmoscópio. O segundo informa a existência de doenças cardiovasculares agudas pregressas (isquemia) e arritmias.

Estudos radiográficos de apoio, como radiografia de tórax em paciente com sintomas cardiopulmonares ou tomografia computadorizada em paciente com sintomas neurológicos, devem ser obtidos em cenário clínico apropriado.

Condutas nas emergências hipertensivas

O tratamento deve ser iniciado após um período de observação clínica em um ambiente adequado. O objetivo primário do tratamento é prevenir ou limitar o dano causado pela elevação da PA, o tipo de anti-hipertensivo a ser utilizado, bem como a rapidez e valor da PA a ser atingido, que dependem da entidade clínica presente e da repercussão clínica. Os pacientes necessitam de uma administração de fármacos por via intravenosa de maneira rápida e eficaz, para que a redução da PA ocorra de maneira segura, protegendo a função dos órgãos-alvo, atenuando sintomas, reduzindo complicações e desfechos clínicos.[13] As reduções pressóricas mais rápidas são recomendadas diante de pacientes portadores de falência ventricular esquerda e da dissecção aguda da aorta, postergado nos pacientes portadores de acidente vascular encefálico de etiologia isquêmica. A conduta em relação à redução aguda da PA em pacientes portadores de acidente vascular encefálico hemorrágico ainda é motivo de controvérsia.

Estabelecido o diagnóstico de emergência hipertensiva, as recomendações gerais de redução da PA para uma emergência hipertensiva (GR: 1; NE: C) são: procurar reduzir a pressão arterial entre 20% e 25% da pressão arterial média na primeira hora. Existem duas exceções a essa proposta de redução da PA: acidente vascular cerebral e dissecção aguda da aorta, a primeira porque uma redução menos agressiva é proposta para preservar a perfusão cerebral; a segunda porque a velocidade de redução da PA deve ser mais agressiva para reduzir a progressão e obter maior comprometimento clínico.[2] Atingida a PAD entre 100 e 110 mmHg, devem-se manter esses níveis entre a segunda e a sexta hora, exceto nos casos de dissecção aguda da aorta, cuja PAD deve ser reduzida para cerca de 80 mmHg. Os fármacos anti-hipertensivos devem ser utilizados por via intravenosa (IV), por meio de bomba de infusão contínua e com monitorização pressórica rigorosa. Os principais anti-hipertensivos utilizados por via IV são apresentados na Tabela 2 e discriminados por entidade clínica na Tabela 3.

TABELA 2 Fármacos anti-hipertensivos de administração parenteral

Fármacos	Dose	Início	Duração	Efeitos adversos e precauções	Indicações
Nitroprussiato de sódio (vasodilatador arterial e venoso)	0,25-10 mg/kg/min IV (aumentar 0,5 mg/kg/min a cada 5 min até PA desejada)	Imediato	1-2 min	Náuseas, vômitos, intoxicação por cianeto. Cuidado na insuficiência renal e hepática e na pressão intracraniana alta. Hipotensão grave	Maioria das emergências hipertensivas
Nitroglicerina (vasodilatador arterial e venoso)	5-100 mg/min IV	2-5 min	3-5 min	Cefaleia, taquicardia reflexa, taquifilaxia, *flushing*, meta-hemoglobinemia	Insuficiência coronariana, insuficiência ventricular esquerda
Hidralazina (vasodilatador de ação direta)	10-20 mg IV ou 10-40 mg IM 6/6h	10-30 min	3-12 h	Taquicardia, cefaleia, vômitos. Piora da angina e do IAM. Cuidado com pressão intracraniana elevada	Eclâmpsia
Metoprolol (bloqueador beta-adrenérgico seletivo)	5 mg IV (repetir 10/10 min S/N até 20 mg)	5-10 min	3-4 h	Bradicardia, bloqueio atrioventricular avançado, insuficiência cardíaca, broncoespasmo	Insuficiência coronariana, dissecção aguda de aorta (em combinação com NPS)

(continua)

TABELA 2 Fármacos anti-hipertensivos de administração parenteral (*continuação*)

Fármacos	Dose	Início	Duração	Efeitos adversos e precauções	Indicações
Esmolol (bloqueador beta-adrenérgico seletivo de ação ultrarrápida)	Ataque: 500 µg/kg Infusão intermitente: 25-50 µg/kg/min Aumentar 25 µg/kg/min cada 10-20 min Máximo: 300 µg/kg/min	1-2 min	1-20 min	Náuseas, vômitos, BAV 1º grau, broncoespasmo, hipotensão	Dissecção aguda de aorta (em combinação com NPS), hipertensão pós-operatória grave
Furosemida (diurético)	20-60 mg IV (repetir após 30 min)	2-5 min	30-60 min	Hipopotassemia	Insuficiência ventricular esquerda. Situações de hipervolemia
Fentolamina (bloqueador alfa-adrenérgico)	Infusão contínua IV: 1-5 mg Máximo: 15 mg	1-2 min	3-5 min	Taquicardia reflexa, *flushing*, tontura, náuseas, vômitos	Excesso de catecolaminas

NPS: nitroprussiato de sódio; IAM: infarto agudo do miocárdio; BAV: bloqueio atrioventricular; IV: intravenoso; IM: intramuscular.

TABELA 3 Fármacos de uso intravenoso (IV) utilizados nas diferentes emergências hipertensivas

Entidade clínica	Conduta farmacológica (IV)
Encefalopatia hipertensiva	Nitroprussiato (0,25-10 µg/kg/min)
Dissecção aguda da aorta	Nitroprussiato (0,25-10 µg/kg/min) Metoprolol (5 mg até 20 mg)
Edema agudo do pulmão	Furosemida (40 mg) Nitroprussiato (0,25-10 µg/kg/min)
Hemorragia intracerebral	Nitroprussiato (0,25-10 µg/kg/min) Metoprolol (5 mg até 20 mg)
Infarto agudo do miocárdio Angina instável	Nitroglicerina (5 a 100 µg/min) Nitroprussiato (0,25-10 µg/kg/min)
Eclâmpsia	Sulfato de magnésio (4-6 g em 100 mL) Hidralazina (5-10 mg)

Encefalopatia hipertensiva

O diagnóstico da encefalopatia hipertensiva é baseado na presença de sintomas neurológicos vagos, cefaleia, confusão mental, distúrbios visuais, convulsões, náuseas e vômitos; estes sintomas são usualmente reversíveis com o início da terapia anti-hipertensiva. O fundo de olho é fundamental para detectar retinopatia (hemorragia, exsudatos e papiledema) e alterações discretas, como déficits neurológicos não focais transitórios, podendo ser encontradas até confusão mental e coma. Lesões neurológicas focais permanentes são raras e devem levar à suspeita de um acidente vascular encefálico (AVE).[15] Diante de uma elevação acentuada da PA e quando a autorregulação cerebral não consegue evitar a elevação da pressão intracraniana, o edema cerebral pode se desenvolver, especialmente em áreas posteriores do cérebro, local em que a inervação simpática é menos pronunciada, podendo se instalar uma emergência hipertensiva cerebrovascular, caracterizada pela tríade: hipertensão arterial acentuada, alterações do nível de consciência e, frequentemente, papiledema. Diante da suspeita clínica, deve-se realizar tomografia computadorizada ou ressonância magnética para diagnóstico diferencial com tumores, hemorragias cerebrais ou intoxicações exógenas.

Fármacos anti-hipertensivos que afetem o sistema nervoso central devem ser evitados, como clonidina, metildopa e reserpina. O tratamento com o nitroprussiato de sódio (NPS) deve ser imediato, apesar de esse medicamento aumentar a pressão intracerebral. Esse efeito colateral é compensado pela redução da PA média, que deve ser reduzida a valores de 100 a 110 mmHg. Outros fármacos, como labetalol e nicardipina, também podem ser utilizados, se disponíveis, e dependente da experiência do serviço.

Posologia

Nitroprussiato de sódio (Nipride®) – 0,25 a 10 µg/kg/min. Evitar doses acima de 4 µg/kg/min.

Preparo

Uma ampola de 50 mg (2 mL) em 250 mL de soro glicosado (SG) a 5%. Iniciar com 5 mL/h. Titular de acordo com os parâmetros clínicos.

Dissecção aguda da aorta

Devemos sempre considerar a suspeita clínica diante de pacientes com dor precordial e elevação da PA. A progressão da disseção está relacionada com o valor da PA e a velocidade de ejeção ventricular. A Diretriz Brasileira de Hipertensão 2020[16] recomenda rastreamento com ecodopplercardiograma transtorácico e, se possível, transesofágico. Deve-se fazer o diagnóstico diferencial com infarto agudo do miocárdio. O tratamento farmacológico independe do tipo de dissecção e a PA a ser atingida é uma exceção dentro das emergências hipertensivas, devendo ser o mais precoce e mais baixa possível, em geral dentro de 5 a 10 minutos e, no máximo, em até 20 minutos. É importante obter o controle adequado da dor (analgesia por opiáceos IV), a frequência cardíaca (FC) < 60 bpm e a PAS entre 100 e 120 mmHg (GR: 1; NE: B). O tratamento ideal inclui a associação de betabloqueador (reduz a frequência cardíaca, a contratilidade miocárdica e a PA) ao NPS (rapidez e potência anti-hipertensiva). A utilização do NPS isolado não é ideal, pois promove aumento da frequência cardíaca e da velocidade de ejeção aórtica, podendo piorar a dissecção. Assim, o NPS deve ser associado ao betabloqueador, inicialmente IV, de ação rápida e titulável (metoprolol, labetalol ou esmolol) para diminuir a FC. Em pacientes asmáticos, os bloqueadores dos canais de cálcio (BCC) não dihidropiridínicos podem ser usados como alternativa. Os pacientes com aneurisma dissecante agudo da aorta do tipo A devem ser encaminhados para cirurgia (exceto na vigência de comorbidades que contraindiquem o tratamento cirúrgico), e os do tipo B devem ser mantidos em tratamento clínico.

Posologia

- Betabloqueador adrenérgico – metoprolol (Seloken®) 5 mg IV, acrescentando 5 mg a cada 10 min, até o máximo de 20 mg.
- Nitroprussiato de sódio (Nipride®) – 0,25 a 10 μg/kg/min (não ultrapassar 4 μg/kg/min).

Preparo

Uma ampola de 50 mg (2 mL) em 250 mL de SG a 5%. Iniciar com 5 mL/h. Titular de acordo com os parâmetros clínicos.

Edema agudo de pulmão com falência ventricular esquerda

Até o momento, as diretrizes atuais não recomendam nenhuma classe de fármaco anti-hipertensivo e nenhuma estratégia como preferencial para uma redução aguda da PA. Pacientes com insuficiência cardíaca aguda e hipertensão apresentam como alterações hemodinâmicas aumento da resistência periférica e redução da capacitância venosa, que levam à redistribuição de fluidos. O ventrículo esquerdo com capacidade reduzida de acomodar mesmo pequenas quantidades de volume, a elevação pressórica aguda e a incapacidade do músculo cardíaco em elevar seu débito diante da pós-carga aumentada podem desencadear o edema agudo de pulmão, inclusive em pacientes que tenham uma função ventricular esquerda preservada. A isquemia miocárdica também pode estar envolvida em sua fisiopatologia, e cerca de 1/3 dos pacientes admitidos com edema agudo de pulmão e emergência hipertensiva tem a função ventricular esquerda preservada.[17] O tratamento inclui a redução do volume circulante com diurético de alça, por via IV, associado a fármacos vasodilatadores venosos e arteriais (predominantemente venosos), dos quais os preconizados são o NPS (preferencial) ou a nitroglicerina. Nitroglicerina deve ser utilizada, preferencialmente, nos casos associados à insuficiência coronariana. Os betabloqueadores não estão indicados nessa situação clínica, exceto se acompanhada por dissecção aguda da aorta. Em alguns casos, o uso de pressão positiva contínua não invasiva de vias respiratórias pode ser indicado para reduzir o edema pulmonar e o retorno venoso.[18]

Posologia

Furosemida: 40 mg, IV (repetir se necessário); nitroprussiato de sódio (já descrito) ou nitroglicerina 5 a 100 μg/min.

Preparo

Nitroglicerina: uma ampola (5 mL) de 25 mg em 250 mL de SG a 5%. Iniciar com 5 mL/h. Titular de acordo com os parâmetros clínicos (aumentar de 5 a 10 μg/min a cada 5 a 10 minutos).

Acidente vascular encefálico

A etiologia dos AVE e suas consequências hemodinâmicas são heterogêneas diante dos subtipos existentes, bem como da forma de apresentação e tempo para o seu diagnóstico.[19] O manuseio da PA das emergências hipertensivas envolvendo cérebro (encefalopatia hipertensiva, hemorragia intracerebral e acidente vascular encefálico isquêmico) deve considerar que a fisiopatologia do dano cerebral dessas diversas entidades clínicas é diferente; dessa maneira, não existe uma conduta única que seja recomendada para todas essas entidades. O exame clínico físico neurológico e os métodos de imagens são cruciais para o diagnóstico diferencial e a conduta.[20] A elevação da PA é comum após um acidente vascular encefálico; mesmo em pacientes que não tenham uma história de hipertensão, a PA com frequência diminui espontaneamente em um período de 90 a 120 minutos durante a fase aguda. O manuseio da PA na fase aguda da doença cerebrovascular é controverso, com alguns estudos mostrando benefícios e outros com resultados neutros. O benefício do efeito da redução da PA é menos evidente na etiologia isquêmica de um AVE, sendo um ponto crucial se o paciente vai ou não receber tratamento trombolítico, porque estudos observacionais demonstraram um risco aumentado de hemorragia intracerebral nos pacientes com elevação da PA acentuada. Para os pacientes elegíveis para terapia fibrinolítica com PA > 180/110 mmHg, preconiza-se redução da PA, que deve ser mantida em valores < 180/105 mmHg, antes e após 24 horas do procedimento (GR: 1; NE: B).[10,13]

A diretriz europeia (ESH/ESC) 2018 comenta que o benefício da redução da PA é incerto nos pacientes portadores de AVE de etiologia isquêmica que não vão receber trombolítico, pois uma metanálise demonstrou um efeito neutro na prevenção de morte e sequelas neurológicas nesses pacientes após uma redução precoce da PA. Nesses pacientes com elevação acentuada da PA (> 220/120 mmHg), a intervenção depende de um julgamento clínico, sendo razoável uma redução da PA em torno de 15%, com uma vigilância constante após 24 h do início do AVE.[13] Pacientes com valores da PA < 220/120 mmHg após um AVE não demonstraram ter benefícios com fármacos anti-hipertensivos nessa fase. Em pacientes estáveis que mantêm a PA ≥ 140/90 mmHg após três dias da fase aguda de um AVE, a introdução de fármacos anti-hipertensivos deve ser considerada (GR: 2A; NE: B). Em indivíduos com AVE isquêmico, o nível ideal de PA a ser atingido e qual a classe do fármaco mais eficaz ainda são desconhecidos, segundo a diretriz da AHA/ASA de 2018. A diretriz da American Heart Association/American Stroke Association (AHA/ASA) recomenda a utilização de fármacos anti-hipertensivos por via intravenosa, como: labetalol, nicardipina e clevidipina, embora cite que poucos estudos clínicos comparativos foram realizados.

Nos casos de AVE de etiologia hemorrágica, a elevação da PA é comum, atingindo ao redor de 90% dos pacientes e associada a um risco aumentado de expansão do hematoma, morte e pior prognóstico da recuperação neurológica. Dados de um estudo clínico randomizado demonstraram que a redução da PA imediata (até 6 h) a valores < 140/90 mmHg não teve benefícios no desfecho primário de morte ou sequela neurológica em um período de até três meses; porém, reduziu a expansão do hematoma e melhorou a recuperação funcional, além de ter sido seguro.[13] Outro estudo clínico randomizado, no qual a PAS foi reduzida imediatamente em período < 4,5 h para dois níveis diferentes de valores (140-170 mmHg vs. 110-139 mmHg), demonstrou que uma redução mais agressiva não trouxe nenhum benefício, mas maior índice de efeitos renais adversos.[13] Diante dessas evidências, com exceção de pacientes com PA muito elevada (> 220 mmHg), dos quais dispomos de muito poucos dados, não se recomenda a redução aguda da PA em pacientes com hemorragia cerebral aguda.

As diferentes diretrizes não fazem recomendações específicas para nenhuma classe de fármaco como preferencial, para os pacientes portadores de um acidente vascular encefálico de etiologia hemorrágica, embora a maioria dos estudos clínicos tenha utilizado a nicardipina. O manuseio da PA desses pacientes é um desafio e a PA ideal a ser atingida ainda está indefinida pelos resultados conflitantes. O fármaco anti-hipertensivo ideal deve ser o que tem ação rápida, titulável, previsível e com eficácia. A clevidipina é o agente que mais se aproxima dessas características, podendo também ser utilizados o labetalol, a nicardipina e o fenoldopan. Medicações que aumentem a PA intracraniana ou piorem o edema cerebral devem ser evitadas. Para PAS > 220 mmHg e PAD < 140 mmHg, o fármaco preconizado é um betabloqueador. Se o nível pressórico diastólico for superior a 140 mmHg, utilizar o NPS.

Para pacientes estáveis com PA ≥ 140/90 mmHg após 3 dias de um AVE isquêmico, o início ou a reintrodução de fármacos anti-hipertensivos por via oral deve ser considerada.[20]

Infarto agudo do miocárdio/angina instável

As síndromes coronarianas agudas frequentemente se acompanham de níveis pressóricos elevados em virtude de maior liberação de catecolaminas e ativação do sistema renina-angiotensina. Contudo, nem todos os pacientes com síndrome coronariana aguda e hipertensão são efetivamente hipertensos. Uma PA mantida maior que 180/110 mmHg associada a uma isquemia aguda do miocárdio caracteriza uma emergência hipertensiva e necessita de internação e rápida intervenção medicamentosa com o objetivo de restaurar o fluxo e preservar o miocárdio. A sedação e a analgesia podem reduzir os níveis pressóricos, evitando o uso desnecessário de fármacos anti-hipertensivos, inclusive com efeitos deletérios. Não havendo contraindicações, os betabloqueadores são recomendados como a primeira opção pelos seus efeitos favoráveis na redução da frequência cardíaca e consumo de oxigênio. É importante lembrar que se deve aguardar seu efeito anti-hipertensivo antes da utilização de outras medicações. Uma metanálise de 17 estudos clínicos na qual se verificou a eficácia dos bloqueadores dos canais de cálcio, administrados precocemente em portadores de síndrome coronária aguda com supra de ST, não demonstrou benefícios nos desfechos mortalidade e novos casos de infarto agudo do miocárdio. Pacientes que usaram nifedipina sublingual apresentaram tendência para aumento da mortalidade, não se indicando esse fármaco nessa situação clínica.

Nos casos em que a PA se mantém elevada, deve-se associar a nitroglicerina; sua ação vasodilatadora coronariana e venosa diminui a demanda cardíaca de oxigênio, justificando seu uso, inclusive com doses mais elevadas, para a redução do tônus arterial periférico. Esse agente é usado sobretudo nas síndromes coronarianas agudas (SCA) e edema agudo de pulmão, juntamente com outros regimes anti-hipertensivos.[21] Na maioria dos casos, preconiza-se uma redução discreta da PA, não mais do que 20 a 25% em um período de até 2 horas.[15] Se possível, especialmente em SCA com supradesnivelamento do segmento ST, a angioplastia primária é a melhor escolha para a terapia de reperfusão em pacientes com encefalopatia hepática (EH), pois a trombólise pode aumentar o risco de sangramento cerebral.[21] A PA deve ser monitorizada para se evitar picos hipotensivos, que podem ser mais maléficos do que a própria elevação da PA, pela relação inversa entre a PAD e desfechos adversos, fenômeno definido como efeito da curva J. O valor ótimo de PA após a SCA permanece controverso.

Posologia

Nitroglicerina – 5 a 200 μg/min por via IV intravenosa.

Preparo

Nitroglicerina – uma ampola (5 mL) de 25 mg em 250 mL de SG a 5%. Iniciar com 5 mL/h. Titular de acordo com os parâmetros clínicos (aumentar de 5 a 10 μg/min a cada 5 a 10 minutos). Não havendo resposta adequada, acrescentar o NPS na posologia já comentada.

Pré-eclâmpsia e eclâmpsia

A HA representa o problema médico mais comum na gestação, manifestando-se em até 10% das gestações e respondendo por 25% das admissões hospitalares pré-natais.[22] Mulheres que tiveram HA na gestação apresentam maior risco para doença hipertensiva, AVE e doença coronária no futuro. A HA pode preceder ou se desenvolver durante o curso da gestação, caracterizando quatro diferentes categorias: hipertensão crônica, hipertensão gestacional, pré-eclâmpsia/eclâmpsia e hipertensão crônica com pré-eclâmpsia/eclâmpsia.

A pré-eclâmpsia é definida pela American College of Obstetricians and Gynecologists (ACOG) como: (1) PAS ≥ 160 ou PAD ≥ 110 mmHg confirmada após alguns minutos; ou (2) uma PA ≥ 140/90 mmHg confirmada em duas medições com um intervalo de 4 horas, em uma mulher com uma PA previamente normal, após a vigésima semana de gestação. Considera-se HA grave na gestação quando os valores da PAS forem ≥ 160 a 170 mmHg e a PAD ≥ 110 mmHg. Adicionalmente, deve também estar presente pelo menos uma das seguintes anormalidades: proteinúria (> 300 mg/24 h ou relação proteína/creatinina > 300 mg/g), trombocitopenia, disfunção hepática, nova ou piora da disfunção renal, edema pulmonar ou distúrbios cerebrais ou visuais.

A eclâmpsia é definida quando a paciente com pré-eclâmpsia desenvolve convulsões, podendo ocorrer durante o parto e até duas semanas depois. Proteinúria e valores pressóricos elevados devem retornar para valores normais em até 12 semanas após o parto. O parto pode representar a cura da doença da mãe, mas não a do feto, que depende da sua maturação, gerando o dilema "se o útero ou o berçário é o melhor local para o feto sobreviver". O tratamento farmacológico deve ser iniciado quando a PA estiver ≥ 150/100 mmHg, com o objetivo de mantê-la em 150 a 130/80 mmHg (GR: 2a; NE: B). Em pacientes estabilizadas com pré-eclâmpsia sem necessidade de parto imediato, é indicado o tratamento anti-hipertensivo oral, sendo usualmente utilizados os fármacos metildopa, hidralazina, bloqueadores dos canais de cálcio (nifedipina de ação prolongada e anlodipino) e betabloqueadores com atividade simpatomimética intrínseca.

A força tarefa do ESC 2018 sobre a doença cardiovascular durante a gestação considera uma elevação da PA ≥ 170/110 mmHg uma emergência hipertensiva e recomenda internação imediata, sendo que a seleção do fármaco anti-hipertensivo e sua via de administração dependem da expectativa do parto. Por outro lado, a ACOG considera emergência hipertensiva valores de PA ≥ 160/110 mmHg que persistam por mais do que 15 minutos. O tratamento farmacológico com labetalol endovenoso, metildopa por via oral ou bloqueador dos canais de cálcio deve ser iniciado. A administração da hidralazina endovenosa, que era o fármaco preferencial no passado, atualmente não é a mais indicada por ter efeitos adversos perinatais com maior frequência que outros fármacos; porém, no caso de os outros fármacos terem sido ineficazes, pode ser utilizada por via intramuscular (IM) ou IV. Dois estudos clínicos recentes, com poucos pacientes, demonstraram a eficácia e a segurança da nifedipina por via oral, em uma posologia inicial de 10 mg, podendo ser repetida a cada 20 minutos caso a PA esteja ≥ 150/100 mmHg em uma posologia máxima em cinco doses. Assim, essa nova opção, eficaz e segura para mãe e feto, é recomendada como um fármaco de primeira opção, ao lado do labetalol e da hidralazina pela atualização da diretriz da ACOG de 2017.

Posologia

- Labetalol 0,25 a 0,5 mg/kg: 2 a 4 mg/min até a meta da PA ser atingida após 5 a 20 mg/h.
- Hidralazina – 5 mg IV ou IM, após 5 a 10 mg a cada 20 a 40 min até um total de 30 mg ou infusão contínua de 0,5 a 10 mg/h.

Preparo

O sulfato de magnésio deve ser utilizado nos casos de convulsão na dose de 4 a 6 g por via IV, lentamente, dissolvido em 100 mL de SG a 5% por 20 a 30 min, seguido por infusão contínua de 1 a 2 g/h durante 24 horas. Convulsões recorrentes são tratadas com novo bolo de 2 g IV ou o aumento da infusão para 1,5 a 2 g/h. Deve-se monitorizar a diurese, o reflexo patelar, a frequência respiratória e a saturação de oxigênio. O magnésio plasmático deve ser mantido entre 4 e 7 mEq/L e dosado na presença de insuficiência renal. Na suspeita de intoxicação por sulfato de magnésio, deve ser utilizado gluconato de cálcio 1 g IV (10 mL de solução a 10%) em 2 minutos.

Uma revisão sistemática da Cochrane[23] de intervenções farmacológicas nas emergências hipertensivas incluiu 15 estudos clínicos randomizados em 869 pacientes tratados com sete diferentes classes de fármacos e concluiu que havia insuficiência de dados para demonstrar qual classe de fármaco foi a mais eficiente em reduzir a morbidade e a mortalidade.

Substâncias ilícitas

Determinadas substâncias ilícitas podem determinar elevação acentuada da PA e da FC, causando taquicardia, palpitações, sudorese e arritmias cardíacas. Em caso de hipertensão preexistente, pode haver maior elevação da PA. A cocaína promove aumento repentino e perigoso dos níveis da PA, 15 minutos após seu uso. Nos casos leves, pode-se usar benzodiazepínicos ou nitroglicerina (NTG) sublingual; nos casos graves, provavelmente será necessário terapia intravenosa, e os agentes de escolha serão nitroglicerina, NPS ou fentolamina. É importante evitar o betabloqueador, com exceção do carvedilol, pois pode levar à estimulação do receptor alfa-adrenérgico na presença do bloqueio beta-adrenérgico, causando espasmo de coronária.

Conduta nas urgências hipertensivas

A história natural das urgências hipertensivas em curto prazo é desconhecida, embora algumas diretrizes recomendem uma redução da PA em um período de 24 a 48 horas; no entanto, sem evidências científicas consistentes. Muitos preconizam que essa denominação necessita ser atualizada, mudada para "elevação da PA sem LOA em evolução",[24] ou até abandonada, como preconiza o Statement Europeu de Emergências Hipertensivas. Um estudo de coorte retrospectivo[25] comparou a estratégia de administração de fármacos para promover uma rápida redução da PA vs. a estratégia do manuseio ao nível ambulatorial em pacientes portadores de urgências hipertensivas. Ambas as condutas tiveram um bom prognóstico sem nenhuma diferença entre os dois grupos, demonstrando ser seguro o acompanhamento ambulatorial sem a necessidade da promoção de uma redução aguda da PA.

Não existem evidências científicas de que a administração de fármacos anti-hipertensivos por via IV ou sublingual diminua o risco cardiovascular e mude a história natural da doença. Não é incomum que pacientes portadores de urgências hipertensivas recebam medicação de maneira agressiva para a redução aguda da PA e sejam liberados com a redução parcial da PA e, posteriormente, apresentem quadros de hipotensão sintomática com um potencial risco de complicações cardiovasculares. O ideal seria a administração de fármacos anti-hipertensivos por via oral que serão mantidos cronicamente no tratamento da doença hipertensiva (Tabela 4). Deve-se dar preferência à associação de medicamentos, agendando nova avaliação em um prazo máximo de sete dias.

A Diretriz Brasileira de Hipertensão Arterial 2020[16] cita a possibilidade de utilização de captopril e clonidina. Captopril pode ser usado na dose de 25 a 50 mg (pico máximo de ação em torno de 60 a 90 minutos) e a clonidina, na dose de 0,100 a 0,200 mg (ação rápida em torno de 30 a 60 minutos).

A Tabela 4 mostra as principais diferenças encontradas entre urgência e emergência hipertensiva.

TABELA 4 Diagnóstico diferencial entre urgência e emergência hipertensivas

Urgência	Emergência
Nível pressórico elevado acentuado	Nível pressórico elevado acentuado
Sem LOA aguda e progressiva	Com LOA aguda e progressiva
Combinação medicamentosa oral	Combinação medicamentosa parenteral
Sem risco de morte iminente	Com risco de morte iminente
Acompanhamento ambulatorial precoce (7 dias)	Internação em UTI

LOA: lesões de órgãos-alvo.

Hipertensão com múltiplos danos aos órgãos-alvo

A presença concomitante de envolvimento de múltiplos órgãos-alvo (MDO),[26] conhecida em inglês como MOD (*hypertension with multi organ damage*), é definida quando atinge três dos quatro sistemas a seguir:

- Renal (rápida deterioração da função renal ou proteinúria).
- Cardíaco (hipertrofia ventricular esquerda importante, disfunção sistólica, anormalidades da repolarização ventricular ou aumento da troponina).
- Neurológico (AVE ou encefalopatia hipertensiva).
- Hematológico (hemólise microangiopática).

A elevação pressórica acentuada nos pacientes com alterações crônicas merece uma atenção especial e sua abordagem clínica deve ser individualizada e depende do grau de comprometimento hemodinâmico. Apesar de os pacientes poderem estar compensados e não apresentarem uma lesão aguda e progressiva em órgão-alvo, apresentam um risco potencial iminente de transformar uma urgência hipertensiva em emergência hipertensiva.

Considerações finais

Na prática clínica, independentemente de se tratar de uma urgência ou emergência hipertensiva, a maioria dos pacientes recebe um tratamento de uma maneira heterogênea e empírica, pela falta de evidências científicas baseadas em estudos clínicos randomizados. Apesar de dispormos de inúmeras opções farmacológicas, o nitroprussiato de sódio, por agir em segundos e ser um potente vasodilatador arterial e venoso, ainda é a primeira opção na maioria dos serviços de emergência. Seu efeito adverso mais frequente é a intoxicação pelo tiocianeto, que costuma ocorrer mais comumente apenas em pacientes que tenham disfunção hepática ou renal e quando seu uso for maior que 48 a 72 horas. Diuréticos não devem ser utilizados na maioria das emergências hipertensivas, com exceção do edema agudo de pulmão. Evidências científicas a respeito do prognóstico das urgências hipertensivas são escassas. Um estudo mostrou que o atendimento de um evento hipertensivo na emergência poderia ser fator de risco independente para futuros eventos cardiovasculares, incluindo AVE, síndromes coronarianas agudas e insuficiência cardíaca.[26] Outro estudo mostrou que indivíduos atendidos com urgência hipertensiva no setor de emergência cursaram com sobrevida mais longa do que aqueles com emergência hipertensiva durante um período de acompanhamento de 5 anos.[27]

Referências bibliográficas

1. No authors listed. The fifth report of the Joint National Committee on Detection, Evaluation, and Treatment of High Blood Pressure (JNC V). Arch Intern Med. 1993;153(2):154-83.
2. Maloberti A, Cassano G, Capsoni N, Gheda S, Magni G, Azin GM, et al. Therapeutic approuch to hypertension urgencies and emergencies in the emergency room. High Blood Press Cardiovasc Prev. 2018;25:177-89.
3. Chobanian AV, Bakris GL, Black HR, Cushman WC, Green LA, Izzo JL Jr, et al. The Seventh Report of the Joint National Committee on Prevention, Detection, Evaluation, and Treatment of High Blood Pressure. The JNC 7 Report. JAMA. 2003;289:2560-72.
4. Whelton PK, Carey RM, Aronow WS, Casey DE Jr, Collins KJ, Dennison Himmelfarb C, et al. 2017 ACC/AHA/AAPA/ABC/ACPM/AGS/APhA/ASH/ASPC/NMA/PCNA Guideline for the prevention, detection, evaluation, and management of high blood pressure in adults: a report of the American College of Cardiology/American Heart Association Task Force on Clinical Practice Guidelines. Hypertension. 2018;71:e13-e115.
5. Malachias MVB, Barbosa ECD, Martim JF, Rosito GBA, Toledo JY, Passarelli O Jr, et al. 7th Brazilian Guideline of Arterial Hypertension: Chapter 14 – Hypertensive Crisis. Arq Bras Cardiol. 2016;107:79-83.

6. Pinna G, Pascale C, Fornengo P, Arras S, Piras C, Panzarasa P, et al. Hospital admissions for hypertensive crisis in the emergency departments: A large multicenter Italian study. PLOS ONE. 2014;9:e93542.
7. Martin JF, Higashiama E, Garcia E, Luizon MR, Cipullo JP. Profile of hypertensive crisis: Prevalence and clinical presentation. Arq Bras Cardiol. 2004;83:131-36.
8. Vilela-Martin JF, Vaz-de-Melo RO, Kuniyoshi CH, Abdo AN, Yugar-Toledo JC. Hypertensive crisis: clinical-epidemiological profile. Hypertens Res. 2011;34:367-71.
9. Astarita A, Covella M, Vallelonga, Cesareo M, Totaro S, Ventre L, et al. Hypertensive emergencies and urgencies in emergency departments: a systematic review and meta-analysis. J Hypertens. 2020;38:1203-10.
10. Perin AMG, Flórido CF, Santos J. Hypertensive crisis: clinical characteristics of patients with hypertensive urgency, emergency and pseudocrisis at a public emergency department. Einstein (São Paulo). 2019;17:eAO4685. htpp//dx.doi.org/10.31744/Einstein_journal//2019AO4685.
11. Janke AT, McNaughton CD, Brody AM, Welch RD, Levy PD. Trends in the incidence of hypertensive emergencies in US Emergency Departments from 2006 to 2013. J Am Heart Assoc. 2016;5:e004511.
12. Saladini F, Mancusi C, Bertacchini F, Spanella F, Maloberti A, Giavarini A, et al. Diagnosis and treatment of hypertensive emergencies and urgencies among Italian emergency and intensive care departments. Results from Italian survey: Progetto GEAR (Gestione dell'Emergenza e urgenza in ARea critica). Eur J Intern Med. 2020;71:50-56.
13. Williams B, Mancia G, Spiering W, Agabiti-Rosei E, Azizi M, Burnier M, et al. 2018 ESH/ESC Guidelines for the management of arterial hypertension: the Task Force for the Management of Arterial Hypertension of the European Society of Hypertension (ESH) and of the European Society of Cardiology (ESC). Eur Heart J. 2018;39:3021-104.
14. Van den Born BH, Lip GYH, Brguljan-Hitij J, Cremer A, Segura J, Morales E, et al. ESC Council on hypertension position document on the management of hypertensive emergencies. Eur Heart J Cardiovasc Pharmacother. 2019;5:37-46.
15. Anderson CS, Heeley E, Huang Y, Wang J, Stapf C, Delcourt C, et al. INTERACT2 Investigators. Rapid blood pressure lowering in patients with acute cerebral hemorrhage. N Eng J Med. 2013;368:2355-65.
16. Barroso WKS, Rodrigues CS, Bortolotto LA, Gomes MM, Brandão AA, Feitosa ADM, et al. Diretrizes Brasileiras de Hipertensão Arterial - 2020. Arq Bras Cardiol. 2021;116:516-658.
17. Watson K, Broscious R, Devabhakthuni S, Noel ZR. Focused update on pharmacologic management of hypertensive emergencies. Curr Hypertens Rep. 2018;20:56.
18. Aronow WS. Treatment of hypertensive emergencies. Ann Transl Med. 2017;5(suppl 1):S5.
19. Qureshi AI, Palesch YY, Barsan WG, Hanley DF, Hsu CY, Martin RL, et al. Intensive blood pressure lowering in patients with acute cerebral hemorrhage. N Eng J Med. 2016;375:1033-43.
20. Powers WJ, Rabinstein AA, Ackerson T, Adeoye OM, Bambakidis NC, Becker K, et al. 2018 Guidelines for the early management of patients with acute ischemic stroke: a guideline for health professionals from the American Heart Association/American Stroke Association. Stroke. 2018;49:46-110.
21. Tocci G, Figliuzzi I, Presta V, Miceli F, Citoni B, Coluccia R, et al. Therapeutic approach to hypertension urgencies and emergencies during acute coronary syndrome. High Blood Press Cardiovasc Prev. 2018;25:253-9.
22. Regitz-Zagrosek V, Roos-Hesselink JW, Bauersachs J, Blomström--Lundqvist C, Cífková R, De Bonis M, et al. 2018 ESC Guideline for the management of cardiovascular diseases during pregnancy. Eur Heart J. 2018;39:3165-241.
23. Perez MI, Musini VM. Pharmacological interventions for hypertensive emergencies: a Cochrane systematic review. J Hum Hypertens. 2008;22:596-607.
24. Patel KK, Young L, Howell EH, Hu B, RuteckiG, Thomas GR, et al. Characteristics and outcomes of patients presenting with hypertensive urgency in the office setting. JAMA Internal Medicine. 2016;176:981-8.
25. Vlcek M, Bur a, Woistschlager C, Herkner H, Laggner NA, Hirschl MM. Association between hypertensives urgencies and subsequent cardiovascular events in patients with hypertension. J Hypertens. 2008;26:657-62.
26. Levy PD, Mahn JJ, Miller J, Shelby A, Brody A, Davidson R, et al. Blood pressure treatment and outcomes in hypertensive patients without acute target organ damage: a retrospective cohort. Am J Emerg Med. 2015;33:1219-24.
27. Martin JFV, Kuniyoshi CH, Andrade LG, Yugar-Toledo JC, Loureiro AC, Cipullo JP. Fatores preditores de mortalidade em pacientes com crise hipertensiva. Arq Bras Cardiol. 2007;89(Supl 1):201.

Capítulo 7

Tratamento atual do acidente vascular cerebral isquêmico agudo

Octávio Marques Pontes-Neto
Gisele Sampaio Silva

PONTOS-CHAVE

- As unidades móveis de acidente vascular cerebral (AVC) foram concebidas como uma ponte para o tratamento hospitalar de AVC, permitindo que os especialistas agilizem a avaliação dos pacientes em campo.
- O tratamento abrangente do AVC inclui evidências científicas, pesquisas e criação de diretrizes; acreditação e certificação de centros de AVC; reconhecimento dos pontos de entrada nos serviços médicos de urgência e algoritmos de triagem.
- O tratamento endovascular do AVC isquêmico por oclusão proximal de circulação anterior por meio de trombectomia mecânica com *stent retrievers* ou dispositivos de aspiração é uma estratégia de elevada eficácia clínica para redução de incapacidade funcional e óbito.

Reconhecimento dos sintomas e atendimento pré-hospitalar

Neurônios morrem rapidamente após a oclusão de uma artéria intracraniana, portanto qualquer tratamento eficaz para o acidente vascular cerebral (AVC) deve ser iniciado o mais cedo possível. Na prática clínica, a estreita relação tempo-resultado continua a ser a principal limitação às distintas abordagens terapêuticas. As taxas de trombólise permanecem baixas em muitos países, com a maioria dos pacientes sendo tratados no final da janela terapêutica. Além disso, até o momento, não há terapia neuroprotetora disponível.

Notificação antecipada ao hospital receptor pela equipe do Sistema Médico de Emergência (SAMU no Brasil) de um potencial paciente com AVC permite a ativação precoce da equipe de AVC e prontidão das instalações de radiologia no hospital, o que acelera o início da trombólise endovenosa após a chegada ao hospital.[1] Vários instrumentos de identificação de AVC foram desenvolvidos e validados. Eles permitem que os centros de triagem do serviço médico de emergência priorizem os cuidados aos potenciais pacientes com AVC e ajudam as equipes a pré-notificar a chegada de um paciente com AVC ao hospital. A fim de encurtar o tempo de tratamento para a população como um todo, o AVC precisa ser priorizado tanto nos sistemas pré-hospitalares quanto em hospitais.[1, 2]

A avaliação pré-hospitalar precisa e o transporte rápido para um hospital com o nível apropriado de especialização neurológica são essenciais para maximizar o benefício terapêutico aos pacientes. Várias causas já foram identificadas como as principais razões que explicam atrasos do tratamento do paciente com AVC. As barreiras enfrentadas pelos serviços médicos de emergência, incluindo extração de dados, acesso ao paciente e comunicação, permanecem desafios a serem superados.[1, 2]

O método ideal para acesso ao nível apropriado de atendimento, especialmente a hospitais com capacidade para trombectomia mecânica, permanece indefinido. O estudo RACECAT, realizado na Catalúnia, não conseguiu demonstrar o benefício da transferência imediata para um centro terciário capaz de realizar trombectomia mecânica quando comparada com a estratégia de início de trombólise endovenosa com posterior transferência para tratamento endovascular.[3] Este é um desafio particularmente desafiador nas regiões rurais.

Várias escalas foram validadas em estudos prospectivos para avaliação pré-hospitalar de paciente com possível AVC.[4] O objetivo desses sistemas de pontuação é ajudar a equipe médica de emergência a identificar e classificar com precisão os pacientes com manifestações neurológicas agudas em possíveis AVC ou não. O sistema de pontuação ideal deve cumprir dois critérios: equilibrar a simplicidade de uso pelos provedores com alta especificidade clínica e sensibilidade na identificação de um AVC agudo. A Figura 1 contém exemplos de ferramentas de triagem de AVC pré-hospitalares e suas respectivas sensibilidade e especificidade.

As unidades móveis de AVC (ambulâncias contendo tomografia de crânio) foram concebidas como uma ponte para o tratamento hospitalar de AVC, permitindo que os especialistas em AVC agilizem a avaliação dos pacientes em campo.[5] Geralmente são conduzidas por um neurologista treinado em AVC ou médico de emergência. O objetivo principal das unidades móveis de AVC é aumentar a eficiência da avaliação inicial do AVC. Os cuidados de avaliação precoce por técnicos de emergência e enfermeiros treinados também podem ser concluídos antes da chegada ao hospital. Várias unidades móveis de AVC permitem a telecomunicação com médicos treinados em AVC, com a ajuda de equipe médica de emergência ou enfermeira, para completar a avaliação neurológica inicial na ambulância. Exames laboratoriais (*point-of-care*, do inglês, teste no ponto de atendimento) podem ser obtidos, incluindo avaliação de creatinina, glicemia, Razão Normalizada Internacional (RNI) e contagem de plaquetas. As unidades móveis de AVC são equipadas com aparelhos de tomografia computadorizada (CT) helicoidal móvel, compactos, com multidetectores, capazes de obter imagens axiais de sequência rápida que são enviadas para o neurologista e o radiologista por meio de servidores de imagens de radiologia para interpretação, reduzindo assim o tempo de aquisição da imagem.[1,5] Isso permite que várias decisões de triagem iniciais sejam feitas. A identificação de hemorragia intracraniana (HIC), em vez da etiologia isquêmica, leva a um algoritmo de tratamento alternativo, incluindo alvos separados para controle da pressão arterial, identificação e reversão de agentes anticoagulantes e transporte para um hospital com recursos de atendimento neurocirúrgico e neurocrítico. Em pacientes em uso de anticoagulação oral, o crescimento do hematoma pode agravar o quadro clínico e a rápida reversão da anticoagulação atenuar esse efeito. A aplicação pré-hospitalar imediata de concentrado de complexo de protrombina pode melhorar o desfecho desse grupo de pacientes com prognóstico desfavorável. O mesmo se aplica ao controle da pressão arterial em pacientes com hemorragia intracerebral. Portanto, com o diagnóstico precoce da HIC por tomografia computadorizada pré-hospitalar, a redução da pressão arterial de acordo com as diretrizes pode começar até antes da chegada ao hospital. Ao determinar a ausência de HIC e outras contraindicações à trombólise antes da chegada ao hospital, o ativador do plasminogênio tecidual (tPA) pode ser preparado de maneira mais eficiente e administrado em campo, antes da chegada ao hospital receptor.[1]

Um importante conceito acerca do tratamento abrangente do AVC inclui os papéis desempenhados pelos pilares que apoiam o sistema de atenção ao AVC, incluindo evidências científicas, pesquisas e criação de diretrizes; acreditação e certificação de centros de AVC; reconhecimento dos pontos de entrada nos serviços médicos de urgência e algoritmos de triagem.[1] Cabe às comunidades locais e regionais, no entanto, definir a melhor forma de implementar esses elementos em um sistema de cuidados de AVC que atenda às suas necessidades e recursos e definir os tipos de hospitais que devem ser qualificados como pontos de entrada para pacientes com suspeita de AVC com oclusão de grandes vasos, em oposição a pacientes com AVC potencialmente mais leves, que podem não exigir terapias intervencionistas avançadas.

Acolhimento inicial na emergência

O acolhimento do paciente com suspeita de AVC agudo na emergência deve ser feito com prioridade de fluxo, assim como acontece com os pacientes com infarto do miocárdio e politraumatismo grave. O ideal é que a equipe assistente seja previamente notificada pelo serviço pré-hospitalar e se preparar para acolher o paciente diretamente na ambulância. Nesse acolhimento, paciente deve ser prontamente encaminhado para um leito monitorizado no pronto-socorro. Pacientes estáveis com quadro clínico claramente sugestivo de AVC podem ser

Sensibilidade (IC 95%)	Ferramenta de triagem do AVC	Especificidade (IC 95%)
82% (76 a 88)	Teste Face Braço Fala (FAST)	83% (77 a 89)
≥ 1 item: 85% (80 a 90)	Cincinnati Prehospital Stroke Screen (CPSS)	≥ 1 item: 79% (73 a 85)
91% (76 a 98)	Los Angeles Prehospital Stroke Screen (LAPSS)	97% (93 a 99)
90% (81 a 96)	Melbourne Ambulance Stroke Screen (MASS)	74% (53 a 88)

FIGURA 1

Comparação das ferramentas de triagem de acidente vascular cerebral (AVC) pré-hospitalares.[3]

encaminhados diretamente para o setor de neuroimagem enquanto são avaliados pela equipe médica.[2,6]

TABELA 1 Prioridades no acolhimento inicial pela equipe da sala de urgência (< 10 minutos)

Avaliar ABC e sinais vitais.
Oxigênio, acesso venoso (SF 0,9%) e monitorização do ritmo cardíaca.
Aferição da glicosimetria capilar.
Obter exames laboratoriais (hemograma, eletrólitos, função renal, exames de coagulação, tipagem sanguínea).
Rever história clínica atual, comorbidades e medicações em uso.
Estabelecer hora do início dos sintomas.
Exame físico e neurológico (incluindo as escalas apropriadas: escala de coma de Glasgow, NIHSS ou Hunt & Hess).
Solicitar neuroimagem de urgência (tomografia de crânio ou ressonância) de acordo com o protocolo institucional.
Avisar o Time de AVC (neurologista, neurorradiologista e técnico da radiologia)
Obter eletrocardiograma 12 derivações.

A curta janela terapêutica para o tratamento do AVC isquêmico agudo requer avaliação e diagnóstico rápidos durante o atendimento emergencial, que depende da implementação de protocolos assistenciais específicos para AVC no pronto-socorro, com metas de tempo (Tabela 2).

TABELA 2 Metas de tempo para atendimento hospitalar do acidente vascular cerebral (AVC) agudo

Intervalos	Metas
Porta – avaliação médica	≤ 10 minutos
Porta – avaliação do neurologista	≤ 15 minutos
Porta – início da tomografia	≤ 25 minutos
Porta – interpretação da tomografia	≤ 45 minutos
Porta – *bolus* do trombolítico	≤ 60 minutos
Porta – admissão em unidade de AVC	≤ 3 horas

Fonte: Jauch E, et al., 2013.[2]

A avaliação hospitalar inicial de um paciente com suspeita de AVC deve incluir acolhimento em leito monitorizado, estabilização imediata das vias aéreas, respiração e circulação. Em seguida, uma avaliação rápida e direcionada dos déficits neurológicos e das possíveis comorbidades, com objetivo de estabilização clínica e exclusão de outras condições que podem simular um AVC.

Durante o acolhimento inicial é essencial a coleta e o encaminhamento rápido de exames laboratoriais incluindo: glicemia capilar, hemograma com plaquetas, eletrólitos, TP/INR, TTPA, ureia e creatinina e tipagem sanguínea. Se um paciente com história clínica confiável é candidato à terapia trombolítica e não existe suspeita de discrasia sanguínea ou uso de anticoagulantes, o tratamento trombolítico pode ser iniciado antes da liberação dos resultados desses exames.[1]

Na abordagem ao paciente com AVC, diversas escalas têm sido propostas para a mensuração do déficit neurológico. A escala de AVC do NIH (NIHSS, do inglês *National Institutes of Health Stroke Scale*) é padronizada, validada, segura, de rápida aplicação (5 a 8 minutos) e permite quantificar a gravidade do déficit neurológico.[8] Essa escala se baseia em onze itens do exame neurológico, incluindo nível de consciência; olhar conjugado horizontal; campo visual; paresia facial; função motora e sensitiva dos membros; linguagem; disartria; ataxia e negligência ou extinção (pontuação varia de zero a 42). A pontuação na escala NIHSS correlaciona-se com o tamanho da área isquêmica e com o prognóstico do paciente. O NIHSS também ajuda na decisão de terapia trombolítica no AVC isquêmico e na avaliação da resposta a esse tratamento.[8]

Neuroimagem na fase aguda do AVC isquêmico

Tomografia computadorizada

A avaliação de neuroimagem na fase aguda do AVC é uma etapa essencial do atendimento, visto que a realização de um exame de tomografia computadorizada (TC) ou ressonância magnética (RM) de encéfalo é imprescindível para a adequada diferenciação entre um AVC isquêmico e um hemorrágico.[1]

A TC sem contraste é o principal método diagnóstico utilizado no atendimento ao AVC agudo, utilizado e validado para indicação de trombolítico endovenoso até 4,5 horas do início dos sintomas nos estudos NINDS e ECASS-3. Suas principais vantagens incluem rapidez para aquisição do exame e alta sensibilidade para sangramento intracraniano. Entre as suas principais desvantagens estão a exposição à radiação ionizante, que limita a repetição seriada do exame, e a baixa sensibilidade para isquemia de pequenos vasos e para circulação posterior.[1,2]

A angiotomografia (AngioTC) de crânio e vasos cervicais é uma ferramenta extremamente valiosa na fase aguda do AVC por causa da sua elevada rapidez e acurácia para identificação de pacientes com oclusão arterial proximal, candidatos à terapia endovascular. A sua principal desvantagem é a exposição adicional à radiação ionizante e ao contraste iodado que, por sua vez, é uma limitação para o uso do exame em pacientes com disfunção renal ou alergia a agentes de contraste. Quando comparada à angiografia digital de subtração, a AngioTC apresenta sensibilidade e especificidades entre 98 e 100% para a detecção de oclusão de vasos proximais (Figura 2).[2]

Outra técnica que tem ganhado grande aplicabilidade na fase aguda do AVC é a perfusão por TC (TC perfusão). Nessa técnica, captura-se a alteração da densidade do tecido cerebral em unidades de Hounsfield (HU, do inglês, *Hounsfield units*) com a passagem do bolo de contraste iodado. Esses valores são plotados em curvas que, após um pós-processamento matemático de deconvolução, podem gerar mapas perfusionais do

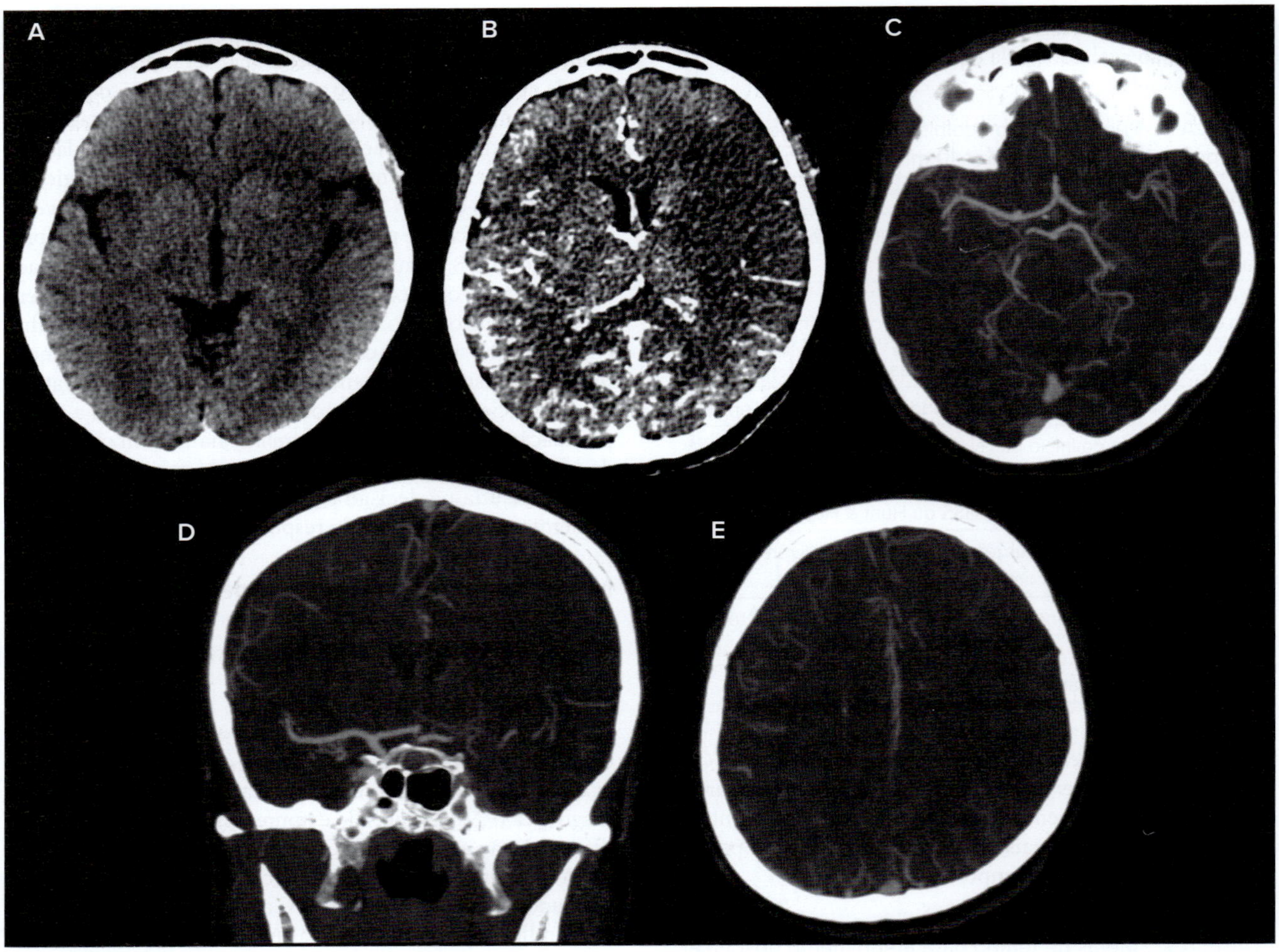

FIGURA 2

Tomografia computadorizada (TC) de crânio de paciente na fase aguda do AVC isquêmico de artéria cerebral média esquerda com algum fluxo colateral pial visualizada com (A) janela convencional e (B) imagem fonte colapsada da angiotomografia, (C) angioTC com MIP em plano axial, (D) coronal e (E) axial em nível supraganglionar.

AngioTC: angiotomografia; MIP: *maximal intensity projections*.

tecido encefálico. A grande variabilidade de parâmetros e definições entre *softwares* de perfusão dos diferentes fabricantes de TC tem limitado bastante a confiabilidade e reprodutibilidade dos métodos. Entretanto, alguns pacotes comerciais recentes têm mostrado parâmetros mais confiáveis para definição do *core* isquêmico e da área de penumbra potencialmente viável.[2]

Ressonância magnética

A ressonância magnética (RM) pode ser uma ferramenta muito útil na avaliação do AVC agudo, principalmente por permitir detecção precoce e acurada de sinais de infarto tecidual em território anterior e posterior, obtenção de imagem vascular sem a necessidade do uso de agentes de contraste, descartar isquemia com alta acurácia, além de permitir uma avaliação ampla de diagnósticos diferenciais de AVC, tais como doenças desmielinizantes, neoplasias etc.[8] Entretanto, pouco centros utilizam a RM como método diagnóstico de primeira escolha na fase aguda do AVC por causa da sua baixa disponibilidade, maior custo, maior tempo de exame e restrições ao campo magnético (p. ex.: marca-passos e implantes), que contraindicam o procedimento em alguns pacientes.[8-10] Um protocolo otimizado de avaliação de RM na fase aguda de AVC geralmente inclui as seguintes sequências: DWI (do inglês, *diffusion weighted imaging*) e ADC (do inglês, *apparent diffusion coefficient*) para identificação rápida e altamente sensível do edema citotóxico, que caracteriza as fases precoces da lesão tecidual da lesão isquêmica no encéfalo; FLAIR (do inglês, *fluid-attenuated inversion recovery*), que revela áreas de gliose de infartos antigos; a hiperintensidade de sinal na sequência FLAIR decorre também do edema vasogênico, que se instala de forma gradual geralmente entre 4 e 6 horas do início da isquemia tecidual.[8-10]

Dessa forma, pela comparação entre o sinal do FLAIR e da DWI, é possível estimar, na fase aguda do AVC, o intervalo de tempo entre o início do insulto isquêmico e o momento da aquisição da neuroimagem.[11] Sequências de RM como GRE (do inglês, *gradient recalled echo*) ou T2* e SWI (do inglês, *susceptibility weighted imaging*) apresentam elevada sensibilidade para detecção de produtos de degradação da hemoglobina e têm uma acurácia semelhante à da TC de crânio para a detecção de hemorragia intracraniana aguda e crônica; angiografia por TOF (do inglês, *time-of-fly*) e angiografia por contraste com gadolínio (CE-MRA, do inglês, *contrast enhanced magnetic ressonance angiography*). Adicionalmente, em casos de janela estendida, pode ser utilizada uma sequência de perfusão com contraste de susceptibilidade dinâmica (PWI, do inglês, *perfusion weighted imaging*) para montar mapas paramétricos semelhantes aos da perfusão por TC, incluindo mapas de MTT (do inglês, *mean transit time*), TTP (do inglês, *time to bolus peak*), CBV (do inglês, *cerebral blood volume*) e de CBF, que permitem uma estimativa da viabilidade tecidual da zona de penumbra isquêmica.[12]

Manejo clínico do AVC isquêmico agudo

A internação de um paciente com AVC agudo em uma unidade de AVC pode reduzir o risco de complicações clínicas, tempo de internação, incapacidade funcional e mortalidade.[13] Parte desse benefício se deve ao atendimento interdisciplinar por múltiplas especialidades e à adesão a protocolos institucionais. Entre os principais pontos que devem ser vigilantemente avaliados e controlados durante a internação estão:

- Em geral não se deve reduzir a pressão arterial (PA) sanguínea na fase aguda do AVC isquêmico, exceto quando seu nível for extremamente elevado (PA sistólica superior a 220 mmHg ou diastólica maior que 120 mmHg). Nesse caso, a redução deve ser lenta e moderada, não excedendo 15% do valor da PA inicial nas primeiras 24 horas. Exceção a essa regra ocorre em situações específicas, como na insuficiência cardíaca congestiva, encefalopatia hipertensiva, isquemia do miocárdio e dissecção aórtica aguda.[1]
- A hipoglicemia pode ser causa de coma, crise convulsiva e de sintomas semelhantes ao do AVC agudo; a hiperglicemia é deletéria ao tecido cerebral isquêmico e deve ser corrigida prontamente.[1,2]
- Elevação da temperatura é deletéria para o tecido cerebral sobre isquemia e, portanto, a febre deve ser prontamente tratada no paciente com AVC.[1,2]
- Pacientes com AVC isquêmico clinicamente grave têm maior chance de disfagia e, consequentemente, de pneumonia aspirativa. Assim, pacientes com pontuação elevada na escala NIHSS devem ser submetidos à avaliação fonoaudiológica antes de qualquer tentativa de alimentação por via oral. Recomenda-se a utilização sistemática de teste de triagem de disfagia para pacientes menos graves.[1,2]
- Pneumonia e infecção de trato urinário são as complicações infecciosas mais comuns após o AVC.[1]
- Pacientes com imobilidade, idade avançada e paresia de membro inferior estão sob maior risco de trombose venosa profunda, portanto a sua profilaxia deve ser iniciada precocemente.[1,2]
- A reabilitação deve ser iniciada por uma equipe multidisciplinar o mais cedo possível na tentativa de reduzir o grau de dependência. A intensidade do programa de reabilitação vai depender do estado geral e da gravidade da incapacidade do paciente.[1,2]

Terapia de reperfusão encefálica

Trombólise intravenosa com alteplase para AVC isquêmico

Os primeiros relatos de utilização de terapia fibrinolítica venosa para AVC isquêmico surgiram em 1958.[14] Os primeiros ensaios clínicos controlados utilizaram estreptoquinase como medicamento trombolítico, mas o excesso de transformações hemorrágicas sintomáticas levou a interrupções precoces desses estudos.[15] Já a alteplase ou rtPA (do inglês, *recombinant tissue plasminogen activator*), que é uma forma recombinante da enzima ativadora do plasminogênio tecidual (tPA) com meia-vida plasmática de 4 a 8 minutos, tem uma maior afinidade para a fibrina e mostrou resultados bem mais promissores em termos de segurança nos estudos iniciais. Entretanto, a eficácia clínica do tratamento trombolítico com alteplase para AVC isquêmico só foi comprovada com a publicação do estudo do NINDS, em 14 de dezembro de 1995. Desde então, uma metanálise da Cochrane baseada em 27 ensaios clínicos, envolvendo 10.187 participantes com AVC tratados, confirma que a alteplase na dose de 0,9 mg/kg (sendo 10% administrado em *bolus* e 90% em infusão contínua por 1 hora) é o tratamento padrão para o AVC isquêmico agudo na janela terapêutica de até 4,5 horas do início dos sintomas.[17]

Em pacientes com sintomas de início indeterminado ou com início dos sintomas ao acordar, cuja descoberta dos sintomas aconteceu a menos de 4,5 horas, o *mismatch* FLAIR-DWI na RM pode ser utilizado para identificar pacientes potencialmente em janela para trombólise endovenosa. O estudo WAKE UP demonstrou recentemente que esses pacientes podem ser trombolisados com segurança e com melhor desfecho clínico do que aqueles que não recebem trombólise.[18]

O tratamento trombolítico com alteplase apresenta uma série de limitações e contraindicações (ver Quadro 1): longa lista de contraindicações incluindo pacientes anticoagulados (INR > 7); baixa taxa de recanalização (cerca de 30 a 40%); oclusões proximais de artérias cerebrais, chegando a < 5% para oclusões distais da artéria carótida interna; possíveis efeitos deletérios sobre a barreira hematoencefálica e neurotoxicidade; aumento do risco de transformação hemorrágica sintomática.[1,2] Essas limitações e o fato de que cerca de um terço dos pacientes com AVC isquêmico agudo apresenta uma oclusão de uma artéria proximal da circulação cerebral têm motivado a busca por alternativas mais eficazes e seguras para terapia de reperfusão em pacientes com AVC, seja por meio do desenvolvimento de outros trombolíticos intravenosos ou pelo tratamento por via endovascular.

A tenecteplase é outro agente trombolítico sendo testado para tratamento de AVC. É um derivado do ativador recombinante do plasminogênio tecidual com alta afinidade pela fibrina e produzido por tecnologia de DNA recombinante que promoveu três modificações na estrutura proteica do tPA nativo. Essas modificações conferem à tenecteplase maior afinidade à fibrina e maior resistência à inativação pelo inibidor do ativador do plasminogênio tecidual (PAi, do inglês, *plasminogen activator inhibitor*) quando comparado ao tPA nativo.[19] Estudos fase 3 estão em andamento para o uso desse agente trombolítico para AVC isquêmico.

QUADRO 1 Contraindicações para trombólise intravenosa com alteplase para acidente vascular cerebral (AVC) isquêmico

Contraindicações absolutas
Traumatismo craniano importante ou AVC prévio nos últimos 3 meses
Sintomas sugestivos de hemorragia subaracnóidea
História de hemorragia intracraniana prévia
Cirurgia intracraniana ou da coluna espinhal recente
Pressão sistólica > 185 mmHg ou diastólica > 110 mmHg
Sangramento interno ativo
Diátese hemorrágica, incluindo, mas não limitada a: ▪ Contagem de plaquetas < 100.000/mm³ ▪ Tratamento com heparina nas últimas 48 horas resultando em um TTPA anormal ▪ Uso de anticoagulantes com INR > 1,7 ou TP > 15s. ▪ Uso de inibidores diretos de trombina ou inibidores diretos do fator Xa com exames laboratoriais apropriados elevados (TTPA, INR, plaquetas, tempo de ecarina, tempo de trombina ou atividade do fator Xa)
Glicemia < 50 mg/dL
Tomografia computadorizada de crânio revelando hipodensidade cerebral extensa
Contraindicações relativas
Sintomas menores ou melhorando rapidamente
Gravidez
Crise convulsiva ao início do quadro com déficits neurológicos residuais
Cirurgia recente ou trauma grave nos últimos 14 dias
Sangramento gastrointestinal ou urinário nos últimos 21 dias
Infarto do miocárdio recente

Adaptado de Demaerschalk et al., 2016;[20] Martins et al., 2012.[6]

Transformação hemorrágica sintomática

A transformação hemorrágica é uma complicação incomum, mas grave, dos tratamentos de recanalização no AVC isquêmico agudo. O risco de transformação hemorrágica após trombólise endovenosa varia a depender da população avaliada e da definição utilizada, estando entre 2 e 7%. O diagnóstico imediato e a correção precoce da coagulopatia após a alteplase permanecem a base do tratamento da transformação hemorrágica. A classificação da transformação hemorrágica após terapia trombolítica se baseia em critérios tomográficos e na presença ou não de deterioração neurológica. Do ponto de vista tomográfico, é importante a distinção entre infarto hemorrágico (contendo petéquias na área acometida) e hematomas intraparenquimatosos (área bem definida de hemorragia com ou sem efeito de massa). As definições existentes para transformação hemorrágica variam e tais variações devem ser levadas em conta na avaliação das taxas de transformação hemorrágica de cada centro.[2,6]

Recomenda-se que os serviços classifiquem a transformação hemorrágica em infarto hemorrágico (IH) tipos 1 (pequenas petéquias) e 2 (petéquias confluentes) e hematomas intraparenquimatosos tipos 1 (ocupando < 30% da área infartada) e 2 (ocupando > 30% da área infartada com efeito de massa significativo), avaliem se houve piora na pontuação da escala do NIH e se houve causalidade da transformação hemorrágica na piora clínica.[2,6]

Caso haja suspeita de transformação hemorrágica durante infusão do trombolítico endovenoso, a administração da medicação deve ser imediatamente interrompida e uma neuroimagem realizada para confirmar a ocorrência da complicação. Caso se confirme transformação hemorrágica e haja piora clínica do paciente, exames laboratoriais devem ser colhidos na urgência, incluindo hemoglobina, hematócrito, tempo de protrombina (TP), tempo parcial de tromboplastina ativado (TTPA), fibrinogênio, plaquetas e *cross-match* sanguíneo. Pode ser administrado caso disponível ácido tranexâmico na dose de 10 mg/kg ou ácido aminocaproíco 4 a 5 g em uma hora. O paciente deve receber crioprecipitado na dose de dez unidades infundido em 1 a 30 minutos. Caso fibrinogênio persista abaixo de 150 mg/dL, a infusão de crioprecipitado pode ser repetida. Plasma fresco congelado (10 a 20 mL/kg) pode ser utilizado em pacientes previamente em uso de varfarina quando complexo protrombínico não disponível. Se o paciente estiver plaquetopênico, deve receber também infusão de plaquetas. Avaliação imediata da equipe da neurocirurgia deve ser realizada para discussão de eventual necessidade de evacuação do hematoma.[2,6]

Tratamento endovascular do AVC isquêmico

O tratamento endovascular do AVC isquêmico por oclusão proximal de circulação anterior por meio de trombectomia mecânica com *stent retrievers* ou dispositivos de aspiração é uma estratégia de elevada eficácia clínica para redução de incapacidade funcional e óbito em pelo menos oito ensaios clínicos randomizados controlados, incluindo o estudo brasileiro RESILIENT, realizado com pacientes do SUS.[21] Esses estudos demonstraram de forma clara que o tratamento endovascular inicial com altas taxas de reperfusão bem-sucedida leva a melhor resultado clínico com efeitos muito grandes quando realizado até 8 horas do início dos sintomas. É importante salientar que a indicação de trombectomia mecânica independe da indicação de terapia trombolítica endovenosa e não se deve aguardar a resposta à terapia trombolítica endovenosa para o início do procedimento endovascular.[22]

Mais recentemente, os estudos DAWN e DEFUSE-3 ampliaram ainda mais a janela terapêutica para trombectomia mecânica de pacientes com AVC. Esses estudos demonstraram que pacientes com sintomas de AVC isquêmico por oclusão de artérias proximais da circulação anterior e núcleo de infarto pequeno selecionado por imagem avançada com perfusão podem ser tratados até 16 a 24 horas após terem sido vistos assintomáticos, ou quando o horário dos sintomas é desconhecido.[23, 24]

Já no território posterior, as evidências ainda estão menos claras para as indicações de trombectomia mecânica em pacientes com oclusão de artéria basilar, sobretudo em casos leves (com escore na escala de AVC do NIH menor que 10), que costumam ter boa resposta à trombólise endovenosa.[25] O estudo randomizado BASICS sugeriu, entretanto, que a trombectomia mecânica deve ser associada o mais precocemente possível em pacientes com sintomas moderados a graves (escore na escala de AVC do NIH maior ou igual a 10). É importante ainda que, diante da gravidade do quadro, da natureza geralmente insidiosa e flutuante dos sintomas da oclusão de basilar, as estratégias de reperfusão não sejam limitadas pelo tempo desde o início dos sintomas, como ocorre na circulação anterior. Ao contrário, deve-se usar como parâmetro o tempo de início de sintomas graves da oclusão da artéria basilar (coma, rebaixamento do nível de consciência, tetraplegia etc.) e a ausência de hipodensidade marcante e extensa em tronco cerebral como parâmetros para indicação de trombólise endovenosa e trombectomia mecânica.[25]

Craniectomia descompressiva para AVC isquêmico de artéria cerebral média

Em até 5% dos casos de AVC isquêmico, o insulto isquêmico pode envolver todo o território da artéria cerebral média (ACM) por carência de fluxo colateral pial e resultar em uma isquemia extensa com edema hemisférico e significativo edema cerebral com efeito de massa. A esse infarto cerebral que apresenta edema citotóxico tecidual de evolução rápida, com risco elevado de herniação cerebral e óbito, denominamos infarto maligno de ACM.[26] O edema cerebral localizado ao redor da área de infarto inicia-se já no primeiro dia após o *ictus*, atingindo seu pico em 3 a 5 dias. Contudo, sua história natural pode ser interrompida pela intervenção neurocirúrgica, conhecida como hemicraniectomia descompressiva, realizada desde o início do século XX e aprimorada posteriormente. Com a intervenção cirúrgica precoce, em até 48 horas do início dos sintomas, e em pacientes selecionados, a mortalidade por AVC maligno passou de 72% para 20%, com melhora também no desfecho funcional.[26]

DESTAQUES DE INOVAÇÃO

- Telemedicina para AVC permite que o neurologista especialista em AVC possa auxiliar desde a triagem pre-hospitalar, na interpretação da neuroimagem, na indicação de terapia de reperfusão, até a investigação etiológica, prevenção secundária e reabilitação.
- Atualmente já estão disponíveis pacotes de *softwares* de inteligência artificial para auxílio na interpretação da neuroimagem na fase aguda do AVC.
- São utilizadas em diversos países ambulâncias com tomografia computadorizada e telemedicina, que permitem o diagnóstico e início do tratamento do AVC ainda durante o atendimento pré-hospitalar.
- Novos agentes trombolíticos como a tenecteplase estão sendo testados em estudos fase 3 na fase aguda do AVC isquêmico.
- Trombectomia mecânica foi recentemente incorporada no Sistema Único de Saúde (SUS) depois da publicação dos resultados do estudo brasileiro RESILIENT na *New England Journal of Medicine*.
- Já estão sendo testados equipamentos robóticos para realização de tratamento endovascular do AVC a distância.

Referências bibliográficas

1. Oliveira-Filho J, Martins SC, Pontes-Neto OM, Longo A, Evaristo EF, Carvalho JJ, et al.; Executive Committee from Brazilian Stroke Society and the Scientific Department in Cerebrovascular Diseases. Guidelines for acute ischemic stroke treatment: part I. Arq Neuropsiquiatr. 2012;70(8):621-9.
2. Jauch EC, Saver JL, Adams HP, Bruno A, Connors JJB, Demaerschalk BM, et al. Guidelines for the early management of patients with acute ischemic stroke: a guideline for healthcare professionals from the American Heart Association/American Stroke Association. Stroke. 2013;44(3):870-947.
3. Abilleira S, Pérez de la Ossa N, Jiménez X, Cardona P, Cocho D, Purroy F, et al. Transfer to the local stroke center versus direct transfer to endovascular center of acute stroke patients with suspected large vessel occlusion in the Catalan territory (RACECAT): study protocol of a cluster randomized within a cohort trial. Int J Stroke. 2019;14(7):734-44.
4. Brandler ES, Sharma M, Sinert RH, Levine SR. Prehospital stroke scales in urban environments: a systematic review. Neurology. 2014;82(24):2241-9.
5. Fassbender K, Merzou F, Lesmeister M, Walter S, Grunwald IQ, Ragoschke-Schumm A, Bertsch T, Grotta J. Impact of mobile stroke units. J Neurol Neurosurg Psychiatry. 2021;92(8):815-22.
6. Martins SC, Freitas GR, Pontes-Neto OM, Pieri A, Moro CH, Jesus PA, et al.; Executive Committee from the Brazilian Stroke Society and the Scientific Department in Cerebrovascular Diseases of the Brazilian Academy of Neurology. Guidelines for acute ischemic stroke treatment: part II: stroke treatment. Arq Neuropsiquiatr. 2012;70(11):885-93.
7. Cincura C, Pontes-Neto OM, Neville IS, Mendes HF, Menezes DF, Mariano DC, et al. Validation of the National Institutes of Health Stroke Scale, modified Rankin Scale and Barthel Index in Brazil: The role of cultural adaptation and structured interviewing. Cerebrovasc Dis. 2009;27:119-22.
8. González RG, Schaefer PW, Buonanno FS, Schwamm LH, Budzik RF, Rordorf G, et al. Diffusion-weighted MR imaging: diagnostic accuracy in patients imaged within 6 hours of stroke symptom onset. Radiology. 1999;210:155-62.
9. Olivot J-M, Albers GW. Diffusion-perfusion MRI for triaging transient ischemic attack and acute cerebrovascular syndromes. Curr Opin Neurol. 2011;24(1):44-9.
10. Kidwell CS, Saver JL, Mattiello J, Starkman S, Vinuela F, Duckwiler G, et al. Thrombolytic reversal of acute human cerebral ischemic injury shown by diffusion/perfusion magnetic resonance imaging. Ann Neurol. 2000;47(4):462-9.

11. Thomalla G, Cheng B, Ebinger M, Hao Q. DWI-FLAIR mismatch for the identification of patients with acute ischaemic stroke within 4-5 h of symptom onset (PRE-FLAIR): a multicentre observational study. Lancet. 2011;10(11):978-86.
12. Kidwell CS, Chalela J a, Saver JL, Starkman S, Hill MD, Demchuk AM, et al. Comparison of MRI and CT for detection of acute intracerebral hemorrhage. JAMA. 2004;292(15):1823-30.
13. Stroke Unit Trialists' Collaboration. Organised inpatient (stroke unit) care for stroke (Review) Organised inpatient (stroke unit) care for stroke. Cochrane Database Syst Rev. 2013;(9):2013-5.
14. Sussman B, Fitch T. Thrombolysis with fibrinolysin in cerebral arterial occlusion. J Am Med Assoc. 1958;167(14):1705-9.
15. Cornu C, Boutitie F, Candelise L, Boissel JP, Donnan G a, Hommel M, et al. Streptokinase in acute ischemic stroke: an individual patient data meta-analysis: The Thrombolysis in Acute Stroke Pooling Project. Stroke [Internet]. 2000;31(7):1555-60.
16. The National Institute of Neurological Disorders and Stroke rt-PA Stroke Study Group. Tissue plasminogen activator for acute ischemic stroke. N Engl J Med. 1995;333(24):1581-7.
17. Wardlaw JM, Murray V, Berge E, Del Zoppo GJ. Thrombolysis for acute ischaemic stroke. Cochrane Database of Systematic Reviews. 2009.
18. Thomalla G, Simonsen CZ, Boutitie F, Andersen G, Berthezene Y, Cheng B, et al.; WAKE-UP Investigators. MRI-guided thrombolysis for stroke with unknown time of onset. N Engl J Med. 2018;379(7):611-22.
19. Gauberti M, Martinez de Lizarrondo S, Vivien D. Thrombolytic strategies for ischemic stroke in the thrombectomy era. J Thromb Haemost. 2021;19(7):1618-28.
20. Demaerschalk BM, Kleindorfer DO, Adeoye OM, Demchuk AM, Fugate JE, Grotta JC, et al.; American Heart Association Stroke Council and Council on Epidemiology and Prevention. Scientific rationale for the inclusion and exclusion criteria for intravenous alteplase in acute ischemic stroke: a statement for healthcare professionals from the American Heart Association/American Stroke Association. Stroke. 2016;47(2):581-641.
21. Martins SO, Mont'Alverne F, Rebello LC, Abud DG, Silva GS, Lima FO, et al.; RESILIENT Investigators. Thrombectomy for Stroke in the Public Health Care System of Brazil. N Engl J Med. 2020;382(24):2316-26.
22. Pontes-Neto OM, Cougo P, Martins SC, Abud DG, Nogueira RG, Miranda M, et al. Brazilian guidelines for endovascular treatment of patients with acute ischemic stroke. Arq Neuropsiquiatr. 2017;75(1):50-56.
23. Nogueira RG, Jadhav AP, Haussen DC, Bonafe A, Budzik RF, Bhuva P, et al.; DAWN Trial Investigators. Thrombectomy 6 to 24 hours after stroke with a mismatch between deficit and infarct. N Engl J Med. 2018;378(1):11-21.
24. Albers GW, Marks MP, Kemp S, Christensen S, Tsai JP, Ortega-Gutierrez S, t al.; DEFUSE 3 Investigators. Thrombectomy for stroke at 6 to 16 hours with selection by perfusion imaging. N Engl J Med. 2018 Feb 22;378(8):708-18.
25. Langezaal LCM, van der Hoeven EJRJ, Mont'Alverne FJA, de Carvalho JJF, Lima FO, Dippel DWJ, et al.; BASICS Study Group. Endovascular Therapy for Stroke Due to Basilar-Artery Occlusion. N Engl J Med. 2021;384(20):1910-20.
26. Vahedi K, Hofmeijer J, Juettler E, Vicaut E, George B, Algra A, et al. Early decompressive surgery in malignant infarction of the middle cerebral artery: a pooled analysis of three randomised controlled trials. Lancet Neurol. 2007;6(3):215-22.

Seção 21

Tromboembolismo venoso e hipertensão pulmonar

Capítulo 1

Trombose venosa profunda

Willian Vendramini Ferreira

PONTOS-CHAVE

- A TVP consiste na formação de coágulos (trombos) nas veias do sistema venoso profundo.
- Um ponto importante na história clínica é a investigação de complicações, em especial embolia pulmonar.
- O D-dímero pode auxiliar na exclusão diagnóstica, uma vez que apresenta bom valor preditivo negativo.
- O ultrassom venoso com doppler hoje é, sem dúvida, o método de escolha na maioria dos casos de suspeita clínica de TVP.
- O tratamento clássico da TVP envolve a anticoagulação sistêmica com heparina e varfarina.
- Em alguns casos, visando impedir a síndrome pós-trombótica em pacientes selecionados, podemos realizar a trombólise.
- Pacientes cirúrgicos e clínicos devem ser avaliados com relação ao risco de apresentarem TVP e oportunamente ser submetidos à profilaxia.

Introdução

A trombose venosa profunda (TVP) e a embolia pulmonar (EP) são manifestações de uma única entidade denominada tromboembolismo venoso (TEV). Existem referências antigas datando de 1550 a.C. sobre as doenças venosas e hemorragias potencialmente fatais em veias varicosas.

Em 1644, Schenk observou pela primeira vez um quadro de trombose venosa ao descrever uma oclusão de veia cava inferior. Virchow foi quem reconheceu a associação entre TVP e embolia pulmonar (EP).

A TVP consiste na formação de coágulos (trombos) nas veias do sistema venoso profundo, acometendo, com maior frequência, as veias dos membros inferiores e dos membros superiores. Suas complicações são variáveis, dependendo da extensão da trombose e do local acometido. Os sintomas podem variar desde um leve desconforto e edema do local atingido, até complicações mais sérias, como a trombose da microcirculação com consequente redução de perfusão tecidual (*phegmasia cerulea dolens* e *phlegmasia alba dolens*) e a EP, potencialmente fatal.

Outras complicações da TVP são as complicações crônicas que ocorrem pela lesão das válvulas venosas após a trombose e sua consequente recanalização, deixando o sistema profundo com refluxo venoso patológico que, ao longo dos anos, pode evoluir para uma entidade denominada síndrome pós-trombótica (SPT).

A SPT é consequência de um quadro de refluxo crônico não tratado que evolui com complicações como: edema crônico, inflamação distal com dermatite ocre e lipodermatoesclerose. Geralmente acomete toda a circunferência do membro inferior, apresentando-se "em bota" (Figuras 1A e 1B). Quando não tratada, esta inflamação crônica pode levar a ulcerações de difícil cicatrização e anquilose do tornozelo que, por sua vez, dificulta a dorsoflexão do pé e contração e relaxamento de panturrilhas, agravando ainda mais o quadro de edema e estase venosa.

Apesar de a SPT não apresentar complicações fatais, ela apresenta um problema socioeconômico importante em nosso meio. Pacientes em idade economicamente ativa ficam, na maioria dos casos, impossibilitados de exercer suas atividades laborativas ou cotidianas normalmente. Aproximadamente 28% dos pacientes com TVP evoluem com SPT e isso justificaria uma abordagem mais agressiva nos quadros de trombose venosa aguda em pacientes jovens sem TVP prévia, com trombólise e recanalização precoce, visando evitar a complicação crônica.[1-3]

Incidência

A TVP é um dos problemas médicos mais prevalentes da atualidade, com uma incidência anual de 80 casos a cada 100.000 habitantes. Nos Estados Unidos, mais de 500.000 pessoas apresentam quadro de TVP anualmente, sendo 20% em pacientes hospitalizados e, destas pessoas, 50.000 casos apresentam EP como complicação.

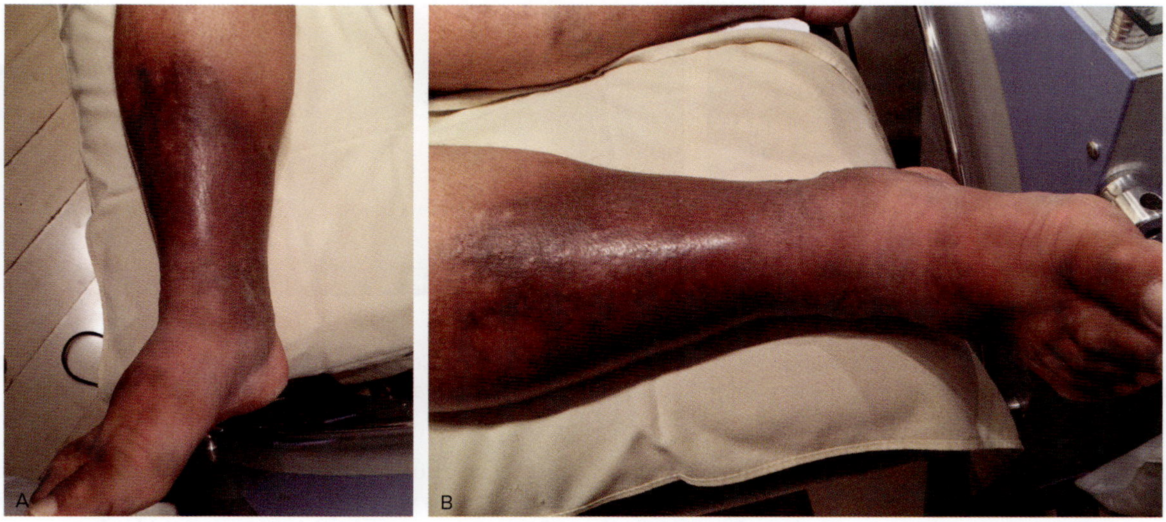

FIGURA 1

Paciente com síndrome pós-trombótica (SPT) com lipodermatoesclerose (A) e dermatite ocre "em bota" (B).

As estatísticas nos Estados Unidos e na Europa mostram uma incidência de EP não fatal em torno de 20:100.000 habitantes e na EP fatal de 50:100.000[4]. A TVP dos membros inferiores é o tipo mais comum de trombose, com uma prevalência de 1 caso em 1.000 habitantes com 25% de suas complicações sendo representadas pelas úlceras de perna,[5] cuja prevalência gira em torno de 300:100.000.[6] Estas complicações significam em torno de uma perda de 2 milhões de dias de trabalho, a um custo aproximado de 600 a 900 milhões de euros.[7]

Anatomia

O sistema venoso periférico apresenta a função de reservatório sanguíneo e, também, serve como um conduto que transporta o sangue da periferia até o coração e pulmões. Histologicamente, as veias não apresentam três camadas bem definidas como as artérias, sendo a maioria composta de uma camada tecidual única. Somente as veias de maior calibre apresentam uma membrana elástica interna, mas esta camada é fina e irregular, não suportando, portanto, grande aumento de pressão local como uma artéria.

O funcionamento adequado das veias depende de um sistema complexo de válvulas que permite o fluxo em um sentido único (Figura 2A), além do auxílio do sistema muscular, que contribui para o retorno venoso através da compressão e descompressão muscular sobre as veias (Figura 2B). As válvulas consistem em uma camada única e fina, presente na parede interna das veias (Figura 3A). Estudos

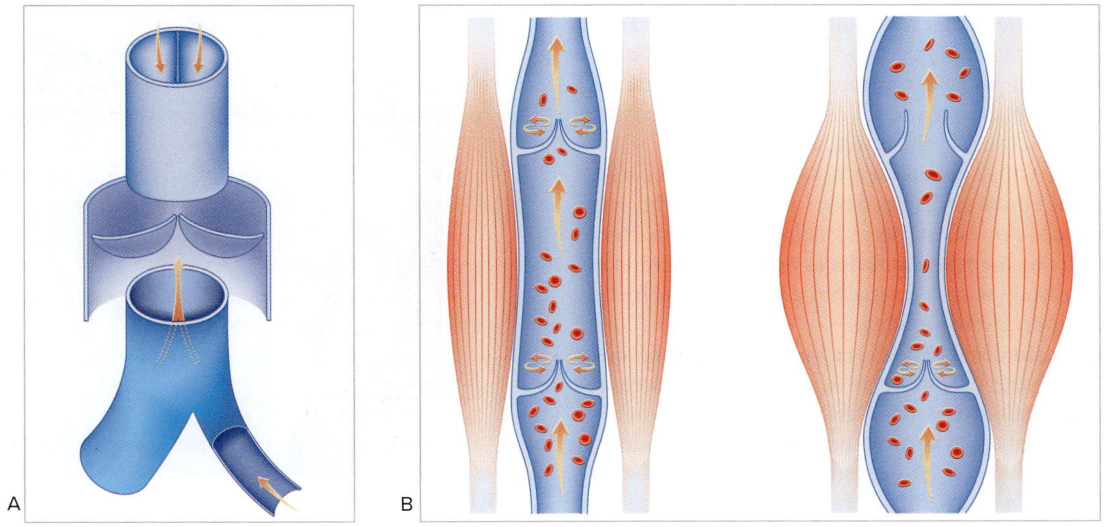

FIGURA 2

A: Ilustração mostra a válvula venosa impedindo o refluxo venoso, mantendo o fluxo em sentido único. B: compressão e relaxamento muscular atuando como uma "bomba de compressão", auxiliando o retorno venoso.

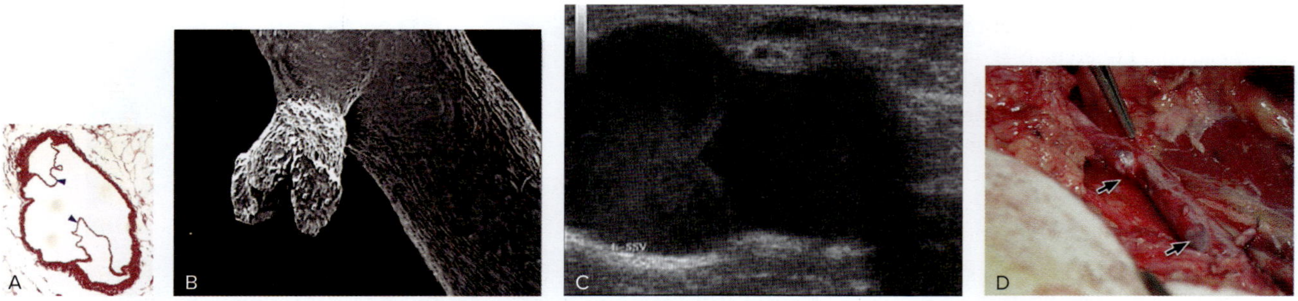

FIGURA 3

A: Imagem histológica das válvulas de uma veia (contribuição profa. Cristina S. Camilo). B: microscopia de válvula limite (contribuição prof. Hector Jimenez). C: imagem ultrassonográfica em modo B de válvula com funcionamento normal. D: válvulas.

evidenciam a presença destas vávulas inclusive na microcirculação venosa (Figura 3B). Apesar da fragilidade destas válvulas, elas apresentam um sistema supreendentemente eficiente, capaz de retornar o conteúdo sanguíneo da periferia até o coração (Figura 3C).

O sistema venoso é dividido em dois: o sistema venoso superficial e o sistema venoso profundo.

O sistema venoso superficial é formado por veias de menor calibre, suprafasciais, de paredes finas e cercadas por tecido adiposo no tecido celular subcutâneo. Elas são suscetíveis à distensão e dilatação em situações em que seja necessário, podendo aumentar em duas vezes o volume de sangue coletado no sistema superficial, sem que ocorra qualquer alteração nas funções normais destas veias.

As veias do sistema venoso superficial se comunicam, por sua vez, com o sistema venoso profundo através de veias perfurantes (veias valvuladas que atravessam a fáscia muscular até as veias subfasciais) e, em especial nos membros inferiores, pela veia safena magna (interna) e veia safena parva (externa) que desembocam na veia femoral e veia poplítea, respectivamente.

Nos membros superiores, a drenagem superficial ocorre através das veias cefálica e basílica, que se aprofundam e desembocam nas veias axilar e braquial medial, respectivamente. A veia mediana também cumpre um papel importante no sistema venoso superficial dos membros inferiores, mas ela se bifurca e faz anastomose com as veias cefálica e basílica, sem se aprofundar na fáscia muscular.

O sistema venoso profundo apresenta veias com paredes mais espessas e menos distensíveis, localizadas subfascialmente, cercadas por estruturas musculares. O sistema venoso profundo dos membros inferiores pode ser dividido em sua porção distal (abaixo do joelho) e proximal (acima do joelho, incluindo a veia poplítea).

Na sua porção distal se destaca a panturrilha que apresenta três pares de veias profundas: as veias tibiais anteriores, que drenam o dorso do pé; as veias tibiais posteriores, que drenam a região plantar e as veias fibulares (peroneiras), que drenam a porção lateral do pé. Sinusoides venosos localizados na musculatura da panturrilha constituem os plexos gastrocnêmicos e soleares, que drenam nas veias fibulares ou, diretamente, na veia poplítea (Figura 4). As veias tibiais e fibulares se unem formando a veia poplítea.

Os músculos da panturrilha e o sistema venoso de válvulas são, muitas vezes, chamados de "coração venoso periférico", uma vez que este sistema é responsável pelo retorno sanguíneo da panturrilha (aproximadamente 150 mL) através do relaxamento muscular e contração da musculatura, que ejeta cerca de 40 a 60% do volume acumulado nas veias. No relaxamento da panturrilha, as válvulas de veias perfurantes se abrem, permitindo o escoamento sanguíneo do sistema superficial, e as válvulas do sistema profundo se fecham, impedindo o refluxo pela ação da gravidade. Durante a contração da panturrilha, as válvulas perfurantes são forçadas a fechar e as válvulas do sistema profundo a abrir, mantendo, desse modo, um fluxo contínuo da porção distal até o átrio direito.

O sistema venoso profundo proximal se inicia na veia poplítea, na região posterior do joelho, passa pelo canal dos músculos adutores (canal de Hunter) e, neste ponto, passa a se cha-

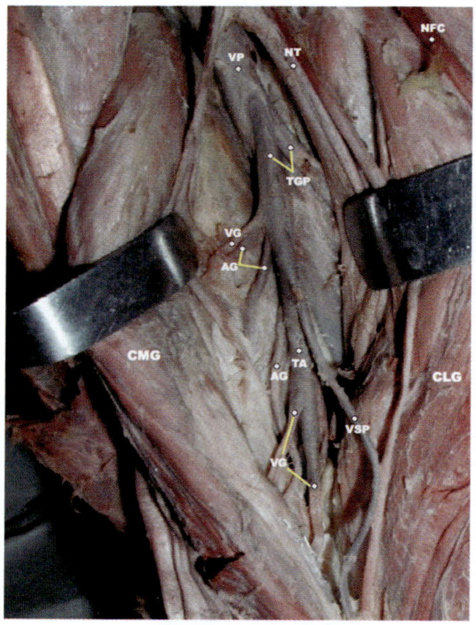

FIGURA 4

Dissecção de cadáver evidenciando drenagem de veias musculares para veia poplítea (contribuição do Dr. José Aderval Aragão).

mar veia femoral. Comumente chamada de veia "femoral superficial", para diferenciá-la da veia femoral profunda, este termo deve ser evitado (embora seja muito comum na prática), uma vez que pode causar confusão com o sistema venoso superficial e, consequente erro, no que tange a conduta e tratamento das patologias neste local anatômico. A veia femoral recebe a veia femoral profunda e, no terço superior medial da coxa, passa a se chamar veia femoral comum que, por sua vez, ao cruzar o ligamento inguinal, passa a se chamar veia ilíaca.

Fisiopatologia

Rudolf Virchow, no ano de 1856, descreveu a tríade (tríade de Virchow) responsável pela formação da trombose venosa. Tal tríade consiste em: estase sanguínea, lesão endotelial e hipercoagulabilidade. Vamos descrever cada um destes itens separadamente:

Estase sanguínea

A estase sanguínea é um dos mais importantes itens da tríade, uma vez que a associação entre pacientes acamados, seja por cirurgia ou impossibilidade de movimentar-se, é conhecida e descrita desde o século XIX. O paciente em repouso fica com a musculatura relaxada, permitindo um maior volume sanguíneo acumulado nos membros inferiores, além da própria dilatação da parede venosa. Estes itens, associados à redução do débito cardíaco no repouso e a não utilização dos mecanismos de retorno venoso da contração da panturrilha, causam uma queda da velocidade de fluxo local e consequente instalação da estase sanguínea local.[8,9]

Servitt, ao estudar o local de formação dos trombos em estudos realizados em necrópsias, propôs a hipótese de que a diminuição de fluxo causaria uma alteração do fluxo laminar local nas veias, em especial nas válvulas venosas, criando um turbilhonamento de sangue neste local. Este turbilhonamento local nos seios valvulares causando um acúmulo de hemáceas e plaquetas que, em condições normais, seria "lavado" pelo fluxo venoso. A estase promovida pelo repouso prolongado é responsável pela ativação da agregação plaquetária e, consequentemente, pela ativação da cascata de coagulação neste local. Este mecanismo causaria uma rede de fibrina que, por sua vez, seria responsável pelo aprisionamento de hemáceas nos seios das válvulas venosas e, através da agregação plaquetária local com liberação de ADP e tromboxano A2, causaria progressão da coagulação local e do trombo na luz do vaso (Figura 5).

Há também uma teoria que preconiza que o turbilhonamento sanguíneo na região mais profunda do seio valvular, além de permitir maior agregação de hemáceas e plaquetas pelo baixo fluxo, também causaria uma hipóxia do tecido com consequente lesão endotelial.[8-11]

Lesão endotelial

A lesão endotelial é trombogênica pela própria ativação da cascata da coagulação.

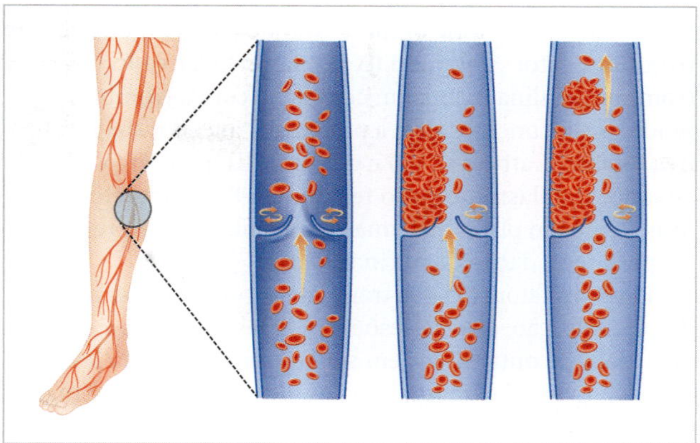

FIGURA 5

Ilustração que mostra o seio valvular venoso como local de formação de trombos.

O endotelio vascular não é somente uma camada celular em contato com a luz, mas também um tecido biológico ativo que, em condições normais, impede a formação de trombos, mantendo o sangue em sua forma líquida através da produção de óxido nítrico (NO), prostaglandina I2 (prostaciclina), ADP-defosfatase. Essas substâncias impedem a adesão plaquetária local ao inativar os receptores da plaqueta (NO e prostaciclina) e causar quebra do ADP (ADP-defosfatase). Além disso, o endotélio impede a adesão plaquetária, uma vez que constitui uma barreira entre o sangue e a matriz extracelular (Figura 6).

O endotélio vascular em condições normais não apenas mantém as plaquetas inativas, impedindo a adesão e agregação, mas também evita a coagulação local ao impedir a presença de fatores pró-coagulantes ativados. O complexo sul-

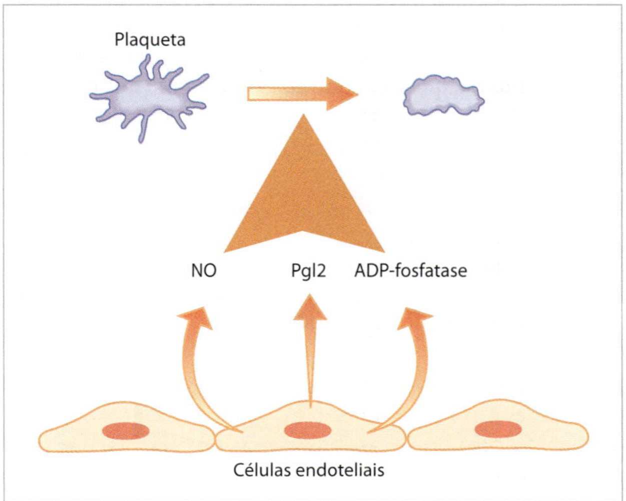

FIGURA 6

Ilustração do endotélio vascular saudável evitando a adesão e agregação plaquetária pela ação do óxido nítrico, prostaciclina e ADP-fosfatase.

fato de heparano-antitrombina III, que inativa moléculas de trombina, fator X ativado (Xa) e fator IX ativado (IXa). A trombomodulina forma um complexo com a trombina após modular sua função e ativa a proteína C que, por sua vez, inativa o fator V ativado (Va) e o fator VIII ativado (VIIIa). O ativador do plasminogênio tecidual (t-PA) converte o plasminogênio em plasmina, uma enzima fibrinolítica responsável pela degradação da fibrina (Figura 7).

Diversos fatores, como traumas (iatrogênicos ou não), radiação, infecção, drogas, lesões térmicas, citocinas e anticorpos, além de outros, podem ser responsáveis pela lesão do endotélio vascular saudável, causando exposição da matriz extracelular, produção de tromboxano A2 e ADP, adesão e agregação plaquetária, com formação de trombina (que estimula a agregação) e, por sua vez, a ativação da cascata de coagulação, com formação de fibrina através da ativação dos fatores VII, IX e X.

O próprio trauma cirúrgico e a reação inflamatória com leucocitose podem ser suficientes para lesão do endotélio e pela consequente formação de trombos em pacientes pós-operatórios.

Trombofilias

A hipercoagulabilidade sanguínea, ou trombofilia pode ser de origem genética ou adquirida.

Na origem genética podemos encontrar uma deficiência de fatores que impedem a coagulação, como a antitrombina, a proteína C e a proteína S. Podemos também encontrar resistência à proteína C ativada causada por mutação no fator V, encontrada em 20 a 50% dos pacientes com TVP, sendo a trombofilia mais comum nos pacientes com TEV. Ela também é conhecida como fator V de Leiden, fator V mutante ou, também, como FVR Q ou FV:Q, evidenciando a mutação que leva à substituição de arginina (R) por glutamina (Q) em uma transição no nucleotídeo, causando uma alteração na função no fator V da coagulação que acarreta resistência à proteína C.

Constituem também causas genéticas, alterações no gene da protrombina, que é encontrada em 6 a 18% dos pacientes

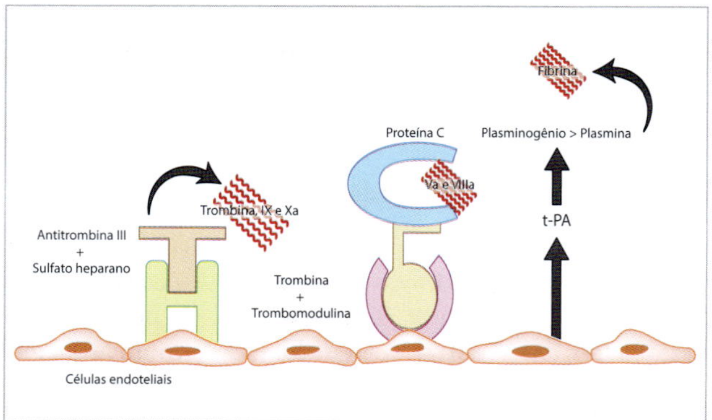

FIGURA 7

Ilustração do endotélio vascular saudável e os mecanismos de inativação de fatores ativados da coagulação, além da quebra da fibrina.

com TVP, e a hiper-homocisteinemia, que encontra sua origem na mutação do gene da metilenotetra-hidrofolato redutase (MTHFR), além de causas adquiridas, como deficiências de vitamina B12, B6 e folato.

Existem outras causas genéticas raras, como as desfibrinogenemias, deficiência de co-fator II e de plasminogênio que não serão abordadas neste capítulo.[12-14]

Na origem adquirida temos fatores teoricamente temporários como a gravidez, uso de anticoncepcionais orais (em especial os combinados com estrogênio e progestágenos), cirurgias, tabagismo, obesidade e infecções. Temos, também, doenças adquiridas como a síndrome do anticorpo antifosfolípide (SAAF), neoplasias, vasculites, poliglobulias e outras.

A SAAF é uma doença autoimune na qual anticorpos se ligam a proteínas plasmáticas, em fosfolípides de membrana. As proteínas que são reconhecidas como antígeno são: a protrombina (fator II) e a β2-glicoproteína I (β2GPI), além da proteína C, proteína S, fator X, fator XI, dentre outras. Esta síndrome causa trombose venosa e arterial (na maioria das vezes venosa) e tem uma manifestação clínica variada devido à quantidade de proteínas com potencial antigênico. As manifestações clínicas incluem as tromboses de pequenos vasos (não incluindo tromboflebites superficiais), que pode se manifestar sob a forma de isquemia cerebral, visceral e, curiosamente, por meio de episódios recorrentes de trombose no mesmo local. Existem também as manifestações obstétricas que incluem morte fetal, mesmo com feto saudável em ultrassom (US) anterior, pré-eclâmpsia e eclâmpsia, insuficiência placentária e abortos recorrentes.

Nos membros inferiores, até 50% dos trombos localizados na musculatura da panturrilha apresentam resolução espontânea e, aproximadamente 15% evoluem até acometer a veia femoral. Até um terço das TVPs de panturrilha não tratadas acabam por acometer veias proximais. Após um mês, 20% das TVPs proximais não tratadas vão regredir, enquanto 25% vão se propagar. É importante saber que, ainda que os trombos de panturrilha sejam causas raras de TEP, este pode ocorrer em uma incidência de 29 a 50%, caso a trombose inicial não seja tratada adequadamente.

A TVP ocorre com maior frequência no membro inferior esquerdo. Tal fato encontra justificativa na própria disposição anatômica, uma vez que a artéria ilíaca direita, ao cruzar a veia ilíaca esquerda, pode, ocasionalmente, comprimi-la. Esta doença é conhecida como síndrome de Cockett ou síndrome de May-Thurner que, por meio da compressão da veia ilíaca esquerda, predispõe estase sanguínea, favorecendo a formação de trombos neste membro (Figura 8A e B).

Esta síndrome deve ser investigada nos casos de TVP de membro inferior esquerdo, uma vez que é possível realizar tratamento com implante de *stents* venosos visando evitar episódios recorrentes, além de aliviar sintomas de hipertensão venosa causados pela compressão extrínseca na veia proximal (Figura 8C).[15-17]

Nos membros superiores existem basicamente duas causas principais de TVP: as tromboses induzidas por esforços (síndrome de Paget-von Schrötter) e a trombose secundária.

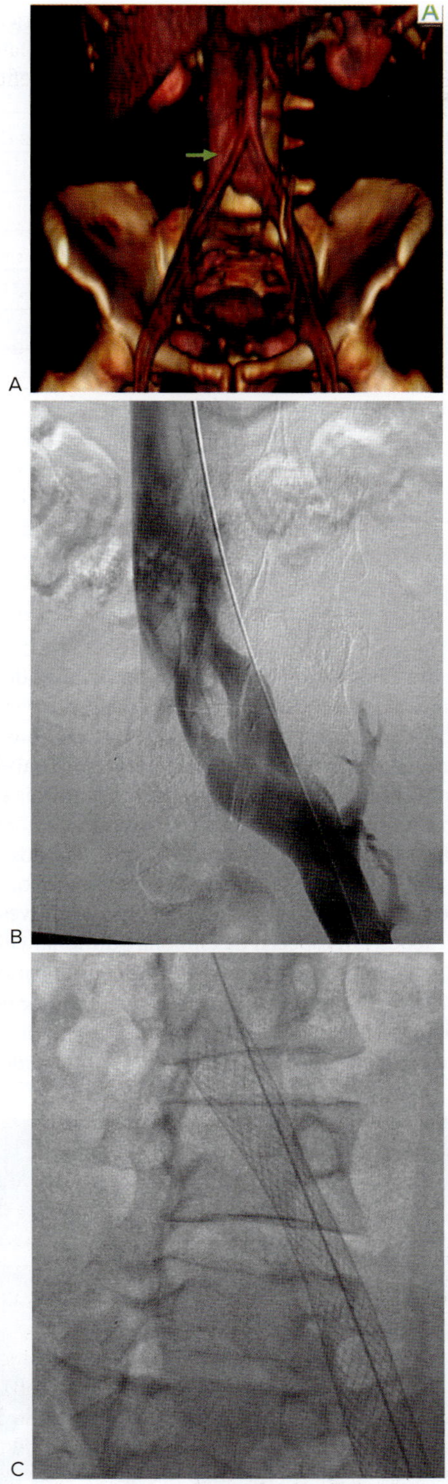

FIGURA 8

A: Imagem de angiotomografia que mostra a compressão extrínseca da veia ilíaca esquerda pela artéria ilíaca direita. B: flebografia de mesma paciente com falha de enchimento em local de compressão de veia ilíaca esquerda. C: tratamento da compressão pelo implante de *wallstent* em local de compressão venosa.

A síndrome de Paget-von Schrötter, ou a trombose induzida por esforço, foi descrita de maneira independente por James Paget em 1875, na Inglaterra, que propôs a ideia de que a trombose seria a causa de dor e edema em membro superior acometido. Leopold von Schötter, em 1894, na Alemanha, por sua vez, associou a clínica à trombose de veias axilares e subclávias. Esse quadro acomete pacientes jovens e ocorre após esforço intenso e repetido com o membro superior, podendo estar associado à síndrome do desfiladeiro cervicotorácico (compressão extrínseca por costela cervical, músculos ou ligamentos). O esforço repetido é responsável por microlesões no endotélio vascular, causando, consequentemente, trombose neste membro. Esta síndrome é responsável por aproximadamente 25% dos casos de TVP no membro superior.

A trombose secundária, responsável por, aproximadamente, 75% dos quadros de TVP em membros superiores, ocorre como consequência de um estado de hipercoagulabilidade ou por uso de acessos venosos centrais, fraturas, traumas e outras injúrias à parede vascular.[18-21]

Uma vez instalada a trombose venosa na luz do vaso, ocorre um processo inflamatório secundário que pode ser intenso e causar febre, taquicardia e astenia no paciente, além da irritação dos tecidos adjacentes e dor na musculatura. Outra manifestação advinda da obstrução venosa é o aumento da pressão venosa distal ao local acometido que causa maior pressão em vênulas e capilares que, por sua vez, causam edema e aumento da circulação venosa colateral.

Diagnóstico

O principal ponto para que o diagnóstico de uma TVP seja feita está na suspeita desta patologia, principalmente em pacientes que apresentam risco elevado, como pacientes acamados, pós operatório, portadores de neoplasias, fraturas, sepse etc. (Tabela 1). Uma vez ponderada a suspeita de TVP, deve-se realizar exames complementares para confirmação diagnóstica, uma vez que o quadro clínico da trombose pode ser brando em TVPs distais (quanto maior o acometimento venoso, maiores os sintomas clínicos) e o rol de diagnósticos diferenciais é extenso, podendo simular sintomas de trombose, patologias como: erisipelas, flebites superficiais, traumas, lesões musculares (síndrome da pedrada), cisto de Baker etc. (Tabela 2).

História clínica

Ao iniciar a investigação clínica para o diagnóstico de TVP devemos investigar o início dos sintomas e se este está relacionado a alguma situação de risco, como pós operatório, cateterização central, viagens longas ou traumas locais. Muitas vezes a TVP pode surgir espontaneamente, mas a associação às situações de risco tornam o diagnóstico mais provável.

O paciente, em geral, refere dor no local da trombose (usualmente na panturrilha) que, muitas vezes, piora ao apoiar-se no membro afetado, associada à edema local e empasta-

TABELA 1 Fatores de risco para trombose venosa profunda

Imobilização superior a 3 dias
Gravidez e puerpério
Cirurgia de grande porte nas últimas 4 semanas
Câncer
Viagens com duração superior a 4 horas nas últimas 4 semanas
TVP prévia
AVE
Insuficiência cardíaca
Sepse
Síndrome nefrótica
Retocolite ulcerativa
Trauma
Lesão em medula/SNC
Queimaduras
Fraturas em membros inferiores
LES
SAAF
Síndrome de Behçet
Policitemia vera
Trombocitose
Distúrbios hereditários da coagulação
Deficiência de antitrombina III
Deficiência de proteínas C e S
Mutação do gene da protrombina
Fator V de Leiden
Trombocitopenia induzida por heparina
Desfibrogenemias e distúrbios da ativação do plasminogênio
Uso de drogas intravenosas
Contraceptivos orais combinados
Estrógenos
Tabagismo
Obesidade

AVE: acidente vascular encefálico; LES: lúpus eritematoso sistêmico; SAAF: síndrome do anticorpo antifosfolípide; SNC: sistema nervoso central; TVP: trombose venosa profunda.

TABELA 2 Diagnósticos diferenciais de trombose venosa profunda

Cisto de Baker
Celulite
Tromboflebite superficial

(continua)

TABELA 2 Diagnósticos diferenciais de trombose venosa profunda *(continuação)*

Doença arterial periférica
Síndrome da pedrada
Insuficiêcia cardíaca
Erisipela
Trauma
Linfedema
Neuropatias compressivas
Neoplasias ósseas e musculares
Insuficiência renal
Hipotireoidismo
Compressão venosa extrínseca abdominal (neoplásica, inflamatória ou síndrome de Cockett)
Agenesias venosas congênitas
Doença gotosa

mento da musculatura. O início se dá, na maioria dos casos, subitamente, e pode causar calor e eritema local.

Tromboses que acometem veias menores, como veias gastrocnêmicas, podem apresentar sintomas mais brandos, enquanto trombose de veias proximais, como femorais e ilíacas, podem apresentar sintomas mais exacerbados.

Os sintomas, frequentemente, estão relacionados a um só membro, embora o acometimento bilateral possa ocorrer.

Um ponto importante na história clínica é a investigação de complicações, em especial da embolia pulmonar (Figura 9) que pode, em alguns casos, apresentar-se como primeiro sintoma de uma TVP. O paciente pode referir quadro de dispneia, taquicardia, sibilos e alguns sintomas podem se manter em decorrência do aumento da pressão pulmonar (*cor pulmonale*).[22-24]

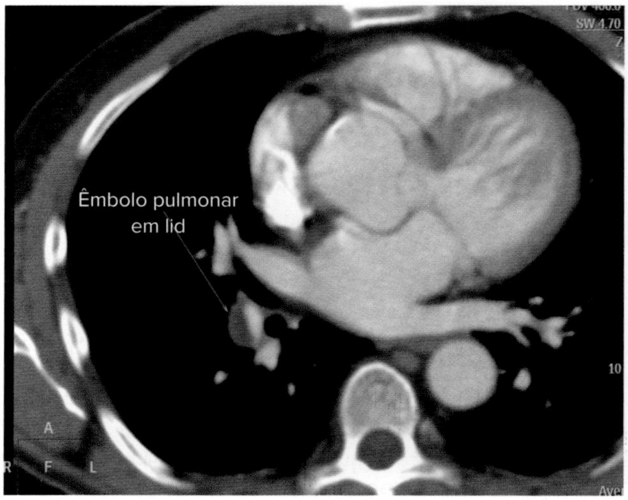

FIGURA 9
Imagem de angiotomografia de tórax com embolia pulmonar em destaque.

Interrogatório dos diversos aparelhos e antecedentes pessoais

Neste ponto é importante que seja feita a investigação de comorbidades que podem estar relacionadas com o quadro. Nos pacientes idosos, com primeira manifestação de TVP, devemos suspeitar de uma possível neoplasia associada, e devemos investigar os hábitos alimentares, intestinais, se há acompanhamento urológico e ginecológico adequado, bem como outras alterações que levantem a suspeita de doença maligna.

Nos pacientes jovens é importante que seja pesquisado antecedentes trombóticos na família (componentes genéticos) e, nas pacientes, deve ser questionado histórico de gravidez mal sucedida ou abortos repetidos (SAAF).

É importante também investigar o uso de anticoncepcionais orais combinados ou de terapia de reposição hormonal. A obesidade, o tabagismo e o histórico de desidratação podem favorecer a formação de trombos.

Exame físico

O exame físico não deve se restringir somente ao membro acometido, ele deve ser completo, uma vez que pode conter informações importantes para o quadro clínico em geral.

A tireoide e os linfonodos palpáveis podem sugerir processo neoplásico ou infecção. O sistema cardiorrespiratório pode apresentar alterações consequentes de uma complicação por TEP. A palpação abdominal pode revelar alterações sugestivas de doença inflamatória ou maligna.

Sendo assim, um paciente em uma primeira consulta sempre deve ser submetido a um exame físico completo e minucioso.

O membro acometido é, em geral, o membro inferior. Ao examiná-lo devemos, em primeiro lugar, avaliar a perfusão distal com tempo de enchimento capilar, pulsos e, se possível, avaliação de fluxo com Doppler contínuo. A suspeita de TVP pode se confundir ou até mesmo vir acompanhada de insuficiência arterial periférica, seja por uma doença de base como a aterosclerose, ou, até mesmo, por complicação, como na flegmasia, que pode comprometer a microcirculação arterial e a perfusão dos tecidos.

Como já citado anteriormente, a trombose venosa causa inflamação local com consequente dor, calor e eritema local. O edema é geralmente importante, unilateral,variando de acordo com a extensão da trombose e pode ser avaliado comparando-o ao membro contralateral com a medida da circunferência da perna. O edema ocorre tanto no tecido celular subcutâneo, como na musculatura, o que causa um edema depressível (sinal de Godet) e empastamento da musculatura da panturrilha ao palpá-la com o paciente em decúbito dorsal e membro em semiflexão (sinal da bandeira). O paciente também pode apresentar dor à palpação da panturrilha (sinal de Bancroft) e ao realizar a dorsoflexão forçada do tornozelo com o joelho estendido (sinal de Homans).

Embora todos estes sinais clínicos possam ocorrer na TVP, eles não apresentam boa sensibilidade e especificidade. Por esse motivo, foi estabelecido, em 1995, por Wells, um modelo clínico de predição diagnóstica para TVP que separa os pacientes em "TVP provável" e "TVP não provável" (critérios de Wells). Este modelo foi sujeito a duas alterações desde sua criação, buscando ficar mais simples e efetivo. A última atualização foi realizada em 2003 (Tabela 3)

TABELA 3 Critérios de Wells et al. (atualização de 2003)

Apresentação clínica	Pontos
Câncer em atividade	1
Paralisia, paresia ou imobilização recente dos membros inferiores	1
Acamado por mais de 3 dias ou com cirurgia de grande porte há, pelo menos, 4 semanas	1
Dor ou endurecimento no trajeto das veias femoral e poplítea	1
Edema acometendo todo o membro	1
Edema de panturrilha 3 cm maior que o membro contralateral	1
Edema depressível (sinal de Godet)	1
Presença de veias colaterais no sistema venoso superficial (não varicosas)	1
História de TVP anterior documentada	1
Diagnóstico diferencial é mais ou tão provável quanto o de TVP	-2
TVP provável	2 pontos ou mais
TVP não provável	Menos que 2 pontos

TVP: trombose venosa profunda.

Métodos diagnósticos

Na TVP, a história clínica e o exame físico não são suficientes para confirmar ou excluir o diagnóstico. Sendo assim, é necessário que seja feita uma complementação com métodos de imagem, fluxo ou bioquímico, para a confirmação ou exclusão diagnóstica.

Flebografia

A flebografia ainda é considerada o padrão ouro para o diagnóstico de TVP mas, por se tratar de um método invasivo e pela evolução da qualidade dos métodos alternativos (em especial o ultrassom), ela tem sido realizada cada vez menos nos hospitais para auxílio diagnóstico. Além disso, a flebografia tem suas limitações, pois deve ser realizada em hemodinâmica ou centro cirúrgico, necessita do uso de contraste, podendo ocasionar reações alérgicas, além de ser contraindicado seu uso em mulheres grávidas.

Hoje, a flebografia ainda é realizada como auxílio no tratamento das tromboses com trombólise venosa e como controle dos resultados após o procedimento (Figura 10).

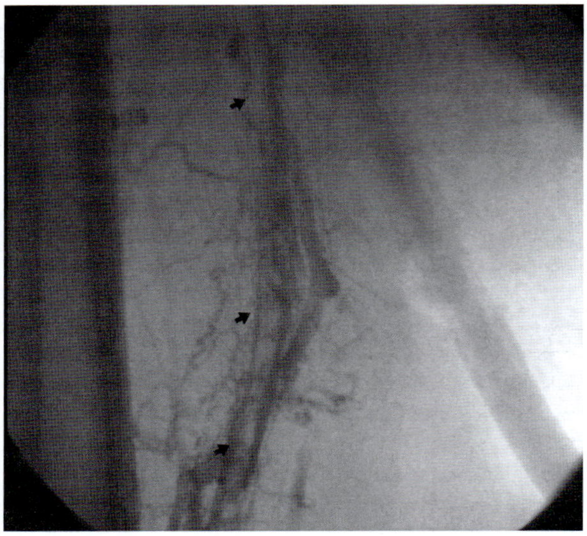

FIGURA 10

Flebografia de membro inferior esquerdo com trombos em veias poplítea e femoral (setas).

Ultrassom

O ultrassom venoso (US) hoje é, sem dúvida, o método de escolha na maioria dos casos de suspeita clínica de TVP. Este método é não invasivo, praticamente sem contraindicações, disponível na maioria dos hospitais de referência e, apesar de ser examinador dependente, não apresenta dificuldade técnica para um médico treinado em ecografia vascular.

A qualidade dos aparelhos de US vem melhorando ao longo dos anos, mas, embora tenhamos hoje a possibilidade de avaliação de fluxo a cores (Figura 11A), pico de velocidade sistólica e outras opções nos aparelhos, na maioria dos casos a imagem em modo B confirma ou descarta a hipótese de TVP.

O método mais simples e com melhor resultado é o teste de compressibilidade venosa (Figura 11B), que usa as imagens do modo B que mostram as estruturas anatômicas e os vasos do tecido celular subcutâneo e abaixo da fáscia muscular. Uma vez ajustada a profundidade e o foco, é realizada compressão leve sobre a veia a ser examinada. Caso esta veia não esteja compressível, identificamos conteúdo sólido em seu interior e o diagnóstico de TVP é feito (Figura 11C). Um trombo de aspecto hipoecogênico sugere quadro recente, enquanto um trombo hiperecogênico sugere quadro mais antigo. Este método apresenta 96% de sensibilidade e 98% de especificidade em veias proximais ao compararmos com a flebografia.

O modo de fluxo a cores (Figura 11A) também pode ser usado como auxílio diagnóstico, identificando oclusões parciais ou veias de difícil avaliação. Em estudos comparativos, não foi identificada diferença significativa do acréscimo do mapeamento de fluxo no exame em comparação ao teste de compressibilidade venosa no diagnóstico das TVPs proximais. O diagnóstico das TVPs distais também é possível com o estudo em modo B, e tem apresentado melhores resultados ao longo dos anos com a melhora na qualidade dos aparelhos.

Angiotomografia

A angiotomografia é um método parcialmente invasivo devido à necessidade de uso de contraste intravenoso, e apresenta suas desvantagens por ter um custo elevado, uso de contraste (contraindicados em pacientes com alteração de função

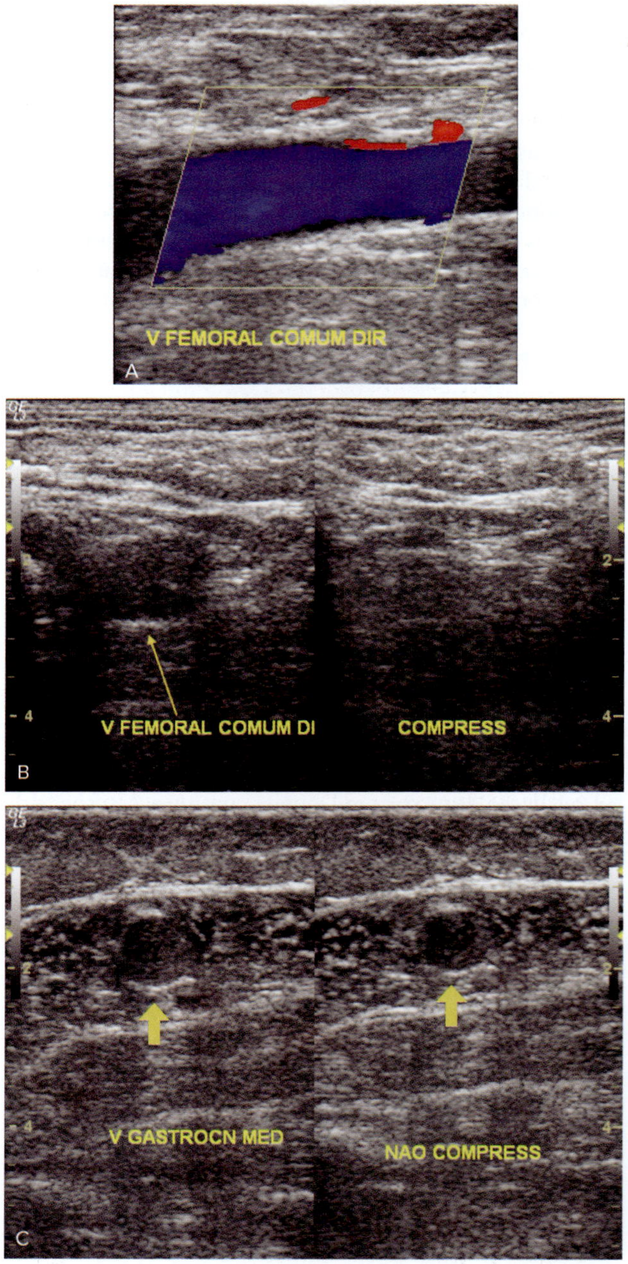

FIGURA 11

A: Ultrassom com fluxo a cores com fluxo normal em veia femoral comum direita. B: teste de compressibilidade venosa normal em veia femoral comum direita ao ultrassom em modo B. C: veia gastrocnêmica medial não compressível ao ultrassom em modo B, confirmando o diagnóstico de trombose venosa profunda.

renal e histórico de alergia à iodo) e a exposição à radiação. As vantagens do método são que ele possibilita melhor avaliação de veias abdominais e torácicas, como as veias ilíacas, cava, supra-hepáticas etc.

Novos aparelhos com exames realizados em *multislice* nos permitem uma avaliação minuciosa e imagens de ótima qualidade para o diagnóstico de TVP nos casos em que o estudo por US fica limitado (Figura 12).

D-dímero

Na presença de trombose, a plasmina circulante (Figura 7) quebra a fibrina insolúvel e um dos produtos de degradação dela é o dímero D. O teste para a presença deste produto de degradação da fibrina é feito com a técnica de ELISA e apresenta um excelente valor preditivo negativo, com alta sensibilidade e baixa especificidade, ou seja, este método se presta para excluir o diagnóstico de TVP quando estiver negativo, mas não serve para confirmar o diagnóstico, caso seja positivo.

Pacientes acamados, com traumas ou no pós operatório, geralmente apresentam um D-dímero positivo, e isso não confirma a presença de trombose.[25]

Abordagem inicial na suspeita clínica

Como já foi dito anteriormente, o diagnóstico de TVP não deve ser clínico e necessita de exames complementares, uma vez que as complicações de um paciente não tratado podem ser fatais, e o tratamento medicamentoso com anticoagulantes não é isento de riscos, devendo ser aplicado nos casos com dignóstico confirmado.

Em casos de suspeita nos quais não será possível realizar investigação imediata, deve ser iniciada a anticoagulação oral associada ao repouso absoluto do paciente com membros inferiores elevados até que o diagnóstico seja confirmado ou excluído. [26]

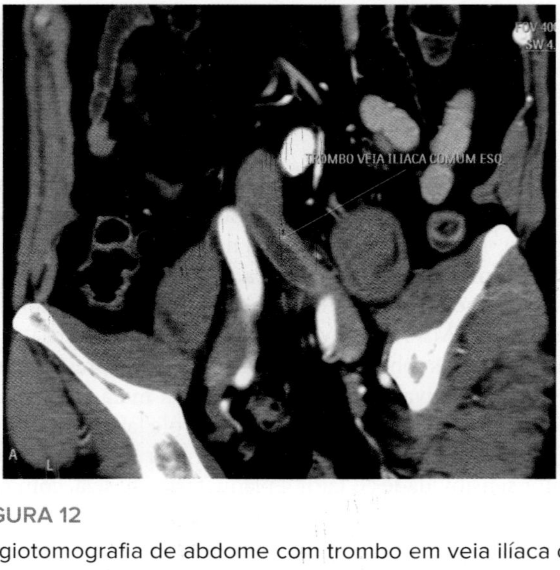

FIGURA 12

Angiotomografia de abdome com trombo em veia ilíaca comum esquerda.

Cada hospital apresenta um protocolo a ser seguido, baseado, principalmente, nos métodos diagnósticos disponíveis no serviço, uma vez que muitos serviços não disponibilizam de um ultrassonografista vascular ou de exames como D-dímero. Nestes casos recomendamos que o paciente seja encaminhado a hospitais de referência que possam realizar a investigação por completo.

No caso de suspeita clínica, os critérios de Wells et al. de 2003 devem ser aplicados, e a investigação pode ser realizada de acordo com o fluxograma apresentado, visando maior precisão diagnóstica (Figura 13).

Tratamento

O tratamento da TVP se propõe não apenas ao alívio dos sintomas e dos riscos iminentes da fase aguda, como edema, dor e embolia pulmonar, como também em reduzir os impactos futuros desta doença cronicamente, evitando a síndrome pós-trombótica.

O tratamento inicial ao se suspeitar de uma TVP inclui o repouso absoluto do paciente com membros inferiores elevados, visando evitar uma complicação fatal por EP. Caso não seja possível uma investigação completa para TVP, deve ser iniciada anticoagulação até que o diagnóstico seja confirmado ou excluído.[26]

O tratamento, na maioria dos casos não complicados, resume-se no repouso e na anticoagulação sistêmica, podendo ela ser oral ou injetável. O esquema clássico de anticoagulação oral resume-se em iniciar uso de heparina de baixo peso molecular (HBPM) e o uso de anti-vitamina K (varfarina) até que o RNI esteja na faixa terapêutica (entre 2,0 e 3,0), ou por pelo menos, 5 a 7 dias. Neste momento a HBPM é suspensa e o paciente inicia um controle clínico da dose de varfarina baseada no RNI.

Atualmente já possuímos anticoagulantes mais modernos que atuam na via comum da coagulação, com uso via oral, sem necessidade de coagulogramas de rotina, com meia-vida curta e menor interação com outros medicamentos.

O tratamento com anticoagulação oral não visa a desobstrução imediata da área ocluída pelo trombo, mas, sim, a estabilização do trombo à parede vascular, evitando a EP e a progressão da trombose até veias proximais, reduzindo assim a extensão dela e reduzindo a síndrome pós-trombótica.

O tempo de anticoagulação oral ou injetável do paciente em tratamento de TVP é, em geral, de 6 meses no primeiro episódio e perene, caso o paciente apresente TVP recorrente. Alguns autores autorizam a anticoagulação por apenas 3 meses nos casos de TVP distal, ou seja, localizadas na perna, sem acometimento de veia poplítea.

Com o aumento da segurança na anticoagulação oral devido a novas drogas disponíveis, existe a discussão sobre a possibilidade de extender a anticoagulação, em casos selecionados, com controle de recanalização venosa com US Doppler.

Em alguns casos, visando reduzir complicações agudas e crônicas, o tratamento não será inicialmente a anticoagula-

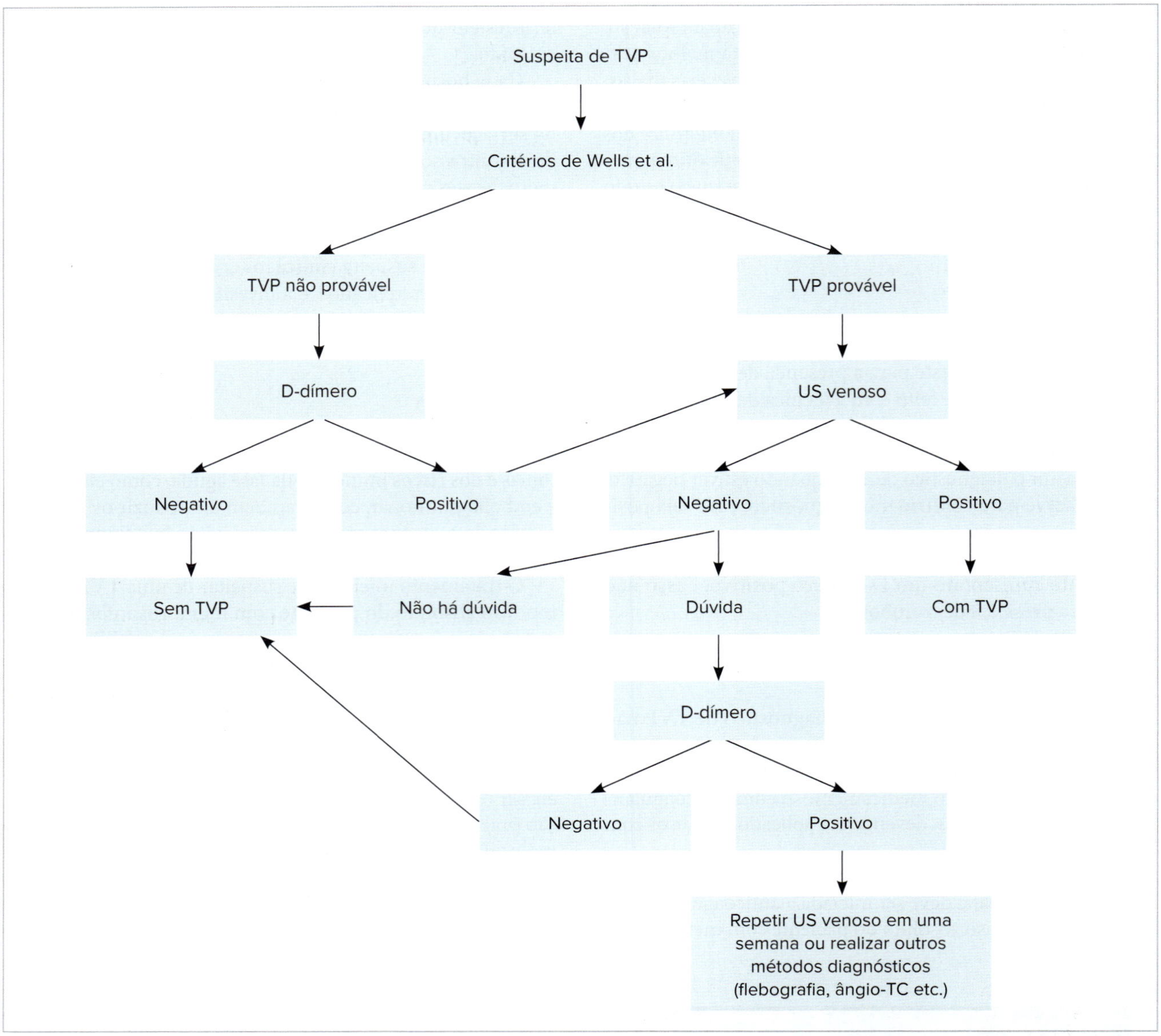

FIGURA 13

Fluxograma com aplicação dos critérios de Wells et al. (2003) na suspeita clínica.

ção oral, podendo incluir medidas invasivas como a fibrinólise química, mecânica ou combinada e o implante de filtro de veia cava.

Anticoagulação

Heparinas

A heparina atua como um anticoagulante ao se ligar à antitrombina III e inativar a trombina, o fator IXa e o fator Xa, podendo ser usada de maneira subcutânea e endovenosa. A heparina deve ser usada com cautela nos pacientes com insuficiência renal, em especial com *clearance* de creatinina inferior a 30 mL/min.

A heparina tem a vantagem de não atravessar a barreira placentária ou ter efeito no leite materno, constituindo, deste modo, o tratamento de escolha na TVP gestacional.[27-30]

Na administração subcutânea, podemos utilizar a heparina não fracionada (HNF) e a heparina de baixo peso molecular (HBPM). A HBPM (enoxaparina, dalteparina) apresenta vantagens sobre a HNF, uma vez que ela apresenta uma melhor bioequivalência plasmática, com meia-vida maior, efeito previsível, não necessita de controle laboratorial pelo TTPa, maior inativação da trombina aderida ao coágulo e menor sensibilidade ao fator 4 plaquetário, ou seja, com menor risco de trombocitopenia induzida por heparina.

A HNF, pode ser usada intravenosa em procedimentos mais invasivos como trombólise e implante de *stents* ou na

EP. Seu uso IV é feito com um *bolus* de 80 UI/kg e mantida na dose de 18 a 20 UI/kg/hora com controle do tempo de tromboplastina parcial ativada (TTPa) a cada 6 horas que deve se manter entre 1,5 a 2,5 vezes o valor normal. No uso subcutâneo a dose é de 250 UI/kg a cada 12 horas com ajuste da dose pelo TTPa, visando a mesma faixa terapêutica.[31-34]

A HBPM apresenta doses terapêuticas, na enoxaparina, de 1 mg/kg a cada 12 horas ou 1,5 a 2 mg/kg a cada 24 horas, devendo-se evitar a dose única em pacientes com neoplasia, devido a falta de estudos nestes casos. Na dalteparina a dose terapêutica é de 100 UI/kg a cada 12 horas ou 200 UI/kg em dose única diária.

Fondaparinux

Este anticoagulante é um pentassacáride sintético que se liga à antitrombina III, inibindo o fator Xa. Ele tem a vantagem de não causar trombocitopenia induzida por heparina e a desvantagem de passar pela barreira placentária. Ele é administrado por via subcutânea na dose terapêutica diária de 5 mg, SC, em pacientes com menos de 50 kg; 7,5 mg, SC, em pacientes com 50 a 100 kg; e de 10 mg, SC, em pacientes com mais de 100 kg. A dose deve ser ajustada ou evitada em pacientes com insuficiência renal.

Anti-vitamina K

Esta classe de anticoagulantes se refere às cumarinas. Temos disponíveis no mercado a varfarina (Marevan®, Coumadin®) e a femprocumona (Marcumar®). Estes medicamentos impedem a formação de fatores de coagulação dependentes da vitamina K, como os fatores II, VII, IX e X, não apresentando ação nos fatores já presentes no organismo. Isso explica a demora para o início da ação anticoagulante desses medicamentos.

A varfarina demora, em geral, entre 14 e 24 horas para início de sua ação, com uma meia-vida de 20 a 60 horas. Já a femprocumona tem o início de sua ação entre 48 e 72 horas, com uma meia-vida de 5 dias. Em decorrência do tempo de ação mais curto e à meia-vida menor, a varfarina é geralmente escolhida em vez da femprocumona.

Na anticoagulação oral com esses medicamentos é importante lembrar que se faz necessária a anticoagulação concomitante com heparina por pelo menos 5 dias até que o RNI tenha atingido a faixa terapêutica de 2,0 a 3,0 por pelo menos 2 dias. Isso se deve ao prolongamento do TP poder representar somente a queda do fator VII (e não dos fatores II e X) e também pelo fato de que as proteínas C e S sejam também dependentes da vitamina K, ou seja, caso a queda destas proteínas inibidoras da coagulação ocorra antes dos fatores de coagulação, pode ocorrer um efeito inicial pró-coagulante.[31,35-38]

Na varfarina, o tratamento inicial deve ser de 5 mg, VO, ao dia, com correção da dose ambulatorialmente com controle regular do RNI até que o paciente consiga atingir a faixa terapêutica. Essa tarefa nem sempre é simples de ser realizada, uma vez que as cumarinas são sensíveis ao uso de medicações concomitantes, como hipoglicemiantes orais, diuréticos, anti-inflamatórios não esteroides, anestésicos, quimioterapia etc. Além disso, alimentos ricos em vitamina K podem reduzir o efeito destes medicamentos, em especial vegetais. A ingesta de álcool ou a presença de doenças que possam comprometer a função hepática podem causar um aumento do efeito destas drogas e aumentar o risco de sangramento.

Para melhor controle do paciente, a orientação é de que ele mantenha a dieta habitual, sem alterar seus hábitos, e mantenha o uso de suas medicações de uso contínuo, sendo feita a correção de dose a partir disso. Caso o paciente inicie uso de uma nova medicação, pode ser necessário novo controle de RNI e possível ajuste de dose.[39,40]

Anticoagulantes orais diretos (AOD)

Esta classe de anticoagulantes é a mais recente no arsenal de tratamento e prevenção da TVP e inclui a rivaroxabana (Xarelto®), apixabana (Eliquis®), edoxabana (Lixiana®) e dabigatrana (Pradaxa®).

Rivaroxabana

O estudo sobre a rivaroxabana (Xarelto®) foi realizado com a separação entre pacientes com EP e pacientes com TVP somente. O estudo foi prospectivo, comparando o uso de rivaroxabana ao uso de enoxaparina/varfarina. O tempo foi predeterminado em 3, 6 e 12 meses. Rivaroxabana é um antagonista do fator Xa. Sua excreção se dá por via renal e hepática (via citocromo CYP3A4) e, portanto, drogas metabolizadas por este mesmo citocromo (ritonavir, claritromicina, eritromicina e cetoconazol) interferem em sua biodisponibilidade.

O estudo EINSTEIN[41] avaliou o uso da rivaroxabana como terapia única no TEV agudo comparado ao uso de heparina e antagonistas de vitamina K, evidenciando uma taxa de sangramento grave quando comparado ao uso de varfarina (1,1% *vs.* 2,2%); (RR = 0,49; IC 95% 0,31-0,79; P = 0,003).

Diferente dos demais AOD, a rivaroxabana não necessita de terapia inicial com anticoagulantes parenterais ou subcutâneos. Sua dose no tratamento de TEV é de 15 mg a cada 12 horas nas primeiras 3 semanas, seguido de 20 mg/dia até o término do tratamento. A dose de 15 mg/dia é recomendada para pacientes com idade superior a 75 anos ou com *clearance* de 15-50 mL/min. Pacientes com *clearance* < 15 mL/min não têm indicação de uso deste medicamento.

A rivaroxabana pode ser utilizada na profilaxia de TEV após cirurgias ortopédicas (artroplastia total de quadril ou joelho) na dose de 10 mg/dia, variando de 10 a 35 dias, preconizando-se 35 dias na artroplastia de quadril.[42] Já em pacientes cardiopatas de moderado a alto risco com fibrilação atrial, este medicamento pode ser usado na prevenção de infarto na dose de 20 mg/dia ou 15 mg/dia se *clearance* de creatinina entre 30 e 49 mL/min.[43] Tem como reversor o andexanet α.

Dabigatrana

O estudo sobre a dabigatrana (Pradaxa®) foi feito incluindo pacientes com TVP e EP, sem discriminação entre as patologias. O estudo foi duplo-cego e randomizado, comparando o uso de dabigatrana *vs.* varfarina, sendo respeitada a anticoagulação prévia com enoxaparina ou fondaparinux por, pelo menos, 5 dias no uso de ambas as drogas pelo período de 6 meses.

A dabigatrana é um inibidor direto da trombina; grande parte de seu metabolismo ocorre por via renal e, por isso, seu uso é contraindicado em pacientes com *clearance* de creatinina < 30 mL/min. Um dos efeitos colaterais deste medicamento é a dispepsia e o uso concomitante de inibidor de bomba de próton reduz sua absorção em 20-30%.

Segundo os estudos RE-COVER e RE-COVER II,[44,45] a dabigatrana em dose de 150 mg via oral a cada 12 horas por um período de 6 meses demonstrou ser tão eficaz quanto a varfarina no tratamento e na prevenção de recorrência de TEV (2,4% *vs.* 2,1%; p < 0,001), entretanto, a dabigatrana demonstrou ser superior quanto ao risco de sangramento, evidenciando no quesito sangramentos "não graves" uma comparação de 16,1% *vs.* 21,9% (IC95%: 0,59-0,85) e sangramentos "graves" de 1,6% *vs.* 1,9% (IC95%: 0,45-1,48).

O tratamento deve ser iniciado com anticoagulação parenteral ou subcutânea por 5 dias e então após esse período iniciar 150 mg de dabigatrana a cada 12 horas. Pacientes com *clearance* de 30-50 mL/min e idade maior que 80 anos ou ainda aqueles que apresentem alto risco hemorrágico devem utilizar a dose de 110 mg a cada 12 horas; caso o *clearance* de creatinina estimado for < 30 mL/min, a dabigatrana não é indicada. Tem como reversor o idarucizumabe na dose de 5 mg endovenoso.

Apixabana

O estudo sobre a apixabana (Eliquis®) foi realizado sem discriminação entre TVP e EP, duplo-cego, comparando também com enoxaparina/varfarina, por 6 meses. A apixabana (ELIQUIS®) é um antagonista do fator Xa.

Segundo os estudos AMPLIFY e AMPLIFLY EXTENDED,[46,47] houve uma taxa de sangramento menor quando comparado ao uso de varfarina (0,6% *vs.* 1,8%, RR = 0,31; IC95%: 0,17-0,55, P < 0,001). A posologia da apixabana para o tratamento de TEV é de 10 mg a cada 12 horas por 7 dias, seguido de 5 mg a cada 12 horas até o término do tratamento. Caso o paciente apresente idade acima de 80 anos, peso menor que 60 kg e creatinina sérica menor 1,5 mg/dL, a dose deverá ser de 2,5 mg a cada 12 horas após os primeiros 7 dias com a dose inicial. Após os 6 meses de tratamento, durante o período prolongado, a dose utilizada como profilática de recorrência de TEV é de 2,5 mg a cada 12 horas ou de 5 mg uma vez ao dia. Tem como reversor o andexanet α.

Edoxabana

A edoxabana (Lixiana®) é um antagonista do fator Xa. Seu metabolismo é hepático e quando há interação medicamentosa com drogas metabolizadas via citocromo CYP3A4. No estudo Hokusai-VTE[48] foi realizada comparação entre grupos pacientes com TEV agudo, que fizeram uso de varfarina ou edoxabana (ambos os grupos fizeram uso de heparina endovenosa ou subcutânea por pelo menos 5 dias antes do início do tratamento). O que diferencia este estudo dos demais foi a inclusão de pacientes com TEP e disfunção ventricular direita (avaliada pelo peptídeo natriurético, NT-proBNP, ≥ 500 pg/mL), com um resultado favorável quanto a taxa de recorrência de TEV. Foi evidenciada uma taxa de sangramento "não grave" de 8,5% *vs.* 10,3% no grupo que fez uso de varfarina (RR= 0,81; IC95%: 0,71-0,94; P = 0,004). Nos sangramentos "graves" houve um resultado de 1,4% *vs.* 1,6% (RR = 0,84; IC95%: 0,59-1,21). A edoxabana apresentou-se superior à varfarina no tratamento de TEV agudo e em pacientes com disfunção ventricular direita com menor risco de sangramento. Entretanto, seu estudo não permite seu tratamento como medicamento único, devendo ser precedido por anticoagulação endovenosa ou subcutânea por pelo menos 5 dias. Sua posologia é de 60 mg/dia e 30 mg/dia se o paciente apresentar insuficiência renal moderada grave (*clearance* de creatinina 15-50 mL/min), peso corporal < 60 kg ou se estiver em uso concomitante de inibidores potentes da gp-P (dronedarona, ciclosporina, eritromicina, cetoconazol, verapamil ou quinidina) (Tabela 4).

Em geral, todos os estudos mostraram que estes anticoagulantes orais diretos (AOD) apresentaram não inferioridade ao tratamento convencional com uso inicial de enoxaparina ou fondaparinux por 5 a 7 dias, com transição para varfarina (Tabela 5). Além disso, esses estudos mostraram uma maior segurança em relação a episódios de sangramento maior comparado ao tratamento convencional (Tabela 6).

Em decorrência destes fatores, o tratamento de pacientes com TVP estáveis pode ser realizado por meio desses anticoagulantes orais diretos com segurança. Eles apresentam uma ação inicial mais rápida, alguns sem a necessidade de tratamento concomitante com enoxaparina, têm dose fixa, sem alteração com alimentação, menor alteração com uso de medicamentos, com meia-vida mais curta e sem necessidade de controle laboratorial de rotina (Tabela 7).

TABELA 4 Estudos sobre os anticoagulantes orais diretos no tratamento do tromboembolismo venoso agudo

	RE-COVER	EINSTEIN	AMPLIFY	HOKUSAI
Droga	Dabigratana	Rivaroxabana	Apixabana	Edoxabana
n.	5.132	8.282	5.400	8.240
Estudo	Duplo-cego	PROBE	Duplo-cego	Duplo-cego
Indicação	TEV	TVP E EP	TEV	TEV
Uso de heparina	Sim	Não	Não	Sim
Duração	6 meses	3,6 e 12 meses	6 meses	3,6 e 12 meses

EP: embolia pulmonar; TEV: tromboembolismo venoso; TVP: trombose venosa profunda.

TABELA 5 Eficácia dos anticoagulantes orais diretos comparados ao tratamento convencional com varfarina

		Incidência de sangramentos maiores		
Estudo	Droga	AOD %	Varfarina %	RR (95% IC)
RE-COVER	Dabigratana	2,4	2,1	1,10 (0,65-1,84)
EINSTEIN – TVP	Rivaroxabana	2,1	3,0	0,68 (0,45-1,48)
EINSTEIN – EP	Rivaroxabana	2,1	1,8	1,12 (0,75-1,68)
AMPLIFY	Apixabana	2,3	2,7	0,84 (0,60-1,18)
HOKUSAI – TEV	Edoxabana	3,2	3,5	0,89 (0,70-1,13)

AOD: anticoagulantes orais diretos.

TABELA 6 Segurança dos anticoagulantes orais diretos comparados ao tratamento convencional com varfarina

		Incidência de sangramentos maiores		
Estudo	Droga	AOD %	Varfarina %	RR (95% IC)
RE-COVER	Dabigratana	1,6	1,9	0,82 (0,45-1,48)
EINSTEIN – TVP	Rivaroxabana	0,8	1,2	0,65 (0,33-1,30)
EINSTEIN – EP	Rivaroxabana	1,1	2,2	0,49 (0,31-0,79)
AMPLIFY	Apixabana	0,6	1,8	0,31 (0,17-0,55)
HOKUSAI – TEV	Edoxabana	1,4	1,6	0,84 (0,59-1,21)

AOD: anticoagulantes orais diretos.

TABELA 7 Comparação entre varfarina e anticoagulantes orais diretos

	Varfarina	AOD
Ação	Lenta	Rápida
Dose	Variável	Fixa
Alteração com alimentação	Sim	Não
Interação medicamentosa	Muita	Pouca
Exames laboratoriais de rotina	Sim	Não
Meia-vida	Longa	Curta
Possibilidade de reverter efeito	Sim	Talvez

AOD: anticoagulantes orais diretos.

Estes estudos não foram realizados em TVP de membros superiores, e ainda não existem dados sobre a eficácia do tratamento nesta localização.

Uma discussão que sempre é feita em relação a estes novos medicamentos é em relação à possibilidade de reversão do efeito deles em caso de sangramento maior. Embora a varfarina apresente a vitamina K como antídoto, as medidas iniciais em um sangramento maior seriam as mesmas e a meia-vida curta dos AOD tornaria a reversão do quadro mais simples do que um sangramento com uso de antivitamina K. Mesmo assim, no caso de sangramento agudo grave, é possível administrar complexo pró-trombínico, além de medidas de ressucitação volêmica.

Mesmo com uma segurança maior comparada ao uso dos antagonistas de vitamina K, os AOD não são isentos de sangramentos, sendo essencial portanto a prevenção, como evitar o uso concomitante de antiagregantes plaquetários e AINES, sendo o principal sítio de sangramento: trato gastrointestinal (80%), genitourinário, intracranial (com o pior prognóstico) e partes moles (após trauma local).

Sangramentos "graves" podem ser definidos como eventos que envolvem órgãos importantes, como: intracraniano, intraespinhoso, intraocular, retroperitoneal, intra-articular, pericárdico ou intramuscular associado a síndrome compartimental; sangramentos que levam a uma queda ≥ 20 g/L do valor da hemoglobina em 24 horas ou necessidade de transfusão de mais de 2 concentrados de hemácias.[49,50]

Caso haja sangramento "não grave", ou seja, não envolvendo os critérios citados acima, sugere-se descontinuar a próxima dose e medidas locais (compressão, observação do nível hematimétrico). Entretanto, se este sangramento for "grave" além das medidas acima, orienta-se reposição de fluidos, se necessário e outra alternativa é a administração de complexo pró-trombínico (25-50 U/kg) ou complexo pró-trombínico ativado (50-200 U/kg), pois estes possuem fatores de coagulação dependentes de vitamina K, e, como contêm o fator II e o fator X, podem ser usados na reversão de varfarina e AOD.[51] Outra possibilidade é administrar o fator VII ativado (90 µg/kg), que induz maior concentração, a ativacão da cascata de coagulação e caso esteja sendo feito uso de dabigatrana, recentemente foi introduzido no mercado o idarucizumabe.[52]

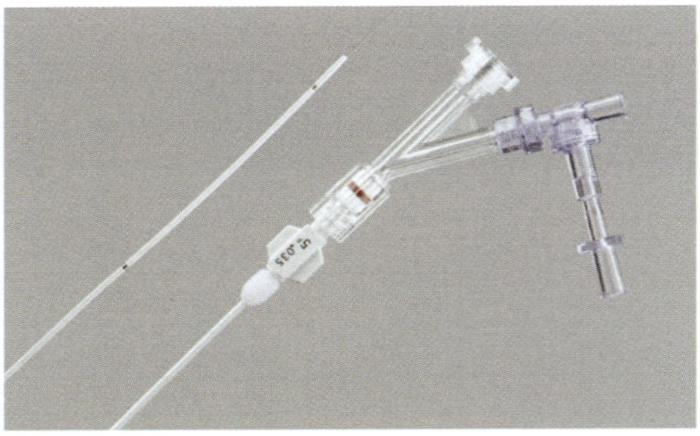

FIGURA 14

Cateter multiperfurado para infusão de drogas em local específico, neste caso, usado para infusão contínua de rTPA diluída intratrombo.

Pacientes que estejam em vigência de anticoagulação que necessitem de procedimento cirúrgico podem suspender temporariamente o medicamento, de acordo com o procedimento. Os AOD possuem a vantagem sobre a varfarina por conterem um tempo de meia-vida menor; a rivaroxabana tem uma meia-vida de 5 a 9 horas, a dabigatrana de 11 a 17 horas, a apixabana de 9 a 12 horas e a edoxabana de 9 a 11 horas. Na varfarina, a meia-vida é de 38 a 42 horas, portanto, o risco de sangramento no intra e pós-operatório acaba sendo menor. Sugere-se o retorno dos novos anticoagulantes o mais precocemente possível, ponderando sempre os riscos e benefícios.[52,53]

Pacientes instáveis, com TVP cavoilíacas e com EP sintomáticas devem receber o tratamento inicial com heparinização intravenosa em BIC e monitorização em unidade de terapia intensiva até sua estabilização. A trombólise é uma opção nestes casos.

Trombólise para recanalização venosa

A trombólise venosa tem como objetivo a recanalização venosa profunda imediata através da infusão local de trombolítico, em geral a alteplase (r-TPA) que, através da conversão do plasminogênio em plasmina, realiza a lise da fibrina. Este procedimento tem o sucesso associado a rapidez do tratamento frente ao início da trombose. Pacientes costumam responder melhor a esta terapia nos primeiros 15 dias desde o início do quadro.

A indicação da terapia trombolítica para recanalização venosa ocorre nos pacientes com TVP iliofemoral que apresentam trombose da microcirculação com isquemia do membro associada (*phlegmasia cerulea dolens*), mas, em decorrência dos métodos que permitem a infusão local de trombolítico com uso de cateteres multiperfurados, com doses mais baixas e ação sistêmica reduzida, a indicação de trombólise tem aumentado nestes últimos anos, visando não só a reversão de quadros graves, mas, também, a melhora da qualidade de vida do paciente, reduzindo a chance do desenvolvimento da síndrome pós-trombótica.[54-57]

Ao realizar a recanalização com trombolítico, impede-se a perda da função valvular nas veias, evitando, consequentemente, o refluxo crônico no membro acometido e suas complicações subsequentes.

A anticoagulação sistêmica (método convencional) apresenta índices de recanalização de 17 a 25%, enquanto a trombólise apresenta índices de 75 a 98%. Pacientes com TVP tratados pelo método convencional apresentam evolução para SPT em 35 a 65% dos casos, enquanto os pacientes submetidos à intervenção trombolítica evoluirão clinicamente em 8 a 12% dos casos.

Para que um paciente seja selecionado para esta intervenção é necessário que ele não apresente contraindicação ao uso de trombolíticos (Tabela 8), que ele fique em acompanhamento em unidade de terapia intensiva, com controles de hemoglobina, hematócrito, plaquetas e fibrinogênio a cada 6 horas.

A técnica consiste em cateterização ecoguiada da veia com trombose, sendo os locais mais comuns a veia poplítea ipsilateral, femoral ipsi ou contralateral, veia safena parva e, até mesmo, a veia jugular interna. Uma vez cateterizada a veia, realizamos uma flebografia e implante de cateter multiperfurado (Figura 14) que irá injetar continuamente a alteplase intratrombo na dose de 1 a 5 mg/hora por 24 horas, podendo, em alguns casos, estender a terapia até 48 ou 72 horas.[58]

TABELA 8 Restrições ao uso de fibrinolíticos

Restrições
Sangramento ativo
AVE hemorrágico ou isquêmico nos últimos 12 meses
Neoplasia com risco de sangramento
Neoplasia intracraniana
Craniotomia nos últimos 2 meses
Cirurgia de grande porte nos últimos 15 dias
Trauma recente
PCR recente
Retinopatia hemorrágica
HAS não controlada – PA diastólica > 125 mmHg
Doença hepática grave (cirrose, hepatite ativa, hipertensão portal)
Trombo em VE/embolia cardíaca
Endocardite/pericardite bacteriana
Doença ulcerativa gastrointestinal documentada nos últimos 3 meses
Aneurismas arteriais
Malformações arteriovenosas (MAVs)
Pancreatite aguda
Punção de vaso não compressível
Parto nos últimos 15 dias
Isquemia irreversível do membro tratado
Coagulopatia sem controle

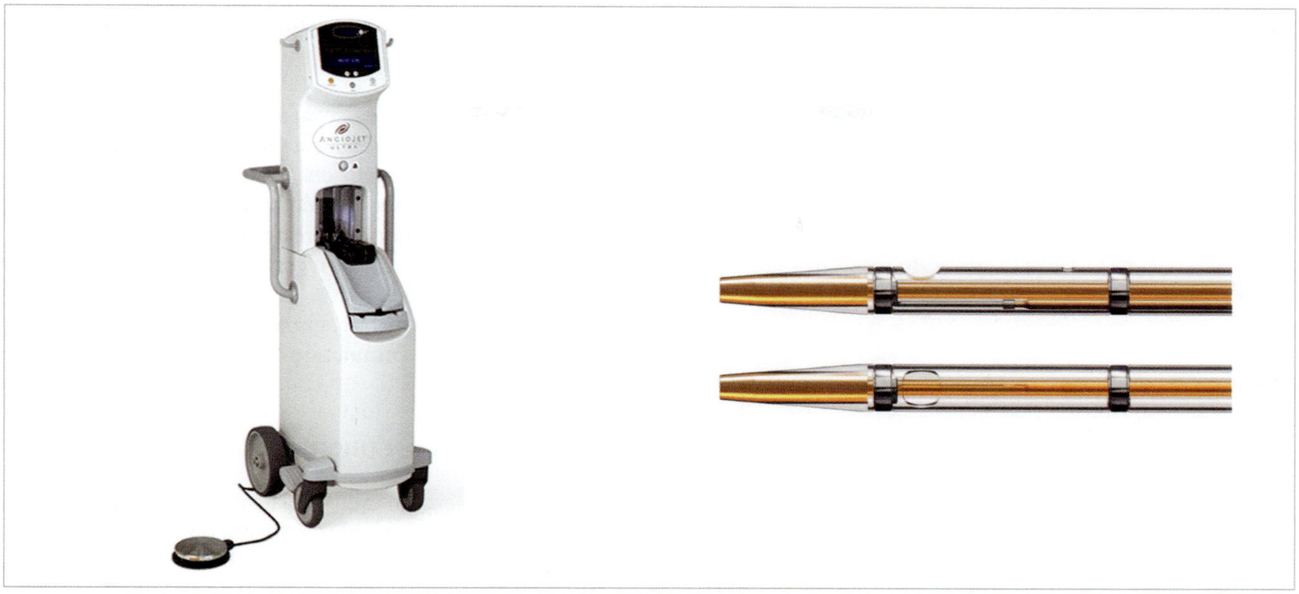

FIGURA 15

Dispositivo de aspiração mecânica de trombos parar trombectomia local.

Flebografias de controle devem ser realizadas a cada 12 horas e, caso o paciente apresente queda de Hb/Ht ou fibrinogênio inferior a 100, deve ser suspensa a injeção de trombolítico.

Associado à trombólise medicamentosa, com infusão local de rTPA, existe a opção de trombectomia mecânica por novos dispositos endovasculares em que atuam localmente com a retirada do trombo por aspiração mecânica por pressão negativa (Aspirex®, Fountain®) ou por diluição local e rápida com lise e aspiração concomitante do trombo (Angiojet®) (Figura 15). Em muitos casos de trombose venosa profunda proximal, isso pode reduzir o tempo do tratamento ou até mesmo causar lise total do trombo em um só procedimento.[83,84]

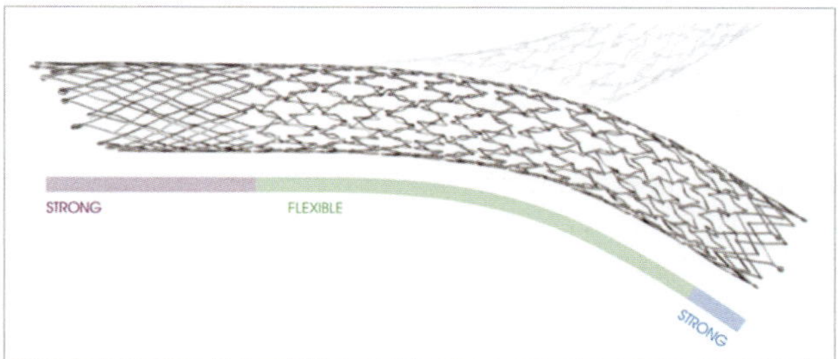

FIGURA 16

Stent dedicado para tratamento de veia ilíaca com ponta oblíqua reforçada no local de compressão extrínseca pela artéria.

Restabelecendo o fluxo em síndromes compressivas

Conforme citado anteriormente neste capítulo, uma compressão da veia ilíaca pode causar estase sanguínea e colaborar para quadros de trombose venosa profunda no membro afetado. Em especial na síndrome de Cocket/May-Thurner, em que a artéria causa uma compressão extrínseca da veia ilíaca

Muitas vezes este diagnóstico é feito por queixa de edema crônico ipsilateral, varizes ipsilaterais ou até mesmo claudicação venosa, mas diagnóstico intraoperatório tem sido feito nos casos de tromboses próximas agudas submetidas a trombólise local. Nestes casos a flebografia evidencia a compressão extrínseca da veia e a causa (ou uma das causas) fica estabelecida, sendo passível de tratamento na mesma internação (Figura 8B).

Este tratamento era realizado, no início, com stents de maior calibre, mas não específicos para veias. Hoje existem stents específicos para território venoso, especificamente para veia ilíaca proximal, com material reforçado para o local de compressão extrínseca da artéria e até mesmo com ponta oblíqua, evitando, material desnecessário na veia cava (Figura 16).

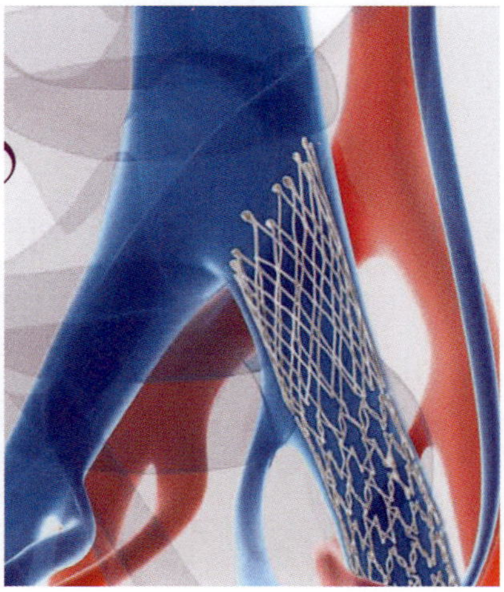

FIGURA 17

Ilustração de *stent* posicionado em veia ilíaca.

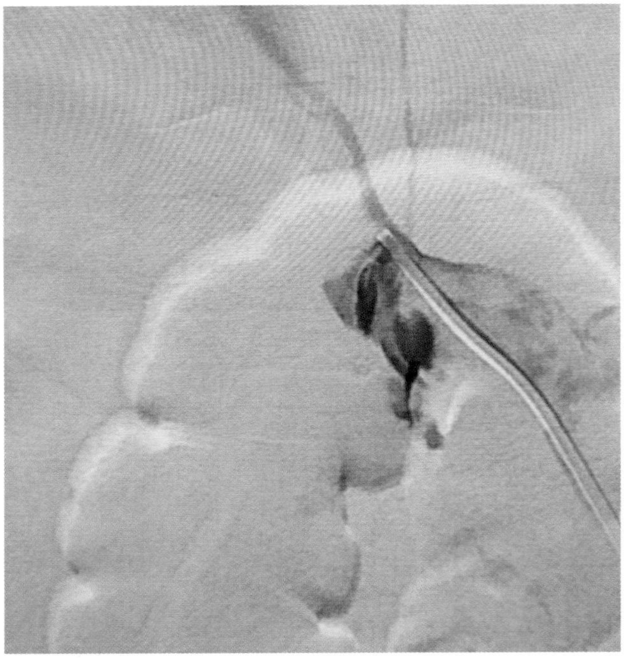

FIGURA 18

Flebografia evidenciando compressão de veia ilíaca esquerda por artéria ilíaca direita.

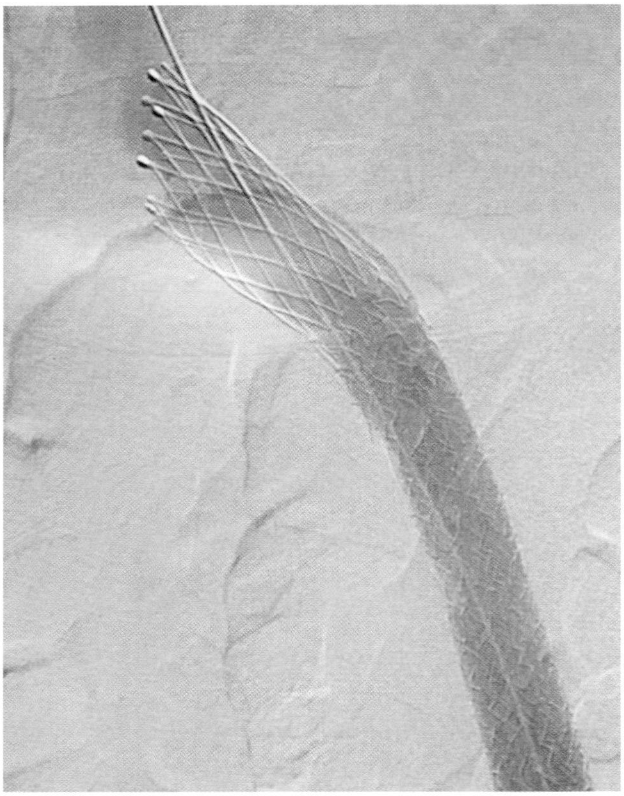

FIGURA 19

Implante de *stent* dedicado para território de veia ilíaca com fluxo reestabelecido para veia cava.

TVP em idosos e pacientes com insuficiência renal

Estudos recentes buscam a comparação do uso de AOD com inibidores da vitamina K no tratamento de TEV agudo, sendo evidenciada uma maior eficácia e segurança do uso dos AOD nos pacientes com mais de 75 anos e com insuficiência renal moderada (*clearance* de creatinina ≤ 50 mL/min), quanto ao risco de sangramento e recorrência de TEV. Foi evidenciado um aumento de 50-70% de chance de recorrência de TEV e risco de sangramento aproximadamente 3 vezes maior nesse grupo quando comparado o uso de AOD e antagonistas de vitamina K.[59]

TVP na gestação e puerpério

Embora a TVP seja um evento relativamente raro em pacientes em idade fértil, a gravidez aumenta o risco desta doença em 5 vezes, com incidência de 1 a 2 casos de trombose a cada 1.000 gestações.

Alterações anatômicas e hormonais contribuem para a estase venosa através da compressão pelo aumento do volume abdominal e aumento de distensibilidade venosa pela progesterona. Existe também um aumento dos fatores I, II, VII, VIII, X e XII, redução da proteína S, inibição do ativador do plasminogênio 1 e 2 e elevação na geração de trombina, levando a um estado de hipercoagulabilidade.[60-64]

Diagnóstico

O diagnóstico de TVP neste período deve ser realizado, quando possível, com ultrassom, uma vez que a flebografia e a angioTC devem ser evitadas em decorrência da exposição do feto à radiação.

O D-dímero pode apresentar alteração em decorrência do aumento da fibrina pela própria gestação, sendo de pouco valor diagnóstico neste período.[65,66]

Tratamento

A varfarina é teratogênica e aumenta riscos de sangramento, sendo contraindicado seu uso na gestação, principalmente no primeiro e último trimestre.

O tratamento de escolha para gestantes é a heparina, podendo ser usada tanto a HNF quanto a HBPM. Essa droga não transpõe a barreira placentária, e tem seu uso seguro na gravidez. Pode ser necessário o uso de doses mais elevadas por causa do aumento da filtração glomerular e degradação da heparina pela própria placenta.[67-70]

A anticoagulação deve ser mantida até o final da gestação, mesmo que seja excedido o período de 6 meses de tratamento, e mantida por mais 6 semanas no puerpério, em virtude do risco de TVP recorrente.

A heparina deve ser suspensa 12 horas antes do parto no caso da HBPM e 24 horas no caso da HNF. O cateter de peridural deve ser retirado 2 horas antes da aplicação da próxima dose de heparina, que deve ser reiniciada 12 horas após o parto.

Após o parto, a anticoagulação pode ser oral com varfarina ou AOD. No uso da varfarina, deve ser mantida a heparina até que a paciente esteja na faixa terapêutica de RNI (2,0 a 3,0).

A heparina e a varfarina podem ser usadas durante a amamentação, uma vez que a heparina não é secretada no leite e a varfarina apresenta forte ligação proteica no plasma, não apresentando doses expressivas no leite materno.[69,72,73]

TVP nos pacientes oncológicos

O TEV é uma importante causa de morte nos pacientes oncológicos, especialmente nos pacientes em quimioterapia. Em decorrência da associação de comorbidades, disfunções orgânicas associadas, interações medicamentosas entre outros, torna o tratamento do TEV nestes pacientes algo complexo e de difícil escolha no anticoagulante a ser escolhido.

Dado a individualidade desses pacientes, recentemente vem aumentando o número de estudos comparativos no tratamento do TEV nos pacientes oncológicos. O estudo CLOT (REF) teve como resultado que uso da heparina de baixo peso molecular diminuiu 52% o risco de recorrência de TEV comparado com varfarina. Mais recentemente a rivaroxabana, edoxabana e apixabana se mostraram como opções nesses pacientes também (estudos Select-D, Hokusai-VTE-Cancer e Caravaggio), comparando sua eficácia no tratamento, recorrência do quadro e o risco de sangramento.

Resultado dos estudos

Estudo CLOT

Este estudo mostrou que o risco de tromboembolismo venoso sintomático em pacientes com câncer em atividade é significativamente menor em pacientes em uso de dalteparina do que nos pacientes em uso de anticoagulação oral com varfarina.[85]

Estudo CARAVAGGIO

Este estudo mostrou que o tratamento com apixabana via oral teve resultados não inferiores ao tratamento de tromboembolismo venoso com dalteparina, sem aumento nos casos de sangramentos maiores.[86]

Estudo HOKUSAI

Este estudo mostrou que o tratamento com edoxabana oral não foi inferior ao uso de dalteparina subcutânea.[87]

Estudo SELECT D

Este estudo comparou o uso de dalteparina com rivaroxabana no tratamento de tromboembolismo venoso sintomático em pacientes oncológicos e evidenciou uma baixa recorrência de TEV nos pacientes em uso da rivaroxabana, embora tenham apresentado um leve aumento nos casos de sangramentos menores.[88]

Profilaxia

Pacientes cirúrgicos

O TEV é uma complicação conhecida em pacientes cirúrgicos, principalmente em cirurgias que envolvem abdome, pelve e membros inferiores.

Conforme discutido anteriormente, o trauma cirúrgico pode ser responsável por um estado de hipercoagulabilidade, predispondo a formação de trombos, além de grande parte destes pacientes permanecerem em repouso prolongado, aumentando a estase sanguínea.

Mecanismos como a deambulação precoce (quando possível) e o uso de meias elásticas, compressão pneumática ou mecanismo que faz a dorsoflexão passiva do tornozelo, aumentam o retorno venoso dos pacientes no pós operatório e reduzem a incidência de TEV.

O American College of Chest Physicians (ACCP) apresenta um consenso que classifica os pacientes em patamares de risco, bem como a profilaxia proposta (Tabela 9).[71,74-77]

Existe hoje uma tendência a individualizar o tratamento profilático de acordo com o paciente e o tipo de cirurgia. Pacientes com câncer podem se beneficiar de profilaxia prolongada com enoxaparina

Pacientes clínicos

Pacientes clínicos apresentam uma alta incidência de TEV, superando, em alguns estudos, a incidência em pacientes cirúrgicos. Isso torna necessária a avaliação de risco para to-

TABELA 9 Classificação e profilaxia propostas pelo American College of Chest Physicians

Risco	Pacientes	Profilaxia
Baixo	▪ Idade inferior a 40 anos ▪ Cirugia menor ▪ Sem fatores de risco para TVP	▪ Deambulação precoce
Moderado	▪ Idade entre 40 e 60 anos sem fatores de risco para TVP ▪ Cirurgia menor em pacientes com fatores de risco para TVP	▪ HBPM ou HNF em doses baixas ▪ Meia elástica ou compressão intermitente
Alto	▪ Pacientes acima de 60 anos ▪ pacientes entre 40 e 60 anos com fatores de risco para TVP	▪ HBPM ou HNF em dose alta ▪ Meia elástica ou compressão intermitente
Muito alto	▪ Cirurgia com múltiplos fatores de risco (artroplastia de joelho ou quadril, TVP prévia, neoplasia ou trombofilia grave)	▪ HBPM, HNF, varfarina ou AOD em dose alta ▪ Meia elástica ou compressão intermitente

AOD: anticoagulante oral direto; HBPM: heparina de baixo peso molecular; HNF: heparina não fracionada; TVP: trombose venosa profunda.

dos os pacientes clínicos internados, buscando evitar a TVP e a EP.

Vários estudos têm sido feitos buscando incidência de TEV e complicações advindas desta patologia nos pacientes clínicos, sendo o primeiro destes o estudo THRIFT (*Thromboembolic Risk Factors Consensus Group*) que apresenta riscos similares ao dos pacientes cirúrgicos, semelhante aos discutidos neste capítulo (Tabela 1). Até hoje, não existe um consenso internacionalmente aceito para avaliação de risco em pacientes clínicos.

No Brasil, 12 sociedades médicas desenvolveram a *Diretriz brasileira para profilaxia de TEV em pacientes clínicos internados*. Foi realizada revisão sistemática sobre os fatores de risco e desenvolvido um fluxograma (Figura 20) com estratificação de risco e a profilaxia a ser realizada.

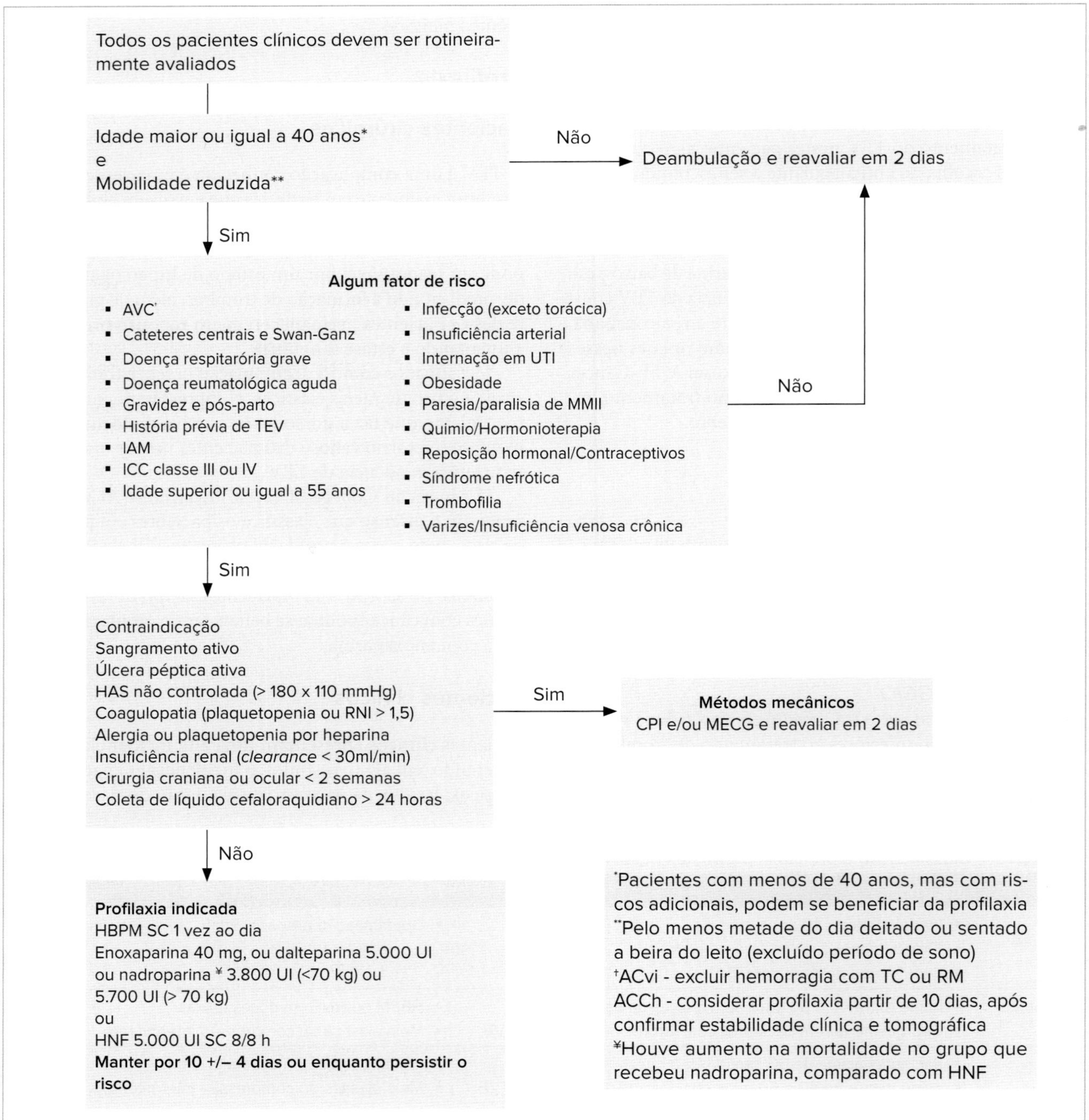

FIGURA 20
Avaliação da necessidade de profilaxia de TEV em pacientes clínicos hospitalizados.

Tratamento prolongado

Após o término de tratamento de longa duração (3 meses se TEV distal e 6 meses se TEV proximal) orienta-se a realização de um exame de imagem para avaliação da recanalização do vaso. Caso haja uma recanalização parcial deste, cabe ao profissional a decisão sobre a extensão do tratamento com anticoagulação, chamado tratamento prolongado, devendo-se avaliar o risco-benefício quanto a recorrência de TEV, SPT e risco de sangramento.

Um estudo envolvendo uma metanálise com 8 estudos aleatórios envolvendo 2.994 pacientes com TEP demonstrou que, quando tratados com varfarina por um período prolongado, os pacientes apresentavam menor probabilidade de recorrência (OR = 0,18; IC95%: 0,13-0,26) quando comparados àqueles que suspenderam o uso de varfarina após 1-4 meses de tratamento.[79,80]

Referências bibliográficas

1. Brandjes DPM, Heijboer H, de Rijk M, et al. The effect of graded compression stocking on the development of the pos thrombotic syndrome in patients with proximal venous trombosis. Thromb Haemostat. 1991;65:1.311.
2. Kakkar VV, Flanc C, Howe CT, et al. Natural history of postoperative deep vein trombosis. Lancet. 1969;2:230-2.
3. Biuckians A, Meier GH Treatment of symptomatic lower extremity acute deep venous trombosis: role of mechanical thrombectomy. Vascular. 2007;15(5):297-303.
4. Heist JA Ailcwearwin MD, et al. Risk factors for deep vein trombosis and pulmonary embolismo: a population-based case-control study. Arch Intern Med. 1999;159:445-53.
5. Nelzén O, Bergqvist D, Lindhagen A. A leg ulcrer etiology: a cross sectional population study. J Vasc Surg. 1991;14(4):557-64.
6. Nelzén O, Bergqvist D, Lindhagen A, et al. Chronic leg ulcers: an underestimated problema in primary heatlh care mong elderly patients. J Epidemiol Community Health. 1991;45(3):184-7.
7. Mc Guckin M, Watterman, et al. Validation of venous leg ulcers guidelines in United States and United Kingdom. Am J Surg. 2002; 183(2):132-7.
8. Sevit S. Pathology and pathogenisis of deep vein trombosis. Poller L(ed). Recent Advances in trombosis. Edinburg: Churchil Livinstone;1973. p.17-38.
9. Karino T, Matomiya M. Flow throu a venous valve and its implications for thrombus formation. Thromb Res. 1984;36:245-57.
10. Polgar J Matuskova J, Wagner DD The P selectin tissue factor coagulation triad. J Thromb Haemost. 2005;3(1):590-6.
11. Mann KG. Biochemistry and phisiology of blood coagulation. Thromb Haemost. 1999;52:165-74.
12. Maffei FHA, De Paiva SA, et al. Comtribuição ao estudo da incidencia e anatomia patológica do tromboembolismo pumonar em autopsias. Rev Ass Med Bras. 1980;26:7-10.
13. LanfranchiJr A, Sardinha WE, Silvestre JMS, et al. Embolia pulmonar em necropsiasno Hospital Universitario Regional do Norte do Paraná. Incidencia em 10 anos e correlação clinico-anatomo-patologico. Cir Vasc Angiol. 1995;11(1):12.
14. Maffei FHA, Magaldi C, Pinho SZ, et al. Varicose veins and chronic venous insufficiency in Brazil: prevalence among 1755 inhabitants of a country town. Int J Epidemiol. 1986;15:210-7.
15. Henriksen O, Sejrsen P. Effect of "vein pump" activation upon venous presure and blood flow in human subcutaneous tissue. Acta Phisiol Scand. 1977;100(1):14-21
16. Kearon C, Initial treatment of venous thromboembolism. Thromb Haemost. 1999;82(20;887-91.
17. Kakkar VV, Howes J Sharma V, et al. A comparative double-blind randomised trial of a new second generation LMWH(bemiparin) and UFH in the prevention of post-operative venous thromboembolism. The Bemiparin Assement Group. Thromb Haemost. 2000;83(4):523-9.
18. Lewandowski A, Syska-Suminska, J, Dluniewski M. Pulmonary embolismo suspicion in a young female patient with the Paget-von-Schöter syndrome. Kardiol Pol. 2008;66(9):969-71.
19. Acharya G, Singh K, Hansen JB, et al. Catheter-direct thrombolysis for the Management of postpartum deep venous trombosis. Acta Obstet Gynecol Scand. 2005;84(2):155-8.
20. Joffe HV, Kucher N, Tapson VF, et al. Upper extremity deep vein trombosis: a prospective registry of 592 patients. Circulation. 2004;110(12):1605-11.
21. Martinelli I, Bataglioli T, Bucciarelli P, et al. Risk factors and recurrence rate of primary deep vein trombosis of the upper extremities. Circulation. 2004;110(5):566-70.
22. Mclachlin J, Richard T, Paterson JC. An evaluation of clinical signs in the diagnosis of venous trombosis. Arch Surg. 1962;85:783-44.
23. Meigan M, Rosso J, Gauthier H, et al. Systematic lung scans reveal a high frequency of silent pulmonary embolismo in patients with proximal deep venous trombosis. Arch Intern Med. 2000;160(2):159-64.
24. Snow V Qaseem A, Barry P, et al. Management of venous thromboembolism: a clinical practice guideline from the American College of Physicians an the American Academy of Family Physicians. Ann Intern Med. 2007;146(3):204-10.
25. Lensing AWA, Prandoni P, Prins MH, Buller HR. Deep vein trombosis. Lancet. 1999;353:479-85.
26. Imbert D, Ageno W, Dentali F, et al. Management of primary care patients with suspected deep vein trombosis: use of a therapeutic dose of low molecular weight heparin to avoid urgent ultrasonographic evaluation. J Thromb Haemost. 2006;4:1037-41.
27. Forestier F, Daffos F, Reinaut M, et al. Low molecular weight heparin (CY216) does not cross the placenta Turing the tirad trimestre of pregnancy. Thromb Haemost. 1987;57:234.
28. Melissarri E,, Parker CJ, Wilson NV, et al. Use of low molecular Wieght heparin in pregnancy. Thromb Haemost. 1992;68:652-6.
29. Ginsberg A, Hirsh J. Use or antithrombotic agents during prenancy. Chest. 1998;114:524-30.
30. Bates SM, Greer A, Hirsh J, et al. Use of antithrombotic agents during pregnancy. Chest. 2004;126:627-44.
31. Ageno W. Teatment of venous thromboembolism. Thromb Res. 2000;97:63-72.
32. Hirsh J, Hoak J. Management of deep vein trombosis and pulmonary embolismo. Circulation. 1996:2212-45.
33. Hull RD, Pineo GF, Stein P. Heparin and low molecular weight heparin therapy for venous thromboembolism.: the twilight of anticoagulation monitoring. Intern Angiol. 1998;17:213-24.
34. Olson JD, Arkin CF, Brandt JT et al. College of American Pathologists Conference XXXI on Laboratory monitoring of anticoagulante therapy. Laboratory monitoring of unfractionated heparin therapy. Arch Pathol Lab Med. 1998;122:782-98.
35. Hirsh J, Dalen JE,Anderson DR, et al. Oral anticoagulat drugs.Mechanism of action, clinical effectiveness and optimal therapeutic range. Chest. 1998;114:455-69.
36. Bell RW Metabolismo f vitamina K and prothrombin síntesis: anticoagulants and the vitamina K – epoxide cycle. Fed Proc. 1978;37:2599-604.
37. BullerHr Agnelli G, Hull RD et al. Antithrombotic therapy for venous thromboembolic disease. Chest. 2004;126:401-28.
38. Crowther MA, Ginsberg JS, JulianJ et al. . A comparision of two intensitiesof warfarin for the prevention of recurrent trombosis in patients with the antiphospholipid antibody syndrome. N Eng J Med. 2003;349:1133-8.
39. Anseli J, Hirsh J, Poller L, et al. The pharmacology and Management of the vitamina K antagonists. Chest. 2004;126:204-33.
40. Wells PS, Holbrook AM, Crowther NR, et al. The inteaction of warfarin with drugs and food: a critical review of the literature. Ann Intern Med. 1995;121:676-83.
41. The EINSTEIN Investigators. Oral rivaroxaban for symptomatic venous thromboembolism. N Engl J Med. 2010;363:2499-510.

42. Turpie AG, Lassen MR, Eriksson BI, et al. Rivaroxaban for the prevention of venous thromboembolism after hip or knee arthroplasty: pooled analysis of four studies. Thromb Haemost. 2011;105:444-53.
43. Patel MR, Mahaffey KW, Garg J, et al. Rivaroxaban versus warfarin in nonvalvular atrial fibrillation. N Engl J Med. 2011;365:883-91.
44. Schulman S, Kearon C, Kakkar AK, Schellong S, Eriksson H, Baanstra D, et al. Extended use of dabigatran, warfarin, or placebo in venous thromboembolism. N Engl J Med. 2013;368(8):709-18.
45. Schulman S, Kakkar AK, Goldhaber SZ, et al.; on behalf of the RE-COVER II Trial Investigators. Treatment of acute venous thromboembolism with dabigatran or warfarin and pooled analysis. Circulation. 2014;129: 764-72.
46. Agnelli G, Buller HR, Cohen A, Curto M, Gallus AS, Johnson M, et al. Oral apixaban for the treatment of acute venous thromboembolism. N Engl J Med. 2013;369(9):799-808.
47. Agnelli G, Buller HR, Cohen A, Curto M, Gallus AS, Johnson M, et al. Apixaban for extended treatment of venous thromboembolism. N Engl J Med. 2013; 368:699-708.
48. Hokusai-VTE Investigators; Büller HR, Décousus H, Grosso MA, Mercuri M, Middeldorp S, et al. Edoxaban versus warfarin for the treatment of symptomatic venous thromboembolism. N Engl J Med. 2013;369(15):1406-15.
49. Lazo-Langner A, Lang ES, Douketis J. Clinical review: clinical management of new oral anticoagulants: a structured review with emphasis on the reversal of bleeding complications. Crit Care. 2013;17(3):230.
50. Beyer-Westendorf J, Förster K, Pannach S, Ebertz F, Gelbricht V, Thieme C, et al. Rates, management, and outcome of rivaroxaban bleeding in daily care. Dresden NOAC registry. Blood. 2014;124(6):955-62.
51. Siegal DM, Crowther MA. Acute management of bleeding in patients on novel oral anticoagulants. Eur Heart J. 2013;34(7):489-98.
52. Pollack CV Jr, Reilly PA, Eikelboom J, Glund S, Verhamme P, Bernstein RA, et al. Idarucizumab for dabigatran reversal. N Engl J Med. 2015;373(6):511-20.
53. Lazo-Langner A, Lang ES, Douketis J. Clinical review: clinical management of new oral anticoagulants: a structured review with emphasis on the reversal of bleeding complications. Crit Care. 2013;17(3):230.
54. Markel A, Manzo RA, Strandness DE. The potetial role of thrombolytic therapy in venous trombosis. Arch Intern Med. 1992;152:1265-67.
55. Castaneda F, Li R, Young K, et al. Catheter directed thrombolysis in deep venous thrombosis with use of reteplase: imediate results and complications from a pilot study. J Vasc Interv Radiol. 2002;13:577-80.
56. Semba CP, Bakal CW, Calis KA, et al. Alteplase as an alternative to urokinase. J Vasc Interv Radiol. 2000;11:279-87.
57. Casella JB, Presti C, Aur R, et al. Late results of catheter directed recombinant tissue plasminogen activator fibrinolitic therapy of iliofemoral deep venous trombosis. Clinics. 2007;62:31-40.
58. Grossman C, McPherson S. Safety and efficacy of catheter-directed thrombolysis for iliofemoral venous thrombosis. Am J Roentgenol. 1999;172:667-72.
59. Geldhof V, Vandenbriele C, Verhamme P, Vanassche T. Venous thromboembolism in the elderly: efficacy and safety of non VKA oral anticoagulants. Thromb J. 2014;12:21.
60. NIH Consensus Development. Prevention of venous trombosis and pulmoray embolismo. JAMA. 1986;256:744-9.
61. Gherman RB, Goodwin TM, Leung B. Incidencie, clinical characteristics an timing of objectively diagnosed venous thromboembolism during pregnancy. Obstet Gynecol. 1999;94:730-4.
62. Refuerzo Js, Hechtman JL, Tedman ME, et al. Venous thromboembolism during pregnancy. Clinical suspicion warrants evaluation. J Reprod Med. 2003;48:767-70.
63. Toglia MR, Weg JG. Venous thromboembolsm during pregnancy. N Eng J Med. 1996;335:108-14.
64. Greer JA. Thrombophilia: implications for pregnancy outcome. Thromb Res. 2003;09:73-81.
65. Nolan TE, Smith RP, Devoe LD. Maternal D-dimer levels in normal and complicated pregnancies. Obstet Gynecol. 1993;81:235-8.
66. Eichinger S. D-dimer test in pregnancy. Semin Vasc Med. 2005;5:375-8.
67. Ginsberg JS, HIrsh J. Turner DC, et al. Risks to the fetur of anticoagulante therapy during pregnancy. Thromb Haemost. 1989;61:197-203.
68. Hirsh J, Warkentin TE, Shaughnessy SG. Heparin and low molecular weight heparin: mechanism of action pharmacokinetics, dopping, monitoring, efficacy and safety. Chest. 2001;119(1suppl):64-94.
69. Bates SM, Ginsberg JS. How we manage thromboembolism during pregnancy. Blood. 2002;100:3470-8.
70. Pravinkumar E, Webster NR. HIT/HITT and alternative anticoagulation: current concepts. Br J Anaesth. 2003;90:676-85.
71. ACCP. Consensus Committee o Pulmonary Embolism. Opinions regarding the diagnosis and management of venous thromboembolic desease. Chest. 1998;113:499.
72. Greer JA. Thrombosis in pregnancy: maternal and fetal issues. Lancet. 1999;353:1258-65.
73. Clarck SL, Porter TF, West FG. Coumarin derivatives and breast feeding. Obstet Gynecol. 2000;95:938-940.
74. GeertzWH, Graham F Pineo GF, et al. Prevention of venous thromboembolism. Chest. 2004;126:338-400.
75. Cogo A, Lensin AWA, Wells P. Non invasive tests for the diagnosis of clinically suspected deep-vein thrombosis. Haemostasis. 1995;25:27-39.
76. Johnson R, Green RJ, Charnley J. Pulmonary embolism and its prophylaxis following the Charnley total hip replacement. Clin Orthop. 1977;127:123-32.
77. Bergqvist D, Benoni G, Bjorgell O. Low molecular heparin (enoxaparin) as prophylaxis against venous thromboembolism after total hip replacement. N Eng J Med. 1996;33:696-700.
78. Rocha AT, Paiva EF, Lichenstein A, Milani-Jr R, Cavalheiro-Filho C, Maffei FH, et al. Tromboembolismo venoso: profilaxia em pacientes clínicos – Projeto Diretrizes.
79. Hutten BA, Prins MH. Duration of treatment with vitamin K antagonists in symptomatic venous thromboembolism. Cochrane Database Syst Rev. 2006;(1):CD001367.
80. Fernandes CJCS, Alves JL Jr, Gavilanes F, Prada LF, Morinaga LK, Souza R.Os novos anticoagulantes no tratamento do tromboembolismo venoso. J Bras Pneumol. 2016;42(2):146-54.
81. R. Varin et al. Whole blood clots are more resistant to lysis than plasma clots - greater efficacy of rivaroxaban. Thrombosis Research. 2013;131:e100-e109.
82. Agnelli G, et al. Treatment of proximal deep-vein thrombosis with the oral direct factor Xa inhibitor rivaroxaban (BAY 59-7939): the ODIXa--DVT (Oral Direct Factor Xa Inhibitor BAY 59-7939 in Patients With Acute Symptomatic Deep-Vein Thrombosis) Study. Circulation. 2007;116(2):180-7.
83. Garcia MJ, Lookstein R, Malhotra R, Amin A, Blitz LR, Leung DA, et al. Endovascular management of deep vein thrombosis with rheolytic thrombectomy: final report of the prospective multicenter PEARL (Peripheral Use of AngioJet Rheolytic Thrombectomy with a Variety of Catheter Lengths) Registry. J Vasc Interv Radiol. 2015;26(6):777-85; quiz 786.
84. Lin PH, Zhou W, Dardik A, Mussa F, Kougias P, Hedayati N, et al. Cather-direct thrombolysis versus pharmacomechanical thrombectomy for treatment of symptomatic lower extremity deep venous thrombosis. Am J Surg. 2006;192(6):782-8.
85. Lee AY, Levine MN, Baker RI, Bowden C, Kakkar AK, Prins M, et al.; Randomized comparison of low-molecular-weight heparin versus oral anticoagulant therapy for the prevention of recurrent venous thromboembolism in patients with cancer. CLOT Investigators. Low-molecular-weight heparin versus a coumarin for the prevention of recurrent venous thromboembolism in patients with cancer. N Engl J Med. 2003;349(2):146-53.
86. gnelli G, Becattini C, Meyer G, Muñoz A, Huisman MV, Connors JM, et al.; Caravaggio Investigators. Apixaban for the treatment of venous thromboembolism associated with cancer. N Engl J Med. 2020;382(17):1599-607.
87. Raskob GE, van Es N, Verhamme P, Carrier M, Di Nisio M, Garcia D, et al.; Hokusai VTE Cancer Investigators. Edoxaban for the Treatment of Cancer-Associated Venous Thromboembolism. N Engl J Med. 2018;378(7):615-24.
88. Young AM, Marshall A, Thirlwall J, Chapman O, Lokare A, Hill C, et al. Comparison of an oral factor xa inhibitor with low molecular weight heparin in patients with cancer with venous thromboembolism: results of a randomized trial (SELECT-D). J Clin Oncol. 2018;36(20):2017-23.

Capítulo 2

Tromboembolismo venoso

Antonio Cláudio do Amaral Baruzzi
Pedro Gabriel Melo de Barros e Silva
Valter Furlan
Felipe Malafaia

PONTOS-CHAVE

- O tromboembolismo venoso (TEV) é a terceira causa de óbito cardiovascular em pacientes hospitalizados.
- Vários fatores de risco, clínicos ou cirúrgicos, predispõem ao TEV.
- Teoria inflamatória, a exemplo da doença aterosclerótica, explica vários casos não identificados no passado.
- Fatores mecânicos obstrutivos e neuro-humorais agravam a hipertensão pulmonar.
- A tomografia helicoidal dos pulmões é o principal exame diagnóstico.
- Falência e disfunção/dilatação do ventrículo direito são marcadores de mau prognóstico.
- A anticoagulação parenteral e/ou oral é o tratamento inicial do TEV.
- Fibrinolíticos são indicados nos casos de instabilidade hemodinâmica.
- As hemorragias são as principais complicações dos anticoagulantes e fibrinolíticos.
- A anticoagulação oral geralmente varia de 3 a 6 meses ou mesmo por tempo indeterminado, nos casos recorrentes.
- A profilaxia deverá ser oferecida aos pacientes clínicos, cirúrgicos e oncológicos.
- Reavaliar o paciente 3-6 meses após o evento agudo: checar sinais de embolia pulmonar crônica.

Introdução

A embolia pulmonar e a trombose venosa profunda são doenças de uma mesma base fisiopatogênica, sendo denominadas *tromboembolismo venoso* (TEV). É oriunda da fragmentação e migração para os pulmões de trombos formados no sistema venoso profundo, especialmente nos membros inferiores.[1]

Nos Estados Unidos, a incidência estimada é de 500.000 casos/ano, resultando em 100.000 óbitos, sendo a terceira causa de óbito cardiovascular (seguida do infarto do miocárdio e acidente vascular encefálico isquêmico). A mortalidade hospitalar varia de 1 a 30%, dependendo de suas repercussões hemodinâmicas.[2]

A incidência aumenta com a idade, sendo oito vezes maior acima dos 80 anos quando comparado à faixa etária abaixo dos 50 anos. Estudos de autópsia em hospitais capacitados revelam com certa frequência achados de TEV, por vezes não diagnosticados no período hospitalar.

O diagnóstico e o tratamento precoce reduzem a mortalidade hospitalar decorrente da disfunção e falência do ventrículo direito (choque obstrutivo), bem como suas principais complicações tardias: hipertensão pulmonar crônica e síndrome pós-trombótica. Outras graves complicações são a *flegmasia alba dolens* e *cerulea dolens*.[3,4]

O prognóstico poderá ser modificado adotando-se medidas preventivas, identificação e tratamento precoce da doença e anticoagulação oral por tempo adequado.[5,6]

Fatores predisponentes

Vários fatores clínicos e/ou cirúrgicos predispõem ao TEV, principalmente quando a sua profilaxia (farmacológica ou não farmacológica) for inadequada (Figura 1).[7-9]

O médico patologista Dr. Rudolf Ludwig Karl Virchow (cientista polonês erradicado na Universidade de Berlim) foi o primeiro a descrever, há mais de um século, os principais mecanismos envolvidos no tromboembolismo (tríade de Virchow): estase venosa, estados de hipercoagulabilidade e lesão endotelial (Figura 2).

Os principais fatores predisponentes para o TEV, atuando de forma isolada ou sinérgica, determinam o risco do TEV (Tabela 1).

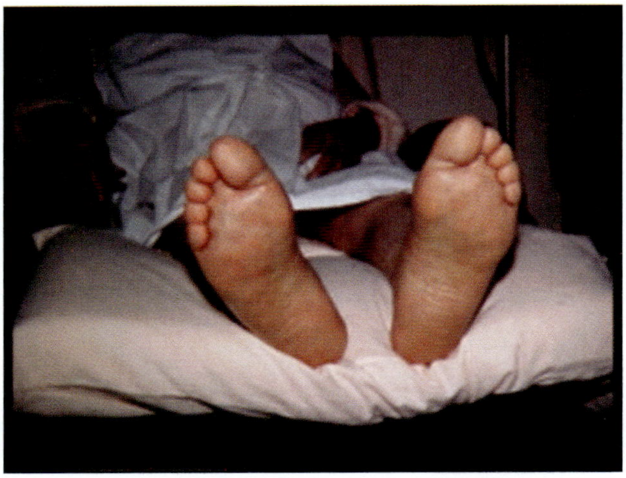

FIGURA 1
Restrição à mobilização dos membros inferiores é um dos principais fatores de risco para o tromboembolismo venoso.

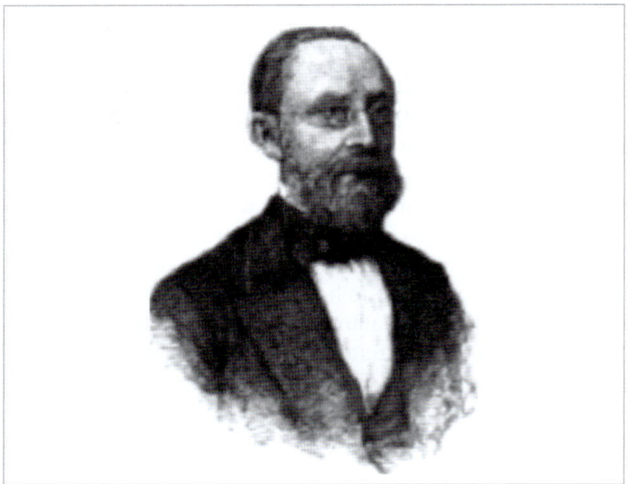

FIGURA 2
Rudolf Ludwig Karl Virchow (1821-1902).

TABELA 1 Fatores predisponentes para o tromboembolismo venoso

Fatores predisponentes
Idade > 50 anos
Insuficiência cardíaca
Doença pulmonar obstrutiva crônica
Diabete melito
Hipertensão arterial
Doença infecciosa aguda: pneumonia, infecção urinária, sepse
Doença reumática (artrite aguda)
Doença inflamatória intestinal
Doença aterosclerótica
Síndrome nefrótica
Síndrome anticorpo antifosfolípide
Síndrome metabólica
Trombose venosa superficial
Veias varicosas
História prévia ou familiar de TEV
Malignidade
Trombofilias*
Hiper-homocisteinemia
Vírus HIV
Obesidade (IMC > 35 kg/m^2)
Imobilidade ou paresia ≥ 3 dias
Tabagismo
Trauma
Fratura do joelho ou quadril
Cirurgia, laparoscopia
Artroscopia do joelho
Hemotransfusão
Eritropoetina
Gestação e pós-parto
Fertilização *in vitro*
Viagens aéreas ou rodoviárias > 4 horas
Poluição aérea
Anticoncepcional ou reposição hormonal (estrógenos)
Cateteres centrais, marca-passo, desfibriladores/ ressincronizadores implantáveis
e-trombose (várias horas sentado diante do computador)

* Mutação homo ou heterozigótica fator V Leiden, gene da protrombina, deficiência da antitrombina III, proteína C e S, síndrome anticorpo antifosfolípide, alta concentração fator VIII, IX e X.

Teoria inflamatória da trombose venosa

O trombo venoso é rico em fibrina, hemácias, plaquetas e neutrófilos, motivo pelo qual vários autores consideram o TEV e a doença aterosclerótica uma síndrome cardiovascular sistêmica em que mediadores pró-inflamatórios, disfunção endotelial, baixa tensão oxigênio e o estresse oxidativo atuam de forma comum na ativação da cascata da coagulaÁão e trombose (Figura 3).[10-12]

Fisiopatogenia

As repercussões hemodinâmicas decorrentes do TEV dependerão:[13]

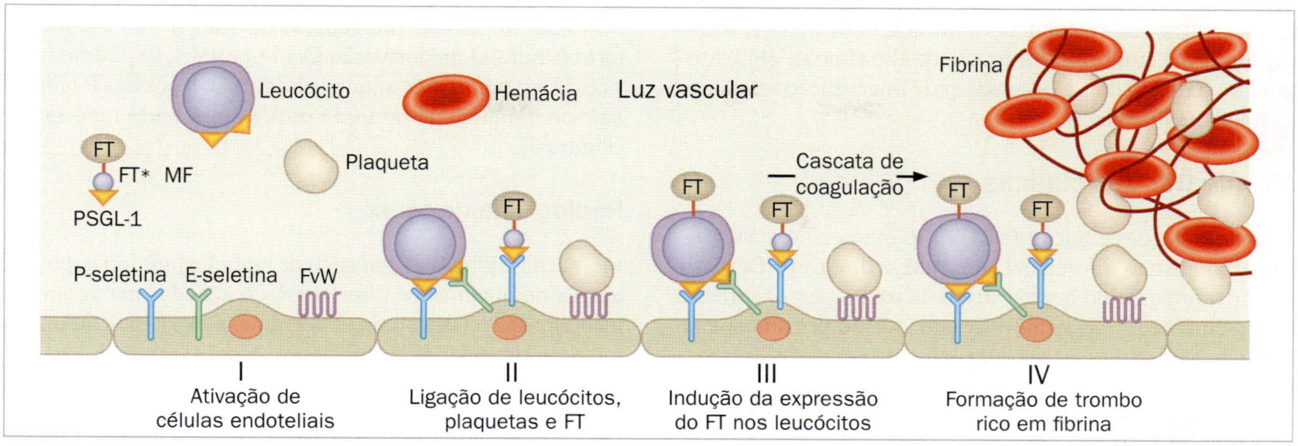

FIGURA 3

I: Hipóxia e mediadores inflamatórios ativam o endotélio e expressam moléculas de adesão (P-seletina, E-seletina). II: Plaquetas, leucócitos e fator tecidual ligam-se ao endotélio ativado. III: Expressão do fator tecidual nos leucócitos. IV: Ativação da cascata da coagulação e formação do trombo rico em fibrina, hemácias e plaquetas. FT: fator tecidual; FvW: fator de von Willebrand.

- percentual da área arterial pulmonar ocluída;
- reserva contrátil do ventrículo direito;
- repercussão dos mediadores humorais (adrenalina) e plaquetários vaso e broncoconstritores (serotonina, tromboxe A_2);
- comorbidade cardiopulmonar prévia (Figura 4).

Entre a complexa resposta cardiopulmonar do TEV, estão: piora das trocas gasosas (aumento do espaço morto alveolar), hipoxemia (hipoventilação alveolar e *shunt* direito-esquerdo), hipercapnia e diminuição da complacência pulmonar (edema, hemorragia e perda surfactante) nos casos mais graves.[14]

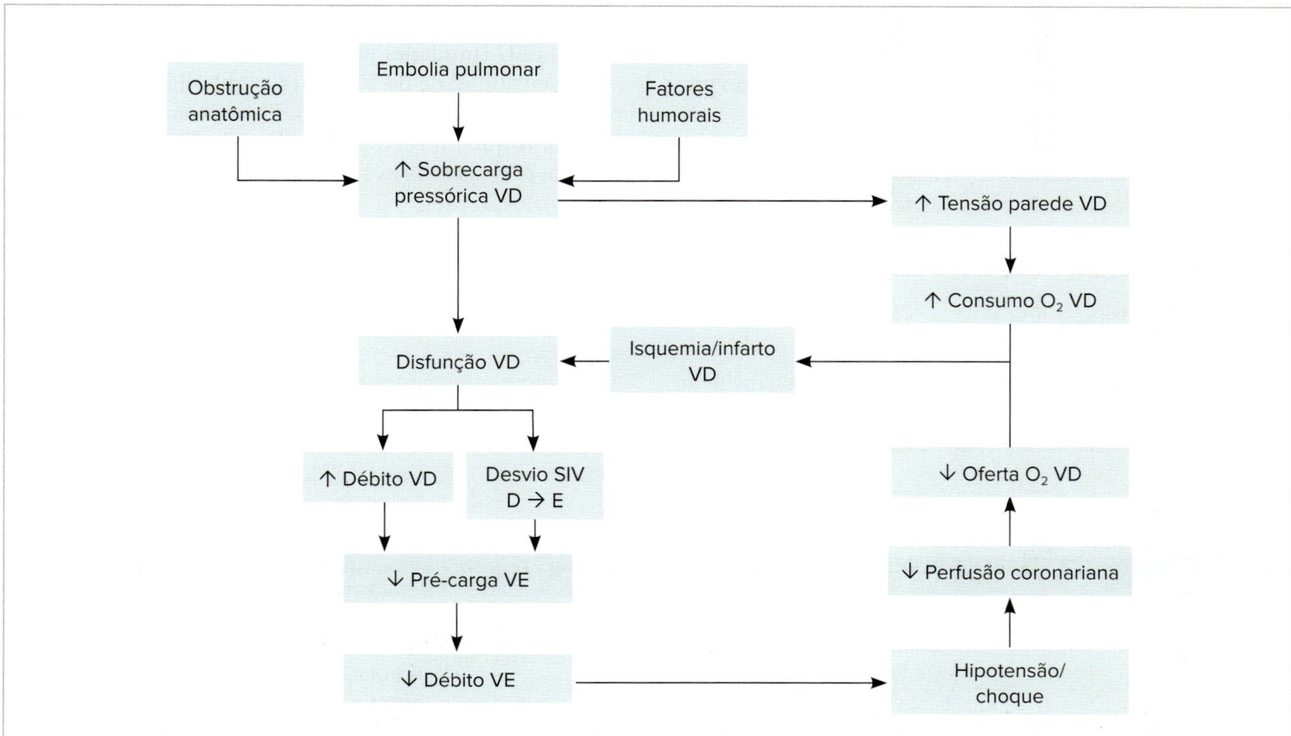

FIGURA 4

Fisiopatogenia da disfunção do ventrículo direito na embolia pulmonar. D: direito; E: esquerdo; SIV: septo interventricular; VD: ventrículo direito; VE: ventrículo esquerdo.

Pacientes que evoluem com instabilidade hemodinâmica, conforme critérios a seguir, são de alto risco de óbito hospitalar ou em 30 dias e necessitam de intervenção terapêutica imediata (Tabela 2).

Manifestações clínicas

As manifestações clínicas do TEV são inespecíficas e requerem diagnóstico diferencial com outras doenÁas. Deve ser considerada quando houver dispneia súbita ou dor torácica tipo pleurítica, tosse, hemoptise, síncope ou pré-síncope na vigência de fatores de risco. Os principais sinais e sintomas são:[15]

- Sinais: taquipneia (70%), sibilos e estertores (50%), taquicardia (30%), quarta bulha ou ritmo de galope do ventrículo direito (25%), hiperfonese da segunda bulha no foco pulmonar (20%), temperatura ≥ 37,5°C (14%), insuficiência tricúspide e estase jugular.
- Sintomas: dispneia (70%), dor torácica (60%), tosse (40%), dor e edema na panturrilha (25%), hemoptise (15%) e síncope (6%).

Entre os diagnósticos diferenciais, destacam-se: pleurite, pneumonia, pneumotórax, asma brônquica, síndrome coronariana aguda, pericardite, insuficiência cardíaca, costocondrite, fratura de costela, dor musculoesquelética, neoplasia torácica, colecistite, dissecção aguda da aorta, hipertensão pulmonar idiopática, infarto esplênico, sepse e ansiedade.[16]

Ressalte-se que os clássicos achados clínicos da trombose venosa profunda (edema, empastamento da panturrilha e dor à dorsiflexão do membro inferior) nem sempre estão presentes, o que dificulta o seu diagnóstico.

Por vezes, o TEV pode preceder ou mesmo ser uma manifestação de uma doença oncológica oculta, devendo-se em casos selecionados realizar o seu rastreamento.

Exames laboratoriais e métodos gráficos

Eletrocardiograma

Os achados eletrocardiográficos são inespecíficos e incluem: alterações do segmento ST e onda T na parede anterior (isquemia do ventrículo direito), arritmias atriais, bloqueio de ramo direito, baixa voltagem periférica, padrão pseudoinfarto (ondas Q na derivação D_{II}, D_{III} e aV_F). O padrão clássico de *cor pulmonale* agudo (ondas $S_1Q_3T_3$, ondas P *pulmonale* ou bloqueio de ramo direito) é um achado mais raro[17] (Figura 5).

Radiografia de tórax

Inespecífico para o diagnóstico de embolia pulmonar, porém auxilia no diagnóstico diferencial. Os achados mais comuns incluem: atelectasia laminar, derrame pleural, infiltrado pulmonar e elevação de hemidiafragma.

As alterações clássicas como sinal de Hampton (infiltrado pulmonar em cunha com base pleural, o que representa infarto pulmonar), sinal de Westermark (oligoemia focal com artéria pulmonar proeminente), sinal de Palla (dilatação da artéria pulmonar) são sugestivas de embolia pulmonar (Figura 6).[18]

Gasometria arterial

O padrão típico é a hipoxemia ($PaO_<$ ≤ 90 mmHg) decorrente do desequilíbrio da relação ventilação/perfusão e hipocapnia (hiperventilação reflexa). A hipercapnia pode ser observada nos casos de embolia pulmonar maciça. A ausência de hipoxemia não descarta o diagnóstico.

D-dímero

É um subproduto da degradação da fibrina. Quando > 500 ng/mL FEU (unidades equivalentes de fibrinogênio) apresenta sensibilidade de 97% para a embolia pulmonar, porém baixa especificidade (42%). Eleva-se em qualquer condição em que há formaÁão e lise da fibrina (gravidez, trauma, pós-operatório, câncer, hospitalizaÁões, estados inflamatórios, sepse).

Um teste negativo apresenta probabilidade de 95% de não haver TEV (valor preditivo negativo), atingindo 99% quando a probabilidade clínica também é baixa. O método por ELISA (*enzyme-linked immunosorbent assay*) é o de melhor acurácia.

Como nos pacientes acima de 50 anos observa-se elevação natural D-dímero, alguns autores sugerem aumento do *cut-off* multiplicando-se a idade ◊ 10 ng/mL FEU, com incre-

TABELA 2 Critérios para instabilidade hemodinâmica

Parada cardíaca	Choque obstrutivo	Hipotensão persistente
Necessidade de ressuscitação cardiopulmonar	PAS < 90 mmHg ou vasopressores para manter PAS ≥ 90 mmHg mesmo após correção hipovolemia E	PAS < 90 mmHg ou queda PAS ≥ 40 mmHg por período acima 15 minutos e não relacionada a hipovolemia, arritmia ou sepse
	Hipoperfusão de órgãos-alvo (alteração do estado mental, extremidades frias, oligo/anúria, aumento do lactato)	

PAS: pressão arterial sistólica.

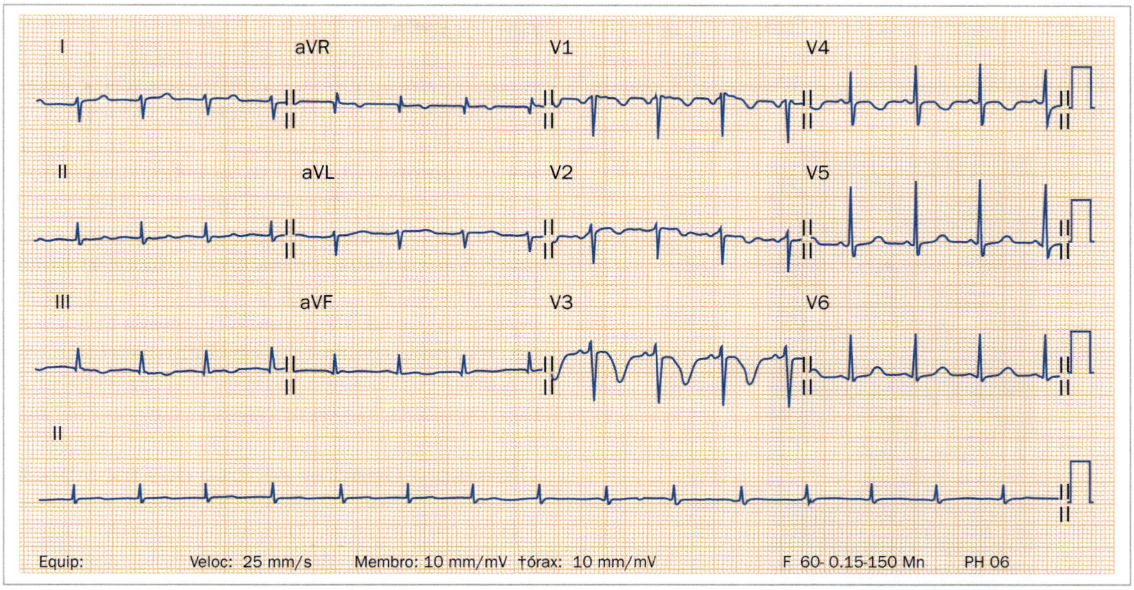

FIGURA 5

Cor pulmonale agudo – $S_1Q_3T_3$ e inversão da onda T na parede anterior.

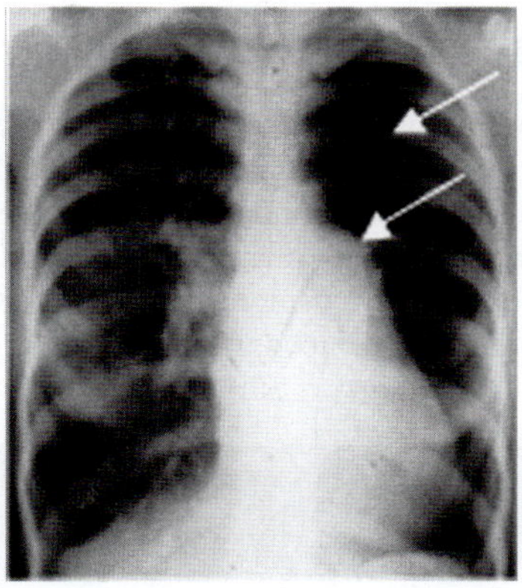

FIGURA 6

Tronco da artéria pulmonar proeminente (sinal de Palla), hipertransparência e ausência de sombras vasculares no campo pulmonar esquerdo (sinal de Westermark) (setas).

mento da especificidade entre 30 e 40% e sensibilidade acima 97%.[19,20]

Troponina, BNP/pró-BNP

Elevações de troponina I ou T e do peptídeo natriurético cerebral (BNP) são biomarcadores e relacionam-se, respectivamente, com graus variados de necrose e disfunção do ventrículo direito. Níveis elevados conferem pior prognóstico.

Outros biomarcadores tÍm sido estudados, porém sem aplicação prática no momento (NGAL – *neutrophil gelatinase-associated lipocalin*, cistatina C, HFABP – *heart-type fatty acid-binding protein*).[21]

Tomografia helicoidal do tórax

Exame rápido e disponível em vários centros hospitalares. Após infusão endovenosa de contraste (90 a 120 mL), realizam-se cortes seriados para detecção de falhas de enchimento nos diversos segmentos da luz arterial (vasos até sexta ordem). A sua sensibilidade é de 80%, e a especificidade é de 95%.

O mesmo exame pode detectar trombos no sistema venoso profundo dos membros inferiores, da pelve e da veia cava inferior (Figura 7). Imagens de perfusão acopladas à angiotomografia pulmonar estão sob investigação clínica e proporcionarão melhor acurácia diagnóstica. Dose de radiação efetiva: 3-10 mSv.

A relação dos diâmetros diastólicos dos ventrículos direito e esquerdo: $DV_D/DV_E > 0,9$ na imagem de quatro câmaras estratifica os pacientes com risco de óbito em 30 dias (Figura 8).[22]

Cintilografia pulmonar (V/Q – ventilação/perfusão)

Macroagregados de albumina marcados com tecnécio[99m] são injetados em veia periférica, combinado com a inalação gás de xenônio[133] ou partículas de aerossóis marcadas com tecnécio[99m]. O diagnóstico é baseado na presença de áreas hipoperfundidas e normoventiladas, particularmente se a radiografia do tórax for normal.

A sua especificidade é de 97% e sensibilidade de 41% naqueles com alta probabilidade clínica de embolia pulmonar. Quando a probabilidade clínica é baixa e a cintilografia normal, exclui-se embolia pulmonar. Nos casos intermediários, outros exames complementares auxiliarão no diagnóstico.[23]

Útil naqueles com alguma contraindicação ao contraste, controle pré e pós-operatório de tromboendarterectomia pulmonar, diagnóstico diferencial de outras doenças. Dose de radiação efetiva: 2 mSv.

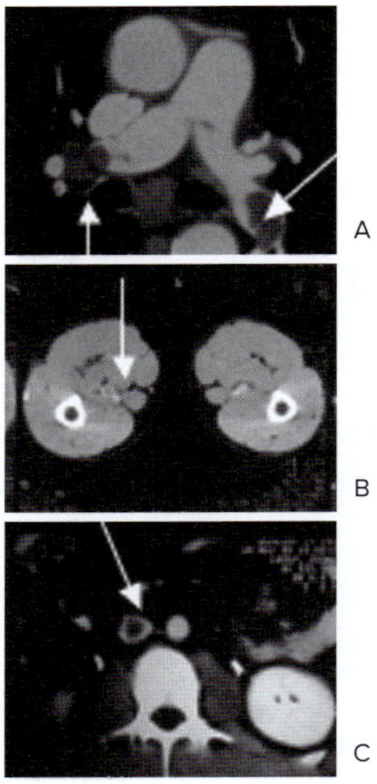

FIGURA 7

Tomografia helicoidal. A: Trombos em ambas as artérias pulmonares. B: Veia femoral esquerda. C: Veia cava inferior (seta) detectada no mesmo exame.

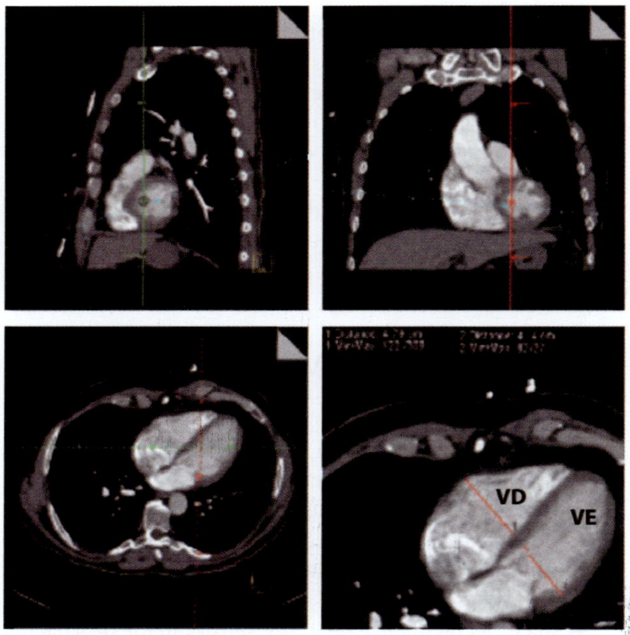

FIGURA 8

Tomografia helicoidal (quatro câmaras) – mensuração axial das cavidades ventriculares (plano valvar).

VD = ventrículo direito; VE = ventrículo esquerdo.

Angiografia

A angiografia pulmonar confirma ou exclui o diagnóstico de embolia pulmonar com acurácia praticamente plena. É o padrão-ouro para tal diagnóstico. Com os recursos atuais, tornou-se um procedimento seguro, recomendando-se cautela naqueles com hipertensão pulmonar moderada a importante, por conta do risco de agravar a hipoxemia e causar arritmias. A angiografia com subtração digital utiliza menor volume de contraste e detecta falhas de enchimento em vasos periféricos de até 1 a 2 mm. É reservada quando o diagnóstico não pode ser afastado ou confirmado com exames menos invasivos ou ainda nas intervenções terapêuticas primárias (Figura 9).[24] Dose de radiação efetiva: 1-20 mSv.

Ultrassom Doppler venoso dos membros

Exame não invasivo, considerado positivo na presença de trombos ou redução da compressibilidade das veias pelo transdutor. Tem sensibilidade e especificidade acima de 90% quando a trombose venosa é proximal e certa limitaÁão para o diagnóstico de trombose venosa distal (abaixo dos joelhos) pela dificuldade anatômica (Figura 10).[25]

Ecocardiograma Doppler colorido

Realizado à beira do leito, capaz de medir a pressão da artéria pulmonar e sinais de disfunção do ventrículo direito: dilatação, alteração da contratilidade, desvio do septo interventricular da direita para a esquerda (efeito Boerheim inverso), regurgitação da valva tricúspide, dilatação da veia cava inferior e sua ausência de colapso inspiratório. Por vezes identi-

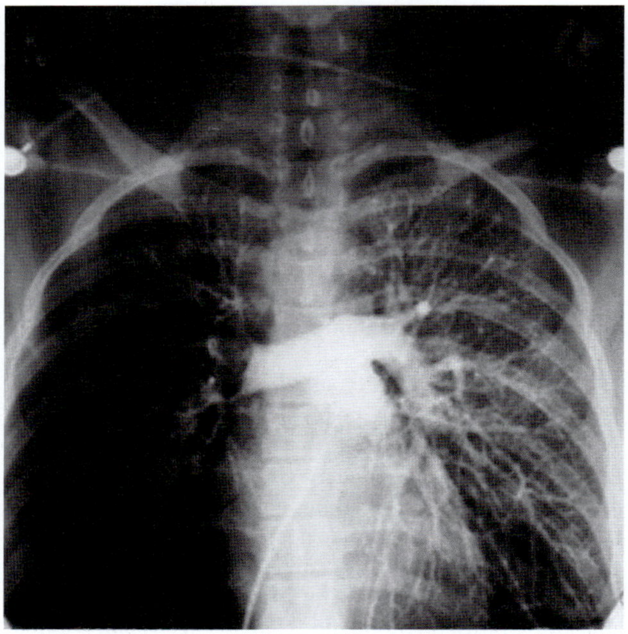

FIGURA 9

Extenso trombo na artéria pulmonar direita.

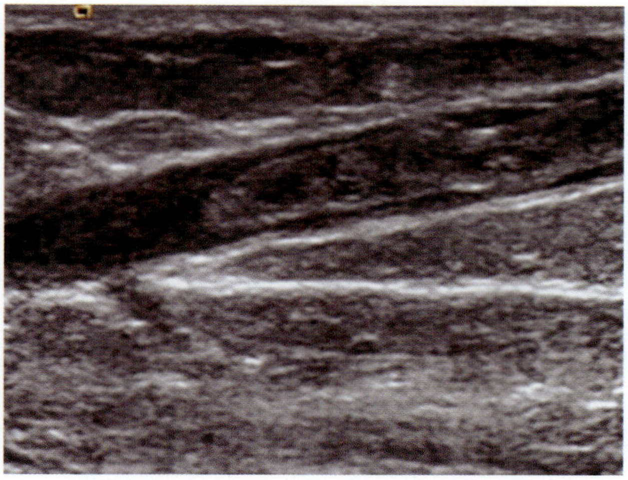

FIGURA 10

Trombo venoso em segmento não compressível ao transdutor.

ficam-se trombos intracavitários e nos ramos proximais da artéria pulmonar (Figura 11).

A dilatação/disfunção do ventrículo direito é caracterizada por:

- relação dos diâmetros diastólicos dos ventrículos: DV_D/DV_E > 1,0 em imagem de quatro câmaras ou > 0,6 na imagem no maior eixo paraesternal.
- hipocinesia e dilatação do ventrículo direito (> 30 mm); retificação e desvio do septo para esquerda e sinal McConnell.
- hipertensão pulmonar: velocidade de regurgitação tricúspide > 2,8 m/s.
- tempo de aceleração ejetivo do ventrículo direito < 90 m/s.

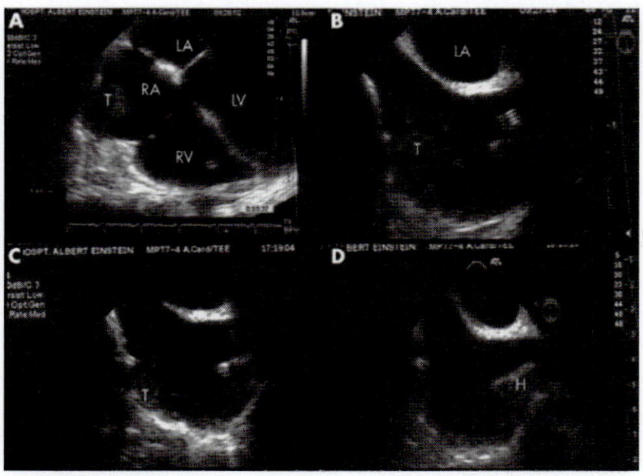

FIGURA 11

Ecocardiograma transesofágico em portador de cateter venoso central de longa permanência. A e B: trombo em átrio direito. C e D: lise do trombo pós-trombólise. RA = átrio direito; LA = átrio esquerdo; LV = ventrículo esquerdo; RV = ventrículo direito.

- gradiente-pico da insuficiência tricúspide (GPIT) > 30 mm.
- TAPSE (tricuspid anular plane systolic excursion) < 16 mm.
- Veia cava inferior distendida e diminuição de sua colapsibilidade à inspiração profunda (eixo subcostal).

Quando realizado a intervalos regulares (24/24 horas), permite monitorar a queda dos níveis pressóricos da artéria pulmonar, especialmente quando é utilizada a terapia fibrinolítica. Auxilia também no diagnóstico diferencial do infarto do miocárdio, insuficiência cardíaca, pericardite, tamponamento, valvopatias e doenças da aorta.[26,27]

Algoritmo diagnóstico

Como a apresentação clínica e os exames laboratoriais iniciais, como o eletrocardiograma, radiografia do tórax e a gasometria arterial, são inespecíficos para o diagnóstico de TEV, Wells et al.[28] elaboraram e posteriormente simplificaram um rápido escore de probabilidade pré-teste a ser aplicado naqueles com suspeita dessa doença.

Os pacientes com suspeita de embolia pulmonar são classificados de acordo com a pontuação aferida: improvável (0-1 ponto) e provável (≥ 2 pontos) (Tabela 3).

De forma similar, o escore de Geneva estratifica os pacientes em três ou dois níveis de probabilidade, sendo ambas versões simplificadas utilizadas na prática clínica (Tabela 4).

O uso combinado da história clínica, exame físico, radiografia do tórax, ECG, escore de Wells, D-dímero e tomografia helicoidal do tórax aumenta a acurácia diagnóstica (Figura 12).[29]

Embora os algoritmos auxiliem no diagnóstico, não devem subestimar o raciocínio clínico. A doença apresenta elevada letalidade e a sua confirmação ou exclusão são de suma importância.

TABELA 3 Escore de Wells

Parâmetros	Versão original Pontos	Versão simplificada Pontos
Não há diagnóstico alternativo mais provável que TEP	3,0	1,0
Sinais e sintomas de TVP (edema, dor à palpação)	3,0	1,0
Taquicardia (FC > 100 bpm)	1,5	1,0
Imobilização > 2 dias ou cirurgia recente (< 4 semanas)	1,5	1,0
História de TEV	1,5	1,0
Hemoptise	1,0	1,0
Câncer ativo < 6 meses ou metástases	1,0	1,0
Probabilidade clínica		
Estratificação em 3 níveis		
▪ Baixa	0-1	-
▪ Intermediária	2-6	-

(continua)

TABELA 3 Escore de Wells *(continuação)*

Parâmetros	Versão original Pontos	Versão simplificada Pontos
▪ Alta	≥ 7	-
Estratificação em 2 níveis		
▪ Embolia pulmonar improvável	0-4	0-1
▪ Embolia pulmonar provável	≥5	≥2

TABELA 4 Escore de Geneva

Parâmetros	Versão original Pontos	Versão simplificada Pontos
▪ Embolia pulmonar ou trombose venosa prévio	3	1
▪ Frequência cardíaca (bat/min)		
75-94	3	1
≥ 95	5	2
▪ Cirurgia ou fratura últimos 30 dias	2	1

(continua)

TABELA 4 Escore de Geneva *(continuação)*

Parâmetros	Versão original Pontos	Versão simplificada Pontos
▪ Hemoptise	2	1
▪ Câncer ativo	2	1
▪ Dor unilateral do membro inferior	3	1
▪ Edema e dor a palpação venosa do membro inferior	4	1
▪ Idade ≥ 65	1	1
Probabilidade clínica		
Estratificação em 3 níveis		
▪ Baixa (10%)	0-3	0-1
▪ Intermediária (30%)	4-10	2-4
▪ Alta (65%)	≥ 11	≥ 5
Estratificação em 2 níveis		
▪ Embolia pulmonar improvável (12%)	0-5	0-2
▪ Embolia pulmonar provável (35%)	≥6	≥3

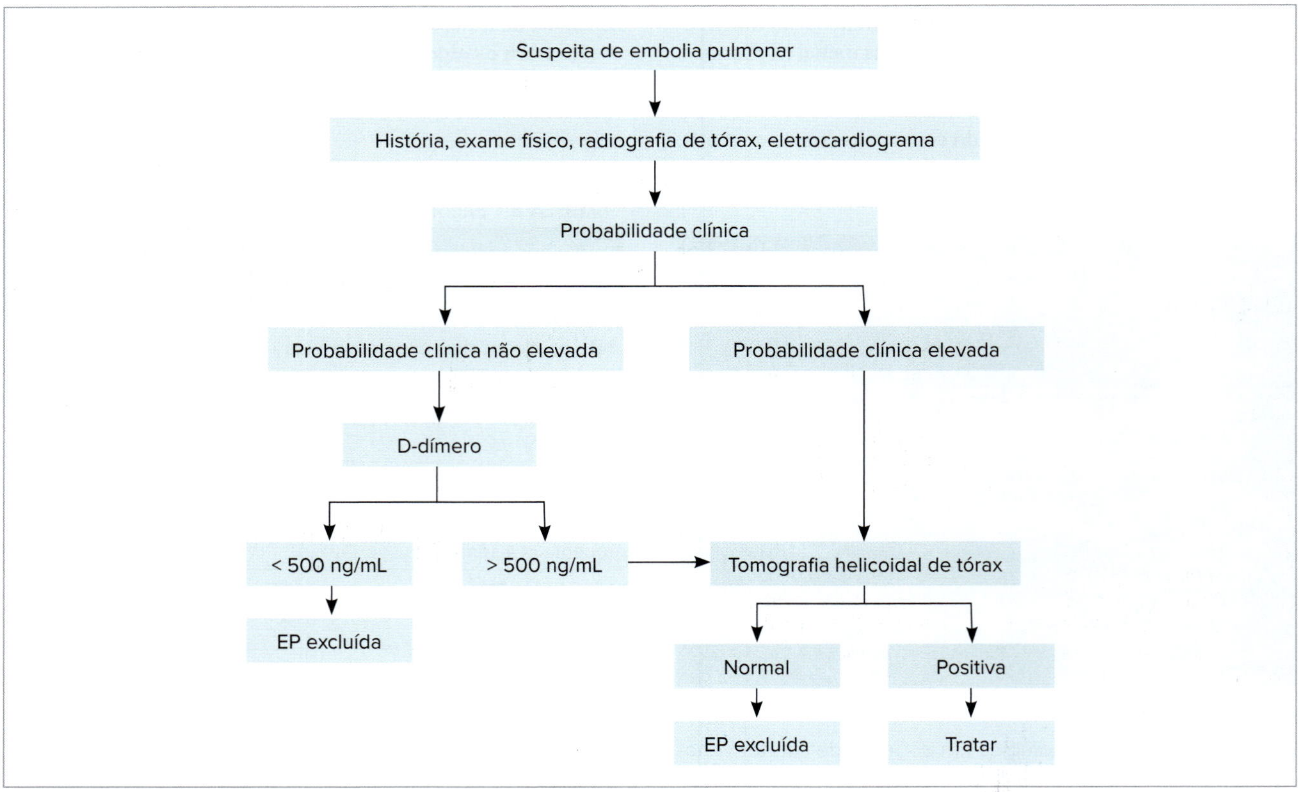

FIGURA 12

Algoritmo baseado no escore de Wells simplificado, D-dímero e tomografia helicoidal. EP = embolia pulmonar.

Estratificação de risco

A estratificação de risco baseia-se em três componentes chave:

1. critérios clínicos;
2. biomarcadores séricos;
3. função do ventrículo direito.

O objetivo é identificar pacientes com elevado risco de óbito em 30 dias e instituir o tratamento mais apropriado. A estratificação é dividida em: alto risco e baixo risco (Figura 13):[30,31]

- Alto risco: pacientes polissintomáticos apresentam-se com hipotensão arterial e/ou choque obstrutivo, definido PAS < 90 mmHg ou sua queda > 40 mmHg em intervalo de tempo superior a 15 minutos e não relacionada a hipovolemia, sepse, arritmia ou medicamentos, sinais de disfunção/dilatação do ventrículo direito (ecocardiograma ou tomografia computadorizada) e extenso comprometimento arterial. Risco de óbito em 30 dias: 10-30%.
- Baixo risco: pacientes oligossintomáticos, ausência de disfunção ou dilatação do ventrículo direito, embolia pulmonar segmentar ou periférica, biomarcadores (troponina e/ou BNP) positivos de forma isolada ou mesmo negativos. Risco de óbito em 30 dias: < 2%.

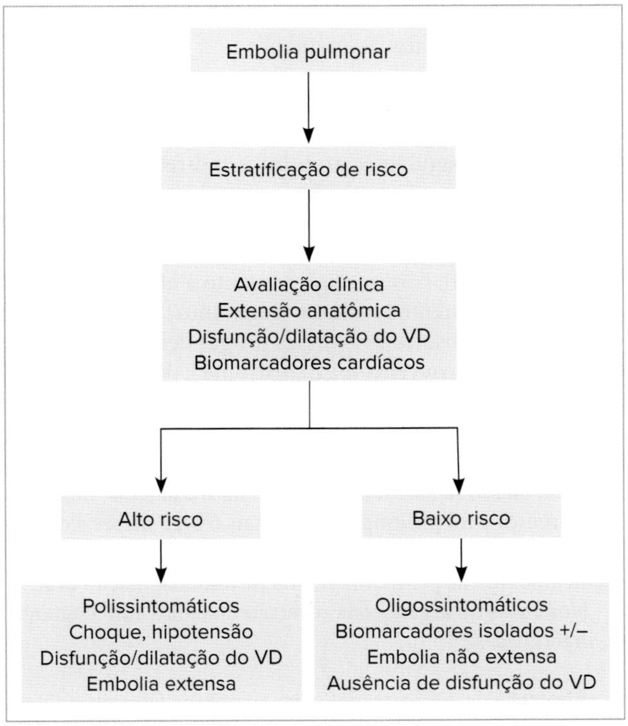

FIGURA 13

Estratificação de risco, conforme achados clínicos, biomarcadores e imagem. Biomarcadores: troponina, BNP; polissintomáticos: hipoxemia, taquicardia, taquipneia; VD: ventrículo direito.

Pelo caráter dinâmico e recorrente do TEV, um determinado paciente poderá ser inicialmente classificado de baixo risco e evoluir para um estado de alto risco. Nesse caso, a conduta terapêutica será de acordo com essa nova condição clínica.

Tratamento

O tratamento do TEV baseia-se na anticoagulação, seja com uma das modalidades de heparina (não fracionada, baixo peso molecular ou pentassacarídio) ou algum dos anticoagulantes orais: varfarina (utilizada há década), um dos novos anticoagulantes orais (rivaroxabana, apixabana, edoxabana e dabigatrana).[3]

Os pacientes de alto risco são inicialmente tratados com fibrinolíticos (estreptoquinase ou r-tPA). A embolectomia percutânea ou cirúrgica estão indicadas para os que não apresentam melhora clínica ao fibrinolítico ou na vigência de contraindicação (p.ex., cirurgia recente).

Os de baixo risco são medicados com heparina e/ou anticoagulação oral. A decisão baseia-se na estratificação do risco (Figura 14).

Alguns pacientes necessitam de assistência ventilatória, drogas vasoativas (dobutamina, noradrenalina) e expansores volêmicos. O rápido restabelecimento da instabilidade hemodinâmica com a reperfusão pulmonar deve ser prioritário.

Heparina não fracionada (HNF)

A heparina é uma mistura heterogênea de cadeias de polissacarídeos com pesos moleculares variando entre 3.000 e 30.000 dáltons e extraída do intestino suíno. Ao ativar a antitrombina, inibe a aÁão dos fatores IIa, VIIa, IXa, Xa e XIa.

A sua infusão é endovenosa e a dose é ajustada mantendo-se TTPa (tempo de tromboplastina parcial ativada) entre 1,5 e 2,5 vezes o controle. Valores < 1,5 vez aumentam recorrência de eventos embólicos. Nomograma baseado no peso do paciente auxilia no ajuste da dose (Tabela 5).[33]

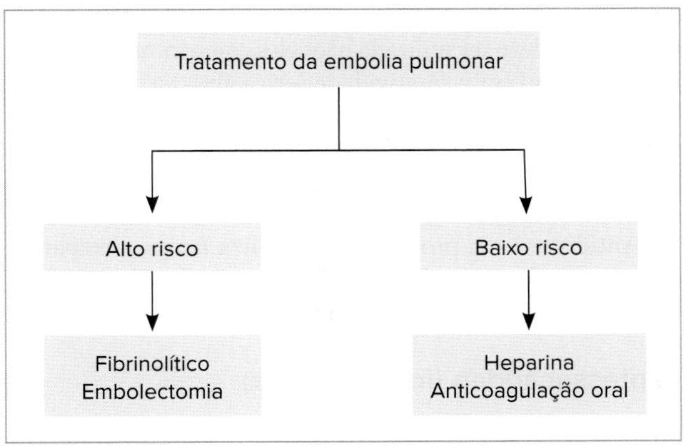

FIGURA 14

Tratamento da embolia pulmonar conforme estratificação de risco.

Nos casos de sangramento grave, o antídoto = protamina EV (1 mg neutraliza 100 UI HNF). Nível terapêutico da HNF: Atividade anti-Xa = 03,-0,7 UI/mL.

TABELA 5 Dose da heparina ajustada ao peso

Dose inicial	80 UI/kg (*bolus*), seguido de 18 U/kg/h
TTPa < 35 s (< 1,2 × controle)	80 UI/kg em *bolus*, aumentar infusão em 4 UI/kg/h
TTPa 35-45 s (1,2 – 1,5 × controle)	40 UI/kg em *bolus*, aumentar infusão em 2 UI/kg/h
TTPa 46-70 s (1,5 – 2,3 × controle)	Não alterar
TTPa 71-90 s (2,3 – 3,0 × controle)	Diminuir infusão em 2 UI/kg/h
TTPa > 90 s (< 3,0 × controle)	Parar infusão por 1 hora, diminuir infusão em 3 UI/kg/h

Heparina de baixo peso molecular (HBPM)

As HBPM são fragmentos da heparina não fracionada, produzidas por processos enzimáticos ou despolimerização química, com peso molecular entre 4.000 e 6.000 dáltons.

Vantagens sobre a HNF:

- o efeito anticoagulante (atividade anti-Xa) correlaciona-se com o peso, permitindo efeito previsível após administração de dose fixa;
- monitoração laboratorial do TTPa desnecessária;
- baixa ligação às proteínas plasmáticas e células endoteliais;
- > biodisponibilidade;
- > duração do efeito, permitindo uma ou duas administrações diárias;
- Raro risco de plaquetopenia autoimune.

Em nosso meio, é utilizada a enoxaparina, administrada na dose de 1 mg/kg, 12/12 horas, SC ou 1,5 mg/kg, 24/24 horas SC. Não deve ser utilizada naqueles com *clearance* da creatinina < 20 mL/min. A atividade sérica anti-Xa, em amostra obtida 4 horas após a última administração, auxilia na monitorização terapêutica em casos selecionados. Essa atividade varia conforme a dose: 0,6-1,0 UI/mL (1 mg/kg, 12/12 h) e 1,0-2,0 UI/mL (1,5 mg/kg, 24/24 h).[34]

Antídoto: 1 mg protamina neutraliza 1 mg enoxaparina quando esta for aplicada < 8 horas. Se entre 8 e 12 horas, utilizar 0,5 mg para cada 1 mg enoxaparina.

Pentassacarídeo (fondaparinux)

Fondaparinux é uma heparina sintética, composta por uma cadeia de pentassacarídeo, sítio ativo das heparinas. Inibe o fator Xa, apresenta meia-vida longa (17 horas) e não induz plaquetopenia. É administrada em dose única diária, conforme o peso do paciente: < 50 kg = 5 mg, 51-100 kg = 7,5 mg, > 100 kg = 10 mg SC/dia. Não deve ser utilizada com *clearance* da creatinina < 20 mL/min e entre 20-50 mL/min, reduzir a dose para 1,5 mg/SC/dia.[35]

Anticoagulantes orais

O anticoagulante oral mais utilizado é a varfarina, o qual inibe a síntese hepática dos fatores de coagulação dependentes da vitamina K (fatores II, VII, IX e X). É administrado na dose diária de 5 a 15 mg, mantendo-se o RNI (relação internacional normalizada) entre 2,0 e 3,0 durante 2 dias consecutivos antes de suspender qualquer uma das modalidades de heparina. A primeira dose deve ser concomitante com a heparina, abreviando-se o pico de seu efeito terapêutico (3-5 dias) e retirada da heparina.

Alimentos ricos em vitamina K reduzem o seu efeito anticoagulante, devendo-se orientar os pacientes sobre tais cuidados. Quando houver risco de sangramento grave pela varfarina, a infusão de complexo protrombínico (50 UI/kg) em 30 minutos reverterá tal ação.[36]

A variabilidade da dose da varfarina, observada com certa frequência, tem sido imputada a dois genes:

1. citocromo CYP2C9;
2. epóxido redutase.

Essa análise genética é reservada a casos selecionados e carece de ampla aplicação prática.[37]

Novos anticoagulantes orais

Os novos anticoagulantes orais inibem diretamente o fator Xa (rivaroxabana, apixabana, dabigatrana) ou a trombina (dabigatrana). Quando comparados à varfarina, apresentam rápido início de ação, curta duração, não necessitam de controle laboratorial, não inferiores quanto à eficácia e menor risco de sangramentos maiores (segurança), especialmente do sistema nervoso central. Essas drogas devem ser utilizadas com cautela com *clearance* creatinina < 30 mL/min e são contraindicadas se < 15 mL/min (Tabela 6).[38]

Essas drogas foram testadas em diferentes estudos, sendo rivaroxabana e apixabana administradas sem uso prévio à enoxaparina ou fondaparinux. A duração do tratamento variou de 3 a 12 meses e foi prolongado por mais 6 a 12 meses, conforme o risco de recorrência do TEV (Figura 15). Atualmente são medicamentos de primeira escolha na anticoagulação oral.

Nos casos de urgência na reversão do efeito anticoagulante, preconiza-se:[39]

- Reversão da dabigatrana: idarucizumabe (Praxibind®) na dose 5g EV em 5-10min ou complexo protrombínico 50 UI/kg (Prothromplex®, Beriplex®).
- Reversão de rivaroxabana, apixabana, edoxabana ou enoxaparina : alfa-andexanet (Annexa-4 não disponível em nosso meio) ou complexo protrombínico 50 UI/kg + dose adicional 25 UI/kg (casos selecionados) .

TABELA 6 Novos anticoagulantes orais comparados à varfarina

	Varfarina	Rivaroxabana	Apixabana	Edoxabana	Dabigatrana
Fator inibido	Síntese hepática II, VII, IX, X	Xa	Xa	Xa	IIa
Pró-droga	Não	Não	Não	Não	Sim
Biodisponibilidade	95%	80%	65%	50%	6%
Pico de ação (horas)	72-96	2-4	3	1-3	1-2
Meia-vida (horas)	40	7-11	8-15	9-11	9-13
Controle laboratorial	Sim	Não	Não	Não	Não
Administração diária	Ajustada RNI	1 vez	2 vezes	1 vez	2 vezes
Absorção com alimentos	Interferência em alimentos ricos em vitamina K	Aumenta 40%	Não interfere	Não interfere	Não interfere
Eliminação renal	Não	35%	25%	35%	80%
Ligação proteica	90%	90%	90%	90%	5%
Dispepsia	Não	Não	Não	Não	5-10%
Interação	Citocromo P3A, citocromo 1A2, citocromo 2C9	Citocromo P3A, glicoproteína	Citocromo P3A	Citocromo P3A, glicoproteína	Glicoproteína

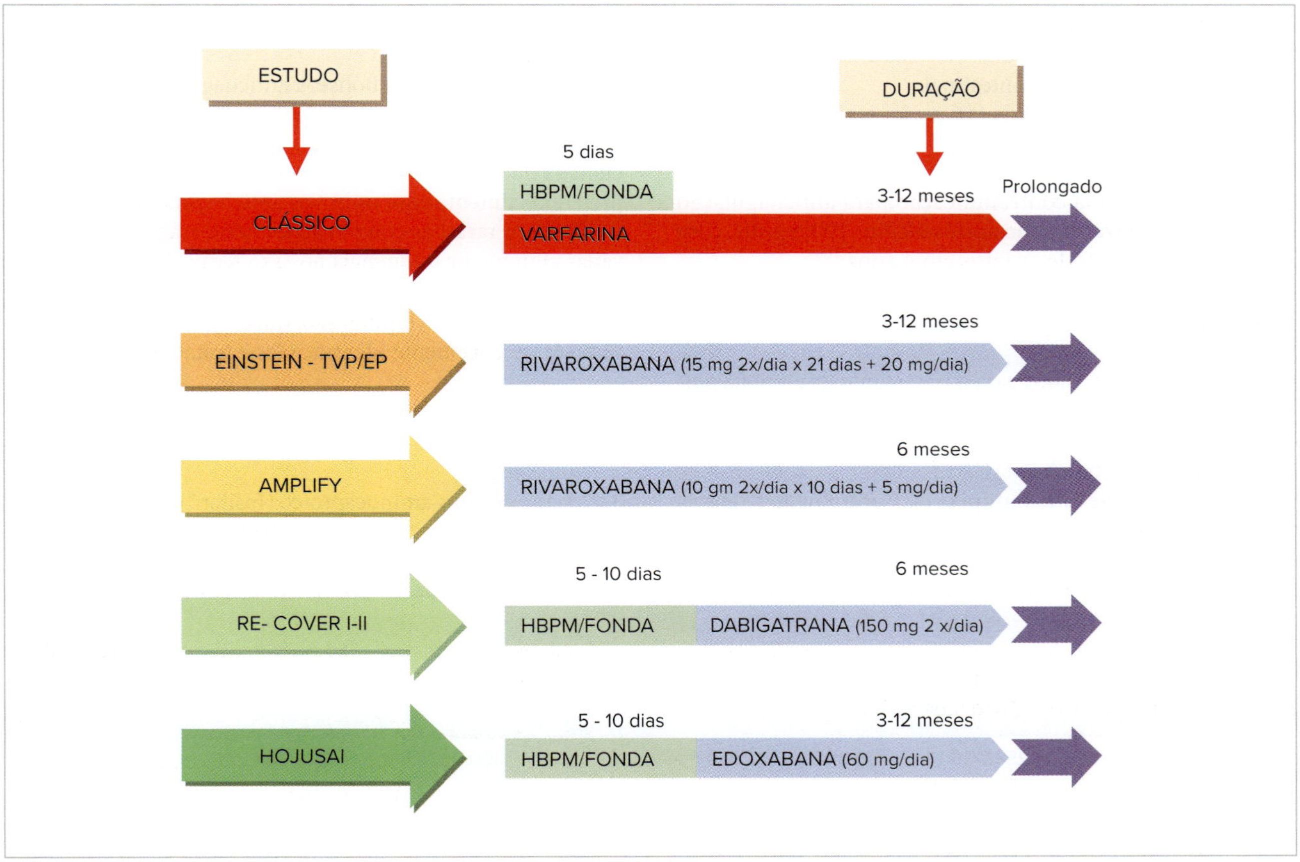

FIGURA 15

Esquemas terapêuticos utilizados nos diferentes estudos. FONDA: fondaparinux; HBPM: heparina de baixo peso molecular.

- Varfarina: plasma fresco congelado (4 unidades), vitamina K ou complexo protrombínico 50 UI/kg.

Duração do tratamento

A duração do tratamento dependerá da presença ou não de câncer e identificação do fator etiológico.[40]

Pacientes sem câncer:

- Fator etiológico identificável e reversível: duração 3 meses.
- Recorrência TEV não relacionado a fator identificável e reversível: tempo indeterminado.
- Primeiro evento e fator etiológico não identificado ou persistente: tempo indeterminado.
- Síndrome anticorpo antifosfolípide: tempo indeterminado com varfarina.

Os novos anticoagulantes são os agentes de primeira escolha. Nos casos de anticoagulação estendida (> 6 meses), pode-se considerar doses reduzidas - apixabana 2,5 mg, 2x/dia, ou rivaroxabana 10 mg, 1x/dia. Checar a função hepática e renal a intervalos de tempo regulares.

Pacientes com câncer:

- Heparina de baixo peso molecular (dose ajustada ao peso): primeiros 6 meses.
- Edoxabana ou rivaroxabana – alternativas a HBPM na ausência de câncer gastrointestinal.
- Anticoagulação estendida (>6 meses ou indeterminado): câncer ativo ou até a cura.

Caso haja alguma contraindicação para anticoagulação oral, pode-se utilizar o ácido acetilsalicílico 100 mg/dia, com redução de 30 a 40% de eventos em 4 anos.[41,42]

Fibrinolíticos

Os fibrinolíticos aprovados para o tratamento da embolia pulmonar são: estreptoquinase, fator ativador do plasminogênio tecidual recombinante (r-tPA) e a uroquinase (não disponível em nosso meio).

Segundo a Sociedade Europeia de Cardiologia, a terapia fibrinolítica está indicada naqueles pacientes de alto risco, cuja apresentação clínica é a instabilidade hemodinâmica (falência do aguda do ventrículo direito) e risco de óbito.

Para os de risco intermediário alto (disfunção VD e elevação da troponina): indicar somente quando houver sinais incipientes de instabilidade hemodinâmica.

Nos casos de risco intermediário baixo (disfunção isolado VD ou troponina positiva ou ambas negativas) naqueles no baixo risco, não indicar o fibrinolítico.

Pacientes com história clínica de até 14 dias do diagnóstico (ou mais em casos selecionados) poderão beneficiar-se da trombólise, respeitando-se os critérios acima.

Em casos de autópsia observam-se trombos em diferentes estágios de organização denotando-se o caráter dinâmico entre formação e lise. Assim, quanto mais organizado o trombo maior sua resistência à lise.

Isto pode justificar os resultados negativos observados em alguns pacientes após o tratamento fibrinolítico, questionando-se se a dose e o tempo de infusão preconizados são suficientes para tais casos.

Lembrar que o ecocardiograma beira-leito é um importante recurso na monitorização dos critérios de reversão/melhora da função do VD frente ao tratamento fibrinolítico.[43,44]

Embora promissor, TNK-tenecteplase não está aprovado na embolia pulmonar dado o risco hemorrágico observado no estudo PEITHO[45].

As doses dos fibrinolíticos recomendadas estão apresentadas na Tabela 7.

A cateterização arterial/venosa e passagem de sondas desnecessárias devem ser evitadas, minimizando-se os riscos de sangramento.

Ao término da trombólise, a anticoagulação È reiniciada após a normalização da coagulação (fibrinogênio > 100 mg/dL e TTPa < 1,5 vez o controle). Utiliza-se heparina não fracionada ou de HBPM/fondaparinux, seguida de varfarina ou preferencialmente com os novos anticoagulantes orais.

Embora raras, as complicações hemorrágicas são observadas com maior frequência no sexo feminino, peso ≤ 50 kg e idade ≥ 75 anos.

Quando graves (hipotensão, queda da hemoglobina) devem ser precocemente identificadas e tratadas:

1. Criopreciptado – 10 unidades EV (rico em fibrinogênio).
2. Plasma fresco – 4 unidades EV (rico em fatores de coagulação).
3. Ácido épsilon-aminocaproico (Ipsilon®) – 4 g EV 60 min.
4. Reposição de hemácias – controle da anemia.

As contraindicações dos fibrinolíticos no TEV são:

TABELA 7 Dose dos fibrinolíticos

Fibrinolítico	Ataque	Manutenção
Estreptoquinase (Streptase®)	250.000 UI, por 30 min; ou Regime acelerado 1.5000.000 UI, por 2 horas	100.000 UI/h, por 12 a 24 horas
rt-PA (Actylise®)	10 mg, *bolus* Ou Regime acelerado: 0,6mg/kg por 15 min (máximo até 50 mg)	90 mg, por 2 horas

- Absolutas: acidente vascular cerebral hemorrágico ou isquêmico < 6 meses, neoplasia do sistema nervoso central, trauma ou cirurgia < 3 semanas, sangramento interno ativo, diástase hemorrágica.
- Relativas: hipertensão arterial não controlada (PAS > 180 mmHg), cirurgia, biópsia ou punção de vasos não compressíveis < 10 dias, plaquetas < 100.000/mm^3, doença hepática avançada, ressuscitação traumática, endocardite infecciosa, úlcera péptica ativa, RNI > 1,7

Filtro de veia cava inferior

O filtro é posicionado na veia cava inferior, abaixo das veias renais via percutânea femoral ou jugular, dificultando a migração de tromboêmbolos provenientes do sistema cava inferior (Figura 16).[46]

As principais indicações são:

1. Contraindicação absoluta aos anticoagulantes.
2. Embolia pulmonar recorrente, embora sob adequada anticoagulação.

Trombose do filtro, mal posicionamento e migração são algumas complicações descritas.

Embolectomia

A embolectomia percutânea, ou cirúrgica, está indicada nos pacientes com embolia pulmonar de alto risco na vigência de alguma contraindicação ao fibrinolítico ou mesmo nos casos de insucesso terapêutico.[47,48]

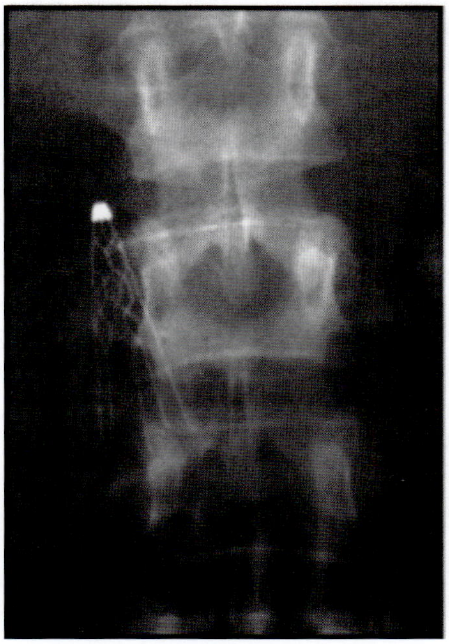

FIGURA 16

Filtro de Greenfiled na veia cava inferior.

Entre alguns dos dispositivos percutâneos disponíveis, estão:

- Pronto®: cateter siliconizado, em que o trombo é aspirado sob pressão negativa de uma seringa.
- Aspirex®: aspiração do trombo sob alta rotação e infusão de fibrinolítico.
- Ekosonic®: permite a trombólise ultrassÙnica e infusão de fibrinolítico.
- Angiojet®: aspiração do trombo sob efeito Venturi e infusão concomitante de fibrinolítico (Figura 17).

Nas tromboses iliofemorais a fibrinólise *in locus* via cateterização seletiva percutânea ou embolectomia (Angiojet®) é um recurso utilizado em casos selecionados.

Também a trombólise facilitada via cateter ultrassônico de baixa intensidade alocado na artéria pulmonar associado a dose reduzida de alteplase (24 mg entre 12-24h) visa desagregar a malha de fibrina e incrementar ação fibrinolítica. Estudos preliminares não registraram eventos hemorrágicos maiores.[49]

A embolectomia cirúrgica é reservada como resgate nos casos de falha da terapia fibrinolítica ou da embolectomia percutânea. A indicação precoce com equipe cirúrgica habilitada são fatores prognósticos.

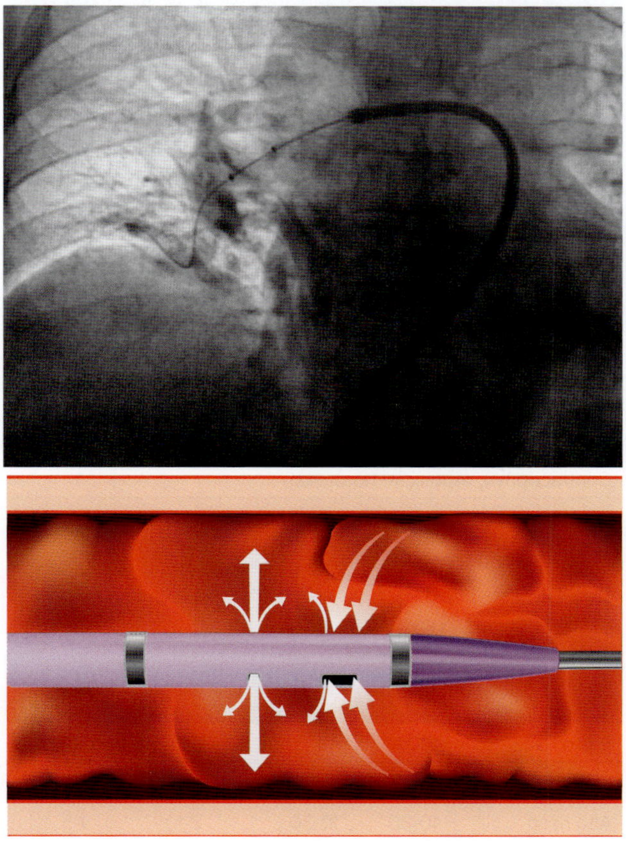

FIGURA 17

Angiojet®. Cateter posicionado na artéria pulmonar direita: aspiração e fibrinólise química concomitante.

O uso de ECMO (extracorporeal membrane oxygenation) veno-venosa ou veno-arterial como suporte à trombectomia mecânica/farmacológica ou cirúrgica é reservada para casos selecionados e em centros experientes.

Profilaxia

A profilaxia é recomendada para todos os pacientes de risco de TEV, mesmo após a alta hospitalar, especialmente nas cirurgias oncológicas e ortopédicas. Nos pacientes hospitalizados, o risco estimado de TEV sem profilaxia varia conforme a sua condição: pacientes clínicos (17%), cirúrgicos (20%), portadores de acidente vascular cerebral isquêmico (40%) e cirurgia ortopédica (50%)[51-56].

Um dos escores mais utilizados para pacientes clínicos hospitalizados é o Padua Prediction Score (Tabela 8).[50]

Os pacientes são divididos em:

1. Baixo risco: 0-3 pontos (risco TEV < 0,3%) - profilaxia sem necessidade,
2. Alto risco: ≥ 4 pontos (risco TEV > 11%) - indicar profilaxia.

TABELA 8 Estratificação de risco clínico Escore de Padua

Condição clínica	Pontos
Câncer	3
Tromboembolismo venoso pregresso	3
Redução da mobilidade	3
Trombofilia	3
Cirurgia ou trauma < 1 mês	2
Idade ≥ 70 anos	1
Insuficiência pulmonar ou cardíaca	1
Infarto do miocárdio ou acidente vascular encefálico < 1 mês	1
Infecção aguda ou doença reumatológica	1
Obesidade (IMC ≥ 30)	1
Contraceptivo, reposição hormonal	1

Baixo risco: 0-3 pontos (<0,3%) – não indicar profilaxia
Alto risco: ≥ 4 pontos (>11%) – indicar profilaxia

TABELA 9 Incidência (%) de TEV em pacientes cirúrgicos

	TVP distal (%)	TVP proximal (%)	TEP clínico (%)	TEP fatal (%)
Baixo risco	< 10	< 1	0,2	< 0,01
Moderado risco	10-40	2-10	1-2	0,1-0,8
Alto risco	40-80	10-30	2-10	1-5

TEP = tromboembolismo pulmonar; TVP = trombose venosa profunda.

Nos pacientes cirúrgicos, o risco de trombose venosa depende das características do paciente e do procedimento a ser realizado (Tabela 9) além do Escore de Caprini (Tabela 10).

- I – Baixo risco: cirurgia de pequeno porte, duração < 30 minutos, pacientes com idade < 40 anos e sem fatores de risco adicional.
- II – Moderado risco: cirurgia geral em pacientes > 40 anos, duração > 30 minutos ou mulheres < 40 anos sob uso de estrógenos, presença de fatores de risco adicional.
- III – Alto risco: cirurgia em pacientes > 40 anos ou com fatores de risco adicional (p.ex., câncer, trombose venosa/embolia pulmonar prévia); artroplastia do quadril ou joelho, fratura do quadril; lesão medular aguda.

TABELA 10 Estratificação de risco cirúrgico – Escore de Caprini

Fatores de risco	Pontos	Fatores de risco	Pontos
Idade 41-60 anos	1	Repouso no leito	1
Idade 61-74 anos	2	Paciente acamado ≥ 72 h	2
Idade ≥ 75 anos	3	Neoplasias maligna	2
Cirurgia pequeno porte (< 45 min)	1	Imobilização com gesso	2
Cirurgia aberta ou laparoscópica (≥ 45 min)	2	Cateter venoso central/PICC	2
IMC > 25 kg/m²	1	Histórico pregresso de TEV	3
Edema dos membros inferiores	1	Histórico familiar TEV	3
Veias varicosas	1	Fator V de Leiden	3
Gravidez ou puerpério	1	Mutação gene da protrombina 20210A	3
História de aborto espontâneo ou recorrente	1	Anticoagulante lúpico	3
Contraceptivos orais ou reposição hormonal	1	Anticorpos anticardiolipina	3
Sepse (< 1 mês)	1	Homocisteína sérica elevada	3
Doença pulmonar grave, pneumonia < 1 mês	1	Trombocitopenia induzido pela heparina	3
Alteração da função pulmonar	1	Outras trombofilias	3
Infarto agudo do miocárdio	1	Acidnte vascular cerebral (< 1 mês)	5

(continua)

TABELA 10 Estratificação de risco cirúrgico – Escore de Caprini *(continuação)*

Fatores de risco	Pontos	Fatores de risco	Pontos
Insuficiencia cardíaca congestiva	1	Fratura quadril, pelve ou perna	5
Doença inflamatória intestinal	1	Lesão medular aguda (< 1 mês)	5
Muito baixo risco: 1 ponto (< 0,5%) Baixo risco: 2 pontos (1,5%) Moderado risco: 3-4 pontos (< 3%) – indicar profilaxia Alto risco: ≥ 5 pontos (6%) – indicar profilaxia			

Nas cirurgias ortopédicas (artroplastia do quadril ou joelho e fratura do quadril) sempre indicar profilaxia farmacológica e não farmacológica.

Métodos não medicamentosos

Movimentação dos membros

Uma das mais importantes medidas preventivas é o estímulo à deambulação precoce e a sua movimentação periódica, ativa ou passiva, enquanto o paciente permanecer acamado. Incrementa o retorno venoso, contribuindo na prevenção da trombose venosa.

Meias elásticas

As confeccionadas para uso hospitalar tÎm compressão gradual ao longo do membro inferior (18 mmHg nos tornozelos, 14 mmHg nas panturrilhas, 8 mmHg nos joelhos, 10 mmHg na parte distal das coxas e 8 mmHg na porção distal); promovem aumento de 36% na velocidade de fluxo da veia femoral. As de uso doméstico apresentam compressão uniforme de 11 mmHg e aumento de 10% na velocidade do fluxo.

Estima-se redução da incidência de trombose venosa em 50% ou mais quando comparada à sua não utilização. Seu uso precoce associado à deambulação é a primeira medida profilática a ser adotada entre os pacientes hospitalizados e acamados. Desde que não dificulte o procedimento cirúrgico, o seu uso na sala cirúrgica poderá contribuir para a redução dessa complicação (Figura 18).

Compressão pneumática intermitente

A compressão do membro inferior pela insuflação sequencial e intermitente com pressões de 35, 30 e 20 mmHg, respectivamente no tornozelo, no joelho e na coxa aumentam em 240% a velocidade do fluxo venoso femoral (Figura 19).

Métodos medicamentosos

Os métodos medicamentosos consistem na utilização de heparina não fracionada, heparina de baixo peso molecular,

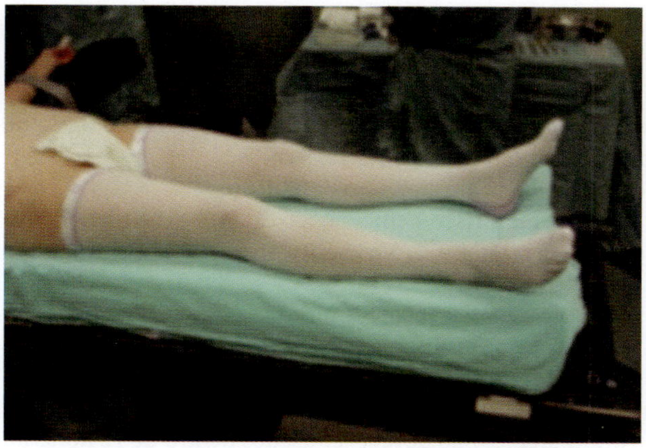

FIGURA 18
Meia de compressão graduada.

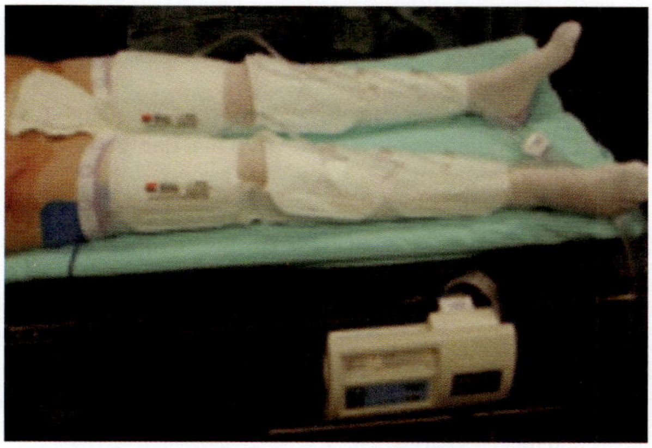

FIGURA 19
Meia de compressão pneumática.

fondaparinux e novos anticoagulantes orais, conforme a condição do paciente.

1. Hospitalização por doença aguda:
   - heparina não fracionada – 5.000 UI SC 2-3×/dia;
   - enoxaparina 40 mg SC 1×/dia;
   - fondaparinux 2,5 mg SC 1×/dia;
   - meias de compressão graduada ou pneumática.
2. Cirurgia geral:
   - heparina não fracionada – 5.000 UI SC 2-3×/dia;
   - enoxaparina 40 mg SC×/dia;
   - meias de compressão graduada ou pneumática.
3. Cirurgia ortopédica:
   - varfarina (RNI alvo 2-3);
   - enoxaparina 40 mg SC 1×/dia;
   - fondaparinux 2,5 mg SC 1×/dia;
   - rivaroxabana 10 mg 1×/dia;
   - dabigatrana 110 mg 2×/dia;
   - apixabana 2,5 mg 2×/dia;

- aspirina 100 mg 1×/dia;
- meias de compressão graduada ou pneumática.

As contraindicações para a profilaxia farmacológica dependem de seu risco hemorrágico:

1. Moderado risco hemorrágico:
   - sangramento < 3 meses;
   - RNI ≥ 1,5;
   - plaquetas ≤ 100.000/mm³;
   - idade > 80 anos;
   - *clearance* de creatinina < 30 mL/min;
   - punção lombar, anestesia peridural/epidural: anticoagulantes não devem ser usados dentro de 12 horas antes de uma punção lombar nem com menos de 4 horas após a punção.
2. Elevado risco hemorrágico:
   - sangramento ativo ou recente;
   - plaquetas < 50.000/mm³;
   - pós-operatório inicial de cirurgia cardíaca, craniotomia, medula;
   - discrasia sanguínea grave;
   - uso de varfarina com RNI > 1,8, uso vigente de novos anticoagulantes orais (rivaroxabana, dabigatrana, apixabana, edoxabana).

Nesses casos, deve-se utilizar somente a profilaxia não medicamentosa.

Alguns dos novos anticoagulantes orais têm sido ambulatorialmente testados na profilaxia TEV em pacientes oncológicos portadores de tumores sólidos ou mesmo no seu tratamento. Os resultados iniciais são promissores, especialmente quanto à eficácia e segurança posológica.[51-56]

Recorrência do tromboembolismo venoso

Alguns fatores de risco têm sido relacionados a recorrência do tromboembolismo venoso:

1. Baixa (< 3%/ano): cirurgia com anestesia geral > 30 minutos, confinamento ao leito > 3 dias, trauma com fraturas.
2. Intermediária (3-8%/ano): uso estrógenos, gravidez e puerpério, doenças inflamatórias e autoimunes.
3. Elevada (>8%/ano): câncer ativo, síndrome anticorpo antifosfolípide, TEV sem fator etiológico identificável ou reversível.

Acompanhamento após a alta hospitalar

Recomenda-se retorno ambulatorial entre 3 e 6 meses após o evento agudo pois alguns pacientes evoluem com tromboembolismo pulmonar crônico.

Avaliar queixa de dispneia, limitação aos esforços, interrogar fatores predisponentes para cronicidade: episódios repetivos de embolia pulmonar, trombos de larga extensão, shunts ventrículo-atrial, infecções de cateteres venosos, esplenectomia, trombofilias, níveis elevados fator VIII, câncer, doença inflamatória intestinal, osteomielite crônica, doenças mieloproliferativas, grupo sanguíneo não tipo O, osteomielite crônica.

- Ecocardiograma: avaliar sinais de disfunção VD, hipertensão pulmonar.
- Cintilolografia ventilação-perfusão: extensão das áreas de mismatch.
- Biomarcadores: NT-proBNP.
- Recomendar centros especializados: indicação tromboendarterectomia pulmonar, vasodilatadores pulmonares, transplante.

RESUMO

- O TEV é a terceira causa de óbito cardiovascular em ambiente hospitalar. A correta identificação do paciente sob risco requer medidas profiláticas apropriadas, medicamentosas ou não.
- Também nos eventos tromboembólicos agudos, o tratamento precoce e adequado permitirá melhor prognóstico. Os anticoagulantes parenterais ou orais e fibrinolíticos oferecem risco de hemorragias e, portanto, deve-se utilizá-los sob supervisão continuada.

Referências bibliográficas

1. Nisio MD, van ES N, Buller H. Deep vein thrombosis and pulmonary embolism. Lancet. 2016;388:3060-73.
2. Wendelboe AM, Raskob GE. Global burden of thrombosis: epidemiologic aspects. Cir Res. 2016;118:1340-7.
3. Kahn SR, Comerota AJ, Cushman M, et al. The postthrombotic syndrome: evidence-based prevention, diagnosis, and treatment strategies: a scientific statement from the American Heart Association. Circulation. 2014;130:1636-61.
4. Lang IM, Madami M. Update on chronic thromboembolic pulmonary hypertension. Circulation. 2014;130:508-18.
5. Smith SB, Geske JB, Kathuria P, et al. Analysis of national trends in admissions for pulmonary embolism. Chest. 2016;150:35-45.
6. Jimenez D, Miguel-Diez J, Guijarro R, et al. Trends in the management and outcomes of acute pulmonary embolism: analysis from the Riete registry. J Am Coll Cardiol. 2016;67:162-70.
7. Konstandinidis SV, Torbicki A, Agnelli G, et al. the task force the diagnosis and management of acute pulmonary embolism of the European Society of Cardiology and endorsed by European Respiratory Society. Eur Heart J. 2014;35:3033-80.
8. Goldhaber SZ. Risk factors for venous thromboembolism. J Am Coll Cardiol. 2010;56:1-3.
9. Becattini C, Cohen AT, Agnelli, et al. Risk stratification of patients with acute symptomatic pulmonary embolism based on presence or absence of lower extremity DVT: systematic review and meta-analysis. Chest. 2016;149:192-200.
10. Rabinovich A, Cohen JM, Cushman M, et al. Inflammation markers and their trajectories after deep vein thrombosis in relation to risk of post-thrombotic syndrome. J Thromb Haemost. 2015;13:398-408.
11. Fuchs TA, Brill A, Wagner DD. Neutrophil extracellular trap (NET) impact on deep vein thrombosis. Arterioscler Thromb Vasc Biol. 2012;32:1777-882.

12. Kaplan D, Casper TC, Elliott CG, et al. VTE incidence and risk factors in patients with severe sepsis and septic shock. Chest. 2015;148:1224-30.
13. Goldhaber SZ. Pulmonary embolism. In: Braunwald E, Zippes (eds.). Braunwald's Heart disease: a textbook of cardiovascular medicine, 11. ed. New York: Elsevier; 2019. p.16681-98.
14. Cho JH, Kim SG. Right ventricular dysfunction as an echocardiographic prognostic factor in hemodynamically stable patients with acute pulmonary embolismo: a meta-analasis. BMC Vardiovasc Disord. 2014,14:64-9.
15. Raja AS, Greenberg JO, Qaseem A, et al. Evaluation of patients with suspected acute pulmonary embolism: best practice advice from the Clinical Guidelines Committee of the American College of Physicians. Ann Intern Med. 2015;163:701-11.
16. Huisman MV, Klok FA. Diagnostic management of acute deep vein thrombosis and pulmonary embolism. J Thromb Haemost. 2013;11:412-22.
17. Kukla P, McIntyre WF, Fijorek K, et al. Electrocardiographic abnormalities in patients with acute pulmonary embolism complicated by cardiogenic shock. Am J Emerg Med. 2014;32:507-10.
18. Shawn TS, Yan LX, Lateef F. The chest X ray in pulmonary embolism: Westermark sign, Hampton's Hump and Palla's sign. What's the difference?. J Acute Dis. 2018;7:99-102.
19. Le Gal G, Righini M, Wells PS. D-dimer for pulmonary embolism. JAMA. 2015;313:1668-9.
20. Fuchs E, Asakly S, Karban A, Tzoran I. Age-adjusted cutoff d-dimer level to rule out acute pulmonary embolism: a validation cohort study. Am J Med. 2016;129:872-878.
21. Giannitsis E, Katus H. Biomarkers for clinical decision-making in the management of pulmonary embolism. Clin Chem. 2017;63:91-100.
22. Albrecht MH, Nickford M, Nance Jr JW, et al. State-of-Art pulmonary CT angiography for acute pulmonary embolism. AJR. 2017;208:495-504.
23. Metter D, Tulchinsky M, Freeman L. Current status of ventilation-perfusion scintigraphy for suspected pulmonary embolism. AJR. 2017;208:489-94.
24. Weitz JI. Pulmonary embolism. In: Goldman-Cecil medicine. Goldman L, Schafer A (ed.) 25th ed. Elsevier; 2017. p.620-7.
25. Dutta T, Frishman WH, Aronow WS. Echocardiography in the evaluation of pulmonary embolism. Cardiol Rev. 2017;25:309-14.
26. Rudski LG, Lai WW, Afilalo J, et al. Guidelines for echocardiography assessment of the right heart in adults: a report from the American Society of Echocardiography endorsed by the European Association of Echocardiography, a registry branch of the European Society of Cardiology, and the Canadian Society of Echocardiography. J Am Soc Echo. 2010;23:685-713.
27. Campos PC, Baruzzi AC, Knobel E, et al. Successful treatment of colon cancer related right heart thromboemboli with prolonged intravenous streptoquinase during serial TOE monitoring. Heart. 2005;91:390.
28. Wells PS, Gibson NS, Sohne M, et al. Further validation and simplification of the Wells clinical decision rule in pulmonary embolism. Thromb Haemost. 2008;99:229-34.
29. Konstandinides SV, Barco S, Lankeit M, et al. Managemet for pulmonary embolism: an update. J AM Coll Cardiol. 2016;67:976-90.
30. Corrigan D, Prucnal C, Kabrhel C. Pulmonary embolism: the diagnosis, risk-stratification, treatment and disposition of emergency department patients. Clin Exp Emerg Med. 2016;3:117-25.
31. Factors associated with clinical deterioration shortly after PE. Kabrhel C, Okechukwu I, Hariharan P, Takayesu JK, et al. Thorax. 2014;69:835-42.
32. Eldredge JB, Spyropoulos AC. Direct oral anticoagulants in the treatment of pulmonary embolism. Curr Med Res Opin. 2018;34:131-40.
33. Raschke RA, Gollihare B, Peirce JC. The effectiveness of implementing the weight-based heparin nomogram as a practice guideline. Arch Intern Med. 1996;156:1645-9.
34. Kearon C, Akl EA, Ornelas J, et al. Antithrombotic therapy for VTE disease. Chest. 2016;140:315-52.
35. Buller HR, Davidson BL, Decousus H, et al. Subcutaneous fondaparinux versus intravenous unfractionated heparin in the initial treatment of pulmonary embolism. N Engl J Med. 2003;349:1695-702.
36. Santibanez M, Lesch CA, Lin L, Berger K.Tolerability and effectiveness of 4-factor prothrombin complex concentrate (4F-PCC) for warfarin and non-warfarin reversals. J Crit Care. 2018;48:183-90.
37. Miklosz J, Kalaska B, Mogielnicki A. Pharmacogenetic considerations of anticoagulant medication. J Physiol Pharmacol. 2018,69:233-8.
38. Bromley A, Plitt A. A review of the role of non-bitamin K oral anticoagulants in the acute and long-term treatment of venous thromboembolism. Cardiol Ther. 2018;7:1-13.
39. Santibanez M, Lesch CA, Lin L, Berger K. Tolerability and effectiveness of 4-factor prothrombin complex concentrate (4F-PCC) for warfarin and non-warfarin reversals. J Crit Care. 2018;48:183-90.
40. Kearon C, Akl EA Ornelas J, et al. Antithrombotic therapy for VTE disease: CHEST guideline and expert panel report. Chest. 2016;149:315-52.
41. Kearon C, Spencer FA, O'Keeffe D, et al. D-dimer testing to select patients with a first unprovoked venous thromboembolism who can stop anticoagulant therapy: a cohort study. Ann Intern Med. 2015;162:27-34
42. Simes J, Becattini C, Agnelli G, et al. Aspirin for the prevention of recurrent venous thromboembolism. The INSPIRE Collaboration. Circulation. 2014;130:1062-71.
43. Marti C, John G, Konstantinidis S, Combescure C, et al. Systematic thrombolytic therapy for acute pulmonary embolism: a systematic review and mata-analysis. Eur Heart J. 2014;35:332-45.
44. Chatterjee S, Chakraborty A, Weinberg I, et al. Thrombolysis for pulmonary embolism and risk of all-cause mortality, major bleeding, and intracranial hemorrhage. A meta-analysis. JAMA. 2014;311(23):2414-21.
45. Meyer G, Vicaut E, Danays T, et al. Fibrinolysis for patients with intermediate-risk pulmonary embolism. PEITHO Investigators. NEJM. 2014;370:1402-11.
46. Goldhaber SZ. Requiem for liberalizing indications for vena cal filters? Circulation. 2016;133:1992-4.
47. Jaber WA, Fong PP, Weisz G, et al. Acute pulmonary embolism: with an emphasis on an interventional approach. J Am Coll Cardio. 2016;67:991-1002.
48. Poterucha TJ, Bergmark B, Aranki S, et al. Surgical pulmonary embolectomy. Circulation. 2015;132:1146-51.
49. Piazza G, Hohlfelder B, Jaff MR, et al. A prospective, single-arm, multicenter trial of ultrasound-facilitated, catheter-directed, low-dose fibrinolysis for acute massive and submassive pulmonary embolism: the SEATTLE II study. JACC Cardiovasc Interv. 2015;8:1382-92.
50. Barbar S, Noventa V, Rosseto V, et al. A risk assessment model for the identification of hospitalized medical patients at risk for venous thromboembolism: the Padua prediction score. J Thromb Haemost. 2010;8:2450-7.
51. Lee AYY. Overview of VTE treatment in cancer according to clinical guidedlines. Thrombosis Research. 2018;164:162-7.
52. Raskob GE, Verhamme P, et al. Edoxaban for the treatment of cancer-associated venous thromboembolism. NEJM. 2018,378:615-24.
53. Carrier M. Apixaban to prevent thromboembolism in patients with cancer. NEJM 2019,380:711-719.
54. Khorana AA. Rivaroxaban for thromboprophylaxis in high -risk ambulatory patients with cancer. NEJM. 2019;380:720-8.
55. Stevens SM et al. Anththrombotic therapy for VTE disease: second update of the Chest Guideline and expert panel report. Chest. 2021;3692(21):1507.
56. Konstantidinis SV, et al. 2019 ESC Guidelines on the diagnosis and management of acute pulmonary embolism. Eur Heart J. 2020;41:543-603.

Capítulo 3

Hipertensão arterial pulmonar

José Leonidas Alves-Jr
Juliana Barbosa Sobral-Alves
Rogerio Souza

PONTOS-CHAVE

- A hipertensão arterial pulmonar é uma condição clínica rara com alta morbidade e mortalidade.
- O processo diagnóstico de um paciente com suspeita de hipertensão pulmonar é fundamental para a correta classificação do paciente a fim de se instituir a abordagem terapêutica mais adequada.
- O diagnóstico de hipertensão pulmonar só é confirmado por meio do cateterismo cardíaco direito.
- O tratamento da hipertensão arterial pulmonar é dividido em medidas gerais e específicas, sendo que a abordagem específica visa a interferir em pelo menos uma das três vias fisiopatológicas mais conhecidas.

Introdução

A hipertensão arterial pulmonar (HAP) é uma doença rara da circulação pulmonar, caracterizada pelo aumento da pressão arterial pulmonar[1] em decorrência de vasoconstrição e remodelamento do território pré-capilar pulmonar, levando ao aumento da resistência vascular pulmonar (RVP), com consequente aumento da carga imposta ao ventrículo direito (VD), progressiva insuficiência ventricular direita e óbito.[2,3] Do ponto de vista hemodinâmico, tal alteração caracteriza-se ao cateterismo cardíaco direito pela presença de pressão arterial pulmonar média (PAPm) maior que 20 mmHg, pressão capilar pulmonar (PCP) menor que 15 mmHg e RVP maior que 3 UI, no repouso e na ausência de doença pulmonar ou tromboembólica crônica.[4] Classicamente, utilizou-se o nível de 25 mmHg de PAPm na definição de HAP,5 porém estudos recentes sugerem que níveis menores já estão associados ao pior prognóstico.[6]

A HAP acomete principalmente adultos em fase produtiva; ultimamente, tem-se notado aumento na faixa etária acometida pela doença. Se em uma das primeiras coortes descritas, do final da década de 1980, a idade média era de 36 ± 15 anos (US NIH-Registry de 1987),[7] registros mais recentes evidenciaram idade média entre 51 e 55 anos (França 2006, Estados Unidos – REVEAL 2010 e Espanha 2012).[7-9] No Brasil, em um registro publicado recentemente (InCor-HCFMUSP), a idade média dos pacientes com HAP foi de 46 anos.[10]

É importante ressaltar que a HAP faz parte de um grupo muito maior de pacientes, constituindo apenas uma dentre as formas de hipertensão pulmonar atualmente descritas. De acordo com o mecanismo predominantemente responsável pelo aumento pressórico na circulação pulmonar ou ainda de acordo com o território vascular mais comprometido, classifica-se a hipertensão pulmonar em cinco grupos distintos (Tabela 1).[4] É de importância fundamental a compreensão da classificação da hipertensão pulmonar, pois ela define a abordagem terapêutica a ser utilizada. Outro ponto relevante diz respeito à frequência das diferentes formas de hipertensão pulmonar. Os grupos 2 (hipertensão pulmonar por doença cardíaca esquerda), 3 (hipertensão pulmonar por doença pulmonar e/ou hipóxia) e 4 (hipertensão pulmonar por obstrução arterial pulmonar) constituem as formas mais frequentes de hipertensão pulmonar, devendo a abordagem diagnóstica, portanto, iniciar-se pela investigação desses grupos.

Dentro do grupo 1 (HAP), há diversos subgrupos que apresentam particularidades prognósticas distintas. É importante a caracterização adequada dessas condições clínicas de base que podem estar associadas ao desenvolvimento da HAP porque, muitas vezes, o tratamento da condição de base também é necessário.

- Idiopática: a HAP idiopática (HAPi) é a subpopulação mais bem representada nos estudos de HAP. Como não deve haver história familiar ou fatores de risco associados, o diagnóstico de HAPi procede a uma extensa avaliação diagnóstica, sendo o diagnóstico finalmente realizado por exclusão.
- Hereditária: formas hereditárias de HAP incluem aquelas com identificação do gene mutante ou com presença de casos familiares mesmo na ausência de investigação ou

TABELA 1 Classificação da hipertensão pulmonar

1. Hipertensão arterial pulmonar (HAP) 1.1 HAP idiopática 1.2 HAP herdada 1.3 Induzida por drogas ou toxinas 1.4 Associada a: 1.4.1 Doenças do tecido conectivo 1.4.2 Infecção por HIV 1.4.3 Hipertensão portal 1.4.4 Doenças cardíacas congênitas 1.4.5 Esquistossomose 1.5 Respondedores aos bloqueadores de canal de cálcio 1.6 Doença pulmonar veno-oclusiva e/ou hemangiomatose capilar pulmonar 1.7 Hipertensão pulmonar persistente do recém-nascido
2. Hipertensão pulmonar por doença cardíaca esquerda 2.1 IC com FE preservada 2.2 IC com FE reduzida 2.3 Doença valvar 2.4 Cardiopatias congênitas ou adquiridas que levam à HP pós-capilar
3. Hipertensão pulmonar por doença pulmonar e/ou hipóxia 3.1 Doença pulmonar obstrutiva 3.2 Doença pulmonar restritiva 3.3 Outras doenças pulmonares com distúrbio misto 3.4 Hipóxia sem doença estrutural pulmonar 3.5 Doenças do desenvolvimento pulmonar
4. Hipertensão pulmonar por obstruções de artéria pulmonar 4.1 Hipertensão pulmonar por trombembolismo pulmonar crônico 4.2 Outras obstruções de artéria pulmonar
5. Hipertensão pulmonar por mecanismos multifatoriais e/ou desconhecidos 5.1 Doenças hematológicas: anemia hemolítica crônica, doenças mieloproliferativas 5.2 Doenças sistêmicas e metabólicas: histiocitose pulmonar de células de Langerhans, doença de Gaucher, doenças de depósito do glicogênio, neurofibromatose e sarcoidose 5.3 Outras: mediastinite fibrosante, insuficiência renal crônica com ou sem hemodiálise 5.4 Cardiopatias congênitas complexas

Fonte: adaptada de Simonneau et al.[4]

identificação da mutação. Acima de 80% dos casos familiares de HAP têm sido atribuídos à mutação do gene *BMPR2* (*bone morphogenetic protein receptor type II*), um sinalizador dos fatores de crescimento beta (TGF-β). Há outras mutações consideradas como alto nível de evidência para atuar como fator causal da HAP: EIF2AK4, TBX4, ATP13A3, GDF2, SOX17, AQP1, ACVRL1, SMAD9, ENG, KCNK3 e CAV1.[11]

- Induzida por drogas ou toxinas: um número significativo de substâncias é descrito como potenciais desencadeadoras de HAP. Dentre elas, destacam-se aminorex e derivados da fenfluramina (Tabela 2). Faz-se necessária a

TABELA 2 Hipertensão arterial pulmonar induzida por drogas ou toxinas

Definitivos	Possíveis
Aminorex	Cocaína
Fenfluramina	Fenilpropanolamina
Dexfenfluramina	L-triptofano
Benfluorex	Erva de são joão
Metanfetaminas	Anfetaminas
Dasatinibe	Interferon α e β
Óleo de colza tóxico	Agentes alquilantes
	Bosutinibe
	Antivirais de ação direta para tratamento da hepatite C
	Lefluonamida
	Idirubina (erva chinesa Qing-Dai)

Fonte: adaptada de Simonneau et al.[4]

investigação quanto à exposição a essas substâncias durante a avaliação clínica dos pacientes com suspeita de hipertensão pulmonar. Um ponto interessante é que algumas dessas medicações funcionam, de fato, como gatilhos para o desenvolvimento da HAP, não alterando seu curso clínico, que evolui de forma semelhante à HAPi.

- Associada a doenças do tecido conectivo: é uma das mais importantes formas de HAP, responsável por 15 a 25% dos casos nos mais variados registros clínicos, sendo esclerose sistêmica e lúpus eritematoso sistêmico (LES) as principais doenças. Essa condição acarreta em um pior prognóstico quando comparada com a HAPi. Uma particularidade dos pacientes com LES ou doença mista do tecido conectivo é o caráter inflamatório existente, passível de tratamento por meio de imunossupressão, podendo resultar em melhora significativa do quadro hemodinâmico ou até mesmo normalização hemodinâmica.[12]
- Associada ao vírus da imunodeficiência humana (HIV): pacientes infectados pelo HIV também apresentam risco aumentado para desenvolver HAP. A prevalência de HAP em pacientes com HIV é de 0,5%, não justificando a realização de programas de rastreamento mas ressaltando a necessidade de investigação de hipertensão pulmonar em pacientes apresentando dispneia aos esforços. O tratamento inicial para esses casos deve ser a terapia antirretroviral, haja vista que também há relato de HAP reversível com esse tratamento, seguido do tratamento específico para HAP.[10]
- Hipertensão portopulmonar (HPoP): aproximadamente 6% dos pacientes com hipertensão portal desenvolvem HAP. Diferentemente da síndrome hepatopulmonar, caracterizada pela presença de *shunts* intrapulmonares e que é tão mais grave quanto pior for a doença hepática, a HPoP ocupa o extremo oposto, pois se caracteriza por aumento importante da RVP, sem relação com a gravidade da disfunção hepática e acaba por contraindicar o transplante hepático já que

aumenta a mortalidade intra e pós-operatória, principalmente quando a PAPm é maior que 35 mmHg.[11]

- Associada a cardiopatias congênitas: com o avanço no manejo das cardiopatias congênitas, mais crianças têm chegado à idade adulta apesar dessa condição. Estima-se que 10% dos adultos com cardiopatia congênita desenvolvem HAP. As cardiopatias congênitas compreendem um capítulo à parte no estudo da HAP em virtude dos diversos mecanismos hemodinâmicos que podem estar associados ao desenvolvimento da hipertensão pulmonar, assim como as potenciais intervenções terapêuticas a serem consideradas, tanto clínicas quanto cirúrgicas.[15]
- Associada a esquistossomose: a HAP representa uma das complicações mais graves da esquistossomose hepatoesplênica, sendo uma condição que pode representar até 20% dos casos incidentes de HAP em um país endêmico como o Brasil. Estima-se que 7,7% dos pacientes que apresentem alterações hepatoesplênicas relacionadas à esquistossomose possam desenvolver hipertensão pulmonar, sendo que 4,6% desenvolvem a forma arterial da doença. Considerando a prevalência de esquistossomose no mundo, a HAP associada à esquistossomose pode representar a forma mais frequente dentro da HAP.[16-18]
- HAP com resposta aos bloqueadores de canal de cálcio por longo prazo: os pacientes com resposta mantida por longo tempo com bloqueadores de canal de cálcio foram considerados um subgrupo à parte na atualização da classificação em 2018, haja vista a diferença na abordagem terapêutica e no prognóstico.
- Doença pulmonar veno-oclusiva (DPVO) e hemangiomatose capilar pulmonar (HCP): a DPVO e a HCP fazem parte de um mesmo espectro de doença que acomete predominantemente o compartimento capilar, diferenciando-se das demais formas de HAP por seus achados tomográficos, mutações genéticas em casos familiares e pior curso clínico. São classificadas dentro do espectro da HAP principalmente pela abordagem terapêutica utilizada e pela ausência de distúrbios de câmaras cardíacas esquerdas ou ainda de doenças pulmonares.[16]
- Hipertensão pulmonar persistente do recém-nascido: com risco inversamente relacionado à idade gestacional, esta é uma condição comum associada a doenças maternas durante a gestação ou inerentes ao recém-nascido.

Fisiopatologia

A fisiopatologia da HAP pode ser explicada pelo remodelamento da vasculatura pulmonar levando a estreitamento e obstrução dos vasos, o que causa em última análise aumento da pressão média de artéria pulmonar e da RVP gerando disfunção cardíaca. Deve-se a isso a disfunção endotelial, que promove redução da produção de substâncias vasodilatadoras e aumento das vasoconstritoras e que estimulam a proliferação celular gerando vasoconstrição e remodelamento vascular preferencialmente das artérias e arteríolas pulmonares. Três principais vias fisiopatológicas são classicamente descritas na hipertensão pulmonar: a via das prostaciclinas, a via das endotelinas e a via do óxido nítrico. Resumidamente, existe uma diminuição na produção de prostaciclinas, aumento da produção de endotelinas e diminuição da biodisponibilidade tecidual do óxido nítrico. Esse conjunto de alterações é que culmina no aumento do tônus vascular pulmonar, assim como funciona como estímulo à proliferação de células musculares lisas e endoteliais, levando à remodelação vascular pulmonar,[20] que leva à formação de lesões arteriais complexas (Figura 1), levando ao aumento progressivo da RVP e consequente sobrecarga sobre o VD, responsável pelo surgimento dos sintomas de insuficiência cardíaca e, em grande parte, pela intolerância ao exercício e pelo óbito.[21]

Diagnóstico

Os sintomas clínicos da hipertensão pulmonar (dispneia aos esforços, palpitação, pré-síncope ou síncope e dor torácica) são bem pouco específicos, o que dificulta e atrasa o diagnóstico da doença. Ao exame físico, os achados mais frequentes são hiperfonese da segunda bulha, presença de sopro sistólico característico da presença de insuficiência tricúspide, além de edema periférico, turgência jugular e hepatomegalia dolorosa, demonstrando a presença de insuficiência cardíaca direita.[16]

Em virtude dessa baixa especificidade nos sinais e sintomas associados à HAP, o tempo entre o início dos sintomas e o diagnóstico propriamente dito ainda é de aproximadamente 2 anos, fazendo com que a doença seja diagnosticada em fases mais avançadas, impedindo intervenções terapêuticas precoces.[9,23]

Na avaliação da dispneia dos pacientes com HAP, recomenda-se a utilização da classificação funcional da New York Heart Association modificada para HP, que vai da classe I (sem limitação das atividades físicas habituais) à classe IV (dispneia em repouso ou síncope aos esforços).[24] Apesar da subjetividade relacionada a esse sistema de classificação, ele ainda é um dos mais potentes marcadores prognósticos em pacientes com HAP. A investigação diagnóstica da HAP é ex-

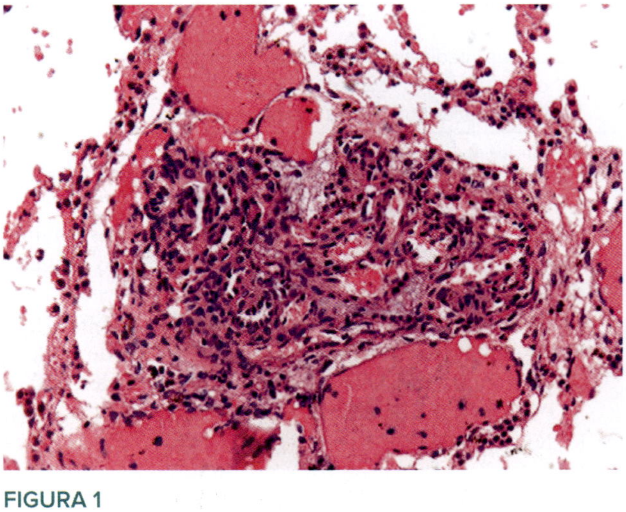

FIGURA 1

Corte histológico evidenciando lesão plexiforme em um paciente com hipertensão arterial pulmonar.[22]

tensa e requer a procura direta das condições clínicas que podem estar associadas a sua gênese, assim como a exclusão de outras causas de hipertensão pulmonar.[16,19] A Figura 2 traz um algoritmo diagnóstico que tenta resumir as orientações do último simpósio mundial de hipertensão pulmonar.[4,25,26]

Entre o conjunto de exames associados à investigação da hipertensão pulmonar, destacam-se os seguintes.

Radiografia de tórax

Em fases mais avançadas da doença, a radiografia simples de tórax pode evidenciar aumento do tronco da artéria pulmonar, do ramo direito (> 16 mm) e/ou do esquerdo (> 18 mm) e aumento de câmaras direitas (abaulamento do contorno di-

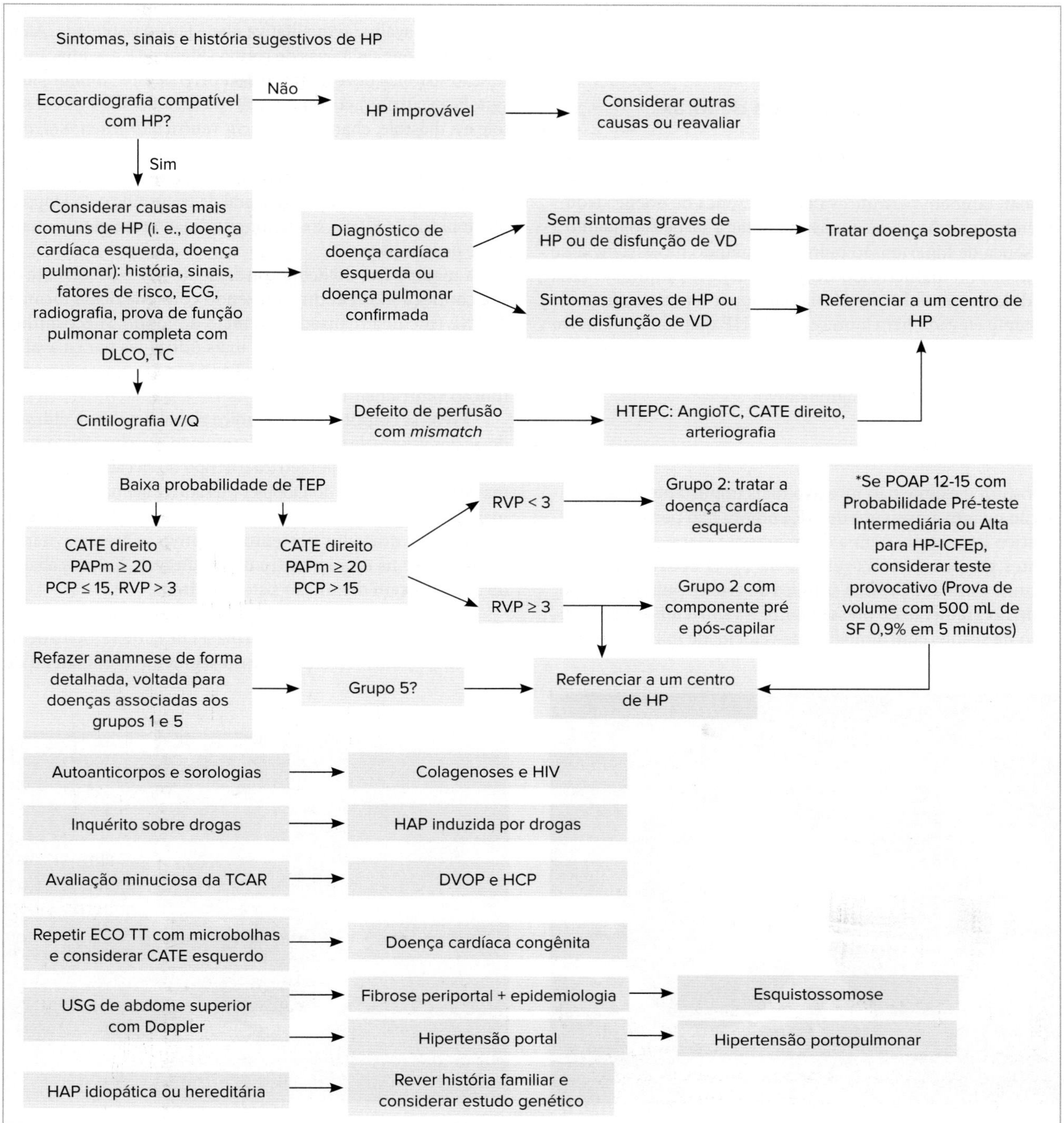

FIGURA 2

Algoritmo diagnóstico da hipertensão arterial pulmonar.

reito do mediastino, coração em forma de bota e preenchimento do espaço retroesternal).[16]

Eletrocardiograma

Classicamente, o eletrocadiograma (ECG) apresenta sinais de sobrecarga de câmaras direitas – desvio do eixo para a direita e onda P *pulmonale* (P ≥ 2,5 mm em DII); contudo, apenas nas fases em que a repercussão cardíaca do acometimento vascular já é inequívoca. Em até 13% dos casos, o ECG é laudado como normal.[27]

Tomografia computadorizada de tórax

A tomografia computadorizada de tórax, além de auxiliar na investigação de doenças que acometem o parênquima pulmonar, também permite avaliar a presença de doença tromboembólica crônica ou ainda aumentar a suspeição quanto à presença de hipertensão pulmonar quando na existência de aumento no diâmetro do tronco da artéria pulmonar. Essa medida do tamanho da artéria pulmonar tem especificidade bastante elevada para a presença de HP quando o diâmetro for maior que 33,2 mm (Figura 3). É também por meio da tomografia de tórax que se pode suspeitar da presença de componente veno-oclusivo significativo.

Ecocardiograma

Constitui o exame não invasivo mais importante para a avaliação quanto à presença de HP, embora não permita o diagnóstico de certeza, nem a diferenciação clara entre os diferentes grupos de HP (ver Tabela 1). O ecocardiograma permite estimar a pressão sistólica da artéria pulmonar – por meio do gradiente de pressão entre o ventrículo e o átrio direito na sístole, com a medida da velocidade máxima do jato de regurgitação tricúspide, e da estimativa da pressão de átrio direito – e detectar sinais indiretos de elevação da pressão pulmonar. Os sinais indiretos de HP incluem as dimensões do VD, a retificação do septo interventricular (índice de excentricidade), o diâmetro e o fluxo pela artéria pulmonar, a área do átrio direito e o diâmetro e a variabilidade da veia cava inferior.[25] Especificamente quanto à avaliação do ventrículo direito, devido à sua complexidade anatômica, vários índices são utilizados para a sua avaliação quantitativa, em complemento à avaliação qualitativa que é feita da cavidade. Além das dimensões cavitárias de rotina (Figura 4), a avaliação da função sistólica deve incluir o TAPSE (*tricuspid anular plane systolic excursion*), a comparação da área do VD entre a sístole e a diástole, chamada de *right ventricular fractional area change* (FAC), o índice de *performance* miocárdica (IPM), a fração de ejeção (FEVD) em duas e três dimensões (2D e 3D), a velocidade sistólica do anel lateral da tricúspide pelo Doppler tecidual (onda S') e o *strain* longitudinal, tanto globla quanto de parede livre.[28-30]

A maior parte do débito cardíaco do VD é decorrente de sua contração longitudinal, fazendo com que dessa forma o TAPSE (medida realizada por meio do modo M ecocardiográfico) seja uma das variáveis mais utilizadas para a avaliação da função dessa cavidade. TAPSE < 16 mm indica disfunção ventricular direita.

O IPM se constitui em um índice global funcional, utilizando-se dos valores de tempo de relaxamento isovolumétrico, tempo de contração isovolumétrica e tempo de ejeção. Valores acima de 0,40 (por meio do Doppler pulsado) e acima de 0,55 (por meio do Doppler tecidual) indicam disfunção cardíaca direita.

A FAC é um valor percentual relativo às áreas cavitárias na diástole e na sístole ventriculares direitas. Valores abaixo de 35% indicam disfunção sistólica direita.

O Doppler tecidual mede a velocidade regional miocárdica. No seu modo pulsado, forma a curva de velocidade da excursão do anel tricuspídeo e do segmento basal lateral do

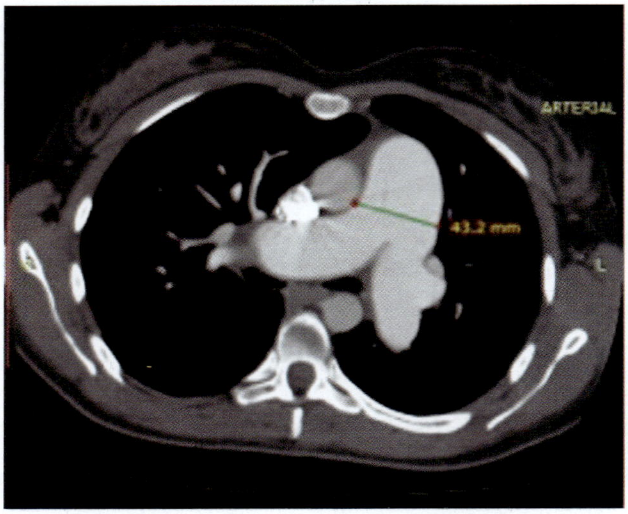

FIGURA 3

Tomografia computadorizada de tórax evidenciando proeminente dilatação do tronco da artéria pulmonar.

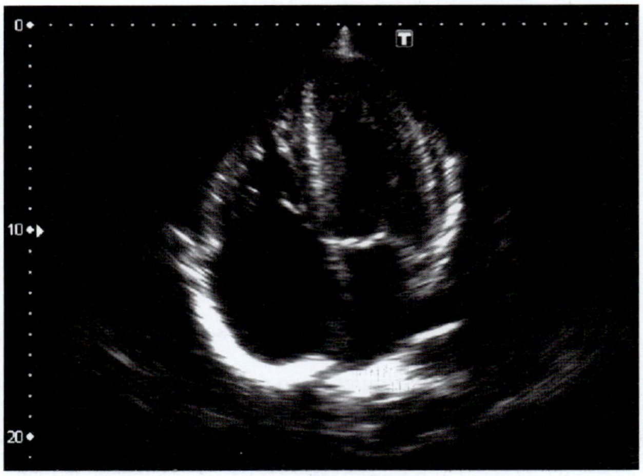

FIGURA 4

Ecocardiograma evidenciando aumento de câmaras direitas e abaulamento para esquerda do septo interatrial.

VD (onda S'). Valores abaixo de 10 cm/s indicam disfunção sistólica.

As medidas 2D dos volumes ventriculares direitos e a estimativa de sua fração de ejeção não são recomendadas em decorrência da heterogeneidade dos métodos e da complexidade geométrica da cavidade.

As medidas em 3D têm sido alvo de crescentes estudos e vêm sendo utilizadas, ainda em fase inicial, para a estimativa de fração de ejeção. Disfunção sistólica normalmente é sugerida com valores abaixo de 44%.

Strain é definido como mudança percentual da deformação miocárdica regional e global, utilizando a técnica de *speckle-tracking*. Esse método, já validado para avaliação do ventrículo esquerdo (VE), vem cada vez mais ganhando espaço na avaliação funcional do VD.

A análise diastólica do VD vem sendo de forma crescente reconhecida como tendo significado hemodinâmico em diversas patologias cardiopulmonares. Pode ser avaliada facilmente por meio da análise do fluxo tricuspídeo e do respectivo Doppler tecidual do seu anel lateral. A estimativa da pressão atrial direita por meio da medida da veia cava inferior e de seu colapso inspiratório também devem ser incluídas na sua avaliação.

Uma razão E/A tricúspide < 0,8 sugere alteração de relaxamento, uma razão E/A tricúspide de 0,8 a 2,1 com razão E/e'>6 ou predomínio de fluxo diastólico nas veias hepáticas sugere padrão de enchimento pseudonormal e uma razão E/A tricúspide > 2,1 com tempo de desaceleração < 120 ms sugere padrão de enchimento restritivo.

A estimativa da pressão atrial direita através da medida da veia cava inferior e de seu colapso inspiratório devem ser incluídas na avaliação dos pacientes com HAP.

A artéria pulmonar e seus ramos devem ser avaliados quanto aos seus diâmetros (dilatações são indicativos de HP) e fluxos (para descartar a presença de obstruções anatômicas congênitas ou adquiridas).

Ressonância magnética cardíaca

É considerado o método padrão ouro para avaliação da função ventricular direita, do fluxo e do comportamento das artérias pulmonares. Permite a avaliação estática e dinâmica do VD, assim como da circulação pulmonar, o que resulta em avaliação tanto estrutural quanto funcional. A maior limitação quanto ao uso rotineiro da ressonância magnética está em sua baixa disponibilidade e o alto custo do método (Figura 5).[31]

Cateterismo cardíaco direito

O cateterismo cardíaco direito é fundamental para o diagnóstico de hipertensão pulmonar, não apenas por ser a única ferramenta capaz de medir a pressão no território vascular pulmonar de forma fidedigna mas também por permitir melhor caracterização do território vascular mais acometido. O valor normal da pressão da PAPm em repouso é 14 ± 3 mmHg, sendo caracterizada a presença de HP quando ela se encontra maior que 20 mmHg. O limite de pressão considerado doença foi alterado no último simpósio mundial baseado no pior

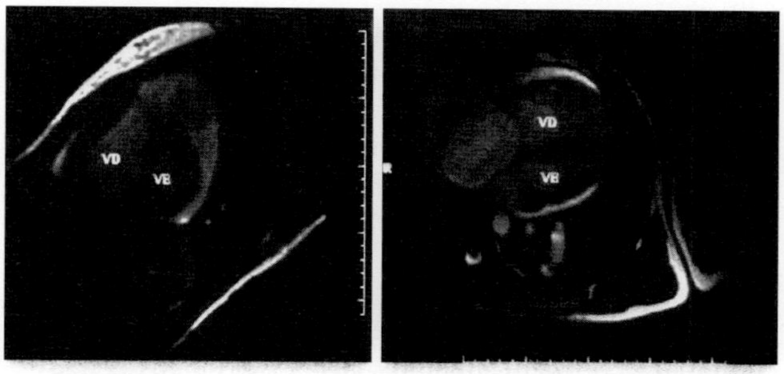

FIGURA 5

Imagens de ressonância magnética de um paciente portador de hipertensão arterial pulmonar idiopática evidenciando dilatação do ventrículo direito (VD), retificação do septo interventricular e aumento de massa do VD.[26]

prognóstico dos pacientes com PAPm entre 20 e 25,[32,33] ressaltando a necessidade da RVP > 3 UI para se caracterizar um componente pré-capilar na hipertensão pulmonar. A pressão de oclusão da artéria pulmonar (POAP) é próxima à pressão de relaxamento do ventrículo esquerdo (PD2VE no cateterismo esquerdo), podendo ser estimada com a oclusão pelo balão do cateter de Swan-Ganz ou pela introdução do cateter até o encunhamento na artéria pulmonar. Os valores de POAP > 15 mmHg sugerem aumento da pressão de relaxamento de VE e, portanto, um componente pós-capilar na HP, caracterizando , portanto, presença de potencial doença cardíaca esquerda. Já valores normais da POAP, na presença de HP, caracterizam o acometimento do território vascular pré-capilar.[34]

Além das medidas pressóricas e da determinação do débito cardíaco, durante o cateterismo direito de pacientes portadores de HAPi, familiar ou induzida por drogas, deve-se realizar o teste agudo de vasorreatividade. Consiste na inalação de óxido nítrico a 10 a 20 partes por milhão durante 10 minutos: o teste é considerado positivo quando há uma queda maior que 10 mmHg na PAPm, chegando a valores menores que 40 mmHg, sem queda do débito cardíaco. Outros agentes também podem ser usados para avaliar a vasorreatividade aguda: epoprostenol (2 a 12 ng/kg/min), adenosina (50 a 350 mcg/min) e iloprost (5 mcg). A presença de resposta positiva caracteriza um subgrupo específico de pacientes com HAPi que devem ser tratados com altas doses de bloqueadores de canal de cálcio.

Estratificação de risco

Mesmo considerando todos os avanços das últimas décadas, e foram muitos, a HAP continua sendo uma doença com alta mortalidade (cerca de 25% em 3 anos, de acordo com registros recentes).[35,36] Vários são os marcadores associados ao prognóstico da HAP e que podem ser utilizados na prática clínica ao diagnóstico e para acompanhamento dos pacientes sob terapia específica. Diferentes parâmetros em diversas combinações vêm sendo utilizados para predizer o prognóstico do paciente, de forma que o último simpósio mundial em 2018 defende a terapia guiada para manter o paciente em baixo risco, utilizando o escore de risco que for mais adequado ao centro de referência, ressaltando-se que a estratificação de risco resumida deve ser utilizada com cautela pela limitação inerente aos registros que a originaram, tais como o desenho retrospectivo sem padronização, com perda de dados e de acompanhamento.[37]

De toda forma, por meio dos diferentes marcadores, objetivos terapêuticos podem ser traçados para a definição da resposta adequada às intervenções medicamentosas, permitindo-se optar pelo escalonamento terapêutico, por meio da combinação de medicamentos, caso esses objetivos não sejam atingidos. A Tabela 3 resume alguns dos marcadores mais utilizados, assim como os valores que diferenciam melhor prognóstico em pacientes com HAP.

A avaliação de alguns marcadores combinados entre os sugeridos pelo consenso europeu (Tabela 4), tanto no momento do diagnóstico quanto ao longo do tratamento, tem se mostrado como uma forma muito mais robusta de se compreender o comportamento da HAP.[38-40] Foram descritas duas abordagens distintas para a avaliação prognóstica na HAP com modelos de estratificação de risco composto por diversas variáveis que avaliam aspectos distintos da doença, desde clínicos até hemodinâmicos. Uma primeira abordagem foi descrita por um grupo sueco[40] enquanto a segunda foi descrita na França[38]. A estratificação de risco francesa tem como objetivo identificar o indivíduo de baixo risco de óbito por meio da presença dos seguintes parâmetros não invasivos, combinados: níveis séricos de peptídeo natriurético do tipo B (BNP) menores que 50 pg/mL, distância caminhada no teste de caminhada de seis minutos (TC6M) maior que 440 m e classe funcional (CF) menor ou igual a 2.[38] Já a estratificação de risco do grupo sueco atribui a quatro variáveis (CF, TC6M, BNP e índice cardíaco (IC) uma nota de 1 (baixo risco), 2 (risco intermediário) e 3 (alto risco) de acordo com a Tabela 2, que são somadas para estabelecer uma média cujo valor vai determinar, por meio do número inteiro mais próximo, o baixo (1), intermediário (2) ou alto risco (3).[40]

TABELA 3 Variáveis utilizadas na avaliação prognóstica, com os respectivos objetivos terapêuticos que caracterizam o paciente de baixo risco

Classe funcional I e II
Ecocardiograma e ressonância cardíaca Tamanho e função do VD normal ou próximo do normal
Hemodinâmica Normalização da função do VD (AD < 8 mmHg e IC > 2,5 a 3,0 L/min/m^2)
Teste de caminhada de 6 minutos > 380 a 440 m – pode não ser um bom parâmetro para indivíduos jovens
Teste cardiopulmonar VO_2 máximo > 15 mL/min/kg e $EqCO_2$ < 45 L/min
Nível do peptídeo natriurético atrial (BNP) Normal

Valores que indicam bom prognóstico nos pacientes com HAP.
VD: ventrículo direito; AD: átrio direito; IC: índice cardíaco; VO_2: consumo de oxigênio; $EqCO_2$: equivalente de CO_2.

TABELA 4 Tabela de avaliação dos fatores prognósticos na hipertensão arterial pulmonar

Marcador prognóstico/risco	Baixo risco (mortalidade estimada < 5% ao ano)	Risco intermediário (mortalidade estimada 5-10% ao ano)	Alto risco (mortalidade estimada > 10% ao ano)
Sinais de insuficiência cardíaca	Ausente	Ausente	Presente
Progressão dos sintomas	Não	Lenta	Rápida
Síncopes	Não	Ocasionais	Frequentes
Classe funcional	I, II	III	IV
Teste de caminhada de seis minutos	> 440 m	165-440 m	< 165 m
Teste de exercício cardiopulmonar	VO_2 pico > 15 mL/min/kg (> 65% predito) *Slope* VE/VCO_2 < 36	VO_2 pico 11-15 mL/min/kg (35-65% predito) *Slope* VE/VCO_2 36-44,9	VO_2 pico < 11 mL/min/kg (<35% predito) *Slope* VE/VCO_2 > 45
Níveis de BNP	BNP < 50 ng/L NT-proBNP < 300 ng/L	BNP 50-300 ng/L NT-proBNP 300-1.400 ng/L	BNP > 300 ng/L NT-proBNP > 1.400 ng/L
Imagem	Área AD < 18 cm^2 Sem derrame pericárdico	Área AD = 18-26 cm^2 Sem derrame pericárdico ou mínimo	Área AD > 26 cm^2 Com derrame pericárdico
Hemodinâmica	AD < 8 mmHg, IC ≥ 2,5 L/min/m^2 SvO_2 > 65%	AD = 8-14 mmHg, IC > 2-2,5 L/min/m^2 SvO_2 = 60-65%	AD < 14 mmHg, IC < 2 L/min/m^2 SvO_2 < 60%

Fonte: adaptada de Galie et al., 2019.[37]

Tratamento

Confirmado o diagnóstico de HAP por meio do cateterismo cardíaco, inicia-se a abordagem terapêutica. Dessa forma, cabe salientar três pontos: a impossibilidade de extrapolação da evidência existente para HAP para o tratamento de pacientes dos demais grupos; a importância do cateterismo cardíaco direito justamente para garantir o diagnóstico correto e permitir a caracterização e a identificação dos pacientes com maior possibilidade de resposta ao tratamento; e, por último, a cautela ao se diagnosticar HAP em indivíduos com PAPm < 25 mmHg, haja vista os tratamentos atuais terem suas evidências baseadas em uma população com PAPm $\geq$ 25 mmHg.

Antes da intervenção específica, todos os pacientes devem receber orientações gerais, como: não realizar atividade física extenuante, mas sim programa de reabilitação supervisionada após a instituição do tratamento medicamentoso; dieta hipossódica; vacinação anti-*influenza* anualmente; vacina antipneumocócica; orientação sobre contracepção a mulheres em idade fértil, uma vez que a gestação é contraindicada nessa população de pacientes; oxigenoterapia para pacientes com PaO_2 menor que 60 mmHg.[5]

Além das orientações gerais, medicamentos não específicos são comumente utilizados para o manejo de pacientes com HAP, como:

- Anticoagulantes: a recomendação atual é individualizar o seu uso em pacientes com HAPi.[37] Já na HAP associada à colagenose, seu potencial efeito deletério está mais bem estabelecido contraindicando seu uso.[41] Na maior parte dos pacientes estudados, o anticoagulante é a varfarina titulada para manter INR entre 1,5 e 2,5, não havendo ainda evidência quanto ao papel dos novos anticoagulantes.
- Diuréticos: indicados para manejar a sobrecarga de volume do VD, implicam em acompanhamento de eletrólitos e da função renal.
- Digoxina: embora seu uso seja relativamente frequente, seja pelo potencial inotrópico positivo ou pelo potencial como cronotrópico negativo, o nível de evidência que sustenta essa abordagem é ainda bastante limitado.

O arsenal terapêutico específico para a HAP cresceu de forma significativa ao longo dos últimos 15 anos com o advento de vários medicamentos que têm como alvos terapêuticos uma das três vias fisiopatológicas já mencionadas (prostaciclinas, óxido nítrico e endotelina). A Tabela 5 e a Figura 6 resumem as orientações sobre tratamento da HAP.

Medicamentos para a abordagem específica da HAP

Bloqueadores do canal de cálcio

Recomendados apenas para os pacientes com HAP e teste de vasorreatividade positivo, o que corresponde somente a cerca de 8% dos pacientes.[42] O uso nos pacientes não respondedores está contraindicado por estar associado ao aumento da mortalidade nesse subgrupo. Dessa forma, o uso de bloqueadores de canal de cálcio é reservado para o subgrupo respondedor, não devendo ser utilizado sem a realização do teste de vasorreatividade ou no caso de resposta negativa durante o teste.

Antagonistas dos receptores de endotelina (ARE)

Constituem a primeira classe de droga disponível para tratamento oral da HAP. Um aumento da expressão nos tecidos e no plasma de endotelina-1, um potente vasoconstritor e estimulador da proliferação celular, tem sido descrito na HAP, dessa forma, é uma importante via para o tratamento da doença. Dividem-se em antagonistas seletivos ou não seletivos dos receptores de endotelina A e B:

- Ambrisentan é inibidor seletivo dos receptores de endotelina do tipo A, que demonstrou melhora significativa nos sintomas, na capacidade de exercício, na hemodinâmica e no tempo até piora clínica, não tendo apresentado hepatotoxicidade significativa.[43]
- Bosentan é um inibidor dos receptores A e B de endotelina que demonstrou melhora significativa na capacidade de exercício, na classe funcional, na hemodinâmica, no ecocardiograma e no tempo até piora clínica. Seu principal efeito colateral é a hepatotoxicidade,[44] o que torna necessária a monitorização mensal do perfil de enzimas hepáticas.
- Macitentan também é um inibidor dos receptores A e B da endotelina, com maior penetração tecidual que apresentou melhora em um desfecho composto de morbimortalidade; tem como principal efeito colateral a anemia e também não apresenta hepatotoxicidade significativa.[45]

Inibidores da fosfodiesterase 5 (IF5)

Fazem parte da via do óxido nítrico, um potente vasodilatador da circulação pulmonar que age por meio do aumento do GMP cíclico, que por sua vez é depurado como resultado da degradação da fosfodiesterase 5. Dessa forma, o bloqueio dessa enzima resulta em maior atividade do GMP cíclico, embora dependente ainda do óxido nítrico para sua produção. São medicamentos dessa classe:

- Sildenafil demonstrou melhora significativa nos sintomas, na capacidade de exercício e na hemodinâmica. A dose aprovada é de 20 mg, 3 vezes/dia. Os principais efeitos colaterais são relacionados à vasodilatação (cefaleia, *flushing*, epistaxe).
- Tadalafil tem como sua principal vantagem sua posologia de 1 vez/dia, demonstrou melhora significativa nos sintomas, na capacidade de exercício, na hemodinâmica e no tempo até piora clínica. Tem efeitos colaterais semelhantes ao sildenafil.

TABELA 5 Recomendação e nível de evidência do tratamento da hipertensão arterial pulmonar conforme a classe funcional

Recomendação	Evidência	OMS CF II	OMS CF III	OMS CF IV
I	A ou B	Ambrisentana Bosentana Macitentan Sildenafila Tadalafila Riociguat Selexipague Ambrisentana + tadalafila	Ambrisentana Bosentana Macitentan Sildenafila Tadalafila Riociguat Epoprostenol Iloprosta inal Treprostinil SC e inal Selexipague Ambrisentana + tadalafila	Epoprostenol
IIa	C	Outra combinação de ARE + IF5	Iloprosta EV Treprostinil EV Outra combinação de ARE + IF5 Bosentana + sildenafila + epoprostenol Bosentana + epoprostenol Combinação de ARE + IF5 + selexipague	
IIb	B		Beraprost Treprostinil VO Outra combinação de ARE + IF5 + treprostinil SC Outra combinação de ARE + IF5 + outro AnP EV	
	C			Ambrisentana Bosentana Macitentan Sildenafila Tadalafila Riociguat Iloprosta inal e EV Treprostinil SC, EV e inal Ambrisentana + tadalafila Outra combinação de ARE + IF5 Bosentana + sildenafila + epoprostenol Bosentana + epoprostenol Outra combinação de ARE + IF5 + treprostinil SC Outra combinação de ARE + IF5 + outro AnP EV

ARE: antagonistas dos receptores de endotelina; OMS: Organização Mundial da Saúde.

Estimuladores da guanilato ciclase solúvel

Também agem na via do óxido nítrico e são representados pelo riociguat, que demonstrou melhora significativa na capacidade de exercício, na hemodinâmica, na classe funcional e no tempo até piora clínica, em pacientes com HAP. O principal efeito colateral é a hipotensão. Pelo potencial efeito adverso aditivo, não pode ser utilizado em combinação com os IF5.

Análogos da prostaciclina (AnP)

Foi a primeira classe a ser aprovada para o tratamento específico de HAP. A expressão da prostaciclina sintase está diminuída nas células endoteliais dos pacientes com HAP, resultando em uma produção inadequada de prostaglandina I2 (prostaciclina), um vasodilatador com efeito antiproliferativo. Há disponíveis AnP com diferentes vias de administração: intravenosa, subcutânea, inalatória e oral.

Beraprost é um análogo para administração oral[46] aprovado para uso apenas no Japão. Os resultados dos estudos clínicos são contraditórios, questionando a manutenção do efeito terapêutico em médio prazo.

Epoprostenol é de uso intravenoso, por meio de administração contínua, não disponível no Brasil. É o único medicamento com recomendação A para pacientes em classe funcional IV,[47] tendo sido ainda a única medicação a demonstrar diminuição de mortalidade em estudo prospectivo randomizado.

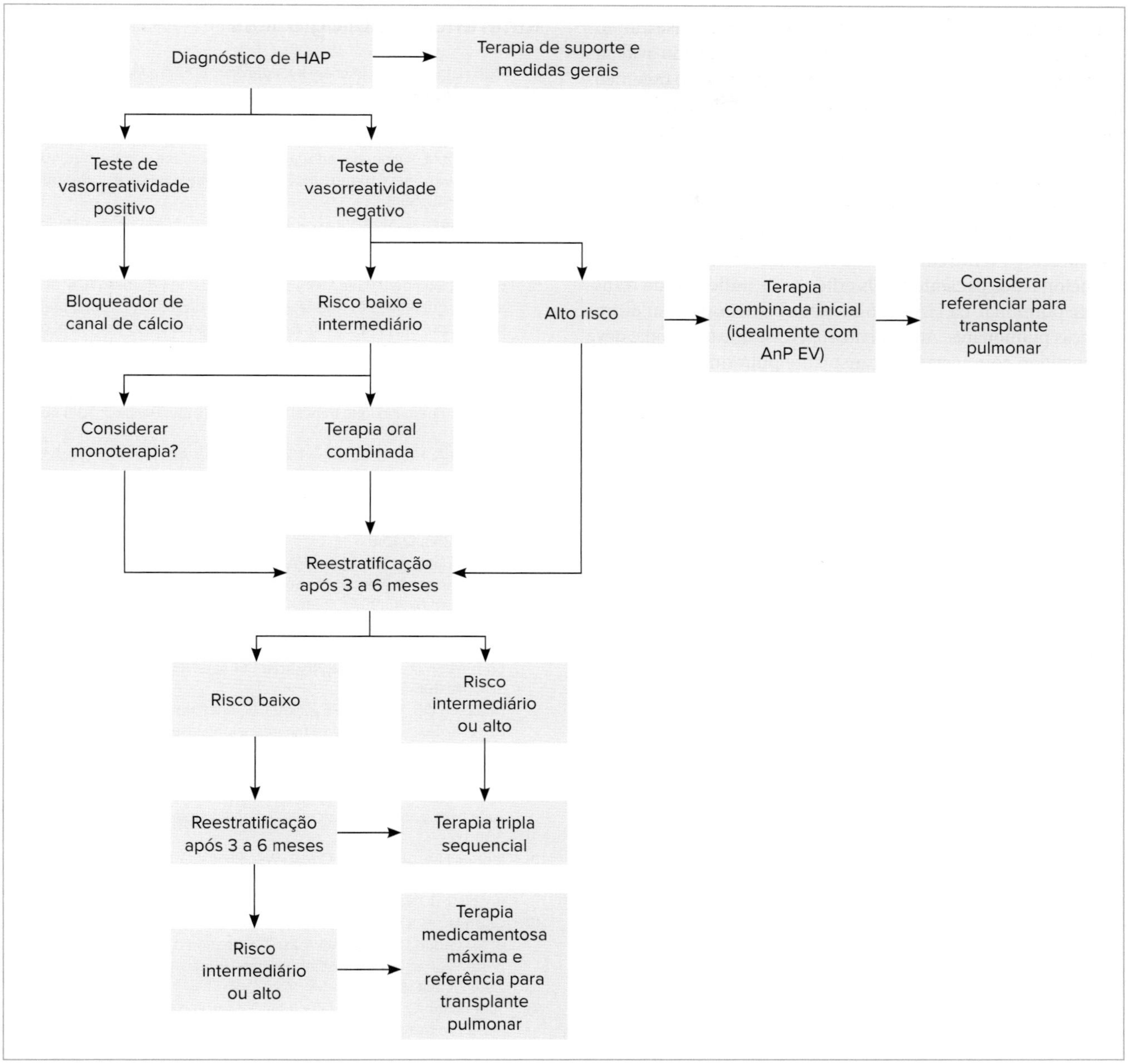

FIGURA 6

Algoritmo de tratamento específico para hipertensão arterial pulmonar.
Fonte: adaptada de Galie et al.[5]

Iloprost é um AnP de uso inalatório.[48] Seu uso exige de 6 a 9 inalações por dia o que pode comprometer a aderência ao tratamento.

Treprostinil é um outro AnP com meia-vida mais longa, de administração subcutânea[49] e oral,[50] também não disponível no Brasil.

Agonista do receptor IP

Atua na via da prostaciclina de forma diferente; o selexipague é uma droga oral que demonstrou benefício por meio de desfecho combinado de morbimortalidade. Por ter incluído no estudo pacientes usando medicamentos das outras vias (ARE e/ou IF5), o selexipague é uma potencial terceira droga no tratamento da HAP.[51]

Uma parcela significativa dos pacientes não apresenta melhora ou evolui com piora clínica durante a monoterapia ou a terapia dupla inicial. Nesses casos, recomenda-se a combinação de medicamentos de diferentes classes terapêuticas, tendo como alvo diferentes vias fisiopatológicas da HAP.[37] O nível de evidência sustentando as diferentes combinações possíveis é bastante heterogêneo, mas é suficiente para que o conceito de terapia combinada tenha nível de recomendação IA baseado nos resultados de um grande ensaio clínico randomizado avaliando o papel de terapia combinada de primeira linha no tratamento da HAP sugerindo benefício clínico. Os níveis evidência das drogas e suas combinações estão resumidos na Tabela 5.

Esgotadas as possibilidades de controle clínico da HAP, têm papel a septostomia atrial e o transplante de pulmão. A septostomia visa a diminuir a pressão das câmaras direitas criando um escape das câmaras direitas para a esquerda. A diminuição da sobrecarga ventricular direita se traduz em melhora clínica e funcional dos pacientes.[52] Os critérios de indicação do transplante pulmonar na HAP são menos objetivos que em outras doenças pulmonares. Atualmente sugere-se que o paciente deva ser avaliado com vistas ao transplante pulmonar quando for iniciada terapia combinada, a fim de se evitar que os pacientes sejam incluídos em lista de espera com função ventricular direita extremamente deteriorada.[53]

RESUMO

- A HAP segue sendo uma condição clínica grave; contudo, houve avanço significativo em seu manejo clínico ao longo dos últimos 15 anos, levando a significativa melhora da sobrevida. Talvez o aspecto mais importante relacionado a HAP seja o diagnóstico adequado. A investigação, embora extensa, é fundamental principalmente se considerar que os medicamentos atualmente disponíveis só têm eficácia comprovada nessa condição específica e não para os demais grupos. Por sua vez, o tratamento também é envolto em complexidade, dada a necessidade de reavaliação constante dos pacientes por meio do uso de diversos marcadores de resposta terapêutica. Todos esses aspectos reforçam a necessidade de esses pacientes serem seguidos em centros de referência, onde a abordagem multidisciplinar permite não apenas a otimização de recursos existentes mas principalmente o estabelecimento de protocolos baseados na mais robusta base científica, aspecto fundamental particularmente quando se lida com doenças raras e com alta morbimortalidade como a HAP.

PLATAFORMA DIGITAL

- Este capítulo contém conteúdo complementar disponibilizado em uma plataforma digital exclusiva.
- Utilize o QR code abaixo para ingressar no ambiente virtual (senha: **INOVA2022**):

Referências bibliográficas

1. Rubin LJ. Primary pulmonary hypertension. N Engl J Med. 1997;336:111-7.
2. Simonneau G, Galie N, Rubin LJ, Langleben D, Seeger W, Domenighetti G, et al. Clinical classification of pulmonary hypertension. J Am Coll Cardiol. 2004;43:5S-12S.
3. Humbert M. Pulmonary arterial hypertension and chronic thromboembolic pulmonary hypertension: pathophysiology. Eur Respir Rev. 2010;19(115):59-63.
4. Simonneau G, Montani D, Celermajer DS, Denton CP, Gatzoulis MA, Krowka M, et al. Haemodynamic definitions and updated clinical classification of pulmonary hypertension. Eur Respir J. 2019;53.
5. Galie N, Humbert M, Vachiery JL, Gibbs S, Lang I, Torbicki A, et al. 2015 esc/ers guidelines for the diagnosis and treatment of pulmonary hypertension: the joint task force for the diagnosis and treatment of pulmonary hypertension of the european society of cardiology (esc) and the european respiratory society (ers): Endorsed by: Association for european paediatric and congenital cardiology (aepc), international society for heart and lung transplantation (ishlt). Eur Respir J. 2015;46:903-75.
6. Maron BA, Hess E, Maddox TM, Opotowsky AR, Tedford RJ, Lahm T, et al. Association of borderline pulmonary hypertension with mortality and hospitalization is a large patient cohort: insights from the veterans affairs clinical assessment, reporting, and tracking program. Circulation. 2016;133(13):1240-8.
7. Rich S, Dantzker DR, Ayres SM, Bergofsky EH, Brundage BH, Detre KM, et al. Primary pulmonary hypertension. A national prospective study. Ann Intern Med. 1987;107:216-23.
8. Escribano-Subias P, Blanco I, Lopez-Meseguer M, Lopez-Guarch CJ, Roman A, Morales P, et al;, investigators R. Survival in pulmonary hypertension in spain: Insights from the spanish registry. Euro Respir J. 2012;40:596-603.
9. Badesch DB, Raskob GE, Elliott CG, Krichman AM, Farber HW, Frost AE, et al. Pulmonary arterial hypertension: Baseline characteristics from the reveal registry. Chest. 2010;137:376-87.
10. Alves JL Jr., Gavilanes F, Jardim C, Fernandes CJ, Morinaga LT, Dias B, et al. Pulmonary arterial hypertension in the southern hemisphere: Results from a registry of incident brazilian cases. Chest. 2015;147:495-501.
11. Morrell NW, Aldred MA, Chung WK, Elliott CG, Nichols WC, Soubrier F, et al. Genetics and genomics of pulmonary arterial hypertension. Eur Respir J. 2019;53.
12. Coghlan JG, Denton CP, Grunig E, Bonderman D, Distler O, Khanna D, et al.; Group Ds. Evidence-based detection of pulmonary arterial hypertension in systemic sclerosis: the detect study. Ann Rheumat Dis. 2014;73:1340-9.
13. Tcherakian C, Rivaud E, Zucman D, Metivier AC, Couderc LJ. Curing hiv-associated pulmonary arterial hypertension. Eur Respir J. 2012;39:1045-6.
14. Krowka MJ, Miller DP, Barst RJ, Taichman D, Dweik RA, Badesch DB, et al. Portopulmonary hypertension: a report from the us-based reveal registry. Chest. 2012;141:906-15.
15. Lowe BS, Therrien J, Ionescu-Ittu R, Pilote L, Martucci G, Marelli AJ. Diagnosis of pulmonary hypertension in the congenital heart disease adult population impact on outcomes. J Am Coll Cardiol. 2011;58:538-46.
16. Alves-Jr JL, Oleas FG, Souza R. Pulmonary hypertension: Definition, classification, and diagnosis. Semin Respir Crit Care Med. 2017;38:561-70.
17. Fernandes CJC, Piloto B, Castro M, Gavilanes Oleas F, Alves JL Jr., Lopes Prada LF, et al. Survival of patients with schistosomiasis-associated pulmonary arterial hypertension in the modern management era. Eur Respir J. 2018;51.
18. Hoeper MM, Humbert M, Souza R, Idrees M, Kawut SM, Sliwa-Hahnle K, et al. A global view of pulmonary hypertension. Lancet Respir Med. 2016;4:306-22.
19. Hoette S, Jardim C, Souza R. Diagnosis and treatment of pulmonary hypertension: An update. J Bras Pneumol. 2010;36:795-811.

20. Humbert M, Souza R, Simonneau G. Pulmonary vascular disorders. Karger; 2012.
21. Paschoal IA, Teixeira RHdOB, Pereira MC. Insuficiência respiratória crônica. Sociedade Paulista de Pneumologia e Tisiologia. Rio de Janeiro: Atheneu; 2013.
22. Mauad T, Pozzan G, Lancas T, Overbeek MJ, Souza R, Jardim C, et al Immunopathological aspects of schistosomiasis-associated pulmonary arterial hypertension. J Infect. 2014;68:90-8.
23. Humbert M, Sitbon O, Chaouat A, Bertocchi M, Habib G, Gressin V, et al. Pulmonary arterial hypertension in france. Am J Respir Crit Care Med. 2006;173:1023-30.
24. Taichman DB, McGoon MD, Harhay MO, Archer-Chicko C, Sager JS, Murugappan M, et al. Wide variation in clinicians' assessment of new york heart association/world health organization functional class in patients with pulmonary arterial hypertension. Mayo Clin Proc. 2009;84:586-92.
25. Frost A, Badesch D, Gibbs JSR, Gopalan D, Khanna D, Manes A, et al. Diagnosis of pulmonary hypertension. Eur Respir J. 2019;53.
26. Vachiery JL, Tedford RJ, Rosenkranz S, Palazzini M, Lang I, Guazzi M, et al. Pulmonary hypertension due to left heart disease. Eur Respir J. 2019;53.
27. Ahearn GS, Tapson VF, Rebeiz A, Greenfield JC Jr. Electrocardiography to define clinical status in primary pulmonary hypertension and pulmonary arterial hypertension secondary to collagen vascular disease. Chest. 2002;122:524-27.
28. Rudski L, Lai W, Afilalo J, Hua L, Handsschumacher M, Solomon S, et al. Guidelines for the echocardiographic assessment of the right heart in adults: a report from the American Society of Echocardiography. J Am Soc Echocardiogr. 2010;23:685-713.
29. Jones N, Burns A, Prior D. Echocardiographic assessment of the right ventricule-state of th art. Heart Lung Circ. 2019;28(9):1339-50.
30. Longobardo L, Suma V, Jain R, Carerj S, Zito C, Zwicke D, et al. Role of two-dimensional speckle-tracking echocardiography strain in the assessment of right ventricular systolic function and comparison with conventional parameters. J Am Soc Echocardiogr. 2017 Oct;30(10):937-946.e6.
31. Hovnanian A, Menezes E, Hoette S, Jardim C, Jasinowodolinski D, Souza R. The role of imaging techniques in the assessment of pulmonary circulation. J Bras Pneumol. 2011;37:389-403.
32. Kovacs G, Berghold A, Scheidl S, Olschewski H. Pulmonary arterial pressure during rest and exercise in healthy subjects: a systematic review. Eur Respir J. 2009;34:888-94.
33. Humbert M, Yaici A, de Groote P, Montani D, Sitbon O, Launay D, et al. Screening for pulmonary arterial hypertension in patients with systemic sclerosis: Clinical characteristics at diagnosis and long-term survival. Arthriti Rheumat. 2011;63:3522-30.
34. Gavilanes F, Jr JL, Fernandes C, Prada LF, Jardim CV, Morinaga LT, Dias BA, Hoette S, Souza R. Left ventricular dysfunction in patients with suspected pulmonary arterial hypertension. J Bras Pneumol. 2014;40:609-16.
35. McGoon MD, Benza RL, Escribano-Subias P, Jiang X, Miller DP, Peacock AJ, et al. Pulmonary arterial hypertension: Epidemiology and registries. J Am Coll Cardiol. 2013;62:D51-59.
36. Alves-Jr JL, Gavilanes F, Jardim C, Fernandes CJCdS, Morinaga LTK, Dias B, et al. Pulmonary arterial hypertension in the southern hemisphere: Results from a registry of incident brazilian cases. Chest. 2015;147:495-501.
37. Galie N, Channick RN, Frantz RP, Grunig E, Jing ZC, Moiseeva O, et al. Risk stratification and medical therapy of pulmonary arterial hypertension. Eur Respir J. 2019;53.
38. Boucly A, Weatherald J, Savale L, Jais X, Cottin V, Prevot G, et al. Risk assessment, prognosis and guideline implementation in pulmonar arterial hypertension. Eur Respir J. 2017;50(2).
39. Hoeper MM, Kramer T, Pan Z, Eichstaedt CA, Spiesshoefer J, Benjamin N, et al. Mortality in pulmonary arterial hypertension: prediction by the 2015 European pulmonary hypertension guidelines risk stratification model. Eur Respir J. 2017;50(2).
40. Kylhammar D, Kjellstrom B, Hjalmarsson C, Jansson K, Nisell M, Soderberg S, et al. A comprehensive risk stratification at early follow-up determines prognosis in pulmonary arterial hypertension. Eur Heart J. 2017.
41. Olsson KM, Delcroix M, Ghofrani HA, Tiede H, Huscher D, Speich R, et al. Anticoagulation and survival in pulmonary arterial hypertension: Results from the comparative, prospective registry of newly initiated therapies for pulmonary hypertension (compera). Circulation. 2014;129:57-65.
42. Rich S, Kaufmann E, Levy PS. The effect of high doses of calcium-channel blockers on survival in primary pulmonary hypertension. N Engl J Med. 1992;327:76-81.
43. Galie N, Olschewski H, Oudiz RJ, Torres F, Frost A, Ghofrani HA, et al.; Ambrisentan in Pulmonary Arterial Hypertension RD-BP-CMESG. Ambrisentan for the treatment of pulmonary arterial hypertension: Results of the ambrisentan in pulmonary arterial hypertension, randomized, double-blind, placebo-controlled, multicenter, efficacy (aries) study 1 and 2. Circulation. 2008;117:3010-9.
44. Rubin LJ, Badesch DB, Barst RJ, Galie N, Black CM, Keogh A, et al. Bosentan therapy for pulmonary arterial hypertension. N Engl J Med. 2002;346:896-903.
45. Pulido T, Adzerikho I, Channick RN, Delcroix M, Galie N, Ghofrani HA, et al.; Investigators S. Macitentan and morbidity and mortality in pulmonary arterial hypertension. N Engl J Med.. 2013;369:809-18.
46. Kunieda T, Nakanishi N, Matsubara H, Ohe T, Okano Y, Kondo H, et al. Effects of long-acting beraprost sodium (trk-100stp) in japanese patients with pulmonary arterial hypertension. Int Heart J. 2009;50:513-29.
47. Barst RJ, Rubin LJ, Long WA, McGoon MD, Rich S, Badesch DB, et al.; Primary Pulmonary Hypertension Study G. A comparison of continuous intravenous epoprostenol (prostacyclin) with conventional therapy for primary pulmonary hypertension. N Engl J Med. 1996;334:296-301.
48. Olschewski H, Simonneau G, Galie N, Higenbottam T, Naeije R, et al.; Aerosolized Iloprost Randomized Study G. Inhaled iloprost for severe pulmonary hypertension. N Engl J Med. 2002;347:322-9.
49. Simonneau G, Barst RJ, Galie N, Naeije R, Rich S, Bourge RC, et al.; Treprostinil Study G. Continuous subcutaneous infusion of treprostinil, a prostacyclin analogue, in patients with pulmonary arterial hypertension: a double-blind, randomized, placebo-controlled trial. Am J Respir Crit Care Med. 2002;165:800-4.
50. Tapson VF, Torres F, Kermeen F, Keogh AM, Allen RP, Frantz RP, et al. Oral treprostinil for the treatment of pulmonary arterial hypertension in patients on background endothelin receptor antagonist and/or phosphodiesterase type 5 inhibitor therapy (the freedom-c study): A randomized controlled trial. Chest. 2012;142:1383-90.
51. Sitbon O, Channick R, Chin KM, Frey A, Gaine S, Galie N, et al. Selexipag for the treatment of pulmonary arterial hypertension. N Engl J Med. 2015;373:2522-33.
52. Galie N, Corris PA, Frost A, Girgis RE, Granton J, Jing ZC, et al. Updated treatment algorithm of pulmonary arterial hypertension. J Am Coll Cardiol. 2013;62:D60-72.
53. Galie N, Hoeper MM, Humbert M, Torbicki A, Vachiery JL, Barbera JA, et al. Guidelines ESCCfP. Guidelines for the diagnosis and treatment of pulmonary hypertension: The task force for the diagnosis and treatment of pulmonary hypertension of the european society of cardiology (esc) and the european respiratory society (ers), endorsed by the international society of heart and lung transplantation (ishlt). Eur Heart J. 2009;30:2493-537.

Seção 22

Ressuscitação cardiopulmonar

Capítulo 1

Suporte básico de vida na criança

Tânia Miyuki Shimoda Sakano

> **PONTOS-CHAVE**
>
> - A parada cardiorrespiratória (PCR) em pediatria é um evento menos frequente que em adultos e raramente é súbito. Em geral, ocorre como evolução de um quadro de insuficiência respiratória e choque.
> - O suporte básico de vida (SBV) pediátrico constitui a base do suporte avançado de vida. Deste modo, a implementação de medidas que aumentem a sua efetividade por meio da prevenção, acesso à ressuscitação cardiopulmonar (RCP) precoce, ativação rápida do serviço médico de emergência precoce e uso apropriado do desfibrilador externo automático devem ser incentivados.

Introdução

A PCR constitui um evento pouco frequente em pediatria sendo, em sua maioria, consequência da evolução de casos de insuficiência respiratória e/ou choque. A ressuscitação cardiopulmonar (RCP) envolve um conjunto de medidas que visam reverter uma parada cardiorrespiratória (PCR) através do suporte ventilatório e circulatório. Os ritmos cardíacos em pediatria mais frequentes que indicam RCP são a bradicardia com sinais hipoperfusão, assistolia e atividade elétrica sem pulso (AESP).[1,2,3] As arritmias ventriculares (FV e TV sem pulso) ocorrem em menos 15% das vítimas pediátricas em PCR pré-hospitalar.

A cadeia de sobrevivência pediátrica da American Heart Association (AHA) é constituída por seis elos: prevenção de acidentes, ressuscitação cardiopulmonar precoce, ativação do serviço médico de emergência, suporte avançado de vida precoce, seguido pelos cuidados pós-ressuscitação e pela fase de recuperação. Os três primeiros elos (prevenção, RCP precoce, ativação do serviço médico) constituem o suporte básico de vida pediátrico (Figura 1). [1,2,3]

O suporte básico de vida precoce representa a base da RCP e sua importância crescente tem sido enfatizada a cada atualização das diretrizes de ressuscitação. As diretrizes de ressuscitação cardiopulmonar são revisadas a cada cinco anos pelo ILCOR (*Internacional Liaison Comitee on Resuscitation*), sendo a última publicada em 2020 constituída pelos principais comitês de ressuscitação do mundo com o objetivo de promover um fórum de discussões de aspectos relevantes da ressuscitação cardiopulmonar, além de promover a disseminação do treinamento em ressuscitação e estimular a pesquisa em áreas controversas ou onde há escassa evidência. Este capítulo abordará a ciência da ressuscitação cardiopulmonar baseado no ILCOR.[1,2]

Epidemiologia

A PCR pré-hospitalar é rara em crianças e adolescentes (7,3/100.000 a 8,04/100.000) quando comparada aos adultos (64,7/100.000 a 126,57/100.000) e está associada a elevada mortalidade e profunda sequela neurológica nos sobreviventes[4,5]. A sobrevida parece distinta conforme a faixa etária, sendo 3,7% em lactentes, seguido pelas crianças, 9,8% e adolescentes, 16,3%.[5]

Considerando a PCR hospitalar pediátrica, a sobrevida é superior quando comparado ao cenário pré-hospitalar. A maioria apresenta doença crônica associada (72 a 76%) e entre as etiologias, destacamos a causa respiratória e choque como as mais frequentes.[6,7] Já os fatores associados a sobrevida em 24h da PCR identificados foram a causa respiratória, bradicardia como ritmo inicial e a curta duração da PCR[6]. Estudos observaram uma tendência a declínio da mortalidade da PCR hospitalar pediátrica nos últimos anos, não sendo acompanhada de aumento da disfunção neurológica.[8,9] O prognóstico da PCR pediátrica é multifatorial, sendo a ocorrência em ambiente hospitalar, a detecção de FV ou TV, como ritmos iniciais e início precoce do suporte básico de vida, associados a melhor prognóstico da PCR. Neste cenário, as crianças apresentam sobrevida mais favorável que os adultos, e os lactentes apresentam maior sobrevida que crianças.[9]

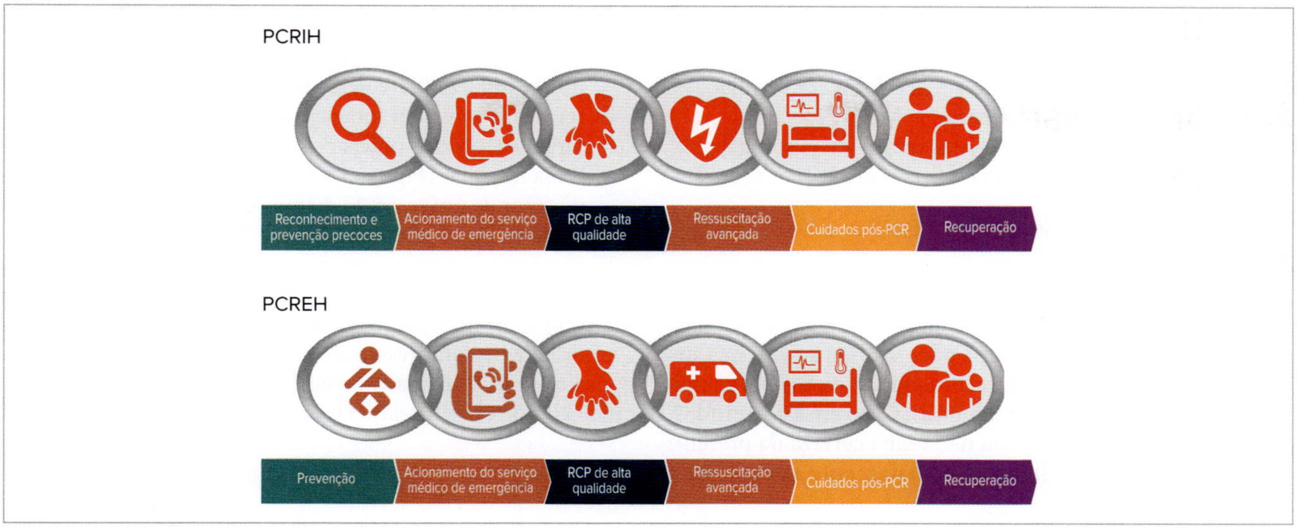

FIGURA 1

Cadeia de sobrevivência pediátrica da American Heart Association (AHA), 2020.

PCR: parada cardiorrespiratória; PCREH: PCR em ambiente extra-hospitalar; PCRIH: PCR em ambiente intra-hospitalar; RCP: ressuscitação cardiopulmonar.

O início precoce e efetivo do suporte básico de vida pediátrico é determinante para o retorno da circulação espontânea e redução da sequela neurológica.[5,7]

Sequência de atendimento SBV pediátrico para profissionais de saúde

O SBV inclui avaliações sequenciais e habilidades motoras que terão como objetivo prover a adequada circulação e ventilação na criança em PCR. No ambiente hospitalar, a presença de vários socorristas permite definir as funções de cada membro da equipe.

A sequência de atendimento recomendada pelas diretrizes de RCP da AHA desde 2010 e reforçada em 2020, incluem a palavra mnemônica CAB que significa C = compressão torácica, A = abertura via aérea, B = boa respiração.[1] Adotar a mesma sequência de RCP em adultos, crianças e lactentes possibilita facilitar o treinamento e a retenção da RCP pediátrica, além de aumentar a probabilidade de crianças receberem RCP precoce. Outra questão que devemos considerar é que iniciar a RCP pelas compressões é sempre possível, diferentemente das ventilações, em que, além de realizar a abertura das vias aéreas, devemos fornecer ventilações. Assim, iniciar a ressuscitação pelas compressões torácicas ocasiona um retardo de somente 18 segundos ou menos nas ventilações (tempo destinado para realizar 30 compressões com um socorrista).[1]

Nestas diretrizes, o SBV em pediatria define algumas faixas etárias:

- Lactentes: menores de 1 ano.
- Crianças: maiores de 1 ano até antes dos sinais de puberdade.
- Adolescentes: apresentam sinais de puberdade e RCP é igual a realizada em adultos (em meninas, caracterizada pela presença do broto mamário e em meninos, presença de pelos axilares).

É desejável que o profissional de saúde considere a causa da PCR no momento da ressuscitação. Assim, em casos de colapso súbito (atletas, crianças portadoras de cardiopatias etc.), a possibilidade de fibrilação ventricular (FV) como causa da PCR é maior, sendo imprescindível solicitar um desfibrilador manual ou um desfibrilador externo automático (DEA), caso o primeiro não esteja disponível e iniciar a RCP, assim que possível.[1,2,3]

Assegurar a segurança do socorrista e da vítima

Verificar se o local é seguro para a vítima e o ressuscitador.

Checar o nível de consciência

Gentilmente, tocar os ombros da criança ou no calcanhar do bebê e falar bem alto usando o nome da criança, se souber. Se a vítima não responder, grite por ajuda e acione o time de resposta rápida (equipe destinada ao atendimento de emergências no hospital), se disponível. No ambiente pré-hospitalar, caso o socorrista esteja sozinho, a ativação pode ser feita via telefone celular através do viva voz. Solicite que alguém traga o DEA, se disponível no local.

Verificar a respiração e pulso central

Avaliar se a vítima apresenta respiração apropriada e pulso simultaneamente por no máximo 10 segundos. Se observar uma respiração regular, manter a vítima monitorizada e prosseguir a avaliação.

Caso a vítima esteja inconsciente, em apneia ou *gasping* e com pulso, estamos frente a uma parada respiratória. Neste caso, realizar a abertura da via aérea e fornecer ventilações efetivas com bolsa-valva-máscara.

Se a vítima estiver inconsciente, apnéia ou gasping e pulso central ausente, ou seja, paciente está em PCR e necessita de início imediato RCP.

Checagem de pulso

Em lactentes e crianças inconscientes em apneia ou *gasping*, pode-se levar até 10 segundos para avaliar a presença de pulso central (em lactentes, recomendado o pulso braquial e em crianças, carotídeo ou femoral). Caso em 10 segundos não consiga palpar o pulso ou não tenha certeza da presença do mesmo, deve-se iniciar imediatamente as compressões torácicas.[10,11]

Respiração inadequada com pulso maior que 60 bpm

Se a vítima apresentar pulso maior que 60 bpm e respiração inadequada, deve-se iniciar 20 a 30 ventilações/minuto (uma ventilação a cada 2 a 3 segundos) com dispositivo bolsa-valva-máscara.

Bradicardia com sinais de hipoperfusão

A bradicardia (pulso abaixo de 60 bpm) com sinais de hipoperfusão (cianose, palidez, pele mosqueada, hipotensão), realizar a sequência ABC de atendimento que inclui: abertura de via aérea (A), boa respiração (B) e caso não ocorra rápida recuperação da frequência cardíaca durante as ventilações, deve-se iniciar prontamente as compressões torácicas (C).

A bradicardia com hipoperfusão representa um ritmo que indica iminência de PCR, desta forma, deve ser identificada e tratada precocemente.

Iniciar as compressões torácicas

Caso a criança ou lactente esteja inconsciente, com apneia ou *gasping* e sem pulso, inicie compressões torácicas em superfície rígida As compressões torácicas de alta qualidade são fundamentais para garantir um débito cardíaco suficiente para os órgãos nobres e aumentar a possibilidade de retorno da circulação espontânea (RCE).

As compressões torácicas de alta qualidade apresentam as seguintes características:

- Compressões fortes e rápidas (frequência 100 a 120 compressões por minuto, profundidade mínima de um terço do diâmetro anteroposterior do tórax).
- Permitem o retorno total do tórax.
- Minimizam as interrupções das compressões.
- Evitam a hiperventilação.
- Troca de compressor a cada 2 minutos
- Em lactentes, as compressões torácicas com um ressuscitador é realizada com dois dedos logo abaixo da linha mamilar, evitando o apêndice xifoide e costelas (Figura 2) ou com os polegares no centro do tórax abaixo da linha mamilar (Figura 3). Na presença de 2 ou mais ressuscitadores, as compressões torácicas são realizadas, de modo preferencial, com os polegares no centro do tórax abaixo da linha mamilar (Figura 3). A profundidade de compressão deve ser de um terço do diâmetro anteroposterior ou cerca de 4 cm.

Em crianças, as compressões torácicas são realizadas no terço inferior do tórax, com uma ou duas mãos, sendo a profundidade de compressão de um terço do diâmetro anteroposterior ou aproximadamente 5 cm. Não comprimir o apêndice xifoide e as costelas (Figura 4).

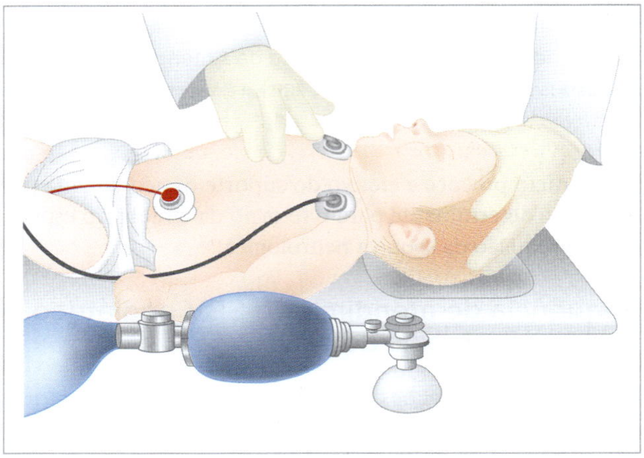

FIGURA 2

Técnica de compressão torácica em lactente com um ressuscitador.

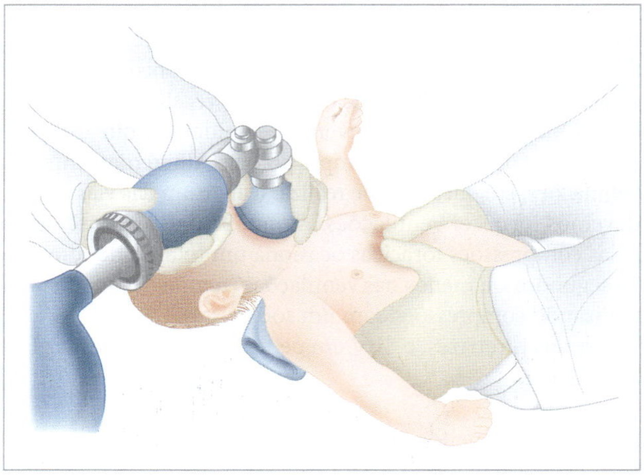

FIGURA 3

Técnica dos polegares no centro tórax em lactentes – técnica de dois dedos.

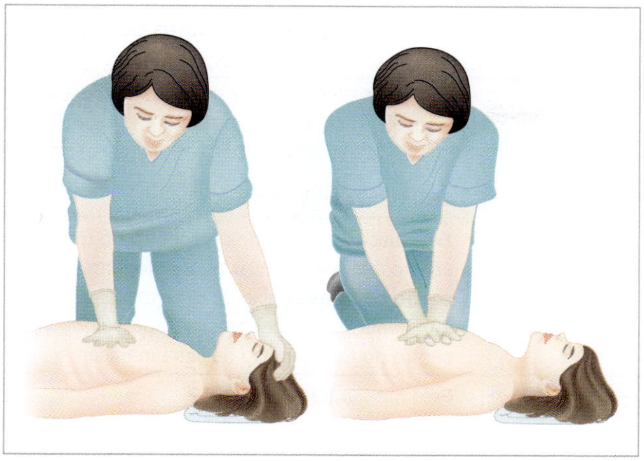

FIGURA 4

Compressão torácica com uma ou duas mãos em crianças.

Após as compressões torácicas, permitir o retorno completo do tórax, pois a expansão do tórax permite o retorno venoso, perfusão coronariana e, consequentemente, o fluxo sistêmico durante a RCP.[12] Dispositivos de RCP que fornecem feedback são recomendados para monitorar os parâmetros que avaliam qualidade de RCP.

A fadiga do ressuscitador pode comprometer a frequência e profundidade de compressão, além do retorno do tórax. A troca de funções dos ressuscitadores é recomendada a cada 2 minutos para evitar a fadiga e queda da qualidade de RCP, sendo desejável que essa troca ocorra em menos de 5 segundos. Melhores resultados no prognóstico da RCP em lactentes e crianças são obtidos quando as compressões são combinadas com as ventilações, pois a causa respiratória da PCR é mais frequente.

Abertura de via aérea e ventilação

A abertura de via aérea é obtida a partir da inclinação da cabeça e elevação do queixo, em pacientes sem história de trauma. Se houver evidência de trauma, realize a abertura de via aérea por meio da elevação da mandíbula.

Cada ventilação deve durar cerca de 1 segundo. Caso não ocorra a expansão do tórax, deve-se reposicionar o paciente e tentar ventilar novamente.

Coordenar compressão torácica e ventilação

Na presença de um ressuscitador é recomendada a relação compressão/ventilação de 30:2, ou seja, após iniciar 30 compressões torácicas, realizar a abertura de via aérea e fornecer duas ventilações que permitam uma leve expansão torácica.

Com dois ou mais socorristas, a relação modifica-se para 15 compressões: 2 ventilações, sendo realizado rodízio de funções a cada 2 minutos para minimizar a fadiga do compressor. Devemos evitar as interrupções das compressões, pois diminuem a efetividade do SBV. A ventilação deve permitir uma leve elevação do tórax, com atenção para evitar a hiperventilação (Tabela 1).

Desfibrilação

Crianças que apresentem colapso súbito podem exibir fibrilação ventricular (FV) ou taquicardia ventricular (TV) sem pulso, assim é fundamental a importância da RCP imediata e choque precoce. A FV e a TV sem pulso são consideradas ritmos chocáveis, pois necessitam da desfibrilação para sua reversão.

Os DEAs são seguros e permitem a identificação de ritmos chocáveis. Podem ser utilizados em crianças, excluindo-se o período neonatal. O posicionamento das pás deve

TABELA 1 Resumo dos componentes de ressuscitação cardiorrespiratória de alta qualidade para provedores de suporte básico de vida em Pediatria

Componente	Crianças	Lactentes
Segurança da cena	Certificar a segurança do ambiente para o ressuscitador e a vítima	
Reconhecimento da PCR	Não responsivo; sem respiração ou *gasping*; sem pulso, tempo máximo 10 segundos (verificação da respiração e checagem de pulso podem ser realizadas simultaneamente)	
Pulso	Carotídeo	Braquial
Ativação do sistema de emergência (SME)	Colapso presenciado: sequência igual a adultos e adolescentes Se sozinho e sem acesso a telefone celular, deixe a vítima para ativar SME e obtenha DEA antes iniciar RCP, se possível Do contrário, peça para alguém acionar SME e inicie RCP imediatamente; use DEA assim que disponível Colapso não presenciado: realizar 2 minutos RCP Deixe a vítima para ativar SME e obtenha DEA Retorne a vítima e reinicie a RCP, use DEA assim que disponível	
Frequência	100 a 120/min	

(continua)

TABELA 1 Resumo dos componentes de ressuscitação cardiorrespiratória de alta qualidade para provedores de suporte básico de vida em Pediatria *(continuação)*

Relação compressão/ventilação sem via aérea avançada	1 socorrista 30:2 2 socorristas 15:2	
Relação compressão/ventilação com via aérea avançada	Compressão contínua 100 a 120 bpm Forneça 1 ventilação a cada 2 a 3 segundos (20 a 30 ventilações/ minuto)	
Posicionamento de mãos	2 mãos ou 1 mão sobre a metade inferior do esterno	1 ressuscitador: 2 dedos no centro do tórax, abaixo da linha mamilar ou 2 polegares no centro do tórax abaixo da linha mamilar 2 ou mais ressuscitadores: polegares no centro do tórax abaixo da linha mamilar
Profundidade	Pelo menos 1/3 diâmetro AP Cerca 5 cm	Pelo menos 1/3 diâmetro AP Cerca 4 cm
Retorno do tórax	Permitir retorno total do tórax; evitar apoiar sobre o tórax	
Interrupção das compressões	Minimizar as interrupções a menos de 10 segundos	
Via aérea	Inclinação da cabeça e elevação do queixo (sem trauma)	
Desfibrilação	Assim que disponível, minimizar interrupções das compressões. Reiniciar RCP pelas compressões logo após o choque. DEA pode ser usado em crianças com menos de 1 ano na ausência de desfibrilador manual	

Fonte: adaptada da American Heart Association, 2020.[13]

ser anterolateral, ou seja, infraclavicular direita e inframamilar esquerda (Figura 6). Os DEAs fornecem uma desfibrilação com uma carga fixa aproximada de 250 J. O uso de pás pediátricas com atenuadores de carga para redução da carga de choque é recomendado em crianças abaixo de 8 anos de idade, quando disponível. Caso as pás se toquem ou sejam grandes para o paciente, use o posicionamento anteroposterior.[1,2,3]

Sempre que disponível, o uso do desfibrilador manual pelo profissional de saúde é preferível, pois permite oferecer uma desfibrilação mais precisa e adequada. Quando essa possibilidade não é disponível, o uso do DEA com pá pediátrica para crianças abaixo de 8 anos está indicado e, na indisponibilidade da pá pediátrica, o DEA com pá de adulto pode ser utilizado em crianças menores de 8 anos, inclusive menores de 1 ano, exceto no período neonatal.

Após o choque, reinicie imediatamente a RCP pelas compressões torácicas. A cada 2 minutos de RCP, o DEA irá reavaliar o ritmo para certificar se este é ou não chocável.

Ventilação com bolsa-valva-máscara

A ventilação com bolsa-valva-máscara é uma habilidade fundamental e complexa durante a RCP e envolve diversas etapas que incluem desde a seleção de máscara e bolsa de tamanhos adequados, abertura da via aérea, vedação da máscara com a face, ventilação efetiva que permita uma leve expansão do tórax durante 1 segundo. Caso não ocorra expansão do tórax, realize novamente a abertura da via aérea e verifique a vedação da máscara para tornar efetiva a ventilação.

A bolsa-valva autoinflável de 450 a 500 mL é adequada para ventilar lactentes e crianças, e para crianças maiores e adolescentes a de 1.000 mL é necessária para efetiva expansão torácica. Para oferecer altas concentrações de oxigênio, de 60 a 95% durante a RCP, conecte o oxigênio ao reservatório da bolsa autoinflável para manter o fluxo de oxigênio de 10 a 15 L/min para a bolsa pediátrica e 15 L/min para a bolsa adulto.

A ventilação com bolsa-valva-máscara deve ser realizada com dois socorristas treinados, pois permite uma ventilação mais efetiva que a técnica com somente um socorrista, especialmente em casos de obstrução de vias aéreas, diminuição de complacência pulmonar, dificuldade na vedação da máscara por meio da técnica EC (Figura 8). A hiperventilação deve ser evitada, pois aumenta o risco de barotrauma e aspiração em pacientes sem via aérea avançada, além de diminuir o retorno venoso reduzindo consequentemente o débito cardíaco.

Importante ressaltar que alguns modelos de bolsas autoinfláveis não permitem um fluxo contínuo de oxigênio, pois a abertura da válvula ocorre somente com a compressão da bolsa ou se a criança gerar uma pressão inspiratória suficiente para sua abertura. O seu uso não é recomendado em crianças que apresentam respiração espontânea.

Obstrução de vias aéreas superiores por corpo estranho

A obstrução de vias aéreas superiores predomina em menores de 5 anos de idade (mais 90%), sendo 65% em menores de 1 ano. Os líquidos são responsáveis pela obstrução na maio-

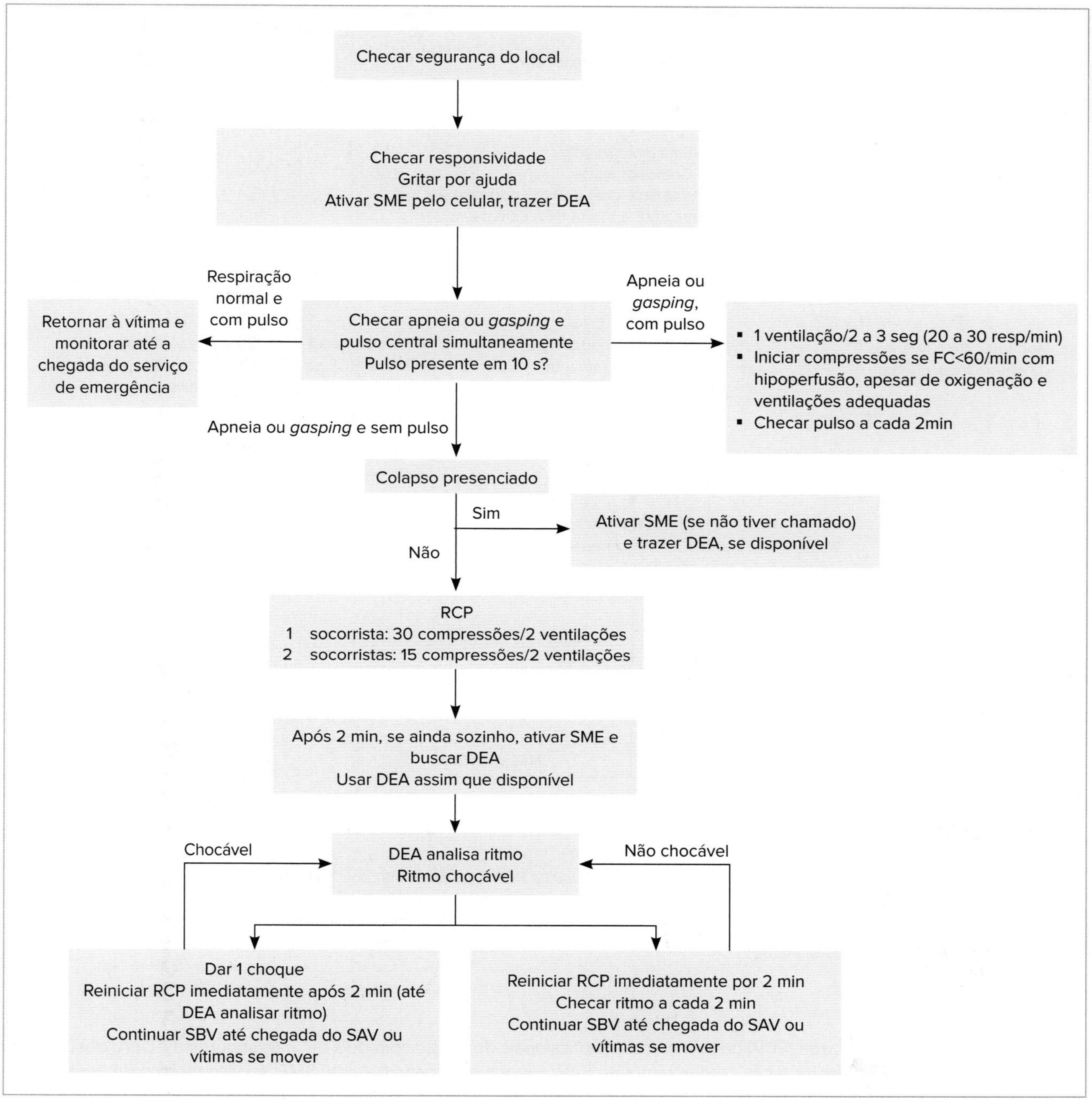

FIGURA 5

Algoritmo suporte básico de vida pediátrico para profissionais de saúde com um ou mais socorristas. DEA: desfibrilador externo automático; FC: frequência cardíaca; RCP: ressuscitação cardiopulmonar; SAV: suporte avançado de vida; SME: serviço médico de emergência.

Fonte: adaptada da American Heart Association, 2020.[13]

ria dos casos, porém pequenos objetos, como balões, alimentos (salsichas, castanhas e uvas) podem obstruir a via aérea em crianças.[14,15]

Devemos suspeitar de obstrução de vias aéreas por corpo estranho quando houver aparecimento abrupto de estridor, tosse, cansaço e broncoespasmo na ausência de febre ou sintomas prodrômicos. Em geral, os episódios de engasgo ocorrem durante a alimentação ou recreação (Tabela 2).

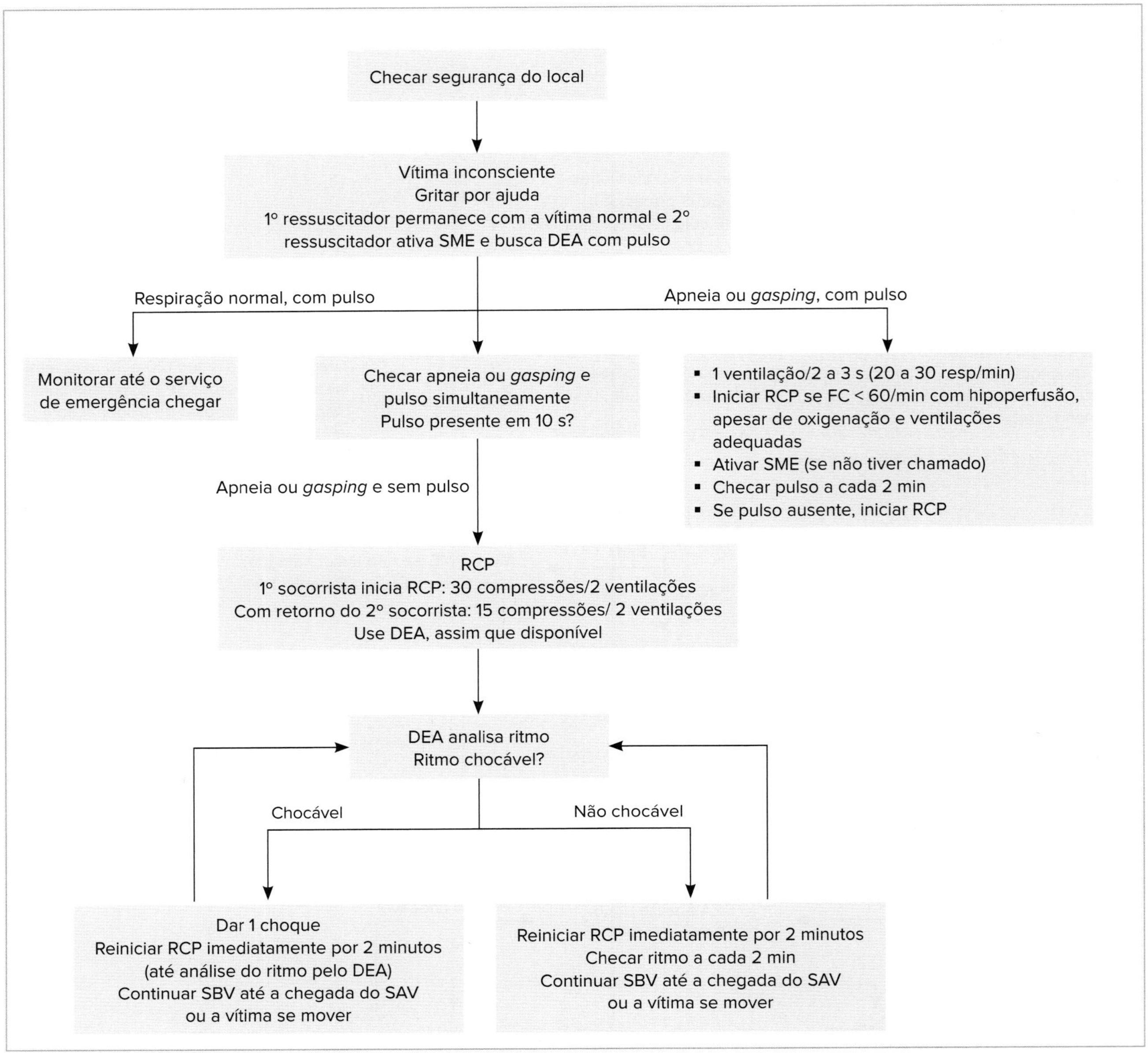

FIGURA 6

Algoritmo suporte básico de vida (SBV) pediátrico para profissionais de saúde com dois ou mais socorristas. DEA: desfibrilador externo automático; RCP: ressuscitação cardiopulmonar; SAV: suporte avançado de vida; SME: serviço médico de emergência.

Fonte: adaptada da American Heart Association, 2020.[13]

TABELA 2 Sinais de obstrução de vias aéreas por corpo estranho

Início súbito
Tosse
Estridor
Broncoespasmo
História: ingestão de pequenos alimentos ou recreação com pequenos objetos

Reconhecimento da obstrução de vias aéreas superiores

A entrada de um corpo estranho em vias aéreas desencadeia tosse imediatamente na tentativa de expulsá-lo. A tosse parece ser o mecanismo mais seguro e efetivo que qualquer manobra de desobstrução.

Contudo, se a tosse é silenciosa, o paciente não consegue chorar ou falar, estes são indícios de obstrução completa de via aérea. Nesse momento, estarão indicadas as manobras de desobstrução de via aéreas para tentar deslocar o corpo estranho sólido da via aérea. Essas manobras dependem do nível de consciência e da faixa etária.

Manobras de desobstrução de vias aéreas

Paciente consciente com obstrução de vias aéreas superiores

Em menores de 1 ano, inicie as manobras com cinco golpes nas costas e cinco compressões torácicas até que ocorra a desobstrução (choro ou tosse efetiva), ou até que o paciente fique inconsciente. Em crianças maiores de 1 ano, realize as compressões abdominais (manobra Heimlich) na região entre a cicatriz umbilical e o apêndice xifoide. Essas manobras visam criar uma tosse artificial, aumentando a pressão intratorácica para desalojar o corpo estranho da via aérea.

Paciente inconsciente com obstrução de vias aéreas

Se a vítima apresentar inconsciência, deve-se iniciar RCP pelas compressões (sem palpação de pulso). Posicione a vítima sobre uma superfície rígida, grite ou envie alguém para ajuda, inicie RCP pelas compressões, abra a via aérea e inspecione se o corpo estranho é visível na via aérea. Caso seja visível, retire em movimento de pinça e sem realizar varredura, pois há risco de mobilizar o objeto. Ao ventilar, verifique se ocorre expansão torácica, se o tórax não expandir, reposicione a via aérea e ventile novamente. Prossiga com as manobras de desobstrução até que o objeto seja desalojado da via aérea (Figura 7).[15]

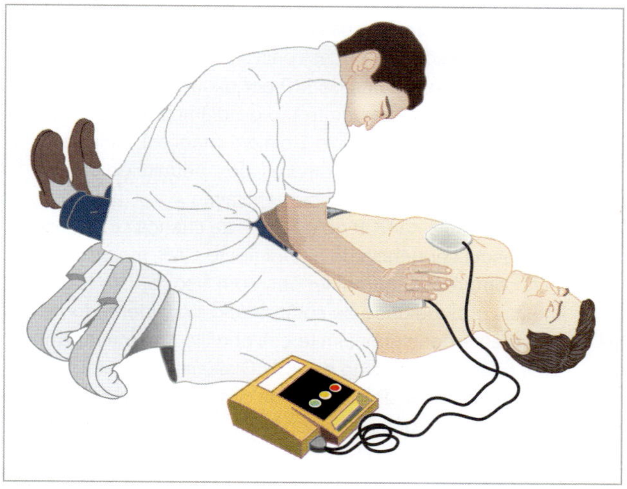

FIGURA 7

Desfibrilador externo automático (DEA) – posicionamento das pás.

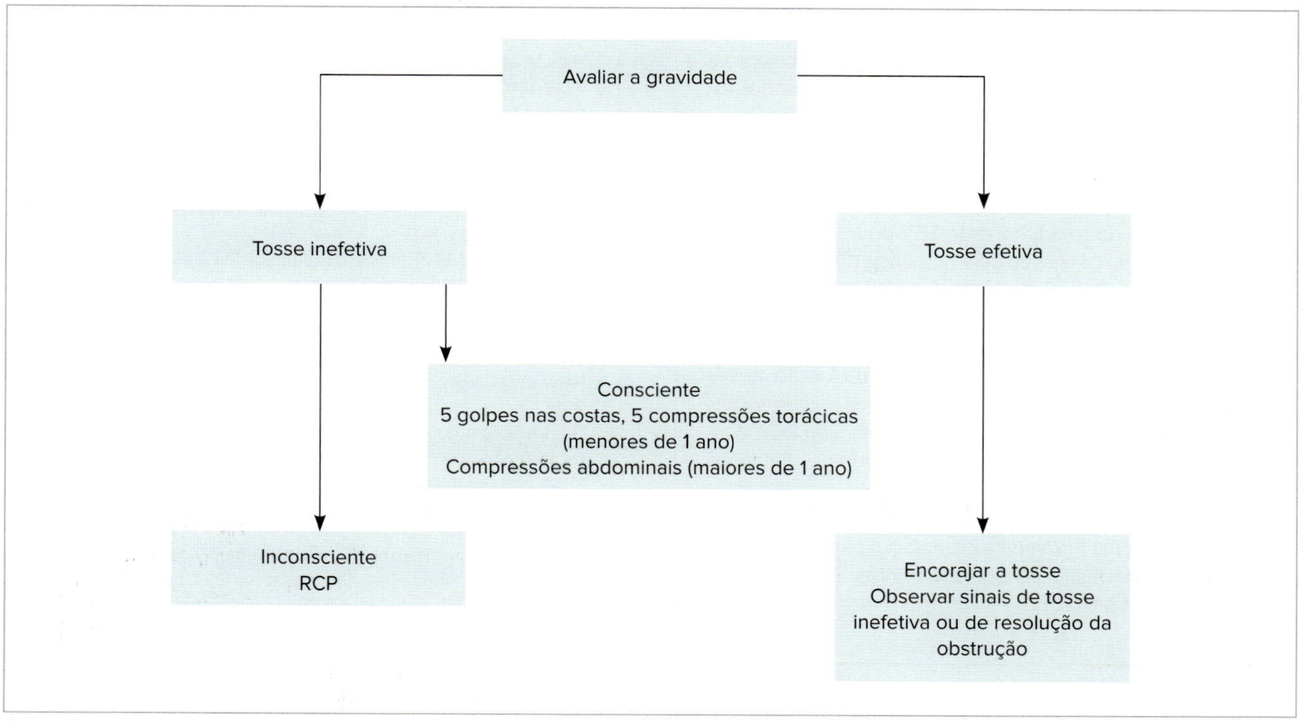

FIGURA 8

Algoritmo de tratamento da obstrução de vias aéreas superiores em pediatria.[15]

RESUMO

- O suporte básico de vida é constituído pela prevenção, suporte básico de vida precoce e rápido acesso ao serviço médico de emergência local. A melhora na sobrevida sem sequela neurológica na RCP está relacionada ao suporte básico precoce e de alta qualidade. A ênfase na qualidade do suporte básico de vida é determinada pelas compressões torácicas realizadas na frequência mínima de 100 e máxima de 120 por minuto, profundidade das compressões de um terço do diâmetro anteroposterior (4 cm em lactentes e 5 cm em crianças), minimizando as interrupções das compressões, permitindo o retorno do tórax, evitando a hiperventilação.
- A semelhança na RCP do adulto e da criança com o uso da mesma sequência de atendimento CAB, mesma relação compressões/ventilações com 1 socorrista (30:2), mesma profundidade de compressão, considerando diâmetro anteroposterior (um terço), permite tornar mais simples e facilitar o ensino da RCP. Disseminar a cultura da importância da RCP por meio da comunidade e constante treinamento dos profissionais de saúde, constituem a base do sucesso do SBV.

DESTAQUES DE INOVAÇÃO

- A monitorização da qualidade da RCP pode ser obtida por meio de dispositivos de *feedback*, que fornecem em tempo real a medida da profundidade, a frequência da compressão, o retorno do tórax e a fração de compressão (percentual do tempo destinada às compressões torácicas). A avaliação da performance da RCP é recomendada sempre que disponível, pois só é possível melhorias quando são mensurados seus parâmetros de qualidade[15] (Tabela 3).
- A utilização do *smartphone* no SBV pode auxiliar na ativação do serviço médico de emergência (SME) sem abandonar a vítima (modo viva-voz), pois permite a orientação das manobras de RCP pelo atendente do SME.[1,2] Alguns aplicativos possibilitam a localização de voluntários de RCP na comunidade e permitem o uso da função metrônomo para adequação da frequência das compressões, além de marcação de tempos como início da RCP, desfibrilação, administração drogas e retorno da circulação espontânea.
- A utilização de *drones* para transporte de DEA é possível e constitui uma ferramenta promissora para redução do tempo de desfibrilação e para maximizar a sobrevida da PCR pré-hospitalar.[16]

TABELA 3 Destaques de inovação tecnológica

Monitorização da qualidade da RCP (medida de performance)	Profundidade (4 cm lactentes, 5 cm crianças) Frequência (100 a 120/minuto) Retorno do tórax Fração de compressão (ideal 80%) Minimizar as interrupções das compressões Troca de compressor a cada 2 minutos Evitar hiperventilação
Smartphones	Ativação SME Orientação RCP Localização de voluntários em RCP
Drones	Transporte DEA

DEA: desfibrilador externo automático; RCP: ressuscitação cardiopulmonar; SME: serviço médico de emergência.

Referências bibliográficas

1. Topjian AA, Raymond TT, Atkins D et al. Part 4: Pediatric Basic and Advanced Life Support: 2020 American Heart Association Guidelines for Cardiopulmonary Resuscitation and Emergency Cardiovascular Care. Circulation. 2020;142(suppl 2):S469–S523.
2. Van de Voorde, et al., European Resuscitation Council Guidelines 2021: Paediatric Life Support, Resuscitation. 2021:327-87.
3. Bernoche C, Timerman S, Polastri TF, Giannetti NS, Siqueira AWS, Piscopo A, et al. Atualização da Diretriz de Ressuscitação Cardiopulmonar e Cuidados de Emergência da Sociedade Brasileira de Cardiologia – 2019. Arq Bras Cardiol. 2019; 113(3):449-663.
4. Nitta M, et al. Age-specific differences in outcomes after out-of-hospital cardiac arrest. Pediatrics. 2011;128:e812-e820.
5. Atkins DL, et al. Epidemiology and outcomes from out-of-hospital cardiac arrest in children. Circulation. 2009;119:1484-91.
6. Reis AG, Nadkarni V, Perondi BM, Grisi S, Berg RA. A prospective investigation into the epidemiology of in-hospital pediatric cardiopulmonary resuscitation using the international Utstein reporting style. Pediatrics. 2002;109;200-9.
7. López-Herce J, et al. In-hospital pediatric cardiac arrest in Spain. Rev Esp Cardiol. 2014;67(3):189-95.
8. Sakano Shimoda,TM, Paiva EF, Bello FPS, Schvarstman C, Reis AG. Análise descritiva da ressuscitação cardiopulmonar pediátrica em hospital terciário: estudo piloto. I Congesso Sul Americano II Brasileiro e III Paulista de Urgência e Emergências Pediátricas; Maio 2-5, São Paulo; 2018.
9. Girotra S, Spertus J, Li Y, Berg RA, Nadkarni VM, Chan PS. American Heart Association Get With The Guidelines - Resuscitation Investigators I. Survival trends in pediatric in-hospital cardiac arrests: an analysis from get with the guidelines. Resusc Circ Cardiovasc Qual Outcomes. 2013;6(1):42-9.
10. Bahr J, Klingler H, Panzer W, Rode H, Kettler D. Skills of lay people in checking the carotid pulse. Resuscitation. 1997;35:23-6.
11. Eberle B, Dick WF, Schneider T, Wisser G, Doetsch S, Tzanova I. Checking the carotid pulse check: diagnostic accuracy of first responders in patients with and without a pulse. Resuscitation. 1996;33:107-16.

12. Zuercher M, Hilwig RW, Ranger-Moore J, Nysaether J, Nadkarni VM, Berg MD, et al. Leaning during chest compressions impairs cardiac output and left ventricular myocardial blood flow in piglet cardiac arrest. Crit Care Med. 2010;38:1141-6.
13. American Heart Association. Destaques das Diretrizes de RCP e ACE; 2020. Disponível em https://cpr.heart.org/-/media/cpr-files/cpr-guidelines-files/highlights/hghlghts_2020eccguidelines_portuguese.pdf
14. Morley RE, Ludemann JP, Moxham JP, Kozak FK, Riding KH. Foreign body aspiration in infants and toddlers: recent trends in British Columbia. J Otolaryngol. 2004;33:37-41.
15. Meaney PA, Bobrow BJ, Mancini ME, Christenson J, de Caen AR, Bhanji F, et al. CPR Quality Summit Investigators, the American Heart Association Emergency Cardiovascular Care Committee, and the Council on Cardiopulmonary, Critical Care, Perioperative and Resuscitation. Cardiopulmonary resuscitation quality: [corrected] improving cardiac resuscitation outcomes both inside and outside the hospital: a consensus statement from the American Heart Association. Circulation. 2013;128(4):417-35.
16. Fernández-Ruiz, I. Drone delivery of defibrillators for sudden cardiac arrest could shorten response times. Nat Rev Cardiol. 2021.

Capítulo 2

Suporte básico de vida no adulto

Mildred Patrícia Ferreira da Costa
Agnaldo Píscopo

PONTOS-CHAVE

- A realização precoce da ressuscitação cardiopulmonar por socorristas leigos e no uso do desfibrilador externo automático pelo acesso público à desfibrilação contribuem para o êxito na ressuscitação.
- Em unidades de saúde, todos os pacientes suspeitos ou portadores de Covid-19 que estejam sob maior risco de deterioração aguda ou parada cardiorrespiratória devem ser monitorados e atendidos pelos times de resposta rápida.
- Antes de iniciar qualquer atendimento, o profissional de saúde deve avaliar a segurança, a situação e a cena (3S: *safe, situation, scene*).

Introdução

A morte súbita cardíaca ainda lidera as causas de parada cardiorrespiratória em muitas partes do mundo, considerada um problema de saúde pública agravado durante a pandemia de Covid-19.

Anualmente há registros de mais de 135 milhões de mortes de origem cardiovascular e aumento da prevalência de doença da artéria coronária a despeito das medidas preventivas. A incidência de parada cardíaca fora do hospital varia de 20 a 140 por 100 mil pessoas, e os índices de sobrevivência variam de 2 a 11% em todo o mundo.[1,2]

Uma revisão sistemática com metanálise dos últimos 40 anos de pesquisas sobre o retorno da circulação espontânea (RCE) mostra uma baixa incidência de RCE com 29,7% de sobrevivência à admissão hospitalar, 22% à alta, 8,8% de um mês de sobrevida e 7,7% de sobrevida após um ano. Os maiores índices de sobrevivência foram observados em pacientes com parada cardíaca presenciada fora do hospital que receberam reanimação cardiopulmonar (RCP) por leigos que presenciaram o evento. De acordo com as estatísticas, a sobrevivência à alta hospitalar foi significantemente maior entre os pacientes que receberam RCP fora do hospital.[3,4]

O ponto fundamental que contribui para o êxito na ressuscitação está fundamentado na realização precoce da RCP por socorristas leigos e no uso do desfibrilador externo automático (DEA) pelo acesso público à desfibrilação. Apesar da melhora nos índices, somente 39,2% dos adultos receberam RCP por socorristas leigos e 11,9% tiveram acesso ao DEA de acesso público. Os índices de sobrevivência a uma PCR fora do hospital mostram alta variação em diferentes regiões dos Estados Unidos.[5]

Apesar de ainda não dispormos de estatísticas robustas a respeito, estima-se que, no Brasil, ocorram cerca de 200 mil paradas cardíacas por ano, considerando os casos ocorridos fora e dentro do hospital.[6]

A partir de estimativas obtidas por regressão linear entre as avaliações dos médicos e os dados do Sistema de Informação de Mortes do Ministério da Saúde, a incidência de morte súbita cardíaca na Região Metropolitana de São Paulo foi de 21.270 casos anuais.[5] A projeção desses achados para toda a população brasileira implicaria em 366.613 casos de morte súbita cardíaca ao ano.[7]

Na cidade de Belo Horizonte, registrou-se um aumento proporcional de 33% nos óbitos domiciliares em março de 2020 em relação aos períodos anteriores, em pesquisa de atendimento de paradas cardiorrespiratórias extra-hospitalares (PCR-EH) pelo SAMU. Esse aumento de casos de PCR-EH foi atribuído às infecções por Covid-19 e ao possível aumento de pacientes com síndrome coronariana aguda que não se dirigiram imediatamente aos serviços de emergência.[8]

A proporção de paradas cardíacas em casa aumentou muito, especialmente no período de *lockdown*, e o atendimento precoce realizado por leigos tem importância de destaque para melhores resultados nesse contexto.[8]

A parada cardiorrespiratória é a interrupção súbita e inesperada da atividade ventricular útil e da respiração em indivíduo com expectativa de recuperação da função cardiopulmonar e cerebral, não portador de doença em fase terminal.

A RCP compreende manobras básicas e avançadas para o restabelecimento das funções vitais, e essas ações estão sintetizadas na cadeia de sobrevivência do adulto, que corresponde a seis elos:

- Reconhecimento rápido da parada cardíaca e acionamento imediato do serviço médico de emergência.
- RCP precoce com ênfase nas compressões.
- Rápida desfibrilação caso indicada.
- Suporte avançado de vida efetivo.
- Cuidados integrados pós-parada.
- Recuperação.[6,7,9]

O suporte básico de vida (SBV) corresponde aos três elos iniciais da cadeia de sobrevivência e é a base para salvar vidas após uma parada cardiorrespiratória. Esses esforços devem ser empregados como a etapa inicial da ressuscitação em qualquer ambiente, desde o pré-hospitalar até em cenários de alta tecnologia, sendo considerado determinante nos resultados.

As Diretrizes 2010, corroboradas pelas Diretrizes 2015 e 2020 da Aliança Internacional dos Comitês de Ressuscitação (AHA/ILCOR), apresentaram uma modificação na sequência do suporte básico de vida e, priorizando as compressões torácicas, substituiu o ABCD primário por CABD: compressões torácicas; abertura das vias aéreas; boa ventilação e desfibrilação.[7,9]

As etapas no atendimento básico da parada cardíaca diferem quando realizado por profissionais de saúde, leigos treinados e leigos não treinados. As mudanças foram propostas com o objetivo de simplificar o aprendizado das técnicas e estimular o público leigo a realizar manobras de ressuscitação.[9, 10]

Suporte básico de vida no adulto realizado por profissionais de saúde

O SBV de adultos, quando realizado por profissionais de saúde, contempla a verificação de pulso carotídeo, ação não recomendada no algoritmo simplificado de SBV para leigos.

Segurança da cena

Antes de iniciar qualquer atendimento, o profissional de saúde deve avaliar a segurança, a situação e a cena (3S: *Safe, Situation, Scene*).[11] A avaliação da cena se dá pela observação de familiares e circunstantes, ambiente e impressão do local. A cena deve estar segura para os profissionais e para o paciente. Sempre que a cena estiver insegura, o atendimento não deve ser iniciado, pois quando um socorrista se torna uma vítima, não terá mais condições de atender. Todo paciente em situação perigosa deve ser retirado para uma área segura por um profissional treinado para isso, antes de se iniciar a avaliação e o tratamento.[9,10,11]

A avaliação da segurança, situação e cena não se restringe ao ambiente extra-hospitalar, sendo útil na previsão e provisão de recursos humanos e materiais ao considerar o ambiente do hospital em que a vítima se encontra (centro cirúrgico, unidade de internação, UTI, paciente em posição prona ou outro posicionamento específico). Essa avaliação inicial demandará tomada de decisões e acionamentos da equipe de modos distintos.

Os riscos para segurança que devem ser considerados incluem fogo, fios elétricos caídos, árvores caídas, inundações, desmoronamento, vazamento de gás no local, explosivos, materiais perigosos, fluidos corporais, armas, tráfego de veículos, agressor no local, cenas de violência no local.[11]

As informações sobre a segurança da cena são fundamentais para que o serviço de atendimento médico de emergência acionado envie os recursos adequados ao local.

Considerando a pandemia de Covid-19, a avaliação da segurança perpassa pela consideração dos riscos de contaminação dos socorristas por aerossóis e tomada de medidas preventivas.

Em casos suspeitos ou confirmados de Covid-19 em ambiente extra-hospitalar, as vias aéreas da vítima não devem ser abertas e o socorrista sem EPI não deverá aproximar sua face do nariz e da boca da vítima.[12] Além disso, com o objetivo de evitar a disseminação de aerossóis no ambiente, o socorrista deverá colocar uma máscara facial ou uma toalha/pano cobrindo a boca e o nariz da vítima antes de iniciar compressões torácicas. Após fornecer compressões torácicas, socorristas leigos devem lavar as mãos imediatamente com água e sabão ou desinfetar as mãos com solução alcoólica a 70% e procurar uma unidade de saúde para rastreamento de Covid-19.[12]

No atendimento realizado por profissionais de saúde, o risco de contaminação por Covid-19 sempre deve ser avaliado considerando-se a prevalência e a apresentação do paciente (histórico de contato com portador de Covid-19, sintomas de Covid-19), e o uso de EPI por profissionais deve ser assegurado.[13] Os riscos associados com a RCP em pacientes com Covid-19 relacionam-se aos mecanismos de transmissão de SARS-CoV-2 por secreções respiratórias, tanto as que são provenientes diretamente dos pacientes como de algumas superfícies por até 72 horas.[12]

A geração de aerossol pelas compressões torácicas é plausível, pois a técnica produz um volume corrente pequeno, porém mensurável, o que permite considerar as compressões torácicas de forma similar a algumas técnicas de fisioterapia respiratória associadas à geração de aerossol. Além disso, a pessoa que realiza as compressões permanece próxima às vias aéreas do paciente. A revisão sistemática da ILCOR 2021 não identificou evidências de que a desfibrilação produza aerossóis, e o uso de pás adesivas de desfibrilação permite o procedimento sem contato direto entre operador e paciente.[14]

Em circunstâncias fora da pandemia de Covid-19, o risco para quem realiza a RCP é muito baixo, entretanto, o atual contexto epidemiológico requer uma avaliação criteriosa dos riscos profissionais e medidas preventivas de contaminação.[14]

Reconhecimento da parada cardíaca

A abordagem inicial para o reconhecimento da parada cardíaca começa com a avaliação da resposta da vítima a um verbal intenso e outro estímulo tátil nos ombros.

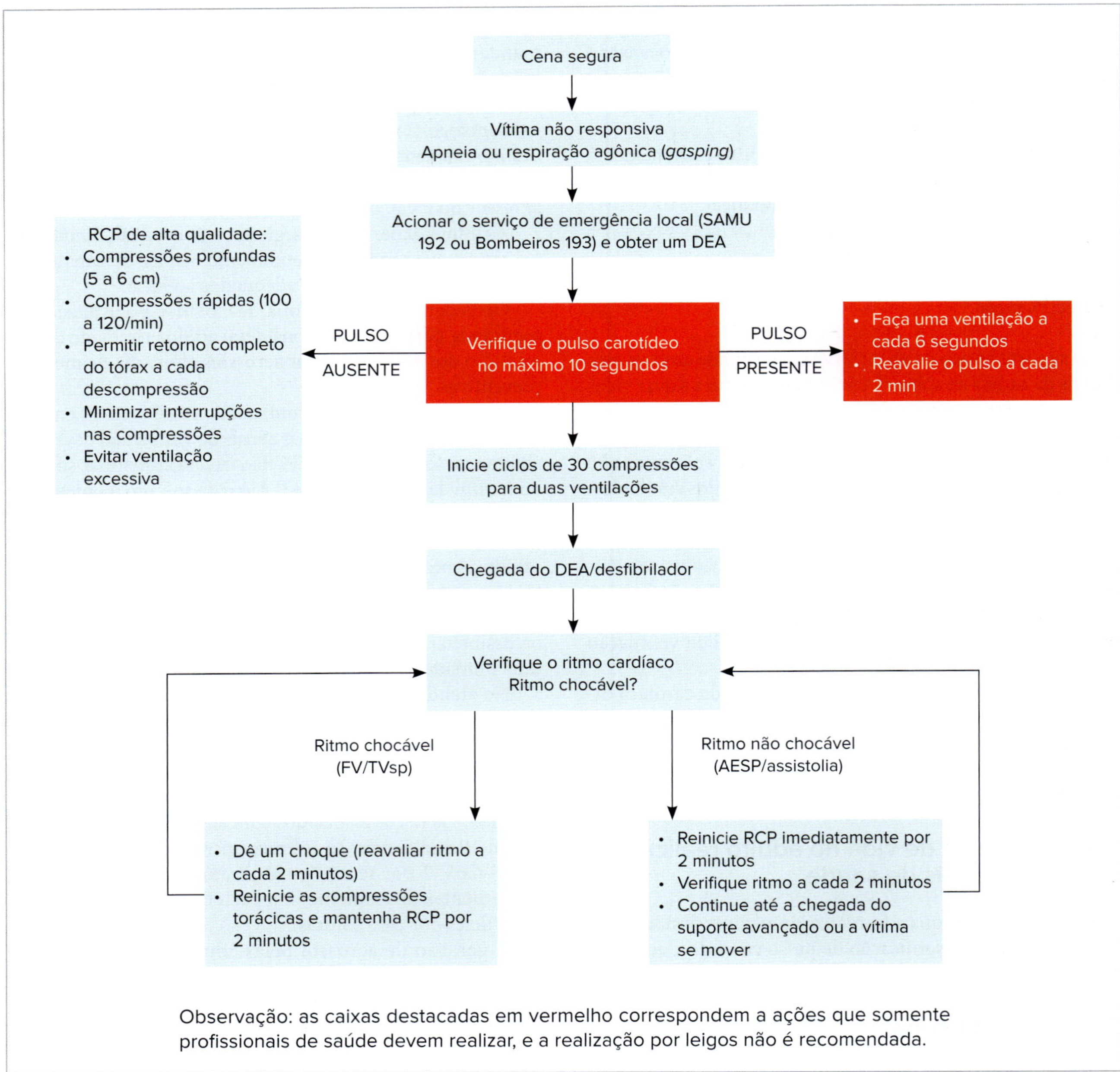

FIGURA 1

Algoritmo de suporte básico de vida (SBV) adulto para profissionais de saúde.

AESP: atividade elétrica sem pulso; DEA: desfibrilador externo automático; RCP: ressuscitação cardiopulmonar; FV/TV: fibrilação ventricular/taquicardia ventricular.

Fonte: adaptada de: Panchal et al., 20209.

Ao identificar ausência de resposta a esses estímulos, um socorrista leigo deve observar se há movimentação torácica normal de respiração.

A respiração agônica (*gasping*) não deve ser considerada normal, devendo o socorrista, neste caso, considerar que a vítima não respira.[4,7,9]

Os profissionais de saúde devem avaliar a presença de respiração normal e pulso carotídeo simultaneamente durante 10 segundos. Caso o profissional de saúde não perceba a pulsação ou fique em dúvida, deve considerar a vítima em parada cardíaca e iniciar as manobras de reanimação (classe IIa, LOE C).[6,7,9]

Acionamento do serviço médico de emergência

Ao identificar uma vítima inconsciente e em apneia, deve-se imediatamente solicitar um desfibrilador externo automático

(DEA) nas proximidades e acionar o serviço médico de emergência pré-hospitalar local. O número de acesso ao Serviço de Atendimento Móvel de Urgência (SAMU) é 192, e o do Corpo de Bombeiros, 193, e podem ser acionados gratuitamente de qualquer telefone, fixo ou móvel.

Caso o socorrista esteja sozinho com uma vítima adulta, deve deixar o local em busca de socorro imediato. Entretanto, sempre que houver mais uma pessoa no local, o socorrista deve incumbi-la de acionar o serviço médico de emergência e buscar um DEA, enquanto inicia o atendimento de urgência.[7]

O tempo de resposta para a chegada de um DEA ao local de uma PCR é crucial para o prognóstico da vítima. Quanto mais precocemente a vítima for desfibrilada (caso haja um ritmo chocável), melhores serão as chances de sobrevida.[7,10] Portanto, quem aciona o serviço médico de emergência deve colaborar para que informações precisas sobre o local, número e condições de vítimas, segurança da cena, presença de socorrista treinado em RCP no local sejam passadas ao atendente da Central de Regulação do SAMU ou bombeiros.

RCP precoce com ênfase nas compressões

Após identificar a PCR e ter acionado o serviço médico de emergência, o profissional de saúde posicionará a vítima em decúbito dorsal, em uma superfície rígida e plana. O melhor local para atendimento básico de uma parada cardíaca fora do hospital é o chão.

Antes de iniciar as compressões, o socorrista deve expor o tórax da vítima, deixando-o desnudo, de modo a identificar corretamente a localização do esterno e linha intermamária.[7]

O socorrista deve posicionar-se de joelhos ao lado da vítima, na altura do tórax, manter os joelhos afastados para melhor estabilidade postural, estender seus braços e entrecruzar as mãos. Posicionar seus ombros e braços estendidos a 90° sobre o esterno da vítima, de modo que apenas a área de maior apoio das mãos, localizada exatamente entre as regiões tenar e hipotenar, toque o terço inferior do esterno no centro do tórax da vítima.[7]

A correta posição das mãos tem importância na prevenção de fraturas durante as compressões torácicas. A mão do socorrista nunca deve ficar espalmada sobre o tórax, restringindo a completa descompressão, e os dedos entrelaçados não devem tocar o tórax da vítima. O cuidado no posicionamento das mãos tem duas implicações na ressuscitação: evitar lesões na vítima e otimizar a compressão. Toda força deverá seguir o vetor vertical, de modo que a energia mecânica seja dirigida somente ao esterno.

Um socorrista adequadamente posicionado pode oferecer compressões torácicas de melhor qualidade e retardar a fadiga muscular.[4,7,9]

A qualidade das compressões é o principal componente da ressuscitação (classe I, LOE B), porque a perfusão depende exclusivamente das compressões.[4,7,9]

A mudança na sequência do suporte básico de vida de ABCD para CABD e a ênfase nas compressões torácicas precoces e de alta qualidade tiveram como base garantir perfusão coronária e cerebral o mais precocemente possível.[5,7]

As compressões torácicas consistem na aplicação de pressão forte e rítmica sobre a metade inferior do esterno. Essas compressões geram fluxo sanguíneo pelo aumento da pressão intratorácica e compressão direta sobre o coração, permitindo a perfusão do miocárdio e do cérebro.[7]

A correta realização das compressões torácicas requer várias habilidades, portanto, o treinamento frequente é importante.

O esterno de um adulto deve ser comprimido pelo menos 5 cm e no máximo (classe IIb, LOE C), assegurando igual tempo de compressão e descompressão (classe IIB, LOE B), permitindo que o tórax retorne totalmente após cada compressão. O retorno completo permite uma diástole adequada, propiciando enchimento ventricular e perfusão coronária. A boa perfusão coronária é fundamental para melhores resultados da ressuscitação.[4,7,9,14]

Em estudos de RCP em humanos em ambientes pré e intra-hospitalares, o retorno incompleto do tórax foi frequente, sobretudo quando os socorristas estavam fatigados. O retorno incompleto do tórax durante a RCP no SBV esteve associado a altas pressões intratorácicas e significativa instabilidade hemodinâmica, incluindo diminuição na perfusão coronária, índice cardíaco, fluxo sanguíneo ao miocárdio e perfusão cerebral.[4,7,9,15,16]

O número de compressões torácicas realizadas por minuto é um determinante importante do retorno da circulação espontânea e sobrevivência com preservação neurológica.[7,15,16,17]

Estudos que avaliaram a qualidade da RCP apontaram que quando as compressões foram realizadas com uma frequência acima de 120/min, a profundidade se manteve inadequada em 70% dos casos ($p < 0,001$).[9]

No SBV, as compressões devem ser sincronizadas às ventilações quando em vítimas que não estejam intubadas e quando realizadas por profissionais de saúde. A relação de 30 compressões para duas ventilações evita a distensão gástrica e o risco de broncoaspiração, pois as ventilações são realizadas quando o tórax está relaxado, não requerendo pressões e volumes altos.[5,7] A tentativa de ventilação enquanto é realizada compressão torácica predispõe o socorrista a insuflar com mais força para vencer a resistência torácica, o que leva à insuflação e distensão gástrica, potencializando o risco de regurgitação e broncoaspiração de conteúdo gástrico.

Caso o SBV seja iniciado em um paciente que esteja com via aérea invasiva, as compressões torácicas são contínuas, com frequência entre 100 e 120/min, e as ventilações com bolsa-válvula-máscara devem ser realizadas na frequência de 10/min, realizando uma ventilação a cada 6 segundos, com baixos volumes (aproximadamente 500 a 600 mL), o suficiente para expandir o tórax. Caso o paciente esteja sob ventilação mecânica, o ventilador deve ser desacoplado, o sensor de capnografia mantido e as ventilações, realizadas somente com bolsa-válvula-máscara.[7]

Em pacientes com suspeita ou confirmação de Covid-19, essa recomendação se modifica: se a via aérea invasiva for supraglótica, deve-se manter o padrão de 30 compressões para duas ventilações. Em pacientes com Covid-19 intubados, deve-se manter a ventilação mecânica durante a RCP.[12,13,14]

A cada cinco ciclos de 30 compressões para duas ventilações ou aproximadamente 2 minutos, é mandatória a troca do compressor, em razão de fadiga e queda na qualidade das compressões.[7,11] No entanto, caso o profissional sinta-se cansado antes desse tempo, deve trocar de função, de modo a prevenir a diminuição da qualidade das compressões (classe IIa, LOE B).[6] Deve-se considerar também a troca do compressor durante uma intervenção em que seja extremamente necessária a pausa nas compressões, como, por exemplo, a análise do ritmo pelo DEA, ou entrega do choque.[7]

Abertura das vias aéreas por profissionais de saúde e suporte ventilatório

O profissional de saúde deve usar a técnica da inclinação da cabeça e elevação do queixo para abrir as vias aéreas de pacientes quando não há suspeita de trauma de crânio ou cervical. Para vítimas em PCR e suspeitas de trauma cervical, o profissional de saúde deve inicialmente estabilizar de forma manual o pescoço ao invés de utilizar equipamentos de imobilização, como o colar cervical e *head block* (classe IIB, LOE C).[6]

Na suspeita de trauma, o método de escolha para abertura das vias aéreas é por meio da projeção anterior da mandíbula, mantendo a cabeça em posição neutra. No entanto, se essa manobra não for suficiente para abrir a via aérea, deverá mudar para a técnica de inclinação da cabeça e elevação do queixo (classe IIB LOE C), visto que garantir a ventilação é uma das prioridades da RCP (classe I LOE C).[6]

Em pacientes portadores de Covid-19, a ventilação deve ser assegurada por dois socorristas, usando duas mãos para fixar fortemente a máscara à face da vítima (técnica de C e E). O segundo socorrista fará a compressão da bolsa de ventilação. Uma alternativa é manter o socorrista das vias aéreas segurando a máscara sem afrouxá-la e o que realiza as compressões aperta a bolsa após realizar 30 compressões. Essa recomendação é fundamental para evitar a formação de aerossol.[12-14]

O uso de um filtro HEPA (*high-efficiency particulate air*) ou HME (*heat and moisture exchanger*) entre a bolsa e a máscara minimiza a aerossolização dos vírus.[12-14]

Após a adequada abertura das vias aéreas, o profissional de saúde realizará as duas ventilações iniciais. Essa etapa requer muita habilidade e treinamentos frequentes, visto que o tempo máximo de interrupção das compressões torácicas para abertura de vias aéreas e ventilações não pode exceder 10 segundos.[4,6,7,9]

O objetivo primário da ventilação assistida durante a RCP é garantir a oxigenação, e o secundário, a eliminação do CO_2. No entanto, nos primeiros minutos de uma parada cardíaca súbita por fibrilação ventricular, as ventilações de resgate não são tão fundamentais como as compressões. Isso porque o oxigênio contido no sangue arterial não circulante permanece inalterado até que as manobras de ressuscitação iniciem. Para vítimas em parada cardíaca prolongada, as ventilações e compressões são igualmente importantes, do mesmo modo que para vítimas de parada cardíaca por asfixia, pois já estavam hipoxêmicas no início da parada.[6]

Se um profissional de saúde iniciar o atendimento como socorrista solitário, deverá utilizar um dispositivo de barreira para realizar as ventilações ou uma máscara acoplada a uma válvula unidirecional com filtro (*pocket mask*). Dessa forma, permanecerá no mesmo posicionamento em que estava realizando as compressões torácicas, inclinando seu corpo em direção à cabeça da vítima para abrir as vias aéreas, acoplar a máscara ou dispositivo de barreira e soprar durante 1 segundo enquanto observa a elevação do tórax.

Caso haja dois profissionais na abordagem inicial, um deve se posicionar ao lado do tórax da vítima para realizar as compressões e o outro à altura da cabeça, em posição cefálica, para realizar as ventilações com dispositivo bolsa-válvula-máscara. A troca de funções acontecerá a cada cinco ciclos de 30:2 ou aproximadamente 2 minutos.

O uso do dispositivo bolsa-válvula-máscara requer treinamento e competência, pois, como propicia ventilação com pressão positiva, se não for bem utilizado, poderá causar distensão gástrica e suas complicações.

O profissional de saúde deve, sempre que possível, utilizar esse dispositivo com reservatório de oxigênio e alto fluxo, em torno de 10 a 12 L/min.

Estudos realizados com adultos anestesiados e com perfusão normal sugerem que um volume corrente de 8 a 10 mL/kg mantém em taxas normais a oxigenação e eliminação de CO_2. Durante a RCP, o débito cardíaco encontra-se cerca de 25 a 33% do normal, então a troca gasosa também está diminuída, consequentemente, uma ventilação minuto menor (frequência ventilatória e volumes menores) pode manter uma ventilação e oxigenação efetivas. Por essa razão, durante a RCP, um volume corrente entre 500 e 600 mL (6 a 7 mL/kg) deveria ser suficiente, e trata-se de um volume compatível com elevação torácica em pacientes sem baixa complacência pulmonar (classe IIa LOE B).[6]

O profissional de saúde deve atentar-se ao fato de que grandes volumes ventilatórios, acima de 700 mL, aumentam a pressão intratorácica, diminuindo o retorno venoso ao coração, o enchimento das câmaras cardíacas e, consequentemente, o volume ejetado durante as compressões, com importante impacto na hemodinâmica, aumentando a mortalidade.[18]

Caso o socorrista opte por realizar ventilações boca a boca, por considerar seguro, deve posicionar-se paralelamente ao tórax da vítima, abrir as vias aéreas, ocluir as narinas utilizando o polegar e o indicador, fazer uma inspiração normal, abrir a boca da vítima e realizar um selo com sua boca, e somente então soprar por 1 segundo, o suficiente para a elevação do tórax. Entre uma ventilação e outra, o profissional mantém as vias aéreas abertas e libera a pressão nas narinas enquanto realiza nova inspiração. A maior dificuldade encontrada nessa técnica é a correta abertura das vias aéreas. Caso na primeira insuflação não haja elevação torácica, deve-se reposicionar a cabeça da vítima otimizando a abertura das vias aéreas.[6]

Outras opções de ventilação incluem a ventilação boca-nariz quando há impossibilidade de abertura da boca, e a ventilação boca-estoma em pacientes traqueostomizados.

O uso rotineiro da pressão cricoide em adultos em parada cardíaca não é recomendado (classe III, LOE B).[6]

Desfibrilação precoce

A fibrilação ventricular (FV) é um ritmo frequente e tratável em paradas cardíacas presenciadas, especialmente fora do ambiente hospitalar, e por isso todos os profissionais de saúde devem estar preparados para usar um DEA.[6, 19]

Os índices de sobrevivência para vítimas de FV são maiores quando a parada é presenciada e o socorrista inicia imediatamente a RCP, e o primeiro choque é entregue em até 3 a 5 minutos da parada.[4, 6, 17] A desfibrilação é o tratamento de escolha para vítimas de FV em qualquer situação, como aquelas em que a parada cardíaca é presenciada fora do ambiente hospitalar ou quando o paciente internado está com monitorização cardíaca (classe I, LOE A).[6]

A desfibrilação precoce é crítica para a sobrevivência à morte súbita cardíaca por vários motivos: o ritmo inicial mais frequente em parada cardíaca presenciada fora do hospital é a FV, o tratamento efetivo para a FV é a desfibrilação, a probabilidade de êxito na desfibrilação diminui rapidamente com o passar do tempo e a FV tende a deteriorar para assistolia com o passar do tempo.[6,20]

Os índices de sobrevivência a uma parada cardíaca presenciada diminuem a cada minuto que passa entre o colapso e a desfibrilação. Se a RCP não for realizada, os índices de sobrevivência caem entre 7 e 10% para cada minuto sem desfibrilação. No entanto, quando o socorrista realiza a RCP enquanto outro providencia a desfibrilação, a diminuição nas taxas de sobrevivência é mais gradual e está entre 3 e 4% por minuto do colapso à desfibrilação.[6,20]

A associação de RCP precoce e desfibrilação precoce pode dobrar ou triplicar as taxas de sobrevivência. A RCP prolonga o tempo de FV, retarda a degeneração para assistolia e amplia a janela de tempo em que a desfibrilação pode ocorrer.[6,20]

Quando a FV se prolonga por mais do que poucos minutos, há depleção de oxigênio e substratos metabólicos do miocárdio. Um breve período de compressões torácicas antes da desfibrilação pode fornecer oxigênio e substratos energéticos, aumentando a possibilidade de o choque reverter a FV e o retorno de um ritmo que gere perfusão, isto é, o retorno da circulação espontânea.[6,20]

A RCP deve ser mantida enquanto o DEA estiver sendo ligado, e as pausas são aceitáveis somente para análise do ritmo e entrega do choque (classe I, LOE B).[6,20]

Os desfibriladores modernos estão classificados de acordo com dois tipos de formas de onda: monofásicas e bifásicas. A forma de onda bifásica é a mais frequente em desfibriladores convencionais e DEA vendidos atualmente, e os níveis de energia variam conforme o modelo do equipamento e do fabricante.[20]

A carga deve ser utilizada conforme a recomendação do fabricante (classe I, LOE B). No caso de formas de onda monofásicas, a carga recomendada para tratar uma FV é de 360 J. Quando um desfibrilador bifásico estiver sendo utilizado, pode-se optar por cargas entre 120 e 200 J. Na dúvida sobre qual forma de onda tem o desfibrilador, recomenda-se o choque inicial com a carga máxima (classe IIb, LOE C).[6, 20]

As formas de onda bifásicas são mais seguras e têm eficácia equivalente ou superior às formas de onda monofásicas em reverter uma FV. Na ausência de desfibriladores bifásicos, os desfibriladores monofásicos são aceitáveis (classe IIb, LOE B).[20]

Não há evidências fortes o suficiente para recomendar o uso de carga fixa ou escalonada para a desfibrilação. Entretanto, com base na evidência disponível, recomenda-se o uso da mesma carga nos choques subsequentes. Caso disponíveis, níveis mais altos de energia podem ser considerados (classe IIb, LOE B).[20]

O posicionamento das pás adesivas do DEA não altera sua efetividade, independentemente de ser alocado na posição anterolateral, anteroposterior, anterior – infraescapular esquerdo, anterior direito – infraescapular. Portanto, qualquer uma dessas quatro posições é aceitável para desfibrilação (classe IIa, LOE B).[20] Entretanto, pela facilidade de colocação e ensino, a posição padrão anterolateral é aceitável (classe IIa, LOE C).[20] Dependendo das características individuais de cada paciente, como pelos em excesso, cateter ou marca-passo implantáveis, *piercing*, as posições alternativas das pás podem ser consideradas. Os eletrodos devem ser posicionados afastados do marca-passo ou de adesivos de medicação transdérmica.

No caso de a vítima estar submersa, deve ser retirada da água e secar-se o tórax antes de aplicar o DEA. Nos pacientes diaforéticos, também é recomendável secar o tórax, pois o suor prejudica a boa aderência dos eletrodos à pele.[20]

O DEA pode ser utilizado com segurança em vítimas sobre o gelo e neve.[20]

Os DEA são equipamentos de fácil manuseio, bastando o operador ligá-los e seguir as instruções fornecidas por um comando de voz. Independente da marca ou modelo do DEA, as etapas de operação são basicamente as mesmas: ligar o DEA, aderir os eletrodos descartáveis de desfibrilação ao tórax exposto do paciente, conectar o cabo do eletrodo descartável ao DEA, assegurar que ninguém toque na vítima para evitar interferências na leitura do ritmo cardíaco pelo DEA, reiniciar as compressões enquanto o equipamento carrega o choque, afastar todos do paciente, avisar em voz alta que o choque será liberado e certificar-se visualmente de que não há ninguém em contato com a vítima e, com segurança, apertar o botão para liberar o choque assim que indicado pelo aparelho. Após a entrega do choque, as compressões torácicas devem ser reiniciadas imediatamente.

Passagem dos cuidados à equipe de suporte avançado

A transição dos cuidados de suporte básico à equipe de suporte avançado de vida deve ser feita de maneira organizada, de modo a não haver interrupções nas compressões torácicas. É recomendável que a troca dos socorristas ocorra no momento previsto de término de ciclo.

O socorrista ou equipe de suporte básico de vida deverá informar a equipe de suporte avançado sobre as ações realizadas e dados disponíveis sobre a vítima.

O DEA não deverá ser retirado ou desligado enquanto a equipe de suporte avançado não monitorizar a vítima com o desfibrilador convencional.

O papel do leigo na RCP

A maioria dos casos de morte súbita cardíaca acontece fora do ambiente hospitalar e pode acometer as pessoas em casa, no trabalho, nos locais de lazer ou nas vias públicas. Considerando isso, o leigo tem um importante papel no prognóstico dessas vítimas ao iniciar precocemente a RCP e utilizar o Algoritmo Simplificado do SBV proposto nas Diretrizes 2010 da AHA.

Leigos treinados em RCP podem realizar compressões e ventilações caso se sintam seguros para tal, ou realizar somente compressões torácicas.[6]

Leigos não treinados devem realizar somente compressões torácicas e seguir as recomendações do atendente telefônico do serviço de atendimento pré-hospitalar.[6]

De qualquer modo, os leigos não devem ser ensinados a checar pulso para identificar a parada cardíaca. Profissionais de saúde também apresentam dificuldades para identificação da presença de pulso e também para estes a verificação de pulso não tem sido incentivada.[6]

Portanto, os leigos devem seguir um algoritmo simplificado de SBV adultos, em que, após certificar-se da segurança do local, devem chamar a vítima em voz alta e tocar firmemente em seus ombros. Se a vítima estiver responsiva irá falar, mover-se ou gemer.[6] Se ela permanece sem responder, o leigo deverá considerar que se trata de uma parada cardíaca e ligar para 192 (SAMU) ou 193 (bombeiros) para pedir ajuda.

O leigo deve ser orientado a iniciar as compressões torácicas em uma vítima em que o colapso foi presenciado, que pareça não respirar ou tenha respirações agônicas.

Após acionar o serviço de emergência, o leigo deverá posicionar-se ao lado da vítima com a mesma técnica descrita no SBV adultos e iniciar as compressões torácicas. Entretanto, recomenda-se a realização de compressões contínuas até a chegada de um profissional de saúde ou equipe de atendimento de emergência pré-hospitalar. Nessa situação, o atendimento se dará por compressões torácicas somente.

É fundamental a implementação de programas comunitários de capacitação de leigos para reconhecer uma parada cardíaca, acionar o serviço de emergência pré-hospitalar e realizar compressões torácicas.[9]

Apesar da evolução na legislação nacional sobre disponibilizar DEA em locais públicos de grande concentração de pessoas, ainda há muito a se fazer em termos de capacitação de leigos para atendimento à parada cardíaca. O desenvolvimento de legislação que prevê o ensino dessas habilidades nas escolas públicas e nos ambientes de trabalho poderá trazer resultados positivos no prognóstico de vítimas de morte súbita, visto o comprovado benefício da RCP associada a desfibrilação precoces.

O trabalho em equipe durante a ressuscitação

A união de esforços, de modo organizado e sistematizado, seja de leigos ou profissionais de saúde que trabalham em atendimento pré-hospitalar, durante o SBV de adultos pode trazer contribuições nos resultados com o paciente.

Quando há várias pessoas treinadas em SBV disponíveis para um atendimento é recomendável que as atribuições sejam divididas: enquanto uma pessoa aciona o serviço de emergência pré-hospitalar local, outra inicia as compressões, outra se posiciona para as ventilações, enquanto outra se encarrega de buscar e operar o DEA.[21] A sincronização das ações de modo harmônico diminui as interrupções nas compressões e otimiza a assistência.

Tradicionalmente, ensinava-se o SBV de maneira individual ou em duplas. Porém, hoje em dia abre-se uma nova perspectiva para o treinamento de SBV ser realizado também em equipe, com funções previamente estabelecidas e comunicação efetiva.

Suporte básico de vida em unidades de saúde

O SBV é a primeira etapa do atendimento a uma parada cardíaca e antecede o Suporte Avançado de Vida (SAV) em qualquer ambiente de atendimento.

Todos os pacientes que sofrem uma PCR receberão o SBV inicialmente, porém, o tempo de permanência no SBV até a migração para o SAV varia conforme o grau de complexidade da unidade em que o paciente se encontra.

A ocorrência de uma parada cardíaca em enfermarias ou unidades de internação requer um tempo maior de SBV, pois a chegada da equipe de código azul ou de apenas um médico e o carro de emergência pode levar vários minutos.

Em ambientes como UTI, CC, PS, laboratório de hemodinâmica em que o paciente na maioria das vezes está monitorizado e a equipe e materiais estão prontamente disponíveis, o período de SBV é curto e a transição para o SAV se dá rapidamente.

Entretanto, as etapas do SBV serão realizadas e devem ser monitoradas quanto à qualidade das compressões, independentemente do local de atendimento.

Independente da unidade hospitalar em que o paciente se encontra, o profissional de saúde que identificar uma parada cardíaca deve imediatamente ativar o código azul ou solicitar a equipe de enfermagem, médico e o carro de parada com desfibrilador.

A cama do paciente deverá ser abaixada ao máximo, as grades abaixadas, a cabeceira removida, colchões de ar devem ter as válvulas abertas para rápido esvaziamento. Os travesseiros, coxins e cobertores devem ser retirados de modo que o paciente possa ser posicionado em decúbito dorsal horizontal e a via aérea aberta.

Os profissionais devem usar EPI e assumir a posição adequada para iniciar a RCP sobre escadinha e colocar a prancha rígida sob o tórax da vítima.

Um membro da equipe deverá marcar o tempo e as ações realizadas.

Outro membro da equipe assume as ventilações com bolsa-válvula-máscara e oxigênio suplementar em alto fluxo, inserindo também uma cânula orofaríngea (Guedel).

O suporte básico de vida deve ser realizado com compressões torácicas de alta qualidade, e assim que o membro da equipe chegar com o carro de parada, o desfibrilador deverá ser ligado no modo DEA e as pás adesivas adaptadas ao tórax do paciente. A desfibrilação será realizada no modo DEA, portanto, somente se o desfibrilador, ao analisar o ritmo, indicar o choque.

As medidas básicas de reanimação, com RCP de alta qualidade e desfibrilação no modo DEA, devem ser prontamente iniciadas pela equipe de enfermagem até a chegada do médico ou equipe de código azul que darão continuidade ao Suporte Avançado de Vida.

Considerando que nas unidades de internação e enfermarias não há médicos nas 24h, o protocolo de Suporte Básico de Vida deve contemplar o uso de desfibriladores convencionais no modo DEA pelas enfermeiras. Isso propicia a desfibrilação precoce associada à RCP precoce, ações que efetivamente aumentam as taxas de retorno da circulação espontânea e sobrevida.

Especificidades do SBV a pacientes suspeitos ou portadores de Covid-19 em unidade de saúde

Em unidades de saúde, todos os pacientes suspeitos ou portadores de Covid-19 que estejam sob maior risco de deterioração aguda ou PCR devem ser monitorados e atendidos pelos times de resposta rápida (TRR).[21-23]

A segurança da equipe e do ambiente quanto ao risco de liberação de aerossóis deve ser uma preocupação constante e a adoção de precauções padrão e por aerossol é mandatória, com pronta disponibilidade de EPI no carro de emergência para minimizar o retardo no início do atendimento. Os EPI básicos incluem máscara N95, *face shield*, avental impermeável, gorro, luvas descartáveis de cano alto e óculos de proteção. A equipe não deve iniciar a RCP em um paciente suspeito ou confirmado de Covid-19 até que esteja totalmente paramentada. Ainda no contexto de proteção, deve-se restringir o número de pessoas no local de atendimento.[21-24]

A hipóxia é uma das principais causas de PCR nos pacientes portadores de Covid-19 e o acesso invasivo da via aérea deve ser priorizado, para isolamento, por menor probabilidade de geração de aerossóis e consequente menor contaminação da equipe, assim como por oferecer melhor padrão de ventilação/oxigenação. Excepcionalmente nesses pacientes, a intubação deve ser feita mediante pausa nas compressões torácicas, para proteção da equipe contra a formação de aerossóis, e pelo médico mais experiente nesse procedimento.[23, 24]

No Brasil, a instalação de dispositivos supraglóticos faz parte do escopo profissional de médicos e enfermeiros, podendo ser alternativa para o acesso às vias aéreas em unidades de suporte intermediário pré-hospitalar e nos atendimentos realizados por enfermeiros. Entretanto, a intubação traqueal nesses pacientes é preferível para reduzir a formação de aerossol.

Em pacientes que estão sob ventilação mecânica, deve-se manter o circuito fechado de ventilação e ajuste dos parâmetros do ventilador.

TABELA 1 Parâmetros do ventilador mecânico durante ressuscitação cardiopulmonar (RCP) em pacientes portadores de Covid-19

Modo	Assistido/controlado a volume 6 mL/kg predito do paciente
FiO_2	100%
Frequência respiratória	10 ventilações/minuto
Tempo inspiratório	1 segundo
Disparo (*trigger*) a fluxo	Desligar a sensibilidade ou –15 a –20
PEEP	0
Alarmes de volume corrente	Máximo e mínimo permitidos pelo equipamento
Alarmes de pressão	Máxima de 60 cmH_2O e mínima de 1 ou 0 cmH_2O
Alarmes de volume-minuto	Máximo e mínimo de cada aparelho
Alarme de tempo de apneia	60 segundos

Adaptado de Guimarães, et al., 2020[22].

Para os ventiladores que dispõem da função "RCP/PCR", seu acionamento ajusta automaticamente os parâmetros.

O uso de filtro HEPA está recomendado durante todas as fases da assistência ventilatória, mas em pacientes sob ventilação mecânica deve-se colocar um filtro após o tubo traqueal e outro na via do circuito expiratório.[21-24]

Os pacientes que estão em posição prona devem receber RCP no suporte básico inicialmente nessa posição, com as mãos comprimindo a região interescapular na altura de T7 a T10.[25]

As pás adesivas do desfibrilador devem ser colocadas em posição anteroposterior.

Ao final de cada atendimento de RCP, a equipe deve realizar o *debriefing*, ponderando os pontos de acerto e as necessidades de melhoria no trabalho em equipe.

Considerações finais

O suporte básico de vida é etapa relevante para o prognóstico de vítimas de parada cardiorrespiratória.

O empenho da equipe deve assegurar RCP de alta qualidade com segurança aos profissionais, especialmente no contexto da pandemia de Covid-19.

O fortalecimento dos esforços da comunidade leiga e científica no combate à morte súbita cardíaca contribuirá para melhores resultados de sobrevivência neurológica.

Referências bibliográficas

1. Ahern RM, Lozano R, Naghavi M, Foreman K, Gakidou E, Murray CJ. Improving the public health utility of global cardiovascular mortality data: the rise of ischemic heart disease. Popul Health Metr. 2011;9:8.

2. Berdowski J, Berg RA, Tijssen JG, Koster RW. Global incidences of out-of-hospital cardiac arrest and survival rates: systematic review of 67 prospective studies. Resuscitation. 2010;81:1479-87.
3. Yan S, Gan Y, Jiang N, et al. The global survival rate among adult out-of--hospital cardiac arrest patients who received cardiopulmonary resuscitation: a systematic review and meta-analysis. Critical Care. 2020;24:61.
4. Kiguchi T, Okubo M, Nishiyama C, et al. Out-of-hospital cardiac arrest across the world: first report from the International Liaison Committee on Resuscitation (ILCOR). Resuscitation. 2020.
5. Virani SS, Alonso A, Benjamin EJ, Bittencourt MS, Callaway CW, Carson AP, et al.; on behalf of the American Heart Association Council on Epidemiology and Prevention Statistics Committee and Stroke Statistics Subcommittee. Heart disease and stroke statistics – 2020 update: a report from the American Heart Association. Circulation. 2020;141:e139-e596.
6. Gonzalez MM, et al. I Diretriz de Ressuscitação Cardiopulmonar e Cuidados Cardiovasculares de Emergência da Sociedade Brasileira de Cardiologia: Resumo Executivo. Arq Bras Cardiol. 2013;100(2):105-13.
7. Pelxoto GL, Martlnelll Filho M, Costa R. Morte súbita no Brasil: soluções à vista? Rev Soc Cardiol Estado de São Paulo. 2013;23(1).
8. Guimarães NS, Carvalho TML, Machado-Pinto J, Lage R, Bernardes RM, Peres, ASS. Aumento de óbitos domiciliares devido a parada cardiorrespiratória em tempos de pandemia de COVID-19. Arq Bras Cardiol. 2021;116(2):266-71.
9. Panchal RA, Bartos JA, Cabañas JG, et al. Adult basic and advanced life support: 2020 AHA Guidelines for CPR and ECC. Circulation. 2020;142(suppl 2):S366-S468.
10. Berg AR, Hemphill R, Abella BS, Aufderheide TP, Cave DM, Hazinski MF, et al. 2010 American Heart Association Guidelines for Cardiopulmonary Resuscitation and Emergency Cardiovascular Care. Part 5: Adult Basic Life Support. Circulation. 2010;122:S685-S705.
11. Atendimento pré-hospitalar ao traumatizado / NAEMT (National Association of Emergency Medical Techinicians). Rio de Janeiro: Elsevier, 2009.
12. Ott M, Milazzo A, Liebau S, et al. Exploration of strategies to reduce
13. aerosol-spread during chest compressions: A simulation and cadaver
14. model. Resuscitation. 2020.
15. Nolan JP, Monsieurs KG, Bossaert L, Böttiger BW, et al. European Resuscitation Council COVID-19 guidelines executive summary on behalf of the European Resuscitation Council COVID-Guideline Writing Groups. Disponível em: https://pubmed.ncbi.nlm.nih.gov/32525022/. Acesso em: nov. 2021.
16. Perkins GD, Morley PT, Nolan JP, et al. International Liaison Committee on Resuscitation: COVID-19 consensus on science, treatment recommendations and task force insights. Resuscitation. 2020: 151:145-7.
17. Costa MPF. Retorno da circulação espontânea com uso de desfibrilador externo automático (DEA) em vítimas de parada cardiorrespiratória atendidas pelo SAMU do município de Araras no período de 2001 a 2007. Tese (Doutorado). Escola de Enfermagem da Universidade de São Paulo. São Paulo, 2007. 191p.
18. Costa MPF, Miyadahira AMK. Desfibriladores externos automáticos (DEA) no atendimento pré-hospitalar e acesso público à desfibrilação: uma necessidade real. O Mundo da Saúde. São Paulo: 2008 jan/mar;32(1):8-15.
19. Hansen CM, Wissenberg M, Weeke P, Ruwald MH, Lamberts M, Lippert FK, et al. Automated external defibrillators inaccessible to more than half of nearby cardiac arrests in public locations during evening, nighttime, and weekends. Circulation. 2013;128:2224-31.
20. McDonald CH, Heggie J, Jones CM, Thorne CJ, Hulme J. Rescuer fatigue under the 2010 ERC guidelines, and its effect on cardiopulmonary resuscitation (CPR) performance. Emerg Med J. 2013;30(8):623-7.
21. Orkin AM. Push heard, push fast, if you're downtown: a citation review of urban-centrism in American and European basic life support guidelines. Scand J Trauma, Resuscitation Emerg Med. 2013;21:32.
22. Stiell IG, et al. What is the role of chest compression depth during out-of-hospital cardiac arrest resuscitation? Crit Care Med. 2012;40(4):1192-8.
23. Bernoche C, Timerman S, Polastri TF, Giannetti NS, Siqueira AWS, Piscopo A, et al. Atualização da Diretriz de Ressuscitação Cardiopulmonar e Cuidados de Emergência da Sociedade Brasileira de Cardiologia – 2019. Arq Bras Cardiol. 2019;113(3):449-663.
24. Guimarães HP, Timerman S, Rodrigues RR, Corrêa TD, Schubert DUC, Freitas AP, et al. Posicionamento para ressuscitação cardiopulmonar de pacientes com diagnóstico ou suspeita de COVID-19 – 2020. Arq Bras Cardiol. 2020;114(6):1078-87.
25. World Health Organization (WHO). Clinical management of severe acute respiratory infection when novel coronavirus (2019-nCoV) infection is suspected. [Cited in 20 March 2020] Disponível em: https://www.who.int/emergencies/diseases/novel-coronavirus-2019. Acesso em: abr. 2021.
26. Simonds AK, Hanak A, Cjhatwin M, Morrell M, Hall A, Parker KH, et al. Evaluation of droplet dispersion during non-invasive ventilation, oxygen therapy, nebuliser treatment and chest physiotherapy in clinical practice: implications for management of pandemic influenza and other airborne infections. Health Technol Assess. 2010;14(46):131-72.
27. Barker J, Koeckerling D, West R. A need for prone position CPR guidance for intubated and non-intubated patients during the COVID-19 pandemic. Resuscitation. 2020;151:135-6.

Capítulo 3

Suporte avançado de vida

Thatiane Facholi Polastri
Sergio Timerman

PONTOS-CHAVE

- O protocolo no atendimento de uma parada cardiorrespiratória segue uma sequência lógica e fundamentada de condutas que melhoram as taxas de reversibilidade do processo inicial que desencadeou o evento.
- Protocolos e algoritmos internacionais permitem a padronização e a organização da assistência a fim de melhorar as taxas de sobrevivência.
- A PCR pode apresentar quatro ritmos: fibrilação ventricular (FV), taquicardia ventricular sem pulso (TVSP), atividade elétrica sem pulso (AESP) e assistolia.
- A sobrevida dos pacientes depende da integração do suporte básico de vida, do suporte avançado de vida e dos cuidados pós-ressuscitação.

A parada cardiorrespiratória (PCR) permanece como uma das emergências cardiovasculares de grande prevalência e com morbidade e mortalidade elevadas. Estima-se que, no mundo, 17 milhões de vidas são perdidas em decorrência das doenças cardiovasculares.[1] No Brasil (dados do Ministério da Saúde), as doenças do aparelho circulatório foram responsáveis por aproximadamente 364.132 mortes ocorridas em 2019.[2]

O principal ritmo de PCR em ambiente extra-hospitalar é a fibrilação ventricular (FV) e a taquicardia ventricular sem pulso (TVSP), chegando a quase 80% dos eventos, com bom índice de sucesso na reversão se prontamente tratados. Quando a desfibrilação é realizada de forma precoce, em até 3 a 5 minutos do início da PCR, a taxa de sobrevida é em torno de 50 a 70%. Em contrapartida, em ambiente intra-hospitalar, o ritmo de PCR mais frequente é a atividade elétrica sem pulso (AESP) ou assistolia, com pior prognóstico e baixas taxas de sobrevida, inferiores a 17%.[1]

Em razão da elevada mortalidade, a prevenção da PCR ainda é o fator mais importante na redução da mortalidade por doenças cardiovasculares. Nesse sentido, a avaliação especializada de pessoas com risco de morte súbita cardíaca, como a apresentação de fatores hereditários, riscos cardiovasculares ou doenças cardiovasculares, é recomendada. Já no ambiente hospitalar, os hospitais e clínicas devem ter uma política clara para a atendimento imediato de pacientes que apresentam sinais e sintomas de deterioração clínica, a fim de prevenir os eventos de PCR.[3]

O protocolo no atendimento de uma PCR segue uma sequência lógica e fundamentada de condutas que melhoram as taxas de reversibilidade do processo inicial que desencadeou o evento. A criação de protocolos e algoritmos internacionais permitiu a padronização e a organização da assistência a fim de melhorar as taxas de sobrevivência.

Os esforços da ressuscitação cardiopulmonar (RCP) compreendem duas etapas: suporte básico de vida e suporte avançado de vida. O primeiro compreende a fase inicial do atendimento: reconhecimento do evento de PCR (avaliação da responsividade), acionamento do serviço médico de emergência, avaliação do pulso e respiração simultaneamente, início das manobras de compressões torácicas e ventilações e desfibrilação precoce, por meio do uso do desfibrilador externo automático (DEA).

O suporte avançado de vida é a etapa seguinte, caracterizada por técnicas avançadas e invasivas para o manejo do paciente em PCR, por meio de dispositivos de via aérea avançada, acesso venoso e administração de drogas, identificação e tratamento das possíveis causas da PCR, a fim de proporcionar uma abordagem sistemática das ações realizadas, utilizando o ABCD primário. Por mais adequado e eficiente que seja um suporte avançado, se as ações de suporte básico não forem realizadas de maneira adequada, será extremamente baixa a possibilidade de sobrevivência de uma vítima de PCR.

O início do suporte avançado de vida ocorre quando o ritmo cardíaco é avaliado por meio do desfibrilador manual.

A PCR pode apresentar quatro ritmos: fibrilação ventricular (FV), taquicardia ventricular sem pulso (TVSP), atividade elétrica sem pulso (AESP) e assistolia. A sobrevida dos pacientes depende da integração do suporte básico de vida, do suporte avançado de vida e dos cuidados pós-ressuscitação. Para vítimas de FV/TVSP, a realização de RCP e a desfibrilação precoce têm demonstrado aumento significativo da sobrevida.

Já nas PCR em ritmos não chocáveis (AESP e assistolia), a ênfase é dada no diagnóstico e tratamento das causas reversíveis.

A Figura 1 sintetiza o atendimento da PCR de ritmos chocável e não chocável. É dada ênfase permanente na qualidade da RCP. As pausas durante as manobras de RCP devem ser minimizadas e restritas à checagem de ritmo, desfibrilação, checagem de pulso quando houver ritmo organizado e breve pausa para obtenção e confirmação de uma via aérea avançada. A monitoração da qualidade da RCP é recomendada e pode ser realizada por dispositivos mecânicos (*feedback* de RCP) que forneçam parâmetros como frequência e profundidade das compressões torácicas.

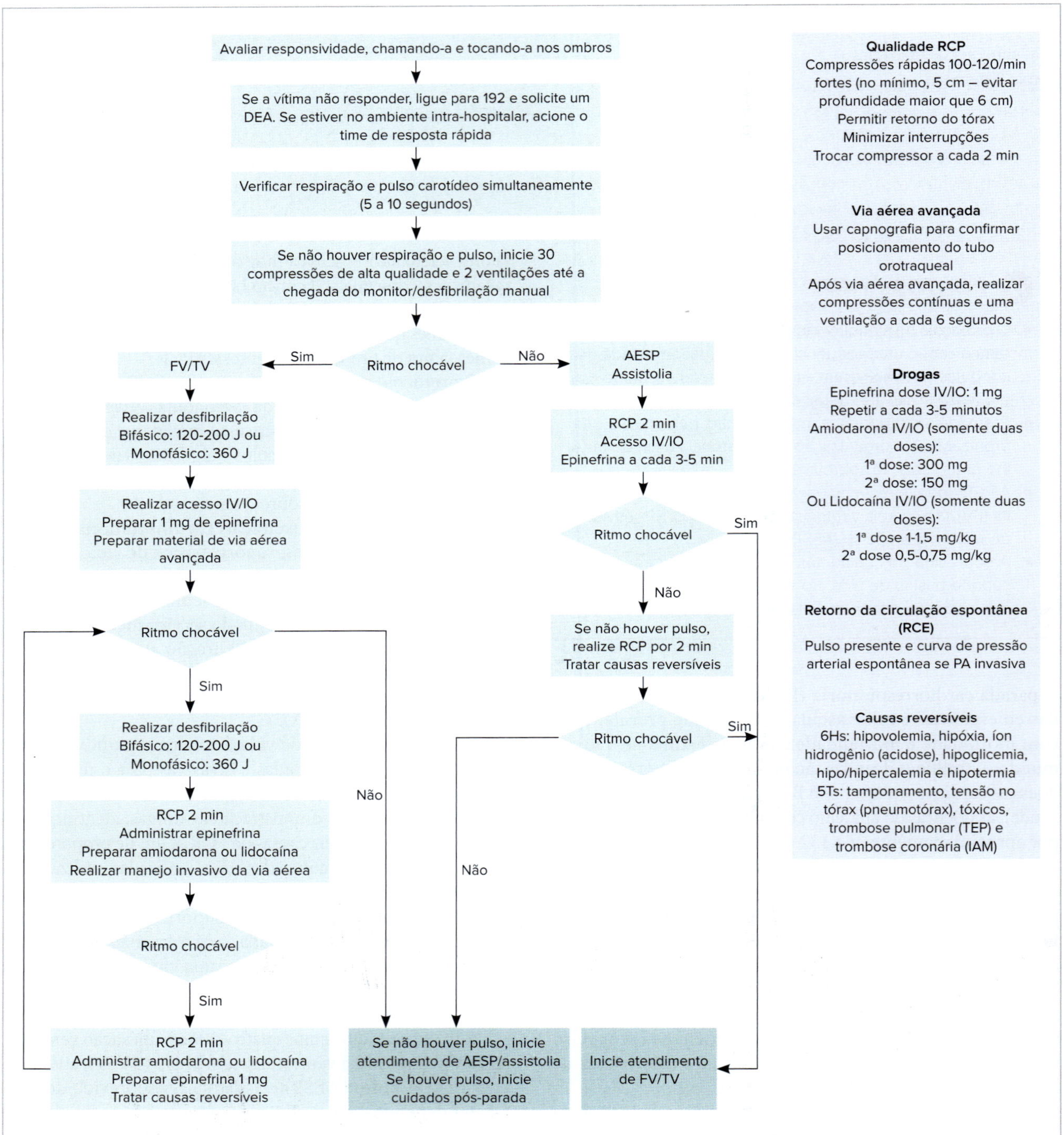

FIGURA 1

Algoritmo de tratamento de suporte avançado de vida.

PCR em ritmo chocável: fibrilação ventricular e taquicardia ventricular sem pulso

Quando a monitorização com desfibrilador manual revela ritmo de fibrilação ventricular (Figura 2) ou taquicardia ventricular (Figura 3) em que a vítima não tenha pulso, a prioridade deve ser a desfibrilação o mais precocemente possível, uma vez que a duração da arritmia é fator prognóstico para o sucesso da desfibrilação.[4]

Após o primeiro choque, procede-se RCP por 2 minutos, seguida de checagem de ritmo no monitor. Se a FV/TVSP persistir, procede-se a um novo choque de alta energia, seguido por RCP durante 2 minutos. Durante a reanimação, devem ser consideradas drogas vasopressoras e antiarrítmicas, bem como identificar e tratar causas potencialmente reversíveis.[5]

Se um desfibrilador bifásico estiver disponível, a energia do choque deve ser entre 120 e 200 J, conforme as orientações do fabricante. Se o socorrista desconhece as orientações do fabricante, o choque deve ser administrado com a energia máxima disponível no aparelho. Choques subsequentes devem ser com energia equivalente ou superior. Se um desfibrilador monofásico estiver disponível, o choque deve ser administrado com 360 J, assim como os subsequentes. Recomenda-se manter as compressões torácicas enquanto se prepara o desfibrilador para o choque.[3]

Medicações no tratamento da FV/TVSP

A primeira droga a ser utilizada na PCR em ritmo FV/TV sem pulso deve ser a adrenalina. A recomendação é que ela seja administrada quando a FV for refratária ao choque, portanto após a segunda desfibrilação.

O papel da adrenalina vem sendo amplamente discutido. O estudo PARAMEDIC-2 demonstrou que o uso de adrenalina em comparação com placebo em parada cardíaca extra-hospitalar resultou em um pequeno aumento na sobrevida em 30 dias, mas foi associado a um maior número de sobreviventes com comprometimento neurológico grave.[6] Nesse ritmo de PCR, a adrenalina deve ser repetida a cada 3 a 5 min, intercalando com um antiarrítmico.

Caso haja persistência de FV ou TVSP, apesar da RCP, desfibrilação e vasopressor, indica-se um antiarrítmico, podendo este ser amiodarona (antiarrítmico de escolha) ou lidocaína.[3,5]

Na FV refratária ao choque e ao vasopressor, usa-se um antiarrítmico, amiodarona ou lidocaína. O estudo randomizado Alive, que comparou amiodarona e lidocaína, concluiu que não houve diferença significativa e melhora nos desfechos neurológicos ou sobrevida em longo prazo em relação ao uso da amiodarona ou lidocaína.[7]

A dose inicial da amiodarona deve ser de 300 mg por via intravenosa ou intraóssea e pode ser administrada uma dose adicional de 150 mg, intercalada com vasopressor.

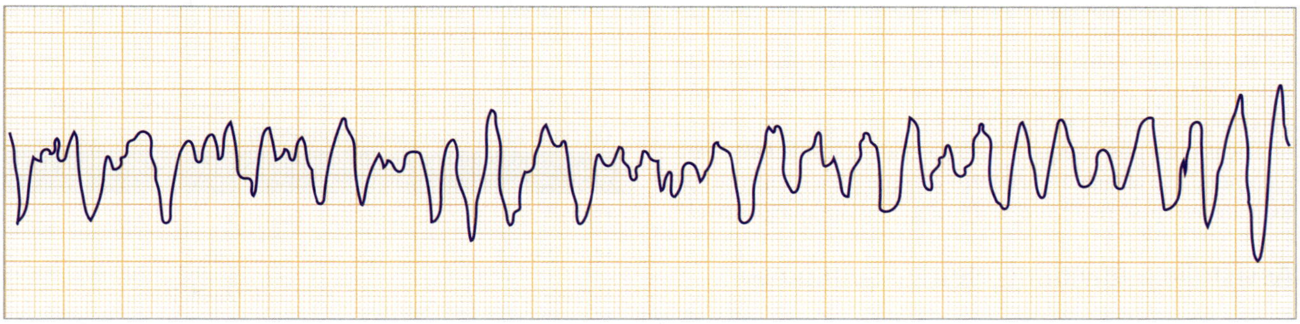

FIGURA 2

Fibrilação ventricular.

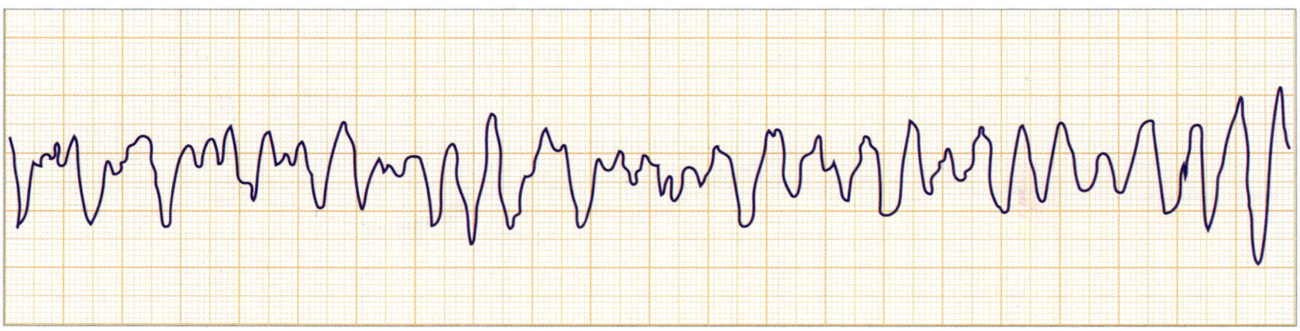

FIGURA 3

Taquicardia ventricular monomórfica.

A dose inicial da lidocaína é de 1,5 a 1,0 mg/kg por via intravenosa ou intraóssea. Se a FV/TVSP persistir, uma segunda dose de 0,5 a 0,75 mg/kg pode ser administrada.[8]

O sulfato de magnésio não deve ser utilizado de maneira rotineira no tratamento da PCR. Estudos observacionais demonstram benefício do uso de sulfato de magnésio para FV ou TVSP associada a prolongamento do intervalo QT por drogas ou TV polimórfica do tipo torção das pontas.[9]

Estratégia de desfibrilação

Quando a monitorização com desfibrilador manual revela ritmo de FV/TVSP, a prioridade deve ser a desfibrilação o mais precocemente possível, uma vez que duração da arritmia é fator prognóstico para o retorno da circulação espontânea. Se um desfibrilador bifásico estiver disponível, a energia do choque deve ser entre 120 e 200 J, conforme as orientações do fabricante. Se o profissional desconhece as orientações do fabricante, o choque deve ser administrado com a energia máxima disponível no aparelho. Se um desfibrilador monofásico estiver disponível, o choque deve ser administrado com 360 J, assim como os subsequentes.[4,5] Administre um choque, seguido de RCP por 2 minutos.[12]

Nenhuma forma de onda de choque provou ser superior em melhorar a taxa de retorno à circulação espontânea ou sobrevivência. Contudo, desfibriladores de forma de onda bifásica (que fornecem pulsos de polaridade oposta) expõem os pacientes a uma corrente elétrica de pico muito mais baixa do que a onda monofásica. Essa diferença de segurança e eficácia favorece o uso preferencial de desfibrilador bifásico, quando disponível.[10,11]

Recomenda-se manter as compressões torácicas enquanto o desfibrilador é preparado e carregado para administração do choque, a fim de minimizar as pausas das compressões torácicas pré e pós-choque.[13] Não há evidência suficiente para recomendar o atraso do primeiro choque para realização de RCP, devendo-se realizar a desfibrilação assim que possível.[5]

Assistolia e atividade elétrica sem pulso

São ritmos em que a desfibrilação não está indicada. Deve-se, então, promover RCP de boa qualidade, aplicar as drogas indicadas e identificar e tratar as causas reversíveis (5H e 5T).[5]

A assistolia (Figura 4) como ritmo inicial de PCR está associada a prognóstico extremamente reservado, com cerca de 7% de alta hospitalar. A visualização de uma linha reta no monitor deve levantar duas hipóteses: assistolia ou FV fina. Como deixar de desfibrilar uma FV é inadmissível e desfibrilar assistolia piora ainda mais seu prognóstico, deve-se ter certeza do diagnóstico de assistolia confirmando-se:

- se os cabos de monitorização estão devidamente conectados;
- aumentar o ganho do aparelho (em ganho máximo, espera-se identificar com facilidade uma FV);
- mudar a derivação de monitorização, seja no aparelho, seja mudando a posição das pás.

Se, após as três verificações, o monitor ainda mostrar uma linha reta, o ritmo é de assistolia. Todas essas manobras de confirmação na avaliação de uma linha reta devem ser realizadas em menos de 10 segundos, pois trata-se de um período em que as manobras de RCP estarão suspensas. Quando assistolia já é o ritmo em tratamento, pode-se checar apenas a posição dos cabos.[14]

Se no momento da checagem houver um ritmo organizado no monitor, procede-se à checagem do pulso central carotídeo por 5 a 10 segundos. Caso não haja pulso palpável nesse período, identifica-se atividade elétrica sem pulso (AESP) (Figura 5).

Em situações de PCR em que o ritmo constado for AESP ou assistolia, recomenda-se considerar o uso de epinefrina na dose de 1 mg a cada 3 a 5 minutos durante a PCR, além de enfatizar compressões torácicas de qualidade e tratamento das causas reversíveis (Tabela 1).[5]

TABELA 1 Possíveis causas em todas as modalidades de parada cardiorrespiratória (PCR)

5 H	5 T
Hipóxia	Tóxicos
Hipovolemia	Tamponamento cardíaco
Hidrogênio (acidose)	Tensão de tórax (pneumotórax hipertensivo)
Hiper/hipocalemia	Trombose coronariana (infarto agudo do miocárdio)
Hipotermia	Tromboembolismo pulmonar

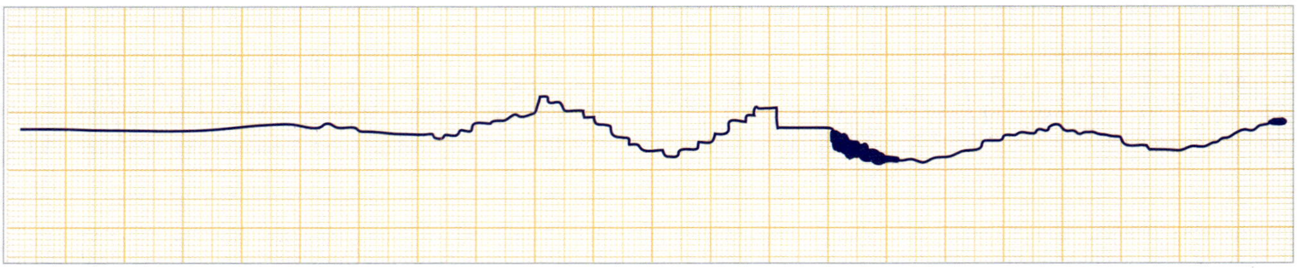

FIGURA 4
Ritmo assistolia.

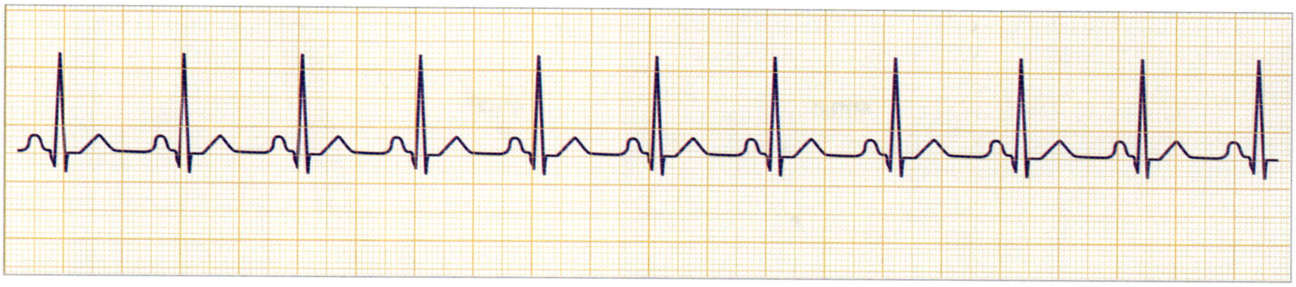

FIGURA 5

Traçado eletrocardiográfico de paciente com parada cardiorrespiratória (PCR) em atividade elétrica sem pulso (AESP).

Medicações para o tratamento da AESP/assistolia

Para PCR com ritmos não chocáveis, recomenda-se a administração de epinefrina assim que possível, durante a RCP, na dose de 1 mg a cada 3 a 5 minutos. Para tanto, há algumas drogas que podem ser administradas no tratamento de algumas causas da PCR.

- Cálcio: seu uso pode ser considerado, na dose de 0,5 a 1 g (gluconato de cálcio 10%, de 15 a 30 mL, ou cloreto de cálcio 10%, de 5 a 10 mL), hiperpotassemia, hipocalcemia e intoxicação por agentes bloqueadores dos canais de cálcio, pois esse eletrólito apresenta papel no mecanismo celular de contração miocárdica e da musculatura lisa vascular.[15,16]
- Solução fisiológica: administre fluidos IV (ou IO) apenas se a PCR for causada ou possivelmente causada por hipovolemia.[4]
- Fibrinolíticos: devem ser administrados na suspeita de embolia pulmonar, ou se esta for a causa da PCR, seu uso empírico não é recomendado.[4]
- Bicarbonato de sódio: em situações especiais, como acidose metabólica prévia, hipercalemia e intoxicação por antidepressivos tricíclicos, sua administração pode ser benéfica, na dose inicial de 1 mEq/kg.[17] A administração rotineira de bicarbonato de sódio para o tratamento da PCR não é recomendada. ERC. Durante a PCR/RCP, a gasometria arterial não se correlaciona com o estado metabólico tecidual. Ademais, o uso de bicarbonato pode ter alguns efeitos deletérios, como aumento na geração de dióxido de carbono, exacerbando a acidose intracelular.
- Naloxona: recomenda-se seu uso IV, intramuscular, subcutâneo, IO ou intranasal se a PCR for causada por conta de toxicidade opioide.[4]

Medidas de suporte ao atendimento

A (abrir vias aéreas – *airway*)

Nessa etapa, deve-se assegurar uma via aérea avançada, por meio da intubação orotraqueal ou por dispositivos supraglóticos: máscara laríngea (ML) ou tubo laríngeo (TL) (Figura 6).

As principais indicações de intubação orotraqueal na emergência são: impossibilidade de fornecer uma ventilação adequada com o dispositivo bolsa-valva-máscara em pacientes inconscientes, em pacientes comatosos ou em PCR, assegurando uma ventilação adequada e a consequente oxigenação tecidual. A escolha do melhor método de ventilação deve ser feita com base na experiência do socorrista.

Durante uma PCR, o procedimento de intubação orotraqueal deve ser idealmente realizado sem a interrupção das compressões torácicas ou, então, com interrupção das compressões por até 10 segundos, a fim de permitir a visualização das cordas vocais.

Em estudo mais recente, Nagao et al.[18] compararam os efeitos de duas estratégias de ventilação (dispositivo bolsa-valva-máscara vs. via aérea avançada) em pacientes com PCR e verificaram que aqueles submetidos à ventilação por uma via aérea avançada tiveram uma maior taxa de retorno à circulação espontânea, porém, sem diferenças na taxa de sobrevida hospitalar.

B (boa ventilação)

Nessa etapa, deve-se confirmar o correto posicionamento do dispositivo de via aérea avançada que foi inserido (tubo orotraqueal ou dispositivos supraglóticos), realizar a fixação e continuar ventilação e oxigenação.

A confirmação da correta inserção do tubo orotraqueal é feita inicialmente pela avaliação clínica (primária). A avaliação clínica inclui visualização da expansão torácica e ausculta em cinco pontos: epigástrio, base pulmonar esquerda, base pulmonar direita, ápice pulmonar esquerdo e ápice pulmonar direito, preferencialmente nessa ordem. Isso poderá ajudar a detectar de forma precoce uma possível intubação esofágica ou introdução excessiva do tubo traqueal, que em geral causa intubação seletiva do brônquio fonte direito, gerando diminuição dos sons pulmonares do lado esquerdo do tórax.

A avaliação secundária é a confirmação da correta inserção com a utilização de um dispositivo. O mais indicado é a capnografia quantitativa em forma de onda.[18] Quando as ondas quantitativas de capnografia são usadas em adultos, suas aplicações incluem recomendações para a confirmação do correto posicionamento do tubo, controle da qualidade da

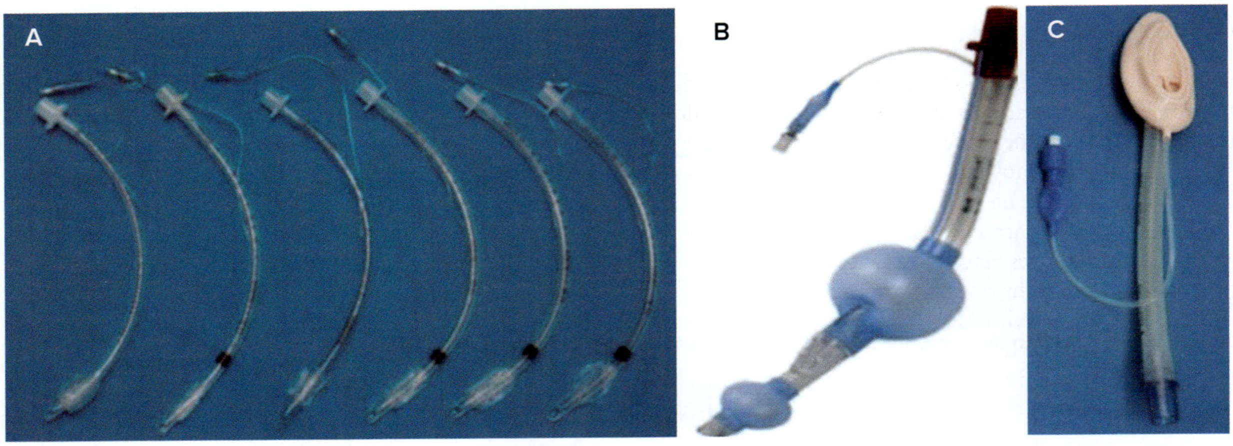

FIGURA 6

Dispositivos extraglóticos. A: Tubo orotraqueal. B: Tubo laríngeo. C: Máscara laríngea.

RCP e avaliação do RCE baseada nos valores da detecção de dióxido de carbono ($PETCO_2$) ao final da expiração.[19]

A $PETCO_2$ tem sido correlacionada com a qualidade da RCP e com o RCE. Valores < 10 mmHg revelam pouca probabilidade de RCE (Figura 7), indicando a necessidade de melhora na qualidade da RCP. Se, durante as manobras de RCP, houver aumento abrupto da $PETCO_2$ (para 35 a 40 mmHg), pode-se considerar RCE. No entanto, a compressão torácica não deve ser interrompida apenas com base nesse sinal (Figura 8).[4]

Após o posicionamento correto do tubo, deve-se fixá-lo com fitas convencionais, bandagens ou fixadores comerciais. Deve-se manter a ventilação com o intervalo de uma ventilação a cada 6 segundos de maneira assíncrona às compressões torácicas, que devem continuar em frequência de 100 a 120 compressões por minuto.[5]

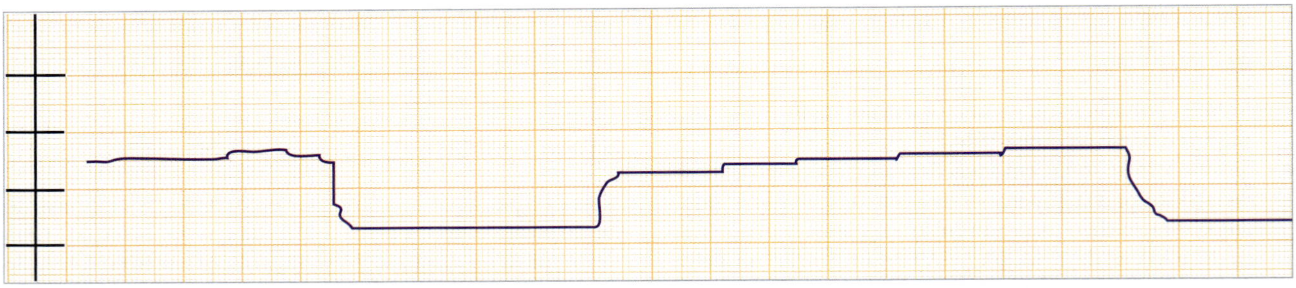

FIGURA 7

Nível de dióxido de carbono exalado de 15 mmHg – sugestivo de reanimação adequada.

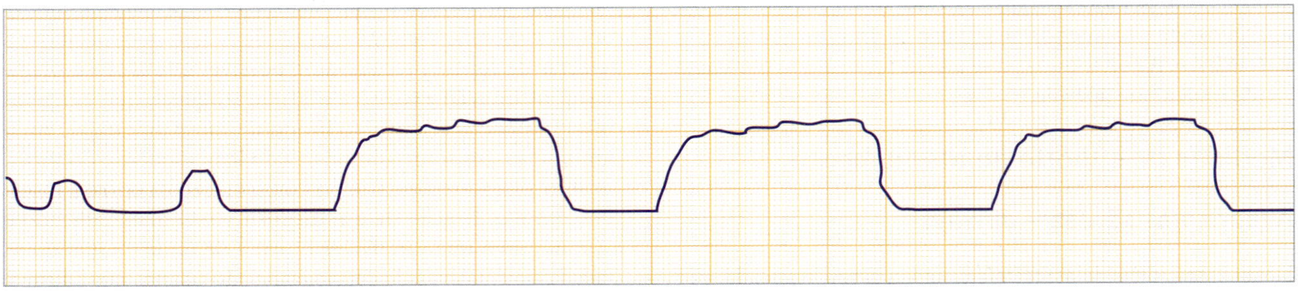

FIGURA 8

Aumento abrupto de dióxido de carbono exalado de 15 para 35 mmHg, sugerindo o retorno da circulação espontânea.

C (circulação)

Prontamente, deve-se obter acesso intravenoso (IV) para administração de drogas durante as manobras de RCP, evitando interrupções das compressões torácicas. É necessário escolher, de preferência, o acesso venoso periférico nos membros superiores (veia antecubital). Se não for possível estabelecer acesso IV, a via intraóssea (IO), para administração de drogas, pode proporcionar concentrações plasmáticas adequadas, similares às alcançadas pelo acesso intravenoso.[5]

Recomenda-se, após administração (em *bolus*) de cada droga por uma veia periférica, infusão em *bolus* de 20 mL de solução salina e elevação do membro por 10 a 20 segundos.

Estudos têm demonstrado que drogas como lidocaína, adrenalina, atropina, naloxone e vasopressina podem ser absorvidas por via endotraqueal. Assim, diante da impossibilidade da obtenção de acessos IV ou IO, adrenalina e lidocaína podem ser administradas pela via endotraqueal. As doses recomendadas são de 2 a 2,5 vezes maiores que as administradas por via IV. As medicações devem ser diluídas em 5 a 10 mL de solução salina ou água estéril.[20-22]

D (diagnóstico diferencial)

Nessa fase, deve-se avaliar e tratar possíveis causas reversíveis para cada "ritmo" de PCR. Nos casos de PCR em FV e TVSP, o tratamento é direto e específico e consiste na desfibrilação imediata, que pode reverter tal ritmo independentemente da descoberta na hora da origem da PCR. Mesmo assim, recorrências da FV/TVSP podem surgir se houver uma causa subjacente. Entretanto, em casos de PCR em assistolia ou atividade elétrica sem pulso (não FV/TV), a recuperação da circulação espontânea depende quase completamente do reconhecimento e tratamento das potenciais causas.

Deve-se tentar obter dados, examinando o paciente ou conversando com os familiares, que auxiliem na definição da possível causa e na estratégia terapêutica, em particular para as causas reversíveis de PCR. A maioria das causas de parada pode ser resumida na memorização mnemônica "5 H e 5 T", como observado na Tabela 2.

RCP extracorpórea

A oxigenação por membrana extracorpórea (ECMO) pode ser usada na parada cardíaca súbita para restaurar o fluxo sanguíneo quando o coração tem pouca ou nenhuma atividade mecânica intrínseca.

Um estudo recente demonstrou uma sobrevida de 100% em pacientes que tiveram ECMO iniciada em 30 minutos após a parada e 25% de sobrevida com ECMO iniciada em 75 minutos.[23]

As atuais diretrizes de ressuscitação sugerem que a RCP extracorpórea (E-CPR) possa ser considerada como uma terapia de resgate para pacientes em parada cardíaca quando a RCP convencional está falhando em configurações em que pode ser implementada (recomendação fraca, evidência de baixa certeza).[3,5]

Ecocardiografia *point of care* na PCR

Em alguns casos, é possível haver suspeita clínica quanto ao fator que possa ter deflagrado a PCR. Frente a isso, o uso da ecocardiografia transtorácica pode ser considerado para o diagnóstico de causas específicas e tomada de decisão em situações como tamponamento cardíaco, dissecção de aorta e embolia pulmonar como método subsidiário passível de ser utilizado sem comprometer a execução de uma RCP de qualidade.

Porém, as diretrizes atuais de ressuscitação não sugerem o uso de ecocardiografia *point of care* para prognóstico durante a RCP.[3,5]

TABELA 2 Tratamento das possíveis causas de parada cardiorrespiratória (PCR)

Hs/Ts – Causa	Conduta esperada
Hipovolemia	Ressuscitação volêmica com cristaloide
Hipóxia	Obtenção de via aérea avançada
Hipercalemia	Bicarbonato de sódio 8,4%, gluconato de cálcio
Hipocalemia	Sulfato de magnésio a 10%
H+ (acidose)	Bicarbonato de sódio 8,4% endovenoso 1 mL/kg
Hipotermia	Aquecimento ativo, cristaloide aquecido, manta térmica
Trombose coronária	Medidas habituais de RCP
Trombose pulmonar	Considerar trombolítico na PCR
Tamponamento	Pericardiocentese
Toxinas	Antídoto, quando disponível
Tensão no tórax	Toracocentese

RCP: ressuscitação cardiopulmonar.

Referências bibliográficas

1. Virani SS, Alonso A, Benjamin EJ, et al. Heart disease and stroke statistics—2020 update: a report from the American Heart Association. Circulation. 2020;141(9):e139-e596.
2. BRASIL. Ministério da Saúde DATASUS. Óbitos por ocorrência por ano de óbitos segundo capítulo CID-10. Brasília, 2019. Disponível em: http://tabnet.datasus.gov.br/cgi/tabcgi.exe?sim/cnv/obt10uf.def. Acesso em: out. 2021.
3. Soar J, Böttiger BW, Carli P, et al. Diretrizes 2021 do European Resuscitation Council: suporte avançado de vida para adultos. Resuscitation. 2021;161:115-51.
4. Olasveengen T, Soar J, Böttiger BW, et al. Diretrizes 2021 do European Resuscitation Council: suporte básico de vida. Resuscitation. 2021;161:98-114.
5. Panchal AR, et al. Parte 3: suporte básico e avançado de vida para adultos: Diretrizes da American Heart Association de 2020 para ressuscitação cardiopulmonar e atendimento cardiovascular de emergência. Circulation. 2020;142(16_Suppl_2):S366-S468.
6. Perkins GD, Ji C, Deakin CD, et al. A randomized trial of epinephrine in out-of-hospital cardiac arrest. N Engl J Med. 2018;379(8):711-21.

7. Dorian P, Cass D, Schwartz B, Cooper R, Gelaznikas R, Barr A. Amiodarone as compared with lidocaine for shock-resistant ventricular fibrillation. N Engl J Med. 2002;346:884-90.
8. Timerman S, Bernoche C, Polastri TF, et al. Atualização da diretriz de ressuscitação cardiopulmonar e cuidados cardiovasculares de emergência da sociedade brasileira de cardiologia-2019. Arq Bras Cardiol. 2019;113(3):449-663.
9. Tzivoni D, Banai S, Schuger C, Benhorin J, Keren A, Gottlieb S, et al. Treatment of torsades des pointes with magnesium sulfate. Circulation.1988;77(2):392-7.
10. Inácio JF, da Rosa Mdos S, Shah J, Rosário J, Vissoci JR, Manica AL, Rodrigues CG. Monophasic and biphasic shock for transthoracic conversion of atrial fibrillation: systematic review and network meta-analysis. Resuscitation. 2016;100:66-75.
11. Higgins SL, O'Grady SG, Banville I, Chapman FW, Schmitt PW, Lank P, Walker RG, Ilina M. Efficacy of lower-energy biphasic shocks for transthoracic defibrillation: a follow-up clinical study. Prehosp Emerg Care. 2004;8:262–267.
12. Deakin CD, Morley P, Soar J, Drennan IR; on behalf of the International Liaison Committee on Resuscitation Advanced Life Support Task Force. Double sequence defibrillation (ALS): systematic review. 2020. Disponível em: https:// costr.ilcor.org/document/header-double-sequence-defibrillation-taskforce-systematic-review-costr. Acesso em: 13 Ago. 2020.
13. Cheskes S, Dorian P, Feldman M, et al. Double sequential external defibrillation for refractory ventricular fibrillation: the DOSE VF pilot randomized controlled trial. Resuscitation. 2020;150:178-84.
14. Link MS, Berkow LC, Kudenchuk PJ, et al. Part 7: Adult Advanced cardiovascular life support: 215 American Heart Association Guidelines Update for cardiopulmonary resuscitation and emergency cardiovascular care. Circulation. 2015;132:S444-64.
15. Stueven HA, Thompson BN, Aprahamian C, Tonsfeldt DJ. Calcium chloride: reassessment of use in asystole. Ann Emerg Med. 1984;13(9 Pt 2):820-2.
16. Stueven HA, Thompson B, Aprahamian C, Tonsfeldt DJ, Kastenson EH. The effectiveness of calcium chloride in refractory electromechanical dissociation. Ann Emerg Med. 1985;14(7):626-9.
17. Weil MH, Rackow EC, Trevino R, Grundler W, Falk JL, Griffel MI. Difference in acid-base state between venous and arterial blood during cardiopulmonary resuscitation. N Engl J Med. 1986;315(3):153-6.
18. Nagao T, Kinoshita K, Sakurai A, et al. Effects of bag-mask versus advanced airway ventilation for patients undergoing prolonged cardiopulmonary resuscitation in pre-hospital setting. J Emerg Med. 2012;42(2):162-70.
19. Kolar M, Krizmaric M, Klemen P, Grmec S. Partial pressure of end-tidal carbon dioxide successful predicts cardiopulmonary resuscitation in the field: a prospective observational study. Crit Care. 2008;12(5):R115.
20. Lee PL, Chung YT, Lee BY, Yeh CY, Lin SY, Chao CC. The optimal dose of atropine via the endotracheal route. Ma Zui Xue Za Zhi. 1989;27(1):35-8.
21. Prengel AW, Lindner KH, Hahnel J, Ahnefeld FW. Endotracheal and endobronchial lidocaine administration: effects on plasma lidocaine concentration and blood gases. Crit Care Med. 1991;19(7):911-5.
22. Schmidbauer S, Kneifel HA, Hallfeldt KK. Endobronchial application of high dose epinephrine in out of hospital cardiopulmonary resuscitation. Resuscitation. 2000;47(1):89.
23. Bartos JA, Carlson K, Carlson C, et al. Surviving refractory out-of-hospital ventricular fibrillation cardiac arrest: critical care and extracorporeal membrane oxygenation management. Resuscitation. 2018;132:47-55.

Capítulo 4

Ressuscitação cardiopulmonar pediátrica

Mônica Satsuki Shimoda
Amélia Gorete Reis

PONTOS-CHAVE

- A parada cardíaca em crianças geralmente é secundária ao agravo hipóxico-isquêmico.
- Reconhecer e tratar precocemente os pacientes pediátricos com sinais de insuficiência respiratória e choque de qualquer etiologia é a melhor forma de prevenir a parada cardíaca.
- Diante de uma parada cardíaca, o início imediato do suporte básico de vida com compressões cardíacas eficazes é crucial para o prognóstico.
- É essencial reconhecer e tratar os ritmos de colapso: assistolia, atividade elétrica sem pulso, fibrilação ventricular e taquicardia ventricular sem pulso.

Introdução

A parada cardiorrespiratória (PCR) é definida com a interrupção inesperada da circulação e ventilação efetivas. Nos adultos, sua ocorrência é súbita ou primária, frequentemente decorrente de arritmias cardíacas (taquicardia ventricular sem pulso e fibrilação ventricular). Nas crianças, diferentemente do adulto, na maioria das vezes, é o resultado final da deterioração da função respiratória ou choque, que leva a hipoxemia e acidose progressivas, com parada cardíaca secundária. Dessa forma, havendo o reconhecimento precoce dos distúrbios cardiorrespiratórios, a PCR na criança pode muitas vezes ser prevenida ou pelo menos ter a sua incidência reduzida de modo significativo. Consequentemente, o ritmo cardíaco terminal mais comum é a bradicardia com progressão para assistolia e atividade elétrica sem pulso (AESP). A parada cardíaca primária súbita é evento raro na faixa pediátrica.[1-3]

A fibrilação ventricular (FV) e a taquicardia ventricular (TV) sem pulso é pouco frequente e pode apresentar-se em 5 a 15% de todas as paradas cardíacas pediátricas pré-hospitalares,[4,5] e é mais frequente em adolescentes acima de 12 anos. Em ambiente hospitalar, o aparecimento de um ritmo chocável em algum momento da ressuscitação ocorre em cerca de 25% das crianças com parada cardiorrespiratória, sendo 10% apresentando FV/TV como ritmo inicial.[6]

As taxas de sobrevida da parada cardíaca pediátrica variam de acordo com o local onde ocorreu a parada (ambiente intra ou extra-hospitalar) e o ritmo de apresentação inicial da parada. As taxas de sobrevida à alta hospitalar são maiores se ela ocorre em ambiente intra-hospitalar e houve uma melhora significativa na sobrevida de 2001 a 2013 (de 24 para 36 a 46%) com 60% dos casos sem sequelas neurológicas.[7-8]

Diferente da PCR intra-hospitalar, o prognóstico da PCR que ocorre pré-hospitalar é ruim, e não apresentou melhora significativa nos últimos anos, com sobrevida entre 8,3% para todas as idades, mas apresenta sobrevida dependente da idade (3,3% para menores de 1 ano, 10,5% para crianças de 1 a 11 anos e 15,8% para crianças de 12 a 18 anos),[9] com sequela neurológica grave em mais de metade dos pacientes. A sobrevida é mais elevada (em média 25 a 33%) quando o ritmo inicial de parada é FV/TV sem pulso se comparada a um ritmo não chocável (média de sobrevida entre 7 a 11%). Embora a FV/TV sem pulso esteja associada à melhor sobrevida apresentando-se como ritmo inicial, quando se desenvolve durante a ressuscitação cardiopulmonar (RCP) de crianças hospitalizadas está associada com sobrevida pior do que a observada nos ritmos não chocáveis (11 contra 27% de sobrevida à alta).[4,5,10]

Na prevenção da PCR é essencial o emprego imediato de terapias adequadas a cada doença. A monitorização dos parâmetros clínicos essenciais (frequência respiratória, frequência cardíaca, coloração das mucosas e perfusão periférica) são obrigatórios em todas as crianças que apresentarem algum risco, mesmo que mínimo, do desenvolvimento de insuficiência respiratória ou circulatória.

A RCP é o conjunto de medidas que tem como objetivo evitar ou reverter a morte prematura de pacientes com ausência ou grave comprometimento das funções respiratória e circulatória, ou seja, PCR ou bradicardia com hipoperfusão (frequência cardíaca menor que 60 batimentos por minuto associada a sinais de choque) e sem melhora com oxigenação adequada.[1,2]

O diagnóstico de PCR é feito com três sinais clínicos: inconsciência, ausência de respiração efetiva (apneia ou respiração agônica – *gasping*) e pulsos ausentes em grandes artérias (carótida, braquial, femoral). A observação ao monitor cardíaco de assistolia, atividade elétrica sem pulso, fibrilação ventricular ou taquicardia ventricular corrobora o diagnóstico.

Suporte avançado de vida

A RCP compreende o suporte básico e avançado de vida. O suporte básico de vida, que está descrito em outro capítulo, inclui a abertura das vias aéreas, ventilação artificial e compressão torácica. Esse atendimento inicial não requer equipamentos sofisticados e pode ser executado em qualquer circunstância. O êxito depende da destreza e rapidez com que as manobras são aplicadas, principalmente a qualidade das compressões torácicas. O suporte avançado de vida implica o aperfeiçoamento das técnicas utilizadas no suporte básico, obtenção de via de acesso vascular, administração de fluidos e medicamentos, monitorização cardíaca e emprego da terapia elétrica (desfibrilação). As manobras de suporte básico de vida devem ser efetivas, pois são fundamentais para o sucesso do suporte avançado de vida.[1,2,11]

Vias aéreas

O relaxamento dos músculos do pescoço, da parede posterior da faringe e da língua, em razão da inconsciência e hipoxemia, provoca obstrução à passagem do ar, podendo causar ou contribuir para a deterioração aguda e PCR na criança.

Para abertura das vias aéreas, é fundamental posicionar a criança em posição supina (rosto para cima) sobre uma superfície firme e utilizar as manobras de inclinação da cabeça e/ou a elevação do mento ou tração da mandíbula (Figura 1). Nos lactentes e crianças, além do relaxamento da língua, devemos ressaltar a proeminência da região occipital, que favorece a flexão do pescoço e contribui para a obstrução das vias aéreas quando a criança está inconsciente e em posição supina (Figura 2). Esse procedimento deve ser executado com suavidade nos lactentes, tomando-se o cuidado de não hiperestender o pescoço (Figura 3).

Nos casos de trauma com suspeita de lesão da coluna cervical, deve-se utilizar a manobra de tração da mandíbula para minimizar o risco de agravar uma possível lesão da coluna cervical. A manobra de tração da mandíbula é também utilizada para abrir as vias aéreas quando se realiza a ventilação com bolsa-valva-máscara (BVM). A manobra[12] é efetuada colocando-se dois ou três dedos sob cada lado do ângulo da mandíbula inferior e elevando-a para cima e para fora, idealmente são necessários dois socorristas para realizar essa manobra (Figura 4).

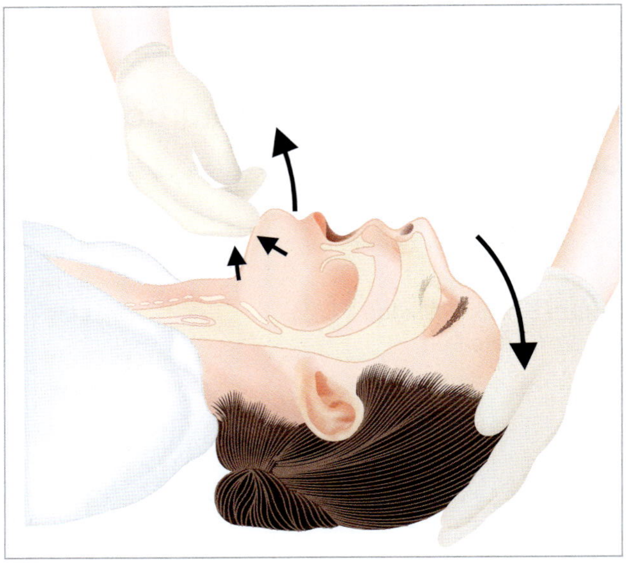

FIGURA 1

Manobra de abertura das vias aéreas com inclinação da cabeça e elevação do queixo. O queixo é elevado com uma mão e a testa é empurrada com a outra mão.

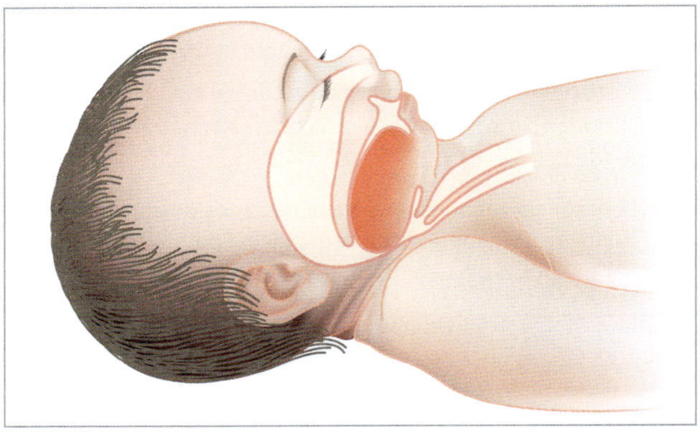

FIGURA 2

Obstrução de vias aéreas superiores pela queda da língua para trás e pela proeminência do occipício.

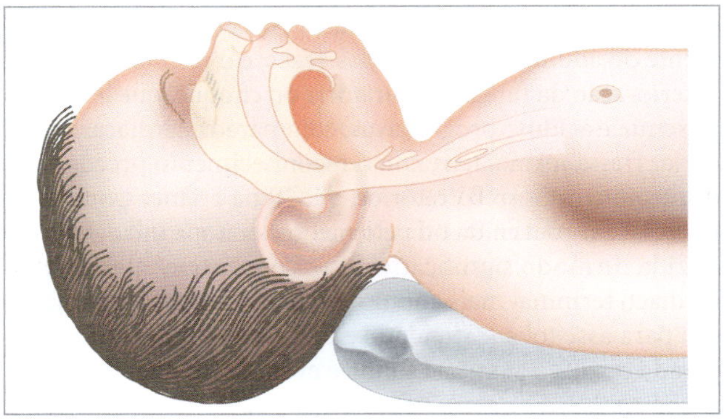

FIGURA 3

Abertura da via aérea do lactente facilitada pela colocação de coxim embaixo dos ombros.

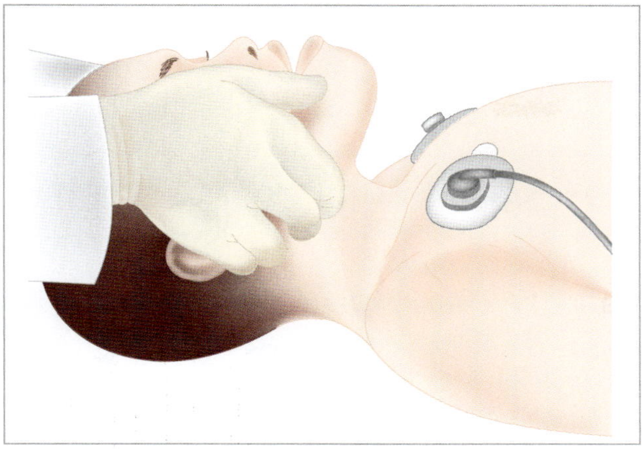

FIGURA 4

Manobra de tração da mandíbula nos casos de trauma: eleve os ângulos da mandíbula, dessa forma a mandíbula e a língua se movem para a frente e ocorre a abertura da via aérea sem dobrar o pescoço.

Respiração

A ventilação artificial deve ser iniciada logo após a abertura da via aérea. Cada ventilação deve ser realizada suavemente em 1 segundo e produzir uma elevação visível do tórax.

A frequência das ventilações artificiais, em pediatria, é diferente, de acordo com a situação clínica:

- Apneia sem parada cardíaca: 12 a 20 por minuto, ou seja, 1 ventilação a cada 3 a 5 segundos.
- PCR sem intubação traqueal ou máscara laríngea: 2 ventilações intercaladas com 30 compressões torácicas (1 socorrista) ou 2 ventilações para 15 compressões torácicas (dois socorristas).
- PCR com intubação traqueal ou máscara laríngea: 10 ventilações por minuto com compressões torácicas contínuas de 100 por minuto.

Há várias maneiras de realizar a respiração ou ventilação artificial:

- Boca a boca (criança), boca a nariz (socorrista com boca pequena) ou boca a boca/nariz (lactente): realizada quando o atendimento é feito fora do ambiente hospitalar, vide capítulo sobre suporte básico de vida.
- Ventilação com BVM: uma máscara de tamanho adequado é adaptada à face da criança envolvendo a boca e o nariz, sendo a ventilação realizada por meio de uma bolsa-valva, preferencialmente conectada à fonte de oxigênio. Para recém-nascidos prematuros, utilizam-se bolsa com volume de 250 mL; bolsas com volume mínimo de 450 a 500 mL são indicadas para recém-natos de termo e lactentes, bolsas com volumes acima de 750 mL são recomendadas para crianças a partir de 1 ano de idade (Figura 5). Para os adolescentes, a BVM para adulto é adequada.

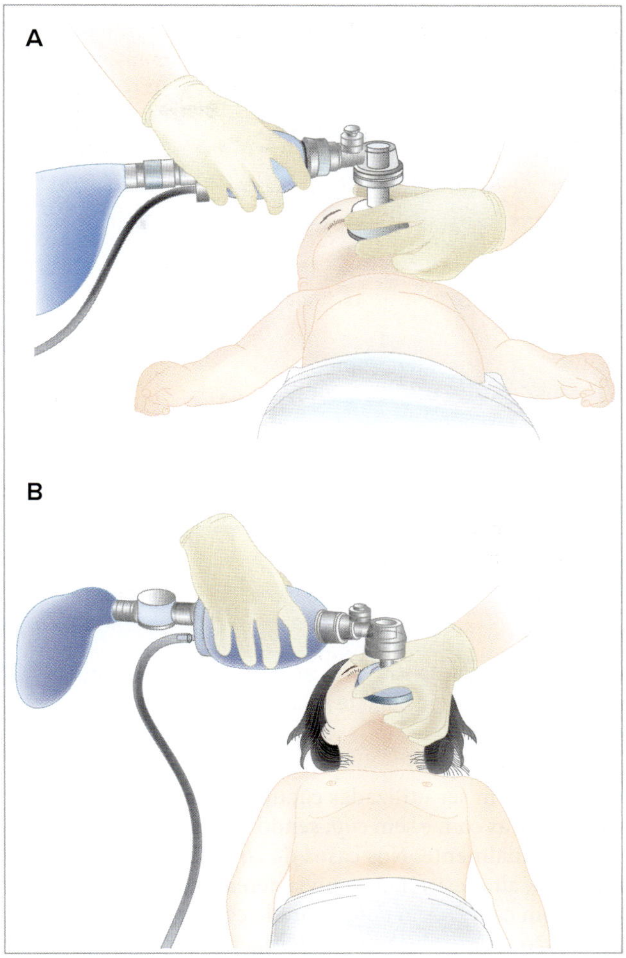

FIGURA 5

Ventilação com bolsa-valva-máscara A: lactente; B: criança.

O uso do balão autoinflável permite uma fração de oxigênio inspirada próxima de 100%, mantida com fluxo de oxigênio de 10 a 15 L/minuto e uso de reservatório a ela acoplado (Figura 6). Volume e pressão excessivos podem comprometer o débito cardíaco por aumento da pressão intratorácica, distensão alveolar e barotrauma. Volume excessivo pode, também, causar distensão gástrica e comprometer a ventilação e aumentar o risco de regurgitação e aspiração.[13]

A máscara laríngea (ML) é uma opção na PCR para assegurar a via aérea e promover a ventilação no paciente inconsciente, quando a intubação traqueal não é possível, por conta da presença de via aérea difícil e/ou inexperiência do profissional. Trata-se de uma cânula com uma projeção tipo máscara na extremidade distal, com um *cuff* (Figura 7). A ML é introduzida na faringe até encontrar resistência, à medida que alcança a hipofaringe. Então, o balonete é inflado, vedando a hipofaringe, deixando a abertura distal da cânula justamente sobre a abertura glótica e mantendo a via aérea pérvia e segura.[15]

Intubação traqueal (TT) é a forma segura de garantir adequada oxigenação quando realizada por profissional expe-

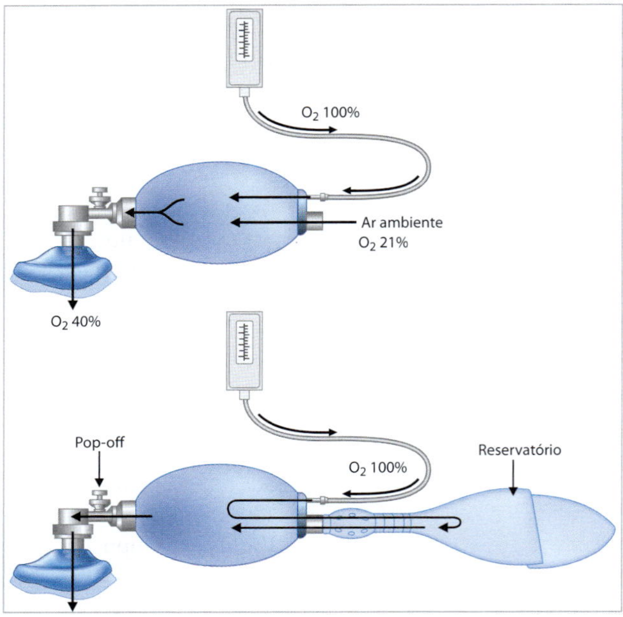

FIGURA 6

Balão autoinflável. Observa-se aumento da FiO_2 quando a válvula *pop-off* é ocluída durante a ventilação, além do reservatório acoplado ao balão.

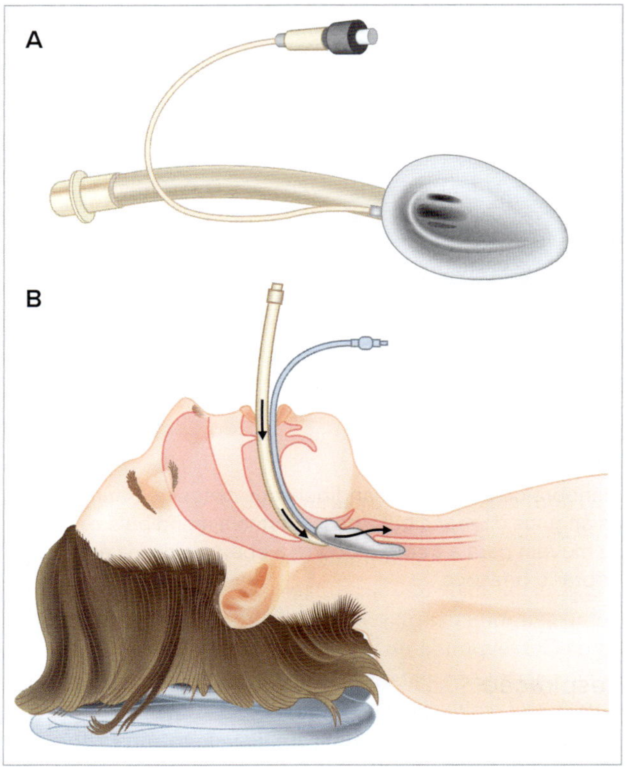

FIGURA 7

A: máscara laríngea (ML). B: a abertura da ML é posicionada na glote, a insuflação do *cuff* ajuda a segurar a cânula na posição correta para que o ar passe através da cânula até a traqueia.

riente. Podem ser utilizadas cânulas de intubação traqueal para crianças com e sem *cuff*, sendo cânulas com *cuff* as preferíveis atualmente. Nos casos de complacência pulmonar reduzida, alta resistência em via aérea ou escape de ar pela glote com cânula sem *cuff*, a cânula com *cuff* é mandatória. A pressão de insuflação do *cuff* seja mantida entre 20 e 25 cm de H_2O, ou seja, 15 a 17 mmHg.[16,17]

O diâmetro interno varia com as diferentes idades, conforme indicado na Tabela 1, cânulas 0,5 cm menores e 0,5 cm maiores devem estar disponíveis, como medida de segurança, antes de se proceder à intubação.

As lâminas podem ser retas ou curvas (Figura 8) e estão disponíveis em vários tamanhos.

A lâmina reta é preferível em crianças com até 4 anos de idade porque promove melhor visualização da glote, que se encontra em posição anterior e cefálica nessa faixa etária. Em crianças acima de 4 anos, é preferível a lâmina curva porque a sua base é mais larga e o seu flange permite um maior deslocamento da língua e melhor visualização da glote.

A maioria das cânulas traqueais tem uma marca de corda vocal. Quando essa marca está colocada nas cordas vocais, a cânula deve estar inserida na profundidade adequada, quando a cabeça da criança está em posição neutra. A profundidade de inserção da cânula também pode ser estimada por meio de fórmulas:

- Profundidade de inserção (cm) = idade(anos)/2 (para crianças maiores de 2 anos).
- Profundidade de inserção (cm) = diâmetro interno do TT × 3.

TABELA 1 Cálculo do diâmetro da cânula de intubação traqueal

Idade da criança	Diâmetro interno da cânula de intubação orotraqueal sem *cuff* (mm)	Diâmetro interno da cânula de intubação orotraqueal com *cuff* (mm)
Recém-nascido	2,5 a 3	
1 mês a 1 ano	3,5	3
1 a 2 anos	4	3,5
Acima de 2 anos	([idade em anos/4] + 4)	([idade em anos/4] + 3,5)
Adolescente		7 a 8

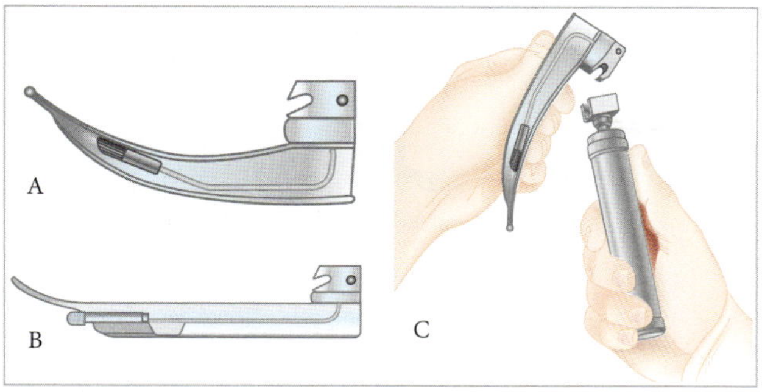

FIGURA 8

A: Lâmina curva; B: lâmina reta; C: adaptação da lâmina no cabo do laringoscópio.

A confirmação da intubação traqueal é feita pela visualização da cânula, passando entre as cordas vocais, saída de vapor d'água pela cânula durante a sua introdução, observação de expansibilidade torácica bilateral, ausculta simétrica nos campos pulmonares, ausência de sons em epigástrio e detecção de CO_2 expirado no capnógrafo.

No paciente em parada cardíaca, o CO_2 expirado ($ETCO_2$) confirma a localização traqueal da cânula, mas a sua ausência não confirma nem exclui a adequada localização da cânula, pois nesses pacientes o fluxo sanguíneo pulmonar é limitado e assim o CO_2 expirado pode não estar detectável, apesar da intubação adequada. A recomendação do ILCOR (Internacional Liaison Committee on Resuscitation) de 2015 é a que a monitorização de $ETCO_2$ pode ser considerada para avaliar a qualidade das compressões torácicas, mas valores específicos para guiar a terapêutica não estão estabelecidos para crianças.[8]

Os dispositivos de detecção esofágica são muito sensíveis em identificar localização apropriada da cânula em adolescentes e adultos. Os dados não são suficientes para recomendar o uso rotineiro em crianças e somente devem ser considerados para confirmar a intubação traqueal em pacientes acima de 20 kg.

Circulação

Débito cardíaco ausente ou inefetivo resulta em ausência de pulsos em grandes artérias, assim, por meio da palpação dessas artérias, é feito o diagnóstico de parada cardíaca. A palpação dos pulsos centrais em crianças menores de 1 ano de idade deve ser realizada de preferência nas artérias braquial e femoral, ao passo que nas maiores de 1 ano a artéria carótida também pode ser utilizada. A ausculta cardíaca não se correlaciona obrigatoriamente com a geração de pulso, não devendo, portanto, ser usada para diagnosticar parada cardíaca. A circulação artificial é realizada por meio da compressão torácica, a qual deve ser iniciada na ausência de pulso central ou na bradicardia (FC < 60/min) com hipoperfusão que não reverteram com ventilação e oxigenação adequadas. A técnica para fazer a compressão torácica varia com a idade da criança e está descrita no capítulo sobre suporte básico de vida.[1]

Para que ocorra retorno da circulação espontânea, é essencial que as compressões sejam de alta qualidade:[18]

- As compressões torácicas devem ser seriadas, rítmicas, vigorosas e com o mínimo de interrupções.
- Na criança que não tem via aérea invasiva (intubação traqueal ou máscara laríngea), a compressão torácica deve ser coordenada com a respiração, isto é, a cada 15 compressões torácicas se faz uma pausa para realizar 2 ventilações de 1 segundo de duração cada (2 socorristas) ou 30 compressões para 2 ventilações de 1 segundo de duração cada (1 socorrista). Em recém-nascidos, a relação compressões/ventilação deve ser de 3/1.

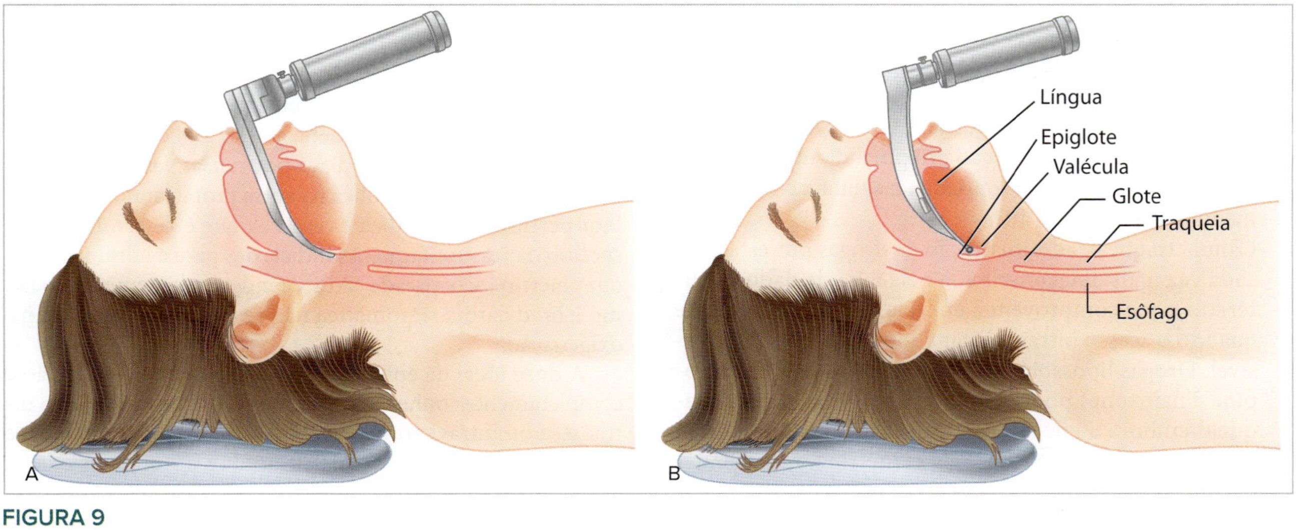

FIGURA 9

Posição da lâmina de laringoscópio quando se usa (A) lâmina reta e (B) lâmina curva.

- Na criança com via aérea invasiva, a compressão torácica deve ser contínua (100 a 120 por minuto) sem interrupção para ventilação.
- A profundidade de compressão é de pelo menos um terço do diâmetro anteroposterior, o que equivale a aproximadamente 4 cm no lactente, 5 cm na criança e 5-6 cm no adolescente.
- Cuidado deve ser tomado para não comprimir o apêndice xifoide e a junção condrocostal.
- Ao final de cada compressão, a pressão sobre o tórax deve ser totalmente liberada, mas sem que o socorrista retire a mão ou dedos da superfície do tórax da criança, assim o movimento de compressão e relaxamento se dá suavemente sem "socos" sobre o esterno. Na fase de relaxamento, a descompressão deve ser completa para permitir o retorno sanguíneo ao coração.
- As compressões devem ser executadas com a criança sobre uma superfície firme.

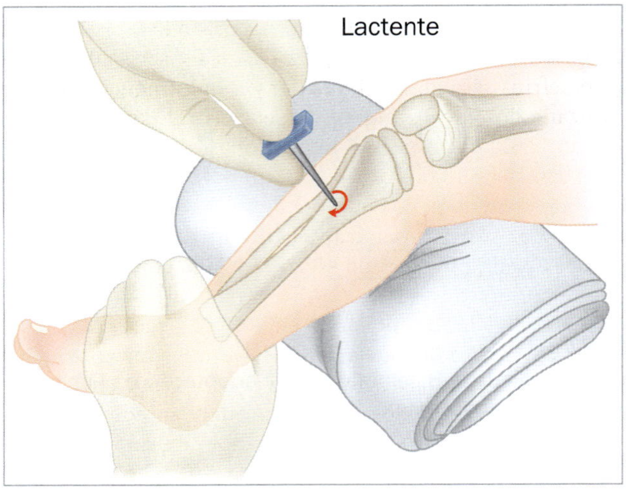

FIGURA 10

Técnica de punção intraóssea em lactentes na porção proximal da tíbia.

Farmacoterapia

Vias de acesso para infusão de drogas

O melhor acesso vascular na PCR é aquele mais acessível, que não atrapalhe as manobras de ressuscitação e apresenta o maior calibre. Para que a droga administrada alcance rapidamente a circulação central, deve-se infundir 5 a 10 mL de solução salina em *bolus* logo a seguir.[19]

- Veia periférica: a venopunção periférica nos braços, mãos, pernas ou pés se alcançada rapidamente é extremamente útil.
- Acesso intraósseo: na parada cardíaca, deve-se estabelecer acesso vascular intraósseo se o acesso venoso periférico não for conseguido imediatamente. Em crianças acima de 6 anos e adultos, a taxa de sucesso de canalização intraóssea tende a ser menor, mas ainda representa uma boa alternativa. Pela via intraóssea podem ser administrados medicamentos, fluidos, soluções cristaloides, soluções coloides e derivados de sangue e ainda coletar material para análises laboratoriais. A punção é realizada, preferencialmente na porção proximal da tíbia ou distal do fêmur com agulha apropriada ou agulha de punção de medula óssea (Figura 10).
- Cânula traqueal: administração de drogas por esta via é cada vez mais desaconselhada pela falta de dados de literatura que comprovem a eficácia.[20] É usada somente quando o acesso intravascular e intraósseo não for possível. Drogas lipossolúveis (epinefrina, lidocaína, atropina e naloxone) podem ser administradas por via traqueal embora a eficácia e as doses ideais não tenham sido determinadas. No caso da epinefrina, recomenda-se uma dose dez vezes maior que a utilizada por via endovenosa; as demais drogas recomenda-se o dobro da dose habitual.
- Veia central: a punção da veia femoral é técnica segura e acessível nessa situação. Embora não tenham sido observados, em modelos pediátricos de ressuscitação, início de ação mais rápido e nem pico mais elevado das drogas quando administradas centralmente, o acesso venoso central é mais seguro por diminuir a chance de infiltração de soluções irritantes em tecidos periféricos.

Medicações

As medicações têm papel secundário na RCP, e há inclusive questionamento sobre o seu benefício; entretanto, até que as evidências científicas contribuam para resolver essa questão, elas devem ser administradas. A Tabela 2 apresenta um sumário das principais medicações.

Epinefrina

Trata-se de uma catecolamina endógena com ação estimulante nos receptores alfa e beta; a ação alfa é a mais importante durante a parada cardíaca por causar vasoconstrição e restaurar a pressão diastólica na aorta propiciando assim melhor perfusão miocárdica e cerebral, que é determinante no sucesso da ressuscitação. As indicações para a administração de epinefrina são: parada cardíaca independentemente do ritmo e bradicardia sintomática não responsiva à ventilação e oxigenação.

A dose ideal de epinefrina no paciente pediátrico não é completamente conhecida. Recomenda-se administração intraóssea ou intravenosa, de 0,01 mg/kg, que é equivalente a 0,1 mL/kg da epinefrina 1:10.000 a cada 3 a 5 minutos durante a RCP. Essa solução é obtida por meio da diluição de 1 mL de epinefrina pura (1:1.000) em 9 mL de água destilada ou solução fisiológica. A primeira dose deve ser infundida tão logo seja obtido o acesso vascular na assistolia e AESP e após o segundo ou terceiro choque na FV ou TV sem pulso. Caso a epinefrina seja administrada por via endotraqueal, deve-se utilizar a dose de 0,1 mg/kg, ou seja, 0,1 mL/kg da concentração 1:1.000 seguida de 5 mL de solução salina e 5 ventilações com pressão positiva.

A epinefrina pode conduzir a um estado tóxico hiperadrenérgico pós-ressuscitação e agravar a disfunção cardíaca pós-ressuscitação e, ainda estar associada com pior evolução neurológica.[21]

Os benefícios da epinefrina em relação à melhora da perfusão miocárdica durante a RCP e, talvez uma melhora inicial na taxa de ressuscitação, devem ser ponderados contra os perigos potenciais. Estudos recentes sugerem que administração muito frequente está associada com pior prognóstico.[22]

A epinefrina e outras catecolaminas endógenas são inativadas em soluções alcalinas e, portanto, não devem ser administradas juntamente a bicarbonato de sódio. A via de acesso deve ser lavada com soro fisiológico entre as medicações.

Bicarbonato de sódio

O benefício do bicarbonato durante a RCP não está comprovado e a sua administração rotineira não melhora consistentemente os resultados na parada cardíaca.[23,24] Embora o bicarbonato de sódio seja indicado quando há acidose metabólica prévia à parada cardíaca, a prioridade no tratamento é a aplicação da RCP de alta qualidade. Embora algumas diretrizes indiquem o bicarbonato na parada prolongada, não há estudos que demonstrem essa eficácia. A indicação do bicarbonato tem comprovação mais bem definida na parada cardíaca associada à hiperpotassemia, intoxicações por antidepressivos tricíclicos e outros bloqueadores de canais de sódio.

Preconiza-se a dose de 1 mEq/kg/dose, o que equivale a 1 mL/kg do bicarbonato de sódio 8,4% em 10 a 20 seg. Para os recém-nascidos, recomenda-se 0,5 mEq/kg/dose da solução 4,2% pelo risco de hemorragia intracraniana com soluções hiperosmolares.

Cálcio

É preconizado quando houver suspeita ou comprovação de hipocalcemia, hiperpotassemia, hipermagnesemia e superdosagem de bloqueadores de canais de cálcio.[22] Apesar de o cálcio ser essencial na associação excitação-contração miocárdica, o seu uso rotineiro não está indicado na parada cardiorrespiratória, pois o aumento de cálcio citoplasmático ativa os sistemas de enzimas intracelulares, resultando em necrose celular. Nas situações específicas, recomenda-se a dose de 5 a 7 mg/kg de cálcio elementar, o que equivale a 0,6 mL/kg de gluconato do cálcio a 10% (1 mL = 9 mg de Ca elementar) ou 0,2 mL/kg de carbonato de cálcio (1 mL = 27 mg de Ca elementar). Na parada cardíaca, a infusão deve ser administrada em via endovenosa, em 10 a 20 segundos, e pode ser repetida em 5 a 10 minutos. Doses adicionais devem ser administradas baseadas em dosagem sérica de cálcio ionizado.

TABELA 2 Principais medicações usadas durante a ressuscitação cardiopulmonar (RCP)

Medicação	Indicação	Dose preconizada
Epinefrina	Todos os ritmos de colapso Bradicardia sintomática	IV/IO: 0,01 mg/kg (1 mL/kg da solução 1:10.000) a cada 3-5 min ET: 0,1 mg/kg (0,1 mL/kg da solução 1:1.000)
Bicarbonato de sódio	Hiperpotassemia suspeita ou comprovada Acidose metabólica PCR prolongada	IV/IO: 1 mEq/kg/dose (1 mL/kg da solução de $NaHCO_3$ 8,4%) Dose máxima de 50 mEq
Cálcio	Hipocalcemia Hiperpotassemia Hipermagnesemia Intoxicação por bloqueio de canais de cálcio	IV: 5 a 7 mg/kg de Ca (0,2 mL/kg de CaCl 10%) (0,5 a 1 mL/kg de gluconato de cálcio 10%)
Magnésio	Hipomagnesemia *Torsades de pointes*	IV: 25-50 mg/kg ($MgSO_4$ 50% = 500 mg/mL)
Glicose	Hipoglicemia	IV/IO: 0,5 a 1 g/kg de glicose (2-4 mL/kg de glicose 25%)
Atropina	Bradicardia sintomática	IV/IO: 0,02 mg/kg (mínimo de 0,1 mg; máximo de 0,5 mg para crianças; e 1 mg para adolescentes) IT: 0,04 a 0,06 mg/kg 1 amp. = 0,25 ou 0,50 mg/mL
Amiodarona	FV e TV sem pulso não responsivas à desfibrilação	IV: ataque 5 mg/kg (máximo de 300 mg), doses podem ser repetidas até a dose máxima diária (15 mg/kg) 1 amp. = 150 mg
Lidocaína	FV e TV sem pulso não responsivas à desfibrilação	IV/IO: ataque = 1 mg/kg, seguida de manutenção de 20-50 mcg/kg/min IT: 2 a 3 mg/kg Lidocaína 2%: 1 mL = 0,02 mg

O cálcio pode causar esclerose de veias periféricas e se houver infiltração pode provocar queimaduras nos tecidos.

A administração simultânea de bicarbonato de sódio e cálcio forma precipitados insolúveis, assim a via de acesso venoso deve ser irrigada com solução salina entre a infusão de um e outro íon.

Magnésio

A ação do magnésio na hipomagnesemia e *torsades de pointes* (arritmia relacionada à parada cardíaca) foi confirmada por relatos de casos.[25] A dose recomendada é 25 a 50 mg/kg (até 2 g) por meio de infusão intravenosa em 10 a 20 segundos.

Glicose

A hipoglicemia pode ocorrer durante episódios de falência cardiorrespiratória nos lactentes jovens e em crianças com doenças crônicas. Além disso, como a glicose é o principal substrato para o miocárdio do recém-nascido, ela pode levar a grave disfunção cardíaca. Contudo, a administração rotineira de glicose não é recomendada, pois não há dados científicos convincentes sobre o efeito da hiperglicemia após a parada.[26] Na suspeita ou comprovação de hipoglicemia, recomenda-se a dose de 0,5 a 1,0 g/kg, o que corresponde a 2 a 4 mL/kg de glicose a 25% ou 5 a 10 mL/kg de glicose 10%. A solução de glicose hipertônica a 25 ou 50% é hiperosmolar e pode causar esclerose das veias periféricas. Em recém-nascidos, a concentração de glicose endovenosa não deve exceder 12,5%.

Atropina

A recomendação atual aplica-se apenas ao uso da atropina como pré-medicação para lactentes e crianças durante intubações de emergência em situações específicas quando há um alto risco de bradicardia (por exemplo, quando utiliza-se succinilcolina como bloqueador neuromuscular para facilitar a intubação). As evidências disponíveis não suportam o uso de rotina da atropina como pré-medicação na intubação.[27]

A dose de 0,02 mg/kg de atropina (sem dose mínima) deve ser considerada como pré-medicação para intubação de emergência.[27,28]

Amiodarona

A amiodarona é um antiarrítmico lipossolúvel inibidor não competitivo de receptores alfa e beta-adrenérgicos. Essa droga é efetiva no tratamento de fibrilação e taquicardia ventricular em adultos, e, embora para crianças com parada cardíaca não haja dados científicos suficientes, recomenda-se a dose de 5 mg/kg/dose em *bolus* nos casos de fibrilação ventricular ou taquicardia ventricular resistentes ao choque elétrico.[29]

Lidocaína

A lidocaína é um bloqueador do canal de sódio, que suprime arritmias ventriculares e, embora tenha sido recomendada há muito tempo para o tratamento de arritmias ventriculares no lactente e na criança. Pode ser considerada em crianças na parada cardíaca quando o ritmo é FV ou TV sem pulso resistente ao choque elétrico. A dose recomendada é 1 mg/kg por via intravenosa, seguida por infusão contínua de 20 a 50 mcg/kg/min. Se houver um tempo maior que 15 minutos entre a primeira dose e o início da infusão, uma segunda dose de 1 mg/kg deve ser administrada para que se restaure rapidamente o nível terapêutico.[29]

Embora não haja evidências definitivas, estudo na população pediátrica revelou efetividade semelhante entre amiodarona e lidocaína.[29]

Terapia elétrica

A desfibrilação é a despolarização assíncrona de uma massa crítica de células miocárdicas e está indicada na parada cardíaca em que o ritmo de colapso é fibrilação ventricular ou taquicardia ventricular sem pulso (Figura 11). A desfibrilação não é efetiva na assistolia, na atividade elétrica sem pulso e na bradicardia.

As pás de adultos (8 a 13 cm de diâmetro) são adequadas para crianças acima de 10 kg, abaixo desse peso devem ser usadas pás infantis (4,5 cm de diâmetro). As pás nunca devem ser aplicadas diretamente na pele da criança; pasta ou creme apropriado deve ser utilizado como interface entre a superfície da pá e a pele para evitar queimaduras. As pás devem ser colocadas firmemente sobre o tórax, uma no lado superior direito do tórax abaixo da clavícula e outra à esquerda do mamilo esquerdo, no maior eixo do coração. A quantidade de energia a ser utilizada em crianças não está completamente estabelecida, mas preconiza-se a dose inicial de 2 a 4 J/kg, segunda dose de 4 J/kg e considerar cargas maiores até 10 J/kg ou carga máxima de adulto.[30,31,32] Enfatiza-se a superioridade e a maior segurança dos choques bifásicos sobre os monofásicos para a desfibrilação; no entanto,

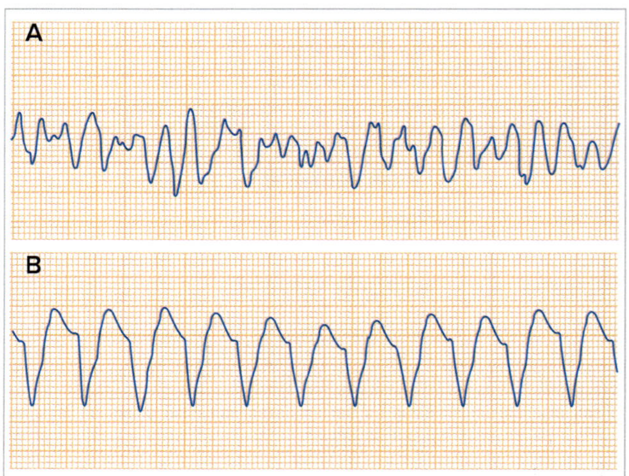

FIGURA 11

Ritmos eletricamente tratáveis. A: fibrilação ventricular; B: taquicardia ventricular.

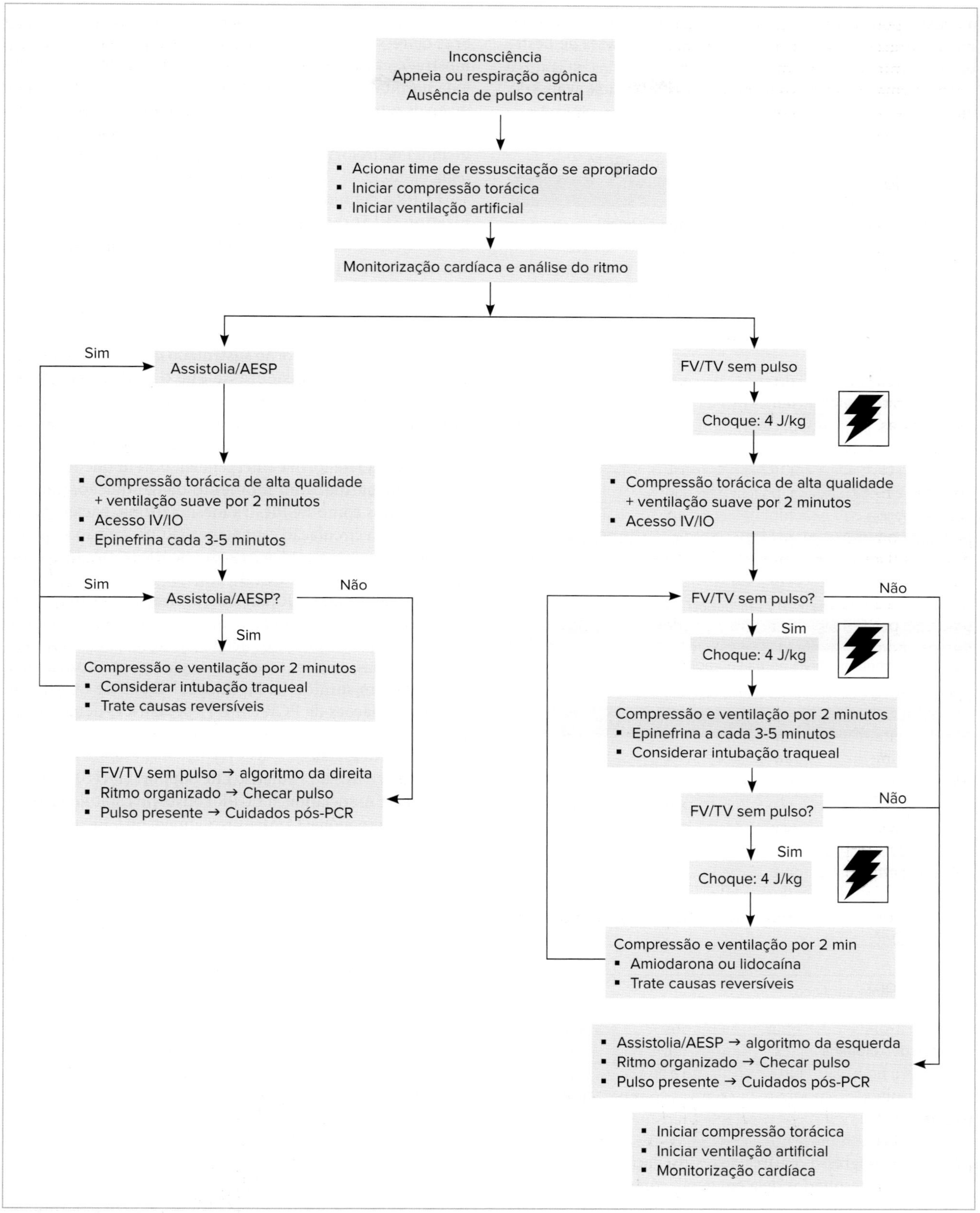

FIGURA 12

Ressuscitação cardiopulmonar avançada em pediatria.

AESP: atividade elétrica sem pulso; FV: fibrilação ventricular; IO: intraóssea; IV: intravenosa; PCR: parada cardiorrespiratória; TV: taquicardia ventricular.

as doses preconizadas são as mesmas nos dois casos, pois não há dados consistentes sobre as doses eficazes de desfibrilação bifásica em crianças.[33,34]

Na Figura 12 se encontra o resumo do suporte avançado em pediatria.

TABELA 3 Ressuscitação cardiopulmonar (RCP)

Qualidade da RCP
Comprimir forte e rapidamente (≥ 1/3 AP, 100-120/min)
Garantir retorno completo de tórax
Minimizar interrupções
Evitar ventilação excessiva
Trocar "compressor" a cada 2 minutos
Sem via aérea avançada: 15:2
Desfibrilação: choque
Primeiro: 2-4 J/kg
Segundo: 4 J/kg
Demais: ≥ 4 J/kg
Máximo: 10 J/kg
Medicações
Epinefrina: 5 minutos
Amiodarona ou lidocaína (FV/TV sem pulso)
Via aérea avançada
Intubação traqueal ou via aérea supraglótica
Capnografia ou capnometria (10 ventilações/min)
Causas reversíveis
Hipovolemia
Hipóxia
Hidrogênio
Hipoglicemia
Hipo/hiper K
Hipotermia
Pneumotórax
Tóxicos
Tamponamento cardíaco
TEP
Trombo de coronária

ECPR

Apesar dos progressos na área de ressuscitação cardiopulmonar (RCP) os resultados dela em geral, como visto anteriormente, se mantém desfavoráveis tanto em adulto como na população pediátrica.[35,36]

A utilização de um circuito extracorpóreo com oxigenador de membrana (*extracorporeal membrane oxygenation* – ECMO) em alguns pacientes que não responderam às manobras de ressuscitação cardíaca convencional (RCP) tem se mostrado eficaz, sendo responsável pelo aumento da sobrevida hospitalar desses indivíduos.[37] Como demonstrado por diversos estudos não randomizados, essa estratégia além do aumento da sobrevida na parada refratária, está associada a melhora neurológica dos pacientes como parte de uma estratégia da RCP.[38-41]

ECPR é definida pela Extracorporeal Life Support Organization (ELSO) no seu banco de dados (ELSO *Registry – Data Definitions, Forms and Instructions*) como utilização de circuito extracorpóreo veno-arterial com membrana de oxigenação (ECMO), no qual ela é rapidamente instalada para fornecer suporte circulatório em pacientes nos quais a ressuscitação cardiopulmonar convencional (RCP) não tem sucesso em alcançar o retorno sustentado da circulação espontânea (ROSC).[42] Considera-se que o ROSC sustentado ocorreu quando as compressões torácicas não são necessárias por 20 minutos consecutivos e os sinais de circulação persistem. Pacientes hemodinamicamente instáveis colocado em ECMO de forma emergencial, porém que não estão em parada cardíaca no momento da canulação, não são considerados como ECPR. Da mesma forma, pacientes que retornaram à circulação espontânea (ROSC) e não estão recebendo massagem cardíaca no momento da canulação, não entram na definição de ECPR.[37]

Em pediatria, ECPR tem sido utilizada mais frequentemente em pós-operatório de cirurgia cardíaca pediátrica, durante a progressão do baixo débito cardíaco ou aparecimento de arritmias, embora casos de parada de outras causas não cardíacas tem surgido na literatura.[43] O uso de ECMO em PCR em situações de PCR em UTI pediátricas demonstram uma sobrevida entre 33% e 42% em pacientes clínicos e 23 a 55% em cardiopatas.[36]

Nas diretrizes do Pediatric Life Support (PALS) da American Heart Association, a ECPR consta no capítulo C, parte 6: "2015 International Consensus Statment on CPR and Emergency Cardiovascular Care, ECPR passou a ser considerada em crianças com diagnóstico de doença cardíaca que apresentam parada cardíaca dentro do hospital em centros que tenham experiência com ECMO (classe IIa ; nível de evidência C).[44]

Tanto a revisão de 2018 do *International Consensus Statment on CPR and Emergency Cardiovascular Care*, como na Atualização da Diretriz de Ressuscitação Cardiopulmonar e Cuidados Cardiovasculares de Emergência da Sociedade Brasileira de Cardiologia de 2019, reforçam que ECMO deva ser considerada em parada cardíaca refratária.[43,45]

Muitos centros de ECMO, em especial aqueles localizados em instituições com cirurgia cardíaca pediátrica, oferecem ECPR e estão estruturados para atender pacientes em parada cardíaca refratária as manobras de ressuscitação convencional. Embora seja uma prática clínica aceita, existe ainda variabilidade e insuficiente consenso quanto ao candidato ideal, o momento da iniciação e o manejo da ECMO concomitante às manobras de ressuscitação nesse grupo de pacientes.

O número de casos de ECPR no ELSO *Registry*, publicado no *International Summary* da ELSO vem demonstrando um aumento significativo, em que ECPR em 2016 representava 9% (n = 6.421) de 73.596 casos reportados e mais recentemente no relatório internacional da ELSO num total de 133.371 casos reportados, 15.724 (11,78%) representam casos de ECPR.[42] Desses, 2.080 foram realizados em neonatos e 5.086 em pacientes pediátricos, com alta hospitalar em 43% de ambos os grupos etários.

Dados de outros registros, como o *Get With The Guidelines – Ressuscitation Registry* (GWTG-R) mostrou utilização de ECMO em 16% dos casos entre os 3.756 indivíduos com idade inferior a 18 anos que apresentaram parada cardíaca refratária onde ECPR foi iniciada 10 minutos após o início das manobras de ressuscitação cardíaca.[36] Embora todos os pacientes que apresentam parada cardíaca são elegíveis para ECPR, na maioria das experiências publicadas ECPR é utilizado em maior frequência em crianças e adultos, quando comparados aos neonatos, na sua maioria com diagnóstico de doenças cardíacas.

Infelizmente, a taxa de sobrevivência em pediatria está entre 6,7 e 10,2%. A sobrevivência é maior nos grupos perinatal (25%) e adolescente (17,3%). Fatores favoráveis para sobrevivência são ritmo passível de choque (cerca de 20%), estes tendo um desfecho neurológico mais favorável e a localização geográfica devido ao tempo de resposta dos serviços de ambulância. As regiões com maior sobrevida tiveram mais casos de PCR testemunhada por paramédicos, RCP por espectadores e maior índice de desfibrilação.[46]

RESUMO

- A parada cardíaca (PC) na criança, na maioria das vezes, é o resultado final da deterioração da função respiratória ou choque, que leva a hipoxemia e acidose progressivas, com PC secundária. Dessa forma, o reconhecimento precoce da deterioração clínica pode reduzir significativamente a incidência de PC. A RCP compreende o suporte básico e avançado de vida. O suporte básico de vida inclui a abertura das vias aéreas, a respiração artificial e a circulação artificial (compressão torácica). O suporte avançado de vida implica o aperfeiçoamento das técnicas utilizadas no suporte básico, obtenção de via de acesso vascular, administração de fluidos e medicamentos, monitorização cardíaca e emprego da terapia elétrica (desfibrilação).
- A utilização de ECMO em parada cardíaca refratária vem crescendo nos últimos anos, em especial nos serviços de cirurgia cardiovascular. Em casos selecionados e quando realizada no momento adequado, a ECMO pode aumentar a sobrevida de pacientes em parada cardíaca e garantir adequada evolução de pacientes que não sobreviveriam ao tratamento convencional da parada cardíaca.

Fora do ambiente hospitalar, muitas PCR não são testemunhadas ou não recebem RCP por expectadores. Além disso, muitas delas são relacionadas a traumas e a síndrome da morte súbita infantil (SIDS). Exceção se faz para PCR em situação de hipotermia. Nesses casos a experiência de muitos centros é positiva com ECPR como parte da terapia desses pacientes.

Referências bibliográficas

1. Part 4: Pediatric Basic and Advanced Life Support: 2020 American Heart Association Guidelines for Cardiopulmonary Resuscitation and Emergency Cardiovascular Care. Alexis A. Topjian, Tia T. Raymond, Dianne Atkins, Melissa Chan, Jonathan P. Duff, Benny L. Joyner Jr, Javier J. Lasa, Eric J. Lavonas, Arielle Levy, Melissa Mahgoub, Garth D. Meckler, Kathryn E. Roberts, Robert M. Sutton, Stephen M. Schexnayder. Circulation. 2020;142(16 suppl2): S469-S523.
2. Pediatric Life Support: 2020 International Consensus on Cardiopulmonary Resuscitation and Emergency Cardiovascular Care Science With Treatment Recommendations. Ian K Maconochie, Richard Aickin, Mary Fran Hazinski, Dianne L Atkins, Robert Bingham, Thomaz Bittencourt Couto, Anne-Marie Guerguerian, Vinay M Nadkarni, Kee-Chong Ng, Gabrielle A Nuthall, Gene Y K Ong, Amelia G Reis, Stephen M Schexnayder, Barnaby R Scholefield, Janice A Tijssen, Jerry P Nolan, Peter T Morley, Patrick Van de Voorde, Arno L Zaritsky, Allan R de Caen, Pediatric Life Support Collaborators. Circulation 2020 Oct 20;142(16_suppl_1):S140-S184.
3. Young KD, Seidel JS. Pediatric cardiopulmonary resuscitation: A collective review. Ann Emerg Med. 1999;33:195-205.
4. Reis AG, Nadkarni V, Perondi MB, Grisi S, Berg RA. A prospective investigation into the epidemiology of in-hospital pediatric cardiopulmonary resuscitation using the international Utstein reporting style. Pediatrics. 2002;109:200-9.
5. Kitamura T, Iwami T, Kawamura T, Nagao K, Tanaka H, Nadkarni VM, et al. Conventional and chest-compression-only cardiopulmonary resuscitation by bystanders for children who have out-of-hospital cardiac arrests: a prospective, nationwide, cohort study. Lancet. 2010;375:1347-54.
6. Samson RA, Nadkarni VM, Meaney PA, Carey SM, Berg MD, Berg RA. Outcomes of in-hospital ventricular fibrillation in children. N Engl J Med. 2006;354:2328-39.
7. Girotra S, Spertus JA, Li Y, Berg RA, Nadkarni VM, Chan PS; American Heart Association Get With The Guidelines-Resuscitation Investigators. Survival trends in pediatric in-hospital cardiac arrests: an analysis from Get With The Guidelines-Resuscitation. Circ Cardiovasc Qual Outcomes. 2013;6:42-9.
8. American Heart Association. Part 12: pediatric advanced life support: 2015 American Heart Association Guidelines Update for Cardiopulmonary Resuscitation and Emergency Cardiovascular Care. Circulation. 2015;132(suppl 2):S526-S542.
9. Sutton RM, Case E, Brown SP, Atkins DL, Nadkarni VM, Kaltman J, et al.; ROC Investigators. A quantitative analysis of out-of-hospital pediatric and adolescent resuscitation quality. A report from the ROC Epistry-Cardiac Arrest. Resuscitation. 2015;93:150-7.
10. Atkins DL, Everson-Stewart S, Sears GK, Daya M, Osmond MH, Warden CR, et al. Epidemiology and outcomes from out-of-hospital cardiac arrest in children: the Resuscitation Outcomes Consortium Epistry-Cardiac Arrest. Circulation. 2009;119:1484-91.
11. Sharek PJ, Parast LM, Leong K, Coombs J, Earnest K, Sullivan J, et al. Effect of a rapid response team on hospital-wide mortality and code rates outside the ICU in a Children's Hospital. JAMA. 2007;298:2267–74.
12. Davidovic L, LaCovey D, Pitetti RD. Comparison of 1- versus 2-person bag-valve-mask techniques for manikin ventilation of infants and children. Ann Emerg Med. 2005;46:37-42.
13. Aufderheide TP, Sigurdsson G, Pirrallo RG, Yannopoulos D, McKnite S, von Briesen C, et al. Hyperventilation-induced hypotension during cardiopulmonary resuscitation. Circulation. 2004;109:1960-5.

14. Atkins DL, Everson-Stewart S, Sears GK, Daya M, Osmond MH, Warden CR, et al. Epidemiology and outcomes from out-of-hospital cardiac arrest in children: the Resuscitation Outcomes Consortium Epistry-Cardiac Arrest. Circulation. 2009;119:1484-91.
15. Hansen ML, Lin A, Eriksson C, Daya M, McNally B, Fu R, et al.; the CARES Surveillance Group. A comparison of pediatric airway management thechniques during out-of-hospital cardiac arrest using the CARES database. Resuscitation. 2017;120:51-6.
16. Boerboom SL, Muthukrishnan SM, de Graaff JC, Jonker G. Cuffed or uncuffed endotracheal tubes in pediatric anesthesia: a survey of current practice in the United Kingdom and The Netherlands. Pediatric Anesthesia. 2015;25(4):431-2.
17. De Orange FA, Andrade RG, Lemos A, Borges PS, Figueiroa JN, Kovatis PG. Ciffed versus uncuffed endotracheal tubes for general anesthesia in children aged eight years and under. Cochrane Database of Systematic Reviews. 2017.
18. RM Sutton, Niles D, Nysaether J, Abella BS. Quantitative analysis of CPR quality during in-hospital resuscitation of older children and adolescents. Pediatrics. 2009;124:494-9.
19. Kanter RK, Zimmerman JJ, Strauss RH, Stoeckel KA. Pediatric emergency intravenous access. Evaluation of a protocol. Am J Dis Child. 1986;140:132-4.
20. Battin M, Page B, Knight D. Is there still a place for endotracheal adrenaline in neonatal resuscitation? J Paediatr Child Health. 2007;43:504.
21. Perkins GD, Ji C, Deakin CD, Quinn T, Nolan JP, Scomparin C, et al. A Randomized trial of epinephrine in out-of-hospital cardiac arrest. N Engl J Med. 2018;379(8):711-21.
22. Hoyme DB, Patel SS, Samson RA, Raymond TT, Nadkarni VM, Gaies MG, et al.; American Heart Association Get With the Guidelines–Resuscitation Investigators. Epinephrine Dosing Interval and Survival Outcomes During Pediatric In-Hospital Cardiac Arrest. Resuscitation. 2017;117:18-23.
23. Vukmir RB, Katz L. Sodium bicarbonate improves outcome in prolonged prehospital cardiac arrest. Am J Emerg Med. 2006;24:156-61.
24. Lokesh L, Kumar P, Murki S, Narang A. A randomized controlled trial of sodium bicarbonate in neonatal resuscitation-effect on immediate outcome. Resuscitation. 2004;60:219-23.
25. Hassan TB, Jagger C, Barnett DB. A randomised trial to investigate the efficacy of magnesium sulphate for refractory ventricular fibrillation. Emerg Med J. 2002;19:57-62.
26. Callaway CW. Donnino MW, Fink EL, Geocadin RG, Golan E, Kern KB, et al. Part 8: Post-Cardiac Arrest Care. Circulation. 2015;132(18 suppl 2) S465-S482.
27. Jones P, Peters MJ, Pinto da Costa N, Kurth T, Alberti C, Kessous K, et al. Atropine for critical care intubation in a cohort of 264 children and reduced mortality unrelated to effects on bradycardia. PLoS One. 2013;8:e57478.
28. Jones P, Dauger S, Denjoy I, Pinto da Costa N, Alberti C, Boulkedid R, et al. The effect of atropine on rhythm and conduction disturbances during 322 critical care intubations. Pediatr Crit Care Med. 2013;14:e289--e297.
29. Valdes SO, Donoghue AJ, Hoyme DB, Hammond R, Berg MD, Berg RA, Samson RA; American Heart Association Get With The Guidelines- Resuscitation Investigators. Outcomes associated with amiodarone and lidocaine in the treatment of in-hospital pediatric cardiac arrest with pulseless ventricular tachycardia or ventricular fibrillation. Resuscitation. 2014;85:381-6.
30. Gutgesell HP, Tacker WA, Geddes LA, Davis S, Lie JT, McNamara DG. Energy dose for ventricular defibrillation of children. Pediatrics. 1976;58:898-901.
31. Berg MD, Samson RA, Meyer RJ, Clark LL, Valenzuela TD, Berg RA. Pediatric defibrillation doses often fail to terminate prolonged out-of- hospital ventricular fibrillation in children. Resuscitation. 2005;67:63-7.
32. Meaney PA, Nadkarni VM, Atkins DL, Berg MD, Samson RA, Hazinski MF, et al.; American Heart Association National Registry of Cardiopulmonary Resuscitation Investigators. Effect of defibrillation energy dose during in-hospital pediatric cardiac arrest. Pediatrics. 2011;127:e16-e23.
33. Rodríguez-Núñez A, López-Herce J, del Castillo J, Bellón JM; Iberian--American Paediatric Cardiac Arrest Study Network RIBEPCI. Shockable rhythms and defibrillation during in-hospital pediatric cardiac arrest. Resuscitation. 2014;85:387-91.
34. Rossano JW, Quan L, Kenney MA, Rea TD, Atkins DL. Energy doses for treatment of out-of-hospital pediatric ventricular fibril- lation. Resuscitation. 2006;70:80-9.
35. Zive DM, Schmicker R, Daya M, et al. Survival and variability over time from out of hospital cardiac arrest across large geographically diverse communities participating in the Resuscitation Outcomes Consortium. Resuscitation. 2018;131:74-82.
36. Lasa, JJ, Rogers, RS, Localio, R, Shults, J, Raymond, T, Gaies, M, Thiagarajan, R, Laussen, PC, Kilbaugh, T, Berg, RA, et al. Extracorporeal cardiopulmonary resuscitation (E-CPR) during pediatric in-hospital cardiopulmonary arrest is associated with improved survival to discharge: a report from the American Heart Association's Get With The Guidelines--Resuscitation (GWTG-R) Registry. Circulation. 2016;133:165-76.
37. Thiagarajan RR, Brediger S, Larsen S, Fynn-Thompson F, Alexander PMA. Extracorporeal cardiopulmonary ressuscitation in children. In: Brogan TV, Lequier L, Larusso R, MacLaren G and Peek G (eds.). Extracorporeal life support, 5th ed. Michigan: ELSO Red Book; 2017.
38. Stub D, Bernard S, Pellegrino V, et al. Refractory cardiac arrest treated with mechanical CPR, hypothermia, ECMO and early reperfusion (the CHEER trial). Resuscitation. 2015; 86:88-94.
39. Sakamoto T, Morimura N, Nagao K, et al. Extracorporeal cardiopulmonary resuscitation versus conventional cardiopulmonary resuscitation in adults with out-of-hospital cardiac arrest: a prospective observational study. Resuscitation. 2014; 85:762-8.
40. Yannopoulos D, Bartos JA, Martin C, et al. Minnesota Resuscitation Consortium's advanced perfusion and reperfusion cardiac life support strategy for out-of-hospital refractory ventricular fibrillation. J Am Heart Assoc. 2016;5:e003732.
41. Bartos JA, Grunau B, Carlson C, et al. Improved survival with extracorporeal cardiopulmonary resuscitation despite progressive metabolic derangement associated with prolonged resuscitation. Circulation. 2020; 141:877-86.
42. ELSO webpage – http://www.elso.org. acessed october 2020
43. Soar J, Maconochie I, Wyckoff MH, Olasveengen TM, Singletary EM, Greif R, et al. 2019 International Consensus on Cardiopulmonary Resuscitation and Emergency Cardiovascular Care Science With Treatment Recommendations: Summary From the Basic Life Support; Advanced Life Support; Pediatric Life Support; Neonatal Life Support; Education, Implementation, and Teams; and First Aid Task Forces. Circulation. 2019;140(24):143-55.
44. Maconochie IK, de Caen AR, Aikin R, et al. Pediatric Basic Life Support and Pediatric Advanced Life Support Chapter C. Part 6: Pediatric basic life support and pediatric advanced life support: 2015. International Consensus on Cardiopulmonary Resuscitation and Emergency Cardiovascular Care Science with Treatment Recommendations. Resuscitation. 2015;95:e147-68.
45. Bernoche C, Timerman S, Polastri TF, Giannetti NS, Siqueira AWDS, Piscopo A, et al. Atualização da Diretriz de Ressuscitação Cardiopulmonar e Cuidados Cardiovasculares de Emergência da Sociedade Brasileira de Cardiologia - 2019. Arq Bras Cardiol. 2019;:1-215.
46. Fink EL, Prince DK, Kaltman JR, Atkins DL, Austin M, Warden C, et al. Unchanged pediatric out-of-hospital cardiac arrest incidence and survival rates with regional variation in North America. Resuscitation. 2016;107:121-8.

Capítulo 5

Ressuscitação cardiopulmonar em situações especiais

Hélio Penna Guimarães
Christopher B. Granger
Renato Delascio Lopes

PONTOS-CHAVE

- As paradas cardiorrespiratórias (PCR) em situações especiais envolvem condições clínicas que demandam especial atenção aos aspectos clínicos e mecanísticos que envolvem seu manuseio em cenário distinto das condições habituais da PCR.
- As complicações mais relevantes da asma grave, associadas à PCR, habitualmente, são pneumotórax, pneumonia e edema agudo de pulmão.
- Na anafilaxia, pode ocorrer obstrução completa e total das vias aéreas, bem como colapso cardiovascular com choque distributivo grave.
- Durante a gravidez, a ocorrência de PCR é um evento dramático, em geral sem melhor expectativa de vida ofertada ao feto exatamente pela necessidade da potencial melhor condição de sobrevivência da mãe.
- Na embolia pulmonar associada à PCR, o uso de fibrinolíticos pode ser considerado ao oferecer chance maior de recuperação da circulação espontânea, apesar de potencial risco de aumentar sangramentos.
- Os distúrbios hidroeletrolíticos estão associados à ocorrência de graves emergências cardiovasculares, como arritmias e PCR.
- No trauma associado à PCR, com frequência, tem-se pouco sucesso nas manobras de RCP, geralmente por conta do grave mecanismo (cinética do trauma) provável que produziu a PCR; habitualmente, inclui hipóxia, hipovolemia, redução do débito cardíaco por pneumotórax ou tamponamento cardíaco ou mesmo lesão direta miocárdica ou de vasos da base ou, ainda, hipotermia.
- Em um país com extenso litoral como o Brasil, a ocorrência de quase afogamento é frequente, sendo a hipóxia o mecanismo principal de PCR.
- Na hipotermia grave pode ocorrer intensa disfunção e depressão orgânica, oferecendo risco de óbito já no manuseio inicial. A abordagem inicial consiste em manter um ritmo organizado com perfusão, priorizando o controle da perda de calor e promovendo o reaquecimento imediatamente.
- Nos acidentes com eletricidade, as situações com corrente alternada habitualmente promovem tetania e, em casos mais graves, podem gerar fibrilação ventricular. As correntes de alta voltagem contínuas, como os raios, promovem a ocorrência de PCR em assistolia.
- A ingestão de substâncias tóxicas pode promover lesão celular, alteração de receptores, canais iônicos, organelas e disfunção orgânica incompatível com a vida. O atendimento a PCR associada às intoxicações segue o tratamento padrão adotado de SBV e SAVC, sendo indicado o uso de antídotos ou intervenções toxino-específicas nem sempre únicos ou específicos para este fim.
- Protocolos de uso da ultrassonografia e ecocardiografia durante a PCR estão associados a aplicabilidade como determinantes de potenciais diagnósticos de PCR, bem como à avaliação da probabilidade de RCE por meio da detecção de movimento cardíaco espontâneo (MCE).

Introdução

A parada cardiorrespiratória (PCR) e a cessação súbita da atividade ventricular útil, associada à parada respiratória, em estado clínico passível de reversão serão abordadas por meio dos procedimentos e manobras de ressuscitação cardiopulmonar, em seu suporte básico e avançado de vida (SBV e SAV).

Estima-se a ocorrência de quase 70% das mortes súbitas pré-hospitalares em domicílio; no ambiente intra-hospitalar, as taxas de sobrevivência são variáveis, em torno de 44% de recuperação da circulação espontânea (RCE) imediata até 14% de sobrevivência até a alta, denotando clara melhora em decorrência da implementação de sistemas de atendimento e atenção à PCR, tanto no ambiente intra-hospitalar, como no extra-hospitalar. As paradas cardiorrespiratórias em situações especiais, frequentemente, envolvem condições clínicas distintas que propiciam a ocorrência da PCR, mas que demandam especial atenção aos aspectos clínicos e mecanísticos que envolvem o manuseio de seu tratamento em cenário fisiopatológico distinto das condições habituais da PCR.

Condições de hipoxemia

PCR na asma brônquica

A asma grave motiva intubação orotraqueal e necessidade de ventilação mecânica em taxas até 2 a 20%.[1-3] As complicações mais relevantes da asma grave, associadas à PCR, habitualmente são pneumotórax, pneumonia e edema agudo de pulmão; essas alterações promovem hipoxemia grave, hipercarbia, acidemia e hipotensão por redução da pré-carga, rebaixamento do nível de consciência e consequente PCR.

A ausência de murmúrio vesicular é o sinal patognomônico da evolução para grave quadro obstrutivo que pode propiciar até o óbito, assim como seu retorno à ausculta, após a administração de terapia broncodilatadora beta-2-agonista, pode significar acentuada melhora do quadro.

A saturação de oxigênio periférica em níveis elevados, normalmente considerada marcador de estabilidade de oxigenação dos pacientes, pode não refletir progressiva hipoventilação alveolar que se estabelece na asma grave, principalmente, se já há oferta de oxigênio ao paciente. A queda de SaO_2, durante o início da terapia com broncodilatadores, traduz-se em resposta à consequente vasodilatação após a abertura de bronquíolos e aumento do *shunt* entre PCR em pacientes com asma grave.

Para o suporte básico e avançado em uma paciente vítima de PCR decorrente de asma grave uma série de casos descrevendo uma técnica de "compressões laterais do tórax" aplicadas a esta condição de PCR ainda demanda melhor evidência para sua recomendação.[4]

A descrição de que efeitos do auto-PEEP (pressão positiva expiratória final) podem ter influência sobre a pressão de perfusão coronária e o sucesso da desfibrilação, mesmo em pacientes não asmáticos,[4,11-13] deve ser considerada e, a despeito da carência de melhores evidências, recomenda-se o emprego, durante a PCR, de estratégicas de ventilação com menores frequências e volume corrente, sendo a breve desconexão da bolsa-valva-máscara ou tubo endotraqueal, durante a compressão torácica, ato permitido, visando à redução de auto-PEEP.[11-13] Convém lembrar também neste cenário que o pneumotórax pode ser causa frequente de PCR nos pacientes com asma grave e sua descompressão é considerada prioridade de tratamento.[2,4,13]

Tratamento

Oxigênio deve ser ofertado a todos os pacientes, mesmo àqueles que aparentemente têm níveis normais de oxigenação, e não deve ser titulado apenas pela SaO_2, considerando os aspectos fisiopatológicos expostos anteriormente.

Os beta-2-agonistas de rápido efeito promovem broncodilatação dose-dependente, como mínimos efeitos adversos, sendo a dose liberada dependente do volume pulmonar e fluxo inspiratório, não havendo diferenças entre infusão endovenosa ou inalatória, bem como uso de espaçador ou nebulizador;[3-5] a administração IV contínua oferece melhores resultados em quadros de exacerbação das crises mais graves.[5]

A associação de anticolinérgicos ao tratamento beta-agonista, principalmente nas primeiras horas de tratamento, pode ser favorável, particularmente associada aos beta-agonistas de curta duração, promovendo discreta melhora da função pulmonar, comparando-se ao uso isolado do beta-agonista.[2-5]

Apesar de ser o único fármaco a agir sobre o componente inflamatório da asma aguda, o corticoide não tem efeito imediato, podendo inclusive demorar de 6 a 12 horas para seu início, o que não isenta a necessidade de sua administração precoce. A precocidade do uso de corticoides sistêmicos pode reduzir a necessidade de internação hospitalar,[6] independente de uso oral ou IV. Para adultos, recomenda-se metilprednisolona 125 mg (dose média: 40 a 250 mg) ou dexametasona 10 mg.

Terapias adjuntas

O brometo de ipratrópio é um fármaco anticolinérgico broncodilatador similar à atropina, sendo administrado sob a forma de nebulização de 500 mcg. Tem início de ação em torno de 20 minutos, com pico de efeito de 60 a 90 minutos e sem efeitos sistêmicos. Habitualmente, é administrado apenas em uma vez, por seu prolongado efeito, porém há estudos que recomendam doses repetidas de 250-500 mcg a cada 20 minutos.[7] O uso de brometo de ipatrópio reduz hospitalizações, particularmente nas exacerbações graves.

O sulfato de magnésio IV, associado ao uso de inalação com agentes beta-agonistas e corticoides, pode otimizar de forma moderada a função pulmonar.[8] Seu efeito consiste em promover o relaxamento da musculatura lisa brônquica, independente do nível sérico de magnésio, sendo conduta que também reduz a necessidade de admissão hospitalar em pacientes com asma grave. A dose padrão considerada é de 2 g em tempo mínimo de infusão de 20 minutos.

Epinefrina ou terbutalina podem ser administradas em doses subcutâneas de 0,01 mg/kg para epinefrina, dividida em três doses de aproximadamente 0,3 mg, em até 20 minutos de intervalo. Em razão de suas propriedades adrenérgicas não seletivas, a epinefrina pode gerar taquicardia, isquemia miocárdica e aumento da demanda de oxigênio, sendo mais bem-tolerada em pacientes com menos de 35 anos de idade.

A terbutalina pode ser administrada SC na dose de 0,25 mg, em até três doses com intervalo de 20 minutos. Ressalta-se que não há vantagens da epinefrina ou terbutalina sobre o uso de beta2-agonistas inalatórios.[9]

A cetamina é um anestésico com propriedades broncodilatadoras, que estimula a secreção brônquica. Não há, ainda, evidências sólidas para seu uso regular e pode ser opcional o seu uso como sedativo ou analgésico caso seja necessária a intubação com manutenção em ventilação mecânica.[10]

O uso de anestésicos inalatórios, como sevoflurano e isoflurano, pode ter sucesso em pacientes em grave crise de asmas, refratários aos demais tratamentos indicados. Esses agentes podem ter efeito broncodilatador direto, além de facilitarem a adaptação do paciente à ventilação mecânica e redução do trabalho respiratório. Ainda não há ensaios clínicos randomizados que suportem esta evidência.[10]

A ventilação mecânica não invasiva (VMNI) pode reduzir a necessidade de intubação orotraqueal e ventilação mecânica invasiva, desde que o paciente se mantenha com adequado nível de consciência e demanda respiratória espontânea. Há recomendação maior para uso do *bilevel positive airway pressure* (BiPAP), que permite a utilização de níveis pressóricos distintos na inspiração e expiração.

A ventilação mecânica invasiva (VMI) em pacientes com asma grave associa riscos ao quadro. A VMI associada à expiração incompleta propicia ocorrência de maior pressão positiva ao final da inspiração de forma intrínseca (PEEP intrínseco ou auto-PEEP) e maior ocorrência de barotraumas, redução de volume corrente e elevados picos de pressão nas vias aéreas. Ao se realizar a intubação orotraqueal (IOT), recomendam-se tubos endotraqueais de maior lúmen (usualmente de 8 a 9 mm), visando reduzir a resistência à passagem do ar.[11]

A VMI deve ser adaptada para valores de volume corrente não muito elevados (4 a 6 mL/kg), com menor tempo inspiratório (fluxo inspiratório em adultos de 80 a 100 L/min) e tempos inspiratórios mais prolongados (relação inspiração:expiração 1:4 ou 1:5). A hipoventilação moderada com hipercapnia permissiva pode ser necessária, objetivando reduzir o risco de trauma associado a volume ou pressão elevada, no entanto, para os pacientes pós PCR, valores mais elevados de CO_2 podem ser deletérios, dado o risco de extensão de potencial edema cerebral associado a hipóxia periparada cardiorrespiratória.

Convém citar também que, em pacientes sob VMI, quatro causas são as mais comuns para um quadro de deterioração aguda da condição respiratória e hemodinâmica, com potencial probabilidade de ocorrência de PCR ser relembrada pela regra mnemônica TOPEP (tubo deslocado, obstrução do tubo, pneumotórax, equipamento com falha, auto-PEEP).

PCR na anafilaxia

A anafilaxia é uma reação alérgica mediada por imunoglobulinas IgE e IgG e antígeno imunoglobulina específico que envolve pele, vias aéreas, sistema vascular e sistema digestório. Em casos mais graves, pode promover a obstrução completa e total das vias aéreas, bem como o colapso cardiovascular com choque distributivo grave.[14]

Os agentes farmacológicos, látex, alimentos e insetos são descritos como agentes mais comuns associados à anafilaxia. A urticária costuma ser o mais comum achado de exame físico; e o sinal inicial de envolvimento das vias aéreas normalmente é a rinite; o comprometimento mais grave está associado ao estridor laríngeo e sibilo.[14]

O choque distributivo anafilático caracteriza-se por vasodilatação e aumento da permeabilidade capilar com redução acentuada e rápida de pré-carga e hipovolemia relativa de até 37% do volume sanguíneo total, evoluindo rapidamente para PCR[14,15] por isquemia miocárdica e arritmias graves.[15] A isquemia miocárdica pode ocorrer adicionalmente com a administração de epinefrina, utilizada como tratamento para a anafilaxia.[16]

Não há ensaios clínicos randomizados que tenham avaliado especificamente algum algoritmo de tratamento para anafilaxia, sendo esta ocorrência tratada dentro da rotina de recomendações do suporte básico e avançado de vida com algumas peculiaridades:

- Vias aéreas: há a possibilidade de manifestação grave e rápida de edema de orofaringe e/ou laringe e é fundamental o manusear das vias aéreas de forma invasiva e com segurança, incluindo intervenção cirúrgica se necessário.[14]
- Circulação: a administração intramuscular de epinefrina pode promover picos de absorção mais indicados nas situações emergenciais[17] e deve ser administrada em todos os pacientes com sinais de reação alérgica. A dose recomendada é 0,2 a 0,5 mg (1:1000) IM e pode ser repetida a cada 5 a 15 minutos na ausência de melhora clínica. A caneta injetora de epinefrina para adultos e crianças, de difícil disponibilidade no Brasil,[14] oferece dose de 0,3 mg para adultos e 0,15 mg para crianças, sendo sua recomendação de uso para anafilaxia grave manuseada pelo próprio paciente ou um socorrista. Se a epinefrina IM não for suficiente, inicialmente, para estabilização do quadro, a via IV (5-15 mcg/min) contínua pode ser a alternativa, com adequada necessidade de monitoração hemodinâmica.

A vasopressina e o metaraminol também foram considerados para uso em caso de anafilaxia com ou sem PCR[18-19] se não responsivo à epinefrina.

PCR na gravidez

A PCR que ocorre durante a gravidez é, sem dúvida, um dos eventos mais dramáticos pode ocorrer em atendimentos de emergência, considerando o envolvimento de duas vidas nesta condição, sem uma melhor expectativa de vida ofertada ao feto exatamente pela necessidade da potencial melhor condição de sobrevivência da mãe.[20-23]

A frequência de PCR na gravidez é 1:30.0001088. As taxas de sobrevivência são bastante baixas, em torno de 6,9%.[20-23]

As recomendações primordiais para o atendimento em condições emergenciais em grávidas são:

- Posicionar a grávida em decúbito lateral esquerdo, objetivando a descompressão da veia cava inferior. O aumento do útero promove a redução do retorno venoso por compressão venosa e precipita hipotensão e hipovolemia relativa, com redução da pré-carga funcional, motivando a PCR.21 É fundamental atentar à condição de hipotensão prévia da mãe definida como pressão arterial sistólica inferior a 100 mmHg ou 80% da pressão arterial basal.23
- Ofertar o máximo de fração inspirada de oxigênio possível (preferencialmente 100%).
- Estabelecer acesso IV acima do diafragma.

Não há nenhum ensaio clínico aleatorizado que compare tratamentos distintos para RCP em grávidas. Portanto, as recomendações existentes na literatura se baseiam nos aspectos fisiopatológicos e descrições da literatura.[23]

Durante a RCP em grávidas, a imediata associação com a necessidade de posicionamento da vítima em decúbito lateral promove a melhora da condição volêmica, débito cardíaco e fração de ejeção, além de melhorar a oxigenação e a frequência cardíaca fetal.[21]

A dificuldade maior está em manter a efetividade de compressões, considerando a posição em decúbito lateral.[21] Infelizmente, proceder tentativas de angulações do decúbito em menor monta, como em torno de 10° a 20°, não oferece a melhora hemodinâmica à mãe ou ao feto. Uma solução viável é o deslocamento manual do útero; estudos clínicos relatando esta manobra, com o paciente em posição supina, demonstraram ser o deslocamento manual semelhante ou até melhor que o decúbito lateral para a descompressão da aortocava[22,23]. Se tal técnica se demonstrar ineficiente, deve se posicionar a paciente em decúbito lateral a 30°, utilizando um coxim que possa suportar esta posição para a pelve e o tórax (Figura 1).[1,22,23]

O deslocamento manual, portanto, durante a manobra de RCP na grávida, torna-se mais viável e adequado que o decúbito lateral esquerdo. Esta manobra deve ser realizada com duas mãos, tracionando o útero para a esquerda ou uma mão com o socorrista posicionado à direita, empurrando o útero para a esquerda. Se tal técnica se demonstrar ineficiente, deve-se posicionar a paciente em decúbito lateral de 27° a 30°, utilizando um coxim que possa suportar esta posição para a pelve e o tórax.[23]

Ventilação: pacientes grávidas podem desenvolver hipoxemia rapidamente, com redução da capacidade funcional e aumento da demanda de oxigênio, com taxas de *shunt* intrapulmonar de até 15% comparadas ao estado não gravídico, que estas taxas mal chegam a 5%,[21] particularmente em decorrência da elevação do diafragma. Em pacientes grávidas, também, são comuns alterações da anatomia da via aérea, com edema, friabilidade de mucosa, hipersecreção e hiperemia, tornando as vias aéreas superiores mais estreitas, particularmente no primeiro trimestre de gestação e oferecendo maior risco de aspiração e dessaturação. O uso de bolsa-valva-máscara oferece menor eficiência, e deve ser usada sempre com oxigênio em 100%, bem como os procedimentos de intubação orotraqueal que, por vezes, são feitos com maior dificuldade, sendo relevante disponibilizar o acesso a dispositivos supraglóticos.[21-23]

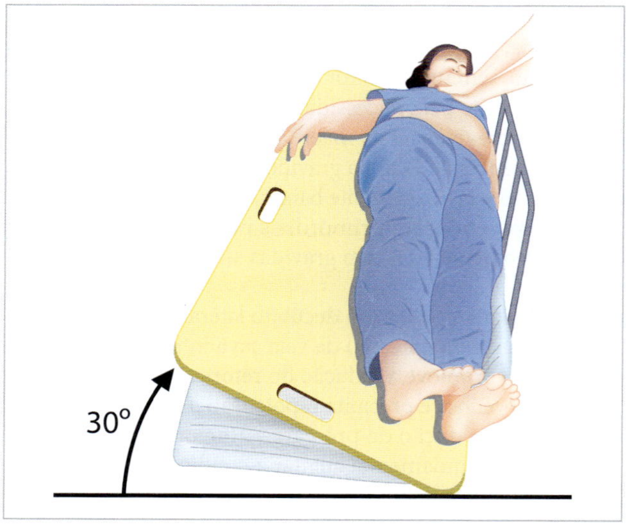

FIGURA 1

Coxim para deslocamento de pelve e tórax em 30°.

Fonte: adaptada de American Heart Association.[22,23]

Circulação: as compressões torácicas devem ser realizadas em região do esterno um pouco mais alta que a metade inferior habitual, normalmente recomendada, considerando o ajuste do conteúdo torácico, a elevação diafragmática e o aumento do volume abdominal em decorrência do útero gravídico.

Em relação ao uso de fármacos, a despeito do aumento da taxa de filtração glomerular e volume plasmático descrito na gravidez, não há evidência que justifique a necessidade de ajuste das doses habitualmente recomendadas durante a RCP.[23]

A desfibrilação deve ser executada em prioridade seguindo as recomendações padrões para seu uso;[23,24] não há descrições de dano desta à mãe ou ao feto, a despeito de relatos de casos correlacionando a lesão fetal quando acidentes provocados por corrente contínua ou alternada atingiram a mãe.[25] O risco maior associado a evento adverso inclui a passagem de corrente pelo útero e líquido amniótico, que se constitui em adequado meio condutor.[25] Todavia tanto a cardioversão como a desfibrilação oferecem baixo risco para lesão fetal e são considerados procedimentos seguros a todos os estágios da gestação,[26,23] sendo recomendada apenas a retirada de monitores fetais ou acoplados à mãe durante a realização do procedimento.

Causas da PCR em gestantes: as causas mais comuns de PCR em mulheres durante a gravidez são de origem cardíaca (infarto agudo do miocárdio e dissecção de aorta).[23] O risco associado ao IAM é de três a quatro vezes maior durante o período de gravidez.[27] Também a toxicidade pelo uso de magnésio nos casos de eclâmpsia pode promover aumento do espaço PR e QT e alargamento do QRS com níveis de 2,5-5 mmol/L e chegar até bloqueios atrioventriculares, bradicardia, hipotensão e PCR em níveis até 6-10 mmol/L.[23] A administração empírica de cálcio é o antídoto para esta condição.

A pré-eclâmpsia e eclâmpsia desenvolvem-se após a vigésima semana de gestação e podem produzir grave hipertensão e disfunção de múltiplos órgãos e sistemas, com elevada mortalidade materno-fetal.[23]

O tromboembolismo pulmonar é uma causa comum de PCR em grávidas e deve ser tratado com as recomendações normais de tratamento à PCR nesta grave condição e infelizmente confere prognóstico reduzido.[28] A embolia por líquido amniótico tem sido abordada com sucesso, utilizando circulação extracorpórea e cesárea imediata.[23,28]

A PCR materna com dificuldade de reversão rápida com o suporte básico e avançado de vida pode ter de influência relevante da compressão aortocava. Esta influência se acentua por volta da vigésima semana de gestação, mas pode diferir em tempo, especialmente em mulheres multíparas, com retardo do crescimento intrauterino e múltiplos fetos. Habitualmente, quando o fundo uterino ultrapassa o nível da cicatriz umbilical, poderá ocorrer a compressão aortocava e a necessidade de cesariana pode ser absoluta, independente da idade gestacional.[21-23] O tempo restrito de 5 minutos para resposta às manobras de SBV e SAVC ou a necessidade de se desencadear o parto cesáreo foi recomendado, inicialmente, em 1986, desde então mantido sistematicamente, em diretrizes e consensos. Convém citar que não se faz obrigatoriamente necessário que se aguarde rigidamente este tempo, podendo, dependendo da condição ou circunstância, realizar o procedimento mais precoce, particularmente quando o prognóstico materno é mais reservado e os esforços de RCP seriam fúteis, sendo então relevante atenção a viabilidade fetal. Entre 24 e 25 semanas, as taxas de sobrevivência do bebê são maiores se o parto é realizado antes de 5 minutos de PCR; a partir de 30 semanas, esse tempo pode exceder 5 minutos.[23]

Recomendações para controle da PCR na gravidez foram revisadas nas atualizações das diretrizes de 2020 e na declaração científica da AHA de 2020. As vias aéreas, ventilação e oxigenação são particularmente importantes no caso da gravidez, devido a um aumento no metabolismo materno, a redução na capacidade de reserva funcional devido ao útero grávido e ao risco de lesão no cérebro do feto devido à hipoxemia.

A avaliação do coração do feto não é útil durante a PCR materna e pode ser uma distração dos elementos de ressuscitação necessários. Na ausência de dados contrários, as mulheres grávidas que sobrevivem a uma PCR devem receber controle direcionado da temperatura da mesma forma que qualquer outro sobrevivente, tendo consideração pelo *status* do feto, que pode permanecer no útero.

A Figura 2 apresenta o algoritmo recomendado para o atendimento da PCR na gravidez.

PCR na embolia pulmonar

O uso de trombolíticos no atendimento à PCR em pacientes sem embolia pulmonar diagnosticada ou reconhecida não demonstrou benefício e não é procedimento rotineiro recomendado.[28] Para os pacientes em PCR, com forte associação por ocorrência embolia pulmonar, o uso de fibrinolíticos pode oferecer chance maior de recuperação da circulação espontânea, apesar de potencial risco de aumentar sangramentos, sendo possível considerar sua eventual indicação neste cenário.[23]

O ecodopplercardiograma, adotado cada vez mais como relevante ferramenta diária para a medicina de emergência, pode ajudar a determinar a possível ocorrência da embolia pulmonar, a despeito da dificuldade para realização do procedimento, durante a ressuscitação cardiopulmonar, e necessidade de capacitação e treinamento. Outros recursos terapêuticos, apesar de potencial maior eficiência, têm maior dificuldade logística para sua realização, como a tromboembolectomia mecânica percutânea e embolectomia.[23,28]

PCR nos distúrbios hidroeletrolíticos

Os distúrbios hidroeletrolíticos estão associados à ocorrência de graves emergências cardiovasculares, como arritmias e PCR. De forma didática, apresentaremos os principais aspectos relacionados à PCR de acordo com o eletrólito em questão.

Potássio: íon intracelular e principal responsável pela bomba de sódio e potássio. Rápidas ou significantes mudanças na concentração de potássio resultam em graves consequências à estabilidade elétrica celular, motivando arritmias graves. As alterações de potássio constituem-se em uma das dez mais frequentes causas de PCR (um dos "H": hipo ou hipercalemia).

A hipercalemia grave (definida como potássio sérico acima de 6,5 mEq/L) ocorre, em geral, por insuficiência renal ou extensa lesão celular e pode promover arritmias e parada cardíaca.[23]

A presença de ondas T apiculadas é a primeira manifestação eletrocardiográfica que demanda maior gravidade; com a progressão é possível determinar a ausência de ondas P, prolongamento do intervalo PR, alargamento do complexo QRS e, por fim, ritmos idioventriculares até assistolia.[23,29]

O tratamento consiste na estabilização da condição instável de membrana, forçando a entrada de potássio para seu espaço intracelular e removendo o potássio do organismo. Em ordem de prioridade de urgência recomenda-se:

- Estabilizar a membrana da célula miocárdica com gluconato de cálcio (10%): 15 a 30 mL, IV, de 2 a 5 minutos.
- Transportar o potássio para dentro da célula: bicarbonato de sódio: 50 mEq, IV, em 5 minutos. Glicose mais insulina: solução "polarizante": 25 g (50 mL G50%) glicose e 10 U de insulina regular IV de 15 a 30 minutos.
- Nebulização com albuterol: 10 a 20 mg nebulização em 15 minutos.
- Excreção de potássio: furosemida 40 a 80 mg IV; kayexalate: 15 a 50 g via oral ou retal. Diálise.

Em caso de PCR, deve-se administrar terapias IV de forma adjuvante[1,23,29].

A hipocalemia grave ocorre com perdas renais e gastrointestinais e está associada à hipomagnesemia.[29] Pode produzir alterações ao ECG, como ondas U, onda T achatada e arritmias (especialmente quando associada à intoxicação digitálica), podendo progredir para FV, assistolia ou AESP.

A correção de potássio pode ser prolongada, particularmente, em casos de taquicardia polimórfica. A administração do potássio em *bolus* tem efeito desconhecido, nesta situação, e é contraindicada.[1,29]

Magnésio (Mg)

O magnésio é um eletrólito essencial, sendo cofator para múltiplas enzimas. É fundamental na regulação do movimento transmembrana do sódio, potássio e cálcio.[1,23,30]

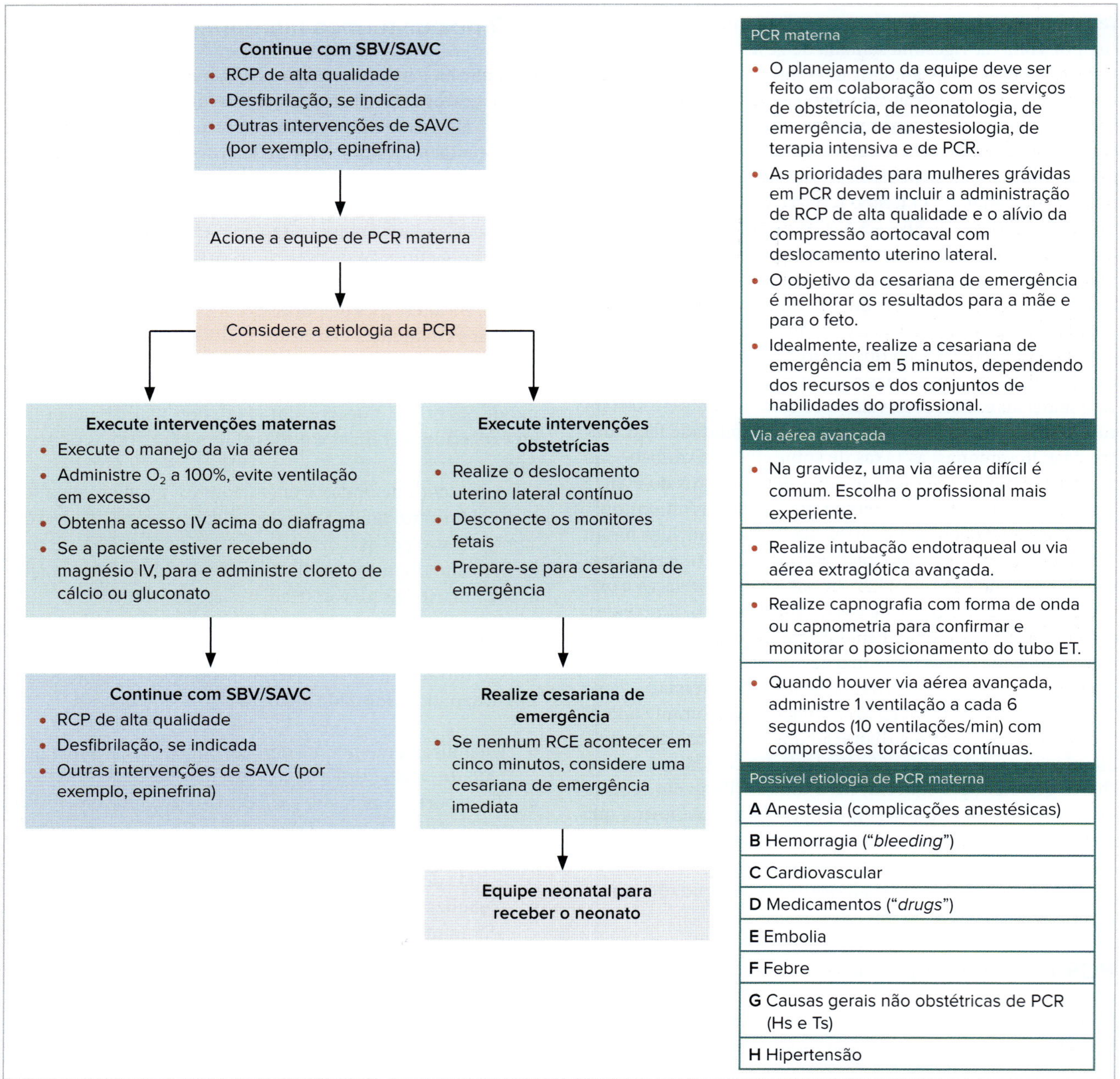

FIGURA 2

Algoritmo de atendimento de parada cardiorrespiratória (PCR) na gravidez.

Fonte: adaptada de American Heart Association, 2020.[22,23]

A hipermagnesemia ocorre quando o nível sérico está superior a 2,2 mEq/L (normal: 1,3 a 2,2 mEq/L). Em níveis extremos, pode produzir rebaixamento do nível de consciência, bradicardia, arritmias, hipoventilação e PCR.[30]

A conduta deve consistir da administração de gluconato de cálcio (10%) 15 a 30 mL, IV, em 2 a 5 minutos.[30]

A hipomagnesemia é definida como nível sérico de magnésio inferior a 1,3 mEq/L, ocorrendo por perdas renais ou intestinas, disfunção tireoidiana, medicamentos como pentamidina, diuréticos, consumo de álcool e desnutrição podem induzir taquicardia ventricular polimórfica, incluindo *torsades de pointes*. Na PCR o magnésio deve ser administrado em dose de 1 a 2 g de $MgSO_4$, IV.[30]

O papel da hiper ou hipocalcemia associado à PCR não está bem definido, mas o uso do gluconato de cálcio é considerado dentro de terapêuticas empíricas para a PCR em situações de hipercalemia e hipermagnesemia.[1,23]

PCR no trauma

Em situações de PCR associada ao trauma, com frequência, tem-se pouco sucesso nas manobras de RCP, em geral em decorrência do grave mecanismo ("cinética do trauma") provável que produziu a PCR; habitualmente, esses mecanismos incluem hipóxia, hipovolemia, redução do débito cardíaco por pneumotórax ou tamponamento cardíaco ou mesmo lesão direta miocárdica ou de vasos da base ou, ainda, hipotermia. Quando a PCR ocorre em vítimas de trauma é fundamental também lembrar da necessidade de estabilização da coluna cervical, sendo a manobra do deslocamento anterior da mandíbula ou "*jaw thrust*" (Figura 2) recomendada como a de escolha inicial para a realização de ventilação; no entanto, se houver insucesso desta manobra para a ventilação, ainda que realizada corretamente, durante a PCR, deve-se substituí-la pela manobra habitual de extensão da cabeça e elevação do mento.

A necessidade de instalação de um acesso avançado às vias aéreas com intubação ou mesmo cricostomia de urgência pode ser imperativa.[1,23]

A RCP direta com toracotomia pode ser indicada em casos circunstanciais, com taxas de sobrevivência de até 7,8% (11,2% para lesões penetrantes do tórax e 1,6% para lesões com esmagamento) em vítimas de trauma que teriam praticamente nenhuma outra chance de sobrevivência.[31]

O *commotio cordis*[31,32] trata-se de FV após um golpe frontal do tórax que ocorre durante a fase de repolarização cardíaca. O golpe pode resultar em contusão cardíaca e ECG com arritmias. Há descrição de acidentes com atletas, como casos com a bola de *baseball* ou discos de *hockey*, ou golpes de artes marciais. O pronto reconhecimento da PCR e a desfibrilação precoce são fundamentais no tratamento.

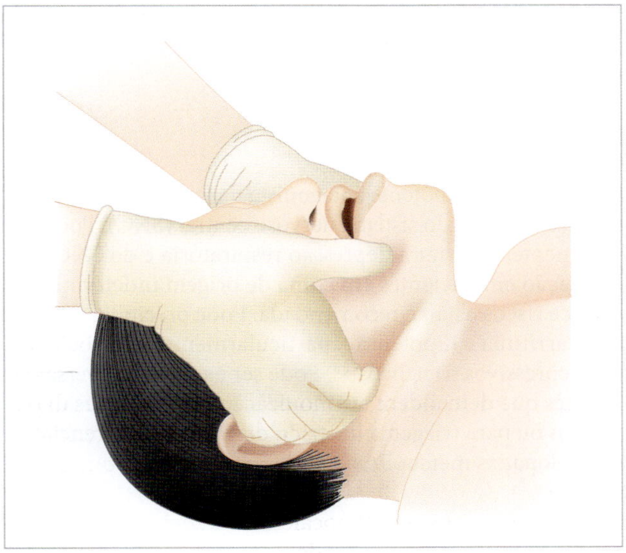

FIGURA 3

Manobra de "*jaw thrust*".

Fonte: adaptada de American Heart Association.[22,23]

PCR no quase afogamento

Em um país com extenso litoral como o Brasil, a ocorrência de quase afogamento é frequente e de grande interesse médico. A vítima de quase afogamento pode demandar desde suporte ventilatório apenas até RCP no local da ocorrência.[33]

O mecanismo principal de PCR no quase afogamento é a hipóxia. Neste cenário, ainda que as diretrizes mais atuais de RCP enfatizem o início da abordagem pela compressão torácica, para a situação especial de quase afogamento, deve-se iniciar pela sequência habitual de ABC. Convém lembrar que o paciente quase afogado é sempre potencialmente traumatizado, mas realizar rotineiramente cuidados da imobilização cervical, sem que haja evidência de potencial trauma ou lesão cervical não é procedimento recomendado de rotina.[33]

Considerando a ventilação como ponto primordial da abordagem inicial ao quase afogamento, ela deve ser iniciada o mais rápido possível, preferencialmente na própria água ou, imediatamente, após retirar a vítima da água.[33] Não há nenhuma indicação de procedimento especial para a retirada da água, até porque, caso tenha ocorrido aspiração, a quantidade não será maciça e a absorção pela circulação será rápida; desta forma, manobras para este fim, sejam quais forem, não são indicadas.[33]

Por fim, atenção especial também deve ser dada ao uso do DEA, dada a necessidade de secar o tórax antes da aplicação das pás.[1,23]

PCR na hipotermia acidental

A hipotermia grave (< 30°C), com intensa disfunção e depressão orgânica, pode oferecer risco de óbito já em seu manuseio inicial. A abordagem inicial consiste em manter um ritmo organizado com perfusão, priorizando o controle da perda de calor e promovendo o reaquecimento imediatamente.[34-39]

Este reaquecimento pode ser passivo quando a hipotermia é leve (34°C); para pacientes com hipotermia moderada (30 a 34°C), sem PCR, as técnicas de aquecimento externo são apropriadas para uso.[34-39]

Para os pacientes com hipotermia grave (≤ 30°C), ainda que sem PCR, faz-se necessário o aquecimento central, além do aquecimento externo.[37-39]

Para os pacientes em PCR, o uso de circulação extracorpórea promove o aquecimento central mais adequado, assim, técnicas alternativas, como lavagem da cavidade torácica com líquido aquecido, podem ser eficientes,[38-39] e também terapia adjunta de aquecimento central com infusão de soluções aquecidas por via intraóssea ou intravenosa e oferta de oxigênio umidificado aquecido.

Em caso de PCR em fibrilação ventricular em condições de hipotermia grave, há relatos na literatura médica de FV refratária, o que, no entanto, não contraindica as tentativas de desfibrilação que devem ser mantidas enquanto se aquece a vítima.[39]

Para o suporte avançado de vida, o foco principal se faz sobre o aquecimento do paciente e especial atenção aos tempos habituais para infusão de fármacos, estimulação com marca-passo e desfibrilação;[39] sendo particularmente importante em decorrência da redução do metabolismo que, teoricamente, pode promover o acúmulo e a toxicidade de fármacos após sua infusão em doses e intervalos habituais do algoritmo utilizado para pacientes em normotermia. Por esta razão, habitualmente não se recomenda a infusão de fármacos quando a vítima de PCR está em temperatura central < 30°C.[39]

No entanto, a discussão sobre a infusão de fármacos permanece ainda pouco clara, mantendo-se como referência de uso o protocolo padrão de infusão de fármacos, de acordo com o SAVC padrão. Os esforços de RCP devem ser mantidos até o reaquecimento de, no mínimo, 34°C, particularmente, quando há indícios de que a instalação da hipotermia ocorreu previamente à PCR.

PCR no choque elétrico

O Brasil é o país com maior número de acidentes por choque elétrico, associado, particularmente, a raios. As eletrocussões fatais comumente ocorrem em ambiente domiciliar, entretanto, lesões por alta voltagem oferecem maiores riscos de óbito e danos mais grave.

Os acidentes com corrente alternada habitualmente promovem tetania e, em casos mais graves, podem gerar fibrilação ventricular, particularmente, ao atingirem as fases vulneráveis do ciclo cardíaco e promoverem fenômeno Rsobre T.[40,41] As correntes de alta voltagem contínuas, como os raios, promovem a ocorrência de PCR em modalidade assistólica.[40,41]

O maior cuidado no atendimento aos acidentados por choque elétrico deve seguir os preceitos de segurança de cena e atendimento ao trauma, garantindo que a vítima não esteja mais em contato com a fonte de alimentação de carga elétrica e haja adequada proteção cervical e de via aérea.[40-41]

PCR por intoxicações

A PCR pode ocorrer com a ingestão de substâncias tóxicas que podem promover lesão celular, alteração de receptores, canais iônicos, organelas e disfunção orgânica incompatível com a vida. O atendimento a PCR associada às intoxicações segue o tratamento padrão adotado de SBV e SAVC, sendo indicado o uso de antídotos ou intervenções toxinoespecíficas nem sempre únicos ou específicos para este fim. Desta forma, sempre, ao se obter o retorno da circulação espontânea, faz-se necessária a consulta urgente a um médico toxicologista para o manuseio pós-PCR da intoxicação.

No Brasil, recomenda-se o contato com os centros de tratamento de intoxicação (CEATOX) disponíveis na maioria das cidades. Esta, ainda, é uma área da medicina que carece de estudos clínicos e melhores evidências para sedimentação de conduta, sendo a maioria de suas recomendações baseada em consenso de especialistas que demandam validação maior.

O manuseio inicial das situações de intoxicação inicia sempre pelo suporte adequado às vias aéreas, ventilação e circulação. Habitualmente, nos casos mais graves, a obtenção de detalhes da história clínica é adquirida de forma circunstancial com o serviço médico de emergência pré-hospitalar ou familiares que transportaram a vítima ao hospital.[42,43]

Frequentemente, em tentativas de suicídio não é incomum a ingestão de mais de uma substância, não sendo possível exames que ofereçam resultados rápidos para suporte de tratamento, e as intoxicações, por sua vez, podem precipitar rapidamente a deterioração do estado geral com depressão do sistema nervoso central e instabilidade hemodinâmica.[42,43]

A descontaminação do trato gastrointestinal, habitualmente, a primeira conduta a ser lembrada nas intoxicações, tem papel cada vez menos relevante nos dias atuais, sendo cada vez mais raras as indicações de lavagem e xarope de ipeca. O uso de carvão ativado em dose única pode ser administrado para as situações em que o antídoto não está disponível e o tempo de ingestão é inferior a uma hora.[42,43] Doses múltiplas de carvão ativado podem ser usadas em situações específicas (carbamazepina, dapsona, fenobarbital, quinine ou teofilina) e jamais devem ser administradas em intoxicações por substâncias cáusticas, metais e hidrocarbonetos. Adicionalmente, convém lembrar que o carvão ativado só pode ser administrado se há proteção adequada das vias aéreas, seja por nível de consciência adequado ou acesso invasivo com intubação orotraqueal.[42-43]

Toxicidade por opioides

Naloxone é um potente antagonista, ocupando receptores opioides no cérebro e medula espinal e revertendo a depressão respiratória propiciada por overdose; no entanto, não tem indicação no manuseio da PCR.

Nos casos de intoxicação com depressão respiratória sem PCR,[1,23] o uso do naloxone gera melhor resultado (classe I, nível de evidência A). Naloxone pode promover retirada rápida e intensa dos efeitos do opioide, como agitação, hipertensão e comportamento violento; desta forma, deve ser administrado em pequenas doses (0,04 a 0,4 mg) IM, IV ou IN e escalonado até 2 mg.

Benzodiazepínicos

Flumazenil é um potente antagonista da ligação de benzodiazepinas em nível do sistema nervoso central (SNC). Pode, rapidamente, reverter a depressão respiratória e do SNC. Sua utilização em pacientes em coma de origem indeterminada oferece riscos e não é recomendada. Pode precipitar convulsões, arritmia e hipotensão, particularmente, se associado a antidepressivos tricíclicos.[1,23] Pode ser usado nas diversas situações que demandem antagonização de receptores diazepínicos ou para triagem clínica do diagnóstico diferencial de encefalopatias metabólicas.

Betabloqueadores[1,23]

Geralmente, necessitam de antídoto glucagon, altas doses de insulina ou cloreto/gluconato de cálcio. Glucagon: *bolus* de 3 a 10 mg, lentamente IV de 3 a 5 minutos, seguido de 3 a 5 mg/h

(0,05 a 0,15 mg/kg e infusão contínua de 0,05 a 0,10 mg/kg por hora) sem exceder 100 mg em 24 horas. Insulina em altas doses IV, acompanhada da suplementação de glicose e eletrólitos, promove estabilização de energia da membrana.

Cocaína[1,23]

A principal complicação, além de hiperexcitabilidade e hipertensão, dá-se pela manifestação de síndromes coronarianas agudas, as quais devem ser abordadas com nitratos, fentolamina, benzodiazepínicos antagonistas do cálcio para controle da hipertensão e agitação. Não há agentes preferenciais superiores em relação aos outros. Nos casos de SCA, deve se utilizar benzodiazepínicos, nitroglicerina e morfina. A administração de betabloqueadores pode piorar o quadro e produzir vasoespamos do óstio coronário e piora do quadro e não está indicada para uso habitual.[1,23]

Antidepressivos tricíclicos[1,23]

Podem alargar o complexo QRS por seu mecanismo similar a antiarrítmicos e bloqueadores dos canais de sódio. Para o tratamento da overdose, utiliza-se o bicarbonato de sódio.

Uso da ultrassonografia durante a PCR

A ultrassonografia utilizada durante o atendimento da PCR é chamada de ultrassom *point-of-care* (POCUS) e é usada não somente no diagnóstico diferencial da PCR, mas também tem papel para avaliar sobrevivência em curto prazo.[44-55] A ausência de movimentos cardíacos espontâneos (MCE) na PCR por si só já indica baixa probabilidade de sobrevivência e, portanto, pode contribuir para a determinação de finais de esforços de RCP. A ecocardiografia focada durante a PCR está descrita em uma variedade de protocolos: protocolo FATE, protocolo FEEL, protocolo de AEP e protocolo CAUSE. A ultrassonografia e a ecocardiografia podem determinar causas reversíveis (por exemplo, tamponamento pericárdico, pneumotórax, embolia pulmonar, fluidos livres), mas todos os protocolos devem estar condicionados a mínima interrupção das compressões torácicas. Em recente metanálise,[45] 961 citações foram avaliadas das quais 15 foram incluídas em análise final; o total de 1.695 foram avaliados por meio de POCUS durante a ressuscitação. A ultrassonografia foi usada principalmente para detectar o movimento cardíaco espontâneo (MCE) e identificar causas reversíveis de parada cardíaca; cortes subcostal, apical e paraesternal foram utilizadas para identificar tamponamento cardíaco, embolia pulmonar e pneumotórax hipertensivo. Os resultados da metanálise mostraram que o MCE detectado pela ecocardiografia teve uma sensibilidade combinada (0,95; IC 95%; 0,72-0,99) e especificidade (0,80; IC 95%; 0,63-0,91) na previsão do retorno da circulação espontânea (RCE) durante a parada cardíaca, com razão de verossimilhança positiva de 4,8 (IC 95%: 2,5-9,4) e uma razão de probabilidade negativa de 0,06 (IC 95%; 0,01-0,39), concluindo que POCUS pode ser usado para identificar causas reversíveis e prever resultados em curto prazo em pacientes com parada cardíaca. Em pacientes com baixa probabilidade de pré-teste para RCE, a ausência de ecocardiografia pode avaliar a baixa probabilidade de sobrevivência e corroborar para decisão de suspensão de esforços de ressuscitação .

Também é um estudo de coorte prospectivo recente de pacientes com parada cardíaca (PCR) que se apresentaram no departamento de emergência avaliando a diferença na duração da pausa da RCP quando o POCUS foi e não foi executado demonstrou que de 110 pausas de RCP avaliadas, a mediana da pausa com POCUS foi de 17 s (IQR 13-22,5) *versus* 11 s (IQR 7-16) sem POCUS. Além disso, múltiplas análises de regressão demonstraram que POCUS foi associado a pausas mais longas (6,4 s; IC 95%; 2,1-10,8) em profissionais não treinados. A equipe treinada em ultrassonografia tendeu para pausas de RCP mais curtas (-4,1 s; 95% IC; –8,8-0,6); e quando o mesmo profissional liderou RCP e realizou POCUS, as durações de pausa foram de 6,1 s (95% IC; 0,4-11,8) mais do que quando outro profissional realizou POCUS. Portanto, é fundamental observar que a aplicabilidade do protocolo POCUS durante a PCR é de validade mas demanda capacitação profissional adequada e controle de tempo rigoroso nas interrupções da RCP.

RCP na Covid-19

A precaução por padrão + aerossol é a indicada para todos os membros da equipe de ressuscitação, a fim de garantir a adequada proteção individual durante o atendimento de uma PCR por Covid-19. A pronta disponibilidade de equipamentos de proteção individual (EPI), como *kits* de paramentação no carro de emergência, promove menor retardo no início das compressões torácicas e continuidade do atendimento.[57-59] Devem constar no *kit* de EPI máscara N95, *face shield*, avental impermeável, gorro, luvas descartáveis de cano alto e óculos de proteção. Ainda que possa ocorrer atraso no início das compressões torácicas, a segurança da equipe é prioritária, e o uso de EPI adequados é indispensável para os que atendem à PCR. Em particular, não se deve iniciar a RCP em um paciente suspeito ou confirmado de Covid-19 até que a equipe esteja totalmente paramentada. [57-59] Restrinja o número de funcionários no local do atendimento (se for um quarto individual comum).[57-59] A higiene das mãos tem papel importante na redução da transmissão da Covid-19. Higienize as mãos adequadamente com água e sabão, em caso de sujidade, ou álcool em gel.

Atendimento inicial

O reconhecimento da PCR segue a conduta preconizada pelo ILCOR/AHA e pela SBC, sendo iniciada por avaliação da responsividade, respiração (somente avaliação dos movimentos respiratórios) e presença de pulso central. A RCP deve ser iniciada por compressões torácicas contínuas em adultos. Se o paciente ainda não estiver com uma via aérea invasiva/avançada instalada (tubo orotraqueal ou dispositivo extraglótico), deve manter-se a máscara de oxigênio, com baixo fluxo ou uma toalha sobre sua boca e nariz, até que a via aérea invasiva seja obtida, já que movimentos de compressão torácica podem desencadear eliminação de aerossóis, devendo ser iniciados com atenção a esse cuidado descrito. Em crianças, fazer preferencialmente RCP com compressões e ventilações com bolsa-válvula-máscara (BVM) acoplada ao filtro *high efficiency particulate arrestance* (HEPA), até obtenção da via aérea definitiva, uma vez que a parada pediátrica ocorre, na maioria das vezes, secundária a causas respiratórias, e a RCP somente com compressão é sabidamente menos eficaz nessa população. Caso o equipamento não esteja disponível, uma alternativa razoável é a RCP somente com compressão, mantendo o paciente com máscara ou toalha sobre a boca.[57-59] Mesmo com a orientação de alguns serviços para que os cuidados de atendimento pré-hospitalar à PCR, na ausência de um profissional médico, sejam realizados com RCP somente com as mãos (*hands-only*), o cuidado descrito relativo à vedação da cavidade oral do paciente para proteção de aerossolização permanece recomendado.[57-59]

A monitorização para determinação do ritmo/modalidade de parada (chocável ou não chocável) deve ser realizada o mais rápido possível, para não atrasar a desfibrilação de um ritmo chocável e o estabelecimento do algoritmo adequado; desfibrilação em ritmos chocáveis não deve ser adiada para acesso às vias aéreas ou outros procedimentos. Se o paciente estiver com máscara facial de oxigenação antes da ocorrência da PCR, deve ser mantida até a intubação, porém sem alto fluxo de oxigênio (6 a 10 L/minuto no máximo), pois, do contrário, sobe o risco de geração de aerossol. Se o paciente não estiver com dispositivo de via aérea, o profissional deve colocar um pano/toalha sobre a boca e o nariz da vítima e, então, realizar compressões contínuas. Identifique e trate quaisquer causas reversíveis antes de considerar interromper a RCP, com especial consideração para hipóxia, acidemia e trombose coronária, causas citadas como frequentes nas publicações atuais sobre Covid-19.

Adicionalmente, taquicardia ventricular polimórfica do tipo *torsade de pointes* (associada ao alargamento de QT desencadeado por fármacos em tratamento) e tamponamento cardíaco (associada à miocardite), bem como eventual pneumotórax associado à ventilação mecânica, estão descritos como causas de PCR. No manejo das vias aéreas deve-se evitar a ventilação com BVM ou bolsa-tubo endotraqueal, pelo elevado risco de gerar aerossóis e contaminação da equipe.[57-59] No caso de absoluta necessidade de ventilação com BVM, a técnica de selamento da máscara deve sempre envolver dois profissionais, e deve-se utilizar uma cânula orofaríngea (Guedel). Nesse caso, realizam-se 30 compressões e duas ventilações, em adultos, e 15 compressões e duas ventilações, em crianças, até que a via aérea invasiva seja estabelecida, quando se recomenda uma ventilação a cada 6 segundos para adultos e crianças. Preconiza-se a instalação de filtros HEPA entre a máscara e a bolsa. Considerando ser a hipóxia uma das principais causas de PCR nesses pacientes, o acesso invasivo da via aérea deve ser priorizado, para isolamento, por menor probabilidade de geração de aerossóis e consequente menor contaminação da equipe, bem como melhor padrão de ventilação/oxigenação.[57-59] Durante a instrumentalização da via aérea, a compressão torácica deve ser interrompida para proteção da equipe. Sugere-se que sua instrumentalização ocorra nos períodos de checagem de pulso, para diminuir o intervalo sem compressões, e recomenda-se que o médico mais experiente realize a intubação orotraqueal. A intubação com uso de videolaringoscopia com lâmina de maior angulação deve ser a primeira escolha para o acesso rápido, seguro e definitivo às vias aéreas, sendo prioridade desde a primeira tentativa, realizada sempre pelo médico mais experiente. No caso de falha, a ajuda/apoio de um segundo médico deve imediatamente ser solicitada, que, em segunda tentativa, deve novamente priorizar o uso da videolaringoscopia.[57-59] Para crianças, recomenda-se videolaringoscopia com lâmina adequada ao tamanho do paciente, sem necessidade de maior angulação.

Na impossibilidade ou falha na intubação, devem-se utilizar dispositivos extraglóticos (tubo laríngeo ou máscara laríngea), que permitam a ventilação mecânica em circuito fechado, além do uso de capnografia, até que haja a adequada possibilidade de acesso definitivo à via aérea (intubação traqueal ou cricostomia). Em crianças, utilizar preferencialmente máscara laríngea adequada ao peso como dispositivo extraglótico.

No Brasil, a instalação de dispositivos extraglóticos faz parte do escopo profissional de médicos e enfermeiros, podendo ser alternativa para o acesso às vias aéreas em unidades de suporte intermediário pré-hospitalar e nos atendimentos realizados por enfermeiros. No entanto, recomenda-se a utilização do tubo endotraqueal sempre que possível, com o objetivo de reduzir a formação de aerossol. Quanto aos dispositivos extraglóticos, dentre os disponíveis, deve-se priorizar, sempre que possível, os com maior vedação e que apresentam a possibilidade de sequencial introdução do tubo orotraqueal através dele (*fast track*); mesmo intubado ou com dispositivo extraglótico, são importantes a oclusão e a vedação da boca do paciente, o que pode ser realizado com toalhas, gazes ou máscaras cirúrgicas, para reduzir a aerossolização. Quando a PCR ocorrer em pacientes sob ventilação mecânica, deve-se manter o paciente conectado ao ventilador em circuito de ventilação fechado e ajustar os parâmetros do Quadro 1.

QUADRO 1 Passos para configurar o ventilador mecânico para ressuscitação cardiopulmonar

Modo assistido-controlado a volume ≥ 6 mL/kg peso predito
Frequência respiratória ≥ 10 irpm
FiO_2 100%
Disparo (*trigger*) a fluxo: desligar a sensibilidade ou –15 a –20
PEEP = 0
Alarmes de volume corrente máximo e mínimo permitidos pelo equipamento
Alarmes de pressão máxima de 60 cmH_2O e mínima de 1 ou 0 cmH_2O
Alarmes de volume-minuto máximo e mínimo de cada aparelho
Alarme de tempo de apneia de 60 segundos

FiO_2: fração inspirada de oxigênio; PEEP: pressão positiva expiratória final.

- Modo a volume, assistido-controlado, ajustado a 6 mL/kg do peso predito do paciente.
- Fração inspirada de oxigênio a 100%.
- Frequência respiratória em torno de dez ventilações por minuto e tempo inspiratório de 1 segundo.
- Disparo (*trigger*) a fluxo: desligar a sensibilidade; caso impossível, mudar o modo a pressão da sensibilidade e ajustá-la para a forma menos sensível possível (varia de acordo com ventilador de –15 a –20). A sensibilidade deve ser ajustada para o modo menos sensível ao disparo.
- Pressão positiva no final da expiração (PEEP) de zero.
- Sobre os alarmes, ajustar para alarmes de volume corrente máximo e mínimo permitidos pelo equipamento, e alarmes de pressão máxima de 60 cmH_2O e mínima de 1 ou 0 cmH_2O. Alarmes de volume-minuto devem permitir o máximo e o mínimo de cada aparelho. O alarme de frequência respiratória deve ser ajustado para o máximo permitido e o tempo de apneia deve ser de 60 segundos.Os mesmos parâmetros devem ser ajustados em crianças. Avalie continuamente se o ventilador consegue manter esses parâmetros sem autodisparo pela compressão, gerando hiperventilação e aprisionamento de ar, com pressões excessivas (sistematicamente acima de 60 cmH_2O). Em crianças, pode ser necessário desconectar do ventilador; neste caso, deve-se utilizar bolsa-válvula conectado a filtro HEPA. Alguns ventiladores apresentam a função "RCP/PCR", que ajusta automaticamente os limites de alarme e aciona os parâmetros alinhados acima. Em ventilação mecânica, preconiza-se a instalação de filtros HEPA no circuito ventilatório após o tubo orotraqueal, e outro na via do circuito expiratório.[57,58,59] Pinças retas fortes podem ser usadas para clampear o tubo, quando houver necessidade de mudança de circuitos/ventiladores (bolsa-válvula-máscara para o circuito de ventilador mecânico, por exemplo), com o objetivo de minimizar a aerossolização. Ao aplicar a desfibrilação, para segurança da equipe e do paciente, deve-se sempre preferir o uso de pás adesivas, que não demandem a necessidade de desconexão do ventilador para liberação do choque. Caso sejam usadas pás manuais para desfibrilação, deve-se liberar o choque; após, colocar o ventilador em modo *stand-by* e desconectar o tubo orotraqueal do ventilador, mantendo o filtro HEPA acoplado ao tubo.

Compressões torácicas

Realizar as compressões torácicas de alta qualidade, garantindo:

- Frequência das compressões de 100 a 120 compressões por minuto.
- Em adultos, profundidade de, no mínimo, 5 cm (evitando compressões com profundidade maior que 6 cm).
- Em lactentes, profundidade de um terço do diâmetro anteroposterior do tórax e, em crianças, um terço do diâmetro anteroposterior do tórax ou no mínimo 5 cm.
- Permitir o retorno completo do tórax após cada compressão, evitando apoiar-se no tórax da vítima.
- Minimizar interrupções das compressões; pause no máximo 10 segundos para realização de duas ventilações. Considere obter uma fração de compressão torácica a maior possível, tendo como objetivo o mínimo de 60 a 80%.
- Revezar com outro socorrista a cada 2 minutos, para evitar cansaço e compressões de má qualidade.
- Se o paciente estiver em decúbito dorsal horizontal, realizar as compressões no centro do tórax, na metade inferior do osso esterno. Entendendo particularidades do uso de EPI para aerossolização pelos profissionais, a alta demanda física das manobras, seu potencial de exaustão, e a necessidade de minimização da equipe presente na ressuscitação, sugere-se o uso de dispositivos mecânicos de RCP para adultos, caso disponíveis.

Ressuscitação em posição pronada/prona

Caso o paciente esteja em posição pronada, sem via aérea invasiva instalada, recomenda-se reposicioná-lo rapidamente em posição supina, estabelecer as manobras de RCP e, o mais breve possível, instalar a via aérea invasiva, preferencialmente por intubação orotraqueal. Caso o paciente já esteja sob intubação orotraqueal e ventilação mecânica, recomenda-se iniciar as manobras de RCP com o paciente ainda em posição prona. O ponto de referência para posicionamento das mãos segue a projeção do mesmo lugar das compressões torácicas (T7-T10), na região interescapular. Recomenda-se que tentativas de retorno do paciente para posição supina sejam executadas com o máximo de segurança ao despronar, evitando a desconexão do ventilador e o risco de aerossolização. Se houver disponibilidade de pás adesivas do desfibrilador, deve-se colá-las em posição anteroposterior.[57,58,59]Caso não existam pás adesivas, a desfibrilação deve ser tentada colocando-se a pá esternal na região dorsal e a pá apical na lateral do paciente. Recomenda-se que a eficácia da RCP seja avaliada usando dióxido de carbono expirado (pressão parcial de dióxido de carbono >10 mmHg) e pressão arterial invasiva (considerando valores da pressão diastólica > 20 mmHg). Convém citar que as evidências para esta manobra são ainda incertas e, sempre que possível, a reversão da posição prona para a supina (mais adequada para realização da RCP de alta qualidade, bem como adequada ventilação) deve ser realizada.[57-59]

RESUMO

- As paradas cardiorrespiratórias em situações especiais, frequentemente, envolvem condições clínicas distintas que propiciam a ocorrência da PCR, mas que demandam especial atenção aos aspectos clínicos e mecanísticos que envolvem o manuseio de seu tratamento em cenário fisiopatológico distinto das condições habituais da PCR. As condições que propiciam estas ocorrências são diversas, como obstruções ou disfunções mecânicas – embolia pulmonar, hipóxia (asma, quase afogamento, trauma), hipoperfusão tecidual súbita acentuada (anafilaxia), funcionalidade e estabilidade da membrana celular (distúrbios eletrolíticos, intoxicações exógenas). Não há grande número ou variabilidade de ensaios clínicos randomizados que tenham avaliado especificamente algum algoritmo de tratamento para as diversas situações especiais associadas a PCR, sendo recomendadas, por vezes, condutas baseadas também em avaliação da fisiopatologia ou mecanismo envolvido. Os suportes básico e avançado de vida são aplicáveis às condições rotineiras de ocorrência e modalidades de PCR e se estendem, normalmente, como manobras eficientes para as condições de recuperação da circulação espontânea na PCR em situações especiais, cabendo adicionar manobras, antídotos e procedimentos específicos a estas condições na tentativa de otimizar sobrevivência.

Referências bibliográficas

1. Benjamin EJ, Muntner P, Alonso A, et al; for the American Heart Association Council on Epidemiology and Prevention Statistics Committee and Stroke Statistics Subcommittee. Heart disease and stroke statistics—2019 update: a report from the American Heart Association. Circulation. 2019;139(10):e56-e528
2. McFadden ER Jr. Acute severe asthma. Am J Respir Crit Care Med. 2003;168(7):740-59.
3. McFadden ER Jr, Warren EL. Observations on asthma mortality. Ann Intern Med. 1997;127(2):142-7.
4. Fisher MM, Whaley AP, Pye RR. External chest compression in the management of acute severe asthma: a technique in search of evidence. Prehosp Disaster Med. 2001;16(3):124-7.
5. Travers A, Jones AP, Kelly K, Barker SJ, Camargo CA, Rowe BH. Intravenous beta2-agonists for acute asthma in the emergency department. Cochrane Database Syst Rev. 2001;2:CD002988.
6. Edmonds ML, Camargo CA Jr, Pollack CV Jr, Rowe BH. Early use of inhaled corticosteroids in the emergency department treatment of acute asthma. Cochrane Database Syst Rev. 2003;3:CD002308.
7. Plotnick LH, Ducharme FM. Acute asthma in children and adolescents: should inhaled anticholinergics be added to beta(2)-agonists? Am J Respir. Med. 2003;2(2):109-15.
8. Silverman RA, Osborn H, Runge J, Gallagher EJ, Chiang W, Feldman J, et al. IV magnesium sulfate in the treatment of acute severe asthma: a multicenter randomized controlled trial. Chest. 2002;122(2):489-97.
9. Putland M, Kerr D, Kelly AM. Adverse events associated with the use of intravenous epinephrine in emergency department patients presenting with severe asthma. Ann Emerg Med. 2006;47(6):559-63.
10. Allen JY, Macias CG. The efficacy of ketamine in pediatric emergency department patients who present with acute severe asthma. Ann Emerg Med. 2005;46(1):43-50.
11. Darioli R, Perret C. Mechanical controlled hypoventilation in status asthmaticus. Am Rev Respir Dis. 1984;129(3):385-7.
12. Voelckel WG, Lurie KG, Zielinski T, McKnite S, Plaisance P, Wenzel V, et al. The effects of positive end-expiratory pressure during active compression decompression cardiopulmonary resuscitation with the inspiratory threshold valve. Anesth Analg. 2001;92(4):967-74.
13. Rosengarten PL, Tuxen DV, Dziukas L, Scheinkestel C, Merrett K, Bowes G. Circulatory arrest induced by intermittent positive pressure ventilation in a patient with severe asthma. Anaesth Intensive Care. 1991;19(1):118-21.
14. Watanabe AS, Chong Neto HJ, Rosário Filho NA. Anafilaxia no adulto e na criança. In: Castro FFM (ed.). Manual de suporte avançado de vida em anafilxia e asma. Manual do Curso AALS (anaphylaxis and asthma life support). São Paulo: Atheneu; 2014. p.37-46.
15. Nicolas F, Villers D, Blanloeil Y. Hemodynamic pattern in anaphylactic-shock with cardiac arrest. Crit Care Med. 1984;12(2):144-5.
16. Raper RF, Fisher MM. Profound reversible myocardial depression afteranaphylaxis. Lancet. 1988;1(8582):386-8.
17. Sheikh A, Shehata YA, Brown SG, Simons FE. Adrenaline (epinephrine) for the treatment of anaphylaxis with and without shock. Cochrane Database Syst Rev. 2008;4: CD006312.
18. Kill C, Wranze E, Wulf H. Successful treatment of severe anaphylactic-shock with vasopressin: two case reports. Int Arch Allergy Immunol. 2004;134(3):260-1.
19. Green R, Ball A. Alpha-agonists for the treatment of anaphylactic shock. Anaesthesia. 2005;60(6):621-2.
20. Dijkman A, Huisman CM, Smit M, Schutte JM, Zwart JJ, van Roosmalen JJ, et al. Cardiac arrest in pregnancy: increasing use of perimortem caesareansection due to emergency skills training? BJOG. 2010;117(3):282-7.
21. Cardosi RJ, Porter KB. Cesarean delivery of twins during maternal cardiopulmonary arrest. Obstet Gynecol. 1998;92(4 Pt 2):695-7.
22. Kinsella SM, Whitwam JG, Spencer JA. Aortic compression by the uterus: identification with the Finapres digital arterial pressure instrument. Br J Obstet Gynaecol. 1990;97(8):700-5.
23. Gonzalez MM, Timerman S, Gianotto-Oliveira R, Polastri TF, et al. Sociedade Brasileira de Cardiologia. I Diretriz de Ressuscitação Cardiopulmonar e Cuidados Cardiovasculares de Emergência da Sociedade Brasileira de Cardiologia. Arq Bras Cardiol. 2013;101(2Supl.3): 1-221.
24. Nanson J, Elcock D, Williams M, Deakin CD. Do physiological changes in pregnancy change defibrillation energy requirements? Br J Anaesth. 2001;87(2):237-9.
25. Steer RG. Delayed fetal death following electrical injury in the first trimester. Aust N Z J Obstet Gynaecol. 1992;32(4):377-8.
26. Brown O, Davidson N, Palmer J. Cardioversion in the third trimester of pregnancy. Aust N Z J Obstet Gynaecol. 2001;41(2):241-2.
27. James AH, Jamison MG, Biswas MS, Brancazio LR, Swamy GK, Myers ER. Acute myocardial infarction in pregnancy: a United States population based study. Circulation. 2006;113(12):1564-71.
28. Thabut G, Thabut D, Myers RP, Bernard-Chabert B, Marrash-Chahla R, Mal H, et al. Thrombolytic therapy of pulmonary embolism: a meta--analysis. J Am Coll Cardiol. 2002;40(9):1660-7.
29. Rastegar A, Soleimani M. Hypokalaemia and hyperkalaemia. Postgrad Med J. 2001;77(914):759-64.
30. Cannon LA, Heiselman DE, Dougherty JM, Jones J. Magnesium levels in cardiac arrest victims: relationship between magnesium levels and successful resuscitation. Ann Emerg Med. 1987;16(11):1195-9.
31. Maron BJ, Estes NA 3rd. Commotio cordis. N Engl J Med. 2010;362(10):917-27.
32. Maron BJ, Doerer JJ, Haas TS, Estes NA, Hodges JS, Link MS. Commotio cordis and the epidemiology of sudden death in competitive lacrosse. Pediatrics. 2009;124(3):966-71.
33. Szpilman D, Bierens JJ, Handley AJ, Orlowski JP. Drowning. N Engl J Med. 2012;366(22):2102-10.
34. Larach MG. Accidental hypothermia. Lancet. 1995;345(8948):493-8.
35. Kornberger E, Schwarz B, Lindner KH, Mair P. Forced air surface rewarming in patients with severe accidental hypothermia. Resuscitation. 1999;41(2):105-11.
36. Coleman E, Doddakula K, Meeke R, Marshall C, Jahangir S, Hinchion J. An atypical case of successful resuscitation of an accidental profound hypothermia patient, occurring in a temperate climate. Perfusion. 2010;25(2):103-6.
37. Frei C, Darocha T, Debaty G, Dami F, Blancher M, Carron PN, et al. Clinical characteristics and outcomes of witnessed hypothermic cardiac arrest: a systematic review on rescue collapse. Resuscitation. 2019. pii: S0300-9572(19)30021-8.
38. Avellanas Chavala ML, Ayala Gallardo M, Soteras Martínez Í, Subirats Bayego E. Management of accidental hypothermia: a narrative review. Med Intensiva. 2019. pii: S0210-5691(18)30339-5.

39. Gentges J, Schieche C, Nusbaum J, Gupta N. Points & pearls: electrical injuries in the emergency department: an evidence-based review. Emerg Med Pract. 2018;20(Suppl 11):1-2.
40. Gentges J, Schieche C. Electrical injuries in the emergency department: an evidence-based review. Emerg Med Pract. 2018;20(11):1-20.
41. Whitcomb D, Martinez JA, Daberkow D. Lightning injuries. South Med J. 2002;95(11):1331-4.
42. Lockamy-Kassim E, Friedberg J, Newby C, Lecours C, Credle K, Leonard M. Identifying and chronicling childhood lead poisoning prevention program achievements with "success stories". J Public Health Manag Pract. 2019;25 Suppl 1, Lead Poisoning Prevention:S111-S114.
43. Kalogera V, Galopoulos D, Eleftheriotis G, Meimeti E, Malios I, Marathonitis G, et al. Patient survival after acute voluntary poisoning with a huge dose of oxcarbazepine and olanzapine. Med Arch. 2018;72(4):303-5.
44. Michels G, Hans-Jörg B. Kardiopulmonale Reanimation:Was ist neu? Dtsch Med Wochenschr. 2018;143:477-80.
45. Breitkreutz R, Price S, Steiger HV, Seeger FH, Ilper H, Ackermann H, et al. Frankfurt am Main. Focused echocardiographic evaluation in life support and peri-resuscitation of emergency patients: a prospective trial. Resuscitation (Ireland). 2010;81(11):1527-33.
46. Tsou PY, Kurbedin J, Chen YS, et al. Accuracy of point-of-care focused echocardiography in predicting outcome of resuscitation in cardiac arrest patients: A systematic review and meta-analysis. Resuscitation. 2017;114: 92-9.
47. Clattenburg EJ, Wroe P, Brown S, et al. Point-of-care ultrasound use in patients with cardiac arrest is associated prolonged cardiopulmonary resuscitation pauses: a prospective cohort study. Resuscitation. 2018;122: 65-8.
48. Teran F, Dean AJ, Centeno C, Panebianco NL, Zeidan AJ, Chan W, et al. Evaluation of out-of-hospital cardiac arrest using transesophageal echocardiography in the emergency department. Resuscitation. 2019. pii: S0300-9572(18)30976-6.
49. Fair J 3rd, Mallin MP, Adler A, Ockerse P, Steenblick J, Tonna J, Youngquist ST. Transesophageal echocardiography during cardiopulmonary resuscitation is associated with shorter compression pauses compared with transthoracic echocardiography. Ann Emerg Med. 2019. pii: S0196-0644(19)30025-3.
50. Miyazaki K, Hikone M, Kuwahara Y, Ishida T, Sugiyama K, Hamabe Y. Extracorporeal cardiopulmonary resuscitation for massive pulmonary embolism in a "hybrid emergency room". Am J Emerg Med. 2019;pii: S0735-6757(19)30043-9.
51. Mahboob HB, Denney BW. Double bolus alteplase therapy during cardiopulmonary resuscitation for cardiac arrest due to massive pulmonary embolism guided by focused bedside echocardiography. Case Rep Crit Care. 2018;7986087.
52. Anderson KL, Fiala KC, Castaneda MG, Boudreau SM, Araña AA, Bebarta VS. Left ventricular compressions improve return of spontaneous circulation and hemodynamics in a swine model of traumatic cardiopulmonary arrest. J Trauma Acute Care Surg. 2018;85(2):303-10.
53. Chenkin J, Atzema CL. Contemporary application of point-of-care echocardiography in the emergency department. Can J Cardiol. 2018;34(2):109-16.
54. Aagaard R, Løfgren B, Grøfte T, Sloth E, Nielsen RR, Frederiksen CA, et al. Timing of focused cardiac ultrasound during advanced life support - A prospective clinical study. Resuscitation. 2018;124:126-31.
55. Moskowitz A, Berg KM. First do no harm: echocardiography during cardiac arrest may increase pulse check duration. Resuscitation. 2017; 119:A2-A3.
56. Cheng A, Duff JP, Kessler D, et al; and the International Network for Simulation-based Pediatric Innovation Research and Education (INSPIRE) CPR. Optimizing CPR performance with CPR coaching for pediatric cardiac arrest: a randomized simulation-based clinical trial. Resuscitation. 2018;132:33-40.
57. Nolan JP, Berg RA, Andersen LW, et al; for the Utstein Collaborators. Cardiac arrest and cardiopulmonaryresuscitation outcome reports: updateof the Utstein resuscitation registry template forin-hospital cardiac arrest: a consensus reportfrom a task force of the International Liaison Committee on Resuscitation (American HeartAssociation, European Resuscitation Council, Australian and New Zealand Council on Resuscitation,Heart and Stroke Foundation of Canada,InterAmerican Heart Foundation, ResuscitationCouncil of Southern Africa, Resuscitation Councilof Asia). Circulation. 2019;140(18):e746-e757.
58. Edelson DP, Sasson C, Chan PS, Atkins DL, Aziz K, Becker LB, et al. Interim Guidance for Basic and Advanced Life Support in Adults, Children, and Neonates With Suspected or Confirmed COVID-19: From the Emergency Cardiovascular Care Committee and Get With the Guidelines®-Resuscitation Adult and Pediatric Task Forces of the American Heart Association in Collaboration with the American Academy of Pediatrics, American Association for Respiratory Care, American College of Emergency Physicians, The Society of Critical Care Anesthesiologists, and American Society of Anesthesiologists: Supporting Organizations: American Association of Critical Care Nurses and National EMS Physicians. Circulation. 2020.
59. Wax RS, Christian MD. Practical recommendations for critical care and anesthesiology teams caring for novel coronavirus (2019-nCoV) patients. Can J Anesth. 2020;67(5):568-76. 21.Brewster DJ. Consensus Airway Society principles of airway management and tracheal intubation of Covid-19 adult patients group. Med J Aust. 2020.
60. Guimarães HP, Timerman S, Rodrigues RR, Corrêa TD, Schubert DUC, Freitas AP, et al. Posicionamento para ressuscitação cardiopulmonar de pacientes com diagnóstico ou suspeita de Covid-19 – 2020. Arq Bras Cardiol. 2020;114(6):1078-87.

Capítulo 6

Cuidados pós-ressuscitação

Sergio Timerman
Thatiane Facholi Polastri
Patrícia Ana Paiva Corrêa Pinheiro

PONTOS-CHAVE

- O objetivo dos cuidados pós-ressuscitação cardiopulmonar (RCP) é evitar novos episódios de parada cardiorrespiratória (PCR). Para isso, devemos identificar e tratar suas causas e promover suportes ventilatório, hemodinâmico, neurológico e metabólico.
- Além disso, deve-se instituir controle direcionado de temperatura (CDT) para todos os pacientes que retornaram à circulação espontânea (RCE) comatosos.
- Quando existe a suspeita de síndrome coronariana aguda (SCA) como causa da PCR, há indicação de cineangiocoronariografia.

Evidências científicas sobre controle direcionado da temperatura

Quando ocorre o retorno da circulação espontânea (RCE), é importante avaliar o paciente quanto à ocorrência de síndrome pós-parada cardiorrespiratória (pós-PCR), que resulta de uma sucessão de processos fisiopatológicos e é caracterizada por lesão isquêmica sistêmica, lesão cerebral anóxica e disfunção miocárdica pós-PCR. Altas concentrações de oxigênio resultantes da reoxigenação podem levar à produção de radicais livres, oxidação e lesão de várias estruturas cerebrais, bem como falência de múltiplos órgãos e morte precoce.[1,2]

A extensão da isquemia neurológica depende do grau de hipoxemia a que o tecido cerebral é submetido, podendo ocorrer lesão neurológica permanente após 5 a 10 minutos da completa cessação do fluxo sanguíneo.[1,2]

Na parada cardiorrespiratória (PCR), com frequência ocorrem fenômenos inflamatórios, causando ruptura da barreira hematoencefálica e edema cerebral e, consequentemente, resultando em morte celular. Esses fenômenos são reduzidos e até mesmo interrompidos quando são utilizadas estratégias neuroprotetoras, como o controle direcionado da temperatura (CDT), definido como redução controlada e intencional da temperatura central dos pacientes, com objetivos terapêuticos específicos.[1,2]

O controle direcionado de temperatura é indicado para pacientes que estão em coma após a PCR, ou seja, com sinais de dano neurológico decorrente da PCR.[5,6] O CDT é realizado por meio da escolha de uma temperatura-alvo entre 32 e 36ºC, em que pode ocorrer a indução de hipotermia, definida como uma condição na qual a temperatura corporal central está abaixo de 35ºC, ou normotermia, com temperatura entre 35º e 36ºC.[2,5,6]

A hipotermia inibe os processos excitatórios que são prejudiciais à célula. A hipóxia é responsável por alterações nas membranas celulares que causam o edema citotóxico, que pode levar ao desenvolvimento de hipertensão intracraniana.[4,6-8] Nesse caso, a hipotermia tem a capacidade de reduzir a permeabilidade vascular, minimizando o edema cerebral.[6-8] O dano oxidativo é reduzido em condições hipotérmicas e diminui com a temperatura.[6-11] Um desequilíbrio na liberação de mediadores pró-inflamatórios, como o fator de necrose tumoral alfa (TNF-α) e a interleucina 1, está associado a danos oxidativos, e esse desequilíbrio diminui em temperaturas mais baixas.[3,7]

Dois estudos multicêntricos sobre cuidados pós-PCR revelaram achados significativos.[9,10] O primeiro estudo conduzido em humanos, que foi publicado em 2002, foi um ensaio randomizado controlado, que comparou os efeitos da hipotermia moderada e normotermia em pacientes hospitalares, que permaneceram inconscientes após o RCE em decorrência da PCR[9]. Um total de 77 pacientes designados aleatoriamente para tratamento com hipotermia ou normotermia foi incluído. O desfecho primário foi a sobrevida com função neurológica preservada e ausência de coma ou déficit cognitivo na alta.[9] Observações preliminares sugeriram que a hipotermia moderada melhorou os resultados em pacientes em coma após RCP, em decorrência da PCR.[9]

Em outro ensaio clínico randomizado, também publicado em 2002,[10] os pacientes ressuscitados após PCR em razão de fibrilação ventricular foram aleatoriamente designados para serem submetidos à hipotermia terapêutica (temperatura-alvo de 32°C a 34°C) por 24 horas ou para receber tratamento padrão com normotermia.[10] O desfecho primário foi um desfecho neurológico favorável seis meses após a PCR, enquanto os desfechos secundários foram mortalidade em seis meses e taxa de complicações em sete dias. No grupo de hipotermia, 75 de 136 pacientes (55%) tiveram um resultado neurológico favorável (categoria 1 ou 2 de desempenho cerebral), em comparação com 54 de 137 pacientes (39%) no grupo de normotermia. A mortalidade em seis meses foi de 41% no grupo de hipotermia, em comparação com 55% no grupo de normotermia.[10]

Em 2010, o *International Liaison Committee on Resuscitation* (ILCOR) estabeleceu a hipotermia terapêutica como parte do cuidado após RCE de eventos de PCR extra-hospitalar e manteve a recomendação para controle de temperatura ideal entre 32°C e 34°C.[11] Esse método ganhou aceitação e seu uso foi estendido a outros tipos de ritmos de PCR, bem como no ambiente hospitalar.

Nielsen et al.[12] publicaram um ensaio clínico randomizado, denominado TTM Trial (*Target Temperature Management*), em 2013, que envolveu 950 indivíduos que desenvolveram coma após o RCE e foram submetidos à hipotermia com temperatura-alvo de 33°C ou 36°C. Um total de 939 pacientes foi incluído na análise primária. Os autores descobriram que 50% dos pacientes no grupo de 33°C (235 de 473 pacientes) morreram em comparação com 48% dos pacientes no grupo de 36°C (225 de 466 pacientes). No seguimento de 180 dias, 54% dos pacientes no grupo de 33°C morreram ou tiveram função neurológica prejudicada, de acordo com a categoria de desempenho cerebral (CPC), em comparação com 52% dos pacientes no grupo de 36°C que morreram.[10] Em sobreviventes inconscientes em razão de PCR extra-hospitalar por causas cardíacas, a hipotermia a uma temperatura-alvo de 33°C não mostrou nenhum benefício em comparação com uma temperatura-alvo de 36°C.[10] A principal conclusão do estudo foi que levar o paciente a temperaturas mais baixas, como a estudada (33°C), não apresentou benefício na redução da mortalidade ou melhor desfecho neurológico, em comparação ao grupo que manteve a temperatura em 36°C.

O estudo Hyperion, publicado em 2019,[13] mostrou uma melhora neurológica significativa em 3 meses para pacientes em PCR intra ou extra-hospitalar, associada a um ritmo inicial não chocável, tratados com hipotermia terapêutica, a 33°C, em comparação ao grupo controle mantido em 37°C.

Já o estudo TTM2, publicado em 2021,[14] avaliou a hipotermia vs. normotermia para pacientes em PCR extra-hospitalar e evidenciou que a hipotermia terapêutica não reduziu a mortalidade em 6 meses, em relação aos pacientes submetidos à normotermia.

A partir desses estudos, foi criado o conceito do controle direcionado da temperatura, em que as evidências apontam que em adultos que permanecem em coma em RCE, em decorrência de PCR intra ou extra-hospitalar com qualquer ritmo inicial, deve-se manter uma temperatura-alvo em um valor constante entre 32 e 36°C por pelo menos 24h. Também se deve evitar febre (> 37,7°C) por pelo menos 72 horas após o RCE.[15]

Indicações para controle direcionado da temperatura

O CDT mostrou-se uma intervenção capaz de oferecer melhora na recuperação neurológica, e deve ser considerado para os pacientes comatosos, ou seja, incapazes de atender a uma ordem verbal após o RCE (Quadro 1).[15]

QUADRO 1 Critérios de seleção para o controle direcionado da temperatura (CDT)[16]

Critérios de inclusão:
1. Idade: 18 a 75 anos.
2. PCR presenciada.
3. Tempo de manobras de reanimação < 45 minutos.
4. Ausência de resposta adequada aos estímulos.
5. Acesso ao atendimento primário entre 5 e 15 minutos após o início da PCR.
6. Intervalo pós-PCR de até 12 horas.
Limitações para o início do CDT
1. Portadores de coagulopatias – exceto as induzidas.
2. Choque cardiogênico refratário à terapêutica/uso crescente de doses de drogas vasoativas.
3. Choque séptico.
4. Discrasias sanguíneas.
5. Recorrência de PCR prolongada após admissão.
7. Pacientes conhecidamente em fase de doença terminal.
8. Gestantes (relativa).

PCR: parada cardiorrespiratória.

O CDT dependerá de condições específicas que o paciente apresentar no RCE, por exemplo: temperaturas entre 35 e 36°C podem ser preferíveis aos pacientes que apresentarem distúrbios de coagulação (necessidade de terapia com anticoagulantes). A hipotermia poderá ser realizada em pacientes que apresentarem convulsão, edema cerebral e traumatismo cranioencefálico grave. Assim, sugere-se o controle direcionado da temperatura.

É importante ressaltar que a equipe deve escolher uma temperatura-alvo, seja hipotermia (32º a 34ºC) ou normotermia (35 a 36ºC). Essa escolha dependerá do protocolo local para indução, manutenção da temperatura-alvo e reaquecimento após 24 horas. Também se ressalta a importância do uso de equipamentos que possam realizar o gerenciamento dessa temperatura, evitando variações.

Em algumas subpopulações, o benefício associado a baixas temperaturas com faixas de 32 a 34°C ou a temperaturas mais elevadas de 36°C permanece incerto e novos estudos devem ser realizados.

Cuidados pós-ressuscitação

Para garantir o sucesso nos cuidados pós-PCR, os profissionais devem: otimizar o estado hemodinâmico e ventilatório do paciente; iniciar o controle direcionado de temperatura; fornecer reperfusão coronária imediata com intervenção coronária percutânea; fornecer tratamento e prognóstico neurológico e outras intervenções pertinentes. Um protocolo multidisciplinar deve ser implementado para otimização dos cuidados pós-PCR.

No atendimento cardiovascular de emergência, é evidente que há a necessidade de novas técnicas para reverter a injúria de isquemia e reperfusão. Nesse contexto, é de vital importância identificar quais são os cuidados pós-PCR para que estratégias sejam implementadas, com o objetivo de diminuir a mortalidade associada à instabilidade hemodinâmica, limitar o dano cerebral e a lesão nos demais órgãos.[15, 16]

O monitoramento do paciente deve incluir:[17]

- Monitoramento da pressão arterial invasiva: para permitir controle contínuo e adequado da pressão arterial.
- Oximetria: um valor de 94 a 98% deve ser mantido para evitar hiperoxemia.
- Índice bispectral (BIS): monitoramento do estado de vigília do paciente, por conta de sedação, durante o CDT.
- Monitoramento contínuo de ECG: para controlar o ritmo e garantir a detecção precoce de qualquer alteração.
- Monitoramento contínuo de EEG: recomendado especialmente em pacientes submetidos a bloqueio neuromuscular, a fim de detectar possível mioclonia.
- Controle contínuo da temperatura corporal: a fim de manter a temperatura-alvo e evitar febre e variações da temperatura.

Via aérea e ventilação

Após o RCE, uma vez que SpO_2 possa ser medido de forma confiável ou os valores de gasometria arterial sejam obtidos, titule o oxigênio inspirado para atingir uma saturação de oxigênio arterial de 94 a 98%.

Em pacientes que requerem ventilação mecânica após RCE, ajuste a ventilação para atingir uma pressão arterial parcial normal de dióxido de carbono ($PaCO_2$) entre 35 e 45 mmHg. Em pacientes tratados com hipotermia terapêutica (32 a 34ºC), monitore a $PaCO_2$ com frequência, pois pode ocorrer hipocapnia. Sedação nessa fase se faz necessária para viabilizar a ventilação e diminuir o consumo de oxigênio cerebral. Em pacientes que serão submetidos à hipotermia terapêutica, o uso de bloqueadores neuromusculares deve ser considerado, a fim de evitar tremores.[18]

Circulação

A pressão arterial deve ser monitorada continuamente, a fim de evitar hipotensão (PAM menor que 65 mmHg) e manter uma pressão arterial apropriada para alcançar um débito urinário adequado (maior que 0,5 mL/kg por hora) e lactato normal ou decrescente. Se necessário, administre cristaloides, inotrópicos ou vasopressores.[18]

É aconselhável monitorar o débito cardíaco em pacientes hemodinamicamente instáveis e realizar ecocardiograma de maneira precoce em todos os pacientes, para detectar qualquer patologia cardíaca subjacente e quantificar o grau de disfunção miocárdica.

Durante a hipotermia terapêutica, é comum ocorrer bradicardia. Trate a bradicardia somente se houver alteração da pressão arterial, lactato, SvO_2. Os eletrólitos devem ser monitorados e corrigidos, se necessário, a fim de evitar arritmias.[16]

O infarto agudo do miocárdio é uma causa frequente de parada cardíaca extra-hospitalar. A lesão coronária aguda atinge 59 a 71% dos pacientes, que evoluem para PCR sem etiologia cardíaca evidente. Dessa forma, um ECG deve ser prontamente realizado e se houver supradesnivelamento do segmento ST, a terapia de reperfusão coronária deverá ser iniciada.[19]

Um ensaio randomizado recente, o Tomahawk trial,[20] envolvendo pacientes com parada cardíaca sem elevação do segmento ST comparou a angiografia imediata com a angiografia tardia e não mostrou nenhuma diferença significativa entre os grupos em relação ao desfecho primário de sobrevida em 90 dias ou em qualquer um dos desfechos secundários de eficácia ou segurança.

De acordo com esse estudo, em vítimas que retornam à circulação espontânea após PCR extra-hospitalar, independentemente do ritmo eletrocardiográfico (ritmo chocável vs. ritmo não chocável) identificado no momento do colapso cardiovascular, não parece haver necessidade de encaminhamento imediato para a hemodinâmica, para investigação de oclusão coronariana, quando não se tem um supradesnivelamento do segmento ST.

Isso proporciona tempo para uma investigação inicial ampla da condição clínica do paciente e ainda evita riscos inerentes a um procedimento de angiocoronariografia emergencial. Assim, esse procedimento poderá ser realizado em momento mais apropriado, carreando menor risco.[20]

Controle eletrolítico e glicêmico

Recomenda-se que a monitoração glicêmica seja realizada de forma frequente e a hipoglicemia, evitada. As estratégias de controle e os níveis que requerem o uso de insulina devem ser instituídos de acordo com a política local de cada instituição. Um alvo aceitável é a manutenção de níveis glicêmicos em torno de 144 mg/dL. As estratégias de controle rigoroso da glicemia falharam em mostrar benefícios quando comparadas a estratégias de controle glicêmico mais tolerante, provavelmente por causa dos efeitos negativos da maior incidência de hipoglicemia.

Os distúrbios de potássio e magnésio devem ser prontamente corrigidos. As alterações do potássio estão na lista de causas reversíveis mais frequentes da PCR. A hipocalemia é frequente e aumenta a incidência de arritmias. Os níveis de potássio devem ser mantidos acima de 3,5 mEq/L. A hipomagnesemia pode estar relacionada ao aumento do intervalo QT e à ocorrência de *torsades de pointes*.

Manejo farmacológico

Intervenções farmacológicas e uso de agentes sedativos e analgésicos devem ser feitos em todos os pacientes pós-PCR submetidos ao CDT. Essas drogas contribuem para reduzir o tremor, que é responsável pela geração de calor e resulta em um tempo prolongado para atingir a temperatura-alvo.[15, 18]

Nenhum estudo mostrou superioridade de qualquer protocolo de sedação no resultado do paciente. Independentemente do regime sedativo e do analgésico escolhido, os fármacos devem ser administrados no momento do início do CDT e interrompidos apenas na normotermia (ou seja, 36 a 37 °C).[15, 18]

Fases do CDT: indução, manutenção e reaquecimento

Indução

A temperatura central deve ser monitorada continuamente, por meio de termômetro esofágico, cateter vesical ou cateter de artéria pulmonar. O uso de termômetros convencionais (axilares, retais ou orais) não se mostrou adequado e seguro.[15,16,18]

O resfriamento deve ser iniciado prontamente, em 6 a 12 horas após o RCE, sendo que a temperatura-alvo deve ser atingida o mais rapidamente possível, utilizando métodos para indução e manutenção dela, conforme mostrado no Quadro 2.[16]

Frequentemente, após RCE, há queda da temperatura corpórea (35 a 36°C). Se a temperatura-alvo de 36°C for escolhida, pode-se permitir um reaquecimento passivo lento. Se o objetivo for temperatura-alvo de 32°C, o resfriamento inicial pode ser facilitado por bloqueio neuromuscular e sedação.

Manutenção

Essa fase se inicia ao atingir temperatura-alvo e se estende por 12 a 24 horas. Os cuidados são direcionados a fim de se evitar o hiper-resfriamento (temperatura < 32°C). A infusão de soluções geladas deve ser interrompida nessa fase. A queda nos níveis de temperatura pode induzir bradicardia e poliúria, contribuindo para uma deterioração do estado hemodinâmico, facilitando hipovolemia e distúrbios hidroeletrolíticos.[21,22]

Mioclonias e convulsões devem ser prontamente identificadas e tratadas. O diagnóstico diferencial deve ser feito com eletroencefalograma e não há evidência para sustentar o uso preventivo de anticonvulsivantes.[15,16,18]

Reaquecimento

As manobras que sinalizam o início dessa fase não implicam na descontinuidade imediata dos dispositivos de resfriamento, já que o ganho de temperatura deverá ser gradativo, idealmente de 0,25°C a 0,5°C a cada hora. Alterações hemodinâmicas, hidroeletrolíticas e nas taxas metabólicas são esperadas nessa fase, e atenção deve ser dada a fim de conter hipertermia rebote, que está associada à pior evolução neurológica. O controle posterior da temperatura deve se estender ao menos por 24 horas para a prevenção ativa da ocorrência de febre.[15,16,18]

Avaliação neurológica

Recomenda-se o uso de eletroencefalografia (EEG) para diagnosticar convulsões eletrográficas em pacientes com convulsões clínicas e a fim de monitorar os efeitos do tratamento.[15,18]

Além disso, recomenda-se iniciar a avaliação clínica para definição do prognóstico neurológico após 72 horas, bem como excluir a interferência de sedativos, opioides, relaxantes musculares ou hipotermia terapêutica.

Se dois ou mais preditores estiverem presentes em um paciente comatoso com Glagow ≤ 3, após mais de 72 horas após RCE, há indicação de mau prognóstico neurológico:[18]

- Nenhum reflexo pupilar e corneano em ≥ 72 h.
- Onda N20 em potencial evocado somatossensorial bilateralmente ausente em ≥ 24 h.
- EEG altamente maligno em> 24 h.

QUADRO 2 Principais métodos de indução e manutenção de hipotermia[16]

Método		Cuidados
Resfriamento de superfície	▪ Pacotes de gelo.	▪ Rodiziar locais: axilar, virilha e pescoço. ▪ Prevenir lesões de pele. ▪ Evitar variações da temperatura-alvo.
	▪ Mantas térmicas.	▪ Atender especificações do fabricante.
	▪ Dispositivos de aplicação cutânea: capacetes, coletes, perneiras.	▪ Atender especificações do fabricante.
Resfriamento por sonda gástrica	▪ Solução salina a 4°C, em *bolus* de 250 mL por sonda gástrica, volume final 30 mL/kg.	▪ Verificar posição da sonda gástrica. ▪ Aspirar conteúdo gástrico inicial.
Resfriamento endovenoso	▪ Solução salina a 4°C, infusão por via endovenosa, volume final de 30 mL/kg.	▪ Empregar perfusor para otimizar o tempo de infusão. ▪ Suspender infusão de volume se oximetria de pulso < 94%. ▪ Limitar uso em pacientes com congestão pulmonar.
	▪ Cateter endovascular de resfriamento contínuo.	▪ Necessita de punção femoral ou venosa central. Risco de complicações: mecânica, sangramento, infecção e trombose.

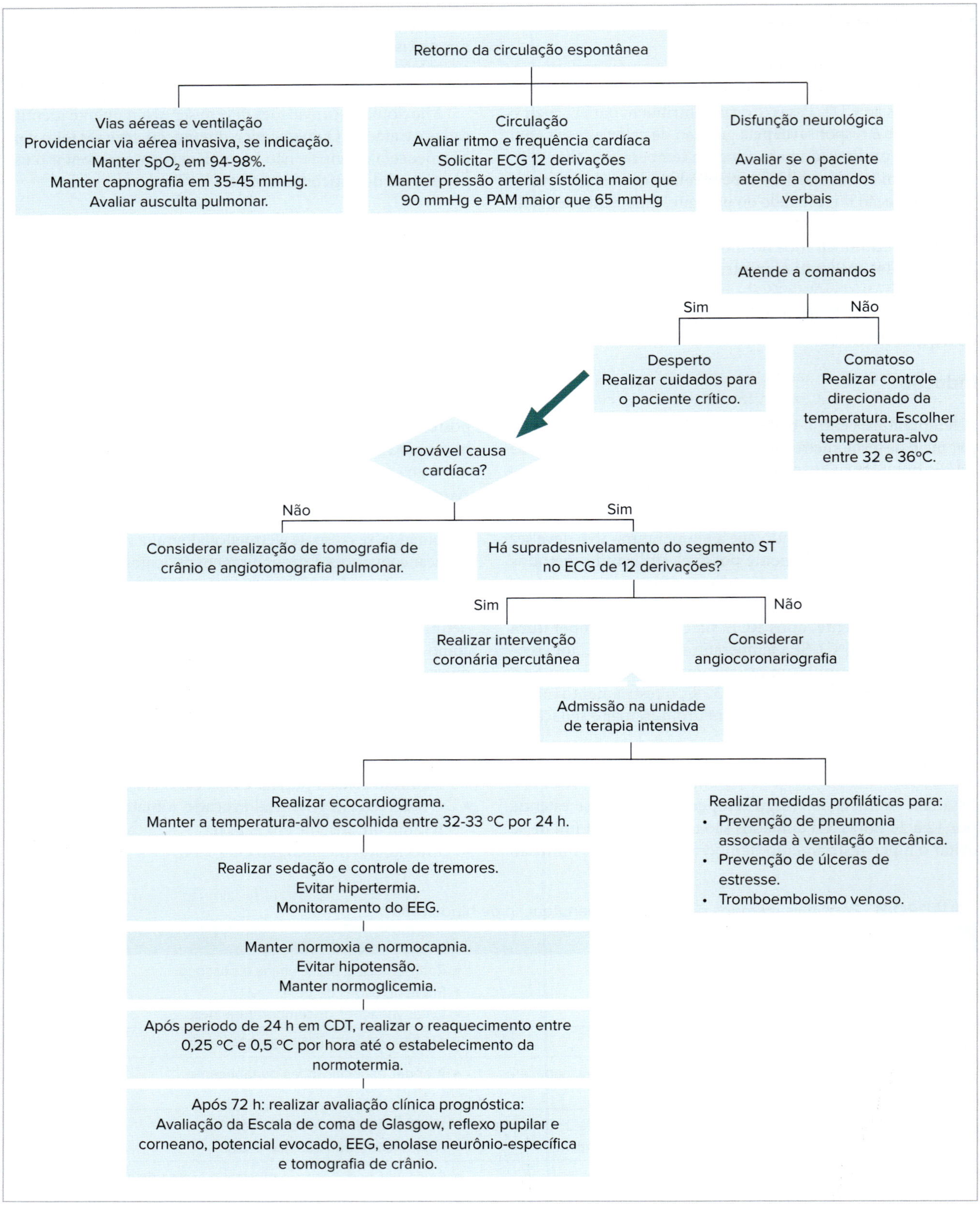

FIGURA 1

Cuidados pós-ressuscitação.

- Enolase neurônio-específica (NSE) > 60 μg L– 1 a 48 h e/ou 72 h;
- *Status* de mioclonia ≤ 72 h.
- Injúria anóxica difusa e extensa presente em tomografia.

Considerações finais

O treinamento da população quanto ao reconhecimento das situações de PCR e da necessidade do início das manobras de RCP, associado a estruturas que ofereçam atendimento rápido, trouxe melhora da sobrevida e qualidade de vida aos pacientes que evoluíram com RCE. Apesar disto, na prática fica evidente que o número de pacientes elegíveis para CDT é significativamente inferior ao total dos admitidos pós-PCR nos serviços de emergência.

Os cuidados pós-ressuscitação certamente são tópicos que deverão ocupar maior espaço no tratamento de pacientes sobreviventes à PCR, uma vez que a maior diferença após o retorno à circulação espontânea são os cuidados para que possamos devolver essa vítima à sua família e à sociedade com o mínimo de sequela neurológica e com qualidade de vida.

Referências bibliográficas

1. Akin M, Garcheva V, Sieweke J-T, Adel J, Flierl U, Bauersachs J, et al. Neuromarkers and neurological outcome in out-of-hospital cardiac arrest patients treated with therapeutic hypothermia-experience from the HAnnover COoling REgistry (HACORE). 2021;16(1):e0245210.
2. Arvidsson L, Lindgren S, Martinell L, Lundin S, Rylander C. Target temperature 34 vs. 36°C after out-of-hospital cardiac arrest: a retrospective observational study. Acta Anaesthesiol Scand. 2017;61(9):1176-83.
3. Barrionuevo-Sanchez MI, Ramos-Martinez R, Exposito-Calamardo L, Calero-Nunez S, Diaz-Lancha S, Ramirez-Guijarro C, et al. Prognostic implication of therapeutic hypothermia after cardiac arrest in patients older than 75 years. Eur Heart J. 2020;9(2 Suppl):144.
4. Benson-Cooper KA. Therapeutic hypothermia is independently associated with favourable outcome after resuscitation from out-of-hospital cardiac arrest: a retrospective, observational cohort study. N Z Med J. 2015;128(1427):33-7.
5. Bosson N, Kaji AH, Koenig W, Niemann JT. Effect of therapeutic hypothermia on survival and neurological outcome in the elderly. Therapeutic Hypothermia and Temperature Management. 2016;6:(2).
6. Bray JE, Stub D, Bloom JE, Segan L, Mitra B, Smith K, et al. Changing target temperature from 33°C to 36°C in the ICU management of out-of-hospital cardiac arrest: a before and after study. Ressuscitation. 2017;113:43.
7. Castrejón S, Cortés M, Salto ML, Benittez LC, Rubio R, Juárez M, et al. Improved prognosis after using mild hypothermia to treat cardiorespiratory arrest due to a cardiac cause: Comparison with a control group. Rev Espa Cardiol. 2009;62(7):733-41.
8. Chandrasekaran PN, Dezfulian C, Polderman KH. What is the right temperature to cool post-cardiac arrest patients? Journal club critique. BMC. 2015;406.
9. Bernard SA, et al. Treatment of comatose survivors of out-of-hospital cardiac arrest with induced hypothermia. N Engl J Med.2002;346(8):557-63.
10. The Hypothermia after Cardiac Arrest Study Group. Mild therapeutic hypothermia to improve the neurologic outcome after cardiac arrest. N Engl J Med. 2002;346(8):549-56.
11. Peberdy MA, et al. Part 9: post-cardiac arrest care: 2010 American Heart Association guidelines for cardiopulmonary resuscitation and emergency cardiovascular care. Circulation. 2010;122(18suppl3):S768-S786.
12. Nielsen N, et al. Targeted temperature management at 33 C versus 36 C after cardiac arrest. N Engl J Med. 2013;369(23):2197-206.
13. Lascarrou JB, et al. Targeted temperature management for cardiac arrest with nonshockable rhythm. N Engl J Med. 2019;381:2327-37.
14. Dankiewicz J, et al. Hypothermia versus normothermia after out-of-hospital cardiac arrest. N Engl J Med. 2012;384(24):2283-94.
15. Berg KM, et al. Adult advanced life support: 2020 international consensus on cardiopulmonary resuscitation and emergency cardiovascular care science with treatment recommendations. Circulation. 2020;142(16_suppl_1):S92-S139.
16. Bernoche C, et al. Atualização da diretriz de ressuscitação cardiopulmonar e cuidados cardiovasculares de emergência da Sociedade Brasileira de Cardiologia-2019. Arq Bras Cardiol. 2019;113:449-663.
17. Walker AC, Johnson NJ. Critical care of the post-cardiac arrest patient. Cardiol Clin. 2018;36(3):419-28.
18. Nolan JP, et al. European resuscitation council and European Society of Intensive Care Medicine guidelines 2021: post-resuscitation care. Resuscitation. 2021;161:220-69.
19. Geri G, et al. Etiological diagnoses of out-of-hospital cardiac arrest survivors admitted to the intensive care unit: insights from a French registry. Resuscitation. 2017;117:66-72.
20. Desch S, et al. Angiography after out-of-hospital cardiac arrest without ST-segment elevation. N Engl J Med. 2021.
21. Wadhwa A, Sengupta P, Durrani J, et al. Magnesium sulphate only slightly reduces the shivering threshold in humans. Br J Anaesth. 2005;94:756-62.
22. Neumar RW, Nolan JP, Adrie C, et al. Post Cardiac Arrest Syndrome: epidemiology, pathophysiology, treatment, and prognostication. A consensus statement from the International Liaison Committee on Resuscitation; the American Heart Association Emergency Cardiovascular Care Committee; the Council on Cardiovascular Surgery and Anesthesia; the Council on Cardiopulmonary, Perioperative, and Critical Care; the Council on Clinical Cardiology; and the Stroke Council. Circulation. 2008;118(23):2452-83.

Seção 23

Inovação em cardiologia

Capítulo 1

Conceitos de inovação em saúde e a cardiologia do futuro

João Fernando Monteiro Ferreira
Jeane Mike Tsutsui
Bruno Aragão Rocha

> **PONTOS-CHAVE**
>
> - A inovação não necessariamente está atrelada ao uso intensivo de tecnologia, existem formas de se inovar baseadas no simples rearranjo de fatores ou lógicas de relacionamento.
> - Quando se fala em tendências para a medicina, uma das expressões mais utilizadas é a de "medicina 4P".
> - O uso de *wearables* na área médica, apesar de ainda incipiente, vem crescendo e amadurecendo muito nos últimos anos, merecendo destaque o impulso ocorrido no contexto da pandemia de Covid-19.
> - No universo da cardiologia, foram listadas áreas em que a inteligência artificial pode trazer grandes avanços nos próximos anos, incluindo pesquisa, desenvolvimento, prática clínica e gestão de saúde populacional.

Conceitos em inovação

Inovação em saúde é um tema extremamente atual e relevante, sendo objeto de muita discussão e estudo nos mais diversos campos da medicina. No entanto, antes de entrarmos na análise de exemplos práticos, é importante ter clara uma definição do que chamamos de inovação e, principalmente, compreender de forma mais ampla suas possíveis abordagens na área da saúde.

O termo inovação tem muitas definições segundo vários autores e disciplinas, chegando a cerca de 60 proposições.[1] Baregheh et al.,[1] após uma extensa revisão, propõem a seguinte descrição: "Inovação é o processo de vários estágios por meio do qual as organizações transformam ideias em produtos, serviços ou processos novos/aprimorados, a fim de avançar, competir e se diferenciar com sucesso em seu mercado". Um aspecto importante a ser destacado é que, além do caráter de novidade ou melhoria significativa, para ser chamada de inovação, a ideia tem de ser implementada na prática para gerar valor, caso contrário se trata apenas de uma invenção, ideia ou avanço de pesquisa.

Existem também várias conceituações para distinguir tipos, naturezas e finalidades de inovação. Uma das categorizações que vale a pena mencionarmos é a proposta por Clayton Christensen et al, no clássico artigo da *Harvard Business Review* de 1995,[2] no qual os autores discorrem sobre os conceitos de inovação incremental/sustentada e inovação disruptiva/radical. A ideia básica é que a inovação incremental compreende uma série de avanços que geram atributos novos ou melhorados, mas que tendem a manter o relacionamento ou lógica entre os usuários e organizações envolvidos naquele setor. Um exemplo seria a evolução dos aparelhos de televisão, que foram reduzindo de tamanho, cada vez mais ganhando funcionalidades diferentes, mas essencialmente mantiveram a natureza do relacionamento dos usuários e das empresas com eles. Já a inovação disruptiva corresponde a avanços capazes de alterar profundamente as estruturas e lógica de relacionamento transformando um setor. Um bom exemplo foi a evolução das plataformas de *streaming* no setor fonográfico, que alterou completamente a lógica do relacionamento dos usuários com a música, que antes compravam a "posse" do objeto musical por meio de LPs, fitas ou CDs e, atualmente, compram o acesso a bancos enormes de músicas.

É importante destacar que inovação não necessariamente está atrelada ao uso intensivo de tecnologia. Com certeza é mais fácil criar uma inovação em produto, serviço ou processo pautada na aplicação de uma nova tecnologia, no entanto, existem formas de se inovar baseadas no simples rearranjo de fatores ou lógicas de relacionamento. Esse tipo de abordagem é mais comum em inovações de serviços e processos.

Quando se pensa em inovação em saúde, a primeira coisa que normalmente se enxerga é a inovação de natureza científica/tecnológica, ou seja, a evolução das técnicas diagnósticas ou de tratamentos, equipamentos, medicamentos, *devices* etc. No entanto, inovações sociais (focadas no acesso) e de negócios (focadas no financiamento e sustentabilidade) são abordagens relevantes e de alto potencial de impacto para toda a sociedade. A intersecção entre essas três visões de inovação em nosso setor é extremamente importante para o fortalecimento e resolução dos problemas nos sistemas de saúde.

Cardiologia do futuro

Estudar o passado e o presente para fazer previsões sobre o futuro é uma das atividades mais antigas da humanidade. O interesse pelo futuro sempre esteve presente nas artes, a julgar pelo sucesso do gênero de ficção científica, exemplificado pelas obras de Isaac Asimov e Arthur C. Clarke. No campo acadêmico, também sempre permeou o interesse dos estudiosos.[3]. Mais recentemente, em especial no cenário pós-Segunda Guerra, tem se organizado uma linha de pesquisa, ou pode se chamar de disciplina não exata, chamada Futurologia ou Futurismo (não confundir com o movimento artístico e literário também chamado Futurismo, que surgiu em 1909 com o Manifesto Futurista, de Marinetti). Segundo o futurista brasileiro Tiago Mattos, esse novo campo do conhecimento é a disciplina que investiga, explora, traduz e acelera as possibilidades de um futuro pós-emergente, ou seja, de cinco a dez anos. Sua proposta é observar como as evidências (passadas e presentes) encontradas na ciência, na tecnologia e no empreendedorismo (ou negócios em geral) podem afetar a cultura, os novos comportamentos e as novas estruturas da sociedade. Seu objetivo é aumentar a consciência da sociedade, ajudando-a a tomar decisões que geram impacto positivo tanto hoje quanto amanhã.

Seguindo essa linha de pensamento, nosso interesse neste capítulo é mostrar ao leitor algumas das principais tendências e transformações no campo científico/tecnológico que impactam a cardiologia, com o foco em trazer subsídios para o exercício crítico de projetar cenários, oferecer visões e possibilidades que permitam a criação de estratégias. Tentaremos traduzir alguns conceitos e ideias complexos de forma simples e amigável para permitir uma visão holística. A pretensão não é fazer uma revisão aprofundada de cada tema, mas juntar os pontos e permitir, ao final da leitura, que cada um possa fazer seu próprio exercício de futurismo.

Medicina "4P"

Quando se fala em tendências para a medicina, uma das expressões mais utilizadas é a de "medicina 4P", ou seja, que estamos caminhando para um paradigma de uma medicina mais:

- Preditiva.
- Preventiva.
- Personalizada.
- Participativa.

Apesar de muito atual e válido, esse conceito não é tão novo. Sua origem remonta ao início dos anos 2000, quando surgiram as primeiras publicações sobre "biologia de sistemas" no entendimento das doenças.[4] Esta é uma abordagem mais holística, que entende os sistemas biológicos como coleções de redes em vários níveis, desde o nível molecular até células, tecidos e organismos, ao nível da população e fatores ambientais. Pautada na simbiose entre conhecimento biológico, matemático, computacional e dados de alta dimensionalidade, essa abordagem tenta integrar diversas áreas do conhecimento para entender tanto doenças como o funcionamento normal dos nossos organismos. Dentro da biologia de sistemas, podem se integrar campos do conhecimento em múltiplos níveis, como genômica, transcriptômica, proteômica, metabolômica, microbiômica, epigenômica, exposômica (dados de exposição do meio ambiente), radiômica, biossensores e até dados de redes sociais e comportamentais.[5]

A transformação da medicina no paradigma 4P será uma consequência da evolução da biologia de sistemas, aliada à revolução digital e computacional que tem expandido a capacidade de coletar, armazenar, analisar e compartilhar enormes quantidades de dados de toda natureza. Na prática, não haverá uma data em que diremos "pronto, chegamos", será um lento e contínuo processo de transformação. No momento atual, estamos ainda mais próximos da tradicional Medicina reativa do que da tão almejada "4P". Uma importante mudança para essa transformação será a alteração na escala de quantidade de pessoas e dimensionalidade de dados envolvidos nas pesquisas que geram conhecimento na área médica.[6] Sob essa ótica da quantidade de indivíduos envolvidos vs. quantidade de dados analisados, podemos didaticamente propor uma escala evolutiva em três estágios para nossas pesquisas. A maior parte da geração do conhecimento médico atual pode ser enquadrada no estágio 1, ou seja, estudos envolvendo poucas pessoas (até a ordem de grandeza de milhares) e relativamente poucos tipos de dados. Um segundo estágio evolutivo seriam as recentes pesquisas com abordagem multiômica, nas quais há um aumento na dimensionalidade dos dados envolvidos, mas ainda assim se resumem a conjuntos de pacientes relativamente pequenos (até a ordem de grandeza de milhares). O terceiro estágio evolutivo, que ainda não é uma realidade, seria a possibilidade de termos estudos com a ordem de grandeza de milhões a bilhões de indivíduos com a dimensionalidade e cruzamento de dados da natureza multiômica. Claro que, para chegarmos nesse último estágio, barreiras enormes precisam ser transpostas e grandes mudanças estruturais na sociedade, academia e indústria da tecnologia precisam ocorrer. Questões como privacidade e segurança de dados, interoperabilidade, capacidade de compartilhamento de informações e capacidade de cooperação institucional em larga escala são exemplos desses desafios.

Wearables

Wearables são qualquer tipo de dispositivo tecnológico com algum grau de poder computacional e processamento de dados embarcado que pode ser usado ao corpo na forma de vestimenta ou acessório. Inclui relógios, anéis, pulseiras, calçados/palmilhas, cintas torácicas, fones de ouvido, dentre outras possibilidades.

Seu uso na área médica, apesar de ainda incipiente, vem crescendo e amadurecendo muito nos últimos anos, merecendo destaque o impulso ocorrido no contexto da pandemia de Covid-19, no qual ficou evidente a necessidade da ampliação de um modelo de cuidado cada vez mais remoto, descentralizado e personalizado.[7]

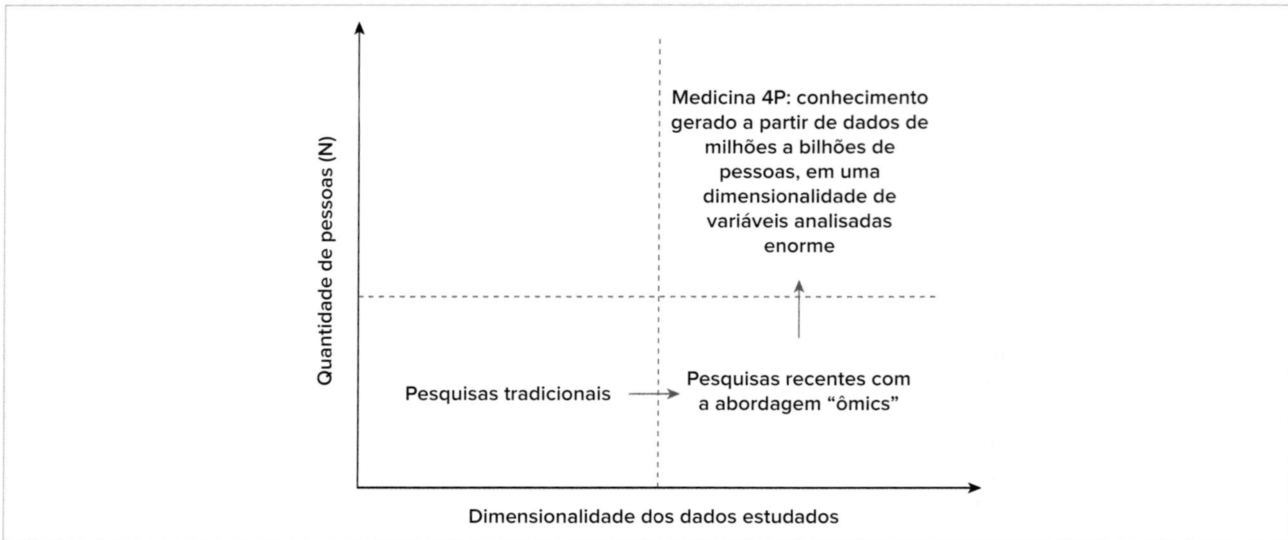

FIGURA 1

Modelo didático mostrando a evolução no padrão das pesquisas segundo a quantidade de pessoas e dimensionalidade dos dados envolvidos para chegarmos no modelo de medicina 4P.

A seguir, vamos discutir os principais tipos de sensores presentes nos dispositivos mais comuns, exemplos de aplicações em diferentes áreas da Cardiologia e desafios para maior incorporação na prática clínica.

Principais tipos de sensores embarcados nos *wearables*

- Sensores de atividade: acelerômetros, giroscópios, barômetros e GPS: esses sensores são comuns em vários *wearables* e *smartphones*, permitindo a mensuração de dados como distância percorrida, variações de altitude (contagem de degraus), quantidade de passos, estimativa de gasto energético e até predição de quedas. Tradicionalmente, o nível de atividade física dos pacientes tem sido acompanhado de forma subjetiva pelos cardiologistas, com base em relatos nos momentos das consultas. O uso de informações quantitativas objetivas e acuradas a respeito desse aspecto tão importante no acompanhamento dos pacientes tende a aumentar na prática clínica.
- Sensores de frequência e ritmo cardíaco: para esse objetivo, os principais tipos de sensores embarcados nos *wearables* são a fotopletismografia (PPG, do inglês *photoplethysmograph*) e eletrodos de eletrocardiograma. A PPG mede mudanças no volume de sangue na microcirculação, por meio da emissão de um pulso contínuo de fótons para a pele e um fotodetector mede a intensidade variável dos fótons refletidos do tecido, permitindo assim a criação de um gráfico de pulso. A análise do gráfico gerado pelo dispositivo óptico permite o cálculo da frequência cardíaca, a inferência de alguns ritmos cardíacos e estimativas da saturação de oxigênio.[8] A maioria dos *wearables* ativa continuamente a PPG durante o exercício, ao passo que, durante o repouso e o sono, as medições ocorrem apenas intermitentemente para preservar a vida da bateria. Os sensores eletrocardiográficos podem estar embarcados de várias maneiras, de forma isolada em cintas torácicas ou fitas de pulso, e também em *smartwatches* (coexistindo com o sensor de PPG), permitindo a realização de um traçado eletrocardiográfico de uma derivação. As medidas de frequência cardíaca e ritmo baseadas nos sensores eletrocardiográficos são mais precisas e confiáveis,[9] A tecnologia de PPG, apesar da grande vantagem do baixo custo e praticidade, especialmente quando embarcada em *smartwatches*, apresenta limitações, como uma discutível variabilidade de acurácia entre fabricantes e interferência de fatores ambientais como suor, tatuagens e tons de pele.[10] No entanto, à medida que a tecnologia do *hardware* e algoritmos de pós-processamento evoluem, a tendência é que os dados de PPG entrem cada vez mais na prática clínica.
- Sensores para pressão arterial: a incorporação da medida da pressão arterial em dispositivos *wearables* comerciais tem um grande potencial para melhorar o rastreamento da hipertensão arterial e identificar hipertensão noturna ou relacionada ao exercício. Separamos didaticamente esse tema em duas categorias: medida de pulso com *cuff* e medidas de pulso sem *cuff*. No estudo de Kario et al,[11] o relógio de pulso HeartGuide (Omron, Japão), recentemente lançado, foi comparado com medidas ambulatoriais e de consultórios de aparelhos convencionais, demonstrando uma acurácia aceitável, embora com suas limitações. Esse dispositivo utiliza um manguito reduzido de pulso com um sensor oscilométrico que permite uma medida considerada direta da pressão arterial.[11] Por outro lado, estão aumentando as técnicas de medida da pressão arterial de forma indireta, ou seja, "*cuff-less*". Essas técnicas usam uma combinação de PPG com sensor

eletrocardiográfico para fazer uma estimativa indireta da pressão arterial.[12] Apesar de promissor, esse tipo de tecnologia ainda tem muitas limitações, necessitando de evolução e investigações mais robustas para demonstrar seu potencial uso na prática.[13]

Outros tipos de sensores menos comuns

Apesar de ainda muito iniciais e em desenvolvimento, vale a pena mencionar outros tipos de sensores que estão sendo desenvolvidos e, de alguma maneira, podem acabar ganhando espaço nos *wearables* comerciais em um futuro próximo. Como exemplo, podemos citar sensores bioquímicos, passíveis de medir concentração de eletrólitos na saliva ou suor (para medida de grau de hidratação, por exemplo, ou distúrbios hidroeletrolíticos), sistemas balistocardiográficos e sismocardiográficos para monitoramento não invasivo da mecânica cardíaca e sensores flexíveis, como adesivos ou tatuagens baseados em microfluidos para monitoramento contínuo hemodinâmico e bioquímico.

Principais aplicações atuais

- Avaliação de risco cardiovascular e monitoramento de estilo de vida: a capacidade de coletar objetivamente dados relacionados a hábitos e estilo de vida como atividade física e nível de sedentarismo pelos *wearables* é uma oportunidade para um monitoramento mais preciso dos riscos cardiovasculares, tanto do ponto de vista individual como do populacional. Alguns estudos demonstraram exemplos de como a medida objetiva da atividade física fornecida por *wearables* se correlaciona inversamente com mortalidade.[14,15] Além disso, possibilita a criação de estratégias de intervenção para mudança de estilo de vida baseadas em dados.[16] Futuramente, pode ser que dados como frequência cardíaca de repouso, frequência cardíaca de recuperação e variabilidade da frequência cardíaca gerados pelos *wearables* possam ser incorporados em escores de risco. O próprio entendimento dos padrões de normalidade e influência dos hábitos de vida será mais bem compreendido à medida que se coletam e se estudam mais dados longitudinais.[7]
- Detecção de fibrilação atrial: a fibrilação atrial representa um problema global, dada sua associação com acidente vascular cerebral, insuficiência cardíaca e aumento de mortalidade.[17] A possibilidade de *wearables* poderem fazer um rastreamento remoto em larga escala para fibrilação atrial assintomática pode representar um grande avanço na prevenção de complicações. Um dos primeiros grandes estudos nesse sentido foi o Apple Heart Study,[18] que acompanhou 419.297 pessoas por 8 meses utilizando um *wearable* baseado em PPG para triagem de fibrilação atrial, apresentando um valor preditivo positivo de 84%. Os resultados desse estudo são interessantes, embora várias questões sobre o real impacto e melhora do desfecho populacional ainda precisem ser respondidas. Questionamentos sobre o impacto do número de falso-positivos, custo/efetividade de uma adoção em larga escala e coordenação do cuidado são objeto de debates e discussão.[19]
- Detecção de hipertensão arterial: a avaliação da pressão arterial por meio de *wearables* ainda não é uma aplicação muito presente ou mesmo discutida atualmente. No entanto, conforme discutimos anteriormente, está ocorrendo uma rápida evolução nos sensores e técnicas, que incluem já modelos de *smartwatches* que fazem a medida direta (*cuff-based*)[11] ou que fazem uma estimativa indireta (*cuff-less*)[12,13] da pressão arterial. Como esse tipo de tecnologia pode ser usada ou se encaixar em nossa prática clínica ainda é uma pergunta em aberto.
- Seguimento de insuficiência cardíaca: os parâmetros mais comuns coletados pelos principais *wearables*, como nível de atividade física, frequência cardíaca e variabilidade da frequência cardíaca, podem ter muita utilidade no acompanhamento de pacientes com insuficiência cardíaca. Há na literatura alguns estudos analisando o impacto de estratégias de telemonitoramento em pacientes com insuficiência cardíaca, com conclusões variadas.[20] A variabilidade de desenhos de estudo, critérios de inclusão, tipo e acurácia de dispositivos utilizados como base de monitoramento e variáveis analisadas limita um pouco a reprodutibilidade e generalização desses estudos, embora continue sendo uma promissora área de aplicação prática.
- Manejo da doença coronariana: no contexto da doença coronariana, uma aplicação interessante tem sido a criação de plataformas de prevenção secundária em doença já estabelecida para prevenir recorrência e melhorar mudança de estilo de vida, como no estudo MiCORE,[21] que avaliou o impacto de um programa de telemonitoramento e engajamento baseado em *smartphone*, *smartwatch* e um esfigmomanômetro com *bluetooth*.

QUADRO 1 Possíveis aplicações de *wearables*

Medida objetiva de nível de atividade física.
Ferramentas em estratégias digitais e escaláveis de intervenção comportamental para mudança de estilo de vida.
Ferramentas em programas de telemonitoramento como, por exemplo, em insuficiência cardíaca.
Ferramentas em plataformas de prevenção secundária em doença coronariana estabelecida.
Rastreamento de algumas patologias assintomáticas ou oligossintomáticas (fibrilação atrial, hipertensão etc.).

Desafios e perspectivas

Está claro que os *wearables* vieram para ficar e cada vez mais estarão presentes em nossa prática clínica, por exemplo embarcados em ciclos de cuidados remotos ou como instrumentos de pesquisas com grandes populações. Desafios como garantia mínima de acurácia, validações robustas sem vieses comerciais, geração de evidências para usos clínicos de fato relevantes, análises de custo-efetividade e fontes de pagamento serão ainda objeto de muito debate nos próximos anos. Um importante ponto de reflexão é sobre qual o papel do cardiologista nesse futuro que está se desenhando. Seremos meros expectadores aguardando a evolução errática da interação direta entre indústria e público leigo ou seremos protagonistas dessa história, trazendo para nós a perspicácia de modelar um uso mais racional, responsável e embasado das ferramentas que estão surgindo?

Inteligência artificial

O tema inteligência artificial está em praticamente todas as discussões quando se fala em futuro. Nosso objetivo a seguir é explicar alguns conceitos básicos e dar um panorama das principais técnicas e possibilidades de uso prático.

Em primeiro lugar, inteligência artificial é um termo muito amplo e compreende uma enorme variedade de diferentes técnicas computacionais que mimetizam a capacidade humana de resolver problemas ou tomar decisões. Dentro dessa definição mais ampla, existe o termo *machine learning*, que corresponde à área da inteligência artificial que busca construir programas de computador capazes de melhorar seu desempenho com novas experiências, permitindo que os computadores resolvam tarefas baseadas no reconhecimento de padrões e sem uma programação explícita. Por fim, existe ainda um subgrupo mais específico dentro do *machine learning*, chamado *deep learning*, que compreende um conjunto de técnicas para criar algoritmos que processam dados com alto nível de abstração usando múltiplas camadas internas de processamento. As técnicas de *deep learning* são mais recentes e ganharam muita notoriedade pelo fato de que, em determinadas tarefas, mostraram desempenho muito superior às demais.

Um segundo conceito importante de se entender é que de grosso modo podemos separar as técnicas de *machine learning* em duas grandes classes:

- Aprendizado supervisionado: para "ensinar" um algoritmo a reconhecer um padrão dentro de um conjunto de dados, fornecemos durante o treino a resposta certa (também chamada de "anotação"). Na prática, a maioria das aplicações atuais se baseia em aprendizado supervisionado.

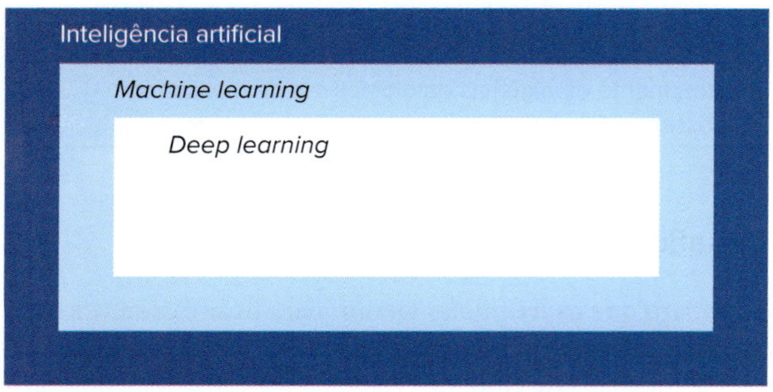

FIGURA 2

Relação entre os conceitos de inteligência artificial, *machine learning* e *deep learning*.

- Aprendizado não supervisionado: a partir de um conjunto muito grande de dados, esse tipo de técnica busca encontrar padrões ocultos nesses dados, possibilitando a separação de subgrupos.

A seguir, listamos dentro do universo da cardiologia áreas em que a inteligência artificial pode trazer grandes avanços nos próximos anos, incluindo desde pesquisa e desenvolvimento, prática clínica e gestão de saúde populacional:

- Integração de dados multiômicos.
- Estratificação de padrões de doença em grandes bancos populacionais.
- Descoberta de novas drogas.
- Sistemas de apoio à decisão e seleção de terapias.
- Modelos preditivos populacionais para alocação de recursos.
- Imagem cardíaca: este é um dos campos da cardiologia em que a inteligência artificial tem avançado mais rapidamente, em especial com as técnicas de redes neurais convolucionais (um tipo de *deep learning*).[22] As aplicações variam desde aquisições e reconstruções mais eficientes, controle de qualidade, segmentações automatizadas, análises de fluxo e contratilidade automáticas e sistemas de apoio ao diagnóstico.
- Eletrofisiologia: um campo promissor para aplicação da inteligência artificial é o apoio em procedimentos eletrofisiológicos invasivos, por meio de modelos preditivos de padrões de ativação do miocárdio.[23] Algoritmos de reconhecimento de padrões em eletrocardiogramas talvez tenham grande utilidade em análises de grandes bancos populacionais e embarcados em dispositivos *wearables*, conforme discutido anteriormente.

Por fim, vale lembrar que a inteligência artificial não deve ser enxergada com uma "bala de prata" que irá resolver todos os problemas que temos. Na verdade, são apenas ferramentas computacionais (embora muito poderosas) para resolução de problemas específicos. Seus casos de uso apenas estão começando a aparecer e muito há que se evoluir, como, por exemplo:

- na preparação de *datasets* grandes e multi-institucionais de qualidade para treinamento de algoritmos baseados em aprendizado supervisionado capazes de serem de fato generalizáveis.
- na capacidade de integrar dados longitudinais de diferentes fontes e em uma escala populacional realmente grande, incluindo desde biomarcadores a dados de exposição ambiental, evoluções e desfechos clínicos.

O modelo de geração de conhecimento e inovação continua o mesmo, a diferença é que cada vez mais robustos setores de bioinformática e computação serão indispensáveis na composição dos times de pesquisa e geração do conhecimento dentro da área de saúde.

Considerações finais

Ao final deste capítulo, convidamos o leitor a fazer seu próprio exercício de futurismo dentro da cardiologia, lembrando que não se trata simplesmente de tentar prever ou "acertar" de forma precisa o futuro, mas, com base na observação do passado e do presente, conjecturar cenários e principalmente imaginar as possíveis mudanças de comportamento e estruturas na sociedade para nos anteciparmos e estarmos preparados para lidar com as questões mais pujantes.

Referências bibliográficas

1. Baregheh A, Rowley J, Sambrook S. Towards a multidisciplinary definition of innovation. Manag Decis. Set. 2009;47(8):1323–39.
2. Bower JL, Christensen CM. Disruptive technologies: Catching the wave [Internet]. Harvard Business Review. 1995 [citado 2 de outubro de 2021]. Disponível em: https://hbr.org/1995/01/disruptive-technologies-catching-the-wave.
3. Riner RD. Doing futures research—Anthropologically. Futures. Jun.1987;19(3):311–28.
4. Hood L. Systems biology and new technologies enable predictive and preventative medicine. Science. Out. 2004;306(5696):640–3.
5. Topol EJ. Individualized medicine from prewomb to tomb. Cell.Mar. 2014;157(1):241–53.
6. Flores M, Glusman G, Brogaard K, Price ND, Hood L. P4 medicine: how systems medicine will transform the healthcare sector and society. Pers Med. Ago. 2013;10(6):565–76.
7. Bayoumy K, Gaber M, Elshafeey A, Mhaimeed O, Dineen EH, Marvel FA, et al. Smart wearable devices in cardiovascular care: where we are and how to move forward. Nat Rev Cardiol. Ago. 2021;18(8):581–99.
8. Kamišalić A, Fister I, Turkanović M, Karakatič S. Sensors and functionalities of non-invasive wrist-wearable devices: A review. Sensors. Maio. 2018;18(6):1714.
9. Nelson BW, Allen NB. Accuracy of consumer wearable heart rate measurement during an ecologically valid 24-hour period: Intraindividual validation study. JMIR MHealth UHealth. Mar. 2019;7(3):e10828–e10828.
10. Dagher L, Shi H, Zhao Y, Marrouche NF. Wearables in cardiology: Here to stay. Heart Rhythm. Maio. 2020;17(5):889–95.
11. Kario K, Shimbo D, Tomitani N, Kanegae H, Schwartz JE, Williams B. The first study comparing a wearable watch-type blood pressure monitor with a conventional ambulatory blood pressure monitor on in-office and out-of-office settings. J Clin Hypertens. Fev. 2020;22(2):135–41.
12. Bard DM, Joseph JI, van Helmond N. Cuff-Less Methods for blood pressure telemonitoring. Front Cardiovasc Med. Abr. 2019;6:40–40.
13. Islam SMS, Cartledge S, Karmakar C, Rawstorn JC, Fraser SF, Chow C, et al. Validation and acceptability of a cuffless wrist-worn wearable blood pressure monitoring device among users and health care professionals: Mixed methods study. JMIR MHealth UHealth. Set. 2019;7(10):e14706–e14706.
14. Dohrn I-M, Sjöström M, Kwak L, Oja P, Hagströmer M. Accelerometer-measured sedentary time and physical activity—A 15 year follow-up of mortality in a Swedish population-based cohort. J Sci Med Sport. Jul. 2018;21(7):702–7.
15. Lee I-M, Shiroma EJ, Evenson KR, Kamada M, LaCroix AZ, Buring JE. Accelerometer-measured physical activity and sedentary behavior in relation to all-cause mortality: The women's health study. Circulation. Jan. 2018;137(2):203–5.
16. Martin SS, Feldman DI, Blumenthal RS, Jones SR, Post WS, McKibben RA, et al. mActive: A randomized clinical trial of an automated mHealth intervention for physical activity promotion. J Am Heart Assoc [Internet]. Out. 2015 [citado 3 de outubro de 2021];4(11). Disponível em: https://www.ahajournals.org/doi/10.1161/JAHA.115.002239
17. Kirchhof P, Benussi S, Kotecha D, Ahlsson A, Atar D, Casadei B, et al. 2016 ESC Guidelines for the management of atrial fibrillation developed in collaboration with EACTS. Eur J Cardiothorac Surg. Nov. 2016;50(5):e1–88.
18. Perez MV, Mahaffey KW, Hedlin H, Rumsfeld JS, Garcia A, Ferris T, et al. Large-Scale Assessment of a Smartwatch to Identify Atrial Fibrillation. N Engl J Med. Nov. 2019;381(20):1909–17.
19. Marcus GM. The Apple Watch can detect atrial fibrillation: so what now? Nat Rev Cardiol. Mar. 2020;17(3):135–6.
20. Gensini GF, Alderighi C, Rasoini R, Mazzanti M, Casolo G. Value of telemonitoring and telemedicine in heart failure management. Card Fail Rev. Nov. 2017;3(2):116–21.
21. Spaulding EM, Marvel FA, Lee MA, Yang WE, Demo R, Wang J, et al. Corrie health digital platform for self-management in secondary prevention after acute myocardial infarction: MiCORE Rationale and Design. Circ Cardiovasc Qual Outcomes [Internet]. Maio. 2019 [citado 4 de outubro de 2021];12(5). Disponível em: https://www.ahajournals.org/doi/10.1161/CIRCOUTCOMES.119.005509
22. Dey D, Slomka PJ, Leeson P, Comaniciu D, Shrestha S, Sengupta PP, et al. Artificial intelligence in cardiovascular imaging. J Am Coll Cardiol. Mar. 2019;73(11):1317–35.
23. Cantwell CD, Mohamied Y, Tzortzis KN, Garasto S, Houston C, Chowdhury RA, et al. Rethinking multiscale cardiac electrophysiology with machine learning and predictive modelling. Comput Biol Med. Jan. 2019;104:339–51.

Capítulo 2

Aplicações da telemedicina nas emergências cardiovasculares

Carlos Henrique Sartorato Pedrotti
Maria Tereza Sampaio de Sousa Lira
Alexandra Régia Dantas Brígido

PONTOS-CHAVE

- O desenvolvimento de uma linha de cuidado adequada na síndrome coronariana aguda é essencial e a telemedicina desempenha um papel crucial, por facilitar a comunicação entre o médico da unidade de emergência, do hospital de baixa complexidade e/ou do atendimento pré-hospitalar e os cardiologistas em centros de referência.
- Situações de emergência, como a parada cardiorrespiratória, são desafiadoras para a comunicação via telemedicina, mas têm se mostrado viáveis.
- Além da anamnese realizada durante os contatos entre o médico e o paciente, pode-se monitorizar o paciente pela telemedicina por meio de formas invasivas e não invasivas.
- No Brasil, o uso da telemedicina tem demonstrado seu potencial de aperfeiçoar o tratamento das emergências, especialmente as cardiovasculares, ao encurtar distâncias em um país continental.

Introdução

A telemedicina é uma modalidade de prestação de serviços de saúde por meio do uso de tecnologias de informação e comunicação, aplicável em circunstâncias nas quais o profissional de saúde e o paciente ou dois profissionais não estão no mesmo local. Este serviço de assistência envolve a transmissão segura de informações na forma de texto (dados pessoais, prontuários médicos), som e imagem (eletrocardiogramas, monitoramentos telemétricos, exames radiológicos, etc.), além de outras modalidades que viabilizem a prevenção, o diagnóstico, o tratamento e o posterior acompanhamento do paciente por via remota.[1]

Apesar da recente expansão deste serviço pelo mundo, acredita-se que o início da utilização de um sistema de telemedicina ocorreu ainda na segunda metade do século XIX, durante a guerra civil, quando os telégrafos foram usados para transmitir mensagens sobre a condição de saúde de soldados para a equipe médica de retaguarda. Contudo, o escalonamento da sua utilização ocorreu somente nos séculos XX e XXI, seguindo os saltos de desenvolvimento tecnológico, marcados pelo surgimento do rádio, do telefone, do computador, da internet, e pela criação de dispositivos para monitoramento remoto e outras tecnologias facilitadoras da transmissão de dados de saúde.[2] Ademais, o crescimento exponencial de sua utilização foi impulsionado mais recentemente pela pandemia de Covid-19, a qual promoveu um cenário de colapso do sistema de saúde mundial sem precedentes na era da globalização tecnológica.[3]

Na cardiologia, os sistemas de telemedicina também incorporaram diversos avanços tecnológicos desde 1905, quando William Einthoven desenvolveu o primeiro eletrocardiograma (ECG) e transmitiu com sucesso o protótipo do primeiro "Tele ECG" entre seu laboratório e um centro acadêmico.[4] Atualmente, pode-se utilizar esse meio de assistência no ambiente hospitalar, ambulatorial ou nos serviços de urgência e emergência, já que é possível realizar, mesmo que a distância, a interpretação dos métodos gráficos em cardiologia, interconsultas cardiológicas para não especialistas, atendimento direto aos pacientes cardiopatas, entre outras possibilidades.[5] Contudo, é nas emergências cardiovasculares que a telemedicina pode desempenhar um papel mais decisivo, visto que a precisão e a agilidade são fundamentais para obtenção de um desfecho favorável na condução dos pacientes.

Uso da telemedicina no diagnóstico das emergências cardiológicas

Interpretação de eletrocardiograma

As doenças cardiovasculares representam, em todo o Brasil, a principal causa de morbimortalidade e, apesar do amplo acesso ao ECG, a avaliação cardiológica pode ser limitada nos municípios de pequeno e médio porte. Diante disto, a visão de que a telecardiologia poderia facilitar o acesso da população de municípios remotos a serviços como ECG e à avaliação cardiológica especializada representou o berço para o desenvolvimento de um projeto que veio a se tornar exemplo de sucesso e referência no Brasil: o Minas Telecardio. A Rede Mineira de Telecardiologia, por meio do consórcio de hospitais universitários públicos de Minas Gerais, inicialmente experimental, foi posteriormente assimilada pela Secretaria de Estado da Saúde de Minas Gerais, tornando-se um programa permanente no estado de Minas Gerais, e vindo a atender também outras regiões do país.[6]

Desde 2005, quando foi criado para assistência de 82 municípios mineiros, este serviço expandiu significativamente. Em 2015, já era responsável pela cobertura de 772 cidades, inclusive no norte do país, tendo completado naquele ano a marca de quase 2,5 milhões de eletrocardiogramas e mais de 70 mil consultas, realizando também exames como o monitoramento ambulatorial eletrocardiográfico (Holter) e da pressão arterial (MAPA), dentre outros.[7]

Além da melhoria da qualidade da assistência à saúde em cardiologia prestada em regiões com menor disponibilidade local deste serviço, tal projeto apresentou relevância por ser custo-eficaz: para cada 1 dólar investido no projeto, foram economizados 6,1 dólares.[7] Ademais, a telemedicina em cardiologia possibilitou a criação de um extenso banco de dados nacional de traçados eletrocardiográficos, que está sendo utilizado para a realização de estudos envolvendo inteligência artificial em eletrocardiograma e fomentando desenvolvimento científico na área.[8]

No que tange à aplicabilidade do serviço de telemedicina em cardiologia, no contexto da interpretação de eletrocardiogramas diante de emergências cardiovasculares, um estudo realizado pela Rede de Telemedicina de Minas Gerais no ano de 2015 revelou que quase 27% das emergências cardiovasculares diagnosticadas haviam passado despercebidas pelos médicos locais.[9] Nessa mesma casuística, observou-se também que os padrões eletrocardiográficos compatíveis com isquemia aguda do miocárdio foram os mais frequentemente encontrados – em cerca de metade dos casos, sendo que aproximadamente 78% das emergências cardiovasculares diagnosticadas foram referenciadas para serviços de saúde com estrutura para atendimento de casos de maior complexidade.

Outro aspecto relevante é o papel educacional deste tipo de serviço. Uma auditoria realizada pelo serviço mineiro, em 2014, demonstrou que 28% dos eletrocardiogramas enviados para avaliação pela telemedicina foram categorizados como "emergência" pela equipe médica local, embora cerca de 50% não tenham sido confirmados como emergências reais. Nesse exemplo, foi realizada uma intervenção para capacitação das equipes médicas, reduzindo a taxa de envio de eletrocardiogramas incorretamente classificados como "emergência".[10]

Realização de ultrassom *point of care* (USG-POC)

O uso da ultrassonografia (USG) em ambiente pré-hospitalar e em salas de emergência tem demonstrado eficácia na melhoria da acurácia diagnóstica, mesmo em condições não ideais, especialmente devido ao aumento da disponibilidade de aparelhos leves e portáteis. Por meio da aquisição de quatro janelas (veia jugular interna, apical quatro câmaras, pulmonar e a veia cava inferior) é possível analisar se há disfunção sistólica do ventrículo esquerdo, síndrome intersticial-alveolar pulmonar, congestão sistêmica, além de caracterizar a possibilidade de responsividade a fluidos diante de cenários de choque circulatório.[11]

O compartilhamento de imagens adquiridas por outro profissional habilitado para uma teleconsultoria já é descrito na literatura, mas um estudo publicado em 2020 mostrou que é possível realizar a orientação remota de médicos não treinados para que esses adquiram as imagens e as compartilhem com o teleconsultor. Neste projeto, desenvolvido durante a pandemia da Covid-19 em um hospital de campanha, 11 pacientes foram

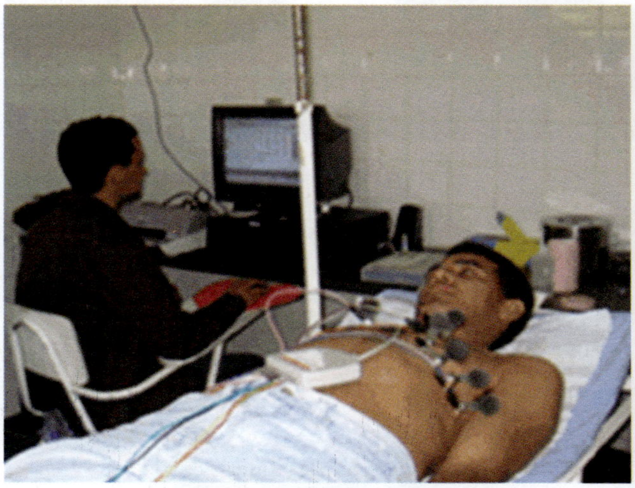

Paciente sendo atendido no município

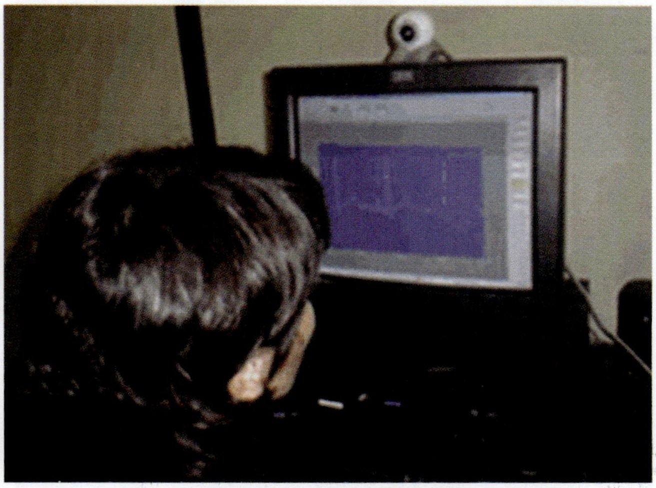

Plantonista avaliando o eletrocardiograma

FIGURA 1

Serviço de Telemedicina em Minas Gerais.

avaliados pelos médicos locais que, conforme orientação da equipe de telemedicina, posicionaram o transdutor do USG obtendo as imagens-chaves já previamente definidas no protocolo (Figura 2). Nesta amostra, a maior dificuldade foi a avaliação cardíaca. No entanto, a proporção de triagens em que as principais imagens da veia jugular interna, pulmões e veia cava inferior foram obtidas foi de 100% para todos os clínicos gerais, demonstrando que emergencistas não treinados podem ser orientados a distância por especialistas para a realização do USG-POC.[12]

Uso da telemedicina em manejo das emergências cardiológicas

Síndrome coronariana aguda (SCA)

A doença isquêmica é a principal causa de óbito no Brasil e o seu correto diagnóstico e manejo são fundamentais para reduzir a morbimortalidade desta condição.[13] Nesse cenário, o desenvolvimento de uma linha de cuidado adequada na SCA é essencial e a telemedicina pode desempenhar um papel crucial, por facilitar a comunicação entre o médico da unidade de emergência, do hospital de baixa complexidade e/ou do atendimento pré-hospitalar e os cardiologistas em centros de referência. A contribuição pode ser fornecida desde a simples transmissão do eletrocardiograma, associada ou não a teleconsultorias síncronas, até o auxílio no diagnóstico precoce e manejo dos casos de síndrome coronariana aguda, incluindo discussões clínicas para auxílio na identificação e tratamento de complicações na SCA assim como deve ser seu manejo. Além disso, é possível transmitir imagens de ultrassonografia e ecocardiograma transtorácico à beira do leito realizada no pré ou intra-hospitalar.[14,15]

O uso de sistemas de suporte à decisão (SSD) também se mostrou útil no manejo das emergências cardiovasculares. Por meio dele, é possível compartilhar informações de um determinado paciente com outros profissionais de saúde e com o próprio paciente, a fim de melhorar a qualidade do cuidado e os desfechos clínicos. Um trabalho realizado no Rio de Janeiro avaliou retrospectivamente 5.816 pacientes admitidos com suposta dor torácica de causa cardíaca em 22 UPAs do estado. Houve discordância diagnóstica entre o atendimento pré-teleconsulta e pós-teleconsulta em 27,39% dos casos, sendo as principais alterações: supradesnivelamento do segmento ST no ECG não reconhecido na admissão, valores elevados de CPK e CKMB com troponina negativa definidas como SCA sem supradesnivelamento do segmento ST, e outras causas de dor torácica com troponina positiva não caracterizando isquemia miocárdica aguda. Apesar das limitações deste estudo por se tratar de uma análise retrospectiva e observacional, a utilização da telecardiologia por meio do SSD para o manejo de pacientes com sintomas de dor torácica se apresentou viável para suporte diagnóstico e para auxiliar na identificação de pacientes que realmente necessitam de transferência para

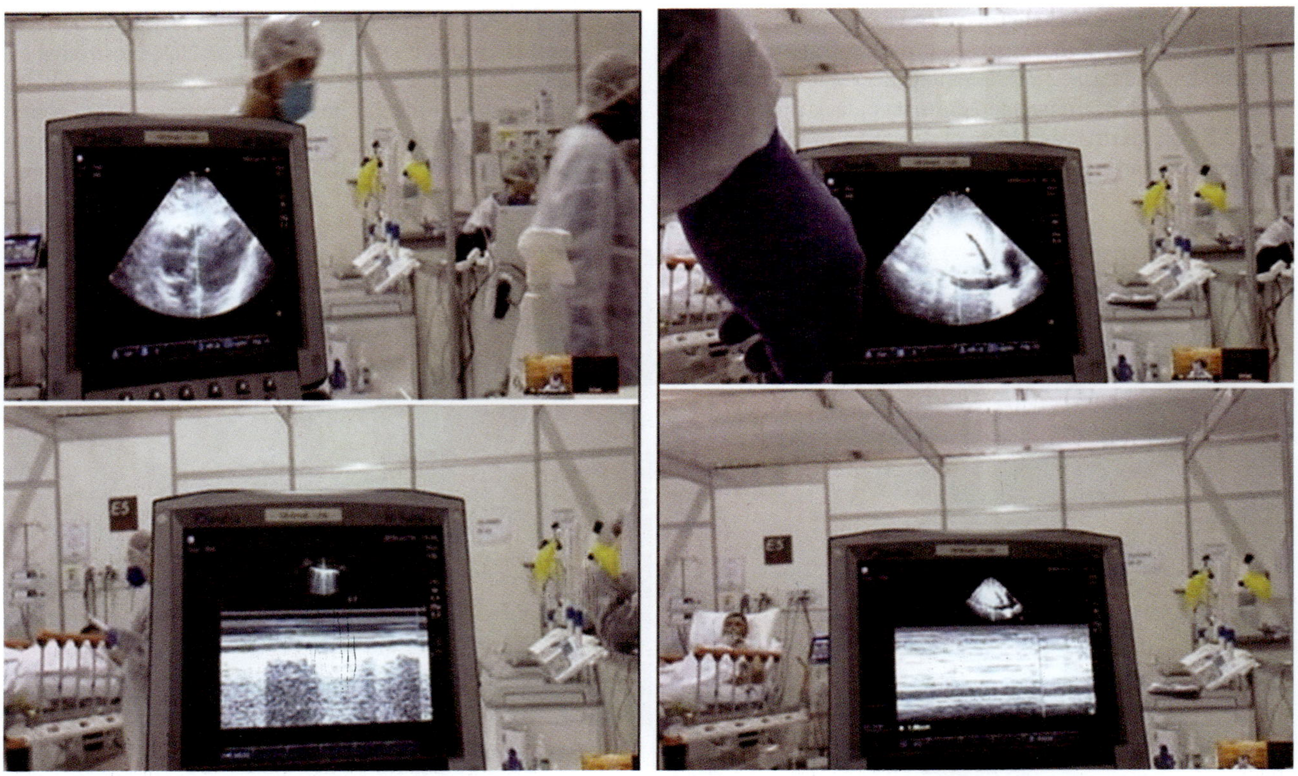

FIGURA 2
Imagens adquiridas à beira do leito, guiadas por telemedicina.

hospitais terciários, evitando assim a ocupação desnecessária de leitos, exames de alto custo e altas precoces.[6]

Parada cardiorrespiratória

A parada cardiorrespiratória (PCR) é um evento crítico, associado à alta morbimortalidade e prevalente em pacientes instáveis em situações de urgência e emergência. Apesar do tratamento padronizado em equipes certificadas pelo ACLS, a PCR é uma situação que pode gerar estresse físico e emocional. A baixa confiança no autorrelato da equipe de resgate durante a ressuscitação cardiopulmonar (RCP) é comum. Além disso, médicos menos experientes estão mais sujeitos a cometer erros nesse tipo de evento médico.[17] Nesta conjuntura, a telemedicina pode permitir o treinamento remoto da equipe, além de facilitar consultorias com profissionais mais experientes.

Um exemplo claro desta situação foi observado no estado de São Paulo, durante a pandemia da Covid-19, quando foram montados hospitais de campanha visando atender a demanda excedente dos serviços de saúde já existentes. Nestes hospitais, a equipe assistente era formada por grupos heterogêneos de profissionais de saúde, incluindo médicos menos experientes. Criados inicialmente para funcionar como um serviço de baixa complexidade, diante do colapso do sistema de saúde a nível estadual e nacional, a admissão de pacientes graves ou que evoluíram com piora clínica expunha a equipe a situações de urgência e emergência, inclusive PCR.[18]

Situações de emergência, como a PCR, são desafiadoras para a comunicação via telemedicina, mas têm se mostrado viáveis. O líder de uma equipe de ressuscitação é responsável por conduzir, revisar protocolos e solicitar intervenções, funções que não requerem contato físico com o paciente e poderiam ser realizadas por um médico remoto. Aliás, além da possibilidade de oferecer um médico "copiloto" durante uma RCP, outras ferramentas tecnológicas podem melhorar a qualidade da assistência prestada, como dispositivos para medir a qualidade das manobras de RCP, que podem fornecer *feedback* em tempo real necessário para aumentar o número de compressões efetivas.[18]

Insuficiência cardíaca

A insuficiência cardíaca (IC) causa um ônus econômico substancial para o sistema de saúde devido a elevadas taxas de internações e readmissões hospitalares, além de uma associação entre o número de eventos de descompensações e maiores taxas de morbidade e mortalidade em pacientes com IC, independentemente da idade e da função renal. Desta forma, encontrar meios que reduzam as hospitalizações por IC podem trazer benefícios prognósticos e econômicos, por identificação de sinais mais precoces de descompensação clínica (Figura 3). As intervenções podem ser diversas, desde o uso de tecnologias tradicionais (como o suporte telefônico) até a incorporação de novas tecnologias, como os dispositivos implantáveis.[19]

Alguns estudos identificaram que a população de pacientes que mais se beneficia do atendimento por telemedicina são aqueles com internação recente por insuficiência cardíaca (IC) com classe funcional da New York Heart Association (NYHA) III e IV, ou seja, aqueles com maior risco de uma nova piora clínica e nova ida ao serviço de emergência.[20] O período imediatamente após a internação hospitalar é caracterizado por um aumento da mortalidade de até 15% nos 90 dias subsequentes e um aumento da taxa de reinternação de cerca de 30% nos próximos 6 meses.[21] Por meio da telemedicina seria possível monitorizar este grupo de pacientes, buscando identificar

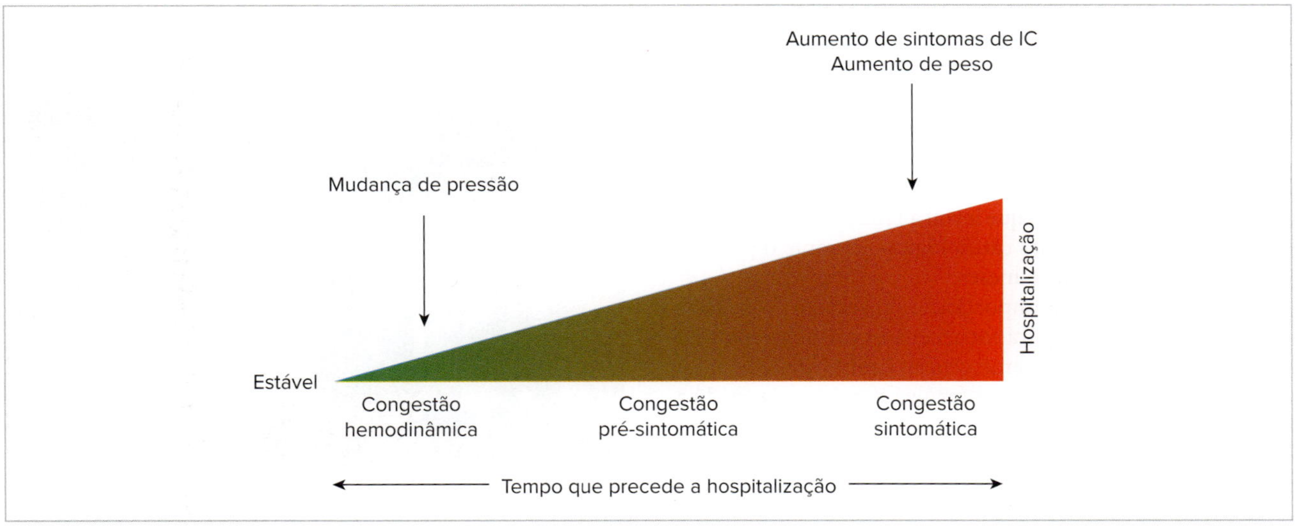

FIGURA 3

Progressão da insuficiência cardíaca (IC) estável compensada para descompensada que leva à hospitalização. As primeiras manifestações são o aumento da pressão intracardíaca e da PAP que ocorrem vários dias a semanas antes do agravamento dos sintomas e do ganho de peso.

Fonte: adaptada de Abraham, 2017[25].

sinais precoces que possam levar a uma nova descompensação (Figura 4). Sobre a frequência do telemonitoramento, não há um consenso na literatura, mas esta deve ser individualizada e focada em orientações clínicas e educacionais.[22]

Além da anamnese realizada durante os contatos entre o médico e o paciente, pode-se monitorizar o paciente pela telemedicina por meio de formas invasivas e não invasivas. Na telemonitorização invasiva, os dados são enviados através de dispositivos que são implantados por indicação clínica (por exemplo, ressincronizador cardíaco, marca-passo ou cardioversores desfibriladores implantados) ou são implantados com função puramente diagnóstica, como dispositivos para medir a pressão da artéria pulmonar (CardioMEMS). Uma limitação importante do telemonitoramento invasivo é que frequentemente a transmissão dos dados só é possível para um portal de dados específico do fabricante.[23]

No telemonitoramento não invasivo, por outro lado, os dados geralmente são coletados por meio de aparelhos diversos de medição, que possuem interface para transmissão – por exemplo, com balanças, aparelhos de medição de pressão arterial, oxímetros de pulsos e teleeletrocardiogramas. Os resultados obtidos nas automedidas realizadas diariamente são transmitidos automaticamente para um centro de telemedicina. Munido destas informações, o médico pode avaliar o panorama clínico do paciente com maior clareza, visando tomar decisões precisas na condução dos casos. No entanto, é importante que o médico e o paciente se sintam confortáveis com essa estratégia, sendo programadas avaliações presenciais sempre que necessário.[23]

Montando um serviço de telecardiologia – suporte a urgência e emergências cardiológicas

Evidências recentes indicam que a realização de consultas de telemedicina com cardiologistas no âmbito da atenção primária pode reduzir as visitas ao pronto-socorro. Um estudo que incluiu 36 médicos da atenção primária e 590 pacientes revelou que a realização de teleconsultas com um cardiologista poderia resolver cerca de dois terços das demandas cardiológicas desta população, sem a necessidade de uma visita presencial especializada, o que levou à redução do número de consultas por emergências cardiológicas, durante o período de acompanhamento de 6 meses.[24]

Tal estudo reforça a importância do serviço de telecardiologia não somente para fornecer um primeiro suporte médico rápido e preciso às emergências cardiovasculares, mas também pela possibilidade de fornecer assistência médica adequada que propicie a redução do número de casos que evoluem para uma emergência cardiológica. A Heart Rhythm Society, por exemplo, implementou o monitoramento remoto de dispositivos cardíacos como a linha padrão de cuidado, uma vez que ensaios clínicos mostraram que essa tecnologia pode beneficiar os pacientes ajudando a detectar arritmias ou funcionamento inadequado do dispositivo mais rapidamente, reduzindo hospitalizações por arritmias e acidentes vasculares cerebrais e eliminando a necessidade de algumas visitas clínicas.[24]

No Brasil, para montar um serviço de telemedicina, faz-se necessário inicialmente acatar as normas técnicas do Conselho Federal de Medicina pertinentes à guarda, manuseio, transmissão de dados, confidencialidade, privacidade e garantia do sigilo profissional. O sistema precisa garantir a segurança dos dados pessoais e clínicos dos pacientes, bem como certificar a validade dos documentos médicos emitidos.[22]

Do ponto de vista de equipamentos, a evolução tecnológica tornou possível o desenvolvimento de "torres" que contam com sistema de imagem e som acoplados a um computador e diversos dispositivos que auxiliam na complementação da avaliação clínica. No contexto da Telecardiologia, por exemplo, podem ser agregados equipamentos para ausculta cardíaca e pulmonar à distância, bem como, para transmissão de eletrocardiogramas realizados *in loco*.

Em uma sala equipada com computador, rede de internet, *webcam*, microfones e um sistema para acesso a prontuário médico e emissão de documentos médicos certificados com assinatura eletrônica, os profissionais médicos conseguem avaliar uma ampla gama de condições de saúde. O atendimento inicia por meio de anamnese e exame físico teleguiado, em que é possível a avaliação de sinais vitais (quando disponíveis equipamentos adequados no local onde se encontra o paciente), ectoscopia (avaliação de estado de hidratação, perfusão de extremidades, coloração de mucosas, etc.), padrão respiratório, nível de consciência, dentre outros aspectos. As Figuras 4 e 5 ilustram a estrutura física de um serviço de telemedicina.

Considerações finais

Na cardiologia, a telemedicina pode ter diferentes campos de atuação. Dentre eles, destacam-se: o diagnóstico precoce de

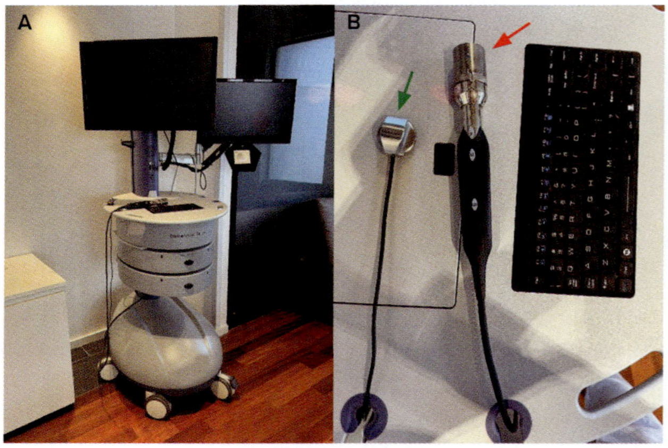

FIGURA 4

A: Torre de telecomunicações com presença de alguns dispositivos que pode ser utilizados para coletar dados (sons, imagens) para serem enviados para a central da telemedicina. B: Dispositivos de ausculta cardíaca e pulmonar (seta verde) e câmera para realizar inspeção (seta vermelha).

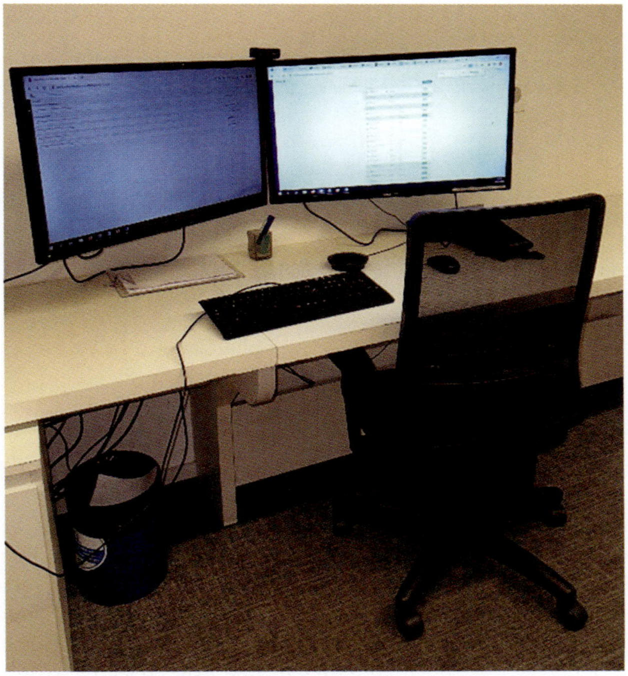

FIGURA 5

Sala de atendimento às teleconsultas no serviço terciário.

síndrome coronariana aguda com transmissão do ECG (pré ou intra-hospitalar), o controle remoto de dispositivos (marca--passo, cardiodesfibriladores, ressincronizadores cardíacos), o acompanhamento de pacientes com insuficiência cardíaca – principalmente após alta hospitalar reduzindo internações hospitalares, a monitorização das arritmias cardíacas e a condução de outras situações de urgência e emergência, como a parada cardiorrespiratória, além da transmissão de outros métodos de imagem diagnósticos e discussão de casos clínicos para uma segunda opinião.

No Brasil, o uso da telemedicina tem demonstrado seu potencial de aperfeiçoar o tratamento das emergências, especialmente as cardiovasculares, ao encurtar distâncias em um país continental, cujo sistema de saúde é geograficamente distribuído para garantir a maior acessibilidade de todos. Afinal, as unidades básicas de saúde, as unidades de pronto atendimento, os hospitais secundários e as ambulâncias estão distribuídos por o todo território (muitas vezes em locais de difícil acesso), enquanto os centros especializados estão em unidades de atendimento avançadas (como hospitais terciários), habitualmente localizados nas grandes cidades.

As experiências de serviços nacionais e internacionais de telemedicina revelam bons resultados e suportam a possibilidade de criação de novos serviços de telemedicina, visando atender demandas reprimidas, mas também melhorar o fluxo dos sistemas de saúde já existentes, por meio da incorporação das tecnologias disponíveis e do aperfeiçoamento e da qualificação dos profissionais de saúde locais. Afinal, a telemedicina tem se mostrado uma modalidade segura e custo-eficaz, com tendência a crescimento exponencial nos próximos anos.

Referências bibliográficas

1. Caldarola P, Gulizia MM, Gabrielli D, Sicuro M, De Gennaro L, Giammaria M, et al. ANMCO/SIT Consensus Document: telemedicine for cardiovascular emergency networks. Eur Heart J Suppl. 2017;19(Suppl D):D229-D43.
2. Zundel KM. Telemedicine: history, applications, and impact on librarianship. Bull Med Libr Assoc. 1996;84(1):71-9.
3. Suran M. Increased use of medicare telehealth during the pandemic. JAMA. 2022;327(4):313.
4. Hjelm NM, Julius HW. Centenary of tele-electrocardiography and telephonocardiography. J Telemed Telecare. 2005;11(7):336-8.
5. Gruska M, Aigner G, Altenberger J, Burkart-Küttner D, Fiedler L, Gwechenberger M, et al. Recommendations on the utilization of telemedicine in cardiology. Wien Klin Wochenschr. 2020;132(23-24):782-800.
6. Ribeiro AL, Alkmim MB, Cardoso CS, Carvalho GG, Caiaffa WT, Andrade MV, et al. Implementation of a telecardiology system in the state of Minas Gerais: the Minas Telecardio Project. Arq Bras Cardiol. 2010;95(1):70-8.
7. Marcolino MS, Alkmim MB, Bonisson L, Minelli Figueira R, Ribeiro AL. 2,000,000 Electrocardiograms by distance: an outstanding achievement for telehealth in Brazil. Stud Health Technol Inform. 2015;216:991.
8. Ribeiro AH, Ribeiro MH, Paixão GMM, Oliveira DM, Gomes PR, Canazart JA, et al. Automatic diagnosis of the 12-lead ECG using a deep neural network. Nat Commun. 2020;11(1):1760.
9. Marcolino MS, Santos TMM, Stefanelli FC, Oliveira JAQ, E Silva MVRS, Andrade DF, et al. Cardiovascular emergencies in primary care: an observational retrospective study of a large-scale telecardiology service. Sao Paulo Med J. 2017;135(5):481-7.
10. Marcolino MS, Carvalho BC, Lucena AM, França AL, Pessoa CG, Neves DS, et al. Audit of primary care electrocardiograms sent as emergency to a telehealth service - the Telehealth Network of Minas Gerais, Brazil. Stud Health Technol Inform. 2015;216:989.
11. Nelson BP, Melnick ER, Li J. Portable ultrasound for remote environments, Part I: Feasibility of field deployment. J Emerg Med. 2011;40(2):190-7.
12. Accorsi TAD. Telemedicine can be a feasible means of guiding untrained general practitioners to perform point-of-care ultrasound in life-threatening situations: the case of a field hospital during the COVID-19 pandemic. In: Lima KDA, editor. Radiologia Brasileira. 2021. p. 1 -6.
13. Nicolau JC, Feitosa Filho GS, Petriz JL, Furtado RHM, Précoma DB, Lemke W, et al. Brazilian Society of Cardiology Guidelines on Unstable Angina and Acute Myocardial Infarction without ST-Segment Elevation – 2021. Arq Bras Cardiol. 2021;117(1):181-264.
14. DeBusk RF, Miller NH, Raby L. Technical feasibility of an online decision support system for acute coronary syndromes. Circ Cardiovasc Qual Outcomes. 2010;3(6):694-700.
15. Nelson BP, Chason K. Use of ultrasound by emergency medical services: a review. Int J Emerg Med. 2008;1(4):253-9.
16. Farah S. Telecardiology on the diagnostic support of chest pain in twenty-two emergency care units (UPA 24h) in the state of Rio de Janeiro. In: Andréa BR, editor. Int J Cardiovasc Sciences. 2019. p. 158-62.
17. Peltan ID, Poll J, Sorensen J, Guidry D, Chandler M, Beninati W, et al. Clinician perspectives regarding in-hospital cardiac arrest resuscitation: a multicenter survey. Crit Care Med. 2019;47(3):e190-e7.
18. Magalhaes IR. Telemedicine-guided cardiopulmonary resuscitation in a COVID-19 patient admitted to a field hospital. In: Accorsi TAD, editor. Arch Clin Medical Case Reports. 2020. p. 1187-93.
19. Gensini GF, Alderighi C, Rasoini R, Mazzanti M, Casolo G. Value of telemonitoring and telemedicine in heart failure management. Card Fail Rev. 2017;3(2):116-21.
20. Koehler F, Koehler K, Deckwart O, Prescher S, Wegscheider K, Kirwan BA, et al. Efficacy of telemedical interventional management in patients with heart failure (TIM-HF2): a randomised, controlled, parallel-group, unmasked trial. Lancet. 2018;392(10152):1047-57.
21. Gheorghiade M, Vaduganathan M, Fonarow GC, Bonow RO. Rehospitalization for heart failure: problems and perspectives. J Am Coll Cardiol. 2013;61(4):391-403.
22. Lopes MACQ, Oliveira GMM, Ribeiro ALP, Pinto FJ, Rey HCV, Zimerman LI, et al. Guideline of the Brazilian Society of Cardiology on Telemedicine in Cardiology - 2019. Arq Bras Cardiol. 2019;113(5):1006-56.

23. Imberti JF, Tosetti A, Mei DA, Maisano A, Boriani G. Remote monitoring and telemedicine in heart failure: implementation and benefits. Curr Cardiol Rep. 2021;23(6):55.
24. Olayiwola JN, Anderson D, Jepeal N, Aseltine R, Pickett C, Yan J, et al. Electronic consultations to improve the primary care-specialty care interface for cardiology in the medically underserved: a cluster-randomized controlled trial. Ann Fam Med. 2016;14(2):133-40.
25. Abraham WT. The role of implantable hemodynamic monitors to manage heart failure. Cardiol Clinics. 2017;35(2):273-9.

Capítulo 3

Aplicações da telemedicina no manejo dos fatores de risco e na doença cardiovascular crônica

Marcos Pita Lottenberg
Carlos Henrique Sartorato Pedrotti
Tarso Augusto Duenhas Accorsi

PONTOS-CHAVE

- Dados de literatura sugerem a importância da telemedicina no manejo da hipertensão.
- Em infarto agudo do miocárdio, o papel da telemedicina envolve o conceito da teleinterconsulta, em que o médico cardiologista pode auxiliar, orientar e acompanhar por meio de videoconferência.
- A telemedicina é uma ferramenta eficaz e barata para otimizar a atenção a pacientes com insuficiência cardíaca. O primeiro passo é avaliar se estes se adequam a esse tipo de abordagem.

Introdução

O manejo das doenças cardiovasculares crônicas e de seus fatores de risco é desafiador e envolve decisões terapêuticas complexas e dinâmicas ao longo de sua evolução. É fundamental, nesse cenário, que se busquem soluções que possam otimizar ao máximo o acesso a um atendimento médico, a frequência desses atendimentos e, como consequência, a adesão do paciente, já que esta tem impacto significativo na redução de eventos cardiovasculares.[1]

Telemedicina é o conjunto de serviços que permitem a realização de um atendimento médico a distância, envolvendo tecnologia de informação, vídeo e telecomunicação.[2] Sua primeira descrição relevante em literatura provém de um estudo de 1974, no qual mil pacientes admitidos em uma unidade de saúde do Aeroporto Internacional de Boston eram atendidos por um médico posicionado no *Massachussets General Hospital*, com o auxílio presencial de um enfermeiro para aquisição de dados específicos de exame físico; os resultados demonstraram satisfação dos pacientes comparável àquela percebida em um atendimento presencial, bem como boa acurácia de diversos dados de exame físico, como inspeção dermatológica e oftalmológica e ausculta cardíaca, sendo esta aferida por um estetoscópio digital manuseado pelo enfermeiro.[3] A partir disso, diversos estudos sugeriram a não inferioridade da telemedicina, em relação a uma consulta presencial, no que se diz respeito à anamnese clínica, relação médico-paciente e orientação médica.[4] O impacto positivo de intervenções remotas sobre a adesão medicamentosa também é descrito em literatura.[5] Por fim, quanto à custo-efetividade, a telemedicina já se mostrou barata e eficaz na redução de custos para o sistema de saúde em diversos cenários estudados.[6,7]

No contexto específico do território brasileiro, é possível que a difusão da telemedicina traga benefícios populacionais de grande monta. O país não só possui baixa relação de médicos por habitantes (2,8 por mil habitantes), mas também apresenta grande desigualdade na distribuição desses médicos, sendo estes concentrados majoritariamente nas regiões Sul e Sudeste, bem como nas capitais.[8] Sendo o Brasil um país de dimensões continentais, a telemedicina poderá contribuir na capilaridade e no acesso ao sistema de saúde como um todo (público, complementar ou suplementar).

A telemedicina não se limita ao contato direto com o paciente. Pode-se intervir também por meio de: teleinterconsulta, na qual se assiste uma equipe médica no manejo diagnóstico e terapêutico; telediagnóstico, em que o médico atua, a distância, na interpretação e no laudo de exames complementares; teleconsultoria, auxiliando na otimização de processos e intervenções em gestão e, por fim, teleducação, com contribuições de ensino e atualização em Medicina.[9]

Diante dessa gama de possibilidades de atuação, será discutida neste capítulo a aplicação da telemedicina no contexto do manejo de doenças cardiovasculares crônicas e de seus fatores de risco.

Telemedicina no controle de fatores de risco cardiovasculares

O controle de fatores de risco cardiovasculares tem como objetivo final a redução de eventos cardiovasculares, cerebrovasculares e vasculares periféricos. A telemedicina pode contribuir de forma significativa no controle e na redução de prevalência de diversos fatores de risco, e seu uso nesse cenário já é recorrentemente descrito em literatura.

O estudo "txt2stop" randomizou 5.800 pacientes tabagistas, dos quais 2.915 recebiam, periodicamente, mensagens de texto motivacionais voltadas para a cessação do tabagismo, e 2.885 foram alocados para o grupo controle, que recebia mensagens não relacionadas à cessação de tabagismo.[10] A intervenção remota resultou no aumento significativo de interrupção do uso de cigarro quando comparada ao grupo controle. Apesar de se tratar de uma técnica rudimentar, quando comparada aos recursos de áudio e vídeo utilizados habitualmente, o envio de mensagens de texto já foi eficaz na cessação do tabagismo, demonstrando o potencial de um serviço estruturado em telemedicina nesse cenário tão desafiador.

A telemedicina pode também ter impacto relevante na perda de peso. Um estudo randomizado avaliou 415 pacientes, os quais foram randomizados para dois grupos de intervenção, nos quais os pacientes recebiam aconselhamento quanto a medidas não farmacológicas voltadas para o controle do peso presencialmente ou de forma remota (telefone, e-mail ou *website* do estudo), e um grupo controle, em que os pacientes não recebiam aconselhamento. Ambos os grupos de intervenção apresentaram redução significativa de peso em relação ao grupo controle, sem diferença significativa entre as intervenções (presencial ou a distância).[11]

Em relação ao *diabetes mellitus*, comorbidade que implica um aumento significativo do risco cardiovascular, a telemedicina pode contribuir em diversas esferas: assistência direta, educação em diabetes e, por fim, monitoramento glicêmico a distância. A estratégia combinada de telemedicina com atendimento presencial tem impacto significativo na redução de hemoglobina glicada, quando comparada ao atendimento presencial isolado.[12]

Telemedicina nas doenças cardiovasculares crônicas

Hipertensão arterial sistêmica

O manejo da hipertensão arterial sistêmica envolve múltiplos alvos diagnósticos e terapêuticos: medidas não farmacológicas, tratamento medicamentoso, rastreamento de lesões de órgão-alvo e, por fim, tratamento de suas complicações. É evidente que consultas presenciais periódicas são necessárias para que se atue em todos esses pontos. No entanto, com o uso do automonitoramento de pressão arterial, em que o próprio paciente se utiliza de aparelhos digitais para aferir sua pressão, é possível a intensificação do controle pressórico do paciente, sem que se façam necessários múltiplos encontros presenciais para ajustes medicamentosos.

Alguns dados de literatura sugerem a importância da telemedicina no manejo da hipertensão. O estudo TASMINH4 randomizou 1.182 pacientes hipertensos para estratégias de monitoramento a distância (enviando dados à equipe médica por escrito, em que se orientava o paciente previamente quanto a medidas de pressão anormais, ou por SMS, em que o paciente recebia respostas com orientações determinadas por algoritmo) ou para seguimento presencial convencional; evidenciou-se uma média de pressão arterial significativamente menor nos grupos de seguimento a distância.[13] Outro estudo demonstrou, também, melhor controle pressórico com telemonitoramento, dessa vez realizado por farmacêuticos.[14] É possível que esse impacto positivo seja decorrente do aumento da frequência de intervenções, ativas ou passivas, levando tanto a ajustes terapêuticos mais precoces quanto à melhora na adesão medicamentosa.

Insuficiência cardíaca

A insuficiência cardíaca é uma doença de condução clínica complexa, dadas as suas altas morbidade, mortalidade e diversidade de opções terapêuticas. O cuidado do paciente com insuficiência cardíaca representa um custo relevante aos sistemas de saúde em geral,[15] e a limitação ao acesso desses pacientes à consulta médica acarreta dificuldade na implementação do tratamento adequado,[16] queda na adesão medicamentosa e, como consequência, aumento de frequência de internações hospitalares,[17] gerando um círculo vicioso de má assistência e aumento de gastos com a doença. Nesse cenário, a telemedicina surge como ferramenta provavelmente eficaz e barata para otimizar a atenção a esses pacientes.

O primeiro passo para a realização do atendimento por telemedicina de um paciente com insuficiência cardíaca é avaliar se este se adequa para esse tipo de abordagem; qualquer sintoma sugestivo de descompensação, como rebaixamento do nível de consciência, hipoatividade, náuseas, dispneia intensa, dor torácica, perda de consciência ou redução de diurese, deve abreviar imediatamente o atendimento e desencadear um encaminhamento imediato a um serviço de urgência e emergência. Para sensibilizar essa triagem inicial, a autoaferição de sinais vitais como pressão arterial, frequência cardíaca e saturação de oxigênio pode ser um recurso útil naqueles pacientes com recursos para obter um medidor de pressão arterial digital e um oxímetro de pulso.[18] Na ausência dos sinais de alarme supracitados, a avaliação por telemedicina pode contribuir com dados e intervenções valiosas.

Sabendo-se da boa acurácia da anamnese nesse cenário, pode-se realizar uma adequada avaliação de sintomas. Além disso, deve-se verificar a adesão a medidas não farmacológicas e o uso adequado das medicações prescritas. Em relação ao exame físico, alguns pontos, como ausculta cardiopulmonar, evidentemente não são reprodutíveis a distância; no entanto, é possível avaliar, por meio da transmissão de vídeo, diversos outros sinais relevantes, como consciência, presença de estase jugular, edema de membros inferiores e tolerância ao exercício físico.[19]

Após a avaliação do paciente, é possível a orientação de intervenções no plano terapêutico, como orientações de medidas não farmacológicas, mudanças na prescrição médica e revisão da adesão medicamentosa. Considera-se, inclusive, que orientações relacionadas ao uso adequado das medicações por telemedicina tenham impacto superior àquelas realizadas de forma presencial, já que se pode visualizar diretamente os frascos e a organização das medicações na casa do paciente, podendo-se intervir diretamente em melhorias na dinâmica de administração destas.[20]

Os dados em literatura acerca da eficácia da telemedicina na insuficiência cardíaca ainda são incipientes, com poucos ensaios clínicos randomizados já realizados. O estudo TIM-HF2 randomizou 1.571 pacientes com insuficiência cardíaca, em classe funcional (NYHA) II ou III, para tratamento convencional associado a acompanhamento remoto ou exclusivamente tratamento convencional; foi evidenciada superioridade da associação do acompanhamento remoto ao tratamento convencional quanto a dias de internação não planejada e mortalidade geral.[21] Em concordância com esse estudo, uma metanálise de 29 ensaios clínicos demonstrou, dentre os pacientes submetidos a atendimento por telemedicina, redução de hospitalizações por qualquer causa, hospitalizações por causas cardíacas e mortalidade por todas as causas em relação aos indivíduos submetidos somente a tratamento presencial.[22]

Infarto agudo do miocárdio

Até o momento, discutimos o uso da telemedicina no contato direto com o paciente, no qual o profissional responsável pelo atendimento a distância é, também, o assistente direto do caso. Em relação ao infarto agudo do miocárdio, o atendimento direto ao paciente não é possível a distância, já que se trata de uma emergência, cenário no qual o atendimento presencial é imprescindível. Aqui, o papel da telemedicina envolve o conceito da teleinterconsulta, em que o médico cardiologista pode, por meio de videoconferência, auxiliar na interpretação eletrocardiográfica, orientar precocemente a conduta terapêutica e, por fim, acompanhar a evolução clínica do paciente.[23] Não existem, no entanto, dados robustos em literatura que referendem essa estratégia como eficaz, sendo ainda necessária a realização de estudos randomizados e com bom poder estatístico para tanto.[24]

Perspectivas futuras

O uso de novas tecnologias no acompanhamento ao paciente com doenças cardiológicas tem perspectivas de expansão, e a telemedicina pode contribuir para o monitoramento remoto e em tempo real desses dispositivos. O *CardioMems*, dispositivo implantável na artéria pulmonar, monitoriza em tempo real as medidas de pressão de vasculatura pulmonar, e demonstrou impacto na redução de hospitalização de pacientes com insuficiência cardíaca em classe funcional (NYHA) III.[26] Alguns cardiodesfibriladores implantáveis (CDI) possuem monitores multiparamétricos, que podem aferir, entre outras, medidas indiretas de impedância torácica, presença de 3ª bulha, frequência respiratória e frequência cardíaca, e é possível que a monitorização desses parâmetros seja mais sensível que outros marcadores, como exame clínico e BNP, para o diagnóstico de descompensação de insuficiência cardíaca.[27,28] Trata-se, no entanto, de dispositivos pouco disponíveis em nosso meio, cuja custo-efetividade ainda deve ser objeto de estudo.

Considerações finais

A telemedicina constitui um conjunto de recursos de tecnologia que, de maneira crescente, tem otimizado a assistência à saúde em diversos âmbitos. Na cardiologia, sua aplicação é bastante ampla, com evidências iniciais de benefício direto ao paciente, impactando inclusive em desfechos duros. Existe um grande potencial de expansão e difusão desses recursos que poderão otimizar o acesso à saúde e, aliando-se a novas tecnologias, intensificar o monitoramento e o cuidado a distância do paciente.

Referências bibliográficas

1. Chowdhury R, Khan H, Heydon E, Shroufi A, Fahimi S, Moore C, et al. Adherence to cardiovascular therapy: a meta-analysis of prevalence and clinical consequences. Eur Heart J. 2013;34:2940-8.
2. Weinstein RS, Lopez AM, Joseph BA, et al. Telemedicine, telehealth, and mobile health applications that work: opportunities and barriers. Am J Med. 2014;127(3):183-7.
3. Murphy RL Jr, Bird KT. Telediagnosis: a new community health resource. Observations on the feasibility of telediagnosis based on 1000 patient transactions. Am J Public Health. 1974; 64(2): 113-9.
4. Ekeland AG, Bowes A, Flottorp S. Effectiveness of telemedicine: a systematic review of reviews. Int J Med Inform. 2010;79(11):736-71.
5. Wald DS, Bestwick JP, Raiman L, Brendell R, Wald NJ. Randomised trial of text messaging on adherence to cardiovascular preventive treatment (INTERACT trial). PLoS One. 2014;9(12):e114268.
6. Michaud TL, Zhou J, McCarthy MA, Siahpush M, Su D. Costs of home-based telemedicine programs: a systematic review. Int J Technol Assess Health Care. 2018;34(4):410-8.
7. Eze ND, Mateus C, Cravo Oliveira Hashiguchi T. Telemedicine in the OECD: An umbrella review of clinical and cost-effectiveness, patient experience and implementation. PLoS One. 2020;15(8):e0237585.
8. Scheffer M, et al. Demografia Médica no Brasil 2020. São Paulo, SP: FMUSP, CFM, 2020. 312 p. Disponível em: https://www.fm.usp.br/fmusp/conteudo/DemografiaMedica2020_9DEZ.pdf. Acesso em: nov. 2021.
9. Lopes MACQ, Oliveira GMM, Ribeiro ALP, et al. Guideline of the Brazilian Society of Cardiology on Telemedicine in Cardiology - 2019. Arq Bras Cardiol. 2019;113(5):1006-1056.
10. Free C, Knight R, Robertson S, et al. Smoking cessation support delivered via mobile phone text messaging (txt2stop): a single-blind, randomised trial. Lancet. 2011;378(9785):49-55.
11. Appel LJ, Clark JM, Yeh HC, et al. Comparative effectiveness of weight-loss interventions in clinical practice. N Engl J Med. 2011;365(21):1959-68.
12. Marcolino MS, Maia JX, Alkmim MB, Boersma E, Ribeiro AL. Telemedicine application in the care of diabetes patients: systematic review and meta-analysis. PLoS One. 2013;8(11):e79246.
13. McManus RJ, Mant J, Franssen M, et al. Efficacy of self-monitored blood pressure, with or without telemonitoring, for titration of antihypertensive medication (TASMINH4): an unmasked randomised controlled trial. Lancet. 2018;391(10124):949-59.
14. Margolis KL, Asche SE, Dehmer SP, et al. Long-term outcomes of the effects of home blood pressure telemonitoring and pharmacist management on blood pressure among adults with uncontrolled hypertension: Follow-up of a cluster randomized clinical trial. JAMA Netw Open. 2018;1(5):e181617.
15. Maddox TM, Januzzi JL Jr., Allen LA, et al. 2021 update to the 2017 ACC expert consensus decision pathway for optimization of heart failure treatment: answers to 10 pivotal issues about heart failure with reduced ejection fraction: a report of the American College of Cardiology Solution Set Oversight Committee. J Am Coll Cardiol. 2021;77(6)772-810.
16. Krzesiński P, Siebert J, Jankowska EA, et al. Rationale and design of the AMULET study: A new Model of telemedical care in patients with heart failure. ESC Heart Fail. 2021;8(4):2569-79.

17. Albuquerque DC, Neto JD, Bacal F, et al. I Brazilian Registry of Heart Failure - Clinical aspects, care quality and hospitalization outcomes [published correction appears in Arq Bras Cardiol. 2015;105(2):208]. Arq Bras Cardiol. 2015;104(6):433-42.
18. Oseran AS, Afari ME, Barrett CD, Lewis GD, Thomas SS. Beyond the stethoscope: managing ambulatory heart failure during the COVID-19 pandemic. ESC Heart Fail. 2021;8(2):999-1006.
19. Gorodeski EZ, Goyal P, Cox ZL, et al. Virtual visits for care of patients with heart failure in the era of COVID-19: a statement from the Heart Failure Society of America. J Card Fail. 2020;26(6):448-56.
20. Gensini GF, Alderighi C, Rasoini R, Mazzanti M, Casolo G. Value of telemonitoring and telemedicine in heart failure management. Card Fail Rev. 2017;3(2):116-21.
21. Koehler F, Koehler K, Deckwart O, et al. Efficacy of telemedical interventional management in patients with heart failure (TIM-HF2): a randomised, controlled, parallel-group, unmasked trial. Lancet. 2018;392(10152):1047-57.
22. Zhu Y, Gu X, Xu C. Effectiveness of telemedicine systems for adults with heart failure: a meta-analysis of randomized controlled trials. Heart Fail Rev. 2020;25(2):231-43.
23. Nascimento BR, Brant LCC, Marino BCA, Passaglia LG, Ribeiro ALP. Implementing myocardial infarction systems of care in low/middle-income countries. Heart. 2019;105(1):20-6.
24. Marcolino MS, Maia LM, Oliveira JAQ, et al. Impact of telemedicine interventions on mortality in patients with acute myocardial infarction: a systematic review and meta-analysis. Heart. 2019;105(19):1479-86.
25. Bourge RC, Abraham WT, Adamson PB, et al. Randomized controlled trial of an implantable continuous hemodynamic monitor in patients with advanced heart failure: the COMPASS-HF study. J Am Coll Cardiol. 2008;51(11):1073-9.
26. Abraham WT, Adamson PB, Bourge RC, et al. Wireless pulmonary artery haemodynamic monitoring in chronic heart failure: a randomised controlled trial [published correction appears in Lancet. 2012;379(9814):412]. Lancet. 2011;377(9766):658-66.
27. Abraham WT, Compton S, Haas G, et al. Intrathoracic impedance vs daily weight monitoring for predicting worsening heart failure events: results of the Fluid Accumulation Status Trial (FAST). Congest Heart Fail. 2011;17(2):51-5.
28. Boehmer JP, Hariharan R, Devecchi FG, et al. A multisensor algorithm predicts heart failure events in patients with implanted devices: results from the MultiSENSE Study. JACC Heart Fail. 2017;5(3):216-25.

Capítulo 4

Utilização de aplicativos e dispositivos vestíveis e implantáveis em cardiologia

Guilherme de Castro Machado Rabello
Rosangela Monteiro
Fabio Biscegli Jatene

PONTOS-CHAVE

- As tendências da transformação digital da saúde incorporam diversas tecnologias, incluindo saúde digital com tecnologias vestíveis, *smartphones* e baseadas em sensores, *big data* e análises sofisticadas com inteligência artificial, aprendizado de máquina e técnicas de processamento de linguagem natural.
- As tecnologias de saúde vestíveis podem resolver algumas das limitações de outras intervenções, fornecendo *feedback* instantâneo e oferecendo uma abordagem individualista, ao mesmo tempo em que permanecem práticos.

Introdução

No final do século XIX, mais precisamente em 1895, o professor de física Wilhelm Konrad Roentgen apresentou seu trabalho científico sobre a descoberta de um tipo de raio, ainda não conhecido, que conseguia ultrapassar o papelão que envolvia o tubo de irradiação e iluminar a tela que ficava atrás do tubo.[1] A essa desconhecida radiação deu o nome de raios X, justamente porque não conhecia a sua natureza.

Para demonstrar uma de suas possíveis aplicações, ele fez uso dessa inovação tecnológica em uma demonstração prática dos raios X, "fotografando" a mão de Albert Von Kölliker, um renomado anatomista, que ao final da apresentação disse ter sido aquele o evento mais significativo de toda a sua vida acadêmica.[2]

Foi concedido a Roentgen o Prêmio Nobel de Física, em 1901, na primeira edição do prêmio! Por que citamos a descoberta dos raios X neste capítulo? Por um simples fato: ele é emblemático do que a nova tecnologia, baseada nos sensores vestíveis (ou *wearables*), trará para a Medicina no tocante a poder "enxergar além do que o olho vê" em nosso corpo e nossos hábitos!

No entanto, que tamanho tem esse mercado para a Saúde? Segundo diferentes empresas de consultorias, os números do tamanho de mercado para os *wearables* da Saúde são simplesmente gigantescos! Achamos praticamente previsões para todos os tamanhos e gostos, e os valores são de 24,5 bilhões de dólares, em 2018, e com projeção para 2026 de alcançar cerca de 140 bilhões de dólares (Figura 1).[3]

A inovação tecnológica na Cardiologia

As doenças cardiovasculares são a principal causa de morte e aumentaram dramaticamente nos últimos anos. São mais de 18 milhões de óbitos no mundo decorrentes das doenças cardiovasculares. No Brasil, cerca de 14 milhões de pessoas apresentam alguma doença cardiovascular e, pelo menos, 400 mil morrem por ano, o que corresponde a cerca de 30% das mortes no país.[4] Segundo a Sociedade Brasileira de Cardiologia, estima-se que até 2040 haverá aumento de até 250% de doenças cardiovasculares no Brasil.[4]

O monitoramento cardíaco contínuo é particularmente importante para o diagnóstico e prevenção precoces, e dispositivos eletrônicos flexíveis e extensíveis surgiram como ferramentas eficazes para esse fim.

As inovações tecnológicas atingem profundamente nossas vidas diárias e uma tendência emergente apoia o uso de dispositivos portáteis inteligentes comerciais para gerenciar a saúde. Na era do atendimento ao paciente remoto, descentralizado e cada vez mais personalizado, catalisado pela pandemia da Covid-19, a comunidade cardiovascular deve se familiarizar com as tecnologias vestíveis já disponíveis e sua ampla gama de aplicações clínicas.[5]

As tendências da transformação digital da saúde incorporam diversas tecnologias. Isso inclui: saúde digital com tecnologias vestíveis, *smartphones* e baseadas em sensores; *big data*, que compreende a agregação de grandes quantidades de informações de saúde estruturadas e não estruturadas e análises sofisticadas com inteligência artificial, aprendizado de máquina e técnicas de processamento de linguagem natural (Figura 2).[6]

O principal foco dessa transformação é a "saúde digital", que engloba o surgimento de saúde móvel sem fio (mHealth),

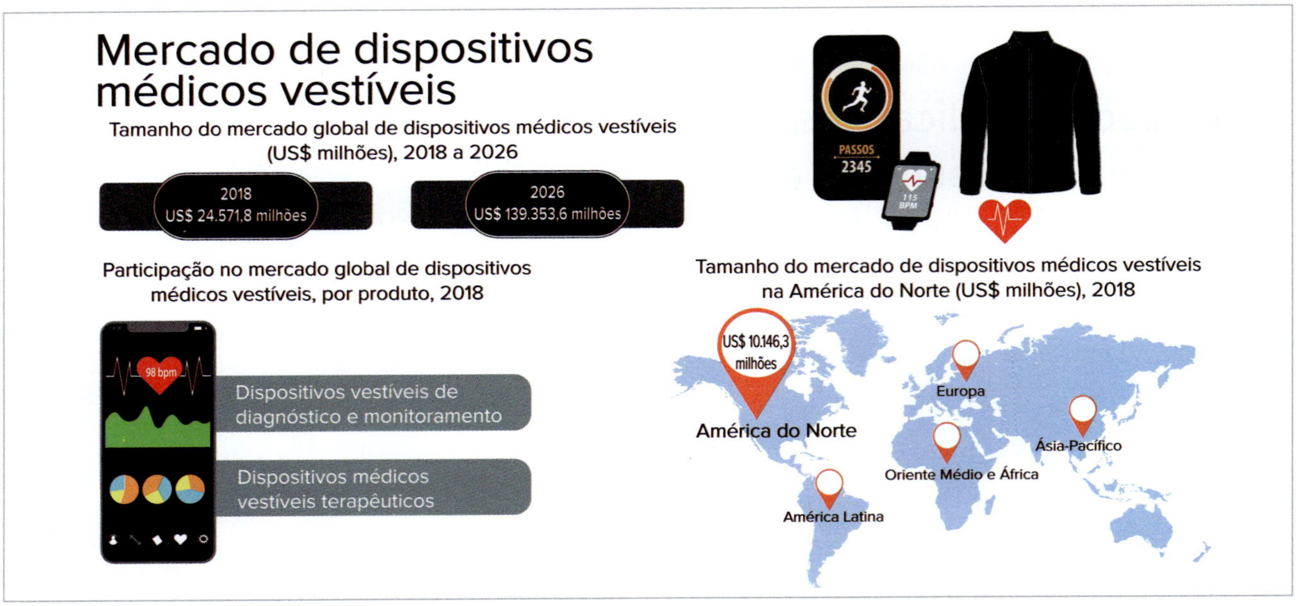

FIGURA 1

Mercado global de dispositivos médicos vestíveis.

Fonte: adaptada de Fortune Business Insights.[3]

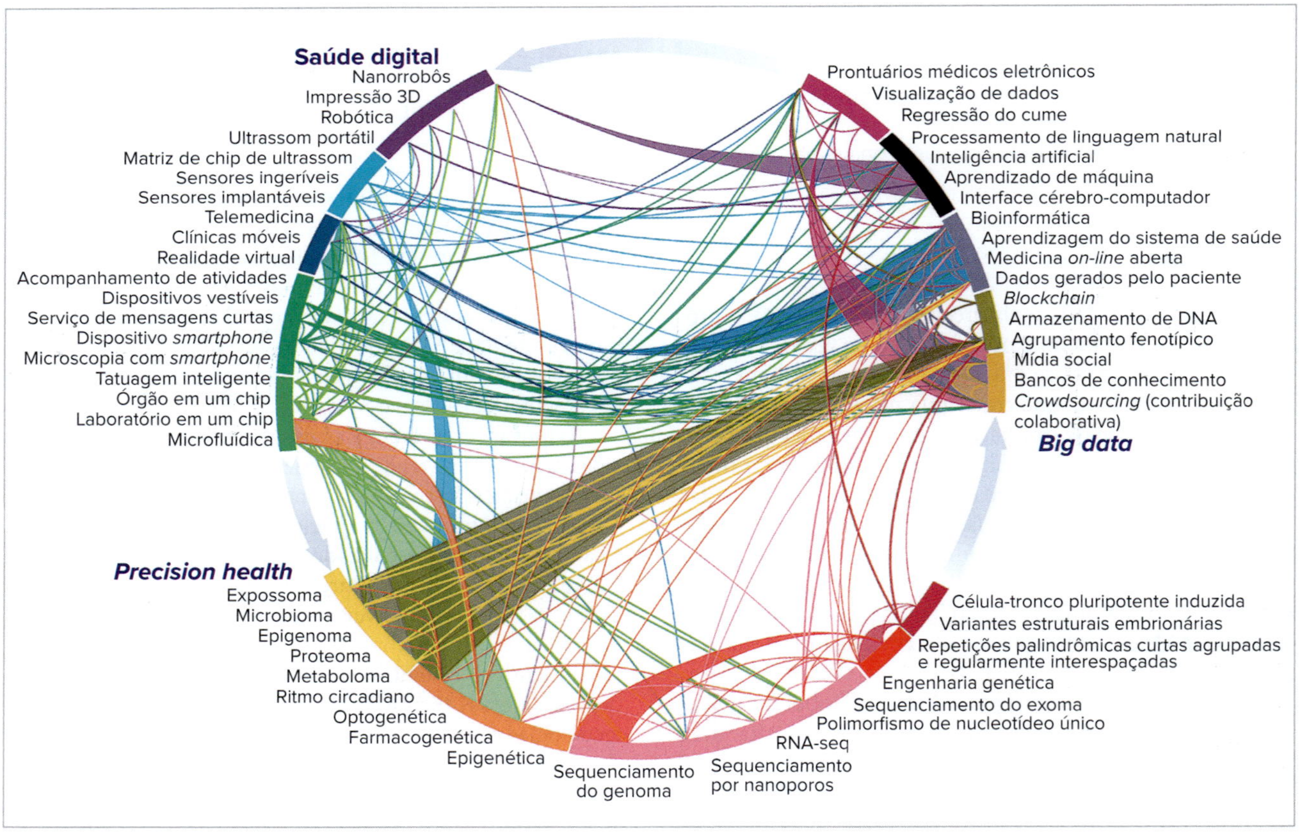

FIGURA 2

Inovações na área da Saúde. Infográfico de tecnologias emergentes em saúde digital, big data, saúde de precisão e suas intra e interconexões.

Fonte: adaptada de Bhavnani et al.[6]

dispositivos vestíveis e conectados a smartphones que estão cada vez mais disponíveis para medir a saúde em tempo real. Aproveitando a conectividade quase onipresente com a internet, tais programas estão fornecendo transferência de dados em tempo real de medições biofísicas e dados gerados pelo paciente para os médicos, para suportar condutas clínicas, e estão fornecendo um mecanismo digital a fim de facilitar a tomada de decisão compartilhada (Figura 3).[7]

No entanto, a adoção antecipada dessas inovações que não sejam baseadas em evidências ou que ainda não demonstraram integração eficaz no atendimento ao paciente pode correr o risco de consequências indesejadas, como violação de privacidade ou aumento inadvertido dos custos do atendimento.

Novos aplicativos e suas utilizações na Cardiologia moderna

O mercado global de saúde móvel (mHealth) está previsto para atingir US$ 311,98 bilhões até 2027, segundo dados recentes de mercado.[8] O número de aplicativos de saúde móvel (conhecidos como mHealth Apps) aumentou nos últimos anos, com mais de 350 mil aplicativos de saúde agora disponíveis nas lojas de aplicativos Apple iTunes e Android, de acordo com relatório de tendências de 2021 do IQVIA Institute for Human Data Science.[9]

Seguem alguns dos dados do estudo:[9]

- O número de aplicativos digitais de saúde para o consumidor disparou, com mais de 90 mil novos introduzidos somente em 2020;
- Aplicativos que se concentram no gerenciamento de doenças ou condições de saúde específicas já representam 47%, em comparação com 28%, em 2015. Saúde mental, diabetes e aqueles relacionados a doenças cardiovasculares constituem quase metade dos aplicativos específicos de doenças;
- A pandemia da Covid-19 levou pacientes e provedores a adotar ferramentas digitais de saúde, à medida que os cuidados saíam do consultório médico;
- O relatório descobriu que a crise também afetou os tipos de aplicativos que os consumidores estavam baixando. Por exemplo, os downloads de um aplicativo de telessaúde aumentaram 38 vezes em 2020. Aplicativos de exercícios

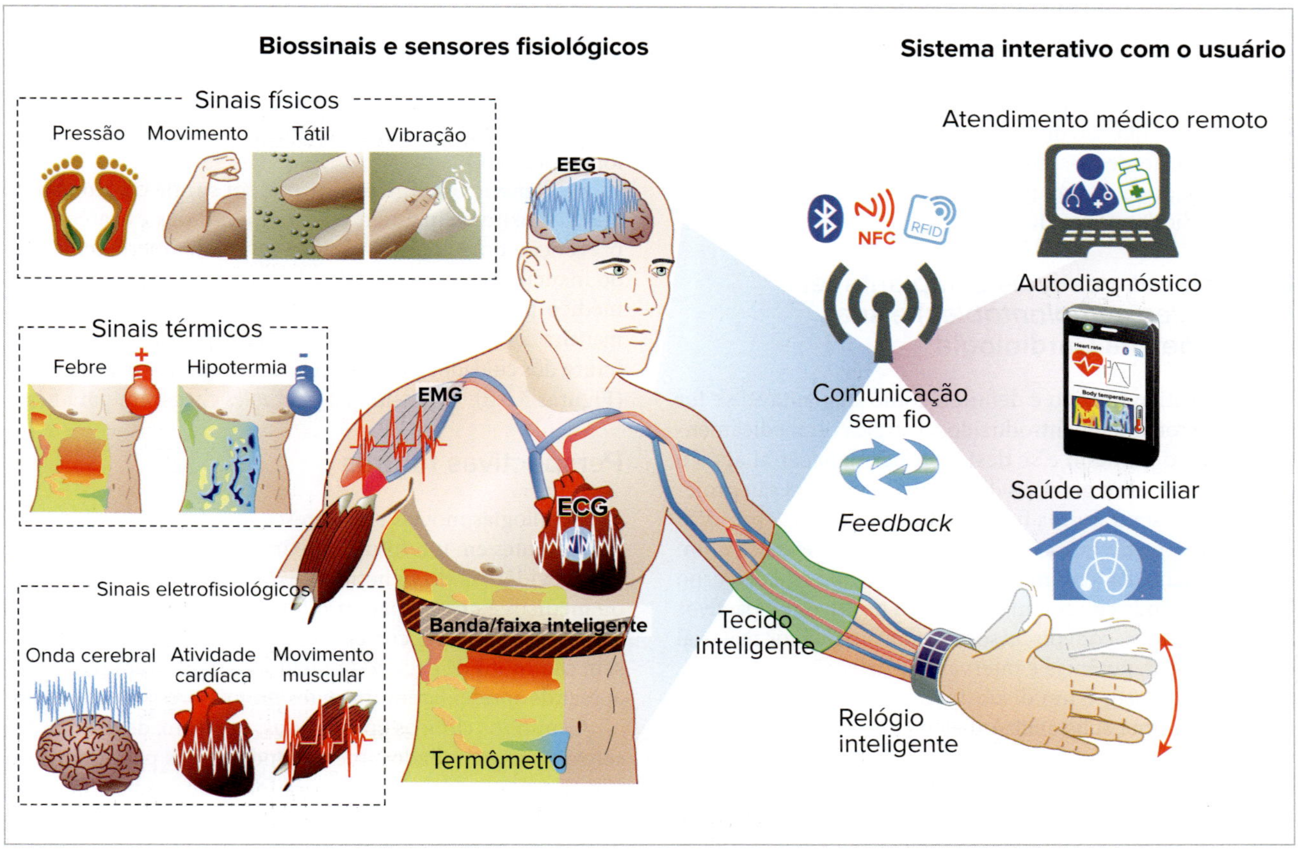

FIGURA 3

Para monitorar biossinais humanos de uma maneira não invasiva, são necessários dispositivos de monitoramento de saúde adequados à pele, altamente sensíveis, confiáveis e sustentáveis.

ECG: eletrocardiograma; EEG: eletroencefalograma; EMG: eletromiografia.

Fonte: adaptada de Ha et al.[7]

que poderiam ser usados em casa, aplicativos de saúde mental e de pressão arterial também foram populares durante a pandemia;

- No entanto, o IQVIA observou que existem algumas barreiras importantes para uma expansão da prescrição de Apps de mHealth. Uma delas é a falta de integração entre os dados do dispositivo mHealth e os registros eletrônicos de saúde (ou o prontuário eletrônico do paciente). "Isso continua a ser um requisito fundamental para Apps de mHealth para que possam atingir seu valor total na gestão de saúde, mas vemos apenas 2% dos aplicativos com essa capacidade", afirmou Murray Aitken, Vice-presidente sênior e diretor executivo da IQVIA.

Merece destaque um dos vários casos recentes do uso de App para ajudar a controlar a hipertensão arterial. É sabido que a hipertensão arterial é um dos principais sintomas silenciosos que afetam um a cada três adultos e que pode causar acidente vascular cerebral e outras doenças do coração. Um estudo promovido pela American Heart Association e pela MediSafe, utilizando um aplicativo especificamente desenvolvido para esse perfil de pessoa portadora de hipertensão arterial, conseguiu reduzir em 86% o número de pacientes que tinham pressão altíssima para níveis intermediários ou pré-hipertensivos, e em 56% dos níveis pré-hipertensivos para normal.[10]

Há, atualmente, *sites* especializados em analisar os aplicativos de saúde que são disponibilizados no mercado, podendo ser uma boa fonte de consulta antes de comprar ou baixar o App desejado. Um exemplo é o site iMedicalApps (http://www.imedicalapps.com).

Dispositivos vestíveis e implantáveis (*wearables* e *implantables*) e suas aplicações na Cardiologia

Um dispositivo médico é definido como implantável se for parcial ou totalmente introduzido, cirúrgica ou medicamente, no corpo humano e se destina a permanecer aí após o procedimento. Em geral, os dispositivos médicos são projetados para restaurar uma função corporal, detectar um sinal corporal ou fornecer assistência mecânica ou elétrica a um órgão humano. Para monitoramento em tempo real do corpo humano, métodos de comunicação sem fio ativos ou passivos são selecionados, com discussões quanto ao melhor material de embalagem, potência e intervalo de detecção.[11,12]

Um biossensor é um dispositivo analítico, usado para a detecção de uma substância ou elemento, que combina um componente biológico com um detector físico-químico. Eles, em geral, utilizam tecnologias baseadas em medição elétrica, química, de luz, entre outras, para poder gerar os dados que queremos medir.

Os *wearables* podem resolver algumas das limitações de outras intervenções, fornecendo *feedback* instantâneo e oferecendo uma abordagem individualista, ao mesmo tempo em que permanecem práticos.[11,12]

O que os novos biossensores estão trazendo de novidade e ganho para os médicos e pacientes?

- Primeiro, simplicidade no uso deles: precisam ser pequenos, não incomodar o paciente (especialmente com um monte de fios) e captar os dados de modo ininterrupto e fidedigno;
- Segundo, devem ter capacidade de interatividade transparente, que não demande ações específicas dos pacientes e dos médicos no registro e transferência dos dados medidos, integrando-se à Internet das Coisas (IoT);
- Terceiro, ser multiparamétrico, para poder integrar em um mesmo dispositivo diversas medições do usuário.

A adoção de *wearables* na Medicina se expandiu rapidamente em todo o mundo. Novas gerações de *wearables* estão surgindo, impulsionadas pela demanda dos consumidores em monitorar sua própria saúde (Figura 4).[13]

Com o desenvolvimento contínuo de novos recursos capazes de avaliar dados biométricos em tempo real, o impacto dos *wearables* no gerenciamento cardiovascular tornou-se inevitável. Smartwatches, entre outros dispositivos vestíveis, oferecem uma abordagem amigável e não invasiva para monitorar continuamente os parâmetros de saúde. Com os avanços na inteligência artificial, a forma de onda de pulso gerada pela fotopletismografia tem o potencial de detectar com precisão episódios de fibrilação atrial e um dia poderia substituir os métodos convencionais de diagnóstico e monitoramento de longo prazo (Quadro 1).[14]

Os benefícios clínicos que podem surgir com o uso de tais dispositivos incluem o refinamento das estratégias de prevenção do acidente vascular cerebral, a personalização do manejo da fibrilação atrial (FA) e a otimização da relação médico-paciente. Os *wearables* estão mudando não apenas a maneira como os médicos conduzem pesquisas, mas também o futuro dos cuidados cardiovasculares preventivos e terapêuticos (Figuras 5 e 6).[14,15] Assim, os *wearables* chegaram para ficar.

Perspectivas futuras

As tecnologias móveis estão crescendo rapidamente e serão onipresentes em um futuro próximo.

A evidência do benefício real para usuários, pacientes ou médicos é crucial para uso futuro na prática clínica. Medições isoladas, não correlacionadas a um contexto clínico, sem caminhos de decisão predefinidos, não tiveram sucesso, apesar de apresentarem conceitos promissores na sua origem.

Caminhos clínicos apropriados, portanto, devem ser desenvolvidos e avaliados, mensurando vários parâmetros ou substitutos usando vestíveis para fornecer um benefício em diferentes cenários clínicos ou coortes de pacientes. Isso também inclui treinamento apropriado para usuários, pacientes e médicos prescritores.

Uma preocupação entre os médicos ao usar *wearables* e novas tecnologias é a sobrecarga de dados.[16] Com a quantidade de dados esperada, a inteligência artificial (IA) pode ajudar na

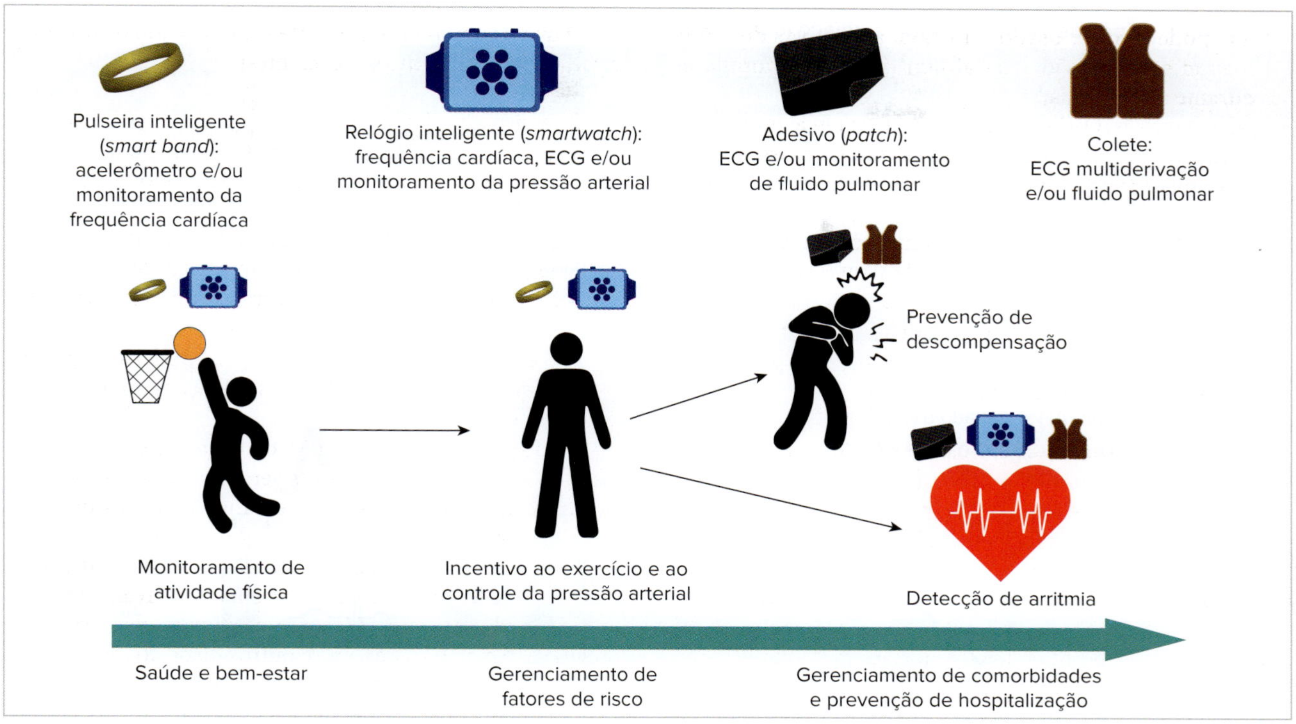

FIGURA 4

Exemplos de dispositivos vestíveis usados para monitoramento da saúde e de doenças cardiovasculares.

ECG: eletrocardiograma.

Fonte: adaptada de Singhal e Cowie.[13]

QUADRO 1 Tipos de monitoramento cardíaco

Dispositivo	Duração máxima de monitoramento	Registro contínuo	Registro de eventos	Características
ECG de 12 derivações	Momentos definidos	Não	Não	Método de monitoramento fácil e barato, boa capacidade diagnóstica, se capturar arritmia
Monitoramento com holter	72 horas	Sim	Sim	Curto prazo, mas quantifica a arritmia
Adesivo de monitoramento (*patch*)	1-3 semanas	Sim	Sim	Duração intermediária com aplicação direta e melhor adesão do paciente
Gravador de *loop* externo	1 mês	Não	Sim	Fornece monitoramento de longo prazo de eventos raros e sustentados
Monitor do smartphone	Indeterminada	Não	Sim	Disponível diretamente ao consumidor; barato; fornece monitoramento de longo prazo de eventos raros e sustentados; requer um *smartphone*
Telemetria cardíaca móvel	1 mês	Sim	Sim	Monitoramento cardíaco em tempo real com capacidade remota; relativamente caro
Gravador de circuito (*loop*) implantável	3 anos	Sim	Sim	Fornece monitoramento em longo prazo de arritmias; requer procedimento invasivo; relativamente caro
Marca-passo ou DCI	Indeterminada (com trocas de caixa)	Sim	Sim	Monitoramento de longo prazo com capacidade remota; capaz de entregar terapia em determinadas situações; requer procedimento invasivo; caro

(continua)

QUADRO 1 Tipos de monitoramento cardíaco (*continuação*)

Dispositivo	Duração máxima de monitoramento	Registro contínuo	Registro de eventos	Características
Desfibrilador cardioversor vestível	Indeterminada	Sim	Sim	Muito caro; capaz de administrar terapia para arritmias ventriculares com risco de morte
Roupas com tecidos inteligentes	Indeterminada	Sim	Potencialmente	Área em rápido desenvolvimento que ainda está para ser estabelecida

DCI: desfibrilador cardioversor implementável; ECG: eletrocardiograma. Fonte: adaptado de Duncker et al.[14]

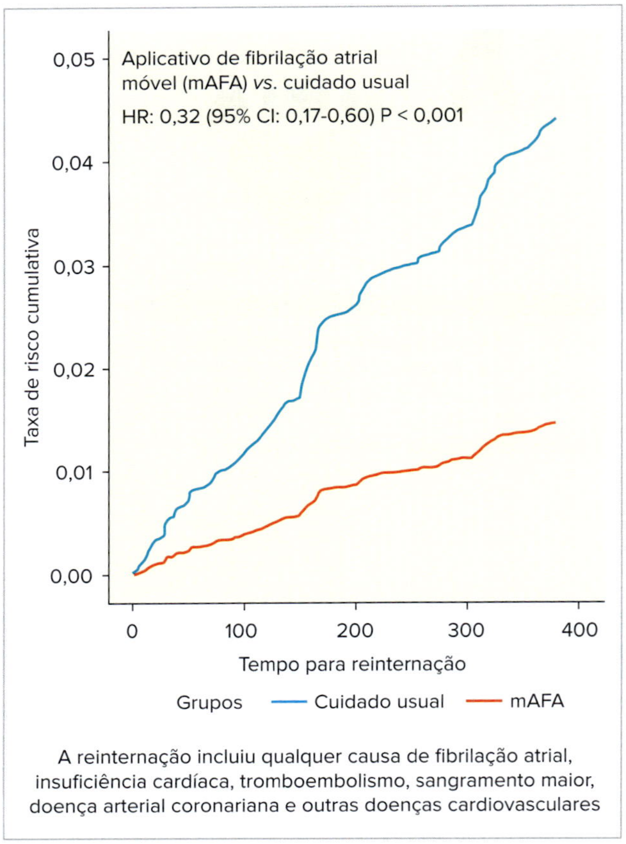

FIGURA 5

Risco cumulativo de reinternação: comparação entre cuidado usual vs. monitoração remota de fibrilação atrial.

Fonte: adaptada de Guo et al.[15]

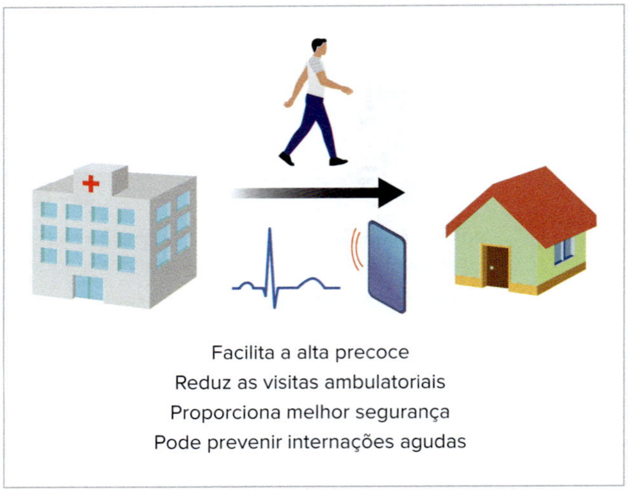

FIGURA 6

A implementação de *wearables* pode facilitar a transição do atendimento hospitalar para o domiciliar.

Fonte: adaptada de Duncker et al.[14]

seleção e pré-classificação e tornar a avaliação mais eficiente. IA também pode desbloquear dados completamente novos e não utilizados anteriormente. A medição dos biomarcadores vocais demonstra uma boa correlação com o grau de hipertensão pulmonar.[17] Em pacientes com insuficiência cardíaca, os biomarcadores vocais se correlacionam com hospitalizações por insuficiência cardíaca e mortalidade.[18] Em um estudo de prova de conceito, a IA foi capaz de garantir a detecção sem contato de paradas cardiovasculares, usando alto-falantes inteligentes ou smartphones, e de diferenciar entre respiração agonal e hipopneia, apneia central e apneia obstrutiva.[19]

Considerações finais

Os benefícios de rastrear facilmente os dados de saúde de um usuário são evidentes, mas os céticos podem argumentar que ter acesso fácil a esses dados confidenciais é realmente prejudicial. A maioria dos diagnósticos dados pelos dispositivos sugere a confirmação com um profissional médico, mas com o desejo natural da pessoa de economizar tempo e dinheiro, bem como evitar uma consulta médica inconveniente, o indivíduo pode tentar se automedicar. Com dados de saúde mais complicados, é mais provável que ocorra um diagnóstico incorreto e a saúde do paciente seja colocada em risco.[11]

As tecnologias de saúde vestíveis são um campo promissor e atrairão mais empresas para o campo. À medida que elas entram nesse mercado, mais dispositivos serão desenvolvidos, resultando em mais diagnósticos possíveis. O campo se tornará mais competitivo e os preços desses dispositivos devem cair. Esses eventos resultarão em um aumento nas mensurações e diagnósticos de saúde a um preço mais acessível, e com um maior benefício a um preço menor, mais clientes comprarão esses dispositivos e ficarão mais atentos à sua saúde, engajando-se em seu autocuidado.

No entanto, dada sua popularidade contínua, especialmente entre aqueles que já mantêm um olhar atento sobre seu estilo de vida, os profissionais de saúde podem precisar se preparar para um aumento no número de pacientes que trazem dados vestíveis para sua próxima consulta.[20]

DESTAQUES DE INOVAÇÃO

Vídeo "Heads and tails of all those health wearables", do *Wall Street Journal* (https://youtu.be/gKUpVVS4_gg)

Referências bibliográficas

1. Lima RS, Afonso JC, Pimentel LCF. Raios-x: fascinação, medo e ciência. Quim Nova. 2009;32(1):263-70.
2. Rabello G. Os wearables da saúde: a fronteira final na medicina personalizada? [cited 4/11/2021]. Disponível em: https://academiamedica.com.br/hil/os-wearables-da-saude-a-fronteira-final-na-medicina-personalizada.
3. Fortune Business Insights™. Wearable Medical Devices Market 2021-2026. Top companies, global share, key players, size, research report and forecast. Maharashtra: Fortune Business Insights; 2021. [cited 4/11/2021].
4. Sociedade Brasileira de Cardiologia. Aumenta o número de mortes por doenças cardiovasculares no primeiro semestre de 2021. [cited 12/11/2021]. Disponível em: https://www.portal.cardiol.br/post/aumenta-o-n%C3%BAmero-de-mortes-por-doen%C3%A7as-cardiovasculares-no-primeiro-semestre-de-2021.
5. Bayoumy K, Gaber M, Elshafeey A, Mhaimeed O, Dineen EH, Marvel FA, et al. Smart wearable devices in cardiovascular care: where we are and how to move forward. Nat Rev Cardiol. 2021;18(8):581-99.
6. Bhavnani SP, Parakh K, Atreja A, Druz R, Graham GN, Hayek SS, et al. 2017 Roadmap for Innovation-ACC health policy statement on healthcare transformation in the era of digital health, big data, and precision health: a report of the American College of Cardiology Task Force on Health Policy Statements and Systems of Care. J Am Coll Cardiol. 2017;70(21):2696-718.
7. Ha M, Lim S, Ko H. Wearable and flexible sensors for user-interactive health-monitoring devices. J Mater Chem B. 2018;6(24):4043-64.
8. Globe Newswire. Mobile health (mHealth) market to reach USD 311.98 billion by 2027. [cited 12/11/2021]. Disponível em: https://www.globenewswire.com/news-release/2020/04/28/2023512/0/en/Mobile-Health-mHealth-Market-To-Reach-USD-311-98-Billion-By-2027-Reports-and-Data.html#:~:text=New%20York%2C%20April%2028%2C%202020%20%28GLOBE%20NEWSWIRE%29%20--,to%20a%20new%20report%20by%20Reports%20and%20Data.
9. Olsen E. Digital health apps balloon to more than 350,000 available on the market, according to IQVIA report. HIMSS Media; 2021. [cited 4/10/2021]. Disponível em: https://www.mobihealthnews.com/news/digital-health-apps-balloon-more-350000-available-market-according-iqvia-report.
10. Medisafe. Tracking measurements on Medisafe correlated with improved blood pressure. Needham: Medisafe; 2021. [cited 4/10/2021]. Disponível em: https://www.medisafe.com/research/medisafe-significantly-lowers-users-blood-pressure/.
11. Piwek L, Ellis DA, Andrews S, Joinson A. The rise of consumer health wearables: promises and barriers. PLoS Med. 2016;13(2):e1001953.
12. Hong YJ, Jeong H, Cho KW, Lu N, Kim D-H. Wearable and implantable devices for cardiovascular healthcare: from monitoring to therapy based on flexible and stretchable electronics. Adv Funct. Mater. 2019;29:1808247.
13. Singhal A, Cowie MR. The role of wearables in heart failure. Curr Heart Fail Rep. 2020;17(4):125-32.
14. Duncker D, Ding WY, Etheridge S, Noseworthy PA, Veltmann C, Yao X, et al. Smart wearables for cardiac monitoring-real-world use beyond atrial fibrillation. Sensors (Basel). 2021;21(7):2539.
15. Guo Y, Lane DA, Wang L, Zhang H, Wang H, Zhang W, et al.; mAF-App II Trial Investigators. Mobile health technology to improve care for patients with atrial fibrillation. J Am Coll Cardiol. 2020;75(13):1523-34.
16. Manninger M, Kosiuk J, Zweiker D, Njeim M, Antolic B, Kircanski B, et al. Role of wearable rhythm recordings in clinical decision making-The wEHRAbles project. Clin Cardiol. 2020;43(9):1032-9.
17. Sara JDS, Maor E, Borlaug B, Lewis BR, Orbelo D, Lerman LO, et al. Non-invasive vocal biomarker is associated with pulmonary hypertension. PLoS One. 2020;15(4):e0231441.
18. Maor E, Perry D, Mevorach D, Taiblum N, Luz Y, Mazin I, et al. Vocal biomarker is associated with hospitalization and mortality among heart failure patients. J Am Heart Assoc. 2020;9(7):e013359.
19. Chan J, Rea T, Gollakota S, Sunshine JE. Contactless cardiac arrest detection using smart devices. NPJ Digit Med. 2019;2:52.
20. Tarakji KG, Silva J, Chen LY, Turakhia MP, Perez M, Attia ZI, et al. Digital health and the care of the patient with arrhythmia: what every electrophysiologist needs to know. Circ Arrhythm Electrophysiol. 2020;13(11):e007953.

Índice remissivo

S

T

U

V

W

X